MAFFEI
Doenças Vasculares Periféricas

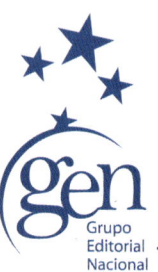

MAFFEI
Doenças Vasculares Periféricas

Winston Bonetti Yoshida

Especialista em Cirurgia Vascular e Endovascular. Professor Titular do Departamento de Cirurgia e Ortopedia da Faculdade de Medicina de Botucatu da Universidade Estadual Paulista (FMB/UNESP). Responsável pelo Serviço de Cirurgia Vascular e Endovascular do Hospital das Clínicas da UNESP.

Francisco Humberto de Abreu Maffei

Professor Emérito, Doutor, Livre-Docente e Professor Titular Aposentado de Cirurgia Vascular da Faculdade de Medicina de Botucatu da Universidade Estadual Paulista (FMB/UNESP). Ex-Presidente da Sociedade Brasileira de Angiologia e Cirurgia Vascular (SBACV).

Hamilton Almeida Rollo

Graduado em Medicina pela Faculdade de Medicina de Botucatu da Universidade Estadual Paulista (FMB/UNESP). Especialista em Cirurgia Vascular e Angiologia pela FMB/UNESP e pela Sociedade Brasileira de Angiologia e Cirurgia Vascular (SBACV). Mestre e Doutor em Medicina pela FMB/UNESP. Professor Associado e Livre-Docente da disciplina de Cirurgia Vascular do Departamento de Cirurgia e Ortopedia da FMB/UNESP. Membro da SBACV. Certificado de Área de Atuação em Ecografia Vascular com Doppler pela SBACV.

Marcone Lima Sobreira

Graduado em Medicina pela Faculdade de Medicina de Botucatu da Universidade Estadual Paulista (FMB/UNESP). Especialista em Cirurgia Vascular, Endovascular e Ecografia Vascular com Doppler pela Associação Médica Brasileira/Sociedade Brasileira de Angiologia e de Cirurgia Vascular (AMB/SBACV). Doutor em Cirurgia pela UNESP. Professor Associado da disciplina de Cirurgia Vascular e Endovascular na FMB/UNESP. Membro Titular da SBACV.

Matheus Bertanha

Graduado em Medicina pela Faculdade de Medicina de Catanduva (FAMECA). Especialista em Cirurgia Vascular e Endovascular pela Universidade Estadual Paulista (UNESP). Mestre em Pesquisa e Desenvolvimento, Biotecnologia Médica pela UNESP. Doutor em Bases Gerais da Cirurgia pela UNESP. Professor Assistente Doutor na UNESP. Membro da Sociedade Brasileira de Angiologia e Cirurgia Vascular (SBACV).

Regina Moura

Graduada em Medicina pela Faculdade de Medicina de Botucatu da Universidade Estadual Paulista (FMB/UNESP). Especialista em Cirurgia Vascular e Endovascular pela FMB/UNESP e em Cirurgia Vascular, Angiologia e Endovascular pela Sociedade Brasileira de Angiologia e de Cirurgia Vascular (SBACV). Mestre e Doutora em Cirurgia Vascular pela FMB/UNESP. Professora Associada de Cirurgia Vascular na FMB/UNESP. Membro da SBACV.

Ricardo de Alvarenga Yoshida

Graduado em Medicina pela Pontifícia Universidade Católica de Campinas (PUC-Campinas). Especialista em Cirurgia Vascular e Endovascular pela Faculdade de Medicina de Botucatu da Universidade Estadual Paulista (FMB/UNESP) e pela Sociedade Brasileira de Angiologia e Cirurgia Vascular (SBACV). Doutor em Bases Gerais da Cirurgia pela FMB/UNESP. Professor Assistente Colaborador da disciplina de Cirurgia Vascular e Endovascular na FMB/UNESP. Coordenador do Serviço de Cirurgia Vascular e Endovascular do Hospital Regional de São José dos Campos – Dr. Rubens Savastano. Membro Titular da Sociedade Brasileira de Angiologia e de Cirurgia Vascular (SBACV).

Rodrigo Gibin Jaldin

Graduado em Medicina pela Faculdade de Medicina de Botucatu da Universidade Estadual Paulista (FMB/UNESP). Especialista em Cirurgia Vascular, Cirurgia Endovascular, Ecografia Vascular com Doppler e em Medicina Esportiva pela FMB/UNESP. Doutor em Bases Gerais da Cirurgia pela FMB/UNESP. Professor Preceptor na FMB/UNESP. Membro Titular da Sociedade Brasileira de Angiologia e de Cirurgia Vascular (SBACV), do Colégio Brasileiro de Cirurgiões (CBC) e da Sociedade Brasileira de Medicina do Exercício e do Esporte (SBMEE). Diretor da Sociedade Paulista de Medicina Desportiva (SPAMDE).

Sidnei Lastória

Mestre e Doutor em Cirurgia pela Faculdade de Medicina de Botucatu da Universidade Federal de São Paulo (FMB/UNESP). Professor Assistente Doutor (voluntário) da disciplina de Cirurgia Vascular do Departamento de Cirurgia Vascular e Ortopedia da FMB/UNESP.

6ª edição

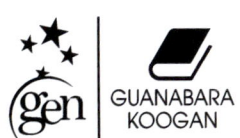

gen | GUANABARA KOOGAN

- **Atendimento ao cliente: (11) 5080-0751 | faleconosco@grupogen.com.br**

- Direitos exclusivos para a língua portuguesa
Copyright © 2024 by
Editora Guanabara Koogan LTDA.
Uma editora integrante do GEN | Grupo Editorial Nacional
Travessa do Ouvidor, 11
Rio de Janeiro – RJ – CEP 20040-040
www.grupogen.com.br

- Capa: Bruno Sales

- Editoração eletrônica: Castellani

- Ficha catalográfica

M162
6. ed.

Maffei doenças vasculares periféricas / Winston Bonetti Yoshida... [et al.]. - 6. ed. – Rio de Janeiro : Guanabara Koogan, 2024.
28 cm.

Inclui bibliografia e índice
ISBN 978-85-277-4036-4

1. Vasos sanguíneos. 2. Vasos sanguíneos - Doenças. I. Yoshida, Winston Bonetti.

24-88837	CDD: 616.13
	CDU: 616.13

Meri Gleice Rodrigues de Souza - Bibliotecária - CRB-7/6439

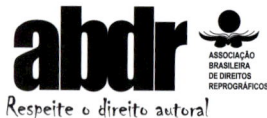

Respeite o direito autoral

Colaboradores

Adalberto Pereira de Araujo

Médico pela Escola de Medicina e Cirurgia do Rio de Janeiro. Especialista em Cirurgia Vascular-Endovascular e Angiologia pela Associação Médica Brasileira/Sociedade Brasileira de Angiologia e de Cirurgia Vascular (AMB/SBACV). Mestre em Medicina, área de concentração: Cirurgia Geral, Setor de Cirurgia Vascular pela Universidade Federal do Rio de Janeiro (UFRJ). Doutor em Medicina, área de concentração: Cirurgia Geral, Setor de Cirurgia Vascular pela UFRJ. Professor colaborador voluntário na UFRJ. Titular da SBACV. Membro Emérito do Colégio Brasileiro de Cirurgiões e da Academia Brasileira de Medicina Militar. Membro Titular da Sociedade Brasileira de Angiorradiologia e de Cirurgia Endovascular. Membro da International Society of Endovascular Specialists.

Adamastor Humberto Pereira

Médico pela Universidade Federal do Rio Grande do Sul (UFRGS). Especialista em Cirurgia Vascular pela UFRGS e pela Universidade de São Paulo (USP). Mestre em Cirurgia pela Faculdade de Medicina da UFRGS. Doutor em Cirurgia pela Escola Paulista de Medicina da Universidade Federal de São Paulo (EPM/UNIFESP). Professor Titular na Faculdade de Medicina da UFRGS. Membro da Sociedade Brasileira de Angiologia e de Cirurgia Vascular (SBACV).

Ademar Lopes

Médico pela Universidade Federal de Medicina do Triângulo. Especialista em Cirurgia Oncológica pelo Hospital A.C.Camargo. Mestre em Oncologia pela Faculdade de Medicina da Universidade de São Paulo (FMUSP). Professor Titular da disciplina de Oncologia na Faculdade de Medicina da Universidade de Mogi das Cruzes. Membro da Sociedade Americana de Cirurgia Oncológica (SSO). Vice-Presidente Institucional do A.C.Camargo Cancer Center.

Adenauer Marinho de Oliveira Góes Jr.

Médico pela Universidade Federal do Pará (UFPA). Especialista em Cirurgia Vascular pelo Hospital do Servidor Público Municipal de São Paulo. Mestre em Ciência Cirúrgica Interdisciplinar pela Universidade Federal de São Paulo (UNIFESP). Doutor em Ciência Cirúrgica Interdisciplinar pela UNIFESP. Professor Adjunto no Centro Universitário do Estado do Pará. Membro da Sociedade Brasileira de Angiologia e de Cirurgia Vascular (SBACV).

Adilson Ferraz Paschoa

Médico pela Pontifícia Universidade Católica de São Paulo (PUC-SP). Especialista em Angiologia, Cirurgia Vascular e Endovascular pela Sociedade Brasileira de Angiologia e de Cirurgia Vascular (SBACV). Doutor em Cirurgia pela Universidade Estadual de Campinas (UNICAMP). Professor de Estágio de Cirurgia Vascular em A Beneficência Portuguesa de São Paulo. Membro da SBACV e da Sociedade Brasileira de Trombose e Hemostasia.

Airton Mota Moreira

Graduado em Medicina pela Universidade Federal do Piauí (UFPI). Especialista em Radiologia Intervencionista e Cirurgia Endovascular pela Sociedade Brasileira de Radiologia Intervencionista e Cirurgia Endovascular (SOBRICE). Doutor em Medicina pela Faculdade de Medicina da Universidade de São Paulo (FMUSP). Membro da Sociedade Brasileira de Angiologia e Cirurgia Vascular (SBACV).

Alberto Vescovi

Cirurgião Vascular. Especialista em Cirurgia Vascular e Endovascular e em Angiorradiologia pela Associação Médica Brasileira/Sociedade Brasileira de Angiologia e de Cirurgia Vascular (AMB/SBACV). Chefe de Clínica dos Departamentos de Cirurgia Vascular e Endovascular do CenterVasc-Rio. Professor Assistente do Curso de Pós-Graduação em Cirurgia Vascular da Pontifícia Universidade Católica do Rio de Janeiro (PUC-RJ).

Alcides José Araújo Ribeiro

Médico pela Faculdade de Medicina de Barbacena. Especialista em Cirurgia Vascular, Angiologia e Ecografia Vascular com Doppler pela Associação Médica Brasileira/Sociedade Brasileira de Angiologia e de Cirurgia Vascular (AMB/SBACV). Mestre em Ciências para a Saúde pela Escola Superior de Ciências da Saúde (ESCS), pela Fundação de Ensino e Pesquisa em Ciência da Saúde (FEPECS) e pela Secretaria de Estado de Saúde do Distrito Federal (SES-DF). Membro da SBACV e da International Society on Thrombosis and Haemostasis (ISTH). Preceptor de Residência em Cirurgia Vascular no Hospital de Base do Distrito Federal.

Alda Candido Torres Bozza

Membro Honorário do Collège Français de Pathologie Vasculaire. Membro Titular da Sociedade Brasileira de Angiologia e de Cirurgia Vascular (SBACV). Membro Titular da Société Française de Phlébologie. Mestre em Medicina pela Universidade Federal do Rio de Janeiro (UFRJ). Doutora em Cirurgia Vascular pela Escola Paulista de Medicina da Universidade Federal de São Paulo (EPM/UNIFESP).

Aldemar Araújo Castro

Professor Assistente e Mestre em Metodologia da Pesquisa da Universidade Estadual de Ciências da Saúde de Alagoas (UNCISAL). Coorientador do Mestrado da Universidade Federal do Rio Grande do Sul (UFRGS).

Alexandre Araújo Pereira

Graduado em Medicina pela Pontifícia Universidade Católica do Rio Grande do Sul (PUC-RS). Doutor em Medicina pela Universidade Federal do Rio Grande do Sul (UFRGS). Membro da Sociedade Brasileira de Angiologia e de Cirurgia Vascular (SBACV). Coordenador do Núcleo de Doenças Arteriais do Hospital Moinhos de Vento. Médico contratado do Hospital de Clínicas de Porto Alegre.

Alexandre Campos Moraes Amato
Graduado em Medicina pela Pontifícia Universidade Católica de São Paulo (PUC-SP). Especialista em Cirurgia Vascular pela Beneficência Portuguesa de São Paulo. Doutor em Ciências pela Faculdade de Medicina da Universidade de São Paulo (FMUSP). Membro da Sociedade Brasileira de Angiologia e de Cirurgia Vascular (SBACV). Presidente da Associação Brasileira de Lipedema. Cirurgião Vascular, Endovascular e Ecografista Vascular pela Associação Médica Brasileira (AMB), pela SBACV e pelo Colégio Brasileiro de Radiologia (CBR). Cirurgião Geral pelo Colégio Brasileiro de Cirurgiões (CBC). MBA em Gestão de Saúde pela Fundação Getúlio Vargas (FGV).

Alexandre Anacleto
Médico pela Faculdade de Medicina da Universidade de São Paulo (FMUSP). Especialista em Cirurgia Vascular pela Sociedade Brasileira de Angiologia e de Cirurgia Vascular (SBACV). Membro da SBACV e da Society for Vascular Surgery (SVS). Chefe do Serviço de Aorta do Hospital de Base da Faculdade de Medicina de São José do Rio Preto (FAMERP). Professor na Pós-Graduação da Faculdade de Medicina do Hospital Israelita Albert Einstein. Chefe do Serviço de Aorta do Instituto de Cirurgia Vascular e Endovascular (INVASE) e do Hospital Beneficência Portuguesa de São José do Rio Preto.

Aline Yoshimi Futigami
Graduada em Medicina pela Universidade Federal do Paraná (UFPR). Residência Médica em Cirurgia Geral e em Cirurgia Vascular pelo Instituto de Assistência Médica ao Servidor Público Estadual de São Paulo (IAMSPE). Especialização em Cirurgia Endovascular pelo (IAMSPE). Título de Especialista em Cirurgia Vascular pela Sociedade Brasileira de Angiologia e de Cirurgia Vascular (SBACV), em conformidade com as normas da Associação Médica Brasileira (AMB). Sócia aspirante da SBACV – regional São Paulo.

Allan F. F. Alves
Graduado em Física Médica pela Universidade Estadual Paulista (UNESP). Especialista em Radiodiagnóstico pela Associação Brasileira de Física Médica. Mestre em Biologia Geral e Aplicada pela UNESP. Doutor em Farmacologia e Biotecnologia pela UNESP. Professor Doutor Assistente no Instituto de Biociências de Botucatu.

Allison Roxo Fernandes
Graduado em Medicina pela Faculdade de Medicina da Universidade Santo Amaro (UNISA). Residência Médica em Cirurgia Geral e em Cirurgia Vascular pelo Hospital do Servidor Público Municipal (HSPM – São Paulo). Título de Especialista em Cirurgia Vascular pela Sociedade Brasileira de Angiologia e de Cirurgia Vascular (SBACV) e Associação Médica Brasileira (AMB). Ecografista Vascular com Título de Especialista pela SBACV e pelo Colégio Brasileiro de Radiologia e Diagnóstico por Imagem (CBR). Membro pleno da SBACV. Membro do American College of Phlebology. MBA pela Fundação Getúlio Vargas – Escola de Administração de Empresas de São Paulo (FGV-EAESP). Médico Vascular do corpo clínico do Hospital 9 de Julho (São Paulo).

Alvaro Razuk
Graduado em Medicina pela Faculdade de Medicina da Universidade Federal de Goiás (UFG). Especialista em Cirurgia Vascular e Endovascular e Radiologia Intervencionista pela Faculdade de Ciências Médicas da Santa Casa de São Paulo (FCMSCSP). Mestre e Doutor em Cirurgia pela FCMSCSP. Professor Assistente na FCMSCSP. Membro da Sociedade Brasileira de Angiologia e de

Cirurgia Vascular (SBACV), da Sociedade Brasileira de Radiologia Intervencionista e Cirurgia Endovascular (SOBRICE), da Cardiovascular and Interventional Radiological Society of Europe (CIRSE), da Society for Vascular Surgery (SVS) e do Colégio Brasileiro de Cirurgiões (CBC). Executive MBA pela University of Miami.

Amanda Barata Reis
Graduada em Medicina pela Faculdade Souza Marques.

Ana Claudia Gomes Pereira Petisco
Graduada em Medicina pela Faculdade de Medicina de Petrópolis. Especialista em Cardiologia pelo Instituto Dante Pazzanese de Cardiologia (IDPC) e pela Sociedade Brasileira de Cardiologia (SBC). Doutora em Medicina pelo IDPC e pela Universidade de São Paulo (USP). Membro do Departamento de Imagem Cardiovascular (DIC), da SBC. Especialista em Ecografia Vascular pela Sociedade Brasileira de Angiologia e de Cirurgia Vascular (SBACV) e pelo Colégio Brasileiro de Radiologia (CBR). Especialista em Ecocardiografia pelo DIC/SBC.

Ana Flávia Leonardi Tibúrcio Ribeiro
Graduada em Medicina pela Universidade Federal de Minas Gerais (UFMG). Residência em Clínica Médica no Hospital Municipal Odilon Behrens. Residência Médica em Hematologia e Hemoterapia no Hospital das Clínicas de Belo Horizonte – UFMG. Mestre em Ciências da Saúde, Infectologia e Medicina Tropical e Doutora em Patologia, ambos pela Faculdade de Medicina da UFMG. Doutorado-Sanduíche no Laboratório de Biologia Molecular da Erasmus University Medical Center, Rotterdam, Holanda. Professora Adjunta do Departamento de Clínica Médica/Faculdade de Medicina, da UFMG.

Ana Laura Aidar
Médica pela Escola Paulista de Medicina da Universidade Federal de São Paulo (EPM/UNIFESP). Especialista em Cirurgia Vascular e Endovascular pela EPM/UNIFESP. Membro da UNIFESP. Pós-Graduanda da EPM/UNIFESP. Assistente voluntária da disciplina de Cirurgia Vascular e Endovascular da EPM/UNIFESP.

Ana Letícia de Matos Milhomens
Graduada em Medicina pela Universidade Gama Filho. Especialista em Angiologia e Ecografia Vascular pela Universidade do Estado do Rio de Janeiro (UERJ), pela Associação Médica Brasileira/ Sociedade Brasileira de Angiologia e de Cirurgia Vascular (AMB/ SBACV) e pelo Colégio Brasileiro de Radiologia (CBR). Membro Titular da SBACV. Angiologista da UERJ. Preceptora da Residência Médica em Angiologia do Hospital Universitário Pedro Ernesto (HUPE) da UERJ.

Ana Luiza Valiente Engelhorn
Graduada em Medicina pela Universidade Federal do Paraná (UFPR). Especialista em Angiologia com área de atuação em Ultrassonografia Vascular pela Sociedade Brasileira de Angiologia e de Cirurgia Vascular (SBACV). Mestre em Medicina Interna pela UFPR. Professora Adjunta III na Pontifícia Universidade Católica do Paraná (PUC-PR). Membro da SBACV.

Ana Paula Marte Chacra
Doutora em Cardiologia pela Faculdade de Medicina da Universidade de São Paulo (FMUSP). Médica Assistente da Unidade Clínica de Lípides do Instituto do Coração (InCor), Hospital das Clínicas (HC) da FMUSP.

Ana Terezinha Guillaumon
Professora Associada, Livre-Docente e chefe da disciplina de Moléstias Vasculares Periféricas da Faculdade de Ciências Médicas

da Universidade Estadual de Campinas (UNICAMP). Coordenadora do Centro de Alta Complexidade em Cirurgia Endovascular do Hospital das Clínicas da UNICAMP. Membro Titular da Sociedade Brasileira de Angiologia e de Cirurgia Vascular (SBACV).

Ana Thereza C. Rocha
Médica Pneumologista e Intensivista pela Faculdade de Medicina da Universidade Federal da Bahia (UFBA). Especialista em Pneumologia, Tisiologia e Terapia Intensiva pela Duke University. Mestre em Ciências da Saúde para Pesquisa Clínica pelo Duke Clinical Research Institute. Doutora em Medicina e Saúde pela UFBA. Professora Associada na Faculdade de Medicina da UFBA e da Escola Bahiana de Medicina e Saúde Pública. Membro da Diretoria da Sociedade Brasileira de Trombose e Hemostasia, do Instituto D'Or de Pesquisa e Ensino e da Comissão de Circulação Pulmonar da Sociedade Brasileira de Pneumologia e Tisiologia. Pneumologista do Hospital Cárdio Pulmonar – Rede D'Or.

Anaí Espinelli de Souza Durazzo
Doutora em Cardiologia do Instituto de Angiologia e Cirurgia Vascular de Santos.

André Luiz Malavasi
Graduado em Medicina pela Universidade de São Paulo (USP). Especialista em Ginecologia e Obstetrícia pela USP. Mestre em Ciências da Saúde pela USP. Doutor em Ciências da Saúde pela Santa Casa de São Paulo. Membro da Federação Brasileira das Associações de Ginecologia e Obstetrícia (FEBRASGO).

André Moreira de Assis
Graduado em Medicina pela Faculdade de Medicina de Taubaté. Residência Médica em Radiologia e Diagnóstico por Imagem – Hospital A.C.Camargo (SP); em Radiologia Intervencionista e Cirurgia Endovascular pelo Hospital das Clínicas da Faculdade de Medicina da Universidade de São Paulo (HC-FMUSP). *Fellowship* em Radiologia Intervencionista e Cirurgia Endovascular pela Universidad de Zaragoza, Espanha. Doutor em Medicina pela FMUSP. Membro Titular do Colégio Brasileiro de Radiologia (CBR). Membro Titular da Sociedade Brasileira de Radiologia Intervencionista e Cirurgia Endovascular (SOBRICE). Membro da Sociedade Ibero-americana de Intervencionismo(SIDI).

Andrea Simonne do Nascimento Henriques
Graduada em Medicina pela Universidade Federal do Pará (UFPA). Título de Especialista em Cirurgia Vascular, com área de atuação em Angiorradiologia, Cirurgia Endovascular e Ecografia Vascular com Doppler pelo Hospital Santa Marcelina (HSM). Médica Assistente do Serviço de Cirurgia Vascular/Endovascular e Ecografia Vascular do HSM – Itaquera (São Paulo). Cirurgiã Vascular do HSM – Itaim Paulista (São Paulo).

Antonio Carlos Passos Martins
Cirurgião Vascular e Especialista em Cirurgia Vascular e Endovascular pela Sociedade Brasileira de Angiologia e de Cirurgia Vascular (SBACV).

Archangelo T. Fortes Jr.
Graduado em Medicina pela Faculdade de Medicina de Botucatu da Universidade Estadual Paulista (FMB/UNESP). Especialista em Cirurgia Vascular pela FMB-UNESP e em Ecografia Vascular com Doppler pela Sociedade Brasileira de Angiologia e de Cirurgia Vascular (SBACV), pelo Colégio Brasileiro de Radiologia (CBR) e pela Associação Médica Brasileira (AMB). Mestre em Cirurgia pela FMB-UNESP.

Ariadne Basseti Soares Hilel
Cirurgiã Vascular.

Armando C. Lobato
Médico pela Universidade Federal do Paraná (UFPR). Residência Médica em Cirurgia Vascular pela Faculdade de Medicina da Universidade de São Paulo (FMUSP). Especialista em Cirurgia Vascular pela FMUSP, em Angiologia e Cirurgia Vascular pela Associação Médica Brasileira/Sociedade Brasileira de Angiologia e de Cirurgia Vascular (AMB/SBACV) e em Cirurgia Endovascular pela SBACV/AMB. Doutor em Cirurgia pela FMUSP. Pós-Doutorado em Cirurgia Endovascular pelo Arizona Heart Institute. Vice-Presidente da SBACV. Coordenador da Comissão de Cirurgia Endovascular da SBACV. Coordenador da Comissão de Avaliação para Credenciamento de Programas de Residência e Estágio da SBACV. Delegado Superintendente da Delegacia Metropolitana da Zona Oeste do Conselho Regional de Medicina do Estado de São Paulo (CREMESP). Membro Titular do Conselho Científico da SBACV. Sócio Titular da SBACV. Membro titular da Câmara Técnica de Cirurgia Vascular pela SBACV no Conselho Federal de Medicina (CFM) e da Câmara Técnica de Cirurgia no CREMESP. Membro da Comissão Especial do Ato Médico do CREMESP.

Arno von Ristow
Médico pela Universidade Federal do Rio de Janeiro (UFRJ). Especialista em Cirurgia Vascular pela Sociedade Brasileira de Angiologia e de Cirurgia Vascular (SBACV). Mestre em Cirurgia pela Universidade Federal do Estado do Rio de Janeiro (UniRio). Doutor em Neurologia Translacional pela UFRJ. Professor Titular na Pontifícia Universidade Católica do Rio de Janeiro (PUC-RJ). Membro da Academia Nacional de Medicina (ANM).

Arthur Curtarelli
Graduado em Medicina pela Universidade Positivo. Residência Médica em Cirurgia Geral e em Cirurgia Vascular pelo Hospital das Clínicas da Faculdade de Medicina de Botucatu (HCFMB). Mestre em Cirurgia pela Universidade Estadual Paulista (UNESP).

Augusto César Silva de Carvalho Sobrinho
Cirurgião Vascular e Especialista em Cirurgia Vascular e Endovascular pela Sociedade Brasileira de Angiologia e de Cirurgia Vascular (SBACV).

Augusto Kreling Medeiros
Médico Radiologista pela Pontifícia Universidade Católica do Rio Grande do Sul (PUC-RS). Especialista em Radiologia e Diagnóstico por Imagem pelo Instituto de Cardiologia do Rio Grande do Sul – Fundação Universitária de Cardiologia. Membro do Colégio Brasileiro de Radiologia (CBR). Médico radiologista do Hospital A Beneficência Portuguesa de São Paulo, responsável pelo setor de Imagem Vascular Não Invasiva.

Áurea Regina Teixeira de Andrade
Graduada em Medicina pela Universidade Federal de Sergipe (UFS). Especialista em Angiologia e Cirurgia Vascular pela Associação Médica Brasileira/Sociedade Brasileira de Angiologia e de Cirurgia Vascular (AMB/SBACV). Mestre em Ciências da Saúde pela Universidade Federal de São Paulo (UNIFESP) e pela Fundação Universidade de Ciências da Saúde de Alagoas (UNCISAL). Membro Titular da SBACV.

Balduino Ferreira de Menezes Neto
Médico cirurgião plástico pela Universidade Federal de São Carlos (UFSCar). Especialista em Cirurgia Plástica pelo Hospital das Clínicas da Faculdade de Medicina de Botucatu da Universidade Estadual Paulista (HC-FMB/UNESP). Mestre em Cirurgia Plástica e Reparadora pelo HC-FMB/UNESP. Professor Adjunto da disciplina de Cirurgia Plástica do HC-FMB/UNESP. Assistente

voluntário da disciplina de Cirurgia Plástica do HC-FMB/ UNESP. Membro da Sociedade Brasileira de Cirurgia Plástica (SBCP).

Barbara D'Agnoluzzo Moreira
Cirurgiã Vascular e Endovascular. Ex-fellow de Cirurgia Vascular da Wayne State University (EUA). Ex-fellow de Cirurgia Endovascular da Cleveland Clinic (EUA). Membro do Serviço de Cirurgia Vascular Professor Dr. Elias Abrão (Hospital Nossa Senhora das Graças e Hospital Universitário Cajuru da Pontifícia Universidade Católica do Paraná [PUC-PR]).

Bernardo Massière
Cirurgião Vascular. Graduado em Medicina pela Universidade Federal Fluminense (UFF). Especialista em Cirurgia Vascular pela Pontifícia Universidade Católica do Rio de Janeiro (PUC-RJ). Mestre e Doutor em Medicina pela Universidade Federal do Rio de Janeiro (UFRJ). Professor Associado na PUC-RJ. Membro e Diretor do CenterVasc-Rio.

Bonno van Bellen
Graduado em Medicina pela Faculdade de Medicina da Universidade de São Paulo (FMUSP). Especialista em Cirurgia Vascular pela Northwestern University Medical School. Doutor em Medicina pela FMUSP. Livre-Docente em Moléstias Vasculares Periféricas na Universidade Estadual de Campinas (UNICAMP). Membro da Sociedade Brasileira de Angiologia e Cirurgia Vascular (SBACV).

Drena Costa dos Santos
Graduada em Medicina pela Universidade Federal do Estado do Rio de Janeiro (UFRJ). Residência Médica em Cirurgia Geral pelo Hospital Municipal Souza Aguiar (HMSA); em Cirurgia Vascular e em Angiorradiologia e Cirurgia Endovascular pela Universidade Federal de São Paulo (UNIFESP). Mestre em Ciência Cirúrgica Interdisciplinar pela Escola Paulista de Medicina (EPM) da UNIFESP.

Bruna Naves Vaz de Oliveira
Graduada em Medicina pela Faculdade de Ciências Médicas de Minas Gerais (FCM-MG). Pós-Graduada em Ecografia Vascular com Doppler pela Instituição CETRUS (MG). Residência Médica em Cirurgia Vascular pelo Hospital Madre Teresa, Instituto das Pequenas Missionárias de Maria Imaculada (MG); e em Cirurgia Geral pelo Hospital Universitário Ciências Médicas (MG).

Calogero Presti
Médico pela Faculdade de Medicina da Universidade de São Paulo (FMUSP). Especialista em Cirurgia Vascular e Endovascular pela Sociedade Brasileira de Angiologia e de Cirurgia Vascular (SBACV). Doutor em Cirurgia pela FMUSP. Professor Colaborador na FMUSP. Membro da SBACV.

Carla Motta
Graduada em Medicina pela Fundação Técnico Educacional Souza Marques Escola de Medicina (FTESM). Internato Curricular de Medicina na Universidade do Rio de Janeiro (UNIRIO, Hospital Universitário Gaffrée e Guinle). Residência Médica em Cirurgia Geral e em Cirurgia Pediátrica pela Universidade Federal Fluminense (UFF). Pós-Graduada em Angiologia (e Ecografia Vascular com Doppler) pela Universidade do Estado do Rio de Janeiro (UERJ). Mestre em Medicina, área de concentração em Radiologia, pela Universidade Federal do Rio de Janeiro (UFRJ). Título de Especialista em Angiologia Clínica pela Sociedade Brasileira de Angiologia e de Cirurgia Vascular (SBACV) e Associação Médica Brasileira (AMB). Título de Especialista em Ecografia Vascular com Doppler pela SBACV, AMB e Colégio Brasileiro de Radiologia e Diagnóstico por Imagem (CBR).

Carlos A. Dias-Junior
Graduado em Farmácia pelas Faculdades Adamantinenses Integradas (FAI). Mestre e Doutor em Farmacologia pela Universidade de São Paulo (USP). Professor Associado III na Universidade Estadual Paulista (UNESP). Membro da Sociedade Brasileira de Farmacologia e Terapêutica Experimental (SBFTE). Membro do Departamento de Biofísica e Farmacologia, Laboratório de Farmacologia Cardiovascular.

Carlos A. Engelhorn
Graduado em Medicina pela Universidade Federal do Paraná (UFPR). Especialista em Angiologia e Cirurgia Vascular pela Sociedade Brasileira de Angiologia e de Cirurgia Vascular (SBACV). Mestre em Educação pela Pontifícia Universidade Católica do Paraná (PUC-PR). Doutor em Cirurgia Vascular pela Universidade Federal de São Paulo (UNIFESP). Professor Titular na PUC-PR. Membro da SBACV.

Carlos Eduardo Lucio Pinheiro Filho
Médico. Especialista em Cirurgia Vascular pela Faculdade de Medicina de Botucatu da Universidade Estadual Paulista (FMB/UNESP). Ex-Residente e Pós-Graduando da disciplina de Cirurgia Vascular pela FMB/UNESP.

Carlos Eduardo Virgini-Magalhães
Médico pela Universidade do Estado do Rio de Janeiro (UERJ). Especialista em Cirurgia Vascular e Endovascular pela UERJ. Mestre em Cirurgia pela Universidade Federal do Rio de Janeiro (UFRJ). Doutor em Fisiopatologia Clínica e Experimental pela UERJ. Professor Associado na UERJ. Coordenador do Projeto Espuma.

Carlos Eli Piccinato
Graduado em Medicina pela Faculdade de Medicina de Ribeirão Preto da Universidade de São Paulo (FMRP-USP). Especialista em Cirurgia Vascular e Endovascular pela FMRP-USP. Professor Titular Sênior na FMRP-USP. Membro da Sociedade Brasileira de Angiologia e de Cirurgia Vascular (SBACV).

Carlos Gustavo Coutinho Abath
Radiologista Intervencionista e Coordenador da Angiorad no Real Hospital Português de Beneficência em Pernambuco.

Carlos José de Brito
Professor Livre-Docente em Cirurgia Cardiovascular. Doutor em Medicina pela Universidade Federal do Rio de Janeiro (UFRJ). Professor Titular do curso de Cirurgia Vascular e Angiologia do Instituto de Pós-Graduação Médica Carlos Chagas, RJ.

Carmen Lucia Lascasas Porto
Médica pela Fundação Técnico-Educacional Souza Marques (FTESM). Especialista em Angiologia pela Universidade do Estado do Rio de Janeiro (UERJ) e pela Associação Médica Brasileira/Sociedade Brasileira de Angiologia e de Cirurgia Vascular (AMB/SBACV). Mestre em Biologia (Biociências Nucleares) pela UERJ. Doutora em Fisiopatologia Clínica e Experimental pela UERJ. Professora Adjunta na UERJ.

Carolina Dutra Queiroz Flumignan
Graduada em Medicina e Residência Médica com Título de Especialista em Cirurgia Geral pela Universidade Estadual de Campinas (UNICAMP) e em Cirurgia Vascular pela Universidade Federal de São Paulo (UNIFESP). Título de especialista em Cirurgia Vascular em Ecografia Vascular com Doppler e em Angiorradiologia e Cirurgia Endovascular pela Sociedade Brasileira de Angiologia e de Cirurgia Vascular (SBACV) e Associação Médica Brasileira (AMB).

Doutora em Saúde Baseada em Evidências pela UNIFESP. Professora Titular em Cirurgia Vascular no Centro Universitário São Camilo e Médica Pesquisadora em nível de Pós-Doutora da UNIFESP.

Carolina Kassab Wroclawski
Graduada em Medicina pela Faculdade de Medicina do ABC (FMABC). Especialista em Hematologia pelo Hospital Israelita Albert Einstein. Membro da Sociedade Brasileira de Hemostasia e Trombose e Associação Brasileira de Hematologia, Hemoterapia e Terapia Celular (ABHH).

Caroline Kazue Matida
Doutora em Cirurgia pela Faculdade de Medicina de Botucatu da Universidade Estadual Paulista (FMB/UNESP). Especialista em Cirurgia Vascular, Endovascular e Ecografia Vascular pela Sociedade Brasileira de Angiologia e de Cirurgia Vascular (SBACV).

Chester Bittencourt Sacramento
Biomédico e Cientista Principal pela Universidade Federal de São Paulo (UNIFESP). Doutor em Biologia Molecular pela UNIFESP.

Christiano Pecego
Graduado em Medicina pela Faculdade Bandeirante de Medicina da Universidade São Francisco (USF). Residência Médica em Cirurgia Vascular pelo Instituto de Assistência Médica ao Servidor Público Estadual de São Paulo (IAMSPE). Título de Especialista em Cirurgia Vascular pela Sociedade Brasileira de Angiologia e de Cirurgia Vascular (SBACV) e Associação Médica Brasileira (AMB). Membro Colaborador da diretoria da SBACV desde 2014.

Cristiane Ferreira de Araujo Gomes
Médica pela Fundação Técnico-Educacional Souza Marques (FTESM). Especialista em Cirurgia Vascular e Endovascular pela Associação Médica Brasileira/Sociedade Brasileira de Angiologia e de Cirurgia Vascular (AMB/SBACV) e pelo Colégio Brasileiro de Radiologia (CBR). Membro da SBACV e do Colégio Brasileiro de Cirurgiões (CBC).

Cristiano Torres Bortoluzzi
Médico pela Universidade Federal de Santa Catarina (UFSC). Especialista em Cirurgia Vascular e Endovascular pelo Instituto de Cardiologia de Santa Catarina. Membro titular da Sociedade Brasileira de Angiologia e de Cirurgia Vascular (SBACV).

Cyrillo Cavalheiro Filho
Doutor em Medicina (Hematologia) pela Faculdade de Medicina da Universidade de São Paulo (FMUSP). Professor Colaborador Médico no Departametno de Clínca Médica (disciplina Hematologia) da FMUSP. Médico Responsável pelo Serviço de Hemostasia e Trombose do Instituto do Coração do Hospital das Clínicas da FMUSP (InCor/HC-FMUSP), Fundação Zerbini. Responsável pelo Núcleo de Hemorragia e Trombose do Hospital Sírio-Libanês, SP. Vice-Presidente do Grupo de Estudos em Trombose e Hemostasia (GETH), que assessorou a Associação Brasileira de Medicina na 1ª Diretriz Brasileira de Tromboembolismo Venoso: Profilaxia em Pacientes Clínicos. Presidente da Sociedade Brasileira de Trombose e Hemostasia (SBTH), mandato até 10/10/2020.

Daniel Benitti
Graduado em Medicina pela Universidade de São Paulo (USP). Especialista em Cirurgia Vascular e Endovascular pela USP. Membro da Associação Brasileira de Lipedema. CEO da Valens Medical Center.

Daniel César Magalhães Fernandes
Graduado em Medicina pela Universidade Federal de Mato Grosso (UFMT). Residência Médica em Cirurgia Geral pela UFMT; e em Cirurgia Vascular pela Faculdade de Medicina de Botucatu da Universidade Estadual Paulista (FMB/UNESP). Diretor Científico da Sociedade Brasileira de Angiologia e de Cirurgia Vascular (SBACV) – seccional Goiás (2022-2023).

Daniel Dias Ribeiro
Médico Hematologista e Patologista Clínico pela Faculdade de Medicina da Universidade Federal de Minas Gerais (UFMG). Especialista em Hematologia pelo Hospital das Clínicas da UFMG. Mestre em Ciências Aplicadas à Saúde do Adulto pela Faculdade de Medicina da UFMG. Doutor em Epidemiologia Clínica pelo Leiden University Medical Center e em Ciências Aplicadas à Saúde do Adulto pela Faculdade de Medicina da UFMG.

Daniel Emílio Dalledone Siqueira
Graduado em Medicina pela Universidade Positivo. Especialista em Cirurgia Vascular, Angiorradiologia e Cirurgia Endovascular pela Universidade Estadual de Campinas (UNICAMP). Mestre e Doutor em Ciências da Cirurgia pela UNICAMP. Professor da Pontifícia Universidade Católica do Paraná (PUC/PR). Membro da Sociedade Brasileira de Angiologia e Cirurgia Vascular (SBACV). Membro Titular do Colégio Brasileiro de Cirurgiões (CBC). Chefe do Serviço de Cirurgia Vascular e Endovascular do Hospital Universitário Cajuru e do Hospital São Marcelino Champagnat.

Daniel Guimarães Cacione
Médico pela Escola Paulista de Medicina da Universidade Federal de São Paulo (EPM/UNIFESP). Especialista em Cirurgia Vascular e Angiologia pela Associação Médica Brasileira/Sociedade Brasileira de Angiologia e de Cirurgia Vascular (AMB/SBACV). Doutor em Medicina pela EPM/UNIFESP. Professor afiliado na EPM/UNIFESP. Membro da SBACV.

Daniel Gustavo Miquelin
Médico pela Faculdade de Medicina de São José do Rio Preto (FAMERP). Especialista em Cirurgia Vascular e Endovascular pela FAMERP. Doutor em Medicina Interna pela FAMERP. Professor de Cirurgia Vascular na FAMERP. Membro da Sociedade Brasileira de Angiologia e de Cirurgia Vascular (SBACV).

Daniel Leal
Cirurgião Vascular. Especialista em Cirurgia Vascular e em Cirurgia Endovascular e Angiorradiologia pela Associação Médica Brasileira/Sociedade Brasileira de Angiologia e de Cirurgia Vascular (AMB/SBACV). Cirurgião dos Departamentos de Cirurgia Vascular e Cirurgia Endovascular do Centro de Pesquisa, Prevenção, Diagnóstico e Tratamento Vascular do Rio de Janeiro (Centervasc-Rio).

Daniela Ponce
Graduada em Medicina pela Faculdade de Medicina de Botucatu da Universidade Estadual Paulista (FMB/UNESP). Especialista em Nefrologia pela FMB/UNESP. Mestre e Doutora em Fisiopatologia em Clínica Médica pela FMB/UNESP. Professora Associada na FMB/UNESP.

Daniela Pretti da Cunha Tirapelli
Doutora em Ciências Médicas pela Faculdade de Medicina de Ribeirão Preto da Universidade de São Paulo (FMRP/USP). Professora-Doutora na disciplina de Anatomia Humana do Departamento de Cirurgia e Anatomia da FMRP/USP.

Danielle Akemi B. Kuramoto
Graduada em Medicina pela Escola Paulista de Medicina – Universidade Federal de São Paulo (EPM/UNIFESP). Residência Médica em Cirurgia Geral e em Cirurgia Vascular e Endovascular pela EPM/UNIFESP.

Dayse Maria Lourenço
Graduada em Medicina pela Escola Paulista de Medicina da Universidade Federal de São Paulo (EPM/UNIFESP). Especialista, Mestre e Doutora em Hematologia e Hemoterapia pela EPM/UNIFESP. Professora Associada e Livre-Docente na EPM/UNIFESP.

Deilson Elgui de Oliveira
Biomédico pelo Instituto de Biociências de Botucatu da Universidade Estadual Paulista (UNESP). Especialista em Patologia e Biologia Molecular pela UNESP. Doutor em Hematologia e Patologia pela Faculdade de Medicina de Botucatu da UNESP (FMB/UNESP). Pós-Doutorado em Carcinogênese Viral pela Weill Medical College of Cornell University. Professor Associado na FMB/UNESP. Livre-Docente em Biologia dos Cânceres na FMB/UNESP. Pesquisador do Instituto de Biotecnologia (IBTEC) da UNESP e investigador principal do grupo ViriCan. Membro da American Association for Cancer Research (AACR).

Dhaniel Freitas
Graduado em Medicina pela Universidade do Grande Rio (Unigranrio). Master di secondo livello in Chirurgia Aortica pela Universita Vita-Salute San Raffaele. Residência Médica pela Universidade Federal do Rio de Janeiro (UFRJ). Fellow da Ospedale San Rafaelle. Fellow do Ospedale San Rafaelle, Itália.

Diana Rodrigues de Pina
Graduada com Licenciatura em Física pela Universidade Federal de Mato Grosso (UFMT). Especialista, Mestre e Doutora em Física Médica pela Universidade de Sao Paulo (USP). Professora Associada na Universidade Estadual Paulista (UNESP). Membro da Associação Brasileira de Física Médica (ABFM) e da Sociedade Brasileira de Física (SBF). Professora Associada em regime de trabalho RDIDP junto ao Departamento de Infectologia, Dermatologia, Diagnóstico por Imagem e Radioterapia da Faculdade de Medicina de Botucatu da UNESP. Aprimoramento Profissional em Física Aplicada à Radiologia, pelo Hospital das Clínicas da Faculdade de Medicina de Ribeirão Preto (FMRP) da USP. Pós-Doutora pela FMB/UNESP. Estagiária na Universidade Complutense de Madrid em 2016. Coordenadora do Núcleo de Física Médica e Radioproteção (NFMRp) do Hospital das Clínicas da FMB/UNESP; do Curso de Residência em Física Médica (Radiodiagnóstico, Radioterapia e Medicina Nuclear) da FMB/UNESP; do Curso de Especialização em Inovações Diagnósticas e Terapêuticas do Hospital das Clínicas da FMB/UNESP. Professora do Departamento de Doenças Tropicais e Diagnóstico por Imagem da FMB/UNESP.

Diane Rezende Batista
Médica pela Universidade Federal do Paraná (UFPR). Especialista em Pneumologia pela Faculdade de Medicina de Botucatu da Universidade Estadual Paulista (FMB/UNESP).

Diego Mundim da Volta Ferreira
Cirurgião Vascular do Grupo Site.

Domingos de Morais Filho (in memoriam)
Doutor em Medicina pela Universidade Federal de São Paulo (UNIFESP). Professor Assistente da Universidade Estadual de Londrina (UEL/PR). Especialista em Angiologia e Cirurgia Vascular pela Sociedade Brasileira de Angiologia e de Cirurgia Vascular (SBACV), com área de atuação em Ultrassonografia Vascular.

Douglas J. Racy
Graduado em Medicina pela Faculdade de Medicina de São José do Rio Preto (FAMERP). Especialista em Radiologia e Diagnóstico por Imagem pela FAMERP e Med Imagem (Hospital Beneficência Portuguesa de São Paulo). Membro do Colégio Brasileiro de Radiologia (CBR) e da Sociedade Paulista de Radiologia e Diagnóstico por Imagem (SPR). *Fellow* em Ressonância Magnética pela Universidade de Wisconsin. Secretário-geral da SPR. Diretor médico, chefe do Departamento de Radiologia e Diagnóstico por Imagem dos Hospitais Beneficência Portuguesa e BP Mirante.

Edison Ferreira de Paiva
Professor Assistente do Serviço de Clínica Geral e Propedêutica do Hospital das Clínicas da Faculdade de Medicina da Universidade de São Paulo (HC-FMUSP). Doutor em Emergência pela FMUSP.

Edson Takamitsu Nakamura
Cirurgião Vascular e Endovascular. Ecografista Vascular. Preceptor da Residência Médica em Cirurgia Vascular e Endovascular do Hospital do Servidor Público Estadual (HSPE-IAMSPE). Coordenador do Setor de Angiorradiologia e Cirurgia Endovascular do HSPE-IAMSPE.

Eduardo Lichtenfels
Graduado em Medicina pela Universidade Federal de Ciências da Saúde de Porto Alegre (UFCSPA). Especialista em Cirurgia Vascular pela Sociedade Brasileira de Angiologia e de Cirurgia Vascular (SBACV). Mestre e Doutor em Medicina pela UFCSPA. Professor Adjunto da UFCSPA. Membro da SBACV. Especialista em Cirurgia pelo Colégio Brasileiro de Cirurgiões (CBC). Especialista em Angiorradiologia e Cirurgia Endovascular pela SBACV e pelo Colégio Brasileiro de Radiologia (CBR).

Eduardo Loureiro de Araujo
Médico do Serviço de Cirurgia Vascular e Endovascular do Hospital Federal da Lagoa-RJ. Especialista em Angiologia e Cirurgia Vascular pela Sociedade Brasileira de Angiologia e de Cirurgia Vascular (SBACV). Especialista em Cirurgia Endovascular pela SBACV/Colégio Brasileiro de Radiologia (CBR).

Eduardo Ramacciotti
Graduado em Medicina pela Faculdade de Medicina de Ribeirão Preto da Universidade de São Paulo (USP). Especialista em Cirurgia Vascular pela Sociedade Brasileira de Angiologia e Cirurgia Vascular (SBACV). Mestre em Cirurgia Experimental pela Escola Paulista de Medicina (EPM) da Universidade Federal de São Paulo (UNIFESP). Doutor em Cirurgia pela USP. Pós-Doutor pela University of Michigan, EUA. Professor voluntário da Loyola University Medical Center, Chicago, EUA. Membro da Science Valley Research Institute.

Edwaldo E. Joviliano
Graduado em Medicina pela Faculdade de Medicina de Ribeirão Preto da Universidade de São Paulo (FMRP-USP). Especialista em Cirurgia Vascular e Endovascular pelo Hospital das Clínicas da FMRP-USP. Mestre e Doutor em Clínica Cirúrgica pela FMRP-USP. Professor Associado do Departamento de Cirurgia e Anatomia da FMRP-USP. Membro Titular da Sociedade Brasileira de Angiologia e Cirurgia Vascular (SBACV). Chefe do Serviço de Cirurgia Vascular e Endovascular do Hospital das Clínicas da FMRP-USP.

Elias Arcenio Neto
Médico. Graduado em Cirurgia Vascular pelo Hospital do Servidor Público Estadual de São Paulo. Especialista em Ultrassonografia Vascular pelo Colégio Brasileiro de Radiologia (CBR). Professor Associado pela ECCOS/EVAS Cursos. Membro da Sociedade Brasileira de Angiologia e Cirurgia Vascular (SBACV). Especialista em Radiologista Intervencionista pela Sociedade Brasileira de Radiologia Intervencionista e Cirurgia Endovascular (SOBRICE).

Eliete Bouskela
Mestre em Biofísica pela Universidade Federal do Rio de Janeiro (UFRJ). Doutora em Fisiologia pela UFRJ. Livre-Docente na University of Lund, Suécia. Professora Titular na Universidade do Estado do Rio de Janeiro (UERJ). Membro da Academia Nacional de Medicina (ANM).

Emanuel R. Tenorio
Cirurgião Vascular e Endovascular pela Universidade Federal de Campina Grande (UFCG). Especialista em Cirurgia Vascular e Endovascular pelo Hospital das Clínicas da Faculdade de Medicina de Ribeirão Preto/Universidade de São Paulo (HC-FMRP/USP). Doutor em Cirurgia pela FMRP/USP.

Emerson Ciorlin
Especialista em Cirurgia Vascular e Angiologia pela Sociedade Brasileira de Angiologia e Cirurgia Vascular (SBACV). Cirurgião Vascular do Instituto de Moléstias Cardiovasculares (IMC) de São José do Rio Preto – SP.

Erich V. de Paula
Graduado em Medicina pela Universidade Estadual de Campinas (UNICAMP). Especialista em Hematologia e Hemoterapia pela Associação Brasileira de Hematologia, Hemoterapia e Terapia Celular (ABHH). Doutor em Fisiopatologia Médica pela UNICAMP. Professor Associado na UNICAMP.

Fabio H. Rossi
Médico pela Faculdade de Ciências Médicas de Santos (FCMS). Especialista em Cirurgia Vascular e Endovascular pelo Instituto Dante Pazzanese. Doutor em Clínica Cirúrgica pela Faculdade de Medicina da Universidade de São Paulo (FMUSP). Membro da Sociedade Brasileira de Angiologia e de Cirurgia Vascular (SBACV).

Fábio Hüsemann Menezes
Médico pela Faculdade de Ciências Médicas da Universidade Estadual de Campinas (FCM/UNICAMP). Especialista em Cirurgia Vascular pela Universidade de São Paulo (USP), em Angiorradiologia e Cirurgia Endovascular pela Associação Médica Brasileira/Sociedade Brasileira de Angiologia e de Cirurgia Vascular (AMB/SBACV) e em Ecografia Vascular com Doppler pelo Colégio Brasileiro de Radiologia (CBR). Mestre em Cirurgia pela FCM/UNICAMP. Doutor em Cirurgia pela FCM/UNICAMP. Professor Associado na FCM/UNICAMP. Professor Livre-Docente na área de Moléstias Vasculares na FCM/UNICAMP. Membro da disciplina de Moléstias Vasculares do Departamento de Cirurgia da FCM/UNICAMP. Membro do corpo clínico da Fundação Centro Médico de Campinas.

Fabio Kendi Yamauchi

Fanilda Barros
Graduada em Medicina pela Universidade Federal do Espírito Santo (UFES). Especialista em Angiologia com área de atuação em Ecografia Vascular pela Associação Médica Brasileira/Sociedade Brasileira de Angiologia e de Cirurgia Vascular (AMB/SBACV) e pelo Colégio Brasileiro de Radiologia (CBR).

Fausto Miranda Jr.
Médico pela Escola Paulista de Medicina da Universidade Federal de São Paulo (EPM/UNIFESP). Especialista em Angiologia e Cirurgia Vascular pela Sociedade Brasileira de Angiologia e de Cirurgia Vascular (SBACV). Mestre em Ciências pela EPM/UNIFESP. Doutor em Ciências pela EPM/UNIFESP. Professor titular na EPM. Titular da SBACV e membro da Society for Vascular Surgery.

Fausto Viterbo
Professor Livre-Docente e Responsável pela disciplina de Cirurgia Plástica da Faculdade de Medicina de Botucatu da Universidade Federal de São Paulo (FMB/UNESP). Membro Titular da Sociedade Brasileira de Cirurgia Plástica. Membro Internacional da American Society of Plastic Surgeons (ASPS).

Felipe Carvalhinho Vieira
Graduado em Medicina pela Universidade Federal Fluminense (UFF). Residência Médica em Cirurgia Geral pelo Hospital Meridional; e em Cirurgia Vascular pelo Hospital das Clínicas de Vitória. Membro Titular da Sociedade Brasileira de Angiologia e de Cirurgia Vascular (SBACV). Membro do Colégio Brasileiro de Cirurgiões (CBC).

Felipe Coelho Neto
Graduado em Medicina pela Universidade Estadual de Londrina (UEL). Especialista em Cirurgia Vascular pelo Hospital de Base do Distrito Federal. Mestre em Ciências Médicas pela Universidade de Brasília (UnB). Professor Associado da Pontifícia Universidade Católica do Paraná (PUC-PR). Membro Titular da Sociedade Brasileira de Angiologia e Cirurgia Vascular (SBACV).

Felipe Matheus Sant'Anna Aragão
Graduado em Medicina pelo Centro Universitário de Volta Redonda (UniFOA). Residente de Clínica Médica na Faculdade de Medicina de São José do Rio Preto (FAMERP).

Felipe Nasser
Graduado em Medicina pela Pontifícia Universidade Católica de Campinas (PUCCAMP). Especialista em Radiologia Intervencionista e Cirurgia Endovascular pelo Colégio Brasileiro de Radiologia (CBR). Doutor em Medicina pela Faculdade de Medicina da Universidade de São Paulo (FMUSP). Membro da Sociedade Brasileira de Angiologia e de Cirurgia Vascular (SBACV) e da Sociedade Brasileira de Radiologia Intervencionista e Cirurgia Endovascular (SOBRICE).

Fernanda Penza Cunha Adami de Sá
Especialista em Angiologia pela Associação Médica Brasileira e pela Sociedade Brasileira de Angiologia e Cirurgia Vascular (AMB/SBACV). Angiologista da Policlínica Militar do Exército – Rio de Janeiro.

Fernando A. Bozza
Graduado em Medicina pela Universidade Federal do Rio de Janeiro (UFRJ). Especialista em Medicina Intensiva pela Associação de Medicina Intensiva Brasileira (AMIB). Mestre em Farmacologia Clínica e Experimental pela UFRJ. Doutor em Biologia Celular e Molecular pela Fundação Oswaldo Cruz (FIOCRUZ). Professor Pesquisador Titular na FIOCRUZ.

Fernando Pinho Esteves
Graduado em Medicina pela Faculdade de Ciências Médicas da Santa Casa de São Paulo. Residência Médica em Cirurgia Geral pela Irmandade da Santa Casa de Misericórdia de São Paulo (FCMSCSP); e em Cirurgia Vascular pela Irmandade da Santa Casa de Misericórdia de São Paulo. Especialização em Cirurgia Endovascular pela Irmandade da Santa Casa de Misericórdia de São Paulo. Título de Especialista em Cirurgia Vascular e certificado de área de atuação em Cirurgia Endovascular pela Sociedade Brasileira de Angiologia e de Cirurgia Vascular (SBACV). Certificado de Área de Atuação em Ecodoppler Vascular pelo Colégio Brasileiro de Radiologia e Diagnóstico por Imagem (CBR).

Fernando Reis Neto
Graduado em Medicina pela Faculdade de Medicina de São José do Rio Preto (FAMERP). Especialista em Cirurgia Vascular pelo Hospital das Clínicas da Faculdade de Medicina de Ribeirão Preto (HCRP/USP). Especialista em Angiorradiologia e Cirurgia Endovascular pelo Hospital de Base/FAMERP. Especialista em Cirurgia Vascular pela Associação Médica Brasileira/Sociedade Brasileira de Angiologia e de Cirurgia Vascular (AMB/SBACV). Especialista em Angiorradiologia e Cirurgia Endovascular pela AMB/SBACV/Colégio Brasileiro de Radiologia (CBR). Pós-Graduação em Ciências da Saúde pela FAMERP. Professor Colaborador do Departamento de Cardiologia e Cirurgia Cardiovascular da FAMERP. Membro da SBACV.

Fernando Thomazinho
Graduado em Medicina pela Universidade Estadual de Londrina (UEL). Residência Médica em Cirurgia Geral, em Angiologia e Cirurgia Vascular e em Angiorradiologia e Cirurgia Endovascular pelo Hospital Universitário Regional do Norte do Paraná (HURNP). Título de Especialista em Cirurgia Vascular pela Sociedade Brasileira de Angiologia e de Cirurgia Vascular (SBACV). Título de Especialista em Ecografia Vascular pela SBACV.

Flavio Renato de Almeida Senefonte
Professor Adjunto do curso de Medicina da Universidade Anhanguera (UNIDERP). Especialista em Cirurgia Vascular e Endovascular em Angiorradiologia pela Sociedade Brasileira de Angiologia e de Cirurgia Vascular (SBACV). Especialista em Ultrassonografia Vascular com Doppler pela SBACV. Mestre pela Faculdade de Medicina da Universidade Federal do Mato Grosso do Sul (UFMS).

Francisco Cesar Carnevale
Graduado em Medicina pela Faculdade de Medicina da Universidade de Mogi das Cruzes. Especialista em Radiologia Intervencionista e Cirurgia Endovascular pela Universidade de São Paulo (USP). Doutor em Medicina pela USP. Professor Livre-Docente pela USP. Membro da Sociedade Brasileira de Radiologia Intervencionista e Cirurgia Endovascular (SOBRICE).

Francisco Osse
Graduado em Medicina pela Faculdade de Ciências Médicas da Santa Casa de São Paulo (FCMSCSP). Especialista em Cirurgia Vascular pela FCMSCSP. Professor Associado de Radiologia Intervencionista na University of Iowa Hospitals and Clinics. Membro do American Venous Forum.

Gaudêncio Espinosa Lopez
Professor Adjunto do Departamento de Cirurgia da Universidade Federal do Rio de Janeiro (UFRJ). Diretor do Departamento Vascular da Universidade de Navarra (2008-2011). Chefe do Serviço de Cirurgia Vascular da Clínica Universitária de Navarra (2008-2011). Doutor em Medicina (Cirurgia) pela Universidade Autônoma de Madri (1993). Doutor em Medicina (Radiologia) pela UFRJ (2002). Membro Titular da Sociedade Brasileira de Angiologia e Cirurgia Vascular (SBACV), do Colégio Brasileiro de Cirurgiões (CBC), do Colégio Brasileiro de Radiologia (CBR), da Sociedad Española de Angiología y Cirugía Vascular (SEACV), CELA, CVHH, ISES.

George Carchedi Luccas
Médico pela Faculdade de Medicina da Universidade de São Paulo (FMUSP). Especialista em Cirurgia Vascular e Angiologia pelo Hospital das Clínicas da FMUSP. Mestre em Clínica Cirúrgica pela FMUSP. Doutor em Clínica Cirúrgica pela FMUSP. Professor Livre-Docente na Faculdade de Ciências Médicas da Universidade Estadual de Campinas (FCM/UNICAMP). Membro Emérito da Sociedade Brasileira de Angiologia e Cirurgia Vascular (SBACV) e do Colégio Brasileiro de Cirurgiões (CBC).

Germano Melissano
Serviço de Angiologia e Cirurgia Vascular do Hospital São Rafael, Milão, Itália.

Gilberto do Nascimento Galego
Cirurgião Vascular pela Sociedade Brasileira de Angiologia e Cirurgia Vascular (SBACV). Angiorradiologista e Cirurgião Endovascular pela SBACV. Professor Doutor do Departamento de Cirurgia da Universidade Federal de Santa Catarina (UFSC). Cirurgião Vascular do Instituto de Cardiologia de Santa Catarina – Coris Medicina Avançada – Florianópolis, SC.

Giulianna B. Marcondes
Graduada em Medicina pela Escola Paulista de Medicina da Universidade Federal de São Paulo (EPM/UNIFESP). Residência Médica em Cirurgia Geral, Cirurgia Vascular e Angiorradiologia e Cirurgia Endovascular pela EPM/UNIFESP. *Research Trainee* pelo programa Advanced Aortic Research Center – Mayo Clinic, Rochester MN, EUA. *Postdoctoral Research Fellow* pelo programa Advanced Aortic Research Center – University of Texas, Houston TX, EUA.

Giuliano de Almeida Sandri
Graduado em Medicina pela Universidade Federal do Espírito Santo (UFES). Residência Médica em Cirurgia Geral e em Cirurgia Vascular pelo Hospital do Servidor Público Estadual (HSPE – São Paulo). Especialização em Angiorradiologia e Cirurgia Endovascular pela Irmandade da Santa Casa de Misericórdia de São Paulo. Diretor da Sociedade Brasileira de Angiologia e de Cirurgia Vascular (SBACV-ES), gestões 2014-2015 (Diretor Científico) e 2016-2017 (Diretor de Publicações). Pesquisa na área médica de Cirurgia Vascular na Mayo Clinic (Rochester, Minnessota, EUA), no programa Advanced Aortic Clinical Research. Título de Especialista em Cirurgia Vascular e Certificado de Área de Atuação (subespecialidade) em Angiorradiologia e Cirurgia Endovascular. Membro Titular da SBACV e do Colégio Brasileiro de Cirurgiões (CBC). Membro coligado do Colégio Brasileiro de Radiologia (CBR). Associado da Sociedade Brasileira de Radiologia Intervencionista e Cirurgia Endovascular (Sobrice). Membro internacional da Society for Vascular Surgery.

Guilherme Andre Zottele Bomfim
Médico pela Universidade Federal do Espírito Santo (UFES). Especialista em Cirurgia Vascular pela Universidade Estadual Paulista (UNESP). Mestre em Ciências pelo A.C.Camargo Cancer Center (Fundação Antonio Prudente [FAP]). Membro da Sociedade Brasileira de Angiologia e Cirurgia Vascular (SBACV) e da Society for Vascular Surgery.

Guilherme B. Barbosa Lima
Graduado em Medicina pela Universidade Federal de Santa Catarina (UFSC). Doutor em Anestesiologia, Ciências Cirúrgicas e Medicina Perioperatória pela Faculdade de Medicina da Universidade de São Paulo (FMUSP). *Fellow Research* pela University of Texas (Houston, Texas, EUA). *Fellow Research* pela Mayo Clinic (Rochester, Minnesota, EUA). Preceptor do Serviço de Cirurgia Vascular e Endovascular do Hospital das Clínicas (HC) da FMUSP. Cirurgião Vascular pelo HC-FMUSP. Cirurgião Geral pelo HC-FMUSP.

Guilherme Pitta
Graduado em Medicina pela Universidade Estadual de Ciências da Saúde de Alagoas (UNCISAL). Especialista em Angiologia e Cirurgia Vascular pela Universidade Federal de São Paulo (UNIFESP). Mestre e Doutor em Cirurgia Vascular pela UNIFESP. Professor Adjunto na UNCISAL. Professor Titular no Centro Universitário CESMAC. Membro do Conselho Superior da Sociedade Brasileira de Angiologia e Cirurgia Vascular (SBACV).

Gustavo Galvan Debiasi
Cirurgião Geral e Oncologista do Hospital A.C.Camargo da Fundação Antônio Prudente.

Gustavo Muçouçah Sampaio Brandão
Graduado em Medicina pela Faculdade de Medicina de Marília (FAMEMA). Especialista em Cirurgia Vascular pela Faculdade de Medicina de Botucatu (FMB) da Universidade Estadual Paulista (UNESP). Mestre e Doutor em Bases Gerais da Cirurgia pela FMB. Professor Adjunto na Universidade Federal de São Carlos (UFSCar). Membro da Sociedade Brasileira de Angiologia e Cirurgia Vascular (SBACV).

Gustavo S. Oderich
Professor of Surgery and Distinguished Chair of Vascular and Endovascular Surgery, Director of Aortic Center at The University of Texas Health Science Center at Houston (UTHealth), Houston, Texas, EUA. Diretor de Terapia Endovascular. Diretor do Edward Rogers Clinical Research. *Fellowship* da Divisão de Cirurgia Vascular e Endovascular na Mayo Clinic, Rochester, Minnesota, EUA.

Guy Fernando de Almeida Prado Junior
Graduado em Medicina pela Universidade Prof. José do Rosário Vellano (UNIFENAS-MG). Residência em Clínica Médica pela Pontifícia Universidade Católica (PUC) de Sorocaba (SP), em Cardiologia Clínica pela Faculdade de Medicina de Botucatu da Universidade Estadual Paulista (FMB/UNESP), e em Hemodinâmica/Cardiologia Intervencionista pelo Instituto do Coração (InCor) do Hospital das Clínicas da Faculdade de Medicina da Universidade de São Paulo (HC-FMUSP). Título de Especialista em Cardiologia Clínica pela Sociedade Brasileira de Cardiologia (SBC) e em Hemodinâmica pela Sociedade Brasileira de Hemodinâmica e Cardiologia Intervencionista (SBHCI). Membro Titular da SBHCI.

Héber Salvador de Castro Ribeiro
MD. Cirurgião Oncológico Titular do Departamento de Cirurgia Abdominal do Hospital A.C.Camargo da Fundação Antônio Prudente.

Heloisa G. do A. Campos
Médica pela Faculdade de Medicina de Botucatu da Universidade Estadual Paulista (FMB/UNESP). Especialista em Cirurgia Pediátrica pela FMB/UNESP. Mestre em Ciências da Oncologia pela Fundação Antônio Prudente (FAP). Doutora em Ciências da Oncologia pela FAP. Membro da Associação Brasileira de Cirurgia Pediátrica (CIPE).

Henrique Jorge Guedes Neto
Médico pela Faculdade de Ciências Médicas da Santa Casa de São Paulo (FCMSCSP). Especialista em Angiologia e Cirurgia Vascular Periférica pela FCMSCSP e pela Sociedade Brasileira de Angiologia e Cirurgia Vascular (SBACV). Doutor em Clínica Cirúrgica pela FCMSCSP. Professor Adjunto, Pós-Doutorado em Cirurgia Vascular na Escola Paulista de Medicina da Universidade Federal de São Paulo (EPM/UNIFESP).

Hugo Hyung Bok Yoo
Médico pela Faculdade de Medicina de Botucatu da Universidade Estadual Paulista (FMB/UNESP). Especialista em Pneumologia pela FMB/UNESP. Doutor em Fisiopatologia em Clínica Médica pela FMB/UNESP. Professor Associado na FMB/UNESP. Membro da Sociedade Paulista de Pneumologia e Tisiologia (SPPT).

Iapunira Catarina Sant'Anna Aragão
Graduada em Medicina pelo Centro Universitário de Volta Redonda (UniFOA). Residente de Clínica Médica no Hospital Municipal Munir Rafful.

Igor Rafael Sincos
Médico Cirurgião Vascular pela Universidade Federal do Paraná (UFPR). Especialista em Cirurgia Vascular e Endovascular pela Faculdade de Medicina da Universidade de São Paulo (FMUSP). Mestre em Business Administration pela University of Pittsburgh. Doutor em Cirurgia Vascular e Endovascular pela FMUSP. Professor da Pós-Graduação no Instituto de Pesquisa Albert Einstein. Membro da Sociedade Brasileira de Angiologia e Cirurgia Vascular (SBACV).

Igor Ribeiro Cavalcanti Batista
Graduado em Medicina pela Universidade Federal do Vale do São Francisco (UNIVASF). Residência Médica em Hematologia e Hemoterapia pela Universidade Estadual de Campinas (UNICAMP). Especialista em Clínica Médica pelo Hospital Barão de Lucena (Recife – PE).

Irlandia Figueira Ocke Reis
Enfermeira Coordenadora da Clínica Vascular Ocke Reis LTDA. Pós-Graduada em Enfermagem Cardiológica pelo Hospital Pró-Cardíaco. Pós-Graduada em Enfermagem Oncológica pela Universidade Gama Filho.

Ivan Benaduce Casella
Médico pela Universidade Estadual de Londrina (UEL). Especialista em Cirurgia Vascular e Angiologia pelo Hospital do Servidor Público Estadual de São Paulo (HSPE/SP). Doutor em Ciências pela Universidade de São Paulo (USP). Professor Livre-Docente na USP. Membro da Sociedade Brasileira de Angiologia e Cirurgia Vascular (SBACV).

Jamil Victor de Oliveira Mariúba
Médico Cirurgião Vascular pela Universidade Federal de Mato Grosso do Sul (UFMS). Especialista em Cirurgia Vascular pela Faculdade de Medicina de Botucatu da Universidade Estadual Paulista (FMB/UNESP). Mestre em Cirurgia e Medicina Translacional pela FMB/UNESP.

Javier Leal Monedero
Chefe do Serviço de Cirurgia Vascular do Hospital Ruber Internacional – Madri, Espanha.

Joana Storino Pereira Costa
Graduada em Medicina pela Faculdade de Ciências Médicas de Minas Gerais (FCMMG). Residência em Cirurgia Geral no Hospital da Polícia Militar de Minas Gerais (HPM-MG). Residência em Angiologia e Cirurgia Vascular no Instituto de Previdência dos Servidores de Minas Gerais (IPSEMG). Título de Especialista em Ultrassonografia Vascular pela Sociedade Brasileira de Angiologia e Cirurgia Vascular/Colégio Brasileiro de Radiologia/Associação Médica Brasileira (SBACV/CBR/AMB). Mestre em Ciências da Saúde pela FCMMG. Professora da Disciplina de Anatomia Humana e Secretária do Departamento de Cirurgia na FCMMG. Preceptora de Cirurgia Vascular no Hospital Mater Dei.

João Aris Kouyoumdjiam
Professor Adjunto Doutor do Departamento de Ciências Neurológicas. Chefe do Serviço de Doenças Neuromusculares e Eletroneuromiografia da Faculdade de Medicina de São José do Rio Preto – SP.

João Carlos Anacleto
Membro Titular da Sociedade Brasileira de Angiologia e Cirurgia Vascular (SBACV). Membro Emérito da Academia de Medicina de São Paulo. Membro Titular do Colégio Brasileiro de Cirurgiões (CBC).

João Guerra
Graduado em Medicina pela Faculdade de Medicina de Itajubá (FMIT). Especialista em Hematologia e Hemoterapia pela Universidade Federal de São Paulo (UNIFESP). Especialista em Patologia Clínica pela Associação Médica Brasileira (AMB) e pela Sociedade Brasileira de Patologia Clínica (SBP). Doutor em Investigação de Trombofilia em Pacientes com Lesão Medular por Traumatismo Raquimedular pela Faculdade de Medicina da Universidade de São Paulo (FMUSP). Professor Assistente do Programa de Pós-Graduação *Stricto Sensu* da Faculdade Israelita em Ciências da Saúde Albert Einstein.

João Luiz Sandri
Médico Cirurgião Vascular pela Escola Superior de Ciências da Santa Casa de Misericórdia de Vitória (EMESCAM). Especialista em Cirurgia Vascular pelo Hospital das Clínicas da Faculdade de Medicina da Universidade de São Paulo (HCFMUSP). Membro da Sociedade Brasileira de Angiologia e Cirurgia Vascular (SBACV).

Jorge E. Amorim
Graduado em Medicina pela Escola Paulista de Medicina, Universidade Federal de São Paulo (EPM/UNIFESP). Especialista em Cirurgia Vascular e Endovascular pela EPM/UNIFESP. Mestre em Cirurgia Vascular pela EPM/UNIFESP. Doutor em Medicina pela EPM/UNIFESP. Professor Adjunto na EPM/UNIFESP.

Jorge Lorenzoni Moulim
Médico Cirurgião Plástico pela Santa Casa de Misericórdia de Vitória. Especialista em Cirurgia Plástica pela Faculdade de Medicina de Botucatu da Universidade Estadual Paulista (FMB/UNESP). Professor Associado no Hospital Meridional. Membro da Sociedade Brasileira de Cirurgia Plástica (SBCP), do Colégio Brasileiro de Cirurgiões (CBC) e da Sociedade Internacional de Cirurgia Plástica Estética (ISAPS).

José Aderval Aragão
Graduado em Medicina pela Universidade Federal de Sergipe (UFS). Especialista em Cirurgia Vascular pela Universidade Federal do Rio de Janeiro (UFRJ). Mestre em Cirurgia Vascular, Cardíaca, Torácica e Anestesiologia pela Universidade Federal de São Paulo (UNIFESP). Doutor em Ciências pela UNIFESP. Professor Titular na UFS.

José Carlos Costa Baptista Silva
Médico pela Faculdade de Medicina de Marília (FAMEMA). Especialista em Cirurgia Vascular e Endovascular pela Sociedade Brasileira de Angiologia e Cirurgia Vascular (SBACV). Mestre em Medicina pela Escola Paulista de Medicina da Universidade Federal de São Paulo (EPM/UNIFESP). Doutor em Medicina pela EPM/UNIFESP. Professor Titular E Livre-Docente na EPM/UNIFESP. Membro da SBACV.

José Dalmo de Araujo
Chefe do Serviço de Cirurgia Vascular do Instituto Moléstia Cardiovasculares de São José do Rio Preto, SP. Membro Titular do Colégio Brasileiro de Cirurgiões (CBC). Membro Emérito da Sociedade Brasileira de Angiologia e Cirurgia Vascular (SBACV).

José Dalmo de Araujo Filho
Especialista em Angiologia, Cirurgia Vascular e Endovascular pela Sociedade Brasileira de Angiologia e Cirurgia Vascular (SBACV). Cirurgião Vascular do Instituto de Moléstias Cardiovasculares de São José do Rio Preto, SP.

José Gonzales
Ex-Diretor do Serviço de Cirurgia Vascular Periférica do Hospital do Servidor Público Estadual de São Paulo.

Jose Hermílio Curado
Cirurgião Plástico. Diretor Executivo da Fundação Antônio Prudente, São Paulo.

José Luiz Orlando
Graduado em Medicina pela Faculdade de Medicina de Jundiaí. Residência Médica em Cirurgia Geral e Cirurgia Vascular pelo Hospital Jaraguá, de São Paulo. Doutor em Radiologia Vascular e Intervencionista pela Faculdade de Medicina da Universidade de São Paulo (FMUSP).

José Maria Gómez Pérez
Professor Adjunto do Departamento de Clínica Cirúrgica do Centro de Ciências da Saúde da Universidade Federal do Espírito Santo (UFES).

José Mariani Junior
Coordenador do Serviço de Hemodinâmica e Cardiologia Intervencionista da Santa Casa de Misericórdia de São Paulo. Responsável pelo Centro de Treinamento Prático em Ultrassonografia Intracoronária da Santa Casa de Misericórdia de São Paulo.

José Reinaldo Cerqueira Braz
Professor Universitário (aposentado). Graduado em Medicina pela Faculdade de Ciências Médicas e Biológicas de Botucatu. Especialista em Anestesiologia pela Faculdade de Ciências Médicas e Biológicas de Botucatu. Doutor em Medicina pela Faculdade de Ciências Médicas e Biológicas de Botucatu. Professor Emérito da Faculdade de Medicina de Botucatu da Universidade Estadual Paulista (FMB/UNESP).

Jose Ribas M. Campos
Médico pela Universidade Federal de Goiás (UFG). Especialista em Cirurgia Torácica pela Universidade de São Paulo (USP). Doutor em Cirurgia pela USP. Professor Livre-Docente na USP. Membro da Sociedade Brasileira de Cirurgia Torácica (SBCT).

Josiane Monteiro Leite
Médica pela Escola Superior de Ciências da Santa Casa de Misericórdia de Vitória (EMESCAM). Especialista em Cirurgia Vascular e Endovascular pela Sociedade Brasileira de Angiologia e Cirurgia Vascular (SBACV).

Joyce Maria Annichino-Bizzacchi
Professora Titular da disciplina de Hematologia da Faculdade de Ciências Médicas da Universidade Estadual de Campinas (FCM/UNICAMP). Responsável pelo Laboratório de Hemostasia e Área de Doenças Tromboembólicas do Hemocentro de Campinas. Coordenadora Associada do Hemocentro de Campinas.

Juan Cabrera Garcia-Olmedo
Criador da Microespuma Patenteada. Especialista em Cirurgia Vascular.

Juliana de Miranda Vieira
Médica Angiologista. Título de Especialista pela Sociedade Brasileira de Angiologia e Cirurgia Vascular (SBACV). Angiologista Concursada (Técnica Universitária Superior) do Hospital Universitário Pedro Ernesto, na Unidade Docente Assistencial de Angiologia. Membro Efetivo da SBACV. Doutoranda do Programa de Pós-Graduação em Fisiopatologia Clínica e Experimental da Universidade do Estado do Rio de Janeiro (FISCLINEX/UERJ).

Julio César Saucedo Mariño
Cirurgião Vascular. Assistente Doutor da disciplina de Cirurgia Vascular do Hospital das Clínicas da Faculdade de Medicina da Universidade de São Paulo (HC-FMUSP).

Jussara Bianchi Castelli
Médica Patologista pela Faculdade de Ciências Médicas da Santa Casa de São Paulo (FCMSCSP). Especialista em Anatomia Patológica pela FCMSCSP. Doutora em Ciências – Programa de Patologia pela Universidade de São Paulo (USP). Membro da Sociedade Brasileira de Patologia (SBP).

Karina Marcellino Baldon Sarti
Graduada em Medicina pela Universidade Estadual Paulista Júlio de Mesquita Filho (UNESP), campus de Botucatu. Cirurgiã Vascular formada pela Faculdade de Medicina de Botucatu (FMB/UNESP).

Karina Rosa Schneidwind
Médica do Pronto-Socorro da disciplina de Cirurgia Vascular da Faculdade de Medicina da Universidade de São Paulo (FMUSP).

Kasuo Miyake
Graduado em Medicina pela Faculdade de Medicina de Ribeirão Preto, da Universidade de São Paulo (USP). Especialista em Angiologia e Cirurgia Vascular pela Faculdade de Medicina da USP (FMUSP). Doutor em Cirurgia (*laser*) pela FMUSP. Professor de Cirurgia Vascular da Faculdade de Medicina São Leopoldo Mandic.

Lais Helena Navarro e Lima
Médica Anestesiologista da Faculdade de Medicina de Botucatu da Universidade Estadual Paulista (FMB/UNESP). Mestre e Doutora em Segurança e Qualidade em Anestesia. Estágio Pós-Doutoral em Reposição Volêmica no Research Resuscitation Laboratory, na University of Texas Medical Branch (UTMB) – Galveston, Texas.

Leandro Gobbo Braz
Professor Assistente Doutor do Departamento de Anestesiologia da Faculdade de Medicina de Botucatu da Universidade Estadual Paulista (FMB/UNESP).

Lenize da Silva Rodrigues
Biomédica pela Universidade Paulista (UNIP). Especialista em Imaginologia pela UNIP. Mestre em Pesquisa Clínica pela Faculdade de Medicina de Botucatu da Universidade Estadual Paulista (FMB/UNESP). Doutora em Cirurgia e Medicina Translacional pela FMB/UNESP. Membro da FMB/UNESP.

Lillian Maria Fernandes de Castro
Graduada em Medicina pelo Centro Universitário Unifacid. Monitora das disciplinas de Embriologia e Medicina Legal. Pós-Graduação em curso em Medicina de Família e Comunidades pela Universidade Federal de Santa Catarina (UFSC). Membro da Liga Acadêmica de Medicina da Família e da Comunidade da Facid Wyden (LAMFC) gestão 2018-2019. Secretária Geral da Liga Acadêmica de Cardiologia e Cirurgia Cardiovascular do Centro Universitário Unifacid (LACORDIS) gestão 2019-2020. Membro da Liga Acadêmica de Endocrinologia e Metabologia do Piauí do Centro Universitário UNINOVAFAPI (LAEMPI) gestão 2019-2020. Vice-Presidente da Liga Acadêmica de Cardiologia e Cirurgia Cardiovascular do Centro Universitário Unifacid (LACORDIS) gestão 2021. Médica Bolsista do Programa Médicos pelo Brasil.

Lucas Ruiter Kanamori
Graduado em Medicina pela Faculdade de Ciências Médicas da Santa Casa de São Paulo (FCMSCSP). Residência Médica em Cirurgia Geral e em Cirurgia Vascular e Endovascular pela Universidade de São Paulo (USP).

Luci Mattar
Bióloga pela Faculdade de Ciências Médicas e Biológicas de Botucatu. Especialista em Hemostasia e Trombose pela Faculdade de Medicina de Botucatu da Universidade Estadual Paulista (FMB/UNESP). Mestre e Doutora em Patologia pela FMB-UNESP.

Lucigl Regueira Teixeira
Graduado em Medicina pela antiga Escola de Ciências Médicas de Alagoas (atual Universidade de Ciências da Saúde de Alagoas [UNCISAL]). Especialista em Ultrassonografia Geral e em Ecografia Vascular com Doppler pelo Colégio Brasileiro de Radiologia e Diagnóstico por Imagem (CBR).

Ludvig Hafner
Médico pela Faculdade de Medicina de Marília (FAMEMA). Especialista em Cirurgia Vascular pelo Hospital das Clínicas da Faculdade de Medicina da Universidade de São Paulo (HCFMUSP). Mestre em Cirurgia Geral pela Faculdade de Medicina de Botucatu da Universidade Estadual Paulista (FMB/UNESP). Doutor em Cirurgia Geral, área de Cirurgia Vascular, pela FMB/UNESP. Professor na FAMEMA. Membro da Sociedade Brasileira de Angiologia e Cirurgia Vascular (SBACV).

Luis Carlos Uta Nakano
Médico pela Escola Paulista de Medicina da Universidade Federal de São Paulo (EPM/UNIFESP). Especialista em Angiologia e Cirurgia Vascular pela EPM/UNIFESP. Mestre em Cirurgia Vascular pela EPM/UNIFESP. Doutor em Ciência da Saúde pela EPM/UNIFESP. Livre-Docente pela EPM/UNIFESP. Professor Associado na EPM/UNIFESP. Membro da Sociedade Brasileira de Angiologia e Cirurgia Vascular (SBACV).

Luís Fernando Tirapelli
Doutor em Anatomia Humana pela Universidade Estadual Paulista (UNESP-Botucatu). Livre-Docente em Anatomia Humana pela Faculdade de Medicina de Ribeirão Preto da Universidade de São Paulo (FMRP-USP). Professor Associado do Departamento de Cirurgia e Anatomia da FMRP-USP. Chefe da Divisão de Anatomia Humana do Departamento de Cirurgia e Anatomia da FMRP-USP.

Luís Gustavo Schaefer Guedes
Graduado em Medicina pela Santa Casa de Misericórdia de São Paulo. Especialista em Cirurgia Vascular e Endovascular e Ultrassom Vascular pela Sociedade Brasileira de Angiologia e Cirurgia Vascular (SBACV).

Luisa Ciucci Biagioni
Graduada em Medicina pela Escola Superior de Ciências da Saúde. Especialista em Cirurgia Vascular pela Associação Médica Brasileira/Sociedade Brasileira de Angiologia e de Cirurgia Vascular (AMB/SBACV). Mestre em Ciências da Saúde pelo Hospital Israelita Albert Einstein. Membro da Vascularline e Centro Paulista de Anomalias Vasculares (CPAV). Filiada ao International Society for the Study of Vascular Anomalies (ISSVA).

Luiz Antonio Furuya
Graduado em Medicina pela Faculdade de Medicina da Universidade de São Paulo (FMUSP). Especialista em Cirurgia Vascular pela FMUSP. Cirurgião Vascular e Endovascular. Membro da Sociedade Brasileira de Angiologia e Cirurgia Vascular (SBACV).

Luiz Fernando Dalincourt Capotorto
Cirurgião Geral – Rio de Janeiro.

Manoel Augusto Lobato

Graduado em Medicina pela Faculdade de Medicina da Universidade de São Paulo (FMUSP). Pós-Graduado na Residência Médica de Cirurgia Geral e Cirurgia Vascular do Hospital das Clínicas da FMUSP (HC-FMUSP).

Marcela Juliano Silva

Graduada em Medicina pela Pontifícia Universidade Católica (PUC) de Goiás. Residência Médica em Cirurgia Geral pela Universidade Federal de São Paulo (UNIFESP); em Angiologia e Cirurgia Vascular pelo Instituto Israelita de Ensino e Pesquisa Albert Einstein (SP). *Fellowship* em Angiorradiologia e Cirurgia Endovascular e Doutoranda em Ciências da Saúde pelo mesmo hospital.

Marcello Romiti

Doutor em Cirurgia Vascular do Instituto de Angiologia e Cirurgia Vascular. Professor de Pós-Graduação da Fundação Galileo.

Marcelo Bellini Dalio

Médico Cirurgião Vascular e Endovascular pela Faculdade de Medicina de Ribeirão Preto da Universidade de São Paulo (FMRP/USP). Especialista em Cirurgia Vascular pela FMRP/USP. Doutor em Cirurgia pela FMRP/USP. Médico Assistente da disciplina de Cirurgia Vascular e Endovascular, Departamento de Cirurgia e Anatomia, na FMRP/USP. Membro da Sociedade Brasileira de Angiologia e Cirurgia Vascular (SBACV).

Marcelo Calil Durihan

Graduado em Medicina pela Universidade de Santo Amaro (UNISA). Especialista em Cirurgia Vascular pelo Hospital Santa Marcelina. Mestre em Anatomia pela Universidade Federal de São Paulo (UNIFESP). Doutor em Cirurgia pela UNIFESP. Professor Regente da disciplina de Cirurgia Vascular e Anatomia Descritiva e Topográfica na Faculdade Santa Marcelina (FASM). Coordenador do Módulo Cirúrgico da FASM. Coordenador da Residência de Cirurgia Vascular do Hospital Santa Marcelina. Membro da Sociedade Brasileira de Angiologia e Cirurgia Vascular (SBACV), da Society of Vascular Surgery e da Sociedade Brasileira de Anatomia. Presidente da SBACV Regional São Paulo 2018/19.

Marcelo de Azevedo Daher

Graduado em Medicina pela Universidade Federal do Estado do Rio de Janeiro (UNIRIO). Residência Médica em Cirurgia Geral pelo Hospital Federal Geral de Jacarepaguá – Cardoso Fontes; em Cirurgia Vascular Periférica no Hospital Universitário Clementino Fraga Filho, Universidade Federal do Rio de Janeiro (UFRJ). Mestre em Ciências Cirúrgicas pela UFRJ.

Marcelo Fernando Matielo

Médico pela Pontifícia Universidade Católica de Campinas (PUCCAMP). Especialista em Angiologia, Cirurgia Vascular e Endovascular pelo Hospital do Servidor Público Estadual de São Paulo (HSPE/SP). Doutor em Ciências da Saúde pela Universidade de São Paulo (USP). Membro titular da Sociedade Brasileira de Angiologia e Cirurgia Vascular (SBACV).

Marcelo Grill

Graduado em Medicina pela Faculdade de Medicina da Universidade de São Paulo (FMUSP). Residência em Cirurgia Geral e Vascular no Hospital das Clínicas da FMUSP (HC-FMUSP). Mestre em Pesquisa em Cirurgia pela Faculdade de Ciências Médicas da Santa Casa de Misericórdia de São Paulo. Flebologista da Clínica Miyake. Pesquisador do Centro de Estudos Hiroshi Miyake.

Marcelo José de Almeida

Graduado em Medicina pela Faculdade de Medicina de Marília (FAMEMA). Residência em Clínica Médica na Faculdade de Medicina de Botucatu da Universidade Estadual Paulista (FMB/UNESP). Residência Médica em Cirurgia Geral e em Angiologia e Cirurgia Vascular na FAMEMA. Professor Assistente Doutor da disciplina de Cirurgia Vascular da FAMEMA.

Marcelo Martins da Volta Ferreira

Cirurgião Vascular do Grupo Site.

Marcelo Rodrigo de Souza Moraes

Médico pela Escola Paulista de Medicina da Universidade Federal de São Paulo (EPM/UNIFESP). Especialista em Angiologia e Cirurgia Vascular pela EPM/UNIFESP. Mestre em Cirurgia Vascular pela EPM/UNIFESP. Doutor em Ciências pela EPM/UNIFESP. Professor Afiliado na EPM/UNIFESP. Membro titular da Sociedade Brasileira de Angiologia e Cirurgia Vascular (SBACV).

Marcia Maria Morales

Graduada em Medicina pela Faculdade de Medicina da Universidade de São Paulo (FMUSP). Especialista em Cirurgia Vascular pela FMUSP. Doutora em Ciências Médicas pela FMUSP. Pós-Doutoranda pela Faculdade de Medicina da USP – Ribeirão Preto. Membro da Comissão de Doenças Carotídeas da Sociedade Brasileira de Angiologia Cirurgia Vascular (SBACV).

Marcio Mattos Vieira

Angiologista e Cirurgião Vascular – Vitória, ES.

Marco Antônio Cassiano Perez Rivera

Cirurgião Vascular e Endovascular da Angiorad no Real Hospital Português de Beneficência em Pernambuco.

Marco Antonio Romeo Cuoco

Graduado em Medicina pela Faculdade de Medicina da Universidade São Paulo (FMUSP). Residência Médica em Ciências da Saúde e Doutor em Medicina pela FMUSP.

Marcondes Figueiredo

Médico pela Faculdade de Medicina da Universidade Federal de Uberlândia (UFU). Especialista em Angiologia e Cirurgia Vascular pela UFU. Mestre em Ciências da Saúde pela UFU. Doutor em Cirurgia Vascular pela Universidade Federal de São Paulo (UNIFESP). Professor Associado do Instituto Master de Ensino Presidente Antônio Carlos (IMEPAC). Membro titular da Sociedade Brasileira de Angiologia e Cirurgia Vascular (SBACV).

Marcos Arêas Marques

Médico pela Universidade Federal do Rio de Janeiro (UFRJ). Especialista em Angiologia pela UFRJ. Mestre em Medicina pela UFRJ. Membro da Sociedade Brasileira de Angiologia e Cirurgia Vascular (SBACV).

Marcos Roberto Godoy

Graduado em Medicina pelo Centro Universitário Lusíada. Residência Médica em Cirurgia Geral/Cirurgia Vascular Periférica pelo Hospital do Servidor Público Estadual (HSPE – São Paulo). Título de Especialista em Cirurgia Vascular e Angiologia. Certificado de Área de Atuação em Ecografia Vascular Periférica. Coordenador do Setor de Ecografia Vascular do HSPE, Serviço de Cirurgia Vascular e Endovascular. Coordenador do Grupo de Acessos para Hemodiálise do HSPE, Serviço de Cirurgia Vascular e Endovascular. Mestrando em Ciências da Saúde do Instituto de Assistência Médica ao Servidor Público Estadual de São Paulo (IAMSPE).

Marcus Vinícius Martins Cury
Faculdade de Medicina de Petrópolis (FMP). Especialista em Cirurgia Vascular e Endovascular pelo Instituto de Assistência Médica ao Servidor Público Estadual (IAMSPE). Médico Cirurgião Vascular pela IAMSPE. Doutor em Ciências da Saúde pela Faculdade de Medicina da Universidade de São Paulo (FMUSP). Membro da Sociedade Brasileira de Angiologia e Cirurgia Vascular (SBACV).

Maria Antonia Garcia-Olmedo
Colaboradora no Desenvolvimento do Medicamento Esclerosante Varithena®.

Maria das Graças Coelho de Souza
Graduada em Ciências Biológicas pela Universidade Veiga de Almeida (UVA). Mestre e Doutora em Fisiopatologia Clínica e Experimental pela Universidade do Estado do Rio de Janeiro (UERJ).

Maria Elisabeth Rennó de Castro Santos
Professora Adjunta da Faculdade de Ciências Médicas de Minas Gerais. Médica Assistente da Santa Casa de Misericórdia de Belo Horizonte. Doutora em Medicina e Titular da Sociedade Brasileira de Angiologia e Cirurgia Vascular (SBACV). Especialista em Angiologia e Cirurgia Vascular pela SBACV.

Mariana Assad Gómez
Graduada em Medicina e em Psicologia pela Universidade Vila Velha. Especialista em Atenção Básica em Saúde pela Universidade Federal de Santa Catarina (UFSC); em Ultrassonografia Geral pela SONARE; e em Desenvolvimento e Gestão de Pessoas pela Fundação Getúlio Vargas (FGV). Pós-Graduanda em Nutrologia pela Universidade de São Paulo (USP) – Ribeirão Preto.

Mariana R. Pereda
Graduada em Medicina pela Escola Paulista de Medicina da Universidade Federal de São Paulo (EPM/UNIFESP). Residência Médica em Cirurgia Geral e em Cirurgia Vascular pelo Hospital São Paulo (UNIFESP).

Mariana Thais Silva Secondo
Graduada em Medicina pela Universidade Estadual Paulista (UNESP). Residência Médica em Cirurgia Geral, em Cirurgia Vascular e em Angiorradiologia e Cirurgia Endovascular pela Unesp.

Marília de Brito Abath
Graduada em Medicina pela Universidade de Pernambuco (UPE). Residência Médica em Radiologia e Diagnóstico por Imagem no Hospital Barão de Lucena (HBL). Especialista em Radiologia Intervencionista e Cirurgia Endovascular do Hospital das Clínicas da Universidade de São Paulo (HC-USP). Título de Especialista em Radiologia Intervencionista e Cirurgia Endovascular pela Sociedade Brasileira de Radiologia Intervencionista e Cirurgia Endovascular (SOBRICE).

Mário Rubens Guimarães Montenegro (in memoriam)
Professor Emérito da Faculdade de Medicina de Botucatu da Universidade Estadual Paulista (FMB/UNESP).

Mariangela Giannini
Médica. Graduada em Cirurgia Vascular e Angiologia pela Faculdade de Medicina de Botucatu da Universidade Estadual Paulista (FMB/UNESP). Especialista em Cirurgia Vascular e Angiologia e Doppler Vascular pela Sociedade Brasileira de Angiologia e Cirurgia Vascular (SBACV). Mestre e Doutora em Cirurgia Vascular e Angiologia pela FMB/UNESP.

Martin Geiger
Médico pela Pontifícia Universidade Católica (PUC) de Campinas. Especialista em Cirurgia Vascular pela PUC de Campinas. Mestre e Doutor em Ciências da Cirurgia pela Universidade Estadual de Campinas (UNICAMP). Pós-Doutorado Universidade de Zurique (UZH), Suíça. Membro da Sociedade Brasileira de Angiologia e Cirurgia Vascular (SBACV). *Fellow* do American College of Surgeons e da Society for Vascular Surgery (SVS).

Matheus Mannarino
Graduado em Medicina pela Universidade Federal do Rio de Janeiro (UFRJ). Formação em Cirurgia Geral pelo Hospital Federal de Bonsucesso (RJ). Residente de Cirurgia Vascular e Endovascular pelo Hospital Universitário Pedro Ernesto, Universidade do Estado do Rio de Janeiro (UERJ).

Maurício Serra Ribeiro
Graduado em Medicina pela Faculdade de Medicina da Universidade de São Paulo (FMUSP – Ribeirão Preto). Residência Médica em Cirurgia Geral e em Cirurgia Vascular e Endovascular pelo Hospital das Clínicas (HC) da FMUSP-RP. Título de Especialista em Cirurgia Vascular pela Sociedade Brasileira de Angiologia e Cirurgia Vascular (SBACV). Título de Especialista em Angiorradiologia e Cirurgia Endovascular pela SBACV e pelo Colégio Brasileiro de Radiologia e Diagnóstico por Imagem (CBR). Título de Especialista em Ecografia Vascular com Doppler por SBACV/CBR. Membro efetivo da SBACV. Doutor em Direto em Clínica Cirúrgica pelo HC da FMUSP-RP.

Mauro Andrade
Graduado em Medicina pela Faculdade de Medicina da Universidade de São Paulo (FMUSP). Especialista em Cirurgia Vascular pela FMUSP. Doutor em Clínica Cirúrgica pela FMUSP. Professor Associado na FMUSP.

Maximiliano Tadeu Vila Albers (in memoriam)
Professor Adjunto e Livre-Docente da disciplina de Cirurgia Vascular da Faculdade de Medicina da Universidade de São Paulo (FMUSP).

Milton Artur Ruiz
Graduado em Medicina pela Universidade Federal do Paraná (UFPR). Mestre em Hematologia pela Escola Paulista de Medicina da Universidade Federal de São Paulo (EPM/UNIFESP). Doutor em Medicina Interna pela Universidade Estadual de Campinas (Unicamp). Pós-Doutor pelo Hospital Clínic y Provincial de Barcelona, da Universidade de Barcelona, Espanha. Conselheiro vitalício da Associação Brasileira de Hematologia, Hemoterapia e Terapia Celular (ABHH). Ex-Presidente da Sociedade Brasileira de Hematologia e Hemoterapia (SBHH). Coordenador da Comissão de Transplantes do Grupo de Estudos da Doença Inflamatória Intestinal do Brasil. Membro da Câmara Técnica Nacional de Transplantes de Células-Tronco Hematopoiéticas (CNT – Ministério da Saúde). Livre-Docente em Hematologia pela Faculdade de Medicina de São José do Rio Preto (FAMERP-SP).

Natalia Cestari Pegas
Residente de Cirurgia Geral do Departamento de Cirurgia da Escola Paulista de Medicina da Universidade Estadual Paulista (EPM/UNIFESP).

Natália Scaneiro Boy Sardinha
Graduada em Medicina pelo Centro de Ensino Superior de Maringá. Residência Médica em Cirurgia Geral pela Irmandade da Santa Casa de Londrina (PR); em Cirurgia Vascular pelo Hospital Santa Rita de Maringá (PR); e em Ultrassonografia Vascular pela Universidade Estadual de Londrina (UEL).

Neiva Marcia Pereira Jacques
Chefe do Setor de Radiologia Intervencionista do Departamento de Diagnóstico por Imagem do Hospital do Servidor Público Municipal de São Paulo. Especialista em Angiologia e Cirurgia Vascular pela Sociedade Brasileira de Angiologia e Cirurgia Vascular (SBACV). Mestre em Cirurgia Vascular pela Escola Paulista de Medicina da Universidade Federal de São Paulo (EPM/UNIFESP).

Nelson de Luccia
Professor Titular da disciplina de Cirurgia Vascular da Faculdade de Medicina da Universidade de São Paulo (FMUSP).

Nelson Wolosker
Médico pela Faculdade de Ciências Médicas da Santa Casa de São Paulo (FCMSCSP). Especialista em Cirurgia Vascular pela Faculdade de Medicina da Universidade de São Paulo (FMUSP). Doutor em Cirurgia Vascular pela FMUSP. Professor Titular na Faculdade Israelita de Ciências da Saúde Albert Einstein (FICSAE). Membro da FICSAE. Reitor da FICSAE.

Newton Roesch Aerts
Graduado em Medicina pela Fundação Faculdade Federal de Ciências Médicas de Porto Alegre (UFCSPA). Mestre em Clínica Cirúrgica pela UFCSP. Doutor em Cirurgia Vascular pela Universidade Federal de São Paulo (EPM/UNIFESP). Livre-Docente pela UFCSPA. Título de Especialista em Cirurgia Geral pelo Colégio Brasileiro de Cirurgiões (CBC) e Títulos de Especialista em Angiologia e Cirurgia Vascular e em Angiorradiologia e Cirurgia Endovascular pela Sociedade Brasileira de Angiologia e Cirurgia Vascular (SBACV). Professor Adjunto e Regente da Disciplina de Cirurgia Vascular da UFCSPA. Supervisor dos Programas de Residência Médica de Cirurgia Vascular e de Angiorradiologia e Cirurgia Endovascular e Chefe do Serviço de Cirurgia Vascular e Endovascular do Complexo Hospitalar da Santa Casa de Misericórdia de Porto Alegre. Coordenador das Comissões de Graduação, Comissão de Internato, do Núcleo Docente Estruturante do Curso (NDE) e, mais recentemente, do novo Centro de Simulação da UFCSPA e Irmandade Santa Casa de Misericórdia (ISCMPA).

Nicos Labropoulos
Graduado em Medicina pela Imperial College, London, UK. Especialista em Medicina Vascular; Mestre e Doutor em Medicina Cardiovascular também pela Imperial College, London, UK. Professor Titular de Cirurgia e Radiologia do Stony Brook University Medical Center. Professor de Cirurgia da Universidad Nacional Autónoma de México. Diretor de Vascular Laboratory e de Vascular Research do Stony Brook University Medical Center.

Nilon Erling Junior
Graduado em Medicina pela Fundação Faculdade Federal de Ciências Médicas de Porto Alegre (UFCSPA). Títulos de Especialista em Cirurgia Vascular e em Angiorradiologia e Cirurgia Endovascular pela Sociedade Brasileira de Angiologia e Cirurgia Vascular (SBACV). Doutor em Cirurgia Cardiovascular pela Universidade Federal de São Paulo (UNIFESP). Professor Adjunto de Cirurgia Vascular da UFSCPA.

Orlando Adas Saliba Júnior
Graduado em Medicina pela Faculdade Estadual de Medicina de São José do Rio Preto (FAMERP). Especialista em Cirurgia Vascular pela Sociedade Brasileira de Angiologia e Cirurgia Vascular (SBACV). Especialista em Cirurgia Endovascular pelo curso de Especialização em Cirurgia Endovascular do Instituto de Cirurgia Vascular e Endovascular do Ceará (CECE-ICVE-SP). MBA Executivo em Administração e Gestão de Saúde pela Faculdade Getúlio Vargas (FGV). Especialista em Medicina do Trabalho pela FAMERP. Mestre e Doutor em Bases Gerais da Cirurgia pela Faculdade de Medicina de Botucatu da Universidade Estadual Paulista (FMB/UNESP). Professor Doutor na Faculdade de Medicina de Araçatuba (UniSALESIANO). Membro da SBACV.

Osiris Ramacciotti
Cirurgião Vascular. Professor Titular da disciplina de Fundamentos de Cirurgia da Faculdade de Medicina do ABC.

Oswaldo Ubríaco Lopes
Graduado em Medicina pela Universidade de São Paulo (USP). Especialista em Fisiologia Cardiovascular pela USP. Doutor em Medicina pela USP. Professor Titular na USP. Membro da Academia Nacional de Medicina (ANM).

Patricia Garacisi
Médica pela Universidade Federal de São Paulo (UNIFESP). Especialista em Angiologia, Cirurgia Vascular Periférica e Doppler Vascular pela Sociedade Brasileira de Angiologia e Cirurgia Vascular (SBACV) e pelo Colégio Brasileiro de Radiologia (CBR). Membro da SBACV e do CBR.

Paula Andrea Capps Fernandes
Médica Cardiologista.

Paula Angeleli Bueno de Camargo
Graduada em Medicina pela Faculdade de Medicina de Botucatu da Universidade Estadual Paulista (FMB/UNESP). Especialista em Cirurgia Vascular e Ecografia Vascular com Doppler pela Associação Médica Brasileira/Sociedade Brasileira de Angiologia e de Cirurgia Vascular (AMB/SBACV). Doutora em Bases Gerais da Cirurgia pela FMB/UNESP.

Paulo Celso M. Guimarães
Médico pela Faculdade de Medicina da Universidade de São Paulo (FMUSP). Especialista em Cirurgia Vascular pela Associação Médica Brasileira/Sociedade Brasileira de Angiologia e de Cirurgia Vascular (AMB/SBACV). Doutor em Cirurgia pela FMUSP. Membro da SBACV.

Paulo Eduardo Ocke Reis
Médico pela Universidade Federal Fluminense (UFF). Especialista em Cirurgia Vascular e Endovascular pela Associação Médica Brasileira/Sociedade Brasileira de Angiologia e de Cirurgia Vascular/Sociedade Brasileira de Reumatologia (AMB/SBACV/SBR). Doutor em Ciências Morfológicas pela Universidade Federal do Rio de Janeiro (UFRJ). Professor Adjunto de Cirurgia Vascular na UFF. Membro titular da SBACV e do Colégio Brasileiro de Cirurgiões (CBC). Membro do Vascunet e do ICVR.

Paulo Isao Sassaki Neto
Médico pela Universidade de Cuiabá (UNIC). Especialista em Cirurgia Vascular pela AngioCorpore. Doutor em Ciências pela Universidade de São Paulo (USP). Professor no Centro Universitário de Várzea Grande (UNIVAG). Membro da Sociedade Brasileira de Angiologia e de Cirurgia Vascular (SBACV).

Paulo Kauffman
Médico pela Faculdade de Medicina da Universidade de São Paulo (FMUSP). Especialista em Cirurgia Vascular pela Sociedade Brasileira de Angiologia e de Cirurgia Vascular (SBACV). Doutor em Medicina pela FMUSP. Professor Assistente na FMUSP. Membro da SBACV.

Paulo Roberto Mattos da Silveira
Professor Adjunto (aposentado) do Departamento de Medicina Interna da Faculdade de Ciências Médicas da Universidade do Estado do Rio de Janeiro (UERJ). Professor Associado do curso de Cirurgia Vascular e Endovascular da Escola Médica de Pós-Graduação da Pontifícia Universidade Católica do Rio de Janeiro (PUC-RJ). Doutor pela Escola Paulista de Medicina da Universidade Federal de São Paulo (EPM/UNIFESP). Mestre em Ciências da Saúde pela Universidade Federal do Rio de Janeiro (UFRJ). Membro Titular Emérito do Colégio Brasileiro de Cirurgiões (CBC) e da Sociedade Brasileira de Angiologia e de Cirurgia Vascular (SBACV).

Paulo Roberto Stevanato Filho
Cirurgião Geral. Ex-Residente de Cirurgia Oncológica do Hospital A.C.Camargo da Fundação Antônio Prudente.

Pedro A. Lemos
Graduado em Medicina pela Universidade de Brasília (UnB). Especialista em Cardiologia pela Universidade de São Paulo (USP).

Pedro Luciano Mellucci Filho
Graduado em Medicina pela Universidade do Estado do Pará (UEPA). Especialista em Cirurgia Vascular, Ecografia Vascular e Angiorradiologia e Cirurgia Endovascular pela Associação Médica Brasileira/Sociedade Brasileira de Angiologia e de Cirurgia Vascular/Colégio Brasileiro de Radiologia (AMB/SBACV/CBR). Médico Assistente do Departamento de Cirurgia Vascular e Endovascular da Faculdade de Medicina de Botucatu da Universidade Estadual Paulista (FMB/UNESP). Membro da Sociedade Brasileira de Angiologia e Cirurgia Vascular (SBACV).

Pedro Puech-Leão
Professor Titular de Cirurgia Vascular da Faculdade de Medicina da Universidade de São Paulo (FMUSP).

Pierre Galvagni Silveira
Doutor em Medicina – Cirurgia pela Universitat Autònoma de Barcelona. Cirurgião Vascular e Endovascular e Angiorradiologista pela Sociedade Brasileira de Angiologia e Cirurgia Vascular (SBACV). Professor do Departamento de Cirurgia da Universidade Federal de Santa Catarina (UFSC).

Pietro de Almeida Sandri
Graduado em Medicina pela Universidade Iguaçu. Especialista em Cirurgia Geral pela Irmandade da Santa Casa de Misericórdia de São Paulo. Especialista em Cirurgia Vascular pelo Hospital Universitário Antônio Pedro, Universidade Federal Fluminense (UFF). Pós-Graduado em Cirurgia Endovascular pela Irmandade da Santa Casa de Misericórdia de São Paulo. Membro Efetivo da Sociedade Brasileira de Angiologia e Cirurgia Vascular (SBACV).

Rafael de Athayde Soares
Médico pela Universidade Federal do Espírito Santo (UFES). Especialista em Cirurgia Vascular pelo Instituto de Assistência Médica ao Servidor Público Estadual (IAMSPE) e pelo Hospital do Servidor Público Estadual de São Paulo (HSPE/SP). Mestre em Ciências da Saúde pelo IAMSPE. Doutor em Ciências da Saúde pelo IAMSPE. Pós-doutor em Ciências Médicas pelo IAMSPE. Membro da Sociedade Brasileira de Angiologia e de Cirurgia Vascular (SBACV).

Rafael Elias Farres Pimenta
Graduado em Cirurgia Vascular e Endovascular pela Universidade Estadual Paulista (UNESP). Especialista em Cirurgia vascular e ultrassonografia vascular com Doppler pela Sociedade Brasileira de Angiologia e de Cirurgia Vascular (SBACV). Doutor em Bases Gerais da Cirurgia pela Faculdade de Medicina de Botucatu da UNESP (FMB/UNESP). Professor Assistente na FMB/UNESP. Membro da SBACV. Médico Assistente da disciplina de Cirurgia Vascular e Endovascular do Departamento de Cirurgia e Ortopedia da FMB/UNESP.

Rafael Narciso Franklin
Médico pela Universidade Federal de Santa Catarina (UFSC). Especialista em Cirurgia Vascular pelo Hospital Nossa Senhora da Conceição, em Cirurgia Vascular e Endovascular pela Associação Médica Brasileira/Sociedade Brasileira de Angiologia e de Cirurgia Vascular (AMB/SBACV), em Ultrassonografia Vascular com Doppler pela SBACV e pelo Colégio Brasileiro de Radiologia (CBR). Mestre em Clínica Cirúrgica pela Universidade Federal do Paraná (UFPR). Doutor em Clínica Cirúrgica pela UFPR. Professor adjunto no Curso Medicina da UFSC. Membro da SBACV e da Coris Medicina Vascular.

Ralf Kolvenbach
MD, PhD. Chefe do Departamento de Cirurgia Geral, Cirurgia Vascular e Endovascular do Augusta Krankenhaus – Verbund Katholischer Kliniken Dusseldorf, Alemanha.

Raul Dias dos Santos Filho
Professor Livre-Docente da disciplina de Cardiologia da Faculdade de Medicina da Universidade de São Paulo (FMUSP). Diretor da Unidade Clínica de Lípides do Instituto do Coração (InCor).

Rebeca Mangabeira Correia
Graduada em Medicina pela Universidade de Pernambuco (UPE). Pós-Graduada em Ciência Cirúrgica Interdisciplinar. Residência Médica em Cirurgia Vascular; em Cirurgia Geral; e em Angiorradiologia e Cirurgia Endovascular (em andamento) pela Universidade Federal de São Paulo (UNIFESP).

Regina El Dib (*in memoriam*)
PhD. Pesquisadora Colaboradora Mcmaster Institute Of Urology – Mcmaster University – St. Joseph's Health Cares – Hamilton Canada. Pós-Graduação em Bases Gerais da Cirurgia pela Faculdade de Medicina de Botucatu da Universidade Estadual Paulista (FMB/UNESP).

Renato Campos Soares de Faria
Graduado em Medicina pela Faculdade de Medicina de Botucatu da Universidade Estadual Paulista (FMB/UNESP). Especialista em Radiologia e Diagnóstico por Imagem pela Santa Casa de Misericórdia de Ribeirão Preto. Certificado de Área de Atuação em Angiorradiologia e Radiologia Intervencionista. Pós-Graduado em Auditoria em Saúde pela Faculdade UNIMED, em Direito na Medicina, Odontologia e Saúde pela Faculdade de Medicina de Ribeirão Preto da Universidade de São Paulo (FMRP-USP) e em Gestão Empresarial pela Fundação Getúlio Vargas (FGV). Professor convidado na Pós-Graduação em Direito em Saúde na FMRP-USP. Membro do Colégio Brasileiro de Radiologia (CBR). Coordenador da Auditoria da UNIMED de Ribeirão Preto.

Renato Fanchiotti Costa
Graduado em Medicina pela Universidade Federal do Espírito Santo (UFES). Especialista em Cirurgia Vascular, Endovascular e Ecografia Vascular pela Irmandade de Santa Casa de São Paulo, pela Associação Médica Brasileira/Sociedade Brasileira de Angiologia e de Cirurgia Vascular (AMB/SBACV) e pelo Colégio Brasileiro de Radiologia (CBR). Membro da Sociedade Brasileira de Angiologia e de Cirurgia Vascular (SBACV).

Renato Manzioni
Graduado em Medicina pela Faculdade de Medicina de Botucatu, Universidade Estadual Paulista (FMB/UNESP). Especialista em Cirurgia Geral e em Cirurgia Vascular Periférica pelo Hospital do Servidor Público Municipal (HSPM – São Paulo). Assistente do Serviço de Cirurgia Vascular e Endovascular do Hospital do Servidor Público Estadual (HSPE – São Paulo). Médico concursado do Hospital Pérola Byington (SP). *Observership* em University Hospital of Leicester, Inglaterra.

Rhumi Inoguti
Graduada em Medicina pela Universidade Estadual de Campinas (UNICAMP). Título de Especialista em Cirurgia Vascular pela Associação Médica Brasileira e pela Sociedade Brasileira de Angiologia e Cirurgia Vascular (AMB/SBACV). Membro Efetivo da SBACV. Médica Cirurgiã Vascular do Hospital Santa Marcelina.

Ricardo C. Rocha Moreira
Médico angiologista, cirurgião vascular e endovascular pela Universidade Federal do Paraná (UFPR). Especialista em Cirurgia Vascular pela Yale University School of Medicine. Mestre em Clínica Cirúrgica pela UFPR. Doutor em Clínica Cirúrgica pela UFPR. Membro do Hospital Nossa Senhora das Graças.

Roberto Abi Rached
Médico. Professor Colaborador da disciplina de Hematologia da Faculdade de Medicina da Universidade de São Paulo (USP). Doutor em Medicina pela Faculdade de Medicina da USP (FMUSP). Diretor do Laboratório Farmacêutico Bristol-Myers Squibb no Japão.

Roberto Augusto Caffaro
Professor Adjunto, Chefe da disciplina de Cirurgia Vascular e Endovascular da Faculdade de Ciências Médicas da Santa Casa de Misericórdia de São Paulo.

Roberto Chiesa
Chefe do Serviço de Angiologia e Cirurgia Vascular do Hospital São Rafael – Milão, Itália.

Roberto Sacilotto
Médico pela Universidade de Taubaté (UNITAU). Especialista em Angiologia e Cirurgia Vascular e Endovascular pela Sociedade Brasileira de Angiologia e de Cirurgia Vascular (SBACV). Doutor em Cirurgia pela Universidade de São Paulo (USP). Diretor do Serviço de Angiologia e Cirurgia Vascular do Hospital do Servidor Público Estadual de São Paulo (HSPE/SP). Membro Titular da SBACV. Ex-Presidente da SBACV (2018-2019).

Robson Barbosa de Miranda
Graduado em Medicina pela Faculdade de Medicina de Campos (FMC). Especialista em Angiologia e Cirurgia Vascular pelo Hospital do Servidor Público Estadual Francisco Morato de Oliveira. Professor Associado na Santa Casa de Misericórdia de São Paulo. Membro da Sociedade Brasileira de Angiologia e de Cirurgia Vascular (SBACV).

Rodrigo Bruno Biagioni
Médico pela Faculdade de Medicina de São José do Rio Preto (FAMERP). Especialista em Cirurgia Vascular e Endovascular e Radiologia Intervencionista pela Santa Casa de Misericórdia de São Paulo e pelo Hospital Santa Marcelina. MBA em Gestão pela Fundação Getulio Vargas (FGV). Mestre em Ciências Cirúrgicas Interdisciplinares pela Universidade Federal de São Paulo (UNIFESP). Doutor em Medicina pelo Hospital Albert Einstein. Professor na Pós-Graduação no Hospital do Servidor Público Estadual de São Paulo. Membro titular da Sociedade Brasileira de Angiologia e de Cirurgia Vascular (SBACV) e da Sociedade Brasileira de Radiologia Intervencionista e Cirurgia Endovascular (SOBRICE).

Rodrigo Gomes de Oliveira
Graduado em Medicina pela Universidade Estadual de Londrina (UEL). Especialista em Cirurgia Geral e em Cirurgia Vascular pela UEL; em Angiorradiologia e Cirurgia Endovascular pela Faculdade de Medicina da Santa Casa de São Paulo. Mestre em Cirurgia pela Pontifícia Universidade Católica do Paraná (PUC-PR).

Rodrigo Kikuchi
Graduado em Medicina pela Universidade Estadual de Londrina (UEL). Residência Médica pelo Hospital das Clínicas da Faculdade de Medicina da Universidade de São Paulo (HC-FMUSP). Membro da Sociedade Brasileira de Angiologia e Cirurgia Vascular (SBACV), da Society of Vascular Surgery, da American Venous Forum, da American Vein and Lymphatic Society (antigo American College of Phlebology), da Associazione Flebologica Italiana e do International Compression Club.

Rodrigo Moreira e Lima
Médico Anestesiologista da Faculdade de Medicina de Botucatu da Universidade Estadual Paulista (FMB/UNESP). Mestre em Modelos Experimentais de Controle da Dor e Neurotoxicidade. Doutor em Segurança e Qualidade em Anestesia. Fellow Research em Reposição Volêmica no Research Resuscitation Laboratory na University of Texas Medical Branch – UTMB – Galveston, Texas.

Rodrigo S. Cunha
Graduado em Medicina pela Universidade Federal Fluminense (UFF). Especialista em Cirurgia Cardiovascular Universidade do Estado do Rio de Janeiro (UERJ). Membro da Sociedade Brasileira de Angiologia e de Cirurgia Vascular (SBACV).

Roger Abramino Levy
Professor Adjunto de Reumatologia da Universidade do Estado do Rio de Janeiro (UERJ). *Fellow* da Federico Foundation, Liechtenstein.

Rogério Carvalho Oliveira
Médico Nefrologista do Hospital das Clínicas da Faculdade de Medicina de Botucatu da Universidade Estadual Paulista (FMB/UNESP).

Romero Marques
Radiologista Intervencionista da Angiorad no Real Hospital Português de Beneficência em Pernambuco.

Romi Kawasaki Alcantara Barreto
Médica pela Faculdade de Medicina de Botucatu da Universidade Estadual Paulista (FMB/UNESP). Especialista em Fisiatria pelo Serviço Social da Indústria (SESI) e pelo Hospital das Clínicas de São Paulo.

Ronald Luiz Gomes Flumignan
Médico pela Escola Paulista de Medicina da Universidade Federal de São Paulo (EPM/UNIFESP). Especialista em Cirurgia Vascular pela EPM/UNIFESP. Mestre em Bussines Administration pela Fundação Getulio Vargas (FGV). Doutor em Ciências pela EPM/UNIFESP. Professor Adjunto Livre-Docente em Cirurgia Vascular na EPM/UNIFESP. Membro da Sociedade Brasileira de Angiologia e de Cirurgia Vascular (SBACV).

Rosana Souza Rodrigues
Médica pela Universidade Federal do Rio de Janeiro (UFRJ). Especialista em Radiologia pela UFRJ. Mestre em Radiologia pela UFRJ. Doutora em Radiologia pela UFRJ. Membro da Sociedade Brasileira de Angiologia e de Cirurgia Vascular (SBACV).

Rossi Murilo
Graduado em Medicina pelo Centro Universitário de Valença (UNIFAA). Especialista em Cirurgia Vascular/Angiologia pela Associação Médica Brasileira/Sociedade Brasileira de Angiologia e de Cirurgia Vascular (AMB/SBACV). Mestre em Cirurgia Vascular pela Universidade Federal do Rio de Janeiro (UFRJ). Professor Adjunto do Instituto de Pós-Graduação Médica Carlos Chagas (IPMCC). Membro da SBACV e do Colégio Brasileiro de Cirurgiões (CBC).

Rui Póvoa
Médico pela Escola Paulista de Medicina da Universidade Federal de São Paulo (EPM/UNIFESP). Especialista em Cardiologia pela UNIFESP. Mestre e Doutor em Cardiologia pela EPM/UNIFESP. Professor Adjunto na EPM/UNIFESP. Membro da Sociedade Brasileira de Cardiologia (SBC).

Samantha Carlos de Oliveira
Bacharel em Ciências Biológicas pelo Centro Universitário Herminio Ometto. Doutora em Alergia e Imunopatologia pela Faculdade de Medicina da USP (FMUSP).

Sandra Cordellini
Professora Adjunta do Departamento de Farmacologia do Instituto de Biociências da Universidade Estadual Paulista (UNESP).

Selma Regina de Oliveira Raymundo
Médica pela Faculdade de Medicina de São José do Rio Preto (FAMERP). Especialista em Angiologia e Cirurgia Vascular pela FAMERP. Mestre em Ciências da Saúde pela FAMERP. Doutor em Ciências da Saúde pela FAMERP. Professora Adjunta na FAMERP. Membro da FAMERP.

Sérgio Lisbôa Júnior
Graduado em Medicina pela Universidade Federal do Espírito Santo (UFES). Residência Médica em Cirurgia Geral e em Cirurgia Vascular pela UFES. Mestre em Ciências Fisiológicas pela UFES. Cirurgião Vascular no Hospital Universitário Cassiano Antônio Moraes (HUCAM), por meio de vínculo público junto à Empresa Brasileira de Serviços Hospitalares (EBSERH). Cirurgião Vascular da Prefeitura Municipal de Domingos Martins. Cirurgião Vascular de Urgência e Emergência da COOPANGIO-ES (atuando no Hospital São Lucas). Médico Preceptor da Residência Médica em Cirurgia Vascular do HUCAM/UFES.

Sidney Carvalho Fernandes
Especialista em Cardiologia pela Associação Médica Brasileira (AMB) e pela Sociedade Brasileira de Cardiologia (SBC). Pós-Graduação em Distúrbios Metabólicos e Risco Cardiovascular.

Sokrates Stein
Graduado em Biologia pela University of Tübingen, Alemanha. Doutor pela University of Zurich. Pós-Doutorado pela École Polytechnique Fédérale de Lausanne, Suíça. Líder do Grupo de Pesquisa do Center for Molecular Cardiology, da University of Zurich, de 2016 a 2020. Médico Consultor da Novartis Pharma Schweiz.

Solange Seguro Meyge Evangelista
Membro Titular da Sociedade Brasileira de Angiologia e de Cirurgia Vascular (SBACV). Especialista em Angiologia e Cirurgia Vascular pela SBACV. Coordenadora do Departamento de Flebologia da SBACV – Regional Minas Gerais.

Stefano Garzon Dias Lemos
Graduado em Medicina pela Faculdade de Medicina de Botucatu, da Universidade Estadual Paulista (FMB/UNESP). Residência em Clínica Médica pelo Hospital das Clínicas da Faculdade de Medicina da Universidade de São Paulo (HC-FMUSP); em Cardiologia pelo Instituto do Coração (InCor) do HC-FMUSP; e em Hemodinâmica e Cardiologia Intervencionista pelo InCor do HC-FMUSP. Título de Especialista em Cardiologia pela Sociedade Brasileira de Cardiologia (SBC). Título de Especialista em Hemodinâmica e Cardiologia Intervencionista pela Sociedade Brasileira de Hemodinâmica e Cardiologia Intervencionista (SBHCI). Membro Titular da SBHCI.

Tania Martinez
Graduada em Medicina pela Escola Paulista de Medicina da Universidade Federal de São Paulo (EPM/UNIFESP). Especialista em Clínica Médica pela Sociedade Brasileira de Clínica Médica. Especialista em Patologia Clínica pela Sociedade Brasileira de Patologia Clínica e Livre-Docente em Medicina pela UNIFESP. Doutora em Ciências Biológicas pela EPM/UNIFESP. Membro da Sociedade Brasileira de Cardiologia (SBC).

Tayrine Mazotti de Moraes
Médica em Cirurgia Vascular no Instituto do Coração do Hospital das Clínicas da Faculdade de Medicina da Universidade de São Paulo (InCor/HC-FMUSP).

Therezinha Rosane Chamlian
Médica pela Universidade Federal de São Paulo (UNIFESP). Especialista em Fisiatria pela Associação de Assistência à Criança Deficiente (AACD). Mestre em Reabilitação pela UNIFESP. Doutora em Medicina pela UNIFESP. Professora Afiliada na UNIFESP. Membro da Associação Brasileira de Medicina Física e Reabilitação (ABMFR).

Thiago A. Barroso
Graduado em Medicina pela Universidade Federal do Ceará (UFC). Especialista em Cirurgia Vascular e Endovascular pela Santa Casa de Misericórdia de São Paulo. Membro da Sociedade Brasileira de Angiologia e Cirurgia Vascular (SBACV), da Sociedade Brasileira de Radiologia Intervencionista e Cirurgia Endovascular (SOBRICE) e do Colégio Brasileiro de Radiologia (CBR).

Thiago Pereira Diniz
Graduado em Medicina pela Universidade Estadual do Piauí (UESPI). Residência Médica em Cirurgia Geral pelo Hospital Getúlio Vargas – Piauí; e em Cirurgia Oncológica pelo Hospital A.C.Camargo Cancer Center. Doutorando pela Fundação Antônio Prudente (A.C.Camargo Cancer Center).

Valéria Cristina Sandrim
Graduada em Ciências Biológicas pela Universidade de São Paulo (USP). Mestre em Biotecnologia pela Universidade Estadual Paulista (UNESP). Doutora em Farmacologia pela UNESP. Professora Associada na UNESP.

Valter Castelli Junior
Médico pela Faculdade de Ciências Médicas da Santa Casa de São Paulo (FCMSCSP). Especialista em Cirurgia Vascular e Endovascular pela FCMSCSP. Doutor em Cirurgia Vascular pela FCMSCSP. Professor Adjunto na FCMSCSP. Membro Titular da Sociedade Brasileira de Angiologia e Cirurgia Vascular (SBACV) e do Colégio Brasileiro de Radiologia (CBR).

Vanessa Burgugi Banin
Graduada em Medicina pela Faculdade de Medicina Júlio de Mesquita Filho, da Universidade Estadual Paulista (UNESP). Especialista em Nefrologia pela UNESP. Mestre e Doutora em Clínica Médica pela UNESP. Professora Substituta da Faculdade de Medicina de Botucatu da UNESP (FMB/UNESP). Membro da Sociedade Brasileira de Nefrologia.

Vanessa Carvalho do Lago
Graduada em Medicina pela Universidade José do Rosário Vellano. Residência em Clínica Médica pelo Hospital Universitário Alzira Vellano. Residente de Pneumologia pela Faculdade de Medicina de Botucatu, da Universidade Estadual Paulista (FMB/UNESP).

Vanessa Prado dos Santos
Doutora e Professora Adjunta do Instituto de Humanidades, Artes e Ciências Professor Milton Santos da Universidade Federal da Bahia. Professora da Residência Médica em Cirurgia Vascular do Complexo Hospitalar Universitário Professor Edgard Santos da Universidade Federal da Bahia (UFBA).

Veronica Barreto Fortes
Graduada em Medicina pela Universidade Estadual de Londrina (UEL). Especialista em Cirurgia Vascular e Ultrassonografia Vascular pela Sociedade Brasileira de Angiologia e Cirurgia Vascular (SBACV). Mestre em Cirurgia pela Faculdade de Medicina de Botucatu da Universidade Estadual Paulista (FMB/UNESP).

Viciany E. Fabris
Médico Veterinário pela Faculdade de Ciências Médicas e Biológicas de Botucatu da Universidade Estadual Paulista (FCMBB/UNESP). Especialista em Patologia Cardiovascular e Dermatopatologia pela UNESP. Doutor em Ciências pela Universidade Estadual de Campinas (UNICAMP). Professor Assistente Doutor do Departamento de Patologia da Faculdade de Medicina de Botucatu da UNESP (FMB/UNESP). Pesquisador convidado na Universidade do Alabama (Birmingham, EUA), na Universidade de Manitoba (Winnipeg, Canadá) e na Universidade de Alberta (Calgary, Canadá).

Victor Bilman
Graduado em Medicina pela Universidade Federal de Minas Gerais (UFMG). Ex-Residente em Cirurgia Geral pelo Hospital da Unimed de Belo Horizonte (MG). Estagiário do Hospital San Rafaelle, Milão.

Vinícius Bertoldi
Graduado em Medicina pela Universidade Federal do Espírito Santo (UFES). Residência Médica em Cirurgia Geral pela Santa Casa de Misericórdia de São Paulo; e em Cirurgia Vascular e Endovascular pelo Hospital das Clínicas da Faculdade de Medicina da Universidade de São Paulo (HC-FMUSP). Título de Especialista em Cirurgia Vascular, Endovascular e Angiorradiologia pela SBACV. Sócio da Sociedade Brasileira de Angiologia e Cirurgia Vascular (SBACV).

Vinicius Tadeu Ramos da Silva Grillo
Médico. Graduado em Cirurgia Vascular e Endovascular pela Universidade Estadual Paulista (UNESP). Especialista em Cirurgia Vascular e Endovascular pela Sociedade Brasileira de Angiologia e Cirurgia Vascular (SBACV) e pelo Colégio Brasileiro de Radiologia (CBR). Doutor em Biotecnologia Médica pela UNESP. Professor da disciplina de Cirurgia Vascular no Centro Universitário São Lucas. Cirurgião Vascular e Endovascular pela Faculdade de Medicina de Botucatu da UNESP (FMB/UNESP).

Vito Castiglia
Médico pela Faculdade de Ciências Médicas e Biológicas de Botucatu da Universidade Estadual Paulista (FCMBB/UNESP). Especialista em Angiologia e Cirurgia Vascular pela Faculdade de Medicina de Botucatu da UNESP (FMB/UNESP). Membro da Sociedade Brasileira de Angiologia e Cirurgia Vascular (SBACV).

Vitor Cervantes Gornati
Graduado em Medicina pela Universidade de São Paulo (USP). Especialista em Cirurgia Vascular e Endovascular pelo Hospital das Clínicas da Faculdade de Medicina da Universidade de São Paulo (HC-FMUSP). Título de Cirurgião Vascular pela Sociedade Brasileira de Angiologia e Cirurgia Vascular (SBACV) e Título de Angiorradiologia e Cirurgia Endovascular pela SBACV e pelo Colégio Brasileiro de Radiologia e Diagnóstico por Imagem (CBR). *Fellowship* em Cirurgia Endovascular pelo Hospital Albert Einstein (SP). Doutor em Cirurgia Vascular e Endovascular pela USP. Pós-Graduado pela Harvard Medical School, *Surgical Leadership Program*.

Walter Campos Júnior
Graduado em Medicina pela Faculdade de Medicina da Universidade de São Paulo (FMUSP). Especialista em Cirurgia Vascular pela FMUSP. Doutor em Medicina pela FMUSP. Membro da Sociedade Brasileira de Angiologia e Cirurgia Vascular (SBACV).

Walter Jr. Boim de Araújo
Graduado em Medicina pela Universidade Estadual de Londrina (UEL). Especialista em Cirurgia Vascular pela Sociedade Brasileira de Angiologia e Cirurgia Vascular (SBACV). Especialista em Cirurgia Vascular, Ecografia Vascular com Doppler, Angiorradiologia e Cirurgia Endovascular pela Associação Médica Brasileira (AMB)/SBACV e pelo Colégio Brasileiro de Radiologia (CBR). Especialista em Radiologia Intervencionista e Angiorradiologia pela SOBRICE-CBR-AMB. Mestre e Doutor em Clínica Cirúrgica pela Universidade Federal do Paraná (UFPR). Membro Titular da SBACV e da Sociedade Brasileira de Radiologia Intervencionista e Cirurgia Endovascular (SOBRICE). Coordenador da Residência Médica em Angiorradiologia e Cirurgia Endovascular do Hospital das Clínicas (HC) da UFPR.

Wander Eduardo Sardinha
Médico pela Universidade Estadual de Londrina (UEL). Especialista em Angiologia, Cirurgia Vascular, Angiorradiologia e Cirurgia Endovascular pelo Instituto de Assistência Médica ao Servidor Público Estadual (IAMSPE) e pela Sociedade Brasileira de Angiologia e Cirurgia Vascular (SBACV). Mestre em Cirurgia Cardiovascular pela Escola Paulista de Medicina da Universidade Federal de São Paulo (EPM/UNIFESP). Doutor em Cirurgia Vascular, Cardíaca, Torácica e Anestesiologia pela UNIFESP. Professor Adjunto na UEL e na UniCesumar. Membro da Associação Médica de Londrina (AML). Professor Colaborador de Cirurgia Vascular e Endovascular na UEL. Coordenador da Residência Médica em Cirurgia Vascular do Hospital Universitário Regional Norte do Paraná (HURNP).

Willian Yoshinori Kawakami
Graduado em Medicina pela Universidade Estadual de Londrina (UEL). Residência Médica em Radiologia e Diagnóstico por Imagem pelo Instituto de Radiologia (InRad) do Hospital das Clínicas da Faculdade de Medicina da Universidade de São Paulo (HC-FMUSP). *Fellowship* em Radiologia Intervencionista e Cirurgia Endovascular pelo InRad do HC-FMUSP.

Wilma De Grava Kempinas
Mestre e Doutora em Morfologia (Biologia Celular) pela Faculdade de Medicina de Ribeirão Preto – Universidade de São Paulo (FMRP-USP). Livre-Docente e Professora Titular de Embriologia no Instituto de Biociências de Botucatu da Universidade Estadual Paulista (UNESP). Professora Voluntária na UNESP.

Yamume Tshomba
Serviço de Angiologia e Cirurgia Vascular do Hospital San Rafaelle – Milão, Itália.

Aos portadores de enfermidades vasculares, que esperamos serem os mais beneficiados com este livro e que tanto contribuíram para a aquisição dos conhecimentos aqui colecionados.

A todos os colegas que, nas universidades ou fora delas, têm cooperado para o avanço e a divulgação da Angiologia e da Cirurgia Vascular e Endovascular em nosso meio.

Às nossas famílias e às de todos os colaboradores desta obra, que, com compreensão e apoio, muito auxiliaram em sua concretização.

Prefácio à Sexta Edição

Os avanços da Medicina ocorrem em uma velocidade espantosa, e produzir um livro que seja didático, atualizado e abrangente é um grande desafio. As edições anteriores de *Doenças Vasculares Periféricas* tiveram esse objetivo, e podemos creditar o sucesso alcançado à orientação do Prof. Emérito Dr. Francisco Humberto de Abreu Maffei em todas elas. Coube a mim a honrosa tarefa de ficar responsável por esta edição, a qual não seria possível sem as colaborações editoriais dos colegas da disciplina de Cirurgia Vascular e Endovascular, nominalmente e em ordem alfabética: Drs. Francisco Humberto de Abreu Maffei, Hamilton Almeida Rollo, Marcone Lima Sobreira, Matheus Bertanha, Regina Moura, Ricardo de Alvarenga Yoshida, Rodrigo Gibin Jaldin e Sidnei Lastória. Os diversos capítulos ficaram a cargo deles e de vários colegas especialistas brasileiros convidados, atuando no país ou no exterior, que reuniram os mais recentes avanços da nossa especialidade em textos concisos, claros e objetivos. Fica aqui consignado um agradecimento especial a todos os colaboradores desta edição.

A fim de acompanhar a evolução da especialidade e a evolução editorial de livros médicos, o Grupo Editorial Nacional (GEN), nesta edição, propôs a combinação de dois formatos de publicação: as bases gerais da cirurgia vascular, os aspectos históricos de alguns capítulos e as referências bibliográficas ficaram exclusivamente no formato *online*, e o restante foi publicado nos formatos impresso e *e-book*.

Mantivemos a estrutura geral das edições anteriores, realocando somente alguns capítulos e acrescentando resumos e palavras-chave em cada um deles, com objetivo didático e de melhor organização.

Nesta edição, houve a recomendação aos colaboradores de apresentarem textos mais sintéticos, de modo a facilitar a consulta e a aquisição dos conhecimentos. Nesse sentido, eles foram orientados a fazerem referência aos artigos mais recentes e com os melhores níveis de evidência, atualizações de diretrizes, consensos e revisões sistemáticas. A tradição de contar com a colaboração exclusiva de médicos especialistas e cientistas brasileiros, todos com grande *expertise* em cada tópico abordado, foi preservada.

Houve também a reformulação de algumas figuras referentes a doenças ou procedimentos, a fim de que se tornassem mais didáticas e ilustrativas.

Além das dificuldades inerentes de reunir toda a especialidade em um livro, com sucessivas revisões de cada capítulo e análise de coerência intercapítulos, tivemos, no período de elaboração desta obra, a pandemia de covid-19, que impôs um obstáculo adicional ao processo editorial, sobrecarregando sobremaneira os médicos e ceifando a vida de vários colegas em todas as suas fases de evolução.

Esperamos que este livro siga o caminho de ajudar alunos de graduação, médicos residentes, pós-graduandos e médicos especialistas em sua formação, de modo a terem à mão uma fonte de consulta confiável, coerente, abrangente e atualizada para melhor atendimento dos pacientes.

Prof. Titular Winston Bonetti Yoshida
Editor responsável pela 6ª edição
Botucatu, abril de 2023

Prefácio à Primeira Edição

A experiência pioneira, em termos de estrutura e de ideologia universitária, da então recém-criada Faculdade de Ciências Médicas e Biológicas de Botucatu, no início da década de 1960, atraiu fortemente o médico Francisco Humberto de Abreu Maffei, que, na época, acabava de completar a residência médica no Hospital das Clínicas da Universidade de São Paulo, por onde se graduara.

Já na ocasião, o Prof. Maffei manifestava o desejo de se dedicar à área de Cirurgia Vascular. Os encargos da Cirurgia (então cadeira e, depois, Departamento), em termos de ensino (do 3º ano ao internato), de instalação e serviços, de assistência médica, de administração, exigiram do pequeno grupo inicial (quatro ao todo) esforços em todos os sentidos.

Essa situação, imposta pelas necessidades, possibilitou, contudo, o acúmulo de experiências e de vivências em termos amplos e abrangentes da cirurgia como um todo, resultando, graças à capacidade de absorção, ao alto sentido de responsabilidade e ao elevado espírito do Prof. Maffei, em aspectos extremamente positivos para a sua formação profissional e universitária.

Tão logo se tornou possível, o Prof. Maffei iniciou a montagem, a instalação, a construção e o desenvolvimento do grupo e, a seguir, da disciplina de Cirurgia Vascular, utilizando todo o seu potencial de criatividade e toda a experiência acumulada; tratava-se de um grande desafio.

A experiência acumulada, os intercâmbios científicos com outros centros do país, os estágios realizados em grandes centros do exterior, a troca de experiência em Congressos Internacionais, a dedicação e a permanente atualização permitiram ao Prof. Maffei estruturar o Serviço de Cirurgia Vascular e montar a área de pesquisa experimental dentro da especialidade. O desafio foi, pois, vencido, aliando-se a experiência clínica profissional à investigação original.

O zelo, a crítica, a humildade e a busca constante do melhor foram traços marcantes desse processo criativo.

Com esse embasamento, o livro editado pelo Prof. Maffei só poderia, pois, ser do melhor nível.

O Prof. Maffei conseguiu aglutinar grandes nomes da Cirurgia Vascular pertencentes às melhores escolas de Cirurgia especializada; assinam os vários capítulos colegas de reconhecida capacidade profissional e científica adquirida em centros de excelência.

A disposição dos capítulos, bem como a formulação dos tópicos, cria uma harmonia que permite ao especialista e ao não especialista obterem, de forma esclarecida, a racional do desenvolvimento dos conhecimentos na área.

Por onde quer que se entre no livro, qualquer que seja o capítulo que desperte a atenção, o leitor encontrará elementos básicos e sólidos para se orientar e se localizar dentro dos avanços médicos e científicos da área.

O leitor encontra, nesta obra, informações atualizadas sobre fisiologia, fisiopatologia, anatomia patológica, farmacologia, quadro clínico, metodologia diagnóstica, conduta terapêutica, reabilitação e perspectivas de evolução dos conhecimentos na área de Patologia Vascular. É tudo isso apresentado de maneira clara, sintética, objetiva e crítica.

Há de se destacar a criteriosa e feliz distribuição dos capítulos em 6 seções: Bases Gerais, Bases Terapêuticas, Doenças Arteriais, Doenças Venosas, Doenças Linfáticas e Doenças Vasculares de Origem Mista. Dentro de cada seção há uma profunda harmonia na sequência dos capítulos e dentro de cada um deles.

Realizada a aglutinação, de forma esclarecida e orientada, o livro consegue a unidade, respeitando a diversidade de opiniões e de vivências; não impõe, mas esclarece; não cerceia, mas alarga horizontes; não antagoniza esterilmente, mas cria possibilidades de crítica fecunda, dentro da simplicidade, da clareza e da humildade; e, sobretudo, não faz concessões à simplificação bitolada.

Com estas características, tendo como autor o Prof. Maffei e como coautores os Profs. Sidnei Lastória, Hamilton Almeida Rollo e Winston Bonetti Yoshida, colegas formados no mesmo Departamento, e tendo como assinantes e responsáveis pelos capítulos nomes de reconhecido valor na Cirurgia Vascular, o livro está destinado ao sucesso.

Nós, leitores, só temos a agradecer a oportunidade de poder contar com livro de tal categoria, escrito, realizado e publicado no Brasil.

Prof. Dr. William Saad Hossne
Professor Titular do Departamento de Cirurgia e Ortopedia
da Faculdade de Medicina de Botucatu da
Universidade Estadual Paulista (FMB/UNESP)
Novembro de 1986

Conteúdo *Online*

Esta edição conta com o seguinte conteúdo *online*:

- Quarenta e três capítulos que integram as Partes 1 a 4 do livro:

    Parte 1 Bases Gerais

    Parte 2 Diagnóstico das Doenças Arteriais

    Parte 3 Diagnóstico das Doenças Venosas

    Parte 4 Diagnóstico das Doenças Linfáticas

- *Histórias* dos assuntos abordados, identificadas pelo ícone 📝 ao lado do título do capítulo

- Referências bibliográficas.

Para acessar o conteúdo *online*, basta que o leitor se cadastre, faça seu *login* em nosso *site* (www.grupogen.com.br) e, após, clique em Ambiente de aprendizagem. Em seguida, insira no canto superior esquerdo o código PIN de acesso localizado na guarda deste livro.

O acesso ao conteúdo online fica disponível até 6 meses após a edição do livro ser retirada do mercado.

Caso haja alguma mudança no sistema ou dificuldade de acesso, entre em contato conosco (gendigital@grupogen.com.br).

Sumário

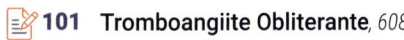
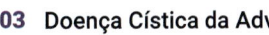

Bases Gerais

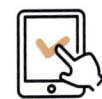

Os capítulos desta parte se encontram no Ambiente de Aprendizagem do GEN.

Diagnóstico das Doenças Arteriais

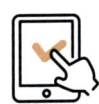

Os capítulos desta parte se encontram no Ambiente de Aprendizagem do GEN.

Diagnóstico das Doenças Venosas

Os capítulos desta parte se encontram no Ambiente de Aprendizagem do GEN.

Diagnóstico das Doenças Linfáticas

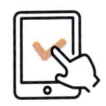

Os capítulos desta parte se encontram no Ambiente de Aprendizagem do GEN.

PARTE 5

Bases Gerais da Terapêutica Vascular

44

Avaliação Pré-Operatória

Fausto Miranda Jr. ■ Rui Póvoa

Resumo

A avaliação clínica e laboratorial prévia do paciente é de fundamental importância em qualquer intervenção cirúrgica. Inicialmente, deve-se considerar o tipo de intervenção e depois o estado clínico do paciente. Essa avaliação é válida para as arteriopatias, flebopatias e linfopatias em seus diferentes graus. Neste capítulo, objetiva-se orientar de maneira geral a condução dessa avaliação pré-operatória; em casos mais graves, é imprescindível a participação de outros especialistas para análise mais rigorosa e completa.

O paciente com insuficiência vascular periférica, cujo processo primário decorre de aterosclerose, apresenta com mais frequência alto risco para infarto agudo do miocárdio (IAM), insuficiência cardíaca congestiva (ICC), insuficiência renal e até acidente vascular encefálico (AVE). Por isso, a avaliação clínica direcionada, a otimização terapêutica e a estratificação do risco orientam a equipe cirúrgica e podem reduzir significativamente os eventos cardiovasculares nefastos no período peroperatório.

Palavras-chave: cuidados pré-operatórios; doenças cardiovasculares; insuficiência renal; insuficiência venosa; doença arterial periférica; fatores de risco.

AVALIAÇÃO DO RISCO

Na análise do risco peroperatório, o médico deve avaliar as manifestações clínicas, o tipo de operação e as condições da instituição na qual será realizado o procedimento. De maneira geral, existem situações clínicas em que o risco de complicações é mais elevado, e há operações que, em função da complexidade técnica, de sangramentos acentuados e tempos cirúrgicos prolongados, predispõem a eventos intra e pós-operatórios. No Quadro 44.1, encontram-se relacionadas as principais alterações clínicas consideradas de riscos leve, moderado e alto. O Quadro 44.2 apresenta as principais operações com a estratificação do risco.[1]

Pode-se observar que a operação envolvendo os vasos arteriais já configura risco médio (< 5%), e a cirurgia que envolve as carótidas e a aorta ou outros vasos periféricos representa risco elevado (> 5%). Nas operações cujo risco é leve, o percentual de complicações é inferior a 1%. Os aspectos institucionais não são menos importantes, pois equipes clínicas e cirúrgicas experientes, equipamentos modernos e cuidados intensivos podem proporcionar melhor evolução do paciente.

Cabem ao cirurgião vascular ou ao angiologista a avaliação e os procedimentos pré-operatórios. Para redução do risco cirúrgico, são aconselhadas as seguintes ações: definir claramente as condições clínicas do paciente, avaliar a gravidade dessas condições, ponderar o risco operatório do procedimento proposto e recomendar medidas que reduzam esse risco.

As considerações a seguir aplicam-se, em geral, ao paciente que realizará cirurgia arterial, mais sujeito a complicações pós-operatórias. São, porém, perfeitamente aplicáveis a pacientes com doença venosa ou linfática.

QUADRO 44.1 Preditores clínicos de risco cardiovascular.

Maiores	Intermediários	Menores
Fase aguda do IAM	Angina leve (classes I e II)	Idade avançada
IAM (< 30 dias), com evidência de isquemia residual	IAM prévio (história ou ECG)	ECG alterado (SV, BRD, BRE, ARV, AST)
Angina instável ou grave (classe III ou IV)	ICC compensada	Ritmo não sinusal
ICC descompensada	DM	Capacidade funcional < 4 MET
Táqui ou bradiarritmias significativas, BAV de alto grau, arritmia ventricular sintomática + cardiopatia, arritmia supraventricular com condução atrioventricular rápida	Insuficiência renal	AVE prévio
Fibrilação atrial com alta resposta ventricular (FC ≥ 120 bpm)		HAS não controlada
Valvopatia grave		
HAS não controlada (PA ≥ 180/110 mmHg)		
Edema pulmonar		
Choque cardiogênico		

ARV: alteração da repolarização ventricular; AST: alterações no segmento ST; AVE: acidente vascular encefálico; BAV: bloqueio atrioventricular; BRD: bloqueio de ramo direito; BRE: bloqueio de ramo esquerdo; DM: diabetes melito; ECG: eletrocardiograma; FC: frequência cardíaca; HAS: hipertensão arterial sistêmica; IAM: infarto agudo do miocárdio; ICC: insuficiência cardíaca congestiva; MET: equivalente metabólico; PA: pressão arterial; SV: sobrecargas ventriculares.

QUADRO 44.2 Preditores de risco relacionados com o tipo de cirurgia.

Alto	Médio	Baixo
Cirurgia da aorta e de grandes vasos	Endarterectomia de carótidas	Procedimento endoscópico
Cirurgia vascular periférica	Cirurgia de cabeça e pescoço	Cirurgia de catarata
Cirurgia de emergência em idoso	Cirurgia ortopédica	Biopsia de mama
Grande cirurgia abdominal	Prostatectomia aberta	Laqueadura
Ressecção hepática ou pulmonar	Lipoaspiração	Hérnias
Desbridamento, queimaduras	Biopsia pulmonar	Tireoidectomia
Aneurisma ou tumor cerebral	Histerectomia	Broncoscopia
	Colecistectomia	Artroscopia
	Toracoscopia	Histeroscopia
	Ressecção de orofaringe	

Adaptado de Fleisher et al.[1]

Pacientes sem antecedentes mórbidos importantes, particularmente com menos de 50 anos, apresentam risco baixo de complicações intra e pós-operatórias. Anamnese e exame físico completo são o ponto de partida da avaliação. O questionamento deve ser direcionado para sintomas e sinais cardiopulmonares, estado funcional e tolerância aos exercícios. Também é importante encaminhar a anamnese para análise dos fatores de risco de doença arterial coronariana (DAC), visto que são os mesmos da doença arterial periférica. Devem ser avaliados antecedentes de dislipidemia, tabagismo, diabetes melito (DM), hipertensão arterial sistêmica (HAS), antecedentes familiares e pessoais (cirurgias prévias, traumas etc.). Caso sejam evidenciadas alterações ou suspeitas de doença cardíaca ou pulmonar, é prudente seu esclarecimento, como sugerido mais adiante.

Como é usual em pacientes cirúrgicos, deve-se também questionar sobre o antecedente de algum tipo de hemorragia. Antecedente de sangramento oral intenso após morder a língua ou após extração dentária, equimoses ou hematomas após pequenos traumas e sangramento em cirurgia prévia são indicadores de fator de risco de sangramento, sendo a solicitação de tempo de protrombina, tempo de tromboplastina parcial ativada, contagem de plaquetas e tempo de sangria obrigatória.[2] Outro aspecto importante é o antecedente de trombose venosa, especialmente em paciente jovem. Antecedentes de flebites ou trombose venosa profunda após pequenos procedimentos cirúrgicos ou espontaneamente podem sugerir trombofilia. A história clínica e a ocorrência em familiares são relevantes para detectar risco de trombofilia, pois a pesquisa de rotina da mesma é economicamente inviável.

Outro fator que contribui para elevação do risco cirúrgico é a anemia. Antecedentes de anemia (falciforme ou hemolítica) ou de tratamento dessa condição indicam necessidade de esclarecimento adequado no pré-operatório. Níveis de hemoglobina < 8 ou 9 g/dℓ parecem estar associados a complicações peroperatórias.[3]

EXAMES LABORATORIAIS

Complementam a propedêutica física os "exames gerais" ou exames laboratoriais – hematológico completo, ureia, creatinina, glicemia em jejum, sódio, potássio, coagulograma, urina tipo I, eletrocardiograma (ECG) e radiografia simples do tórax.[4,5] A decisão por solicitar ou não esses exames baseia-se na anamnese, no exame físico, na faixa etária e no tipo de intervenção cirúrgica.

Assim, paciente do sexo feminino com menos de 40 anos, com indicação de ressecção ambulatorial de varizes, não necessita de exames laboratoriais.[6] Por outro lado, mulheres com mais de 50 anos, tabagistas ou com outros fatores de risco significativos, como diabetes ou dislipidemia, a serem submetidas à safenectomia sob bloqueio anestésico, merecem avaliação mais detalhada.

O ECG é um exame bastante útil em função de sua simplicidade de realização e auxílio no diagnóstico de variadas doenças cardiovasculares. A ocorrência de alterações pré-operatórias associa-se a maior incidência de morbimortalidade de causa cardíaca, mas não fornece informações adicionais sobre pacientes com baixo ou moderado risco submetidos à cirurgia.[7]

Pacientes ambulatoriais que apresentem suspeita de doença isquêmica cardíaca ao ECG, ao teste de esforço ou aos exames de radioisótopos, em algumas situações podem ser submetidos à cinecoronariografia, para avaliação mais acurada da necessidade ou não de intervenção coronariana.

Em pacientes arteriopatas em preparo pré-operatório, inclui-se o mapeamento dúplex das veias safenas (ou de membros superiores, caso se aplique) para utilização como enxerto venoso; entretanto, se a anamnese, o exame físico ou os exames laboratoriais sugerirem

lesão cardíaca, testes adicionais que caracterizem e quantifiquem o grau dessa afecção são de indicação obrigatória.

Neste capítulo, objetiva-se discutir alguns aspectos do diagnóstico e da conduta nessa frequente causa de complicação em cirurgias arteriais periféricas, contudo, ressalta-se a necessidade da participação do cardiologista na conduta final. O mesmo se aplica aos especialistas de afecções de outros órgãos e sistemas.

DOENÇAS PREEXISTENTES

O IAM é a mais temida complicação pós-operatória, podendo provocar óbito em até 70% dos casos.[8] Em geral, ocorre por volta do 3º dia, frequentemente é assintomático devido às medicações analgésicas e, com frequência, não é diagnosticado. A ocorrência de complicações cardíacas é de aproximadamente 4,5%, as pulmonares representam 9,5% dos casos e as outras, como insuficiência renal, AVE e hemorragias, totalizam 3,3%.[9]

Sabe-se que pacientes sem DAC apresentam risco baixo de complicações isquêmicas no peroperatório. Aqueles com história de IAM, cinecoronariografia alterada ou testes não invasivos com evidências de isquemia miocárdica, ou angina de peito típica ou arteriopatia periférica, têm risco aumentado de apresentar complicações cardíacas no pós-operatório em 5 a 50 vezes.[10] Evidentemente, esse risco é maior ou menor dependendo da intensidade das manifestações clínicas apresentadas. A gravidade da angina de peito pode ser avaliada empregando-se tabelas-padrão como a da Canadian Cardiovascular Society.[11] De acordo com essa tabela, a classe 0 corresponde ao paciente assintomático; classe I, à angina a grandes esforços; classe II, à angina a esforços moderados; classe III, à angina que aparece ao caminhar um quarteirão ou subir um lance de escada; classe IV, à angina a pequenos esforços. O emprego de índices multifatoriais combinando vários parâmetros clínicos é utilizado para estimar o risco cardíaco de complicações. Vários índices são descritos na literatura, notando-se que os mesmos apresentam pesos relativos similares à gravidade da lesão coronariana.[12-14] O índice de Goldman et al. é muito conhecido na área médica por sua praticidade, porém, não contempla a avaliação de pacientes com angina.[13] Esse trabalho clássico e pioneiro foi realizado em uma época em que o tratamento da DAC e da ICC era muito precário. Não havia a estratégia de reperfusão do miocárdio na fase aguda, química ou mecânica, o que ocasionava com mais frequência e intensidade a disfunção ventricular esquerda. A ICC era tratada com medicamentos digitálicos e diuréticos: estes melhoravam os sintomas de congestão, mas aqueles, como se sabe atualmente, são prejudiciais ou, no máximo, ineficazes, e induzem muitas arritmias, as quais recebem alta pontuação neste escore.

Apesar dessas considerações, sugere-se o emprego do índice modificado por Detsky et al.,[12] descrito a seguir, para avaliar a conduta a ser adotada em cada caso.

Aqueles que apresentam índice multifatorial baixo ou intermediário têm baixo risco de complicações cardíacas no pós-operatório, e os testes não invasivos para isquemia miocárdica não mostraram evidência de melhorar a acurácia dessa avaliação clínica utilizada. Porém, pacientes com índice multifatorial de alto risco são os que estão sujeitos a maior ocorrência de complicações cardíacas e, independentemente da cirurgia vascular planejada, devem ser submetidos a testes não invasivos para isquemia miocárdica no pré-operatório. O resultado desses testes pode sugerir a revascularização miocárdica antes do procedimento vascular periférico. A ocorrência de coronariopatia, sintomática ou não, em doença arterial periférica já é bem conhecida do cirurgião vascular.[9,15,16] Isso, de certa maneira, corrobora o estudo de Lette et al.,[17] no qual foram empregados vários indicadores clínicos de risco cardíaco, concluindo-se que esses medidores não foram capazes de predizer eventos graves no pós-operatório de cirurgia vascular periférica em pacientes de baixo risco, sendo mais adequados naqueles de alto risco, que correspondem às classes II e III do índice de risco cardíaco (Quadro 44.3) e apresentam chance maior que 15% de complicações cardíacas pós-operatórias.[12,18]

Deve-se ter em mente que os pacientes de baixo risco (classe I) podem apresentar coronariopatia grave assintomática, devendo-se realizar nesses pacientes a pesquisa das variáveis de "baixo risco", que incluem: idade > 70 anos, antecedente de angina, DM, onda Q no ECG, antecedente de arritmia ventricular, antecedente de IAM, alterações isquêmicas do segmento ST no ECG, HAS com importante hipertrofia ventricular esquerda, antecedente de ICC.[19,20] Nesse grupo, as complicações cardíacas de pacientes são proporcionais à quantidade de variáveis: assim, uma variável ou nenhuma corresponde a baixo risco (< 3%); e duas ou mais, a risco intermediário (3 a 15%).[21]

A maioria dos escores de risco é validado para cirurgias que não envolvam a aorta ou vasos periféricos apresentando moderada acurácia, porém a predição de risco em cirurgia vascular apresenta uma redução sensível da acurácia.[22]

Bertges et al.[23] revisaram alguns escores de risco adaptando-os para os pacientes submetidos a cirurgias vasculares, o *Vascular Study Group of New England Cardiac Risk Index* (VSG-CRI), que corresponde a uma modificação com variáveis adicionais do estudo RCRI (*Revised Cardiac Risk Index*) de Lee et al.[24] Este estudo estima o risco de ocorrência de IAM, arritmias, ICC, parada cardiorrespiratória, bloqueio atrioventricular total e edema agudo de pulmão (Quadro 44.4).

Apesar de a utilização desses escores de risco ser útil na prática médica diária, deve-se ter cuidado especial em sua avaliação, principalmente no que diz respeito à DAC e à ICC. Os estudos que validaram esses índices foram realizados em uma época em que o tratamento da DAC, por exemplo, era, basicamente, expectante. Atualmente, com a intervenção precoce abrindo os vasos afetados por meio de fármacos ou por cateterismo, a evolução é totalmente diferente de alguns anos atrás. O mesmo ocorreu com a ICC. Com a utilização de fármacos inibidores do sistema renina–angiotensina–aldosterona, de betabloqueadores e espironolactona, as complicações são mínimas. A evolução tecnológica também se expandiu para os equipamentos de suporte, anestesia etc., promovendo progressos perioperatórios do paciente. Por isso, esses escores de risco podem ser utilizados, mas deve-se ter senso crítico com relação à influência temporal da evolução médica, que, de modo geral, minimiza a gravidade do que se considerava grave no passado.

A avaliação do paciente cirúrgico por meio de biomarcadores pode ser potencialmente útil na estratificação do risco e no diagnóstico e/ou acompanhamento de eventual complicação, principalmente em pacientes de alto risco.

Em relação aos biomarcadores, alguns trabalhos sugerem que a troponina de alta sensibilidade no pré-operatório de cirurgias não cardíacas pode ser um marcador de risco de complicações cardiovasculares. Ao avaliarem 455 pacientes de cirurgia vascular, Gillmann et al. verificaram que aqueles com elevação da troponina T de alta sensibilidade no pré-operatório, associada a índice de risco cardíaco revisado, apresentaram maior quantidade de eventos cardiovasculares. As outras troponinas não foram úteis na predição de eventos, principalmente a troponina I de alta sensibilidade.[25,26]

Os peptídios natriuréticos são uma resposta do miocárdio a múltiplos estímulos, desde estresse a isquemia miocárdica, e os níveis elevados desses peptídios do tipo B (BNP) são preditores de complicações cardíacas peroperatórias.[27] Biccard et al. avaliando pacientes submetidos à cirurgia vascular verificaram que o BNP pré-operatório teve relação positiva e independente com a troponina no pós-operatório, com melhora na avaliação dos índices de pacientes com risco intermediário.[28] Em uma metanálise de seis estudos, Rodseth et al. afirmaram que os peptídios natriuréticos elevados foram preditores

independentes de morte cardíaca ou IAM não fatal em pacientes submetidos à cirurgia vascular, em até 30 dias após intervenção.[29] Acredita-se que as dosagens de BNP e do NT-proBNP podem acrescentar algum tipo de informação prognóstica na estratificação de risco de pacientes submetidos a cirurgias vasculares arteriais.

Em pacientes sem isquemia periférica, com história clínica sem antecedente mórbido de risco, a realização do ECG de esforço pode ser decisiva. Aqueles que não apresentem sinais de isquemia miocárdica com ou acima de 85% da frequência máxima predita têm baixo risco de complicações cardíacas no pós-operatório. Cerca de 37% dos vasculopatas periféricos que apresentaram alteração nesse

QUADRO 44.3	Índice multifatorial de risco cardíaco de Detsky et al.[12]
Fatores de risco	**Pontos**
IAM < 6 meses	10
IAM > 6 meses	5
Angina classe III (Canadian Cardiovascular Society)	10
Angina classe IV	20
Angina instável < 6 meses	10
Edema pulmonar até 1 semana	10
Edema pulmonar em qualquer época	5
Estenose aórtica importante	20
Arritmia cardíaca (não sinusal) ou contração atrial prematura	5
Mais de 5 contrações ventriculares prematuras	5
Mau estado geral: $Po_2 < 60$; $Pco_2 > 50$ mmHg; $K^+ < 3$ mmol/ℓ; ureia > 100 mg/dℓ; creatinina > 3 mg/dℓ; acamado	5
Idade > 70 anos	5
Cirurgia de emergência	10

IAM: infarto agudo do miocárdio; Po_2: pressão parcial de oxigênio; Pco_2: pressão parcial de gás carbônico; classe I: 0 a 15 pontos, risco de 5%; classe II: 20 a 30 pontos, risco de 27%; classe III: ≥ 30 pontos, risco de 60%.

QUADRO 44.4	Escore de risco para cirurgia vascular.[23]
Cálculo do escore VSG-CRI	
Fatores de risco	**Pontuação**
Idade ≥ 80 anos	4
Idade entre 70 e 79 anos	3
Idade entre 60 e 69 anos	2
DAC	2
ICC	2
Doença pulmonar obstrutiva crônica	2
Creatinina > 1,8	2
Tabagismo	1
Diabetes insulinodependente	1
Uso crônico de betabloqueador	1
História de revascularização miocárdica ou angioplastia coronária	−1

Predição de eventos adversos de acordo com a pontuação	
Escore VSG-CRI	**Risco de eventos adversos**
0 a 3	2,6
4	3,5
5	6
6	6,6
7	8,9
≥ 8	14,3

DAC: doença arterial coronariana; ICC: insuficiência cardíaca congestiva; VSG-CRI: *Vascular Study Group of New England Cardiac Risk Index*.

teste sofreram IAM no pós-operatório contra 1,5% daqueles que obtiveram resultados normais.[30]

O ECG de esforço é um exame seguro e pode ser útil para se detectar isquemia miocárdica; entretanto, não são todos os pacientes capazes de realizar o exame. Geralmente os pacientes com programação de cirurgia vascular têm alguma limitação na realização plena do teste de esforço. Em pacientes de alto risco, como no pré-operatório de cirurgia vascular, ainda são baixos os valores preditivos, a sensibilidade e a especificidade (respectivamente de 10, 74 e 69%), porém o valor preditivo negativo é de 98%, aspecto que valoriza em muito esse exame.[31]

Nesse contexto, a resposta isquêmica em carga baixa está associada a mais eventos cardíacos no peroperatório, e aqueles que toleram bem o exercício até uma carga de 4 a 5 METS (equivalente metabólico) geralmente têm bom prognóstico peroperatório.[32]

Os indivíduos que não puderem realizar o teste com esforço por causa da isquemia arterial periférica devem ser encaminhados para realizar outros exames não invasivos para isquemia miocárdica. O mapeamento cardíaco com tálio-dipiridamol normal indica baixo risco, porém, a redistribuição do tálio sugere alto risco de complicações.[33] Esses resultados, quando somados à avaliação clínica prévia, possibilitam estratificação mais clara dos pacientes para a conduta pré-operatória final. Outra alternativa é a cintilografia de perfusão miocárdica com estresse de esforço ou o estresse farmacológico com adenosina, dopamina ou dipiridamol. Ambos com boa acurácia e bom valor prognóstico.[34]

Em uma metanálise com 1.179 pacientes que foram submetidos à cirurgia vascular, a cintilografia de perfusão miocárdica com dipiridamol mostrou relação de eventos cardiovasculares no peroperatório com a extensão dos defeitos de perfusão. Quando a isquemia reversível era inferior a 20% da extensão do ventrículo esquerdo não tiveram mais eventos do que os pacientes sem isquemia. Naqueles com área comprometida de 20 a 29%, 30 a 49% e acima de 50%, o risco de eventos foi significativamente maior, respectivamente em torno de 1,5; 2,9; e 11 vezes.[35]

A ecocardiografia de estresse com dobutamina ou atropina pode ser útil na avaliação do risco cardíaco em cirurgias vasculares. É uma ferramenta segura, com boa precisão para identificar DAC, além de ser preditora de complicações cardiovasculares no peroperatório.[36] Pacientes com anormalidade regional de motilidade de parede após administração de dobutamina com ou sem atropina apresentaram maior ocorrência de complicações pós-operatórias do que os sem anormalidades.[37] O estresse induzido por exercício ou dobutamina tem acurácia diagnóstica semelhante ao estresse com dipiridamol.[38] É um bom exame para se realizar nos pacientes que tiveram infartos prévios, pois, se não houver isquemia residual, o prognóstico é bom, com baixa probabilidade de morte, reinfarto ou edema pulmonar no período peroperatório.[39]

A ecocardiografia de estresse no peroperatório apresenta valor preditivo positivo de 25 a 55% e valor preditivo negativo de 93 a 100%, para eventos cardíacos.[40]

O paciente com DAC classificada como de baixo risco pela avaliação clínica apresenta o mesmo percentual de complicações pós-operatórias quando submetido à revascularização coronariana ou tratado clinicamente.[41] Com isso em mente, deve-se pesar a indicação de revascularização cardíaca no pré-operatório de cirurgia não cardíaca, pois a mortalidade daquela gira em torno de 1,5% e a revascularização rotineira desses pacientes no pré-operatório vascular periférico pode não melhorar a mortalidade e a morbidade total. Isso ficou bem evidente no estudo CARP (*Coronary Artery Revascularization Prophylaxis before Vascular Surgery*) envolvendo 510 pacientes que necessitaram de cirurgia vascular. O procedimento prévio de angioplastia ou revascularização miocárdica cirúrgica não mudou a morbimortalidade em relação ao grupo-controle. Nesse estudo, foram excluídas lesões de tronco de coronária esquerda, fração de ejeção inferior a 20% e pacientes com estenose aórtica.[42]

A revascularização miocárdica deve seguir as indicações clássicas: a cinecoronariografia evidencia lesão grave (lesão do tronco da coronária esquerda; ou lesão de duas artérias, incluindo a artéria descendente anterior, ou três artérias e disfunção ventricular esquerda) que deve ser corrigida antes da cirurgia vascular periférica. Entretanto, esse conceito de indicação de intervenção coronária no paciente estável sem lesão em tronco de coronária esquerda ainda é muito controverso. No estudo COURAGE (*Optimal Medical Therapy with or without PCI for Stable Coronary Disease*), os pacientes submetidos à intervenção coronária por angioplastia mais tratamento clínico otimizado não tiveram benefícios em relação ao grupo só com o tratamento clínico otimizado.[43]

As medicações empregadas para controle da cardiopatia isquêmica devem ser mantidas no pré e no pós-operatório, incluindo betabloqueadores, bloqueadores de canal de cálcio, nitratos, antagonistas do sistema renina-angiotensina-aldosterona e, principalmente, estatinas.

O uso dos betabloqueadores ainda permanece controverso. Em um estudo controlado, concluiu-se que o emprego de betabloqueador profilaticamente no pré-operatório e mantido por, pelo menos, 7 dias no pós-operatório de cirurgias não cardíacas reduz a mortalidade cardiovascular aos 6, 12 e 24 meses, sendo, portanto, recomendado especialmente a pacientes de alto risco.[44] Outros estudos confirmaram o benefício desta conduta.[18,45] Entretanto, uma metanálise de sete trabalhos parece indicar um efeito não estatisticamente significativo do betabloqueador.[46] Lindenauer et al. em revisão envolvendo mais de 782 mil pacientes submetidos à cirurgia não cardíaca de grande porte, revelou-se que os betabloqueadores reduziram o risco de infarto do miocárdio e/ou morte somente em pacientes com risco cardíaco elevado.[47]

Apesar dessas controvérsias, os betabloqueadores devem ser mantidos no peroperatório daqueles que o recebem cronicamente. A suspensão aguda está associada a aumento da mortalidade pós-operatória.[48]

Em contrapartida, o emprego de estatinas no pré-operatório de cirurgia não cardíaca mostrou-se benéfico, com redução da mortalidade hospitalar em estudos observacionais e em um estudo aleatório.[49-52] O uso das estatinas no paciente cirúrgico é muito seguro, e a suspensão, por algum motivo, é um preditor independente de eventos cardiovasculares. Dessa forma, sempre que possível deve ser mantida.[53] A 3ª Diretriz de Avaliação Cardiovascular Peroperatória da Sociedade Brasileira de Cardiologia recomenda o uso de estatinas nos pacientes que serão submetidos a cirurgias vasculares com recomendação I e nível de evidência A.[54]

A realização da cinecoronariografia ainda continua a ser motivo de grande polêmica na avaliação das coronárias do paciente com doença arterial periférica. Justificada quando os exames não invasivos revelam isquemia de grande intensidade ou doença coronária aguda. Fora desse contexto, é um exame invasivo que raramente é indicado na avaliação pré-operatória. Os dados da literatura carecem de evidências para se indicar de rotina, mesmo nos pacientes com cirurgias de alto risco. As indicações para a realização deste exame são as mesmas preconizadas nas situações não cirúrgicas, mesmo que nos serviços não haja testes não invasivos para detectar isquemia miocárdica. A adoção de estratégia invasiva para detectar doença coronária pode atrasar desnecessariamente a cirurgia.[55] Em situações em que o quadro clínico ou laboratorial sugere isquemia miocárdica significativa, a cinecoronariografia pode ser realizada, porém sempre avaliando a função renal devido a potencial agressão do contraste nesse grupo de pacientes onde os fatores de risco, principalmente o DM e a HAS estão presentes. Os exames não invasivos para detectar doença coronária são geralmente os preferenciais nesse grupo de pacientes com função renal comprometida. A utilização da angiotomografia de coronárias vem crescendo na avaliação dos pacientes com suspeita de coronariopatia, pois apresenta alta sensibilidade na detecção de estenose, inclusive de lesões multiarteriais e de tronco da coronária esquerda, sendo muito útil para a reclassificação do risco operatório.[56]

A revascularização coronariana anterior ao procedimento vascular de grande porte é uma discussão que está fora do âmbito deste capítulo, porém, o seu papel frente ao tratamento médico atual parece ser menor do que se julgava anteriormente.[1,42,57]

Em paciente com antecedente de HAS, deve-se assegurar que esta esteja sob controle. Aquele que apresentar HAS muito elevada, $\geq 180/110$ mmHg, pode ter risco independente de complicações cardíacas no peroperatório. É, portanto, recomendado que se adie o procedimento vascular até se obter controle adequado, além de pesquisar causas secundárias da hipertensão.[58] No dia da cirurgia, é importante que o paciente tome as medicações anti-hipertensivas para evitar elevações pressóricas durante o procedimento.

Avaliação pulmonar

Outra importante área de avaliação pré-operatória é a pulmonar. O risco de complicação pulmonar pós-operatória é maior em cirurgias cardíacas, torácicas e de abdome superior, e menor em cirurgias do abdome inferior e membros. Considerando o paciente a ser tratado, os fatores apontados como indicativos de complicações pulmonares são: doença pulmonar crônica, estado geral, tabagismo, idade, obesidade e asma. A doença pulmonar obstrutiva crônica é responsável pelo risco aumentado de 2 a 4 vezes.[59] Quanto ao estado geral, o índice de risco cardíaco perioperatório também prediz o risco de complicações pulmonares.[60,61] O tabagismo foi relacionado com complicações pulmonares pós-operatórias há bastante tempo. Este risco aumentado é estimado entre 1,4 a 4,3. Infelizmente, o risco diminui apenas após interrupção do fumo por 8 semanas antes da cirurgia.[62] A idade avançada parece não ser um fator de risco mesmo em pacientes com doença pulmonar crônica.[63] A obesidade, por sua vez, não parece ser um fator de risco pulmonar.[64] Pacientes asmáticos, caso estejam bem controlados no momento cirúrgico, não apresentam risco aumentado de complicações.[65]

Em pacientes submetidos à cirurgia do abdome superior existem três importantes fatores de risco que devem ser considerados: doença pulmonar crônica, comorbidade e cirurgias com duração maior que 210 minutos. Quando presentes todos estes fatores, o risco de complicações pulmonares está aumentado em 3 vezes.[66]

Vários testes de função pulmonar e de gasometria foram avaliados para predizer o risco de complicações, porém, nenhum teste isolado ou combinado mostrou-se útil neste caso.[67] De maneira geral, as indicações da espirometria pré-operatória são: ressecção de pulmão; revascularização coronariana e história de tabagismo ou dispneia; cirurgia do abdome superior e história de tabagismo ou dispneia; cirurgia do abdome inferior e doença pulmonar não caracterizada (sem teste de função pulmonar nos últimos 2 meses), particularmente se for extensa e prolongada; outra cirurgia e doença pulmonar não caracterizada e que necessitará de programa de reabilitação prolongado.[68]

O emprego de exercícios de respiração profunda e espirometria estimulada devem se iniciar no pré e continuar no pós-operatório no sentido de evitar a atelectasia, especialmente em pacientes submetidos à cirurgia de abdome superior.

Acidente vascular encefálico

O risco de acidente vascular cerebral é pouco frequente em cirurgias não cardíacas, podendo ocorrer em até 3% dos pacientes submetidos

a revascularização miocárdica, endarterectomia de carótida e revascularização de extremidades. Idade avançada, estenoses carotídeas sintomáticas (em especial quando maiores que 50%) e fibrilação atrial parecem ser fatores de risco independentes. Sopros e estenoses assintomáticos parecem contribuir com nenhum ou pouco aumento do risco. Pacientes com indicação de endarterectomia carotídea, por sua vez, devem realizá-la antes do procedimento vascular periférico. A discussão do tratamento da associação da lesão carotídea e coronária foge do escopo deste capítulo, porém, de maneira geral, deve-se dar preferência de atuação no caso mais sintomático e ameaçador.[69]

Diabetes

O paciente diabético apresenta maior risco de infecção no pós-operatório e está mais exposto a risco cardiovascular. Localizar e debelar focos de infecção e avaliar com rigor o risco cardiovascular é de todo indicado. Atenção especial deve ser dada ao nível glicêmico e seu controle, para evitar elevações ou queda do mesmo durante ou após o ato cirúrgico. Os eletrólitos plasmáticos, ureia e creatinina devem ser dosados rotineiramente.[70] Já a infecção em área isquêmica pode sugerir o tipo de implante vascular a ser empregado, de preferência o venoso, para a revascularização. A infecção pré-operatória é um risco potencial de complicações infecciosas em incisões ou de temíveis infecções em próteses vasculares.

Insuficiência renal

O risco de insuficiência renal pós-operatória, incluindo a necessidade de diálise, após grandes cirurgias é estimado entre 2 e 20%. A mortalidade pode chegar a 50% após cirurgias vasculares. Estão particularmente em risco de desenvolver insuficiência renal pós-operatória: pacientes submetidos a cirurgia aórtica ou cardiovascular; com icterícia pré-operatória; insuficiência renal crônica pré-operatória; idade acima de 70 anos.[71,72]

Procedimentos endovasculares

Os procedimentos endovasculares, particularmente os que envolvem a aorta abdominal, abriram uma nova perspectiva para a avaliação pré-operatória. Acredita-se que, embora o risco do procedimento endovascular seja menor do que o do procedimento aberto, o preparo do paciente deva ser o mesmo, pois, existe a possibilidade de intervenção aberta de urgência em casos não solucionados pelo procedimento endovascular ou decorrentes de complicação do mesmo.

Anticoagulantes e hidratação

Com o emprego do bloqueio peridural para a revascularização arterial de membros inferiores deve-se observar a interrupção do emprego da heparina de baixo peso molecular em dose terapêutica 24 horas antes da punção da peridural, enquanto a dose profilática deve ser suspensa 12 horas antes.[73]

Outro cuidado importante é a hidratação pré-procedimento angiográfico diagnóstico ou terapêutico visando à diminuição da insuficiência renal induzida pelo contraste. A recomendação é o emprego de solução de cloreto de sódio a 0,9% na dose de 100 mℓ/h durante 6 a 12 horas antes do exame e manter após durante 4 a 12 horas.[74] Por sua vez, em relação ao uso de bicarbonato de sódio ou de N-acetilcisteína não existem evidências para seu emprego na profilaxia da insuficiência renal pós-exame com contraste iodado.[75-77]

As referências bibliográficas deste capítulo se encontram no Ambiente de aprendizagem do GEN.

45

Anestesia para Cirurgia Vascular

Leandro Gobbo Braz ■ José Reinaldo Cerqueira Braz

Resumo

Os objetivos da anestesia para cirurgia vascular, assim como para outras especialidades cirúrgicas, são promover o bem-estar do paciente durante o ato anestésico-cirúrgico, diminuir a morbidade associada e maximizar os benefícios cirúrgicos. Isso se torna um desafio quando se trata de paciente idoso submetido à cirurgia vascular, em virtude da elevada incidência de doenças associadas, como hipertensão arterial sistêmica (HAS), diabetes e variados graus de cardiopatias. As grandes cirurgias vasculares representam grande desafio para os anestesiologistas, pois são consideradas de elevado risco para pacientes com alta prevalência de doença arterial coronariana (DAC), que representa a principal causa de mortalidade peroperatória e de médio e longo prazos. A manutenção de perfusão e do funcionamento dos órgãos vitais, principalmente do coração, por meio de hemodinâmica estável no período peroperatório, são mais importantes do que a escolha de fármacos ou da técnica anestésica. Neste capítulo, objetiva-se revisar os aspectos anestesiológicos relacionados com os cuidados peroperatórios de pacientes a serem submetidos à cirurgia vascular.

Palavras-chave: cirurgia vascular; anestesia; complicações intraoperatórias; complicações pós-operatórias.

INTRODUÇÃO

Apesar de acometerem também a população jovem, como nos casos de pacientes com distúrbios do tecido conjuntivo ou com trauma, as doenças vasculares são mais frequentes em pacientes idosos. Segundo dados recentes, 19% da população brasileira com mais de 65 anos apresentam algum tipo de doença vascular.

Os pacientes a serem submetidos à cirurgia vascular devem ser considerados como de risco anestésico-cirúrgico elevado.[1] Na maioria dos casos, eles apresentam doença vascular sistêmica que acomete outros órgãos, como rins, pulmões, cérebro e medula espinal. A aterosclerose é a principal causa de insuficiência coronariana (ICo) e de infarto agudo do miocárdio (IAM). Eventos cardiovasculares são responsáveis pela maioria das complicações e mortes no peroperatório,[2] seguidos de insuficiência pulmonar, insuficiência renal, insuficiência múltipla de órgãos e sangramento.[1,2] A mortalidade por causa cardíaca parece estar diminuindo nos últimos anos, provavelmente em virtude de melhores avaliação cardíaca no pré-operatório e cuidados no peroperatório.[3]

AVALIAÇÃO PRÉ-OPERATÓRIA

Com a preocupação do elevado custo financeiro dos testes invasivos e não invasivos utilizados no diagnóstico de ICo e com a baixa sensibilidade e especificidade de alguns métodos, o American College of Cardiology e a American Heart Association editaram, em 2014, um *Guia para Avaliação Cardiovascular para Cirurgia Não Cardíaca*.[4]

Para utilizar esse guia, é preciso conhecer os fatores clínicos de risco apresentados pelo paciente, que podem ser divididos em: *menores*, como idade avançada (> 70 anos), alterações do eletrocardiograma (ECG) (hipertrofia ventricular esquerda, bloqueio de ramo esquerdo, anormalidade de ST-T), ritmo não sinusal (fibrilação atrial com frequência cardíaca controlada), pequena capacidade funcional e HAS não controlada; e *maiores*, como IAM (1 a 7 dias) recente (> 7 dias a ≤ 30 dias), angina instável, insuficiência cardíaca congestiva (ICC) descompensada, disritmias cardíacas (bloqueios atrioventriculares, ventriculares e supraventriculares com frequência cardíaca não controlada, bradicardia sintomática, taquicardia ventricular), doença valvar importante (estenose aórtica importante e estenose mitral sintomática), diabetes melito (DM) e insuficiência renal (creatinina > 2 mg/dℓ) e história de doença cerebrovascular.

Na cirurgia vascular de emergência, independentemente dos fatores de risco menores ou maiores, deve-se realizar a cirurgia com redução do risco médico e vigilância peroperatória. Nos pacientes a serem submetidos à cirurgia de rotina com um a dois preditores clínicos maiores, a cirurgia vascular pode ser realizada com controle da frequência cardíaca ou, de maneira semelhante aos pacientes com ≥ 3 preditores clínicos maiores, deve-se considerar previamente à cirurgia o uso de testes não invasivos, caso se considere que o manejo peroperatório poderá transcorrer mais favoravelmente.[5]

O risco cardíaco também deve ser estratificado segundo o porte da cirurgia. Observe-se que a maioria dos procedimentos vasculares, como cirurgias aórtica, vascular de grande porte e vascular periférica, é estratificada como de risco cardíaco elevado (óbito ou IAM não fatal) em mais de 5% dos pacientes.[5]

A capacidade funcional do paciente é estabelecida em equivalente metabólico do gasto energético para realizar determinada atividade (MET); 1 MET é equivalente ao consumo de oxigênio de 3,5 mℓ/min/peso corporal (kg). Os menores valores de MET (< 4 METs) são conferidos a indivíduos que não conseguem realizar atividades mínimas, como cuidar de si mesmos, realizar serviços domésticos e andar uma ou duas quadras em nível plano em baixa velocidade; e os maiores valores (> 10 METs), a pacientes que realizem atividade física importante, como subir escadas e participar de jogos coletivos e individuais.[4]

Testes não invasivos de estresse para avaliar a capacidade funcional, como ECG de esforço, Holter, ecocardiografia de esforço e teste do tálio–dipiridamol, devem ser aplicados segundo a sua indicação. Para pacientes com risco cirúrgico elevado, como ocorre na maioria das cirurgias vasculares, mas com excelente capacidade funcional (> 10 METs), não se preconiza teste adicional com imagem cardíaca.[4] Igualmente, exames de rotina com teste não invasivo de estresse não devem ser solicitados em pacientes de baixo risco a serem submetidos à cirurgia não cardíaca.[4] Por outro lado, em paciente com suspeita ou confirmação de coronariopatia, o teste de estresse por exercício deve ser realizado caso exista possibilidade de mudança de conduta peroperatória; nas cirurgias não cardíacas de elevado risco em pacientes debilitados com menos de 4 METs, pode-se solicitar teste de estresse farmacológico, tanto pela ecocardiografia de estresse farmacológico, com dobutamina ou adenosina/dipiridamol, ou ainda teste de perfusão miocárdica cintilográfica por imagem com "Thallium-201" ou "Technetium-99". Assim, a diminuição da morbidade pós-operatória do paciente coronariopata está diretamente relacionada com os cuidados do peroperatório.

A anemia pode exacerbar a isquemia do miocárdio e aumentar a insuficiência cardíaca.[6,7] Hematócritos < 28% associam-se a aumento de incidência de isquemia peroperatória e complicações no pós-operatório.

CIRURGIA AÓRTICA

A morbidade respiratória é sempre um problema na cirurgia aórtica, com incidência de insuficiência respiratória em torno de 6%. Os principais fatores clínicos de risco para o aumento das complicações pulmonares no pós-operatório são:[8,9] idade avançada, com consequente diminuição da capacidade vital, do fluxo expiratório máximo e da elasticidade pulmonar; tabagismo, que é o fator etiológico mais comum de bronquite crônica e observado frequentemente no paciente da cirurgia vascular; obesidade, normalmente associada a decréscimo da capacidade residual funcional e do volume de reserva expiratório; doença pulmonar obstrutiva crônica, que predispõe ao aumento das secreções e do broncoespasmo, além de atelectasia e pneumonia no pós-operatório. Pneumonia, insuficiência respiratória, ventilação mecânica prolongada, necessidade de ventilação mecânica não planejada, atelectasia, síndrome do desconforto respiratório agudo, edema pulmonar e derrame pleural são as complicações pulmonares mais comumente relatadas na literatura em cirurgiaa vasculares abertas da aorta e que contribuem para o aumento da mortalidade pós-operatória.[9] No paciente com doença respiratória, a medida pré-operatória dos gases sanguíneos arteriais, além de quantificar o grau de insuficiência respiratória, serve como valor de referência para as determinações subsequentes e decisões clínicas. Hipercarbia persistente, com valores da pressão parcial de gás carbônico no sangue arterial (Pa_{CO_2}) maiores que 45 mmHg, indica risco elevado de morbidade pulmonar no pós-operatório. A preparação pulmonar pré-operatória adequada consiste em fisioterapia pulmonar com exercícios respiratórios, uso de broncodilatadores e antibióticos, e interrupção imediata do tabagismo, para que haja redução significativa das complicações pulmonares.

Diminuição da função renal no pré-operatório, idade avançada, DM, injeção de contrastes iodados e reposição insuficiente do déficit extracelular de líquidos, causada pelo jejum e pela preparação intestinal, podem contribuir para alterar a função renal durante e após a cirurgia. Por isso, a avaliação renal pré-operatória é mandatória antes da realização de grandes cirurgias vasculares e inclui: dosagem plasmática de ureia, eletrólitos e creatinina, depuração de creatinina e urinálise.

CIRURGIA CAROTÍDEA

A cirurgia de endarterectomia da carótida caracteriza-se por ser essencialmente preventiva, e três critérios principais inter-relacionam-se na classificação de risco dessa cirurgia: estado neurológico prévio, lesões arteriográficas da carótida e doenças associadas do paciente. A mortalidade atual até o trigésimo dia do pós-operatório varia em 0,5% em pacientes assintomáticos e em 1,1% em pacientes sintomáticos.[10]

Alguns pacientes já apresentam alterações neurológicas, e sempre há risco de ocorrência de acidentes vasculares e cerebrais no peroperatório, principalmente quando existem fatores concomitantes de risco, como história anterior de acidente vascular encefálico (AVE) e obstruções das artérias intracranianas, carótida contralateral e vertebrais. A análise dos documentos radiológicos, em conjunto com a equipe cirúrgica, é muito importante. Apesar de ter pouca influência sobre a técnica anestésica, o conhecimento preciso do risco de acidente neurológico pelo anestesiologista condiciona a escolha de uma eventual técnica de monitoramento ou de proteção cerebral no intraoperatório. Por isso, no pré-operatório, é fundamental a avaliação neurológica completa do paciente, sendo uma referência inicial e um dos fatores mais importantes na classificação do risco anestésico-cirúrgico do paciente. A incidência atual de AVE até o trigésimo dia do pós-operatório varia em 0,9% nos assintomáticos e em 2% em sintomáticos, com mortalidade significativamente maior em pacientes que sofreram AVE contra os que não foram acometidos (12,9% vs. 0,6%).[10]

A reexploração da artéria carótida pode ser necessária em algumas situações durante a fase de recuperação anestésica, quando o paciente apresentar alteração neurológica que era inexistente no pré-operatório. Logicamente, a reexploração não é indicada se a alteração existia anteriormente. Pacientes assintomáticos com AVE detectado na tomografia computadorizada que se submetem à cirurgia carotídea têm taxa maior de complicações neurológicas.[11]

Há de se considerar que a HAS associa-se a maior incidência de AVE isquêmico ou hemorrágico no intraoperatório,[12] de maneira que o perfeito controle da pressão arterial no pré-operatório reduz a incidência de complicações neurológicas no pós-operatório.

PREPARAÇÃO DO PACIENTE

Todo paciente a ser submetido à cirurgia eletiva deve obedecer a um rigoroso esquema de jejum pré-operatório. Após o café com leite matinal, um adulto normal necessita de 8 horas de jejum pré-operatório. Água, líquidos claros (chá, café e refrigerante) e outros líquidos sem resíduo (suco de fruta) demandam 2 horas de jejum (leite de vaca é considerado alimento sólido e demanda 6 horas de jejum). Estresse, obesidade mórbida, refeições gordurosas ou com carne, ingestão de bebidas alcoólicas e uso de drogas ilícitas podem aumentar o tempo de esvaziamento gástrico, e cada caso deve ser avaliado individualmente.[13] A ingestão de pequena quantidade de água para a administração de medicamentos por via oral (VO) no pré-operatório não atrapalha o jejum. Períodos prolongados de jejum devem ser evitados, prevenindo-se a desidratação, hipovolemia, hipoglicemia e acidose do paciente. A hidratação venosa (1 a 2 mℓ/kg/h) com solução cristaloide isotônica (solução salina) deve ser introduzida sempre que possível para repor as perdas insensíveis no pré-operatório. Soluções de glicose devem ser evitadas, procurando-se manter a normoglicemia ou, no máximo, uma pequena hiperglicemia (120 a 190 mg%), especialmente no paciente diabético.[14] Estudos indicam que a hiperglicemia pode aumentar a lesão neurológica após a isquemia global e elevar também a incidência de IAM e de mortalidade.[14] Caso os níveis de glicose ultrapassem esses valores, deve-se administrar insulina simples para correção dos níveis glicêmicos, devendo-se considerar que, na resposta neuroendócrina à cirurgia, há transformação do glicogênio em glicose, com aumento da glicemia.

O calibre do cateter do acesso venoso depende do procedimento a ser realizado. Em cirurgia de aorta, um acesso venoso periférico com cateter 14 ou 16 G é mandatório para infusão de grande quantidade de líquidos, bem como de sangue e seus derivados. Nos casos mais graves, dois acessos periféricos de grosso calibre podem ser necessários. Acesso venoso central para a infusão de fármacos vasoativos e monitoramento da pressão central também é importante. Em cirurgias de menor porte ou de carótida, um acesso periférico com cateter 18 G costuma ser suficiente.

Sempre que possível, deve-se prever a autotransfusão sanguínea no intraoperatório, utilizando-se sistemas de recuperação de sangue do tipo *cell saver* nas cirurgias de grande porte, que favorece a recuperação dos glóbulos vermelhos, por meio de centrifugação e lavagem das hemácias. A autotransfusão sanguínea evita muitos problemas, principalmente infecciosos, associados à administração de sangue homólogo estocado. Entretanto, quando grandes volumes de sangue necessitam ser processados, pode ocorrer depleção das proteínas plasmáticas e dos fatores de coagulação.

O cateterismo da artéria radial é fundamental em cirurgias de maior porte, pois ocorrem rápidas mudanças hemodinâmicas nesse tipo de cirurgia. Nas cirurgias altas de aorta, esse cateterismo deve ser realizado, preferencialmente, no membro superior direito, para se evitar a perda desse importante parâmetro durante o pinçamento aórtico.

Como durante a cirurgia os pacientes ficam predispostos à perda progressiva de calor, o ideal é utilizar colchão térmico ou manta com insuflação de ar aquecido para manutenção da normotermia.[15] A temperatura ambiente deve manter-se entre 22 e 23°C. O aquecimento das soluções cristaloides e de derivado do sangue à temperatura de 40°C por meio de aquecedores de líquidos é recomendado em cirurgias maiores.

MEDICAÇÃO PRÉ-ANESTÉSICA

Considerando-se que a maioria das cirurgias vasculares é de grande porte, há necessidade de se informar o paciente a respeito da cirurgia e da anestesia a ser realizada. O paciente costuma mostrar-se bastante apreensivo e ansioso, e todas as informações a respeito de monitoramento invasivo, colocação de cateter peridural e cuidados pós-operatórios devem ser fornecidas, assim como sobre a possibilidade de alterações neurológicas.

Na medicação pré-anestésica, os ansiolíticos, como benzodiazepínicos, e os analgésicos, como morfina, são os mais utilizados. Entre os benzodiazepínicos, pode-se utilizar, na noite anterior à cirurgia e na manhã desta, diazepam (5 a 10 mg, VO) ou midazolam (7,5 mg, VO), dependendo do peso, da idade e da história pregressa do uso de ansiolíticos por parte do paciente. Pode-se administrar também morfina (1 a 3 mg, por via intravenosa [IV], ou 5 a 10 mg, por via subcutânea [SC] ou intramuscular [IM]) na manhã da cirurgia, que apresenta a vantagem de diminuir o desconforto relacionado com a passagem de cateteres para o monitoramento hemodinâmico.

A medicação antianginosa e a terapia com betabloqueadores devem ser mantidas até a manhã da cirurgia. O início da terapia peroperatória com betabloqueadores está reservado para controle de taquicardia causada por estimulação simpática associada ao estresse cirúrgico em pacientes de alto risco, particularmente os que têm conhecido potencial isquêmico, verificados por testes específicos no pré-operatório.[16] Com o uso de betabloqueadores, evita-se a ocorrência de hipotensão e bradicardia, sendo necessário ter cautela para não se utilizarem altas doses dessa classe de medicamentos no intraoperatório.[16] A continuação do uso de anti-hipertensivos no pré-operatório deve ser avaliada, com exceção dos inibidores da enzima conversora da angiotensina (IECA), para os quais ainda não há consenso, considerando que foram relatadas hipotensões arteriais durante a indução anestésica.[17] O uso de estatinas no pré-operatório ainda requer mais estudos, porém os resultados obtidos até o momento recomendam a sua manutenção e utilização no pré-operatório de cirurgia vascular em pacientes coronariopatas ou de alto risco para alterações cardíacas.[18] Os hipoglicemiantes orais devem ser suspensos de 12 a 24 horas antes da cirurgia (dependendo de sua farmacocinética), bem como a insulina humana recombinante (NPH, *neutral protamine Hagedorn*), para evitar hipoglicemia transoperatória. Em substituição a esses fármacos, deve-se introduzir a insulina regular, utilizando-se a glicemia como base para sua administração. A heparina de baixo peso molecular deve ser administrada, quando possível, com intervalo mínimo de 12 horas antes da anestesia, para realização de possível bloqueio do neuroeixo.[19]

MONITORAMENTO INTRAOPERATÓRIO

Eletrocardiograma

Em virtude da elevada incidência de doenças cardíacas associadas, principalmente angina, todos os pacientes devem ser submetidos a ECG contínuo, de preferência com sistema de cinco eletrodos, o que possibilita a leitura simultânea das derivações DII, para detecção de arritmias, e V5, para detecção de isquemia. Também pode ser empregado sistema de três eletrodos, colocando-se o eletrodo do braço esquerdo na região anterior do tórax na posição V5 e selecionando-se a derivação I do monitor do ECG (derivação CM5). Atualmente, há monitores com análise automática do segmento ST, o que aumenta a possibilidade de detecção de episódios isquêmicos.[20]

Oximetria de pulso

Em todos os pacientes, utiliza-se oximetria de pulso para o monitoramento da saturação de oxigênio (Sp_{O2}), em função da alta incidência de doença pulmonar.

Pressão expirada final do dióxido de carbono

Para o monitoramento da ventilação, a capnometria é utilizada para medir a pressão expirada final do dióxido de carbono ($P_{et}CO_2$). Em pacientes sem alterações pulmonares importantes, existe boa correlação da $P_{et}CO_2$ com a Pa_{CO2}.[21] Nos pacientes com alterações pulmonares e aumento do espaço morto fisiológico, a diferença entre a Pa_{CO2} e a $P_{et}CO_2$ eleva-se. Para controle mais acurado da Pa_{CO2}, deve ser utilizada a gasometria arterial. A amostra sanguínea também serve para confirmar a relação existente entre a Pa_{CO2} e a $P_{et}CO_2$. Deve-se manter a normocarbia, evitando-se os efeitos da hipocarbia sobre a dissociação da hemoglobina, o tônus vasomotor esplâncnico e a extração de oxigênio do miocárdio.

Pressão arterial

A vigilância da pressão arterial invasiva é indispensável para acompanhamento instantâneo das variações desse parâmetro durante a cirurgia. A escolha da artéria a ser cateterizada depende do segmento vascular a ser operado, dando-se preferência à artéria radial do membro não dominante. Coincidentemente, as variações cíclicas da pressão arterial sistólica com a ventilação refletem bem o estado volêmico do paciente,[22] assim como a variação da pressão de pulso. Durante a ventilação mecânica, com o aumento da pressão intratorácica, há diminuição do retorno venoso, expressa por meio da queda da pressão arterial decorrente da redução do volume sistólico do ventrículo esquerdo. A variação da pressão arterial sistólica em relação a uma pressão de referência, que normalmente é realizada com o paciente em apneia, tem-se mostrado um indicador sensível de hipovolemia.[23] Por outro lado, a não diminuição da pressão arterial sistólica com a ventilação pode ser indicativa de hipervolemia e/ou ICC.[24] Assim como a alteração da pressão sistólica com a respiração controlada, outras medidas dinâmicas da pré-carga, como a variação da pressão de pulso, são melhores preditores da responsividade à expansão volêmica em comparação com indicadores estáticos como pressão venosa central (PVC) ou pressão de oclusão da artéria pulmonar.[25]

Monitoramento do bloqueio neuromuscular

Deve-se realizar de rotina o monitoramento do bloqueio neuromuscular, preferencialmente pela sequência de quatro estímulos de nervo periférico, geralmente o ulnar, que compara a resposta entre o primeiro e o quarto estímulos. Pacientes com intercorrências vasculares podem apresentar alterações renais no pré-operatório, que, dependendo do nível do pinçamento durante a cirurgia aórtica, podem ocasionar isquemia renal importante. Essas condições favorecem a alteração da farmacocinética dos bloqueadores neuromusculares dependentes da excreção renal, aumentando a importância do monitoramento do bloqueio neuromuscular.

Monitoramento da temperatura central

A temperatura central (nasofaringiana ou esofágica) deve ser monitorada, mantendo-se o paciente em normotermia, para evitar que, no despertar da anestesia, ele apresente hipotermia e, consequentemente, tremores, que aumentam o consumo de oxigênio e predispõem o coronariopata à isquemia cardíaca, além de disritmias, coagulopatias e infecções. A manutenção da temperatura central, por meio de técnicas ativas de fornecimento de calor ao paciente (colchão térmico, manta térmica, aquecimento dos fluidos venosos e filtro respiratório com permutador de calor e umidade), deve ser estimulada.

Débito urinário

Do ponto de vista prático, nenhum dos métodos utilizados atualmente para avaliar a função renal durante o ato anestésico-cirúrgico é inteiramente efetivo.[26] Apesar de a alteração no débito urinário não ser indicador real da função renal pós-operatória, a diminuição do débito pode indicar modificação da hemodinâmica do paciente, bem como do volume intravascular. A ocorrência de oligúria é frequente durante a cirurgia vascular, mesmo quando não existem evidências de hipovolemia. Por outro lado, a diurese também pode estar aumentada em situações de hiperglicemia ou quando se utilizam diuréticos, mesmo no paciente hipovolêmico. Em decorrência da duração da cirurgia, da isquemia renal durante o pinçamento, da grande administração de líquidos e da perda dc líquidos para o terceiro espaço, todo paciente candidato à cirurgia da aorta deve receber sonda vesical de Foley para medida do débito urinário.

Pressão venosa central ou cateter de artéria pulmonar

O uso de cateter de artéria pulmonar (CAP) não deve ser rotina em cirurgia vascular, pois alguns estudos demonstraram não haver vantagens na utilização dessa técnica de monitoramento em pacientes idosos de alto risco. Entretanto, o acesso venoso central é mandatório para esse tipo de procedimento, funcionando tanto como controle de PVC quanto como via de acesso para substâncias vasoativas. O posicionamento correto do cateter deve ser verificado por meio de radiografia do tórax.

O volume intravascular pode ser monitorado por PVC ou pelo CAP, dependendo do nível de oclusão a ser realizado na aorta e das condições cardíacas, renais e pulmonares do paciente. Sempre que o nível do pinçamento for suprarrenal, tornando o paciente suscetível a apresentar grandes alterações hemodinâmicas e oligúria, deve-se utilizar o CAP para melhor controle hemodinâmico e do volume intravascular. Caso o nível do pinçamento seja infrarrenal, pode-se utilizar cateter de PVC. No entanto, o CAP deve ser utilizado em pacientes com alterações da função do ventrículo esquerdo, com doença pulmonar importante ou alterações renais. Nessas situações clínicas, a PVC não é um bom método de avaliação das pressões de enchimento do lado esquerdo do coração. Uma importante vantagem do CAP é a possibilidade de se obterem análises do sangue venoso misto, como a saturação da hemoglobina do sangue venoso misto, que é importante indicador indireto do débito cardíaco.[27]

Ecocardiografia transesofágica

O monitoramento intraoperatório com a ecocardiografia bidimensional transesofágica é exame pouco invasivo. A análise contínua da cinética segmentar da parede ventricular esquerda durante a ecocardiografia possibilita a detecção precoce e sensível de isquemia miocárdica, identificada pelo aparecimento de discinesias ou acinesias. É considerada a análise mais efetiva para essa doença arterial conornariana, com mais sensibilidade que o ECG, pois essas modificações precedem as alterações elétricas.[4] O método também é excelente como medida do volume diastólico final e da área diastólica final do ventrículo, fornecendo dados mais precisos sobre a pré-carga ventricular esquerda do que os obtidos pela PVC ou pressão de oclusão da artéria pulmonar.[4] Nas cirurgias endovasculares, a ecocardiografia transesofágica é utilizada na identificação de doenças da aorta, para confirmação de que o fio-guia está corretamente colocado no lúmen do vaso, para verificação do posicionamento do enxerto e como auxílio na detecção de fissuras.[28] Sua utilização também é importante na determinação do local exato da realização do pinçamento da aorta em cirurgias abertas; no entanto, o método requer um bom período de treinamento por parte do anestesiologista.

Monitoramento da perfusão cerebral

O monitoramento do sistema nervoso central (SNC), particularmente durante o pinçamento da artéria carótida, é assunto mais controverso do que o monitoramento cardíaco, e ainda não há resultados conclusivos que demonstrem nítida superioridade de qualquer método sobre os demais.[29] A utilidade clínica principal do monitoramento cerebral é a identificação de pacientes que se beneficiariam do uso de *shunt* durante o pinçamento arterial para prevenção de AVE; como utilidade secundária, podem-se identificar pacientes que se beneficiariam do aumento da pressão arterial ou por alteração na técnica cirúrgica.[4] No Brasil, poucos são os centros que realizam algum tipo de acompanhamento da perfusão cerebral durante a cirurgia de artéria carótida. Alguns não o empregam por não acreditarem que o monitoramento intraoperatório e o uso de *shunt* evitem a ocorrência de AVE durante essa cirurgia, por considerarem que o principal mecanismo de lesão neurológica é o embolismo, que pode ocorrer independentemente da técnica de monitoramento e pode estar associado ao uso de *shunt*. Também se acredita que a associação de anestesia geral ao pequeno tempo de pinçamento da artéria carótida seja suficiente para prevenir importantes alterações celulares do SNC. Outros centros, apesar de não utilizarem acompanhamento intraoperatório da perfusão cerebral, empregam, como rotina, *shunts* durante o pinçamento. No entanto, alguns centros internacionais reconhecidos e de referência utilizam métodos de monitoramento da perfusão cerebral durante a cirurgia da artéria carótida e, em sua maioria, somente empregam *shunts* durante o período de pinçamento, caso ocorram sinais de perfusão cerebral inadequada.

Alguns métodos de monitoramento são elencados a seguir:

- Pressão retrógrada (*stump*) da carótida interna cefálica: determinada pelo pinçamento das artérias carótidas comum e externa. Pressões < 50 mmHg resultantes do fluxo colateral proveniente do círculo de Willis via artéria carótida contralateral e o sistema vertebrobasilar estão associadas à hipoperfusão cerebral e à má circulação contralateral. Essa técnica sem custo é de fácil aplicação e interpretação, mas apresenta os inconvenientes de não ser método contínuo e ter baixo índice de correlação com o fluxo sanguíneo regional e com as alterações no eletroencefalograma (EEG). A principal crítica em relação ao método refere-se à grande quantidade de resultados falso-positivos (30%) em pacientes com pressão retrógrada < 60 mmHg e com fluxo sanguíneo regional cerebral considerado adequado. Nessa situação, um *shunt* poderia ser colocado sem que houvesse necessidade. Estudo comparando *shunt* de rotina com *shunt* seletivo de acordo com pressão retrógrada < 40 mmHg durante cirurgia carotidiana sob anestesia geral mostrou que, em ambos os métodos, a ocorrência de AVEC foi muito baixa (0% *vs.* 2%, respectivamente) e não houve óbito[29]

- Índice bispectral (BIS): corresponde a um prático EEG da região frontotemporal do paciente, cujos sinais são digitalizados, filtrados e processados por computador, resultando em escala numérica de 0 a 100, em que os números próximos de 100 correspondem ao paciente em vigília, por volta de 70 correspondem ao paciente sedado e abaixo de 60 relacionam-se com níveis profundos de hipnose.[30] Apesar de ser um equipamento de fácil utilização e interpretação, com tendência natural para seu uso no monitoramento da função cerebral durante o pinçamento da artéria carótida, estudos demonstram que ele não é um método confiável para indicar isquemia cerebral durante a endarterectomia de artéria carótida em pacientes acordados[31]

- Oxigenação cerebral: acompanhamento direto da oxigenação cerebral pode ser obtido por monitoramento venoso do bulbo jugular, seguido pela determinação da diferença do conteúdo de oxigênio arterial e venoso da jugular, com informação global da oxigenação cerebral. Já a oximetria cerebral é método não invasivo para medida indireta do fluxo sanguíneo cerebral regional, empregando tecnologia espectroscópica por reflexão, por meio de radiação infravermelha, semelhante à da oximetria de pulso. No método, a saturação venosa do oxigênio da região cortical superficial é medida, utilizando-se *probe* fixado com adesivo à pele na região da cabeça. Embora atrativo por ser contínuo, de fáceis aplicação e interpretação, e não invasivo, o método tem mostrado resultados modestos na predição de isquemia cerebral, com alto valor preditivo negativo, mas com valor preditivo positivo baixo[32]

- Exame neurológico no paciente acordado: nas cirurgias carotídeas realizadas sob anestesia regional, é possível a realização de exame neurológico no paciente acordado. Inicialmente, a artéria carótida é pinçada por 2 a 3 minutos. Qualquer alteração da consciência, aparecimento de afasia ou diminuição da força muscular contralateral são indicações para colocação de *shunt*. Esse método é considerado simples, sensível e não oneroso, mas apresenta o inconveniente de não se poder sedar adequadamente o paciente, sob risco de interferência em seu exame neurológico.

Outros métodos, como a ultrassonografia (USG) com Doppler colorido transcraniano, encontram-se em fase de testes, com resultados animadores. A USG com Doppler ajuda na identificação da necessidade de colocação de *shunt* quando houver diminuição do fluxo da artéria cerebral média, com o pinçamento carotídeo, e também pode ser usada para monitoramento da adequação do *shunt*.[33]

Em conclusão, a avaliação neurológica no paciente acordado sob anestesia regional é considerada o melhor método na detecção de isquemia cerebral durante o pinçamento carotídeo.

Nas cirurgias da aorta torácica, pode ser utilizado o monitoramento da pressão liquórica com cateter subdural para manter a pressão intratecal suficientemente baixa para melhor perfusão da medula espinal.[34] A elevação ou a manutenção da pressão liquórica são fatores que, teoricamente, podem aumentar a incidência de fenômenos isquêmicos.[1] O método não é isento de riscos, como cefaleia postural, meningite, hematoma espinal e subdural e perda crônica de liquor.[1]

ANESTESIA GERAL

Na anestesia para cirurgia vascular, o principal objetivo é a manutenção da estabilidade hemodinâmica para otimização das funções cardíaca, renal, pulmonar e do SNC, principalmente durante os períodos de pinçamento e despinçamento de vasos, como as artérias aorta, carótida e femorais.

Na indução da anestesia para cirurgia vascular, a escolha dos anestésicos tem menos importância do que a maneira como são utilizados. Assim, a indução deve ser lenta, suave, utilizando-se pequenas doses dos agentes e acompanhando-se sempre a resposta hemodinâmica do paciente, evitando-se crises hipertensivas durante a intubação traqueal ou hipotensões arteriais, geralmente associadas à inibição do tônus simpático. Entre os hipnóticos, os mais utilizados são: propofol (1,5 a 2 mg/kg), se a função do miocárdio e o *status* volêmico estiverem adequados; etomidato (0,2 mg/kg), que apresenta efeitos mínimos no sistema cardiovascular e pode ser o agente de escolha em pacientes com instabilidade hemodinâmica ou com alterações cardíacas; e benzodiazepínicos, como o midazolam (0,2 a 0,3 mg/kg).

Em associação aos hipnóticos, devem-se utilizar os opioides, como fentanila (5 mg/kg), alfentanila (25 a 50 mg/kg), sufentanila (0,5 a 1 mg/kg) ou remifentanila (0,2 a 0,5 mg/kg/min), para prevenção das respostas hiperdinâmicas cardiocirculatórias associadas à laringoscopia e à intubação traqueal. Remifentanila nunca deve ser utilizada em bólus, sempre em infusão, com auxílio de bomba específica.

A utilização de bloqueador neuromuscular deve basear-se na necessidade de indução rápida ou não, com a utilização de succinilcolina (1 mg/kg) ou rocurônio (0,9 mg/kg). No caso de insuficiência renal ou de possibilidade de diminuição da função renal, há preferência pelos bloqueadores neuromusculares que não necessitem do rim para sua eliminação (atracúrio, cisatracúrio, vecurônio e rocurônio).

A manutenção da anestesia pode ser realizada com anestésicos inalatórios, como isoflurano, sevoflurano ou desflurano, associados ou não ao óxido nitroso. Podem ser utilizadas doses adicionais de opioide e de bloqueador neuromuscular, quando necessárias. Também podem ser administrados opioides continuamente, como alfentanila (0,5 a 2 mg/kg/min), sufentanila (0,005 a 0,03 mg/kg/min) ou remifentanila (0,2 a 0,5 mg/kg/min), e de hipnóticos, como o propofol; este último preferencialmente utilizado com bomba de infusão alvo-controlada (TCI) em dose suficiente para determinar concentração plasmática de 2 a 4 mg/mℓ. A ventilação deve ser controlada mecanicamente, procurando-se manter a normocarbia.

No pinçamento infrarrenal da aorta, as alterações hemodinâmicas não costumam ser significativas, no entanto, nas cirurgias de aorta torácica, é necessário corrigir a HAS e o aumento da resistência vascular sistêmica, com o aprofundamento da anestesia, por meio da elevação da concentração inalada de halogenados ou da administração intravenosa de opioides, e do uso intravenoso contínuo de vasodilatadores, como o nitroprussiato de sódio. Nas situações em que a HAS for associada à insuficiência ventricular ou à isquemia miocárdica, com aumento da pressão da artéria pulmonar ocluída, pode-se utilizar nitroglicerina em vez de nitroprussiato de sódio, pelo fato de a primeira ser vasodilatador mais ativo na restauração da perfusão do subendocárdio e, portanto, com melhores condições para aumentar a contratilidade miocárdica.

Na liberação aórtica, deve-se aumentar a infusão de líquidos alguns minutos antes do despinçamento para elevar o volume sanguíneo, o retorno venoso, o débito cardíaco e a pressão arterial, com monitoramento por PVC, variação da pressão sistólica e da pressão de pulso ou ecocardiografia transesofágica. Deve-se, também, suspender a medicação vasodilatadora, superficializar a anestesia e solicitar ao cirurgião que promova a liberação gradual do pinçamento, para que ocorra liberação lenta dos mediadores vasoativos e cardiodepressores dos tecidos isquêmicos. Com essa última medida, também se evita a reperfusão abrupta, diminuindo a produção de radicais livres de oxigênio.

Se as medidas não forem suficientes para evitar a hipotensão arterial, deve-se administrar vasopressor, como norepinefrina, ou substâncias β1-estimulantes, como a dobutamina, caso a diminuição do débito cardíaco seja acentuada. Também pode ser necessária a correção de eventual acidemia com solução de bicarbonato de sódio. Se ocorrer hipotensão arterial excessiva, deve-se solicitar ao cirurgião que refaça o pinçamento aórtico, a fim de que o anestesiologista ganhe tempo para restaurar o volume intravascular.

Em cirurgias torácicas, é importante a utilização de sonda endotraqueal de duplo lúmen para manter o pulmão esquerdo imóvel e colapsado. Por vezes, o pulmão esquerdo pode estar aderido ao aneurisma e sua imobilidade facilita a manipulação intraoperatória, evitando traumatismos. Muitos autores recomendam a utilização de tubos de duplo lúmen esquerdo, já que a colocação do tubo no brônquio-fonte direito pode provocar potencial obstrução do lobo superior do pulmão.

Na cirurgia de artéria carótida, a anestesia é mantida em níveis superficiais para se evitar hipotensão e promover a recuperação mais rápida da consciência, favorecendo avaliação neurológica precoce. Entre os anestésicos halogenados, o isoflurano parece apresentar mais efeito protetor contra a isquemia cerebral, assim como o sevoflurano.[35] Este último tem a vantagem de propiciar maior rapidez na recuperação da consciência.

ANESTESIA PERIDURAL

A técnica de anestesia regional mais utilizada para os grandes procedimentos cirúrgicos vasculares é a anestesia peridural contínua. Para que sejam evitados alguns problemas no intraoperatório, como ansiedade e desconforto físico, a anestesia peridural, muitas vezes, é realizada em combinação com a anestesia geral superficial.

Entre as vantagens da realização de anestesia peridural para cirurgia vascular, têm-se: menor intensidade e melhor controle da dor no pós-operatório, que parece ser uma das principais vantagens do método; provável redução da incidência de IAM e de ICC no intraoperatório;[36] redução das complicações pulmonares no pós-operatório,[37] que parece ser mais evidente quando se mantém a analgesia no pós-operatório; recuperação mais rápida da função gastrintestinal, particularmente quando se utiliza apenas anestésico local, e não opioide para analgesia no pós-operatório; melhor circulação vascular periférica e do enxerto aórtico; redução da incidência de tromboembolismo no pós-operatório; possibilidade de deambulação mais precoce; e redução dos dias de internação e dos custos hospitalares.

Apesar das vantagens mencionadas, também existem desvantagens na realização da anestesia peridural para cirurgia vascular, particularmente a aórtica, como: maior administração de líquidos no intraoperatório, em virtude da vasodilatação causada pelo bloqueio; aumento da incidência de hipotensão arterial no intraoperatório e, consequentemente, da hidratação e da utilização de fármacos simpaticomiméticos, como efedrina, e de substâncias betaestimulantes, como dobutamina; aumento do tempo requerido para realização do bloqueio e passagem do cateter peridural que, embora em cirurgia eletiva não apresente grandes problemas, pode invalidar o método no caso de cirurgia de emergência para aneurisma roto; e possibilidade de desenvolvimento de alterações neurológicas, secundárias à formação de hematoma no espaço peridural, por uso de heparina no intraoperatório. Segundo as várias pesquisas já realizadas, entretanto, a possibilidade de formação de hematoma é pequena.[38] Deve-se sempre respeitar o tempo de ação da heparina, manejando-se o espaço peridural pelo menos 12 horas após a administração da última dose de heparina de baixo peso molecular (6 horas para a heparina não fracionada) e 2 horas antes da próxima administração. O cateter peridural deve ser removido quando a coagulação normal for restaurada, após exames clínicos comprobatórios, com verificação de alterações sensorial e motora dos membros inferiores por período de 12 a 24 horas para observação de formação de hematoma.[38]

BLOQUEIO CERVICAL

O bloqueio regional cervical para a realização da cirurgia de endarterectomia carotídea requer a colaboração entre anestesiologista, cirurgião e paciente. O bloqueio do plexo cervical profundo é um bloqueio paravertebral dos nervos cervicais C2, C3 e C4, realizado na emergência de cada um dos nervos dos forames das vértebras cervicais, por injeção de bupivacaína a 0,5% ou ropivacaína a 0,75% (5 mℓ). Esses nervos emergem juntos na borda posterior do músculo esternocleidomastóideo, em seu ponto médio. Por isso, eles também devem ser bloqueados mais superficialmente, no bloqueio cervical superficial, injetando-se 5 a 10 mℓ de anestésico local ao longo da borda posterior e da superfície medial do músculo mencionado.

Na ausência de monitoramento preciso da função cerebral durante a anestesia geral, a principal vantagem da realização dessa cirurgia sob anestesia regional é que, mantida a consciência do paciente, pode-se realizar avaliação neurológica repetidamente, recorrendo-se à colocação de *shunt* apenas nos casos indicados. Outra possível vantagem do método é a boa estabilidade hemodinâmica.

Apesar das vantagens, a anestesia regional também apresenta algumas desvantagens. O ato cirúrgico pode ser desagradável para o paciente, caso seja longo e o cirurgião não tenha experiência em realizar a cirurgia sob bloqueio regional, quando seus gestos cirúrgicos têm de ser apropriados a um paciente com o estado de consciência inalterado. O paciente pode necessitar de sedação com benzodiazepínicos, opioides ou ambos. A sedação pode diminuir o nível de consciência, o que pode ser confundido com a ocorrência de isquemia cerebral. Pode ocorrer, também, isquemia do SNC, sem recuperação rápida, tornando necessário o controle da oxigenação e da ventilação, o que nem sempre é fácil nesse caso, podendo o paciente tornar-se hipoxêmico ou hipercárbico, com piora do quadro.

Estudos demonstraram que a incidência de AVE ou óbito 30 dias após a cirurgia foi nula ou muito baixa e não diferiu significativamente de acordo com a técnica anestésica usada (anestesia geral *vs.* local e entre anestesia geral *vs.* anestesia regional) durante endarterectomia carotídea.[39,40] Assim, a escolha da técnica anestésica para endarterectomia carotídea baseia-se na experiência do cirurgião e do anestesiologista, e na preferência do paciente.

FISIOPATOLOGIA DO PINÇAMENTO E DO DESPINÇAMENTO AÓRTICOS

O pinçamento da aorta acarreta alterações importantes do estado fisiológico, muitas delas passíveis de correção durante a anestesia. Aumento abrupto da pós-carga pode resultar em HAS, isquemia e disfunção miocárdica. A resposta orgânica perante esse estado de estresse depende de algumas variáveis, incluindo função ventricular, *status* volêmico, ocorrência e significância da doença isquêmica, nível do pinçamento e tipo de doença da aorta (aneurisma *vs.* doença oclusiva).[41]

Muitos autores relatam diminuição do débito cardíaco ou do trabalho sistólico do ventrículo esquerdo, ou de ambos, como resultado do pinçamento da aorta, e outros relatam aumento desses parâmetros. Elevação ou diminuição do débito cardíaco depende de variações do fluxo coronariano e da contratilidade do miocárdio. É importante ressaltar que, após pinçamento da aorta, ocorrem alterações progressivas da função cardíaca, podendo haver aumento ou decréscimo da contratilidade, que pode induzir isquemia e disfunção aguda, resultantes da elevação da pré-carga, se o pinçamento for proximal à artéria celíaca, e da pós-carga.[41]

O pinçamento da aorta infrarrenal resulta em pequenas alterações hemodinâmicas, caracterizadas por aumento de 10 a 20% da pressão arterial e elevação das pressões de enchimento. O pinçamento da aorta torácica descendente resulta em uma série de modificações do sistema cardiocirculatório. Há aumento de, aproximadamente, 40% na pressão arterial média (PAM) acima do pinçamento, e diminuição de 85% abaixo deste, permanecendo nessa região pressão arterial entre 11 e 26 mmHg, com concomitante liberação de catecolaminas e venoconstrição com redistribuição de volume. Ocorrem elevações na PVC, em torno de 2 mmHg, e na pressão da artéria pulmonar ocluída, de 2 a 12 mmHg. A elevação rápida da PAM, desde que não controlada, pode causar disfunção ventricular aguda, mesmo na vigência de função ventricular normal. Os pacientes com função ventricular diminuída são menos tolerantes ao pinçamento da aorta. As necessidades de oxigênio pelo miocárdio aumentam em decorrência da elevação da tensão miocárdica, enquanto há compressão dos vasos subendocárdicos pelo aumento da pressão diastólica ventricular. Como resultado, podem aparecer, rapidamente, evidências de isquemia miocárdica.[41]

A elevação súbita da pressão arterial proximal é transmitida à circulação cerebral, podendo exceder os limites da autorregulação para o fluxo nesse território. O aumento pressórico nessa região pode resultar em hemorragia cerebral ou importante elevação da pressão intracraniana.

O fluxo e a pressão de perfusão diminuem drasticamente abaixo do pinçamento. O fluxo sanguíneo para rins e medula espinal inferior reduz-se em cerca de 85%. Com diminuição dessa magnitude, a medula espinal apresenta risco irreversível de lesão quando o pinçamento prolongar-se por período superior a 30 minutos. O fluxo de sangue para os tecidos abaixo do pinçamento depende de vasos colaterais, que podem ser ainda mais comprometidos com a utilização de nitroprussiato de sódio para diminuição da pressão arterial. Os rins também podem comprometer-se com o aumento do tempo de isquemia. Embora o limite máximo de tempo não tenha sido definido, acredita-se que 30 minutos de pinçamento possam ser tolerados. A utilização de agentes nefrotóxicos (anti-inflamatórios, aminoglicosídios e contrastes iodados) e as reações à transfusão de sangue e outros componentes podem contribuir para a disfunção renal no peroperatório.

O despinçamento da aorta diminui a pressão arterial, podendo, ocasionalmente, determinar hipotensão arterial importante. Alguns mecanismos podem explicar essa hipotensão, como: hipovolemia, liberação de substâncias vasodilatadoras na circulação, alterações bioquímicas e humorais, e outros fatores metabólicos.[41] Após o despinçamento da aorta, há diminuição da pressão da artéria pulmonar e da função cardíaca. Alguns autores têm preconizado o aumento da pressão da artéria pulmonar em aproximadamente 5 mmHg superior ao controle para a manutenção da função cardíaca.

ALTERAÇÕES DOS BARORRECEPTORES DURANTE A CIRURGIA CAROTÍDEA

A localização mais frequente da placa ateromatosa obstrutiva é na bifurcação da carótida comum, na qual estão situados os barorreceptores que regulam a pressão arterial. Esse sistema é constituído por receptores periféricos, via aferente nervosa, centro vasomotor no bulbo e vias eferentes por meio dos nervos simpático e vago. Os receptores periféricos estão situados entre as lâminas média e adventícia, na origem da artéria carótida interna, no seio carotídeo. A estimulação dos barorreceptores, ao aumentar a pressão arterial, causa efeito inibitório do centro vasomotor, o que determina estimulação vagal e vasodilatação, com consequente diminuição de frequência cardíaca e pressão arterial.[42]

Os pacientes candidatos à cirurgia da artéria carótida são, em sua maioria, idosos, e muitos apresentam HAS e alterações cerebrais localizadas. Todos esses elementos alteram a resposta normal do arco barorreflexo. Na HAS, os mecanismos reflexos desencadeados pelo barorreceptor contra a elevação da pressão arterial ocorrem somente a partir de valor mais elevado (resetting) da pressão arterial.

Pela localização dos barorreceptores, tanto o pinçamento carotídeo como a dissecção da artéria carótida durante a cirurgia podem alterar o funcionamento do barorreflexo. O pinçamento da carótida diminui, de maneira significativa, a tensão no nível do seio carotídeo, o que aumenta o tônus simpático periférico. A elevação da pressão arterial que ocorre normalmente não é muito grande, em virtude da estimulação do arco reflexo contralateral e do efeito da anestesia no arco barorreflexo. A elevação do tônus simpático, secundária ao pinçamento, aumenta, também, o tônus do sistema capacitivo. O aumento do retorno venoso pode elevar a pressão arterial e provocar, em pacientes com reserva cardíaca limitada, aumento da pressão de enchimento ventricular e alteração da perfusão subendocárdica do miocárdio.[42]

Por outro lado, a estimulação do seio carotídeo durante a cirurgia pode provocar hipotensão e bradicardia. A remoção cirúrgica da placa ateromatosa na região da bifurcação da carótida aumenta, temporariamente, a pressão transmural nos barorreceptores. Como resultado, tem-se efeito inibitório no centro vasomotor, com aumento da atividade vagal, e ocorrência de hipotensão e bradicardia, principalmente após o pinçamento carotídeo. Pode-se corrigir ou atenuar a bradicardia e a hipotensão por meio da infiltração com anestésico local da região do seio carotídeo, no entanto essa técnica deve ser indicada somente em situações especiais, porque retira do organismo um mecanismo regulador importante da pressão arterial, aumentando a incidência de HAS no pós-operatório.[43]

PROTEÇÃO DE ÓRGÃOS EM CIRURGIA VASCULAR

Rins

Disfunção renal pré-operatória e eventos no intraoperatório, como oclusão renal ou aórtica temporária, hipotensão arterial, diminuição do volume circulante e embolização da placa, podem provocar alterações renais importantes no pós-operatório. O pinçamento aórtico, mesmo o infrarrenal, modifica a circulação renal, em decorrência do aumento na resistência vascular renal, com consequente diminuição do fluxo sanguíneo nesse órgão.[43] Ocorre, também, alteração do fluxo sanguíneo intrarrenal, com diminuição do fluxo sanguíneo cortical renal. Essas alterações renais persistem algumas horas após o pinçamento e, em alguns pacientes, até alguns meses. Já as eventuais mudanças do ritmo de filtração glomerular que ocorrem são temporárias. Caso o pinçamento seja suprarrenal, há um período de isquemia renal, e os eventos renais tornam-se muito mais significativos, com prolongado decréscimo pós-isquêmico do fluxo sanguíneo renal e do ritmo de filtração glomerular.[44] Após a liberação do fluxo sanguíneo aórtico, podem ocorrer alterações neuro-hormonais, como ativação do sistema renina–angiotensina–aldosterona e liberação de mediadores. O maior efeito da angiotensina II é o aumento da resistência vascular renal, além do aumento da reabsorção de sódio pelos túbulos renais, por efeito direto. A liberação de mioglobinas das extremidades isquêmicas pode interferir na formação de óxido nítrico nos rins, provocando vasoconstrição e diminuição do fluxo sanguíneo renal.

Assim, podem ocorrer insuficiência renal após reparo de aneurisma aórtico, secundária à disfunção renal pré-operatória, isquemia renal durante o período de pinçamento aórtico, interrupção do fluxo sanguíneo renal por trombo ou êmbolo, hipovolemia e hipotensão arterial. A otimização da hemodinâmica cardiovascular é a principal medida de proteção renal. A perfusão renal depende de pressão de perfusão média adequada, que é a diferença entre a PAM e a contrapressão venosa, mais frequentemente medida pela PVC. Os dois principais fatores modificáveis no período peroperatório são PAM e PVC. A diminuição da PAM está relacionada à isquemia renal e à insuficiência renal aguda. Os dados de pacientes com insuficiência cardíaca descompensada sugerem que PVC elevada sinaliza congestão de órgão-alvo, incluindo congestão renal, aumentando o risco de doença renal por isquemia e disfunção. Essa situação é especialmente agravada pela hipotensão arterial. Além disso, a pressão de perfusão média baixa (a diferença entre PAM e PVC) pode elevar a gravidade da lesão renal.[26] Para isso, as pressões de enchimento do ventrículo esquerdo devem ser mantidas ou um pouco elevadas.[45] O hormônio atrial natriurético, secretado em resposta ao aumento da pressão atrial, determina diurese, natriurese e diminuição da resistência vascular renal. Níveis de pressões do enchimento ventricular abaixo da normalidade são estímulos para que ocorra vasoconstrição renal.

O uso de diuréticos e outros fármacos para aumentar a perfusão renal ou minimizar efeitos nefrotóxicos ainda é bastante controverso. Alguns anestesiologistas utilizam o manitol imediatamente antes do pinçamento aórtico. Os efeitos benéficos da terapia com manitol (0,5 g/kg) incluem aumento do volume intravascular, com elevação da pré-carga e do débito cardíaco, acréscimo do fluxo sanguíneo renal secundário à liberação de peptídio natriurético atrial e de prostanoides vasodilatadores renais, aumento do ritmo de filtração glomerular e do débito urinário por diurese osmótica, facilitando a eliminação de *debris* dos túbulos, e diminuição da descamação de células endoteliais.[1] A terapia com manitol também atua na eliminação de radicais livres, com possível afeito atenuador da lesão de reperfusão; entretanto, não existem trabalhos científicos atuais que corroborem seu uso como agente de prevenção de lesões renais.[46] Os efeitos potencialmente negativos incluem hipervolemia inicial, seguida de hipovolemia e hipernatremia, produzidas pela diurese osmótica sustentada sem adequada reposição volêmica.

A furosemida, um diurético de alça, bloqueia a reabsorção do sódio na porção ascendente da alça de Henle. Os efeitos benéficos da furosemida (5 a 50 mg) na prevenção de lesão renal aguda incluem aumento dos fluxos sanguíneo renal e urinário, prevenindo a obstrução tubular e a redução do consumo de oxigênio pelas células tubulares renais, devido à diminuição da reabsorção tubular. De acordo com a literatura científica atual, não existem dados que apoiem o uso de furosemida na prevenção de lesão renal aguda.[46] Deve-se considerar também que a terapia com diuréticos somente deve ser utilizada se houver reposição adequada de líquidos e de eletrólitos; caso contrário, pode ser mais danosa do que benéfica.

A dopamina em baixas doses (0,5 a 3 mg/kg/min) já foi muito utilizada para prevenir disfunções renais, com base na sua habilidade de aumentar o fluxo sanguíneo renal e o ritmo de filtração glomerular, além de induzir a natriurese, entretanto, os estudos não demonstraram efeito benéfico da dopamina na função renal. Assim, segundo os autores, a dopamina, deve ser excluída do arsenal farmacêutico para prevenção e tratamento da lesão renal aguda.[46] Seu uso deve restringir-se aos pacientes que podem beneficiar-se dos seus efeitos hemodinâmicos.

Outros fármacos estão sendo testados com o intuito de fornecer melhor proteção renal, como peptídio atrial natriurético, acetilcisteína e fenoldopam (agonista seletivo para receptores dopaminérgicos-1), tendo este último apresentado resultados promissores. Porém, esses fármacos não têm sido referendados na proteção de insuficiência renal aguda.[46] Deve-se ressaltar a importância da otimização da função renal no pré-operatório, conferindo tempo adequado para a recuperação dessa função depois da injeção de contraste iodado, no preparo pré-operatório (angiografia). Um dos fatores mais importantes na prevenção da lesão renal pós-operatória continua sendo uma boa hidratação, para manutenção do fluxo sanguíneo renal durante o pinçamento e logo após o despinçamento aórtico.

Pulmões

As alterações pulmonares associadas ao pinçamento e ao despinçamento aórticos são decorrentes do aumento da resistência vascular pulmonar, particularmente após o despinçamento, e da permeabilidade microvascular pulmonar, com formação de edema pulmonar. Os mecanismos envolvidos nesse processo incluem hipervolemia pulmonar e efeito de mediadores, como tromboxano, radicais livres de oxigênio e anafilatoxinas.

Miocárdio

A maior incidência de morbidade e mortalidade relacionada com cirurgia da aorta tem origem cardíaca. Fatores que afetam os resultados incluem a ação dos anestésicos na circulação coronariana e no sistema vascular, o estresse resultante do ato cirúrgico, consequências hemodinâmicas do pinçamento e do despinçamento da aorta, alterações da coagulação e da função pulmonar, e a dor no pós-operatório. Tem-se relatado a associação da isquemia miocárdica a alterações hemodinâmicas, espasmo coronariano e desvio de fluxo intraventricular.

A anestesia deve pautar-se na prevenção da taquicardia, hipotensão diastólica, aumento da pré-carga, hipocarbia e exacerbação de reflexos. Deve-se, também, evitar diminuição na liberação de oxigênio, que pode ocorrer no caso de alcalemia, anemia, hipoxia e diminuição do índice cardíaco. Segundo alguns estudos, durante o pinçamento de aorta em pacientes com história conhecida de DAC, registram-se 30% de incidência de isquemia miocárdica, mesmo em pinçamento infrarrenal.

Medula espinal

O registro da incidência de paraplegia, complicação devastadora da reparação cirúrgica da aorta torácica descendente, é bastante inconstante entre os autores, com variações de 1 a 38% dos casos. Idade superior a 70 anos, aterosclerose e operações de emergências aumentam, significativamente, o risco dessa complicação indesejável. A incidência de paraplegia depende de vários fatores, como doença preexistente da aorta, nível e duração do pinçamento aórtico, pressão liquórica, circulação colateral e medidas profiláticas instituídas.[47]

A drenagem do líquido cefalorraquidiano durante a cirurgia, embora controversa, é recomendada por vários autores com o objetivo de oferecer proteção medular. Na tentativa de manter a pressão entre 5 e 15 mmHg, podem ser drenados 15 a 20 mℓ de liquor a cada 15 minutos, até um limite de 50 mℓ. Acima desses valores, corre-se o risco de herniação medular. Por via venosa, recomenda-se, em conjunto com a drenagem liquórica, a utilização de papaverina intratecal por oferecer proteção adicional à medula espinal. Alguns autores também utilizam hipotermia por meio de circulação extracorpórea.

Intestino

Após cirurgia aórtica, a incidência de complicações gastrintestinais varia de 1,5 a 7,3%, com alta mortalidade, que pode chegar a 40%.[1] A artéria mesentérica inferior origina-se da aorta de L1-L5. O pinçamento infrarrenal da aorta geralmente altera muito pouco o fluxo sanguíneo esplâncnico; no entanto, quando o pinçamento é suprarrenal ou supracelíaco, pode haver diminuição desse fluxo. Durante a cirurgia, também pode ocorrer ligadura da artéria mesentérica inferior, principalmente no aneurisma roto da aorta, que causa isquemia de parte do cólon e do reto. Essa complicação é relativamente rara, com incidência de 0,1%, mas com elevada mortalidade (80%), em virtude da ocorrência de translocação bacteriana. A manipulação do intestino durante a cirurgia pode provocar tração mesentérica, geralmente associada a hipotensão e taquicardia, e à liberação de prostaglandinas vasodilatadoras, como a prostaciclina. Normalmente, esse quadro apresenta duração de 20 a 30 minutos, podendo desencadear HAS, em função do aumento dos níveis de tromboxano. O tratamento da síndrome da tração mesentérica somente será realizado se forem identificados os sintomas, o que inclui a administração de líquidos e de vasoconstritores.

Cérebro

Alguns métodos de proteção cerebral têm sido utilizados para compensar a redução do fluxo sanguíneo cerebral durante o pinçamento da artéria carótida. A redução do consumo de oxigênio cerebral pode ser realizada por meio da hipotermia ou pelo uso de fármacos. Em função do risco de disritmias cardíacas, a hipotermia acentuada (< 33°C) deve ser evitada. Hipotermia leve (34°C) pode ser obtida pelo uso de colchão térmico ou por infusões de soluções geladas. O real benefício dessa medida não está bem determinado, mas deve haver aquecimento do paciente assim que houver o despinçamento carotídeo, para evitar que no despertar anestésico o paciente apresente tremores e eventual isquemia miocárdica.

O aumento da oferta de oxigênio ao cérebro pode ser feito por hipercarbia, infusão de acetazolamida, indução de HAS por fármacos e por *shunt*. A hipercarbia provoca vasodilatação cerebral e elevação do fluxo sanguíneo total cerebral; no entanto, o acréscimo do dióxido de carbono provoca a "síndrome do roubo", com diminuição do fluxo sanguíneo na área isquêmica e aumento nas regiões vizinhas, sem outras alterações. A hipercarbia também provoca estimulação simpática, com elevação da demanda de oxigênio e da predisposição às disritmias pelo miocárdio. Por outro lado, a hipocarbia diminui o fluxo sanguíneo cerebral nas regiões sem alterações do cérebro, mas, paralelamente, aumenta a perfusão na área isquêmica. Por isso, durante a cirurgia de carótida, é aconselhável a manutenção de normocarbia ou de leve hipocarbia.

A indução de HAS pode ser um método atrativo para elevar o fluxo sanguíneo cerebral, porém alguns estudos têm demonstrado que ela é eficaz apenas quando a circulação colateral é eficiente. Considerando-se que a HAS induzida também aumenta o trabalho cardíaco e o risco de hemorragia e edema cerebrais, o método não tem sido bem aceito. A manutenção de boa pressão de perfusão sistêmica, evitando-se e corrigindo rapidamente eventuais hipotensões, é considerada o melhor mecanismo para manutenção do fluxo sanguíneo cerebral.

O *shunt* temporário para assegurar perfusão cerebral adequada pode causar embolização quando a artéria carótida é pinçada e, por isso, seu uso somente se justifica em pacientes selecionados, com perfusão insuficiente demonstrada por monitoramento intraoperatório, ou que já apresentavam infarto cerebral no pré-operatório e nos quais o monitoramento cerebral pode não ser suficientemente sensível na detecção de hipoperfusão.

CIRURGIA DE EMERGÊNCIA PARA ANEURISMA ROTO DA AORTA

A ruptura de aneurisma da aorta sempre necessitará de cirurgia de emergência, no mais curto período de tempo possível, para que não se torne fatal. O quadro clínico característico é de dor torácica e/ou abdominal, hipotensão e taquicardia. Felizmente, a maioria das rupturas de aneurisma abdominal ocorre no retroperitônio, onde fica contido, proporcionando algumas horas para o diagnóstico e a realização da operação. Nesse caso, a mortalidade é menor (20 a 40%), mas quando a ruptura do aneurisma ocorre na cavidade peritoneal (em 25% dos casos) ou é torácica, a mortalidade aproxima-se de 100%. As prioridades nessa cirurgia são o tratamento do choque hipovolêmico e o controle da aorta proximal por meio de laparotomia ou toracotomia, que exige esforços integrados da equipe envolvida.

A preparação do paciente para a cirurgia deve ser a mais rápida possível e envolve cateterismo de duas veias com cateter 14 ou 16 G para rápida infusão de volume; coleta de amostra sanguínea para determinação do hematócrito e da hemoglobina, e exames bioquímicos, além de tipagem sanguínea e prova cruzada, com solicitação de, pelo menos, 6 unidades de sangue; infusão de soluções cristaloides e/ou coloides para aumentar a pressão arterial sistólica para 80 a 100 mmHg. Devem-se evitar pressões mais altas por causa da possibilidade de aumento do sangramento, o qual pode desfazer o tamponamento e provocar hemorragia intensa. O preparo de bombas de infusão com fármacos vasoativos deve ser solicitado (dopamina, dobutamina, norepinefrina e nitroprussiato de sódio).

Em relação ao monitoramento, frequentemente ele se inicia em condições pouco ideais, por causa da limitação do tempo; entretanto, há sempre a possibilidade de colocação de manguito de pressão, ECG contínuo, oxímetro de pulso e capnógrafo. Nessas situações, é necessária a presença de anestesiologistas auxiliares para otimizar os cuidados e a adequação do monitoramento. O cateterismo de via central depende das condições do paciente: se em franco choque hemorrágico, a colocação do cateter pode ser realizada após a indução anestésica; se em condições cardiocirculatórias estáveis, deve-se realizar rápida passagem do cateter em veia central, através das veias subclávia ou jugular interna direita. Em seguida, devem-se realizar cateterismo da artéria radial com cateter 20 G para medida direta da pressão arterial, coleta de sangue para análise gasométrica e medidas da variação da pressão sistólica ou da pressão de pulso com a respiração controlada. As sondas vesical e nasogástrica somente devem ser introduzidas após o início da anestesia e de estar bem estabelecido o relaxamento muscular, para se evitarem movimentações e reações do paciente, que podem interferir no tamponamento sanguíneo abdominal.

A indução da anestesia também depende da situação volêmica do paciente. Se a pressão sanguínea e a frequência cardíaca estiverem estáveis, pode-se realizar intubação traqueal e, depois, indução anestésica com sequência rápida: pré-oxigenação; pequenas doses de opioides, dando-se preferência à alfentanila pelo seu início de ação mais rápido que o dos demais opioides; pequenas doses de hipnótico, com preferência pelo etomidato, por seus mínimos efeitos cardiovasculares. Como bloqueador neuromuscular, a escolha é pelo brometo de rocurônio, por sua ação rápida (60 a 90 segundos), quando utilizado em doses de 0,9 mg/kg, e pequenos efeitos cardiovasculares. Na falta deste, pode-se utilizar a succinilcolina (1 mg/kg). Deve-se evitar que o paciente apresente reações de movimentação e também cardiocirculatórias à intubação traqueal, pois o tamponamento pode desfazer-se, com consequente aumento do sangramento.

O uso de baixas doses de cetamina (0,3 a 0,5 mg/kg) pode ser útil na manutenção da estabilidade hemodinâmica, diminuindo a dose do opioide e do hipnótico.

Nas situações em que o paciente se encontrar em franco choque hemorrágico, a intubação traqueal deve ser realizada imediatamente, precedida ou não de pequenas doses de opioides, cetamina e hipnótico, sob ventilação com O_2 a 100%. Quase simultaneamente, o cirurgião inicia a laparotomia ou a toracotomia para pinçamento da aorta. Se a hemorragia for controlada rapidamente e houver estabilização da dinâmica cardiovascular, a anestesia deve ser conduzida de maneira similar à que é realizada em cirurgia eletiva da aorta. No entanto, se a hemorragia não for controlada rapidamente e não houver estabilidade hemodinâmica, todos os esforços da equipe anestesiológica devem voltar-se para a reposição volêmica, e não para o monitoramento.

No período pós-operatório, as complicações são semelhantes às da cirurgia aórtica realizada como rotina, mas com incidência consideravelmente maior e com mortalidade muito mais elevada.

ANESTESIA PARA CIRURGIA ENDOVASCULAR

Cirurgia endovascular de aorta é importante alternativa para as técnicas cirúrgicas convencionais. Anestesia local com sedação, bloqueios regionais e raquídeos (subaracnóideo e peridural) ganharam espaço em relação à anestesia geral para a realização de cirurgia endovascular de aorta, considerando que houve avanço importante dos centros em relação as técnicas utilizadas, assim como houve ganho de experiência, possibilitando que os procedimentos fossem realizados em períodos de tempo mais curtos.[1] A necessidade de opioides geralmente é pequena, e a dor pós-operatória é facilmente tratada. O uso de técnicas associadas (anestesia local com sedação com dexmedetomidina, raquianestesia com sedação com dexmedetomidina ou alvo-controlada de propofol, e peridural contínua com máscara laríngea) é geralmente bem aceito. Apesar disso, alguns fatores devem ser considerados antes de se optar por uma técnica anestésica, como: coagulopatias ou uso prévio de heparina, altura do enxerto, acesso cirúrgico, duração e gravidade do caso. Alguns estudos demonstram que as anestesias local e regional podem reduzir a admissão à unidade de terapia intensiva (UTI), o período de internação e as complicações.[48,49] Revisão sistemática mostrou que, comparativamente à anestesia geral, o bloqueio local usado para cirurgias endovasculares de emergência determinou menor incidência de mortalidade até o 30º dia de pós-operatório.[50]

Em cirurgias com alto potencial de conversão para cirurgia aberta, em cirurgias demoradas (com mais de 4 horas de duração) e nos casos em que é necessário o uso de ecocardiografia transesofágica, a anestesia geral é bem indicada.[1] A anestesia peridural contínua parece ser excelente alternativa, com doses fracionadas de anestésicos locais para se evitar hipotensão inicial importante, contudo a adoção dessa técnica merece atenção quanto ao uso de heparina no transoperatório, devido à possibilidade de o paciente apresentar sangramento no espaço peridural, com formação de hematoma e necessidade de laminectomia descompressiva de urgência. Em cirurgias de menor duração e com enxertos mais baixos, a raquianestesia com punção única pode ser boa opção.

Apesar da pequena necessidade de reposição volêmica, o potencial para rápida perda sanguínea é alto. Por isso, acesso venoso periférico calibroso (cateter 16 ou 14 G), acesso venoso central e de artéria periférica sempre são recomendados. Amostras de sangue devem ser coletadas para tipagem e prova cruzada, com reserva de algumas bolsas de concentrado de hemácias para eventual necessidade. Agentes inotrópicos e vasoativos, com as respectivas bombas de infusão, devem estar em fácil acesso. O aquecimento do paciente geralmente é necessário, principalmente em procedimentos mais prolongados e considerando o ambiente das salas de operação com temperaturas bem baixas.

ANESTESIA PARA CIRURGIA DE IMPLANTAÇÃO DE FÍSTULA ARTERIOVENOSA

Há consenso na literatura de que a anestesia regional melhora os parâmetros hemodinâmicos em comparação à anestesia local durante a confecção cirúrgica da fístula arteriovenosa. Revisão sistemática da literatura mostrou que a anestesia regional determinou taxas de permeabilidade primária mais altas de fístulas arteriovenosas e melhor fluxo sanguíneo local em comparação com a anestesia local; no entanto, ambos os procedimentos foram comparáveis em termos de taxas de falha primária e complicações pós-operatórias.[51]

PERÍODO PÓS-OPERATÓRIO

Durante o período de recuperação de cirurgia vascular, os pacientes podem apresentar alterações cardíacas, respiratórias e renais. Por isso, justifica-se a manutenção do mesmo monitoramento empregado durante a cirurgia, além de especial atenção nos dias subsequentes à operação. Muitos desses pacientes são admitidos em UTI, principalmente os que foram submetidos à cirurgia aórtica.

Isquemia do miocárdio e morbidade cardíaca ocorrem com maior frequência no período pós-operatório dos pacientes submetidos a cirurgias vasculares. Assim, os determinantes do suprimento e da demanda do miocárdio precisam ser otimizados, e as causas principais da isquemia miocárdica, como dor, anemia, hipotermia, hipovolemia e taquicardia, devem ser prevenidas e tratadas. A terapia com betabloqueadores e estatinas deve ser continuada no período pós-operatório.[5,52]

Outras complicações podem ocorrer, como sangramento por efeito da heparina residual, coagulopatia dilucional, HAS ou por motivos técnicos e/ou cirúrgicos. Hipovolemia após cirurgia da aorta é frequente em decorrência de sangramentos. A temperatura central deve ser controlada em todos os pacientes por estar associada ao aumento da incidência de morbidade cardíaca.[53]

ANALGESIA

A dor pós-operatória é um dos principais fatores que contribuem para a resposta do estresse cirúrgico. Várias técnicas para promover boa analgesia pós-operatória em pacientes submetidos à cirurgia vascular tem sido utilizadas, com bons resultados.[1,54] Entre as opções estão os opioides no espaço subaracnóideo, com preferência pela morfina, por sua menor lipossolubilidade e maior tempo de ação; os opioides e/ou anestésicos locais no espaço peridural, tendo como vantagens a possibilidade do emprego de cateter de peridural e a utilização de doses fracionadas ou em infusão contínua de fármacos analgésicos, além do uso de bomba de infusão programável, com a qual o paciente controla a demanda do analgésico (PCA, do inglês *patient-controlled analgesia*). O uso de anestésicos locais por via peridural, bem como de adjuvantes, como clonidina, deve ter a sua utilização avaliada criteriosamente, pois constantemente os pacientes em pós-operatório de cirurgia vascular de grande porte encontram-se hemodinamicamente instáveis ou com déficit de volume, podendo apresentar quadro de hipotensão arterial importante. O uso da PCA também pode ser feito por meio de infusão venosa, possibilitando a utilização de uma série de fármacos, como morfina, fentanila e metadona.

Na ausência de mecanismos de infusão contínua, doses únicas sob demanda (o famoso "se necessário", ou "aos cuidados médicos") devem ser evitadas, pois sua eficácia é questionável, ocasionando janelas e sobredoses farmacológicas. Deve-se optar por doses fixas de horário, com quantidade, intervalo e forma de administração obedecendo à farmacocinética do medicamento escolhido e de acordo com a avaliação da intensidade da dor por meio de escalas de dor.

As referências bibliográficas deste capítulo se encontram no Ambiente de aprendizagem do GEN.

46

Alterações Metabólicas e Hemodinâmicas Relacionadas com a Cirurgia da Aorta

Rodrigo Gibin Jaldin ■ Laís Helena Navarro e Lima ■ Rodrigo Moreira e Lima

Resumo

Existem grandes desafios na abordagem ao paciente submetido à cirurgia aórtica, seja no período intraoperatório ou no pós-operatório. Trata-se de indivíduos com diferentes comorbidades e limitações adaptativas cardiorrespiratórias, que realizaram cirurgia de grande porte com alta demanda metabólica decorrente das modificações fisiológicas que ocorrem no intraoperatório. Dentre as alterações fisiológicas, podem ser citadas: interrupção de fluxo e liberação de fluxo aórtico, perda sanguínea, oscilações hemodinâmicas e ácido-básicas, estresse inflamatório e descarga catecolaminérgica em resposta ao trauma cirúrgico. Diante das complicações mencionadas, o entendimento da fisiopatologia da condição, das etapas do procedimento cirúrgico, a habilidade em interpretar dados de monitoramento e utilizar o arsenal farmacológico para manter estabilidade hemodinâmica, e o reconhecimento precoce dessas complicações, são cruciais para o manejo peroperatório desses pacientes. Neste capítulo, objetiva-se revisar as questões relacionadas com as alterações metabólicas e hemodinâmicas induzidas por procedimentos aórticos e sua abordagem racional.

Palavras-chave: doenças da aorta; aneurisma aórtico; choque cirúrgico; traumatismo por reperfusão; cuidados críticos.

INTRODUÇÃO

O manejo peroperatório dos pacientes submetidos à cirurgia da aorta é desafiador, em virtude da incidência frequente de comorbidades, da faixa etária dos pacientes (idosidade), dos estresses metabólico e hemodinâmico associados à síndrome de isquemia-reperfusão resultante do pinçamento e do despinçamento vasculares intraoperatórios, e do desenvolvimento de possíveis lesões isquêmicas em órgãos-alvo, incluindo cérebro, coração, rins e medula espinal. Como resultado, a morbidade e a mortalidade peroperatórias são mais frequentes em pacientes submetidos à cirurgia vascular do que na maioria dos outros procedimentos cirúrgicos.[1,2]

Além das alterações hemodinâmicas, das perdas sanguíneas abruptas e das consequências da isquemia-reperfusão, esses pacientes, em sua maioria, são portadores de aterosclerose sistêmica com comprometimento variável das funções cardíaca, pulmonar e renal.[2] Dessa maneira, para a obtenção de resultados satisfatórios, é fundamental a integração entre anestesista, cirurgião e intensivista. Os cuidados peroperatórios devem ser direcionados para a preservação da função dos órgãos-alvo, com ênfase especial na disfunção cardíaca, que é a causa mais importante de morbidade pós-cirurgia de aorta.[3] O rigoroso controle intraoperatório da pressão arterial (PA), da volemia e da função cardíaca é essencial, pois breves períodos de hipotensão ou hipertensão podem desencadear isquemia miocárdica e instabilidade hemodinâmica graves.[4] Por esse motivo, o entendimento da fisiopatologia da doença, o conhecimento do procedimento cirúrgico, a habilidade para interpretar dados de monitoramento hemodinâmico e para administrar o arsenal farmacológico disponível são cruciais para o manejo desses pacientes.

Em situação de urgência, especificamente no aneurisma roto da aorta abdominal, o quadro de instabilidade hemodinâmica, a perda sanguínea extrema e a necessidade de procedimento sem otimização clínica prévia aumentam significativamente o risco.[5-7] É interessante mencionar que todo avanço tecnológico presenciado nas últimas décadas não teve impacto significativo na taxa de mortalidade dos pacientes com aneurisma de aorta abdominal.[6] Os principais preditores de mortalidade peroperatória em pacientes submetidos a cirurgia de emergência para a correção de aneurisma de aorta são: idade avançada, anemia grave, trombocitopenia, choque hipovolêmico persistente com acidose metabólica e altos níveis de lactato, maior necessidade de transfusão de hemoderivados, elevado sangramento intraoperatório e débito urinário (DU) diminuído no transoperatório.[7]

Mesmo enfatizando a cirurgia aórtica convencional, este capítulo menciona também disfunções decorrentes das intervenções aórticas endovasculares. Ainda que essas intervenções reduzam as complicações relacionadas com o pinçamento aórtico e o acesso cirúrgico, observa-se que a disfunção renal ainda é comum após a correção endovascular do aneurisma da aorta abdominal, que as taxas de isquemia medular nas abordagens da aorta torácica e toracoabdominal não são desprezíveis e que pode ser necessário interromper temporariamente o fluxo sanguíneo por meio do posicionamento de balão de oclusão em situações de ruptura da aorta, instabilidade hemodinâmica ou de lesões iatrogênicas secundárias ao procedimento.[8,9] Independentemente do tipo de reconstrução da aorta, o controle das complicações pós-operatórias é semelhante, e a rapidez de ação em qualquer instabilidade hemodinâmica é fundamental para evitar a disfunção de múltiplos órgãos.

DISFUNÇÃO HEMODINÂMICA

Fisiopatologia e abordagem inicial

A cirurgia da aorta é caracterizada por intensas e abruptas alterações hemodinâmicas, pois requer incisões e dissecções extensas, pinçamento e despinçamento da aorta e, eventualmente, de seus principais ramos, duração variável do tempo de isquemia-reperfusão dos órgãos-alvo, deslocamento de fluidos entre os compartimentos corporais e flutuações significativas de temperatura, além de ativação maciça das respostas neuro-humorais e inflamatórias. Diante disso, é essencial que a comunicação entre a equipe clínico-anestésico-cirúrgica responsável pelo tratamento do paciente seja clara e objetiva.

A fisiopatologia do pinçamento aórtico é complexa e dependente de múltiplos fatores; dentre eles, destacam-se: função ventricular esquerda, grau de circulação colateral periaórtica, volume circulante efetivo e distribuição do volume sanguíneo, ativação do sistema nervoso autônomo simpático, assim como técnica e agentes anestésicos empregados. A maioria das cirurgias para reparação de aneurisma de aorta necessita de pinçamento em nível infrarrenal, porém, em situações como nos aneurismas toracoabdominais, o pinçamento suprarrenal ou supracelíaco é necessário. Níveis mais altos de interrupção de fluxo cursam com repercussões significativas no sistema cardiovascular. As complicações isquêmicas relacionadas com o pinçamento aórtico podem resultar em insuficiência renal e/ou hepática, coagulopatia, isquemia mesentérica e paraplegia.[10]

De modo geral, o pinçamento da aorta promove hipertensão e hiperfluxo proximais, e nos territórios abaixo do pinçamento, ocorrem hipotensão e hipofluxo.[1,2] O fluxo renal encontra-se reduzido mesmo em interrupção de fluxo na aorta infrarrenal,[1] como será discutido adiante. Nos casos de hipertensão grave, pode haver isquemia miocárdica e/ou cerebral. Em pacientes com reserva cardíaca normal, o uso de vasodilatadores de rápida ação pode controlar a hipertensão de maneira imediata, diminuindo a pressão intraventricular e favorecendo o fluxo sanguíneo subepicárdico, com preservação da contratilidade durante o pinçamento.[1,2] A associação de nitroglicerina, que ajusta a pré-carga e promove vasodilatação coronariana, com nitroprussiato, que diminui a pós-carga, atende a esse objetivo. Em pacientes com reserva cardíaca limitada e nos pinçamentos torácicos, entretanto, deveria estar disponível a derivação temporária de fluxo (*bypass* atriofemoral), possibilitando a perfusão tecidual distal à interrupção de fluxo, o que reduz o risco de insuficiência ventricular.[11]

A resposta hemodinâmica decorrente do despinçamento depende de uma série de fatores, incluindo local da interrupção de fluxo, tempo total de pinçamento e volume intravascular.[12] A hipotensão é a resposta hemodinâmica mais comum após a liberação do fluxo aórtico, principalmente no pinçamento supracelíaco. Há intensa hiperemia reativa nos territórios previamente isquêmicos e a hipovolemia central relativa é o principal mecanismo da hipotensão. A liberação para a circulação de mediadores vasoativos e cardiodepressores provenientes dos tecidos isquêmicos também contribui para o agravamento da hipotensão.

Administração de fluidos precedendo o despinçamento é fundamental para evitar o choque distributivo. Aproximadamente 500 mℓ de volume devem ser administrados imediatamente antes do despinçamento infrarrenal, e maior quantidade de volume pode ser fornecida previamente ao despinçamento supracelíaco, atentando-se para hiperidratação.

Obviamente, se estiverem sendo utilizados medicamentos vasodilatadores, sua administração deve ser reduzida gradualmente e interrompida antes da liberação do fluxo sanguíneo.[10]

O despinçamento lento e progressivo, concomitante com a reposição volêmica, é a estratégia fundamental para evitar a hipotensão arterial. Em casos de hipotensão refratária, a aorta pode ser novamente pinçada, na tentativa de restabelecer imediatamente a PA e a pressão de perfusão coronariana.[1]

Manter valores pressóricos ligeiramente mais elevados após o despinçamento pode ser uma opção, visando ao incremento das perfusões renal e medular.[13] O fato de a cirurgia para reparação de aneurisma de aorta envolver grande risco de hemorragia, devem-se considerar valores pressóricos individualizados, o que se mostra crucial nos pacientes com a parede aórtica mais frágil e friável, particularmente na síndrome de Marfan.[14]

Parâmetros para monitoramento hemodinâmico

A habilidade em avaliar o volume intravascular circulante efetivo é parte essencial dos cuidados peroperatórios e do manejo da instabilidade hemodinâmica. O volume insuficiente culmina em diminuição da oxigenação tecidual e disfunção de órgãos, ao passo que a hipervolemia resulta em edema e insuficiência respiratória. O uso indiscriminado de medicações inotrópicas e vasoconstritoras em pacientes hipovolêmicos pode ser ainda mais deletério e causar piora dos desfechos clínicos.[15]

Atualmente, considera-se que a reposição volêmica peroperatória deva basear-se na responsividade do paciente à administração de fluidos. Essa responsividade corresponde à habilidade cardíaca do paciente em lidar com variações de volume de enchimento, modificando a capacidade sistólica e, consequentemente, o débito cardíaco.[16] Por meio de mecanismos cardíacos adaptativos, podem-se determinar o limite da manutenção da homeostase circulatória apenas com a reposição de fluidos e o momento necessário de utilização de medicações vasoativas de modo adjuvante.

Os parâmetros que norteiam a avaliação do volume circulante variam desde o exame clínico (inspeção do enchimento venoso,

das mucosas e do turgor da pele), até métodos convencionais não invasivos (frequência cardíaca [FC] e PA), invasivos (pressão venosa central [PVC] e cateterismo da artéria pulmonar) ou minimamente invasivos, como a avaliação do débito cardíaco por meio da análise da curva de pressão arterial invasiva (PAI). Independentemente do método escolhido, a avaliação precisa do volume intravascular é um grande desafio, principalmente no período peroperatório. Para diagnosticar alterações no volume intravascular efetivo circulante, devem-se considerar os vários eventos clínicos e fisiológicos que ocorrem durante cirurgia, como sangramentos, trauma cirúrgico, DU e perdas insensíveis.

O monitoramento hemodinâmico convencional, constituído da avaliação da FC e da PA, é falho na detecção de hipovolemia incipiente ou oculta, o que ocorre frequentemente em pacientes cirúrgicos e contribui sobremaneira para perfusão tissular inadequada e, consequentemente, aumento de complicações pós-operatórias. Apesar de a hipotensão identificar o paciente em estado hipovolêmico grave, nem todos os indivíduos em choque apresentam hipotensão.[17] Embora a taquicardia também seja um sinal clássico de hipovolemia, a avaliação do volume intravascular com base na FC tem baixas especificidade e sensibilidade.[18]

Tradicionalmente, a medida da PVC tem sido usada para guiar a terapia com fluidos.[19] Apesar de refletir uma aproximação da pressão do átrio direito, que é determinante da pressão de enchimento do ventrículo direito, dados provenientes de mais de 100 estudos não demonstraram relação entre alterações de PVC e responsividade a fluidos em vários cenários clínicos.[20] O monitoramento da pressão de oclusão da artéria pulmonar (POAP), além de mais invasivo, também mostrou-se deficiente em avaliar a resposta hemodinâmica à reposição volêmica em hipovolemia.[21] Por esse motivo, técnicas envolvendo a ecocardiografia (avaliação do diâmetro da veia cava inferior e da área do ventrículo esquerdo ao fim da diástole) ganharam notoriedade na avaliação do volume intravascular. Apesar disso, a experiência com esses índices estáticos foi desapontadora na determinação do volume intravascular, além da necessidade de ser executado por equipe altamente especializada.[22]

Estudos têm demonstrado que a avaliação da interação do pulmão com o coração durante a ventilação mecânica seria uma alternativa minimamente invasiva, contínua, eficaz e fidedigna para a definição do estado volêmico dos pacientes. Esses meios de monitoramento hemodinâmico são denominados índices dinâmicos, em comparação com os índices conhecidos como estáticos (FC, PA, PVC, POAP etc.). Entre os indicadores dinâmicos, especificamente, a variação da pressão sistólica (VPS), a variação do volume sistólico (VVS) e a variação da pressão de pulso (VPP), derivadas da análise da curva de PAI, mostraram ser preditores eficientes para avaliação da responsividade à administração de fluidos durante episódios de hipovolemia.[22,23] Esses índices, entretanto, também apresentam limitações e têm de ser interpretados de acordo com o contexto clínico do paciente. Em situações de arritmia cardíaca, de ventilação espontânea, ou de esforço respiratório, os resultados originados por esse tipo de monitoramento perdem sua acurácia.[24] Além disso, é necessária ventilação mecânica com volume corrente superior a 8 mℓ · kg^{-1}, haja vista que o volume corrente parece exercer influência significativa nos valores de VVS e VPP obtidos quando volumes inferiores a 8 mℓ · kg^{-1} são empregados.[25] Outro fator que pode influenciar a acurácia dos índices dinâmicos de monitoramento hemodinâmico é o tônus vasomotor, pois variações vasoconstritivas podem provocar alterações inversamente proporcionais ao volume intravascular circulante efetivo.[26] Desse modo, seria previsível que medicamentos vasopressores diminuíssem os valores de VPP e VVS, e os vasodilatadores apresentariam efeito contrário, por promoverem um estado de hipovolemia relativa, porém, clinicamente demonstrou-se que apesar de VPP e VVS comportarem-se da maneira prevista à terapia com agentes vasodilatadores, os efeitos de agentes vasopressores nesses índices não foram significativos.[27]

A grande variedade de tipos de controle e técnicas de monitoramento peroperatório provoca insegurança na equipe médica envolvida nos cuidados dos pacientes em estado crítico. Desse modo, Vincent et al.[28] propuseram os seguintes princípios-chave para guiar a escolha do monitoramento hemodinâmico para os pacientes em estado crítico:

- Nenhuma técnica de monitoramento melhora os resultados clínicos isoladamente
- A necessidade de monitoramento varia durante o tempo de hospitalização do paciente, dependendo do local em que está internado e da disponibilidade e do treinamento da equipe envolvida no tratamento
- Não existe nenhum valor hemodinâmico ótimo que possa ser aplicado a todos os pacientes, tornando a leitura e a interpretação dos dados provenientes dos monitores individualizadas como guia terapêutico
- A integração e a combinação de múltiplas variáveis hemodinâmicas são necessárias para o tratamento correto do paciente
- A saturação venosa mista de oxigênio (Sv_{O_2}) pode auxiliar no diagnóstico correto do estado volêmico do paciente, e a saturação venosa central (Sv_{CO_2}) representa apenas uma aproximação do valor da Sv_{O_2}[29]
- O débito cardíaco fornecido pelos monitores disponíveis atualmente é estimado e não diretamente mensurado
- O monitoramento das mudanças dos parâmetros hemodinâmicos durante curto intervalo de tempo é crucial na avaliação da volemia dos pacientes (responsividade a fluidos)
- Medidas contínuas das variáveis hemodinâmicas são preferíveis ao monitoramento intermitente
- Ser minimamente invasivo não é a única questão pertinente do monitoramento hemodinâmico, sendo necessária a acurácia do método utilizado.

Reposição volêmica

Independentemente do tipo de distúrbio hemodinâmico com instabilidade de PA, a primeira intervenção deve ser a *reposição volêmica*.[30] Ressalta-se que quanto maior o aparato tecnológico empregado no monitoramento hemodinâmico e sua adequada interpretação, mais correta será a apreciação da condição volêmica. Deve-se considerar que, independentemente do fluido a ser utilizado, o importante é oferecer líquido ao paciente. A discussão sobre o tipo de fluido não deve se prolongar; a quantidade de líquido a ser infundida é o mais importante. A análise inicial costuma subestimar a real necessidade de reposição volêmica.[30,31]

Independentemente do local de pinçamento, é aconselhável que se inicie o processo de liberação de fluxo aórtico com pressões venosas (PVC e/ou POAP) em valores superiores a 20% aos do pré-pinçamento.[1] A utilização de albumina em pacientes em estado grave pode estar relacionada com o aumento da taxa de mortalidade e da pressão oncótica intersticial, e deve ser considerada com cautela. A utilização rotineira de cristaloides, apesar do deslocamento de parte importante do líquido infundido para espaço intersticial, ainda é a opção mais barata, de mais fácil acesso, com poucas contraindicações e resultados semelhantes aos dos coloides.[32,33]

Em metanálise realizada com mais de 1.500 pacientes provenientes de 38 diferentes estudos, sugere-se que não há superioridade de um tipo de fluido em relação a outro em relação a taxa de mortalidade, quando comparadas soluções coloides e cristaloides.[33] Apesar de haver benefícios comprovados na utilização de coloides em alguns parâmetros estudados, os autores recomendam cautela e orientam que, antes de qualquer conclusão sobre o assunto, sejam realizados novos estudos examinando a combinação de coloides e cristaloides em resultados a curto prazo, como necessidade de transfusão sanguínea, falência de órgãos-alvo e tempo de internação. Por fim, a solução salina hipertônica a 7,5% na dose de 4 mℓ/kg antes do despinçamento é alternativa viável.[11] A solução hipertônica tem como vantagens proporcionar normalização mais rápida da hemodinâmica macrovascular (pressão e débito cardíacos), além de atenuar os efeitos da lesão de reperfusão ao reduzir a lesão microvascular secundária à resposta inflamatória sistêmica.[34,35]

Para a correta decisão de quando, quanto e qual o tipo de solução deve ser administrado, recomenda-se responder aos quatro seguintes questionamentos:[36]

- A oxigenação tecidual está adequada? A oxigenação tecidual não é medida diretamente; desse modo, há três variáveis que podem ser utilizadas como substitutas da medida direta de oxigênio tecidual: Sv_{O_2}, Sv_{CO_2} e lactato, porém nenhuma dessas variáveis é capaz de determinar o déficit de oxigênio tecidual com precisão, porque são influenciadas por grande variedade de doenças e medicamentos[37]
- Como o débito cardíaco, principal determinante da oferta de oxigênio tecidual, pode ser melhorado? A responsividade a fluidos do paciente é testada nesse momento
- Como está o tônus vasomotor do paciente (normal, aumentado ou diminuído, apesar da hipotensão arterial)?
- O coração será capaz de sustentar débito cardíaco adequado quando a PA for restaurada, sem evoluir para falência da bomba cardíaca?[38]

Apesar de a reposição volêmica ser um assunto extensivamente estudado, a melhor estratégia para tal ainda é questão de debate. Metanálise recente, incluindo quase 5 mil pacientes submetidos à cirurgia de grande porte, sugere a *goal-directed therapy*[31,39] – reposição volêmica guiada por alvo hemodinâmico específico, preferencialmente com índices dinâmicos de monitoramento hemodinâmico –, reduz complicações renais, pulmonares e intestinais, além de diminuir o tempo de internação, quando comparada às estratégias mais liberais peroperatórias de reposição de fluidos.[39]

Determinantes para a introdução de medicações vasoativas

Quando a reposição volêmica isoladamente não restaura a PA e/ou o débito cardíaco, indica-se o uso de substâncias vasoativas, justamente para manter PA média (PAM) > 65 mmHg e débito cardíaco que, no mínimo, mantenha Sv_{O_2} superior a 65%, considerando hemoglobina > 10 mg/dℓ. Embora existam várias controvérsias sobre o uso de vasoativos, algumas evidências indicam o uso racional desses compostos por meio da adesão de premissas detalhadas a seguir.[17,40]

Uma série de fatores fisiológicos determina o débito cardíaco, dentre eles: estiramento dos miócitos, influenciado por alterações no retorno venoso e no volume plasmático; contratilidade, dependente do tônus simpático, das catecolaminas circulantes e de inotrópicos exógenos; e FC, influenciada pelos tônus simpático e parassimpático, pelas catecolaminas circulantes e por medicamentos exógenos com efeitos cronotrópicos. Primeiramente, é preciso ter em mente a farmacodinâmica de cada medicamento vasoativo a ser utilizado. Por exemplo, agentes inotrópicos são administrados (dobutamina) para aumentar a contratilidade miocárdica, enquanto medicamentos vasopressores (norepinefrina) são utilizados para aumentar o tônus vasomotor. Esses medicamentos costumam ser administrados pela veia central.[41]

A *dobutamina* é o agente inotrópico de escolha para elevar o débito cardíaco e apresenta efeitos agonistas nos receptores beta-1 e beta-2-adrenérgicos (na proporção de 3:1), cursando com efeito inotrópico potente. Produz diminuição da resistência vascular periférica, o que necessita de especial atenção em pacientes hipovolêmicos. Tem ainda efeito agonista discreto em receptores alfa-1-adrenérgicos, o que pode explicar por que os efeitos na diminuição da resistência vascular não persistem quando altas doses de dobutamina são administradas.[42] A dose habitual que aumenta o débito cardíaco é de 5 mg/kg/min; no entanto, deve-se sempre titular essa dose visando ao objetivo a ser seguido. Variáveis que devem ser monitoradas quando da infusão de dobutamina, por ordem de complexidade: FC e eletrocardiograma (ECG) contínuo, PAM e diurese, débito cardíaco e Sv_{O_2}, níveis de lactato.[17,40]

Muitas vezes, a *norepinefrina* é descrita incorretamente como agente puramente vasopressor, por sua ação potente nos receptores alfa-adrenérgicos e sua ação fraca como agonista beta-adrenérgico;[43] entretanto, há evidências de efeitos na contratilidade cardíaca de pacientes em estado crítico.[44] A *dopamina* também é um agente vasoconstritor e diferencia-se da norepinefrina pelo perfil de interação com receptores alfa, beta e dopaminérgicos. Não há consenso sobre o fármaco ideal. A dopamina eleva, de modo mais importante, a FC e pode induzir mais arritmias, e a norepinefrina pode diminuir, em algumas situações, o débito cardíaco, sendo de difícil utilização em situações de baixo débito. A dopamina em dose dopaminérgica não melhora a função renal. A norepinefrina não deteriora as perfusões esplâncnica e renal, podendo até otimizá-las, principalmente em situações de redistribuição de fluxo.[17,40] Desse modo, pode-se abordar o problema por meio das seguintes recomendações:

- Todo paciente com choque hipovolêmico deve ter o volume sanguíneo restaurado adequadamente. Durante essa fase, devem ser consideradas a pressão oncótica do paciente e a ocorrência ou não de lesão pulmonar
- Devem-se avaliar o débito cardíaco, a PA e a Sv_{O_2}, e o lactato. Com esses parâmetros, pode-se classificar o paciente como hiperdinâmico ou hipodinâmico e, ainda, normal ou com baixa pressão de perfusão
- Se o paciente estiver hiperdinâmico (débito cardíaco e Sv_{O_2} altos) e com PA normal (pressão de perfusão), é preciso avaliar a evolução do lactato ao longo do tempo. Se este tender a diminuir ou for normal, deve-se manter apenas reposição de líquidos sem uso de substâncias vasoativas
- Se o paciente estiver hiperdinâmico e com PAM baixa inferior a 65 mmHg (baixa pressão de perfusão), devem-se iniciar vasopressores. O uso da norepinefrina como vasopressor de primeira escolha fundamenta-se nos estudos sobre perfusões renal e esplâncnica[44]
- Se o paciente estiver hipodinâmico (débito cardíaco e Sv_{O_2} baixos) e com PA e volemia normais, deve-se iniciar dobutamina em doses crescentes de 2,5 a 10 mg/kg/min até se alcançarem débito cardíaco e perfusão tecidual adequados (Sv_{O_2} e lactato normais)
- Se o paciente estiver hipodinâmico e com PA baixa, deve-se iniciar dobutamina associada à norepinefrina. No entanto, são pacientes com prognóstico extremamente reservado.

Alterações metabólicas exercem influência importante no débito cardíaco. A resistência vascular – pós-carga –, influencia o débito cardíaco tanto de maneira direta quanto por meio de reflexos complexos, como o barorreflexo. Para determinada pré-carga

e contratilidade, o efeito direto da diminuição da pós-carga é o aumento do débito cardíaco e vice-versa, porém, durante períodos de instabilidade hemodinâmica e choque hipovolêmico, a perda dos mecanismos de homeostase pode diminuir a contratilidade cardíaca em decorrência de acidose, redução do fluxo coronariano e desequilíbrio da oferta e demanda de oxigênio, cursando com deterioração do débito cardíaco.[41] Tais alterações metabólicas devem ser prontamente corrigidas, visando ao desempenho cardíaco adequado. Os agentes inotrópicos alteram a taxa de metabolização e a produção de moléculas metabolicamente ativas. Esses efeitos acontecem principalmente por agonistas adrenérgicos e culminam com aumento do consumo de oxigênio, da resistência à insulina, da produção de lactato e da glicemia.[44] A hiperglicemia, por sua vez, pode estar associada a alterações do glicocálix endotelial que cursam com efeitos deletérios na microcirculação. Agentes inotrópicos poderiam ainda alterar o estado de ativação das células imunes e exercer efeitos importantes na função imune e na cascata inflamatória, mecanismo ainda pouco compreendido.[45,46]

Muitos pacientes desenvolvem disfunções orgânicas, como complicação da instabilidade hemodinâmica e das consequências da isquemia e reperfusão induzidas pelo pinçamento aórtico eletivo (Figura 46.1) ou na cirurgia de urgência.[1] Essas disfunções orgânicas podem acometer simultaneamente vários órgãos ou sistemas, como sistemas nervoso, respiratório, cardiovascular, renal e digestório.[47] A existência concomitante de várias disfunções caracteriza a síndrome da disfunção de múltiplos órgãos, com elevada taxa de mortalidade.

LESÃO DE ISQUEMIA E REPERFUSÃO
Fisiopatologia

A cirurgia aórtica associa-se à isquemia temporária de regiões de extensão variável e que serão reperfundidas por ocasião do despinçamento. Em geral, a isquemia tem duração previsível e o dano pela isquemia-reperfusão pode ser bem tolerado.[1] A manutenção da estabilidade hemodinâmica é fundamental para minimizar as consequências dessa complicação, porém, a isquemia tecidual pode ser prolongada por dificuldade técnica, por lesões arteriais pré-operatórias ou embolia distal durante a manipulação da aorta. O principal indutor da disfunção de múltiplos órgãos é a resposta inflamatória sistêmica induzida por isquemia-reperfusão de áreas extensas e perpetuadas por alterações hemodinâmicas. Evidentemente, qualquer disfunção orgânica prévia torna o órgão muito mais vulnerável a todas essas agressões.[47]

A reperfusão do tecido isquêmico desencadeia resposta inflamatória proporcional à sua extensão, ao tempo de isquemia e à capacidade adaptativa do paciente. Os tecidos lesionados por isquemia perdem a capacidade de controlar a metabolização do oxigênio. Reperfusão ou reoxigenação causam produção elevada de radicais livres, os quais têm íntima relação com lesão tecidual e disfunções orgânicas.[48] Além de causar lesão celular direta por peroxidação das membranas lipídicas, ativam a cascata inflamatória. A resposta inflamatória sistêmica caracteriza-se por liberação de óxido nítrico (NO), ativação das cascatas proteolíticas (bradicinina, plasmina), produção e liberação de citocinas inflamatórias (fator de necrose tumoral alfa [TNF-α], interleucina-6 [IL-6]), ativação do complemento, migração leucocitária e ativação da cascata de coagulação.[11] No momento da reperfusão, o substrato remanescente (oxigênio molecular) reentra ao tecido e há uma grande produção de superóxidos[49] que, por sua vez, atraem neutrófilos para o tecido reperfundido e mais superóxidos são produzidos, agravando-se ainda mais o dano tecidual.

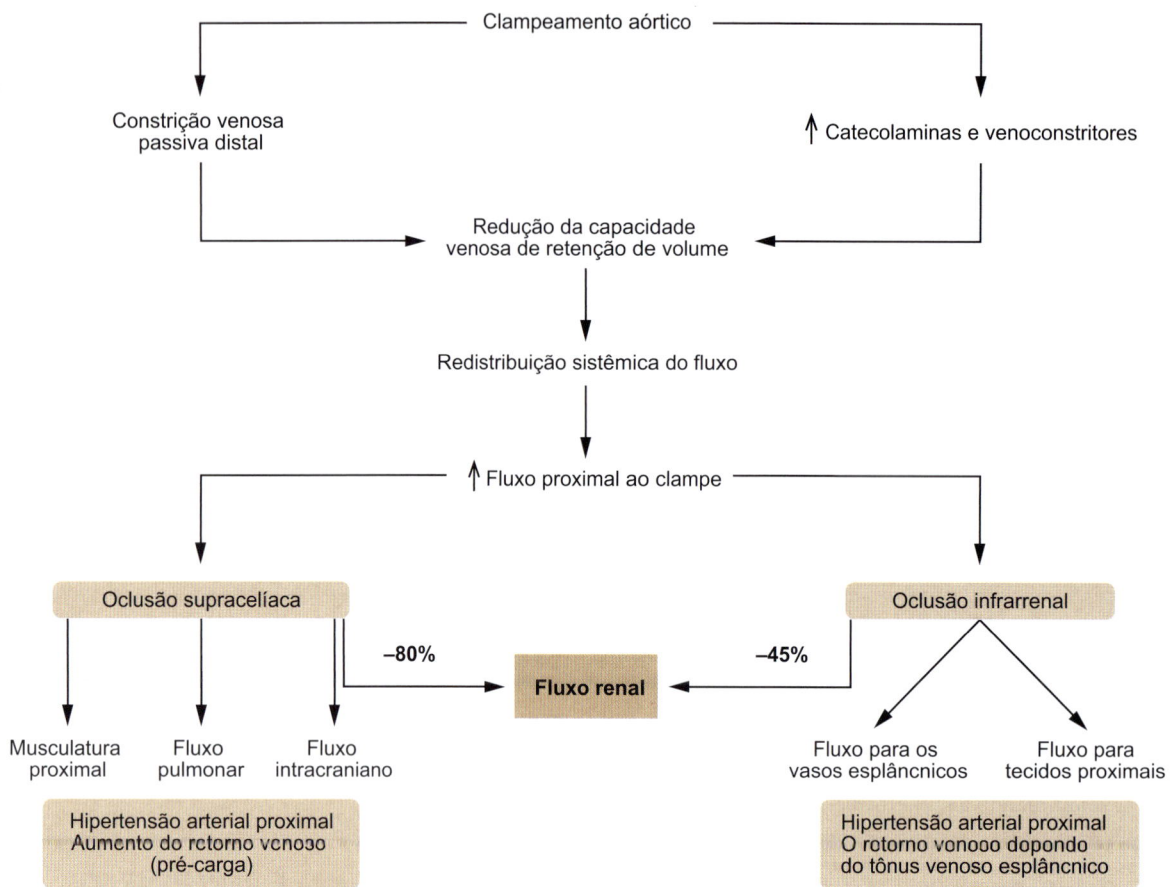

FIGURA 46.1 Diagrama mostrando a redistribuição de fluxo sanguíneo durante a interrupção temporária de fluxo na aorta supracelíaca e infrarrenal. (Adaptada de Posner e Gelman, 2000; Gelman, 1995.)

Além das alterações locais, ocorrem efeitos sistêmicos e em tecidos distantes, decorrentes de processo inflamatório subsequente, exacerbando as lesões teciduais.[49] As citocinas deprimem o miocárdio; NO e bradicinina são potentes vasodilatadores e agravam a hipotensão; a ativação da cascata de coagulação precipita trombose microvascular; e a plasmina ativa a fibrinólise. Isso, em conjunto com outros fatores, compromete significativamente a utilização de oxigênio intracelular, promovendo disfunção cardiovascular.[12,50] A inflamação resulta de complexa interação de mediadores inflamatórios, da ativação celular e da produção de moléculas bioativas, incluindo proteases multiespecíficas, radicais de oxigênio e nitrogênio, e vários mediadores lipídicos, que degradam proteínas e outras biomoléculas, causando disfunção de órgãos e choque grave.[49,51]

Os efeitos pró-inflamatórios das citocinas incluem ativação leucocitária, endotelial e plaquetária. Parte desses efeitos é exercida pelo acionamento do fator de ativação nuclear kappa B (NF-kB),[52] que induz a síntese de outras citocinas e de proteínas inflamatórias. Os sistemas de coagulação e do complemento, as células endoteliais, os neutrófilos e as plaquetas podem ser considerados mediadores inflamatórios secundários. A coagulação é ativada quando as células endoteliais ou mononucleares são estimuladas por citocinas, como o TNF-α ou a interleucina-1 (IL-1); a expressão do fator tecidual, que interage com o fator VII, é induzida enquanto moléculas anticoagulantes, como a trombomodulina, são reprimidas. Os mediadores inflamatórios considerados terciários, como as proteases multiespecíficas, e os radicais de oxigênio e nitrogênio degradam proteínas e membranas fosfolipídicas, induzindo dano e morte celular. Os níveis plasmáticos aumentados de citocinas como o TNF, IL-6, interleucina-8 (IL-8) e outras, além do aumento dos

níveis de mensageiros de ácido ribonucleico (mRNA) de citocinas pró-inflamatórias, sugerem que a resposta inflamatória tem papel fundamental na lesão de reperfusão.[53]

O endotélio ativado contribui para a inflamação sistêmica, promovendo coagulação, secretando mediadores e compostos vasoativos, cursando com quimioatração e aumento da expressão de moléculas de adesão. Dessa maneira, ocorre a infiltração de leucócitos nos tecidos isquêmicos. A migração dessas células aumenta o dano tecidual por produzirem espécies reativas de oxigênio e outras substâncias citotóxicas, promovendo dano local e a distância.[52-53] O dano endotelial resulta em extravasamento capilar, formação de trombos e perda da regulação do fluxo microcirculatório. Esses fenômenos aumentam a hipoxigenação tecidual. Além disso, as células inflamatórias ativadas dentro dos vasos ficam menos flexíveis e, pelo seu diâmetro relativamente maior, ocluem capilares de menor diâmetro. Esse fenômeno é conhecido como *no-reflow*, frequentemente observado quando tecidos gravemente isquêmicos são reperfundidos. Estudos experimentais foram capazes de reduzir a lesão de reperfusão em animais depletados de leucócitos ou com bloqueio de molécula de adesão intercelular 1 (ICAM-1), sugerindo participação importante dos leucócitos na interação com o endotélio isquêmico.[54]

Medidas para reduzir o impacto da reperfusão

Enquanto o despinçamento aórtico infrarrenal geralmente cursa com alterações hemodinâmicas e metabólicas mais brandas, o despinçamento supracelíaco comumente está associado à instabilidade hemodinâmica e a baixo débito cardíaco.[1] Acidose metabólica, hiperpotassemia e hipocalcemia frequentemente acompanham a repercussão hemodinâmica da liberação de fluxo aórtico em interrupções mais proximais, necessitando, em geral, de intervenção terapêutica visando atenuar a depressão miocárdica subsequente.[1]

Como outra estratégia para amenizar as consequências da reperfusão, a manutenção da homeostase térmica (aquecedores ou colchões térmicos) deve concentrar-se apenas no segmento superior do corpo até o momento do despinçamento, ocasionando hipotermia passiva do segmento inferior, que se encontra em déficit perfusional. Essa técnica tem por objetivo diminuir a demanda metabólica do segmento inferior durante o pinçamento aórtico.[50]

DISFUNÇÃO DA HEMOSTASIA E DA COAGULAÇÃO

Fisiopatologia e determinação da causa do sangramento

Hemostasia é um processo complexo que limita a perda sanguínea após lesão vascular. Participam desse processo quatro eventos fisiológicos:

- Vasoconstrição
- Agregação plaquetária
- Formação da fibrina
- Fibrinólise.

Esses eventos geralmente ocorrem na ordem descrita, porém são interdependentes. Quando a ativação da cascata de coagulação é excessiva, como no choque hemorrágico grave, os pacientes podem evoluir para coagulação intravascular disseminada (CIVD), que está relacionada com a produção excessiva de trombina e fibrina, e com o consumo de plaquetas e fatores de coagulação.[55] Coagulopatia durante e após cirurgia da aorta eletiva não é frequente, entretanto, apesar dos avanços tecnológicos anestésicos e cirúrgicos, a mortalidade pós-operatória permanece alta em pacientes com choque devido à ruptura de aneurisma de aorta, sendo a hemorragia associada à coagulopatia uma das principais causas de morte intraoperatória precoce.[16,56]

Diferenciar se a causa do sangramento é mecânica ou por coagulopatia generalizada é fundamental. A principal causa de sangramento pós-operatório é mecânica (cirúrgica), geralmente localizada em áreas de sutura ou ligadura vascular, podendo ser de grande monta, mas passível de controle por revisão e hemostasia cirúrgica. Por outro lado, sangramentos por coagulopatia costumam ser difusos, contínuos e de difícil controle por manobras locais.[57] Acidose, hipotermia e hemodiluição são situações que contribuem sobremaneira para o desenvolvimento da coagulopatia desses pacientes.[55] Reanimação volêmica excessiva resulta em aumento do sangramento por deslocamento do coágulo já formado, além de contribuir para hipotermia e hemodiluição, o que perpetua a coagulopatia e a "tríade letal" – acidose, hipotermia e coagulopatia.[58] Um dos sinais mais precoces de coagulopatia intraoperatória é sangramento difuso em locais com superfície cruenta, previamente seca. Hematúria, sangramento pela orofaringe, pelo tubo orotraqueal ou por locais de inserção de cateteres também sugerem coagulopatia.[58] Nesses casos, devem ser coletados de imediato os exames básicos para a definição do diagnóstico e o direcionamento do tratamento, incluindo quantidade de plaquetas, tempos de protrombina (TP) e tromboplastia tecidual ativada (TTPa) e fibrinogênio.

Hipotensão

Hipotensão e choque devem ser rigorosamente tratados e evitados em todo paciente com suspeita de coagulopatia intraoperatória, pois criam condições para perpetuar e piorar o quadro. No sangramento grave, o tratamento empírico deve ser iniciado com plasma fresco congelado (PFC), plaquetas e concentrado de hemácias (CH), enquanto não houver resultados laboratoriais.[57,59]

Hipotermia e acidose

Hipotermia e acidose devem ser revertidas. Os fatores de coagulação são enzimas que funcionam de maneira ótima em uma faixa estreita de temperatura e de pH. A hipotermia pode ser um componente importante da coagulopatia intraoperatória, capaz de promover disfunção plaquetária significativa, podendo, também, desencadear CIVD. Assim, hipotermia é identificada como preditor independente para mortalidade após cirurgia para correção de aneurisma roto de aorta, independentemente da técnica cirúrgica utilizada (endovascular ou cirurgia aberta).[60] As principais causas de hipotermia são perda de calor por tempo operatório prolongado, hipoperfusão por pinçamento ou choque e reposição volêmica maciça com fluidos não aquecidos. A hipotermia age, primariamente, inibindo a ativação e a adesão plaquetárias,[61] mas também lentificando a taxa metabólica das enzimas relacionadas com os fatores de coagulação.[62] Clinicamente, sangramento significativo ocorre em pacientes hipotérmicos e acidóticos independentemente da reposição adequada de plasma, plaquetas e hemácias.[63] Quando a temperatura corpórea chega a 35°C, sem hemodiluição, há diminuição de todos os fatores de coagulação, de modo que a 32°C a atividade dos fatores XI e XII reduz-se para 17 e 32%, respectivamente.[64] Dessa maneira, a coagulopatia induzida pela hipotermia pode causar um círculo vicioso, induzindo disfunção plaquetária grave, maior perda sanguínea, piora da perfusão tecidual, aumento da reposição volêmica e do tempo operatório, alimentando e perpetuando a coagulopatia. Uma vez instalada, a hipotermia é de difícil reversão. A hipotermia deve ser sempre prevenida por meio da estabilidade cardiorrespiratória, da infusão de líquidos aquecidos, de cobertores e colchões térmicos e da redução da exposição excessiva quando a temperatura da sala cirúrgica estiver baixa.[57,59]

Acidose metabólica é frequentemente relatada em pacientes com grandes sangramentos. Essa condição causa *inibição* dos fatores de coagulação[65] e da produção adequada de trombina.[66] A trombina exerce papel crucial na ativação de cofatores da cascata de coagulação, na ativação de plaquetas e na quebra de fibrinogênio em fibrina.[55] Na admissão de pacientes com ruptura de aneurisma de aorta, a acidose parece ser preditor de mortalidade mais fidedigno do que o choque.[67] O melhor tratamento seria minimizar os períodos intraoperatórios de isquemia e restaurar a oferta de oxigênio aos tecidos, revertendo a acidose metabólica.[68] A reanimação volêmica realizada com solução fisiológica também está associada ao desenvolvimento de acidose pela infusão de quantidades excessivas de cloreto (acidose hiperclorêmica).[55]

Hemodiluição

Autores detectaram aumento da necessidade de transfusão de derivados de sangue em pacientes nos quais foi utilizada solução fisiológica em comparação com a solução de Ringer com lactato durante cirurgia para correção de aneurisma de aorta, sugerindo que aquela solução possa ter efeito deletério no sistema de coagulação desses pacientes.[69] A hemodiluição dos fatores de coagulação tem efeito marcante no desenvolvimento da coagulopatia.[55] Vários fatores podem provocar diluição dos fatores de coagulação, com a perda direta durante hemorragia, podendo reduzir drasticamente os pequenos estoques fisiológicos de fibrinogênio e plaquetas.[66] Coagulopatia dilucional desenvolve-se quando essas perdas são repostas com fluidos que não contêm fatores de coagulação (p. ex., cristaloides e coloides).

Plaquetopenia e disfunção plaquetária

A redução da quantidade de plaquetas é causa frequente de coagulopatia na cirurgia da aorta. O risco de hemorragia significativa ocorre quando a contagem plaquetária é menor do que 20.000/mm³, no entanto, se o sangramento for ocasionado por plaquetopenia, este geralmente não cessará até que a contagem plaquetária exceda 100.000/mm³. O tratamento de pacientes com plaquetopenia e sangramento intra e pós-operatório é a transfusão de plaquetas, que deve basear-se na contagem plaquetária, no tempo de sangramento e no porte do procedimento, sendo importante identificar e tratar a causa desencadeante da plaquetopenia. A destruição das plaquetas pode ter várias etiologias, como CIVD, circulação extracorpórea, medicamentos, púrpura trombocitopênica trombótica, síndrome hemolítico-urêmica e infecções. Pode ainda acontecer por mecanismos imunológicos (púrpura trombocitopênica idiopática, púrpura pós-transfusional, reações alérgicas graves). A plaquetopenia induzida por medicamentos (heparina, quinidina, entre muitas outras) geralmente é revertida com a suspensão do medicamento usado.

Além da diminuição da quantidade de plaquetas, outra causa comum de sangramento em cirurgia da aorta é a disfunção plaquetária. Frequentemente, está relacionada com uso de medicamentos ou alterações metabólicas. Em situações fisiológicas, quando as plaquetas são expostas ao endotélio lesionado, aderem-se ao colágeno exposto da membrana basal. As plaquetas, então, liberam o conteúdo contido em seus grânulos, e outras plaquetas agregam-se àquelas que aderiram à membrana basal do vaso sanguíneo lesionado. Como resultado, um plugue hemostático primário é formado, e o sangramento é contido. Medicamentos como ácido acetilsalicílico (AAS) e alterações metabólicas como uremia podem interferir nos processos de adesão, agregação e secreção plaquetários e causar sangramento.[70]

Induzida por medicamentos

O uso de medicamentos em pacientes com aterosclerose e doenças da aorta é muito frequente e pode comprometer a função plaquetária. Disfunção plaquetária induzida por medicamentos é a causa mais comum de disfunção adquirida.[70] A lista de medicamentos e de suplementos alimentares associada à disfunção plaquetária é longa e continua crescendo, incluindo analgésicos (AAS), anti-inflamatórios não esteroides (AINEs), tienopiridinas (clopidogrel, ticlopidina), antibióticos (penicilina, cefalosporinas), psicotrópicos (antidepressivos), suplementos e fitoterápicos (óleo de peixe, alho, Ginkgo biloba), entre outros.

O AAS é o medicamento mais frequentemente relacionado com disfunção plaquetária decorrente da acetilação e da inativação da ciclo-oxigenase (COX), responsável pela conversão do ácido araquidônico para prostaciclinas e tromboxano-A2. A secreção do conteúdo dos grânulos plaquetários é inibida 15 a 30 minutos após a ingestão de doses tão baixas quanto 40 a 80 mg. A acetilação da COX é irreversível, durando por toda a vida da plaqueta, bloqueando a função dessa enzima por 8 a 10 dias. Na maioria dos casos, o sangramento induzido por AAS é discreto, entretanto, se houver outras alterações congênitas ou adquiridas da coagulação, o sangramento pode ser significativo. As tienopiridinas, como clopidogrel e ticlopidina, são agentes antitrombóticos usados também extensivamente no tratamento de doenças arteriais. Os efeitos dessas medicações na agregação plaquetária e no tempo de sangramento podem ser detectados 24 a 48 horas após a primeira dose, alcançando o efeito máximo em 4 a 6 dias.[71] Estudos mostraram que o AAS promove sangramento em pacientes submetidos a cirurgias em áreas com atividade fibrinolítica aumentada (cavidade oral e trato geniturinário) ou em pacientes com outras coagulopatias associadas.[71] Embora para a maioria das cirurgias eletivas não cardíacas os antiagregantes plaquetários estejam associados a risco de sangramento excessivo e sua suspenção peroperatória seja recomendada, o mesmo não ocorre durante a cirurgia do aneurisma de aorta.[72,73] Dessa maneira, a recomendação atual é que se mantenha a antiagregação plaquetária em monoterapia, seja com AAS ou com tienopiridinas, antecendendo a correção aberta ou endovascular do aneurisma de aorta abdominal, visando reduzir os riscos trombótico e cardíaco.[73] Quando necessário, o tratamento da disfunção plaquetária induzida por agentes antiagregantes plaquetários deve ser a transfusão de concentrados de plaquetas.[57,70]

Outros AINEs, medicações frequentemente empregadas em pacientes cirúrgicos, também podem produzir alterações plaquetárias, embora geralmente sem relevância clínica.[74] Com o aumento da popularidade dos suplementos medicinais considerados naturais, é importante atentar que pode haver efeito destes na função plaquetária. O óleo de peixe contém ômega-3 que causa leve prolongamento no tempo de sangramento associado à diminuição do conteúdo de ácido araquidônico nas plaquetas.[75] O alho, por sua vez, contém substâncias que também inibem a função plaquetária, e o Ginkgo biloba inibe a agregação plaquetária e a biossíntese dos eucosanoides.[76]

Uremia

Complicações renais são comuns após cirurgia para correção de aneurisma de aorta (ver seção *Disfunção renal*), e aumento sérico de ureia é uma de suas manifestações mais frequentes. Pacientes urêmicos apresentam alterações hemostáticas complexas, incluindo trombocitopenia, anormalidades de coagulação e disfunção plaquetária. Claramente, esta última é a alteração mais consistente e clinicamente relevante.[70] A explicação para o desenvolvimento da disfunção parece ser complexa, entretanto, aumento na concentração de L-arginina e de monofosfato de guanosina cíclico (cGMP), bem como o aumento da produção de NO pelas plaquetas urêmicas parecem ser os mecanismos fisiopatológicos mais prováveis e relevantes, o que direciona para um possível papel do NO em sangramento por uremia. Assim, adesão à superfície subendotelial e agregação plaquetária anormais têm sido descritas, porém sem consenso em relação a um mecanismo fisiopatológico único que justifique todas as alterações. O tratamento para a disfunção plaquetária desencadeada por uremia é a hemodiálise ou a diálise peritoneal, apesar de ocorrer piora transitória da função das plaquetas imediatamente após a diálise.[77] A transfusão de plaquetas não parece ser efetiva nesses pacientes, porém, a administração de crioprecipitado diminui o tempo de sangramento, sendo temporariamente efetiva no controle do sangramento de alguns pacientes com uremia.[77,78]

Circulação extracorpórea

A circulação extracorpórea, ocasionalmente necessária nas cirurgias de aneurismas da aorta torácica, pode induzir disfunção plaquetária pelo contato do sangue nas superfícies de tubos e membranas sintéticas, o que pode desencadear a ativação e a degranulação das plaquetas, e diminuir a capacidade de agregação plaquetária. Além disso, hipotermia, heparinização e hemodiluição da circulação extracorpórea contribuem para a disfunção plaquetária.[57,70] A gravidade dessas anormalidades correlaciona-se com a duração da circulação extracorpórea e, na maioria das vezes, essas alterações se resolvem em poucas horas após o fim da circulação extracorpórea.[79] Na maioria dos pacientes, o sangramento é pequeno, e as alterações laboratoriais mais frequentes observadas são discretos prolongamentos do TP e TTPa, ou do tempo de coagulação ativado (TCA), e plaquetopenia discreta em aproximadamente 150.000/mm³. Quando TTPa e TCA estão muito alargados, a provável causa é o excesso de heparina circulante, que deve ser tratada com sulfato de protamina. O uso de PFC, plaquetas e crioprecipitado pode ser necessário e basear-se em alterações laboratoriais.[70]

Coagulação intravascular disseminada

A CIVD pode ocorrer no intra ou pós-operatório de pacientes em choque e/ou quando o procedimento é tecnicamente difícil, envolvendo períodos prolongados de isquemia e subsequente reperfusão.[59] Com a redução do fluxo, por pinçamento de uma grande artéria ou por choque, há tendência à coagulação difusa, principalmente na extensa microcirculação alentecida. Quando há estabilidade hemodinâmica e fluxo microcirculatório adequado, os fatores de coagulação ativados são diluídos pelo fluxo e filtrados pelo sistema reticuloendotelial, combatendo a tendência à coagulação difusa, simultaneamente à ação da fibrinólise. Quando os mecanismos naturais de prevenção da coagulação difusa são superados, o sistema fibrinolítico é fundamental para determinar a tendência ao sangramento ou à trombose. Se os produtos de degradação da fibrina (PDF) acumularem-se, a tendência ao sangramento existirá. Por esses motivos, é extremamente importante a manutenção da volemia e da estabilidade hemodinâmica.[80] Na CIVD, os mecanismos que mantêm o coágulo localizado estão comprometidos, pois os fosfolipídios circulam de maneira difusa. A CIVD pode ocorrer por liberação de grandes quantidades de tromboplastina tecidual, um fosfolipídio tecidual, pelos tecidos isquêmicos.[59]

A apresentação clínica da CIVD depende da intensidade e do fator desencadeante do processo. Apesar de manifestações isquêmicas poderem ser identificadas, na maioria das vezes predomina o sangramento, manifestando-se como petéquias de surgimento espontâneo, sangramentos de mucosa, hemorragia intrapulmonar, intracraniana ou gastrintestinal, que podem ser maciços.[59] Deve-se, sempre, suspeitar de sangramentos difusos, principalmente em pacientes que não receberam transfusão maciça ou anticoagulantes e não apresentam hepatopatia. Os achados laboratoriais típicos incluem redução do fibrinogênio, plaquetopenia precoce, elevação dos PDF, e TP e TTPa aumentados. Se o sistema fibrinolítico já estiver ativado, podem ser observadas reduções no plasminogênio e na alfa-2-antiplasmina. A plaquetopenia é sempre observada; em mais da metade dos casos, a contagem é menor do que 50.000/mm³. O D-dímero está sempre aumentado na CIVD.

Sepse e infecções

Sepse ou infecções pré ou pós-operatórias graves podem desencadear CIVD. A existência de imunocomplexos e bactérias no sangue desencadeia a agregação plaquetária e a exposição do fosfolipídio plaquetário, o fator plaquetário 3, de maneira difusa na corrente sanguínea. Além disso, a sepse é uma causa relativamente frequente de plaquetopenia, geralmente no pós-operatório mais tardio. A plaquetopenia é observada em mais da metade (56%) dos pacientes com bacteriemia e apresenta-se como a única anormalidade na coagulação que pode ser detectada em quantidade significativa de pacientes sépticos. Em alguns pacientes, a plaquetopenia pode ser indicador precoce da instalação de sepse pós-operatória.[54,59]

Associada ao uso de hemoderivados

O uso de hemoderivados pode estar associado a alterações da hemostasia, seja por transfusão maciça, incompatibilidade imunomediada ou reação transfusional. A ocorrência de PDF e queda do fibrinogênio auxiliam na diferenciação entre a CIVD e a coagulopatia da

transfusão maciça. A infusão, mesmo de mínimos volumes, de sangue incompatível com os fosfolipídios liberados pelas células hemolisadas, também é causa de CIVD. A reação transfusional pode ser mascarada, especialmente no paciente anestesiado, e deve-se suspeitar dela no caso de hipotensão e sangramento súbitos durante a infusão de sangue e derivados.[59]

Na cirurgia da aorta com grande perda sanguínea, a coagulopatia pode ser desencadeada por múltiplas transfusões de hemácias, resultando em diluição de plaquetas e fatores da coagulação. Recentemente, com os avanços nas pesquisas sobre reanimação volêmica após sangramentos maciços, maior atenção tem sido dada à proporção entre os tipos de derivados de sangue administrados e à taxa de mortalidade após sangramento maciço.[81-84] Atualmente, há uma tendência para proporções mais próximas entre as transfusões de CH, plaquetas e PFC, técnica que recebeu o nome de "reanimação hemostática".[83,85] Proponentes da transfusão mais frequente de PFC citam sua eficiência como expansor plasmático, bem como sua capacidade na prevenção de coagulopatias.[85] Há evidências científicas sugerindo diminuição da mortalidade em pacientes submetidos à cirurgia para correção de aneurisma roto de aorta quando maior quantidade de PFC é transfundida (relação CH e PFC < 2:1), em comparação a proporções maiores de CH em relação a PFC (razão de 3 a 4:1).[81] Os mesmos autores encontraram menor incidência de isquemia colônica quando maior quantidade de PFC foi empregada, o que pode traduzir-se em benefício adicional na diminuição da mortalidade. Considera-se que a utilização proativa de PFC e plaquetas, visando à manutenção da competência hemostática, diminui o sangramento pós-operatório e a taxa de mortalidade nos pacientes submetidos à cirurgia de correção de aneurisma roto de aorta.[83]

Abordagem inicial do sangramento por distúrbio da hemostasia

O diagnóstico rápido e a intervenção específica imediata são absolutamente fundamentais para a sobrevida dos pacientes submetidos à cirurgia aórtica e com sangramento ativo provocado por alterações da coagulação. Sempre que houver sangramento maciço, deve ser considerada uma causa mecânica, e a revisão cirúrgica para exploração e hemostasia deve ser realizada sem demora, a fim de minimizar as consequências das transfusões maciças e da coagulopatia de consumo, e da perda de fatores de coagulação e plaquetas. De modo igualmente importante, devem ser restauradas a volemia e a estabilidade hemodinâmica, e corrigidas a acidose e a hipotermia. A reposição de plaquetas e de PFC, corrigindo os fatores da coagulação e de crioprecipitado, para repor fibrinogênio e fator VIII, deve ter como objetivo a manutenção de níveis de plaquetas superiores a 100.000/mm³, TTPa na faixa de normalidade e níveis de fibrinogênio superiores a 200 mg/dℓ. Esses valores devem ser verificados 30 minutos após as reposições e a cada 6 horas como intervalo mínimo.

DISFUNÇÃO RESPIRATÓRIA

As complicações pulmonares pós-operatórias em cirurgia da aorta constituem uma das mais frequentes causas de morbidade. Os pacientes portadores de doenças aórticas geralmente são tabagistas, de idade avançada, portadores de doença pulmonar obstrutiva crônica (DPOC) e/ou doença cardiovascular. Considerando as abordagens da aorta torácica e toracoabdominal, a insuficiência respiratória no pós-operatório pode chegar a 20% dos casos, sendo mais frequente do que nos pacientes submetidos à cirurgia da aorta abdominal. A base para a lesão pulmonar associada à cirurgia da aorta tem caráter multifatorial e inclui as alterações fisiopatológicas decorrentes do pinçamento dessa artéria, que incluem hipervolemia pulmonar, produção aumentada de prostaglandinas, complemento e de radicais livres de oxigênio, ativação plaquetária e de neutrófilos, bem como de fatores próprios da abordagem cirúrgica, que pode provocar piora da função diafragmática e redução da capacidade funcional. As abruptas alterações da volemia também tornam o pulmão vulnerável. É frequente a retenção de grande quantidade de líquidos no retroperitônio e no interior das alças intestinais. Durante a recuperação pós-operatória, com o retorno do peristaltismo, esse volume tende a voltar para o meio intravascular, podendo ocasionar sobrecarga hídrica no pulmão, principalmente nos pacientes submetidos a procedimentos de urgência ou nos que necessitaram de reparo aórtico complexo.[86]

Estudos têm mostrado que a DPOC em pacientes submetidos à cirurgia aberta para correção de aneurisma de aorta é fator de risco independente para diminuição da sobrevida, tanto na avaliação pós-operatória aos 30 dias quanto após 5 anos.[87,88] É importante mencionar que os testes de função pulmonar não são rotineiramente solicitados para esses pacientes, o que pode subestimar a habilidade do paciente em tolerar o procedimento cirúrgico. Portanto, a otimização pré-operatória dos pacientes com DPOC deve ser considerada, e os cuidados pós-operatórios devem ser redobrados para tentar evitar o aumento da taxa de mortalidade pós-operatória precoce e a longo prazo.[88]

Há dois mecanismos básicos de insuficiência respiratória aguda (IRpA): hipoxemia e hipercarbia. O primeiro caracteriza-se por pressão parcial de oxigênio (Pa_{O_2}) $\leq$ 60 mmHg (em ar ambiente) ou relação Pa_{O_2}/fração inspirada de oxigênio ($F_{I_{O_2}}$) < 300. O segundo caracteriza-se por uma pressão parcial de gás carbônico (Pa_{CO_2}) $\geq$ 50 mmHg, ou seja, os pacientes apresentam quadro de hipoventilação alveolar, e nota-se aumento proporcional da $F_{I_{O_2}}$ e da Pa_{CO_2}. Ao diagnosticar um paciente com IRpA hipoxêmica, deve-se interpretá-la por meio de dois processos: *shunt* ou espaço morto. No *shunt*, existem áreas pulmonares mal ventiladas e bem perfundidas, e no espaço morto, há áreas bem ventiladas e mal perfundidas. As principais doenças em que o *shunt* é o processo fisiopatológico predominante são síndrome do desconforto respiratório agudo (SDRA), edema agudo cardiogênico, pneumonias e atelectasias. O principal representante do espaço morto é o tromboembolismo pulmonar (TEP). As causas determinantes de IRpA hipercárbica (hipoventilação) são depressão medicamentosa do centro respiratório, bloqueadores neuromusculares, acidentes vasculares encefálicos, diminuição da mobilidade diafragmática (dor) e broncoespasmo.[89]

No período pós-operatório imediato, com o paciente sob ventilação mecânica, devem ser considerados os seguintes parâmetros para progressão do desmame ventilatório e consequente extubação:

- Bom nível de consciência
- Estabilidade hemodinâmica sem substâncias vasoativas (Figura 46.2)
- Relação Pa_{CO_2}/$F_{I_{O_2}}$ > 250
- Pressão de suporte ou pressão positiva expiratória final (PEEP) < 8.

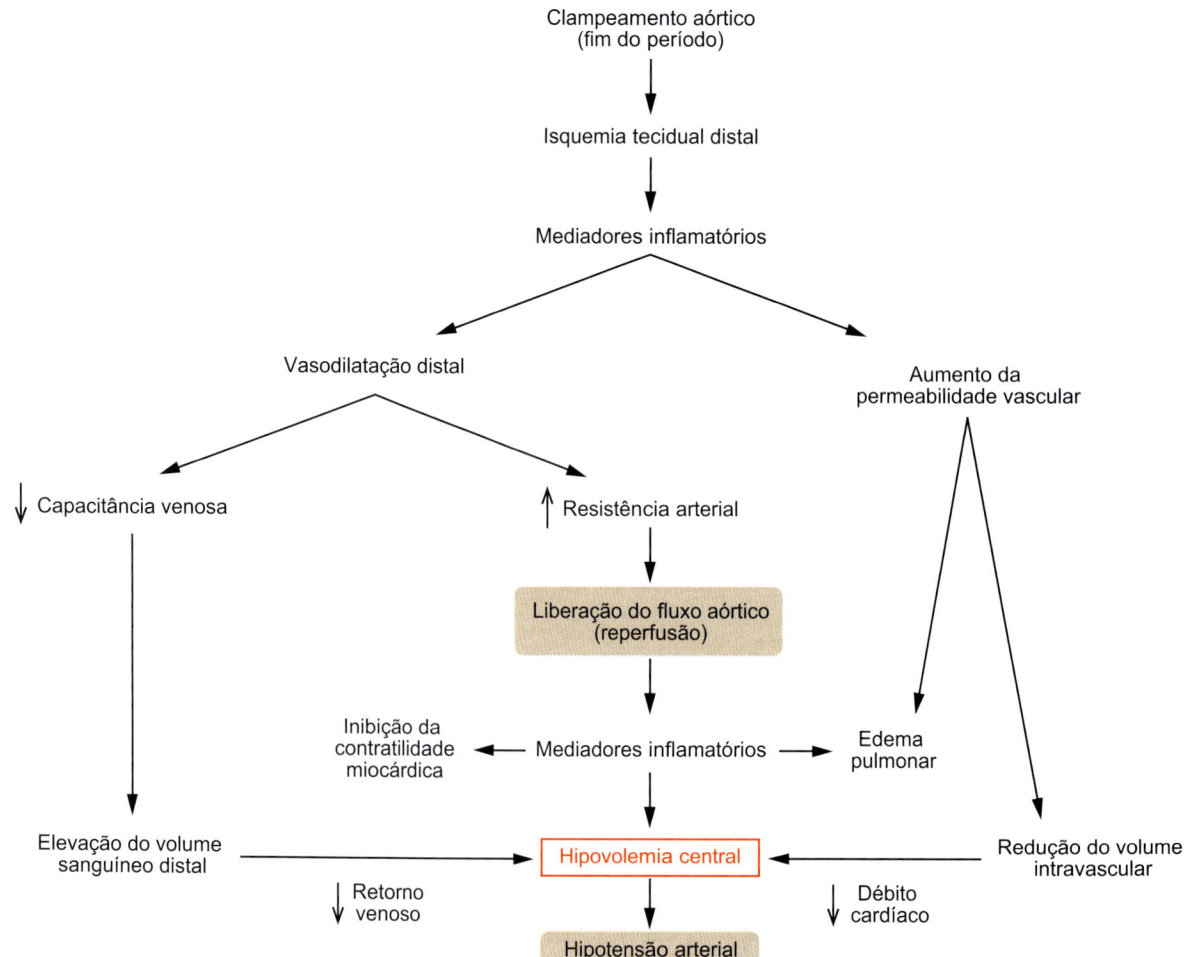

FIGURA 46.2 Diagrama mostrando a resposta hemodinâmica ao fim do período de interrupção de fluxo aórtico e reperfusão distal. (Adaptada de Posner e Gelman, 2000; Gelman, 1995.)

Em todo paciente com insuficiência respiratória no pós-operatório de cirurgia da aorta, deve-se verificar criteriosamente os seguintes parâmetros:

- Permeabilidade de vias respiratórias
- Padrão ventilatório
- Dados clínicos que possam sugerir o diagnóstico (anestésicos, bloqueador neuromuscular, alterações radiológicas e história súbita *versus* progressiva de hipoxemia)
- Gasometria arterial com máscara de Venturi a 50%
- Na suspeita de *shunt*, deve-se utilizar ventilação com pressão positiva (inicialmente não invasiva, dependendo do nível de consciência do paciente).[89]

DISFUNÇÃO RENAL

O desenvolvimento de insuficiência renal aguda (IRA) pós-operatória cursa com aumento substancial na morbimortalidade. Independentemente do nível de interrupção de fluxo aórtico, observa-se reduções do fluxo renal e da taxa de filtração glomerular (TFG), elevação de 70% na resistência vascular renal e, em alguns pacientes, provoca necrose tubular aguda. Obviamente, essas alterações se intensificam no clampeamento suprarrenal. Durante a interrupção de fluxo aórtico suprarrenal, nota-se redução de 80% no fluxo sanguíneo renal, que é diminuto em 45% dos pinçamentos infrarrenais. Mesmo após a reperfusão aórtica e a estabilidade hemodinâmica, podem ser observadas temporariamente reduções de fluxo renal e da TFG. Além disso, a isquemia muscular dos membros inferiores pode causar lesão glomerular direta por meio da mioglobinúria.[88,89]

Em geral, pacientes com IRA apresentam taxa de mortalidade próxima a 50%. A disfunção renal é fator preditivo independente para aumento da mortalidade a longo prazo.[88,89] Fatores de risco que contribuem para o desenvolvimento de IRA após cirurgia para correção de aneurisma de aorta abdominal incluem: hipotensão durante a cirurgia (PAM < 60 mmHg por mais de 15 minutos), baixo índice cardíaco, rabdomiólise, altas doses de contraste e reoperação precoce.[90,91]

Apesar de ainda não haver consenso em relação ao motivo de a disfunção renal resultar em diminuição da sobrevida a longo prazo, parece que essa alteração causa lesão renal progressiva e desenvolvimento de insuficiência renal crônica, o que, por si só, é fator de risco independente para aumento de eventos cardiovasculares e morte.[89,92] Desse modo, prevenção e tratamento adequados são fundamentais para diminuir essas taxas. Os pacientes submetidos à cirurgia da aorta apresentam alguns fatores de risco para IRA, incluindo hipovolemia, isquemia-reperfusão, rabdomiólise e envolvimento da vasculatura renal pela própria doença aórtica. Durante intervenções endovasculares, as principais causas de lesão renal aguda são nefropatia induzida pelo contraste, embolizações ou oclusão da artéria renal, infarto renal ou lesão de isquemia-reperfusão. O reconhecimento precoce e a correção desses fatores podem prevenir ou atenuar o dano renal desses pacientes.

Quando se instala a insuficiência renal, duas questões são fundamentais: se há componente hipovolêmico na gênese da IRA (pré-renal) e se há evidências de tratar-se de IRA oligúrica ou não oligúrica.[92] O diagnóstico da IRA pré-renal pode ser confirmado não apenas pelo quadro clínico como também por meio da excreção fracionada de sódio (EFS) inferior a 1%. A IRA não oligúrica apresenta melhor prognóstico, não apenas por ser mais fácil o manejo da volemia nesses pacientes, mas, principalmente, em virtude do mecanismo fisiopatológico intrínseco (menor agressão renal).[92]

Estratégias para prevenir ou atenuar a IRA após cirurgia da aorta podem melhorar os resultados pós-operatórios. Perfusão renal fria contínua durante a cirurgia aberta para correção de aneurisma de aorta que requer pinçamento suprarrenal tem mostrado benefício na prevenção de complicações renais pós-operatórias.[93,94] Além disso, o uso de estatinas tem sido associado à melhora na recuperação da função renal em pacientes que desenvolveram disfunção renal pós-operatória, melhorando a taxa de sobrevida a longo prazo após cirurgia vascular.[88,95] Apesar de essas estratégias serem úteis, minimizar a isquemia renal, limitando o tempo de pinçamento da aorta, ainda é a ação mais importante para a prevenção da IRA pós-operatória. Além disso, a realização de endarterectomia da artéria renal durante o procedimento cirúrgico para reparo do aneurisma de aorta mostrou melhorar a função renal no período pós-operatório.[96] Por fim, a questão fundamental, independente do mecanismo preponderante, é a manutenção da volemia e da pressão de perfusão renal, que costuma ser obtida com a infusão de líquidos, guiada pelas pressões de enchimento cardíacas *versus* diurese. Caso o paciente se mantenha hipotenso, apesar de haver adequada reposição volêmica, deve-se lançar mão do emprego de vasoativos (norepinefrina). Cabe ressaltar que doses baixas de dopamina (1 a 4 mg/kg/min) não previnem nem tratam IRA, podendo agir apenas como diurético (inibe recaptação de sódio).[26,40]

O diagnóstico da IRA pós-cirurgia de aorta pode ser confirmado por meios laboratoriais. A dosagem de creatina sérica (ou a TFG estimada por esta) é o indicador laboratorial mais comumente utilizado para este fim por ser simples e barato, mas apresenta falhas, principalmente na detecção de estágios precoces ou brandos de IRA, pois o aumento plasmático da creatinina pode ser retardado por algumas horas, ou até por alguns dias após o início da disfunção renal.[97] Atualmente, marcadores mais modernos, precoces e precisos para a avaliação da função renal têm sido utilizados, com destaque para a utilização da cistatina C e da lipocalina associada à gelatinase neutrofílica (NGAL, do inglês *neutrophil gelatinase-associated lipocalin*).[98,99] Tanto cistatina C quanto NGAL plasmáticas, entretanto, podem ser influenciadas por outros fatores que não a perda da função renal. Por outro lado, a dosagem urinária desses marcadores parece ser mais fidedigna e confiável do que as dosagens plasmáticas na detecção de IRA, mesmo em estágios iniciais e em manifestações brandas e moderadas.[100]

Do ponto de vista terapêutico, além da manutenção da volemia e da PA, pode-se incluir o tratamento precoce de processos infecciosos. Além disso, deve-se obedecer às indicações de terapia renal substitutiva, evitar AINE e outros fármacos nefrotóxicos. As indicações formais de diálise são hipervolemia refratária a diuréticos, hiperpotassemia refratária a medidas clínicas, síndrome urêmica (sangramentos, alteração do sistema nervoso central, pericardite) e acidose refratária a medidas clínicas.[92] Deve-se lembrar que os pacientes com IRA estão em risco para o desenvolvimento de edema decorrente de sobrecarga de fluidos, sendo tênue o limiar para a interrupção da administração de fluidos antes do início do prejuízo para o paciente.[97,98] Recentemente, houve consenso sobre o fato de que fluidos devem ser repostos de acordo com um alvo hemodinâmico ou fisiológico preestabelecido (GDT, do inglês *goal-directed therapy*).[99]

Na tentativa de uniformizar a definição e a gravidade da IRA, descreveu-se a Classificação de RIFLE (*Risk* – risco de disfunção; *Injury* – lesão renal; *Failure* – falência renal; *Loss* – perda de função).[100] O critério de RIFLE possibilitou o diagnóstico de disfunção renal em estágios precoces, o que promoveu o início da reposição volêmica com base na GDT antes que a creatinina plasmática apresentasse alterações graves, sendo associado à diminuição do risco de progressão da disfunção renal para o estágio de insuficiência.[101] Segue-se a classificação detalhada:

- Risco: aumento da creatinina de 1,5 vez os valores pré-operatórios, ou declínio da TFG > 25%, ou DU < 0,5 m$\ell \cdot$ kg$^{-1} \cdot$ h^{-1} por 6 horas

- Lesão: aumento da creatinina de 2 vezes os valores pré-operatórios, ou declínio da TFG > 50%, ou DU < 0,5 mℓ · kg^{-1} · h^{-1} por 12 horas
- Insuficiência: aumento da creatinina de 3 vezes os valores pré-operatórios, ou declínio da TFG > 75%, ou DU < 0,3 mℓ · kg^{-1} · h^{-1} por 24 horas ou anúria por 24 horas, ou aumento agudo da creatinina > 4 mg · dℓ^{-1}
- Perda de função: perda completa da função renal > 4 semanas
- Estágio final de doença renal: necessidade de terapia renal substitutiva > 3 meses.

DISFUNÇÕES DAS VÍSCERAS ABDOMINAIS

As isquemias viscerais ocorrem em 1 a 10% dos pacientes submetidos à cirurgia aórtica e podem aumentar sobremaneira a mortalidade pós-operatória. O nível e a duração da interrupção de fluxo na aorta são os principais determinantes da isquemia visceral, sendo o insulto isquêmico mais intenso quando se realiza o pinçamento supracelíaco, e o local de maior comprometimento é o cólon esquerdo, o qual é irrigado por ramos provenientes da artéria mesentérica inferior. Fatores como hipovolemia, trombose, déficit contrátil do miocárdio, microembolia e síndrome compartimental abdominal pós-operatória devem ser considerados na etiologia das isquemias intestinais.[1] Ademais, com o crescimento e a difusão do tratamento endovascular para a correção dos aneurismas aortoilíacos, muito se discute sobre a preservação da circulação pélvica via artérias hipogástricas, visto que a oclusão bilateral destas poderia cursar com colite isquêmica, necrose de glúteo e impotência sexual.

A isquemia intestinal pós-operatória refere-se a um espectro de lesões comumente graduado pelo aspecto endoscópico da parede intestinal, sendo classificada como descrito a seguir:

- Isquemia grau I: acomete mucosa e pode causar descamação
- Isquemia grau II: penetra na camada muscular
- Isquemia grau III: isquemia transmural, incluindo infarto mesentérico.

Assim, provoca perda da integridade da mucosa e consequente aumento de sua permeabilidade, contribuindo para translocação bacteriana, inflamação e coagulopatia, podendo causar lesão pulmonar aguda, sepse e CIVD.[102]

DISFUNÇÃO NEUROLÓGICA

O reparo cirúrgico dos segmentos torácico e toracoabdominal da aorta decorre de doenças como a aneurismática aterosclerótica degenerativa, dissecções tipo B e síndrome aórtica aguda, e cursa com risco significativo de isquemia da medula espinal estimado entre 5 e 20%. O advento das intervenções endovasculares nesse local culminou em redução não apenas das complicações decorrentes do pinçamento aórtico e reativas ao acesso cirúrgico como também da incidência de paraplegia. Mesmo assim, relatam-se taxas de 0 a 10% de paraplegia para as correções endovasculares da aorta descendente e de 0 a 30% para as intervenções endovasculares toracoabdominais. Paraparesia e paraplegia são complicações catastróficas e inesperadas da cirurgia do aneurisma da aorta. São extremamente raras no pós-operatório do aneurisma da aorta infrarrenal.[102,103]

Durante o pinçamento, principalmente na correção dos aneurismas da aorta torácica e toracoabdominal, o fluxo sanguíneo da medula fica comprometido. Os principais fatores de risco para a paraplegia pós-operatória são a extensão do aneurisma e o tempo de pinçamento aórtico, com a incidência de paraplegia aumentando dramaticamente nos aneurismas toracoabdominais tipos I e II, e nos casos com mais de 60 minutos de pinçamento, apesar de a isquemia medular poder acontecer mesmo em menores períodos de pinçamento. Outros fatores de risco significativo são ruptura aórtica, idade avançada e hipotensão intra e pós-operatória, comprometendo a circulação colateral ou promovendo a trombose de artérias intercostais reimplantadas. Também se considera o diabetes como preditor de paraplegia, possivelmente em decorrência de seu efeito deletério nos vasos medulares.[3,103]

Para compreender a fisiopatologia da lesão medular durante o clampeamento aórtico, parece ser fundamental conhecer o suprimento sanguíneo da medula espinal (Figura 46.3). A artéria medular anterior irriga os dois terços anteriores da medula e duas artérias medulares posteriores irrigam seu terço posterior. Iniciando-se na região cervical, a medula espinal é altamente dependente de vias colaterais originadas pelas artérias radiculares. A maior e talvez a mais conhecida dessas é a artéria de Adamkiewicz, também designada de artéria radicular magna.

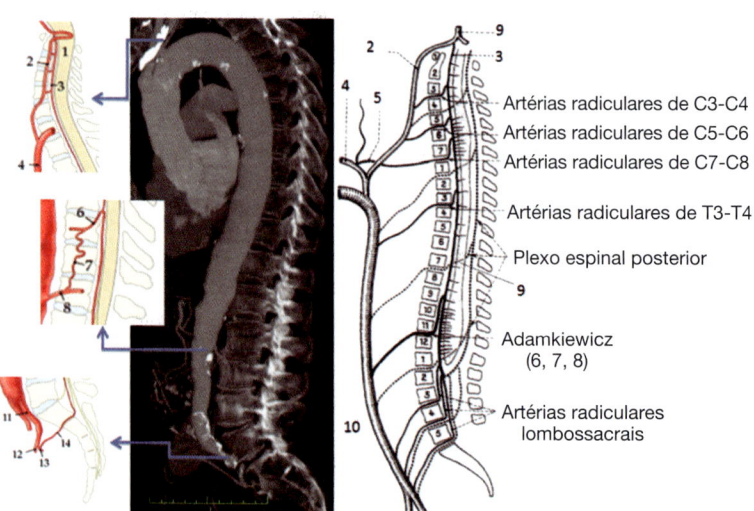

Artérias radiculares de C3-C4
Artérias radiculares de C5-C6
Artérias radiculares de C7-C8
Artérias radiculares de T3-T4
Plexo espinal posterior
Adamkiewicz (6, 7, 8)
Artérias radiculares lombossacrais

FIGURA 46.3 Diagrama mostrando a irrigação sanguínea da medula espinal toracolombar por reconstrução tomográfica bidimensional multiplanar, desenho anatômico e detalhe anatômico. *1.* Medula espinal; *2.* Artéria vertebral; *3.* Artéria espinal anterior; *4.* Artéria subclávia; *5.* Colaterais radiculares cervicais; *6.* Artéria de Adamkiewicz; *7.* Colateral intersegmentar lombar; *8.* Artéria segmentar lombar; *9.* Via colateral anastomótica entre a artéria espinal anterior e as espinais posteriores; *10.* Aorta; *11.* Artéria ilíaca comum; *12.* Artéria ilíaca externa; *13.* Artéria hipogástrica; *14.* Artéria iliolombar. (Adaptada de Djindjian, 1969; Backes e Nijenhuis, 2008.)

A artéria de Adamkiewicz origina-se da porção posterior da aorta e comunica-se com a artéria espinal anterior entre T8 e T12 em 75% dos casos. Quando se interrompe o fluxo aórtico acima desse nível, há aumento do risco de isquemia. Adicionalmente, procedimentos que comprometam o fluxo das artérias hipogástricas, das artérias subclávias ou das artérias vertebrais podem interromper importantes vias colaterais de irrigação medular e aumentar o risco de isquemia. A pressão de perfusão da medula espinal, que se origina da diferença entre a pressão da aorta e a pressão liquórica intratecal, também exerce importante papel na isquemia medular. Durante o pinçamento aórtico, a pressão da aorta distal ao local de interrupção de fluxo decai, e a pressão intratecal tende a elevar-se pela diminuição da complacência do espaço intratecal e pelo aumento de fluxo intracraniano, cursando com redução da pressão de perfusão medular e lesão isquêmica.

Vários métodos têm sido empregados visando à prevenção da lesão isquêmica à medula espinal, porém ainda há controvérsias em relação à melhor técnica. Muitos utilizam as derivações átrio esquerdo-femorais, para preservar a perfusão distal e da medula durante a realização da anastomose proximal. Outros promovem esfriamento da medula e drenagem liquórica sempre que a pressão superar 20 a 30 mmHg, tanto no intra quanto no pós-operatório. Diferentes fármacos eficazes em minimizar as consequências da isquemia medular em animais de experimentação não se mostraram úteis em seres humanos. A combinação de controle hemodinâmico rigoroso intra e pós-operatório, técnica de excelência para a reparação desses complexos aneurismas e o tempo de isquemia minimizado parecem propiciar os melhores resultados.[3,103]

Monitoramento neurofisiológico por meio da avaliação de potenciais evocados somatossensoriais (PESS) e potenciais evocados motores (PEM) devem ser utilizados sempre que possível durante as cirurgias que envolvam segmentos toracoabdominais da aorta.[104] Vários estudos mostraram que o monitoramento neurofisiológico intraoperatório é útil para predizer complicações neurológicas que ocorrem após cirurgia da aorta toracoabdominal.[105-108] Os PEM são altamente sensíveis às alterações de perfusão da medula espinal, apresentando mudanças precoces quando há interrupção e restauração da perfusão de porções distais da aorta. Apesar das evidências favoráveis ao emprego de potenciais evocados nesse

tipo de cirurgia, há certa resistência à sua utilização, especialmente por causa da necessidade de um time multiprofissional experiente, incluindo cirurgiões, anestesiologistas, neurologistas e perfusionistas, para que os resultados da cirurgia sejam confiáveis e eficazes na prevenção da paraplegia.[102,108]

Caso o paciente apresente alterações neurológicas (paraparesia ou paraplegia) ao despertar, a PAM deve ser mantida em torno de 90 mmHg, e deve ser realizado o monitoramento da pressão do liquor e da drenagem, aumentando a pressão de perfusão medular, de modo análogo aos cuidados neurointensivos de vítimas de traumatismo craniano. Períodos de hipotensão ou hipoxia, mesmo breves, tendem a promover lesões neurológicas secundárias e devem ser rigorosamente evitados.[103]

CONSIDERAÇÕES FINAIS

A cirurgia da aorta desafia anestesiologistas, intensivistas e cirurgiões vasculares por apresentar graves perturbações da homeostase e consequente desenvolvimento de disfunção de múltiplos órgãos. A avaliação e a otimização pré-operatória funcional dos diversos órgãos são obrigatórias nas cirurgias eletivas. A manutenção da volemia, da estabilidade hemodinâmica e da oferta de oxigênio aos diferentes tecidos, além do controle do sangramento, depende da integração entre competentes e experientes profissionais em equipe multiprofissional. Nas cirurgias de emergência, o suporte adequado aos diversificados métodos pode reverter a disfunção de múltiplos órgãos. O tratamento intensivo e multidisciplinar é fundamental para o sucesso do tratamento e a sobrevida desses pacientes.

AGRADECIMENTOS

Gostaríamos de agradecer ao Dr. Eliezer Silva e prestar nossa singela homenagem ao Dr. Luiz Francisco Poli de Figueiredo, autores deste capítulo nas edições anteriores da obra, que embasaram a atualização e a ampliação do conteúdo nesta edição.

As referências bibliográficas deste capítulo se encontram no Ambiente de aprendizagem do GEN.

47

Heparinas

Cyrillo Cavalheiro Filho ■ Roberto Abi Rached ■ Samantha Carlos de Oliveira ■ Francisco Humberto de Abreu Maffei ■ Marco Antonio Romeo Cuoco

Resumo

A heparina, atualmente denominada heparina não fracionada (HNF) para distinção de suas frações – as heparinas de baixo peso (massa) molecular (HBPMs), também de grande importância terapêutica, completou 100 anos de seu desenvolvimento, sendo utilizada como medicamento anticoagulante desde a quinta década do século XX. A HNF e as HBPM são utilizadas no tratamento e na profilaxia do tromboembolismo venoso (TEV), arterial e cardíaco. O desenvolvimento da HNF possibilitou a realização segura de cirurgias cardíacas, arteriais e venosas, da circulação extracorpórea, de diálises renais e procedimentos endovasculares. Neste capítulo, são apresentadas a farmacologia e a farmacodinâmica, as vias de administração e a dosagem, os efeitos adversos e a reversão da ação dos tipos de heparinas, visando facilitar o emprego dessas substâncias e a compreensão de seus mecanismos de ação.

Palavras-chave: heparina; heparina de baixo peso molecular; anticoagulantes; agentes anticoagulantes.

INTRODUÇÃO

A descoberta da heparina, por seu caráter fortuito, pode ser tida como exemplo de serendipidade, tendo ocorrido em 1916 e sido protagonizada por McLean,[1,2] que observou que o extrato de tecido hepático de cães apresentava a capacidade de prolongar a coagulação do plasma. A substância envolvida nesse processo foi purificada em 1918 por Howell e Holt,[3-5] que a denominaram extrato de heparina, em virtude de ser originária do tecido hepático. A palavra grega *hepar (ἧπαρ)* significa fígado.

A heparina e seus derivados, como as HBPMs, são misturas heterogêneas de polissacarídeos da família dos glicosaminoglicanos sulfatados, detectáveis na superfície de células endoteliais de mamíferos e, principalmente, nos grânulos de mastócitos localizados em pulmões, fígado, intestino, pele, gânglios linfáticos e timo. Do ponto de vista filogenético, a heparina pode ser encontrada até mesmo em alguns moluscos.[6]

As preparações de heparina utilizadas comercialmente são produzidas a partir de sua extração da mucosa intestinal de suínos e do tecido pulmonar de bovinos, além de outras fontes de origem animal menos utilizadas. Pelo risco de contaminação viral causada pela encefalopatia espongiforme bovina, a extração originária de porcinos é cada vez mais utilizada.[6,7]

O procedimento de extração é realizado por degradação de polissacarídeos lineares e complexos, que apresentam pesos moleculares entre 60.000 e 100.000 dáltons (Da). As cadeias polissacarídicas das heparinas são constituídas, predominantemente, de fragmentos dissacarídeos constituídos de ácido L-idurônico 1,4 e D-glicosamina, intercalados com ácido alfa-D-glicurônico e N-acetil-alfa-D-glicosamina, apresentando pesos moleculares entre 3.000 e 30.000 Da[7,8] (Figura 47.1).

A HNF é uma mistura heterogênea de polissacarídeos que apresentam peso molecular de aproximadamente 15.000 Da e comprimento médio de cadeia de 50 resíduos de açúcar. As HBPMs são preparadas por intermédio da despolimerização da HNF por meios químicos ou enzimáticos. O peso molecular aproximado das HBPMs varia entre 3.000 e 6.000 Da, apresentando valores extremos de 1.000 e 10.000 Da.[8,9]

HEPARINA NÃO FRACIONADA

A HNF é um anticoagulante indireto, que necessita de um cofator plasmático, antes denominado antitrombina III e, atualmente, referido apenas como antitrombina (AT) para poder exercer sua ação farmacológica. A AT é uma glicoproteína produzida pelo fígado, pertencente ao grupo das serpinas, uma superfamília de proteínas que atuam, em sua maioria, como inibidores das serinoproteases. A heparina liga-se a um sítio de lisina da AT, produzindo uma mudança da conformação do centro ativo da molécula, a qual converte a AT em um inibidor de ação rápida.[10-12]

Padronização

A HNF é padronizada e analisada em Unidades Internacionais (UI), definidas pelo Padrão Internacional da Organização Mundial da Saúde (OMS) ou pela Farmacopeia dos EUA (USP, *United States Pharmacopeia*). Há uma diferença de 7 a 10% entre as duas unidades, que poderá ser superior ou inferior. A maioria dos produtos disponíveis na Europa e no Brasil são analisados em UI, usando o método da Farmacopeia Europeia, com base no prolongamento do tempo de tromboplastina parcial ativada (TTPa) do plasma obtido de ovinos.[13]

A potência da HNF pode variar nas diferentes extrações e preparações. A relação entre o peso da heparina, determinada em miligramas, e sua potência, determinada em UI, não é sempre a mesma. Embora em nosso meio seja comumente considerado que 1 mg da solução de heparina corresponda à atividade de 100 UI, essa relação não é válida para todas as apresentações, não tendo respaldo farmacológico e não devendo ser aceita.[14]

Farmacodinâmica

Aproximadamente 1/3 da dose administrada de heparina liga-se à AT; essa fração é responsável pela maior parte de seu efeito anticoagulante. Os 2/3 restantes apresentam mínima atividade anticoagulante em concentrações terapêuticas. Tanto a fração de alta quanto a de baixa afinidade catalisam o efeito da AT e de uma segunda proteína plasmática – o cofator II da heparina.[14]

O complexo heparina-antitrombina (H-AT) inativa várias enzimas do sistema da coagulação, inclusive a trombina (fator II ativado-IIa) e os fatores X ativado (Xa), IX ativado (IXa), XI ativado (XIa) e XII ativado (XIIa). Desses, a trombina e o fator Xa são os que sofrem maior inibição, sendo a trombina aproximadamente 10 vezes mais sensível à inibição pelo complexo H-AT do que o fator Xa. Para inibir sua ação, a heparina tem de se ligar a essa enzima e à AT, formando

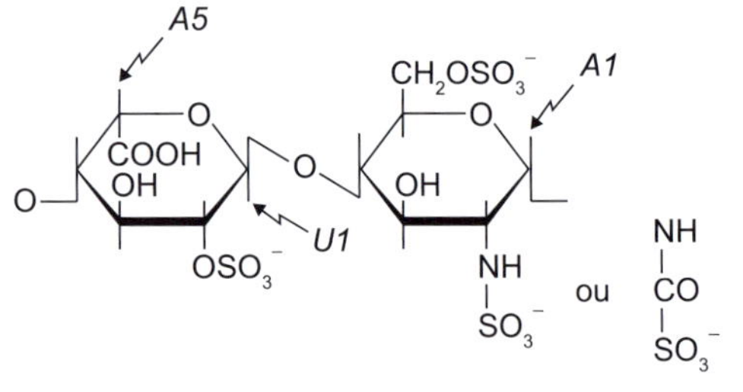

FIGURA 47.1 Alguns resíduos da glicosamina estão N-acetilados. Os prótons facilmente identificáveis nos espectros unidimensionais de RM são indicados no painel: U1 e A1 são os prótons anoméricos do ácido idurônico e da glicosamina, respectivamente, e U5 é o H5 do ácido idurônico.

um complexo ternário – heparina–AT–trombina; a ligação com a enzima é menos importante para a ativação do fator X. Moléculas de heparina com menos de 18 sacarídeos não se ligam simultaneamente à trombina e à AT, e são incapazes de inibir a trombina.[11,14]

Por outro lado, pequenos fragmentos de heparina contêm uma sequência de pentassacarídeos com alta afinidade catalítica para a inibição da AT. Por meio da inativação da trombina, a heparina previne não só a formação da fibrina, pela trombina, mas também a ativação plaquetária e dos fatores V, VIII:c e X.[12-15]

Farmacocinética

A farmacocinética da HNF depende da ligação, passível de saturação, com as células endoteliais, os macrófagos e as proteínas. A HNF é absorvida após injeção por via intramuscular (IM), subcutânea (SC) ou intravenosa (IV), mas não por administração oral, sendo as duas vias preferenciais de administração a intravenosa contínua e a subcutânea.

Diferentes proteínas ligam-se fortemente à heparina e impedem sua atividade anticoagulante, destacando-se o fator 4 plaquetário, a glicoproteína rica em histidina, a vitronectina e o fator von Willebrand. A protamina, utilizada como antídoto para a heparina, por ser uma proteína muito básica, neutraliza sua ação. Uma vez que a HNF atua no sangue, sua distribuição nos tecidos é praticamente destituída de importância clínica.[11-13,16]

A heparina é eliminada pela combinação de um mecanismo saturável rápido e outro não saturável lento. A fase saturável rápida ocorre pela ligação a receptores das células endoteliais e macrófagos, nos quais ela é despolimerizada. O mecanismo não saturável, mais lento, é de eliminação principalmente renal. Em doses terapêuticas, uma proporção considerável de heparina é descartada pelo mecanismo rápido, saturável e dose-dependente. A concentração eficaz se eleva a $0,6 \pm 0,3$ UI/mℓ de plasma na indicação terapêutica e a 0,05 a 0,2 UI/mℓ de plasma na indicação profilática.[11,16] Quando a via subcutânea é selecionada, a dose inicial deve ser aproximadamente 10% maior que a intravenosa habitualmente usada, como resultado da redução da biodisponibilidade associada à administração por via subcutânea. Quando a heparina é administrada por via subcutânea, em dose de 35.000 UI ou mais, em 24 horas, divididas em duas vezes, o efeito anticoagulante demora aproximadamente 1 hora para se instalar, sendo o pico sérico plasmático alcançado em torno de 3 horas. Se um efeito anticoagulante imediato é requerido, a dose inicial deve ser acompanhada por uma injeção intravenosa em *bolus* de 5.000 UI ou de 80 UI/kg.[11]

A elevação plasmática de heparina apresenta-se reduzida quando essa substância é administrada por via subcutânea, em doses baixas (p. ex., 5.000 UI a cada 12 horas) ou moderadas, como a de 12.500 UI a cada 12 horas. Em dose terapêutica elevada (35.000 UI ou mais em 24 horas), porém, o aumento da concentração plasmática é quase completo.[10]

A farmacocinética da heparina justifica sua ação anticoagulante não linear em doses terapêuticas e intensidade e duração de efeito desproporcionalmente maiores em doses crescentes. Assim, a meia-vida biológica aparente da heparina aumenta aproximadamente 30 minutos com *bolus* intravenoso de 25 UI/kg, 60 minutos com *bolus* intravenoso de 100 UI/kg, e 150 minutos com *bolus* intravenoso de 400 UI/kg.[11-16]

Doses

A HNF está disponível como sal sódico ou cálcico. Após administração por via subcutânea em quantidades iguais, a atividade anticoagulante global é mais baixa com sal de cálcio do que com sal de sódio, mas isso não afeta sua eficácia clínica. Pode ocorrer menor incidência de equimoses com administração por via subcutânea com sal de cálcio do que com sal de sódio, mas não há evidência significativa de qualquer diferença clinicamente importante com relação a outro evento hemorrágico.[10-13]

Em pacientes com TEV ou angina instável (AI), a dose de heparina é ajustada, normalmente, para manter um TTPa entre 1,5 e 2,5 vezes o normal (TTPa de paciente/controle), o que equivale a uma intensidade de nível de heparinemia de 0,2 a 0,4 U/mℓ, de acordo com o monitoramento por meio de titulação por protamina, ou de 0,3 a 0,7 U/mℓ pelo antifator Xa, para muitos reagentes do TTPa.[17,18]

O tratamento com heparina está alicerçado na análise dos resultados de estudos experimentais em animais e de subgrupos de coorte em humanos, envolvendo tratamento e profilaxia de trombose venosa profunda (TVP), prevenção de trombose mural após infarto agudo do miocárdio (IAM) e prevenção de isquemia recorrente após tratamento trombolítico coronário.[15] Tem sido recomendada a calibração do nível terapêutico do TTPa para cada reagente/lote utilizado, de maneira a 1,5 a 2,5 vezes o normal equivaler a 0,3 a 0,7 UI/mℓ pela inibição do fator Xa.[10,16]

A dose inicial da heparina para tratamento de fenômenos tromboembólicos venosos baseia-se no peso do paciente (80 UI/kg em *bolus* e 18 UI/kg/h por infusão contínua). Doses de HNF administradas para tratar pacientes com síndromes coronarianas agudas são mais baixas do que as anteriormente descritas para tratamento do TEV. O Colégio Americano de Cardiologia recomenda um *bolus* de heparina de 60 a 70 UI/kg (dose máxima de 5.000 UI) e infusão contínua de 12 a 15 UI/kg/h (dose máxima de 1.000 UI/h) para AI e IAM sem elevação do segmento ST. Uma dose de 60 UI/kg em *bolus* (dose máxima de 4.000 UI) e 12 UI/kg/h (dose máxima de 1.000 UI/h) é recomendada para pacientes com IAM com elevação do segmento ST e que estão sendo submetidos à trombólise com ativador tecidual do plasminogênio recombinante (rt-PA). Em pacientes que foram submetidos à cinecoronariografia ou a procedimentos associados com angioplastia coronariana, a heparina é administrada em *bolus* de 70 UI/kg, em conjunto com inibidores plaquetários das glicoproteínas IIb/IIIa (GP IIb/IIIa), também em *bolus*, mantendo o tempo de coagulação ativado (TCA) acima de 200 segundos.[15,17,18]

O uso dos inibidores da GP IIb/IIIa pode ser considerado para alguns pacientes de alto risco, como aqueles que, mesmo tendo recebido um inibidor da P2Y$_{12}$ e ácido acetilsalicílico (AAS), apresentem evidência de isquemia miocárdica persistente, naqueles com elevada carga de trombos intracoronários e quando a revascularização miocárdica a céu aberto provavelmente for indicada em caráter de emergência. O risco de hemorragia associado à heparina aumenta diretamente em função da dose, da associação com terapia trombolítica ou com o uso de inibidores da GP IIb/IIIa ou de inibidores dos receptores P2Y$_{12}$ plaquetários. O risco de hemorragia também é elevado em pacientes com mais de 60 anos, naqueles submetidos à cirurgia ou a procedimentos invasivos ou que sofreram trauma recentemente, ou, ainda, que apresentem distúrbios da hemostasia.[19,20]

Muitos estudos demonstram a relação entre a dose de heparina administrada e sua eficácia e segurança. A resposta do efeito anticoagulante da heparina é monitorada, normalmente, pela mensuração do TTPa e pelo tempo de coagulação ativada (TCA). O paciente e seus familiares devem ser informados e estar cientes da relação risco–benefício do uso das heparinas.[15,17,18]

Monitoramento e métodos laboratoriais

A dose de HNF normalmente deve ser ajustada pela medida do TTPa; no caso de doses muito elevadas, como as administradas em circuitos extracorpóreos durante cirurgias cardíacas, vasculares e na realização do transplante hepático, é utilizado o TCA por celite ou caulim. Esses testes são fundamentalmente sensíveis à inibição da AT pela heparina.[15,17]

Reversão do efeito anticoagulante da heparina

O efeito anticoagulante da HNF pode ser neutralizado rapidamente pelo uso intravenoso da protamina, uma proteína catiônica que se liga fortemente à heparina (aniônica) em uma relação de cerca de 100 UI de HNF por miligrama de protamina; assim, são necessários 50 mg de protamina para neutralizar o efeito anticoagulante de um *bolus* de 5.000 UI de HNF administrada por via intravenosa. Quando a infusão contínua de HNF é realizada por um período de 4 a 6 horas, a dose de protamina a ser utilizada para neutralizar seu efeito anticoagulante deverá ser calculada cuidadosamente. Por exemplo, um paciente que recebe uma dose de 1.250 UI/h de HNF necessitará de dose inferior a 30 mg de protamina.[17]

A administração de protamina sempre deverá ser lenta, entre 1 e 3 minutos, para que reações de hipersensibilidade sejam evitadas. A neutralização da heparina após uma dose subcutânea pode requerer administração prolongada ou injeções repetidas de protamina. A queda do TTPa pode ser usada para confirmar a efetividade dessa inibição.

Outros métodos para neutralizar os efeitos da HNF incluem hexadimetrina (Polyrene®), heparinase (Neutralase®), fator 4 plaquetário, dispositivos para remoção extracorpórea de heparina e variantes sintéticas da protamina, mas esses métodos ainda não estão disponíveis comercialmente.[18,19]

Resistência à heparina

A expressão "resistência à heparina" é usada quando são necessárias doses extremamente altas para alcance de nível terapêutico.

Depois de entrar na circulação sanguínea, a HNF liga-se a várias proteínas plasmáticas, que reduzem sua atividade anticoagulante, contribuindo, assim, com a variabilidade da resposta anticoagulante da HNF entre pacientes com distúrbios tromboembólicos e com o fenômeno laboratorial de resistência da heparina. A HNF também se une a células endoteliais e macrófagos, o que pode dificultar sua farmacocinética. A ligação da heparina ao fator von Willebrand também inibe a função plaquetária dependente desse fator.[11,16]

Plaquetas ativadas podem dificultar o mecanismo de ação da HNF, pois elas liberam o fator 4 plaquetário que, de modo semelhante à glicoproteína rica em histina ou vitronectina, se une à heparina e inibe sua atividade anticoagulante.[6]

O aumento do fator VIII:c é considerado responsável por uma falsa resistência à heparina, causando uma dissociação entre a anticoagulação medida pelo TTPa e a ação antitrombótica medida pela inibição do fator Xa. Assim, nos casos de dificuldade na obtenção dos níveis terapêuticos pelo TTPa, tem sido recomendada a medida dos níveis de heparinemia pela inibição do fator Xa, mantendo-se valores entre 0,3 e 0,7 UI/mℓ.[11]

Eficácia

A heparina é efetiva na prevenção e no tratamento de trombose venosa e tromboembolia pulmonar, na prevenção de trombose mural após IAM e no tratamento de pacientes com AI e IAM. Embora seja usada para prevenir trombose aguda depois de tratamento trombolítico coronariano, estudos recentes demonstram os benefícios da heparina em pacientes tratados com AAS, e essa associação é essencial no processo de doença, diminuindo a mortalidade e a recorrência de IAM na maioria dos pacientes com síndrome aguda coronariana, com AI e IAM sem elevação do segmento ST à

HNF. A HNF é ainda essencial durante as cirurgias cardíacas com circulação extracorpórea, nas cirurgias arteriais e venosas, quando há interrupção de fluxo sanguíneo, nos procedimentos endovasculares e nas hemodiálises.[20,21]

Efeitos adversos e reações colaterais

A heparina é amplamente utilizada na prática médica e, apesar dos seus inegáveis benefícios, apresenta alguns efeitos colaterais com espectro variado de intensidade e gravidade. O evento mais frequente é o sangramento.

Fenômenos hemorrágicos são os mais comuns dentre os efeitos indesejáveis, entretanto graves e paradoxais complicações trombóticas e trombocitopênicas têm sido relatadas.[22] Em 1958, Weismann e Tobin relataram ocorrência de evento trombótico durante terapia com heparina. Desde então, estudos sobre trombocitopenia induzida por heparina (TIH) associada a eventos tromboembólicos foram publicados.[23,24]

Em função do mecanismo etiológico, duas formas diferentes de trombocitopenia podem estar associadas ao uso de heparina: tipos I e II. A TIH tipo I é a forma mais frequente, ocorrendo em aproximadamente 25% dos pacientes tratados. Caracteriza-se por trombocitopenia transitória e de grau discreto a moderado; raramente a contagem do número de plaquetas atinge valores inferiores a 100.000/mm^3. Não apresenta importância clínica, e seu mecanismo de ação está provavelmente relacionado com o efeito pró-agregante plaquetário da própria heparina.[11,21] A TIH tipo II é a forma mais grave e ocorre em cerca de 5% dos pacientes submetidos à terapia com HNF e em menos de 1% dos pacientes tratados com HBPM.[23-25] A trombocitopenia é caracterizada pela redução de 50% ou mais do valor numérico mais elevado da contagem plaquetária, entre o 5º e o 10º dia após o início do tratamento com essa substância, mas pode ocorrer antes desse período em pacientes que tenham sido expostos ao uso de heparina nos 3 meses precedentes.[24] A TIH tipo II é induzida por anticorpos específicos da classe das imunoglobulinas G, os quais reconhecem neoepítopos positivamente carregados presentes na quimiocina, denominados fator plaquetário 4 (FP4), que formam complexos poliânicos com a heparina. Os imunocomplexos resultantes ligam-se a receptores localizados nas superfícies de plaquetas e monócitos, ativando-os. Ao mesmo tempo, ocorrem danos às células endoteliais causados por tais imunocomplexos, que, juntamente com a ativação plaquetária e monocítica, aumentam a produção de trombina. Esse aumento na produção de trombina protagoniza a formação paradoxal de trombos na vigência de plaquetopenia, a qual pode provocar eventos tromboembólicos no território arterial e/ou venoso, associados a aumento substancial da morbimortalidade. Complicações tromboembólicas ocorrem em aproximadamente 50% dos pacientes com TIH tipo II e as mais frequentes são a trombose venosa de grandes vasos e a embolia pulmonar.[22,25]

O diagnóstico de TIH tipo II deve ser feito, primeiramente, pela suspeita clínica e, na sequência, utilizando-se o sistema de escore 4T para avaliação da probabilidade pré-teste da TIH. Esse escore se baseia na somatória dos valores atribuídos a quatro variáveis correspondentes aos 4Ts, quais sejam: trombocitopenia aguda, tempo de início da queda no número de plaquetas, presença de trombose e outra causa que justifique a presença de trombocitopenia.[22,26] A confirmação do quadro de TIH pode ser feita pelo teste laboratorial de detecção de anticorpos anti-PF4, realizado pelo método funcional ou imunológico.[22,25,27]

Diante de forte suspeita de TIH tipo II, a heparina deverá ser suspensa de imediato. A transfusão de concentrados de plaquetas e a prescrição de anticoagulação oral são contraindicadas. Se o diagnóstico laboratorial for confirmado, a anticoagulação deverá ser mantida com substitutos da heparina, como fondaparinux (que muito raramente desencadeia TIH), hirudina recombinante, argatrobana ou danaparoide;[28,29] estes três últimos, até o momento, não estão disponíveis no território brasileiro. O uso dos novos anticoagulantes orais, inibidores diretos do fator X e da trombina também vem sendo estudado para tratamento dos pacientes com TIH tipo II.[2,30-33]

Outras reações colaterais que podem ocorrer com o uso da heparina, apesar de raras, incluem: osteoporose, principalmente durante o uso prolongado (p. ex., no tratamento da TVP durante a gravidez); alopecia e necrose cutânea, além de reações de hipersensibilidade.[18]

Limitações do uso da heparina não fracionada

O uso em pacientes com distúrbios hemorrágicos adquiridos ou genéticos, como em portadores de hemofilias ou doença de von Willebrand, é contraindicado; no entanto, em situações especiais, como quando esses pacientes são submetidos à cirurgia cardíaca com uso de circulação extracorpórea, a HNF pode ser utilizada desde que sejam empregados cuidados adicionais.[34,35]

Conclusões

A terapia antitrombótica é fundamental no tratamento de pacientes que apresentam distúrbios tromboembólicos, assim como na prevenção de fenômenos trombóticos. Além da terapia antiplaquetária, os múltiplos agentes capazes de inibir os fatores da coagulação estão disponíveis na prática clínica.[30]

Embora muito utilizada, a HNF apresenta as desvantagens de um efeito anticoagulante não previsível e variável que necessita de monitoramento frequente e adequado pelo TTPa em virtude da relativa inabilidade para inibir a trombina ligada ao coágulo. Além disso, a heparina é sensível ao fator 4 plaquetário e apresenta risco potencial de causar trombocitopenia, que pode, paradoxalmente, desencadear fenômenos trombóticos arteriais e venosos. Apesar disso, ampla e variada gama de estudos tem demonstrado benefícios de seu uso.[31-33]

HEPARINAS DE BAIXO PESO MOLECULAR

As HBPMs são derivadas da HNF e produzidas por meio de processos de despolimerização enzimática, química ou física.[6,36,37] O nome químico correto para essas substâncias seria *heparinas de baixa massa molecular;* entretanto, o nome *heparina de baixo peso molecular* é atualmente consagrado e internacionalmente utilizado.

Existem oito diferentes HBPMs utilizadas mundialmente, que se distinguem por suas diferenças estruturais e moleculares, bem como por suas ações anticoagulantes. No Brasil está liberado o uso da dalteparina e da nadroparina, que são produzidas pela despolimerização com ácido nitroso, e a enoxaparina, preparada por meio da desbenzilação alcalina da heparina. Seja por degradação química ou enzimática, moléculas são produzidas por alterações específicas dos fragmentos ou dos resíduos do produto inicial.[6] Quando da elaboração deste capítulo, apenas a enoxaparina estava disponível no mercado brasileiro.

Em contraposição à HNF, preparações de HBPM têm pesos (massas) moleculares mais homogêneos (aproximadamente 5.000 Da), mas diferentes entre si. Por exemplo, o peso molecular médio da enoxaparina é de aproximadamente 4.500 Da (variação entre 3.000 e 8.000 Da); o da dalteparina situa-se entre 2.000 e 9.000 Da, com média de 5.000 Da; a nadroparina tem peso molecular de 3.600 Da. Além dessas diferenças entre os pesos moleculares, ocorre variação na razão de inibição dos fatores Xa e IIa, podendo acarretar

importantes variabilidades nas características farmacocinéticas e no seu uso clínico, proporcionando discussões quanto à possibilidade das HBPMs serem ou não intercambiáveis.[17,38,39] São lançados no mercado mundial, inclusive no Brasil, produtos genéricos ou biossimilares das HBPM originais, e existe no momento grande discussão sobre a necessidade ou não de essas substâncias serem submetidas a ensaios clínicos, além de testes de bioequivalência, para serem utilizadas nas diferentes indicações clínicas.[40]

Farmacodinâmica, mecanismo anticoagulante e ação antitrombótica

Como a HNF, as HBPMs produzem efeito anticoagulante principalmente ativando a AT, porque parte de suas moléculas contém a sequência necessária de pentassacarídeos para essa ligação e catalisação da inibição dos fatores de coagulação. A afinidade das HBPMs pelo fator IIa, entretanto, é mínima, pela ausência de cadeias de pelo menos 18 sacarídeos, em 50 a 75% de suas moléculas, necessários para formação dos complexos ternários heparina-AT-trombina, requeridos para essa inibição. Por outro lado, todas as cadeias das HBPMs contêm os pentassacarídeos de alta afinidade, catalisadores da inativação do fator Xa, assim, a razão de anti-Xa/anti-IIa nas HBPMs, dependendo da distribuição do peso molecular, é de 2:1 a 4:1.[37] No caso da HNF, quase todas as moléculas contêm esse mínimo de 18 unidades de sacarídeos, motivo pelo qual apresenta uma relação de anti-Xa/anti-IIa de 1:1. Dessa maneira, diferentemente da HNF, as HBPMs têm atividade inibitória da trombina reduzida em relação à atividade inibitória do fator Xa,[9,17,37,38] embora não haja, no momento, evidência de que essa diferença de atividade tenha significado clínico, tanto em relação à recorrência da trombose quanto ao sangramento.[15]

Farmacocinética

Como já mencionado, as HBPMs têm ação anticoagulante principalmente pela inibição do fator Xa, mas também foram observadas outras atividades a elas relacionadas, como:

- Estimulação da liberação do ativador tecidual do plasminogênio[16,17]
- Estimulação da liberação de prostaciclina endotelial vascular[16,17]
- Promoção da liberação do inibidor da via do fator tecidual (TFPI) a partir das lipoproteínas plasmáticas, do endotélio e das plaquetas[16,17]
- Redução da liberação do fator von Willebrand das células endoteliais.[16,17]

A biodisponibilidade das HBPMs é maior do que a da HNF pelo menor potencial de ligação a proteínas plasmáticas, células endoteliais, macrófagos e plaquetas,[37,38] e seu efeito farmacológico é mais previsível do que o da HNF devido a maior biodisponibilidade, meia-vida mais longa e *clearance* dose-independente. Além disso, a função plaquetária é menos inibida pelas HBPMs, estando associada a menor potencial de incidência de sangramentos e de trombocitopenia, comparativamente à HNF.[17]

Eliminação

O pico da concentração de antifator Xa e antifator IIa plasmático é alcançado 3 a 4 horas depois da administração da HBPM e pode ser detectável até 12 horas depois, quando administrada em duas doses diárias, fato que demonstra uma relação dose-dependente linear após administração por via subcutânea. A variação da meia-vida das HBPMs é de 2 a 6 horas em pacientes com função renal normal. As HBPMs são eliminadas pelos rins, sendo o *clearance* hepático menor quando comparado ao da HNF.[38]

Por essa razão, devem ser utilizadas cautelosamente em pacientes com *clearance* de creatinina menor que 30 mℓ/min, pois esses pacientes apresentam capacidade aproximadamente 30% menor de depuração renal em relação a indivíduos saudáveis, havendo a recomendação de ser utilizada uma dose reduzida em 30% daquela preconizada. As diretrizes recomendam monitorar periodicamente o antifator Xa em pacientes com o *clearance* menor que 30 mℓ/min.[17,37,38]

Monitoramento e métodos laboratoriais

A potência *in vitro* das HBPMs é mensurada apenas pela atividade do anti-Xa; no entanto, nem os níveis de anti-Xa *in vivo* nem a eficácia e a segurança parecem corresponder à atividade relatada em rótulo do fármaco e seu perfil farmacológico,[39] tendo sido demonstrado em variados estudos que atividades semelhantes de anti-Xa apresentam segurança e eficácia diferentes em diversificadas apresentações.[40,41]

A taxa de absorção das HBPMs é determinada, principalmente, utilizando-se o incremento dos níveis da atividade do fator anti-Xa no plasma e aferida por método cromogênico ou de coagulação; no entanto, valores díspares com testes de coagulação podem ocorrer, sendo o teste cromogênico o mais validado e utilizado atualmente.[6] Assim, para o monitoramento da ação das HBPMs, a análise da atividade do anti-Xa tem sido utilizada, mesmo apresentando algumas limitações.

Resistência

Assim como ocorre com a HNF, os pacientes podem apresentar resistência às HBPMs, pois elas também se ligam, embora em menor intensidade, às células do endotélio e aos macrófagos, com mudanças na sua farmacocinética.[40,42]

Uma observação importante a ser feita relaciona-se com os pacientes que apresentam anasarca, pois a absorção do fármaco pode estar alterada, e aqueles com obesidade mórbida, pela necessidade de ajuste da dose de acordo com o peso do paciente, mas sempre respeitando a dosagem máxima permitida.[43,44]

Eficácia

O uso clínico das HBPMs tem sido estimulado com base em três aspectos, quando comparados à HNF: (1) as HPBMs apresentam reduzida atividade do antifator IIa em relação à atividade do antifator Xa; (2) em modelos animais de trombose, as HBPMs mostraram relação risco–benefício mais favorável que a HNF; e (3) apresentam propriedades farmacológicas superiores. Esses aspectos seriam vantajosos na prática clínica.[14]

Indicação clínica

Atualmente, as HBPMs tornaram-se o padrão para a prevenção do TEV em pacientes clínicos e cirúrgicos de alto risco, sendo, inclusive, utilizadas como medicamento padrão-ouro contra o qual são testados todos os novos anticoagulantes.[45-52]

No tratamento inicial das tromboses venosas e do tromboembolismo pulmonar, as HBPMs parecem ser mais efetivas e seguras que a HNF,[53] e eram recomendadas como primeira escolha pelos consensos internacionais, inclusive para o tratamento domiciliar[54] até o surgimento dos anticoagulantes orais diretos. Nos pacientes com câncer, as HBPMs demonstram ser superiores aos anticoagulantes antivitamina K no tratamento prolongado, pelo menos nos primeiros 6 meses.[55-57]

As HBPMs são consideradas uma alternativa à HNF no tratamento inicial da síndrome coronariana aguda, embora diferentes resultados tenham sido apresentados em diferentes estudos. Em contraposição aos resultados alcançados em pesquisas com dalteparina e nadroparina, os estudos ESSENCE e TIMI 11B demonstraram, independentemente, superioridade da enoxaparina em relação à HNF.[58-60] Em interessante estudo, verificou-se que a enoxaparina, assim como a HNF, suprime a elevação dos níveis do fator von Willebrand na síndrome coronariana aguda, mas não é observado tal efeito em pacientes tratados com dalteparina.[61]

É importante salientar que as HBPMs são excretadas predominantemente pelos rins. Dessa maneira, pacientes com insuficiência renal podem apresentar acúmulo da concentração sanguínea e consequente aumento tanto do efeito das HBPMs quanto do risco de sangramento. Em virtude das diferenças na farmacocinética das diferentes HBPMs, seu acúmulo no organismo de indivíduos com déficit da função renal não ocorre de maneira homogênea. A enoxaparina, por exemplo, quando ofertada em doses terapêuticas a esse grupo de pacientes, acumula-se de modo perigoso, sendo altamente recomendada a redução da dose administrada ou até mesmo a substituição pela HNF. Interessantemente, observou-se que mesmo doses profiláticas, particularmente de enoxaparina, podem acarretar o seu acúmulo em pacientes que apresentam *clearance* de creatinina abaixo de 30 mℓ/h, sendo recomendada a redução da dose ofertada. Esse acúmulo não é observado quando do uso de outras HBPMs, o que faz supor que tais diferenças sejam dependentes do peso molecular médio dessas substâncias.[17,62,63]

Efeitos comparativos em relação à heparina não fracionada

Do ponto de vista experimental, as HBPMs causam, por variados motivos, menos sangramento em animais de laboratório do que a HNF. Primeiro, porque inibem menos as funções plaquetárias do que a HNF; segundo, diferentemente da HNF, as HBPMs incrementam menos a permeabilidade vascular; e terceiro, por causa de sua menor afinidade por células endoteliais, pelos multímeros de alto peso molecular do fator von Willebrand e pelas plaquetas, provavelmente interferem menos na interação das plaquetas com os vasos sanguíneos.[63] No ser humano, tendem a provocar menos hemorragias em algumas situações, como na profilaxia cirúrgica do TEV, menos plaquetopenia[63,64] e menos osteoporose[17] durante o uso prolongado, sendo também a medicação de escolha para o tratamento do TEV durante a gravidez.[6]

Reversão do efeito

Em casos de hemorragia ou risco de hemorragia para intervenções de emergência ou urgência em pacientes tratados com HBPMs, pode ser utilizada a protamina para reversão de sua ação, embora ela altere apenas parcialmente a ação anticoagulante das HBPMs e não se tenha certeza de um efeito benéfico nos casos de sangramento. A protamina bloqueia apenas a atividade antitrombínica das HBPMs, não afetando as moléculas com baixo grau de sulfatação que inibem o fator Xa.[65] A dose a ser utilizada depende do tempo decorrido desde a última administração da HBPM; nas primeiras 8 horas, a dose é de 1 mg de protamina para cada 100 UI de anti-Xa. Caso o sangramento continue, uma segunda dose de 0,5 mg/100 UI de anti-Xa pode ser ministrada. Se o sangramento ocorrer após 8 horas da última dose, deve-se iniciar a administração de protamina com doses menores.[17]

Outras aplicações das heparinas

As heparinas apresentam outros efeitos, não anticoagulantes, com potenciais usos em diferentes aplicações práticas. Um dos mais estudados é o efeito anti-inflamatório. Os efeitos benéficos das heparinas na inflamação foram atribuídos à sua ligação e à inibição de quimiocinas, fatores do complemento, fatores de crescimento e angiogênicos, além de ligação com mediadores de adesão, que são expressos durante o processo inflamatório, como selectinas, integrinas e seus receptores.[11,12,66,67] Além disso, a heparina tem atividade antimetastática que parece estar associada principalmente à sua ação sobre a disseminação das células tumorais na corrente sanguínea, à inibição da angiogênese, das selectinas e da heparinase. Vale lembrar que a heparinase é uma endoglicosidase que age nos proteoglicanos de sulfato de heparana (HS, *heparan sulfate*) que, por sua vez, são macromoléculas ubíquas, formadas por um núcleo proteico e por cadeias lineares de HS, presentes na superfície celular e na matriz extracelular de variada gama de tecidos. As cadeias de HS ligadas às proteínas da matriz extracelular desempenham importante papel na integridade e na função de barreira dessa mesma matriz e nas interações entre esta e outras células. As cadeias de HS possibilitam a ligação de uma ampla variedade de moléculas bioativas à superfície da célula da matriz extracelular, agindo no controle de muitos processos normais e patológicos.[67-69]

Considerações finais

Embora os novos anticoagulantes possam substituí-las em muitas situações, a cada ano quantidade expressiva de pacientes utiliza a terapia antitrombótica com heparinas. Muitos desses pacientes apresentam, com alguma frequência, situações que exigem vigilância clínica contínua e controle laboratorial apurado, não somente por meio da quantificação do grau de atividade das heparinas, como a fornecida pelos exames de TTPA e anti-Xa, quanto pela avaliação de sua ação nos elementos figurados do sangue. Além disso, o tempo relativamente curto de sua ação faz com que a interrupção de seu uso e a consequente cessação de seu efeito anticoagulante ocorra em uma maior faixa de segurança.

Por fim, mas não menos relevante, vale ressaltar a importância da comunicação contínua entre as diferentes equipes de saúde envolvidas no cuidado do paciente, bem como a troca de informações sobre o uso da terapia antitrombótica, principalmente quando há a participação de profissionais de diferentes especialidades. Essa comunicação deve ser mantida não somente entre as equipes clínica e cirúrgica, mas também com a equipe de anestesia, quando da necessidade, por exemplo, da troca de informações que possibilitem avaliar o melhor momento entre o horário da última dose de heparina ofertada e o de retirada do cateter da região peridural; e com a equipe de enfermagem, a comunicação de mudanças na dose do antitrombótico e do horário da última dose ofertada dessa medicação e o momento mais adequado para a retirada de cateteres de acesso venoso central. Vale mencionar ainda que, quando há mais de uma equipe médica envolvida no tratamento do paciente, a comunicação entre as mesmas é necessária não somente durante o período de internação, mas também após a alta hospitalar, notadamente com o emprego cada vez frequente de profilaxia e terapia antitrombóticas estendidas.

As referências bibliográficas deste capítulo se encontram no Ambiente de aprendizagem do GEN.

48

Hemoterapia, Coagulopatia e Heparinoterapia em Cirurgia Vascular

Marcia Maria Morales ■ Alexandre Anacleto ■ João Carlos Anacleto

Resumo

Gerenciar a administração de hemoderivados durante o período pero-peratório para manter a concentração de hemoglobina e a hemostasia, minimizar as perdas sanguíneas e otimizar a tolerância fisiológica à anemia faz parte de um conjunto de medidas que visam melhorar os desfechos cirúrgicos e a evolução do paciente. Neste capítulo, expõe-se de maneira prática alguns conhecimentos que, se assimilados pelo cirurgião vascular, contribuem para tomadas de decisões em cenários em que a celeridade prescinde da opinião do especialista.

Palavras-chave: hemostasia; coagulação sanguínea; procedimentos cirúrgicos vasculares.

HEMOTERAPIA EM CIRURGIA VASCULAR

A transfusão de concentrado de hemácias (CH) e outros hemode-rivados deve ser reduzida devido ao risco inerente de complica-ções transfusionais. Para as cirurgias complexas como a cirurgia vascular, em que as perdas sanguíneas estimadas são maiores que 500 a 1.000 mℓ, o planejamento deve iniciar-se no pré-operatório com identificação da causa e correção de anemias e autodoação de sangue e estender-se durante o intra e o pós-operatório, utilizando-se de autotransfusão, hemodiluição normovolêmica, antifibrinolíticos e outros produtos hemostáticos. Todas essas medidas são estraté-gias efetivas e devem ser implementadas.[1]

Avaliação pré-operatória da hemostasia

Em cirurgias vasculares eletivas de grande porte, a avaliação labo-ratorial pré-operatória possibilita identificar anemias e discrasias sanguíneas, e otimizar o tratamento para minimizar transfusão de hemoderivados, ainda que seja necessário o adiamento do proce-dimento cirúrgico para viabilização desse preparo.

Para as cirurgias vasculares de pequeno e médio portes (sistema venoso, cirurgia arterial abaixo do ligamento inguinal, amputa-ções), a avaliação pré-operatória da hemostasia deve ser de rotina, utilizada para cirurgias de mesmo porte em outras áreas/outros sistemas do corpo humano. As fontes mais valiosas para se avalia-rem os riscos de sangramento peroperatórios são a anamnese e o exame físico do paciente.

A obtenção de uma história completa e precisa é de responsabi-lidade do cirurgião. Deve-se interrogar sobre a existência/ocorrên-cia prévia de hematomas e/ou equimoses, sangramento ou edema de mucosas, epistaxe, fluxo menstrual abundante, hemorragia em procedimentos dentários ou cirurgia prévia ou, ainda, história familiar de sangramentos.

Outra questão importante está relacionada com o uso de medi-camentos que alteram a coagulação e a agregação plaquetária, prin-cipalmente anti-inflamatórios não esteroides (AINE), antibióticos, anticoagulantes e antiagregantes plaquetários.

Especial atenção deve ser direcionada à ocorrência de úlceras de estômago ou duodeno, mesmo que cicatrizadas, pois podem ser foco de sangramento durante o pós-operatório.

É relevante a história de uso abusivo de bebidas alcoólicas, bem como de doenças metabólicas, porque ambas podem levar à insuficiência hepática com diminuição dos fatores de coagulação produzidos pelo fígado, podendo ocasionar sangramento intra e/ou pós-operatório.

O exame físico pode revelar sinais clínicos que sugerem altera-ções hemostáticas, como petéquias, equimoses, hemartroses, icte-rícia, hepatomegalia e esplenomegalia.

Geralmente, os pacientes que serão submetidos às cirurgias vasculares de grande porte (aorta torácica e abdominal) são idosos, em uso de antiagregantes plaquetários ou anticoagulantes orais, por-tadores de função renal e/ou hepática diminuída e, portanto, mais sujeitos a sangramento intra e pós-operatório. Nesses casos, além da avaliação pré-operatória global, inerente a qualquer cirurgia de grande porte, exames laboratoriais de triagem pré-operatória, para avaliar os mecanismos hemostáticos, devem ser realizados, mesmo que a história e o exame físico não indiquem aumento do risco.

Inicialmente, um hemograma completo deve ser realizado ideal-mente 4 semanas antes do procedimento agendado para que haja tempo hábil para eventual correção de anemia, com reposição de ferro nos casos de anemia ferropriva, e para que se possa delinear a estratégia de reposição de hemácias no intraoperatório.

Para a avaliação de distúrbios de coagulação, os exames essen-ciais são contagem de plaquetas, tempo de protrombina (TP) com INR (*International Normalised Ratio*) e tempo de tromboplastina parcial ativada (TTPa). Em pacientes com suspeita de hepatopa-tia ou nefropatia ou aqueles que serão submetidos a pinçamento supracelíaco, em que a isquemia visceral está prevista, as funções hepática e renal devem ser mais bem avaliadas.[2]

Assim como foi descrito em outra publicação para sepse e cân-cer, pacientes com aneurismas aórticos complexos (torácicos ou toracoabdominais), com trombos intraluminares crônicos, ou com rupturas crônicas tamponadas podem apresentar, no pré-operató-rio, coagulopatia de consumo (coagulação intravascular dissemi-nada [CIVD] crônica), com ou sem fibrinólise.[3] Esses pacientes devem receber atenção especial do cirurgião vascular com relação ao sangramento durante a cirurgia e no pós-operatório, pois, fre-quentemente, eles apresentam plaquetopenia, deficiência de fato-res de coagulação (V, VIII e fibrinogênio), deficiência de inibidores (antitrombina, proteínas C e S) e ativação do sistema fibrinolítico. As plaquetas e os fatores de coagulação devem ser repostos por meio de derivados de sangue homólogo (plasma fresco congelado [PFC], crioprecipitado e concentrado de plaquetas [CP]).

Para pacientes com suspeita de distúrbio hemostático hereditá-rio, seja por história pregressa individual ou familiar, exame físico ou pelos exames pré-operatórios, o cirurgião vascular deve solici-tar a colaboração de um hematologista.

Especial atenção aos pacientes em uso de anticoagulação oral: os usuários de varfarina devem ser avaliados com tempo de ativi-dade de protrombina [TAP]/INR e os usuários de dabigatrana ou um dos inibidores diretos do fator Xa devem ser avaliados, con-siderando o *clearence* de creatinina, para que se possa adequar o tempo necessário para normalização da coagulação após interrup-ção dos medicamentos.

Hemoderivados e indicação de uso
Concentrado de hemácias

Uma parcela significativa, 30 a 40% dos pacientes, apresenta ane-mia antes de uma cirurgia de grande porte. Essa alteração demanda maiores índices de transfusão sanguínea e, consequentemente, se correlaciona com maior tempo de internação hospitalar, admissões em unidade de terapia intensiva, infecção, eventos trombóticos e mortalidade.[4] Em pacientes submetidos à cirurgia cardíaca, a prevalência de anemia chega a 50%, e 20% dos pacientes que não apresentam anemia identificada no hemograma são diagnosticados com deficiência de ferro,[5] que pode ser definida por ferritina < 30 ng/mℓ ou ferritina < 100 nℓ/mℓ com saturação de transferrina < 20% ou proteína C reativa > 5 mg/ℓ.

Várias estratégias são utilizadas visando à não utilização de CH durante os procedimentos cirúrgicos. A administração de ferro, ácido fólico e vitamina B_{12} em pacientes com anemia ferropriva deve preceder a cirurgia em 4 semanas, com evidência de redução de transfusão de hemácias.[1] Quando a anemia for proveniente de doenças crônicas ou insuficiência renal, a eritropoetina pode ser administrada em associação com o ferro para aqueles cuja perda sanguínea estimada for maior que 500 mℓ e a hemoglobina pré-operatória for menor que 12 g/dℓ ou menor que 13 g/dℓ nos que serão submetidos à assistência circulatória.

A partir de uma unidade de sangue total coletado, é possível preparar uma unidade de CH, uma de PFC, uma de crioprecipitado e uma de CP.

O CH deve ser armazenado em temperatura entre 1 e 6°C, apresentar hematócrito entre 52 e 60% e deve ser utilizado em, no máximo, 42 dias. É indicado para pacientes com anemia aguda ou crônica, a fim de recuperar a capacidade de transporte de oxigênio. Uma unidade de CH eleva o hematócrito de 3 a 4%; o dobro do que se obtém com o mesmo volume de sangue total.

O nível de hemoglobina/hematócrito recomendado para transfusão de CH – o "gatilho para transfusão", vem sendo reduzido; esses novos parâmetros objetivam gerenciar melhor a transfusão de hemoderivados. Tradicionalmente, a indicação para a transfusão de CH seria a manutenção da hemoglobina em 10 g/dℓ e do hematócrito em 30% como valores adequados para um bom transporte de oxigênio, durante o período peroperatório.[6]

Todavia, esse conceito foi modificado por estudos que admitem haver bom transporte de oxigênio com níveis de hematócrito mais baixos, a partir de 7 ou 7,5 g/dℓ na cirurgia cardíaca.[7]

É importante lembrar que essas recomendações podem divergir no que diz respeito à cirurgia vascular de grande porte. Frequentemente, os pacientes são idosos, portadores de cardiopatia isquêmica, doença pulmonar obstrutiva crônica grave, função renal diminuída e doença vascular cerebral. A recomendação para a cirurgia vascular de grupos médicos experientes é a manutenção dos níveis de hemoglobina entre 9,5 e 10,5 g/dℓ.[8]

Nenhum critério isolado deve ser utilizado para avaliar a necessidade de transfusão de hemácias. O cirurgião e o anestesista devem considerar a necessidade de transfusão considerando a doença e as circunstâncias de cada paciente. O tirocínio médico será influenciado pela duração da anemia, pelo estado volêmico intravascular, pela perda sanguínea prevista e pelo estado basal pulmonar, cardíaco e cerebrovascular do paciente.

Com a finalidade de economizar sangue homólogo armazenado, Spence e Carson,[9] com base na literatura e nas suas próprias experiências, estabeleceram um esquema denominado MSBOS (*maximum surgical blood-ordering schedule*) para racionalizar a reserva de sangue no pré-operatório de cirurgias vasculares eletivas. O MSBOS é obtido correlacionando-se, para um procedimento cirúrgico específico durante determinado período (3 a 6 meses), a quantidade de sangue homólogo reservada no pré-operatório com a quantidade efetivamente usada. Na prática, o MSBOS é representado por um índice: R/T (sangue reservado/sangue transfundido). Assim, um R/T foi determinado para cada tipo de cirurgia vascular. Quando o R/T for inferior a 0,5, a reserva pré-operatória de sangue pode ser dispensada, providenciando-se apenas a tipagem sanguínea do paciente. Com isso, racionaliza-se o uso do sangue armazenado, pois cada unidade de sangue reservada (submetido à prova cruzada com o receptor) fica indisponível no banco de sangue por 48 horas ou até ser solicitada para a cirurgia. Com a substituição apenas por tipagem, sem prova cruzada ou reserva, a unidade de sangue permanece em circulação, disponível no banco de sangue.

Com base no MSBOS, Spence e Carson[9] concluíram que a reserva pré-operatória de sangue só é necessária nas cirurgias de aorta, tanto torácica descendente quanto abdominal, na quantidade de 2 a 3 unidades de CH. Nas intervenções sobre as artérias dos membros inferiores e superiores, artérias carótidas e amputações maiores, a reserva pré-operatória é substituída apenas por tipagem do receptor.

O Quadro 48.1 compara o esquema usado por Spence e Carson[9] com o utilizado em nosso serviço (experiência dos autores).

Plasma fresco congelado

O PFC é preparado a partir do sangue total, até 6 horas após a coleta. É constituído pela fase líquida do sangue, isto é, aproximadamente 200 mℓ de água com 7% de proteínas e 2% de carboidratos e lipídios. O plasma fresco contém os elementos pró-coagulantes e anticoagulantes do sangue. São preservados os fatores de coagulação estáveis, havendo redução dos fatores lábeis (V e VIII) com o passar do tempo. Deve ser congelado (–18°C, no mínimo, sendo ideal –25°C ou menos) logo após o preparo, podendo ser usado em até 1 ano. Depois de descongelado, pode ser mantido em temperatura entre 1 e 6°C por 24 horas.

Cirurgias vasculares com sangramentos excessivos ou isquemia visceral devido ao pinçamento aórtico proximal desencadeiam mudanças bruscas no sistema de coagulação, com depleção de fatores e impedimento de geração de trombina. A trombina ativada é necessária para converter fibrinogênio solúvel em fibrina estável

QUADRO 48.1	Reserva de sangue homólogo no pré-operatório de cirurgia vascular. Comparações dos esquemas propostos por Spence e Carson[9] e protocolo utilizado no serviço dos autores.				
	Spence e Carson	Anacleto et al.			
Cirurgia	CH	CH	PFC	CRIO	CP
Revascularização aortobifemoral	2 a 3	2	2	0	0
Aneurisma da aorta abdominal	2 a 3	2	2	0	0
Aneurisma da aorta torácica descendente	2 a 3	3	3	10	10
Revascularização infrainguinal	T e S	T e S	0	0	0
Amputação maior	T e S	T e S	0	0	0
Endarterectomia de carótida	T e S	T e S	0	0	0
Aneurisma toracoabdominal tipos II	–	20	20	20	20
Aneurisma toracoabdominal tipos I, III, IV e V	–	6	6	10	10

CH: concentrado de hemácias; CP: concentrado de plaquetas; CRIO: crioprecipitado; PFC: plasma fresco congelado; S: sorologia; T: tipagem.

e para catalisar outras reações importantes na cadeia de coagulação. A depleção de trombina pode causar coagulopatias graves, maior sangramento e necessidade de transfusão. A reposição dos fatores de coagulação é essencial para evitar coagulopatias peroperatórias. Há duas alternativas a serem adotadas para essa correção: administração de PFC ou de concentrado de complexo protrombínico (CPT). A administração de PFC tem o benefício de repor todos os elementos pró-coagulantes e anticoagulantes do sangue, no entanto, pode causar mais complicações transfusionais, como lesão pulmonar e sobrecarga volêmica. A segunda, e provavelmente mais adequada alternativa, é a correção da coagulação por meio de CPT.

A infusão de PFC é indicada para resolução de coagulopatia em decorrência de sangramento excessivo microvascular na presença de INR acima de 2; também é recomendada nas situações de politransfusão (acima de 70 ml/kg) quando não há tempo hábil para dosar TP, INR e TTPa nos pacientes em uso de varfarina com necessidade de reversão urgente de seus efeitos. Nos pacientes com sabida deficiência de fatores da coagulação, pode-se também usar PFC quando CPT não estiver disponível.[10] Habitualmente, PFC não é indicado para repor o volume intravascular, no entanto, nas cirurgias de aorta de grande porte, pode ser muito útil para simultaneamente repor fatores da coagulação e auxiliar na reposição volêmica.

Atualmente, nos EUA, cerca de 15% dos pacientes submetidos à cirurgia cardíaca e aproximadamente 1/3 daqueles com sangramento recebem PFC.[11]

Crioprecipitado

Uma unidade de crioprecipitado é composta pelos fatores de coagulação insolúveis que precipitam quando 1 unidade de PFC é descongelada entre 1 e 6°C. O volume de aproximadamente 10 a 15 ml obtido é centrifugado e recongelado a –18°C.

Essa unidade contém, além das proteínas encontradas no PFC, altas concentrações dos fatores VIII:vW, VIII:c, XIII e fibrinogênio. Após seu preparo, o crioprecipitado pode ser estocado por 1 ano. É útil em substituição ao PFC, pelo pequeno volume de líquido transfundido, para corrigir discrasias sanguíneas por consumo de fibrinogênio e fatores da coagulação (CIVD, ou decorrente de isquemia visceral na cirurgia do aneurisma toracoabdominal). A dose geralmente utilizada varia de 5 a 10 unidades em um paciente adulto, com o objetivo de manter o fibrinogêncio acima de 100 mg/dl. Cada unidade de crioprecipitado eleva o fibrinogênio em 70 a 100 mg/dl em um adulto de 70 kg.

Concentrado de plaquetas

A hemostasia depende de número e função adequados das plaquetas em conjunto com um sistema de coagulação também adequado. As plaquetas podem ser obtidas, isolando-as do sangue coletado de vários doadores (randômicas) ou por aférese, quando obtidas de um único doador.

As plaquetas randômicas têm a vantagem do baixo custo e da facilidade de coleta e processamento; no entanto, uma única infusão de plaquetas exporá o receptor a múltiplos doadores. A quantidade de plaquetas por unidade obtida varia de acordo com o doador, mas geralmente atinge 7×10^{10} plaquetas, o que não seria suficiente para elevar a concentração de plaquetas do receptor. Em geral, 4 a 6 unidades são necessárias para que se transfundam 3 a 4×10^{11} plaquetas. Devem ser armazenadas por, no máximo, 5 dias, com agitação constante e em temperatura entre 20 e 24°C.

A aférese é o processo de coletar por 1 a 2 horas as plaquetas de um único doador. As plaquetas são removidas com alguma quantidade de leucócitos, plasma e hemácias que são devolvidos para o doador. Uma unidade de aférese provê o equivalente a 6 ou mais unidades de plaquetas randômicas.

Tanto a aférese quanto o CP randômicos apresentam pequena quantidade de leucócitos e plasma que podem causar reações transfusionais, como febre, aloimunização, lesão pulmonar aguda e anafilaxia.

CP deve ser administrado para controlar ou prevenir o sangramento intraoperatório associado à deficiência na quantidade ou na função das plaquetas. Não deve ser usado profilaticamente em transfusão maciça, porém é importante lembrar que a trombocitopenia por diluição costuma acompanhar as transfusões maciças de sangue. Recomenda-se transfusão intraoperatória de CP quando a contagem de plaquetas for inferior a 50.000/mm³. O CP demora cerca de 30 minutos para iniciar sua ação hemostática, e sua duração na circulação é efêmera. Cada unidade transfundida eleva as plaquetas de 5.000 a 10.000/mm³; costuma-se prescrever, inicialmente, de 6 a 10 unidades, repetindo-se quantas vezes forem necessárias.

Albumina humana

Obtida a partir do plasma de um *pool* de doadores e usada para reposição coloidosmótica no intra e no pós-operatório. É esterilizada por filtração e exposição à temperatura de 60°C por 10 horas, sendo disponibilizada em solução nas concentrações de 5 e 25%, em frascos de 50 ml. Suas vantagens em relação ao PFC derivam do menor volume a ser transfundido e do fato de não transmitir doenças infecciosas. A albumina a 5% permanece no espaço intravascular em 70%, e a albumina a 25% é uma solução isosmótica ao plasma. Sua utilização não é tão vantajosa, por se tratar de um produto caro, que pode não ser mais seguro ou eficiente que os cristaloides. Em cirurgia não cardíaca, no entanto, sua administração promove uma expansão do plasma por um período longo no pós-operatório com uma meia-vida no espaço intravascular de aproximadamente 9 horas, podendo contribuir para balanço hídrico menos positivo, redução de expansões com cristaloide em *bolus* e do uso de vasopressor.[12]

Alternativas à transfusão de sangue homólogo

Os critérios para transfusão de sangue homólogo, por motivos óbvios, são rígidos. É necessário que se desenvolvam estratégias (Quadro 48.2) para minimizar o uso de sangue e seus derivados. Algumas medidas são recomendáveis:

- Identificar discrasias prévias nos procedimentos eletivos e corrigi-las. Realizar cirurgias eletivas com hemoglobina ≥ 13 g/ℓ; ferritina ≥ 100 ng/mℓ; e saturação de transferrina ≥ 20%[1]
- Redução da agressão cirúrgica por meio de técnicas menos invasivas quando possível e manutenção de hemostasia rigorosa
- Administração de fluidos em forma de soluções cristaloides balanceadas para manter a normovolemia, tendo como base a reposição da perda sanguínea na proporção de 1,5 volume de cristaloide para cada volume de sangue perdido. Nos casos em que a hemoglobina decai abaixo de um limiar estabelecido ou a velocidade de sangramento é alta a ponto de os níveis de hemoglobina não serem fidedignos comparados à clínica do paciente, a transfusão deve ser realizada. A administração de cristaloides em grande quantidade deve ser evitada, pois provocará anemia dilucional e coagulopatia
- Manter normotermia: a hipotermia promove sangramento por impedir a agregação plaquetária e reduzir a atividade de enzimas envolvidas no processo de coagulação. Hipotermias leves com quedas de 1°C são capazes de aumentar as perdas sanguíneas em 20%. Temperaturas abaixo de 36°C podem causar sangramentos

e necessidade adicional de transfusão. São cuidados essenciais aquecer os fluidos a serem infundidos no paciente e utilizar mantas e colchões térmicos

- Recuperação de sangue intraoperatório: o sangue coletado do campo operatório pelo aspirador é lavado, filtrado e devolvido ao paciente. Esse processo é seguro e muito benéfico, especialmente em cirurgias com perdas superiores a 1.000 mℓ
- Hemodiluição normovolêmica: é uma alternativa para pacientes jovens e testemunhas de Jeová em que se estima uma perda de aproximadamente 1 a 2 unidades de sangue (1.000 mℓ). Uma quantidade de sangue é removida na indução anestésica, e a volemia é mantida com cristaloides
- Otimizar os critérios para transfusão: individualizar os valores de hemoglobina (< 9 g/100 mℓ); CP quando a contagem for menor que 75.000/mm^3 em vigência de sangramento; PFC para repor fatores da coagulação e/ou fibrinogênio, quando este for inferior a 80 mg/dℓ. Na cirurgia dos aneurismas torácicos e toracoabdominais, os parâmetros para transfusão de hemoderivados são outros: hematócrito menor do que 30% ou hemoglobina inferior a 10 g/dℓ, plaquetas abaixo de 100.000/mm^3, TAP menor que 60% e fibrinogênio menor que 100 mg/dℓ.[13]

Transfusão de sangue autólogo
Autodoação pré-operatória

O uso da autodoação pré-operatória está em declínio devido às múltiplas desvantagens da técnica: alto custo, tempo necessário para a doação, necessidade de planejamento com muita antecedência, além de acarretar anemia ao paciente no pré-operatório. Ela somente pode ser realizada quando se tratar de cirurgia eletiva, sendo particularmente útil quando há dificuldades em relação ao tipo sanguíneo e/ou às provas cruzadas.[14]

Consiste na doação, pelo próprio paciente, de 1 a 3 unidades de sangue, coletadas com intervalo de 7 dias, sendo a última coleta até 72 horas antes da cirurgia. O paciente candidato à pré-doação deve apresentar níveis de hemoglobina acima de 11 g/dℓ e hematócrito não inferior a 34%. O sangue a ser autotransfundido pode ser armazenado em temperatura entre 1 e 6°C, por, no máximo, 35 dias, e, quando não for utilizado, pode ser cedido a outro paciente. O paciente deve receber, rotineiramente, suplementação de ferro por via oral, durante o período de pré-doação.

Eritropoetina recombinante pode ser utilizada com o intuito de aumentar a produção de hemácias e, assim, facilitar a coleta pré-operatória para autotransfusão.

Autodoação intraoperatória/hemodiluição normovolêmica

Consiste na retirada de até 20% do volume sanguíneo após indução anestésica e reposição com solução cristaloide (2 mℓ de solução salina fisiológica para cada 1 mℓ de sangue retirado). O sangue é anticoagulado com citrato-fosfato-dextrose e reinfundido ao fim da cirurgia. O objetivo dessa técnica é reduzir a exposição do paciente a sangue alogênico. As vantagens são: menor perda de hemácias, diminuição da viscosidade sanguínea e disponibilidade de sangue autólogo para transfusão. Seu uso é restrito para pacientes com nível inicial de hemoglobina normal, geralmente jovem e saudável em que se espera uma perda sanguínea de duas ou mais unidades. Geralmente, deve ser evitada em pacientes com disfunção cardíaca renal, hemoglobina abaixo de 11 g/dℓ ou alguma anormalidade de coagulação.

O emprego da hemodiluição normovolêmica em cirurgia vascular de grande porte é restrito, uma vez que a maioria dos pacientes apresenta idade avançada, com comprometimento de vários órgãos e sistemas e, eventualmente, anemia, que são contraindicações formais, além de haver necessidade de anestesiologista habituado com essa técnica.

Na maioria dos estudos, a hemodiluição normovolêmica mostrou benefícios discretos em reduzir a exposição ao sangue alogênico.[15]

QUADRO 48.2	Estratégias para minimizar transfusão sanguínea no pré, intra e pós-operatório.[1]			
	Cirurgia eletiva			**Emergência**
	Período			
	Pré-operatório	**Intraoperatório**	**Pós-operatório**	
Correção de anemia/deficiência ferro				
Redução da perda de hemácias				
	Pré-operatório	**Intraoperatório**	**Pós-operatório**	
Técnica cirúrgica				
Recuperação de sangue				
Hemodiluição normovolêmica				
Prevenção de coagulopatia				
Monitoramento				
Individualização				
Antifibrinolíticos				
Fibrinogênio				
CPT				
Fator XIII				
Normotensão				
Normotermia				
Tolerância com anemia				
	Pré-operatório	**Intraoperatório**	**Pós-operatório**	
Transfusão restritiva				
Otimização hemodinâmica e oxigenação				

CPT: concentrado de complexo protrombínico.

Autotransfusão intraoperatória

Das técnicas de transfusão de sangue autólogo, a ATIO é a mais importante do ponto de vista prático. Ela pode ser realizada durante toda a cirurgia, repondo o sangue na proporção do volume perdido no campo operatório, e a velocidade e o volume de reposição podem ser extraordinariamente rápidos e eficientes.

O sangue recuperado do campo operatório, por técnica de autotransfusão, além de ser uma fonte prontamente disponível de hemácias, é rapidamente reinfundido. Essa técnica elimina os problemas relacionados com os tipos sanguíneos e as provas cruzadas (tipos raros de sangue e/ou problemas com anticorpos) ou aqueles relacionados com a autoimunização e com reações transfusionais. Suas maiores vantagens são: reduzir a necessidade de transfusão de sangue alogênico, e com isso diminuir o risco de doenças transmissíveis (principalmente vírus da imunodeficiência humana [HIV] e hepatite); reduzir reações transfusionais; diminuir custo; além de ser aceita por grupos religiosos, como Testemunhas de Jeová.

Um dos primeiros relatos do uso de autotransfusão foi feito em 1883 por William Halsted.[16] Muitos outros apareceram nos anos 1900, no entanto, a capacidade de coletar, anticoagular e estocar sangue de doador promoveu a criação do sistema de banco de sangue, o que enfraqueceu o uso da autotransfusão. Somente na década de 1980, quando as infecções como o HIV tornaram-se um problema real nos sangues de doadores, valorizou-se a relevância da autotransfusão.

O primeiro dispositivo disponível comercialmente foi introduzido na década de 1970 e era conhecido como *cell saver*.[17] Os mais populares atualmente no Brasil são: Cell Saver® Elite® (Haemonetics, Braintree, MA), Sorin EXTRA® autotransfusion system (Livanova, London, UK), autoLog® autotransfusion system (Medtronic, Minneapolis, MN), and C.A.T.S®plus Continuous AutoTransfusion System (Fresenius Kabi, Bad Homburg, Germany).

As contraindicações absolutas para autotransfusão incluem:[18]

- Fluidos tóxicos ou incompatíveis no campo operatório: substâncias inaceitáveis para infusão intravascular, como água e soluções hipotônicas que podem promover hemólise; peróxido de hidrogênio, álcool, iodopolvidona, antibióticos que possam ser tóxicos
- Produtos hemostáticos ou cimento ósseo: não se pode aspirar o campo cirúrgico na presença de colas de fibrina, de trombina, colágeno bovino microfibrilar ou metacrilato. Algumas situações são controversas e consideradas contraindicações relativas. Não foram demonstrados efeitos deletérios evidentes no uso da autotransfusão nesses casos, mas a decisão deve ser tomada caso a caso
- Infecção bacteriana: tradicionalmente, a infecção bacteriana no campo cirúrgico sempre foi uma contraindicação para uso da autotransfusão; no entanto, o seu uso vem se tornando mais liberal embasado pelo fato de que estudos não confirmaram a ocorrência de infecção e morte em decorrência da autotransfusão[19]
- Neoplasia maligna: embora haja confirmação de células neoplásicas no sangue recuperado, os filtros leucocitários são capazes de reter essas células e as bactérias. Uma metanálise de 10 estudos controlados concluiu que não houve aumento de recidiva ou metástases nos pacientes que receberam autotransfusão em comparação com os que receberam sangue homólogo.[20]

O processo da autotransfusão inclui aspirar o sangue do campo operatório por meio de uma máquina, adicionar anticoagulantes, separar e lavar o material com o objetivo de remover os anticoagulantes, moléculas livres de hemoglobina e substâncias trombogênicas. Quando pronto, o produto é concentrado e reinfundido no paciente (Figura 48.1).

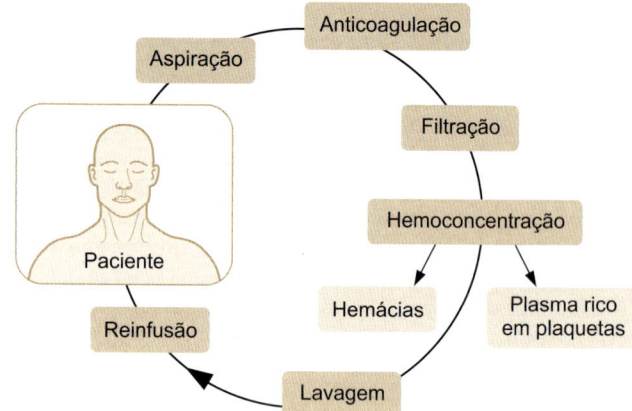

FIGURA 48.1 Esquema do sistema para autotransfusão intraoperatória.

Durante o processo de aspiração estéril, o sangue captado é misturado na velocidade de 15 mℓ/100 mℓ com uma solução salina de heparina com concentração de 30.000 UI/ℓ. O sangue será armazenado em um reservatório e será processado a partir de 375 a 750 mℓ recuperados.

A centrifugação é responsável por separar e concentrar as hemácias. Os outros componentes do fluido recuperado – plasma e plaquetas – são desprezados. O processo de lavagem com solução salina ou com soluções de eletrólitos balanceadas é essencial para remoção de hemoglobina livre, mediadores inflamatórios e restos celulares. O processamento pode ser realizado quando o reservatório está completo ou parcialmente cheio. Entre 3 e 7 minutos, produzem-se 55 a 250 mℓ de CH com concentração de hemoglobina de 17 g/dℓ ou mais (hematócrito de 40 a 60%). A reinfusão inicia-se assim que o produto estiver pronto, mas pode aguardar por até 6 horas. Um filtro de 40 mícron é instalado na linha de infusão. Os filtros para depleção de leucócitos são usados nos casos de câncer, infecção ou líquido amniótico. O aparelho é operado por um técnico especializado no modo automático ou manual (Figura 48.2).[21]

Pode ocorrer hemólise com produção de hemoglobina livre durante o processo de aspiração e preparo do produto, mas não de modo que comprometa seu uso. A hemoglobina livre é filtrada e removida do sangue a ser reinfundido. Da mesma maneira, a heparina utilizada no circuito é removida e quantidades mínimas residuais não alteram a coagulação. Ainda assim, o controle adequado da anticoagulação e sua reversão são rigidamente monitoradas com tempo de coagulação ativada (TCA), realizado em sala operatória.

O processo de recuperação do sangue do campo operatório é moderadamente eficiente, cerca de 57% (± 20%) do sangramento é recuperado. É importante ressaltar que o sangue contido em compressas ou esponjas encharcadas deve ser aspirado, podendo aumentar a recuperação em até 31% para uma cirurgia de aorta, por exemplo.[22]

A maioria dos estudos em cirurgia vascular demonstraram eficiência em reduzir a necessidade de transfusão de sangue alogênico.

Para as cirurgias complexas da aorta, um estudo de Svensson e Crawford,[23] utilizando ATIO, demonstrou a necessidade média de 6 unidades de CH de sangue homólogo na cirurgia do aneurisma da aorta torácica descendente (AAT); de 2 unidades no aneurisma da aorta abdominal (AAA); e de 7 no aneurisma toracoabdominal (ATA). A quantidade média de unidades de hemácias recuperadas e autotransfundidas foi de 7, 3 e 8, respectivamente, para cada cirurgia. Em relação à necessidade de PFC, os autores utilizam 12, 4 e 16 unidades, respectivamente, para AAT, AAA e ATA. Concluiu-se, então, que, utilizando a ATIO, para cada unidade de

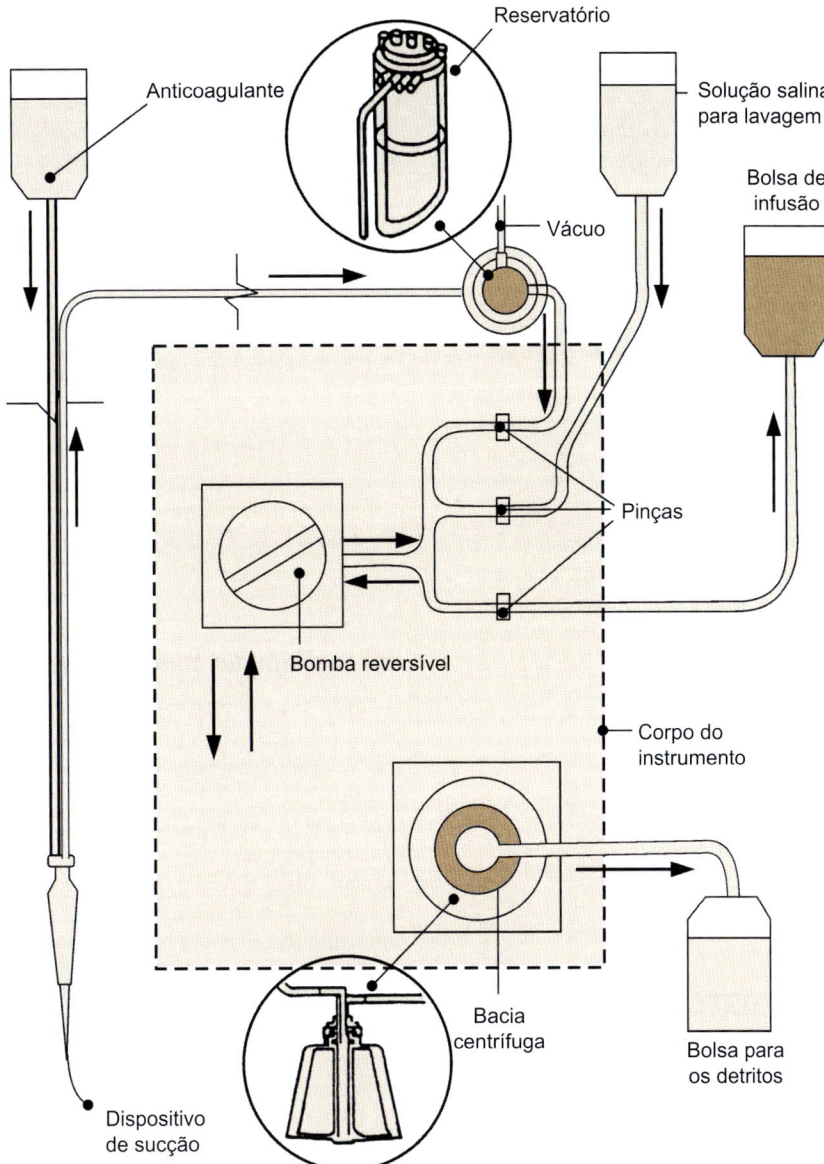

FIGURA 48.2 Esquema de dispositivo para autotransfusão intraoperatória. (Adaptada de Williamson e Taswell.[21])

"hemácias salvas" e reinfundidas, são necessárias 1 unidade de CH e 2 unidades de PFC homólogos.

Em relação ao custo-benefício, a ATIO é vantajosa a partir da recuperação de 1 unidade de CH, considerando que uma unidade de sangue alogênico de banco custe o dobro do sistema de autotransfusão.[20]

Em nosso serviço, na cirurgia de AAT e ATA tipos I e II, o sangue do campo operatório, geralmente em grande quantidade, é aspirado por bomba de roletes, filtrado por um prefiltro de 120 m e outro de 40 m na linha arterial, reaquecido e reinfundido. O equipamento de autotransfusão é útil para auxiliar na aspiração do sangue do campo cirúrgico durante e com a interrupção da assistência circulatória.

Com relação à cirurgia eletiva do AAA, uma equipe com cirurgiões e anestesiologistas experientes, com técnica cirúrgica padronizada, hemostasia minuciosa e utilização de próteses impermeáveis, possibilita redução acentuada da necessidade de transfusão de CH no pré e no pós-operatório.

Em nosso serviço, em uma amostra de 100 pacientes submetidos à cirurgia eletiva de AAA infrarrenal, 64 (64%) não receberam nenhuma unidade de CH, 20 (20%) receberam 1 unidade, e 16

(16%) receberam 2 ou mais unidades. Todavia, 97% dos pacientes dessa amostra receberam 1 ou mais unidades de plasma homólogo no intra ou no pós-operatório.

Autotransfusão pós-operatória

O processo consiste em coletar o sangue de cavidades fechadas, como pleura e mediastino, por meio de drenos, e reinfundi-lo passando por um filtro de 40 mícrons com ou sem lavagem. Seu uso é restrito por apresentar alguns riscos potenciais como a transfusão de sangue homólogo: coagulopatias dilucional, sobrecarga de volume, infecção, embolia respiratória e de microagregados ou gordura.

REAÇÕES TRANSFUSIONAIS DE SANGUE HOMÓLOGO

Hemólise intravascular aguda

Esse tipo de reação transfusional, atualmente rara, ocorre quando as hemácias são destruídas por um processo autoimune, mediado por imunocomplexos; geralmente é secundária à incompatibilidade ABO ou a dano físico das hemácias (osmótico ou por temperatura). Essa destruição resulta em hemoglobinemia e hemoglobinúria. Quando ocorre por incompatibilidade ABO, as manifestações podem ser graves e até fatais, com febre, choque e CIVD. Na sala cirúrgica, as reações hemolíticas transfusionais devem ser tratadas por meio de interrupção imediata da infusão do sangue, medidas de suporte e transfusão agressiva de CP, PFC, crioprecipitado para corrigir a coagulopatia. A capacidade de transporte de oxigênio é mantida por infusão de sangue tipo O.

Lesão pulmonar associada a transfusão

Atualmente, essa é a principal causa de óbito relacionada à transfusão de sangue alogênico. Anticorpos do doador presentes nos componentes do sangue (PFC ou plaqueta, CH) interagem com antígenos dos granulócitos do receptor, resultando em agregação granulocitária e ativação de complemento nos capilares pulmonares. Os sintomas aparecem em até 6 horas após a transfusão: febre, hipoxemia, insuficiência respiratória aguda, aumento de pressão nas vias respiratórias. Esse quadro clínico, exceto pela febre, ocorre também nas reações transfusionais por sobrecarga volêmica. O tratamento é realizado com medidas de suporte.

Contaminação bacteriana dos componentes do sangue

Esse tipo de complicação associa-se mais frequentemente à transfusão de plaquetas, pois estas são armazenadas a temperaturas de 20 a 24°C, facilitando a proliferação bacteriana. As manifestações clínicas são febre e hipotensão. A infusão deve ser interrompida, e antibióticos administrados.

PROMOTORES DA HEMOSTASIA

Os agentes hemostáticos podem ser usados para reduzir risco ou tratar os sangramentos excessivos em decorrência de causas variadas, sejam relacionadas com agressão cirúrgica, perda significativa de sangue e consequente coagulopatia, uso de anticoagulantes ou deficiências específicas de fatores.

Agentes antifibrinolíticos

Úteis em casos de CIVD, fibrinólise primária ou coagulopatias de consumo intraoperatórias. Diminuem a ação da plasmina, atuando no mecanismo fibrinolítico. Há dois grupos de substâncias que agem em locais diferentes:

- De ação indireta, inibindo a ativação do plasminogênio em plasmina:
  - Ácido épsilon-aminocaproico (*Ipsilon*®), disponível em frascos de 1 e 4 g, e utilizado na dose de 2 g na primeira hora; a seguir, 1 g a cada 4 horas, no máximo 25 g/dia
  - Ácido tranexâmico (*Transamin*®), disponível em ampolas com 250 mg, utilizado na dose de 5 a 10 mg/kg/peso, por via intravenosa, de modo contínuo por 6 horas; a seguir, 500 mg a cada 8 horas
- De ação direta sobre a plasmina (antiplasmina):
  - Aprotinina (*Trasylol*®), disponível em frascos com 70 mg (500.000 UIC), utilizada na dose de 1 a 2 milhões de UIC em 30 minutos; a seguir, 50.000 UIC por hora. Esse medicamento não está disponível para uso nos EUA, por ter sido relacionado com mortalidade elevada após cirurgias cardíacas. Na Europa, está disponível para uso em casos selecionados.[24]

Antifibrinolíticos são medicamentos muito utilizados em cirurgias cardíacas, ortopédicas e hemorragia pós-parto. Efeitos adversos relacionados com eventos trombóticos não são frequentes. Convulsão no pós-operatório de cirurgia cardíaca associada a uso de altas doses de ácido tranexâmico já foi descrita. A injeção rápida de ácido épsilon-aminocaproico deve ser evitada sob risco de hipotensão, bradicardia e arritmias.

Concentrado de fibrinogênio

Uma alternativa ao crioprecipitado é o concentrado de fibrinogênio, obtido por inativação viral de fibrinogênio humano adquirido de plasma (Haemocomplettan®). Tem a vantagem de apresentar menos riscos de infecção, e a desvantagem de ser mais caro e nem sempre disponível. O fibrinogênio é a primeira proteína a baixar muito seus níveis durante um sangramento, pois não há estoques de fibrinogênio a serem mobilizados. Sua administração deve ser associada a outros fatores da coagulação. Deve-se evitar a correção excessiva do fibrinogênio sob risco de eventos trombóticos.

Seu emprego é indicado quando os níveis plasmáticos de fibrinogênio estão abaixo de 150 a 200 mg/dℓ.

Concentrado de complexo protrombínico

O CPT é uma alternativa à infusão de PFC. Ele pode ser obtido pela purificação de plasma e, embora sua composição possa variar, o CPT de 4 fatores contém fatores da coagulação dependentes de vitamina K (II, VII, IX e X), proteínas anticoagulantes endógenas (proteína C e S), alguns contêm antitrombina e pequenas quantidades de heparina. O CPT de 3 fatores não atinge doses terapêuticas de fator VII. A infusão de CPT apresenta algumas vantagens em relação ao PFC: pode ser realizada rapidamente, pois não requer compatibilidade sanguínea, não necessita de descongelamento, tem menor risco de causar lesão pulmonar relacionada com a transfusão e requer baixa infusão de volume para repor uma mesma quantidade de fatores de coagulação, minimizando as complicações por sobrecarga volêmica, e apresenta maior potencial de geração de trombina, melhorando os efeitos hemostáticos. A desvantagem é que o CPT não contém todos os fatores pró-coagulantes e anticoagulantes de modo balanceado como o PFC. Isso pode causar desequilíbrio da coagulação, com menor efetividade em restaurar a hemostasia e maiores riscos de eventos trombóticos por alteração na razão entre o fator II e a antitrombina.[25]

A indicação clássica para infusão de CPT é para tratamento de pacientes em uso de antagonistas da vitamina K que necessitam reversão urgente devido a cirurgia ou sangramentos graves, como hemorragia intracraniana. Para as coagulopatias pós-operatórias de origem vascular ou cardíaca ou devido a trauma, há outras causas de sangramento que devem ser corrigidas além de ser administrado o CPT: hipofibrinogenemia, trombocitopenia, disfunção plaquetária e fontes de sangramento. O seu uso parece estar relacionado com menor necessidade de transfusão de CH e PFC, sem aumento de eventos tromboembólicos.[26]

A dose necessária para aquisição de hemostasia varia para cada paciente, devendo, portanto, ser individualizada. Em geral, são administradas 1.000 a 2.000 unidades, monitorada a coagulação com tromboelastografia e realizados testes habituais de TP, TTPa e fibrinogênio.

Desmopressina

Análoga do hormônio antidiurético vasopressina e inicialmente utilizada no tratamento do diabetes insípido, a desmopressina demonstrou capacidade de aumentar, de 4 a 6 vezes, os níveis plasmáticos do fator VIII:C e VIII:vW, e do ativador tecidual do plasminogênio (tPA), induzindo a liberação dessas proteínas a partir das células endoteliais e das plaquetas, promovendo a agregação plaquetária e corrigindo defeitos qualitativos intrínsecos das plaquetas, como aqueles induzidos pelo ácido acetilsalicílico (AAS).[27]

Seu uso é mais indicado para pacientes selecionados com doença de von Willebrand ou hemofilias A leves, algumas situações de sangramento difuso em decorrência de disfunção plaquetária por defeito ou uremia ou uso de AAS. Hipotermia ou acidose também podem justificar sua administração.

Como principais efeitos colaterais, observam-se: hipertensão, hipotensão, retenção hídrica e hiponatremia.

A desmopressina está disponível para utilização por via subcutânea ou intravenosa, em ampolas com 15 mg/mℓ. Deve ser administrada na dose de 0,3 mg/kg de peso, em 15 a 20 minutos.

Fator VII recombinante

O fator VII recombinante ativado tem um uso *off-label* em pacientes cirúrgicos não hemofílicos com sangramento refratário. Embora não tenha se relacionado com redução de mortalidade, reduziu a transfusão de sangue alogênico. As doses devem ser individualizadas, e a dose máxima é de 90 µg/kg. Quanto maior a dose, maior a chance de desenvolver complicações trombóticas arteriais.

Fator estabilizador da fibrina ou fator XIII

Estabiliza a estrutura da fibrina, por meio da formação de ligações cruzadas entre os seus polímeros, impedindo a progressão de coagulopatia de consumo, principalmente em cirurgias vasculares de grande porte. É útil, também, para promover a cicatrização da ferida cirúrgica, principalmente em pacientes desnutridos ou submetidos a cirurgias de grande porte, com grandes incisões. Além disso, protege a rede de fibrina contra a fibrinólise, com a inibição da plasmina, da elastase de leucócitos e das proteases granulocitárias. Produto comercial disponível no Brasil, sob o nome de *Fibrogammin-P®*, em frasco-ampola com 250 UI, utilizado na dose de 15 a 20 UI/kg/dia, até parar o sangramento, ou como profilático até o 3º dia de pós-operatório.

Carregadores artificiais de oxigênio

Um transportador ideal de oxigênio deve somar características muito complexas de engenharia para que possa desempenhar as funções do sangue. Idealmente deveria apresentar:

- Disponibilidade rápida
- Capacidade de transportar oxigênio e expandir o volume plasmático
- Interagir fisiologicamente com óxido nítrico
- Ser estéril
- Mínimos efeitos colaterais
- Poder ser armazenado em temperaturas acessíveis
- Ter compatibilidade universal
- Custo acessível.

Duas categorias de produtos foram desenvolvidas com essa finalidade: os carregadores de oxigênio ligados à hemoglobina e os perfluorocarbonos. Por hora não têm aplicabilidade estabelecida. Desenvolver um substituto do sangue é um desafio para a engenharia genética.

COAGULOPATIA EM CIRURGIA VASCULAR

A ocorrência de coagulopatia, por vezes grave e até intratável, é comum em cirurgias vasculares de grande porte, principalmente nas aórticas. Sua etiologia é multifatorial e sua ocorrência depende do equilíbrio entre sistema hemostático e processo fibrinolítico. Alguns fatores são preditivos para o desenvolvimento de coagulopatia intraoperatória: acidose decorrente do trauma tecidual e do choque, hipotermia corpórea devido à exposição da superfície corpórea e a reposição de fluidos, e politransfusão. Para que a correção seja eficaz, as causas determinantes precisam ser precocemente reconhecidas.

Trauma tecidual

Durante a cirurgia, o trauma tecidual promove, por si só, a ativação de plaquetas, leucócitos e fatores de coagulação. Na cirurgia da aorta, o estresse resultante do trauma tecidual, do sangramento, da isquemia tissular durante o pinçamento aórtico e da ativação da cascata da coagulação na fase de reperfusão pode acarretar coagulopatia de consumo. O cirurgião vascular provavelmente é quem melhor reconhece o sangramento generalizado consequente a esse distúrbio. Transfusões de sangue armazenado são pobres em plaquetas e em fatores de coagulação utilizáveis e costumam, quando em grande quantidade, agravar a tendência ao sangramento. Para a profilaxia dessa situação, deve-se diminuir o tempo cirúrgico (equipes experientes), tratar os tecidos com delicadeza, realizar hemostasia cuidadosa, encurtar ao máximo o tempo de pinçamento aórtico, evitar a hipotensão e corrigir, imediatamente, as alterações eletrolíticas e do equilíbrio ácido-básico durante a reperfusão tecidual.

Hipotermia

O paciente é considerado hipotérmico quando sua temperatura corpórea, medida no terço inferior do esôfago, for inferior a 36°C. Alguns autores ressaltam a importância de uma subclassificação em hipotermia leve (36 a 34°C), moderada (32 a 34°C) e grave (< 32°C).[28] As causas da hipotermia intraoperatória em operações convencionais são: exposição à baixa temperatura do ambiente, infusão de líquidos frios, distúrbios na termogênese e, principalmente, exposição a superfícies serosas (pleural e peritoneal).

A hipotermia inibe a coagulação sanguínea e a atividade das plaquetas, o que contribui para maior perda sanguínea intraoperatória, ocorrência comum nas cirurgias de grande porte; diminui o débito cardíaco e induz vasoconstrição, acentuando o desequilíbrio ácido-básico (acidose metabólica) e aumentando o risco de arritmias cardíacas. A hipotermia está associada à maior perda sanguínea intraoperatória, havendo nítida diferença entre a moderada e a mais profunda.

A coagulação sanguínea é uma cascata de reações enzimáticas; a diminuição da temperatura corpórea acarreta redução da atividade dessas enzimas, resultando em tempo de coagulação prolongado. As plaquetas também têm sua função e forma comprometidas com a redução, a agregação e a adesão em baixas temperaturas, além da ativação do sistema de fibrinólise plasmática.

Nas operações vasculares de grande porte, deve-se prevenir a perda do calor corpóreo, mantendo-se a temperatura da sala de cirurgia entre 24 e 26°C; conservando-se o paciente nas áreas em que for possível; utilizando-se filtros respiratórios dotados de sistemas aquecedores–umidificadores; e usando-se colchão ou mantas térmicas.

Recomenda-se que soluções cristaloides, plasma e hemoderivados sejam previamente aquecidos a 37°C. O aquecimento das soluções cristaloides em forno de micro-ondas mostrou-se superior ao banho-maria, por ser mais rápido e não apresentar risco de contaminação pela parede dos frascos de polivinil.

O estômago, o peritônio e a cavidade pleural podem ser irrigados com soro fisiológico aquecido com o objetivo de minimizar a hipotermia. O monitoramento contínuo da temperatura com identificação pronta da hipotermia é essencial para se evitarem sangramentos em cirurgias de grande porte.

Politransfusão

A coagulopatia verificada em pacientes politransfundidos está relacionada com a plaquetopenia por diluição e a diminuição global dos fatores de coagulação e do fibrinogênio, decorrentes da transfusão de muitas unidades de CH e de soluções cristaloides isentas de proteínas plasmáticas.

A atividade dos fatores de coagulação é bem preservada no sangue armazenado até 2 semanas. A partir daí, há um declínio na concentração de fatores lábeis (V e VIII).

A politransfusão sanguínea pode, eventualmente, ocasionar hipocalcemia aguda decorrente do efeito dos quelantes de cálcio utilizados como anticoagulantes no sangue conservado.

Para o tratamento da coagulopatia por diluição, é importante a dosagem laboratorial de cálcio, fibrinogênio, contagem de plaquetas e determinação da atividade protrombínica. O fibrinogênio é corrigido com crioprecipitado ou fibrinogênio humano liofilizado, quando sua concentração estiver abaixo de 200 mg/100 mℓ. Procede-se à reposição de plaquetas quando a contagem for menor do que 100.000/mm^3, empregando-se CP. A atividade da protrombina deve ser mantida acima de 60%, à custa de transfusão de crioprecipitado ou CPT. A transfusão de PFC piora a coagulopatia por diluição. A hipocalcemia, quando ocorre, é tratada com cloreto ou gliconato de cálcio a 10% (há preferência por cloreto, porque o gliconato tem de ser metabolizado no fígado para liberar cálcio e, muitas vezes, o fígado não tem condições de fazê-lo), por via intravenosa, lentamente.

A acidose metabólica (pH < 7,2 e déficit de bases > 14 mEq/dℓ) decorrente da má perfusão tecidual pode promover coagulopatia.

Na reversão da anticoagulação produzida pela heparina durante o ato cirúrgico, a protamina deve primar por restaurar o TCA para valores normais.

Isquemia visceral

O pinçamento supracelíaco, necessário em procedimentos cirúrgicos dos segmentos torácico e toracoabdominal da aorta, agride os sistemas mesentérico e hepático, tanto por diminuição do fluxo arterial visceral, em função da interrupção do fluxo, causando isquemia, quanto pela fase de reperfusão após o despinçamento, que promove os graves fenômenos da "isquemia–reperfusão" com a participação de radicais livres e do desenvolvimento da síndrome da resposta inflamatória.

Duas condições fisiopatológicas desencadeiam coagulopatia: insuficiência hepática e isquemia intestinal.

As alterações hepáticas são diretamente proporcionais ao tempo de isquemia. No pós-operatório imediato (36 a 48 horas), a função hepática permanece deprimida, e isso incapacita o órgão de produzir fatores de coagulação dependentes da vitamina K (II, VII, IX e X), fator V e fibrinogênio.[29]

Após 10 minutos de pinçamento, a isquemia intestinal estimula liberação de serotonina, com aumento importante em relação à concentração pré-pinçamento. A serotonina, sendo um potente agregador plaquetário, inicia a CIVD, por consumo dos fatores da coagulação, principalmente fibrinogênio e plaquetas.[30]

A reposição pelo organismo dos fatores da coagulação consumidos, principalmente do fibrinogênio, demora de 24 a 36 horas, durante as quais a atividade protrombínica e as plaquetas permanecem alteradas.[31]

O manejo da coagulopatia por isquemia visceral prevê alguns pontos:

- Utilização de técnicas cirúrgicas que visem diminuir o tempo de isquemia

- Evitar hipotermia, hipotensão e acidose
- Prevenção da coagulopatia por consumo com heparinização eficiente durante o pinçamento
- Neutralização da heparina com protamina, após o despinçamento aórtico, guiada pela medida do TCA
- Administração de CP (no mínimo 10 unidades), 20 minutos antes do despinçamento aórtico, e crioprecipitado, após a neutralização da heparina (no mínimo 10 unidades). Esse procedimento deve ser repetido, nas primeiras 36 horas de pós-operatório, a cada 12 horas, até que a atividade protrombínica esteja acima de 60%, o fibrinogênio plasmático acima de 100 mg/dℓ e as plaquetas acima de 100.000/mm^3. Inibidores da fibrinólise e/ou fatores estabilizadores da fibrina podem ser administrados após a infusão da protamina.

HEPARINOTERAPIA E CIRURGIA

Heparinização intraoperatória

Para a realização de operações vasculares, é necessário excluir da circulação o segmento arterial a ser restaurado, por pinçamento atraumático, durante o qual o paciente deve ser heparinizado, para evitar coagulopatia por consumo, além de complicações tromboembólicas.

A utilização intraoperatória da heparina como anticoagulante foi a responsável pelo grande desenvolvimento não só da cirurgia vascular, como também da cirurgia cardíaca e dos transplantes de órgãos.

Quando se discute o uso da heparina intraoperatória em cirurgia arterial, dois pontos devem ser abordados: o primeiro diz respeito à via de administração da heparina, se sistêmica ou intra-arterial (locorregional). Nas cirurgias de grande porte, em que se prevê um tempo operatório prolongado, há preferência por se utilizar heparina intraoperatória por via intravenosa sistêmica, por sua segurança e facilidade de manejo. Em situações em que o pinçamento arterial é rápido, como, por exemplo, na confecção de acessos para hemodiálise ou correção de pseudoaneurismas pós-cateterismos arteriais, pode-se optar por administração intra-arterial locorregional de solução de heparina diluída (1 mℓ para 100 mℓ de soro fisiológico), em doses arbitrárias.

O segundo ponto em relação ao uso intraoperatório da heparina diz respeito ao método de monitoramento da heparinemia.

A quantidade de heparina necessária para elevar o tempo de coagulação a determinado nível e o período que essa heparina demora para desaparecer do sangue circulante variam entre os indivíduos.[32] Esses dois parâmetros não estão inter-relacionados e não dependem de peso, idade ou superfície corporal do paciente, mas sim de sua tolerância à heparina. Obviamente, conclui-se que protocolos com base em peso, idade ou superfície corporal para heparinização intraoperatória são arbitrários e falhos, sendo evidente a necessidade de se utilizar um método que possibilite monitorar e individualizar as doses de heparina e de protamina a serem administradas.

O teste do TCA com celite é utilizado para esse fim, pelo fato de os reagentes serem indefinidamente estáveis e de baixo custo, podendo ser realizado na sala de operações por técnico treinado, de modo rápido e confiável em pacientes cuja necessidade de heparina esteja sujeita a constantes modificações.

A técnica laboratorial usada para determinação do TCA com celite consiste em coletar 2 mℓ de sangue total, venoso ou arterial, com seringa seca e imediatamente introduzidos em um tubo de ensaio de vidro, contendo 60 mg de celite (*CELITE 535*). Um cronômetro é acionado quando o sangue entra em contato com o celite e travado quando os primeiros coágulos forem nitidamente visíveis na parede do tubo, e a partir de então o tempo de coagulação ativada é medido em segundos. O tubo de ensaio é mantido em banho-maria a 37°C, sendo agitado por inversão a cada 15 segundos. Existe a opção de realizar o exame com equipamentos automatizados.

A curva dose-resposta de heparina, conforme preconizada por Bull et al.[33] para individualizar as doses de heparina e protamina, mostrou-se linear para TCA até 480 segundos; por esse motivo, pode-se dispensar a curva e utilizar os valores de TCA intraoperatórios para titular as doses de heparina e de protamina.

Antes da indução anestésica, coleta-se uma amostra de sangue total e determina-se o TCA pela técnica anteriormente descrita (TCA inicial). Antes do pinçamento arterial, são administradas 5 mil unidades de heparina sódica. Essa dose inicial é protocolada depois de se observar que, para a maioria dos pacientes, se obtinha com ela um TCA bastante próximo ou superior a 200 segundos e que se mantinha em níveis de segurança nos pinçamentos arteriais de até 60 minutos, raramente necessitando de doses suplementares de heparina.

Após 3 minutos da administração da heparina, nova amostra é coletada e o TCA é determinado. Em nosso serviço, o nível de segurança de heparinização intraoperatória foi fixado em 200 segundos, quando não se utiliza circuito extracorpóreo, sendo apenas necessário impedir a coagulação intravascular, por meio de doses menores de heparina. Na cirurgia do aneurisma torácico e toracoabdominal, quando se usa *shunt* ativo para proteção visceral e medular, se estabelece, como nível de segurança, TCA superior a 300 segundos.

Esse tempo foi adotado como ideal para a cirurgia arterial com base nos estudos que demonstraram que, quando o TCA está acima de 180 segundos, não ocorre coagulação intravascular, mesmo se o paciente estiver submetido à circulação extracorpórea, embora possam aparecer coágulos no circuito extracorpóreo; por isso, nesses casos, adota-se o TCA acima de 480 segundos como medida de segurança, para a circulação extracorpórea convencional.[34,35]

Se o TCA determinado for de 200 segundos ou mais, procede-se ao pinçamento arterial; se for menor que esse tempo, administram-se, por via intravenosa, doses suplementares de 1.000 unidades de heparina até se obter o valor do TCA preestabelecido.

A cada 30 minutos de pinçamento arterial, novo TCA é determinado e, se for inferior a 200 segundos, doses suplementares de 1.000 unidades de heparina são administradas para manter o TCA acima desse tempo.

Após o despinçamento arterial, a heparina circulante é neutralizada com cloridrato de protamina (*Protamina ICN*®, ampolas de 5 mℓ), por via intravenosa, lentamente, na proporção de 1 mℓ de protamina para cada 1.000 unidades de heparina administrada. Na prática, para o cálculo da dose de protamina, consideram-se 80% da dose de heparina administrada até o fim da primeira hora, e 50% a partir desta. Depois de 10 minutos, novo TCA é determinado (TCA final), e seu valor deve estar próximo ao do TCA.

Destaca-se que a protamina pode causar efeitos colaterais adversos. O mais grave é o choque anafilactoide, de ocorrência rara, porém com consequências hemodinâmicas graves, como choque por hipertensão pulmonar aguda e falência miocárdica, acarretando alta morbimortalidade.

As referências bibliográficas deste capítulo se encontram no Ambiente de aprendizagem do GEN.

49

Antagonistas da Vitamina K

Gustavo Muçouçah Sampaio Brandão

Resumo

Os antagonistas da vitamina K (AVK) são anticoagulantes orais indicados para prevenção de fenômenos tromboembólicos em pacientes com fibrilação atrial (FA) não valvar e para a prevenção primária e secundária do tromboembolismo venoso (TEV). Embora, recentemente, tenham surgido novos anticoagulantes orais não antagonistas da vitamina K (como os inibidores do fator Xa e da trombina), os AVKs continuam sendo os mais utilizados em todo mundo. Suas propriedades farmacológicas, no entanto tornam a terapia anticoagulante desafiadora. O sucesso do tratamento depende de ajustes contínuos de doses, de rigoroso monitoramento laboratorial da coagulação, do conhecimento das múltiplas interações com outros fármacos e alimentos, além da considerável variabilidade inter e intraindividual em relação à dose administrada e ao respectivo efeito anticoagulante. Neste capítulo, objetiva-se transmitir as informações necessárias para que os profissionais abordem corretamente os pacientes em uso dos AVKs, reconheçam as possíveis "armadilhas" do tratamento e forneçam soluções para um manejo clínico adequado.

Palavras-chave: anticoagulantes; varfarina; antagonistas da vitamina K; tromboembolismo venoso.

INTRODUÇÃO

As doenças tromboembólicas são consideradas graves e potencialmente fatais. Estima-se que o TEV seja o terceiro distúrbio cardiovascular mais comum após a doença arterial coronariana e o acidente vascular encefálico (AVE).[1] O tratamento dessas enfermidades sempre representou um grande desafio e exige um minucioso cuidado do médico prescritor.

O surgimento dos medicamentos anticoagulantes promoveu aperfeiçoamento na terapia anticoagulante e significou uma verdadeira revolução na medicina. A anticoagulação oral foi estabelecida pela primeira vez em 1941 por Karl Paul Link, que descobriu o dicumarol. Este foi identificado em 1922 como o agente causador de uma doença hemorrágica fatal em gados e ovelhas que se alimentavam com o trevo-de-cheiro amarelo (*Melilotus alba* e *Melilotus officinalis*) mofado, conhecida como "doença do trevo-doce". Essa descoberta serviu para conhecimento da atividade anticoagulante do dicumarol, que posteriormente constituiu o modelo para o desenvolvimento de 4-hidroxicumarinas sintéticas, dentre elas a varfarina.[2] Os AVKs, que incluem derivados cumarínicos (varfarina e acenocumarol), agem no sistema de hemostasia, impedindo ou reduzindo a capacidade do organismo de produzir coágulo de fibrina.[3] Foram os únicos anticoagulantes orais usados na prática clínica nos últimos 60 anos;[4] entretanto, recentemente, novos medicamentos foram descobertos. Em comparação com os AVKs, a nova geração de anticoagulantes orais (anticoagulantes orais de ação direta [DOAC, do inglês *direct oral anticoagulants*]) têm se mostrado eficazes na prevenção e no tratamento de TEV, e na prevenção do AVE e embolia sistêmica em pacientes com FA não valvar.[5,6] Os DOACs são denominados anticoagulantes orais diretos devido ao seu mecanismo de ação – direto na inativação da trombina (IIa) (dabigatrana) ou na inativação do fator Xa (rivaroxabana, apixabana e edoxabana). Enquanto a dose do AVK é determinada individualmente em cada caso, os DOACs são administrados em quantidades fixas (exceto em casos de distúrbios funcionais dos rins e do fígado), manifestando uma resposta terapêutica mais previsível. Diante desse paradigma, será que os AVKs ainda poderiam encontrar espaço nas prescrições médicas?

FARMACOLOGIA

Os efeitos anticoagulantes dos AVKs ocorrem por meio da intervenção na conversão cíclica da vitamina K e de seu epóxido, modulando a gamacarboxilação dos resíduos de glutamato nas regiões N-terminais das proteínas dependentes de vitamina K (Figura 49.1).[7] Os fatores de coagulação dependentes de vitamina K – II, VII, IX e X – requerem γ-carboxilação para sua atividade pró-coagulante. O tratamento com AVK resulta na produção hepática de proteínas parcialmente carboxiladas e descarboxiladas com atividade coagulante reduzida.[8,9] A carboxilação é necessária para mudança conformacional das proteínas de coagulação dependentes do íon cálcio[10-12] que promove a ligação a cofatores em superfícies de fosfolipídios. Além disso, os AVKs inibem a carboxilação das proteínas anticoagulantes regulatórias C, S e Z e, portanto, têm o potencial de serem pró-coagulantes.[13] Embora o efeito anticoagulante dos AVKs seja dominante, um efeito pró-coagulante transitório pode ocorrer quando os níveis basais das proteínas C e S são reduzidos, devido ao início da terapia com AVK e a fase aguda de um evento trombótico, e antes que a diminuição balanceada dos fatores de coagulação dependentes da vitamina K sejam alcançados. A carboxilação requer a forma reduzida de vitamina K (VKH2), uma γ-glutamilcarboxilase, oxigênio molecular e CO_2.[7] O epóxido de vitamina K pode ser reutilizado por redução da VKH2. A reação de oxirredução envolve um par de redutases. A primeira, a vitamina K epoxirredutase, é sensível ao AVK, e a segunda, a vitamina K-redutase, é menos sensível;[7] portanto, o efeito anticoagulante dos AVKs pode ser revertido pela administração de baixas doses de vitamina K (Figura 49.1).[7]

Farmacocinética e farmacodinâmica

A varfarina é uma mistura racêmica de dois isômeros opticamente ativos: os enantiômeros R e S. Ela é altamente solúvel em água e rapidamente absorvida pelo trato gastrintestinal, tem alta biodisponibilidade[14,15] e alcança concentrações sanguíneas máximas cerca de 90 minutos após a administração oral. A varfarina racêmica tem meia-vida de 36 a 42 horas (R-varfarina, 45 horas; S-varfarina, 29 horas) e seu efeito anticoagulante mantém-se por 2 a 5 dias após sua suspensão.[16] Circula ligada às proteínas plasmáticas (principalmente albumina) e acumula-se no fígado, onde os dois enantiômeros são metabolicamente transformados por diferentes caminhos (Figura 49.1).[7,16] O enantiômero S da varfarina (2,7 a 3,8 vezes mais potente que o enantiômero R) sofre aproximadamente 90% da metabolização oxidativa, principalmente pela enzima CYP2C9 do sistema do citocromo P450 e em menor extensão pelo CYP3A4.[17] O enantiômero R, menos potente, sofre aproximadamente 60% da metabolização oxidativa, principalmente por duas enzimas do citocromo P450 – a CYP1A2 e a CYP3A4 –, e em menor grau por CYP2C9.

Outros AVKs disponíveis em nosso meio para o tratamento anticoagulante são acenocumarol e a femprocumona. Assim como a varfarina, esses medicamentos também existem como isômeros ópticos, mas com características bioquímicas diferentes. A femprocumona apresenta meia-vida de eliminação de 144 horas (65 a 170 horas), sua excreção apresenta-se inalterada na urina e na bile, e com fator de equivalência com a varfarina de 1:2,3, isto é, 1 mg de femprocumona equivale a aproximadamente 2,3 mg de varfarina.

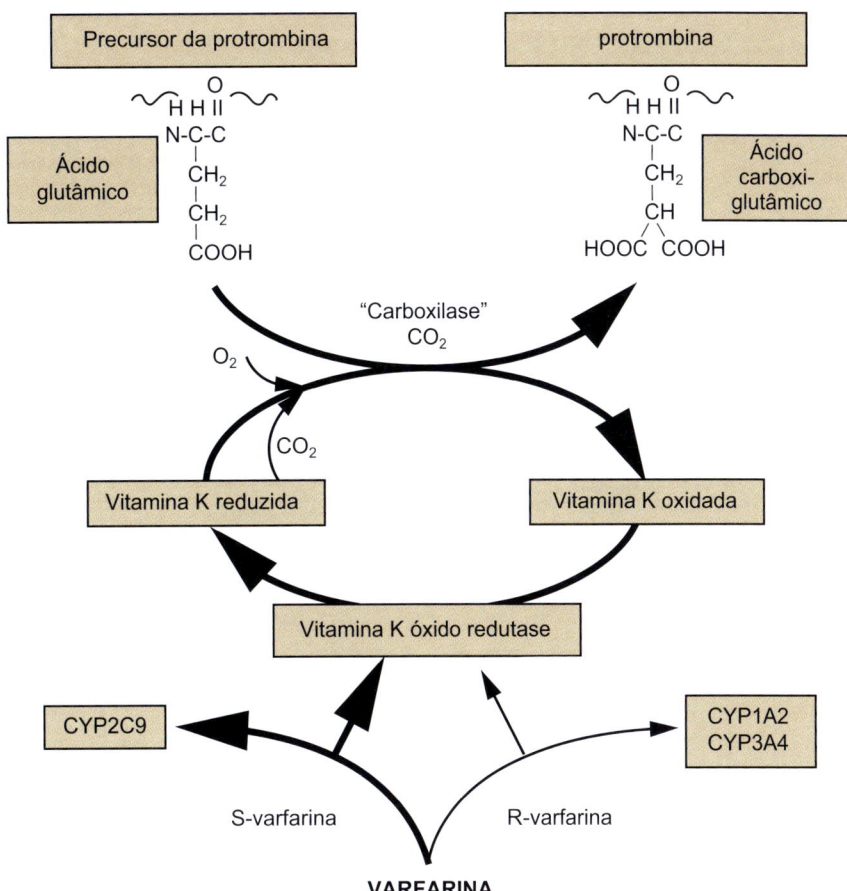

FIGURA 49.1 Vitamina K_1 é reduzida à vitamina KH_2. A principal enzima sensível à varfarina nessa reação é a vitamina K oxirredutase inibida principalmente pelo enantiômero S da varfarina. A S-varfarina é metabolizada pela enzima do citocromo p450 − CYP2C9.[7]

A femprocumona é menos metabolizada pela CYP2C9, de maneira que as alterações genéticas e interações medicamentosas decorrentes da ação dessa enzima são menos importantes com a utilização dessa substância.[18,19] Já o R-acenocumarol tem meia-vida de eliminação de 9 horas, é mais potente que S-acenocumarol por causa da depuração mais rápida deste, que tem meia-vida de eliminação de 0,5 hora e é metabolizado principalmente pelo CYP2C9.[18,19]

A relação entre as doses de varfarina, femprocumona e acenocumarol, e a resposta terapêutica produzida é modificada por fatores genéticos e ambientais. Estes podem influenciar suas absorções e modificar a farmacocinética e a farmacodinâmica, proporcionando relativa imprevisibilidade de ação anticoagulante desses medicamentos. Em decorrência dessa imprevisibilidade, o American College of Chest Physicians (CHEST) lançou a segunda atualização da nona edição[20] da *Terapia Antitrombótica e Prevenção de Trombose: Diretrizes de Prática Clínica Baseada em Evidências do American College of Chest Physicians* (ACCP ou "AT9"), na qual reforça a necessidade de controle sistemático e periódico da eficácia dos AVKs pela realização de exames laboratoriais. Assim, a dose adequada de AVK para anticoagulação eficaz e segura deve ser individualizada, podendo, ainda, variar em diferentes momentos da vida de um mesmo paciente.

Interações

A interação de variáveis de causas genéticas e ambientais conferem relativa imprevisibilidade de ação anticoagulante aos AVKs. A dose pode oscilar de 30 a 40% em virtude de componentes genéticos e de 20 a 30% por causa alimentar.[21]

Fatores genéticos

Mutações pontuais no gene que codifica a expressão da enzima microssomal hepática citocromo P4502C9 (*CYP2C9*), envolvida no catabolismo da varfarina, principalmente de seu isômero mais ativo, a S-varfarina, transformando-o em um produto inativo, influenciam de maneira significativa a intensidade da anticoagulação. Essas mutações diminuem a ação da enzima, provocando aumento da S-varfarina circulante e, com isso, elevando a razão normatizada internacional (RNI) e facilitando a ocorrência de sangramentos.[22,23] Pacientes portadores desse polimorfismo necessitam, portanto, de doses menores de varfarina para manutenção do nível terapêutico da RNI.[22,24] Mutações no *CYP2C9* também afetam o acenocumarol, embora em menor grau, uma vez que as potências de anticoagulação dos enantiômeros R e S são comparáveis.[25,26] Os efeitos dos polimorfismos do *CYP2C9*, entretanto, são menos pronunciados com o uso de femprocumona, que não sofre metabolização hepática, podendo ser uma alternativa ao uso da varfarina.[25,27]

Os AVKs agem por inibição da enzima responsável pela interconversão cíclica da vitamina K no nível hepático (*vitamin K oxi redutase complex 1* [VORK1]). Essa reação é indispensável para a gamacarboxilação dos fatores de coagulação de vitamina K-dependentes, necessária para seu efeito pró-coagulante. Mutações no gene que codifica essa proteína podem induzir a produção de isoformas mais ou menos sensíveis a essa inibição. Quanto menos sensíveis, maiores serão as doses dos AVKs necessárias para alcance de nível terapêutico (considerado um tipo de resistência à varfarina); por outro lado, quanto mais sensíveis, menores serão as doses necessárias para esse efeito inibitório.[22,28]

Fatores ambientais

Dieta

Indivíduos em tratamento estendido com varfarina são sensíveis a níveis flutuantes de vitamina K na dieta, que é derivada predominantemente da filoquinona (forma predominante de vitamina K em alimentos).[29,30] Aumento na ingestão de vitamina K na dieta por consumo de vegetais verdes folhosos e óleos vegetais (ou suplementos contendo vitamina K) pode ser suficiente para reduzir a resposta anticoagulante da varfarina.[31] Quanto maior a ingestão de vitamina K na dieta, maior será a dose de varfarina necessária para alcançar RNI adequado.[32] Por outro lado, uma dieta com ingestão reduzida de vitamina K pode potencializar o efeito da varfarina em pacientes tratados com antibióticos e fluidos intravenosos sem suplementação de vitamina K e em pacientes que apresentam estados de má absorção de gordura. Em geral, uma ingestão uniforme (sem muitas oscilações na quantidade de alimentos que contenham vitamina K) é aconselhável e nenhuma restrição ou acréscimo parecem necessários para pacientes com controle anticoagulante estável. Os pacientes devem ser informados de possíveis alterações na RNI, em particular na resposta ao uso de suplementos dietéticos, folhas verdes ou álcool usado cronicamente ou ingerido em grandes quantidades.[33,34] Monitoramento frequente da RNI deve ser proposto se os hábitos alimentares tiverem mudado substancialmente em resposta às dietas de redução de peso, períodos após hospitalização, tratamento com quimioterápicos, diarreia sustentada ou vômito, ou em caso de anorexia.[35]

Idade

A terapia anticoagulante oral com AVKs em idosos pode ser dificultada devido a vários fatores: alterações orgânicas funcionais (redução da disponibilidade de estoques de vitamina K e menores concentrações plasmáticas de fatores de coagulação dependentes da vitamina K), risco aumentado de sangramento e eventos isquêmicos, comorbidades, interações medicamentosas pela polifarmácia e menor aderência ao tratamento. Pacientes idosos[36,37] apresentam maior dificuldade de manter o valor de RNI na faixa terapêutica desejada. Eles necessitam, em geral, realizar exames de RNI em intervalos menores do que os recomendados para os demais pacientes adultos.

A administração de varfarina em pacientes idosos também parece estar associada à osteoporose e ao aumento do risco de fraturas ósseas.[38] Os dois potenciais mecanismos responsáveis pelo aumento do risco de fraturas são: ação direta por inibição da gamacarboxilação na osteocalcina e de outras proteínas da matriz óssea, e ação indireta por redução da ingestão de alimentos ricos em vitamina K (situação muitas vezes imposta aos pacientes).

Na população pediátrica há, com maior frequência, intercorrências clínicas, alterações na dieta, uso de medicamentos que sofrem interações com a varfarina e necessidade de derivação farmacêutica por meio de comprimidos, dada a indisponibilidade de forma farmacêutica e doses adequadas à faixa etária. Todos esses fatores dificultam o manejo da anticoagulação e implicam a necessidade de monitoramento mais frequente.[39]

Medicamentos

Os AVKs são altamente suscetíveis às interações medicamentosas, podendo aumentar ou reduzir o nível de RNI. O Quadro 49.1 apresenta alguns medicamentos que podem potencializar ou inibir a ação anticoagulante da varfarina.

Alguns medicamentos podem interagir com a varfarina, aumentando o risco de sangramento, porém sem alterar significativamente

QUADRO 49.1	Medicamentos que interagem com a varfarina.[40]
Tipos de interação com a varfarina	**Medicamentos**
Potencialização da ação	Amiodarona, esteroides anabolizantes, cimetidina, clofibrato, eritromicina, fluconazol, isoniazida, metronidazol, miconazol, omeprazol, fenilbutazona, piroxicam, propranolol, paracetamol, ciprofloxacino, quinidina, tamoxifeno, tetraciclina, ácido acetilsalicílico, indometacina, rofecoxibe
Inibidores da ação	Barbitúricos, carbamazepina, colestiramina, griseofulvina, rifampicina, ciclosporina, ginseng americano, nutrientes ricos em vitamina K

O álcool interage em altas doses ou em caso de doença hepática concomitante.

o valor da RNI. Os antiagregantes plaquetários (ácido acetilsalicílico [AAS], clopidogrel, prasugrel ou ticagrelor)[41] podem apresentar esse comportamento. Vários autores demonstraram aumento significativo do risco hemorrágico na associação simultânea de varfarina, AAS e clopidogrel, mesmo com os valores de RNI em nível terapêutico.[42,43] Essa associação é indicada, principalmente, para pacientes anticoagulados submetidos à angioplastia (coronariana ou periférica) com implantação de *stent*.

A introdução de um novo medicamento ou a suspensão de algum que estava em uso não promovem, por si só, aumento ou diminuição da dose do AVK. Os parâmetros que possibilitam a alteração na dose do anticoagulante são: valor da RNI e sangramento. Na prática clínica, sempre que houver adição ou suspensão de algum medicamento, que sabidamente possa interferir na ação dos AVKs, recomenda-se a realização de novo controle da RNI.

Agravos clínicos

Uma série de condições e agravos podem influenciar a anticoagulação com os AVKs. A disfunção hepática potencializa a resposta à varfarina, uma vez que prejudica a síntese dos fatores de coagulação.[44] Esses pacientes podem apresentar um estado "autoanticoagulado" com um RNI de linha de base elevada; entretanto, o grau de supressão dos fatores de coagulação não imita o dos pacientes tratados com varfarina e não é suficiente para prevenir tromboembolismo.[45]

Estados hipermetabólicos, como febre ou hipertireoidismo, também podem aumentar a resposta à varfarina, provavelmente pelo aumento do catabolismo dos fatores de coagulação dependentes da vitamina K.[46]

Certos componentes da fumaça do cigarro podem induzir alterações na enzima CYP1A2 e diminuir os efeitos da varfarina; entretanto, observou-se que a dosagem necessária de varfarina parece diminuir após a cessação do tabagismo.[47,48] O hábito de mascar tabaco também pode provocar aumento da dose de varfarina, uma vez que o produto apresenta grandes quantidades de vitamina K.[49]

O agravamento de insuficiência cardíaca congestiva pode aumentar a capacidade de resposta à terapia com varfarina, provavelmente por reação ao efeito de congestão hepática na metabolização da varfarina.[50] A doença renal em estágio terminal associa-se à redução da atividade da enzima CYP2C9 e, consequentemente, o uso de varfarina em menores doses para esses pacientes.[51]

INDICAÇÃO DA ANTICOAGULAÇÃO COM ANTAGONISTAS DA VITAMINA K

Os AVKs estão indicados para prevenção primária do TEV,[52] na profilaxia antitrombótica pós-cirurgia ortopédica para prótese de quadril e joelho,[53] no tratamento prolongado de trombose venosa profunda e tromboembolismo pulmonar.[3] A profilaxia secundária está relacionada com a recorrência dessas afecções, a prevenção de embolia sistêmica em pacientes com prótese valvar cardíaca mecânica ou FA com alto risco para AVE isquêmico (AVEI).[3,20,54] É considerado de alto risco para AVEI o paciente com FA que apresentar uma ou mais das seguintes situações: antecedentes de AVEI, ataque isquêmico transitório (AIT) ou embolia sistêmica, mais de 75 anos, valvopatia, disfunção de ventrículo esquerdo de grau moderado ou grave, e história clínica de hipertensão arterial sistêmica (HAS) ou diabetes melito.[3,55-57]

Os AVKs também podem ser indicados para redução do risco de vida em pacientes com coronariopatia grave,[57,58] na profilaxia primária em portadores de hemoglobinúria paroxística noturna[59] e para redução da obstrução e melhora da perviedade do enxerto para correção de arteriopatia de membros inferiores.[60]

Em pacientes com TEV e câncer (trombose associada ao câncer [CAT]), há um risco maior de recorrência e de sangramento (maior e sangramento clinicamente relevante não maior) do que em pacientes com TEV sem câncer.[61] Em recente revisão sistemática de Brandão et al.,[62] bem como de acordo com as principais diretrizes atuais, a apixabana ou heparina de baixo peso molecular (HBPM) emergiram como a opção terapêutica de escolha para pacientes com malignidades gastrintestinais luminais para evitar sangramento gastrintestinal maior, enquanto outros DOACs (edoxabana e rivaroxabana) podem ser elegíveis para terapia anticoagulante de acordo com a conveniência da posologia (1 vez/dia).[20,61-67]

Antagonistas da vitamina K *versus* anticoagulantes orais de ação direta

A escolha do anticoagulante adequado depende de situações clínicas específicas. Assim, há condições clínicas em que as atuais evidências científicas sugerem superioridade da utilização de AVKs em detrimento dos DOACs, como nos seguintes casos:

- Paciente com *clearance* de creatinina < 30 mℓ/min (ou inferior a 60 mℓ/min para a dabigatrana)[68]
- Pacientes com válvulas cardíacas mecânicas,[69] sendo recomendado manter a RNI na faixa terapêutica de 2,5 a 3,5[3]
- Estenose mitral reumática moderada ou grave[70]
- Trombo no ventrículo esquerdo[71]
- Pacientes com síndrome antifosfolípide (DOACs devem ser evitados especialmente por pacientes com exames positivos para anticoagulante lúpico, anticardiolipina e anticorpos anti-beta-2-glicoproteína-I ou "triplo-positivo") e por aqueles com trombose arterial, sendo recomendado manter a RNI em 2,5.[20,72,73]

INÍCIO DA TERAPIA ANTICOAGULANTE

A dose recomendada para o início do tratamento com varfarina para pacientes que apresentam baixo risco hemorrágico é de 5 a 10 mg em dose única diária. Alguns autores têm encontrado taxa semelhante na diminuição do nível de protrombina (mesma eficácia) com doses de 5 ou 10 mg/dia de varfarina, porém a redução mais rápida do nível de proteína C e a ocorrência de hipercoagulação (maior risco trombótico) são mais frequentes quando se inicia a anticoagulação com dose de 10 mg/dia.[74] Outros estudos destacam que a dose inicial de 10 mg/dia de varfarina alcançou faixa terapêutica de RNI em intervalo menor do que a dose de 5 mg/dia sem o aumento da ocorrência de sangramento maior ou de trombose.[75,76] Para pacientes com risco hemorrágico aumentado, como idosos e portadores de comorbidades, a dose diária inicial pode ser de 2,5 a 4 mg de varfarina. Para pacientes pediátricos, essa quantidade varia de 0,05 a 0,2 mg/kg peso, até o máximo de 5 mg.[39,77] Em pacientes que tiveram a anticoagulação suspensa para realização de algum procedimento invasivo, em sua reintrodução, o nível de manutenção da varfarina parece ser alcançado mais rapidamente quando nos 2 primeiros dias utiliza-se o dobro da dose de manutenção.[78]

TERAPIA ANTICOAGULANTE PADRÃO

A terapia anticoagulante padrão consiste na associação de AVK com heparina não fracionada (HNF), HBPM ou fondaparinux e é indicada em todas as situações em que se deseja efeito anticoagulante imediato.[54,79] A varfarina e os anticoagulantes heparinoides parenterais podem ser iniciados concomitantemente. Tanto HNF, HBPM e fondaparinux devem ser administrados por um período superior a 4 dias e podem ser suspensos quando o paciente apresentar dois exames consecutivos de RNI com valores na faixa terapêutica apropriada;[3,54,74,79] entretanto, a introdução da varfarina em pacientes com instabilidade clínica ou com previsão de serem submetidos a procedimento invasivo deve ser devidamente postergada. Por outro lado, recomenda-se iniciar a anticoagulação oral sempre associada a HNF, HBPM ou fondaparinux em todos os pacientes com história pessoal ou familiar de deficiência das proteínas C ou S.[3]

MONITORAMENTO DA INTENSIDADE ANTICOAGULANTE: RAZÃO NORMATIZADA INTERNACIONAL

O exame mais utilizado para controle da anticoagulação por AVK é o tempo de protrombina (TP) com RNI. A RNI é um método de calibração do TP e seu cálculo passou a ser recomendado a partir de 1982, com o objetivo de reduzir a variação no resultado do TP entre os diferentes laboratórios clínicos. Sabe-se que o tipo, a origem e a qualidade da tromboplastina (reagente para a realização do TP) podem causar significativa variação no exame. As tromboplastinas atualmente comercializadas recebem um valor numérico que é referente à sua sensibilidade, o índice de sensibilidade internacional (ISI). A partir dessa informação, os laboratórios calculam a RNI pela seguinte equação:

$$RNI = (TP \text{ paciente}/TP \text{ normal})^{ISI}$$

O nível adequado de RNI para obtenção de anticoagulação eficaz e segura, para a maioria das indicações, situa-se entre os valores 2 e 3.[3,42,54,79-81] Acredita-se que nesse intervalo seja possível alcançar, simultaneamente, o mínimo de risco hemorrágico e trombótico.[43] A dose de varfarina para manter a RNI nesses valores varia expressivamente entre os pacientes, sendo, em média, de 4 mg/dia para pacientes adultos.[24,76,82] Para pacientes pediátricos, a dose de manutenção também varia, sendo, em média, de 0,33 mg/kg/dia.[39,77,83] Um artigo de revisão sugere que os pacientes com menos de 12 meses de vida necessitem de uma dose de varfarina, proporcional ao peso, significativamente maior do que os pacientes entre 6 e 13 anos de idade (0,33 mg/kg/dia *versus* 0,13 mg/kg/dia, respectivamente).[77]

Quanto às diferentes intensidades de anticoagulação, um estudo mostra que a anticoagulação oral que mantenha a RNI entre 1,5 e 2 é significativamente mais eficaz do que o placebo para reduzir eventos trombóticos,[84] mas essa margem terapêutica apresenta uma taxa de ocorrência de eventos trombóticos relativamente maior do que a faixa de RNI entre 2 e 3, e a ocorrência de complicações hemorrágicas foi semelhante entre as 2 faixas de RNI.[81] Diante disso, a maioria dos autores conclui que, se anticoagulação é indicada para o paciente, ela deve ser mantida com RNI entre 2 e 3.[54,79,81,85,86]

Estudos recentes sobre a prevenção de AVEI em pacientes com FA tem reforçado o conceito de aumento do risco de eventos trombo-hemorrágicos em pacientes com RNI fora da faixa terapêutica. Para tentar tangenciar o período no qual o paciente encontra-se na faixa terapêutica, vem sendo utilizado o valor de TTR, sigla em inglês que significa "tempo dentro da faixa terapêutica". As evidências têm sugerido que níveis de TTR inferiores a 60%, ou seja, pacientes na faixa terapêutica de RNI em menos de 60% do tempo, estão desprotegidos ou inadequadamente protegidos contra eventos trombóticos e hemorrágicos.[87] Rose e et al.[88] demonstraram que no período inicial de tratamento (até 6 meses) é mais difícil manter o paciente na faixa terapêutica (média de TTR de 48%), sendo a quantidade de internações, o uso abusivo de álcool, o câncer e o distúrbio bipolar os principais fatores que dificultavam a manutenção no TTR. No tratamento mais longo (após os primeiros 6 meses), a média de TTR foi maior (61%).[88] Pacientes com câncer associado a TEV sintomático apresentam TTR de 57 a 59% durante o tratamento padrão (enoxaparina com AVK) em comparação à média de 62% para pacientes anticoagulados com DOAC (rivaroxabana).[89]

Frequência para a medida da razão normatizada internacional: início da anticoagulação

O exame de RNI deve ser realizado antes do início da administração do AVK e a cada 2 a 3 dias até a obtenção de nível terapêutico eficaz. Recomenda-se que este intervalo seja de 1 a 2 dias quando a dose inicial de varfarina for de 10 mg/dia.

Após alcance do nível terapêutico, deve-se realizar novo exame de RNI depois de 1 semana. Com a manutenção da RNI no nível terapêutico desejado, o intervalo entre os exames pode ser aumentado progressivamente até 4 ou 5 semanas ou, nos pacientes muito estáveis, até a cada 12 semanas.[90,91]

Frequência para a medida da razão normatizada internacional: fase de manutenção

Após alcance do nível terapêutico, deve-se realizar novo exame de RNI depois de 1 semana. Com a manutenção da RNI no faixa desejada, o intervalo entre os exames pode ser aumentado progressivamente até 4 ou 5 semanas ou, nos pacientes muito estáveis, até a cada 12 semanas,[90,91] desde que não ocorram as seguintes situações: hemorragia, mudança da dose de AVK, adição ou suspensão de medicamentos, mudança nas condições clínicas do paciente ou grandes mudanças no hábito alimentar. Em pacientes idosos, a realização de exames com intervalo inferior a 4 semanas pode reduzir o risco de complicações hemorrágicas.[3]

CORREÇÃO DA DOSE DA VARFARINA EM FUNÇÃO DA RAZÃO NORMATIZADA INTERNACIONAL

Os pacientes que apresentarem valores da RNI entre 2 e 3,5, durante o controle periódico, e não relatarem ocorrência de hemorragia podem continuar utilizando a mesma dose da varfarina e agendar nova medida da RNI após 4 a 5 semanas, ou em até 12 semanas (pacientes muito estáveis). Para aqueles que estão recebendo varfarina há mais de 7 dias e apresentarem níveis de RNI abaixo do desejado, a dose semanal de varfarina pode ser aumentada segundo o esquema proposto no Quadro 49.2.

Nos casos de RNI subterapêutica, antes de se aumentar a dose do anticoagulante, deve-se confirmar com o paciente ou com o familiar informante a adesão ao tratamento. Caso não se confirme

QUADRO 49.2	Esquema de aumento da dose de varfarina para o paciente em uso de anticoagulante há mais de 7 dias.[3,19,74]
Condição	**Conduta**
Se RNI < 1,4	Aumentar em 40% a dose semanal* Próxima RNI após 1 semana
Se RNI entre 1,5 e 1,7	Aumentar em 30% a dose semanal* Próxima RNI após 1 semana
Se RNI entre 1,8 e 1,9	Aumentar em 20% a dose semanal* Próxima RNI após 1 semana

*A dose semanal de varfarina deve ser dividida de modo relativamente homogêneo durante os 7 dias da semana, porém deve-se evitar fracionamento de comprimidos. RNI: razão normatizada internacional.

a adesão ao esquema proposto, pode-se optar por manter a dose de varfarina, orientar novamente o paciente sobre os possíveis riscos hemorrágicos e trombóticos de uma anticoagulação inadequada e realizar novo controle da RNI depois de 1 semana. Nesse caso, em função do risco trombótico do paciente e do nível de RNI, pode-se indicar o uso temporário de alguma heparina (reiniciando a terapia-padrão) ou indicar a troca por anticoagulante não AVK.

Pacientes que apresentarem valores de RNI acima do nível terapêutico desejado podem reajustar a dose, seguindo o esquema proposto no Quadro 49.3.

Para os pacientes que apresentarem valor de RNI muito acima do nível desejado, o médico deve procurar por explicações para essa intensa oscilação e reforçar as orientações e os cuidados ao paciente medicado com anticoagulante.

Procedimentos invasivos na vigência dos antagonistas da vitamina K

A interrupção pré-operatória de anticoagulantes orais não é essencial para todos os procedimentos realizados durante a cirurgia ou fora da sala de cirurgia. O risco trombótico associado à interrupção do tratamento pré-operatório é frequentemente superestimado. Na prática, apenas os pacientes com risco elevado devem fazer a ponte (*bridging anticoagulation*) com HNF ou HBPM. Para pacientes com risco baixo a moderado de TEV recorrente que requerem interrupção da terapia com AVK para realização de procedimentos invasivos, as diretrizes da Sociedade Americana de Hematologia recomendam (forte recomendação com base em certeza moderada de evidência sobre os efeitos) a interrupção isolada de AVK contra a ponte periprocedimento com HBPM ou HNF.[92] Em pacientes que serão submetidos a cirurgias ou procedimentos de grande porte, a interrupção da varfarina é mandatória e o consenso do ACCP[20] recomenda que ela seja suspensa 5 dias antes da cirurgia, o que produzirá uma queda da RNI para níveis < 1,5 (considerados seguros para que não haja maior risco de sangramento) em 93% dos pacientes, segundo um estudo realizado com 224 pacientes.[93] Por outro lado, para os pacientes com alto risco de tromboembolismo arterial (AVEI ou sistêmico), como aqueles com valva cardíaca mecânica ou com FA que sejam de alto risco, e também naqueles em vigência de anticoagulação por TEV (particularmente nos que usam o anticoagulante há 3 meses), recomenda-se "anticoagulação ponte" ("*bridging anticoagulation*") durante os 10 a 12 dias em que o RNI estiver fora da faixa terapêutica devido à suspensão da varfarina. O Consenso do ACCP não fornece recomendações claras quanto ao monitoramento da RNI, mas informa que seus níveis podem ser dosados no dia anterior à cirurgia.

A reintrodução da varfarina 12 a 24 horas após uma cirurgia em que a hemostasia está adequada é segura para a maior parte das cirurgias. O tempo médio para que a RNI retorne ao nível

QUADRO 49.3	Esquema de redução da dose de varfarina em função do valor da razão de normatização internacional (RNI) e do quadro clínico.[3,19,74]
Condição	**Conduta**
Se RNI entre 3,5 e 4, e sem sangramento	Suprimir a próxima dose de varfarina e reintroduzi-la com redução de 10% na dose semanal*
	Próxima RNI após 1 semana
Se RNI entre 4,1 e 5, e sem sangramento	Suprimir a próxima dose de varfarina e reintroduzi-la com redução de 15% na dose semanal*
	Próxima RNI após 1 semana
Se RNI entre 5 e 10, e sem sangramento	Suspender o anticoagulante
	Administrar vitamina K_1 (2,5 a 5 mg, VO), dose única
	Em pacientes com elevado risco hemorrágico, recomendar observação intra-hospitalar e considerar o uso de concentrado do complexo protrombínico (CPT) na dose de 20 UI/kg ou, na impossibilidade, plasma fresco (PF) na dose de 1 bolsa ou 10 mg/kg, ambos IV
	Controle de RNI a cada 24 h até nível 3,5; reintroduzir varfarina com redução de 25 a 35% na dose semanal*
	Próxima RNI após 1 semana
Se RNI ≥ 10,1 e sem sangramento	Observação intra-hospitalar
	Suspender o anticoagulante
	Administrar vitamina K_1 (5 mg, VO) e, se não houver expressiva redução da RNI, administrar 2ª dose de vitamina K_1 em 24 h
	Em pacientes com elevado risco hemorrágico, considerar o uso de CPT ou PF (na dose descrita anteriormente)
	Controle de RNI a cada 24 h até RNI 3,5; reintroduzir varfarina com redução de 35 a 45% na dose semanal*
	Próxima RNI após 1 semana
Se sangramento for intenso	Internação do paciente com observação rigorosa
	Suspender o anticoagulante
	Controle diário dos níveis de RNI, hemoglobina e hematócrito
	Administrar vitamina K_1 (5 a 10 mg, IV, lentamente). A vitamina K pode ser repetida a cada 12 h
	Administrar CPT (30 a 50 UI/kg) ou, na impossibilidade, PF (2 bolsas ou 15 mg/kg) em função da intensidade hemorrágica, ambos IV
	Pesquisar e corrigir eventual causa anatômica para o sangramento
	Reavaliar a indicação de anticoagulação

*A dose semanal de varfarina deve ser dividida de modo relativamente homogêneo durante os 7 dias da semana, porém deve-se evitar fracionamento de comprimidos. Quando o valor de RNI estiver um pouco acima do nível terapêutico desejado, a utilização de vitamina K em altas doses pode acarretar impregnação no fígado, causando refratariedade na anticoagulação por um período de até 10 dias.

terapêutico ≥ 2 foi de 5,1 dias (+ ou – 1,1) em um estudo realizado com 650 pacientes que retomaram o uso da varfarina 24 horas após o procedimento.[94]

GRAVIDEZ

Os AVKs atravessam a barreira placentária e podem causar malformação embrionária com alterações ósseas,[3,54] e neurológicas. Assim, as pacientes em idade fértil que recebem anticoagulação oral devem ser exaustivamente orientadas sobre os riscos e cuidados de uma eventual gestação.

As evidências sugerem que o maior risco de malformação embrionária por varfarina ocorre entre a 6ª e a 12ª semana de gestação e que a utilização de anticoagulante oral nas primeiras 6 semanas de gestação não parece apresentar risco para o embrião.[3] O anticoagulante oral pode ser utilizado durante a amamentação.

As heparinas não atravessam a barreira placentária, portanto, não causam problemas para o embrião/feto, porém seu uso prolongado pode trazer complicações para a gestante.[95]

Na prática clínica, o ideal é realizar um teste laboratorial confirmatório de gestação assim que se suspeite dela. Após eventual confirmação da gravidez, o anticoagulante oral deve ser imediatamente suspenso e substituído por heparina. As evidências têm sido favoráveis à utilização de HBPM, tendo em vista sua eficácia, maior facilidade de manipulação e menor ocorrência de complicações (osteoporose e plaquetopenia imunológica).[96] Alguns autores, entretanto, têm sugerido manter anticoagulação oral durante a gestação nas pacientes com prótese cardíaca mecânica.[3,74]

Em gestantes, o uso de anticoagulante é algo bastante complexo e representa alto risco para mãe e filho. Diante disso, as pacientes que recebem anticoagulação oral devem ser exaustivamente orientadas sobre os riscos e acompanhadas por profissionais experientes e em serviços especializados.

EVENTOS ADVERSOS

Não hemorrágicos

Os efeitos colaterais, não hemorrágicos, mais preocupantes da varfarina são complicações trombóticas agudas, como necrose de pele e gangrena de membros. Essas complicações incomuns são geralmente observadas no 3º a 8º dia de terapia[97,98] e causadas por trombose extensa de vênulas e capilares, dentro da gordura subcutânea (no caso de necrose de pele), e obstrução maciça do fluxo de saída da circulação venosa do membro (no caso de gangrena do membro). A patogênese dessas complicações e a razão para a localização das lesões ainda não é bem compreendida; entretanto, parece existir forte associação com deficiência das proteínas C ou S da coagulação.[3,54] A melhor conduta para prevenir essa complicação é iniciar a anticoagulação oral em associação à heparina (HNF ou HBPM) em todos os pacientes com história pessoal ou familiar de deficiência dessas proteínas.

Os AVKs também interferem na carboxilação de proteínas Gla que são sintetizadas nos ossos.[99-102] Esses efeitos podem contribuir para as anomalias ósseas fetais quando as mães são tratadas com AVK durante a gravidez.[103,104]

A falta de eficácia também pode ser classificada como uma "complicação" da anticoagulação oral e provocar aumento do risco trombótico. Nesses casos, a melhor abordagem seria seguir rigorosamente todas as recomendações de controle da anticoagulação.

Eventos adversos hemorrágicos

Muitos pacientes com indicação precisa de anticoagulação deixam de receber tratamento adequado por medo do médico em prescrever o medicamento. Um estudo em pacientes com indicação de anticoagulação por FA revelou que o risco hemorrágico e a necessidade de exames periódicos parecem ser as maiores barreiras para a indicação e a realização da anticoagulação.[105]

A hemorragia continua sendo a complicação mais temida da anticoagulação, sendo muito mais frequente em pacientes excessivamente anticoagulados.[11,106] Nesses casos, a simples correção da dose pode reverter esse risco. Para os pacientes adequadamente anticoagulados que vierem a apresentar sangramento, devem-se pesquisar fatores de risco para hemorragia. Os fatores mais frequentemente relacionados com o aparecimento de hemorragia são:[3,41,43,107]

- RNI acima do nível terapêutico (RNI 5 do TP)
- Idade: 65 anos
- HAS não controlada
- Trauma recente, história de quedas frequentes (mais de três eventos nos últimos 12 meses)
- Etilismo
- Diabetes
- Insuficiência hepática
- Insuficiência renal
- Alterações gastrintestinais: história de hemorragia gastrintestinal, úlcera péptica, câncer do trato gastrintestinal
- Alterações cerebrais: AVE prévio, transtorno neurológico, transtorno psiquiátrico

- Alterações hematológicas: plaquetopenia ($< 50.000/m\ell$), doença mieloproliferativa, anemia, coagulopatia ou antecedentes hemorrágicos
- Associação medicamentosa: anti-inflamatórios, AAS, clopidogrel ou outros agentes antiplaquetários.

CONSIDERAÇÕES FINAIS

Muitos estudos têm sido realizados nas últimas décadas com o objetivo de melhorar a compreensão dos mecanismos que envolvem os AVKs e o manejo desses medicamentos. Foram identificados, por exemplo, fatores genéticos associados às respostas individuais aos AVKs e vários medicamentos, alimentos e fatores ambientais que podem interagir com esses compostos. Diversificadas estratégias de manutenção foram comparadas e pesquisas avaliaram diferentes abordagens para o monitoramento de pacientes em uso de AVK. Os resultados de todos esses estudos contribuíram muito para melhorar a eficácia e a segurança da terapia anticoagulante oral e para aumentar a quantidade de pacientes que podem ser considerados elegíveis para esse tratamento. Finalmente, uma série de ensaios clínicos também abordou o manejo de pacientes em tratamento com AVK que apresentavam risco aumentado de sangramento ou sangramento ativo. Por fim, tendo em vista que aproximadamente 70% dos pacientes anticoagulados recebem outros três ou mais medicamentos[55] e que a média da idade dos pacientes anticoagulados é de 70 anos,[55] recomenda-se que o médico oriente o paciente sobre a necessidade de ele aderir ao tratamento, ou seja, esse profissional deve tentar adequar a anticoagulação à rotina desse paciente.

Os novos anticoagulantes orais têm potencial para superar várias desvantagens dos AVKs, todavia a escolha da terapia anticoagulante deve ser individualizada, de acordo com as peculiaridades da doença tromboembólica de cada paciente.

As referências bibliográficas deste capítulo se encontram no Ambiente de aprendizagem do GEN.

50

Anticoagulantes Orais Diretos

Marcos Arêas Marques ▪ Adilson Ferraz Paschoa ▪
Alcides José Araújo Ribeiro

Resumo

Os antagonistas da vitamina K (AVK) foram, durante cerca de cinco décadas, os únicos anticoagulantes orais disponíveis para tratamento e profilaxia de tromboembolismo venoso (TEV). Suas limitações farmacodinâmicas e farmacocinéticas impulsionaram as pesquisas para desenvolvimento de novas moléculas anticoagulantes, que fossem igualmente eficazes e seguras, e pudessem conter as seguintes características: administração por via oral, janela terapêutica ampla, início rápido de ação, dispensabilidade de monitoramento laboratorial regular, farmacocinética e farmacodinâmica mais previsíveis, rápida reversibilidade em caso de sangramento e poucas interações alimentares e medicamentosas. Após a grande frustração com a melagatrana e a ximelagatrana, retiradas do mercado em 2006 por causar lesão hepática grave, novas e promissoras perspectivas surgiram, a partir de 2009, com a chegada dos anticoagulantes orais diretos, que progressivamente se estabeleceram como a primeira opção no tratamento e na profilaxia da doença tromboembólica. É importante ressaltar que esses medicamentos também apresentam algumas limitações e não devem ser prescritos indiscriminadamente para todos os pacientes.

Palavras-chave: anticoagulantes; trombose venosa profunda; tromboembolismo venoso; rivaroxabana; dabigatrana; inibidores do fator Xa.

INTRODUÇÃO

A primeira menção do uso de heparina não fracionada (HNF) para o tratamento de trombose venosa profunda (TVP) ocorreu em uma série de casos publicados por Murray e Best em 1938.[1] Desde então, variados medicamentos, dentre eles, os AVKs, heparina de baixo peso molecular (HBPM) e o fondaparinux, foram aprovados para profilaxia e tratamento do TEV, e outros, como, por exemplo, a ximelagatrana, foram abandonados, por sua ineficácia ou pelos seus efeitos colaterais.[2] Na busca do perfil de um anticoagulante que superasse as limitações farmacocinéticas e farmacodinâmicas disponíveis, surgiram, comercialmente a partir de 2009, os anticoagulantes orais diretos (DOACs, que, de fato, representaram grande revolução na profilaxia e no tratamento do TEV, por suas comprovadas eficácia e segurança em diferentes situações clínicas.[3] Inicialmente foram denominados TSOACs (*target specific oral anticoagulants*), posteriormente NOACs (*new oral anticoagulants*) e, finalmente DOACs.

INIBIDORES ORAIS DIRETOS DA TROMBINA

Etexilato de dabigatrana (Pradaxa®, Boehringer-Ingelheim®)

O etexilato de dabigatrana é um profármaco que sofre ação de diferentes esterases no trato gastrintestinal e se transforma em dabigatrana, um inibidor direto e reversível da trombina, livre ou ligada ao trombo. Com início rápido de ação, pico plasmático em 2 horas e meia-vida de 12 a 17 horas, é administrado em dose oral fixa, promovendo efeito anticoagulante consistente, sem necessidade de monitoramento ou ajuste de dose.[4,5] Inicialmente, foi aprovado para a profilaxia primária do TEV (110 mg a cada 12 horas) na

artroplastia total de quadril (ATQ) e de joelho (ATJ) após a publicação dos estudos RE-Mobilize, RE-Novate e RE-Model.[5] Esses estudos demonstraram que a dabigatrana não foi inferior em eficácia e segurança quando comparada à enoxaparina.

A dabigatrana foi testada no tratamento agudo do TEV nos estudos RE-COVER I e II, ambos randomizados, duplos-cegos e de não inferioridade.[6] A dose de 150 mg a cada 12 horas, após tratamento com anticoagulante parenteral por, pelo menos, 5 dias, foi comparada ao tratamento clássico com anticoagulante parenteral e varfarina com alvo para manter a relação normatizada internacional (RNI) entre 2 e 3. Nesses estudos, não houve diferença nos desfechos primários de eficácia (recorrência de TEV e morte relacionadas), mas houve redução de risco relativo de sangramentos maiores na ordem de 40%, apontando para o fato de que não houve sangramento intracraniano no grupo da dabigatrana, contra três no grupo da varfarina, em 6 meses de acompanhamento.

O estudo RE-SONATE avaliou o uso da dabigatrana na extensão do tratamento do TEV após 3 a 18 meses de terapia anticoagulante inicial.[7] Esse ensaio clínico evidenciou que a dabigatrana, quando comparada ao placebo, reduziu o risco relativo de recorrência do TEV em 92% nos 36 meses de acompanhamento, à custa de aumento de sangramentos, especialmente não maiores, porém clinicamente relevantes.

O estudo RE-MEDY comparou a dabigatrana à varfarina, com alvo para manter o RNI entre 2 e 3, na extensão do tratamento do TEV após 3 a 12 meses da terapia anticoagulante inicial. Nesse estudo, a dabigatrana atingiu não inferioridade em desfecho primário de eficácia (recorrência de TEV fatal ou não) e alcançou redução de risco relativo de sangramentos maiores e não maiores clinicamente relevantes de 48 e 46%, respectivamente.[7]

De todos os DOACs, a dabigatrana é a única que apresenta um agente reversor específico, eficaz e seguro, o idarucizumabe (Praxbind®, Boehringer-Ingelheim®), administrado por via intravenosa em duas doses de 5 mg com 15 minutos de diferença.[8] O idarucizumabe é um fragmento de anticorpo monoclonal humanizado que se liga especificamente e com alta afinidade à dabigatrana livre e à trombina, não apresentando atividade pró-coagulante. O estudo REVERSE-AD avaliou a sua eficácia e segurança em pacientes com necessidade de reversão da anticoagulação em virtude de sangramento ativo incontrolável (grupo A) ou que tivessem necessidade de intervenção cirúrgica de urgência ou de se submeter a procedimento eletivo (grupo B). Esse estudo demonstrou a reversão completa da dabigatrana em 100% dos pacientes em 2,5 horas em média no grupo A e em 1,6 hora no grupo B, sem provocar efeitos adversos.[8]

INIBIDORES ORAIS DIRETOS DO FATOR X ATIVADO

Rivaroxabana (Xarelto®, Bayer®)

A rivaroxabana tem ação direta no FXa, inibindo o seu centro ativo (livre, ligado à fibrina ou ao complexo protrombinase) de maneira reversível. Com início rápido de ação, tem biodisponibilidade superior a 80%, quando ingerida com alimentos (nas doses de 15 e 20 mg), alcançando níveis plasmáticos em cerca de 3 horas, com meia-vida entre 4 e 9 horas em jovens e entre 11 e 13 horas em idosos. A rivaroxabana é eliminada principalmente pela metabolização hepática mediada pelo citocromo P450 (CYP3A4, CYP2J2) e por excreção renal do fármaco inalterado, envolvendo o sistema transportador de membrana da glicoproteína-P (gp-P). A rivaroxabana deve ser administrada com cautela na doença renal moderada (taxa de filtração glomerular [TFG] entre 30 e 50 mℓ/min) e o uso concomitante dos indutores ou inibidores do CYP 3A4, como rifampicina, fenitoína, cetoconazol, ritonavir, carbamazepina, fenobarbital e *Hipericum perforatum*, pois pode haver redução ou aumento de suas concentrações plasmáticas, podendo acarretar perda da eficácia ou risco maior de sangramento, respectivamente.

Os quatro estudos RECORD consolidaram a rivaroxabana como opção para a profilaxia primária do TEV em ATQ e ATJ. Na dose única diária de 10 mg administradas 6 a 8 horas após a cirurgia, a rivaroxabana mostrou redução de TEV sintomático e TEV maior (TVP proximal, embolia pulmonar (EP) e morte não explicada) em relação à enoxaparina 40 mg aplicada 12 horas antes da cirurgia.[9] Com exceção do estudo RECORD 4, no qual a rivaroxabana foi comparada à enoxaparina 30 mg aplicada a cada 12 horas após a cirurgia, dose utilizada nos EUA. Essas diferenças metodológicas mencionadas destacam que a análise combinada de vários estudos sobre uma mesma medicação pode causar dificuldade para uma conclusão objetiva sobre posologia e tempo de administração.

Em relação ao tratamento do TEV, a análise combinada dos estudos EINSTEIN TVP e EP demonstrou não inferioridade em eficácia (recorrência do TEV) e superioridade em segurança (redução de 46% no risco relativo de sangramento maior) no tratamento por 12 meses com a rivaroxabana, quando comparado ao tratamento clássico (anticoagulante parenteral e varfarina).[10]

O estudo EINSTEIN EXTENSION comprovou a superioridade no desfecho primário de eficácia (diminuição de 82% no risco relativo de recorrência do TEV) e não inferioridade em segurança (sangramento maior) da rivaroxabana (20 mg, dose única diária) na profilaxia secundária estendida por 6 a 12 meses, quando comparada ao placebo.[11]

O estudo EINSTEIN CHOICE comparou a rivaroxabana em duas doses (10 ou 20 mg, dose única diária) ao ácido acetilsalicílico (AAS 100 mg, dose única diária) e demonstrou a superioridade de ambas no desfecho primário de eficácia (recorrência do TEV) com redução do risco relativo de 66% com 20 mg e 74% com 10 mg. Em relação à segurança, ambas as doses situaram-se no critério estabelecido de não inferioridade para sangramento maior em relação ao AAS.[12] É importante destacar que, muito embora as doses de 10 e 20 mg de rivaroxabana tenham demonstrado eficácia e segurança comparáveis nesse estudo, EINSTEIN CHOICE não foi desenhado com esse propósito, de modo que a redução de dose em casos de extensão da profilaxia secundária deve ser considerada com cautela.

Em 2021, a segunda atualização das diretrizes da terapia antitrombótica em TEV do Colégio Americano de Pneumologia (ACCP) sugeriu que essa medicação, em pacientes que receberam anticoagulação na fase prolongada e de maneira contínua, deva ser empregada dose reduzida de rivaroxabana (10 mg, dose única diária), sendo essa uma recomendação fraca e evidência de certeza muito baixa. Essa recomendação, porém, deve considerar algumas variáveis específicas do paciente, incluindo o índice de massa corpórea (IMC), a taxa de filtração glomerular (TFG), a adesão ao regime de dosagem e o custo.[13,14]

Apixabana (Eliquis®, Pfizer®)

A apixabana é um inibidor seletivo e reversível do centro ativo do FXa (livre e no interior do complexo protrombinase). Após sua ingestão, apresenta biodisponibilidade superior a 50%, com pico plasmático em torno de 3 horas e meia-vida de 9 a 14 horas. A sua metabolização é hepática, via CYP3A4, e sua excreção renal é de 25%, sendo o restante eliminado pelas fezes. Para a apixabana, não há indicação de ajuste de dose em casos de insuficiência renal leve a moderada no tratamento do TEV; todavia, a despeito da menor taxa de excreção renal comparada aos demais DOACs, o seu uso é contraindicado para pacientes com *clearance* de creatinina < 15 mℓ/min.

Os estudos de profilaxia do TEV em ATJ e ATQ (ADVANCE-2 e ADVANCE-3) com apixabana na dose de 2,5 mg a cada 12 horas, iniciada 12 a 24 horas após a cirurgia, comparada com enoxaparina 40 mg, aplicada 12 horas antes da cirurgia, revelaram redução significativa de TVP proximal, EP não fatal e morte de todas as causas, sem demonstrar aumento de sangramento.

A apixabana foi testada para o tratamento agudo da TVP por 6 meses em um ensaio denominado AMPLIFY,[15] comparando-a ao tratamento clássico (anticoagulante parenteral e varfarina). Esse estudo demonstrou não inferioridade da apixabana nos desfechos primários (TEV recorrente sintomático com ou sem óbito associado) e secundários de eficácia (que incluíram os desfechos primários, assim como óbitos por causas cardiovasculares e óbito geral) e superioridade em desfecho primário de segurança (redução de 69% do risco relativo de sangramento maior).

O estudo AMPLIFY EXTENSION comparou duas doses de apixabana (2,5 ou 5 mg a cada 12 horas) ao placebo na extensão por 12 meses do tratamento do TEV. Esse estudo demonstrou redução de 64% no risco relativo do desfecho primário de segurança (TEV recorrente sintomático com ou sem óbito associado) na dose de 5 mg e de 67% na dose de 2,5 mg, e não inferioridade no desfecho primário de segurança (sangramento maior) em ambas as doses; portanto, a eficácia foi exatamente igual entre as duas doses de apixabana quando comparadas ao placebo, com quantidade adequada de pacientes tratados para obtenção do benefício (NNT) igual a 14. No quesito "segurança", apesar de as duas doses serem similares ao placebo do ponto de vista estatístico, observou-se menos sangramento com 2,5 mg, traduzindo em número de pacientes tratados para causar dano (NNH) igual a 200, do que com 5 mg (NNH = 63). Desse modo, preconiza-se a dose de 2,5 mg de apixabana, 2 vezes/dia, para o tratamento estendido após 6 meses.[16]

A segunda atualização das diretrizes de terapia antitrombótica em TEV do ACCP (2021) sugere a dose reduzida de apixabana (2,5 mg a cada 12 horas), na extensão do tratamento do TEV (recomendação fraca e evidência de certeza muito baixa), porém, considerando algumas características do paciente, como, por exemplo, o IMC, a TFG, a adesão ao regime de dosagem e o custo.[13,14]

Edoxabana (Lixiana®, Daiichi-Sankyo®)

A edoxabana é um inibidor seletivo, direto e reversível do fator Xa. Após ingesta, a sua biodisponibilidade é de 62% e sua meia-vida é de 9 a 11 horas. Sua excreção renal é de cerca de 50%. Apresenta mínima interação com medicamentos metabolizados via citocromo CYP3A4, e menos de 4% da sua eliminação se dá por essa via.

O estudo HOKUSAI comparou a edoxabana ao tratamento clássico do TEV (anticoagulante parenteral e varfarina) por 3 a 12 meses. Nesse ensaio duplo-cego e multicêntrico, a edoxabana (60 mg, dose única diária, ou 30 mg, dose única diária, se TFG entre 30 e 50 mℓ/min, peso corporal total menor que 60 kg ou uso de inibidor potente da gp-P), após tratamento com anticoagulante parenteral por pelo menos 5 dias, alcançou o objetivo de não inferioridade no desfecho primário de eficácia (recorrência de TEV sintomático) e superioridade no desfecho primário de segurança (sangramento maior ou não maior clinicamente relevante).[17]

Não existem ensaios clínicos para profilaxia do TEV com edoxabana em pacientes clínicos ou cirúrgicos, assim como em ATJ e ATQ em população ocidental.

O Quadro 50.1 apresenta a posologia e as peculiaridades de todos os DOACs.

QUADRO 50.1	Posologia dos anticoagulantes orais diretos no tratamento do tromboembolismo venoso.					
	Monoterapia	Fase de ataque		Fase de manutenção (mínimo 3 meses)	Ajuste de dose	Observações
		Duração	Dose			
Dabigatrana	Não	HNF, HBPM ou fondaparinux por, no mínimo, 5 dias	Terapêutica	150 mg a cada 12 h	Contraindicada com TFG < 30 mℓ/min	
Rivaroxabana	Sim	21 dias	15 mg a cada 12 h	20 mg, 1 vez/dia	Redução da dose de manutenção para 15 mg, 1 vez/dia, com TFG entre 15 e 50 mℓ/min Contraindicada com TFG < 15 mℓ/min	Deve ser ingerida com alimentos
Apixabana	Sim	7 dias	10 mg a cada 12 h	5 mg a cada 12 h	Contraindicada com TFG < 15 mℓ/min	
Edoxabana	Não	HNF, HBPM ou fondaparinux por, no mínimo, 5 dias	Terapêutica	60 mg, 1 vez/dia, ou 30 mg, 1 vez/dia em casos selecionados*	Redução da dose de manutenção para 30 mg, 1 vez/dia, com TFG entre 15 e 50 mℓ/min Contraindicada com TFG < 15 mℓ/min	Ajuste de dose para 30 mg, 1 vez/dia, em pacientes com peso < 60 kg ou em uso concomitante de inibidor potente da gp-P

*Redução da dose de manutenção para 30 mg, 1 vez/dia, quando: com taxa de filtração glomerular (TFG) entre 15 e 50 mℓ/min, uso de inibidor potente da gp-P e peso corporal total < 60 kg. HBPM: heparina de baixo peso molecular; HNF: heparina não fracionada.

ANTICOAGULANTES ORAIS DIRETOS EM SITUAÇÕES ESPECIAIS

Pacientes com insuficiência renal crônica

A insuficiência renal crônica (IRC) é uma doença de caráter paradoxal no contexto da anticoagulação. Ao mesmo tempo que aumenta o risco de TEV devido a lesão e disfunção endotelial, hiper-reatividade plaquetária inicial e diminuição da atividade do sistema fibrinolítico, eleva o risco de hemorragia maior, pois com a piora progressiva da função renal, há decréscimo da adesão e agregação plaquetárias.[18,19]

Até o advento dos DOAC, quando havia necessidade de tratamento estendido do TEV, a varfarina era, habitualmente, o medicamento oral de escolha para pacientes com IRC, porém sua estreita faixa terapêutica e a vasta gama de interações com outros fármacos e alimentos sempre dificultaram seu uso. Nesses pacientes, em especial naqueles com IRC avançada (TFG inferior a 29 mℓ/min), existe o risco de nefropatia induzida por varfarina, identificado pelo aumento inexplicado da creatinina sérica, por possíveis hemorragia glomerular e obstrução tubular por rolhas hemáticas.[20,21]

Os DOACs devem ser usados com cautela nos pacientes com IRC moderada e grave. A dabigatrana, em especial, e em menor escala os inibidores do FXa, são excretados pelos rins (Figura 50.1), de modo que é esperado o acúmulo sérico dessas medicações nesses pacientes, o que pode provocar efeito anticoagulante acentuado com consequências indesejadas.[19,20] Recomenda-se a aferição de função renal antes de se iniciar a anticoagulação, bem como o monitoramento regular, uma vez que pode haver declínio da função renal,

gradual ou abrupto, desencadeado por afecções agudas ou interação com medicamentos nefrotóxicos.[22]

A dabigatrana é contraindicada para pacientes com TFG inferior a 30 mℓ/min. A rivaroxabana e a edoxabana devem ter as doses ajustadas quando a TFG situa-se entre 15 e 50 mℓ/min, e são contraindicadas com a TFG menor que 15 mℓ/min. A apixabana também é contraindicada quando a TFG se encontra abaixo de 15 mℓ/min (Figura 50.1).[22]

Trombose associada ao câncer

Desde a publicação do estudo CLOT em 2003, a dalteparina, uma HBPM, passou a ser considerada a alternativa mais eficaz e segura no tratamento da trombose associada ao câncer (CAT), todavia sua administração, desconfortável por ser parenteral, de alto custo e por tempo prolongado, era acompanhada por redução da adesão ao tratamento. Considerando-se que os AVKs oferecem menor eficácia e maior risco de sangramento, havia necessidade de estudos dedicados a esse assunto com os DOACs.[23]

O estudo HOKUSAI CANCER avaliou um desfecho primário composto de eficácia (recorrência do TEV) e segurança (sangramento maior), em pacientes que receberam edoxabana na dose de 60 mg, 1 vez/dia, por um período de 6 e 12 meses para o tratamento da CAT. Uma parte desses pacientes – com TGF abaixo de 50 mℓ/min, peso corporal inferior a 60 kg ou com uso concomitante de inibidores da gp-P, tinham a dose reduzida para 30 mg, 1 vez/dia. Esse ensaio clínico demonstrou que a edoxabana alcançou o objetivo de não inferioridade, reduzindo a recorrência da CAT (7,9% × 11,3%) quando comparada à dalteparina, porém à custa de aumento de sangramento maior (6,9% × 4%), especialmente nos pacientes com

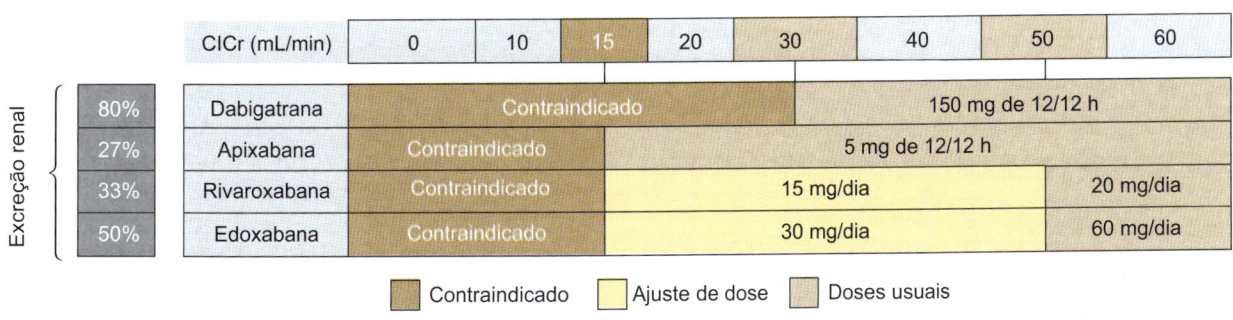

FIGURA 50.1 Posologia dos anticoagulantes orais diretos de acordo com a taxa de filtração glomerular. ClCr: *clearance* de creatinina.

neoplasias dos tratos gastrintestinal superior (TGI) e geniturinário (TGU), principalmente nos casos de invasão luminal.[24]

O estudo SELECT D avaliou a rivaroxabana no tratamento da CAT por 6 meses, comparando-a à terapia clássica da CAT com dalteparina. Esse estudo demonstrou que a rivaroxabana foi superior à dalteparina no desfecho primário de eficácia (recorrência do TEV [4% × 11%]), à custa de aumento de sangramento maior (6% × 4%) e sangramento não maior clinicamente relevante (13% × 4%); no entanto, cabe ressaltar que a maioria dos sangramentos maiores no grupo da rivaroxabana ocorreram no TGI ou TGU, do mesmo modo observado no estudo da edoxabana, sem provocar sangramento no sistema nervoso central. A mortalidade em 6 meses observada no estudo não apresentou diferença estatisticamente significativa entre os dois grupos.[25]

O estudo CARAVAGGIO é um estudo de não inferioridade, prospectivo, randomizado, aberto, com avaliação cega dos desfechos primários de eficácia (TVP proximal ou EP recorrente sintomática, fatal ou incidental) e segurança (sangramento maior ou com necessidade de intervenção) da apixabana na CAT. Esse estudo demonstrou que, quando comparada à dalteparina, a apixabana reduziu a recorrência do TEV (5,6% × 7,9%), sem provocar aumento do sangramento maior, incluindo os de TGI e TGU.[24-26]

Algumas neoplasias, com potencial maior de sangramento, como os tumores encefálicos primários ou metastáticos e leucemia aguda foram excluídas do estudo. Em uma visão inicial, conclui-se que os resultados apresentados pela apixabana, especialmente no quesito "segurança" em pacientes com neoplasia do TGI, foram superiores aos outros DOACs, todavia é preciso considerar que as populações e a metodologia dos estudos são diferentes, de modo que não devem ser comparados, ao menos que no futuro surjam estudos dedicados a esse propósito.[27-29]

Não houve ensaios clínicos para o uso da dabigatrana no tratamento da CAT.

Obesidade

A obesidade (IMC > 30 kg/m^2) é um fator de risco conhecido para o TEV, aumentando-o em 2 as 3 vezes quando comparado aos pacientes com IMC normal.[30,31] Devido à falta de ensaios clínicos randomizados direcionados para essa população de pacientes com obesidade, o Comitê Científico de Padronização da Sociedade Internacional de Trombose e Hemostasia (ISTH), em 2016, posicionou-se contra o uso de DOAC em pacientes com mais de 120 kg ou IMC ≥ 40 kg/m^2.[32]

Em 2021, o mesmo Comitê, em revisão dessa normativa, recomenda que o uso de DOAC, nessa mesma população, pode ser considerado em:

- Tratamento do TEV, com doses usuais de rivaroxabana ou apixabana, com mais evidências para a rivaroxabana, independente do peso ou IMC. Permanecendo os AVKs e as HBPMs como opções
- Prevenção primária do TEV, com doses usuais de rivaroxabana ou apixabana, independente de peso ou IMC. Essa indicação é restrita para ATJ ou ATQ eletivas e, em alguns países, para extensão com rivaroxabana em pacientes clínicos.

Para a dabigatrana ou a edoxabana, permanecem as orientações do não uso em pacientes com mais de 120 kg ou IMC ≥ 40 kg/m^2.[32]

Doença arterial periférica

O estudo COMPASS comparou a eficácia e a segurança da rivaroxabana, em terapia única (5 mg, 2 vezes/dia) ou rivaroxabana 2,5 mg, 2 vezes/dia associada ao AAS (100 mg, 1 vez/dia) com a terapia padrão-ouro (AAS 100 mg, 1 vez/dia), em pacientes portadores de doença arterial coronariana e/ou doença arterial periférica (DAP) aterosclerótica. Com acompanhamento médio de 23 meses, a terapia combinada de rivaroxabana em dose baixa com AAS – conhecida como dupla via de inibição – reduziu os resultados associados de morte, infarto agudo do miocárdio e acidente vascular encefálico isquêmico em 24%. Um risco aumentado de hemorragia grave foi observado no grupo rivaroxabana + AAS, sem diferenças na quantidade de sangramentos fatais entre os grupos. O COMPASS PAD, com cerca de 7 mil pacientes com DAP estável (membros inferiores e carótidas) do estudo COMPASS original, também mostrou que a dupla via de inibição repetiu os benefícios da investigação principal nessa população específica, com redução de 28% nos principais desfechos cardiovasculares maiores, em comparação com o grupo de monoterapia com AAS. Além disso, o COMPASS PAD evidenciou diminuição de 46% nos desfechos maiores de membros inferiores (isquemia aguda, isquemia crônica crítica ou amputações).[33]

PERSPECTIVAS

Inibidores orais diretos dos fatores XI (FXI) e XII (FXII)

Os inibidores de FXI ou FXII são alternativas anticoagulantes promissoras, pois observou-se em dados epidemiológicos e estudos pré-clínicos que as deficiências desses fatores protegem contra o TEV sem causar hemorragia espontânea.

Dados pré-clínicos substanciais e clínicos iniciais apresentam fortes indícios de que a inibição da via intrínseca (via de contato), ao mesmo tempo que permite o funcionamento das vias extrínseca e comum, forneceria proteção contra o TEV e diminuiria a probabilidade de hemorragia. Além disso, muitos dos anticorpos em desenvolvimento ofereceriam as vantagens de serem mensuráveis e independentes das funções renal e hepática. Alcançar a anticoagulação sem aumentar o risco de hemorragia é o objetivo maior da hemostasia, e só o tempo confirmará se os inibidores de FXI ou FXII poderão proporcionar esses resultados.[34,35]

CONSIDERAÇÕES FINAIS

A eficácia e a segurança dos DOACs no tratamento agudo e estendido do TEV foram demonstradas em vários estudos multicêntricos, randomizados e duplos-cegos, envolvendo aproximadamente 26.800 pacientes.[36] Nesses estudos, de um modo geral, a taxa de recorrência de TEV com os DOACs foi semelhante à terapia clássica com anticoagulantes de uso parenteral e varfarina, porém com menor risco relativo de sangramentos maiores ou não maiores, clinicamente relevantes, especialmente hemorragias intracerebrais. Além disso, os DOACs apresentam algumas vantagens importantes a serem consideradas, como a possibilidade da monoterapia anticoagulante oral (rivaroxabana e apixabana), menor interação medicamentosa e alimentar do que a varfarina, e a não necessidade de monitoramento laboratorial regular na profilaxia e no tratamento do TEV.[3]

Não se deve deixar de ressaltar, entretanto, que os DOACs também apresentam algumas limitações, como a impossibilidade do seu uso em gestantes e lactantes, em menores de 18 anos (com estudos finalizados que aguardam liberação para uso), algumas interações medicamentosas (antirretrovirais, antifúngicos e quimioterápicos, por exemplo), restrições posológicas na IRC, a falta de reversor específico, com exceção da dabigatrana, e, especialmente, o custo elevado, que impede seu uso de modo mais abrangente no Brasil.[3] A despeito do custo mais elevado dos DOACs quando comparado ao da varfarina, devem-se considerar os gastos envolvidos no tempo de hospitalização, no controle laboratorial (transporte e perda de horas de trabalho), a instabilidade do controle dos AVKs, que exige intervenção médica frequente e na maior frequência de complicações hemorrágicas.

A atualização de 2016 da diretriz do tratamento e da profilaxia do TEV do ACCP, publicada em 2012, apresentou, como uma de suas mais marcantes mudanças, a recomendação de uso preferencial dos DOACs em relação à varfarina, como escolha inicial para o tratamento do TEV. Embora essa recomendação tenha um grau de evidência moderado (2B), é a primeira vez que a varfarina deixa de ser considerada a medicação de primeira escolha no TEV.[37]

Da mesma maneira, desde 2019, diretrizes internacionais, como as de NCCN (National Comprehensive Cancer Network), ISTH, ITAC (International Initiative on Thrombosis and Cancer) e ASCO (American Society of Clinical Oncology), já sugerem o uso preferencial dos DOACs no tratamento da CAT, exceto nos casos de tumores do TGI e TGU, quando as HBPMs ainda são os medicamentos de escolha.[27-29]

As referências bibliográficas deste capítulo se encontram no Ambiente de aprendizagem do GEN.

51

Medicações que Interferem na Função Plaquetária

Ronald Luiz Gomes Flumignan ■ Brena Costa dos Santos ■ Carolina Dutra Queiroz Flumignan ■ Luis Carlos Uta Nakano

Resumo

A hemostasia é um processo fisiológico normal que, por meio de mecanismos do organismo, assegura a interrupção de sangramentos. Sua ação divide-se em três etapas: a hemostasia primária, a hemostasia secundária e a fibrinólise. As plaquetas são as principais células envolvidas na hemostasia, na coagulação e na trombose, responsáveis por formar grande parte do *plug hemostático*, que combina plaquetas e proteínas aderentes às lesões em vasos, sejam arteriais ou venosos. Os agentes antiplaquetários têm como função inibir a formação do tampão plaquetário, sem, contudo, interferir de modo significativo nas demais etapas da coagulação. Atuam pela diminuição ou cessação das funções de adesividade e agregação, e também podem inibir a reação de liberação ou secreção das plaquetas ou reduzir os agregados plaquetários circulantes e impedir a formação do trombo. Atualmente, cinco classes de antiagregantes plaquetários são aprovados para uso clínico. O uso de antiagregantes no tratamento e na prevenção de doenças cardiovasculares, bem como de eventos tromboembólicos, é bem estabelecido.

Palavras-chave: antiagregantes plaquetários; coagulação; doença cardiovascular; hemostasia.

INTRODUÇÃO

A hemostasia, palavra com origem em grego antigo αίμο, "sangue", e στάσις, "estase", provém da ideia de "diminuição ou parada do fluxo de sangue".[1] É um processo fisiológico normal que, por mecanismos do organismo, garante a interrupção de sangramentos. Ela pode ser dividida nas três etapas a seguir:

- Hemostasia primária: contração vascular local e o aparecimento do tampão de plaquetas
- Hemostasia secundária: coagulação, que envolve toda a sua cascata e a superfície das células ativadas
- Fibrinólise: processo para remover a fibrina após cessação do sangramento e restauração do vaso.

Isto acontece, também, após a deflagração da cascata de coagulação por alguma alteração em um dos tripés da tríade de Virchow, sem haver necessariamente sangramento ativo.[2] Isso é um dos mecanismos da aterotrombose, que engloba o infarto agudo do miocárdio (IAM), o acidente vascular encefálico (AVE) e o ataque isquêmico transitório (AIT), além da doença arterial obstrutiva periférica. Todas essas correspondem à principal causa de mortalidade mundial atualmente.

As plaquetas (Figura 51.1), exclusivas nos mamíferos, são as principais células envolvidas na hemostasia, na coagulação e na trombose. Formam uma grande parte do *plug hemostático*, que combina plaquetas e proteínas aderentes às lesões em vasos, sejam arteriais ou venosos. São provenientes do citoplasma dos megacariócitos da medula óssea e sua produção diária pode alcançar 1×10^{11} em um indivíduo adulto sadio, podendo aumentar em até 20 vezes em situações de maior necessidade. Sua meia-vida é de 10 dias, normalmente.[3]

A parede vascular – composta por células endoteliais, musculatura lisa e fibroblastos – atua ativamente na hemostasia primária, com a secreção endotelial de substâncias vasodilatadoras com função antiagregante, como a prostaciclina (PG12). A secreção do fator de von Willebrand e a exposição de colágeno pelas células endoteliais lesionadas, além de outros mediadores da trombose, ampliam a adesão e a agregação plaquetárias. Esse evento de ativação mediada pelo receptor é intensamente estudado, pois faz parte da fisiopatologia de muitas doenças, incluindo a trombose venosa profunda (TVP).[4] As plaquetas são parte fundamental na hemostasia primária, pois, quando ativadas, liberam substâncias agregadoras, como o difosfato de adenosina (ADP) e o tromboxano A2, dentre muitas outras. Toda a agregação, denominada tampão plaquetário, secreta fator plaquetário 3 e aciona múltiplas reações da cascata de coagulação.[5] Atualmente, já se sabe que a coagulação é um processo complexo, com múltiplos agentes envolvidos, como os fatores moleculares e celulares.[6] O conhecimento sobre a função e a modulação plaquetárias foi primordial para o desenvolvimento de medicamentos que atuassem na prevenção secundária em casos que um dos agentes da doença é a trombose, como a aterosclerose coronariana ou a isquemia cerebral, por exemplo.[7]

Os agentes antiplaquetários atuam com o propósito de inibir a formação do tampão plaquetário, sem, contudo, interferir de modo significativo nas demais etapas da coagulação. Podem promover a diminuição ou a cessação das funções de aderência e agregação, inibir a reação de liberação ou secreção das plaquetas, ou reduzir os agregados plaquetários circulantes e impedir a formação do trombo. Na prática clínica, a doença arterial periférica é um importante foco de ação dos antiagregantes (Figura 51.2).

Neste capítulo, serão abordados especificamente os fármacos que interferem na hemostasia primária, denominados antiagregantes plaquetários. No Quadro 51.1, há um resumo dos principais agentes antiagregantes disponíveis.

Atualmente, dentre as medicações aprovadas para uso clínico, pode-se classificá-las nos grupos a seguir. Um resumo das medicações atuais e seus respectivos mecanismos de ação encontra-se na Figura 51.3.

INIBIDORES DA CICLO-OXIGENASE

O medicamento mais estudado entre todos os agentes antiplaquetários é o ácido acetilsalicílico (AAS), que se encontra nesse grupo. Essa substância inibe permanentemente a síntese de prostaglandinas por inativação da enzima ciclo-oxigenase (COX), a qual é uma catalizadora da produção de prostaglandinas a partir do ácido araquidônico. O AAS acetila permanentemente o resíduo serina, tanto na COX-1 quanto na COX-2, e isso bloqueia o canal de entrada para o ácido araquidônico. Como consequência, reduz a formação e a liberação de tromboxano A2 (TXA2), um potente vasoconstritor e estimulador da agregação plaquetária, proveniente principalmente das plaquetas. A COX-1 tem sensibilidade alta para o AAS em doses baixas, entre 75 e 150 mg, sendo o principal efeito antiagregante nesse medicamento.[9]

Alcança seu pico plasmático em torno de 30 a 40 minutos, com apresentação na forma entérica de pico mais lento – entre 3 e 4 horas. Tem meia-vida curta – em torno de vinte minutos – mas, como a acetilação é irreversível, seu efeito dura por toda a vida da plaqueta afetada. Seu efeito antitrombótico é alcançado com doses diárias entre 50 e 100 mg/dia.[9] A resistência a esse medicamento varia em diferentes relatos, apresentando trabalhos com 5 a 65% da população estudada.[9-11] Quando estudada especificamente a resistência para a COX-1, contudo, observou-se menos de 5% dos indivíduos com algum grau de resistência, sendo a falta de adesão ao tratamento a principal causa para a menor resposta.[11]

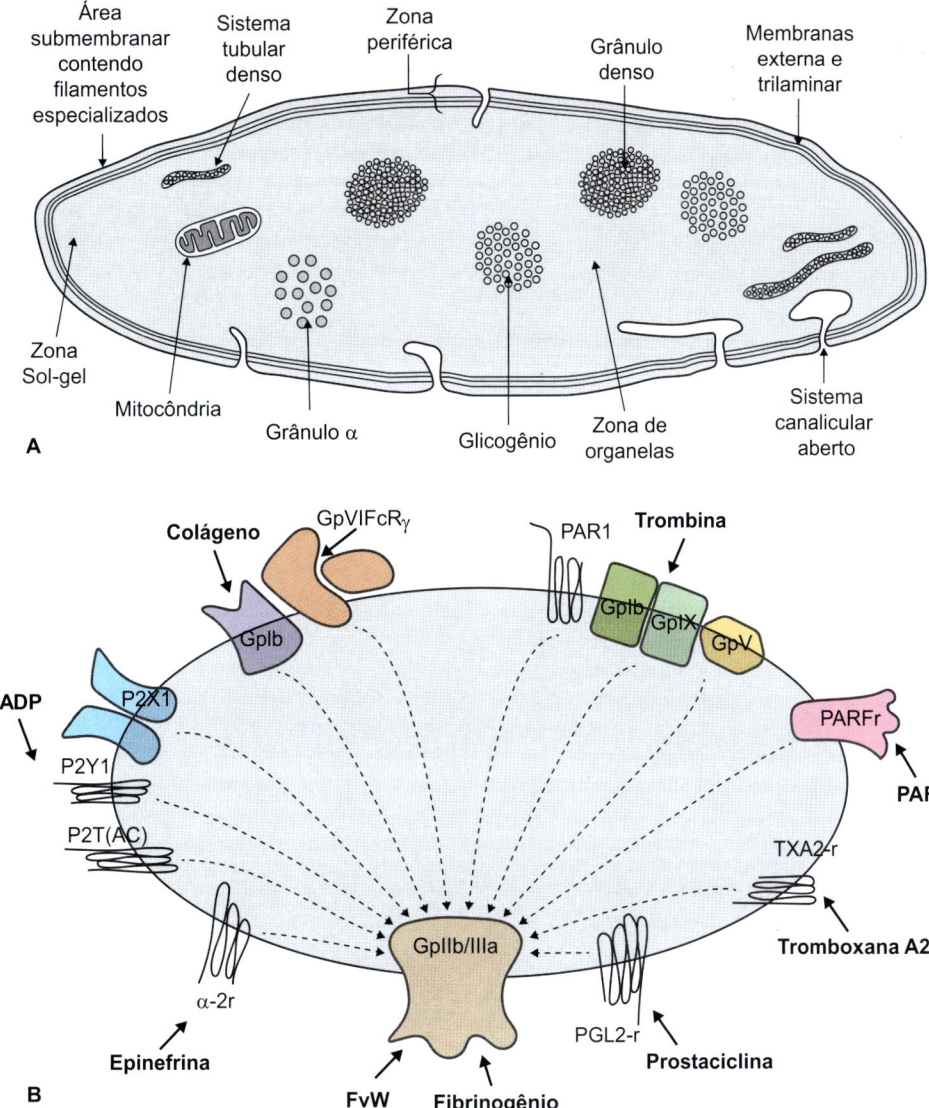

A

B

FIGURA 51.1 Plaqueta. **A.** Componentes e organização. **B.** Receptores (*sem negrito*) e agonistas (*com negrito*).[3] ADP: difosfato de adenosina; FvW: fator de von Willebrand.

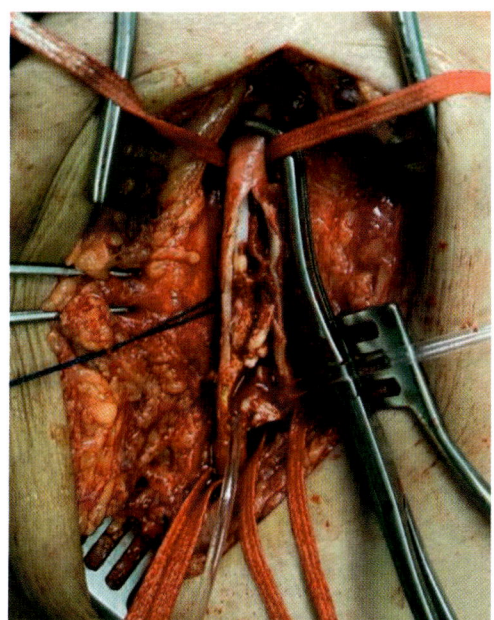

FIGURA 51.2 Placa ateromatosa ulcerada em artéria femoral comum esquerda.

O AAS é o antiagregante plaquetário mais usado na prevenção e no tratamento de eventos cardiovasculares, sendo frequentemente incluído pelas principais diretrizes, no entanto, enquanto as evidências para prevenção secundária de eventos cardiovasculares são robustas, existem menores evidências do seu uso para prevenção primária. A seguir, serão resumidas três importantes revisões sistemáticas sobre os benefícios do AAS e um estudo clínico randomizado comparando o seu uso com ou sem associação com rivaroxabana.

Para prevenção primária:

- Com a *Antithrombotic Trialists' (ATT) Collaboration* em 2009,[12] Baigent et al. realizaram uma revisão sistemática que incluiu seis ensaios clínicos e observaram redução de 12% na ocorrência de eventos cardiovasculares sérios (0,51% nos pacientes tratados com AAS contra 0,57% no grupo-controle por ano; p = 0,0001), principalmente devido à redução na incidência de IAM (0,18% contra 0,23% por ano; p < 0,0001). Não observaram, entretanto, redução significativa na incidência de AVE ou redução na mortalidade

- Berger et al. fizeram uma revisão sistemática comparando os efeitos do AAS entre homens e mulheres na prevenção primária, não sendo observadas diferenças significativas quanto à ocorrência de AVE ou mortalidade entre gêneros.[13]

QUADRO 51.1	Características dos principais agentes antiplaquetários.								
Medicamento	Grupo	Mecanismo de ação	Via	Meia-vida	Característica do efeito	Bólus	Posologia	Prevalência de resistência ao fármaco
AAS	Inibidor da COX	Acetilação COX-1/COX-2	VO	20 min	Irreversível	n/a	100 mg/dia	5 a 65%
Ticlopidina*	Tienopiridina	Inibidor do receptor de ADP (P2Y112)	VO	24 a 96 h	Irreversível	500 mg	250 mg a cada 12 h	n/d
Clopidogrel**	Tienopiridina	Inibidor do receptor de ADP (P2Y12)	VO	6 h	Irreversível	300 mg	75 mg/dia	4 a 30%
Prasugrel	Tienopiridina	Inibidor do receptor de ADP (P2Y12)	VO	12 h	Irreversível	60 mg	10 mg/dia	n/d
Ticagrelor***	Ciclopentiltriazo-lopiriminas	Inibidor do receptor de ADP (P2Y12)	VO	12 h	Reversível	180 mg	90 mg a cada 12 h	n/d
Abciximabe	Inibidor GP IIB/IIIA	Inibidor da GP IIB/IIIA	IV	10 min	Irreversível	0,25 mg/kg	0,125 mg/kg/min por 12 h	n/d
Eptifibatida	Inibidor GP IIB/IIIA	Inibidor da GP IIB/IIIA	IV	2,5 h	Reversível	180 mg/kg	2 mg/kg/min	n/d
Tirofibana	Inibidor GP IIB/IIIA	Inibidor da GP IIB/IIIA	IV	2 h	Reversível	0,4 µg/kg/min por 30 min	0,1 µg/kg/min	n/d
Pentoxifilina	Inibidor de PDE	Inibidor de PDE inespecífico	VO ou IV	1,6 h	n/d	n/a	400 mg, 2 a 3 vezes/dia	n/d
Cilostazol	Inibidor de PDE	Inibidor de PDE 3	VO	10 h	Reversível	n/a	100 mg, 12/12 h	n/d
Dipiridamol	Inibidor de PDE	Inibidor de PDE 3 e 5	VO ou IV	10 h	n/d	n/a	75 mg, 1 a 2 cp 3 a 4 vezes/dia	n/d
Vorapaxar	Antagonista do PAR-1	Antagonista do PAR-1	VO	173 a 269 h	Reversível	40 mg	2,08 mg, 1 vez/dia	n/d
Buflomedil****	Outros	Inibe agregação induzida por colágeno, epinefrina e ADP	VO	2 a 4 h	n/d	n/a	300 mg a cada 12 h	n/d

*Pela sua toxicidade na medula óssea, seu uso é limitado e foi em grande parte substituído pelo clopidogrel. **A utilização rotineira de dose de ataque inicial (300 a 600 mg) é indicada pois, pela sua farmacodinâmica, apenas uma pequena parte da dose absorvida é metabolizada pelo fígado. ***É importante observar a frequência cardíaca, visto que o ticagrelor pode causar bradicardia. ****Sua segurança é questionada, pois apresenta faixa terapêutica estreita. AAS: ácido acetilsalicílico; ADP: difosfato de adenosina; COX: ciclo-oxigenase; GP: glicoproteína; IV: via intravenosa; n/a: não se aplica; n/d: não disponível; PAR-1: receptor protease ativado; PDE: fosfodiesterase; VO: via oral.

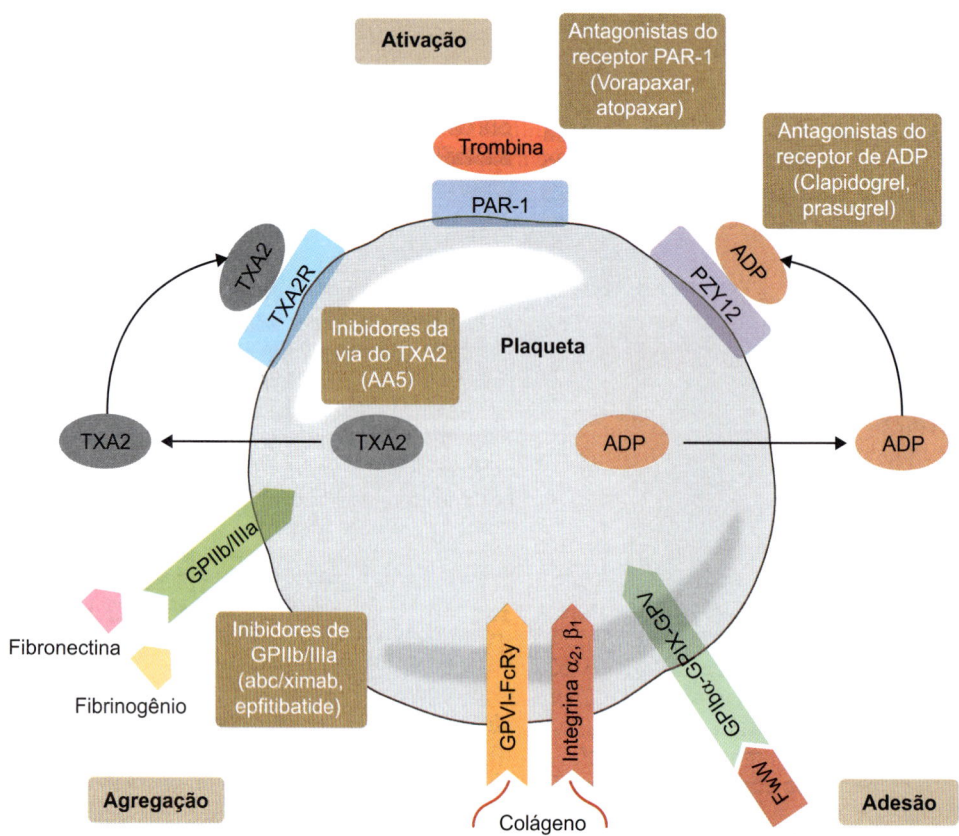

FIGURA 51.3 Receptores de alguns antiagregantes plaquetários e as vias metabólicas em que atuam. AAS: ácido acetilsalicílico; ADP: difosfato de adenosina; GPIIb/IIIa: glicoproteína IIb/IIIa; PAR-1: receptor protease ativado; PDE: fosfodiesterase; P2Y12: receptor P2Y12; TXA2: tromboxano A2; TXA2R: receptor de tromboxano A2.[8]

Para prevenção secundária:

- No mesmo trabalho citado anteriormente,[12] Baigent et al. fizeram uma revisão sistemática que incluiu 16 ensaios clínicos, e avaliaram a eficácia do AAS na prevenção secundária. A ocorrência de eventos cardiovasculares foi reduzida significativamente (6,7% contra 8,2% ao ano; p < 0,0001), com diminuição de 20% no risco de AVE (2,08% contra 2,54% ao ano; p = 0,002) e em eventos coronários (4,3% contra 5,3% ao ano; p < 0,0001), sem aumento significativo do risco de AVE hemorrágico. Houve, portanto, evidências para o uso do AAS em prevenção secundária.
  Posologia preconizada: 75 a 100 mg (sendo a menor dose disponível no Brasil de 81 mg). O estudo CURRENT-OASIS-7 avaliou a dose do AAS em síndromes coronarianas agudas e não evidenciou diferença entre a dose de manutenção habitual (75 a 100 mg/dia) em relação à dose elevada (300 a 325 mg/dia) na prevenção de eventos cardiovasculares;[14] no entanto, as principais diretrizes continuam recomendando a dose de ataque de 162 a 325 mg em eventos agudos
- Em 2017, Eikelboom et al. avaliaram, por meio do COMPASS Trial (Rivaroxaban with or without Aspirin in Stable Carrdiovascular Disease),[15] o uso da rivaroxabana associada ou não ao AAS em pacientes com doença cardiovascular estável. Um total de 27.395 indivíduos foi dividido em três grupos que receberam rivaroxabana (Xarelto®) 2,5 mg, 2 vezes/dia, associada ao AAS 100 mg, 1 vez/dia, Rivaroxabana 5 mg, 2 vezes/dia, ou somente AAS 100 mg, 1 vez/dia, com follow-up de 23 meses. O grupo que recebeu rivaroxabana 2,5 mg, 2 vezes/dia, em associação com AAS apresentou melhora do desfecho cardiovascular, com redução de 24% de eventos cardiovasculares (óbito, AVE ou IAM) quando comparado com o uso isolado de AAS, porém houve maior risco de sangramento quando equiparado com os outros dois grupos do estudo
- Katsanos et al.[16] realizaram uma revisão sistemática comparando a eficácia e a segurança de variados agentes antiplaquetários na prevenção de eventos cardiovasculares maiores e ocorrência de amputação maior em pacientes com doença arterial periférica. Foram analisados 49 ensaios clínicos randomizados, com o total de 34.518 pacientes. Observou-se redução significativa de eventos cardiovasculares com o uso de DAPT (AAS associado ao clopidogrel), além da redução da taxa de amputação maior após revascularização de membros inferiores, porém relacionado com maior risco de sangramento. Além disso, por meio do CARESS Trial,[17] um estudo que comparou o uso de DAPT em pacientes com estenose carotídea sintomática com o uso de AAS isolado, Markus et al. demonstraram que em pacientes com estenose carotídea sintomática associada à embolização ativa, a combinação de clopidogrel e AAS é mais efetiva do que o uso isolado do AAS em reduzir embolizações assintomáticas, com uma redução relativa de 40% de eventos embólicos.

Outro medicamento que age na COX é o indobufeno, que inibe reversivelmente a agregação plaquetária com a supressão da produção de TXA2. O efeito inibitório máximo na agregação plaquetária induzida por esse medicamento foi observado 2 horas após uma única dose oral de indobufeno 200 mg, com o retorno aos valores basais em 24 horas. Ele é rápido e completamente absorvido após a administração oral e sua meia-vida é de aproximadamente 7 horas. Podem ser necessárias reduções de dose em idosos e pacientes com insuficiência renal, porque sua depuração é significativamente longa nesses grupos.

Um terceiro medicamento dessa categoria é a sulfimpirazona. Ela promove inibição competitiva e reversível da COX-1 com mínimo efeito na prostaciclina. A dose diária de 800 mg deve ser dividida em 4 tomadas. Atualmente, é indicada na artrite gotosa; pode aumentar a sensibilidade ao anticoagulante varfarina.[18]

ANTAGONISTAS DO RECEPTOR DE DIFOSFATO DE ADENOSINA P2Y12 – TIENOPIRIDINAS

Ticlopidina, clopidogrel e prasugrel representam três gerações de tienopiridinas orais que são inibidoras seletivas da agregação plaquetária induzida por ADP, via receptor P2Y12. A ativação desse receptor, juntamente com outros dois (P2Y1 e P2X), são parte necessária para a agregação plaquetária.[19] Como o P2Y12 tem uma distribuição menos abrangente no meio celular – apenas nas plaquetas e nas células da micróglia –, é um alvo mais interessante que os outros receptores. O agente de primeira geração (ticlopidina), pela sua toxicidade na medula óssea, tem uso limitado e foi em grande parte substituído pelo clopidogrel, que se estabeleceu como terapia-padrão em todo o espectro de pacientes com síndrome coronariana aguda e em pacientes submetidos à intervenção coronariana percutânea.

A ticlopidina tem pico plasmático entre 1 e 3 horas após a sua ingestão, e sua metabolização hepática é via citocromo P450. Seus metabólitos ligam-se irreversivelmente ao receptor de P2Y12.[20] Sua meia-vida varia desde 24 até 96 horas em tratamentos por mais de 14 dias.[9] Apesar de seus efeitos em ensaios clínicos tenham sido promissores, por causa de sua toxicidade, esse medicamento praticamente não é mais usado. Dentre seus efeitos colaterais, destacam-se a aplasia de medula, neutropenia e púrpura trombocitopênica trombótica, com a necessidade de monitoramento de hemograma a cada 15 dias.[9]

O clopidogrel também é um profármaco que, após ser metabolizado pelas enzimas hepáticas do citocromo P450, produz metabólitos ativos que inibem a ligação do ADP ao seu receptor plaquetário P2Y12. Assim como o AAS, a ligação aos metabólitos do clopidogrel também é irreversível, sendo o seu efeito persistente durante a meia-vida das plaquetas de aproximadamente 10 dias.[9] A utilização rotineira de dose de ataque inicial (300 a 600 mg) é indicada, pois, pela sua farmacodinâmica, apenas uma pequena parte da dose absorvida é metabolizada pelo fígado. A utilização do clopidogrel nas síndromes coronarianas agudas iniciou-se após o estudo CURE,[21] que avaliou o uso de AAS isolado em comparação com a associação de AAS e clopidogrel. Esse trabalho demostrou a redução do risco relativo em 20% no caso de morte cardiovascular, AVE e IAM não fatal. Em pacientes com doença cardiovascular estável ou múltiplos fatores de risco para eventos aterotrombóticos, no entanto, não se encontrou melhora nas taxas de incidência de IAM, AVE ou morte correlacionada a eventos cardiovasculares em uso conjunto de AAS e clopidogrel, e houve aumento do risco de efeitos colaterais, como sangramento.[22] Estima-se que 4 a 30% da população apresente alguma resistência ao clopidogrel por dois mecanismos principais: alteração da metabolização hepática do medicamento em seu metabólito ativo, e variações genéticas no receptor de ADP – P2Y12. Isso está relacionado com risco trombótico 1,5 a 5 vezes maior. Mas, assim como o AAS, ainda não existe evidência científica que justifique o uso de testes genéticos ou provas de função plaquetária em pacientes com elevada reatividade das plaquetas durante o tratamento medicamentoso.[9] Posologia preconizada: dose de ataque de até 600 mg em pacientes submetidos à intervenção percutânea de IAM, ou 300 mg no IAM sem intervenção percutânea. A dose de manutenção é de 75 mg/dia.

O prasugrel foi lançado com o intuito de promover antiagregação plaquetária mais efetiva e rápida que o clopidogrel, evitando também a resistência a esse último. Demonstrou realmente apresentar ação mais rápida que o clopidogrel, com inibição mais potente da agregação plaquetária, com menos interferências em sua metabolização por polimorfismos genéticos ou uso de inibidores de bomba de prótons.[23] No estudo TRITON-TIMI 38, um grande ensaio clínico randomizado composto de 13.608 pacientes submetidos à intervenção coronária percutânea, apesar do prasugrel ser relacionado a menores taxas de morte cardiovascular, IAM e AVE em comparação com o uso do clopidogrel, foi também causa de maiores sangramentos, inclusive fatais, sem redução de mortalidade global.[24] Posologia preconizada: doses de ataque de 60 mg e de manutenção de 10 mg/dia.

O ticagrelor, componente da classe dos antiagregantes plaquetários inibidores do ADP, tem como características importantes ser um inibidor reversível dos receptores de P2Y12 da ADP, não é um profármaco (não depende da sua metabolização hepática). Apresenta efeito antiagregante mais intenso, rápido e consistente em relação ao clopidogrel. O estudo PLATO, que randomizou 18.624 indivíduos para o uso de ticagrelor ou clopidogrel, associado ao tratamento com AAS, apresentou redução de 16% na incidência do desfecho combinado de morte por causas vasculares, IAM não fatal ou AVE a favor do grupo que usou o ticagrelor (p < 0,001). Na análise de desfechos secundários, no grupo que usou ticagrelor houve redução de mortalidade por causas vasculares de 21% (p < 0,001) e de mortalidade por todas as causas de 22% (p < 0,001).[25] É importante observar a frequência cardíaca, visto que o ticagrelor pode causar bradicardia. Posologia preconizada: doses de ataque de 180 mg e de manutenção de 90 mg, 2 vezes/dia.

INIBIDORES DA GLICOPROTEÍNA IIB/IIIA

A glicoproteína IIB/IIIa é expressa apenas nas plaquetas e sua interação com o fibrinogênio é um dos principais eventos finais da agregação plaquetária.[26]

Para uso em humanos, estão aprovados três tipos de inibidores IIb/IIIa: abciximabe, eptifibatida e tirofibana, todos de aplicação por via intravenosa. Antes do uso atual de dupla antiagregação plaquetária, os inibidores da glicoproteína IIb/IIIa mostravam significativa redução na incidência de reinfarto nas intervenções coronarianas percutâneas e com o uso de trombolíticos, no entanto, com o uso rotineiro do clopidogrel e o advento dos *stents*, mudou a sua aplicabilidade. Atualmente, entende-se que o emprego rotineiro dos inibidores da GP IIb/IIIa no IAM com elevação de ST não se mostra benéfico e pode acarretar maiores taxas de sangramento. O seu uso deve ser individualizado durante a intervenção percutânea para angioplastia coronariana.[27]

INIBIDORES DAS FOSFODIESTERASES

Esses medicamentos formam um grupo diversificado que bloqueia um ou mais subtipos da enzima fosfodiesterase (PDE). Esse bloqueio não possibilita a ativação dos segundos mensageiros intracelulares monofosfato de adenosina cíclico (cAMP) e monofosfato de guanosina cíclico (cGMP), nem, consequentemente, a captação de adenosina pelo endotélio vascular e pelas hemácias. Isso faz com que o cAMP plaquetário aumente, inibindo a função da plaqueta.

A pentoxifilina é um inibidor das PDE não específico, o cilostazol inibe a PDE 3 e o dipiridamol inibe as PDE 3 e 5. Sobre os inibidores das PDE, não existem evidências que o emprego isolado do dipiridamol alcance um efeito antitrombótico adequado[28] ou que seu uso conjunto com AAS seja benéfico em pacientes com doenças aterotrombóticas.[29] O cilostazol, além de efeitos de demora para início de claudicação intermitente e melhora da qualidade de vida em pacientes com doença obstrutiva arterial periférica, também evita eventos trombóticos nesses indivíduos.[28,29] É descrita, além dos efeitos citados, redução de proliferação celular em musculatura lisa arterial e de hiperplasia miointimal após lesão endotelial arterial.[29] Existem, porém, efeitos colaterais como diarreia, palpitações, taquicardia; e para pacientes com insuficiência cardíaca é um medicamento contraindicado.[29]

ANTAGONISTAS DO RECEPTOR PROTEASE ATIVADO

O vorapaxar age inibindo o receptor de protease ativada do tipo 1 (PAR-1) que se encontra em plaquetas, endotélio vascular e músculos lisos, além de ser o receptor principal de trombina nas plaquetas em humanos. O estudo TRA 2ºP – TIMI 50[30] demonstrou que, em pacientes com doença arterial periférica, o vorapaxar reduziu significativamente a ocorrência de isquemia aguda de membros inferiores, bem como a necessidade de revascularição, porém associado a maior risco de sangramento. Seu uso atualmente é recomendado para pacientes que pesem mais de 60 kg e que não apresentem história de eventos isquêmicos cerebrais (AVE ou AIT).

OUTROS AGENTES ANTIPLAQUETÁRIOS

O buflomedil atua na inibição da agregação plaquetária induzida por uma variedade de estímulos, causa redução significativa na agregação induzida por colágeno e epinefrina, bem como na agregação induzida por ADP, embora esta pareça ocorrer apenas até certa extensão.[31] Diminui, ao mesmo tempo, a viscosidade do sangue e aumenta o fluxo de hemácias, dependendo da dose. Também eleva a deformabilidade das hemácias, associado a aumentos no trifosfato de adenosina (ATP) eritrocitária e no cAMP, e diminuição do 2,3-difosfoglicerato de hemácias;[31-34] no entanto, a segurança do buflomedil é alvo de questionamentos. Em 2006, surgiu na França um levantamento sobre eventos neurológicos e cardiovasculares letais e não letais em casos de sobredosagem acidental e voluntária com buflomedil, principalmente com a forma de dosagem de 300 mg. O medicamento foi classificado como de estreita faixa terapêutica e contraindicado para pacientes com insuficiência renal grave (*clearance* de creatinina < 30 mℓ/min), com controle da função renal antes e em intervalos regulares durante o tratamento.[35]

CONSIDERAÇÕES FINAIS

Os eventos aterotrombóticos são muito importantes para a fisiopatologia das doenças cardiovasculares e cerebrovasculares, e sabe-se que a terapia antiplaquetária desempenha um papel crucial na prevenção dessas doenças. É fundamental, portanto, a adequada compreensão dos possíveis tratamentos com os medicamentos disponíveis, desde o antiagregante plaquetário mais usado (AAS) até os novos fármacos (ticagrelor e prasugrel).

Diversos estudos em andamento devem possibilitar a melhora das estratégias atualmente disponíveis para prevenção das doenças cardiovasculares, e novas opções farmacológicas estarão disponíveis para uso clínico, incluindo novos antiagregantes plaquetários.

Os tratamentos que afetam a função plaquetária podem, também, ser um tratamento alternativo para TVP.[4] Como os agentes antiplaquetários atuam na tríade de Virchow inibindo a formação de coágulos, eles podem ser uma alternativa ao tratamento atual, alterando a morbimortalidade relacionada com a TVP, a embolia pulmonar e a síndrome pós-trombótica.[36]

O uso de agentes antiplaquetários em baixas doses é um tratamento simples, barato e amplamente disponível para a população e, tomando-se como exemplo o AAS, já se demonstrou eficaz para a prevenção de eventos vasculares arteriais e para a prevenção primária do tromboembolismo venoso (TEV) em pacientes cirúrgicos de alto risco.[37-39] O AAS também pode ser efetivo na diminuição de incidência de recorrência de TEV após primeiro evento, com menos efeitos colaterais se comparado com o uso de antagonistas da vitamina K.[40] A indicação para o uso de agentes antiplaquetários, mais especificamente o AAS, é classificado como 2C na última diretriz para tratamento de TEV, sendo uma alternativa para os pacientes com TVP ou embolia pulmonar que estão na iminência de cessar o tratamento anticoagulante e não tenham contraindicações para o uso de AAS.[41]

As referências bibliográficas deste capítulo se encontram no Ambiente de aprendizagem do GEN.

52

Agentes Trombolíticos

Dayse Maria Lourenço

Resumo

Os medicamentos trombolíticos dissolvem rapidamente o trombo de fibrina, preservando a vitalidade dos tecidos afetados pelo processo isquêmico, decorrente da obstrução vascular.

Desde seu uso inicial na prática médica, os agentes trombolíticos, como a estreptoquinase, a uroquinase (UK) e o t-PA, reduziram significativamente a morbimortalidade por doença cardiovascular, especialmente o infarto agudo do miocárdio (IAM), a embolia pulmonar e, mais recentemente, o acidente vascular encefálico (AVE).

Com a evolução da engenharia genética, novas moléculas foram desenvolvidas: com maior especificidade pela fibrina, e com características farmacológicas mais favoráveis, como alteplase, reteplase, tenecteplase, lanoteplase, estafiloquinase, desmoteplase, deltaplasmina.

Vários compostos foram desenvolvidos, mas nem todos permanecem em uso clínico.

A complicação mais grave do tratamento trombolítico é o sangramento e, para evitá-lo, é importante observar as contraindicações em cada situação clínica.

A escolha do agente trombolítico baseia-se nos seguintes dados: eficácia, taxas de morbidade e mortalidade, efeitos colaterais, disponibilidade e custo do medicamento.

Palavras-chave: trombólise, alteplase, estreptoquinase, uroquinase, estafiloquinase; plasmina.

INTRODUÇÃO

O uso de substâncias fibrinolíticas ou agentes trombolíticos visa dissolver o trombo de fibrina em curto intervalo de tempo, preservando a vitalidade dos tecidos afetados pelo processo isquêmico.

A partir da introdução dessas substâncias na prática médica, houve importante redução da morbimortalidade das doenças cardiovasculares, como IAM e acidente vascular encefálico isquêmico (AVEI), devido à capacidade de esses fármacos rapidamente restabelecerem a circulação e o suprimento de sangue, evitando a necrose do miocárdio ou do tecido cerebral, e reduzindo o tamanho da área de infarto isquêmico.[1,2]

O agente trombolítico ideal, cujas características são apresentadas no Quadro 52.1, seria aquele capaz de fazer a lise do coágulo de modo rápido e eficaz, de preferência com um esquema simples de administração em dose única.

Ele deveria se ligar, preferencialmente, ao trombo oclusivo, com pouco efeito no plasminogênio circulante, evitando os efeitos deletérios da plasmina livre em outras proteínas da coagulação, como fibrinogênio, fatores V, VIII e glicoproteínas da membrana plaquetária, aumentando o risco de sangramento.

A ligação ao trombo também aumenta a disponibilidade do medicamento no local em que ela precisa atuar, isto é, no trombo.

Esse agente trombolítico deve ter meia-vida longa para manter o estado lítico por mais tempo, evitando a reoclusão do vaso, além de sua administração ser em dose única.

Seria ideal, ainda, que o agente trombolítico pudesse atuar no trombo oclusivo, e não na fibrina hemostática, o que é apenas uma consideração teórica, uma vez que estes são basicamente da mesma natureza, não sendo possível distingui-los.

Os trombos mais antigos são mais resistentes à trombólise, pois já sofreram a ação do fator XIII, que promove a estabilização da

QUADRO 52.1	Características do agente trombolítico ideal.
Propriedade	**Efeito**
Afinidade pela fibrina	Trombólise mais eficaz Menor efeito sistêmico em fatores da coagulação
Meia-vida longa	Possibilita administração em bólus e pré-hospitalar Proteção contra a reoclusão
Não ser imunogênico	Evita reações colaterais e a perda de ação mediada por anticorpos bloqueadores
Baixo custo	Ampla disponibilidade

fibrina por meio de ligações entre as cadeias de fibrina. Seria desejável que o agente trombolítico fosse também eficaz nesses trombos mais antigos.

O agente não deve ser imunogênico, evitando as reações adversas e seu bloqueio por anticorpos. Finalmente, o agente trombolítico ideal deve ter baixo custo, o que favorece a disponibilidade na maioria dos hospitais.[3-5]

O tratamento trombolítico iniciou-se com a descoberta da estreptoquinase por Tillett e Garner, em cultura de estreptococos hemolíticos e, desde então, várias substâncias foram descobertas ou desenvolvidas para melhorar o desempenho da trombólise e a recuperação dos tecidos isquêmicos.[1,4]

Os primeiros agentes trombolíticos usados foram a estreptoquinase e a UK, consideradas substâncias de primeira geração e obtidas por métodos de purificação.

A segunda geração foi desenvolvida com o objetivo de aumentar a especificidade das substâncias pela fibrina, e surgiram o t-PA (ativador tecidual do plasminogênio) e a scu-PA (UK de cadeia única ou pró-uroquinase [proUK]), já obtidos por técnicas de ácido desoxirribonucleico (DNA) recombinante.

As acil-enzimas (complexo ativador plasminogênio estreptoquinase acilado [APSAC]) foram desenvolvidas para prolongar a meia-vida da estreptoquinase, possibilitando administração em bólus, especialmente na fase pré-hospitalar do atendimento do paciente com IAM.[4,6,7]

Alguns problemas persistem, entretanto, e várias novas moléculas foram desenvolvidas com o objetivo de melhorar a eficiência na dissolução do trombo, com menos risco de hemorragia, com vida média mais longa, favorecendo a administração em bólus sem a necessidade de infusão contínua, o que é importante no atendimento pré-hospitalar, abreviando o tempo de isquemia.

Para tanto, foram construídos mutantes da scu-PA e do t-PA, ativadores quiméricos, conjugados de ativadores do plasminogênio com anticorpos monoclonais e ativadores derivados de bactérias.

Os agentes trombolíticos disponíveis atualmente têm diferentes mecanismos de ação, distintos graus de afinidade pela fibrina e, principalmente, melhor perfil farmacológico.[6,8]

Nesta revisão, serão abordados o mecanismo de ação e algumas características farmacológicas dos principais agentes trombolíticos em uso clínico, que estão apresentados na Figura 52.1.

APSAC: complexo ativador plasminogênio estreptoquinase acilado; PDF: produtos de degradação da fibrina; scu-PA: ativador do plasminogênio de cadeia única; t-PA: ativador tecidual do plasminogênio.

AGENTES TROMBOLÍTICOS

Os agentes trombolíticos podem ser agrupados de acordo com seu modo de ação e suas características, conforme descrito a seguir:

■ Ativadores de plasminogênio na existência de fibrina, isolados de cultura de células: ativador tecidual do plasminogênio

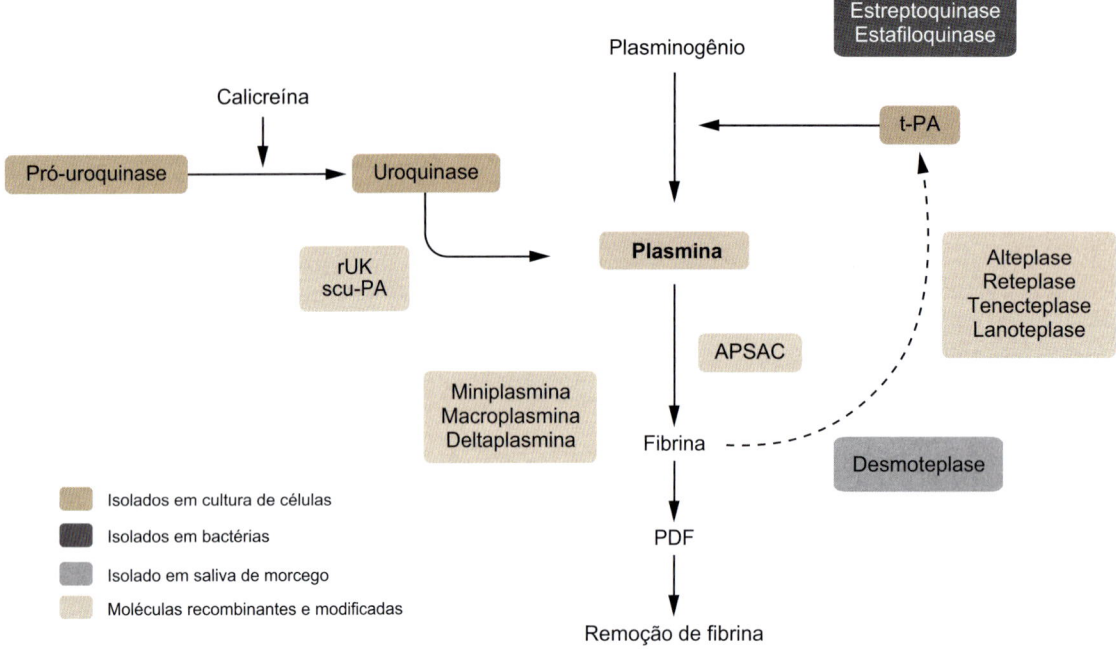

FIGURA 52.1 Modo de ação e origem dos principais agentes trombolíticos.

(t-PA), ativador de plasminogênio de cadeia única (scu-PA) ou pró-UK e UK

- Ativadores de plasminogênio obtidos por técnicas recombinantes: rTPA ou alteplase, rUK e scu-PA
- Ativadores diretos de plasminogênio independentes da fibrina, derivados de bactérias: estreptoquinase e estafiloquinase
- Complexo inativo entre estreptoquinase e plasminogênio, ativável no plasma: APSAC
- Moléculas ativadoras de plasminogênio recombinantes modificadas: reteplase, tenecteplase e lanoteplase
- Moléculas de plasmina modificadas: miniplasmina, macroplasmina e deltaplasmina.[7,8]

As substâncias trombolíticas também podem ser classificadas de acordo com o momento em que foram introduzidas na prática clínica, conforme se descreve na sequência:

- Agentes de primeira geração: estreptoquinase e UK
- Agentes de segunda geração: t-PA, pró-UK e APSAC
- Agentes de terceira geração: reteplase, tenecteplase ou TNK t-PA, lanoteplase, desmoteplase e estafiloquinase
- Agentes derivados da plasmina.[3,9]

As substâncias de primeira geração são ativadores da molécula de plasminogênio independentemente de sua ligação à fibrina, atuando no plasminogênio circulante com formação de plasmina livre no plasma e maior risco de sangramento.

Os agentes de segunda geração foram desenvolvidos para ter maior especificidade pela fibrina, como o t-PA e a pró-UK, e também para ter vida média mais prolongada, como o APSAC.

Os agentes trombolíticos de terceira geração são moléculas sintéticas formadas pela associação de ativadores de plasminogênio com anticorpos monoclonais direcionados contra fibrina, plaquetas ou trombomodulina, ou são mutantes de moléculas ativadoras de plasminogênio (reteplase, tenecteplase, lanoteplase) ou são moléculas derivadas do *Staphylococcus aureus* (estafiloquinase) ou da saliva de morcego (desmoteplase).

Por causa da meia-vida mais longa, o risco de sangramento pode ser maior com esses agentes.[3,10]

Os mutantes do t-PA apresentam substituições de aminoácidos em determinadas regiões da molécula, o que resultou em uma substância com meia-vida mais longa, favorecendo a administração em dose única em bólus, apesar de relativa redução da atividade enzimática.[11,12]

A seguir estão descritas as características dos agentes trombolíticos, salientando que alguns deles estão em desuso na prática clínica atualmente, entretanto, é importante conhecer seu mecanismo de ação, aspectos farmacológicos e efeitos biológicos.

Há muito empenho no desenvolvimento de novos medicamentos trombolíticos para que tenham maior eficiência na lise da fibrina e menos efeitos colaterais.[4,12-15]

Estreptoquinase

A estreptoquinase é um ativador exógeno do plasminogênio, produzido pelo estreptococos beta-hemolítico. Foi o primeiro medicamento usado em terapêutica trombolítica, apesar de sua marcada antigenicidade.

Essa substância não é uma protease, ela se une ao plasminogênio, formando um complexo ativo, estreptoquinase/plasminogênio, que, por sua vez, atua em outras moléculas de plasminogênio, convertendo-as em plasmina.

Além disso, ela não tem ação seletiva na fibrina, pois ativa o plasminogênio e a plasmina, mesmo na ausência de fibrina.[6,12]

Pode ser administrada por via intravenosa em infusão contínua ou ser instilada diretamente no trombo. Sua meia-vida é de aproximadamente 30 minutos e sua eliminação ocorre pelos rins, devendo ser administrada em infusão contínua.

Como o complexo ativa diretamente o plasminogênio circulante, ocorre formação de grande quantidade de plasmina livre, que destrói o trombo oclusivo, mas pode, também, eliminar a fibrina com função hemostática, causando sangramento. Além disso, a estreptoquinase causa profunda depleção dos níveis de plasminogênio, o que passa a ser um passo limitante na eficácia da trombólise, por esgotamento da fonte de plasmina.[10]

Esse agente é uma proteína estranha e causa a produção de anticorpos que bloqueiam sua atividade. Isso pode ser limitante, especialmente em pacientes com níveis elevados de anticorpos desenvolvidos após infecções estreptocócicas anteriores.

A repetição da trombólise pode ser necessária em pacientes com reoclusão, mas a estreptoquinase deve ser evitada nessas situações.

A ocorrência de reação anafilática é rara, mas pode manifestar-se por febre e *rash* cutâneo, que são controlados com corticosteroides e anti-histamínicos.[10]

Uroquinase

A UK é um peptídio de duas cadeias, obtido por purificação a partir de urina ou de cultura de células renais embrionárias humanas ou, ainda, por técnica de DNA recombinante. Ela é capaz de ativar diretamente o plasminogênio circulante, transformando-o em plasmina. Existem duas maneiras de fazê-lo: uma de alto peso molecular (54 kDa) e outra de baixo peso molecular (33 kDa), com atividade semelhante.

Sua meia-vida é de aproximadamente 10 a 15 minutos, devendo ser administrada por via intravenosa em infusão de 60 a 90 minutos. Em comparação com a estreptoquinase, a UK tem a vantagem de não ser imunogênica, entretanto, como a estreptoquinase, ela não apresenta especificidade pelo plasminogênio ligado à fibrina, causando depleção de fibrinogênio e de plasminogênio.[1,9]

Ativador tecidual do plasminogênio

O t-PA foi isolado de tecido uterino em 1979 e é a mesma molécula produzida pela célula endotelial, não tendo, portanto, atividade imunogênica. Ele rapidamente se tornou disponível na forma produzida por técnica de DNA recombinante – o alteplase.

Sua vantagem sobre os agentes trombolíticos de primeira geração é a especificidade em relação ao plasminogênio que está ligado à fibrina. Como molécula fisiológica, o t-PA liga-se à fibrina por meio dos locais de ligação de lisina e, assim, atua proteoliticamente no plasminogênio, também unido à fibrina, com velocidade muito maior do que sua ação no plasminogênio livre no plasma. Com isso, ele causaria menor produção de plasmina livre e menor depleção do fibrinogênio plasmático, entretanto, os estudos clínicos não confirmaram esse comportamento, o que se deve ao fato de o t-PA ser capaz de ativar o plasminogênio ligado a fragmentos de degradação da fibrina, como o complexo formado pelo fragmento D-dímero e pelo fragmento E.

Sua meia-vida é muito curta, de 3 a 7 minutos, e deve ser administrado por via intravenosa contínua.[1,9,16]

Pró-uroquinase ou uroquinase de cadeia única

Como a UK, a scu-PA é derivada da urina humana ou de cultura de células renais embrionárias, mas também é produzida por técnica de DNA recombinante.

Ela tem meia-vida de aproximadamente 7 minutos e também deve ser administrada por infusão contínua.

A scu-PA não tem afinidade pela fibrina, mas atua preferencialmente no plasminogênio que está ligado à fibrina, devido a uma mudança na conformação da molécula deste. Isso contribui para menor produção de plasmina livre e depleção do fibrinogênio.

O efeito trombolítico da scu-PA recombinante é bastante aumentado com a administração concomitante de heparina. Ela apresenta menor redução do fibrinogênio e da alfa-2-antiplasmina.

A saruplase é um tipo de scu-PA recombinante não glicosilada que mostrou bons resultados em estudos clínicos, possibilitando boa reperfusão com menor incidência de reoclusão.[3,16]

Acil-enzima

A APSAC é um complexo formado por estreptoquinase e plasminogênio, sendo modificado pela adição de um grupamento acil (p-anisoil) no local catalítico, que o bloqueia.

Desse modo, o complexo não apresenta atividade quando injetado na corrente sanguínea.

Pela hidrólise progressiva do grupo acil em meio plasmático, o complexo cai, tornando-se ativo e capaz de realizar a trombólise.

Essa modificação química teve como objetivo aumentar a meia-vida do agente trombolítico em relação à estreptoquinase, tornando possível sua administração em bólus em vez da infusão contínua.

Essa estratégia é particularmente útil no manejo pré-hospitalar do paciente, entretanto, o complexo é imunogênico como a estreptoquinase, podendo ocorrer efeitos adversos.[3,16]

Reteplase

Trata-se de uma molécula mutante da alteplase, com cadeia única e expressa em *E. coli*, com meia-vida de 14 a 18 minutos e que tem menor ligação com a fibrina do que a alteplase.

O reteplase é um mutante do t-PA que não tem as regiões do *finger domain*, do fator de crescimento derivado do endotélio (EGDF) e o *kringle 1*, com pequena afinidade pela fribrina, causando menor depleção de fibrinogênio.

Sua eficácia é semelhante à do t-PA e à da estreptoquinase, mas tem meia-vida de cerca de 15 minutos, mais longa do que o t-PA, o que facilita sua administração em bólus.[3,9]

Em estudos clínicos (RAPID II e GUSTO), o reteplase mostrou-se tão eficaz quanto a alteplase, com a vantagem de poder ser administrado em bólus e em ambiente pré-hospitalar.[3,9]

Tenecteplase ou TNK-t-PA

Em estudos clínicos, observou-se que o aumento do inibidor do ativador do plasminogênio 1 (PAI-1) em pacientes que receberam tratamento trombolítico com t-PA apresentava alta taxa de insucesso. Isso instigou a busca por uma molécula de t-PA que fosse resistente ao PAI-1.

O tenecteplase é uma molécula de alteplase com modificações pontuais de aminoácidos, que mudam suas características, especialmente sua eliminação, prolongando sua meia-vida em até 17 minutos. Como não há deleções, o tenecteplase mantém-se com especificidade para fibrina e é cerca de 90 vezes mais resistente ao PAI-1 do que o tipo normal.

O mutante TNK-t-PA tem substituição de aminoácidos em 3 posições: na posição 103, uma asparagina é substituída por uma treonina (T), o que adiciona um local de glicosilação; na posição 117, uma glutamina é substituída por uma asparagina (N), o que remove um local de glicosilação; nas posições 296 a 299, quatro aminoácidos alanina são substituídos por lisina (K), histidina e arginina.

Esse mutante tem meia-vida mais longa, maiores especificidade pela fibrina e resistência à ação inibitória do PAI-1.

Em estudos clínicos (ASSENT 1 e ASSENT 2), ele se mostrou tão eficaz quanto a alteplase, com a vantagem de poder ser administrado em bólus e em ambiente pré-hospitalar.[3,17]

Lanoteplase

O lanoteplase também é molécula derivada do alteplase, com deleção e mutação de ponto, elevando sua meia-vida até 45 minutos. Ele foi administrado em bólus e em dose única para tratamento de IAM.

Os estudos clínicos (InTIME 1, InTIME 2) mostraram que o lanoteplase é eficaz, mas aumentou a hemorragia, o que limita seu uso clínico.[3,9]

Estafiloquinase

A proteína obtida do estafilococo com peso molecular de 18,5 kDa é modificada quimicamente para obtenção de um peptídio de 15,5 kDa de peso molecular. Ela forma um complexo equimolar com o plasminogênio que, após sua conversão em plasmina, é capaz de ativar outras moléculas de plasminogênio circulantes, assim como faz a estreptoquinase. É mais potente do que a estreptoquinase em lisar trombos ricos em plaquetas e trombos já retraídos, e causa menor depleção de fibrinogênio, plasminogênio e alfa-2-antiplasmina.

A forma recombinante da estafiloquinase foi testada em estudo clínico em comparação com o rt-PA, mostrando menor depleção do fibrinogênio, tendo sido utilizada com sucesso em instilação intra-arterial para desobstrução de oclusão arterial periférica. Ela também é imunogênica e desenvolve anticorpos em cerca de 2 semanas. Modificações em sua molécula estão sendo realizadas para minimizar esse efeito.[18,19]

Uma forma de estafiloquinase recombinante, com baixa imunogenicidade, mostrou bons resultados em pacientes com isquemia cerebral, comparada à alteplase no estudo FRIDA.[20]

Desmoteplase

É comum encontrarem-se moléculas que atuam na coagulação na saliva ou na peçonha de animais como serpentes, e de animais que se alimentam de sangue, como sanguessugas, carrapatos e morcegos. O desmoteplase é uma molécula derivada da saliva do morcego *Desmodus rotundus* e é um ativador de plasminogênio com afinidade pela fibrina similar à do t-PA humano, mas com a vantagem de apresentar menos neurotoxicidade do que o t-PA.

Essa molécula servirá de base para o desenvolvimento de novos agentes com efeito neuroprotetor, o que será importante no tratamento do AVEI.[4,21]

Agentes derivados da plasmina

Denominam-se agentes fibrinolíticos diretos aqueles que não dependem da ativação do plasminogênio. Essas moléculas derivadas da plasmina são nomeadas de miniplasmina, macroplasmina ou deltaplasmina, sendo ativas na degradação da fibrina.

A vantagem desses fármacos é o fato de eles serem menos afetados pelos inibidores plasmáticos e poderem ser liberados diretamente no trombo por meio de um cateter. Após a administração local, a plasmina lisa trombos e, depois disso, qualquer plasmina na circulação é rapidamente neutralizada, reduzindo o efeito deletério nos fatores plasmáticos e o risco de hemorragia.

Essas substâncias estão sendo desenvolvidas para serem administradas localmente por cateter que alcance o trombo diretamente, técnica cada vez mais utilizada, entretanto, a hemorragia ainda é uma complicação a ser temida.[1,16]

USO CLÍNICO DOS AGENTES TROMBOLÍTICOS

Uma vez indicada a trombólise e observadas as contraindicações, especialmente para evitar a hemorragia, deve-se escolher a substância trombolítica, com base em dados como eficácia, taxas de mortalidade e morbidade, efeitos colaterais, disponibilidade e custo.[6,13,16]

A complicação mais temida da terapêutica trombolítica é o sangramento, que é associado à ativação do plasminogênio circulante, causando depleção de fibrinogênio e de outros fatores da coagulação, característicos do "estado lítico". A hemorragia pode decorrer, ainda, da lise do coágulo de fibrina com função hemostática em variados pontos do organismo.[22]

É importante salientar os critérios de exclusão que visam proteger o paciente de sangramento durante o tratamento trombolítico do AVEI. Estes critérios incluem: AVE ou traumatismo craniano nos 3 meses precedentes ao uso do medicamento, cirurgia nos últimos 14 dias, história de sangramento intracraniano, hipertensão arterial (pressão arterial > 185 × 110 mmHg) ou controlada com muita medicação, rápida melhora dos sintomas de isquemia cerebral, sintomas sugestivos de hemorragia subaracnóidea, gastrintestinal ou geniturinária nos últimos 21 dias, punção arterial em local não compressível nos últimos 7 dias e ocorrência de convulsões no início do AVE.[15,22,23]

O desenvolvimento de agentes trombolíticos com meia-vida mais longa possibilita que eles sejam administrados em bólus, o que é importante em situações de emergência, especialmente no cenário pré-hospitalar, reduzindo o tempo de isquemia.[24]

A via de administração do agente trombolítico pode ser sistêmica, com indução de estado lítico pela produção de plasmina em circulação, e local, com cateter colocado junto ao trombo, evitando os efeitos sistêmicos do medicamento e aumentando a eficiência na dissolução do trombo.[13]

Os novos agentes trombolíticos têm maior eficiência em dissolver o trombo e apresentam tempo de ação mais curto, favorecendo rápida desobstrução, seja do vaso, seja do cateter.[23,25]

A trombólise pode ser usada no tratamento da trombose venosa profunda proximal e reduz a incidência de síndrome pós-flebítica, mas com aumento da incidência de sangramento, exigindo-se obediência obrigatória aos critérios de inclusão e às contraindicações.[26]

Na tromboembolia pulmonar, a fibrinólise é indicada para os casos associados a hipotensão e sem alto risco de sangramento.[27] Outra importante indicação dos medicamentos trombolíticos é para desobstrução de cateteres de longa permanência, cada vez mais utilizados em pacientes com câncer ou doenças crônicas que requerem administração de fármacos e coleta de sangue para exames por longos períodos de tempo.[28]

CONSIDERAÇÕES FINAIS

Existe uma grande quantidade de novos agentes trombolíticos, mas a eficácia da maioria deles em relação ao t-PA ainda deve ser comprovada em estudos clínicos.

O reteplase é tão eficaz quanto o t-PA, mas tem a vantagem de ser de mais fácil administração, devido à sua meia-vida mais prolongada.

Além disso, o desenvolvimento de outros fármacos antitrombóticos, a serem usados em conjunto com os agentes trombolíticos, aumentará a velocidade de reperfusão e evitará a reoclusão do vaso.[10,15,23]

As referências bibliográficas deste capítulo se encontram no Ambiente de aprendizagem do GEN.

53

Medicamentos que Visam ao Aumento do Fluxo Sanguíneo

Marcelo Bellini Dalio ■ Francisco Humberto de Abreu Maffei

Resumo

Atualmente, vários medicamentos que visam ao aumento do fluxo sanguíneo nos tecidos são utilizados. Os vasodilatadores e os hemorreológicos são os principais. Os vasodilatadores aumentam o lúmen vascular por diferentes mecanismos: atuam na musculatura lisa dos vasos, agem no controle neurogênico da contração vascular e interferem na liberação de substâncias vasoativas. Eles são usados no vasospasmo arterial e na doença arterial obstrutiva periférica (DAP). No vasospasmo secundário ao traumatismo arterial ou nas arteriopatias funcionais (fenômeno de Raynaud, ergotismo), pode-se utilizar a papaverina, a nitroglicerina, o nitroprussiato de sódio e os bloqueadores de canal de cálcio. Na DAP com isquemia crítica, o uso de vasodilatadores é controverso. Os análogos da prostaglandina (alprostadil) e da prostaciclina (PGI2; iloprosta, beraprosta e ciprostene) podem aliviar a dor em repouso e ajudar na cicatrização das úlceras; são usados em pacientes selecionados com membro viável cuja revascularização cirúrgica é impossível. O cilostazol é a medicação de escolha para claudicação intermitente. Os hemorreológicos são medicações que supostamente agem na viscosidade sanguínea. A pentoxifilina e a naftidrofurila são medicamentos de segunda escolha para claudicação intermitente.

Palavras-chave: vasodilatadores; vasospasmo; isquemia; claudicação intermitente; reologia.

INTRODUÇÃO

Muitos medicamentos que visam ao aumento do fluxo sanguíneo nos tecidos são comumente utilizados no manejo das doenças vasculares periféricas. Os vasodilatadores e os hemorreológicos são as principais classes empregadas. Os vasodilatadores atuam aumentando o lúmen vascular por diferentes mecanismos. Os hemorreológicos supostamente agem na viscosidade sanguínea. Apesar do uso generalizado, a evidência científica que justifica o uso de alguns desses medicamentos em diferentes situações clínicas ainda é conflitante.[1]

Neste capítulo, objetiva-se apresentar os principais medicamentos que visam ao aumento do fluxo sanguíneo, descrever seu mecanismo de ação, aspectos farmacológicos e utilização no manejo das doenças vasculares periféricas.

VASODILATADORES

Essa classe de medicamentos atua no mecanismo contrátil de artérias e arteríolas, com a finalidade de dilatar seu lúmen e fornecer maior aporte sanguíneo aos tecidos. As justificativas clínicas para o seu uso são: controlar situações de vasospasmo, facilitar o desenvolvimento de circulação colateral e dilatar a árvore vascular distalmente a uma obstrução.

Mecanismo de contração e dilatação vascular: pontos de interferência dos vasodilatadores

Os vasodilatadores atuam em artérias musculares, arteríolas e circulação colateral. As artérias musculares suprem órgãos que requerem fluxo sanguíneo precisamente regulado para o trabalho que realizam ou para manter a homeostasia do corpo. Os principais exemplos são: os ramos viscerais da aorta e as artérias braquiais, femorais e seus ramos. São assim denominadas por apresentarem uma túnica média constituída, quase exclusivamente, de células musculares lisas, orientadas circunferencialmente em torno do lúmen.

As arteríolas derivam das artérias musculares e têm menor quantidade de camadas de músculo, e as arteríolas terminais têm apenas uma ou duas camadas. Esses diminutos vasos também se diferenciam das artérias por não apresentarem lâmina elástica interna separando as células musculares lisas do endotélio.

A circulação colateral é constituída de vasos de paredes finas com poucas células musculares que, mesmo em vasodilatação máxima, têm, em geral, capacidade funcional bastante limitada.

Musculatura lisa dos vasos

As células musculares lisas respondem a estímulos neurogênicos, metabólicos e físicos, alterando o calibre arterial. São células relativamente pequenas, medindo de 25 a 60 μm de comprimento e 2 a 5 μm de diâmetro, o que possibilita que a difusão iônica de fora da célula ou dos receptores da membrana possa ocorrer rapidamente.

A contração das células musculares ocorre devido à existência de proteínas contráteis em seu citoplasma (sarcoplasma), dispostas em filamentos grossos e finos. Os grossos são feixes de moléculas de miosina; e os finos, de actina. Esses filamentos estão dispostos alternadamente, sugerindo que a contração celular ocorra por deslizamento dessas fibras.[2]

A ativação das proteínas contráteis e, em última análise, a vasoconstrição são promovidas pelo aumento intracelular dos íons cálcio (Ca^{++}), que ocorre pela despolarização da membrana celular, ocasionando elevação de sua permeabilidade a esse íon, que pode decorrer do líquido extracelular, da própria membrana ou do retículo sarcoplasmático da própria célula.

O relaxamento das células musculares é causado pela hiperpolarização da membrana e pela ativação da adenilciclase, as quais aumentam a concentração intracelular do monofosfato cíclico de adenosina (cAMP), facilitam a remoção do Ca^{++} e a desconexão das proteínas contráteis, resultando em vasodilatação.[2,3]

Substâncias vasoconstritoras e vasodilatadoras, liberadas localmente pelas terminações nervosas ou circulantes, de origem endógena ou exógena, agem nesse mecanismo de despolarização e polarização da membrana, com alteração da concentração de Ca^{++}. As substâncias vasodilatadoras também podem inibir a ação das substâncias vasoconstritoras, por sua redução ou antagonização na membrana celular e pelo aumento de cAMP.[3-5] Os medicamentos *verapamil* (Dilacoron®, Veracoron®, Verapamil®), *nifedipino* (Adalat®, Oxcord®, Dilaflux®, Vasicor®) e *diltiazem* (Cardizem®, Balcor®, Diltiazem®) diminuem a permeabilidade da membrana ao Ca^{++}, causando vasodilatação. Embora esses medicamentos sejam amplamente utilizados para a circulação coronariana, sua aplicação em moléstias vasculares periféricas espásticas não é justificada.[6,7] A ação da *cinarizina* (Stugeron®, Vessel®, Antigeron®) e do *buflomedil* (Bufedil®) como vasodilatadores decorre de alterações provocadas no fluxo transmembrânico de Ca^{++}, possivelmente por antagonismo competitivo.

O cAMP é um segundo mensageiro formado a partir do trifosfato de adenosina (ATP) pela ação da adenilciclase, que interfere no complexo cálcio/calmodulina, alterando a metabolização do cálcio celular. O aumento de cAMP diminui a concentração de cálcio intracelular, o que reduz a contração da célula muscular, interferindo também em outros mecanismos, como o de agregação plaquetária. Esse nucleotídio cíclico é rapidamente hidrolisado pela fosfodiesterase 3, e é nesse ponto que o *cilostazol* (Cebralat®, Vasogard®) age, bloqueando a ação dessa enzima, aumentando o cAMP, diminuindo o cálcio intracelular, promovendo vasodilatação e inibição da agregação plaquetária. Essa medicação também diminui os níveis plasmáticos de triglicerídeos e eleva os de lipoproteína de alta densidade (HDL) do colesterol, além de inibir a expressão da molécula de adesão 1 da célula vascular e a proliferação de células musculares lisas dos vasos. Alguns trabalhos mostraram que essa substância previne a reestenose em pacientes submetidos à colocação de *stent* coronariano[8] e em artérias periféricas.[9]

A *papaverina* tem efeito vasodilatador por ação direta na parede vascular, no entanto sua ação ainda não é totalmente conhecida. Provavelmente, ela age por inibição da fosfodiesterase e consequente aumento de cAMP, e por bloqueio do canal de cálcio.[4,10]

Controle neurogênico da contração vascular

O sistema simpático tem papel importante no controle do diâmetro dos vasos da pele e do músculo esquelético. Os vasos da pele mantêm-se em estado de constrição parcial pela ação de fibras simpáticas, atividade conhecida como tônus simpático. O controle vasomotor é feito pelo aumento ou diminuição desse tônus. Nervos vasodilatadores na pele, se existirem, são relativamente pouco importantes.

As variações do diâmetro dos vasos do músculo esquelético são importantes para controle do débito cardíaco, da pressão arterial e da perfusão tecidual. Os estímulos aferentes para essas variações partem de diferentes locais no corpo e podem ser divididos em dois grupos: estímulos excitadores do centro vasomotor, que provêm de quimiorreceptores arteriais e de receptores dos próprios músculos esqueléticos, e inibidores, que provêm dos barorreceptores do seio carotídeo e da aorta.

Esses estímulos afetam centros de integração possivelmente mistos, isto é, somáticos e viscerais. Reflexos autônomos, como suor, alterações da pressão sanguínea e resposta vasomotora às mudanças de temperatura podem ser estimulados no nível da medula espinal. Existem, entretanto, níveis mais altos de integração das funções autonômicas, sendo o hipotálamo o principal local de integração do sistema autônomo. O córtex também representa outro nível suprassegmentar de integração desse sistema, tanto simpático como parassimpático, e é o centro de correlação entre as funções somáticas e vegetativas, tanto sensitivas como motoras, e o nível regulador mais alto das atividades cardiovasculares, sendo possivelmente neste nível que agem os fármacos neurolépticos, como a *clorpromazina* (Amplictil®) e a *levomepromazina* (Neozine®).

Os estímulos eferentes seguem pelas fibras pré-ganglionares e penetram nos gânglios simpáticos pelo ramo comunicante branco, realizando sinapse com os neurônios ali localizados. O neurotransmissor dessas células pré-ganglionares é a acetilcolina. Dos gânglios, partem os ramos comunicantes cinzentos, que carregam as fibras pós-ganglionares dos nervos espinais para distribuição aos vasos da pele e dos músculos esqueléticos. O neurotransmissor dessas fibras é a norepinefrina.

No gânglio simpático, agem substâncias como a *procaína*, por meio do bloqueio da acetilcolina na terminação pré-ganglionar ou talvez pela diminuição de sua liberação. Outras medicações, como *naftidrofurila* (Iridux®), parecem também atuar nesse nível. Mais recentemente, outros mecanismos, como aumento da produção de ATP, diminuição de lactato nas áreas isquêmicas e alteração de viscosidade sanguínea têm sido atribuídos à *naftidrofurila*.[11]

Nos vasos, as fibras simpáticas estão, em geral, superpostas à musculatura lisa, mas não fazem contatos sinápticos com elas. Armazenada em numerosas vesículas no interior de "varicosidades"

da fibra nervosa, a norepinefrina é liberada e difunde-se para a vizinhança das células musculares, ligando-se aos alfarreceptores da membrana celular e causando a vasoconstrição.

A *reserpina* (Reserpina®, Ortoserpina®, Rauserpin® etc.) atua como vasodilatadora por depletar as catecolaminas em seu local de armazenamento.

Nos membros, a vasoconstrição por ação simpática ocorre tanto na pele como nos músculos esqueléticos; entretanto, o efeito na pele é muito maior do que nos músculos, em função de maior quantidade de alfarreceptores (vasoconstritores) do que betarreceptores (vasodilatadores) na pele. Nos músculos, verifica-se o contrário.[12]

Por esse mesmo mecanismo, a epinefrina plasmática com origem na medula suprarrenal exerce papel vasoconstritor.

Na interação da norepinefrina com os alfarreceptores, agem as substâncias *alfabloqueadoras* (ou bloqueadoras dos receptores alfa-adrenérgicos), como *fenoxibenzamina*, *fentanolamina* e *tolazolina*, que não são comercializadas no Brasil, e os *derivados hidrogenados do ergot* (Hydergine®).

A norepinefrina e a epinefrina atuam diretamente nos receptores beta-adrenérgicos, causando vasodilatação, que ocorre, possivelmente, por diminuição da concentração intracelular de Ca++ como consequência do acúmulo de cAMP intracelular decorrente da ativação da adenilciclase. Por mecanismo semelhante a este, agem os medicamentos estimulantes dos receptores beta-adrenérgicos, como o *isoproterenol* (Isuprel®) – que não é utilizado como vasodilatador periférico –, o *sulfato de butilsimpatol* (Vasculat®), o *cloridato de isoxuprina* e o *cloridato de ninidrina* – estes dois últimos não mais disponíveis no Brasil.

Substâncias vasoativas endógenas

Substâncias circulantes no plasma

A epinefrina e a norepinefrina podem agir tanto como estimuladores alfa quanto beta, como já foi informado. A angiotensina II causa vasoconstrição na maioria dos vasos, tanto por ação direta nas células musculares lisas, como indiretamente, pela estimulação de centros motores com aumento do tônus simpático.[3] A *cinarizina* teria ação inibitória em algumas dessas substâncias circulantes.

Os bloqueadores da enzima de conversão, do tipo *captopril ou ramipril* e similares, têm efeito bloqueando basicamente a formação de angiotensina II. O *ramipril* (Naprix®) tem sido estudado para o tratamento de claudicação intermitente.[13]

Substâncias liberadas pelas plaquetas

Várias substâncias vasoativas são liberadas durante a agregação plaquetária. A serotonina (5-hidroxitriptamina) tem papel vasoconstritor ou vasodilatador, dependendo do local. O tromboxano A2, além de agente agregante plaquetário, tem intensa ação vasoconstritora. Essas substâncias de possível função hemostática poderiam agir como precipitantes de vasospasmo em doenças vasculares. A *cetanserina* (ainda não disponível no Brasil) age bloqueando os receptores da serotonina nas células musculares lisas dos vasos e inibe a agregação plaquetária. Ela tem sido usada em processos espásticos, como no fenômeno de Raynaud.[6] Estudos controlados com esse fármaco não mostram ação em pacientes com claudicação intermitente.[14]

Substâncias liberadas pelo endotélio

As células endoteliais liberam substâncias que afetam a função dos músculos lisos da camada média dos vasos e parecem ser importantes na regulação da circulação. A primeira substância estudada com essas características foi a PGI2. Essa substância, assim como o trombaxano A2, é um derivado da metabolização do ácido araquidônico, um inibidor da agregação plaquetária e potente vasodilatador, ações que são decorrentes do aumento intracelular de cAMP.[15] Por apresentar essas propriedades, a PGI2 foi inicialmente sintetizada e testada no tratamento das doenças arteriais periféricas.[6,16] Essa primeira PGI2 sintética (*epoprostenol*) tem vida média curta, de alguns segundos apenas, o que estimulou a procura de derivados mais estáveis. O mais estudado no momento é o *iloprosta*, que tem vida média de 20 a 30 minutos e pode ser utilizado por via oral.[17] Em variados trabalhos clínicos, os resultados obtidos com o *epoprostenol* e com o *iloprosta* são controversos, havendo dúvidas sobre sua real utilidade.[18] Um trabalho controlado com pacientes com trombaongiite obliterante mostrou melhor cicatrização de úlceras isquêmicas naqueles tratados com *iloprosta*.[19] Um outro análogo da PGI2, o *beraprosta*, que tem a vantagem de ser ministrado por via oral, também foi testado em estudos de fase 2, mostrando aumentar a distância de claudicação, mais do que o placebo, porém sem a diferença entre os dois tratamentos ser estatisticamente relevante.[20]

Em estudo multicêntrico posterior, o *beraprosta*, ministrado na dose de 40 µg, 3 vezes/dia, aumentou significativamente a distância de claudicação quando comparada ao placebo, sugerindo ser esse medicamento eficaz no tratamento sintomático da claudicação intermitente.[21] Uma revisão da *Cochrane*, no entanto, indicou que, embora as prostaglandinas, principalmente a prostaglandina E1, pareçam ter algum efeito na claudicação intermitente, a evidência disponível não é suficiente para determinar os benefícios clínicos desse tratamento, sugerindo a necessidade de mais ensaios controlados para se ter ideia exata da validade de sua utilização.[22]

O *fator de relaxamento dependente do endotélio* (EDRF, *endothelium-derived relaxing factor*) é outra substância que passou a ter grande importância. Essa substância foi descrita inicialmente por Furchgott e Zawadsky,[23] que verificaram ser a vasodilatação, *in vivo*, provocada pela acetilcolina, dependente do endotélio vascular. Posteriormente, verificou-se que outras substâncias, como difosfato de adenosina (ADP), ATP, trombina, bradicinina, histamina e serotonina, também provocavam a liberação do EDRF. Estímulos físicos e o aumento do fluxo sanguíneo local também provocam sua liberação.[24] O EDRF, que tem vida média muito curta – de 6 a 10 segundos – foi depois identificado como óxido nítrico (NO), derivado da L-arginina.[25] O NO estimula a enzima guanilato-ciclase, o que provoca aumento do nível de monofosfato cíclico de guanosina (cGMP) no músculo liso, causando um sequestro de cálcio. É por esse mecanismo que agem os *nitratos*, há muito tempo empregados como vasodilatadores, como a *nitroglicerina* e o *nitroprussiato de sódio*, que atuam pela liberação direta de um grupamento NO de sua estrutura. A L-arginina, precursor do NO, cuja administração aumenta a concentração dessa molécula no endotélio, tem sido estudada em ensaios clínicos iniciais, mostrando elevação das distâncias inicial e final de claudicação.[26]

É também por ação no sistema do NO que agem a *sildenafila* e substâncias afins. São inibidores da fosfodiesterase 5, que hidrolisam o cGMP, causando relaxamento da musculatura lisa e vasodilatação. Atualmente, essas substâncias são utilizadas de maneira extensiva no tratamento da disfunção erétil[27] e da hipertensão pulmonar.[28]

O fator hiperpolarizante derivado do endotélio (EDHF, *endothelium-derived hyperpolarizing factor*) é outro agente relaxante derivado do endotélio, sendo um composto de natureza ainda não identificada. Existem evidências de que ele seja heterogêneo e de natureza difusível, e parece agir ativando canais de potássio dependentes de cálcio.[29] Esse fator parece estar em pequenas artérias e arteríolas e aparenta ter papel em uma gama de doenças cardiovasculares, como hipertensão arterial sistêmica (HAS), doença arterial coronariana e diabetes.[30,31] É possível que, no futuro, esse mecanismo seja um ponto de interferência para o tratamento dessas afecções.

Substâncias vasoconstritoras produzidas pelo endotélio também foram descritas. A mais estudada no momento é a endotelina 1, descoberta por Yanagisawa et al.,[32] que é o mais potente vasoconstritor conhecido. Essa substância é um polipeptídio composto por 21 aminoácidos, produzido por divisão de um pré-polipeptídio de 38 ou 39 aminoácidos. Essa divisão ocorre por outra ruptura proteolítica provocada por uma endopeptidase específica, que pode ser um importante alvo terapêutico no controle da produção da endotelina.[17,33]

O sistema da endotelina é ativado na aterosclerose e em outras condições associadas a aumento do tônus e à remodelação vascular. A endotelina 1 provavelmente se associa à HAS[34] e a processos vasoespásticos, como espasmo coronariano e o fenômeno de Raynaud.[35,36] Atualmente, estão sendo desenvolvidos antagonistas de receptores da endotelina, já em fase inicial de experimentação clínica, que podem se tornar uma nova opção de substância vasodilatadora.[35,37]

Substâncias derivadas de outros tecidos

Os rins, o intestino e outros órgãos produzem uma quantidade ainda não determinada de cininas e prostaglandinas que podem contribuir para o controle vasomotor local. As substâncias mais estudadas são as prostaglandinas E, que têm potente efeito vasodilatador, na maioria dos leitos vasculares. Elas causam dilatação de arteríolas, esfíncteres pré-capilares e veias pós-capilares. Promovem também ativação plaquetária, leucocitária e lesão endotelial, agindo por mecanismo similar ao descrito para a PGI2.[38] O *alprostadil* (Prostavasin®) é um análogo sintético da prostaglandina E1 que tem sido usado como vasodilatador em pacientes com doenças arteriais periféricas, tanto no tratamento de claudicação intermitente como em isquemia crítica, com bons resultados.[19,39,40]

Utilização clínica atual dos vasodilatadores

No manejo das doenças vasculares periféricas, os vasodilatadores são amplamente utilizados em vasospasmo arterial e na DAP, tanto na isquemia crítica quanto na claudicação intermitente.[41]

Vasospasmo

Para o vasospasmo, seja como componente principal ou como componente acessório, as indicações clássicas são a utilização de vasodilatadores.[6,42] Em muitas situações, o vasospasmo é a única causa da obstrução arterial, como em traumatismos arteriais leves, sejam iatrogênicos (punções, cateterismo e cirurgias arteriais) ou de outra origem. Geralmente há palidez, frialdade intensa de extremidades e diminuição de pulsos. Nesses casos, pode haver boa resposta às medicações vasodilatadoras associadas a outras medidas, como proteção térmica do corpo e das extremidades. Os vasodilatadores devem ser administrados via intra-arterial ou intravenosa em doses altas, podendo ser usados os de ação musculotrópica, ganglioplégica ou alfabloqueadora. Os medicamentos mais utilizados atualmente para esse fim são a *papaverina*, a *nitroglicerina* e o *nitroprussiato de sódio*. O diagnóstico de vasospasmo, entretanto, deve ser feito com muito cuidado, e, se não houver resposta ao tratamento com vasodilatadores após um curto intervalo de tempo (1 a 2 horas), deve-se suspeitar de que o quadro ocorra por obstrução orgânica. É fundamental realizar a investigação com mapeamento dúplex, angiotomografia ou arteriografia. O tratamento vasodilatador exclusivo só deve ser continuado se esses exames revelarem artérias pérvias, porém espásticas. Se uma obstrução orgânica for detectada, o tratamento cirúrgico de urgência deve ser realizado.[43]

Nos estágios iniciais das arteriopatias funcionais, cujo fator vasoespástico decorre do aumento de atividade simpática ou da sensibilidade às catecolaminas, a utilização de vasodilatadores alfabloqueadores, gangliopégicos, depletores das catecolaminas e bloqueadores de cálcio isoladamente ou em associação, pode ocasionar melhora do quadro, com diminuição da frequência das crises isquêmicas.[16,44] Esclarece-se, no entanto, que em pacientes com doença em estado mais avançado, quando alterações orgânicas já ocorreram, essas substâncias são de pouco benefício. Para reversão das crises agudas do fenômeno de Raynaud, entretanto, a vasodilatação local por ação térmica ou mecânica parece ser superior à medicamentosa. Bons resultados têm sido obtidos nos casos de membros superiores, com vasodilatação por ação mecânica do próprio sangue, cuja pressão é aumentada pela força centrífuga produzida pela rotação do membro, como descrito por McIntyre.[45] Nos casos em que tal manobra não produza efeito, pode-se aplicar a injeção venosa retrógrada de *guanetidina*, pela técnica de Bier, como sugerido por alguns autores, com relato de bons resultados. Desfechos satisfatórios também têm sido referidos, em casos isolados, com infusão de *análogos da prostaglandina e da PGI2*.[6,16,46]

Nos casos graves de intoxicação por derivados de *ergot*, o *nitroprussiato de sódio* tem sido a substância de escolha. Nos casos iniciais, de pouca gravidade, a simples suspensão do derivado do *ergot* pode ser suficiente e, eventualmente, pode-se associar ao nitroprussiato um *bloqueador de canal de cálcio*.

A utilização de vasodilatadores com a finalidade de diminuir o espasmo arterial que ocorreria na embolia ou na trombose arterial aguda causa controvérsias, sendo também questionável a própria existência desse espasmo. Vários autores sugeriram que o vasospasmo no local da impactação do êmbolo, na árvore distal e na circulação colateral é um evento fisiopatológico importante,[47] entretanto essa ideia tem sido contestada. Os sinais anteriormente atribuídos ao espasmo, como palidez e esfriamento distal, nos casos de oclusão arterial aguda, poderiam ser resultantes de falta de sangue nos vasos distais, nos quais tenderia a ocorrer diminuição, e não aumento, de resistência.[6] Parte da argumentação a favor desse espasmo baseia-se em observações cirúrgicas de que os vasos distais, à oclusão, apresentariam calibre diminuído, contudo, essa diminuição poderia ser decorrente de queda de pressão e de fluxo distal. A melhora abrupta de uma oclusão arterial aguda, atribuída anteriormente ao relaxamento de vasospasmo, às vezes, sob tratamento vasodilatador, poderia decorrer apenas de fragmentação do êmbolo e de embolização mais distal ou de sua lise parcial.[48]

No passado, a utilização de vasodilatadores na oclusão arterial aguda era considerada indispensável, mas seu uso tem sido bastante discutido e até mesmo contraindicado. Haimovici[49] afirmou que os vasodilatadores, com exceção talvez da *papaverina*, são de efeito secundário nesses casos. Fairbairn et al.[48] sugeriram que vasodilatadores podem ser usados quando a cirurgia precisar ser retardada, mas há dúvidas sobre a produção de qualquer vasodilatação cutânea suplementar, além da obtida unicamente com o controle da temperatura ambiental. Braisdell et al.[47] contraindicaram seu uso ao considerarem o espasmo uma proteção, "desde que ele previna a formação de trombo distal secundário". Vollmar[50] foi muito mais enfático na contraindicação dos vasodilatadores para o tratamento da oclusão arterial aguda, considerando-os como erros que devem ser evitados. Ele fundamentava essa afirmação em considerações sobre a queda da pressão arterial eventualmente propiciada pelos vasodilatadores e na inexistência provável de espasmo distal.

A conduta no intervalo entre a chegada do paciente ao hospital e o início da cirurgia, se esta tiver que sofrer algum retardo, deve ser tratar esses pacientes apenas com anticoagulação, analgésicos, proteção térmica dos membros e posição de proclive. Se possível, deve-se solicitar que o serviço de anestesia, antes do início da anticoagulação, introduza o cateter e realize o bloqueio peridural que, além de aliviar a dor do paciente, pode promover vasodilatação dos membros e é uma preparação para cirurgia. Alguns serviços utilizam altas doses de vasodilatadores musculotrópicos ou gangliopégicos por via intravenosa para tentar reverter qualquer vasoconstrição que possa estar ocorrendo. Nesse caso, esses pacientes devem ter a pressão arterial e a evolução clínica do membro afetado acompanhados constantemente, pois está bem demonstrado que os vasodilatadores podem piorar o fluxo arterial em membros isquêmicos, seja por diminuição da pressão sanguínea ou pelo desvio de sangue das áreas mais isquêmicas para áreas normais. Se houver queda da pressão arterial ou piora da dor e coloração da extremidade, deve-se suspender de imediato o uso dos vasodilatadores. Embora essa evolução seja rara, no passado, quando se utilizava esse tratamento, observaram-se casos em que a piora de perfusão da extremidade foi nitidamente desencadeada pelo início da administração do vasodilatador, com melhora após sua suspensão.

Isquemia crítica: dor em repouso, úlceras e gangrenas

A isquemia crítica de extremidades só é realmente tratada ao se obter aumento do fluxo sanguíneo nos tecidos isquêmicos por meio da revascularização, seja por desobstrução vascular ou por reconstrução arterial. A simpatectomia, farmacológica ou cirúrgica, por sua vasodilatação localizada, pode proporcionar melhora na isquemia, ainda que provisoriamente, em alguns casos.[51] Os vasodilatadores poderiam, portanto, ser utilizados apenas como tratamento auxiliar, enquanto o paciente aguarda cirurgia, ou como tratamento de tentativa, quando a reconstrução arterial é impossível. Mesmo nesses casos, entretanto, a ação dos vasodilatadores é controversa.[52] Em primeiro lugar, haveria melhora do fluxo sanguíneo nos tecidos isquêmicos se os vasodilatadores tivessem ação na circulação colateral, a qual não foi demonstrada, sendo até negada por autores em cujos trabalhos se mediu a variação de fluxo sanguíneo em membros isquêmicos após injeção de vasodilatadores. Em segundo lugar, nas condições de isquemia grave já existe vasodilatação intensa que dificilmente será ampliada pelos vasodilatadores, mesmo se utilizados por via arterial. Quando usados por via sistêmica, esse efeito é ainda mais duvidoso, devendo-se lembrar da piora eventual do membro isquêmico pelas já relatadas ações de diminuição da pressão arterial e desvio de fluxo para outras áreas arteriais de menor resistência. Essas ações podem ocorrer mesmo com a injeção intra-arterial após recirculação da substância.[52] Além disso, parece haver outro mecanismo de piora na isquemia crítica com a participação de leucócitos ativados, que, por sua rigidez, bloqueiam a microcirculação e liberam uma série de substâncias nocivas aos tecidos, como radicais livres de oxigênio e fator ativador de plaquetas (PAF).[53]

Muitos trabalhos sobre vasodilatadores intra-arteriais ou intravenosos, associados ou não a medicamento por via oral, foram publicados. A maioria deles, entretanto, não comparou o efeito do medicamento no grupo de pacientes tratados com um grupo-controle, e os poucos autores que usaram esse grupo não usaram o método duplo-cego. Esse fato torna difícil julgar a real ação dos vasodilatadores nessas condições, pois há outras medidas a serem adotadas quando da internação de um paciente com isquemia, como colocação em posição de proclive, proteção térmica, tratamento de infecções, analgésicos. Outro critério apontado, a cicatrização de lesões, também é de difícil julgamento, pois é quase impossível prever como a evolução de uma lesão isquêmica e seu tempo de cicatrização, qualquer que seja o tratamento empregado.

Os vasodilatadores mais usados nessas circunstâncias são: *papaverina, buflomedil* e *naftidrofurila*. Outros podem ser usados, devendo-se preferir os que tenham ação musculotrópica para injeção intra-arterial, mas é complexo afirmar se há vantagens de uma substância em relação à outra. Uma revisão de ensaios clínicos com *naftidrofurila* intravenosa não confirmou eficácia desse tratamento em pacientes com isquemia crítica.[54] Em alguns países, esse medicamento foi retirado do mercado para essa indicação, por terem sido registradas reações letais de hipersensibilidade.

Os análogos da prostaglandina (*alprostadil*) e da PGI_2 (*iloprosta, beraprosta* e *ciprostene*) têm sido estudados na isquemia crítica. A injeção intra-arterial ou intravenosa desses medicamentos podem proporcionar melhora rápida da dor em repouso e cicatrização de úlceras superficiais, em pacientes selecionados.[38] Em alguns trabalhos, demonstrou-se menos necessidade de amputação maior em pacientes tratados com essas substâncias do que aqueles que usaram placebo,[55] e também maior sobrevida com ambos os membros.[56] Uma revisão recente da Cochrane concluiu que esses medicamentos têm algum efeito em aliviar a dor em repouso e na cicatrização das úlceras, sem causar redução da taxa de amputação ou da mortalidade.[57] Os autores concluem que não há evidências benefícios no uso dessas substâncias na isquemia crítica, mesmo nos casos em que a revascularização não é possível. Com base nessas conclusões, os consensos internacionais mais recentes não recomendam o uso de análogos da prostaglandina e da PGI2 na isquemia crítica.[58-60]

O mecanismo de ação dessas substâncias ainda não está totalmente esclarecido. Apesar das recomendações negativas dos consensos internacionais, muitos trabalhos controlados demostraram melhora da dor em repouso, diminuição do tamanho de úlceras isquêmicas em pacientes selecionados tratados com essas substâncias.[1] Esse fato justificaria seu uso em pacientes selecionados com membro viável cuja revascularização cirúrgica seja impossível, duvidosa ou tenha falhado, e cuja alternativa terapêutica seja a amputação.[56,57,60]

Não se devem usar vasodilatadores por via oral nos casos de longa duração de úlcera ou gangrena, pois, com base na literatura internacional, nada acrescentam às outras medidas terapêuticas comumente adotadas, aumentando apenas o custo do tratamento e as complicações medicamentosas. Não há trabalhos bem conduzidos, no momento, que justifiquem esse uso.

Claudicação intermitente

O uso dos vasodilatadores mais tradicionais nos casos de claudicação intermitente foi, até recentemente, muito mais duvidoso do que nos casos de isquemia crítica. Embora muito usados pelos clínicos gerais e pelos próprios angiologistas e cirurgiões vasculares, a opinião sobre seu uso é de grande ceticismo expresso há muitos anos nos livros-texto e em publicações de consenso.[56,59]

Desconsiderando-se os trabalhos não controlados em que foram estudados os vasodilatadores na claudicação intermitente, já que esta pode sofrer regressão espontânea ou ser melhorada por outras medidas terapêuticas simultâneas, os resultados dos proporcionalmente poucos trabalhos controlados, e principalmente duplos-cegos, são bastante díspares: alguns mostrando ausência de resposta na melhora da claudicação,[61,62] e outros, eficiência na melhora desse sintoma,[63,64] ou resposta apenas em alguns grupos de pacientes.[65] Pelos problemas de seleção de pacientes e acompanhamento a longo prazo, muitos desses trabalhos controlados, embora metodologicamente corretos, foram feitos com quantidade não significativa de pacientes, o que dificulta sua interpretação.

Substâncias como *buflomedil* e *naftidrofurila* têm outras funções, como alterar a função plaquetária e a viscosidade sanguínea.

Por esse motivo, o melhor resultado no grupo tratado com a substância do que no grupo tratado com placebo (embora este também tivesse melhora estatisticamente significante) pode dever-se não ao efeito vasodilatador, mas a essas outras ações. Trabalhos similares realizados com a *pentoxifilina*, que não tem ação vasodilatadora mas parece agir na função plaquetária e na viscosidade sanguínea, mostraram resultados similares aos observados com o *buflomedil*.[66]

O aparecimento do *cilostazol* veio alterar essa visão, embora também não se tenha certeza de que a atividade vasodilatadora seja a principal ação no tratamento da claudicação. Revisões recentes têm demonstrado que o *cilostazol* determina aumento da distância percorrida e melhora a qualidade de vida dos pacientes, sem causar efeitos colaterais importantes.[67,68] O *cilostazol* é atualmente a medicação de escolha no tratamento de claudicação intermitente.[58,59]

Foram realizados oito ensaios clínicos comparando seu efeito com placebo, e em seis o *cilostazol* foi melhor. Uma metanálise realizada com esses seis ensaios mostrou melhora de 40 a 60% da distância de claudicação nos pacientes que usaram *cilostazol* em relação aos que tomaram placebo, após 12 a 24 semanas de terapia, sendo os resultados melhores com a dosagem de 100 mg, 2 vezes/dia, do que na dose de 50 mg, 2 vezes/dia. O *cilostazol* parece ser melhor do que *pentoxifilina*, e um ensaio clínico que comparou os dois e o placebo mostrou que ambos são melhores do que o placebo, porém o *cilostazol* (100 mg, 2 vezes/dia) mostrou aumento significativamente maior da distância de claudicação do que a pentoxifilina (400 mg, 2 vezes/dia), e também da distância máxima de claudicação.[8,69]

Os análogos da prostaglandina, com efeitos vasodilatador e inibidor de agregação plaquetária e de linfócitos, têm sido estudados em ensaios controlados no tratamento de claudicação intermitente, mostrando ser melhores que placebo e também do que a pentoxifilina.[70-72] Essas substâncias são utilizadas por via intravenosa, em infusão com duração de 2 horas, de 2 a 5 vezes/semana, tendo variado nos diferentes trabalhos a duração e o esquema de tratamento. Os resultados do tratamento, sempre acompanhado de exercícios programados, parecem se manter a longo prazo.[71,73,74] Belcaro et al. sugeriram menor morbimortalidade cardiovascular em pacientes com claudicação intermitente tratados com análogos da prostaglandina.[73]

Um análogo da PGI2, a *beraprosta*, que apresenta a vantagem de ser administrado por via oral, foi testado em estudos de fase 2, mostrando aumentar a distância de claudicação mais do que o placebo, porém sem a diferença entre os dois tratamentos ser estatisticamente significativa.[19] Mais recentemente, publicou-se um estudo multicêntrico em que a *beraprosta*, ministrada na dose de 40 µg, 3 vezes/dia, aumentou significativamente a distância de claudicação quando comparada ao placebo, sugerindo sua eficácia no tratamento sintomático da claudicação intermitente.[21] Uma revisão sistemática recente concluiu que os análogos da prostaglandina apresentam alguma ação na claudicação intermitente, embora sugira a necessidade de novos estudos para comprovar essa eficácia.[22]

HEMORREOLÓGICOS

Medicamentos que supostamente agem na viscosidade sanguínea. Eles foram bastante estudados a partir do fim do século XX.[6] Hemorreologia é o estudo das propriedades físicas do fluxo sanguíneo, e a propriedade reológica funcional mais importante do sangue é sua resistência ao fluxo ou viscosidade. De acordo com a lei de Poiseuille, a viscosidade é inversamente proporcional ao fluxo. A viscosidade do plasma é 1,6 vez maior do que a da água, em virtude da existência de proteínas que perturbam as linhas de fluxo, sendo as proteínas grandes e assimétricas, como o fibrinogênio, as que mais aumentam a viscosidade. Nas doenças arteriais periféricas, é comum haver aumento do fibrinogênio sanguíneo. As hemácias, por perturbarem as linhas de fluxo, aumentam a viscosidade do sangue de tal maneira que, para um aumento linear do volume celular, existe um aumento logarítmico da viscosidade.[56]

Outro fenômeno que influi na viscosidade sanguínea é a flexibilidade das células. No passado, deu-se grande importância à flexibilidade das hemácias. Os capilares nutritivos têm entre 3 e 15 μm de diâmetro, enquanto o diâmetro médio das hemácias em repouso é de 7,5 μm. Dessa maneira, a flexibilidade das hemácias contribuiria para sua passagem por esses capilares e seria um componente importante da viscosidade sanguínea. Essa flexibilidade era medida pela filtração do sangue por membranas com porosidade de 5 μm, estando essa filtração diminuída nas doenças arteriais periféricas.[22] Estudos mais recentes sugerem que a diminuição de filtrabilidade do sangue decorre, principalmente, do efeito dos leucócitos que, mesmo não ativados, são cerca de 100 vezes mais rígidos do que as hemácias e tornam-se ainda mais rígidos quando ativados. Atualmente, aceita-se que a diminuição na filtração do sangue em pacientes com doença vascular deva-se, principalmente, ao aumento da quantidade de leucócitos e à sua ativação.[55] A agregação das hemácias, dos leucócitos e das plaquetas, formando grumos celulares, também aumenta a viscosidade sanguínea.[56]

Atualmente, considera-se que a hemorreologia anormal em pacientes com doença vascular periférica ocorra em nível macrocirculatório pelo aumento do fibrinogênio e do hematócrito e, em nível microcirculatório pela diminuição da filtrabilidade sanguínea, principalmente em virtude do aumento da quantidade de leucócitos e sua ativação.[55] O interesse por esse efeito, ou por substâncias que nele interferem, desenvolveu-se a partir dos estudos realizados com a *pentoxifilina* (Trental®), sendo depois estendido a outras medicações que talvez tenham ação semelhante.

A *pentoxifilina* é uma metilxantina derivada da teobromina. O interesse por essa substância surgiu a partir dos resultados favoráveis observados no tratamento de claudicação intermitente.[75] Inicialmente lançada na Alemanha como vasodilatadora, verificou-se depois inexistência de tal efeito, parecendo agir por diminuição da viscosidade sanguínea. Essa diminuição seria consequente ao aumento da flexibilidade das células sanguíneas, facilitando sua passagem pelos capilares, à diminuição da concentração de fibrinogênio, e à redução da função das plaquetas e granulócitos.[75,76]

Vários trabalhos controlados mostraram aumento na distância de marcha sem dor em pacientes com claudicação intermitente que usavam *pentoxifilina*, quando comparados a pacientes tratados com placebo.[6,77-80] Outros estudos, entretanto, não confirmaram tais resultados, achando-os duvidosos, em virtude da pequena quantidade de pacientes estudados e da possível não publicação de dados negativos.[81-83] De qualquer maneira, embora não haja unanimidade entre os autores, existe certa constância nos resultados de trabalhos controlados envolvendo a *pentoxifilina*. Deve-se compreender que a *pentoxifilina* propicia apenas cerca de 45% de melhora da claudicação intermitente, em relação à melhora de 23% obtida apenas com o uso do placebo;[6] e melhora com relação ao placebo de 22% para distância inicial de claudicação e de 12% para distância total de claudicação.[84] Esse fato, somado ao preço da medicação, aos eventuais efeitos colaterais (principalmente gastrintestinais) e à interação com outros medicamentos como hipoglicemiantes orais e anti-hipertensivos, faz com que os vários autores reservem o uso dessa medicação apenas a pacientes com distância de claudicação curta e sem resposta ao tratamento apenas com cessação do tabagismo e com atividade física. Atualmente, a *pentoxifilina* é considerada de segunda escolha em relação ao *cilostazol* para pacientes claudicantes.[85]

Ela também tem sido usada nos casos de isquemia crítica, com dor em repouso e úlceras isquêmicas, especialmente nas provocadas por doença de pequenas artérias. A administração é realizada por via intravenosa, intramuscular ou intra-arterial, partindo do ponto de vista teórico de que essa substância possa ser de utilidade, em função do aumento do fluxo na microcirculação. Dois trabalhos multicêntricos foram realizados em pacientes com isquemia crítica, que utilizaram 600 mg de *pentoxifilina*, 2 vezes/dia, por até 21 dias, por via intravenosa. Em ambos foi constatada diminuição da dor em repouso com essa substância,[86,87] mas, apenas no estudo multicêntrico europeu,[87] foi demonstrada diminuição consistente e significativa. Na experiência dos autores, os resultados com a *pentoxifilina* em pacientes com dor em repouso foi decepcionante, no entanto, tem sido utilizada, aparentemente com bons resultados, no tratamento de úlceras venosas.[88]

Outros medicamentos até recentemente vendidos apenas como vasodilatadores, como o *buflomedil* (Bufedil®) e a *naftidrofurila* (Iridux®), parecem ter também efeitos na viscosidade sanguínea. Essa propriedade foi a responsável por melhora em pacientes com claudicação intermitente em alguns poucos trabalhos controlados.[89,90] Resultados de revisões sistemáticas recentes voltaram a indicar a *naftidrofurila* como uma medicação que pode ser útil no tratamento de claudicação intermitente;[91-93] no entanto, seu efeito não parece ser superior ao de exercícios físicos.[94]

CONSIDERAÇÕES FINAIS

Os vasodilatadores e os hemorreológicos são as principais classes de medicamentos que visam ao aumento do fluxo sanguíneo nos tecidos. Os vasodilatadores aumentam o lúmen vascular por diferentes mecanismos: atuam na musculatura lisa dos vasos, agem no controle neurogênico da contração vascular e interferem na liberação de substâncias vasoativas.

Eles são utilizados no vasospasmo arterial e na DAP. No vasospasmo secundário ao traumatismo arterial ou nas arteriopatias funcionais (fenômeno de Raynaud, ergotismo), podem-se utilizar a papaverina, a nitroglicerina, o nitroprussiato de sódio e os bloqueadores de canal de cálcio. Os vasodilatadores não são recomendados na oclusão arterial aguda.

Na DAP com isquemia crítica, o uso de vasodilatadores é controverso. Os análogos da prostaglandina (alprostadil) e da PGI2 (iloprosta, beraprosta e ciprostene) podem aliviar a dor em repouso e ajudar na cicatrização das úlceras, e podem ser usados em pacientes selecionados com membro viável cuja revascularização cirúrgica seja impossível; no entanto, essas medicações não reduzem as taxas de amputação ou de mortalidade na isquemia crítica. Por esse motivo, seu uso não é recomendado pelos consensos internacionais mais recentes. O cilostazol é a medicação de escolha para claudicação intermitente.

Os hemorreológicos são medicações que supostamente agem na viscosidade sanguínea. A pentoxifilina e a naftidrofurila são medicamentos de segunda escolha para claudicação intermitente.

As referências bibliográficas deste capítulo se encontram no Ambiente de aprendizagem do GEN.

54

Medicamentos Hipolipemiantes

Sidney Carvalho Fernandes ■ Tania Martinez ■ Paula Andrea Capps Fernandes

Resumo

Neste capítulo, serão abordadas as variadas dislipidemias e o emprego dos medicamentos hipolipemiantes utilizados em seu tratamento, suas características farmacológicas, farmacocinéticas e farmacodinâmicas, e sua aplicação nas prevenções primária e secundária da doença aterosclerótica e suas consequências clínicas. Também será discutido como esse tratamento deverá ocorrer, de modo individualizado, com base no risco cardiovascular de cada paciente.

Palavras-chave: aterosclerose; risco cardiovascular; lipoproteínas; dislipidemias; hipolipemiantes.

INTRODUÇÃO

O tratamento não eficiente das dislipidemias é um dos principais obstáculos à redução na incidência da doença aterosclerótica, seja ela coronariana, de carótidas ou de artérias periféricas. Neste capítulo, será debatido como otimizar esse tratamento das dislipidemias, um importante fator de risco no desenvolvimento dessa doença.

Dentre as doenças arteriais que produzem obstruções, neste capítulo será abordada apenas a doença aterosclerótica.

Ao se tornar no fim do século XX um importante problema de saúde pública devido à sua alta incidência e elevada morbimortalidade, a doença arterial coronariana (DAC) foi uma das grandes responsáveis pelo aumento do interesse no estudo da doença aterosclerótica, haja vista poder desencadear *angina pectoris* e infarto agudo do miocárdio (IAM).

A doença aterosclerótica, entretanto, pode acometer outros grupos arteriais com características anatomopatológicas idênticas às da DAC e com grande importância clínica, pois pode comprometer as artérias carótidas (doença cerebrovascular [DCV]), provocando acidente vascular encefálico (AVE), e também as artérias renais, a aorta e as artérias periféricas (doença arterial periférica [DAP]), causando hipertensão renovascular, doença arterial obstrutiva de membros inferiores e favorecendo os aneurismas de aorta.

Geralmente, a doença se manifesta em mais de uma localização, sendo comum, por exemplo, que um paciente com DAC também apresente doença de membros inferiores, aórtica ou renal (DAP) e de carótida (DCV).

Para melhor entender a ação dos medicamentos hipolipemiantes, sugere-se o estudo da metabolização das lipoproteínas no Capítulo 93.

Sendo a aterosclerose provocada por um conjunto de fatores de risco, deve-se proceder a uma avaliação global do caso em questão, para identificá-los e analisar se o paciente já apresenta algum indício clínico da doença em qualquer sistema, classificando-se o caso como de prevenção primária (quando não há indício da doença) ou secundária (quando a doença já é detectável).

Complementando a avaliação global, deve-se realizar a estratificação de risco do paciente.

ESTRATIFICAÇÃO DE RISCO

Sabe-se que as lipoproteínas de baixa densidade do colesterol (LDL-C) constituem fator de risco causal e independente da aterosclerose, sendo principalmente sobre suas taxas que se deve agir para a diminuição da morbimortalidade. Os objetivos da estratificação de risco são o estabelecimento das metas lipídicas a serem adotadas para determinado paciente e também a uniformização e a otimização do tratamento. A terapia instituída para um paciente com dislipidemia ou com doença aterosclerótica deve basear-se na estratificação de risco calculada para ele. Independentemente dos níveis do LDL-c, também têm importância na patogenia da doença aterosclerótica os níveis das lipoproteínas de alta densindade (HDL-c) e dos triglicerídeos. Quando os níveis dos triglicerídeos estiverem muito altos (acima de 400 mg/dℓ), utilizam-se os índices do colesterol não HDL-c em vez dos níveis de LDL-c, obtidos pela subtração do HDL-c do colesterol total.

Para colesterol total, HDL-c e triglicerídeos, existem valores de normalidade já definidos, como informado no Quadro 54.1.

Para níveis ideais de LDL-c, deve-se calcular o risco cardiovascular de cada paciente. Variados algoritmos foram criados para essa finalidade.

A estratificação que será utilizada é o Escore de Risco Global (ERG) proposta na Atualização da Diretriz Brasileira sobre Dislipidemia e Prevenção da Aterosclerose do Departamento de Aterosclerose da Sociedade Brasileira de Cardiologia.[1] Esse algoritmo estima o risco de IAM, AVE ou insuficiência cardíaca congestiva, fatais ou não fatais, e de insuficiência vascular periférica em 10 anos em pacientes em avaliação inicial ou naqueles já submetidos a tratamento hipolipemiante. Esse algoritmo pode ser obtido por aplicativo disponível no *site* do Departamento de Aterosclerose da Sociedade Brasileira de Cardiologia (www.cardiol.br), entretanto, para alguns pacientes que apresentam risco muito alto ou alto, não há a necessidade de aplicação desse algoritmo, pois a estratificação é automática.

Estratificação de risco em pacientes sem tratamento hipolipemiante

Para essa estratificação, tem-se:
- Risco muito alto: indivíduos que apresentem doença aterosclerótica com obstrução ≥ 50% em região coronariana, cerebrovascular ou vascular periférica ou qualquer área arterial, com ou sem eventos clínicos
- Risco alto: para fins dessa atualização, foram considerados de alto risco os indivíduos em prevenção primária:
  - Pacientes com aterosclerose na forma subclínica documentada por metodologia diagnóstica: ultrassonografia (USG) de

QUADRO 54.1	Valores referenciais e de alvo terapêutico para o colesterol total, HDL-c e triglicerídeos.[1]			
Lipídios	Com jejum	Sem jejum	Referência
Colesterol total	< 190	< 190	Desejável
HDL-c	> 40	> 40	Desejável
Triglicerídeos	< 150	< 175	Desejável

HDL-c: lipoproteínas de alta densidade do colesterol.

artérias carótidas com placa, índice tornozelo-braquial (ITB) < 0,9, escore de cálcio arterial coronariano (CAC) > 100 ou placas ateroscleróticas na angiotomografia (angio-TC) de artérias coronarianas

- Aneurisma de aorta abdominal
- Doença renal crônica (DRC) definida por taxa de filtração glomerular (TFG) < 60 mℓ/min, e em fase não dialítica
- Aqueles com concentrações de LDL-colesterol ≥ 190 mg/dℓ[2]
- Diabetes melito tipo 1 ou 2, com LDL-colesterol entre 70 e 189 mg/dℓ e estratificadores de risco (ER) ou doença aterosclerótica subclínica (DASC):
  - ☐ Definem-se ER no diabetes: idade ≥ 48 anos no homem e ≥ 54 anos na mulher; tempo de diagnóstico do diabetes > 10 anos; história familiar de parente de primeiro grau com doença cardiovascular prematura (< 55 anos para homem e < 65 anos para mulher), tabagismo (pelo menos um cigarro no último mês); hipertensão arterial sistêmica, síndrome metabólica, de acordo com a International Diabetes Federation,[2] albuminúria > 30 mg/g de creatinina e/ou retinopatia; TFG < 60 mℓ/min
  - ☐ Define-se DASC no diabetes nas seguintes situações: USG de artérias carótidas com placa > 1,5 mm; ITB < 0,9; escore de CAC > 10; placas ateroscleróticas na angio-TC de artérias coronárias, pacientes com LDL-c entre 70 e 189 mg/dℓ, do sexo masculino com risco calculado pelo ERG > 20% e nas mulheres > 10%
- ■ Risco intermediário: para indivíduos que não são classificados como de risco alto ou muito alto segundo os critérios acima, calcula-se o risco pelo ERG[1] – são considerados como de risco intermediário os indivíduos com ERG entre 5 e 20% no sexo masculino e entre 5 e 10% no sexo feminino ou ainda os diabéticos sem os critérios de DASC ou ER listados anteriormente
- ■ Risco baixo: pacientes do sexo masculino ou feminino com risco menor que 5% calculado pelo ERG.

Estratificação de risco em pacientes em uso de vastatinas

Como se observou anteriormente, os escores de risco para avaliação do risco cardiovascular são utilizados para indivíduos que não se enquadram como de alto ou muito alto risco e aqueles que não recebem tratamento farmacológico para dislipidemias. Quando o paciente já é medicado, propõe-se um fator de correção para o colesterol total no cálculo do ERG; para isso, multiplica-se o colesterol total por 1,43. Este índice baseia-se no fato de que o tratamento com vastatinas diminui, em média, o colesterol total em 30%.

O escore de risco é um parâmetro dinâmico, variando conforme os fatores de risco são modificados pelo tratamento instituído. Uma

vez alcançadas as metas propostas, devem-se manter os medicamentos que foram utilizados para esse fim, sem interrupção ou diminuição das doses.

O Quadro 54.2 mostra as taxas de LDL-c ideais para cada nível de risco cardiovascular individualizado.

TRATAMENTO

Uma vez estabelecido o risco cardiovascular do paciente e os níveis desejados dos diferentes lipídios passamos a planejar o plano terapêutico. Para os níveis desejados de HDL-c e de triglicerídeos utilizamos os dados do Quadro 54.1. Já para os níveis desejados do LDL-c (meta primária) e do não HDL-c (meta secundária) utilizamos os dados do Quadro 54.2.

Medicamentos hipolipemiantes

Vastatinas

As vastatinas são consideradas em todo o mundo como a farmacoterapia de primeira linha para o tratamento da hipercolesterolemia, sendo os fármacos mais eficientes para abaixar o LDL-c, apresentando ainda excelente tolerabilidade. Segundo Roberts,[3] as vastatinas estão para a aterosclerose assim como a penicilina está para as doenças infecciosas. Essas drogas reduzem o risco de morte, IAM, necessidade de revascularização do miocárdio e acidente vascular encefálico isquêmico (AVEI) por volta de 30%, conforme mostram os estudos 4S,[4] CARE,[5] LIPID,[6] WOSCOPS,[7] AFCAPS/TexCAPS,[8] ASCOT,[9] LIPS10,[10] CARDS,[11] MIRACL,[12] JUPITER[13] e também retardam a progressão ou mesmo levam à regressão da doença aterosclerótica, como mostram os estudos REVERSAL[14] e ASTEROID.[15]

É importante assinalar que tal benefício ocorreu tanto em estudos de prevenção secundária com colesterol alto (4S), com colesterol pouco elevado (LIPID), nos valores limítrofes (CARE) ou mesmo com o colesterol em parâmetros normais e com pacientes com valores considerados até baixos (HPS)[16] e também em prevenção primária com valores altos (WOSCOPS) ou médio de colesterol (AFCAPS/TexCAPS), e ainda no grupo de prevenção primária para eventos cardiovasculares em hipertensos (ASCOT) e diabéticos (CARDS) e em pacientes com DAC estabilizada (4S, CARE) ou com síndrome isquêmica aguda (MIRACL).

Mecanismo de ação

O principal mecanismo de ação das vastatinas é a inibição da enzima hidroximetilglutaril-coenzima A (HMG-CoA) redutase. Essa enzima é a responsável pela catalisação da reação que transforma a HMG-CoA em mevalonato, reação essa que é a limitante da síntese do colesterol (Figura 54.1).

QUADRO 54.2	Níveis desejáveis de LDL-c e de não HDL-c, conforme categoria de risco.[1]		
Lipídios	**Com jejum**	**Sem jejum**	**Categoria de risco**
LDL-c	< 130	< 130	Baixo
LDL-c	< 100	< 100	Intermediário
LDL-c	< 70	< 70	Alto
LDL-c	< 50	< 50	Muito alto
Não HDL-c	< 160	< 160	Baixo
Não HDL-c	< 130	< 130	Intermediário
Não HDL-c	< 100	< 100	Alto
Não HDL-c	< 80	< 80	Muito alto

LDL-c: lipoproteína de baixa densidade do colesterol; HDL-c: lipoproteína de alta densidade do colesterol.

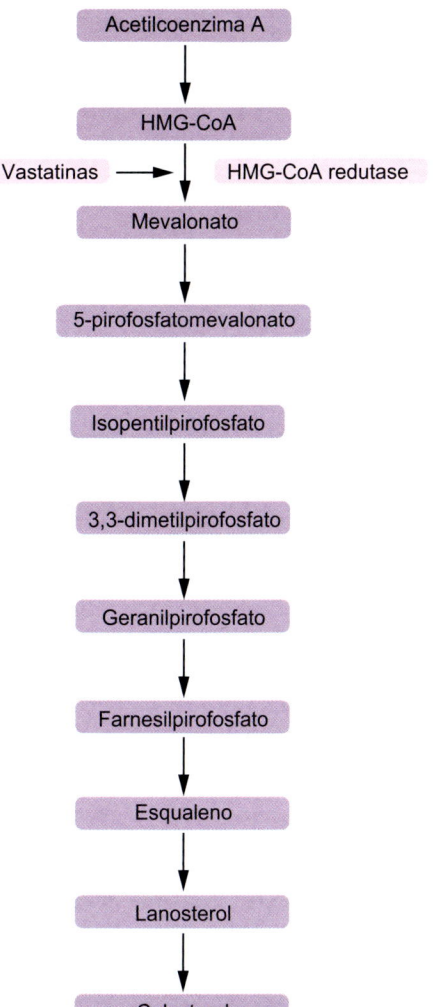

FIGURA 54.1 Síntese do colesterol.

A inibição dessa reação provoca diminuição da síntese do colesterol, com aumento na expressão dos receptores hepáticos LDL, o que acarreta uma remoção mais acentuada das partículas dessa lipoproteína do plasma. A indução do gene do receptor LDL ocorre por ação da proteína ligante do elemento responsivo ao esteroide (SREBP, do inglês *steroid response element binding-protein*), um dos peptídios atuantes na homeostasia intracelular do colesterol.[17]

As vastatinas também provocam diminuição dos triglicerídeos mais modesta que a do colesterol, sendo mais evidente quando existe uma hipertrigliceridemia acima de 250 mg/dℓ. O mecanismo para esse efeito pode ser por aumento na retirada das VLDL do plasma pela maior expressão dos receptores de LDL ou por uma produção hepática reduzida das VLDL pelo fígado.[18]

Além de diminuir os triglicerídeos, a redução da síntese hepática das VLDL também proporciona queda do LDL-c, que é independente do aumento da expressão do receptor LDL, como mostra o estudo de Raal et al.,[19] em que, em 35 pacientes com hipercolesterolemia familiar homozigótica, a dose de 80 mg/dia de atorvastatina diminuiu o LDL-c em 28% e, desses pacientes, 30 apresentavam uma atividade residual do receptor LDL, porém cinco eram receptores negativos e obtiveram o mesmo índice de redução, sendo esta obtida por diminuição da síntese de VLDL (e, consequentemente, de LDL).

Todas as vastatinas produzem expressiva redução do LDL-c (entre 18 e 58%), diminuição mais discreta dos triglicerídeos (entre 7 e 30%) e pequeno aumento do HDL-c (entre 5 e 15%).

O Quadro 54.3 mostra o efeito das variadas vastatinas, em diferentes dosagens, na diminuição do LDL-c.

Observa-se que a vastatina menos potente é a fluvastatina e a mais potente, a rosuvastatina. A pitavastatina, na dose de 2 mg, equivale à atorvastatina de 10 mg, e a de 4 mg, à atorvastatina 20 mg. Também verifica-se que, ao dobrar a dosagem da vastatina, o efeito redutor do LDL-c aumenta em apenas 6% em média, sendo esse fato um importante elemento limitante para alcançarmos as metas de LDL-c preconizadas pelas atuais diretrizes.

Existe também grande variação na resposta ao efeito das vastatinas, que pode decorrer de fatores genéticos ou ambientais.

Entre os fatores genéticos que afetam a resposta às vastatinas, o que tem recebido maior atenção é o gene da apoliproteína E (ApoE), que pode apresentar três isoformas: e2, e3 e e4, podendo um indivíduo apresentar seis genótipos diferentes: homozigoto e2, e3 e e4 ou heterozigotos e2/e3, e2/e4 e e3/e4, sabendo-se que o genótipo homozigoto e2 é o que apresenta maior resposta, seguido pelo homozigoto e3 e, em seguida, pelo homozigoto e4.[20] Pelo contrário, pacientes homozigotos e4 reagem melhor à dieta. Isso parece ocorrer, porque pacientes com alelo e4 são melhores absorvedores do colesterol dietético, sendo a colesterolemia menos dependente da síntese celular do colesterol e, portanto, menos sensível à sua inibição.

Entre os fatores extrínsecos que podem alterar a resposta às vastatinas, os principais são:

- Adesão à dieta
- Horário de administração do medicamento, sendo recomendável o seu uso à noite, após o jantar, devido ao ritmo circadiano de atuação da HMG-CoA redutase, que é mais ativa à noite
- Ingestão de alimentos com fibras, principalmente pectina e farelo de aveia, juntamente com as vastatinas pode acarretar diminuição na absorção desse medicamento[21]
- Administração concomitante de outros fármacos, principalmente dos que são metabolizados pelo citocromo P450 3A4. A esse respeito, substâncias indutoras desse sistema enzimático (carbamazepina, difenil-hidantoína, rifampicina) diminuem o efeito da lovastatina, sinvastatina e atorvastatina, e as inibidoras desse sistema (ciclosporina, amiodarona, diltiazem) aumentam a concentração desses medicamentos e, consequentemente, seu efeito. A pravastatina, a fluvastatina e a rosuvastatina, que não têm sua metabolização dependente do citocromo P450 3A4, já não sofrem tanta interferência de fármacos que alteram esse sistema.

Efeitos pleiotrópicos

Além dos efeitos que melhoram o perfil lipídico, as vastatinas apresentam importantes efeitos vasculares antiateroscleróticos, com melhora da função endotelial, diminuição na carga de ateroma determinada por USG intravascular e também efeitos anti-inflamatórios e imunomodulatórios, que promovem redução da morbimortalidade.

QUADRO 54.3	Percentual de redução da lipoproteína de baixa densidade do colesterol pelas variadas vastatinas em diferentes dosagens (mg/dia).			
	10 mg	20 mg	40 mg	80 mg
Fluvastatina	15	22	27	34
Pravastatina	22	25	30	–
Lovastatina	22	27	31	39
Sinvastatina	23	28	34	41
Atorvastatina	41	44	50	55
Rosuvastatina	46	52	56	–

Discute-se, no entanto, se esses efeitos devem-se apenas ao fato de as vastatinas reduzirem o LDL-c ou se esses fármacos dispõem de outras ações independentes desta. Quando se analisa a Figura 54.1, verifica-se que o mevalonato, além de precursor do colesterol, é igualmente de proteínas preniladas, que são parte da cascata de sinalização celular que afeta a proliferação de células musculares lisas[22,23] e também do difosfato geranilgeranil e da ubiquinona, que são componentes importantes em diferentes cascatas de sinalização inflamatórias intracelulares. Diminuição na síntese dessas substâncias, por inibição na formação do mevalonato, portanto, produz sinalização celular inflamatória menos eficiente, traduzindo-se isso em diminuição de citoquinas inflamatórias.

Observe-se ainda que as vastatinas, além de reduzirem o LDL-c, apresentam outros efeitos lipídicos: aumentam a absorção de LDL por endocitose, promovem sua degradação e inibem sua oxidação, diminuem o acúmulo das LDL nos macrófagos, interferem na secreção das lipoproteínas e elevam a expressão dos receptores SRB1, importantes no transporte reverso do colesterol.

Também verificou-se que as vastatinas inibem seletivamente o antígeno-1 de função leucocitária[24] LFA-1 (também chamado aL-b2 ou CD11a/CD18), que é um heterodímero que pertence à família da beta-2-integrina e está envolvido em recirculação linfocitária, extravasamento de leucócitos nos locais de inflamação e ativação das células T pelas células apresentadoras de antígenos. Esse efeito é independente da inibição da HMG-CoA redutase e ocorre por ligação química das vastatinas em um sítio alostérico no LFA-1, causando a inibição do receptor. Essa propriedade das vastatinas tem sido explorada em estudos para tratamento de psoríase, artrite reumatoide, lesão de isquemia reperfusão e rejeição de transplantes.

Talvez associada a essa inibição e/ou também à interferência na formação do geranilgeranil fosfato e ubiquinona, esteja o efeito relacionado com a diminuição da vasculopatia dos transplantes e o aumento de sobrevida que é observado com o uso de vastatinas em pacientes transplantados.

Em relação à função cognitiva, parece realmente haver uma ligação entre hipercolesterolemia e doença de Alzheimer. Alguns estudos mostram o efeito protetor das vastatinas, mas não de outros hipolipemiantes, na prevenção da disfunção cognitiva.[25,26]

Ainda muito discutível e aguardando resultados de estudos, está o efeito das vastatinas na melhora da osteoporose e da consolidação mais rápida de fraturas ósseas.

Em relação à ação das vastatinas na metabolização óssea, todos os dados recentes disponíveis na literatura sugerem efeito positivo desse medicamento na massa óssea, por dois tipos de efeitos: inibição da reabsorção e estímulo da formação óssea (efeitos antirreabsorção e anabólico). Em um futuro próximo, as vastatinas podem ser protagonistas na prevenção e no tratamento da osteoporose, principalmente devido a extensa familiaridade dos clínicos em seu uso.[27]

Também se demonstrou efeito benéfico das vastatinas na prevenção de tromboembolismo e em fenômenos tromboembólicos.[28] Nesse estudo que randomizou homens e mulheres sadios, o uso da rosuvastatina foi associado a uma redução de 36% no risco de tromboembolismo, efeito este que aparentemente é um benefício independente do uso dessa vastatina, além da redução do risco de trombose arterial. A ampliação do objetivo de tratamento para incluir prevenção de tromboembolismo e morte, em adição à de trombose arterial, aumenta significativamente a vantagem estimada do uso das vastatinas.

Segurança e tolerabilidade

As vastatinas são medicamentos que têm excelente perfil de segurança, com incidência muito baixa de efeitos colaterais, sendo os mais importantes a hepatotoxicidade e a miopatia.

Alterações assintomáticas das transaminases hepáticas ocorrem em 2 a 5% dos pacientes em uso de vastatinas, são temporárias, reversíveis com a suspensão desse medicamento e não causam insuficiência nem lesão hepática permanente. Recomenda-se a suspensão da vastatina se as transaminases ultrapassarem 3 vezes os valores superiores da normalidade.

A miopatia acompanhada de aumento da creatinofosfoquinase (CPK) ocorre raramente (0,1%), assim como também ocorre com a rabdomiólise. Alguns fatores, como medicamentos (ciclosporina, antifúngicos, amiodarona, genfibrozila), hipotireoidismo e mulheres com baixo peso, associam-se a maior incidência de miopatia e alterações hepáticas, devendo esses casos particulares serem monitorados com mais cuidado.

Pacientes em uso de vastatinas devem ser orientados a comunicar imediatamente sintomas de fadiga, dores ou fraqueza musculares, febre, urina escura ou qualquer outro sintoma que apareça logo após a introdução desse medicamento ou o aumento de sua dosagem, pois os efeitos colaterais aumentam com doses maiores.

Outros efeitos colaterais incluem dor ou queimação epigástrica, dor abdominal, diarreia, constipação intestinal, flatulência, cefaleia e lesões de pele urticariformes ou alérgicas. Esses efeitos raramente são importantes a ponto de motivar a interrupção do tratamento.

O estudo JUPITER[29] mostrou aumento de 28% na incidência de diabetes melito nos pacientes que fizeram uso da rosuvastatina. Análise posterior desse estudo[30] verificou, no entanto que, os benefícios de redução de eventos cardiovasculares e de mortalidade associados ao uso da rosuvastatina sobrepunham-se ao risco de diabetes; mostrou também que os pacientes que desenvolveram diabetes eram portadores de risco aumentado para o desenvolvimento dessa doença.

Nenhum estudo mostrou associação de vastatinas com incidência elevada de qualquer tipo de câncer, ansiedade, depressão ou outras alterações psicológicas.

Dosagem

Como dito anteriormente, a síntese do colesterol é maior à noite e nas primeiras horas da manhã. As vastatinas, portanto, devem ser administradas após o jantar ou ao deitar-se. Deve-se começar com uma dose pequena, a qual deve ser aumentada até que se alcancem as metas lipídicas. No caso de pretender-se uma redução expressiva do LDL-c (> 50%), deve-se iniciar com uma vastatina mais potente (atorvastatina, rosuvastatina ou, como descrito mais adiante, com uma associação). Se a necessidade de redução de LDL-c for menor, algo em torno de 20 a 30%, pode-se iniciar a administração de qualquer outra vastatina. Em relação às doses mínima e máxima, ver Quadro 54.3.

Contraindicações

As vastatinas são contraindicadas em doença hepática ativa, gravidez e lactação, e em mulheres em idade fértil, a menos que se adote um método contraceptivo eficiente. Também devem ser suspensas em condições que possam causar insuficiência renal por rabdomiólise, como, por exemplo, septicemia, hipotensão, grandes cirurgias, politraumatismos etc.

Resumo

- As vastatinas são os medicamentos de escolha para o tratamento da hipercolesterolemia
- Seu uso, em geral, é permanente
- Devem ser administradas diariamente após o jantar
- Para se obter redução do LDL-c em pacientes de alto risco em níveis preconizados pelas atuais diretrizes, com diminuição de

cerca de 50% do LDL-c de base, são mais eficientes a atorvastatina na dose de 80 mg/dia e a rosuvastatina na dose de 20 mg/dia. Como se verá mais adiante, podem-se também utilizar vastatinas em conjunto com fármacos que têm um mecanismo de ação diferente, mas que potencializam a ação das vastatinas.

Ezetimibe

Ao contrário das resinas, o ezetimibe é um inibidor seletivo da absorção do colesterol intestinal, que não impede a absorção de ácidos biliares e de outras gorduras.

Mecanismo de ação

Esse medicamento inibe a absorção intestinal do colesterol por bloqueio da proteína *Niemann-Pick C1-Like1* na superfície do enterócito. Essa proteína é responsável pela absorção do colesterol, mas não de outras gorduras no intestino.

EM 2005, Kramer et al.[31] descreveram um outro possível mecanismo de ação do ezetimibe: a interferência com outra proteína de membrana, a aminopeptidase N (CD 13), que impedia a endocitose de microdomínios da membrana ricos em colesterol.

Eficácia

O ezetimibe usado em monoterapia, na dose diária de 10 mg, promove diminuição do LDL-c em aproximadamente 20%.

Sua maior vantagem, no entanto, está na associação com uma vastatina, em uma estratégia de tratamento denominada dupla inibição (inibição da síntese do colesterol pela vastatina e de sua absorção intestinal pelo ezetimibe). Nesse caso, quando se adicionam 10 mg de ezetimibe a uma vastatina, o poder redutor do LDL-c da associação aumenta em 18% em relação à vastatina em monoterapia. Só para comparação, conforme discutido anteriormente, dobrando-se a dose da vastatina o aumento seria de apenas 6%.

Apesar do exposto no último parágrafo, o estudo ENHANCE,[32] que comparou o uso de sinvastatina 80 mg com a associação de sinvastatina 80 mg/ezetimibe 10 mg em pacientes com hipercolesterolemia familiar heterozigótica, não mostrou diferença estatisticamente relevante no objetivo primário, que foi a não progressão da íntima média de artérias carótidas, entre os dois grupos, apesar de o LDL-c obtido com a medicação ter sido significativamente menor que o alcançado com a sinvastatina isolada (141,3 mg/dℓ e 192,7 mg/dℓ, respectivamente).

O estudo SHARP, que acompanhou por aproximadamente 4,9 anos 9.270 pacientes com DRC que faziam uso da associação sinvastatina e ezetimibe e outros que usavam placebo, constatou uma diminuição de cerca de 32,86 mg/dℓ do LDL-c e de 17% na incidência de eventos ateroscleróticos, como AVEI, morte vascular, IAM ou procedimentos de revascularização; essa diferença se mantendo em pacientes submetidos ou não a procedimentos de diálise. Os autores concluíram que a redução do LDL-c pela combinação diária de sinvastatina 20 mg e ezetimibe 10 mg diminuiu de maneira segura a incidência de eventos ateroscleróticos em pacientes com insuficiência renal crônica avançada.[33]

Segurança e tolerabilidade

Entre os efeitos colaterais do ezetimibe, estão: diarreia, dor abdominal, lombalgia, artralgia e sinusite. Raramente, ocorrem reações de hipersensibilidade, como angioedema e erupção cutânea, pancreatite, hepatite e miopatia.

O ezetimibe, apesar de ser absorvido e seu efeito ser sistêmico, não é metabolizado pelo citocromo P450 3A4, não apresentando interferência com a maioria dos medicamentos. Quando utilizado com a ciclosporina, entretanto, sua concentração plasmática eleva-se, podendo ocasionar maior incidência de seus efeitos colaterais.

Ao contrário das resinas, é muito bem tolerado. Outra vantagem é a não interferência na absorção de ácidos biliares, vitaminas lipossolúveis, ácido fólico e outros fármacos.

Dosagem

O ezetimibe é usado em dose única de 10 mg/dia, em única tomada, podendo ser administrado juntamente com as vastatinas. Seu uso com fibratos parece ser seguro, mas existem estudos em andamento para essa avaliação.

Contraindicações

Não deve ser utilizado por portadores de doença hepática ativa e em mulheres durante a gravidez e a lactação.

Agonistas dos PPAR

Utilizando-se clofibrato em pesquisas com roedores, observou-se que a administração desse fármaco induzia a proliferação de peroxissomas hepáticos. Embora na raça humana os ativadores de *peroxisome proliferator-activated receptor* (PPAR) não provoquem aumento na expressão dos peroxissomas, o nome é mantido por tradição.

Os PPAR fazem parte da família de receptores nucleares, que conta com cerca de 50 receptores já conhecidos, entre eles os receptores de hormônios da tireoide e que têm como função a regulação do metabolismo e a metabolização e eliminação de medicamentos. Esses receptores, para agir, devem ser ativados por ligantes, formar um heterodímero com o receptor do ácido retinoico, recrutar cofatores ativadores, liberar cofatores inibidores aos quais estão ligados, para então atuar no elemento responsivo de gene-alvo.

São conhecidas três espécies de PPAR: PPAR-α, PPAR-γ e PPAR-β (também conhecido como PPAR-d ou b/d).

Ativadores do PPAR-α

Os protótipos dos ativadores do PPAR-α são os derivados do ácido fíbrico, cujo primeiro representante foi o clofibrato, utilizado como medicamento hipolipemiante nos anos 1960 e 1970. Devido ao perfil de efeitos colaterais, o seu uso foi descontinuado, novos fármacos foram desenvolvidos e atualmente se dispõe de: genfibrozila (embora a rigor este não seja um derivado do ácido fíbrico por uma definição estritamente química, ele é classificado como um fibrato), fenofibrato, bezafibrato, ciprofibrato e etofibrato.

Mecanismo de ação dos fibratos

Embora possa haver uma pequena variação entre os variados fibratos quanto ao mecanismo de ação, esses fármacos basicamente são ativadores do PPAR e atuam no controle genético de algumas proteínas importantes na metabolização lipídica, diminuindo a expressão da ApoC-III e aumentando a expressão da ApoA I, da proteína transportadora de ácidos graxos, da lipase lipoproteica e de enzimas que aumentam a oxidação dos ácidos graxos.[34] Mediante a ação nesses genes, ocorre uma redução dos triglicerídeos, por diminuição na síntese das VLDL, aumento das partículas HDL e transformação das LDL pequenas e densas em LDL maiores, menos densas e com menor potencial aterogênico.

Além da melhora do perfil lipídico, os fibratos apresentam efeitos antiaterotrombóticos, por interdição de mediadores inflamatórios, inibição da coagulação e aumento da fibrinólise.[35]

Eficácia

Os maiores efeitos dos fibratos são na redução dos triglicerídeos e aumento do HDL-c. Os triglicerídeos são diminuídos em média de 20 a 50%, e o HDL-c é aumentado em média de 10 a 20%; os efeitos são notórios quando os níveis de HDL-c são muito baixos e os triglicerídeos muito altos. Em relação ao LDL-c, pode haver desde uma discreta diminuição até um aumento; isso geralmente ocorre quando há queda acentuada dos triglicerídeos, no entanto, como se viu anteriormente, ocorrem mudanças nas partículas de LDL que assumem uma forma menos aterogênica.

Os fibratos, portanto, devem ser empregados em casos de hipertrigliceridemia ou de hiperlipidemia familiar combinada, sendo seu uso especialmente recomendado nos casos de triglicerídeos muito altos com risco de pancreatite e no tratamento da dislipidemia associada ao diabetes melito (DM) e à síndrome metabólica.

A eficácia clínica dos fibratos pode ser confirmada pelo resultado de alguns grandes estudos descritos a seguir:

- VA-HIT:[36] estudo de prevenção secundária com o genfibrozila, que mostrou redução em eventos coronarianos e AVE em homens com HDL-c baixo
- BECAIT:[37] esse estudo angiográfico mostrou que, em pacientes tratados com bezafibrato, houve melhora da dislipidemia, redução da fibrinogenemia, diminuição na progressão da aterosclerose coronariana e atenuação de eventos coronarianos
- LOCAT:[38] estudo angiográfico de prevenção secundária em homens submetidos à cirurgia de revascularização do miocárdio e com HDL-c baixo, mostrando que o genfibrozila retardou a progressão da aterosclerose coronariana e a formação de lesões nas veias utilizadas na revascularização
- DAIS:[39] estudo angiográfico de prevenção secundária, com o uso de fenofibrato comparado com placebo, em pacientes com diabetes melito tipo 2 (DM2), mostrou redução na progressão angiográfica da aterosclerose coronariana nos pacientes que receberam o fenofibrato
- *Helsinki Heart Study*:[40] estudo de prevenção primária em homens com dislipidemia, mostrando redução de risco para eventos coronarianos, principalmente em pacientes com sobrepeso
- FIELD:[41] estudo com o uso de fenofibrato, controlado por placebo, em pacientes diabéticos, mostrando que, no grupo dos pacientes que recebem o fenofibrato, ocorreu melhora discreta da dislipidemia, estatisticamente não significativa, porém com diminuição estatisticamente significante na incidência de doenças macro e microvasculares. No grupo tratado com fenobibrato, houve excesso de mortalidade em relação ao placebo, porém sem significância estatística.

Foi também demonstrado que o uso da associação de fenofibrato e sinvastatina, em pacientes com triglicerídeos > 204 mg/mℓ e de HDL-c < 34 mg/dℓ e diabetes controlado, reduziu uma quantidade considerável de amputações.[42]

Segurança e tolerabilidade

Embora em alguns estudos com fibratos haja excesso não significativo de mortalidade no grupo com tratamento ativo, pode-se concluir que está bem estabelecida a margem de segurança para o uso dos fibratos em pacientes de alto risco para doença cardiovascular e pancreatite.

Esses fármacos geralmente são bem tolerados e os efeitos colaterais apresentados são raros, podendo-se citar: dor ou queimação epigástrica, flatulência, cefaleia, ansiedade, fadiga, vertigem, transtornos do sono, mialgia, perda da libido e alopecia. Relatou-se excesso de litíase biliar com o clofibrato, o que não foi observado

com os outros fármacos do grupo. Raramente, ocorre miopatia que, às vezes, pode evoluir para rabdomiólise. Fatores de risco para o desenvolvimento da miopatia são: insuficiência renal, hipoalbuminemia, associação com vastatinas ou outras substâncias metabolizadas pelo citocromo CYP3A4 ou que o inibem, como, por exemplo, a ciclosporina, agentes antifúngicos ou eritromicina. Dentre os fibratos, o que mais ocasiona miopatia quando em associação, principalmente com vastatinas, é o genfibrozila.

Eventualmente, pode ocorrer elevação das transaminases hepáticas e estas devem ser determinadas 30 dias após o início da terapia e, sequencialmente, em intervalos de 4 a 6 meses.

Dosagem

A genfibrozila deve ser administrada na dose de 1.200 mg, em duas tomadas, meia hora antes do café da manhã e do jantar. A dose do fenofibrato micronizado varia de 67 a 200 mg, em dose única diária, acompanhado de uma refeição. O bezafibrato é usado em dose única de 400 mg, como comprimido de liberação lenta. O ciprofibrato é usado na dose de 100 mg/dia, em dose única com uma refeição. O etofibrato é usado na dose única diária de 500 mg.

É importante lembrar que a administração concomitante de resinas biliares e de antiácidos promove uma diminuição na absorção dos fibratos.

Contraindicações

Esse grupo de medicamentos é contraindicado nas disfunções hepática ou renal graves e em pacientes com história de litíase biliar. Devem ser evitados na nefropatia diabética, gravidez e lactação.

Resumo

- Os fibratos são medicamentos de escolha para o tratamento da hipertrigliceridemia
- Eficientes para o tratamento de pacientes com HDL-c baixo
- Diminuem os casos de doenças macro e microvascular de pacientes diabéticos
- Não associar genfibrozila com estatinas. Outros fibratos podem ser associados, devendo-se dar preferência na associação a estatinas que não sejam metabolizadas pelo CYP3A4: rosuvastatina, pravastatina e fluvastatina.

Agonistas do PPAR-γ

Embora os agonistas de PPAR-γ sejam medicamentos de uso no tratamento do DM2, por serem sensibilizadores à ação da insulina, essa própria ação de diminuição da resistência à insulina pode se acompanhar de melhora da dislipidemia da síndrome metabólica e do diabetes. No entanto, deve-se sempre lembrar que a indicação primária desses fármacos é para o tratamento do DM2.

No estudo PROactive,[43] com o uso da pioglitazona em diabéticos portadores de doença cardiovascular (muito alto risco), além de se observar menor incidência de IAM, que foi estatisticamente significativa, houve redução dos triglicerídeos e aumento discreto do HDL-c no grupo que recebeu a pioglitazona em relação ao grupo placebo.

Resinas sequestrantes de ácidos biliares

No Brasil, apenas a colestiramina está disponível para uso clínico. São fármacos efetivos para a diminuição do LDL-c e úteis em pacientes que apresentam contraindicação ao uso de vastatinas, para tratamento de hipercolesterolemia familiar em crianças e em associação com outros agentes hipolipemiantes.

Mecanismo de ação

Essa resina iônica liga-se no intestino a ácidos biliares que são ricos em colesterol, aumentando a excreção fecal daqueles e interrompendo a circulação êntero-hepática. Essa diminuição de absorção provoca desvio no fluxo hepático do colesterol para a produção dos ácidos biliares devido a um crescimento na atividade da enzima 7-alfa-hidroxilase, que é a responsável pela catalisação da reação limitadora na síntese desses ácidos. A diminuição do colesterol intra-hepático aumenta a expressão dos receptores LDL, responsáveis pela absorção das partículas LDL do plasma. Há também elevação na síntese intracelular do colesterol em virtude de maior atividade da HMG-CoA redutase, atenuando o efeito na redução do LDL. Concomitantemente, ocorre aumento na síntese hepática das VLDL, com elevação na taxa dos triglicerídeos.

Eficácia

As resinas diminuem o LDL-c em aproximadamente 15 a 30% e aumentam o HDL-c em cerca de 2 a 5%. São muito eficientes quando associadas às vastatinas. Como citado anteriormente, dobrando-se a dose de uma vastatina, tem-se em média uma redução adicional do LDL-c de apenas 6%, no entanto, com a adição de uma resina, essa redução adicional será de 12 a 15%.

Segurança e tolerabilidade

As resinas são fármacos muito seguros, pois, não sendo absorvidas, não apresentam toxicidade sistêmica, podendo ser usadas até mesmo em crianças. São excretadas inteiramente pelo sistema digestório. Apesar disso, existem dois problemas com elas: a tolerabilidade e a interferência na absorção intestinal de outros medicamentos.

As resinas têm baixa tolerabilidade, pois, além de não serem palatáveis, ocasionam desagradáveis sintomas digestivos, como dispepsia, obstipação intestinal, flatulência, náuseas e distensão abdominal. Consequentemente, há baixa adesão ao tratamento.

As resinas ocasionam também má-absorção de outros fármacos, como, por exemplo: digitoxina, varfarina, tiroxina, diuréticos tiazídicos, betabloqueadores, e também substâncias da dieta, como vitaminas lipossolúveis e ácido fólico.

Dosagem

A colestiramina deve ser tomada durante as refeições na dose de 4 a 16 g por dia. Outros medicamentos usados pelos pacientes devem ser administrados de 1 a 2 horas antes ou 4 horas depois das resinas. Geralmente, pacientes pediátricos necessitam de suplemento vitamínico e ácido fólico.

Contraindicações

As resinas são absolutamente contraindicadas na obstrução biliar e em casos de hipertrigliceridemia com níveis de triglicerídeos acima de 400 mg/dℓ. Com valores entre 200 e 400 mg/dℓ, a contraindicação é relativa, devendo-se monitorar esses níveis. Em pacientes com diabetes e neuropatia autonômica intestinal, existe o risco da ocorrência de obstipação intestinal grave com possível formação de fecaloma.

Ácidos graxos ômega-3

Os ácidos eicosapentanoico (EPA) e docosa-hexanoico (DHA) têm sido usados no tratamento da hipertrigliceridemia grave em doses de 3 a 10 g por dia, dependendo da tolerabilidade, podem ser considerados como alternativa ao uso dos fibratos no tratamento da hipertrigliceridemia. Seu benefício em prevenção primária ainda não foi confirmado em grandes estudos.

Em prevenção secundária, no entanto, seu benefício já foi demonstrado, e no estudo GISSI-Prevenzione[44] houve redução da mortalidade total e de incidência de IAM e de AVE. Outros estudos menores confirmaram esses achados. É interessante notar que a maior redução ocorreu em casos de morte súbita, e cogita-se que esses produtos, considerados fármacos na dose utilizada, teriam uma ação na membrana celular das células do miocárdio, promovendo sua estabilização com menor incidência de arritmias. Ainda se discute a proporção ideal entre os ômegas 3 e 6, visto que este último pode atuar como antagonista de alguns efeitos benéficos do ômega-3. O que se tem de concreto, porém, é que a substituição de ácidos graxos saturados por mono ou poli-insaturados é aceita como uma intervenção favorável tanto em prevenção secundária como no controle da hipertrigliceridemia.

Ácido nicotínico

O ácido nicotínico, que tem sido utilizado como agente hipolipemiante desde 1955, é apropriado para o tratamento de todos os tipos de dislipidemias, exceto de quilomicronemia familiar.

Pode ser usado em monoterapia ou associado a qualquer agente hipolipemiante.

Mecanismo de ação

O principal mecanismo da ação do ácido nicotínico é pela inibição da lipólise periférica, inibindo a mobilização dos ácidos graxos para o fígado. Além disso, diminui a síntese hepática e a secreção das lipoproteínas ricas em ApoB.

Eficácia

O ácido nicotínico nas doses de 2 a 3 g por dia reduz o LDL-c em cerca de 10 a 25%, os triglicerídeos de 20 a 50% e aumenta o HDL-c de 15 a 35%, reduzindo ainda a lipemia pós-prandial, a Lp(a), as LDL pequenas e densas, e a fibrinogenemia.[45]

É o medicamento mais efetivo de que se dispõe até o momento para a elevação do HDL-c.

Desde 1975, ano de publicação do Coronary Drug Project,[46] sabe-se que o ácido nicotínico reduz o risco cardiovascular. Esse estudo de prevenção secundária mostrou que, em 5 anos, o ácido nicotínico diminuiu o colesterol total em 10% e o risco de um novo evento coronariano em 12,2% (comparado com placebo que reduziu 8,9%). No acompanhamento dos pacientes, 9 anos após o término do estudo, a mortalidade no grupo do ácido nicotínico foi 11% menor que no grupo placebo, um resultado altamente significativo.

Segurança e tolerabilidade

O ácido nicotínico tem sérios problemas de tolerabilidade, embora as novas formulações do tipo *extended release* ou "liberação intermediária", que distribuem a absorção por um período de 8 a 12 horas, tenham diminuído a intensidade dos efeitos colaterais e melhorado a adesão dos pacientes (não confundir com as preparações "liberação controlada", "de ação prolongada" e *time released*, que liberam o fármaco em mais de 12 horas e apresentam maior hepatotoxicidade). Entre esses efeitos colaterais estão rubor (*flushing*), sensação de prurido generalizado, sintomas de irritação gastrintestinal, como azia, dor epigástrica, dor abdominal, náuseas, vômito e diarreia.

O *flushing* e a sensação de prurido decorrem da liberação da prostaglandina D2. Desenvolveu-se então o laropiprante, substância antagonista dessa prostaglandina, que associado ao ácido nicotínico diminui em cerca de 50% esses efeitos colaterais.

Além desses sintomas, o ácido nicotínico também pode provocar elevação das transaminases hepáticas, aumento da glicemia e do ácido úrico, efeitos que são reversíveis com a suspensão do fármaco. Raramente, pode ocorrer lesão hepática mais grave, que se caracteriza por aumento de transaminases, icterícia, colestase centrolobular e necrose do parênquima, podendo provocar insuficiência hepática, aparecendo essas alterações principalmente com o uso das preparações de "ação prolongada". A preparação *extended release* parece reduzir esse risco. Raramente, também podem ocorrer miopatia e maculopatia cística; ambas reversíveis.

São descritos ainda casos de piora de quadro em pacientes com angina instável.

Dosagem

A dose diária de ácido nicotínico a ser alcançada é de 2 a 3 g por dia, na forma cristalina, e de 1,5 a 2 g por dia, na forma *extended release* (Niaspan). Em se tratando da preparação cristalina, que em nosso meio só está disponível por meio de manipulação, deve-se iniciar com a dose de 100 mg, 3 vezes/dia, após as três refeições, aumentando-se gradualmente a cada 15 dias. No entanto, com a introdução da forma *extended release*, com um perfil de tolerabilidade bem melhor, deve-se dar preferência a ela. Deve ser administrada após o jantar, cerca de 30 minutos depois da ingestão de 100 mg de ácido acetilsalicílico, pois este diminui os efeitos colaterais de rubor e prurido, iniciando-se com 500 mg e aumentando-se 500 mg a cada 15 dias até se alcançar a dose desejada (máxima de 2 g/dia).

Contraindicações

As principais contraindicações ao uso do ácido nicotínico são: hipersensibilidade, doença hepática ativa ou icterícia, gota, úlcera péptica, hipotensão arterial, litíase biliar, doença inflamatória intestinal. Contraindicações relativas são hiperglicemia e DM.

Fitoesteroides

Esteróis vegetais (fitoesteróis) podem diminuir o LDL-c em até 15%. Essas substâncias são quimicamente relacionadas ao colesterol, mas também diminuem os triglicerídeos, reduzindo a absorção do colesterol dietético e biliar deslocando competitivamente o colesterol das micelas com redução da solubilidade do colesterol no intestino. Também competem com o colesterol intestinal por absorção por meio do receptor Niemann-Pick C1 Like 1. Para sua maior eficiência, esses medicamentos devem ser ingeridos imediatamente antes das refeições.

Inibidores do PCSK9

A *proprotein convertase subtilisin/kexin type 9* (PCSK9) é uma enzima que está envolvida na degradação do receptor de LDL-c no lisossomo, impedindo sua reciclagem para a superfície celular, diminuindo, assim, a quantidade de receptores de LDL-c disponíveis, com consequente elevação desse lipídio. Mutações com ganho de função, que provocam aumento na expressão dessa enzima causam, portanto, elevação dos níveis de LDL-c, ao passo que mutações que diminuem sua expressão reduzem o LDL-c.[47,48] Anticorpos contra essa proteína foram desenvolvidos e já se encontram em estudos de fase 3 de investigação, esperando-se para breve a sua liberação para utilização clínica.

Dois inibidores da PCSK9, na forma de anticorpos totalmente humanos, estão aprovados para uso em nosso meio: o alirocumabe e o evolocumabe. Ambos são aplicados por meio de injeção subcutânea – o alirocumabe a cada 2 semanas, na dose de 75 mg ou 150 mg, e o evolocumabe na dose de 140 mg, a cada 2 semanas, ou 420 mg, 1 vez/mês.

Ambos mostraram eficiência tanto na redução do LDL-c como na melhoria de eventos clínicos, principalmente quando associados a vastatinas.[49-51]

Essa classe farmacológica reduz de modo bastante intenso as concentrações de LDL-c em comparação ao placebo (redução média de 60%). O evolocumabe demonstrou benefícios significativos também em outras lipoproteínas pró-aterogênicas, com redução de 52% na fração não HDL-c, 47,3% na ApoB, 12,6% nos triglicerídeos, 25,5% na Lp(a), e aumento do HDL-c e da ApoA1 de 7 e 4,2%, respectivamente. O alirocumabe apresentou resposta semelhante no perfil lipídico, com redução significativa no não HDL-c de 52,3%, ApoB de 54%, Lp(a) de 25,6%, triglicerídeos de 17,3%, e elevação de HDL-c e ApoA1 de 4,6% e 2,9%, respectivamente ($p < 0,001$ para todas as comparações).

Outra forma de inibição da PCSK9 está sendo investigada por meio de um medicamento, *small interfering RNA* ou *short interfering RNA* ou *silencing RNA*, o siRNA – o inclisiran, similar ao RNA e operando na interferência do RNA na expressão de genes específicos, inibe a transcrição do RNA mensageiro (mRNA) da PCSK9 diminuindo o total circulante dessa proteína. Esse medicamento segue em investigação por meio do programa ORION.[52]

Ácido bempedoico

Antagonista seletivo do trifosfato de adenosina (ATP) citrato liase, enzima importante na síntese de colesterol e ácidos graxos, que promove uma redução da acetil-CoA, precursora da HMG-CoA, com consequente diminuição na síntese do colesterol e aumento na atividade dos receptores LDL, e diminuição do LDL-c circulante.[53] Além disso também ativa a AMPK em várias células, acarretando diminuição da resistência à insulina. Reduz o LDL-c em 18% quando associado a vastatinas e em 24% quando usado em monoterapia. Quando associado ao ezetimibe, pode reduzir em até 41% o LDL-c. Também pode diminuir a Proteína C reativa (PCR) hipersensível. Em metanálise, verificou-se 50% de redução de revascularizações.[54] O ácido bempedoico não causa problemas musculares e é indicado como complemento às vastatinas ou ao ezetimibe e também em pacientes intolerantes às vastatinas.

Lomitapida

Fármaco que inibe a proteína microssomal de transferência de triglicérides (MTP, do inglês *microsomal triglyceride transfer protein*), reduzindo a formação de quilomícrons no intestino e VLDL pelo fígado. Pelo fato da VLDL ser um precursor metabólico da LDL, as concentrações plasmáticas desta são reduzidas. É indicada somente nos casos de hipercolesterolemia familiar homozigótica (HoHF).[1]

Inibidores da síntese de apolipoproteína C-III (antissenso anti-ApoC-III)

A ApoC-III é uma proteína muito importante na modulação da metabolização das lipoproteínas e apresenta papel crucial regulando as concentrações plasmáticas de triglicerídeos. A ApoC-III inibe a hidrólise de triglicerídeos mediada pela lipase lipoproteica e prejudica a captação hepática dos remanescentes de lipoproteínas ricas em triglicerídeos. Em altas concentrações, a ApoC-III inibe a atividade da lipase lipoproteica, enzima que participa do catabolismo das lipoproteínas ricas em triglicerídeos e no remodelamento das HDL. Concentrações elevadas de ApoC-III no plasma comprometem não só a lipólise, como a remoção da circulação das lipoproteínas ricas em triglicerídeos, com acúmulo de lipoproteínas aterogênicas, sendo consideradas fator de risco independente para a DAC, especialmente quando a ApoC-III está contida em lipoproteínas que contêm ApoB.

O composto volanesorsen é um oligonucleotídio antissenso de segunda geração, desenvolvido especialmente para reduzir os níveis do mRNA da ApoC-III. A hibridização do volanosorsen ao mRNA da ApoC-III produz degradação do mRNA-alvo pela ribonuclease H1, impedindo a tradução da proteína ApoC-III e, consequentemente, reduzindo a concentração dos triglicerídeos.[1]

Evinacumabe

A *angiotensin-like protein 3* (ANGPTL3) inibe a hidrólise dos triglicerídeos pela LPL. O evinacumabe é um anticorpo humano monoclonal anti-ANGPTL3 que mostrou reduzir concentrações plasmáticas de triglicerídeos e também de LDL-c, principalmente em casos de HoHF, em pacientes que já usavam vastatinas, ezetimibe, lomitapida, anticorpos anti-PCSK9.[55]

APO(a)Lrx

Trata-se de um composto (olpasiran) que usa tecnologia de oligonucleotídios antissentido, cujo alvo é o RNA mensageiro da lipoproteína A no fígado. Mostrou-se eficiente na redução da Lp(a) em pacientes com doença cardiovascular preexistente e com níveis de Lp(a) maiores que 60 mg/dℓ. Foi o primeiro composto que conseguiu reduzir os níveis dessa lipoproteína considerada altamente aterogênica.[56]

Outras formas de tratamento

LDL-c aférese

Esse método pode ser considerado um tipo de hemodiálise seletivo, em que apenas as partículas de LDL são retiradas do plasma, por meio de vários métodos, como, por exemplo, plasmaférese por dupla filtração, termofiltração, imunoadsorção ou quimioadsorção sobre dextrana sulfato celulose. Esse método é utilizado por pacientes portadores de HoHF, os quais apresentam níveis muito elevados de LDL-c, e quando o tratamento dietético e medicamentoso não é eficiente para reduzi-los a um nível adequado.

Apo A1 MILANO

É uma variação mutante natural da apolipoproteína A1 (Apo A1) que apresenta alta capacidade de transporte reverso, tendo sido demonstrado em muitos estudos o seu benefício na redução de ateromas. (Maarfi F, Yusuf MA, Ahmad MFA et al. A study on multiple facets of apolipoprotein A1 milano. Appl Biochem Biotechnol. 2023. Disponível em: https://doi.org/10.1007/s12010-023-04330-2.)

Estratégia de tratamento

Todo tratamento de pacientes com dislipidemia deve ser iniciado com mudanças higienodietéticas necessárias para cada indivíduo. Para otimização na prevenção, tanto primária como secundária, deve-se considerar o estado nutricional do paciente, seu índice de massa corpórea, seu estado de condicionamento físico e também sua situação social, econômica e psicológica. Deverá ser instituída uma dieta adequada, um programa de atividade física individualizada, abandono do tabagismo e controle de ingestão alcoólica se for o caso. Para a obtenção de todas essas metas, às vezes é necessário o auxílio de uma equipe multiprofissional com nutricionistas, fisioterapeutas, preparador físico e psicólogo. A

partir disso, inicia-se o tratamento medicamentoso. Inicialmente prioriza-se o controle do LDL-c. Uma vez alcançadas as metas da LDL-c para o paciente, é necessário controlar os triglicerídeos (para correção das dislipidemias diabética e aterogênica). Não se dispõe ainda de tratamento eficiente para o aumento do HDL-c e para a diminuição da Lp(a), apesar de variadas novas substâncias estarem sendo testadas em diferentes estudos clínicos para essas finalidades.

Acompanhamento laboratorial

As diretrizes atuais recomendam uma reavaliação dos níveis lipídicos após o início da terapia para verificar sua eficiência, a adesão ao tratamento e se os níveis desejados e preconizados estão sendo alcançados. Essas avaliações devem ser realizadas de acordo com o quadro clínico do paciente.

Após 1, 3, 6, 9 e 12 meses, devem ser realizados testes de aspartato aminotransferase (AST), alanina aminotransferase (ALT) e creatinoquinase (creatinoquinase) CK, visto que os medicamentos hipolipemiantes, em especial as vastatinas, os fibratos e a niacina podem ocasionar elevações nessas enzimas devido a lesões hepáticas e musculares.[55] Também se devem realizar esses exames sempre que houver aumento de dose e periodicamente após 1 ano. No caso da utilização da niacina, devem-se monitorar também a glicemia e a uricemia, no entanto, recentemente, uma força-tarefa da National Lipid Association e da International Atherosclerosis Society chegou às seguintes conclusões sobre a segurança das vastatinas:[57]

- O monitoramento de rotina das provas de função hepática não é apoiada pelas evidências disponíveis, e as recomendações atuais de acompanhamento devem ser revisadas pela Food and Drug Administration (FDA) e pelos fabricantes dos medicamentos
- Casos de icterícia, mal-estar, fadiga e letargia podem ser sinais de hepatotoxicidade, e o médico deverá realizar exames de bilirrubinas fracionadas e tempo de protrombina, bem como procurar por outros sinais de insuficiência hepática, em vez de realizar apenas exames de AST e ALT
- Se comprovada lesão hepática considerável, o medicamento deverá ser suspenso
- Em casos de aumento assintomático de 1 a 3 vezes a taxa normal do nível de AST ou ALT, o medicamento deverá ser continuado
- Nos casos de aumento assintomático de mais de 3 vezes o nível normal de AST ou ALT, o teste deverá ser repetido; outras causas para esse aumento deverão ser procuradas e considerações clínicas deverão ser feitas no sentido de continuação, redução da dose ou descontinuação do medicamento
- Não é necessário fazer controle de CK em pacientes assintomáticos em uso de vastatinas
- Exames de CK de controle devem ser realizados apenas em pacientes sintomáticos para se avaliar a gravidade da lesão muscular e decidir pela continuação do uso, diminuição da dose ou suspensão do medicamento
- Em pacientes que desenvolvem rabdomiólise, com CK acima de 10.000 UI/ℓ ou cerca de 10 vezes o normal do método com elevação da creatinina, as vastatinas deverão ser suspensas.

Considerações finais

Para esta nova edição, optou-se por uma exposição mais prática e sucinta. Para isso, procurou-se mostrar aspectos clínicos mais relevantes, com base, principalmente, nas diretrizes brasileiras atualizadas sobre dislipidemias e prevenção da aterosclerose. Igualmente se decidiu eliminar do capítulo medicamentos que não estão mais disponíveis no mercado brasileiro como, por exemplo, o probucol, comercializado apenas em alguns países do extremo oriente, principalmente como agentes antioxidantes. O mipomersen, um olgonucleotídio inibidor da síntese da Apo B que chegou a ser utilizado no tratamento da hipercolesterolemia familiar foi descontinuado devido a efeitos colaterais, aumento de reações no local das injeções, esteatose hepática, elevação de enzimas hepáticas e sintomas gripais; o berberine também não é utilizado por falta de estudos mostrando benefícios clínicos. Em relação aos inibidores da proteína de transferência de ésteres de colesterol (CETP), cujo protótipo foi o torcetrapibe, apesar dessa classe de medicamentos aumentar significativamente o nível do HDL-c, os estudos clínicos não mostraram benefício clínico. O orlistate atualmente tem sido utilizado apenas como redutor de peso, apesar de poder diminuir os triglicerídeos e o LDL-c.

Também foram apresentados novos medicamentos que estão sendo testados em estudos clínicos e que, provavelmente, serão aprovados para utilização clínica em um futuro próximo.

As referências bibliográficas deste capítulo se encontram no Ambiente de aprendizagem do GEN.

55

Medicamentos Veno e Linfotrópicos

Rodrigo Gibin Jaldin ▪ Sidnei Lastória ▪ Winston Bonetti Yoshida ▪ Francisco Humberto de Abreu Maffei

Resumo

As substâncias com ação veno e linfotrópica, mais conhecidas como medicamentos venoativos, flebotônicos, flebotrópicos ou protetores contra edemas, constituem um grupo numeroso e heterogêneo de compostos que têm origem vegetal ou sintética, e atuam reforçando o tônus da parede venosa, favorecendo a microcirculação por seu efeito anti-inflamatório, melhorando a drenagem linfática e diminuindo a hiperpermeabilidade capilar. Com este capítulo, espera-se que o leitor possa embasar-se criticamente quanto ao uso desses medicamentos como opção terapêutica adjuvante no tratamento de sintomas e edemas relacionados com a doença venosa.

Palavras-chave: medicamentos; varizes; insuficiência venosa; úlcera venosa; edema.

INTRODUÇÃO

Essas substâncias têm sido usadas amplamente na prática clínica para o tratamento da insuficiência venosa crônica (IVC); porém, seu uso ainda é um pouco controverso. Uma das razões deve-se à pequena quantidade de estudos controlados que forneçam evidências da eficácia dessas substâncias e estabeleçam claramente seu efeito na doença venosa. Além disso, o potencial terapêutico desses compostos ainda não está bem esclarecido, pois pouco se sabe sobre seus mecanismos de ação e efeitos colaterais. A rigor, não há substância flebotônica que corrija a insuficiência valvular venosa ou diminua varicosidades, mas relata-se que essas substâncias podem interferir na resposta inflamatória alterada, participante na gênese de alterações e sintomas da IVC.[1] Mecanismos inflamatórios também têm sido implicados a lesões valvulares observadas na IVC[2,3] e é possível que algumas dessas substâncias possam ter efeito benéfico nesse processo. Várias dessas substâncias teriam também efeito linfocinético, sendo, por isso, usadas no tratamento dos linfedemas.[4]

SUBSTÂNCIAS DISPONÍVEIS

As substâncias que têm sido usadas para tratamento da IVC, conhecidas por sua ação antiedematosa por diminuição da permeabilidade capilar, melhora da drenagem linfática, venoconstrição e ação anti-inflamatória, incluem: benzopironas, flavonoides, metilxantinas, prostaglandinas e agentes fibrinolíticos, entre outras. A maioria é derivada da benzopirona ou de outras moléculas com propriedades farmacológicas semelhantes (Quadro 55.1).[5]

As *benzopironas* são substâncias de origem vegetal e com múltiplas propriedades farmacológicas, como:

▪ Alfabenzopironas – cumarinas (1,2-benzopirona; 5,6-alfabenzopirona): embora estreitamente relacionadas com os dicumarínicos, não têm efeitos na coagulação (Venalot®)
▪ Gamabenzopironas ou flavonoides: flavonoides constituem um grupo de aproximadamente 4 mil compostos que ocorrem naturalmente no reino vegetal, fazem parte da nossa dieta de frutas e vegetais e teriam efeitos em diferentes sistemas.[6] As substâncias mais estudadas desse grupo incluem o O-(beta-hidroxietil)rutosídio, constituído por um conjunto de flavonoides derivados da rutina, utilizado em doses diárias de 500 a 1.500 mg (Venoruton®, Novarrutina®, Varizol®). A troxerrutina (Venalot®) é outro hidroxietilrrutosídio com propriedades farmacológicas semelhantes em doses diárias de 300 a 600 mg. Além dessas, a fração flavonoide purificada micronizada (MPFF, do inglês, *micronized purified flavonoid fraction*).

Os flavonoides usados na prática clínica podem ser de origem vegetal, semissintéticos ou sintéticos:

▪ Flavonas, flavonóis e derivados: diosmina, diosmetina, quercetina, rutina, rutosídios e seus derivados, como O-(beta-hidroxietil)-rutosídio, troxerrutina, aminaftona
▪ Flavanas, flavononas e derivados: hesperidina, hesperetina
▪ Diosmina – Daflon® (Servier) e Diosmin® (Aché) (3,5,7-tri-hidróxi-4-metoxiflavona-7-raninoglicosídio): a diosmina micronizada + hesperidina (Daflon 500® – Servier; em doses de 500 a 1.000 mg/dia)

QUADRO 55.1	Classificação das principais substâncias venoativas.[5]			
Grupo	**Subgrupo**	**Substância**	**Dose**	**Doses/dia**
Benzopironas	Alfabenzopironas	Cumarina	90 mg + troxerrutina 540 mg	3
	Gamabenzopironas	Diosmina	300 a 600 mg	1 ou 2
		MPFF	1.000 mg	1 ou 2
		Rutina e rutosídios	1.000 mg	1 ou 2
		O-(beta-hidroxietil)-rutosídio	–	–
		Troxerrutina	–	–
Saponinas		Escina/aescina	Inicialmente 120 mg; após um período, 60 mg	3
		Extrato de *Ruscus*	2 a 3 tabletes	2 a 3
Outros extratos de plantas		Antocianinas	116 mg	2
		Proantocianidinas	Variável	Variável
		Ginkgo biloba	2 sachês	2
Produtos sintéticos		Dobesilato de cálcio	1.000 a 1.500 mg	2 ou 3
		Benzarona	400 a 600 mg	2 ou 3
		Naftazona	30 mg	1

MPFF: fração flavonoide purificada micronizada.

- Dobesilato de cálcio – Doxium 500® (di-hidróxi-2,5-benze-nossulfonato de cálcio): preparação sintética em dose de 500 a 1.500 mg/dia.

  Outras substâncias venoativas para tratamento da IVC são:

- Escina: mistura de saponinas terpênicas extraídas da castanha-da-índia. Doses iniciais de 1.000 mg (Venofortan®, Reparil®)
- Tribenosídeo – Glyvenol® (etil-3,5,6-tri-O-benzila-D-glicofu-ranosídio): em doses diárias de 800 mg/dia
- Naftazona: doses diárias de 30 mg
- Aminaftona – Capilarema®: doses de 75 mg, em 2 tomadas
- Castanha-da-índia: um dos principais produtos é o saponosí-dio triterpênico (escina), além de conter esculina, tanino, fla-vonoides etc.
- Ginkgo biloba: extraído de uma planta oriental, é substância vasoativa com atividade tônica na parede venosa[7,8] e que teria outras ações, como a de antagonizar o fator ativador de plaque-tas[7] que, somado ao efeito antiagregação de hemácias, poderia melhorar o fluxo sanguíneo tecidual.[9]

MECANISMO DE AÇÃO SUGERIDO

Sugere-se que as substâncias venoativas atuem por meio de dois mecanismos fisiopatológicos: alterações macro (Quadro 55.2) e microcirculatórias (Quadro 55.3). Seu modo de ação dependeria mormente do fármaco utilizado.[1,10]

ESTUDOS CLÍNICOS

Neste capítulo, serão privilegiadas informações com melhor nível de evidência, descartando-se as discussões com base em estudos obser-vacionais com amostra limitada, retrospectivos, e relatos de caso.

Revisão sistemática da Cochrane Library de 2005, atualizada em 2020, analisou 69 artigos do tipo estudo clínico randomizado (controlados por placebo), dentre os quais 56 deles envolveram 7.690 participantes.[11] Treze estudos foram excluídos (10 sobre rutosí-dios; 2 sobre dobesilato de sódio e 1 sobre extrato de *pinus* francês), devido a informações incompletas, desenho inapropriado, diferenças significativas entre os grupos antes mesmo da randomização. Para

QUADRO 55.2	Possível modo de ação das principais substâncias venoativas no tônus venoso e na parede venosa.			
Grupo	**Subgrupo**	**Substância**	**Efeito no tônus**	**Efeito na parede**
Benzopironas	Gamabenzopironas	MPFF	Aumenta o tônus prolongando a atividade noradrenérgica / Afinidade pelo endotélio venoso	Efeito protetor contra hipoxia no endotélio da safena[11] / Inibe adesão de leucócitos ao endotélio das válvulas venosas
		Rutina e rutosídios / O-(b-hidroxietil)-rutosídio / Troxerrutina	Aumenta o tônus bloqueando a inativação da norepinefrina / Aumenta o fluxo venoso	–
	Associação entre alfabenzopironas e gamabenzopironas	Cumarina + rutina	Aumenta o fluxo venoso	–
Saponinas		Escina/aescina	Aumenta o tônus da parede	Efeito protetor contra hipoxia no endotélio da safena
		Extrato de *Ruscus*	Efeito venoconstritor por meio do efeito agonista nos receptores alfa-1-adrenérgicos	Efeito protetor contra hipoxia no endotélio da safena
Outros extratos de plantas		Ginkgo biloba	–	Efeito protetor contra hipoxia no endotélio da safena
Produtos sintéticos		Dobesilato de cálcio / Naftazona	Aumenta o tônus venoso	Acelera a proliferação das células endoteliais

MPFF: fração flavonoide purificada micronizada.

QUADRO 55.3	Possíveis modos de ação das principais substâncias venoativas na microcirculação, inflamação e atividade linfática.					
Grupo	**Subgrupo**	**Substância**	**Microcirculação**	**Atividade linfática**	**Inflamação**	**Hemorreológico**
Benzopironas	Gamabenzopironas	MPFF	Reduz a permeabilidade capilar / Reduz adesão leucocitária ao capilar	Aumenta o fluxo linfático e a quantidade de vasos funcionais	Reduz a liberação de mediadores inflamatórios	Aumenta a velocidade de trânsito das hemácias
		Rutina e rutosídios	Reduz a permeabilidade capilar	–	Inibe a formação de radicais livres	–
	Associação entre alfabenzopironas e gamabenzopironas	Cumarina + rutina	Possíveis efeitos benéficos	Estimula a proteólise nos edemas com alta concentração de proteínas	–	–
Saponinas		Escina	Reduz a filtração capilar	–	Propriedade antielastase e anti-hialuronidase	–
		Extrato de *Ruscus*	Reduz permeabilidade capilar	–	Depuração de radicais livres	–
Outros extratos de plantas		Ginkgo biloba	–	–	–	Efeito hemorreológico
Produtos sintéticos		Dobesilato de cálcio / Naftazona	Aumenta a resistência capilar	Melhora a drenagem linfática	Estimula a atividade da NO-sintase nas células endoteliais	Reduz a viscosidade do sangue

MPFF: fração flavonoide purificada micronizada; NO: óxido nítrico.

desfechos de eficácia foram incluídos 28 estudos de rutosídios, 11 de hidrosmina e diosmina, 10 de dobesilato de cálcio, 2 de *Centella asiática*, 2 de aminaftona, 2 de extratos de casca de pinus francês e 1 de extrato de semente de uva. Uma gama grande de variáveis foi estudada, mas nem todas as substâncias foram testadas. Foram avaliados vários desfechos, mas resultados estatisticamente significativos nem sempre foram clinicamente relevantes (p. ex., redução de 4 mm na circunferência do tornozelo é estatisticamente significativa, mas pode não ser clinicamente relevante).

Dentre os desfechos, foram apresentados dados sobre:

- Edema:
  - Variável dicotômica: em geral, os flebotômicos mostraram moderada probabilidade de redução da frequência do edema em relação ao placebo (RR 0,7; IC 0,63 a 0,78; 13 estudos, 1.245 participantes). *Risco relativo (RR)* é a probabilidade de um indivíduo do grupo exposto desenvolver a doença em relação a um indivíduo do grupo não exposto desenvolver a mesma doença. A metanálise mostrou resultados relevantes para hidrosmina/disomina, rutosídios e aminaftona
  - Diâmetro do tornozelo: resultados consideráveis de redução foram demonstrados na metanálise somente para hidrosmina/disomina. Em média, houve redução de cerca de 4 mm no diâmetro do tornozelo com os flebotômicos (redução média de −4,27 mm; 95% IC −5,61 a −2,93; 15 estudos; 2.010 participantes; evidência moderada)
  - Volumetria: os flebotômicos reduziram levemente a volumetria das pernas em relação ao placebo (redução média de −0,24 mℓ; 95% IC −0,33 a −0,15; 11 estudos; 2.072 participantes; evidência moderada). Dobesilato de sódio e rutosídios atuaram significativamente na redução do volume. Hidrosmina e/diosmina não foram testadas
- Qualidade de vida: houve melhora da qualidade de vida somente para o estudo com aminaftona e nenhuma diferença com placebo em relação a hidrosmina/diosmina e dobesilato de cálcio. No geral, os flebotônicos testados não mostraram melhora relevante desse desfecho
- Cicatrização de úlceras: nenhum estudo mostrou melhora considerável nesse desfecho
- Lesões tróficas: houve leve melhora com flebotômicos em relação ao placebo (RR 0,87, 95% IC 0,81 a 0,95; 6 estudos; 705 participantes; evidência moderada). Resultados significativos foram obtidos somente com hidrosmina/diosmina
- Dores nas pernas:
  - Variável dicotômica: resultados consideráveis com aminaftona, dobesilato de cálcio, rutosídios, extrato de casca de pinus francês. A hidrosmina/diosmina não mostrou relevância para esse item
  - Variável contínua – escala analógica: redução média significativa para hidrosmina/diosmina, extrato de casca de pinus francês e rutosídios
- Câibras nas pernas:
  - Variável dicotômica: redução relevante somente para dobesilato de sódio
  - Variável contínua: redução significativa da média somente para hidrosmina/diosmina e rutosídios
- Pernas inquietas (variável dicotômica): redução considerável somente para dobesilato de sódio
- Prurido nas pernas:
  - Variável dicotômica: redução significativa somente para aminaftona
  - Variável contínua: nenhum resultado relevante
- Peso nas pernas:
  - Variável dicotômica: redução significativa somente para aminaftona

- Variável contínua: redução considerável para hidrosmina/diosmina, extrato de pinus francês e rutosídios
- Inchaço das pernas:
  - Variável dicotômica: redução relevante para dobesilato de cálcio, hidrosmina/diosmina e rutosídios
  - Variável contínua: redução significativa para hidrosmina/diosmina, extrato de casca de pinus francês e rutosídios
- Parestesias:
  - Variável dicotômica: resultados significativos somente para rutosídios
  - Variável contínua: nenhum resultado relevante
- Eventos adversos: em geral, os resultados favoreceram o placebo.

A conclusão geral dessa Revisão Sistemática foi que os flebotônicos têm limitada eficácia na redução do edema e de alguns sintomas relacionados com a IVC, considerando-se que os estudos avaliaram esses resultados em curto e, no máximo, médio prazos. Faltam estudos com maior quantidade de indivíduos e a longo prazo para melhor avaliar edemas e demais sintomas.

DIRETRIZES E INDICAÇÕES DE USO

Não seria apropriada a prescrição das medicações flebotônicas para pacientes sem sintomas associados à doença venosa (p. ex., edema, peso ou cansaço nas pernas), bem como para aqueles portadores de veias varicosas sem sintomas associados. Mesmo para os sintomáticos, a terapia de compressão é, sem dúvidas, a medida terapêutica conservadora mais apropriada, particularmente em locais onde as condições climáticas são amenas. Em locais de clima quente, porém, a compressão elástica é menos tolerada pelo paciente e pode causar desconforto, favorecendo a utilização racional de medicações, mas deve-se também considerar o custo comparativo das terapêuticas.[12] Ademais, essas medicações não devem ser prescritas por período maior que 3 meses, a menos que haja recorrência dos sintomas após a descontinuação do tratamento. Não é apropriado combinar variadas substâncias flebotônicas em uma mesma prescrição.

Não existe qualquer evidência e indicação para uso das substâncias flebotrópicas em episódio agudo de trombose venosa profunda, além de não se terem informações sobre eventual interação dessas substâncias com os anticoagulantes. Sua utilização como alternativa ao tratamento anticoagulante não tem qualquer justificativa e pode colocar em risco a vida do paciente, podendo até acarretar implicações legais ao médico.

De acordo com a Diretriz do American Venous Forum (AVF), de 2011, Glocviski et al.[12] recomendaram o uso de diosmina, hesperidina, MPFF, rutosídios, sulodexide e aescina em conjunto com terapia compressiva para edema crônico. Porém, na Diretriz de 2017,[13] essa sugestão foi eliminada, permanecendo apenas a recomendação de uso de compressão elástica. Na Diretriz do AVF, de 2020,[14] nenhuma menção a substâncias venoativas foi feita, embora o foco destas diretriz tenha sido o tratamento intervencionista. Na diretriz do AVF para tratamento compressivo após intervenção venosa houve somente recomendação do uso de meias-elásticas (terapia compressiva) após cirurgias ablativas e escleroterapias, e no fechamento de úlceras de estase.[15]

Em sua 9ª edição, em 2012, de acordo com a Diretriz da ACCP, os autores argumentaram que o uso de flavonoides ou substâncias venoativas em pacientes com síndrome pós-trombótica poderia reduzir edema, mas com evidência fraca e, por isso, não recomendaram seu uso nesses casos.

A Diretriz de Nicolades et al.,[1] de 2018, tem um capítulo dedicado às substâncias venoativas. Nessa Diretriz, houve recomendação de uso dessas substâncias (diosmina, hesperidina, ruscus, oxirrutinas, eoscina) no alívio de sintomas mais frequentes (edema, coceira, desconforto, parestesias etc.). O dobesilato de sódio recebeu recomendação fraca por eventualmente estar associado a agranulocitose.

Úlcera venosa

As úlceras venosas são mais adequadamente tratadas clinicamente por compressão e cuidados locais com a ferida. Naqueles pacientes com veias superficiais ou perfurantes incompetentes, o tratamento deve incluir técnicas cirúrgicas ou de ablação,[12,13] porém a descoberta do envolvimento de leucócitos no desenvolvimento das úlceras venosas estabeleceu novos caminhos de investigação terapêutica.[16] Existem substâncias que modificam a ativação dos leucócitos e podem beneficiar pacientes com úlcera venosa, quando em combinação com a compressão. As opções farmacoterapêuticas com essa propriedade são limitadas e merecem destaque a pentoxifilina[17] e a MPFF.[16]

Estudos sugerem que a pentoxifilina pode ser útil no tratamento das úlceras venosas por inibição da ativação de neutrófilos, redução da adesão de células brancas à superfície endotelial e diminuição da liberação de radicais superóxidos.[17] Nessa revisão da Cochrane, 8 estudos randomizados foram avaliados comparando pentoxifilinas *versus* placebo em pacientes com úlcera venosa. A terapia de compressão foi usada em 5 dos 8 estudos. Seus resultados indicaram que o uso de pentoxifilina melhorou significativamente a cicatrização completa e a velocidade de cicatrização, com aumento não significativo dos efeitos colaterais gastrintestinais. Sugere-se uso de 400 mg, 3 vezes/dia, em conjunto com os cuidados locais da úlcera e com a compressão.

A MPFF (Daflon® 500 mg, Servier), que consiste em 90% de diosmina e 10% de flavonoides expressos como hesperidina, diminuiria a interação de leucócitos e células endoteliais com a inibição da expressão de moléculas de adesão na superfície do endotélio e dos leucócitos.[3] Ensaios clínicos randomizados demonstraram que a MPFF aumentou a cicatrização das úlceras venosas, particularmente em úlceras grandes e de difícil cicatrização.[18]

Na Diretriz AVF, de 2014,[19] há recomendação de terapia compressiva para o tratamento de úlceras venosas, mas não são mencionadas as substâncias venoativas.

Linfedema

As benzopironas são fármacos capazes de atuar no sistema linfático. As alfabenzopironas agiriam na proteólise, ou seja, na composição da linfa, e as gamabenzoperidonas atuariam no tônus muscular, reduzindo a permeabilidade vascular,[20] porém frente a hepato, nefro e neurotoxicidade das alfabenzoperidonas, seu uso não é indicado, sendo proibido em vários países.[4] Já as gamabenzoperidonas podem ser utilizadas em todas as fases do linfedema, sendo seus principais representantes a diosmina e a hesperidina e o O-(beta-hidroxietil)-rutosídio; a MPFF, por micronização, apresenta avanços uma vez que tem melhor absorção intestinal e maior biodisponibilidade.[21] Em revisão sistemática, Gonzales et al.[4] observaram que existem poucos estudos com qualidade metodológica para se estabelecer conclusões e, mesmo assim, seus resultados são contraditórios. Pelos motivos expostos, os autores concluíram que não há provas suficientes para recomendar o uso de substâncias linfocinéticas no linfedema.[4]

CONCLUSÃO

Alguns estudos controlados disponíveis no momento indicam que as substâncias venotrópicas podem ter algum papel na diminuição dos sintomas subjetivos e no edema devido à IVC. Embora essas substâncias sejam amplamente utilizadas na Europa e na América Latina, não existem, no momento, evidências claras que mostrem utilidade em sua utilização indiscriminada. Não há, também, estudos de custo-benefício em sua utilização. Uma revisão sistemática dos efeitos dos flebotônicos na IVC[22] incluiu 44 estudos envolvendo 4.413 pacientes tratados com rutosídios em 23 estudos, diosmina em 10, dobesilato de cálcio em 6, *Centella asiática* em 2, aminaftona e outros fitoterápicos em 1. Os autores concluíram que não há evidências suficientes para demonstrar a efetividade dos flebotônicos na IVC, havendo sugestão de alguma eficácia na melhoria do edema. Assim, a prescrição ou não para cada paciente deve ser bem analisada, considerando-se os benefícios que o paciente terá com o uso, que deverá ser preferencialmente complementar ao tratamento compressivo do membro, os eventuais efeitos colaterais, que, entretanto, parecem ser raros, e a que ponto seus gastos justificarão a utilização. Como sua ação é essencialmente sintomática, se não houver melhora dos sintomas relatados pelo paciente, o uso deve ser suspenso, já que, no momento, não existem evidências de que essas substâncias interfiram na evolução e no prognóstico da doença.[11] Aparentemente, apresenta papel na cicatrização das úlceras venosas, porém essa informação precisa ser confirmada em mais trabalhos clínicos bem conduzidos.[17,18]

As referências bibliográficas deste capítulo se encontram no Ambiente de aprendizagem do GEN.

56

Terapia Gênica para Isquemia Crônica Crítica dos Membros

José Carlos Costa Baptista Silva ■ Chester Bittencourt Sacramento ■ Daniel Guimarães Cacione ■ Marcelo Rodrigo de Souza Moraes

Resumo

Nas últimas duas décadas, houve um aumento exponencial de pesquisas e *trials*, tanto experimentais quanto clínicos, com a utilização da terapia gênica para tratar quadros de isquemia de membros, particularmente na falha de tratamentos tradicionais ou quando estes não puderam ser empregados. Apesar do incrível avanço da ciência nesse campo e do indiscutível acúmulo de conhecimento sobre os detalhes, desde a forma de administração até a fisiopatologia da terapia baseada em modificação genética, os resultados ainda não são consistentes o bastante para indicar o uso da terapia genética como rotina na maioria dos casos. O conhecimento nessa área avança rapidamente e é possível que, com o aumento dos níveis de evidência e modernas tecnologias surgindo a cada instante, novas aplicações possam ser encontradas para incluir essa modalidade terapêutica no tratamento da isquemia crítica crônica.

Palavras-chave: terapia genética; salvamento de membro, extremidade inferior; isquemia; extremidades.

DEFINIÇÃO

A terapia gênica é um novo ramo do conhecimento da Biotecnologia Molecular que, por meio de transferência de material genético para as células humanas, visa ao tratamento e à prevenção de doenças ou distúrbios. Os materiais genéticos modificados podem ser ácido desoxirribonucleico (DNA), ácido ribonucleico (RNA) ou células geneticamente modificadas.

Geralmente, essa manipulação é obtida por introdução de um segmento de DNA estranho às células – processo conhecido como transdução ou transfecção. Terapia gênica pode envolver a entrega (*delivery*) integral de genes ativos ou bloqueio da expressão de um gene nativo pela transfecção de oligonucleotídios antissenso, conhecidos com RNA de interferência (siRNA, *small interfering RNA*). Esses RNA são pequenas cadeias de ácido nucleico em fita simples que têm como finalidade se anelar ao RNA mensageiro (mRNA) da proteína que se pretende inativar, impedindo a sua transcrição.

A transferência gênica favorece a reposição, a superexpressão (*overexpression*) ou a inativação de uma proteína, com a finalidade de prevenir ou tratar doenças. A transferência de um gene para uma célula-alvo promove sua expressão. A reposição ou o aumento da expressão de um gene envolve a sua transferência para uma célula em que foi perdido, ou ocorre de maneira defeituosa, ou simplesmente está subexpresso em relação ao esperado. A proteína expressa pode ser ativa apenas intracelularmente e, nesse caso, uma alta eficiência de transferência gênica pode ser necessária a fim de se obterem níveis terapêuticos. Alternativamente, proteínas secretadas pelas células modificadas podem agir em outras células de modo parácrino e, em tais casos, a entrega para apenas uma subpopulação de células pode produzir o resultado terapêutico esperado.[1]

A terapia gênica tem como objetivos:

■ Correção: quando ocorre a inserção de um gene funcional no local de um não funcional ou deleção de um gene deletério

■ Complementação: quando é feita a introdução de uma cópia normal sem modificação do original

■ Adição: com o acréscimo de um gene ausente no genoma[2,3]

■ Inativação: quando são utilizados siRNA com o intuito de inibir a expressão de um gene específico.

Provavelmente no futuro será possível tratar doenças genéticas com a alteração da célula-ovo, inativando um gene doente ou inserindo um gene normal na célula-tronco embrionária, o que possibilitaria a reparação de todas as células do indivíduo.[4]

INTRODUÇÃO À TERAPIA GÊNICA

No início das pesquisas em terapia gênica, acreditou-se que seria possível reparar o DNA de todas as células do organismo humano, substituindo o gene com defeito por outro normal, porém, estima-se que o corpo humano tenha entre 10 e 100 trilhões de células, o que torna impossível a correção de todas elas. Com o desenvolvimento da pesquisa na área de Biologia Molecular, percebeu-se que não seria necessária a alteração de todas as células do indivíduo e que poucas células sadias, em muitos casos, já seriam suficientes para suprir as funções das células deficientes.[4-6] Com o desenvolvimento da Nanobiotecnologia, talvez seja possível, futuramente, corrigir o DNA danificado de cada célula, conforme os novos protocolos de pesquisa, principalmente da National Aeronautics and Space Administration (NASA) e da Voyage of the Nano-Surgeons.[7-10]

A expressão "terapia gênica" foi criada para diferenciação da "engenharia genética", que foi introduzida na literatura em 1932 no Sixth International Congress of Genetics (Ithaca – Nova York) para englobar os princípios da genética nas características hereditárias (*breeding*) de animais e plantas.

Em 1960, foram estabelecidas as bases moleculares para a transferência gênica em bactérias, tornando-se evidente que a transferência gênica em animais e em humanos seria inevitável. Embora rapidamente tal conceito tivesse sido aceito, o progresso ainda aguardava o advento da tecnologia do DNA recombinante.[11]

Em 1970, Stanfield Rogers[12] tentou tratar duas meninas com uma doença genética debilitante, a hiperargininemia, administrando o vírus selvagem do *Shope papilloma*, o qual sabidamente carrega o gene argininase, com o objetivo de diminuir os níveis arginina no soro; a tentativa foi malsucedida, provocando discussões sobre o caráter ético desses experimentos.

No fim da década de 1970, as técnicas de transfecção foram combinadas ao sistema de seleção e à tecnologia do DNA recombinante em cultura de células de mamíferos. O desenvolvimento dos vetores virais, no início dos anos 1980, possibilitou a transferência gênica para células de mamíferos com o propósito de terapia gênica e este método se tornou amplamente aceitável.[13]

Em 1981, muito do ciclo de vida e da capacidade de transdução dos retrovírus já estava bem entendido. Vários autores tiveram sucesso usando um vetor retroviral na transferência de um gene funcional para diferentes tipos celulares, como células de medula óssea de camundongos, fibroblastos e células humanas da linhagem linfoblástica.[14-16] Isso representou um grande passo na área, uma vez que, com o novo método, passou a ser possível uma transdução muito mais eficiente do que era obtida até então.

A primeira evidência da expressão *in vivo* de um gene transferido por retrovírus foi obtida por Eli Gilboa e French Anderson em 1985, quando encontraram a expressão do gene marcador NeoR em camundongos. A primeira transferência gênica, com autorização do National Institutes of Health (NIH), usando um vetor retroviral na clínica, foi realizada em 1989 por French Anderson, Michael Blaese e Steven Rosenberg. Com esse vetor carregando o gene marcador NeoR, modificaram *infiltrating lymphocytes* (TIL) e obtiveram expressão gênica.[17,18]

A primeira correção em modelo animal de uma doença humana foi realizada em 1993 por Olivier Danos e Jean Michel Heard. Eles corrigiram a mucopolissacaridose do tipo VII humana em um camundongo (MPSVII) com a injeção de medula óssea autóloga modificada por um vetor retroviral que carregava o gene humano da betaglicuronidase.[19]

O primeiro teste clínico utilizando um vetor adenoviral foi realizado por Ronald Crystal, que tratou pacientes com fibrose cística.[20]

A primeira cura com terapia gênica foi relatada em 2000, quando Alain Fischer, em Paris, obteve sucesso total corrigindo a síndrome da imunodeficiência grave ligada ao cromossomo X (SCIDX1) em crianças.[21] As células-tronco sanguíneas (CD34 positivas) dos pacientes foram coletadas, modificadas *in vitro* com um vetor retroviral e devolvidas aos pacientes. O vetor baseado em um oncorretrovírus levava o gene normal da subunidade gama (*GC*) do receptor das interleucinas (IL)-2, 4, 7, 9 e 15. Infelizmente, 30 meses depois desse tratamento, 2 dos 10 pacientes desenvolveram uma síndrome leucêmica (*leukemialike syndrome*). Essas crianças foram tratadas subsequentemente com quimioterapia. Estudo posterior mostrou que o gene *GC* pode cooperar na transformação de células normais em cancerígenas, caso expresso por um promotor retroviral.[22]

Também em 2000, ocorreu o primeiro ensaio clínico de fase II bem-sucedido para adenocarcinomas de cabeça e pescoço com um adenovírus oncolítico associado à quimioterapia.[23]

Dados de junho de 2015 mostraram que 2.142 protocolos clínicos de terapia gênica foram submetidos ao NIH/à Food and Drug Administration (FDA) para aprovação, sendo 1.376 (64,2%) para câncer, 196 (9,2%) para doenças monogênicas (17 doenças genéticas diferentes, inclusive SCID, hemofilia e fibrose cística), 168 (7,8%) para doenças cardiovasculares, 172 (8%) para doenças infecciosas (principalmente o vírus da imunodeficiência humana [HIV]), 39 (1,8%) para doenças neurológicas, 33 (1,5%) para doenças oculares e 52 (2,6%) para testes em voluntários saudáveis. Foram tratados mais de 5.700 pacientes em 2.597 protocolos clínicos em todo o mundo com vetor de transferência para terapia gênica.[24]

MECANISMOS DE AÇÃO

Métodos de transferência gênica

As citocinas angiogênicas podem ser administradas como proteínas recombinantes ou como genes codificados para essas proteínas. Tanto as proteínas recombinantes quanto os genes empregados na terapia gênica têm sido relativamente bem tolerados nos protocolos clínicos, conduzindo os pesquisadores a procurarem quais são as melhores preparações e estratégias de entrega do gene na terapêutica. A terapia por meio das proteínas recombinantes (sintetizadas em cultura por bactérias) tem sido indicada, e alguns pesquisadores entendem que essa estratégia é a mais próxima para o uso prático, entretanto seu uso é limitado em virtude das altas concentrações plasmáticas necessárias para se obter efeito biológico significativo. Administrada por via sistêmica, apresenta efeitos adversos mais frequentes e graves, além disso, como a proteína recombinante humana é de difícil produção, os custos são proibitivos. A eficácia com que o gene é introduzido e expresso na célula-alvo e a duração da expressão transgênica determinam o sucesso desse tratamento.

O gene desejado é introduzido em uma célula-alvo por meio de vetores que, além de facilitarem a entrada e o tráfego intracelular de uma sequência gênica que se deseja inserir, apresentam todos os elementos necessários para sinalizar expressão desse gene.

Existem duas categorias de sistemas de transferência: viral e não viral. Os vetores virais mais comumente usados são os adenovírus

e os retrovírus. O vetor não viral mais usado é o *naked DNA* (injeção direta do plasmídio no tecido-alvo) ou complexos compostos por plasmídios envoltos por lipídios.[25,26]

Demonstrou-se que os músculos esqueléticos e cardíacos são capazes de absorver e expressar vetores. Estudos prévios têm mostrado que a eficiência da transfecção de um gene por injeção intramuscular é aumentada em 5 vezes quando ele é injetado no músculo isquêmico. Vetores virais podem aumentar a eficiência da transfecção, e isso pode elevar os níveis de expressão gênica.[27]

Vetores virais têm sido desenvolvidos e aperfeiçoados para aumentar a eficiência do processo de transfecção. O vetor viral mais comumente usado para transferência gênica é o adenovírus, que tem a capacidade de infectar tanto células em divisão quanto quiescentes. A eficiência da transfecção é aproximadamente 1.000 vezes maior com vetor adenoviral do que com injeção de DNA na forma plasmidial. As maiores limitações do vetor adenoviral são a falta de sustentação da expressão, já que o DNA do adenovírus não é integrado ao genoma do hospedeiro, sendo perdido durante a divisão celular, a antigenicidade das proteínas virais e a possível toxicidade em doses altas. Em protocolos humanos, vetores adenovirais têm causado reação inflamatória, formação de anticorpos contra o adenovírus, febre transitória e aumento considerável das transaminases hepáticas.[28]

Vetores adenovirais para entrega de gene não são amplamente utilizados na clínica pela falta de especificidade de tecido, porém, na virada do século XX, foram criados adenovírus modificados para se ligar a receptores alternativos específicos teciduais, melhorando a eficácia de transdução.[29]

Outros vetores virais usados para promover angiogênese incluem vetores oncorretrovirais, lentivirais e vírus adenoassociados (AAV). As vantagens dos vetores AAV incluem transdução de células quiescentes, expressão duradoura do gene inserido e resposta inflamatória reduzida. As limitações envolvem a dificuldade de produção e a pequena capacidade de empacotamento, isto é, título viral baixo. AAV também podem efetivamente transfectar músculo esquelético, miocárdio e vasos sanguíneos.[30,31]

Lentivírus também podem transfectar células em não divisão e mostraram eficiência de transdução relativamente alta no sistema nervoso central e no fígado. Algumas pesquisas foram projetadas para determinar os efeitos da transfecção do fator de crescimento endotelial vascular (VEGF) e da angiopoetina-2 (Ang2) pelo vetor lentiviral na formação de vasos colaterais em modelo de isquemia de membro posterior em coelhos, e recentemente um estudo clínico observacional constatou o efeito angiogênico da transfecção de VEGF-165 em humanos com duração de até 5 anos.[32]

Entre os diferentes métodos de transferência gênica por vetores não virais para o sistema vascular, o mais comumente utilizado é a incubação direta com *naked DNA* não modificado ou combinado a agentes lipofílicos/hidrófobos (lipossomos). O uso do *naked DNA* é simples e bem tolerado pelo organismo receptor devido a sua baixa toxicidade e à resposta imunológica, comparadas ao vetor viral, porém *naked DNA* é teoricamente limitado pela pouca eficiência de transfecção, com baixo nível de expressão gênica. Quando aplicado por via intravenosa, o DNA plasmidial é rapidamente degradado no sistema reticular, por sua meia-vida plasmática muito curta,[26] entretanto, o *naked DNA* liberado diretamente nos tecidos pode induzir a expressão gênica local. Embora a eficiência da taxa de transfecção muscular seja baixa, a expressão transgênica persiste por vários meses, sem evidência de replicação ou integração plasmidial. Dados apontam que a transfecção de um plasmídio contendo o gene VEGF em músculo ou na parede dos vasos sanguíneos é seguida por sua expressão local e aumento dos níveis circulantes de VEGF em pelo menos 15 dias.[33]

Para aumentar a eficiência na transfecção de *naked DNA* na célula, são aplicados vários métodos como a eletroporação e ampla variedade de compostos, como os fosfolipídios catiônicos (lipossomas). O lipossoma facilita o transporte de DNA por meio da membrana (carregada negativamente), formando uma cobertura de polímeros catiônicos (carregados positivamente). Lipossomas são efetivos na transferência de fatores de crescimento em modelos animais de angiogênese. Uma determinada célula-alvo pode ser alcançada conjugando-se uma proteína específica ao complexo DNA/lipossoma. Após a conjugação, as partículas de lipossoma entrarão preferencialmente naquelas células com receptores apropriados em suas superfícies.[26,32,33]

Novas descobertas apontam que, quando submetidos ao ultrassom combinado a microbolhas, o *naked DNA* apresenta aumento significativo na transfecção, causado pela permeabilização da membrana celular. Essa técnica de permeabilização, ou cavitação acústica, foi relatada como capaz de aumentar a expressão gênica em aproximadamente 300 vezes.[34] Um grande diferencial dos vetores derivados de plasmídio, com base apenas de DNA, é não apresentar perigo de replicação no organismo, além de o processamento ser mais simples e menos custoso que de vetores virais.[35]

Experimentalmente tem-se empregado nanosferas magnéticas contendo plasmídio. A liberação de tais nanosferas via arterial sob campo magnético promove aumento da expressão de VEGF *in situ*. A densidade capilar e a razão capilar/fibra muscular dobraram comparadas com a dos animais controle. O resultado sugere que a liberação intra-arterial do gene VEGF por nanosferas magnéticas promove angiogênese e arteriogênese.[36]

Rotas de entrega (*delivery*) de gene

O método ideal de entrega deveria ser capaz de transfectar o tecido designado sem exposição sistêmica ao vetor. Três métodos de entrega foram usados em músculo esquelético para tratar doença arterial periférica (DAP): transferência intravascular com cateter, injeção intramuscular direta e terapia gênica *ex vivo*.

O primeiro protocolo clínico em humanos usando VEGF foi realizado em 1994, por Isner et al.,[33] no qual foi utilizado um cateter de hidrogel com um plasmídio que carregava o gene do VEGF-165. A técnica envolve insuflação do balão, com potencial risco de dano vascular; o local de transferência de gene foi avaliado por ultrassom intravascular com intervalos regulares.

A doença vascular periférica é frequentemente tão extensa que impede a punção arterial percutânea devido à aterosclerose difusa, e, até mesmo na ausência do espessamento da camada íntima, a calcificação extensa à interface das camadas íntima e média pode limitar transferência de gene às células vasculares.[37] Além disso, a insuflação do balão do cateter pode causar lesão intimal e consequente trombose do vaso.[38] Essa complicação pode ser devastadora se a artéria envolvida for a doadora principal de colaterais existentes ou se for a única receptora patente que mantém possível a viabilidade do membro isquêmico. Se o acesso arterial for possível em tais pacientes, é limitado frequentemente à porção superior do membro isquêmico.[39]

De qualquer modo, a administração do vetor por via intra-arterial proporciona maior biodistribuição do que o vetor injetado por via intramuscular,[40,41] apesar de a transferência de um gene diretamente para o músculo isquêmico por meio de vetor viral ou não viral ser alternativa terapêutica menos invasiva que a transfecção arterial, como foi usado nos trabalhos pioneiros de Isner et al.[33] Além disso, do ponto de vista clínico, a transferência gênica intramuscular parece representar uma alternativa satisfatória em relação à transferência arterial em pacientes com obstrução arterial proximal, no caso de isquemia crônica crítica.

Demonstrou-se também que a injeção intramuscular prévia de sacarose hipertônica nos músculos proporcionou distribuição e expressão mais uniformes dos plasmídios injetados.[42]

Nenhum dos métodos de transferência de gene mencionados anteriormente, no entanto, assegura que somente as células-alvo serão transfectadas.

A introdução de DNA estranho em células não alvo pode causar efeitos adversos. Por esse motivo, há considerável interesse na transferência gênica *ex vivo*, método no qual as células são coletadas, modificadas *in vitro* e reintroduzidas no paciente.[43] Esse método aumenta a eficiência de transfecção e assegura que aquele DNA estranho só será introduzido nas células-alvo. A transferência gênica de VEGF *ex vivo* em mioblastos foi executada seguida pela implantação das células em membros posteriores murinos.[44]

Outras vias alternativas de entrega de genes foram descritas: Hasson et al.[45] demonstraram que pequenos fragmentos sólidos de tecidos podem ser manipulados *ex vivo* e usados com veículos para terapia gênica. Tais fragmentos expressando fatores angiogênicos foram implantados próximo a áreas isquêmicas e induziram a resposta angiogênica capaz de recuperar a lesão causada pela isquemia.

Uma bactéria que produz fatores angiogênicos provê modalidade nova para angiogênese experimental e também pode ser satisfatória para uso clínico. A formação de vasos sanguíneos induzida pelo VEGF bacteriano foi comprovada *in vivo* por microscopia de luz em ratos, 7 dias depois de injeção intraperitoneal de bactérias transformadas. A vantagem principal do meio descrito consiste na expressão bacteriana controlada, que pode ser regulada positiva (indução por meio de agentes exógenos de baixo peso molecular) ou negativamente (aplicação de antibióticos e eliminação das bactérias injetadas).[46]

ESTUDOS PRÉ-CLÍNICOS PARA A DOENÇA ARTERIAL PERIFÉRICA

A terapia gênica usada para tratamento de DAP focaliza-se atualmente em três áreas: angiogênese terapêutica, prevenção de reestenose após angioplastia com balão ou colocação de *stent* e prevenção de insucessos de enxertos vasculares.

Angiogênese terapêutica

Os modelos de isquemia em animais mais amplamente usados na pesquisa de angiogênese terapêutica são os de isquemia aguda de membros posteriores em coelhos.

Em modelos animais, os efeitos terapêuticos foram demonstrados com a administração de fatores de crescimento recombinantes fornecidos por via intra-arterial, intravenosa ou intramuscular.[26,47] Há evidências da utilidade do VEGF e do fator de crescimento de fibroblastos (FGF) na terapia angiogênica *in vivo*, comparando-se com outros, tornando esses fatores de crescimento as principais opções de medicamentos terapêuticos.[26]

Vários sistemas de vetor funcionam bem em camundongos e coelhos, fornecendo níveis adequados da proteína recombinante, porém, em animais maiores, obter a mesma eficácia tem se mostrado um desafio. Assim, a baixa eficiência de transferência gênica é o principal problema na terapia gênica humana. Isso ocorre devido à difusão limitada dos vetores nos tecidos, tornando necessário o uso de grandes quantidades de vetores. Uma preocupação adicional é que estudos pré-clínicos foram realizados em animais jovens saudáveis que podem ter uma resposta terapêutica efetiva, porém, tal capacidade pode não ser encontrada em pacientes anciãos com aterosclerose arterial, diabetes melito ou outros processos de doenças crônicas.[48] Estudos pré-clínicos em animais indicaram que esses fatores de crescimento angiogênicos podem estimular o desenvolvimento de vasos colaterais e elevar a pressão sanguínea sistólica.[26]

Pelos protocolos clínicos em andamento, é evidente que os resultados antecipados em estudos experimentais não serão alcançados com um único fator de crescimento angiogênico, podendo ser necessário a associação de múltiplos fatores para aperfeiçoamento da resposta angiogênica,[43] como a combinação de VEGF e bFGF, os quais têm efeitos sinérgicos.[43,46] Vetores monocistrônicos (cístron = gene) carregando o gene do VEGF-165 ou do FGF2, e vetores bicistrônicos, que carregam ambos os genes, foram testados na angiogênese terapêutica. Constatou-se que o DNA plasmidial ainda persiste no tecido em até 41 dias após a transfecção, mais ou menos no mesmo nível, mas as cópias (transcrições) de mRNA diminuem lentamente depois de 13 dias.[49] Em outro estudo, demonstrou-se que a transferência combinada dos genes *Ang1* e *VEGF* resulta em vasos de grande calibre.[50]

Prevenção de reestenose

A ocorrência de reestenose depois da angioplastia com balão é um processo multifatorial no qual os mecanismos principais são a formação neointimal excessiva e a remodelação tardia desfavorável.[51] Durante o desenvolvimento da reestenose, observam-se proliferação e migração de células de músculo liso (SMC) medial, diminuição da apoptose regulada, aumento da formação da matriz extracelular e diminuição de sua degradação. A maioria das estratégias de terapia gênica é direcionada para bloqueio da migração e proliferação de SMC, da inibição da formação de tecido conjuntivo e dos efeitos indesejáveis do fator de crescimento.[52] A inibição da expressão gênica é necessária para impedir a proliferação de SMC e tem obtido bons resultados por meio da terapia gênica por antissenso. Oligonucleotídios antissenso construídos contra *c-myb*, *c-myc*, *cdc-2*, *cdk-2*, *ras*, *bcl*, *E2F* e *TGF*-β têm diminuído o espessamento intimal em reestenose experimental.[26,52] Modelos em animais de desnudação endotelial ou reendotelização pós-*stent* mostraram que o VEGF foi capaz de inibir o espessamento neointimal, reduzir a trombogenicidade e restaurar o relaxamento dependente do endotélio, quando conduzido por cateter ao local da lesão vascular.[40]

A trombose local após dilatação endovascular percutânea (PTA) ou colocação de *stent* pode ser diminuída por ação dos fatores de coagulação e da agregação plaquetária por transferência de genes, como a hirudina, ativador tecidual de plasminogênio, ciclo-oxigenase e inibidor de fator tecidual de trombomodulina. Prevenção ou dissolução de trombos podem diminuir o processo de hiperplasia neointimal e, consequentemente, a reestenose.[26]

Pan et al.[53] relataram que o inibidor da via do fator tecidual (TFPI) é um inibidor de protease tipo Kunitz que regula a via extrínseca de coagulação, inibindo o complexo catalítico do fator VIIa/fator tecidual (TF). TFPI é expresso pelas células endoteliais e nos músculos lisos dos vasos e é encontrado no plasma em níveis baixos, em condições normais. A função local do TFPI vascular na formação de trombos e desenvolvimento de doença vascular é desconhecida. Aponta-se que a superexpressão local do TFPI específico de SMC pode atenuar a trombose arterial sem alteração hemostática.

Prevenção de insucesso de enxerto

Procedeu-se a experimento em modelos animais com enxertos venosos que receberam células endoteliais modificadas.[26,54] Em coelhos alimentados com dieta rica em colesterol, demonstrou-se que a terapia gênica no intraoperatório de enxertos venosos com oligonucleotídios antissenso bloqueia a proliferação de SMC e previne a aterosclerose acelerada, responsável pela falência de enxertos venosos autólogos.[26,55]

Wang et al.[55] estudaram o efeito local do uso do adenovírus carregando o gene da óxido nítrico-sintase induzida (iNOS) na reestenose de artéria coronária tratada com *stent* em porco. Concluíram que o gene *iNOS* transferido para parede vascular por cateter reduziu a hiperplasia miointimal.

Tem sido pesquisada também nova terapia com a bioengenharia para diminuir a trombogenicidade e a hiperplasia miointimal nas próteses de Dacron® e politetrafluoretileno (PTFE) de pequenos calibres, as quais têm mais risco de trombose.[56,57]

ESTUDOS CLÍNICOS INICIAIS

Protocolos clínicos de terapia angiogênica com proteínas recombinantes ou com genes têm sido realizados no intuito de tratar a isquemia crônica crítica de membros (ICCM) de membro em pacientes sem nenhuma alternativa terapêutica conhecida.[27]

Terapia gênica para tratar ICCM foi realizada pela primeira vez em 1994 em um paciente com DAP sem outra opção de tratamento. Um cateter foi introduzido na artéria proximal do membro isquêmico e foi injetado um plasmídio contendo VEGF próximo da oclusão.[27,33] Parâmetros funcionais e angiográficos melhoraram após 12 semanas, porém, observou-se a formação de angioma e edema unilateral no membro afetado, demonstrando claramente que o tratamento teve efeito angiogênico local. Nesse protocolo inicial, usou-se um cateter de hidrogel com VEGF-165 plasmidial puro ou não coberto e, embora tenha sido efetivo no estímulo para formação de circulação colateral em pacientes com ICCM, não é ideal, pois para muitos doentes, devido à gravidade da doença oclusiva, não é possível acessar uma artéria proximal para introduzir o cateter e transfectar o plasmídio distalmente. Assim, o grupo do professor Isner modificou a via de entrega do plasmídio, injetando o vetor com VEGF-165 diretamente no músculo da área isquêmica. A aplicação intramuscular de *naked DNA* demonstrou eficácia clínica para o tratamento da ICCM.[27,49,51]

Após estas publicações iniciais, numerosos fatores de crescimento angiogênicos foram testados, como VEGF, FGF e HGF, em outros protocolos (Quadro 56.1).

Além do plasmídio, vários outros vetores também são utilizados para entrega de fatores de crescimento angiogênico, como o adenovírus e o lipossomo. Outra tentativa utilizando um vetor adenoviral carregando o gene do VEGF-121 demonstrou melhora da deficiência orgânica endotelial em resposta a acetilcolina ou nitroglicerina,[58] porém houve alta incidência de edema como efeito colateral.

Com a transfecção em pacientes com o gene *HGF* humano, não houve nenhuma evidência de edema em comparação com o VEGF, que o desenvolveu em nível moderado a grave em 60% dos pacientes, nos protocolos das fases I/II.[59,60] Embora esses resultados ainda sejam preliminares, a terapia gênica usando HGF tem potencial no tratamento de ICCM com mínimo de edema. O edema induzido pelo VEGF pode ser controlado com diurético oral e talvez possa ser prevenido de maneira mais eficiente com a combinação de angiotensina 1, que mantém a integridade endotelial.[61]

Difusão de fatores angiogênicos, como VEGF, no organismo, eleva o risco de complicação e efeitos colaterais, apesar de os protocolos clínicos em terapia gênica não terem encontrado nenhum problema maior até o momento. Muitos dos efeitos colaterais potenciais, como piora de aterosclerose ou retinopatia, descritos em experimentos utilizando animais transgênicos, ou nocaute, ainda não foram observados em protocolos clínicos.[62,63] Incidência de câncer em pacientes que foram submetidos à terapia gênica foi a mesma que na população geral da mesma idade.[62,63] Não há evidência de que o VEGF atue na circulação sanguínea acelerando o crescimento de tumor ou a ocorrência de metástase. Tratamento

QUADRO 56.1	Fatores de crescimento angiogênicos e inibidores da angiogênese.[26]	
Fatores de crescimento	**Inibidores**
Angiogenina	Angioarrestina
Angiopoetina 1 (Ang1)	Angiostatina (fragmento de plasminogênio)
Del-1 (*locus*-1 de desenvolvimento endotelial)	Antitrombina III antiangiogênica
Fatores de crescimento derivados de fibroblastos ácido (aFGF) e básico (bFGF)	Inibidor derivado de cartilagem (CDI)
Folistatina	Fragmento de complemento CD59
Endostatina (fragmento de granulócitos – G-CSF)	Fator estimulante de colônias de colágeno XVIII
Fator de crescimento derivado de hepatócito (HGF)/fator de dispersão (SF)	Fragmento de fibronectina
Interleucina-8 (IL-8)	Gro-beta
Leptina	Heparinases
Midkine (fator de crescimento ligado à heparina) (MK)	Fragmento hexassacarídeo de heparina
Fator de crescimento derivado de placenta	Gonadotrofina coriônica humana (hCG)
Fator de crescimento celular endotelial derivado de plaqueta (PDECGF)	Interferona a/b/g
Fator de crescimento derivado de plaqueta – BB (PDGF-BB) (com cadeia homodímera BB)	Interferona induzível por proteína (IP-10)
Pleiotrofina (PTN)	Interleucina-12
Progranulina	Kringle 5 (fragmento de plasminogênio)
Proliferina	Inibidores de metaloproteinase (TIMP)
Fator de crescimento de transformação alfa (TGF-α)	2-Metoxiestradiol
Fator de crescimento de transformação beta (TGF-β)	Inibidor de ribonuclease placentário
Fator de necrose tumoral alfa (TNF-α)	Inibidor de ativador de plasminogênio
Fator de crescimento endotelial vascular (VEGF)	Fator plaquetário 4 (PF4)
	Fragmento de prolactina 16 D
	Proteína relacionada com proliferina (PRP)
	Retinoides
	Tetra-hidrocortisol-S
	Trombospondina-1 (TSP-1)
	TGF-β
	Vasculostatina
	Vasostatina (fragmento de calreticulina)

com VEGF ou FGF foi bem tolerado nos primeiros estudos clínicos. Outros efeitos colaterais informados dos protocolos clínicos foram: aumento passageiro da proteína C reativa, proteinúria e trombocitopenia.[59,60,62]

Tentativas clínicas para prevenção de reestenose também têm sido pesquisadas. No local de PTA, VEGF poderia ter um efeito de prevenção de reestenose. Análise de pacientes 3 meses após a intervenção por terapia gênica revelou, por meio da angiografia digital por subtração (DSA), aumento estatisticamente significativo da vascularidade distal no local do gene transferido.[62] Nessa fase, porém, nenhuma diferença estatística relevante foi constatada no resultado clínico. Não foi encontrado nenhum efeito colateral relacionado com o gene transferido, tanto laboratorial como clínico.[26]

Mann et al.[64] publicaram um protocolo clínico randomizado e controlado usando oligoantissenso do gene *E2F*, a fim de limitar a hiperplasia miointimal encontrada nas derivações infrainguinais de enxerto venoso. O oligonucleotídio antissenso foi introduzido durante a operação e a eficiência média de transfecção foi de 89%. Após 12 meses, poucas oclusões, revisões ou estenoses críticas dos enxertos foram documentadas no grupo tratado em comparação ao grupo controle.[64,65]

Outra área da cirurgia vascular atraente é a terapia gênica para tratar o linfedema. Linfoangiogênese terapêutica é uma área na qual nenhum dado clínico adequado ainda está disponível, embora possa ser um tratamento potencial, principalmente para os casos mais graves. Em modelos pré-clínicos de linfedema e hipoplasia de vasos linfáticos, estes foram regenerados usando adenovírus ou AAV que carregava o gene *VEGF*.[66,67] Os novos vasos linfáticos criados apresentaram-se estáveis e funcionais, o que ocasionou uma restauração da arquitetura tecidual em modelo de coelho de linfedema secundário pós-operatório;[68] pesquisas com resultados animadores foram publicadas com o uso vetores plasmidiais.[69]

Tateno et al.[70] estudaram 29 pacientes com risco de amputação devido à isquemia, sendo 19 em decorrência de aterosclerose e 10 por tromboangiite obliterante. Os autores coletaram células mononucleares (PBMNC, *peripheral blood mononuclear cells*) do sangue periférico desses pacientes e as injetaram na musculatura isquêmica de seus membros. Concluíram que as PBMNC não secretam fatores angiogênicos suficientes para promover a neovascularização, mas estimulam as células musculares isquêmicas a produzirem fatores suficientes que viabilizarão formação de novos vasos no tecido isquêmico.

PERSPECTIVAS

Estudos recentes envolvendo a administração de VEGF mostraram evidência angiográfica de formação de novos vasos, mas esses vasos não persistiram, regredindo em 3 meses.[33] Assim, um dos problemas principais encontrados no uso de VEGF é que os vasos formados são instáveis e muito permeáveis.[71] Os vasos criados por VEGF são normalmente capilares, e os produzidos por FGF parecem ser mais maduros. Especulou-se que isoladamente o VEGF pode não ser suficiente para formar vasos estáveis, sendo os FGFs caracterizados pelo recrutamento de células murais perivasculares como os pericitos e SMC.[72,73]

Vários fatores de crescimento como Ang1, PLGF, TGFb e VEGF estão sendo estudados com o objetivo de se obterem vasos sanguíneos mais estáveis e maduros.[61] A administração de doses submáximas de Ang1 e VEGF em modelo de isquemia de membro posterior de coelhos proporcionou um efeito mais forte na formação capilar quando comparada ao uso de um gene isolado.[50]

Outra metodologia envolvendo múltiplos fatores angiogênicos terapêuticos consiste no uso do gene *HIF1a*, também denominado mediador máster (*master switch gene*) de angiogênese.[74]

A esperança é que o uso de um gene mediador pleiotrópico produzirá vasos mais estáveis, porque os processos pelos quais eles serão formados assemelham-se ao desenvolvimento normal de vasos (Quadro 56.2).[26,75,76]

A possibilidade de usar células-tronco na angiogênese terapêutica também é de um interesse grande. Em modelo *in vitro* de angiogênese, demonstrou-se que o desenvolvimento vascular normal requer células-tronco hematopoéticas CD45+/cKit+/CD34+, as quais são semelhantes e podem ser relacionadas com as células progenitoras endoteliais circulantes (EPC) do adulto. Relatou-se que as EPC e células precursoras similares podem participar na formação de novos vasos em grande variedade de modelos animais, incluindo o modelo de membro posterior isquêmico de coelho.[26,75-77] A possibilidade de usar células EPC, isoladamente ou combinadas com diferentes fatores de crescimento, representa uma promessa de se obterem vasos novos estáveis.[26]

Recentemente verificou-se que o efeito do VEGF não é restrito ao efeito angiogênico direto *in vivo*. Essa proteína também é capaz de mobilizar células progenitoras endoteliais derivadas da medula óssea e aumentar a vasculogênese *in situ* pós-nascimento.[75,76]

Também há a possibilidade de transfectar o VEGF em células-tronco mesenquimais (MSC), as quais poderiam efetivamente tratar infarto agudo do miocárdio (IAM), provendo cardioproteção com efeitos angiogênicos para salvar as áreas isquêmicas do coração.[78]

Tateno et al.[70] sugeriram que as células musculares isquêmicas são a maior fonte de produção de citocinas angiogênicas, em particular a interleucina-1b (IL-1b), em membros isquêmicos, e não as células mononucleares periféricas implantadas, porém, as últimas estimulam as células musculares isquêmicas a produzir fatores pró-angiogênicos.

A terapia gênica é um procedimento que envolve riscos potenciais para pacientes e pesquisadores. Desse modo, antes que tentativas de terapia sejam efetivamente realizadas, uma série de requisitos técnicos, éticos e legais deve ser cumprida:

- Escolher a doença apropriada a ser tratada
- Identificar o *locus* e isolar o gene
- Garantir que a relação riscos/benefícios seja favorável quando comparada a outros métodos de tratamento
- Conhecer suficientemente os aspectos bioquímicos da doença para assegurar que a transferência do gene possa corrigir a alteração
- Determinar as células-alvo ideais
- Obter dados experimentais em culturas de células e modelos animais confirmando o vetor, a construção gênica e as células-alvo como opções adequadas
- Manter alta a expressão do gene transferido, com apropriada regulação no tecido correto e durante um período razoável
- Assegurar que o gene inserido não tenha efeitos prejudiciais
- Restringir a transferência do gene às células-alvo somáticas, evitando a transmissão para gerações futuras (transmissão vertical, ou seja, das células germinativas) ou para outros tecidos (transmissão horizontal); no Brasil a Lei nº 11.105, de 2005, normatiza a intervenção ou a manipulação genética em células germinativas humanas[79]
- Aprovar o protocolo de trabalho nas instâncias competentes
- Documentar e divulgar os resultados obtidos.

Ademais, até o momento só se utilizou um gene único ou células-tronco do sangue circulante ou derivadas da medula óssea. Começa a ser mais bem examinado se, com a administração de vários genes ou uma combinação de terapia gênica e celular, possível obter

QUADRO 56.2	Fatores que aumentam a neovascularização: potenciais para terapêuticas de angiogênese, arteriogênese e vasculogênese.[76]	
Alvo molecular		**Efeito nas células progenitoras**
Fatores de crescimento		
VEGF	Receptores de VEGF expressos em células endoteliais, monócitos, células-tronco hematopoéticas; estimula proliferação, migração e formação de tubo	Mobilização de EPC Melhora a sobrevida e a diferenciação de EPC
PlGF	Reptores de VEGF-1 (estímulo cruzado com receptor de VEGF-2)	Mobilização de células-tronco
FGF	Receptores de FGF expressos em células endoteliais, células de músculo liso e mioblastos; estimula proliferação	Incluído em cultura de EPC
Angiopoetina 1	Receptores Tie-2 expressos em células endoteliais; aumenta a maturação e a estabilidade dos vasos	Mobiliza EPC e células progenitoras hematopoéticas
HGF	Receptor *c-met* expresso em células endoteliais, miócitos cardíacos, células progenitoras e vários outros tipos celulares	Atração das células-tronco cardíacas residentes
IGF	Receptor de IGF expresso em células dos vasos e células-satélites; aumenta a regeneração do músculo esquelético	Incluído em cultura de EPC
Eritropoetina	Ativa o receptor Epo, o qual é expresso em células-tronco hematopoéticas, células endoteliais e miócitos cardíacos; aumenta a sobrevida celular	Mobilização de EPC
GM-CSF	Ativa as células monocíticas; estimula a arteriogênese	Mobiliza células-tronco hematopoéticas e EPC
Quimiocinas		
MCP-1	Promove a arteriogênese estimulando os receptores CCR-2 nas células monocíticas	Quimioatração de EPC
Fatores de transcrição		
HIF-1	Ativação da expressão gênica (p. ex., VEGF, receptor de VEGF-2, eritropoetina, IGF-2 e NO sintase)	–
Proteínas de matriz celular		
Família CCN (p. ex., Cyr61)	Interação com integrinas	–
Del-1	Ligação de integrinas (a_vb_3) Super-regulação de HOXD3	Regulação no processo de adesão celular

CCR-2: receptor de quimiocina; Del-1: fator de deleção terminal (induz a sinalização de integrinas e angiogênese pela ligação de integrina a_vb_3); EPC: célula progenitora endotelial; Família CCN: família de fatores de crescimento derivados do tecido conectivo; FGF: fator de crescimento de fibroblasto; GM-CSF: fator (citocina) estimulador de células progenitoras das linhagens granulocíticas e macrofágicas de medula óssea; HGF: fator de crescimento de hepatócito; HIF: fator induzido por hipoxia; IGF: fator de crescimento semelhante à insulina (*insulin-like growth factor*); MCP-1: proteína quimiotática de monócitos; NO: óxido nítrico; PlGF: fator de crescimento de placenta; VEGF: fator de crescimento endotelial vascular.

é estimulação mais potente, segura e duradoura de novos vasos. Outras questões permanecem não respondidas: quais situações têm mais indicação para terapia gênica ou celular? Qual é a melhor rota de entrega dos vetores? Seria necessário realizar mais de uma transfecção? Qual é a quantidade ótima de células-tronco ou plasmídios para injetar? É seguro estimular a angiogênese por período prolongado? Todas essas questões demonstram que estamos na tenra idade dessa fascinante e promissora terapia para doenças isquêmicas arteriais.

MODELOS PARA PROTOCOLOS CLÍNICOS

Pacientes com ICCM sem outra opção de tratamento podem entrar nos protocolos clínicos de terapia gênica desde que preencham os seguintes critérios de inclusão:

- Ter ICCM e não ser possível nenhum tipo de tratamento operatório aberto ou endovascular, e que o tratamento clínico não tenha resultado em melhora da dor de repouso nem na cicatrização das úlceras
- Preencher a definição de ICCM nos estágios III e IV da classificação de Fontaine e/ou com as categorias 4, 5 e 6 de Rutherford
- Não necessitar de amputação acima do tornozelo
- Ter pelo menos 21 anos (no caso de o paciente ser portador de tromboangiite obliterante), apesar de a maioria dos protocolos excluir os pacientes com vasculite e só aceitar maiores de 40 anos com etiologia aterosclerótica da ICCM
- Estar usando medicamentos como estatinas e antiagregantes (p. ex., clopidogrel, ticlopidina, ácido acetilsalicílico etc.) quando fazendo parte do tratamento padrão, desde que não sejam contraindicados, e deverão estar em uso regular há pelo menos 4 semanas antes do início da terapia gênica.

Se o paciente for mulher, deve:

- Estar na menopausa no mínimo há 1 ano, ou
- Ser infértil por método operatório há mais de 1 ano
- Se estiver no período reprodutivo, deverá estar em uso de contraceptivos adequados há pelo menos 12 semanas do início do estudo, ter teste seguro de não gravidez e aceitar ser submetida a teste de gravidez periodicamente durante todo o estudo da terapia gênica
- Não estar amamentando
- Concordar com o tratamento.

Os critérios para exclusão do paciente são:

- Ter alguma evidência de neoplasia maligna nos últimos 5 anos
- Estar grávida ou amamentando
- Ter doença isquêmica avançada com extensiva perda de tecidos ou gangrena e necessidade de amputação acima do tornozelo
- Ter osteomielite
- Ter sido submetido à operação da aorta ou de extremidade inferior, à angioplastia, ou à simpatectomia lombar nos últimos 2 meses
- Ter condições clínicas e operatórias para revascularização do membro isquêmico
- Ter necessidade de mudança da medicação anti-hipertensiva 4 semanas antes do estudo
- Uso de imunossupressão, quimioterapia ou terapia radioativa
- Ter retinopatia proliferativa, retinopatia grave não proliferativa, oclusão de retina recente (nos últimos 6 meses), degeneração macular com neovascularização coroidal, edema macular no exame de fundo de olho ou operação intraocular nos últimos 3 meses
- Insuficiência renal crônica terminal compensada ou em tratamento dialítico

- Ter história de etilismo ou uso de drogas ilícitas nos últimos 3 meses
- Qualquer comorbidade que possa interferir na segurança e na eficácia dos sistemas de aplicação, evento cardiovascular agudo (infarto cerebral, IAM etc.) nas últimas 12 semanas ou doença não cardiovascular que na opinião do pesquisador possa resultar em aumento de mortalidade nos próximos 3 meses
- Cirrose hepática, hepatite viral ou HIV
- Alteração enzimática hepática ou bilirrubina 50% acima da normalidade
- Pacientes em tratamento com cilostazol podem participar desde que o uso regular desse medicamento tenha começado no mínimo 4 semanas antes da administração do gene
- Paciente que esteja participando de outro protocolo clínico
- Qualquer outro dado relevante que o pesquisador entenda que possa interferir nos resultados da terapia gênica.

Esses critérios são técnicos e fica claro que, na elaboração de protocolo clínico, não poderão existir pacientes com aterosclerose e vasculite no mesmo grupo.

EVIDÊNCIA ATUAL

Revisão sistemática Cochrane[80] acerca da eficácia da terapia gênica em pacientes sintomáticos com DAP foi publicada recentemente em 2018. Nessa revisão, um total de 17 ensaios clínicos randomizados ou quase-randomizados com 1.988 pacientes foram incluídos na análise. A maioria dos estudos avaliou a terapia gênica que codifica o fator de crescimento, com seis estudos usando genes codificados pelo VEGF, quatro usando genes codificados pelo fator de crescimento de hepatócitos (HGF) e três usando genes codificados pelo FGF. Dois estudos avaliaram a terapia gênica do fator 1-alfa induzível por hipoxia (HIF-1α), um estudo usou uma terapia gênica do *locus-1* do desenvolvimento endotelial e um estudo final avaliou uma terapia gênica do fator-1 derivado da célula estromal (SDF-1). A maioria dos estudos relatou resultados após 12 meses de acompanhamento, mas o acompanhamento variou de 3 meses a 2 anos. Concluiu-se, com moderado nível de certeza, que a terapia gênica não apresenta evidente superioridade em relação às terapias não gênicas no que diz respeito à sobrevida livre de amputação, amputação maior e mortalidade por todas as causas em pacientes sintomáticos com DAP. Os autores também concluíram que existiria alguma evidência sobre a melhora da cicatrização de feridas em pacientes isquêmicos, mas, por conta dos métodos não padronizados de avaliação das úlceras, não puderam afirmar com maior nível de certeza acerca desse achado.

CONSIDERAÇÕES FINAIS

Existem variados modelos e trabalhos experimentais envolvendo terapia gênica e isquemia muscular, entretanto, os resultados desses trabalhos em modelos animais não puderam ser reproduzidos de forma regular e segura em modelos humanos e em estudos clínicos a longo prazo. Apesar da terapia gênica ser um tratamento promissor para uma população crescente de pacientes que chegam ao limite clínico do tratamento e, por vezes, esgotam-se as opções terapêuticas convencionais, as evidências atuais colocam essa modalidade de tratamento como uma promessa futura, dependendo de estudos com maior robustez e reprodutibilidade para uma implantação mais ampla na prática clínica.

As referências bibliográficas deste capítulo se encontram no Ambiente de aprendizagem do GEN.

57

Terapia Celular na Isquemia Crônica Crítica de Membro

José Dalmo de Araujo Filho ▪ José Dalmo de Araujo ▪ Milton Artur Ruiz

Resumo

Diante de isquemia crítica, sempre que possível, devem ser feitos o controle dos fatores de risco e a tentativa de revascularização, com as técnicas já conhecidas. O potencial da terapia farmacológica, incluindo prostaglandinas, vasodilatadores, entre outros, mostram resultados insatisfatórios. Os pacientes que esgotaram, sem sucesso, os métodos de tratamento clínico e cirúrgico são, em princípio, candidatos à terapia celular. Neste capítulo, são apresentadas técnicas e resultados dessa modalidade de tratamento.

Palavras-chave: células-tronco adultas; terapia baseada em transplante de células e tecidos; isquemia crônica crítica de membro.

INTRODUÇÃO

Isquemia crítica é o estado mais avançado da obstrução de troncos arteriais sem adequada compensação por circulação colateral, o que pode ser observado nos estudos de ultrassonografia com Doppler e, principalmente, com a angiografia (arteriografia); ela produz dor em repouso e/ou lesão trófica (gangrenas e úlceras isquêmicas), além de índice tornozelo/braço (ITB) abaixo de 0,5. Este índice refere-se à razão entre a pressão arterial (PA) aferida no tornozelo e a PA medida no braço. O valor normal é 0,9 até 1,3. Quando a PA é aferida por operadores bem treinados, esse índice tem sensibilidade de 95% e especificidade de 99% para o diagnóstico de doença arterial obstrutiva periférica (DAP).[1,2]

Com o agravamento da obstrução e a diminuição do ITB, manifestam-se a dor em repouso e, em estágio mais avançado, as lesões tróficas (úlceras isquêmicas e gangrenas). Esses casos devem ser tratados, sempre que possível, com técnicas de revascularização utilizando-se preferencialmente materiais autógenos (veias safenas, artérias femorais endarterectomizadas, veias dos braços e artérias radiais). Os enxertos sintéticos só devem ser usados na impossibilidade de material autógeno.[3,4] As técnicas utilizadas são as derivações em "ponte" ou as endarterectomias com "remendo".[5] As técnicas endovasculares, como angioplastias com cateter-balão e colocação de *stents*, têm apresentado rápida evolução[6] e resultados cada vez melhores.

Cerca de 100 mil amputações de grande porte são realizadas por ano nos EUA.[7] Extrapolando esses dados para o Brasil, teríamos cerca de 80 mil amputações por ano, com todas as consequências pessoais, sociais e econômicas. Diabetes e tabagismo representam os dois maiores fatores de risco.[8,9] Um ITB < 0,5 é o maior indicador de deterioração do quadro clínico. Além disso, quanto mais baixo o ITB, maior o risco de eventos cardiovasculares. Pacientes com isquemia crítica têm mortalidade anual de 25%.[3] Pacientes que sofreram amputações maiores (coxa e perna), além da mutilação e da queda na qualidade de vida, apresentam expectativa de vida diminuída em aproximadamente 50%[10-13] à custa, principalmente, de maior incidência de infarto agudo do miocárdio (IAM).

Os estágios da DAP são resumidos na classificação de Fontaine (Quadro 57.1).

Os estágios III e IV constituem as isquemias críticas e caracterizam-se pelas amputações de membros inferiores, frequentemente amputações maiores (perna e coxa).[14-19]

Sempre que possível, realiza-se a revascularização por meio das técnicas já conhecidas. Às vezes, porém, o paciente não apresenta artérias distais à obstrução adequadas para se colocar o enxerto (deságue ou *run off* pobre) e, outras vezes, as tentativas de revascularização fracassam por motivos técnicos ou por progressão da doença. Os pacientes persistem com dor incoercível e sob forte risco de amputação, mesmo com o uso otimizado dos medicamentos vasoativos conhecidos e de uso corrente. Aqueles que já apresentam lesões tróficas não conseguem cicatrizá-las e, frequentemente, apresentam piora, devido ao agravamento da isquemia por infecções superpostas, o que agrava, ainda mais, a dor isquêmica em repouso.

Esses pacientes (estágios III e IV da classificação de Fontaine) que já esgotaram, sem sucesso, os métodos de tratamento clínico e cirúrgico são, em princípio, candidatos à terapia celular.

A isquemia crítica é uma síndrome desenvolvida por diferentes etiologias, como aterosclerose, tromboembolismo e arterites, inclusive tromboangiite obliterante (TAO).

A TAO é uma DAP, inflamatória e trombótica, e comumente progressiva, principalmente para fumantes.[20] Além da suspensão do tabagismo, há poucas opções terapêuticas baseadas em evidências que possam melhorar a curto e a longo prazos essa condição, principalmente em pacientes com isquemia crítica.

O potencial da terapia farmacológica, incluindo prostaglandinas, vasodilatadores, entre outros, mostram resultados insatisfatórios.[20,21]

Como a TAO é uma doença inflamatória com obstruções distais, nem sempre é possível realizar a revascularização, tanto por via cirúrgica como endovascular. Sabe-se que essas intervenções têm pouca durabilidade nessas condições.[21-23]

Na literatura, há muitos trabalhos clínicos sobre o tratamento da TAO com uso de terapia celular que serão discutidos mais adiante.

A pesquisa com células-tronco adultas (CTA) é o grande acontecimento da atualidade. Além de ser operacionalmente mais fácil, não apresenta os problemas ético-religiosos das células embrionárias; ademais, são células embriologicamente mais evoluídas e, por isso, tem um caminho menor a percorrer até a sua diferenciação, o que diminui o risco de desvios ontogênicos e de outros efeitos colaterais.

CÉLULAS-TRONCO ADULTAS

Células indiferenciadas que podem renovar-se e reproduzir-se indefinidamente e, sob certos estímulos, transformar-se em células especializadas de diferentes tecidos ou órgãos.

Isso ocorre mediante divisão assimétrica, originando uma célula comprometida com a diferenciação e outra que mantém as características primitivas dessa célula, repondo o número de células indiferenciadas (Figura 57.1).

Com base nesse conceito, os pesquisadores começaram a considerar a possibilidade do seu transplante para recompor tecidos destruídos por doenças, traumas ou terapias agressivas. De fato, o transplante de células de medula óssea tem sido realizado há mais de 40 anos para recompor medulas destruídas por quimioterapia ou radiação e, dessa maneira, repor as células sanguíneas, por exemplo, em leucemias e linfomas.

QUADRO 57.1	Classificação de Fontaine para a doença arterial obstrutiva periférica.
Estágios	**Sintomas**
I	Assintomático
IIA	Claudicação intermitente limitante
IIB	Claudicação intermitente invalidante
III	Dor isquêmica em repouso
IV	Lesões tróficas (úlceras e gangrenas)

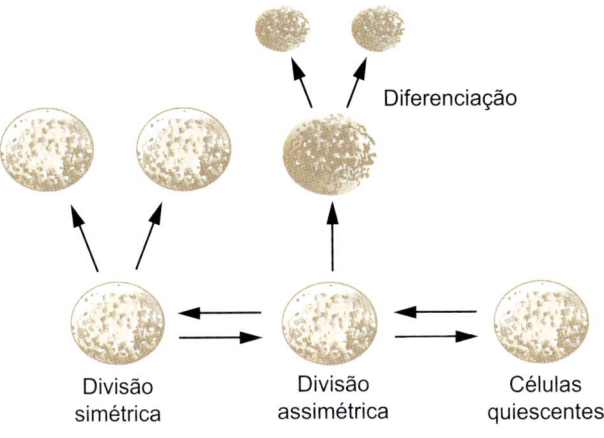

Diferenciação

Divisão simétrica | Divisão assimétrica | Células quiescentes

FIGURA 57.1 Divisão assimétrica das células-tronco.

História

O primeiro transplante de CTA em humanos foi executado por Thomas, em 1957, em gêmeos univitelinos, para tratamento de leucemia.[24]

Na década de 1960, pesquisadores descobriram que a medula óssea contém, pelo menos, dois tipos de células-tronco: as hematopoéticas, que formam todos os tipos de células sanguíneas e endoteliais, e as células do estroma, uma população mista que pode produzir osso, cartilagem, gordura e tecido fibroso e conjuntivo.

Onde as CTA são encontradas e qual seu papel?

As CTA são encontradas em fígado,[25] cérebro,[26] tecido gorduroso[27] e medula óssea.[28,29] Esta última é a que apresenta maior quantidade de células. Nos outros tecidos, as células existem em pequena quantidade (Figura 57.2).

Trabalha-se, por isso, no desenvolvimento de técnicas de cultura que propiciem a quantidade de células adequada para terapia, que, em geral, chega à casa dos bilhões.[30,31]

Células mesenquimais

Há, atualmente, trabalhos publicados e em andamento sobre o uso de células mesenquimais em Terapia Celular. Estas são células do estroma, com menos diferenciação e, portanto, mais pluripotencialidade, sendo mais eficientes que os monócitos. Por outro lado, teriam mais possibilidades de alterações ontogênicas, como desenvolvimento de neoplasias e retinopatia hipertrófica;[32] alguns autores sugerem que a combinação de células mononucleares com células mesenquimais (naturalmente desenvolvidas no processo de cultura das células mononucleares) produz ação regeneradora maior por produzir precursores de várias linhagens e também por interagirem entre si.[33]

Supõe-se que as CTA permaneçam quiescentes (sem se dividirem) nos tecidos que constituem seu hábitat, até que sejam ativadas por doenças, inclusive tumores, ou trauma e, também, para fazer a reposição de células "gastas" no organismo ao longo da vida, por liberação, no sangue circulante de células progenitoras (CP) que seriam mobilizadas para os locais onde se fizessem necessárias, por substâncias liberadas no local da lesão.[34] Seria assim, uma espécie

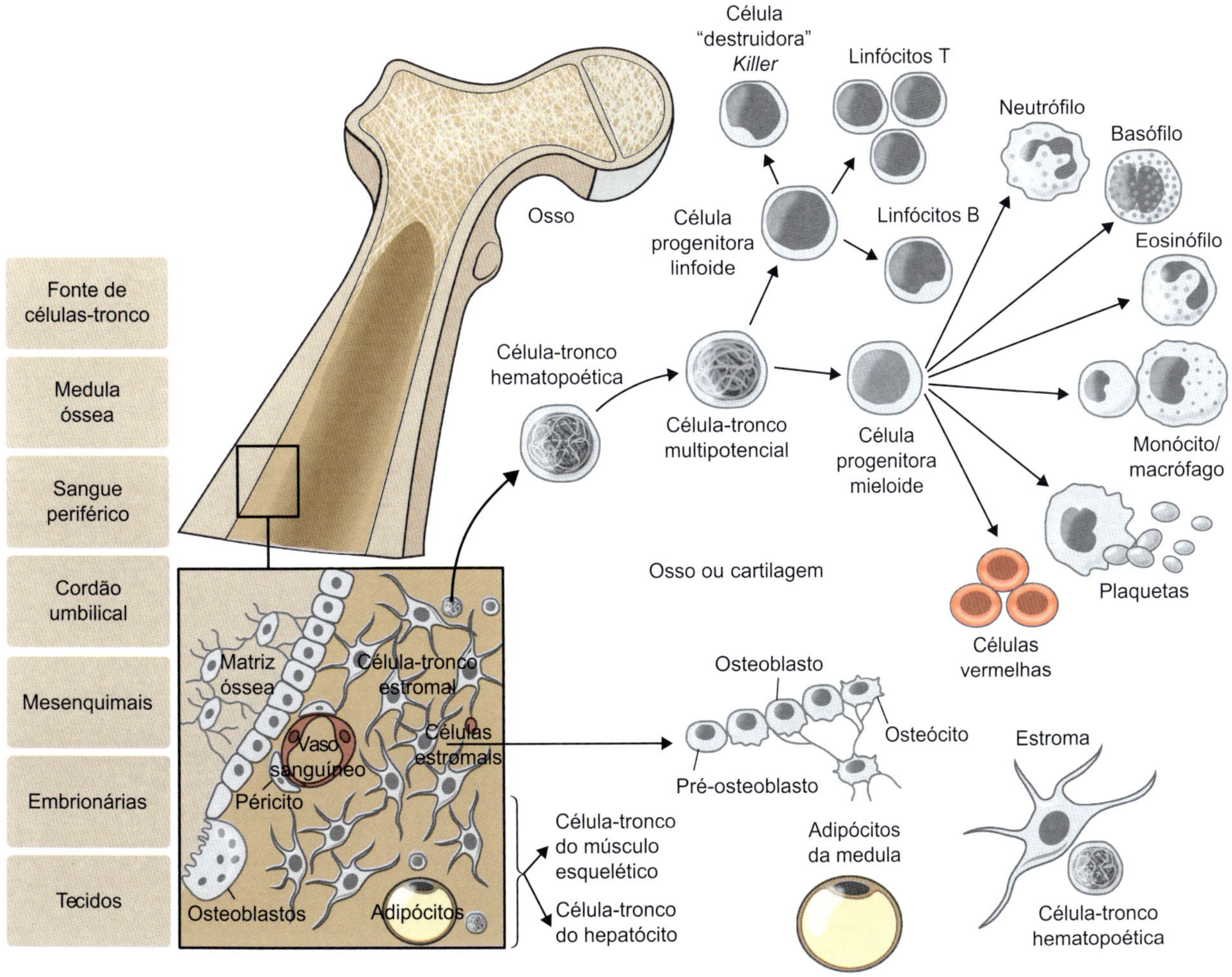

FIGURA 57.2 Células-tronco adultas da medula óssea: células do estroma e hematopoéticas.

de "departamento de manutenção" que, com o avanço da idade, diminui sua intensidade de atuação. De fato, há trabalhos demonstrando que as CP circulantes diminuem com a idade.[35-38]

As CP agem na reparação de traumas do endotélio, promovendo sua remodelação de modo a evitar a hiperplasia fibromuscular,[39-41] embora alguns trabalhos sugiram que elas tenham participação na sua formação, quando não há uma modulação adequada de sua ação.[42] Relatou-se a atuação benéfica das CP no equilíbrio do metabolismo lipídico[43] e observou-se elevação do seu número com a atividade física[44] e o uso de estatinas.[45,46] Por outro lado, a quantidade de CP diminui com o aumento dos fatores de risco,[47] principalmente com o diabetes[48] e a doença isquêmica crônica instalada.[49]

Com relação aos tumores, a necessidade de proliferação vascular para irrigar os tecidos tumorais que crescem em excesso promove a liberação de fatores que mobilizam as CTA da medula óssea. Tais fatores são os receptores para o fator de crescimento endotelial vascular 1 e 2 (VEGFR-1 e VEGFR-2, *vascular endothelial growth factor receptor 1 e 2*) e o fator de crescimento placentário induzido (PIGF, *placental induced growth factor*).[50] Mecanismos antiangiogênese dificultariam o crescimento dos tumores.[51]

Quando a CTA, não diferenciada, se transforma na célula do tecido na qual ela "reside", diz-se que houve diferenciação. Quando a CTA se transforma em tecido de outro órgão que não o seu, diz-se que houve transdiferenciação (Figura 57.3).

Com relação ao desenvolvimento das células sanguíneas e endoteliais, parece que ambas têm o mesmo precursor: o hemangioblasto, que aparece precocemente no embrião e, rapidamente, desaparece.[52] Ontogenicamente, o hemangioblasto está ligado ao VEGFR-2.[53] Ratos que não têm o VEGFR-2 apresentam um desvio patológico tanto nas células hematopoéticas quanto na vasculatura.[54,55]

Por outro lado, células VEGFR-2 positivas isoladas de embriões produziram colônias mistas hematopoético-endoteliais quando em cultura unicelular.[56] Estudos adicionais mostraram que, após o nascimento, células que têm os marcadores de superfície CD133, CD 34 e VEGFR-2 formam um subconjunto de células em medula óssea, sangue periférico e sangue do cordão umbilical com atividade funcional de hemangioblasto, pois são capazes de se diferenciar tanto em células endoteliais quanto em hematopoéticas.[57]

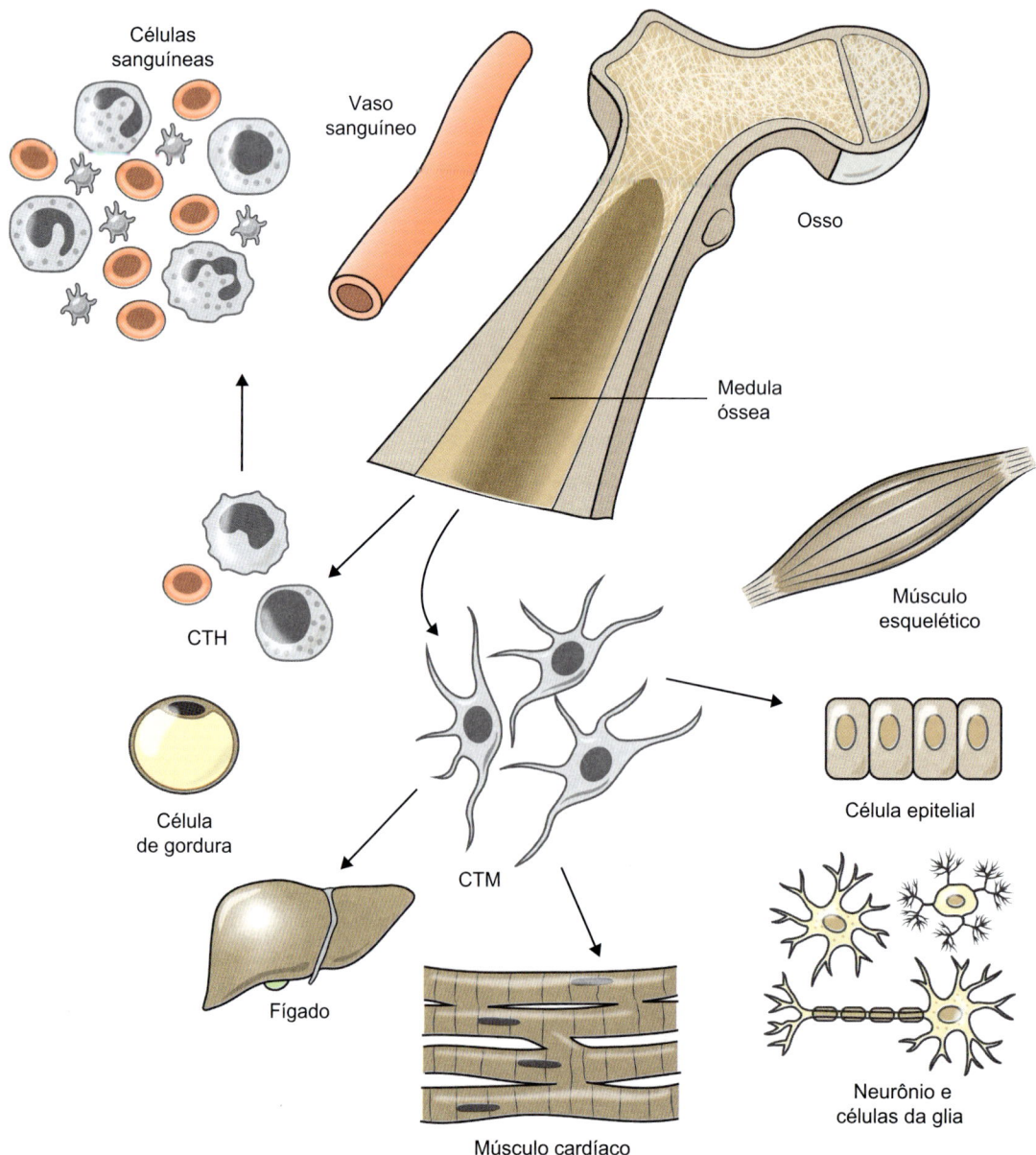

FIGURA 57.3 Diferenciação ou transdiferenciação das células-tronco adultas da medula óssea e do cérebro.

Células endoteliais progenitoras

Assahara et al.[58] foram os primeiros a descrever a existência das células endoteliais progenitoras (CEP), sua origem na medula óssea e a sua participação na formação de novos vasos em adultos. Na década de 1960, células endoteliais circulantes (CE), derivadas das CEP foram demonstradas em tubos de Dacron implantados em aortas de porcos, coelhos e cães.[59] Da mesma maneira, CE foram evidenciadas em dispositivos de assistência ventricular (coração artificial).[60]

As CEP podem formar novos vasos por três mecanismos: (1) angiogênese – capilares que resultariam de brotos originados de vasos já existentes;[61] (2) arteriogênese – aparecimento de vasos que estariam "adormecidos", embora alguns acreditem na possibilidade de neoformação;[62] e (3) vasculogênese – formação de novos vasos ou remodelação dos já existentes.[63]

Parece que a arteriogênese é o mecanismo mais eficiente para aumento da circulação (20 a 30 vezes), já que a angiogênese aumenta 2 a 3 vezes, e a vasculogênese ainda não foi adequadamente dimensionada.[63]

Estímulos especiais mobilizariam as CEP que poderiam produzir simultaneamente a angiogênese e a vasculogênese, imitando o processo embrionário. A arteriogênese (circulação colateral) seria produzida pelas variações no *shear stress* (trauma de atrito), que liberaria substâncias mobilizadoras do endotélio e ativariam CEP circulantes.[62]

Os estímulos para a mobilização das CTA são gerados por substâncias liberadas na zona isquêmica (*milieu dependent*) como o VEGF, o fator de crescimento dos fibroblastos (FGF, *fibroblast growth factor*) e outras citocinas.

Outra possibilidade é a de que as próprias CTA produziriam esses fatores de estímulo que concorreriam para a formação de novos vasos, inclusive estimulando CP "residentes" na região isquêmica (atividade parácrina),[64-66] concorreriam para a melhora do funcionamento do endotélio dos vasos remanescentes e, ainda, promoveriam sua vasodilatação.[67] É provável que haja uma associação desses vários mecanismos para acontecer a vasculogênese.

Recentemente, Dong et al.[68] demonstraram, em ratos, que as células-tronco da medula óssea (CTMO) têm a capacidade para produzir óxido nítrico (NO), por meio de efeitos parácrinos na infiltração dessas células através da parede vascular. As CTMO poderiam influenciar no diâmetro e na permeabilidade vascular para invadir o tecido isquêmico. A terapia celular com CTMO induziria a vasodilatação, ocasionando aumento de fluxo para o tecido isquêmico e melhorando a sua perfusão. Na nossa observação, esse é o efeito mais notado.

As mudanças na permeabilidade vascular resultam na deposição de gel de fibrina extravascular fornecendo matriz para a angiogênese.[69]

A liberação do gene da sintetase do óxido nítrico endotelial (*eNOS*) promove a revascularização pós-isquemia, sugerindo que o NO liberado pela CTMO deve disparar numerosos sinais para o crescimento de vasos sanguíneos.[70]

A ativação de *eNOS* nas CTMO ou nas CEP constitui um caminho para melhorar a terapia celular em doenças que provocam disfunção das CEP e de óxido nítrico sintetase (NOS),[71] como nos diabéticos.

O que, porém, parece bem definido é que os fatores de crescimento e as citocinas são imprescindíveis em todo o processo regenerativo e estariam englobados no sistema fator induzido por hipoxia (HIF, *hypoxia-inducible factor*), tendo, cada um deles, diferentes variantes, tanto na sua parte ativa como nos seus receptores.[63]

Aliás, é nesse conceito que se baseia a terapia gênica, que consiste na administração desses fatores por meio de vetores virais ou, então, plasmídios.[72,73] É de se esperar, para maior eficiência, a associação das terapias gênica e celular. Na verdade, já há trabalhos sobre essa associação.[74,75] Alguns deles sugerem, inclusive, a associação de dois fatores de crescimento, por exemplo, VEGF, que formaria tubos endoteliais muito permeáveis, e FGF, que promoveria a formação das partes fibrosa e muscular.[76,77]

O problema de a terapia gênica ser mais complexa e laboriosa, envolvendo riscos potenciais quando os vetores são virais, bem como reações adversas a substâncias químicas usadas no seu preparo e, ainda, de os fatores de crescimento terem vida média muito curta, será, certamente, resolvido (ver Capítulo 56). Espera-se, também, que as próprias células-tronco recebam marcações genéticas novas que ajudarão a tratar as doenças, inclusive transportando fatores de crescimento específicos para órgãos determinados.[78-81]

Em revisão recente, Araújo et al. analisaram a literatura sobre o assunto[82] e Shireman, em 2007, fez uma revisão do mecanismo de ação dos monócitos, sob ação das citocinas.[83]

Marcadores das células endoteliais progenitoras

As CEP são identificadas, basicamente, de duas maneiras: pela determinação de marcadores de superfície como CD34+(*Cell Differentiation*), CD 133+ VEGF e outros, por meio de anticorpos monoclonais específicos,[79] que fornecem as características fenotípicas das células e, também, mediante técnicas que utilizam as reações em cadeia de polimerase (PCR, do inglês *polymerase chain reaction*), e principalmente, a RT-PCR – (do inglês *reverse transduction PCR*), por meio das quais se identificam as células pelo seu DNA.[80]

É igualmente importante lembrar que as CEP podem apresentar mais do que uma expressão genética de superfície: FVW (fator de von Willebrand), CD 45, CD 14, E-selectina, e outros,[81] e que alguns marcadores de superfície, como o CD 133+, deixam de se expressar, após a alteração em células endoteliais, transformando-se em CD133−[80] (CD 133 negativo).

Os marcadores são fundamentais por possibilitarem separar as células e acompanhá-las, observando sua localização nos tecidos (*homing*) e, eventualmente, os diferentes tempos até sua diferenciação.

Recentemente, Templin et al. desenvolveram, em animais de grande porte, uma técnica para o rastreamento *in vivo*, a longo prazo, de células-tronco pluripotentes induzidas (hiPSC, do inglês *human induced pluripotent stem cells*) marcadas com iodeto de sódio, expresso transgenicamente e detectado por SPECT (do inglês *single photon emission computed tomography*).[84]

Trata-se, ainda, de técnica experimental que, se consolidada, fornecerá múltiplas informações sobre os mecanismos de neoangiogênese, desde o implante até a localização e o desenvolvimento das células nos locais onde elas promoverão restauração tecidual.

Tao-Sheng et al. desenvolveram um padrão de potencial angiogênico com base nos fatores de risco do paciente, com intuito de prever o resultado do implante de célula-tronco.[85]

Em 2006, Yamanaka et al.[86] sugeriram criar uma célula pluripotente a partir de fibroblastos de camundongos, embriões e adultos. Usaram para isso a transdução viral de quatro fatores de transcrição genética que, em suma, alterava o DNA das células, tornando-as pluripotentes (iPSC, do inglês *induced pluripotent stem cells*).

Gurdon et al., trabalhando desde 1962 na tentativa de produzir uma iPSC, finalmente alcançaram seu objetivo pela transferência do núcleo de uma célula somática de um mamífero para o ovócito de rã, previamente desnucleado. Isso provocava a transcrição de genes com modificação do DNA da célula receptora do núcleo, que se transformava em iPSC.[87]

Gurdon e Yamanaka, trabalhando com métodos diferentes conseguiram produzir iPSC, uma grande promessa para o tratamento e a prevenção de doenças. Receberam, por seus trabalhos, o Prêmio Nobel de Medicina 2012.

Por um lado, essas células apresentam muitas vantagens por serem autógenas, de qualquer tecido, portanto, de fonte inesgotável, e pluripotentes, podendo recuperar a um só tempo tecidos de diferentes linhagens. Por outro lado, padecem dos problemas do uso de vírus para transdução genética, o que pode causar problemas no DNA das células com consequências imprevisíveis, como produção de neoangiogênese anômala e tumores. Serão necessários estudos que promovam a criação de iPSC sem os riscos da transdução viral.

De qualquer maneira, é uma linha de pesquisa extremamente atraente e promissora.

Outro conceito é a utilização de células epiteliais e amnióticas, com especial atenção em variados estudos com animais, devido a sua capacidade de proliferação e diferenciação. Apresenta fonte segura, já que são retiradas de material descartável, evitando debates éticos, e de fácil isolamento.[88]

EXPERIMENTAÇÃO ANIMAL COM CÉLULAS-TRONCO NA ISQUEMIA PERIFÉRICA

Os resultados das experiências com células-tronco em patologias do miocárdio, doenças imunológicas, doenças e traumas neurológicos, diabetes, entre outras, são frequentemente entusiasmantes em animais, mas nem sempre se confirmam em humanos nos quais as informações de sucesso variam de nulas a excelentes.[63]

Vamos nos limitar a rever as publicações sobre isquemia periférica.

Iba et al.[65] demonstraram, em animais, que a injeção de células mononucleares humanas circulantes melhorava a densidade capilar em modelos de membros isquêmicos de ratos atímicos, por meio de fatores angiogênicos, principalmente o VEGF e outras citocinas, e que, anticorpos anti-VEGF inibiam a formação de novos vasos, assim como a associação de polimorfonucleares ao extrato de células.

Nesse trabalho, é importante a observação de que a injeção de polimorfonucleares associada diminuía a ação dos extratos de células mononucleares ligadas às plaquetas do sangue periférico humano quanto ao aumento da perfusão sanguínea. O mesmo acontecia quando se procedia à incubação prévia com anti-VEGF. Em um lote de pacientes, o sangue da medula óssea continha 100 vezes mais células CD34+ do que o sangue periférico. Há autores que afirmam 500 vezes.[89] As células CD34+ são potencialmente CEP (18%).

Quando a mesma quantidade de células mononucleares eram injetadas (10^7 células), o efeito angiogênico das células do sangue periférico correspondia a cerca de 70% do efeito das células mononucleares da medula óssea (fato confirmado por Yuyama).[89]

Outro dado importante: o trabalho mostrou que o efeito angiogênico e a incorporação de células CD34+ nos capilares neoformados seriam número-dependente (é necessário um mínimo de 10^5 células CD34+). Isso explica o esforço dos pesquisadores em injetar, em pacientes, quantidades de células mononucleares acima de 10^8.

Em resumo, os polimorfonucleares diminuem e o anti-VEGF inibe a ação angiogênica das células mononucleares associadas às plaquetas do sangue periférico; as células mononucleares têm efeito angiogênico maior; e, este efeito parece ser dependente da quantidade de células.

Al-khaldi et al.[90] demonstraram em ratos que a injeção de células do estroma da medula óssea humana em membros isquêmicos produzia neovasculogênese com aumento do fluxo sanguíneo e regeneração dos vários componentes musculares.

Nesse trabalho, foram usadas células do estroma da medula que são pluripotentes, entretanto, devido ao seu pequeno número,

essas células tiveram que ser cultivadas. Inicialmente, cultivou-se o sangue da medula por 7 dias e, depois, descartou-se as células hematopoéticas não aderentes a um tipo de placa usada no processo de separação. As células aderentes eram do estroma. Elas foram marcadas e cultivadas por mais 3 dias e, então, dissolvidas em albumina bovina a 20% em salina e injetadas no compartimento muscular anteromedial do modelo de membro isquêmico. Houve aumento da quantidade de vasos e do fluxo sanguíneo.

A cultura de células do estroma medular é desejável, devido ao fato de serem comprovadamente pluripotentes (mais do que as células mononucleares); entretanto, necessita de aproximadamente 10 dias para ser realizada. Além disso, as células do estroma têm maior facilidade de mutação genética, o que torna necessário um controle mais eficiente para evitar neoangiogênese patológica e formação de tumores.

É desejável que essa cultura seja aprimorada, mas, no momento, o uso das células mononucleares autógenas da medula mostra-se mais prático e mais seguro.

Li et al.[91] injetaram CTMO pré-estimuladas por hipoxia *ex-vivo* e notaram que a expressão de VEGF e de diferenciação endotelial eram maiores do que as células processadas em normóxia.

Nesse trabalho, os autores partem do princípio de que a ação angiogênica das células mononucleares da medula óssea é um fato definitivamente comprovado.

Os resultados melhorados com pré-estímulos por hipoxia, entretanto, exigem cultura e, para serem considerados como definitivos, necessitam ser repetidos por outros autores. Não estamos seguros de que o custo-benefício seja favorável.

Com base no conhecimento de que as células mesenquimais da medula podem secretar fatores de crescimento, Shintani et al.[92] mostraram, em animais, que a implantação de células mononucleares de medula óssea, em membros isquêmicos, também promovia formação de novos vasos, com incorporação de CEP em capilares, e que a concentração de FGF, VEGF e outras citocinas aumentavam nos tecidos do membro implantado.

Esse trabalho foi o estudo pré-clínico de Yuyama com 47 pacientes, citado adiante. É importante a confirmação de que CEP realmente podem advir das células mononucleares da medula óssea, mostrando a origem comum com as células hematopoéticas já comentadas anteriormente.

Iwaguro et al.[78] mostraram em ratos atímicos que a injeção de CEP heterólogas marcadas com VEGF aumentava a circulação mais do que em animais-controle (injeção de CEP sem VEGF). Seria um caso de associação das terapias gênica e celular.

O VEGF é incorporado às CEP do sangue periférico por meio de adenovírus, e os autores dizem que, com isso, a dose de CEP necessária era 30 vezes menor. Se visarmos ao objetivo prático de administração em humanos, a utilização de CEP do sangue da medula óssea é mais racional, pois esse sangue contém 100 a 500 vezes mais células CD34+ que o sangue periférico.[65]

Outro óbice diz respeito à vida média muito curta do VEGF e a possibilidade de reações imunológicas ao adenovírus, do tempo necessário para cultura e transferência genética e de possíveis reações às substâncias químicas utilizadas em todo o processo.

Silvestre et al.[93] demonstraram, em ratos, a importância da interleucina 10, um agente anti-inflamatório na neovasculogênese. Observou-se que a inflamação (ratos interleucina-negativos) favorecia a angiogênese e sua diminuição (ratos interleucina-positivos) reduzia a angiogênese pela regulação, para baixo, do VEGF. O processo inflamatório, portanto, seria um fator positivo para a neovasculogênese.

Esses dados poderão ter utilidade prática na recomendação de não se utilizar anti-inflamatórios quando do tratamento de isquemia crítica com terapia celular ou gênica.

EXPERIÊNCIAS CLÍNICAS COM CÉLULAS-TRONCO ADULTAS

Como sequência do trabalho de Shintani,[92] Yuyama et al. publicaram, em 2002,[89] sua experiência clínica com 47 pacientes, nos quais fizeram randomização (não duplo-cego). Os pacientes foram divididos em dois grupos: 25 apresentavam isquemia crítica unilateral (grupo A) e 22 bilateral (grupo B). No grupo A, foram injetadas células mononucleares da medula óssea na perna com isquemia crítica e soro fisiológico na perna contralateral (com isquemia). No grupo B, inocularam-se células mononucleares da medula óssea em uma das pernas e células mononucleares do sangue periférico na outra.

Observou-se a diminuição da dor pela maioria dos pacientes de ambos os grupos injetados com células mononucleares da medula óssea; esses pacientes também mostraram melhora significativa do ITB, da pressão transcutânea de oxigênio e, aos 6 meses, a angiografia evidenciou melhora notável na circulação colateral em 27 dos 47 pacientes (15 no grupo A e 12 no grupo B). Em um paciente que morreu de IAM 3 meses após o implante, o estudo histológico de fragmentos do seu gastrocnêmio revelou aumento grande da vascularização (relação músculo/capilares), quando comparado com o membro em que se injetou salina. A dor desapareceu em 22 pacientes (12 no grupo A e 10 no grupo B) e houve alívio da dor em repouso em 15 pacientes (9 no grupo A e 6 no grupo B). A amputação de dedos foi evitada em 15 de 20 pacientes (8 no grupo A e 7 no grupo B). Houve melhora de úlceras isquêmicas em seis de dez pacientes (três em cada grupo).

O grupo de pernas em que foram injetadas células mononucleares do sangue periférico mostrou resultados menos significativos.

Esse trabalho é muito importante, pois foi o primeiro a usar randomização. Além disso, mostrou que não houve nenhum efeito adverso (local ou sistêmico) em até 2 anos de acompanhamento, apesar de um aumento transitório da creatinofosfoquinase (CPK).

Nos membros em que foram implantadas células mononucleares da medula, observou-se, nas biopsias musculares, que células CD31+ endoteliais expressavam Ki-67, proteína nuclear que manifesta atividade proliferativa. Nas pernas em que a solução salina foi injetada, não havia expressão de Ki-67. Isso sugere que as injeções intramusculares, por si só, não desencadeariam atividade proliferativa e, portanto, não promoveriam angiogênese.

Também não se notou, nas peças de biopsias, a formação de osteoblastos, fibrose anormal ou acúmulo de células inflamatórias.

Outra observação importante: o tratamento prévio com fator estimulante de colônias de granulócitos (GCSF, do inglês *granulocyte-colony stimulating factor*) pode aumentar o número de CEP na medula e no sangue periférico, mas, segundo os autores, não foi usado nesse trabalho porque provoca leucocitose e hipercoagulabilidade. Além disso, é muito grande o número de trabalhos experimentais (inclusive do próprio autor)[92] que mostram efetividade da injeção de células mononucleares da medula óssea, sem o uso de pré-tratamento com GCSF ou fator estimulante de colônias de macrófagos (MCSF, do inglês *macrophage colony stimulating factor*).

Os autores afirmam que as CEP (fração CD34+) produzem múltiplos fatores angiogênicos (VEGF, FGF, fração CD34−) e formam vasos novos estáveis, o que é confirmado pelos resultados aos 6 meses e dispensaria a administração adicional de VEGF e FGF. Esta seria, entretanto, uma linha de pesquisa desejável.

O autor termina: "Assim, o transplante autólogo de células mononucleares da medula óssea poderia constituir uma estratégia efetiva e segura para se conseguir a angiogênese terapêutica".

Yamamoto et al.[49] demonstraram que as CEP circulantes estão diminuídas em pacientes com isquemia de membros e podem aumentar muito pelo implante de células mononucleares de medula óssea e de sangue periférico autógenas, produzindo efeito angiogênico.

Os autores estudaram três fontes de CEP: medula óssea, sangue periférico após pré-estimulação com GCSF e cordão umbilical. A medula óssea foi a que apresentou maior quantidade de CEP e melhor resultado clínico.

Kawamura et al.[94] informaram a prevenção de amputação em pacientes em hemodiálise com úlceras isquêmicas, pelo implante de células mononucleares autógenas do sangue circulante. Conseguiram evitar a amputação em 21 de 30 pacientes com indicação.

Nesse estudo, atenção especial é direcionada ao fato de que 24 pacientes eram diabéticos, sendo 19 do tipo II. Apesar de serem casos muito graves, 21 pacientes evitaram a amputação em 22 membros com indicação. Foram injetadas, em média, $4,2 \times 10^7$ células CD34+, em 65 pontos. A fonte foi o sangue periférico após pré-estimulação com GCSF.

Outros autores não confirmam resultados tão bons com células do sangue periférico, mesmo após estimulação com GCSF e expansão por cultura *ex-vivo*.[65,89]

Outro ponto polêmico é a dose de GCSF usada: uns usam 350 mg/dia nos 4 dias anteriores à coleta,[94] outros usam 600 mg/dia nos 6 dias anteriores.[95]

Huang et al.[95] indicaram as células-tronco autógenas do sangue periférico como tratamento para isquemias graves de membros inferiores de origem aterosclerótica. Conseguiram evitar a amputação e obtiveram melhora da dor em todos os cinco pacientes que trataram. Também usaram GCSF como pré-estimulação e não notaram qualquer efeito adverso. Resultados considerados definitivos já foram notados aos 3 meses.

Higashi et al.[67] demonstraram que o implante de células mononucleares de medula óssea melhorava a vasodilatação dependente do endotélio, em pacientes com isquemia de membros inferiores, isso é, promovia melhor o desempenho do endotélio dos vasos remanescentes.

Esse trabalho é importante porque mostra que o transplante de células mononucleares da medula óssea, além de seu potencial angiogênico, tem capacidade de melhorar o desempenho do endotélio dos vasos em membros isquêmicos. Foram injetadas em média $1,6 \times 10^9$ células mononucleares, com cerca de $3,8 \times 10^7$ células CD34+, em sete pacientes.

A resposta do fluxo foi avaliada antes e após o implante das células mediante a administração de acetilcolina (vasodilatador endotélio-dependente) e nitroprussiato de sódio (vasodilatador não dependente do endotélio). A resposta à acetilcolina (vasodilatador endotélio-dependente) foi muito maior após o implante das células, mas a resposta ao nitroprussiato não se alterava. Isso mostrava que as células da medula óssea sensibilizavam o endotélio à vasodilatação.

Yang et al.[96] relataram o uso, com bons resultados, de células-tronco do sangue periférico no tratamento de isquemia dos membros inferiores em 62 pacientes. Do total, 34 eram diabéticos; 54 pacientes (87%) obtiveram melhora da dor isquêmica em repouso em 7 a 30 dias e cura de úlceras de pés diabéticos em 16 casos.

Esse artigo é escrito em chinês e tivemos acesso apenas ao resumo, no qual se nota que:

- Usaram sangue periférico
- A pré-estimulação com GCSF também variou de 450 a 600 mg/dia, durante 5 dias pré-coleta
- A quantidade de células mononucleares foi 0,7 a $2,2 \times 10^9$; o acompanhamento clínico-laboratorial deixou a desejar (realização angiográfica em apenas 5 pacientes)
- Não detectaram nenhum efeito adverso local ou sistêmico, apesar de tratarem pacientes com etiologias variadas
- De 40 pacientes, 16 (40%) com úlceras isquêmicas melhoraram
- Dois pacientes que apresentavam infarto cerebral pioraram (seria a hipercoagulabilidade e granulocitose produzidos pelo GCSF?).

Enfim, é um trabalho para ser considerado com reservas, apesar da vultosa quantidade de pacientes.

Alguns autores apresentam resultados do transplante de células-tronco para pacientes com isquemia crítica de membros inferiores e lesões tróficas, geralmente apresentando bons resultados, com desaparecimento da dor e cicatrização de úlceras arteriais.[97]

Apenas um paciente, em um relato de caso cubano, utilizou uma técnica muito parecida com a da empregada nos casos por nós tratados. Implantaram 1×10^9 células mononucleares com $3,4 \times 10^7$ células CD34[+] e observaram melhora da dor em 72 horas. A melhora de todos os parâmetros se manteve aos 6 meses.

Nizankowski et al., na Polônia, apresentaram dez casos de implantes de células mononucleares autógenas de medula óssea em dez pacientes, dos quais sete puderam evitar amputações já indicadas.[98] A metodologia é praticamente idêntica à de Yuyama,[96] os resultados são excelentes (70% evitaram amputações) e não houve qualquer efeito adverso. Curiosamentee, sete pacientes tinham TAO e só três tinham arteriosclerose obliterante. Utilizaram-se 90 injeções de 0,5 mℓ.

Em relação à doença arterial inflamatória como a TAO, Durdu et al.[99] relatam o tratamento de 28 pacientes com essa patologia, classes II e III de Rutherford, por meio de células mononucleares autógenas da medula óssea (CMAMO) em pacientes sem sucesso ao tratamento clínico e a suspensão do tabagismo, com impossibilidade de revascularização cirúrgica. O trabalho mostra aumento do ITB > 0,15 em oito pacientes em 3 meses e em 14 pacientes em 6 meses. Observou-se a cicatrização total das úlceras isquêmicas em 15 pacientes (83%) e melhora em três pacientes (17%). Houve amputação de hálux em um paciente e melhora da dor em repouso em todos os pacientes com suspensão dos analgésicos. Não foram relatadas complicações em 16,6 meses de média de acompanhamento. Apenas 40% suspenderam o tabagismo após a terapia celular.

Já Takeshita[100] descreveu regressão total da dor isquêmica em pacientes com TAO em 36% dos 11 membros tratados com a terapia celular (células mononucleares autógenas da medula óssea), com cicatrização completa em 88% (7) dos 11 membros. Esse trabalho é importante, pois mostra efeitos adversos a longo prazo com a terapia celular como a morte súbita, por causa não determinada, de um rapaz de 30 anos após 20 meses de tratamento. Um apresentou piora da úlcera após 4 meses de terapia, e outro da dor em repouso após 8 meses. Outro paciente desenvolveu uma fístula arteriovenosa no pé após 7 meses de tratamento, com regressão espontânea após 1 ano. O envolvimento das artérias coronárias na TAO é baixo, e o paciente que foi a óbito apresentava a cintilografia miocárdica normal.

Há estudos mostrando a possibilidade de participação de CMAMO na aterogênese como relata Silvestre et al.,[101] em seu artigo, que mostra aumento da placa aterosclerótica em ratos tratados com terapia celular. Como já foi explicado, seria uma modulação inadequada das CTA.[42]

Deve-se questionar se os mecanismos de ação do transplante celular, nas doenças inflamatórias, são os mesmos da doença aterosclerótica. É por falta desse conhecimento que o autor deste trabalho sugeriu monitoramento cuidadoso a longo prazo dos pacientes de doenças arteriais inflamatórias que no futuro receberão transplante de células mononucleares autógenas de medula óssea.

Suspeita-se de que o sistema imunológico em doenças vasculares inflamatórias possa ter reação diferente da DAP, com eventuais resultados adversos. São necessárias, portanto, mais pesquisas e observação.

Trabalho de revisão de Lawall et al.[102] sugere que resultados de muitos trabalhos clínicos de fases I e II são muito promissores. É necessária a padronização de procedimentos e estudos clínicos controlados randomizados e duplos-cegos com número de pacientes que propiciem estatística significativa (fase III).

Em um trabalho de revisão de estudos pré-clínicos e clínicos de Lucia Beltrán Camacho et al.[103] realizado nas últimas décadas, mostrou-se o enorme esforço em achar estratégias para o tratamento da isquemia crítica em membros inferiores. A terapia celular tem se mostrado segura e uma alternativa para pacientes sem outras opções. Por falta de consenso entre os estudos em relação a dosagem de células, tipo de fontes, meio de administração, parâmetros para avaliar eficácia, há necessidade de mais estudos para se compreender como as células ou moléculas promovem efeitos benéficos para esses pacientes.

Além desses trabalhos citados, o Instituto Nacional de Saúde dos EUA[104] tem 3.759 protocolos clínicos cadastrados em andamento, com uso de células-tronco para tratamento de doenças hematológicas, autoimunes, cardíacas, ósseas, inflamatórias, do sistema nervoso central, entre outras.

Com relação às doenças arteriais, há 66 protocolos clínicos sendo 32 completos, para isquemia crítica dos membros inferiores com uso de CTMO. Nota-se, portanto, um grande interesse por esse tipo de terapia em diversificadas patologias de diferentes áreas.

Em nossa Instituição, com autorização do Comitê de Ética em Pesquisa, realizou-se o autotransplante de células-tronco de medula óssea em dez pacientes que apresentavam obstrução de todas as artérias do membro inferior decorrente de aterosclerose ou embolização (Figura 57.4).

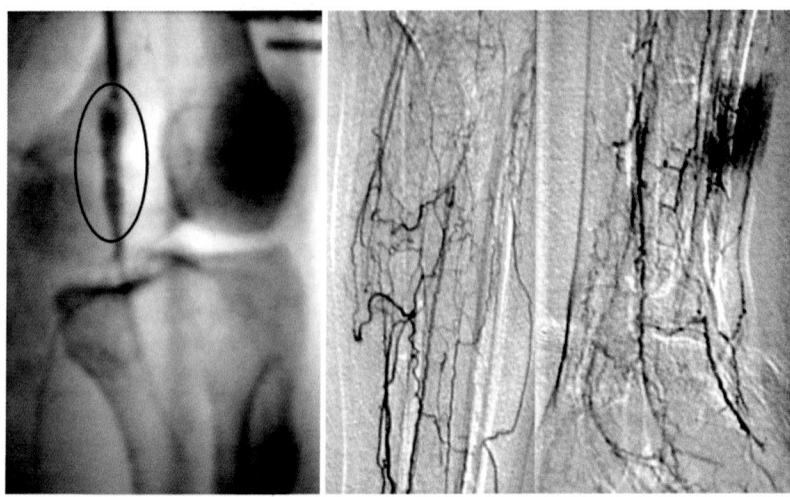

FIGURA 57.4 Trombose de artéria poplítea esquerda que se apresentava aneurismática previamente (*círculo*).

Utilizaram-se os serviços do laboratório de terapia celular da Instituição que participa do Estudo Multicêntrico de Terapia Celular em Cardiopatias do Ministério da Saúde.

O procedimento constitui-se, basicamente, em punção e aspiração de 500 mℓ de sangue da medula óssea dos ossos ilíacos (Figura 57.5).

A técnica de preparação das células mononucleares foi elaborada pela equipe de Terapia Celular, método de isolamento de células mononucleares, utilizando-se um meio de densidade (Ficoll).[94,95]

As células mononucleares foram injetadas na musculatura da panturrilha esquerda por uma grade demarcada com 40 pontos equidistantes, nos quais foi injetado 1 mℓ em cada ponto (Figura 57.6). O total de células mononucleares injetadas foi $3,6 \times 10^8$.

Foi realizado acompanhamento diário de enzimas musculares – creatinofosfoquinase (CPK) – até o sétimo dia e feitos curativos com adequada terapia antálgica.

Comparou-se, ainda, a perfusão muscular da perna antes e após o procedimento, por meio de cintilografia de perfusão, e avaliou-se a vascularização local pré-operatória e depois de 6 meses do procedimento por arteriografias digitais.

O princípio básico do estudo de perfusão com radioisótopos é a relação de proporcionalidade da sua concentração no tecido estudado com o fluxo sanguíneo regional. Nesse caso, para a realização do estudo usou-se o traçador Sestamibi (2-metoxi-isobutilisonitrila), marcado com 20 mCi do agente radioativo Tecnécio-99m. As imagens dos membros inferiores foram adquiridas em câmara de cintilação Millennium MPR, com processamento das imagens em estação de trabalho Entegra. Foram adquiridas imagens de fluxo na projeção posterior dos membros inferiores e, posteriormente, imagens de equilíbrio tardias (até 20 minutos após a injeção), nas projeções anterior e posterior dos membros inferiores. Após a aquisição, foram estabelecidas regiões a serem estudadas e, então, feitas as análises visual e quantitativa da captação do traçador nos membros inferiores bilateralmente. Foram realizados um estudo basal pré-procedimento e estudos seriados após o procedimento.

Simultaneamente, eram determinados o ITB e a velocidade sistólica de pico dos vasos da perna por dúplex *scan*, que era relacionado com a velocidade na artéria umeral. Nesse estudo, utilizou-se um aparelho Acuson XP-10, com transdutor linear de 7 a 10 MHz, com *software* para exames vasculares periféricos, em que foram analisados os picos de velocidade sistólica em pontos definidos para realizar as comparações:

- Na artéria braquial – 10 cm acima da prega do cotovelo, na face medial
- Na artéria tibial anterior – 19 cm acima do pé
- Na artéria tibial posterior – 25 cm acima do pé
- Na artéria pediosa – a 17 cm do hálux.

Inicialmente, obteve-se uma elevação da CPK conforme esperado, devido ao procedimento em questão com punções musculares, mas os níveis normalizaram-se no quinto dia.

Houve, ainda, elevação de temperatura local em toda a perna esquerda, com diminuição da dor logo nos primeiros dias, confirmada pela resposta à escala numérica de dor, reduzindo as necessidades de analgésicos potentes.

O ITB e o pico de velocidade sistólica mostraram alterações já no quinto dia, com um aumento importante, que se mantém até o momento (Figuras 57.7 e 57.8).

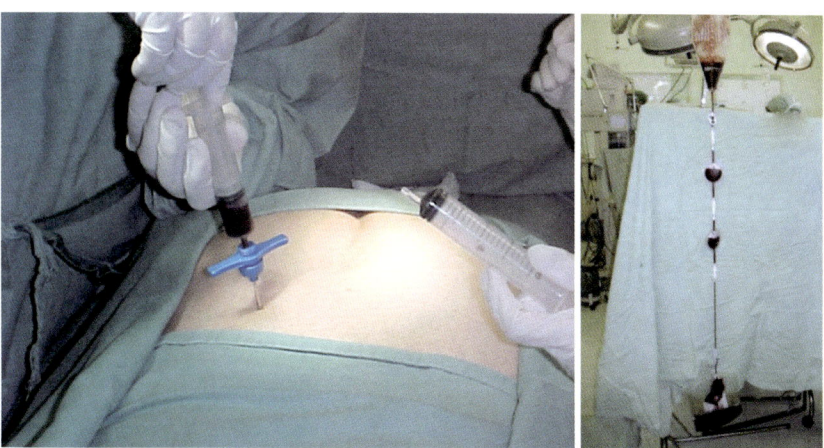

FIGURA 57.5 Punção da medula do osso ilíaco e filtração sequencial do sangue após a coleta.

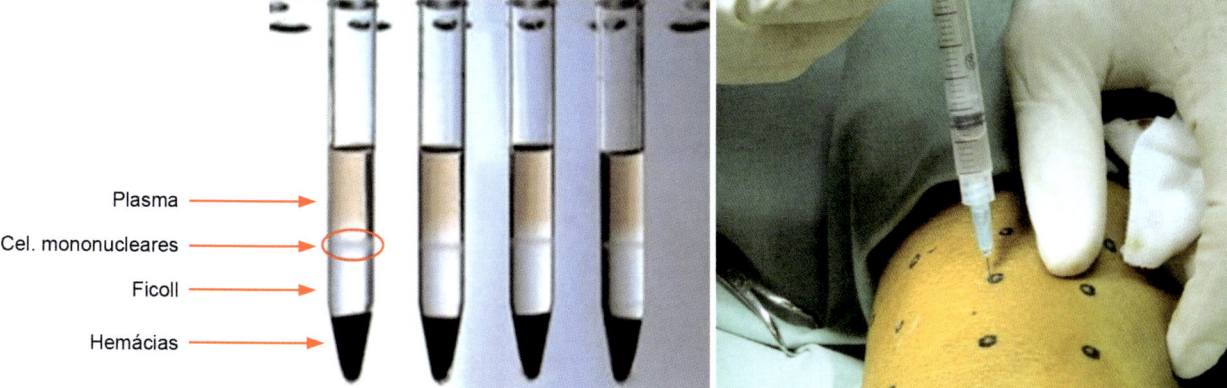

Plasma

Cel. mononucleares

Ficoll

Hemácias

FIGURA 57.6 Separação de células mononucleares com posterior injeção das mesmas na panturrilha.

No décimo dia após o procedimento, obteve-se melhora significativa nos padrões perfusionais cintilográficos, com incremento relativo médio de 51,6% da quantificação entre os estudos pré e pós-procedimento (Figura 57.9). Esse incremento se manteve no controle no 35º dia pós-procedimento.

Também se observou aumento substancial na vascularização da perna e do pé esquerdo no 30º dia, quando comparadas as arteriografias digitais pré e pós-procedimento, inclusive com visualização de artérias de maior calibre que não eram visualizadas anteriormente, agora perfundidas por colaterais (Figura 57.10).

Esses dados se mantêm, após 15 meses de acompanhamento, com cicatrização completa da lesão e supressão total da dor em repouso (Figura 57.11).

Após a aprovação pela Comissão Nacional de Ética e Pesquisa (CONEP) (protocolo nº 12.277, em 14.06.2006), iniciamos o trabalho com o uso de células mononucleares da medula óssea para

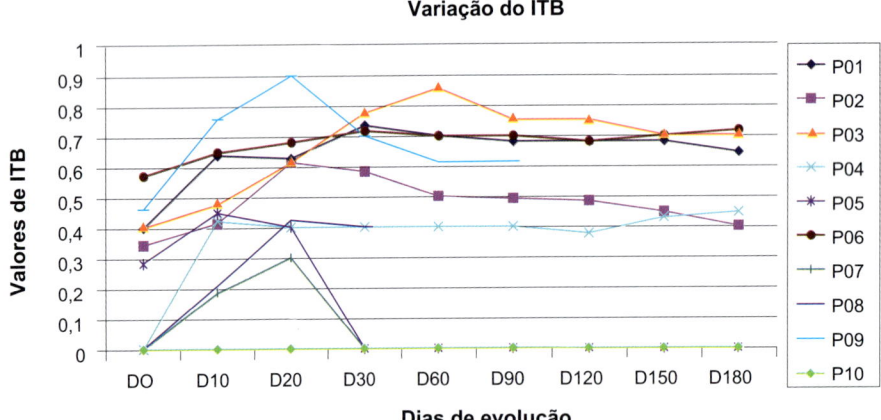

FIGURA 57.7 Análise das curvas do índice tornozelo-braço (ITB) nos dez pacientes do estudo.

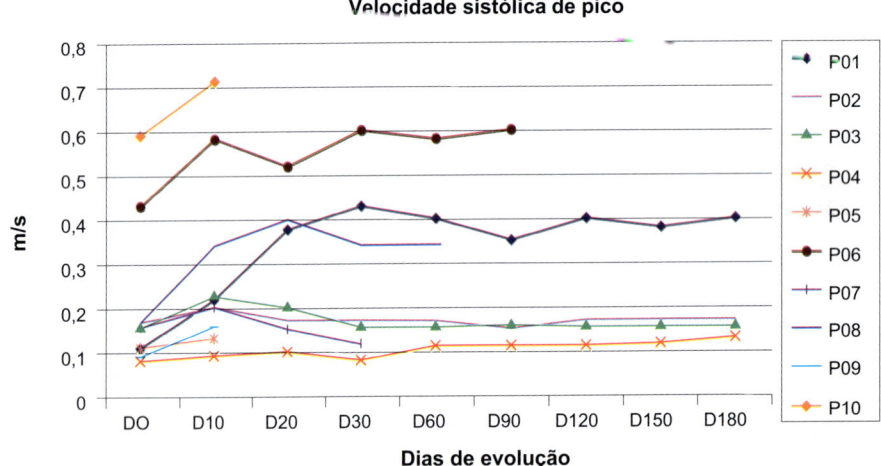

FIGURA 57.8 Análise das curvas do pico de velocidade sistólica nos dez pacientes do estudo.

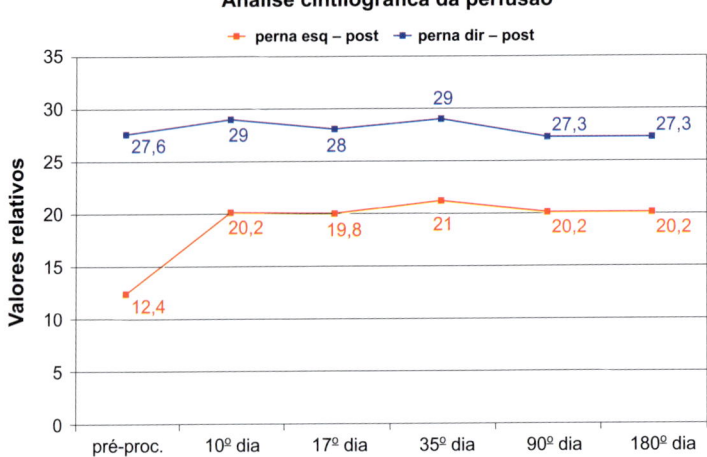

FIGURA 57.9 Análise cintilográfica da perfusão da panturrilha de um paciente avaliado no pré e pós-implante de células-tronco e imagens cintilográficas ao lado.

Controle angiográfico

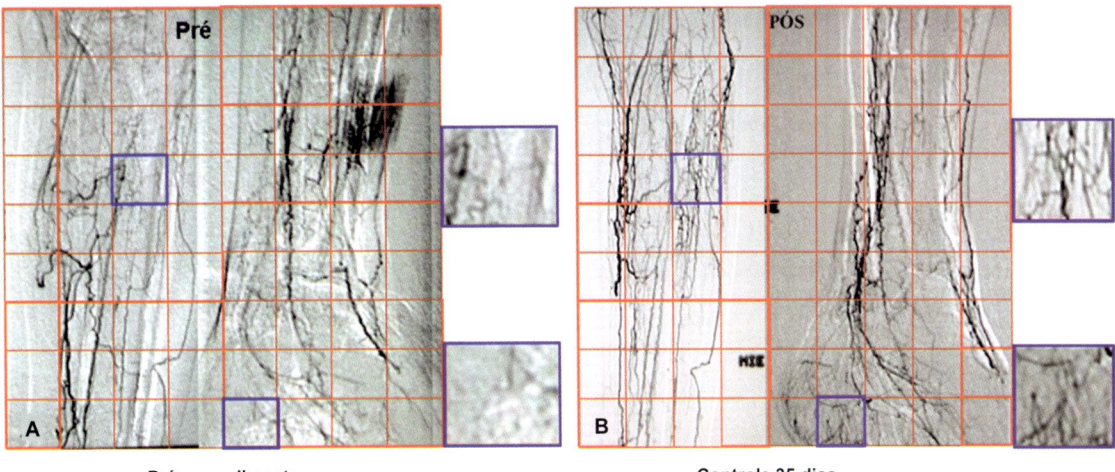

Pré-procedimento   Controle 35 dias

FIGURA 57.10 Arteriografia. **A.** Pré-procedimento. **B.** Pós-procedimento.

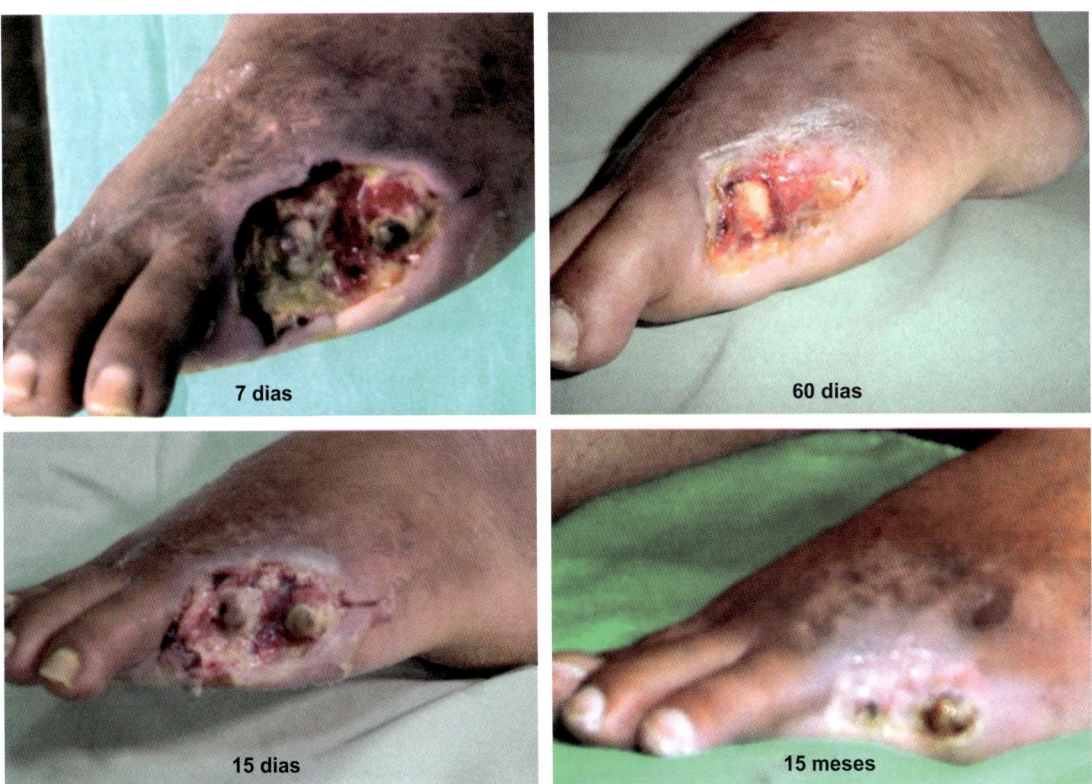

FIGURA 57.11 Evolução do pé isquêmico tratado com terapia celular.

tratamento de isquemia crítica de membros inferiores (aterosclerótica ou embólica). Completamos o estudo com dez pacientes tratados, apresentando resultados animadores.

CONSIDERAÇÕES FINAIS

Pelo que se compreende, até o momento, a Terapia Celular representa, potencialmente, uma boa alternativa de tratamento para isquemia crítica dos membros inferiores. Obviamente, serão necessárias mais pesquisas e trabalhos randomizados, controlados e duplos-cegos para a consolidação desse conceito que pode se tornar extremamente valioso para pacientes portadores desse tipo de patologia e que não tenham mais nenhum recurso para evitar amputações, cicatrizar úlceras isquêmicas ou tratar dor isquêmica em repouso.

As referências bibliográficas deste capítulo se encontram no Ambiente de aprendizagem do GEN.

58

Fundamentos da Microespuma Ecoguiada no Tratamento de Varizes

Solange Seguro Meyge Evangelista ■ Maria Antonia Garcia-Olmedo ■ Juan Cabrera Garcia-Olmedo

Resumo

Na década de 2010, observou-se, entre os cirurgiões vasculares brasileiros, a consolidação do uso da técnica de escleroterapia com microespuma de polidocanol ecoguiada (PEM, do inglês *polidocanol for endovenous microfoam*) para tratamento de varizes de grande e médio calibres. Essa técnica foi introduzida no Brasil, onde, tradicionalmente, somente a cirurgia era indicada pelos cirurgiões vasculares como a solução para a doença venosa crônica. A escleroterapia com microespuma difere de outras técnicas de ablação por ser um tratamento efetivo para varizes de qualquer tamanho ou localização, desde tronculares a finas telangiectasias. Neste capítulo, são apresentadas as modalidades e os resultados dessa técnica no tratamento de varizes.

Palavras-chave: doença venosa crônica; polidocanol; escleroterapia; varizes.

INTRODUÇÃO

Os fundamentos da microespuma ecoguiada no tratamento de varizes começaram a ser descritos em 1993, por Juan Cabrera (Espanha).[1-4] A microespuma original foi patenteada pela família Cabrera em 23 de junho de 1993, consolidada também no Brasil, denominada escleroterapia com microespuma de polidocanol ecoguiada (PEM).

A técnica tem sido usada em pacientes com veias varicosas na perna de tradicional indicação cirúrgica,[5-7] malformação venosa resistente ao tratamento cirúrgico e úlcera de perna causada por insuficiência venosa.

A microespuma original de Cabrera, com seus fundamentos e a técnica concomitantemente desenvolvidos, foi utilizada na nossa prática clínica, com pioneirismo no Brasil, desde 2003. Com a experiência que se acumulou ao longo dos últimos anos sobre a escleroterapia com microespuma, observaram-se a segurança e a eficácia do tratamento, com alto grau de satisfação dos pacientes. É a técnica que atualmente oferecemos a nossos pacientes portadores de varizes de qualquer tamanho ou localização como opção terapêutica. Somamos hoje a esta técnica conhecimento sobre varizes advindos da experiência de mais de 30 anos de cirurgia de varizes e quase 20 anos dedicados à técnica de escleroterapia com microespuma original Cabrera para tratamento dos nossos pacientes.

Com a PEM, houve avanço nos métodos de escleroterapia convencional – procedimento bem conhecido e simples para eliminar vasos venosos, mas com limitação do calibre do vaso. A escleroterapia com microespuma difere de outras técnicas de ablação por ser um tratamento efetivo para varizes de qualquer tamanho ou localização, desde tronculares a finas telangiectasias. É um tratamento rigoroso, completo e com a eliminação confirmada das veias varicosas de coxa, perna, tornozelo e pé, objetivo essencial para evitar a recorrência dessa patologia em virtude de varizes residuais após o tratamento. A doença varicosa, que ainda não tem um tratamento ideal e definitivo, sendo frequentes varizes residuais após o tratamento cirúrgico e as recidivas pela própria característica da evolução da doença, encontra na PEM uma alternativa simples para essas necessidades de complementação do tratamento. Não é incomum encontrar pacientes com muitas varizes e desencantados com as respostas ao tratamento, por terem realizado muitas cirurgias ou tratamentos de escleroterapia e ainda terem suas pernas com veias dilatadas e tortuosas.

A analogia entre espuma e microespuma, a grande facilidade de se manipular a espuma e a ausência de uma microespuma de grau farmacêutico propiciaram o uso das espumas caseiras. Há numerosas publicações de resultados obtidos com tipos heterogêneos de espuma, produzidos por diferentes métodos[8-12] e técnicas de administração.

A escleroterapia convencional não é efetiva em vasos de calibres médio e grande, casos nos quais é necessário recorrer à cirurgia. Com a PEM, surgiu uma alternativa de tratamento não cirúrgico para as varizes ou mais uma possibilidade de associação a outros métodos de tratamento das varizes.[13]

Atualmente, assistimos ao desenvolvimento de novos métodos de tratamento da doença varicosa, que contribuem com grande eficácia e menor agressividade que o tratamento cirúrgico convencional. As fontes de calor intraluminal (radiofrequência e *laser* endovascular) são procedimentos indicados para tratamento de veias safenas varicosas de moderado diâmetro (< 9 mm) e de trajeto linear. A PEM é uma alternativa que apresenta não inferioridade[14-15] em relação à cirurgia de varizes e às fontes de calor (termoablação).

Além do menor custo, a espuma de polidocanol evita algumas inconveniências do tratamento cirúrgico, como: hospitalização, anestesia (incluindo por tumescência no trajeto da veia), cuidados pré e pós-operatórios, riscos inerentes à cirurgia e afastamento do trabalho. O procedimento é simples, possibilita imediato retorno às atividades, não é agressivo e pode ser facilmente repetido. A eficácia e a segurança desse procedimento têm sido demonstradas e respaldadas por estudos científicos confiáveis e atualizados no mundo inteiro.[14,15]

Ainda mais recentemente, estão sendo desenvolvidas técnicas não térmicas, sem a necessidade de anestesia com tumescência, ao longo do trajeto do vaso abordado. Incluem tratamento da veia safena e de algumas veias tributárias por métodos mecânicos, associados à escleroterapia com espuma simultaneamente. Além disso, há técnicas híbridas, que associam a escleroterapia com espuma aos métodos térmicos e mecânicos, principalmente para tratamento das veias safenas, como a ablação intravenosa, mecânico-química (MOCA) ClariVein® e o método Flebogrif®, SFALT (laserterapia assistida por escleroterapia – Tessari). Essas técnicas objetivam tratar a veia safena sem a anestesia tumescente.

A associação de técnicas térmicas à escleroterapia com espuma também encontrou espaço no arsenal de procedimentos para tratamento das varizes.

HISTÓRIA DA MICROESPUMA

Deve-se aos espanhóis Juan Cabrera[a] e Juan Cabrera Jr. o pioneirismo nessa técnica guiada por ultrassom,[1-4] com resultados efetivos e seguros, demonstrados em varizes de eixo safênico e em varizes de maior calibre (primeira publicação a longo prazo).[3] Cabrera patenteou, em 1993,[a] uma microespuma de esclerosante com O_2,

---

[a] Cabrera J, inventor, Cabrera Jr. J, inventor, BTG International Limited, assignee, Injectable microfoam containing a sclerosing agent. US patent 5 66 962. October 16, 1997 e Cabrera J, inventor, Cabrera Jr J, inventor, BTG International Limited, assignee, Injectable microfoam containing a sclerosing agent. European patent EP 0 656203B1. June 21, 1996. Spain patent 9301430. June 23, 1993. Parte superior do formulário.

CO_2 e outros gases fisiológicos. O desenvolvimento comercial inicial dessa ideia foi o Varisolve® (Provensis Lab), uma microespuma farmacêutica com os ensaios de segurança e eficácia concluídos na Europa e nos EUA. Os mais recentes estudos da microespuma, concluídos nos EUA, em janeiro de 2012 (VANISH-2)[b] e em 23 de abril de 2012 (VANISH-1),[c] além de validarem a eficácia e a segurança do método, demonstraram a alta satisfação dos pacientes, como conclusão do VEINES/QOL-SYM. Esses ensaios foram finalizados com sucesso, e o Varisolve®, que já havia sido aprovado pela Agência de Medicina Europeia (EMA) para comercialização na Europa, obteve autorização para comercialização nos EUA pela Food and Drug Administration (FDA), após conclusão da fase III da pesquisa do medicamento com excelentes resultados. A PEM é a única patente protegida de uma combinação medicamento/dispositivo. É uma microespuma intravenosa uniforme de polidocanol, CO_2 e O_2, projetada para melhorar a segurança e a eficácia no tratamento de varizes. O nome comercial Varisolve® foi substituído pelo laboratório por Varithena® (Provensis Lab).

O VANISH-2 comparou a eficácia e a segurança do medicamento em relação ao placebo em pacientes com varizes sintomáticas e visível incompetência da junção safenofemoral, atendendo a todas as exigências (valores limites) primárias, secundárias e terciárias propostas no estudo.

Os pacientes tratados com PEM demonstraram melhora estatisticamente significativa dos sintomas no desfecho do estudo primário, medida pelo escore VVSymQ™, em comparação com pacientes que receberam placebo ($p < 0,0001$).

O desfecho do estudo secundário, que pesquisou a melhora da aparência, medida pelo resultado relatado pelo paciente (PAV3™) e por um painel de revisão cega independente de fotografias (IPRV3™), foi igualmente bem-sucedido. Os pacientes tratados com PEM relataram melhora estatisticamente considerável na aparência, tanto nas pontuações do PAV3 como do IPRV3, em comparação com pacientes que receberam placebo ($p < 0,0001$ e $p < 0,0001$, respectivamente).

No desfecho do estudo terciário, a resposta ao tratamento conforme determinado pela ultrassonografia, a mudança no índice de gravidade venosa clínica e a qualidade de vida medida pelo questionário VEINES/QOL-Sym modificado foram todas estatisticamente melhores para pacientes tratados com a PEM comparados aos pacientes que receberam placebo (todas com $p < 0,0001$).

No VANISH-2 e na totalidade do programa de fase III, não ocorreram efeitos adversos, graves ou inesperados associados à utilização da PEM. O perfil de segurança da PEM foi consistente com estudos clínicos anteriores. Como o Varithena® apresentou o mesmo tipo de melhoria significativa nos sintomas e no perfil de segurança aceitável nos ensaios adicionais da fase III, deve ser considerado uma nova opção importante no tratamento de varizes.

O VANISH-1, confirmando os resultados positivos anunciados em 30 de janeiro de 2012 pelo VANISH-2 (o primeiro ensaio fundamental de fase III nos EUA), satisfez todas as exigências (valores limites) primárias, secundárias e terciárias, com um grau elevado de significância estatística. Os pacientes tratados com PEM demonstraram melhora estatisticamente significativa dos sintomas em comparação com pacientes que receberam placebo ($p < 0,0001$). Os objetivos secundários de melhoria na aparência das pernas em pacientes tratados com a PEM em comparação com pacientes que receberam placebo, medidos tanto pelo resultado relatado pelo paciente como por um painel de revisão independente cego de fotografias, também foram cumpridos ($p < 0,0001$ e $p < 0,0001$, respectivamente).

A resposta ao tratamento, conforme determinado pela ultrassonografia, pela alteração da Escala de Gravidade Venosa Clínica e pela Qualidade de Vida de acordo com o questionário VEINES/QOL-SYM modificado, foi em todos os casos estatisticamente melhor de modo significativo para pacientes tratados com PEM em comparação com pacientes que receberam placebo (todos com $p < 0,0001$). Esses benefícios para os pacientes com varizes foram pela primeira vez demonstrados pelas métricas de resultados em ensaios clínicos de fase III.

A técnica de escleroterapia com PEM pode ser usada para tratamento em pacientes com grandes veias varicosas de tradicional indicação cirúrgica,[5] com malformação venosa resistente ao tratamento cirúrgico e/ou úlcera de perna causada por hipertensão venosa. Isso estendeu os limites da escleroterapia e aumentou a expectativa dessa terapêutica na resolução dessas doenças.

Consolidou-se como tratamento pouco invasivo, sem internação hospitalar, sem anestesia, sem cicatrizes e sem repouso ou afastamento das atividades laborais.

No fim da década de 1990, muitos médicos no mundo iniciaram a injeção de espuma esclerosante guiada por ultrassom.[4] Desde então, a escleroterapia com espuma ecoguiada foi aceita definitivamente.[6-10]

FUNDAMENTOS DA MICROESPUMA

As varizes são uma doença degenerativa do sistema venoso em que há um defeito na resistência da parede venosa associado à disfunção valvular, resultando em refluxo do sangue, da área afetada do sistema venoso das pernas e suas consequências clínicas.

A escleroterapia com PEM é um método de tratamento das veias varicosas, em que uma substância química esclerosante surfactante é introduzida no lúmen da veia, causando necrose endotelial e consequente fibrose da mesma. Além de reduzir o calibre da veia para um pequeno cordão fibroso, a escleroterapia também elimina o refluxo fisiopatológico associado às veias varicosas. As limitações impostas pela escleroterapia na forma líquida, como diluição progressiva do medicamento esclerosante, inativação no sangue e difícil controle de ação no vaso, foram ultrapassadas pela microespuma. A micronização das bolhas aumentou e facilitou a área de contato do esclerosante com a superfície endotelial.[2] A área da superfície ativa do esclerosante líquido aumenta exponencialmente com a redução do diâmetro das bolhas da microespuma. Quando o esclerosante apresenta apropriada coesão interna, pode fisicamente deslocar o sangue no interior do vaso e ser distribuído de maneira homogênea, com uma concentração conhecida, em uma extensa superfície endotelial (Figura 58.1). Essas características da microespuma aumentam muito seu poder esclerosante.

A nova forma farmacêutica de microespuma injetável possibilita introduzir grandes volumes de gases fisiológicos no sangue e aproveitar suas propriedades terapêuticas, evitando seus efeitos prejudiciais, com muita segurança. O diâmetro da bolha, a proporção entre o gás e o líquido, a coesão interna entre as bolhas e o tipo de gás usado são parâmetros importantes de eficácia e segurança para o procedimento, e dependem de uma correta combinação desses elementos. Há uma diferença nas características entre espuma e microespuma. Muitos estudos avaliaram os resultados obtidos

---

[b]No dia 30 de janeiro de 2012, a BTG plc (LSE: BGC), empresa de assistência médica especializada, anuncia em Londres, Reino Unido, dados positivos do primeiro julgamento do VANISH-2, o primeiro de dois estudos norte-americanos da fase III do processo de aprovação pela FDA do Varisolve® (PEM).

[c]Em 23 de abril de 2012, a BTG plc (LSE: BGC), empresa de assistência médica especializada, anuncia o resultado bem-sucedido do VANISH-1, segundo e último ensaio pivotal fundamental da fase III de Varisolve® nos EUA (PEM) como um tratamento potencial para pacientes com incompetência de croça de safena e varizes sintomáticas e/ou visíveis.

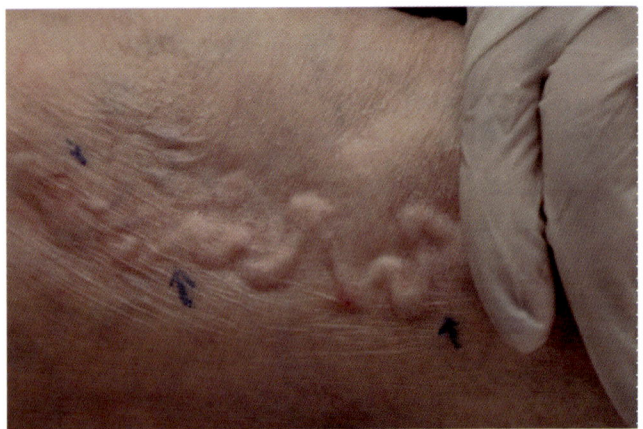

FIGURA 58.1 Veia varicosa de grande calibre. A injeção de microespuma deslocou o sangue do interior da veia e preencheu o vaso de maneira uniforme.

com vários tipos de espuma, produzidos por variados métodos de fabricação caseira (*homemade foams*), usando diversas técnicas de administração no vaso.[6-11] A espuma de polidocanol idealizada por Tessari[9] é a mais amplamente utilizada, por sua praticidade de manipulação (espuma caseira obtida com duas seringas, uma de esclerosante e outra de ar atmosférico). Também pode ser obtida com gases fisiológicos (O_2 e ou CO_2). As recomendações do consenso de Tegernsee[11] podem ser seguidas para a escleroterapia com espumas caseiras.

MECANISMO DE AÇÃO DOS ESCLEROSANTES

O mecanismo de ação das substâncias esclerosantes é a produção de um dano endotelial que exponha o colágeno subendotelial e induza uma endofibrose. As soluções hipertônicas provocam lesão endotelial osmótica irreversível, por desidratação das células endoteliais. As soluções iodadas produzem destruição química do endotélio ao dissolver o cimento intercelular, com resultado histológico idêntico. O tetradecil sulfato de sódio (STS) e o polidocanol (usado na PEM) apresentam pH fisiológico e sua ação se deve a um efeito detergente. Suas moléculas têm dois polos: um lipófilo e outro hidrófilo, que atuam nos lipídios da membrana das células endoteliais, sobre os quais se fixa o polo lipófilo, descamando o endotélio venoso. Em uma concentração suficiente, só necessitam de 1 segundo de exposição para essa ação.[16]

O processo de esclerose efetua-se com mais facilidade e rapidez quando no vaso tratado se desenvolve um mínimo grau de trombose hemática. Desse modo, a subsequente organização e fibrose do vaso tratado é mais segura, pois, se a trombose for excessiva, favorecerá a recanalização intravascular e a inflamação perivascular, comprometendo os resultados desejados do tratamento.

A ação dos esclerosantes surfactantes por fixação do polo lipófilo de suas moléculas nos lipídios da membrana das células endoteliais não é seletiva, e a enorme superfície da membrana eritocitária compete, com êxito, pelo esclerosante injetado.[3] Os lipídios plasmáticos também têm a capacidade de inativar uma parte do esclerosante e essa crescente inativação do esclerosante injetado associa-se a uma diluição progressiva no sangue. O resultado é um efeito esclerosante segmentar e débil em vasos de grandes volumes ou de maior velocidade circulatória que não se deseja obter com a escleroterapia. Pode-se concluir, portanto, que a técnica e o produto devem esvaziar o vaso de sangue e preenchê-lo com microespuma esclerosante. O "sangue no interior do vaso, é um inimigo da escleroterapia".

ESCLEROSANTES EM MICROESPUMA: CARACTERÍSTICAS PRINCIPAIS

Sabe-se que a introdução de um gás dentro de um líquido esclerosante surfactante forma bolhas com um limite evanescente do próprio líquido. Os esclerosantes obtidos em forma de microbolhas de reduzido diâmetro e com estabilidade suficiente para serem injetadas nos vasos, com o gás englobado pelo esclerosante depositado em sua periferia, apresentam enorme incremento de superfície ativa, fazendo contato com o endotélio, em comparação com a escassa superfície ativa na forma líquida. Essa grande superfície que cresce exponencialmente à medida que decresce o diâmetro das bolhas, unida à alta solubilidade do gás incorporado (Quadros 58.1 e 58.2), facilita a metabolização do esclerosante por solubilidade no sangue e difusibilidade pulmonar.

Assim, como exposto, o diâmetro das bolhas, a proporção gás/líquido, a coesão interna entre as bolhas e o tipo de gás usado são parâmetros-chave para a eficácia e a segurança do procedimento. A microespuma, fruto da modificação física que disponibiliza os esclerosantes em microbolhas, além de aumentar a superfície ativa dos mesmos, possibilita alcançar os objetivos da escleroterapia por todas as suas peculiares características, descritas a seguir.

Ação mecânica. Capaz de deslocar o sangue do vaso durante a injeção, é incrementada conforme o diâmetro das veias injetadas decresce por vasospasmo. Ao se conhecer a diluição e a inativação do esclerosante, determina-se sua concentração intravascular.

Seletividade de ação. Como a microespuma injetada ocupa totalmente o vaso, o esclerosante tem contato somente com o endotélio, possibilitando um controle do tempo de contato esclerosante/endotélio.

Maior capacidade esclerosante que a forma líquida. Quando se dispõe de líquido esclerosante na superfície das bolhas, troca-se a escassa unidade de volume do líquido original por um elevado número de unidades de superfície, muito mais adequada para ser distribuída em uma extensa superfície endotelial.

Maior segurança no uso. O enorme aumento da superfície ativa dos esclerosantes em microespuma é a base de sua maior capacidade esclerosante, uma vez evacuado o sangue contido na veia. Sem ação mecânica de deslocamento, o efeito esclerosante é reduzido, pois um volume de microespuma contém entre 5 e 7 menos

QUADRO 58.1	Coeficientes de solubilidade dos gases respiratórios importantes para a temperatura corporal.[17]
Gases	**Coeficientes**
Oxigênio	0,024
Dióxido de carbono	0,57
Monóxido de carbono	0,018
Nitrogênio	0,012
Hélio	0,008

QUADRO 58.2	Coeficientes de diluição de diferentes gases de importância respiratória nos líquidos corporais.[17]
Gases	**Coeficientes**
Oxigênio	1
Dióxido de carbono	20,3
Monóxido de carbono	0,81
Nitrogênio	0,53
Hélio	0,95

quantidades ativas que um volume igual na forma líquida. Por esse motivo, quando a microespuma injetada alcança o sistema venoso profundo (SVP), mais abundante, perde sua ação mecânica de deslocamento do sangue contido nesses vasos mais calibrosos, e o escasso esclerosante depositado nas microbolhas é rapidamente inativado e diluído. Essa particularidade é um fator de segurança que protege o SVP de uma ação indesejada sobre ele.

Maneabilidade. A microespuma possui um grau de coesão interna tão alto que sua injeção nas varizes possibilita ser aspirada e reinjetada. A cor dessa microespuma aspirada, visível no cateter, informa a diluição ocorrida no interior do vaso e, portanto, da ocupação intravascular obtida. Varia do branco, quando a ocupação é exclusiva, ao rosa ou ao vermelho, em caso de diluição moderada ou importante. Além disso, ao ser possível direcionar essas injeções de microespuma dentro dos vasos, podem reforçar o preenchimento de determinado território venoso ou atenuá-lo em regiões mais sensíveis. Graças a essa característica, controla-se também o progresso da microespuma para o SVP, que só será atingido por pequenas quantidades, incapazes de provocar alteração no mesmo.

Outras características destacáveis são: (1) a estabilidade da microespuma durante o tempo necessário para realizar a injeção e para que o esclerosante efetue sua ação no endotélio; (2) a rápida eliminação do gás solúvel, difusível e submetido à micronização, que facilita a rápida eliminação do escasso volume total injetado; (3) a maior fluidez da microespuma em relação aos líquidos, muito útil na esclerose de pequenos vasos com agulhas finas; (4) a visibilidade com ultrassons, que possibilita conhecer o tempo real, o nível de ocupação e seguir a trajetória intravascular "*espumografia*". Todas essas características conferem grandes vantagens à microespuma em comparação com os esclerosantes líquidos.

A baixa viscosidade da microespuma ou sua maior fluidez exige do cirurgião vascular mais prudência e atenção em relação ao volume injetado.

A microespuma não deve ser muito seca ou muito líquida, a consistência deve lembrar um "mel" (Figura 58.2).

ESCLEROTERAPIA COM MICROESPUMA ECOGUIADA

O termo *esclerose* denomina o procedimento terapêutico capaz de eliminar um território ou segmento venoso patológico, pela injeção de substâncias "esclerosantes". Esses fármacos destroem o endotélio

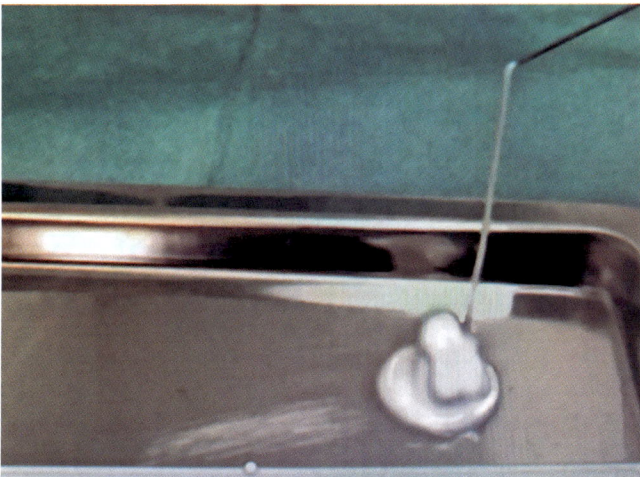

FIGURA 58.2 Aspecto de uma microespuma estável: nem muito seca nem muito líquida (aspecto de mel).

de variadas formas, conforme seu mecanismo de ação, e induzem uma inflamação endovascular que oclui o vaso. A oclusão suprime o refluxo, causa da insuficiência venosa, e evolui para fibrose, o que provoca o desaparecimento anatômico do segmento venoso tratado.

A chave da escleroterapia com microespuma consiste em controlar a ação dos fármacos esclerosantes. Essa ação depende de uma série de características dessa substância, algumas modificáveis, como concentração intravenosa, distribuição homogênea extensa e manejável sobre a superfície endotelial, e controle do tempo de contato entre o esclerosante e o endotélio.

O objetivo da escleroterapia com microespuma é a administração, limitada ao território a tratar, do volume apropriado do esclerosante, na concentração adequada, para cada caso. Para tal, o angiologista deve dominar a técnica e ter a formação necessária. A técnica deve assegurar a exatidão da dose administrada da substância, procurando cumprir as seguintes exigências da escleroterapia:

- Que o esclerosante seja distribuído por todo perímetro endotelial do segmento venoso tratado
- Que sua concentração intravascular não diminua por diluição no sangue ou que esta seja mínima
- Que o esclerosante permaneça o tempo necessário em contato com o endotélio.

Assim, partindo de uma microespuma de viscosidade conhecida, com um diâmetro de bolhas determinado e obtida a total ocupação do vaso a tratar, a ação esclerosante pode ser controlada de acordo com as concentrações variáveis e o tempo de contato. Em alguns casos, fatores menos controláveis, como a sensibilidade individual ao esclerosante, modificam a ação prevista. A individualidade morfológica e funcional de cada caso exige matizes técnicos a fim de proporcionar a dose correta, segundo o paciente e o território a ser tratado.

O exame de ecodoppler ou ultrassonografia vascular tornou-se imprescindível, tanto na fase de diagnóstico da doença venosa dos membros inferiores, como durante e após a intervenção da escleroterapia com microespuma, principalmente no tratamento das veias safenas e de grandes vasos. É usado para guiar a punção, indicar a redução máxima do diâmetro das varizes por fleboespasmo após a injeção e orientar a progressão da microespuma nas fases de enchimento proximal e distal do vaso venoso "*espumografia*". Uma boa espuma provoca uma sombra acústica bem nítida no ultrassom. Esse exame apresenta relevância na tomada de decisão do processo clínico, assim como no acompanhamento do progresso da doença e da eficácia do tratamento.

ESCLEROTERAPIA COM MICROESPUMA ECOGUIADA NOS PACIENTES CEAP C1 A C6

A seguir, serão abordadas a avaliação e a técnica utilizadas nesses pacientes que procuram atendimento por motivos estéticos e sintomáticos em nossa clínica (C1 a C6). São os portadores de telangiectasias combinadas e isoladas, varizes tronculares ou suas tributárias, dores nas pernas, edema, dermatofibrose e úlcera de estase. A classificação clínica CEAP é um valioso instrumento no diagnóstico, para guiar o tratamento e avaliar o prognóstico. Esse é um método reconhecido em pesquisa clínica e é utilizado na prática para agrupar os pacientes, analisá-los conjuntamente e estabelecer uma estratégia de tratamento mais acurada (Figura 58.3).

Seguindo a classificação clínica CEAP, com base apenas na aparência clínica, utiliza-se como métrica de avaliação do resultado clínico a escala VCSS. Fundamentada em análise clínica, procede-se a uma documentação fotográfica pré-procedimento, avaliam-se as

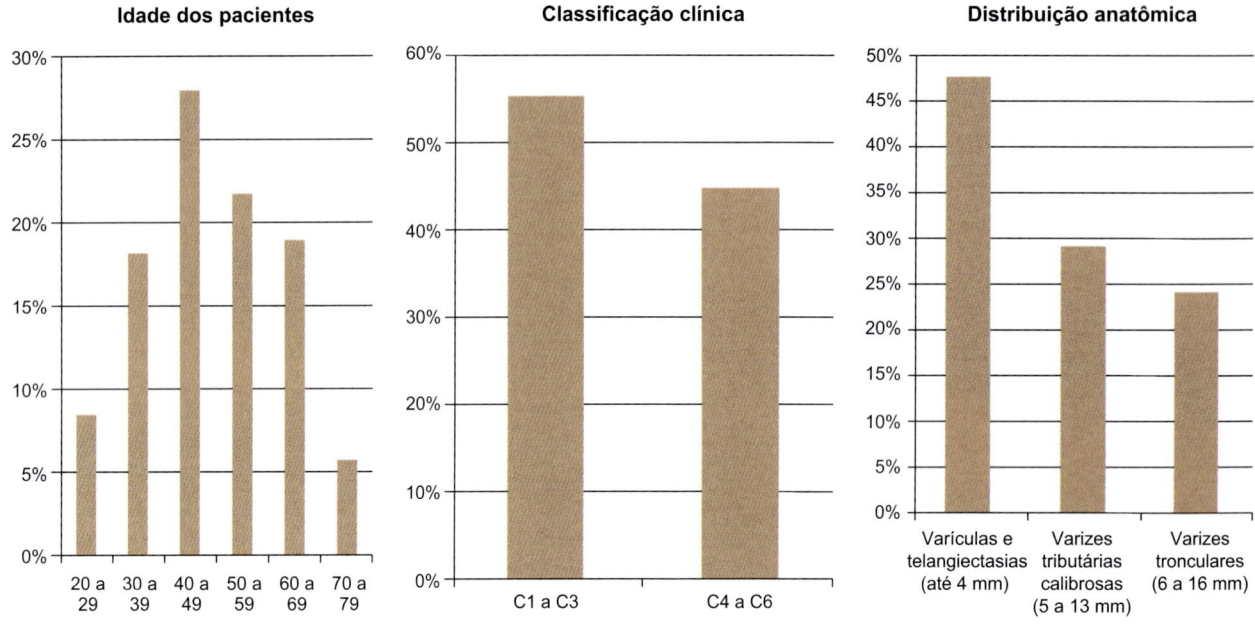

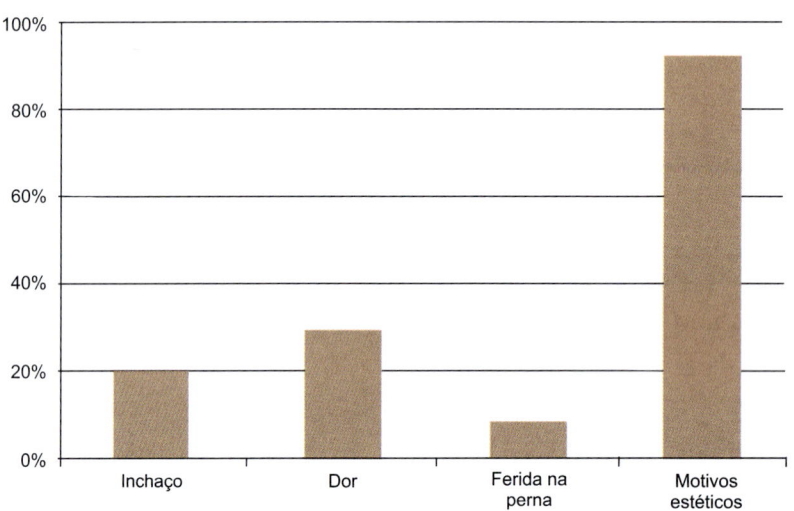

FIGURA 58.3 Perfil dos pacientes tratados (2010/2011).

varizes com o venoscópio (Veinlite®) de luz de LED e de luz infravermelha (VeinViewer®). Realizam-se fotopletismografia (PPG) e o exame de ecodoppler do sistema venoso das pernas dos pacientes para se obter a classificação anatômica e fisiopatológica. Os pacientes devem ser esclarecidos sobre o planejamento do tratamento e assinar um termo de consentimento informado, constando as complicações simples e as raras e graves.

A PPG é um método não invasivo de avaliação da função venosa, de fácil execução, que avalia o tempo de reenchimento venoso (TRV), fornecendo um parâmetro objetivo de quantificação do refluxo venoso.[13,18,19] Realiza-se a PPG para avaliar os pacientes submetidos à escleroterapia com microespuma antes e após o tratamento.

O exame é realizado com o paciente sentado e com as pernas pendentes. O sensor do aparelho é posicionado na região posterior ao maléolo medial, posterior à veia safena magna nessa localização, com uma fita de dupla face. Esse transdutor apresenta um di-iodo emissor de luz infravermelha e um sensor fotelétrico, que detecta essa luz refletida no sangue dos capilares da pele. O paciente é então solicitado a realizar cinco movimentos de dorsiflexão e flexão plantar, provocando um esvaziamento venoso pela contração muscular da panturrilha. Seguindo os exercícios com o pé, o sangue da perna é ejetado e a luz refletida decresce. Após essa fase, o paciente fica com o membro relaxado, enquanto se observa o TRV, medido e registrado em uma curva ascendente até a linha de base inicial. Se o intervalo for maior que 20 segundos, é considerado normal. Desse modo, avalia-se a função da bomba muscular da panturrilha e quantifica-se o refluxo venoso, se presente.

Os aparelhos de Veinlite® e VeinViewer® ajudam na visualização de veias de 7 e 10 mm, respectivamente, abaixo da pele, facilitando o diagnóstico de varizes nutridoras de telangiectasias, veias com refluxo e de drenagem, além de facilitarem a punção venosa. Com esses aparelhos, também se pode observar a localização e a progressão da microespuma no vaso durante a injeção de microespuma (Figuras 58.4 e 58.5).

O exame de ecodoppler mostra, com acurácia, um mapa anatômico e fisiológico da incompetência do sistema venoso superficial e profundo, e possibilita localizar os pontos de refluxo do sistema profundo para o superficial. Dessa maneira, obtém-se um detalhado mapa do caminho do refluxo no sistema venoso superficial,

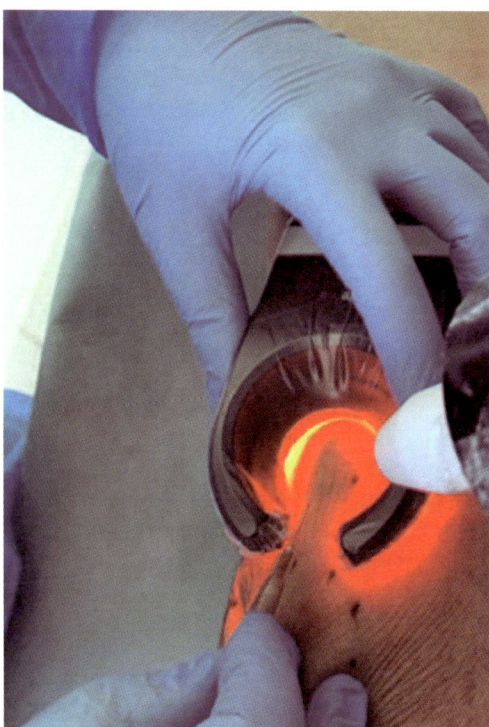

FIGURA 58.4 Punção guiada com LED.

desde a origem proximal até a sua reentrada distal. Esse mapa orienta nas decisões da intervenção de escleroterapia com microespuma, por identificar as áreas de refluxo a serem abordadas no tratamento e as veias normais que deverão ser preservadas. O diâmetro das varizes e a junção das mesmas, presença de perfurantes insuficientes, são registrados durante os exames com ultrassom. Assim, pode-se planejar uma tática e técnica de abordagem das varizes com a escleroterapia de microespuma. As varizes podem ser tratadas de acordo com o perfil hemodinâmico do paciente. Essas medidas influenciam na determinação do volume e da concentração da substância esclerosante a ser usada para tratar determinada região da perna.

Monitora-se por ultrassonografia a sessão de escleroterapia das varizes de pequeno diâmetro, troncos *safênicos* e suas tributárias, e/ou usa-se o Veinlite® e o VeinViewer® em varizes reticulares pequenas, veias varicosas de pequeno diâmetro e em telangiectasias. Durante o procedimento, sempre se deve usar resfriador de ar visando diminuir a dor das punções.

O procedimento é realizado com o paciente em decúbito dorsal e com os membros inferiores elevados, sempre que possível, principalmente para a esclerose das varizes de maior calibre. A punção da veia e a progressão da espuma devem ser guiadas pelo ecodoppler no modo B em tempo real. É necessário observar na tela do equipamento a veia varicosa e a agulha ao mesmo tempo, ao encaminhá-la na direção do interior da veia varicosa alvo. Procede-se à técnica do cateter curto. Ao se verificar que a agulha atingiu o interior do vaso pela tela do aparelho, uma aspiração na seringa mostrando o sangue no interior do cateter aumenta a segurança e confirma que a agulha está posicionada no interior do vaso que se deseja puncionar. Por ser a microespuma visível ao ultrassom, como um contraste "*espumografia*", acompanha-se o medicamento, preenchendo as veias varicosas que se desejam eliminar, pela tela do aparelho.[20,21] Assim, assegura-se que o tratamento de escleroterapia com microespuma elimine, de forma efetiva, o caminho de incompetência venosa superficial mapeada anteriormente no exame de ultrassom. É muito importante o uso do ecodoppler na ablação das veias varicosas durante as injeções da microespuma esclerosante. A microespuma apresenta baixa viscosidade e progride com muita velocidade, por isso deve-se acompanhá-la com o ultrassom e impedi-la de atingir territórios indesejáveis, como o SVP. A injeção ecoguiada confere eficácia e segurança ao método, não devendo o medicamento esclerosante de microespuma ser injetado às cegas.

Ao injetar a substância, observa-se ainda se há redução da veia por vasospasmo, à medida que se acompanha a progressão da microespuma ocupando o vaso. O vasospasmo é um sinal preditivo de bom resultado da intervenção. Observam-se com atenção também as veias perfurantes, evitando, com manobras de compressão manual, a progressão do medicamento para veias não desejadas. Utiliza-se a técnica Cabrera para realizar primeiro a "esclerose do segmento venoso proximal". Isso faz com haja involução das veias subjacentes até as sessões subsequentes, ficando estas com menor diâmetro, o que provoca diminuição do processo inflamatório (hiperpigmentação) ou formação de coágulos (hematoma intravascular) no interior do vaso.

Outra manobra da técnica Cabrera para aumentar a segurança do procedimento, evitando a entrada da espuma pelas perfurantes

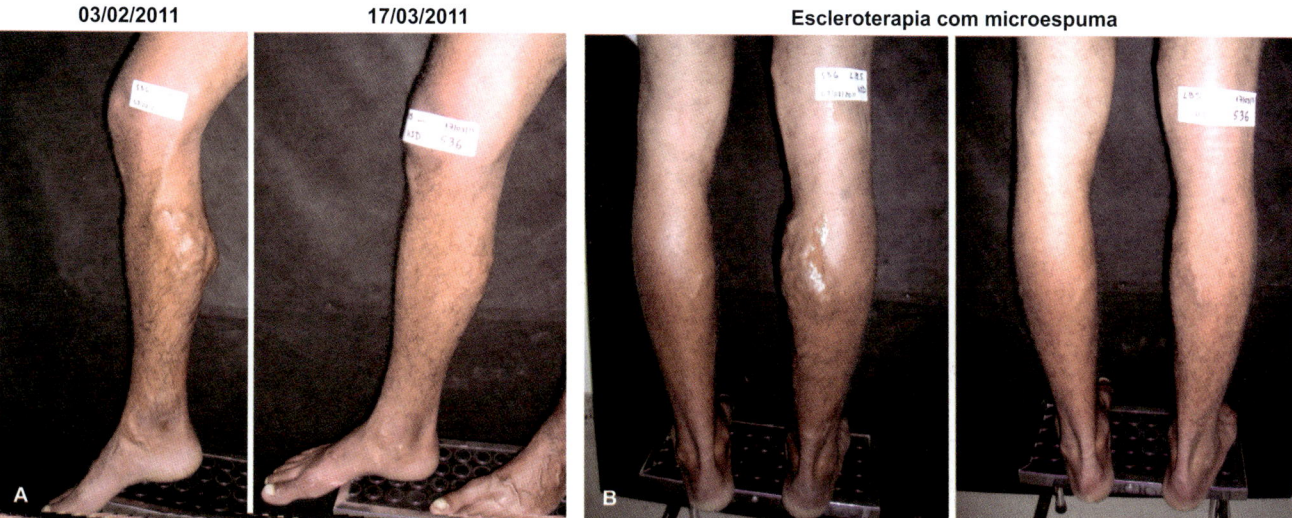

FIGURA 58.5 Paciente com varizes calibrosas no território da veia safena magna no membro inferior direito, antes e após a primeira sessão de microespuma. **A.** Visão medial da perna. **B.** Visão posterior da perna.

da perna para o SVP, é a realização e a manutenção da dorsiflexão do pé, enquanto se injeta a microespuma nas veias da perna. Essa manobra fecha temporariamente a entrada da microespuma pelas veias perfurantes (manobra de portas cerradas de Cabrera) (Figura 58.6).

Recomenda-se:

- Usar pouco volume do esclerosante por sessão e por punção, o suficiente para o diâmetro e a extensão do vaso – prudência, evitando atingir territórios venosos não desejados
- Baixa concentração do esclerosante, o suficiente para o diâmetro e a extensão do vaso – prudência. Concentrações muito elevadas, provocam processo inflamatório intenso e hiperpigmentação por melanogênese
- Intervalo para o enfaixamento do membro após a injeção, evitando deslocamento da microespuma
- Acalmar paciente para evitar movimentos bruscos e involuntários que possam deslocar a microespuma
- Realizar o procedimento com o paciente em decúbito e os membros inferiores elevados.

Após a sessão de injeção, recomenda-se que o paciente permaneça deitado por 10 a 15 minutos. Durante esse período de repouso, muitas das bolhas injetadas, depois do procedimento somente bolhas inativadas e livres do esclerosante caem na circulação geral. A desativação das bolhas é produzida pela fixação das moléculas de esclerosante na enorme área de superfície de hemácias, lipídios plasmáticos e endotélio venoso. Ao mesmo tempo, o altamente solúvel gás utilizado na formação da microespuma é dissolvido no sangue, processo que é completado pela eliminação nos pulmões, graças à enorme área da superfície vascular de 150 m².

Usamos o polidocanol como agente esclerosante na microespuma. Suas concentrações dependem do calibre das varizes e da extensão do segmento venoso a ser tratado. As agulhas usadas nas punções venosas durante o procedimento também dependem do calibre e da profundidade da veia a ser puncionada. As diretrizes das sociedades de especialidade indicam uma estimativa do volume e da concentração a serem usados dependendo do calibre e da extensão do vaso,[11,22] mas somente com a prática são obtidos os melhores resultados com essa.

Usando transdutor de imagem de alta frequência, Somjen et al.[23] demonstraram que 89% das áreas de telangiectasias da coxa estão associadas a veias reticulares incompetentes identificáveis. Grande proporção destas são associadas a refluxo em veias subcutâneas profundas ou veias perfurantes com refluxo.[20,24] Também foram observadas veias reticulares incompetentes associadas a telangiectasias e *matting* telangiectásico. Algumas dessas veias reticulares incompetentes não são visíveis a partir da superfície da pele e, portanto, não esclerosadas. Podem ser a causa de falha no tratamento quando se usa a técnica de escleroterapia convencional ou microespuma. Usando o Veinlite®, Vein Viewer® e ultrassom como guia, essas veias invisíveis podem ser localizadas e esclerosadas com microespuma, melhorando a eficácia do resultado funcional e estético.

Com o objetivo de avaliar a eficácia da escleroterapia com microespuma no tratamento do refluxo das veias safena na doença de varicosa, realizou-se um estudo em fevereiro de 2011 a março de 2012.[25] Os resultados constatados comprovam uma taxa de fechamento primário alta para veias safenas magna (VSM) e parva (VSP), de 88,5 e 90,9%, respectivamente. Em todas as VSM e VSP que permaneciam abertas e com refluxo, o fechamento secundário foi realizado com uma sessão a mais de escleroterapia com microespuma ecoguiada. Nesses casos em que era necessário repetir a escleroterapia, as veias safenas apresentavam diâmetros relativamente grandes (> 11 mm para VSM e > 5 mm para VSP). Houve a eliminação de refluxo em todos os casos, com boa recuperação e rápido retorno às atividades laborais. Em uma pesquisa realizada após o tratamento, esses pacientes responderam a um questionário modificado, VEINES/QOL-SYM, que mostrou um alto grau de satisfação com o tratamento. PEM é uma técnica para ser considerada como uma opção para o tratamento de varizes maiores de origem em veias tronculares.[24]

PÓS-ESCLEROTERAPIA COM MICROESPUMA

Imediatamente após a injeção, o paciente é aconselhado a caminhar continuamente por 10 a 15 minutos e instruído a caminhar 30 minutos diariamente nos dias consecutivos. Isso previne o desconforto, que geralmente é mínimo, e complicações, como trombose venosa profunda (TVP). Caminhar reduz a pressão venosa ambulatorial e garante um alto fluxo no SVP.

No período pós-injeção da escleroterapia com PEM, é necessária a compressão elástica e/ou inelástica do membro tratado, que visa aumentar o conforto do paciente e a segurança pela redução sintomática da flebite química e pela manutenção de um bom fluxo do SVP. A prescrição mais indicada é, após o procedimento, o uso da compressão durante o dia, por 2 a 3 semanas, e durante a noite, nos 3 a 7 primeiros dias, dependendo do território venoso tratado. "O sangue é inimigo da escleroterapia, e o tempo é seu aliado".

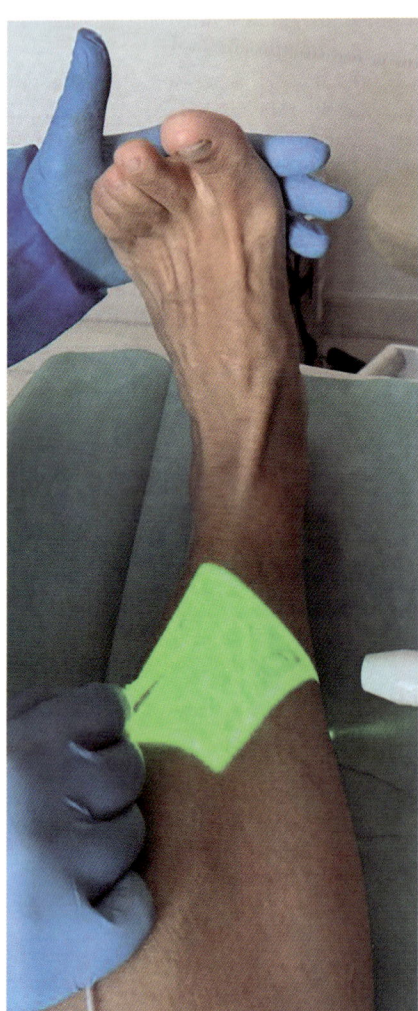

FIGURA 58.6 Paciente sendo tratado das varizes da perna com a "manobra de portas cerradas" de Cabrera, com auxílio da luz infravermelha para guiar a punção.

AVALIAÇÃO PÓS-TRATAMENTO

Após o tratamento de pacientes com varizes tronculares ou tributárias de grande calibre, realizam-se revisões periódicas com ecodoppler, visando ao controle da eficácia e da segurança do procedimento. As iniciais: em 1 semana, em 2 semanas e em 30 dias pós injeção, nas quais se examina novamente o sistema venoso com o ecodoppler para determinar: (1) se as varizes tratadas estão incompressíveis e sem fluxo; (2) o fluxo nas veias profundas.

Se o segmento venoso tratado, observado pelo ecodoppler, encontra-se parcial ou completamente patente e com refluxo persistente, é realizada nova injeção nesse território venoso.

Deve-se acompanhar o paciente por um período, com realização de exames de ultrassom aos 3, 6 e 12 meses, visando observar a involução das varizes tratadas. Nos retornos de acompanhamento, além de se observar se há oclusão das varizes tratadas, verifica-se se há flebites e dor ou outras complicações como TVP. Se ocorrer formação de flebite superficial em um vaso grande, se essa veia se tornar endurecida e/ou dolorida, deve ser drenada com punção, entre 1 e 3 semanas, para aliviar a dor e evitar o desenvolvimento de hiperpigmentação.

Os critérios ecográficos de eficácia do tratamento, utilizados no acompanhamento, têm sido a hiperecogenicidade endoluminal e a não compressibilidade do vaso, observados a partir de 7 a 10 dias após o tratamento. A redução progressiva do diâmetro da safena até seu desaparecimento total é geralmente observada a partir dos 6 meses após o tratamento. As safenas internas são consideradas fibrosadas quando reduzem seu diâmetro, são incompressíveis e não apresentam refluxo ao ecodoppler. Em pacientes com longa evolução (2 a 5 anos), são invisíveis ao ecodoppler em todo o trajeto da perna, o que nos possibilita deduzir que o eixo safeno desapareceu anatômica e funcionalmente, e indicam sucesso do tratamento. A recanalização das mesmas com refluxo implica injeções complementares para o fechamento do vaso que foi tratado previamente.

É uma excelente alternativa de tratamento para varizes recidivadas, principalmente nas neovascularizações da junção safenofemoral e safenopoplítea.[26]

Após o tratamento proposto, além dos exames de PPG e ecodoppler, realiza-se uma avaliação clínica e fotográfica. As fotografias são comparadas com a documentação fotográfica inicial, o que possibilita determinar o resultado do ponto de vista estético (Figura 58.5). Os pacientes também respondem a questionário de pesquisa de satisfação, um QOL modificado.

COMPLICAÇÕES E EFEITOS ADVERSOS

Sintoma de dor local que requer tratamento medicamentoso, hiperpigmentação, flebites localizadas e TVP são efeitos raros e resolvem-se com boa resposta a tratamento específico. Escotomas, enxaquecas e tosse são descritos, reversíveis e raros.[11]

Injeções intra-arteriais inadvertidas foram relatadas no início da escleroterapia ecoguiada.[27] No *Varicose survey*, a incidência foi de 0,01%. Esse risco parece estar relacionado com a habilidade, o treinamento e a experiência do flebologista, e muito raramente pode ocorrer em mãos treinadas. O angiologista deve estar sempre atento. A rotina é uma pobre companhia da escleroterapia. Reações anafilactoides são extremamente raras.

Um efeito adverso relativamente comum quando se usa espuma com bolhas maiores, ou em casos de múltiplas punções que promovem a liberação de endotelinas, são os distúrbios visuais transitórios, geralmente associados a pacientes com persistência do forame oval (PFO) e/ou enxaquecas persistentes.[11] Esses também podem ocorrer com escleroterapia líquida. A PFO é relatada em cerca de 25% da população. Pelas diretrizes, não se indica a pesquisa de PFO para todos os pacientes, apenas para aqueles com enxaquecas persistentes e história de cardiopatias. Nesses casos, solicita-se o exame de ecocardiograma com o uso de bolhas para pesquisa de PFO.

CONSIDERAÇÕES FINAIS

As principais contribuições que observamos em nossa experiência com a utilização da microespuma são:

- Pacientes que já se submeteram a uma ou mais cirurgias de varizes e não desejam passar novamente pelo procedimento, encontram na microespuma, uma alternativa de tratamento efetiva e menos invasiva (Figura 58.7)
- Todas as veias acometidas podem ser tratadas, independentemente da extensão, do tamanho e da localização, com eficácia e segurança pela microespuma. "A agulha e o esclerosante alcançam áreas venosas em que o bisturi não alcança, na técnica cirúrgica de varizes"
- Por ser a microespuma visível como um contraste no seu trajeto pelas veias, ao ecodoppler, torna-se possível acompanhar o trajeto do esclerosante e tratar áreas venosas de difícil acesso cirúrgico, com segurança, diminuindo o problema de recidivas por varizes residuais. Possibilita mudar a evolução da doença varicosa

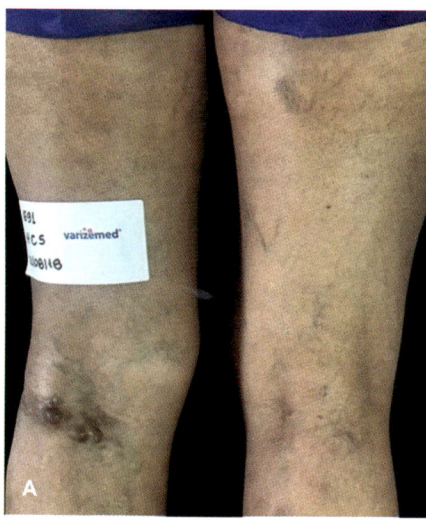
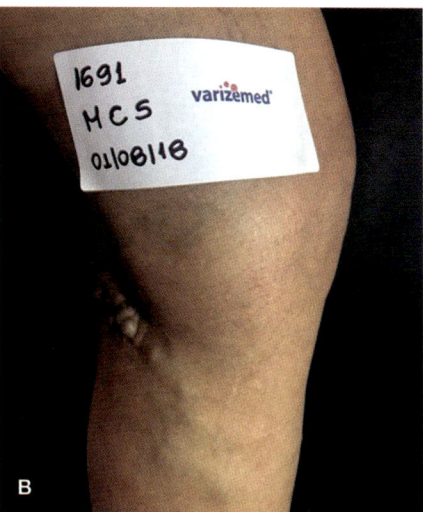
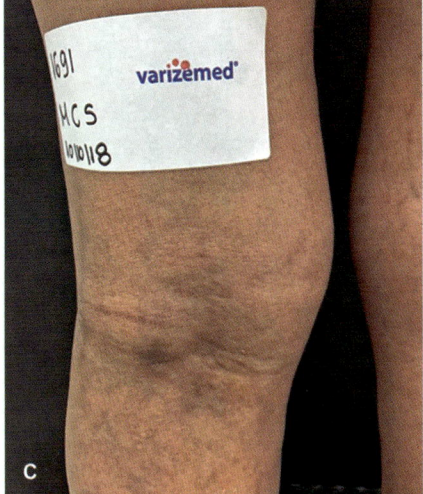

FIGURA 58.7 Paciente com recidiva em coto de safena parva após quatro cirurgias de varizes. **A** e **B.** Antes do tratamento. **C.** Após o tratamento com escleroterapia de microespuma na região da fossa poplítea.

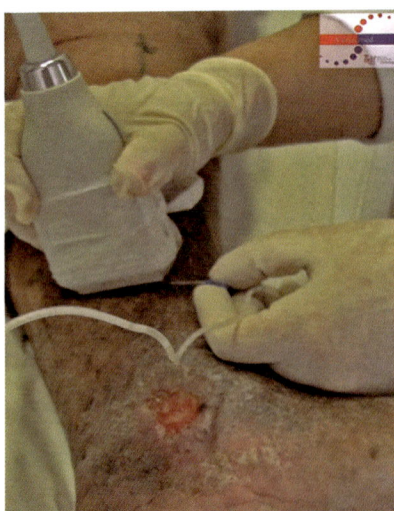
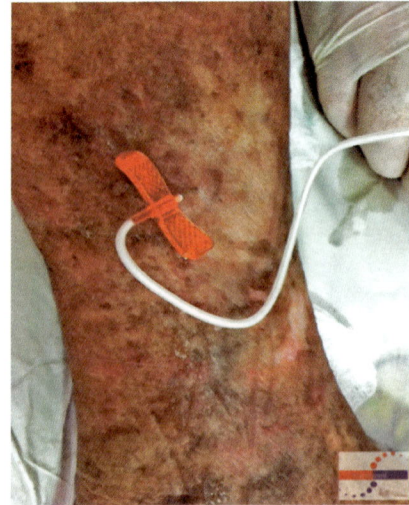

FIGURA 58.8 Punção com agulha 25 G para injeção de microespuma guiada por ultrassom, em área de dermatofibrose, de difícil acesso cirúrgico.

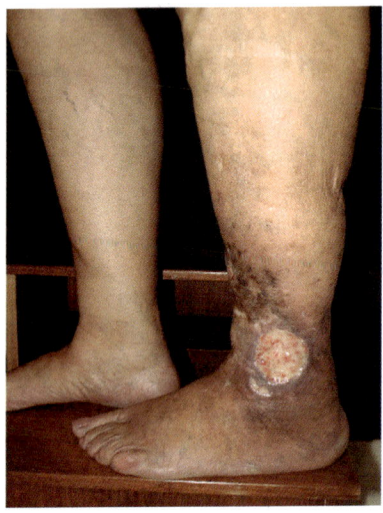
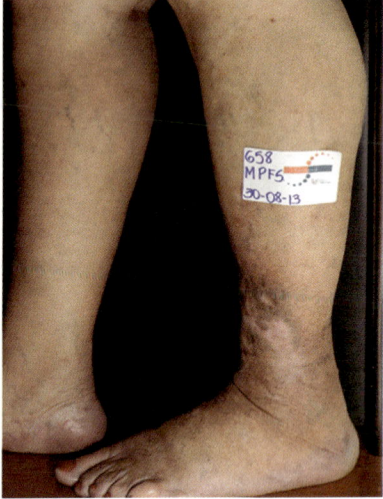

FIGURA 58.9 Resultado de tratamento de paciente com varizes recidivadas e úlcera aberta. Apresentava refluxo de safena externa e veias perfurantes. Já havia sido submetida a cirurgias de varizes previamente.

- Pacientes portadores de úlcera de estase venosa aberta (classe 6) têm essa opção terapêutica abrangente e efetiva para as varizes localizadas em áreas de dermatofibrose, edema intenso. Apresenta tempo de intervenção menor, resposta ao fechamento da úlcera acelerado e menor recidiva a longo prazo (Figuras 58.8 e 58.9).
- Injeta-se esclerosante em varizes nutridoras e nas telangiectasias, na mesma sessão ou no mesmo ato de tratamento, acelerando o resultado a curto e longo prazos. Essa abrangência de ação, proporcionada pela escleroterapia com microespuma, é mais efetiva para o antigo problema dos pacientes com inúmeras veias varicosas distribuídas em todo membro inferior, desejando resultados em um tratamento menos prolongado
- Pacientes idosos e com doenças crônicas controladas têm essa opção de tratamento simples e menos invasiva, efetiva e segura. Isso tem representado muito na diminuição do sofrimento dos pacientes com varizes avançadas e comorbidades, o que aumenta muito o risco cirúrgico
- A escleroterapia com microespuma apresenta eficácia em pacientes em uso de anticoagulantes e que não podem suspender essa medicação para tratamento das varizes. Um horizonte para pacientes com úlceras ou varicorragias com comorbidades que não permitem suspender temporariamente o uso de anticoagulantes[28]

- Sem cortes, sem anestesia, sem repouso ou afastamento das atividades de rotina e profissionais
- No Brasil, em clínica privada, a procura pelo atendimento médico das varizes das classes clínicas CEAP C1 a C3 ocorre predominantemente por motivos estéticos. O resultado da aplicação de nosso questionário QOL modificado nos estudos que realizamos mostra um grau de satisfação elevado, que se conclui que, além de efetivo e seguro para pacientes nas classes de insuficiência venosa mais avançada, C4 a C6, os pacientes nas classes de C1 a C3 beneficiam-se do tratamento com os mesmos resultados funcionais e satisfação do ponto de vista estético
- Delineia-se com a microespuma um tratamento único para o desafio das malformações venosas
- Não se pode esquecer de problemas como a longa fila de pacientes à espera para se submeter à cirurgia de varizes pelo Sistema Único de Saúde (SUS). A microespuma é uma alternativa para ampliar o atendimento no setor com menor custo e maior simplicidade. Felizmente, atualmente essa técnica faz parte do rol de procedimentos do SUS, podendo beneficiar maior quantidade de pacientes.

As referências bibliográficas deste capítulo se encontram no Ambiente de aprendizagem do GEN.

59

Feridas Causadas por Doenças Vasculares: Cicatrização e Curativos

Paulo Celso M. Guimarães ■ Patrícia Garacisi ■ Josiane Monteiro Leite

Resumo

Neste capítulo, serão apresentadas as informações essenciais sobre cicatrização e descritos os diferentes curativos empregados para as feridas agudas (trauma cirúrgico) e crônicas, e para as cicatrizes. A fisiologia do processo de cicatrização será detalhada a fim de justificar sua relação com a melhor escolha do curativo. Os princípios básicos são para manter um ambiente ideal no leito da lesão e assim maximizar o processo fisiológico. Atualmente, é possível interferir nesse processo, com a utilização de fatores de crescimento (sejam sintéticos ou concentrado obtido de plaquetas autólogas), células-tronco (obtidas de tecido adiposo autólogo) e peles artificiais (matrizes celulares). Novos métodos de controle de infecção com uso de aparelhos de irrigação intermitente propiciam resultados fascinantes. Ao fim deste capítulo, serão abordados os principais problemas no pós-cicatrização e como solucioná-los, com uso de diversificadas terapias para diminuir a fibrose e a cicatriz hipertrófica.

Palavras-chave: alginato; bandagens; células-tronco; hidrocoloide; úlceras.

FISIOLOGIA DA CICATRIZAÇÃO

O processo fisiológico da cicatrização inicia-se imediatamente após a quebra da barreira da pele, desencadeando uma sequência de eventos que culminam com a reposição da integridade dessa barreira protetora. Após a lesão da pele (lacerações, queimaduras, traumas cirúrgicos etc.), na ausência de doença associada, ocorre a progressão das três fases da cicatrização: inflamação, proliferação e remodelagem. Essas fases aparecem simultaneamente na ferida, culminando com o resgate das mesmas características anatômicas e funcionais da pele original após cerca de 6 meses de evolução, na maioria dos casos.[1] A completa reparação da ferida se dá entre 20 e 30 dias (inflamação e proliferação), e o resgate parcial da resistência tênsil (até 90%) ocorre somente após 6 meses (remodelagem).

Inflamação

Logo após a lesão da pele, há exposição de tromboplastina tecidual e início da cascata da coagulação e do complemento. As plaquetas acumulam-se localmente e iniciam a liberação de seus grânulos, que contêm serotonina (substância que promove o aumento da permeabilidade vascular), fibronectina, fibrinogênio, fator de crescimento derivado de plaquetas (PDGF), fator transformador de crescimento beta (TGF-β) e fator de crescimento similar à insulina-1 (IGF-1). A ativação plaquetária e a cascata da coagulação limitam o sangramento local. A fibrina é, então, transformada em fibrina estável, que desidrata quando exposta ao ar, produzindo uma crosta. A trombina também induz a proliferação de fibroblastos e células endoteliais. Ocorre, também, aumento da permeabilidade capilar com migração de neutrófilos e anticorpos, fato que previne a infecção local. Na fase inicial, a fibrina e a fibronectina funcionam como matrizes para a migração das células para a ferida. Ativados pelo fragmento C5a do complemento, primeiramente se direcionam para a ferida os neutrófilos, retirando os detritos e as bactérias locais; depois os monócitos, que se transformam em macrófagos e continuam a ação dos neutrófilos, mas também liberam localmente uma série de fatores de crescimento, que desencadearão a migração de fibroblastos e células endoteliais, iniciando a próxima fase da cicatrização: a proliferação. Os linfócitos alcançam tardiamente a área de cicatrização, e suspeita-se de que estejam envolvidos na fase de remodelação. Nessa fase inicial, o microambiente da ferida é caracterizado por hipoxia, hipoglicemia e acidose, provavelmente devido à grande quantidade de células inflamatórias em atividade e à falta de capilares.[2]

Proliferação

Nessa fase, o processo inicial denomina-se *granulação* e caracteriza-se pela rica rede de capilares devido à angiogênese. Simultaneamente, ocorrem migração e proliferação de fibroblastos, sendo utilizada a rede de fibrina e fibronectina como matriz extracelular. Tanto as células endoteliais quanto os fibroblastos são estimulados pelos fatores de crescimento liberados pelas plaquetas e macrófagos. A granulação ocorre mais evidentemente nas feridas com cicatrização por segunda intenção. As feridas com cicatrização por primeira intenção apresentam as mesmas células da fase de proliferação, mas com disposição muito diferente.

Ao mesmo tempo, nas bordas da ferida, ocorre progressiva migração dos queratinócitos. As células dividem-se e, após sucessivas divisões, as células-filhas aderem às progenitoras, produzindo migrações e divisões consecutivas até o preenchimento da ferida. Os queratinócitos utilizam a fibronectina, a vitronectina e a tenascina como linha-guia para a migração celular e repousam sobre a membrana basal constituída por laminina e colágeno do tipo IV.

Remodelagem

A deposição de fibras de colágeno (inicialmente do tipo III, e depois, tipo I) pelos fibroblastos forma um tecido cicatricial, e a remodelagem ocorre lentamente durante os meses seguintes para constituir uma cicatriz com maior resistência tênsil.

Nas feridas por segunda intenção também ocorre ativação dos miofibroblastos e da matriz celular ao redor da ferida (processo denominado *contração da ferida*, responsável pela diminuição inicial da área lesionada). Quando esse processo não é inativado, é responsável, também, pela contratura cicatricial (como a que ocorre nas anquiloses).[3]

CURATIVOS

Os curativos em úlceras dos membros inferiores são realizados desde o início da civilização e este é um campo amplo, tendo sido utilizados os mais variados produtos com a intenção de abreviar o tempo de cicatrização. O conceito de que as feridas cicatrizam melhor quando mantidas ressecadas existe desde a época de Hipócrates. No século XIX, após descobertas de Lister e Pasteur, os curativos passaram também a ser considerados um meio de prevenir a infecção secundária.[4] Até os anos 1960, os princípios básicos de todo curativo eram somente limpeza mecânica, utilização de técnicas de antissepsia e proteção contra o meio ambiente, sendo denominados curativos passivos.[5] As vantagens e desvantagens de cada tipo de curativo utilizado nas úlceras dos membros inferiores, nas incisões cirúrgicas e nas cicatrizes serão explicadas adiante.

Deve-se lembrar que, apesar da convicção de alguns médicos e enfermeiros de que eles é que cicatrizam as úlceras com curativos ou loções específicas, na realidade, a cicatrização é um processo fisiológico e a função de quem assiste a esses pacientes é proporcionar os meios adequados para que ela ocorra naturalmente. Assim, os curativos são, na verdade, coberturas dos mais diferentes tipos de materiais que auxiliam o processo cicatricial, portanto, deve-se verificar se há fatores sistêmicos que possam causar dificuldades para a cicatrização, como: neoplasias, doenças autoimunes, hiperglicemia, desnutrição (principalmente em idosos, deficiências de vitamina C, cobre, zinco),[6] hipoxia,[7] hipotireoidismo, uso de corticosteroides, insuficiência cardíaca congestiva, fatores locais (infecção,[8] edema, comprometimento circulatório [arterial, venoso ou misto] e trauma [mecânico ou por agentes químicos]). Outros fatores também devem ser pesquisados, como reações adversas a medicações e trauma autoinfligido (úlcera factícia).

Convém lembrar que as úlceras dos membros inferiores acometem de 0,5 a 1% da população geral e essa incidência aumenta de acordo com a faixa etária dos pacientes, chegando a 4% na sexta década de vida.[4] Maffei et al. encontraram prevalência de 3,6% de lesões ulceradas (cicatrizadas ou em atividade) em pacientes ambulatoriais acima dos 15 anos.[9] Esses dados trariam uma verdadeira legião de pacientes com úlceras para o tratamento com o cirurgião vascular, mas isso não acontece porque, com a realização de cuidados básicos de higiene da ferida e repouso, a maioria desses pacientes (90%) apresenta cicatrização da lesão ulcerada em menos de 30 dias. As orientações sobre curativos discutidas neste capítulo serão de mais valia, portanto, quando empregadas nos pacientes que, apesar de apresentarem um aporte de fluxo sanguíneo arterial normal no membro acometido, não apresentaram cicatrização de sua lesão depois dos primeiros 30 dias de tratamento convencional e, mais ainda, nos pacientes que não apresentaram cicatrização 3 meses após iniciada a lesão (a maior parte constituída por lesões de causas venosas). Nas lesões com insuficiência arterial associada, deve-se sempre avaliar a possibilidade de revascularização prévia. Já nas lesões venosas, pode-se obter a cicatrização da lesão antes da correção cirúrgica da insuficiência venosa, o que diminui o risco de infecção cirúrgica.

Conforme já salientado, com o intuito de facilitar a compreensão dos processos envolvidos na cicatrização, pode-se dividi-la em três fases: inflamatória, proliferativa e remodelação. Os trabalhos pioneiros de Winter sobre a cicatrização, na década de 1960, demonstraram que, nas feridas submetidas a regime de curativo oclusivo, com a formação de um ambiente úmido, não ocorre a formação de crosta na superfície, com consequente maior velocidade de progressão da epitelização.[10,11] Também há aumento na síntese de colágeno durante a fase inflamatória, alto nível de formação de tecido de granulação e maior angiogênese.[12,13] Testemunhou-se, nos últimos anos, o lançamento de vários curativos com a finalidade de manter úmido o ambiente da ferida, cada qual com suas próprias características em relação à capacidade de hidratar ou absorver a secreção das lesões, à adesividade à lesão e à pele, à porosidade ao vapor, ao poder antisséptico e à capacidade de coaptação à ferida, o que tornou muito difícil a escolha do melhor curativo a ser usado, principalmente devido ao fato de muitas das vantagens e desvantagens de cada curativo não serem explicitamente reveladas pelos seus fabricantes. Neste capítulo, tentou-se esmiuçar os tipos de curativos mais usados na prática diária, com o intuito de tornar mais fácil o entendimento para a sua utilização. Convém lembrar que cada paciente é diferente e, consequentemente, suas feridas também. A indicação de cada tipo de curativo, portanto, deve seguir as necessidades da ferida que vai ser tratada, as quais podem mudar com a evolução da cicatrização da lesão, baseando-se sempre no princípio aceito de que as feridas, em ambiente úmido, têm cicatrização facilitada e nos preceitos de assepsia e antissepsia.

As feridas com pouco exsudato têm o tecido de granulação desidratado; as com muito exsudato têm maceração da pele sã da borda, dificultando a migração dos queratinócitos,[14] portanto, uma das ações dos curativos interativos é manter o grau de umidade necessário para a progressão da cicatrização, devendo-se lembrar que cada curativo têm diferentes capacidades de hidratação ou absorção, conforme a presença ou falta de secreção na lesão.[15] Com a evolução dos curativos, tem sido possível manter essa umidade controlada no microambiente da ferida durante vários dias, possibilitando sua troca menos frequente, ocasionando menores trauma ao tecido de granulação e incidência de contaminação, e maior permanência dos fatores de crescimento no exsudato, em contato com o tecido de granulação.[16]

Outro fator prejudicial frequentemente envolvido no bloqueio da cicatrização é a infecção local. Muitos estudos demonstraram que altas concentrações de bactérias no tecido de granulação impedem a cicatrização, sendo esse processo evidente quando a concentração bacteriana local é maior que 100 mil colônias de bactérias por mililitro de tecido.[17] Além disso, estudos têm mostrado a produção de proteases (metaloproteases) por alguns tipos de bactérias, o que contribui para o retardo na cicatrização da lesão.[18] Na Europa, já está disponível o Kit Wound Check® para dosagem de proteinases no leito da ferida, possibilitando maior controle da lesão, facilitando a cicatrização.[18] Por outro lado, a colonização bacteriana é comum nas feridas, não sendo considerada patogênica nem prejudicial à progressão da cicatrização, pois as bactérias não conseguem sobreviver em um tecido são, portanto, a antibioticoterapia indiscriminada em todos os pacientes não promove a melhora na velocidade de cicatrização,[19] o uso tópico de antibióticos em todos os pacientes também não é efetivo, podendo ocasionar reações alérgicas e desenvolvimento de cepas bacterianas multirresistentes. Em trabalho realizado por nós em pacientes com úlceras crônicas, encontrou-se alta incidência de bactérias multirresistentes aos antibióticos e isolamento de dois ou mais agentes diferentes, confirmando a necessidade, sempre, de realização de cultura e antibiograma das lesões em que haja suspeita de que a concentração bacteriana possa estar bloqueando a cicatrização, para que se possa utilizar o antibiótico efetivo e obter a cura da infecção.[20] Infelizmente, em nosso meio, não se dispõe do uso rotineiro da cultura quantitativa de bactérias em tecido, portanto, sugere-se que somente as úlceras que apresentem sinais clínicos de processo infeccioso sejam tratadas com antibioticoterapia, e que esta seja realizada por um curto período de tempo, com o intuito de não selecionar a flora bacteriana. Após solucionada a infecção local, existe grande vantagem na utilização dos curativos oclusivos, pois, com a diminuição da quantidade de trocas dos curativos, obtém-se menor índice de contaminação da ferida.[21,22]

Atualmente, encontram-se à venda fatores de crescimento obtidos por engenharia genética e até mesmo equivalentes de pele humana, pele artificial com queratinócitos e fibroblastos humanos, como será mais bem descrito no decorrer deste capítulo. Em virtude de toda essa evolução, os curativos passaram de uma fase inicial passiva (absorção, limpeza e proteção) para uma fase interativa (controle do meio ambiente da ferida: umidade, pH e oxigênio) e, atualmente, chegaram à fase bioativa (fatores de crescimento e tecidos que propiciam o desenvolvimento da granulação e da cicatrização).

Curativos convencionais

Denominam-se assim os curativos que utilizam as compressas de gazes. Esse tipo é de utilização rotineira e tem como princípio a limpeza mecânica diária do leito da lesão, propiciando menor concentração bacteriana local e consequente manutenção da cicatrização.

Deve-se lembrar sempre que o tecido de granulação é muito sensível ao trauma e, dessa maneira, a limpeza com o emprego de muita força pode provocar lesão desse tecido, com retardo da cicatrização. Nas situações em que há grande quantidade de *debris* sobre a área ulcerada, justifica-se a limpeza com mais força, mas, nas situações com tecido de granulação róseo e limpo, essa limpeza deve ser a mais suave possível.

É muito importante nesse tipo de curativo a utilização de produtos assépticos. Atualmente, não se recomenda mais a utilização de água diretamente da torneira para a limpeza inicial, já que a maioria das caixas de água em residências e apartamentos apresenta algum grau de contaminação bacteriana. Também se orienta a utilização de luvas e gazes estéreis, pois, quanto maior a quantidade de bactérias inoculadas na ferida, maior será a ocorrência de infecção.

A utilização de antissépticos locais também é lesiva para o tecido de granulação, dificultando muito a progressão da cicatrização.[23] Justifica-se sua utilização somente quando há *debris* ou infecção exacerbada localmente, como coadjuvante da antibioticoterapia sistêmica, a fim de remover as bactérias e promover melhora mais rápida da infecção, sendo sua utilização interrompida imediatamente após a melhora do aspecto da lesão. Os antissépticos podem ser utilizados na pele, ao redor da ferida, para diminuir a concentração bacteriana nessa superfície e evitar sua contaminação.

Estão disponíveis atualmente variadas soluções para limpeza e irrigação de feridas, menos alergênicas e que podem ser aquecidas à temperatura corporal (diminuindo muito a dor durante as trocas de curativos). No Brasil, dispõe-se da solução de irrigação de feridas composta por 0,1% de undecilaminopropil betaína, 0,1% de poli-hexanida e 99,8% de água purificada (Prontosan®), que mantém a umidade na ferida, facilitando sua cicatrização.[24]

Como já explicado, a utilização de antibioticoterapia tópica indiscriminadamente não é efetiva, podendo ocasionar o desenvolvimento de cepas de bactérias resistentes e reações alérgicas. Quando esse método for utilizado, deve-se obedecer à meia-vida do antibiótico e realizar a troca de curativos diários necessários para a manutenção do nível de antibiótico nas 24 horas do dia (dois, três ou quatro curativos por dia).

Prefere-se a antibioticoterapia sistêmica nesses casos, pois o uso local de antibióticos apresenta duas principais contraindicações: maior facilidade de desenvolvimento de reações alérgicas e difícil controle da meia-vida do produto. Indica-se tratamento tópico somente nas situações em que o antibiograma da bactéria isolada se mostra com sensibilidade a antibióticos de difícil utilização, mais comumente ocorrendo nos casos com isolamento de *Pseudomonas aeruginosa* sensível à colistina.

Após essa limpeza inicial, será realizada a cobertura da lesão ulcerada, com intuito de protegê-la dos agentes infecciosos do meio e evitar traumas locais. Devido à alta adesividade da compressa de gaze ao tecido de granulação, quando for realizada a troca do curativo é recomendada a utilização de um produto para diminuir a aderência desse material à úlcera. As gazes de algodão têm boa absorção e podem ser embebidas em diferentes agentes (vaselina, antibióticos tópicos). Deve ser evitado o excesso de embebição, pois poderá acarretar maceração da pele sã ao redor da ferida. As gazes prensadas são formadas com a compactação de uma mistura de dois ou mais componentes, entre eles algodão, raiom e poliéster. Apresentam a desvantagem de não coaptar perfeitamente à ferida (devido à compactação industrial), mas têm melhor absorção e menor aderência à lesão. Muitas preparações já vêm impregnadas com petrolato (Jelonet®, Adaptic®, Curatec®). Esses tipos de malhas de acetato de celulose são mais indicados para lesões com pouca secreção.

Nas situações em que há acentuada proliferação bacteriana, podem-se utilizar os curativos com capacidade de reduzir a flora bacteriana, como adjuvantes na terapia sistêmica com antibioticoterapia, como o curativo impregnado com clorexidina (Bactigras®) ou com iodopovidona (Inadine® e no exterior Hyodine®). No exterior, encontra-se muitas vezes o uso de soluções salinas hipertônicas para dificultar o crescimento bacteriano (CuraSalt®). No Brasil, é muito comum o uso de soluções hipertônicas com açúcar e triglicerídeos de cadeia média (TCM). Na Europa, há curativos à base de mel (Manuka Honey®), que, pela sua alta osmolaridade, têm capacidade teórica de inibir o crescimento bacteriano, porém, ainda há a necessidade de mais estudos que comprovem a efetividade do uso em úlceras crônicas.[2,24-27] Deve-se sempre estar atento, pois a utilização dessas substâncias pode resultar em diminuição da flora bacteriana e melhora inicial, mas, ao se estabelecer um bom tecido de granulação, pode também ocorrer lesão desse tecido e menor velocidade de cicatrização.

Curativos hidrocoloides

Foram desenvolvidos primeiramente com o intuito de facilitar a realização dos curativos pelos pacientes (são substituídos a cada 3 a 7 dias, dependendo da quantidade de secreção da ferida) e propiciar maior rapidez da cicatrização. São compostos por gelatina, partículas de carboximetilcelulose suspensas em poli-isobutileno e pectina, e cobertos por uma espuma ou filme de poliuretano. Apresentam absorção boa para médias quantidades de secreção, têm permeabilidade seletiva ao vapor em pouca quantidade, são impermeáveis às bactérias externas e podem ser usados concomitantemente com compressão elástica nas úlceras venosas (pois essa compressão não vai alterar a capacidade de absorção do curativo hidrocoloide). Esse tipo de curativo pode ocasionar a maceração do tecido ao redor da lesão, devido ao acúmulo de secreção durante os dias entre as trocas, ocasionando o aparecimento de um tecido de granulação exuberante (devendo, nessas situações, ser interrompido até normalização dos tecidos).

Uma grande desvantagem é o aparecimento, em grande percentual de lesões, de odor pútrido intenso, o que leva, muitas vezes, a desconforto do paciente e confusão com ocorrência de infecção, além de desistência do uso do curativo.[28] Alguns trabalhos conseguiram demonstrar a capacidade dos curativos hidrocoloides em diminuir o tempo de cicatrização das úlceras venosas, sempre quando utilizados concomitantemente com compressão do membro acometido, comparados com curativos convencionais e compressão. Atualmente, é aceito que isso se deva ao fato de esses curativos reterem a secreção da úlcera por um tempo maior, tendo sido comprovado que essa secreção é rica em fatores de crescimento teciduais para o tecido de granulação (PDGF). A grande vantagem dos atuais curativos hidrocoloides sobre os de metilcelulose puros é a capacidade dos primeiros em manter o pH ácido no meio em contato com a úlcera e, consequentemente, diminuir o crescimento bacteriano e a capacidade de interagirem com a secreção, mantendo a umidade ideal junto à ferida e evitando, assim, a maceração do tecido saudável ao redor da lesão pelo excesso de umidade junto ao tecido de granulação (nos casos com moderada quantidade de secreção).

São mais indicados para as lesões com granulação de bom aspecto e moderada quantidade de secreção, nas quais o curativo pode ser ocluído por alguns dias sem causar grande proliferação bacteriana. Antes da aplicação do curativo, realiza-se primeiramente a limpeza exaustiva do leito da ferida, com solução fisiológica a 0,9% e sem utilizar antisséptico químico, para evitar que a retenção de seus resíduos sob o curativo possa desencadear o aparecimento de reações alérgicas. Na troca dos curativos, sempre se utiliza solução fisiológica a 0,9% e evita-se ao máximo o trauma mecânico do leito da úlcera, somente realizando a limpeza mecânica na presença de fibrina ou secreção purulenta, caso no qual se interrompe o curativo hidrocoloide e utiliza-se durante alguns dias o curativo convencional, coletando-se material para cultura e antibiograma.

Alguns pacientes desenvolvem reações alérgicas aos curativos hidrocoloides e, nestes, também se interrompe a utilização desse curativo e, após alguns dias de curativos convencionais, tenta-se novamente a sua utilização (pois essa reação alérgica não se repete com frequência e, provavelmente, associa-se mais aos resíduos químicos de antissépticos ou antibióticos tópicos do que propriamente ao curativo hidrocoloide). As lesões venosas de bom aspecto de granulação têm seu tempo de cicatrização reduzido em 30 a 50% com a utilização dos curativos hidrocoloides e compressão (quando comparados à compressão isoladamente). O curativo deve ser substituído após 5 a 7 dias ou sempre que ocorrer extravasamento de secreção pelas bordas e nas situações em que haja dor na lesão. Nota-se diminuição importante da dor relatada pelo paciente na região da úlcera, após o segundo ou o terceiro curativos.

Os curativos hidrocoloides mais usados são Duoderm®, Comfeel® e Tegasorb®, que apresentam a capacidade de reter até 5 vezes seu peso em secreção. Existe, também, a apresentação em pasta desses curativos, com indicação de serem utilizados nas feridas com cavitação. Nas feridas com maior quantidade de exsudato, pode ser usada a carboximetilcelulose pura (curativo Aquacel®), com maior poder de absorção.

Filmes adesivos

Foram desenvolvidos com a utilização de polímeros (poliuretano e polietileno), formando uma membrana, com uma camada de adesivo acrílico, com algumas características da epiderme, isto é, permeabilidade ao vapor e ao oxigênio, alta propriedade elástica e de extensão (resistência às forças tensionais da pele) e impermeabilidade às bactérias. São usados comumente como curativos primários sobre cateteres de acesso venoso, queimaduras superficiais, feridas com escaras, e podem ser utilizados como curativos secundários sobre outros materiais (polímeros no formato de espumas, pastas, alginatos etc.). São transparentes, com boa coaptação, mas não são indicados para lesões em que haja muita secreção. Os produtos mais utilizados são Tegaderm®, Opsite® e Bioclusive®.

Espumas de polímeros

Os polímeros de poliuretano são também produzidos na forma de espumas, apresentam alto poder de absorção, sendo indicados para lesões com muita secreção. Podem ser usados com compressão elástica nas úlceras venosas, pois, mesmo com compressão de sua estrutura, mantêm a capacidade de absorção.

Apresentam expansão conforme absorvem a secreção e se adaptam à superfície da lesão, promovendo um microambiente semelhante ao dos curativos hidrocoloides. Muitos desses curativos vêm com uma camada de filme de polímero, que deve ser posicionada para o meio externo, pois permitirá o escape de vapor e bloqueará a entrada de bactérias (deve-se ficar atento às orientações do fabricante quanto ao lado correto do curativo). Sua alta capacidade de absorção propicia umidade controlada nas feridas com alto fluxo, evitando a maceração do tecido ao redor da lesão. Os mais utilizados são Alevyn®, Tielle®, Curafoam Plus® e Polymem®. Podem ser usados em combinação com outros curativos (filmes adesivos).

Curativos à base de alginatos

Constituem-se por associação de alginato de sódio a cloreto de cálcio, resultando em fibras que são prensadas para desenvolver uma manta de tecido. Têm grande poder de absorção de secreção, e, quando o fazem, transformam-se em um gel hidrofílico. São de fácil utilização, pois ambos os lados podem entrar em contato direto com a lesão (diferentemente das espumas de polímeros). Sua maior indicação são as feridas com grande fluxo de secreção ou as lesões com cavidade, devendo ser usados em associação a curativos em filme de polímeros. Apresentam, também, boa ação na redução do tecido de granulação exuberante, na hemostasia de lesões superficiais e na redução rápida de maceração interdigital. São contraindicados para lesões secas ou com pouca secreção e podem ocasionar sensação de desconforto local após aplicação, que pode ser aliviada com o umedecimento da ferida com uso de soro fisiológico. Podem ser substituídos a cada 2 ou 3 dias. Os mais usados são Kaltostat®, Kaltostat Forte®, Algoderm®, Curasorb®, Melgisorb, Sorbsan®, Seasorb®, Calcicare® e Tegagen®.

Curativos com hidrogel

Foram elaborados para feridas com crostas secas, ou feridas secas, por serem constituídos de polímeros hidrofílicos (preparados com gelatina, polissacarídeos, poliacrilamidas ou glicerina) que retêm grande quantidade de água em sua estrutura. São insolúveis em água; absorvem a secreção da ferida com diminuição da viscosidade do gel que, consequentemente, se torna líquido e libera água na superfície da ferida. Os curativos com hidrogel retêm a secreção da ferida ao mesmo tempo que a mantêm hidratada. A vantagem desses curativos, devido à hidratação que proporcionam e à sensação refrescante que causam, está em diminuir intensamente a dor nas feridas secas (muito provavelmente pela prevenção da exposição dos terminais nervosos ao ambiente seco). São contraindicados, obviamente, para feridas com moderada ou grande quantidade de secreção. Apresentam-se em forma de gel, gazes impregnadas com gel ou folhas de gel. Os mais usados são Nu-Gel® (na forma de folha de gel ou simplesmente em gel), Duoderm Gel® hidroativo, Intrasite Gel® (na forma de gel) e Askina Gel®.

Curativos antiodor

Alguns curativos foram desenvolvidos com o intuito de amenizar o odor que algumas feridas produzem e que, por vezes, chega a perturbar o paciente mais do que a própria ferida. São constituídos por camadas absorvíveis: a interna constituída de carvão ativado, com inclusão ou não de prata (como agente bactericida), e a externa semipermeável (náilon, curativo em filme ou espuma de polímeros). Secreções, bactérias e produção de gás são absorvidas e neutralizadas pelo curativo. Podem permanecer em contato com a úlcera por até 7 dias, dependendo da quantidade de secreção liberada, devendo-se trocar apenas o curativo secundário. Após o curativo primário estar completamente úmido, ele perde a sua função de diminuir o odor. Os mais comuns são Actisorb®, Actisorb® silver 220 e CarboFlex®.

Curativos com colágeno

Apresentam uma combinação de colágeno (prevalente e em concentrações de 50 a 90% do total do curativo), alginato e celulose. Fornecem matriz extracelular para estimular a proliferação dos fibroblastos, sendo indicados nas lesões sem granulação e com exposição da derme ou de estruturas mais profundas da pele. Também foi demonstrado que aumentam o efeito dos fatores de crescimento na ferida.[29]

Alguns apresentam também a capacidade de diminuir o nível de proteases na lesão (que, como foi relatado no início deste capítulo, retardariam o processo cicatricial).[18] Esses curativos são contraindicados nos casos de vasculite, pois o colágeno heterólogo pode induzir ativação da doença autoimune. Os mais usados são Fibracol® plus, Promogran®, Promogran Prisma® (com nanoprata®) e Suprasorb®.

Enzimas proteolíticas debridantes e larvoterapia

Trata-se de agentes químicos que apresentam a propriedade de destruir e remover o tecido não viável da superfície da lesão. Os mais utilizados são: fibrinolisina, colagenase, desoxirribonuclease e papaína. Analisando a fisiologia da cicatrização, vários autores identificaram a existência de atividade proteolítica na lesão, pois a degradação da matriz extracelular é parte essencial e autolimitada durante o processo de cicatrização. Por outro lado, identificaram a atividade proteolítica nas feridas crônicas como uma das causas para a persistência da ferida, portanto, o uso de substâncias proteolíticas deve ser limitado à constatação de material não viável na lesão. Aliás, uma das estratégias usadas para melhora da cicatrização é o uso, nas feridas crônicas, de inibidores das proteinases naturais[30] (justamente o oposto ao utilizado normalmente).

Atualmente, vários estudos têm citado o papel da larvoterapia como debridante das lesões ulcerosas crônicas e na aceleração do processo cicatricial. Em estudo randomizado realizado na Universidade de York no Reino Unido, em 267 pacientes portadores de úlceras venosas e mistas, concluiu-se que o desbridamento realizado pela larvoterapia foi mais efetivo do que aquele com hidrogel (controle), mas não houve redução significativa no tempo de cicatrização das lesões.[31]

Curativos combinados

Como mencionado anteriormente, os filmes adesivos podem ser usados como curativos secundários em associação aos curativos que não proporcionam adesão à ferida. Por exemplo, após a aplicação de hidrogel, realiza-se a cobertura da ferida com o filme adesivo, para evitar a saída do gel e a contaminação do leito da ferida; pode-se também aplicar o filme quando da utilização das espumas de polímeros, alginatos e hidrocoloide gel. A grande vantagem é a possibilidade de manter o mesmo curativo por alguns dias, sem lesão ou contaminação da ferida.

Existem combinações já prontas disponíveis para uso: Allevyn® adesivo (poliuretano e filme adesivo) e Combiderm® (hidrocoloide, poliuretano e filme adesivo).

Curativos bactericidas

Por muito tempo, a prata foi utilizada devido a seu amplo espectro bactericida e ao não desenvolvimento de resistência pelas bactérias; no entanto, as preparações iniciais apresentavam oxidação muito rápida e perda do seu efeito bactericida em poucas horas (cremes e soluções tópicas com prata), o que tornava muito difícil sua utilização devido à necessidade de muitas trocas diárias do curativo. Os novos curativos com prata foram desenvolvidos para liberação lenta dessa substância, com efeito duradouro por 3 ou mais dias, eliminando a necessidade de trocas frequentes dos curativos.[32] Os mais usados são Acticoat® e PolyMem® Prata. Não se deve confundi-los com os curativos antiodor com prata, que tão somente neutralizam a secreção, diminuindo o odor, mas liberando quantidades mínimas de prata diretamente sobre a área ulcerada, não tendo, pois, efeito bactericida na lesão.

Aparelhos mecânicos

Variados equipamentos foram utilizados no auxílio à cicatrização: ultrassom, correntes elétricas, termoindutores e vácuo-indutores. O aparelho mais usado tem sido o fechamento auxiliado por vácuo (VAC, do inglês *vacuum-assisted closure*), que consiste em um sistema de espuma recoberto por película aderente que veda todo o local da lesão e produz uma pressão subatmosférica nessa região (vácuo). A pressão fornecida é de 50 a 125 mmHg negativos, em relação à atmosfera, tendo sido demonstrado que isso reduz o edema e o crescimento bacteriano, e aumenta o fluxo sanguíneo e a formação de tecido de granulação.[33]

A terapia por pressão negativa (TPN) tem sido empregada na prática médica desde 1997 e teve seu uso mais difundido em 2013, com o surgimento de técnicas e aparelhos mais modernos que possibilitaram seu uso mais amplo até mesmo para feridas complexas em pacientes diabéticos.

Os benefícios da TPN já estão bem documentados no tratamento de uma grande variedade de feridas complexas, agudas e crônicas, inclusive as lesões operatórias não infectadas em diabéticos e no tratamento complementar das úlceras de extremidade inferior nesse grupo de pacientes.[34,35]

O auxílio à cicatrização da ferida nesse tipo de terapia ocorre por diferentes mecanismos já demonstrados previamente, como o estímulo à proliferação celular e o aumento da perfusão local. A pressão negativa causa pequenas deformações na superfície da ferida promovendo alterações no citoesqueleto das células e consequente estímulo à proliferação celular e à angiogênese. Assim como a angiogênese, o aumento da perfusão local também ocorre pelo controle do exsudato da ferida e consequente redução do edema, promovidos pela terapia e auxiliando no aumento do aporte de oxigênio aos tecidos. Esse aumento da perfusão foi demonstrado por estudos de ultrassonografia com Doppler prévios, e a maior velocidade de fluxo foi detectada quando se alcançou pressão subatmosférica de 125 mmHg, considerada por alguns autores como a pressão ideal de granulação. Além disso, a redução do exsudato produzido pelas feridas controla a reação inflamatória por aumento da depuração de enzimas proteolíticas e citocinas pró-inflamatórias.

O sistema é composto mais comumente por esponjas de células abertas para facilitar a adaptação sobre a superfície das mais variadas lesões, sendo poliuretano a composição mais usada, podendo variar de acordo com o tipo de tratamento empregado. A esponja deverá ser recoberta por filme plástico e, então, realiza-se pequena abertura para conexão com o sistema coletor circular que possibilita a sucção de fluidos sob pressão negativa.

Os mais variados modelos e marcas de curativos e dispositivos com base na TPN diferem no material de interface (esponjas de poliuretano impregnadas ou não por prata, esponjas de álcool polivinílico etc.) e, principalmente, na tecnologia do dispositivo computadorizado acoplado (tipo de terapia disponível se contínua ou intermitente e programação específica).

Embora alguns autores defendam a redução da microbiota local, o uso da terapia negativa isoladamente não é recomendado em feridas infectadas. Com o surgimento de terapias que combinam o emprego da pressão negativa com a instilação de líquidos locais, seu uso foi amplamente difundido, com bons resultados inclusive para as feridas mais complexas e infectadas. Em 2013, pesquisas iniciais de Fleischmann propiciaram a criação do V.A.C.® Instill Wound Therapy System (KCI EUA, Inc.), que possibilita alternar a terapia a vácuo com a instilação de líquido nas feridas em tempos. Esse processo envolve um tempo de encharcamento em que o fluido instilado permanece na ferida e a terapia negativa está pausada.

A terapia combinada nesses aparelhos pode reduzir a microbiota local, acelerar a formação do tecido de granulação, promovendo um sistema fechado de irrigação da ferida e evitando potenciais eventos de contaminação cruzada. O seu emprego exige o uso de esponjas específicas que reduzem os danos à superfície da ferida durante as trocas de curativo (Figuras 59.1 a 59.3).

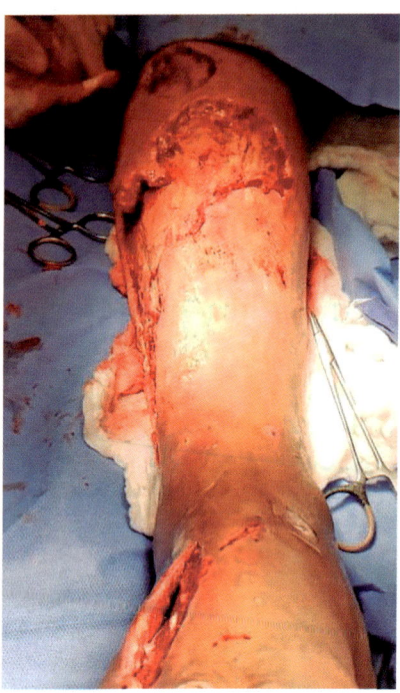

FIGURA 59.1 Curativo inicial após desbridamento extenso por fasceíte necrotizante em perna.

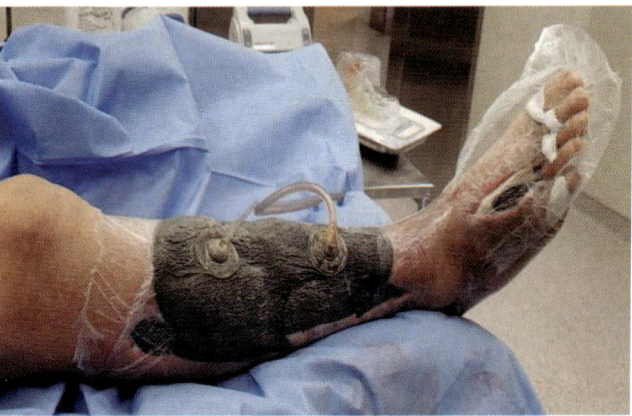

FIGURA 59.2 Esponja de célula aberta impregnada com prata, para irrigação e melhor ação bactericida.

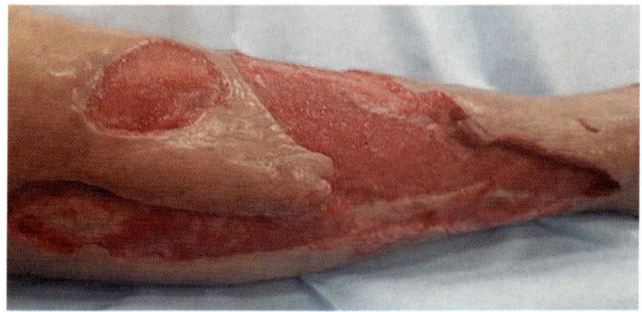

FIGURA 59.3 Retirada do curativo por fechamento auxiliado por vácuo; observa-se boa granulação.

Pode-se citar, também, apesar de ainda não disponível no Brasil, a *topical hiperbaric oxygen therapy* (THOT), que tem como principal vantagem não apresentar as contraindicações e os efeitos sistêmicos da oxigenoterapia hiperbárica clássica e fornecer oxigênio a 100% diretamente no local acometido, além de promover estímulos ao desenvolvimento de fatores de crescimento como o fator de crescimento endotelial vascular (VEFG),[36] porém, mais estudos são necessários para comprovação da eficácia do método.

Métodos de compressão

A compressão do membro acometido é o passo mais importante na obtenção de cicatrização mais rápida nas úlceras venosas, pois, se o paciente não obteve melhora da lesão após os primeiros 30 dias de tratamento, muito provavelmente ele não deve estar realizando o repouso de maneira intensiva. Nunca se deve esquecer que o repouso precisa ser enfatizado e relembrado a cada nova consulta, pois, mesmo quando não integral, ele proporciona benefícios para a cicatrização da úlcera. A compressão é um método para a redução da pressão venosa deambulatória e deve, sempre que possível, ser empregada nas úlceras de origem exclusivamente venosa, pois esta é a base da fisiopatologia delas. Para um tratamento efetivo, a utilização de métodos de compressão deve ter dois objetivos essenciais: compressão com mais de 15 mmHg no tornozelo e diminuição gradual da compressão em direção ao joelho. Em estudo realizado pelos autores deste capítulo, mostrou-se que a compressão deve ser individualizada para que se obtenha melhor resultado.[37] Para que tal pressão seja obtida, considera-se mais fácil a utilização do enfaixamento em "escama de peixe" ou "figura de oito".

Em algumas situações, não é aconselhável a compressão elástica, como nos casos com celulite e processo inflamatório intenso, pois aumentaria a dor local, e nos pacientes idosos com diabetes melito, pois há risco de diminuição da perfusão no membro acometido. A compressão elástica é contraindicada quando houver comprometimento da circulação arterial.

Sempre se utiliza a compressão com proteção do leito da úlcera para que não ocorra lesão traumática. Para tal, usa-se o curativo de poliuretano, hidrocoloide, ou um curativo convencional coberto por um quadrado de espuma de 1 a 2 cm de espessura. O curativo escolhido depende da quantidade de exsudato da úlcera.

A compressão pode ser elástica ou inelástica. Na forma elástica, indicam-se ataduras elásticas ou a meia elástica, utilizadas nos períodos de atividade e retiradas nos períodos de repouso em decúbito horizontal ou Trendelenburg prolongado, pois a compressão realizada é intensa (de 30 a 50 mmHg no tornozelo e 10 a 20 mmHg no terço proximal da perna) e pode ocasionar diminuição de perfusão na posição deitada. A meia elástica pode ser a comum ou aquelas meias produzidas para essa finalidade (curativo), como a meia Ulcer Care®, que apresenta um zíper em sua porção posterior (longitudinal à panturrilha na face posterior), com a finalidade de facilitar a sua colocação sem causar trauma. As ataduras elásticas são confeccionadas na largura de 10 cm e no comprimento de 1 a 2 m, apresentando, quando esticadas, aumento de 150% na sua extensão. Os pacientes são orientados e assistem a uma demonstração da colocação das ataduras realizada inicialmente pelo médico e pela equipe de fisioterapia. Apenas os pacientes com boa orientação conseguem repetir em casa a colocação da atadura elástica adequadamente. São mais indicadas as ataduras de baixa elasticidade, aquelas que, quando esticadas, aumentam no máximo 70% em extensão, pois podem exercer pressão mais duradoura sobre a perna.[38]

Já na compressão inelástica, é utilizada a bota de Unna, que consiste em faixas inelásticas impregnadas com pasta de Unna (associação de óxido de zinco, gelatina e glicerina). Recomendam-se as botas comercialmente prontas, como Flexidress®, Viscopaste® e Gelocast®, que são de fácil aplicação e não apresentam a mesma incidência de reações alérgicas que as preparações manipuladas. Também pode ser utilizada a bota inelástica, como aquela desenvolvida por Luccas et al.[39] ou a TheraBoot™, ambas consistindo em sistemas de velcros que podem adaptar-se perfeitamente à perna do paciente e ser retiradas para higiene pessoal ou repouso, sendo de maior aceitação pelo paciente do que a compressão em faixa. Nos casos em que existir mais dificuldade para diminuição do edema e nos quais haja aceitação do paciente ao tratamento, usam-se as bandagens de quatro camadas, como o Profore®, pois a combinação de faixas inelásticas e de baixa elasticidade em camadas sucessivas torna possível maior e mais duradoura compressão.[40] A compressão inelástica deve ser realizada nos pacientes com capacidade de deambulação, pois maior pressão ocorrerá nesses momentos, e não no repouso. Já a compressão elástica é mais indicada nos pacientes sem capacidade de deambulação e para aqueles que permanecem sentados por longos períodos, não movimentando as pernas, devendo ser retirada durante o repouso, como já explicado.

NOVOS CURATIVOS

O desenvolvimento da becaplermina em gel (Regranex®), que é o PDGF, formou a categoria dos curativos bioativos, isto é, curativos ou substâncias que interagem diretamente nas fases da cicatrização, para promover sua aceleração. Devem ser indicados somente em situações especiais e têm no seu alto custo a limitação maior para uso. A utilização da becaplermina é indicada nas situações em que exista comprovadamente deficiência da ação dos fatores de crescimento, como nas úlceras neuropáticas crônicas de paciente com diabetes. É realizada aplicação no tecido de granulação e, depois de alguns segundos, todos os receptores para a becaplermina estarão preenchidos e a medicação não perderá facilmente o contato com a ferida.

Deve-se trocar o curativo após 12 horas, sem reaplicação da becaplermina. São utilizadas pequenas quantidades por 12 horas a cada dia, durante 3 a 4 meses. Os resultados são promissores para esse tipo de úlcera,[41] não se devendo confundir com as úlceras que ocorrem em pacientes com apoio plantar errôneo (mal perfurante plantar), situação na qual a retirada do apoio é essencial para a cicatrização.

Nos últimos anos, a terapia plasmática rica em plaquetas (PRP, do inglês *platelet-rich plasma*) é cada vez mais utilizada como auxílio na regeneração tecidual e na cicatrização.[42] O plasma rico em plaquetas é obtido por centrifugação de 250 mℓ de sangue total obtido do próprio paciente para se obter um concentrado de plaquetas e trombina; as quantidades de plaquetas são 6 a 8 vezes maiores do que no sangue periférico. Nesse concentrado, há quantidade muito maior de fatores de crescimento, sendo identificados altos níveis de fatores extremamente importantes para o processo de cicatrização: PDGF-AB e PDGF-BB), fator transformador de crescimento-beta-1 (TGF-β), IGF-I, fator de crescimento básico de fibroblastos (FGF-β), fator de crescimento epidérmico (EGF), VEGF.[43]

As terapias com base em células-tronco surgiram com a finalidade de reativar o processo de cicatrização.[44-47] O fato do tecido adiposo ser rico em células-tronco mesenquimais (MSC) de fácil acesso e simples de coletar promoveu a criação do sistema Lipogems®, que está disponível comercialmente e é um dispositivo efetivo para transferência de tecido adiposo autólogo em uma única etapa cirúrgica. Ele reduz os aglomerados de células adiposas sem o rompimento delas, elimina o óleo pró-inflamatório e resíduos de sangue, produzindo um concentrado de células-tronco devido a não ocorrência de desintegração do nicho vascular[48] e a formação de um substrato com elevada capacidade de fornecer circulação colateral[49] e estabilização da inflamação.[50]

Mais recentemente, a criação de tecidos biogenéticos trouxeram melhores perspectivas para o tratamento de feridas com perda tecidual importante, funcionando como substitutos de pele complexo (Integra®, Biobrane® e Nevelia®).[51,52] Dentre estes destaca-se a Integra® e a Nevelia®, de uso mais difundido em nosso meio devido ao maior número de publicações científicas a respeito,[51] funcionando como substituto de pele permanente, de dupla camada. A camada dérmica consiste em uma matriz de fibras de colágeno bovino e condroitina-6-sulfato (glicosaminoglicana) e a camada epidérmica consiste em uma fina camada de silicone. O colágeno e a glicosaminoglicana da camada de substituição dérmica são porosos e promovem a formação de uma neoderme, por servirem de matriz para a infiltração de fibroblastos, macrófagos, linfócitos e células endoteliais capilares. A camada de silicone, que substitui a epiderme, controla a perda de umidade da ferida. Deve ser trocada por um enxerto autólogo de pele fina assim que a neoderme alcançar sua maturação, apresentando uma coloração amarelo-alaranjada (Figuras 59.4 e 59.5).

Com a aprovação da Agência Nacional de Vigilância Sanitária (Anvisa), as matrizes de regeneração dérmica têm seu uso sistematicamente ampliado no Brasil desde 2002, apresentando resultados melhores do que os demais substitutos de pele, além de outras vantagens: não apresentam resposta imunológica, uso estéril, pode ser armazenada por longos períodos, a técnica de implante é relativamente simples e o enxerto epidérmico, após o uso da matriz, é mais fino (menor morbidade da área doadora), acompanha o crescimento da pele,[53] apresentando resultados finais semelhantes à pele normal[54,55] (Figura 59.6).

INTERAÇÃO NA FASE DE REMODELAGEM: CICATRIZES

O desenvolvimento de cicatrizes hipertróficas ou queloides ocorre por um desvio nas fases de cicatrização, com acúmulo progressivo de colágeno e matriz extracelular na região da cicatriz. Pacientes com história prévia ou familiar de formação de queloides têm maior

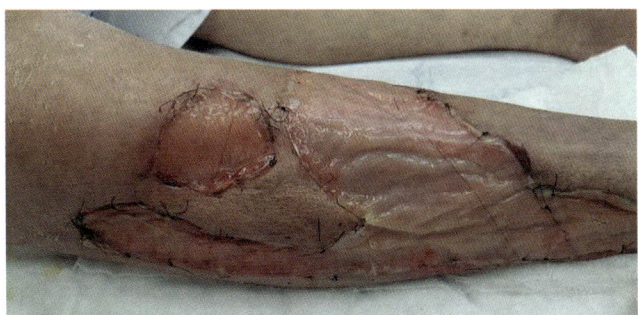

FIGURA 59.4 Matriz dérmica maturada com coloração amarelo-alaranjada.

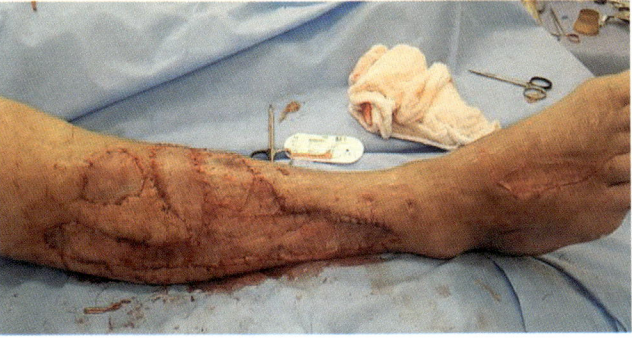

FIGURA 59.5 Retirada da película de silicone da matriz e cobertura com enxerto de pele autólogo.

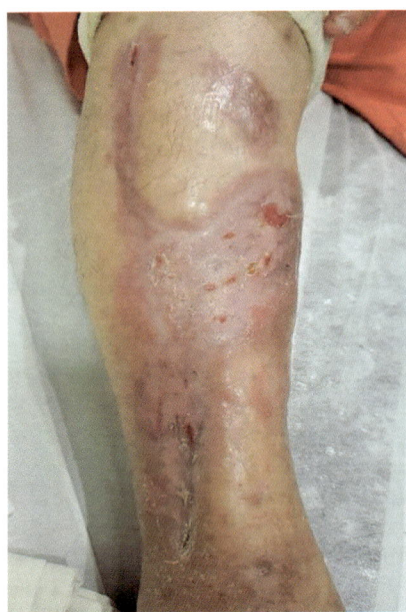

FIGURA 59.6 Resultado final semelhante à pele normal sem retração ou fibrose.[56]

predisposição ao seu aparecimento. Algumas medidas podem ser adotadas para prevenir ou até mesmo regredir as cicatrizes hipertróficas na sua fase inicial. A compressão local tem efeito desde que realizada logo após a epitelização completa ter ocorrido, sendo, para isso, utilizados variados tipos de bandagens compressivas. A utilização de folhas de gel de silicone, Cica-Care®, apresenta efeito no bloqueio do desenvolvimento de cicatrizes hipertróficas mediante o aquecimento local, aumentando a atividade da colagenase, exercendo pressão local e hidratando a cicatriz.[57,58] Esse tipo de curativo deve ser utilizado 24 horas por dia durante alguns meses. Outros métodos utilizados incluem a injeção local de medicamentos (triancinolona, prostaglandinas etc.), irradiação e aplicação de *pulsed dye laser*.

CONSIDERAÇÕES FINAIS

As terapias para obtenção da cicatrização sempre foram desenvolvidas a partir dos princípios de manutenção da ferida limpa e da proteção contra agressões externas. Com as pesquisas realizadas desde a década de 1960, começou-se a compreender melhor a fisiologia da cicatrização, identificando-a como um processo de várias fases, que necessita de tratamento adequado e específico para cada uma delas. Não se justifica a utilização aleatória de medicações tópicas variadas, pois, com a utilização de métodos científicos de randomização, estatísticos e melhores métodos de avaliação das feridas (tamanho, profundidade, cronicidade e etiologia), podem-se realizar estudos comparativos entre os diferentes tratamentos. A utilização criteriosa dos curativos apresentados neste capítulo, com base em evidências científicas de sua eficácia, proporciona melhor relação custo/benefício ao tratamento das feridas. Nos Quadros 59.1 e 59.2, encontra-se uma sugestão para padronização dos curativos, conforme o tipo de lesão apresentada pelo paciente.

As referências bibliográficas deste capítulo se encontram no Ambiente de aprendizagem do GEN.

QUADRO 59.1	Funções dos curativos.	
Objetivo	**Curativo**	**Ação**
Alta absorção	Espumas*	–
Moderada absorção	Alginatos*	–
Pouca absorção	Hidrocoloides	–
Desbridamento	Hidrogel	Hidratação
	Hidrocoloide em gel	–
	Enzimas	Proteólise
Proteção	Filmes	–
	Espumas	–
	Pastas não aderentes	–

*Podem causar dor inicialmente, porque ressecam a lesão.

QUADRO 59.2	Indicação de curativos conforme o tipo de lesão.	
Tipo de lesão	**Curativos**	**Material ou marca comercial**
Infectada	Convencional, gazes com antissépticos, antibioticoterapia específica	Gazes de algodão, Bactigras®, Inadine®
Tecido necrótico – placas de fibrina	Convencional, enzimas proteolíticas, soluções hipertônicas	Gazes, colagenase, papaína, açúcar, Dersani®, soluções salinas hipertônicas, Aquacel®
Lesão seca e dolorosa	Hidrogel	Intrasite® gel, Nu-gel®, Duoderm® gel
Boa granulação – pouca secreção	Hidrocoloide	Duoderm®, Comfeel®
Boa granulação – muita secreção	Alginatos, espumas de poliuretano	Kaltostat®, Allevyn®, Combiderm®
Odor fétido*	Curativos com carvão e prata	Actisorb®, Carbonet®, CarboFlex®
Úlceras neuropáticas superficiais (em diabéticos)	Fator de crescimento tópico	Regranex®
Úlceras crônicas de difícil cicatrização	Equivalente à pele humana	Apligraf®, Integra®
Úlceras de estase	Curativos compressivos	Elásticos: atadura elástica
		Inelásticos: bota de Unna, Flexidress®, Profore®, Viscopaste®,Theraboot®
Queloide	Folhas de silicone	Cica-Care®

*Curativo usado até a antibioticoterapia surtir efeito.

60

Tratamento Compressivo ou Terapia de Compressão

George Carchedi Luccas ■ Marcondes Figueiredo ■ Fábio Hüsemann Menezes

Resumo

A terapia de compressão é utilizada há séculos e considerada um dos suportes no arsenal terapêutico disponível para a prevenção e o tratamento das doenças venosas e linfáticas, assim como auxilia na cicatrização de úlceras e nos sintomas de doenças arteriais. Dentre as opções, utilizam-se enfaixamento elástico, meias de compressão, dispositivos de contensão inelástica e compressão pneumática. Neste capítulo, objetiva-se rever os conceitos fisiopatológicos relacionados com a terapia de compressão e discorrer sobre seu uso atualmente.

Palavras-chave: bandagens compressivas; meias de compressão; dispositivos de compressão pneumática intermitente.

INTRODUÇÃO

A terapia de compressão origina-se de um passado remoto. A aplicação de ataduras data do Egito Antigo; eram usadas para envolver as múmias e os seres vivos que tinham suas pernas enfaixadas, tanto com finalidades rituais quanto terapêuticas. No Antigo Testamento da Bíblia (em Isaías 1:6), o profeta afirma que as feridas de seu povo não eram espremidas, nem atadas, nem aliviadas com pomada. Hipócrates (460 a.C.) usou bandagens de linho para tratamento de úlceras. Em 1676, Richard Wiseman (1622-1676) utilizou para este fim uma espécie de meia de couro de cachorro aplicada na parte inferior da perna e fixada por cadarço; foi ele quem propôs pela primeira vez a expressão "úlcera varicosa".[1]

O emprego de borracha na confecção de meias para tratamento de varizes constituiu um dos progressos mais notáveis e só foi possível após 1839, quando da vulcanização da borracha pela Goodyear.

Em 1896, Paul Gerson Unna (1850-1929) descreveu um curativo especial feito com ataduras embebidas em um composto de gelatina, glicerina e óxido de zinco, que foi denominado como bota de Unna. Esse curativo continua sendo utilizado até os dias de hoje para o tratamento de úlceras venosas.[2]

Meias elásticas têm sido usadas por mais de 150 anos, sendo atribuída a van der Molen a ideia de compressão elástica graduada.[3-5] Com o desenvolvimento da indústria têxtil, puderam-se tecer fios elásticos em forma circular, sendo possível a confecção de meias elásticas graduadas, inclusive sob medida.

Nas últimas décadas, idealizaram-se também alguns dispositivos não elásticos para se aplicar nas extremidades. Outro avanço significativo na terapia compressiva foi o desenvolvimento de botas pneumáticas de compressão sequencial.[6-10]

No decorrer deste capítulo, serão apresentadas as evidências científicas sobre a terapia de compressão em suas mais variadas indicações terapêuticas. Essas constatações baseiam-se no artigo de Rabe et al.,[11] de 2017, que se fundamentou em 51 resenhas selecionadas de um levantamento bibliográfico de 2.407 artigos, para o embasamento científico do grau das recomendações.

ETIOPATOGENIA DO EDEMA

A saída de fluidos dos capilares para o interstício obedece às forças descritas por Starling, refletindo o balanço entre as pressões hidrostática e oncótica.[12-14] A etiologia do edema se origina de alterações nesse equilíbrio, podendo ser por aumento da pressão hidrostática e/ou retenção de sódio, diminuição da pressão oncótica ou elevação da permeabilidade vascular. Para avaliar o edema de extremidades, impõe-se o diagnóstico diferencial entre causas sistêmicas e locais. No caso que acomete uma única extremidade, é simples a exclusão de doença sistêmica. Nos demais casos, é importante a avaliação das funções cardíaca, renal, hepática, estado nutricional, alterações hormonais, ressecções cirúrgicas, doenças imunológicas, infecciosas, assim como considerar a possibilidade de edema cíclico idiopático (ciclo menstrual e ciclo circadiano). Dentre as causas locais para as quais a terapia compressiva pode ser de grande utilidade, relacionam-se os edemas de origens venosa, linfática e postural.

MÉTODOS DE CONTROLE DO EDEMA

O Quadro 60.1 apresenta a comparação dos dispositivos para controle do edema das extremidades.

Repouso com extremidades inferiores elevadas

Principal e mais eficiente mecanismo de controle do edema. Infelizmente difícil de ser seguido pela maioria dos pacientes que necessitam cumprir as tarefas diárias. Indica-se para tratamento de quadros agudos ou para a preparação adequada na aplicação de outros tratamentos, como a colocação da bota de Unna.

QUADRO 60.1	Comparação dos dispositivos para controle do edema das extremidades.			
	Faixa elástica	Meia elástica de compressão graduada	Bota de Unna	Suporte inelástico Circaid®, Ready Wrap®, Polaina Compreflex®, Aero-Wrap®, Polaina sob medida
Facilidade de aplicação e retirada	C	–	–	+
Ajuste do nível de compressão	C	+	+	+
Manutenção da compressão	C	–	+	+
Conforto	–	C	C	+
Alergia	C	C	C	+
Durabilidade do material	–	–	–	+
Higiene/retirada para dormir	+	+	–	+
Experiência com o tratamento	+	+	+	–
Aspecto estético	–	+		–
Depende da disciplina do paciente	–	–	+	

+: vantagem; –: desvantagem; C: condicional (depende do paciente, de sua condição física, da sua capacidade de entendimento).

Bandagens elásticas e inelásticas

Bandagens, também conhecidas por ataduras, são tiras de tecido elástico ou inelástico, cujo formato possibilita a adaptação ao contorno circunferencial dos membros ou regiões afetadas a serem enfaixadas.[15]

As bandagens de compressão são fabricadas com diferentes tipos de materiais com propriedades elásticas variadas. Existem três tipos de compressão nas ataduras: as de longo, médio e curto estiramento, sendo as de longo estiramento as mais elásticas, e as de curto estiramento as inelásticas.[16]

Tanto as bandagens como outros produtos usados na terapia da compressão têm como mecanismo de ação a pressão de repouso e a pressão de trabalho. Conceitualmente, a pressão de repouso é exercida contínua e externamente em tecidos e vasos; agem como as meias e bandagens. A pressão de trabalho é aquela aplicada quando os músculos aumentam seu volume como resultado da contração e pressionam o conteúdo intersticial contra o anteparo resistente, representado por bandagem ou suporte elástico, por exemplo;[17] para sua aplicação é necessário treinamento.

As bandagens elásticas exercem compressão contínua e graduada, tanto em repouso quanto durante o movimento. A grande dificuldade é a aplicação correta com a máxima pressão nos limites do conforto e do nível de perfusão arterial.

Há duas maneiras de enfaixamento com bandagens: com espirais regulares ascendentes (com voltas superpostas a 50% – uma volta remonta a metade da anterior – ou a 75% – uma volta remonta ¾ da anterior) ou com a técnica em 8 (baioneta), que apresenta diferentes tamanhos de 3 a 9 cm de largura. Algumas marcas de ataduras têm figuras geométricas que orientam o percentual de estiramento: as que apresentam imagens elípticas, quando estiradas 30 a 50%, se transformam em círculos (Figura 60.1). Essas ataduras são as únicas que garantem uma mesma tensão e, pelo desenho, orientam o nível de superposição sempre igual.

As inelásticas ou de curto estiramento exercem fricção entre seus componentes. Quando mais de uma bandagem é aplicada no membro inferior, denomina-se sistema multicamadas. Nesse caso,

tem alta pressão de trabalho e baixa pressão de repouso, podendo assim, o paciente dormir com o enfaixamento no membro tratado. No uso das ataduras multicamadas, a pressão na perna pode chegar a 50 mmHg, ao redor do tornozelo, e a 30 mmHg, nas proximidades da coxa. Durante uma caminhada, no entanto, ocorrem picos de pressão similares à bomba de compressão pneumática intermitente, auxiliando, assim, o retorno venoso.

A técnica para uso de ataduras de curto estiramento ou "inelásticas" é sempre respeitar o sentido ascendente oblíquo do pé para a coxa. Aplicar a primeira camada com uma malha tubular ou atadura de crepe para proteger a pele. Em seguida, procede-se ao enfaixamento com a atadura elástica; não é necessário aplicar força, mas deve-se mantê-la firme e rente à pele, com as ataduras ora no sentido horário, ora no sentido anti-horário. Esse tipo de enfaixamento pode permanecer por alguns dias (3 a 7 dias), podendo o paciente dormir com as ataduras.

Meias elásticas

Mesmo mecanismo de ação das faixas elásticas, mas com a vantagem de exercerem uma compressão conhecida e com maior praticidade na utilização. Além de melhor resultado estético, as meias elásticas de compressão graduada têm valor clinicamente comprovado no controle da insuficiência venosa e na formação do edema.[11,18-25] Trabalhos têm demonstrado que o efeito das meias elásticas ocorre mais pelo aumento da pressão no tecido intersticial do subcutâneo e pele do que pela correção das alterações hemodinâmicas do sistema venoso profundo (SVP).[26,27] As meias elásticas têm função protetora, constituindo uma capa que envolve o sistema venoso superficial, assim como a aponeurose muscular envolve e protege as veias profundas.

Existem muitas marcas atualmente, com grande variedade de tecidos e até mesmo de cores, meias masculinas inclusive. As meias elásticas têm compressão padronizada no tornozelo e sua pressão é medida em mmHg, que é a unidade padrão estabelecida para as meias. A compressão exercida pela meia é total no tornozelo, mas, na região superior da perna, reduz-se em 2/3, e na região da coxa, à metade. De modo geral, os seguintes tipos de meias estão disponíveis no mercado:

- Meias elásticas:
  - Entre 15 e 20 mmHg
  - Entre 20 e 30 mmHg
  - Entre 30 e 40 mmHg
- Meias antitrombos: 18 a 23 mmHg
- Meias esportivas: 20 a 30 mmHg.

As meias com baixas compressões (15 a 20 mmHg) são indicadas para pessoas sem insuficiência venosa, mas com tendência hereditária para varizes, que permaneçam em pé ou sentadas durante longos períodos, ou em viagens prolongadas, especialmente aéreas, ou para aqueles pacientes com varizes incipientes ou de pequena extensão. Nesse tipo de edema, há evidência científica 1B.

Nos pacientes com varizes significativas, as meias elásticas têm a função de dificultar o refluxo venoso (especialmente do sistema venoso superficial), aliviar os sintomas (dor em peso e cansaço, mais comumente) e impedir a progressão das alterações já existentes, sendo usadas meias de compressão de 20 a 30 mmHg. Nesses pacientes com insuficiência venosa, as meias de compressão graduada são capazes de alcançar os objetivos, reduzindo a estase venosa e melhorando a oxigenação tecidual profunda.[28] A evidência científica nos pacientes com insuficiência venosa crônica (IVC) é 1B.

Para casos mais graves, pacientes com varizes primárias descompensadas, após episódio de trombose venosa profunda (TVP) e na

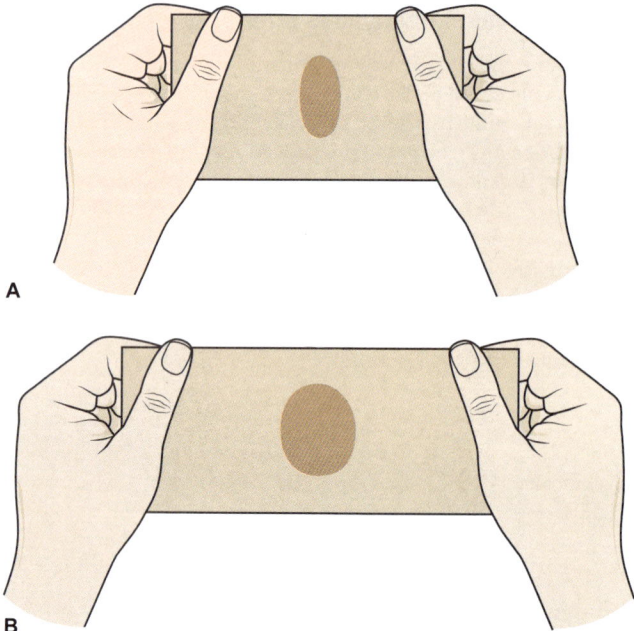

FIGURA 60.1 A. Ilustração de atadura com figura geométrica que orienta o percentual de estiramento. **B.** No caso das elípticas, quando estiradas 30 a 50%, transformam-se em círculos, indicando a sua aplicação uniforme.

síndrome pós-flebítica, indicam-se as meias de forte compressão (30 a 40 mmHg). A evidência científica é 1B.

Para casos mais graves de hipertensão venosa e nos linfedemas, foram desenvolvidas meias de extra-alta compressão (50 mmHg), porém muito difíceis de serem calçadas, o que pode ser contornado pela utilização de meias já comercializadas, com a colocação de um zíper em direção longitudinal junto a uma costura na porção posterior da meia.

Vários estudos têm sido realizados para avaliar melhor o efeito das meias elásticas. A pletismografia tem ajudado muito na comprovação de efeitos benéficos da compressão elástica, inclusive de meias com gradiente de pressão negativo, sendo esta maior na panturrilha do que no tornozelo e, mesmo assim, promovendo aumento da fração de ejeção ainda superior do que a das meias tradicionais.[29]

A gravidez é um período em que o uso de meias elásticas é muito importante, sendo uma das indicações especiais do seu uso. O aumento do volume de sangue circulante, a dificuldade do retorno venoso relacionado com o crescimento uterino e a compressão de veias pélvicas, a competição com o sangue proveniente do útero e feto, o aumento de hormônios e as alterações da marcha provocam edema e desenvolvimento de varizes. É fundamental o uso de meias elásticas especiais para gestantes, até o abdome, e no maior grau de compressão suportável, principalmente se houver predisposição familiar para varizes ou se esta patologia já existir.

As meias elásticas estão disponíveis até a altura do joelho (3/4) ou da coxa (7/8) ou são do tipo meia-calça. Embora quanto mais longa maior o efeito, a compressão associada da coxa reduz o edema inclusive em pacientes com TVP e linfedema; já a meia até o joelho proporciona adequada proteção na área crítica de risco de formação de feridas.[30]

Sabe-se que a pressão externa tem de exceder a pressão hidrostática da veia para que esta seja comprimida de maneira adequada. A oclusão completa das veias do sistema venoso superficial e profundo ocorre entre 20 e 25 mmHg na posição horizontal, entre 50 e 60 mmHg na posição sentada e por volta de 70 mmHg na posição ortostática.[31] Calcula-se que a pressão de 35 a 40 mmHg no tornozelo seja necessária para prevenir a transudação capilar, nas pernas em caso de doença venosa significativa.

Avanço importante, embora mais dispendioso, é a possibilidade de a indústria preparar meias elásticas sob medida. Apesar da diversidade de tamanhos – meias pequenas, médias e grandes – e de comprimentos – meias curtas, médias e longas –, essas medidas-padrão são úteis para uma parcela da população, porém as conformações das pernas, que já são normalmente muito variáveis, podem se modificar acentuadamente no curso da moléstia venosa ou linfática, resultando, muitas vezes, em incompatibilidade com o uso dessas meias padronizadas.

Para pacientes com insuficiência venosa em membros superiores ou linfedema, existem no mercado braçadeiras que têm compressão de 30 a 40 mmHg e de 40 a 50 mmHg. Sua incidência é muito inferior aos pacientes acometidos dessas patologias em membros inferiores e, geralmente, são secundárias a procedimentos cirúrgicos (mastectomias com esvaziamento ganglionar, fístulas arteriovenosas, passagem de cateteres centrais etc.) ou síndromes pós-flebíticas.

Bota de Unna

Descrita em 1896 por Paul Gerson Unna, esse procedimento terapêutico segue, até os dias de hoje, como método eficiente de controle da hipertensão venosa das extremidades inferiores.[2] Composta de duas partes de gelatina incolor, quatro partes de glicerina, duas partes de óxido de zinco e quatro partes de água, a pasta formada é derretida pelo calor em "banho-maria" e aplicada ao redor da extremidade. A aplicação pode ser realizada de diferentes maneiras.

A mais tradicional consiste em enfaixar o pé, o tornozelo e a perna até a região imediatamente abaixo do joelho, com atadura de gaze de 6 a 8 cm de largura, obedecendo aos contornos anatômicos de maneira bem ajustada, porém sem comprimir e, a seguir, com a ajuda de uma trincha, cobrir, com a pasta aquecida, toda a região enfaixada, tendo-se o cuidado de testar previamente a temperatura da pasta (Figura 60.2). Outro método consiste em primeiro aplicar diretamente na pele uma camada de pasta, seguindo-se enfaixamento com gaze e finalizando-se com nova camada de pasta. Por fim, é possível também mergulhar as faixas de gaze no vasilhame com a pasta e proceder ao enfaixe com elas já embebidas no preparado. Ao término da aplicação, aguardam-se alguns minutos para secagem, o que pode ser abreviado com uso de ventilador, podendo-se a seguir aplicar talco ou uma faixa de crepe.

É fundamental que não exista edema para que a bota se adapte perfeitamente aos contornos anatômicos. A bota de Unna, pela sua composição à base de gelatina, possibilita a movimentação da articulação do tornozelo e a marcha normal. Constitui ainda envoltório inelástico que favorece o funcionamento da bomba muscular da panturrilha e impede, mesmo em ortostatismo, a ocorrência de edema. A bota permanece aplicada por tempo variável, em média, 7 dias.

Trabalhos recentes[32-34] destacam a importância da avaliação do índice tornozelo-braço previamente à realização de tratamento compressivo. Nesse sentido, destaca-se a superioridade da aplicação da bota de Unna, pois simplesmente se faz um molde da extremidade sem edema, não realizando compressão externa, podendo

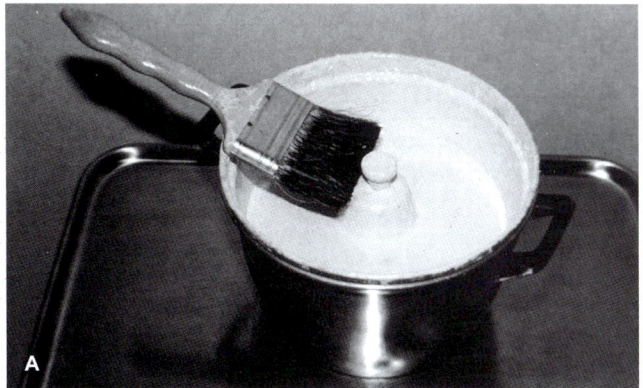

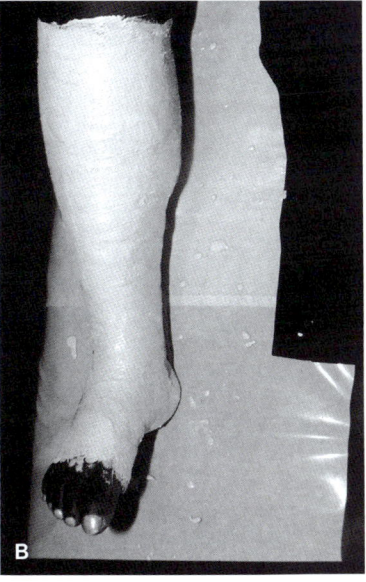

FIGURA 60.2 Bota de Unna clássica. **A.** Pasta de Unna derretida e pronta para ser aplicada com uma trincha. **B.** Paciente com bota de Unna na perna direita. É importante que a aplicação seja feita na extremidade sem edema.

ser aplicada nas úlceras mistas, ou seja, com componente venoso e isquêmico. Há mais de 15 anos foi divulgado na Sociedade Brasileira de Angiologia e de Cirurgia Vascular do Rio de Janeiro (SBACV) CD-ROM sobre tratamento de feridas, demonstrando com numerosas imagens o sucesso da aplicação dessa conduta nesses casos.

Atualmente, encontram-se disponíveis no comércio especializado similares da bota de Unna com composições químicas que favorecem a aplicação sem aquecimento, com o produto já impregnado nas faixas, tornando o tratamento exequível em qualquer ambiente. No Brasil, há os produtos Viscopaste®, Flexi-dress®, Unnaflex®, Curatec®, Gelocast® e Varicex®.

Suportes inelásticos

A aplicação de suportes inextensíveis é parte importante do arsenal terapêutico para controle dos edemas, e, ao longo dos anos, vários dispositivos foram criados, como a meia de couro de cão com cadarços, de Wiseman, a polaina fixada por Velcro®, de Myers, e a bota de pressão pneumática, de Jobst.[1,35-36] Trabalhos clínicos e experimentais têm demonstrado o valor e até mesmo a superioridade da contenção inelástica sobre a compressão elástica.[37-39] O mecanismo de ação tem alta pressão de trabalho e baixa pressão de repouso.

A grande vantagem que o suporte inelástico apresenta se nota no aumento da fração de ejeção e do volume ejetado à pletismografia. Os pacientes com IVC apresentam déficit nos dois componentes e têm possibilidade de tê-los corrigidos com esse tipo de dispositivo.[40] Outra enorme vantagem é a possibilidade de sua utilização em pacientes com úlceras mistas, desde que o ITB seja > 0,5 e a pressão no tornozelo seja > 60 mmHg. A compressão inelástica até 40 mmHg não impede a perfusão arterial e pode normalizar a diminuída função de bomba da panturrilha, fatores fundamentais para ajuda na cicatrização de lesões.[41] O suporte inelástico também tem seu papel no controle de linfedemas, sendo eficiente em reduzir o volume da extremidade.[42] Essas órteses seriam um tipo de polaina que cobriria desde a porção superior do tornozelo até o joelho, envolvendo toda a musculatura da perna. Caso envolvesse, também, a articulação do tornozelo de modo inelástico, impediria o caminhar normal e o efetivo mecanismo da bomba muscular da panturrilha. Para controle do edema dos pés, associa-se um calçado fechado, deixando livre a articulação do tornozelo para a marcha adequada. Existem no mercado vários tipos dessas polainas – Circaid®, Ready Wrap®, Polaina Compreflex® e Aero-Wrap® –, formados com tiras de tecido inelástico entrelaçadas e fixadas por Velcro® (Figura 60.3). O fecho patenteado de Velcro®, amplamente

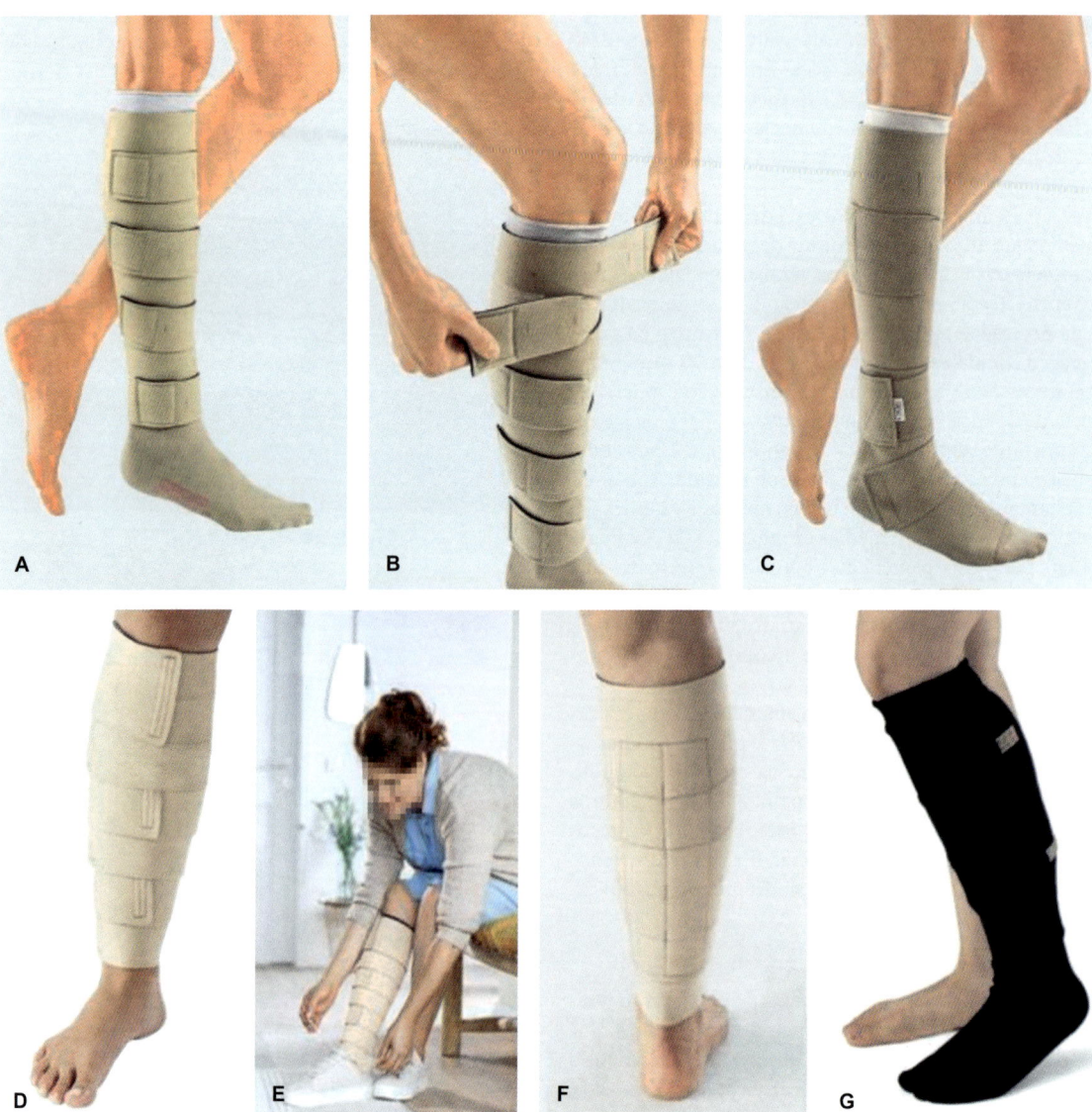

FIGURA 60.3 Sistemas de contenção inelástica disponíveis no mercado nacional. **A.** Circaid®, comercializado pela Medi Brasil; **B.** Juxtafit. **C.** Juxtalite. **D a F.** Ready Wrap®, comercializado pela Venosan. **G.** Polaina Compreflex®, comercializada pela Sigvaris.

utilizado no nosso meio, foi inventado em 1948 pelo engenheiro e eletricista suíço Georges de Mestral, que patenteou em 1955 e, posteriormente, o introduziu comercialmente na década de 1950. O Velcro® foi descoberto como um sistema de fixação de dois componentes: uma tira de tecido linear com minúsculos ganchos que pode "acasalar" com outra faixa de tecido com argolas menores, que podem se fixar uma à outra, como fecho, isso temporariamente, até se separar. Mestral denominou-a de Velcro®, em virtude do sentido das palavras em francês *velours* (veludo) e *crochet* (gancho), para sua empresa, que fabrica e comercializa esse sistema de fixação.[43]

Desenvolveu-se um tipo de polaina constituída por uma peça única de tecido de brim que se fixa por Velcro® (Figura 60.4). Nesse caso, é necessário que a órtese seja feita sob medida, específica para cada extremidade. Na Figura 60.5, demonstra-se o esquema de preparação do molde e a confecção dessa polaina, que pode ser feita por uma costureira. Em entrevista com pacientes que a utilizam, houve nítida preferência em termos de adaptação, facilidade de colocação e conforto, quando comparada com as meias elásticas de alta compressão. Compreende-se esse fato observando, por exemplo, o que ocorre com a região dos pés, e lembrando que o calçado utilizado durante o dia é um tipo de suporte inelástico que não traz desconforto. Nos pacientes que apresentam edema, pode-se observar com clareza, ao fim do dia, que a área do pé coberta pelo calçado está normal e, assim, além da proteção contra o edema, não ocorre o

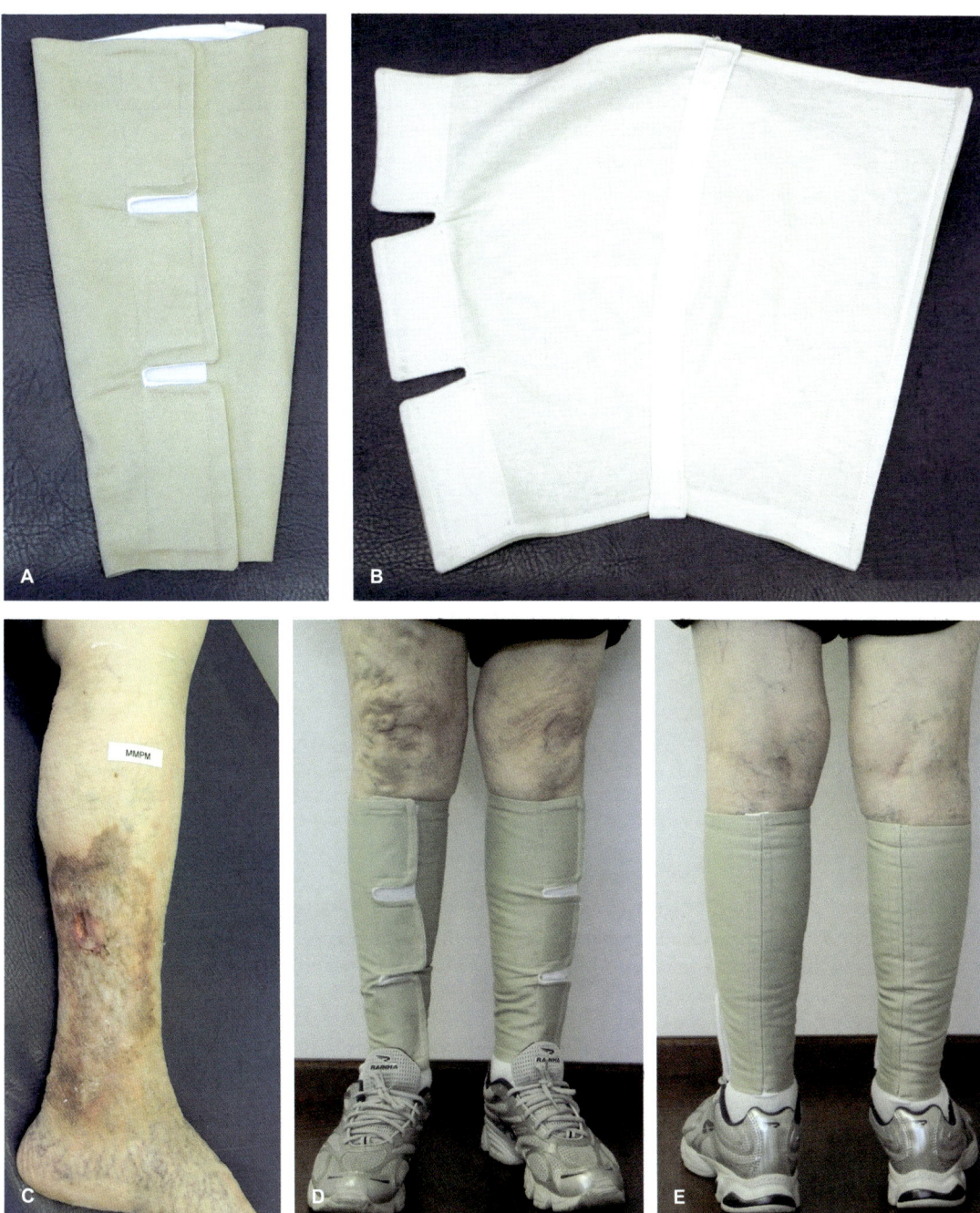

FIGURA 60.4 Paciente do sexo feminino, 74 anos, com feridas na perna esquerda há 6 anos, recidivas frequentes tratadas com sucesso no programa de bota de Unna domiciliar (feita pela enfermeira do consultório, na casa da paciente, pela manhã, antes de levantar). Ultrassonografia venosa revelou sistema venoso profundo normal com refluxo em veias safenas internas. Proposto tratamento cirúrgico com ablação por *laser*, porém não aceitou. Apresentando boa evolução livre de úlceras com o uso de polainas de algodão e Velcro®. **A** e **B.** Bota confeccionada sob medida. **C.** Lesão em fase avançada de cicatrização. **D** e **E.** Paciente bem-adaptada ao uso das polainas.

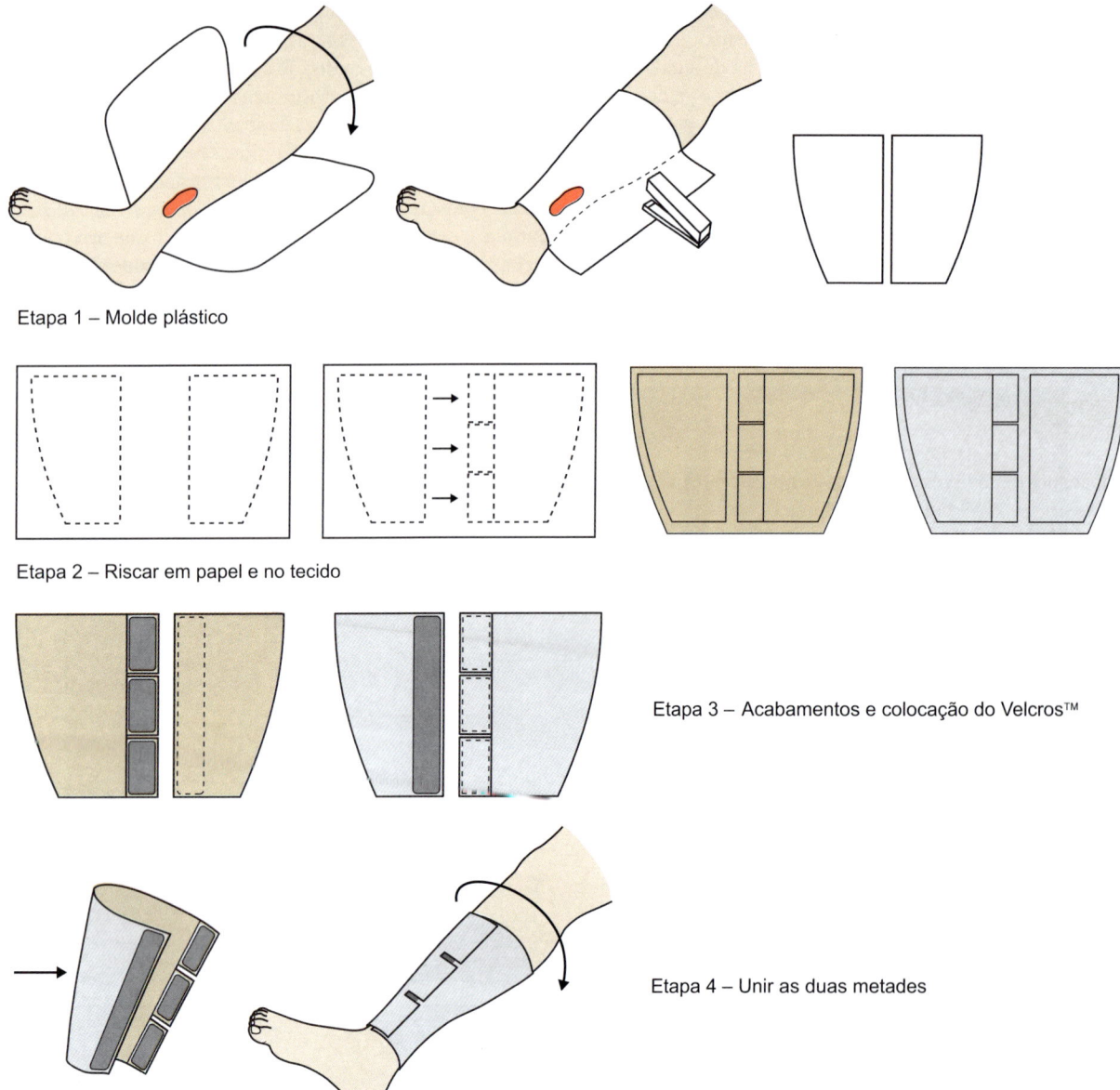

Etapa 1 – Molde plástico

Etapa 2 – Riscar em papel e no tecido

Etapa 3 – Acabamentos e colocação do Velcros™

Etapa 4 – Unir as duas metades

FIGURA 60.5 Etapas de confecção da polaina de algodão e Velcro® sob medida. **Etapa 1.** Preparo do molde da perna, sem edema, com uma folha de plástico e um grampeador. O molde é dividido em duas partes. **Etapa 2.** Passagem do molde de plástico para o papel. Passagem para o tecido de algodão (*cinza*) com forro (*bege*), riscando-se as linhas de costura. Deve-se acrescentar as três tiras para fixação da polaina. **Etapa 3.** Acabamento das costuras com a secção em três tiras nas quais se costura o Velcro®, representados em *cinza*. **Etapa 4.** Vista externa com a união das duas metades e o aspecto final do Velcro®. Aplicação sobre a panturrilha.

incômodo que haveria caso fosse utilizado um calçado com características elásticas de forte compressão, semelhante ao desconforto relatado pelo uso de meias elásticas de alta compressão.

Isso tudo se aplica aos dispositivos com Velcro® (Circaid®, Ready Wrap®, Polaina Compreflex® e Aero-Wrap®) que são autoajustáveis, de fácil aplicação e indicados para linfedema, IVC, úlcera venosa e edema postural, os quais surgiram, aumentando as opções de suportes inelásticos ao tratamento compressivo.

Aparelhos de compressão pneumática intermitente

O uso de dispositivos mecânicos para auxiliar na circulação dos membros surgiu como alternativa de tratamento desde o início do século XX. Foram descritas três modalidades de tratamento. A primeira tratava-se de aplicação de pressão atmosférica negativa ao redor do membro,[44,45] alternada ou não com aplicação de pressão positiva. Na década de 1930, foi comercializado um aparelho

para sua aplicação, o PAVAEX (PAssive VAscular EXercises).[46,47] Mais recentemente, Mehlsen,[48] em 1993, voltou a utilizar esse princípio no tratamento da claudicação intermitente. A segunda surgiu a partir da observação da melhora da dor com os membros pendentes e das mudanças posturais que também foram amplamente exploradas por Leo Buerger[49] (1924), o que suscitou a construção de uma cama motorizada para mudança alternada de decúbito por Sanders (1936).[50] A última, aplicação intermitente de pressão positiva externa, foi proposta por Scheinberg et al.[51] em 1948, com base no princípio do esvaziamento venoso do membro, de maneira a promover aumento do diferencial pressórico entre a artéria e a veia e, dessa maneira, favorecer a elevação do fluxo para o membro. Na literatura, durante as décadas seguintes, surgiram muitos autores que propuseram diferentes aparelhos fundamentados nesse princípio, que ainda é a base para a construção de equipamentos de compressão pneumática intermitente utilizados na atualidade.

A principal utilização desses aparelhos atualmente é na prevenção de TVP e embolia pulmonar, em pacientes clínicos ou que estejam em pós-operatório com risco de sangramento, quando do uso de anticoagulantes, como em cirurgias abdominais extensas, doenças neurológicas, oftalmológicas, em acidentes de punção medular e em pacientes com coagulopatia. Nos dias de hoje, existem aparelhos portáteis, com bateria própria, para serem utilizados tanto no leito hospitalar como em residências.[52-54]

Zelikovski et al.[55] (1980) desenvolveram um aparelho (Lymphapress™) com o objetivo de auxiliar a diminuição de edemas de difícil controle, como edemas linfáticos. Inicialmente foram empregadas botas pneumáticas de câmara única, com compressões rítmicas com cerca de 60 mmHg de pressão, até botas de múltiplas câmaras com compressão sequencial distal–proximal com pressões entre 110 e 150 mmHg.[56] Estão disponíveis no mercado brasileiro dispositivos de insuflação indicados para prevenção de TVP e tratamento do linfedema (Figura 60.6).

Os aparelhos de compressão pneumática conectados a programas de computador possibilitam oferecer diferentes tipos de regulagens, considerando-se as pressões alcançadas em cada compartimento e o seu tempo de aplicação, direção do fluxo pneumático, formação ou não de blocos de pressão e os intervalos entre os ciclos de compressão. Além disso, os protocolos sugeridos são variados para o tempo de aplicação do equipamento e a quantidade de sessões indicadas, o que torna difícil a comparação dos trabalhos descritos.

Verifica-se na literatura a ampliação das indicações da compressão pneumática, seja para tratamento da úlcera de estase venosa ou de doenças arteriais obstrutivas.[57-59]

Para tratamento de úlceras venosas, botas de compressão pneumáticas de insuflação rápida mostram melhores resultados, quando comparadas às botas de insuflação lenta (86% contra 61%).[60] Para o tratamento adjuvante em úlceras de estase, a compressão externa pulsátil produz mudanças fisiológicas benéficas, as quais incluem efeitos hematológicos, hemodinâmicos e endoteliais, que ajudam a promover a cicatrização das úlceras.[61,62]

Também existem equipamentos de compressão com diferentes propostas para o tratamento das doenças arteriais,[63,64] sendo o mais comum o de insuflação rápida em pés e panturrilhas (ArtAssist® ACI Medical, LLC San Marcos, CA, USA), mas aparelhos que exercem compressão apenas em região de panturrilha ou coxa, de maneira a realizar o bloqueio do retorno venoso e sua rápida liberação, também foram propostos, assim como aparelhos que invertem o sentido de compressão para craniocaudal.[65] O uso de compressão pneumática intermitente em pacientes claudicantes estáveis mostra-se

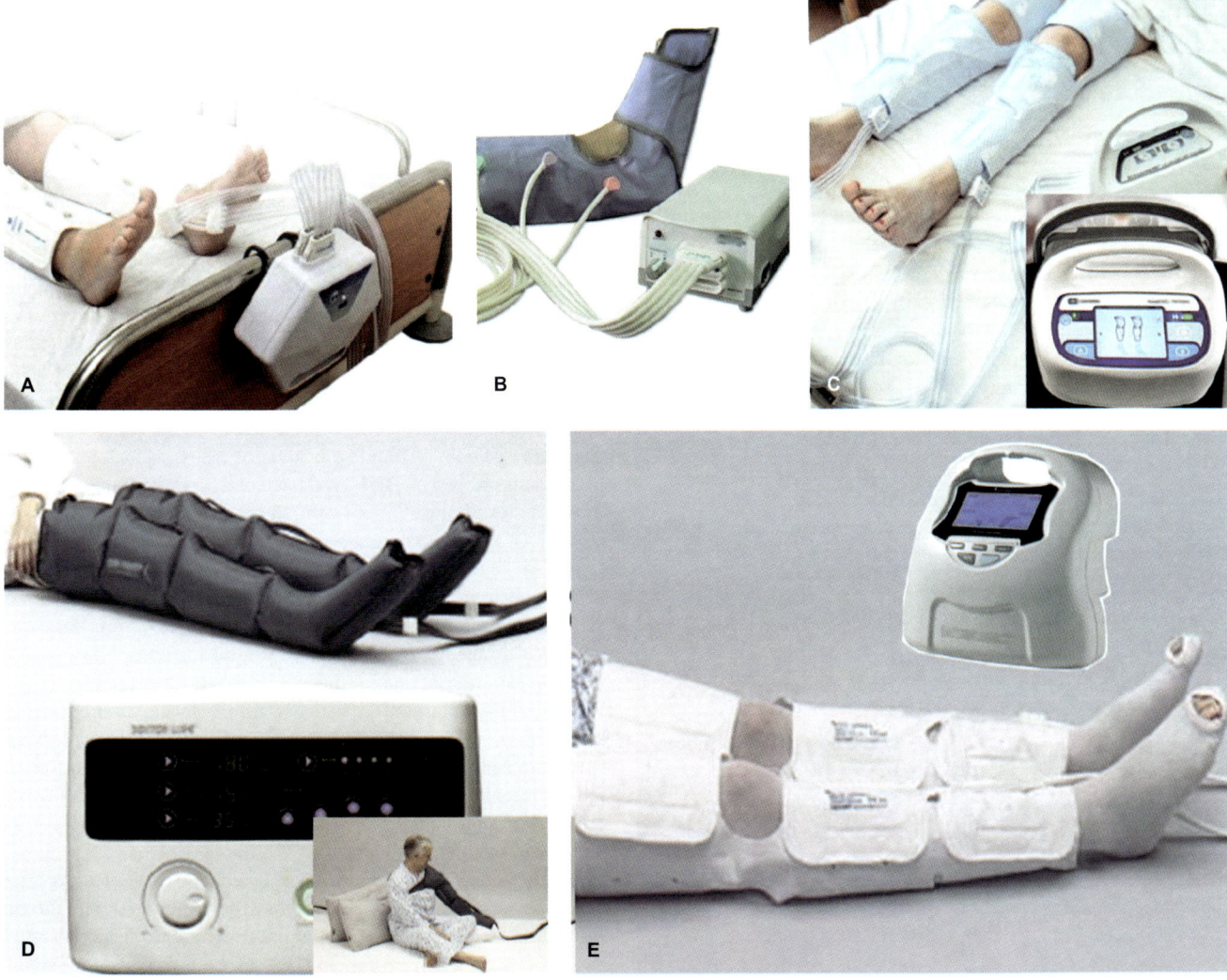

FIGURA 60.6 Exemplos de sistemas de compressão pneumática disponíveis no mercado nacional para prevenção de trombose venosa profunda (TVP) e aplicação na drenagem linfática. **A.** Phlebo Press DVT 760D®. **B.** Phlebo Press DVT 601®; modelos produzidos pela empresa Mego Afek para prevenção de TVP. **C.** Smart Compression Kendall SCD 700®; produzido pela Cardinal Health, para prevenção de TVP, e comercializado pela Kendall. **D.** Doctor Life LX9® para uso no tratamento do linfedema. **E.** Doctor Life DVT 2600® para prevenção de TVP, ambos comercializados pela empresa Venosan.

seguro e é capaz de aumentar de modo duradouro a distância de caminhada. Em pacientes com isquemia crítica, sem possibilidade de reconstrução cirúrgica, a compressão sequencial pode significar uma opção para o salvamento de membro, com melhora na sobrevida livre de amputação e promoção de alívio para a dor (nível de evidência 2B).[66-68]

Estudos demonstram que o mecanismo de ação na insuficiência arterial é complexo. A compressão e o estiramento da musculatura esquelética e dos vasos sanguíneos promovem resposta celular e aumento da velocidade do sangue e do *shear stress* endotelial, estimulando a liberação de fatores de crescimento vascular, ativação da fibrinólise e da antiagregação plaquetária, e melhora da circulação arterial, observada pelo aumento da distância de marcha, aumento do ITB, alívio da dor em repouso e cicatrização de feridas.[61,69-81]

Em nosso meio, Potério Filho et al.[10,82,67] desenvolveram pesquisas com equipamentos de compressão pneumática intermitente compostos de seis câmaras que fazem a compressão sequencial em segmentos dos membros por blocos, de proximal para distal, de maneira a promover a dilatação hidrostática da circulação colateral. Resultados promissores foram relatados tanto para o tratamento da claudicação intermitente como para a cicatrização de úlceras isquêmicas em membros inferiores e superiores. Com a inversão do sentido de compressão, esse aparelho também foi utilizado para facilitar o retorno venoso e linfático (Figura 60.7).

INDICAÇÕES DO TRATAMENTO COMPRESSIVO

Controle do edema

A indicação principal e clássica do tratamento compressivo é o controle do edema. Conforme discutido previamente, existem recomendações evidentes, como para os casos de edema postural e varizes não complicadas, em que o uso de meias de 15 a 20 e 20 a 30 mmHg de compressão promove controle adequado. A dificuldade é maior nos quadros graves de hipertensão venosa, em que muitos pacientes não se adaptam ou não conseguem calçar as meias de alta compressão sem auxílio, como pacientes idosos, com obesidade, com problemas neurológicos, artropatias etc. Nesses casos, tem sido muito interessante o uso de suportes inelásticos do tipo polaina ou dispositivo autoajustável com Velcro®. O edema de mais difícil controle atribui-se aos quadros de linfedema. Nesses pacientes, a principal tarefa inicial é a redução dele, seguindo-se com igual dificuldade a manutenção do resultado. Para diminuição do edema, deve-se repousar, utilizar faixas elásticas de diferentes

tipos, tubos de borracha, faixas de Esmarch, massagens específicas (terapia física complexa) e botas pneumáticas de compressão sequencial.[83] Para a manutenção do resultado obtido, principalmente em virtude das alterações da forma da extremidade que impedem o uso de meias padronizadas, recomendam-se polainas de tecido e Velcro® feitas sob medida ou um dispositivo autoajustável com Velcro®.

Úlceras venosas

O domínio de diferentes técnicas compressivas para o tratamento de feridas cutâneas relacionadas com a hipertensão venosa é extremamente importante.[84-86] As úlceras venosas constituem o tipo mais prevalente entre as feridas, acometendo 1% da população adulta, e representam em torno de 70% das úlceras dos membros inferiores.[61,87]

Três condutas terapêuticas são reconhecidamente efetivas para o controle dessa afecção: repouso com os membros inferiores elevados por tempo prolongado, enxerto de pele e aplicação da bota de Unna. Poucos pacientes conseguem cumprir o repouso por longos períodos; os enxertos também exigem repouso prolongado, tanto no início, para preparo da região afetada, quanto após a cirurgia, para garantir o sucesso do procedimento; a bota de Unna, embora já centenária, é ainda alternativa importante e representa a compressão inelástica mais utilizada no Brasil, por possibilitar a cicatrização de feridas, mesmo com o paciente em atividade normal de trabalho.

Nos tempos atuais, nas cidades de médio e grande porte, o paciente perde muito tempo para conseguir atendimento médico, em função de dificuldades de transporte e de trânsito, além da espera prolongada nas filas dos ambulatórios. Nessas condições, a aplicação de bota de Unna em extremidade não preparada, edemaciada, acarreta insucesso e descrédito com a técnica, que antigamente era aplicada pelo médico, que visitava o paciente em seu domicílio.

Nesse sentido, há vários anos passou-se a adotar uma alternativa que possibilita a aplicação da bota com a extremidade totalmente desinchada, ensinando pacientes e familiares por meio de reunião em grupo, quando se discutem a patologia e o mecanismo de tratamento, seguindo-se orientação prática para o feitio da primeira bota. A cada família é entregue um folheto simples contendo as informações transmitidas na reunião. Em trabalho inicial com 35 pacientes, obteve-se bom resultado em 90% dos casos.[87] Atualmente, essa quantidade chega a mais de 2 mil pacientes, mantendo-se o mesmo índice de resultados. Outros centros médicos no Brasil adotaram essa metodologia igualmente com sucesso. Entre as principais vantagens dessa metodologia de tratamento, apontam-se: condições ideais da extremidade para receber a bota; aplicação de nova bota, sempre que necessário, pelo próprio paciente ou familiar, sem depender de agenda ambulatorial; aprendizado para toda a vida; e troca de experiências na reunião de grupo.

Durante o tratamento da úlcera com bota de Unna, praticamente não se utilizam medicamentos, à exceção dos pacientes que apresentam sinais claros de infecção local, nos quais, temporariamente, interrompe-se a aplicação da bota e usam-se antibióticos. Do mesmo modo, caso ocorram reações alérgicas, emprega-se tratamento específico.

Em nova pesquisa, procurou-se avaliar os pacientes do programa de tratamento domiciliar, após acompanhamento médio de 2 anos, da única reunião de ensino e treinamento. Entre as conclusões desse estudo, evidenciou-se o elevado índice de recidivas no período (53,1%); entretanto, com o aprendizado obtido, muitos desses pacientes reiniciaram espontaneamente o tratamento com a bota, e 71% deles estavam com a doença controlada. Nesse estudo, verificou-se que mais da metade dos pacientes, mesmo

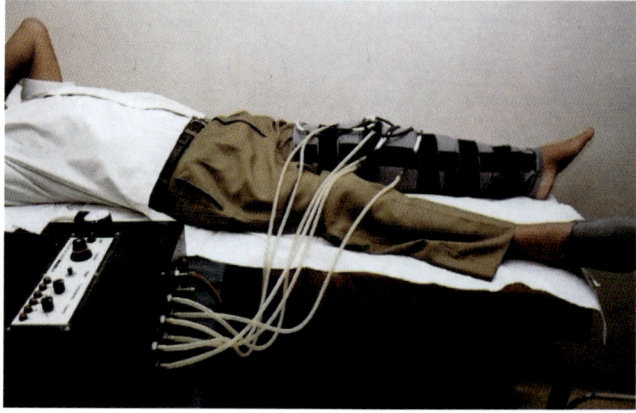

FIGURA 60.7 Bota de compressão pneumática composta de seis câmaras, aplicada ao membro inferior esquerdo e acoplada a equipamento para a insuflação sequencial, desenvolvida pelo Prof. João Potério Filho, para tratamento de doenças arteriais dos membros.[64]

tendo recebido as meias elásticas após a cicatrização das feridas, não as estava utilizando. Considerando-se a importância do uso das meias elásticas, esclarece-se que as recidivas ocorreram com maior frequência (72%) nesse grupo; porém, por outro lado, atestando a gravidade da patologia, mesmo os pacientes que as utilizaram (31,8%) apresentaram novo episódio de ulceração. Esse e outro trabalho demonstram a alta taxa de recidiva da úlcera venosa e a importância do uso das meias elásticas.[22,23]

É importante ressaltar que as cirurgias de varizes associadas ao uso de terapia compressiva resultam em benefício hemodinâmico significativo para as extremidades com úlceras venosas, mesmo que haja refluxo de SVP.[88]

O conceito sobre cuidado local das feridas tem se modificado radicalmente nos últimos anos, e curativos oclusivos hidrocoloides e hidropolímeros tornaram-se opções interessantes em muitas condições. Demonstrou-se que, com seu uso, pode-se acelerar o processo de cicatrização, desde que associado a medidas de controle do edema, pois, isoladamente, não apresentam a mesma eficiência obtida com a bota de Unna.[89,90] Estudo visando ao tratamento de úlceras isquêmicas com esses curativos mostrou resultados animadores, o que torna possível incorporá-los em casos de difícil cicatrização.[91]

Recentemente, estudos associando a terapia de compressão elástica ao implante de fibroblastos humanos cultivados artificialmente têm demonstrado indícios de cicatrização mais precoce das úlceras de estase venosa.[92]

Quanto à aplicação dos suportes inelásticos, analisa-se, em estudo prospectivo randomizado, o emprego de polaina de tecido e Velcro®, de tamanho padronizado, associado ou não a curativo hidroativo no tratamento das úlceras venosas.[93] Não houve diferença estatisticamente significativa entre os grupos, porém foi possível verificar a possibilidade de cicatrização de feridas que estavam localizadas abaixo da polaina, simplesmente pelo controle do edema na perna e melhora do funcionamento da bomba muscular da panturrilha e sem o uso de qualquer medicamento tópico ou sistêmico. Além disso, observou-se que habitualmente não ocorria edema dos pés, mesmo com a proteção inelástica envolvendo apenas a perna. Os resultados quanto à cicatrização foram inferiores aos do tratamento com a clássica bota de Unna, principalmente devido à dificuldade de ajuste da polaina de tamanho padronizado às diferentes conformações das pernas, e por depender diretamente da disciplina dos pacientes, que deveriam sempre usar a polaina toda vez que estivessem fora do leito.

Atualmente, emprega-se essa polaina, preparada sob medida, após a fase de cicatrização da ferida com a bota de Unna. A maioria dos pacientes relata que as polainas são mais fáceis e agradáveis de utilizar do que as meias de alta compressão, além de terem maior durabilidade e possibilitarem controle mais efetivo do edema, uma vez que, em casos de grave hipertensão venosa, ocorre edema, mesmo com o uso das meias, que perdem a força tênsil em poucas semanas de uso diário.

Em artigo de revisão sobre os dispositivos autoajustáveis com Velcro® na cicatrização das úlceras venosas, 16 artigos foram avaliados. Os autores concluíram que o tempo de cicatrização foi abreviado, houve redução do custo, o trabalho da enfermagem diminuiu e a qualidade de vida dos pacientes melhorou.[94]

Alguns autores recomendam o tratamento com compressão inelástica, sem curativos adicionais, àqueles pacientes com úlcera de estase e reticentes ao uso da bota de Unna. Tendo a vantagem de poderem ser trocados diariamente e manterem a ferida limpa, evitando acúmulo de secreção nas feridas mais exsudativas, esse tratamento foi mais eficaz que o uso de compressão elástica em estudo prospectivo e randomizado.[95] Dependendo do tamanho da úlcera, as taxas de cicatrização com terapia de compressão (elástica ou não) variam, segundo relatos da literatura, entre 40 e 70% em 3 meses, e 50 e 80% em 6 meses.[8,93] As recidivas em 12 meses são menores quando a cirurgia de varizes é associada, mesmo nos casos de insuficiência venosa mista (sistema venoso superficial e profundo).[85,96,97] Na cicatrização das úlceras venosas, as recomendações científicas são similares para o uso de meias elásticas de 30 a 40 mmHg (*ulcer kit*) e para sistemas multicamadas (nível de evidência 1A).

Profilaxia da trombose venosa profunda

Em 1952, Wilkins salientou o uso de meias elásticas na profilaxia da TVP.[98] As meias antitrombo têm 18 a 23 mmHg de compressão no tornozelo, e o aumento do fluxo na veia femoral com o seu uso é comprovado fisiologicamente.[99,100] A compressão do sistema venoso superficial no paciente acamado promove aumento de fluxo profundo e atenua a estase venosa, combatendo um dos importantes fatores da tríade de Virchow. Além disso, há trabalhos clínicos demonstrando a redução do risco de trombose venosa.[101-106] Há evidência científica para o uso de meia antitrombo, assim como profilaxia mecânica em pacientes que se submetem a cirurgia maior (nível de evidência 2C). Silva et al. demonstraram em revisão recente que o uso de meias elásticas diminui o edema e a probabilidade de desenvolver TVP durante viagens aéreas de longa duração.[107]

A compressão pneumática intermitente também ocupa papel importante quanto à profilaxia dos fenômenos tromboembólicos, principalmente relacionados com procedimentos cirúrgicos, em especial ortopédicos e neurológicos, com alta incidência de trombose venosa, com a vantagem de se evitar o uso de anticoagulantes.[74,108] Entre os mecanismos de ação que atuariam na prevenção da trombose venosa, destacam-se combate à estase venosa e aumentos do fluxo sanguíneo, da secreção de prostaglandina PGI2 e da atividade fibrinolítica.[53] Há recomendação do uso da compressão pneumática em procedimentos ortopédicos e neurológicos (nível de evidência 2C).

Linfedema

O tratamento do linfedema atualmente é realizado por meio de terapia descongestiva complexa, em duas fases – redução do volume e manutenção – e apresenta quatro componentes: (1) cuidados com a pele; (2) drenagem linfática manual; (3) terapia compressiva; e (4) exercícios. O componente de terapia compressiva constitui o principal recurso terapêutico nas duas fases do tratamento. No linfedema especificamente, a compressão estimula a liberação tecidual de anti-inflamatórios que promovem a redução da fibrose intersticial e melhoram as condições tróficas da pele. Na fase de redução volumétrica do linfedema, emprega-se o enfaixamento multicamada com bandagens de curto estiramento, e na fase de manutenção são utilizadas as meias elásticas, sendo o grau de compressão individualizado de acordo com as características da pele e do tamanho do membro do paciente, a localização do edema, ocorrência de fibrose e funcionalidade do membro. Nas duas fases do tratamento, ainda podem ser utilizados os suportes inelásticos com Velcro®, que permitem o ajuste ao volume do membro à medida que este diminui. Trabalhos têm mostrado, com baixo nível de evidência científica, que a aplicação diária de compressão pneumática intermitente de baixa pressão em domicílio pode auxiliar na fase de manutenção do linfedema.[109] Em 2015, Chanwimalueang et al.,[110] na Tailândia, propuseram uma técnica nova de compressão baseada na torção de torniquetes sequenciais aplicados aos membros para a redução do edema com bons resultados. É uma técnica que exige 3 horas e meia de aplicação diária na fase inicial, mas necessita de novos estudos para sua comprovação. A terapia de compressão também é um componente importante no pós-operatório do tratamento cirúrgico por lipoaspiração em casos de linfedema dos membros inferiores.[111]

Claudicação intermitente e úlceras isquêmicas

Em relação à isquemia das extremidades, nos últimos anos essa interessante aplicação das botas pneumáticas de compressão sequencial passou a fazer parte do arsenal terapêutico. Com as ideias de inversão do sentido clássico de compressão da extremidade, ou seja, compressão sequencial próximo-distal, tem-se observado a sua aplicação como coadjuvante no tratamento da claudicação intermitente, assim como no auxílio para a cicatrização de feridas isquêmicas.[10,63-67,82,112] Alternativa clínica de interesse passa a ser a associação desse tipo de terapia compressiva aos novos curativos oclusivos, especialmente na abordagem das úlceras com componente isquêmico.

Trauma

Nos casos de traumas, é importante ressaltar a utilização da compressão temporária, que pode ser realizada com auxílio de garrotes e, também, dispositivos formados por câmaras plásticas inelásticas infláveis. Essas câmaras de formas diferentes têm grande aplicação para imobilização de fraturas, controle de hemorragias e, ainda, com características de vestimentas, são utilizadas especialmente nas fraturas de bacia associadas a choque hipovolêmico.

ADESÃO AO TRATAMENTO

Boxall et al.[113] descrevem seis fatores que podem influenciar a adesão dos pacientes ao tratamento compressivo: (1) falta de conhecimento sobre a doença, sua fisiopatologia e o porquê do uso da terapia de compressão; (2) falta de recursos para a aquisição de bandagens e meias; (3) fatores psicossociais associados ao uso da compressão; (4) dor e desconforto produzidos pela aplicação da compressão; (5) limitação física para a aplicação de bandagens e meias; e (6) dificuldades relacionadas ao manejo dos curativos de uma ferida aberta. Recomenda-se que esses seis aspectos sejam previamente avaliados e discutidos com os pacientes, para que se diminuam as desistências ao tratamento compressivo. Coral et al.[114] realizaram trabalho em Curitiba demonstrando que a adesão dos pacientes

do Sistema Único de Saúde ao uso de meia elástica foi de 55,8%, e os principais motivos para não usarem a meia foram a dificuldade financeira para a compra, dor associada ao uso e falta de conhecimento da necessidade do uso da compressão.

Analisando o adequado uso de terapia compressiva por profissionais de saúde em nível de atenção primária na Austrália, Weller et al.[115] entrevistaram 15 médicos e 20 profissionais de enfermagem. Relataram que muitos não tinham conhecimento das diretrizes para o tratamento de úlceras por hipertensão venosa crônica. Entre os que tinham conhecimento de que existiam as diretrizes, relataram que o acesso a elas era difícil e trabalhoso, e procuravam informações em outras fontes de conhecimento, principalmente sugestões de colegas. Entre outras causas para não adotarem as diretrizes foram relacionadas o excesso de atendimentos, o não acesso a um aparelho de Doppler portátil para aferir o ITB e a falta de treinamento para descartar com confiança a doença arterial.

Esses aspectos são problemas comuns encontrados na saúde pública brasileira e merecem o investimento dos médicos e das sociedades médicas para o avanço do conhecimento e da capacitação das equipes para o uso adequado da terapia de compressão.

CONSIDERAÇÕES FINAIS

Como se pôde verificar, é grande o arsenal terapêutico relacionado com o tratamento compressivo, direcionado principalmente para controle do edema e tratamento da úlcera de estase venosa. Não se pode, porém, deixar de considerar o seu uso para prevenção de TVP, melhora dos quadros isquêmicos e no trauma. O médico deve conhecer todos os métodos e suas indicações, tanto os mais modernos – e por isso mais sedutores – quanto os mais antigos que, tendo passado pelo crivo do tempo, já demonstraram inquestionável eficácia. Desse modo, devem ser utilizadas todas as alternativas, sejam elas repouso, faixas e meias elásticas, bota de Unna, suportes inelásticos, botas pneumáticas, conforme cada caso, adaptando-as ao paciente e à fase evolutiva de sua patologia.

A meia elástica é o padrão-ouro no tratamento clínico da IVC. A aplicação da terapia da compressão é muito abrangente, cabe ao profissional de saúde ter bom conhecimento sobre o assunto e, durante abordagem ao paciente, oferecer igualmente alguns minutos para esclarecer todas as suas dúvidas.

As referências bibliográficas deste capítulo se encontram no Ambiente de aprendizagem do GEN.

61

Reabilitação nas Doenças Vasculares Periféricas

Romi Kawasaki Alcantara Barreto ■ Therezinha Rosane Chamlian

Resumo

Os primeiros estudos de reabilitação nas doenças vasculares periféricas são da década de 1920.[1,2]

As complicações físicas decorrentes da imobilidade (p. ex., úlceras de pressão, retrações musculares e deformidades articulares) surgem principalmente durante a fase de hospitalização.[3] As sequelas podem ser evitadas ou minimizadas se houver, desde o início do tratamento, um trabalho conjunto entre a equipe cirúrgica e a de reabilitação. Esse modo de atuação proporcionará, sem dúvida, a redução de danos secundários e, consequentemente, uma reabilitação mais rápida, com menor custo e melhor qualidade de vida para o paciente.

Neste capítulo, objetiva-se esclarecer para o cirurgião vascular e o angiologista a atuação da fisiatria nas vasculopatias periféricas, fundamentalmente durante a fase hospitalar, a época mais difícil, sob os pontos de vista físico e psicológico, tanto para o paciente como para o próprio médico.

Palavras-chave: medicina física e reabilitação; amputação; cotos de amputação; cinesioterapia; fisiatria.

DOENÇAS ARTERIAIS

Exercícios terapêuticos – cinesioterapia

Em 1924, Buerger[1] publicou um tratado sobre doenças vasculares periféricas no qual descrevia uma série de exercícios posturais com os membros inferiores, associados ao uso de calor superficial, que tinham como objetivo intensificar a formação de circulação colateral, por meio da ginástica vascular, melhorando com isso o fluxo sanguíneo no membro isquêmico.

Atualmente, sabe-se que a aplicação de calor local, principalmente aquele que alcança grande profundidade, em tecidos isquêmicos, é contraindicada,[4] pois o tecido com irrigação deficiente não tem condições de acompanhar a demanda metabólica provocada por esse aquecimento, causando piora do quadro circulatório. Quanto à eficácia dos exercícios descritos por Buerger, sabe-se atualmente que não têm valor no aumento da circulação colateral.

Outros tipos de exercícios foram introduzidos posteriormente e, segundo mostram os estudos,[5-7] os exercícios ativos (Figura 61.1), isto é, realizados pelo próprio paciente, e os exercícios resistidos (Figura 61.2), em que o indivíduo precisa vencer uma resistência oposta ao seu movimento, são os mais eficazes no aumento da circulação. Nos membros inferiores, recomenda-se que a musculatura das articulações dos quadris, joelhos, tornozelos e pés sejam envolvidas nos exercícios.

Os exercícios aeróbicos graduados e regulares são mais efetivos e devem ser precedidos de exercícios leves de aquecimento e alongamento muscular. A frequência desses exercícios deve ser de 3 a 5 dias/semana, seguindo-se uma prescrição médica adequada para cada paciente.

Nas isquemias crônicas dos membros superiores, seguem-se os mesmos princípios aplicados à reabilitação das isquemias dos membros inferiores, ou seja, avaliação clínica rigorosa, precedendo a prescrição dos exercícios terapêuticos adequados.

Podem-se realizar os seguintes exercícios para o membro superior isquêmico, desde a região distal até a proximal:

- Apertar bolinhas, de várias resistências, repetidamente e de maneira graduada. No meio clínico, estão disponíveis comercialmente bolinhas coloridas de material depressível (cada cor representa uma resistência diferente) e de contato agradável
- Exercícios de flexão dos dedos com aparelhos de molas graduados (Digiflex® e Digipress®)
- Exercícios com faixas elásticas para os dedos, possibilitando movimentos resistidos de flexão, extensão, abdução e adução. Essas faixas finas de elástico colorido são encontradas comercialmente como Theraband®, e cada cor representa uma resistência diferente
- Exercícios com bolas plásticas, de vários pesos e tamanhos, favorecem movimentos mais amplos para os membros superiores e melhora da coordenação
- Exercícios com faixas elásticas mais grossas, de várias resistências, para fortalecer a musculatura do cotovelo, do punho, do ombro e da cintura escapular (Theraband®)
- Exercícios com halteres ou pulseiras de chumbo para cotovelo, punho e ombro, com graduação progressiva, são menos utilizados nas isquemias.

Prescrição fisiátrica

O tratamento fisiátrico a ser instituído depende de uma avaliação global do paciente em relação às suas limitações físicas, isto é, dor,

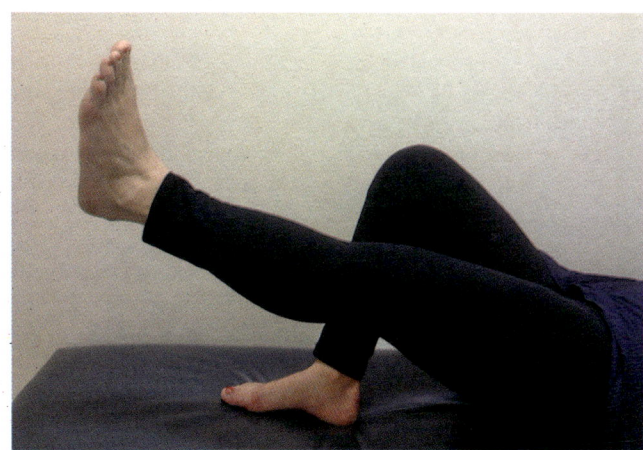

FIGURA 61.1 Exercícios ativos.

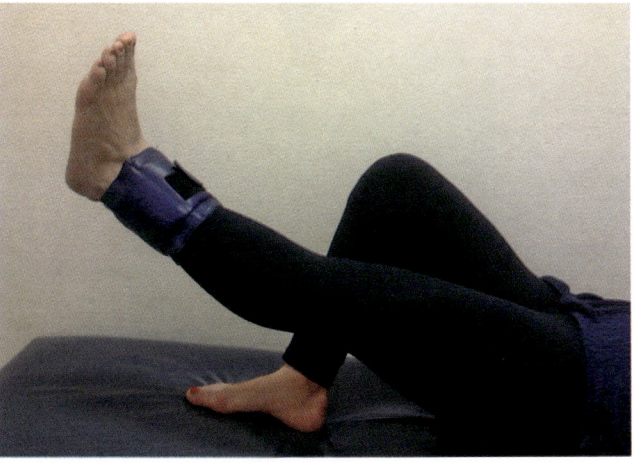

FIGURA 61.2 Exercícios resistidos.

dificuldades ou impossibilidade de marcha, limitações articulares, retrações musculotendíneas, fraqueza muscular, dependência nas atividades da vida diária (comer, vestir-se, fazer sua higiene pessoal, locomover-se), e de análise do seu estado clínico e psicológico.

A participação ativa do paciente é fundamental para o êxito do tratamento; ele deve ser conscientizado do prognóstico da sua doença e da importância da sua colaboração.

A prescrição dos exercícios terapêuticos correlaciona-se diretamente com as condições circulatórias e gerais do indivíduo, objetivando a manutenção ou o aumento da amplitude articular, a manutenção ou o aumento da resistência e da força muscular e o aumento do fluxo sanguíneo local.

Embora os exercícios ativos e resistidos sejam os mais efetivos, alguns pacientes não conseguem executá-los, ou por estarem acamados há longo tempo, apresentando, por isso, fraqueza muscular generalizada, ou porque as condições do seu sistema cardiocirculatório os impedem. Nesses casos, inicia-se o tratamento cinesioterápico com exercícios passivos (Figura 61.3) e isométricos, progredindo-se posteriormente para uma programação de exercícios ativos e resistidos.

Os exercícios resistidos devem ser programados com cuidado. A resistência a ser aplicada poderá ser determinada de várias maneiras, sendo o método DeLorme[8] de resistência progressiva o mais conhecido. Determina-se a resistência máxima (RM) do paciente, que é o maior peso que ele consegue elevar por 10 vezes consecutivas, sem intervalo. O paciente executa, então, 10 repetições com 50% da RM, seguidas de repouso breve; 10 repetições com 75% da RM com repouso breve e novamente 10 repetições com 100% da RM.

A RM é reavaliada semanalmente e aumentada à medida que a força muscular evolui.

Os membros não acometidos também precisam ser mobilizados ativamente e muitas vezes fortalecidos, principalmente quando se objetiva o uso de muletas como meio auxiliar de locomoção.

Deve-se respeitar sempre a tolerância do indivíduo aos exercícios, principalmente quando produzirem sintomas como fadiga, dor, dispneia, taquicardia ou tonturas. A programação cinesioterápica deverá ser executada de maneira progressiva, com constante avaliação das respostas circulatórias do membro submetido ao esforço.

O programa de reabilitação para claudicação intermitente com exercícios intervalados tem sido utilizado com melhora da distância percorrida e na adesão dos pacientes ao tratamento.[9]

No meio clínico, pesquisa comparativa entre exercícios resistidos e aeróbicos demonstrou resultados semelhantes com ambas as modalidades no aumento da distância percorrida e nos parâmetros cardiovasculares dos pacientes com claudicação intermitente.[10]

Os estudos demonstram que os exercícios proporcionam redução da claudicação intermitente, melhora do *status* funcional e da qualidade de vida, reduzindo os riscos cardiovasculares e a mortalidade, mas têm sido pouco recomendados na prática clínica.[11-13]

Posicionamento e prevenção de deformidades articulares

Cuidado importante a ser empregado é quanto ao posicionamento dos membros isquêmicos no leito, evitando-se, assim, deformidades articulares. Frequentemente, observam-se pacientes com vícios de postura ou assumindo posições antálgicas nos membros isquêmicos, mantendo o joelho e o quadril em flexão e o pé em flexão plantar. Com esse posicionamento constante, a estruturação da deformidade ocorrerá em poucos dias, devido à retração dos tecidos moles. Essas alterações não só dificultam a marcha, como também podem impedir a colocação de uma prótese em um membro amputado.

O posicionamento correto dos membros superiores e inferiores a ser adotado no leito baseia-se na posição de função dos mesmos:

- Membros inferiores: o quadril deverá ser posicionado em extensão neutra, o joelho em extensão e o tornozelo a 90°, apoiando-se toda a planta do pé na grade da cama ou em uma tábua fixada na grade do leito (Figura 61.4). Não devem ser colocadas almofadas ou travesseiros sob o joelho do paciente, pois isso promove a retração dos músculos flexores do joelho e do quadril, bem como dos músculos flexores plantares do pé (Figura 61.5)
- Membros superiores: devem ser posicionados ao longo do corpo, com o ombro em ligeira abdução, o antebraço pronado, o cotovelo em ligeira flexão, o punho em extensão de cerca de 15°, o polegar em abdução e oponência, e os demais dedos em semiflexão. Esse posicionamento pode ser feito com a simples inclusão de um rolo de crepe ou tecido, ou espuma, entre o polegar e os demais dedos (Figura 61.6).

Quando o paciente necessita de um posicionamento funcional passivo de determinada articulação, utilizam-se aparelhos ortopédicos denominados órteses,[14,15] que prevenirão as deformidades indesejáveis e também auxiliarão na função do membro. Algumas órteses mais utilizadas em lesões vasculares são:

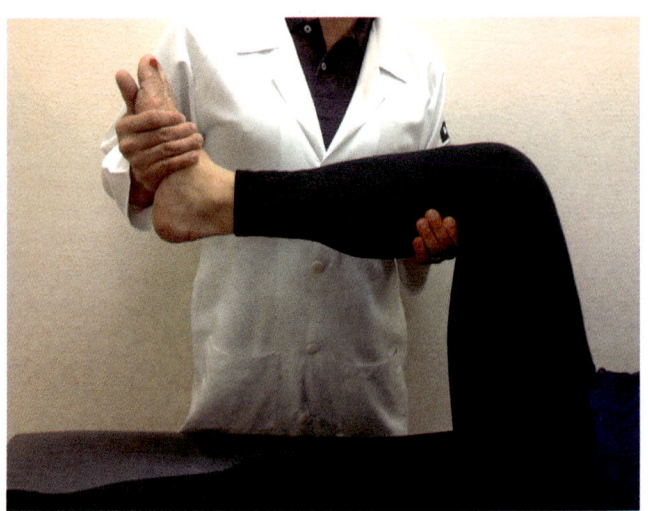

FIGURA 61.3 Exercícios passivos.

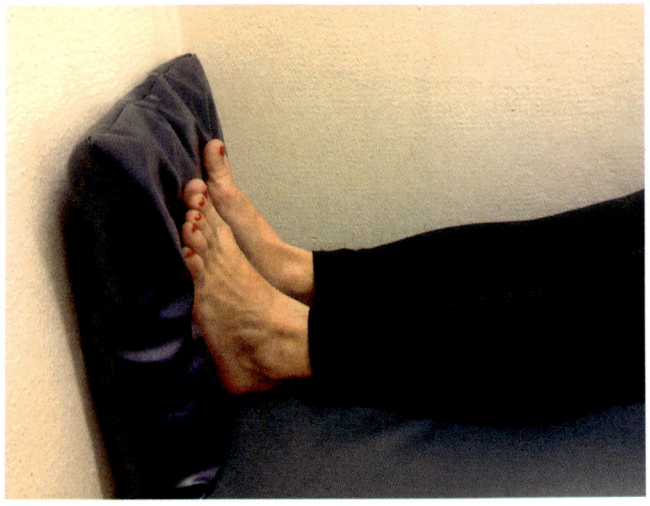

FIGURA 61.4 Posicionamento correto dos membros inferiores.

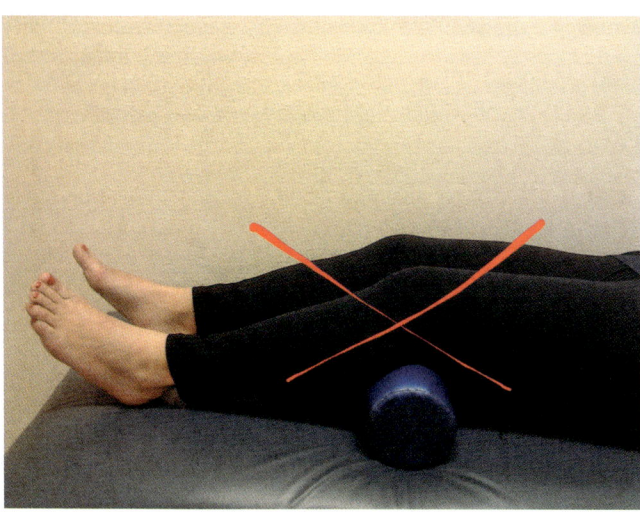

FIGURA 61.5 Posicionamento incorreto dos membros inferiores.

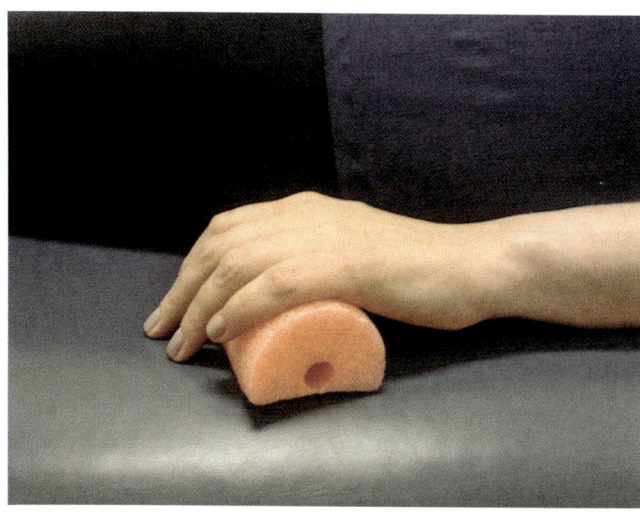

FIGURA 61.6 Posicionamento correto do membro superior (punho e dedos).

- Goteira antiequino de polipropileno: evita o equinismo do pé e os desvios em valgo e varo do tornozelo. Possibilita marcha funcional, alinhando e estabilizando o tornozelo. É indicada em casos de lesões do nervo ciático poplíteo externo (fibular), nas lesões isquêmicas vasculares crônicas que comprometam a mobilidade normal do tornozelo (Figura 61.7). A confecção e adaptação adequadas evitarão compressões localizadas que possam prejudicar a circulação
- Goteira de extensão para o joelho: confeccionada em polipropileno ou lona e hastes metálicas, mantém o joelho em extensão. Evita a deformidade em flexão e estabiliza o joelho durante a marcha em caso de fraqueza intensa do músculo quadríceps (Figura 61.8)
- Órteses de posicionamento de punho e dedos: confeccionadas com materiais termomoldáveis (Polyform®, Polyzar®, Preferred®, Ezeform®, Aquaplast® etc.), possibilitam não só o posicionamento funcional do membro superior, como também sua função. São indicadas em lesões isquêmicas dos membros superiores que acometam os músculos ou nervos periféricos do antebraço ou da mão (p. ex., nas lesões dos músculos extensores do punho e dos dedos, ou do nervo radial, a postura de punho caído impede a função da mão; nesse caso, insere-se uma órtese que mantenha o punho em extensão funcional e os dedos tracionados por elástico (Figura 61.9).

Marcha

Deve ser estimulada tão logo o paciente apresente condições musculares e gerais para isso. É um método fisiológico, terapêutico e de baixo custo para melhora da circulação periférica dos membros inferiores.

Em alguns casos, ela é obviamente proscrita, como nas celulites em progressão, em pacientes muito debilitados ou com insuficiência cardíaca congestiva ou respiratória grave. É necessário verificar, constantemente, se o paciente apresenta sintomas gerais ou localizados de deficiência circulatória, determinando, então, o tempo máximo permitido de marcha. A marcha é imediatamente suspensa caso se constatem sinais de edema, celulite, progressão da gangrena, febre elevada ou sinais importantes de insuficiência cardiorrespiratória.

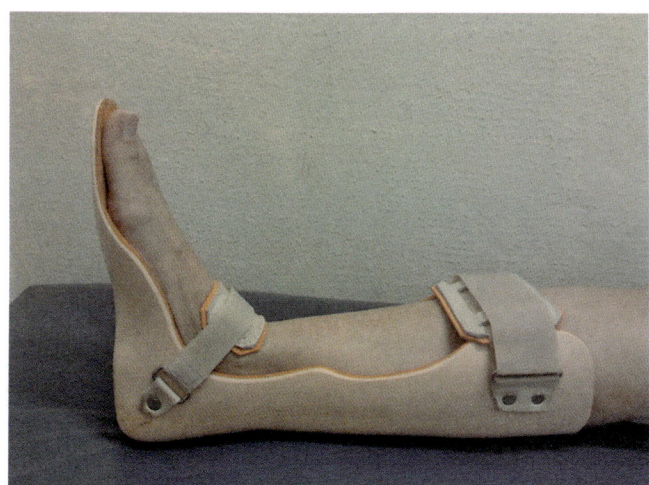

FIGURA 61.7 Órtese suropodálica (goteira antiequino).

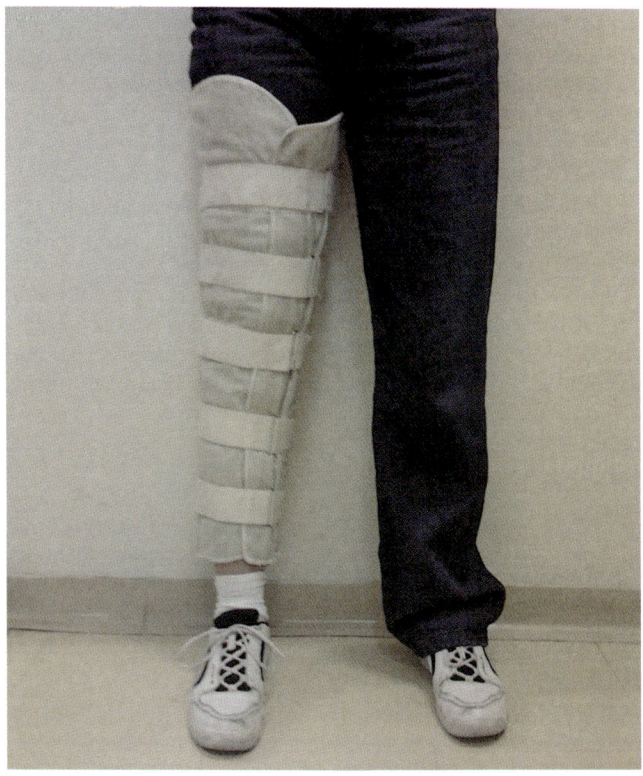

FIGURA 61.8 Órtese para extensão do joelho (tala de lona).

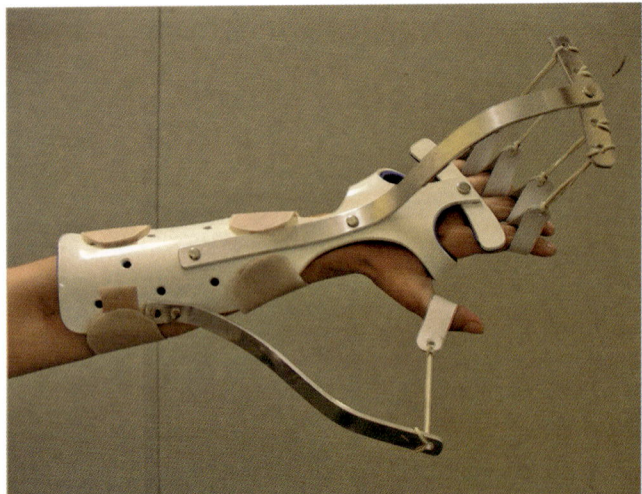

FIGURA 61.9 Órtese dinâmica para membro superior (para lesão do nervo radial).

A ausência de artelhos ou evidência de ulcerações locais dificultam o uso de calçados tradicionais. Nesses casos, podem-se confeccionar sapatilhas de tecido grosso e acolchoado, com sola de material antiderrapante, que promoverão maior conforto, proteção e segurança ao paciente durante a marcha. Os pés diabéticos com déficit de sensibilidade, ou com amputações parciais de dedos e do pé, podem dificultar a marcha e provocar ulcerações nos pontos de pressão inadequada. Esses problemas podem ser sanados com a confecção de palmilhas de contato total, feitas sob molde gessado, que modelam perfeitamente todas as superfícies irregulares do pé, aliviam pontos de pressão e evitam lesões que geralmente são de difícil cicatrização. Essas palmilhas podem ser adaptadas em calçados hiperprofundos, de material macio e firme.

A marcha é o melhor tratamento conhecido para os pacientes com claudicação intermitente. Vários estudos[6,16,17] demonstram que o treinamento físico eleva o fluxo sanguíneo muscular nos membros inferiores e/ou proporciona maior adaptação dos músculos à isquemia, aumento da distância percorrida sem dor e diminuição da intensidade dolorosa. O paciente é estimulado a andar até o ponto em que possa suportar a dor, descansando em seguida, até seu desaparecimento completo, retomando a marcha em percurso progressivamente mais longo, várias vezes ao dia.

O paciente com dor em repouso ou aumento desta durante o treinamento deve ser excluído desse programa.

A deambulação assistida em esteira rolante é alternativa de programa de marcha, favorecendo o melhor controle clínico do paciente e da velocidade e distância percorrida.

Há evidências científicas que comprovam os melhores resultados nos pacientes que realizam treino supervisionado pelo menos 2 vezes/semana.[18-21]

Meios auxiliares para locomoção

O paciente portador de vasculopatia periférica frequentemente necessita de meios auxiliares para sua locomoção, isto é, de muletas, bengalas, andadores ou cadeiras de rodas. Esses aparelhos favorecem um deslocamento mais funcional, com menor gasto energético, proporcionando aumento da base de apoio, diminuição da carga nos membros inferiores em até 20% do peso corporal e compensação de eventuais fraquezas musculares dos membros inferiores. A indicação e a prescrição corretas evitarão complicações, como compressão do feixe vasculonervoso na região axilar, desgastes energéticos desnecessários, sobrecarga e dores articulares.

Muletas axilares

Possibilitam boa sustentação do corpo. Estão indicadas para pacientes que necessitam de descarga maior do peso corporal e que tenham pouca estabilidade de tronco (Figura 61.10 A).

Confeccionadas em madeira ou alumínio, em geral, têm regulagem na altura e devem ser adequadamente medidas para cada paciente.

Sua medida deverá seguir os seguintes parâmetros: situa-se a ponteira da muleta 15 cm anterior e 15 cm lateral ao pé, o apoio torácico 3 cm abaixo do cavo axilar e o apoio manual, na altura do grande trocanter do fêmur, posicionando-se o cotovelo em 30° de flexão (Figuras 61.11 e 61.12).

Deve ser lembrado que o apoio da muleta axilar é sempre feito no gradeado costal, e não na região axilar, como sugere o nome, evitando-se assim a compressão do feixe vasculonervoso.

Cuidados como o acolchoamento do apoio torácico e da pega manual não deverão ser esquecidos, conferindo maior conforto e agilidade na marcha.

Antes de iniciarem o treino de marcha com muletas, alguns pacientes necessitam participar de um programa de fortalecimento muscular, principalmente dos músculos tríceps braquial e grande dorsal.

O treinamento é iniciado nas barras paralelas, evoluindo para marcha em terreno plano, terreno irregular, rampas e subir e descer escadas.

Muletas Lofstrand

Erroneamente chamadas de canadenses, são menos utilizadas por vasculopatas por exigirem condicionamento físico melhor e forte musculatura dos membros superiores. Confeccionadas em alumínio, são leves e de baixo custo.

Sua altura é determinada seguindo-se os mesmos parâmetros da medida da muleta axilar, situando-se a braçadeira 3 a 5 cm abaixo da prega do cotovelo (Figura 61.10 B).

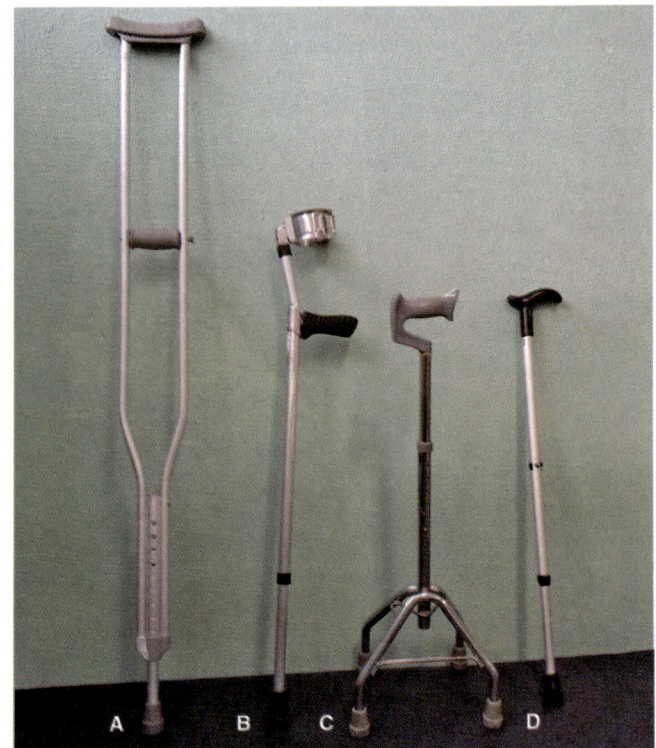

FIGURA 61.10 Auxiliares de marcha. **A.** Muleta axilar. **B.** Muleta Lofstrand. **C.** Bengala de 4 pontos. **D.** Bengala de 1 ponto.

As verdadeiras muletas canadenses têm braçadeiras acima e abaixo do cotovelo, apresentam as mesmas indicações da Lofstrand, porém estão especialmente indicadas para pacientes com fraqueza dos músculos extensores do cotovelo.

Bengalas

Confeccionadas em madeira ou alumínio, tradicionalmente apresentam uma só ponteira, mas pode-se encontrar bengalas de 3 e 4 apoios (Figura 61.10 C e D). Esse artifício possibilita uma base de sustentação maior e, consequentemente, melhor equilíbrio.

A bengala deverá ser usada do lado oposto ao do membro acometido, pois na marcha normal há uma dissociação de movimentos entre os membros superior e inferior, isto é, quando o membro inferior direito vai à frente, é o membro superior esquerdo que o acompanha.

Alguns pacientes não são capazes de utilizar a bengala na mão do lado oposto devido a fraqueza muscular, dor ou instabilidade do quadril ou do joelho. Nesses casos, a bengala é utilizada pela mão do mesmo lado, sendo lançada para a frente simultaneamente com o membro inferior afetado. Consequentemente, sintomas como lombalgia e dores no membro inferior contralateral poderão surgir.

A altura da bengala é também determinada posicionando-se a ponteira 15 cm à frente e 15 cm ao lado do pé do paciente, a manopla na altura do grande trocanter e o cotovelo posicionado em 30° de flexão.

Andadores

Prescritos para pacientes mais debilitados, idosos e inseguros, que não tenham condições físicas para deambular com muletas ou que estejam em fase inicial de treino de marcha (Figura 61.13).

Podem ser articulados ou fixos, com rodízios ou sem, dependendo de indicação das condições físicas e musculares do paciente. Proporcionam uma base de sustentação maior do que as bengalas e

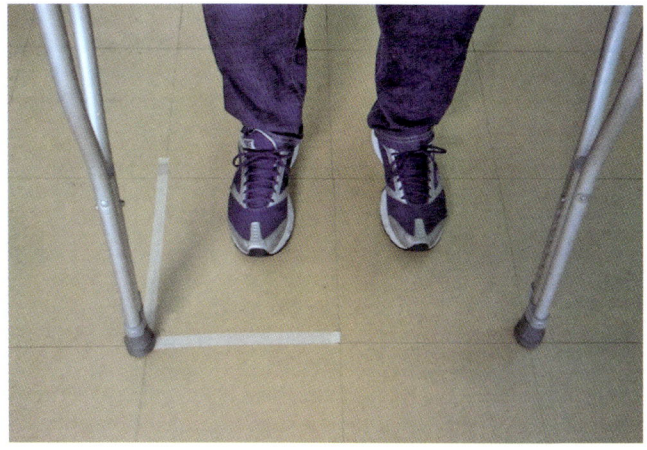

FIGURA 61.12 Posicionamento da ponteira da muleta.

muletas devido à disposição dos seus 4 pontos de apoio. Indicados para marcha domiciliar ou para curtas distâncias.

Cadeira de rodas

Caso o paciente não tenha condições físicas para deambular, resta-lhe a alternativa do uso da cadeira de rodas como meio de locomoção. Para cada tipo de deficiência física, prescreve-se determinada cadeira de rodas.[22]

As medidas necessárias são obtidas de acordo com o tamanho do indivíduo (altura e largura do assento, do encosto e dos estribos) e segundo sua deficiência física (se há necessidade de estribos, de encosto reclinado, de rodas com pinos nos aros, cadeira motorizada etc.). Se a cadeira for inadequada ou se estiver com as dimensões erradas, o paciente terá dificuldade para impulsioná-la, tornando-se dependente para sua locomoção.

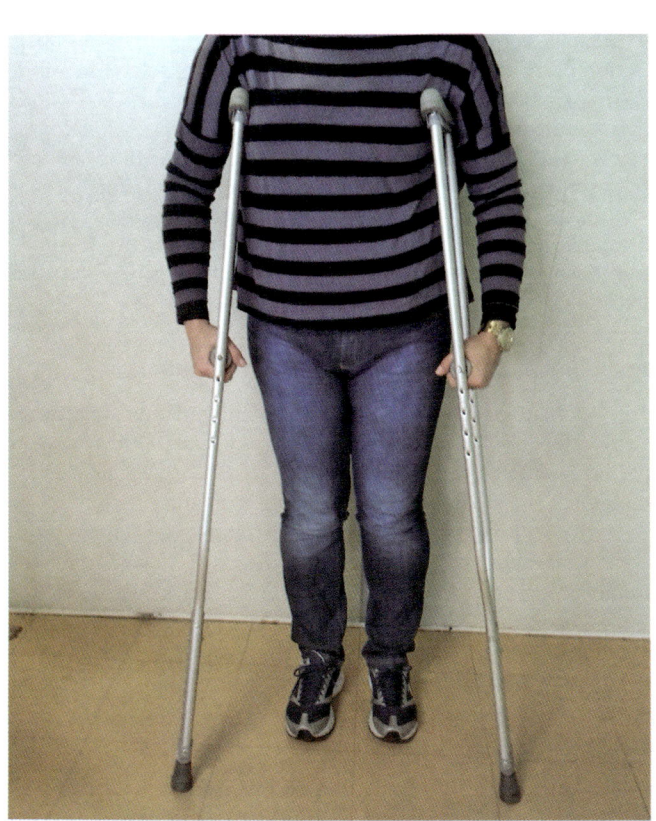

FIGURA 61.11 Parâmetros de medida da muleta axilar.

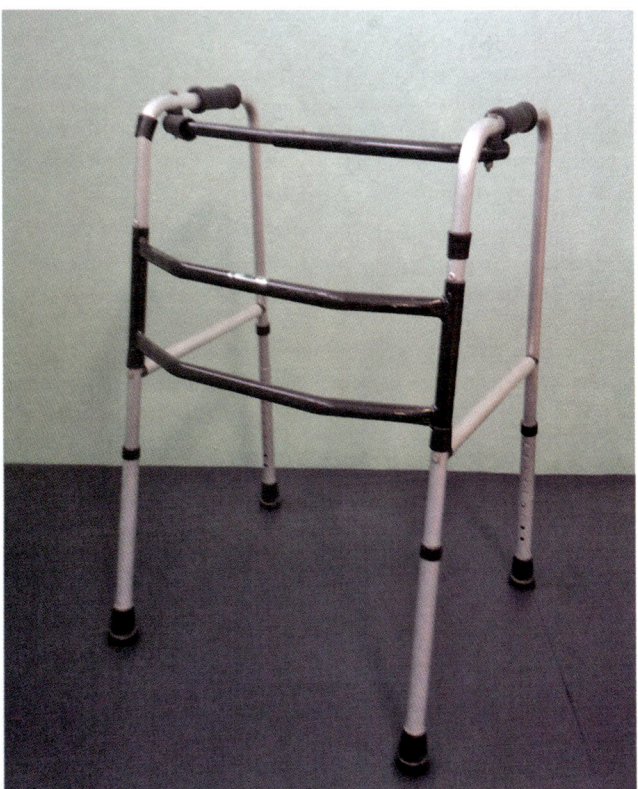

FIGURA 61.13 Andador flexível.

Atualmente, com a evolução da tecnologia, os pacientes que apresentam deformidades no tronco ou nos membros com consequente dificuldade para adaptar-se ao assento e ao encosto da cadeira podem dispor de cadeira de rodas especialmente confeccionada por meio de sensores de pressão ligados a uma máquina computadorizada que moldará as peças com adaptação perfeita aos contornos do tronco e da pélvis em um assento personalizado.

O paciente deve ser devidamente treinado no manuseio de sua cadeira, de modo que, quando possível, possa usá-la sozinho, sobre terrenos irregulares, subir e descer rampas e guias de calçadas. As barreiras arquitetônicas dificultam tal independência, impedindo, muitas vezes, a participação desses pacientes em atividades sociais externas.

Não se deve encarar a cadeira de rodas como uma condenação final e dramática para o paciente, mas sim como um meio alternativo de locomoção, que lhe poupa gastos energéticos desnecessários, e às vezes, prejudiciais, proporcionando-lhe uma vida mais independente.

DOENÇAS DO SISTEMA VENOSO

Durante muito tempo, preconizou-se repouso absoluto no leito como tratamento de várias doenças, inclusive as do sistema cardiovascular. Quando Newburger,[22] em 1943, publicou um estudo sugerindo que o repouso prolongado no leito poderia ser a causa mais importante na patogênese da trombose pós-operatória das veias profundas do membro inferior, recomendando inclusive atividades e marcha precoces, sentiu-se a necessidade de uma revisão radical dessa conduta.

Trombose venosa profunda

Dentre as doenças do sistema venoso, a trombose venosa profunda (TVP), por ser a complicação mais prevalente em pós-operatórios, é a que mais exige a atuação da equipe de reabilitação, seja na sua profilaxia ou no seu tratamento.

Sendo a estase venosa um importante fator predisponente da trombose, deve ser evitada principalmente em pacientes acometidos por afecções neurológicas (acidentes vasculares encefálicos, traumas raquimedulares, coma etc.) ou ortopédicas que exijam imobilização no leito por tempo prolongado.

A profilaxia fisioterápica da TVP deve ser utilizada rotineiramente por ser um método simples, eficiente e de baixo custo. Vários métodos profiláticos são utilizados para aumentar o fluxo sanguíneo venoso do membro inferior, como:

- Elevação do membro: elevação dos pés da cama em 15 a 20 cm de altura. Esse procedimento não é suficiente, isoladamente, para provocar redução efetiva na frequência da trombose venosa pós-operatória
- Exercícios passivos: movimentação de todas as articulações do membro em questão, principalmente a tibiotársica, várias vezes ao dia. Esse método cinesioterápico é utilizado em pacientes que não conseguem executar ativamente os exercícios. Esses exercícios podem ser realizados por máquinas (*continuous passive motion* [com]), e vários serviços de ortopedia e traumatologia adotam essa estratégia, entretanto, um estudo de revisão[23] não demonstrou evidências da prevenção de TVP pós-artroplastia total de joelho com essa técnica
- Exercícios ativos: execução de movimentos ativos pelo próprio paciente com o tornozelo (dorsiflexão, flexão plantar e circundução), o joelho (flexão e extensão) e o quadril (flexão, extensão, abdução, adução, rotação interna e externa), várias vezes ao dia, respeitando-se sempre a fadiga muscular
- Mobilização e marcha precoces: logo que possível, o paciente deve ser incentivado a andar e a realizar os exercícios ativos que, sem dúvida, aumentarão efetivamente o fluxo venoso

- Meias elásticas: são recomendadas com o objetivo de comprimir as veias superficiais da perna, elevando, assim, o fluxo das veias profundas, e diminuindo a estase venosa. Segundo Siegel et al.,[24] as meias elásticas devem ser de compressão graduada, sendo os níveis pressóricos ideais para pacientes hospitalizados em repouso no leito de 18 mmHg no tornozelo, decaindo gradualmente para 8 mmHg no meio da coxa. Há evidências científicas que comprovam a diminuição do risco de TVP em pacientes hospitalizados em uso de meias elásticas[25]
- Estimulação elétrica da musculatura da panturrilha: embora seja comprovado o aumento do fluxo venoso com a contração dos músculos gastrocnêmios por meio de estímulos elétricos na pele, essa medida é limitada pela desagradável sensação que alguns pacientes relatam na sua aplicação. Segundo Hirsch et al.,[26] a estimulação elétrica não é tão eficiente quanto a compressão intermitente da panturrilha na prevenção da trombose
- Compressão pneumática externa intermitente da panturrilha: é efetuada por meio de bolsas ou botas infladas por ar comprimido. Esses aparelhos pneumáticos produzem inflação e esvaziamento cíclicos, chegando a aumentar em 30 vezes o índice do fluxo pulsátil em relação ao do repouso. Dois tipos de ciclagem têm sido sugeridos:
  - Ciclo de compressão rápida: na qual a pressão do aparelho, em 50 mmHg, comprime a panturrilha por 5 a 25 segundos, seguindo-se um período de descompressão de 60 a 160 segundos
  - Ciclo de compressão lenta: com uma pressão de 30 a 50 mmHg, a panturrilha é comprimida por 60 segundos. Segue-se, então, outro período de 60 segundos de descompressão.

Atualmente, têm sido utilizados aparelhos de compressão sequencial centrípeta, como o dispositivo antitrombótico (DAT), com três pares de manguito que são inflados sequencialmente, no sentido proximal dos membros, proporcionando um aumento de até 240% na velocidade do sangue.

As alterações hemodinâmicas produzidas por essa compressão incluem: esvaziamento das veias da perna e de sangue dos seios valvulares venosos, fluxo venoso pulsátil e aumento da atividade fibrinolítica do sangue. A intermitência do fluxo e a elevação brusca na sua velocidade parecem ser mais efetivas na prevenção da TVP que o aumento no fluxo médio.

Os resultados de um estudo[27] no qual os autores utilizaram aparelhos pneumáticos de compressão externa intermitente na prevenção da trombose venosa em pacientes submetidos à cirurgia ortopédica demonstraram um índice significativamente menor de trombose nos indivíduos tratados com a compressão pneumática intermitente em comparação aos não tratados.

Aparelho de compressão plantar – foot pumps

Esse aparelho, também denominado bomba plantar de retorno venoso, tem a função de esvaziar as bolsas valvulares da planta do pé, mediante ação pulsátil nas veias tibial posterior, poplítea e femoral, semelhante ao que ocorre na marcha humana.[28]

Impede a estase venosa nos pós-operatórios e, quando associado à sub-heparinização, reduz para menos de 5% os fenômenos tromboembólicos que podem ocorrer em procedimentos traumato-ortopédicos, que, em geral, chegam a 30% com o uso apenas de meios tradicionais, como a sub-heparinização.[29-32]

O tratamento da TVP instalada segue os mesmos preceitos do tratamento profilático:

- Elevação dos pés da cama
- Movimentação ativa do membro acometido
- Marcha precoce tão logo a dor e o controle do processo o possibilitem

- Não ficar com os membros inferiores estáticos quando em pé ou sentado por longo tempo, andar ou movimentar os pés constantemente em toda a sua amplitude articular
- Exercitar ativamente o membro não afetado com o objetivo de aumentar o fluxo venoso.

Não se utilizam, nos casos de TVP instalada, a compressão pneumática externa intermitente nem a estimulação elétrica da musculatura da panturrilha.

Tromboflebites superficiais

A elevação do membro afetado e o calor superficial local (toalhas quentes envolvendo o membro afetado) são suficientes para minimizar o processo, não necessitando de uma programação cinesioterápica específica.

Na fase aguda do processo, o paciente deverá ficar com o membro em repouso, uma vez que a movimentação causará dor e aumentará a congestão venosa.

À medida que o processo inflamatório diminui, iniciam-se a mobilização das articulações envolvidas e a marcha, com uso de meias compressivas.

Deve-se evitar ficar sentado ou parado em pé, mesmo por pouco tempo, a fim de prevenir a recorrência de distúrbios agudos.

Insuficiência venosa crônica e veias varicosas

O objetivo do tratamento fisiátrico na insuficiência venosa crônica é aumentar o retorno venoso, diminuir o edema, prevenir ulcerações na pele e infecções locais. Para tanto, preconizam-se:

- Deambulação regular
- Exercícios ativos de tornozelos, joelhos e quadris
- Massagem de esvaziamento no membro edemaciado no sentido distal para proximal
- Uso de meias compressivas
- Elevação dos pés da cama
- Evitar períodos prolongados em pé e sentado com as pernas pendentes
- Cuidados de higiene e proteção da pele.

Ainda não existem evidências científicas que comprovem que a compressão pneumática intermitente auxilie na cicatrização de úlceras venosas.[33]

DOENÇAS DO SISTEMA LINFÁTICO

Linfedema

O tratamento clínico do linfedema tem por objetivos prevenir e tratar as infecções, por meio de orientações sobre higiene e cuidados com a pele, antibioticoterapia profilática, redução e manutenção do volume da região afetada pelo edema, além do uso de diuréticos e medidas gerais de emagrecimento, orientação dietética e psicoterapia de apoio.[34,35]

O tratamento fisiátrico nos edemas linfáticos[36] é difícil, exigindo paciência e perseverança por parte da equipe e do próprio paciente.

Objetiva-se estabilizar o edema, realizando-se e ensinando-se ao paciente manobras de drenagem, exercícios ativos e resistidos, e cuidados posturais e de higiene a serem empregados diariamente. Se não houver a conscientização do paciente quanto à importância de se manterem esses cuidados diários, os resultados serão desanimadores, pois os linfedemas aos quais se associam processos inflamatórios de repetição culminam em um quadro fibrótico intersticial que não reage adequadamente ao tratamento.

As manobras de drenagem compreendem:

- Massagem local
- Uso de faixas elásticas
- Utilização de aparelhos compressivos.

Massoterapia

A massagem melhora a drenagem linfática e venosa ao ativar a circulação periférica local, reduz aderências e retrações fibrosas dos tecidos moles superficiais, e relaxa a musculatura da região.

Antes de ser iniciado o tratamento fisioterápico, o paciente é avaliado globalmente. As circunferências do membro edemaciado deverão ser medidas semanalmente para controle da evolução do edema durante o tratamento; essas aferições ocorrem em cinco ou mais locais do membro edemaciado, usando-se como referência uma eminência óssea ou linha articular (Figuras 61.14 e 61.15).

Outra maneira de se medir e controlar o edema é por meio dos medidores de volume de água. O membro edemaciado é submerso no recipiente graduado de água e, então, é aferido o volume da água extravasada com a imersão.

O controle do edema por intermédio dessas medidas fornecerá um parâmetro de evolução do tratamento instituído.

Utilizam-se quatro tipos básicos de massagem:

- Deslizamento superficial: com movimentos rítmicos e ininterruptos, o terapeuta desliza lentamente a região palmar e os

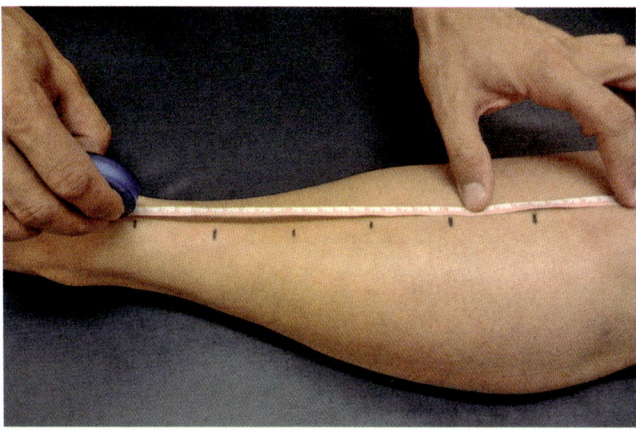

FIGURA 61.14 Determinação dos pontos de referência para medida do linfedema de membro inferior.

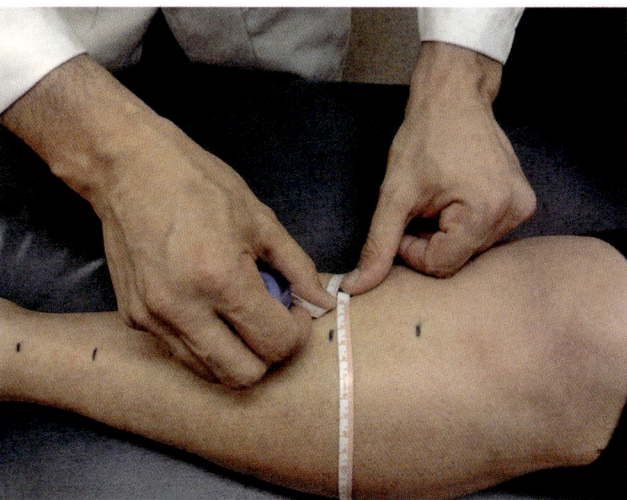

FIGURA 61.15 Medidas circunferenciais do linfedema de membro inferior.

dedos sobre o local edemaciado em direção centrípeta. Essa massagem tem efeito sedativo, relaxante e preparador da pele e da musculatura para as próximas manobras

- Deslizamento profundo: executado da mesma maneira que o deslizamento superficial, mas com uma pressão manual maior. Facilita a drenagem linfática e venosa quando executado em direção centrípeta
- Amassamento: a musculatura é pressionada com os dedos contra o polegar de modo rítmico, intermitente, no sentido das fibras musculares e em direção centrípeta. O efeito dessa modalidade de massagem é melhorar a circulação e a drenagem em nível muscular, além de evitar possíveis aderências fibrosas
- Fricção: efetuada em áreas de pequena extensão, com as polpas digitais, de modo ininterrupto, em movimentos circulares. Promove relaxamento muscular localizado, diminui aderências fibrosas e melhora a circulação local.

A sequência técnica da massagem inicia-se na cadeia ganglionar correspondente ao membro edemaciado, utilizando-se a técnica de fricção por cerca de 10 minutos. A seguir, posiciona-se o membro edemaciado em elevação de 45° e procede-se ao deslizamento superficial por 5 minutos. Passa-se para a técnica de deslizamento profundo e, em seguida, para o amassamento, totalizando um período de 15 a 20 minutos de massagem. Finaliza-se com o deslizamento superficial. A direção da massagem deverá ser sempre centrípeta, isto é, de distal para proximal.

Cinesioterapia

Após a massagem, o paciente realiza exercícios ativos, movimentando cada articulação do membro edemaciado em todas as direções possíveis, executando cerca de dez movimentos rítmicos e lentos. Posteriormente, acrescentam-se exercícios resistidos com o objetivo de fortalecer a musculatura e melhorar a circulação local.

Os exercícios ativos e resistidos promovem a aceleração do fluxo linfático no membro trabalhado, reduzindo o edema.

Nas pacientes mastectomizadas, é comum haver linfedema no membro superior homolateral. Além do desconforto e das dificuldades funcionais que provoca, o edema provoca uma alteração estética do membro que, somada à perda da mama, resulta muitas vezes em transtornos psicológicos sérios.

Os exercícios ativos e resistidos para essas pacientes são tão importantes quanto a drenagem por massagem ou compressão pneumática. Utilizando-se materiais simples e de baixo custo, exercitam-se:

- Ombro:
  - Segurando um bastão de madeira (bengala, cabo da vassoura etc.) com ambas as mãos, na posição sentada ou deitada, a paciente eleva os braços até uma altura que não provoque dor no ombro afetado
  - Segurando um bastão fixo em um ponto no chão, na posição sentada, ela desloca o bastão para a direita e a esquerda, realizando movimentos de rotação com o ombro
  - Com as mãos apoiadas em uma parede à sua frente, a paciente realiza movimentos de deslocamento para cima com os dedos, elevando os membros superiores o mais alto que conseguir
- Cotovelo:
  - Com o cotovelo apoiado em uma mesa, na posição sentada, a paciente executa movimentos de flexão e extensão do cotovelo, segurando na mão um peso (inicialmente de 500 g) ou fazendo resistência com a outra mão aos movimentos que realiza
  - Segurando uma bola de tamanho médio com ambas as mãos, ela executa movimentos de flexão e extensão do cotovelo,

elevação dos braços e deslocamentos laterais com os braços para cima e com eles abaixados (esses exercícios trabalham tanto o cotovelo como também o ombro e os dedos)
  - Utilizando uma faixa elástica ou um garrote de borracha grosso, a paciente o fixa em um ponto no chão e executa movimentos de flexão e extensão do cotovelo, tensionando o elástico, o que provoca resistência e fortalece a musculatura trabalhada
- Punho e mão:
  - Segurando um halter e apoiando o antebraço em uma mesa, a paciente realiza movimentos de flexão e extensão com o punho
  - Segurando uma toalha enrolada com ambas as mãos, são feitos movimentos de torção com os punhos e flexão com os dedos (como se estivesse torcendo roupa)
  - Aperta-se uma bolinha com a mão afetada, iniciando com bolas de resistência menor, como as de silicone, e aumentando progressivamente para bolas de espuma mais densa
  - Aperta-se com os dedos um aparelho de molas do tipo Digipress® ou de elásticos, o que torna possível a graduação da resistência ao movimento de flexão dos dedos.

Além dos exercícios citados, é importante estimular a correção da postura e a conscientização da nova imagem corporal da paciente. Para tanto, é essencial a atuação do psicólogo no programa de reabilitação.

Tratamento compressivo

As faixas elásticas e os aparelhos compressivos atuam mecanicamente, impulsionando a linfa para a cadeia ganglionar local. As manobras de esvaziamento realizadas com faixas ou mangueiras elásticas, apesar de reduzirem o linfedema, provocam sensações desagradáveis, sendo pouco aceitas por muitos pacientes.

Em 2012, foi publicado artigo para demonstrar a eficácia de nova bandagem elástica (3 M™ Coban™ 2) na redução do linfedema de extremidades e dos sintomas associados.[37]

Já os aparelhos pneumáticos compressivos, principalmente aqueles que proporcionam compressão progressiva, são mais aceitos e promovem um esvaziamento eficiente. Esses aparelhos são semelhantes aos anteriormente citados para estase venosa. O aparelho Lympha press® consiste em uma série de bolsas infláveis que são posicionadas no membro edemaciado e infladas em sequência centrípeta em uma pressão de até 100 mmHg. O aparelho do tipo JOBST® apresenta-se na forma de luva ou de bota inflável e geralmente é utilizado em uma pressão de 80 mmHg, em uma ciclagem de 2,5 minutos inflado e 0,5 minuto desinflado. No mercado nacional, existem aparelhos similares produzidos pela firma Quark Medical, apresentados nos seguintes modelos:

- Angiotron® 1: com uma saída de ar, indicado para edemas unilaterais; promove uma compressão de 2,5 minutos e um tempo de exaustão de 40 segundos. A pressão é controlável entre 40 e 100 mmHg
- Angiotron® 2: com duas saídas de ar, indicado para edemas bilaterais e para profilaxia de TVP. A pressão fornecida pelo aparelho e o tempo de compressão e exaustão são iguais aos do Angiotron® 1
- Angiotron® 2S: com duas saídas de ar, possibilita o controle da pressão (entre 40 e 100 mmHg) e do tempo de compressão e exaustão (1 a 3 minutos). Proporciona ajuste adequado a cada paciente
- Angiotron® 3S: modelo de compressão sequencial, de três câmaras, com ajuste de pressão em cada câmara entre 30 e 100 mmHg.

Os modelos supracitados apresentam-se com unidades periféricas de compressão em botas ou luvas. Esses métodos de drenagem mecânica devem ser precedidos de 10 a 15 minutos de massagem, o que promove melhora da circulação linfática e dessensibiliza a pele do membro a ser comprimido posteriormente.

Melhorado o edema, utiliza-se compressão elástica local com a finalidade de evitar ou de minorar o retorno do linfedema.

Os métodos anteriormente citados são contraindicados na vigência de isquemia, nos processos inflamatórios agudos locais e gerais, nos traumatismos agudos e nas lesões dermatológicas locais.

Outras orientações que devem ser ministradas ao paciente:

- Evitar traumas no membro edemaciado
- Cuidados com a higiene local
- Elevação do membro edemaciado, sempre que possível, durante as atividades diárias.

A realização sequencial dos procedimentos de massagem manual, enfaixamento compressivo com faixas inelásticas e manutenção dos resultados obtidos com o uso de faixas elásticas é conhecida, atualmente, como terapia física complexa (TFC) descompressiva e adotada em diferentes serviços, inclusive no meio clínico,[34-36,38] entretanto somente programas de educação contínua para pacientes poderão manter os bons resultados alcançados com a TFC.[39]

A reabilitação vascular tem como objetivo principal tornar o indivíduo o mais independente possível de acordo com suas limitações, atuando não só na parte física do paciente, mas também nos aspectos social e emocional, algumas vezes mais incapacitantes do que a própria doença. Para tanto, não só o médico fisiatra e o fisioterapeuta integram a equipe de reabilitação, mas outros profissionais, como o terapeuta ocupacional, o psicólogo e o assistente social, são imprescindíveis nessa equipe, pois juntos somam esforços e conhecimentos para proporcionar ao paciente uma qualidade de vida melhor.

COVID-19 E ALTERAÇÕES VASCULARES

Desde o começo da pandemia do coronavírus (covid-19) no Brasil, pacientes em estado grave internados para tratamento da doença causada pelo vírus também têm relatado complicações no sistema vascular.

Existem vários estudos demonstrando que: (1) pacientes que foram a óbito pela doença apresentavam lesões nas células que revestem vasos sanguíneos dos pulmões, o que pode desencadear um quadro de trombose; (2) na maioria dos casos, essa condição atinge os membros inferiores, produzindo grande desconforto aos pacientes; (3) há o risco de um fragmento do coágulo se desprender e entrar na corrente sanguínea, em direção aos pulmões, provocando um quadro de embolia pulmonar, o que pode causar óbito.[40]

Ainda há um longo caminho para se compreender plenamente a extensão das complicações da infecção por esse vírus e seu impacto na vida dos indivíduos acometidos a médio e longo prazos.

As referências bibliográficas deste capítulo se encontram no Ambiente de aprendizagem do GEN.

62

Reabilitação Pós-Amputação

Nelson de Luccia ■ Tayrine Mazotti de Moraes ■
Lucas Ruiter Kanamori

Resumo

O objetivo da reabilitação do paciente amputado é o retorno à deambulação e, para obter êxito nesse processo, devem-se estudar as técnicas operatórias e os conceitos ortopédicos.

De maneira didática, as amputações podem ser classificadas como: menores, que são as amputações realizadas no nível do pé; e as amputações maiores, realizadas entre as articulações talonavicular e calcaneocuboide (amputação de Chopart) e englobam ainda as amputações mais proximais. Essa classificação tem implicação prática importante, porque nas amputações menores cabe adaptação de calçados para a deambulação e nas amputações maiores (Chopart ou mais proximal) é necessário o uso de prótese para deambulação.

O tipo de prótese adequado para cada nível de amputação maior é detalhado neste capítulo com demonstração dos resultados e acompanhamento a longo prazo.

Palavras-chave: amputação; doença arterial periférica; pé diabético; reabilitação.

INTRODUÇÃO

A maioria das amputações associadas às doenças vasculares periféricas é realizada nos membros inferiores.[1] O conceito de reabilitação nessa área é, portanto, relacionado com a restauração da locomoção pela deambulação.[2]

Sintomas iniciais de doenças vasculares já podem se manifestar pelas alterações do aparelho locomotor, como, por exemplo, os das doenças arteriais em virtude da claudicação intermitente. Ao efetuar operações de revascularização, o cirurgião está reabilitando o paciente à condição de caminhar normalmente. Nessa situação, entretanto, não houve perda corpórea, e o retorno ao deslocamento normal depende das condições gerais do paciente.

A recuperação da deambulação após a amputação de segmentos menores ou maiores dos membros inferiores implica outras considerações. Além de conceitos de técnica operatória, relacionados com a função do membro residual à amputação, características dos aparelhos ortopédicos devem ser conhecidas, para o atendimento ideal ao paciente.

REABILITAÇÃO DE ACORDO COM O NÍVEL DE AMPUTAÇÃO

As amputações mais distais dos membros inferiores são as parciais do pé. A tendência atual é classificar essas operações realizadas no pé em dois grupos: as localizadas até o nível de separação entre o osso navicular do tálus e o osso cuboide do calcâneo (desarticulação de Chopart); e as proximais a este limite.

A característica funcional que fundamenta essa divisão é que os níveis distais à desarticulação de Chopart são passíveis de reabilitação com calçados especiais, palmilhas e inserções, e, por isso, consideradas amputações menores. O nível de Chopart e as amputações parciais de pé proximais a essa região necessitam de próteses para a recuperação da deambulação e são consideradas amputações maiores.[3]

REABILITAÇÃO NAS AMPUTAÇÕES MENORES

Apesar dos níveis regrados ou ditos "clássicos", muitas amputações são realizadas com retalhos atípicos, muitas vezes seguindo o sulco de delimitação da área gangrenada. São denominadas operações "estilo livre", ou "operações sem nome", em contraposição às que recebem designações específicas. Essas operações são realizadas frequentemente na modalidade aberta, aguardando-se a granulação e o fechamento por segunda intenção. A pele da região plantar é a mais adequada para o revestimento terminal e inferior da área remanescente. A preservação de comprimento do pé deve ser perseguida.

A preservação do hálux e do primeiro metatarso é vantajosa sob o ponto de vista funcional quanto à deambulação, comparando com amputações transmetatarsianas completas. Os demais artelhos são amputados, assim como os correspondentes metatarsianos, de modo parcial, em diagonal. Bons resultados são obtidos na reabilitação com o uso de sapato apropriado. Exemplo dessa situação é demonstrado nas Figuras 62.1 e 62.2.

Amputações parciais de pé podem, alternativamente, serem adaptadas a sapatilhas feitas em silicone, que, além de assegurarem proteção, proporcionam melhor solução estética. A sequência da Figura 62.3 ilustra esse tipo de prótese.

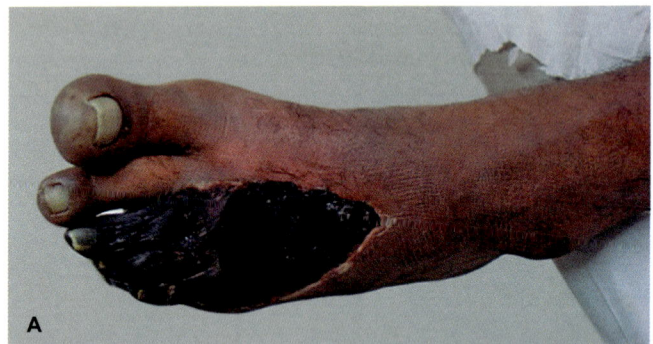

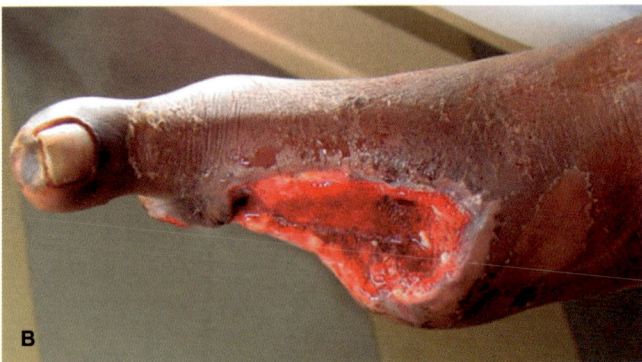

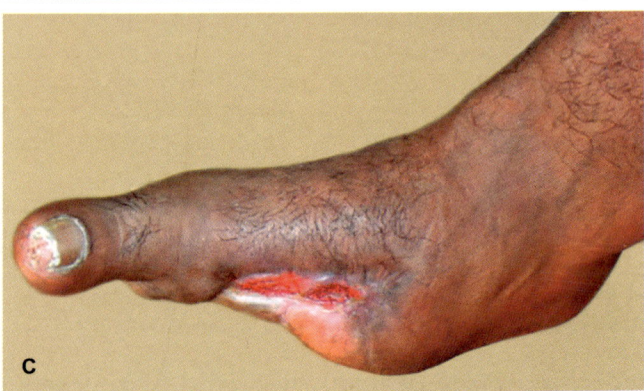

FIGURA 62.1 A. Gangrena parcial do antepé. **B.** Após revascularização, amputação transmetatarsiana parcial, com preservação do hálux. **C.** Cicatrização por segunda intenção.

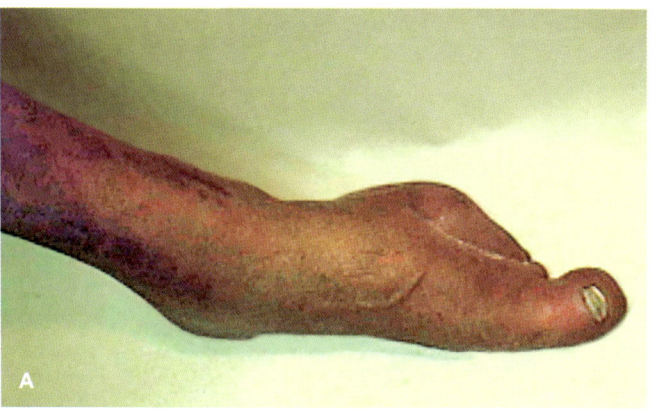
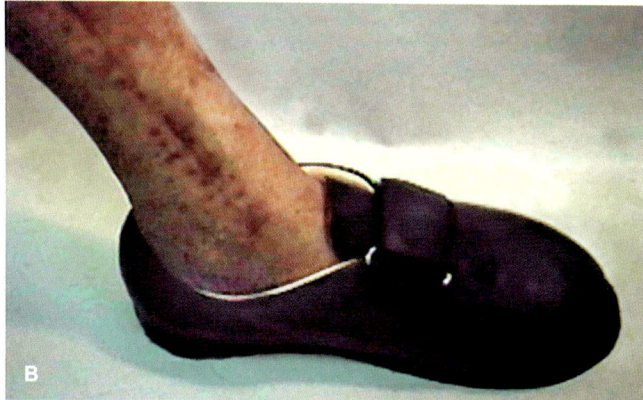

FIGURA 62.2 **A.** Amputação transmetatarsiana parcial, com preservação do primeiro metatarso e do hálux. **B.** Reabilitação com uso de sapato e palmilha apropriados: acompanhamento de 8 anos com boa evolução.

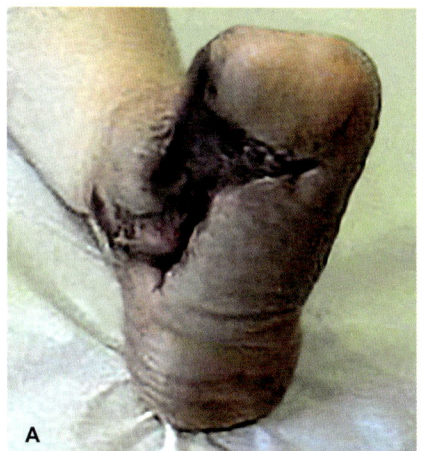
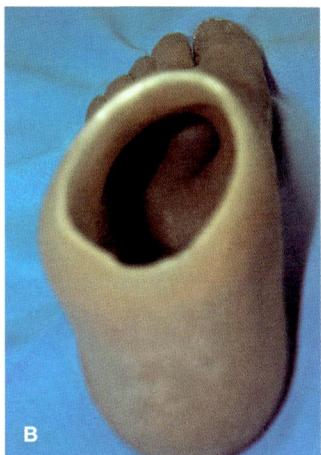
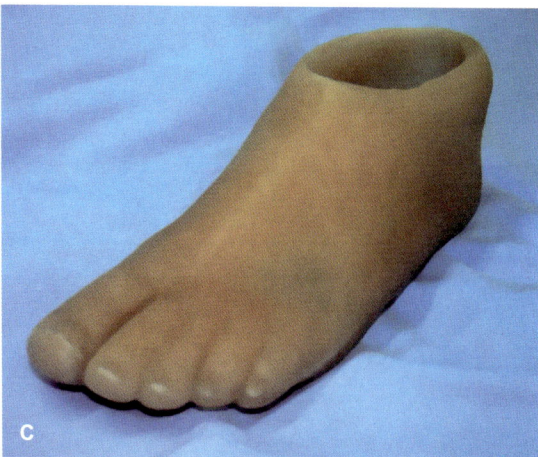

FIGURA 62.3 **A.** Aspecto do pé de paciente após amputação transmetatarsiana distal e enxerto de pele no cavo planar. **B.** Foto interna da sapatilha de silicone mostrando formato complementar ao do pé. **C.** Aspecto externo da sapatilha.

A manutenção de artelhos isoladamente também é recomendável, apesar de controversa. O princípio básico a ser seguido é o da remoção do tecido desvitalizado, garantindo-se que haja partes moles para o revestimento ósseo, com mínima manipulação dos retalhos de pele e, preferencialmente, com a manutenção da pele plantar para o revestimento distal. Apenas quando houver a manutenção de artelho central isolado, com perda de contorno fisiológico, e risco de ulceração, a amputação deste pode ser indicada.[4,5] No exemplo da Figura 62.4, observa-se a manutenção do hálux e do quinto artelho com boa evolução.

A maioria desses pacientes apresenta melhor desempenho quando seus pés são acomodados em palmilhas com acolchoamento adequado, que por sua vez, são adaptadas em sapatos personalizados. Deve-se considerar que, muitas vezes, a causa do problema inicial do pé pode ter sido o uso de calçados inadequados, e, após amputações parciais, os pontos de apoio passam a ser atípicos e necessitam de acolchoamento apropriado.

Amputações transmetatarsianas transversais podem ser realizadas em qualquer nível desses ossos. Nos exemplos a seguir, foram descritas operações na região distal e proximal dos metatarsos, consideradas por alguns profissionais mais funcionais que as operações diafisárias. A Figura 62.5 exemplifica caso de operação transmetatarsiana distal cicatrizada, em pós-operatório tardio.

A Figura 62.6 exemplifica amputação transmetatarsiana proximal.

Pacientes com esse nível de amputação, apesar de também poderem se adaptar com palmilhas de acolchoamento e preenchimento simples, podem se beneficiar e obter maior estabilidade no calçado com sistema de sapatilha interna modelada, com preensão individualizada do sapato (Figura 62.7).

O nível imediatamente proximal é a desarticulação de Lisfranc. Quando se obtém revestimento com pele plantar de boa qualidade, resultados funcionais estáveis podem ser alcançados com este tipo de procedimento. O tipo de adaptação ao calçado é

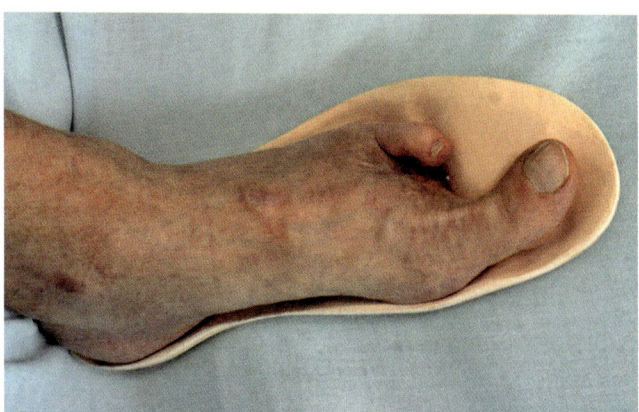

FIGURA 62.4 Acomodação do pé após amputação dos três dedos centrais e manutenção do hálux e do quinto dedo. Apesar da tendência de deslocamento desses dedos para o espaço deixado pelos outros amputados, observam-se bom resultado funcional e estabilidade do pé a longo prazo.

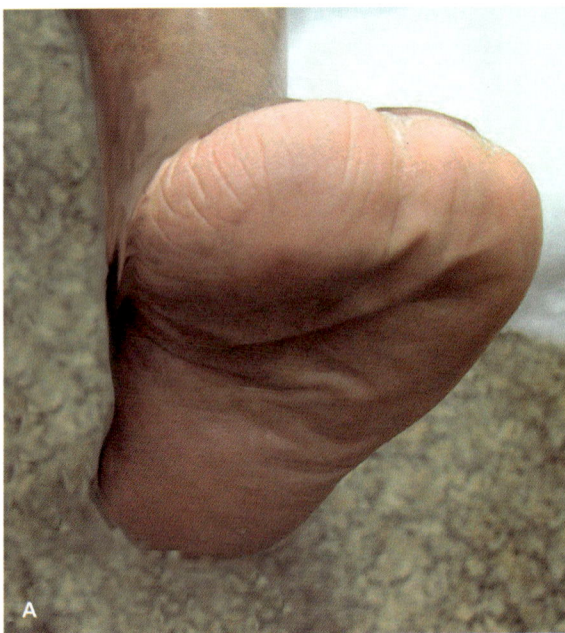
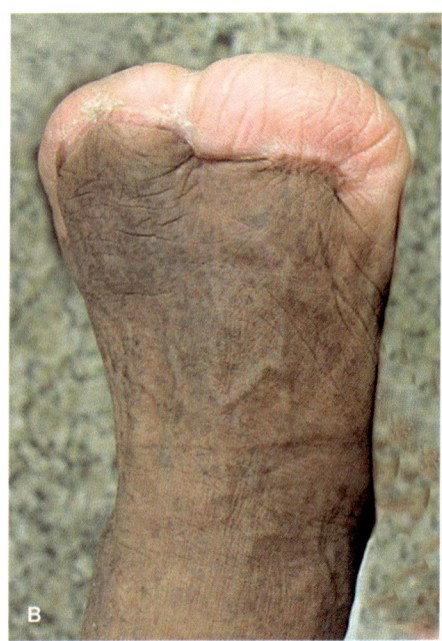

FIGURA 62.5 **A.** Visão plantar de amputação transmetatarsiana distal, com aspecto estável em acompanhamento tardio. **B.** Visão dorsal, observando-se ao fundo calçados especiais extraprofundos, com palmilhas modeladas, que fazem parte do tratamento desses pacientes.

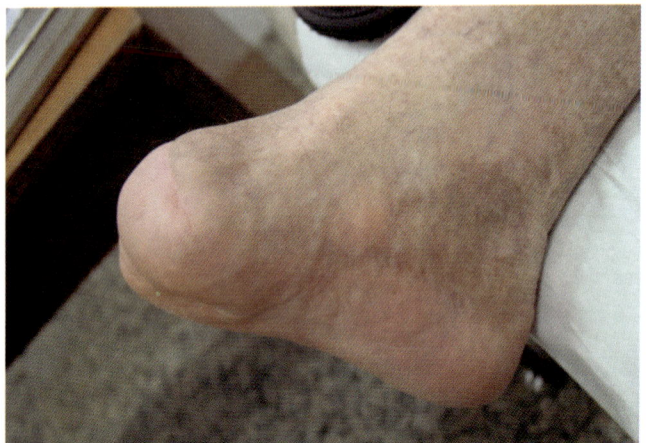

FIGURA 62.6 Aspecto de pós-operatório tardio de amputação transmetatarsiana proximal.

semelhante ao descrito para as amputações transmetatarsianas proximais, com sapatilha interna ao calçado especial, exemplificado nas Figuras 62.8 e 62.9.

Proximalmente no nível de Lisfranc, existem os procedimentos realizados na região mediotársica, menos associados designações específicas.[6] O exemplo da Figura 62.10 ilustra esse tipo de situação.

Nesse caso, a amputação foi realizada na área dos ossos do tarso, tendo sido preservada a articulação talonavicular e removido o osso cuboide de sua articulação com o calcâneo. Sob o ponto de vista técnico, trata-se de modificação do nível mediotársico de Bonna-Jäger, na qual o osso cuboide é parcialmente mantido; nesse caso específico, isso ocorreu por limitação dos retalhos de pele, em virtude da extensão da gangrena.

O mesmo tipo de situação observa-se no exemplo da Figura 62.11, com boa estabilidade da pele, em paciente que se mantém em deambulação em uso de calçado com sapatilha interna. O aspecto radiológico demonstra que o osso navicular foi mantido.

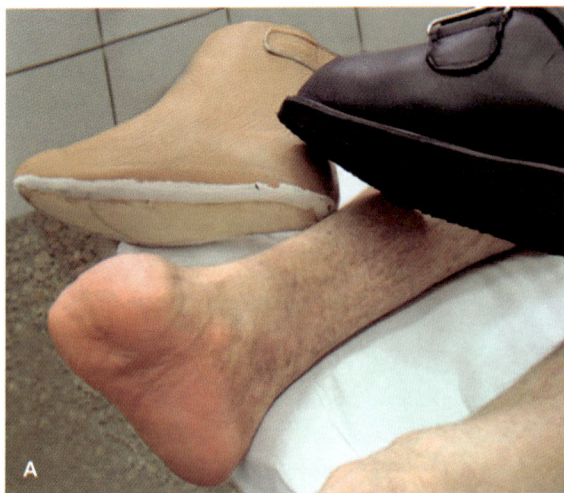
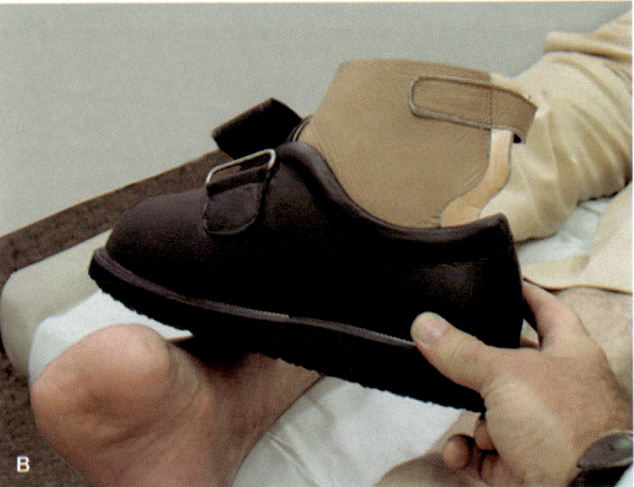

FIGURA 62.7 Sistema de sapatilha interna individualizada, que é vestida dentro de calçado especial. **A.** Sapatilha fora do calçado. **B.** Sapatilha colocada dentro do sapato.

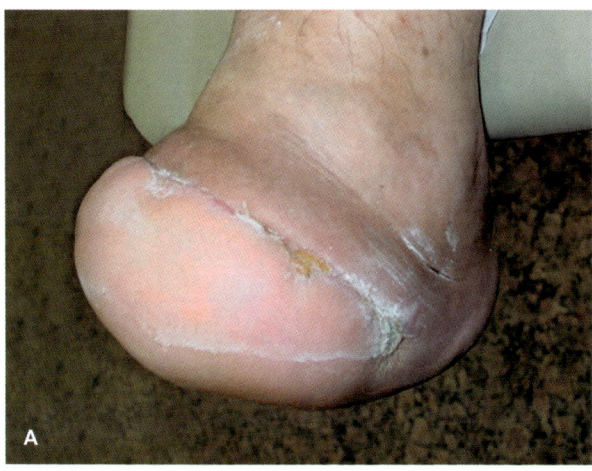
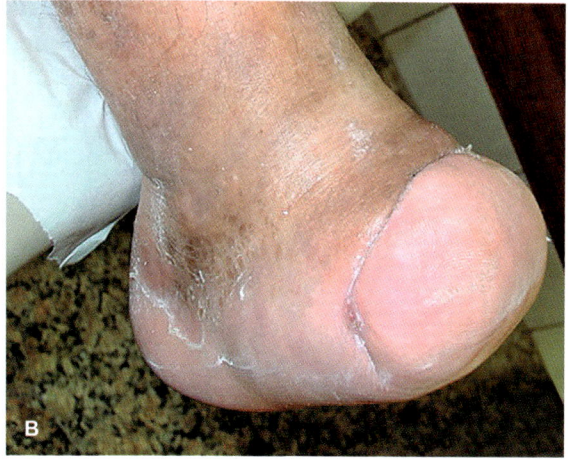

FIGURA 62.8   Resultado tardio da desarticulação de Lisfranc com revestimento adequado da pele plantar.

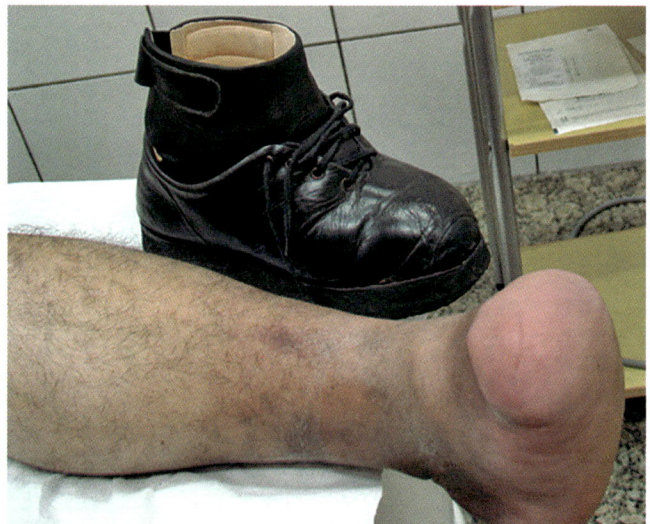

FIGURA 62.9   Aspecto do calçado especial com sapatilha interna.

O aspecto funcional mais importante é que até esse nível de amputação, principalmente se forem observados cuidados de reinserção tendínea, conservam-se os movimentos de flexão plantar e dorsal do membro residual. Devido a essa característica, os pacientes conseguem deambular apenas com adaptações em calçados, não necessitando de aparelhos maiores (próteses) para estabilização e descarga do peso do corpo na região pré-tibial ou no tendão patelar. O exemplo da Figura 62.12 demonstra os movimentos de flexão plantar e dorsal que são mantidos em operação desse tipo.

REABILITAÇÃO NAS AMPUTAÇÕES MAIORES

Desarticulação mediotársica (Chopart)

Para a desarticulação de Chopart, habitualmente há a necessidade de aparelho protético, como ilustrado nas Figuras 62.13 e 62.14.

Desarticulação do tornozelo (Syme)

A operação descrita por Syme (desarticulação do tornozelo) é caracterizada pela remoção total do calcâneo e preservação da pele de revestimento do calcanhar. Esse tipo de operação possibilita o suporte da descarga do peso do corpo na extremidade do coto. Como a articulação do tornozelo é removida, a prótese deve prover sua substituição. A Figura 62.15 ilustra o tipo de substituto protético utilizado por paciente com amputação do tipo Syme realizada bilateralmente.

Amputação transtibial

A partir da amputação de Syme, os níveis mais proximais são representados por amputações realizadas no nível da tíbia, conhecidas como amputações transtibiais. Enquanto a amputação de Syme viabiliza a deambulação, ainda que por distâncias curtas, mesmo sem prótese, isso já não é possível nos níveis transtibiais mais proximais.

As próteses devem prover a adaptação confortável ao membro residual, para possibilitar a descarga do peso do corpo, e, portanto, a troca de passos durante a caminhada. Essa parte do aparelho é conhecida como peça de encaixe, e habitualmente consiste em peça flexível c macia, de acolchoamento, e parte rígida externa para sustentação do corpo. A esta parte são fixados os substitutos da porção da tíbia e do pé amputado para complementarem a prótese. Exemplo de peça de encaixe e forma de vestir a prótese em amputado transtibial são ilustradas nas Figuras 62.16 a 62.19.

Desarticulação do joelho

A remoção total da tíbia caracteriza a desarticulação de joelho, nível que tem vantagens funcionais em relação às amputações transfemorais. As próteses para esse nível de amputação devem contar com joelho mecânico. A Figura 62.20 apresenta o tipo de joelho recomendado para esse tipo de amputação, que, para evitar projeção na posição sentada, é desenhado com vários eixos. Na Figura 62.21 é exemplificado o tipo de prótese e o paciente com desarticulação no nível do joelho caminhando com o aparelho.

Amputações com secção do fêmur são o próximo nível a ser considerado. A manutenção do maior comprimento possível é recomendável. As próteses também necessitam de joelho mecânico e a descarga do peso do corpo é feita na tuberosidade isquiática, ao contrário da desarticulação do joelho, na qual grande parte do suporte pode ser feito na extremidade do coto. Esse fato cria área de atrito na região inguinal, que é uma das principais dificuldades na adaptação protética nesse tipo de amputação. Para que a parte remanescente do membro tenha firme contato com a peça de encaixe da prótese, o paciente necessita de algum mecanismo adicional, já que não existem relevos anatômicos, como nas amputações transtibiais ou na desarticulação do joelho, para garantir essa fixação. Habitualmente, para a introdução do coto de amputação este precisa ser puxado por orifício inferior, no qual é adaptada válvula que possibilita a saída de ar, mas não sua entrada, criando um vácuo

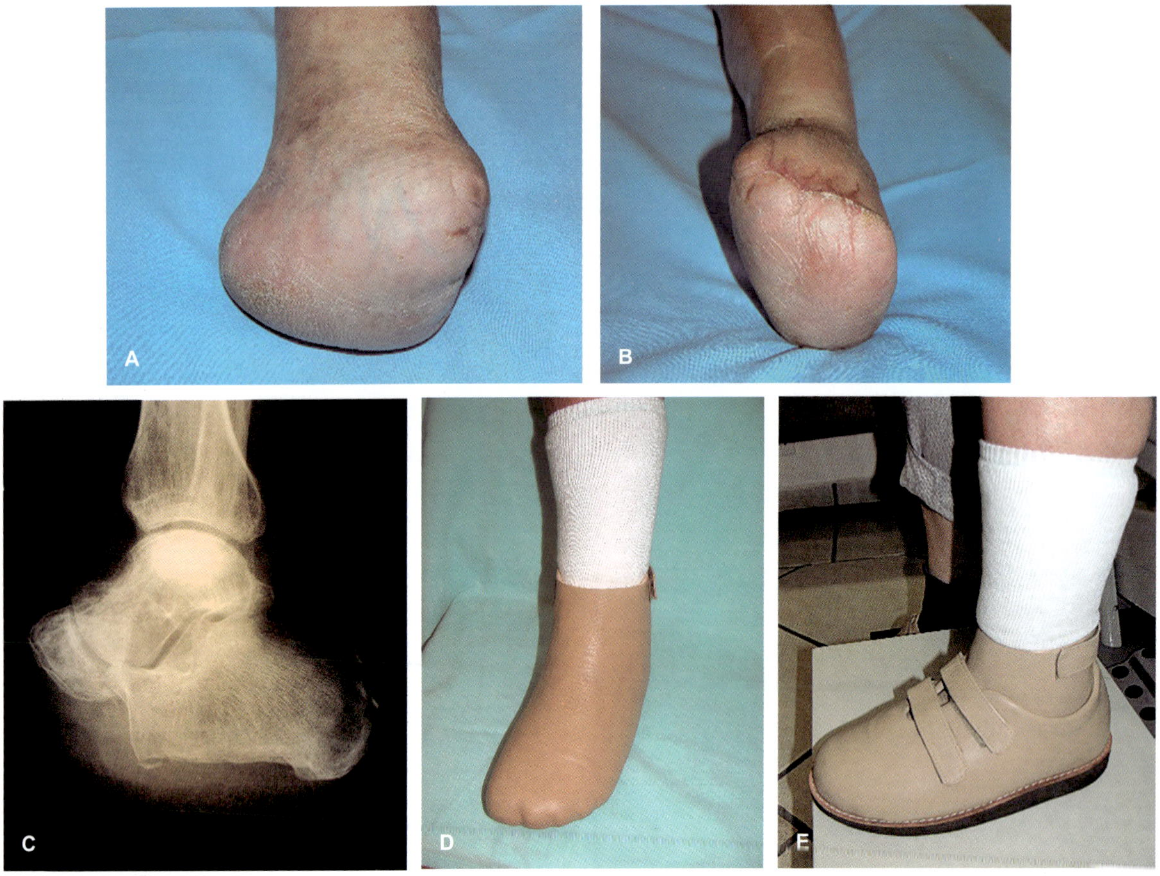

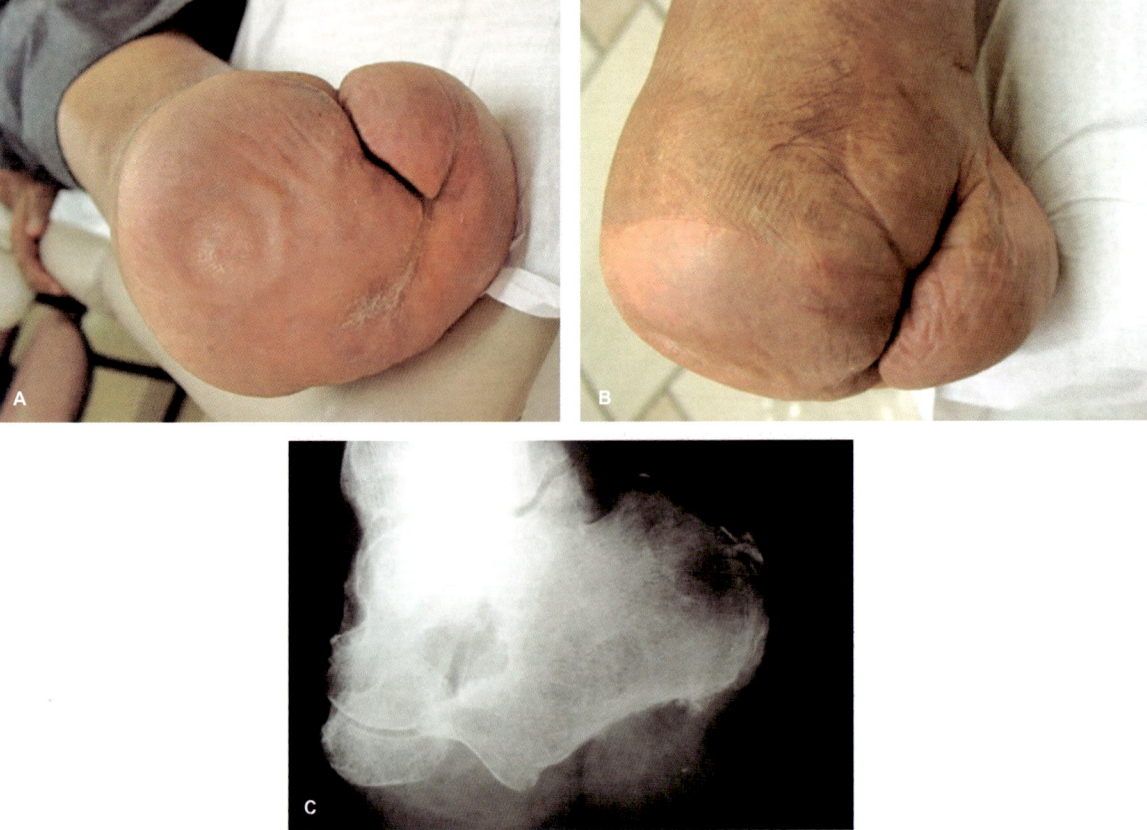

FIGURA 62.10 Amputação mediotársica: vistas lateral **(A)** e plantar **(B). C.** Radiografia evidenciando o nível da desarticulação, com a preservação do osso navicular. **D.** Sapatilha interna do calçado. **E.** Sapatilha vestida em calçado especial.

FIGURA 62.11 A e **B.** Aspecto do membro remanescente de paciente após amputação do médio-pé, com ótimo revestimento de pele plantar, em acompanhamento tardio, reabilitado apenas com uso de calçado especial. **C.** Radiografia mostrando desarticulação mediotársica, com a manutenção do osso navicular.

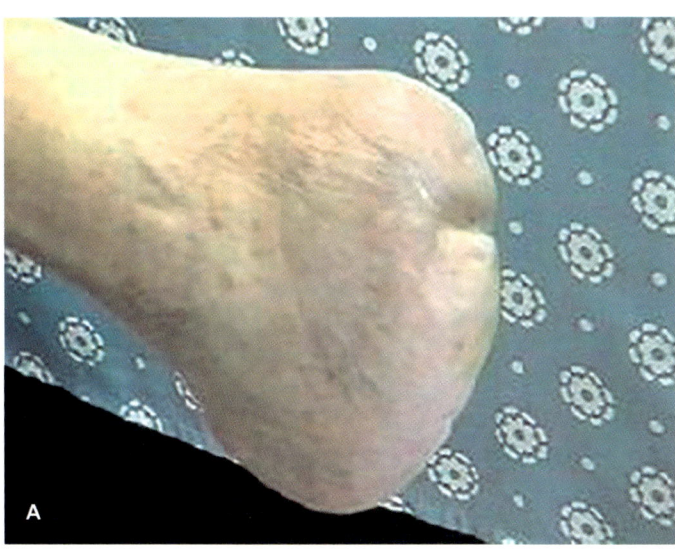
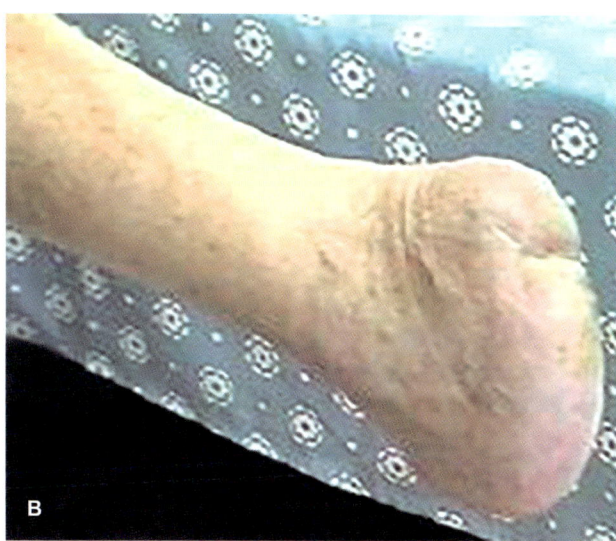

FIGURA 62.12 Amputação do mediotarso demonstrando manutenção da flexão plantar (A) e dorsal do pé (B).

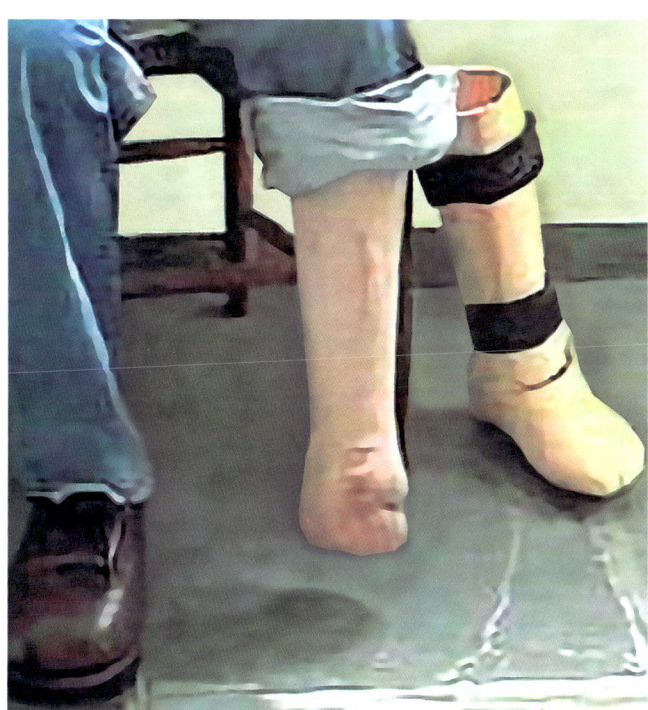

FIGURA 62.13 Amputação de Chopart, demonstrando tipo de aparelho protético com fechamento bivalvado, para imobilização de tornozelo e antepé, em fibra de carbono com enchimento cosmético.

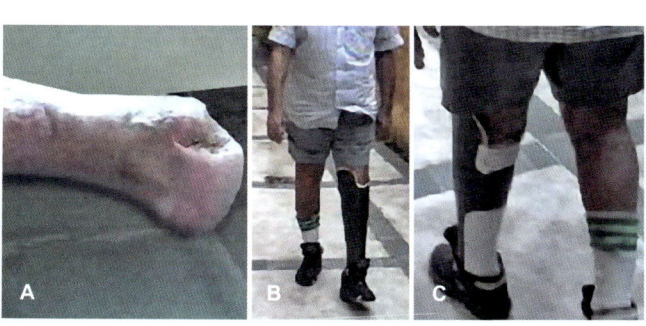

FIGURA 62.14 A. Amputação de Chopart com deformação em equino e cicatrização por segunda intenção. Aparelhamento com prótese com apoio no tendão patelar (B), e janela posterior, laminada em fibra de carbono (C).

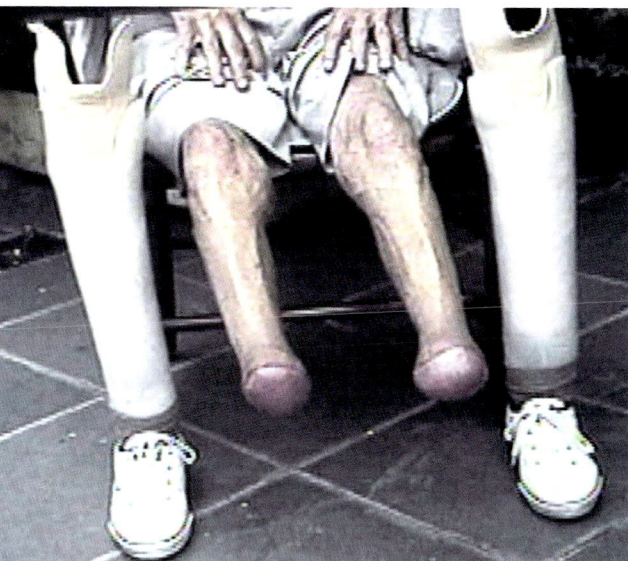

FIGURA 62.15 Amputação de Syme, bilateral, e aparelhos protéticos com encaixe em polipropileno.

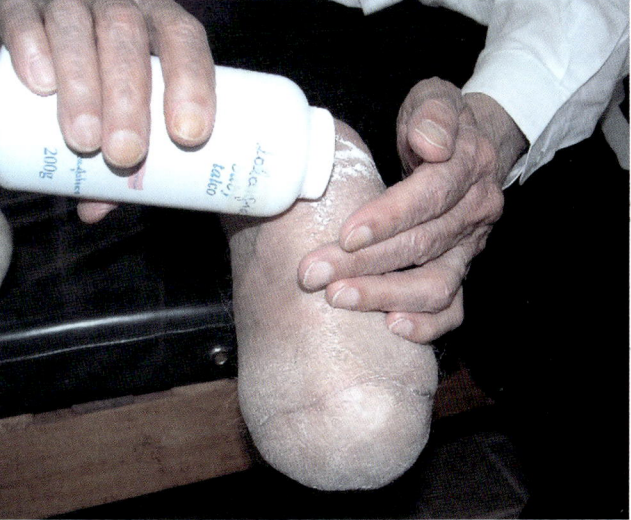

FIGURA 62.16 Paciente amputado transtibial, iniciando a colocação da prótese, aplicando talco sobre o coto de amputação.

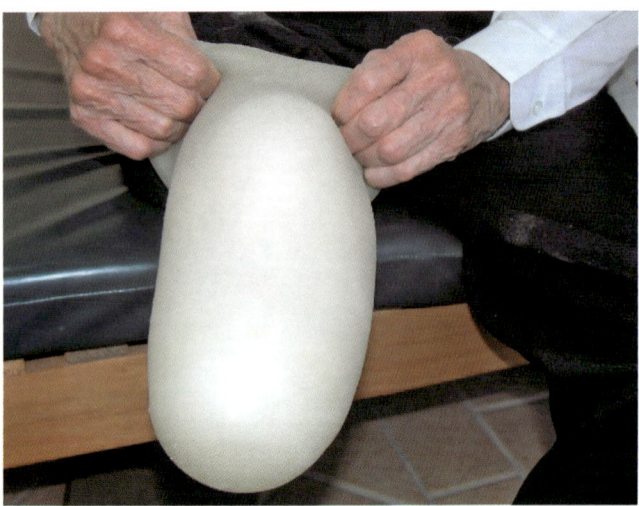

FIGURA 62.17 Peça de interface, em polímero gel, sendo vestida no coto da amputação. Observa-se a flexibilidade do material entre as mãos do paciente.

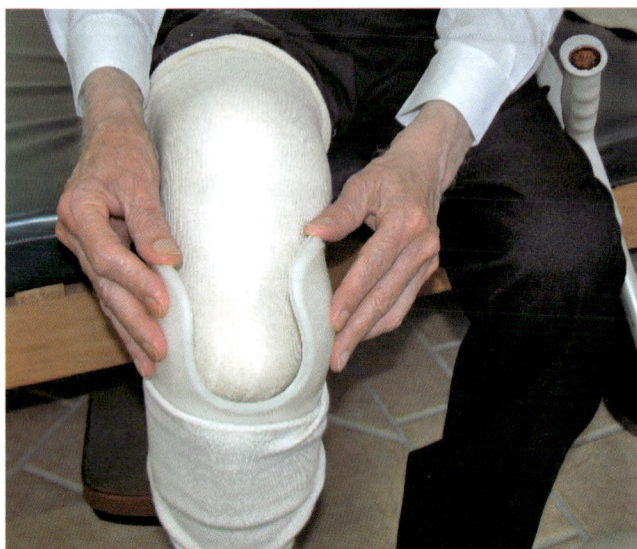

FIGURA 62.18 Introdução do membro residual no encaixe rígido. Observam-se, entre os polegares do paciente, as partes do encaixe externo que auxiliam na fixação da prótese.

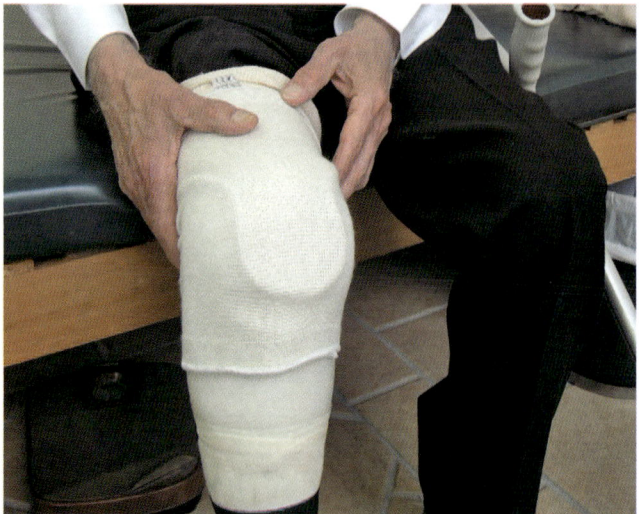

FIGURA 62.19 Prótese colocada. Peça elástica de tecido, similar às joelheiras utilizadas em atividades esportivas, colocada entre a prótese e a coxa do paciente, auxilia na fixação da prótese.

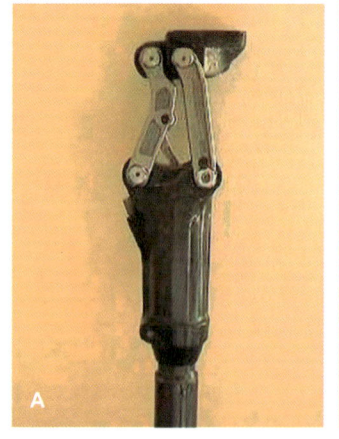 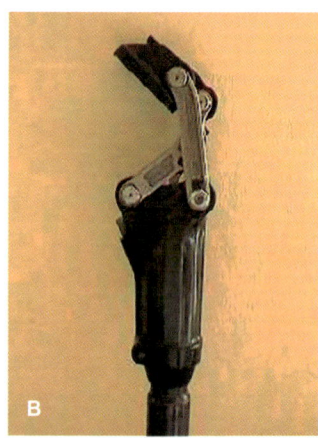

FIGURA 62.20 Joelho policêntrico de quatro barras indicado para a desarticulação de joelho. **A.** Aspecto em extensão. **B.** Em flexão, demonstrando mínima projeção.

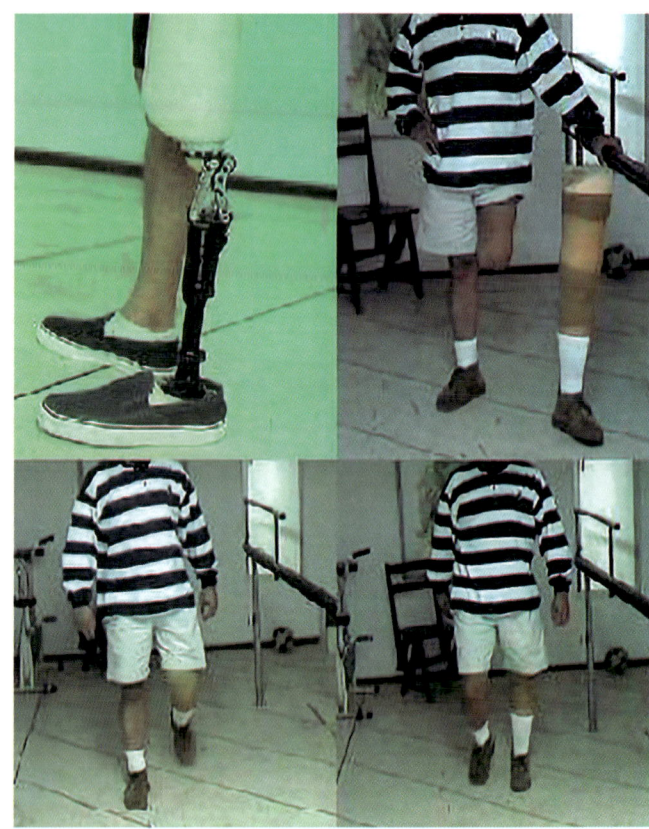

FIGURA 62.21 Prótese para a desarticulação de joelho, e paciente caminhando com o aparelho.

que auxilia na fixação da prótese. Esse processo de colocação da prótese é mostrado no exemplo da Figura 62.22.

Esse aspecto da forma de colocar o aparelho representa limitação importante, particularmente para pacientes de mais idade, o que é frequente nas amputações realizadas por doença vascular periférica. Existem formas alternativas, como luvas de silicone que se fixam à prótese por dispositivos mecânicos. Esses sistemas apresentam peculiaridades que tornam a colocação mais complexa que as amputações transtibiais ou a desarticulação do joelho.

O nível mais proximal das amputações de membro inferior é representado pela desarticulação femoral. As próteses devem conter articulação mecânica do quadril, e o paciente adapta-se à peça de encaixe que se acopla à cintura para a fixação. Exemplo desse tipo de aparelho é mostrado na Figura 62.23.

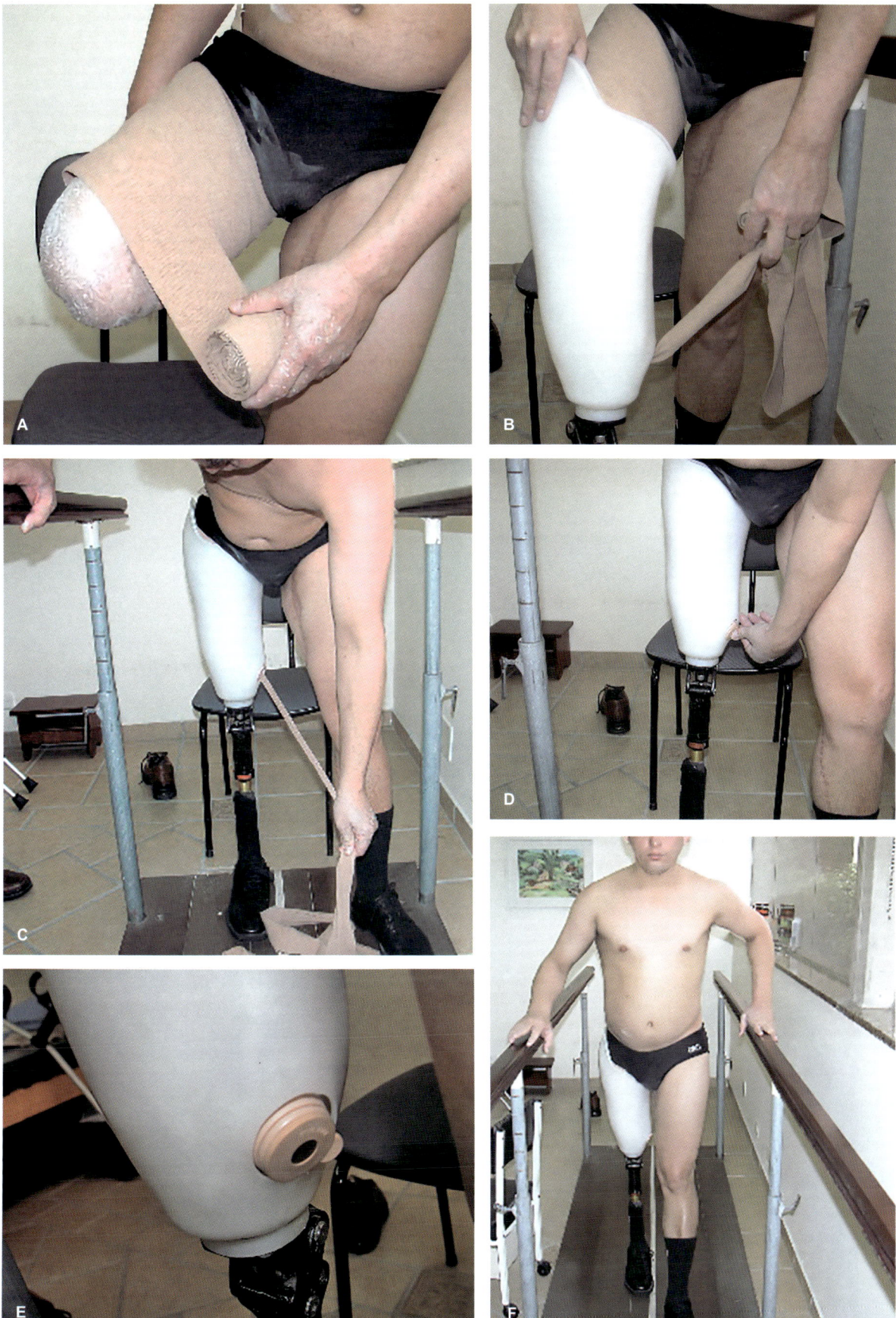

FIGURA 62.22 Processo de vestir a prótese em amputado transfemoral (prótese sem cobertura cosmética). **A.** Faixa elástica vestida sobre o coto. **B.** A faixa é retirada, e o membro residual é introduzido no encaixe. **C.** Fase final de remoção da faixa, com membro já vestido na prótese. Colocação da válvula **(D)**, vista em pormenor **(E)**. Esse sistema possibilita a expulsão do ar, mas não sua entrada, criando um vácuo interno que auxilia a fixação da prótese. **F.** Paciente caminhando.

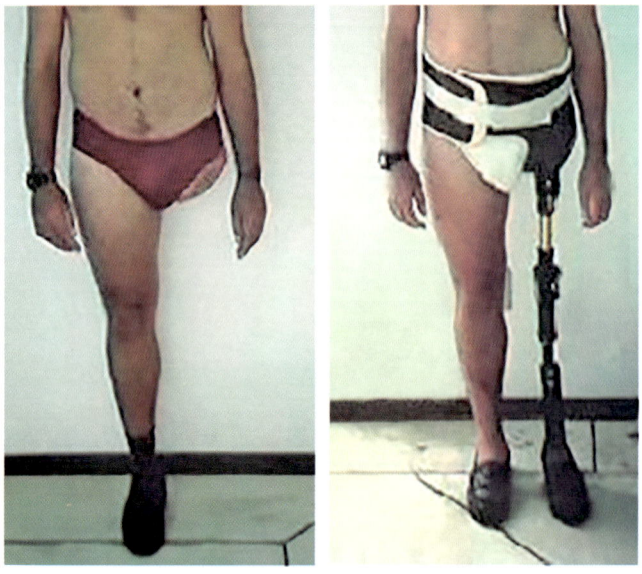

FIGURA 62.23 Paciente com desarticulação do quadril à esquerda usando o tipo de aparelho protético para esse nível de amputação.

Nas próteses utilizadas por amputados de extremidades, esse conceito também tem sido ensaiado, e alguns casos práticos já se encontram em fase de acompanhamento tardio. Peça metálica é implantada cirurgicamente na região medular óssea do coto de amputação, para que ocorra integração da parte externa desse pino com a camada cortical. A parte interna dessa peça metálica é oca na forma fêmea de rosca. Desse modo, quando ocorre a cicatrização do procedimento cirúrgico, o paciente tem a possibilidade de acoplar, por meio da rosca, outro pino metálico macho, que possibilita a fixação do restante da prótese (Figura 62.24).

O campo de osseointegração existe por quase 30 anos e agora parece estar à beira de uma maior aceitação e implementação generalizada. Além de fornecer uma excelente solução de mobilidade para um espectro em expansão de ossos longos amputados, oferece opção de tratamento para pacientes com desarticulação do quadril, hemipelvectomia e amputações de membro superior. A mobilidade e a qualidade de vida têm apresentado melhora com os fundamentos técnicos estabelecidos para a osseointegração.[7,8]

As referências bibliográficas deste capítulo se encontram no Ambiente de aprendizagem do GEN.

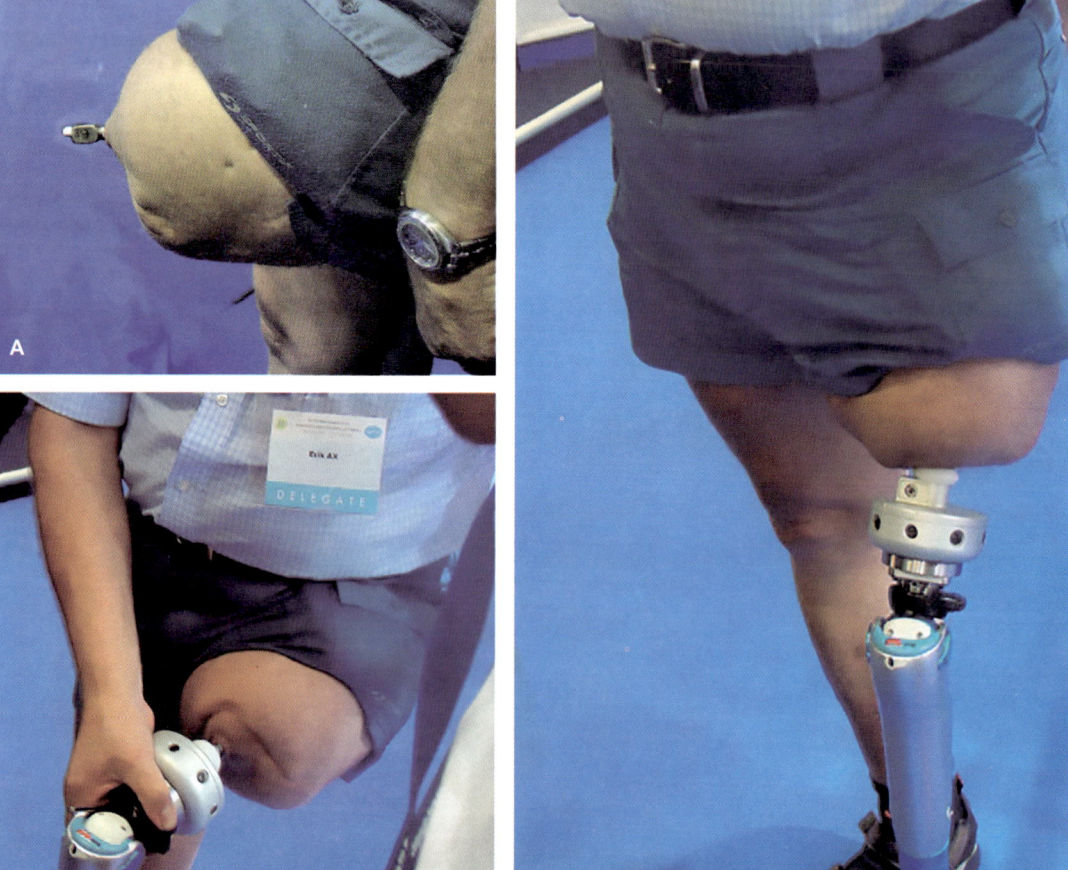

FIGURA 62.24 **A.** Aspecto do pino metálico implantado no fêmur de amputado transfemoral. **B.** Prótese sendo conectada. **C.** Paciente demonstrando capacidade de apoio sobre o aparelho.

PARTE 6

Bases Técnicas de Cirurgias Vascular e Endovascular

Cirurgia Convencional

63

Bases da Reconstrução Cirúrgica Vascular

Rodrigo Gibin Jaldin ▪ Vinicius Tadeu Ramos da Silva Grillo ▪
Winston Bonetti Yoshida ▪ José Gonzales

Resumo

A ligadura de vasos foi praticamente o único processo cirúrgico vascular realizado pelos cirurgiões até o fim do século XIX. Mais recentemente, devido aos avanços tecnológicos em várias áreas, a cirurgia vascular teve um progresso fantástico, o que possibilitou a realização de atos cirúrgicos complexos. Neste capítulo, explana-se acerca do arsenal cirúrgico utilizado nos procedimentos vasculares, sabidamente instrumental delicado e atraumático, bem como materiais especiais para a implementação da cirurgia reconstrutora e de suas principais bases técnicas que todo o cirurgião vascular necessita dispor com absoluto domínio.

Palavras-chave: procedimentos cirúrgicos vasculares; enxerto vascular; equipamentos cirúrgicos; anastomose cirúrgica; procedimentos cirúrgicos reconstrutivos.

INTRODUÇÃO

Até o fim do século XIX, o procedimento de ligadura de vasos foi, na prática, o único processo cirúrgico vascular realizado pelos cirurgiões. Antes dessa época, foram relatados casos isolados de sucesso na sutura de pequenos orifícios em artérias, no reparo de lesões parciais de veias e em anastomoses de veias e artérias, porém, como esses resultados não eram reproduzidos, acreditava-se que qualquer material de sutura que penetrasse no lúmen do vaso provocaria trombose.[1]

Na última década do século XIX e na primeira do século XX, foram realizados numerosos estudos experimentais para avaliação de fios e técnicas de sutura nas restaurações vasculares bem-sucedidas. Nessa fase, destacaram-se os trabalhos de Carrell e Guthrie[2] e de Carrell,[3-6] que estabeleceram os princípios básicos e as técnicas fundamentais utilizados na cirurgia vascular restauradora até a atualidade. Nas últimas décadas, graças aos avanços em vários campos da ciência, a cirurgia vascular passou por um intenso progresso, possibilitando a realização de atos cirúrgicos complexos.[7]

INSTRUMENTAL CIRÚRGICO

Material vascular

Além dos procedimentos necessários para realização de qualquer ato cirúrgico, os procedimentos vasculares requerem um instrumental delicado e atraumático, especialmente destinado à manipulação dos vasos, como pinças de dissecção, pinças com extremidades em ângulo reto, tesouras vasculares, porta-agulhas com pontas finas e grande variedade de clampes para oclusão temporária do fluxo sanguíneo (Figuras 63.1 e 63.2).

As pinças de dissecção vascular distinguem-se por apresentarem pontas finas e serrilhadas ou com dentes delicados, que tornam possível a preensão da parede vascular sem provocar esmagamento. Os diferentes formatos de ponta são essenciais para a manipulação em diferentes procedimentos. Dentre outras, destacam-se as pinças de DeBakey e de joalheiro (Figura 63.3).

As pinças de oclusão vascular (hemostáticas), em geral denominadas clampes vasculares, apresentam uma superfície de dentes serrilhados para o fechamento do vaso, minimizando o dano à parede vascular e seu deslizamento. A variedade de formas, tipos e tamanhos dessas pinças facilita seu emprego em diferentes vasos e situações (Figura 63.4). Os clampes de extremidades retas geralmente são utilizados para bloquear completamente o fluxo sanguíneo, e aqueles com extremidades curvas e/ou anguladas podem ser usados para interrupção parcial. Quando utilizados em pinçamentos parciais laterais, possibilitam o controle do sangramento pela área de arteriotomia enquanto mantêm a perfusão distal, como é o caso da pinça de Satinsky (Figura 63.5). Já o clampe de Fogarty apresenta uma espécie de borracha especial que é aplicada como intermediária às faces metálicas do instrumento, reduzindo a lesão nas artérias intensamente calcificadas.[8]

Os vasos menores podem ser pinçados por clampes *bulldog* e Gregory, que são fabricados em vários modelos: de aço inoxidável com várias pressões de oclusão e descartáveis de plástico, bastante práticos, em várias cores, com ponta reta ou angulada. As anastomoses de vasos de pequeno calibre em campos limitados, como as artérias braquial, radial, pediosa ou tibial posterior, são facilitadas por emprego desses clampes menores, um pouco mais robustos do que os usados em microcirurgia (Figura 63.6).

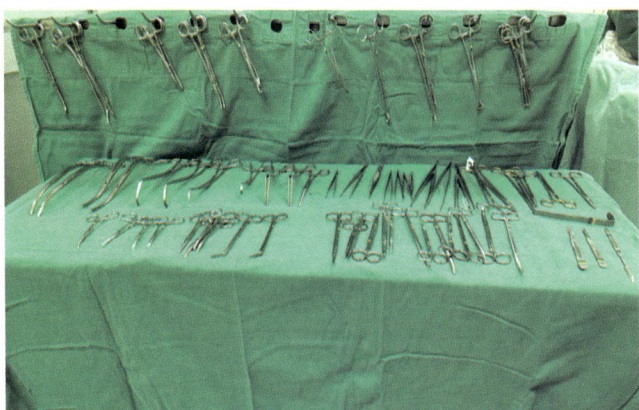

FIGURA 63.1 Material cirúrgico geral e vascular organizado em mesa auxiliar com varal.

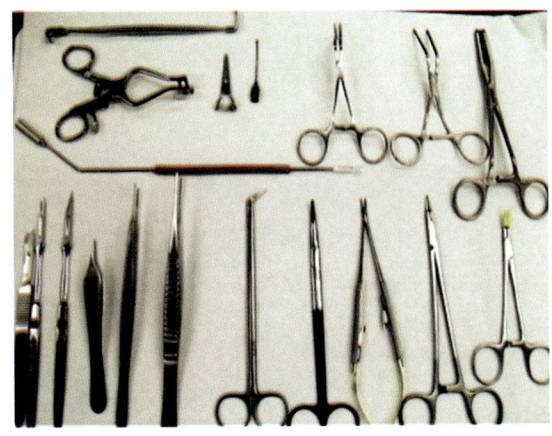

FIGURA 63.2 Instrumental cirúrgico mais utilizado em cirurgias vasculares.

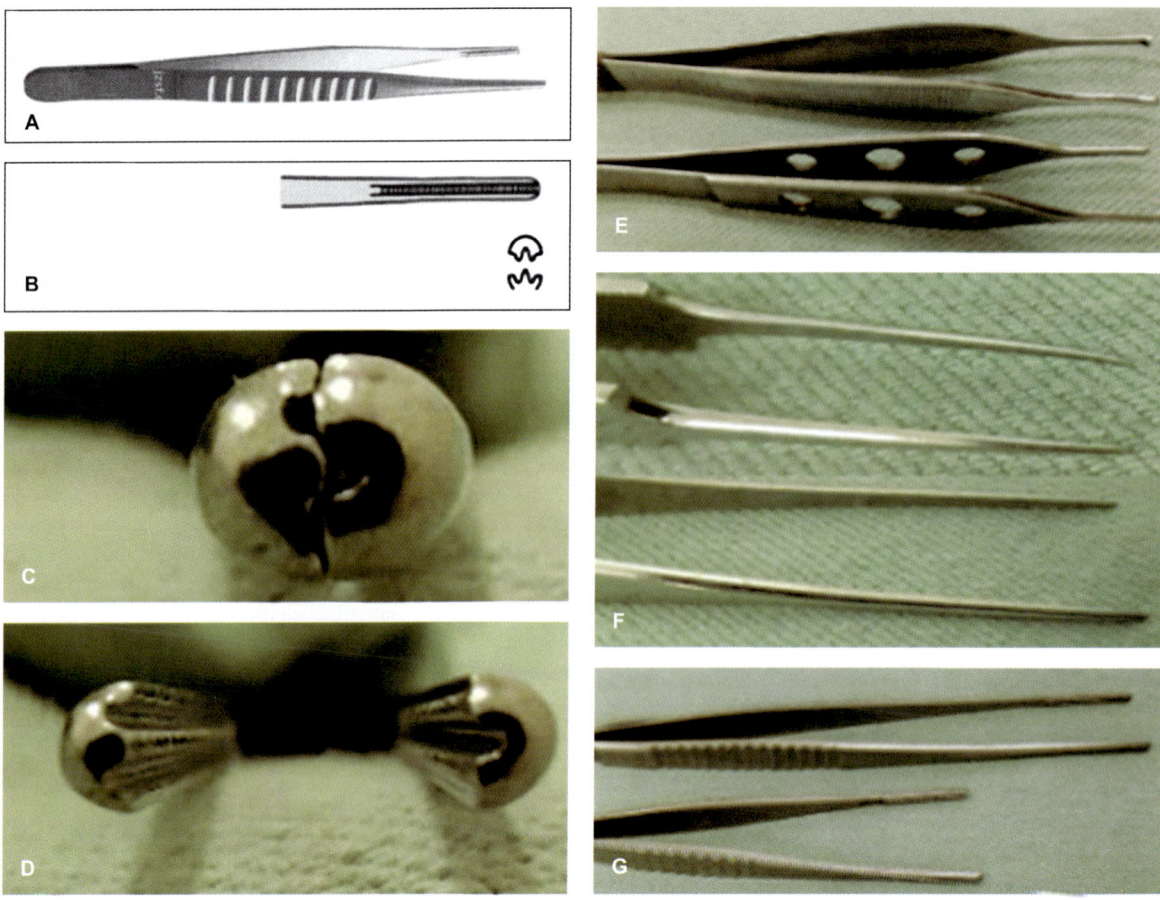

FIGURA 63.3 Pinças de dissecção vascular. **A** a **D** e **G.** Pinça de DeBakey. **E.** Pinça de Adson com dente. **F.** Pinça de joalheiro.

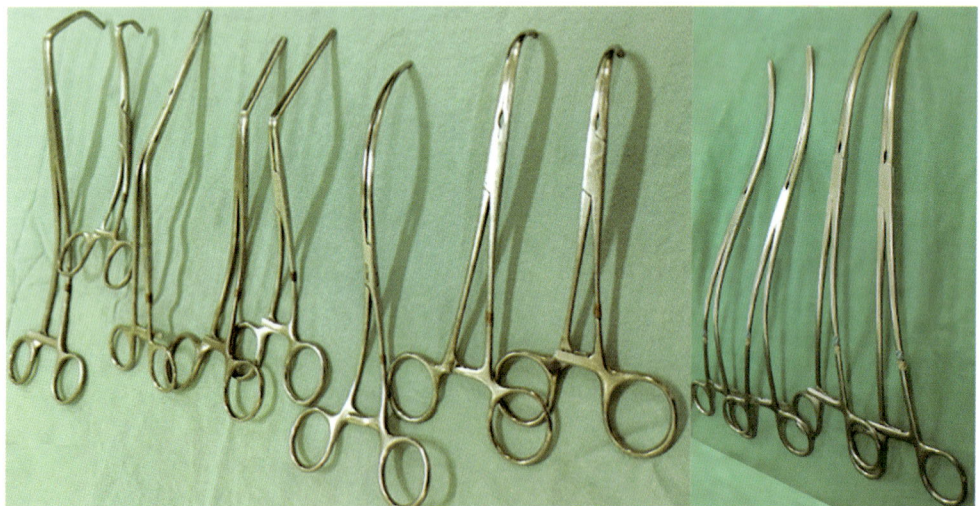

FIGURA 63.4 Pinças de oclusão vascular.

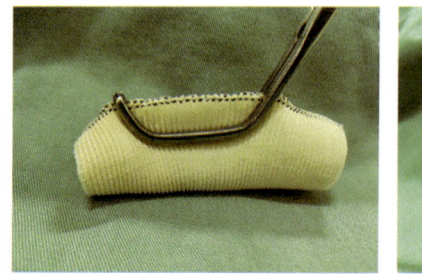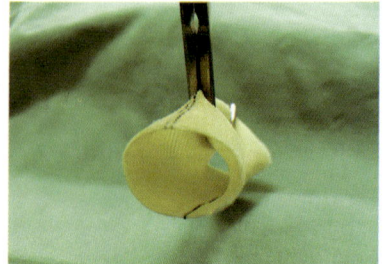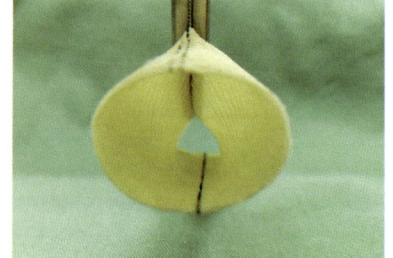

FIGURA 63.5 Pinça de Satinsky mostrando o clampeamento parcial e a manutenção do fluxo distal.

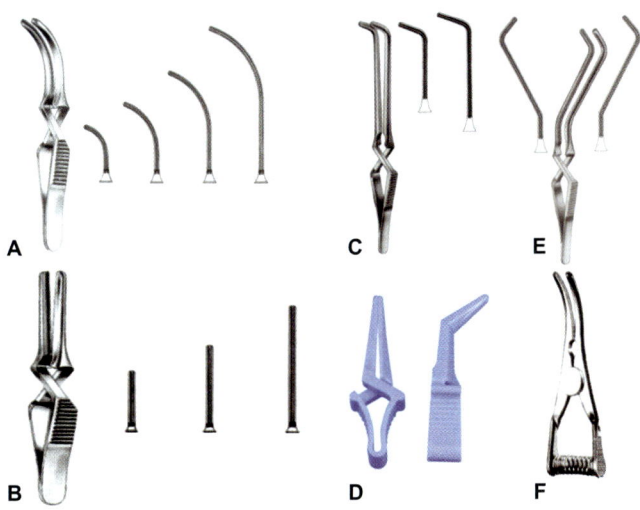

FIGURA 63.6 Clampes tipo *bulldog*. **A.** *Bulldog* de DeBakey curvo. **B.** *Bulldog* de DeBakey reto. **C.** *Bulldog* de Gregory. **D.** *Bulldog* plástico descartável. **E.** *Bulldog* de DeBakey para carótida. **F.** *Bulldog* de DeBakey.

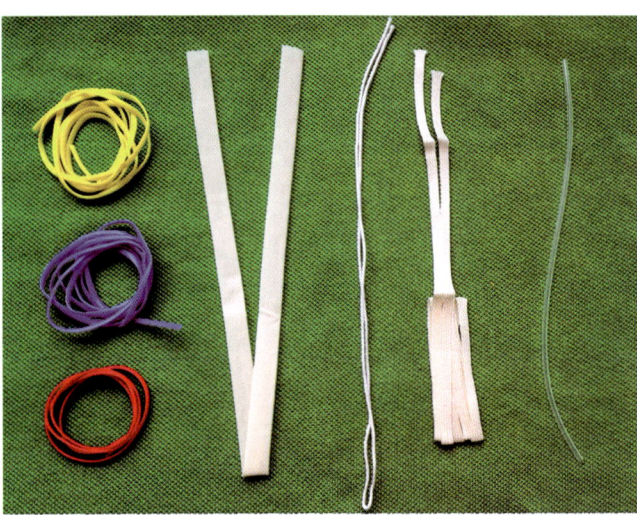

FIGURA 63.8 Materiais para reparo vascular, laçada e controle temporário: fitas de silicone tipo Vessel Loop, dreno de penrose, algodão trançado tipo *Cordonet*, fita de algodão (fita cardíaca) e tubo de Sylastic®.

As tesouras vasculares mais utilizadas são as de Metzenbaum, de Klinkenberg-Loth, Castroviejo, tesoura Iris, além das tesouras de pontas finas e anguladas de Potts-De Martel e Potts-Smith (Figura 63.7).

Cadarço, fitas umbilical ou cardíaca, cordões de Silastic®, drenos de borracha (Penrose) são muito úteis para reparo de vasos, facilitando sua dissecção. Também podem ser utilizados para oclusão temporária dos vasos, pela passagem de um cateter de borracha e aplicação do torniquete de Rummel ou na forma de laçada simples ou dupla, a última também designada de alça de Potts (Figura 63.8).

As pinças com pontas em ângulo reto, como Mixter ou Lower, são empregadas nas dissecções e possibilitam liberar e circundar os vasos para a passagem de fitas e cateteres (Figura 63.9).

Os porta-agulhas leves, com pontas finas e revestidas com material extraduro (Durogrip), viabilizam a realização de suturas delicadas e a utilização de agulhas de pequenos tamanho e calibre. Dentre esses, destacam-se o porta-agulhas de Mayo-Hegar, recomendado para suturas com fios menores que 4.0, os de Crile-Wood e Ryder, para suturas com fios 5.0 e 6.0, além dos porta-agulhas de Castroviejo e de Jacobson, com ou sem cremalheira (Figura 63.10).

A dissecção e a exposição dos vasos dos membros são mais bem apresentadas utilizando-se os afastadores autostáticos, como os de Weitlaner, Adson, Gelpi e Beckmann (Figura 63.11), além daqueles menores de metal ou de plástico descartável usados na construção de fístulas arteriovenosas.

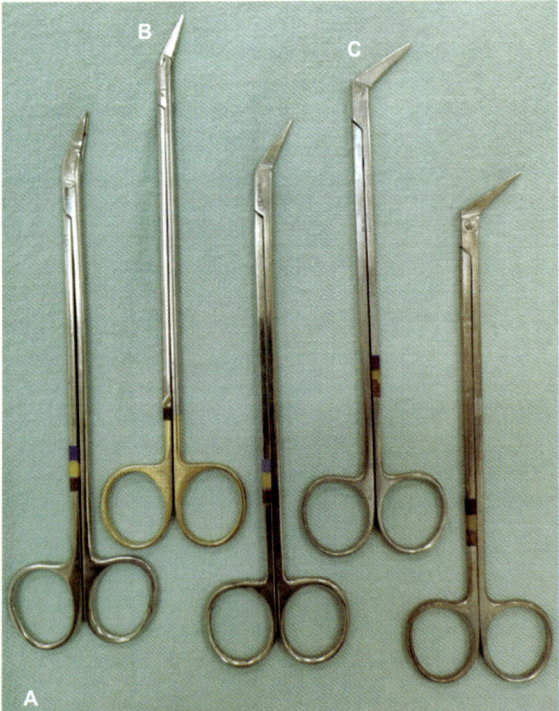

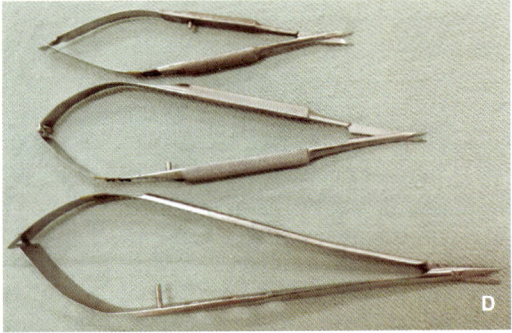

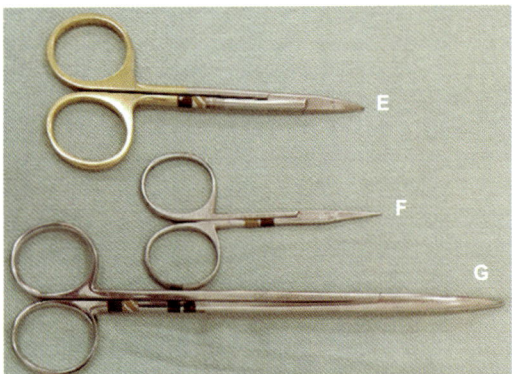

FIGURA 63.7 Tesouras. **A.** Esquema ilustrativo da tesoura de Potts-Smith. **B** e **C.** Tesouras de Potts-Smith 25º e 45º, respectivamente. **D.** Tesouras Castroviejo. **E.** Tesouras Iris. **F.** Tesoura de Klinkenberg-Loth. **G.** Tesoura Metzenbaum.

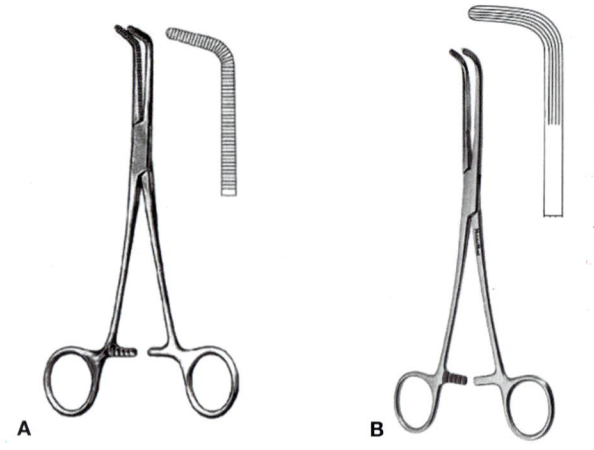

FIGURA 63.9 Pinças que auxiliam na dissecção e na laçada vascular. **A.** Mixter. **B.** Lower.

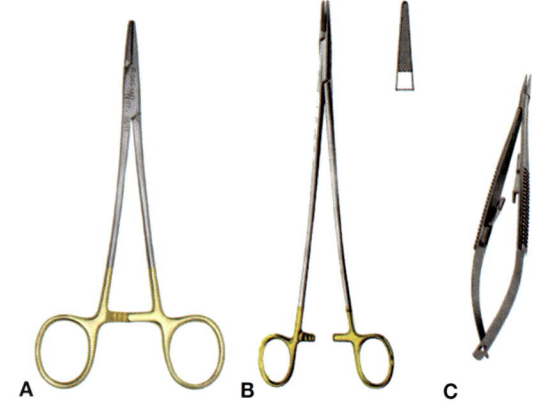

FIGURA 63.10 Porta-agulhas utilizado em cirurgia vascular. **A.** Mayo-Hegar. **B.** Ryder. **C.** Castroviejo.

Para a cirurgia envolvendo as aortas abdominal e ilíacas são necessários afastadores maiores, como aqueles de uso rotineiro, Balfour ou Gosset, ou os articulados, como o afastador Omni-Tract® e seus similares nacionais (Figura 63.12).

Materiais especiais

Valvulótomos

Dispositivos projetados para a destruição valvular dos condutos venosos quando se pretende realizar derivação *in situ*.[9] Os mais conhecidos são: Mills, Hall, Bush, Lemaitre e o modificado por Palazzo (Figura 63.13). O valvulótomo retrógrado de Mills é composto de um fio metálico com uma ponta formando ângulo de 90° em relação a sua haste; essa ponta tem borda cortante, a qual incisa a válvula pela tração do valvulótomo, acompanhada por movimentos rotacionais em 180°. Em geral, ele é introduzido no lúmen da veia por sua porção distal ou por uma tributária lateral. Esse valvulótomo seria um dos mais seguros, pois o contato entre o instrumento e a superfície endotelial seria menor, porém podem ocorrer lesões da parede da veia, principalmente quando o dispositivo se prende a veias tributárias laterais. Nos demais instrumentos, o mecanismo de lesão valvular ocorre por dispositivo cilíndrico cortante montado em haste metálica, também introduzido no lúmen pela extremidade distal da veia, produzindo secção valvular quando tracionado.

Shunt vascular temporário

Utilizado principalmente na cirurgia convencional de carótida, porém com aplicação também nos procedimentos de trauma vascular cuja correção da lesão vascular se faz em tempo posterior à de outras lesões associadas, por exemplo ortopédicas.

Estão disponíveis no mercado variados dispositivos que visam manter o fluxo sanguíneo cerebral durante a endarterectomia de carótida, todos seguindo o princípio de posicionar sua porção proximal na artéria carótida comum e sua porção final na artéria carótida interna. Existem aqueles curtos e retos, que repousam totalmente no lúmen arterial, e outros mais longos, que devem ser posicionados com uma espécie de *looping* de sua porção intermediária para fora do vaso. Os *shunts* mais comumente utilizados são: Javid, Sundt, Brenner e de Pruit-Inahara.[8,9] Esse último dispõe de balões em suas extremidades proximal e distal, que, quando insuflados, estabilizam o *shunt* no lúmen e produzem hemostasia, além de uma via lateral (*sideport*) que viabiliza a heparinização e a limpeza de seu lúmen (Figura 63.14).

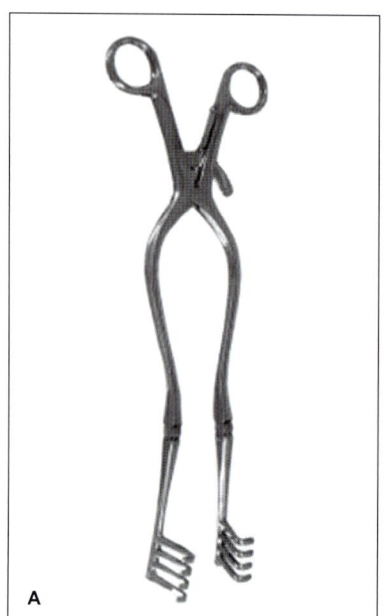

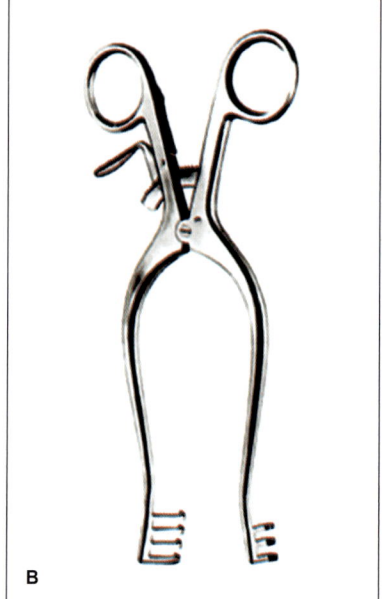

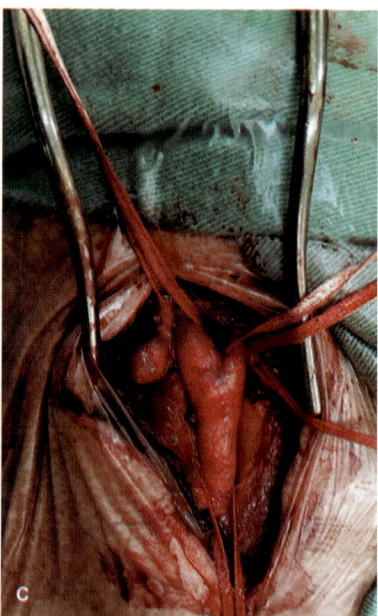

FIGURA 63.11 Afastadores autostáticos. **A.** Afastador de Beckmann. **B.** Afastador de Weitlaner. **C.** Intraoperatório de endarterectomia de carótidas com exposição facilitada pelo afastador autostático.

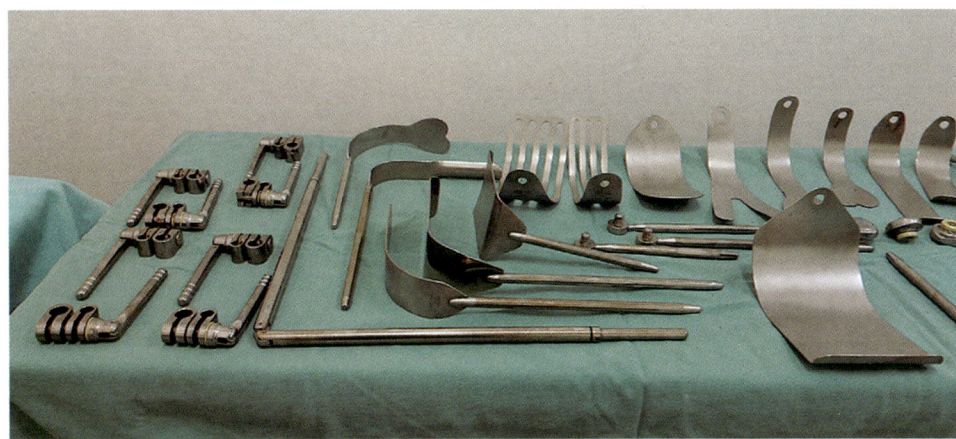
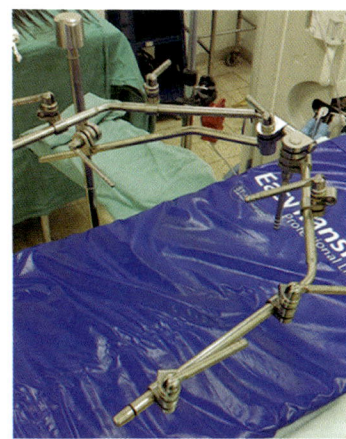

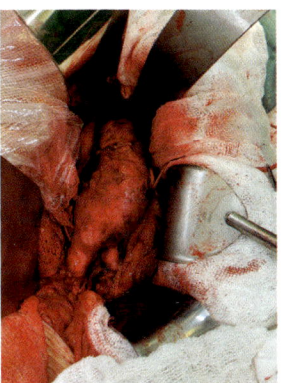
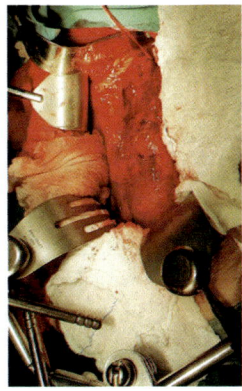
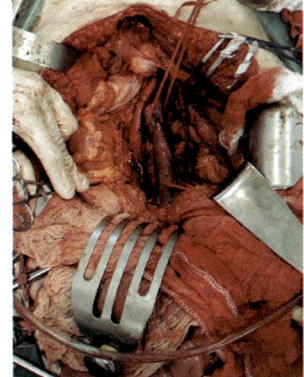
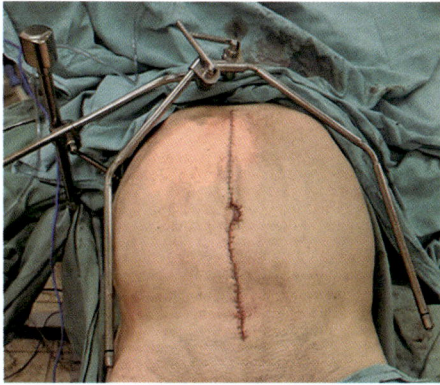

FIGURA 63.12 Afastador autostático abdominal do tipo Omni-Tract® e fotografias intraoperatórias exemplificando a sua utilização.

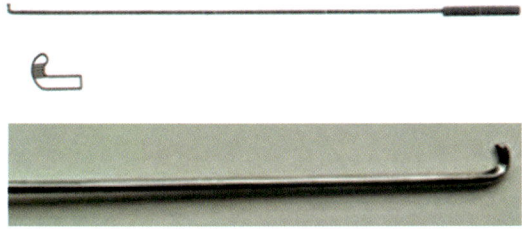

FIGURA 63.13 Valvulótomo de Mills.

Tunelizadores

A criação de um túnel para a passagem de um substituto vascular unindo duas incisões é etapa fundamental durante derivação ou confecção de fístula arteriovenosa e denomina-se rotineiramente de *tunelização*. Dessa maneira, a passagem do enxerto pelo tecido celular subcutâneo ou subaponeurótico exige cuidados para se evitar a compressão extrínseca e/ou a torção do mesmo.

Historicamente, vários instrumentos foram utilizados na passagem de condutos vasculares: clampes (pinça de DeBackey curva para aorta), dilatadores, pinça de Desjardins ou Foerster e o próprio dedo do cirurgião. Os *tunelizadores* são os instrumentos indicados para essa finalidade e auxiliam na passagem do substituto vascular de um local a outro por maiores distâncias.

Existem ao menos dois tipos mais comuns de tunelizadores. São eles:

- De estrutura metálica tubular maciça com cabeça cônica para dissecar os tecidos durante confecção do túnel, que pode ser amarrado a uma fita cardíaca ou dreno de penrose para manter o trajeto tunelizado, obtido durante o acesso aos vasos doador e receptor

- De estrutura metálica tubular "oca" acoplada a obturador interno retrátil, o qual, após a confecção do túnel, é removido, possibilitando acesso ao túnel pelo lúmen do tubo. Então, uma haste metálica com uma pinça de preensão em sua extremidade é passada no interior desse tubo, garantindo a tração segura do conduto vascular (Figura 63.15).

A tunelização não é isenta de complicações, já que provoca trauma de partes moles e pode cursar com hemorragia perienxerto e seroma.[10] Desse modo, o momento mais adequado para realização dessa técnica seria previamente à anticoagulação sistêmica com heparina.

Materiais de sutura

Atualmente, existe no mercado grande variedade de fios que podem ser utilizados nas suturas vasculares. A escolha depende da experiência pessoal de cada cirurgião; no entanto, privilegia-se o uso de fios não absorvíveis, haja vista que estes promoveriam a força necessária para manter a aposição das bordas de paredes vasculares a serem aproximadas até sua completa cicatrização. Outros princípios também devem ser seguidos.[8,11]

Recomenda-se a utilização do fio de menor calibre possível, com resistência suficiente para manter a anastomose ou sutura e impedir a formação de aneurisma nessa área. Esses fios formam orifícios menores durante sua passagem pela parede do vaso e produzem menos hemorragia na linha de sutura. Os calibres dos fios empregados nas suturas e anastomoses vasculares vão desde 2.0 e 3.0 para a aorta até 7.0 nos vasos periféricos distais. Nesses vasos, se necessário, devem-se empregar técnicas e fios de microcirurgia. Os diâmetros de fios utilizados em cada segmento vascular são exemplificados no Quadro 63.1.

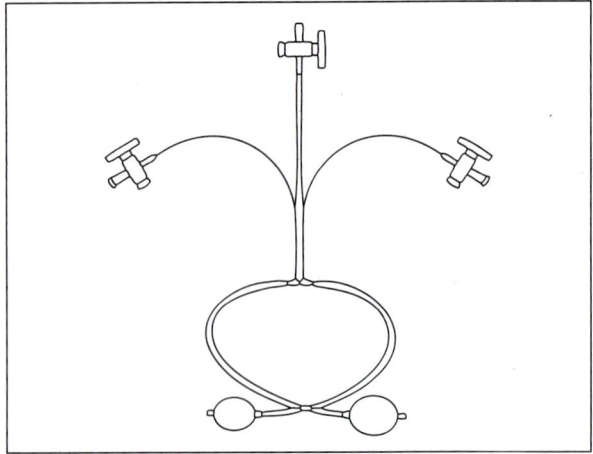
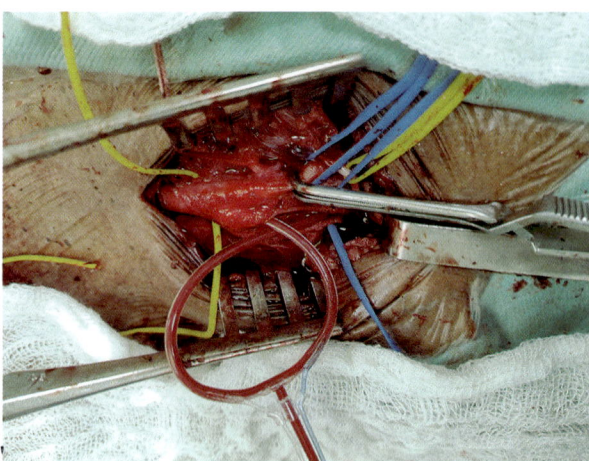
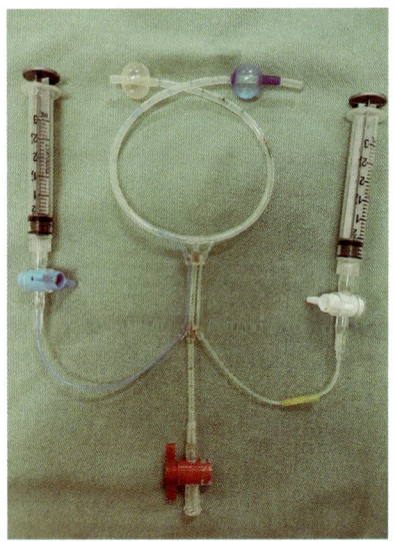
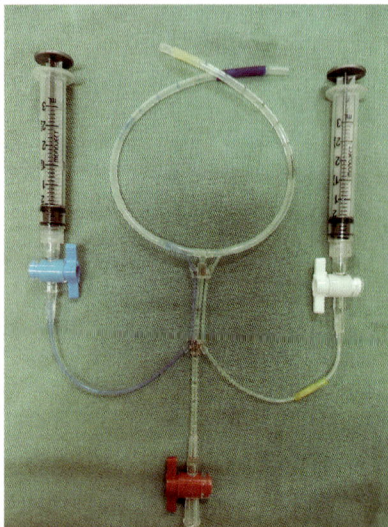
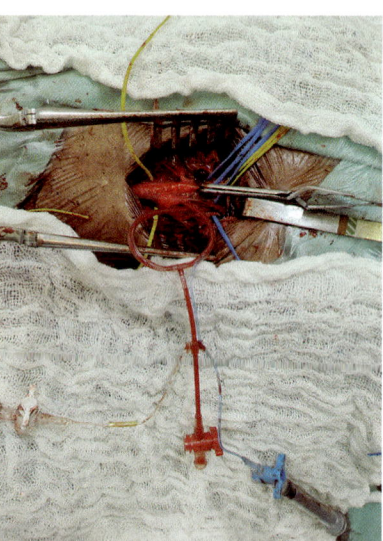

FIGURA 63.14 *Shunt* carotídeo de Pruitt-Inahara e fotografia intraoperatória mostrando a sua utilização.

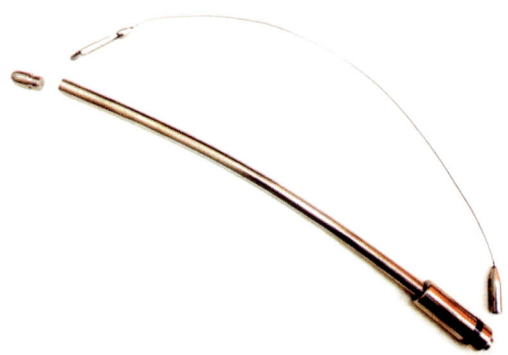

FIGURA 63.15 Tunelizador.

QUADRO 63.1	Recomendação para escolha do diâmetro do fio de sutura de acordo com o segmento vascular.
Segmento vascular	**Diâmetro do fio**
Aorta	2.0; 3.0
Artérias ilíacas	4.0
Artéria subclávia	4.0; 5.0
Artérias axilar e carótida comum	5.0
Artérias femoral comum e femoral superficial	5.0
Artérias poplíteas supra e infragenicular	5.0 e 6.0, respectivamente
Artéria carótida interna	5.0; 6.0
Artéria braquial	5.0; 6.0
Artérias tibiais, radial e ulnar	7.0; 8.0

Nas suturas e anastomoses que envolvem próteses, recomenda-se o uso do fio de polipropileno monofilamentado, que tem como características resistência e durabilidade superiores às de outros fios semelhantes, e menor reação tecidual. Quando se usa prótese de politetrafluoretileno (PTFE), o emprego de fios com esse material evita sangramentos provocados pelos orifícios da agulha de sutura, pois há maior proporcionalidade entre o calibre da agulha e o fio.

Atualmente, a indústria é capaz de fabricar agulhas com calibre aproximado ao dos fios mais finos e com pontas biseladas ou margens cortantes, que facilitam a penetração nas duras placas de aterosclerose.

Para facilitar a realização da anastomose, utilizam-se fios com agulhas montadas em ambas as extremidades (duas agulhas) e de maior comprimento (com 90 cm).

Os *fios de poliéster* (Mersilene®, Dacron®, Ethibond®), constituídos de fibras trançadas desse material, são não absorvíveis e multifilamentares. Exercem baixa reação tecidual e mantêm a tensão ao longo do tempo. São utilizados principalmente nas ligaduras vasculares por ponto transfixante ou sutura de extremidade.

Os *fios de polipropileno* (Prolene®, Premilene®, Surgilene®), feitos de polímero sintético, são não absorvíveis e monofilamentares. Costumam ser mais utilizados nas reconstruções vasculares, pois mantêm adequada tensão ao longo do tempo, desencadeiam resposta inflamatória aguda mínima e apresentam baixo coeficiente de atrito, o que diminui a lesão de parede durante a sutura.

Os *fios de PTFE* (Gore-Tex®, Suture®) foram desenvolvidos com o objetivo de reduzir o sangramento relacionado com o orifício de passagem da agulha, que pode ser observado frequentemente quando se utilizam próteses ou remendo com esse mesmo material. Dessa maneira, além das características inerentes ao material, são fabr63.14icados para minimizar a diferença de calibre entre fio e agulha, e apresentam baixo coeficiente de atrito, bem aplicados nas suturas contínuas.

DISSECÇÃO, EXPOSIÇÃO E CONTROLE DOS VASOS

As primeiras preocupações em qualquer cirurgia vascular são a exposição vascular e o controle dos vasos a serem abordados. O acesso aos mais diferentes condutos do organismo pressupõe conhecimento preciso de sua localização anatômica e relações com as estruturas vizinhas. Habitualmente, a incisão é feita longitudinalmente sobre o trajeto do vaso, e a extensão de sua dissecção depende do procedimento cirúrgico a ser realizado.

Por vezes, após a incisão, há dificuldades na identificação de um vaso, principalmente quando não há pulsatilidade, ou se trata de vasos de pequeno calibre ou quando a distinção entre artéria e veia é dificultada devido ao espasmo desencadeado pela dissecção. Em condição de doença vascular oclusiva, pode haver reação inflamatória ao redor do vaso, dificultando ainda mais sua exposição.

Em geral, os vasos de grande calibre estão envolvidos por uma bainha de tecido areolar frouxo, que precisa ser aberta, para tornar mais fácil a dissecção (Figura 63.16).

Uma regra simples a ser seguida durante a dissecção dos vasos é que as artérias devem ser abordadas, inicialmente, pela face anterior mais próxima da pele, porque raramente há emergência de ramos importantes nessa direção. Uma vez exposta essa face do vaso, deve-se prosseguir com a dissecção bem junto à parede do vaso, sendo a tática cirúrgica mais segura.

Para o controle dos vasos, utilizam-se pinças com pontas em ângulo reto (Mixter ou Lower) e, afastando-se o tecido frouxo, é possível circundar a artéria e realizar a passagem de fita cardíaca, cadarço de algodão ou Silastic® (Vessel loop) ao redor do vaso.

Ao se tracionar delicadamente a fita, o vaso desloca-se, tornando mais fácil a dissecção e identificação de seus ramos.

Os ramos devem ser preservados e reparados com fios de grosso calibre. Quando se deseja o controle temporário do sangramento desse ramo, faz-se uma alça dupla (alça de Potts) com o fio que, quando tracionado, impede a passagem do sangue sem traumatizar o vaso. Essa manobra evita o emprego de múltiplas pinças na abertura da artéria, porém pode-se lançar mão também de clampes *bulldogs* pequenos em ramos menores e de clampes vasculares especializados em ramos maiores.

SECÇÃO E LIGADURA DOS VASOS

O procedimento cirúrgico vascular mais simples é a ligadura, seguida ou não de secção do vaso.

O fluxo sanguíneo de um vaso pode ser interrompido pela confecção de uma ligadura simples – *ligadura perdida* (Figura 63.17 A) –, porém, na maioria das vezes, realizam-se uma dupla ligadura e a secção dos vasos entre as duas (Figura 63.17 B).

Quando se trata de ligadura de artérias de médio e grande calibres, existe a possibilidade de expulsão da ligadura por pulsação contínua. Nesses casos, aconselha-se o uso de uma dupla ligadura em cada extremidade de artéria seccionada e que essa segunda ligadura seja feita por meio de um ponto transfixante (Figura 63.17 C).

Para a ligadura de artérias maiores, por exemplo, a aorta e seus ramos mais calibrosos (maiores que 6 mm), a técnica indicada inclui a secção entre duas pinças e o fechamento das extremidades por sutura comum, com pontos simples em separado ou chuleio contínuo (Figura 63.18).

INCISÕES VASCULARES

A abertura do vaso é o procedimento inicial na maioria das cirurgias vasculares após exposição e controle dos mesmos. As incisões vasculares são realizadas para remoção de trombos, êmbolos ou placa ateromatosa, além de anastomoses ou introdução de cânulas, cateteres e materiais endovasculares.

Podem ser feitas no sentido longitudinal ou transversal ao maior eixo do vaso (Figura 63.19), dependendo do tipo de cirurgia a ser realizada.

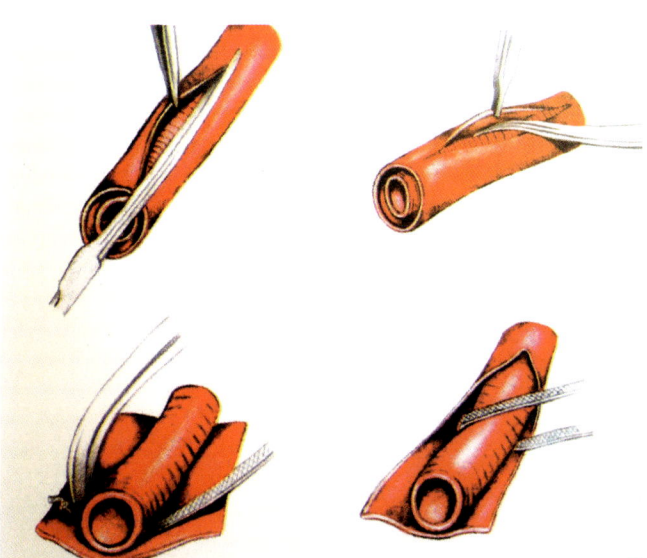

FIGURA 63.16 Dissecção vascular e laçada.

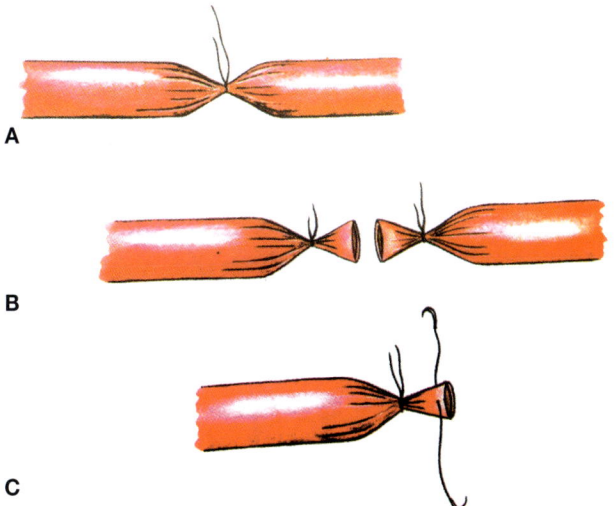

FIGURA 63.17 Ligaduras vasculares. **A.** Ligadura perdida. **B.** Secção e ligaduras simples. **C.** Ligadura dupla, sendo uma transfixante.

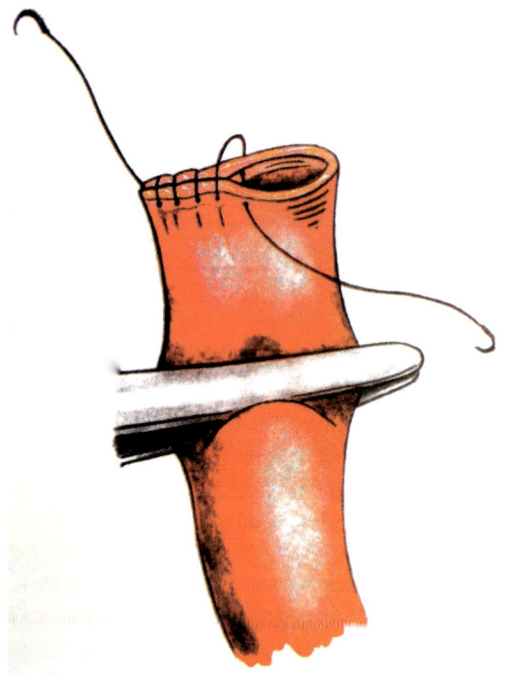

FIGURA 63.18 Fechamento de vaso seccionado com sutura contínua (chuleio).

A incisão transversa é limitada ao local realizado, sendo preferível nos procedimentos que objetivam o acesso a distância, por exemplo, a tromboembolectomia. A abertura longitudinal tem a vantagem de poder ser estendida em ambas as direções e possibilita visualização mais ampla do lúmen, porém com a desvantagem de propiciar o aparecimento de estenose após o fechamento primário, principalmente no vaso de menor calibre (menores que 5 mm). Nesses casos, a incisão deve ser fechada por meio de remendo (ver seção Remendos vasculares). As aberturas transversais, quando suturadas com pontos separados, provocam menor grau de estenose.

SUTURAS VASCULARES

As arteriotomias podem ser fechadas, empregando-se diferentes tipos de sutura.

A sutura em pontos separados é muito utilizada no fechamento de incisões e nas anastomoses de vasos de pequeno calibre, sendo obrigatória nas anastomoses vasculares de indivíduos em crescimento. Os pontos podem ser em "U", realizados horizontalmente (Figura 63.20), ou simples (Figura 63.21).

A sutura contínua com pontos simples (chuleio contínuo) é a mais usada na prática vascular e na execução de anastomoses (Figura 63.22 A). Cada ponto deve ser colocado a 1 mm da borda de incisão e distante 1 mm do outro. Quando há vasos muito calibrosos e com paredes espessadas, essas medidas podem ser diferentes. Nas suturas das veias, deve-se dar atenção especial para que as bordas da incisão permaneçam evertidas. Nas veias, a velocidade de fluxo é baixa e a inversão das bordas da incisão pode desencadear a formação de trombos. Nesses casos, é muito útil a sutura contínua em "U" *colchoeiro*, em que os pontos são passados horizontalmente ao plano de abertura (Figura 63.22 B).

Alguns princípios devem ser observados quando se sutura um vaso: todas as suas camadas devem ser abarcadas, tomando-se cuidado especial para incluir a camada íntima. Sempre que possível, a agulha deve ser direcionada de dentro para fora do vaso, principalmente quando se trata de artéria doente, com placas de aterosclerose. A introdução da agulha de fora para dentro pode deslocar a placa ou a camada íntima que, posteriormente, será dissecada pela corrente sanguínea e provocará uma oclusão.

Muitas vezes, a simples sutura de uma arteriotomia longitudinal ou mesmo horizontal acarreta grau de estenose com repercussão hemodinâmica, principalmente quando se trata de artérias de pequeno ou médio calibre. Nesses casos, utilizam-se remendos de veia autógena, de Dacron®, ou outros materiais sintéticos ou biológicos, para evitar o estreitamento do lúmen do vaso (ver seção *Remendos vasculares*).

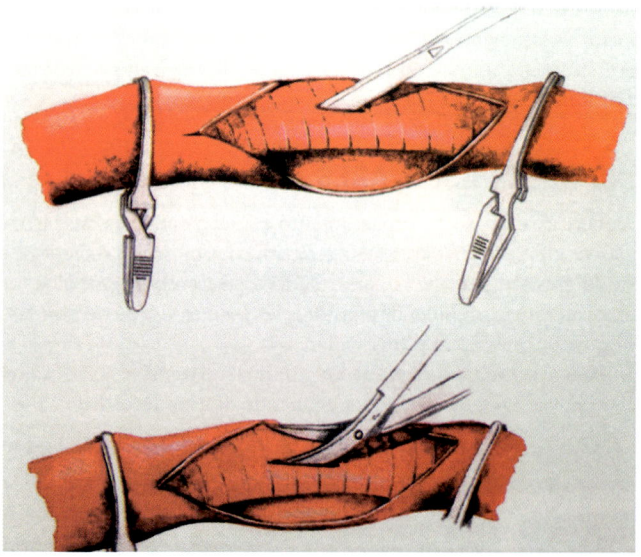

FIGURA 63.19 Arteriotomia longitudinal com bisturi 11 e tesoura de Potts-De Martel.

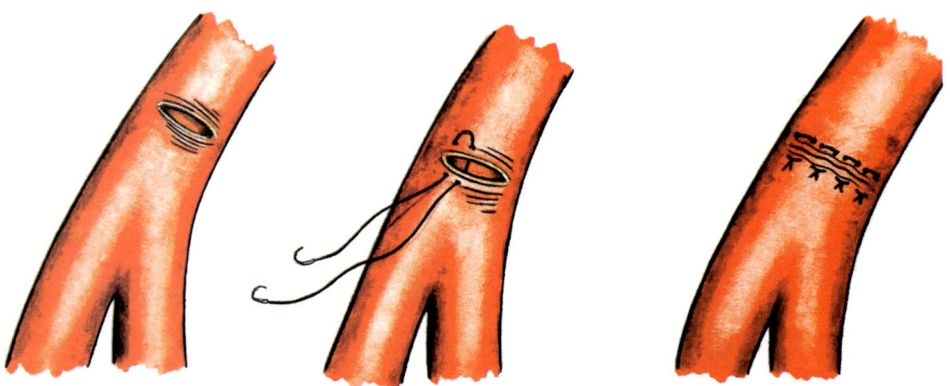

FIGURA 63.20 Sutura de arteriotomia transversa com pontos em "U".

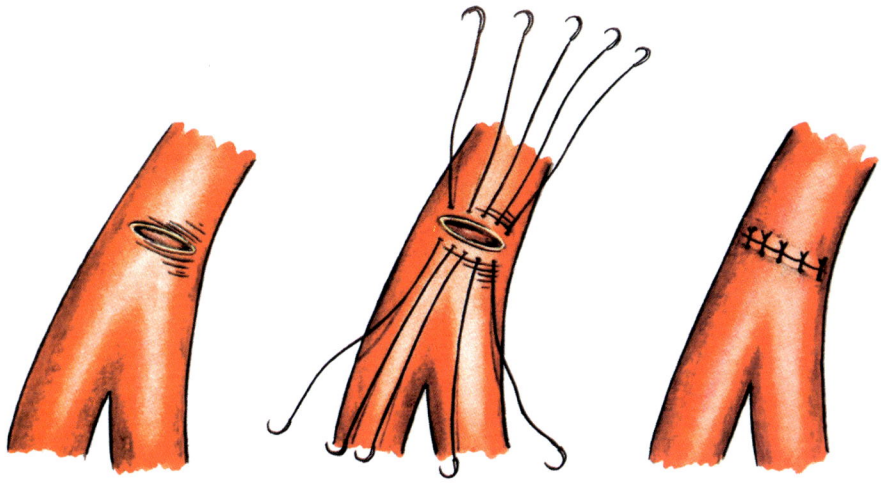

FIGURA 63.21 Sutura de arteriotomia transversa com pontos simples separados.

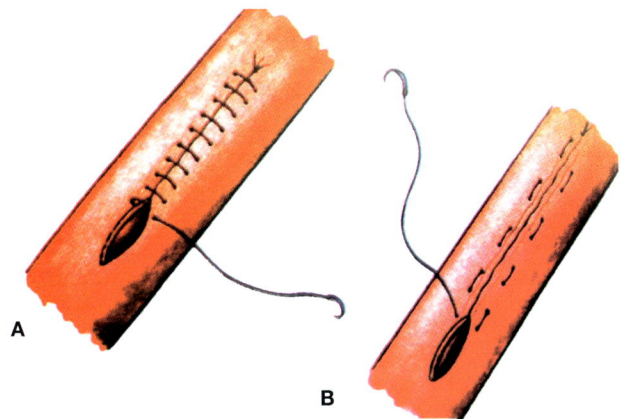

A

B

FIGURA 63.22 Fechamento de arteriotomia longitudinal. **A.** Sutura contínua com pontos simples (chuleio). **B.** Sutura contínua com pontos em "U" (colchoeiro).

ANASTOMOSES VASCULARES

Anastomose terminolateral

Esse é o tipo de anastomose mais realizado na cirurgia vascular reconstrutora, podendo ser empregado entre prótese–artéria, veia–artéria, veia–veia e artéria–artéria. É usado principalmente nos enxertos em ponte (*by-pass*), na criação de fístulas arteriovenosas e nas derivações vasculares.

Após a interrupção do fluxo no vaso receptor, procede-se à incisão longitudinal com o dobro da extensão do diâmetro do vaso doador ou do enxerto (Figura 63.23 A e B). Da mesma maneira, a extremidade do vaso doador ou do enxerto é seccionada em bisel, formando um ângulo de aproximadamente 45°, em uma extensão que coincida com a abertura feita no vaso receptor e na direção que proporcione o melhor ajuste do enxerto (Figura 63.23 C). A ponta do bisel deve ser arredondada para apresentar aspecto de "cabeça de cobra".

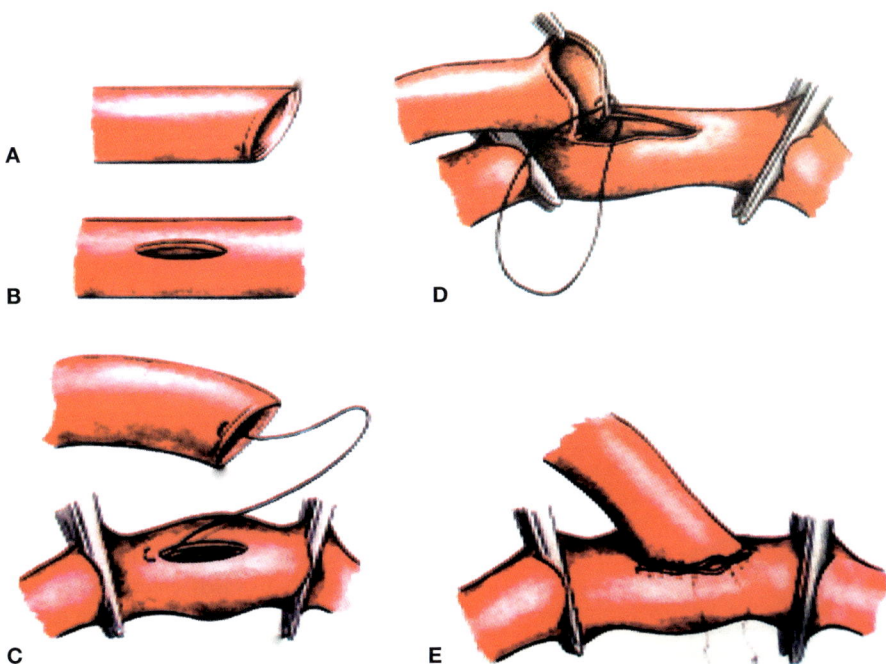

A

B

C

D

E

FIGURA 63.23 Anastomose terminolateral. **A.** Extremidade do enxerto seccionada. **B.** Arteriotomia do vaso receptor. **C.** Ponto simples de aproximação na extremidade. **D.** Início da anastomose. **E.** Fim da anastomose.

Inicia-se a anastomose pela colocação de pontos de fixação em uma ou nas duas extremidades da abertura do vaso receptor e do enxerto (Figura 63.24).

Esses pontos podem ser simples ou em "U" horizontal, que provocarão discreta eversão das bordas a serem suturadas (Figura 63.23 D), sendo atados, aproximando-se o enxerto do vaso, para diminuir a tensão nessa região. Quando se utilizam fios com agulhas em ambas as extremidades, faz-se a sutura contínua em pontos simples a partir das extremidades até o meio de cada face lateral da anastomose, na qual os fios são atados (Figura 63.23 D e E). Essa técnica promove a obtenção de uma anastomose ampla e um ângulo que visa diminuir a turbulência do fluxo nesse local. A tática de encerrar a sutura na lateral da anastomose possibilita melhor visualização das regiões "críticas" dos vértices, diminuindo as chances de erro técnico, que favorecem a trombose. Esses erros podem ocorrer quando se realizam pontos exageradamente amplos no enxerto (Figura 63.25 A) ou na artéria receptora (Figura 63.25 B) e quando não se incluem todas as camadas do vaso.

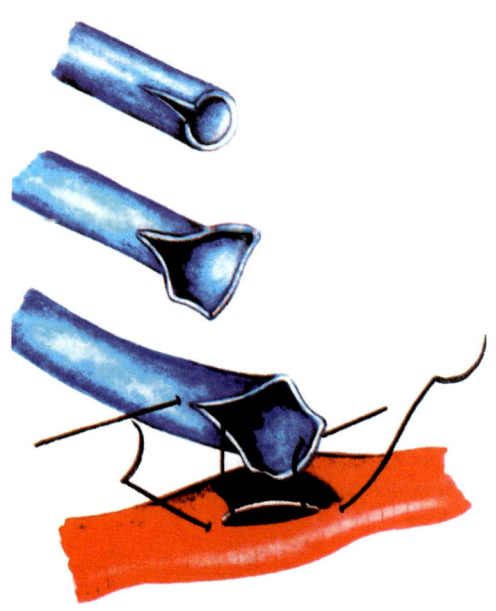

FIGURA 63.24 Início da anastomose terminolateral com dois pontos nas extremidades da boca anastomótica.

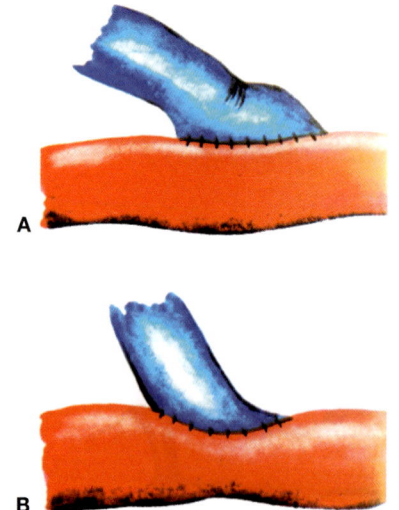

FIGURA 63.25 Erros técnicos na confecção da anastomose. **A.** Pontos muito amplos no enxerto, provocando prega com possibilidade de turbilhão e trombose. **B.** Pontos muito amplos na artéria receptora, provocando estenose.

ANASTOMOSE TERMINOTERMINAL

Esse tipo de anastomose é empregado quando se interpõe um segmento de veia, de artéria ou de material protético para substituir um segmento lesionado do vaso, como nos traumas e nas reconstruções após aneurismectomias.

As extremidades seccionadas são aproximadas por vários métodos, como:

- Pontos colocados em ângulos opostos (Figura 63.21)
- Três pontos colocados equidistantes (*triangulação de Carrell*)[3] (Figura 63.26)
- Com quatro pontos colocados em oposição, dois a dois (*quadrangulação de Frouin*).[9]

Esses pontos de aproximação podem ser simples ou em "U" colocados horizontalmente; esse último provoca discreta eversão das margens e facilita a aproximação das camadas íntimas dos dois segmentos anastomosados. O próximo passo é completar a anastomose com sutura contínua em *chuleio simples* ou em *colchoeiro*. Habitualmente se inicia pela sutura da face anterior e, a seguir, rodam-se as pinças oclusivas de 180°, anteriorizando-se a face posterior e completando-se a anastomose.

Quando não se tem um segmento extenso de vaso dissecado e dependendo de sua localização, não é possível rodar as pinças para anteriorizar a face posterior da anastomose. Nesses casos, inicia-se a anastomose pela sutura da face posterior, internamente.

Quando os vasos a serem anastomosados são de pequeno tamanho, isto é, têm diâmetro inferior a 5 mm, a área da anastomose pode ser ampliada, seccionando-se as extremidades dos vasos em biséis opostos (Figura 63.27). Essa manobra evita o efeito constritor de uma anastomose *boca a boca* perpendicular. Para a anastomose de vasos muito pequenos, recomenda-se o uso de pontos separados, para evitar a estenose circunferencial da anastomose.

Anastomose terminoterminal entre vasos de diferentes calibres

Em cirurgia vascular periférica, a anastomose terminoterminal entre vasos de diferentes calibres[12] apresenta dificuldades, particularmente quando um substituto protético e uma veia de pequeno calibre devem ser suturados conjuntamente (ou seja, emendados ou acoplados) no intuito de fazer uma derivação (*bypass*) composta. Nesse caso, recomenda-se que o diâmetro do vaso ou da prótese mais calibrosa seja reduzido pelo afilamento mediante excisão de um triângulo com sutura primária deste vão de sua parede anterior, que corresponderia à desproporção de calibre em relação ao vaso menor. Dessa maneira, reduz-se sua área de secção e possibilita a transição de calibre mais harmoniosa da anastomose. No vaso de menor calibre, a área da anastomose poderia ser ampliada pela secção de sua extremidade em bisel (Figura 63.28).

Anastomose laterolateral

Este é o tipo de anastomose menos utilizado na prática clínica. Sua principal indicação é na junção portocava e na confecção de algumas fístulas arteriovenosas. Faz-se uma abertura de igual extensão em ambos os vasos, colocados lado a lado. Após inserção dos pontos de aproximação nos ângulos das incisões, inicia-se a sutura pela face posterior da anastomose e por dentro do lúmen dos vasos. Pode ser realizada sutura contínua em *chuleio simples* ou em *colchoeiro*, completando-se a anastomose com a sutura da face anterior (Figura 63.29).

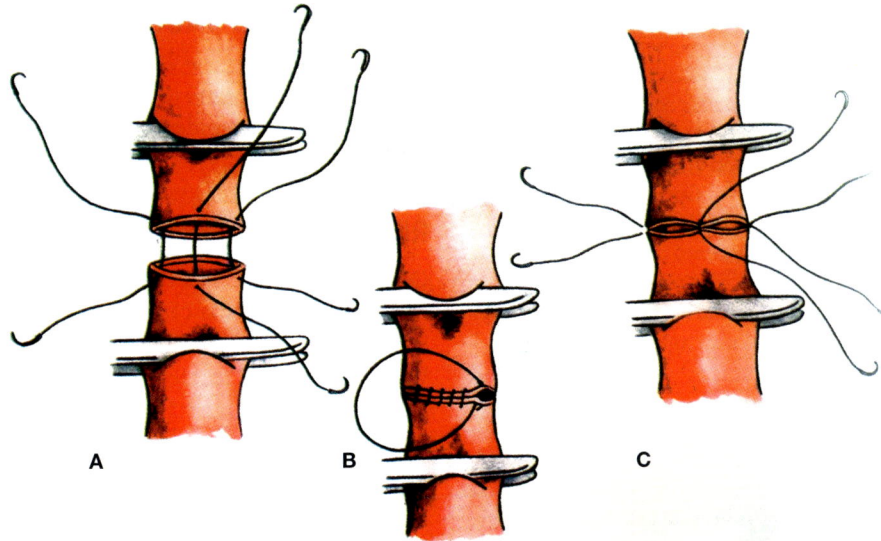

FIGURA 63.26 Anastomose terminoterminal. **A.** Aproximação com três pontos simples. **B.** Sutura completa da parede posterior. **C.** Sutura da parede anterior.

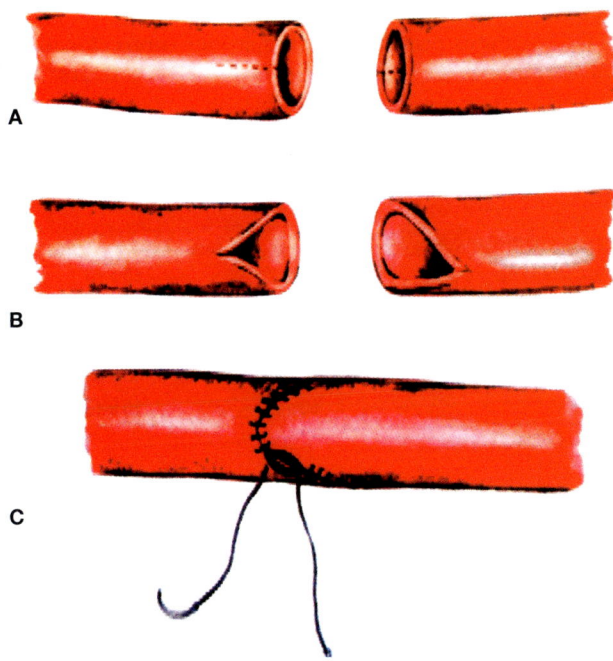

FIGURA 63.27 Anastomose terminoterminal. **A.** Secção em bisel. **B.** Aproximação por pontos simples. **C.** Sutura completa.

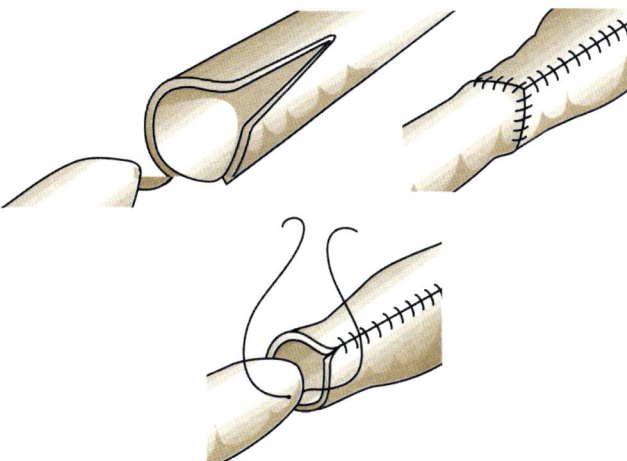

FIGURA 63.28 Anastomose terminoterminal entre vasos de diferentes calibres. Técnica proposta por Merlini (1990). (Adaptada de Merlini.[12])

Em certas ocasiões, em que há dificuldade de exposição ampla dos vasos a serem anastomosados, pode-se fazer a sutura a distância de toda a parede posterior da anastomose, antes da aproximação dos vasos. Finalizado o procedimento, as duas extremidades do fio são tracionadas até a aproximação completa dos vasos e conclui-se a anastomose com a sutura da face anterior (Figura 63.29). Esse princípio foi introduzido nas derivações para tratamento da tetralogia de Fallot, mas tem sido muito útil em várias outras situações.[1] Esse artifício também pode ser empregado nas anastomoses terminoterminal e terminolateral.

ENDARTERECTOMIAS

Consistem na remoção da placa ateromatosa junto com a íntima arterial. É a operação padrão nas cirurgias da bifurcação carotídea, mas pode ser empregada também em outros segmentos, como o aortoilíaco e o femoropoplíteo. Para tal, são empregadas espátulas de

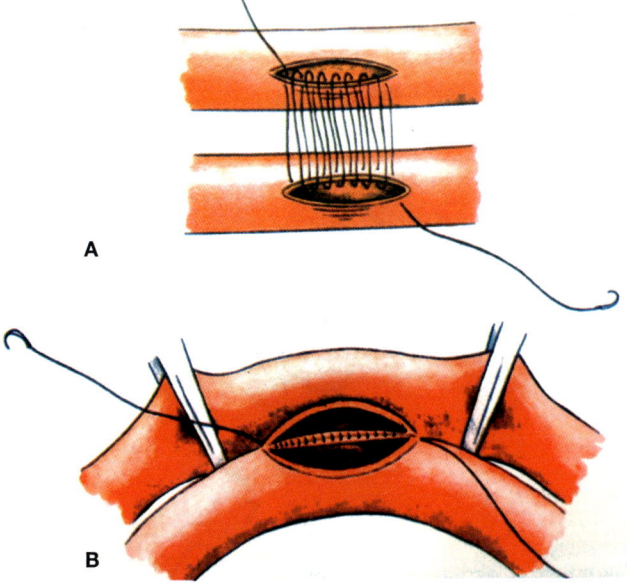

FIGURA 63.29 Anastomose laterolateral. **A.** Sutura contínua a distância. **B.** Aproximação dos lábios posteriores e início da sutura dos lábios anteriores.

endarterectomia e/ou anéis de endarterectomia, e os mais utilizados são os anéis de Vollmar (Figura 63.30). Após abertura da artéria acometida, geralmente em direção longitudinal, procede-se ao descolamento da placa ateromatosa da camada média com auxílio da espátula, que deve se circunscrever totalmente a esse fragmento de gordura.

Prossegue-se o seu descolamento, sob visão direta, até o término da mesma em ambos os sentidos – proximal e distal. Quando a placa se estende além do campo de visão, podem-se empregar os anéis de Vollmar, colocando-se o segmento da placa proximal no interior do anel, o qual é introduzido progressivamente no lúmen arterial com movimento de rotação horária contínua, até seu descolamento total. Mantendo o mesmo movimento, o anel é retirado junto com a placa enrolada em sua haste. O mesmo processo pode ser realizado para placas que se estendem distalmente.

A endarterectomia pode ser feita também por eversão. Nesse caso, secciona-se transversalmente em bisel a artéria em sua porção distal, no limite inferior para a restauração, prendendo-se a parede arterial com duas ou três pinças vasculares e iniciando-se a separação da placa com as espátulas de endarterectomia. Prende-se a porção descolada da placa com pinças e procede-se à eversão da parede arterial sobre a placa, literalmente, virando a artéria do avesso. Uma vez removida totalmente a placa, faz-se a anastomose terminoterminal da artéria endarterectomizada com a distal, com o cuidado de se evitar sua torção (Figura 63.31).

SUBSTITUTOS VASCULARES

Detalhes sobre os enxertos vasculares serão discutidos em capítulo específico (ver Capítulo 66). Nos Quadros 63.2 e 63.3 são apresentadas algumas considerações técnicas envolvendo a escolha do substituto vascular.

REMENDOS VASCULARES

Os remendos vasculares ou *patches* são utilizados em situações em que a arteriorrafia causaria estenose luminal ou trombose (Figura 63.32), como tortuosidade de trajeto, incisão longitudinal em artérias menores que 5 mm de diâmetro, placa calcificada, bordas irregulares e perda de tecido no sítio de arteriotomia. Os remendos também são classificados em autógenos ou protéticos.[8,9]

Os remendos autógenos podem ser obtidos principalmente de veias dos membros inferiores e superiores, embora outras veias também sejam descritas para esse fim. Podem ser usadas também em camada dupla, simplesmente evertendo-as e suturando-as achatadas na arteriotomia. Considera-se que os remendos com veias autólogas têm potencial risco de ruptura, principalmente quando utilizados no segmento carotídeo.

Os remendos protéticos costumam ser confeccionados de poliéster ou PTFE e apresentam características similares às das

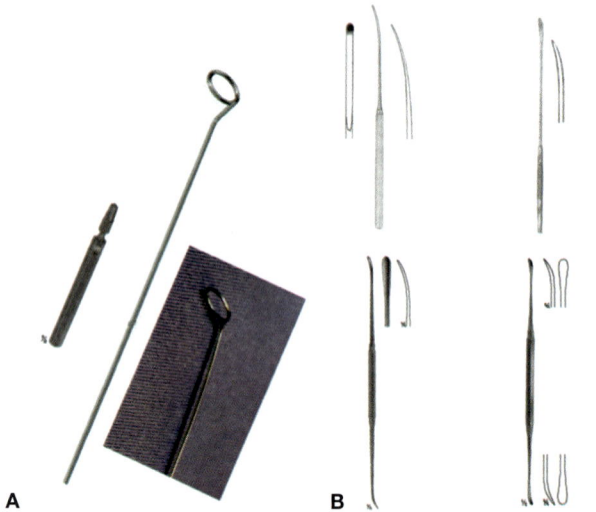

A   **B**

FIGURA 63.30 Materiais para endarterectomia. **A.** Anel de Vollmar. **B.** Espátulas para endarterectomia.

QUADRO 63.2	Taxas de perviedade primária de substitutos vasculares em acompanhamento de 2 a 4 anos.[13-16]	
Substituto arterial	Segmento femoropoplíteo (%)	Segmento infragenicular (%)
Veia safena magna	70	65 a 70
Veia de membro superior	60	70
Veia umbilical	70	60
PTFE	54 a 70	40 a 60
Dacron®	60 a 70	30 a 46

PTFE: politetrafluoretileno.

QUADRO 63.3	Perviedade cumulativa em 5 anos dos substitutos protéticos no segmento femoropoplíteo de acordo com o diâmetro da prótese escolhida e o sexo.[17,18]	
Próteses	Masculino (%)	Feminino (%)
Pequenos diâmetros (5 ou 6 mm)	37,9	45
Grandes diâmetros (7 ou 8 mm)	69,1	45

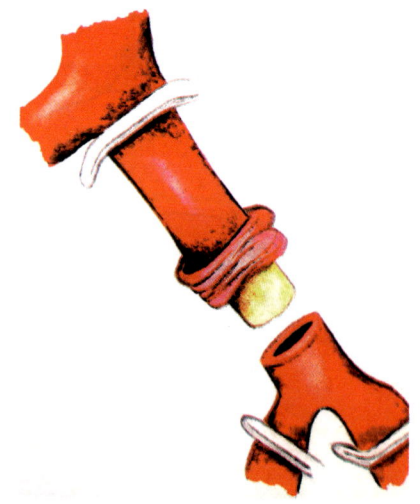

FIGURA 63.31 Endarterectomia por eversão.

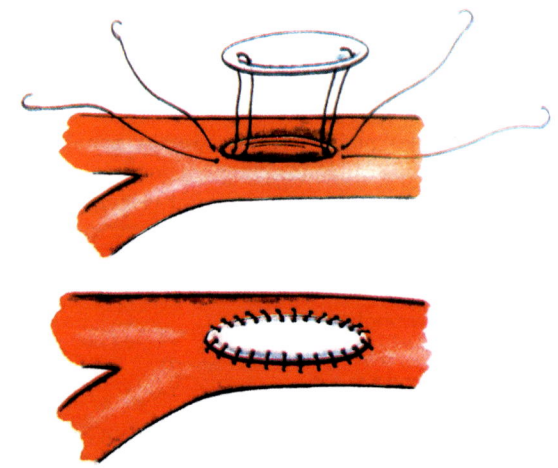

FIGURA 63.32 Fechamento de arteriotomia longitudinal com remendo (*patch*) para ampliar o lúmen do vaso.

QUADRO 63.4	Principais remendos protéticos disponíveis no mercado.		
Remendo/patch	Material	Espessura (mm)	Empresa
Hemashield Platinum Finesse®	Poliéster trançado impregnado com colágeno	0,76	Maquet
Gore-Tex® Acuseal®	PTFEe combinado com fluoropolímero	0,50	W. L. Gore
Intervascular®	Malha de poliéster trançado coberto por colágeno	0,65	W. L. Gore
Vascu-Guard®	Pericárdio bovino	0,35	Synovis™
Patch de pericárdio bovino	Pericárdio bovino	0,30	Braile Biomédica

PTFE: politetrafluoretileno.

próteses longas correspondentes; portanto, quando não estão disponíveis produtos específicos para esse fim, as próprias próteses vasculares podem ser utilizadas. Suas desvantagens são o risco de infecção, dilatação a longo prazo e sangramento relacionado com passagem da agulha. Os remendos de poliéster, particularmente aqueles impregnados com colágeno ou cobertos com albumina, reduzem sobremaneira o risco de hematoma do sítio cirúrgico e o sangramento relacionado com a passagem da agulha. Também podem ser utilizados remendos biológicos, como o de pericárdio bovino.

Para sua utilização nas arteriorrafias, os remendos devem ser preparados e moldados para melhor adaptação à parede vascular. Dessa maneira, a partir de um fragmento retangular, as extremidades são ajustadas para adequá-las à arteriotomia, evitando-se manter ângulos muito agudos (Figura 63.33).

No Quadro 63.4 são apresentadas algumas informações dos principais remendos protéticos disponíveis.

RECONSTRUÇÕES VENOSAS

As mesmas técnicas apresentadas para reconstrução arterial são válidas para reconstruções venosas, no entanto, como a parede venosa é mais delicada, com regimes de pressão e fluxo sanguíneo diferentes, as reconstruções não suportam as mínimas imperfeições técnicas, exigindo do cirurgião grande habilidade nas operações vasculares que envolvem o território venoso. Da mesma maneira, deve-se evitar o uso de material substituto sintético nas reconstruções venosas.

Na prática, as cirurgias venosas mais frequentemente empregadas são as safenectomias e as exéreses de trajetos varicosos, mais bem detalhadas em capítulo à parte (ver Capítulo 146). Para tal, são empregados fleboextratores, agulhas de crochê e microganchos (Figura 63.34).

As referências bibliográficas deste capítulo se encontram no Ambiente de aprendizagem do GEN.

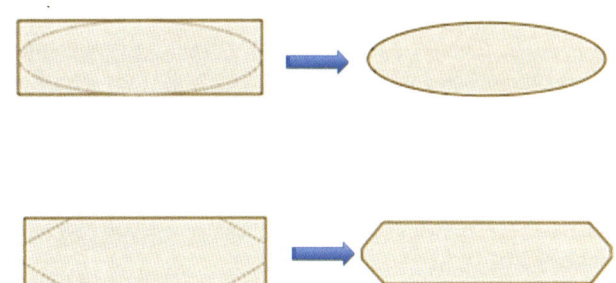

FIGURA 63.33 Preparo do remendo vascular a partir de fragmento retangular de substituto sintético ou autólogo, objetivando a forma ovalada ou poligonal.

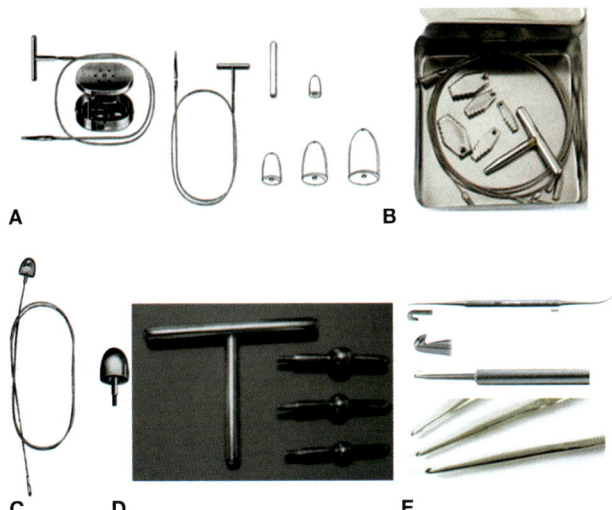

FIGURA 63.34 Material para cirurgia de varizes de membros inferiores. **A.** Fleboextrator de Nabatoff. **B.** Fleboextrator de Mario Degni. **C.** Fleboextrator de Caiafa-Medina. **D.** Fleboextrator por inversão. **E.** Microganchos e agulhas de crochê para flebectomia.

64

Tromboembolectomia e Trombectomia

Francisco Humberto de Abreu Maffei ■ Sidnei Lastória ■ Rodrigo Gibin Jaldin ■ Maurício Serra Ribeiro

Resumo

A tromboembolectomia e a trombectomia são procedimentos cirúrgicos ou endovasculares que visam à recanalização de vasos sanguíneos, tanto arteriais como venosos, enxertos vasculares e *stents* ocluídos por êmbolos ou trombos. Neste capítulo, são apresentadas as indicações e as principais técnicas utilizadas nesses procedimentos, bem como eventuais complicações.

Palavras-chave: trombose arterial; trombose venosa; trombectomia; embolectomia.

INTRODUÇÃO

A tromboembolectomia e a trombectomia são técnicas cirúrgicas ou endovasculares para recanalização de vasos sanguíneos, enxertos vasculares e *stents* ocluídos por êmbolos ou trombos. Em 1962, Thomas Fogarty descreveu a utilização de um cateter para remoção de trombos que ainda é padrão atualmente no tratamento de isquemia aguda, principalmente de etiologia embólica.[1] A grande vantagem desses cateteres é poder acessar vasos a distância, promovendo remoção efetiva de trombos, tanto proximais como distais, nos membros, por meio de única abertura (arteriotomia ou venotomia). Podem-se retirar trombos ou êmbolos da bifurcação das artérias aorta, ilíacas ou distais dos membros, por exemplo, por meio de única incisão na artéria femoral. O mesmo procedimento pode ser feito no sistema venoso, podendo-se retirar trombos das veias ilíacas e/ou do início da veia cava, a partir da veia femoral (Figura 64.1).

Atualmente, dispõe-se de variados procedimentos de trombectomia mecânica por meio de sistemas de aspiração, rotação e maceração dos trombos, tanto para segmento arterial quanto venoso.[2-5]

TROMBOEMBOLECTOMIA ARTERIAL

A maioria dos casos de embolia periférica ocorre em pacientes que apresentam fibrilação atrial, em idosos e aqueles com arteriopatias periféricas,[6] sendo difícil definir se a obstrução é causada por êmbolo de origem cardíaca ou por trombose de placa de ateroma preexistente. O termo *embolectomia*, portanto, seria utilizado nesses casos de embolia com fonte emboligênica definida e em artérias distais sadias; no entanto, em paciente com doença aterosclerótica periférica e também nas arterites sem lesão cardíaca identificável, é mais difícil distinguir trombose vascular primária de êmbolo provindo de local desconhecido. Nessas situações, é mais complicado afirmar se um trombo mural formou-se sobre uma placa aórtica e ficou retido em uma zona estenosada por placa mais distal ou se ocorreu complicação aguda de placa, em função da formação de trombo em local de ruptura ou ulceração da placa. Por esses motivos, muitos autores sempre denominam esses procedimentos de *tromboembolectomia*.

Técnica e tática cirúrgicas da tromboembolectomia arterial

Anestesia

De modo geral, para as tromboembolectomias de membros inferiores, utiliza-se bloqueio peridural, que propicia boas condições de trabalho à equipe cirúrgica e conforto ao paciente. A anestesia deve ser aplicada antes da administração de heparina, pelo risco de hemorragia extradural. Embora o advento do cateter de Fogarty tenha favorecido o emprego de anestesia local, é preferível reservá-la para os pacientes de alto risco cirúrgico e em mau estado geral, como nas cardiopatias graves. Nas embolectomias de membros superiores, utiliza-se anestesia local ou bloqueios locorregionais.

Menos comumente, há necessidade de anestesia geral nas embolectomias dos membros: em pacientes heparinizados, ou quando existem condições próprias do paciente que impeçam anestesia raquidiana. É bom lembrar que, mesmo na vigência de anestesia local, seria importante o acompanhamento do anestesista para o adequado monitoramento dos sinais vitais, tendo em vista o estado geral desses pacientes e as possíveis alterações que ocorrem durante a revascularização.

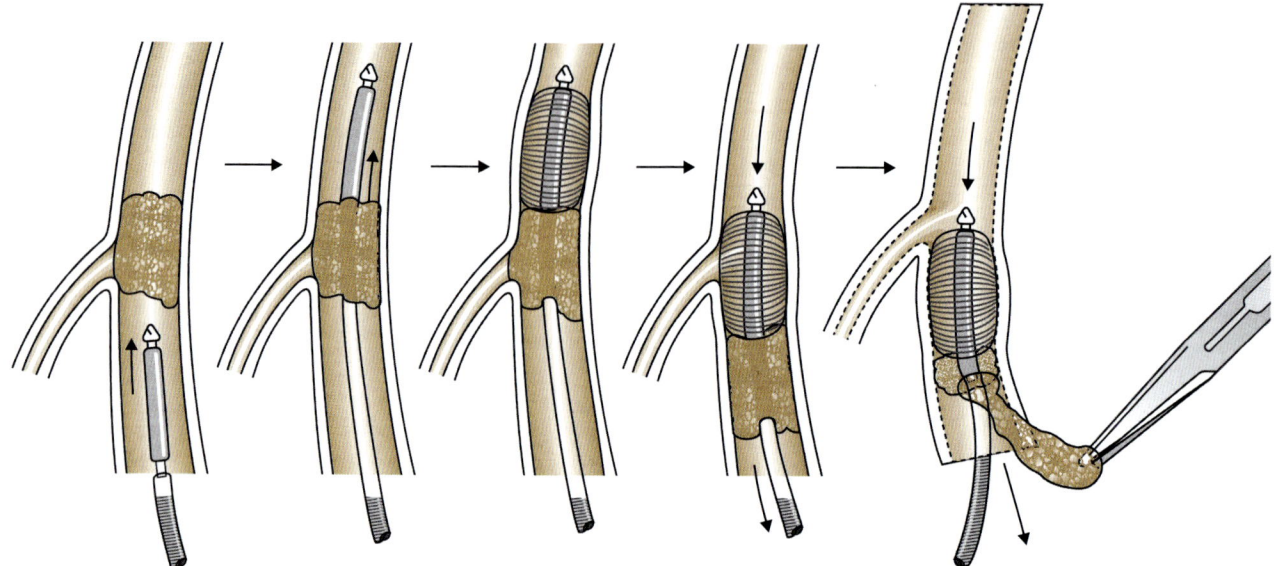

FIGURA 64.1 Representação esquemática da técnica de embolectomia: transposição do trombo, insuflação do balão e remoção do trombo pela tração do cateter.

Técnica cirúrgica
Tromboembolectomia à Fogarty

O cateter de Fogarty, como ficou conhecido, é constituído por um tubo flexível de polivinilclorido de 80 cm de comprimento, disponível para uso arterial nos calibres de 2F até 7F e, para uso venoso, de 6F a 22F (Figura 64.2). Apresenta extremidade bastante maleável, tornando possível seguir as curvaturas dos vasos, diminuindo o risco de ruptura. Nas proximidades de sua extremidade, localiza-se um balão inflável de látex, bastante delicado. Ademais, os cateteres dispõem de um sistema de identificação por cores em seu corpo e a capacidade máxima do balão é especificada na porção final do cateter (Quadros 64.1 e 64.2).

O cateter com o balão desinflado é introduzido no vaso por arteriotomia ou venotomia transversa ou longitudinal, após isolamento e clampeamento do segmento a ser aberto, e avança através do trombo, em geral com facilidade. Depois que se passa o cateter, o balão é inflado com líquido (em geral, usa-se água destilada ou soro fisiológico), em um volume que depende do tamanho do cateter utilizado. Utilizam-se seringas pequenas de 2 ou 3 mℓ, preferencialmente com rosca de vedação, que promovem melhor controle da pressão de enchimento do balão. O cateter é, então, puxado vagarosamente, sendo o balão desinflado parcialmente sempre que houver dificuldade em sua progressão.

Seguidas essas manobras, na maioria dos casos obtém-se a remoção do êmbolo ou trombo e de todos os trombos secundários à estase acarretada. Essa manobra é repetida até a retirada total dos êmbolos e trombos; entretanto, deve ser feita delicadamente para tentar minimizar dano excessivo à parede vascular.

Os cateteres arteriais de Fogarty a partir do tamanho 4F vêm munidos de um mandril de fio de aço intraluminal, com a finalidade de transpor trombos mais sólidos. Apesar disso, raramente esses mandris são utilizados, porque aumentam sobremaneira a frequência de perfuração arterial. Os cateteres venosos apresentam ponta mais longa, macia e flexível, destinada a transpor as válvulas venosas quando introduzidos distalmente (Figura 64.3).

Para as tromboembolectomias aortoilíacas, femoral ou poplítea, a via de acesso habitual é a bifurcação da artéria femoral comum, no triângulo de Scarpa. Esse acesso deve ser bilateral em embolias e tromboses de aorta (Figura 64.4).

Isolam-se as artérias femorais superficial, comum e profunda, que são reparadas com cadarços. Antes da colocação de pinças ou duplas laçadas, obliterando os vasos, realiza-se heparinização sistêmica pela injeção intravenosa de 5 mil UI de heparina, se o paciente ainda não recebeu o medicamento. A seguir, inserem-se pinças vasculares ou laçadas proximal e distalmente à oclusão, e realiza-se arteriotomia na artéria femoral comum ao nível da emergência da femoral profunda. Em artérias normais, deve-se preferir

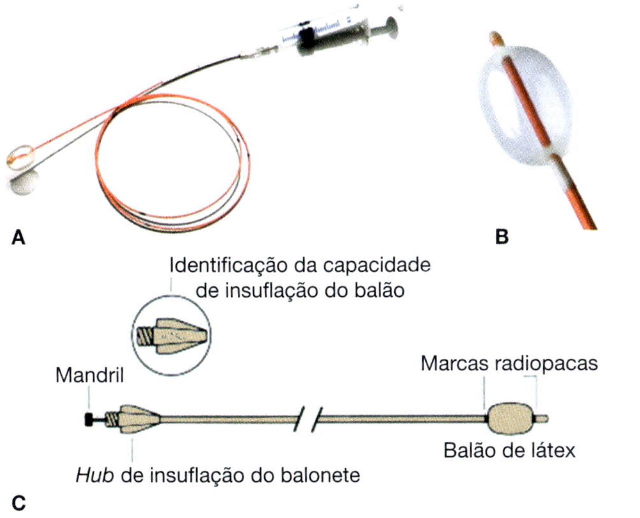

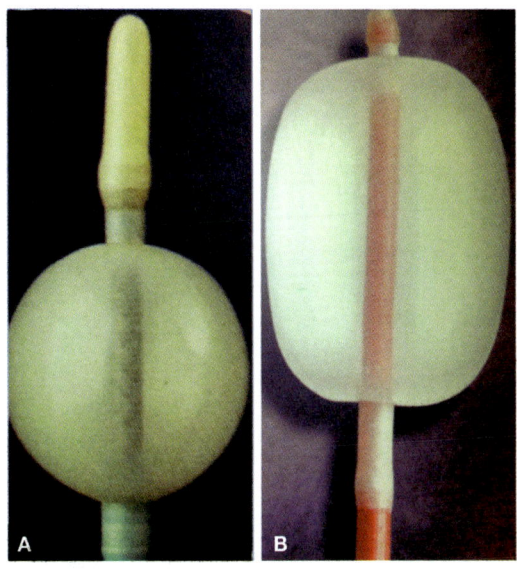

FIGURA 64.2 Cateter de Fogarty. **A.** Visão geral do cateter com seringa acoplada. **B.** Detalhe da ponta do cateter e balão de látex. **C.** Corpo do cateter, com evidência para a identificação da capacidade do balão na extremidade final do cateter e do mandril intraluminal (estilete).

FIGURA 64.3 Comparação entre as pontas e balões dos cateteres de Fogarty venoso (**A**) e arterial (**B**).

QUADRO 64.1 Características dos cateteres arteriais de Fogarty.

Tamanho	2F	3F	4F	5F	6F	7F
Capacidade máxima (mℓ)	< 0,2	0,2	0,75	1,5	2	2,5
Diâmetro do balão insuflado (mm)	4	5	9	11	13	14
Tamanho em *French* com o balão vazio	3,1	3,9	4,7	5,7	6,7	7,7
Cor	Roxa	Verde	Vermelha	Branca	Azul	Amarela

QUADRO 64.2 Características dos cateteres venosos de Fogarty mais utilizados.

Tamanho	6F	8F	10F
Capacidade máxima (mℓ)	1,5	2,25	4
Diâmetro do balão insuflado (mm)	12	13	19
Cor	Azul	Marrom	Marrom

arteriotomia transversal, porque a sutura não provocaria estenose em demasia (Figura 64.5). Já nas artérias com paredes espessadas ou com lesões ateromatosas no local de arteriotomia, recomenda-se que esta seja longitudinal e que seu fechamento seja realizado por plastia com remendo para diminuir o risco de estenose residual ou reestenose precoce.

Nos casos em que exista possibilidade da mudança de tática, como a realização de derivação, a incisão longitudinal também deve ser a escolhida.

Retira-se a pinça ou solta-se a laçada da artéria femoral superficial e introduz-se o cateter de Fogarty em sentido distal, recolhendo-o cuidadosamente até a saída dos trombos e a obtenção de bom refluxo. Repete-se a operação quantas vezes for necessária. Realiza-se a mesma manobra para a artéria femoral proximal.

Nas embolias e tromboses de artéria poplítea, o acesso direto no terço superior da face interna da perna, na poplítea infragenicular, facilita o isolamento da trifurcação e a remoção de trombos da artéria tibial anterior, que tem difícil cateterização quando se utiliza a via femoral.

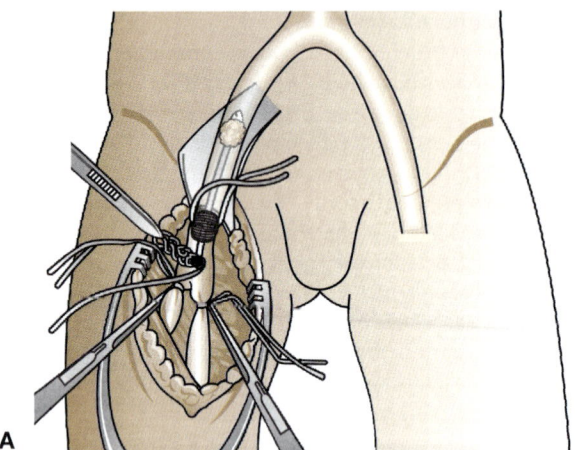
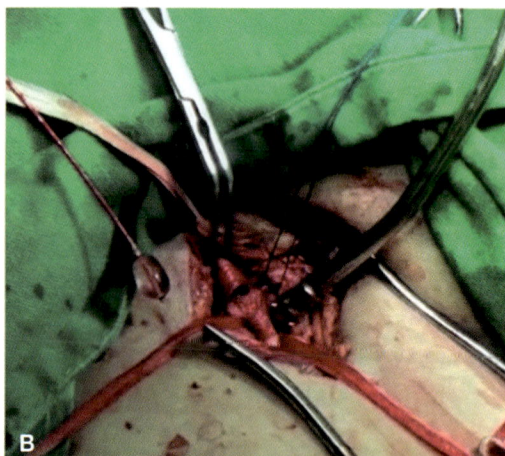

FIGURA 64.4 Técnica de embolectomia femoroilíaca por acesso femoral. **A.** Passagem do cateter de Fogarty em sentido proximal para desobstrução do segmento iliofemoral e remoção de coágulos. **B.** Detalhe do campo cirúrgico para o acesso femoral, com trombos exteriorizando-se pela arteriotomia transversa.

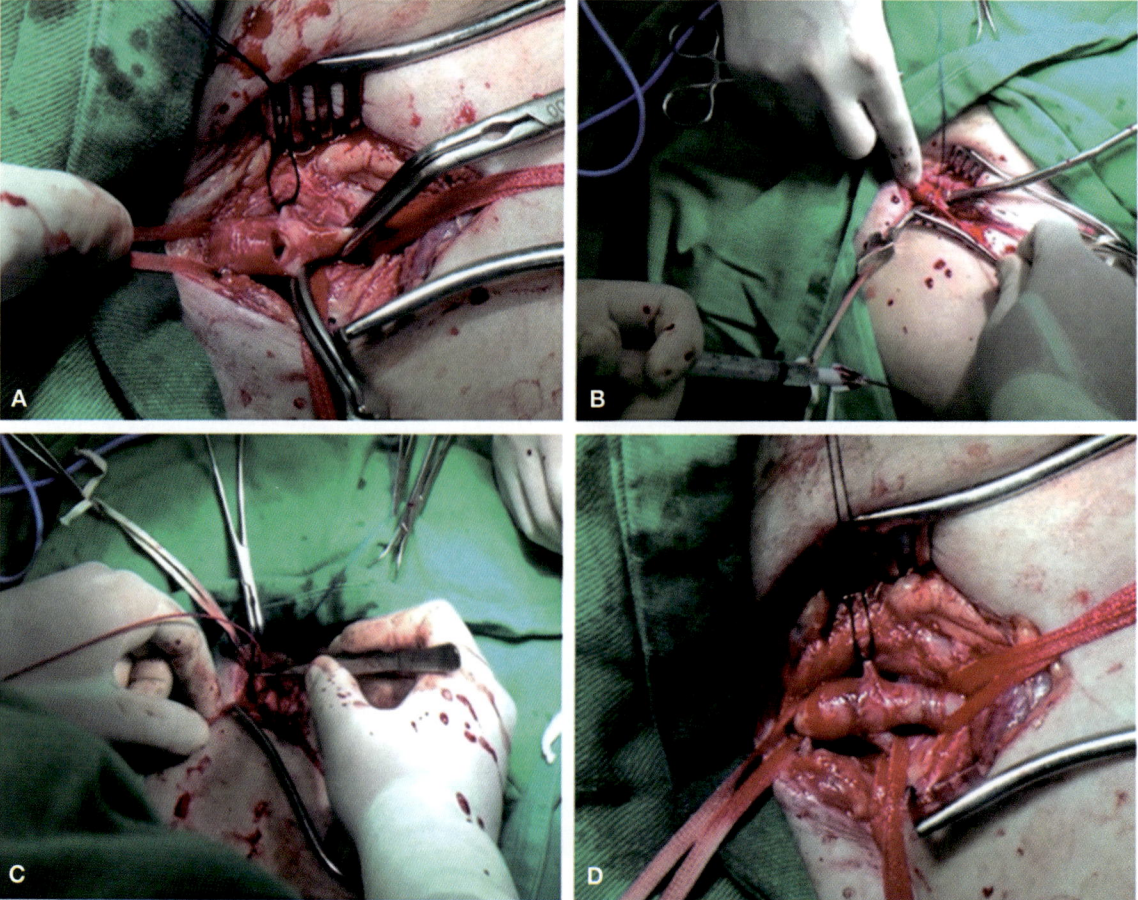

FIGURA 64.5 Técnica de embolectomia de membro inferior por acesso femoral. **A.** Exposição da artéria femoral comum e controles proximal e distal. **B.** Exame com cateter de Fogarty em sentido proximal. **C.** Exame com cateter de Fogarty em sentido distal. **D.** Ráfia da artéria femoral comum.

Nas tromboembolectomias de membro superior, utiliza-se a artéria braquial como via de acesso, na maioria dos casos sendo os procedimentos de cateterismo e desobstrução semelhantes aos do membro inferior.

As complicações intraoperatórias arteriais mais comuns são deslocamento de placas de ateroma, perfuração ou ruptura arterial e fratura do cateter, que podem ser minimizadas pelo manejo cuidadoso do cateter de Fogarty.

O sucesso da cirurgia é avaliado, de imediato, pela restauração dos pulsos distais, normalização da temperatura e da cor da pele, pelo enchimento venoso e, se houver condições, pela ultrassonografia com Doppler. Em alguns casos, não se palpam os pulsos distais após a revascularização, porém eles reaparecem algumas horas após o procedimento, o que talvez ocorra em virtude de espasmo vascular. Pode haver excelente resultado funcional sem pulsos palpáveis.

Um bom índice pressórico após a tromboembolectomia indica revascularização efetiva, mas resultados duvidosos podem acontecer, principalmente em vigência de aterosclerose importante. Nos casos em que a perviedade do leito distal é duvidosa, deve-se realizar arteriografia intraoperatória e, se necessário, arteriotomias mais distais, como na artéria poplítea infrapatelar e/ou tibial posterior no nível do maléolo. Atualmente, recomenda-se a realização rotineira de arteriografia intraoperatória.

No pós-operatório imediato, os pacientes devem ser acompanhados de perto, verificando-se coloração e temperatura cutâneas, enchimento venoso, pulsos, aferição do índice tornozelo-braço, evidência de edema, que pode indicar síndrome compartimental, alterações neurológicas e, caso ocorra alguma deterioração, deve-se pensar na realização de arteriografia e eventual reintervenção, ou na realização de fasciotomias quando há sinais clínicos de síndrome compartimental. Em relação ao uso de anticoagulantes no pós-operatório de embolectomias, há dúvidas quanto ao momento de início e de término do tratamento.

A maioria dos autores defende a anticoagulação no pós-operatório, com base na menor recorrência de episódios embólicos e na menor mortalidade com o seu uso.[7] Pode-se adotar o uso rotineiro de anticoagulantes no pós-operatório de tromboembolectomias, frequentemente iniciando com heparina 12 horas após a cirurgia, em função do menor risco hemorrágico, mantendo-se, a seguir, anticoagulante oral por tempo variável, dependendo da fonte embolígena, ou indicação de anticoagulação por conta de cardiopatia estabelecida.

O tratamento cirúrgico das tromboses arteriais agudas exige procedimentos mais amplos e sofisticados do que o da embolia arterial, em função da existência de lesões parietais, alterações de fluxo e da coagulação. A trombectomia com cateteres de Fogarty isoladamente, na maioria dos casos não apresenta bons resultados (Figuras 64.6 e 64.7), pois persistem inalteradas as condições locais que ocasionaram obstrução. Muito frequentemente, na trombose aguda, a trombectomia à Fogarty inicial é seguida de angioplastia com ou sem colocação de *stents* ou, nos casos de insucesso da abordagem inicial, revascularização por meio de pontes utilizando-se enxertos autólogos ou sintéticos que pode ser realizada no mesmo tempo cirúrgico ou em um segundo tempo de acordo com as condições isquêmicas do membro.[7]

Complicações. O uso do cateter de Fogarty, principalmente se empregado sem o auxílio de radioscopia, pode acarretar várias complicações, como: lesão endotelial, facilitando a retrombose e proliferação intimal; perfuração da parede vascular com extravasamento de sangue; formação de fístula arteriovenosa (FAV); dissecção de íntima; descolamento de placas de ateroma; embolização distal.[8,9] Para evitar essas complicações, é importante realizar o procedimento cuidadosamente, sem forçar a passagem do cateter,

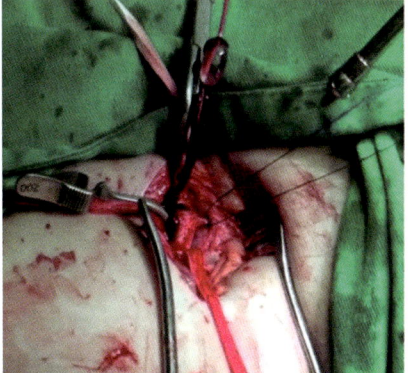
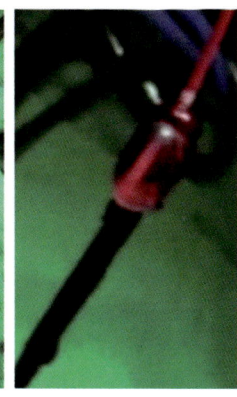

FIGURA 64.6 Trombos aderidos ao cateter de Fogarty durante embolectomia.

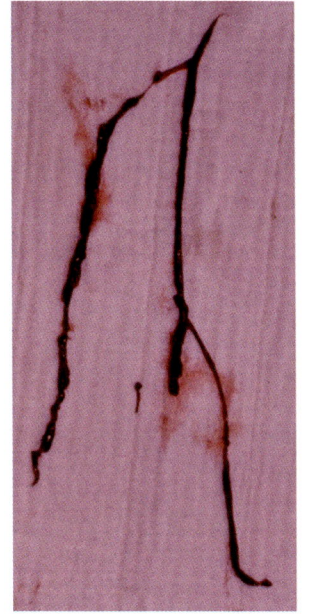
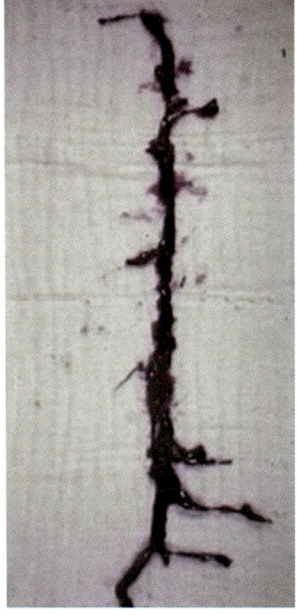

FIGURA 64.7 Produtos de embolectomia arterial de membros inferiores.

e não promover expansão excessiva do balão, que tanto pode provocar ruptura arterial como lesão endotelial, pois ao se tracionar bruscamente o cateter, efetua-se intensa força de cisalhamento, predispondo à retrombose e à proliferação intimal.[10,11]

TROMBECTOMIA VENOSA

A trombectomia venosa segue os mesmos princípios da arterial e atualmente é indicada em situações específicas e de maneira bem limitada. A maioria dos autores indica a trombectomia venosa cirúrgica (aberta) apenas nos casos de flegmasia cerúlea *dolens*, principalmente quando não estão disponíveis outros sistemas de trombectomia mecânica ou farmacológica. Alguns centros europeus mantiveram-se utilizando a técnica, refinando o procedimento e aprimorando seus resultados.[12-14] Quando bem indicada e bem-sucedida, a trombectomia venosa pode reduzir significativamente a morbidade precoce de paciente com trombose venosa profunda iliacofemoral, contribuindo também para a diminuição da incidência de síndrome pós-trombótica.[12,15,16] Os princípios básicos da trombectomia venosa estabelecidos por Comerota[12] para resultados aceitáveis encontram-se no Quadro 64.3. Atualmente, cateteres endovasculares de trombectomia estão sendo desenvolvidos primariamente para o segmento venoso e sua utilização cada vez mais comum para os casos de flegmasias principalmente.

> **QUADRO 64.3** **Princípios técnicos da trombectomia venosa.**
>
> - Identificar com precisão a extensão proximal e distal do trombo
> - Remover o trombo o mais completamente possível, utilizando-se da trombectomia infrainguinal, se preciso
> - Confirmar a passagem pela obstrução iliofemoral subjacente (o cateter pode ser direcionado erroneamente para uma veia lombar ascendente)
> - Confecção de fístula arteriovenosa inguinal para aumentar a velocidade no segmento venoso iliofemoral, sem elevar a pressão venosa
> - Iniciar anticoagulação precoce no pós-operatório, preferencialmente infundida em uma veia distal da perna operada
> - Anticoagulação terapêutica prolongada (mínimo de 1 ano)

Técnica cirúrgica

Trombectomia venosa cirúrgica

Em geral, prefere-se a anestesia geral. Descreve-se acesso inguinal longitudinal para exposição e controle da veia femoral comum e de todas as tributárias laterais e posteriores, bem como da junção safenofemoral e da veia femoral profunda. Realiza-se, então, venotomia longitudinal na veia femoral comum no nível da junção safenofemoral. Inicia-se a trombectomia em sentido infrainguinal, primeiramente, sendo a perna elevada e comprimida por bandagem de borracha, possibilitando movimentos de dorsiflexão do pé. Os cateteres venosos de Fogarty apresentam ponta mais longa, macia e flexível, destinada a transpor as válvulas venosas quando inseridos distalmente (Figura 64.3). Realiza-se a trombectomia iliofemoral mediante exame com cateter venoso de Fogarty 8 ou 10F e remoção de trombos muitas vezes antes de progredir o cateter para a veia cava sob fluoroscopia. Quando existe trombo na veia cava, pode-se dispor de cateter-balão de oclusão/proteção, o qual deve ser insuflado acima do nível da trombose identificada na flebografia e é possível, então, realizar a trombectomia guiada pela fluoroscopia. Atualmente, preconiza-se o tratamento de possíveis estenoses identificadas durante a flebografia de controle por balões de angioplastia, tendo-se em mente que estenoses residuais deveriam ser tratadas com *stent* 12 a 14 mm de diâmetro para a veia ilíaca externa e de 14 a 16 mm para a veia ilíaca comum. Procede-se, então, à sutura da venotomia com fio monofilamentar, seguida pela confecção de FAV terminolateral de diâmetro máximo de 4 mm

entre uma veia tributária proximal grande da croça da safena, anastomosada lateralmente na artéria femoral superficial. Deve ser aferida a pressão após a confecção da FAV, a qual não deve elevar-se significativamente. A FAV visa aumentar o fluxo, e não a pressão intravenosa, ampliando a perviedade proximal, sem provocar disfunção de competência da válvula distal.[12,15]

TROMBECTOMIA MECÂNICA ENDOVASCULAR

Atualmente, dispõem-se de dispositivos totalmente percutâneos para a realização de trombectomia. A terapêutica endovascular funciona por diferentes técnicas ou por combinação de métodos, como aspiração do trombo por bainhas ou cateteres-guia, fragmentação do trombo por cateteres, maceração por cateteres rotacionais de alta velocidade, fragmentação e aspiração por cateteres que utilizam princípios hidrodinâmicos[17] (Figura 64.8). A seguir, são apresentados os dispositivos percutâneos de trombectomia cujo uso é descrito nos segmentos venoso e arterial.

ASPIRAÇÃO DO TROMBO

Esse procedimento, em geral associado à fibrinólise local, pode ser realizado por via transcutânea ou por cirurgia aberta. Consiste na passagem de um cateter de 5 a 7F por uma bainha 8F até alcançar o trombo. Procede-se à aspiração forçada no cateter, com auxílio de uma seringa de 50 mℓ, sendo o cateter puxado cuidadosamente enquanto se mantém a pressão na seringa.

Atualmente, há cateteres de aspiração específicos para esse procedimento que são comercialmente disponíveis. São de baixo perfil, duplo lúmen e de troca rápida. Como exemplo, temos cateter de extração Pronto® (Teleflex, Morrisville, NC, USA), cateter Export® (Medtronic, Minneapolis, MI, USA), cateter de extração Xpress-Way® (Atrium Medical, Osaka, Japan) e cateter ASAP® (Merit Medical, South Jordan, UT, USA).[19] Há também sistemas de aspiração por meio de potentes bombas de pressão negativa com cateteres específicos como o sistema Indigo (Penumbra, Alameda, CA, USA).[20,21] Incompatibilidade entre o tamanho do cateter e o diâmetro arterial é o principal motivo de remoção incompleta do trombo. As técnicas de aspiração têm melhor eficácia quando utilizados em trombos recentes (menos que 14 dias).[22,23]

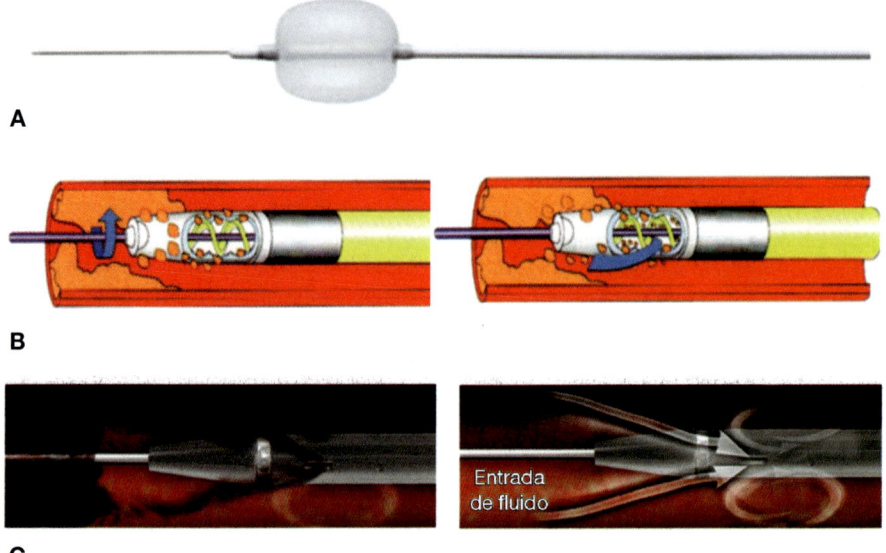

A

B

C

FIGURA 64.8 Técnicas de embolectomia *over the wire*. **A.** Cateter de Fogarty Thru Lumen® OTW. **B.** Sistema Rotarex®. **C.** Sistema AngioJet®. (**B.** Adaptada de Lichtenberg et al.[2] **C.** Sharma SK et al.[18])

SISTEMAS REOLÍTICOS E ROTACIONAIS

O sistema reolítico de trombectomia AngioJet® consiste em um dispositivo para remoção mecânica de trombos frescos ou semiorganizados por acesso vascular percutâneo. Essa remoção ocorre por efeito Venturi-Bernoulli, que consiste na aplicação de múltiplos jatos de solução salina a altas velocidades e pressão, por orifícios localizados na extremidade distal do cateter, criando uma zona de baixa pressão e efeito de vácuo que provoca a desorganização e a aspiração de trombos volumosos.[24] Esses dispositivos apresentam sistema de infusão que reduz a dose de fibrinolítico intravascular. Descreve-se seu uso em segmentos arterial e venoso; mais detalhes sobre sua aplicação podem ser obtidos no Capítulo 76.[25,26]

Destacam-se ainda os sistemas rotacionais Straub Medical Rotarex® e Aspirex®. Consistem em hélice de aço, a qual tem uma luz coaxial central onde corre o fio-guia. Essa hélice gira a altas frequências no interior de um cateter rotacional que é acoplado a um gerador de alta velocidade, produzindo velocidade rotacional específica para cada cateter com frequências de 40 e 60 mil rpm, de acordo com o modelo. Essa rotação garante aspiração de todos os fragmentos do trombo para o interior de um saco coletor por meio da pressão negativa gerada e com perda sanguínea mínima para o paciente, sem a necessidade do uso de infusão de fluidos ou de fibrinolíticos.[27] O uso do sistema Rotarex® tem sido descrito para oclusões agudas e crônicas em vasos nativos, em oclusões intra-*stents*, em enxertos arteriais e em acessos para hemodiálise.

O sistema Aspirex®, por sua vez, embora elaborado para uso em veias, tem sido usado em oclusões agudas de veias, artérias e acessos para hemodiálise. A diferença entre os sistemas seria a função da cabeça do dispositivo: enquanto no primeiro a cabeça tem movimentos rotacionais de acordo com o movimento da hélice gerando um forte vórtex, o segundo tem cabeça fixa, com janelas laterais para a aspiração de material durante a movimentação da hélice.[2,3,28,29]

TROMBÓLISE ACELERADA POR ULTRASSOM

Ondas ultrassônicas podem facilitar e acelerar a dissolução dos trombos pelo fibrinolítico. Como exemplo, temos o sistema EkoSonic™ (Boston Scientific).[30,31] Um estudo randomizado e controlado comparando trombólise acelerada por ultrassom associado a infusão de uroquinase *versus* uroquinase somente mostrou que houve uma aceleração da trombólise, porém com 10,7% de falha técnica e duas hemorragias intracranianas.[32] Novos estudos randomizados e controlados são necessários para definir o papel dessa nova modalidade de trombólise.

As referências bibliográficas deste capítulo se encontram no Ambiente de aprendizagem do GEN.

65

Endarterectomia Convencional e por Eversão

Osíris Ramacciotti ■ Eduardo Ramacciotti

Resumo

A endarterectomia é uma técnica útil no tratamento das lesões por aterosclerose, sendo empregada nas modalidades convencional e por eversão nos segmentos aortoilíaco e femoral. Essa cirurgia consiste na retirada em bloco da camada íntima afetada pelo ateroma e de parte da camada média, aproveitando-se do plano de clivagem intraparietal. A parede arterial remanescente, constituída por parte da camada média, da lâmina elástica externa e da adventícia, apesar de tornar-se bastante delgada, mantém perfeitamente sua função continente. A análise dos resultados, tanto precoces como tardios, justifica, por si só, o emprego da endarterectomia, a qual tende a ser mais simplificada com os avanços da cirurgia arterial. Neste capítulo, abordam-se o conceito de endarterectomia, suas indicações, a técnica cirúrgica, suas limitações, complicações, os resultados possíveis desse procedimento e, finalmente, suas perspectivas futuras.

Palavras-chave: endarterectomia; aterosclerose; aorta; artéria ilíaca; artéria femoral.

INTRODUÇÃO

A tromboendarterectomia, inicialmente planejada para ser um procedimento técnico que consistisse na simples retirada do trombo, teve sua origem no século XX. As tentativas de desobstrução arterial por simples remoção do trombo, realizadas por Severeanu (1880), Delbet (1906) e Jianu (1909) fracassaram, ocorrendo trombose precoce no segmento operado.[1]

Essa técnica permaneceu abandonada até 1947, quando Cid dos Santos realizou uma trombectomia no segmento iliofemoral esquerdo em um paciente de 66 anos com isquemia crítica, usando heparina durante o ato operatório. O segmento operado permaneceu pérvio por 3 dias, achado confirmado por arteriografia, até o óbito do paciente por uremia. O exame anatomopatológico evidenciou, além do trombo retirado, porções da parede arterial, constituídas por fragmentos de camada íntima; assim, modificou-se o conceito de que a integridade dessa camada é necessária para a manutenção da perviedade na cirurgia arterial reparadora.[2]

Encorajado por esses achados, Santos procedeu a uma endarterectomia de artéria subclávia em uma paciente de 35 anos com trombose do segmento subclavioaxilar ocasionada por costela cervical. Com achados histopatológicos similares aos do primeiro caso, esse segmento permaneceu pérvio por 29 anos, até sua publicação em 1976.[3]

Após a endarterectomia da artéria femoral superficial, também realizada por Santos, Wylie iniciou o seu uso no território aortoilíaco, em 1952, e vários autores também o fizeram em diferentes segmentos da árvore arterial.[4] Após os trabalhos pioneiros de Kunlin,[5] que introduziu a técnica de derivações venosas para reconstrução arterial, e de Oudot,[6] que realizou o primeiro aloenxerto na região aortoilíaca, em 1951, a endarterectomia (especialmente nesse segmento) passou por várias fases de aceitação pelos cirurgiões vasculares. Seu emprego ainda representa privilégio entre a minoria dos cirurgiões vasculares, apesar de os resultados sobreporem-se aos das derivações.[7-9] O domínio da técnica cirúrgica, o controle dos processos de hemostasia, os estudos sobre a prevenção da trombose e os avanços no conhecimento dos processos fisiológicos da cicatrização arterial alcançados nos últimos anos, aliados às recentes conquistas na área da cirurgia endovascular, têm estimulado manter e aumentar a sua indicação, participando dos progressos que a técnica promete a médio e longo prazos. Os procedimentos endovasculares têm, entretanto, substituído a endarterectomia como primeira intervenção vascular em muitas situações.[10]

A técnica cirúrgica evoluiu, assegurando menor risco trombogênico à superfície da artéria endarterectomizada. Essa preocupação não existe somente nos casos de endarterectomias *stricto sensu*, mas também naquelas realizadas em artérias receptoras de derivações, cujas áreas de anastomoses também são influenciadas pelos mesmos processos de hemostasia, trombose e cicatrização arterial.

A análise dos resultados, tanto precoces como tardios, justifica, por si só, o emprego da endarterectomia, a qual tende a ser mais simplificada com os avanços da cirurgia arterial, tornando-se acessível a um contingente maior de cirurgiões vasculares e com indicações mais amplas na árvore arterial.[11,12]

CONCEITO

A endarterectomia consiste na retirada em bloco da camada íntima afetada pelo ateroma e de parte da camada média, aproveitando-se do plano de clivagem intraparietal. A parede arterial remanescente, constituída por parte da camada média, da lâmina elástica externa e da adventícia, apesar de tornar-se bastante delgada, mantém perfeitamente sua função continente.

A endarterectomia é considerada aberta quando realizada por meio de uma única arteriotomia, procedendo-se à remoção da endoartéria sob controle visual total; semiaberta quando realizada por duas ou mais arteriotomias segmentares; e fechada quando, por meio de uma única arteriotomia, se efetua a desobstrução de longos segmentos com endarterótomos, às escuras ou guiado por angioscopia.[13] Considera-se endarterectomia de eversão quando se secciona completamente a porção proximal ou distal da artéria operada, procedendo-se à ampla dissecção e à retirada da endoartéria, evertendo-se a artéria no seu sentido inverso.[14]

O plano de clivagem é escolhido no momento da abertura da parede arterial no segmento afetado, e a clivagem é realizada por dissecção com espátula, insuflação de gás ou solução salina, ou pelo uso de anéis metálicos.[1]

O exato ponto para o início da clivagem varia de acordo com a porção da árvore arterial a ser operada. No segmento aortoilíaco, constituído pelas maiores artérias elásticas, as limitantes elásticas (interna e externa) são responsáveis por 75% da espessura da parede, em contraste com as artérias femorais, formadas principalmente por camada muscular, que é predominante, ocupando 43% da parede arterial.[15] Como a camada média adere-se à adventícia, a endarterectomia em áreas de mínimo comprometimento aterosclerótico torna-se mais difícil e é praticamente impossível em artérias normais. Estudos histológicos comprovaram que, na endarterectomia realizada em artérias femorais, o plano de clivagem localiza-se no meio da camada muscular da média, e em artérias maiores, como no segmento aortoilíaco, esse plano situa-se na limitante elástica externa.[16]

As alterações patológicas provenientes da aterosclerose causam a separação das camadas íntima e média, porém, à microscopia, evidenciou-se que o plano de clivagem pode se localizar nos níveis da limitante elástica interna, da limitante elástica externa e da camada média.[17] Existe controvérsia quanto ao melhor plano a ser utilizado. Habitualmente, procura-se manter a limitante elástica externa como plano de clivagem ideal no segmento aortoilíaco, devendo-se salientar, entretanto, que esta não é uma conduta rígida; tem-se a liberdade de utilizar um plano de clivagem mais próximo do lúmen dos vasos em casos selecionados, em que não se pretende estender o procedimento cirúrgico, de acordo com o seu risco.

Em todas as modalidades técnicas, o procedimento é completamente autógeno, com o revestimento endoluminal sofrendo processo de neoendotelização. Como a camada íntima é completamente removida, a área endarterectomizada não se expõe mais à aterosclerose, apenas a raras estenoses secundárias ao processo de fibrose decorrente da cicatrização arterial.[18]

INDICAÇÕES

A endarterectomia pode ser realizada com bons resultados a longo prazo em artérias de grosso e de médios calibres, em segmentos curtos isolados em quase toda a árvore arterial, o que atualmente é também indicação preferencial de procedimentos endovasculares, e em segmentos longos, como no setor aortoiliacofemoral e na extensão da artéria femoral superficial.

Endarterectomia no segmento aortoilíaco

Uma vez indicada a restauração arterial no segmento aortoilíaco, a escolha dessa técnica obedece a alguns critérios que influenciam diretamente nos resultados da cirurgia. Quando atendidos esses critérios, é possível prever, com boa margem de segurança, os resultados a médio e a longo prazos, com probabilidade remota de reintervenção no segmento arterial operado.[19]

Lesões estenóticas segmentares isoladas de aorta ou ilíacas em pacientes de quarta, quinta ou sexta décadas não constituem boa indicação, pois a evolução da doença aterogênica costuma comprometer o resultado logo no primeiro ou no segundo ano da cirurgia. Nesses casos, a indicação mais adequada tem sido a angioplastia transluminal percutânea com balão.[9]

Artérias extensamente calcificadas constituem dificuldade técnica, mas não contraindicam o procedimento, como preconizado por alguns autores. Não se realiza o procedimento em artérias excessivamente tortuosas ou aneurismáticas, nem em processos inflamatórios arteriais em atividade.[1]

A utilização dessa técnica envolve sempre uma série de fatores, como história pregressa do paciente e na própria indicação para a revascularização aortoilíaca, achados angiográficos pré-operatórios e condições das artérias e da doença aterosclerótica no momento da cirurgia. Recomenda-se a endarterectomia aortoilíaca com base nos seguintes critérios:

- Oclusão total no segmento aortoilíaco com disfunção sexual (síndrome de Leriche)
- Lesões obstrutivas extensas no segmento iliofemoral
- Artérias hipogástricas suscetíveis de restauração
- Artérias que não apresentem tortuosidades exageradas ou dilatações aneurismáticas
- Ausência de lesões inflamatórias, comprometendo a individualidade dos planos de clivagem
- Ausência de placas ateromatosas genericamente calcificadas
- Em cirurgias alternativas, por meio de acessos retroperitoneais, reduzindo-se o risco cirúrgico, ou em casos de infecções associadas.

Técnica operatória

A anestesia rotineiramente escolhida é a geral com canulação orotraqueal. Uma vez expostas as artérias aorta e ilíacas, quer por abordagem trans ou retroperitoneal, o procedimento inicia-se na bifurcação da artéria ilíaca comum, no lado mais comprometido pela doença aterosclerótica. Antibióticos intravenosos de uso habitual em cirurgias de grande porte são administrados algumas horas antes da cirurgia, seguindo-se de heparinização intravenosa (100 UI/kg de peso). Inicia-se o procedimento pelas arteriotomias longitudinais de aproximadamente 2 cm de extensão nas artérias ilíacas internas ou externas, não havendo de alcançar o lúmen da artéria, mantendo a incisão no nível da limitante elástica externa, de acordo com a extensão da doença aterosclerótica. Procede-se, então, à aortotomia longitudinal de 3 cm de extensão ao lado e abaixo da artéria mesentérica inferior.

Escolhido o plano de clivagem, inicia-se a endarterectomia da ilíaca para a aorta com espátula até a bifurcação desta; continua-se com a endarterectomia da aorta, da bifurcação, estendendo-se cranialmente, sem necessidade de ampliar a aortotomia, até a completa retirada da placa ateromatosa, geralmente justarrenal. Quando as ilíacas externas estão comprometidas pela doença ateromatosa, torna-se necessária a exposição das artérias femorais. Arteriotomia longitudinal de 2 cm na bifurcação, geralmente direcionada para a artéria femoral profunda, escolha do plano de clivagem e endarterectomia com anel de Vollmar no sentido das ilíacas completam o procedimento.

A superfície lisa e brilhante da membrana elástica externa indica endarterectomia tecnicamente satisfatória. Muitas vezes, há necessidade de se retirarem fragmentos das camadas íntima e muscular transversa, utilizando-se gazes embebidas em solução salina heparinizada, friccionando-se com pinças hemostáticas. As arteriotomias são fechadas primariamente com sutura contínua em plano único total com fio de propileno 5.0, sendo rara a necessidade de remendo com veia safena ou material sintético. É importante frisar que nunca se devem fixar as placas ou a íntima. Esse é um preceito que deve ser sempre observado, uma vez que a íntima é, por natureza, bem aderida às outras camadas, e as placas devem ser sempre removidas. Fixar placas de ateroma significa manutenção da doença, e isso compromete profundamente o resultado.

Deve-se estar atento durante a dissecção da aorta e das ilíacas comuns, a fim de se preservarem os plexos pré-aórticos e hipogástricos, evitando-se, com isso, a ejaculação retrógrada.[20]

Resultados

Em relação à perviedade e à mortalidade, a endarterectomia aberta e a reconstrução por derivações com próteses de Dacron® apresentaram resultados semelhantes, segundo estudos realizados na década de 1970.[7]

As metanálises que agrupam cirurgia aberta (derivações com próteses de Dacron e/ou endarterectomia aberta) mostram resultados na mesma direção. Onze estudos observacionais foram identificados comparando uma amostra de 4.030 pacientes. Um total de 1.679 e 2.351 pacientes foram submetidos às técnicas de cirurgia aberta e endovascular, respectivamente. Nenhuma diferença significativa foi encontrada entre as médias de sexo, claudicação, dor em repouso, perda de tecido, índice tornozelo-braço (ITB) pré-operatório e lesões C e D do Consenso Inter-Sociedade Transatlântica nos dois grupos em média entre os estudos. Os fatores de risco dos dois grupos, como tabagismo, diabetes, cardiopatia isquêmica, hipertensão arterial sistêmica, hiperlipidemia, insuficiência renal e doença pulmonar obstrutiva crônica, foram semelhantes. A média de permanência hospitalar foi significativamente maior para o grupo cirurgia aberta (7,76 dias *vs.* 3,12 dias; P = 0,025). Mudança no ITB, mortalidade em 30 dias e trombose de enxerto/*stent* em 30 dias não foram consideravelmente diferentes entre os grupos. No geral, a permeabilidade primária para um acompanhamento médio de 50 meses favoreceu o grupo cirurgia aberta (razão de risco [HR, *hazard ratio*], 0,51; intervalo de confiança [IC], 0,36 a 0,73;

P = 0,0002). Houve heterogeneidade moderada entre os estudos (I2 = 46%). Salvamento de membros foi semelhante em ambos os grupos (HR, 1,1; IC, 0,74 a 1,64; P = 0,63), mas a sobrevida global após o procedimento favoreceu o grupo cirurgia aberta (HR, 0,75; IC, 0,60 a 0,94; P = 0,01; I2 = 0%).[19]

Endarterectomia no segmento femoropoplíteo

Lesões isoladas de artéria femoral comum (AFC) são raras, sendo mais comuns lesões combinadas de femoral profunda e superficial. Em obstruções segmentares de AFC, sem comprometimento arterial distal, pode-se indicar a endarterectomia como procedimento isolado de revascularização.

Na doença oclusiva femoropoplítea, a artéria femoral profunda é responsável pela irrigação colateral entre os segmentos ilíaco e poplíteo. A revascularização da femoral profunda em oclusões parciais femoropoplíteas aumenta o fluxo sanguíneo para o sistema popliteotibial ao ponto onde, em geral, o membro é assintomático. A técnica de escolha para revascularização da artéria femoral profunda é a endarterectomia, associada ou não a remendo arterial.

A endarterectomia da artéria femoral superficial é um procedimento tecnicamente bem dominado, seja por eversão ou pelo uso dos anéis de Vollmar, na técnica semifechada. Não é procedimento de primeira escolha nos casos de obstrução do segmento femoropoplíteo, ficando esta por conta da derivação com a veia safena. Nos casos de lesões pequenas e localizadas, a preferência atual é de angioplastia, com ou sem *stent*.

Nos casos em que a revascularização clássica com enxertos venosos não é factível, tem sido realizada a endarterectomia de artéria femoral superficial associada a enxerto venoso para a artéria poplítea infrapatelar. Procede-se à endarterectomia semifechada com anel após abordagem poplítea suprapatelar, retirando-se o depósito aterosclerótico e mantendo-se a artéria femoral superficial, inclusive com as suas colaterais; a arteriotomia distal é utilizada, então, para a anastomose proximal do enxerto venoso, que pode ser implantado na árvore arterial distal em condições de receber o enxerto.

Uma técnica alternativa para revascularização femoropoplítea, proposta por Presti, Puech-Leão e Albers, relaciona-se com a endarterectomia por eversão da femoral superficial também associada a enxerto venoso; em 48 procedimentos, observou-se, para os enxertos supra e infrapoplíteos, perviedade primária de 60 ± 9,07% e 72,4 ± 7,06% em 1 mês e de 53,1 ± 17,15% e 20,8 ± 9,89% em 5 anos, respectivamente.[21]

A menos que a lesão seja estritamente confinada a um pequeno segmento isolado, a endarterectomia dos segmentos poplíteo e popliteotibial raramente apresenta bons resultados, mesmo associada a remendos, não sendo indicada.[22]

Resultados

A endarterectomia femoral comum (EFC) tem sido a terapia de escolha para a doença aterosclerótica da AFC. No passado, havia preocupação com o tratamento endovascular de AFC com *stents* devido ao medo de fratura deste e comprometimento do futuro local de acesso vascular; no entanto, avanços recentes e novas evidências sugerem que a AFC pode não ser mais uma "zona proibida de *stent*". Metanálises sugerem que os resultados das duas técnicas são hoje semelhantes. Changal et al. conduziram metanálise mais robusta. Vinte e oito estudos preencheram os critérios de inclusão. O total de membros envolvidos foi de 2.914. A perviedade primária agrupada em 1 ano foi de 84% (IC 95% 75 a 92%) para tratamento endovascular com *stent* (TECS), 78%

(IC 95% 69 a 85%) para tratamento endovascular com *stent* seletivo (TECSS) e 93% (IC 95% 90 a 96%) para endarterectomia. A perviedade primária no acompanhamento máximo em tratamento endovascular foi de 83,7% (IC 95% 74 a 91%) e no grupo endarterectomia foi de 88,3% (IC 95% 81 a 94%). A taxa de revascularização da lesão-alvo (TRLA) agrupada em 1 ano foi de 8% (IC 95% 4 a 13%) para TECS, 19% (IC 95% 14 a 23%) para TECSS e 4,5% (IC 95% 1 a 9%) para endarterectomia. A taxa combinada de complicações locais para TECS foi de 5% (IC 95% 2 a 10%), para TECSS foi de 7% (IC 95% 3 a 12%) e endarterectomia foi de 22% (IC 95% 14 a 32%). A mortalidade no acompanhamento máximo no grupo TECS foi de 5,3% (IC 95% 1 a 11%) e no grupo endarterectomia de 23,1% (IC 95% 14 a 33%).[12]

Endarterectomia de vasos viscerais

As artérias supra-aórticas (inominada, carótidas e vertebrais), renais, do tronco celíaco e mesentérica superior apresentam, em geral, lesões ateroscleróticas localizadas no ponto de saída da aorta e podem ser tratadas com endarterectomia. As técnicas para revascularização desses vasos são descritas nos Capítulos 122, 125 e 127.

Procedimentos combinados

Nos vasos receptores de enxertos, especialmente nos procedimentos de revascularização iliacofemoral e femoropoplítea, lesões estenóticas curtas no local de anastomose são removidas por endarterectomia, melhorando o escoamento arterial desses implantes.[23]

COMENTÁRIOS

Apesar do advento da radiologia intervencionista, a endarterectomia continua sendo um recurso operatório inestimável para o cirurgião vascular, pois constitui um procedimento complementar. No passado, obstruções segmentares eram amplamente tratadas por endarterectomia e atualmente podem ser abordadas de maneira menos invasiva pelas técnicas endovasculares. Em lesões nas quais a cirurgia endovascular não alcance bons resultados, a endarterectomia continua sendo a técnica de revascularização alternativa.[17]

No segmento aortoilíaco, no qual a perviedade prolongada e a preservação de membros nas cirurgias de reconstrução são determinadas pela gravidade dos sintomas isquêmicos e pelo estado da doença arterial, a endarterectomia ainda é a técnica usual para revascularização. Apesar de os resultados da endarterectomia superporem-se aos da derivação com enxerto ou serem equivalentes a eles, não há qualquer motivo para comparações. As duas técnicas de restauração arterial são convencionais, bem estabelecidas e devem ser selecionadas e escolhidas de acordo com critérios definidos. Não se deve indicar uma ou outra técnica simplesmente por simpatia ou, o que é mais grave, por não as dominar adequadamente.

São várias as vantagens da endarterectomia em relação às derivações, comparando-se grupos homogêneos de pacientes submetidos à reconstrução aortoilíaca. O Quadro 65.1 lista as vantagens e desvantagens da técnica em comparação com as derivações com próteses.

A técnica cirúrgica adquiriu aspectos interessantes nos últimos anos, não somente pelos detalhes que a experiência vem nos ensinando, como também pelos novos conhecimentos sobre a relação da parede arterial com os elementos do sangue. A interação de plaquetas com as camadas subendoteliais expostas pela endarterectomia pode causar distúrbios localizados de fluxo ou complicações

QUADRO 65.1	Vantagens e desvantagens da endarterectomia aberta em comparação aos enxertos com próteses.	
	Vantagens	**Desvantagens**
Endarterectomia	■ Menos infecções ■ Não ocorrem fístulas aortoentéricas[24] ■ Não ocorrem pseudoaneurismas ■ Possibilidade de reconstrução das artérias hipogástricas, diminuindo risco de disfunção sexual[25] ■ Não há recidiva da doença aterosclerótica, pois a camada média é removida ■ Não ocorre hipoplasia miointimal ■ Pode ser utilizada em cirurgias de exceção	■ Procedimento demorado ■ Requer habilidade e treinamento pregresso em grande quantidade de casos ■ Não indicada em lesões isoladas ■ Não pode ser indicada em todos os tipos de oclusões aortoilíacofemorais ■ Não factível em artérias aneurismáticas, muito tortuosas ou calcificadas
Derivações com próteses	■ Procedimento mais rápido ■ Pode ser indicado na maioria das lesões aortoilíacofemorais ■ A maioria dos cirurgiões vasculares tem treinamento adequado para a técnica de derivações com prótese	■ Risco de infecção de aproximadamente 23%[26] ■ Aneurismas anastomóticos[27]

tromboembólicas distais. Como parte dos efeitos antitrombóticos do endotélio é atribuída à produção de prostaciclina (PGI2), um potente inibidor de agregação plaquetária, a retirada do endotélio resulta em incremento da agregação plaquetária com consequente aumento da trombose. Apesar de o uso de ácido acetilsalicílico ser postulado como benéfico para reduzir a agregação das plaquetas, administrá-lo diminui a produção de PGI2 pelo endotélio da área não endarterectomizada, aumentando paradoxalmente o risco de trombose. Estudos experimentais têm demonstrado que células endoteliais preservadas em cultura, quando inoculadas em superfícies endarterectomizadas, abolem o efeito trombogênico causado pela aderência plaquetária.[28]

A preocupação técnica maior tem sido no sentido de se manter a superfície da limitante elástica externa o mais lisa possível, livre de fragmentos de íntima e de músculo da camada muscular, diminuindo-se a interação colágeno–plaqueta e tornando a superfície endoluminal menos trombogênica. Independentemente da técnica escolhida, aberta, semiaberta ou por eversão, esse detalhe deve ser observado, pois são nessas situações que ocorrem os erros técnicos, aos quais se somam fechamento inadequado das arteriotomias, escolha inapropriada do plano de clivagem ou dificuldade de alcançar a extensão adequada pela endarterectomia, o que ocasiona falência precoce da revascularização.[29]

CONSIDERAÇÕES FINAIS E PERSPECTIVAS

Em vista das específicas vantagens, bem como dos resultados comparáveis aos dos aloenxertos em termos de perviedade e mortalidade, a endarterectomia tem papel bem estabelecido na revascularização do segmento aortoilíaco, com indicações precisas e com resultados muito animadores. Constitui também técnica bem definida nas revascularizações do território femoropoplíteo e de escolha para revascularização da artéria femoral profunda.

O desenvolvimento de novas tecnologias no campo da cirurgia vascular terá um sensível impacto na técnica de endarterectomia. Culturas de endotélio e terapia genética já têm sido utilizadas com o intuito de reduzir a trombose pós-operatória e a hiperplasia miointimal nos enxertos prostéticos, e essas técnicas podem ser transpostas para a endarterectomia.

A introdução de novos equipamentos endovasculares, como endopróteses, viabilizou o ajuste da técnica de endarterectomia, tornando-a um procedimento minimamente invasivo. Uma abordagem proximal e distal da artéria doente não será mais necessária, somente a sua porção distal. Uma vez alcançado um segmento com luz pérvia proximal por meio de anéis ou outros dispositivos endovasculares, a íntima pode ser cortada, removida e fixada proximalmente com *stent* após endarterectomia fechada, menos invasiva.[15]

A ultrassonografia endovascular já é utilizada para avaliação do resíduo aterosclerótico que eventualmente pode ocorrer em uma endarterectomia semifechada. A endarterectomia já é factível por via laparoscópica, podendo ser realizada por técnicas minimamente invasivas, extremamente benéficas para os pacientes submetidos às cirurgias cardiovasculares.[30]

Em conclusão, a endarterectomia é uma técnica útil ao cirurgião vascular, apesar de mais demorada e de prescindir de treinamento adequado, e ainda utilizada em casos selecionados.

As referências bibliográficas deste capítulo se encontram no Ambiente de aprendizagem do GEN.

66

Próteses e Enxertos Vasculares

Regina Moura ■ Matheus Bertanha ■ Lenize da Silva Rodrigues

Resumo

Enxerto vascular, ponte ou *bypass* é uma estrutura tubular que pode substituir um segmento de um vaso sanguíneo que foi danificado ou ocluído. Em geral, pode ser classificado como biológico, derivado de seres humanos ou animais; e sintético, produzido em laboratório com materiais artificiais, derivado de fios trançados como os dos tecidos ou túbulos plásticos. Cada enxerto tem suas indicações de uso e limitações. Seu tempo de perviedade pode ser muito variável e depende das condições locais e dos fatores de risco de cada paciente. Neste capítulo, serão apresentados os vários tipos de enxertos e suas indicações de uso, e os riscos e benefícios de seu emprego. Os cirurgiões devem estar preparados para a melhor escolha do substituto vascular em cada situação a partir do conhecimento das formas mais indicadas de aplicação desses enxertos, principalmente se houver intercorrências.

Palavras-chave: enxerto; veia; artéria; Dacron®; politetrafluoretileno; células-tronco.

INTRODUÇÃO

Os enxertos, pontes ou *bypass* vasculares são estruturas tubulares que podem ser conectadas ao nosso sistema vascular, como artérias ou veias, para substituição de segmentos danificados de algum modo, como em situação de obstrução devido a doença aterosclerótica ou alterações trombóticas, bem como em situações de traumas com perda da segmentação do tecido vascular. A evolução desses substitutos vasculares se deve ao avanço das técnicas cirúrgicas arteriais ao longo dos anos, para tratamentos das doenças vasculares obstrutivas.[1-3]

A utilização de enxertos em intervenções cirúrgicas convencionais sempre será alternativa que qualquer cirurgião vascular deverá conhecer, assim como a técnica para sua aplicação. Serão úteis quando ocorrerem falhas de outros tratamentos cirúrgicos como, por exemplo, na endarterectomia ou nas intervenções endovasculares, que apresentam durabilidade variável a depender do segmento e da extensão da artéria tratados, além da possibilidade de ocorrer complicações que só poderão ser tratadas com cirurgias convencionais com uso de enxertos.

A utilização de enxertos nas técnicas cirúrgicas de revascularização de membros inferiores e/ou no tratamento de lesões maiores, como na aorta torácica ou abdominal, tem mostrado bons resultados, mesmo a longo prazo, em decorrência de sua durabilidade e manutenção da funcionalidade nas situações clínicas que envolvem essas áreas.

No caso de revascularização infrainguinal, as veias autólogas, principalmente a veia safena magna, mostram melhores resultados em relação aos demais enxertos biológicos e sintéticos, e isso se deve ao fato de o tecido humano ser flexível, suportar as tensões de cisalhamento da pressão sanguínea nesses locais de implantação e não apresentar nenhum tipo de rejeição quando executado com primazia técnica.[4-6] Se comparados aos procedimentos endovasculares, no entanto, observa-se que, no caso da doença aterosclerótica, o tempo da perviedade em ambos os procedimentos pode ser variável, dependendo de alguns fatores, como o segmento vascular acometido pela doença e, no caso do enxerto de veia safena homóloga, o calibre e a extensão da veia disponível.[7-10] Assim como no procedimento endovascular, o local anatômico onde o *stent* será implantado deve ser cuidadosamente planejado, por exemplo, evitando-se a artéria poplítea na articulação do joelho e a artéria femoral comum na articulação do quadril, pois nessas áreas pode haver danos ou fraturas no *stent*, predispondo a uma oclusão precoce. Sendo assim, torna-se difícil a avaliação comparativa de todas essas variáveis entre esses dois tipos de tratamento.

Entre outros fatores, devem-se considerar as condições clínicas do paciente para suportar uma longa intervenção cirúrgica e o tempo de perviedade necessário para a resolução de eventuais lesões e, dessa maneira, procurar oferecer o melhor tratamento para cada situação clínica.[7] A vigilância da perviedade desses enxertos implantados é obrigatória principalmente nas doenças ateroscleróticas e, sempre que necessário, diante de qualquer problema técnico ou da evolução da doença, uma reintervenção deve ser indicada antes que ocorra oclusão.[7,9-15]

A escolha do enxerto ideal tem o objetivo de torná-lo o mais duradouro possível e com máxima semelhança da artéria natural.[7,16-22] Em geral, essas características são: ter fácil manejo cirúrgico, biocompatibilidade com o receptor, ser livre de toxinas, não apresentar efeito imunogênico ou cancerígeno, ter boa perviedade, não exigir o uso de antiagregantes plaquetários ou anticoagulantes, ter boa integração com os tecidos subjacentes, não interferir na cicatrização, não induzir a formação excessiva de fibrose ou espessamentos dos tecidos no seu trajeto, ser durável, não estar sujeito a degenerações aneurismáticas, alongamentos ou acotovelamentos. Deve, ainda, ser resistente às infecções, sendo possível sua esterilização sem perda de integridade, ser flexível, inclusive quando ultrapassar regiões de dobras como a articulação do joelho, ter tamanhos variados, adaptáveis a cada situação de artéria, e, finalmente, ter baixo custo.[23-25]

Cada vez mais as pesquisas experimentais e clínicas têm se esforçado para alcançar essas metas, suprindo as necessidades dos pacientes sem a retirada de veias autólogas, tornando as cirurgias mais rápidas, eficazes e menos agressivas.[26]

ENXERTOS COM VEIA AUTÓLOGA

Até os dias de hoje, a maioria dos cirurgiões vasculares considera a veia safena autóloga o melhor substituto vascular para artérias de pequeno e médio calibres.[27-29] Isso se deve às qualidades inerentes à veia, que a distinguem de todos os outros substitutos arteriais que existem no mercado: endotélio vivo, que forra a superfície de fluxo; manutenção das propriedades mecânicas da parede de veia que são semelhantes àquelas da artéria normal; além de não provocar reação imunológica.

Embora desfrute de grande vantagem teórica e prática sobre os demais substitutos arteriais, a veia autóloga sujeita-se a um considerável percentual de falha funcional quando usada na revascularização da extremidade inferior (25 a 40% em 5 anos).[10,30] Costumam-se definir as falhas dos enxertos em duas categorias temporais: falha precoce, que ocorre nos primeiros 30 dias de pós-operatório e decorrente, na maioria das vezes, de erros técnicos na construção do enxerto; e falha tardia, que acontece após os 30 dias da cirurgia, atribuída à progressão da doença aterosclerótica, tanto proximal quanto distalmente ao segmento arterial substituído. Não se pode excluir, também, a possibilidade de existirem alterações estruturais intrínsecas na parede da veia enxertada, como a hiperplasia fibromuscular da íntima, o que pode provocar sua oclusão precoce.[27] Outra causa de oclusão da veia implantada é o aparecimento tardio de aterosclerose na veia.[31]

Ao se usar a veia safena magna autóloga invertida, grande quantidade de erros podem ser prevenidos quando se adotam as técnicas cirúrgicas adequadas para sua coleta e preparação. A dissecção deve ser cuidadosa e delicada para diminuir a agressão traumática à parede da veia; o fluxo sanguíneo deve ser mantido pelo máximo de tempo possível antes de sua remoção, para que se mantenha o aporte nutricional sanguíneo da veia durante a dissecção, evitando sofrimento e morte celular. Em seguida, a veia deve ser colocada em uma solução contendo sangue autólogo heparinizado e resfriado a uma temperatura entre 4 e 10°C. Outras soluções isotônicas também mantêm temperatura regular, porém menor preservação da celularidade da veia, como o soro fisiológico ou o Ringer lactato, também heparinizados e resfriados, evitando-se espoliar o paciente.[32] Desse modo, há razoável proteção para a integridade do endotélio e das demais camadas da parede da veia. Alguns autores relatam, ainda, que soluções isosmóticas com pH alcalino ou soluções similares às utilizadas para diálise peritoneal seriam ideais para a manutenção da vitalidade celular; no entanto, os resultados apresentados na literatura científica são discutíveis, pois não se observa diferença na perviedade dos enxertos quando se comparam essas soluções de manutenção da veia com as tradicionais.[27]

Ao se fazer a canulação da veia para preparação e ligadura de veias tributárias abertas, deve-se ter especial cuidado para não se utilizar pressão hidrostática de distensão exagerada, acima de 200 mmHg. Acima desse valor, podem ocorrer lesões importantes no endotélio e desencadear alterações morfológicas e funcionais do enxerto a curto e médio prazos.[22] Além disso, o uso de agentes vasoativos na solução de preparação da veia, como a papaverina, pode ajudar a preservar a integridade do endotélio, em decorrência do relaxamento da parede desse vaso.[27]

Com a expectativa de minimizar parte das lesões provocadas na parede da veia em decorrência de sua remoção para confecção do enxerto, os cirurgiões vasculares propuseram a realização de enxertos com a veia safena interna autóloga *in situ*.[27,33,34] Esse método ofereceu algumas vantagens inegáveis: menor extensão da dissecção para obtenção da veia; menor traumatismo da parede da veia, mantendo intacta a maior parte dos *vasa vasorum*; maior preservação do endotélio; maior correspondência de calibre entre a artéria e a veia nas anastomoses proximal e distal; pode-se utilizar maior extensão da veia, sendo também possível usar com segurança uma veia de menor calibre, inferior a 4 mm de diâmetro. As desvantagens dessa técnica são: o enxerto não pode ser empregado em uma localização anatômica diferente à da veia; é necessário que se faça a devalvulação da veia, e, para isso, deve-se ter à disposição um conjunto de valvulótomos de diferentes tamanhos (Figura 66.1).

Recentemente, tem-se empregado a videolaparoscopia para retirada da veia safena de maneira menos invasiva. Por uma pequena incisão na pele, a fibra óptica é passada por via subcutânea, e a veia é removida de modo menos traumático, seccionando os ramos tributários e ligando-os com grampos metálicos especiais. Com esse método, a veia pode ser retirada e lavada para ser posteriormente recolocada em um enxerto invertido ou devalvulado. Pode ainda ser utilizada como enxerto *in situ*, apenas para a ligadura das veias tributárias com grampos, sob visão endoscópica, evitando a formação de fístulas arteriovenosas.[35]

Apesar de todos esses métodos já serem amplamente estudados e empregados, ainda existem controvérsias quanto ao melhor modo de implante dos enxertos com veia safena autóloga. Isso acontece porque, em termos de perviedade, parece não existir distinção entre os diferentes métodos. Dessa maneira, estão disponíveis três opções: (1) o implante da veia safena reversa, com tunelização percutânea; (2) o enxerto venoso *in situ* com devalvulação; e (3) a remoção da veia, com sua devalvulação e implante anterógrado.[35]

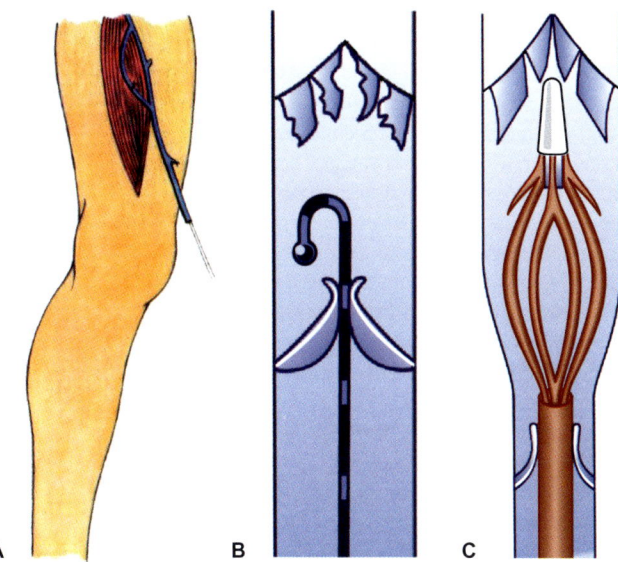

FIGURA 66.1 A. Cirurgia de revascularização infrainguinal, com devalvulação da veia safena com o auxílio do valvulótomo de Mills. **B.** Extremidade do valvulótomo de Mills, em que existe uma superfície interna cortante. **C.** Valvulótomo Expandible LeMaitre®.

Resumidamente, para a escolha da técnica, devem-se ter em mente os seguintes princípios:

- Primeira opção: com o enxerto de veia safena autóloga invertida e *ex-vivo*, pode ocorrer incompatibilidade de diâmetro entre a veia a ser anastomosada e a artéria receptora, ocorrendo também maior agressão à parede da veia, provocada pelo manejo da sua retirada, prejudicando principalmente o endotélio e os tecidos subjacentes, além de maior trauma ao tecido celular subcutâneo no qual se realiza a tunelização para sua passagem
- Segunda opção: com o enxerto de veia safena *in situ* e devalvulada, ocorre maior lesão endotelial provocada pelo uso do valvulótomo, que pode lacerar inadvertidamente a parede da veia quando entra de modo imprevisível em ramos tributários, e ainda pode provocar a ocorrência de fístulas arteriovenosas por tributárias que passaram despercebidas, mas que normalmente devem ser corrigidas com a sua ligadura e detectadas com a realização de ultrassonografia vascular (USV) intraoperatória
- Terceira opção: com a confecção de enxerto de veia safena autóloga devalvulada *ex-vivo* com colocação anterógrada, devem ser considerados os mesmos motivos negativos causados pela remoção da veia, tunelização, além dos relacionados com a devalvulação, somando problemas apontados pelas duas técnicas. Entretanto, a grande vantagem desse último método é ajustar os calibres da veia em relação ao tamanho da artéria, principalmente na anastomose distal do enxerto, ideal quando há desproporção entre os lados da veia e não é possível mantê-la em sua situação anatômica.[35]

Outro aspecto a ser discutido é que 8,5 a 30% dos pacientes que necessitam de reconstrução vascular podem não ter veia safena autóloga disponível, porque foi realizada safenectomia previamente ou porque a veia safena não é viável, em calibre e/ou extensão, com dilatações varicosas, inflamação, fibrose ou flebite/trombose venosa profunda.[36] Para esses casos, as alternativas de enxertos autólogos são as veias cefálicas, basílicas, jugular ou femoral superficial, as quais também podem estar indisponíveis, ser inadequadas ou não alcançar o comprimento, o calibre ou a espessura necessários, além de se comportarem de modo diferente às condições físicas do fluxo arterial, geralmente com menor resistência à pressão arterial, o que pode comprometer sua durabilidade. No caso de se optar por essas veias, é necessária uma avaliação criteriosa com USV antes da realização da cirurgia, o que torna possível um bom planejamento para captação do melhor e mais adequado segmento de veias a ser usado.

A veia autóloga (ou autógena) deve ser valorizada, além de todas as características já descritas, por se considerar que ela tenha uma participação ativa na manutenção da fluidez do sangue.[27,37] Assim, a preservação das células endoteliais durante seu manejo melhora sua perviedade, já que secreta substâncias como glicosaminoglicanos, que servem como cofator da antitrombina III e cofator II da heparina, de óxido nítrico (NO),[38] trombomodulina, proteínas C e S que, juntas, participam da inativação dos fatores V e VIII, podendo proteger o enxerto contra trombose.[39] Além disso, as células endoteliais sintetizam outras importantes substâncias vasodilatadoras e inibidoras da agregação plaquetária – a prostaciclina (PGI2) e o NO.[40]

Esse conjunto de fatores associados a tantos outros, alguns ainda desconhecidos, se controlados, futuramente, podem diminuir a ocorrência de hiperplasia miointimal, que é uma das causas mais importantes de oclusão dos enxertos.[40]

ENXERTOS COM ARTÉRIA AUTÓLOGA

A artéria autóloga tem sido utilizada como substituto arterial há mais de 30 anos, mostrando-se útil em várias situações.[41,42] A grande vantagem que apresenta, além de ser tecido autólogo, é manter-se viva e conservar as propriedades da artéria normal, integrando-se bem, mesmo quando empregada em áreas infectadas. Seu uso, no entanto, é bastante limitado, pela dificuldade de se obterem artérias doadoras. A artéria femoral superficial trombosada tem sido utilizada com frequência. Ela pode ser removida com certa facilidade, endarterectomizada por eversão e usada como tubo ou como remendo.

A artéria radial tem sido utilizada na cirurgia cardíaca e raramente como substituta de artérias de membros inferiores.[43] Outra fonte de artéria autóloga é o segmento iliofemoral. Podem ser utilizadas as artérias ilíacas comum, externa e interna. Quando essas artérias são coletadas, com exceção da ilíaca interna, há necessidade de se restabelecer a continuidade da artéria, podendo-se usar a prótese sintética. Quando há necessidade de artérias de pequeno calibre e extensão curta, pode-se retirar a artéria radial ou a artéria epigástrica superficial.

Inicialmente, a artéria autóloga foi utilizada, principalmente, para substituir segmentos da artéria renal e seus ramos, em casos de hipertensão arterial sistêmica causada por displasia fibromuscular da artéria renal, tendo sido relatados excelentes resultados.[44] A artéria esplênica, por exemplo, é uma das opções mais recomendadas para revascularização renal, principalmente em pacientes idosos.[45]

Aneurismas periféricos e viscerais também podem ser substituídos por autoenxerto arterial. Outra indicação desses enxertos é na substituição de vasos envolvidos por tumorações cancerígenas lesionados por câncer; no entanto, a grande indicação para o enxerto arterial autólogo é para casos de ferimentos arteriais contaminados, nos quais não se deve usar prótese sintética, e situações de retirada de próteses infectadas, em que há necessidade de se restabelecer a continuidade do fluxo arterial, para se evitar a isquemia distal. Nessas situações, o autoenxerto arterial apresenta boa cicatrização e não apresenta infecções posteriores.[46] Atualmente, nesses casos podem ser usadas próteses revestidas com prata com bons resultados na prevenção da reinfecção, que será mais bem descrita posteriormente.

Algumas das falhas que podem ocorrer com esses enxertos estão mais relacionadas com a progressão da doença inicial, com formação de pseudoaneurismas, possivelmente devendo-se às

condições pregressas não satisfatórias e à própria degeneração da artéria implantada.[47] Essa técnica tem se mostrado útil, e todo cirurgião vascular precisa saber que pode contar com ela em algumas situações críticas.[48]

ENXERTOS COM VEIA SAFENA HOMÓLOGA

Tendo em vista que o resultado obtido com os enxertos sintéticos muitas vezes não corresponde às necessidades, nos casos em que a veia safena magna autóloga não pode ser usada para a confecção de enxertos distais em artérias de pequeno calibre, vários pesquisadores voltaram a trabalhar no desenvolvimento de outros métodos para preservação e utilização de veias homólogas (de indivíduos diferentes). Dois métodos de conservação foram utilizados: a preservação da veia safena magna em glutaraldeído e a criopreservação.

Veia homóloga preservada com glutaraldeído

A veia safena magna retirada de um doador de vários órgãos é preparada de maneira simples: lavada inicialmente com solução fisiológica (SF) a 0,9% para remoção do sangue, depois, mergulhada em solução tamponada de glutaraldeído a 0,2% por 1 hora, em temperatura ambiente. Após esse tempo, a veia homóloga conservada é novamente banhada com SF e transferida para um frasco contendo SF, antibiótico e antifúngico, e em seguida é armazenada em geladeira a 4°C, por um período máximo de 6 meses.[20]

Como se sabe, o glutaraldeído tem sido utilizado na preservação de válvulas cardíacas e de vários outros tecidos biológicos. Dentre suas propriedades mais importantes, incluem-se as ações esterilizante e fortalecedora das ligações de colágeno, que age na parede da veia, aumentando a sua força de ruptura e inibindo sua degradação.[49,50] Além disso, o glutaraldeído promove a inércia do material biológico, reduzindo as reações antigênicas.[49,50]

Estudos experimentais mostraram que a veia preservada em glutaraldeído é menos elástica, porém mais resistente do que a veia não tratada. É pouco trombogênica e inócua ao hospedeiro apresentando pouca reação de histocompatibilidade, ou seja, é pouco antigênica.[20,51-53] Em estudo com coelhos, o enxerto venoso conservado pelo método de Gonzales et al., implantado na aorta, comparado com o enxerto de veia autóloga, além de apresentar perviedade de 100%, teve boa cicatrização, sendo observadas células endoteliais recobrindo a região das anastomoses. Quando implantado na veia cava desses animais, obteve-se, também, 85% de perviedade e, em avaliação por microscopia eletrônica, observou-se o endotélio recobrindo grande parte de sua face interna, após um período de 28 dias.[49,50]

Em 1996, Sacilloto et al.,[50] em estudo clínico com veias preservadas segundo a mesma técnica, mostraram também resultados satisfatórios, tendo sido observada perviedade de 84% nos primeiros 30 dias e de 68% após 6 meses. A taxa de salvamento de membros obtida com o uso desse enxerto homólogo foi de 80%;[50] entretanto, esse método não tem sido mais empregado, pois acredita-se que essa substância seja tóxica, além disso, no Brasil não foi aprovada legislação que permitisse o uso de transplante de tecidos vasculares. Pouco investimento nessa linha de pesquisa tem sido realizado.

Veia homóloga criopreservada

O método de criopreservação de veias consiste no seu congelamento em temperaturas muito baixas (até −196°C em nitrogênio líquido). As veias são mergulhadas em meio de preservação celular, como o dimetilsulfóxido (DMSO), que evita a cristalização da água no interior das células durante o congelamento, mantendo as células da parede vascular vivas.[54] Os defensores desse método acreditam que a estrutura da parede, como as células musculares lisas e as células endoteliais, mantêm-se funcionalmente viável, devendo ser, pelo menos teoricamente, excelente substituta para as veias autólogas.[45,55-60] Outros estudos, no entanto, mostraram que, além de isso não ocorrer, havia desencadeamento de reação antigênica no hospedeiro, com degeneração precoce dos enxertos.[20,60-62] Também se observou que, ao serem implantadas em artérias, as veias criopreservadas, em contato com o fluxo arterial, perdiam quantidade significativa das células endoteliais remanescentes, resultando em enxerto com superfície muito trombogênica.[36] Esse enxerto apresentou-se mais sujeito a dilatação e trombose do que aquele preparado com glutaraldeído,[20] e a reação antigênica ocasionada pelo enxerto de veia criopreservada desencadeava um processo inflamatório intenso, provocando espessamento e oclusão, principalmente nas áreas de anastomose.[55,61-63]

A experiência clínica com os enxertos homólogos venosos criopreservados tem mostrado resultados iguais ou inferiores aos observados com as veias homólogas preservadas com glutaraldeído, sendo relatadas taxas de perviedade de 67 a 87% no 1º mês, 43% após 6 meses e de 28 a 36% após 1 ano do procedimento.[64,65] Além disso, a criopreservação é muito mais dispendiosa.[30]

ENXERTOS DE ORIGEM BOVINA

O pericárdio bovino, também preparado com glutaraldeído, foi muito usado em substituição a segmentos de aorta torácica, com bons resultados a médio prazo. Alguns serviços também empregaram enxertos de pericárdio bovino (heterólogos – de espécies diferentes) na aorta abdominal, tanto em enxertos aortoaórticos, como em enxertos aortoilíacos e aortofemorais. Os resultados a curto prazo inicialmente mostraram-se promissores,[66,67] mas a degeneração desses enxertos a longo prazo, provocando dilatações, tortuosidades e obstruções, fez com que seu uso fosse sendo abandonado. O pericárdio bovino também foi utilizado como remendo nas endarterectomias de artéria carótida, e atualmente, com a facilidade de obtenção de remendos sintéticos, o seu uso tem diminuído, mas os diferentes materiais em comparação com o pericárdio bovino têm resultados semelhantes em desfechos de curto e longo prazos.[68] Em virtude do exposto, a preferência atual restringe-se aos enxertos sintéticos, que mostraram sua superioridade principalmente no que se refere a perviedade, durabilidade e praticidade.

Outros componentes biológicos, como a veia mesentérica bovina conservada em glutaraldeído, têm sido propostos para confecção de fístulas arteriovenosas para hemodiálise,[69] assim como outros vasos bovinos preservados pela mesma substância têm sido estudados para revascularizações infrainguinais, mas ainda não há um consenso sobre sua eficácia.

PRÓTESES VASCULARES SINTÉTICAS

Existem situações em que o calibre do vaso a ser tratado ou a falta de enxerto autólogo exige a utilização de material sintético. Atualmente, dispõe-se de próteses de Dacron® e politetrafluoretileno expandido (PTFEe), disponíveis no mercado com diversas configurações, que serão discutidas a seguir.

Próteses de Dacron®

Essas próteses são fabricadas com fio sintético multifilamentoso de poliéster (Dacron® ou Teflon®), tricotadas (*knitted*) (Figura 66.2) ou tecidas (*woven*) (Figura 66.3) com porosidade variável, dependendo do tipo de fio e da tensão da laçada.

A porosidade da prótese é medida em centímetros cúbicos de água filtrada que passa por 1 cm² de prótese durante 1 minuto, estando a água sob pressão de 120 mmHg.

De modo geral, as próteses tecidas têm porosidade baixa (600), e as tricotadas têm porosidade mais alta e variável (1.500 a 4.000). Acredita-se que a prótese ideal seja aquela de baixo peso (ultraleve) e com alta porosidade (ao redor de 4.000), o que propiciaria

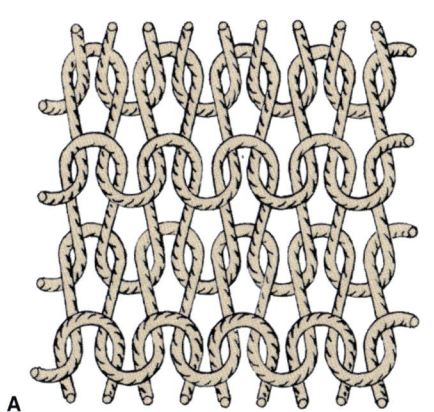
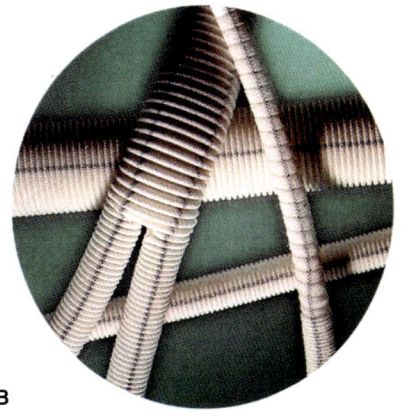

FIGURA 66.2 A. Tipo de confecção *knitted*. **B.** Próteses de *knitted* bifurcadas e retas de diferentes calibres.

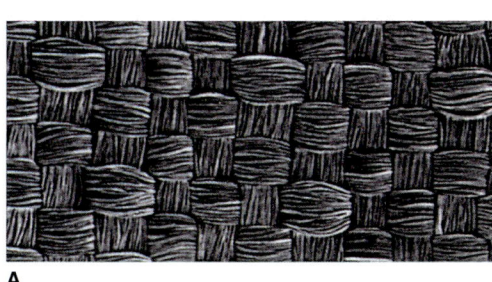
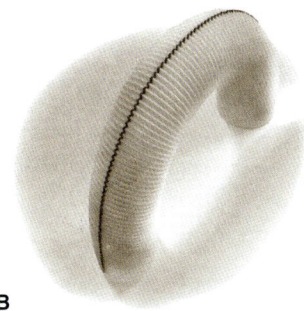

FIGURA 66.3 A. Tipo de confecção da prótese de *woven*. **B.** Prótese de *woven*.

a formação de uma camada fina de fibrina, firmemente aderida à face interna da prótese. Posteriormente, com o processo de cicatrização, ocorre o crescimento de endotélio e células musculares lisas, a partir das bordas arteriais da região anastomótica. Na espécie humana, esse processo restringe-se à área da anastomose, não cobrindo totalmente o lúmen da prótese. Em alguns trabalhos experimentais com animais, dependendo do tamanho do enxerto, verificou-se que o endotélio poderia recobrir maiores extensões do enxerto, o que teoricamente representa prevenção quanto à formação de trombose, uma vez que essa camada epitelial, tendo funcionalidade preservada, pode proteger a superfície interna do enxerto.[42,47] A porosidade da prótese também pode ajudar na incorporação ao receptor, promovendo a infiltração de fibroblastos na sua camada externa.[47]

Por causa da porosidade, as próteses tricotadas e as tecidas, na sua maioria, precisam ser submetidas ao processo de pré-coagulação antes de serem implantadas, a fim de se evitar o sangramento excessivo pelos poros.[70]

Próteses aveludadas – *velour e double velour* –, uma variante das tricotadas, estão disponíveis no mercado e nelas estão presentes pequenas alças de fio, que saem perpendicularmente à superfície interna ou de ambas as superfícies, dando aspecto aveludado à prótese. Essas apresentam a vantagem de promover melhor aderência das células endoteliais, que crescem a partir da borda arterial, à fibrina e melhor incorporação da prótese ao hospedeiro. Além disso, essa configuração torna a pré-coagulação mais eficiente, mesmo em uma prótese mais porosa.[71,72] Essas próteses geralmente são mais elásticas, macias e de fácil manejo. Por outro lado, alguns autores relatam que o *velour* pode ocasionar maior espessamento na superfície interna do enxerto, facilitando a sua oclusão.[73]

As próteses vasculares sintéticas constituem o material preferido para as substituições da aorta. Na aorta torácica, e também nos casos de aneurisma rompido de aorta abdominal, emprega-se, de preferência, a prótese tecida, por ter porosidade baixa e diminuir o risco de sangramento exagerado.

As próteses tricotadas, mais porosas, são as mais indicadas para substituir o segmento aortoilíaco, devendo ser adequadamente pré-coaguladas pelo fabricante. Essas próteses também são indicadas para as pontes axilofemoral e femorofemoral. Podem ser usadas na substituição do segmento femoropoplíteo, quando não houver veia safena autóloga adequada. Nos casos de reconstrução arterial em que a anastomose distal se situe abaixo do joelho, os resultados obtidos com o uso de próteses de tecido não são tão animadores, devendo-se optar por outras alternativas.

Alguns trabalhos demonstraram que, ao contrário do que se imaginava anteriormente, a durabilidade e a perviedade das próteses tecidas são similares às das próteses tricotadas, não havendo diferenças em seu uso. A prótese tecida costuma ser mais dura e de manejo mais difícil do que a tricotada; entretanto, a indústria lançou no mercado próteses mais maleáveis e de fácil manipulação – as próteses *soft woven*.

Atualmente, são utilizadas rotineiramente as próteses tricotadas embebidas ou recobertas internamente com colágeno ou gelatina. Elas apresentam porosidade próxima a zero no momento do implante, diminuindo a perda de sangue durante o ato cirúrgico e mantendo as vantagens da prótese tricotada a longo prazo.[45] Embora na literatura tenha sido relatado o aparecimento de anticorpos anticolágeno em pacientes que utilizaram esse tipo de prótese, o desenvolvimento de doenças como dermatomiosite ou polimiosite é muito raro.[74]

As próteses sintéticas proporcionaram bons resultados a longo prazo, quando implantadas nos segmentos aortoilíaco e femoral (mais de 80% de perviedade após 5 anos). Quando utilizadas para

substituir o segmento femoropoplíteo, os resultados alcançados foram aceitáveis (mais de 60% de perviedade após 5 anos), desde que a anastomose distal fosse realizada acima do joelho.[29,75]

Obtêm-se, também, resultados duradouros com as pontes axilobifemoral e femorofemoral, desde que haja fluxo adequado na área doadora e condições favoráveis para o escoamento do sangue na artéria receptora, condições básicas para o bom funcionamento de qualquer prótese.[29]

Os substitutos vasculares fabricados com material sintético não devem ser implantados em áreas infectadas ou potencialmente contaminadas, pelo risco de ocorrer infecção no enxerto, que pode provocar ruptura das anastomoses e hemorragias fulminantes. A exceção fica por conta da prótese de Dacron® revestida com prata, apresentada posteriormente; observou-se, também, que esse material pode sofrer alterações em suas dimensões ao longo do tempo, o que pode acarretar consequências graves tardiamente[76] e, para que se possa ter um controle sobre os pacientes, recomenda-se o acompanhamento regular com tomografia computadorizada ou USV.

Em resumo, a perviedade dos enxertos sintéticos pode depender, em geral, das alterações biomecânicas, hemodinâmicas e dos mediadores bioquímicos que podem contribuir com a proliferação celular, causando oclusão dos enxertos.[77] Um fluxo muito turbulento nesses enxertos pode aumentar a força de cisalhamento, principalmente nas regiões de anastomose, ocasionando maior agressão local aos tecidos vivos, desencadeando a formação da hiperplasia, aneurismas e progressão da aterosclerose, culminando em oclusões, pseudoaneurismas ou rupturas.[76,78] Ainda em relação à perviedade dos enxertos sintéticos, as características de cada material, incluindo sua composição química, as mudanças de carga elétrica que podem apresentar na superfície, a textura, a elasticidade e a porosidade, e as reações em contato com o sangue podem promover a adesão de plaquetas. Caso isso ocorra, pode cursar com a ativação de substâncias como tromboxano A2 e difosfato de adenosina que, por sua vez, podem aumentar essa agregação plaquetária. Em sequência, ocorre deposição de leucócitos, ativação do sistema intrínseco de coagulação, deposição de fibrina e outras células sanguíneas com a liberação de fatores de crescimento. Esse processo, quando controlado e autolimitado, deixa a superfície patente, podendo se transformar em uma pseudoíntima; por outro lado, quando não é controlado, pode ocasionar obstrução por trombose.

Diante do exposto, é necessário que, a qualquer mudança ou tentativas de aperfeiçoamento, novos testes com esses materiais sejam aplicados, para que não se percam as qualidades já adquiridas.

Próteses de politetrafluoretileno expandido

A prótese de PTFEe é feita com um polímero de Teflon®, material quimicamente inerte, eletronegativo, hidrófobico e microporoso (Figura 66.4). Ela é usada na clínica para construção de pontes femoropoplíteas e femorotibiais, e apresenta ótimos resultados a curto prazo, comparáveis aos obtidos com o uso da veia autóloga.[79,80] Esses resultados não foram alcançados por outros autores.[28,41]

Por isso, a prótese de PTFEe tem sido utilizada nas substituições femoropoplítea e femorotibial, quando não se dispõe de veia safena autóloga adequada. Em outras situações, os resultados obtidos com essa prótese são equivalentes aos conseguidos com a prótese de Dacron®.[81]

Entretanto, em geral, quando o enxerto sintético precisa ultrapassar a dobra do joelho, a perviedade é baixa, em função do colabamento que pode ocorrer com a dobra dessa articulação. Outra alternativa lançada pelos fabricantes a fim de evitar esse colabamento do PTFE em locais de dobras é a utilização de uma armação externa em espiral que fica aderida à prótese (Figura 66.5). Alguns resultados clínicos, no entanto, não mostraram diferenças de perviedade entre esse modelo e o anterior.[82]

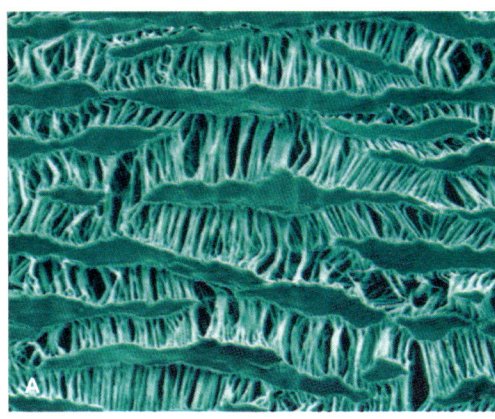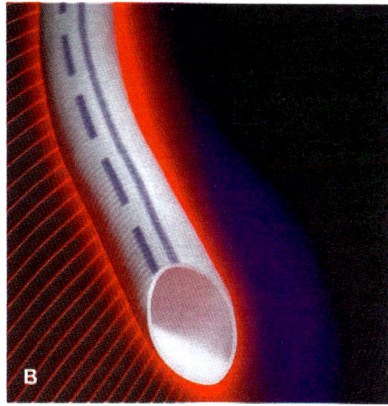

FIGURA 66.4 **A.** Nessa microscopia eletrônica, visualizam-se os microporos da prótese de politetrafluoretileno expandido. **B.** Prótese de politetrafluoretileno expandido.

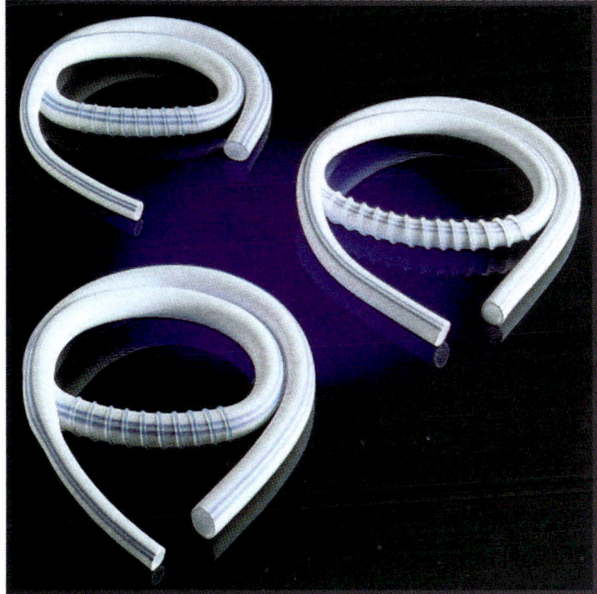

FIGURA 66.5 Prótese de politetrafluoretileno expandido, com anéis, para regiões de dobras.

Visando aumentar a perviedade das próteses de PTFE suturadas em artérias pequenas, alguns autores sugerem a associação de implante de um segmento de veia que, anastomosado distalmente ao enxerto sintético, promove maior flexibilidade. Uma técnica em especial é conhecida como "anel de Miller", que consiste na interposição de um *cuff* venoso na anastomose distal do enxerto protético para artérias de pequeno calibre, cortando-se longitudinalmente um pequeno segmento de veia e suturando-se as duas extremidades, criando-se um neovaso de diâmetro maior que serve como "amortecedor" para a anastomose da prótese, feita em casos de exceção, com o objetivo de melhorar a perviedade do enxerto protético.[83] Outra técnica proposta é a realização de um "colar" venoso entre esse enxerto e a artéria distal que o recebe e que, segundo alguns autores, pode melhorar os resultados de perviedade a longo prazo (Figura 66.6).[84] Outra alternativa seria a confecção de enxerto composto, sendo a parte proximal com prótese e distal com um segmento de veia safena disponível; porém, sabidamente tem menor durabilidade.[85] Deve-se, no entanto, ter cuidado na utilização dessas técnicas para se evitarem torções no trajeto do enxerto, constituindo-se uma falha que pode culminar com oclusão precoce. A principal desvantagem das abordagens alternativas refere-se ao prolongamento do tempo cirúrgico e suas complicações.

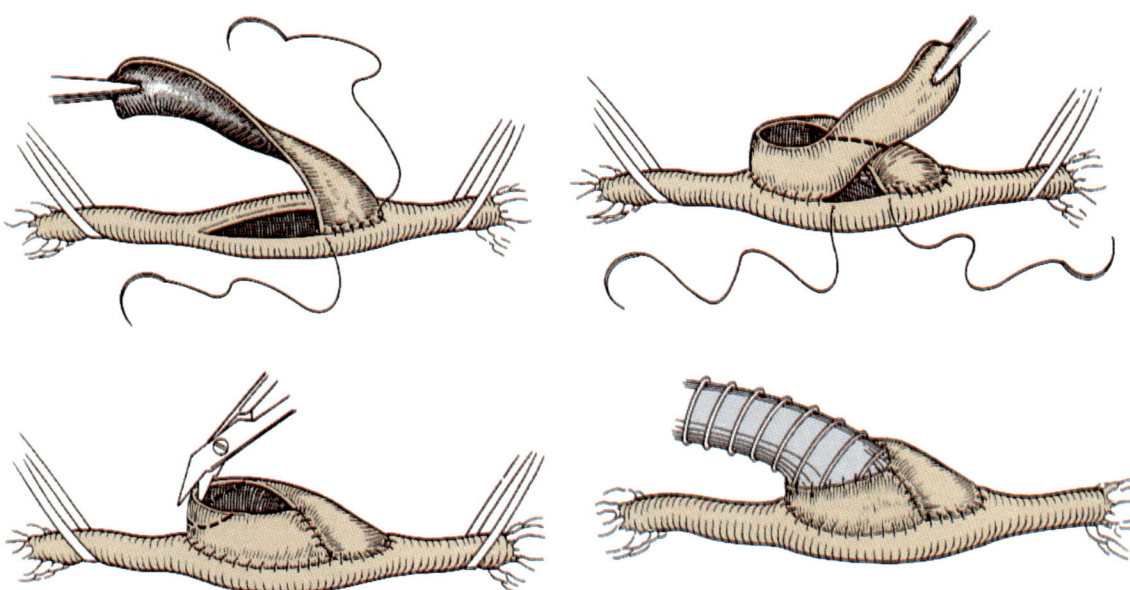

FIGURA 66.6 Sequência mostrando a realização do "colar" venoso entre o enxerto sintético e a artéria distal abaixo do joelho.

No mercado encontram-se disponíveis, ainda, outras próteses de PTFEe que têm menor espessura de parede, facilitando seu manejo cirúrgico, sendo também mais complacentes; há vários tamanhos, tanto em diâmetro como em extensão. Alguns modelos já vêm prontos para implante, sendo associados a segmentos com reforço externo em anéis, para utilização em regiões de dobras da articulação, e tendo as extremidades lisas, para facilitar a sutura; em algumas próteses, as extremidades já vêm cortadas em elipse, prontas para anastomose.

As vantagens da utilização do PTFEe são: a cirurgia pode ser realizada em menor tempo, diminui a quantidade de incisões e dissecções realizadas e é bem indicada para pacientes de alto risco cirúrgico. As desvantagens estão relacionadas com a pouca elasticidade do PTFEe e sua baixa resistência a infecções, principalmente nos casos de reoperação. Além disso, em alguns casos no pós-operatório pode ocorrer acúmulo de linfa, soro sanguíneo ou sangue ao redor dessa prótese, que pode ser naturalmente reabsorvido ou eventualmente ser drenado, mas, quando há vazamento intenso pelos poros da prótese, em alguns casos ela deve ser removida. Ainda na fase inicial, logo após implante, pode ocorrer sangramento intenso na anastomose, onde houve a perfuração da prótese com agulha da sutura (Figura 66.7); esse problema, no entanto, pode ser solucionado com uso de fios especiais de PTFEe (têm custo mais elevado e não estão disponíveis regularmente) ou fios mais finos, associados ao uso de esponjas hemostáticas no local.

Metanálise de Rychlik et al.,[86] comparando o uso de enxertos de Dacron® *versus* PTFEe implantados na região femoropoplítea abaixo do joelho, em que 601 pacientes receberam o enxerto de Dacron® e 591 o enxerto de PTFEe, constatou que a perviedadepatência primária nos primeiros 12 meses foi similar entre os dois grupos. A análise do implante após 24, 36 e 60 meses, porém, confirmou que a perviedade primária foi melhor no grupo do implante de enxerto com Dacron®. Em outra metanálise mais recente, Almasri et al.[87] compilaram dados de 44 estudos sobre revascularização infraguinal e constataram que, no geral, há melhores taxas de perviedade para os enxertos realizados com veia safena magna com 1 e 2 anos de acompanhamento (perviedade primária de 87 *vs.* 78%; perviedade secundária de 94 *vs.* 87%, respectivamente). Além disso, os resultados do enxerto protético foram notavelmente inferiores aos do enxerto com veia em relação a salvamento de membro e permeabilidade em 2 anos de acompanhamento.[87]

Pelos motivos expostos, nos enxertos para artérias abaixo do joelho deve-se, preferencialmente, utilizar a veia safena autóloga, que promove melhores taxas de perviedade primária em relação ao material sintético a médio prazo.[88]

Independentemente do tipo de enxerto utilizado, outro ponto significativo para incrementar a sua perviedade é o controle periódico de rotina com a USV, mesmo para os pacientes assintomáticos. Isso tem possibilitado que sejam detectadas eventuais estenoses significativas precocemente, o que possibilita evitar a total oclusão do enxerto (perviedade primária assistida).

PRÓTESES IMPREGNADAS

Além da impregnação de colágeno e gelatinas no Dacron® poroso, para se reduzir o sangramento, outras substâncias, como antibióticos, têm sido testadas experimentalmente para serem impregnadas de Dacron® ou PTFEe em situações complexas, como na reconstrução de artérias maiores, em vigência de infecções e/ou quando não se dispõe de vasos autólogos para a reconstrução arterial. A associação da impregnação de prata ou antibióticos também parece ser importante, pois aumenta a atividade antibacteriana (Figura 66.8).[89,90]

Recentemente compilaram-se os casos em que foi utilizada a prótese de Dacron® revestida externamente com prata (Intergard®) em nosso serviço, cuja indicação foi para os casos de exceção, nos quais o paciente apresentava infecção de ferida operatória, úlcera infectada no mesmo membro com chances aumentadas de infecção da ferida operatória ou outros motivos de alto risco para infecção, quando não era possível optar pelo uso de veias autólogas. Nessa série inicial de casos, foram obtidos resultados promissores para o enxerto femoropoplíteo suprapatelar, com taxas de salvamento de membro em torno de 71%, e necessidade de retirada do enxerto por infecção inferior a 5%, considerando-se a complexidade clínica dos pacientes envolvidos. Séries internacionais apontam esse enxerto como opção promissora para substituir enxertos sintéticos arteriais infectados.[91,92]

PRÓTESES VASCULARES REVESTIDAS

Algumas pesquisas relatam o uso de cloridrato de benzalcônio e grafite coloide nos enxertos sintéticos com a finalidade de ajudar a ligação da heparina à superfície das próteses sintéticas, facilitando

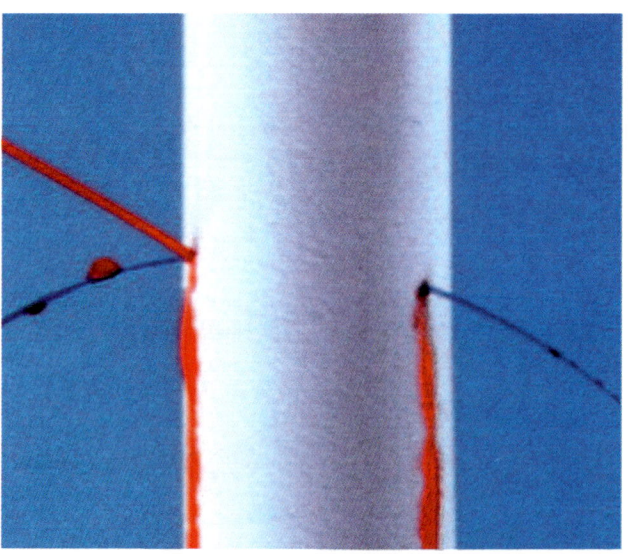

FIGURA 66.7 Intensidade inicial do sangramento ocasionado pela passagem da agulha na prótese de politetrafluoretileno expandido.

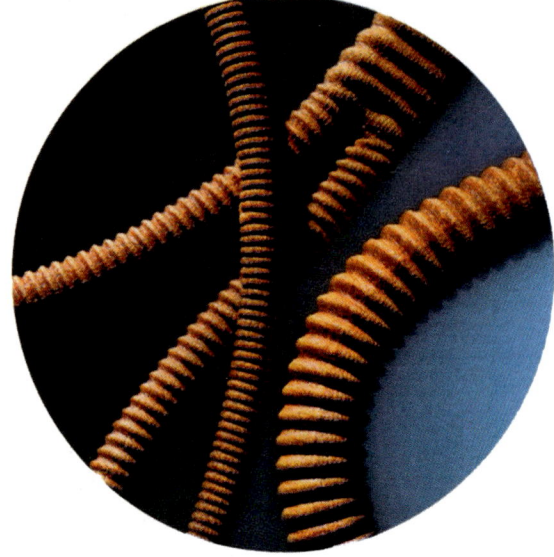

FIGURA 66.8 Próteses de Dacron® impregnadas ou revestidas com prata.

sua ação antitrombogênica, porém, até o momento, essas substâncias não foram aprovadas para uso clínico.[23] Terada et al.[93] experimentalmente, impregnaram os enxertos com 2-hidroxietilmetacrilato, bloqueador dos copolímeros estireno e argatrobana, apresentando bons resultados de perviedade (100%) em implantes em veia cava inferior de coelhos. Há necessidade de mais pesquisas para assegurar sua efetividade.

Recentemente foi introduzida no mercado de materiais vasculares a prótese de PTFEe com heparina aderida endoluminalmente à sua estrutura molecular, denominada Propaten®, da empresa Gore (Figura 66.9).[94] Segundo o fabricante, ela apresenta maior perviedade quando utilizada na confecção de fístulas arteriovenosas para hemodiálise e à semelhança das veias autólogas em enxertos infrapatelares.[95] Ainda não há dados disponíveis na literatura com resultados em grandes séries de casos para que se possa fazer esta afirmação com clareza, mas a curto prazo a Propaten® vem apresentando resultados muito promissores.[96] As experiências com o uso dessa prótese para enxertos infrapatelares parecem realmente condizer com o que o fabricante apresenta. Observa-se, com o uso dessa prótese, um pequeno sangramento pelos pontos de perfuração da agulha na região da anastomose, e este parece ser maior que o apresentado nas próteses convencionais. Para evitar esses acontecimentos, é importante o uso de fios Gore-Tex® Suture na confecção das anastomoses, observando-se melhora no controle hemostático, devendo-se obedecer ao que já é recomendado pelo fabricante.

TÉCNICAS ENDOVASCULARES ASSOCIADAS A CIRURGIA

Em alguns casos, só o uso dos enxertos vasculares pode não ser suficiente para revascularização distal, necessitando-se de associação com os procedimentos endovasculares, o que caracteriza a técnica como cirurgia híbrida.[97,98]

Esses procedimentos geralmente são indicados em casos de oclusões crônicas que se estendem por segmentos muito longos e com estenoses curtas, intercaladas, no segmento proximal ou distal ao enxerto, colocando em risco a perviedade deste último.

Por esses motivos, o procedimento endovascular pode ajudar por meio da realização de uma angioplastia com ou sem *stent*, nos segmentos com estenose, melhorando o fluxo para o enxerto, quando a estenose está localizada no segmento pré-anastomótico ou no deflúvio, quando as estenoses prejudicam o escoamento deste. Essas lesões estenóticas, se não tratadas, após o implante dos enxertos com veia autóloga, biológica ou sintéticos, podem comprometer a perviedade a curto prazo, necessitando de novas intervenções.[92,97] A possibilidade de se realizar um procedimento endovascular proporciona a melhora funcional do enxerto e aumenta sua perviedade e, consequentemente, a taxa de salvamento de membros.[92,98]

Atualmente, em nosso serviço, tem-se associado o tratamento endovascular das artérias tibiais e/ou fibular no ato cirúrgico do implante do enxerto na região infrainguinal com bons resultados.

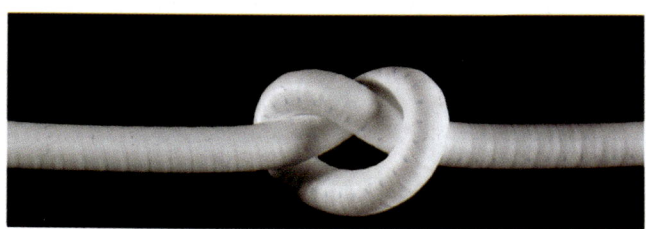

FIGURA 66.9 Prótese de politetrafluoretileno expandido recoberta endoluminalmente por heparina – Propaten®.

No acompanhamento rotineiro ambulatorial desses procedimentos, é recomendável a realização de um exame ultrassonográfico vascular e, se detectada alguma nova estenose, há a possibilidade de angioplastias e/ou colocação de *stents* nessas lesões, aumentando a longevidade da perviedade dos enxertos (perviedade assistida).[92,99-102] Por outro lado, os enxertos infrapatelares podem ser considerados uma alternativa nos casos em que o tratamento endovascular do segmento femoropoplíteo tenha fracassado ou ocluído, quando neste último caso, não é possível o resgate endovascular, sendo outra forma de salvamento do membro.

Estudos mais recentes corroboram a ideia de que o tratamento endovascular prévio no setor femoropoplíteo ocluído não prejudica os resultados da terapia sequencial com enxertos infrapoplíteos como medida para perviedade secundária.[103]

OCLUSÃO DE ENXERTOS

Desde que o enxerto cirúrgico para a extremidade inferior foi introduzido, sabe-se que o uso de enxertos de veias autólogas abaixo do joelho apresenta melhores taxas de permeabilidade do que os materiais protéticos, chegando a 80% de permeabilidade em 5 anos.[104]

A realização de enxertos com veia autóloga, no entanto, nem sempre é possível e, por isso, os enxertos protéticos ainda são amplamente utilizados, principalmente acima do joelho. Apesar de apresentarem boas taxas de permeabilidade após o implante, podem ocorrer oclusões em decorrência de alterações estruturais na estabilização das forças hemodinâmicas arteriais, ocasionando assim, a remodelação vascular em resposta ao processo inflamatório local, promovendo o desenvolvimento de uma pseudoíntima.[105]

A falha do enxerto protético está diretamente ligada aos mecanismos biológicos que provocam remodelação exacerbada, especialmente no caso de trombose intraenxerto (pela lesão de um revestimento íntimo genuíno ou por agregação plaquetária trombogênica no material de enxerto não autólogo) e estreitamento da camada íntima; isso se deve a exposição do lúmen do enxerto ao plasma sanguíneo, ocasionando o desenvolvimento de uma pseudoíntima.[77,106] A evolução da pseudoíntima pode acarretar estenose, e esse processo eventualmente poderá ocasionar a oclusão trombótica e falha do enxerto.[107]

Esse processo é dividido em três etapas:

- Estado hiperagudo: a proliferação de células musculares lisas vasculares (CMLV) exacerbada ocorre devido à inibição da produção de PGI2, sulfato de heparina, NO e peptídios natriuréticos. Também pode ocorrer pela proliferação aumentada da CMLV pela estimulação da expressão de angiotensina II, catecolaminas e trombina; da liberação de enzimas heparinolíticas pelos trombócitos e no aumento na liberação de fatores estimuladores de crescimento (fator de crescimento de fibroblastos do tipo 2 [FGF-2] e fator de crescimento derivado de plaquetas A [PDGF-A])
- Estado agudo: início da formação do trombo intraenxerto, no qual ocorre o crescimento interno das células endoteliais e a liberação de fatores de crescimento; isso acontece após semanas do início da lesão, afetando a integridade da matriz extracelular, estimulando a migração das CMLV da mídia para a íntima. Esse processo envolve tanto o ativador de plasminogênio tecidual quanto o tipo uroquinase
- Estado hiperplasia intimal: ocorre a síntese da matriz extracelular e a proliferação CMLV com expansão definitiva da lesão na camada íntima; isso ocorre devido à ação dos fatores estimulantes (fator de crescimento transformador do tipo β [TGF-b] e PDGF).[108]

ÚLTIMOS AVANÇOS EM ENXERTOS VASCULARES

Semeadura de células endoteliais

No ser humano, nem sempre se consegue cobrir naturalmente com endotélio a região endoluminal de uma prótese sintética implantada, de maneira que sua superfície interna se torna mais trombogênica. Isso também é observado em alguns experimentos realizados com animais. Visando suprir essa necessidade, por mais de 30 anos tem-se tentado semear as próteses sintéticas com células endoteliais, esperando que estas se reproduzam e se tornem funcionais, formando uma camada contínua de endotélio intraluminal não trombogênico.[109,110]

Estudos atuais mostram tentativas, por meio da engenharia genética, de se produzirem células endoteliais dotadas de características especiais, capazes de produzir uma barreira de superfície totalmente antitrombogênica, à semelhança do endotélio natural.[111] Aparentemente, esses trabalhos experimentais têm apresentado muitas dificuldades na manutenção da fixação dessas células endoteliais nas próteses semeadas após o seu implante e a liberação do fluxo sanguíneo. Outros estudos vêm apresentando alternativas com uso de terapia gênica para isquemia de membro. Dois fármacos derivados de terapia gênica já estão disponíveis no mercado mundial.[112] A eficácia desses fármacos ainda é questionável, mas o importante é que as pesquisas estão promovendo a criação de novos fármacos mais eficazes e seguros com materiais genéticos naturais ou sintéticos em associação a nanocarreadores ou vírus modificados geneticamente, ainda indisponíveis no Brasil.

Produção de vasos sanguíneos em laboratório com uso de células-tronco em enxertos vasculares

Portadores de doença cardiovascular muitas vezes não apresentam vasos autólogos ideais como substitutos vasculares, devido a doenças preexistentes e, em algumas situações, os enxertos sintéticos podem provocar complicações, incluindo trombose precoce causada pela falta de cobertura endotelial funcional, reestenose em resposta à inflamação crônica, deposição de cálcio e maior suscetibilidade à infecção. Os enxertos vasculares produzidos por engenharia de tecidos são novas alternativas promissoras para substituir vasos lesionados. Avanços recentes na engenharia de tecidos vasculares com uso de células-tronco pluripotentes (adultas) abriram um novo caminho em busca de tornar essa tecnologia uma realidade.[113]

Em algumas pesquisas, demonstrou-se, *in vitro*, a possibilidade de se produzir um substituto vascular inteiramente biológico a partir de estruturas cobertas por células semeadas mediante técnicas de engenharia de tecidos.[114] A partir de cultura de células musculares lisas, retiradas de veias humanas e tratadas com ácido ascórbico, alguns autores afirmaram ter obtido a coesão dessas células, formando uma camada ao redor de um tubo. Após a formação dessa camada de células, os fibroblastos foram inseridos externamente no lugar da adventícia. Quando essas duas camadas estavam prontas, o tubo interno era retirado e as células endoteliais eram semeadas no interior desse cilindro de tecido formado. Esses testes com substitutos vasculares revestidos por endotélio continuam sendo testados em laboratório e ainda não estão disponíveis para uso clínico.[115]

Além das pesquisas com semeadura de células maduras obtidas de tecidos já diferenciados, outra linha de pesquisa vem apontando para a possibilidade da produção de vasos sanguíneos como substitutos vasculares receptor–específicos a partir da diferenciação de células-tronco mesenquimais em endotélio funcional luminal e com músculo liso na parede, utilizando-se fatores de diferenciação celular específicos com essa finalidade.[115] Isso pode ser possível com a implantação das células em arcabouços tridimensionais sintéticos bioabsorvíveis derivados de ácido poliláctico e poliglicólico, ou arcabouços derivados de veias ou artérias alogênicas descelularizadas (indivíduos de uma mesma espécie), que serviriam para promover sustentação e adesão, proliferação e diferenciação das células-tronco ou de células previamente diferenciadas em endotélio e músculo liso, e regenerar o vaso para uso como enxerto.[116] Ainda são necessários mais estudos para que essa tecnologia possa ser empregada na prática clínica com segurança, porém, parece que há grande chance de que esses enxertos produzidos por engenharia celular atendam a maior número de requisitos do enxerto vascular ideal.[117]

Essa linha de pesquisa vem sendo desenvolvida em nossa instituição de modo experimental, em coelhos, obtendo-se bons resultados com a incorporação de células-tronco mesenquimais derivadas de tecido adiposo em veias cava descelularizadas, *in vitro*, com estimulação para diferenciação em endotélio por suplementação do meio de cultura com fatores de crescimento celular[118,119] (Figura 66.10).

É possível vislumbrar que, no futuro, a terapia com substituição de tecidos doentes por novos produzidos com engenharia de tecidos se torne uma alternativa real para casos específicos, em que não existam outras possibilidades cirúrgicas restauradoras.[120-122]

As referências bibliográficas deste capítulo se encontram no Ambiente de aprendizagem do GEN.

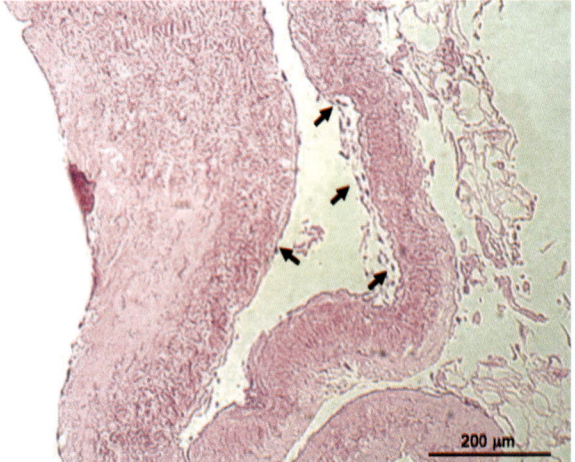 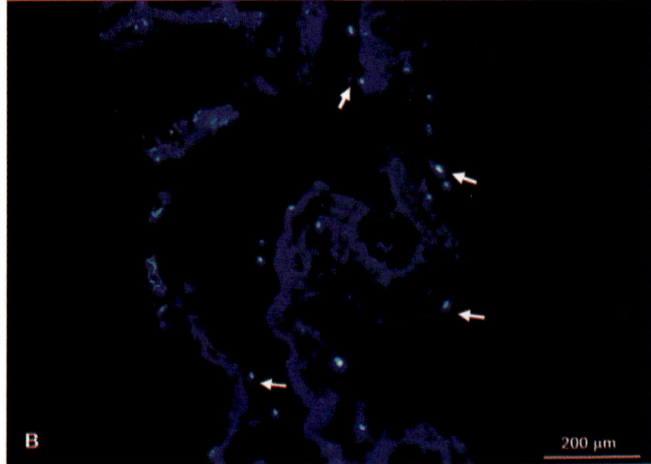

FIGURA 66.10 Fotomicrografia de arcabouço de veia cava de coelho descelularizada e recelularizada com endotélio. **A.** Imagem em HE (200 µm). **B.** Imagem com marcador fluorescente para núcleo celular (DAPI) (200 µm). As *setas* apontam as células.

67

Bases da Microcirurgia Vascular

Fausto Viterbo ▪ Jorge Lorenzoni Moulim ▪ Balduino Ferreira de Menezes Neto

Resumo

A microcirurgia despontou como ferramenta fundamental na cirurgia reconstrutora e foi decisiva para a grande evolução na capacidade médica de reparar defeitos cada vez mais complexos que surgiram nas últimas décadas.

Não restrita a apenas uma especialidade médica, para ser aplicada em sua máxima capacidade deve estar acompanhada de um suporte bem estruturado, envolvendo não apenas microscópios de qualidade, mas também equipes bem treinadas, o que muitas vezes pode ser o fator limitante para seu completo desenvolvimento.

Conhecimento dos princípios básicos desse procedimento é imperativo para todos que almejam se especializar na área, bem como para aqueles que constantemente encaram os desafios das feridas complexas e o tratamento reconstrutivo.

Mais do que uma anastomose realizada mediante aumento óptico, a microcirurgia simboliza a necessidade de estudo e dedicação constante do cirurgião.

Palavras-chave: microcirurgia; cirurgia plástica; anastomose cirúrgica.

INTRODUÇÃO

Com o objetivo de corrigir defeitos complexos, propiciar reimplantes e realizar o alotransplante de tecidos livres, a Medicina encontrou nas técnicas microcirúrgicas uma forma de tornar esses procedimentos possíveis e eficientes. Utilizando magnificação óptica, como lupas de aumento ou microscópios especialmente projetados, anastomoses vasculares cada vez menores foram sendo realizadas.[1] Mantendo os princípios propostos pelos pioneiros, como Harry J. Buncke[2] e Acland,[3] na segunda metade do século passado, somam-se novas tecnologias e novos conhecimentos anatômicos que têm possibilitado a realização de anastomoses vasculares cada vez menores, abordando vasos com diâmetro inferior a 0,8 mm e identificando vasos perfurantes que possibilitam a utilização de retalhos mais versáteis e menos mórbidos.[4] Com seu maior desenvolvimento, a microcirurgia vascular tem se tornado a melhor opção de reconstrução em inúmeras situações, diminuindo a deformidade das áreas doadoras e com capacidade de aplicar tecidos similares (*like-with-like*) para reparar defeitos antes inimagináveis.[5]

PRÉ-REQUISITOS

Por ser considerada de extrema complexidade, a realização da microcirurgia vascular deve atender a alguns pré-requisitos que, quando não respeitados, produzem resultados insatisfatórios e, por vezes, catastróficos. Começando pela posição da mesa e do cirurgião, todos os detalhes são importantes e o tempo para acertá-los e corrigi-los está previsto e não implicará atrasos, pelo contrário, proporcionará ao cirurgião êxito nesse procedimento.

Treinamento

Para o treinamento, é necessário um laboratório experimental que forneça modelos vivos e/ou não vivos para simulação.[6] Em etapas consecutivas de dificuldades, até para cirurgiões experientes, recomenda-se início de treinamento com manejo simples dos materiais para adquirir habilidade com os mesmos. Cuidados técnicos são obrigatórios, exigindo atenção especial ao posicionamento do cirurgião e de suas mãos, que devem estar confortáveis e propiciar estabilidade na realização dos finos movimentos de dissecção e manipulação dos tecidos.

Na maioria dos centros de treinamento, a primeira etapa (as horas iniciais de capacitação) abrange a familiaridade do estudante com o microscópio, assim como a realização de sutura simples em materiais de látex, sendo por vezes uma luva acoplada em superfície rígida para gerar tensão suficiente para executar pontos simples separados e suturas contínuas com fios de calibre progressivamente menor.[7]

Após algum tempo, que pode ser preestabelecido, mas por vezes é marcado pela própria percepção de evolução e facilidade em desenvolver cada etapa com maestria, o estudante progride para níveis de maior dificuldade, como a realização de anastomoses em modelos que simulam vasos arteriais e venosos. Como exemplos clássicos, roedores são, em geral, utilizados na última etapa de treinamento: quando, devidamente anestesiados e garantindo-se que estejam sendo seguidos os preceitos das comissões de ética no uso de animais, são usados para simular os diferentes tipos de anastomoses microcirúrgicas.[8]

Material

O material básico necessário para treinamento é similar ao encontrado na prática clínica, e essa semelhança garante maior conforto e segurança para o cirurgião durante o procedimento. A familiaridade com o material é importante, especialmente por haver diferenças de tamanho entre as pinças e a pressão aplicada sobre as molas para movimentos finos pode variar.

São poucas peças necessárias, mas a qualidade é vital para que o cirurgião tenha regularidade e eficiência. Basicamente, incluem-se: pinça reta, pinça curva, porta-agulhas, tesoura e clampe vascular. Seu armazenamento adequado também faz diferença a curto e longo prazos, visto terem pontas delicadas e que se deformam com facilidade.

Para a microcirurgia, são necessários os elementos básicos de magnificação visual: lupas com aumentos de 2,5 a 8 vezes, para a dissecção do retalho, e microscópio cirúrgico, para a anastomose propriamente dita. Na verdade, alguns autores já demonstraram o uso apenas das lupas na anastomose microcirúrgica com bons resultados.

Os fios de eleição são o náilon e o polipropileno, geralmente em número que varia de 8.0 a 12.0, sendo os mais finos reservados para vasos linfáticos, crianças e vasos muito distais.

PRINCÍPIOS TÉCNICOS

A microcirurgia é marcada pela necessidade de alta precisão de movimentos, planejamento estratégico, maleabilidade com acontecimentos inesperados e paciência.[9] Como citado anteriormente, detalhes como o simples posicionamento do cirurgião são primordiais para execução plena da técnica cirúrgica. O campo cirúrgico deve estar limpo, com boa exposição e com contraste de coloração posterior, com a colocação de uma lâmina de borracha de cor verde ou azul sob os vasos que serão anastomosados. A excelência de uma anastomose microvascular inicia-se já na dissecção dos vasos receptores e do retalho. Isso deve ser feito de modo delicado, evitando pinçamentos e compressões grosseiras que possam lesionar a camada íntima. O lúmen do vaso deve ser inspecionado em busca de irregularidades como trombos e placas ateroscleróticas, e quaisquer detritos encontrados devem ser delicadamente removidos por irrigação. Os pedículos vasculares devem ser dissecados em conformidade com o comprimento ideal, de modo que se evite tração excessiva ou redundância local, ambos fatores de risco para trombose e falência da anastomose.[10] Os cotos devem ser aproximados por meio dos clampes vasculares e seu calibre ajustado, quando necessário, pela dilatação do vaso menor, que é a preferência dos autores, ou corte oblíquo nesse vaso. Nos casos de grandes disparidades de calibres (maior que 2:1), pode-se optar por uma anastomose terminolateral ou um enxerto de veia. A seleção dos vasos e a exposição adequada são fundamentais, evitando-se locais de ramificação e válvulas venosas.[11] A camada adventícia, que é trombogênica, inicialmente é desbastada de forma macroscópica antes de seccionar o vaso, pois isso facilita a manipulação dos tecidos. Após a instalação do clampe e da secção do vaso, o desbaste fino da camada adventícia é realizado com auxílio do microscópio. A partir da instalação do clampe, o tempo passa a ser fator fundamental, pois períodos prolongados (a partir de 1 hora) associam-se a taxas mais altas de trombose.[12]

Para evitar isquemia prolongada, os vasos do retalho somente são seccionados quando o sítio receptor estiver preparado. Mesmo após a dissecção completa, ao menos por 15 minutos, o retalho deve ser mantido perfundido, sem manipulação dos vasos nesse período.[13]

Os vasos são lavados e irrigados com lactato de Ringer, lidocaína e heparina em temperatura morna (37°C).[14] Além de hidratação e limpeza do campo operatório, isso promove a prevenção de vasospasmo proporcionado pela lidocaína a 2%. Diante de um episódio de vasospasmo, deve haver paciência e aguardar a reversão do quadro com a solução mencionada anteriormente, normalmente em torno de 5 minutos.[15]

Recomenda-se que o campo de anastomose seja coberto nas laterais com gazes úmidas para evitar que o fio de sutura se prenda em estruturas adjacentes.

Anastomose terminoterminal

Este tipo de anastomose tem fácil triangulação quando os vasos apresentam uma correspondência de diâmetros adequada.[16] A primeira sutura é feita no local de maior conforto para o cirurgião, e a segunda sutura será decisiva para adequada aposição dos bordos, podendo ser realizada a 180° da primeira, ou, mais tradicionalmente, a 120°, a fim de criar a triangulação clássica (Figura 67.1). Entre esses pontos de referência, as demais suturas separadas ou contínuas são executadas em quantidade suficiente para viabilizar o fluxo sem vazamentos.

Anastomose terminolateral

Quando se busca preservar o fluxo sanguíneo distal do vaso ou há uma discrepância de diâmetros, a anastomose terminolateral será a melhor opção. O maior cuidado técnico será em relação à arteriotomia.[12] Com auxílio de um ponto transversal no local da arteriotomia, realizam-se dois cortes opostos com tesoura para unirem-se ao centro e liberar um espaço de igual diâmetro do vaso do retalho. Feito isso, a sutura é iniciada com dois ou três pontos de referência, sendo preferencial iniciar pela parede posterior (Figura 67.2).

Enxertos venosos

A tensão de uma anastomose é fator dificultador na perviedade final do procedimento e pode ocasionar complicações precoces. Por isso, quando há qualquer sinal de uma lacuna de vaso para a realização da anastomose, uma opção viável é a utilização de um enxerto venoso.[17] O comprimento do enxerto deve ser adequado, para não faltar tecido nem haver torção. Quando utilizados para complementar anastomoses arteriais, devem ser revertidos.

BASES PRÁTICAS

A evolução da microcirurgia vascular nos últimos anos possibilitou a quebra do paradigma da "escada reconstrutiva" em que se recomendava realizar os procedimentos a partir de técnicas menos elaboradas, como a síntese primária, para gradativamente subir os degraus até procedimentos tecnicamente mais exigentes, como os retalhos livres.[18] Atualmente, é aceitável migrar por todas as possibilidades reconstrutivas e frequentemente se iniciar diretamente uma proposta reparadora pelo retalho livre microcirúrgico como primeira medida.[19] Isso acontece devido ao maior número de centros especializados e capazes de oferecer esse procedimento. Além disso, muitas vezes não há tecido local capaz de preencher suficientemente um espaço morto ou cobrir estruturas nobres expostas, bem como pode haver necessidade de transferências de tecidos especializados, incluindo músculos funcionais ou componentes especializados, como intestino ou osso vascularizado.[20]

A região escolhida como doadora do retalho deve ter características compatíveis com a área a ser reconstruída, devendo-se considerar cinco fatores principais:

- Calibre vascular semelhante: deve-se buscar sempre o maior calibre compatível, pois o diâmetro é o maior determinante do fluxo intravascular
- Pedículo de comprimento satisfatório
- Espessura do retalho: áreas receptoras mais profundas exigem retalhos espessos para preencher a região

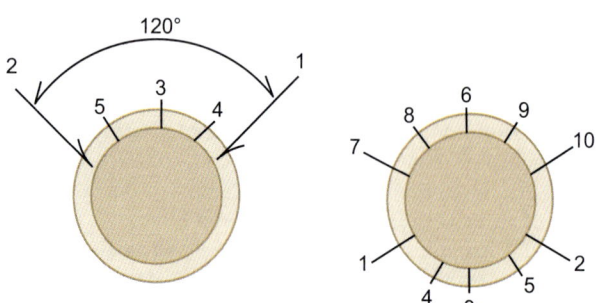

FIGURA 67.1 Posição dos pontos na anastomose terminoterminal.

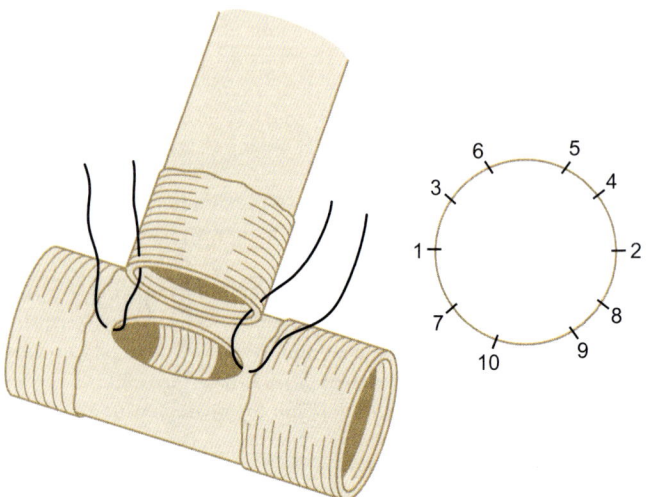

FIGURA 67.2 Posição dos pontos na anastomose terminolateral.

- Dimensão do retalho
- Constituição do retalho: alguns retalhos necessitam estruturas específicas, como a inervação utilizada no tratamento da paralisia facial; ou tecido ósseo, nas reconstruções parciais de mandíbula.

O princípio básico nesse caso é propor o retalho mais adequado para restituir a função. Os vasos receptores escolhidos devem ter calibre adequado para um bom fluxo vascular e estar localizados fora da região da lesão, reduzindo o comprometimento por neoplasia, irradiação ou trauma.

Classicamente, os retalhos mais utilizados na prática clínica são os músculos: reto abdominal, grande dorsal, anterolateral de coxa, lateral do braço, fibular, grácil e antebraquial radial, entretanto, retalhos de menor morbidade para a área doadora têm sido buscados e, em geral, baseiam-se em vasos perfurantes mapeados nos últimos anos.[19]

PRÉ-OPERATÓRIO

Muitos fatores relacionados ao sucesso da microcirurgia vascular foram e estão sendo estudados ao longo do tempo a fim de melhor selecionar os pacientes e aperfeiçoar a programação cirúrgica com adequado controle clínico; entretanto, estudos randomizados são difíceis de serem conduzidos nessa área e as informações obtidas são estritamente baseadas em estudos observacionais e conhecimento convencional para grandes cirurgias.[21]

Alguns aspectos apresentam maior ou menor relevância na evolução dos retalhos.

Faixa etária acima de 65 anos no momento da realização do retalho microcirúrgico associa-se a taxas de complicação maiores; contudo, isso não contraindica a realização do procedimento quando necessário.[22]

Em alguns estudos, o diabetes é considerado fator independente de risco de perda do retalho, especialmente envolvendo cabeça e pescoço, porém, novamente, essa comorbidade não impede a realização do retalho livre, mas exige cuidados no controle

glicêmico, visto que as complicações ocorrem quando o nível de glicemia é maior que 200 ou os valores de hemoglobina glicada superam 6,5%.[23]

O tabagismo é reconhecidamente deletério para cicatrização, independentemente de algumas evidências serem controversas sobre seu impacto em anastomoses e suas patências. Tabagistas ativos apresentam mais risco de infecção, necrose tecidual e deiscências, bem como internações prolongadas e dificuldade de controle de comorbidades cardiorrespiratórias.[24] Assim, recomenda-se cessação de tabagismo por, pelo menos, 4 semanas antes da cirurgia.

A obesidade é cada vez mais frequente nos países em desenvolvimento, e tem sido relatada como efeito negativo na evolução dos retalhos microcirúrgicos, com taxas mais altas de seromas e necroses nas áreas receptora e doadora, contudo a obesidade não pode ser considerada complicação absoluta para retalhos microcirúrgicos.[25] Especial atenção é dada em relação às dimensões de alguns retalhos, como é o caso do retalho anterolateral da coxa que é mais espesso nesse grupo de pacientes.

Radioterapia prévia associa-se a aumento das taxas de falha dos retalhos,[26] assim como quadros de hipercoagulabilidade, que quando reconhecidos previamente, devem ser avaliados por hematologista para programação de anticoagulação peroperatória.[27]

ESTUDOS DE IMAGEM

É fundamental um estudo prévio dos vasos receptores e também da área do retalho a ser coletado. Nos últimos anos, a angiotomografia computadorizada tem obtido destaque ao lado do Doppler vascular nessa tarefa, em substituição às clássicas arteriografias.[28] Além disso, o Doppler vascular realizado no pré-operatório é útil no acompanhamento pós-operatório, servindo de comparativo e ajudando a identificar precocemente alterações que comprometam a vitalidade do retalho. Exames como angiografia com indocianina verde e aparelhos de estudo termográfico não se mostraram tão efetivos ou disponíveis quanto os anteriores.[29]

TIPOS DE RETALHOS

Os avanços sobre o entendimento do sistema vascular periférico criam a possibilidade de que qualquer tecido que tenha sua estrutura arteriovenosa conhecida possa ser transferido como um retalho, ou seja, variados tecidos do corpo humano podem ser usados de modo isolado ou combinado para reconstruções.

Categorizar todos os tipos de retalho em uma única classificação ainda é complexo. Existem muitas variáveis que dependerão de anatomia, composição (tecidos componentes), circulação, contiguidade (proximidade/destino), conformação (forma/formato), condicionamento (preparação) e construção (tipo de pedículo).[30]

Retalhos cutâneos. Têm em sua composição basicamente pele. Exemplos: retalho inguinal e retalho dorsal do pé.

Retalhos fasciocutâneos (Figuras 67.3 e 67.4). Compostos por tecidos cutâneo e subcutâneo, e fáscia profunda, dissecados como uma entidade única. Englobam grande variedade de retalhos muito usados na prática clínica. Exemplos clássicos: retalhos lateral do braço, radial antebraquial e anterolateral da coxa.

Retalhos musculares e miocutâneos (Figuras 67.5 a 67.11). Formados exclusivamente por tecido muscular e/ou em associação com tecido cutâneo. Exemplos: retalho de grácil (muscular) e os retalhos do reto abdominal e do grande dorsal (miocutâneos).

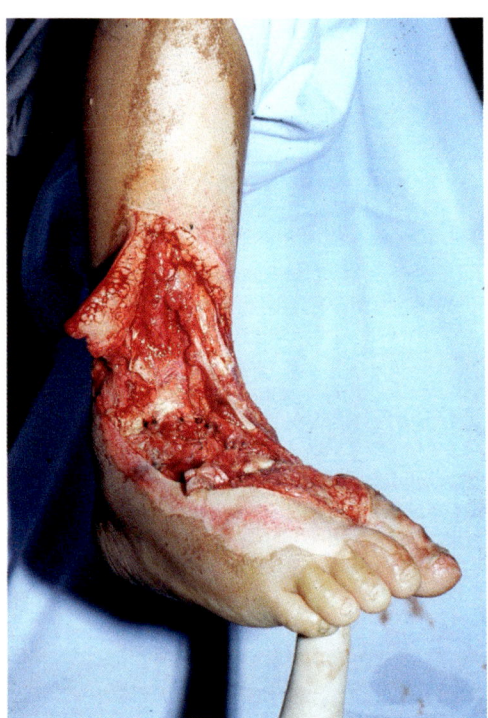

FIGURA 67.3 Pé de criança de 4 anos, vítima de atropelamento por automóvel com perda de tecidos e exposição óssea e de tendões.

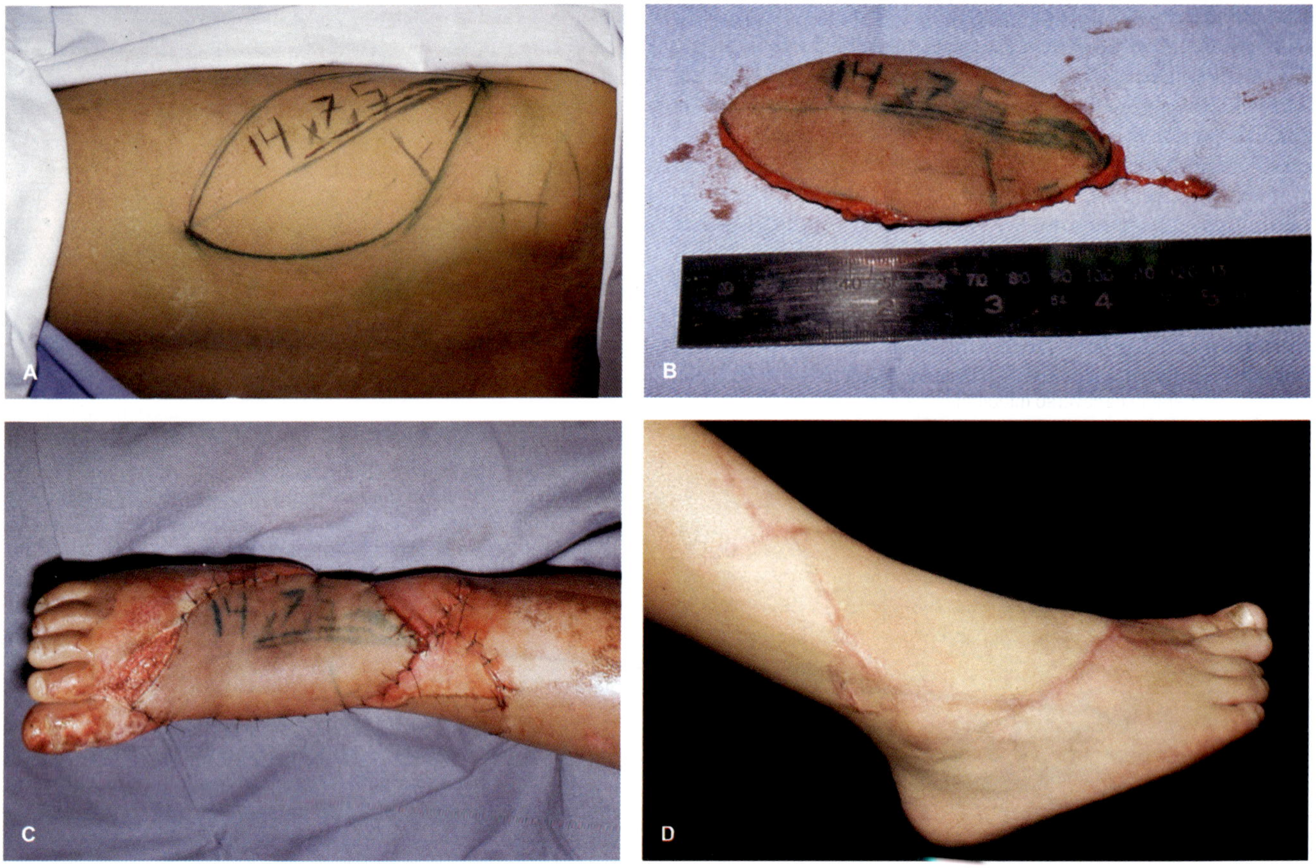

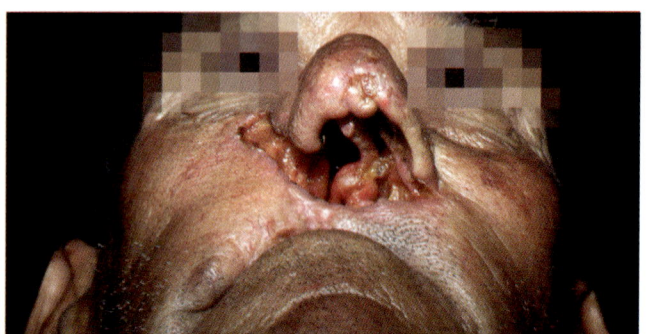

FIGURA 67.4 Retalho paraescapular. **A.** Desenhado no dorso do paciente. **B.** Com 14 × 7,5 cm. **C.** Fim da cirurgia. **D.** Pós-operatório de 2 meses.

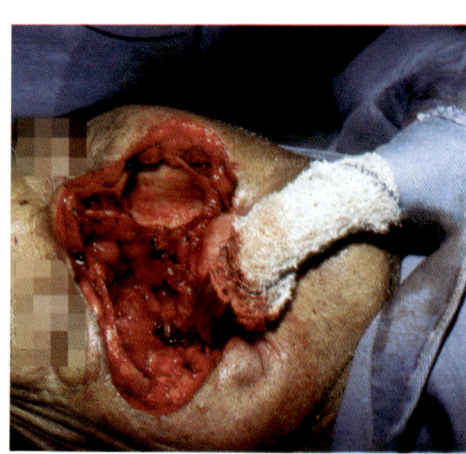

FIGURA 67.5 Paciente apresentando carcinoma espinocelular comprometendo lábio superior, nariz, septo nasal e parte anterior do seio maxilar direito.

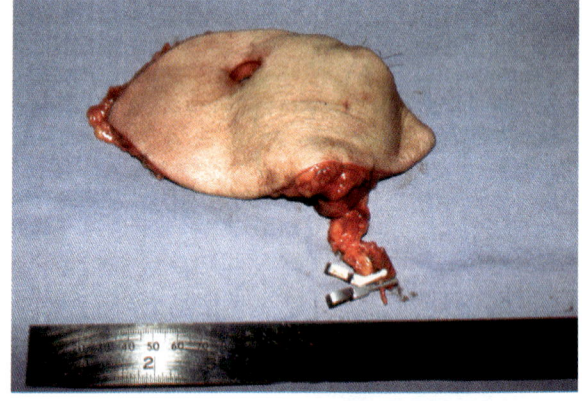

FIGURA 67.7 Retalho transverso miocutâneo de reto abdominal. Observe o bom comprimento do pedículo e diâmetros da artéria e veia.

FIGURA 67.6 Transoperatório após ressecção em bloco de nariz com septo nasal, lábio superior, palato e parte anterior do osso maxilar anterior direito.

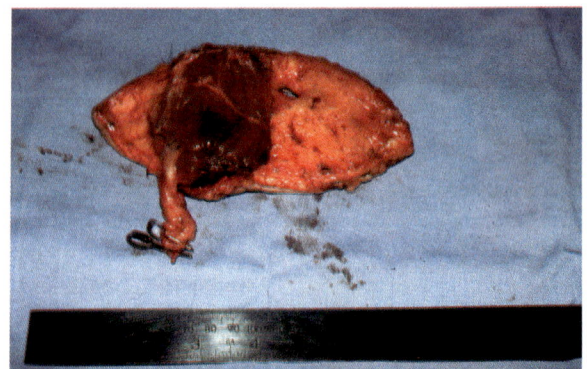

FIGURA 67.8 Visão interna do retalho transverso miocutâneo de reto. A porção muscular foi usada para preencher o seio maxilar direito.

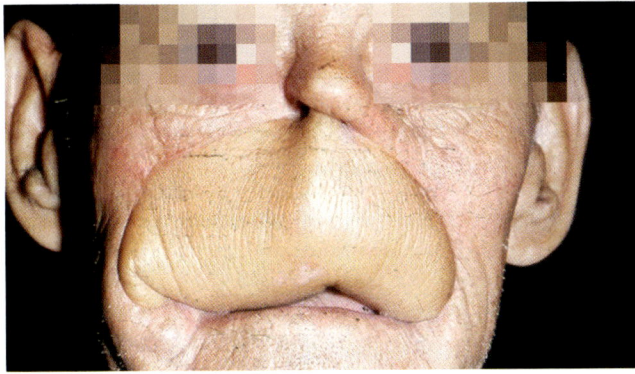

FIGURA 67.9 Retalho transverso miocutâneo de reto abdominal. Pós-operatório de 3 meses. O paciente posteriormente foi submetido à reconstrução de nariz com retalho frontal.

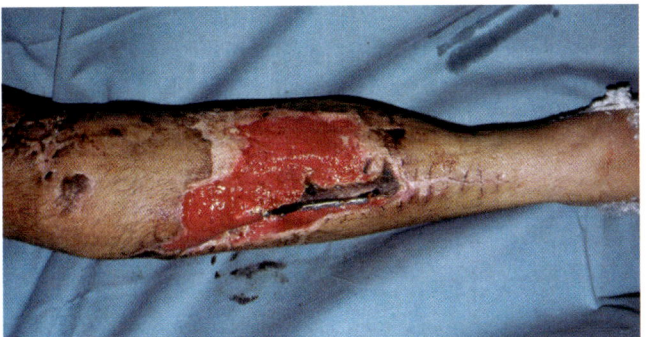

FIGURA 67.10 Paciente sofreu trauma com fratura cominutiva de tíbia, fíbula e necrose cutânea.

Retalhos osteomiocutâneos. Envolvem uma associação dos tecidos cutâneo, muscular e ósseo. Exemplo clássico e mais utilizado: retalho fibular.

Retalhos gastrintestinais. Compõem uma classe especial de retalhos, formada por tecidos do trato gastrintestinal. Exemplos: retalho de grande omento e retalho de jejuno.

Retalhos perfurantes. Surgiram com intuito de minimizar a morbidade na área doadora, pelo avanço dos conhecimentos sobre os angiossomos – conceito descrito por Taylor,[4] que consiste em uma estrutura tridimensional de tecidos supridos por uma única fonte arterial. Exemplo clássico de sua aplicação aparece na substituição dos retalhos pediculados transversos do músculo reto abdominal pelos retalhos baseados na artéria epigástrica superficial, que é capaz de poupar o músculo abdominal, causando diminuição significativa da morbidade local.

Um dos retalhos que mais vem sendo usado mundialmente é o perfurante da artéria ilíaca circunflexa superficial, que foi descrito em 1973.[31] Contudo, só após melhor entendimento de sua anatomia e da capacidade médica de delinear sua área de irrigação, foi possível entender sua versatilidade. Além de proporcionar a reconstrução de defeitos de pele e partes moles de tamanho moderado, pode ser feito de forma quimérica ou composta, carregando consigo osso, linfonodos e músculos.[32]

Paralelamente, o tradicional retalho anterolateral da coxa teve grande avanço com a melhor identificação de sua perfurante, proporcionando a confecção de um retalho fino e largo, com mínima morbidade para área doadora, mesmo em pacientes com índice de massa corporal alta.[33]

As veias perfurantes são pesquisadas com exames de imagens mais modernos como angiotomografia computadorizada e

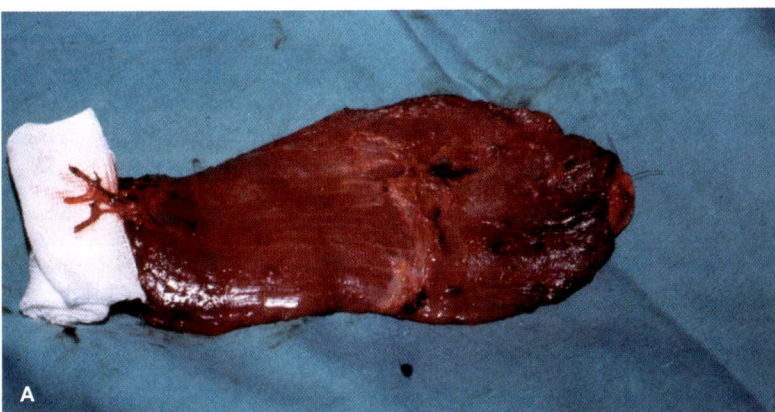

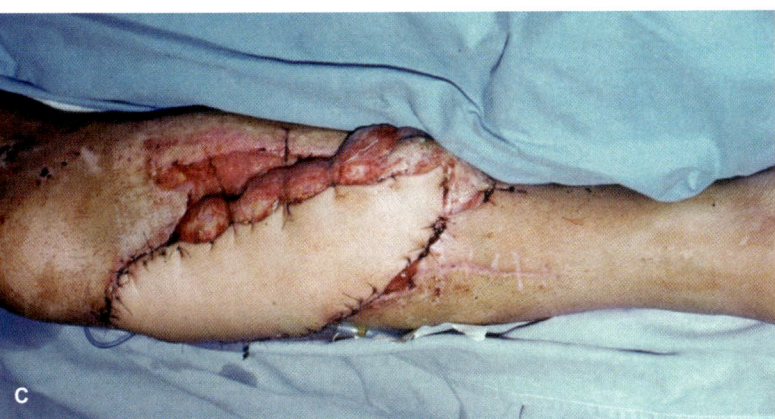

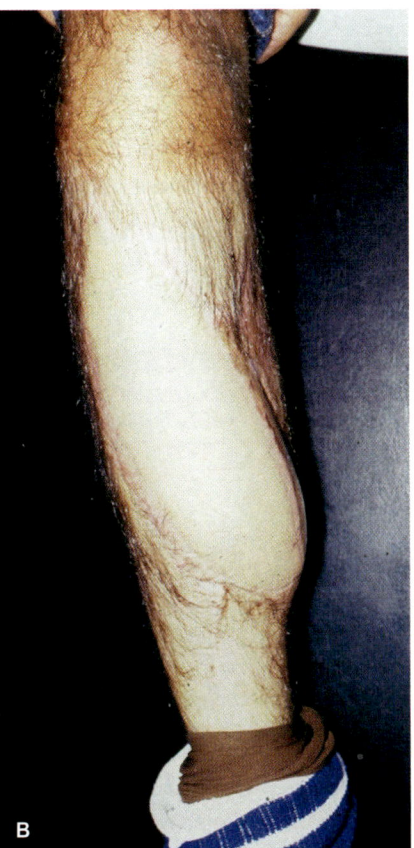

FIGURA 67.11 Retalho livre miocutâneo de grande dorsal. **A.** Observe o pedículo composto pela artéria, veia e nervo toracodorsal. **B.** Primeiro dia de pós-operatório. **C.** Seis meses de pós-operatório.

ressonância magnética, que propiciam mais precisão no mapeamento vascular. Isso garante ao cirurgião mais facilidade técnica e reduz o tempo cirúrgico. No intraoperatório, a indocianina verde tem sido útil para confirmar a perfusão local dos tecidos.[34]

Retalhos combinados. A combinação de retalhos a partir de um único sítio doador é particularmente útil para reconstruir grandes defeitos. São dois subtipos distintos pela relação física de cada um de seus componentes:

- Retalhos conjugados: apresentam alguma junção física, porém com vascularização própria e independente. Um dos primeiros exemplos relatados foi a combinação do território cutâneo do músculo latíssimo do dorso (vasos toracodorsais) com o do retalho inguinal (vasos ilíacos circunflexos superficiais)
- Retalhos quiméricos: não apresentam uma junção física, exceto no local onde compartilham o mesmo vaso fonte. Retalhos quiméricos também podem ser fabricados de modo sequencial (*flow-through*) ou interno, por meio de uma microanastomose para unir retalhos independentes provenientes da continuidade distal de um vaso ou de um ramo do mesmo.

PÓS-OPERATÓRIO

Além dos cuidados clínicos gerais e específicos para as patologias prévias do paciente, os retalhos microcirúrgicos necessitam de atenção especial, marcadamente nos 3 primeiros dias. O retalho deve ser monitorado com frequência, visto que são comuns complicações, especialmente a trombose vascular, e a reexploração é mandatória para o sucesso final da cirurgia.[35] A rotina de monitoramento varia entre os centros especializados, contudo checagens mínimas a cada hora nas primeiras 24 horas, seguidas por avaliações a cada 2 horas nos 2 dias seguintes e a cada 4 a 8 horas até a alta do paciente são necessárias.

A avaliação clínica da perfusão do retalho deve ser feita por profissional treinado, observando-se algumas características, como cor, enchimento capilar, turgor do tecido, temperatura e realizando-se o teste de Pinprick (aplicação de agulha para observação puntiforme de sangramento) ou a avaliação com Doppler, se disponível, conforme listadas no Quadro 67.1.

Outras técnicas de monitoramento incluem Doppler implantável, fluxo Doppler a *laser*, ultrassonografia dúplex *scan* e sonda de difusão térmica.[36]

A oclusão venosa tende a ser mais grave para os tecidos e exige reexploração precoce. Assim como alguns tecidos, como o músculo, não toleram isquemia maior do que 6 horas e também exigem abordagem rápida.[37]

Tromboses tardias também podem ocorrer, porém associam-se à compressão mecânica sobre o pedículo vascular ou infecção local.[38]

Não há consenso sobre a terapia antitrombótica ideal, e as condutas variam entre os serviços.[39,40] O uso não é universal, mas alguns estudos demonstram benefícios com administração de heparinas de baixo peso molecular e não fracionada, sem aumentar a formação de hematomas. O ácido acetilsalicílico parece inibir a trombose venosa anastomótica, também sem causar complicações.

Após a alta, os pacientes devem seguir as precauções habituais para quaisquer outras cirurgias, com retorno progressivo à atividade física, sendo orientados sobre sinais de complicações, especialmente relacionadas com as feridas operatórias.

CONSIDERAÇÕES FINAIS

A microcirurgia é uma técnica em constante evolução. Progressos tecnológicos em Medicina e aprimoramento técnico tem-na fortalecido, o que amplia muito o horizonte de possibilidades de reconstrução em um futuro próximo. Antes tratada apenas como um segmento especializado de abordagem de pequenos vasos, atualmente mostra-se como uma filosofia de tratamento individualizado, em que os retalhos são específicos para cada paciente e os conhecimentos técnicos cada vez mais disseminados.

As referências bibliográficas deste capítulo se encontram no Ambiente de aprendizagem do GEN.

QUADRO 67.1	Avaliação clínica e instrumental da perfusão do retalho microcirúrgico.	
	Obstrução arterial	**Congestão venosa**
Cor do retalho	Pálida, mosqueada	Cianótica, azulada
Enchimento capilar	Lento (maior que 2 segundos)	Mais rápido que o normal
Turgor tecidual	Diminuído	Aumentado
Temperatura	Menor que 2° em relação ao controle	Menor que 2° em relação ao controle
Teste de Pinprick (agulha)	Saída mínima de sangue de cor escura	Vazamento rápido de sangue escuro
Doppler	Ausência de sinais arteriais pulsáteis	Ausência de sinais venosos contínuos

68

Papel da Simpatectomia nas Arteriopatias Isquêmicas

Winston Bonetti Yoshida ■ Francisco Humberto de Abreu Maffei

Resumo

Depois da década de 1950, a simpatectomia deixou de ser a principal técnica de cirurgia vascular e passou a ter papel secundário no tratamento das arteriopatias. Por sua ação no sistema nervoso autônomo, foi bastante usada posteriormente no tratamento da hiper-idrose. Restam-lhe atualmente algumas indicações adicionais como no tratamento de pequenas úlceras de extremidades, doenças vasoespásticas, causalgias, além da hiperidrose, que serão objeto de revisão deste capítulo.

Palavras-chave: bloqueio nervoso autônomo; sistema nervoso simpático; simpatectomia.

INTRODUÇÃO

Após os anos 1950, a simpatectomia passou a exercer papel secundário no tratamento das arteriopatias isquêmicas, sendo então indicada para pacientes portadores de úlceras, gangrenas e dor em repouso, mas sem possibilidade de reconstrução arterial direta, como tentativa heroica de evitar, postergar ou baixar o limite de uma amputação.[1] O valor da simpatectomia no tratamento de lesões isquêmicas superficiais de pele, das doenças vasoespásticas, da causalgia, da síndrome da dor complexa regional, da hiperidrose e a técnica cirúrgica aberta da simpatectomia serão discutidos neste capítulo.

CONSIDERAÇÕES ANATÔMICAS

O sistema nervoso simpático é constituído por vias aferentes (pouco conhecidas) e vias eferentes, motoras, compostas de três neurônios.[2-4] O corpo celular do primeiro fica situado em centro encefálico, sendo seu axônio dirigido, através dos fascículos longitudinal, dorsal e espinovestibular, até os neurônios situados na coluna intermediolateral da medula, de T1 até L2. Os axônios desses últimos neurônios, também chamados de fibras pré-ganglionares, são transportados nas raízes anteriores através de ramos comunicantes brancos, fazendo sinapse com os neurônios situados nos 22 pares de gânglios das cadeias simpáticas paravertebrais, que se estendem desde o pescoço até a região coccígea. Além dessas duas cadeias, há gânglios pré-vertebrais, terminais e intermediários, principalmente viscerais. Os gânglios de cada cadeia simpática paravertebral estão conectados longitudinalmente por troncos nervosos; fibras pós-ganglionares resultantes desses gânglios os abandonam através dos ramos comunicantes cinzentos, dando origem a ramificações que atingem, metamericamente, os vasos sanguíneos da pele e do músculo, as glândulas sudoríparas e os músculos pilomotores dos membros (Figura 68.1).[2] Nos membros, a ação simpática vasoconstritora, também chamada de *tônus simpático* (ver Capítulo 6), é exercida principalmente nos vasos da pele, uma vez que nesta predominam alfarreceptores (vasoconstritores).[2] O princípio da simpatectomia seria, portanto, levar à eliminação do *tônus simpático* dos vasos da extremidade, e consequente vasodilatação, pela ressecção cirúrgica de gânglios simpáticos.

MECANISMOS DE AÇÃO DA SIMPATECTOMIA

Fluxo sanguíneo arterial

O sistema nervoso simpático tem papel dominante no controle externo da função vascular, levando a alterações reflexas no diâmetro dos vasos da pele e musculoesqueléticos (ver Capítulo 85).

Após a extirpação da cadeia simpática, ocorre o aumento do fluxo sanguíneo na árvore arterial principal de extremidades normais ou isquêmicas.[5-7] Antigamente, pensava-se que tal aumento de fluxo, decorrente de queda da resistência vascular periférica no nível dos tecidos, aumentaria proporcionalmente o fluxo nutricional desses tecidos.[2] Estudos experimentais, entretanto, mostraram que a redução da resistência vascular seria, em grande parte, consequência de abertura de anastomoses arteriovenosas no nível dos tecidos, principalmente da pele e do tecido celular subcutâneo, em que predominam, com pouca ou nenhuma melhora no fluxo sanguíneo capilar nutricional.[8-13]

O sistema nervoso simpático desempenha papel importante na regulação da temperatura corporal, ajustando reflexamente o fluxo sanguíneo cutâneo e, principalmente, o fluxo das anastomoses arteriovenosas.[10] Na pele e no subcutâneo, em condições normais, o controle do fluxo sanguíneo de repouso depende principalmente das demandas da homeostase térmica e pouco das necessidades metabólicas locais. Em contraste com as arteríolas aferentes do sistema capilar nutricional, as anastomoses arteriovenosas têm pouco ou nenhum tônus miogênico intrínseco, respondendo à simpatectomia com intensa vasodilatação;

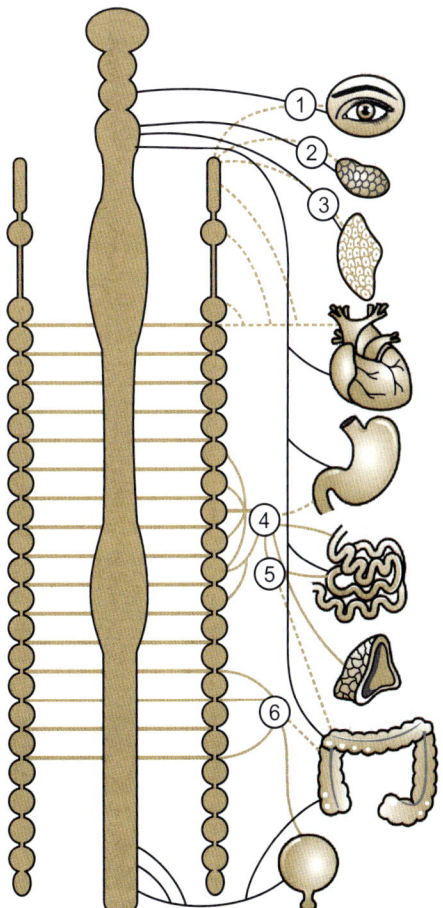

FIGURA 68.1 Representação esquemática da cadeia simpática e respectiva ação em tecidos e órgãos. **1.** Gânglio ciliar. **2.** Gânglio subaxilar. **3.** Gânglio óptico. **4.** Gânglio celíaco. **5.** Gânglio mesentérico superior. **6.** Gânglio mesentérico inferior.

assim, o aumento da temperatura cutânea verificado após a simpatectomia pode não refletir necessariamente melhora no fluxo capilar nutricional local, mas, fundamentalmente, incremento no fluxo sanguíneo não nutricional por meio das anastomoses arteriovenosas.[12] Embora essa afirmativa seja válida em condições normais,[8] em condições de isquemia ainda não foi descartado possível efeito benéfico da simpatectomia no nível da pele, uma vez que Rutherford e Valenta,[13] em minucioso estudo experimental utilizando microesferas radioativas, verificaram que a simpatectomia aumentou o fluxo sanguíneo capilar para as porções mais distais da extremidade, particularmente para pele e osso.

Na musculatura esquelética, o tônus das arteríolas é pouco influenciável pelo sistema nervoso simpático, mas muito sensível aos metabólitos locais liberados durante o exercício ou na vigência da isquemia, respondendo a esses estímulos com vasodilatação máxima.[14] Para se ter uma ideia, o fluxo sanguíneo muscular de repouso de 2 a 5 mℓ/100 g^{-1}/min^{-1} eleva-se para 6 a 9 mℓ/100 g^{-1}/min^{-1} em repouso após a extirpação simpática e aumenta, somente com exercício,[14] para 50 a 65 mℓ/100 g^{-1}/min^{-1}. Além disso, estudos clínicos bem conduzidos[13,15,16] não demonstraram, com a simpatectomia, alterações significativas no fluxo sanguíneo muscular em repouso ou após exercícios.

A vasodilatação resultante de simpatectomia costuma diminuir significativamente após 5 a 7 dias, mas pode persistir por vários meses, sem desaparecer totalmente. Essa diminuição pode ocorrer por denervação incompleta ou regeneração da cadeia simpática, mas, na ausência desses problemas, a explicação mais plausível seria a persistência de sensibilidade, ou mesmo de supersensibilidade da musculatura lisa das artérias distais às catecolaminas circulantes.[17,18] Em outras palavras, a simpatectomia não bloqueia a capacidade dos vasos arteriais de responderem com vasoconstrição às catecolaminas circulantes.[2] Tem se cogitado também a participação do óxido nítrico na vasodilatação após simpatectomias.[19]

Por outro lado, estudo experimental em cães demonstrou que, após a simpatectomia lombar, a injeção de vasodilatadores, como papaverina e nitroglicerina por via intra-arterial, promoveu vasodilatação similar à de antes da simpatectomia nos animais em que o fluxo sanguíneo para o membro foi mantido em condições normais (80 mℓ/min) ou pela metade (40 mℓ/min). Nos animais em que o fluxo sanguíneo arterial foi bastante reduzido (5 mℓ/min), não houve ação de vasodilatadores, nem da simpatectomia. Ou seja, em condições extremas de isquemia, nem a simpatectomia, nem a injeção de vasodilatadores promoveram vasodilatação.[20]

Circulação colateral

Com relação à circulação colateral, há evidências de que a simpatectomia possa contribuir para o seu desenvolvimento.[9] Entretanto, esse desenvolvimento seria predominantemente passivo, resultante da diminuição da resistência distal, consequente à abertura das anastomoses arteriovenosas, as quais, como já comentado, em contraste com as arteríolas aferentes, não se dilatariam pela isquemia.[14,21]

Embora seja possível que o sistema nervoso simpático tenha alguma ação direta sobre os vasos colaterais, não se conhece o grau de importância dessa relação até o momento.[2] Alguns estudos mostraram aumento do fluxo sanguíneo colateral em pacientes após simpatectomia,[21] mas, aparentemente, ele seria transitório e insuficiente para circunscrever adequadamente oclusões proximais. Entretanto, no caso de se pretender mesmo assim tentar atuar em vasos colaterais de extremidades inferiores, a simpatectomia teria de incluir o primeiro gânglio lombar.[14]

Simpatectomia e dor isquêmica

Tendo em vista as considerações prévias, a simpatectomia pode determinar alguma melhora no fluxo sanguíneo *cutâneo* de extremidades isquêmicas. Em nível *muscular*, a denervação simpática teria um papel menos efetivo em melhorar o fluxo sanguíneo, sendo sua indicação para pacientes com claudicação intermitente de pouco ou nenhum benefício. Por outro lado, é possível também que a melhora da dor isquêmica seja consequência não só de aumento de fluxo sanguíneo, mas também da interrupção, pela simpatectomia, de fibras nervosas nociceptivas sensitivas que trafegam junto aos nervos autônomos da cadeia simpática.[22,23] Outro mecanismo aventado seria a possibilidade de a diminuição dos níveis teciduais de norepinefrina após simpatectomia diminuir a percepção da dor e a transmissão dolorosa para os centros cerebrais.[24]

SIMPATECTOMIA NAS ARTERIOPATIAS ISQUÊMICAS

Indicações

A simpatectomia nas arteriopatias isquêmicas só estaria indicada para casos selecionados com dor em repouso e/ou com pequenas lesões isquêmicas ulceradas ou necróticas. Porém, deve-se salientar que faltam estudos controlados e evidências do papel da simpatectomia nas oclusões arteriais crônicas.[25]

Alguns testes prognósticos, que serão expostos adiante, têm valor preditivo quanto ao sucesso dessa operação nessas situações. Esses testes procuram avaliar a capacidade de os vasos distais responderem com vasodilatação suplementar. O sucesso dessa operação depende também de um sistema nervoso periférico íntegro, razão pela qual poderá estar contraindicada, por exemplo, nos diabéticos com neuropatia periférica. Nesses pacientes, existe o que se chama de autossimpatectomia (Capítulo 169), e a realização da simpatectomia lombar pode acarretar desvio do sangue para os vasos viscerais, em detrimento do membro inferior afetado. A simpatectomia lombar é, em geral, um tratamento de exceção nesses casos,[26] mesmo porque faltam evidências de eficácia e segurança.[25]

Seleção dos pacientes para simpatectomia: testes prognósticos

Vários testes têm sido empregados com o objetivo de avaliar o prognóstico de pacientes candidatos à simpatectomia.[27] Apresentamos a seguir os métodos mais práticos e que podem facilitar esse tipo de avaliação.

A termometria cutânea é um dos testes mais simples, que exige apenas um termômetro eletrônico e uma sala com temperatura estável. Consiste em medir a temperatura cutânea em vários pontos da extremidade de pacientes antes e após o bloqueio simpático por meio de anestesia epidural,[28] ou por meio de injeções do agente anestésico ao longo da coluna vertebral lombar.[6] Esse método, apesar de simples, tem revelado boa correlação com a evolução dos doentes, observando-se melhora clínica deles quando a temperatura se eleva e ausência de resposta ou piora nos casos em que esta não se altera ou diminui.[28]

Outra avaliação alternativa acessível é o uso de oxímetro de pulso em vez de termômetro cutâneo, avaliando-se variações de um índice obtido pela razão da oximetria do dedo ou artelho, em relação ao da orelha, antes e após o bloqueio simpático com lidocaína.[29]

Outra técnica simples é a de mergulhar a extremidade do paciente em água a 15°C (60°F) por 20 minutos. Em extremidades normais, ocorre o enrugamento da pele dos artelhos e plantar, que é mediado pelo sistema nervoso simpático. Nos pacientes diabéticos com autossimpatectomia, esse enrugamento natural não ocorre.[30]

Se por conta de alguma arteriopatia ou neuropatia diabética os vasos periféricos estiverem em vasodilatação máxima, pode-se usar a avaliação da curva de Doppler contínuo (*pulse volume recording*) antes e após provocar hiperemia reativa na extremidade. Um manguito de pressão é colocado no braço ou tornozelo e insuflado por 3 a 5 minutos acima da pressão arterial. Em seguida, é rapidamente desinsuflado com monitoramento da curva de volume de pulso. Em indivíduos normais, o pulso retorna rapidamente (0,2 segundo), com a curva ligeiramente atenuada, mas rapidamente atinge amplitude dobrada (3,4 segundos). Essa resposta exige algum tônus simpático periférico presente e pode predizer aqueles que poderão se beneficiar de uma simpatectomia. Porém, o padrão normal pode acontecer mesmo em indivíduos *sem* um sistema nervoso simpático intacto.[31]

A pletismografia ou fotopletismografia pode ser usada para avaliar resultados efetivos da simpatectomia. Porém, atualmente, poucos laboratórios vasculares têm esse tipo de equipamento; portanto, fica a referência para quem quiser detalhes desse teste.[6,32-34] Da mesma maneira, *laser* Doppler e oxigênio transcutâneo são técnicas pouco presentes na rotina dos cirurgiões vasculares em nosso meio.[35]

Finalmente, o *índice de pressão tornozelo/braço* (ITB) foi estudado em alguns pacientes;[32] houve boa resposta à simpatectomia em todos os doentes com índice maior que 0,35. Nos doentes com índice de 0,25 ou menos, a resposta foi ruim; em nenhum paciente com índice não registrável houve boa resposta à simpatectomia.[2] Walker e Jonhston[36] e Perez-Burkhardt et al.[37] verificaram que a simpatectomia era provavelmente bem-sucedida nos casos com pressão de tornozelo maior que 30 mmHg e sem isquemia distal muito intensa, ou seja, sem dor em repouso, dor noturna ou gangrena. Com exceção dos pacientes diabéticos, nos quais a calcificação arterial pode levar à determinação de níveis falsamente altos de pressão sistólica no tornozelo, o método descrito pode ser útil para o prognóstico da simpatectomia. Em nosso serviço,[38] verificamos bons resultados clínicos em 68,2% dos pacientes simpatectomizados, com índice de pressão maior que 0,3, e em 20% dos pacientes com índice de pressão menor que 0,3. Resultados similares foram obtidos por Albers et al.[39] com, respectivamente, 67,8 e 25%. Aburahma et al.[40] encontraram, respectivamente, 77 e 6%.

Dor em repouso, úlceras e gangrenas

A simpatectomia percutânea com fenol tem sido associada à melhora substancial da dor em repouso isquêmica em várias séries de casos (Capítulo 69). Como comentado previamente, estudos recentes mostraram que a simpatectomia poderia interromper tanto fibras nervosas vasomotoras quanto sensitivas, sugerindo que o alívio da dor em repouso seria decorrente não só de aumento de fluxo sanguíneo, mas também por denervação sensitiva nociceptiva.[22]

Os casos de dor em repouso tendem a responder melhor à simpatectomia do que os casos com lesões ulceradas ou necróticas,[41] uma vez que as exigências do membro com lesões são maiores devido à inflamação e ao processo de cicatrização e de reparo dessas lesões. Estudos com radioisótopos mostraram que o fluxo sanguíneo ao redor de úlceras precisa ser duplicado para a necessária cicatrização.[42] As úlceras infectadas certamente necessitam de incremento ainda maior de suprimento sanguíneo local. A simpatectomia nesses casos, portanto, deve ser restrita a pacientes sem muita infecção e com lesão ulcerada ou necrótica limitada, de pouca extensão ou profundidade.[27]

Assim, selecionando-se bem os pacientes, utilizando-se testes prognósticos adequados e excluindo-se os pacientes com neuropatias, pode-se esperar um resultado satisfatório com a simpatectomia em 35 a 65% dos casos. Entretanto, faltam estudos prospectivos controlados e randomizados para se estabelecer o real valor da simpatectomia nesses casos.[25,43,44]

Simpatectomia como coadjuvante nas restaurações arteriais

Os resultados dos trabalhos que clínica ou experimentalmente trataram de investigar específica e prospectivamente o papel da simpatectomia lombar coadjuvante para a manutenção de permeabilidade de reconstruções arteriais foram conflitantes. Em alguns desses trabalhos, demonstrou-se melhora nos resultados,[45,46] enquanto em outros, isso não se verificou.[47,48]

Por outro lado, alguns autores sugerem que a adição da simpatectomia aos procedimentos de reconstrução seria inútil, uma vez que, após as operações de reconstrução arterial bem-sucedidas, com o restabelecimento do fluxo sanguíneo para uma extremidade com isquemia prolongada, existiria um período variável de até 6 semanas em que os vasos arteriais de resistência estariam em vasodilatação máxima e com limitadíssima capacidade de sofrer maior vasodilatação ou mesmo vasoconstrição.[49] Essa hiperemia reativa seria máxima entre o primeiro e o quarto dia de pós-operatório, diminuindo gradualmente a seguir.[49]

Assim, os resultados controversos verificados com a simpatectomia lombar como coadjuvante nas restaurações arteriais sugerem que a utilização dessa não tem, pelo menos no momento, base suficiente para justificar sua indicação nessa situação.

Hipertensão arterial resistente

A ablação simpática renal pode provocar reduções expressivas da pressão arterial da ordem de 30/15 mmHg.[50] Nesses casos, a simpatectomia renal é feita por meio de ablação térmica por radiofrequência (RF) intra-arterial. Um cateter de RF é introduzido no lúmen da artéria renal por acesso femoral sob anticoagulação sistêmica e anestesia local. A ponta do cateter de RF emite automaticamente energia baixa (4 a 5 W) junto ao hilo renal por 2 minutos. Sequencialmente, toda artéria renal recebe essa energia em intervalos de 5 mm. O endotélio é resfriado pelo fluxo sanguíneo, o que minimiza a lesão local. Os estudos foram abertos (não cegos) e feitos com amostra pequena, mas apontaram poucas complicações e bons resultados a curto prazo (6 meses).[51,52] Estudos maiores randomizados deveriam ter sido feitos para confirmar os resultados iniciais, mas essa técnica não evoluiu a ponto de ser amplamente incorporada no arsenal terapêutico, embora praticada por poucos.[53]

Outras indicações

Outras indicações para simpatectomia incluem as doenças vasoespásticas (Capítulo 124), a hiperidrose abordada com maior amplitude nos outros capítulos correspondentes (Capítulos 84 a 86), a síndrome de Raynaud, o membro fantasma, a dor após acidente vascular cerebral, a síndrome da dor regional complexa tipo I (distrofia simpática reflexa) e tipo II (causalgia), e a úlcera hipertensiva.[54-57]

As úlceras hipertensivas de membros inferiores, também denominadas úlceras de Martorell, são uma forma peculiar de formação de úlceras de perna. São caracterizadas por serem mais frequentes nas mulheres do que nos homens, localizadas predominantemente nas pernas, extremamente dolorosas em proporção ao seu tamanho, associadas à hipertensão de longa duração mal controlada e difíceis de cicatrizar, mesmo após controle adequado da hipertensão.[58] Alguns relatos mostram resultados bons da simpatectomia.[59,60] Tem-se utilizado com sucesso a simpatectomia lombar com bloqueio fenólico nesses casos. Além de reduzir substancialmente a dor, a cicatrização das úlceras é acelerada.

A síndrome de dor reflexa complexa (SDRC) foi assim definida no Consenso de Budapeste pela International Association for the Study of Pain (IASP) em substituição a várias outras denominações (causalgia, atrofia de Sudeck, algodistrofia, síndrome ombro-mão, dor simpaticamente mantida, distrofia simpática reflexa, síndrome dolorosa pós-traumática).[61,62] É uma afecção frequente, principalmente após traumas de membros, mas pode ser também não traumática, após repouso prolongado no leito, acompanhando neoplasias, flebites, infarto do miocárdio e acidentes vasculares cerebrais.[63] Os critérios do Consenso de Budapeste são:

- Dor contínua (ou hiperestesia, alodinia) desproporcional ao evento desencadeante
- Pelo menos um sintoma em três das quatro categorias a seguir:
  - Sensitivos: hiperalgesia ou alodinia
  - Motores ou tróficos: diminuição da amplitude articular, inibição motora manifestada como falta de força, distonia ou tremor, ou alterações tróficas como perda de pelos, alteração da cor da pele e das unhas
  - Vasomotores: alteração da temperatura e da cor da pele no segmento afetado
  - Sudomotores: edema e sudorese aumentada na área afetada
- Durante a evolução da doença, pelo menos um sinal (no exame físico) das seguintes categorias:
  - Sensitivos: hiperalgesia ou alodinia ao toque ou mobilização articular
  - Motores ou tróficos: falta de força ou tremor ou distonia e/ou alteração da cor da pele e da presença de pelos

- Vasomotores: alterações da cor da pele e da temperatura da área inervada pelos segmentos afetados
- Sudomotores: edema, alterações da sudorese, sudorese assimétrica
- Ausência de outro diagnóstico ou doença que possa explicar os sinais e os sintomas.

A simpatectomia nos casos menos avançados da doença tem proporcionado bons resultados,[23,63,64] mas os trabalhos têm nível de evidência restrito.[55]

Em cardiologia, a simpatectomia foi usada com sucesso para tratamento da síndrome do QT longo[65] e do espasmo coronariano.[66-70]

Recentemente, os benefícios anti-inflamatórios da simpatectomia em modelos experimentais de artrites imunomediadas em ratos foram demonstrados. Nesses experimentos, a simpatectomia foi capaz de atenuar as atividades inflamatórias, hiperestésicas e parâmetros imunes inflamatórios.[71] Esses efeitos foram corroborados em estudo prospectivo em pacientes submetidos à desnervação simpática renal,[53,72] mas faltam estudos randomizados.

TÉCNICA CIRÚRGICA

Simpatectomia lombar aberta

Essa técnica está ilustrada na Figura 68.2. O paciente deve ficar em decúbito dorsal com coxim lombar. A anestesia pode ser geral

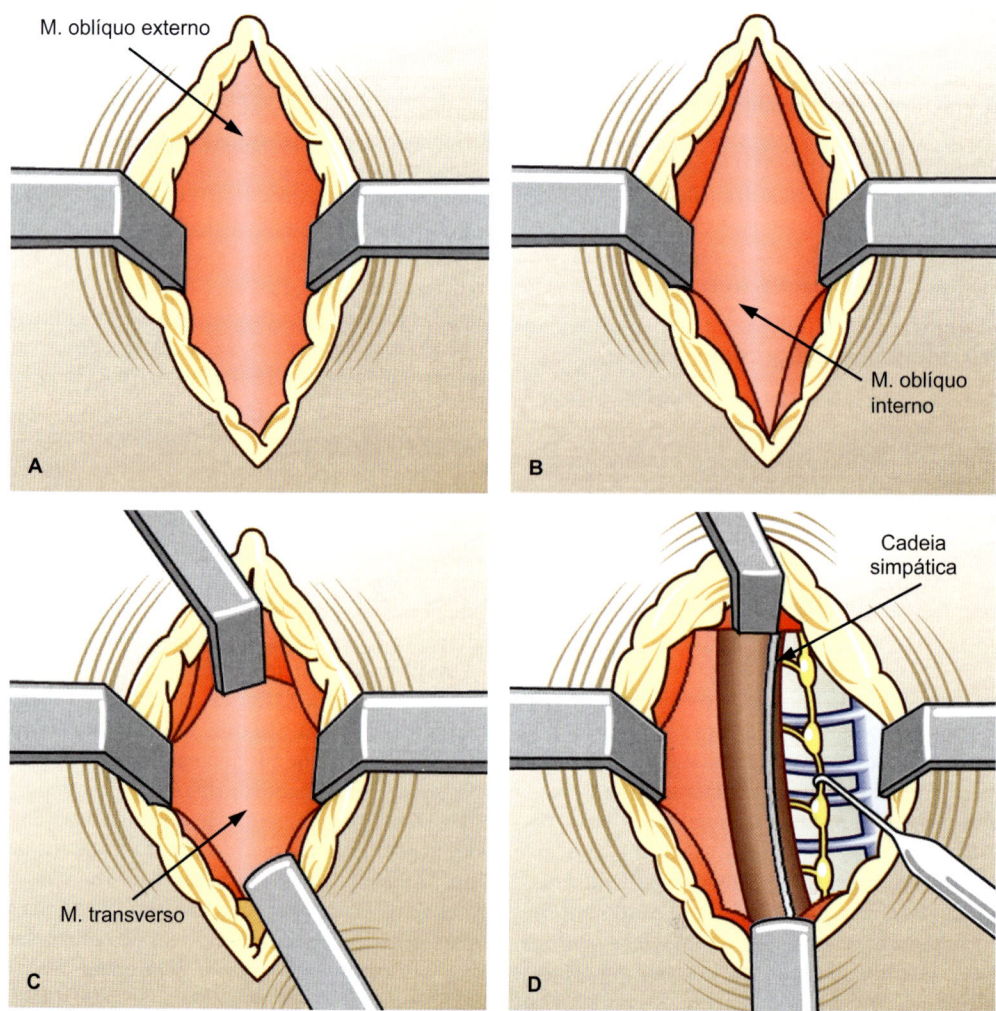

FIGURA 68.2 Via de abordagem cirúrgica para acesso à cadeia simpática lombar. **A.** Exposição do músculo oblíquo esterno. **B.** Exposição do músculo oblíquo interno. **C.** Exposição do músculo transverso. **D.** Exposição da cadeia simpática.

ou por bloqueio locorregional. A incisão oblíqua deve começar da ponta da 12ª costela em direção ao púbis, finalizando na linha imaginária entre as duas cristas ilíacas, até o bordo lateral do músculo reto abdominal. Após a exposição da fáscia muscular, os feixes musculares do oblíquo externo (Figura 68.2 A), do oblíquo interno (Figura 68.2 B) e do músculo transverso (Figura 68.2 C) devem ter suas fibras separadas, expondo o peritônio. Deve-se tomar cuidado para não perfurar o peritônio, com consequente exposição das vísceras. Havendo perfuração acidental deste, deve-se corrigir de imediato com sutura contínua de fio absorvível. Esse acidente costuma ocorrer quando a dissecção do retroperitônio é feita medialmente e pode ser evitado fazendo-se somente dissecção lateral. Essa dissecção é romba, com os dedos ou mãos, com o auxílio de afastador Doyan, devendo-se evitar entrar atrás do músculo psoas, pois este é um plano cirúrgico muito vascularizado e sangrante. A dissecção do retroperitônio deve ser feita anteriormente ao músculo psoas, expondo amplamente a veia cava do lado direito ou a aorta do lado esquerdo (Figura 68.2 D). Os ureteres e vasos gonadais ficam colados no saco peritoneal descolado. Por palpação, a cadeia simpática lombar é identificada entre o músculo psoas e os processos transversos da coluna, como um cordão (Figura 68.3). Deve-se reconhecer o nervo genitofemoral sobre o músculo psoas, os gânglios linfáticos e o ureter, caso este não tenha ficado junto ao saco peritoneal descolado. Palpando-se o promontório, pode-se fazer a contagem dos gânglios simpáticos cranialmente e fazer a dissecção da cadeia simpática de L2 a L5 (Figura 68.4). Cuidado especial deve ser tomado para não seccionar vasos lombares por vezes muito aderidos aos gânglios simpáticos. Pelo menos dois a três

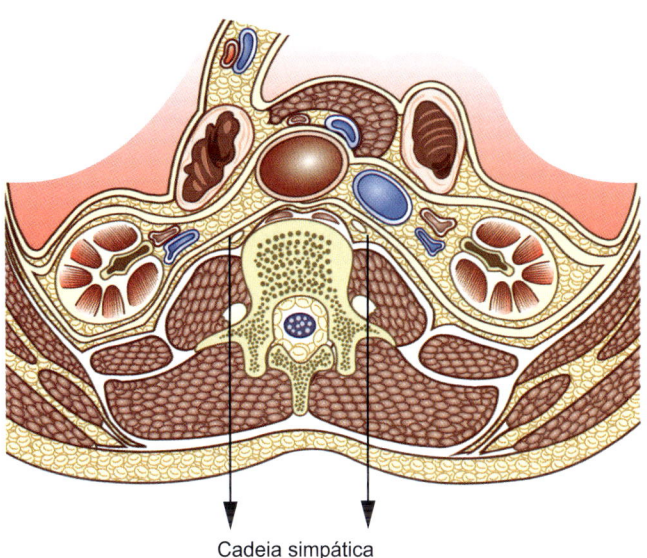

Cadeia simpática

FIGURA 68.4 Representação esquemática da localização dos gânglios simpáticos lombares.

gânglios simpáticos devem ser removidos. Deve-se evitar remover bilateralmente o gânglio simpático L1 em pacientes do sexo masculino por risco de ejaculação retrógrada.[2]

A abordagem retroperitoneal é bem tolerada pelos pacientes e preferível em relação à transperitoneal. Esta deve ser cogitada somente quando a simpatectomia é feita em associação com cirurgia restauradora aortoilíaca. Após revisão da hemostasia, a parede deverá ser fechada por planos.

Simpatectomia cervical e torácica

Com o advento da cirurgia videoassistida, a simpatectomia cervical com retirada do gânglio estrelado ficou ultrapassada por causa das complicações relacionadas com a síndrome de Claude Bernard-Horner (miose, ptose palpebral e enoftalmia). Atualmente, prefere-se a simpatectomia torácica por toracoscopia, removendo-se os gânglios T3 e T4, que respondem pela inervação simpática dos membros superiores. Os detalhes dessa técnica encontram-se no Capítulo 85.

COMPLICAÇÕES

As complicações da simpatectomia cirúrgica não são frequentes (4 a 10%) e costumam ser transitórias e leves. Podem ocorrer complicações incisionais (deiscências), infecções, abscessos, hematomas, hérnias incisionais, linfoceles, abaulamentos de parede abdominal e lesões neurológicas e vasculares inadvertidas.[73] Deve-se evitar ressecar ou bloquear os primeiros gânglios simpáticos lombares (bilateralmente) em pacientes do sexo masculino por poder causar problemas de ejaculação retrógrada por hipotonia da musculatura lisa das vesículas seminais.[74] Complicações da simpatectomia química ou videocirúrgica podem ser vistas nos capítulos correspondentes.

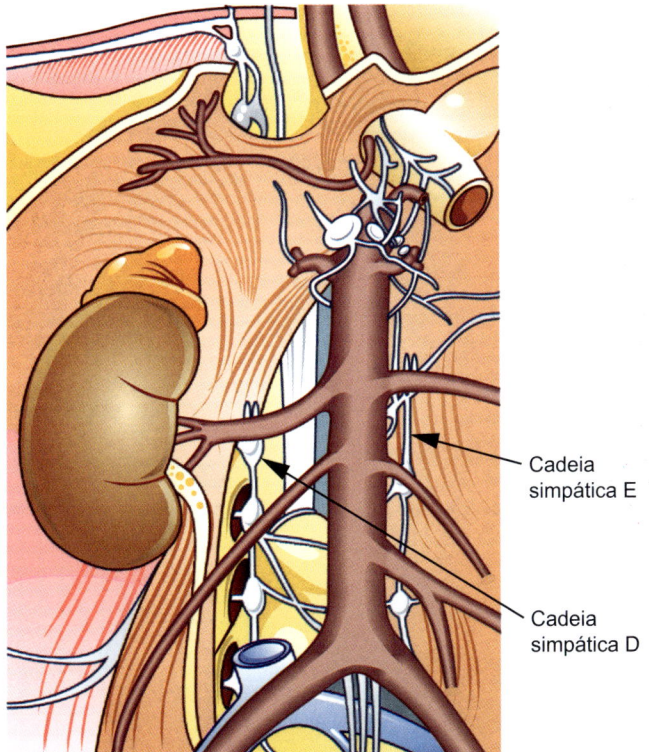

FIGURA 68.3 Localização da cadeia simpática lombar entre o músculo psoas e a apófise transversa das vértebras lombares.

Cadeia simpática E

Cadeia simpática D

As referências bibliográficas deste capítulo se encontram no Ambiente de aprendizagem do GEN.

69

Bloqueio Simpático Fenólico nas Oclusões Arteriais Crônicas de Membros Inferiores e na Hiperidrose

Winston Bonetti Yoshida ■ Marcone Lima Sobreira ■ Matheus Bertanha

Resumo

O bloqueio simpático com fenol ou com outro neurítico, também chamado de simpatectomia química (SQ), é um procedimento pouco invasivo e parece ser efetivo e seguro, conforme recente revisão sistemática. Essa técnica substitui com vantagens a simpatectomia cirúrgica (SC), especialmente da cadeia lombar, na qual há maior experiência, seja nas arteriopatias crônicas, seja nas doenças vasoespásticas, seja na hiperidrose plantar. A limitação é que aparentemente proporciona resultados menos duradouros que a SC, mas, por outro lado, com menor invasividade, com possibilidade de poder ser repetida, com reduzida taxa de complicações. Neste capítulo, serão abordadas as principais técnicas para os setores lombar e torácico, bem como resultados e complicações.

Palavras-chave: bloqueio nervoso autônomo; sistema nervoso simpático; simpatectomia química.

INTRODUÇÃO

A simpatectomia química (SQ) é conhecida desde as décadas de 1920 e 1930,[1,2] é muito praticada pelos anestesiologistas, mas tem sido pouco divulgada e utilizada pelos cirurgiões vasculares. A experiência mais significativa com a técnica foi relatada por Reid et al.[3] em 1970, na Inglaterra, os quais apresentaram os resultados de 1.666 procedimentos de bloqueio simpático lombar com fenol em 1.028 pacientes. Nessa série, não houve mortalidade, a morbidade foi desprezível e ficou patente a efetividade do método. Essas características foram também comprovadas por diversos outros autores.[1,4-15] A experiência pessoal dos autores confirmou plenamente os dados da literatura e, em função disso, passaram a empregá-la em pacientes com doença arterial periférica de membros inferiores em substituição à simpatectomia cirúrgica (SC)[16] (ver Capítulo 68). Revisão sistemática recente mostrou a mesma eficácia e segurança desse método em relação à SC no tratamento de doenças arteriais periféricas.[15]

INDICAÇÕES E CONTRAINDICAÇÕES

A SQ pode ser feita na cadeia simpática lombar, mais comumente, mas também na cadeia torácica. A SQ não é um substituto da cirurgia arterial restauradora, mas uma alternativa para os pacientes sem condições operatórias e/ou de restauração vascular, ou ainda nos casos de insucesso da restauração arterial cirúrgica definitiva (ver Capítulo 68). Assim como na SC, as indicações dessa técnica incluem pacientes com doenças vasoespásticas, síndrome de dor regional complexa, doença arterial obliterante periférica crônica com dor em repouso, lesões isquêmicas limitadas e sem condições de restauração vascular ou após restauração vascular sem sucesso, além dos quadros de hiperidrose primária ou compensatória à cirurgia de simpatectomia convencional para correção de hiperidrose.[17,18]

São consideradas contraindicações à SQ os distúrbios da coagulação, a hipertensão arterial descompensada, doentes em uso de anticoagulantes, portadores de alergias ao contraste ou a anestésicos locais como a lidocaína e com alterações estruturais graves da coluna vertebral e das vértebras. Os pacientes agitados, inconscientes ou inquietos são considerados um grupo particular e não devem ser submetidos ao procedimento com anestesia local devido ao risco de acidentes durante a punção.

TÉCNICA DA SIMPATECTOMIA QUÍMICA LOMBAR

O paciente é posicionado em decúbito lateral, com um coxim no flanco oposto ao lado do bloqueio e com flexão do membro inferior do mesmo lado[16] (Figura 69.1).

A antissepsia e a colocação de campos cirúrgicos são realizadas de forma convencional. Em seguida, deve-se localizar o primeiro corpo vertebral lombar (L1) por radioscopia, marcando-o com uma pinça que deve ser presa no campo cirúrgico. A anestesia é feita localmente, com lidocaína a 1% sem epinefrina. A primeira agulha 120 × 90 ou similar deve ser introduzida em direção oblíqua à porção média do corpo vertebral de L2, com ajuda de radioscopia, lateralmente à musculatura paravertebral. Todo o trajeto percorrido pela agulha deve ser anestesiado com lidocaína a 1% sem epinefrina. A técnica de inserção da agulha é semelhante à da aortografia translombar, com a agulha tangenciando o corpo vertebral-alvo. A ponta da agulha deve ficar alinhada à projeção do bordo ventral do corpo vertebral-alvo (Figura 69.2). Deve-se fazer uma manobra de aspiração na agulha antes de se realizar a injeção de qualquer substância. Caso apareça sangue ou líquor na seringa, a agulha deverá ser retirada e reposicionada.

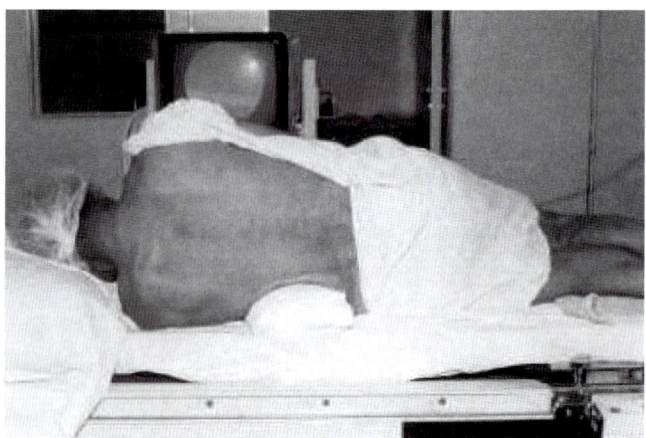

FIGURA 69.1 Posicionamento do paciente para o bloqueio simpático lombar.

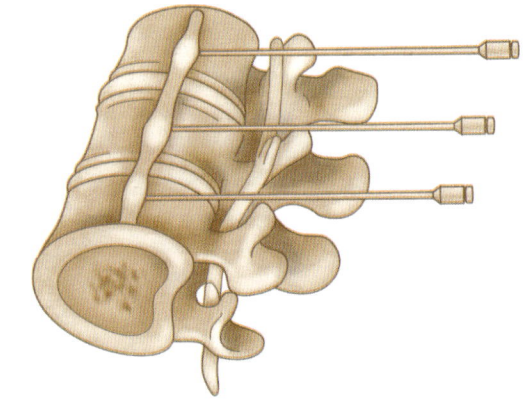

FIGURA 69.2 Relações anatômicas das agulhas com o corpo vertebral.

Em seguida, a posição correta da agulha é confirmada por injeção de contraste iodado diluído com 50% em lidocaína a 1% por meio da agulha já sem mandril. Quando a agulha está corretamente posicionada, há formação de uma canaleta contrastada,[17,19] acompanhando o bordo do músculo psoas (Figura 69.3).

Quando a agulha não está corretamente posicionada, há formação de um borrão de contraste em vez de uma canaleta. Confirmada a posição da primeira agulha em L2, passa-se à introdução da segunda agulha em L3, com a mesma técnica. Da mesma forma, procede-se à introdução da terceira agulha em L4. Confirmado o posicionamento correto das três agulhas, faz-se nova aspiração com ajuda de seringa e, não saindo sangue ou liquor, deve-se injetar em cada agulha 2,5 mℓ de solução de fenol a 7% diluído em água ou em glicerina (preparado em farmácias de manipulação). Devido à possibilidade de reação entre o fenol e os componentes plásticos das seringas descartáveis, deve-se preferencialmente usar uma seringa de vidro para injetar o fenol. Concluídas as injeções de fenol, as agulhas são sequencialmente retiradas (Figura 69.4).

Com o objetivo de se avaliar a efetividade do bloqueio simpático lombar, utilizamos o método de termometria cutânea com termômetro eletrônico[16] (Figura 69.5). São feitas medidas de temperatura imediatamente antes do bloqueio, imediatamente após e depois de 1 hora, em vários pontos nos dois membros inferiores, além da medida da temperatura na região axilar e da temperatura ambiente. Quando o bloqueio é efetivo, de modo geral há elevação de pelo menos 1 a 2°C na temperatura cutânea do membro tratado. Nos pacientes diabéticos, recomenda-se fazer um teste prévio ao bloqueio fenólico medindo-se a temperatura cutânea antes e após o bloqueio simpático lombar apenas com lidocaína a 1%. O aumento da temperatura com injeção de lidocaína sugere que, apesar das afecções neuropáticas causadas pela doença, ainda há potencial de vasodilatação cutânea no paciente diabético, particularmente.

A SQ com fenol pode ser feita em regime ambulatorial. Cerca de 50% dos casos vistos pelos autores foram tratados dessa forma e os pacientes foram liberados em torno de 2 horas após o procedimento.

TÉCNICA DA SIMPATECTOMIA QUÍMICA TORÁCICA

O acesso percutâneo dos gânglios simpáticos T2 e T3 (Figura 69.6) deve ser feito com o paciente em decúbito ventral, sob sedação leve e com anestesia local.[20,21] Após antissepsia e colocação de campos, são introduzidas lentamente as agulhas com anestesia local (lidocaína 1% sem vasoconstritor). O local de penetração da agulha fica em um ponto que se projeta na margem lateral do corpo vertebral de T2. A agulha deve tangenciar o corpo vertebral de T2. A ponta da agulha fica direcionada e locada logo acima da cabeça da costela adjacente do nível desejado. Esse procedimento deve ser guiado por fluoroscopia[22] com incidências anteroposterior (AP) e perfil, ficando a ponta da agulha alojada no centro do corpo vertebral no plano cefalocaudal e no terço posterior no plano dorsoventral (Figura 69.7). Após teste de aspiração sem refluxo de sangue ou liquor, 1 a 2 mℓ de contraste iodado diluído em lidocaína 1% sem vasoconstritor, é injetado para contraste do plano extrapleural, similar ao procedimento para o setor lombar já descrito. Comprovado o posicionamento correto da agulha, o agente neurolítico pode ser injetado (2,5 mℓ de fenol a 7% em água ou glicerina, similar ao da SQ lombar). Essa técnica de punção pode também ser guiada por tomografia[23] ou ultrassonografia,[24] e a ablação pode ser feita alternativamente por radiofrequência.[21] A radiofrequência permite, ademais, confirmar o correto posicionamento da agulha por meio de medidas de impedância da ponta do eletrodo e estímulos sensorimotores.[21] Entretanto, as agulhas de radiofrequência têm alto custo em nosso meio e não são reembolsadas pelo Sistema Único de Saúde (SUS). Após a injeção do agente neurolítico, assim como na SQ lombar, ou após disparo da radiofrequência,[21] a avaliação da efetividade pode ser feita por meio de medidas de temperatura cutânea palmar.

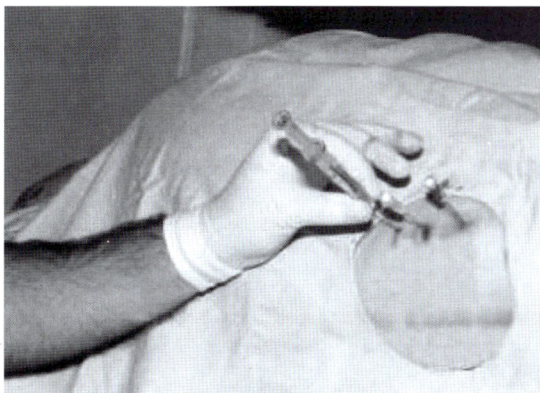

FIGURA 69.4 Fotografia mostrando agulhas posicionadas e seringa com fenol imediatamente antes da injeção.

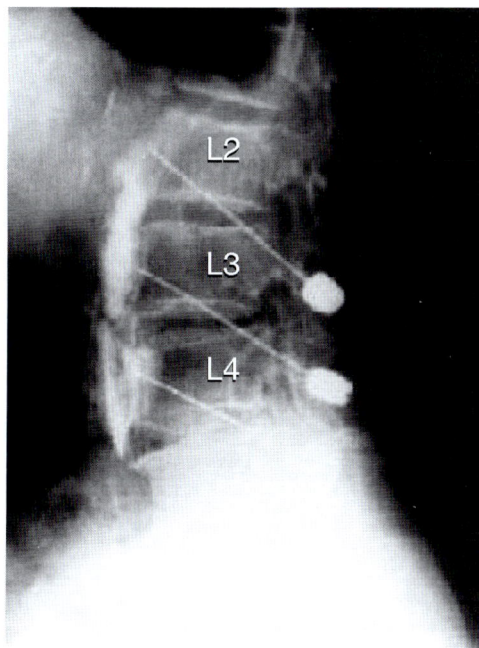

FIGURA 69.3 Radiografia mostrando imagem de canaleta após injeção de contraste pelas agulhas posicionadas em L2 e L3 e imagem de borrão em L4.

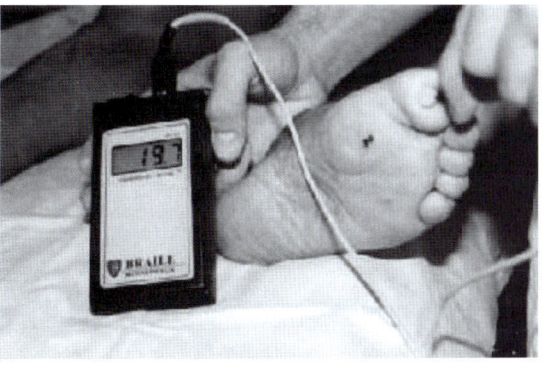

FIGURA 69.5 Termometria cutânea do hálux com termômetro eletrônico.

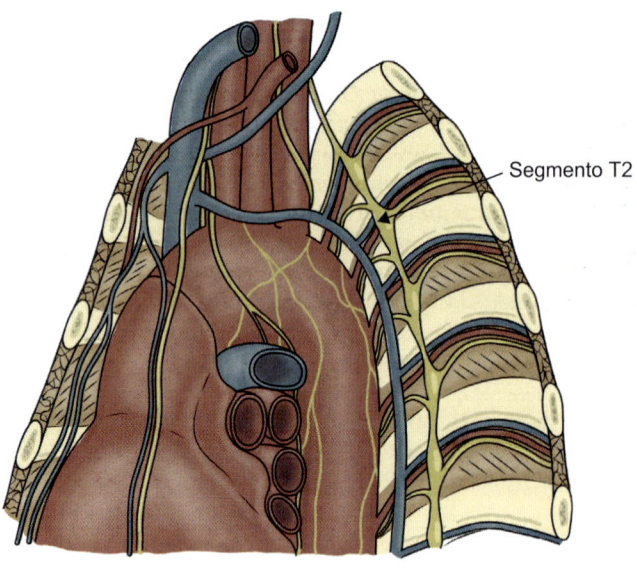

FIGURA 69.6 Localização da cadeia simpática torácica e sintopia.

Segmento T2

RESULTADOS

Simpatectomia química lombar

A nossa casuística inicial[16] foi composta de 106 procedimentos feitos em 101 pacientes com isquemia arterial periférica, com idade variando de 26 a 91 anos, sendo 36,8% do sexo feminino e 63,2% do sexo masculino. Cada procedimento demorou em média de 15 a 20 minutos para ser completado.

Houve melhora da dor em repouso em 79,2% dos casos na primeira semana. Porém, após 1 mês, o alívio da dor persistiu em apenas 50% dos pacientes. As lesões cutâneas cicatrizaram em 48,1% dos pacientes não diabéticos dentro de 18 meses. Nos pacientes diabéticos, houve cicatrização de lesões em apenas 18,8% dos pacientes no mesmo período. A sobrevida acumulada foi de 90% em 4 anos nos pacientes sem cardiopatia e de 40% nos pacientes cardiopatas. Em 73,6% dos pacientes não diabéticos e em 31,8% dos diabéticos, não foram necessárias amputações maiores. A única complicação dessa série foi apresentada por um paciente que referiu dor lombar incaracterística e de pequena intensidade sem outras manifestações clínicas, que foi tratada com analgésicos comuns e desapareceu gradativamente após 1 mês de procedimento.

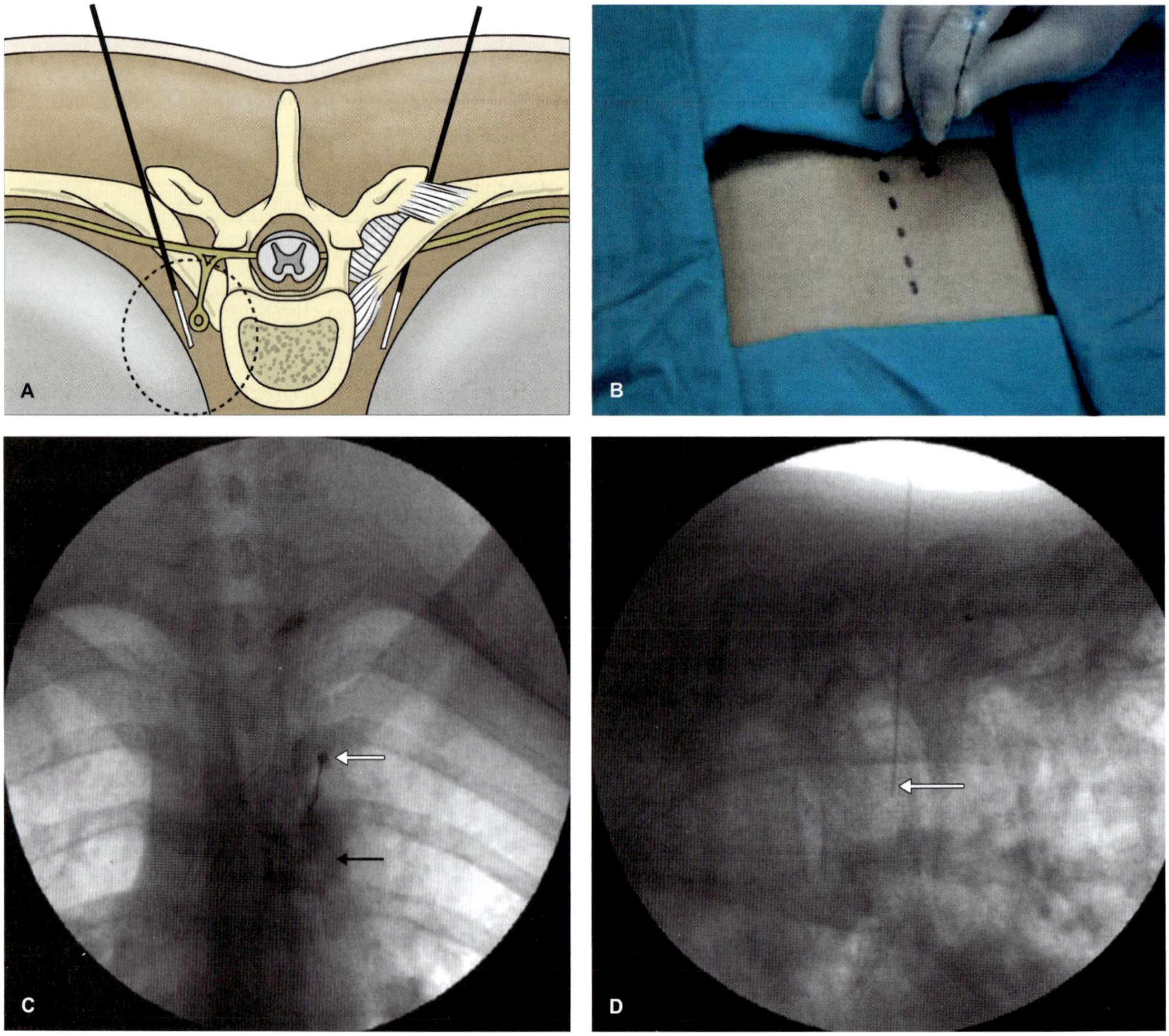

FIGURA 69.7 Exemplo de simpatectomia torácica percutânea no gânglio T4. **A.** Ilustração da posição adequada da agulha, paralela ao gânglio da cadeia torácica. **B.** Posicionamento da agulha na pele para início da punção. **C.** Visão anteroposterior de fluoroscopia mostrando a adequada posição da agulha (*seta branca*) acima da cabeça da costela (*seta preta*). **D.** Visão em perfil da fluoroscopia mostrando a correta posição da agulha (*seta branca*). (Figuras gentilmente cedidas pelos Drs. Flavio Ramalho Romero e Daniele Cristina Cataneo.)

Revisão sistemática recente[15] comparou a SQ com a SC e com prostaglandina-E1 na isquemia de membros. Os autores concluíram que os estudos tinham qualidade baixa, mas não mostraram diferenças significativas entre os tratamentos e que estudos randomizados e aleatorizados precisam ser feitos para melhorar o nível de evidência científica.

A SQ pode ser utilizada também para tratamento de hiperidrose plantar, principalmente nos pacientes que foram previamente submetidos à simpatectomia torácica para correção da doença, mas apresentaram quadro persistente ou compensatório. Esse tratamento foi proposto e realizado com sucesso em nossa instituição e, em 3 anos de seguimento, teve remissão completa da hiperidrose plantar após a simpatectomia torácica.[25] Desde então, esse tratamento foi padronizado, e pelo menos 17 casos de hiperidrose plantar primária (34 bloqueios simpáticos com fenol) foram tratados com bloqueio simpático em L2, L3 e L4 pela técnica descrita, com resultados que mostraram 88% de melhora da hiperidrose plantar em seguimento de 30 dias.[26]

Há relato de utilização de etanol puro para a SQ por outros autores,[27] mas os resultados foram inferiores, com ocorrência de falhas técnicas em cerca de 50% dos casos, talvez porque foram bloqueados somente dois gânglios simpáticos de forma não padronizada, sem controle radioscópico ou da temperatura do membro tratado.

Em vez do uso de substâncias químicas como fenol ou álcool, o bloqueio simpático lombar pode ser feito também por meio de radiofrequência liberada por agulha percutânea. Os resultados iniciais foram semelhantes aos obtidos com a simpatectomia com fenol.[28]

Simpatectomia química torácica

O bloqueio simpático realizado na cadeia simpática torácica apresentou resultados promissores quando foram feitos com álcool para o controle da hiperidrose palmar em 30 pacientes.[29] A SQ torácica com fenol foi usada também com bons resultados no tratamento da síndrome de Raynaud[30] e para a síndrome dolorosa regional complexa em membro superior.[22]

Em nossa instituição, foram tratados por meio de radiofrequência 36 pacientes com hiperidrose palmar; os resultados foram considerados bons pelos pacientes participantes e sem intercorrências graves.[21]

MECANISMO DE AÇÃO DO BLOQUEIO SIMPÁTICO FENÓLICO

O mecanismo de ação do fenol na cadeia simpática ainda não está completamente esclarecido. Ocorrem alterações degenerativas moderadas no citoplasma e no núcleo das células ganglionares e edema da cadeia simpática e de tecidos vizinhos, com destruição das células ganglionares simpáticas.[31] A longo prazo (5 meses), ocorre moderada fibrose local.[12]

Apesar de ser um bloqueio químico, ele é aparentemente durável, tendo sido referido por alguns autores como benefício da SQ com fenol mesmo após 1 ano do procedimento.[7] Entretanto, uma vantagem adicional do bloqueio simpático com fenol é que ele pode ser repetido várias vezes, sendo inclusive mais prudente a repetição dele do que a realização de uma SC em pacientes com alto risco cardiovascular para cirurgia. Em pacientes com risco cirúrgico aceitável, a SC talvez seja a melhor alternativa, levando-se em consideração que é mais duradoura.

Outro aspecto interessante é a melhora da dor em repouso isoladamente ou mesmo quando associada à alguma lesão trófica em 66 a 70% dos casos.[3,7,14] Vários autores levantaram a possibilidade de que a SQ com fenol levaria à destruição das fibras sensitivas aferentes, que não seriam parte funcional do sistema nervoso simpático, mas que trafegariam junto às fibras simpáticas, abandonando o tronco simpático nos ramos comunicantes, o que poderia justificar a melhora da dor relatada por eles.[7,32,33]

BLOQUEIO SIMPÁTICO FENÓLICO *VERSUS* SIMPATECTOMIA CIRÚRGICA

A SC tem taxas de morbidade de 4%[27] e de mortalidade que variam de 1 a 7%,[13,34-36] principalmente nos pacientes com acidente vascular encefálico (AVE) ou doença coronariana prévios. Como complicações da SC, são relatados: hematomas e abscessos retroperitoneais, deiscências de parede, hérnias incisionais, parestesias e anestesias, hipotonia de músculos oblíquos com abaulamentos de parede abdominal, ressecção inadvertida de gânglio linfático periaórtico, linforragia retroperitoneal, lesão ureteral, secção inadvertida de ramos lombares da aorta e/ou veia cava inferior, entre outras (ver Capítulo 68).[35]

Na literatura, as complicações da SQ são raras, sendo a neuralgia pós-simpatectomia a mais frequente,[12] variando de 16 a 22% dos casos.[5,10] Ela costuma desaparecer em poucas semanas, mas, em alguns casos, pode ser mais duradoura, fazendo-se necessários tratamentos com difenil-hidantoína ou carbamazepina.[37] Entretanto, deve-se ressaltar que a neuralgia não está restrita à SQ, podendo ocorrer também na SC em até 35% dos casos.[13]

Outras complicações citadas por Reid et al.[3] foram seis casos de pneumotórax (entre 1.666 SQ com fenol) nas punções acima de L1, perda da ejaculação nos bloqueios bilaterais em L1 (problema que também pode acontecer na SC) e cinco casos de fibrose periureteral, verificados quando os pacientes foram operados posteriormente. Cutts et al.[19] observaram um caso de fibrose ureteral após SQ com fenol. Keane[9] teve três casos de retenção urinária prolongada, com necessidade de utilizar sondagem vesical de demora. A paraplegia decorrente de injeção intratecal seria um risco potencial, mas não foi referida na literatura até o momento.

Na experiência dos autores deste capítulo, essas complicações não foram observadas, exceto um caso de lombalgia transitória. Talvez um dos motivos seja porque depois de Reid et al.,[3] a técnica do SQ com fenol foi aperfeiçoada, e o controle radiológico do posicionamento das agulhas aconteceu posteriormente,[9,12] o que veio a facilitar e tornar ainda mais seguro o procedimento. Alguns autores têm feito a SQ com fenol lombar guiada por tomografia;[12,38-40] entretanto, diante dos bons resultados e da segurança com o controle radiológico simples, parece excesso de zelo utilizar a tomografia como controle do posicionamento das agulhas. Outra técnica cirúrgica menos invasiva é a simpatectomia feita por retroperitoneoscopia,[41] e talvez seja uma alternativa à SC, quando se deseja uma ação mais prolongada, como na tromboangiite obliterante[42] (ver Capítulo 68).

Em revisão sistemática, as técnicas de SQ e convencional tiveram resultados de eficácia e segurança similares. Porém, os estudos compilados eram de baixa qualidade e os autores concluíram que mais estudos seriam necessários para se avaliar melhor essa comparação.[15]

COMENTÁRIOS

As desvantagens da simpatectomia fenólica são poucas em comparação com o procedimento cirúrgico. Em primeiro lugar, o bloqueio fenólico costuma ser transitório, perdurando por 6 meses a 1 ano. Em segundo lugar, nos casos sem resposta, não se pode ter certeza da causa do insucesso, se houve falha na ação do bloqueio simpático fenólico ou injeção inadequada. Finalmente, podem ocorrer neuralgias na face medial da coxa, com incidência variando desde uma ocorrência rara até 22% dos casos, geralmente com duração transitória. Injeções inadvertidas não têm sido relatadas.

Os resultados relatados pelos autores corroboram os da literatura científica quanto aos baixos índices de complicações. Esses aspectos levaram serviços importantes, como o de Johnston no Canadá[43] e de Imparato nos EUA,[12] a preferir a SQ com fenol como primeira opção nos casos com indicação de simpatectomia.

CONSIDERAÇÕES FINAIS

Embora ainda em evidências científicas sólidas, aparentemente a SQ tem as vantagens de ser uma técnica simples e segura, com resultados a curto prazo sobreponíveis aos da simpatectomia lombar cirúrgica. Além disso, proporciona interrupção de fibras nervosas sensitivas, aliviando a dor em repouso. O bloqueio simpático fenólico é menos invasivo, podendo ser feito com anestesia local, em regime ambulatorial, e, por isso, pode ser repetido quando há recidiva do tônus simpático. Finalmente, tem menor custo, podendo ser feito em regime ambulatorial, e pode ser usado em pacientes com risco cirúrgico cardiovascular elevado, muitas vezes com resultados similares ou até melhores que os da SC.

As referências bibliográficas deste capítulo se encontram no Ambiente de aprendizagem do GEN.

70

Neurotripsia no Tratamento da Dor Isquêmica de Repouso

Archangelo T. Fortes Jr. ■ Veronica Barreto Fortes

Resumo

A neurotripsia é um procedimento cirúrgico de exceção, indicado para pacientes com isquemia crítica de membros inferiores, com lesão trófica e dor isquêmica de difícil controle em pacientes nos quais a revascularização não foi possível ou não obteve sucesso. O objetivo é produzir uma melhora do quadro de dor por meio do esmagamento dos nervos sensitivos do pé na altura do tornozelo, aliviando os sintomas e permitindo a cicatrização da(s) lesão(ões).

Palavras-chave: neurotripsia; isquemia crítica; lesão trófica; dor isquêmica.

INTRODUÇÃO

O termo *neurotripsia* significa esmagamento de nervos. É um procedimento cirúrgico que consiste no esmagamento dos nervos sensitivos do tornozelo, com o objetivo de impedir a transmissão dos impulsos nervosos dolorosos pelas fibras sensitivas, originados nas lesões tróficas das extremidades (gangrena, úlceras) e nos pacientes com dor isquêmica de repouso (Figura 70.1).[1-3]

A neurotripsia é um procedimento de exceção, com indicações precisas utilizadas em pacientes nos quais as tentativas de cirurgia de revascularização arterial falharam ou não puderam ser realizadas, ou são seguidas de intensa dor isquêmica em repouso. Essa alternativa tem sua indicação cada vez mais restrita e está gradualmente sendo abandonada. Isso ocorre, em parte, pelo desenvolvimento alcançado nas técnicas de revascularização e, em parte, devido aos avanços na abordagem da dor, com acompanhamento pelos especialistas em terapia antálgica.

O objetivo da neurotripsia é causar uma lesão reversível das fibras nervosas sensitivas, bloqueando temporariamente a dor isquêmica, em tempo suficiente para cicatrizar ou delimitar lesões tróficas, sem acarretar déficit motor. Trabalhos demonstram que a regeneração ocorre no período entre 3 e 6 meses, dependendo da extensão esmagada, em comparação com aproximadamente 1 ano para recuperação após a lesão produzida quimicamente.[4]

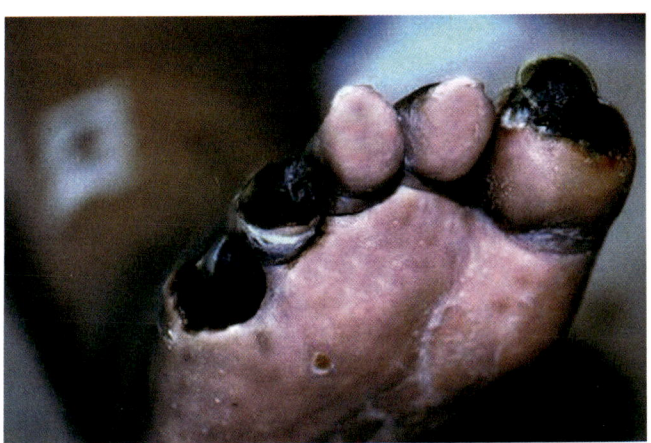

FIGURA 70.1 Lesão trófica em pododáctilos – necrose seca.

A anatomia das fibras nervosas do membro inferior, no terço distal da perna próximo ao tornozelo, facilita a realização da neurotripsia, pois, nesse local, os ramos nervosos são exclusivamente sensitivos ou, quando mistos (fibras sensitivas e motoras), não emitem ramos motores importantes, sendo possível abolir ou diminuir a sensibilidade dolorosa do pé, sem grande comprometimento da função motora.

INDICAÇÕES

Embora seja um procedimento de exceção, a neurotripsia pode ser recomendada para pacientes com dor isquêmica intensa, ou com lesões tróficas com cicatrização demorada, que foram submetidos a procedimento de revascularização arterial sem sucesso, ou naqueles casos sem possibilidade de realizar procedimento de revascularização arterial, quando tratamentos antálgicos mais conservadores não surtem efeito.

É geralmente utilizada em pacientes com arterites ou outras afecções que comprometem pequenas e médias artérias distais, que dificultam os procedimentos de revascularização e apresentam dor intensa.

A neurotripsia também pode ser uma alternativa para controle de dor crônica em pacientes já revascularizados, com úlceras decorrentes de diabetes melito ou aterosclerose, em processo de cicatrização.[5]

Devido à pouca utilização do procedimento, os cirurgiões vasculares mais recentemente formados não estão familiarizados com a técnica cirúrgica; no entanto, apesar de sua indicação limitada, a neurotripsia deve, ainda, fazer parte do arsenal terapêutico disponível para pacientes com dor isquêmica de difícil controle.

ANATOMIA

A tentativa de bloquear os nervos sensitivos pode não ser muito fácil por alguns motivos, como o fato de terem fibras mistas, apresentarem pequenas ramificações ou outras vias de transmissão do impulso doloroso, ou, também, pelo difícil acesso cirúrgico a essas estruturas.

O membro inferior, principalmente os artelhos, o pé e o calcanhar, é o local mais afetado pela doença oclusiva arterial periférica, apresentando cinco nervos com fibras sensitivas ao nível do tornozelo, que devem ser localizados.

Nervo fibular profundo

O nervo fibular profundo, ou tibial anterior, localiza-se na face anterior da perna, em seu terço distal e no dorso do pé. Encontra-se em plano profundo, subaponeurótico, entre o tendão do músculo extensor curto dos dedos lateralmente e o tendão do músculo extensor longo do hálux medialmente, acompanhando o feixe vascular tibial anterior.

Ele é um nervo misto om componente sensitivo (sensibilidade cutânea próxima ao hálux), e motora (músculo extensor curto dos dedos).

Nervo fibular superficial

O nervo fibular superficial ou músculo cutâneo, no terço distal da perna, localiza-se em sua face anterolateral, é superficial e percorre trajeto subcutâneo.

É um nervo misto, porém, nesse nível, somente apresenta fibras sensitivas, sendo responsável pela sensibilidade dolorosa do dorso do pé.

Nervo tibial posterior

O nervo tibial posterior localiza-se na face medial da perna, entre os músculos solear, flexor comum dos dedos e tibial posterior. Acompanha a artéria e as veias tibiais posteriores.

É um nervo misto, profundo, responsável pela inervação sensitiva da planta do pé, da face plantar e da polpa digital dos artelhos, e é o nervo motor dos músculos da região plantar.

Nervo safeno interno

O nervo safeno interno localiza-se na face medial da perna, superficial, acompanhando o trajeto da veia safena interna.

É um nervo exclusivamente sensitivo. Recebe estímulos sensitivos da face medial do pé, desde o hálux até o maléolo medial da tíbia.

Nervo sural

O nervo sural, ou safeno externo, está localizado na face lateral da perna, posterior ao maléolo lateral da tíbia, em trajeto superficial que acompanha a veia safena externa.

É um nervo puramente sensitivo. É o responsável pela inervação sensitiva da pele, na face externa e da porção lateral do pé.

TÉCNICA CIRÚRGICA

A neurotripsia é utilizada em membros isquêmicos e requer técnica cirúrgica adequada para não lesar outras estruturas e agravar a condição preexistente. O emprego de material cirúrgico delicado, ou de microcirurgia, deve ser preferido.

O pinçamento ou afastamento forçado por tempo prolongado da pele e do subcutâneo deve ser evitado para não ocasionar necrose dessas estruturas e permitir a sua perfeita cicatrização.

No terço distal da perna, são realizadas três incisões longitudinais de 3 a 5 cm de extensão, com bisturi lâmina 15, abrangendo pele e subcutâneo, através das quais é possível abordar os cinco feixes nervosos.

A primeira incisão será realizada na face anterior do terço distal da perna, 1 cm lateral à crista da tíbia. Nesse local, pode-se abordar o nervo fibular profundo (tibial anterior) e o nervo fibular superficial (músculo cutâneo).

A segunda incisão será também no terço distal da perna, na face medial, 1 cm posterior à borda medial da tíbia. Através dela, é possível acessar o nervo tibial posterior (Figura 70.2) e o nervo safeno interno.

A terceira incisão será realizada no terço distal da perna, em sua face lateral, posterior ao maléolo lateral da tíbia, sobre a projeção

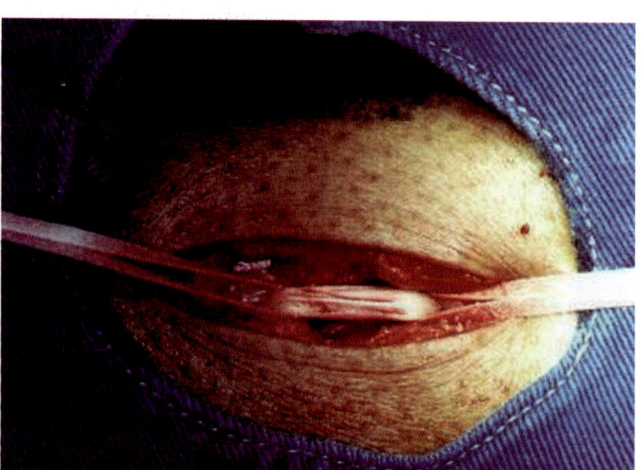

FIGURA 70.2 Nervo tibial posterior isolado.

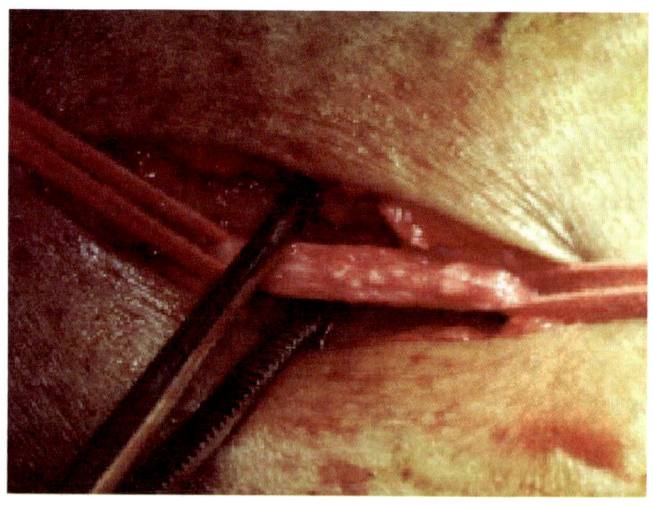

FIGURA 70.3 Manobra de esmagamento de nervo isolado com pinça Kocher.

cutânea da veia safena externa. Através dessa incisão, pode-se abordar o nervo safeno externo (sural).

A dissecção dos nervos é delicada, e após seu isolamento e cadarceamento, o nervo deve ser esmagado repetidamente por 5 a 10 minutos, com pinça hemostática forte, tipo Kocher, em uma extensão de 1 a 1,5 cm. O esmagamento deve ser cuidadoso para não causar secção completa dos nervos. Outro cuidado é limitar a extensão do procedimento, pois esmagamentos mais longos produzem insensibilidade mais prolongada e, às vezes, por tempo indeterminado (Figura 70.3).

Após revisão de hemostasia local, o fechamento da incisão cirúrgica é realizado com sutura com pontos separados, com fio de mononáilon 5.0 – lembrando, novamente, a necessidade de evitar o pinçamento da pele e a sutura com muita tensão.

DISCUSSÃO

A literatura médica atual apresenta poucos relatos de neurotripsia; entretanto, a técnica ainda encontra seu espaço no arsenal terapêutico do cirurgião vascular.

Embora a revascularização por terapia endovascular ou cirurgia aberta ainda seja a primeira escolha para os casos de lesão isquêmica, há casos em que essa abordagem não é possível. Por outro lado, alguns trabalhos demonstram ocorrência de cicatrização de úlceras isquêmicas em mais de 50% dos casos com cuidados locais e tratamento clínico.[6,7] No entanto, a manipulação dessas lesões pode ser intolerável para muitos pacientes, e o tratamento farmacológico da dor é limitado por seus efeitos colaterais graves e pelo potencial de induzir dependência e tolerância, que leva à necessidade de doses progressivamente mais elevadas de medicação.[8] Esses fatores assinalam a necessidade de alternativas para otimizar o manejo da dor nesses pacientes.

Nagasaki et al., em trabalho retrospectivo, sugerem que pode haver indicação da neurotripsia em pacientes diabéticos ou com doença aterosclerótica associada à úlcera isquêmica para o tratamento da dor crônica, tendo observado 94% de melhora da dor nos pacientes tratados.[9] A técnica permite que procedimentos como troca de curativos, desbridamentos e até mesmo pequenas amputações sejam realizados sem grande desconforto para o paciente.

A neurotripsia é um método que apresenta bons resultados quando bem indicado, principalmente naqueles casos em que as outras tentativas de analgesia falharam.

As referências bibliográficas deste capítulo se encontram no Ambiente de aprendizagem do GEN.

71 Infecção de Próteses Vasculares

Ricardo C. Rocha Moreira ▪ Barbara D'Agnoluzzo Moreira

Resumo

Infecções de próteses vasculares não são frequentes, mas resultam em altas taxas de morbimortalidade. As fontes de contaminação de próteses vasculares são o próprio paciente (local transoperatória, bacteremia e erosão de víscera ou da pele) e o meio ambiente cirúrgico. O diagnóstico é clínico e deve ser confirmado por exames de imagem e culturas microbiológicas. O exame de imagem mais útil é a angiotomografia. O tratamento da infecção de prótese depende das características, do sítio da infecção e do risco anestésico-cirúrgico do paciente, e consiste na antibioticoterapia e em nova cirurgia – retirada da prótese infectada, desbridamento de tecidos infectados e reconstrução arterial por via extra-anatômica ou *in situ*. A introdução da cirurgia endovascular propiciou o surgimento de infecções de *stents* e endopróteses, cujas manifestações clínicas, diagnóstico e tratamento são semelhantes às infecções de próteses implantadas por cirurgia aberta. A forma mais grave de infecção de próteses vasculares são as fístulas aortoentéricas (FAE).

Palavras-chave: infecção relacionada com a prótese; prótese vascular.

INTRODUÇÃO

Próteses vasculares são amplamente utilizadas no tratamento de doenças arterial oclusiva e aneurismática, bem como em fístulas arteriovenosas (FAV) para hemodiálise. Para o paciente, as consequências da infecção da prótese são potencialmente graves, com riscos significativos de amputação de membro e de morte. Para o cirurgião, o manejo dessas infecções representa um desafio de grandes proporções, colocando à prova seu conhecimento, habilidade e julgamento clínico.

Neste capítulo, objetiva-se fornecer ao cirurgião as ferramentas essenciais para tratar uma infecção de prótese vascular: o conhecimento da microbiologia e dos mecanismos de infecção; as apresentações clínicas; os métodos de diagnóstico; e as formas de tratamento. O capítulo é dividido em três seções:

- Primeira: infecções de próteses implantadas em operações abertas;
- Segunda: infecções de *stents* e endopróteses implantados por técnicas endovasculares;
- Terceira: infecções de próteses agravadas pela formação de FAE.

Neste capítulo, os termos *prótese* e *enxerto* são usados indistintamente para designar materiais implantados – tubos, remendos, *stents*, endopróteses – em operações vasculares. Os adjetivos autólogo, biológico e sintético foram acrescentados para designar tipos específicos de próteses ou enxertos vasculares. *Stent* é um dispositivo metálico tubular, em forma de malha ou rede, usado para manter a forma de um vaso. Endoprótese é um *stent* revestido por material impermeável (Dacron® ou politetrafluoretileno [PTFE]), implantado por acesso arterial remoto, com o auxílio de introdutores, bainhas, fios-guia e cateteres.

INFECÇÃO DE PRÓTESES EM CIRURGIAS ABERTAS

Prevalência

A prevalência de infecção local em operações arteriais é relativamente baixa, variando de 2 a 10%.[1-3] Na maioria dos casos, a infecção limita-se às camadas superficiais da incisão cirúrgica; ocasionalmente, envolve a prótese implantada na profundidade da incisão. Quando isso acontece, o prognóstico do paciente altera-se para pior, pois o tratamento da infecção da prótese implica em reinternações, múltiplas reoperações e uso de antimicrobianos por tempo prolongado (às vezes, pelo resto da vida do paciente). Estima-se que a prevalência de infecção de próteses vasculares implantadas em cirurgias abertas é 0,5 a 2%.[2-4] Revascularizações do membro inferior com próteses sintéticas que têm origem ou terminam na região femoral são as operações vasculares com mais complicações por infecção.[2-4] No único estudo multicêntrico publicado no Brasil sobre infecção pós-operatória local em cirurgia arterial envolvendo 1.340 pacientes, 86% de todas as infecções ocorreram no segmento femoral.[2]

Patogênese

Fontes de contaminação

A condição *sine qua non* para ocorrer infecção da prótese vascular é a sua contaminação por microrganismos.[4] As formas de contaminação são: local transoperatória; bacteriemia; e erosão de víscera ou da pele.

Contaminação local transoperatória

As cirurgias vasculares são consideradas limpas por serem realizadas em tecidos que não abrigam microrganismos nem contaminação grosseira do meio ambiente cirúrgico.[1-3] Quando operações vasculares envolvem apenas tecidos vivos, como as tromboembolectomias e as pontes com veias autógenas, a prevalência de infecção é extremamente baixa.[2] Naquelas cuja incisão é realizada em região potencialmente contaminada (p. ex., região femoral) e/ou em que é implantado material sintético, a prevalência de infecção aumenta significativamente.[1-4]

As fontes de contaminação transoperatória são: pele da região operada, tecidos que podem abrigar microrganismos (linfonodos, trombos murais e placas de ateroma) e o meio ambiente do campo cirúrgico (mãos e luvas da equipe cirúrgica, instrumentos, o ar que circula na sala de cirurgia).[4-6] Uma fonte incomum, mas potencialmente grave, é a lesão inadvertida de vísceras que abrigam microrganismos, como os tratos urinário e gastrintestinal.[6]

Bacteriemia

Os candidatos à reconstrução arterial são pacientes idosos, debilitados por diabetes, doença pulmonar obstrutiva crônica, insuficiências cardíaca congestiva e renal e desnutrição. Podem também apresentar infecção urinária e lesões necróticas nos membros inferiores. Por esses motivos, é comum esses pacientes desenvolverem bacteremia, isto é, microrganismos na circulação sanguínea, os quais podem contaminar uma prótese recém-implantada.[5]

Quando a prótese é implantada, forma-se uma camada de fibrina que a recobre internamente, denominada pseudoíntima. Essa camada é gradualmente substituída por células endoteliais, que migram das artérias nativas adjacentes. No ser humano, a cobertura endotelial não é completa, e a prótese continua permanentemente suscetível à contaminação pela via hematogênica.[7]

Esse mecanismo explica algumas infecções tardias de próteses implantadas em operações aparentemente limpas, cujas incisões cicatrizaram sem problemas.[5,7]

Erosão de vísceras ou da pele

As FAE – comunicações anormais que se formam entre a aorta e o tubo digestivo – têm sua origem na erosão do intestino pela prótese adjacente.[7,8] Também pode haver contaminação da prótese por erosão do trato urinário (ureter ou bexiga).[9,10]

Em algumas operações, o enxerto é colocado superficialmente no plano subcutâneo. Exemplos são as pontes axilofemorais, as femorofemorais e as fístulas para hemodiálise no membro superior. Nessas circunstâncias, pode ocorrer erosão da pele sobre o enxerto, expondo-o à contaminação por germes da própria pele e do meio ambiente.[5]

Fatores de risco

Os numerosos fatores que predispõem à infecção da prótese vascular podem ser categorizados em: locais, referentes ao microrganismo infectante, ao material implantado e ao sítio da operação; e sistêmicos, relacionados com a reação orgânica contra o material contaminado por microrganismos.

Fatores locais. Tipo de material da prótese; grau de contaminação intraoperatória; local e tempo de duração da operação; operação em caráter de urgência/emergência;[6] tempo de permanência pré-operatória no hospital; uso de antimicrobianos profiláticos; hematoma no local da operação; necessidade de reoperação precoce; e outras operações contaminadas executadas durante o mesmo ato cirúrgico.[5]

Fatores sistêmicos. Imunossupressão por medicamentos ou doença maligna; uso crônico de corticosteroides; obesidade; doenças associadas (diabetes melito; insuficiência renal crônica); bacteriemia no período pós-operatório; e desnutrição.[5,7,8] Pacientes diabéticos insulinodependentes, com episódios frequentes de hiperglicemia no pós-operatório têm risco aumentado de infecção de prótese. O diabetes compromete diretamente a imunidade dos pacientes, e a insulina tem ações anti-inflamatórias que dificultam o combate aos microrganismos.[11]

Mecanismos de infecção

A prótese é um corpo estranho de material inerte, formado por tecido multifilamentar ou poroso. Uma vez que microrganismos tenham acesso a ela, ocorrem reações fisiológicas locais que podem evoluir de duas maneiras. Se o inóculo (número de microrganismos viáveis) for pequeno e o paciente dispuser de mecanismos de defesa eficientes, a contaminação não resultará em infecção clínica. Os germes são destruídos pelas defesas imunológicas e por antibióticos profiláticos, ou podem ficar inertes nos interstícios da prótese e ao seu redor por muitos anos. Por outro lado, se o inóculo bacteriano for grande, o microrganismo de alta virulência, ou os mecanismos de defesa do indivíduo estiverem comprometidos, desencadeia-se o processo de infecção da prótese.

A patogênese da infecção da prótese segue algumas etapas:

■ Aderência do microrganismo ao material sintético: quase todos os microrganismos têm a função biológica de aderência a superfícies. Os cocos gram-positivos (especialmente os estafilococos) produzem proteínas denominadas adesinas capsulares, que tornam esse tipo de bactéria de 10 a 1.000 vezes mais aderente a biomateriais que outros microrganismos.[12] Essa aglutinação também depende das características físicas do material implantado. Estudos experimentais mostraram que próteses de poliéster (Dacron®), pela sua natureza multifilamentar, são mais suscetíveis a colonização bacteriana do que próteses porosas de politetrafluoretileno expandido (PTFEe) e do que as próteses biológicas (pericárdio bovino).[5,7,12]

■ Proliferação microbiana na prótese: os microrganismos que contaminam o material implantado reproduzem-se rapidamente, especialmente se houver hematomas e tecidos desvitalizados pelo trauma cirúrgico. A formação de microcolônias bacterianas ao redor e nos interstícios do material implantado desencadeia fenômenos biológicos complexos de interação com o corpo estranho, os microrganismos e os tecidos do hospedeiro.[5,7,13] Um exemplo é a colonização do material protético por estafilococos de baixa virulência, comuns na pele. Algumas espécies de estafilococos coagulase-negativos têm a propriedade de secretar uma substância mucoide – glicocálix – que forma um biofilme ao redor da microcolônia bacteriana. Esse biofilme impede a ação fagocitária dos neutrófilos, inativa as defesas humorais e neutraliza a ação de alguns antimicrobianos.[4,14] A partir da formação de microcolônias na superfície, nos interstícios e ao redor do material, torna-se impossível a erradicação dos microrganismos sem a retirada cirúrgica do material colonizado

■ Resposta imunológica: o corpo estranho contaminado por microrganismos desencadeia resposta imunológica do hospedeiro, que se caracteriza por reação inflamatória local com a atração e migração de neutrófilos, ativação do complemento, ativação dos linfócitos e outras reações celulares e humorais de defesa do organismo. A intensidade da resposta inflamatória inicial depende da virulência do microrganismo e da capacidade das defesas orgânicas. Bactérias de alta virulência, como o *Staphylococcus aureus* e os bacilos gram-negativos, produzem resposta inflamatória exuberante, que se manifesta localmente como secreção purulenta e sistemicamente como sepse. A resposta inflamatória pode ser tão intensa que ocorre uma "arterite" séptica, com destruição da parede arterial adjacente à prótese.[4,15] Nas infecções por germes menos virulentos, a resposta imunológica é menos intensa, porém constante ao longo do tempo, e o resultado é uma infecção crônica, caracterizada por febre intermitente, drenagem de pus através de fístula cutânea, formação de pseudoaneurismas anastomóticos, formação de fístulas entre a artéria e os órgãos adjacentes, e ruptura tardia da parede arterial.[4]

Microbiologia

Quase todos os tipos de bactérias e outros microrganismos podem causar infecção de próteses vasculares. Desde as primeiras séries clínicas, publicadas nos anos 1960, o *Staphylococcus aureus* tem sido o germe mais cultivado nessas infecções.[5,16] A emergência de cepas de *Staphylococcus aureus* resistentes a múltiplos antibióticos (*methicillin-resistant Staphylococcus aureus* [MRSA]) criou um problema adicional na profilaxia e no tratamento das infecções de próteses vasculares.[5,16,17] A introdução de antimicrobianos efetivos na profilaxia cirúrgica contra o *Staphylococcus aureus* promoveu aumento progressivo na frequência de infecções por outros microrganismos, como os estafilococos coagulase-negativos e os bacilos entéricos gram-negativos. Alguns autores estimam que atualmente a prevalência de infecções pelos estafilococos coagulase-negativos (principalmente *Staphylococcus epidermidis*) é maior do que pelo *Staphylococcus aureus*.[16] Embora menos comuns que os cocos gram-positivos, os bacilos gram-negativos como *Escherichia coli*, *Enterobacter* sp., *Klebsiella* sp., *Proteus* sp., e *Pseudomonas* sp. são germes virulentos e desencadeiam quadros graves de infecção, com deiscência de anastomoses e ruptura da parede arterial.

Cerca de 25% das infecções são *polimicrobianas*, isto é, são cultivadas mais de duas espécies diferentes de microrganismos no enxerto vascular.[5,16,17] As infecções polimicrobianas são mais comuns na região inguinal, quando há FAE associada e quando a infecção se mantém após reoperações. No outro extremo, *culturas negativas* são relatadas em até 20% dos casos, o que sugere infecções por biofilme bacteriano.[18] O agente causal nas infecções por biofilme são os estafilococos coagulase-negativos, bactérias notoriamente difíceis de cultivar em laboratório.[14,18]

Raramente, fungos e micobactérias podem infectar enxertos vasculares sintéticos.[19,20] As infecções por esses microrganismos de baixa virulência caracterizam-se por sua cronicidade e pela dificuldade de isolamento do germe causador em laboratório.

Classificação

Várias classificações têm sido propostas para as infecções de próteses vasculares, com o objetivo de estabelecer diretrizes para o diagnóstico e o tratamento.

A classificação mais simples baseia-se no tempo transcorrido entre o implante da prótese e o aparecimento de sinais clínicos de infecção. As infecções podem ser classificadas em *precoces*, quando se manifestam em menos de 4 meses do implante, e *tardias*, quando ocorrem depois de 4 meses do procedimento.[4]

Szilagyi et al.[21] propuseram uma classificação das infecções de feridas cirúrgicas na cirurgia vascular em:

- Grau I: deiscência e infecção de pele e tecido subcutâneo superficial
- Grau II: infecção que ultrapassa a fáscia superficial
- Grau III: infecção que envolve a prótese vascular.

Essa classificação é útil apenas nos casos de infecções precoces de próteses vasculares que têm origem na infecção da incisão cirúrgica.

Outra classificação, com base na localização da prótese infectada, foi proposta por Bunt e modificada por Bandyk[4,9] (Boxe 71.1).

As classificações têm utilidade clínica, pois possibilitam a individualização do tratamento, de acordo com a localização e extensão do processo infeccioso.

Manifestações clínicas

O quadro clínico da infecção na prótese vascular é variável, em função de variados fatores discutidos na seção anterior. As manifestações clínicas podem ser dramáticas, como choque séptico alguns dias depois do implante da prótese, ou sutis, como a formação de pseudoaneurisma femoral, sem sinais inflamatórios, anos depois da operação inicial.

Estudos clínicos mostram que as infecções de próteses ocorrem em dois períodos após o implante.[4,16,22] O primeiro é o pós-operatório precoce – primeiras semanas ou meses – devido à contaminação intraoperatória ou à extensão de uma infecção superficial para a prótese. O segundo período é o pós-operatório tardio – anos após a operação – devido à bacteriemia ou à reativação de uma infecção latente por microrganismos de baixa virulência.

Boxe 71.1 Classificação de Bunt-Bandyk das infecções de próteses vasculares

- P0: infecção de enxerto intracavitário (tórax ou abdome)
- P1: infecção de enxerto extracavitário
- P2: infecção da porção extracavitária de enxerto, cuja origem é dentro de uma cavidade
- P3: infecção de um remendo vascular

História clínica

Os sintomas do paciente com infecção na prótese vascular cobrem todo o espectro das manifestações de sepse. Nas infecções precoces, causadas por germes mais virulentos, o paciente apresenta manifestações agudas, com febre, calafrios, mal-estar e dor no local operado. Uma operação longa, difícil ou a necessidade de reoperação precoce aumentam a suspeita de infecção.[5,16,22] Outro dado importante é a história de complicações na cicatrização da incisão cirúrgica, principalmente na região femoral.

Nas infecções tardias, os sintomas sistêmicos de sepse podem ser mínimos ou ausentes. As infecções crônicas de próteses da aorta podem apresentar-se clinicamente de forma obscura, com febre intermitente, dor abdominal ou lombar e perda de peso. Esses sintomas, juntamente com anemia, melena e alterações do hábito intestinal, sugerem hipótese de FAE.

Exame físico

Mais de 80% das infecções envolvem próteses implantadas por meio de incisões na região femoral.[2-4] Sinais locais de infecção da incisão no pós-operatório – eritema, induração, deiscência, drenagem de secreção purulenta – alertam o cirurgião para a possibilidade de a infecção ter atingido a prótese subjacente (grau III de Szilagyi). Alguns pacientes desenvolvem abscessos ao redor da prótese, que podem drenar espontaneamente. A manifestação mais dramática da infecção local aguda é hemorragia decorrente da incisão cirúrgica, pela ruptura da anastomose ou de um pseudoaneurisma infectado (Figura 71.1).

Nas infecções tardias, o paciente pode apresentar síndrome consumptiva, sugestiva de doença maligna: astenia, perda ponderal e febre intermitente.[4,16,17] Localmente, as infecções crônicas manifestam-se como massa pulsátil dolorosa – pseudoaneurisma infectado –, com drenagem de secreção através de uma fístula cutânea ou oclusão súbita de um enxerto que vinha funcionando adequadamente.

Laboratório clínico

A avaliação inicial do paciente com suspeita clínica de infecção em prótese vascular deve incluir: hemograma, velocidade de hemossedimentação (VHS), proteína C reativa (PCR), culturas de secreções no local da infecção e hemoculturas em todos os pacientes. O hemograma mostra leucocitose com desvio para formas imaturas nas infecções precoces, mas pode ser normal ou minimamente

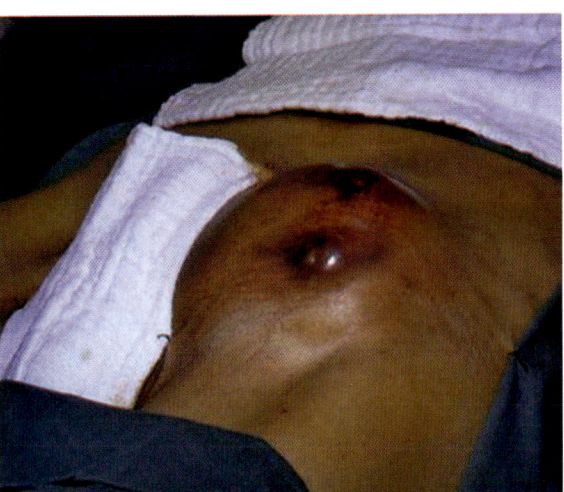

FIGURA 71.1 Pseudoaneurisma anastomótico infectado e roto na região femoral esquerda.

alterado nas infecções tardias por germes de baixa virulência. A VHS é um exame simples e altamente sensível, porém de baixa especificidade, que se altera em muitas situações clínicas. A dosagem de PCR tem altas sensibilidade e especificidade, e vem sendo usada não apenas para o diagnóstico, mas para monitorar a eficácia do tratamento das infecções de próteses.[4,22]

Como em outras infecções, as culturas microbiológicas são o exame mais importante no diagnóstico da infecção em próteses vasculares.[15,16,22] Pela sua importância, o papel das culturas microbiológicas é discutido à parte.

Diagnóstico

O diagnóstico de infecção em próteses vasculares é clínico: com a história, o exame físico e os exames básicos de laboratório, é possível realizar o diagnóstico presuntivo em quase todos os casos, porém deve-se sempre confirmá-lo por meio da combinação dos métodos de imagem e microbiológicos e os achados operatórios.[16,17,22]

Exames de imagem

No diagnóstico de infecção em prótese vascular, esses exames têm duas utilidades: confirmar a suspeita clínica de infecção nas próteses localizadas nas cavidades do corpo (tórax, abdome) e determinar a extensão do envolvimento desse dispositivo no processo infeccioso. Os exames de imagem a seguir têm sido utilizados na prática clínica para avaliação de pacientes com suspeita de infecção da prótese vascular.

Angiografia por tomografia axial computadorizada (ângio-TC).
A ângio-TC é quase sempre o primeiro exame solicitado na suspeita de infecção de próteses intracavitárias, especialmente da aorta. A ângio-TC torna possível a obtenção, em alguns segundos, de imagens detalhadas da aorta. Achados tomográficos sugestivos de infecção da prótese incluem: coleção líquida ou gás ao redor da prótese mais de 3 meses após o implante, reação inflamatória extensa, pseudoaneurismas anastomóticos e aderência de vísceras (duodeno, esôfago) à prótese[16,17,23] (Figura 71.2).

Angiografia por ressonância magnética (ângio-RM).
As indicações e utilidade da ângio-RM são as mesmas da ângio-TC.[24] As vantagens da ângio-RM são não expor o paciente à radiação ionizante nem necessitar de injeção de contraste iodado. Por outro lado, há desvantagens, como seu custo alto, o fato de ser comparativamente muito mais demorado que a ângio-TC e estar disponível apenas em centros médicos maiores. A ângio-RM deve ser reservada para os pacientes alérgicos ao contraste iodado.

Ultrassonografia com Doppler.
Esse exame tem utilidade limitada na investigação de pacientes com suspeita de infecção de prótese vascular, pois apenas detecta líquido ao redor do enxerto, pseudoaneurisma anastomótico e se o enxerto está ou não trombosado. Essas informações são úteis na escolha de outros métodos mais precisos de avaliação da infecção de prótese vascular, especialmente quando parte da prótese infectada é intracavitária (p. ex., ponte aortobifemoral).[16,22]

Cintilografia e tomografia por emissão de pósitrons (PET-TC, *positron emission tomography*).
Nas infecções tardias de próteses vasculares intracavitárias, os exames de imagem – ângio-TC, ângio-RM – podem ser inconclusivos. Nessas circunstâncias, os métodos de imagem com base em radioisótopos – cintilografia e PET-TC – podem ser úteis ao demonstrar a existência de áreas de inflamação e acúmulo de leucócitos ou imunoglobulinas na região do enxerto. Nas cintilografias para detecção de infecção de enxertos vasculares, são usados radioisótopos – citrato de gálio[67], leucócitos marcados com índio[111] ou com tecnécio[99m] e imunoglobulina marcada com índio[111] – especialmente preparados para essa finalidade.[25] O PET-TC é uma modalidade de imagem que detecta a captação de radioisótopos em locais de inflamação/infecção ou de tumores malignos, tem as mesmas indicações da cintilografia e, na última década, está substituindo-a na investigação de suspeita de infecção de próteses vasculares[25,26] (Figura 71.3).

Endoscopia.
Em história de implante de prótese na aorta torácica ou abdominal e quadro clínico de hemorragia gastrintestinal alta, deve-se suspeitar de FAE. A endoscopia do trato gastrintestinal

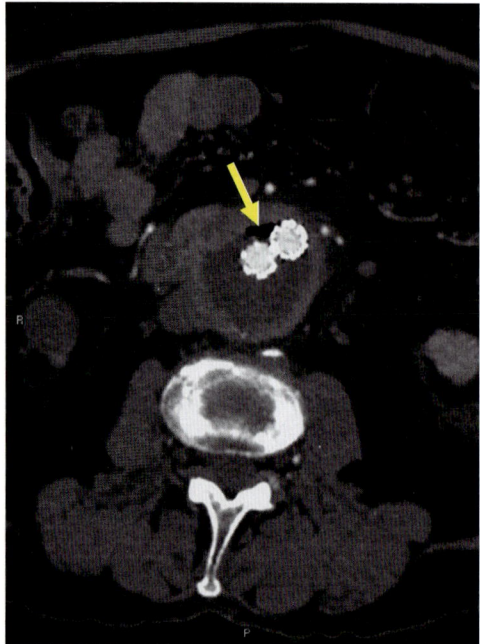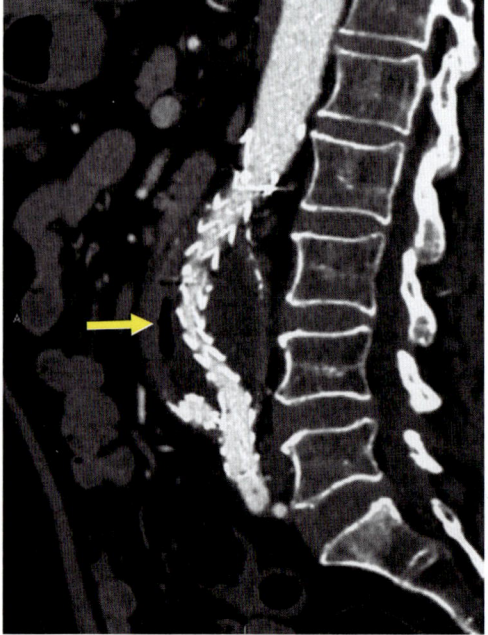

FIGURA 71.2 Angiotomografia da aorta abdominal mostra infecção da prótese, com inflamação periaórtica e gás ao seu redor (*setas*). (Cortesia do Dr. Luiz Otávio de Mattos Coelho – DAPI.)

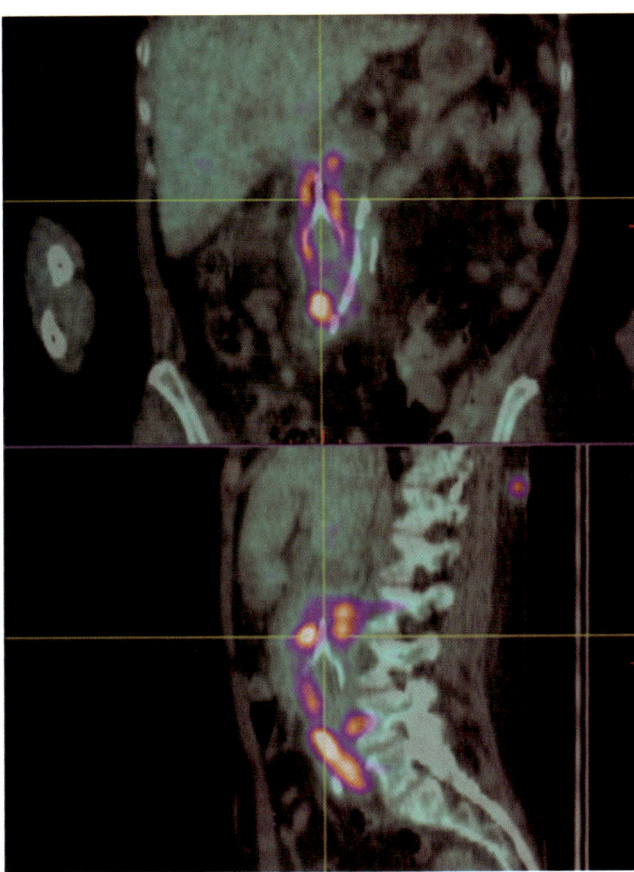

FIGURA 71.3 Tomografia por emissão de pósitrons em projeções antero-posterior e perfil mostra intensa atividade inflamatória em um filtro de veia cava com suspeita de infecção. (Cortesia do Dr. João Vitola – QUANTA.)

superior pode afastar a suspeita de FAE, ao evidenciar outra causa de hemorragia digestiva, como úlcera péptica e gastrite hemorrágica.[25,26]

Angiografia. Usada para planejar o tratamento, depois que o diagnóstico de infecção já foi confirmado por outros exames. Sua maior utilidade é auxiliar na escolha dos locais onde serão feitas as anastomoses do enxerto a ser implantado em substituição ao infectado. Outra utilidade da angiografia é no manejo das infecções de próteses associadas à FAE.[16,22]

Algoritmo de investigação por exames de imagem

Além dos exames de imagem, a exploração cirúrgica do enxerto com suspeita de infecção faz parte do algoritmo de investigação. Na Figura 71.4, mostra-se o algoritmo de investigação por exames de imagem para as infecções de prótese arterial, de acordo com a classificação de Bunt-Bandyk.[9,16]

Métodos microbiológicos

O diagnóstico definitivo de infecção na prótese vascular baseia-se na cultura e identificação precisa do microrganismo infectante.[16,17,22,27] Pacientes que apresentam drenagem externa por fístula cutânea devem ter suas secreções enviadas para cultura. Da mesma maneira, todo o material explantado deve ser preparado e enviado para cultura.

Bactérias de alta virulência como *Staphylococcus aureus* e bacilos gram-negativos são relativamente fáceis de serem cultivados. A simples semeadura em meio sólido em geral resulta no crescimento e na determinação da bactéria em 2 a 3 dias, porém a cultura

e a identificação de bactérias de baixa virulência, como estafilococos coagulase-negativos e fungos, podem requerer métodos mais específicos. Em particular, a cultura de estafilococos produtores de biofilme requer métodos especiais, os quais não estão disponíveis na maioria dos laboratórios.[4,14,18]

Para cultura de estafilococos produtores de biofilme, devem-se colocar as secreções e fragmentos do material explantado em meio líquido. Uma técnica de preparação da prótese explantada é a "sonicação", que consiste na introdução da mesma em uma câmara especial, na qual ondas de ultrassom são usadas para desfazer a camada de biofilme que recobre o material. Depois dessa preparação, o material é semeado em meio líquido enriquecido. Usando essas técnicas especiais, Bergamini et al. conseguiram aumentar a taxa de culturas positivas de estafilococos coagulase-negativos de 60 para 95%.[11] Como a maioria dos laboratórios não dispõe das técnicas especiais descritas anteriormente, a taxa de culturas negativas nas infecções tardias de próteses vasculares continua ser relativamente alta, variando de 8 a 22% em variados estudos.[16,17,22,27]

Achados cirúrgicos

A confirmação definitiva do diagnóstico de infecção na prótese vascular é a exploração cirúrgica da região suspeita. Os achados cirúrgicos mais importantes para confirmação da infecção são: secreção seropurulenta ou francamente purulenta ao redor da prótese e ausência de incorporação da prótese aos tecidos adjacentes.

Tratamento

"Uma vez infectada, sempre infectada". Este adágio clínico consagrado pelo tempo deu origem aos seguintes princípios de tratamento das infecções de próteses vasculares, na ordem apresentada:

1. Retirada cirúrgica completa do material sintético infectado.
2. Desbridamento de tecidos adjacentes infectados e desvitalizados.
3. Reconstrução arterial com enxertos extra-anatômicos ou *in situ*.
4. Antibioticoterapia.

Na prática, porém, nem sempre é possível seguir esses princípios. As infecções em próteses vasculares podem apresentar-se clinicamente nas formas e nos locais mais variados. A filosofia básica é a

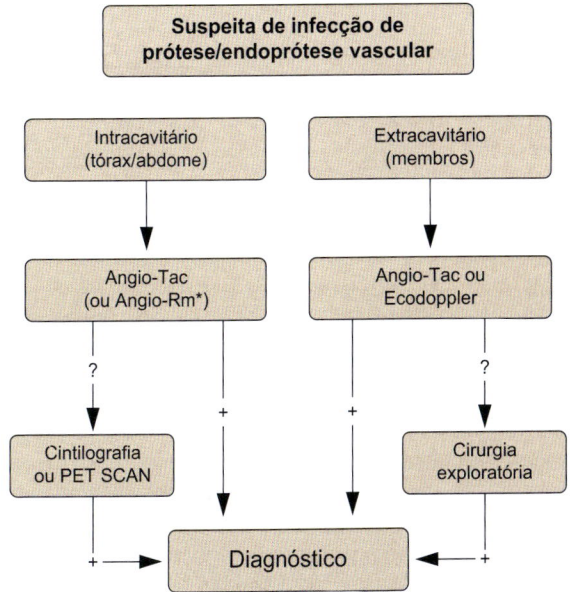

FIGURA 71.4 Algoritmo de investigação na suspeita de infecção de prótese/endoprótese vascular.

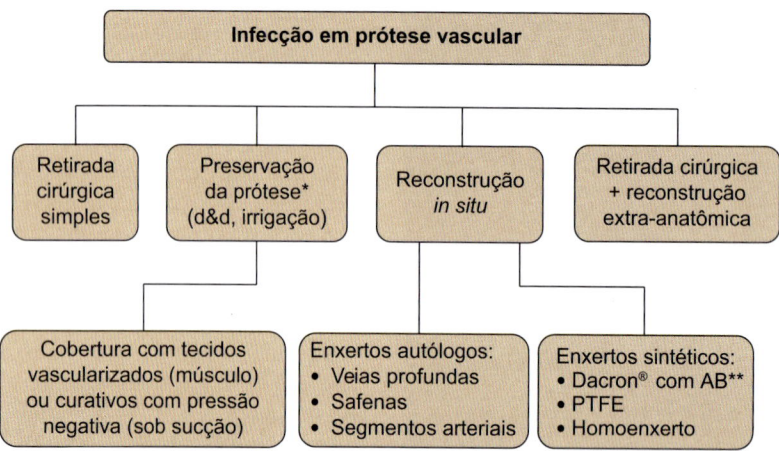

FIGURA 71.5 Opções técnicas de tratamento de infecções de próteses/endopróteses. AB**: impregnado com antibiótico (rifampicina ou sais de prata); *d&d: desbridamento e drenagem; PTFE: politetrafluoretileno.

individualização do tratamento do paciente com enxerto vascular infectado,[16,17,22,27,28] considerando-se os seguintes fatores:

- Local e extensão da infecção
- Tipo de microrganismo infectante
- Tempo decorrido entre o implante e as primeiras manifestações clínicas da infecção
- Envolvimento ou não de anastomoses vasculares pelo processo infeccioso
- Existência de fístulas para órgãos adjacentes ou para o exterior
- Circulação colateral para a região ou órgão irrigado pela prótese infectada
- Gravidade da manifestação clínica (principalmente sepse e/ou hemorragia)
- Estado nutricional e imunológico do paciente
- Risco anestésico-cirúrgico do paciente.

Técnicas de tratamento

Em geral, o tratamento da infecção na prótese vascular requer reoperação do paciente.[27,28] Ao longo dos anos, foram desenvolvidas diferentes técnicas cirúrgicas de tratamento, que podem ser usadas isoladamente ou em conjunto, de acordo com a manifestação clínica[29-40] (Figura 71.5).

Retirada cirúrgica da prótese infectada. A prótese infectada deve ser retirada cirurgicamente na sua totalidade.[27,28] Esse princípio básico deve ser adotado na maioria das infecções, seguido pela reconstrução arterial extra-anatômica ou ser implantada nova prótese no mesmo local (reconstrução *in situ*).

Desbridamento e drenagem cirúrgica. Em todo tratamento de infecção em enxerto vascular, é fundamental drenar as secreções acumuladas ao redor do enxerto. Além da drenagem intraoperatória, geralmente é necessário deixar drenos de aspiração no leito da prótese retirada cirurgicamente.[27,28] Nas infecções por germes virulentos, além da drenagem, é necessário desbridar os tecidos infectados adjacentes, para evitar a reinfecção da parede arterial remanescente.

Drenagem e irrigação contínua da prótese infectada. Na prática, existem situações em que a retirada cirúrgica da prótese causaria isquemia grave de órgão/membro ou seria fatal para o paciente. Excepcionalmente, nesses casos, pode-se optar pela preservação da prótese, com drenagem ampla do espaço ao seu redor e instalação de sistemas de irrigação contínua com soluções ou materiais impregnados com antimicrobianos[29-32] (Figura 71.6).

Reconstrução arterial extra-anatômica. A retirada da prótese infectada pode provocar isquemia crítica da região irrigada pela prótese. Nesses casos, é mandatória nova reconstrução arterial por planos anatômicos limpos, o que significa implantar uma nova prótese em posição extra-anatômica. Exemplos são a ponte axilofemoral nas infecções do segmento aortoilíaco e a ponte através do canal obturador, nas infecções da região inguinal. A variedade de reconstruções extra-anatômicas é limitada apenas pela estrutura física do paciente e pela imaginação do cirurgião[16,17,22,27-42] (Figura 71.7).

Reconstrução arterial *in situ*. Nas infecções de prótese da aorta por germes de baixa virulência e em alguns casos de FAE, pode ser realizada nova reconstrução arterial no mesmo campo operatório. A prótese infectada deve ser ressecada completamente, e a parede arterial desbridada até se encontrar tecido aparentemente sadio. A reconstrução arterial *in situ* pode ser feita com homoenxertos de cadáver, próteses sintéticas impregnadas com antimicrobianose com veias autólogas[36-38] (Figura 71.8).

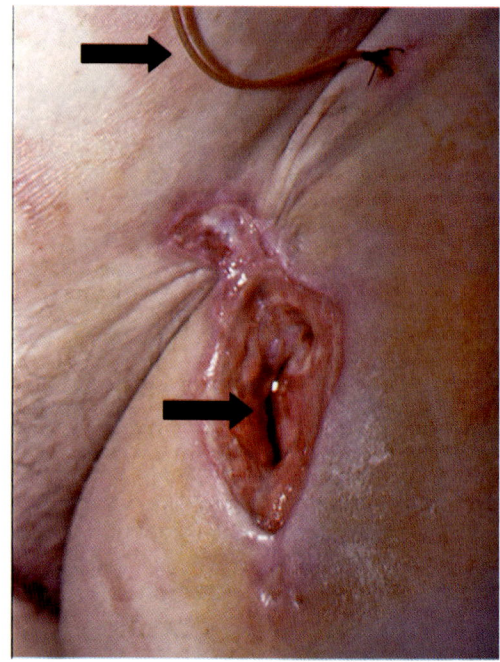

FIGURA 71.6 Irrigação contínua com polivinilpirrolidona-iodo (PVPI) em incisão femoral com ramo de prótese coberto por tecido de granulação. As *setas* apontam para o cateter de irrigação.

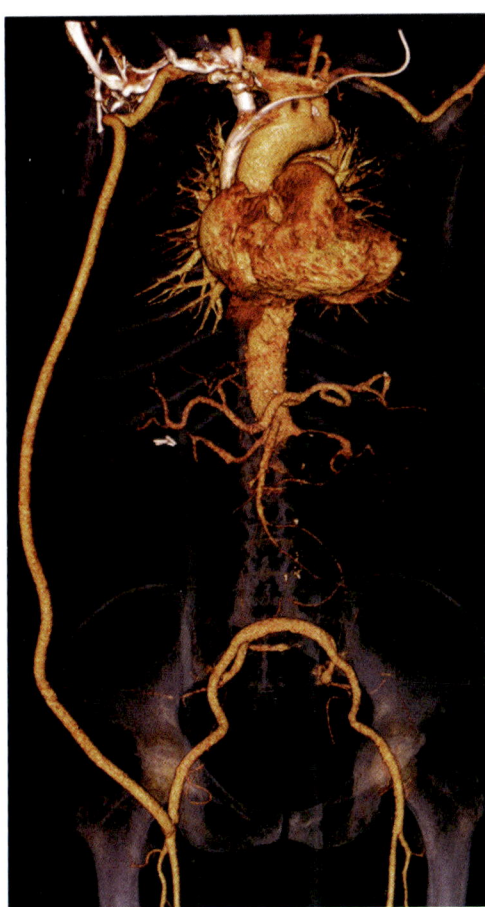

FIGURA 71.7 Reconstrução extra-anatômica após ressecção de prótese aórtica abdominal infectada. Ponte axilofemoral direita e anastomose entre as artérias ilíacas comuns.

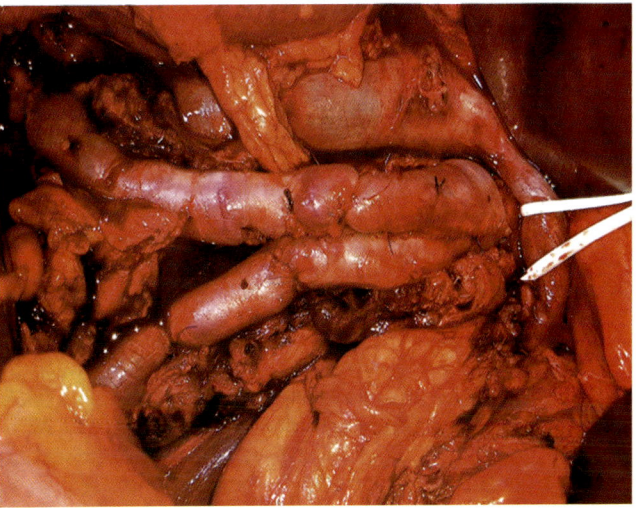

FIGURA 71.8 Reconstrução aortoilíaca *in situ* com veias femorais (neossistema aortoilíaco; NAIS, *neo-aortoiliac system* para tratamento de fístula aortoduodenal por infecção de endoprótese. (Cortesia do Prof. Mario Martins.)

Cobertura da prótese com tecidos vascularizados. A prótese infectada pode ser deixada no seu leito, mas as anastomoses nunca devem ficar expostas ao ambiente externo. Uma anastomose exposta invariavelmente se rompe e desencadeia hemorragia. Para evitar essa catástrofe, foram propostas técnicas de cobertura da prótese infectada com tecidos vascularizados, especialmente retalhos musculares. Retalhos de músculos sartório, reto anterior da coxa, grácil e adutores têm sido usados para cobrir enxertos expostos na região inguinal e na coxa.[29,33-35] Nas infecções de próteses intracavitárias, pode-se usar retalho de epíplon para cobrir a prótese, mediante um orifício no mesocólon[27,28] (Figura 71.9).

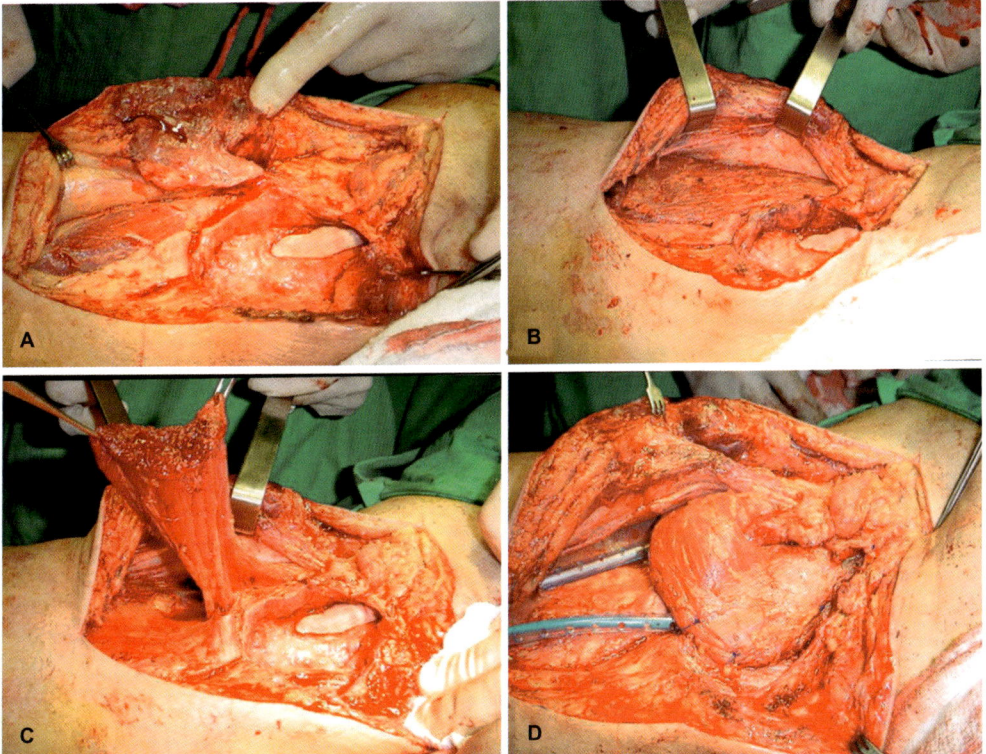

FIGURA 71.9 Cobertura da prótese infectada com retalho muscular de sartório. **A.** Desbridamento dos tecidos infectados periprotéticos. **B.** Dissecção do sartório. **C.** Transecção do sartório, preservando as artérias nutridoras. **D.** Fixação do retalho muscular sobre a prótese arterial e drenagem.

Desbridamento radical e uso de curativos com pressão negativa. O desbridamento dos tecidos infectados ao redor da prótese, seguido pela aplicação de sistemas de curativos plásticos sob pressão negativa são técnicas úteis em casos de exposição do corpo da prótese, sem exposição das anastomoses.[39-42] Depois da cobertura da prótese por tecido de granulação com aspecto saudável, pode-se fechar a ferida com retalho, enxerto livre de pele ou por sutura secundária das bordas da ferida.

Prevenção

Contaminação transoperatória é o mecanismo mais comum de infecção de próteses.[4] Medidas profiláticas para reduzir o grau de contaminação da região operada antes, durante e depois da cirurgia são fundamentais para se assegurar índices mínimos de infecção local.[4,16,17,27,28,43] As medidas consideradas efetivas para evitar infecção na ferida cirúrgica e subsequentemente na prótese vascular implantada são descritas no Quadro 71.1.

Dentre as medidas profiláticas, merece destaque o uso de antibióticos. Desde os anos 1960, sabe-se que administrar antibióticos antes que ocorra a contaminação transoperatória reduz significativamente taxas de infecção local pós-operatória.[1,4] Na cirurgia vascular com implante de próteses, justifica-se a utilização rotineira de esquemas de antibioticoprofilaxia.[4,16,17,27,28,44] Os esquemas mais usados atualmente são resumidos no Quadro 71.2.

A descolonização de paciente com *swab* nasal positivo para *Staphylococcus aureus* mostrou-se muito efetiva na diminuição da quantidade de casos de infecção de prótese, sendo feito facilmente com o uso de mupirocina tópica.[45] No ato cirúrgico, indica-se a preparação da pele com clorexidina e cobertura com campos adesivos estéreis.[4,22]

Situações especiais

Alguns tipos peculiares de infecções vasculares merecem discussão à parte.

Infecção de enxertos de vasos autólogos

Vasos autólogos – veia safena magna e outras veias superficiais dos membros, veia femoral, segmentos arteriais endarterectomizados – são os enxertos vasculares mais frequentemente utilizados na prática cirúrgica. Enxertos autólogos são reconhecidamente resistentes a infecção e podem ser implantados em campos contaminados, se necessário. Raramente, o enxerto de vaso autólogo sofre infecção por bactérias de alta virulência, frequentemente bacilos gram-negativos (especialmente *Pseudomonas* spp.). A infecção é sempre precoce, e a bactéria pode literalmente destruir o vaso autólogo em poucos dias, provocando hemorragia aguda.[15,27]

Outra situação na qual pode ocorrer infecção do enxerto de veia autóloga é nas revascularizações do membro inferior com a veia safena magna *in situ*. Ocorre necrose das bordas das longas incisões utilizadas nesse tipo de cirurgia, especialmente nos pacientes com obesidade e/ou diabéticos. A necrose das bordas pode causar infecção e deiscência da incisão, expondo a veia safena no seu leito. Por contiguidade, a infecção pode atingir a safena, ou esta pode sofrer um processo de dessecação. O resultado final é a ruptura da safena *in situ,* com hemorragia externa.

A infecção de um enxerto venoso é um problema clínico de difícil solução. O diagnóstico geralmente é óbvio, e o tratamento sempre cirúrgico. Enxertos expostos, mas ainda íntegros e sem sinais claros de infecção podem ser transpostos para posição subfascial ou recobertos com retalhos musculares vascularizados.[39-42] Os enxertos notoriamente infectados com ruptura têm que ser ligados cirurgicamente. A ligadura quase sempre provoca isquemia crítica da região distal ao enxerto venoso. Se possível, nova revascularização com enxerto autólogo deve ser realizada por meio de planos anatômicos limpos.

Infecção de remendos

Remendos são ocasionalmente usados em plastias arteriais pós-endarterectomia. Existem dois tipos de remendos: os de tecido

QUADRO 71.1	Medidas de profilaxia de infecção em procedimentos vasculares.
Medidas pré-operatórias	Internamento pré-operatório o mais curto possível
	Depilação no dia da operação (não no dia anterior)
	Tratamento agressivo de infecções remotas (p. ex., dentárias)
	Cuidados pré-operatórios com a pele da região inguinal
Medidas transoperatórias	Utilizar antibióticos profiláticos de rotina (Quadro 71.2)
	Evitar incisão na região inguinal
	Utilizar campos plásticos impregnados com polivinilpirrolidona-iodo (PVPI)
	Evitar contato da prótese com a pele
	Evitar operações concomitantes em vísceras ocas
	Evitar transecção de canais linfáticos
	Usar moderadamente o cautério
	Utilizar fio absorvível ou monofilamentar para ligadura ou fechamento
	Preferir sutura intradérmica da pele

QUADRO 71.2	Esquema de antibioticoprofilaxia em cirurgia vascular.
Rotina	Cefazolina:
	1 a 2 g, IV, no início da anestesia
	1 g, IV, a cada 3 h durante a operação
	1 g, IV, a cada 8 h por 24 h
Paciente colonizado por MRSA	Acrescentar vancomicina 1 g, IV, lentamente (duas doses)
Paciente alérgico às cefalosporinas	Substituir por aztreonam 1 g, IV, a cada 8 h por 24 h, ou daptomicina 4 mg/kg, IV, em dose única
Hospitais com estafilococos resistentes à cefazolina	Usar cefalosporinas de 2ª ou 3ª geração (p. ex., ceftriaxona) ou daptomicina 4 mg/kg, IV, em dose única

IV: via intravenosa; MRSA: *Staphylococcus aureus* resistentes a múltiplos antibióticos.

sintético (Dacron® ou PTFEe) ou os biológicos (pericárdio bovino). Como qualquer prótese, esses remendos podem infectar-se, provocando abscessos, pseudoaneurismas e ruptura da artéria na linha de sutura. O tratamento consiste na ligadura da artéria e na retirada cirúrgica do remendo. Em algumas artérias vitais (p. ex., carótida), uma técnica alternativa é a substituição do remendo sintético infectado por veia autóloga, que resiste bem à infecção.[46]

Infecção do coto aórtico

O tratamento-padrão para as infecções de próteses da aorta abdominal continua sendo a ressecção completa da prótese com revascularização extra-anatômica. Nessa técnica, o coto da aorta infrarrenal é desbridado e suturado em pelo menos dois planos, com fio monofilamentar não absorvível (polipropileno). Se possível, o coto deve ser recoberto com epíploon ou outro tecido viável adjacente. Apesar de todos esses cuidados, a infecção pode comprometer a parede da aorta remanescente. Essa complicação é invariavelmente fatal, por ruptura tardia do coto aórtico infectado[9,22,27] (Figura 71.10).

Infecção de próteses arteriovenosas para hemodiálise

Pacientes com insuficiência renal crônica necessitam de acesso vascular definitivo para hemodiálise. As veias superficiais do membro superior são o enxerto preferencial na confecção de FAV para hemodiálise. Na ausência destas, podem-se implantar próteses de PTFEe superficialmente entre a artéria e a veia. As infecções de FAV com enxerto podem ser classificadas em primárias, secundárias e terciárias.[47,48] As infecções primárias são precoces, acontecendo em até 4 semanas após o implante da prótese. As secundárias são tardias, mais relacionadas com as punções repetidas nas sessões de hemodiálise. As terciárias ocorrem em próteses já ocluídas, como fonte "oculta" de sepse.[49] A infecção pode acometer somente o corpo da prótese ou envolver as anastomoses. Uma classificação extremamente útil para a tomada de decisão nesse tipo de infecção é a classificação de Samson[50] (Quadro 71.3).

O diagnóstico de infecção de fístula com prótese em geral é evidente. Os principais sinais clínicos encontrados são: eritema, celulite, líquido ao redor da prótese, abscessos e, ocasionalmente, trombose.[47,48] Os pacientes podem apresentar sintomas sistêmicos como mal-estar, febre e calafrios, sobretudo durante a sessão de diálise. Infecções envolvendo as anastomoses podem causar ruptura da linha de sutura e sangramento importante. Os microrganismos

QUADRO 71.3	Classificação das infecções de próteses vasculares proposta por Samson, aplicada às infecções de próteses para hemodiálise.
Grupo	**Níveis de envolvimento**
I	Somente pele
II	Pele e tecido subcutâneo
III	Corpo da prótese, mas não anastomose
IV	Prótese e anastomose, sem bacteriemia e sangramento
V	Prótese e anastomose, com bacteriemia e sangramento

mais associados à infecção de prótese são os cocos gram-positivos de pele, como *Staphylococcus aureus* e *Staphylococcus epidermidis*.[48]

O tratamento consiste na resseção da prótese infectada, sempre individualizando-se a conduta. Quadros graves de infecção em toda a prótese, com secreção purulenta e sepse, necessitam da retirada completa da prótese. A reconstrução arterial nem sempre é mandatória, e a maioria dos pacientes compensa a isquemia secundária resultante da ligadura da artéria braquial[51,52] (Figura 71.11).

Quadros menos graves podem ser manejados com a retirada subtotal da prótese, deixando-se um *cuff* de prótese nas anastomoses – o que facilita bastante o procedimento. Em alguns casos de infecção bem localizada, geralmente relacionada com punções, pode-se tentar o salvamento desse acesso, com ressecção parcial da prótese e confecção de nova alça de PTFE em túnel afastado da área comprometida.[48,53]

Deve-se sempre enviar a prótese retirada para cultura, na tentativa de se isolar a bactéria causadora da infecção. Isso possibilita o ajuste dos antibióticos e o melhor controle do quadro infeccioso. Os antibióticos devem ser mantidos por 2 a 4 semanas, no mínimo.[48,53]

INFECÇÃO DE *STENTS* E ENDOPRÓTESES

As técnicas endovasculares têm vantagens evidentes sobre os métodos cirúrgicos tradicionais: são menos invasivas, provocam menos alterações hemodinâmicas e menos perda sanguínea, o tempo dos procedimentos é mais curto e resultam em menor morbimortalidade. Uma vantagem adicional das técnicas endovasculares são as taxas de infecção de prótese mais baixas do que as técnicas abertas. Atualmente, é a técnica de escolha para o tratamento da maioria dos aneurismas de aorta.

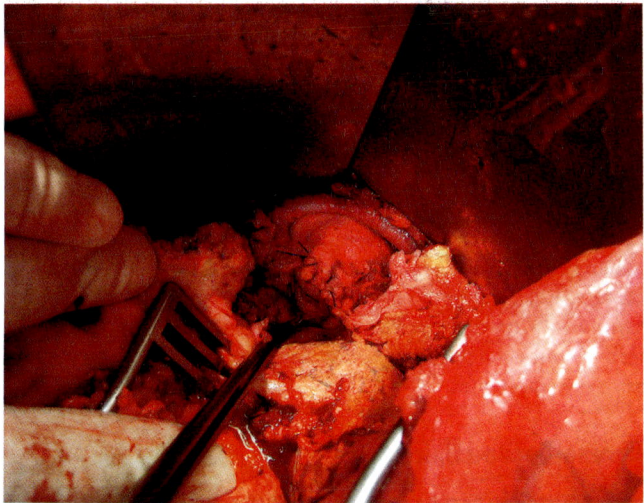

FIGURA 71.10 Coto aórtico suturado, depois de ressecção de aneurisma infectado da aorta infrarrenal.

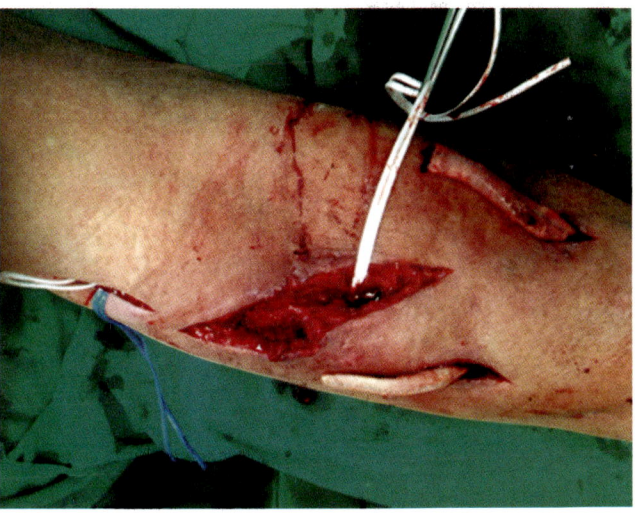

FIGURA 71.11 Operação para retirada cirúrgica de prótese de politetrafluoretileno expandido infectada no antebraço.

O primeiro caso de infecção de implante endovascular de *stent* periférico foi relatado em 1993.[54] Logo depois, registrou-se o primeiro caso de infecção de endoprótese aórtica.[55] Desde então, relatos de séries e revisões sistemáticas de infecção de endopróteses de aorta e de *stents* nas mais variadas localizações vêm sendo publicados na literatura.[56-69]

A infecção de prótese em procedimentos endovasculares recebe pouca atenção: é muito mais fácil encontrar publicações sobre *endoleaks* (vazamentos) e migrações. A taxa real de infecção de endopróteses é provavelmente subestimada e aumentará com o acompanhamento a longo prazo dos pacientes submetidos ao tratamento endovascular dos aneurismas da aorta torácica e abdominal.[57] Em uma das primeiras publicações sobre o assunto, Ducasse et al. relataram índice de subnotificação de 33,8%.[56] Estudos mostram que 65% dos casos de complicações com infecção não são tratados no hospital de origem.[55-58] Estima-se que a taxa de infecção de endopróteses varie de 0,6 a 1,2%, similar à das próteses implantadas em reconstruções abertas.[57]

Uma consideração muito importante a ser feita é que, na "era endovascular", algumas situações graves e extremas, muitas delas envolvendo quadros infecciosos, podem ser tratadas por meio de uma endoprótese.[16,59-61] Exemplos: pacientes com ruptura de aneurisma micótico, FAE por reconstrução convencional prévia ou hemoptise grave com fístula aortobrônquica por neoplasia. Esses pacientes com risco eminente de morte por hemorragia podem ser salvos inicialmente em uma situação de emergência pela colocação de uma endoprótese; no entanto, nessas circunstâncias, a endoprótese inserida pode ser considerada infectada e deve ser tratada como tal.[16,59]

Patogênese

As endopróteses de aorta podem tornar-se infectadas de maneira similar às próteses vasculares convencionais, já discutidas na seção anterior, mas existem algumas particularidades na técnica de introdução das endopróteses que diferem das próteses implantadas por técnica cirúrgica aberta.

Fontes de contaminação

Contaminação transoperatória. A contaminação transoperatória pode ocorrer por falha nas condições de assepsia.[62,63] Quase todas as endopróteses são implantadas pela região femoral. Apesar das próteses raramente se estenderem até as artérias femorais, o acesso por dissecção da artéria femoral para a colocação de introdutores já aumenta a probabilidade de infecção da ferida e, por consequência, da endoprótese.[62,63]

Outra particularidade que só acontece na técnica endovascular é a contaminação do trombo dentro do saco aneurismático. Após a exclusão do aneurisma da circulação, o trombo pode servir de meio de cultura para as bactérias presentes na endoprótese.[16,58]

A realização da correção inicial em suítes de radiologia intervencionista, com possível falha de protocolos de antissepsia, aumenta a ocorrência de infecção, se comparados aos implantes realizados em salas no centro cirúrgico.[4,16,27,28]

Infecções em outros sítios. A ocorrência de infecções em outros sítios no pós-operatório é uma das possíveis fontes de contaminação bacteriana, ocorrendo em mais de 1/3 dos pacientes. As mais comuns são as infecções que acometem o trato urinário. Até o diagnóstico da infecção, 38% dos pacientes tiveram infecções como sinusite, abscesso dentário e endocardite.[4,16,27,57] A bacteriemia pode provocar a inoculação de bactérias por via hematogênica.[4,5,16]

Vazamentos. Após a correção endovascular do aneurisma, *endoleaks* podem influenciar na ocorrência de infecção. O vazamento mantém o coágulo intra-aneurismático perfundido, podendo servir como *nidus* para colonização bacteriana.[64] Além disso, favorece o aumento progressivo do diâmetro do aneurisma, necessitando assim de procedimentos adicionais, os quais aumentam a chance de infecção secundária da endoprótese.

Reintervenções. Qualquer procedimento secundário pode ser um fator de risco potencial ao desenvolvimento de infecção.[4,28,64] Cerca de 1/3 dos pacientes com infecção de endoprótese foi submetido a um ou mais procedimentos adjuvantes após o implante.[59]

Fatores inerentes ao paciente. A localização da prótese infectada é um fator de risco maior para o desfecho da doença. Há maior incidência de infecção de endopróteses torácicas (tratamento endovascular da aorta torácica ([TEVAR, do inglês *thoracic endovascular aneurysm repair*]), chegando a 5% contra 1 a 2% das endopróteses abdominais (tratamento endovascular da aorta abdominal [EVAR, do inglês *endovascular aneurysm repair*]).[59,64] A maior morbimortalidade dos pacientes com endopróteses torácica se deve à maior gravidade desses pacientes.[16,27] A imunossupressão observada em pacientes com doenças crônicas, como diabetes e malignidade, e em usuários crônicos de corticosteroide também é um fator de risco para infecção de endopróteses.[16,27,28]

Erosão de vísceras. Aproximadamente 1/3 das infecções de endopróteses manifesta-se como FAE. A escolha de endoprótese de diâmetro exagerado (*oversizing*) e a tortuosidade excessiva do colo proximal podem causar angulação e migração da endoprótese. O estresse físico provocado pela pulsação contínua do conjunto contra a parede de aorta provoca erosão da artéria e perfuração da parede intestinal, que resulta em infecção da endoprótese e desenvolvimento de FAE.[16,27,64]

Falência de material. A ocorrência de migração e de *endoleaks* necessita de reintervenções, o que aumenta a chance de infecção, mas a relação entre falência de material e infecção pode ser bem mais complexa. Estudos detalhados de material explantado mostram que a aderência de bactérias e fibroblastos pode causar degeneração bioquímica do tecido e da própria estrutura metálica da endoprótese.[65] A consequência mais grave é a fratura da estrutura metálica. Ou seja, a infecção pode ser causa e consequência da falência de material.[16,65]

Microbiologia

Deve-se tentar sempre isolar o microrganismo causador da infecção. A realização de hemoculturas é mandatória, porém a hemocultura pode ser negativa em até 30% dos casos, pelo uso prévio de antibióticos e pela contaminação por bactérias de difícil cultivo. Culturas que comprovam a infecção e especificam o microrganismo causador são: culturas de fluidos periendoprótese, culturas de coleções intraoperatórias e, finalmente, culturas das próteses quando explantadas.[16,27,59,64] O agente mais comum é o *Staphylococcus aureus*, responsável por mais de 70% dos casos de infecção precoce. O *Streptococcus* é o segundo mais frequente, principalmente em casos mais tardios. A infecção pode ser polimicrobiana, envolvendo germes gram-negativos, sobretudo nos casos que envolvem erosão de vísceras com sangramento intestinal agudo ou crônico. Em até 10% dos casos pode ser detectada infecção por outras bactérias exóticas ou por fungos, denotando o grau de imunossupressão desses pacientes.[27,66,67]

Apresentação clínica

A infecção precoce da endoprótese de aorta abdominal pode ser difícil de diagnosticar. A ocorrência de febre, leucocitose e ar ao redor da endoprótese nos exames de imagem dias após o implante é relativamente frequente. Essas alterações fazem parte da síndrome pós-implante e não estão associadas à infecção precoce da endoprótese.[68,69]

Poucos casos de infecção de endoprótese manifestam-se com um quadro clínico definido. A maioria das infecções inicia-se com sintomas inespecíficos como febre, mal-estar generalizado, dor lombar ou dor abdominal. Com a evolução do quadro, o paciente apresenta piora do estado geral e sintomas específicos podem aparecer, como sangramento gastrintestinal no caso de FAE associada,[17,28,64] ou mais raramente, ruptura de aneurisma.[16,27]

Diagnóstico

Ângio-TC deve ser o exame inicial na suspeita de infecção. Os achados sugestivos de infecção são: alterações inflamatórias como espessamento da parede da aorta, fluido ao redor da prótese, abcessos do músculo psoas e gás dentro do saco aneurismático (Figura 71.2). Achados concomitantes podem incluir *endoleaks* e migração da endoprótese, e, mais raramente, trombose de ramo e ruptura contida.[16,17,23]

Em casos mais tardios, diante de quadro clínico insidioso de difícil diagnóstico, pode-se solicitar cintilografia ou PET-TC. Esses exames mostram maior atividade na parede da aorta e no saco aneurismático, e pode ser útil em revelar outros focos de infecção responsáveis pela infecção secundária da endoprótese.[26]

Apesar da alta acurácia dos exames de imagens disponíveis, a confirmação da infecção é feita durante a exploração cirúrgica. Os achados intraoperatórios característicos são de material purulento ou seropurulento ao redor da endoprótese.

Tratamento

Segue-se o mesmo raciocínio da infecção de prótese convencional: antibioticoterapia de amplo espectro, desbridamento local, remoção cirúrgica da endoprótese infectada e revascularização.[37,70] A técnica-padrão com revascularização extra-anatômica – ponte axilobifemoral – e retirada completa da prótese pode ser realizada em dois tempos. Durante muitos anos este foi o padrão-ouro no tratamento das infecções de próteses. Recentemente, observa-se a tendência para realização da cirurgia em um único tempo, com a retirada da endoprótese e a reconstrução imediata *in situ* com um novo enxerto.[16,27,64,71]

A reconstrução *in situ* é a abordagem mais praticada na atualidade e apresenta melhores resultados em relação à morbimortalidade, quando comparada às revascularizações extra-anatômicas. Essa discreta superioridade, porém, pode estar relacionada com a seleção dos pacientes submetidos a uma ou outra opção de tratamento.[16,64] Uma metanálise publicada por Li et al. mostra que essa conduta é utilizada em mais de 70% dos casos.[27] As reconstruções podem ser feitas com variados tipos de enxerto: prótese sintética impregnada com antimicrobianos (rifampicina e sais de prata); homoenxerto de cadáver criopreservado (não disponível no Brasil); e veias autólogas, como as veias femoral e safena, conhecida como NAIS (*neo-aortoiliac system*/neossistema aortoilíaco).[36-38]

O tratamento conservador com manutenção da endoprótese pode ser usado no manejo de infecções não complicadas. Os pacientes são mantidos sob antibioticoterapia prolongada de amplo espectro e/ou orientada por hemoculturas ou cultura de material do local da infecção. Drenagem de coleções profundas podem ser realizadas guiadas por tomografia computadorizada. A maioria dos autores restringe essa alternativa de tratamento para pacientes de risco cirúrgico-anestésico inaceitável para cirurgia aberta. A conduta conservadora é comumente indicada na topografia da aorta torácica, em que a retirada da endoprótese e a revascularização podem não ser factíveis. O tratamento conservador tem prognóstico pior, com índices de mortalidade superiores a 60%.[16,59,64]

Considerações técnicas na remoção cirúrgica da endoprótese

O explante da endoprótese infectada difere da prótese implantada cirurgicamente. *Stents* de fixação suprarrenal, farpas e ganchos de fixação são algumas características que influenciam na remoção da endoprótese e no controle proximal da aorta.[58,59,64] Como existem vários tipos de endopróteses de aorta, o conhecimento de sua estrutura é fundamental. O controle da aorta acima da fixação proximal da endoprótese pode ser obtida por laparotomia ou por acesso retroperitoneal[64] (Figura 71.12).

Nas endopróteses sem fixação suprarrenal, entre as artérias renais e a mesentérica superior, o controle suprarrenal da endoprótese é fundamental. Nas endopróteses com fixação suprarrenal, o controle deve ser feito na aorta supracelíaca. Em ambas as situações, pode-se recorrer à técnica endovascular com balão oclusor introduzido pela artéria braquial esquerda e posicionado na aorta torácica ou abdominal, proximalmente aos *stents* de fixação.[59,64] Todos os componentes da endoprótese têm que ser retirados (Figura 71.13).

Técnicas modernas para o tratamento endovascular de aneurismas complexos, com uso de endopróteses ramificadas e fenestradas, técnicas de composição com *stents* revestidos como "*chaminé*" ou *sandwich* podem alterar o cenário da infecção de endopróteses.

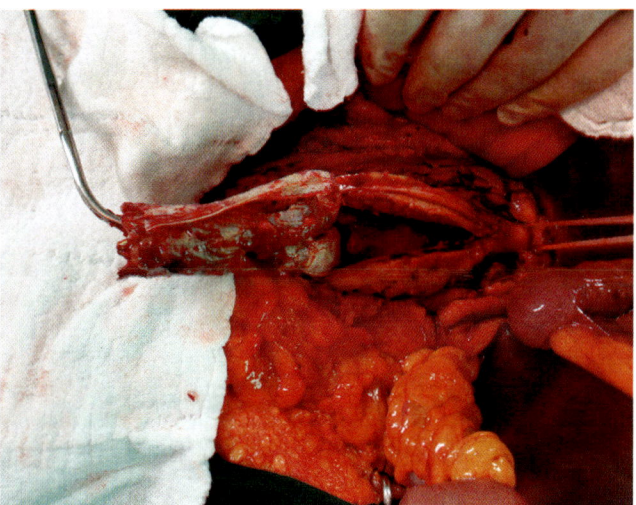

FIGURA 71.12 Corpo de endoprótese aortoilíaca sendo retirado de um abscesso periprótese na aorta abdominal. (Cortesia do Prof. Mario Martins.)

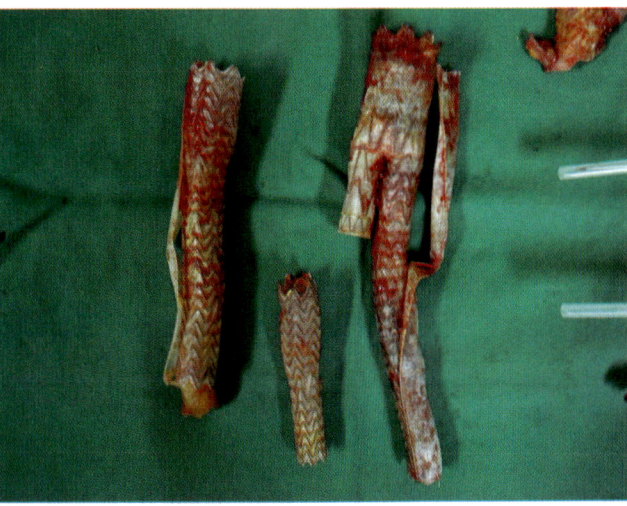

FIGURA 71.13 Componentes da endoprótese infectada da Figura 71.5, explantada 6 anos depois do implante. (Cortesia do Prof. Mario Martins.)

Assim como em pacientes com TEVAR, a complexidade e extensão dessas composições podem impedir a retirada completa do material infectado. Por se tratar de situações muito raras, não existe consenso ou diretrizes no manejo desses casos.

Prevenção

Fundamental para se evitar as complicações catastróficas resultantes de uma infecção da endoprótese de aorta.[4,16,17,27,28,43] O implante da endoprótese deve ser preferencialmente realizado em ambiente cirúrgico.[16,27,64] Deve-se ter extremo cuidado a fim de manter o ambiente estéril, com uso de campo estéril adesivo e evitar contato da prótese com a pele. A sondagem vesical deve ser realizada cuidadosamente, e a retirada da sonda deve ser o mais breve possível, diminuindo o risco de infecções urinárias.[4]

A antibioticoprofilaxia deve ser utilizada de rotina e mantida por 24 horas, com esquemas semelhantes aos descritos anteriormente (Quadro 71.2). Pacientes que serão submetidos a procedimentos endoscópicos e dentários devem fazer uso de antibióticos profiláticos, semelhante aos pacientes com válvulas cardíacas. Orienta-se muita cautela na realização de procedimentos adjuvantes invasivos tardios, que possam induzir bacteriemia.[4,16,27,41] A escolha do tamanho da endoprótese deve ser cautelosa, sem *oversizing* exagerado, bem como deve ser evitado seu implante em aneurismas de colo com tortuosidade acentuada,[3,10] para minimizar a possibilidade de infecção da endoprótese por FAE.

Tratamento endovascular *in situ* de infecções arteriais e de próteses vasculares

A utilização de endoprótese vascular pode ser indicada em situações excepcionais, como complicações infecciosas em áreas de difícil acesso cirúrgico, em regiões anatômicas já operadas e em casos catastróficos com hemorragias e rupturas. Em geral, são pacientes de altíssimo risco cirúrgico, com expectativa de vida inferior a 6 meses. Não existem diretrizes específicas, e o uso dessas endopróteses é *off-label*.[27,59-61] Uma revisão da literatura realizada por Haidar et al. constatou que pacientes com expectativa de vida inferior a 6 meses não necessitam de nenhum outro procedimento adicional.[59] Pacientes com expectativa superior a 6 meses devem ser mantidos com antibioticoterapia perene.[16,59]

Nos casos de aortite com degeneração aneurismática micótica, pacientes com idade superior a 65 anos, ruptura do aneurisma e febre no momento do implante apresentam grande possibilidade de infecção persistente após o tratamento.[59-61] Pacientes tratados com endoprótese para aneurismas micóticos têm sobrevida de 30 dias acima de 90%, mas mortalidade relacionada com a infecção é de 20% em 1 ano, sobretudo em casos de infecção por *Salmonella*.[59]

Infecção de *stents* e outros materiais vasculares

A primeira infecção relacionada com procedimentos endovasculares foi relatada em 1985, quando Krupski publicou o primeiro caso de endarterite séptica após angioplastia simples da artéria ilíaca.[72] Com o uso crescente de *stents*, metálicos ou revestidos em praticamente todas as artérias de grande e médio calibres, relatos de infecção desses dispositivos têm sido publicados.[70,73-78] Considerando a imensa quantidade de *stents* implantados nos diferentes segmentos vasculares todos os anos, a ocorrência de infecção é um evento raro.

Pelo fato dos *stents* serem implantados no interior dos vasos, e não suturados na parede, a fisiopatologia e a manifestação clínica da infecção apresentam particularidades que influem no diagnóstico e no tratamento. No implante de *stents*, a fratura das camadas íntima e média durante a angioplastia pode predispor essa porção da artéria à semeadura bacteriana. Além disso, as bactérias podem colonizar a superfície do *stent*, impedindo sua incorporação aos tecidos.

O mecanismo básico mais comum de infecção é no transoperatório, não diferindo dos casos de próteses convencionais. Uma causa incomum em nosso meio, porém descrita na literatura norte-americana é a infecção secundária ao uso intravenoso de drogas ilícitas.[16]

A ângio-TC mostra inflamação ao longo do *stent* ou alterações específicas, como a formação de pseudoaneurisma.[76]

A manifestação clínica varia conforme a localização. Além das repercussões típicas do processo infeccioso (febre, dor local, alterações laboratoriais, formação de abscesso e sepse), o paciente pode apresentar isquemia visceral, cerebral ou de extremidades.

Infecção de *stents* viscerais, como os *stents* renais, é muito rara, mas pode provocar piora da função renal ou ocasionar infartos e abscessos renais múltiplos.[73] Os *stents* na carótida podem tornar-se infectados quando indicados para tratamento de pacientes com alterações arteriais prévias, como em pacientes com sangramento carotídeo secundário a câncer de cabeça e pescoço (*blow-out syndrome*). Infecções nessa localização podem provocar sintomas neurológicos, com casos já descritos de trombose arterial, pseudoaneurismas, fístula cutânea, isquemia e abscessos cerebrais múltiplos devido à embolização.[74] O implante de um *stent* em uma área de necrose e infecção não é recomendável, sendo aceitável apenas em caráter emergencial para controle temporário do sangramento.

Nos casos de infecção de *stents*, o microrganismo isolado mais frequentemente foi *Staphylococcus aureus*. O acesso preferencial pela artéria femoral, região em que a pele e os linfonodos da região são considerados contaminados, eleva o potencial de infecção.[70,75,78] O implante de múltiplos *stents* na mesma artéria também pode aumentar a probabilidade de infecção.[73]

Não há estudos sobre a eficácia da antibioticoprofilaxia no implante de *stents*, mas, por analogia a outros implantes, recomenda-se o uso rotineiro de antibióticos profilaticamente.[4,45]

Para o diagnóstico, é necessário alto grau de suspeita. Uma abordagem agressiva é em geral necessária para o tratamento da infecção. O diagnóstico pode ser realizado por ângio-TC e o tratamento envolve operação aberta normalmente.[77]

O tratamento da infecção de *stent* segue os mesmos princípios da infecção de prótese convencional, ou seja: antibioticoterapia de amplo espectro, desbridamento, retirada do dispositivo (juntamente com o segmento arterial acometido) e revascularização, quando necessária e/ou possível.[70,75,78]

Alguns dispositivos são implantados em regiões altamente desfavoráveis ao acesso cirúrgico, como é o caso dos TIPS (*transjugular intrahepatic portosystemic shunt*) e dos filtros de veia cava. No caso de infecção desses materiais, a única opção de tratamento é o uso de antimicrobianos de amplo espectro por período prolongado ou permanente;[79] portanto, o tratamento conservador pode ser utilizado em alguns casos em que a retirada cirúrgica do *stent* é considerada muito arriscada ou até mesmo impossível sem um desfecho fatal para os pacientes.

Outros dispositivos vasculares

Além dos *stents*, existem outros materiais que podem perpetuar ou desencadear a infecção do vaso tratado ou utilizado como acesso. Com a evolução dos materiais utilizados na técnica endovascular, o perfil das bainhas de introdução e sistemas de liberação atuais possibilita que quase todos os procedimentos sejam realizados por punção percutânea do vaso, geralmente a artéria femoral. Ocasionalmente, são utilizados dispositivos percutâneos para hemostasia da artéria puncionada. Dentre os variados dispositivos hemostáticos, o Perclose®, com fechamento arterial percutâneo que utiliza um fio não absorvível multifilamentar de poliéster para realização da sutura, é o mais utilizado.

Uma metanálise estima em 0,6% (variando de 0 a 1,6%) o índice de infecção relacionada com o uso desse dispositivo. Esse índice é consideravelmente maior que o percentual registrado após cateterização femoral, quando a compressão é realizada manualmente (0,1% dos casos).[80] Os microrganismos comumente isolados são os cocos gram-positivos, como o *Staphylococcus aureus*, normalmente presentes na região.

Embora infrequentes, as infecções relacionadas com os dispositivos de fechamento arterial percutâneo necessitam de intervenção cirúrgica por vezes emergencial e períodos de hospitalização e recuperação prolongados.

FÍSTULAS AORTOENTÉRICAS

FAE são comunicações anormais entre a aorta e o trato intestinal. Quase sempre se formam entre a aorta abdominal e o duodeno. Podem ser:[9]

- Primárias: raras e resultantes da ruptura de um aneurisma da aorta abdominal (AAA) para o duodeno, cólon sigmoide[81] ou outros segmentos do intestino delgado.[82] A posição fixa no retroperitônio e a proximidade da aorta propiciam que fatores mecânicos (pressão contínua e pulsátil) favoreçam a erosão da parede duodenal
- Secundárias: resultam de complicações de operações sobre a aorta abdominal por aneurisma ou doença oclusiva. As fístulas formam-se entre a prótese arterial implantada e a parede intestinal adjacente. A incidência anual de FAE secundárias é estimada entre 0,6 e 2%, podendo ocorrer de 4 semanas a mais de 10 anos depois de implante da prótese.[9,16,27]

Patogênese

Assim como as FAE primárias, as secundárias ocorrem habitualmente entre o corpo do enxerto aórtico e a terceira ou quarta porções do duodeno. Raramente, o íleo distal, ceco, o cólon sigmoide e o apêndice podem ser sítio dessas fístulas, devido à proximidade das anastomoses entre os ramos do enxerto e as artérias ilíacas.[83] A prevalência de infecção de enxertos aórticos e FAE secundárias é maior em enxertos implantados para correção de aneurismas rotos ou em operações complicadas pela ocorrência de hematoma, trombose ou infecção da ferida operatória.[84]

As FAE secundárias podem decorrer dos seguintes eventos:

- Infecção da prótese vascular, que envolve a anastomose com a aorta: infecção da prótese é a causa mais comum de FAE secundária.[84] A inoculação da prótese pode ocorrer no momento do implante, nas reintervenções sobre a prótese ou ser secundária a infecções remotas que se propagam por via hematogênica ou a partir da anastomose na região femoral. O processo inflamatório ao redor da prótese no retroperitônio envolve o duodeno, promovendo aderência da parede duodenal ao enxerto. A infecção provoca erosão da parede intestinal. Bactérias e enzimas digestivas banham o enxerto, agravando a inflamação retroperitoneal. Com a progressão desse processo infeccioso, a parede da aorta ao longo da anastomose eventualmente sofre erosão, resultando na FAE secundária[9]
- Erosão mecânica da parede intestinal adjacente pela prótese pulsátil: a simples erosão mecânica do material prostético pode ser facilitada pela escassez de tecido retroperitoneal entre a prótese e o intestino ou pela pulsatilidade excessiva de um enxerto

redundante. Essa situação ocorre mais frequentemente no corpo do enxerto, produzindo um *sinus* contaminado com flora bacteriana intestinal, que pode progredir até a linha de sutura[9,85]
- Lesão do duodeno: durante manobras de dissecção da aorta pode ocorrer lesão direta da parede duodenal ou sua devascularização, com consequente isquemia. Alguns cirurgiões acreditam que no acesso retroperitoneal à aorta há menor incidência de FAE secundária, por não haver divisão do peritônio, causando menor desvitalização e aderências ao duodeno.[9,84]

Nas últimas duas décadas, tem sido relatada quantidade crescente de FAE secundárias ao implante de endopróteses da aorta, o que reflete as mudanças no tratamento dos aneurismas da aorta abdominal e das artérias ilíacas.[16,27,64]

Manifestações clínicas

O intervalo entre a operação sobre a aorta e o surgimento dos sintomas relacionados às FAE secundárias pode variar de algumas semanas a vários anos[9,27,84] (Quadro 71.4).

A apresentação clássica (a *tríade sangramento digestivo, sepse e dor abdominal* é infrequente), sendo mais comuns episódios de hemorragias de pequena monta (*herald bleed*), com eliminação de fezes escuras ou melena. Eventos com sangramento menor podem terminar em hemorragia mais grave, com melena, hematoquezia e hipotensão. Mais de 2/3 dos pacientes apresentam febre e síndrome consumptiva, com astenia, perda ponderal e anemia. Apresentações dramáticas com instabilidade hemodinâmica por choque séptico ou hemorrágico são raras e em geral fatais.

No exame físico, podem-se encontrar sinais de anemia, dor e renitência de parede abdominal, infecção de ferida inguinal com drenagem de secreção seropurulenta ou petéquias nos membros inferiores secundárias à embolia séptica.

Diagnóstico

Todo paciente com hemorragia digestiva e história de intervenção vascular abdominal deve ser considerado como portador de FAE secundária, até que se prove o contrário. O algoritmo para investigação da suspeita de FAE secundária é mostrado na Figura 71.14.

O exame de escolha é o ângio-TC, que usa contraste intravenoso e oral e apresenta sensibilidade acima de 90% na detecção das FAE secundárias.[84,86] Achados altamente sugestivos de FAE nesse exame são: líquido ou gás ao redor do enxerto mais de 90 dias depois da cirurgia aórtica, pseudoaneurisma anastomótico, contraste administrado por via oral ao redor do enxerto, contraste administrado por via intravenosa dentro do duodeno e erosão do enxerto. A revisão das imagens por radiologista experiente pode evidenciar sinais sutis de FAE, como ausência de gordura retroperitoneal entre o enxerto e o intestino, e inflamação ao redor da prótese[84] (Figura 71.15).

Como a maioria dos pacientes apresenta sangramento digestivo, o exame diagnóstico inicial é a endoscopia digestiva alta.[84] A ausência de lesões hemorrágicas no esôfago, estômago e duodeno proximal sugere, por exclusão, a FAE. O endoscópio deve progredir até o duodeno distal para que o defeito na mucosa associado à fístula seja documentado. O endoscopista pode encontrar ulceração com sangramento ativo no duodeno distal; coágulo, indicando possível

---

QUADRO 71.4 | **Tríade de manifestações clínicas das fístulas aortoentéricas.**

Infecção crônica: febre de origem desconhecida, síndrome consuntiva, anemia

Sangramento digestivo: fezes escuras ou melena, hematêmese (raramente)

Dor abdominal ou lombar

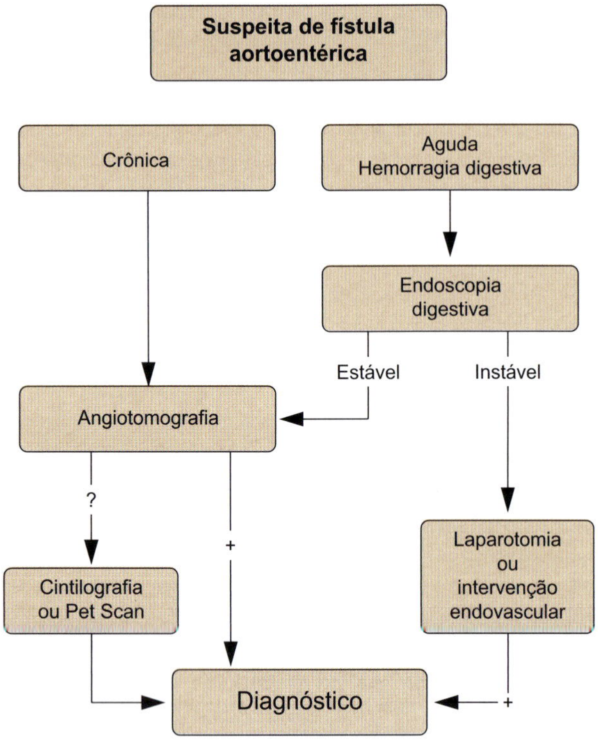

Suspeita de fístula aortoentérica

```
Crônica          Aguda
                 Hemorragia digestiva
                        ↓
                 Endoscopia
                 digestiva
         Estável        Instável
           ↓              ↓
Angiotomografia ←─────┘
    ?        +
    ↓        ↓         Laparotomia
Cintilografia          ou
ou Pet Scan            intervenção
                       endovascular
    └────→ Diagnóstico ←─── +
```

FIGURA 71.14 Algoritmo de investigação na suspeita de fístula aortoentérica.

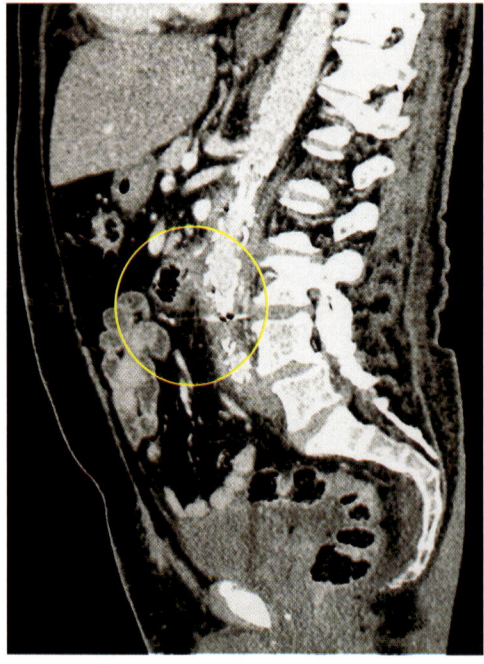

FIGURA 71.15 Angiotomografia da aorta abdominal de paciente com fístula aortoduodenal mostra extenso processo inflamatório envolvendo o duodeno e a aorta, com evidência de gás no saco aneurismático.

trajeto fistuloso; e, mais raramente, visualização de material prostético. Pelo risco de deslocamento do trombo e sangramento digestivo importante durante a endoscopia, muitos cirurgiões indicam que a ângio-TC deve ser realizada em ambiente de centro cirúrgico, pois laparotomia de emergência pode ser necessária.[84,87]

Cintilografia com leucócitos marcados ou PET-TC podem ser utilizadas para confirmar infecção do enxerto, mas raramente auxiliam no diagnóstico da fístula.[84] Em alguns casos, podem auxiliar

na definição da extensão da infecção do tecido protético para planejar a retirada parcial da prótese, bem como ajudar na decisão da duração de administração do antibiótico.

O papel da arteriografia diagnóstica é limitado e não deve retardar uma intervenção cirúrgica de emergência. Na atualidade, o principal papel da arteriografia não é diagnóstico, e sim terapêutico endovascular, como "ponte" para o tratamento definitivo, como será descrito na sequência.

Tratamento da fístula aortoentérica secundária

Uma vez confirmado o diagnóstico, o tratamento cirúrgico é imperativo e tem como objetivos: controlar a hemorragia; eliminar a FAE; controlar a infecção; reparar a lesão intestinal e revascularizar a pelve e os membros inferiores.[84,87] O paciente deve ser preparado para uma operação vascular de grande porte. Monitoramento invasivo, sangue para transfusão maciça e anestesia de ótima qualidade são essenciais no manejo desses pacientes em estado extremamente grave. A literatura afirma que não existe uma "intervenção ideal", a escolha da modalidade de tratamento deve ser *individualizada*.[84]

Abordagem ao paciente Instável

A prioridade no paciente com sangramento ativo é salvar sua vida.

Controle da hemorragia. Quando o paciente está hemodinamicamente instável (choque hemorrágico ou séptico) e o diagnóstico é incerto, deve ser realizada laparotomia de emergência.[88] O primeiro passo depois do acesso à cavidade abdominal é dissecar a aorta supracelíaca e posicionar um clampe aórtico, caso ocorra sangramento catastrófico durante a dissecção da aorta infrarrenal, no local da fístula. Deve-se ter em mente que o clampeamento supracelíaco prolongado aumenta significativamente a morbimortalidade da operação.

Em pacientes com alto risco anestésico-cirúrgico, as alternativas são controlar a hemorragia por meio de balão oclusor no segmento infrarrenal da aorta, inserido por acesso percutâneo femoral ou axilar[84,87,88] ou implantar uma endoprótese curta ou um *cuff* na aorta justarrenal para obstruir temporariamente a fístula e cessar o sangramento.

Eliminação da fístula aortoentérica. Um achado operatório altamente sugestivo de FAE é o encontro de segmento proximal do enxerto "manchado" pela bile (Figura 71.16). Quando a existência da FAE é confirmada, o segmento duodenal envolvido deve ser isolado e excluído do campo operatório. A prótese deve ser dissecada e retirada em toda a sua extensão (Figura 71.17).

Controle da infecção local. Depois de ser retirada a prótese, deve-se proceder ao desbridamento de todo tecido infectado no retroperitônio. O coto da aorta deve ser suturado em dois ou três planos, onde a parede aparenta não estar envolvida pela infecção, e recoberto com retalhos de epíploon ou remendos de serosa.

Reparo da lesão intestinal. É parte integral do tratamento cirúrgico de FAE secundária.[88] Atenção especial deve ser dada à restauração do duodeno. Defeitos pequenos podem ser corrigidos com sutura primária, em geral em dois planos, mas, para os extensos, indica-se ressecção do segmento comprometido e reconstrução do trânsito intestinal. Nessa situação, é melhor solicitar ajuda de um cirurgião do aparelho digestivo[89] (Figura 71.18).

Revascularização da pelve e dos membros inferiores. Após o tratamento da fístula em si, há necessidade de avaliar o grau de isquemia dos membros inferiores. Na maioria das vezes,

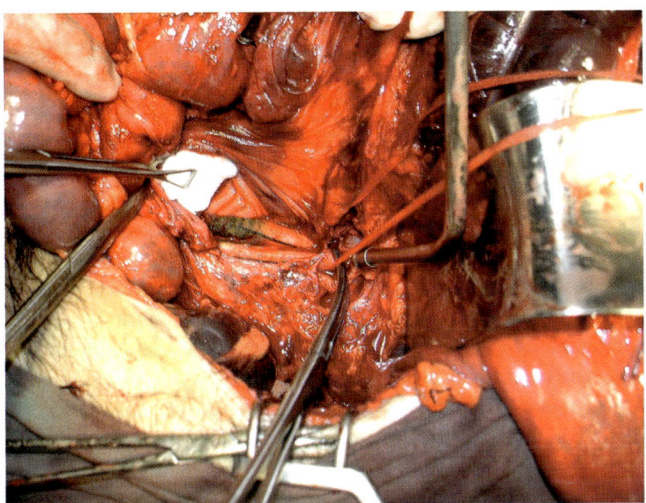

FIGURA 71.16 Fístula aortoduodenal mostrando a prótese de Dacron® manchada com bile. (Cortesia do Dr. Alexandre G. Bley.)

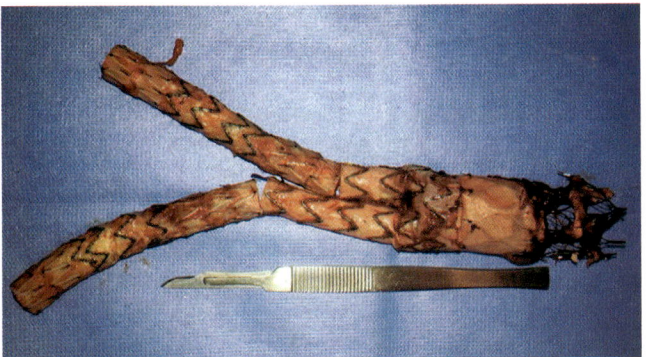

FIGURA 71.17 Endoprótese explantada da aorta mostrando os *stents* e os ganchos de fixação suprarrenal.

há necessidade de revascularização dos membros inferiores com enxerto extra-anatômico, o que acrescenta grande tempo cirúrgico, sobretudo se houver algum comprometimento infeccioso da região femoral. Se ao término da primeira etapa o paciente estiver instável, cabe ao cirurgião tomar a difícil decisão de não revascularizar os membros inferiores e aguardar melhora clínica para amputação maior.

Abordagem ao paciente estável

Em paciente estável com o diagnóstico confirmado, há tempo para planejar a sequência de tratamento. A dúvida consiste em realizar uma abordagem em dois tempos – revascularização extra-anatômica, seguida pela remoção do enxerto aórtico infectado em um segundo tempo – ou proceder à retirada da prótese com reconstrução *in situ* em um único ato cirúrgico.[16,37,84,87]

A abordagem em dois estágios é a mais utilizada.[87] O primeiro passo é revascularizar os membros inferiores pela ponte axilobifemoral, pois assim a viabilidade dos membros inferiores é assegurada. A ponte extra-anatômica deve ser implantada através de tecidos limpos, e as anastomoses distais devem ser realizadas em segmentos arteriais livres de infecção. Caso a região inguinal esteja infectada, pode ser necessário realizar as anastomoses distais em artérias alternativas, como a femoral superficial ou femoral profunda. Dois a 3 dias depois, quando as condições clínicas do paciente permitirem, deve-se realizar a laparotomia com retirada da prótese infectada, desbridamento do retroperitônio, sutura do coto da aorta e reparo do duodeno. Nesse meio tempo, deve-se considerar o implante de cateteres ureterais para melhor identificação dos mesmos durante a exploração abdominal. Algumas desvantagens teóricas dessa abordagem são: dois tempos cirúrgicos, que podem ser prolongados; a patência da revascularização extra-anatômica a médio e longo prazos não é satisfatória; há risco de trombose ascendente comprometendo as artérias renais se o coto de aorta livre de infecção for muito curto; e existe risco de isquemia da pelve e do

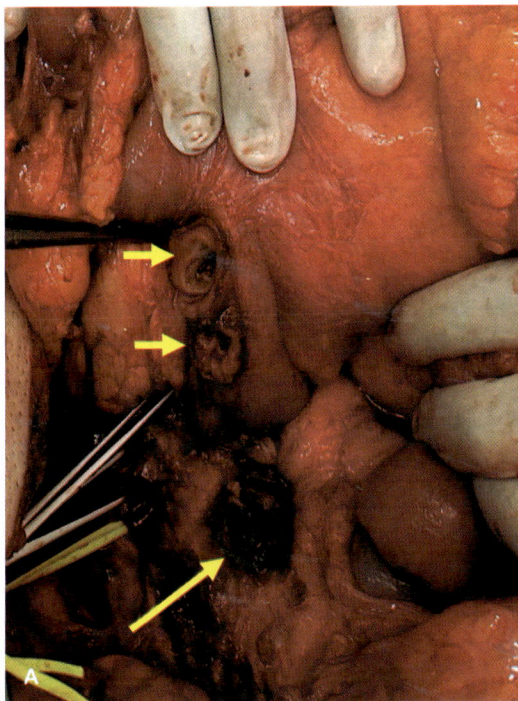

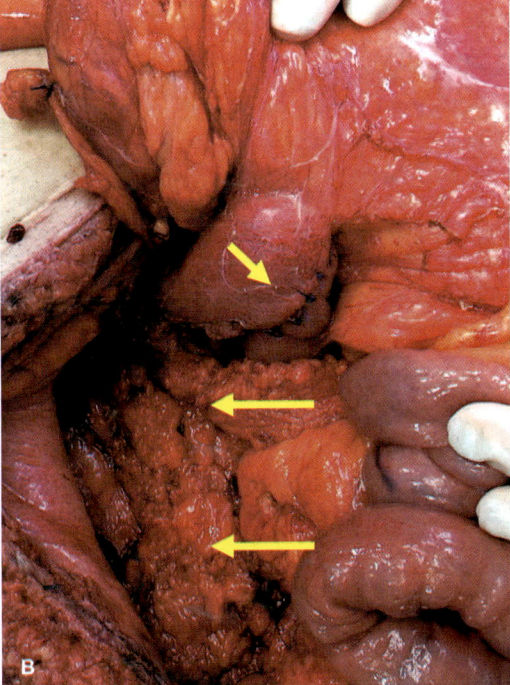

FIGURA 71.18 Fístula aortoduodenal – aspecto intraoperatório. **A.** Perfurações na parede do duodeno (*setas curtas*) e defeito na parede da aorta infrarrenal, preenchido por trombos da fístula (*seta longa*). **B.** Fechamento da lesão duodenal (*seta curta*) e cobertura do leito da prótese retirada com retalho de epíploon (*setas longas*).

cólon pela dificuldade de garantir revascularização retrógrada pelas artérias ilíacas internas e mesentéria inferior.[87] Também existe risco de contaminação do enxerto extra-anatômico.

Em casos selecionados, pode-se optar pela retirada da prótese infectada e reconstrução *in situ* em um único ato cirúrgico. Essa abordagem pode ser utilizada quando os achados operatórios são de infecção de baixa virulência (biofilme bacteriano) ou erosão da prótese com pouca ou nenhuma secreção purulenta acumulada no retroperitônio. Também pode ser adotada em pacientes mais idosos e muito doentes, ou mesmo naqueles estáveis operados de emergência, pela vantagem do tempo cirúrgico abreviado. As próteses para reconstrução *in situ* disponíveis são homoenxerto de cadáver criopreservado, prótese de Dacron® impregnada em prata ou banhada em antibióticos (rifampicina). Em pacientes com expectativa de vida longa, pode-se considerar construção de NAIS *in situ* com veias profundas dos membros inferiores (Figura 71.8). Nessa operação de grande porte, há necessidade de duas equipes trabalhando ao mesmo tempo, pois a dissecção e preparação das veias femorais é trabalhosa. O resultado a longo prazo das operações de NAIS *in situ* são satisfatórios.[38,87]

Tratamento endovascular das fístulas aortoentéricas

Endopróteses de aorta como tratamento *in situ* menos invasivo das FAE secundárias vêm sendo utilizadas desde que esses dispositivos passaram a estar disponíveis, no fim dos anos 1990.[90] Diferentemente do tratamento convencional, o enxerto infectado permanece no local, mantendo a nova endoprótese implantada sob permanente risco de reinfecção. O risco de sepse persistente ou recorrência da infecção chega a 43%;[84,87,91] no entanto, o tratamento endovascular representa uma excelente alternativa temporária, pois oferece solução rápida e menos agressiva para a hemorragia ativa em pacientes instáveis.[84,87,91] Essa técnica serve como "ponte", sobretudo no cenário em que a exposição aórtica pode ser muito difícil, evitando clampeamento supracelíaco prolongado e lesão inadvertida de órgãos abdominais. O tratamento convencional aberto deve ser realizado o mais brevemente possível, assim que os fatores de risco cirúrgico-anestésico tenham sido reduzidos a um nível aceitável.[84,87,91]

Revisões sistemáticas recentes da literatura mostram que a abordagem endovascular das FAE secundárias associa-se a melhores taxas de sobrevivência a curto prazo do que a cirurgia aberta, especialmente em pacientes com sangramento significativo.[84,87,91] O benefício inicial dessa abordagem, porém, perde-se ao longo do acompanhamento desses pacientes em estado grave, em função das altas taxas de infecção recorrente na endoprótese implantada.[84,91] Atualmente, a abordagem em dois tempos: inicialmente endovascular, seguida por conversão para a abordagem aberta com reconstrução *in situ*, parece resultar em melhores taxas de sobrevida a longo prazo do que a abordagem cirúrgica tradicional em um ou dois tempos.[84,87,91]

Independentemente da técnica utilizada, a mortalidade em 30 dias do procedimento varia de 21 a 43%.[84,91] O risco de reinfecção é de 24 a 41% em 1 e 2 anos, respectivamente.[84,91] A reinfecção da prótese é fatal em quase todos os casos. Por esse motivo, se o paciente sobreviver ao quadro grave inicial, a vigilância permanente é obrigatória.

Antibioticoterapia

Independentemente da abordagem cirúrgica, antibióticos de amplo espectro com cobertura para a flora intestinal (daptomicina + cefalosporinas de 3ª ou 4ª geração, ou carbapenêmicos, ou fluoroquinolonas, ou penicilinas com inibidor da betalactamase com atividade anti-*Pseudomonas*) devem ser administrados por via intravenosa, assim que houver suspeita de FAE. Quando as culturas (do enxerto, do tecido periaórtico e do sangue periférico) coletadas na operação estiverem disponíveis, os antibióticos devem ser ajustados e administrados por cateter venoso central por, pelo menos, 6 a 8 semanas. O tratamento com antibióticos orais deverá continuar por no mínimo 3 meses. Não existe consenso sobre o tempo necessário de antibioticoterapia ambulatorial.[84,87,91] Nos casos de infecção recorrente, a antibioticoterapia deverá ser utilizada indefinidamente.

FÍSTULAS AORTOESOFÁGICAS E AORTOBRÔNQUICAS

A aorta torácica tem um trajeto paralelo ao do esôfago, do arco aórtico ao hiato diafragmático. Como ambos são órgãos mediastinais, sem separação por serosa, a probabilidade da formação de fístulas aortoesofágicas é semelhante à das FAE do abdome.

Com o uso crescente de endopróteses na aorta torácica, complicações tardias como fístulas aortoesofágicas estão se tornando mais frequentes.[92,93] A maioria dos casos é secundária a procedimentos de emergência ou a correção de pseudoaneurismas anastomóticos. O tempo médio de diagnóstico é 10 meses após o procedimento endovascular. A manifestação mais comum é sangramento digestivo alto ou hemoptise, acompanhados de febre. A ângio-TC é o exame mais solicitado na emergência. Apesar de raramente evidenciar o trajeto fistuloso, sinais como bolhas de ar dentro do trombo, coleção periaórtica, espessamentos da parede do esôfago e do brônquio sugerem a existência da fístula. Endoscopia tem alta sensibilidade, mas exige sedação e há risco de hemorragia maciça fatal durante o procedimento. Mais de 2/3 dos casos fistulizam para o esôfago, seguidos de 26% concomitantes para o esôfago e o brônquio esquerdo, e 5% apenas para o brônquio esquerdo. O prognóstico é devastador: o tratamento conservador apresenta desfecho de mortalidade em 100% dos casos, enquanto a mortalidade operatória é de 64%. A sobrevida em 18 meses é de apenas 26%.

As referências bibliográficas deste capítulo se encontram no Ambiente de aprendizagem do GEN.

72

Fasciotomias em Cirurgia Vascular

Rodrigo Gibin Jaldin

Resumo

A boa técnica e a *expertise* em realizar fasciotomias devem fazer parte da formação e da rotina do cirurgião vascular. O adequado conhecimento dos fatores predisponentes ao desenvolvimento de síndrome compartimental (SC), das indicações apropriadas, do momento da indicação e da anatomia topográfica e seccional envolvidas no procedimento pode garantir melhores resultados, proporcionando menos morbidades e déficit funcional aos pacientes. As fasciotomias são realizadas no intuito de tratar o aumento da pressão no interior de um compartimento fascial fechado, situação conhecida por SC, que, quando não diagnosticada e tratada precocemente, leva a importante comprometimento da viabilidade tecidual. Neste capítulo, abordaremos as indicações e as técnicas cirúrgicas apropriadas para cada caso.

Palavras-chave: síndromes compartimentais; fáscia; fasciotomia.

INTRODUÇÃO

Indicações

A síndrome compartimental (SC) é uma condição emergencial em que o aumento das pressões no interior de um espaço fascial fechado provoca a redução da perfusão sanguínea capilar abaixo dos níveis de viabilidade dos tecidos.[1,2] Os músculos e os nervos estão contidos entre fáscias, sendo, portanto, suscetíveis a essa compressão.[3] O diagnóstico clínico consiste em uma combinação de sinais físicos e sintomas, sendo o achado mais importante o aumento de tensão do segmento afetado quando acompanhado por dor, edema

e déficit funcional. Um achado que merece destaque é a queixa álgica desproporcional à lesão apresentada.[3] Deve-se atentar fortemente para o diagnóstico quando o paciente apresentar como sinal os "6 Ps": dor, parestesia, paralisia, palidez, pressão e ausência de pulsos (do inglês *pain, paresthesia, paralysis, pallor, pressure and pulselessness*) (Quadros 72.1 e 72.2).[4] O não reconhecimento do evento ou retardo no tratamento podem levar a consequências desastrosas, como perda funcional irreversível (p. ex., contratura muscular isquêmica, déficit neurológico e amputação), falência renal e morte[5] (Figura 72.1).

QUADRO 72.1	Principais sinais clínicos registrados em 57 casos de síndrome compartimental relacionada com cirurgia vascular.
Sintoma	**Frequência (%)**
Dor	86
Tensão e edema muscular	70
Dor à palpação/dor à movimentação passiva	55
Paresia ao nível do tornozelo ou pododáctilos	39
Hipoestesia do pé	32

Adaptado de Jensen e Sandermann, 1997.[1]

QUADRO 72.2	Principais sinais clínicos de acordo com o compartimento da perna acometida.
Compartimento da perna	**Sinais clínicos**
Anterior	Dor à flexão passiva dos pododáctilos
	Tensão na perna anterolateral
	Déficit sensitivo no primeiro espaço interdigital do pé
Lateral	Redução de força para eversão do pé
	Déficit sensitivo-funcional no dorso do pé
Posterior superficial	Dor à dorsiflexão do pé
	Déficit sensitivo-funcional da face lateral do pé
Posterior profundo	Dor à extensão passiva dos pododáctilos
	Déficit sensitivo funcional de todo o pé

Adaptado de Tzioupis et al., 2009.[2]

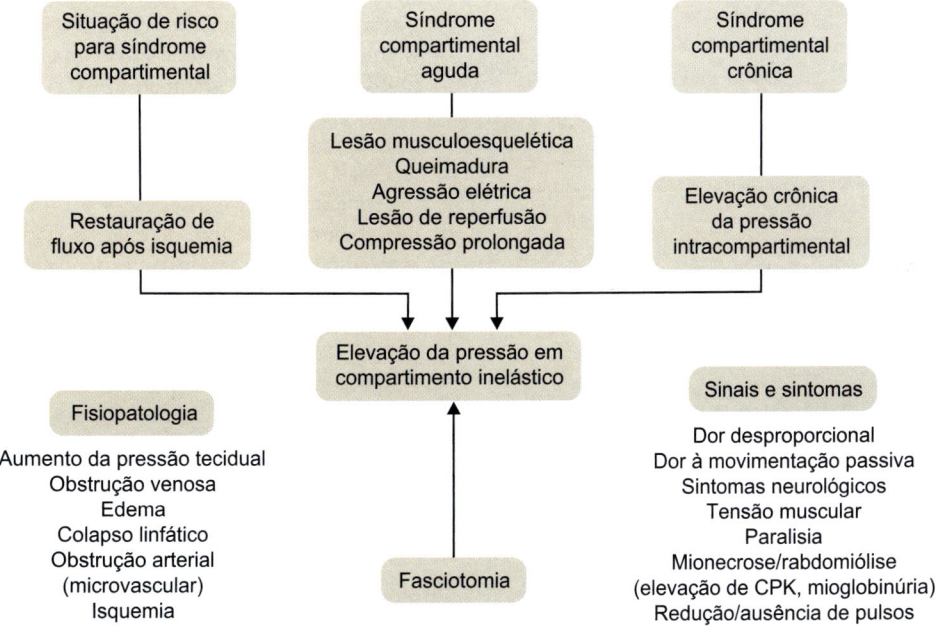

FIGURA 72.1 Diagrama mostrando as causas associadas à síndrome compartimental de membros, com interface para os aspectos fisiopatológicos e dados clínicos relativos à indicação de fasciotomia. CPK: creatinofosfoquinase. (Adaptada de Shah e Durham, 2010.[9])

Alterações sensoriais, como parestesia e hiperestesia, estão presentes após cerca de 30 minutos de isquemia, e lesões neurológicas irreversíveis costumam ocorrer após 12 a 24 horas de isquemia. As alterações funcionais irreversíveis da musculatura iniciam-se, geralmente, após 4 a 8 horas.[6] Somente em estágios tardios da SC ocorre comprometimento do fluxo arterial. Assim, a evolução clínica da SC pode ser dividida em três estágios:[7]

- Estágio I: dor, edema e parestesia
- Estágio II: déficit neurológico, desaparecimento do pulso, necrose focal da musculatura
- Estágio III: necrose difusa da musculatura, necrose da pele.

Para evitar sequelas irreversíveis, é importante que a SC seja diagnosticada e tratada no primeiro estágio de evolução clínica.[8]

Outras indicações frequentes são as situações clínicas com grande probabilidade de cursar com SC, por exemplo, tempo prolongado de isquemia de extremidades, trauma, lesões arteriais e venosas combinadas (particularmente nas lesões envolvendo os vasos poplíteos) e queimaduras extensas.[2,9] A indicação de fasciotomias em situações especiais, como em crianças[10] e na SC crônica de membros inferiores[11,12] será discutida em itens específicos deste capítulo. As principais causas de SC e a necessidade potencial da realização de fasciotomias descompressivas estão descritas no Quadro 72.3.

Fisiopatologia

Em cirurgia vascular, merece destaque a SC pós-isquêmica, em que há hipertensão no interior do compartimento secundário ao edema tecidual que se segue à reperfusão de tecidos previamente isquêmicos e está no espectro da síndrome de revascularização.[6,13] Quando a musculatura sofre estímulo isquêmico, há aumento de substâncias similares à histamina e outros mediadores inflamatórios que se relacionam à vasodilatação capilar e ao aumento da permeabilidade endotelial. Assim, ocorre transudação de plasma no interior do compartimento intramuscular, com consequente aumento de pressão nesse compartimento. Como mecanismo compensatório, observa-se aumento transitório da drenagem linfática, que, entretanto, acaba sofrendo colapso frente ao aumento progressivo da pressão intracompartimental.[14] Para mais informações fisiopatológicas envolvidas nesse processo, ver Capítulo 11 desta edição. Nesse contexto, embolectomia, trombólise e enxertos vasculares podem necessitar de fasciotomias.

Quando há trauma vascular, as lesões concomitantes de artérias e veias são importantes predisponentes ao desenvolvimento de SC.[15,16] Estima-se que quando há lesão concomitante dos vasos poplíteos, mais de 50% dos pacientes necessitam de fasciotomia.[17]

Embora menos frequente, mas não menos importante, pode-se desenvolver clínica de SC na vigência de trombose venosa profunda iliacofemoral, causando *flegmasia cerúlea dolens*.[18]

Apesar de considerarmos que a fasciotomia deva ser realizada rapidamente frente à suspeição clínica e aos achados de exame físico, sua indicação pode ser feita por medida invasiva seriada da pressão intracompartimental. Considera-se que a pressão normal oferecida aos tecidos no interior do compartimento seja em torno de 0 a 10 mmHg. Para o diagnóstico da SC e a consequente indicação de fasciotomia, sugere-se que os níveis pressóricos devam ser iguais ou superiores a 30 mmHg.[4,6,9,14]

FASCIOTOMIAS DESCOMPRESSIVAS

Medidas gerais

Antes de realizar o procedimento, deve-se avaliar a situação clínica global do paciente e cercar-se de medidas de segurança para a manutenção de sua estabilidade clínica, como:

- Certificar-se de que o paciente esteja normotenso
- Certificar-se de que esteja com boa saturação periférica de oxigênio, julgando a necessidade de ofertar suporte ventilatório com oxigênio suplementar
- Promover hidratação vigorosa, com manutenção da diurese entre 0,5 e 1 mℓ/min
- Remover qualquer bandagem circunferencial ou constritiva que possa existir no segmento acometido
- Manter o membro acometido acima do nível do coração no intuito de reduzir o gradiente pressórico arteriovenoso
- Se houver repercussão sistêmica da lesão muscular, considerar a alcalinização da urina, já que a mioglobinúria precipita mais facilmente em meio ácido. A administração de manitol pode ser interessante, pois, além de manter a diurese, evita a cristalização da mioglobina nos túbulos renais, e há indícios de que, quando associado a outros antioxidantes, tenha efeito citoprotetor, sugerindo diminuição da necrose tecidual.[19,20] Se já houver agravo renal intenso, há benefícios na utilização de procedimentos dialíticos precocemente
- Amputação primária tem indicação nos casos em que há progressão para necrose tecidual extensa.

Anatomia e técnica cirúrgica

A fasciotomia deve ser realizada sob anestesia local, sendo indicada sua realização no leito, em situações emergenciais. Confirma-se o diagnóstico de SC pela herniação da musculatura edemaciada por meio da incisão fascial. Descrevem-se a seguir detalhes anatômicos e técnicos dos membros afetados pela via subcutânea para a realização das fasciotomias utilizadas em cirurgia vascular.

QUADRO 72.3	Causas comuns de síndrome compartimental nos membros.[1,2]
Causas vasculares	Oclusão arterial aguda
	Oclusão aguda de enxerto
	Trauma vascular arterial e/ou venoso
	Revascularização (trombectomia, trombólise e *bypass*)
	Trombose venosa profunda (*phlegmasia cerulea dolens*)
	Aneurisma de aorta roto
	Dispositivo de balão intra-aórtico
Causas ortopédicas (relacionadas com fraturas)	Fraturas de tíbia, particularmente no nível do platô tibial
	Fraturas distais de rádio e ulna
	Fratura supracondiliana de úmero
	Fraturas do fêmur
	Fraturas calcaneares
	Esmagamentos
	Trauma fechado de membros
	Reimplante de membros
Causas iatrogênicas	Administração de fármacos intra-arteriais
	Lesão de torniquete
	Anticoagulação
	Extravasamento de fluido pós-artroscopia
	Cirurgia prolongada
	Posição de litotomia
Lesão de partes moles	Queimaduras
	Edema ou hematoma intramuscular
	Estupor induzido pelo uso abusivo de álcool ou drogas
	Acidente ofídico
	Fasciites

Perna

A perna é um dos locais mais comuns para o desenvolvimento de SC, particularmente em cirurgia vascular. Na perna, são reconhecidos quatro compartimentos fechados, sendo eles:

- Anterior: contém o feixe vasculonervoso tibial anterior (nervo fibular profundo) e os músculos tibial anterior, fibular lateral, extensor longo dos dedos e do hálux, o terceiro fibular. Tem como funções eversão e dorsiflexão do pé e extensão dos dedos
- Lateral: contém os músculos fibulares longo e curto, e nervo fibular superficial
- Posterior superficial: contém os músculos gastrocnêmio e solear, e, superficialmente, o nervo sural
- Posterior profundo: contém o músculo tibial posterior, os músculos flexores longo dos dedos e do hálux, os vasos tibiais posteriores e fibulares, e o nervo tibial posterior.

Embora o compartimento anterior seja o mais comumente acometido, os danos teciduais mais importantes e incapacitantes tendem a ocorrer quando o compartimento posterior profundo está envolvido[21] (Figura 72.2).

São descritas pelo menos duas técnicas distintas para a descompressão dos compartimentos da perna. Uma delas consiste em incisão longa, alinhada com a fíbula e que se estende desde a cabeça da fíbula até alguns centímetros proximais ao maléolo lateral[4] (Figura 72.3).

A outra técnica de descompressão é a mais efetiva e utilizada, popularizada por Mubarak e Owen,[20] e consiste em dupla incisão, sendo uma anterolateral e outra posteromedial, com o intuito de preservar artérias perfurantes. Essa técnica é a mais estudada na disciplina de Cirurgia Vascular e Endovascular da Faculdade de Medicina de Botucatu, com a variação técnica de fasciotomia subcutânea por meio de incisões cutâneas de extensão limitada, pois ela tem sido suficiente, na maior parte dos casos, para descomprimir os compartimentos, desde que a pele e o subcutâneo não estejam atuando de forma restritiva. A técnica da dupla incisão será descrita detalhadamente a seguir.[22]

Técnica da dupla incisão

Incisão anterolateral

Visa aliviar a tensão dos compartimentos anterior e lateral. Realiza-se incisão entre a fíbula e a crista da tíbia, aproximadamente 2 cm lateral à borda da tíbia, com 15 a 20 cm de extensão longitudinal, interessando pele e tecido celular subcutâneo. Abre-se a aponeurose muscular por incisão longitudinal pequena, ampliada em

direção proximal à cabeça da fíbula e distalmente em direção ao maléolo lateral, com tesoura. O compartimento lateral é aliviado após abertura do septo intermuscular inserido na face anterior da fíbula. Atenção especial deve ser tomada para evitar lesão do nervo fibular superficial no terço distal da ferida (Figuras 72.4 a 72.6).

Incisão posteromedial

Visa aliviar a tensão dos compartimentos posteriores superficial e profundo. Procede-se à incisão 2 cm posterior à borda posterior da tíbia de aproximadamente 15 a 20 cm de extensão longitudinal.

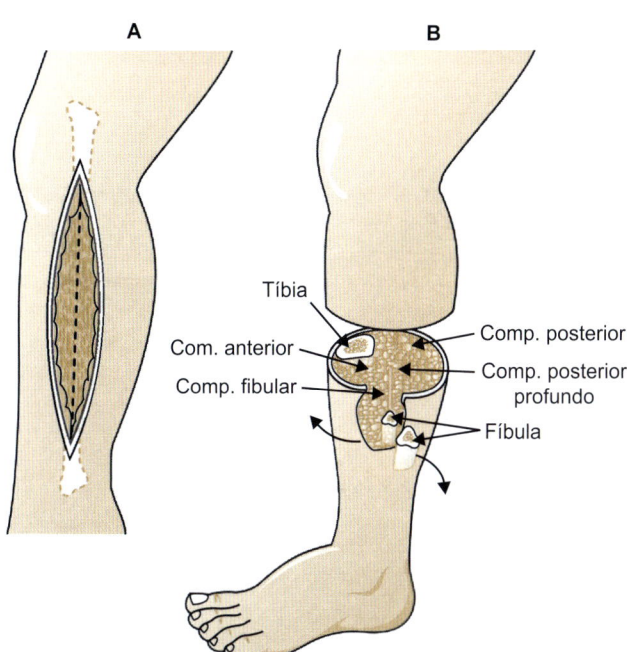

FIGURA 72.3 A. Técnica de fasciotomia de perna por incisão única, que consiste em incisão longa, alinhada com a fíbula, e que se estende desde a cabeça da fíbula até alguns centímetros proximais ao maléolo lateral. **B.** Alívio da pressão intracompartimental com a necessidade de fibulectomia.

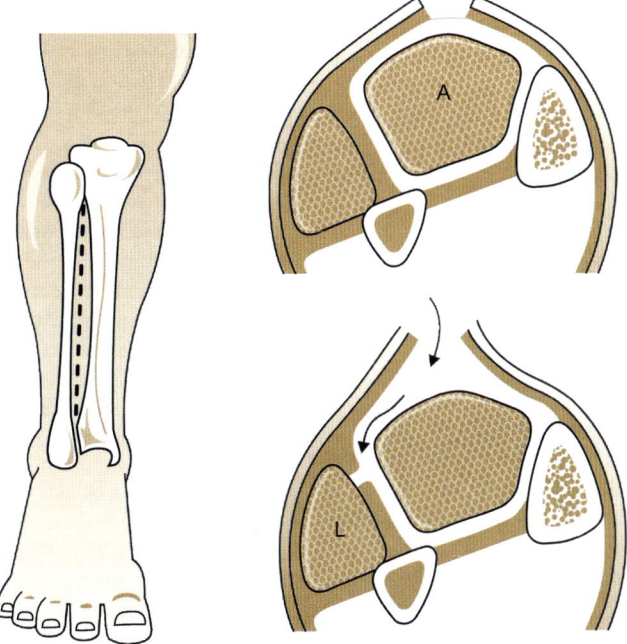

FIGURA 72.4 Técnica de fasciotomia de perna por dupla incisão. Topografia da incisão anterolateral e planos de clivagem para alívio dos compartimentos anterior (**A**) e lateral (**L**).

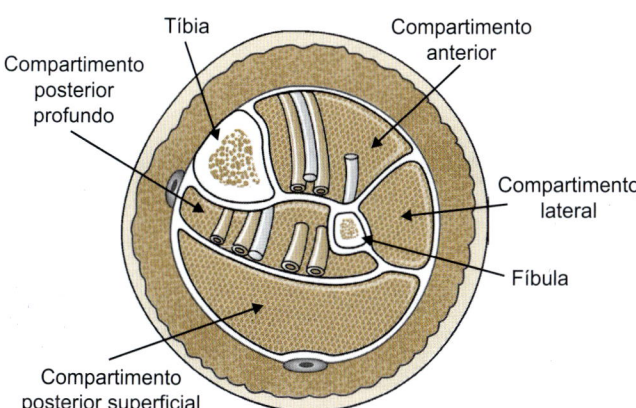

FIGURA 72.2 Divisão anatômica esquemática dos compartimentos da perna.

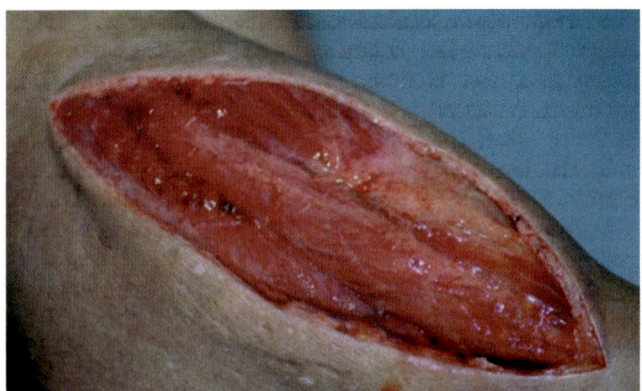

FIGURA 72.5 Importante herniação de musculatura em fasciotomia por incisão anterolateral.

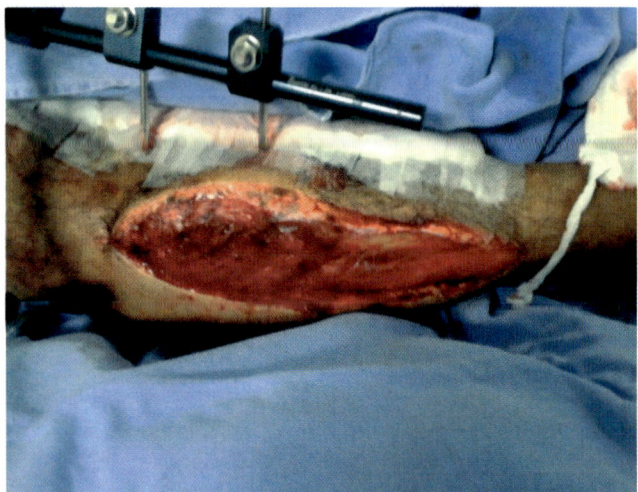

FIGURA 72.6 Necessidade de fasciotomia por incisão anterolateral ampla para alívio da pressão intracompartimental.

Deve-se ter cuidado para evitar a lesão do nervo safeno e da veia safena magna. O compartimento posterior superficial é aberto por incisão da fáscia exposta pela incisão descrita. Amplia-se a abertura da fáscia com tesoura distalmente até o maléolo medial. O compartimento posterior profundo é aliviado após abertura da fáscia por incisão sobre a inserção proximal do músculo sóleo na tíbia, com cuidado para evitar lesão do feixe tibial posterior. Para isso, pode ser necessário "descolar" o sóleo da superfície posterior da tíbia (Figuras 72.7 a 72.11).

Técnicas com incisões pequenas, subcutâneas ou fechadas podem não descomprimir o compartimento totalmente, uma vez que os pacientes tratados dessa forma invariavelmente necessitam de nova intervenção para normalizar a pressão intracompartimental;[4] portanto, a técnica da dupla incisão para as fasciotomias de perna tem melhores resultados[22,23] (Figuras 72.12 e 72.13).

Coxa

As causas mais importantes para o desenvolvimento de SC na coxa são aquelas relacionadas com fraturas de fêmur ou lesões arteriais.[15,16] A coxa tem três compartimentos: anterior, posterior e medial. Os compartimentos mais suscetíveis à elevação da pressão intracompartimental são o anterior e o posterior, pois contêm trajetos nervosos mais importantes em seu interior. O compartimento posterior contém o nervo isquiático, enquanto no anterior estão importantes estruturas anatômicas, tais quais os vasos femorais, o nervo femoral e o nervo cutâneo lateral. Podem ser descomprimidos

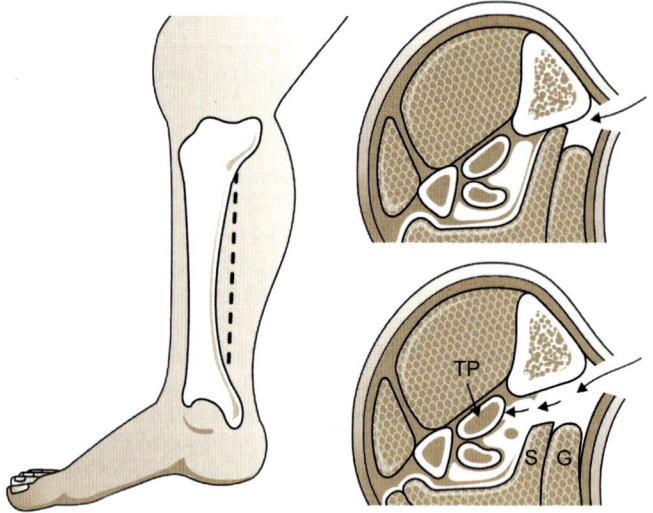

FIGURA 72.7 Técnica de fasciotomia de perna por dupla incisão. Topografia da incisão posteromedial e planos de clivagem para alívio dos compartimentos posteriores superficial e profundo. Destaque para a lise da inserção da musculatura solear (S) na superfície dorsal da tíbia para acesso ao compartimento posterior profundo. G: músculo gastrocnêmio; TP: músculo tibial posterior.

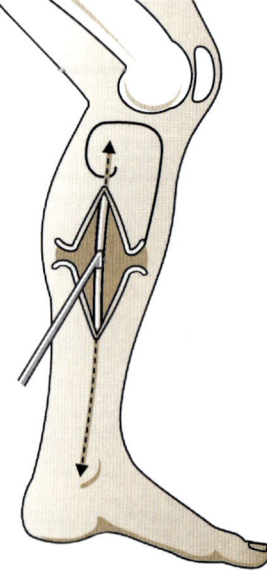

FIGURA 72.8 Técnica de fasciotomia de perna por dupla incisão. Após abertura de pele e subcutâneo, prolonga-se proximal e distalmente à abertura da fáscia muscular com tesoura além dos limites da incisão cutânea.

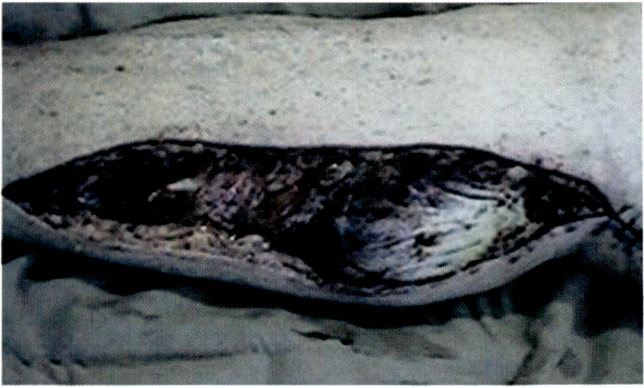

FIGURA 72.9 Fasciotomia por incisão posteromedial para descompressão dos compartimentos posteriores da perna.

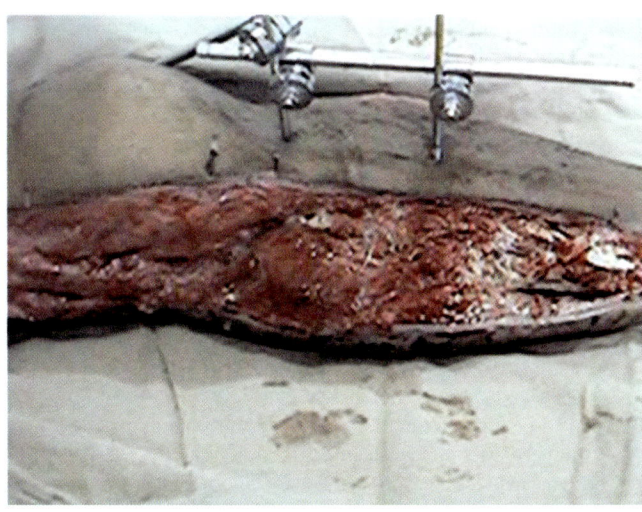

FIGURA 72.10 Fasciotomia extensa por incisão posteromedial em situação de síndrome compartimental provocada por trauma e fratura da tíbia.

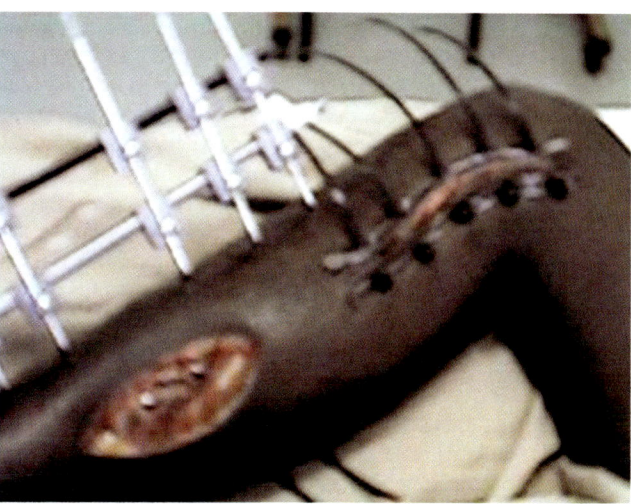

FIGURA 72.13 Paciente com fasciotomia semifechada com incisões escalonadas, na qual observam métodos diferentes de cuidados com a ferida. A incisão superior está em uso de dispositivo de dermotração e a inferior, em cicatrização por segunda intenção.

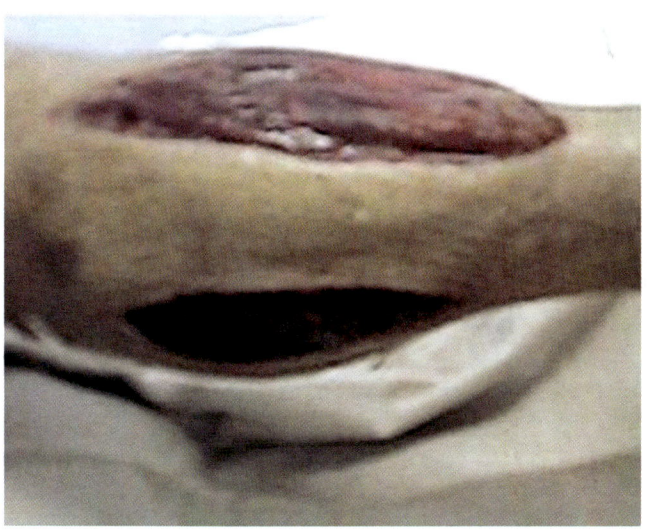

FIGURA 72.11 Descompressão dos compartimentos da perna por meio da técnica de fasciotomia de perna por dupla incisão.

por uma incisão lateral única estendendo-se desde a linha "intertrocantérica" até o nível do côndilo lateral do fêmur (Figura 72.14). Para prevenir herniação excessiva da musculatura, alguns autores preconizam a realização de duas incisões paralelas na fáscia lata, com distância de pelo menos 4 a 5 cm entre elas.[9]

Pé

A fisiopatologia envolvendo a SC no pé é a mesma descrita para outros locais, e sua causa principal é a pós-traumática, particularmente o esmagamento. Uma causa incomum descrita é a deficiência de proteína S levando à púrpura e à infiltração intracompartimental por sangue. As lesões irreversíveis nesse território devem-se à contratura do antepé e dos artelhos por fibrose da musculatura e contratura ligamentar e tendínea, levando à imobilidade do pé.[24,25]

A divisão dos espaços osteofasciais do pé e os atributos anatômicos do arco plantar são controversos. Várias descrições sobre o número e a conformação dos compartimentos do pé são encontradas.

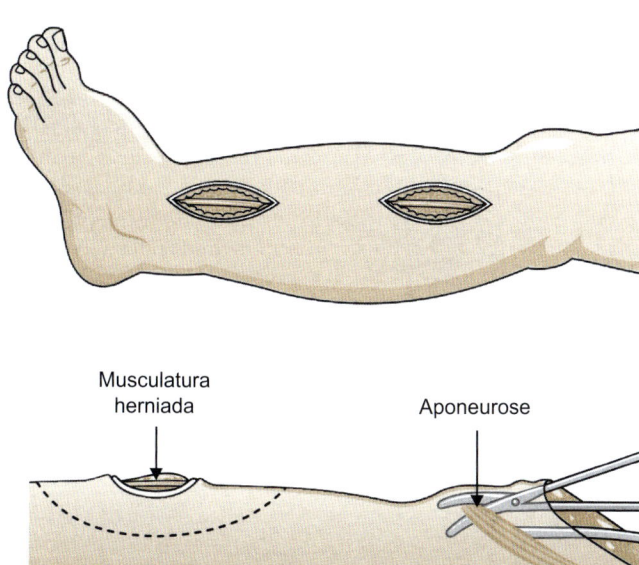

FIGURA 72.12 Desenho esquemático da fasciotomia por técnica semifechada por incisões cutâneas escalonadas.

Musculatura herniada

Aponeurose

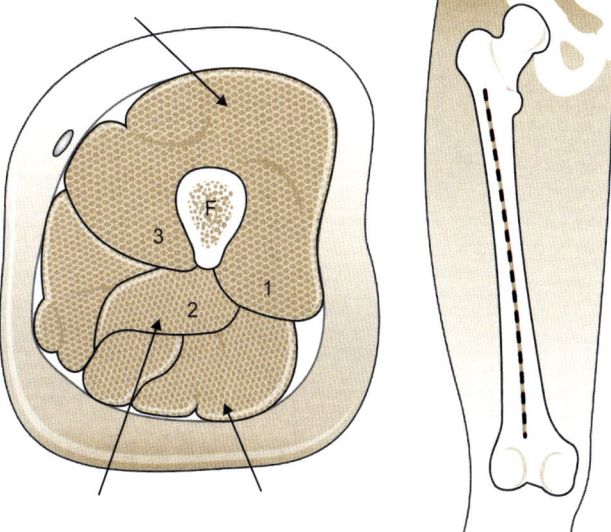

FIGURA 72.14 Divisão anatômica esquemática dos compartimentos da coxa e topografia da incisão para sua descompressão. 1. Septo intramuscular lateral. 2. Septo intramuscular posterior. 3. Septo intramuscular medial. F: fêmur.

Manoli e Weber[26,27] descreveram nove compartimentos, estando três deles ao longo de todo o pé (medial, lateral e superficial) e cinco contidos apenas no antepé (adutor e quatro interósseos). A estes, acrescentou-se um décimo compartimento, o calcanear, que conteria o músculo quadrado plantar e o nervo plantar lateral. Ling e Kumar[28] determinaram as principais estruturas miofasciais envolvidas na SC do pé, dada sua pequena complacência: aponeurose plantar, septo fascial vertical medial, septo fascial vertical lateral e septo fascial vertical intermédio. Apesar das controvérsias acerca da exata anatomia dos compartimentos do pé, considera-se que pelo menos cinco deles devam ser tratados na vigência de SC. São eles e seus principais constituintes (Figura 72.15):

- Pele: apesar de questionável, recentemente a pele do pé tem sido considerada um compartimento isolado
- Compartimento medial: músculos abdutor do hálux, flexor breve do hálux, flexor longo do hálux, peroneal longo e tendões do tibial posterior. Tem por limites posterior a superfície inferior do primeiro metatarso, medial a aponeurose plantar e lateralmente o septo intermuscular
- Compartimento central: delimitado inferiormente pela aponeurose plantar, medial e lateralmente pelos septos intermusculares e articulação tarsometatársica posteriormente. Contém os músculos flexor breve dos dedos, lumbricoides, quadrado plantar,

adutor do hálux, tendões do músculo flexor longo dos dedos e tendões do peroneal e tibial posterior

- Compartimento lateral: delimitado pela superfície do quinto metatarso posteriormente, pelo septo intermuscular medialmente e pela aponeurose plantar lateralmente. Contém os músculos adutor, flexor curto e oponente do quinto dedo
- Compartimento interósseo: delimitado pelas fáscias intraósseas e pelo metatarso, e contém os músculos intraósseos.

Foram descritas diversas técnicas para fasciotomia do pé: incisões plantares apenas,[29] medial apenas,[28] dorsal apenas,[27] plantar e lateral,[30] e medial, plantar e dorsal,[31] além de técnica endoscópica.[32] Segundo os protocolos norte-americanos de cirurgia de emergência em combate,[31] recomendam-se duas incisões dorsais ao longo do segundo e quarto metatarsos ou por abordagem medial única. A abordagem dorsal permite abertura adicional dos espaços interósseos por meio das incisões realizadas (Figura 72.16). A abordagem medial inicia-se a partir da face medial do calcâneo, 3 cm superior à superfície plantar, e estende-se paralelamente à superfície plantar por aproximadamente 6 cm, seguindo-se de tração superior do músculo abdutor do hálux para exposição do septo intermuscular. Deve-se atentar para possível lesão do feixe neurovascular plantar lateral. Aprofunda-se a abertura fascial com cuidado para evitar lesão do nervo plantar medial (Figura 72.16).

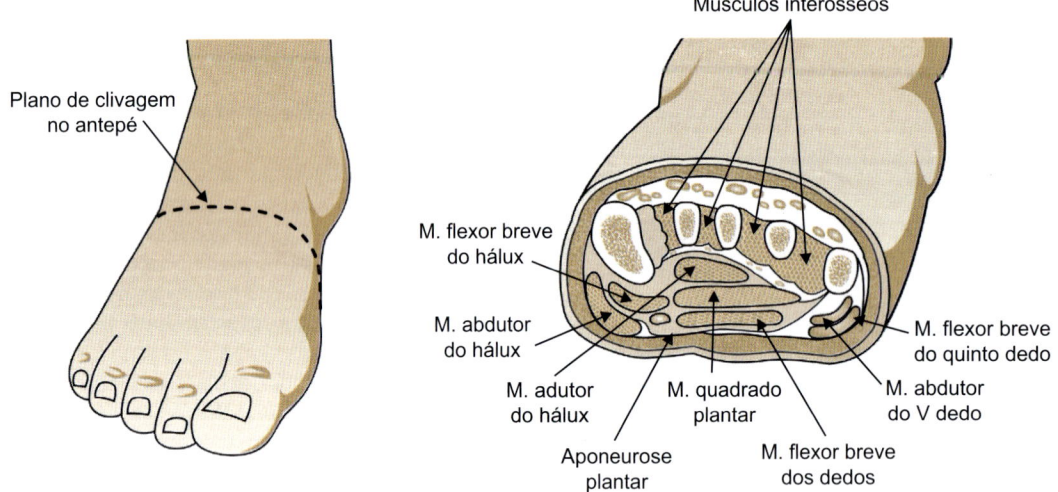

FIGURA 72.15 Divisão anatômica esquemática dos compartimentos do pé a partir de secção transversa na altura do antepé.

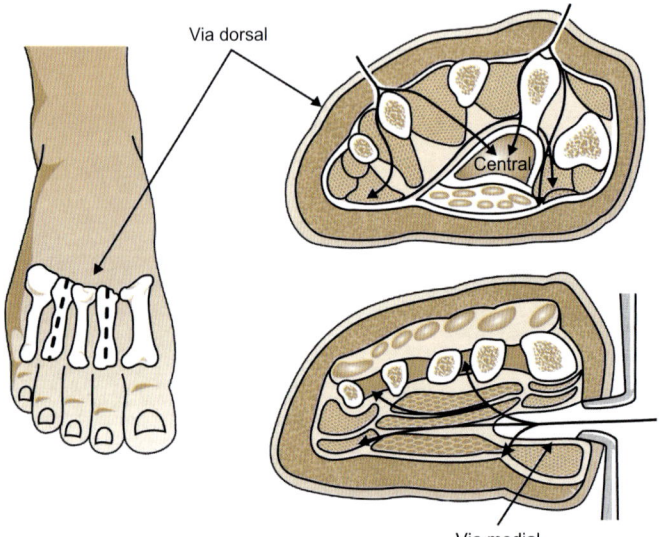

FIGURA 72.16 Descompressão dos compartimentos do pé a partir de duas incisões no dorso do pé ou por incisão medial.

Mão

Anatomicamente, a mão é dividida, pelo menos, em dez compartimentos, sendo quatro interósseos dorsais, três interósseos palmares, hipotenar, tenar e adutor do polegar[33] (Figura 72.17).

Os compartimentos interósseos dorsal e palmar são descomprimidos utilizando-se duas incisões dorsais, sendo a primeira sobre o segundo metacarpo e a outra sobre o quarto. A incisão é aprofundada até a abertura da membrana interóssea metacarpal dorsal. Os compartimentos tenar e hipotenar são abertos, respectivamente, por incisões palmares que seguem na face radial do primeiro metacarpo e na face ulnar do quinto metacarpo. Há situações em que são necessárias fasciotomias digitais axiais, realizadas longitudinalmente na face ulnar do segundo, terceiro e quarto dedos e na face radial do primeiro e quinto dedos, com cuidado para não lesar o feixe neurovascular[33] (Figura 72.18).

Antebraço

O antebraço tem três compartimentos: volar, dorsal e móvel. O compartimento volar contém os vasos radiais e ulnares e os nervos mediano e ulnar. O compartimento móvel contém o trajeto do nervo radial. O compartimento dorsal ou posterior contém a musculatura extensora, mas não abriga nenhuma estrutura neurovascular importante. O compartimento mais acometido por SC nos membros superiores é o compartimento volar do antebraço[34] (Figura 72.19).

O alívio da pressão intracompartimental no antebraço faz-se primeiramente pela descompressão do compartimento volar, pois as pressões dos compartimentos posterior e móvel costumam melhorar após o alívio volar. Consiste em incisão curvilínea na face volar, iniciando-se desde 2 cm medial ao epicôndilo lateral do úmero, cruzando a fossa cubital obliquamente e estendendo-se pela borda ulnar até o punho, no qual se curva lateralmente até a porção média da face volar do antebraço, acompanhando o trajeto do tendão do músculo palmar longo em direção à região palmar média, culminando na abertura do túnel do carpo. Se mesmo após a descompressão volar houver tensão aumentada no compartimento dorsal, deve-se realizar incisão de aproximadamente 2 cm distal e lateral ao epicôndilo lateral do úmero com prolongamento distal ao longo da porção média da face dorsal do antebraço com 10 cm de extensão[33] (Figura 72.20).

Braço

O braço apresenta dois compartimentos: anterior e posterior. O anterior contém os vasos braquiais e os nervos mediano, ulnar e musculocutâneo, e o posterior contém o nervo radial.

A SC envolvendo o braço é uma situação pouco comum e pode ser de difícil diagnóstico. Em geral, o braço é o local de lesão direta que cursa com SC no antebraço.[35-37]

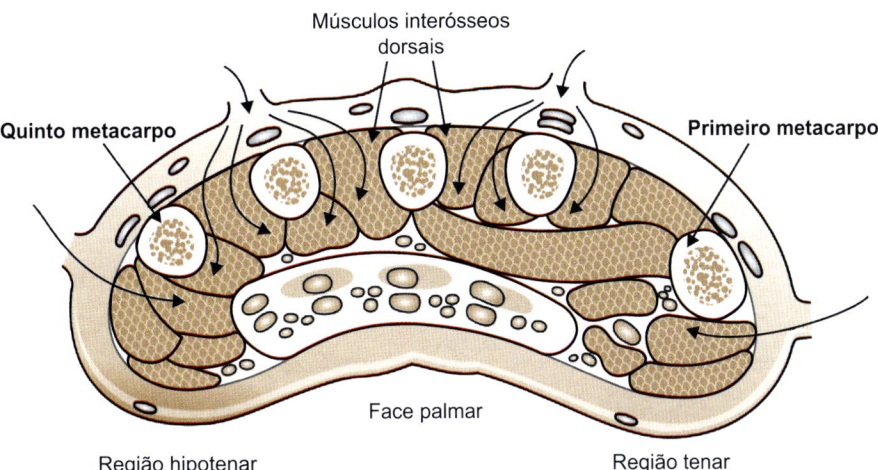

FIGURA 72.17 Divisão anatômica esquemática dos compartimentos da mão a partir de secção tranversa.

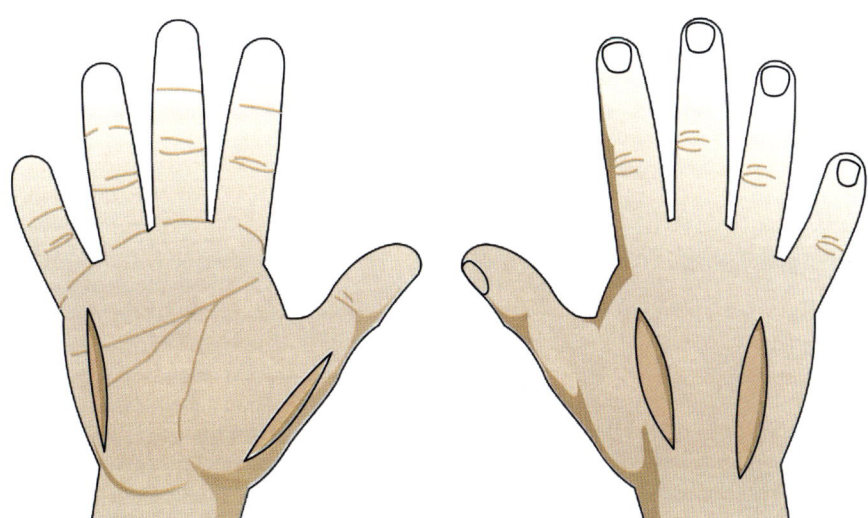

FIGURA 72.18 Descompressão dos compartimentos da mão a partir de duas incisões na face volar e duas incisões na face dorsal.

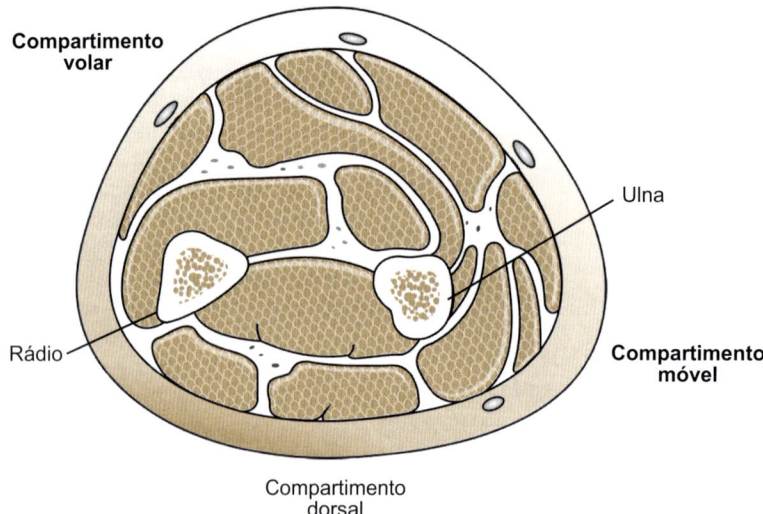

FIGURA 72.19 Divisão anatômica esquemática dos compartimentos do antebraço a partir de secção transversa.

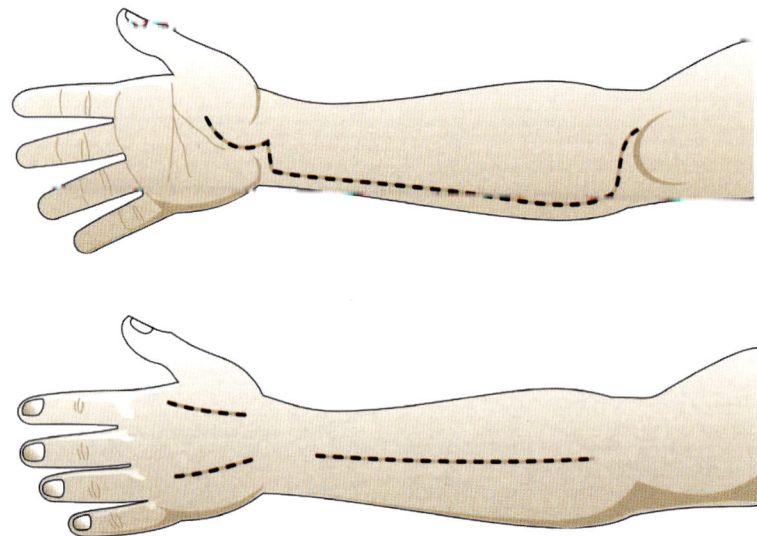

FIGURA 72.20 Desenho esquemático das incisões para fasciotomias de antebraço.

Os dois compartimentos do braço podem ser descomprimidos por uma incisão única ao longo da borda lateral do bíceps. Se o compartimento posterior também requerer descompressão, pode ser necessária a abertura do septo intermuscular do braço profundamente ao músculo bíceps. Em lesões extensas do braço, podem ser realizadas duas incisões, sendo uma na borda medial do bíceps (sulco bicipital) e outra na borda lateral do bíceps.[38]

SITUAÇÕES ESPECIAIS

Síndrome compartimental crônica

A SC crônica consiste em distúrbios dolorosos na musculatura dos membros inferiores ou superiores, causados por aumento da pressão intracompartimental após exercícios físicos,[12] impedindo o paciente de prosseguir com a atividade. Acomete principalmente atletas e soldados, pois apresentam demanda aumentada de atividade muscular.[11] Duas teorias foram propostas para justificar a dor nessa situação clínica: a primeira sugere estímulo excessivo de fibras nervosas sensitivas, e a segunda, que haja estímulos em receptores de pressão, acompanhados ou não de alterações metabólicas.[12]

A queixa álgica manifesta-se nos compartimentos dos membros, não relacionada com traumas, e é desencadeada por período de atividade física vigorosa, cessando espontaneamente após alguns minutos de repouso. As dores podem persistir por várias horas após a interrupção dos exercícios em poucos casos.[21] A dor é caracterizada como queimação, cãibras, incômodos ou sensação de inchaço ou plenitude, junto ao aumento de tensão na musculatura envolvida. O exame físico acrescenta pouco, mas pode ser palpada certa tensão na musculatura do compartimento envolvido. Também podem ser identificados sintomas neurológicos, como formigamento ou parestesias[15] Nos membros inferiores, o compartimento anterior da perna é o mais frequentemente acometido, embora também possa se manifestar na musculatura da loja posterior das pernas,[39,40] simulando a síndrome do aprisionamento da artéria poplítea. Pode acometer também os membros superiores.[39]

Seu diagnóstico é feito pelas medidas de pressão intracompartimental.[11] Essa medida é feita sob anestesia local pela inserção de agulha no compartimento envolvido, conectada a um transdutor de pressão (Figura 72.18). Deve-se fazer medidas em repouso e a cada minuto durante 5 minutos, após o tempo de exercício necessário para iniciar os sintomas. O diagnóstico diferencial deve ser feito com claudicação intermitente por aprisionamento poplíteo, aterosclerose ou arterite, miosites, tendinites, periostites, fraturas de estresse da tíbia e fíbula, e tumores osteomusculares.[40,41] (Figura 72.21).

O tratamento mais efetivo é a cirurgia de descompressão do compartimento por fasciotomia[12] ou fasciectomia,[42] não havendo consenso se a fasciotomia deve ser acompanhada de fasciectomia. A maioria dos autores preconiza simplesmente a fasciotomia, indicando a fasciectomia em um segundo tempo, nos casos de falha do resultado da fasciotomia. Yoshida et al.[11] descreveram caso tratado com sucesso na Faculdade de Medicina de Botucatu e sugerem incisão cutânea em "W" para que seja garantido melhor resultado cicatricial, evitando tensão exercida pela sutura de pele, e melhor resultado estético, por atuar como uma espécie de zetaplastia (Figura 72.22).

Síndrome compartimental em crianças e adolescentes

O diagnóstico da SC na população pediátrica pode ser desafiador, uma vez que pode envolver falta de cooperação, dificuldades de comunicação e pode não ser possível uma eventual confirmação diagnóstica por medida da pressão compartimental. Portanto, um alto índice de suspeição é fundamental para esse fim.[10] Poucos são os estudos que abordam essa situação,[43] sendo a maioria deles séries de casos de instituições isoladas. Deve-se suspeitar desse diagnóstico particularmente em situações de politrauma na presença de fratura de fêmur tratada por tração cutânea, fratura supracondiliana do úmero e fraturas de antebraço. Também são descritas como causa de SC em crianças as lesões vasculares, situações que requerem osteotomia da tíbia e lesões de partes moles. Acessos venosos malsucedidos, infusão intraóssea inadequada e hematomas intramusculares configuram entre as lesões de partes moles, podendo levar ao aumento da pressão intracompartimental. As fraturas expostas aumentam significativamente o risco de evolução para SC, particularmente na perna e no antebraço.[10]

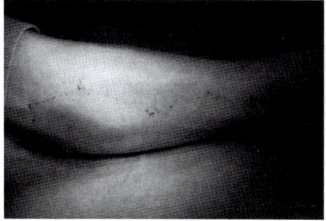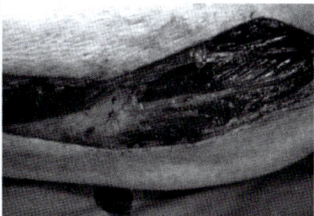

FIGURA 72.22 Demarcação com caneta e exposição do compartimento anterior por meio de incisão em "W".

CUIDADOS COM A FERIDA

A ferida da fasciotomia pode ser seguida com curativos e fechamento por segunda intenção ou ser submetida ao fechamento de pele (fechamento primário ou primário retardado), tração cutânea progressiva, enxerto de pele parcial ou cobertura por materiais sintéticos.[1,4,44]

Múltiplas técnicas envolvendo dermatotração foram descritas[45] para o fechamento dessas feridas (Figuras 72.23 e 72.24), as quais consistem em tração contínua das margens de pele por dispositivos comerciais ou pela técnica de *vessel looping*.[13,46]

Para evitar os enxertos de pele parcial, alguns autores preconizam a utilização de materiais sintéticos cobrindo a ferida, tais como bandagens de borracha ou emplastros, contribuindo para o fechamento gradual da ferida.[45]

Os curativos a vácuo parecem ser úteis para acelerar a cicatrização da lesão.[45-47] Também indica-se tratamento com oxigenoterapia hiperbárica. Bouachour et al.[48] obtiveram significativa melhora na cicatrização de feridas pós-fasciotomia com a oxigenoterapia hiperbárica.

Nossa maior experiência é com o fechamento por segunda intenção, em seguimento próximo, em ambulatório de curativos especializado, realizando desbridamento mecânico dos eventuais tecidos desvitalizados, estimulando tecido de granulação com o uso

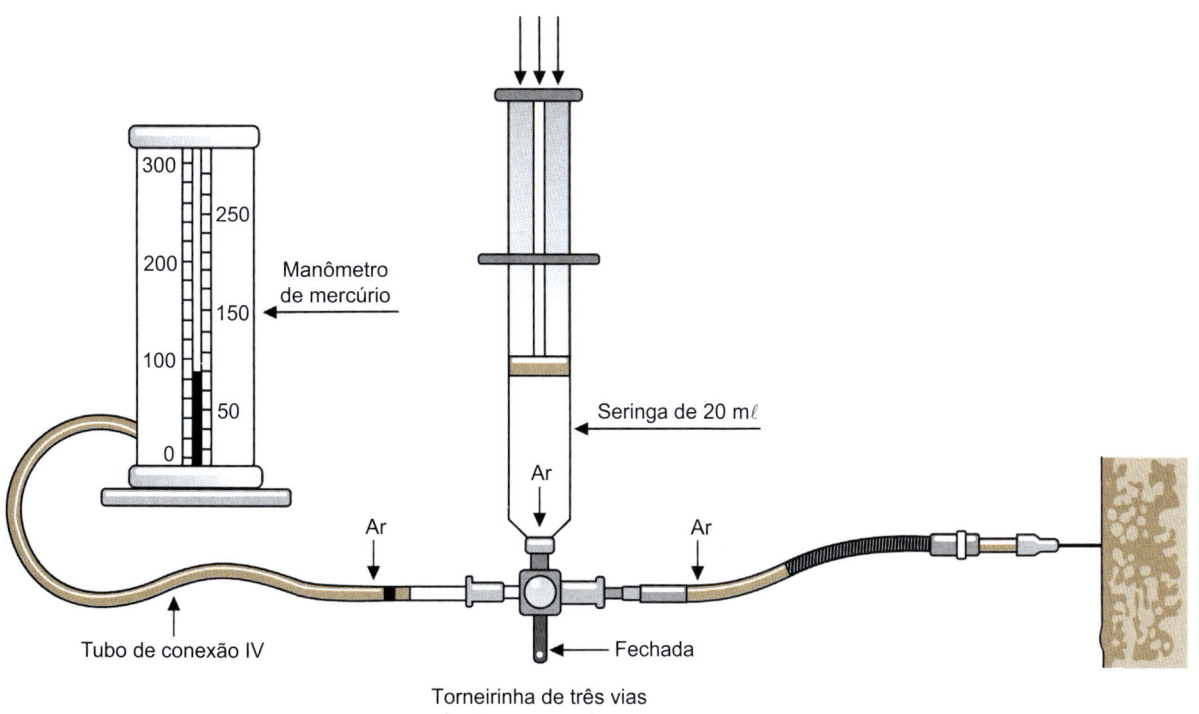

FIGURA 72.21 Desenho esquemático do aparato para medidas de pressão intracompartimental.

de ácidos graxos essenciais em gaze não aderente tipo raiom sobre a musculatura exposta e inibição da eventual hipergranulação com o uso de solução hipertônica. Observa-se boa evolução cicatricial com baixa taxa de intercorrências ao longo do acompanhamento.

COMPLICAÇÕES

As complicações mais relatadas são (Quadro 72.4):

- Falha na descompressão dos compartimentos
- Hemorragia
- Lesão inadvertida de nervos
- Rabdomiólise, falência renal e arritmia
- Infecção dos tecidos não viáveis
- Mortalidade pós-fasciotomia entre 11 e 15%[4]
- Necessidade de amputação pós-fasciotomia entre 11 e 21%.[4]

Nas Figuras 72.25 e 72.26, são apresentadas algumas complicações.

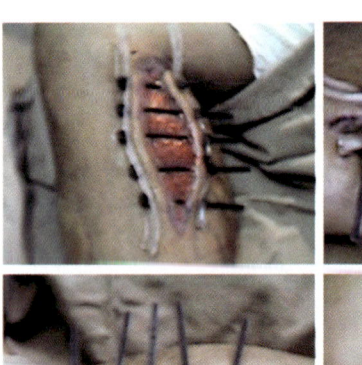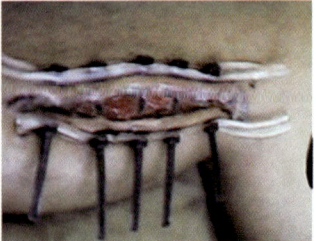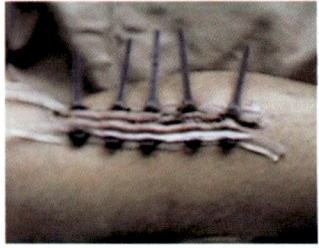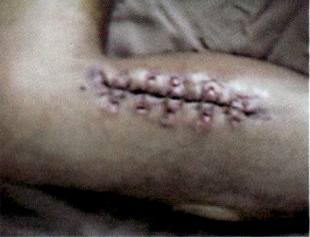

FIGURA 72.23 Dispositivo de dermotração para retração progressiva da lesão e coaptação gradual dos bordos da lesão.

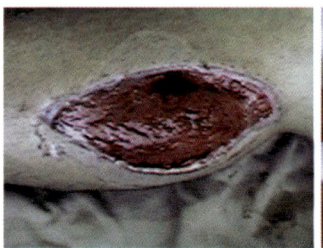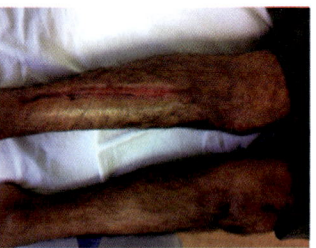

FIGURA 72.24 Ferida em fechamento por segunda intenção, com tecido de granulação sobre a musculatura exposta.

QUADRO 72.4	Avaliação funcional da perna em pacientes submetidos à fasciotomia relacionada com cirurgia vascular.
Disfunção	Frequência (%)
Recuperação da função prévia	40
Sequela neuromuscular	28
Amputação	21
Morte	11

Adaptado de Jensen e Sandermann, 1997.[1]

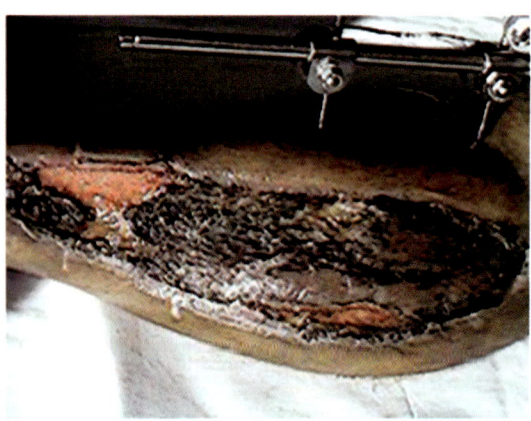

FIGURA 72.25 Necrose muscular e infecção como complicações precoces pós-fasciotomia.

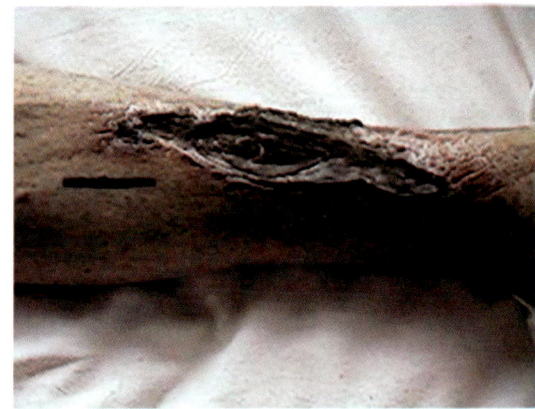

FIGURA 72.26 Necrose tardia em ferida de fasciotomia. Realizou-se fasciotomia após revascularização de membro por *bypass* femoropoplíteo infra-articular. A ferida vinha em bom processo cicatricial, porém o paciente evoluiu com oclusão da ponte e consequente necrose da região da fasciotomia.

As referências bibliográficas deste capítulo se encontram no Ambiente de aprendizagem do GEN.

claudicação intermitente por aprisionamento poplíteo, aterosclerose ou arterite, miosites, tendinites, periostites, fraturas de estresse da tíbia e fíbula, e tumores osteomusculares.[40,41] (Figura 72.21).

O tratamento mais efetivo é a cirurgia de descompressão do compartimento por fasciotomia[12] ou fasciectomia,[42] não havendo consenso se a fasciotomia deve ser acompanhada de fasciectomia. A maioria dos autores preconiza simplesmente a fasciotomia, indicando a fasciectomia em um segundo tempo, nos casos de falha do resultado da fasciotomia. Yoshida et al.[11] descreveram caso tratado com sucesso na Faculdade de Medicina de Botucatu e sugerem incisão cutânea em "W" para que seja garantido melhor resultado cicatricial, evitando tensão exercida pela sutura de pele, e melhor resultado estético, por atuar como uma espécie de zetaplastia (Figura 72.22).

Síndrome compartimental em crianças e adolescentes

O diagnóstico da SC na população pediátrica pode ser desafiador, uma vez que pode envolver falta de cooperação, dificuldades de comunicação e pode não ser possível uma eventual confirmação diagnóstica por medida da pressão compartimental. Portanto, um alto índice de suspeição é fundamental para esse fim.[10] Poucos são os estudos que abordam essa situação,[43] sendo a maioria deles séries de casos de instituições isoladas. Deve-se suspeitar desse diagnóstico particularmente em situações de politrauma na presença de fratura de fêmur tratada por tração cutânea, fratura supracondiliana do úmero e fraturas de antebraço. Também são descritas como causa de SC em crianças as lesões vasculares, situações que requerem osteotomia da tíbia e lesões de partes moles. Acessos venosos malsucedidos, infusão intraóssea inadequada e hematomas intramusculares configuram entre as lesões de partes moles, podendo levar ao aumento da pressão intracompartimental. As fraturas expostas aumentam significativamente o risco de evolução para SC, particularmente na perna e no antebraço.[10]

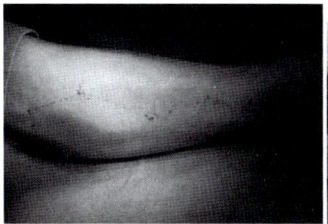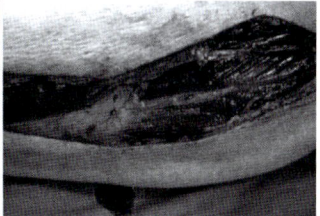

FIGURA 72.22 Demarcação com caneta e exposição do compartimento anterior por meio de incisão em "W".

CUIDADOS COM A FERIDA

A ferida da fasciotomia pode ser seguida com curativos e fechamento por segunda intenção ou ser submetida ao fechamento de pele (fechamento primário ou primário retardado), tração cutânea progressiva, enxerto de pele parcial ou cobertura por materiais sintéticos.[1,4,44]

Múltiplas técnicas envolvendo dermatotração foram descritas[45] para o fechamento dessas feridas (Figuras 72.23 e 72.24), as quais consistem em tração contínua das margens de pele por dispositivos comerciais ou pela técnica de *vessel looping*.[13,46]

Para evitar os enxertos de pele parcial, alguns autores preconizam a utilização de materiais sintéticos cobrindo a ferida, tais como bandagens de borracha ou emplastros, contribuindo para o fechamento gradual da ferida.[45]

Os curativos a vácuo parecem ser úteis para acelerar a cicatrização da lesão.[45-47] Também indica-se tratamento com oxigenoterapia hiperbárica. Bouachour et al.[48] obtiveram significativa melhora na cicatrização de feridas pós-fasciotomia com a oxigenoterapia hiperbárica.

Nossa maior experiência é com o fechamento por segunda intenção, em seguimento próximo, em ambulatório de curativos especializado, realizando desbridamento mecânico dos eventuais tecidos desvitalizados, estimulando tecido de granulação com o uso

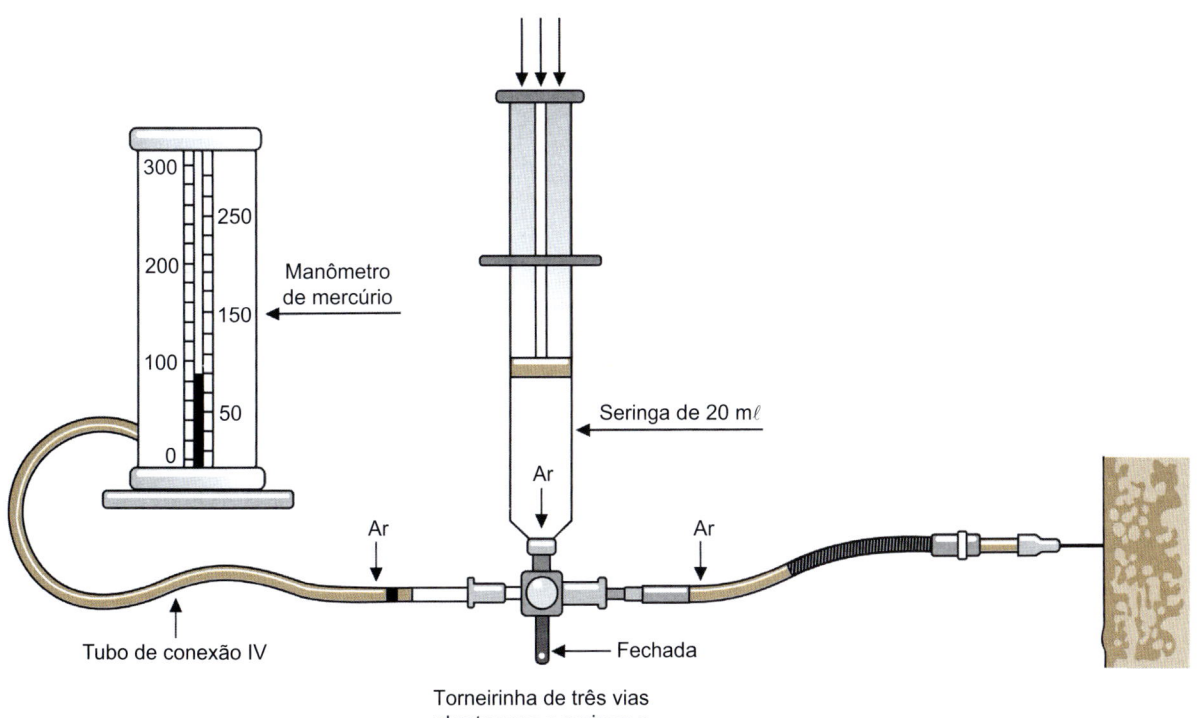

FIGURA 72.21 Desenho esquemático do aparato para medidas de pressão intracompartimental.

de ácidos graxos essenciais em gaze não aderente tipo raiom sobre a musculatura exposta e inibição da eventual hipergranulação com o uso de solução hipertônica. Observa-se boa evolução cicatricial com baixa taxa de intercorrências ao longo do acompanhamento.

COMPLICAÇÕES

As complicações mais relatadas são (Quadro 72.4):

- Falha na descompressão dos compartimentos
- Hemorragia
- Lesão inadvertida de nervos
- Rabdomiólise, falência renal e arritmia
- Infecção dos tecidos não viáveis
- Mortalidade pós-fasciotomia entre 11 e 15%[4]
- Necessidade de amputação pós-fasciotomia entre 11 e 21%.[4]

Nas Figuras 72.25 e 72.26, são apresentadas algumas complicações.

QUADRO 72.4	Avaliação funcional da perna em pacientes submetidos à fasciotomia relacionada com cirurgia vascular.
Disfunção	**Frequência (%)**
Recuperação da função prévia	40
Sequela neuromuscular	28
Amputação	21
Morte	11

Adaptado de Jensen e Sandermann, 1997.[1]

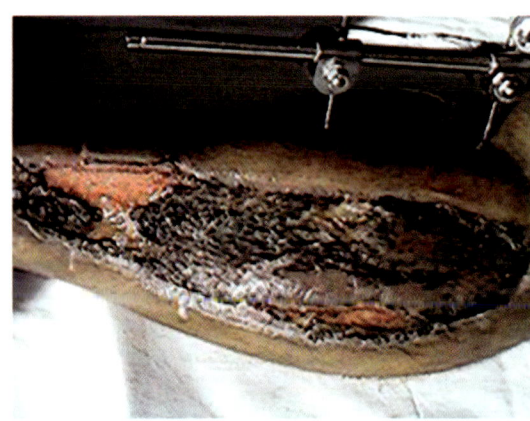

FIGURA 72.25 Necrose muscular e infecção como complicações precoces pós-fasciotomia.

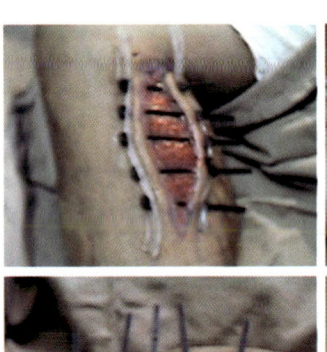
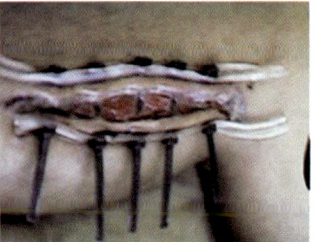
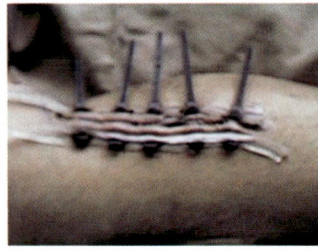
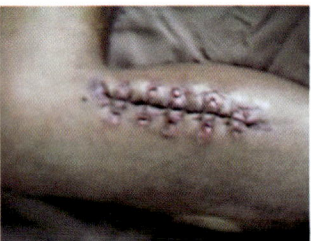

FIGURA 72.23 Dispositivo de dermotração para retração progressiva da lesão e coaptação gradual dos bordos da lesão.

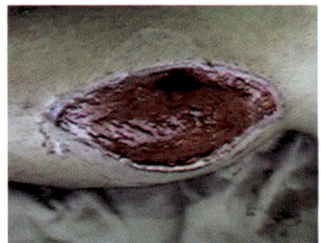
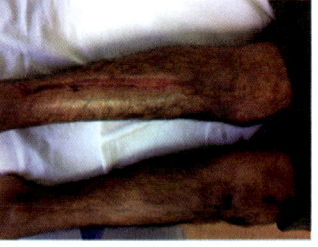

FIGURA 72.24 Ferida em fechamento por segunda intenção, com tecido de granulação sobre a musculatura exposta.

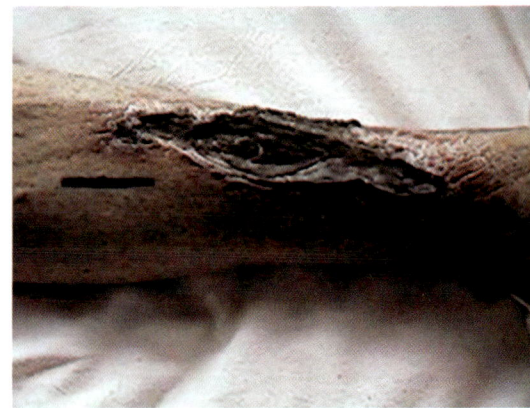

FIGURA 72.26 Necrose tardia em ferida de fasciotomia. Realizou-se fasciotomia após revascularização de membro por *bypass* femoropplíteo infra-articular. A ferida vinha em bom processo cicatricial, porém o paciente evoluiu com oclusão da ponte e consequente necrose da região da fasciotomia.

As referências bibliográficas deste capítulo se encontram no Ambiente de aprendizagem do GEN.

73

Aspectos de Técnica Operatória das Amputações de Membros Inferiores

Nelson de Luccia ■ Tayrine Mazotti de Moraes ■ Lucas Ruiter Kanamori

Resumo

Este capítulo busca discutir e determinar a técnica cirúrgica preconizada para grande parte das amputações de membros inferiores realizadas de maneira rotineira pelo cirurgião vascular.

Cerca de 40% das amputações em membros inferiores são realizadas ao nível do pé, de forma regrada ou não, buscando desprezar os tecidos desvitalizados e preservar ao máximo os tecidos viáveis. As demais amputações são as chamadas *amputações maiores*, que vão desde a amputação de Chopart até os níveis mais proximais.

Independentemente do nível de amputação, alguns princípios fundamentais são observados para o sucesso da cicatrização: a boa irrigação arterial do coto, a remoção dos tecidos infectados e o controle da infecção sistêmica, as boas condições hemodinâmicas do paciente, e o retalho adequado para revestimento.

Os principais níveis de amputação são descritos em detalhes, quanto a seus aspectos técnicos, neste capítulo.

Palavras-chave: amputação; cotos de amputação; procedimentos cirúrgicos.

AMPUTAÇÕES PARCIAIS DE PÉ

Estima-se que amputações de artelhos, falanges e parciais de pé representem cerca de 40% das amputações de membro inferior realizadas por associação com a doença vascular periférica.[1]

A Figura 73.1 demonstra os principais locais de amputação nos pés até a região média do tarso.

Amputações diafisárias do pé

Neste tópico, abordaremos as amputações diafisárias realizadas nas falanges dos artelhos do pé e nas desarticulações interfalangianas até o nível proximal, entre os artelhos e os metatarsos.

Apesar de existirem descrições regradas de técnica operatória para os diferentes níveis de amputação nessa região, a maioria dos procedimentos é feita com retalhos atípicos, seguindo o sulco de delimitação entre tecidos viáveis e inviáveis nos chamados desbridamentos ou desbridamentos cirúrgicos. Quando possível, é desejável a escolha de retalhos plantares para o revestimento distal da área amputada, pela melhor qualidade da pele para o apoio e a caminhada. Como o processo primário que gerou a amputação pode ser infeccioso, ou a área apresentando necrose tecidual pode estar secundariamente infectada, as amputações são feitas habitualmente na modalidade aberta, aguardando-se a cicatrização por processo de segunda intenção. As Figuras 73.2 e 73.3 exemplificam essa situação.

Outros exemplos nas Figuras de 73.4 a 73.6 ilustram amputações parciais feitas em artelhos do pé.

Amputações transmetatarsianas

Considerando a função de suporte do peso corporal estática e dinâmica dos pés e a qualidade da pele plantar, esta deve ser preservada no planejamento dos retalhos.

O planejamento dessas operações demanda retalho plantar amplo para resultado funcional ideal. A Figura 73.7 representa o aspecto cirúrgico esquemático da incisão plantar dessas operações, na qual se pratica incisão em bisel até se atingir o plano ósseo.

A secção óssea é realizada a partir da incisão dorsal, e deve ser planejada para permitir o apoio da maneira menos traumática possível, ou seja, com as superfícies ósseas arredondadas e preparadas para as condições da marcha.

Os esquemas e exemplos de casos apresentados nas figuras a seguir demonstram princípios básicos dessas operações.

Amputações transmetatarsianas transversais podem ser praticadas em qualquer nível desses ossos. Nos exemplos a seguir, foram descritas operações realizadas nas regiões distal e proximal dos metatarsos, consideradas por alguns mais funcionais que as operações diafisárias. A Figura 73.8 demonstra o traçado da incisão na pele e o nível de secção óssea das amputações transmetatarsianas distais.

Os exemplos da Figura 73.9 demonstram os traçados das incisões de pele e o nível de secção óssea das amputações transmetatarsianas proximais.

Desarticulação dos metatarsianos (operação de Lisfranc)

A desarticulação dos metatarsianos da primeira linha de ossos do tarso é conhecida como operação de Lisfranc,[2] descrita em 1815. O traçado do retalho de pele segue os princípios descritos anteriormente, para as amputações transmetatarsianas, preservando a pele plantar que precisa ser suficientemente longa para o revestimento ósseo (Figura 73.10).

Exemplo prático da operação de Lisfranc é demonstrado na sequência da Figura 73.11, em que o paciente apresentava gangrena de hálux sem delimitação. A angiografia demonstra lesões arteriais distais, tratadas com angioplastia. Após desbridamento inicial, houve evolução ainda com a presença de área necrótica e infecção.

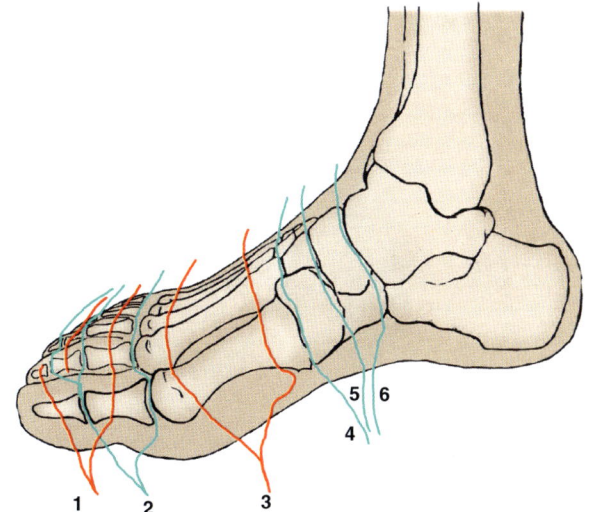

FIGURA 73.1 Desenho das estruturas ósseas do pé, demonstrando os níveis clássicos de amputação e desarticulação até a região das articulações talonavicular e calcaneocuboide. As linhas representadas por números ilustram: **1.** amputações diafisárias realizadas por meio das falanges dos artelhos do pé; **2.** desarticulações interfalangeanas até o nível proximal, entre os artelhos e os metatarsos; **3.** amputações transmetatarsianas, distal e proximal; **4.** desarticulação entre ossos cuneiformes e o cuboide, de um lado, e os cinco metatarsianos, do outro (Lisfranc); **5.** amputação feita entre o osso navicular e os três cuneiformes da face medial e através do osso cuboide na face lateral (Bonna-Jäger); **6.** desarticulação que separa o osso navicular do tálus e o osso cuboide do calcâneo (Chopart).

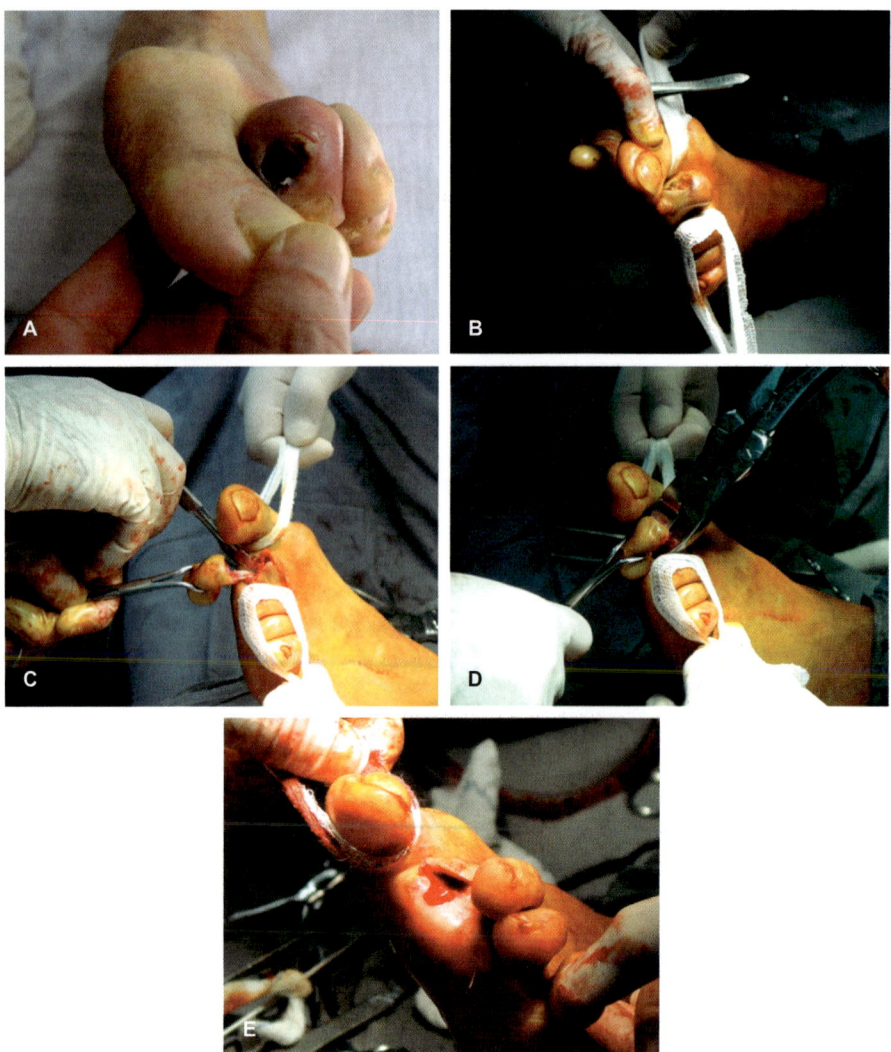

FIGURA 73.2 A. Lesão necrótica do II artelho apresentando deformidade que também pode ter sido a causa inicial da lesão. **B.** Afastamento dos artelhos vizinhos com gaze, para início da amputação proposta, em nível transfalangeano proximal. **C.** Incisão circular com bisturi na base do artelho e secção de partes moles. **D.** Secção óssea. **E.** Aspecto final da operação, após aprofundamento do plano ósseo, com a pele deixada aberta.

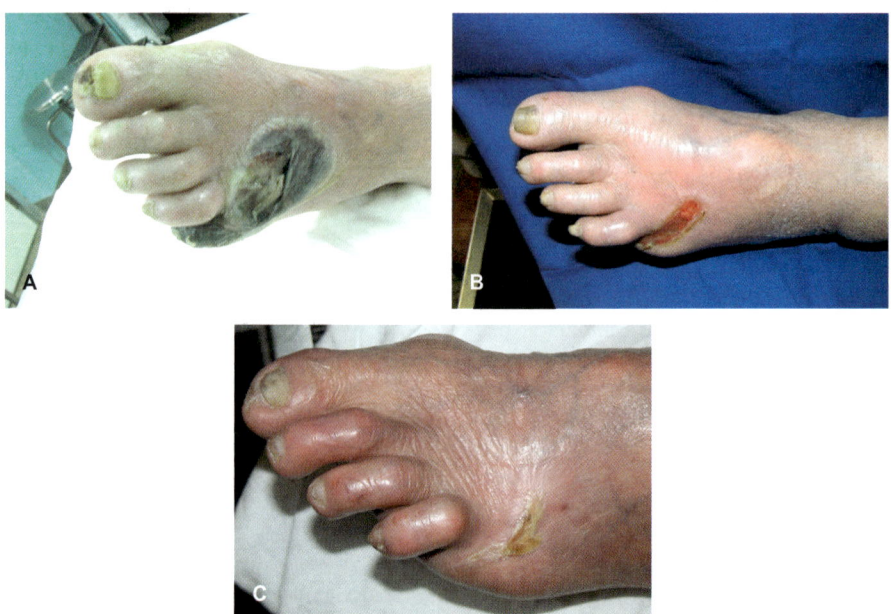

FIGURA 73.3 A. Lesão necrótica evolutiva acometendo o quinto artelho e o dorso do pé. **B.** Após revascularização femorotibial, realizada a amputação do V artelho e o desbridamento do dorso do pé, na modalidade aberta, para cicatrização por segunda intenção. **C.** Aspecto final da cicatrização.

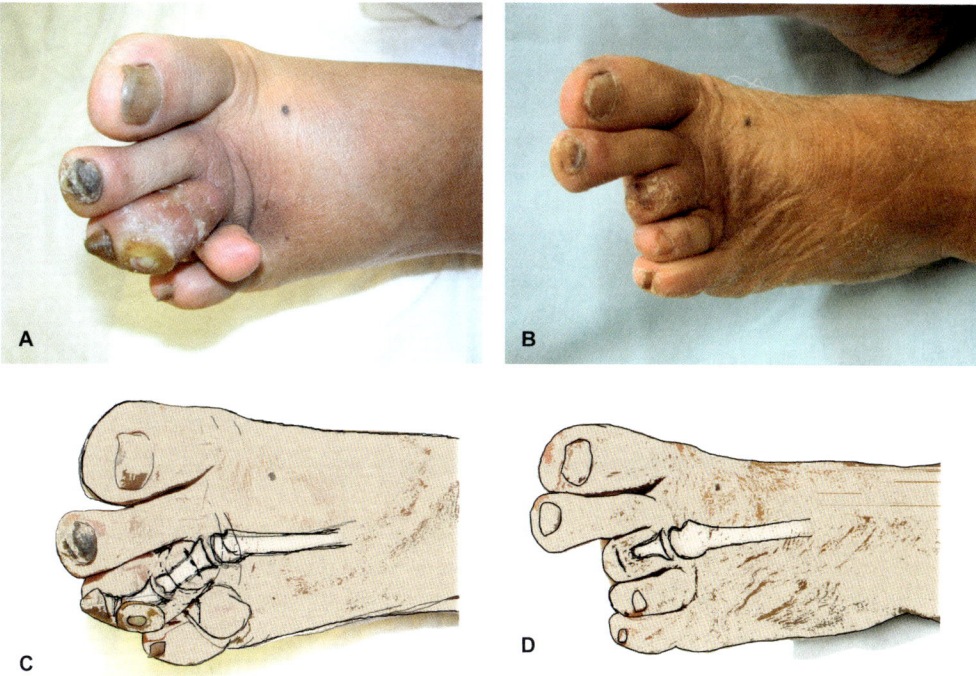

FIGURA 73.4 **A.** Osteomielite da falange distal do terceiro artelho do pé esquerdo e posição viciosa do quarto artelho com retração dorsal. **B.** Aspecto pós-operatório, tendo sido feita amputação transfalangeana proximal do terceiro artelho e plastia plantar do quarto. **C.** Representação esquemática mostrando como a falange média do terceiro artelho estava em contato com a ulceração. **D.** Desenho demonstrando o nível de secção óssea.

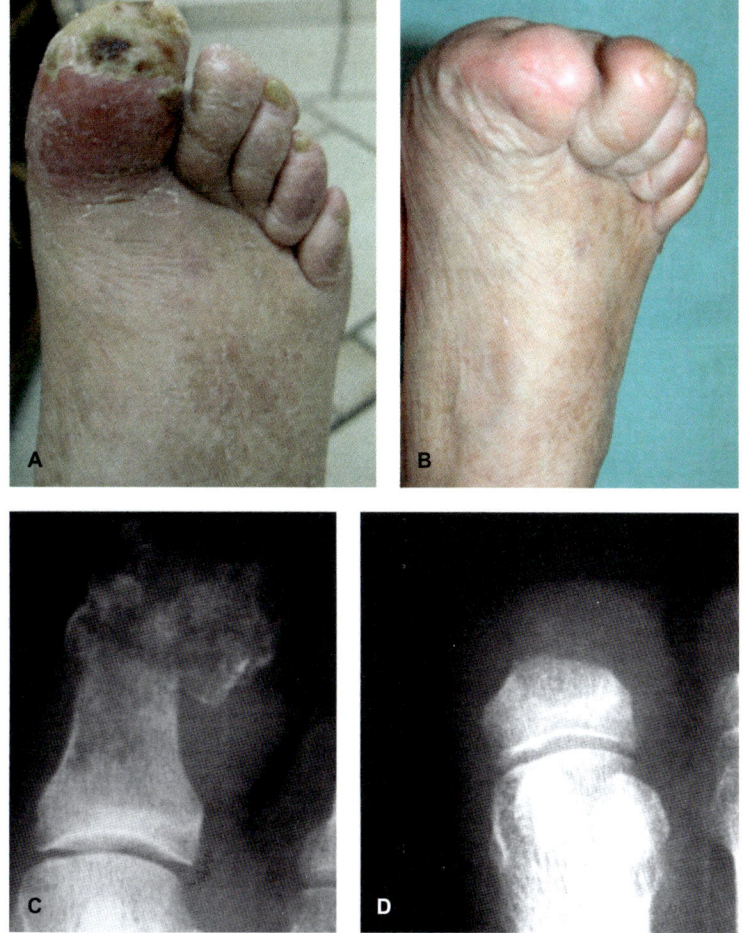

FIGURA 73.5 **A.** Aspecto inicial de processo infeccioso em hálux. **B.** Pós-operatório de amputação transfalangeana distal. **C.** Radiografia pré-operatória demonstrando osteomielite da falange. **D.** Radiografia pós-operatória.

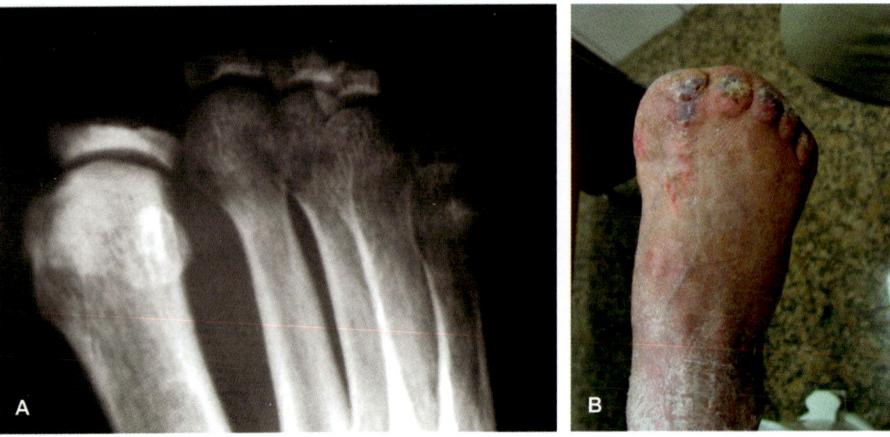

FIGURA 73.6 **A.** Radiografia de amputação dos cinco artelhos por meio das falanges proximais. **B.** Pé cicatrizado.

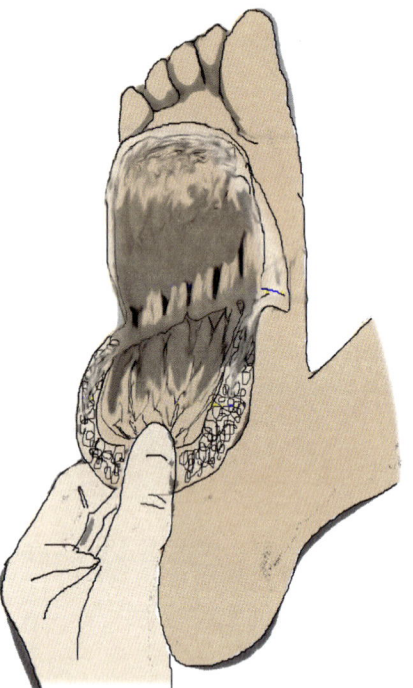

FIGURA 73.7 Aspecto esquemático da incisão plantar em bisel, preservando a pele e estruturas habituadas ao apoio do peso corporal.

Realizada amputação transmetatarsiana proximal na modalidade aberta e, após resolução da infecção e presença de tecido de granulação, regularização no nível de Lisfranc.

Amputações e desarticulações mediotársicas

As situações nas quais os procedimentos conhecidos como clássicos podem ser realizados são menos frequentes do que condições nas quais são feitos procedimentos não regrados.

O exemplo da Figura 73.12 ilustra esse tipo de situação. Nesse caso, foi realizada operação com nível de secção mediotársica.

Operações na região do retropé: operação de Chopart

A desarticulação entre o calcâneo e o tálus dos demais ossos do tarso é conhecida como operação de Chopart, descrita em 1792.[3] De maneira ideal, essa operação também necessita de amplo revestimento de pele plantar para estabilidade a longo prazo. A Figura 73.13 demonstra o plano da desarticulação e o traçado do retalho de pele.

Devido à tendência de esse tipo de procedimento apresentar evolução da parte remanescente do pé para a posição de flexão plantar, a estabilização dos tendões extensores e a secção eletiva do tendão do calcâneo devem ser praticadas. A Figura 73.14 ilustra essa operação.

O paciente da Figura 73.15 exemplifica uma operação desse tipo cicatrizada.

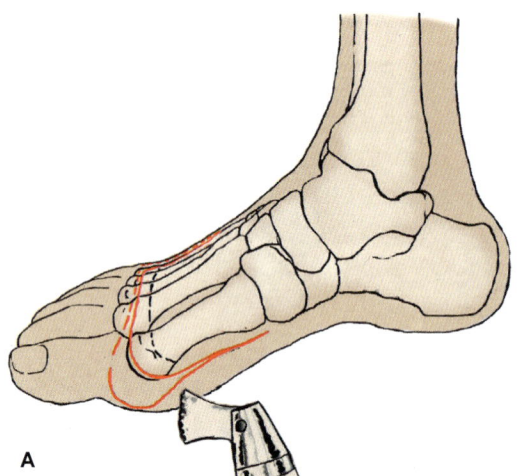

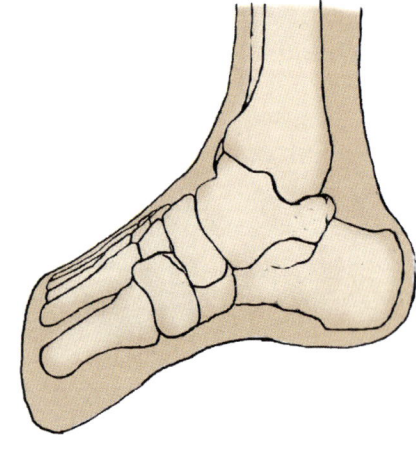

FIGURA 73.8 **A.** Desenho demonstrando traçado da incisão de pele e o nível de secção óssea nas amputações transmetatarsianas distais. **B.** Representação esquemática após a realização desse tipo de operação.

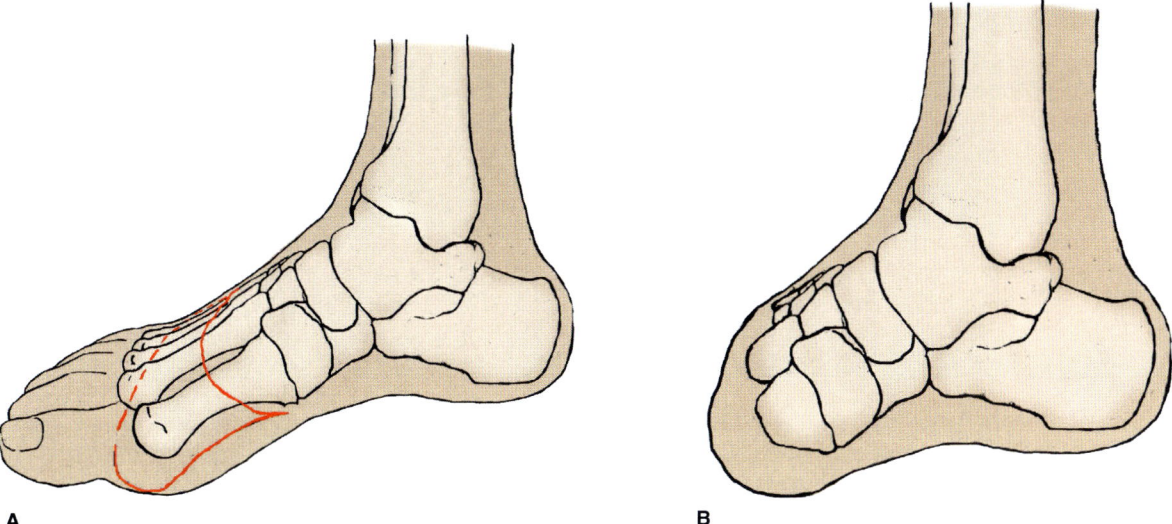

FIGURA 73.9 A. Desenho do traçado de pele nas amputações transmetatarsianas proximais. **B.** Aspecto esquemático após secção óssea e fechamento de pele.

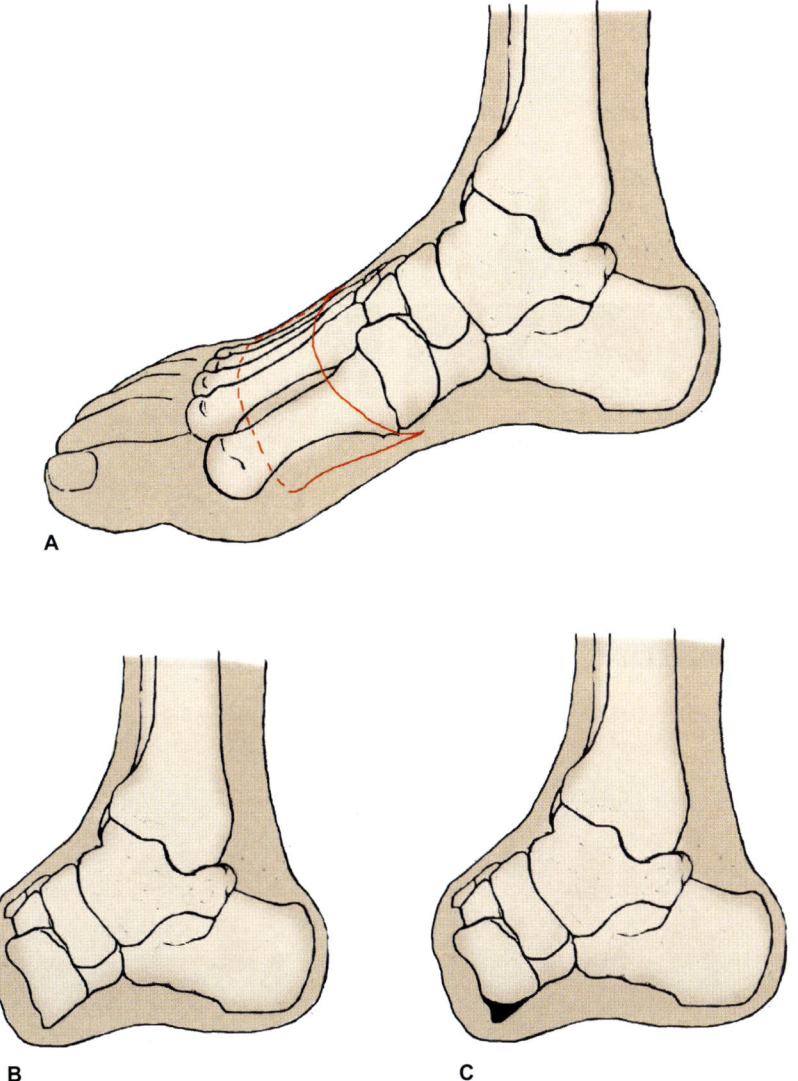

FIGURA 73.10 A. Esquema da incisão praticada na operação de Lisfranc. **B.** Demonstração do plano de desarticulação óssea. **C.** Demonstração do arredondamento ósseo preconizado por alguns.

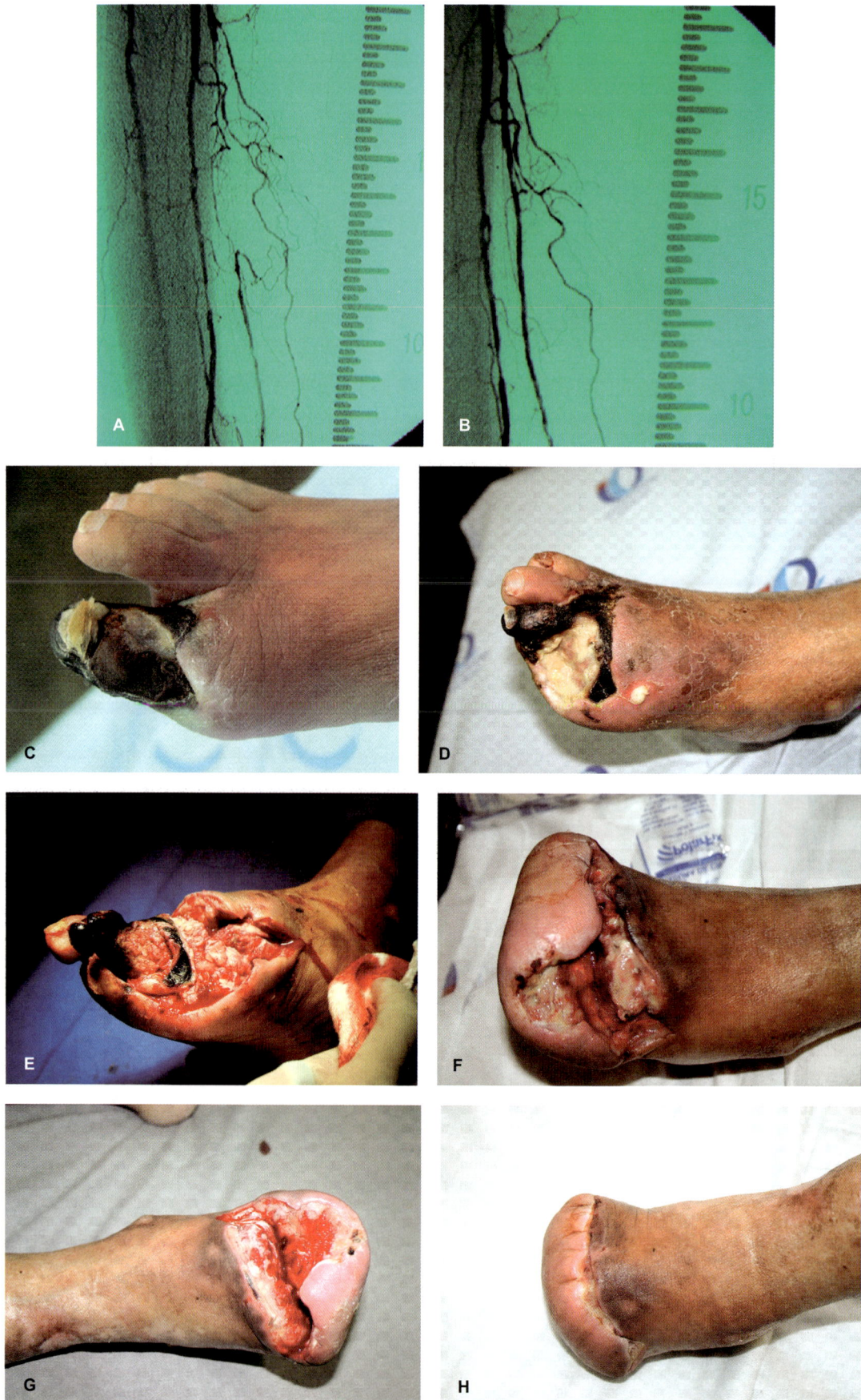

FIGURA 73.11 **A.** Angiografia demonstrando oclusão de artéria tibial posterior. **B.** Resultado de angioplastia. **C.** Apresentação inicial do paciente com gangrena infectada do hálux. **D.** Após amputação transmetatarsiana parcial, evolução com área de gangrena e infecção. **E.** Realização de amputação transmetatarsiana proximal, observando-se bom sangramento. **F.** Amputação aberta, devido à infecção. **G.** Boa granulação, com resolução da infecção. **H.** Regularização em nível de Lisfranc.

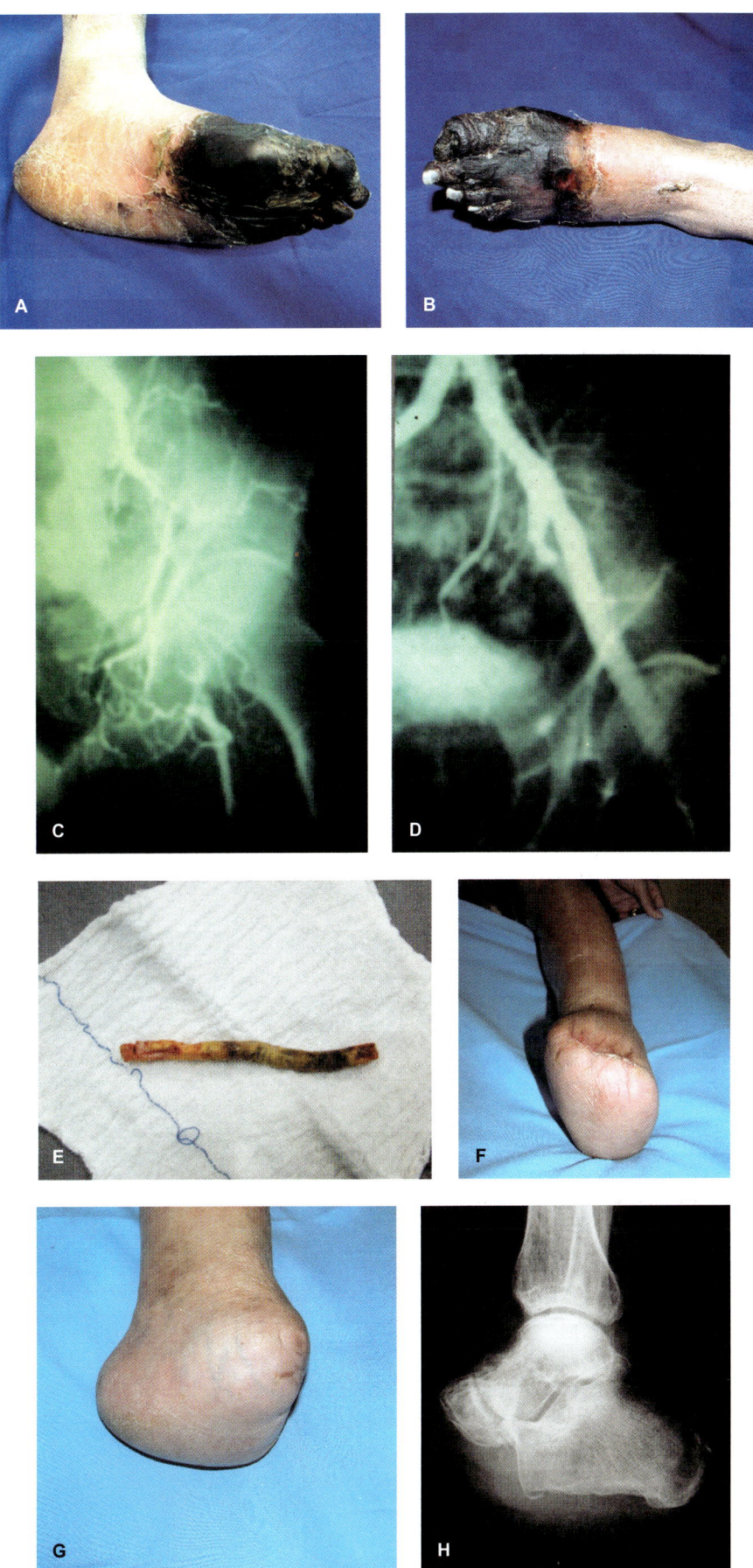

FIGURA 73.12 A e **B.** Paciente apresentando gangrena seca do antepé. **C.** Arteriografia pré-operatória demonstrando obstrução da artéria ilíaca. **D.** Arteriografia de controle pós-endarterectomia. **E.** Placa de ateroma removida. **F** e **G.** Aspecto do pé cicatrizado após amputação mediotársica. **H.** Aspecto radiográfico do nível de amputação.

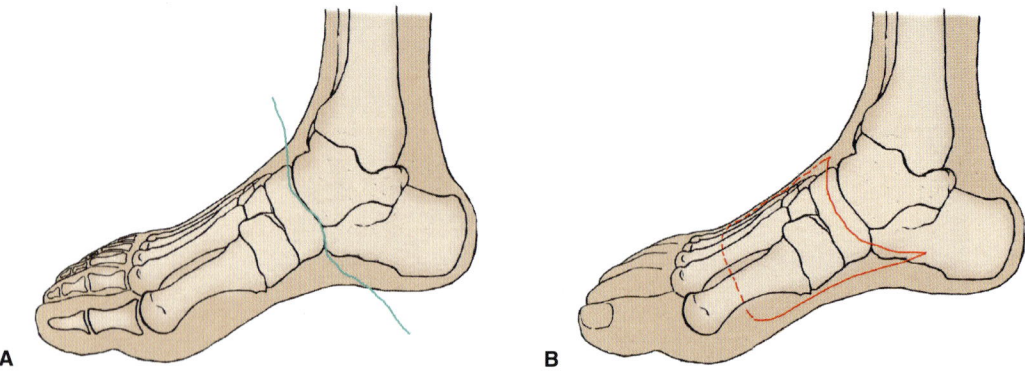

FIGURA 73.13 A. Esquema demonstrando o plano ósseo da desarticulação. **B.** Traçado dos retalhos de pele.

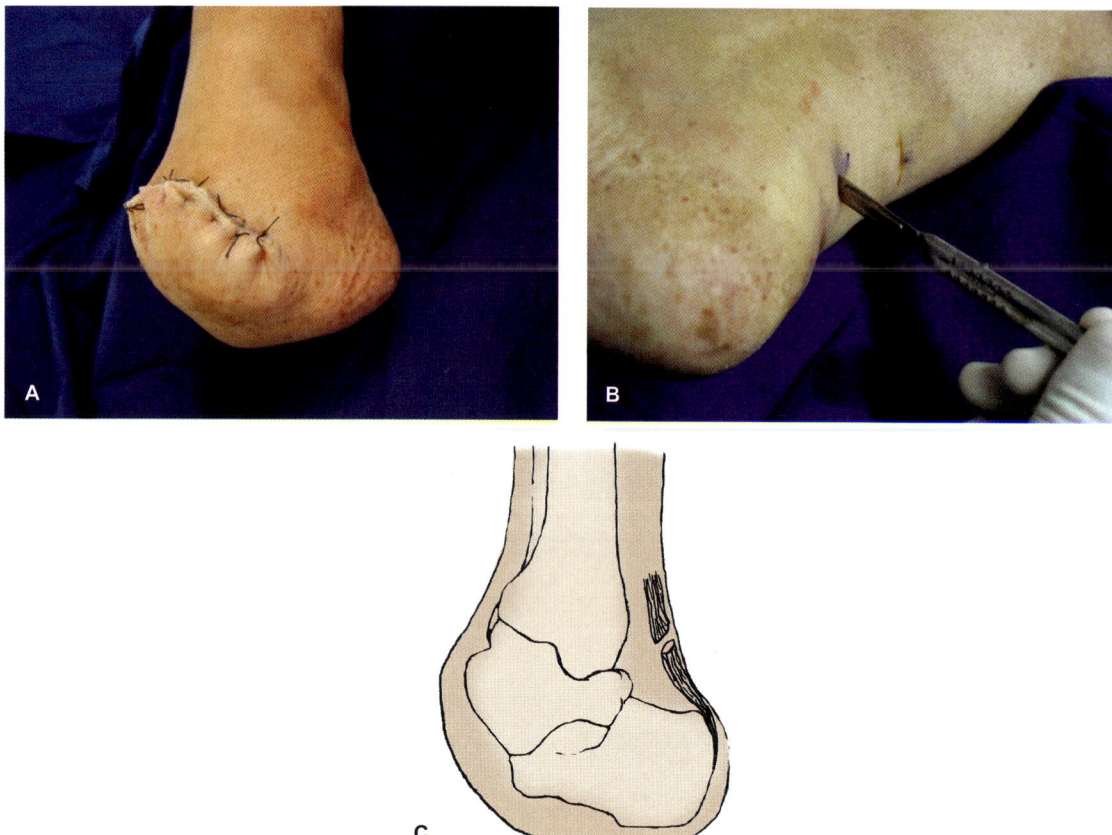

FIGURA 73.14 A. Aspecto final da operação de Chopart. **B.** Secção percutânea do tendão do calcâneo. **C.** Desenho mostrando o resultado final da operação.

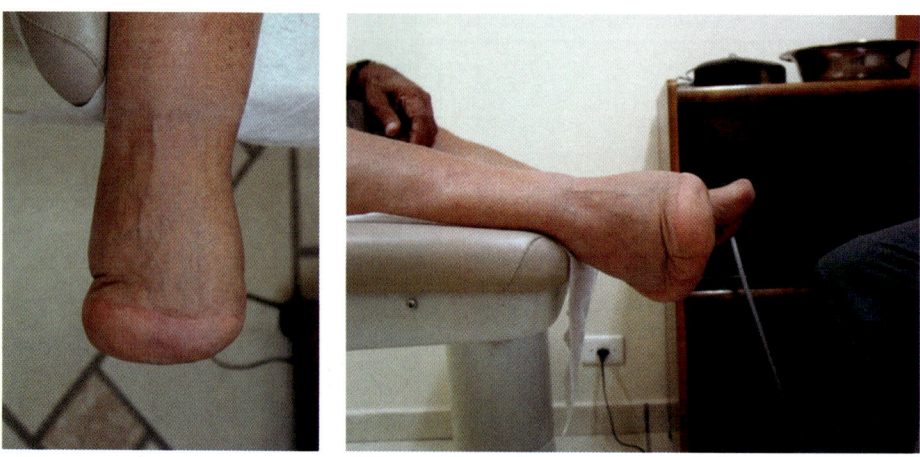

FIGURA 73.15 Paciente com amputação de Chopart cicatrizada, mostrando boa evolução tardia.

AMPUTAÇÕES MAIORES DOS MEMBROS INFERIORES

São consideradas amputações maiores dos membros inferiores as que são praticadas em nível proximal à articulação que separa o osso navicular do tálus e o osso cuboide do calcâneo (desarticulação de Chopart). O nível regrado de amputação imediatamente proximal à desarticulação de Chopart é a desarticulação do tornozelo, também conhecida como amputação de Syme. Essa classificação é a proposta pela Sociedade Internacional de Próteses e Órteses,[4] que define também os outros níveis de amputação maior reconhecidos nos membros inferiores, que são: amputações transtibiais, desarticulação do joelho, amputações transfemorais e desarticulação do quadril.

Desarticulação do tornozelo

Desarticulação do tornozelo é o nome proposto para a operação descrita por James Syme[5] em 1843.

Em relação à técnica operatória, Syme descreveu que, após a retirada do tálus e do calcâneo, realizava a secção dos maléolos rente à cúpula da articulação do tornozelo. Ao longo do tempo, desde a descrição inicial, o nível de secção óssea foi sendo praticado em níveis variados. Alguns autores descrevem o corte ósseo na região distal da tíbia, acima da cartilagem articular. Desse modo, a operação é caracterizada como amputação transtibial. Esse aspecto tem desvantagens por necessitar de maior mobilização do retalho de pele para a sua realização, o que pode ser crítico em pacientes isquêmicos, e por diminuir a capacidade de descarga do peso do corpo na extremidade distal. Entretanto, pode trazer alguns benefícios. Uma das complicações descritas na evolução tardia da amputação de Syme é a instabilidade do retalho plantar. A mobilidade do coxim do calcanhar pode impedir o apoio distal eficiente. Essa mobilidade pode ser aumentada pela manutenção da cartilagem articular, e nos casos em que é feita a secção óssea metafisária, a aderência do retalho plantar pode ser melhor.

Seguindo o princípio da prática da desarticulação do tornozelo, Wagner, em 1977,[6] propôs a realização da operação de Syme em dois tempos. No primeiro tempo, pratica-se a desarticulação do tornozelo, deixando os maléolos intactos, para serem retirados posteriormente em um segundo tempo. Dessa forma, a primeira operação é realizada com menor mobilização e descolamento de retalhos, mantendo a superfície articular, o que pode ser importante nos casos infecciosos.

Para que a cicatrização possa ocorrer na desarticulação do tornozelo, assim como para qualquer outro nível de amputação, a irrigação arterial tem que ser suficiente. Na amputação de Syme, esse aspecto é relevante devido ao retalho plantar longo do calcanhar. Se a artéria tibial posterior não estiver pérvia e preservada, dificilmente ocorrerá a cicatrização. Portanto, essa operação tem maior probabilidade de sucesso em casos cuja indicação se deve a complicações no pé devido à neuropatia periférica, sem isquemia e com pulsos distais presentes, ou em pacientes nos quais a revascularização tenha eficientemente restaurado o pulso tibial posterior.[7]

Técnica operatória

Na operação, como descrita por Syme, a incisão dorsal inicia-se no extremo distal do maléolo externo e cruza a face anterior do tornozelo até a ponta do maléolo medial. A incisão plantar une os pontos finais da incisão dorsal, sendo realizada com ligeira convexidade em direção aos artelhos, e preservando toda a área de apoio do calcâneo (Figura 73.16).

Dorsalmente, a incisão é aprofundada, seccionado-se os tendões extensores. O feixe neurovascular tibial anterior é identificado, sendo os vasos ligados e o nervo cortado para se retrair proximalmente. A veia safena interna é ligada e o nervo safeno interno seccionado após tração.

O pé é fortemente mantido em flexão plantar, e são seccionados a cápsula articular anterior, medialmente o ligamento deltoide e lateralmente o talofibular. Para se aumentar a posição equina do pé e se prosseguir na dissecção posterior, o tálus é tracionado para baixo, sendo útil, nessa manobra, afastador em gancho. A dissecção prossegue subperiostalmente com bisturi, rente ao osso para evitar lesões de partes moles; nessa fase, o tendão do calcâneo é seccionado de sua inserção no calcanhar (Figuras 73.17 e 73.18).

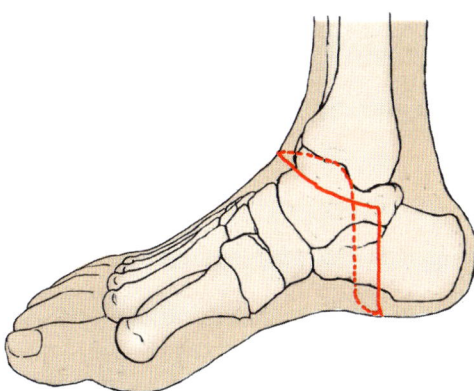

FIGURA 73.16 Aspecto do traçado das incisões da pele e do nível de secção óssea como proposto por Syme.

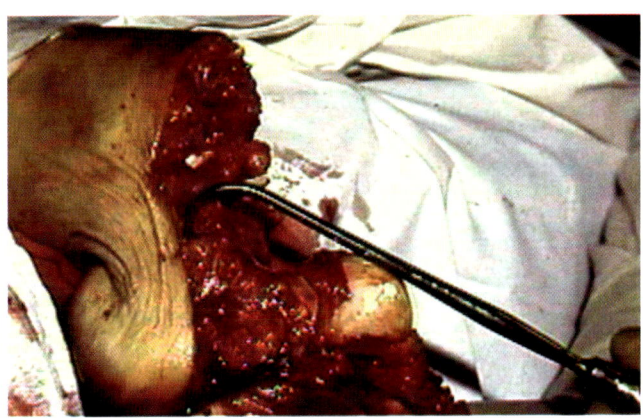

FIGURA 73.17 O tálus e o calcâneo são tracionados inferiormente para permitir a dissecção subperiosteal do retalho plantar.

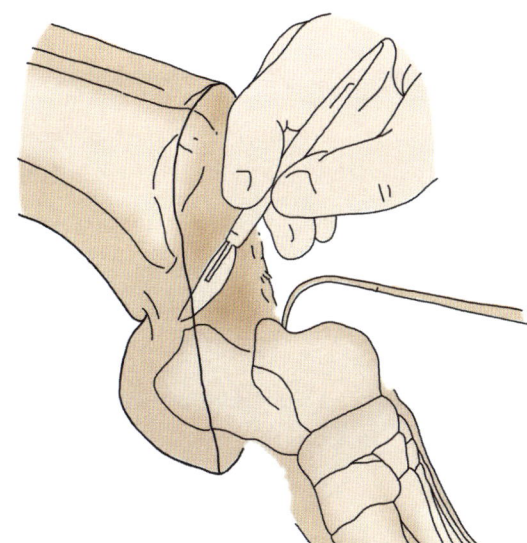

FIGURA 73.18 Aspecto esquemático da dissecção do calcâneo do coxim plantar com o bisturi mantido próximo ao plano ósseo.

A flexão plantar é progressivamente aumentada e prossegue-se a dissecção posterior até se encontrar com a incisão plantar, sendo o calcâneo totalmente separado de seu revestimento. O coxim fibroelástico do calcanhar constituído de pele e subcutâneo é mantido intacto. Os demais tendões visíveis são seccionados. Os vasos tibiais posteriores não são dissecados, sendo o sangramento controlado na borda do retalho. A integridade da artéria tibial posterior é fundamental para a manutenção da vitalidade do retalho. Após a desarticulação do pé, os maléolos devem ser ressecados.

Nessa fase, os maléolos devem ser removidos. Esse tempo é feito por meio de dissecção delicada com bisturi, separando a fáscia e o periósteo, para permitir a secção óssea. Esta pode ser feita com formão, de forma biselada, ou com serra oscilatória. Parte central da cartilagem articular é mantida. O esquema da Figura 73.19 demonstra essa etapa da operação.

O aspecto após a retirada da peça e a secção dos maléolos são demonstrados na Figura 73.20. Devido ao espaço morto representado pela área de descolamento do tálus e do calcâneo, é recomendável a colocação de drenagem por aspiração na região do retalho do coxim do calcanhar. A sutura dos tendões extensores à parte interna do retalho plantar diminui esse espaço.

Exemplo de indicação e o aspecto final da operação são exemplificados na Figura 73.21.

Amputações transtibiais

Genericamente, amputações transtibiais podem ser realizadas em qualquer região desse osso na perna. A representação esquemática dos diferentes níveis de amputação possíveis na região tibial é mostrada nas Figuras 73.22 e 73.23.

Técnica operatória

Diferentes tipos de incisão de pele podem ser utilizados nas amputações transtibiais. Retalhos iguais, anterior e posterior, ou medial e lateral são descritos. Para casos isquêmicos, a técnica que utiliza retalho posterior longo e o revestimento muscular do gastrocnêmio é a que produz resultados melhores de cicatrização.

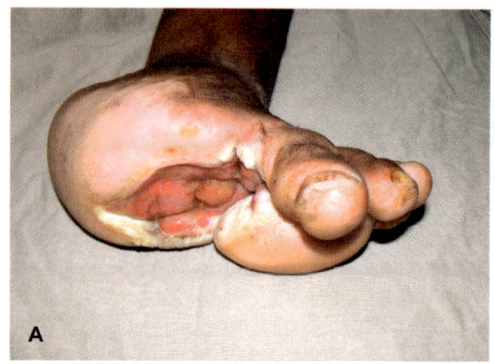

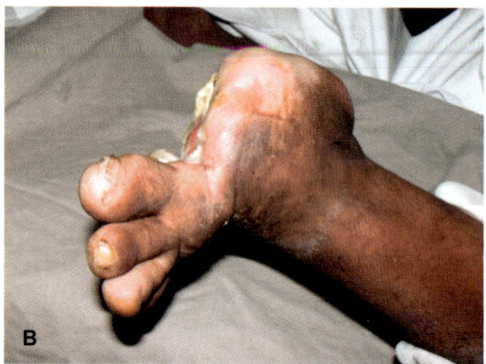

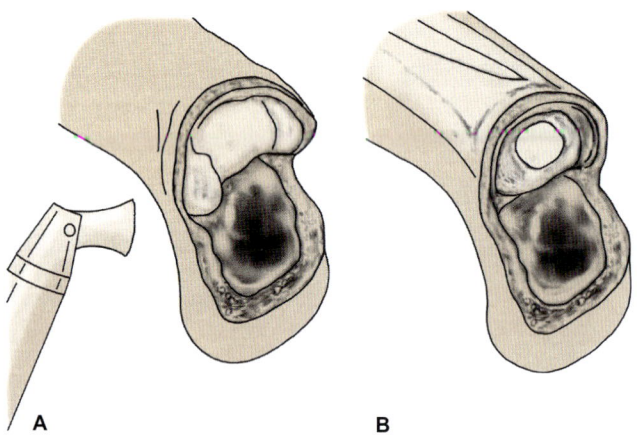

FIGURA 73.19 A. Após a retirada do tálus e do calcâneo, os maléolos devem ser seccionados. **B.** Secção dos maléolos, em forma biselada proximal. A tíbia é aparada, deixando-se parte da superfície articular.

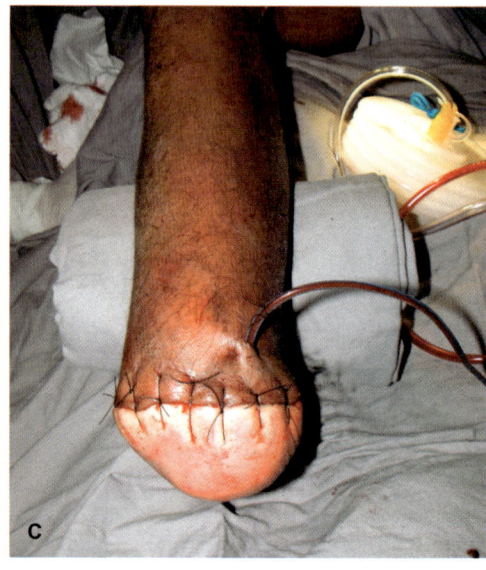

FIGURA 73.21 A. Aspecto inicial do pé de paciente com sequela neurológica decorrente de menigomielocele. **B.** Visão dorsal. **C.** Aspecto pós-operatório imediato da amputação de Syme, com dreno de aspiração exteriorizado por contra-abertura.

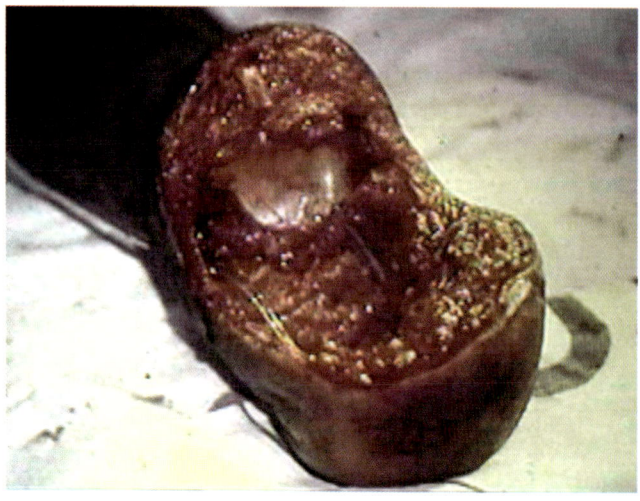

FIGURA 73.20 Aspecto após secção dos maléolos, com preservação da superfície articular e dreno de aspiração posicionado no retalho do calcâneo.

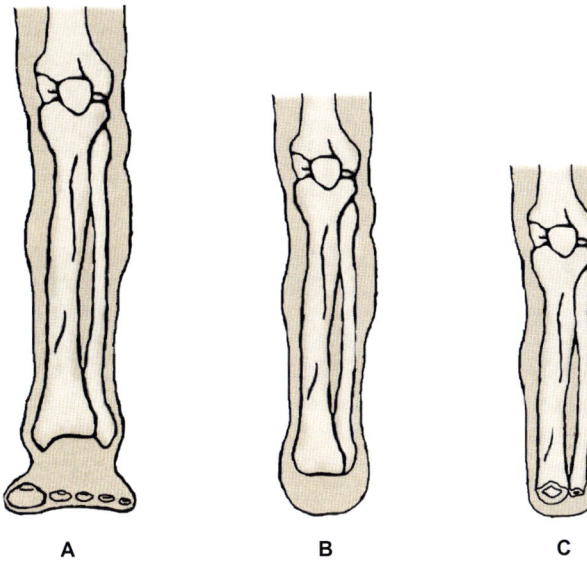

FIGURA 73.22 **A.** Representação do membro íntegro. **B.** Amputação de Syme. **C.** Amputação transtibial distal.

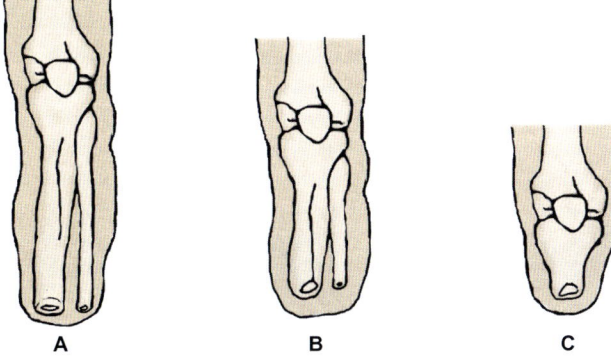

FIGURA 73.23 **A.** Amputação no 1/3 médio da tíbia. **B.** Amputação no 1/3 proximal. **C.** Limite proximal de secção da tíbia, com remoção total da fíbula.

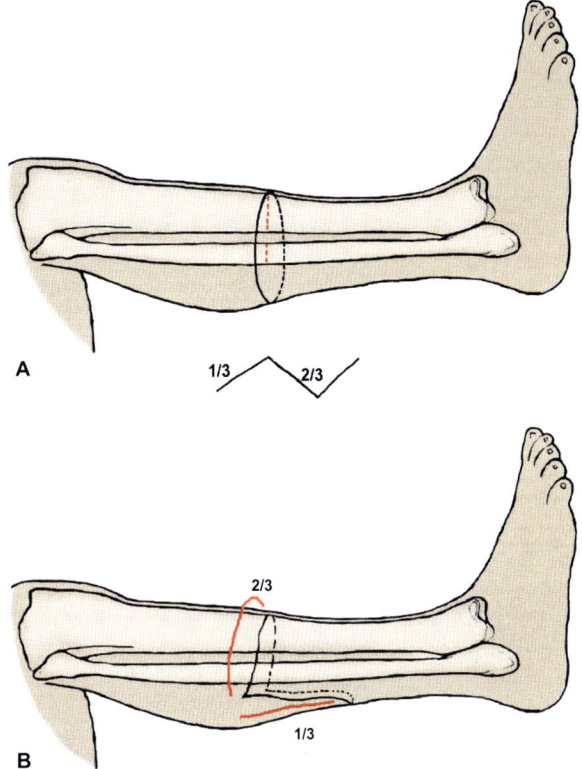

FIGURA 73.24 No nível proposto de secção óssea, é medida a circunferência do membro com fio de sutura. **A.** Este é dividido em terços, como representado na parte inferior. **B.** Auxiliado pelo fio, desenham-se os retalhos anterior (2/3) e posterior (1/3).

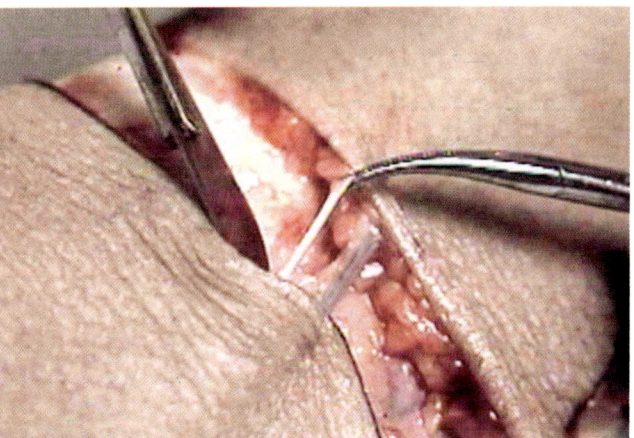

FIGURA 73.25 Fotografia ilustrando o nervo safeno, que está sendo tracionado distalmente e cortado proximalmente para que retraia. A veia safena, também visível ao lado, ainda não foi tratada.

Essa técnica foi inicialmente descrita por Bickel, em 1943,[8] que publicou a técnica operatória com o uso do retalho posterior longo, miofasciocutâneo, que foi posteriormente popularizado por Burgess (1968).[9] A partir da padronização dessa técnica, houve mudança do número de cicatrização das amputações transtibiais.

Moore, em 1972,[10] publicou descrição que detalha esquematicamente a sequência técnica, que delineia a melhor forma de proceder essa operação. A secção do membro acontece da região anterior para a posterior, com o paciente em decúbito dorsal horizontal. A osteotomia da tíbia e da fíbula antecede a abordagem dos feixes e estruturas posteriores. Essa sequência técnica é demonstrada a seguir.

A maneira prática de marcar esse retalho posterior longo foi delineada por Sanders, em 1977.[11] Para tanto, marca-se a circunferência do membro no nível de secção proposto com fio de sutura. Auxiliado pelo fio, desenha-se o retalho anterior (2/3) e o posterior (1/3) (Figura 73.24).

O traçado do retalho de pele é delineado, e a operação é iniciada com a secção da pele e do subcutâneo. Elementos superficiais, como a veia safena e o nervo safeno, são dissecados e tratados nessa fase. A veia safena é cortada após ligadura simples, e o nervo safeno seccionado após tração suave para que se retraia proximalmente (Figura 73.25).

A incisão é aprofundada anteriormente, abrindo-se a aponeurose e o periósteo da tíbia. A musculatura da loja tibial anterior é seccionada, o que pode ser observado no esquema da Figura 73.26 A e na fotografia da Figura 73.26 B.

Após a secção da musculatura extensora da loja tibial anterior, o feixe vascular tibial anterior é exposto e tratado. Artéria e veias são ligadas com ligadura simples. O nervo é seccionado após tração suave. A Figura 73.27 ilustra esse tempo.

A operação prossegue com a incisão da musculatura fibular. A exposição do nervo fibular superficial é obtida nessa fase (Figura 73.28). O nervo é tratado da maneira habitual, sendo seccionado após tração suave.

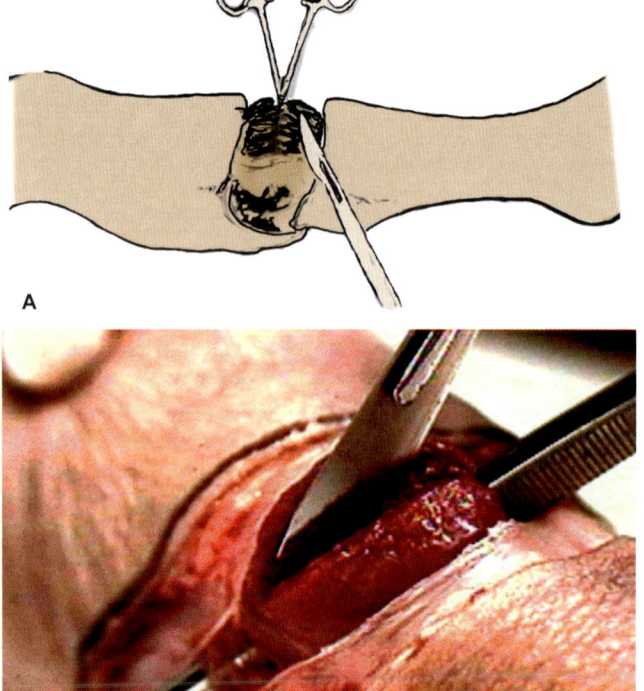

FIGURA 73.26 **A.** Desenho esquemático demonstrando a incisão da musculatura tibial anterior, sendo facilitada pela colocação de instrumento cirúrgico posterior. **B.** Foto ilustrativa desse tempo operatório.

A operação prossegue com a secção da fíbula, que pode ser feita com serra de Gigli ou serras oscilatórias elétricas ou pneumáticas (Figura 73.29). Segmento da fíbula pode ser retirado nessa fase para facilitar a exposição de outros elementos.

Nessa padronização técnica, a secção da tíbia é feita em seguida. Para tanto, cria-se espaço por baixo da tíbia, o que é facilitado pelo fato de o feixe tibial anterior já ter sido ligado e os músculos da loja tibial anterior já terem sido seccionados, assim como a fíbula e a musculatura lateral. Pode-se utilizar a serra de Gigli para a secção da tíbia, ou serras elétricas ou pneumáticas. O descolamento da pele e a aponeurose anterior sobre a tíbia correspondendo à área que deve permanecer no membro residual devem ser mínimos, para evitar sofrimento isquêmico. O esquema da Figura 73.30 A e a fotografia da Figura 73.30 B ilustram esse tempo.

A osteotomia da tíbia é realizada prevendo suavizar o relevo final do coto. Desse modo, recomenda-se que essa seção seja feita em forma angulada (biselada), com a serra deslocando-se em sentido proximal, para que a extremidade remanescente da tíbia não fique pontiaguda. A Figura 73.31 demonstra o tipo de linha de corte da tíbia.

Prossegue-se com o descolamento do periósteo posterior em sentido distal, o que permite amplo acesso aos elementos posteriores (Figura 73.32). Esse tempo pode ser facilitado por retirada de segmento da tíbia.

Com a secção do músculo tibial posterior, os feixes tibial posterior e fibular são expostos e tratados (Figura 73.33). Os vasos são ligados, assim como o nervo tibial posterior, já que, por ser mais calibroso, necessita de hemostasia de seus vasos nutrientes.

Com a tíbia já seccionada e os feixes ligados, o membro pode ser rodado, e atinge-se, posteriormente, o nervo sural e a veia safena externa (Figura 73.34). A veia safena externa é ligada, e o nervo seccionado após tração suave.

O tratamento da tíbia é importante para que fique com os bordos arredondados e permita o uso confortável de prótese. Limas podem ser usadas para esse fim, mas quando serras oscilatórias estão disponíveis, esse tempo pode ser eficientemente feito com estas (Figura 73.35).

O músculo solear é seccionado rente, sem excessos, e a musculatura do gastrocnêmio cortada em bisel (Figura 73.36).

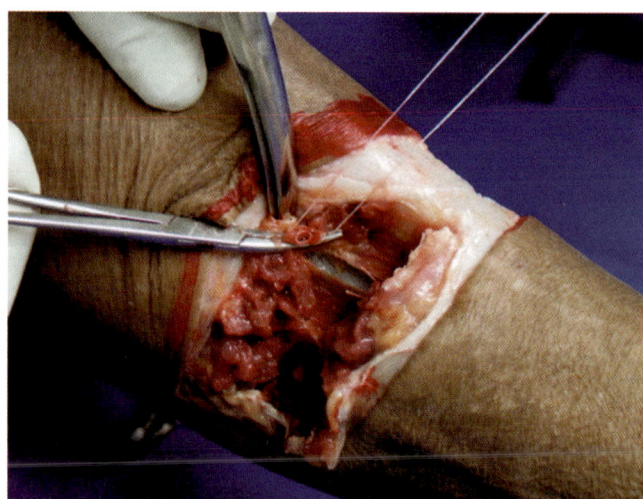

FIGURA 73.27 Após a incisão da musculatura tibial anterior, o feixe é tratado. Na fotografia, pode-se observar a artéria tibial anterior sendo ligada.

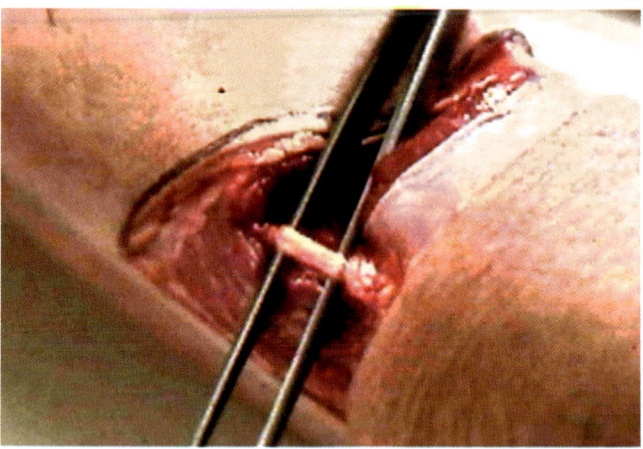

FIGURA 73.28 Exposição do nervo fibular superficial, que se encontra reparado por instrumento cirúrgico.

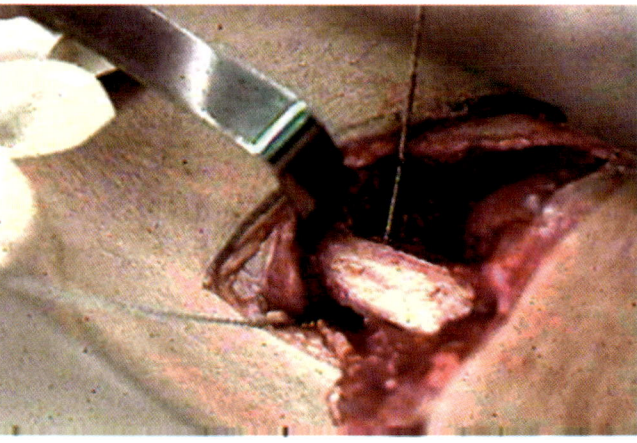

FIGURA 73.29 Secção da fíbula com serra de Gigli.

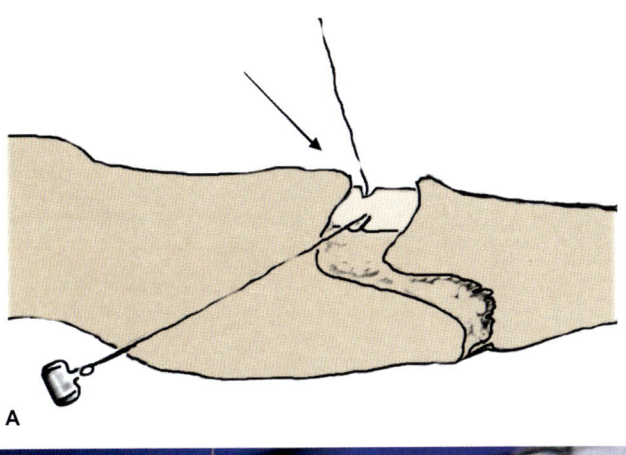

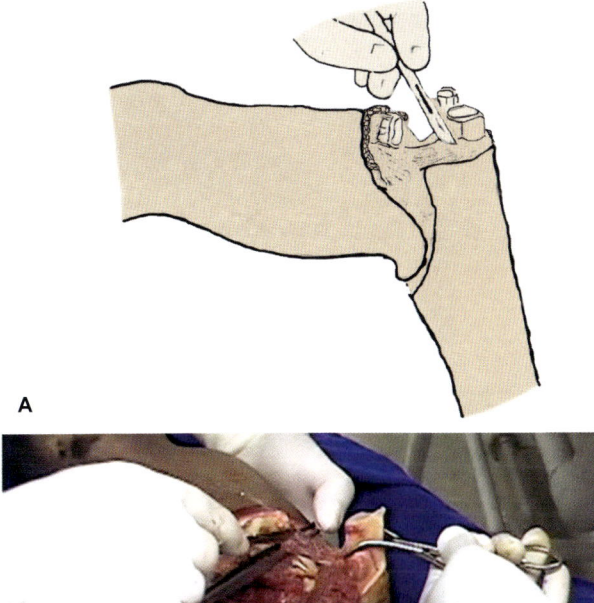

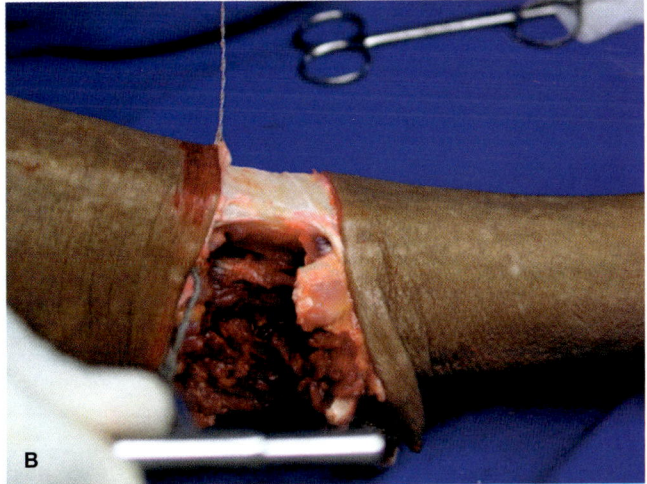

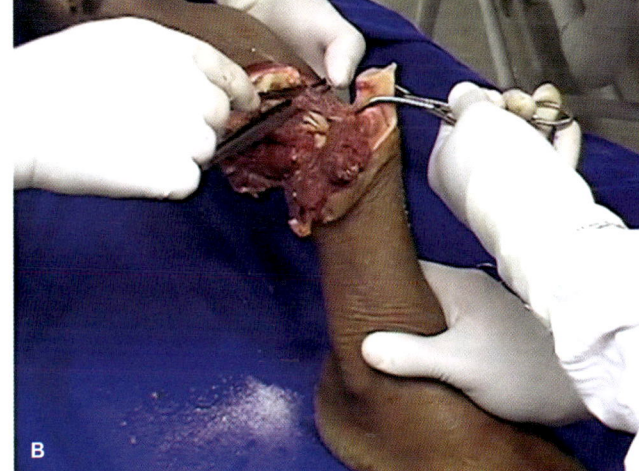

FIGURA 73.30 A. Esquema demonstrando a secção da tíbia com a serra de Gigli. **B.** Foto desse tempo cirúrgico. A pele da região anterior da tíbia, na parte residual do membro, deve ser tratada delicadamente, com mínimo descolamento.

FIGURA 73.32 A. Desenho ilustrando o descolamento posterior do periósteo da tíbia. **B.** Fotografia desse tempo operatório.

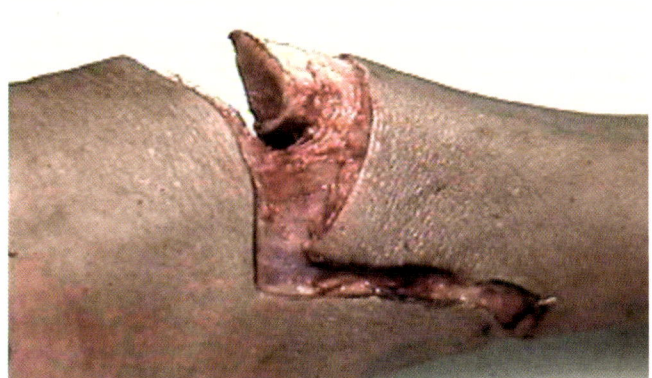

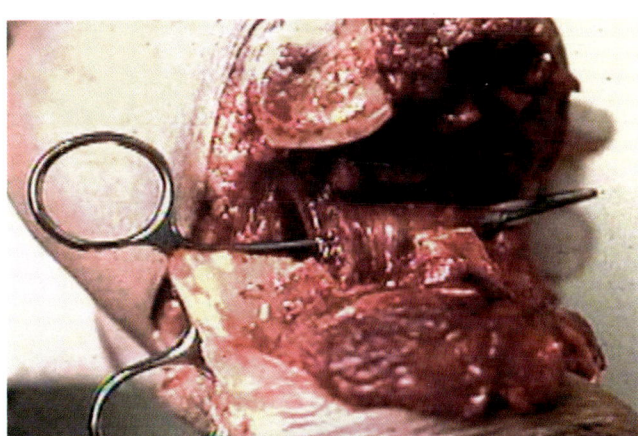

FIGURA 73.31 Observa-se que o corte da tíbia já foi feito de forma angulada proximalmente. A parte visível da tíbia na foto é a que vai ser removida.

FIGURA 73.33 Exposição dos feixes fibular e tibial posterior, após a secção do músculo tibial posterior. Instrumento cirúrgico passado posteriormente aos elementos dos feixes. Com esse acesso, podem ser tratados sob visão direta.

O músculo gastrocnêmio e a aponeurose posterior são suturados à aponeurose anterior (Figura 73.37).

O aspecto final do membro residual, após esse tipo de operação, é demonstrado na Figura 73.38.

Desarticulação do joelho

Desarticulação de joelho é a operação cirúrgica que, do ponto de vista de nível de amputação, promove a retirada total da tíbia,

mantendo o fêmur intacto. Adams, em 1886,[12] descreveu como essa operação era praticada por Hipócrates, e deve-se a Velpeau, em 1830,[13] a sua introdução na cirurgia moderna.

Tem vantagens em relação às amputações transfemorais. Anatomicamente, preserva o fêmur e sua inserção muscular, o que transforma o membro residual em forte braço de alavanca. Por manter a extremidade do fêmur e o revestimento cutâneo da região, permite a transferência do peso do corpo diretamente sobre a extremidade do coto de amputação.[14,15]

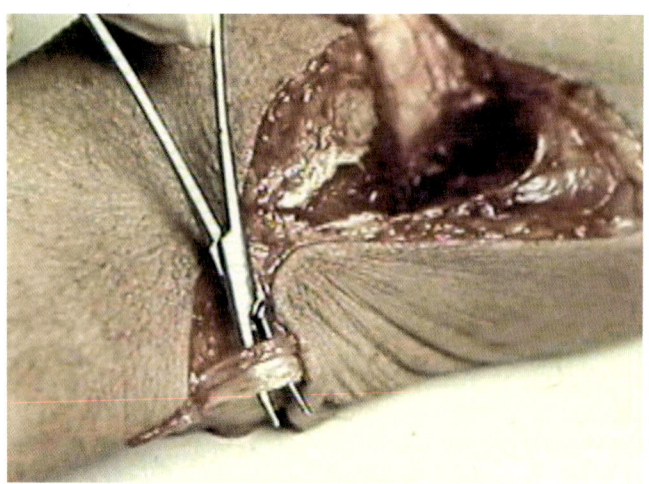

FIGURA 73.34 Exposição na região posterior da perna do nervo sural e da veia safena externa.

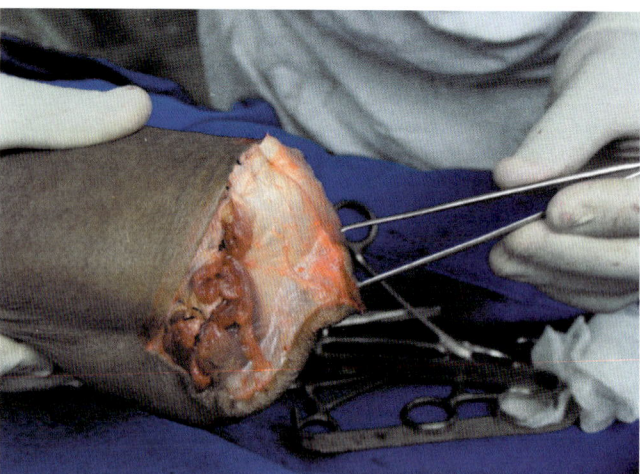

FIGURA 73.37 Aspecto da musculatura posterior, suturada na aponeurose anterior revestindo a tíbia.

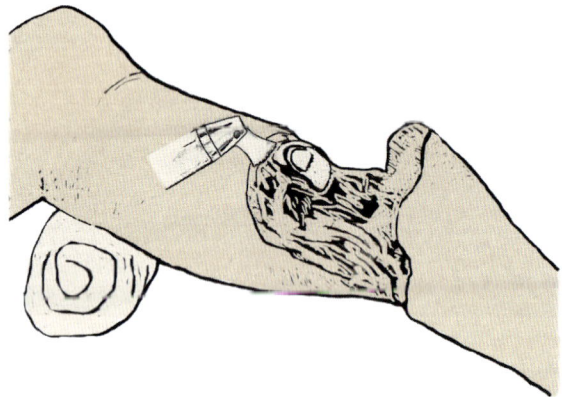

FIGURA 73.35 Desenho demonstrando as arestas da tíbia sendo arredondadas por serra oscilatória.

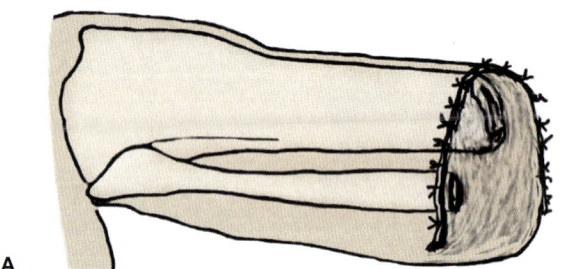

A

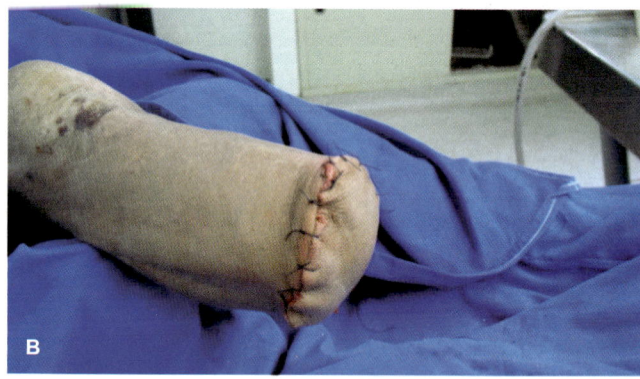

B

FIGURA 73.38 **A.** Esquema demonstrando aspecto final do coto de amputação. O formato final cilíndrico, sem áreas alargadas ou "orelhas" e excessos de partes moles, é ideal para a reabilitação rápida. **B.** Fotografia do aspecto pós-operatório imediato. Apesar de habitualmente ser recomendada a secção mais alta da fíbula, obtém-se bom resultado funcional com a secção no mesmo nível da tíbia.

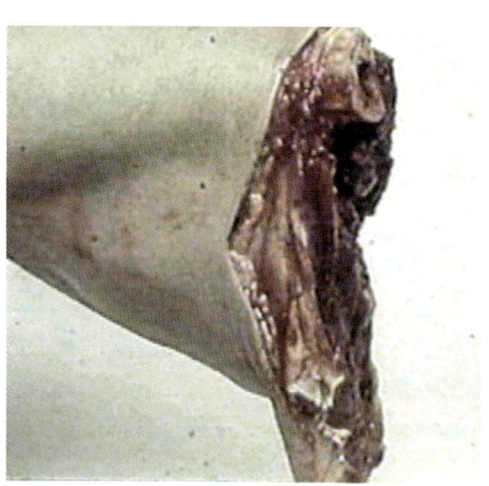

FIGURA 73.36 Aspecto final com a peça retirada e a musculatura posterior cortada sem excessos.

Do ponto de vista cirúrgico, por não necessitar de secção óssea e envolver mais o corte de tendões e ligamentos do que massas musculares, a operação é menos dolorosa e hemorrágica que as amputações transfemorais. A característica anatômica do membro residual, com a porção terminal alargada, permite maior domínio e segurança na fixação da prótese ao corpo. Em crianças, a preservação da cartilagem de crescimento e a evolução sem o aparecimento

futuro de espículas ósseas, o que é frequente nas amputações metafisárias, constituem-se em outras vantagens.

Apesar desses aspectos, essas operações são pouco praticadas em comparação a outras amputações maiores dos membros inferiores, em parte por desconhecimento, em parte por características que se colocam de forma antagônica às vantagens descritas anteriormente: por necessitar de retalhos de pele amplos para o revestimento sem tensão dos côndilos femorais – em alguns casos ainda permite a tentativa de amputação transtibial curta; o comprimento final do membro dificulta a acomodação do joelho protético e prejudica o resultado cosmético final da prótese.

Entretanto, pelas vantagens definidas das desarticulações de joelho, sua técnica deve ser conhecida para que possa ser aplicada nos casos indicados.

Técnica operatória

A incisão é iniciada pouco abaixo da interlinha articular, no ponto médio entre as regiões anterior e posterior do membro, de forma correspondente nas faces medial e lateral. Na região anterior, progride de forma arqueada até cerca de 2 cm abaixo da tuberosidade anterior da tíbia, e, na região posterior, de modo a formar retalho praticamente igual em comprimento e formato (Figura 73.39). Observe-se que, para tanto, o retalho posterior deve estender-se cerca de 5 a 6 cm a partir da prega poplítea. Esse aspecto é importante para garantir o fechamento de pele sem tensão.[16,17]

Identifica-se na tela subcutânea a veia safena interna que é ligada. O nervo safeno é cortado após tração suave. A aponeurose é aberta, e inicia-se a liberação do ligamento patelar. Procura-se conservar o maior comprimento possível desse tendão, seccionando-o junto à sua inserção. Este, posteriormente, vai ser suturado ao ligamento cruzado e auxilia no fechamento da cápsula articular. Como sua desinserção diretamente pelo plano anterior é difícil, recomenda-se aprofundar a incisão medial da aponeurose. Introduzindo-se o bisturi de dentro para fora, pode-se completar a secção do tendão (Figura 73.40).

Prossegue-se nesse plano subaponeurótico rente à tíbia até lograr-se a abertura da cápsula articular.

Aberta a cápsula articular, obtém-se acesso aos ligamentos cruzados. Pratica-se a secção dos ligamentos cruzados, rente à tíbia, para preservar seu comprimento, e dos ligamentos colaterais internos e externos. Após esse tempo, ocorre grande mobilidade distal da perna, o que facilita o restante da operação (Figura 73.41).

Complementando a abertura da cápsula articular posterior, é possível acesso aos elementos do feixe poplíteo, que são tratados nessa fase (Figura 73.42).

Uma vez tratadas essas estruturas, restam as inserções das cabeças musculares dos gastrocnêmios na região posterior dos côndilos femorais. Estas são cortadas rente à sua inserção (Figura 73.43).

A Figura 73.44 mostra o tratamento do nervo sural, após terem sido cortadas as inserções das cabeças musculares do gastrocnêmio.

Inicia-se o fechamento. O remanescente dos ligamentos cruzados é suturado ao tendão patelar (Figura 73.45). Nesse tempo, o auxiliar procura aproximar a patela com manobra bimanual para permitir a sutura. Procede-se ao fechamento da cápsula articular, para revestir os côndilos femorais (Figura 73.46).

A hemostasia é revista, e os cotos dos músculos gastrocnêmios são aproximados. Habitualmente, dreno de sucção é utilizado nesse espaço. Fecham-se então a aponeurose superficial e a pele, que, de maneira ótima, devem ficar sem tensão para garantir evolução satisfatória (Figura 73.47).

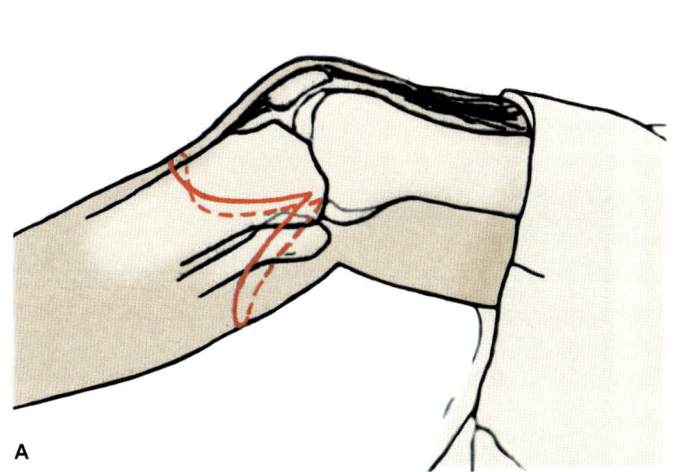
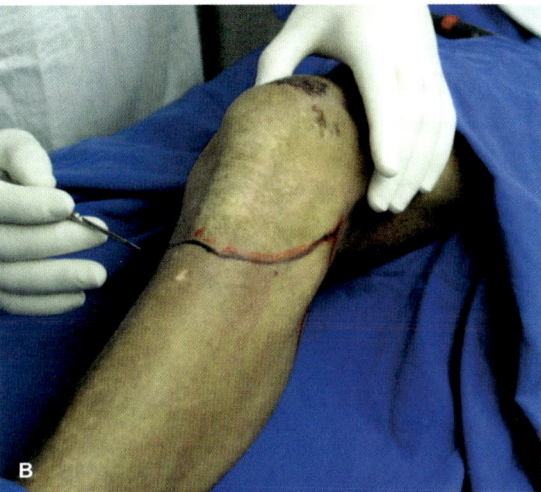

FIGURA 73.39 A. Esquema demonstrando o traçado da incisão de pele. Os retalhos anterior e posterior têm praticamente o mesmo comprimento. **B.** Ilustração com o traçado das incisões. Observa-se que o limite do retalho anterior é cerca de 2 cm abaixo da tuberosidade anterior da tíbia.

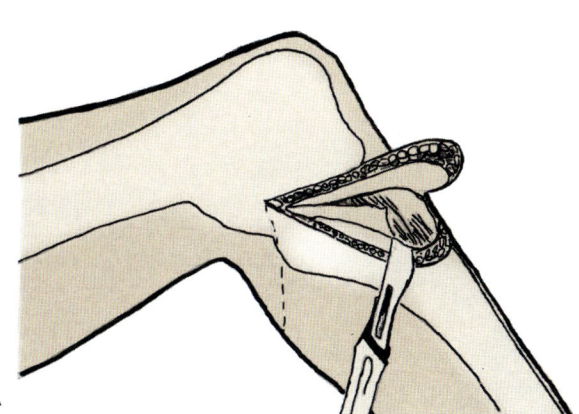
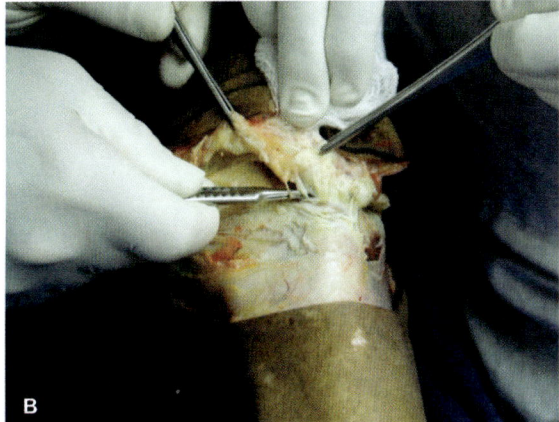

FIGURA 73.40 A. Esquema que representa a liberação do ligamento patelar de sua inserção. **B.** Ilustração desse tempo cirúrgico. Observa-se o bisturi liberando o tendão patelar.

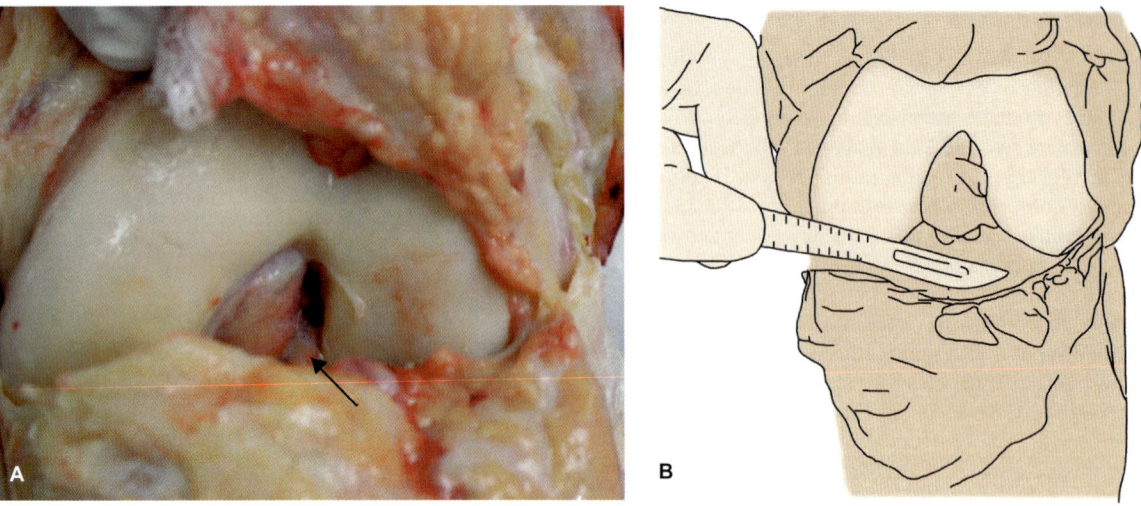

FIGURA 73.41 A. Aberta a cápsula articular, os côndilos femorais são expostos e os ligamentos cruzados são visibilizados (*seta*). **B.** Esquema que demonstra o corte do ligamento cruzado anterior. A secção dos ligamentos nessa fase permite ampla mobilização da articulação para as manobras posteriores da operação.

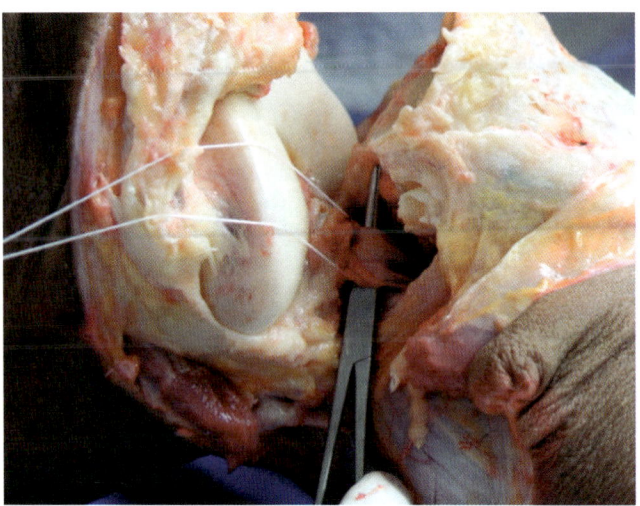

FIGURA 73.42 Aberta a cápsula articular anterior, ligamentos cruzados e ligamentos colaterais, obtém-se acesso aos elementos do feixe poplíteo, que são ligados.

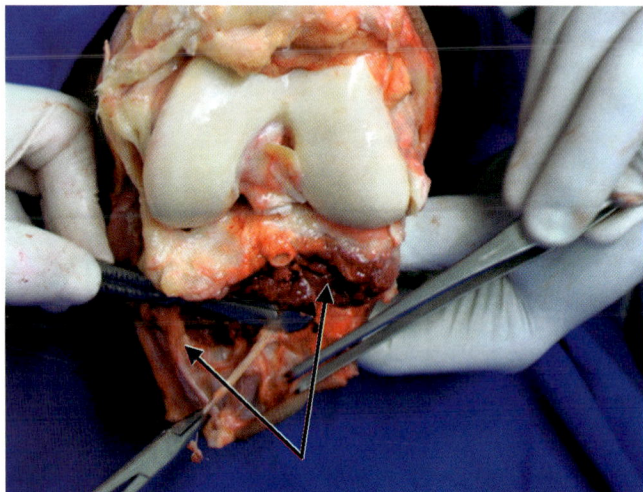

FIGURA 73.44 A fotografia demonstra a incisão, sob tração suave, do nervo sural, após concluída a remoção da tíbia. Observa-se o remanescente das cabeças musculares dos gastrocnêmios (*setas*).

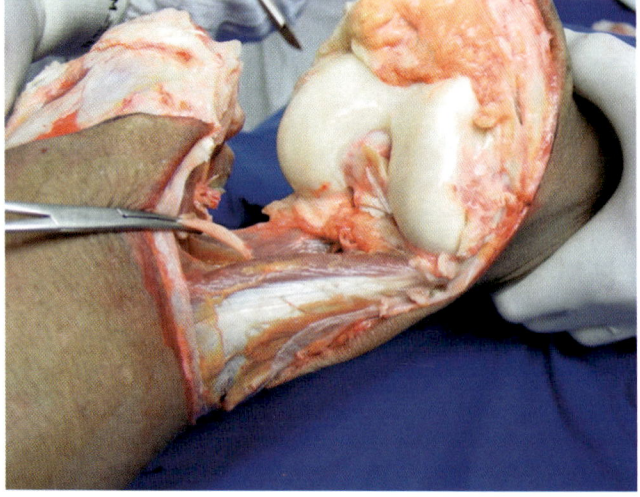

FIGURA 73.43 Tratados os elementos do feixe poplíteo, restam as cabeças dos gastrocnêmios e o retalho de pele posterior.

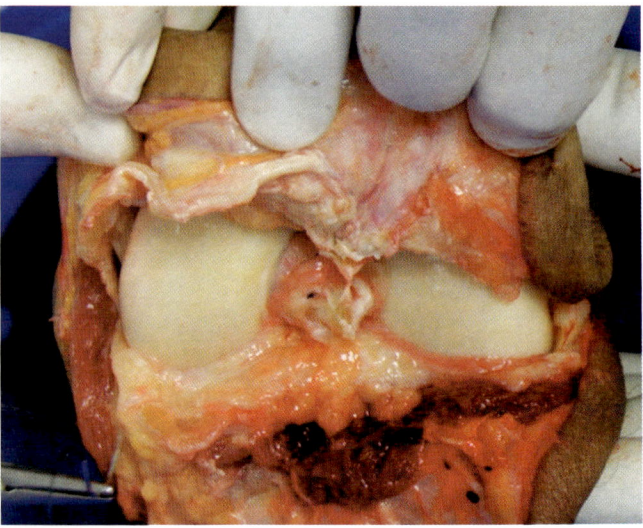

FIGURA 73.45 Sutura do ligamento patelar aos ligamentos cruzados.

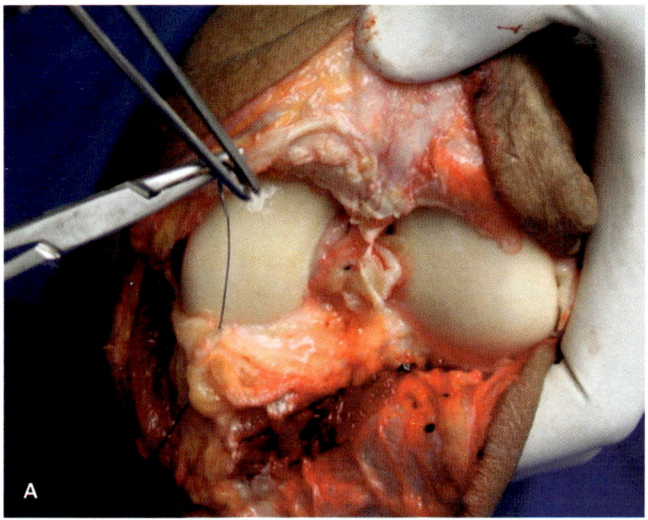
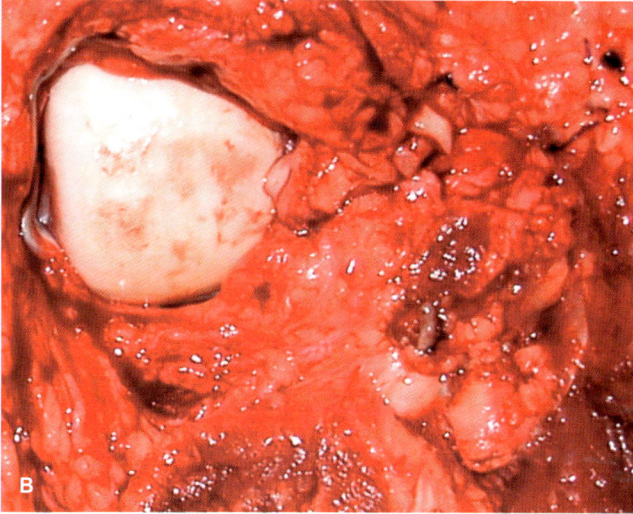

FIGURA 73.46 A. Início do fechamento da cápsula articular. Fechamento parcialmente concluído. O côndilo lateral já foi coberto. **B.** O côndilo medial está exposto.

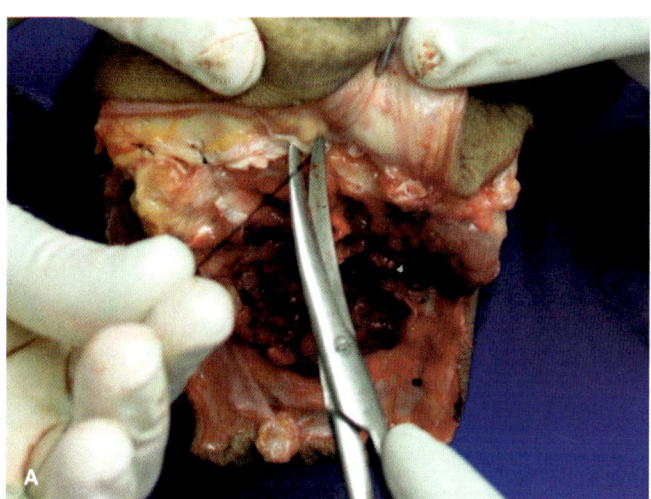
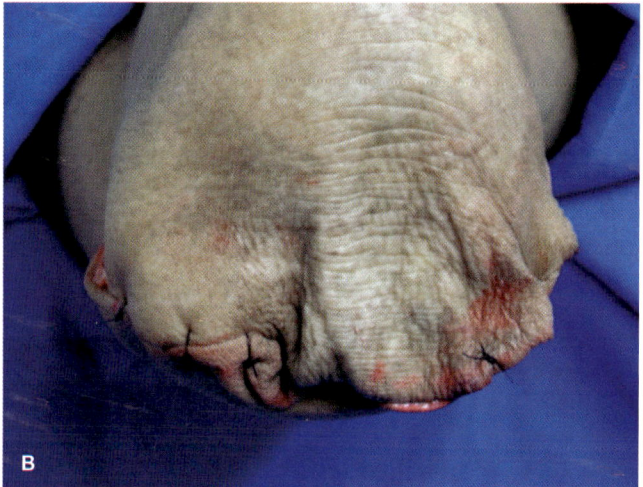

FIGURA 73.47 A. Aspecto depois de concluído o fechamento da cápsula articular. **B.** Aproximação da pele sem tensão.

Amputação transfemoral

A amputação transfemoral foi, por muito tempo, o nível de amputação mais praticado no membro inferior. Esse fato é compreensível devido ao tipo de operação, comparativamente às amputações mais baixas, ter sempre maior probabilidade de remover a condição inicial que motivou a amputação.

Entretanto, do ponto de vista da reabilitação e da recuperação da capacidade de deambulação do paciente com uso de prótese, a manutenção da articulação do joelho representa fator decisivo, e, muitas vezes, a diferença entre a possibilidade de o paciente ter independência de vida ou não. Mesmo diante da perspectiva de o paciente não vir a utilizar prótese, a manutenção do joelho proporciona melhor equilíbrio na posição sentada e apoio em situações de transferência de decúbito. Esse aspecto ainda é frequentemente subestimado. Como os cirurgiões nem sempre acompanham a reabilitação dos pacientes amputados, fica a impressão de que os níveis maiores de amputação do membro inferior são equivalentes, e que não há diferença entre a amputação transtibial e a transfemoral.

Até a década de 1970, as estatísticas internacionais mostravam que as amputações transfemorais eram duas vezes mais frequentes do que as amputações transtibiais.

Burgess et al., em 1969,[18] iniciaram uma série de publicações sobre amputações e foram os principais defensores da preservação do joelho, por meio da descrição de técnica operatória de amputações transtibiais, e da relevância desse procedimento. Graças a esses trabalhos, as estatísticas atuais referentes a níveis de amputação se inverteram. As amputações transtibiais passaram a ser mais frequentes do que as amputações transfemorais. Entretanto, amputações transfemorais são comuns, e o conhecimento de sua técnica operatória é fundamental para todo cirurgião.

Do ponto de vista de nível de secção óssea, a manutenção do maior comprimento possível é desejável, tanto pela preservação do fêmur quanto da musculatura e de suas inserções, tornando o membro residual mais eficiente funcionalmente. Os níveis mais distais, realizados por meio dos côndilos femorais, procuram manter as características de permitir o apoio do peso do corpo na extremidade e, pela morfologia dessa região diafisária, auxiliar na fixação da prótese. Entretanto, essas condições não são comparáveis às da desarticulação de joelho regrada, que mantém os côndilos íntegros. Operações que utilizavam a fixação da patela à superfície cortada do fêmur não apresentam vantagens funcionais e estão em desuso.

Na região proximal, níveis muito curtos do fêmur, que se aproximam do pequeno trocanter, acabam sendo pouco funcionais, e do ponto de vista de adaptação protética apresentam limitações, requerendo, às vezes, sistemas semelhantes aos usados para a desarticulação do quadril. Entretanto, desde que existam condições de pele e musculatura, devem ser praticados, já que mesmo pequenos segmentos do fêmur podem auxiliar o equilíbrio na posição sentada e não representam obstáculo para a confecção da prótese.

Na Figura 73.48, são mostrados, de forma esquemática, os diferentes níveis de amputação possíveis na região femoral.

Técnica operatória

O traçado das incisões de pele é feito, geralmente, com retalhos iguais no sentido anteroposterior, que se projetam além do ponto previsto de secção óssea (Figura 73.49).

Após a abertura da pele e do subcutâneo, a veia safena pode ser identificada e ligada. Aprofundando-se com a incisão da aponeurose superficial, prossegue-se com a secção da musculatura anterior do quadríceps (Figura 73.50).

Nessa etapa, é feita a dissecção e a identificação dos elementos vasculares do feixe femoral, da artéria e das veias (Figura 73.51). Nas amputações de causa vascular, essa região, em geral, já foi explorada cirurgicamente anteriormente, e pode apresentar restos de enxertos sintéticos. Estes devem ser removidos e seccionados próximos de seu limite proximal, para evitar que se comportem como corpo estranho na região amputada, aumentando o risco de infecção.

O periósteo do fêmur é cortado, e a secção óssea é realizada, com serra de Gigli, serras elétricas ou pneumáticas (Figura 73.52).

Com o fêmur cortado, é facilitada a secção da musculatura posterior, o que permite a identificação do nervo ciático. Este é ligado para hemostasia e cortado após tração suave, para se retrair longe da região distal da área operada (Figuras 73.53 e 73.54).

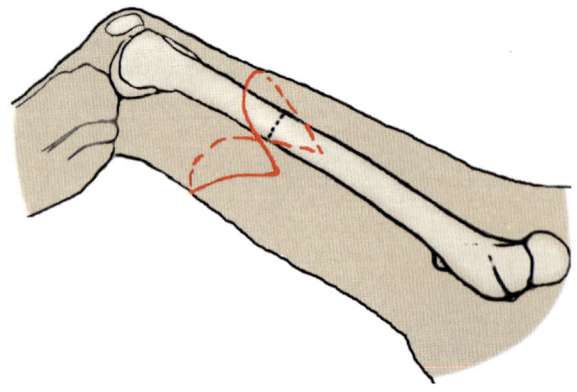

FIGURA 73.49 Esquema da incisão de pele em operação planejada com secção de fêmur no 1/3 médio, e retalhos iguais no sentido anteroposterior da coxa.

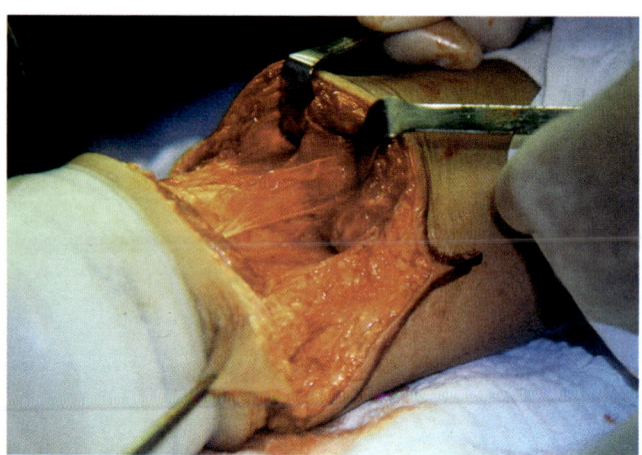

FIGURA 73.50 Após o corte da musculatura anterior do quadríceps, que na ilustração apresenta-se retraída por afastadores cirúrgicos, disseca-se o feixe femoral.

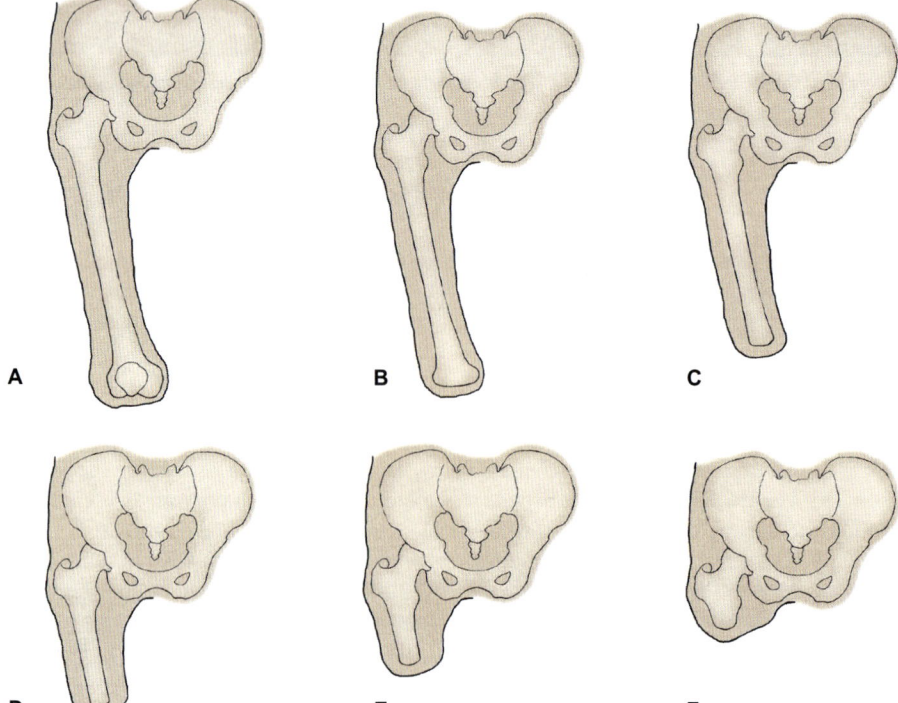

FIGURA 73.48 **A.** Desarticulação do joelho, com a manutenção dos côndilos femorais intactos e da patela. **B.** Amputação transcondileana. **C.** Amputação transfemoral longa, no 1/3 distal do fêmur. **D.** Amputação transfemoral no 1/3 médio. **E.** Amputação transfemoral no 1/3 proximal. **F.** Amputação transfemoral no limite proximal com nível de secção óssea próxima ao pequeno trocanter.

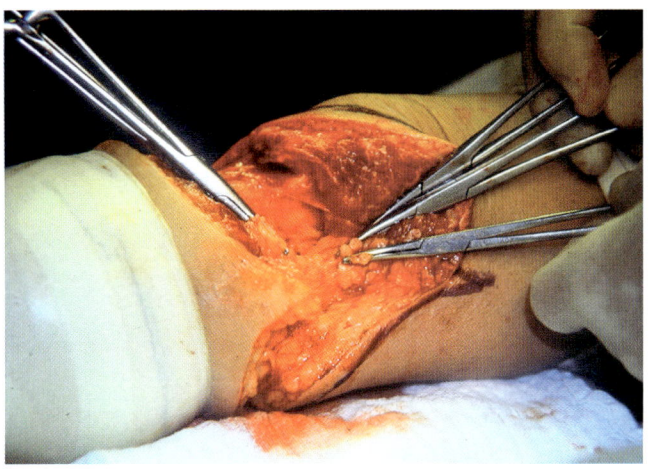

FIGURA 73.51 Após a incisão da pele, do subcutâneo, da aponeurose superficial e da musculatura do quadríceps, os vasos de feixe femoral são ligados após identificação.

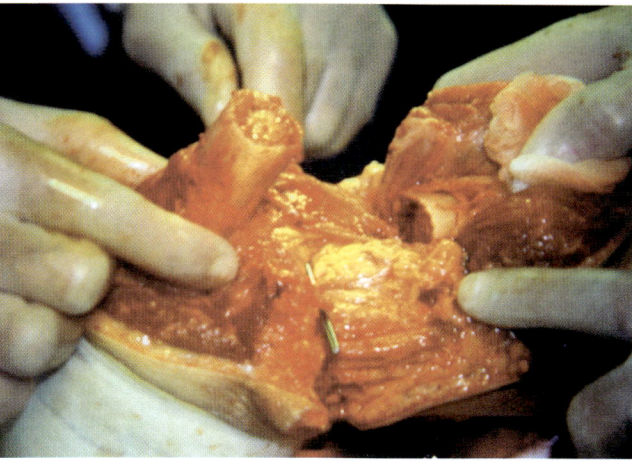

FIGURA 73.53 Após secção do fêmur, a musculatura posterior é abordada com facilidade de cima para baixo, permitindo o corte sob visão direta e a hemostasia.

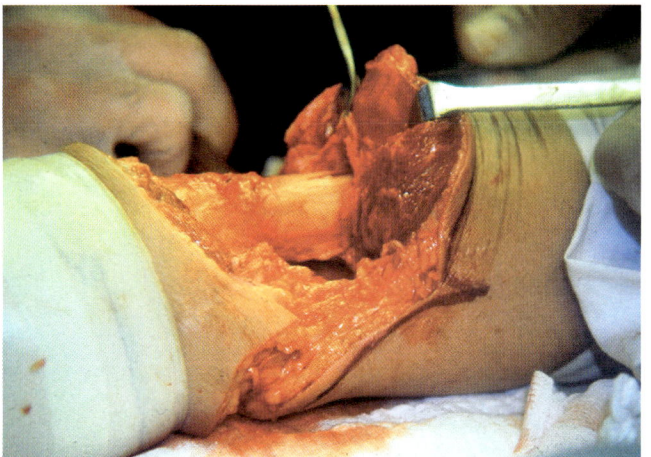

FIGURA 73.52 Exposição do fêmur após corte do periósteo.

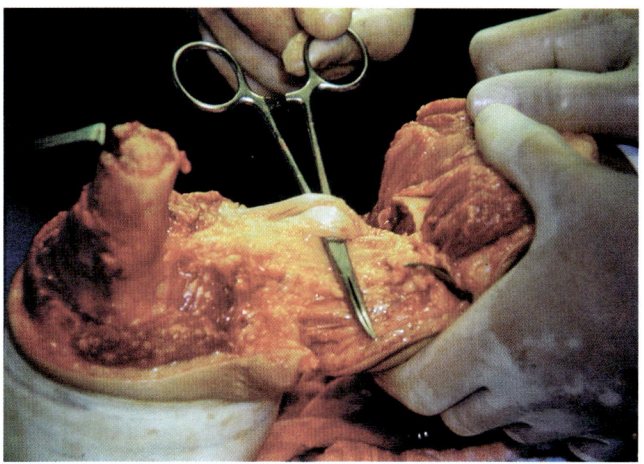

FIGURA 73.54 O nervo ciático é identificado e tratado.

Prossegue-se com a secção da musculatura e de elementos posteriores, e a peça é removida. Após revisão da hemostasia, inicia-se a fase de reconstrução. Nas amputações transfemorais, a inserção de musculatura seccionada é especialmente importante. Manobra eficiente é representada pela fixação da musculatura posterior no periósteo anterior do fêmur (Figura 73.55).

Após esse tempo, o quadríceps é fixado neste grupo muscular posterior, previamente suturado ao periósteo anterior (Figura 73.56). Prossegue-se com a aproximação da aponeurose superficial e pele (Figuras 73.57 e 73.58).

Desarticulação do quadril

Considerações gerais

As referências às desarticulações do quadril encontram-se mais frequentemente no âmbito das publicações da cirurgia oncológica ou traumatológica. Entretanto, as indicações desse nível de amputação em decorrência de isquemia não são raras.[19,20]

As manifestações isquêmicas que justificam esse tipo de indicação são causadas por oclusões altas da aorta abdominal ou eixo aorto-ilíaco. Estas, primariamente, são tratáveis com diferentes procedimentos de revascularização.

Atualmente, porém, há pacientes em fases mais complexas das manifestações da doença arterial e das tentativas de tratamento.

Essas são oclusões ou complicações de operações prévias, sendo a mais temível a infecção de materiais sintéticos utilizados como enxertos arteriais. Nessas condições, esses enxertos precisam ser removidos, e a artéria proximal deve ser ligada. O ideal é que nova revascularização seja realizada por outro trajeto, mas isso nem sempre é possível, o que resulta em isquemia alta no membro inferior. A condição que frequentemente é encontrada é a do paciente que já sofreu amputação transfemoral e que apresenta o coto de amputação isquêmico, infectado e deiscente, concomitantemente com infecção na região inguinal (Figura 73.59).

Dessa forma, a operação não é realizada em condições eletivas, e a gravidade da condição e a alta mortalidade associada a esse procedimento são devidas mais às condições gerais e locais associadas do que ao ato cirúrgico em si.

A técnica operatória das desarticulações femorais, com as modificações para as situações das complicações isquêmicas ou infecciosas, deve fazer parte da área de conhecimento da cirurgia vascular, tanto quanto seu potencial e possibilidades de reabilitação.

Técnica operatória

A operação pode ser realizada em decúbito dorsal horizontal ou em decúbito lateral, com a colocação de coxim longitudinal apoiando o dorso do paciente, e o braço homolateral, do lado a ser operado, é suportado por arco cirúrgico na altura do tórax.

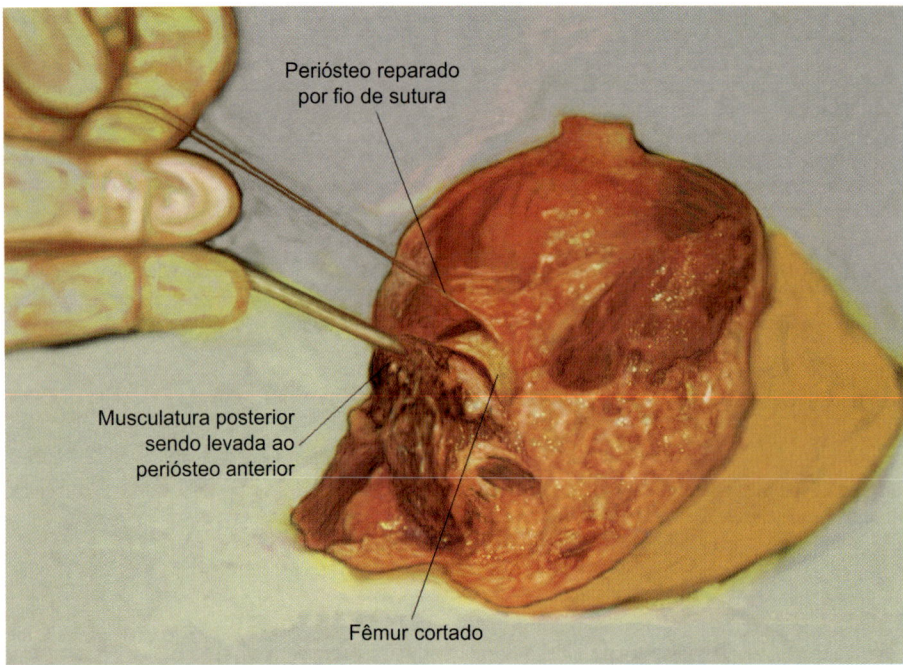

Periósteo reparado por fio de sutura

Musculatura posterior sendo levada ao periósteo anterior

Fêmur cortado

FIGURA 73.55 Representação da fixação da musculatura posterior do periósteo anterior do fêmur.

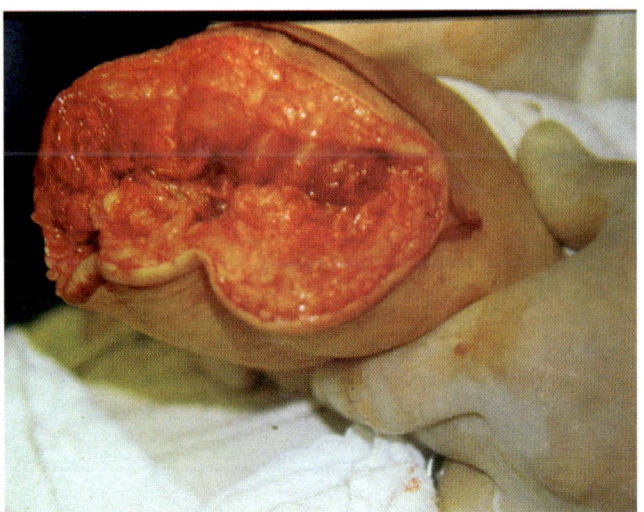

FIGURA 73.56 A musculatura do quadríceps é suturada sobre a camada anterior da musculatura posterior previamente fixada ao periósteo anterior do fêmur.

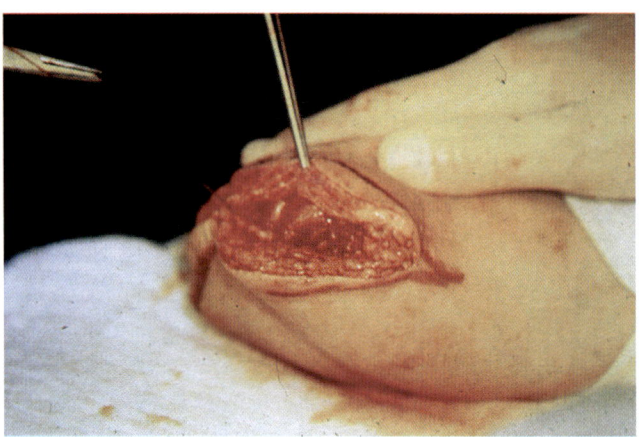

FIGURA 73.57 Fase final do fechamento, com aproximação da aponeurose superficial que precede o fechamento do subcutâneo e da pele.

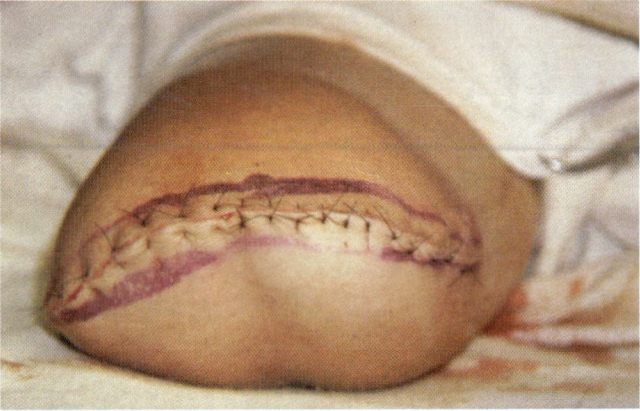

FIGURA 73.58 Aspecto final após fechamento da pele.

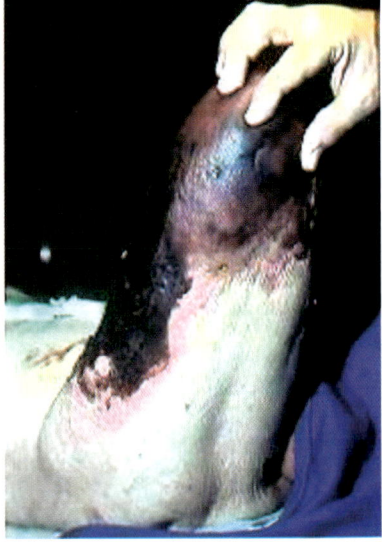

FIGURA 73.59 Gangrena em membro residual de amputação transfemoral antiga, após novo episódio isquêmico decorrente de intervenção cirúrgica no território aorto-ilíaco.

As proeminências ósseas a serem identificadas são o tubérculo púbico, a espinha ilíaca anterossuperior, a espinha ilíaca anteroinferior, a tuberosidade isquiática e o grande trocanter.

A porção anterior da incisão começa medialmente ao reparo da espinha ilíaca anterossuperior, descende paralela e inferiormente à prega inguinal em direção ao osso púbico até cerca de 4 cm distalmente à tuberosidade isquiática e à prega glútea. A porção posterior da incisão parte do mesmo ponto, lateralmente à espinha ilíaca anterossuperior, progredindo inferiormente cerca de 4 cm anteriormente ao grande trocanter e então circularmente para a parte posterior da coxa, distalmente à prega glútea, até encontrar a incisão anterior (Figura 73.60).

A incisão da pele é aprofundada e a dissecção se estende por meio da gordura subcutânea e da fáscia, sendo identificados os elementos do feixe femoral. A artéria e a veia femoral são seccionadas após ligadura dupla ou sutura para garantir hemostasia, e o nervo femoral é seccionado após tração suave (Figura 73.61).

Após o tratamento do feixe femoral, abordam-se os músculos sartório e reto femoral, que são seccionados em sua origem (Figura 73.62).

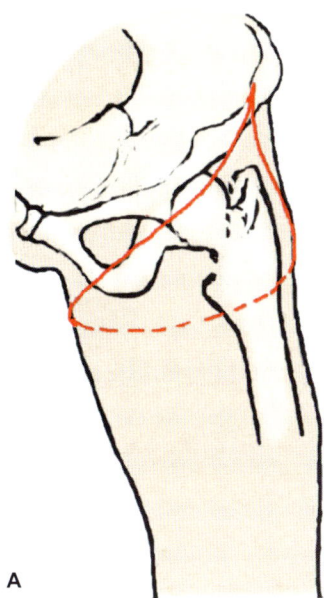
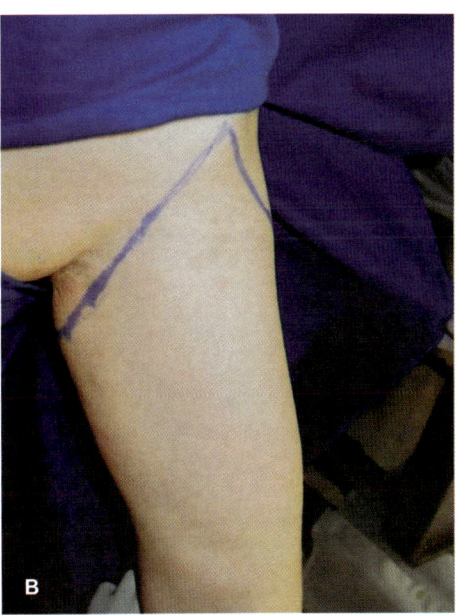

FIGURA 73.60 A. Traçado da incisão de pele, demonstrada em desenho esquemático. **B.** Traçado da incisão no ato operatório (cadáver).

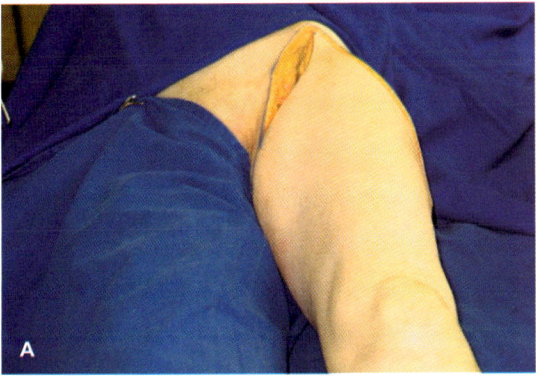
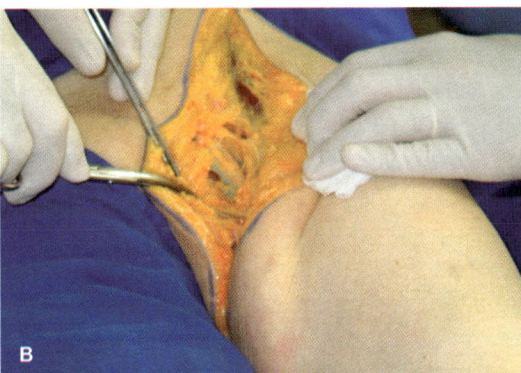

FIGURA 73.61 A. Incisão anterior da pele e do subcutâneo aprofundada. **B.** Exposição do feixe femoral.

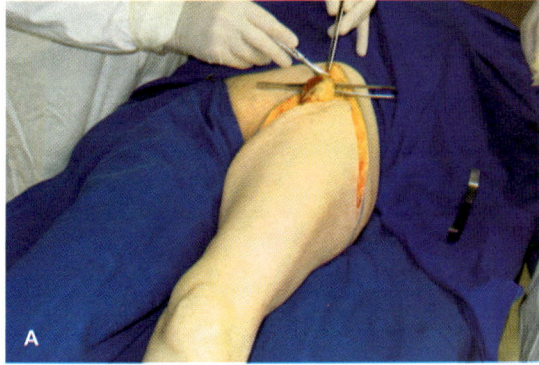
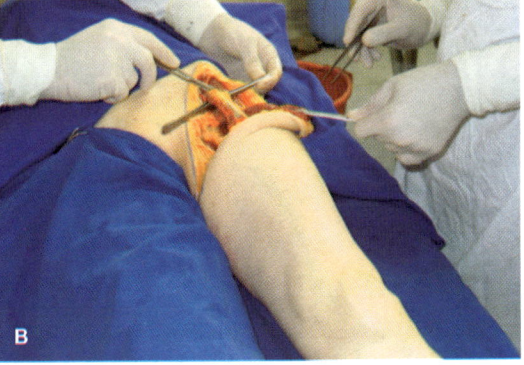

FIGURA 73.62 A. Secção do músculo sartório. **B.** Secção do músculo reto femoral.

Após esses tempos, é possível a identificação do tendão do músculo psoas, junto à sua inserção no pequeno trocanter do fêmur. Este é seccionado próximo à inserção, o que garante comprimento que vai ser utilizado posteriormente na fase de reconstrução para a cobertura do acetábulo (Figura 73.63).

É realizada, então, a secção dos músculos grácil, adutor longo, breve e magno em sua origem (Figura 73.64). Pratica-se a secção do músculo pectíneo em sua origem no púbis. Localizando esse tendão, o plano entre o músculo pectíneo e o obturador externo é identificado. Abaixo do músculo pectíneo, ramos da artéria obturadora, veia e nervo são visualizados, clampeados, divididos e ligados. O músculo obturador externo é seccionado junto à sua inserção no pequeno trocanter.

Em seguida, pratica-se a secção dos músculos tensor da fáscia lata e glúteo máximo. O tensor da fáscia lata e o glúteo máximo são seccionados, aprofundando-se ao nível da incisão da pele. Esses são os únicos músculos não seccionados em sua origem ou inserção.

Após a divisão do glúteo máximo, o tendão comum contendo os múltiplos músculos que se inserem no grande trocanter é exposto.

Esse tendão recebe contribuição dos músculos glúteo médio, glúteo mínimo, piriforme, gêmeo superior, obturador interno, gêmeo inferior e quadrado femoral. Esses músculos são seccionados próximos à sua inserção no grande trocanter com o uso do bisturi elétrico. Os isquiotibiais ficam também expostos e podem ser seccionados nesse tempo (Figura 73.65).

O nervo ciático é liberado das estruturas vizinhas e seccionado de maneira que se retraia para baixo do músculo piriforme.

Completada a secção da musculatura, volta-se medialmente e abre-se a cápsula articular. Pratica-se a luxação da cabeça do fêmur, e com a secção do ligamento redondo, a peça é retirada (Figura 73.66).

Inicia-se a fase de reconstrução, com a aproximação do músculo quadrado femoral e do músculo psoas sobre a cápsula articular aberta, seguida da sutura dos músculos obturador externo e glúteo médio sobre a camada anterior (Figuras 73.67 e 73.68). Aproxima-se, em seguida, a fáscia glútea ao ramo púbico e ligamento inguinal e completa-se o fechamento da pele e do subcutâneo (Figura 73.69).

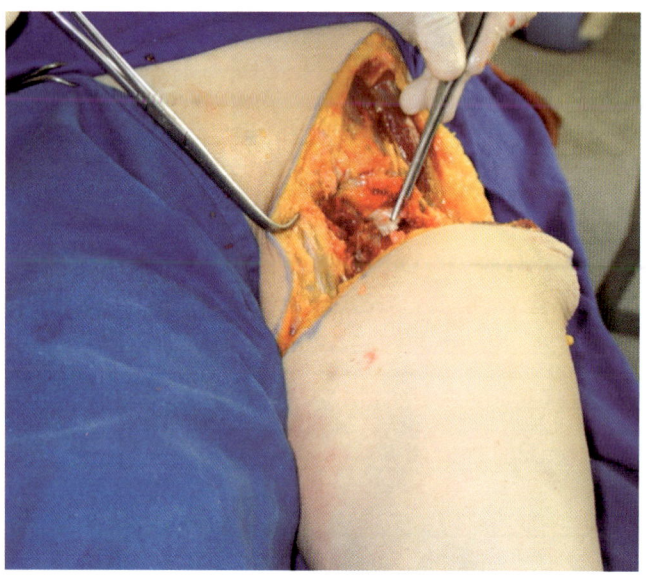

FIGURA 73.63 O tendão do músculo psoas é seccionado próximo à sua inserção.

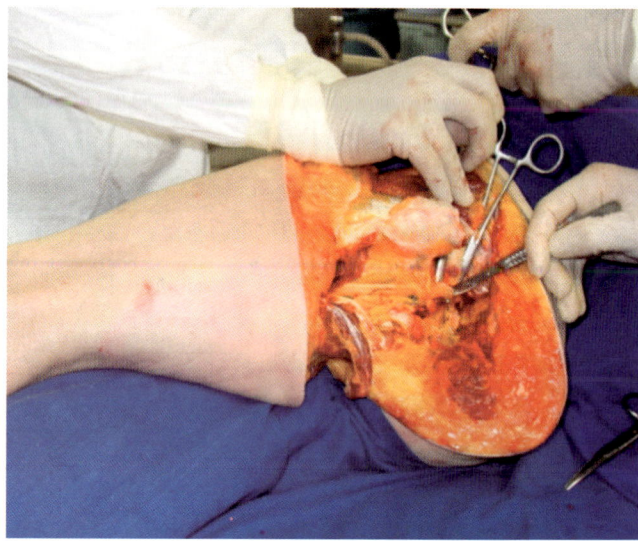

FIGURA 73.65 Aspecto após secção dos músculos que se inserem no grande trocanter e dos isquiotibiais. Secção do nervo ciático sob tração suave pós-ligadura para garantir hemostasia.

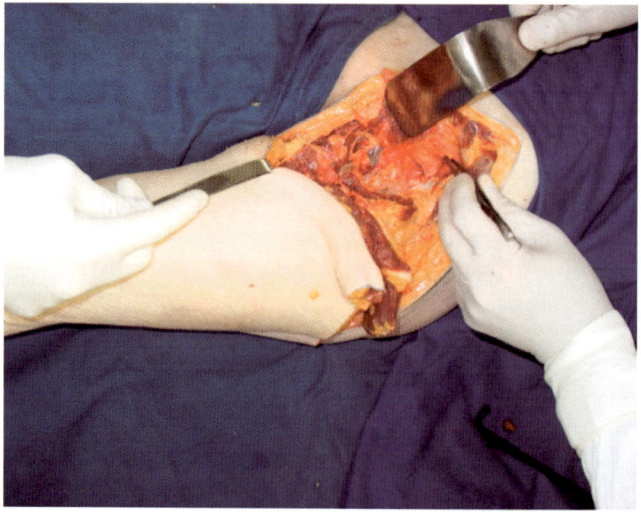

FIGURA 73.64 Exposição da musculatura adutora, que, após cortada, permite a exposição dos vasos obturatórios sobre o músculo obturador externo.

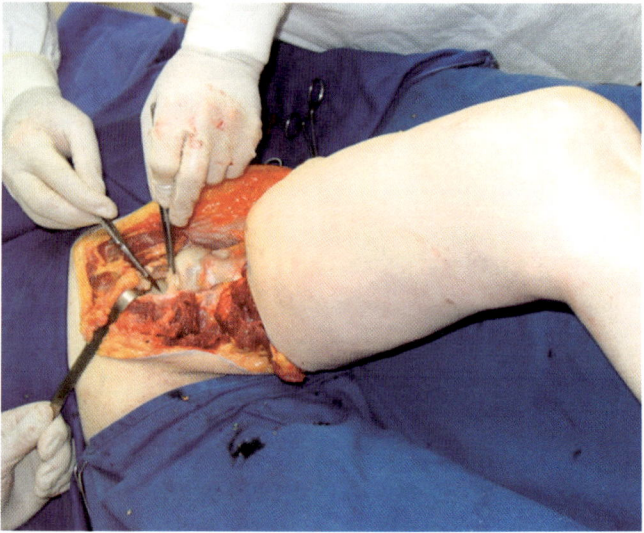

FIGURA 73.66 Abertura da cápsula articular.

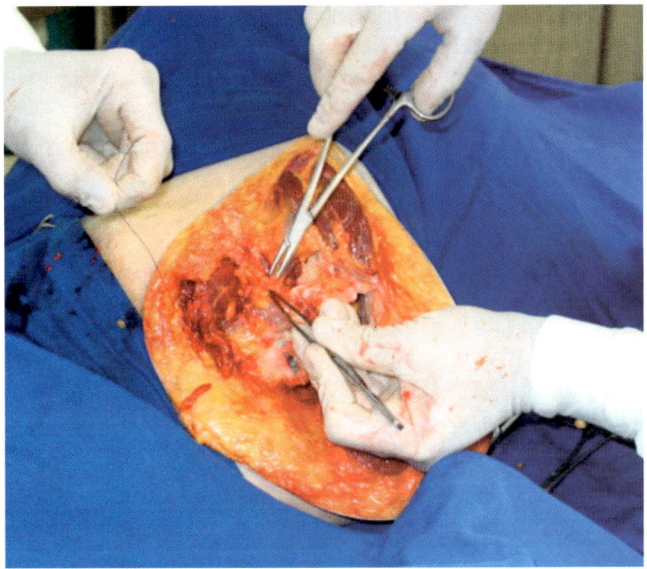

FIGURA 73.67 Sutura dos músculos psoas e quadrado femoral sobre o acetábulo.

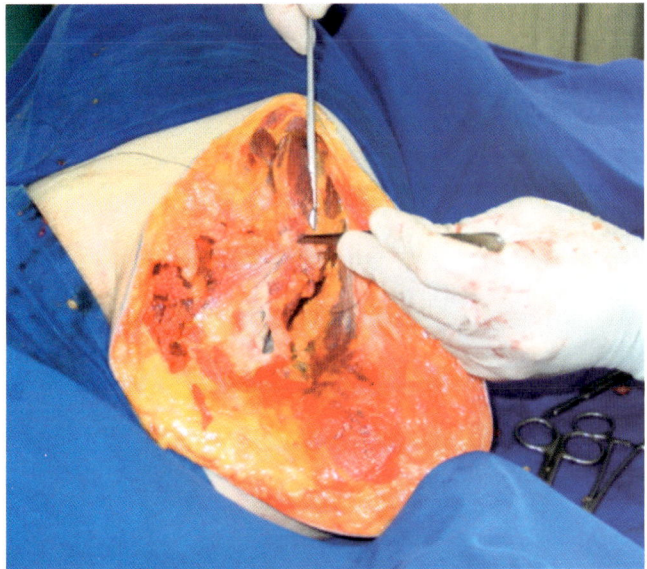

FIGURA 73.68 Sutura dos músculos obturador externo e glúteo médio sobre a camada muscular anterior.

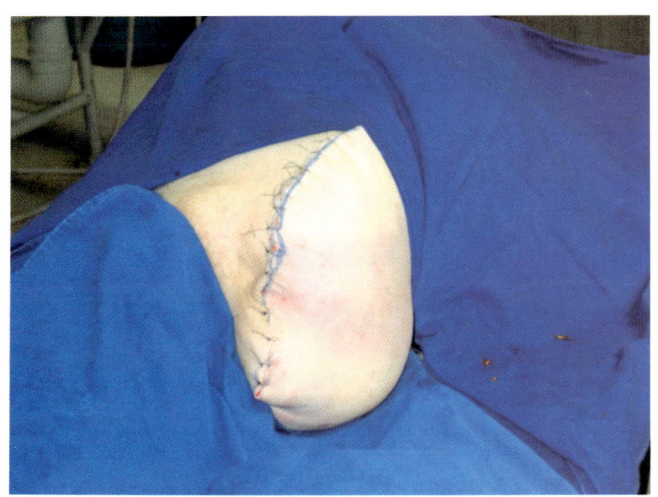

FIGURA 73.69 Aspecto final após o fechamento da pele.

TÉCNICAS ESPECIAIS RELACIONADAS COM O TRATAMENTO ÓSSEO

Amputações transtibiais com a criação de ponte tibiofibular

A criação de uma sinostose entre a tíbia e a fíbula por meio da criação de ponte periostal foi proposta por Eartl[21] com o conceito de proporcionar melhor resultado funcional na reabilitação, particularmente em pacientes jovens submetidos à amputação por trauma. Essa técnica, na forma original ou com modificações, utilizando segmento da fíbula para a realização da ponte,[22] ganhou alguma popularidade, e estudos comparativos entre grupos de pacientes foram publicados, mas o benefício da técnica não logrou atingir diferença estatisticamente significante na maioria deles. Entretanto, em situações especiais, como em amputações em crianças com deformidades vasculares congênitas determinando inviabilidade do membro, a técnica pode ser útil para prevenir crescimento ósseo pós-operatório no membro residual ou para facilitar a hemostasia da medular da tíbia pela utilização da fíbula como tampão biológico. O caso apresentado na sequência ilustra o procedimento (Figuras 73.70 a 73.72).

As referências bibliográficas deste capítulo se encontram no Ambiente de aprendizagem do GEN.

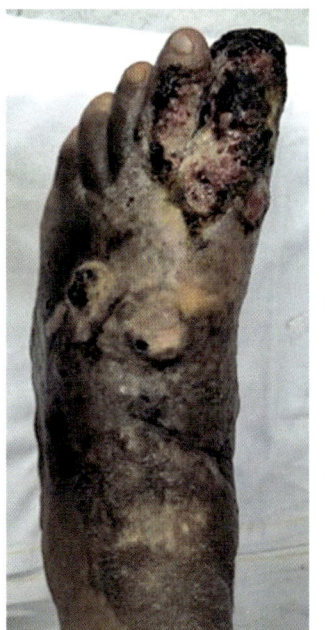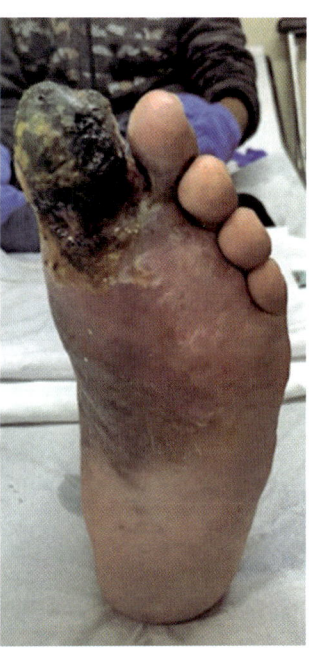

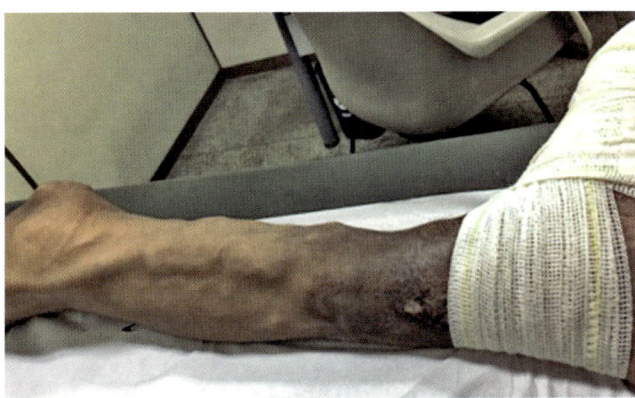

FIGURA 73.70 Paciente com deformidade vascular congênita, submetido a várias sessões de embolização sem sucesso, apresentando membro considerado inviável.

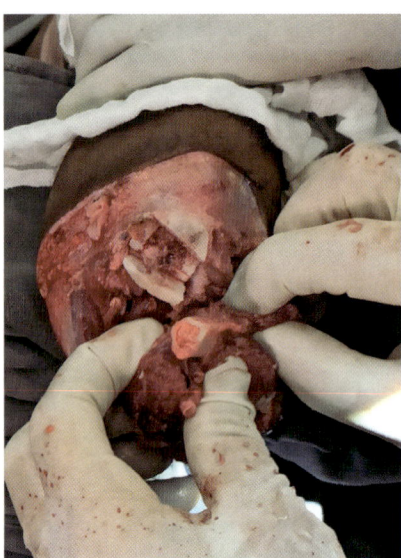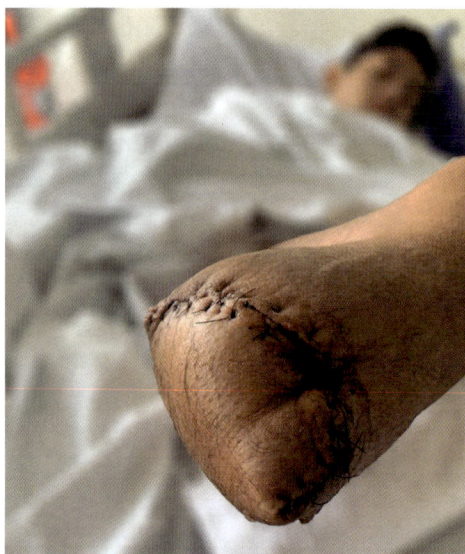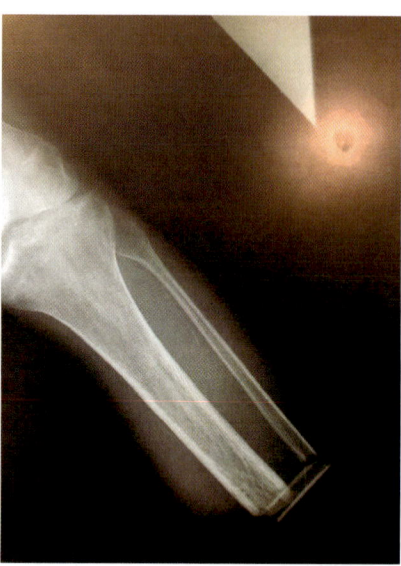

FIGURA 73.71 Paciente submetido à amputação transtibial sob faixa de Smarch, mostrando encaixe na tíbia no qual foi fixado a fíbula usada para a realização da ponte.

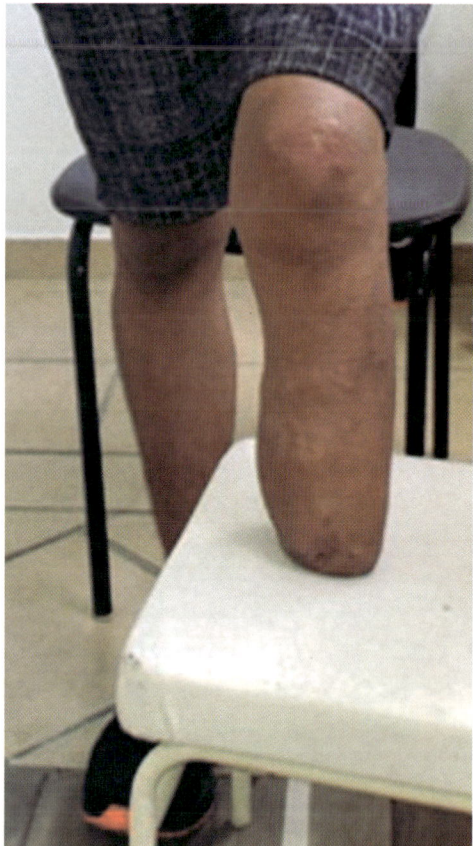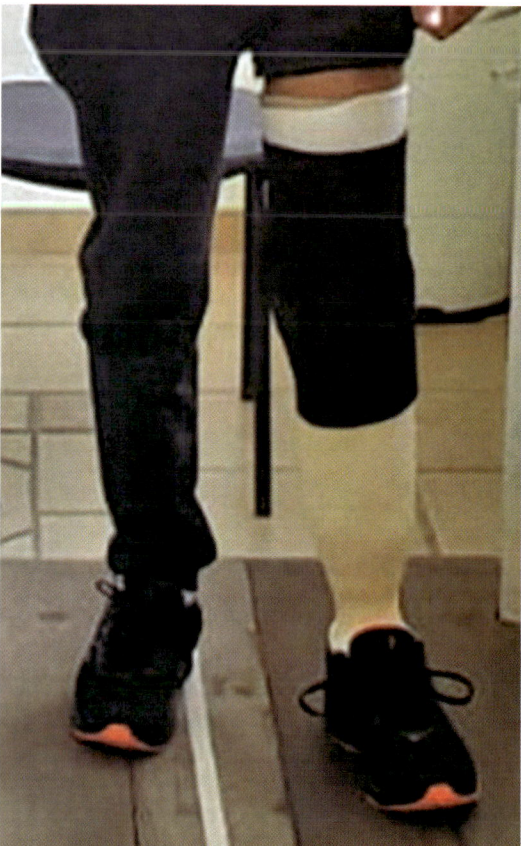

FIGURA 73.72 Aspecto funcional do apoio distal do membro residual e da utilização da prótese.

Cirurgia Endovascular

74

Fios-Guia, Introdutores e Cateteres para Procedimentos Endovasculares

Adalberto Pereira de Araujo ■ Cristiane Ferreira de Araujo Gomes

Resumo

Fios-guia, sistemas introdutores e cateteres são materiais indispensáveis para a realização de procedimentos endovasculares diagnósticos e terapêuticos. O sucesso dessas intervenções depende da escolha adequada de cada um desses dispositivos. As bainhas longas e os cateteres-guia utilizados nos procedimentos terapêuticos, além de oferecerem apoio à progressão dos recursos para tratamento, também auxiliam seu posicionamento no ponto-alvo. O fato de a ponta dessas bainhas e dos cateteres-guia ser disposta próximo à lesão em tratamento, favorece a injeção manual de pequenos volumes de contraste, de maneira repetida, para confirmação diagnóstica, posicionamento e liberação segura dos dispositivos terapêuticos possibilitando, ainda, a introdução dessa solução para avaliação angiográfica dos resultados da terapêutica aplicada, dispensando outra via de acesso ou troca de cateter. Essa tática também reduz a quantidade de contraste necessário à realização dos procedimentos. Neste capítulo, serão abordadas as características desses materiais e fornecidas dicas para seu emprego.

Palavras-chave: cateteres; procedimentos endovasculares; terapêutica.

FIOS-GUIA

Dispositivos constituídos de uma matriz metálica (haste, eixo, alma central), maleável, com uma ou duas pontas mais flexíveis, sendo a extremidade distal, em relação ao operador, sempre mais elástica e de comprimento variável (Figuras 74.1 a 74.4). Apresentam-se com variados comprimentos, com ponta reta, angulada e em J, e diâmetros.

Os fios-guia de 125 a 150 cm com ponta flexível reta ou em J são denominados fios-guia padrão (*standard*) e seguem à frente da ponta dos cateteres para evitar trauma da parede do vaso, melhorando o torque dos cateteres de fino calibre externo (Figuras 74.1 A e B, e 74.2 A). Os fios-guia de 180 a 300 cm de comprimento são os guias de troca, porque são sempre utilizados quando se quer substituir um cateter por outro – no caso, fios-guia mais curtos –, sem perder o vaso já cateterizado, com a vantagem de serem "de troca". Estes são estruturas metálicas longas, constituídas de aço ou liga de níquel-titânio (nitinol), que confere a elas rigidez e flexibilidade. Muitas delas são revestidas de materiais especiais do tipo Teflon®, politetrafluoretileno (PTFE), poliuretano, silicone ou polímeros hidrofílicos, para diminuir o coeficiente de atrito durante a sua passagem nos cateteres e, principalmente, nas lesões vasculares mais irregulares e estreitas por onde esses dispositivos devem transitar, causando trauma mínimo.[1-4]

Servem de apoio à progressão, dentro do sistema vascular, dos cateteres, bainhas (Figura 74.2 B, D a E; *seta*), microcateteres, cateteres-guia, bainhas-guia, cateteres com balões, e aos sistemas de entrega de *stents*, balões-expansíveis, autoexpansíveis e de endopróteses.

Quanto à flexibilidade do seu eixo, alma ou haste, os fios-guia são classificados em: padrão, rígidos (*stiff*), super-rígidos (*super stiff*), extrarrígidos (*extra-stiff*) (Figuras 74.3 C a E, 74.4 B e D, e 74.5 B e C; *seta*) ou extrassuportes (Figura 74.3 B). Os fios-guia padrão (*standard*) não têm revestimento especial, lembrando corda de violão (Figura 74.1 C e D), ou sua cobertura é de Teflon® (Figura 74.1 A e B), o que melhora um pouco seu coeficiente de atrito. Os fios-guia curtos, de até 50 cm (Figura 74.1 C e D), não têm nenhum revestimento e servem para a introdução de bainhas curtas. Já os fios-guia longos, de 145 a 260 cm, por exemplo, apresentam invólucro de Teflon® (Figura 74.1 A e B) com ponta em J e reta. Esse tipo de revestimento oferece menos atrito que o anterior, serve para conduzir os cateteres diagnósticos através de artérias pouco tortuosas e com pouca doença oclusiva ou dilatante, e funcionam também para a troca de cateteres diagnósticos.

O fio-guia teflonado com ponta em J é muito adequado para ultrapassar *stent* ou endoprótese, evitando que sua ponta penetre nas malhas do *stent*, enrosque nelas ou no *free-flow* das endopróteses de aorta. Também é útil para cateterizar a aorta descendente ou abdominal pela artéria braquial, os cateteres mamário, Simmons 1 ou rabo-de-porco (*pigtail*) (Figura 74.6), considerando que há dificuldade frequente de cateterismo da aorta descendente ou abdominal através da artéria braquial sem esse recurso.

Para essa última função, o fio-guia hidrofílico Roadrunner® RLPC (Cook Medical) o substitui com vantagens por ter ponta flexível longa (16 cm de comprimento), produzir atrito mínimo e vir com um dispositivo de torque, mas qualquer fio-guia hidrofílico 0,035" × 260 cm de comprimento já facilita esse acesso.

O fio-guia Bentson® tem revestimento de Teflon®, mas, por ter ponta flexível muito longa (22 cm), navega bem em tortuosidades. É o dispositivo de escolha para empurrar molas de destaque

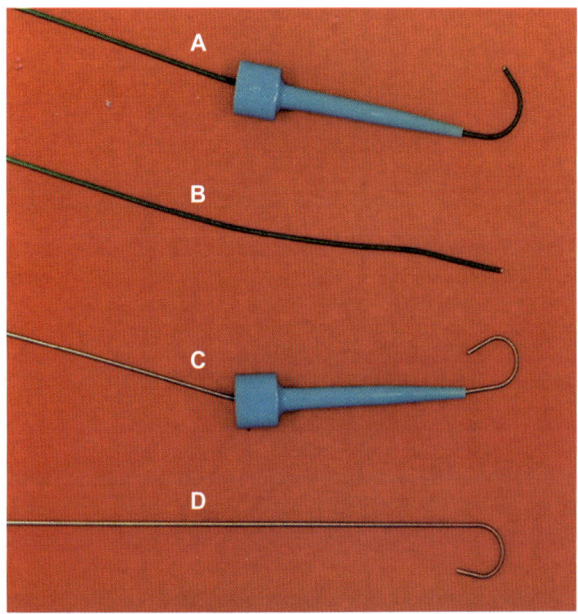

FIGURA 74.1 Fios-guia padrão. Observe sua ponta flexível reta e em J. **A** e **B.** Fios-guia revestidos de Teflon® com ponta reta e ponta em J condutores de cateter ao ponto-alvo. **C** e **D.** Fios-guia sem revestimentos especiais apropriados para sistemas introdutores de até 13 cm.

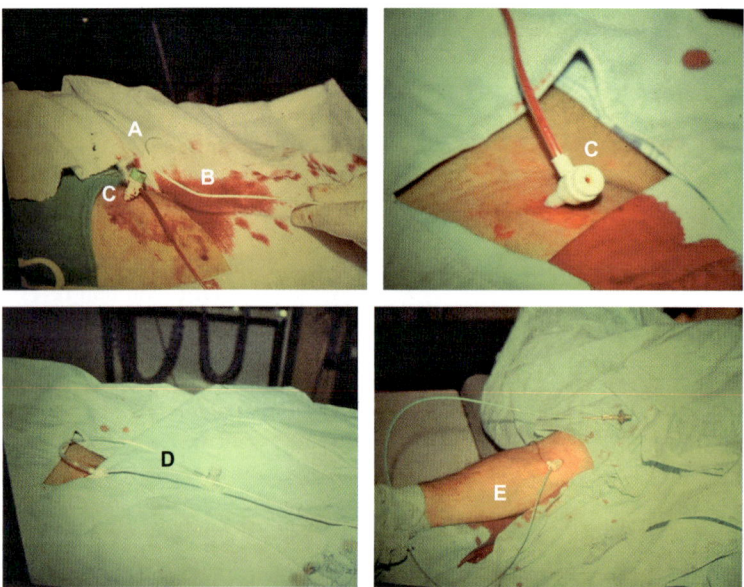

FIGURA 74.2 Fio-guia padrão (*standard*) em ação. **A.** Fio-guia padrão com ponta em J à frente de cateter diagnóstico H1 (**B**) pronto para ser introduzido pela bainha 5Fr (**C**) de sistema introdutor já colocado, ficando a bainha estacionária na artéria femoral. **D** e **E.** Cateter introduzido pela artéria femoral com bainha 5Fr.

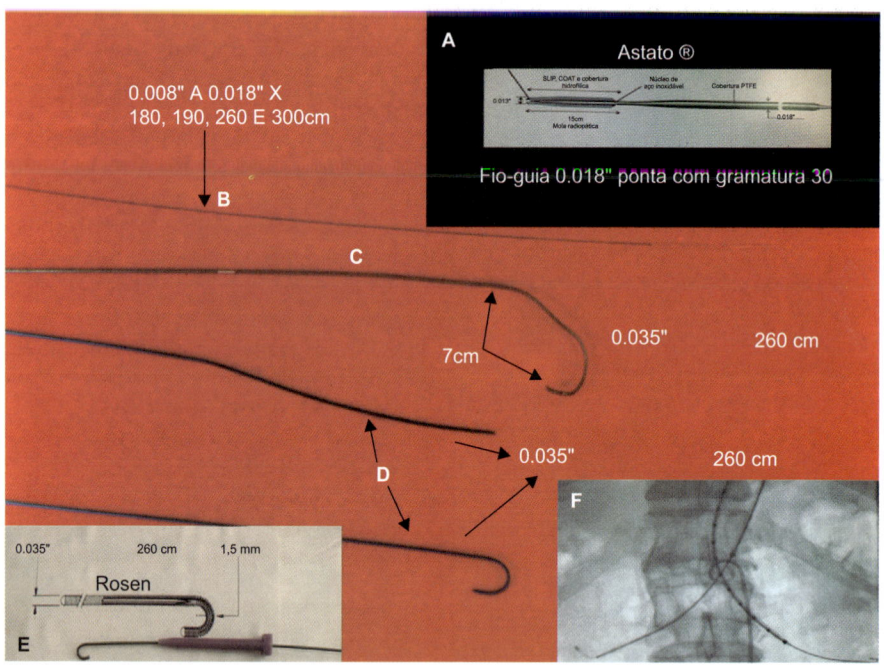

FIGURA 74.3 Fios-guia super-rígidos, extrarrígidos e extrassuporte. **A.** Microfio-guia 0,018″ com ponta com gramatura 30. **B.** Fio-guia extra com suporte de 0,008 a 0,018″, com 180, 190, 260 e 300 cm para aplicação de *stents* coronariano, carotídeo, vertebral, visceral e renal. O fio-guia de 0,008″ facilita a chegada de microcateter em regiões anatômicas de muito difícil acesso. Os dois fios-guia mais rígidos disponíveis no mercado são: Lunderquist® Extra-Stiff da Cook (**C**) e Amplatz® Super Stiff da Boston (**D**). Eles são empregados na colocação de endoprótese em aneurisma de aorta e outros dispositivos que venham acondicionados em bainhas ou cateteres calibrosos. **E.** Fio-guia Rosen® (menos rígido), ponta em J de 1,5 mm com 3 cm de comprimento. **F.** Fio-guia Rosen® com ponta no hilo renal.

livre no tratamento com embolização terapêutica porque, tendo a ponta longa e flexível, evita a força de recuo que faria a ponta do cateter retroceder, deslocando-se do ponto-alvo, com perda da seletividade do vaso.

Os demais fios-guia, de consistência mais rígida, têm revestimento de Teflon® ou de PTFE, e são mais apropriados para auxiliar a progressão de bainhas longas, cateteres-guia e dispositivos terapêuticos, como balões, *stents*, endopróteses e outros (Figuras 74.3 a 74.5).

Diâmetro, corpo, ponta e comprimento dos fios-guia

Os diâmetros dos fios-guia variam de 0,008 polegadas (0,008″ ou 0,2 mm) a 0,038″ (0,97 mm). Com esses diâmetros, eles podem ser introduzidos em cateteres com diâmetro externo a partir de 1,5Fr (0,5 mm) e diâmetro interno a partir de 0,3 mm (0,012″), ou seja, em cateteres e microcateteres, por mais finos que sejam. O corpo ou a haste dos fios-guia é menos maleável, ou menos flexível, para facilitar o manuseio e oferecer suporte de progressão, sobre eles, dos cateteres, sistemas introdutores, cateteres-guia e dispositivos terapêuticos.

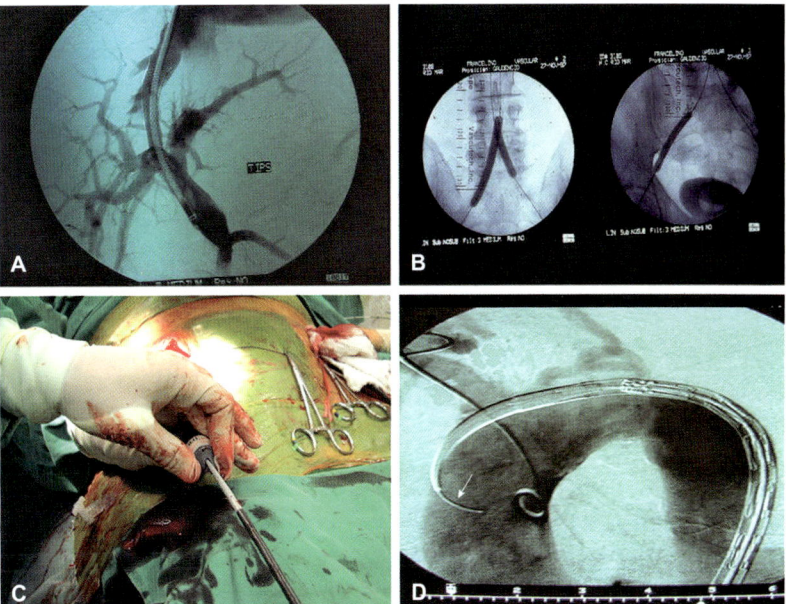

FIGURA 74.4 A e B. Fio-guia super-rígido e Amplatz®. **C e D.** Fio-guia extrarrígido (*extra-stiff*) – Lundequist®; apoiando a passagem de dispositivo calibroso. Observe calibrosas bainhas que conduzem as endopróteses bifurcadas para tratar aneurisma de aorta abdominal (**C**) e endoprótese reta (**D**) para corrigir aneurisma de aorta torácica sendo introduzida sobre fio-guia extrarrígido tipo Lundequist® 0,035″ × 260 cm (*seta*).

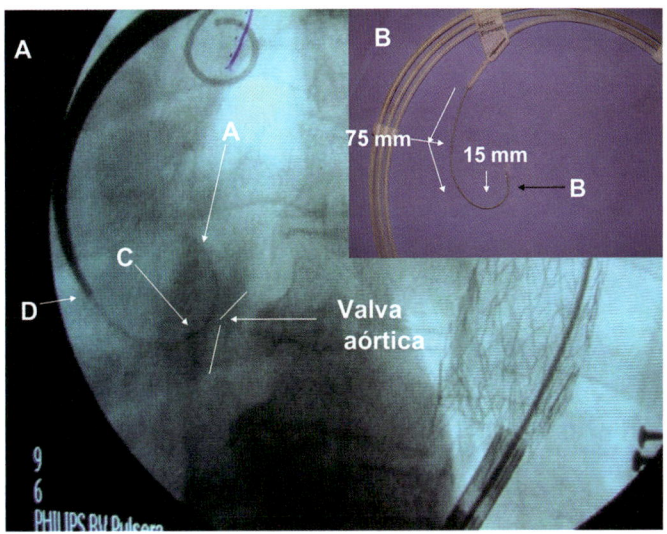

FIGURA 74.5 A e B. Fio-guia Lunderquist® dupla curva DC (LESDC – ponta enovelada) evita trauma na raiz da aorta, nas estruturas cardíacas e nos troncos supra-aórticos. **C.** Observe a ponta enovelada adjacente à válvula aórtica e a pequena distância entre ela e a ponta do sistema de entrega da endoprótese (**D**).

A ponta dos fios tem acentuada flexibilidade e maciez, com a finalidade de não traumatizar o vaso ou a área lesionada, facilitar a ultrapassagem das lesões vasculares e evitar a dissecção da parede do vaso.

Outra característica do fio-guia que facilita a sua utilização é a conformação de sua ponta: existem os fios-guia com ponta em J, que varia de 1,5 a 15 mm de raio de curvatura (Figuras 74.1 A, 74.3 C e D, e 74.5 B e C), para diminuir a possibilidade de perfuração do vaso. Exemplo de fio-guia com ponta em J de 1,5 mm de raio é o Rosen® (Cook Medical), com ponta flexível de 3 cm de comprimento, que termina com uma ponta em J apertada de 1,5 mm de raio (Figura 74.3 E e F), que funciona como tendo ponta flexível de 2 cm de comprimento porque o J, tendo 1 cm de comprimento, ao assumir sua forma produz essa redução. Os fios-guia hidrofílicos (Figura 74.7) geralmente têm ponta levemente angulada para facilitar a navegação vascular e ultrapassar as estenoses críticas.

Há microfios-guia de 0,014″ e 0,018″ (Figura 74.3 B), e mais recentemente foram lançados microfios-guia com pontas de gramaturas variadas para facilitar a navegação, sobretudo em microvasos, estenoses e oclusões. A gramatura representa, em grama, a força do avanço da ponta do fio produzida pelo seu peso, associada à manipulação do operador, portanto existem microfios-guia com gramaturas de ponta de 1, 4, 12, 20 e 30 g. Os mais conhecidos são da Abbott (Abbott Vascular) e da Asahi (Asahi Intecc.Co.LTD). Os de gramaturas menos pesadas são considerados de entrada para lesões não totalmente ocluídas, e os mais pesados são para ajudar nas recanalizações de oclusões complexas com grave calcificação e fibrose, como o Astato® 0,018″ da Asahi (Figura 74.3 A). Os microfios-guia geralmente têm ponta reta, algumas com desenho cônico. Consegue-se conferir um pouco de angulação na ponta, moldando-a com o auxílio de um passador de fio ou de um dilatador de bainha – alguns já vêm com uma pequena angulação.

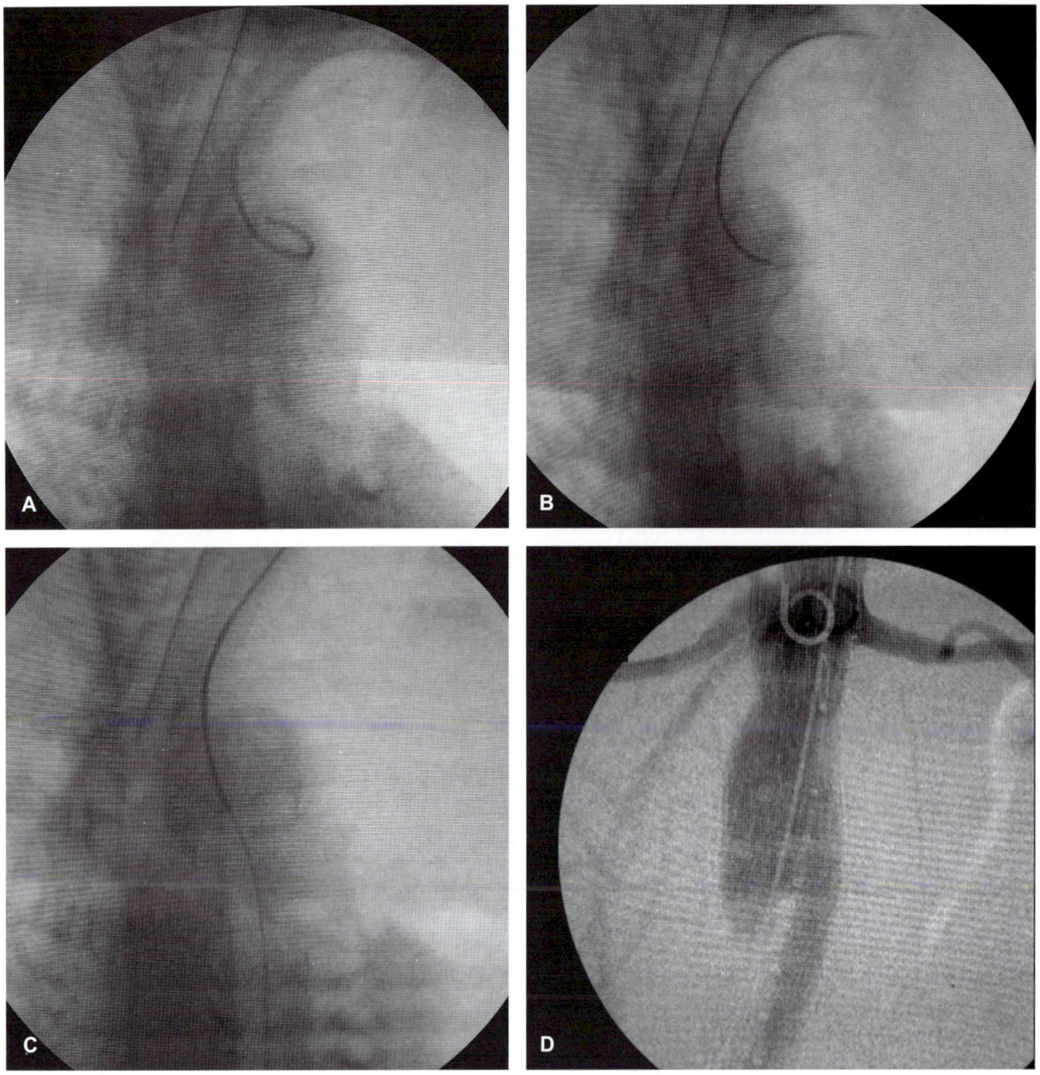

FIGURA 74.6 Utilidade do fio-guia em J teflonado e do fio-guia Roadrunner® RLPC no cateterismo da aorta descendente e abdominal através da artéria braquial esquerda. **A.** Cateter rabo-de-porco em posição favorável para o avanço do fio-guia em J teflonado. **B.** Fio-guia ultrapassando o botão aórtico em direção à aorta descendente. **C.** Fio-guia servindo de suporte ao avanço do cateter em direção à aorta abdominal. **D.** Cateter rabo-de-porco no nível das artérias renais. Obs.: o fio-guia Roadrunner® RLPC ou um dos fios-guia hidrofílicos descritos, seguidos pelo cateter de mamária, Mikaelsson, Simmons 1 ou rabo-de-porco, exercem a mesma função do fio-guia em J teflonado, com vantagens.

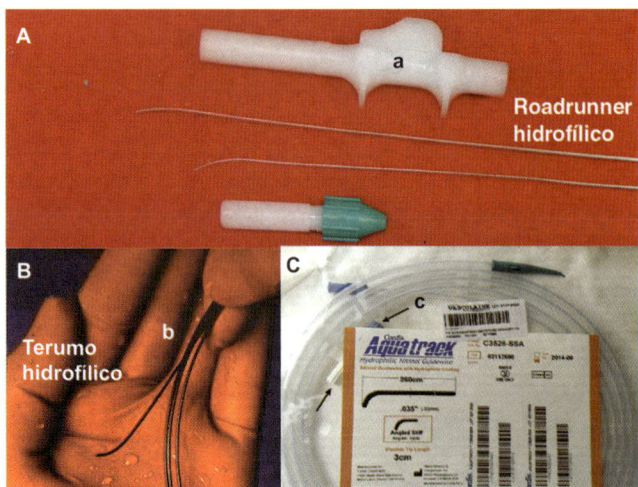

FIGURA 74.7 Fios-guia hidrofílicos. Ao serem umidificados em soro, seus coeficientes de atrito tornam-se quase zero. **A.** Roadrunner®. **B.** Glide wire, Terumo®. **C.** AquaTrack® Cordis. Observe os dispositivos de torque: (*a*) Roadrunner®; (*b*) Terumo®; (*c*) Aquatrack, Cordis® (*setas*).

As oclusões devem ser recanalizadas com os fios-guia hidrofílicos ou microfios-guia, seguidas de perto por cateter de ponta reta ou angulada. Para as recanalizações de oclusões, os microfios-guia de alta gramatura e os fios-guia hidrofílicos Roadrunner® (Cook Medical), Glidewire® (Terumo), Aqualiner® (Nipro) ou Aquatrack® (Hydrophilic Nitinol Guidewire™)[5-7] (Figura 74.7 A a C), Aquatrack® Hidrophilic Nitinol Guidewire (Cordis Corporation – EUA) são especialmente úteis devido à característica especial de sua ponta, o que facilita ultrapassar estenoses e oclusões.

Com o advento do tratamento dos aneurismas do arco aórtico por via endovascular, em que há pouco espaço entre a válvula aórtica e a ponta da bainha da endoprótese, torna-se necessária a utilização de um dispositivo extrarrígido de ponta flexível de 7 cm (Lunderquist® ou Amplatz® – Figura 74.3 C e D, e Figura 74.4 A a D) e, mais recentemente, dispõe-se do fio-guia extrarrígido Lunderquist® com ponta de dupla curvatura[8], sendo a mais distal em J de 15 mm de raio (LES 3 ou LESDC)[8] (Figura 74.5 B e C). A curvatura proximal tem 75 mm de comprimento (enovelada), e a distal em J, tem 15 mm de raio. Abaixo da curvatura proximal, o fio-guia é todo extrarrígido. Essa conformação de ponta pode ser forçada, um pouco mais que os demais fios, contra a válvula aórtica (Figura 74.5 C) ou introduzida no ventrículo esquerdo, com menor risco de arritmia ou lesão.

Comprimento dos fios-guia

O comprimento dos fios-guia deve ser sempre superior ao comprimento dos introdutores e dos cateteres, variando de 45 a 450 cm. Como existem sistemas introdutores com bainhas de até 110 cm de comprimento os fios-guia sobre os quais eles são introduzidos devem ser maiores do que essa medida. Na verdade, para trabalhar com longos cateteres devem-se utilizar fios-guia de 260 cm de comprimento ou mais longos, para viabilizar sua troca sem perda do vaso-alvo. Nesse caso, utilizam-se os fios-guia comuns, que são empregados no cateterismo diagnóstico, ou os fios-guia de troca.

Se a troca for por um dispositivo de maior calibre, é conveniente que seja feita sobre fio-guia *stiff*, super-rígido ou extrarrígido, como os fios-guia Rosen® (Figura 74.3 E), Amplatz®, Lunderquist®[8] (Figura 74.3 C e D) ou similar, que contêm revestimento externo de Teflon® ou de PTFE,[8,9] reduzindo o coeficiente de atrito em sua passagem. Os fios-guia de 450 cm são fabricados para uso em endoscopia, mas podem ser utilizados para técnica do varal entre acessos femorobraquial, para retificar vasos ilíacos e facilitar a progressão de dispositivos de grosso calibre, especialmente em direção à aorta torácica. Os fios-guia super-rígidos de 260 e 300 cm também são usados para essa mesma finalidade.

Fios-guia especiais

Fios-guia de alto torque e fios-guia revestidos de materiais antitrombóticos

O fio-guia Wholey Hi-torque modified J guidewire® (Covidien/Medtronic)[10] é de alto torque com ponta em J, modificado e moldável, tem 175 cm de comprimento, é revestido de PTFE como agente antitrombótico e tem haste de rigidez intermediária.

O fio-guia Cordis Storq guidewire®[5] tem haste de aço inoxidável com revestimento SLX®, diâmetro externo 0,035″ e inclui dispositivo de torque.

Ambos têm rigidez suficiente para ultrapassar lesões e oferecem bom suporte para a progressão de bainhas e cateteres. Dispõe-se de fios-guia de aço inoxidável, também revestidos de PTFE, para diminuir a adesão de elementos do sangue em sua superfície, por exemplo, o *Newton cerebral wire guides*.[8] Apresentam-se com ponta flexível de 10 e 15 cm, a fim de facilitar a progressão dos cateteres diagnósticos do arco aórtico para o lúmen dos troncos supra-aórticos.

Fios-guia hidrofílicos

Os fios-guia de menor coeficiente de atrito são aqueles especiais, constituídos de uma liga de níquel-titânio intitulada nitinol, revestidos de um polímero hidrofílico. A ponta deles é intensamente radiopaca, por ser revestida de platina, é hipermaleável e com acentuada maciez sendo, portanto, menos traumática. São denominados fios-guia hidrofílicos (Figura 74.7 A a C). Tais revestimento e ponta são muito macios e conferem a eles o mais baixo coeficiente de atrito existente em qualquer material. Para mantê-los macios e deslizantes, é necessário manipulá-los permanentemente com gazes úmidas durante o procedimento. Eles são utilizados para ultrapassar estenoses críticas, tortuosidades acentuadas, oclusões segmentares e lesões com potencial emboligênico.

Os quatro fios-guia hidrofílicos mais conhecidos são: Roadrunner® (Cook Medical)[8] (Figura 74.7 A), Glidewire® (Terumo[6] – Figura 74.7 B), Aqualiner® (Nipro[7]) e Aquatrack® (Figura 74.7 C)

(Hydrophilic Nitinol Guidewire™ – Cordis Corporation[5] – EUA). O fio-guia Aqualiner® e o Aquatrack® são muito semelhantes ao Terumo®, que foi o primeiro do mercado. Esse último tem as opções com haste um pouco mais rígida, chamada *Stiff*, e com haste mais flexível, Standard-Shaft. Para o fio-guia Roadrunner®, essa característica é denominada Firm®, para o fio com rigidez um pouco maior, e Nimble®, para o fio com haste menos rígida. Os fios-guia hidrofílicos Aqualiner® e Aquatrack® podem ser Stiff® ou Regular®, ambos com ponta reta ou angulada flexível de 3 cm. Os fios com haste regular têm diâmetro de 0,018 a 0,038″ e os com haste rígida também têm diâmetro de 0,035 a 0,038″; todos disponíveis em comprimentos de 150, 180 e 260 cm. A empresa inglesa Kimal[11] fabrica um fio-guia hidrofílico denominado AngioFLEX/2®.

Vantagens dos fios-guia hidrofílicos com ponta flexível longa (16 cm) e dos fios-guia com haste menos rígida

O fio-guia hidrofílico Roadrunner®[8] (Figura 74.7 A) é fabricado com 145, 180 e 260 cm de comprimento e 0,035″ (0,89 mm) de diâmetro, disponível com ponta reta e ponta angulada de platina. Esse fio-guia com ponta flexível de 8 cm de comprimento é denominado RPC, e o com ponta flexível de 16 cm chama-se RLPC, ambos apresentam eixo ou haste um pouco mais rígidos (Firm® – eixo rígido). O fio-guia Roadrunner® RFSPC tem haste menos rígida (Nimble®), com ponta flexível de 4,5 cm de comprimento, todos com mandril de nitinol revestido de poliuretano e ponta de platina.

A ponta flexível de 16 cm do RLPC alcança maior extensão de guia flexível além do ponto-alvo. Isso faz com que seu eixo rígido ultrapasse áreas críticas ou tortuosas sem que haja o recuo de sua ponta, com perda da seletividade do cateterismo. Algumas vezes, até promovendo o enovelamento do segmento flexível ou seu retorno em 180º. Assim, o segmento rígido (Firm®) ultrapassa a lesão ou tortuosidade em uma extensão maior, tendo a ponta flexível de 16 cm de comprimento à frente como suporte extra à progressão de cateter até o ponto-alvo onde se injetam contraste para realização da angiografia ou substâncias com finalidade terapêutica, ou para trocar o fio hidrofílico por fio-guia com maior rigidez, tipo Amplatz Super Stiff® ou similar, que fornece sustentação para a introdução de bainhas, cateter-guia, introdutor-guia (Cordis Corporation®)[5] ou bainha-guia (Terumo®).[6]

As hastes menos rígidas desses fios-guia são denominadas, dependendo do fabricante, Standard-Shaft®, Nimble® e Regular®. Têm ponta flexível de 3 a 8 cm de comprimento, que se tornam importantes quando é necessário avançar com a haste Standard-Shaft®, Nimbel® ou Regular® além do ponto crítico. Por ser menos rígida que o Stiff® ou o Firm®, penetram em maior extensão além da tortuosidade, mesmo tendo ponta flexível de apenas 3 a 8 cm, donde se conclui que Standard-Shaf®, Nimbel® ou Regular® oferecem bom suporte à progressão de sua haste para além do ponto crítico. Por outro lado, é menos eficaz o suporte que a ponta flexível de 3 a 8 cm que o fio-guia hidrofílico Stiff® ou Firm® oferece, para que se consiga fazê-lo avançar além da estenose, angulação ou do ponto crítico. Quando se utiliza um fio-guia hidrofílico de haste Stiff® ou Firm®, mas com ponta flexível mais curta (3 a 8 cm), o segmento flexível da ponta que ultrapassa o ponto crítico, por vezes, não oferece sustentação para a progressão do componente *stiff* da haste nem para progressão do cateter se esse componente não estiver bem à frente do ponto crítico. Isso porque a rigidez da haste, quando alcança o ponto crítico, faz o conjunto recuar, perdendo-se a seletividade do cateterismo. Essa estrutura um pouco menos rígida – Nimble®, Standart-Shaft® ou Regular®, consegue penetrar mais longe, junto com a ponta, além do ponto crítico (estenose ou tortuosidade), oferecendo sustentação à progressão do cateter seletivo para então ser trocado por um fio-guia mais rígido, se necessário.

Por exemplo: no cateterismo da artéria esplênica através da femoral, introduz-se um cateter Mikaelson ou Cobra 5Fr, cateteriza-se o tronco celíaco, avança-se um dos fios-guia *stiff* hidrofílicos com ponta de 3 a 8 cm de comprimento anteriormente citados e sua ponta flexível penetra ao longo da artéria esplênica. Por vezes, quando o segmento rígido desse fio-guia alcança a ponta do cateter já na entrada no óstio da artéria esplênica, ou em algum ponto crítico ao longo dela, ocorre uma força de recuo que faz as pontas de ambos recuarem para a aorta. Nessa situação, com o fio-guia hidrofílico Regular®, Standard-Shaft® ou Nimble®, tanto a ponta do fio-guia quanto a haste conseguem penetrar mais longe na artéria esplênica, sem que haja recuo do conjunto quando o cateter avança pelo ponto crítico. Assim, esse fio-guia fornece sustentação para a progressão do cateter até o ponto-alvo, possibilitando assim a troca por fio-guia de maior rigidez quando é necessário posicionar bainhas mais calibrosas para implante de dispositivos terapêuticos.

Se o fio-guia hidrofílico com haste rígida tem ponta flexível mais longa, a exemplo do Roadrunner® RLPC[8] que tem 16 cm, essa ponta penetra distância suficiente para dar sustentação ao avanço da haste Firm® desse fio, que, por sua vez, pode possibilitar a progressão de bainha e cateter-guia em certas regiões. Por exemplo, durante uma angioplastia de carótida, pode-se introduzir uma bainha ou um cateter-guia montado sobre um cateter diagnóstico 5 Fr de 125 cm de comprimento, seguindo um fio-guia Roadrunner® RLPC. Posiciona-se a ponta da bainha no arco aórtico, cateteriza-se a carótida comum com o cateter diagnóstico e avança-se com o RLPC até os ramos distais da carótida externa ou força-se seu toque na bifurcação e retorno pela carótida comum. Essas manobras tornam possível que a haste rígida (Firm®) do RLPC seja posicionada em longo segmento da carótida comum, o que oferece sustentação para o avanço do cateter até próximo do bulbo, e depois prossegue-se o cateter-guia ou bainha sobre o cateter diagnóstico estático, que está sobre o fio-guia, até o ponto-alvo na carótida comum, mantendo inerte também o fio-guia. Retira-se o RLPC e o cateter diagnóstico, deixando a bainha em posição de trabalho. Essa manobra otimiza o tempo do procedimento, pois evita a troca do cateter diagnóstico pelo cateter-guia ou pela bainha, que habitualmente é feita sobre um fio-guia Amplatz® Extra-Stiff ou similar, posicionado nos ramos distais da carótida externa.

O RLPC também se diferencia nas recanalizações subintimais de oclusões arteriais femoropoplíteas, por propiciar que sua ponta flexível, por ser longa, forme uma alça progressivamente maior, que penetra na região subintimal. Por ser um pouco mais rígido (Firm®), faz a ponta avançar em grande alça por esse plano até reentrar no segmento reabitado da referida artéria, tornando mais fácil a realização da angioplastia subintimal. A Cook Medical fabrica também fios-guia de 0,018, 0,021 e 0,025″.

Todos os fios-guia hidrofílicos mencionados, nas suas versões longas, também servem como fios-guia de troca,[12-15] sendo muito deslizantes entre os dedos. Alguns são acompanhados de um dispositivo de torque (Figuras 74.3 A, *seta fina*, e 74.3 C, *setas largas*) que, acoplado ao fio-guia, promove seu movimento e rotação com facilidade e maior velocidade, direcionando a sua ponta para o local desejado. Esse detalhe é muito importante na ultrapassagem de estenoses, tortuosidades e no direcionamento da ponta para o ponto-alvo a ser cateterizado. Os microfios-guia de 0,014 e 0,018″ (Figura 74.3 A), lançados mais recentemente, com pontas de diferentes gramaturas também ajudam na ultrapassagem de estenoses

críticas e de oclusões, sobretudo se forem seguidos de perto por cateteres de suporte. Um fio-guia que desempenha bem essa função é o de 0,018″ denominado V-18™ da Boston Scientific.

Fios-guia super-rígidos, extrarrígidos e ultrarrígidos para troca de cateter e de dispositivos de entrega

Os fios-guia com haste muito rígida são de aço inoxidável, revestidos de Teflon® ou de PTFE. São considerados fios-guia especiais (Figuras 74.3 C e D, 74.4 A a D e 74.5 A e C), pois auxiliam a progressão de cateteres e calibrosos dispositivos que são introduzidos no sistema vascular, conduzindo materiais com finalidade terapêutica, como os balões de angioplastias, *stents* para tratamento das estenoses vasculares, *stents* revestidos ou não para derivações portossistêmicas intra-hepáticos transjugulares (TIPS) e os filtros de veia cava. Esses fios-guia rígidos são indispensáveis para proporcionar sustentação à introdução das calibrosas bainhas de liberação das endopróteses para o tratamento dos aneurismas periféricos e dos aneurismas de aortas torácica, toracoabdominal e abdominal (Figuras 74.4 e 74.5).[12,16-18]

Os fios-guia, ditos *extra-stiff*, *ultra-stiff*, *super stiff* e *extremely stiff* de sustentação à progressão desses calibrosos dispositivos mais conhecidos são o Amplatz® Super Stiff, o Rosen® Extra-Stiff e o Lunderquist® Extremely Stiff, levando os nomes de seus idealizadores (Figuras 74.3 C a F, 74.4 A a D e 74.5 B e C). Esse primeiro tem ponta em J (Figura 74.3 C) e curva dupla (LESDC) (Figura 74.5 B e C). Os demais apresentam pontas reta e em J.

O fio-guia Lunderquist® Extra-Stiff[8] (*extremely stiff*) é do tipo mandril, com revestimento de PTFE (Figuras 74.3 C, 74.4 D e 74.5 B e C), é o mais rígido de todos e sua função, fundamentalmente, é apoiar a introdução das endopróteses que tratam os aneurismas de aorta, sobretudo os de aorta torácica. Esses fios-guia são fabricados com diâmetro de 0,035″ por 90, 145, 180, 260 e 300 cm de comprimento, com pontas reta, curva única ou dupla curva DC (LESDC) (Figura 74.5 B e C). A ponta do Lunderquist® LESDC forma uma dupla curvatura (*coil*) de 15 cm de raio, com final flexível de 4 cm de comprimento.

No tratamento do aneurisma de qualquer segmento da aorta, o LESDC é o mais conveniente porque a ponta do fio-guia deve ser posicionada perto da valva aórtica e, em caso de avanço acidental do fio-guia, não haverá lesão da mesma. Em caso de recuo acidental e avanço, a ponta, por ser enovelada e de grande diâmetro, não penetrará nas carótidas. O uso desse fio-guia é muito seguro no tratamento dos aneurismas de aorta torácica, especialmente daqueles que envolvem a aorta ascendente, o arco aórtico e suas proximidades, em que sobra pouco espaço entre a ponta da bainha da endoprótese e a valva aórtica (Figura 74.5 C e D; *setas*). A ponta enovelada desse fio-guia (LESDC; Figura 74.5 A a C) reduz os riscos de lesionar as estruturas do coração e, em caso de necessidade, pode ser posicionada no interior do ventrículo esquerdo, com menor risco de trauma ou arritmia, como nos casos de tratamento dos aneurismas de aorta ascendente.

O fio-guia Rosen® (Cook Medical) é de 0.035″ × 80, 145, 180 e 260 cm de comprimento, revestido de Teflon®, com ponta curta flexível nos últimos 3 cm; os dois penúltimos centímetros são retos e o último é em J apertado de 1,5 mm de raio de curvatura (Figura 74.3 E e F), funcionando com 2 cm de ponta flexível. O fio-guia Amplatz®, da Boston (Boston Scientific Corporation e da Merit Medical), é revestido de PTFE, tem a versão com ponta reta flexível de 1 cm, que o torna indispensável para apoiar a introdução e o posicionamento de bainhas ao longo do tronco da artéria renal, pois sua ponta flexível, por ser bem curta (1 cm), fica distante do parênquima renal, enquanto o segmento rígido ocupa todo o trajeto da artéria renal principal. O fio-guia Rosen®, da Cook Medical, também se presta para essa finalidade, pois sua ponta em J de 1,5 mm de raio, na prática, reduz para 2 cm o comprimento de sua ponta flexível, possibilitando que o segmento rígido do fio-guia fique posicionado ao longo do tronco da artéria renal, conferindo também maior suporte para o avanço e a manutenção da bainha na posição de trabalho, diminuindo a possibilidade de perfuração vascular e do parênquima renal devido a ponta ser em J (Figura 74.3 E e F). O ideal é dispor dos fios-guias com ponta flexível de 1 cm nos procedimentos anteriormente citados.

Não é recomendável implantar endoprótese fenestrada ou ramificada, bem como as endopróteses com chaminé para as artérias renais sem haver disponibilidade de um desses três fios-guia na sala de cirurgia. Os fios-guia com ponta flexível maior que 3 cm não servem para essa finalidade, por não oferecerem sustentação ao posicionamento da bainha no tronco da artéria renal para poder conduzir os *stents* revestidos para as artérias renais como complemento do implante das endopróteses fenestradas, ramificadas e dos *stents* em paralelo às endopróteses não fenestradas e não ramificadas, e também pela maior possibilidade de perfuração do parênquima renal.

Os fios-guia de hastes rígidas, como os citados e seus similares de diferentes fabricantes, também têm ponta flexível reta ou em J, mas de comprimento superior a 3 cm. São muito úteis no restante do sistema vascular. As empresas Boston Scientific, Cook Medical, Merit Medical, Terumo, Medtronic, dentre outras, fabricam fios-guia e microfios-guia de todas as características, incluindo aqueles com hastes mais rígidas e menos rígidas, com várias denominações: Amplatz®, Rosen®, Lunderquist®, Meier®, Schneider®, Newton®, Bentson® e outros.

Todos os fios-guia com haste de consistência dura são denominados fios-guia rígidos, ultrarrígidos, super-rígidos, extrarrígidos, extremamente rígidos e extrassuporte (Stiff®, Ultra-Stiff®, Super Stiff®, Extra-Stiff®, Extremely Stiff® e Extra-Support®). São fios-guia de troca de um modo geral, ou seja, têm comprimento de 180 a 300 cm e diâmetro de 0,014 a 0,038".[1,19-22] Os mais utilizados em procedimentos vasculares, em geral, são os de 0,014", 0,018" e 0,035", com 145, 180, 260 e 300 cm de comprimento.

Fios-guia extrassuporte de fino calibre

Os fios-guia extrassuporte de fino calibre têm 0,014 a 0,018" de diâmetro (Figura 74.3 A), apresentam haste rígida, mas ponta extremamente flexível, como se fosse um fio de algodão. São utilizados para dar sustentação à progressão de balões de angioplastia ou de *stent* nas artérias coronárias e carótidas, vasos viscerais, artérias renais e infrapatelares – vasos que, para serem tratados, necessitam de uma bainha ou cateter-guia com a ponta posicionada próximo ao local da lesão. Esses fios só conseguem oferecer sustentação à passagem dos dispositivos se estiverem atuando dentro de bainhas longas ou cateteres-guia posicionados nas proximidades da lesão a ser tratada (Figura 74.8). Nesses casos, os cateteres-guia e as bainhas-guia são os acessos de escolha por terem curvatura na ponta.

Os dispositivos a que eles dão sustentação habitualmente são montados em cateter de troca rápida (*monorail*), ou seja, cateter em que o fio-guia é introduzido pela ponta do cateter-balão, com ou sem *stent* montado, e se exterioriza nos primeiros 30 cm a partir da ponta do cateter (Figura 74.9). Esse recurso possibilita o uso de fio-guia de fino calibre e mais curto (180 cm), propiciando maior rapidez no procedimento. Nesses casos, o fio-guia tem, geralmente, 0,014" de diâmetro, portanto esse sistema é diferente do sistema *Over-The-Wire* (OTW), em que o fio-guia entra pelo fundo do cateter e se exterioriza na sua ponta, ou vice-versa, tendo que percorrer todo o lúmen do equipamento, em cuja ponta se encontra o *stent* ou o balão com o *stent* montado.

Com os fios-guia de 0,014" usados em sistemas de troca rápida, habitualmente ultrapassam-se estenoses ou lesões renais, viscerais e carotídeas[14-16,23] com facilidade e rapidez. Eles são frequentemente utilizados em sistemas OTW nas angioplastias infrapatelares, em que os balões têm baixo perfil, 1,5 a 3 mm de diâmetro, e são muito longos, de 80 a 220 mm de comprimento, montados em longos cateteres de sistema OTW.

O fio-guia de 0,018" (V-18™ ControlWire® GuideWire – Boston Scientific)[19] tem se mostrado muito útil também para recanalizações de oclusões vasculares. Ele é fabricado em comprimentos de 110, 150, 200 e 300 cm, apresenta ponta cônica, camada hidrofílica de 8 cm e 2 cm distais de ponta macia moldável. Também é fabricado em comprimentos de 150, 200 e 300 cm com ponta cônica,

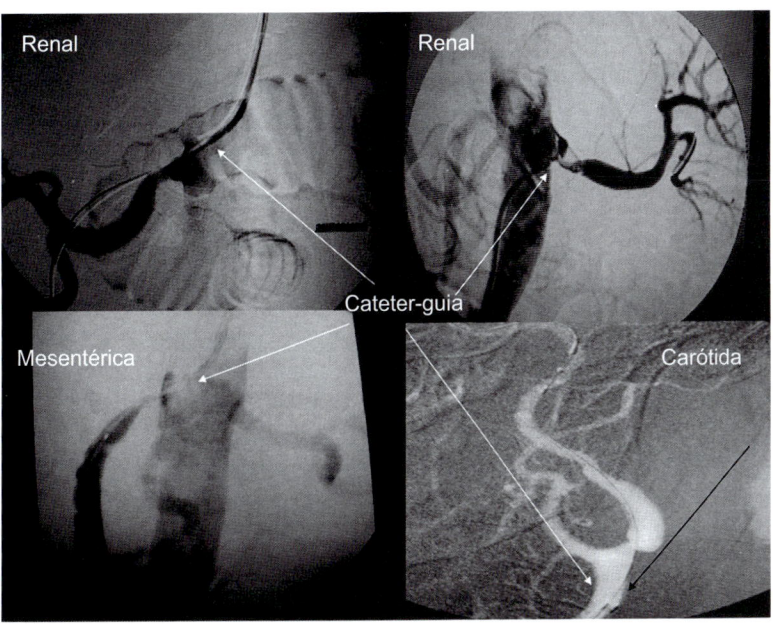

FIGURA 74.8 Fios-guia de 0,014" e 0,018". Só conseguem dar suporte ao implante de *stent* se estiverem por dentro de cateter-guia, bainha ou bainha-guia, abocado nas proximidades da lesão a ser tratada.

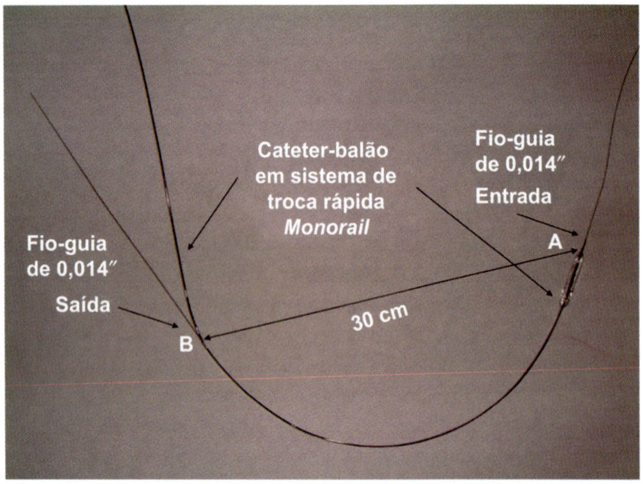

É muito útil para empurrar molas de destaque livre, evitando o recuo do cateter de seu encunhamento no óstio do vaso com perda da seletividade do cateterismo. O fio-guia hidrofílico Roadrunner® RLPC[8] tem ponta de platina hiperflexível com 16 cm de comprimento e o fio-guia cerebral de Newton® tem ponta flexível de 15 cm.

Por terem a ponta flexível longa, esses fios são úteis durante a realização de derivação TIPS, considerando que, no cateterismo do sistema porta pelo fígado, após a punção de ramo da veia porta com a agulha de Rösch-Uchida®, o fio-guia introduzido, por vezes, direciona-se para a periferia do sistema porta.[24] Os fios-guia de Bentson® e Roadrunner® RLPC, ao encontrarem resistência na periferia do sistema porta, dobram-se sobre si mesmos, penetram no tronco da veia porta e encaminham-se para as veias esplâncnicas por um longo trajeto – possibilitando, assim, que sua haste rígida seja posicionada na área a ser tratada, dando sustentação para a progressão do cateter. Essas características os fazem ultrapassar estenoses e tortuosidades com mais facilidade, portanto, a ponta flexível pode ser enovelada além da área a ser tratada para propiciar melhor ultrapassagem da lesão pelo fio-guia em um maior segmento rígido. Esse procedimento oferece maior força de sustentação ao avanço do cateter, possibilitando a troca do fio-guia hidrofílico pelo fio-guia Amplatz® e propiciando a introdução de bainhas calibrosas pelo fígado até o sistema porta, também, já com a haste rígida do fio-guia através do parênquima. Oferecem apoio à progressão de cateteres em tortuosidades ou estenoses mais acentuadas, especialmente aos cateteres-guia. Nesses casos, o fio-guia hidrofílico Roadrunner® RLPC é importante, pois, sua ponta avança 16 cm além da lesão, facilitando que um longo segmento da haste rígida do fio também a ultrapasse. O fio-guia Newton® cerebral com 15 cm de ponta flexível e o Roadrunner® RLPC, por exemplo, facilitam o cateterismo dos troncos supra-aórticos tortuosos pelos mesmos motivos.

No cateterismo da artéria subclávia esquerda, pela artéria braquial direita, é necessária, por vezes, uma longa penetração da ponta flexível do fio-guia em direção à artéria axilar esquerda, a fim de que, quando a parte rígida do fio-guia encontrar resistência no segmento ascendente da artéria subclávia esquerda, já exista longa ponta dentro desta, oferecendo sustentação necessária à progressão do segmento rígido do fio-guia e, posteriormente, do cateter. A finalidade dessa manobra é auxiliar o avanço do cateter além da croça da aorta e do óstio da subclávia esquerda, até alcançar o interior da artéria. Fios-guia menos especializados não conseguem percorrer trajetos dessa natureza.

Fios-guia centimetrados

Acessos com marcações-ouro ou marcações-platina hiperdensas posicionados em intervalos de 1 cm próximo à ponta do fio e, a seguir, de 5 cm ao longo da haste do fio-guia. As marcações servem para medir o diâmetro e, com mais exatidão, o comprimento dos vasos ou das lesões a serem tratadas. Entre esses, destacam-se o fio-guia centimetrado Magic Torque Guidewire™ (Boston Scientific Corporation)[19] e o fio-guia Graduado (Cook Medical).[8] O Magic Torque Guidewire™[19] (Figura 74.11) tem quatro marcas radiopacas, cada uma com intervalos de 1 cm próximo à sua ponta, sem contar a marca que identifica a ponta do fio-guia, perfazendo um total de 3 cm. Apresenta-se com 180 e 260 cm de comprimento. Esse fio-guia não tem as marcações no restante de sua haste, mas o da Cook Medical, anteriormente mencionado, sim. Alguns deles apresentam seis marcas-ouro em intervalos de 1 cm próximo à sua ponta, perfazendo 5 cm e, a seguir, essas marcas-ouro também existem a cada 5 cm ao longo da haste do fio-guia possibilitando, também, medições de até 30 cm de comprimento.

FIGURA 74.9 Fio-guia de 0,014″ e o sistema de troca rápida (*Monorail*). Observe que o fio-guia 0,014″ (**A**) é introduzido na ponta do cateter-balão e se exterioriza a 30 cm dela (**B**). Por tal característica, esse sistema é chamado de troca rápida.

cobertura hidrofílica de 12 cm e os 2 cm distais de ponta macia moldável. Parece que essa conicidade associada à hidrofilia da ponta faz o diferencial na sua capacidade de vencer as tortuosidades e oclusões vasculares. Mais modernamente, dispõe-se de microfios-guia com gramatura de ponta de 1, 4, 12, 20 e 30 g que facilitam a ultrapassagem de estenoses e oclusões, como já descrito.

Os filtros de proteção cerebral são fabricados próximo à ponta da haste de fios-guia de 0,014″, ou seja, entre a haste que é rígida e a ponta flexível, de tal modo que, acima do filtro de proteção, existam habitualmente 35 mm de ponta de 0,014″ flexível, portanto, eles são usados como filtros e também como fios-guia de 0,014″ (Figura 74.10) que dão sustentação à passagem de balões e *stents* de angioplastia carotídea, artérias vertebrais, renais e viscerais etc.

Fios-guia de ponta flexível longa

Esses fios-guia têm ponta flexível com comprimento de 15 a 22 cm, para tornar possível a realização de alguns procedimentos.

O fio-guia Bentson® tem 22 cm de ponta: 15 cm de ponta flexível e mais 7 cm de ponta hiperflexível, para facilitar o enovelamento além da lesão a ser tratada, fazendo com que o segmento rígido ultrapasse a lesão, e possibilitando maior sustentação ao avanço do cateter.

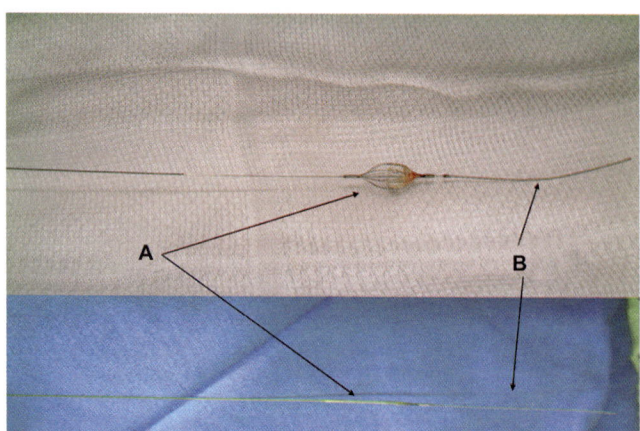

FIGURA 74.10 Fios-guia de 0,014″ e filtros de proteção cerebral. Filtros de proteção cerebral (**A**), fabricados próximo à ponta de fios-guia de 0,014″ (**B**). Servem como acesso para implante de *stents* carotídeo, vertebral e renal, e como filtro de proteção.

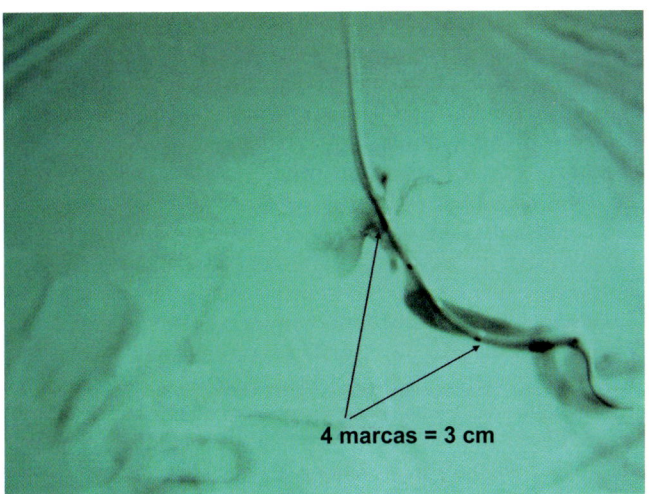

FIGURA 74.11 Fio-guia centimetrado. Fio-guia Magic Torque Guidewire™ com quatro marcas-ouro indicando 3 cm de extensão. Facilita a escolha do comprimento e do diâmetro do *stent* a ser implantado em vasos viscerais.

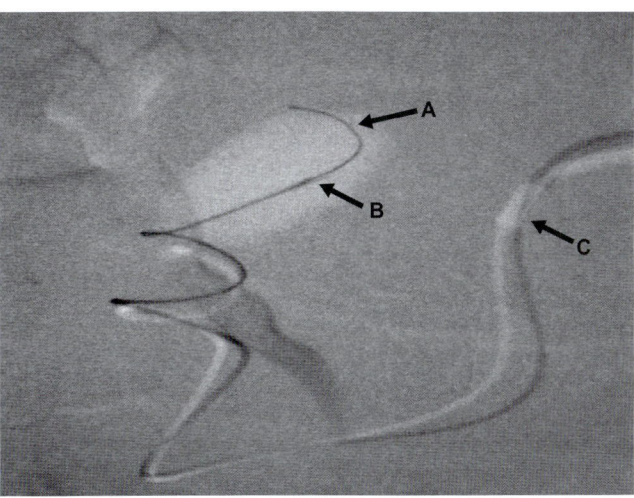

FIGURA 74.12 Microfios-guia de 0,01 e 0,014″ e microcateteres. **A** e **B.** Microfio-guia no nicho do aneurisma seguido do microcateter. **C.** Cateter-guia abocado no óstio da artéria mesentérica superior, o qual permitiu a condução dos dois primeiros até o ponto-alvo.

Fios-guia para injeção de fibrinolíticos

Acessos de 0,035 (0,89 mm) a 0,038″ (0,97 mm) com luz, como se fossem cateteres, que servem para injetar líquidos e fibrinolíticos intratrombo. Entre eles estão o fio-guia de infusão Sos Infusion Wire[25] e o de Cragg®[26] (Cragg-McNamara) (Micro Therapeutics Inc., Irvine, CA). Podem ser utilizados, também, coaxialmente, dentro de cateteres com diâmetro interno de 0,038″. São cateteres multiperfurados para infusão de trombolíticos, e o fio-guia de infusão introduzido por eles serve para alcançar vasos mais periféricos, além da ponta do cateter de infusão, aumentando a área de trabalho.

Microfios-guia para microcateteres

Com o advento dos microcateteres foram produzidos, para eles, microfios-guia muito finos com diâmetro de 0,008 a 0,014″. O sistema de trabalho dos microcateteres sobre esses microfios-guia é OTW e não *monorail* (troca rápida). Geralmente, os fabricantes dos microcateteres produzem também os microfios-guia apropriados.

A eV3/Medtronic, por exemplo, fabrica vários tipos de microfios-guia, dentre os quais se destacam o Mirage® 0,008″, o SilverSpeed® 10, 14, 16 e 18, o X-pedion® 10 e 14, o X-celerator® 10 e 14 e o Avigo®. A Cordis fabrica o Agility® 10 e 14 e o Agility 14 Exchange®. A Boston fabrica o Synchrog® 10, Synchro2® 0,014″, o Transend .010 e .014®, FasDasher. 014® e o Synchro-10 e 14 exchange®. A MV/Terumo fabrica o Traxcess® 0,014″, o Headliner® de 0,012 e 0,016″, o Glidewire® de 0,011, 0,014, 0,016 e 0,018″, o Radiofocus 12 GT® de 0,012″ e o Radiofocus® 11 M de 0,011″.

Microcateteres (Figura 74.12 B) navegam de maneira mais apropriada dentro de cateter-guia (Figura 74.12 C) sobre fio-guia de 0,014″ (Figura 74.12 A) ou mais finos, geralmente com comprimento máximo de 220 cm. Os fios-guia de 0,014″ que são usados habitualmente para implante de *stent* e que já foram descritos neste capítulo não servem para substituir os empregados para navegação desses microcateteres.

Nota de advertência técnica

Uma vez que uma lesão vascular foi ultrapassada por um fio-guia, jamais se deve retirá-lo, a não ser após colocar outro dentro do cateter que já esteja com a ponta além da lesão ou além da área crítica. Em outras palavras, uma vez transpassada uma lesão com o fio-guia, este só deve ser removido após finalizado o procedimento diagnóstico ou terapêutico.

SISTEMAS INTRODUTORES

Bainhas, bainhas-guia ou introdutores-guia e cateteres-guia

Dispositivos introduzidos nos vasos para viabilizar a passagem dos fios-guia, dos cateteres diagnósticos e dos materiais terapêuticos em direção ao local a ser estudado ou tratado[8-12,27,28-30] (Figuras 74.2 C a E e 74.13).

Alguns sistemas introdutores podem vir com uma capa *luer lock* estéril para revestir o cateter, permitindo sua manipulação e reposicionamento em ambiente estéril por períodos mais longos, como ocorre com o cateter de Swan-Ganz, colocado para monitoramento hemodinâmico.

Bainhas: diâmetro, constituição, forma, comprimento e utilidade

As bainhas fazem parte dos sistemas introdutores de cateteres, que são constituídos de uma bainha de Teflon®, uma válvula hemostática, um dilatador em Teflon® de ponta afilada, uma entrada

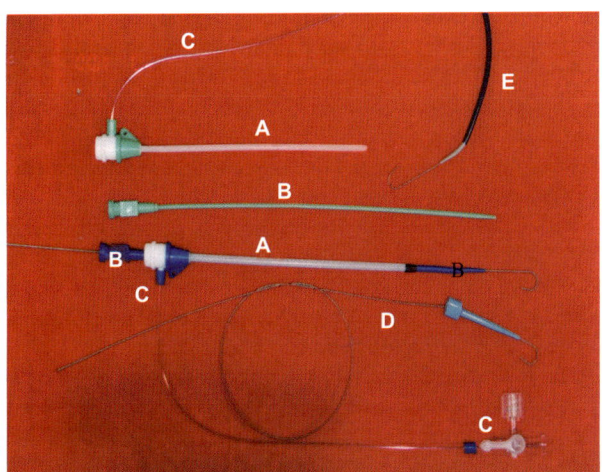

FIGURA 74.13 Sistema introdutor. **A.** Bainha. **B.** Dilatador. **C.** Extensão lateral com torneira de duas vias. **D.** Fio-guia de 50 cm com ponta reta em uma extremidade e em J na outra, ambas flexíveis. **E.** Sistema introdutor com bainha (tipo Balkin) contralateral.

lateral com torneira de duas vias e um fio-guia, geralmente com extremidade de dupla utilidade – uma em J e uma reta –, flexível (Figura 74.13 A a D).

As bainhas apresentam diâmetros que variam de 4 Fr (1,32 mm) a 24 Fr (8,08 mm) e comprimentos de 7 a 110 cm. As bainhas curtas de 7 a 15 cm (Figura 74.13 A) são colocadas nos vasos para possibilitar a introdução de cateteres diagnósticos e cateteres-guia. Uma vez introduzido o acesso no vaso, retiram-se o dilatador (Figura 74.13 B) e o fio-guia condutor do sistema (Figura 74.13 D), permanecendo apenas a bainha (Figuras 74.2 e 74.13 A). Atravessam a bainha os fios-guia padrão (*standard*) ou especiais, seguidos de cateteres diagnósticos ou de cateteres-guia para os procedimentos pertinentes. O ponto de punção vascular atravessado e ocluído pela bainha fica em repouso durante todo o procedimento.

A Cordis[5] fabrica um sistema introdutor com uma bainha que contém válvula hemostática especial para passagem de *stent* balão-expansível, a qual tem desenho espiral de seis cortes para reduzir o risco de deslocamento do *stent* prensado sobre a superfície do balão.

As bainhas contralaterais, do tipo Balkin (Figura 74.13 E), têm o formato curvo em J para facilitar sua introdução nos vasos ilíacos pela artéria femoral contralateral. Essas bainhas dispõem de reforço de malha de aço na sua estrutura, para não acotovelar na bifurcação da aorta, portanto, as bainhas não aramadas não devem ser utilizadas cruzando a bifurcação da aorta na função contralateral. Essa bainha Balkin contralateral é fabricada sob forma de sistema introdutor, em diâmetros de 6 e 7Fr, com 40 cm de comprimento. Na sua falta, pode-se utilizar qualquer bainha aramada, mesmo que não tenha curvatura, mas com comprimento de mais de 40 cm e aramada.

Para colocação de *stent* em artérias carótida e vertebral, e em vasos subclávios, a empresa Cook Medical[8] fabrica duas bainhas introdutoras especiais de 90 cm de comprimento: a bainha Shuttle® (de Roubin-Vitek)[23] e a bainha Raabe®. A primeira vem com um conector em Y de válvula hemostática rotatória (Flexor™ Tuohy-Borst Side-Arm Introducer Set with Radiopaque Band 7.0 French, 90 cm long). Essa bainha é fabricada em diâmetros de 5, 6, 7 e 8Fr, sendo as mais usadas as de 6 e 7Fr, com amplitude interna de 2,2 e 2,54 mm, respectivamente. Na ponta dessas bainhas há uma marca de platina hiperdensa, o que as torna bem radiopacas. A bainha Raabe® é muito semelhante e tem a ponta do dilatador que a ultrapassa em apenas 2 cm. Ela é fabricada em comprimentos de 55, 70 e 90 cm, com 5 a 8Fr de diâmetro. Tanto a Shuttle® quanto a Raabe® são de náilon reforçado com aramado de aço inoxidável. A Shuttle® é hidrofílica e sua ponta é mais flexível, por não ser revestida de aramado, além de trabalhar com conector em Y (válvula do tipo Tuohy-Borst). A bainha Raabe® tem reforço aramado em toda a extensão e não é hidrofílica, mas a ponta do seu dilatador é mais curta do que a da Shuttle®. Apresenta-se com uma entrada lateral, tendo uma torneira de duas vias, dispensando o conector em Y, que é obrigatório com o uso da Shuttle®. Por esse detalhe, o sangramento pela válvula hemostática (Check-Flo™) é menor com o uso da Shuttle®. A bainha Raabe® utilizada para angioplastia de artérias carótida, subclávia e vertebral é a de 6 ou 7Fr, com 90 cm de comprimento. A mais usada é a 7Fr, para carótida, e a 6Fr, para vertebral.

A Cook Medical fabrica também um sistema axial próprio para angioplastia de artéria carótida (Sistema Axial Carotídeo Cook), que consta de cateter 6,5Fr × 100 cm dentro de uma bainha 6Fr × 90 cm, ou um cateter 5,5Fr × 100 cm dentro de uma bainha 5Fr × 90 cm. Esses detalhes abolem o ressalto que poderia haver na transição da bainha ou cateter-guia com o cateter diagnóstico, por exemplo. Essa montagem é possível porque o lúmen interno desses dispositivos tem 0,5Fr a mais que as bainhas de Teflon®.

As bainhas longas são introduzidas sobre fio-guia Amplatz®, até sua ponta posicionar-se na artéria carótida comum ou subclávia. Podem ser levadas até a carótida comum ou subclávia sobre o seu dilatador ou sobre cateter Vert 5Fr × 125 cm ou *MPA* 5Fr × 125 cm, seguindo fio-guia hidrofílico até o ponto de trabalho. Por elas são introduzidos os *stents* para tratamento das lesões carotídeas, vertebrais ou subclávias. As bainhas de 90 cm de comprimento são úteis também para dar sustentação à passagem de dispositivos de angioplastia de artérias ilíacas pela artéria braquial e para implante de *stent* revestido em lesões isoladas de vasos viscerais ou extensões viscerais de ramos de endopróteses ramificadas para o tratamento endovascular de aneurisma toracoabdominal. Também são úteis na angioplastia das artérias infrapatelares, especialmente quando realizadas por via contralateral, em que se coloca a ponta de uma dessas bainhas na artéria poplítea, criando-se uma longa estação de trabalho para a angioplastia dos referidos vasos. Para essa finalidade, a Cook Medical desenvolveu também as bainhas HFAN 1 de 110 cm de comprimento, com 4 e 5Fr (bainhas tibiais). Estas podem ser introduzidas através de bainha contralateral 6 e 7Fr, respectivamente, mais curtas, que porventura já se encontrem na artéria femoral.

As bainhas de 23 e 30 cm, mesmo não aramadas, são usadas para garantir o acesso contralateral durante o implante de endoprótese em aneurisma de aorta abdominal. Nesses casos, a sua ponta tem que ser radiopaca. A ponta posicionada no nível da bifurcação aórtica, além de garantir o acesso pelo eixo ilíaco contralateral, serve para injeção manual de contraste por ela e, simultaneamente, para introdução e posicionamento de cateter rabo-de-porco (*pigtail*), seja por dentro dela ou não, entre as vertebras L1 e L2. Essa tática comprime o fluxo de contraste no setor aortoilíaco, denominado "angiografia compressiva", fornecendo aortografia de padrão tão bom como a que se obtém com as injetoras automáticas, mesmo com as injeções simultâneas sendo de apenas 10 mℓ de contraste diluído a 1:1 (5 mℓ de contraste e 5 mℓ de solução salina estéril em cada via). Essa tática torna-se ainda mais importante quando não se dispõe de injetora automática. A injeção pela bainha é sempre manual, mas no cateter rabo-de-porco (*pigtail*) pode ser manual ou pela injetora.

Em posição ilíaca, essas bainhas de 23 ou 30 cm servem para dar sustentação à angioplastia das artérias ilíacas e possibilitar a realização das angiografias necessárias ao procedimento por injeção manual, dispensando o uso de cateter rabo-de-porco. Do mesmo modo, as bainhas de 35 e 45 cm de comprimento também dispensam esse cateter, já que as injeções de contraste são feitas manualmente por elas (Figura 74.14, *setas*).

As bainhas de 55 e 70 cm de comprimento são úteis para dar sustentação à introdução de dispositivos para angioplastias de artérias subclávias e viscerais por via braquial. É muito importante inserir uma bainha 6 ou 7Fr × 55 ou 70 cm de comprimento na aorta descendente para servir de conduto à passagem e manejo dos cateteres-guia de mesmo diâmetro durante as angioplastias dos vasos viscerais e renais, para evitar ocasionais torções do cateter-guia com perda do acesso, e com o benefício adicional de diminuir o risco de tromboembolismo pela passagem desses condutores no arco aórtico.

Existem bainhas longas não aramadas, de 23, 35, 45, 55, 70 e 90 cm, de variados fabricantes, que também servem para fornecer sustentação aos dispositivos terapêuticos em outras localizações; no entanto, a tendência atual é a substituição dessas bainhas por aramadas.

As bainhas 16 e 18Fr são usadas no eixo femoroilíaco, em geral, imediatamente após a retirada das bainhas das endopróteses, e por elas se faz a introdução de extensões ilíacas, balões e injeções de contraste.

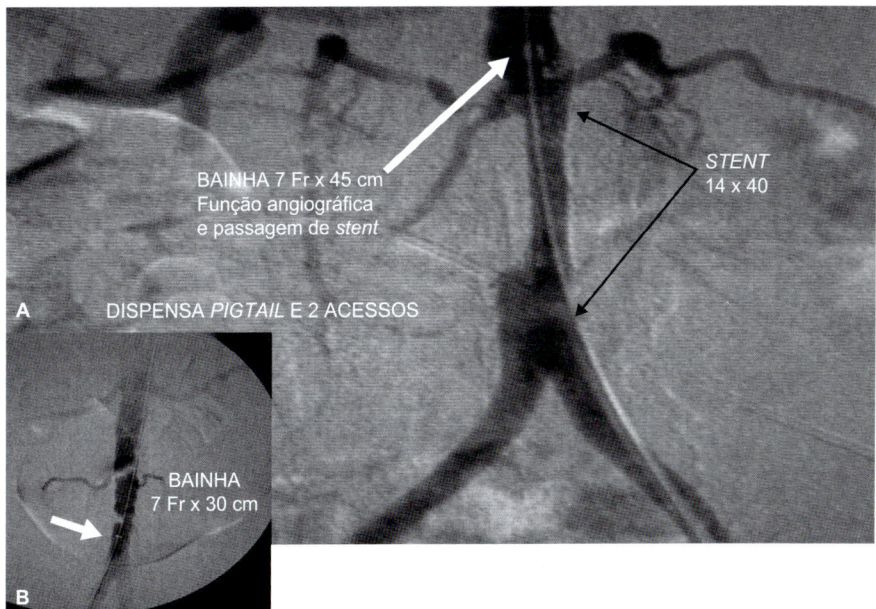

FIGURA 74.14 Bainha especial dispensando dois acessos. **A.** Bainha 7 Fr × 45 cm servindo de via de entrega de *stent* em angioplastia de aorta abdominal por acesso único, já que pela própria bainha se injeta contraste manualmente. **B.** Bainha 7 Fr × 30 cm. Observe que, mesmo com a ponta distante das artérias renais, é possível injetar manualmente pela extensão lateral da bainha 10 mℓ de contraste diluído em 1:1.

A Gore (W. L. Gore & Associates, Inc.) desenvolveu uma bainha denominada DrySeal (GORE DrySeal Sheath™) (Figura 74.15) para implante de suas endopróteses na aorta. Essa bainha tem uma válvula especial que acomoda múltiplos fios-guia e cateteres com perda sanguínea mínima, por isso tem sido utilizada também para outros procedimentos endovasculares terapêuticos. Em caso de ruptura do orifício de entrada da válvula, ela permite ser torcida ou ocluída com pinças vasculares (*clampes*) para evitar perda sanguínea. É dotada de duas entradas laterais com torneiras de uma via: uma para inflar a válvula com uma seringa de 2,5 mℓ e a outra para irrigar a bainha e injetar contraste. A válvula contém uma bolsa que, ao ser inflada, acomoda-se sobre os dispositivos que estão passando por ela, impedindo vazamentos. Sua ponta é muito radiopaca. O dilatador tem uma marca circular que, ao chegar à entrada da válvula (Figura 74.16 B), indica sua posição correta dentro da bainha (Figura 74.16 A). Marca semelhante tem o sistema de entrega da endoprótese Gore para aneurisma de aorta (Figura 74.16 D), indicando que ela já está em posição fora da bainha (Figura 74.16 C). É fabricada também em diâmetros de 10 a 26Fr, internamente variando de 3,3 (10Fr) a 8,7 mm (26Fr). O diâmetro externo varia de 4 (10Fr) a 9,5 mm (26Fr). Pode ter comprimento de 33 ou 65 cm.

Bainhas-guia

Para substituir os cateteres-guia, alguns fabricantes lançaram as bainhas-guia ou introdutores-guia (Figura 74.17 A a C). A Cook Medical fabrica as bainhas-guia do tipo Flexor® Ansel Guiding Sheath com 3 curvas (HFANL 1, 2 e 3) (Figura 74.17 B). Elas têm ponta com curvatura apropriada para cateterizar a artéria renal ou visceral. Apresentam-se em comprimentos de 45 e 55 cm, e diâmetros 4, 5, 6 e 7Fr. Os três últimos centímetros da ponta não têm reforço aramado e, por isso, elas são mais flexíveis e menos traumáticas nessa extremidade. Estão disponíveis com válvula hemostática do tipo Check-Flo™ (vedação de borracha). Têm diâmetro até 2,54 mm/100″ e dilatador hidrofílico com ponta para fio-guia de 0,018″/0,035″. A ponta do dilatador ultrapassa a bainha em apenas 2 cm; por isso, também são facilmente posicionadas no tronco das artérias viscerais. Podem substituir as bainhas Balkin nos procedimentos por via femoral contralateral.

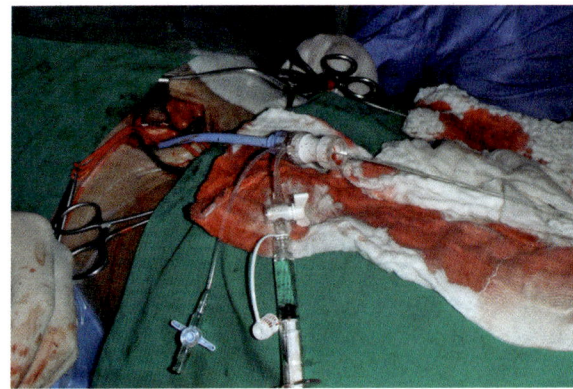

FIGURA 74.15 Bainha GORE DrySeal Sheath™, 12 a 26Fr. Bainha com válvula hemostática. Fabricada para implante das endopróteses de aorta Gore, mas em variados diâmetros, servindo para outros procedimentos. Dispõe de uma válvula hidrostática hemostática. Trata-se de uma bolsa que, ao ser inflada com 2,5 mℓ de solução fisiológica, se acomoda sobre os dispositivos que estão passando por ela, impedindo vazamentos. Ajusta-se a vários cateteres e fios-guia sem vazamento.

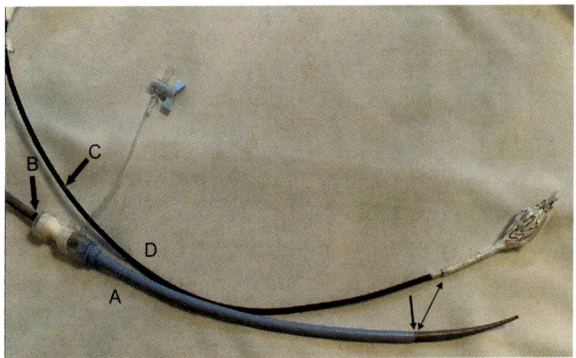

FIGURA 74.16 A. Bainha GORE® DrySeal. **B.** O dilatador tem uma marca circular que, ao chegar à entrada da válvula, indica sua posição correta dentro da bainha (*seta*). **C.** Marca semelhante tem no sistema de entrega da endoprótese Gore (**D**) para aneurisma de aorta, indicando que ela já está em posição fora da bainha (*seta*).

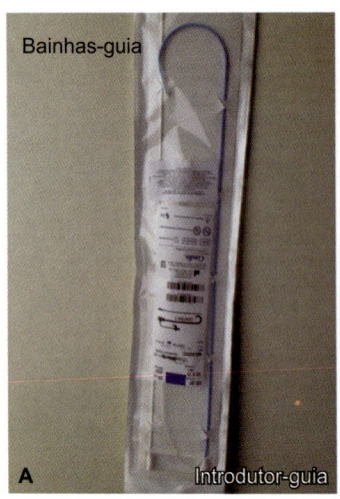

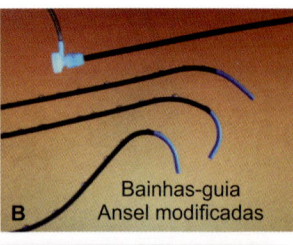

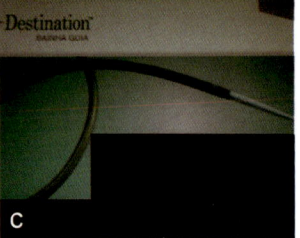

FIGURA 74.17 Bainhas-guia – protegem *stents* até o ponto-alvo. **A.** Cordis. **B.** Ansel modificada, Cook. **C.** Destination, Terumo. São reforçadas com estrutura aramada, têm ponta com diferentes curvaturas, de acordo com a saída do vaso a ser tratado. Competem com os cateteres-guia.

Nas situações em que se necessite colocar uma bainha 7Fr no lúmen dos vasos viscerais, como ocorre durante o implante de *stent* recoberto, ramos de endopróteses fenestradas durante o tratamento de aneurismas justarrenais, ou no tratamento de aneurisma do tronco de artérias renal ou visceral, pode-se dispor da bainha Ansel modificada (HFAN 1) 7Fr × 55 cm (*Flexor™ Check-Flo Introducer* – Cook) (Figura 74.17 B). Ela tem ponta angulada, hidrofílica e é mais flexível que as demais bainhas Ansel, penetrando com mais facilidade nas artérias viscerais. Sua diferença física em relação às outras bainhas Ansel é que seu dilatador tem ponta azul, e o das demais tem ponta cinza, e sua flexibilidade é maior que as dos dilatadores das outras bainhas Ansel. Estão disponíveis também bainhas em diâmetros de 8, 10 e 12Fr com 45 ou 55 cm de comprimento, do mesmo fabricante.

A Cordis[5] e a Terumo[6] também fabricam bainhas-guia (Figura 74.17 A e C), as duas são aramadas e fabricadas com diferentes curvaturas de ponta, para competir com as bainhas tradicionais, do tipo Raabe® e outras, com as bainhas-guia da Cook Medical e com os cateteres-guia no implante de endopróteses e *stent* nos vasos viscerais, e nos procedimentos femorais contralaterais (ao contrário da bainha-guia que vem formatada igual a um sistema introdutor [Figura 74.17 A a C], o cateter-guia necessita de uma bainha curta do mesmo diâmetro e de um conector em Y para ser introduzido no sistema vascular). As bainhas-guia são dotadas de válvulas hemostáticas Check-Flo™, que minimizam o sangramento sem necessitar de conectores em Y, diferentemente de cateteres-guia e as bainhas, que necessitam desse conector. As bainhas-guia da Cordis e da Terumo também são fabricadas em comprimentos de 45, 65 e 90 cm e diâmetros de 5, 6, 7 e 8Fr.

Bainhas especiais

Bainhas com pontas defletíveis

Existem bainhas introdutoras longas com grande flexibilidade e com pontas pré-moldadas, de acordo com o ângulo de saída dos vasos da aorta, e bainhas com pontas defletíveis. Essas últimas passaram a ter maior importância a partir do momento em que o Dr. Gustavo Oderich, em palestra proferida no XXX Encontro de Angiologia e de Cirurgia Vascular do Rio de Janeiro, realizado *on-line* entre os dias 25 a 27 de março de 2021, informou estar realizando o implante de endopróteses ramificadas inteiramente por via femoral, devido à versatilidade das bainhas com pontas defletíveis, considerando que ele enfrenta arcos aórticos e aortas descendentes muito desafiadoras, que dificultam o cateterismo dos vasos viscerais por via axilar.

Nas indicações de uso, cita-se que elas têm boa indicação para romper o septo da dissecção aórtica, especialmente nos casos em que seja necessário implantar endopróteses oclusoras no falso lúmen persistente, ou para atravessar o septo entrando no falso lúmen e implantar *stent* dos vasos viscerais para o lúmen verdadeiro, ou ainda romper o septo nas dissecções agudas, com o intuito de aliviar a isquemia.

Também são úteis para realizar o cateterismo contralateral no tratamento do aneurisma de aorta abdominal, aplicar as endoâncoras de fixação das endopróteses nos colos hostis dos aneurismas de aorta, resgatar filtro de veia cava e fechar comunicação interatrial. Exercem as mesmas funções das bainhas e cateteres-guia em qualquer segmento, com a vantagem de terem a ponta defletível.

São exemplos de bainhas defletíveis: Fustar Steerable Sheath™ (Lifetech Scientific), bainha Destino Reach™ e Destino-Twist™ (Oscar Medical Design Development Manufacturing). Essas duas últimas são versões que apresentam trava de posição na própria manopla; já na Fustar Steerable Sheath™, o dispositivo de deflexão é acoplado na lateral do dilatador (Figura 74.18 A a C) ou na lateral da bainha (Figura 74.18 D e E). Nesse último modelo, o dilatador deve ser recuado 8 cm antes de acionar o dispositivo defletor. Encontra-se disponível em dimensões de 6 a 10Fr × 55, 70 e 90 cm de comprimento e ponta de defletível que vai de 0 a 180°, e autotravamento com válvula hemostática eficaz. A bainha-guia Destino Twist™ apresenta-se em dimensões de 6,5 e 7Fr × 45 a 90 cm de comprimento e, a Destino Reach™, com 8,5 a 13,5Fr × 67 a 75 cm de comprimento.

Bainhas que auxiliam o implante de endopróteses de aorta

A bainha especial, da série Ansel (*KCFW*-12.0 × 35 a 45-RB-HFANL1-HC™), totalmente hidrofílica e aramada de 12Fr × 45 cm de comprimento com ponta em curva, é frequentemente utilizada pela artéria subclávia, por dissecção (Figura 74.19 A, *seta maior*), posicionada na aorta descendente além do arco aórtico. Por ela, é introduzida uma bainha Raabe® 7Fr × 70 cm (Figura 74.19 A, *seta menor*) e, por essa última, são inseridos cateteres com os quais se cateterizam os ramos das endopróteses para tratar aneurisma toracoabdominal. Após o cateterismo de cada ramo, troca-se o fio-guia hidrofílico por um fio-guia Amplatz® e introduz-se essa bainha Raabe® no ramo da endoprótese. A seguir, troca-se o fio-guia Amplatz® pelo fio-guia hidrofílico e cateteriza-se o ramo visceral correspondente; troca-se o fio hidrofílico por um fio-guia Amplatz® *super stiff* de ponta reta e curta de 1 cm ou de ponta em J com 3 cm e 1,5 mm de raio, e implanta-se a extensão do ramo visceral da endoprótese até o vaso-alvo, e assim é feito com os quatro vasos viscerais.

Essa bainha 12Fr × 45 cm também é utilizada para implante das endopróteses ramificadas para as artérias ilíacas internas (hipogástricas). Nesse caso, após dissecção das artérias femorais e depois de posicionar a endoprótese ramificada (ZBIS™ – Cook) no eixo ilíaco a ser tratado, insere-se a bainha 12Fr × 45 cm no eixo contralateral. Por ela, introduz-se um cateter 8Fr de 50 a 100 cm de comprimento, dotado de um laço de captura Indy OTW (Indy OTW™ Vacular Retriever – Cook Medical) (Figura 74.19 C) até a aorta abdominal e resgata-se o fio-guia que pré-cateriza o ramo da ZBIS™ para a artéria ilíaca interna do lado oposto. Avança-se, sobre esse fio-guia, a bainha 12Fr até posicionar sua ponta no ramo da ZBIS™ para artéria ilíaca interna (Figura 74.19 B, *seta*). Cateteriza-se, então, essa artéria com fio-guia hidrofílico. Troca-se o fio hidrofílico pelo Amplatz® de ponta flexível e curta e introduz-se um cateter centimetrado para medir o comprimento do *stent* revestido, procedendo à sua implantação para a artéria ilíaca interna. Durante o

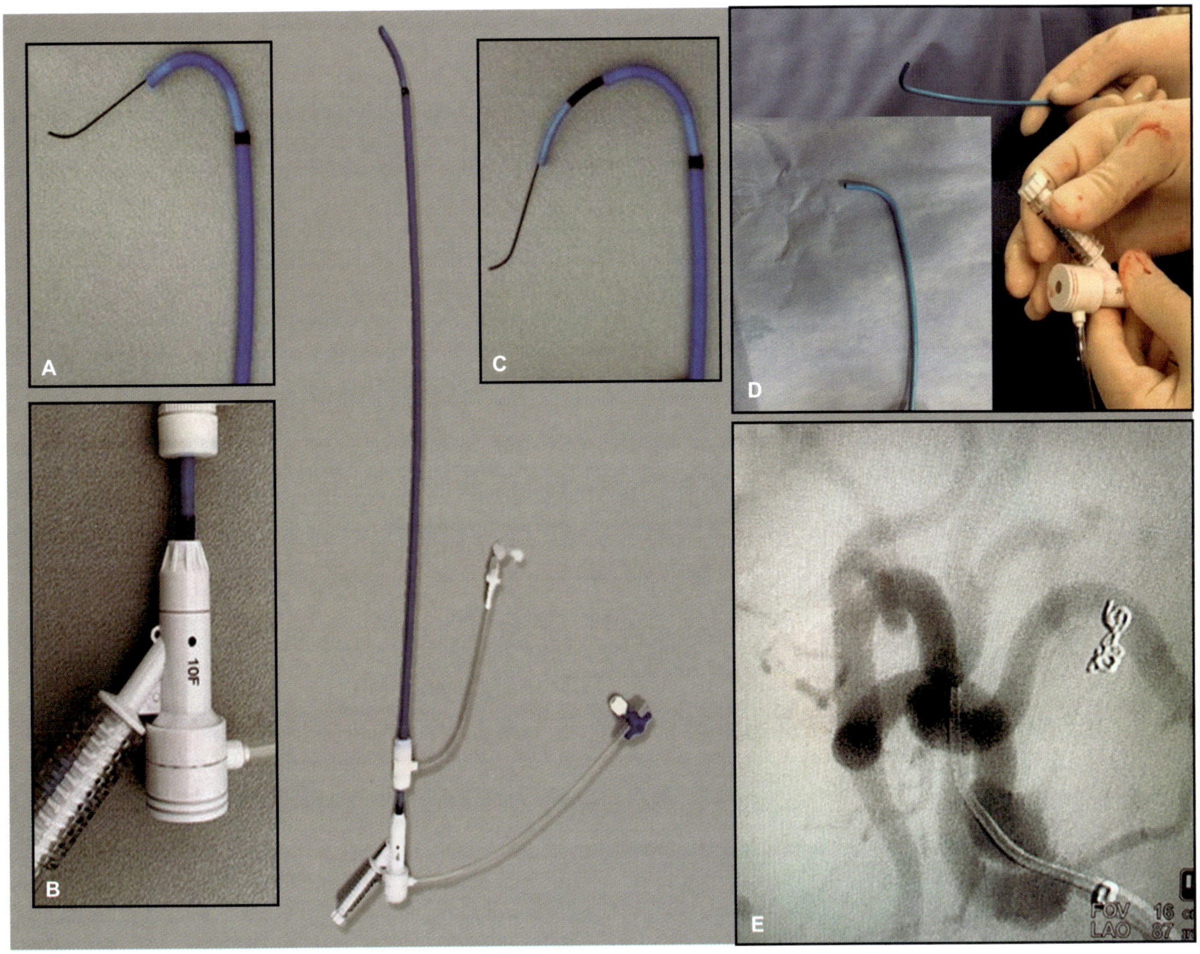

FIGURA 74.18 Bainhas com pontas deflectíveis Fustar Steerable Sheath™. **A** a **C.** Com dispositivo de defleção no dilatador. **D** e **E.** Com dispositivo de defleção na bainha; nesse modelo o dilatador deve ser recuado 8 cm antes de acionar o dispositivo defletor.

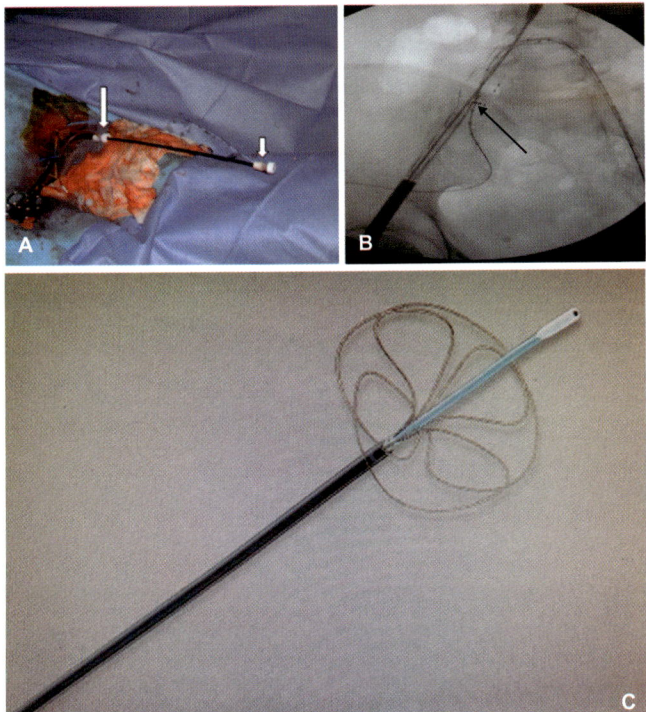

FIGURA 74.19 A. Bainha Ansel 9Fr × 70 cm (*seta menor*) dentro de Ansel 12Fr × 45 cm (*seta maior*) pela artéria axilar. **B** e **C.** Ponta da Ansel 12Fr × 45 cm no coto hipogástrico de endoprótese ramificada ZBIS™ (*seta*).

implante, o contraste é injetado pela bainha. Repete-se a manobra para o lado oposto, quando indicado.

A Cook Medical também produz bainha em variados comprimentos e diâmetros, inclusive de 18, 20 e 24Fr. Essas bainhas mais calibrosas são introduzidas na artéria femoral contralateral para implante dos ramos das endopróteses fenestradas. A endoprótese fenestrada é introduzida por uma artéria femoral e os ramos para as artérias viscerais são inseridos simultaneamente por essas calibrosas bainhas posicionadas no lado contralateral. Para evitar utilizar a bainha 24Fr, que é agressiva para o eixo femoroilíaco, utiliza-se a 20Fr e, por ela, introduzem-se três bainhas Ansel 5Fr, com uma punção na válvula Check-Flo™ da bainha 20Fr para cada Ansel 5Fr. Posiciona-se, por dentro da endoprótese fenestrada, uma bainha na artéria renal direita, uma na renal esquerda e outra na mesentérica superior. A seguir, libera-se o fio redutor de diâmetro (*reducing tie*) da endoprótese fenestrada, um fio aramado ao longo do corpo da endoprótese que mantém o seu segmento médio reduzido de diâmetro enquanto se procede ao cateterismo e à colocação das bainhas nos vasos viscerais pelas fenestras. A seguir, abre-se totalmente a endoprótese. Essa manobra das três bainhas com os respectivos fios-guia em posição nas artérias viscerais alinha as fenestrações com o óstio dos vasos viscerais.

Para implantar os *stents* nos ramos viscerais, é necessário retirar as três bainhas de 5Fr, deixando os fios-guia® Amplatz em posição e, por cada um deles, introduz-se uma bainha mais calibrosa (6 a 7Fr, por exemplo), uma de cada vez, e por elas se implantam os *stents* revestidos que servem de ramos das endopróteses fenestradas.

Assim, coloca-se primeiro uma bainha de 8Fr na artéria mesentérica superior, seguida do implante de um *stent* revestido balão-expansível de 8 mm de diâmetro, faz-se o *flair* e retira-se essa bainha; a seguir introduz-se outra bainha de 7Fr para artéria renal direita, implanta-se o seu *stent* balão-expansível de 6 mm de diâmetro, faz-se o *flair* e retira-se essa bainha; introduz-se essa mesma bainha para a artéria renal esquerda, implanta-se seu *stent*, faz-se o *flair* e retira-se a bainha. Considerando que os *stents* para essa finalidade não navegam em bainha de 5Fr, as bainhas devem ter entre 7 e 8Fr de diâmetro interno, 7Fr para as artérias renais e 8Fr para a artéria mesentérica superior; portanto, a tática de usar inicialmente três bainhas de 5Fr possibilita utilizar a de 20Fr, dispensando a de 24Fr para essa finalidade.

Ao término do procedimento, a bainha pode ser retirada imediatamente ou, em casos de anticoagulação plena durante o procedimento, após algumas horas, quando o tempo de coagulação ativado retornar a níveis inferiores a 150 segundos. O ideal em procedimentos endovasculares terapêuticos é trabalhar com tempo de coagulação ativado (TCA) acima de 250 segundos. Em caso de sutura percutânea, a remoção é imediata. Sem sutura percutânea, para retirada imediata da bainha é aconselhável neutralizar o efeito da heparina.

CATETER DIAGNÓSTICO E CATETER-GUIA: DEFINIÇÃO, DIMENSÕES, CONSTITUIÇÃO E UTILIDADE

Cateteres diagnósticos são tubos longos, com fino diâmetro externo e diâmetro interno relativamente amplo, para as finalidades de angiografia diagnóstica e/ou de tratamento endovascular. O diâmetro dos cateteres varia de 1 a 11,3 mm. Os cateteres diagnósticos têm diâmetros externos que vão de 1,35 a 2,7 mm. A indicação do diâmetro é fornecida em French (Fr); 1Fr corresponde a 0,33 mm. Os cateteres mais utilizados no diagnóstico (Figuras 74.20 a 74.22)

têm diâmetro externo de 1,67 mm, que corresponde aos cateteres de 5Fr de baixo perfil; os cateteres de 6Fr de baixo perfil têm diâmetro externo de 2 mm.

É importante ressaltar que a medida da circunferência do cateter diagnóstico ou do cateter-guia se refere ao diâmetro externo, e a medida das bainhas se relaciona com o diâmetro interno, portanto um cateter diagnóstico transpassará sem dificuldades dentro de uma bainha com o mesmo diâmetro, isto é, um cateter diagnóstico de 5Fr cursa bem por uma bainha de 5Fr, e um de 7Fr passa bem por uma bainha de 7Fr. Por essa razão, um *stent* que navega em uma bainha de 7Fr só navegará bem em um cateter-guia de 9Fr, ou seja, para a introdução de *stent* renal montado em cateter de 5Fr, deve-se usar cateter-guia 1 ou 2Fr mais calibroso para, além de permitir a passagem do *stent* com segurança sem deslocá-lo do balão, ainda sobrar espaço que possibilite as injeções de contraste de posicionamento do mesmo. Pela mesma razão, caso se queira injetar contraste por uma bainha que contenha um cateter-guia ou cateter diagnóstico, é necessário usá-la com 1 ou 2Fr maior do que o cateter, ou seja, um cateter de 5Fr navega bem em uma bainha de 5Fr, mas não sobra espaço para injeção de contraste, quando necessário, pela bainha.

Cateter diagnóstico

De modo geral, os cateteres são constituídos de Dacron®, poliuretano, polietileno ou náilon. Esses materiais são reforçados por uma fina malha metálica que lhes confere resistência e bom torque. Alguns cateteres recebem um revestimento de material hidrofílico, para diminuir o coeficiente de atrito, e uma camada de material radiopaco adicional, para melhorar a visualização radioscópica. O material radiopaco apresenta-se mais concentrado na ponta de algumas marcas de cateter, embora haja cateteres sem radiopacidade, que não se prestam a estudo radiológico.

Existem vários tipos de cateteres. Aqueles para cateterismo seletivo dos vasos são fabricados com uma ponta afilada e uma curvatura

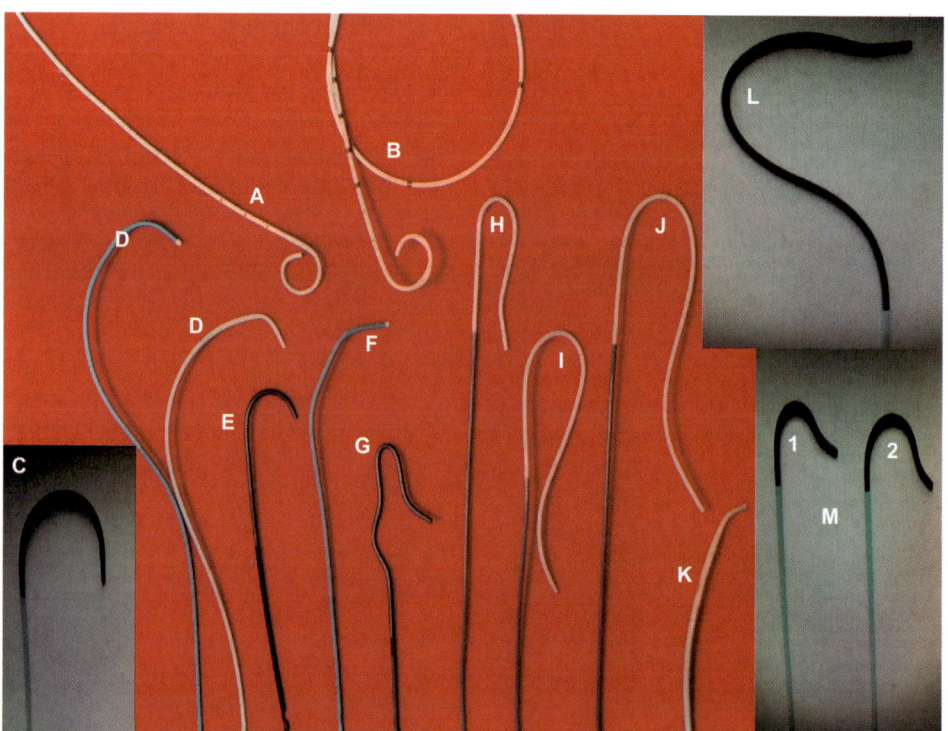

FIGURA 74.20 Cateteres de angiografia. **A.** Rabo-de-porco (*pigtail*). **B.** Rabo-de-porco centimetrado. **C.** Curva J I. **D.** Renal Cobra 2. **E.** J curva III visceral. **F.** H1. **G.** Mikaelsson. **H.** Simmons 1. **I.** Simmons 2. **J.** Simmons 3. **K.** JR. **L.** H3. **M.** Bastão de Pastor.

primária e uma secundária, para serem utilizados de acordo com o diâmetro e a conformação do vaso-alvo, e com o ângulo de saída do ramo ou da tributária.[30]

Cateteres com as mais variadas curvaturas de ponta são fabricados nas dimensões de 3, 4 e 5Fr com 40, 65, 80, 100, 120, 135 e 150 cm de comprimento. O cateter de 3Fr tem diâmetro externo de 0,038″ (0,96 mm) e interno de 0,027″ (0,69 mm); o de 4Fr tem diâmetro externo de 0,055″ (1,40 mm) e interno de 0,42″ (1,07 mm); e o de 5Fr tem diâmetro externo de 0,066″ (1,68 mm) e interno de 0,042″ (1,07 mm).

Os cateteres modernos têm calibre fino, mas orifício interno relativamente amplo e, por essas propriedades, são reconhecidos como de baixo perfil. Por exemplo, um cateter de 5Fr de baixo perfil tem 1,67 mm de diâmetro externo e 0,97 mm de amplitude interna, por onde passa facilmente até fio-guia de 0,038″ (0,97 mm). Esse diâmetro interno é o mesmo de um cateter de 7Fr de alto perfil, que tem 2,7 mm de diâmetro externo, motivo pelo qual os cateteres mais utilizados atualmente, em geral, são aqueles com 5Fr de baixo perfil, porém, pode-se dispor de cateteres com 4Fr de diâmetros com 40, 45, 80 e 100 cm de comprimento, e de 5Fr por 40, 65, 80, 90, 100 e 125 cm de comprimento.

Os comprimentos dos cateteres utilizados com mais frequência são 65, 70, 75, 80, 100 cm e 125 cm por 3, 4 e 5Fr de diâmetro, com curvaturas variadas. Os de 5Fr × 125 cm mais utilizados são o tipo Vertebral[8] (Vert), e o Multipropósito (MPA), que atuam dentro de cateteres-guia ou de bainhas de 90 ou 110 cm de comprimento. Por

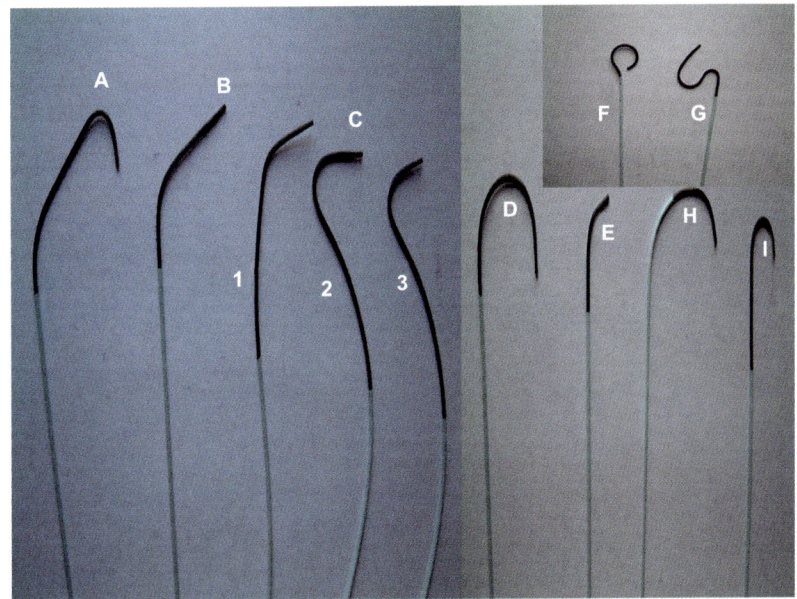

FIGURA 74.21 Outros cateteres de grande utilidade em procedimentos endovasculares. **A.** Renal dupla curva (RDC). **B.** Multipropósito (MPA). **C.** Bentson® (para cateterismo dos troncos supra-aórticos). **D.** J curva l (JCI). **E.** Kump (KMP). **F.** Racket (mesma função dos cateteres rabo-de-porco). **G.** Mani (para cateterismo dos troncos supra-aórticos). **H.** Levin (para cateterismo de hipogástrica). **I.** RIM (*Rösch Inferior Mesenteric*).

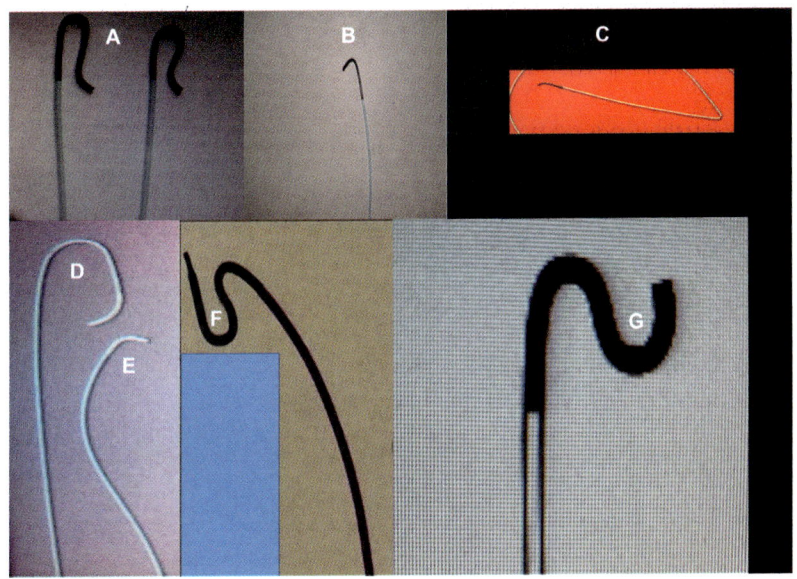

FIGURA 74.22 Cateteres com curvaturas especiais. **A.** Sos omni 1 e 2, semelhantes aos vs, vs1, vs2, vs3, miniaturas dos cateteres tipo simmons. **B.** Mamária. **C.** Roberts uterine catheter (ruc) (para embolização de mioma uterino). **D.** Judkins left (jl4). **E.** Judkins right (jr). **F.** Newton iii (hn3). **G.** Navigate 5 com ponta *soft* de 3 cm. Observe o tipo de curvatura e a orientação para cima do navigate 5 e newton iii, que podem facilitar, nos casos difíceis, o cateterismo de coto contralateral de endoprótese bifurcada.

exemplo, na angioplastia de artérias carótida, vertebral ou subclávia através da artéria femoral, pela qual se utilizam bainhas ou cateteres-guia com comprimentos de 90 cm, é importante que o cateter tenha comprimento de 125 cm para que consiga formatar sua ponta adequadamente, auxiliando no cateterismo seletivo do vaso e avançando a bainha ou cateter-guia sobre ele, dispensando o tempo cirúrgico de troca do cateter por bainha.

Cateter de baixo perfil para acessos de longa distância

Encontram-se disponíveis cateteres longos, de baixo perfil, indicados para acessos de longa distância, como o cateterismo contralateral para as artérias infrapatelares. Esse cateter é introduzido através de fio-guia de 0,014, 0,018 e 0,035", dentro de cateter-guia ou bainha de 90 a 110 cm, que lhe dão sustentação.

O cateter Slip-cath® XL⁸ é um reto, de baixo perfil, compatível com fio-guia de 0,035", de 4Fr, hidrofílico, com 150 cm de comprimento, sistema OTW. Já o cateter CXI™ (Cook Medical) existe nos comprimentos de 90 e 135 cm de comprimento, sob fio-guia de 0,035" com pontas reta e angulada.

Os outros cateteres são microcateteres de suporte, todos apresentam versão de 4Fr × 150 cm de comprimento e navegam como sistema OTW sobre fio-guia de 0,035, 0,018 e 0,014". São exemplos os cateteres Elite Cross® (CardinalHealth), Quickcross® (Spectranetics), Trailblaizer® (Medtronic), Navicross® (Terumo Medical), CrossCath® (Cook Medical) e Rubicon® (Boston Scientific).

A finalidade principal é servir de suporte ao avanço do fio-guia, colocando-o próximo à ponta do fio-guia, e ajudar na recanalização das lesões, facilitando o tratamento endovascular das obstruções de um modo geral, sobretudo das artérias infrapatelares por via contralateral.

CATETERES MAIS FREQUENTEMENTE UTILIZADOS NA AORTA ABDOMINAL E NO CATETERISMO SELETIVO VISCERAL
Cateter reto com furos laterais para aortografia

Dispositivo com um orifício na extremidade e vários outros próximos à sua ponta. É usado para injeções de grande volume em alta velocidade no lúmen da aorta. Na prática, tem sido substituído pelo cateter rabo-de-porco (*pigtail*).

Cateter rabo-de-porco

O cateter rabo-de-porco (*pigtail*) (Figura 74.20 A) também apresenta um orifício terminal e 6 a 12 orifícios laterais próximos à sua ponta. A diferença para o cateter reto é que o cateter rabo-de-porco tem a ponta enovelada para proteger o endotélio da aorta de um jato de contraste direcionado sob pressão. Além disso, essas injeções sob grande pressão podem fazer o cateter recuar em velocidade, provocando lesão em chicote das estruturas vasculares, fenômeno mais provável de ocorrer com o cateter reto.

O cateter Racket® (Figura 74.21 F) é similar ao *pigtail* e portanto, deve substituir o cateter reto para essa finalidade. O *pigtail* de 5Fr da Cook Medical tem dez orifícios laterais e um terminal; o 7Fr tem 12 orifícios laterais e um terminal. O *pigtail* de 5Fr × 65 cm da Cordis tem oito orifícios terminais e um lateral. O de 5Fr × 110 cm tem seis orifícios laterais e um terminal.

Cateteres centimetrados

Estão disponíveis, também, cateteres "rabo-de-porco calibrado", *pigtail* centimetrado (Figuras 74.20 B e 74.23), ou seja, com marcações-ouro hiperdensas, circulares, com intervalos de 1 cm, iniciando a 4 ou 5,5 cm do enovelado da ponta. Esses cateteres são encontrados com 20 marcas-ouro, perfazendo 19 cm de extensão, com 21 marcas-ouro medindo 20 cm de extensão, e alguns acrescentam mais duas marcas-ouro, uma a cada 5 cm, para graduar um total de 30 cm de extensão. Para se ter ideia da suficiência dessa extensão centimetrada, pode-se afirmar que o comprimento da aorta infrarrenal até a emergência das artérias ilíacas internas dificilmente ultrapassa 20 cm, portanto, essas formas de marcações mensuram o comprimento exato das estenoses vasculares e dos aneurismas.

Existem cateteres centimetrados com marcações hiperdensas longitudinais, cada uma tem 1 cm de comprimento e densidade alternada, ou seja, a marcação superior tem uma densidade e a inferior tem outra, mas cada uma com 1 cm, para possibilitar a contagem correta do comprimento da área a ser tratada com endoprótese ou *stent*.

Em aneurismas da aorta, as angiografias feitas com esses cateteres centimetrados (Figura 74.23) servem para planejar o implante de endopróteses, já que a aortografia realizada com eles torna possível medir a distância exata entre a artéria renal e a bifurcação da aorta, entre a artéria renal e o óstio das artérias ilíacas internas, e entre o óstio das ilíacas comuns e o das artérias ilíacas internas. Essas medidas visam à escolha correta do comprimento da endoprótese a ser implantada. É imperativo que toda aortografia para estudo de aneurisma seja realizada com esses cateteres centimetrados.

Dispõe-se, ainda, de cateteres com dois marcadores radiopacos circulares, delimitando 2 cm para medir estenoses, e com 2,8 cm para medir o diâmetro da veia cava durante a colocação de filtros.

Cateteres seletivos

Os cateteres seletivos mais utilizados estão expostos nas Figuras 74.20 a 74.22. São cateteres com variadas angulações de ponta, pontas longas e curtas, comprimentos longos e curtos, com curvaturas primária e secundária ou apenas com curvatura primária, para facilitar o cateterismo seletivo. São eles: o cateter seletivo visceral com curva simples, Cobra C1 ou J curva 1 (JC1) (Figura 74.20 C) e Cobra C2 ou Renal Curva 2 (RC2) (Figura 74.20 D); e Renal Dupla Curva (RDC) (Figura 74.21 A). Há cateteres seletivos também com curva de 120 a 180°, do tipo seletivo visceral²⁸ (Figuras 74.20 E, G, H e K; 74.21 A, D, H e I; 74.22 A a E), destacando-se o Mikaelsson³¹ (Figura 74.20 G) para artérias renais, tronco celíaco, artérias mesentérica superior e inferior, sendo ele muito útil também para as artérias brônquicas e intercostais; cateter seletivo

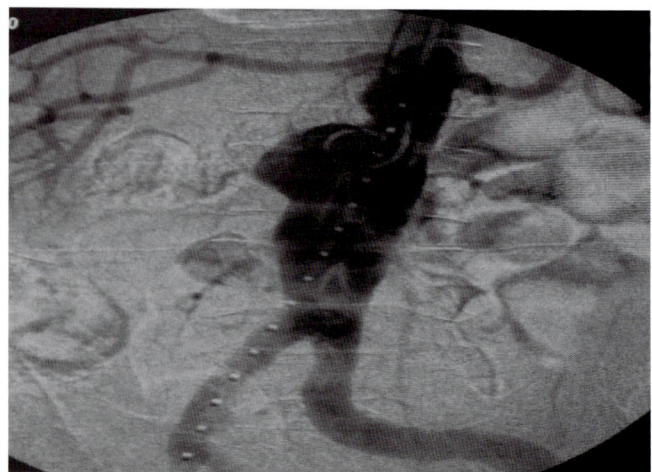

FIGURA 74.23 Cateter *pigtail* centimetrado. Observe as marcações-ouro hiperdensas a cada centímetro para medir o comprimento das lesões vasculares, especialmente no aneurisma de aorta.

especial para artéria mesentérica inferior (*Rösch Inferior Mesenteric [RIM]*) (Figura 74.21 I); cateter superseletivo com dupla curva invertida para veia adrenal esquerda e artéria gástrica esquerda; cateter superseletivo com dupla curva, para artéria gastroduodenal e para ramos da mesentérica; cateter seletivo visceral ou cerebral do tipo Simmons ou Sidewinder (Figura 74.20 H); e cateter superseletivo visceral tipo Böijsen, com dupla curva, sendo a mais distal para a direita, para cateterizar a artéria hepática, ou para a esquerda, para cateterizar a artéria esplênica.[2-4]

Cateteres com diferentes angulações e tipos de ponta e comprimentos (longos e curtos), com curvaturas primária e secundária ou apenas com curvatura primária, para facilitar o cateterismo seletivo, dentre os quais os cateteres mamários (Figura 74.22 B), Vert, Berestein, DAV, Cateter Visceral (VS, VS1, VS2, VS3, Sos Omni 1 e 2 (Figura 74.22 A), cateter indicado para ilíacas internas, Levin (LEV) (Figura 74.21 H) e o Roberts Uterine Catheter (RUC) (Figura 74.22 C), e outros cateteres com curvatura para estudo coronariano, que são muito úteis no cateterismo dos vasos viscerais por acesso braquial, como os cateteres diagnósticos Judkins Left (JL4) (Figura 74.22 D), Judkins Right (JR) (Figura 74.22 E), GL e similares.

Cateteres para o estudo seletivo dos vasos viscerais e ilíacos

O cateter Cobra ou RC2 é muito utilizado para o cateterismo dos vasos viscerais por acesso femoral. Geralmente inicia-se o procedimento tentando o cateterismo com ele. Cateteres de curvatura mais acentuada, como o Mikaelsson,[31] o Sos Omini[32] 1 ou 2, o VS e o Simmons 1, também ajudam muito,[30] embora o cateter Mikaelsson[31] seja o melhor para essa finalidade visceral.

Por acesso braquial, utilizam-se cateteres com outras formatações, como MPA 1 e 2, mamária, vertebral (Vert) e mais produtivamente os cateteres JL4, JR 3, 3,5 ou 4 ou similares, sendo o JL4[33] dedicado para as aortas mais dilatadas.

Como é necessário cateterizar a aorta descendente pelo arco aórtico, é mandatório utilizar o cateter mamária. Essa manobra também pode ser realizada utilizando os cateteres *pigtail* (Figura 74.6), Simmons 1 ou Mikaelsson.

O cateterismo da artéria ilíaca contralateral e da mesentérica inferior é muito fácil de executar pela via femoral, utilizando-se o cateter mamária. Pode-se utilizar também o cateter Mikaelsson, Sos Omine, VS ou Simmons 1.

Os cateteres Mikaelsson, Sos Omni e VS têm as curvaturas do Simmons, mas de menor tamanho, o que facilita a reformação das mesmas na própria aorta abdominal. Esses cateteres, sobretudo o Mikaelsson, são eficazes, também, para cateterizar as artérias brônquicas, intercostais, mesentérica inferior, ilíaca contralateral e até homolateral. Para tanto, faz-se com que eles recuem pela aorta descendente e abdominal com a convexidade de sua curvatura voltada para cima, e a ponta, para baixo (Figuras 74.24 C e 74.25), mantendo o segmento flexível do fio-guia em seu interior, mas sem ultrapassar a sua curvatura para não a retificar (Figura 74.25, *setas*).[2,4,30-34] Com manobras de recuo e rotação delicadas, sua ponta encunha no óstio das referidas artérias, possibilitando a introdução do fio-guia hidrofílico.

Cateteres para o estudo seletivo dos vasos braquiocefálicos e da região cervical

Cateter Sidewinder ou Simmons. Artefato de muita utilidade no segmento braquiocefálico é o cateter Sidewinder ou Simmons, seu idealizador, com destaque para os arcos aórticos dos tipos 2 ou 3.

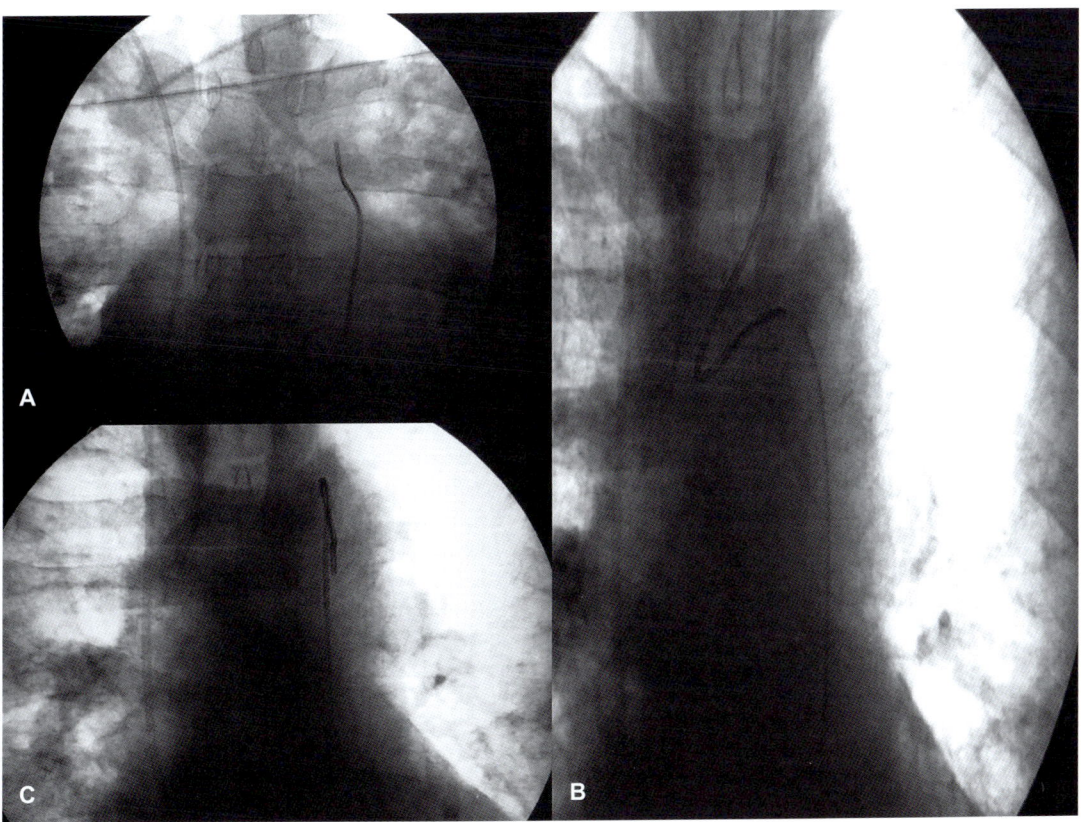

FIGURA 74.24 Cateter Simmons – reformatação da ponta. **A.** Simmons – entra com ponta retificada. **B.** Manobras reformatam a curvatura original do Simmons. **C.** Simmons 2 – após avançado para o arco aórtico, com ponta reformatada cateterizando carótida esquerda. Apoiado no arco aórtico não haverá recuo de sua ponta à injeção do contraste. A troca por bainha sobre fio-guia Amplatz® não provocará recuo do fio-guia.

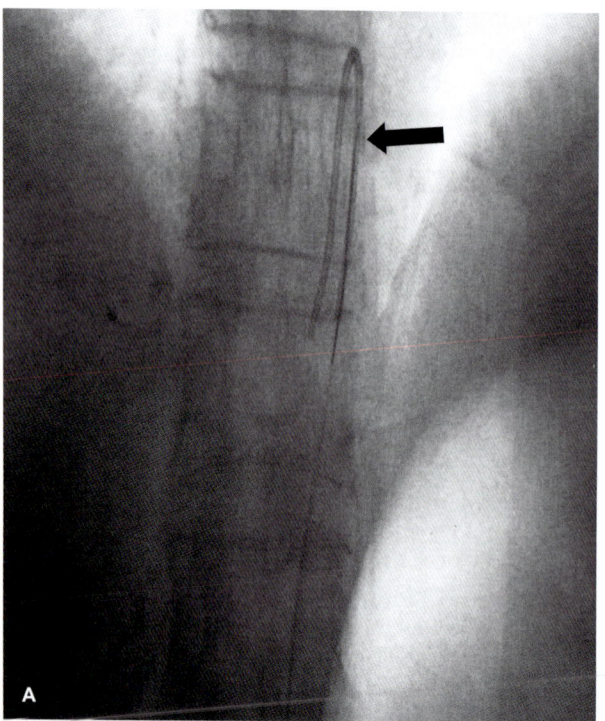
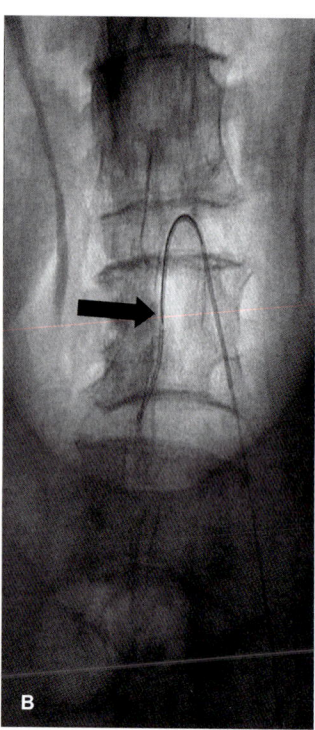

FIGURA 74.25 Cateter Simmons 1 reformatado no botão aórtico (**A**), sendo recuado para cateterismo visceral e de artérias ilíacas comuns (**B**). O Mikaelsson (Figura 74.20 G) exerce função semelhante, com vantagens, devido à proximidade da corcova com a sua curvatura secundária.

Existem os cateteres Simmons 1, 2, 3 e 4. A escolha de cada um deles depende da situação anatômica do arco aórtico e dos troncos supra-aórticos (Figura 74.20 H a J). O Simmons 1 (Figura 74.20 H) serve para aortas pouco dilatadas e levemente tortuosas (arcos dos tipos 1 e 2), e o Simmons 2 para aortas medianamente dilatadas e tortuosas (arco do tipo 2).

O Simmons 2 (Figura 74.20 I) com as suas curvaturas de ponta reformatadas é muito versátil para o cateterismo dos troncos supra-aórticos através da artéria femoral.

Com o Simmons 2, também é possível cateterizar os troncos supra-aórticos pela artéria braquial. O Simmons 3 (Figura 74.20 J) serve para aortas ectasiadas e tortuosas (arco do tipo 3). O Simmons 4 tem formato diferente dos demais e é pouco utilizado.

Os cateteres dos tipos Simmons 1, 2 e 3 apresentam as curvaturas de ponta com raio maior do que o diâmetro da aorta e, portanto, entram retificados no vaso (Figura 74.24 A). Para a sua correta utilização é necessário que se refaçam, dentro da aorta, as suas curvaturas originais. Em geral, essa manobra realizada no nível do botão aórtico, fazendo-se a ponta do cateter encunhar em um dos vasos da base, especialmente na subclávia esquerda e, no avanço forçado a sua curvatura é reconstituída (Figura 74.24 B). Com a ponta assim reformatada, a convexidade do cateter progride em direção ao coração até sua ponta ultrapassar a artéria inominada, a seguir, no recuo e com rotação anti-horária, cateterizam-se os vasos do arco aórtico, ou seja, a ponta penetra na artéria inominada em direção às artérias carótida, subclávia e vertebral direitas, ou, evitando a artéria inominada, a ponta penetra na carótida esquerda ou na artéria subclávia esquerda em direção à artéria vertebral esquerda.

Outra manobra que promove o rearranjo da curvatura desses cateteres, especialmente o Simmons 2 e 3, é avançá-los sobre fio-guia até a raiz da aorta, mantendo-se um longo segmento do fio-guia, retornando pela aorta ascendente além da ponta do cateter. Após o retorno do fio-guia pela aorta ascendente, deve-se mantê-lo fixo e avançar com o cateter Simmons sobre ele. Na parte flexível do

fio-guia que se encontra contornando por sobre a valva aórtica, a curvatura original do cateter se refaz. Somente reconstituindo a curvatura original desses cateteres é possível cateterizar o óstio dos vasos do pescoço (Figura 74.24 B) e fazer a ponta do cateter avançar para além dele.

Os cateteres Headhunter são denominados H1 e H3 (Figura 74.20 F e L). Os cateteres H1, Vert (Vertebral), Judkins Right (JR) e os cateteres Bentson® 1, 2 e 3 (Figuras 74.20 K, 74.21 C e 74.22 E) (Merit Medica e Angiodynamics) são cateteres muito versáteis para o cateterismo dos troncos supra-aórticos e das artérias cerebrais. Com esses cateteres, consegue-se cateterizar todos os quatro vasos da base em condições de anatomia não distorcida. Também podem ser utilizados para o cateterismo da artéria tireóidea inferior. Com pequena acentuação no ângulo de sua ponta, e modificando-se um pouco sua curvatura secundária, o H1 ou o Vert podem cateterizar a artéria tireóidea superior.[30] A utilidade do H3 é menos ampla, mas serve para cateterizar os vasos da base, com manobras de recuo do cateter.

Os cateteres JR, habitualmente utilizados para o cateterismo da artéria coronária direita, também são empregados para o mesmo procedimento nos troncos supra-aórticos em manobra de rotação e avanço, como os cateteres H1, Vert® e Bentson®. O JR 2.0 é útil no cateterismo da carótida esquerda, especialmente em arco aórtico do tipo 2 ou 3.

Os cateteres Bentson-Hanaffee-Wilson (MeritMedica) são de polietileno, e existem com três curvaturas: os tipos 1 e 2 têm curvatura mais aberta, para estudo dos pacientes com a saída normal dos vasos da base, e o tipo 3 é usado para os vasos tortuosos.

Outros cateteres utilizados no estudo dos vasos braquiocefálicos. Cateteres do tipo Newton (HN1, HN2, HN3, HN4, HN5) são cateteres de polietileno, específicos para os troncos supra-aórticos. Estão disponíveis em cinco configurações de ponta: uma, com ponta mais aberta, usada para o estudo dos vasos de criança e do adulto jovem; as outras quatro configurações, em pescoço de garça (Figura 74.22 F), são muito similares ao cateter Mani (Figura 74.21 G) e servem para o estudo de pacientes idosos, com os vasos da base tortuosos e em ângulo muito agudo.

Cateteres para estudo dos troncos supra-aórticos pela artéria braquial.

Esses cateteres até agora relacionados são muito úteis para o estudo dos vasos por acesso femoral. Para o estudo dos troncos supra-aórticos por via braquial, existe um cateter com a configuração da ponta em bastão de pastor (Shepherd's Hook 1 e 2) (Figura 74.20 M). O Simmons tipos 1 e 3 (Figura 74.20 H e J) também tem essa finalidade.

As manobras para cateterizar o óstio dos vasos dos troncos supra-aórticos com esse cateter-bastão de pastor são semelhantes às utilizadas com os cateteres do tipo Simmons, ou seja, deve-se recompor a sua curvatura original em bastão de pastor na aorta ascendente e, com manobras de recuo e de rotações medial e lateral, consegue-se cateterizar o óstio das artérias carótidas, vertebrais e subclávia esquerda. Os Simmons II ou III substituem esse cateter em bastão de pastor e são mais acessíveis no ambiente de trabalho. O cateter com curvatura para mamária é versátil para cateterizar a carótida direita pela artéria braquial direita, especialmente nos casos de tronco bovino.

Cateterismo do coto contralateral de endoprótese bifurcada no tratamento de aneurisma de aorta abdominal

Com os cateteres diagnósticos Cobra C2, H1 (Figura 74.20 D e F), RDC, MPA, Bentson® e Kump e JR (Figura 74.21 A a C), (Figura 74.22 E) e outros de configuração parecida, consegue-se cateterizar a maioria dos cotos contralaterais das endopróteses bifurcadas, no entanto, quando esse cateterismo se tornava difícil, podia-se dispor de cateteres fabricados para essas ocasiões, dentre os quais se destacava um grupo fabricado com curvaturas que facilitavam esse procedimento e que era denominado Van Schie Endovascular,[8] com várias curvaturas de pontas numeradas de 1 a 5, e o que mais se sobressaía para essa finalidade era o Van Schie 5 – que infelizmente foi retirado do mercado. É provável que o cateter Mani (Figura 74.21 G) e o Newton III (Figura 74.22 F) (Angiodynamics, Merit Medical e Cordis Medical), que têm curvatura de ponta lembrando o Van Schie 5, possam substituí-lo nessa finalidade. O cateter Navigate 5™ com ponta *soft* de 3 cm (Figura 74.22 G), da Angiodynamics, é exatamente igual ao Van Schie 5 Endovascular. Com essas curvaturas, é mais provável cateterizar o coto contralateral de endoprótese bifurcada de difícil cateterização do que com outras configurações de ponta de cateteres.

Cateteres para estudo do ventrículo direito e da artéria pulmonar

Os principais cateteres para estudo do ventrículo direito e da artéria pulmonar são os descritos a seguir.

Cateter tipo Gensini. Constituído de Dacron®, com 125 cm de comprimento. Tem orifício terminal e outros laterais. A injeção de contraste sob forte pressão pode promover o recuo desse cateter, com possibilidade de perfuração da parede do ventrículo ou de outras estruturas vasculares, motivo pelo qual tem sido substituído pelo cateter "rabo-de-porco" ou pelo cateter Berman angiográfico.

Cateter Berman angiográfico. É um cateter de duplo-lúmen com ponta cega e um balonete logo acima da ponta (Figura 74.26 – Berman® Angiographic Balloon Catheters).[11] Próximos ao balonete existem seis orifícios laterais. O endocárdio é protegido pelo balonete inflado e pela saída do contraste em jato pelos orifícios laterais acima desse balonete. Esse cateter tem menos possibilidade de produzir arritmia ou perfuração de ventrículo direito.

Cateter Berman Wedge. É utilizado também para medir pressão encunhada em artéria pulmonar. É semelhante ao cateter de Swan-Ganz, com a diferença de ter baixo perfil, ou seja, dispõe de um orifício interno mais amplo, facilitando a manipulação do fio-guia no seu interior. Esse cateter substitui também o antigo cateter do tipo Lehman.

Cateter tipo Grollman. É um cateter do tipo rabo-de-porco com uma angulação de 100° na curvatura secundária (curvatura distal), para facilitar o acesso ao ventrículo direito e à artéria pulmonar pela veia femoral; no entanto, pode ser substituído pelos cateteres Berman angiográfico e rabo-de-porco.

VELOCIDADE DE FLUXO E PRESSÃO DE INJEÇÃO NOS CATETERES ANGIOGRÁFICOS DIAGNÓSTICOS

Os cateteres com múltiplos orifícios na ponta, retos, em raquete (Figura 74.21 F) ou em rabo-de-porco, suportam injeções com velocidade de fluxo que variam de 7 a 33 mℓ/s, dependendo do diâmetro e do comprimento do cateter. Por exemplo: os cateteres multiperfurados 3Fr de 45 cm de comprimento toleram 9 mℓ/s/1.050 psi; os de 55 cm, 8 mℓ/s/1.050 psi e os de 65 cm, 7 mℓ/s/1.050 psi. Os cateteres multiperfurados 4 e 5Fr resistem de 15 a 33 mℓ/s/1.050 psi, dependendo do comprimento do cateter (65, 90 e 100 cm).

Quanto menor o comprimento e maior o diâmetro do cateter, maior será a capacidade de suportar a velocidade e a pressão de fluxo. Os cateteres diagnósticos com um orifício terminal, com 100 cm de comprimento e 4Fr de diâmetro resistem a injeções com velocidade de fluxo de 10 mℓ/s/1.200 psi (84 kg/cm^2). Aqueles com 5Fr toleram 11 mℓ/s/1.200 psi; os de 65 cm de comprimento com 4Fr suportam velocidade de fluxo de 14 mℓ/s/1.200 psi (84 kg/cm^2); e os de 65 cm de comprimento com 5Fr aguentam 15 mℓ/s/1.200 psi, de modo geral.

É importante lembrar que, quanto mais longo o cateter, menor o volume de contraste na unidade de tempo que ele suporta. Por exemplo: um cateter de 5Fr com 40 cm de comprimento suporta um fluxo de contraste a 25 mℓ por segundo (mℓ/s). O mesmo cateter de 5Fr com 65 cm de comprimento aguenta 21 mℓ/s; se for rabo-de-porco, tolera até 33 mℓ/s. O de 100 cm reto suporta 15 mℓ/s a uma pressão de 1.200 psi. O rabo-de-porco de 110 cm suporta até 26 mℓ/s. Na prática, raramente é necessário empregar pressões maiores que 800 psi para se obter boa imagem angiográfica.

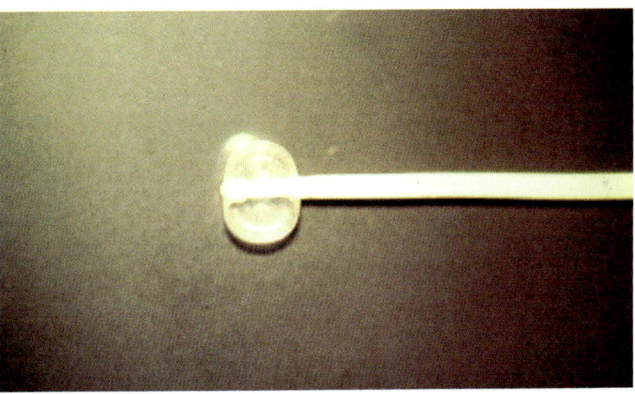

FIGURA 74.26 Cateter Berman angiográfico. Observe que os orifícios situam-se acima do balão para proteger o endocárdio do jato de contraste.

CATETERES ESPECIAIS

Cateteres-guia

Dispositivos utilizados para terapêutica endovascular, por exemplo, para colocação de *stents*, e embolização terapêutica. São constituídos de matriz em malha de aço revestida externamente com náilon e internamente com fina camada de PTFE, para diminuir o coeficiente de atrito. Têm grande lúmen interno (Figura 74.27), variando de 0,07 (1,8 mm) a 0,099″ (2,52 mm) para acomodar e proteger o *stent* montado em balão de angioplastia e cateter ou bainha contendo *stent* autoexpansível. Outra grande utilidade consiste no monitoramento do implante de *stent* por injeção manual de pequenos volumes de contraste, com a ponta do cateter-guia encunhada bem próxima à lesão-alvo (Figuras 74.8 A a D e 74.27 A a F). Esses cateteres apresentam-se em variados diâmetros: o cateter-guia de 6Fr tem um diâmetro interno de 0,07″ (1,8 mm); o 7Fr, 0,078″ (1,86 mm); o 8Fr, 0,088″ (2,19 mm); e o 9Fr, 0,098″ (2,52 mm).

O cateter-guia de 8Fr possibilita a passagem de *stent* balão-expansível de 5 a 7 mm, e esse mesmo *stent* transpassa em bainha de 6Fr. O cateter-guia de 9Fr viabiliza a passagem de *stent* balão-expansível de 8 a 10 mm, que transpassa em bainha de 7Fr. O cateter-guia de 7Fr promove a passagem de *stent* autoexpansível de até 10 mm. O cateter-guia de 6Fr possibilita a introdução simultânea de um microcateter (Rebar 27, por exemplo) por uma das vias do conector em Y (MVA) por onde é introduzido um *stent* Solitaire 6 mm para proteção do colo de aneurisma visceral, e pela outra via do Y um microcateter para embolização desse aneurisma com micromolas não fibradas.

Os cateteres-guia apresentam curvatura de ponta com ângulo semelhante ao ângulo de saída dos vasos tronculares e com comprimento de 65 a 100 cm. Os exemplos são: o Judkins left (JL4), utilizado para artéria coronária esquerda, Judkins right (JR), usado para artéria coronária direita, e o GL, também usado para estudo coronariano (Figura 74.27 A, D e E), são ótimos para implante de *stents* visceral e renal através da artéria braquial. A família JR (Figura 74.27 E) é muito útil também para procedimento nas artérias viscerais por acesso femoral. O RDC (Figura 74.27 C) é indicado para *stents* renal e visceral por acesso femoral. O GL (Figura 74.27 D) também é utilizado para angioplastias viscerais através da artéria femoral. O JR e o MP também servem para angioplastia de artérias carótida, vertebral e subclávia por acesso femoral, e *stent* subclávia via artéria braquial.

A diferença dos cateteres-guia para as bainhas é que estas apresentam diâmetro interno maior para a mesma escala de diâmetro em French, com válvula hemostática e extensão lateral com torneira de duas vias e com dilatador interno. O cateter-guia não tem esses componentes, mas sim grande variedade de curvatura de ponta, e pode conter cateter coaxial interno, para diminuir o risco de lesão endotelial. Atualmente, já se dispõe também de bainhas-guia, descritas anteriormente, com grande variedade de curvatura de ponta, comprimento e diâmetro, como ocorre com os cateteres-guia.

Para os *stents* balão-expansíveis, a técnica de utilização dos cateteres-guia ou bainhas-guia consiste em inserir o *stent* montado no balão dentro do cateter-guia ou bainha-guia, ultrapassar a ponta deles e posicioná-lo no local-alvo do tratamento (Figura 74.27 A e F). Injeções de pequeno volume de contraste são aplicadas, pelo cateter-guia ou bainha-guia, para orientar o posicionamento preciso do *stent*. A seguir, infla-se o balão, expandindo-se o *stent*. Esvazia-se e retira-se o balão, e faz-se o controle angiográfico por injeção manual pelo próprio cateter-guia (Figuras 74.8 A a C e 74.11, *seta larga*).

Cateter multiperfurado para fibrinólise intratrombo

Dispositivo com um orifício terminal afilado e outros no seu terço distal. Os orifícios laterais são colocados ao longo do cateter, em extensão variada. Esse segmento do cateter que contém os orifícios laterais é denominado segmento de infusão (Figura 74.28 A,

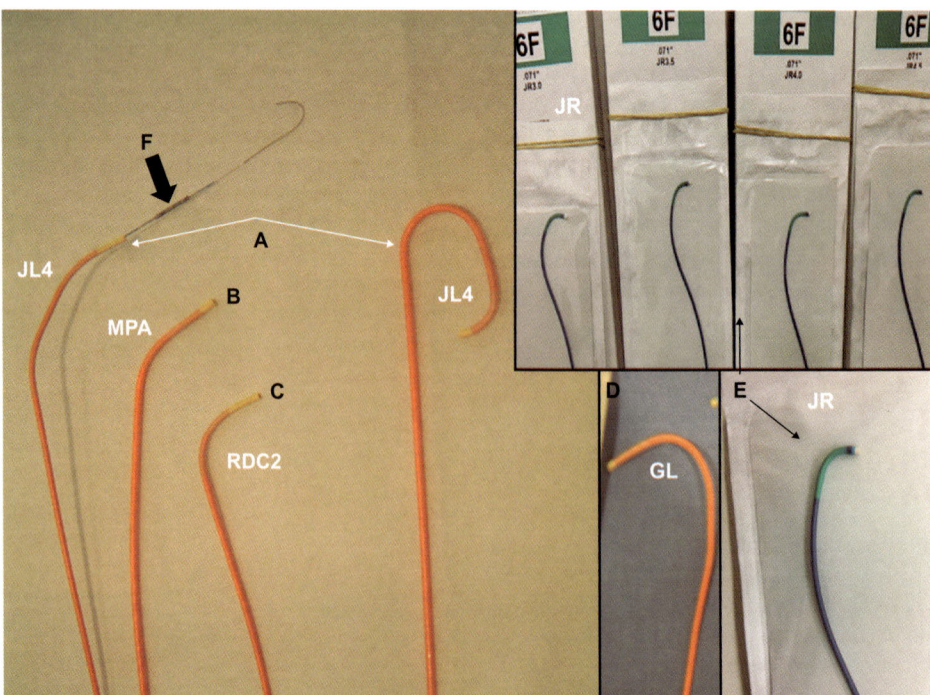

FIGURA 74.27 Cateteres-guia – protegem *stents* até o ponto-alvo. **A.** Judkins left – (JL4). **B.** Multipropósito (MPA). **C.** Renal dupla curva (RDC) – indicado para *stents* renal e visceral por acesso femoral. **D.** GL serve para *stent* visceral via artéria braquial ou femoral. **E.** JR – Judkins Right – observe da esquerda para a direita a família JR 3.0 ao JR 4.5 para aortas mais calibrosas a menos calibrosas. O JR, e o MPA são muito eficazes– para *stent* de carótida, vertebral e subclávia por via femoral. O JR e o JL4 são muito eficazes para *stent* visceral através da artéria braquial e o JR é muito eficaz para *stent* em subclávia por acesso braquial.

seta) e varia de 4 a 24 cm com 8 a 40 orifícios laterais. Cada cateter é utilizado de acordo com a extensão da trombose, já que os orifícios têm de ficar dentro do trombo (Figura 74.28 B).

O fio-guia que acompanha esse cateter também é diferente, pois tem uma pequena ogiva antes da ponta flexível (Figura 74.28 C, *setas*). No avanço do fio-guia, essa ogiva oclui a ponta do cateter, fazendo com que a solução com fibrinolítico que é injetada sob pressão (Figura 74.28 D, *setas*) só saia pelos orifícios laterais do cateter e para dentro do trombo (Figura 74.28 A e B). A infusão pode ser contínua (*slow drip*) e/ou em injeções em jato (*pulse spray*), 1 mℓ a cada 30 segundos.

Existem no mercado algumas marcas disponíveis desses cateteres,[26,35] e as mais conhecidas são:

- Cateter de infusão coaxial McNamara: vem com um sistema coaxial de um cateter de 3Fr dentro de um cateter de 5,5Fr
- Cateter de infusão EDM – EDM Multilumen multi-side-hole catheter 4 a 7Fr: fabricado para distribuição uniforme do infundido, mas a infusão sob pressão é impedida pela alta resistência do pequeno lúmen do cateter
- Cateter de infusão Multi-side-port 5Fr: sua ponta é ocluída pela passagem de um fio-guia que contém uma pequena ogiva próxima à sua ponta, para vedar o lúmen distal do cateter. A ponta do fio-guia é muito flexível. Serve para infusão contínua e em pulsos
- Rothbarth Uni-Flo infusion catheter 5Fr: tem 100 cm de comprimento, com área de infusão de 8, 16 e 24 cm e com 16 e 24 orifícios de infusão. Tem fio-guia para ocluir o lúmen distal e uma luva *luer-lock* estéril para evitar contaminação, quando do seu reposicionamento. Como nos outros cateteres para fibrinólise intratrombo, há marcas radiopacas que delimitam a área de infusão. Serve para infusão contínua e em pulso
- Cateter de infusão Mewissen 5Fr Multi-side-hole OTW: pode ser usado isoladamente ou em combinação com um fio-guia de infusão que também apresenta orifícios laterais. Esse fio-guia de infusão denomina-se Fio-Guia de Infusão de Katzen e é posicionado coaxialmente no cateter. Ambos são fabricados pela Boston Scientific® USA, servindo para infusão contínua ou em pulsos

- Cragg-McNamara e Unifuse: fabricado também com áreas de infusão e comprimento variáveis. Ambos têm orifícios terminal e laterais, e fio-guia de oclusão distal, que força a solução de infusão a sair por essas aberturas diretamente na superfície do trombo. O Unifuse tem fendas no lugar de orifícios que atuam como válvulas unidirecionais. Assim, a dispersão do trombolítico é mais uniforme, o que produziria uma lise mais rápida; no entanto, essa diferença não tem sido comprovada.[35]

Um microcateter ou um fio-guia de infusão pode ser introduzido através de cateter de infusão 4Fr ou 5Fr mais distalmente, para infundir concomitantemente artérias menores de extremidades inferiores e superiores.

Cateter com balão para embolização terapêutica

Artefato de duplo-lúmen com um balão na ponta para ocluir vasos tronculares (Figura 74.29). Pelo lúmen distal do cateter injetam-se substâncias para embolização terapêutica; pelo proximal infla-se o balão, para evitar refluxo do material embolizante. Na embolização com álcool absoluto para ablação do rim, oclui-se a artéria renal com o balão, a fim de evitar o refluxo do álcool para a aorta. Durante a embolização de vasos adjacentes a estruturas nobres (embolização no território da carótida externa), pode-se proceder da mesma maneira.

Microcateter para embolização terapêutica

Dispositivo de muito baixo perfil e longos comprimentos, fabricado para navegar por vasos de fino calibre, visando ao tratamento por injeção de substâncias embolizantes por ele. É fabricados geralmente, com o perfil externo no segmento proximal maior que o do segmento distal, para melhorar o torque e proporcionar maior possibilidade de atingir o ponto-alvo. Também é fabricado com ponta reta ou de várias curvaturas, inclusive de 45 e 90°. As pontas podem também ser moldadas em vapor quente para a curvatura que o operador desejar no momento do procedimento, graças ao mandril-forma. O tempo de vapor quente recomendado pelo fabricante é de 30 segundos.

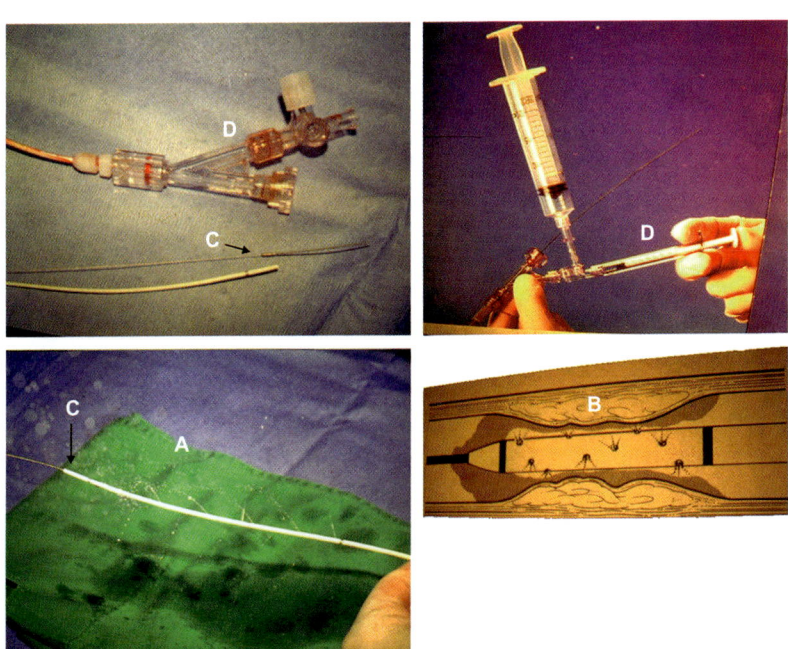

FIGURA 74.28 Cateter para fibrinólise intratrombo. Observe que a área ativa tem múltiplos orifícios por onde sai o fibrinolítico em jato (*pulse spray*, *seta* em **A**), dentro do trombo (**B**). Serve também para infusão contínua (s*lowdrip*). **C.** Ogiva (*setas*) no fio-guia para obliterar o orifício distal do cateter e forçar o fibrinolítico no trombo. **D.** Sistema de *pulse spray*.

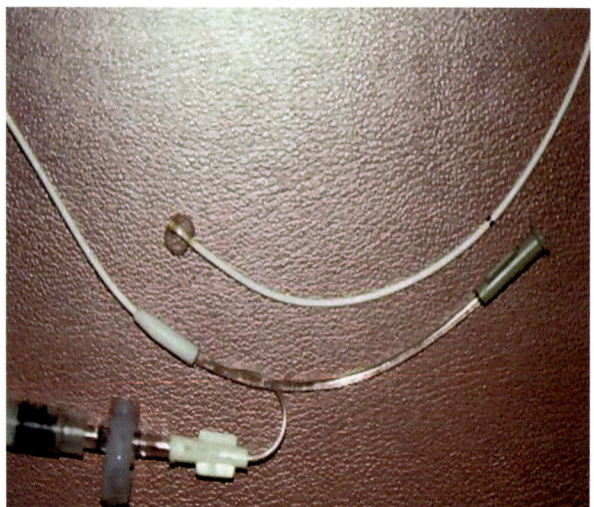

FIGURA 74.29 Cateter com balão para embolização terapêutica. Pelo lúmen distal do cateter injetam-se substâncias para embolização terapêutica; pelo proximal, infla-se o balão, para evitar refluxo do material embolizante.

É utilizado para embolização de vasos de pequeno calibre, incluindo os encefálicos corticais. Tem calibre reduzido – 1,5 a 3 Fr, que transitam coaxialmente sobre fio-guia de 0,008 a 0,018" e dentro de cateteres ou bainha de 5Fr colocados nas proximidades da lesão.

Quando utilizadas micropartículas ou microesferas, a escolha do perfil do cateter dependerá do diâmetro destas. Pelos microcateteres de 3Fr de diâmetro proximal com 1,5Fr de diâmetro distal, podem ser injetadas partículas de 250 mm e esferas de 300 mm. No de 2,3Fr com 1,7Fr distal, passam partículas de 250 mm e esferas

de 500 mm; o de 2,8Fr com 2,8Fr distal permite injetar micropartículas e microesferas de 1.000 mm. Esses microcateteres são fabricados em longos comprimentos, que variam de 105 cm a 170 cm.

Como esses cateteres são utilizados para injeção de líquidos e substâncias polimerizantes para embolização terapêutica, o fabricante informa, no lacre, o espaço morto do lúmen de cada um deles, já que este depende do comprimento e do diâmetro dos cateteres. Essa informação é importante porque é necessário ocluir esse espaço morto com solução glicosada quando se utiliza o N-butil-2-cianocrilato (Histoacryl®) ou com solução fisiológica, quando se utiliza o dimetilsulfóxido, que é o solvente do copolímero álcool etilenovinílico (Onyx®), como agente embolizante.

O espaço morto de um microcateter de 3Fr × 1,5Fr × 165 cm suporta 0,26 mℓ de líquido; o de 2,8F × 2,8Fr × 145 cm comporta 0,61 mℓ de líquido, e assim por diante.

O importante é que somente com esses microcateteres navegando por via endovascular é possível alcançar, por exemplo, o nicho das malformações arteriovenosas e nelas injetar micropartículas, microesferas, álcool absoluto, copolímero álcool etilenovinílico e outras substâncias embolizantes. É também com esses microcateteres que se tratam, por embolização com micromolas ou copolímero álcool etilenovinílico, aneurismas em qualquer segmento anatômico do sistema vascular. No tratamento dos endovazamentos do tipo II (*endoleaks*), eles desempenham importante função, já que se consegue colocar a extremidade distal dos microcateteres dentro da bolsa do aneurisma por meio das artérias iliolombares, através das artérias ilíacas internas (Figura 74.30 A e B) ou da arcada de Riolan, vindo pela artéria mesentérica superior (Figura 74.30 C). Uma vez posicionado no centro do endovazamento, emboliza-se com N-butil-2-cianocrilato, ou com copolímero álcool etilenovinílico ou com micromolas (Figura 74.30 B e C).

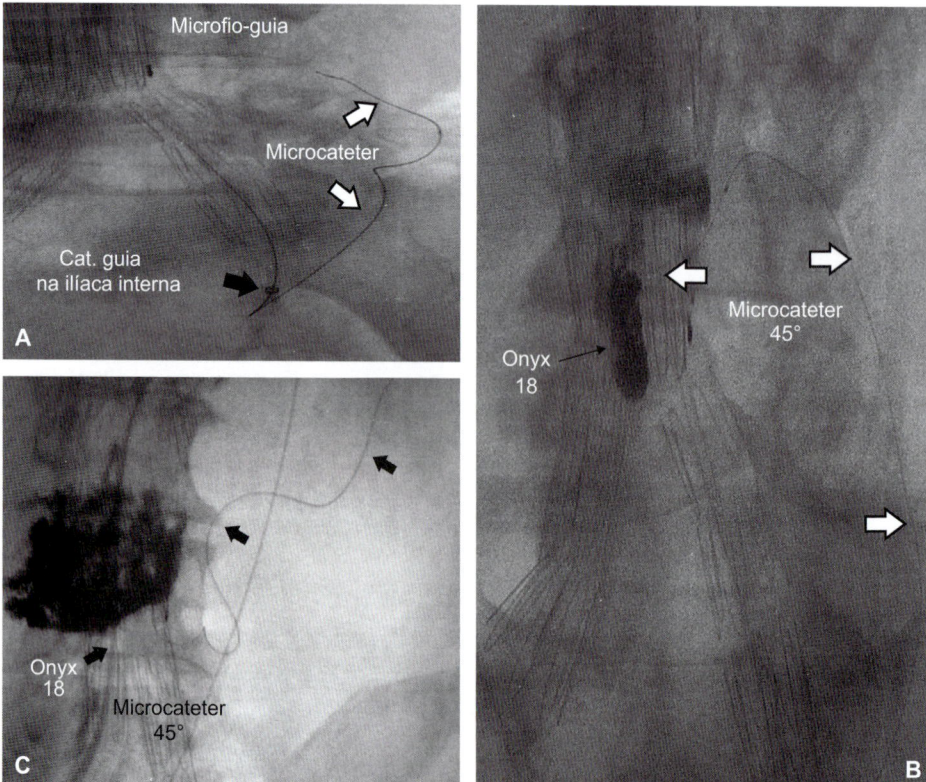

FIGURA 74.30 Cateter-guia ou bainha Raabe® de 6Fr × 90 cm via artéria axilar. **A e B.** Observe a ponta da bainha posicionada na artéria ilíaca interna esquerda apoiando microcateter de 3Fr × 1,5Fr × 300 cm e microfio-guia de 0,008" na embolização de *endoleak* do tipo II pela artéria iliolombar esquerda. **B.** Microcateter dentro da bolsa do aneurisma conduzindo o copolímero álcool etilenovinílico (Onyx®) para embolização terapêutica. **C.** Microcateter via arcada de Rioland, na bolsa do aneurisma, viabilizando a injeção de Onyx® (*setas*).

Esses microcateteres só conseguem navegar até o alvo seguindo microfio-guia introduzido dentro de cateter diagnóstico, cateter-guia ou bainha-guia, cuja ponta esteja nas proximidades da lesão (Figuras 74.12 C e 74.30 A). É indispensável que o cateter diagnóstico ou o cateter-guia estejam ligados a um conector em Y e com irrigação contínua. Por esses microcateteres, também se conduzem *stents* especiais (Stent solitaire® e.V3/Medtronic) para proteger o colo de aneurismas saculares viscerais durante sua embolização com micromolas – evitando, desse modo, embolização errante.

Algumas empresas fabricam esses microcateteres e os microfios-guia que os conduzem em suas variadas configurações, dentre as quais citam-se: a e.V3/Medtronic, que fabrica o Ultra Flow®, Marathon®, Rebar® 10 e 14, 18 e 27, e Echelon® 10 e 14; a Cordis Corporation, que fabrica os microcateteres Prowler® 10 e 14 (Prowler 14 Pre-S Microcatheter), Prowler Select Plus®, Prowler LP Select® e Prowler Plus, e Mass Transit®; a Boston Scientific, que fabrica o Excelsior SL® 10 e 18, FasTracker® 18, TurboTracker® 18, Renegade® 18 e Renegade Hi Flo®, Spinnaker Elite® 1,5F e 1,8F e o Tracker Excel® 14; a Cook Medical, que fabrica o Micro Ferret® 18; a Merit Medical, que fabrica os microcateteres Merit Maestro®; a MV/Terumo, que fabrica o Headway® 17; e a Micrus, que fabrica o Currier® 170 e 190. Portanto, são cateteres especiais para navegar por vasos de fino calibre, incluindo os encefálicos distais ao polígono de Willis.[36,37]

Os microfios-guia utilizados neles são fabricados especialmente para eles e apresentam comprimento de, no máximo, 220 cm. São utilizados no modo OTW. Não servem os microfios-guia utilizados para navegar em sistemas de troca rápida para implante de *stent*.

CONSIDERAÇÕES FINAIS

A complexidade dos procedimentos endovasculares determina a quantidade e a variedade de material que se utiliza. Quanto mais difícil o procedimento, maior a quantidade de aparatos usados. Não se deve perder tempo insistindo no cateterismo de um vaso com um cateter de determinada configuração. É conveniente trocar o fio-guia e o cateter quantas vezes forem necessárias. Para garantir o sucesso do procedimento, é importante se ter à disposição fios-guia e cateteres com diversificadas configurações e angulações, no entanto, é possível garantir a execução, com sucesso, da maioria das angiografias diagnósticas e terapêuticas por cateterismo, se houver, na mesa de exame, os seguintes materiais: sistema introdutor 5F; fio-guia hidrofílico Roadrunner®, Terumo®, Aquatrack® ou Aqualiner® de 0,035″, 260 cm; cateter rabo-de-porco (*pigtail*) de 5Fr; cateter H1, Vert de 5Fr; MPA 1 e 2 × 125 cm, cateter Cobra visceral de 5Fr; o Mikaelsson de 5Fr × 80 cm e os cateteres Simmons 1 e 2, 5Fr × 100 cm. Quanto mais afilada a ponta do cateter, mais fácil ela perpassará estenoses e oclusões. É conveniente tê-los à disposição porque o afilamento da ponta pode fazer diferença frente às dificuldades para cruzar essas lesões. Por vezes, ressaltos mínimos podem impedir a progressão de cateteres com ponta não afilada. Para procedimentos terapêuticos, são necessários bainha longa e cateter-guia.

As referências bibliográficas deste capítulo se encontram no Ambiente de aprendizagem do GEN.

75

Noções Básicas de Angioplastia Transluminal Percutânea e Angioplastia Aortoilíaca

Regina Moura ■ Marcone Lima Sobreira ■ Matheus Bertanha ■ Rafael Elias Farres Pimenta ■ Ricardo de Alvarenga Yoshida ■ Winston Bonetti Yoshida

Resumo

A angioplastia transluminal percutânea (ATP) é um procedimento que deve ser conhecido por todo cirurgião vascular, pois, além de fazer parte do arsenal terapêutico no tratamento das doenças ateroscleróticas periféricas, ele é pouco invasivo, apresenta baixo risco e pode ser realizado mais de uma vez no mesmo segmento anteriormente tratado.

O desenvolvimento dos materiais como fios-guia, cateteres-balão e *stents* representou um avanço importante na técnica da ATP, tornando o procedimento possível mesmo em situações anatômicas complexas, seja pelo tipo de lesão ou pelo calibre do vaso.

Os resultados da ATP têm sido efetivos, com poucas complicações, proporcionando menos tempo de internação e custos cada vez menores.

Neste capítulo, serão discutidas algumas noções básicas da ATP, e, especificamente no setor aortoilíaco, descritas algumas técnicas de angioplastia e cuidados a serem adotados nesse procedimento, para que sejam alcançados melhores resultados.

Palavras-chave: aorta; doença oclusiva arterial; procedimento endovascular; artéria ilíaca; *stents*.

INTRODUÇÃO

O tratamento das doenças arteriais oclusivas periféricas (DAOP) realizado com a ATP apresenta resultados cada vez mais efetivos e encorajadores.[1] Atualmente, ele faz parte do rol de opções terapêuticas, principalmente substituindo muitas das cirurgias de revascularização abertas, mesmo nos casos mais complexos, em que esse tipo de cirurgia era considerada padrão-ouro.[2]

No caso das lesões oclusivas extensas dos segmentos da aorta abdominal até as artérias mais distais das extremidades inferiores,[3] em pacientes considerados jovens e sem muitas comorbidades, o tratamento preferencial ainda é a cirurgia aberta.[3]

No setor aortoilíaco, os resultados da ATP, especificamente, apresentaram grande evolução nos últimos anos, devido principalmente ao aperfeiçoamento dos materiais utilizados nesses procedimentos endovasculares.

O avanço nas técnicas da ATP nesse segmento também tornou o procedimento endovascular possível, mesmo em situações anatômicas complexas e em pacientes que apresentam comorbidades, com risco menor em relação ao procedimento cirúrgico convencional.[1,2,4]

Embora alguns trabalhos mostrem taxas de perviedade primária um pouco mais baixas na ATP do que na cirurgia aberta, a perviedade primária assistida e a secundária nos procedimentos endovasculares são similares a da cirurgia aberta, pois a ATP pode ser repetida várias vezes, principalmente quando os pacientes apresentam reestenose.[4]

MECANISMOS DA ANGIOPLASTIA

A angioplastia é um procedimento cirúrgico em que se utiliza um cateter-balão que visa abrir o lúmen de uma artéria que se encontra estreitada ou ocluída, frequentemente por placas de ateroma, com graus variados de calcificação, de modo que o sangue possa fluir novamente através do vaso.

Esse procedimento é realizado de modo percutâneo, inicialmente por meio da punção arterial com uma agulha, seguida da passagem de um fio-guia e do balão, o que tem facilitado muito o tratamento das lesões arteriais, tornando-o pouco invasivo.

No local da dilatação, ocorre ruptura total da íntima e parcial da camada média adjacente, causando a sua fragmentação; após essa fase, há um processo de reparação na região da lesão (Figura 75.1).

Na angioplastia, o mecanismo de dilatação da artéria pode apresentar diferenças, dependendo do segmento arterial que está sendo tratado ou da doença existente naquele local.[5]

Existem dois mecanismos aceitos para explicar o efeito da angioplastia na parede arterial, cuja importância depende fundamentalmente do tipo de lesão que está sendo tratada.[6]

Um desses mecanismos é o que ocorre nas placas concêntricas, em que a força radial do balão é aplicada em toda a circunferência da placa, podendo causar sua ruptura em vários pontos. Essa fragmentação da placa manifesta-se como dissecção arterial localizada. Além disso, ocorre um estiramento da túnica média e da adventícia, com afilamento dessas camadas.[7]

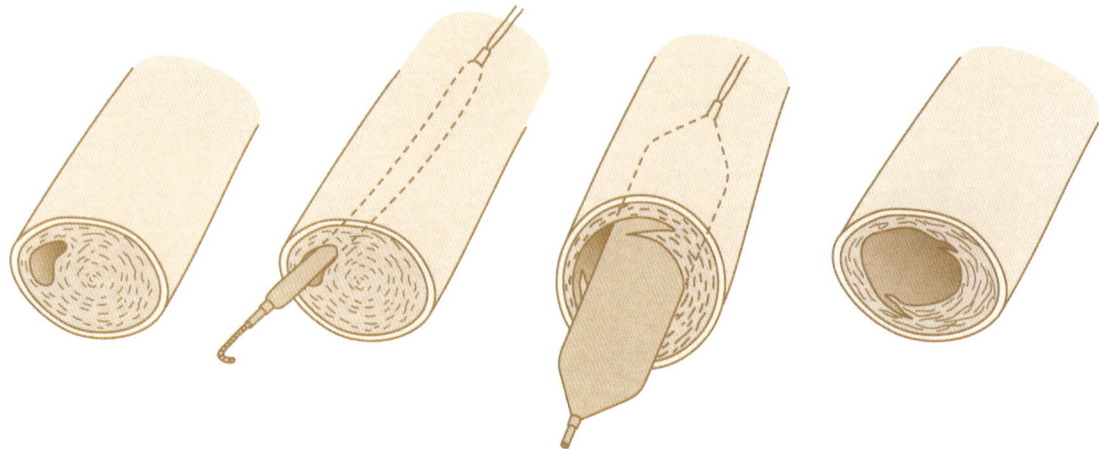

FIGURA 75.1 Desenho esquemático mostrando a ruptura das camadas íntima e média adjacente, devido à angioplastia com balão.

No caso das lesões ateroscleróticas excêntricas, como a placa não ocupa toda a circunferência da artéria, pode não acontecer a fratura da placa, ocorrendo o alargamento luminal, que depende principalmente do estiramento das túnicas média e adventícia. Por isso, nessas lesões há um risco maior de ruptura arterial durante o procedimento, principalmente quando é realizada a sobredilatação (*oversizing*).[7] Entende-se como sobredilatação o ato de se distender o balão um pouco além do diâmetro da artéria, que é a manobra adotada para se obter a ruptura da placa de ateroma.[5]

Outro fato que pode influenciar o grau com que uma lesão arterial responde à dilatação com balão é a quantidade de cálcio presente no interior da placa. Placas muito calcificadas respondem menos à dilatação com balão e podem necessitar de maior pressão de insuflação no balão.

Da mesma maneira, lesões intimais hiperplásicas também são, em geral, mais resistentes à fratura e o efeito dilatador é primariamente decorrente do estiramento da parede.[7]

O volume de placa existente nas oclusões arteriais maiores também pode justificar o insucesso da angioplastia com balão.[7]

Após a ruptura das camadas média e íntima na angioplastia, ocorre um processo de remodelação com consequente aumento do diâmetro do vaso. Entretanto, ainda em uma fase inicial pode ocorrer a reestenose (*recoil*) do vaso dilatado, além de outras complicações resultantes das dissecções nas placas dilatadas. Os *stents* surgiram para contornar esses problemas, e seus resultados mostraram-se efetivos.[7]

Além disso, as lesões causadas por angioplastias podem desencadear um processo não controlado de cicatrização, que pode ocorrer de modo exacerbado com intensa proliferação das células nas camadas lesionadas. Essa proliferação, conhecida como espessamento miointimal, pode produzir nova estenose, não mais decorrente da formação de uma placa de ateroma, mas sim por proliferação cicatricial da parede. As tentativas de controlar esses efeitos foram inicialmente contornadas com a colocação dos *stents*, mas estes também colaboram com o processo inflamatório da parede e com o tempo podem promover o espessamento sobre as hastes metálicas em função do processo inflamatório, ocasionando a hiperplasia (ver Capítulo 12).

O uso de *stents* e balões de ATP impregnados com fármacos como rapamicina (sirolimo), paclitaxel e outros, utilizados no tratamento dos vasos infrainguinais,[1,8] reduzem a proliferação celular com boa perviedade e baixas taxas de reestenose.[8]

No segmento aortoilíaco há poucos estudos randomizados ou prospectivos que avaliem o uso desses dispositivos com fármacos.[8]

O uso de *stents* recobertos, tradicionalmente reservados para aneurismas, fístulas arteriovenosas e perfurações iatrogênicas, tem apresentado resultados encorajadores no tratamento de lesões oclusivas do segmento aortoilíaco em comparação com *stents* convencionais, demonstrando equivalência nos resultados. No estudo multicêntrico realizado por Mwipatayi et al.,[9] as recomendações do consenso da Trans-Atlantic Inter-Society Consensus (TASC) II, nas classificações C e D foram seguidas, e os resultados da perviedade foram superiores quando colocados os *stents* recobertos no período de 6 meses, quando comparados com os *stents* não recobertos; já nas lesões TASC B, os resultados foram similares aos dos *stents* não recobertos. Esses autores concluíram que ao excluir a placa subjacente do lúmen com os *stents* recobertos, estes limitariam a invasão do lúmen arterial pela hiperplasia miointimal e reduziriam potencialmente a reestenose, em comparação com *stents* não revestidos; no entanto, a taxa de amputação a longo prazo não foi diferente entre os grupos.[9]

O interesse sobre as modificações que ocorrem na parede vascular após a angioplastia está direcionado para as reações biológicas do endotélio (ver Capítulo 12), e esses conceitos são importantes para entender todo o processo da cicatrização da parede arterial doente após a lesão também provocada pela angioplastia e a formação da reestenose que limita a perviedade a longo prazo.[5] Novos dispositivos pesquisados principalmente para os vasos com menor calibre, como *stents* bioabsorvíveis, cuja intenção é diminuir a hiperplasia nos locais tratados, mas, até o momento, ainda não há um material ideal para esta situação.[10,11]

INDICAÇÕES GERAIS DA ANGIOPLASTIA TRANSLUMINAL PERCUTÂNEA

Exame pré-operatório

Em geral, o tratamento com ATP é indicado para pacientes com aterosclerose. Além da avaliação clínica, devem ser incluídos exames de imagem, que são necessários para analisar a situação anatômica dos vasos e o tipo de lesão vascular existente. Os exames de imagem mais solicitados são: arteriografia, angiotomografia (ângio-TC) e angiorressonância magnética.

Por meio desses exames, são observados o grau de estenose, a extensão da lesão, as evidências de oclusão e calcificações, e a avaliação do fluxo sanguíneo anterógrado (*inflow*) e seu deflúvio (*outflow*).

O conhecimento prévio da anatomia vascular é fundamental e indispensável para o completo diagnóstico e o planejamento intervencionista (Figura 75.2). É importante verificar também se há outras lesões e calcificações associadas em outras regiões próximas ao longo do segmento arterial e da circulação colateral (Figura 75.3).

Além da avaliação clínica do paciente, a expectativa de vida também deve ser analisada e pode influenciar na decisão por esse tratamento, uma vez que esses procedimentos, embora menos invasivos, não são isentos de complicações.

A experiência médica tem mostrado que durante a angioplastia podem ocorrer deslizamentos das placas, ocasionando oclusão dos

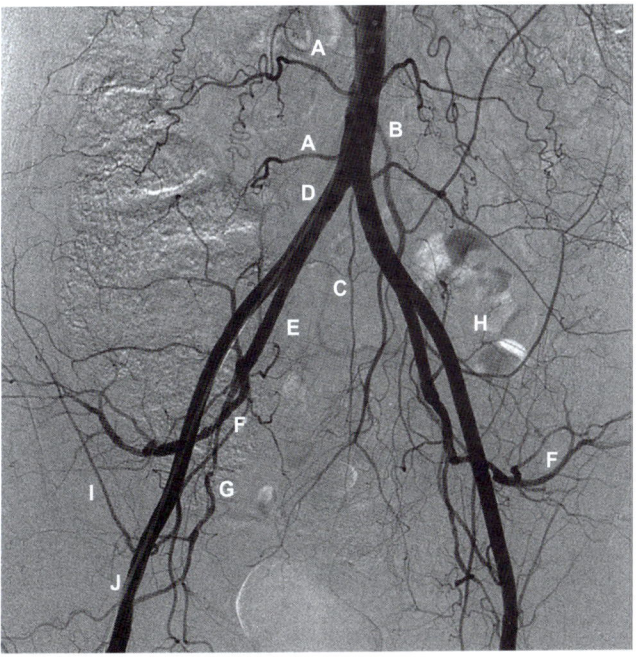

FIGURA 75.2 Anatomia aortoilíaca. **A.** A imagem da angiografia aortoilíaca inclui aorta abdominal, ramo lombar. **B.** Artéria mesentérica inferior. **C.** Artéria sacral mediana. **D.** Artéria ilíaca comum. **E.** Artéria ilíaca interna. **F.** Artéria glútea superior. **G.** Artéria glútea inferior. **H.** Artéria ilíaca externa. **I.** Artéria ilíaca circunflexa profunda. **J.** Artéria femoral comum.

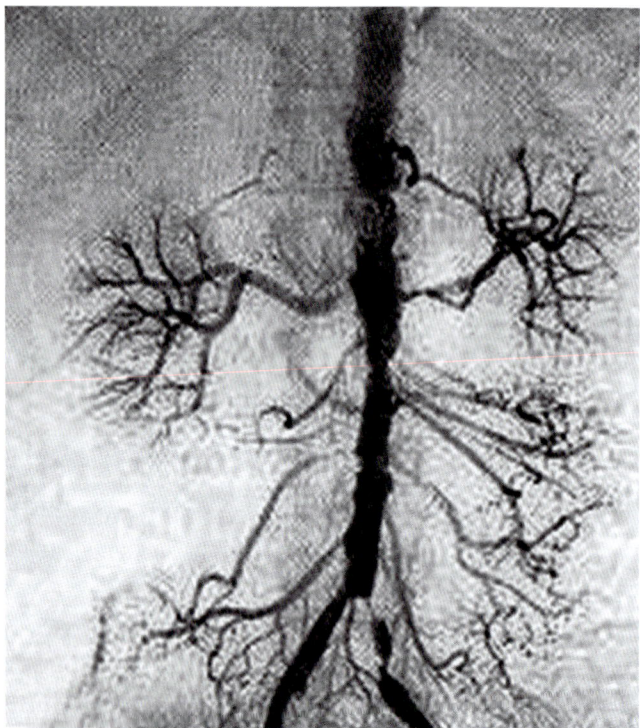

FIGURA 75.3 Aspecto angiográfico do segmento aortoilíaco, com irregularidades formadas pelas placas de ateroma e lesões graves estenóticas nas artérias viscerais e ilíaca comum esquerda.

vasos, não raramente pode acontecer a dissecção da parede vascular, ou sua perfuração na passagem dos fios-guia, principalmente em lesões crônicas e mais endurecidas. Durante a insuflação do balão, a placa calcificada pode provocar ruptura do vaso, embolização de fragmentos ou trombose dos segmentos mais distais ao local que está sendo tratado. Devem-se destacar ainda a possibilidade de sangramento no local de punção e as reações adversas pelo uso de contraste iodado, podendo afetar a função renal ou causar reações de hipersensibilidade, além dos efeitos nocivos da exposição à radiação se o procedimento se estender muito.

Recomendações e indicações para os vários segmentos em membros inferiores

O Consenso TASC II (TransAtlantic Inter-Society Consensus Document on Management of Peripheral Arterial Disease) tem recomendações gerais para este tratamento.[3] O TASC II vem sendo revisto desde 2007, apontando que algumas lesões, antes com recomendação para o tratamento cirúrgico aberto, poderiam se beneficiar do tratamento endovascular. Além da vantagem de ser menos agressivo, requerer menor tempo de internação e ter complicações menos frequentes no pós-operatório, os resultados de perviedade mostraram-se promissores. A reformulação do TASC II para TASC III está sendo aguardada, mas ainda não foi publicada.[3]

As recomendações clínicas para os segmentos aortoilíaco e infrainguinal são as mesmas da cirurgia aberta para os procedimentos endovascular: pacientes com lesões tróficas nas extremidades, com dor em repouso, claudicação intermitente e limitante para menos de 50 metros e impotência sexual. Do ponto de vista anatômico, são considerados o risco de estenoses críticas e as oclusões extensas em vários níveis da árvore vascular.

Para os pacientes portadores desse acometimento, adotam-se os mesmos cuidados utilizados para as indicações das arteriografias (ver Capítulo 30).

Atualmente, há outras duas importantes classificações no tratamento das DAOP:

- WIfI: para infecções no pé; sua sigla é representada por ferida (*Wound* – W), isquemia (*Ischemia* – I) e infecção do pé (*foot Infection* – fI)[12,13]
- GLASS (*Global Limb Anatomic Staging System*): analisa o grau de comprometimento anatômico arterial infrainguinal (nos segmentos femoropoplíteo e infrapoplíteo).[14,15]

Ambas foram validadas pela Society for Vascular Surgery (SVS) e pela European Society for Vascular Surgery (ESVS).[14,15]

Segundo Biagioni et al., a classificação WIfI resumidamente analisa de maneira ampla variados aspectos do pé diabético em relação ao risco de amputação e, quando em conjunto com a classificação GLASS, pode predizer a necessidade da revascularização do membro quando acometido também por isquemia.[15]

Tipos de lesões, materiais e procedimentos

As técnicas endovasculares estão sendo cada vez mais aprimoradas e podem variar muito, de angioplastia simples com balão ao uso de balões com fármacos, indicados para se evitar a hiperplasia ou em casos de reestenoses. Existem também balões com superfície cortante para as hiperplasias fibróticas mais resistentes ou para placas calcificadas.

No caso de uma placa excêntrica, na qual frequentemente ocorre o recrudescimento elástico (*recoil*) ou quando acontece a dissecção da parede vascular ou fratura das placas, a colocação do *stent* deve ser indicada. Dependendo da localização, quando ocorre hiperplasia precoce ou em áreas com reestenose, a indicação do *stent* com fármacos pode ser adequada.

Recentemente, o uso de *stents* revestidos de politetrafluoretileno (PTFE) com ou sem heparina tem sido indicado para evitar a hiperplasia nos casos em que já se sabe que é mais frequente essa ocorrência e naqueles em que as lesões oclusivas são mais extensas. Nesses casos, a perviedade parece ter sido ainda melhor com o uso de *stent* revestido geralmente com PTFE e/ou com heparina.[16,17] O inconveniente desse tipo de material é a oclusão dos ramos colaterais.

A ATP pode ser associada, ainda, ao tratamento com fibrinolíticos, à trombectomia mecânica percutânea ou aspirativa com o uso de aterótomos, ou a dispositivos para reentrada no lúmen do vaso quando este não ultrapassa totalmente a região de oclusão, por via subintimal (ver Capítulo 76).

Existem ainda os procedimentos híbridos quando se associa o método endovascular à cirurgia aberta com enxertos autólogos ou sintéticos, ou mesmo com endarterectomia, para melhora do aflúvio ou deflúvio.

No tratamento das DAIs, o implante de *stents* com técnicas de *Kissing balloon* e *Kissing stent* pode ser necessário quando a lesão se encontra na bifurcação da aorta ou na origem da artéria ilíaca comum. O uso de *stents* recobertos ou *stents* convencionais no *Kissing balloon/stent* é uma das modalidades de tratamento endovascular e pode envolver ainda a bifurcação aórtica e a aorta infrarrenal.[4]

A técnica do *Kissing baloon/stent* tem como benefícios: menor tempo de internação hospitalar, mortalidade em 30 dias e morbidade a curto prazo.[18,19]

No estudo de Serefli et al., com 31 pacientes tratados com *Kissing balloon* com *stents* recobertos e não recobertos, 8 (25,8%) foram classificados como TASC B, 15 pacientes (48,4%) como TASC C e os outros 8 (25,8%) classificados como TASC D. Vinte e três pacientes tinham DAI complexa. Em 17 pacientes (54,8%) foi usado o *stent* convencional, e em 14 pacientes (45,2%), o *stent* recoberto. O sucesso técnico e clínico foi obtido em 100% dos casos tratados.

O acompanhamento médio realizado em 24 meses (variação de 24 a 34 meses) mostrou taxas de perviedade primária em 12, 18 e 24 meses após o tratamento endovascular de 100, 96,8 e 90,3%, respectivamente.[20]

Fármacos antiplaquetários

Para que a perviedade desses procedimentos seja adequada, não se pode esquecer do uso duplo de antiagregantes plaquetários (ácido acetilsalicílico [AAS] e clopidogrel), que devem ser administrados por via oral antes e depois dos tratamentos endovasculares, por tempo variável, em geral de 3 a 6 meses.[21,22]

Equipamentos

Esses procedimentos são bem-sucedidos, desde que o serviço disponha de um bom equipamento de radiologia, fixo ou móvel, digital, que promova não só uma boa visualização das lesões em vários ângulos, mas também de uma grande quantidade de imagens em tempo real, com possibilidade de serem usados recursos como o *road map* e o *zoom* que proporcionam mais precisão no tratamento (ver Capítulo 30). Além disso, deve-se ter o conhecimento dos materiais para a escolha correta do fio-guia, cateter de suporte e seletivo, balão, *stent* e outros dispositivos resistentes para transpor as lesões e executar o procedimento da ATP com segurança e obter bons resultados (ver Capítulo 74).

TÉCNICA DE ANGIOPLASTIA

Nesta obra, há capítulos específicos sobre as técnicas de ATP nos diferentes segmentos periféricos, como: carótidas, tronco supra-aórtico, segmentos mesentéricos, renais, infrainguinais dos membros inferiores, sistema venoso e no resgate de fístulas para hemodiálise. Este capítulo foi direcionado para angioplastia no segmento aortoilíaco.

ANGIOPLASTIA DAS ARTÉRIAS ÍLIACAS E AORTA

A doença oclusiva de aorta abdominal e ilíacas tem uma manifestação clínica já conhecida dos cirurgiões vasculares: a claudicação progressiva, acompanhada, algumas vezes, da impotência sexual, constituindo uma das queixas mais comuns desses pacientes; afeta cerca de 8 a 10 milhões de pessoas nos EUA por ano.[23]

Dentre as lesões que podem ocorrer, a estenose de aorta abdominal é pouco frequente. Embora a aterosclerose desse segmento vascular seja comum, a maioria das lesões obstrutivas da aorta abdominal localiza-se na bifurcação aortoilíaca.[24] As lesões focais obstrutivas inferiores a 2 cm de extensão e distantes da bifurcação, não comprometendo as artérias renais, nos pacientes com claudicação ou com fenômenos embólicos distais, podem ser tratadas com intervenção percutânea, apresentando sucesso técnico mesmo durante o acompanhamento a longo prazo.

Nas lesões excêntricas, ulceradas e calcificadas, o uso de *stents*, além de otimizar o resultado angiográfico, pode reduzir os fenômenos tromboembólicos, o que pode ser explicado pelo grande diâmetro da aorta abdominal, que tem um fluxo expressivo de sangue, sendo pouco provável a ocorrência de reestenose nesse segmento.[24]

Duas séries sobre lesões de aorta menores, tratadas com angioplastia utilizando cateter-balão da aorta infrarrenal, uma com 32 e outra com 27 pacientes, mostraram sucesso inicial de 100%. Embolização distal aconteceu em 2 pacientes e 34 permaneceram assintomáticos, nos 38 pacientes acompanhados no período de 13 a 48 meses.[25,26]

Geralmente, o sucesso técnico imediato da intervenção percutânea, em artérias ilíacas, é de 95% quando implantado o *stent,* e a perviedade do local tratado, em 5 anos, é de 80 a 90% nos casos de lesões menores com 3 cm de comprimento, concêntricas e não calcificadas. As lesões mais longas e calcificadas, apresentando oclusões crônicas em pacientes diabéticos, tendem a ter maior incidência de complicações nos procedimentos endovasculares e os resultados tardios serem piores.

O uso de *stents* como rotina no tratamento endovascular das artérias ilíacas mostraram resultados imediatos e tardios variáveis.[27]

No estudo *Dutch Iliac Stent Trial* com 279 pacientes, divididos em 2 grupos – G1, tratado com cateter-balão e *stent*; e G2, tratado primariamente com *stent*; não ocorreu diferenças nos resultados entre os grupos, sugerindo que o *stent* colocado de imediato na angioplastia não precisa ser indicado sempre[28] e pode representar um benefício de reduzir custos com bons resultados.[28]

Apesar disso, outros trabalhos comparando o uso do cateter-balão com a colocação de *stent* mostraram sucesso técnico em 96% no grupo com o *stent* e no grupo da angioplastia com balão foi de 91% ($P > 0,5$). A ocorrência de perviedade primária em 4 anos de acompanhamento dos pacientes tratados com balão foi de 65 e 54% quando as lesões estenóticas eram graves e havia oclusão crônica, respectivamente. Os pacientes com estenose grave tratados com *stent* apresentaram 77% de perviedade vascular, e os com oclusão crônica, 61%. Além disso, o sucesso técnico favorável ao *stent* foi sem ocorrência de complicações imediatas. Além disso, os pacientes com quadro clínico de claudicação foram mais beneficiados que aqueles com isquemia crítica do membro inferior, nos dois grupos.[29]

A doença aterosclerótica pode provocar estenoses em segmentos curtos ou longos, podendo as placas serem calcificadas, ulceradas, concêntricas ou excêntricas, simples ou múltiplas, apenas de um lado das ilíacas ou bilaterais e envolvendo ou não a aorta.

Aproximadamente, 30% dos pacientes com lesão aterosclerótica infrainguinal podem apresentar também algum comprometimento do segmento aortoilíaco e, nesses pacientes, geralmente homens, o diabetes e a hipertensão arterial sistêmica (HAS) podem estar associados, assim como as lesões coronarianas e cerebrovasculares.[23]

A DAI aterosclerótica caracteriza-se por abundante circulação colateral, proveniente da região pélvica e infrainguinal, o que até certo ponto pode eventualmente compensar o quadro de isquemia crônica (Figura 75.3).

A trombose aórtica pode ocorrer nas lesões ateroscleróticas mais extensas, e pode chegar próximo das artérias renais, com probabilidade de um desfecho grave. Além disso, trombos formados nas placas ulceradas da aorta ou ilíacas podem embolizar, ocasionando a síndrome do dedo azul ou outros quadros menores de isquemia distal agudamente.

A síndrome de Leriche é uma outra manifestação da oclusão da aorta e ilíacas, caracterizada clinicamente por claudicação intermitente bilateral dos membros inferiores, impotência sexual, atrofia muscular e ausência de pulsos femorais.[23]

Em relação aos exames de diagnóstico, o Doppler (dúplex *scan*) é bastante útil, mas seus resultados dependem do examinador e pode apresentar limitações quando há muitas calcificações arteriais ou gases intestinais.

A ângio-TC *multi-slice* é um exame muito bom para diagnóstico dessas lesões e apresenta sensibilidade de 96% e especificidade de 97%, com vantagem de se obter a reconstrução tridimensional e ser um exame menos invasivo do que a angiografia digital. O exame de ressonância magnética também pode ser realizado para diagnóstico, mas tem como limitações o uso de um equipamento muito fechado que pode não ser tolerado pelo paciente e não ser recomendado quando há metais incorporados no paciente.[30,31]

Indicações do tratamento endovascular no segmento aortoilíaco

A indicação clínica geral para realização da angioplastia no território aortoilíaco é semelhante à do tratamento cirúrgico, ou seja, as mesmas indicadas também para as extremidades, como: claudicação limitante, dor isquêmica em repouso, lesões tróficas e impotência sexual.

Antes do advento dos *stents*, a indicação de angioplastia do segmento ilíaco era mais limitada, restringindo-se às lesões curtas e concêntricas, mas, considerando-se que o resultado da angioplastia com *stent* tem a mesma perviedade da cirurgia nesse local, com morbimortalidade muito menor, o tratamento endovascular é mais frequentemente indicado.[3]

A angioplastia ou o implante primário de *stent* baseiam-se nos achados angiográficos. Lesões que apresentam bom resultado radiológico após a angioplastia simples não necessitam de *stent*, salvo placas excêntricas, lesões muito extensas e recanalizações.

Segundo as recomendações do TASC II, as lesões localizadas nesses segmentos estão classificadas de acordo com a extensão e o grau de estenose em A, B, C e D (Figura 75.4).[3]

A terapia endovascular de primeira linha ainda é a indicação do TASC II para lesões A e B e, eventualmente, para C.

Em pacientes em boas condições clínicas, a indicação do TASC II C e D é a cirurgia aberta, e pode depender também da preferência do paciente. A cirurgia aberta, em geral, é indicada para o TASC II D, mas bons resultados do tratamento endovascular para esses casos também têm sido registrados,[3] principalmente para os pacientes de alto risco cirúrgico.[3,32] Na decisão do tratamento endovascular, também devem-se considerar a situação e o envolvimento das lesões na artéria femoral comum, pois quando essa artéria está comprometida, a indicação endovascular fica mais limitada. Em algumas situações, esta pode ser complementada com uma cirurgia híbrida, utilizando *patch* ou um remendo na artéria femoral, associada à endarterectomia. Como alternativa, a abordagem aortoílíaca nesses casos pode ser feita por meio de acesso pela artéria braquial (não intervindo nas artérias femorais) ou pela via femoral contralateral se a lesão for apenas de um dos lados.[33] Cada letra corresponde a vários graus de lesão, conforme descrito no Quadro 75.1.

As indicações para o tratamento endovascular e a cirurgia aberta no segmento aortoilíaco, de acordo com a classificação TASC II das lesões, estão relacionadas com as classes listadas a seguir e estão resumidas no Quadro 75.2:

- Classe I: há consenso quanto à indicação da intervenção, em virtude dos resultados de estudos randomizados ou de opinião majoritária de especialistas
- Classe II: há controvérsia quanto à indicação da intervenção
- Classe III: há consenso quanto à falta de indicação ou contraindicação da intervenção.

Técnica da angioplastia aortoilíaca

A angulação do arco do equipamento de angiografia durante o procedimento diagnóstico ou terapêutico é importante, pois na posição oblíqua pode ajudar a elucidar se há ou não lesões nas regiões de bifurcações das ilíacas ou da aorta.

O exame distal prévio nos membros inferiores é importante para conferência do êxito do tratamento, pois durante o procedimento podem ocorrer complicações como embolia secundária à angioplastia ou oclusão por movimentação das placas ou dissecções que devem ser tratadas de imediato, evitando-se o mau resultado desse tratamento.[5]

Deve-se avaliar previamente todo o segmento aortoilíaco, desde as artérias renais, incluindo também o membro contralateral ao da lesão a ser tratada, pois assim é possível obter mais informações sobre as oclusões existentes para orientar e definir a melhor conduta para aquele caso.

A abordagem da artéria femoral comum ipsilateral é frequentemente utilizada para abordagem das lesões na artéria ilíaca comum e em lesões proximais da artéria ilíaca externa. O acesso femoral contralateral é indicado quando a lesão-alvo afeta a porção distal da artéria ilíaca externa, principalmente quando a artéria femoral comum também está comprometida.

O acesso mais frequente para a realização de terapia endovascular com cateteres é a punção retrógrada da artéria femoral, com introdução de uma corda-guia e colocação de uma bainha que possibilita a troca de cateteres ou a utilização de outros instrumentos.

O principal passo para assegurar a realização de uma intervenção percutânea bem-sucedida, após o correto diagnóstico anatômico e fisiológico da lesão, é o planejamento do acesso vascular e a escolha do material a ser utilizado (guias, cateteres, balões, *stents* etc.) (ver Capítulo 74).

A colocação do cateter diagnóstico pelo mesmo lado da lesão pode facilitar quando o tratamento é realizado na sequência, mas é

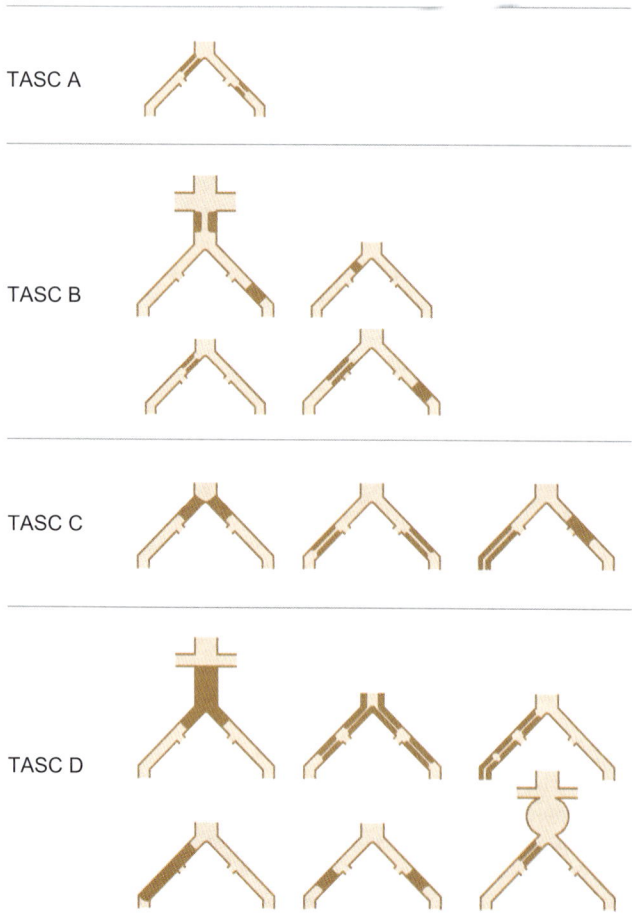

TASC A

TASC B

TASC C

TASC D

FIGURA 75.4 Classificação do TransAtlantic Inter-Society Consensus Document on Management of Peripheral Arterial Disease (TASC) para lesões aortoilíacas.

QUADRO 75.1	Tipos de lesão do segmento aortoilíaco de acordo com o TransAtlantic Inter-Society Consensus Document on Management of Peripheral Arterial Disease (TASC) e sua descrição.
TASC	**Descrição**
A	Estenose uni ou bilateral da artéria ilíaca comum (AIC)
	Estenose pequena (≤ 3 cm) uni ou bilateral artéria ilíaca externa (AIE)
B	Estenose pequena (≤ 3 cm) da aorta infrarrenal
	Oclusão unilateral da AIC
	Estenose simples ou múltipla de 3 a 10 cm envolvendo a AIE que não se estende para artéria femoral comum (AFC)
	Oclusão unilateral da AIE que não envolve a origem da artéria ilíaca interna (AII) e da AFC
C	Oclusão bilateral da AIC
	Estenose bilateral de 3 a 10 cm da AIE que não se estende para AFC
	Estenose unilateral da AIE estendendo-se para AFC
	Oclusão da AIE que envolve a origem da AII e/ou da AFC unilateral e altamente calcificada da AIE com ou sem envolvimento das origens da AII e/ou AFC
D	Oclusão infrarrenal aortoilíaca
	Doença difusa envolvendo a aorta e ambas as artérias ilíacas
	Estenoses múltiplas e difusas envolvendo AIC, AIE e AFC
	Oclusão unilateral envolvendo tanto AIC como AIE
	Oclusão bilateral da AIE
	Estenose ilíaca em paciente com aneurisma da aorta abdominal que requer tratamento, mas não endovascular, ou outras lesões que necessitem de cirurgia aberta da aorta ou artéria ilíaca

QUADRO 75.2	Relação entre a classificação do TransAtlantic Inter-Society Consensus Document on Management of Peripheral Arterial Disease (TASC) e a indicação das intervenções.

TASC	Tratamento endovascular	Cirurgia aberta
A	I	III
B	I	II
C	II	II
D	III	I

preciso ter cuidado com lesões oclusivas próximo ao local de punção, que podem ser deslocadas ou promover a dissecção da parede arterial. Algumas vezes, o fio-guia pode não progredir e isso trará dificuldades para execução do tratamento. Em outras vezes, o cateter pode terminar de obstruir a região da estenose, impossibilitando sua avaliação angiográfica.

A região femoral do lado comprometido deve ser poupada na realização do exame diagnóstico, para que uma possível intervenção cirúrgica ou endovascular posterior não seja prejudicada.

Nessas situações, o exame de ecodoppler pode apresentar melhores resultados, poupando o paciente de uma punção prévia, resultando em menor risco no tratamento.

A identificação de estenose isolada de pequena extensão na ilíaca comum ou externa estabelece a indicação para realização do exame diagnóstico ipsilateral à lesão, de modo a realizar a angioplastia no mesmo ato, enquanto lesões mais complexas podem requerer estudo tático mais minucioso.

O acesso ipsilateral é o preferido na angioplastia ilíaca, por oferecer melhor controle sobre o fio-guia no momento de ultrapassar a lesão.[34,35] Para sua punção mais precisa, prefere-se o procedimento ecoguiado, podendo também ser utilizada a fluoroscopia.

O acesso contralateral deve ser evitado em pacientes com ângulo muito agudo da bifurcação aórtica ou que apresentem tortuosidades envolvendo as artérias ilíacas. As tortuosidades, assim como o ângulo fechado, diminuem o controle sobre o cateter e o fio-guia, dificultando a transposição da bifurcação aórtica e, principalmente, a transposição da estenose ou oclusão. Nesses casos, pode-se realizar

a troca por um fio-guia rígido para avançar a bainha ou o uso de técnica de ancoragem de um balão na ilíaca contralateral pode facilitar o avanço da bainha introdutora.[36]

No caso de uso de *stents*, alguns deles ainda não apresentam boa flexibilidade, principalmente os de balão expansíveis e, portanto, estes só podem ser usados por via ipsilateral, dada a dificuldade de transpor a bifurcação aórtica. Como a maior parte dos *stents* são de nitinol autoexpansíveis e estes apresentam-se em sistemas com *frenchs* (Fr) menores (5 ou 6 Fr), passam com maior facilidade pelas bifurcações da aorta, sendo raros os casos em que isso não acontece.

O acesso braquial pode ser indicado quando não há possibilidade do uso da artéria femoral. O acesso pela artéria braquial esquerda pode ser empregado para aortografia e é útil em casos suspeitos ou de já conhecida oclusão total do segmento aortoilíaco, sendo mais adequado para alcançar a aorta terminal pelo arco aórtico, devido ao comprimento mais curto e mais linear do local de acesso à aorta terminal. Essa abordagem anterógrada também é necessária e efetiva em associação à abordagem femoral para uma intervenção bem-sucedida. Uma lesão pode ser facilmente cruzada com um fio através de uma bainha de 6 Fr-longo desde a artéria braquial esquerda, e o balonamento ou o implante de *stent* podem então ser realizados por essa abordagem.

Uma vez puncionada a artéria femoral comum, introduz-se o fio-guia mais curto do *kit*. Geralmente, utiliza-se um introdutor mais curto para evitar lesões como a dissecção de placas. Depois que o fio-guia foi alocado na artéria, deve-se lavar todo o sistema com 10 a 20 ml de uma solução composta de 5.000 UI de heparina sódica diluída em 250 ml de soro. Esse processo deve ser constante para evitar a formação de coágulos no cateter. Há quem prefira deixar 1.000 UI de heparina no sistema do introdutor a fim de evitar esse tipo de complicação.

A estenose ou oclusão deve ser transposta primeiramente pelo fio-guia, de preferência do tipo hidrofílico 0,035″, principalmente nos casos de oclusão grave, pois dessa maneira se evita o possível deslocamento das placas, e a lesão é ultrapassada com mais facilidade. Na ausência desse fio, procura-se usar fios de 0,032 ou 0,035″ com ponta curva em J. Essa manobra precisa ser realizada com delicadeza para evitar as complicações mais frequentes, como a dissecção da parede e/ou a sua perfuração; caso isso aconteça, essa via de acesso deve ser modicada, pois a dissecção de aorta pode comprometer todo o resultado do tratamento.

No momento em que se ultrapassa a lesão com o fio-guia, pode-se passar um cateter 5Fr e, se necessário, troca-se o guia por outro fio, do tipo rígido (extra-*stiff)* para se obter mais suporte para a passagem do balão. Antes de posicionar o balão sobre a lesão, é realizada a heparinização sistêmica com 5.000 UI por via intravenosa.

A escolha do tamanho do balão é importante para o sucesso da dilatação: balões menores do que o diâmetro da artéria não produzirão a ruptura da placa, ocasionando o retorno da área dilatada ao diâmetro inicial (fenômeno elástico – *recoil*). Por outro lado, balões maiores do que 10% do diâmetro da artéria podem provocar ruptura da artéria, principalmente em casos de placas calcificadas e/ou excêntricas. Recomenda-se que o diâmetro do balão seja idêntico ao da artéria-alvo. A sobredilatação (*oversizing*) nas lesões não resulta em benefícios porque o processo de remodelação pode formar reestenose ainda maior, principalmente se associada à colocação posterior do *stent*.[37,38] O uso de manômetro durante a angioplastia promove maior controle da distensão do balão em função da pressão.[5]

O volume máximo que o balão aceita é determinado pela bula do fabricante, conforme descrito em sua embalagem, e deve ser obedecido.

Nas estenoses da bifurcação aórtica e nas que atingem a origem das artérias ilíacas comuns, como já apontado anteriormente, a técnica mais usada é o *Kissing balloon/stent* (Figura 75.5)[39,40] e o acesso geralmente é feito por meio das duas artérias femorais por via retrógrada, sendo colocado um cateter-balão bilateralmente, até o início da aorta e esse deve cobrir toda a extensão da lesão estenótica e ser insuflado simultaneamente. Isso evita que as placas se desloquem na dilatação, obstruindo uma das artérias ilíacas.

Terminada a dilatação, deve-se fazer o controle angiográfico do local; considera-se sucesso técnico para lesões residuais pós-angioplastia menores do que 20 a 30% ou com gradiente de pressão menor do que 10 mmHg.

No fim do procedimento, não é necessário reverter a heparina.

Deve-se atentar ao fio-guia durante o procedimento, pois, uma vez retirado, este não deve ser reintroduzido passando pela placa dilatada, pois há risco de dissecção da parede ou de deslocamento de pequenos segmentos fraturados, podendo ocorrer trombose arterial ou embolia.

Após o procedimento, o paciente deve ser mantido em observação por 6 horas, deitado em repouso absoluto, não devendo fazer muito esforço com as pernas, principalmente a envolvida no acesso do tratamento, por 1 semana a 15 dias.[5]

Antes e após os procedimentos, os pacientes devem ser mantidos com antiagregação plaquetária, recomendando-se iniciar 4 dias antes do procedimento (AAS na dose de 100 a 300 mg/dia e clopidogrel 75 mg/dia) ou, se isso não foi possível, administrar uma dose de ataque antes da realização do tratamento com AAS na dose de 300 mg/dia, e clopidogrel 300 mg/dia por via oral. Após o procedimento deve-se usar continuamente AAS e clopidogrel (75 mg) pelo mínimo de 1 a 6 meses. Alguns serviços preferem manter esses medicamentos por até 1 ano, não existindo consenso sobre o tempo de antiagregação dupla para esses casos. O uso contínuo isolado do AAS devido à doença aterosclerótica e ao próprio procedimento deve ser mantido.[41]

Outra técnica que tem sido empregada é a angioplastia subintimal. Originalmente descrita para o segmento femoropoplíteo, tornou-se uma alternativa para casos nos quais a passagem do fio pelas lesões oclusivas era muito difícil.[42,43]

Em vasos ilíacos e aorta, o procedimento é considerado de alto risco de complicações, pois o fluxo sanguíneo abundante sobre uma parede mais fina pode acarretar ruptura desse vaso, cujo sangramento pode ser exagerado e de difícil controle. Algumas vezes ocorre dissecção da parede arterial desde a artéria ilíaca até a aorta, podendo esta se estender e comprometer o procedimento. As lesões da aorta frequentemente são calcificadas e exofíticas e, portanto, podem ter maior risco de ruptura e embolização, indicando-se em alguns casos a colocação de um *stent* revestido.[23]

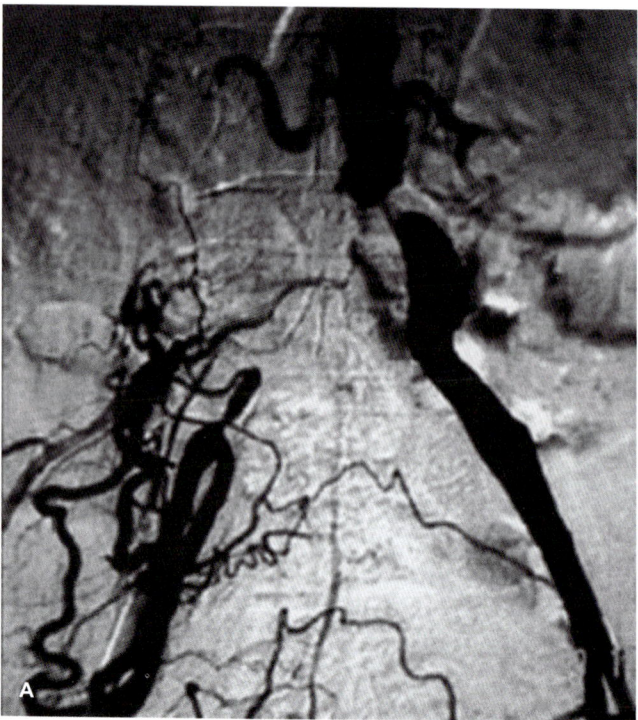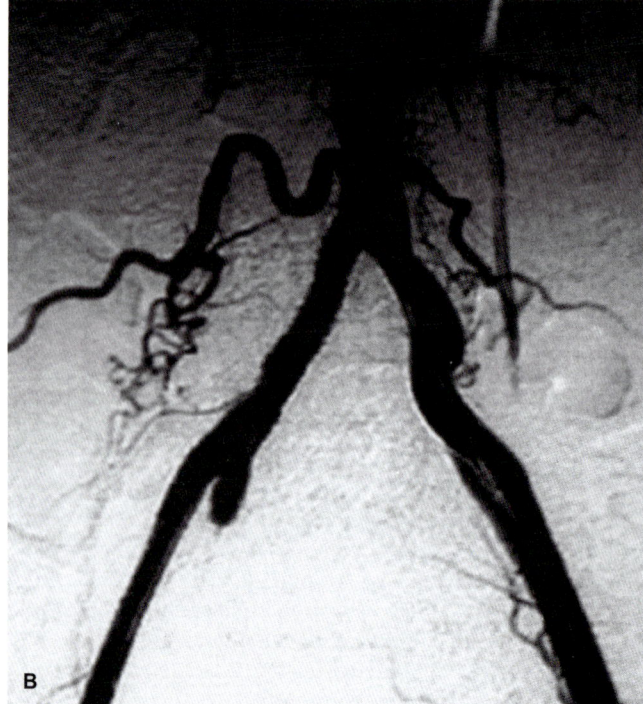

FIGURA 75.5 A. Angiografia mostrando oclusão da artéria ilíaca comum direita e estenose grave da artéria ilíaca comum esquerda, grande circulação colateral no local. **B.** Após tratamento com *Kissing balloon* e *stent*: neobifurcação aortoilíaca.

Recanalização aortoilíaca

Diante de situação de alto risco cirúrgico do paciente e de suas comorbidades, a recanalização bilateral de ilíacas comuns e da aorta terminal tem sido descrita como um tratamento efetivo para oclusões aortoilíacas, substituindo a cirurgia aberta com enxerto aortobifemoral com próteses de Dacron®.

Nas cirurgias abertas realizadas nas oclusões extensas aortoilíacas, a morbimortalidade varia de 17 a 32%, sendo frequente sua associação com as complicações cardíacas. O estresse hemodinâmico causado pelo clampeamento da aorta pode ocasionar complicações pulmonares e síndrome de revascularização no pós-operatório.

Podem ocorrer também alterações renais e isquemia intestinal pelo comprometimento da artéria mesentérica inferior em 2% dos casos. O sangramento e a anestesia prolongada resultam em aumento no risco e nas complicações perioperatórias. A falta de preservação eventual das artérias hipogástricas pode causar isquemia e necrose da região glútea e, além disso, aumentar a chance de infecções.[23]

Na terapia endovascular do segmento aortoilíaco é recomendável um estudo angiográfico prévio detalhado, para que no momento do tratamento, os balões e *stents* com diâmetros e extensões adequados estejam disponíveis.

Nesses casos, inicialmente deve ser tratada a lesão da aorta, sendo implantado um *stent* compatível com o diâmetro normal da aorta. Se a estenose na aorta for grave, recomenda-se uma pré-dilatação dessa artéria com balão, ou mesmo no intrastent, se este já foi colocado, de modo a fixá-lo na parede da aorta e aumentar o calibre da aorta suficientemente para realização do posterior tratamento endovascular das ilíacas, com a técnica do *Kissing balloon/ stent*. Os balões devem ser sempre insuflados ao mesmo tempo com uma pressão adequada e com cuidado para não romper a artéria.

Quando esse tratamento apresentar lesões oclusivas e complexas no segmento aortoilíaco, será necessário realizar uma neobifurcação. Nesses casos considerados muito complexos, o tratamento endovascular "não é usual", porque a indicação preferencial é a cirurgia aberta, entretanto, algumas vezes, quando é possível ultrapassar as lesões oclusivas com os fios-guia e os cateteres, eles poderão ser realizados com cuidado. Alguns trabalhos mostram o uso de *stents* revestidos, como Viabhan® oRu Fluency®, aplicados nesse tratamento, diminuindo o risco de ruptura em locais com placas calcificadas, além disso, a utilização desses *stents* parece estar associada a maior taxa de perviedade.[44,45]

A técnica utilizada é denominada reconstrução recoberta endovascular da bifurcação aórtica (CERAB) e preconiza o uso de um *stent* recoberto com PTFE (geralmente de 12 mm) expandido na aorta distal, aproximadamente 20 mm acima da sua bifurcação. Nos dois terços proximais do *stent* aórtico, realiza-se uma dilatação com um balão, geralmente de 16 mm, criando assim um *stent* coberto em forma de funil. Após essa manobra, dois *stents* recobertos (geralmente com diâmetros de 8 mm) serão colocados no terço distal do *stent* aórtico, nas artérias ilíacas comuns, bilateralmente, sendo estes implantados simultaneamente, formando assim a nova bifurcação aórtica.[46]

Resultados

Os primeiros resultados do tratamento vascular no segmento aortoilíaco mostraram que, em 19 estudos coorte não randomizados, com 1.711 pacientes, a perviedade após 4 a 5 anos em lesões TASC C e D foi de apenas 60%, e na cirurgia aberta foi de 86%. Na perviedade secundária no tratamento endovascular foi de 80% com reintervenção endovascular, enquanto na cirurgia aberta foi de 98%. O tempo de internação e a morbidade foram menores no tratamento endovascular.[47,48]

A taxa de sucesso no tratamento endovascular no segmento ilíaco foi relatada como de 44 a 65%.[49] Em outros estudos, com o *Kissing balloon* nas lesões da bifurcação da aorta, a perviedade primária foi de 78% e a secundária de 8% em 3 anos de acompanhamento.[40]

O *stent* expandido por balão usado para tratamento da doença oclusiva apresentou perviedade de 97% em 3 meses e 85% em 5 anos, e quando foi utilizado o *stent* primário, a perviedade foi de 94 e 74%.[41] Em outros estudos clínicos randomizados, verificou-se que o *stent* primário foi mais bem-sucedido do que o *stent* posterior à dilatação. A taxa de sucesso em pacientes com claudicação foi de 65 a 74% com perviedade primária para a angioplastia sem *stent* comparada com 72 a 81% quando foi colocado o *stent*, no acompanhamento de 4 anos. Nos pacientes com isquemia crítica, o resultado em 4 anos foi de 48 a 63% depois da angioplastia sem *stent* e 55 a 79% quando colocado o *stent*. Os autores concluíram que o *stent* reduziu o risco de falha em 39% em comparação com a angioplastia com balão.[29]

Em uma metanálise, o *stent* colocado na artéria ilíaca primariamente em 2.058 membros mostrou sucesso técnico em 97%, com 6% de complicações. Em 5 anos, a taxa de perviedade primária foi de 73%, e a secundária, de 85%.[50]

Essas taxas também podem variar com o tipo de classificação TASC. Galaria e Davies[51] reviram 10 anos de perviedade em pacientes TASC A e B (62% das lesões TASC A e o restante TASC B). Das 394 intervenções primárias, 51% tiveram *stents*. O sucesso técnico definido como estenose residual ≤ 30% foi obtido em 98% dos vasos tratados. A taxa de mortalidade foi de 1,8% em 30 dias e 4,7% em 90 dias. As taxas de complicações foram de 7%. A taxa acumulada de perviedade assistida foi de 71% ± 7 em 10 anos.[51]

De um lado, angioplastia com *stent* em lesões do tipo TASC A e B na artéria ilíaca comum tem perviedade similar à da cirurgia aberta; de outro, os pacientes com doença difusa aortoilíaca (TASC C e D) têm perviedade inferior com o *stent* quando comparado com ponte aortofemoral. Vários autores têm documentado resultados promissores nesses tratamentos complexos do TASC C e D em 2 anos com perviedade primária de 69 a 76% e taxa de perviedade secundária de 85 a 95%.[52,53]

Em uma série de 212 pacientes com oclusão de artéria ilíaca crônica, o sucesso de recanalização foi próximo de 90% nos pacientes com melhor resultado. A perviedade primária em 4 anos foi de 75,7%.[54]

Leville et al. relataram resultados tardios no tratamento complexo da doença oclusiva. No seguimento de 3 anos, a perviedade primária foi de 76%, a secundária foi de 90%, e o salvamento de membro foi de 97%.[55]

A extensão da doença para a artéria ilíaca externa aumenta a complexidade e diminui a durabilidade da intervenção.[51]

Rzucidlo et al. mostraram que o uso de *stent* revestido em 85% de pacientes TASC C e D aumentou a perviedade primária e primária assistida em 1 ano para 70 e 88%, respectivamente, mas esses dados ainda eram preliminares.[33]

Na revisão publicada no TASC II 2007, os autores descrevem que o sucesso técnico e clínico inicial da angioplastia do segmento ilíaco era superior a 90%, aproximando-se de 100% para lesões focais. A perviedade em 5 anos era em torno de 70 a 75%, quando a angioplastia era associada ao *stent* e a perviedade assistida em 8 anos subiu para 81%. Esses dados demonstram diferença de evolução dos procedimentos endovasculares em relação às publicações mais antigas.[3]

Apesar do TASC II recomendar o enxerto de *by-pass* no tratamento de escolha para doença oclusiva aortoilíaca extensa (DOAI) apresentando boa taxa de perviedade a longo prazo, a reconstrução cirúrgica está associada a morbidade e mortalidade maior no peroperatório.[3]

A técnica do *Kissing stent* introduzida como uma alternativa de tratamento endovascular para DAI em 1991, apresentou também sucesso técnico, mas, variava com o tipo de *stents* de metal implantado e com o grau de extensão da doença no segmento aortoilíaco. Com o progressivo sucesso tecnológico, surgiu um ensaio chamado COBEST, mostrando que os *stents* cobertos expansíveis por balão apresentaram perviedade primária superior com taxa de perviedade e resultado de melhora clínica no acompanhamento de 24 meses, quando comparado com os *stents* de metal não cobertos. Os *stents* recobertos expandidos por balão reduziram imediatamente o risco de complicações do procedimento, como dissecção, perfuração, estenose intrastent e embolização, e os fatores que influenciavam negativamente os resultados eram: escoamento ruim, gravidade da isquemia, extensão das lesões e lesões em pacientes do sexo feminino.[3]

Outros estudos mostraram que o uso de *stents* cobertos aumentam as taxas de perviedade mesmo quando há placas mais extensas e complexas.

No ensaio de COBEST em que foram comparadas a taxa de perviedade do grupo com *stent* coberto *versus* o grupo do *stent* não coberto, houve resultado significativamente melhor no grupo em que foi colocado o *stent* coberto, correspondendo a 95,1, 82,1, 79,9, 74,7% no acompanhamento respectivo de 18, 24, 48 e 60 meses, já no grupo do *stent* não coberto a perviedade foi de 73,9, 70,9, 63 e 62,5% durante os mesmos períodos de controle.[9,56]

A conclusão desse estudo mostrou ainda que o grupo de *stent* coberto apresentou potencial para redução da morbimortalidade. Apesar disso, não houve diferença estatisticamente significativa na taxa de amputações entre os dois grupos.[9,56]

A técnica utilizada nesse método é *stent* coberto: ela se iniciava pela passagem do fio-guia e dos cateteres pela lesão oclusiva, seja subintimal ou endoluminal. Após a reentrada no lúmen da aorta, a angiografia confirmava o posicionamento desses fios e inclusive para aqueles que realizaram a passagem subintimal. Um *stent* revestido com PTFE expandido (PTFEe) com balão V12 LD de 10 a 12 mm (Atrium Medical, Maquet Getinge Group, Hudson, NH) era expandido na aorta distal, aproximadamente 20 mm acima da bifurcação, utilizando uma bainha de 9 Fr. Na parte proximal, 2/3 do *stent* aórtico eram alargados com um balão maior, geralmente de 16 mm, criando assim um *stent* coberto em forma de funil. Posteriormente, dois *stents* revestidos com PTFEe por balão V12 de 8 mm (Atrium Medical, Maquet Getinge Group, Hudson, NH) foram colocados proximalmente no terço distal do *stent* aórtico e, em seguida, implantados distalmente nas artérias ilíacas comuns, criando uma conexão firme com o primeiro *stent* aórtico, e uma nova bifurcação aórtica.[9,56]

Observaram-se algumas desvantagens no método COBEST: uma delas foi as dificuldades anatômicas e fisiológicas para a realização do *Kissing stents*. O posicionamento dos *stents* e a discrepância entre o lúmen do *stent* e o lúmen da aorta, denominada incompatibilidade radial, fez essa variação geométrica influenciar na taxa de perviedade do *kissing stents*, causando distúrbios de fluxo, turbulência e estase do sangue, culminando com a formação de trombos e a hiperplasia intimal.[56]

Endopróteses destinadas à correção de aneurisma de aorta abdominal também foram aplicadas nos casos de lesão oclusiva do setor aortoilíaco, apresentando resultados de aceitáveis e similares às outras técnicas descritas.[57]

No entanto, o maior perfil e o modo de posicionamento do dispositivo, na bifurcação ocluída ou estenosada tornava a escolha das endopróteses pouco favorável. Quando possível a dilatação prévia do lúmen da aorta infrarrenal, essa técnica representava uma boa alternativa.

Em pouco tempo outro material foi desenvolvido como uma alternativa melhor do que as anteriores, assim surgiu a *covered endovascular reconstruction of the aortic bifurcation* (CERAB).[46]

Para facilitar a reconstrução endovascular e realizar uma neo-bifurcação aórtica foi apresentada a técnica CERAB, onde o *stent* coberto já vinha montado no balão (Viabahn VBX, WL Gore & Associates, AZ, EUA). A técnica consistia na pré-recanalização ilíaca bilateral, após o que era realizada a colocação de um *stent* VBX de 11 mm de diâmetro, implantado na aorta infrarrenal; na sequência era feita uma pós-dilatação de até 16 mm com balão não complacente, para adaptar a borda proximal do *stent* ao diâmetro aórtico. Na sequência, dois *stents* VBX de 8 mm de diâmetro foram implantados na bifurcação aórtica em conformação de um *Kissing*, sobrepondo-se ao *stent* aórtico, previamente posicionado na extensão de 15 mm. Um pós-balonamento com os dois balões de 12 × 20 mm (Powerflex Pro PTA, Cordis, CA, EUA) complacentes realizarão o *Kissing* para a acomodação dos *stents* paralelos ao manguito aórtico.[46]

A ângio-TC pós-operatória é importante para verificar se ocorreu a ótima conformabilidade do manguito aórtico à parede aórtica e a posição dos *stents* em contato com o manguito aórtico.

Essa experiência preliminar mostrou que o *stent* VBX promoveu uma reconstrução eficaz da bifurcação aórtica; com conformabilidade e capacidade de alargamento que possibilitou superar a incompatibilidade de diâmetro entre a aorta e as artérias ilíacas anteriormente observada.[58] Outros trabalhos se seguiram a este, mostrando bons resultados.[59-61]

Os primeiros resultados da configuração do CERAB foram promissores, em 1 ano de acompanhamento, com um grupo de 130 pacientes com doença oclusiva na ilíaca envolvendo a bifurcação, a taxa de complicações maiores em 30 dias foi de 7,7%.[62,63]

Outros tratamentos mais ousados estão sendo estudados e incluem o Chimney CERAB (C-CERAB ou Chaminé CERAB), direcionado para as extensas oclusões aortoilíacas justarrenais, com objetivo de preservar as artérias viscerais. Em um futuro próximo, as técnicas CERAB e C-CERAB para tratamento das doenças aortoilíacas serão aperfeiçoadas, alcançando a região justarrenal.[58,62,63]

Foi realizada uma revisão da literatura dos últimos 5 anos no tratamento endovascular das lesões aortoilíacas e justarrenais TASC II C e D, com *stents* cobertos expansíveis por balão. Nessa análise retrospectiva das novas técnicas, mostrou-se que a recanalização intervencionista nessas lesões desafiadoras deve ser bem-sucedida, pois nos estudos *in vitro* e *in vivo* já existe comprovação do benefício da configuração CERAB com excelentes taxas de perviedade e de baixíssima morbimortalidade, quando comparadas a outras técnicas.[58]

Questões críticas ainda precisam ser avaliadas, como custo-benefício, seleção do paciente, ajuste fino da técnica e definição do suporte médico ideal.[58]

Resultados de angioplastia nas arterites

Quanto à angioplastia realizada em lesões causadas por outras doenças, nesse território, a arterite de Takayasu ocupa o segundo lugar. As lesões mais recentes são mais facilmente dilatáveis, enquanto as mais antigas oferecem maior resistência, em função do processo inflamatório. As lesões arteriais são progressivas, conforme a evolução do processo inflamatório. Como não há marcadores específicos para arterite de Takayasu, os aspectos clínicos de inflamação em atividade e laboratoriais, como velocidade de hemossedimentação (VHS) e proteína C reativa (PCR) devem ser avaliados. A doença cursa com episódios de remissão e recidiva; durante a fase aguda, as lesões evoluem. Em geral, o paciente deve ser tratado clinicamente. Caso este apresente lesão com repercussão hemodinâmica sintomática, a angioplastia deve ser realizada no período de remissão da inflamação.[5] Não há estudos em quantidade e tempo de acompanhamento suficientes para avaliar com certeza os resultados do tratamento endovascular nessa doença, em particular nas lesões aortoilíacas.[5]

Ao longo dos últimos 30 anos, houve grande melhora nos resultados obtidos nas angioplastias, não só pelo desenvolvimento dos materiais, mas também pelo conhecimento cada vez maior dos mecanismos biológicos associados à reestenose, e usando-se medicamentos durante e após os procedimentos, como fármacos antiplaquetários e fibrinolíticos.

REESTENOSE

Após a angioplastia, uma série de eventos pode ocorrer na parede vascular e, dependendo do tipo de *stent* implantado, a reestenose pode acontecer de modo mais precoce ou tardio, sendo imprevisível sua evolução (ver Capítulo 12). Atualmente, a prevenção da reestenose e da reoclusão continua sendo um problema sem solução definida,[64] mesmo com o conhecimento adquirido sobre a participação das células musculares lisas e de praticamente todos os aspectos da resposta biológica já estarem razoavelmente bem definidos.

Após a angioplastia, ocorre a proliferação de células musculares lisas na camada média, migração dessas células para a íntima e elaboração da matriz. Isso resulta na neoíntima, cujo crescimento exagerado, em alguns pacientes, acarreta a reestenose. A hiperplasia intimal é provocada pelas células musculares da camada média.[65]

Na zona da angioplastia, também ocorre uma adesão plaquetária importante e esta influencia o início da formação da reestenose. Em alguns estudos, tem sido demonstrado que o uso de AAS associado ao clopidogrel pode melhorar os resultados de perviedade desses tratamentos endovasculares. O mecanismo de ação dessas substâncias inibindo seletivamente a fosfodiesterase (PDE) III, a inibição da ciclo-oxigenase, do difosfato de adenosina e da ligação do fibrinogênio com receptores das glicoproteínas IIb/IIIa (ticlopidina, clopidogrel) ajuda indiretamente a inibir a proliferação de células musculares lisas pela inibição da PDE III. De acordo com algumas publicações, o clopidogrel parece apresentar melhor efeito em relação à hiperplasia intimal quando comparado ao AAS.[41,66,67] O uso do clopidogrel mostrou resultado satisfatório quanto à redução de mortalidade em pacientes com doença arterial coronariana e periférica, sendo superior à heparina e ao AAS.[41,68]

Finalmente, ainda em relação à reestenose, o controle dos fatores de risco é indispensável, além de hipertensão, diabetes, dislipidemia e tabagismo. Pacientes que apresentam marcadores inflamatórios em níveis elevados, como PCR e fibrinogênio, mostraram-se mais suscetíveis a eventos cardiovasculares e trombose em intervenção para revascularização com procedimentos endovasculares.[5,68,69]

Os trabalhos atuais têm mostrado que balões e *stents* com fármacos reduzem o risco de reestenoses por um tempo maior.[70]

COMPLICAÇÕES DAS ANGIOPLASTIAS

As complicações podem estar relacionadas com o local da punção, o cateterismo ou a angioplastia. Os hematomas no local da punção são os mais frequentes, principalmente quando há necessidade de uso de bainhas de maior calibre para introdução de dispositivos endovasculares, e ocorrem em aproximadamente 1,5% dos casos; menos comuns são os pseudoaneurismas femorais, relatados em torno de 0,7% dos casos.[27]

As complicações hemorrágicas ocorrem por conta de hemostasia ineficiente, crises hipertensivas e excesso de heparina. As fístulas arteriovenosas são raras.[5]

A complicação mais comum relacionada com o cateterismo é a dissecção intimal, na maioria das vezes causada pela introdução do fio-guia, que se dirige sob uma placa de ateroma ou pela laceração da camada íntima. Na maioria das vezes, a dissecção intimal não requer tratamento cirúrgico, pois o próprio fluxo sanguíneo se encarrega de fixar a área descolada à parede arterial. Eventualmente, em casos de grande descolamento, pode ocorrer trombose arterial, havendo, então, a necessidade de se fixar a área descolada com a colocação de um *stent*. Raramente há perfuração arterial.[5]

No segmento aortoilíaco, as complicações são mais frequentes na recanalização de segmento obstruído, sendo descritas trombose (6,7%), embolia (4,8%) e perfuração arterial (rara).[71,72]

As referências bibliográficas deste capítulo se encontram no Ambiente de aprendizagem do GEN.

76

Outras Técnicas Terapêuticas Endovasculares: Aterótomo, *Laser* e Sistemas de Trombectomia

Renato Fanchiotti Costa ■ Ricardo de Alvarenga Yoshida

Resumo

As doenças cardiovasculares permanecem como uma das principais causas de morbidade e mortalidade em todo o mundo. Com uma grande diversidade de patologias que afetam o sistema cardiovascular, são responsáveis por uma alta taxa de mortalidade. Historicamente, muitas dessas doenças eram tratadas por cirurgia aberta, porém, atualmente com o avanço das técnicas minimamente invasivas, tem se optado cada vez mais pelo seu emprego, pois proporcionam uma recuperação mais rápida, menores taxas de mortalidade peroperatória, melhor qualidade de vida, menor tempo de hospitalização e de dias em unidade de terapia intensiva.

O avanço e a disseminação da cirurgia endovascular tem íntima relação com o desenvolvimento de novos materiais e técnicas intervencionistas. Desde a descrição da primeira cirurgia endoluminal percutânea por Dotter, em 1964, os mais variados dispositivos foram criados e aperfeiçoados para aumentar o campo de atuação desse método, bem como das suas taxas de sucesso. Neste capítulo, serão discutidas algumas tecnologias mais recentes, dando-se ênfase aos dispositivos disponíveis para uso clínico no mercado brasileiro.

Palavras-chave: oclusão total crônica; dispositivos de recanalização; doença arterial periférica; dispositivos de reentrada.

INTRODUÇÃO

Apesar da ampla disseminação e do sucesso crescente, as técnicas endovasculares ainda necessitam de muito estudo e aperfeiçoamento. As vantagens, como menor mortalidade precoce e possibilidade de reintervenções repetidas após o tratamento endovascular, contrapõem-se ao tempo de sobrevida maior da cirurgia aberta.[1] Transpor vasos muito tortuosos, com redução do seu lúmen ou mesmo por oclusões causadas pela aterosclerose, ainda é um dos desafios das técnicas endovasculares. A reestenose ou a reoclusão são problemas que requerem procedimentos adicionais como novas

angioplastias, implantes, outros *stents* ou trombólise. No segmento venoso, casos com indicação de trombectomia podem necessitar de associação de múltiplas técnicas e tratamento prolongado. Esses são alguns exemplos de que ainda há um caminho importante no desenvolvimento de novas tecnologias que possibilitem resultados mais duradouros e com menos intervenções.[2]

Técnicas específicas, como emprego de balões e *stents* revestidos com medicações (*drug eluting stents*) e ultrassonografia intravascular (IVUS), serão abordadas em outros capítulos deste livro. Convém lembrar que, diante do constante desenvolvimento e de novos materiais, os que serão mencionados nesta edição podem deixar o mercado em pouco tempo.

DISPOSITIVOS DE RECANALIZAÇÃO

Vários dispositivos de recanalização de lesões oclusivas têm sido estudados na tentativa de aumentar o sucesso nas revascularizações do território femoropoplíteo. Eles podem ser divididos primariamente em dois grupos: dispositivos guiados por fluoroscopia e dispositivos guiados por imagem intravascular. A despeito dos diversificados tipos de balões, *stents* e endopróteses existentes para abrir e manter aberta uma lesão estenótica ou oclusiva, a transposição dessa é crucial para qualquer intervenção subsequente. As taxas de insucesso na recanalização das lesões oclusivas crônicas dos segmentos ilíaco e femoropoplíteo variam de 5 a 35% e de 15 a 25%, respectivamente.[3-5] As lesões oclusivas crônicas são constituídas de variados tipos de placas fibroateromatosas e trombos, dependendo do mecanismo de oclusão e de sua duração. As margens proximais e distais dessas lesões contêm uma dura capa fibrosa, e um material menos rígido costuma preencher o seu interior. Quando a oclusão é extensa, densamente organizada e homogênea, a passagem do fio-guia através dela torna-se uma tarefa por vezes muito difícil. À abordagem usual dessas lesões, que consiste na técnica de um fio-guia apoiado em um cateter, somaram-se outras técnicas e foram desenvolvidos novos dispositivos que facilitaram a transposição de lesões oclusivas mais complicadas. Serão descritos, a seguir, alguns desses dispositivos e seus principais resultados (Quadro 76.1).

Dispositivos guiados por fluoroscopia
Frontrunner® XP (Cordis Endovascular, Freemont, CA)

Dispositivo de transposição de lesões oclusivas mediante microdissecção romba controlada (Figura 76.1). O Frontrunner® XP realiza a microdissecção de placa aterosclerótica e cria nela fraturas, utilizando um par de placas articuladas na ponta do cateter para penetrar na capa fibrótica da oclusão e criar um caminho para a passagem do fio-guia. Em geral, esse dispositivo é utilizado com

QUADRO 76.1	Resultados gerais de eficácia e segurança de dispositivos de recanalização guiados por fluoroscopia e imagem.				
Autor	**Dispositivo**	**Amostra**	**Eficácia (%)**	**Complicações (%)**
Charalambous et al.	Frontrunner®	76	86,1	0
Mossop et al.	Frontrunner®	17	94	0
Shetty et al.	Frontrunner®	33	95	0
Stăniloae et al.	Crosser™	56	63,8	0
Patriot	Crosser™	85	83,5	1,2
Reopen	TruePath™	65	81,1	1
Barbejee et al.	TruePath™	13	76,9	0
Pfast-CTO	Viance™	66	84	3
Connect II	Ocelot™	100	97	2
Schwindt et al.	Ocelot™	33	94	0

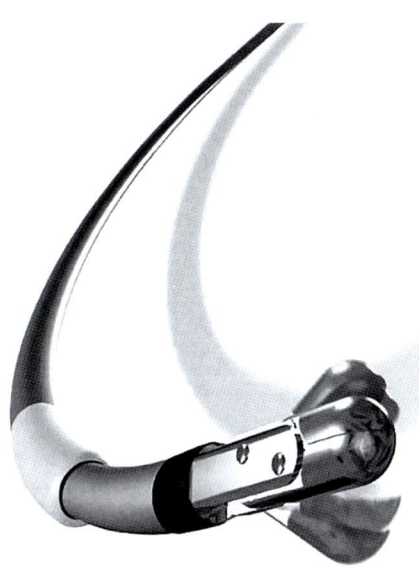

FIGURA 76.1 Frontrunner® XP.

um microcateter que dá suporte à ponta distal e promove a passagem do fio-guia para o lúmen verdadeiro após a transposição da lesão.[1,6,7] O microdissector tem amplitude de abertura de até 2,3 mm. O mecanismo de abertura e fechamento da sua ponta é comandado remotamente por uma espécie de alavanca na extremidade proximal do conjunto. Sua ação seria semelhante à de uma dissecção romba da lesão oclusiva intraluminal com uma pinça do tipo mosquito. Deve-se avançar o dissector fechado para dentro da oclusão, abri-lo e, então, trazê-lo para trás. Com esse movimento repetitivo, à medida que se avança o microdissector dentro da lesão, o cateter de suporte deve ser avançado sobre aquele. Charalambous et al.[8] avaliaram a eficácia e a segurança do Frontrunner® XP em lesões longas – maiores que 10 cm – e complexas (TASC B, C ou D) da artéria femoral superficial. Das 76 lesões, 26 falharam na tentativa de transposição inicial com fio-guia. Esse dispositivo foi capaz de transpor 17 das 26 lesões sem maiores complicações, aumentando a taxa de sucesso para 88,12%. A impossibilidade de atravessar a lesão ou de reentrar no lúmen verdadeiro após passagem subintimal da lesão oclusiva foram as principais causas de insucesso.[8] Mossop et al.[9] investigaram prospectivamente a eficácia e a segurança da técnica de microdissecção romba em 44 pacientes com doença arterial periférica sintomática (incluindo 17 lesões femoropoplíteas) que não obtiveram sucesso com a técnica convencional de transposição com fio-guia apoiado em cateter. Das 17 lesões femoropoplíteas, 16 apresentaram sucesso com uso do cateter de microdissecção romba, com menos de 30% de estenose residual, nenhuma complicação peri e pós-procedimento. Shetty et al.[10] fizeram uma análise retrospectiva da eficácia e da segurança do cateter Frontrunner® XP em pacientes com isquemia crítica e lesões TASC D do segmento femoropoplíteo (extensão média de 18 cm e 86,4% de calcificações moderadas). Não foi possível realizar a recanalização convencional em 22 dos 33 casos. Esse artefato facilitou a passagem do fio-guia em 21 dos 22 casos, com taxa de sucesso de 95,5%. Esses dados sugerem que o Frontrunner® XP pode ser uma ferramenta facilitadora na transposição de lesões oclusivas crônicas após falha na tentativa inicial com cateter e fio-guia.

Crosser™ BD (New Jersey, NJ)

O sistema Crosser™ (Bard, Murray Hill, NJ) é constituído por um gerador, um transdutor, um pedal interruptor e um cateter (Figura 76.2). O dispositivo emite vibrações mecânicas de alta frequência de aproximadamente 20 mil ciclos por segundo com uma profundidade de 20 μm.[1,11] A energia vibratória é transferida do núcleo do fio para a ponta de titânio do cateter, produzindo efeito cavitacional e vibracional, auxiliando a penetração da lesão oclusiva. Além disso, a vibração em alta frequência cria microbolhas de vapor na corrente sanguínea, que se expandem e implodem, produzindo jatos líquidos que podem quebrar as ligações moleculares e causar erosão do tecido oclusivo adjacente. Estudos em centro único mostraram taxas moderadas de sucesso em lesões femoropoplíteas, e casos de transposição com sucesso de lesões desafiadoras com o Crosser™ foram relatados.[1,12,13] Staniloae et al.[14] observaram que dos 56 pacientes com 73 lesões oclusivas crônicas, 36 eram do segmento femoropoplíteo, com classificação TASC B, C ou D. Cerca de 52,1% dos pacientes apresentavam calcificações moderadas ou graves. A eficácia, que foi descrita como a capacidade do Crosser™ de posicionar o fio intraluminal após a lesão, foi de 63,8% nas lesões femoropoplíteas, sem descrições de perfurações. O estudo PATRIOT, prospectivo e multicêntrico, avaliou os resultados angiográficos e funcionais do sistema Crosser™ em lesões infrainguinais. Dos 85 pacientes (com extensão média das lesões de $117{,}5 \pm 84$ mm), 71 apresentaram lesões femoropoplíteas, dos quais 55,7% tinham morfologia desfavorável (rombas ou excêntricas) e 54,8% eram extremamente calcificadas. O objetivo primário de segurança foi a ausência de perfuração em até 30 dias, alcançado sucesso em 98,8% dos casos. O objetivo de eficácia primária foi de transpor a lesão com esse dispositivo levando o fio-guia até o lúmen verdadeiro após a oclusão, alcançado êxito em 83,5% das situações. Dos casos de insucesso atribuídos ao cateter Crosser™, somente em um foi necessário realizar repetidas angioplastias e em outros 5 casos houve perfuração clinicamente não significativa.[15] Esses dados mostraram taxas aceitáveis de segurança e eficácia desse cateter para a transposição de lesões oclusivas longas e calcificadas, resistentes à técnica convencional com fio-guia.

TruePath™ (Boston Sci., Natick, MA)

O sistema de recanalização intraluminal TruePath™ é composto por uma ponta distal com diamante radiopaco montado em um fio-guia hidrofílico de 0,018″ conectado a um gerador (Figura 76.3). A ponta distal gira em torno de 13 mil rpm para criar um canal através da oclusão, podendo-se dobrar essa ponta em 15 posições diferentes para evitar ramos colaterais e realizar a reentrada no lúmen verdadeiro após trajeto subintimal.[1,16,17] O estudo ReOpen – prospectivo, multicêntrico aberto – avaliou a eficácia e a segurança desse sistema.[17]

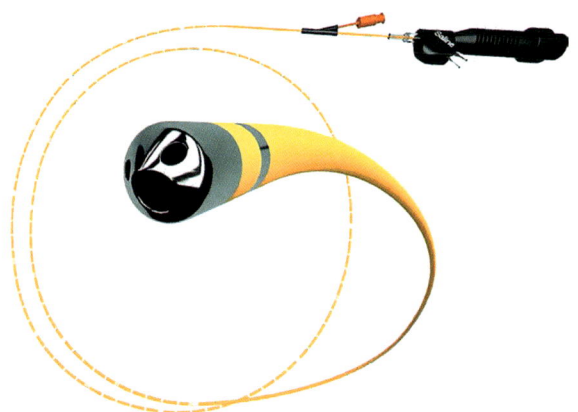

FIGURA 76.2 Sistema Crosser™. O cateter avança até o início da oclusão sobre o fio-guia, sendo acionado. Avança por dentro da oclusão. Uma vez transposta a lesão, o fio-guia avança pelo lúmen arterial e o cateter é removido.

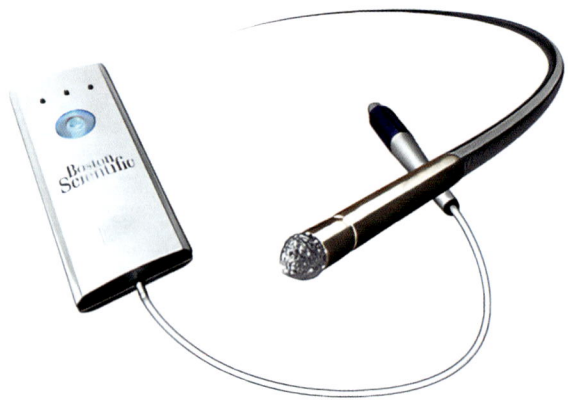

FIGURA 76.3 TruePath™. Ponta distal com giratória de diamante montado em um fio-guia hidrofílico, conectado a um gerador.

Das 85 oclusões, 67 estavam localizadas no segmento femoropplíteo. A extensão média das lesões foi de 166,5 mm, e 80% delas apresentavam calcificações moderadas ou graves. O TruePath™ não foi capaz de recanalizar 15 das 85 lesões. A eficácia primária em transpor a lesão oclusiva e posicionar o fio-guia em vasos distais foi de 76,5% (n = 65). A medida primária de segurança, que foi a ausência de perfuração em até 30 dias, teve uma taxa de êxito de 98,6% (n = 69). O sucesso técnico (a capacidade do TruePath™ de recanalizar a lesão com ou sem o uso de fio-guia) foi de 81,1%, e o sucesso no procedimento (sucesso técnico e estenose residual inferior a 50%) foi de 82,4% (n = 70). O estudo ReOpen, portanto, confirmou a eficácia e a segurança na recanalização de lesões oclusivas. Banerjee et al.[16] observaram as taxas de sucesso e os resultados em 6 meses do uso do TruePath™ utilizando uma amostra pequena do registro de dados XLPAD. Das 13 oclusões (a maioria delas com classificação TASC C ou D), com impossibilidade inicial de cruzamento da lesão oclusiva com fio-guia, 12 foram no segmento femoropplíteo. A extensão média das lesões e das oclusões foram, respectivamente, de 169,8 e 128,1 mm. O sucesso técnico (posicionamento do fio-guia além da porção distal da oclusão) foi obtido em 10 casos. Somente em um paciente foi necessária nova revascularização em 6 meses de acompanhamento. Os dados descritos anteriormente sugerem que o TruePath™ pode ser um dispositivo atrativo como uma alternativa para transposição de lesões oclusivas crônicas.

Viance™ (Medtronic, Minneapolis, MN)

Dispositivo utilizado para oclusões crônicas periféricas. O cateter tem uma ponta de baixo perfil e atraumática, um torque de 1:1, com controle manual externo da velocidade de giro transmitida para a ponta distal[1,18,19] (Figura 76.4). Esse sistema de giro em alta velocidade proporciona ao cateter avançar através das oclusões pelo lúmen verdadeiro ou subintimal.[18,19] Banerjee et al.,[18] usando dados do registro XLPAD, avaliaram o sucesso do procedimento e as complicações do Viance™ em lesões oclusivas, incluindo lesões femoropplíteas. Das 58 lesões oclusivas (81% apresentavam calcificações graves, com extensão média de 132 mm, 55,2% com classificação TASC C ou D), 40 eram femoropplíteas. O sucesso técnico, definido como a capacidade de posicionar o fio além da ponta distal da oclusão no lúmen verdadeiro, foi de 87,9%, e o êxito no procedimento, definido como revascularização efetiva da oclusão, com < 30% de estenose residual, foi de 86,2%. Quando não foi possível posicionar o fio-guia após a lesão, a taxa de sucesso técnico decaiu para 50%. Em 30 dias, foram registrados três eventos adversos (dois pacientes com necessidade de nova revascularização endovascular do segmento já tratado e um

paciente submetido à revascularização cirúrgica). Houve melhora significativa do índice tornozelo-braquial (ITB) comparado com os dados de base (0,72 ± 0,3 para 0,84 ± 0,16). Sethi et al.[20] relataram o uso de dispositivos de recanalização em oclusões periféricas (total de 37 lesões incluindo 8 poplíteas) em intervenções de pacientes com claudicação limitante e isquêmica crítica. Das 26 lesões recanalizadas com sucesso, 23 foram pelo lúmen verdadeiro por meio do sistema Viance™, sendo 1 subintimal, resultando em 88 e 92% de sucesso técnico e do procedimento, respectivamente. O estudo PFAST-CTO analisou a segurança e a eficácia desse sistema com ou sem o uso de dispositivos de reentrada.[21] Um total de 66 pacientes com lesões infrainguinais (65% da artéria femoral superficial, com extensão média de 19,5 cm e 42% com calcificações moderadas ou graves) foram avaliados. O cateter Viance™ foi utilizado isoladamente em 45 casos. A taxa de sucesso técnico, quando utilizado sozinho, foi de 84% (38 de 45). Somente dois eventos adversos foram observados em 30 dias entre os pacientes,[21] portanto, os dados relatados demonstram eficácia e segurança do Viance™ com o uso simultâneo ou não de dispositivos de reentrada em intervenções de lesões oclusivas periféricas.

Dispositivos guiados por imagem intravascular
Ocelot™ (Avinger Inc. Redwood City, CA)

A tomografia de coerência óptica (OCT) usa radiação infravermelha e disponibiliza imagens seccionais de alta resolução (4 a 15 μm); por esse motivo, ajuda a avaliar a extensão da lesão, as camadas do vaso, a espessura da capa fibrótica e a morfologia da placa aterosclerótica. Além disso, a OCT pode determinar a extensão exata da lesão, avaliar se houve expansão inadequada do *stent*, mostrar o colágeno, o cálcio e as micropassagens através da oclusão, o que pode ajudar na passagem do fio-guia pela lesão.[1,22,23] O sistema Ocelot™ usa a OCT para ajudar na orientação e na navegação do cateter em intervenções de oclusões periféricas (Figura 76.5). Diferentemente da OCT que tem função somente diagnóstica, o Ocelot™ reproduz imagens em tempo real enquanto guia o procedimento através da oclusão. O estudo CONNECT II – prospectivo, não randomizado e multicêntrico – avaliou a eficácia e a segurança desse sistema em intervenções femoropplíteas.[22] De 100 pacientes submetidos à intervenção, 98 tiveram o acompanhamento completo. Ao avaliar a segurança, dois pacientes sofreram perfuração do vaso em até 30 dias relacionada com o cateter Ocelot™. A efetividade (posicionamento do fio-guia no lúmen verdadeiro distal) foi de 97%. Houve melhora significativa do ITB em até 30 dias após o procedimento.[22] Schwindt et al.[24] descreveram sua experiência inicial na Europa usando o cateter Ocelot™ em 33 pacientes com lesões da femoral superficial. Todos eles evoluíram sem apresentar complicações maiores relacionadas com o procedimento. A transposição foi satisfatória em 31 dos 33 pacientes (94%); 5 das 31 lesões recanalizadas com sucesso necessitaram de dispositivos de reentrada. Muito importante foi a avaliação dos médicos intervencionistas, que em 86% dos casos classificaram o Ocelot™ como excelente ou bom ao avaliar tecnicamente o cateter,[24] portanto, esse dispositivo pode ser um importante auxiliar na recanalização de lesões oclusivas femoropplíteas, com visualização direta utilizando a OCT.

DISPOSITIVOS DE REENTRADA

Muitos desses artefatos foram criados e avaliados para realizar a reentrada do espaço subintimal para o lúmen verdadeiro distal à oclusão com sucesso. Eles podem ser classificados como dispositivos guiados por fluoroscopia ou por imagem intravascular (não disponíveis no mercado brasileiro).

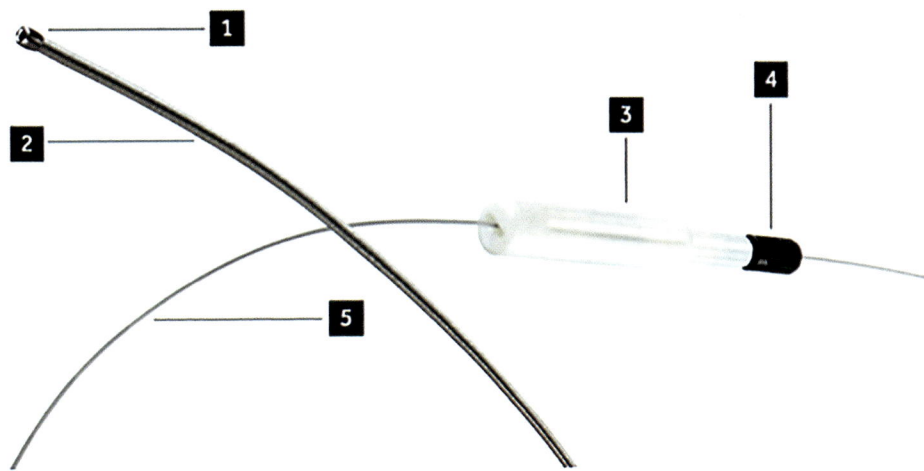

FIGURA 76.4 Viance™. **1.** Ponta de baixo perfil e atraumática, projetada para transposição suave e com risco reduzido de perfuração. **2.** Shaft com torque de 1:1. **3.** Torque de giro rápido possibilita sensação tátil. **4.** Chave que assegura que o torque seja transferido continuamente. **5.** Compatibilidade com fio-guia de 0,014″ possibilita passagem acima e abaixo do joelho.

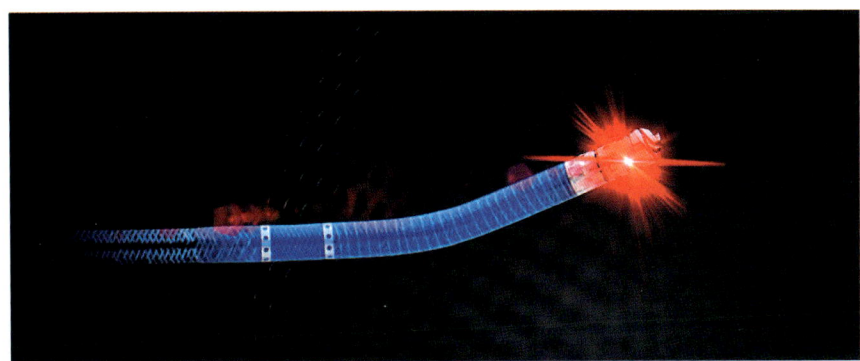

FIGURA 76.5 Ocelot™. No detalhe, a ponta com radiação infravermelha.

Como já comentado, as oclusões crônicas, especialmente as mais extensas, são constituídas de material denso, fibrótico e, muitas vezes, calcificado, o que dificulta ou até impossibilita a recanalização intraluminal. Assim, muitas vezes, o fio-guia avança pelo espaço subintimal, pois este oferece menos resistência à progressão do fio-guia do que o segmento ocluído do vaso. Uma vez dentro do espaço subintimal, torna-se mais difícil a progressão do fio-guia intraluminalmente; portanto, tentativas de reentrada no espaço intraluminal, distalmente ao segmento ocluído, devem ser executadas para que se possa continuar a angioplastia subintimal. A reentrada no lúmen do vaso, porém, pode não ser possível em muitos casos, além de poder se tornar uma etapa bastante trabalhosa e prolongada, aumentando a exposição do paciente e da equipe à radiação. Nessas situações, os dispositivos de reentrada podem auxiliar nesse trajeto para se alcançar o segmento intraluminal do vaso, podendo, ainda, diminuir o tempo do procedimento. Serão descritos, a seguir, alguns desses dispositivos e seus principais resultados (Quadro 76.2).

Dispositivos guiados por fluoroscopia

Outback™ LTD™ (Cordis Corporation, Fremont, CA)

Cateter de lúmen único, compatível com introdutores de 6Fr, utilizado como ferramenta de reentrada, com uma agulha curva e ponta de 22 G, que tem como finalidade perfurar a camada subintimal para reentrada no lúmen verdadeiro, guiado por fluoroscopia, durante angioplastia (Figuras 76.6 e 76.7). Há uma marca radiopaca que

aparece como um "L" ou um "T" sob projeções em fluoroscopia ortogonal e é utilizada para garantir um correto alinhamento entre o cateter e a artéria. O fio-guia então avança no lúmen verdadeiro distal, e o Outback™ é removido para continuidade dos procedimentos de angioplastia convencional.[1,25-27] Algumas condições são fundamentais para o sucesso no uso desse dispositivo. O acesso contralateral pode dificultar ou impossibilitar o seu uso, pois em uma bifurcação aórtica de ângulo estreito, o Outback™ pode não cruzar a bifurcação pela bainha em decorrência do componente rígido da sua ponta, onde está localizada a agulha. O espaço subintimal não pode ser grande, e o cateter pode ser deslocado para trás, pois, no momento da exteriorização da agulha, não oferece suporte para que a agulha possa furar o plano da dissecção entre o espaço subintimal e intraluminal. Por fim, deve-se escolher o local apropriado para reentrada, porque, se houver calcificação nesse local, a agulha pode não conseguir perfurar esse plano.

Muitos estudos foram realizados para avaliar a eficácia e a segurança do Outback™ em intervenções de oclusões do setor femoropoplíteo. Hausegger et al.[28] descreveram 80% de sucesso de intervenções nesse segmento sem relato de complicações associadas. Em um estudo com 24 pacientes que apresentavam isquemia crítica e lesões oclusivas da artéria femoral superficial (classificações TASC C e D, lesões > 15 cm), Setaci et al.[29] descreveram 79% de sucesso técnico (< 50% de estenose residual) e um caso de perfuração do vaso relacionado com o uso desse dispositivo. Quando houve falha técnica, esta ocorreu devido às calcificações intensas, não havendo outro dispositivo para comparação. Gandini et al.[30]

QUADRO 76.2	Resultados gerais de eficácia e segurança de dispositivos de reentrada por fluoroscopia e imagem.				
Autor	**Dispositivo**	**Amostra**	**Eficácia (%)**	**Complicações (%)**	
Hausegger et al.	Outback™	10	80	0	
Setacci et al.	Outback™	24	79	6,2	
Gandini et al.	Outback™	52	100	0	
Bausback et al.	Outback™	113	91,5	4,2	
Airoldi et al.	Off-Road™	6	83,3	0	
Re-Route	Off-Road™	92	84,8	3,3	
Pfast-CTO	Enteer™	21	86	3	
Banerjee et al.	Enteer™	7	71,4	0	
Al-Ameri et al.	Pionner™	21	95%	0	

compararam a técnica de reentrada em paciente com lesões classificadas em TASC D, utilizando o Outback™ (26 pacientes) e sem o uso desse dispositivo (26 pacientes). A taxa de sucesso foi de 100% com uso desse dispositivo contra 42,3% utilizando técnicas convencionais. O tempo de procedimento e de fluoroscopia foi menor com o uso do Outback™. Não houve relato de complicações maiores em nenhum dos grupos. Bausback et al.[26] avaliaram retrospectivamente os resultados a longo prazo de intervenções em oclusões femoropoplíteas com uso desse dispositivo. Foram incluídos 113 pacientes com claudicação limitante ou isquemia crítica, com 118 lesões, cuja maioria era classificação TASC C ou D, com calcificações moderadas ou graves. A taxa de sucesso técnico foi de 91,5% (reentrada no lúmen verdadeiro utilizando o Outback™) e o

percentual de artérias recanalizadas com êxito (fluxo sem restrição para o segmento femoropoplíteo) foi de 90,7%. As taxas de perfuração de vaso, pseudoaneurisma ou sangramento menor e reoclusão trombótica < 30 dias foram respectivamente de 4,2, 5,1 e 1,7%. Após 12 meses, houve melhora do ITB. A perviedade primária foi de 80,5, 56,7 e 31,2% em 6, 12 e 24 meses de acompanhamento. O índice de salvamento de membros foi de 86,2%. Dessa forma, o Outback™ parece ser uma ferramenta muito útil para intervenções femoropoplíteas com recanalização subintimal.

Off-Road™ (Boston Sci., Natick, MA)

Originalmente proposto como cateter SPOT, esse dispositivo é um balão de formato cônico na extremidade distal, de 5,4 mm de diâmetro, com um microcateter que apresenta uma lanceta na ponta (Figura 76.8). O sistema é compatível com bainha de 6Fr. O balão tem uma ponta flexível com uma banda radiopaca que funciona como um marcador fluoroscópico. Para recanalização, o Off-Road™ adentra o interior do espaço subintimal e seu balão é insuflado na porção distal da lesão, provocando uma angulação na ponta do cateter, sendo esta, então, direcionada para o lúmen verdadeiro. Na sequência, o microcateter com a lanceta avança de forma coaxial no lúmen interno do balão até a ponta distal, e um fio-guia de 0,014″ é exteriorizado até que se alcance o lúmen verdadeiro do vaso.[1,31] Retira-se o sistema coaxial (cateter externo e o microcateter) e prossegue-se com técnica convencional.

Airoldi et al.[31] relataram o primeiro uso do Off-Road™ em seis pacientes com oclusões da artéria femoral superficial após falha na tentativa inicial de recanalização anterógrada convencional. A reentrada com sucesso no lúmen verdadeiro foi obtida em 5 pacientes. Após 30 dias de acompanhamento, a artéria femoral

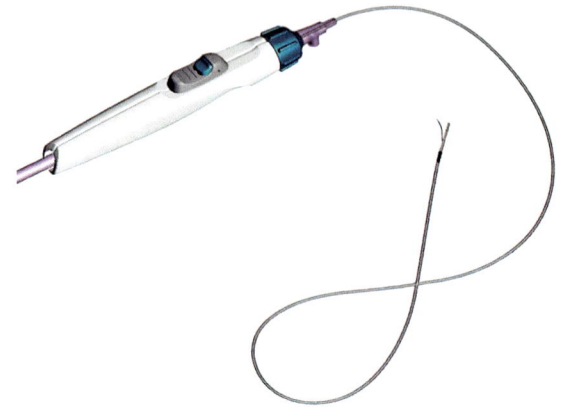

FIGURA 76.6 Cateter de recanalização subintimal (reentrada) Outback™ LTD.

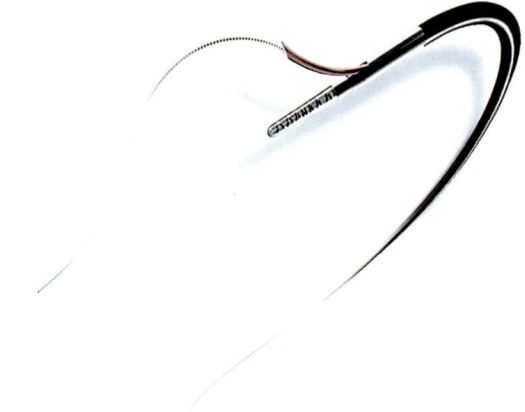

FIGURA 76.7 Outback™ LTD. Detalhe na agulha por onde se avança um fio-guia de 0,014″para reentrada no lúmen verdadeiro.

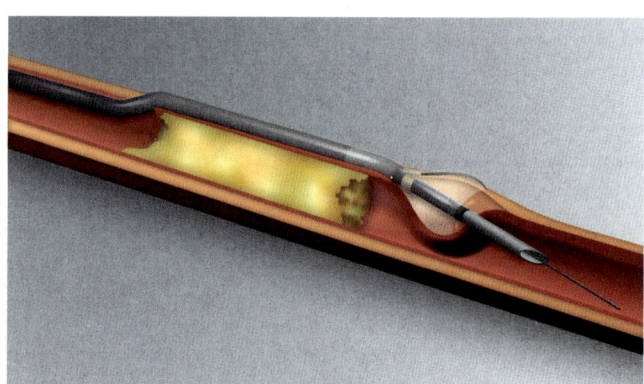

FIGURA 76.8 Sistema de reentrada Off-Road™: balão na ponta do cateter (para abrir o espaço subintimal em direção ao lúmen verdadeiro) e microcateter com lanceta (agulha) para reentrada no lúmen.

superficial encontrava-se pérvia em todos os pacientes. O estudo Re-route avaliou a eficácia e a segurança do Off-Road™ em intervenções femoropoplíteas.[32] De 92 pacientes (com 92 lesões), 53% tinham calcificações moderadas ou graves, com uma extensão média de 175,12 mm. O sucesso técnico foi alcançado em 84,8%. A taxa de eventos adversos maiores em 30 dias foi de 3,3%, não havendo dissecções ou perfurações relacionadas com o dispositivo. Os dados mencionados indicam que o Off-Road™ é uma ferramenta efetiva nas intervenções de oclusões no segmento femoropoplíteo.

Enteer™ (Medtronic, Minneapolis, MN)

Esse dispositivo faz parte do sistema de recanalização Viance™ (descrito anteriormente em dispositivos de recanalização), facilitando a reentrada do cateter no lúmen verdadeiro em intervenções de oclusões femoropoplíteas. Ele é constituído por um fio-guia e um balão de formato achatado com duas saídas laterais; uma vez insuflado o balão, uma saída é orientada em direção ao lúmen verdadeiro e a outra, para a adventícia (Figura 76.9). O fio-guia tem um segmento radiopaco com uma curvatura distal e a ponta afilada.[1,19] O formato achatado do cateter facilita a reentrada no lúmen verdadeiro.[19,21]

O uso do dispositivo Enteer™ foi demonstrado no estudo PFAST-CTO, no qual 21 dos 66 casos necessitaram do sistema de reentrada com o cateter Viance™. A taxa de sucesso técnico foi de 86% (8/21 pacientes). Foram registrados somente dois eventos adversos maiores durante o estudo.[21] Banerjee et al.,[18] utilizando o registro XLPAD, avaliaram a eficácia e a segurança desse dispositivo em pacientes com lesões oclusivas complexas. Dos 7 pacientes que usaram o dispositivo Viance™ pelo espaço subintimal, a reentrada para o lúmen verdadeiro foi alcançada com sucesso em 5 (71,4%) pelo sistema Enteer™, portanto este pode ser empregado satisfatoriamente para facilitar a progressão do fio-guia do espaço subintimal para o lúmen verdadeiro distal.

Dispositivos guiados por imagem intravascular
Pionner™ (Philips VOLCANO, CA, USA)

Esse dispositivo contém um IVUS e uma lanceta curva retrátil na ponta distal. Ele é colocado na porção distal do espaço subintimal. Na sequência, a agulha é posicionada e avança para o lúmen verdadeiro, guiada pelo IVUS, que avalia a profundidade da lesão. Um fio-guia de 0,014″ é avançado pela agulha e posicionado no lúmen verdadeiro distal da lesão. O uso seguro e bem-sucedido da técnica subintimal com o cateter Pionner™ tem sido descrito em casos de oclusões crônicas da artéria femoral superficial.

Um estudo retrospectivo de um centro único, com 21 pacientes, com oclusões das artérias ilíaca comum e femoral superficial avaliou a segurança e a eficácia do cateter Pionner™. O procedimento foi realizado com sucesso em 20 dos 21 pacientes (95%) submetidos à recanalização subintimal da artéria femoral superficial com esse dispositivo, não havendo informações de complicações.[33]

DISPOSITIVOS DE TROMBECTOMIA MECÂNICA

A trombectomia endovascular tem se tornado a opção de escolha em relação à modalidade mecânica cirúrgica para recanalização de oclusões trombóticas em doenças arteriais e em tromboses venosas profundas (TVP). A trombectomia endovascular tem alcançado ótimos resultados com o aprimoramento da tecnologia dos dispositivos e com a maior experiência dos cirurgiões. O lançamento de novos dispositivos de trombectomia percutânea marcou uma nova era na terapia endovascular e expandiu o escopo de ação de cirurgiões vasculares e endovasculares.[34]

Uma das grandes vantagens da trombectomia mecânica endovascular foi diminuir os problemas associados à trombólise química, como, por exemplo, as complicações hemorrágicas e o tempo de procedimento prolongado. Os dispositivos atuais apresentam variados mecanismos de funcionamento, sendo os principais: reolítico, rotacional, ultrassônico, de sucção e de maceração. Serão expostos apenas os dispositivos comercializados no nosso meio.

AngioJet® (Boston Sci., Natick, MA)

Dispositivo reolítico de trombectomia farmacomecânica que utiliza jatos de solução salina pressurizada e em alta velocidade (350 a 450 km/h) direcionados em sentido retrógrado para produzir uma zona de baixa pressão (princípio de Bernoulli) que resulta em desintegração do trombo na ponta distal do cateter, redirecionando o fluxo e os fragmentos de coágulo para o seu interior, que os aspira e remove. A solução contendo essas partículas é coletada em uma bolsa acoplada ao sistema[35,36] (Figura 76.10). Também possui o modo *power-pulse*, utilizado para pulverizar a medicação trombolítica no interior do coágulo. Uma boa vantagem do AngioJet® é o fato de não haver contato do dispositivo pressurizador com a parede do vaso, reduzindo o risco de lesão estrutural do mesmo, como pode ocorrer em dispositivos rotacionais. Contudo, o uso da solução salina infundida em alta pressão pode acarretar

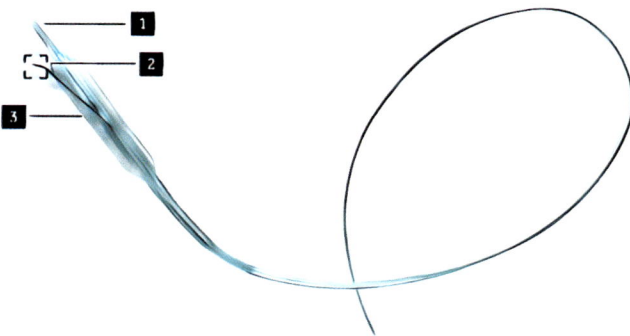

FIGURA 76.9 Sistema de reentrada Enteer™. **1.** Compatibilidade com fios-guia de 0,014 e 0,018″. **2.** Fio-guia apresenta segmento radiopaco com curvatura distal e ponta afilada. **3.** Quando insuflado, o balão achatado segue em direção ao lúmen verdadeiro.

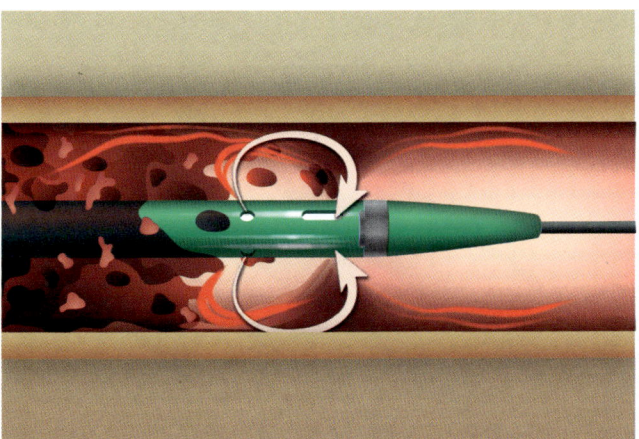

FIGURA 76.10 Esquema ilustrativo do cateter do Angiojet®. O dispositivo produz jatos de solução salina pressurizada que, direcionados em sentido retrógrado, criam uma zona de baixa pressão (princípio de Bernoulli) que resulta em fragmentação do trombo na ponta distal do cateter, redirecionando o fluxo e os fragmentos para o seu interior, que os aspira e remove.

em hemólise, liberação de adenosina e potássio. Isso tem sido associado à incidência de braquiarritmia e de hemoglobinúria, que pode provocar insuficiência renal aguda.[37]

O dispositivo apresenta cateteres com perfis de 4, 6 e 8Fr, que podem ser empregados em trombectomia endovascular mecânica ou farmacomecânica como acessos para hemodiálise, em oclusões trombóticas arteriais e venosas, em vasos variando de 1,5 mm até grandes vasos ilíacos (Figura 76.11). O cateter está disponível em comprimentos de 50, 90, 105, 120 e 145 cm, apresentando um lúmen amplo por onde é liberado o jato de solução salina pressurizada e em alta velocidade, por meio da unidade de acionamento[38] (Figura 76.12).

Apesar de projetado inicialmente para trombectomia endovascular mecânica, diferentes estudos demonstraram que a associação da técnica ao trombolítico melhorava os resultados, com redução do tempo de procedimento, razão pela qual se recomenda o uso rotineiro desse medicamento, salvo quando contraindicados. Já foram relatadas experiências com tenecteplase, uroquinase e alteplase. Nessas situações, com o cateter já dentro do trombo, deve-se inicialmente infundir o trombolítico (diluído em solução salina) e, à medida que se retrai o cateter lentamente, após 10 a 20 minutos, proceder à aspiração dos trombos, até a sua remoção completa. Caso isso não aconteça mesmo após repetidas aspirações, pode-se injetar continuamente o trombolítico por cateteres de infusão multiperfurados, de um dia para o outro.

Muitas aplicações foram descritas para o AngioJet®. As mais comuns foram para o tratamento de trombose venosa iliacofemoral (Figura 76.10), embolia pulmonar e trombose de enxertos vasculares para hemodiálise ou de derivações em ponte. Outras indicações menos frequentes foram para trombose de seios venosos cerebrais, embolia de artéria mesentérica superior e trombose arterial aguda de extremidades. Como resultados do registro PEARL para pacientes com trombose arterial e isquemia crítica de membros inferiores, observou-se taxa de salvamento de membro em 81% dos pacientes submetidos à trombectomia endovascular mecânica com AngioJet®, não evoluindo com amputação, com sobrevida de 91% em 12 meses.[36] Dos pacientes tratados com o AngioJet®, 85% realizaram angioplastia ou implante de *stent* além da trombectomia reolítica. Nesse estudo, os resultados foram melhores com a realização da trombectomia endovascular mecânica isoladamente, sem o uso de trombolítico associado.[36]

Na TVP extensa, vários estudos mostraram bons resultados com o AngioJet®. No registro PEARL, esse dispositivo foi testado em 329 pacientes de 32 instituições diferentes dos EUA e da Europa.[35] Nele foram avaliados pacientes submetidos à trombectomia reolítica isoladamente, trombectomia farmacomecânica, trombectomia farmacomecânica após trombólise por cateter e trombectomia reolítica associada a trombólise por cateter. Houve redução significativa dos trombos em 96% dos casos, não havendo diferença entre os grupos. As complicações hemorrágicas ocorreram em 4,5% dos pacientes, sendo 3,5% sangramentos maiores. O tempo de procedimento foi menor quando não realizada trombólise direcionada por cateter, o que resultou em dose inferior de trombolítico, risco reduzido de sangramento e menor permanência no hospital e em terapia intensiva.[35]

Outro estudo muito importante e discutido foi o ATTRACT, em que foram randomizados 692 pacientes com trombose aguda e proximal para receber anticoagulação isolada ou anticoagulação associada à trombólise farmacomecânica, com ou sem o uso de *stent*.[39] O resultado primário avaliou a ocorrência de síndrome pós-trombótica em 6 e 24 meses. Não houve diferença entre os períodos, na incidência de síndrome pós-trombótica entre os grupos (47% no grupo de trombólise farmacomecânica e 48% no grupo anticoagulação). A incidência moderada ou grave dessa síndrome foi significativamente menor no grupo de pacientes submetidos à trombólise farmacomecânica (18% neste grupo contra 24% no grupo anticoagulação; $p = 0,04$). Também houve redução significativa na percepção de dor e no edema em análise de 10 e 30 dias pós-procedimento no grupo tratado com AngioJet®. Contudo, o índice de sangramento em 10 dias foi maior no grupo submetido ao procedimento endovascular ($1,7\% \times 0,3\%$; $p = 0,049$).[39,40]

Rotarex® (BD, New Jersey, NJ)

Cateter de trombectomia mecânica rotacional (para casos com trombos organizados). Esse dispositivo combina fragmentação mecânica do trombo e remoção por pressão negativa das partículas para

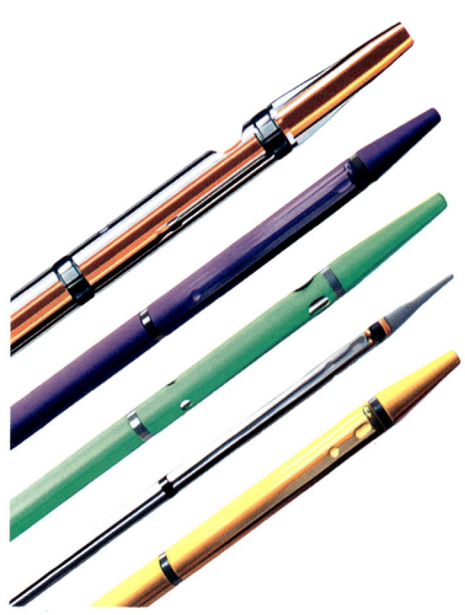

FIGURA 76.11 Cateteres disponíveis para uso com o Angiojet®.

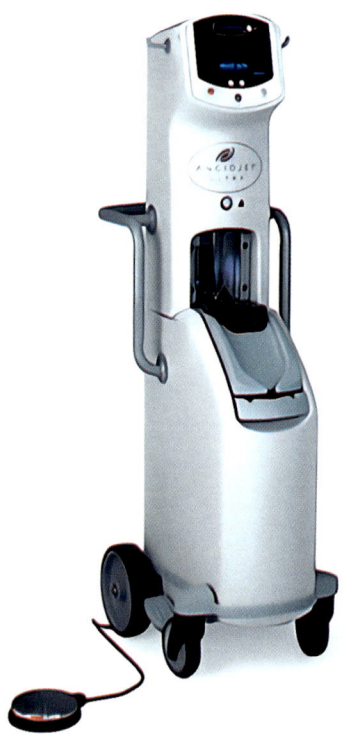

FIGURA 76.12 Unidade de acionamento do Angiojet®.

prevenir embolização distal. O Rotarex® é composto por três componentes: o cateter, uma unidade motorizada elétrica e uma unidade eletrônica de controle (Figura 76.13). Dentro de toda extensão do cateter de 6 e 8Fr gira uma espiral revestida de aço inoxidável que desliza sobre um fio de 0,018″ (Figura 76.14). A ponta do cateter apresenta dois cilindros que se encaixam um dentro do outro. O cilindro que gira é fixado à espiral, e o outro é conectado ao cateter. Cada cilindro tem duas fendas ovaladas. O cateter e a unidade motorizada são conectados fazendo a espiral metálica girar de 40 mil a 60 mil rpm. Isso resulta em um poderoso vórtice que fragmenta o material oclusivo e cria uma forte pressão negativa. O material desprendido pelo vórtice é aspirado pelas fendas ovaladas, transportado pela espiral até a saída em uma bolsa de plástico. O cateter deve ser avançado e recuado pela oclusão para que o sangue fluido recircule ao redor do dispositivo e o resfrie. Não há mecanismo de sucção adicional, pois todo o transporte dos fragmentos é feito exclusivamente pela rotação da espiral. Dependendo do diâmetro escolhido, os cateteres disponíveis do Rotarex® podem tratar vasos de 3 a 8 mm. Por essas características únicas, esse dispositivo pode ser utilizado tanto para trombectomia quanto para aterectomia.[41]

O primeiro estudo-piloto foi publicado em 1999 por Schmitt et al.,[42] que utilizaram esse dispositivo em dez pacientes com oclusão femoropoplítea aguda ou subaguda. O sucesso técnico foi de 100% com média de 2,4 incursões do cateter. Com aproximadamente 2,8 segundos houve abertura de 1 cm de oclusão. Foi necessária angioplastia para tratamento da estenose residual após a trombectomia em 90% dos casos. Zeller et al.[43] relataram suas primeiras impressões com o uso do Rotarex® em lesões femoropoplíteas agudas e subagudas, em um estudo com 31 obstruções arteriais em 28 pacientes. A extensão média das lesões foi de 22 cm (5 a 40 cm), e o tempo médio de oclusão foi de 4,4 (0 a 20) semanas. A maioria das lesões localizava-se na artéria femoral superficial. A taxa de sucesso primário com estenoses residuais inferiores a 50% foi de 84%. Foi necessário implante de *stent* em 48% dos casos (15/31). O índice de complicações foi baixo, sendo as principais perfurações do vaso e embolização distal.

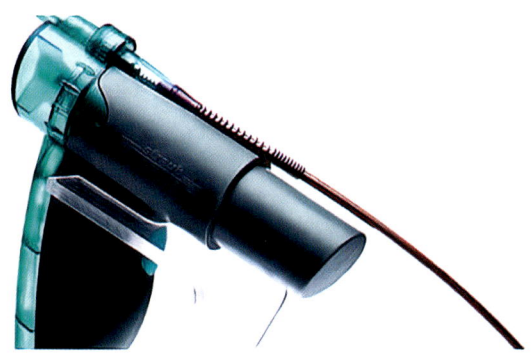

FIGURA 76.13 Rotarex®. Unidade motorizada.

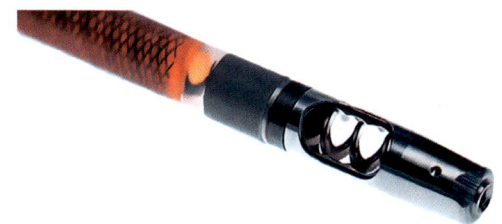

FIGURA 76.14 Rotarex®. Espiral revestida de aço inoxidável que desliza sobre um fio de 0,018″.

Freitas et al.[44] descreveram a experiência do grupo de Leipzig com o uso do Rotarex® no tratamento de lesões oclusivas agudas e subagudas no segmento femoropoplíteo. Esse foi um estudo retrospectivo, sendo analisados 525 pacientes tratados entre janeiro de 2005 e janeiro de 2013. O procedimento foi bem-sucedido em 97,7% dos casos, com baixos índices de complicações associadas ao uso do dispositivo e de eventos adversos em até 30 dias, o que corrobora a segurança do dispositivo. O percentual de reintervenções nas lesões previamente tratadas em 1 ano foi de 10,1%, com uma melhora clínica significativa dos pacientes tratados, e retrocesso na gravidade da classificação de Rutherford. As lesões tinham uma extensão média de aproximadamente 15,9 cm. A necessidade de implante de *stent* foi de 28,4%. A embolização distal causada pelo dispositivo foi raramente observada (2,1%), sendo necessário uso de dispositivos de proteção distal em 6,2% dos casos.

Os estudos evidenciam que, apesar das taxas de recanalização das lesões oclusivas serem satisfatórias, houve necessidade significativa de procedimentos complementares, como a angioplastia ou o implante de *stent*, para tratar lesões residuais.

Aspirex® (BD, New Jersey, NJ)

Esse dispositivo funciona com o mesmo princípio do Rotarex®, mas em sua ponta romba não há a parte rotacional externa para minimizar o risco de lesão da parede do vaso. Na extremidade do cateter, há uma fenda em forma de "L" que possibilita aspirar, fragmentar e remover o material trombótico fresco, comum nas oclusões agudas[41] (Figura 76.15).

Esse dispositivo precisa ser acoplado a uma unidade motorizada que é acionada por um pedal. Está disponível em 6, 8 e 10Fr, e dependendo do diâmetro escolhido, pode tratar vasos de 3 a 14 mm. É indicado para a remoção de trombos recentes, como nos casos de embolia pulmonar, TVP iliacofemoral, trombose de derivação em ponte com enxerto vascular ou de fístulas arteriovenosas com enxerto. Os trombos crônicos e organizados, como nas obstruções arteriais crônicas, também podem ser removidos com o Aspirex®.

O registro retrospectivo Arnsberg Aspirex procurou determinar a segurança, a perviedade e os resultados a curto prazo do Aspirex® quando usado no tratamento da trombose venosa iliacofemoral. Foram tratados 56 pacientes com essa condição nas formas aguda, subaguda ou crônica com episódio agudo. Não houve complicações relacionadas com o dispositivo ou falha técnica. Perviedade primária com reestenose foi inferior a 50 em 87% dos pacientes em 12 meses de acompanhamento.[31] O Aspirex® mostrou-se efetivo em prevenir síndrome pós-trombótica moderada ou grave e foi superior ao grupo de anticoagulação isolada do estudo ATTRACT.[40]

Indigo® (Penumbra, Alameda, CA)

Dispositivo de aspiração destinado ao tratamento de tromboembolismo venoso e oclusões arteriais agudas que funciona acoplado a uma bomba a vácuo contínua, com potência de até 29″ de milímetros de mercúrio, que aspira trombos frescos, formados em até 15 dias. Dentre suas vantagens, podem-se citar a não utilização de trombolíticos e o baixo risco de hemólise durante o procedimento.

Esse sistema é composto por uma bomba de aspiração contínua a vácuo, um recipiente coletor de coágulos integrado, tubo de aspiração, cateter de aspiração e o separador de coágulos (Figura 76.16). Há seis tipos diferentes de cateteres (CAT3, CAT5, CATRX, CAT6, CAT8 e CATD). Estes realizam uma ação mecânica no coágulo, apresentando alto poder de aspiração, com direcionalidade da ponta, para aspiração circunferencial, além de ter uma boa navegabilidade. Cada cateter tem indicação para tratamento de um segmento específico. Recomenda-se o uso do cateter mais calibroso possível para o território a ser tratado, o que aumenta o seu poder de aspiração.

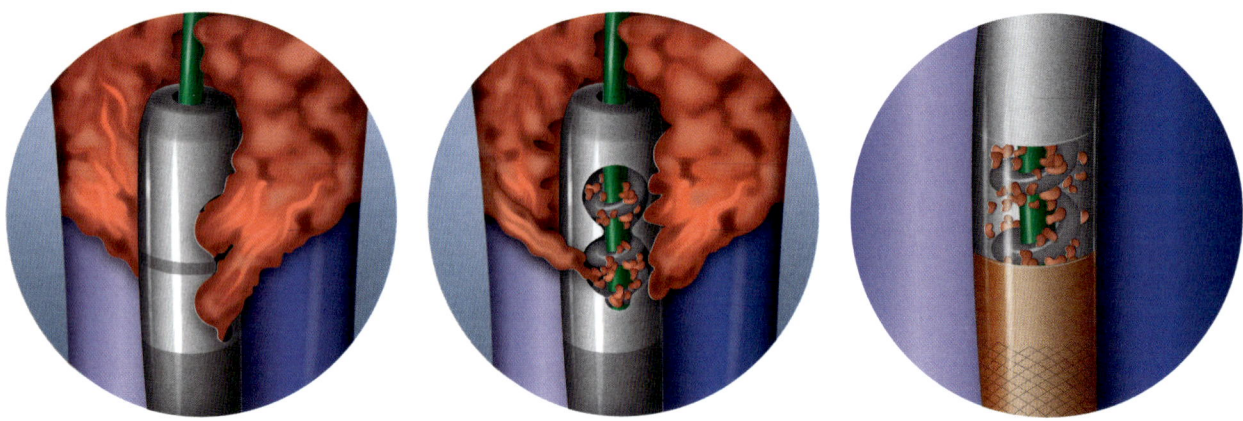

FIGURA 76.15 Aspirex®. Esquema ilustrativo mostrando aspiração, fragmentação e remoção do material trombótico fresco.

Há dois tipos principais de abordagem do coágulo utilizando o cateter Indigo®. Na técnica X-TRACT, uma bainha contralateral é posicionada o mais próximo possível da lesão, e o cateter Indigo avança através da bainha ao longo do fio-guia. Esse dispositivo é colocado próximo ao início do coágulo e o fio é retraído. Aspiração é aplicada ao cateter Indigo® até que haja obstrução do lúmen interno do cateter. O Indigo®, então, é removido sob aspiração contínua para garantir que o coágulo fique preso na ponta do cateter e assim extraído. Outra técnica é a Coring Clot, que consiste em avançar o cateter até o interior do coágulo, até o fluxo ser interrompido. O separador então é avançado e retraído até que o fluxo seja restabelecido.

Oderich et al.[31] avaliaram retrospectivamente casos de isquemia aguda de membros inferiores tratados com o sistema de trombectomia aspirativa Indigo®. Foram 41 pacientes submetidos a 43 procedimentos entre 2014 e 2017. A trombectomia mecânica aspirativa foi o tratamento isolado em 29 casos e como terapêutica adjunta em 14, podendo ter sido utilizado antes ou depois de outra opção técnica. O sucesso técnico foi alcançado em 52% (15/29) dos casos em que o Indigo® foi utilizado isoladamente e 50% (7/14) quando utilizado terapêutica adjunta. A trombólise foi evitada em 53% dos casos (23/43). Não houve mortalidade relatada em 30 dias. Cinco pacientes foram amputados, mas somente um após tratamento efetivo com trombectomia aspirativa. Houve dois casos de embolização distal, um hematoma no local do acesso, um pseudoaneurisma, um caso de insuficiência renal aguda e um caso de hematoma espontâneo na panturrilha. Esse estudo mostrou que o uso do Indigo® evitou trombólise por cateter ou cirurgia em metade dos pacientes. O dispositivo tem um perfil de segurança favorável, particularmente em pacientes de alto risco.

Outro estudo importante foi o PRISM, um estudo multicêntrico e retrospectivo, no qual 79 pacientes foram avaliados, sendo 39 (49,4%) submetidos à técnica XTRACT como terapia inicial e 40 (50,6%) como terapêutica auxiliar após tratamento inicial com trombólise por cateter ou outro tipo de intervenção mecânica. A revascularização completa ou quase completa (TIMI 2/3) foi alcançada em 79,5% dos pacientes que usaram a XTRACT como tratamento inicial.[45] Após todas as terapias endovasculares, a classificação TIMI 3 foi alcançada em 77,2% dos pacientes.

Ekos® (Boston Sci., Natick, MA)

Dispositivo minimamente invasivo para dissolver trombos. Pode ser utilizado no tratamento da embolia pulmonar (Figura 76.17), de TVP, principalmente no segmento iliacofemoral, e na oclusão arterial tromboembólica. O Ekos® é constituído por três componentes: um cateter de infusão da medicação, um dispositivo removível contendo múltiplos pequenos transdutores ultrassônicos e uma

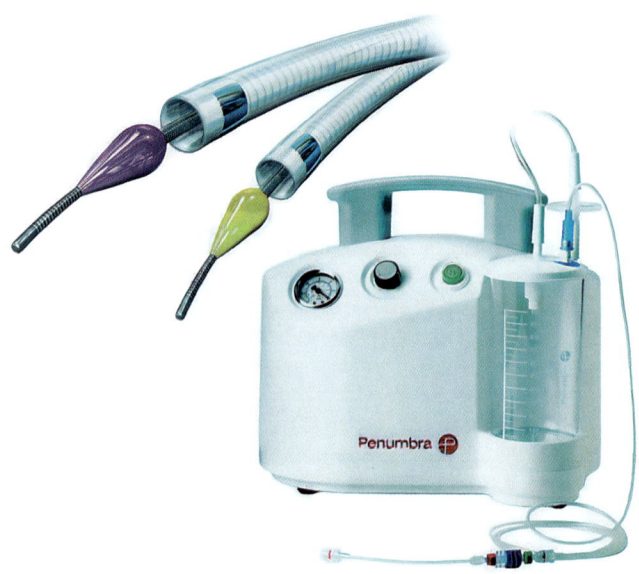

FIGURA 76.16 Sistema de aspiração Indigo®.

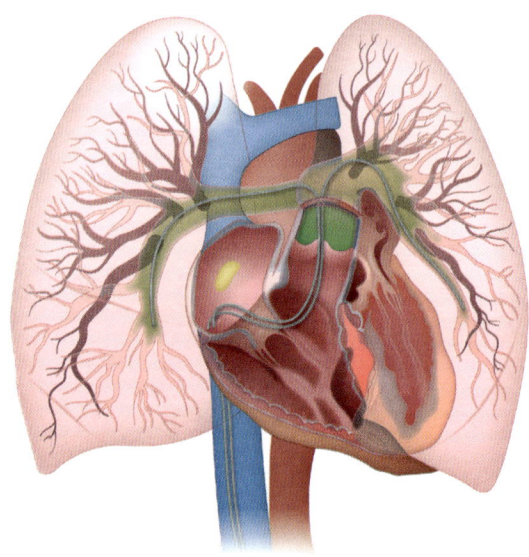

FIGURA 76.17 Ekos®. Esquema ilustrativo do tratamento da embolia pulmonar.

unidade de controle.[46] O cateter de infusão da medicação tem três lúmens: um para o cabo interno de ultrassom, um para infusão de medicação e outro para injetar solução salina.[47]

O ultrassom gerado pelo cateter cria um campo acústico que acelera a dispersão lítica, transportando a medicação para o interior do coágulo mais facilmente, fazendo com que a fibrina exponha mais receptores do plasminogênio para ação do trombolítico (Figura 76.18). Isso possibilita menor tempo de infusão do trombolítico com menor dose.

Baumgartner et al.[48] fizeram o primeiro grande registro com o Ekos®. Esse foi um estudo multicêntrico, prospectivo, em que 59 pacientes com embolia pulmonar aguda, com risco intermediário, foram randomizados a receber heparina não fracionada ou terapia trombolítica por cateter assistida por ultrassom (USAT), com dose de 10 a 20 mg de ativador tecidual do plasminogênio por 15 horas. Nesse estudo, o Ekos® foi superior à anticoagulação com heparina na melhora do funcionamento do ventrículo direito em 24 horas, sem aumento do risco de sangramento.[48]

Goldhaber et al.[47] avaliaram 101 pacientes em um estudo multicêntrico que analisou os resultados de quatro técnicas de trombólise guiada por cateter facilitada por ultrassom (USCDT). A dose variou de 4 a 12 mg por pulmão, e o tempo de infusão foi de 2 a 6 horas. Houve quatro casos de sangramentos maiores no total nos grupos tratados com doses superiores, e dois pacientes receberam uma dose adicional de trombolítico além da dose programada para a avaliação do estudo. Confirmou-se que o Ekos® foi efetivo, com melhora do funcionamento do ventrículo direito, e seguro, com ausência de eventos hemorrágicos no grupo tratado com a menor dose e com tempo reduzido de infusão (4 mg por pulmão por 2 horas).

Em andamento, há um grande estudo multicêntrico, randomizado, paralelo, de comparação – o HI PEITHO trial –,[49] em que os pacientes com embolia pulmonar de alto risco serão randomizados 1:1 para tratamento padrão com anticoagulação ou trombólise guiada por cateter facilitada por ultrassom e associada à anticoagulação. O desfecho primário será a composição de mortalidade relacionada com embolia pulmonar, descompensação ou colapso cardiorrespiratório e embolia pulmonar recorrente sintomática e não fatal em até 7 dias da randomização. As complicações hemorrágicas e um painel de resultados funcionais, como indicadores de qualidade de vida, *status* funcional e utilização do seguro-saúde em um período de acompanhamento de 12 meses, também serão avaliados. Esse estudo pretende randomizar 406 pacientes e estabelecerá a primeira linha de tratamento para embolia pulmonar de riscos intermediário e alto em pacientes com colapso hemodinâmico iminente.

DISPOSITIVOS DE ATERECTOMIA

Atualmente, existem vários dispositivos de aterectomia percutânea endovascular no mercado brasileiro. Essa modalidade tem se mostrado ser um tratamento efetivo para lesões femoropoplíteas, quando utilizada isoladamente ou associada a alguma terapia auxiliar.[50] A aterectomia também parece melhorar a eficácia dos tratamentos endovasculares farmacológicos, principalmente em lesões com calcificação grave.[50] Os resultados de um estudo-piloto sugeriram que a combinação de aterectomia e balão farmacológico aumenta a perviedade em relação ao tratamento isolado com balão farmacológico, apesar de não alcançar significância estatística.[50]

Atualmente, há 4 técnicas de aterectomia: aterectomia direcional, aterectomia orbital, aterectomia rotacional e aterectomia a *laser*.

HawkOne® (Medtronic, Minneapolis, MN)

O SilverHawk™ foi o primeiro dispositivo de aterectomia desenvolvido pela Medtronic, porém foi retirado do mercado com a chegada do TurboHawk™, que posteriormente deu lugar ao HawkOne™, que permanece no mercado brasileiro. Esse último dispositivo é a nova geração do cateter de aterectomia direcional, podendo ser utilizado em lesões acima e abaixo do joelho para restabelecer o fluxo sanguíneo por meio da remoção da placa na doença arterial periférica. Pode ser utilizado para tratar todas as morfologias de placa, inclusive aquelas com calcificações graves. Ele deve ser utilizado em conjunto com o sistema de proteção para embolização distal SpiderFX®. O sistema do HawkOne™ inclui um cateter com uma unidade motorizada, um botão de torque e uma ponta para lavagem distal (Figura 76.19). A unidade motorizada funciona como um controle para direcionar e expor as lâminas e também aciona o motor que alcança até 12 mil rpm, possibilitando a excisão da placa. O torque torna possível o direcionamento das lâminas para a placa-alvo, sendo ela concêntrica ou excêntrica. Sua ponta facilita a limpeza do dispositivo quando este é sobrecarregado pelas placas recém-removidas. O procedimento começa após transposição da lesão e com o posicionamento do dispositivo de proteção distal à placa, o cateter é então avançado e direcionado imediatamente próximo à lesão. As lâminas são expostas, o motor é acionado e o cateter avança lentamente em direção à placa (1 a 2 mm por segundo), excisionando-a. Os pedaços da placa são armazenados em uma porção do cateter. Assim que esse reservatório estiver repleto, o cateter é retirado, sendo realizada a sua limpeza, com lavagem por infusão de solução salina pela ponta distal, com a remoção dos fragmentos de seu interior.

Há quatro tipos de cateter disponíveis para uso com o HawkOne™. Há 2 cateteres com perfil de 6Fr (Figura 76.20) e dois cateteres com perfil 7Fr. Dentre os cateteres de 6Fr, há o tipo "S", para vasos com calibre entre 2 e 4 mm, e o tipo "M", destinado a vasos com calibre entre 3 e 7 mm. Os cateteres de 7Fr tratam vasos com calibre entre 3,5 e 7 mm e têm uma extensão de corte maior, estando disponíveis o "LS" e o "LX"; esse último apresenta uma ponta estendida com um reservatório maior para os resíduos da placa. Uma grande vantagem do HawkOne™ é poder proporcionar um ganho luminal significativo de até 7 mm e tratar placas excêntricas.

A eficácia e a segurança desse dispositivo foram demonstradas por meio do estudo DENITIVE LE.[51] Trata-se de um registro global

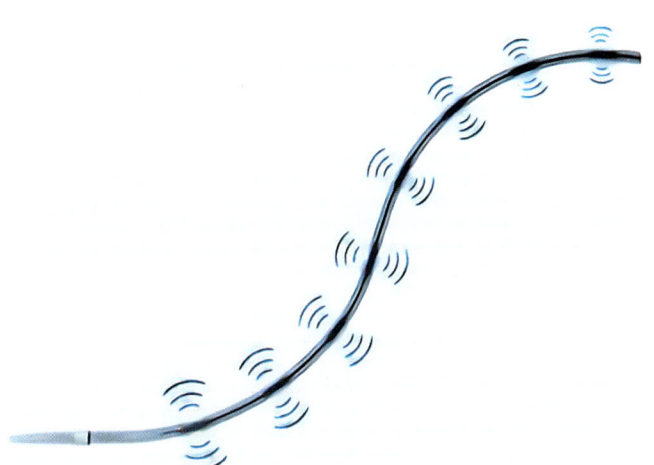

FIGURA 76.18 Ekos®. Campo acústico que acelera a dispersão lítica.

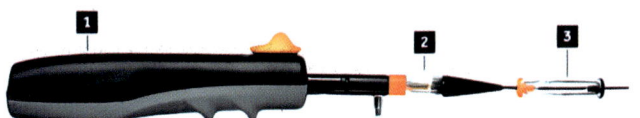

FIGURA 76.19 Sistema de aterectomia HawkOne™. **1.** Unidade motorizada. **2.** Botão de torque. **3.** Ponta para *flush* distal.

não randomizado envolvendo 47 centros dos EUA e da Europa que analisou os resultados da aterectomia direcional com TurboHawk™ e SilverHawk™ em 799 pacientes com isquemia crônica. Destes, 75% eram claudicantes (classificação de Rutherford 1 a 3) e 25% apresentavam isquemia crítica (Rutherford 4 a 6). As estenoses deveriam ser maiores que 50% e ter até 20 cm de comprimento, em vasos de 1,5 até 7 mm de diâmetro. A taxa de sucesso do dispositivo (estenose residual após a aterectomia ≤ 30%) foi de 76% nos claudicantes e 72% nos pacientes com isquemia crítica. O percentual de sucesso do procedimento (estenose residual após o fim do procedimento ≤ 30%) foi de 91 e 83%, respectivamente. A perviedade primária em 12 meses foi de 82% nos claudicantes e 95% nos pacientes com isquemia crítica, livres de amputações maiores em 12 meses. A embolização distal com relevância clínica, ou seja, que demandou algum tratamento cirúrgico ou endovascular, aconteceu em 1,6% dos casos, ao passo que a dissecção fluxo-limitante ocorreu em 1,5% e a perfuração em 4,1%.[51]

Jetstream® (Boston Sci., Natick, MA)

Dispositivo de aterectomia rotacional e aspirativa com lâminas expansíveis na extremidade, podendo ser utilizado para tratamento de lesões ateroscleróticas periféricas calcificadas ou não, trombóticas ou fibróticas[52] (Figura 76.21). O sistema é constituído por cateter de uso único, com um controle motorizado e um console reutilizável, que contém um motor e duas bombas que promovem a infusão de solução salina e a aspiração, registro do tempo de ação do dispositivo e identificação se as lâminas estão abertas ou fechadas. O cateter apresenta uma ponta rotacional com corte, lâminas rotacionais expansíveis imediatamente após sua extremidade e portas aspirativas abaixo. As portas aspirativas são capazes de realizar a sucção de debris ao mesmo tempo em que se realiza o processo de aterectomia.

Apresenta um perfil de 7Fr e deve ser utilizado com fio-guia de 0,014″ de 300 cm, não sendo recomendados fios com cobertura

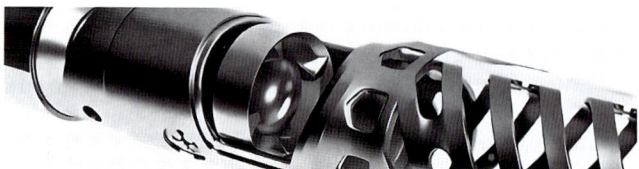

FIGURA 76.20 Sistema de aterectomia HawkOne™. Detalhe da lâmina do dispositivo.

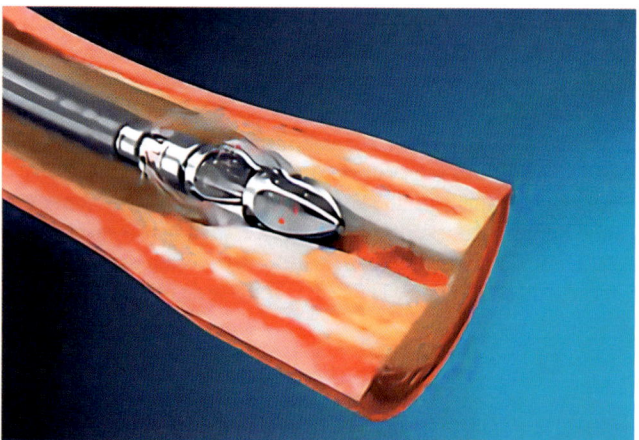

FIGURA 76.21 Jetstream®. Aterectomia rotacional e aspirativa para tratamento de lesões ateroscleróticas, calcificadas ou não, trombóticas e fibróticas em artérias periféricas.

hidrofílica, principalmente devido ao aquecimento que o cateter produz sobre o fio. Durante a ativação do dispositivo, a infusão e aspiração de solução salina pela ponta distal do cateter devem ser realizadas para prevenir dissecções e para garantir a aspiração de material embólico para o saco coletor.

É muito importante que o cirurgião tente permanecer com o fio intraluminal ao transpor a lesão, evitando a progressão do cateter pelo espaço subintimal devido ao risco de perfuração do vaso durante a aterectomia. Durante a utilização do cateter, deve-se realizar um movimento de progressão de aproximadamente 2 cm, seguido por uma retração de 1 cm para possibilitar uma máxima eficiência em aspiração e minimizar o risco de embolização distal. Nas oclusões mais extensas, é importante deixar uma rolha distal antes de atravessar toda a lesão. Essa rolha funciona como um filtro, podendo-se aspirar os debris antes de atravessar esse último segmento.[53] Ao se realizar a retração do cateter, há uma função aspirativa contínua que deve ser acionada para sucção de material remanescente no interior do vaso.[53]

A escolha do tamanho do cateter é importante, pois determina a quantidade de placa excisada, que pode ser removida com a lâmina fechada ou aberta. A velocidade apropriada de avanço e retração do cateter, e a técnica correta reduzem o potencial de embolização distal. O Jetstream® pode ser utilizado com o fio Jetwire® (Boston), Thruway® (Boston) e BareWire® 315 (Abbott). O uso de filtro Emboshield® NAV-6 (Abbott), apesar de *off-label*, pode ser associado ao cateter em alguns casos com alto potencial emboligênico. O posicionamento distal do fio nas artérias na perna também é importante, pois promove mais estabilidade do cateter para realizar o corte na placa. Há dois tipos de *design* para o cateter Jetstream®: o XC (*eXpandable cutter catheters*) e o SC (*single cutter catheters*). O cateter com corte expansível pode ser utilizado com as lâminas abertas ou fechadas para o segmento femoropoplíteo. O cateter XC apresenta dois tamanhos: 2,1/3 mm (135 cm de extensão) e é mais adequado para vasos com mais de 3 mm com lâmina fechada e 4 a 5 mm com a lâmina aberta; e o 2,4/3,4 mm (120 cm de extensão) que é tipicamente empregado em vasos de 4 a 4,9 mm com a lâmina fechada e 5 ou mais com a lâmina aberta. O cateter SC também apresenta dois tamanhos: 1,6 mm (145 cm de extensão), que é mais adequado para vasos entre 2 e 2,5 mm e de 1,85 mm (145 cm de extensão) mais usados em vasos entre 2,6 e 3 mm. Os cateteres SC são utilizados para artérias da perna nos segmentos proximal e médio.[53]

Um dos maiores estudos envolvendo o Jetstream® foi o JET registry, um estudo prospectivo, multicêntrico, não randomizado em pacientes com doença arterial periférica, que avaliou a eficácia e a segurança desse dispositivo no mundo real, para o tratamento de lesões femoropoplíteas. Foram analisados 241 pacientes com lesões primárias ou reestenóticas (exceto intrastent) maiores que 4 cm de extensão. A extensão média das lesões foi de 16,4 ± 13,6 cm, sendo necessário o implante de *stent* em 35% dos casos. O sucesso no procedimento foi alcançado em 98,3%. Não foram registradas mortes, amputação ipsilateral no membro tratado ou infarto agudo do miocárdio. O percentual de pacientes livre de reintervenções em 1 ano foi de 81,7%. Nesse estudo, o Jetstream® demonstrou alto êxito nos procedimentos, com baixa incidência de complicações e reintervenções.[50]

Philips CVX-300 Excimer Laser System (Philips VOLCANO, CA, USA).

Laser é um acrônimo para "*light amplification by stimulated emission of radiation*". Essa modalidade de aterectomia usa a alta energia oriunda do feixe de luz monocromático do *laser* para alterar ou dissolver (vaporizar) a placa, sem causar dano no tecido adjacente.

Cateteres de fibra óptica são utilizados para criar esse feixe. Para uso endovascular, o *Excimer Laser* de cloreto de xenônio é utilizado e seu cateter de fibra óptica tem múltiplas pequenas fibras, com o intuito de aumentar sua flexibilidade e navegabilidade nos vasos periféricos.

As fontes de *laser* podem variar, dependendo do comprimento de onda da luz emitida, como a luz é transmitida (pulsada ou contínua) e da potência efetiva do feixe de luz. A efetividade do *laser* depende de como a luz interage com os tecidos. O grau de absorção em tecidos profundos depende do comprimento de onda emitido. Nas regiões do segmento infravermelho (comprimento de onda entre 2 e 3 mil nm), a penetração da luz é de 0,1 a 1 mm, enquanto na radiação ultravioleta B com comprimento de onda mais curto (300 nm), a absorção profunda é menor. Por exemplo, em 308 nm, comprimento que o *Excimer Laser* de cloreto de xenônio emite, a absorção profunda é de aproximadamente 0,05 mm. A radiação ultravioleta B tem outra vantagem: usar o efeito fotoquímico lítico direto para quebrar ligações moleculares em vez de usar o efeito térmico. A quebra das ligações moleculares facilita a lise de estruturas celulares. No *Excimer Laser*, que apresenta menor penetração nos tecidos profundos, a energia também é liberada em curto intervalo de tempo (pulsado). Desse modo, as ligações químicas são desfeitas somente nos tecidos em que o *laser* está em contato direto, sem danificar os tecidos adjacentes.

Cada tipo de *laser* tem seu limite de densidade energética. Se mais energia é entregue, mais dano é causado ao tecido, o que pode ser utilizado como uma vantagem, principalmente em lesões fibróticas ou calcificadas. Dois fatores são controlados pelo operador: número de pulsos por segundo (frequência) e a quantidade de energia (fluência). O único *laser* endovascular aprovado para uso clínico é o *Spectranetics CVX-300 Excimer Laser System* (Colorado Springs, CO, USA). Ele produz um comprimento de onda de 308 nm, com pulsos relativamente longos (135 nanossegundos). O pulso longo é requerido para a entrega com sucesso da radiação ultravioleta pelas fibras de sílica nas fluências necessárias para a terapia, sendo tipicamente entre 30 e 80 mJ/mm². A repetição de pulso é de 25 a 40 pulsos/segundo. O total de potência emitida pela ponta do cateter é menor que 3W para os cateteres maiores, e isso minimiza o efeito térmico durante o processo de ablação do tecido. O cateter utilizado é o turbo-elite (Figuras 76.22 e 76.23), e a escolha baseia-se no diâmetro do vaso a ser tratado. Os calibres disponíveis são de 0,9, 1,4, 1,7, 2, 2,3 e 2,5 mm. Como regra geral, o cateter de *laser* não deve ser maior que 2/3 do diâmetro do vaso a ser tratado.

Há três potenciais efeitos dessa absorção: fotoquímico, fototérmico e fotomecânico. O efeito fotoquímico é caracterizado pela fratura de bilhões de ligações teciduais dentro de 100 mm da ponta do cateter a cada 125 ns de liberação de energia. O fototérmico é resultado da vibração das moléculas à medida que a energia é absorvida pelas proteínas do tecido. Isso resulta na vaporização da água tecidual, criando vapor e bolhas de vapor que rompem as membranas celulares. Uma vez que este processo ocorre a mais de 100 milionésimos de segundo, a temperatura da ponta do cateter raramente ultrapassa 50°C. Por fim, o efeito fotomecânico é resultado direto das bolhas de vapor que, ao se expandirem e colapsarem, rompem os tecidos e varrem os debris para longe da ponta do cateter. Parece haver um efeito inibitório direto na agregação plaquetária, tornando esse dispositivo atrativo no tratamento das lesões trombóticas crônicas.[54]

Durante o uso de *Excimer Laser*, seu avanço deve ser lento (0,5 mm/segundo e não podendo ser mais rápido que 1 mm/segundo) para uma efetiva remoção da placa. O avanço lento também vai criar um canal mais largo. O cateter nunca deve ser ativado na presença do contraste iodado no interior do vaso, pois essa substância absorve praticamente todo o *laser* e causará bolhas de cavitação, bolhas de vapor e ondas de percussão, podendo provocar dissecções e perfurações. A hemoglobina também absorve o *laser* de maneira intensa. Por isso, para remover o contraste e o sangue, lavagens de solução salina devem ser realizadas antes e durante a progressão do cateter para que ambos sejam removidos do interior da artéria. O uso da solução salina resulta em melhora nos resultados angiográficos e clínicos.[55]

Para a transposição de lesões obstrutivas crônicas, o cateter de fibra óptica de *laser* pode avançar até o início do local da obstrução. O *laser* é, então, ativado com baixa energia, e o cateter avança lentamente, monitorando-se cuidadosamente alguma resposta álgica do paciente. Após avançar o cateter por alguns milímetros, o *laser* é desativado e nova tentativa de passagem do fio-guia é feita. Não se obtendo sucesso com o fio-guia, repete-se a progressão lenta do cateter com o *laser* por mais alguns milímetros para uma nova tentativa de transposição da lesão com o fio-guia. Essa sequência é repetida até que se consiga cruzar a lesão com o fio-guia, mantendo-o intraluminal. Se houver dor ou desconforto significativo durante essas manobras, deve-se suspeitar que o cateter não está fazendo o curso intraluminal correto, podendo-se redirecioná-lo (Figura 76.24).

O estudo EXCITE ISR avaliou a eficácia e a segurança do uso do *laser* associado à angioplastia *versus* angioplastia isolada no tratamento de reestenose intrastent em pacientes com doença arterial periférica.[56] Esse foi um estudo multicêntrico, prospectivo, randomizado e controlado, realizado em 40 centros dos EUA. Pacientes com classificação Rutherford de 1 a 4, lesões com extensão > 4 cm e diâmetro do vaso de 5 a 7 mm foram admitidos e randomizados.

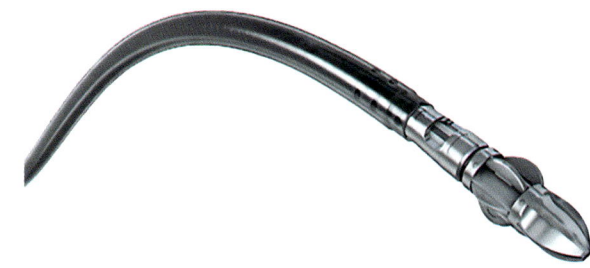

FIGURA 76.22 Jetstream®. Ponta rotacional com corte e lâminas rotacionais expansíveis.

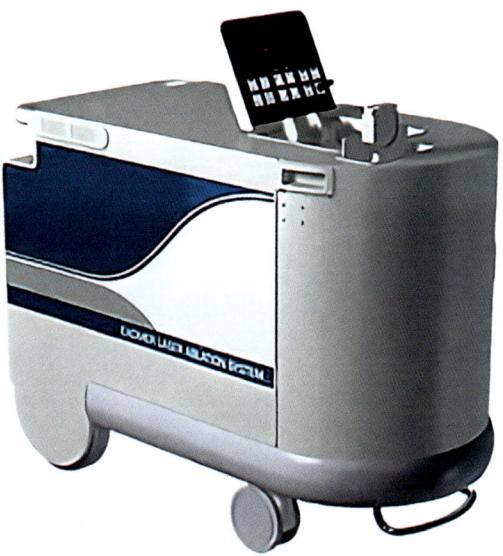

FIGURA 76.23 *Philips CVX-300 Excimer Laser System.*

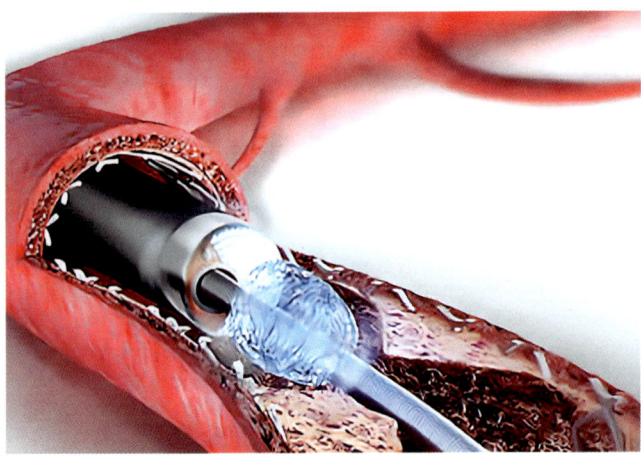

FIGURA 76.24 Turbo Elite. Cateter de aterectomia a *laser*.

O desfecho de eficácia foi o resultado percentual de reintervenções nas lesões previamente tratadas após 6 meses, e o desfecho de segurança foram quantidade de eventos adversos maiores em 30 dias. A extensão média das lesões foi de 19,6 ± 12 cm *vs.* 19,3 ± 11,9 cm. *Laser* e angioplastia demonstraram taxas de sucesso no procedimento superiores (93,5% *versus* 82,7%; $p = 0,01$), com menores índices de complicações intraoperatórias. O percentual livre de reintervenção nas lesões previamente tratadas foi de 73,5% *vs.* 51,8% ($p < 0,005$) em 6 meses, e o índice de eventos adversos maiores em 30 dias foi de 5,8% *vs.* 20,5% ($p < 0,001$), respectivamente. Dessa maneira, a associação *laser* e angioplastia mostrou superioridade à angioplastia isolada no tratamento das reestenoses intrastent.[56]

O *Excimer Laser* é uma ferramenta útil na transposição intraluminal de lesões oclusivas que não foi possível com as técnicas convencionais. Também pode ser útil como dispositivo de aterectomia nas reestenoses (*de novo* ou intrastent) com baixas taxas de embolização de debris, além de poder remover trombos frescos ou crônicos.

CONSIDERAÇÕES FINAIS

Além dos materiais já consagrados da cirurgia endovascular, como os cateteres-balão e os *stents*, recentemente houve uma grande avalanche de novas tecnologias incorporadas no cotidiano do cirurgião endovascular, entre elas, os novos dispositivos de trombectomia e aterectomia. Essas novas tecnologias expandiram o leque de opções terapêuticas, tendo grande potencial em ajudar a melhorar os índices de perviedade e os resultados a longo prazo dos procedimentos endovasculares. Ainda é necessário compreender a diferença entre cada uma dessas novas tecnologias e suas melhores associações. O cirurgião vascular e endovascular deve estar em constante atualização para entender o funcionamento desses novos dispositivos e respeitar os limites de suas indicações de maneira adequada. Assim como o mundo cada vez mais se moderniza e incorpora novas tecnologias no cotidiano, o profissional deve estar preparado para oferecer o que há de melhor para seus pacientes.

As referências bibliográficas deste capítulo se encontram no Ambiente de aprendizagem do GEN.

77

Endopróteses Periféricas

Regina Moura ■ Matheus Bertanha ■ Mariana Thais Silva Secondo ■ Neiva Marcia Pereira Jacques

Resumo

A terapia endovascular mudou definitivamente o curso das doenças arteriais periféricas. Lesões que previamente não tinham solução cirúrgica ganharam alternativas de tratamento com as técnicas percutâneas, e aquelas que necessitavam obrigatoriamente de cirurgia, com maior risco para o paciente, passaram a dispor de possibilidades terapêuticas menos invasivas. Dentre a grande variedade de materiais disponíveis para uso endovascular, apresentam-se também os *stents* revestidos ou endopróteses periféricas, que internacionalmente são denominados *stent-graft*. Esses dispositivos apresentam-se como alternativa para o tratamento de fístulas arteriovenosas, traumas arteriais, aneurismas periféricos ou viscerais, oclusões arteriais crônicas periféricas, além de serem considerados uma ferramenta muito importante no tratamento endovascular de aneurismas complexos com envolvimento de artérias viscerais ou com restrições nas vias arteriais de acesso. Neste capítulo, serão apresentadas as principais indicações e contraindicações ao uso de endopróteses periféricas, com base nos dispositivos atualmente disponíveis no Brasil.

Palavras-chave: endoprótese; doença arterial periférica; *stents*; procedimentos endovasculares; aneurisma; fístula arteriovenosa.

INTRODUÇÃO

Stents revestidos ou endopróteses periféricas, que internacionalmente são denominados *stent-graft*, foram produzidos inicialmente para tratar fístulas arteriovenosas, aneurismas e pseudoaneurismas, e, para isso, diferentes materiais foram incorporados aos *stents* comuns na tentativa de se produzirem endopróteses funcionais.

O primeiro *stent* recoberto comercial foi o Corvita® *stent-graft*, da empresa de mesmo nome, Corvita. Essa endoprótese periférica foi desenvolvida na Bélgica por Jean Pierre Becquemin[1] e era composta de uma armação trançada de Elgiloy® revestida por uma malha interna de fibras de uretano. Esse dispositivo revestido podia ser inserido através de um introdutor de 9 Fr, sendo possível cortá-lo no tamanho necessário para o tratamento da artéria-alvo. Esse material foi comercializado por volta de 1993 e substituído em sequência pelo Wallgraft®. O uso das endopróteses periféricas foi inicialmente bem-sucedido, ampliando seu emprego em cirurgias nas quais houvesse elevado risco cirúrgico ou em situações em que a anatomia do paciente representava um obstáculo ao acesso cirúrgico para o tratamento da lesão arterial, como no caso de artérias vertebrais, subclávia, tronco braquiocefálico, além dos ramos intraparenquimatosos.

O desenvolvimento de novos produtos com avançadas tecnologias estimulou o uso dessas endopróteses também para tratamento da doença arterial obstrutiva periférica (DAOP), tanto no segmento ilíaco como no femoral. Ademais, com o advento das endopróteses fenestradas e ramificadas para o tratamento dos aneurismas de aorta e das técnicas de *stents* paralelos também para o tratamento desses aneurismas, o uso de endopróteses periféricas ou *stents* revestidos tornou-se indispensável.[2]

CARACTERÍSTICAS TÉCNICAS DAS ENDOPRÓTESES PERIFÉRICAS

As plataformas metálicas dos *stents* empregados na montagem das endopróteses periféricas podem ser de aço inoxidável, nitinol ou cromocobalto, sendo as células que compõem o *stent* independentes ou abertas. Os *stents* são revestidos com politetrafluoretileno (PTFE) e podem ser autoexpansíveis ou balão-expansíveis. Os primeiros têm força radial e visibilidade menores, tamanhos pré-programados, precisão do posicionamento dependente do sistema de entrega, porém são altamente flexíveis. Já os balão-expansíveis apresentam força radial e visibilidade maiores, podem ser dilatados para um tamanho superior, são altamente precisos, porém apresentam moderada flexibilidade.

Atualmente, as endopróteses periféricas são produzidas por várias empresas, cada uma com características específicas, sendo recomendadas para tratamento endovascular exclusivo.

O Advanta V12® (Getinge) apresenta estrutura metálica de aço inoxidável com células abertas, encapsulado em PTFE; é balão-expansível, sendo seu balão não complacente, tem diâmetros de 5 a 10 mm, mas pode ser dilatado até 12 mm. Seu sistema de entrega é de 6 Fr (5 × 16 mm, 5 × 22 mm, 6 × 16 mm, 6 × 22 mm) ou 7 Fr (demais tamanhos).

O BeGraft® (Bentley) tem estrutura metálica de células abertas confeccionada com cromocobalto, com revestimento externo de PTFE microporoso; é balão-expansível, com sistema de entrega de 6 Fr (até 8 mm) e 7 Fr (até 10 mm).

O LifeStream® (Bard) é composto por estrutura metálica de aço inoxidável (células abertas), com revestimento em sanduíche de PTFE; é expansível por balão não complacente e está disponível nos diâmetros de 5 a 12 mm, com sistemas de entrega de 6 a 8 Fr.

O Fluency Plus® (Bard) é constituído de nitinol encapsulado com PTFE e é autoexpansível. Tem impregnação de carbono em seu lúmen e é indicado para tratamento de reestenoses *intrastent* na anastomose venosa de fístulas arteriovenosas autólogas ou com prótese de pacientes em hemodiálise e nas reestenoses *intrastent* de veias centrais.

O Solaris® (Scitech) é comporto por *stent* de nitinol encapsulado interna e externamente por PTFE. É autoexpansível, com diâmetros de 6 a 9 mm e com sistema de entrega de 9 Fr.

A endoprótese periférica Viabahn® (Gore) é composta por estrutura de nitinol revestida internamente por PTFE ou por PROPATEN (ePTFE com revestimento de sua superfície luminal com heparina); é autoexpansível. Já a endoprótese Viabahn VBX® é balão-expansível, composta por estrutura metálica célula-independente, de aço inoxidável, revestida interna e externamente por PTFE com heparina; com diâmetros de 5 a 12 mm e perfil de entrega de 7 Fr e 8 Fr. Um resumo dos materiais atualmente disponíveis para uso é apresentado no Quadro 77.1 e na Figura 77.1.

INDICAÇÕES

Inicialmente, a endoprótese periférica foi indicada para correção de fístulas arteriovenosas traumáticas, tratamento de aneurismas periféricos ou viscerais e de pseudoaneurismas traumáticos ou iatrogênicos.[3]

Há vários relatos na literatura de tratamento com *stents* revestidos em aneurismas traumáticos, decorrentes de doenças ateroscleróticas ou arterites, aneurismas localizados nos ramos viscerais, carotídeos e de outras artérias de menor calibre; alguns obtiveram bons resultados.[3-13]

Um problema constante nesses tratamentos, porém, sempre foi o diâmetro do dispositivo de entrega desse *stent* e a sua flexibilidade limitada para navegar através de artérias tortuosas. Isso ocorre principalmente nas artérias viscerais, que, além do fino calibre, também são muito sinuosas, dificultando o acesso para a introdução de endopróteses. A maioria das endopróteses é pouco flexível e não tem boa navegabilidade, devido à sua composição.

QUADRO 77.1 Principais características das endopróteses periféricas.			
Endoprótese periférica	**Plataforma metálica**	**Revestimento**	**Autoexpansível ou balão-expansível**
Advanta V12®	Aço inoxidável	PTFE	Balão-expansível
BeGraft®	Cromocobalto	PTFE	Balão-expansível
LifeStream®	Aço inoxidável	PTFE	Balão-expansível
Fluency Plus®	Nitinol	PTFE	Autoexpansível
Solaris®	Nitinol	PTFE	Autoexpansível
Viabahn®	Nitinol	PTFE	Autoexpansível
Viabahn VBX®	Nitinol	PTFE	Autoexpansível

PTFE: politetrafluoretileno.

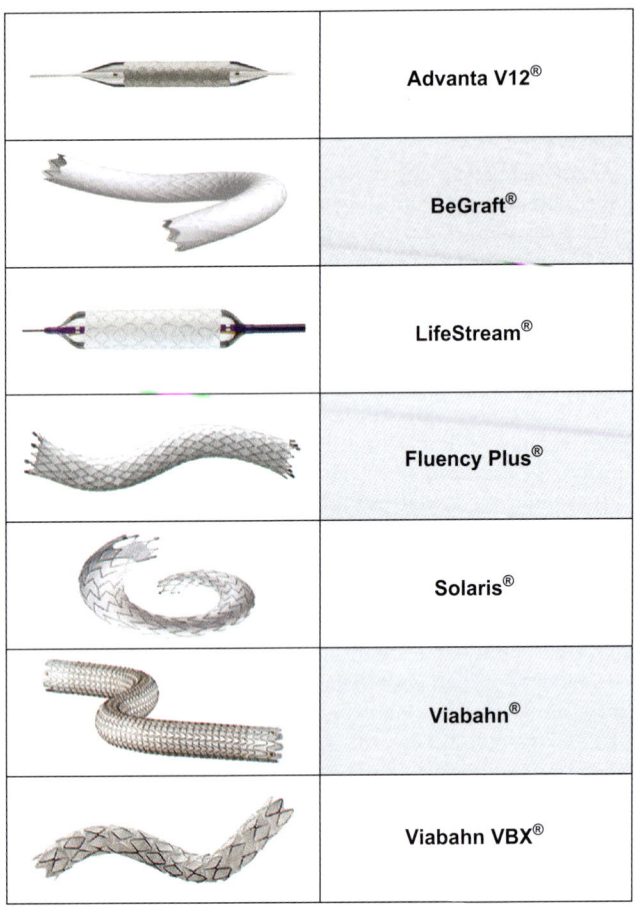

FIGURA 77.1 Representação das principais endopróteses periféricas comercializadas.

Por esse motivo, a indústria começou a confeccionar *stents* metálicos com menor quantidade de metal e conformação helicoidal. Desse modo, a endoprótese adquiriu maior flexibilidade, porém, ainda assim, seu revestimento externo é um limitante devido a sua espessura, o que dificulta o tratamento dos vasos de menor calibre, como artérias cerebrais, coronária etc. Alguns modelos vêm sendo apresentados pela indústria de materiais endovasculares recentemente, sendo estes de menor calibre, mas sua utilização rotineira ainda requer mais estudos científicos.

Outra importante indicação para uso dos *stents* recobertos está na confecção de *shunt* portossistêmico intra-hepático transjugular (TIPS),[14] que consiste na descompressão do sistema venoso portal mediante implante de um *stent* recoberto dentro do fígado para estabelecer uma comunicação entre as veias porta e cava superior para alívio da hipertensão portal em pacientes com cirrose hepática.

ENDOPRÓTESES NOS ANEURISMAS PERIFÉRICOS

Nos aneurismas periféricos de membros inferiores, quando localizados no segmento femoropoplíteo, tem-se a opção do uso de *stents* revestidos, mostrando bons resultados de perviedade; entretanto, seu uso não é a primeira escolha no tratamento desses aneurismas, e sim opção nos casos de pacientes com alto risco cirúrgico e nos casos de veia safena inadequada para confecção de *by-pass*.[15] Além disso, quando interpostos na região de articulação, tem-se observado com frequência a fratura desses *stents*, com ruptura do tecido de revestimento e, como consequência, aparecimento de *endoleaks* ou oclusão da artéria tratada, ocasionando um quadro de obstrução arterial (Figura 77.2).[16-20]

ENDOPRÓTESES NAS OCLUSÕES PERIFÉRICAS INFRAINGUINAIS

Além do emprego das endopróteses periféricas para o tratamento de aneurismas e pseudoaneurismas, pensou-se usar esses dispositivos também nas obstruções, acreditando-se que, isolando a malha metálica do *stent* da circulação, a hiperplasia intimal seria menor. A despeito dos resultados excelentes para tratamento das lesões não obstrutivas, o mesmo não se pode dizer em relação à aterosclerose; os *stents* revestidos não diminuem a hiperplasia intimal, ao contrário, causam reação ao interagir com a parede arterial, especialmente quando a artéria é de calibre menor.

Vários estudos têm sido realizados para identificar quais tipos de revestimento apresentam melhor biocompatibilidade, menor resposta celular e, consequentemente, mínima chance de acarretar hiperplasia intimal.

A possibilidade do uso de *stents* revestidos para tratamento de lesões oclusivas femoropoplíteas foram aventadas e testadas por vários grupos. Uma das tentativas de demonstrar sua eficácia foi para o tratamento de lesões complexas e extensas, com classificação TASC II C e D, com indicação de *by-pass* cirúrgico. Em 2010, foi publicado um estudo comparando o implante de *stent* de nitinol revestido com PTFE e *by-pass* cirúrgico com prótese para o tratamento de doença oclusiva do segmento femoropoplíteo. Oitenta e seis pacientes foram submetidos a 100 procedimentos: 50 angioplastias seguidas de implante de um ou mais *stents* e 50 *by-passes* cirúrgicos utilizando prótese de Dacron® ou PTFE. Os pacientes foram acompanhados por 4 anos. A média de extensão das lesões foi de 25,6 cm. O grupo dos pacientes tratados com *stent* revestido apresentou perviedade primária de 72, 63, 63 e 59% e perviedade secundária de 83, 74, 74 e 74%, após 12, 24, 36 e 48 meses, respectivamente. O grupo tratado com *by-pass* cirúrgico apresentou perviedade primária de 76, 63, 63 e 58% e perviedade secundária de 86, 76, 76 e 71%, após 12, 24, 36 e 48 meses, respectivamente.[21]

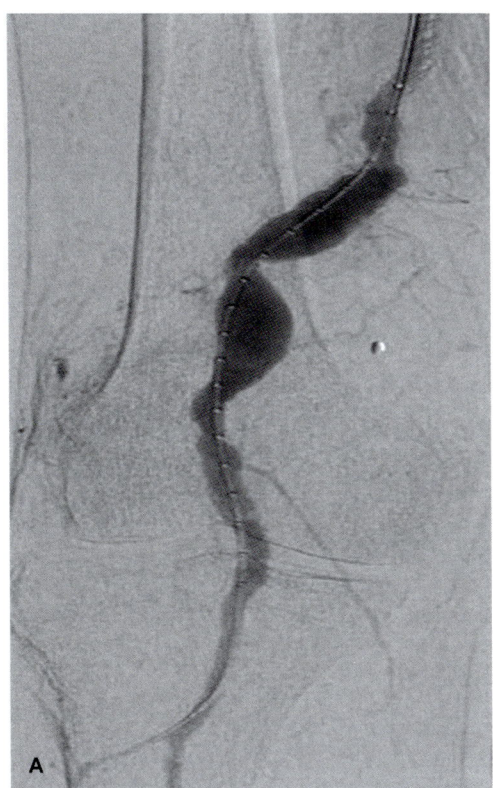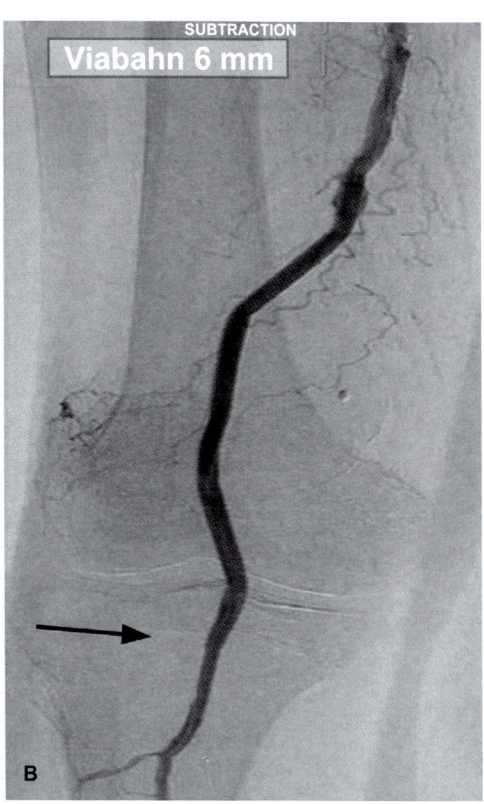

FIGURA 77.2 Tratamento endovascular de aneurisma de artéria poplítea com uso de endoprótese Viabahn® (Gore™). **A.** Pré-tratamento. **B.** Pós-tratamento com ótimo resultado angiográfico.

Outro estudo, publicado em 2013, comparando pacientes com doença oclusiva femoropoplítea tratados com *by-pass* de PTFE e outros tratados com implante de *stent* revestido Viabahn®, mostrou discreta melhora na perviedade do grupo que realizou o *by-pass* cirúrgico. Nesse estudo, 52 pacientes (25 com próteses de PTFE e 27 com *stent* Viabahn®) foram avaliados por meio de ultrassonografia com Doppler nos períodos de 3, 6, 12 meses e depois com periodicidade anual. A perviedade primária a curto prazo (1 a 16 m) foi de 60% para o grupo dos pacientes submetidos a implante de Viabahn® e de 78% para o grupo dos pacientes submetidos ao *by-pass* cirúrgico; a perviedade secundária foi de 90 e 91%, respectivamente. No acompanhamento a médio prazo (1 a 68 m), a perviedade primária foi de 47% para o grupo dos pacientes submetidos ao implante de *stent* Viabahn® e de 65% para o grupo submetido ao *by-pass* cirúrgico; e a perviedade secundária foi de 83,3 e 90%, respectivamente.[22]

Outra tentativa frustrada de indicação do *stent* revestido para doenças oclusivas femoropoplíteas foi seu uso combinado à angioplastia subintimal. Em 2010, houve um estudo com 53 pacientes submetidos a recanalizações subintimais de lesões femoropoplíteas; destes, 35 pacientes receberam implante de *stents* revestidos após a recanalização, e 18, apenas angioplastia com balão. A conclusão desse estudo foi a de que a combinação entre angioplastia subintimal com uso de *stent* revestido não aumenta a perviedade do vaso.[23]

O implante de *stent* revestido para tratamento de lesões femoropoplíteas também foi comparado com o uso de *stent* de nitinol simples, não sendo comprovada superioridade do tratamento com a primeira opção. O estudo VIBRANT acompanhou 148 pacientes com lesões femoropoplíteas classificadas como TASC C ou D. Após 3 anos de observação, a perviedade primária foi de 24,2% para o grupo de pacientes que utilizaram o *stent* Viabahn® (n = 72) e de 25,9% para o grupo de pacientes que utilizaram o *stent* de nitinol simples (n = 76) com $p = 0,392$.[24] A perviedade primária assistida e a perviedade secundária foram de 69,8 e 79,5% para o primeiro grupo e de 88,8 e 89,3%, para o segundo grupo (que usou *stent*); no entanto, a fratura de *stent* foi muito mais frequente no grupo que utilizou *stent* de nitinol simples (50%) do que no grupo que utilizou o *stent* Viabahn® (2,6%).[24]

Johnston et al. demonstraram que os principais fatores de risco para a falha do uso de *stent* revestido para tratamento da doença oclusiva femoropoplítea são: interrupção da terapia antiplaquetária, classificação avançada das lesões pelo TASC II, uso de *stents* revestidos com diâmetros menores, uso de *stents* com extensões maiores, uso de maior quantidade de *stents* e oclusão por revestimento de vasos colaterais distais.[25]

Em 2012, foi realizado um estudo com 33 pacientes submetidos ao implante de *stent* revestido de PTFE com heparina após falha de tentativa de angioplastia percutânea com balão para lesões femoropoplíteas. A média de extensão das lesões foi de 25 ± 10 cm com predominância de lesões TASC D e C. A mediana da perviedade primária foi de 5 meses, e a da secundária foi de 8,6 meses. Cerca de 4 pacientes necessitaram de *by-pass* cirúrgico e 5 evoluíram para amputação de membro.[26]

O estudo VIPER com 113 pacientes avaliou o uso do *stent* Viabahn® com heparina para o tratamento de lesões femoropoplíteas TASC C ou D. Após 1 ano de acompanhamento, os pacientes apresentaram melhora do índice tornozelo-braquial (ITB) de 0,6 ± −0,2 para 0,9 ± 0,19. A perviedade primária foi de 73%, e a secundária foi de 92%.[27]

O estudo VIASTAR, prospectivo, randomizado e multicêntrico com 141 pacientes com lesões femoropoplíteas complexas, comparou o uso do *stent* revestido Viabahn® com heparina com o uso de *stent* de nitinol simples. Nele, 72 pacientes receberam *stent* Viabahn® com heparina e 69, *stent* de nitinol. A média de extensão das lesões foi de 19 ± 6,3 cm para o grupo do Viabahn® com heparina e de 17,3 ± 6,6 cm para o outro grupo. A perviedade após 12 meses de acompanhamento foi de 70,9% para o grupo que utilizou *stent* revestido e de 55,1% para o segundo grupo. Analisando separadamente um subgrupo de pacientes com lesões com extensões maiores do que 20 cm (TASC D), a perviedade após 12 meses de acompanhamento foi de 71,3% para o grupo que utilizou *stent* revestido e de 36,8% para o grupo que utilizou *stent* de nitinol simples. A taxa de revascularização de lesão-alvo foi de 15,4% para o primeiro grupo e de 23% para o segundo grupo.[28]

Diante dos resultados descritos, o único tipo de *stent* revestido que parece ter resultado satisfatório para o tratamento da DAOP é o *stent* Viabahn® com heparina (Figura 77.3).

Estudo de DeCarlo et al., entretanto, apontou que pacientes com obstrução de *stents* revestidos em segmento femoropoplíteo são mais propensos a apresentar isquemia aguda do membro do que aqueles com obstrução de *stents* não recobertos.[29]

Além disso, com o advento dos balões com medicamentos mostrando-se promissores no tratamento das lesões femoropoplíteas,[30] com melhor patência primária e maior taxa de revascularização da lesão-alvo em 12 meses,[31,32] as endopróteses periféricas perdem um possível protagonismo no tratamento dessas lesões, inclusive quanto à indicação do seu uso no tratamento de reestenoses pós-angioplastia com *stent* não recoberto, quando também os balões com medicamentos assumem o *ranking* de primeira opção de tratamento.

ENDOPRÓTESES NAS OCLUSÕES AORTOILÍACAS

Os *stents* recobertos têm seu uso bem estabelecido nas oclusões aortoilíacas. O estudo ICARUS avaliou a efetividade e a segurança

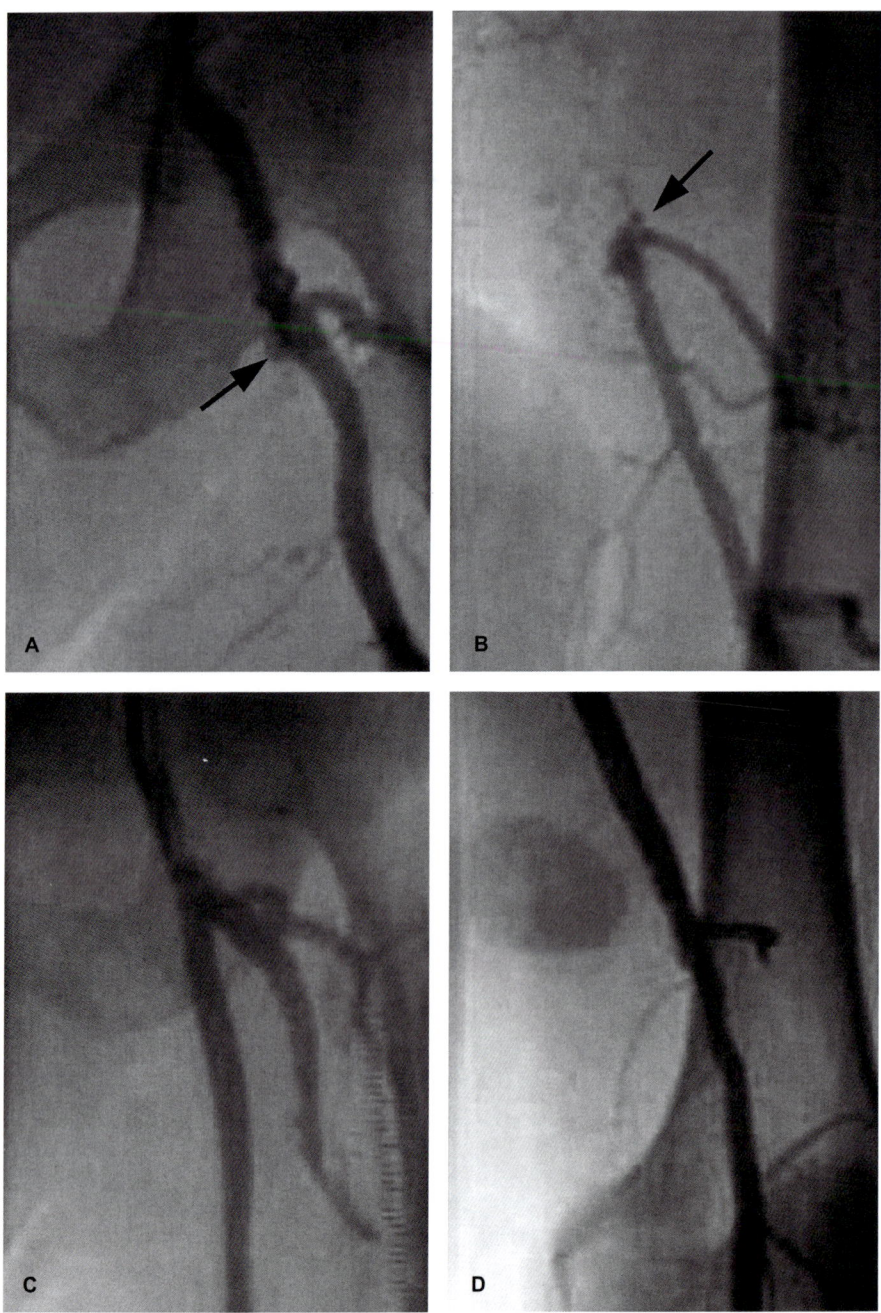

FIGURA 77.3 Arteriografia de oclusão de artéria femoral superficial logo após origem. **A.** Pré-tratamento, com oclusão da artéria femoral superficial (*seta*). **B.** Pré-tratamento de artéria femoral superficial com reenchimento distal (*seta*). **C.** Arteriografia pós-tratamento com angioplastia e implante de endoprótese periférica Viabahn® (Gore™); proximal. **D.** Arteriografia pós-tratamento com angioplastia e implante de endoprótese periférica Viabahn® (Gore™); distal.

do tratamento das lesões ateroscleróticas ilíacas com uso do *stent* Advanta V12®, confirmando sua segurança e o bom resultado com o emprego dessa endoprótese periférica, com uma taxa de 86,6% de revascularização da lesão-alvo em 3 anos.[33]

O COBEST demonstrou que os *stents* recobertos no tratamento das oclusões aortoilíacas apresentam vantagens se comparados aos não recobertos, tanto em maior patência a curto e a longo prazos quanto em maior perviedade no tratamento de lesões TASC C e D; no entanto, não houve alteração na taxa de amputação de membros quando comparado o uso de *stents* recobertos com os não recobertos.[34]

ENDOPRÓTESES PARA O TRATAMENTO DE ANEURISMAS VISCERAIS

Aneurismas viscerais são menos frequentes que os de aorta abdominal e poplíteos, porém, uma parcela significativa dos pacientes que apresentam essa patologia tem elevado risco cirúrgico cardiovascular, apresenta a dilatação em porções arteriais de difícil acesso cirúrgico, associados com elevada morbimortalidade quando se propõe a cirurgia convencional com a confecção de enxertos ou de ligaduras arteriais. Para esses casos, é possível que se faça uso dos *stents* revestidos como alternativa de tratamento. Vale lembrar que em artérias extremamente sinuosas, como a esplênica (que corresponde a 60% dos aneurismas viscerais), por exemplo, deve-se dar preferência para as endopróteses com menor perfil e mais maleáveis, para que se possa conduzir o dispositivo até o local de liberação. Vale a pena ressaltar que não devem ser realizadas manobras forçadas com fios, cateteres ou dispositivos de entrega endovascular no interior dos aneurismas viscerais, pois estes são bastante delgados e podem se romper com facilidade, causando hemorragias que podem acarretar óbito rapidamente. Não há muitos estudos de casos disponíveis na literatura que garantam a patência ou a segurança para certificar esse tratamento endovascular como conduta de regra, mas, frente à grande variável de situações que o cirurgião vascular precisa considerar para a tomada de decisão, esse dispositivo passa a ser uma ferramenta indispensável no tratamento dos aneurismas viscerais.[35-38]

ENDOPRÓTESES PARA O TRATAMENTO DE LESÕES TRAUMÁTICAS

Os politraumatismos vêm apresentando um aumento crescente na quantidade de casos nas últimas décadas. Além disso, tem ocorrido concomitantemente o aumento da complexidade e da gravidade das lesões, o que ocasiona maior incidência de traumas vasculares. Pode-se observar que os pacientes que apresentam traumatismos vasculares têm altas taxas de morbimortalidade.

A exploração cirúrgica das lesões traumáticas vasculares ainda permanece como conduta padrão, porém, em certas situações em que a morbimortalidade associada ao tratamento convencional pesa muito negativamente contra o paciente, os métodos endovasculares passam a ser opções, pois são mais rapidamente executáveis e menos invasivos para o paciente. Pequenas séries de casos encontrados na literatura têm encorajado o uso desse método para o tratamento de eventos selecionados de trauma vascular, principalmente em lesões dos membros superiores intratorácicos, cervicais ou mesmo em membros inferiores.[39-42] Essa ferramenta torna-se importante no conjunto de alternativas para o cirurgião endovascular experiente, mas não deve ser usada rotineiramente para os demais casos em que a cirurgia convencional pode ser realizada sem maiores complicações. Não há estudos que garantam a segurança e a eficácia dos *stents* recobertos a longo prazo; portanto, mais estudos devem ser realizados (Figuras 77.4 e 77.5).

ENDOPRÓTESES PERIFÉRICAS NOS TRATAMENTOS DE ESTENOSE DE FÍSTULAS ARTERIOVENOSAS

Os *stents* recobertos melhoraram consistentemente os resultados das angioplastias nas estenoses de anastomose venosa de fístulas

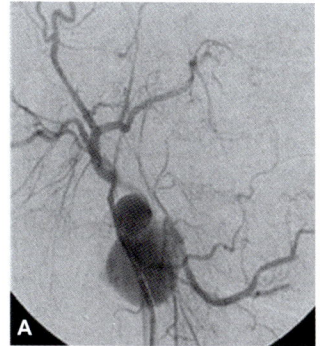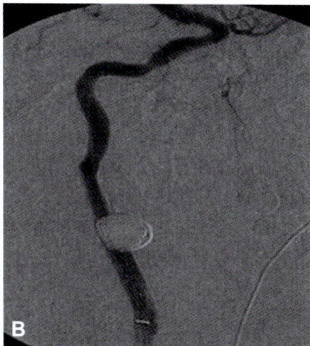

FIGURA 77.4 Uso de endoprótese periférica Jostent® para o tratamento de lesão traumática com formação de pseudoaneurismas na artéria carótida interna direita (zona III, acima do ângulo da mandíbula). A princípio, tentou-se realizar a embolização com mola sem sucesso. Imagens angiográficas. **A.** Antes do tratamento. **B.** Após o tratamento, com bom resultado.

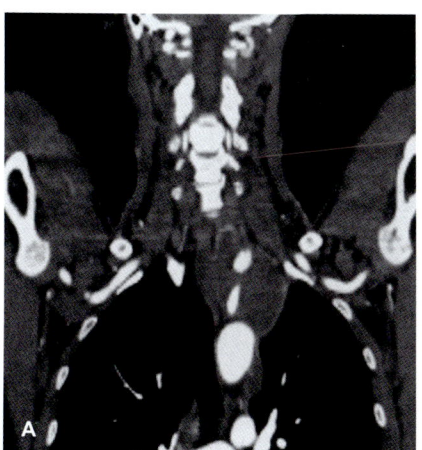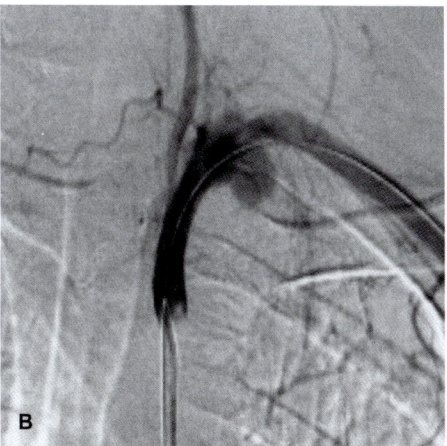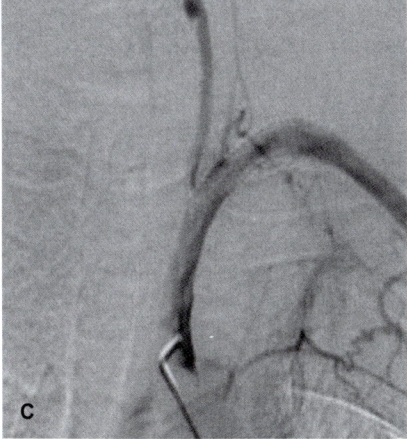

FIGURA 77.5 Pseudoaneurisma de artéria subclávia esquerda. **A.** Angiotomografia evidenciando o pseudoaneurisma de artéria subclávia esquerda. **B.** Arteriografia confirmando o pseudoaneurisma. **C.** Arteriografia de controle pós-tratamento de pseudoaneurisma de artéria subclávia esquerda com endoprótese periférica Fluency® (Bard™), com bom resultado.

arteriovenosas para hemodiálise com prótese. Seu uso no tratamento das estenoses de anastomoses venosas mostra-se de primeira linha por melhorar significativamente a taxa de permeabilidade primária e diminuir a quantidade de reintervenções se comparado com angioplastias das anastomoses venosas com *stents* não recobertos.[43]

ENDOPRÓTESES PERIFÉRICAS NOS TRATAMENTOS COMPLEXOS DE ANEURISMA OU DISSECÇÃO DE AORTA TORÁCICA E ABDOMINAL

Outra indicação para o uso dos *stents* recobertos é no tratamento endovascular de aneurismas de aorta abdominal ou torácica, em que há necessidade da preservação do fluxo sanguíneo para ramos artérias viscerais (tronco celíaco, artéria mesentérica superior ou renal), artérias hipogástricas, tronco braquiocefálico, artéria subclávia esquerda ou carótida esquerda. O implante de endopróteses para o tratamento desses aneurismas complexos, com envolvimento de artérias indispensáveis, pode ser realizado por via endovascular com auxílio de novas técnicas, podendo ser utilizadas endopróteses de aorta com fenestração ou ramificações ou técnicas de *stents* paralelos, sendo mandatório o uso adicional de *stents* recobertos que redirecionam o fluxo sanguíneo mediante interposições com a endoprótese principal (ver Capítulos 113 e 114; Figuras 77.6 e 77.7).[44-48]

Embora os resultados desses tratamentos nem sempre alcancem as expectativas, apresentando taxas consideráveis de *endoleaks*, os relatos de bons resultados para os casos extremamente complexos de aneurismas toracoabdominais ou torácicos envolvendo os ramos do arco aórtico caracterizam esses novos métodos como uma alternativa razoável à cirurgia convencional que apresenta altas taxas de morbimortalidade.[48-50]

Uma complicação temida no tratamento endovascular dos aneurismas de aorta é a ruptura iatrogênica das artérias ilíacas, usadas como via de acesso para o dispositivo de liberação das endopróteses. Essa é uma grave complicação que frequentemente cursa com intervenções cirúrgicas decisivas e elevadas taxas de mortalidade. Como alternativa para se utilizar essa via de acesso comprometida por estenoses, é necessário que se faça a dilatação primária dos vasos ilíacos; porém, nem sempre a angioplastia simples é suficiente para passagem das endopróteses aórticas, principalmente as torácicas que apresentam um dispositivo de entrega com maior perfil. Uma alternativa para reverter as restrições dessa via de acesso é o "conduíte cirúrgico", que consiste no implante de um enxerto de Dacron® ou PTFE na aorta distal ou na artéria ilíaca comum, tendo como possibilidade a abordagem cirúrgica retroperitoneal.[51] Esse método, no entanto, pode ser considerado muito invasivo para pacientes com moderado ou elevado risco cirúrgico, podendo acarretar aumento significativo de morbimortalidade para o paciente, principalmente quando este sofre de obesidade. Nesses casos, a técnica de "endoconduíte", que consiste na colocação de uma endoprótese periférica nas artérias ilíacas quando estas apresentam pequeno diâmetro, estenoses ou calcificações graves potencialmente restritivas, proporciona a confecção de um caminho de passagem para o sistema de entrega das endopróteses aórticas. Quando se supõe que esses dispositivos possam sofrer uma dilatação adicional ao seu diâmetro, é possível

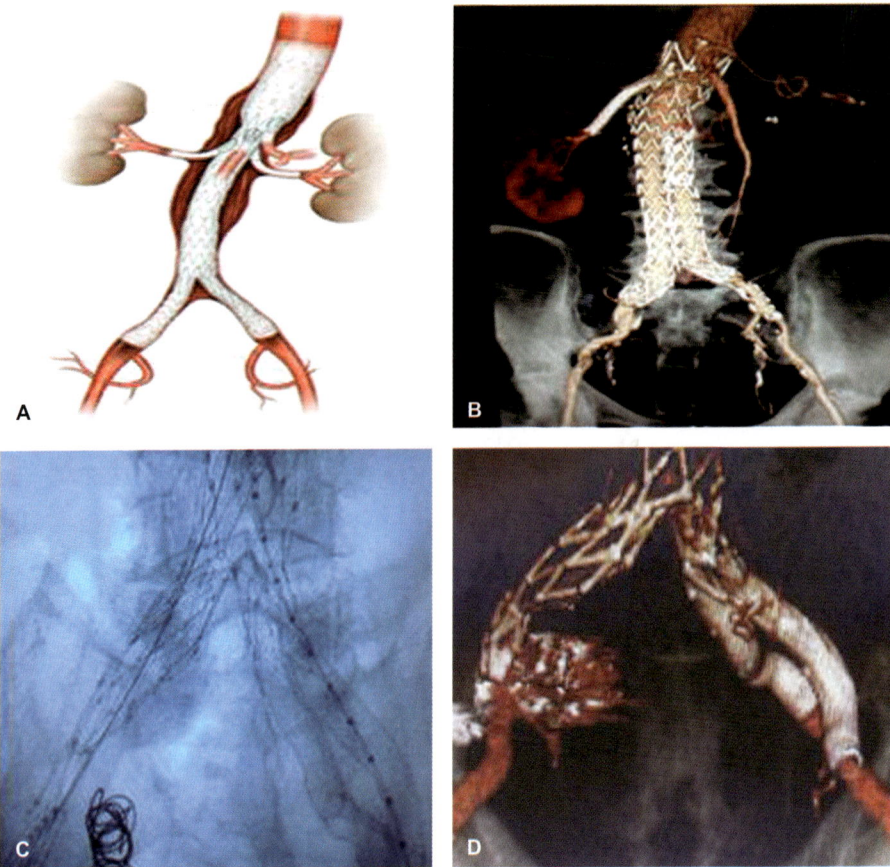

FIGURA 77.6 Uso coadjuvante de endopróteses periféricas no tratamento de aneurismas complexos de aorta abdominal e torácica. **A.** Representação de endoprótese ramificada conectada aos ramos viscerais com endopróteses periféricas. **B.** Técnica de chaminé com uma endoprótese Viabahn® em uma artéria renal em aneurisma comprometendo sua origem. Aneurismas de aorta abdominal e artérias ilíacas comuns, interna e externa, tratados com embolização da artéria ilíaca interna direita e técnica de sanduíche nas ilíacas interna e externa esquerda. **C.** Imagem radiográfica. **D.** Imagem por angiotomografia.

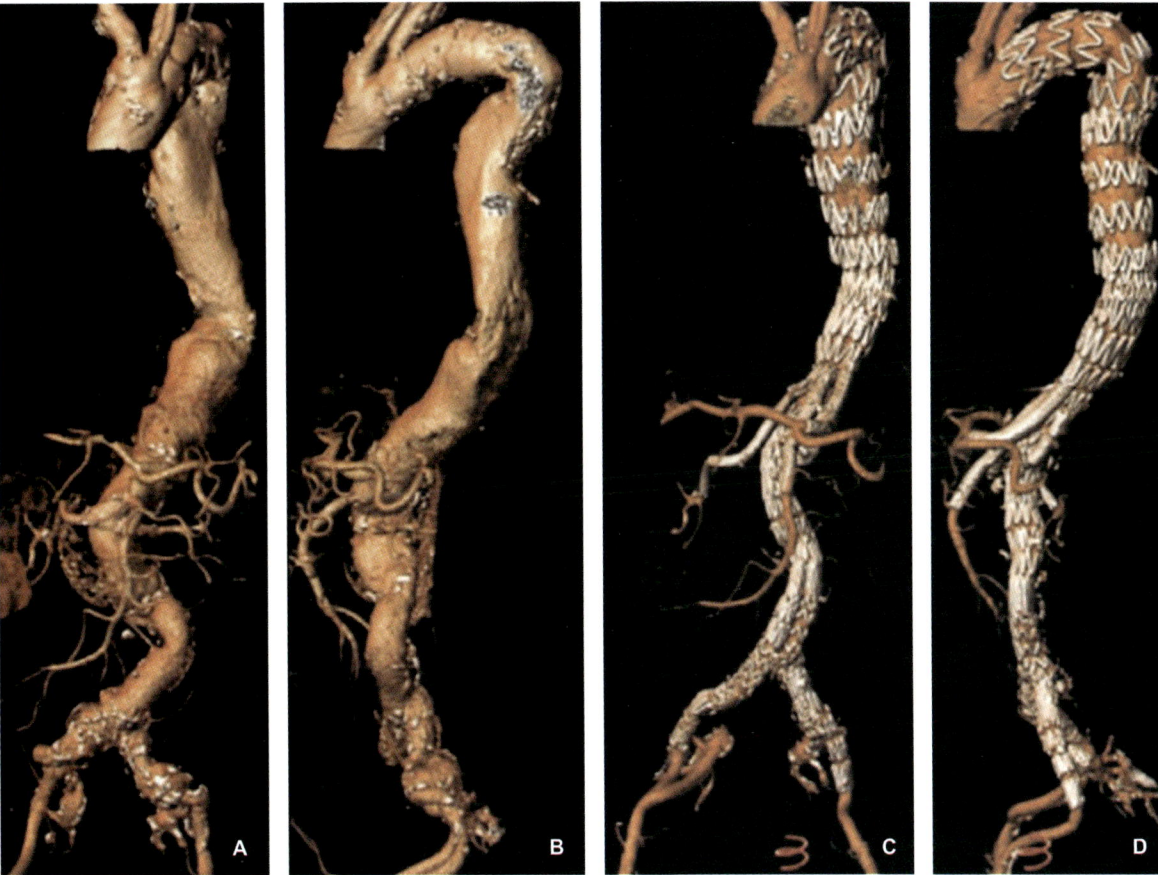

FIGURA 77.7 Aneurisma de aorta toracoabdominal. **A** e **B**. Angiotomografia pré-tratamento, visão anterior e lateral, respectivamente. **C** e **D**. Angiotomografia pós-tratamento endovascular complexo de aneurisma de aorta abdominal com endoprótese ramificada e complementação com endopróteses periféricas para as artérias viscerais, visão anterior e lateral, respectivamente.

que ocorra uma ruptura de parede, porém esta estará automaticamente controlada pelo *stent* revestido previamente implantado. O objetivo principal dessa técnica é promover a dilatação das artérias de acesso para um diâmetro superior ao que apresentava, de maneira segura, a fim de viabilizar a passagem da endoprótese, a qual apresenta diâmetros de até 24Fr.[52-54] Essa técnica requer experiência da equipe e não é isenta de riscos, sendo necessário que os cirurgiões estejam preparados para corrigir cirurgicamente eventuais complicações que ocorram em sua execução (Figura 77.8).

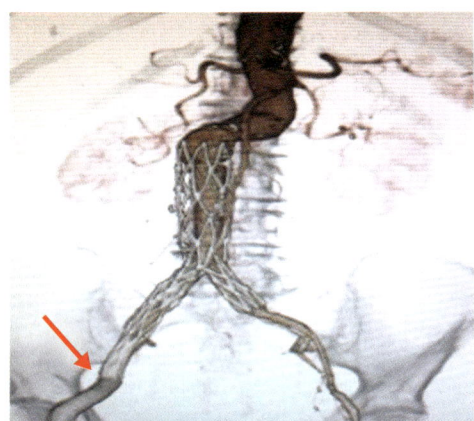

FIGURA 77.8 Uso de endoprótese periférica Viabahn® 10/100 mm para confecção de endoconduíte em artérias femoral comum e ilíaca externa direita (*seta*) para tratamento de aneurisma de aorta abdominal em paciente com alto risco cirúrgico e com estreitamento nessas artérias.

ACOMPANHAMENTO DOS PACIENTES COM ENDOPRÓTESES PERIFÉRICAS

Os pacientes tratados com *stents* revestidos ou endopróteses periféricas devem ser acompanhados regularmente por meio de ultrassonografia vascular com Doppler aos 3, 6, 9 e 12 meses da implantação e, depois disso, anualmente, com retornos ambulatoriais regulares para reavaliação das condições da circulação arterial tratada.[55] Além disso, a realização de angiotomografia computadorizada quando a ultrassonografia apresentar resultado duvidoso pode garantir a segurança da evolução do tratamento.

A continuidade do tratamento clínico para os pacientes que receberam endopróteses periféricas deve abranger, prioritariamente, a permanência da antiagregação plaquetária perene, inicialmente a dupla antiagregação, e posteriormente a monoantiagregação, exceto se houver contraindicação absoluta.

CONSIDERAÇÕES FINAIS

O uso de endopróteses periféricas é uma alternativa para o tratamento de fístulas arteriovenosas, traumas, pseudoaneurismas, aneurismas periféricos ou viscerais, oclusões arteriais crônicas periféricas, além de ser considerada uma ferramenta essencial no tratamento endovascular de aneurismas complexos com envolvimentos de artérias viscerais ou com restrição cirúrgica nas vias arteriais de acesso.

As referências bibliográficas deste capítulo se encontram no Ambiente de aprendizagem do GEN.

78

Endopróteses Vasculares

Pierre Galvagni Silveira ■ Rafael Narciso Franklin ■
Gilberto do Nascimento Galego ■ Cristiano Torres Bortoluzzi

Resumo

Neste capítulo, serão descritas as principais características das endopróteses atualmente disponíveis no mercado e utilizadas no tratamento da doença aneurismática da aorta. Porém, cabe aqui uma pequena introdução sobre a evolução e o desenvolvimento dessa tecnologia nas últimas décadas. As primeiras endopróteses vasculares foram baseadas nas ideias propostas por Lawrence, Volodos e Parodi, no fim da década de 1980. No entanto, o conceito de sua construção ainda permanece o mesmo, sendo fundamentalmente fabricado níquel-titânio (nitinol) e aço inoxidável (cromo níquel molibdênio), fixada a um tecido polimérico, polietileno tereftalato (PET) ou politetrafluoretileno expandido (ePTFE). Com a disseminação da técnica, associada à comprovação da eficácia e da segurança no tratamento dos aneurismas da aorta, várias companhias de dispositivos médicos passaram a desenvolver projetos próprios.

Palavras-chave: procedimentos endovasculares; aneurismas; aorta.

INTRODUÇÃO

A possibilidade de tratar os aneurismas por meio de pequenas incisões e cateteres fascinou rapidamente a comunidade científica, gerando uma grande expectativa. Contudo, os dispositivos de primeira geração apresentaram problemas precoces relacionados ao seu comportamento biomecânico. Nessa época, início da década de 1990, os dispositivos apresentavam várias falhas, algumas relacionadas ao seu desenho, outras aos materiais utilizados e, ainda, aos processos utilizados em sua construção. Além disso, naquela época, ainda havia significativos problemas nos testes pré-clínicos realizados. Com relação ao desenho dos dispositivos, é possível salientar as dificuldades relacionadas ao seu sistema de entrega, que apresentava uma performance bastante limitada devido ao seu calibre quase sempre maior que 24 Fr. A flexibilidade, o suporte e o torque dos cateteres utilizados nesses sistemas também apresentavam performance limitada. As endopróteses demonstravam dificuldade de adaptação aos vasos tortuosos e problemas de selamento, ao mesmo tempo que as forças de arrasto e cisalhamento causadas pela ação da corrente sanguínea sobre suas paredes resultaram em sua migração. Os processos utilizados no preparo das ligas metálicas, assim como nas soldaduras e na crimpagem dos arames, favoreciam o aparecimento de fadiga em frestas, por *pites* (corrosão) e, principalmente, por corrosão galvânica, resultando em fraturas precoces dessas estruturas metálicas.

Os testes pré-clínicos não estavam bem estabelecidos, e, quando realizados, havia dificuldade em interpretá-los de forma adequada. O mesmo ocorria com as agências regulatórias com relação à avaliação e interpretação dos resultados apresentados, o que possibilitou a comercialização de endopróteses com durabilidade limitada, portanto de questionável garantia para a sua utilização. Somente a partir de 2003, com a publicação da ISO 25539-1/A1:2005, modificada em 2005, os fabricantes passaram a ser monitorados com relação aos testes pré-clínicos, assim como as boas práticas de fabricação.

A partir do melhor entendimento dos materiais e com a parte regulatória resolvida, os fabricantes progressivamente foram agregando novas tecnologias aos projetos, que evoluíram do ponto de vista de processos de fabricação, desenho e materiais, o que se traduziu em dispositivos de menor calibre, melhor adaptabilidade a diferentes anatomias e performance a longo prazo. Inclusive, proporcionando o desenvolvimento de dispositivos complexos, fenestrados e/ou ramificados, para o tratamento de aneurismas justarrenais, pararrenais, toracoabdominais e com envolvimento de troncos supra-aórticos.

MATERIAIS BIOCOMPATÍVEIS

Biocompatibilidade é a habilidade de um material atuar respondendo apropriadamente a uma aplicação específica. Há dois fatores que determinam a biocompatibilidade de um material: o grande número de reações induzidas pelo material e a degradação deste no organismo *in vivo*. Um material biocompatível pode ser natural ou fabricado pelo ser humano. Seu principal objetivo é substituir uma estrutura viva ou compor um dispositivo que vai melhorar a performance de uma função natural.

A moderna metalurgia e os avanços das pesquisas com polímeros permitiram que os fabricantes de dispositivos médicos diversificassem o portfólio de produtos construídos com materiais biocompatíveis. No segmento endovascular, esses progressos foram observados principalmente a partir das duas últimas décadas. Os avanços resultaram em produtos com melhor performance, mais resistentes, com menor perfil e memória de forma.

As ligas metálicas e os polímeros são as principais matérias-primas utilizadas na fabricação dos *stents*, *stent grafts* e endopróteses. As ligas metálicas são misturas homogêneas ou soluções sólidas de dois ou mais metais. Os átomos de um metal substituem ou ocupam posições intersticiais entre os átomos de outro. Atualmente, as ligas mais utilizadas na fabricação de *stents*, também conhecidas como *superalloys*, são: cromo cobalto, cromo cobalto e níquel (Phynox ou Elgiloy), níquel titânio (nitinol), aço inoxidável 316L e tântalo.

O cromo cobalto tem como principais características: solidez, boa resistência à corrosão e radiopacidade, que permite uma construção de baixo perfil – característica muito importante na fabricação de pequenos dispositivos como *stents* coronários.

O aço inoxidável 316L é indiscutivelmente a liga metálica mais utilizada, principalmente devido à excelente biocompatibilidade, à resistência à corrosão e ao baixo custo. Porém, apresenta menor radiopacidade e resistência que o cromo cobalto.

O nitinol é a única liga metálica com características de superelasticidade e memória, o que lhe confere uma vantagem tecnológica se comparado a outras ligas (Figura 78.1). Apresenta ótima biocompatibilidade, resistência à corrosão e baixa trombogenicidade. Sua baixa radiopacidade dificulta a utilização com controle fluoroscópico. Tem propriedades que permitem que seja ativado termicamente, dispensando a utilização de balões para expansão dos *stents*.

Embora não haja um material 100% seguro, alguns problemas podem ocorrer durante e após o implante desses dispositivos. A maior parte deles está relacionada com a performance e as consequências da corrosão prematura de sua estrutura. Problemas relacionados a reações alérgicas são raros, mas podem ser observados principalmente na presença de substâncias como níquel, molibdênio e cromo.

Literalmente, "polímero" significa muitas partes. Os polímeros são cadeias longas de monômeros unidos por meio de ligações covalentes de alto peso molecular. Na indústria, as formas mais importantes são os plásticos e os elastômeros. Os elastômeros, quando deformados, voltam à forma original, diferentemente dos plásticos.

Dentro do grupo dos plásticos, o náilon, o polietileno, as poliamidas e os poliésteres são os mais utilizados na fabricação de cateteres e balões.

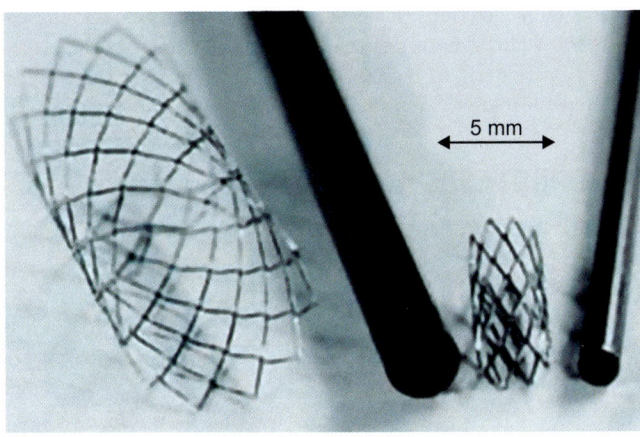

FIGURA 78.1 Fotografia de um *stent* de níquel titânio e do cilindro no qual foi usinado.

Na construção de alguns dispositivos, como as endopróteses, ainda são utilizados tecidos fabricados a partir de polímeros que têm a função de recobrir, interna ou externamente, as estruturas metálicas. Os tecidos mais utilizados são o polietilenoteraftalato (Dacron®), obtido a partir do etileno glicol e do ácido tereftálico, e o ePTFE. Ambos são empregados, há várias décadas, na cirurgia convencional, o que, de certa forma, garante a sua utilização em dispositivos endovasculares.

Fadiga de materiais

Apesar de todos os avanços no desenvolvimento desses dispositivos, alguns problemas relacionados à performance comprometem os objetivos propostos. Entre os mais comuns, a fadiga dos materiais é o problema de maior relevância.

Entende-se por fadiga a diminuição progressiva da resistência de um material devido a solicitações repetidas. Se for considerado que o sistema vascular arterial, em 10 anos, vai pulsar aproximadamente 400 milhões de vezes, fica fácil concluir que qualquer dispositivo utilizado dentro de uma artéria deverá apresentar comprovada resistência para trabalhar com eficácia e segurança no mínimo durante 10 anos.

Fraturas secundárias à fadiga poderão ocorrer tanto nas ligas metálicas quanto nos polímeros. Quando relacionadas a metais, elas ocorrerão a partir de um defeito na superfície (porosidades ou

rugosidades) ou em um ponto concentrador de tensão, evoluindo para uma fissura e, consequentemente, para a fratura do material.

O fenômeno que frequentemente desencadeia uma fratura é a corrosão galvânica, que ocorre com a presença de um metal em um meio hidreletrolítico – no caso, o sangue. Quase todos os processos de corrosão metálica envolvem transferência de cargas eletrônicas em soluções aquosas. As reações eletroquímicas envolvem reações anódicas e catódicas. Nas reações anódicas, ocorre a liberação de elétrons, enquanto nas reações catódicas, os elétrons são consumidos. O processo de fadiga, nesse caso, inicia a partir de uma pequena fissura, que pode estar localizada em um ponto de solda ou na união entre dois arames. Esse fenômeno pode ser acelerado por algum defeito no acabamento do material, principalmente quando a superfície do dispositivo apresenta irregularidades e/ou microfissuras.

É importante lembrar que todo e qualquer tipo de liga metálica, quando em contato com o oxigênio, formará em sua superfície um filme óxido, chamado de filme passivo, que oferece resistência à corrosão.

Numerosos fatores que afetam a corrosão metálica, a porosidade e as rugosidades aumentam a área superficial do implante passível de reagir. A estrutura, a composição e a espessura da camada passiva são largamente dependentes do metal e do ambiente. Metais contendo vários elementos, com defeitos de rede, impurezas e contaminantes, podem afetar as reações de corrosão. Os diferentes tratamentos térmicos e processos de conformação do material mudam o tamanho do grão e o estado de energia do metal, e causam heterogeneidade na superfície.

O corpo humano é um ambiente agressivo porque contém muitos sais. Quando os íons metálicos são dissolvidos de pontos em que a camada de óxido não está completamente desenvolvida, é formado um hidróxido metálico. Este é imediatamente envolvido por moléculas de água e, então, ataca a camada passiva. Quando há íons cloreto, como no plasma humano, esses substituem as moléculas de água da camada passiva. Se a camada passiva não está completamente desenvolvida, os íons metálicos dissolvidos formam um complexo com cloreto, o qual é dissolvido nos fluidos do corpo. Quando o filme passivo quebra localmente, a área anódica formada é muito pequena e é cercada por uma área catódica muito grande. Isso pode causar uma corrosão local muito rápida e uma inesperada destruição do material.

Pites são a forma mais comum de corrosão em *stents* intraluminais de NiTi (Figuras 78.2 a 78.4). A velocidade de penetração de um pite é de aproximadamente 0,0046 cm/ano, sendo a causa mais comum de fratura em *stents*.

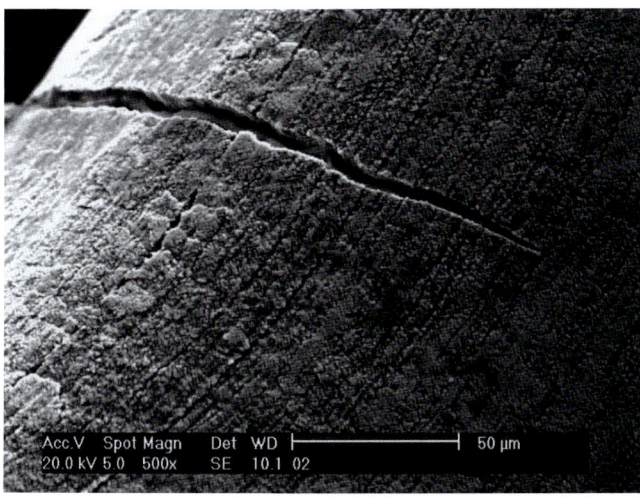

FIGURA 78.2 Microscopia eletrônica de varredura de um segmento de arame de nitinol com uma fissura. (Fonte: LabMat – UFSC.)

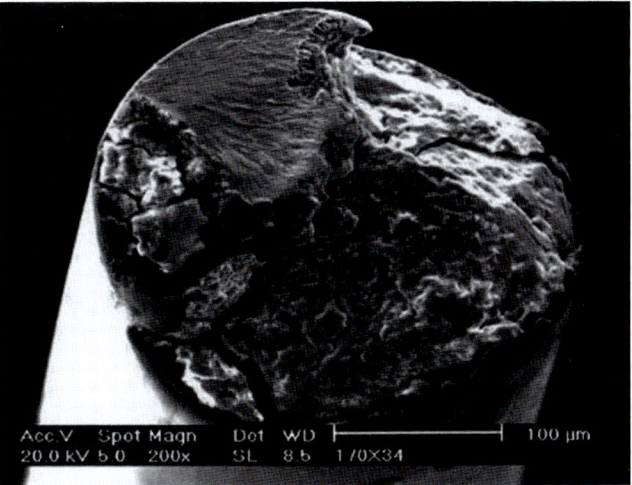

FIGURA 78.3 Fotografia eletrônica de um segmento de arame de nitinol rompido por fadiga. (Fonte: LabMat – UFSC.)

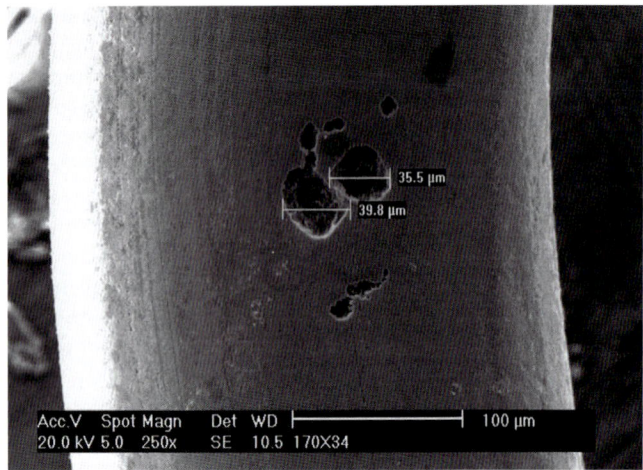

FIGURA 78.4 Microscopia eletrônica de varredura de um segmento de arame de nitinol com pites. (Fonte: LabMat – UFSC.)

Atualmente, todo e qualquer dispositivo que será utilizado como implante permanente dentro da circulação deve passar por uma série de ensaios mecânicos e eletroquímicos *in vivo* e *in vitro*, que comprovarão a segurança do material a ser implantado. Essas recomendações foram sugeridas em reuniões realizadas por técnicos da Food and Drug Administration (FDA), engenheiros e médicos especialistas (Food Workshop on Preclinical Testing for Endovascular Grafts, U.S. Food and Drug Administration – Center for Devices and Radiological Health. July 31 – August 1 2001). Os controles sugeridos começam a partir da certificação da matéria-prima utilizada, com análise química e microscopia eletrônica de varredura, testes de propriedades mecânicas (resistência, tensão e elongação), análise de resistência à corrosão, teste de força radial e *recoil*, teste de expansão do *stent*, deformação plástica e testes de fadiga.

Os testes de fadiga mais utilizados são a análise de elementos finitos (FEA) e os testes acelerados *in vitro*. A FEA foi desenvolvida por engenheiros aeronáuticos da década de 1950 com o objetivo de analisar grandes sistemas estruturais em aviões. São basicamente algoritmos matemáticos que quebram grandes continuidades em pequenos elementos, estudando-os um a um. Os testes acelerados *in vitro* são executados por máquinas projetadas para simular os batimentos cardíacos de forma acelerada em um meio salino e que, em um breve período, é capaz de reproduzir as solicitações equivalentes a aproximadamente 10 anos.

ENDOPRÓTESES AÓRTICAS

APOLO® | Nano Endoluminal

A empresa Nano Endoluminal foi fundada em 1995, em Florianópolis, no estado de Santa Catarina, Brasil. Em 1998, passou a especializar-se no desenvolvimento de dispositivos médicos minimamente invasivos (Quadros 78.1 e 78.2), trazendo ao mercado tecnologia própria e inovadora. A endoprótese APOLO® foi o primeiro dispositivo bifurcado produzido no Brasil (Figuras 78.5 e 78.6). O primeiro implante foi realizado em junho de 1998, quando deu-se início ao estudo clínico multicêntrico que proporcionou o seu registro no Ministério da Saúde (abril de 2000) e sua comercialização. Inicialmente, era composto de um sistema modular, constituído de um endoesqueleto de "Z" *stents* de NiTi e PTFE ultrafino. Em meados de 2006, a empresa lançou no mercado uma nova geração de implante, Easy® (do inglês *endovascular aortic system*), formado por um sistema modular, revestido por um filme ultrafino de ePTFE e estrutura com fio único de nitinol. Apresenta *stent* proximal livre (*free-flow*), no qual estão posicionados *spring barbs* de NiTi e contém marcas radiopacas em ouro nas porções proximal e distal do ramo ilíaco.

O sistema de entrega tem como principal característica o sistema de tração axial para liberação. Esse mecanismo distribui o atrito da endoprótese dentro do cateter, facilitando seu posicionamento junto às artérias renais no momento da liberação da endoprótese. Ao mesmo tempo, permite que o cateter tenha menor perfil (18 a 20 Fr), facilitando a sua navegação em trajetos bastante tortuosos. O diâmetro do corpo principal varia entre 25 e 34 mm, com sistema introdutor de 18 a 20 Fr e ramo ilíaco com diâmetro de 12 a 18 mm e perfil de 16 a 18 Fr.

A Nano disponibiliza uma diversidade de modelos, diâmetros, comprimentos e modulações de endopróteses, permitindo uma ampla gama de soluções para o tratamento endovascular de lesões de aorta torácica e do eixo aortoilíaco.

QUADRO 78.1	Dispositivos bifurcados para a aorta abdominal e suas principais características.				
Dispositivo	**Fabricante**	**Estrutura**	**Revestimento**	**Sistema de liberação**	**Perfil do sistema de entrega (corpo principal)**
Stent-Graft LINUS®	Braile Biomédica	Nitinol	Poliéster (Dacron®)	Tração axial *pull-back*	18 a 20 Fr
Easy (APOLO)®	Nano Endoluminal	Nitinol	PTFE	Tração axial *pull-back*	18 a 20 Fr
ORTIC Abdominal®	Inside Medical	Nitinol	PTFE	Tração axial *pull-back*	21 a 23 Fr
Endurant®	Medtronic	Nitinol	Poliéster (Dacron®)	Duplo controle: girar para liberar *flip-to-release* e tração axial	18 a 20 Fr
Zenith®	Cook Medical	Aço inoxidável	Poliéster (Dacron®) Obs.: ramos ilíacos em nitinol *Spiral* Z	Tração axial *pull-back*	18 a 22 Fr
Excluder®	W. L. Gore	Nitinol	PTFE	Autoexpansível ao puxar fio PTFE Obs.: sistema C3 reposicionável	18 a 20 Fr
Anaconda®	Terumo/Vascutek	Nitinol	Poliéster (Dacron)	Tração axial *pull-back* Obs.: reposicionável	20 a 23 Fr
Powerlink® IntuiTrak	Endologix	Cromo cobalto	PTFE	Tração axial *pull-back*	21 a 22 Fr
Aorfix®	Lombard Medical	Nitinol	Poliéster (Dacron)	Tração axial *pull-back*	20 a 22 Fr
E-vita®	Jotec	Nitinol	Poliéster (Dacron)	Comprimir para liberar *squeeze-to-release* e tração axial	20 a 22 Fr
Incraft®	Cordis	Nitinol	Poliéster	Duplo controle: girar para liberar flip-to-release e tração axial	14 a 16 Fr

Nitinol: níquel titânio; PTFE: politetrafluoretileno.

QUADRO 78.2	Dispositivos retos para a aorta torácica e suas principais características.				
Dispositivo	Fabricante	Estrutura	Revestimento	Sistema de liberação	Perfil do sistema de entrega (corpo principal)
Stent-Graft DOMINUS®	Braile Biomédica	Nitinol	Poliéster (Dacron®)	Tração axial *pull-back*	18 a 20 Fr
APOLO®	Nano Endoluminal	Nitinol	PTFE	Tração axial *pull-back*	18 a 20 Fr
ORTIC Thorax®	Inside Medical	Nitinol	PTFE	Tração axial *pull-back*	17 a 23 Fr
Valiant Captivia®	Medtronic	Nitinol	Poliéster (Dacron®)	Duplo controle: girar para liberar *flip-to-release* e tração axial	22 a 25 Fr
Zenith TX2® Pro-Form	Cook Medical	Aço inoxidável	Poliéster (Dacron®)	Tração axial *pull-back*	20 a 22 Fr
TAG® C-TAG®	W. L. Gore	Nitinol	PTFE	Autoexpansível ao puxar fio PTFE	18 a 24 Fr
E-vita® Thoracic 3G	Jotec	Nitinol	Poliéster (Dacron®)	Comprimir para liberar *squeeze-to-release* e tração axial	20 a 24 Fr
Relay®	Bolton Medical	Nitinol	Poliéster (Dacron®)	Tração axial *pull-back*	22 a 26 Fr

Nitinol: níquel titânio; PTFE: politetrafluoretileno.

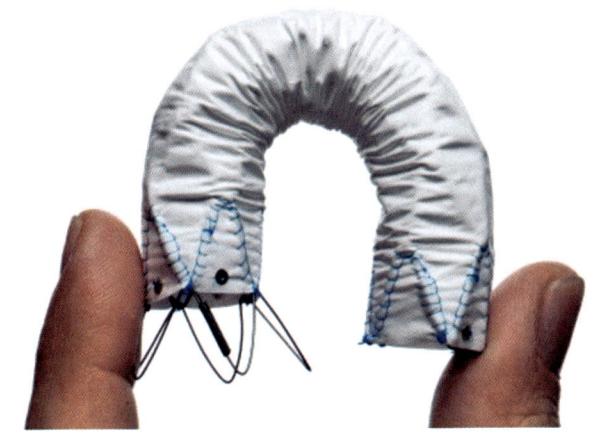

FIGURA 78.5 Nano Endoluminal Endoprótese APOLO, ramo contralateral.

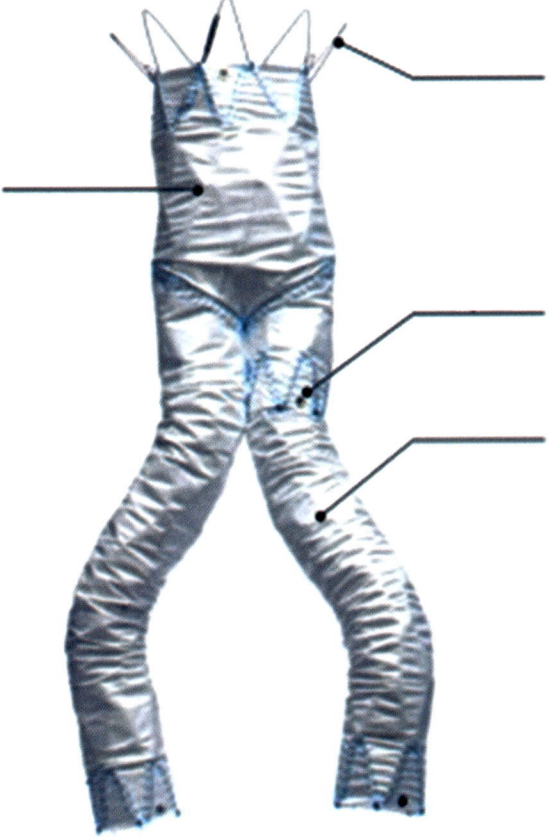

FIGURA 78.6 Nano Endoluminal Endoprótese APOLO.

Braile Biomédica

A Braile Biomédica foi fundada em 1977 pelo cirurgião cardiovascular Prof. Dr. Domingo Braile e está localizada em São José do Rio Preto, interior do estado de São Paulo. É uma empresa pioneira no desenvolvimento de endopróteses no Brasil. Em 2010, foi lançada a endoprótese torácica denominada Stent-Graft DOMINUS®, composta de uma estrutura com variação de *stents* do tipo Z-Gianturco revestida com poliéster. A endoprótese está disponível em modelo com todos os *stents* recobertos pelo tecido (tipo reta), com *stent* proximal não recoberto (tipo *free-flow*) ou com tecido acompanhando o contorno do *stent* proximal (tipo *open-web*). Quanto ao formato, ela pode ser tanto reta quanto cônica. Também está disponível a versão DOMINUS Coractação de Aorta (CoA) com alta força radial, dispondo de liga metálica superelástica com memória térmica e grande resistência à corrosão e à fadiga.

Em 2011, foi lançada a endoprótese bifurcada Stent-Graft LINUS®, do tipo bimodular, confeccionada a partir de poliéster tubular de baixa espessura (0,2 mm) e porosidade, em que um exoesqueleto formado por *stents* de NiTi é fixado ao tecido por suturas com fio poliéster (Figura 78.7). Seu sistema de fixação decorre de força radial, principalmente em sua extremidade proximal, que apresenta o *stent* não revestido. Está disponível em diâmetros de 24 a 36 mm, comprimentos de 80 a 155 mm, com *stents* não revestidos de 20 mm. As marcas radiopacas estão presentes na área superior, demarcando o início da área coberta pelo tecido, bem como na perna curta, para orientação da posição do implante. Também são encontradas marcas em "J" para demarcar o fim do tecido de ambas as pernas. O sistema de entrega do corpo principal é montado em um sistema introdutor coaxial, composto de Teflon com revestimento hidrofílico, ponteira flexível radiopaca, mecanismo de liberação tipo *squeeze-to-release* ("comprimir para liberar") e perfil de 18 a 20 Fr. A endoprótese monoilíaca também está disponível com estrutura similar, porém no formato cônico.

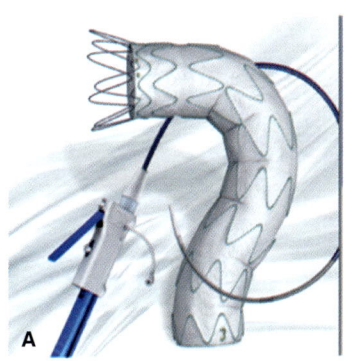
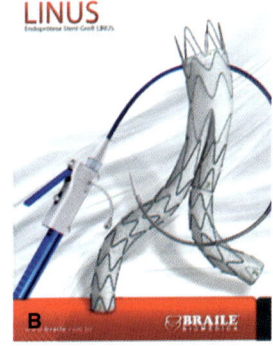

FIGURA 78.7 **A.** Endoprótese Braile LINUS®. **B.** Endoprótese Braile DOMINUS®.

Inside Medical

A Inside Medical (centro de pesquisa, desenvolvimento e produção) foi criada em Itajaí, no estado de Santa Catarina, Brasil, em janeiro de 2012. Atualmente, a Inside tem endopróteses bifurcadas bimodulares ou trimodulares para aorta abdominal (ORTIC Abdominal®) e endopróteses retas ou cônicas para aorta torácica (ORTIC Thorax®).

As endopróteses têm *free-flow* com anéis de selamento, com múltiplos vértices, o que permite melhor acomodação no colo proximal. A linha abdominal conta ainda com fixação ativa no *stent* livre por meio de *barbs*, e a linha torácica tem fixação por interferência mecânica. Ambas as endopróteses são constituídas de um esqueleto metálico formado por *stents* de nitinol e recoberto por PTFE (Figura 78.8).

O sistema de entrega é do tipo *pull-back*, reposicionável (mesmo após já ter sido expandida), com bainha de revestimento hidrofílico, ponta de silicone flexível, dispondo de sistemas *anti-bump* (diminui o risco de deslocamento da endoprótese na retirada do cateter) e *anti-jumping* (que permite a liberação da endoprótese sem deslocamentos indesejados) (Figura 78.9).

Em 2016, a Inside Medical lançou a sua nova linha com bainhas hidrofílicas de perfis menores (15 a 21 Fr de perfil interno e 17 a 23 Fr de perfil externo).

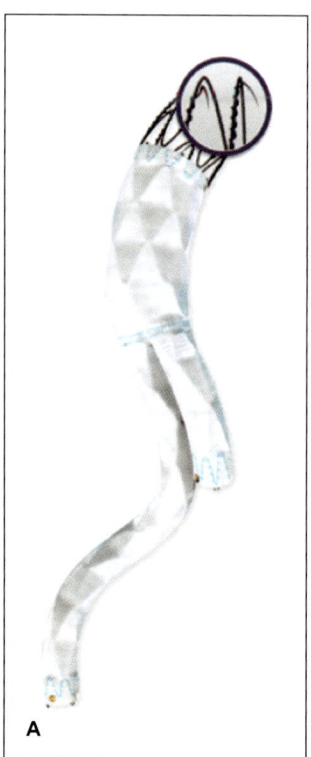 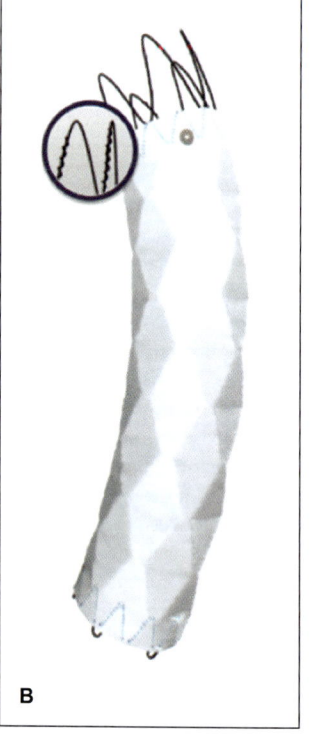

FIGURA 78.8 A. Endoprótese Inside Medical ORTIC Abdominal®. **B.** ORTIC Thorax®.

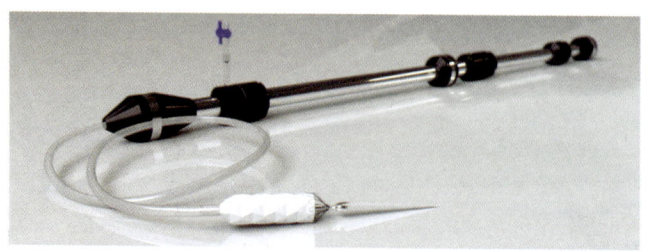

FIGURA 78.9 Sistema de entrega da endoprótese Inside Medical.

Endurant® e Valiant® Stent-Graft System | Medtronic

No fim da década de 1990, uma patente de um dispositivo desenvolvido pelo Dr. Alexander Balko foi adquirida pela World Medical Manufacturing Corporation. Baseado nesse sistema, a empresa desenvolveu um produto específico para o tratamento da doença aneurismática da aorta chamado Talent® Endoluminal Stent-Graft System, sendo caracterizado por um dispositivo autoexpansível modular, composto de "Z" *stents* de nitinol unidos por uma barra estabilizadora e revestido por uma malha de poliéster ultrafino. Alguns anos mais tarde, a World Medical foi adquirida pela Medtronic e passou a comercializar uma nova geração dos dispositivos, incorporando melhorias em sua construção e no sistema de liberação. A endoprótese bifurcada para aorta abdominal foi mantida com o nome de Talent® e a endoprótese torácica passou a ser identificada como Valiant®, com novas configurações e comprimentos maiores que as anteriormente disponibilizadas (Figura 78.10). O cateter introdutor e o sistema de entrega passaram a ter diâmetro menor, possibilitando a melhor navegação, e o sistema de disparo chamado Xcelerant®, do tipo *flip-to-release* ("girar para liberar"), permite uma liberação suave e muito precisa.

Nos anos seguintes, a Medtronic investiu em maiores modificações nas endopróteses aórticas e lançou a endoprótese bifurcada chamada Endurant® e a torácica chamada Captivia®, sendo consideradas uma nova geração da Talent® e da Valiant®, respectivamente. Em 2008, obteve-se aprovação da FDA para uso nos EUA.

A Endurant® foi desenvolvida com o intuito de se adaptar a anatomias mais desafiadoras, sendo indicada para colos angulados de até 75° (Figura 78.11). A estrutura metálica é formada por *stents* de nitinol descontínuos, pela ausência de barra de suporte lateral, com *stent* de vedação proximal em forma de "M" e *stents* do corpo em forma de "M Modificado", para maior flexibilidade e perfil mais baixo. O tecido de recobrimento é confeccionado a partir de poliéster (PET) polifilamentar. Novos marcadores radiopacos foram incluídos para facilitar a visualização e o controle pela radioscopia, com presença de marcador proximal em forma de "e" para orientação de posição anterior ou posterior. Apresenta um sistema de fixação ativa suprarrenal, com liberação independente do corpo principal, possibilitando maior precisão e controle do local de disparo. Esse

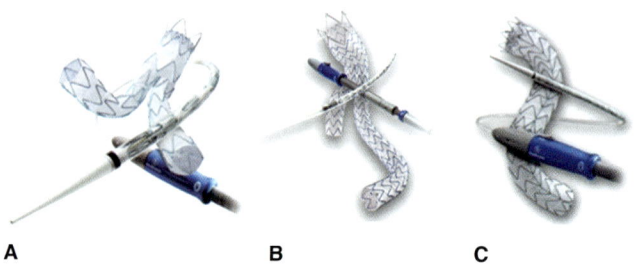

FIGURA 78.10 A. Endoprótese Talent®. **B.** Endurant®. **C.** Valiant Captivia®.

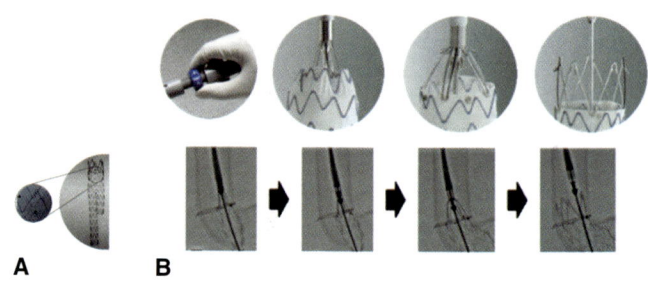

FIGURA 78.11 A. Estrutura metálica e marcadores radiopacos. **B.** Sistema de liberação independente do *stent* livre proximal.

sistema é composto de *stent* usinado a *laser* (peça única) e eletropolimento, com pinos de ancoragem (*barbs*) em ângulo de 45° e comprimento de 3 mm (desenhado para maximizar a força de resistência à migração) (Figura 78.12). A Endurant® também apresenta um perfil menor, com sistema de entrega do corpo principal de 20 Fr e ramos ilíacos de até 12 Fr; o sistema de liberação também ficou mais sofisticado, preciso e de fácil manipulação.

Desde 2015, a Endurant II, nova geração do Endurant Stent-Graft System (Quadro 78.3), está disponível no Brasil, e trouxe como alterações maior radiopacidade e um perfil mais baixo do sistema de entrega (16 e 18 Fr). Tais alterações melhoram a navegabilidade do sistema, principalmente em pacientes com vasos de acesso de fino calibre e tortuosos. Recentemente, foi lançada a Endurant IIS (Short), que, diferentemente dos modelos anteriores, passou a ter uma configuração trimodular, com corpo principal associado a duas "pernas" curtas, o que determina a necessidade de utilizar extensão para ambas as artérias ilíacas. Essa modificação possibilitou uma redução ainda maior de seu perfil, mantendo as suas características estruturais (Figura 78.13).

Publicações referentes à endoprótese Endurant® demonstraram que esta apresenta baixas taxas de eventos adversos e excelentes resultados a longo prazo. O estudo ENGAGE é um trial multicêntrico com o objetivo de avaliar o desempenho da Endurant® em 1.200 implantes ao longo de 5 anos. Os resultados do *follow-up* de 1 ano, 3 anos e 5 anos são bastante animadores. No resultado de 5 anos, foi observada uma taxa de 97,8% livre de morte relacionada ao aneurisma, 89,4% dos pacientes com diâmetro residual estável com redução, 84,3% livre de novas reintervenções, *endoleaks* tipo 1A em 1,6%, e taxa global de *endoleak* de aproximadamente 10%.

A endoprótese torácica Valiant Captivia® teve modificações em relação ao modelo anterior, Valiant® (Quadro 78.4). Com sistema de liberação independente do Freeflo® (quando presente), mantendo a linha de *stents* de nitinol e possibilidade de acabamento proximal com *Freeflo* (com *stent* livre de fixação proximal) ou *Closed Web* (sem *stent* livre de fixação proximal) e acabamento distal com *Bare Spring* (com *stent* livre de fixação distal) ou *Closed Web* (sem *stent* livre de fixação distal) (Figura 78.14).

Zenith® Endovascular Graft | Cook Medical

A endoprótese Zenith® foi originalmente desenvolvida por Lawrence-Brown e inicialmente conhecida como Perth HLB System; vem sendo utilizada na Austrália desde 1994. É um dispositivo de propriedade e comercializado pela Cook Medical. Em maio de 2003, recebeu a aprovação da FDA e passou a ser comercializado nos EUA. Atualmente, é utilizado em vários países e continentes. Nessa última década, passou por importantes modificações estruturais, como a mudança do metal do esqueleto estrutural do aço inoxidável para o NiTi e do *stent* não recoberto proximal usinado a *laser*.

QUADRO 78.4	Comparações da endoprótese Valiant® com a Captivia®.		
Necessidades		**Valiant®**	**Valiant Captivia®**
Melhor controle durante a implantação (controle e precisão da endoprótese proximal)		–	X
Maior facilidade de posicionamento (acesso ao vaso, facilidade de posicionamento da endoprótese)		–	X
Melhor capacidade de adaptação (endoprótese)		X	X
Grande variedade de tamanhos (22 a 46 mm)		X	X

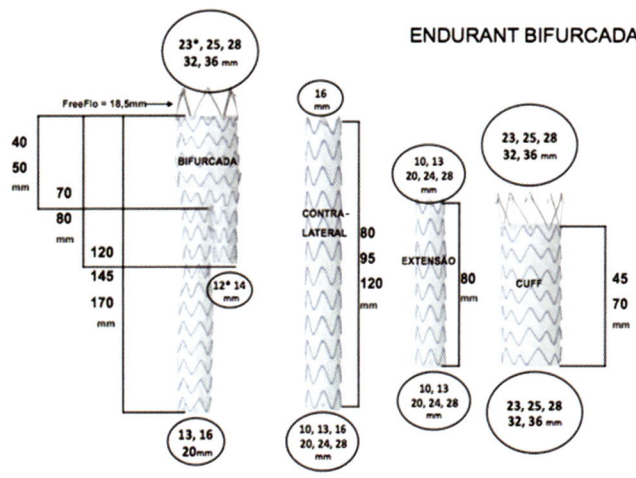

FIGURA 78.12 Características da endoprótese Endurant®.

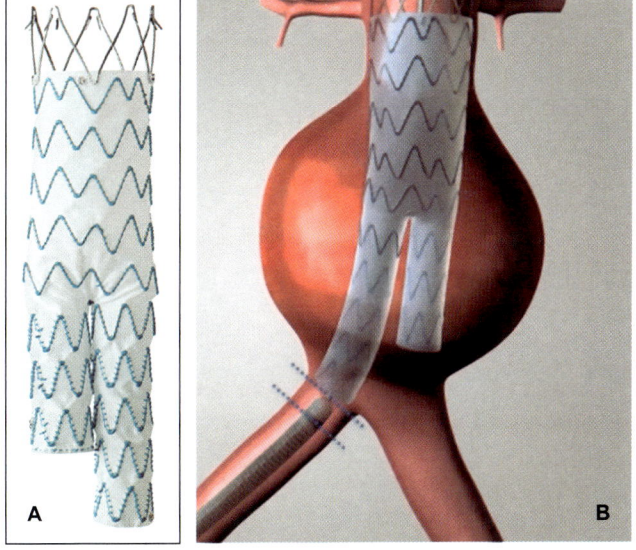

FIGURA 78.13 Endurant IIS com configuração trimodular.

QUADRO 78.3	Diferenças entre a endoprótese Talent® e a endoprótese Endurant®.	
Atributos do desenho	**Talent®**	**Endurant®**
Barra de conexão (barra C)	Presente	Não presente
Posicionamento da malha do *stent*	Dentro e fora do enxerto	Fora do enxerto
Picos proximais/distais da mola do *stent*	Cinco picos	Cinco e seis picos
Comprimento máximo do enxerto	170 mm	170 mm
Marcador radiopaco	Borda do tecido proximal	"o" e "e"
Forma/localização		1 mm abaixo da borda do tecido proximal
Diâmetro externo do dispositivo de entrega	22 e 24 Fr	18 e 20 Fr

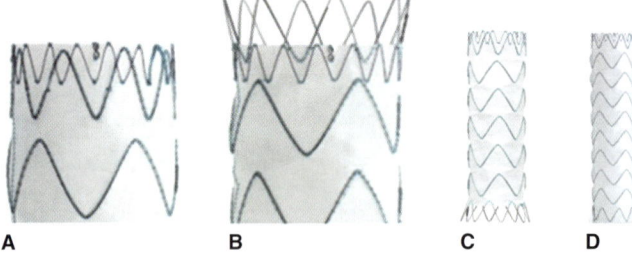

A **B** **C** **D**

FIGURA 78.14 Valiant Captivia® com acabamento proximal tipo *Closed Web* (**A**) e *Freeflo* (**B**). Acabamento distal tipo *Bare Spring* (**C**) e *Closed Web* (**D**).

A endoprótese bifurcada para aorta abdominal Zenith® é um dispositivo trimodular, autoexpansível, construído a partir de aço inoxidável e recoberto com Dacron. A estrutura é formada por Gianturco "Z" *stents* modificados, separados entre si e fixos à parede da prótese que recobre internamente toda a estrutura metálica, exceto nas extremidades. Tem sistema de fixação proximal com *stent* não recoberto associado a farpas, com liberação independente do corpo principal (*Top-Cap*) (Figura 78.15). O sistema introdutor e de entrega tem um calibre de 20 Fr (externo 22 Fr) e recobrimento hidrofílico. Apresenta liberação do tipo *pull-back* ("puxar para liberar") e sistema de "travas" para liberação definitiva dos segmentos proximal e distal.

Publicações referentes à endoprótese Zenith® demonstram que esta apresenta baixas taxas de eventos adversos e excelentes resultados a longo prazo. No entanto, alguns estudos sugeriram que essa endoprótese poderia apresentar uma taxa de oclusão dos ramos ilíacos discretamente superior a outros modelos, principalmente devido à forma de sua construção e quando implantada em artérias

ilíacas bastante tortuosas. Dessa forma, em 2010, a Cook Medical modificou a estrutura dos ramos ilíacos de sua endoprótese, passando a ser composta de *stent* de aço inoxidável independente somente nas extremidades distal e proximal dos ramos ilíacos, e o segmento entre esses *stents* passou a ser constituído de uma estrutura de nitinol, de fio único, extremamente maleável, o qual foi denominado de *Spiral* Z (Figura 78.16). Os resultados mais recentes demonstram que esse novo modelo tem melhor adaptação à anatomia ilíaca, principalmente em vasos tortuosos, e menor taxa de oclusão de ramo.

A nova geração da endoprótese Zenith® bifurcada, chamada Zenith Alpha Abdominal, está em uso comercial no Brasil desde 2017. Trata-se de um novo modelo com significativas alterações estruturais, buscando maior flexibilidade e com perfil reduzido. O novo modelo permanece com as características prévias de ser trimodular e com diferentes comprimentos do corpo principal, que favorece o melhor ajuste em diferentes anatomias. Contudo, na Zenith Alpha, o corpo principal é formado por um esqueleto metálico autoexpansível de NiTi e com acabamento de eletropolimento. O espaçamento entre os *stents* no corpo principal também foi alterado, buscando melhor conformabilidade em anatomias anguladas. O sistema de fixação suprarrenal é composto de um *stent* proximal não recoberto de NiTi e usinado a *laser*, associado a barbelas intercaladas, buscando melhor fixação e a redução da possibilidade de migração. O tecido que recobre a Zenith Alpha® é o poliéster trançado (Dacron®), como ocorria na geração anterior. Contudo, nesse novo modelo, é mais fino e mais denso. Há um sistema de marcadores radiopacos colocados na endoprótese para orientar o seu adequado posicionamento. No corpo principal, foram colocados quatro marcadores na extremidade proximal, que identificam a borda do início do tecido (2 mm acima do marcador): um está posicionado na bifurcação, um é utilizado para identificar a orientação do ramo contralateral e dois estão localizados na extremidade distal, identificando o fim do tecido (2 mm distal ao marcador).

O cateter introdutor da Zenith Alpha® também foi modificado e apresenta sistema com cânula interna de NiTi (Figura 78.17). O sistema de liberação foi desenvolvido sem o *Top-Cap* do modelo anterior, para simplificar a liberação e oferecer maior precisão. O novo modelo reduziu significativamente o perfil da Zenith; atualmente, no diâmetro proximal de 22 a 32 mm, a bainha tem 18 Fr externo, e no diâmetro de 36 mm, 19 Fr externo.

Para o tratamento dos aneurismas torácicos, a Cook Medical lançou um novo modelo de endoprótese e promoveu modificações similares ao novo modelo bifurcado abdominal, passando do esqueleto formado por *stents* independentes de Gianturco ("Z" *stents*)

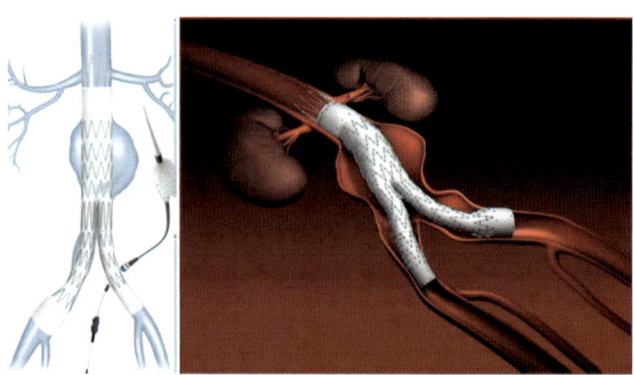

FIGURA 78.15 Modelo ilustrativo da endoprótese Zenith® bifurcada.

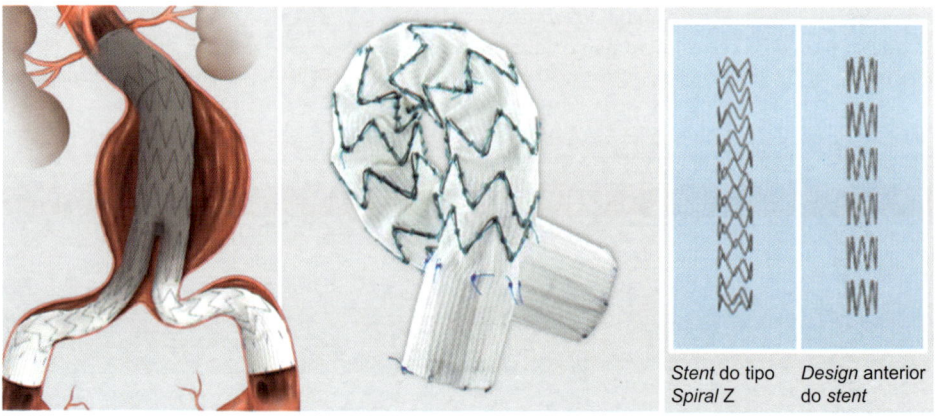

Stent do tipo *Spiral* Z

Design anterior do *stent*

FIGURA 78.16 Endoprótese Zenith® com ramos ilíacos do tipo *Spiral* Z.

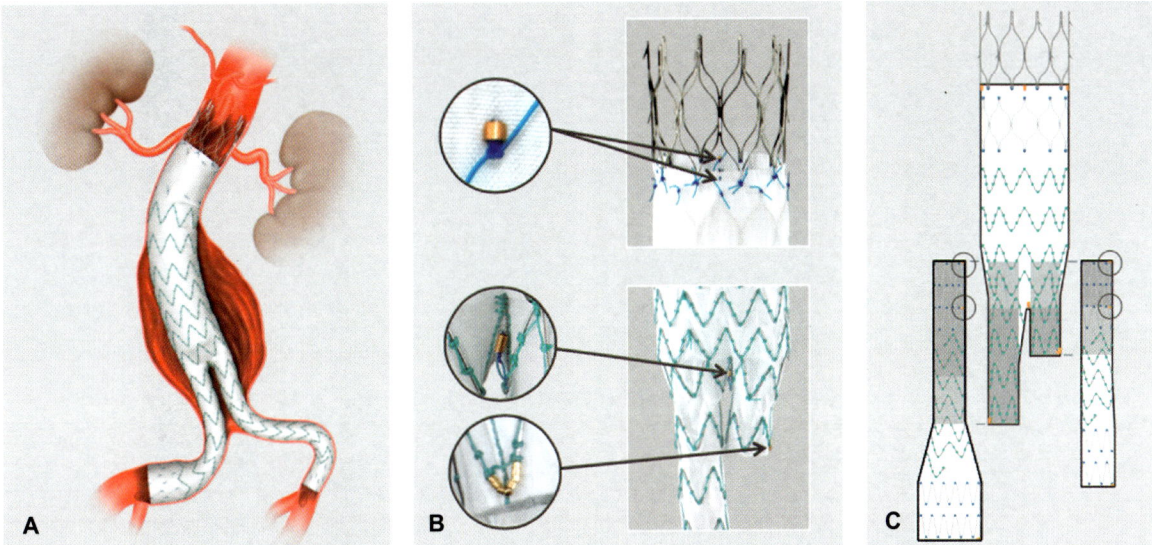

FIGURA 78.17 A. Modelo ilustrativo da endoprótese Zenith Alpha® bifurcada. **B.** Marcadores radiopacos e *stent* não recoberto proximal. **C.** Ilustração do modelo trimodular e sobreposição das peças.

para o esqueleto de *stents* independentes de NiTi. O recobrimento interno permanece com poliéster (Dacron®), contudo um pouco mais fino e denso. O modelo torácico tem a possibilidade de optar pela presença de *stent* proximal descoberto ou sem o *stent* proximal descoberto. O *stent* proximal apresenta bordas de "picos" arredondadas para minimizar o trauma na parede arterial. Há também a possibilidade de optar por modelo com ou sem *stent* descoberto para fixação distal. Com o objetivo de melhorar a conformabilidade proximal e a aposição à parede da aorta, reduzindo a possibilidade do efeito de bico de pássaro (*Bird's Beak*), foi desenvolvido o sistema chamado Zenith® Pro-Form, no qual o *stent* proximal é independente dos demais *stents* e tem liberação independente do restante da endoprótese (Figura 78.18).

A Zenith® também está disponível em modelos com ramo para artéria ilíaca interna (Zenith Branch), indicado no tratamento do aneurisma aortoilíaco com envolvimento da bifurcação ilíaca, sendo utilizado para manter a perviedade da ilíaca interna e evitar as complicações de sua oclusão ou embolização (p. ex., disfunção erétil, isquemia muscular com claudicação de glúteos e isquemia de reto-sigmoide). Esse modelo já está disponível em tamanhos padronizados para comercialização (Figura 78.19).

Excluder® e TAG® | W. L. Gore Medical

Desenvolvidos pela W. L. Gore and Associates, a Excluder® e a TAG® são uns dos dispositivos endoluminais com maior tempo no mercado. A construção é bastante complexa, porém o resultado final é surpreendente no que se refere à fixação e à integração da estrutura metálica junto ao ePTFE. Essa tecnologia confere grande flexibilidade ao dispositivo aliado a um baixo perfil quando fechado.

Em 1997, a Excluder® recebeu aprovação para uso na Comunidade Europeia e em 2001 passou a ser comercializada nos EUA após liberação da FDA. Nos anos seguintes, foi realizada uma modificação na construção do ePTFE, recebendo um filme adicional para garantir maior impermeabilidade ao tecido, pois havia uma frequência significativa de crescimento do diâmetro dos aneurismas tratados, sem nenhuma evidência de vazamentos. Esse fenômeno foi atribuído à porosidade do ePTFE utilizado. Estudos realizados após essas modificações demonstraram regressão do diâmetro do aneurisma.

Tanto a endoprótese abdominal bifurcada Excluder® quanto a endoprótese reta torácica TAG® são formadas de ePTFE e etileno

propileno fluorado (FEP), sustentado por um esqueleto de *stent* de nitinol autoexpansível de fio único ao longo de sua superfície externa. O sistema de fixação dos *stents* de nitinol não recorre à sutura com fios, empregado na maioria das endopróteses, sendo fixados externamente ao corpo da endoprótese por uma fina camada de PTFE. Como resultado, obtém-se um enxerto vascular de ePTFE reforçado e totalmente aderido ao *stent* de nitinol (Figura 78.20).

A Excluder® é um dispositivo bimodular, autoexpansível, de fixação infrarrenal (não apresenta *stent* proximal descoberto) e que apresenta âncoras de nitinol (sete pares) na extremidade proximal. Na extremidade proximal do corpo principal, há também uma membrana de vedação externa de ePTFE-FEP, a qual foi projetada para evitar vazamentos do Tipo Ia. Na altura das âncoras, há três marcas radiopacas que demarcam o início proximal do tecido da endoprótese. Outras duas marcas radiopacas, na altura da bifurcação – uma mais longa e outra mais curta –, demarcam, respectivamente, a perna curta e a perna longa. Um anel radiopaco na extremidade da perna curta facilita a cateterização e o posterior implante do ramo contralateral. Encontra-se ainda, na extremidade distal da perna longa, uma marca radiopaca para posicionamento adequado na ilíaca (Figura 78.21). Como recomendação do fabricante, pode ser usada em diâmetros aórticos (colo proximal) entre 19 e 29 mm e colo ≥ 10 mm de comprimento. Trombos não devem exceder 2 mm em espessura ou > 25% da circunferência. Recomenda-se que o ângulo do colo da aorta proximal seja ≤60°. Por apresentar extensão ilíaca reta e cônica (tipo *Bell Bottom*), pode ser usada em ilíacas com diâmetro interno de 8 a 18,5 mm, e recomenda-se um comprimento da zona de vedação do vaso ilíaco de, pelo menos, 20 mm.

O sistema de introdução e liberação tem algumas particularidades, sendo diferente de todos os outros dispositivos. A Excluder® é montada sobre um cateter flexível que navega sobre fio 0,035 sem uso de bainha, sendo necessário o uso de introdutores valvulados. Após o posicionamento, a endoprótese é liberada somente com o puxar de um fio de ePTFE, tornando o disparo muito rápido e preciso. Recentemente, foi disponibilizado pela W. L. Gore um tipo específico de introdutor para uso com as endopróteses Excluder® e TAG®, sendo constituído de um sistema de balões antivazamento e chamado comercialmente de DrySeal®. O introdutor está disponível em diversos diâmetros, sendo necessário um uso que varia de 18 a 20 Fr para o corpo principal e de 12 a 18 Fr para a perna contralateral.

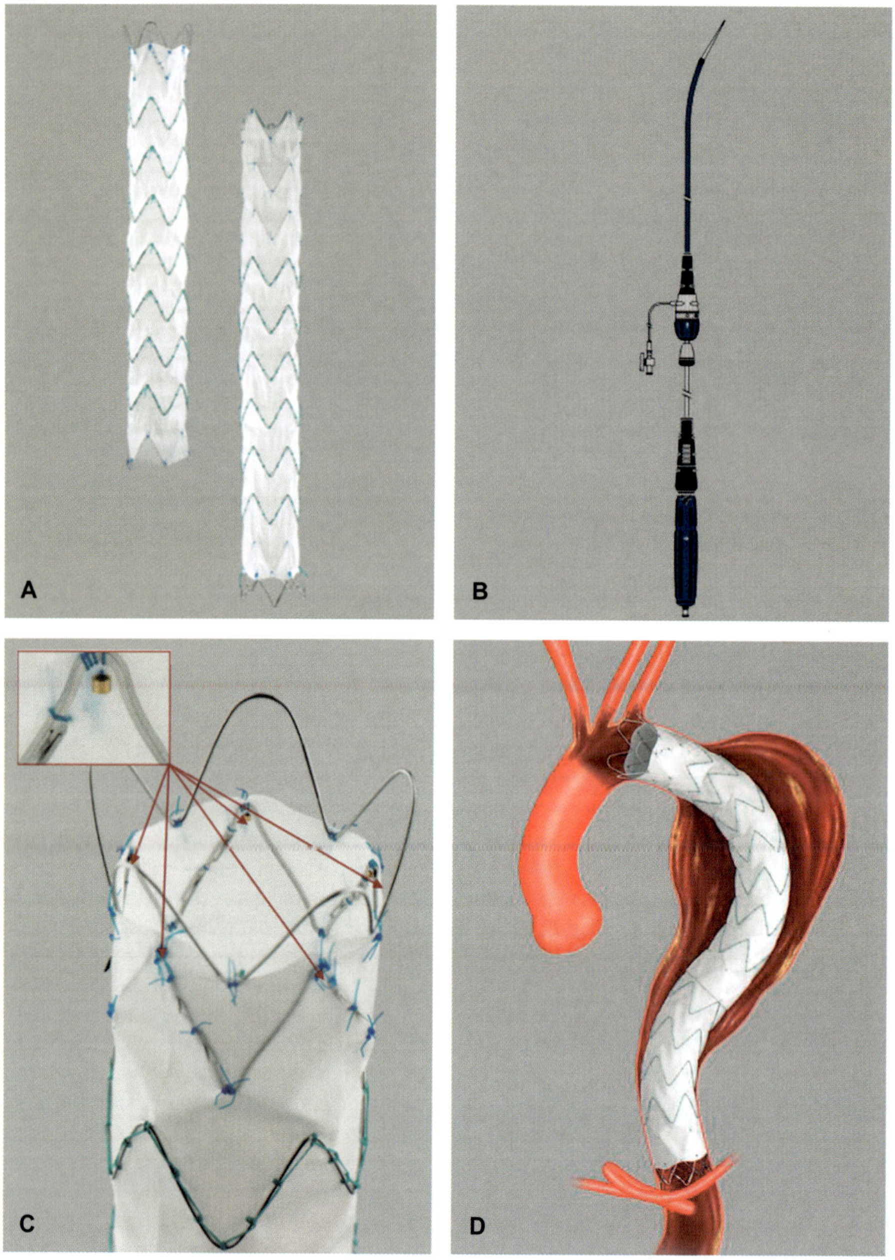

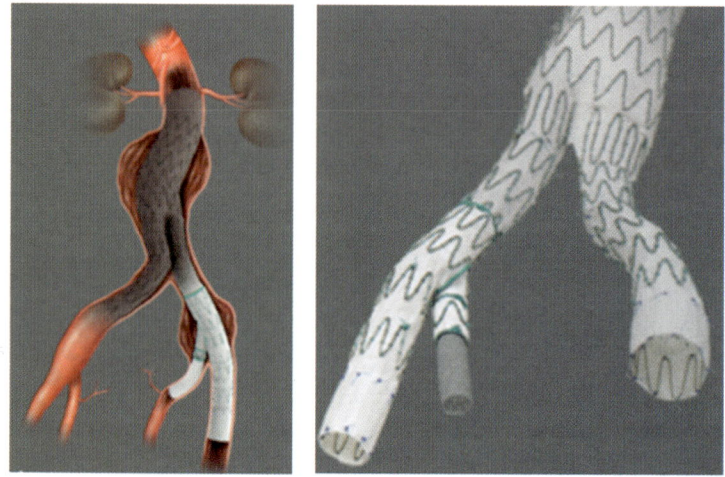

FIGURA 78.18 A. Zenith® Alpha Torácica com diferentes opções de *stents* na extremidade proximal e distal. **B.** Cateter hidrofílico e angulado. **C.** *Stent* proximal com bordas arredondadas e marcas radiopacas. **D.** Desenho ilustrativo do sistema Pro-Form.

FIGURA 78.19 Modelo ilustrativo da endoprótese Zenith® Branch (Bifurcada de Ilíaca).

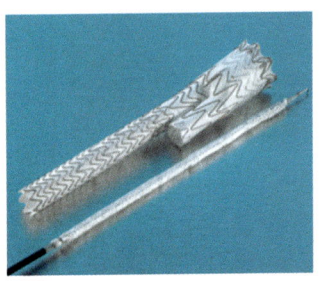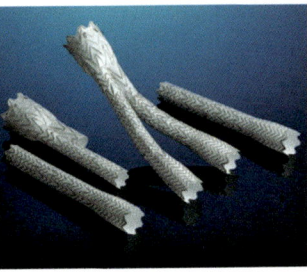

FIGURA 78.20 Endoprótese Excluder® antes e após a sua liberação.

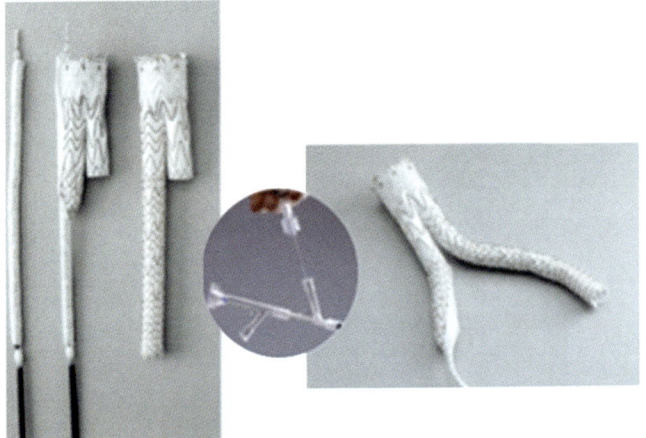

FIGURA 78.21 Liberação da endoprótese Excluder®.

Em janeiro de 2011, foi aprovado pela FDA o "C3 delivery system". Esse novo sistema de entrega tem como principal vantagem o fato de tornar o corpo principal parcialmente reposicionável após a sua liberação parcial (Figura 78.22). Esse controle de posicionamento proporciona ao cirurgião segurança no implante mesmo frente a anatomias complexas.

O modelo de endoprótese reta desenvolvido pela W. L. Gore para uso na aorta torácica foi denominado TAG®. Esse dispositivo recebeu aprovação da Comunidade Europeia em 1998 e passou a ser comercializado em diversos países. Contudo, observou-se uma taxa excessiva de fraturas em uma barra longitudinal de nitinol que havia nesse dispositivo, sendo, assim, retirado do mercado em 2001. Após uma reformulação em sua estrutura, foi lançada, em

2004, uma nova versão sem a barra de sustentação longitudinal. Esse modelo recebeu aprovação da FDA em março de 2005. A TAG® apresenta característica de construção similar ao modelo bifurcado para aorta abdominal, sendo construída a partir de um esqueleto de nitinol autoexpansível de fio único ao longo de sua superfície externa e fixado ao recobrimento interno de ePTFE e FEP. Com o objetivo de melhorar a conformabilidade proximal e a aposição à parede da aorta, reduzindo a possibilidade do efeito de bico de pássaro (*Bird's Beak*), foi desenvolvido o sistema chamado C-TAG® ("Conformable Gore TAG"), apresentando resultados bastante animadores e melhor adaptação ao arco aórtico (Figura 78.23). Centenas de publicações atestam os resultados das endopróteses Excluder® e TAG® – estudos de série de casos, multicêntricos e randomizados –, apresentando, principalmente na segunda e na terceira geração, um desempenho bastante favorável, com baixas taxas de conversão e *endoleak*, tendo, ainda, baixíssimos índices de migração, fraturas e oclusão de ramos. Em 2016, havia mais de 250 mil pacientes tratados com a endoprótese Excluder®. Em agosto de 2010, foi iniciado um registro (Estudo multicêntrico GREAT) no qual foram recrutados 5 mil pacientes em mais de 300 centros distribuídos em diferentes países (EUA, Europa, Austrália, Nova Zelândia e Brasil). Trata-se de um retrato do mundo real no qual estão sendo avaliados os resultados desses dispositivos ao longo de 10 anos. Até o momento, aos 5 anos de seguimento, os dados obtidos mostram resultados excepcionais mesmo quando utilizados fora das instruções de uso.

A partir de 2013, a W. L. Gore iniciou um estudo com um dispositivo bifurcado para uso nos aneurismas com comprometimento da bifurcação ilíaca, o Gore Excluder® Iliac Branch Endoprosthesis, sendo o primeiro dispositivo ramificado para ilíaca interna aprovado pela FDA nos EUA em 2016 (Figura 78.24). Esse dispositivo atualmente está em processo de certificação junto aos órgãos regulatórios no Brasil. Em 2014, dois novos desenvolvimentos começaram seus estudos de fase, um nos EUA e um no Brasil: Gore TAG® Thoracic Branch Endoprosthesis LSA e Gore Excluder® Thoracoabdominal Branch Endoprosthesis (TAMBE), respectivamente.

Concomitantemente, a empresa apresentou sucessivos melhoramentos nos dispositivos, principalmente no que se refere à adaptabilidade ao arco aórtico, à aorta infrarrenal e ao seu sistema de entrega. O dispositivo Gore Excluder® Conformable AAA device com Active Control System possibilita controle da angulação adaptando o cateter de entrega à tortuosidade do colo aórtico durante o implante, maximizando a superposição às paredes do colo proximal,

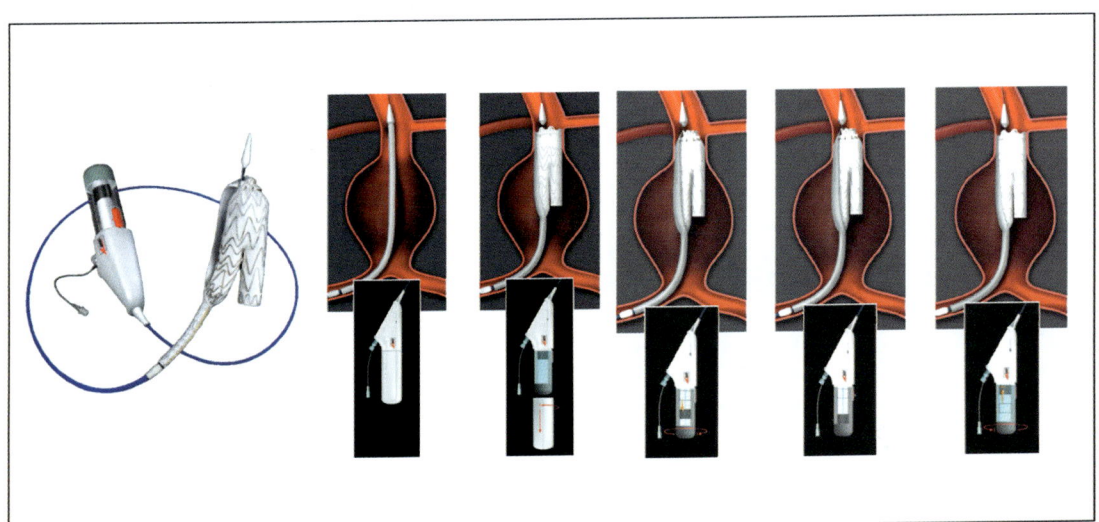

FIGURA 78.22 Sistema totalmente reposicionável da Excluder® C3.

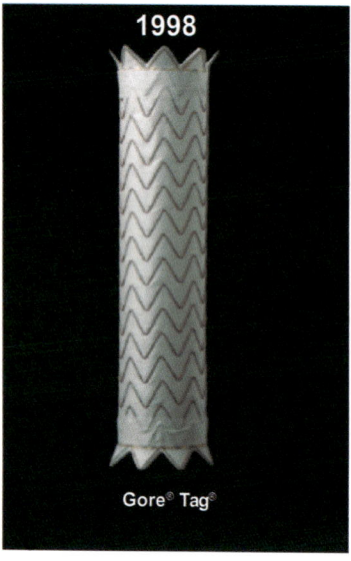
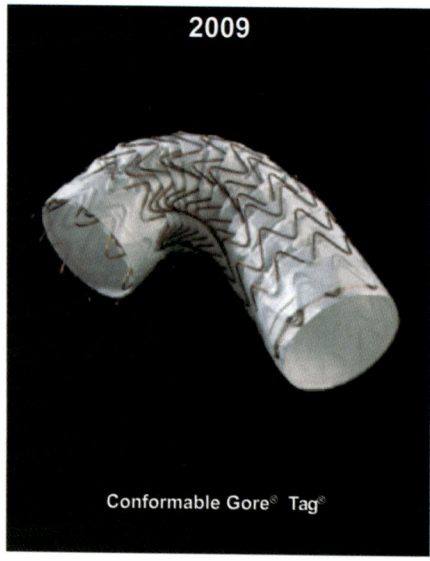
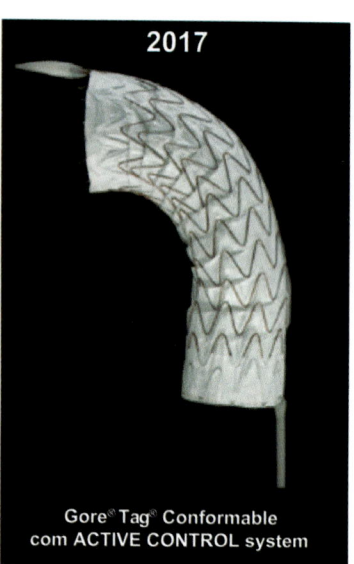

FIGURA 78.23 Evolução da Endoprótese TAG®.

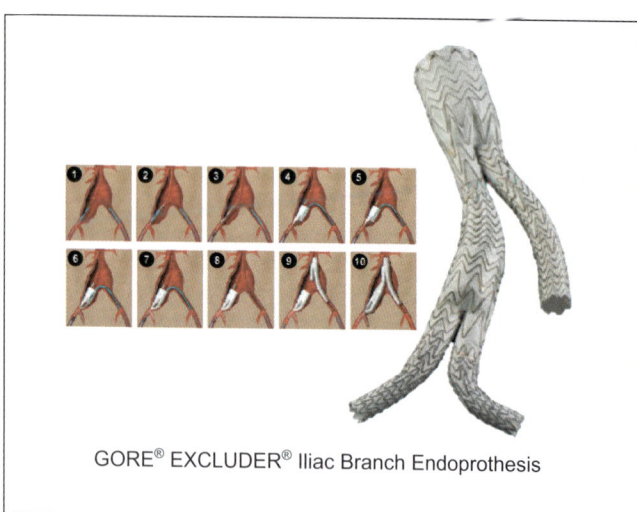

GORE® EXCLUDER® Iliac Branch Endoprothesis

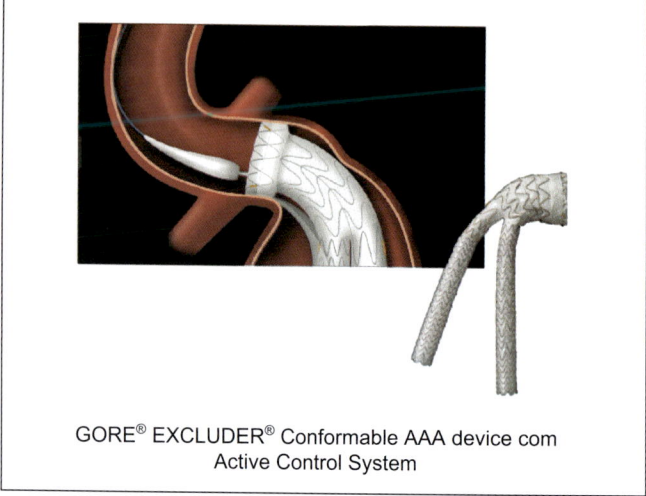

GORE® EXCLUDER® Conformable AAA device com Active Control System

FIGURA 78.24 Passo a passo do dispositivo bifurcado de ilíaca e o novo dispositivo conformável com sistema de controle ativo do cateter de entrega.

garantindo, assim, um selamento mais eficiente. Assim como o Sistema de entrega C3 Delivery, o Gore Active Control System oferece a possibilidade de reposicionamento, se necessário, após a liberação inicial, otimizando o implante do dispositivo.

Esse dispositivo está em fase de testes nos EUA; o primeiro implante ocorreu em janeiro de 2018.

Terumo Aortic

O conceito inicial dessa endoprótese foi desenvolvido pelo Prof. Lutz Lauterjung em Munique, na Alemanha, e, em 1996, já em parceria com a empresa Vascutek, foram iniciados os estudos do modelo de primeira geração (1999-2001). Após realizadas algumas modificações, o dispositivo foi aprovado para comercialização na Europa ("CE Mark") em 2005 e nos EUA (FDA) em 2006. O Estudo de Fase I foi realizado nos EUA em 2004, e o Estudo de Fase II, Multicêntrico, nos EUA e no Canadá com início em 2009 e finalizado em 2015.

A Anaconda® é uma endoprótese abdominal bifurcada, trimodular e com uma ideia conceitual baseada em um sistema de implante totalmente reposicionável, flexível e com possibilidade concreta de uso mesmo em anatomias de tortuosidade intensa. Na extremidade

proximal, apresenta dois anéis de nitinol com quatro ganchos, responsáveis pela fixação e pelo selamento; a abertura proximal do tipo "boca-de-peixe" permite o posicionamento junto ao óstio das artérias renais e maior área de contato no colo proximal. O esqueleto metálico é formado por anéis independentes e constituídos de multifilamentos de nitinol, sendo revestido de poliéster ultrafino com trama do tipo "woven". Os ramos ilíacos, retos ou cônicos, também são formados por anéis multifilamentares de nitinol, sendo individualizados e circulares, conferindo maior flexibilidade ao dispositivo (Figura 78.25). Essa endoprótese está comercialmente disponível em diâmetros do corpo principal de 19 a 34 mm e dos ramos ilíacos de 8 a 21 mm.

Uma característica peculiar é que o corpo principal da endoprótese já vem pré-cateterizado com um sistema de guia magnética. Para cateterização do ramo contralateral é utilizada uma guia similar que, ao ser posicionada nas proximidades da zona de conexão da perna contralateral, conecta-se à guia do corpo principal por atração magnética (ímã). Dessa forma, a cateterização seletiva decorre principalmente da atração entre as guias imantadas (Figura 78.26).

O sistema de entrega tem recobrimento hidrofílico, apresenta perfil entre 20 e 23 Fr, sendo denominado comercialmente de BluGlide®. A liberação do dispositivo é realizada por meio do

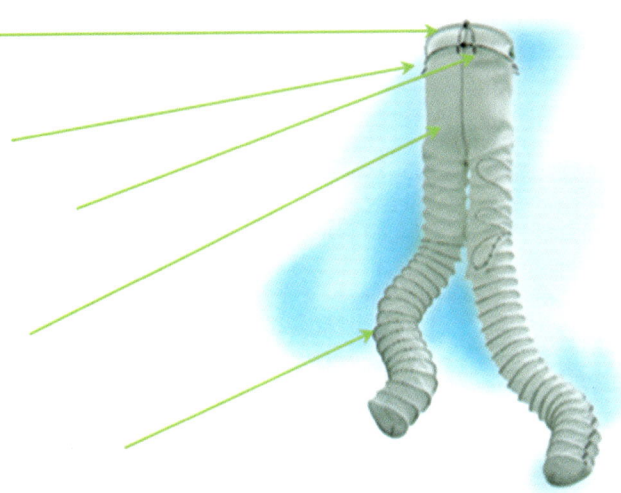

FIGURA 78.25 Endoprótese Anaconda® e suas características principais.

sistema tipo "*pull-back*" ("puxar para trás para liberar"/tração axial) e apresenta um anel de controle específico que permite o reposicionamento total do corpo bifurcado (Figura 78.27).

A Anaconda® tem características que buscam melhorar a sua adaptabilidade e proporcionar um disparo preciso (reposicionável), tendo apresentado resultados bastante satisfatórios não só nos casos com anatomia favorável, como também nos casos de colo complexo e ilíacas tortuosas.

Em 2018, após a fusão com a Bolton Medical, a Terumo Vascutek torna-se Terumo Aortic, agregando ao seu portfólio a endoprótese abdominal, também trimodular, chamada Treovance, e a endoprótese torácica Relay Plus (Figura 78.28).

PowerLink® System | Endologix

Esse dispositivo, desenvolvido no Arizona Heart Institute, em Phoenix, e fabricado pela companhia Endologix Inc., CA, EUA, foi lançado no mercado há mais de uma década com o nome PowerLink e passou por melhorias e aprimoramentos. Em 2004, recebeu aprovação da FDA para ser comercializado nos EUA, e nos anos seguintes, obteve aprovação da Anvisa para ser comercializado no Brasil.

O modelo para correção do aneurisma abdominal é constituído de uma única peça (bifurcada), associada a uma extensão aórtica proximal e extensões ilíacas conforme a necessidade. O seu esqueleto metálico é formado por um sistema de arame único de cromo cobalto, sendo este formatado por meio de dobraduras e fixações. O recobrimento externo é de PTFE expandido ultrafino, de baixa porosidade e muito resistente, sendo uma das poucas endopróteses com esqueleto metálico na face interna e recobrimento de tecido na face externa. As suturas do tecido estão localizadas apenas nas extremidades proximal e distal. Não tem farpas ou ganchos e sua fixação depende basicamente da força radial exercida pelo *stent* e da força colunar resultante de um corpo principal bastante longo. Apresenta variedade na extensão proximal permitindo a escolha entre uma peça com ou sem *stent* livre proximal, isto é, pode-se optar por fixação infrarrenal ou suprarrenal; o diâmetro proximal máximo é de 34 mm (Figura 78.29).

Esse dispositivo apresenta uma técnica de implante um pouco diferente das demais endopróteses. O corpo principal fica posicionado na bifurcação aórtica e o ramo contralateral já vem pré-cateterizado. Esse fato praticamente impede que o corpo principal apresente migração distal, pois fica assentado na bifurcação aórtica. O sistema de entrega é hidrofílico e tem 21 Fr externo – o ramo contralateral (pré-cateterizado) tem 9 Fr. Devido às características do corpo principal, tem possibilidade de uso em aneurisma da aorta abdominal com colo distal menor que 18 mm (Figura 78.30).

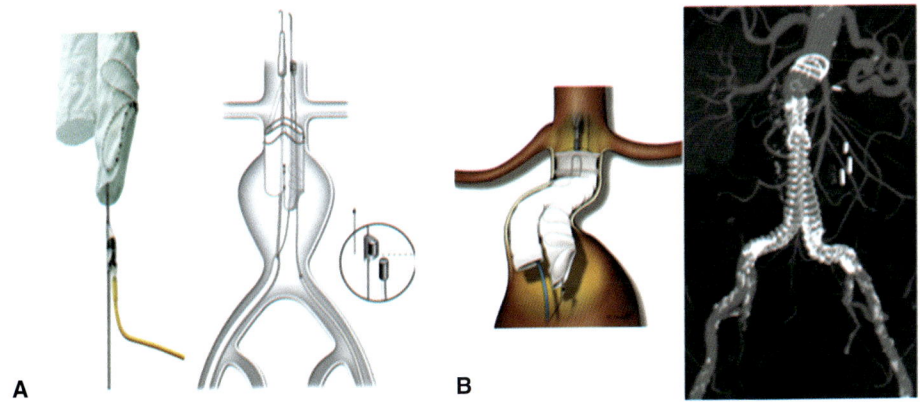

FIGURA 78.26 A. Sistema de cateterização com guias imantadas. **B.** Flexibilidade e reposicionamento do corpo principal.

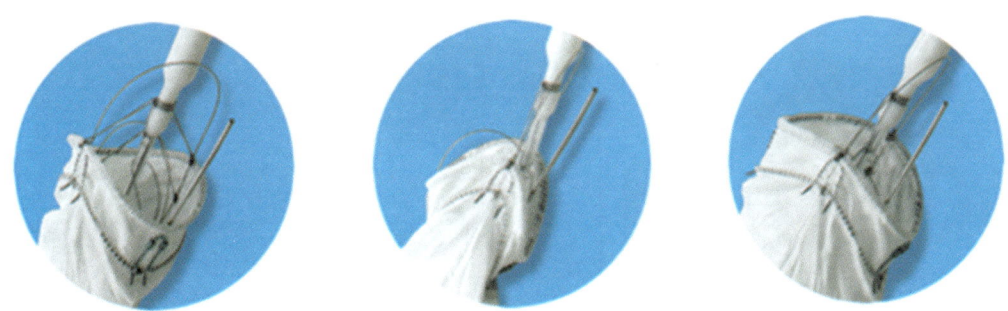

FIGURA 78.27 Sistema de reposicionamento após a liberação inicial do dispositivo Anaconda®.

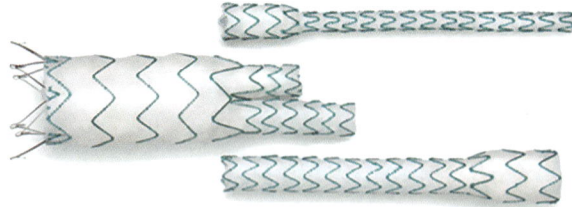

FIGURA 78.28 Treovance, sistema trimodular, Bolton – Terumo.

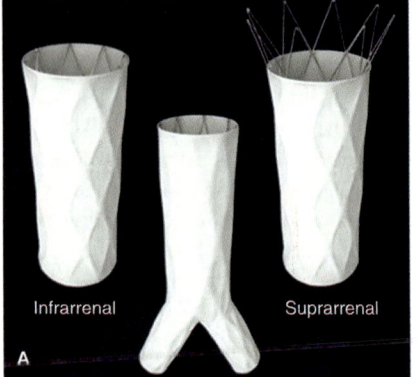 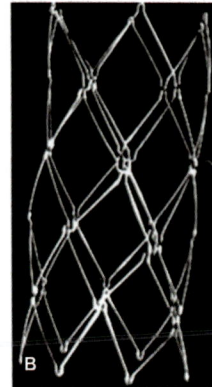

FIGURA 78.29 Corpo principal e extensões proximais (**A**) e esqueleto estrutural de *stent* único de cromo cobalto (**B**).

AFX® System | Endologix

A endoprótese AFX® também é parte dos dispositivos produzidos pela Endologix (Figura 78.31). Tem características de construção bastante semelhantes ao da PowerLink, com algumas modificações e com novo sistema de entrega com baixo perfil. É constituído de uma única peça (bifurcada), associada a uma extensão aórtica proximal e extensões ilíacas conforme a necessidade. O seu esqueleto metálico é formado por um sistema de arame único de cromo cobalto, e o recobrimento externo é de ePTFE ultrafino, de baixa porosidade e atualmente denominado de ePTFE Duraplay™. As suturas do tecido estão localizadas apenas nas extremidades proximal e distal. Não tem farpas ou ganchos e sua fixação depende basicamente da força radial exercida pelo *stent* e da força colunar resultante do implante do corpo principal na bifurcação aórtica.

O sistema de entrega é constituído de uma bainha com recobrimento hidrofílico de baixo perfil, sendo de 17 Fr no corpo principal e de 9 Fr na contralateral.

Em setembro de 2017, a agência regulatória americana FDA alertou os usuários desse dispositivo sobre o aumento da ocorrência de *endoleak* tipo III após o tratamento endovascular de aneurismas infrarrenais. O fabricante já havia feito antecipadamente um *recall* no fim de 2016 e no início de 2017 retirando todas as endopróteses do modelo AFX Strata, cuja fabricação havia sido interrompida em 2014 devido a problemas com o ePTFE. Em junho de 2018, a FDA

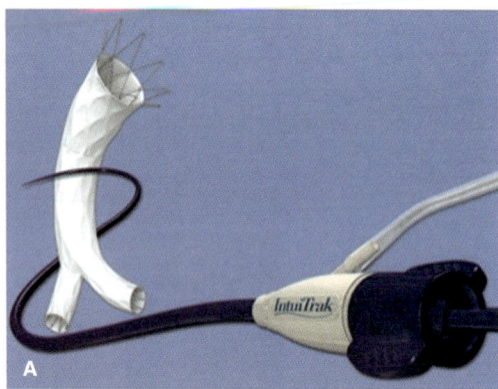 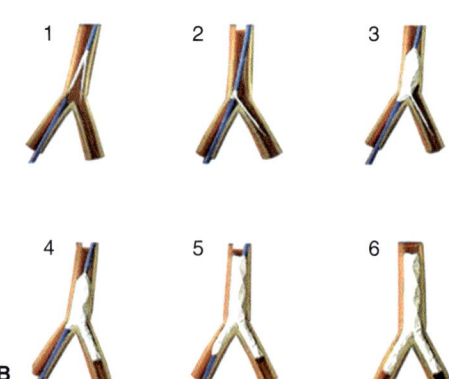

FIGURA 78.30 Fotografia da endoprótese (PowerLink System/IntuiTrak® System) (**A**) e desenho esquemático dos passos para o seu implante (**B**).

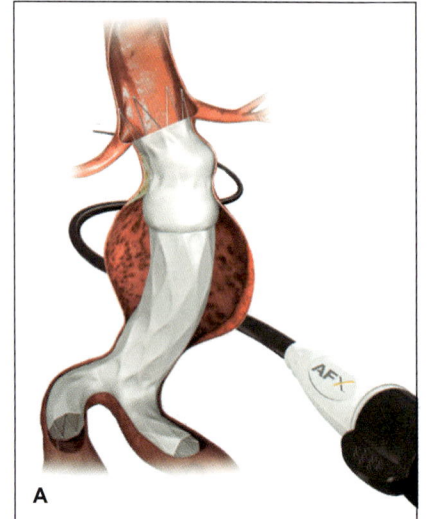 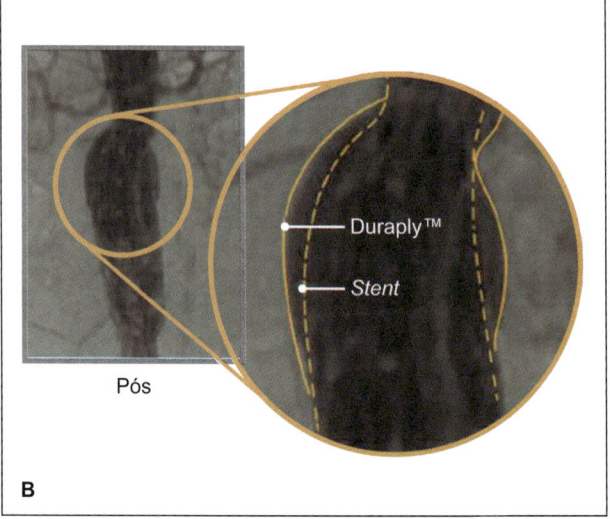

FIGURA 78.31 **A.** Fotografia da endoprótese (AFX® System). **B.** Imagem do comportamento do politetrafluoretileno expandido (ePTFE) de recobrimento externamente ao esqueleto da endoprótese.

publicou uma nova nota de alerta a todos os profissionais da saúde sobre os riscos de eventos adversos secundários a *endoleak* tipo III com esse tipo de dispositivo. Nessa ocasião, novamente o fabricante comunicou que todos os dispositivos desse modelo já haviam sido recolhidos desde a metade do ano anterior. Concomitantemente, a companhia empregou uma nova metodologia no processo de fabricação do ePTFE, corrigindo os problemas verificados no AFX Strata. A AFX Duraplay e o Sistema AFX2 construído com esse novo processo substituíram o modelo anterior. Esses dispositivos não foram objeto da comunicação da FDA, e sua utilização é monitorada por um registro pós-venda da própria empresa, além de um estudo randomizado (LEOPARD) que compara o sistema AFX com outros sistemas no EVAR cujos resultados dão suporte à eficácia e à segurança dessa endoprótese.

Alto® | Endologix

A Ovation iX™, rebatizada em 2020 como Alto®, é um projeto originalmente desenvolvido pela empresa americana TriVascular e, mais recentemente, foi incorporada à família de dispositivos aórticos da Endologix. É um sistema trimodular composto de corpo principal e ramos ilíacos ou extensão ilíacas. O perfil de 13 Fr (interno) e 15 Fr (externo) é um dos mais baixos do mercado, o que favorece a sua utilização de forma percutânea e em casos com acesso (ilíacas) de calibre reduzido ou com doença aterosclerótica.

O corpo aórtico bifurcado da Alto® é composto do *stent* proximal, dos anéis de selamento e com recobrimento de ePTFE ultrafino. O *stent* proximal não recoberto é de NiTi e usinado a *laser*, para fixação suprarrenal. O *stent* foi concebido com âncoras integradas para favorecer a sua fixação na parede aórtica. O corpo principal tem marcas radiopacas na extremidade proximal (na qual inicia o tecido) e na extremidade distal. Também apresenta marcas radiopacas que favorecem a adequada determinação da posição anteroposterior e a posição da "perna" ilíaca contralateral (Figura 78.32). Durante o implante, que é realizado por sistema *"pull-back"*, o corpo principal apresenta estágios para a sua liberação precisa e permite a liberação do *stent* proximal de fixação após o implante do corpo principal e verificação de sua adequada posição.

O corpo do dispositivo tem uma rede de anéis insufláveis preenchidos com um polímero de baixa viscosidade, estável, biocompatível, solúvel e radiopaco. O polímero é injetado em estado líquido, que permite uma adequada adaptação a diferentes anatomias do colo proximal, inclusive em anatomias com irregularidades da parede aórtica. Algumas análises, realizadas pela própria empresa, defendem que a aposição circunferencial, não expansiva dos anéis de vedação, não cria uma força crônica e centrífuga na parede da aorta no colo proximal, não proporcionando, dessa forma, a sua progressiva dilatação ao longo do tempo. O dispositivo vem acompanhado de um *kit* específico para injeção do polímero com um sistema de autoinjetor que favorece o enchimento confiável e controlado por baixa pressão.

As extensões ilíacas são constituídas a partir de um esqueleto metálico formado por um filamento único e dobrado de NiTi incorporado a um filme de ePTFE. Há duas marcas radiopacas na extremidade proximal das extensões ilíacas e uma marca radiopaca na extremidade distal dela.

Aorfix® Endovascular Stent-Graft | Anson Medical, Lombard Medical Group

Esse dispositivo, desenvolvido pela empresa inglesa Lombard Medical, tem como principal característica a construção que combina um esqueleto em espiral de nitinol suturado externamente a uma prótese tubular de poliéster, proporcionando alta flexibilidade e boa adaptação à anatomia do paciente. A abertura proximal do tipo "boca-de-peixe" permite o posicionamento junto ao óstio das artérias renais e maior área de contato no colo proximal. Ganchos proximais favorecem a sua fixação. A estrutura do corpo principal é formada por anéis de nitinol e as "pernas" (ramos ilíacos) são formadas por estrutura helicoidal de nitinol (Figuras 78.33 e 78.34).

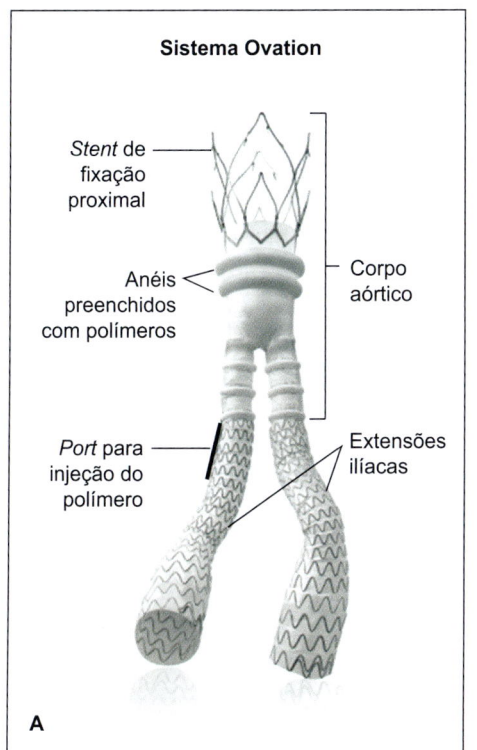

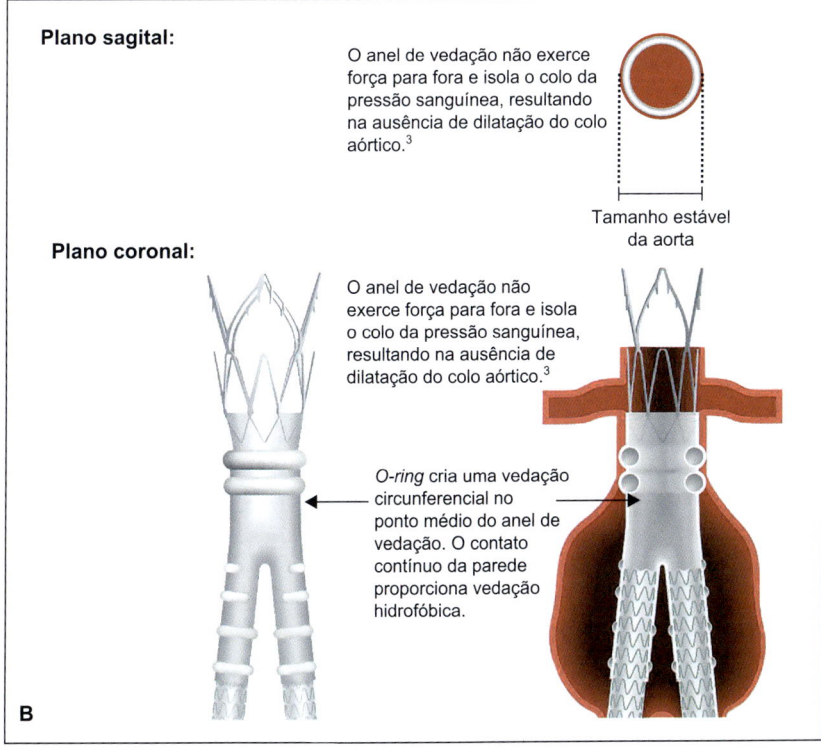

FIGURA 78.32 Imagens ilustrativas da Endoprótese Alto® com os anéis circunferenciais de selamento no colo proximal.

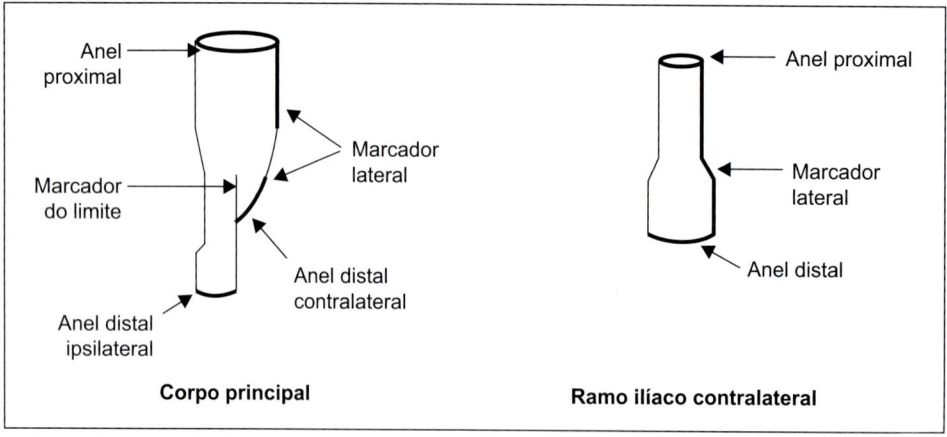

FIGURA 78.33 Endoprótese Aorfix: posição das marcas radiopacas no dispositivo para orientar o implante.

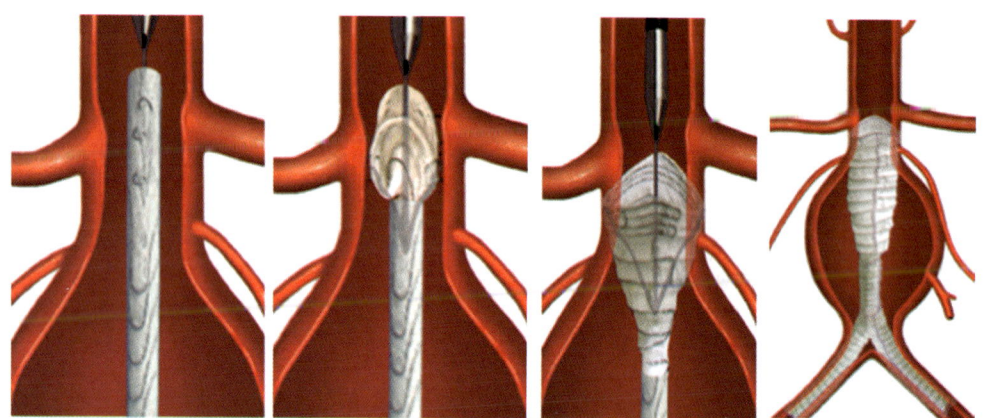

FIGURA 78.34 Endoprótese Aorfix: desenho ilustrativo de seu implante.

Devido à geometria de construção e ao formato desse esqueleto de nitinol, apresenta uma excelente adaptação às paredes do vaso, conferindo boa performance em anatomia complexa e desfavorável, principalmente com relação à tortuosidade do colo proximal, sendo licenciado para uso em colo de até 90°.

Uma das peculiaridades anatômicas importantes na escolha desse dispositivo é a necessidade de tomar o devido cuidado em pacientes com pequena distância entre a origem da artéria mesentérica superior e a artéria renal mais baixa, pois há o risco de oclusão inadvertida da artéria mesentérica superior (AMS) pelo formato da abertura proximal tipo "boca-de-peixe".

A endoprótese Aorfix recebeu aprovação da FDA em 2013 e está disponível comercialmente no Brasil. O estudo multicêntrico Europeu Arbiter II, publicado em 2011, mostrou sucesso técnico de 96,7% da Aorfix no tratamento de pacientes com aneurisma da aorta abdominal (AAA) com angulação do colo proximal entre 60 e 90°. Mais recentemente, o U.S. PYTHAGORAS TRIAL ("Prospective Aneurysm Trial: High Angle Aorfix Bifurcated Stent Graft"), um estudo multicêntrico realizado nos EUA que incluiu pacientes com AAA com angulação grave (≥ 60°), mostrou resultados similares a outros estudos com colos menos angulados, confirmando a indicação desse dispositivo para colos com angulação grave.

E-vita® Stent-Graft System | Jotec

A empresa alemã Jotec, recentemente incorporada pela multinacional americana CryoLife, iniciou a sua participação no mercado de endopróteses aórticas com os modelos desenhados para aorta torácica. A endoprótese E-vita® torácica passou a ser utilizada na

prática clínica em 2004, após aprovação na Comunidade Europeia, e atualmente já está sendo comercializada a sua terceira geração (E-vita Thoracic 3 G).

Além da endoprótese torácica, a Jotec colocou à disposição outros dispositivos para o tratamento de aneurisma:

- E-vita Abdominal XT: endoprótese aórtica bifurcada
- E-iliac: endoprótese para tratamento de aneurismas com envolvimento da bifurcação ilíaca
- E-vita Open Plus: endoprótese torácica híbrida
- E-vita Thoracic 3 G: endoprótese torácica.

A endoprótese E-vita Abdominal XT é o modelo bifurcado da Jotec para utilização na aorta abdominal e passou a ser utilizada a partir de 2008, quando recebeu aprovação da Comunidade Europeia. O dispositivo bifurcado derivou e apresenta características bastante semelhantes ao modelo torácico. Consiste em um esqueleto formado por *stents* independentes de nitinol com recobrimento interno de poliéster de baixa porosidade e cinco marcações radiopacas em ouro. A estrutura metálica de *stents* tem formatação do tipo "pico-vale" no corpo principal e do tipo "pico-pico" nos ramos ilíacos, favorecendo a flexibilidade e a conformação (Figura 78.35). O sistema de entrega mantém a sua plataforma original, patenteada "*squeeze to release*", ou seja, "comprimir para liberar", que permite uma liberação precisa, controlada e segura, podendo ser gradual ou contínua. Vem com sistema introdutor com nova tecnologia aramada *dual zone*, que proporciona melhor flexibilidade e resistência, e o revestimento hidrofílico em toda a sua extensão permite melhor navegabilidade. Está disponível nos diâmetros proximais de 24 a 36 mm e distais de 12 a 24 mm, possibilitando tratamento para

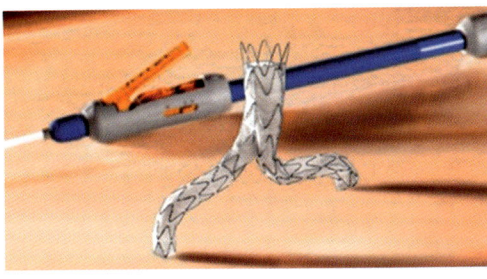
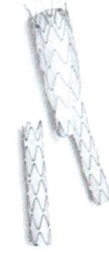

FIGURA 78.35 Endoprótese E-vita® Abdominal XT e o sistema introdutor tipo *"squeeze to release"*.

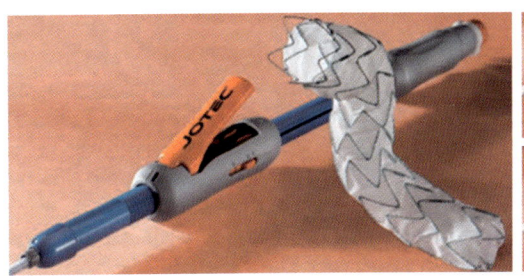
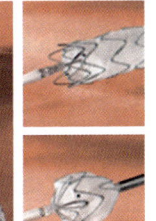

FIGURA 78.37 Endoprótese E-Vita Thoracic 3 G.

uma variada gama de anatomias. O perfil do sistema de entrega é de 20 e 22 Fr para corpo principal e extensão aórtica e 16 e 18 Fr para contralateral e extensão ilíaca. O comprimento útil do cateter é de 55 cm, compatível para fio-guia 0,035″.

A E-iliac é a endoprótese bifurcada de ilíaca desenhada para tratamento de aneurismas que envolvam a bifurcação ilíaca. É fabricada com *stents* de nitinol e revestimento em poliéster com formato assimétrico para melhor flexibilidade. As marcas radiopacas são posicionadas para permitir uma correta liberação. O ramo para a artéria ilíaca interna já vem pré-cateterizado. Há dois modelos: um para tratamento de aneurisma isolado de artéria ilíaca e outro para tratamento de aneurisma aortoilíaco (Figura 78.36). O cateter introdutor é aramado e hidrofílico. Apresenta um sistema de liberação opcional do tipo gradual ou contínuo, sendo a fixação distal com liberação independente.

A E-vita Thoracic 3 G é a endoprótese reta desenvolvida pela Jotec para implante na aorta torácica. É formada por um esqueleto de *stents* em nitinol que são suturados ao revestimento de poliéster com uma leve rotação entre eles, impedindo o contato pico-pico. Tem marcações radiopacas em platínio-irídio, que garantem a visualização exata do início e do término do revestimento, e o *"free flow"* proximal com liberação independente permite melhor ancoragem e fixação no colo (Figura 78.37). O sistema de entrega mantém a sua plataforma original, patenteada *"squeeze to release"*, ou seja, comprimir para liberar, que permite uma liberação precisa, controlada e segura, podendo ser gradual ou contínua. Vem com sistema introdutor com nova tecnologia aramada *dual zone*, que proporciona melhor flexibilidade e resistência, e o revestimento hidrofílico em toda a sua extensão permite melhor navegabilidade. Está disponível nos diâmetros de 24 a 44 mm e na extensão de 130 a 230 mm, nos formatos cônicos e retos, ambos com *free flow* proximal e corte distal reto. O perfil do sistema de entrega é de 20, 22 e 24 Fr, com comprimento útil do cateter de 95 cm, compatível para fio-guia 0,035″. Há a disponibilidade de diferentes configurações, tanto na formatação proximal quanto na distal.

A E-vita Open Plus é uma endoprótese torácica híbrida produzida como peça única utilizando a combinação de uma prótese de Dacron®, na porção proximal, e nitinol com poliéster, na porção distal. Combina a reconstrução cirúrgica clássica (arco aórtico e aorta ascendente) com o implante de endoprótese na aorta torácica descendente. Indicada para tratamento de dissecções agudas tipo A e complexa do tipo B e aneurismas que envolvam arco aórtico e aorta descendente (Figura 78.38). O sistema de entrega é aramado e tem uma ponta distal arredondada e atraumática, para evitar lesão na parede da aorta. Apresenta diâmetros de 24 a 40 mm; o diâmetro do Dacron acompanha o da endoprótese. A extensão da endoprótese é de 130, 150 e 160 mm e do Dacron®, 50 ou 70 mm.

DISPOSITIVOS FENESTRADOS E RAMIFICADOS

Apenas 30 a 40% dos aneurismas da aorta infrarrenal são passíveis de tratamento endovascular com uma endoprótese convencional, bifurcada ou reta, conforme as instruções de uso. Esses desafios anatômicos dificultam, ou até mesmo impedem, o tratamento endovascular desses pacientes, somente sendo possível com modificações na técnica de aplicação ou no dispositivo, resultando em maior número de complicações e reintervenções. As mesmas limitações podem ser observadas em aneurismas que envolvem os troncos viscerais e as artérias renais – esse tipo de anatomia é encontrado em aproximadamente 10 a 15% dos casos.

Nos últimos anos, a maioria desse subgrupo de pacientes tem sido tratada com técnicas endovasculares *"off-label"*. A complexidade da anatomia desses aneurismas limita o desenvolvimento de soluções endovasculares, favorecendo ainda mais o uso de abordagens alternativas. Atualmente, poucas companhias disponibilizam dispositivos ramificados e/ou fenestrados prontos para serem usados. Outra opção são os dispositivos customizados (*custom-made devices* – CMD), que são endopróteses especialmente construídas para cada caso. Obviamente, tais dispositivos não podem ser usados em situações emergenciais, o que limita, em parte, a sua utilização em alguns cenários.

Apesar desses entraves, o tratamento endovascular de aneurismas extensos com anatomia desfavorável e/ou comprometimento de troncos viscerais ou artérias renais vem sendo realizado com mais frequência.

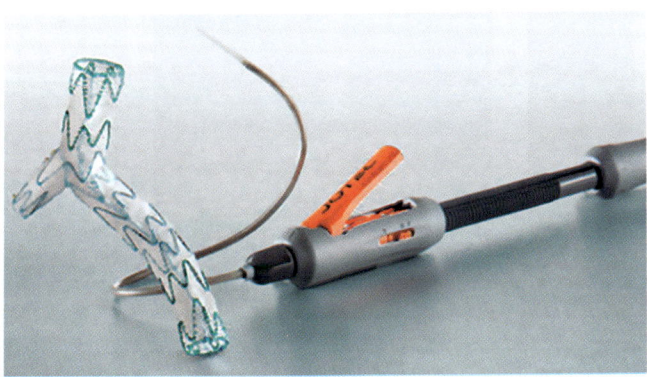

FIGURA 78.36 Endoprótese E-iliac Jotec.

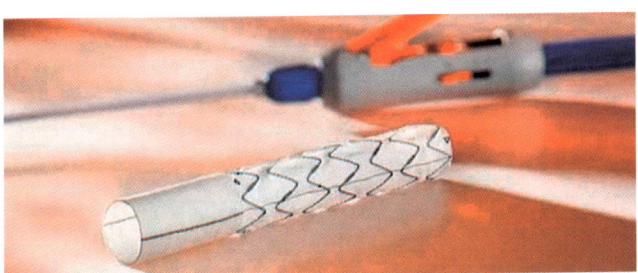

FIGURA 78.38 Endoprótese E-vita Open Plus.

A endoprótese Zenith® Fenestrada, Z-FEN+, da Cook é construída com a mesma plataforma da prótese Zenith®. Ela tem duas fenestras e um "*scalop*" (recorte) para a mesentérica superior de 8 mm posicionada às 12 horas para a artéria mesentérica superior.

A endoprótese Zenith® T-Branch Toracoabdominal é o primeiro dispositivo de prateleira ("*off the shelf*") fabricado e comercializado mundialmente. A Cook Medical recebeu a aprovação na Europa para essa endoprótese em junho de 2012. Uma série de publicações demonstraram que o seu uso no tratamento dos aneurismas toracoabdominais era viável e seguro, com resultados clínicos não inferiores aos da cirurgia convencional. Dois anos após, a Anvisa aprovou o uso desse dispositivo no Brasil, e o primeiro procedimento foi realizado em 2014. Desde então, mais de 200 procedimentos foram realizados no Brasil. Nos EUA, essa endoprótese ainda está sob investigação clínica, e seu uso está restrito a poucos centros especializados.

A Zenith® T-Branch Toracoabdominal tem uma configuração única, com quatro ramos montados em um sistema de entrega 24 Fr. O corpo principal cônico tem medidas padrão: 34 mm no colo proximal, 18 mm no colo distal e 202 mm de comprimento. Na seção intermediária, há quatro ramos. O mais alto é localizado à 1 hora e mede 8 mm de diâmetro e 21 mm de comprimento, para acomodar o ramo para o tronco celíaco. O segundo está posicionado às 12 horas e tem 8 mm de diâmetro por 18 mm de comprimento e é o portal para acomodar o ramo para a artéria mesentérica superior. Os últimos dois ramos são orientados para as artérias renais e estão posicionados às 10 e 3 horas, respectivamente; ambos têm 6 mm de diâmetro e 18 mm de comprimento (Figura 78.39). Para completar o procedimento e tratar o aneurisma até as artérias ilíacas, um dispositivo modular bifurcado, especialmente fabricado para esse fim, está disponível em quatro comprimentos: 81, 98, 115 e 132 mm, todos com sistema de entrega 20 Fr. Essa endoprótese poderá ser utilizada em associação com a T-Branch e com outros dispositivos customizados pelo fabricante.

Os resultados obtidos com o uso desses dispositivos são encorajadores e apontam para um futuro no qual o tratamento de aneurismas complexos será realizado por meio dessas técnicas. Em uma comparação recente entre próteses customizadas e dispositivos "*off the shelf*" ramificados, a T-Branch mostrou as vantagens do implante direto sem nenhum atraso para as customizações. Houve 100% de sucesso técnico, e os resultados clínicos são comparáveis aos das endopróteses customizadas. Apesar disso, avaliações futuras ainda permanecem imprescindíveis.

DISPOSITIVOS FUTUROS

Recentemente, a W. L. Gore apresentou os resultados dos primeiros implantes com um novo modelo de endoprótese com quatro ramos internos pré-cateterizados, "*off the shelf*", incluindo um componente aórtico e *stent grafts* para a construção dos ramos. O dispositivo Gore Excluder® Thoracoabdominal Branch Endoprosthesis (TAMBE) iniciou o estudo de Fase I no Brasil em novembro de 2014. O estudo de "fase um" (*first in human*) foi realizado pela equipe que assina este capítulo, em Florianópolis, Santa Catarina. Os resultados dos primeiros implantes foram promissores, e um protocolo similar foi realizado nos EUA com início em 2016. A "fase um" foi finalizada após o tratamento de 16 pacientes, 6 no Brasil e 10 em seis diferentes centros nos EUA. Atualmente, está acontecendo nos EUA o estudo de "fase dois".

O dispositivo TAMBE® apresenta características especiais que favorecem o seu implante em diferentes anatomias. Está construído sobre a plataforma da Excluder C3® e do C-TAG® em duas configurações: uma com dois ramos anterógrados e dois ramos retrógados, e outra com quatro ramos anterógrados (Figura 78.40). O fato de o dispositivo permitir a pré-canulação dos portais dos ramos minimiza os passos da cateterização seletiva dos portais antes da cateterização seletiva dos vasos-alvo, viscerais e artérias renais. Além disso, o sistema de entrega é liberado em três passos, permitindo a abertura dos colos proximais e distais sem perder o controle do colo proximal. Esse recurso possibilita a realização

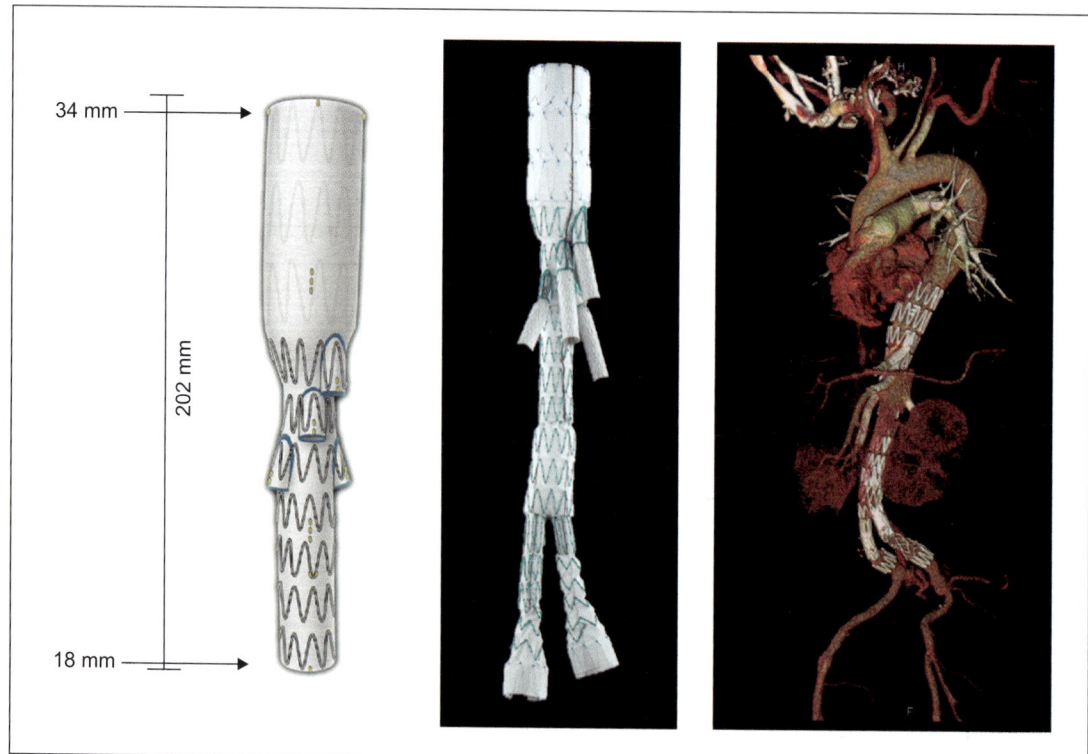

FIGURA 78.39 Zenith® T-Branch Toracoabdominal: dimensões, configuração completa com *stents*, pontes e angiotomografia (angio-TC) de controle pós-operatório.

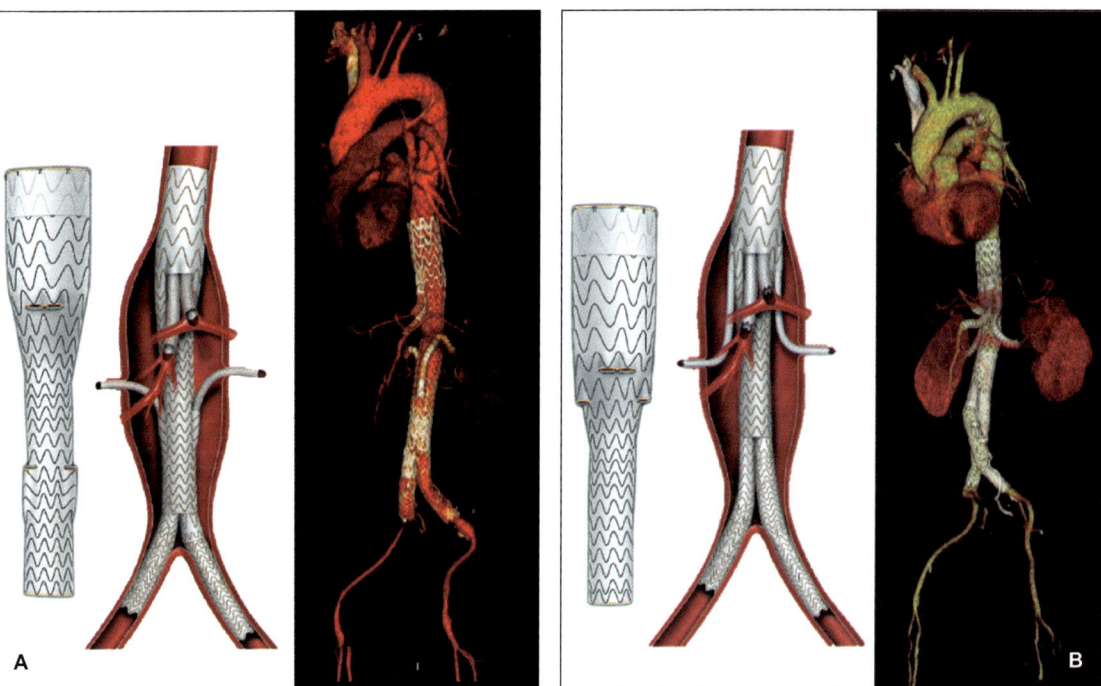

FIGURA 78.40 Configurações do TAMBE® Excluder® Thoracoabdominal Branch Endoprosthesis, e angio-TC de controle após o implante. **A.** Dois ramos anterógrados e dois retrógrados. **B.** Quatro ramos anterógrados.

de ajustes finos adicionais e proporciona um ambiente menos congestionado para a cateterização dos ramos. O segundo passo abre completamente a seção proximal, e o terceiro e último passo abre o terço médio do corpo principal, finalizando-se, assim, o implante do tronco principal. Um dispositivo bifurcado com medidas especiais está disponível para a finalização da reconstrução até os vasos ilíacos.

A Medtronic, em 2015, anunciou o desenvolvimento de um sistema de correção endovascular de aneurisma toracoabdominal a partir de um projeto do cirurgião Patrick Kelly. O conceito desse dispositivo está baseado em uma técnica de ramificação utilizando uma combinação das endopróteses Valiant® e Endurant®. A primeira endoprótese é empregada para montar a bifurcação ao nível da aorta torácica, e a segunda utiliza uma prótese Endurant e 4 Viabahns de 7 mm como conectores viscerais. Kelly et al. haviam publicado seus resultados com essa customização em um estudo em 2014. Os resultados iniciais foram animadores; atualmente, esse projeto segue em fase de investigação.

CONSIDERAÇÕES FINAIS

Já se passaram 30 anos desde o primeiro implante de uma endoprótese. Vivenciou-se, nesse período, uma corrida tecnológica em busca de melhores dispositivos, e houve uma revolução no campo da cirurgia vascular: centenas de novas tecnologias foram aplicadas e os procedimentos vasculares progressivamente tornaram-se menos invasivos e com melhores resultados. Concomitantemente, houve um entendimento mais abrangente do comportamento biomecânico, assim como dos materiais e processos utilizados no desenvolvimento e na construção desses novos dispositivos. Ao mesmo tempo, o crescimento progressivo da longevidade da espécie humana parece correr mais rápido do que o avanço da ciência. Todos os testes, projetados para simular o funcionamento adequado desses dispositivos por 10 anos, já começam a ser questionados quanto aos seus resultados, posto que um paciente, hoje tratado aos 65 anos, provavelmente viverá o dobro desse tempo. A metodologia de toda avaliação pré-clínica deverá e está sendo aperfeiçoada, garantindo, assim, performances superiores às observadas nos dias de hoje. Reproduzir esse complexo comportamento (bio)mecânico da aorta com materiais artificiais foi, e continua sendo, um desafio.

A aproximação da engenharia e da medicina é cada dia mais contundente e necessária; o avanço tecnológico é inexorável e aponta para um futuro promissor.

As referências bibliográficas deste capítulo se encontram no Ambiente de aprendizagem do GEN.

79

Correção Endovascular de Aneurismas Complexos da Aorta Abdominal com Técnicas de Endopróteses Fenestradas ou Ramificadas

Guilherme B. Barbosa Lima ■ Giulianna B. Marcondes ■ Emanuel R. Tenorio ■ Gustavo S. Oderich

Resumo

Aneurismas da aorta abdominal complexos (AAAC) são aqueles que envolvem as artérias renais e mesentéricas ou estão próximos delas, mas não se estendem para a aorta torácica. Trata-se de uma doença mais complexa do que os aneurismas da aorta abdominal infrarrenal, pois seu reparo envolve a revascularização das artérias viscerais, acrescentando maior dificuldade técnica ao procedimento. Colo infrarrenal curto e/ou angulado, além de calcificação e trombos na aorta infrarrenal são algumas das limitações anatômicas à correção endovascular tradicional com fixação infrarrenal da endoprótese. As opções cirúrgicas incluem cirurgia aberta, tratamento híbrido (cirurgia aberta e endovascular) e intervenções totalmente endovasculares com o uso de endopróteses fenestradas e/ou ramificadas.

Palavras-chave: aneurisma de aorta; procedimentos endovasculares; cirurgia vascular.

INTRODUÇÃO

A primeira correção de aneurisma com fenestra foi realizada por Jae Hyung Park et al., na Coreia do Sul, em 1996.[1] Desde então, houve uma evolução enorme no tratamento endovascular dos AAAC, desde de próteses modificadas na bancada pelo cirurgião com inúmeras variações técnicas até as atuais plataformas de endopróteses fenestradas e ramificadas customizadas para cada paciente e também aquelas de prateleira com *design* padronizado.[2,3] Em comum, esses dispositivos possibilitam a correção com uma zona de ancoragem proximal adequada, sem comprometer a perfusão visceral.[4-6] Neste capítulo, resumem-se as técnicas de reparo endovascular usando endopróteses fenestradas e ramificadas para o tratamento de AAAC.

CLASSIFICAÇÃO DOS ANEURISMAS

Os AAAC são classificados de acordo com o envolvimento de, pelo menos, uma das artérias viscerais. Incluem-se nesse grupo os aneurismas justarrenais e suprarrenais da aorta (pararrenal e paravisceral), bem como aneurismas aórticos toracoabdominais (AATA) do tipo IV. O aneurisma justarrenal é definido pela dilatação aneurismática da aorta até o nível das artérias renais, mas sem envolvimento direto das mesmas, as quais se originam em um segmento normal da aorta. O Comitê Ad Hoc da Sociedade de Cirurgia Vascular dos EUA[7] definiu como aneurismas da aorta justarrenais aqueles que apresentam menos de 10 mm de colo aórtico infrarrenal sem dilatação. Já o aneurisma aórtico suprarrenal é definido quando pelo menos uma das artérias renais se origina do segmento aneurismático da aorta. Os aneurismas da aorta suprarrenais podem, ainda,

ser classificados como aneurismas pararrenais, pelo envolvimento das artérias renais, não havendo comprometimento da região de origem da artéria mesentérica superior (AMS), e aneurismas paraviscerais, quando abrangem as artérias renais e a AMS, mas não o tronco celíaco. Os AATA do tipo IV compreendem todas as quatro artérias viscerais, incluindo o tronco celíaco, podendo se estender até o hiato diafragmático, mas não ao tórax (Figura 79.1).

INDICAÇÕES

A indicação para o tratamento cirúrgico dos AAAC deve ser realizada com base em uma análise risco-benefício. O risco de ruptura deve ser avaliado, assim como o de mortalidade peroperatória ou sequela grave, incluindo paraplegia, acidente vascular encefálico (AVE) ou insuficiência renal. Em geral, recomenda-se o tratamento dos AAAC assintomáticos quando estes atingem um diâmetro mínimo de 5,5 cm. Outra indicação é o rápido aumento no diâmetro do aneurisma, definido como crescimento maior que 5 mm em 6 meses.

O tratamento é também recomendado para aneurismas sintomáticos, independentemente dos critérios de diâmetro. Os aneurismas saculares ou assimétricos apresentam comportamento imprevisível, sendo recomendado seu reparo cirúrgico, independente do seu diâmetro. Na literatura médica, o risco anual de ruptura de aneurismas varia de 5 a 9,4% para aqueles com diâmetros de 5,5, a 5,9 cm, chegando a 32% para os maiores que 7 cm.[8,9]

AVALIAÇÃO PRÉ-OPERATÓRIA

Risco clínico

A avaliação dos riscos cardíaco, pulmonar e renal é fundamental para a seleção dos pacientes. Em geral, os procedimentos endovasculares são indicados para pacientes que apresentam mais comorbidades,

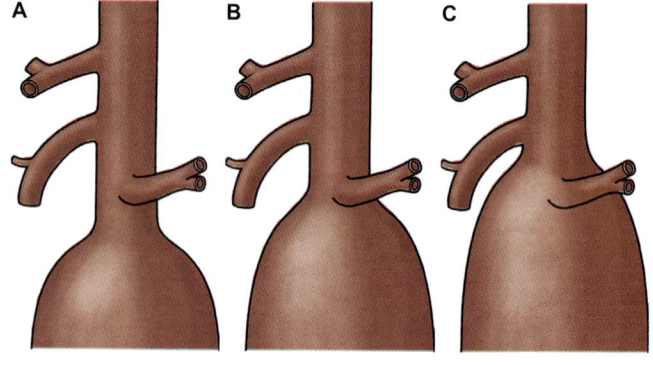

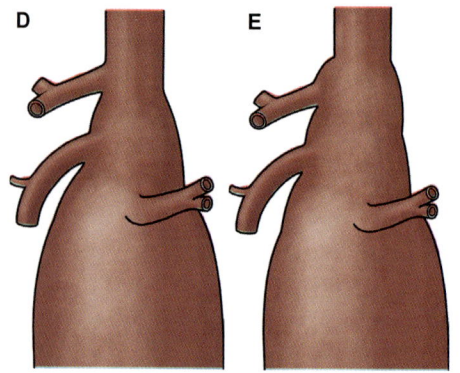

FIGURA 79.1 Classificação anatômica de aneurismas complexos da aorta abdominal, incluindo aneurismas infrarrenais com colo curto (**A**), justarrenais (**B**), pararrenais (**C**), paraviscerais (**D**) e toracoabdominais do tipo IV (**E**).

com risco cirúrgico mais elevado; contudo, se as condições clínicas forem proibitivas, esse grupo também não deve ser considerado para esses procedimentos. A análise cardíaca com teste de estresse não invasivo (ecocardiograma de estresse com dobutamina ou estudo sestamibi), testes de função pulmonar e ultrassonografia vascular das artérias carótidas são exames que devem fazer parte da rotina pré-operatória.

A verificação renal pré-operatória é importante para identificar pacientes com risco aumentado de lesão renal aguda (LRA) devido à doença renal crônica preexistente (DRC). A taxa de filtração glomerular estimada (eTFG) deve ser calculada durante a avaliação pré-operatória. Mais de 50% dos pacientes com AATA apresentam DRC estágio III ou IV (30 a 59 ou 15 a 29 mℓ/min/1,73 m^2, respectivamente). A avaliação da função pulmonar está associada a sobrevida a longo prazo, pois aproximadamente 40% dos pacientes com AATA têm história de doença pulmonar obstrutiva crônica (DPOC). Pacientes com escore GOLD 1 e 2 (volume expiratório forçado no primeiro segundo [VEF1] ≥ 80% ou VEF1 de 50 a 79%) e com menos de uma exacerbação pulmonar por ano apresentam risco baixo ou intermediário de complicações pulmonares. Aqueles com pontuação GOLD 3 e 4 (VEF1 de 30 a 49% ou VEF1 < 30%) ou que têm duas ou mais exacerbações pulmonares por ano são considerados com risco aumentado.

Genética

Teste genético deve ser considerado em pacientes jovens com características fenotípicas sugestivas ou história familiar de doença da aorta (Quadro 79.1). Esses distúrbios são autossômicos dominantes e mais frequentes na população jovem e em pacientes acometidos por dissecção aórtica ou aneurisma. Aproximadamente 20% desses pacientes têm alteração genética do tecido conjuntivo. Distúrbios clinicamente relevantes incluem síndromes de Marfan, de Turner, de Ehlers-Danlos vascular e de Loeys-Dietz. As mutações mais comuns são no gene da fibrilina (*FBN1*) ou no receptor do gene do fator de crescimento tumoral beta 2 (*TGFBR2*) nas síndromes de Marfan e Loyes-Dietz, respectivamente. A mutação não sindrômica mais associada a aneurismas torácicos e dissecções está no gene da actina de células musculares lisas (CML) (*ACTA2*). Nesses pacientes, o reparo cirúrgico aberto é a primeira linha de tratamento, reservando-se a correção endovascular para casos excepcionais, como em aneurismas recorrentes, rupturas de aneurismas e em pacientes de alto risco.

Considerações anatômicas

O estudo detalhado das imagens adquiridas por exames de alta definição é fundamental para planejar procedimentos abertos e

endovasculares. Na maioria dos serviços, a angiotomografia computadorizada multicanal (angio-TC) é a modalidade de imagem preferida para o planejamento cirúrgico. A reconstrução multiplanar (MPR) possibilita a visualização da tomografia nos planos axial, coronal e sagital. Um exame com fase arterial é o suficiente para avaliação pré-operatória (exceto para reintervenções), porém um exame trifásico (sem contraste, arterial e tardio) é necessário para acompanhamento pós-operatório.

Por se tratar de um procedimento complexo, apenas pacientes com indicação cirúrgica e sobrevida mínima de 2 anos idealmente devem ser candidatos ao tratamento. Pacientes com condições terminais, com múltiplas comorbidades e de risco clínico muito alto, em geral, beneficiam-se de uma abordagem conservadora. Pacientes candidatos à cirurgia endovascular devem apresentar anatomia favorável, com acesso cirúrgico factível, zonas de ancoragem adequadas, trombos e aterosclerose não proeminentes, além de vasos viscerais com diâmetro e comprimento adequados para incorporação dos *stents*-ponte.

TÉCNICAS ENDOVASCULARES

Acesso cirúrgico

O acesso para a execução do tratamento endovascular é frequentemente realizado por técnica percutânea para uma ou ambas artérias femorais com uso de dispositivos de fechamento percutâneo. A via braquial é frequentemente utilizada para a cateterização dos ramos viscerais, ainda que o procedimento possa ser realizado totalmente pela artéria femoral.[10] Dificuldades nos acessos podem ser previstas com uma avaliação rigorosa dos exames de imagem pré-operatórios, que devem incluir o arco aórtico, os ramos supra-aórticos, a aorta toracoabdominal, a aorta abdominal, as artérias ilíacas e femorais comuns.

O acesso mais adequado deve ser escolhido de maneira individualizada, considerando o diâmetro das artérias ilíacas, ocorrência de doença aterosclerótica estenótica ou oclusiva, tortuosidade, *stent*s prévios e presença de enxertos vasculares. Artérias ilíacas com diâmetros menores que 8 mm, calcificação intensa, estenoses ou oclusões, tortuosidade excessiva ou dissecções podem dificultar ou impedir a introdução segura e a navegabilidade dos sistemas de entrega, mesmo com os dispositivos com perfil cada vez menor.

Cirurgias abertas ou técnicas endovasculares podem ser necessárias para contornar dificuldades no acesso. A confecção de um conduto (*conduit*) é um exemplo de cirurgia aberta adjuvante ao reparo endovascular, que pode ser confeccionado antes ou no mesmo tempo cirúrgico do tratamento proposto, podendo ser permanente ou removido posteriormente. O conduto deve ser considerado em

QUADRO 79.1	Testes genéticos em pacientes com dissecção aórtica e aneurismas.		
	Gene	**Função**	**Manifestação clínica**
Aorta ascendente	*FBN1*	Microfibrilas, elastogênese, biodisponibilidade de TGF-β e fenótipo CML	Síndrome de Marfan
	EFEMP2	Fibulina 4, fibras elásticas	Cútis laxa recessiva IIA
Aorta torácica	*FBN1*	Microfibrilas, elastogênese, disponibilidade de TGF-β	Síndrome de Marfan
	TGFBR1/2	Domínio sinalizador de receptor TGF-β	Síndrome de Loeys-Dietz
	MYH1	Contração de CML	Aneurisma de aorta torácica familiar com ducto arterioso pérvio
	ACTA2	Contração de CML	Aneurisma de aorta torácica familiar
	COL3A1	Colágeno tipo III, fibras da ECM alteradas	Síndrome de Ehlers-Danlos do tipo IV

CML: células musculares lisas; *COL3A1*: gene do colágeno tipo alfa III; ECM: matriz extracelular; *FBN1*: gene da fibrilina 1; *EFEMP2*: gene do fator de crescimento epidérmico (EGF) com matriz de proteína similar à fibulina 2; *MYH1*: gene da cadeia de miosina pesada 11 para SMC; *ACTA2*: gene da alfa-2-actina; *TGFBR1/2*: gene do fator transformador de crescimento (betarreceptores 1 e 2).

pacientes com doença aterosclerótica ou aneurismática, em múltiplos segmentos arteriais, nos quais várias intervenções seriam necessárias para promover um acesso seguro, ou mesmo como um adjuvante para acelerar a reperfusão dos membros inferiores ao tracionar o introdutor para dentro do conduto, restaurando o fluxo sanguíneo para os membros inferiores. Esse conduto pode ser confeccionado na artéria femoral ou ilíaca (Figura 79.2). Para a artéria ilíaca, realiza-se uma incisão abdominal arciforme para acessar o retroperitônio, seguida de dissecção romba, descolando os tecidos sobre o músculo psoas e a crista ilíaca, expondo as artérias ilíacas comuns, internas e externas. A preferência dos autores é por um enxerto de poliéster de 12 mm para confecção desse conduto, anastomosado de maneira terminolateral com fios de Prolene® 40 e com "técnica de paraquedas". Caso se escolha um conduto permanente, opta-se por interposição do enxerto com anastomose terminoterminal da prótese com a artéria ilíaca externa proximalmente e com a artéria femoral comum distalmente.

A técnica do endoconduíte também é uma alternativa em pacientes com oclusão da artéria ilíaca interna ipsilateral. Seu uso não é recomendado para pacientes com artérias ilíacas internas pérvias, pois o tratamento endovascular dos AAAC exige cobertura extensa da aorta, o que pode aumentar o risco de isquemia medular. No endoconduíte (*paving and cracking*), empregam-se endopróteses periféricas (*stents* revestidos) desde a artéria ilíaca comum até a artéria ilíaca externa distal, com posterior dilatação forçada, aumentando o calibre do vaso de acesso (Figura 79.3).[11,12]

O acesso arterial nos membros superiores pode ser realizado pela artéria axilar ou braquial e é rotineiramente executado em muitos serviços para correção endovascular de AAAC. Além da tomografia pré-operatória, na qual é possível analisar a artéria subclávia, ultrassonografia com Doppler é recomendada para estudar o melhor acesso do membro superior. Atualmente, utiliza-se o membro superior direito quando há condição anatômica favorável em pacientes sem trombo no arco aórtico por uma melhor ergonomia e menor exposição à radiação.[13]

Seleção das zonas de ancoragem

A escolha apropriada das zonas de ancoragem, tanto proximal como distal, é de extrema importância para se alcançar a completa exclusão do aneurisma, assim como a durabilidade do sucesso técnico. As zonas de ancoragem proximal e distal devem, portanto, ser selecionadas em "segmentos normais da aorta", livres de doença, definidos por paredes aórticas paralelas com mínima ou nenhuma calcificação ou trombo, com comprimento mínimo de 2 cm, pois é necessário garantir a aposição da endoprótese em todo contorno do diâmetro da aorta. Comprimentos mais longos são necessários em segmentos angulados, como no arco aórtico, em pacientes com história familiar de doença da aorta (dilatação esperada do colo), em casos de ectasias ou trombos murais. O sucesso técnico imediato não garante a durabilidade do procedimento, podendo ocorrer vazamentos tardios, principalmente quando não são respeitados os requisitos anatômicos. Motivo pelo qual o acompanhamento pós-operatório é fundamental para um resultado favorável em médio e longo prazos.

Cirurgia híbrida/*debranching* visceral

Conhecida também como *debranching*, a cirurgia híbrida foi introduzida como uma alternativa menos invasiva do que a cirurgia aberta convencional. O primeiro caso foi registrado por Quiñones Baldrich et al., da University of California, Los Angeles (UCLA), em 1999.[14] Essa abordagem cirúrgica teve como objetivo reduzir o estresse anatômico e fisiológico do paciente causado pela cirurgia aberta, relacionado com a toracotomia, a ventilação pulmonar única, o clampeamento aórtico e a isquemia visceral prolongada. O entusiasmo inicial com essa técnica cirúrgica foi arrefecido por uma significativa morbimortalidade. Atualmente, seu emprego no tratamento dos AAAC reduziu-se em virtude da facilidade na obtenção de endopróteses fenestradas e ramificadas na maioria dos centros de referência, reservando-se sua indicação para pacientes de alto risco que não são candidatos para o tratamento endovascular ou cirurgia aberta.

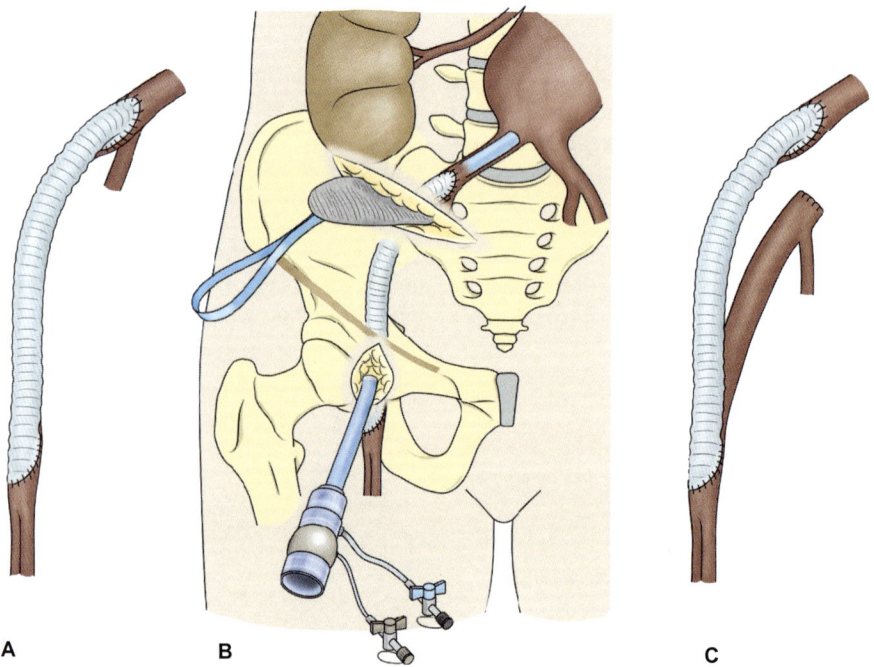

A   **B**   **C**

FIGURA 79.2 Ilustração da confecção de um conduto (*conduit*). **A.** Conduitos permanentes podem ser feitos com um *bypass* ileofemoral da artéria ilíaca comum distal ou da ilíaca externa proximal para a artéria femoral comum. **B.** Desse modo, é possível acessar o eixo aortoilíaco pelo enxerto confeccionado. **C.** Uma opção menos comum é a realização da anastomose proximal terminoterminal com a artéria ilíaca comum, deixando a artéria ilíaca interna ser perfundida de forma retrógrada pela artéria ilíaca externa.

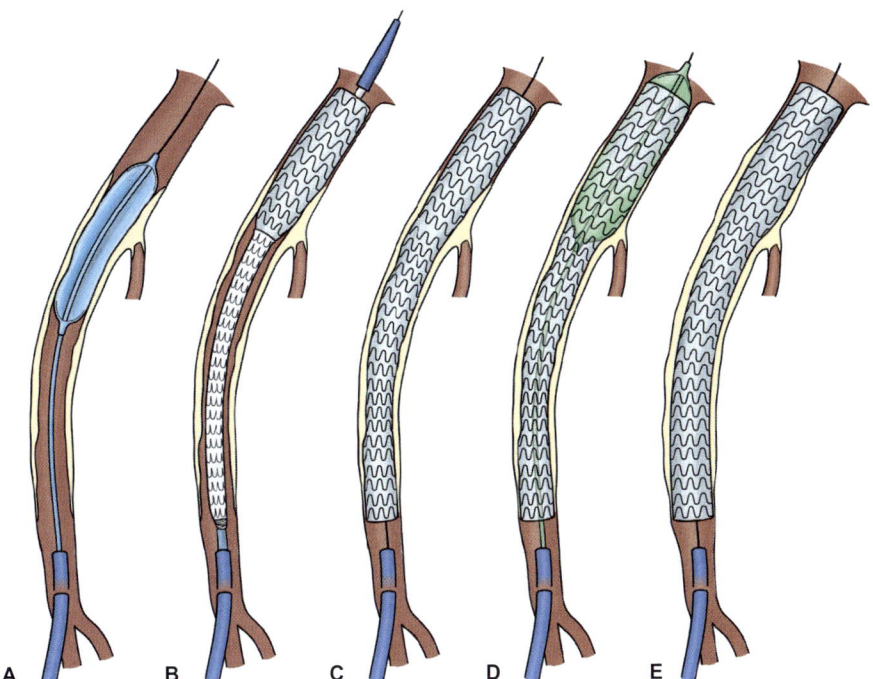

A   B   C   D   E

FIGURA 79.3 Técnica endovascular de endoconduíte com cuidadosa pré-dilatação com balão de angioplastia (**A**), implante de um *stent* revestido, como o Viabahn® (Gore, Flagstaff, AZ), da artéria ilíaca comum (**B**) até a artéria ilíaca externa (**C**) e dilatação pós-implante do *stent* (**D**). Essa técnica é indicada para pacientes com artéria ilíaca interna cronicamente ocluída (**E**).

De qualquer modo, a seleção de pacientes, o planejamento adequado dos casos e a atenção aos aspectos técnicos do procedimento são fundamentais para o seu sucesso. Se a cirurgia híbrida for considerada, a qualidade da artéria doadora de fluxo, que normalmente é a artéria ilíaca comum distal ou externa proximal, deve ser avaliada em relação à doença aterosclerótica. Além disso, anatomia venosa anormal (p. ex., veia cava esquerda, veia renal retroaórtica etc.) deve ser observada para evitar lesão inadvertida. O implante das endopróteses torácica e/ou abdominal para exclusão aneurismática, após devida revascularização visceral aberta, é o tempo cirúrgico endovascular dos procedimentos híbridos (Figura 79.4).

Endopróteses em paralelo

O tratamento endovascular com endopróteses em paralelo consiste no uso de *stents* revestidos, expansíveis por balão ou autoexpansíveis, posicionados entre a parede da aorta e a endoprótese aórtica principal, preservando o fluxo para a artéria visceral-alvo. As variações dessa técnica, dependendo da configuração do *stent* recoberto que é direcionado para a artéria visceral-alvo, são nomeadas como: chaminé, periscópio, sanduíche, *Octopus* (polvo) (Figura 79.5).[15,16] Essa técnica tem sido também cada vez menos utilizada, devido maior disponibilidade de endopróteses ramificadas e fenestradas, restringindo-se a procedimentos de urgência em que próteses de prateleira não possam ser utilizadas, por motivos anatômicos. Esse método é especialmente interessante em casos de resgate, caso haja cobertura inadvertida de ramo visceral durante o reparo endovascular convencional.

Endopróteses fenestradas e ramificadas

Atualmente, o reparo com endopróteses fenestradas e ramificadas é o método com melhores resultados para correção de AAAC por via endovascular. Como já citado na introdução deste capítulo, o primeiro reparo fenestrado utilizando modificações foi realizado por Jae Hyung Park et al., em 1996.[1] Em 1999, Browne et al. relataram o

implante de uma prótese com fenestra para preservação de ramos da aorta em modelo animal.[17] Desde esse período, essa técnica tem evoluído constantemente, com ênfase no conceito de endoprótese multirramificada modular introduzido por Tim Chuter, em 2001, proporcionando o desenvolvimento da endoprótese multirramificada Cook t-Branch para correção de AATA.[18] Atualmente, estão disponíveis próteses específicas para a anatomia do paciente com produção individualizada, próteses de prateleira com padrão predeterminado de acordo com as posições mais habituais dos ramos viscerais (Figura 79.6), além da opção de próteses customizadas pelo cirurgião na bancada. De maneira geral, próteses customizadas são mais adequadas para procedimentos eletivos, e as próteses de prateleira e modificadas pelo cirurgião para casos em que não se pode esperar pela confecção da prótese, como aneurismas sintomáticos, rupturas de aneurismas ou aqueles com sinais de instabilidade nos exames de imagem.

Fenestras *versus* ramos direcionais

As diferenças entre os tipos de endopróteses são:

- Fenestras: fenestrações reforçadas conectadas aos vasos-alvo por meio de *stents* revestidos. São selecionadas em geral para vasos-alvo que se originam de uma porção mais estreita da aorta, em geral menores que 30 mm, frequentemente observados nas dissecções crônicas e AATA tipo IV. Particularmente nas artérias renais, que muitas vezes se apresentam orientadas transversalmente ou cranialmente e com calibre pequeno, o dispositivo fenestrado, com ou sem combinação de ramos para o eixo celíaco e AMS, parece ser mais apropriado
- Ramos direcionais: pequenos ramos costurados à endoprótese, que podem emergir com direção de 90°, caudal ou cranial. Esses ramos são conectados aos vasos-alvo por meio de *stents* revestidos. São indicados, em geral, quando a aorta apresenta diâmetro maior que 25 a 30 mm, e para vasos-alvo com direção caudal, havendo espaço livre entre a endoprótese e a parede da aorta. Os ramos podem ser internos, externos, descendentes ou ascendentes.

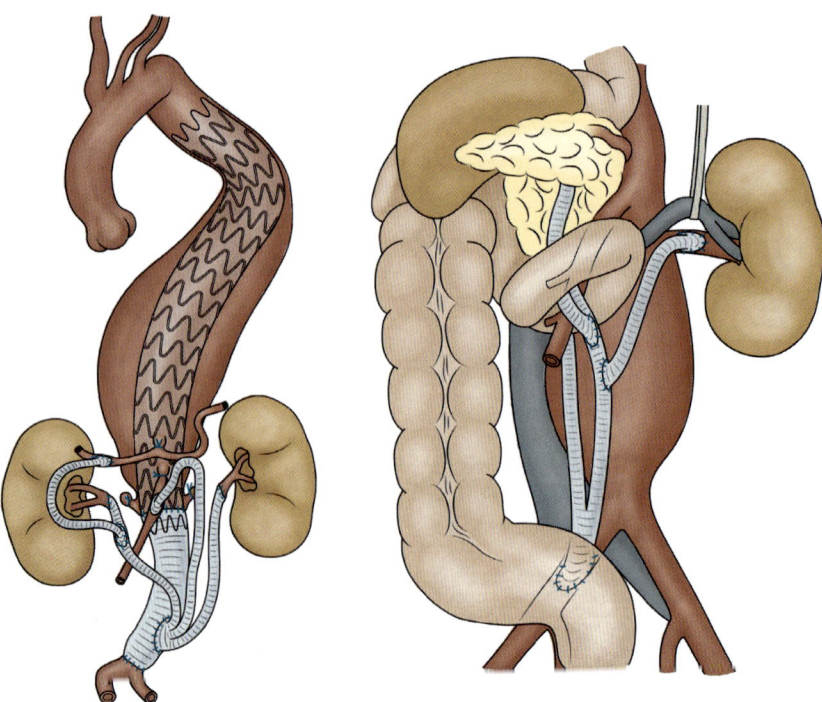

FIGURA 79.4 Ilustração de uma solução para aneurismas toracoabdominais de extensão III a IV com correção híbrida. Na primeira imagem, pode-se visualizar uma correção com *debranching* de tronco celíaco, artéria mesentérica superior e artérias renais; a aorta torácica foi tratada com uma endoprótese torácica. Na imagem da *direita*, observa-se um *debranching* das artérias viscerais por meio da artéria ilíaca comum como vaso doador do fluxo sanguíneo. Essa técnica possibilita um segundo tempo endovascular com uma simples cobertura da porção da aorta acometida com endoprótese, sem preocupação com ramos vitais

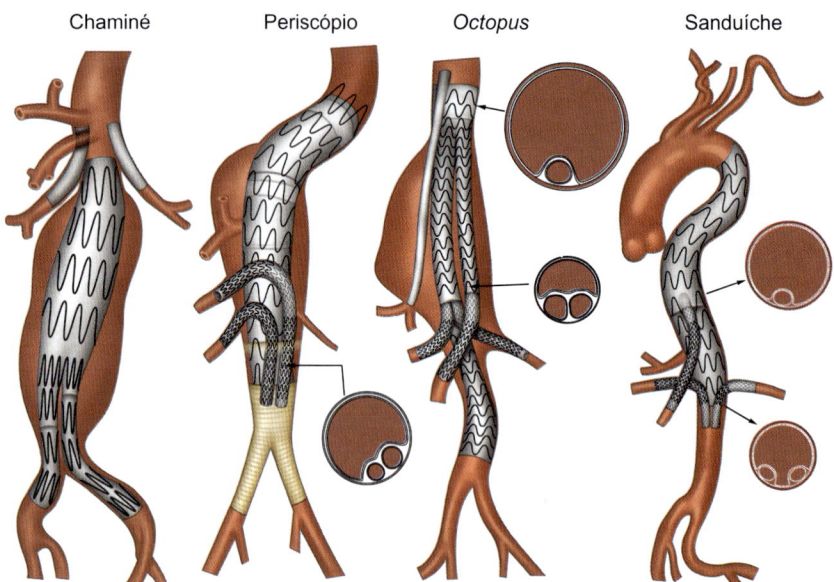

FIGURA 79.5 A técnica de *stents* em paralelo inclui uma variedade de técnicas, como chaminé, periscópio, sanduíche, *Octopus* (polvo).

Há ainda os *scallops* – aberturas ou fendas na borda superior do tecido dimensionadas em 10 mm de largura, com a altura que varia de 6 a 12 mm. São utilizados quando não se necessita de uma zona de ancoragem acima do tronco celíaco ou da AMS. Nos aneurismas pararrenais, por exemplo, pode-se confeccionar uma endoprótese com *duas fenestrações pequenas* orientadas para as artérias renais e um *scallop* para a AMS, em 70% dos casos,[19] contudo, são cada vez menos utilizados na nossa prática com o intuito de proporcionar colos proximais de ancoragem mais estáveis.

Ambas as opções – fenestras e ramos direcionais – têm vantagens e desvantagens conceituais. Fenestras têm como principal desvantagem a necessidade de desenho, planejamento e implantação muito precisos, não havendo margem para erros em qualquer uma das etapas descritas. Pelo estreito espaço entre a fenestração e o vaso-alvo para manipulações do cateter e do fio-guia, o desalinhamento entre a fenestração e o vaso-alvo pode resultar na perda do mesmo. As fenestras adaptam-se melhor aos vasos orientados transversalmente, como as artérias renais. As endopróteses com ramificações estão indicadas quando há espaço luminal suficiente entre a endoprótese principal e aorta nativa para manipulação de cateteres e fios-guia e quando os vasos-alvo forem orientados longitudinalmente, pela maior facilidade no cateterismo dos

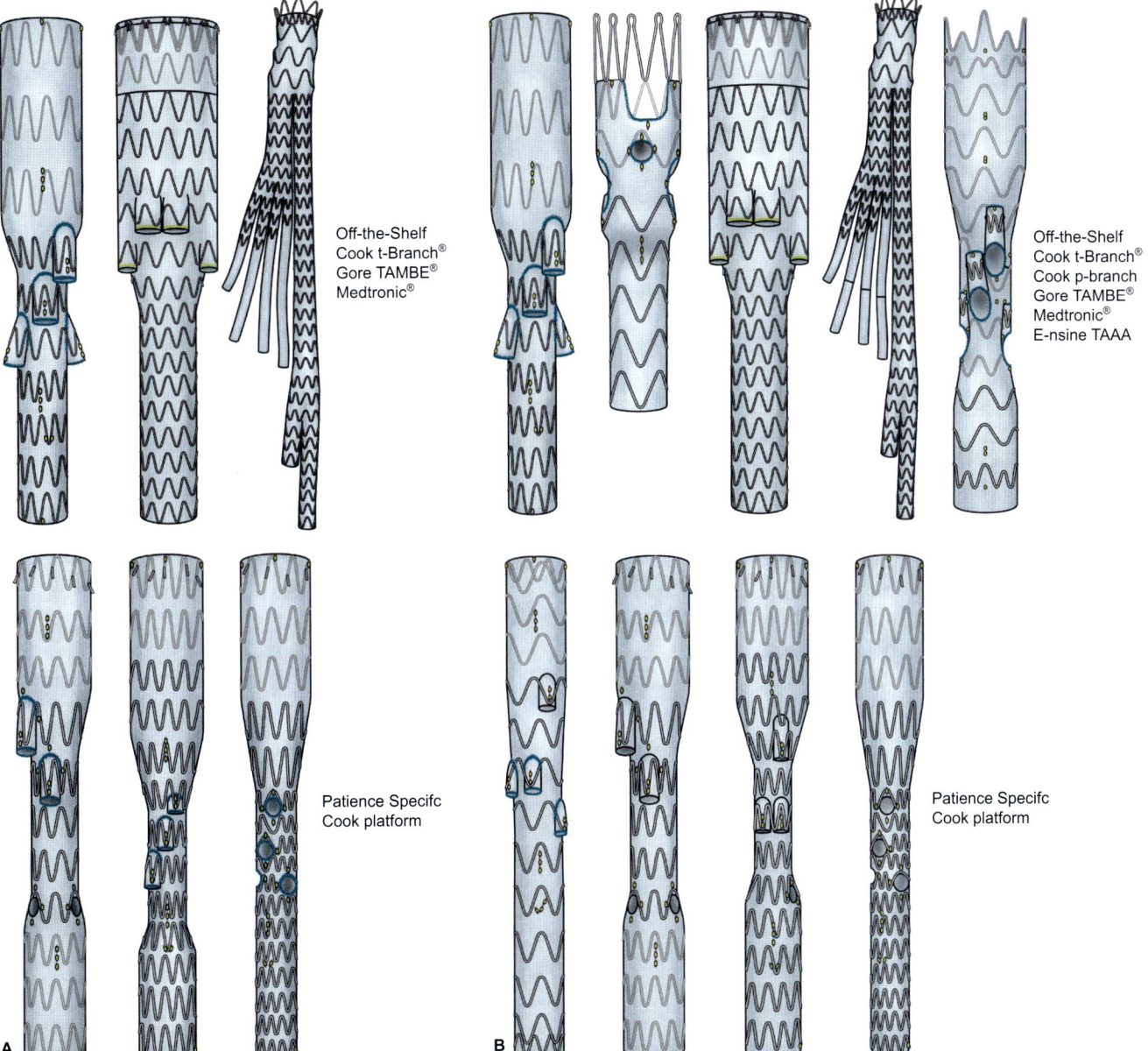

Off-the-Shelf
Cook t-Branch®
Gore TAMBE®
Medtronic®

Off-the-Shelf
Cook t-Branch®
Cook p-branch
Gore TAMBE®
Medtronic®
E-nsine TAAA

Patience Specifc
Cook platform

Patience Specifc
Cook platform

A

B

FIGURA 79.6 A. Endopróteses de prateleira: t-Branch®, TAMBE®, Medtronic®. **B.** Próteses específicas para a anatomia do paciente com produção individualizada à direita.

mesmos. Esse espaço luminal contorna problemas de desalinhamento e proporciona maior extensão de fixação dos *stents* recobertos.

As endopróteses customizadas atualmente proporcionam combinações de ramos direcionais para vasos orientados longitudinalmente (p. ex., tronco celíaco e AMS) e fenestras para os vasos orientados transversalmente (p. ex., artérias renais) ou aqueles que se originam de lumens aórticos estreitos. Isso é uma evolução importante, possibilitando a confecção de próteses ideais para cada paciente.

Planejamento operatório

A angio-TC é o exame de imagem mais empregado para o planejamento dos procedimentos endovasculares. Em casos selecionados, pode-se usar a angiorressonância (angio-RM) como alternativa à angio-TC, como em pacientes com reações alérgicas graves ao contraste iodado. As imagens idealmente devem ser analisadas com *softwares* específicos, como o Aquarius™ (TeraRecon, Inc, San Mateo, CA). Nesses *softwares*, pode-se traçar a linha de fluxo central (*centerline*) e reconstruir as imagens adquiridas em múltiplos planos e em 3D, o que possibilita obter medidas precisas dos diâmetros e do comprimento da aorta e seus ramos. As dimensões do diâmetro são feitas perpendicularmente à linha de fluxo central, fornecendo valores mais fidedignos (Figura 79.7).

Para o planejamento cirúrgico adequado, o exame de imagem deve incluir o arco aórtico, os ramos supra-aórticos, a aorta toracoabdominal, a aorta abdominal, e as artérias ilíacas e femorais comuns. A avaliação qualitativa de doença aterosclerótica no arco aórtico, nas artérias vertebrais e ilíacas internas é importante para prevenir complicações isquêmicas cerebrais e da medula espinal durante o tratamento de doenças que acometem o arco aórtico e/ou o segmento toracoabdominal da aorta.

Dimensões precisas dos diâmetros da aorta, dos vasos-alvo, dos vasos de acesso e os locais de ancoragem proximal e distal estabelecem a viabilidade do procedimento, além de serem determinantes

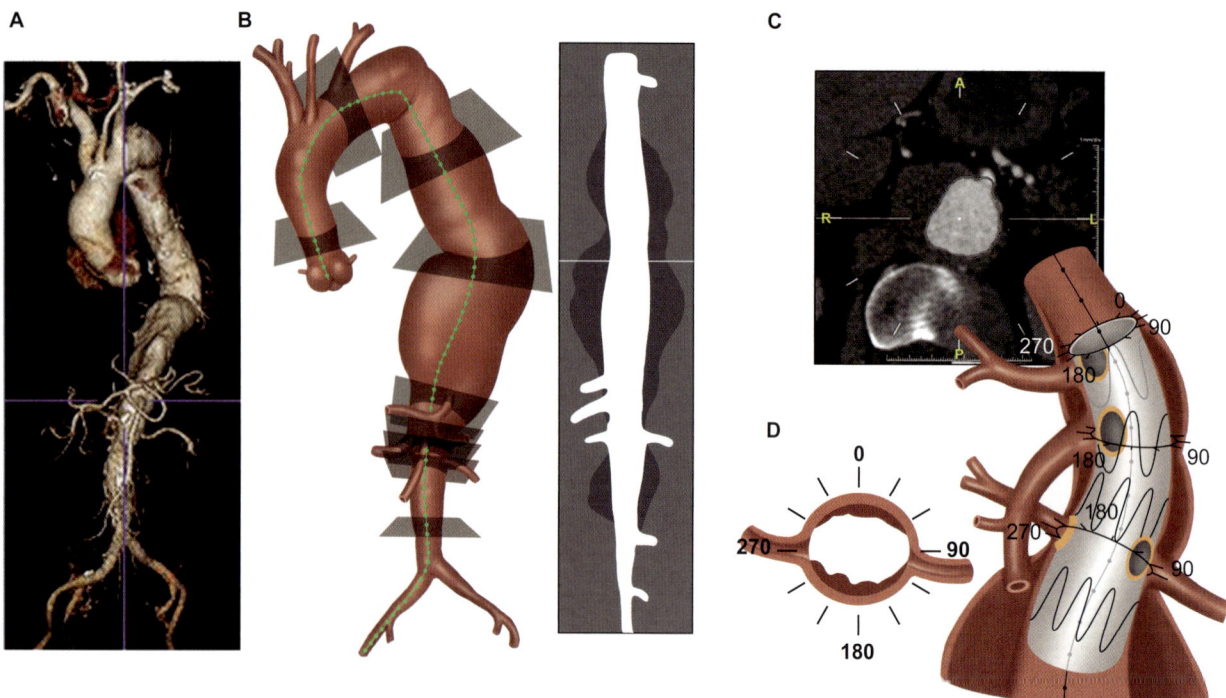

FIGURA 79.7 A reconstrução tridimensional (3D) da angiotomografia computadorizada (**A**) é analisada utilizando uma linha central de fluxo (**B**) para medidas de distância, e cortes axiais são usados para análise da origem do vaso-alvo (**C**). Planejamento preciso para tratamento de aneurismas da aorta abdominal complexos utilizando técnica de triangulação (**D**).

na seleção dos tamanhos e desenhos das endopróteses. Em geral, o diâmetro proximal da endoprótese é sobredimensionado (*oversizing*) em 10 a 20% em relação ao da zona de ancoragem (colo proximal aórtico), com exceção dos casos de dissecções agudas, cujo sobredimensionamento deve ser menor, em torno de 5 a 10%. Diâmetros e orientação da emergência dos vasos-alvo são mais bem avaliados em cortes axiais e, em geral, são descritos como horas de relógio; já os comprimentos são mensurados com mais precisão a partir de uma linha central de fluxo (*centerline* [CFL]).

A técnica de triangulação é definida pela relação dos quatro vasos viscerais (artérias renais direita e esquerda, AMS e tronco celíaco) quanto ao comprimento intravascular e às localizações axiais. Ao avaliar cada imagem ortogonal à CLF no ponto médio da origem do vaso, a posição radial da origem do vaso-alvo é descrita usando a posição das horas no relógio ou o ângulo (0 a 360°). Cada vaso é marcado no centro dos óstios, e as distâncias entre eles são medidas de centro a centro utilizando a CLF. A localização de uma fenestração ou de um ramo direcional é calculada a partir da parte superior do tecido da prótese. Para fenestrações, a distância é medida do topo do tecido até o meio do vaso-alvo e, para ramos, a distância corresponde ao topo do tecido até a borda distal do ramo, que geralmente é planejada > 2 cm acima do pretendido vaso-alvo.

De todas as providências necessárias, a mais importante é encontrar uma zona de selamento proximal e distal adequada. Após isso, escolhe-se a melhor opção de prótese, considerando a necessidade de extensões proximais, o tipo de dispositivo (fenestrado e/ou) ramificado) e a necessidade de extensão distal com endoprótese bifurcada aortoilíaca. Os vasos viscerais precisam ser incorporados ao tratamento e avaliados no pré-operatório quanto a doença aterosclerótica, estenoses, oclusões e distância da origem do vaso até o primeiro ramo. Os requisitos dos vasos-alvo são diâmetro de 4 a 11 mm e ausência de bifurcação precoce do vaso, definida pela ramificação a menos de 15 mm de sua origem. As fenestrações menores das endopróteses têm dimensões de 6 × 6 mm ou 6 × 8 mm

para as artérias renais, e as fenestrações maiores têm dimensões de 8 × 8 mm para o tronco celíaco e/ou AMS. Os ramos direcionais têm 6 ou 8 mm de diâmetro e 18 ou 22 mm de comprimento. Os ramos podem ser internos, externos, descendentes ou ascendentes. Em geral, ramos de 6 mm são usados para artérias renais e ramos de 8 mm, para tronco celíaco e AMS.

Medidas pré-operatórias e anestesia

Em geral, os pacientes devem ser internados com antecedência suficiente para o preparo pré-operatório, a hidratação intravenosa e o esvaziamento intestinal. Em pacientes com função renal alterada, a administração de acetilcisteína oral é recomendada, associada à infusão de bicarbonato de sódio antes e durante o procedimento. Os vasodilatadores devem ser suspensos 1 semana antes do procedimento, e betabloqueadores, estatinas e ácido acetilsalicílico (AAS), mantidos.

Os pacientes são instruídos a tomar banho com gliconato de clorexidina a 4% no dia anterior ao procedimento para reduzir o número de bactérias. No paciente com obesidade, a pele sobre a prega da virilha precisa ser inspecionada antes do agendamento do procedimento, e qualquer infecção fúngica deve ser tratada. Antibioticoprofilaxia peroperatória é realizada por via intravenosa antes da incisão e repetida até 24 horas após o procedimento.

A maioria dos pacientes é submetida à anestesia geral endotraqueal, mas as anestesias locorregionais também podem ser empregadas nos casos em que se prevê um tempo cirúrgico menor.

Atualmente, não se costuma realizar drenagem profilática de liquor devido às complicações relacionadas com o uso do dreno.[20] Isso é ainda mais relevante para os AAAC, que apresentam risco de isquemia medular muito menor que nos AATA. Utiliza-se drenagem terapêutica em pacientes que desenvolvem sintomas no período pós-operatório e também naqueles com sinais de isquemia medular aguda no monitoramento neurológico intraoperatório sem resposta a outras medidas que serão discutidas adiante.

Equipamentos de imagem

Idealmente, os procedimentos devem ser realizados em salas híbridas com equipamentos de imagem avançados. Dentre eles, deve-se dispor de fusão de imagem, tomografia computadorizada de feixe cônico de alta definição (CBCT), angiografia por subtração digital (DSA) rotacional e *zoom* digital. A mesa de operação deve ser longa, tornando possível que se acomodem os longos fios-guia necessários nesses procedimentos. Todos os procedimentos são realizados de acordo com os princípios "tão baixos quanto razoavelmente exequível" (ALARA), incluindo taxas de quadros reduzidas (7,5 fps), pedal fluoroscópico no controle do cirurgião mais experiente, colimação de imagem de DSA e prevenção de angulações excessivas do pórtico (> 30°). O cirurgião usa equipamentos de proteção individual (EPI) de chumbo e proteção para os olhos para minimizar a dispersão de radiação.

Arsenal terapêutico

O tratamento endovascular do AAAC exige do cirurgião habilidades avançadas em procedimentos endovasculares, bem como a disponibilidade de grande arsenal de cateteres, balões e *stents* (Quadro 79.2). Materiais à disposição são fundamentais principalmente para resolver situações não previstas como complicações intraoperatórias.

QUADRO 79.2   Lista de materiais auxiliares recomendados para procedimentos com endopróteses fenestradas.

Categoria	Fabricante	Aplicação
Bainhas		
20 a 24 F Check–FLO sheath® (30 cm)	Cook Medical Inc., Bloomington, IN	Acesso femoral para cateterismo multivaso
7 F Ansel sheath® (55 cm, dilatador flexível)	Cook Medical Inc., Bloomington, IN	Acesso femoral para *stent* do ramo arterial
7 ou 8 F Raabe sheath® (90 cm)	Cook Medical Inc., Bloomington, IN	Acesso braquial para *stent* do ramo arterial
12 F Ansel sheath® (55 cm, dilatador flexível)	Cook Medical Inc., Bloomington, IN	Acesso braquial para arco aórtico tortuoso e para facilitar *stent* do ramo arterial
5 F Shuttle sheath® (90 cm)	Cook Medical Inc., Bloomington, IN	Acesso braquial em arcos difíceis
Cateteres		
Kumpe catheter 5 F (65 cm)	Vários	Cateterismo seletivo
Kumpe catheter 5 F (100 cm)	Vários	Cateterismo seletivo
C1 catheter 5 F (100 cm)	Vários	Cateterismo seletivo
MPA catheter 5 F (125 cm)	Vários	Cateterismo seletivo
MPB catheter 5 F (100 cm)	Vários	Cateterismo seletivo
Van Schie 3 catheter 5 F (65 cm)	Cook Medical Inc., Bloomington, IN	Cateterismo seletivo
Vertebral catheter 4 F (125 cm)	Vários	Cateterismo seletivo
VS1 catheter 5 F (80 cm)	Vários	Cateterismo seletivo
Simmons I catheter 5 F (100 cm)	Vários	Cateterismo seletivo
Diagnostic flush catheter 5 F (100 cm)	Vários	Angiografia diagnóstica
Diagnostic pigtail catheter 5 F (100 cm)	Vários	Angiografia diagnóstica e cateterismo seletivo
Quick-cross catheter 0,014 to 0,035 inch (150 cm)	Spectra-Medics Coeymans Hollow, NY	Cateterismo seletivo
Renegade catheter (150 cm)	Boston Scientific, Minneapolis, MN	Cateterismo seletivo
Cateteres-guia		
Lima 7 F (55 cm)	Cordis Corporation, Bridgewater, NJ	Pré-cateterismo
Internal mammary (IM) 7 F (100 cm)	Vários	Cateterismo seletivo
MPA guide 7 F (100 cm)	Vários	Cateterismo seletivo
Balões		
10 mm × 2 cm balão de angioplastia	Vários	Alargamento proximal do *stent* (*flare*)
12 mm × 2 cm balão de angioplastia	Vários	Alargamento proximal do *stent* (*flare*)
5 mm × 2 cm balão de angioplastia	Vários	Avanço da bainha sobre o balão
Fios-guia		
Benson wire 0,035 inch (150 cm)	Vários	Acesso inicial
Soft glidewire 0,035 inch (260 cm)	Vários	Cateterismo seletivo vaso-alvo
Stiff glidewire 0,035 inch (260 cm)	Vários	Cateterismo seletivo vaso-alvo
Rosen wire 0,035 inch (260 cm)	Vários	*Stent* do ramo arterial
1 cm tip Amplatzer wire 0,035 inch (260 cm)	Vários	*Stent* do ramo arterial
Lunderquist wire 0,035 inch (260 cm)	Vários	Endoprótese da aorta
Glidegold wire 0,018 inch (180 cm)	Vários	Cateterismo seletivo vaso-alvo
Stents		
iCAST stent grafts de 5 a 10 mm	Atrium, Hudson, NH	*Stent* do vaso-alvo
Balloon expandable stents 0,035 inch	Vários	*Stent* do vaso-alvo
Self expandable stents 0,035 inch	Vários	*Stent* dos ramos distal e arterial
Self-expandable stents 0,014 inch	Vários	*Stent* dos ramos distal e arterial

Posicionamento

Inicialmente, os pacientes eram posicionados em decúbito dorsal com ambos os braços fechados preferencialmente ou com um braço abduzido sobre uma mesa lateral. Atualmente, o paciente é mantido em decúbito dorsal, porém com os dois braços levantados acima da cabeça para otimizar as visões lateral e oblíqua (Figura 79.8). Deve-se prestar atenção para evitar que materiais radiopacos interponham-se no caminho do feixe de raios X atrapalhando a imagem do procedimento. Tórax, axila, braço, abdome e coxas devem ser preparados de maneira estéril.

Medidas peroperatórias

O uso do equipamento de *cell saver* é interessante também no tratamento endovascular de AAAC, para recuperação da perda sanguínea intraoperatória. Uma estratégia útil é a criação de bolsões nos campos cirúrgicos impermeáveis, possibilitando que o sangue coletado seja recuperado pelo equipamento. O contraste iodado deve ser usado com parcimônia, devendo estar diluído em 50 ou 70%, mesmo que os níveis de creatinina do paciente estejam normais. Durante o procedimento, devem-se evitar angiografias convencionais com bombas de infusão de contraste desnecessárias. Utiliza-se a fusão para identificar os vasos-alvo e, quando necessário, aplica-se manualmente injeção com 10 mℓ de contraste diluído, para localização dos ramos viscerais. Realiza-se ao fim do procedimento uma tomografia de feixe cônico (*Cone Beam CT*) para visualização de possíveis deformidades nas próteses e nos *stents* para correção no mesmo tempo cirúrgico, excluindo a necessidade de uma angio-TC antes da alta hospitalar.[21]

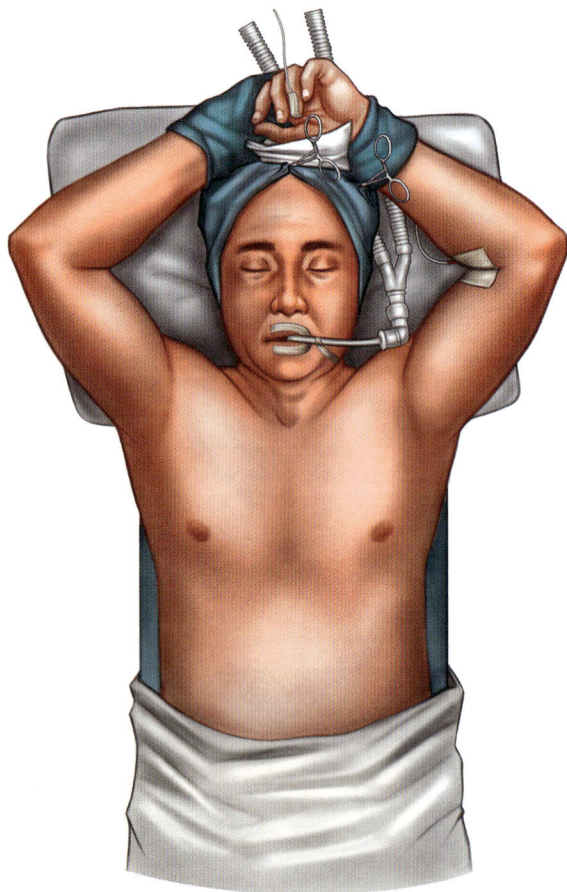

FIGURA 79.8 Posicionamento do paciente com os braços elevados. Essa posição possibilita o acesso braquial por ambos os lados e uma imagem de maior qualidade de projeções laterais.

Acesso arterial e heparinização

O acesso percutâneo bilateral é o mais utilizado nessa prática, quando não há contraindicação, principalmente por doença nas artérias femorais. Sob visão ultrassonográfica, punciona-se a artéria femoral com uma agulha rígida de micropunção de 0,018″. O fio-guia rígido de 0,018″ é substituído por um fio Benson de 0,035″ (Boston Scientific, Bloomington MN) e uma bainha de 6 Fr. Uma pequena incisão oblíqua é realizada, e o tecido subcutâneo é dilatado circunferencialmente para facilitar a colocação dos dispositivos de fechamento percutâneos. Cada punção femoral é pré-suturada com dois dispositivos de fechamento Perclose® ProGlide (Abbott Vascular, Santa Clara, CA) orientados na posição de 1 hora e 30 minutos e 10 horas e trinta minutos. Uma vez que a pré-sutura esteja completa, uma bainha de 8 Fr é avançada para as artérias ilíacas externas.

O acesso braquial é obtido mediante uma pequena incisão longitudinal no segmento superior do braço, imediatamente distal à origem da artéria braquial profunda.

A heparinização intravenosa (de 80 a 100 unidades/kg) é feita imediatamente após os acessos femoral e braquial estarem estabelecidos. Um tempo de coagulação ativada > 250 segundos deve ser mantido durante todo o procedimento, com revisões a cada 30 minutos. Antes do implante da endoprótese, a diurese deve ser induzida com manitol e/ou furosemida por via intravenosa.

Neuroproteção

A lesão isquêmica medular continua sendo uma complicação catastrófica, especialmente após reparo de aneurismas torácicos e toracoabdominais, principalmente do tipo II. AAAC apresentam risco significativamente menor de isquemia medular. Estima-se que AATA do tipo IV tenha risco abaixo de 1% em contraposição aos 10 a 20% para tipo I e 5% para tipo III. Isso ocorre, pois, o principal determinante da isquemia medular é a extensão de cobertura da aorta. Além disso, a qualidade da rede de colaterais, o reparo aórtico prévio, a hipotensão peroperatória, a perviedade das artérias hipogástricas e vertebrais, e o cuidado pós-operatório otimizado também desempenham importante papel nesse contexto.

Progressos significativos foram feitos na compreensão da anatomia e da fisiologia da circulação medular nos últimos anos, possibilitando a elaboração de estratégias para reduzir o risco de lesão isquêmica da medula espinal. A descrição clássica de que perfusão medular seria dependente de um único ramo proveniente da aorta descendente – a artéria de Adamkiewicz, localizada entre T8 e L2 – tem sido substituída por evidências de uma rede colateral que contribui consideravelmente para a perfusão medular. Essa rede colateral promove robusta irrigação medular proveniente da rede arterial muscular paravertebral, das artérias segmentares parietais (SA), dos ramos intercostal e lombar, dos ramos pélvicos da artéria ilíaca interna e dos ramos das artérias vertebrais. Esses vasos comunicam-se por meio de ramos arqueados para a artéria espinal anterior (AEA). Além dos vários setores irrigados pelas SA, a AEA é também alimentada por uma extensa rede arterial epidural e por outra série de pequenos vasos que suprem a musculatura paravertebral. Todos esses vasos estão interligados e têm inúmeras anastomoses com as artérias subclávias e hipogástricas. Essa extensa rede de colaterais promove um fluxo compensatório para a medula espinal quando setores irrigados diretamente pela AEA são comprometidos após o reparo endovascular dos AATA.[22]

Com base nesse conhecimento, muitos centros passaram a fazer procedimentos estagiados, permitindo um período entre essas cirurgias para condicionamento dessa rede colateral medular, minimizando o risco do envolvimento isquêmico (Figura 79.9).[23] Existem variadas maneiras de realizar o procedimento estagiado.

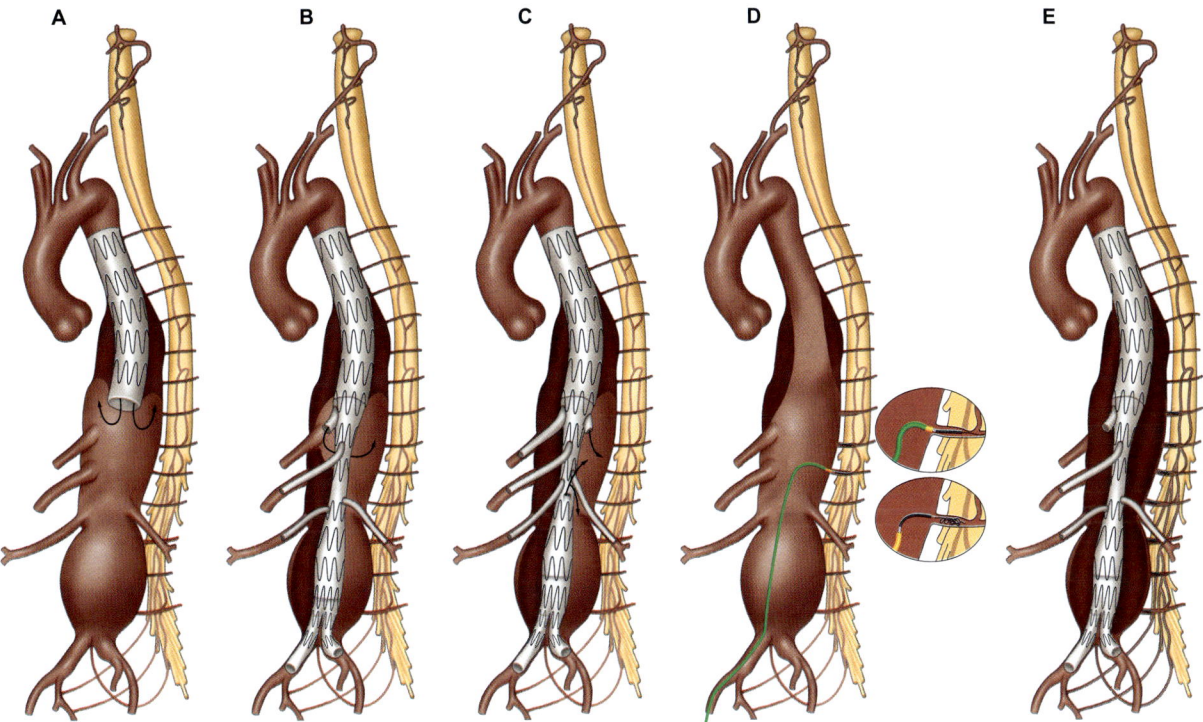

FIGURA 79.9 Estratégias de procedimentos estagiados incluem implante de endoprótese torácica em um primeiro estágio (**A**), perfusão temporária do saco aneurismático, deixando um ramo direcional sem *stent* (**B**), ramo direcional previamente planejado para perfusão do saco aneurismático (**C**), embolização estagiada de artérias intercostais e/ou lombares (**D**). O precondicionamento da rede colateral medular é seguido do reparo endovascular definitivo (**E**).

Pode-se fazer a cobertura da aorta torácica e, em um segundo momento, implantar a endoprótese fenestrada e ramificada. É possível também deixar uma ilíaca sem prótese, proporcionando a perfusão do saco aneurismático, assim como deixar aberta uma das fenestras ou ramos para completar o procedimento em um segundo momento. O intervalo entre os procedimentos deve ser de, no mínimo, 1 semana, podendo chegar a poucos meses.

É importante o monitoramento neurológico com potencial evocado motor contínuo (MEP) e potencial somatossensorial evocado (SSEP) durante o procedimento operatório. Alterações nesses exames identificam imediatamente isquemia medular e dos membros inferiores. Isso causa uma série de respostas da equipe, como aumento da pressão arterial, reperfusão mais rápida dos membros inferiores e até mesmo a opção de manter o saco aneurismático pérvio em caso de não retorno ao normal após as manobras citadas.

Observar as orientações a seguir:

- Metas de pressão arterial média (PAM) > 80 mmHg e pressão arterial sistólica (PAS) > 130 mmHg no intraoperatório e durante as primeiras 72 horas
- Transfusão de hemoderivados é recomendada nas primeiras 48 horas para manter o objetivo de hemoglobina ≥ 10 mg/dℓ e perfil de coagulação normal
- Recomenda-se, se possível, reduzir o tamanho do introdutor nas artérias femorais para restaurar o fluxo dos membros inferiores. Se um procedimento tecnicamente desafiador for antecipado, um conduto da artéria femoral temporário pode ser anastomosado de modo terminolateral na artéria femoral comum, possibilitando a restauração do fluxo da extremidade inferior durante o procedimento, como explicado anteriormente na sessão *Técnicas endovasculares, Acesso cirúrgico*
- Se as alterações persistirem com todas essas manobras, recomenda-se a perfusão temporária do saco aneurismático (TASP), deixando o ramo ilíaco contralateral ou um ramo direcional incompleto.

Utiliza-se drenagem terapêutica em pacientes que desenvolvem sintomas no período pós-operatório e também naqueles com sinais de isquemia medular aguda no monitoramento neurológico intraoperatório sem resposta às medidas. A pressão do liquor é definida em um sistema fechado e controlado por pressão em 10 mmHg. São permitidos valores máximos de 20 mℓ por hora e 150 mℓ por 24 horas. Esse é um tema ainda muito controverso, e alguns estudos estão em andamento para esclarecer o melhor manejo peroperatório.

TÉCNICA OPERATÓRIA

Endoprótese fenestrada

A endoprótese Cook® Zenith fenestrada é composta de uma peça tubular proximal com fenestras (dispositivo fenestrado), um componente bifurcado distal universal e uma extensão ilíaca para o ramo contralateral. O dispositivo fenestrado é customizado para o paciente, portanto, pode demorar de 4 a 8 semanas para estar disponível. A customização da endoprótese possibilita a confecção de até cinco fenestras, necessita de até três *stents* de extensão de selamento proximal e tem opção com ou sem *stent* não revestido (*FreeFlow*). O perfil do sistema de entrega é de 20 Fr e suporta até dois cateteres com pré-cateterização das fenestras. O acesso de escolha já foi discutido previamente neste capítulo e, em geral, envolve técnicas percutâneas com uso de dispositivos de fechamento. Caso as duas artérias ilíacas e femorais sejam adequadas, prefere-se o lado direito para introdução da endoprótese com as fenestras renais pré-cateterizadas (Figura 79.10 A), deixando o lado esquerdo para cateterização do tronco celíaco e AMS.

Inicia-se calibrando a fusão da imagem intraoperatória com uma angiografia ou, preferencialmente, pré-cateterização de uma das artérias renais com um cateter-guia LIMA 7 Fr e cateter Berenstein 4 Fr (Merit, South Jordan UT). A endoprótese fenestrada é, então, orientada extracorporalmente e introduzida pela

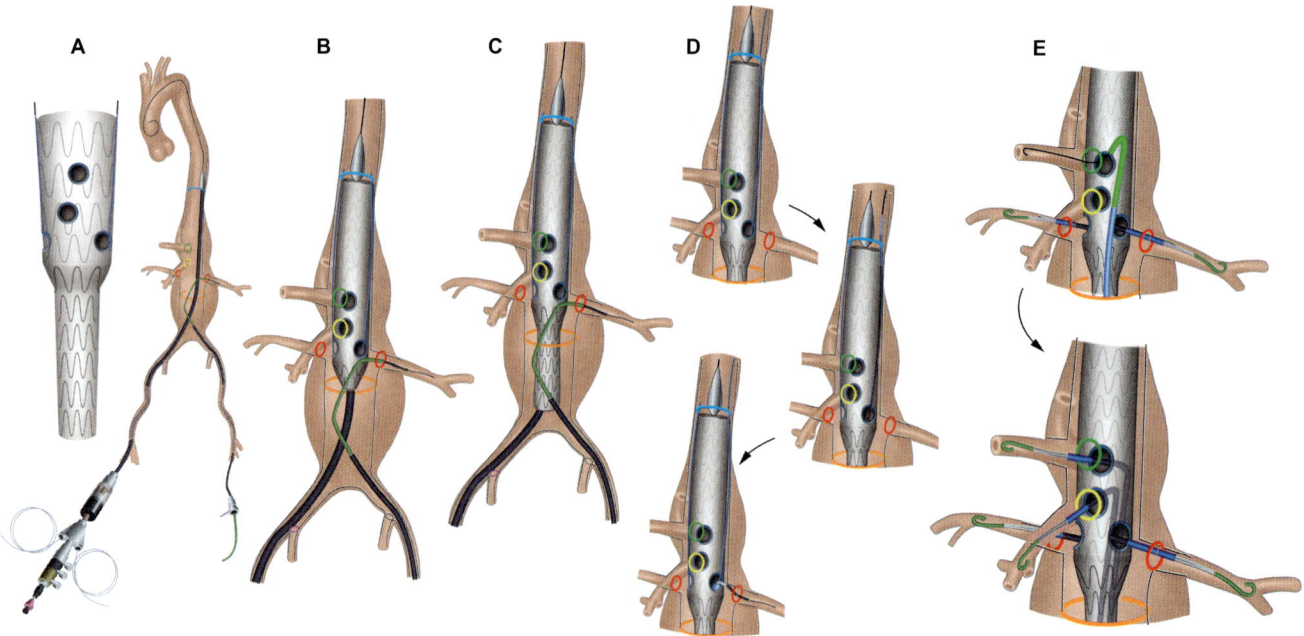

FIGURA 79.10 Reparo endovascular de um aneurisma da aorta toracoabdominal tipo IV com endoprótese com quatro fenestras e dois cateteres pré-cateterizados para as artérias renais. **A**. O dispositivo é introduzido pela artéria femoral direita. **B**. Um cateter-guia LIMA é utilizado para cateterizar a artéria renal esquerda para calibração da fusão de imagens intraoperatória. **C**. A endoprótese é implantada com perfeita aposição entre as fenestras e os vasos-alvo. **D**. Os cateteres-guia pré-cateterizados são substituídos por bainhas de 6 Fr, e um cateter auxiliar (Buddy catete") é utilizado para cateterização seletiva das artérias renais. **E**. As bainhas de 6 Fr e os *stents* revestidos são posicionados nas artérias renais, e o cateter-guia LIMA é utilizado pelo acesso femoral contralateral para cateterização do tronco celíaco e da artéria mesentérica superior.

artéria femoral (preferencialmente direita) e implantada com uma aposição mais precisa possível entre as fenestras e os vasos viscerais (Figura 79.10 B e C). Durante o implante, é fundamental garantir uma orientação adequada da endoprótese, utilizando os marcadores anterior e posterior. O dispositivo é inserido ligeiramente mais alto do que o previsto, e o cateter-guia correspondente ao extremo inferior da fenestra. O fio redutor de diâmetro é mantido para viabilizar o movimento rotacional e craniocaudal da endoprótese. Após o implante da endoprótese, fios Amplatz Super Stiff® de 0,035" (Boston Scientific, Bloomington MN) são avançados através de cada cateter pré-cateterizado, que são substituídos por bainhas Flexor® Shuttle® de 6 Fr de 90 cm (Cook Medical, Bloomington IN). Cada bainha é avançada pela fenestração renal; o fio Amplatz é trocado por fio V18 de 0,018" (Boston Scientific, Bloomington MN), que é usado como sistema adjuvante para evitar que a bainha seja perdida da fenestração renal (Figura 79.10 D). As artérias renais são cateterizadas com cateteres Van Schie 3 de 125 cm (Cook Medical, Bloomington IN) e fios-guia angulados *soft* (Terumo, Somerset NJ), que são posteriormente trocados por fios Rosen de 0,035" (Boston Scientific, Bloomington MN). Nesse momento, é aconselhado avançar as bainhas de 6 Fr e os *stents* em cada uma das artérias renais. O cateter-guia de 7 Fr LIMA, responsável por cateterizar a artéria renal antes do implante da prótese fenestrada, é removido da artéria renal nesse momento e usado para cateterização da endoprótese fenestrada. Uma bainha de 20 Fr DrySeal é introduzida pela artéria femoral contralateral e avançada dentro da endoprótese fenestrada. O tronco celíaco e a AMS são sequencialmente cateterizados pela artéria femoral contralateral (preferencialmente esquerda) com o cateter-guia LIMA de 7 Fr e o cateter Berenstein de 4 Fr, que são substituídos por bainhas Flexor® Ansel® 7 Fr 55 cm (Cook Medical, Bloomington IN) com dilatadores flexíveis avançados no tronco celíaco e na AMS sobre fios Rosen de 0,035" (Figura 79.10 E).

Com os quatro vasos cateterizados e as bainhas e os *stents* revestidos adequadamente alocados para implante, o fio redutor de diâmetro da endoprótese é removido (Figura 79.11 A). A ponta do sistema de entrega é tracionada até se encontrar abaixo das artérias renais para evitar dificuldades no implante dos *stents* revestidos. Aplica-se antes do implante de cada *stent* uma injeção manual de contraste para confirmar uma adequada localização do mesmo no vaso. Os *stents* renais são implantados, deixando 3 a 5 mm de *stent* dentro da aorta. Na sequência, os *stents* são dilatados (*flare*) com um balão de 10 mm × 2 cm. Após implante dos *stents* revestidos nas artérias renais, os *stents* de selamento proximal da endoprótese fenestrada, acima dos ramos viscerais, são dilatados com balão Coda (Cook Medical, Bloomington IN) pela artéria femoral direita (Figura 79.11 B). Na sequência, os *stents* revestidos do tronco celíaco e da AMS são implantados e expandidos (*flare*) com balões de angioplastia de 10 mm × 2 cm (Figura 79.11 C). Posteriormente, o dispositivo universal bifurcado é introduzido por via femoral ipsilateral e implantado com pelo menos dois *stents* de sobreposição ao componente fenestrado (Figura 79.11 D). Deve-se atentar para a manipulação da ponta do sistema de entrega, evitando amassar ou até mesmo colapsar os *stents* já inseridos. O ramo contralateral da endoprótese bifurcada universal é cateterizado utilizando-se um fio-guia e cateter de 5 Fr. O acesso adequado pode ser confirmado pela rotação de 360° do cateter, pela insuflação de um balão Coda no ramo ou por meio de uma angiografia. O fio-guia macio é trocado por um fio-guia Lunderquist de 0,035" (Boston Scientific, Bloomington IN). Na sequência, realiza-se a angiografia da artéria ilíaca usando incidências oblíquas contralaterais e injeção manual de contraste para marcação da artéria ilíaca interna e implante do membro contralateral com preservação da mesma (Figura 79.11 E). Uma DSA rotacional e uma tomografia de feixe cônico com e sem contraste são obtidas ao fim do procedimento.

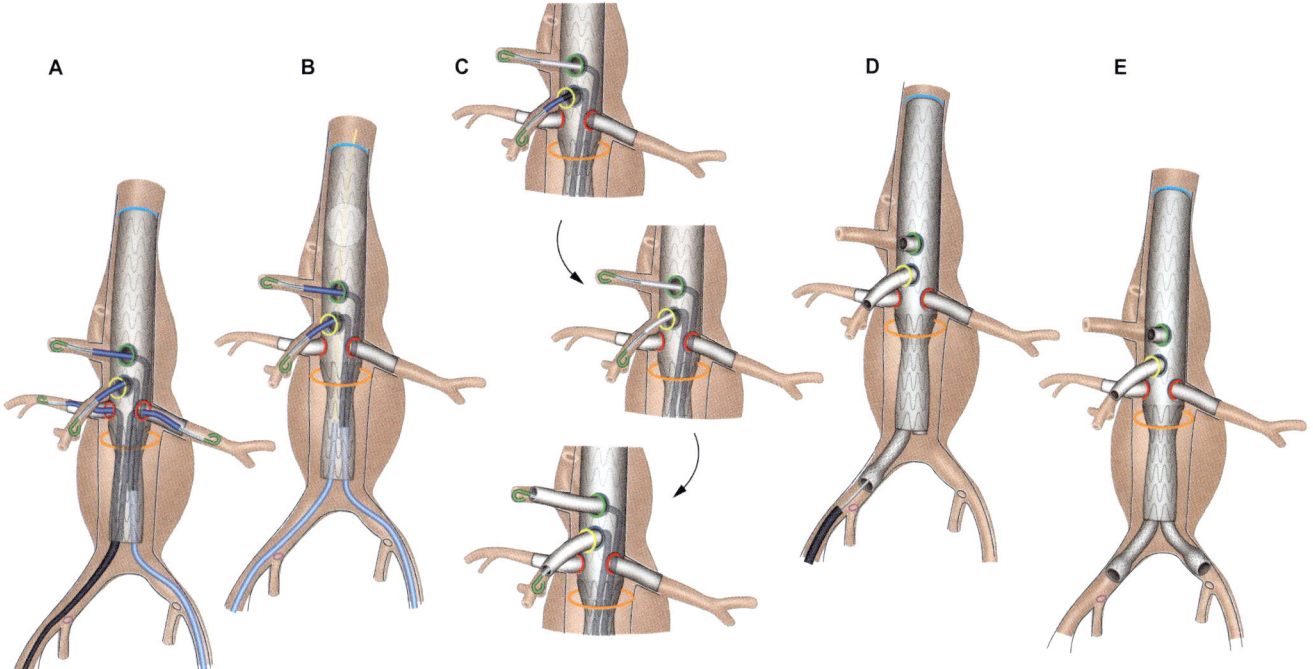

A   B   C   D   E

FIGURA 79.11   A. O fio de redução do diâmetro do dispositivo é removido assim que as bainhas e os *stents* revestidos são posicionados dentro do tronco celíaco e da artéria mesentérica superior. **B.** Os *stents* para as artérias renais são implantados sequencialmente, seguidos de uma dilatação com balão de angioplastia da zona de selamento proximal pelo acesso femoral do lado direito. **C.** Os *stents* do tronco celíaco e da artéria mesentérica superior são inseridos. **D.** Na Na sequência, o componente bifurcado universal é introduzido pela via femoral direita. **E.** Finalmente a extensão do membro contralateral é implantada, preservando a origem da artéria ilíaca interna (**E**).

Endopróteses customizadas com combinação de ramificações e fenestrações (endoprótese 2 Branch-2 Fen)

Atualmente, uma série de desenhos (projetos) podem ser feitos com diferentes combinações de ramos e fenestras. Além disso, as opções mais modernas para sistemas pré-cateterizados incluem todos os acessos via braquial (TPDS, *thoracoabdominal preloaded delivery system*) (Figura 79.12 A) ou dois acessos via femoral e dois via braquial (TPLP, *thoracoabdominal preloaded low profile*).[24]

A artéria braquial direita é exposta cirurgicamente, e as artérias femorais são acessadas por via percutânea com auxílio do equipamento ultrassonográfico, sendo realizada uma pré-sutura. Após heparinização sistêmica, uma bainha flexível DrySeal de 12 Fr (WL Gore, Flagstaff AZ) é avançada do membro superior para a aorta torácica descendente. O acesso braquiofemoral ("varal") é estabelecido por meio de um fio-guia Tracer Metro® DirectTM de 0,035″ e 480 cm (Cook Medical, Bloomington IN) do acesso braquial ao femoral. A endoprótese fenestrada-ramificada é orientada extracorporalmente e introduzida por meio do fio-guia em varal (Figura 79.12 B). O mandril longo do dispositivo de 8 Fr é retirado pela bainha braquial, revelando duas alças de fios-guia pré-cateterizados de 0,014″. As alças são cortadas para formar quatro fios, cada um designado para o seu vaso-alvo pretendido (Figura 79.12 C). O dispositivo é implantado de modo escalonado, com a cateterização sequencial de cada vaso-alvo pela bainha braquial de 12 Fr (Figura 79.12 D). Primeiramente, uma bainha Flexor® Shuttle® de 6 Fr com dilatador de 0,014″ é avançada para o ramo da endoprótese. Uma vez que a bainha esteja alojada no segmento distal do ramo, um cateter Berenstein de 4 Fr e um fio-guia são usados para cateterizar o vaso-alvo. As mesmas etapas são repetidas, deixando os fios Amplatz Super Stiff de 0,035″ no tronco celíaco e na AMS, o fio Rosen de 0,035″ na artéria renal mais alta e outro fio

Rosen de 0,035″ e a bainha Flexor® Raabe® de 7 Fr (Cook Medical, Bloomington IN) na artéria renal mais baixa. A porção superior do dispositivo fenestrado-ramificado é liberada, seguida pelo implante do dispositivo bifurcado distal e extensões dos ramos ilíacos. O fluxo é restaurado para as extremidades inferiores e a pré-sutura é aproximada enquanto o acesso com fio-guia é mantido. A escolha dos *stents* para os vasos-alvo depende da artéria a ser incorporada e do tipo de incorporação (fenestra ou ramo). Para fenestras, opta-se por um *stent* revestido expansível por balão iCAST® (Atrium Maquet, Hudson NH). Para ramos direcionais para as artérias renais, utilizam-se *stents* revestidos autoexpansíveis Viabahn® (WL Gore, Flagstaff AZ), e para ramos direcionados para tronco celíaco e AMS usam-se *stents* revestidos expansíveis por balão VBX® (WL Gore, Flagstaff AZ). Antes do implante do *stent*, realiza-se uma angiografia para confirmação da posição. Os *stents* revestidos expansíveis por balão são implantados, deixando 3 a 5 mm de *stent* dentro da aorta. Na sequência, esses *stents* são dilatados (*flare*) com um balão de 10 mm × 2 cm. Em geral, inicia-se pelo *stent* da artéria renal mais baixa. A seguir, o fio é removido do vaso e as mesmas etapas são repetidas com a artéria renal contralateral, a AMS e o tronco celíaco (Figura 79.12 E). Uma DSA rotacional e uma tomografia de feixe cônico com e sem contraste são obtidas ao fim do procedimento.

Endoprótese ramificada

Componente tubular com ramos direcionais costurados. As endopróteses multirramificadas prontas para uso ("de prateleira"), com quatro ramos descendentes ou portais com dois *designs*, ainda não estão comercialmente disponíveis nos EUA, apesar de utilizadas por meio de estudos investigacionais em múltiplos centros. As principais endopróteses são: Cook t-Branch® e Gore TAMBE®. Outros *designs* são: Medtronic Valiant® e Cryolife Jotec®. Às vezes, é necessário, dependendo da extensão proximal do aneurisma, o implante

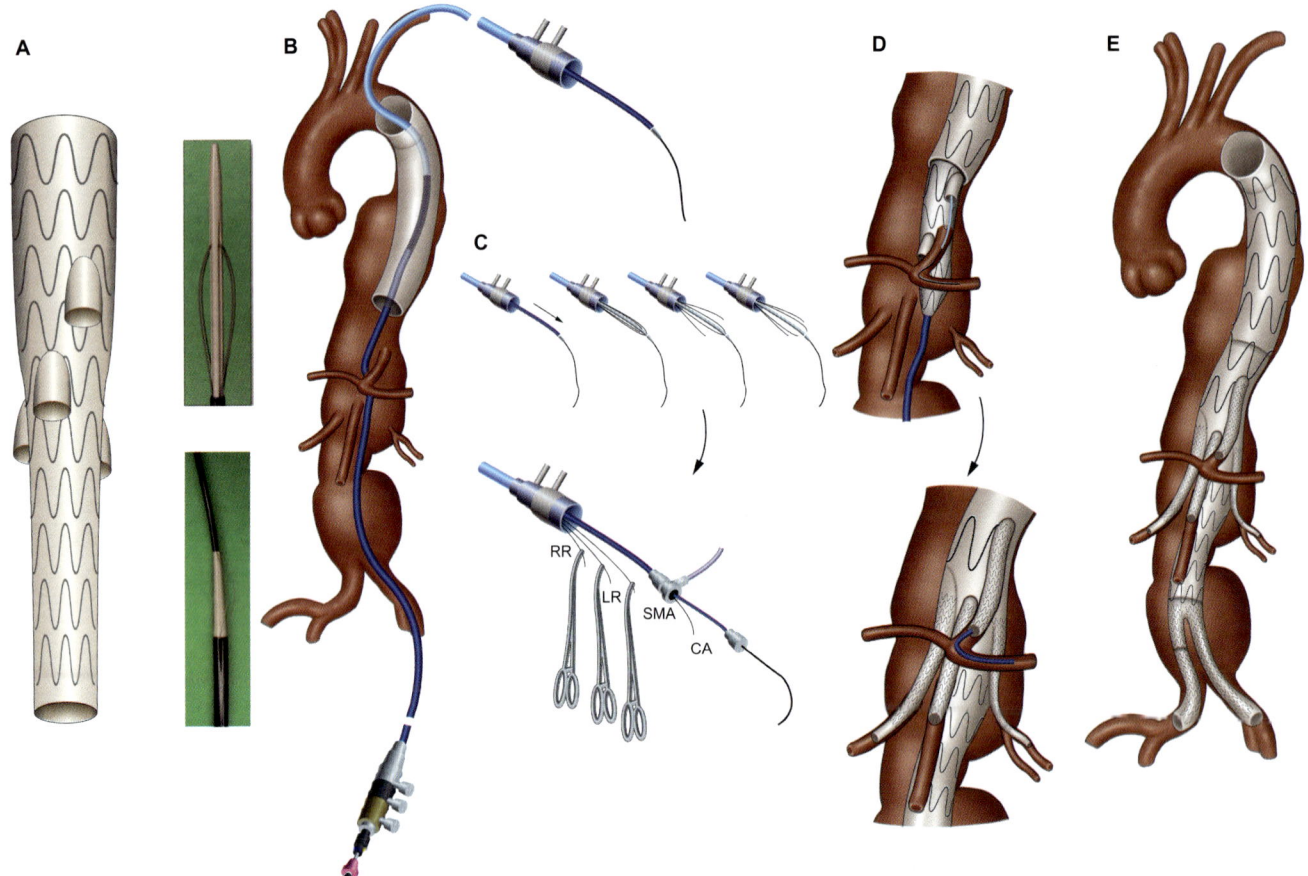

FIGURA 79.12 Endopróteses customizadas com sistema pré-cateterizado com todos os acessos pela artéria braquial (TPDS, *thoracoabdominal preloaded delivery system*). **A.** Os fios pré-cateterizados são alojados na ponta (*nose cone*) do dispositivo. **B.** A endoprótese é introduzida pelo acesso femoral através de um fio em varal (braquiofemoral), e a ponta do dispositivo sai pela bainha do braquial. **C.** Assim que a bainha é removida, duas alças de fios-guia de 0,014″ pré-cateterizados são expostas e cortadas para formar quatro fios-guia com marcação dos vasos-alvo pretendidos para um. **D.** Os fios são utilizados para cateterização e implante de *stent* dos vasos-alvo. **E.** O reparo endovascular é finalizado com implante do corpo bifurcado e das extensões ilíacas.

de uma endoprótese torácica antes da endoprótese ramificada, para viabilizar uma zona de ancoragem apropriada.

Os acessos braquial e femoral direitos são estabelecidos, usando a mesma técnica com acesso braquiofemoral "em varal". A endoprótese t-Branch® é orientada extracorporalmente e introduzida pelo fio-guia em varal. Embora o implante não precise ser feito com tanta precisão quanto em próteses com fenestras, é importante garantir uma orientação adequada de cada ramificação próxima ao vaso-alvo pretendido. Os ramos direcionais são idealmente implantados de 1,5 a 2 cm acima de seus vasos-alvo e precisam de um diâmetro aórtico mínimo de 25 mm para viabilizar a manipulação de cateteres e fios-guia. Após o implante da primeira porção, o componente bifurcado distal e o membro ilíaco ipsilateral são implantados e as zonas de sobreposição das endopróteses e zonas de selamento são dilatadas com balão Coda (Figura 79.13 A). Depois disso, o fluxo é restaurado para o membro inferior pela remoção da bainha de 22 Fr, tracionando-se a pré-sutura percutânea realizada inicialmente, enquanto o fio-guia em varal é mantido. Apesar desse ser um momento factível para implante da extensão ilíaca contralateral, prefere-se deixar este como a última etapa, em caso de necessidade de manobras para cateterização de vasos-alvo que exijam o acesso ao saco aneurismático ou necessidade de manter o saco aneurismático com perfusão por alterações do monitoramento neurológico sem resposta às medidas de neuroproteção.

A bainha braquial DrySeal de 12 Fr é posicionada dentro do componente t-Branch® na aorta torácica descendente (Figura 79.13 B),

mantendo o fio em varal para melhor suporte. Cada ramo direcional é cateterizado sequencialmente, começando pelas artérias renais, seguido pela AMS e pelo tronco celíaco. Com um cateter MPA de 5 Fr ou cateter Kumpe (Cook Medical, Bloomington IN), acessa-se o ramo direcional e o vaso-alvo. Após cateterização do vaso, o fio-guia *soft* é substituído por um rígido (Rosen ou Amplatz, Cook Medical IN). Antes de o *stent* ser implantado, é importante que se confirme se o fio-guia está inserido no ramo correto da endoprótese. Para isso, pode-se mover a projeção da imagem para visualizar o fio-guia e o ramo direcional. Os *stents* revestidos para os vasos-alvo devem ser superdimensionados em 1 a 2 mm e fornecer pelo menos 2 cm de selamento distal no vaso-alvo, estendendo-se de 2 a 5 mm no lúmen da aorta do dispositivo t-Branch® (Figura 79.13 C). Se não houver alterações no monitoramento neurológico, o saco aneurismático é selado pelo implante da extensão do membro ilíaco contralateral (Figura 79.13 D). Uma opção a esse procedimento é a abordagem totalmente transfemoral com bainha flexível dobrável para acesso aos vasos-alvo (Figura 79.14).[10] DSA rotacional e tomografia de feixe cônico com e sem contraste são obtidas ao fim do procedimento.

CUIDADOS PÓS-OPERATÓRIOS

O tempo de hospitalização médio costuma ser de 2 a 3 dias para o reparo endovascular de aneurismas pararrenais e de 4 a 7 dias para os ATTA. As primeiras 24 a 48 horas são fundamentais para evitar a isquemia medular, por meio de um suporte hemodinâmico otimizado. Quando

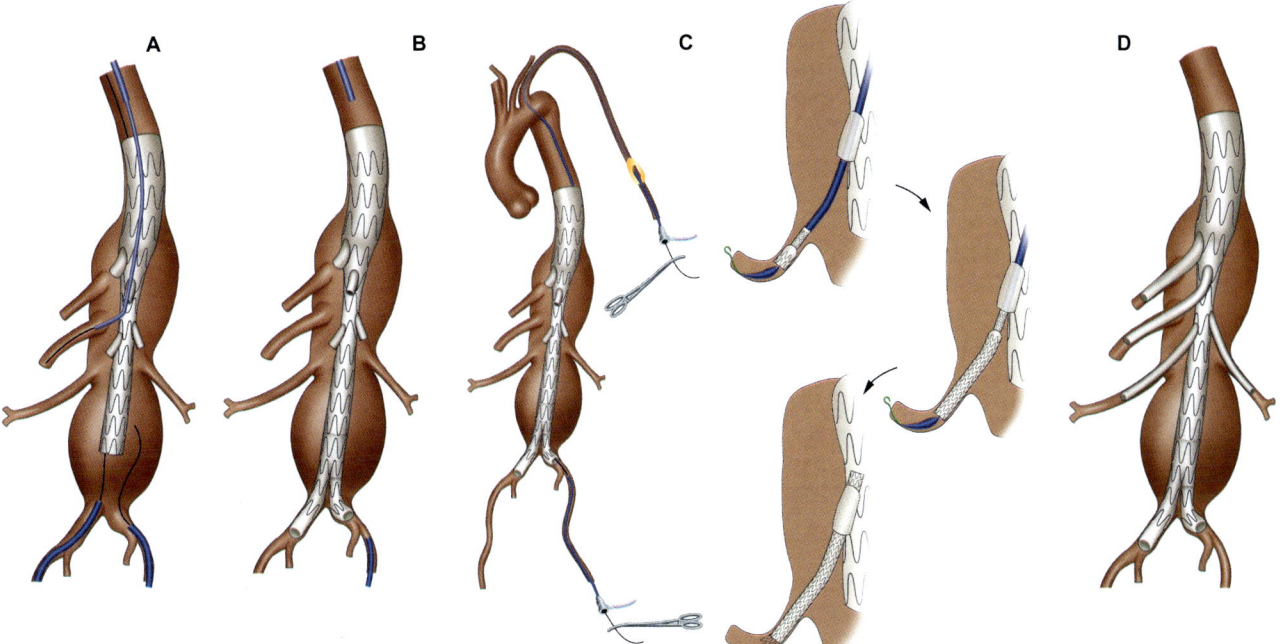

FIGURA 79.13 A endoprótese ramificada é introduzida pelo acesso femoral e implantada com os ramos direcionais aproximadamente 2 cm acima dos vasos-alvo. **A.** A endoprótese bifurcada é inserida, seguida das extensões para as artérias ilíacas com restauração do fluxo sanguíneo para os membros inferiores nesse momento. **B.** Uma bainha de 12 Fr é introduzida pelo acesso no membro superior pela aorta torácica descendente. **C.** Os ramos direcionais são sequencialmente cateterizados e *stents* autoexpansíveis são implantados. **D.** O reparo é finalizado com a inserção de *stents* revestidos no tronco celíaco e na artéria mesentérica superior.

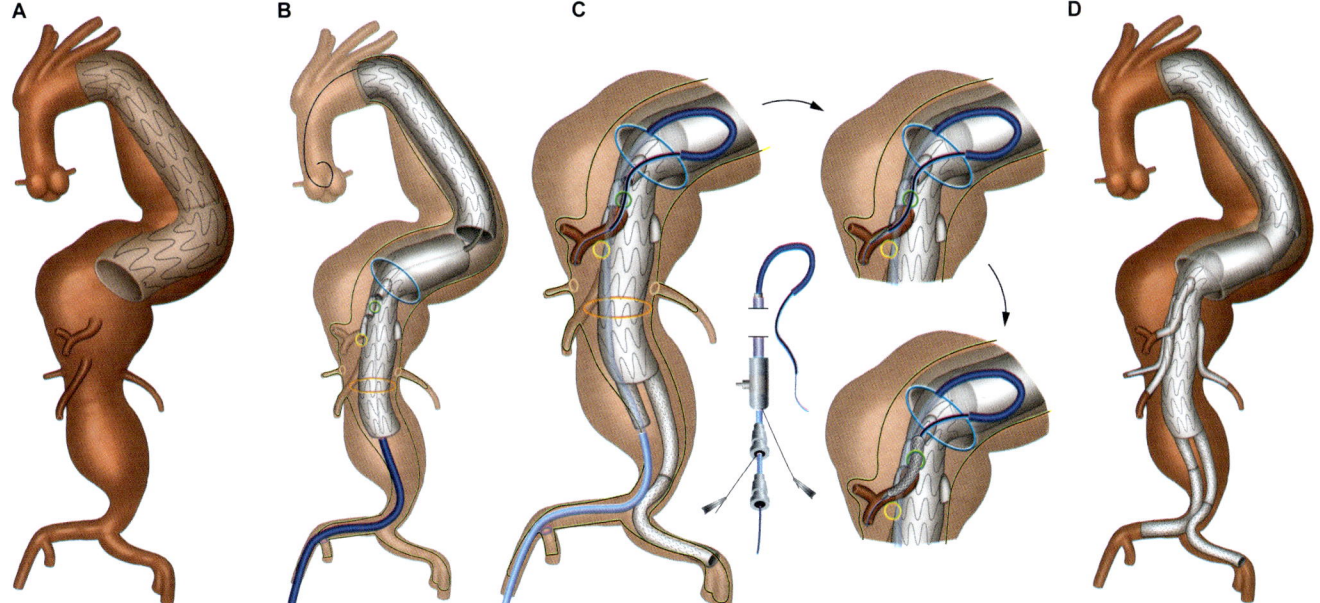

FIGURA 79.14 **A.** Primeiro estágio com endoprótese na aorta torácica descendente. **B.** A endoprótese ramificada é implantada. **C.** Com acesso totalmente pela artéria femoral e uma bainha orientável com ponta deflectível (*steerable*) que é composta por um sistema coaxial que combina uma bainha de 12 Fr e outra de 14 Fr com um fio-guia de 0,014" para prover suporte ao sistema, todos os vasos-alvo são cateterizados e tratados com *stent* revestido. **D.** O reparo é finalizado com implante do componente bifurcado e das extensões ilíacas.

utilizada, a drenagem profilática do liquor deve ser suspensa no segundo dia de pós-operatório, após 6 horas de clampeamento-teste, com os fatores de coagulação dentro da normalidade. A introdução da dieta oral pode ser restabelecida no primeiro dia de pós-operatório naqueles casos não complicados e no segundo ou terceiro dia de pós-operatório nos casos mais complexos com maior cobertura da aorta.

Substituiu-se a tomografia computadorizada antes da alta pela tomografia de feixe cônico no intraoperatório.[21] Isso possibilita uma avaliação ainda durante o procedimento com possibilidade de correção imediata. A tomografia antes da alta reserva-se para pacientes com suspeita de complicação ou aqueles que não foram submetidos à tomografia de feixe cônico no intraoperatório.

O acompanhamento inclui exames clínico e de imagem (ultrassonografia com Doppler e/ou angio-TC) em 6 a 8 semanas, a cada 6 meses durante o primeiro ano e anualmente após 12 meses. Os pacientes devem receber AAS indefinidamente. Recomenda-se o uso de clopidogrel para os casos de cirurgia em ramos direcionais, porém deve ser evitado logo após cirurgias de grande porte, devido, por exemplo, ao risco de lesão medular que necessite de drenagem liquórica. Em geral, inicia-se esse medicamento 2 semanas após o procedimento.

COMPLICAÇÕES

Insuficiência renal, isquemia intestinal, paraplegia e até mesmo morte são complicações relacionadas com o uso de endopróteses fenestradas e ramificadas. Nosso grupo de pesquisa realizou uma análise de 600 pacientes tratados com endopróteses ramificadas e fenestradas avaliando-se as complicações intraoperatórias. Foram tratadas 2.144 artérias renomesentéricas com 1.551 fenestras e 478 ramos direcionais. Houve 122 eventos adversos intraoperatórios em 105 pacientes. Os eventos mais comuns foram relacionados com o vaso-alvo (9%), o acesso arterial (8%) e os referentes com o dispositivo em apenas 1%. Dos 55 pacientes com eventos adversos intraoperatórios relacionados com o vaso-alvo, 22 (40%) apresentaram perfuração ou rompimento arterial, 17 (31%) dissecção do vaso, em 11 (20%) houve falha na cateterização e em seis pacientes (11%) houve oclusão ou estenose grave do vaso-alvo. As causas de eventos adversos relacionados com o dispositivo foram *infolding* ("dobradura") da endoprótese em três pacientes e alinhamento inadequado da prótese com os vasos-alvo em quatro pacientes. A ocorrência de eventos adversos intraoperatórios foi associada a um maior número de complicações no período peroperatório e também a um menor tempo livre de perviedade dos vasos-alvo.[25]

Desalinhamento das fenestrações

Diferente dos ramos direcionais, as fenestras, especialmente em aortas com diâmetros estreitos, devem ter uma precisa aposição ao vaso-alvo. Do contrário, torna-se muito complicada a incorporação desse canal. A angulação do colo, sua tortuosidade e/ou erros no projeto ou na implantação da endoprótese podem provocar o desalinhamento entre a fenestra e o vaso-alvo. Além disso, os fios de redução de diâmetro estão localizados posteriormente, o que pode resultar no deslocamento posterior das fenestrações para além do local pretendido. Algumas manobras podem ser aplicadas para realinhar a fenestra ao vaso-alvo.

Inicialmente, deve-se tentar identificar o vaso-alvo e cateterizá-lo mediante manipulação do cateter e do fio-guia na parede da aorta. Para assegurar o acesso à fenestração, uma bainha Ansel de 7 Fr deve ser sustentada por um fio-guia de 0,018″, enquanto a manobra de *buddy* cateter (p. ex., Van Schie 3 a 5F) deve ser realizada em busca da artéria-alvo.[26] Em pacientes com artérias renais orientadas longitudinalmente ou estenosadas, pode ser difícil a progressão do cateter pelo fio-guia hidrofílico. Caso seja forçada a progressão do cateter e do fio-guia, eles podem fazer uma alça para dentro do *top cap* da endoprótese, o que, em tese, poderia favorecer a progressão distal do cateter na artéria renal, devido a maior sustentação do fio-guia apoiado no *top cap*. Há riscos como perfuração e dissecção da artéria com essas manobras.

Perfuração do ramo ou dissecção

A perfuração e/ou dissecção dos vasos-alvo podem ser evitadas com o auxílio de técnica meticulosa e a visualização da ponta do fio-guia, evitando manipulações excessivas. O fio-guia não deve ser posicionado em pequenos ramos terminais, que são propensos a perfuração e/ou dissecção, devendo ser visualizado e estabilizado durante as trocas de cateteres, evitando movimentos anterógrados

e retrógrados bruscos. Quando ocorre a perfuração do vaso, esta deve ser imediatamente identificada e tratada com embolização com molas ou plugue, dependendo do diâmetro do vaso. As dissecções do ramo principal de artérias renais, tronco celíaco e AMS podem ser tratadas com a colocação de um *stent* autoexpansível.

Endoleaks

A classificação dos *endoleaks* com uso de endopróteses fenestradas e ramificadas segue a mesma lógica da classificação habitual das correções endovasculares da aorta abdominal. Algumas informações adicionais, no entanto, foram adicionadas para englobar os possíveis vazamentos relacionados com esses procedimentos e possibilitar uma linguagem em comum entre cirurgiões e estudos (Figura 79.15). Os vazamentos dos tipos II e IV podem ocorrer e devem ser observados, sem tratamento específico. Os vazamentos dos tipos I e III são pouco frequentes desde que haja seleção adequada da zona de ancoragem em território saudável da aorta e planejamento adequado.[27] Diante de um vazamento do tipo Ia, o colo proximal pode ser dilatado novamente com o uso de balões de acomodação, desde que os *stents* de alinhamento estejam protegidos por cateteres-balão, separadamente. Vazamentos do tipo III podem ser resultado de acomodação inadequada entre as conexões, falta de aposição ou comprimento insuficiente dentro da aorta.

Tortuosidade (*kinking*) ou estreitamento nos *stents* de alinhamento

As tortuosidades (*kinkings*) são evitáveis desde que haja planejamento adequado pela angio-TC, considerando a anatomia dos vasos-alvo. Essas podem ser motivo de reintervenções ou oclusão de vaso-alvo caso não sejam identificadas precocemente. *Stents* curtos tendem a prevenir curvaturas no terço médio ou distal da artéria renal, a qual apresenta maior mobilidade com a respiração. A artéria renal direita pode ter uma orientação posterior na sua trajetória por detrás da veia cava inferior. Se uma torção for previsível na avaliação das imagens por angio-TC ou for evidente no controle angiográfico intraoperatório, um *stent* autoexpansível pode ser introduzido para melhorar a conformação e promover um realinhamento. *Kinkings* ou estreitamentos também podem ser resultado de dilatação de acomodação exagerada na origem da ramificação, de compressão ou de doença ostial do vaso-alvo. Nesses casos, a angioplastia com colocação de um segundo *stent* expansível por balão pode ser necessária.

Perviedade dos vasos viscerais

Stents revestidos são utilizados como ponte da endoprótese para o vaso-alvo, tanto nas fenestras quanto em ramos direcionais. Para *scallops* depende da preferência do cirurgião. É fundamental que os pacientes recebam acompanhamento pós-operatório adequado para resolução de problemas que possam ocorrer com o tempo, como migração, fratura e trombose do *stent*. Tais eventos podem ser graves, inclusive fatais, dependendo do vaso acometido.[28-30] Fatores relacionados com pior desfecho na perviedade dos vasos viscerais incluem doença aterosclerótica promovendo estenoses e oclusões, vasos com calibre reduzido ou muito angulados, erros técnicos e de planejamento pré-operatório. Oderich et al. recentemente publicaram sua experiência com 1.673 vasos-alvo com perviedade primária em 5 anos de 94%. A sobrevida livre de reintervenções foi de 64%, e a instabilidade de vasos-alvo foi de 89% (estenose, oclusão, *kinking*), em 5 anos.[31] Kristmundsson et al. relataram perviedade primária de 94% com 12 meses, 91% com 36 meses e 90%

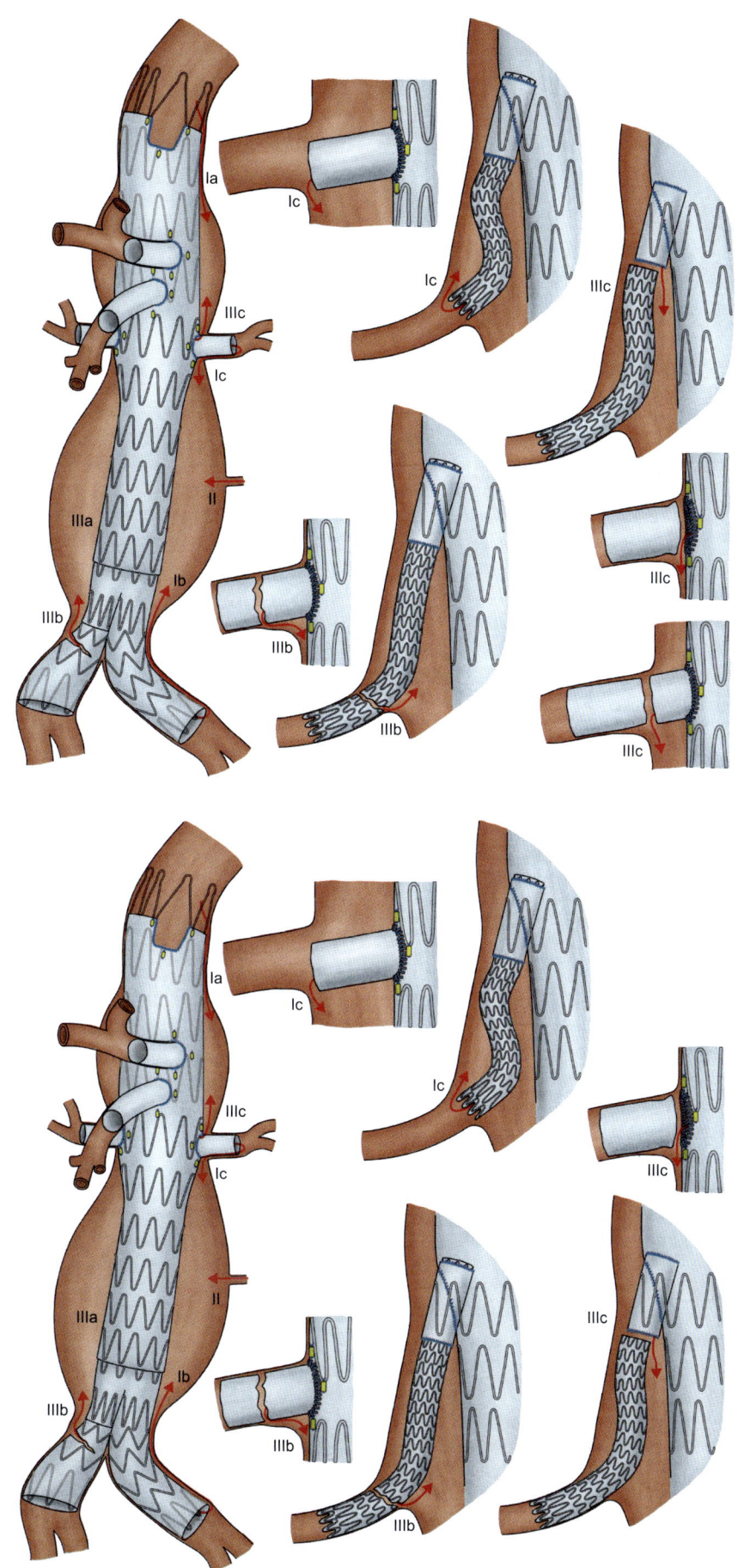

FIGURA 79.15 Classificação para *endoleak* em pacientes tratados com endopróteses fenestradas e/ou ramificadas para correção de aneurismas complexos da aorta abdominal e da aorta toracoabdominal.

com 60 meses.[32] Verhoeven et al. também publicaram excelentes resultados com taxas de perviedade de 98,6% em 1 ano e 98,1% em 3 anos.[6] É importante ressaltar que esses são centros de grande volume, com extensa experiência e, por isso, conseguem alcançar resultados tão expressivos. Isso possivelmente não é reprodutível em centros com menor experiência.

Reintervenções

Representam um desafio na correção endovascular dos AAAC. Apesar do aprimoramento em materiais e técnicas cirúrgicas nas últimas décadas, o acompanhamento otimizado dos pacientes é fundamental para antecipar e tratar defeitos da correção e possibilitar resultado satisfatório a longo prazo. As causas de reintervenções são *endoleak*, instabilidade do vaso-alvo (estenose, oclusão, *kinking*), complicações do ramo ilíaco, realinhamento ou necessidade de extensão da endoprótese aórtica, necessidade de revascularização aberta ou híbrida de vasos-alvo, migração de *stent* e infecção.[6,31,33,34] As taxas de reintervenção são relativamente altas (acima dos 20%).[31-33,35] As causas mais prevalentes de reintervenção são *endoleak* e instabilidade de vaso-alvo.[29-31] A maioria ocorre no primeiro ano após a correção do AAAC, porém podem suceder nos anos seguintes, confirmando a importância de um acompanhamento pós-operatório adequado em médio e longo prazos. Em comparação com a cirurgia aberta, Rao et al., por meio de uma metanálise com 2.326 pacientes, demonstraram uma maior taxa de reintervenção para correção endovascular.[36] Esse, no entanto, é um dado que precisa ser interpretado com cautela. A maioria das séries de cirurgia aberta não mostra uma análise detalhada das causas de reintervenção e com maior ênfase em procedimentos tardios, faltando relatos sobre as reintervenções precoces. Isso precisa ser mais bem ponderado e avaliado futuramente, tendo em vista que a maioria das reintervenções após implante de endopróteses fenestradas e ramificadas são procedimentos menores, realizados por via endovascular, com baixa morbidade e alta precoce.[31]

RESULTADOS

Reparo cirúrgico aberto

Historicamente, é o tratamento convencional dos aneurismas complexos da aorta.[37] Nesses casos, o grau de complexidade correlaciona-se com a necessidade de ampla exposição e dissecção aórtica, inclusive acima das artérias renais ou AMS e clampeamento suprarrenal ou supracelíaco, o que, consequentemente, relaciona-se com isquemia do segmento visceral. Além disso, o tratamento convencional dos AAAC apresenta taxa de morbimortalidade mais elevada em comparação aos pacientes submetidos à cirurgia aberta dos aneurismas da aorta abdominal infrarrenais, nos quais não há necessidade de exposição aórtica tão ampla e com clampeamento infrarrenal, não promovendo isquemia visceral.[38,39]

Na literatura médica, os estudos têm variabilidade de resultados. Centros com maior volume e experiência apresentam melhores desfechos e é um fator fundamental tanto para correção aberta quanto endovascular. Muitos centros alcançam ótimos resultados com o tratamento aberto da aorta, ainda assim com morbimortalidade expressiva, apesar de diversificadas inovações e técnicas para mitigar as complicações do procedimento.[4,40-55]

Em uma revisão dos 461 pacientes operados com a técnica aberta na Clínica Mayo entre 2000 e 2010, foi relatada mortalidade em 30 dias de 1,3%, com mortalidade de 0% para aneurisma justarrenal; 1,1% para o suprarrenal; e 7,8% para o AATA tipo IV. Nesse estudo, embora a mortalidade global tenha sido relativamente baixa para aneurismas da aorta justarrenais e suprarrenais, houve significativa morbidade em 38% dos pacientes tratados por justarrenal, 58% por suprarrenal e 69% nos AATA tipo IV.[52]

Tratamento endovascular

A correção endovascular do AAAC, que, inicialmente, era restrita a pacientes de alto risco, tem ganhado ampla aceitação e é atualmente considerada primeira escolha no tratamento dos AAAC em muitos centros.[6] Isso ocorreu devido a importante evolução da tecnologia para os dispositivos disponíveis atualmente, capazes de tratar a maioria dos pacientes por via endovascular. Nos EUA, o acesso à maioria das endopróteses fenestradas e/ou ramificadas é limitado a centros participantes de ensaios clínicos ou a pacientes incluídos em ensaios experimentais (*investigational device exemption* [IDE]). É interessante como o tratamento endovascular, considerado um procedimento relativamente novo, já apresenta resultados similares e até mesmo superiores à cirurgia convencional, apesar da curva de aprendizado inicial e de estar em constante evolução tecnológica.

Desde 2004, publicações têm demonstrado o tratamento endovascular de AAAC como uma técnica segura, eficaz e com taxa aceitável de morbimortalidade. Uma das primeiras experiências robustas, um estudo prospectivo realizado pelo grupo da Clínica Cleveland com 119 pacientes tratados com endopróteses fenestradas entre 2001 e 2005,[56] apresentou taxa de sucesso inicial do procedimento de 100%. Não houve rupturas ou conversões para cirurgia aberta. A mortalidade operatória em 30 dias foi de 0,8%, e a sobrevida em 12, 24 e 36 meses foi de 92, 83 e 79%, respectivamente, com acompanhamento médio de 19 meses. Vazamentos foram pouco frequentes, observados em 10% dos pacientes em 30 dias (todos os vazamentos foram tipo II) e 4, 6 e 3% em 12, 24, e 36 meses, respectivamente. Cerca de 30 pacientes (25%) apresentaram aumento transitório da creatinina sérica superior a 30%. Cinco pacientes (4%) necessitaram de diálise transitória ou permanente. Nesse estudo, um total de 302 vasos viscerais foram tratados. Das 231 artérias renais tratadas subsequentemente, dez ocluíram. Em uma delas foi necessária a reoperação com implante de novo *stent*.

Outro importante estudo feito por um grupo da Austrália Ocidental relatou uma série de 58 pacientes com aneurismas de aorta pararrenal tratados com endopróteses fenestradas provenientes de sete centros em Perth e Adelaide entre 1997 e 2004.[57] O sucesso técnico inicial foi alcançado em 91%. Não houve rupturas ou conversões cirúrgicas. A mortalidade em 30 dias foi de 3,4%. A sobrevida global foi de 90% após um período médio de acompanhamento de 18 meses. A taxa de vazamento foi de 10%, sendo 7% do tipo I e 3% do tipo II. Apenas quatro pacientes (6,9%) desenvolveram insuficiência renal, e nenhum deles necessitou de diálise. A perviedade dos vasos-alvo foi de 91%. Os fatores associados à oclusão de vaso-alvo foram a ausência de *stent* para o alinhamento com a fenestração, angulação do colo > 60°, múltiplos vasos renais e diâmetro do vaso-alvo < 4 mm. Por esse motivo, esses autores recomendaram o implante rotineiro de *stent* de alinhamento para todas as fenestrações, incluindo os *scallops*, e orientaram que fenestras podem ser utilizadas em vasos com mais de 4 mm de diâmetro.

Verhoeven et al.[58] relataram seus resultados com a correção endovascular de aneurismas usando endopróteses fenestradas em 38 pacientes incluídos prospectivamente em um banco de dados de investigação clínica entre 2001 e 2005. O sucesso técnico foi alcançado em 37 dos 38 pacientes (97%). Não houve ruptura do aneurisma, conversões para cirurgia aberta ou óbito intraoperatório. A mortalidade peroperatória (30 dias) foi de 2,6%. Verhoeven et al. atualizaram sua experiência, posteriormente, considerando o tratamento endovascular do AAAC a primeira opção terapêutica para essa doença.[5,6]

Após esses estudos iniciais, variadas publicações, incluindo metanálises, vêm demonstrando excelentes resultados com uma mortalidade de 0 a 5%, sucesso técnico acima de 95% e baixa ocorrência de diálise pós-operatória (abaixo de 5%) (Quadro 79.3).[5,6,19,28,29,31-33,35,56,57,59-77] A mortalidade precoce foi excepcionalmente baixa, assim como a mortalidade tardia relacionada com aneurisma. A incidência de ruptura do aneurisma após o tratamento, proveniente de vazamentos dos tipos I e III e de conversão para cirurgia aberta, também foi baixa. A perviedade dos vasos viscerais (vasos-alvo) revascularizados, em médio prazo, foi elevada, no entanto, uma rigorosa vigilância é obrigatória para a identificação precoce de estenoses significativas dos ramos ou vasos viscerais revascularizados, evitando, dessa maneira, as oclusões. Instabilidade dos vasos-alvo tende a ocorrer no primeiro ano de acompanhamento. As taxas de reintervenções variam entre 10 e 20% e essa é, provavelmente, a principal fragilidade dessa técnica cirúrgica, apesar da maioria das complicações ser factível de correção endovascular, muitas vezes com anestesia local e rápida alta hospitalar. A insuficiência renal pós-operatória não é incomum (até 25%), porém a necessidade de diálise é baixa (0 a 3%). Apesar de muitos estudos realizados, existe uma variação importante nos dados coletados, critérios de inclusão, população estudada, técnica utilizada e os *endpoints* analisados, o que dificulta uma compreensão mais holística dessa condição.

Os excelentes resultados dos estudos citados, associados às vantagens de um tratamento minimamente invasivo, como menor estresse cirúrgico, ausência de interrupção de fluxo sanguíneo na aorta, entre outros, incitaram discussões sobre o melhor tratamento para o AAAC. A cirurgia aberta que, historicamente, foi considerada o padrão-ouro, mesmo com a evolução no tratamento, mantém morbimortalidade considerável. Ainda nos primórdios da cirurgia endovascular, Nordon et al.[4] revisaram 12 estudos não randomizados que incluíram 368 pacientes tratados com endopróteses fenestradas e 1.164 com reparo aberto convencional. O reparo aberto foi associado a um aumento absoluto de 2% na mortalidade em 30 dias, mas com menor taxa de disfunção renal precoce, apesar da evolução para diálise ter sido semelhante, em relação à cirurgia endovascular. A cirurgia aberta relacionou-se a menores taxas de reintervenções precoces. Com relação ao tratamento endovascular, a incidência de vazamento do tipo I variou entre 0 e 7%, e a maioria dele foi resolvida espontaneamente. Vazamentos do tipo II ocorreram mais frequentemente, entre 3 e 18% dos casos,

QUADRO 79.3	**Resultados do implante de endopróteses fenestradas e ramificadas para aneurismas complexos da aorta abdominal.**									
Autor	Ano	Tipo de aneurisma	n	Vasos-alvo	Sucesso técnico (%)	Mortalidade em 30 dias (%)	Diálise (%)	Perviedade do vaso-alvo (%)	Reintervenções (%)	*Follow-up* (meses)
Greenberg et al.[59]	2004	AAJ	22	58	100	0	4,5	98	18	6
O'Neil et al.[56]	2006	AAJ	119	302	100	0,8	3,4	92	8	19
Semmens et al.[57]	2006	AAJ, AAS	58	116	91	3,4	0	95	24	24
Muhs et al.[60]	2006	AAJ, AAS	38	87	94	2,6	0	92	7,8	25
Ziegler et al.[61]	2007	AAJ, AAS	63	122	87	1,7	1,5	92	6,7	23
Scurr et al.[85]	2008	AAJ	45	117	100	2	0	97	13	24
Beck et al.[63]	2009	AAJ	18	56	100	0	NR	95	NR	23
Greenberg et al.[19]	2009	AAJ	30	77	100	0	0	94	6,5	24
Amiot et al.[64]	2010	AAJ, AAS	134	403	99	2	4,5	97	9	15
Haulon et al.[65]	2010	AAJ, AAS	80	237	99	2,5	4	95	10	10
Verhoeven et al.[5]	2010	AAJ	100	275	99	1	2	94	9	24
Tambyraja et al.[66]	2011	AAJ	29	79	97	0	0	NR	38	20
Global Collaborators[29]	2012	AAJ, AAS	318	889	75	3,5	0,3	99	6,2	21
Starnes et al.[67]	2012	AAJ	47	82	98	2	NR	NR	NR	20
Quiñones-Baldrich et al.[68]	2013	AAJ	31	124	97%	0,0%	3,2%	94%	13%	23
Kristmundsson et al.[32]	2014	AAJ	54	134	98%	3,7%	0,0%	96%	37%	67
Grimme et al.[69]	2014	AAJ, AAS	138	392	92%	1,5%	1,5%	96%	5,1%	13
Oderich et al.[70]	2014	AAJ	67	178	100%	1,5%	0,0%	97%	22%	37
Marzelle et al.[86]	2015	AAJ, AAS	268	949	91%	6,7%	0,4%	97%	12%	1
Mastracci et al.[33]	2015	AAJ, AATA4	610	1.463	98%	NR	NR	93%	26%	96
Patel et al.[71]	2015	AAJ	150	313	92%	8,0%	NR	89%	6,7%	32
Verhoeven et al.[6]	2016	AAJ, AAS	281	896	97%	0,7%	0,7%	98%	5,3%	21
Katsargyris et al.[72]	2017	AAJ, AAS	384	983	97%	0,5%	0,2%	99%	2,1%	20
Blankesteijn et al.[73]	2017	AAJ	60	140	97%	3,3%	1,7%	99%	6,7	16
Roy et al.[87]	2017	AAJ	173	572	95%	5,2%	0,0%	90%	20%	34
Farber et al.	2017	AAJ, AAS	30	84	93%	0,0%	0,0%	2 anos: 88%	32%	28,7
Colgan et al.[75]	2018	AAJ	101	255	97%	3,0%	0,9%	98%	9,0%	12
Van Calster et al.[35]	2019	AAS, AATA4	247	3,2 por paciente*	99%*	4,9%*	1,2%	1 ano: 97,7% 5 anos: 92,3%	21,2%*	29
Oderich et al.[70,77]	2021	AAJ	67	178	100%	1,5%	1,5%	Primária: 82,7% Secundária: 95,7%	29,8%	59,8
Oderich et al.[31]	2021	PRA, AATA4	265	1.057	98,8%	1,1%	1,5%	94%	23%	26

AAJ: aneurisma de aorta justarrenal; AAS: aneurisma de aorta suprarrenal; AATA4: aneurisma de aorta toracoabdominal do tipo IV; PRA: aneurisma pararrenal.

mas seu tratamento foi indicado somente quando houve crescimento do saco aneurismático. As falhas do tratamento endovascular ocorreram principalmente no primeiro ano de acompanhamento, havendo estabilização após esse período. As taxas de reintervenção foram relatadas entre 10 e 20% nesta revisão. Rao et al. realizaram uma revisão sistemática e metanálise com 35 estudos incluindo 2.326 pacientes. A mortalidade peroperatória foi de 4,1% e similar entre as cirurgias aberta e endovascular. Não houve, também, diferença em insuficiência renal. Pacientes submetidos à correção endovascular sofreram mais reintervenções, insuficiência renal no acompanhamento e pior prognóstico a longo prazo.[36] No entanto, houve um viés de seleção dos pacientes reconhecido pelos autores dessa metanálise, que, em geral, tinham maior risco cirúrgico e foram selecionados e submetidos à cirurgia endovascular. Esse viés não é apenas dessa metanálise, mas de outros estudos nos quais os pacientes submetidos à correção aberta são geralmente mais novos e saudáveis. Estudos realizados em centros de grande volume em tratamento de AAAC por técnica endovascular registraram mortalidade de 30 dias abaixo de 3%.[6,33,70,72,77,78]

Alguns fatores têm sido associados com o desfecho da correção com endopróteses ramificadas e fenestradas. Destacam-se aqui isquemia medular e disfunção renal como variáveis independentes de um desfecho desfavorável.[78-81] Por consequência, a maior extensão do aneurisma requerendo cobertura aórtica superior tem piores resultados, como é o caso dos AATA em relação aos AAAC.[28,71,82,83] Portanto, a complexidade de um reparo endovascular com endopróteses fenestradas ou ramificadas tem sido associada, principalmente, à extensão da cobertura da aorta, ao número de vasos que necessitam de revascularização e às dificuldades anatômicas que dificultam o acesso à aorta e às artérias viscerais a serem incorporadas. A quantidade de vasos que necessitam ser incorporados no tratamento por meio de fenestras ou ramos correlaciona-se com tempos operatórios mais longos, doses de radiação mais elevadas, podendo estar associada, também, ao aumento das taxas de morbidade, principalmente durante a curva de aprendizado.[81] Banga et al., por outro lado, não demonstraram um menor sucesso técnico ou eventos adversos, apesar de um maior tempo operatório e tempo de internação hospitalar em pacientes com mais vasos-alvo incorporados ao tratamento.[84]

As técnicas e endopróteses para correção de AAAC por técnica endovascular seguem em constante evolução, propiciando que mais pacientes sejam elegíveis para essa modalidade e com resultados excelentes. Recentemente Oderich et al. analisaram 430 pacientes incluídos em um estudo prospectivo não randomizado, com 133 AAAC e 297 toracoabdominais. A mortalidade em 30 dias foi de 0,9%, diálise, paraplegia e AVE foram de 2%.[31]

Mastracci et al. avaliaram 610 pacientes tratados, sendo 349 de aneurismas toracoabdominais do tipo IV e 258 com AAAC (3 não foram classificados). O sucesso técnico foi de 97%, e isquemia da medula espinal ocorreu em 1,16%. A sobrevivência em 8 anos foi de 20%. Por uma análise multivariada, evidenciou-se que maior idade, insuficiência cardíaca congestiva, câncer e correção prévia de aneurisma foram associados a uma pior sobrevida a longo prazo.[33] Até então, os dados disponíveis de acompanhamento em médio e longo prazos demonstram que o tratamento endovascular dos AAAC é seguro e eficaz, desde que uma vigilância adequada possa ser realizada. Apesar dos resultados excelentes, há constante evolução das técnicas endovasculares e dos materiais, acrescentando maior segurança e eficácia no tratamento endovascular dos pacientes com AAAC no futuro.

As referências bibliográficas deste capítulo se encontram no Ambiente de aprendizagem do GEN.

80

Dispositivos de Oclusão Arterial

Daniel Gustavo Miquelin ■ Fernando Reis Neto

Resumo

Com o avanço da tecnologia, mais pacientes são tratados por técnicas minimamente invasivas, e os acessos vasculares passaram a ter maior importância nos tratamentos endovasculares. Os acessos podem ser estabelecidos por meio de dissecções cirúrgicas ou por punções, sendo essas últimas as mais utilizadas. As punções podem ser realizadas em mais diferentes pontos, de forma retrógrada ou anterógrada, dependendo da localização e do tipo de tratamento, utilizando dispositivos de baixo a alto perfil. Após a retirada dos dispositivos de manutenção do acesso, a compressão manual era utilizada rotineiramente, mas com limitações como necessidade de profissional especializado, calibre dos dispositivos, desconforto ao paciente e possíveis complicações relacionadas. Dispositivos de fechamento arterial foram desenvolvidos para diminuição desses problemas, com grandes avanços nesse sentido, porém necessitam de curva de aprendizado, aprimoramento tecnológico e técnico, e aumentam os custos do procedimento.

Palavras-chave: dispositivos de fechamento arterial; compressão manual; Angio-Seal®; proGlide®; Exoseal®; StarClose®.

INTRODUÇÃO

O acesso vascular percutâneo foi descrito por Seldinger, em maio de 1953, inicialmente para exames diagnósticos, nos quais eram usados cateteres de 7 e 8 Fr, sem necessidade de disseção cirúrgica arterial.[1] Mais de 7 milhões de procedimentos percutâneos são realizados no mundo todo ano. Apesar do aumento de popularidade do acesso radial, a maioria dos procedimentos ainda utiliza a via femoral.

Com a evolução dos procedimentos de angioplastia, o método de Seldinger tem sido mais empregado. O índice de complicações desse método pode variar de 1 a 11%, sendo sua maioria relacionada com sangramento, pseudoaneurisma, oclusão arterial e fístula arteriovenosa (FAV), e, em casos mais graves, pode evoluir para óbito.[2,3] Nos últimos anos, a taxa de complicação do acesso vascular está diminuindo. Em 2014, Ortiz et al. relataram complicações com índices de 3,5%, sendo 74,4% problemas menores; 9,7% dos casos necessitaram de transfusão sanguínea; 5,4% foram complicações moderadas, as quais precisaram de injeção de trombina para correção de pseudoaneurismas; e 10,5% foram formas graves que demandaram correção cirúrgica. Vale ressaltar que as complicações do acesso aumentam o custo e o tempo de internação. A mortalidade em 30 dias foi significativamente maior nos pacientes com complicação grave (6,1% vs. 1,4%; p < 0,001); e naqueles com complicação moderada que necessitaram de transfusão, a mortalidade em 1 ano foi de 12,1% vs. 5,7% no grupo sem complicação (p < 0,001).[3] Singh et al. consideram que esse índice não deve ser superior a 0,5% em serviços de referência, o que propiciou maior interesse em desenvolver protocolos e dispositivos para minimizar essas complicações.[4]

A compressão manual ainda persiste como o padrão-ouro para hemostasia do sítio de punção; entretanto, é um método que despende longo período de um profissional de saúde (de 20 a 30 minutos ou mais de compressão manual), requer repouso prolongado de 4 a 8 horas e é desconfortável tanto para o paciente quanto para o profissional. Além disso, o aumento progressivo de obesidade, número de pacientes em uso de anticoagulantes e antiplaquetários, perfil de dispositivos utilizados tornam a compressão manual insuficiente para obter a adequada hemostasia. Por esses motivos, desde o início da década de 1990 foram desenvolvidos os primeiros dispositivos de oclusão arterial para o controle da hemostasia após um acesso vascular percutâneo. Seu objetivo primário é reduzir o tempo de sangramento no sítio de punção, possibilitando rápida deambulação e melhorando o conforto do paciente.[5]

Estudo de sistema de fechamento por sutura em acesso transfemoral, em tratamento de doenças arteriais coronarianas, mostrou segurança e eficácia, tendo menores complicações do que a compressão manual.[6]

Em dados coletados em 11.562 punções anterógradas para tratamento de doença arterial infrainguinal, foram utilizados 5.693 dispositivos de fechamento arterial. O resultado demonstrou menos hematomas locais em pacientes selecionados.[7]

As complicações também são esperadas quando utilizados dispositivos de fechamento arterial, necessitando sempre de treinamento e educação continuada.[8]

Esses dispositivos também podem ser utilizados para fechamento de acessos maiores, como na substituição valvar aórtica transcateter (TAV), na qual os pacientes apresentam maior gravidade clínica. Nesses casos, na maioria das vezes, são usados mais de um dispositivo por acesso, com bons resultados técnicos, porém as complicações graves ainda são altas, em torno de 4,6%, apesar da maioria dos casos não precisar de intervenção cirúrgica adicional.[9]

As contraindicações ao uso de dispositivo de oclusão arterial no tratamento endovascular seriam calcificações arteriais circunferenciais ou anterior, bifurcação femoral alta ou baixa, cicatriz cirúrgica inguinal, enxerto arterial, artéria femoral menor que 6 mm e obesidade mórbida.[10]

O dispositivo de oclusão arterial vem sendo cada vez mais utilizado e o mecanismo de ação pode ser dividido em dois tipos: passivo e ativo. O passivo é constituído de *patch* externo de protrombina ou assistência mecânica de compressão e não fornece hemostasia imediata (tempo menor que 5 minutos); o ativo, constituído por alguma substância ou estabelece a hemostasia mediante suturas de maneira imediata. Por fim, existe uma outra categoria denominada "dispositivo de compressão externa" ou *hands-free*.[11] No Quadro 80.1, é apresentado o resumo dos principais dispositivos de oclusão.

PRINCIPAIS DISPOSITIVOS DE OCLUSÃO VASCULAR

Não disponíveis no Brasil

Cardiva Catalyst®

Sistema de fechamento vascular Vascade® (Cardiva Medical, Inc, Santa Clara, Califórnia) é um aproximador passivo que implanta um tampão de colágeno sobre a arteriotomia, causando tamponamento do local da punção como resultado da expansão do plugue. Um disco de baixo perfil encosta na parede, e um tampão de colágeno é implantado sobre a arteriotomia. O colágeno se expande, causando hemostasia, e o disco é recolhido e removido. O sistema foi aprovado para fechar arteriotomia de 5 a 7 Fr, de acordo com instruções de uso. É aprovado para intervenções diagnósticas e terapêuticas. Apresenta alta taxa de sucesso técnico e baixa incidência de complicações em comparação com a compressão manual. Há relatos de oclusão com sucesso de até 10 Fr.[12,13]

QUADRO 80.1	Resumo dos principais dispositivos de oclusão arterial.			
Mecanismo	**Categoria**	**Nome**	**Fabricante**	**Diâmetro (Fr)**
Passivo	À base de colágeno	Angio-Seal®	St. Jude Medical	5/6, 7/8
	À base de selante ou gel	Vascade® Vascular® Closure System® (Cardiva Catalyst)	Cardiva Medical, Inc	5 a 7
		Mynx Ace® e MynxGrip®	Cardinal Health	5 a 7
		Exoseal®	Cordis Corporation	5 a 7
		FISH Combiclose® e ControlClose®	Morris Innovative, Inc	5 a 8
		Closer Vascular® Sealing® System®	Rex Medical, LP	5 a 7
Ativo	Clipe ou grampo	StarClose SE®	Abbott Vascular	5,6
	Sutura	Perclose® ProGlide®	Abbott Vascular	5 a 21
		Prostar XL®	Abbott Vascular	5 a 10
Compressão externa		FemoStop®	Abbott Vascular	Qualquer tamanho
		CompressAR®, StraongArm®, SuperComfort®	Advanced Vascular Dynamics	Qualquer tamanho
		QuicKlamp®	TZ Medical	Qualquer tamanho

Mynx Closure device®

MynxGrip® (Cardinal Health, Dublin, Ohi) é um aproximador passivo que implanta um selante de polietilenoglicol (hidrogel) sobre o local da arteriotomia. Um balão semicompliante inflado dentro da artéria serve como uma âncora para garantir o posicionamento correto. Depois que o selante é implantado, o balão é recolhido e removido. Foi aprovado para fechar punções de 5 a 7 Fr em intervenções diagnósticas e terapêuticas. É o único aprovado para fechamento da veia femoral. Tem alta taxa de sucesso técnico e baixo índice de complicações vasculares.[14,15]

Fish device®

A bainha introdutora femoral e o dispositivo de hemostasia (Fish; Morris Innovation, Inc, Bloomington, Ind) são aproximadores passivos que implantam um remendo de matriz bioabsorvível feito de submucosa de intestino delgado de porco por meio de arteriotomia que atravessa a parede arterial. Depois que o remendo é liberado, uma sutura o prende no lugar.

O Fish foi aprovado para fechar arteriotomia de 5 a 8 Fr em procedimentos diagnósticos. Há um componente intraluminal remanescente, que apresenta risco de embolização distal ou oclusão; no entanto, poucos dados estão disponíveis em relação a este. No geral, há baixa incidência de complicações em seu implante.[16]

Closer Vascular Sealing System®

Fabricado pela Rex Medical, é um dispositivo aprovado em 2016, classificado como aproximador passivo para fechamento de 5 a 7 Fr. Funciona implantando *patch* intraluminal, que é puxado contra o local da arteriotomia com esferas extraluminais opostas e sobrepostas à arteriotomia. Ambos são constituídos de copolímeros de ácido polilactídeo-coglicólico. O *patch* intraluminal e as esferas são unidas por uma sutura, sendo bioabsorvíveis e reabsorvidos com o tempo.[17]

Prostar XL®

Dispositivo de fechamento percutâneo ativo. São implantadas quatro agulhas para formação de duas alças de suturas cruzadas que selarão o sítio de punção. Aprovado para fechamento de 8,5 a 10 Fr. Utilizado também no tratamento endovascular de aneurisma de aorta com fechamento de orifícios amplos de até 24 Fr com altas taxas de sucesso e baixo índice de complicações.[18-20]

FemoStop®

Dispositivo hemostático externo que insere uma bolha inflável transparente sobre o local de punção da artéria femoral e é fixado no lugar por um cinto que envolve o paciente. A bolha é inflada para as pressões prescritas e deixado no local por 1 a 2 horas para alcançar a hemostasia. Aprovado para compressão em sítio de punção femoral arterial ou venoso, além de ser aprovado no reparo da compressão guiada por ultrassonografia de um pseudoaneurisma de artéria femoral. Foi usado com sucesso para ambas as intervenções diagnósticas e terapêuticas e para qualquer bainha de tamanho.

CompressAR, StrongArm e SuperComfort®

Dispositivos hemostáticos externos que inserem um disco transparente sobre o sítio de punção e aplicam uma compressão mecânica. O disco é preso a um suporte que é ajustado para a altura apropriada. Foram aprovados tanto para procedimentos diagnósticos quanto terapêuticos.

QuicKlamp®

Dispositivo hemostático externo aprovado para procedimentos diagnósticos e terapêuticos, e qualquer tamanho de arteriotomia. Estabelece a hemostasia por meio de um disco com ou sem alginato de cálcio sobre o local da punção. A compressão mecânica é aplicada por um suporte com um braço (semelhante a um braço C) que tem dois botões de ajuste que proporcionam a sintonia fina de localização e pressão. Esses dispositivos foram aprovados para uso em qualquer tamanho de arteriotomia, para procedimento diagnóstico e intervenções terapêuticas.[21]

Esses três últimos dispositivos hemostáticos externos apresentam boa taxa de sucesso e diminuem a necessidade de tempo de um profissional de saúde realizando a compressão manual; entretando, são mais desconfortáveis aos pacientes e não diminuem o tempo de necessidade de repouso. Apesar de poderem ser utilizados para extensos orifícios, é difícil imaginar sua utilização em canais maiores do que o padrão na compressão manual.[5]

Disponíveis no Brasil

Angio-Seal®

Sistema de oclusão vascular percutâneo à base de colágeno classificado como dispositivo passivo. Indicado para procedimentos diagnósticos e terapêuticos em dimensões de 6 e 8 Fr. Realiza fechamento por meio de mecanismos mecânicos e químicos.[22] A ação mecânica é realizada pela âncora bioabsorvível intra-arterial, ocorrendo uma compressão da arteriotomia entre a âncora intravascular e o plugue de colágeno extravascular (Figura 80.1). O princípio químico ocorre pelo efeito do colágeno extra-arterial, adicionado ao polímero da âncora. O mecanismo inicia-se quando o colágeno exposto na arteriotomia dispara a cascata da coagulação, ativando a agregação plaquetária e a formação de coágulo.

A âncora apresenta formato em "T" e é composta pelos ácidos polilactídeo-coglicólico que são bioabsorvidos em 60 a 90 dias. Em virtude desse sistema apresentar componente intravascular, a estenose arterial pode ocorrer entre 2,9 e 7% dos casos, dependendo do calibre do vaso, sendo sua indicação de uso para artérias maiores que 5 mm e estenoses menores que 40% do lúmen do vaso.[23,24]

Contraindicações

Não existe em bula contraindicação ao seu uso. Contudo, situações especiais devem ser consideradas:

- Punção próximo da bifurcação da artéria femoral comum: pelo risco de isquemia
- Punção alta (proximal ao ligamento inguinal): risco de sangramento retroperitoneal
- Pacientes especiais (não testado nessas populações): uso de anticoagulante oral, alergia aos componentes e/ou produtos derivado de carne, pacientes submetidos à terapêutica trombolítica, portadores de doenças autoimunes, punção de enxerto venoso ou sintético, hipertensos não controlados (pressão arterial sistólica > 180 mmHg), distúrbios de coagulação incluindo plaquetopenia (< 100.000), doença de von Willebrand, anemia (hemoglobina < 10 mg/dℓ, hematócrito < 30), pacientes pediátricos ou portadores de artéria femoral de fino calibre (< 4 mm de diâmetro), pacientes grávidas ou em amamentação.[25]

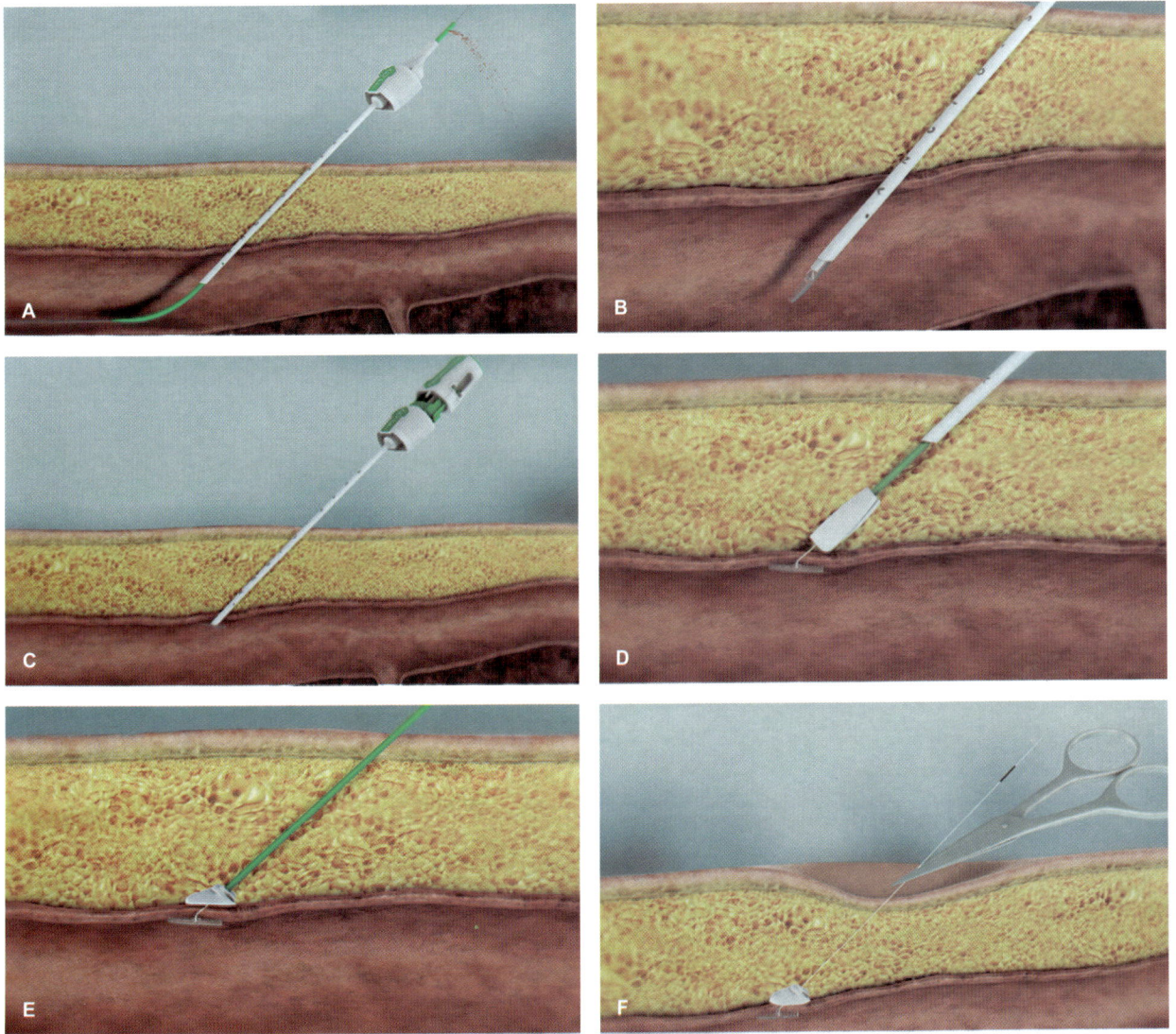

FIGURA 80.1 Sequência de funcionamento do Angio-Seal®. **A.** Introdutor intravascular. **B.** Liberação do sistema T. **C.** Sistema T acoplado à parede do vaso intravascular. **D.** Posicionamento do patch de colágeno na parede extravascular. **E.** Compressão. **F.** Liberação do sistema.

Complicações

As principais complicações são: sangramentos, hematomas, FAV, falha na liberação, embolia ou fratura da âncora, infecção, estenose ou trombose arterial, inflamação e edema local.

Vale ressaltar que, caso seja necessário punção em mesmo sítio, deve-se esperar 90 dias ou, se realmente precisar ser realizada antes, respeitar 1 cm ao menos do local de última punção.

Exoseal®

Dispositivo de oclusão passivo com tamponamento extravascular por meio de tampão de ácido poliglicólico bioabsorvível (Figura 80.2). O mecanismo é mecânico e realizado acima do orifício de punção, não ativando dessa maneira a cascata de coagulação.

Indicado para procedimentos diagnósticos e terapêuticos em 5 a 7 Fr. Também é recomendado, de acordo com o fabricante, para pacientes que fizeram o uso de medicação inibidora de glicoproteína IIb/IIIa.

Contraindicações

Na bula, o uso desse sistema é contraindicado para indivíduos que apresentem alergia ao ácido poliglicólico, mas há outras ressalvas como:

- Artérias muito calcificadas ou com diâmetro menor que 5 mm e em punção anterógrada

- Situações particulares em pacientes excluídos no estudo do fabricante: pressão arterial > 180 × 110 mmHg, portadores de distúrbios de coagulação, terapia trombolítica, uso de anticoagulantes, obesidade grau 3 (índice de massa corporal [IMC] > 40 kg/m^2), cirurgia femoral prévia ou com prótese ou *stent*, punção em paciente claudicante ou com pulso de baixa amplitude ou com estenose > 50%, infecção sistêmica ou cutânea, planejamento de nova punção em menos de 30 dias no mesmo sítio e punção arterial prévia em menos de 30 dias com ou sem uso do dispositivo oclusor.

Complicações

Geralmente, relacionadas com o sítio de punção, sendo as mais frequentes: hematoma, sangramentos e lesão neurológica. O estudo ECLIPSE revelou baixa incidência de eventos adversos. Também foram significativamente menores os tempos de hemostasia e para deambulação, comparados aos da compressão manual.

Vale ressaltar que o fabricante recomenda nova punção no sítio que foi utilizado o dispositivo após 60 dias. Por fim, após liberação do dispositivo deve ser realizada compressão manual e repouso de 2 horas.[26,27]

StarClose®

Dispositivo de fechamento percutâneo ativo (Figura 80.3). Insere-se um clipe flexível de nitinol de 4 mm que promove uma circunferência completa extravascular, e assim, a hemostasia ao redor da arteriotomia. Indicado para procedimentos diagnósticos e terapêuticos em

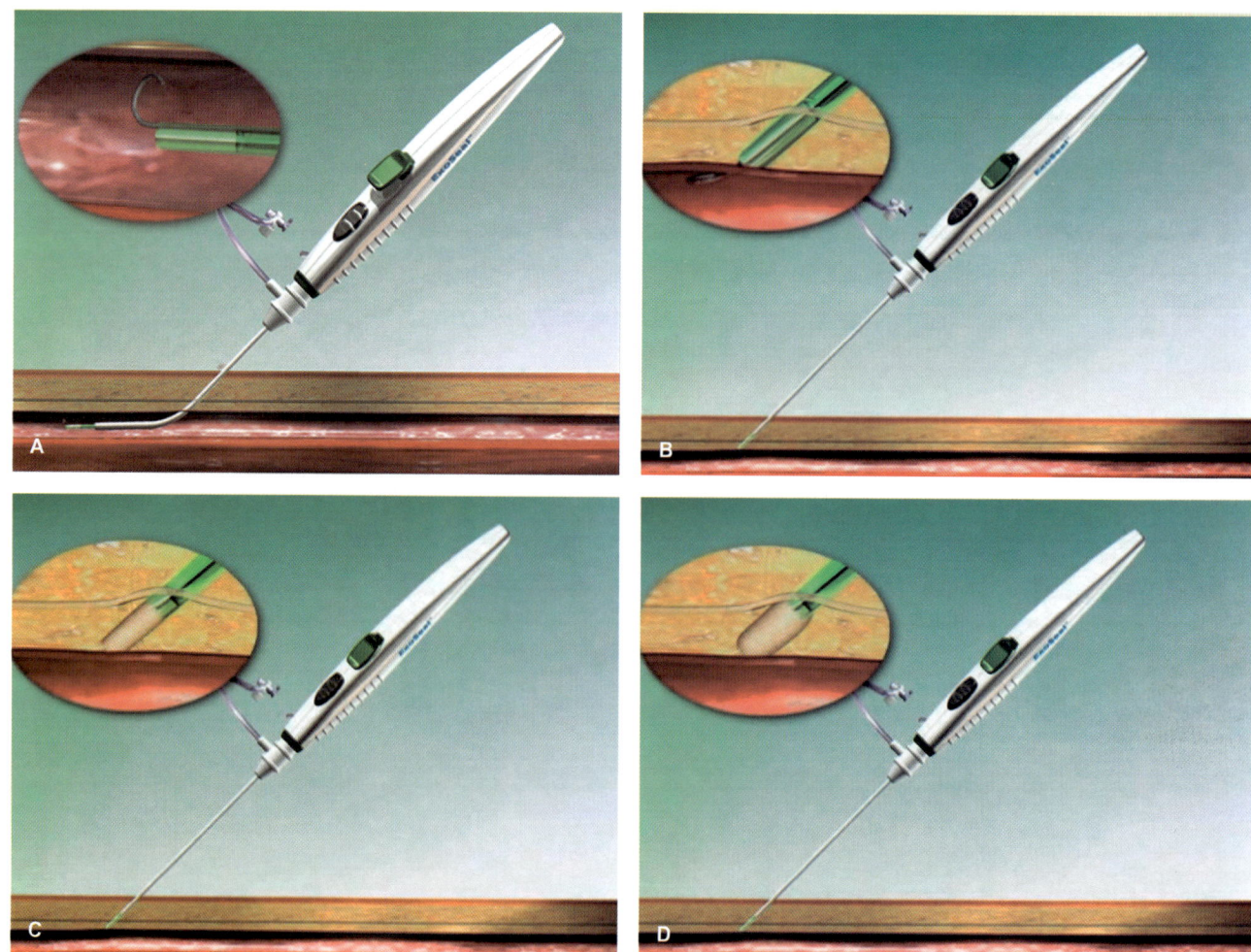

FIGURA 80.2 Mecanismo de funcionamento do sistema Exoseal®, posicionamento e liberação do dispositivo. **A.** Posição do dispositivo intravascular. **B.** Acomodação do dispositivo na parede do vaso. **C.** Liberação do tampão de oclusão. **D.** Oclusão externa do orifício de punção.

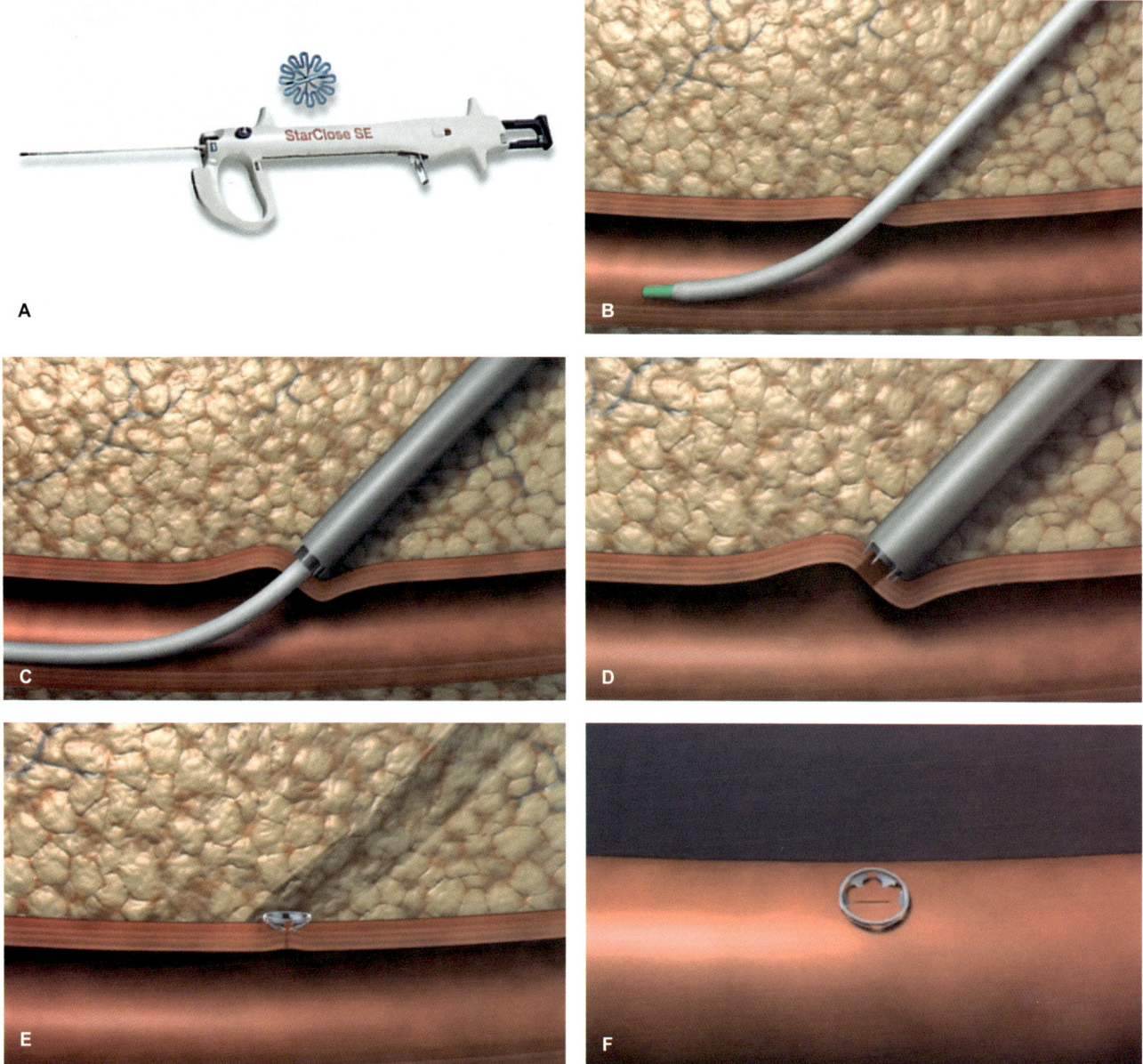

FIGURA 80.3 Mecanismo de funcionamento do sistema StarClose®, sequência esquemática da liberação do dispositivo. **A.** Dispositivo StarClose®. **B.** Posicionamento intravascular. **C.** Posicionamento do clipe de nitinol na parede do vaso. **D.** Liberação do clipe metálico. **E.** Fechamento ativo do vaso. **F.** Selamento do orifício de punção.

punções de 5 e 6 Fr apenas. A liga de nitinol não provoca inflamação, mas causa artefato em uma futura ressonância magnética, o que não impede que esse exame seja realizado.[28]

Contraindicações

Pacientes alérgicos ao níquel e ao titânio (componentes da liga do nitinol). Deve-se ter atenção especial para puncionar apenas a parede anterior da artéria femoral, respeitar o limite caudal da bifurcação arterial (risco de isquemia arterial) e o limite cranial do ligamento inguinal (risco de sangramento retroperitoneal), artérias calcificadas e com diâmetro menor que 5 mm também são limitantes.

Semelhante aos demais dispositivos supracitados, algumas situações especiais não foram avaliadas pelo estudo do fabricante: introdutores menores que 5 Fr e maiores que 6 Fr, acesso femoral anterior com menos de 3 meses de punção e compressão, punção em artéria femoral superficial ou profunda, indivíduos com obesidade com IMC > 35 kg/m², pressão arterial > 180 × 100 mmHg, pseudoaneurisma ou fístulas no local de punção.

Complicações

As mesmas de qualquer outro dispositivo de fechamento percutâneo. O estudo RISE que avaliou 171 pacientes por 30 dias, em 11 centros, teve como objetivo primário registrar o tempo para a deambulação após o procedimento com esse dispositivo. Em 156 pacientes (91,2%), a hemostasia foi imediata. A média do tempo para deambulação foi de 8,29 minutos, mediana de 5,92. Não houve óbitos ou complicações vasculares maiores. Apresentou baixa taxa de complicações menores 3/156 (1,9% envolvendo ressangramentos e pseudoaneurismas).[29]

Perclose ProGlide®

Dispositivo de fechamento mecânico ativo. Apresenta mecanismo semelhante ao Prostar XL®, porém com apenas uma linha de sutura (Figura 80.4). Recomendando para procedimentos diagnósticos ou terapêuticos que utilizam introdutores de 5 a 21 Fr. Acima de 8 Fr, recomenda-se a utilização de dois dispositivos.

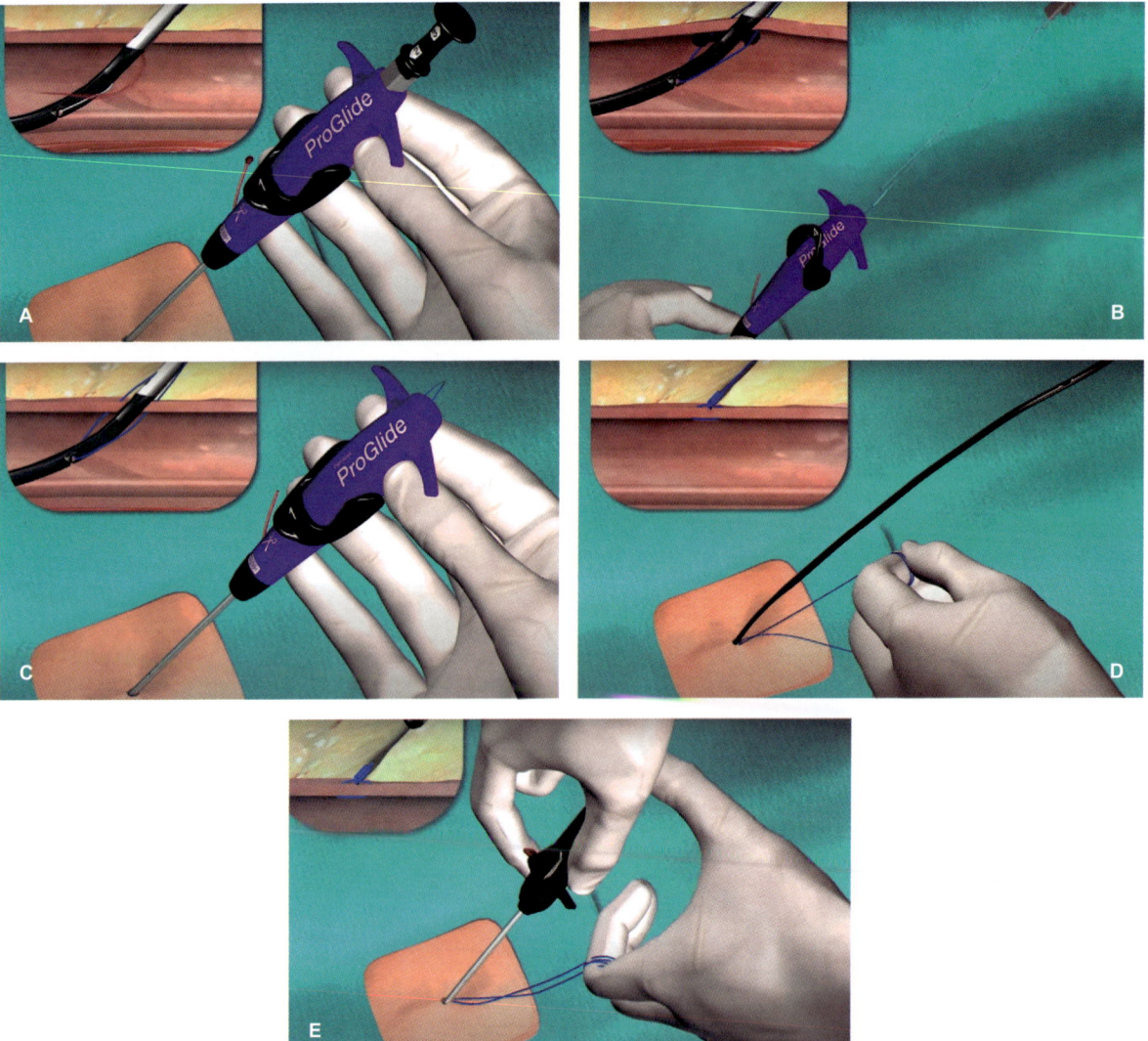

FIGURA 80.4 Mecanismo de funcionamento do Perclose ProGlide®. **A.** Dispositivo intravascular. **B.** Posicionamento da linha de sutura intravascular. **C.** Liberação da linha de sutura. **D.** Acomodação do nó da sutura. **E.** Retirada do dispositivo.

Contraindicações

De acordo com o fabricante, não há contraindicações, mas precauções clássicas devem ser tomadas, como:

- Evitar transfixar a artéria femoral na punção ou utilizar o dispositivo em artérias multipuncionadas
- Evitar utilizar o dispositivo em punções próximas de bifurcação ou proximal ao ligamento inguinal
- Situações especiais em que não foi estabelecido o uso do dispositivo: com introdutores menores que 5 Fr e maiores que 21 Fr, artérias de fino calibre (< 5 mm de diâmetro) ou muito calcificadas ou com estenose maior que 50%, sítio de punção com complicações prévias (FAV, pseudoaneurisma ou hematomas), pacientes anticoagulados, com distúrbio de coagulação, uso de inibidores da glicoproteína IIb/IIIa anterior, durante ou após procedimento, obesidade mórbida.

Complicações

Assim como todos os dispositivos citados anteriormente, a incidência de complicações aumenta com o desconhecimento e a inexperiência com o dispositivo. O Perclose ProGlide® exige uma curva de aprendizado. As principais complicações são: sangramentos,

hematomas, pseudoaneurismas, FAV, laceração e dissecção da íntima, trombose e embolia arterial, lesão neurológica, falha na liberação ou implante em local inadequado.

Ao contrário dos demais dispositivos citados anteriormente, esse dispositivo permite novas punções e utilização sem determinado intervalo de tempo.[30]

CONSIDERAÇÕES FINAIS

O uso de dispositivos de oclusão arterial torna-se cada vez mais frequente nas intervenções percutâneas. A utilização *on label* de até 8 Fr e com adequado treinamento proporciona ótimos resultados, com conforto ao paciente, menor tempo gasto com profissional de saúde na compressão manual, menor período de imobilidade e alta mais precoce. Todas essas vantagens associam-se a baixos índices de complicação; entretanto, a utilização dos dispositivos em sítios de punção maiores que 8 Fr podem acarretar maiores índices de complicação, os quais são minimizados com adequado treinamento do profissional. A oclusão percutânea de dispositivos de até 24 Fr exige elevada curva de aprendizado e aumenta o risco de complicações e necessidade de conversão cirúrgica.

As referências bibliográficas deste capítulo se encontram no Ambiente de aprendizagem do GEN.

81

Utilização da Ultrassonografia em Procedimentos Endovasculares

Marcone Lima Sobreira ■ Nicos Labropoulos ■ Vinicius Tadeu Ramos da Silva Grillo

Resumo

A ultrassonografia (USG) é uma ferramenta não invasiva que extrapolou sua função como método diagnóstico e tornou-se instrumento adjuvante em diferentes procedimentos endovasculares. O constante avanço tecnológico de *softwares* e aparelhos de USG possibilitou a sua utilização no intraoperatório endovascular de vários segmentos, podendo diminuir ou até mesmo dispensar a radioscopia e o contraste iodado. As diferentes possibilidades de sua utilização como ferramenta intraoperatória serão abordadas neste capítulo com o objetivo de ampliar o arsenal de técnicas e táticas operatórias do cirurgião endovascular moderno.

Palavras-chave: ultrassonografia com Doppler; procedimentos endovasculares; ultrassonografia de intervenção; angioplastia transluminal percutânea.

INTRODUÇÃO

O caráter não invasivo da ultrassonografia vascular (USV) possibilitou que essa modalidade superasse sua função exclusivamente diagnóstica, tornando-se importante ferramenta durante a realização dos procedimentos endovasculares. O uso da USV nesses procedimentos abrange desde a orientação no acesso vascular até a condução dos procedimentos terapêuticos, por vezes diminuindo ou até mesmo descartando a necessidade de radioscopia e contraste utilizados na angiografia e na angioplastia convencionais.

Alguns aparelhos possibilitam a amplificação da imagem em até 10 vezes, propiciando excelente resolução, com detalhes da parede arterial, principalmente em artérias mais superficiais, devido à resolução axial de transdutores lineares que possibilitam a realização de medidas com excelente acurácia e reprodutibilidade.[1] Os avanços tecnológicos e novos *softwares* dos aparelhos de USG mais modernos, além de otimizar o seu uso atual, proporcionam novas possibilidades de emprego nos procedimentos endovasculares, podendo competir, em alguns casos, com a tomografia computadorizada (TC) e a ressonância magnética (RM).[2]

A imagem fornecida pela angiografia com contraste ainda é considerada o padrão-ouro nas terapias endovasculares (TE), pois, além de fornecer informações anatômicas valiosas, possibilita medir o gradiente de pressão por meio de estenoses, estabelecendo uma noção da repercussão hemodinâmica da lesão. Além disso, é necessária para guiar a cateterização de alguns troncos arteriais como o arco aórtico, no qual não é possível a completa visualização pela USV devido à sua posição anatômica. Por outro lado, existem desvantagens como: desconforto do paciente, uso de radiação ionizante, custo total do procedimento e, em alguns casos, lesão renal aguda (uma das principais complicações em todo o mundo), causada pela administração de contraste.[3]

Na angiografia com contraste, existem complicações relatadas em todas as etapas peroperatórias como: hematoma, sangramento, reações adversas ao contraste e extravasamento deste, lesões neurovasculares, formação de pseudoaneurisma, fístula arteriovenosa (FAV), dissecção arterial, complicações tromboembólicas, complicações relacionadas com cateteres e fios-guia, insuficiência renal, hemorragia e morte.[4] A frequência dessas complicações pode variar, dependendo de sexo (maior no sexo feminino), idade (mais prevalente acima de 75 anos), duração do procedimento, hipertensão não controlada, insuficiência cardíaca congestiva, tamanho dos dispositivos endovasculares, uso de antiplaquetários e de terapia anticoagulante, além da experiência e da habilidade do operador.[5-7] Apesar de todas essas desvantagens, a angiografia ainda permanece como o método por meio do qual a TE tem sido realizada, com exceção de poucos centros que utilizam a USV e a ultrassonografia intravascular (IVUS).

A USV arterial é um método diagnóstico essencial de ampla variedade de doenças vasculares das extremidades. Embora não substitua completamente outras técnicas, continua sendo uma modalidade segura, econômica e clinicamente útil para a avaliação das doenças vasculares e pode identificar aquelas adequadas para a TE.[8]

A USV mostra boa correlação com a angiotomografia computadorizada (ângio-TC) em 74% dos casos, porém a primeira superestima o grau de estenose com percentual significativo. A sensibilidade, a especificidade e a acurácia da USV em comparação com a ângio-TC é de 93,36, 82,44 e 86,42%, respectivamente.[9]

Apesar de apresentar algumas limitações, a terapia endovascular guiada por ultrassonografia (TEGUS) vem desempenhando papel importante e crescente em variadas patologias arteriais, venosas e até mesmo em emergências (Quadro 81.1).

QUADRO 81.1	Vantagens e desvantagens da terapia endovascular guiada por ultrassonografia.
Vantagens	**Desvantagens**
■ Técnica não invasiva	■ Dependente da experiência do examinador e do médico intervencionista
■ Aparelho portátil	■ Dependente da qualidade de imagem e de *softwares* do aparelho de ultrassonografia
■ Avaliação da parede arterial e das placas obstrutivas, além do lúmen vascular	
■ Pode ser empregada em todos os passos do procedimento	■ Menor resolução da imagem nos pacientes com obesidade e profundidade da artéria a ser tratada com mais de 4 cm da pele
■ Redução ou eliminação da utilização de contraste e reações alérgicas	■ Dificuldade de insonação em locais com lesões cutâneas
■ Redução ou dispensabilidade de radiação ionizante	■ Menor resolução da imagem nos pacientes com edema de subcutâneo
■ Pode ser repetida várias vezes até a obtenção da imagem mais adequada	
■ Avaliação em diferentes dimensões, planos e angulações	■ Dependente da colaboração do paciente (nos casos de anestesia local)
■ Pode ser empregada em pacientes com movimentos involuntários e posições antálgicas	■ Menor campo de visão
■ Diminui complicações no acesso vascular	■ Doença arterial periférica multissegmentar
■ Avalia repercussão hemodinâmica em tempo real	■ Calcificação arterial com sombra acústica posterior, principalmente na parede anterior, e calcificação concêntrica
■ Pode detectar lúmen residual em segmentos arteriais que não são visualizados na angiografia devido ao baixo fluxo	■ Procedimentos envolvendo estruturas vasculares profundas e intratorácicas
■ Mensuração precisa da extensão e do diâmetro do segmento vascular a ser tratado	
■ Menor custo	

A USV pode ser utilizada em todos os passos do procedimento endovascular (Figura 81.1):

- Diagnóstico (ver Capítulos 24 a 28)
- Acesso vascular (Figura 81.2)
- Recanalização com fio-guia (Figura 81.3)
- Posicionamento e insuflação do balão (Figura 81.4)
- Instalação e liberação do *stent* (Figura 81.5)
- Controle da angioplastia (Figura 81.1 D)
- Avaliação de complicações (Figura 81.6).

ACESSO VASCULAR

O primeiro passo de qualquer procedimento endovascular é o acesso, o qual pode ser obtido mediante punção orientada pelos reparos anatômicos, guiado por ultrassonografia (acesso vascular guiado por ultrassonografia [AVGUS]) e/ou guiado por fluoroscopia (acesso vascular guiado por fluoroscopia [AVGF]).

Em uma série de casos avaliando complicações no sítio de punção femoral de 5.042 pacientes, 6,1% (309 pacientes) apresentaram alguma complicação e 2,3% necessitaram de abordagem cirúrgica para correção das seguintes situações: pseudoaneurisma (72%), FAV (12%), hematoma em expansão ou laceração arterial (10%)

e sangramento retroperitoneal (6%). Os fatores de risco relatados foram idade avançada, sexo feminino, obesidade, pressão arterial sistólica aumentada, repique de heparina durante o procedimento e administração de heparina após o procedimento.[10]

Em estudo comparativo das técnicas AVGUS e AVGF em 100 pacientes, Slattery et al. (2015) não observaram diferença significativa no tempo de procedimento desde a anestesia local até a inserção do introdutor, porém as complicações pós-operatórias foram mais significativas em pacientes submetidos ao AVGF (hematoma retroperitoneal e punção direta na artéria femoral superficial), sugerindo que a visualização direta eliminou o risco de punção direta da artéria femoral profunda ou superficial, mesmo em pacientes com variação anatômica e bifurcação anômala da artéria femoral comum.[11]

Em um estudo prospectivo e randomizado de centro único para avaliar a diferença no acesso femoral de pacientes vasculares não cardíacos, Stone et al. (2020) avaliaram 635 pacientes. O sucesso na canulação ocorreu em 93% dos casos submetidos a AVGUS e 86% nos casos realizados com AVGF e, quando se avaliou o procedimento realizado por cirurgiões vasculares em treinamento, a taxa de sucesso aumentou para 96 e 89%, respectivamente. O sucesso na punção de primeira tentativa foi significativamente melhor nos AVGUS (74% *vs.* 42%), menor punção venosa inadvertida (2% *vs.* 10%)

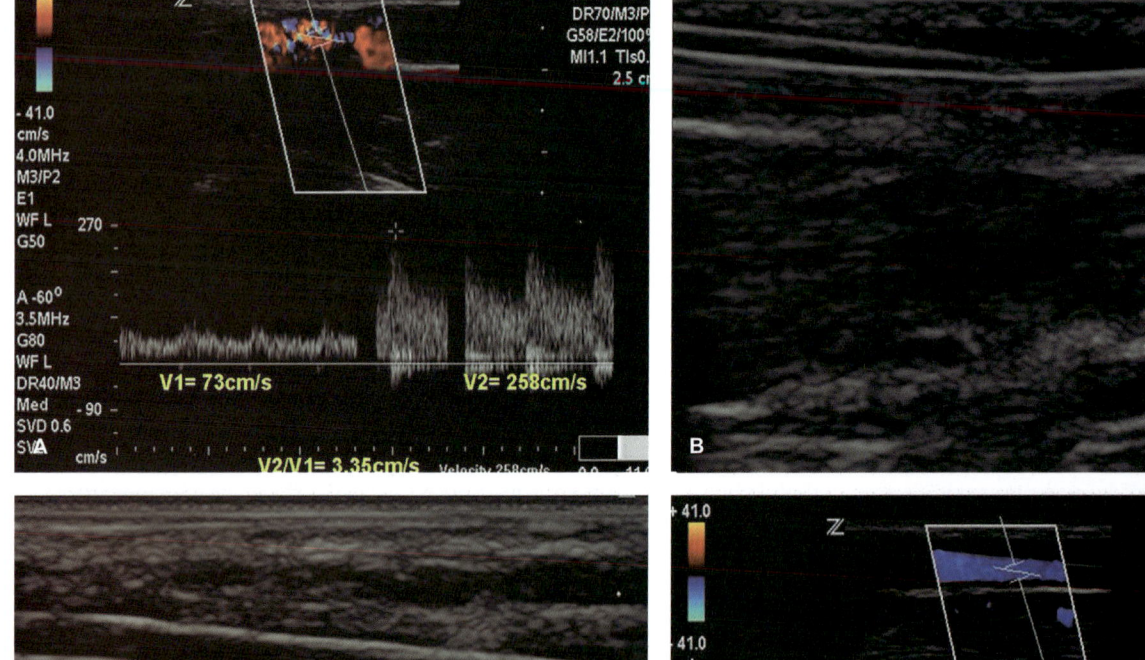

FIGURA 81.1 Utilização da ultrassonografia vascular para condução de angioplastia de fístula arteriovenosa braquiobasílica. **A.** Estenose significativa de anastomose (relação de velocidades de pico sistólico pós e pré-estenose: 3,5). **B.** Recanalização da veia basílica com fio-guia e cateter. **C.** Dilatação da anastomose com balão de 6 mm de diâmetro. **D.** Estenose tratada satisfatoriamente com relação de velocidades de pico sistólico igual a 1,1.

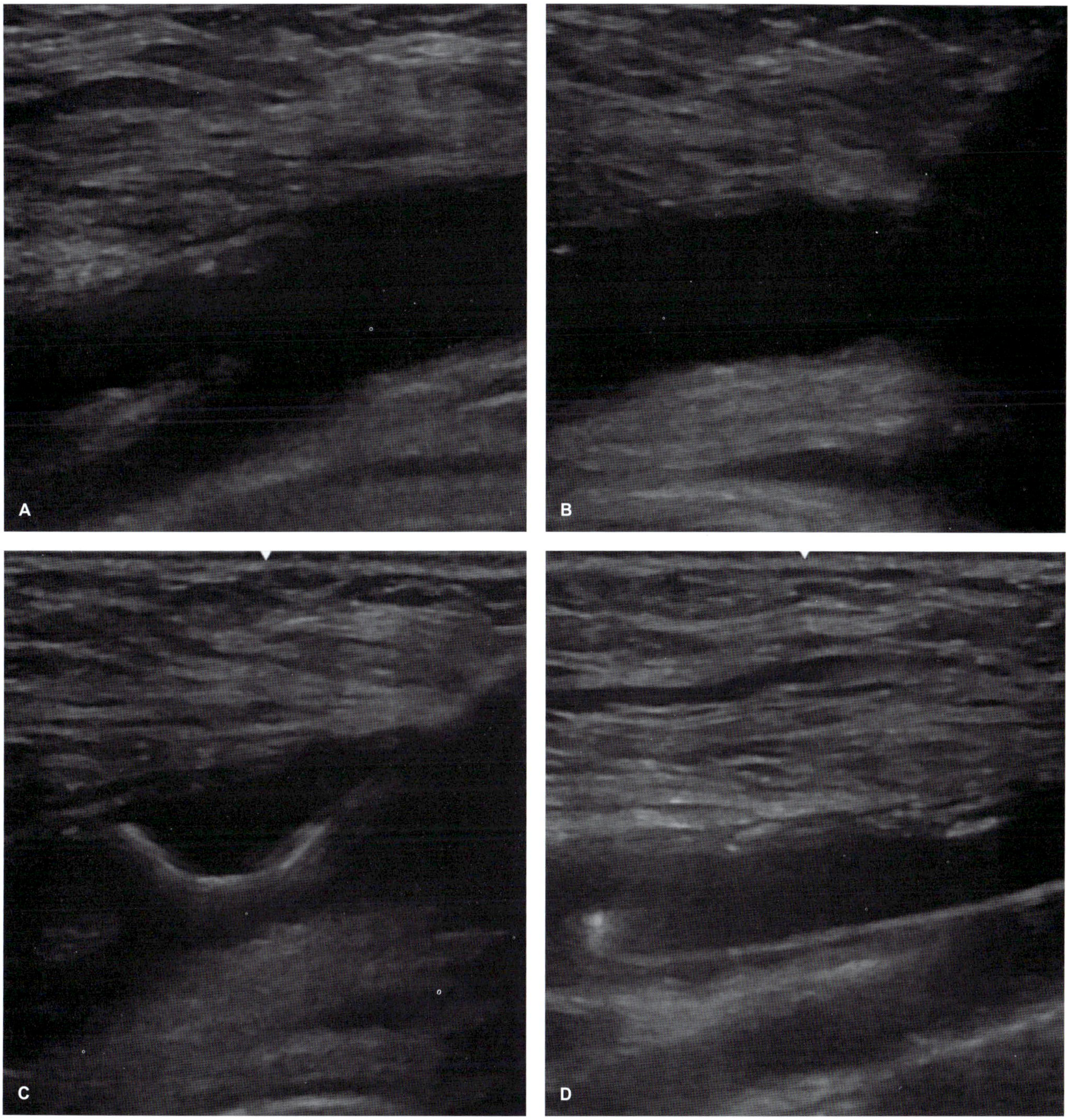

FIGURA 81.2 Acesso vascular guiado por ultrassonografia. **A.** Bifurcação da artéria femoral no eixo longitudinal. **B.** Agulha de punção na parede anterior da artéria femoral comum. **C.** Ponta do fio-guia do introdutor. **D.** Fio-guia do introdutor posicionado na artéria femoral superficial.

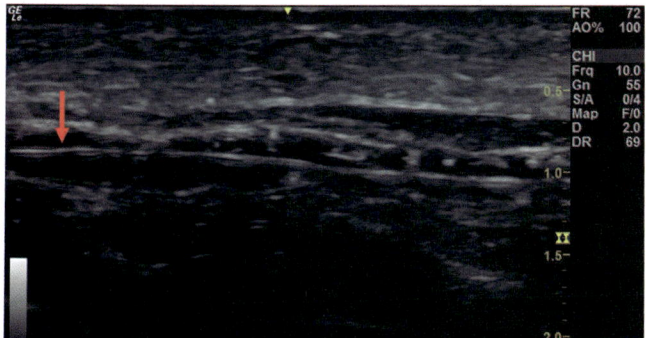

FIGURA 81.3 Recanalização com fio-guia: observe o dispositivo no centro do lúmen arterial de paredes calcificadas (*seta vermelha*).

e menor tempo de inserção do introdutor (80 segundos *vs.* 100 segundos). As taxas de complicações não diferiram entre os grupos em 24 horas, 30 e 90 dias.[12]

Em outro estudo que avaliou 1.371 punções arteriais em 877 pacientes, observou-se que a utilização da USG apresentou menor taxa de complicações relacionadas com o sítio de punção quando comparadas ao AVGF (4% *vs.* 7%).[7] Também Fukuda et al. (2021) observaram que o AVGUS reduziu as complicações associadas ao sangramento, apesar de não haver diferença considerável no grau de calcificação arterial do local de punção entre os grupos que apresentaram ou não sangramento (29% *vs.* 21%, *p* = 0,29).[13]

Em recente metanálise incluindo 784 punções ecoguiadas da artéria femoral e 769 não guiadas, o uso da USG apresentou muitos benefícios, como mínimo tempo de acesso, maior taxa de sucesso

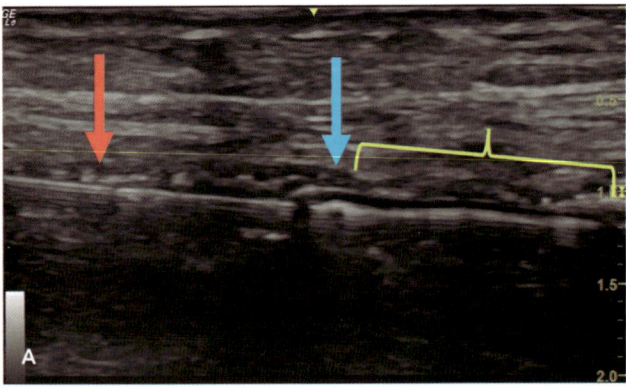
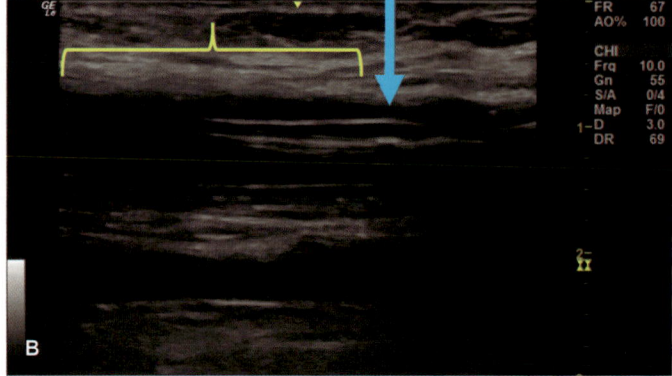

FIGURA 81.4 Posicionamento e insuflação do balão. **A.** Posicionamento do balão não insuflado. **B.** Balão insuflado. *Seta vermelha*: fio-guia; *seta azul*: marca radiopaca da extremidade do balão; *colchete*: corpo do balão.

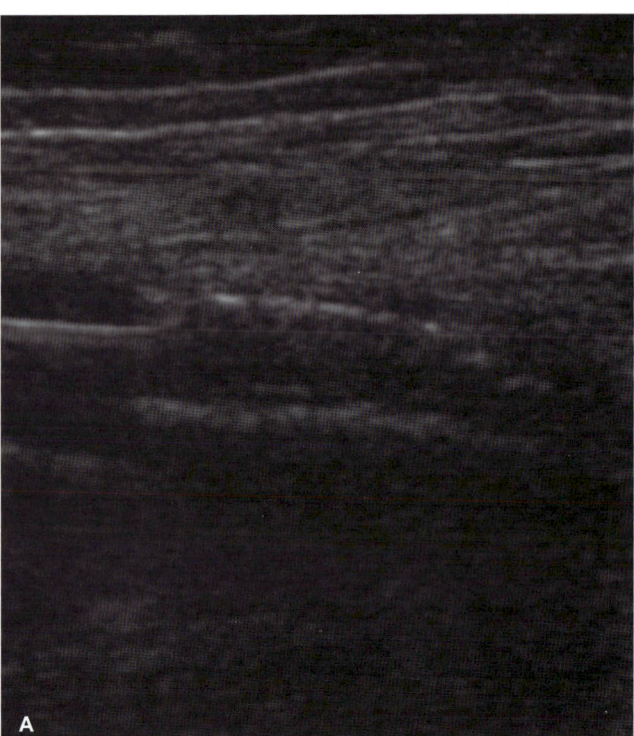
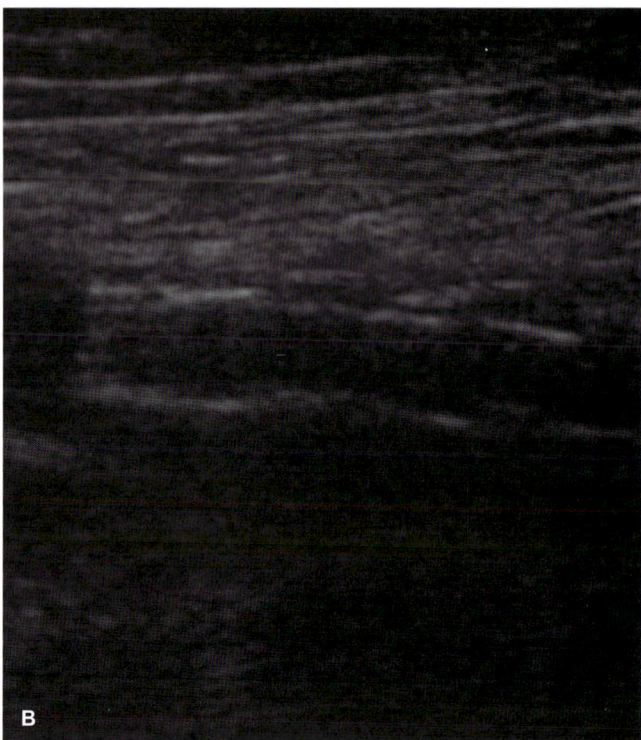

FIGURA 81.5 Instalação e liberação do *stent*. **A.** Início da liberação do *stent*. Observe que o segmento distal do *stent* apresenta diâmetro menor que o proximal. Na parte central da imagem, do lado esquerdo, encontra-se o cateter que conduz o *stent*. **B.** *Stent* totalmente liberado e com boa aposição à parede arterial.

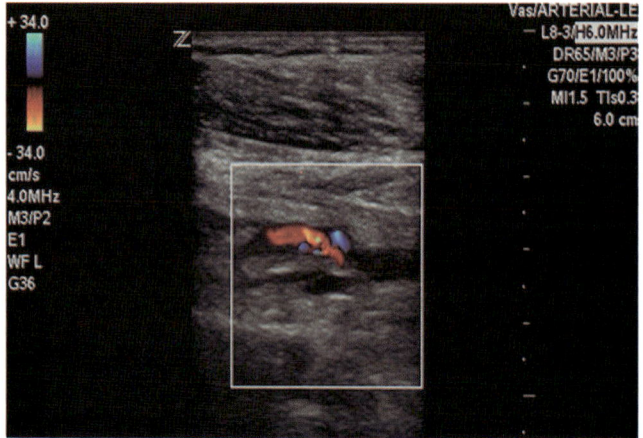

FIGURA 81.6 Ultrassonografia vascular em modo cor identificando dissecção focal no tronco tibiofibular causada pelo fio-guia.

na primeira punção e menor índice de complicação total. Não houve diferenças em taxa de sucesso técnico, número de tentativas ou complicações individuais.[14]

Em alguns casos complexos de doença arterial periférica (DAP) infrainguinal que não são passíveis de recanalização anterógrada, o acesso retrógrado distal é necessário e o AVGUS dessas artérias distais é uma técnica segura que amplia as opções da terapêutica endovascular. El-Sayed et al. (2016) avaliaram 21 pacientes, os quais obtiveram sucesso em 95% das punções (11 artérias pedio-sas, 5 tibiais posteriores e 4 tibiais anteriores), sem evidenciar nenhuma complicação no sítio de punção.[15] Mais recentemente, outros autores obtiveram 100% de sucesso no AVGUS das arté-rias tibial anterior, tibial posterior, fibular e pediosa dorsal.[16] Em uma coorte de 896 acessos vasculares utilizando a artéria femoral comum retrógrada, artéria femoral comum retrógrada, tibial pos-terior e tibial anterior (34,6, 33,0, 12,1 e 12,1%, respectivamente), com média de quantidade de tentativas de 1,2, 1,2, 1,5 e 1,4, respectivamente, obteve-se taxa de sucesso de 99,4, 97,3, 90,7 e 92,6%, respectivamente, com baixo índice de complicações relacionadas com o acesso.[17]

PROCEDIMENTOS ENDOVASCULARES ARTERIAIS

Angioplastia do segmento ilíaco

Krasznai et al. (2013) submeteram 31 pacientes à angioplastia transluminal percutânea guiada por USV (ATP-GUS) em lesões do eixo ilíaco e obtiveram 94% de sucesso técnico, observando redução da velocidade de pico sistólico (VPS) $\geq$ 50% em 2 semanas em 63% dos casos e melhora do índice tornozelo-braquial (ITB) médio pré-operatório de 0,72 para 0,88 no pós-operatório.[18] Em recente ensaio clínico randomizado com 142 pacientes com doença arterial estenótica no segmento ilíaco que comparou a ATP-GUS e a ATP convencional (ATP-C), foi considerada como taxa de sucesso técnico a redução da VPS $\geq$ 50%. A passagem do fio-guia através da lesão foi alcançada em 96,5% do grupo da ATP-GUS e 98,8% do grupo da ATP-C ($p = 0,34$). Embora a VPS tenha diminuído significativamente em ambos os grupos 4 semanas pós-operatório, a redução da VPS $\geq$ 50% foi significativamente maior no grupo da ATP-GUS do que na convencional, 78% vs. 58%, respectivamente, e a utilização de stents foi maior no grupo da ATP-GUS (52% vs. 18%, $p < 0,01$). Após a correção dos potenciais fatores de confusão, permaneceu uma diferença significativa na redução de $\geq$ 50% da VPS, porém o sucesso técnico não diferiu substancialmente.[19]

Angioplastia do segmento femoropoplíteo

A maioria dos casos relatados de ATP-GUS ocorre no segmento femoropoplíteo (FEPO) e tem mostrado bons resultados.

Em 2005, Ascher et al. avaliaram 28 pacientes com doença renal crônica (DRC) submetidos à ATP-GUS nesse segmento e obtiveram sucesso técnico em todos os casos, com sobrevida em 30 dias de 100%. As taxas de permeabilidade e salvamento de membro em 1 mês foram de 100%. Os ITB pré e pós-procedimento variaram de 0,3 a 0,9 a 0,64 a 1,2, respectivamente ($p < 0,0001$).[20] Em outro estudo do grupo, foram analisadas 253 ATP-GUS do mesmo segmento, sendo 4% das lesões classificadas como TASC A, 12% TASC B, 70% TASC C e 14% TASC D. O sucesso técnico foi de 93%; destes, 65% foram submetidos a implante de stent. O ITB pré e pós-procedimento aumentou em média de 0,69 ± 0,16 para 0,95 ± 0,14, respectivamente ($p < 0,0001$). A taxa de sobrevida geral em 30 dias foi de 100%. Os índices gerais de salvamento de membro foram de 94 e 90% em 6 e 12 meses, respectivamente. Os percentuais de permeabilidade em 6 meses para lesões TASC A, B, C e D foram de 89, 73, 72 e 63%, e em 12 meses foram 89, 58, 51 e 45%, respectivamente.[21]

Estudo recente avaliou a recanalização na DAP no segmento femoropoplíteo e comparou 44 pares de pacientes submetidos à ATP-GUS e à ATP-C que, após a recanalização, eram submetidos à angiografia para completar o procedimento. Observaram que a quantidade de fios-guia, a taxa de punção distal, o tempo de passagem do fio, a exposição à radiação e a quantidade de meios de contraste foram significativamente menores no grupo de ATP-GUS, com 3,4 vs. 4,7; 9,1% vs. 54,5%; 47 minutos vs. 83 minutos; 207 mGy vs. 821 mGy e 66 mℓ vs. 109 mℓ, respectivamente ($p < 0,01$), mas não houve diferenças consideráveis entre os dois grupos em termos de permeabilidade primária.[22]

Wahab et al. (2016) trataram 20 pacientes com isquemia crítica de membros inferiores com ATP-GUS da artéria femoral superficial, sendo 20% oclusão curta, 50% estenose focal e 30% com múltiplos segmentos estenóticos e obtiveram sucesso técnico em todos os casos.[23] Lotfi et al. (2016) randomizaram 32 pacientes com DAP no segmento femoropoplíteo associada ou não a outros segmentos (ilíaco ou infrapatelares) e obtiveram sucesso técnico, patência primária em 6 e 12 meses de 81,2, 76,9 e 61,5%, respectivamente, nos pacientes submetidos à ATP-GUS isolada, e 87,5, 80 e 66,6%, respectivamente, naqueles que utilizaram técnicas combinadas.[24]

Angioplastia do segmento infrapatelar

Ascher et al. (2005) avaliaram o resultado da ATP-GUS do segmento infrapatelar de 30 pacientes, que também foram submetidos ao tratamento de lesões proximais concomitantes. Embora o sucesso técnico geral tenha sido de 94% (49/52 casos), 95% foi o índice para aqueles que apresentavam estenoses (40/42 casos) e 90% para aqueles com oclusões (9/10 casos). Os ITB pré e pós-procedimento variaram de 0,4 a 0,8 e 0,7 a 1,1, respectivamente ($p < 0,0001$). A sobrevida geral em 30 dias e as taxas de salvamento de membro foram de 100%.[25]

Mais recentemente, um estudo com 28 pacientes submetidos à ATP-GUS desse mesmo segmento encontrou taxa de sucesso técnico inicial de 92,9%. A taxa de patência primária foi de 92,9, 85,7 e 78,6% após 1 semana, 1 mês e 6 meses, respectivamente. Houve sucesso clínico imediato para todos os pacientes com dor em repouso (100%) e melhora clínica na cicatrização da ferida após 1 mês e 6 meses (91,7%).[26]

Angioplastia de enxertos infrainguinais

Uma das principais funções da USV é o acompanhamento e a análise de enxertos infrainguinais para detecção precoce de lesões que podem comprometer a patência dessas revascularizações. A possibilidade de se utilizar ATP-GUS em enxertos autólogos ou sintéticos é factível devido à natureza superficial desses condutos (mais que as artérias nativas), o que facilita muito esse tipo de abordagem.

Marks et al. (2006) relataram taxa de sucesso técnico de 93% em ATP-GUS dos enxertos infrainguinais com índice de complicações de apenas 6%.[27] Esses resultados fortalecem a hipótese de que essa técnica pode ser utilizada de maneira segura e eficaz; entretanto, deve ser considerada a experiência da equipe médica, além da curva de aprendizado.

Angioplastia de carótida

Assim como no segmento femoropoplíteo, a natureza superficial da artéria carótida facilita a execução de tais procedimentos, o que tem orientado muitos intervencionistas a incluir a USV como ferramenta adjuvante nessa área. Nessas artérias, o procedimento não pode ser realizado somente com a USV, pois é necessário o uso da fluoroscopia para visualização da navegação dos fios-guia e cateteres na aorta até a cateterização da artéria carótida, além do posicionamento dos sistemas de proteção embólica (filtros).

Em série de 34 casos de ATP-GUS da artéria carótida, Ascher et al. (2007) obtiveram sucesso técnico em todos os casos, sem mortalidade precoce (30 dias) relatada, demonstrando que essa abordagem, realizada por profissionais experientes, também é factível nesse território.[28]

Em estudo clínico randomizado, Varcoe et al. (2012) dividiram 22 pacientes com 25 estenoses de artérias carótidas para o tratamento endovascular, sendo 13 dessas lesões submetidas à ATP-GUS. Não houve mortes, acidente vascular encefálico, eventos cardíacos maiores ou insuficiência renal dialítica em nenhum dos grupos, o uso de contraste iodado foi reduzido em 61%, assim como a quantidade de injeções cerebrais seletivas de contraste baixou para 49% no grupo de ATP-GUS. Não diferiram significativamente entre os grupos os tempos de finalização do procedimento e de fluoroscopia.[29]

Mais recentemente, o estudo que comparou ATP-GUS *vs.* ATP-C para o tratamento da estenose da artéria carótida obteve sucesso em 7 pacientes do grupo ATP-GUS, sem diferença de resultados e complicações comparados com o grupo controle.[30]

Procedimentos endovasculares na aorta

Reparo endovascular de aneurisma da aorta abdominal

No segmento aórtico, foram relatadas poucas séries de casos de pacientes com DRC que foram submetidos, com sucesso, à reparo endovascular de aneurisma de aorta abdominal guiados por ultrassonografia (EVAR-GUS) com contraste e fluoroscopia, porém sem utilização de contraste iodado.[31,32] Krasznai et al. (2014) afirmaram, após o tratamento com sucesso de 3 casos de EVAR-GUS, que é uma técnica segura e eficaz que pode acrescentar vantagem ao arsenal do cirurgião endovascular.[33] Tantawy et al. (2021) relataram êxito em nove casos de EVAR realizados totalmente sem utilização de contraste iodado intraoperatório por associação de ultrassonografia contrastada, fluoroscopia e contraste com dióxido de carbono.[34]

Podendo no futuro encontrar aplicação na prática clínica, em 2019, um grupo de pesquisadores apresentou um método alternativo para rastreamento e navegação por cateter em intervenções endovasculares, utilizando um sistema robótico de ultrassonografia, com foco no reparo endovascular do aneurisma. O procedimento foi validado em voluntários saudáveis e em um simulador, mostrando um erro médio de rastreamento da ponta do cateter em movimento de $1,78 \pm 1,02$ mm.[35]

Apesar do tratamento endovascular do aneurisma de aorta abdominal ter apresentado evolução com a associação pelo IVUS, em centros onde não há disponibilidade de tal ferramenta e o paciente apresentar contraindicações ao uso do contraste iodado, a colocação de endoprótese sob orientação de USG com contraste parece ser uma técnica segura e alternativa viável para casos selecionados.

Oclusão ressuscitativa por meio de balão endovascular da aorta

Em emergências que tenham indicação de oclusão ressuscitativa por meio de balão endovascular da aorta (REBOA, *resuscitative endovascular balloon occlusion of the aorta*), foi descrita a possibilidade de inserção desse dispositivo em ambiente sem fluoroscopia com o uso da USV. Tal alternativa pode reduzir o tempo para o procedimento, possibilitando um rápido controle do sangramento. Nesse contexto, um estudo demonstrou ser factível o implante de REBOA-GUS após realizar esse procedimento em 34 pacientes. Após punção femoral e passagem do fio-guia, seu posicionamento na aorta foi confirmado com a USG, e, após a introdução do balão, registrou-se a efetividade mediante aferição da pressão intra-arterial no introdutor da femoral comparado com introdutor na radial.[36]

Endoleak

A utilização da USV para guiar o tratamento do *endoleak* tipo 2 (ELT2) é uma técnica descrita e que pode ser utilizada em casos selecionados. Mastrorilli et al. (2020) avaliaram 42 pacientes com ELT2 após EVAR que foram tratados por embolização transabdominal direta guiada por USG. Os tempos medianos de fluoroscopia e de procedimento foram de 7 e 58 minutos, respectivamente. A taxa de sucesso técnico imediato foi de 100%. Dez pacientes

(23,8%) foram submetidos à reintervenção para ELT2 recorrente. A liberdade de reintervenção em 1, 2 e 4 anos foi de 81, 78 e 71%, respectivamente. Nenhuma mortalidade relacionada com o aneurisma ocorreu durante o período de acompanhamento.[37]

PROCEDIMENTOS ENDOVASCULARES VENOSOS

Angioplastia de fístulas arteriovenosas para hemodiálise

A USV é uma excelente ferramenta para guiar a realização de procedimentos endovasculares em acessos para a hemodiálise (Figura 81.7). Esses acessos (veias autólogas ou próteses) são muito superficiais, tornando a qualidade da imagem obtida excelente. Tais características associadas ao fato de alguns pacientes apresentarem DRC pré-dialítica tornaram atraente a utilização da USV nessas intervenções.

Em extensa série de casos, Wakabayashi et al. (2013) realizaram 4.896 ATP-GUS para manutenção prolongada do acesso vascular disfuncional. Utilizando-se o transdutor linear para a visualização das veias dos membros e o transdutor microconvexo através do espaço intercostal para as veias subclávia e braquiocefálica, obtiveram sucesso técnico precoce e clínico em 97,1% dos casos com estenoses e 91,9% (443 casos) nos casos de obstrução. A assistência por fluoroscopia ou radiografia intraoperatória foi necessária em 55 casos, havendo complicações graves em apenas 0,2% dos procedimentos.[38] Outros autores relataram sucesso precoce em 93% de 228 procedimentos, com taxas de complicações em 5,7% dos casos.[39]

Recentemente, Napoli et al. (2021) publicaram a sua experiência em ATP-GUS de FAV disfuncionais. Os procedimentos foram realizados em regime ambulatorial, porém não foram incluídos pacientes com estenoses venosas centrais. Dos 418 procedimentos, 114 utilizaram a USV, com sucesso de 50% para estenoses arteriais, 100% para estenose da veia eferente e 88% para as estenoses pós-anastomóticas. As falhas relatadas foram relacionadas com a dificuldade de negociação da estenose e, em alguns casos complexos, o uso combinado da fluoroscopia possibilitou a conclusão do procedimento com sucesso.[40] Além da utilização da USV para guiar procedimento de salvamento de FAV, também existe a possibilidade de ATP intraoperatória no momento da confecção da mesma, com resultados satisfatórios em pacientes com alto risco de falha.[41]

Implante de filtro de veia cava inferior

Em pacientes criticamente enfermos, por exemplo, em peroperatório de cirurgias de grande porte, internados em unidades de terapia intensiva (UTI) e nos politraumatizados, a complexidade e o risco de transporte são significativos. Diante desse cenário, a colocação de filtro de veia cava inferior guiada por ultrassonografia (FVCI-GUS) torna-se uma opção factível e, além de reduzir os custos do procedimento realizado de maneira convencional, elimina a exposição ao material de contraste intravenoso, à radiação e ao risco do transporte[42] (Figura 81.8).

O principal ponto de referência anatômico para o implante do FVCI-GUS são as veias renais, facilmente identificáveis pela USV. A maioria das VCI apresentam formato elíptico, principalmente em pacientes hipovolêmicos e, dessa maneira, as cavografias realizadas apenas em visão anteroposterior podem superestimar o diâmetro, o que dificilmente acontecerá com a USV pela mensuração em dois planos.

Liu et al. (2015) relataram sua experiência com o implante de FVCI-GUS à beira do leito em 46 pacientes, sendo 25 internados

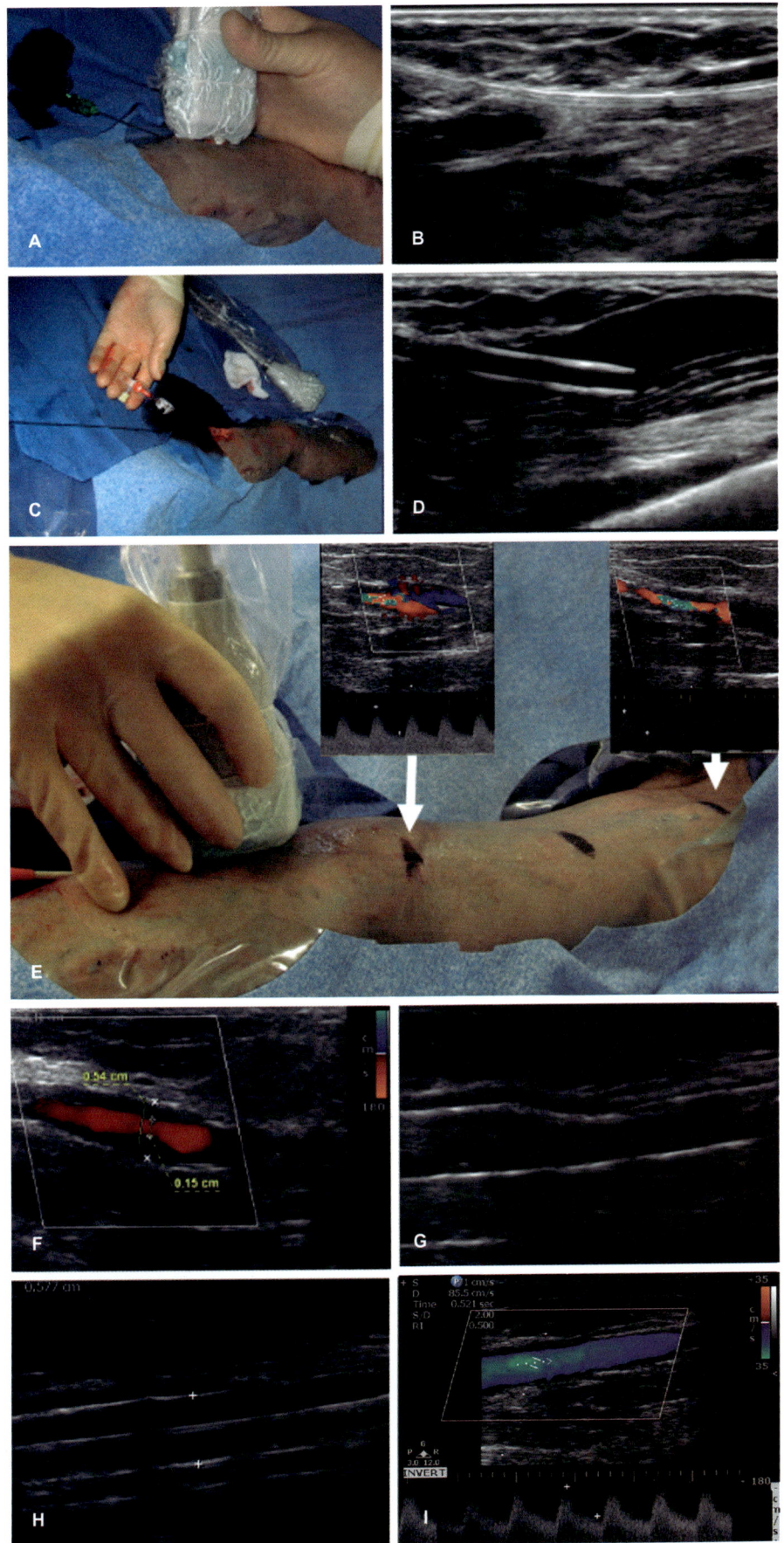

FIGURA 81.7 Angioplastia de fístula arteriovenosa. **A** e **B.** Punção ecoguiada da veia. **C** e **D.** Posicionamento do introdutor. **E.** Mapeamento e marcação dos pontos de estenose. **F.** Mensuração do calibre da veia no local de estenose para escolha do balão de angioplastia. **G** e **H.** Angioplastia com balão de 6 mm de diâmetro: nota-se o ponto de estreitamento durante a angioplastia **(G)** e o balão completamente insuflado **(H). I.** Controle da angioplastia com resultado satisfatório.

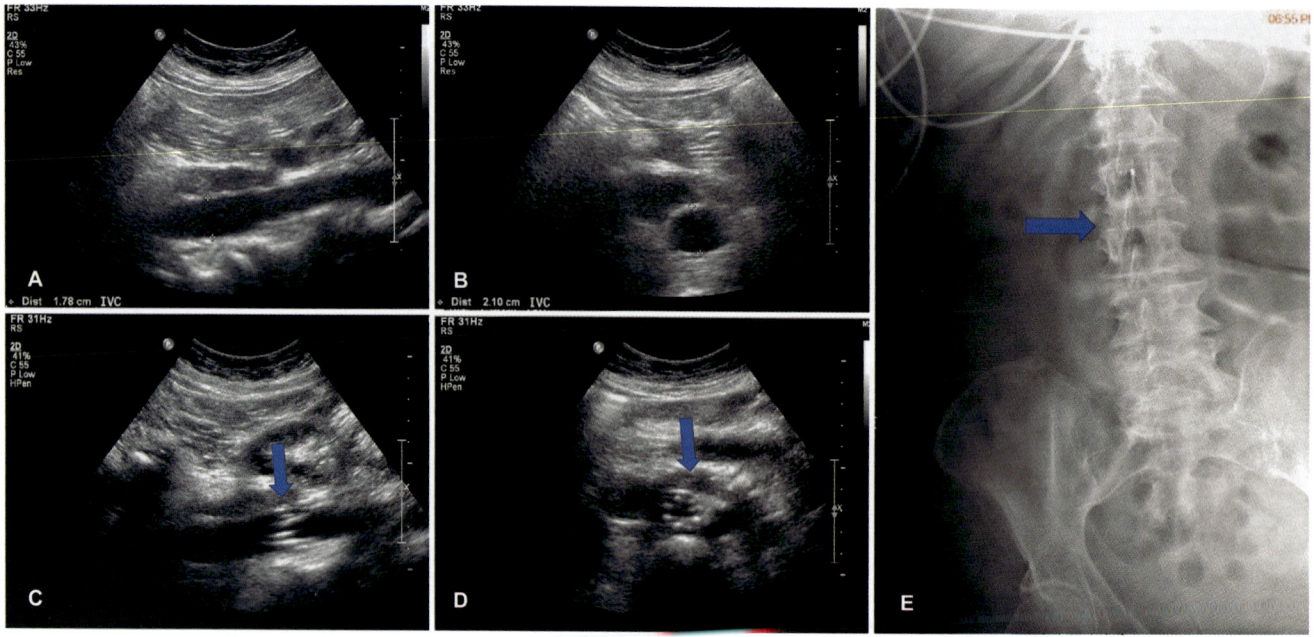

FIGURA 81.8 Inserção de filtro de veia cava inferior (FVCI) guiado por ultrassonografia. Mensuração dos diâmetros longitudinal **(A)** e transverso **(B)** da veia cava inferior. **C** e **D.** Inserção do FVCI Gunther Tulip® pela veia femoral comum direita e liberação após confirmação do adequado posicionamento. **E.** Radiografia de abdome demonstrando o FVCI no nível das vértebras L2-L3.

em UTI e 21 na sala operatória, e obtiveram uma taxa de sucesso de 93,4%.[43]

Em estudo incluindo 439 pacientes, dos quais a colocação do FVCI-GUS foi considerada tecnicamente viável em 382 deles (87%), a taxa de sucesso técnico foi de 97,4% (n = 382 pacientes), em comparação com 99,7% (n = 318 pacientes) para o método convencional (p = 0,018). O índice de complicações gerais foi de 0,6% para a técnica convencional e 1,8% para a técnica FVCI-GUS, sem significância estatística.[44]

Outra série envolvendo 498 pacientes, a colocação do FVCI-GUS foi determinada como tecnicamente viável em 435 casos (87,3%). A taxa de sucesso técnico do procedimento quando se obtinha adequada visualização da VCI foi de 97,7% (425 pacientes) e 2 pacientes (2,4%) tiveram posicionamento inadequado. O potencial para FVCI mal posicionado continua a ser um risco de inserção à beira do leito, mas esse risco é baixo e pode ser aceitável, especialmente para pacientes com contraindicações à exposição à radiação ou que se beneficiarão evitando o transporte, possibilitando assim a expansão contínua da técnica de inserção à beira do leito.[45]

Mais recentemente, Zhu et al. (2021) relataram o sucesso em 100% dos casos de implante de FVCI em 200 pacientes com trombose pós-traumática das extremidades.[46] Walker et al. (2021) também

obtiveram sucesso técnico de 100% dos 48 pacientes em procedimento GUS e, comparando com 81 pacientes que tiveram o FVCI implantado pela técnica convencional, observaram que, apesar da duração do procedimento ter sido maior à beira do leito (14,5 minutos vs. 6,7 minutos), não houve diferença substancial em distância da ponta da VCI à veia renal, posicionamento incorreto, grau de inclinação do filtro ou taxa de complicações entre os dois grupos.[47]

Ablação venosa para o tratamento da insuficiência venosa de membros inferiores

A USV transformou a área da flebologia, tornando-se instrumento essencial no tratamento da insuficiência venosa, sendo imprescindível em todas as fases dos tratamentos menos invasivos. É utilizada desde o diagnóstico, durante o procedimento, e no acompanhamento de pacientes submetidos a ablação intravenosa a *laser*, ablação intravenosa por radiofrequência e escleroterapia ecoguiada com espuma. Mais detalhes desses tratamentos serão abordados em capítulo específico (ver Capítulos 145 a 147).

As referências bibliográficas deste capítulo se encontram no Ambiente de aprendizagem do GEN.

82

Bases da Cirurgia Endovascular Venosa

Gaudêncio Espinosa Lopez ■ Marcelo de Azevedo Daher

Resumo

Assim como no território arterial, houve um grande desenvolvimento de técnicas endovasculares para tratamento das variadas doenças venosas. Embolizações percutâneas, tratamento de alterações congestivas pélvicas, malformações venosas, compressões extrínsecas, tromboembolismo venoso (TEV), varizes pélvicas e de esôfago serão abordados neste capítulo.

Palavras-chave: doenças venosas; procedimentos endovasculares; cirurgia vascular; *stents*; fibrinólise.

INTRODUÇÃO

A partir do desenvolvimento da técnica de punção percutânea por agulha e troca por cateter, descrita por Seldinger em 1953,[1] iniciaram-se a fabricação de materiais e introdução de métodos para realização de cateterismo em praticamente todos os principais segmentos vasculares (arteriais e venosos) do corpo humano.

O cateterismo vem facilitando a avaliação e a interpretação das angiografias, tornando possível que se alcancem as estruturas vasculares mais complexas, com menor necessidade de volume de contraste e maior concentração deste nos vasos a serem estudados.

Com o surgimento e a evolução das várias técnicas de terapia endovascular, esses procedimentos agruparam-se em especialidades médicas específicas, como cirurgia endovascular, radiologia intervencionista e hemodinâmica vascular.

EMBOLIZAÇÕES VENOSAS PERCUTÂNEAS

O objetivo das embolizações percutâneas terapêuticas consiste em ocluir a circulação da região vascular que está sendo tratada. Essa obstrução pode ser "troncular", na veia que está sendo tratada, ou *intranidus*, fechando um leito venoso completo no nível da pequena circulação.[2]

Os materiais usados para os diferentes tipos de embolizações também podem ser classificados quanto ao tempo em que o leito vascular permanece ocluído. Entre os agentes emboligênicos disponíveis, estão os de longa duração, como molas de Gianturco-Wallace®, molas ejetáveis ou destacáveis, tampão vascular (plugue), micropartículas de álcool polivinílico, micropartículas esféricas de gelatina acrílica, balões destacáveis, adesivos de polimerização rápida, colas polimerizantes, esclerosantes; os de média duração, como a esponja de gelatina; e os de curta duração, como o coágulo autólogo.

Molas de Gianturco-Wallace® ou *coils*. Espirais aramadas com uma lã acrílica, que se enovelam à medida que saem do cateter (Figura 82.1). A lã estimula o sistema de coagulação e provoca trombose, ocluindo de maneira definitiva o vaso sanguíneo que está sendo tratado.[2-4]

Molas ejetáveis e destacáveis. Artefatos que podem ser revestidos por fibras sintéticas trombogênicas ou de platina (Guglielmi) ou aço inoxidável. As destacáveis podem ser liberadas por um sistema de gatilho (Jackson®), eletroliticamente ou por desenroscamento (Braile®).

Tampão vascular. São plugues vasculares (*vascular plug*) muito usados para tratamento de malformações arteriovenosas (MAV) pulmonares.[3]

Micropartículas de álcool polivinílico. Esse material atua como oclusor mecânico por impacto no segmento vascular que está sendo embolizado. Atualmente, o álcool polivinílico (Ivalon®) é usado principalmente na forma de micropartículas de 150, 300, 600 ou 1.000 micras.[2-6]

Micropartículas esféricas de gelatina acrílica (Embospheres®). Semelhantes às partículas de álcool polivinílico, atuam como oclusor mecânico; no entanto, apresentam formato regular e esférico, proporcionando maior penetração no vaso-alvo.[7]

Balões destacáveis. Foi principalmente na neurorradiologia intervencionista que ocorreu o desenvolvimento dos balões destacáveis, cuja grande vantagem é a precisão com que podem ser posicionados.[2,4,5]

Adesivos de polimerização rápida. Entre os principais agentes adesivos de polimerização rápida disponíveis está o N-butilcianocrilato (NBCA).

Colas polimerizantes (Onyx®). Agente líquido não adesivo que, ao entrar em contato com o sangue, se solidifica rapidamente, preenchendo o vaso.[8] Apresenta efeito radiopaco ao se adicionar pó de tântalo e vem sendo usado em MAV e aneurismas cerebrais.

Esclerosantes. Entre os principais agentes esclerosantes estão o álcool absoluto, o oleato de etanolamina (Ethamolin®), o polidocanol (Aetoxysclerol®), a glicerina crômica e a glicose hipertônica. Por se tratar de material líquido de alto poder lesivo, essas substâncias não são de fácil manejo e provocam uma oclusão vascular definitiva por lesão da íntima, com posterior fibrose.[2-6]

Esponja de gelatina (Gelfoam®). Atua promovendo oclusão mecânica, de modo temporário, no segmento vascular embolizado. O tempo médio de permanência das partículas de Gelfoam® é de 4 semanas e promovem uma reação inflamatória local moderada, que pode ou não deixar sequelas oclusivas permanentes no vaso.[2,4,5]

Coágulo autólogo. Um dos materiais de mais fácil obtenção, bastando retirar o sangue do próprio paciente e esperar poucos minutos até que ocorra a formação do coágulo, o qual pode ser injetado em fragmentos pelo cateter, obtendo-se embolização distal de curta

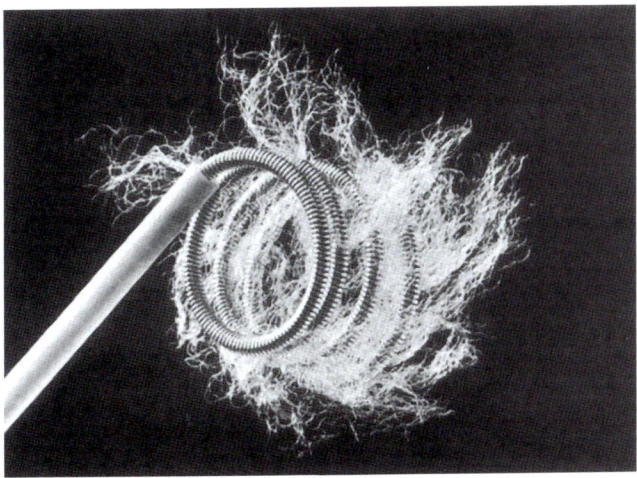

FIGURA 82.1 Mola de Gianturco-Wallace® saindo do cateter.

duração por sua rápida lise, em torno de 12 horas. Esse material é compatível com o sistema vascular ocluído, não causando reação inflamatória no segmento embolizado.[2-5]

Embolização venosa da varicocele

A varicocele consiste na dilatação do plexo venoso pampiniforme em decorrência de uma insuficiência valvular da veia espermática, apresentando-se do lado esquerdo em 90% dos casos. A varicocele está relacionada, em 30 a 40% dos casos, como uma das causas de infertilidade masculina por oligospermia ou deficiência de motilidade do espermatozoide.[9]

O diagnóstico clínico da varicocele deve ser confirmado, examinando-se o paciente em posição ortostática e solicitando-se que ele realize a manobra de Valsalva, o que facilita a palpação de um cordão varicoso no testículo. A confirmação da insuficiência venosa pode ser feita pelo exame ecodoppler colorido.[10,11]

O tratamento por embolização percutânea por via venosa da varicocele melhora, na maioria dos casos (80%), a qualidade do sêmen, podendo ocorrer recidiva em 10% dos pacientes tratados por esse método, devido ao desenvolvimento de circulação venosa colateral.

Na técnica para embolização da varicocele, opta-se como via de acesso a punção da veia femoral, com introdução de bainha 5 Fr, realizando cateterismo seletivo da veia renal esquerda, na maioria dos casos, ou direita, quando necessário, e posterior cateterismo superseletivo da veia espermática com um cateter tipo Cobra de 4 Fr ou 5 Fr. Nesse nível, o vasospasmo é extremamente frequente, motivo pelo qual se aconselha o uso de um fio-guia hidrofílico e a condução do cateter o mais distal possível, de uma única vez.[10,11]

Inicialmente, deve-se realizar uma flebografia para identificar o vasospasmo e avaliar a extensão da circulação colateral. Em virtude de muitas veias colaterais, deve-se embolizar a veia espermática em diferentes níveis. Normalmente, empregam-se molas de Gianturco-Wallace® de 3 ou 5 mm de diâmetro, iniciando o implante das primeiras em posição distal (Figura 82.2), e as restantes em posição proximal, à medida que se retira o cateter.[9-11]

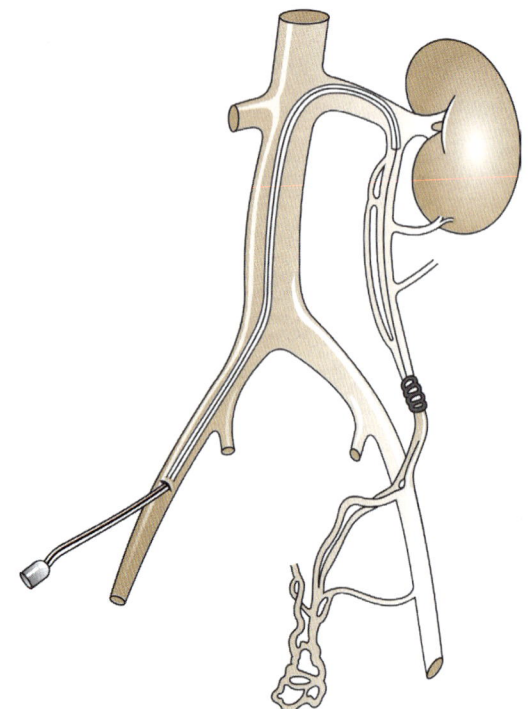

FIGURA 82.2 Desenho esquemático de embolização seletiva da veia espermática esquerda com mola de Gianturco-Wallace®.

Quando existir circulação colateral exuberante, constituída fundamentalmente de pequenas veias, podem ser usados agentes esclerosantes, como álcool, oleato de etanolamina e, principalmente, espuma. A introdução desses agentes químicos pelo cateter deve ser realizada com extremo cuidado, por profissional experiente. Dor durante a escleroterapia, desencadeamento de reflexo vagal, edema escrotal e epididimite química constituem as complicações mais frequentes pelo uso dessas substâncias.[9]

Embolização na congestão venosa pélvica

A congestão venosa pélvica acomete paciente de sexo feminino, sendo capaz de provocar uma série de sintomas, definidos como uma "síndrome pélvica", a qual se caracteriza, principalmente, por dor com duração de pelo menos 6 meses. A dor pélvica crônica causa problemas psicológicos e funcionais significativos nas pacientes. O conjunto de manifestações clínicas inclui, ainda, endometriose, infecções de repetição, e grandes varizes uterinas e ovarianas.[12]

A síndrome de congestão pélvica é diagnosticada radiologicamente pelo aumento significativo do diâmetro da veia uterina, que, por vezes, pode ultrapassar 10 mm, devido a ingurgitamento das veias uterinas e congestão do plexo venoso ovariano. Também é característica a opacificação venosa atravessando a linha média.[12]

O tratamento pode ser realizado de modo cirúrgico com ligadura das veias ovarianas e ressecção das varizes por via laparotômica ou laparoscópica. Outra maneira seria o tratamento endovascular com embolização das veias ovarianas e ilíacas internas, usando-se molas revestidas e espuma.

Como a veia ovariana frequentemente alcança diâmetros superiores aos da veia espermática, a flebografia pré-procedimento deve ser realizada rotineiramente, para localização e mensuração das varizes, e escolha do tamanho adequado das molas[12] (Figura 82.3).

O procedimento é feito por punção venosa femoral comum ou jugular interna, com o cateterismo das veias gonadais esquerda e direita. O cateter adentra o plexo ovariano, onde se injeta espuma e posteriormente são liberadas molas de maneira intercalada. Visto que pode haver comunicações entre as veias ovarianas e as ilíacas internas, essas últimas são também cateterizadas. Também pode ser necessária a insuflação de um balão complacente nas suas origens para realizar a venografia. Se houver varizes pélvicas ou comunicações com as ovarianas, realiza-se a embolização com agente esclerosante ou espuma. Molas são evitadas nessa região pelo risco de embolização pulmonar.[13]

Embolização de fístula carotideocavernosa

O seio cavernoso é um compartimento venoso trabeculado extradural que se localiza lateralmente à sela túrcica, bilateralmente. A porção intracraniana da artéria carótida atravessa o seio cavernoso, sendo as suas paredes externas banhadas, na sua totalidade, pelo sangue venoso que drena de diferentes pontos da base do crânio.

A ruptura da carótida para o interior do seio cavernoso, promovendo uma fístula carotideocavernosa, eleva significativamente a pressão sanguínea, causando grande dificuldade de drenagem das veias que normalmente deságuam no seio cavernoso. Dessa maneira, as principais manifestações clínicas são aquelas que ocorrem sobre a órbita por hipertensão venosa oftálmica, como podem ser a exoftalmia pulsátil, a equimose, o sopro orbitário e a paralisia dos nervos cranianos que atravessam o seio cavernoso.[14,15]

O tratamento por via endovascular visa ocluir a comunicação carotideocavernosa, mantendo íntegro, sempre que possível, o fluxo arterial carotídeo. A via de acesso pode ser a arterial, mediante sifão carotídeo, ou venosa retrógrada, pelo seio petroso. Costumam-se

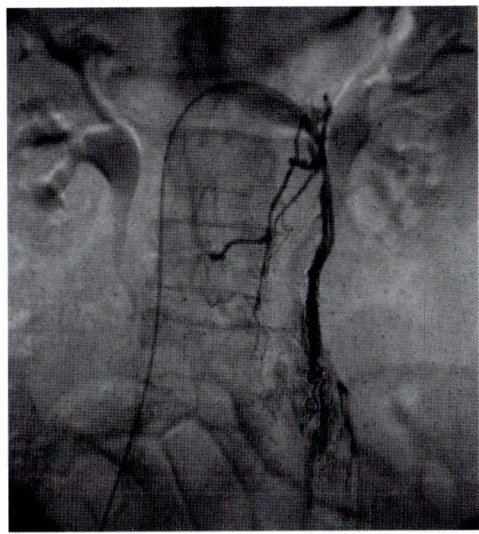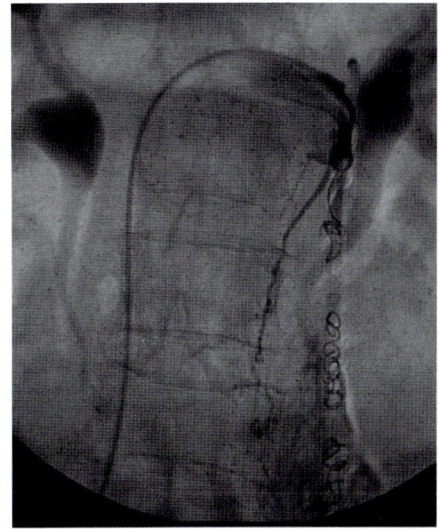

FIGURA 82.3 Varizes pélvicas pré e pós-tratamento com colocação de molas e espuma densa.

empregar balões destacáveis de látex, os quais são introduzidos conectados a um cateter de 3 Fr (na ponta do cateter) e conduzidos até o local a ser tratado por um cateter-guia de 7 ou 8 Fr.[15] Uma vez que o balão tenha sido cuidadosamente posicionado no lado venoso da fístula carotideocavernosa, ele é insuflado lentamente até ocluir o trajeto fistuloso. Devem ser realizadas várias angiografias de controle, à medida que se enche o balão, para garantir que ele não esteja obstruindo o fluxo carotídeo para o cérebro.[14]

O balão é liberado de maneira simples, tracionando-se levemente o cateter de 3 Fr até que se solte, destacando-se do cateter. O balão destacável apresenta uma pequena válvula antirrefluxo que evita o seu esvaziamento. Quando a oclusão da fístula carotideocavernosa ocorre de maneira efetiva, observa-se rápida regressão dos sintomas, que desaparecem totalmente em poucos dias.[14]

Em alguns casos de fístula carotideocavernosa, há participação de ramos da artéria carótida externa, que poderão ser ocluídos permanentemente com adesivos de polimerização rápida ou com partículas de álcool polivinílico (Contour® ou Ivalon®).

ANGIOPLASTIA E PRÓTESES VASCULARES (*STENTS*)

No sistema venoso, a angioplastia aplica-se fundamentalmente ao nível das grandes veias, como podem ser a veia axilar, a subclávia, o tronco venoso inominado e as veias cava superior, inferior e ilíacas.[16] Dentre as principais causas que provocam a oclusão das veias centrais, estão cistos, bócio, teratomas, timomas, processos inflamatórios, mediastinites, tuberculose, actinomicose, histoplasmose e traumatismos.[16-18] Provavelmente, os processos mais importantes e frequentes são tumores, hiperplasia da íntima por fístulas para hemodiálise e cateteres venosos.[19]

Cada vez mais comum é o relato de estenoses ou tromboses das veias centrais causadas por cabos de marca-passo (Figura 82.4) ou cateteres de longa permanência para hemodiálise, alimentação parenteral ou quimioterapia.[16]

As manifestações clínicas dos pacientes com processos estenóticos ou obstrutivos das veias centrais podem apresentar-se de maneira insidiosa ou aguda, dependendo fundamentalmente da ocorrência ou não de circulação venosa colateral. Os sintomas mais comuns são edema de membro superior, pescoço ou face, rouquidão, dispneia e cefaleia. Os pacientes com quadros mais graves podem evoluir para síndrome de veia cava superior, com distensão venosa colateral em pescoço, ombros e tórax, edema de braços e face, e cianose.[19-21]

As principais opções terapêuticas para os pacientes com obstrução das veias centrais são essencialmente a anticoagulação ou a cirurgia.[22] A anticoagulação como tratamento isolado não parece ser efetiva na maioria dos casos de obstrução das veias centrais, devendo ser empregada como terapia coadjuvante. Nos pacientes com processos tumorais malignos, a quimioterapia e a irradiação também são úteis, podendo apresentar uma resposta parcial (50 a 90%) ou até mesmo completa (15 a 60%);[17,18] no entanto, o desenvolvimento atual das técnicas endovasculares, com uma combinação de trombólise, angioplastia e implante de próteses vasculares (*stents*), vem modificando o tratamento dessas doenças, aliviando de modo efetivo os sintomas dos pacientes.[23]

O tratamento transluminal percutâneo das lesões vasculares teve início em 1964, com Dotter, que utilizou sistemas de cateteres coaxiais de diâmetros sucessivos, os quais eram introduzidos de modo progressivo através da lesão vascular, dilatando-a. Com a evolução das diferentes técnicas de dilatação e idealizado por Grüntzing, surgiu, em 1974, o cateter-balão para angioplastia pela via percutânea transluminal, constituindo um verdadeiro marco das possibilidades técnicas endovasculares.[23]

A angioplastia transluminal constitui uma técnica conservadora alternativa em relação à cirurgia de reconstrução dos vasos. Consiste no alargamento do lúmen do vaso pela distensão dele com um cateter-balão, causando estiramento das camadas da parede vascular e aumentando seu diâmetro total. É uma técnica pouco invasiva, e os cateteres-balão devem ser introduzidos por punção percutânea, mediante técnica de Seldinger.[19]

O primeiro tratamento percutâneo da síndrome de veia cava superior foi descrito em 1992, por Rösch et al.[17] Desde então, ampliaram-se as indicações para angioplastia percutânea no sistema venoso em consonância com o aumento da tecnologia e da experiência. Essa técnica, no entanto, apresenta algumas limitações, como oclusões longas e complexas. Outro fator limitante ao longo do tempo é o desenvolvimento de hiperplasia da íntima, que causa reestenose.[23,24]

Dessa maneira, visando superar as limitações da angioplastia, surgiram, muito recentemente, as próteses vasculares ou *stents*, que rapidamente se tornaram parte integrante da intervenção vascular. Essas endopróteses são malhas metálicas tubulares que, atuando como esqueleto ou arcabouço interno, sustentam as estruturas da parede da veia ou as fibroses, complementando o resultado das angioplastias.

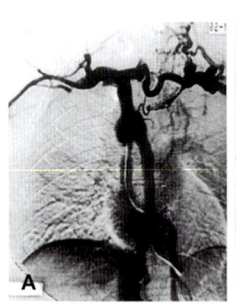 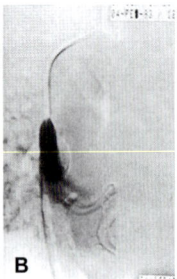 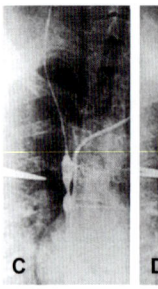 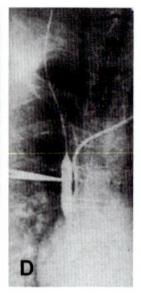 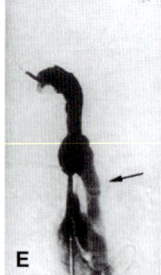 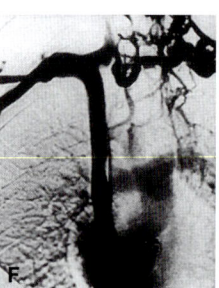 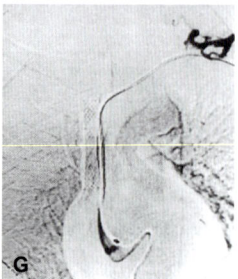

FIGURA 82.4 Estudo angiográfico da veia cava superior. **A.** Evidência de estenose grave provocada por marca-passo. **B.** Recanalização distal pela veia ázigo. **C e D.** Realizada angioplastia transluminal na qual se observa grande resistência do tecido venoso. **E.** Lesão residual significativa e manutenção do fluxo sanguíneo pela veia ázigo (*seta*). **F.** Verifica-se resultado angiográfico satisfatório após o implante de *stent* no local da lesão. **G.** Note o cabo do marca-passo medialmente ao *stent*.

Sua composição é variada, sendo o aço inoxidável e o nitinol os materiais mais frequentemente empregados. Uma vez abertas, servem como apoio para sustentar o endotélio vascular.[23]

Há grande experiência com a angioplastia transluminal. As próteses vasculares, por sua vez, ainda estão em fase de desenvolvimento tecnológico, promovendo o tratamento efetivo de lesões que até pouco tempo apresentavam resultados insuficientes, apenas com a angioplastia.[22] Devido à grande elasticidade das lesões vasculares venosas, estas tendem a retornar a seu estado inicial após a dilatação, e os *stents* mantêm a perviedade, sustentando o segmento venoso tratado (Figura 82.5).

No início, os *stents* eram bastante grosseiros, como o de Gianturco em "Z", porém, com a rápida evolução tecnológica desses dispositivos, rapidamente adquiriram características notáveis. Existem fundamentalmente dois tipos: os que necessitam de um cateter-balão para promover a sua abertura e os que não necessitam de balão, denominados autoexpansíveis. Suas características diferem muito entre si, variando quanto à força radial, ao perfil, à trombogenicidade e à taxa de reestenose.[20]

A prótese em "Z" (Gianturco) é autoexpansível, abrindo-se automaticamente à medida que vai sendo liberada, tendo como grande vantagem, ainda na atualidade, o fato de ser fabricada com grandes diâmetros (até 35 mm), o que pode ser bastante útil para o tratamento das grandes veias.[17,18] O primeiro relato de tratamento endovascular de uma síndrome de veia cava superior secundária a uma lesão maligna data de 1986, por Charnsangavej et al.[21] A paciente obteve rápida melhora dos seus sintomas após o implante de uma prótese em "Z" de Gianturco.[21]

Dentre os que necessitam de balão para promover a sua abertura, o *stent* Palmaz® foi provavelmente o mais utilizado no mundo (Figura 82.6). Ele é rígido e confeccionado em aço inoxidável em extensões variáveis entre 15 e 39 mm.[20] Sua principal vantagem é a grande força radial, podendo ser implantado com grande precisão, o que pode

ser muito útil em algumas oclusões tumorais ou muito fibrosadas. O primeiro relato de uso do *stent* Palmaz® para tratamento da síndrome de veia cava superior foi feito por Solomon et al., em 1991.[25]

Entre os autoexpansíveis, o que apresenta melhor perfil atualmente é o *wallstent*, que se abre automaticamente à medida que sua bainha externa vai sendo retirada; sua grande vantagem é ser bastante flexível, sendo fabricado em extensões de até 12 cm.[26] Pelas suas características, esse *stent* é o mais usado atualmente no sistema venoso, tendo sido primeiramente descrito nesse segmento em 1992, por Zollikofer et al.[27] Em pacientes com obstrução venosa central, muitas vezes é necessário o uso prévio de trombolíticos para recanalizar o leito venoso e localizar a lesão vascular que provocou a oclusão. A trombólise ajuda a melhorar a sintomatologia do paciente, evidencia, na maioria dos casos, a morfologia da lesão e pode tornar possível a ultrapassagem de um vaso totalmente ocluído, viabilizando a realização posterior de angioplastia ou implante de prótese.[28] A oclusão total da veia cava não constitui uma contraindicação para terapia endovascular, podendo ser obtida taxa de sucesso técnico superior a 85%, combinando-se as técnicas de trombólise e angioplastia com colocação de *stent*.[28]

Apesar de o uso das próteses vasculares ser extensamente descrito, apenas recentemente surgiram os primeiros relatos de sua aplicação no tratamento das lesões provocadas por trauma vascular, as quais podem evoluir para a formação de pseudoaneurismas ou fístulas arteriovenosas.[22]

A via percutânea com implante de uma endoprótese vascular recoberta (*stentgraft*) constitui um novo tipo de abordagem para o tratamento dos traumas vasculares. Inicialmente, para recobrir as endopróteses foram usados segmentos de veia safena ou materiais sintéticos, como o politetrafluoretileno (PTFE) ou o Dacron® woven. O objetivo de criar um revestimento externo para a endoprótese é torná-la impermeável aos fluidos, propiciando a oclusão da solução de continuidade da parede vascular traumatizada.[22]

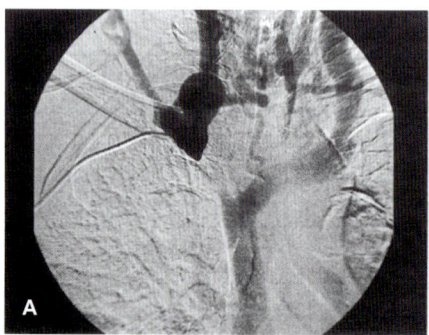 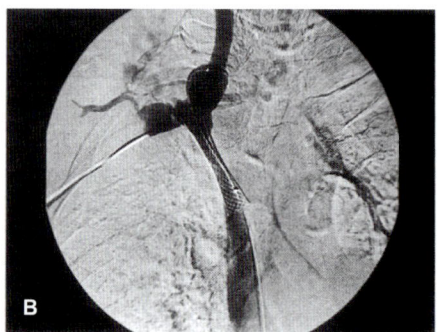

FIGURA 82.5 Estudo angiográfico da veia inominada direita. **A.** Evidência de oclusão por hiperplasia neointimal provocada por acesso para hemodiálise. **B.** Observa-se resultado angiográfico satisfatório após angioplastia com implante do *stent* no local da lesão.

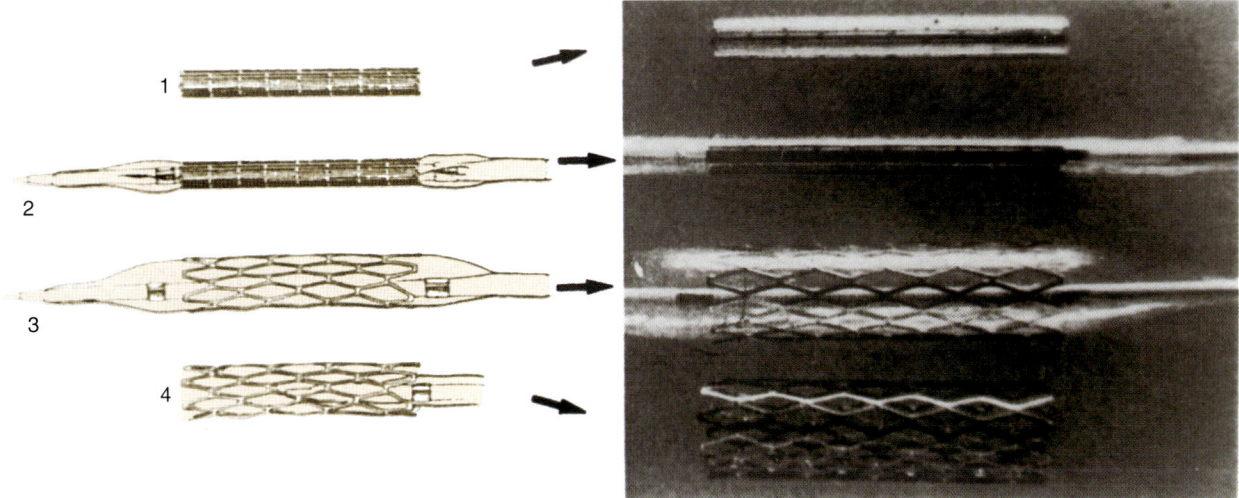

FIGURA 82.6 Modelo mostrando o funcionamento do *stent* Palmaz®. **1.** *Stent*. **2.** Montagem no balão de angioplastia. **3.** Mecanismo de abertura. **4.** *Stent* completamente aberto, após retirada do balão.

Com a evolução tecnológica dos dispositivos endovasculares, estão disponíveis endopróteses com mecanismos de liberação de menor perfil e autoexpansíveis, não mais necessitando, como no início, de balão de angioplastia para sua abertura, o que torna mais simples o uso das endopróteses.[17,23]

Os pacientes com trauma vascular frequentemente apresentam edema com intenso desenvolvimento de circulação venosa colateral do membro acometido, representando grande dificuldade técnica para abordagem cirúrgica clássica, pois o tempo cirúrgico é longo, há necessidade de transfusões sanguíneas, e a probabilidade de infecção, morbidade e permanência hospitalar é maior. Por esses motivos, a via endovascular, por ser pouco invasiva, apresenta muitas vantagens, promovendo diminuição das perdas sanguíneas e a possibilidade de se alcançarem locais anatomicamente distantes e de difícil acesso cirúrgico, empregando apenas anestesia local. Os bons resultados descritos com o uso de endopróteses recobertas aparentemente justificam o uso desses dispositivos para o tratamento de alguns tipos de trauma vascular.[24]

Dentre os possíveis problemas associados ao uso das endopróteses recobertas, destacam-se o potencial de hiperplasia intimal e a trombose; no entanto, os bons resultados iniciais sugerem que essa nova técnica se justifica para o tratamento de diferentes tipos de trauma vascular, simplificando bastante a abordagem desse tipo de afecção, porém o comportamento desses dispositivos implantados no interior da árvore venosa ainda não é totalmente compreendido.

A reestenose das endopróteses causada pela hiperplasia intimal, pelo crescimento interno do tumor ou provocada por compressão extrínseca é amplamente conhecida. Nos pacientes com expectativas reduzidas de vida, o tratamento paliativo dos sintomas com a terapia endovascular parece ser bastante satisfatório; porém, em pacientes com lesões benignas, existe a necessidade de bons resultados a longo prazo. O uso de endopróteses recobertas vem sendo descrito, na tentativa de solucionar esse problema; no entanto, sua efetividade ainda não foi comprovada.

Dessa maneira, conclui-se que os resultados obtidos com a angioplastia, as próteses vasculares (*stents*) e as endopróteses recobertas (*stentgraft*) alteraram significativamente o rumo da cirurgia vascular. Essas novas tecnologias, por serem pouco invasivas, promovem excelentes resultados clínicos com menor morbimortalidade para os pacientes. As indicações para as endopróteses recobertas ainda estão sendo definidas, bem como seus resultados.

Tratamento endovascular na síndrome de quebra-nozes

A síndrome de quebra-nozes (*nutcracker*) foi descrita pela primeira vez em 1950.[29,30] Caracteriza-se pela compressão da veia renal esquerda no seu trajeto entre a aorta abdominal e a artéria mesentérica superior, causada pela diminuição do ângulo entre esses dois vasos. Esse estreitamento da veia renal esquerda pode ser de dois tipos: anterior, no qual a compressão acontece no ângulo formado entre a artéria mesentérica superior e a aorta; e posterior, que é mais raro, no qual a compressão ocorre entre a aorta abdominal e a coluna vertebral. Outras condições que também podem causar a síndrome são ptose renal esquerda, lordose e diminuição das gorduras mesentérica e retroperitoneal.[31] Tal compressão pode causar obstrução em graus variáveis ao fluxo da veia renal esquerda e, com isso, provocar hipertensão venosa (Figura 82.7). Essa situação pode representar uma variante do normal, assintomática, ou originar manifestações clínicas significativas resultantes da hipertensão da veia renal esquerda, manifestando-se por hematúria macroscópica, proteinúria, dor lombar, no flanco esquerdo ou hipogástrio e varizes periuretéricas ou gonadais, em pacientes jovens e previamente saudáveis. Mais raramente, pode manifestar-se por sintomas de congestão pélvica (dismenorreia, dispareunia, dor pélvica e disúria), aparecimento de varicocele e varizes vulvares, pélvicas ou glúteas, por desenvolvimento de circulação colateral secundária à hipertensão, sobretudo em idade adulta.[29-38] Sua prevalência, embora desconhecida, parece ser superior no sexo feminino, podendo aparecer na infância ou na idade adulta, principalmente na segunda e terceira décadas de vida. A sintomatologia pode ser intensa e persistente, agravando-se com a atividade física.

O tratamento endovascular da síndrome de quebra-nozes foi descrito pela primeira vez em 1996, por Neste et al., e consistiu em um estudo com 37 casos tratados de maneira satisfatória, porém com acompanhamento pós-operatório curto.[32] Em 2011, Chen et al. publicaram uma série com 61 pacientes acompanhados durante 66 meses, ao longo dos quais se observou eficácia adequada na técnica endovascular e com baixo índice de complicações pré e pós-operatórias.[33] Quase todos os pacientes tratados mostraram resolução de dor no flanco, hematúria e proteinúria, como resultado da melhora do diâmetro da veia renal esquerda, da velocidade sistólica de pico e do gradiente pressórico renocaval.[34]

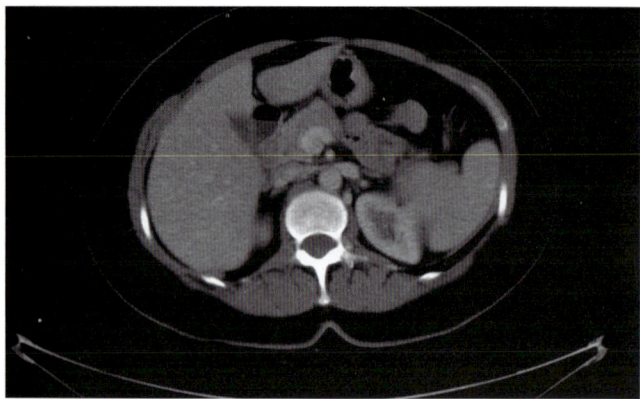

FIGURA 82.7 Síndrome de quebra-nozes, evidenciando compressão da veia renal esquerda entre a aorta e a artéria mesentérica superior.

Atualmente, a cirurgia convencional apresenta bons resultados nas grandes séries, mas ainda se associa a elevado índice de morbimortalidade, apresentando como principais complicações: trombose venosa profunda (TVP), hematoma retroperitoneal, íleo paralítico e brida intestinal. Nos últimos anos, a técnica endovascular com implante de *stent* tem sido usada com bons resultados no tratamento de doenças obstrutivas do sistema venoso, principalmente devido ao fato de ser minimamente invasiva, sendo na atualidade o tratamento de primeira escolha para a síndrome de quebra-nozes.

Tratamento endovascular na síndrome de May-Thurner

A síndrome de compressão da veia ilíaca (síndrome de May-Thurner ou síndrome de Cockett) é uma doença causada pela compressão da veia ilíaca esquerda pela artéria ilíaca direita, que proporciona, como sintomas, dependendo do grau de compressão, edema assimétrico de membro inferior esquerdo, dor, surgimento de varizes e trombose venosa.[39-41] Essa síndrome foi descrita pela primeira vez em 1956, por May e Thurner, a partir do estudo de cadáveres, observando-se variações anatômicas da veia ilíaca esquerda que promoviam interrupção do fluxo venoso.[42-50] Lesões vasculares fibrosas foram encontradas no nível em que a artéria ilíaca direita comprimia a veia ilíaca esquerda contra a quinta vértebra lombar. Em 1965, Cockett e Thomas relataram uma série de 35 pacientes com trombose de segmento iliofemoral com obstrução da veia ilíaca.[43] Todos os pacientes submetidos a tratamento cirúrgico apresentavam hiperplasia intimal da veia ilíaca.

O diagnóstico pode ser confirmado por ultrassonografia (USG) com Doppler, que pode mostrar a ausência de fasicidade respiratória na veia ilíaca externa esquerda. A angiotomografia arterial e venosa é útil para descartar outras causas compressivas, porém pode superestimar a estenose em pacientes desidratados. Já a angiorressonância dificulta a visualização em bifurcações devido ao turbilhonamento do fluxo nessas regiões. O padrão-ouro é a angiografia venosa com medida de pressão, mas é necessário realizar injeções de contraste com projeções em dois planos. Uma diferença de pressão de maior que 2 mmHg entre as veias ilíaca e cava inferior é de relevância clínica. Já a ultrassonografia intravascular (IVUS) tem se mostrado extremamente útil nesses casos. Ela consiste em um transdutor ultrassônico, com frequências de 12 a 40 MHz, montado na extremidade de um cateter. Com a IVUS, podem-se analisar o diâmetro do lúmen venoso, estimar o grau de estenose e obter informações sobre a parede do vaso como hiperplasia crônica, trombo e cronicidade do mesmo[44,45] (Figura 82.8).

Nos casos em que há evolução para TVP, o tratamento clínico com anticoagulação sistêmica, apesar de evitar a propagação do trombo, não corrige a compressão mecânica subjacente, predispondo a trombose recorrente e a síndrome pós-trombótica (SPT).[48] No passado, o tratamento desses pacientes restringia-se a manejo clínico pouco efetivo, restando apenas as técnicas cirúrgicas abertas em casos mais graves.[41,46,47]

Recentemente, com o advento da cirurgia endovascular, uma nova estratégia terapêutica menos invasiva e com bons resultados foi instituída: a angioplastia com balão e colocação de *stent*. O tratamento endovascular resolve a compressão mecânica e possibilita a dissolução química do trombo, quando este estiver presente, mediante a trombectomia farmacomecânica com os dispositivos de aspiração como o Angiojet®.[39,48,49,50]

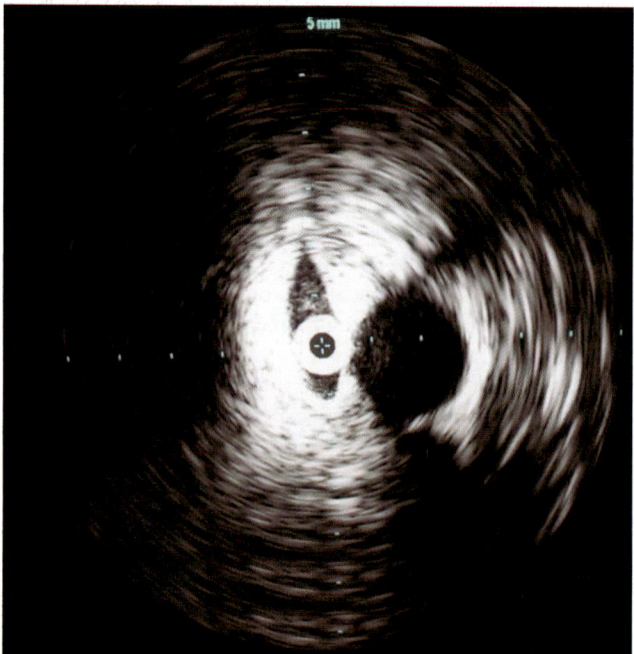
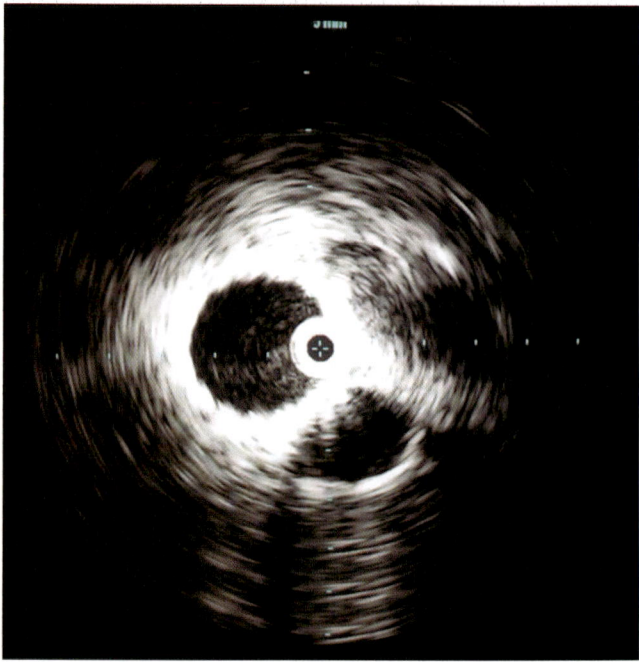

FIGURA 82.8 Ultrassonografia intravascular antes e após correção da estenose com *stent*.

A literatura atual tem demonstrado que a técnica endovascular combinada à angioplastia por balão e com colocação de *stent* apresenta excelentes resultados na recanalização do sistema venoso ilíaco, submetendo o paciente a mínimo trauma cirúrgico[40,49,51] (Figura 82.9).

O tratamento endovascular na síndrome de May-Thurner parece ser superior às técnicas convencionais e ao tratamento clínico, e tem sido a terapia de escolha para pacientes sintomáticos.[41,47,50,52] O tratamento endovascular é muito menos invasivo, com poucas chances de complicação, além da possibilidade de retorno precoce dos pacientes às suas atividades laborativas habituais.

TRATAMENTO ENDOVASCULAR NA TROMBOSE VENOSA PROFUNDA

A TVP é a terceira patologia cardiovascular mais comum, com incidência menor apenas do que a doença arterial coronariana e o infarto.[53-55] Tradicionalmente, o tratamento da TVP tem como objetivo primário a prevenção do TEV e, com base em estudos clínicos, é constituído principalmente por anticoagulação plena sistêmica. Nesses estudos, o acompanhamento normalmente é por tempo limitado e curto, tendo como principais desfechos a recorrência do episódio de TVP ou sangramento, a fim de comprovar sua eficácia e segurança.

Cabe ainda ressaltar que os membros superiores também podem apresentar manifestações clínicas de TVP, porém, com menor morbimortalidade. As principais causas são o uso de cateteres venosos centrais (não localizados em átrio direito ou veia cava superior) e malignidade (câncer de pulmão e linfoma), seja por hipercoagulabilidade ou compressão extrínseca. Como causas, pode-se citar, ainda, trombose primária (síndrome de Paget-Schröetter), que representa um pequeno contingente.[56] Sempre que possível, deve-se retirar o cateter venoso central quando este representa o fator causal, mesmo considerando que sua retirada possa acarretar embolia por manejo do trombo em sua ponta.

Como os membros inferiores apresentam uma incidência maior de TVP que são potencialmente mais graves, será discutido aqui o seu tratamento, devendo-se lembrar que os procedimentos também são empregados em membros superiores e veia cava superior.

Atualmente, não só o tratamento do evento agudo da trombose merece atenção, mas também a prevenção de suas complicações tardias, como a retrombose e a SPT, em função de sua morbidade, dificultando as atividades diárias, e do impacto socioeconômico que ela acarreta. Úlceras podem desenvolver-se em até 80% dos pacientes no período de 10 anos, podendo muitas vezes estar associadas a importante grau de refluxo e, consequentemente, claudicação venosa crônica e suas variadas manifestações clínicas.[57]

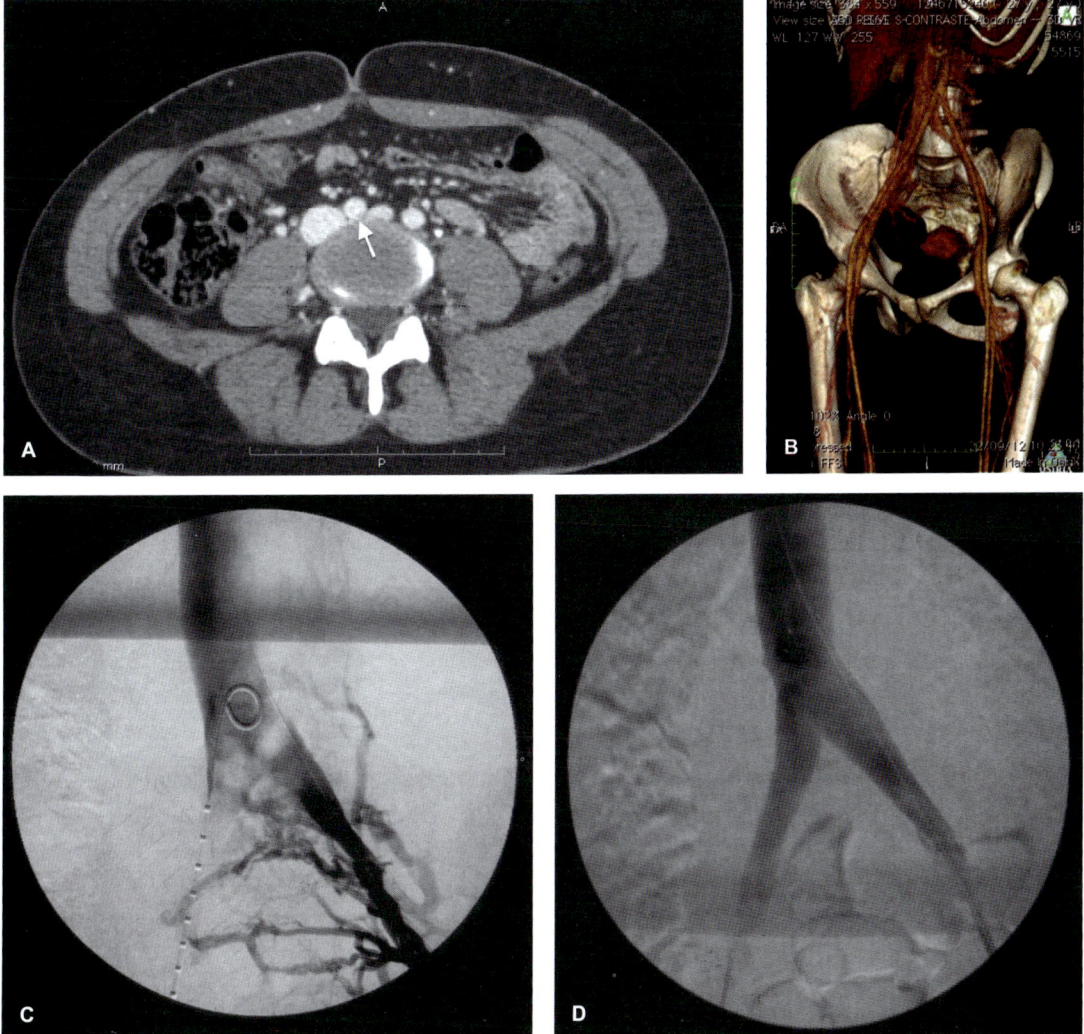

FIGURA 82.9 A. Angiotomografia fase venosa mostrando compressão da veia ilíaca esquerda pela artéria ilíaca direita. **B.** Recontrução de angiotomografia mostrando o ponto exato de compressão. **C.** Flebografia pré-angioplastia. **D.** Flebografia pós-angioplastia com implante de *wallstent* 60 × 40.

A SPT é caracterizada por edema crônico, dor, sensação de peso e cansaço, prurido, parestesia, claudicação venosa, dermatite de estase e até mesmo ulceração. Sua incidência varia de acordo com a escala de definição, podendo valorizar mais aspectos ectoscópicos em detrimento aos sintomas, correspondendo a taxas de 16 a 82%, com média de 30%.[57]

Várias classificações têm sido usadas com vantagens e desvantagens específicas de cada uma, destacando-se a escala de Villalta (Quadro 82.1), que ainda estratifica a gravidade.[58] Escore de Gravidade Clínica Venosa (VCSS), Escala de Ginsberg e classificação CEAP são outros padrões de classificação menos específicos, visto que avaliam predominantemente a insuficiência venosa e, portanto, são menos usados.

O uso rotineiro de um padrão de classificação é de grande importância, por possibilitar comparações entre diferentes populações e padronização para desenvolver estudos específicos.

A SPT é uma sequela crônica de TVP apesar da anticoagulação, principalmente quando as veias femorais ou ilíacas são acometidas. Quando o único deságue venoso do membro inferior é acometido, a morbidade adquirida é mais grave.[59]

As principais características indicativas de tratamento da trombose venosa central de membros inferiores são citadas no Quadro 82.2.

Pacientes com TVP proximal apresentam incidência cumulativa de qualquer SPT e SPT grave em 5 anos de, respectivamente, 28 e 9,3%. Também são preditores de maior gravidade: trombose ipsilateral prévia, índice de massa corporal elevado, idade avançada e sexo feminino.[60] A trombose venosa infrapatelar raramente constitui um fator predisponente. Por outro lado, comprometimento de veia ilíaca está relacionado com alto índice de SPT.

O trombo, em sua estrutura, já constitui um processo inflamatório com leucócitos, citocinas e diferentes marcadores inflamatórios que induzem uma reação importante no endotélio por meio de proteinases e sinalização parácrina, chegando a inibir a contratilidade da camada muscular, depositando colágeno e promovendo fibrose do vaso. Quanto maior sua extensão, portanto, seu tempo de permanência e sua capacidade de obliterar o lúmen do vaso, maiores os riscos de sequela.[61]

As manifestações clínicas são decorrentes de alterações relacionadas com a incompetência valvular (refluxo patológico), além de obstrução venosa residual; dessa maneira, a terapêutica atual visa tratar o segmento afetado com a mínima lesão valvular possível e, por conseguinte, com total remoção do trombo. A anticoagulação sistêmica limita a propagação do trombo, bem como reduz o risco de embolia pulmonar e de recorrência de TVP, porém não interfere nas consequências da obstrução venosa ou da lesão valvular. A fim de alcançar tal objetivo, pode-se dispor de: trombólise sistêmica, trombólise por cateter, trombectomia mecânica e trombólise farmacomecânica.

Trombólise sistêmica

Esse método não é rotineiramente apoiado pelas principais diretrizes, uma vez que a taxa de trombos residuais é elevada e apresenta maiores índices de sangramento. No uso de estreptoquinase como agente trombolítico comparado ao de heparina, a lise > 50% do trombo foi mais frequente (62% vs. 17%, $p < 0,001$). A incidência de SPT foi menor, porém com maior risco de complicações hemorrágicas (14% vs. 4%). Melhores índices de recanalização são observados em trombos não oclusivos (59% vs. 14%).

Trombólise por cateter

Essa modalidade apresenta melhores taxas de lise do trombo, estando este fato diretamente ligado à menor ocorrência de SPT. A gradação quanto à eficácia do tratamento é a seguinte: grau I – menos de 50% de lise; grau II – 50 a 99%; e grau III – lise completa. A melhora da qualidade de vida e a gradação das classificações Villalta e CEAP estão diretamente relacionadas com a quantidade de trombo residual.[62]

Nessa técnica, utiliza-se infusão de pequenas quantidades de trombolítico (ativador do plasminogênio tecidual recombinante [rTPA]) dentro do segmento trombosado, na dose de 0,01 mg/kg/h, por meio de um cateter multiperfurado ou de um cateter acoplado a um sistema ultrassônico que fragmenta o trombo, aumentando a superfície de contato da medicação. Isso acaba diminuindo a dose de trombolítico e as complicações hemorrágicas sistêmicas associadas.[63,64]

O procedimento geralmente apresenta uma taxa de sucesso elevada (80 a 90%), com segurança em seu emprego, incluindo faixas etárias mais jovens, com índice de complicações hemorrágicas de 5 a 11%, principalmente relacionado com o local de punção.[65] Hemorragia intracraniana é um evento muito raro, bem como embolia pulmonar sintomática e/ou fatal.[66]

Em comparação com a anticoagulação, a trombólise por cateter apresenta melhores taxas de perviedade do segmento em 6 meses (83% vs. 24%), ausência de sintomas em 5 anos (78% vs. 30%), bem como preservação da função valvular.[67] A obstrução venosa é muito menos intensa quando equiparada com a de pacientes submetidos à anticoagulação plena somente (20% vs. 49,1%).[68] Seu emprego é, portanto, efetivo e adequado, podendo garantir menor frequência de SPT ou até mesmo sua prevenção.[69]

Trombólise farmacomecânica

Diferentes técnicas têm sido utilizadas, como trombólise reolítica (AngioJet®), catalisada por USG ou locorregional, apresentando bons resultados com altas taxas de sucesso, menores tempo de intervenção/internação e uso de trombolítico, menos complicações decorrentes do procedimento e baixa depleção dos níveis de fibrinogênio, minimizando os riscos de complicações hemorrágicas (principalmente quando o nível sérico < 100 mg/dℓ).[70]

A perviedade do segmento iliofemoral chegou a ser 6 vezes superior à anticoagulação (72% vs. 12%), bem como houve maior preservação da função valvular (89% vs. 59%)[71] (Figura 82.10).

QUADRO 82.1	Escore de Villalta.
Sintomas	**Sinais**
Peso	Edema pré-tibial
Dor	Infiltrado na pele
Cãibras	Hiperpigmentação
Prurido	Nova ectasia venosa
Parestesia	Hiperemia
	Dor à compressão da panturrilha
	Úlcera

Cada item é graduado em 0 (ausente), 1 (leve), 2 (moderado) ou 3 (intenso). Total < 5: não é síndrome pós-trombótica (SPT); 5 a 14: SPT leve ou moderada; e ≥ 15 ou úlcera: SPT grave.

QUADRO 82.2	Características indicativas de tratamento da trombose venosa central de membros inferiores.

- Paciente jovem
- Trombose proximal (iliofemoral ou femoral)
- Quadro agudo (< 14 dias)
- Expectativa de vida > 1 ano
- Poucas comorbidades
- Risco de perda do membro

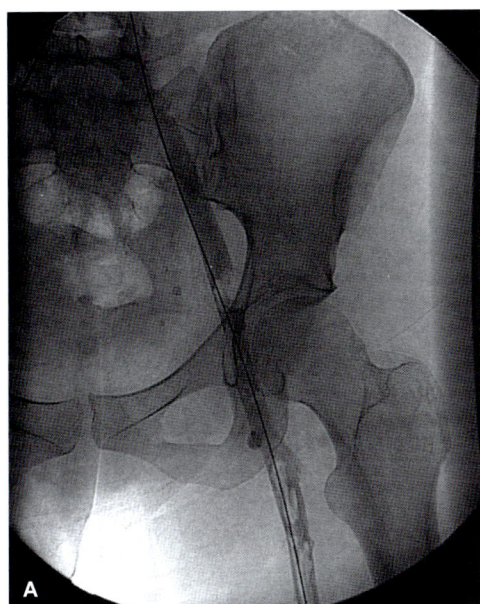
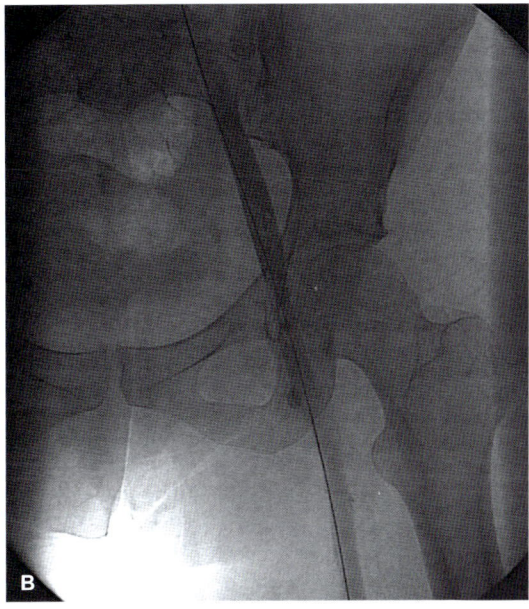

FIGURA 82.10 Resultado de intervenção farmacomecânica na trombose venosa profunda proximal.

A trombólise reolítica baseia-se no efeito Venturi, no qual o cateter do sistema Angiojet® (Boston Scientific, Marlborough, MA, USA) injeta soro fisiológico entre 350 e 450 km/h em um orifício distal e aspira em outro proximal, criando uma zona de pressão negativa que fragmenta e aspira o trombo, reduzindo o tempo de procedimento.[72-74] Seu uso individual, sem agente lítico associado, normalmente é insuficiente, necessitando de reintervenção no trombo residual.

Dispositivos rotacionais promovem lise de trombo com menor perda sanguínea, além de controlar a embolia distal. Apresentam, no entanto, risco de complicações relacionadas com hemólise em grande quantidade, como hematúria ou insuficiência renal aguda. Atualmente, sua indicação estende-se também à embolectomia pulmonar, com bons resultados, melhorando a pressão capilar pulmonar e a dispneia.

Dentre os principais estudos mais recentes, destaca-se o CaVenT, multicêntrico e randomizado, que corrobora a ideia favorável à terapia farmacomecânica com taxa de perviedade de 64% *vs.* 36% da anticoagulação e obstrução hemodinâmica de 20% *vs.* 49%.[75] Outro estudo importante foi o ATTRACT, no qual se mostrou que em pacientes com TVP iliofemoral, a trombectomia farmacomecânica reduziu significativamente os sintomas precoces como o edema, assim como a gravidade da SPT ao longo de 24 meses, resultando em grande melhora na qualidade de vida.[76]

De acordo com o estudo TORPEDO (centro único, randomizado, controlado), a trombectomia mecânica associada à trombólise por cateter e à anticoagulação mostrou-se superior à anticoagulação isolada, demonstrando menor incidência de SPT (3,4% *vs.* 27,2%).[77] O uso rotineiro de filtro de veia cava foi adotado e comprovou-se que em 11% dos casos apresentou trombo em seu interior após o procedimento, o que poderia refletir graves sequelas embólicas. Sendo considerada sua baixa morbidade e a pouca frequência de suas complicações, seu emprego é adotado.

A quantidade de candidatos ao tratamento trombolítico é baixa; dessa maneira, um grande número de centros de referência necessita ser envolvido em pesquisas, a fim de conferir credibilidade a estudos que comprovem sua eficácia.[78]

A IVUS também pode ser utilizada antes do procedimento para avaliar a "idade" do trombo e suas características, assim guiando o tratamento inicial, bem como para avaliar o sucesso da trombectomia logo após o procedimento, inclusive para avaliar estenoses residuais, indicando ou não o uso de *stents*.[79]

Filtro de veia cava durante o tratamento endovascular

Na trombólise por cateter, não se indica o uso de dispositivo definitivo nem temporário, apesar de poder estar associada a evidências radiográficas de embolia pulmonar a despeito de clínica assintomática. Embolia pulmonar sintomática ocorre durante o procedimento em uma taxa aproximada de 1%, representando o mesmo risco de pacientes tratados com anticoagulação tradicional.[80]

Já no procedimento de trombólise farmacomecânica, o uso de filtro de veia cava temporário é indicado, principalmente diante de trombose extensa que se estende até a veia cava inferior, trombo flutuante e em procedimentos únicos, nos quais há maior manejo do trombo. Uma vez implantado o dispositivo, o paciente deve ser acompanhado periodicamente, e a remoção do filtro deve ser o mais breve possível.[81]

O implante cirúrgico desses dispositivos apresenta risco muito baixo, sendo as principais complicações, embora raras: perfuração, tamponamento cardíaco, perfuração da aorta, trombose da veia cava e pericardite.

SHUNT PORTOSSISTÊMICO INTRA-HEPÁTICO POR VIA PERCUTÂNEA TRANSJUGULAR

Esse método (TIPS, do inglês, *transjugular intrahepatic portosystemic shunt*) consiste na criação de uma comunicação entre o sistema portal e a circulação venosa sistêmica, através da comunicação intra-hepática de um dos ramos da veia porta com a veia supra-hepática direita, utilizando-se um *stent* que pode ser revestido ou recoberto. Os *stents* recobertos (*stentgrafts*) têm resultado em uma maior taxa de patência primária e sucesso clínico em 3 e 12 meses após o procedimento do que os não recobertos.[82]

Na década de 1990, o TIPS foi empregado amplamente como tratamento efetivo das complicações da hipertensão portal. Suas principais indicações são correção do sangramento agudo das varizes esofagogástricas, quando este não é controlado com a terapêutica farmacológica e endoscópica, e do sangramento recorrente por varizes esofagogástricas em que há refratariedade ou intolerância ao tratamento clínico e endoscópico. Apesar de a experiência ainda ser limitada, indicações promissoras são ascite refratária, hidrotórax hepático, síndrome hepatorrenal e síndrome de Budd-Chiari.[83]

Atualmente, o TIPS é um recurso fundamental na terapêutica das complicações da hipertensão portal e o seu uso está disseminado em todo o mundo. Juntou-se aos tratamentos farmacológico, endoscópico e cirúrgico, sendo mais uma alternativa para as ocasiões em que a taxa de mortalidade é elevada. O método, porém, pode ter complicações imediatas e tardias, que podem ser reduzidas quando é bem indicado e a avaliação do paciente, antes do procedimento, é realizada de maneira adequada e minuciosa, com ênfase no enfoque da coagulação e das condições cardiovasculares do indivíduo (Figura 82.11).

Segundo Escorssel et al., o uso do TIPS, quando comparado ao tratamento farmacológico, teve incidência significativamente menor de ressangramento por varizes esofágicas, porém o desenvolvimento de encefalopatia foi consideravelmente maior nos pacientes que usaram o TIPS. Não houve diferença estatística na sobrevida dos pacientes em um tempo médio de 15 meses. Cabe, ainda, ressaltar o alto custo do TIPS, maior do que o dobro do tratamento farmacológico, certamente relacionado com os valores do procedimento, da hospitalização e da necessidade ocasional de reintervenções para desobstrução do *stent* (prótese autoexpansiva).[83]

A comparação do TIPS com o tratamento endoscópico na prevenção do ressangramento por varizes esofágicas em pacientes com cirrose foi feita em vários estudos e, apesar de mostrar redução significativa no índice de ressangramento, não houve alteração na sobrevida desses pacientes e, da mesma maneira, como foi observado na comparação com o tratamento farmacológico, o custo do TIPS foi significativamente maior, principalmente ao se considerar a elevada taxa de disfunção (50%) no período médio de observação dos estudos, que foi de 16 meses.[84-88]

Quando comparado com o tratamento cirúrgico como opção terapêutica definitiva e não como "ponte" para o transplante hepático, observou-se que os benefícios eram maiores nos pacientes submetidos ao *shunt* cirúrgico, porém, quando comparado como alternativa de resgate de pacientes candidatos a transplante, os resultados do TIPS mostraram-se superiores.[89]

O TIPS é um método complementar às demais alternativas terapêuticas, devendo ser considerado opção importante e usado de maneira sequencial e integrada aos métodos endoscópicos, evitando, se possível, seu emprego como tratamento definitivo das complicações da hipertensão portal, devido a sua, ainda, elevada taxa de obstrução em curto e médio prazos. Visando implementar a patência do *shunt*, novos *stents* estão sendo lançados com esse objetivo, dentre eles o que tem se mostrado mais promissor é o Viatorr®, que apresenta patência primária maior quando comparado ao *stent* comum[90] (Figura 82.12). Talvez a grande indicação do TIPS seja o seu uso como método de resgate para o controle dessas complicações no candidato ao transplante hepático até o momento da sua realização.

Embolizações de varizes gastresofágicas

Em 1974, foi publicado o primeiro trabalho de cateterismo trans-hepático para embolização de varizes de esôfago sangrantes, causadas por hipertensão portal. Várias técnicas e múltiplos materiais foram empregados para ocluir as varizes esofágicas, como molas, esclerosantes, Gelfoam® e coágulo autólogo, como já citado no início deste capítulo.

A embolização trans-hepática das varizes normalmente é realizada em caráter de urgência durante a fase aguda do sangramento. Várias técnicas já foram descritas para a realização desse tipo de procedimento; no entanto, desde o advento do TIPS, a via de acesso adotada por muitos é a veia jugular interna direita com introdução de uma bainha de 6 Fr. Realiza-se o cateterismo da veia hepática direita e faz-se uma angiografia. Troca-se o introdutor por outro de 10 Fr. Utilizando-se um *kit* de acesso jugular trans-hepático Rösch-Uchida® (CooK Medical), realiza-se a punção do sistema porta intra-hepático e o cateterismo da veia porta. Após cateterizar seletivamente o sistema venoso portal, introduz-se um cateter tipo *pigtail* para medida da pressão sanguínea e para realizar

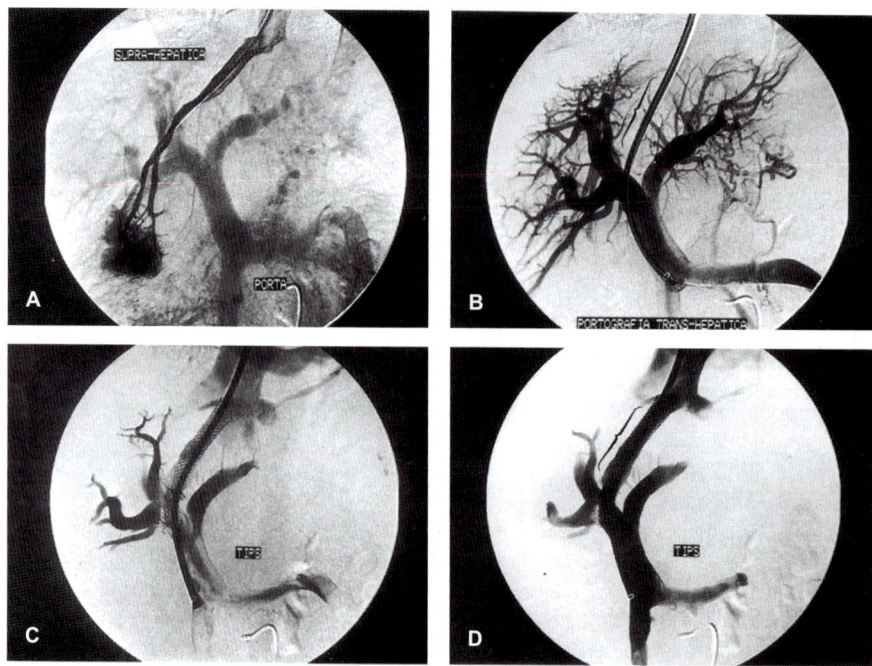

FIGURA 82.11 Estudo angiográfico. **A.** Evidência da relação anatômica entre as veias supra-hepática direita e porta. **B.** Cateterizado o sistema portal, realiza-se a portografia direta trans-hepática. Observa-se o cateter entrando na veia porta pelo ponto de punção na veia supra-hepática. **C** e **D.** Estudo angiográfico após a dilatação do parênquima hepático e implante do *stent*, no qual se pode observar bom fluxo pelo *shunt* portossistêmico transjugular intra-hepático. Note o *stent* (*chave*).

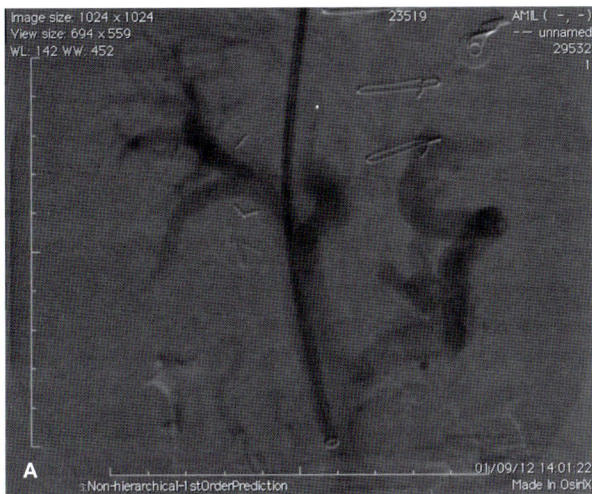
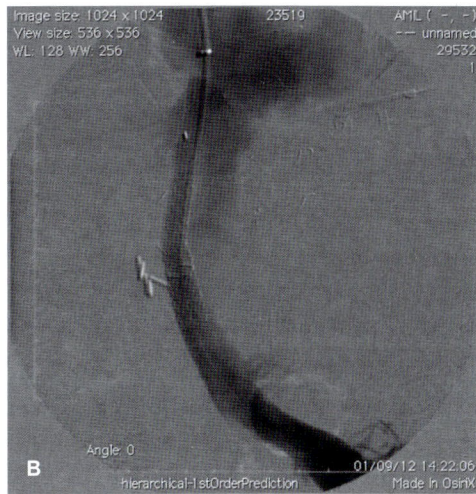

FIGURA 82.12 Implante de *stent* recoberto para *shunt* portossistêmico intra-hepático. **A.** Cateterização da veia porta. **B.** Controle pós-liberação de *stent*.

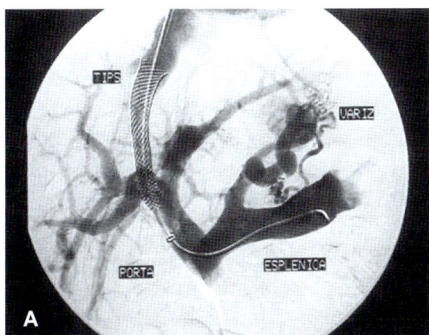
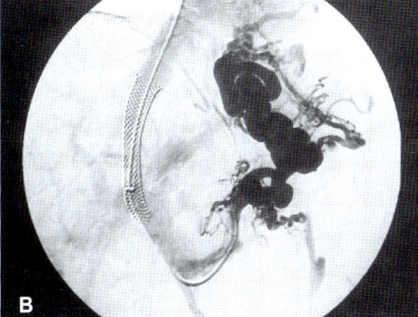
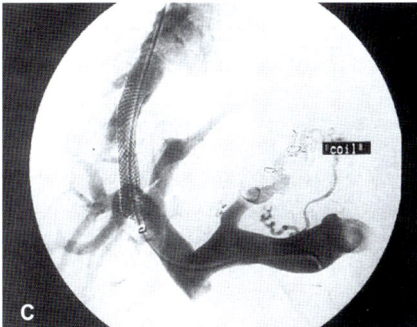

FIGURA 82.13 Estudo portográfico por *shunt* percutâneo transjugular. **A.** Identificação das veias varicosas. **B.** Cateterização seletiva. **C.** Embolização seletiva com molas de Gianturco-Wallace.

posteriormente uma portografia, a qual confere várias informações anatômicas, bem como o mapeamento do sistema venoso portal.

Depois do estudo portográfico com identificação das veias varicosas, realiza-se cateterismo seletivo dessas veias, normalmente com cateter tipo *headhunter* de 5 Fr. As veias que normalmente se apresentam dilatadas são as gástricas. Uma vez cateterizadas seletivamente, procede-se à sua embolização com molas de Gianturco-Wallace de 5 ou 8 mm. Esse procedimento pode ser realizado antes ou após a colocação do TIPS. Deve-se tomar extremo cuidado para que, durante a liberação das molas, estas não soltem dentro da veia porta, causando embolia pulmonar (Figura 82.13).

Em estudo comparando pacientes submetidos à embolização de varizes gástricas concomitante ao TIPS e pacientes submetidos somente ao TIPS, verificou-se incidência maior de sangramento nos pacientes que não foram submetidos ao procedimento de embolização,[91] porém, após a embolização, as varizes gastresofágicas podem se recanalizar em médio prazo ou desenvolver circulação venosa colateral. Esse tipo de procedimento, entretanto, tem sido extremamente valioso para conter o sangramento varicoso agudo.

As referências bibliográficas deste capítulo se encontram no Ambiente de aprendizagem do GEN.

83

Embolizações Terapêuticas em Doenças Vasculares e Não Vasculares

Airton Mota Moreira ■ André Moreira de Assis ■ Francisco Cesar Carnevale ■ Willian Yoshinori Kawakami

QUADRO 83.1	Classificação genérica e exemplos de agentes embolizantes.
Tipos de agentes	**Exemplos**
Biológicos	Coágulo autólogo, tecidos
Hemostáticos absorvíveis	Gelfoam®
Particulados não absorvíveis	Álcool polivinílico (PVA, *polyvinyl alcohol*), esferas
Mecânicos	Molas, plugues, balão destacável
Polímeros fluidos	Cianoacrilato, Onyx®
Esclerosantes teciduais	Álcool, ethamolin, glicose, polidocanol

Resumo

O termo *embolização* significa oclusão vascular mediante introdução luminal de corpos estranhos ou tecidos com o intuito de interromper o fluxo sanguíneo.

Existem várias classificações para os agentes embolizantes, mas de um modo geral podem apresentar ação temporária ou permanente, sejam líquidos ou sólidos, mecânicos ou dirigidos por fluxo, além de outras características embolizantes (Quadro 83.1). Neste capítulo, serão apresentados os procedimentos mais comuns, suas indicações, contraindicações, resultados e possíveis complicações.

Palavras-chave: embolização terapêutica; malformações arteriovenosas; hemorragias.

INTRODUÇÃO

Para escolha do êmbolo, devem-se considerar fatores como: objetivo da embolização, anatomia da lesão, órgão a ser embolizado, risco de refluxo e embolização não alvo, prováveis complicações, possibilidade de reembolização pelo mesmo trajeto vascular, tempo e duração da embolização, custos e disponibilidade dos materiais.[1-3]

Vários estudos têm demonstrado o enorme potencial terapêutico da embolização em diferentes segmentos do corpo.

TÓRAX

Malformação arteriovenosa pulmonar

Rara anomalia que consiste na comunicação direta entre a artéria e a veia sem interposição de uma rede capilar.[4,5] Até 90% das malformações arteriovenosas pulmonares (MAVP) associam-se à síndrome de telangiectasia hereditária familiar (Rendu-Osler-Weber), e o percentual restante, relaciona-se com trauma ou síndrome hepatopulmonar em cirróticos, dentre outros. O resultado hemodinâmico é um *shunt* direito–esquerdo, que determina sintomas em cerca de 70% dos pacientes devido a embolia paradoxal, hipoxemia e ruptura do saco aneurismático.[4-6]

A tomografia computadorizada (TC) com contraste (Figura 83.1) confirma o diagnóstico e auxilia no planejamento do tratamento, restringindo a arteriografia pulmonar à terapêutica.

A embolização transluminal percutânea seletiva transcateter tem sido amplamente aceita como procedimento de escolha[4,7-9] (Figura 83.2) para pacientes adultos, sintomáticos ou assintomáticos, independente do calibre das artérias nutridoras, desde que tecnicamente exequível.[7-9] A indicação é ainda controversa para pacientes pediátricos e incluiria apenas pacientes sintomáticos devido à alta taxa de reperfusão após a embolização.[8] Mulheres jovens devem ser tratadas antes da gravidez devido ao maior risco de ruptura arterial durante a gestação.[7,9]

As principais contraindicações incluem hipertensão pulmonar (HP) grave, que pode piorar após a embolização da MAVP, e o bloqueio do ramo esquerdo (BRE), pois a manipulação de cateteres no átrio direito pode induzir bloqueio atrioventricular total (BAVT), com necessidade de marca-passo.

Os materiais mais utilizados para a embolização de MAVP são as molas fibradas e os plugues vasculares. O objetivo é ocluir permanentemente a comunicação anormal o mais próximo possível do saco aneurismático, preferencialmente no primeiro centímetro das artérias nutridoras, preservando o fluxo sanguíneo para os ramos proximais que nutrem o parênquima pulmonar normal[10-12] (Figura 83.2 B e C).

O sucesso técnico é de 95 a 100%. Consequentemente à redução do *shunt* pulmonar, há aumento na pressão parcial de oxigênio com melhora no desempenho funcional.[10] Mesmo com sucesso técnico e na ausência de eventos embólicos, o ecocardiograma com microbolhas poderá permanecer positivo em até 90% dos pacientes.[13]

Complicações graves relacionadas com o procedimento são raras – até 3% –, e podem incluir acidentes vasculares encefálicos;

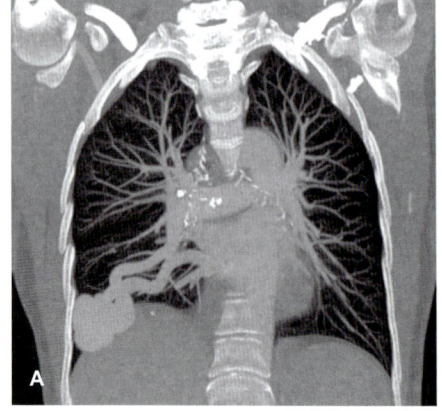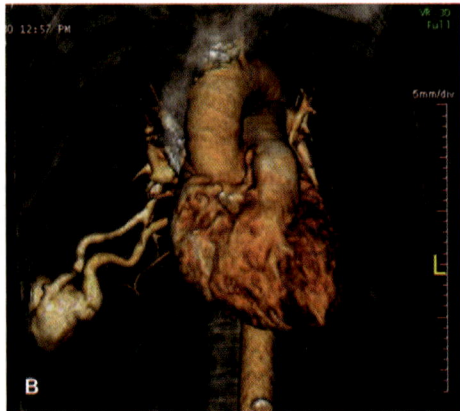

FIGURA 83.1 A. Tomografia computadorizada (TC) de tórax em corte coronal com reformatação em projeção de intensidade máxima (MIP) demonstrando malformação arteriovenosa pulmonar em lobo inferior direito. **B.** Reformatação em 3D.

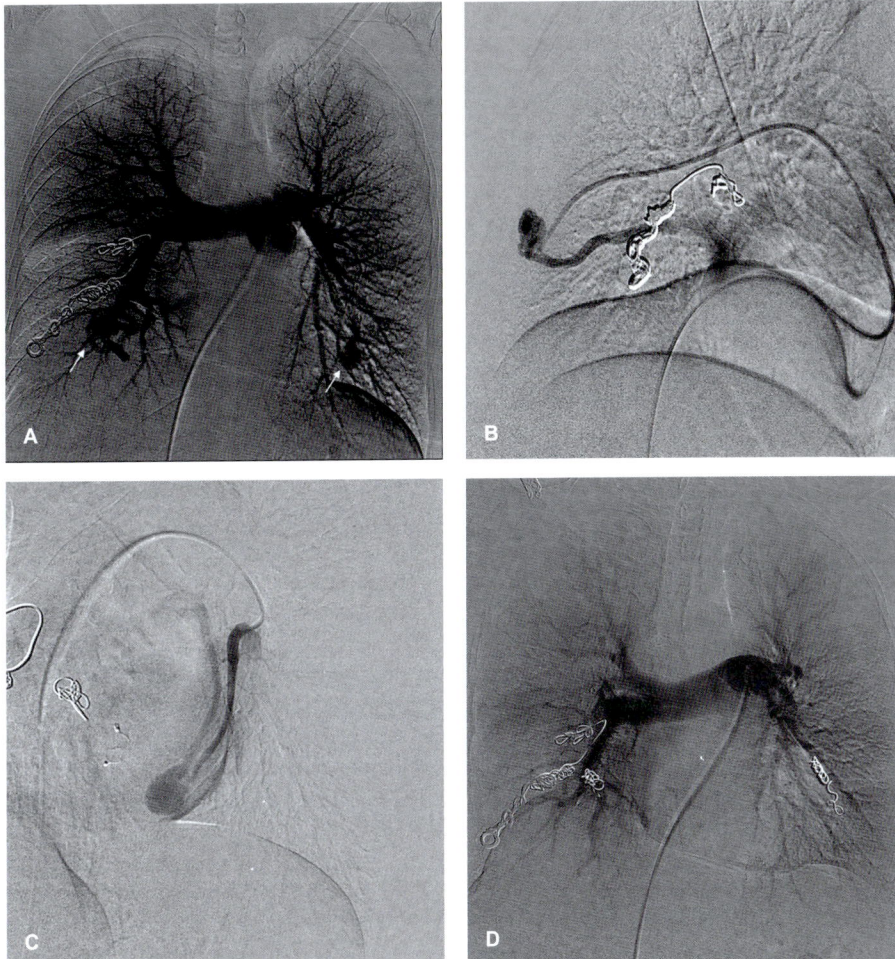

FIGURA 83.2 Mesmo paciente da Figura 83.1 após 1 ano de tratamento da malformação arteriovenosa pulmonar (MAVP) com oclusão do saco venoso e ramos arteriais pulmonares à direita com molas. **A.** Arteriografia pulmonar evidenciando duas novas MAVP (*setas*). **B.** Cateterismo seletivo de ramo arterial pulmonar direito com cateter-guia para liberação de plugue vascular. **C.** Cateterismo seletivo de ramo arterial pulmonar esquerdo para embolização com molas. **D.** Controle angiográfico após embolização das MAVP.

angina *pectoris*, infarto pulmonar ou hemoptise, pleurite autolimitada, principalmente se a MAVP estiver próxima à pleura; dor precordial em 2 a 5%; e migração primária da mola ou mal posicionamento durante sua liberação em 4% dos casos.[8,10,14]

O acompanhamento clínico e por imagem é fundamental para detectar lesões novas, remanescentes ou revascularizadas.

Hemoptise

O termo *hemoptise* refere-se aos casos de sangramento originados do trato respiratório inferior. A hemoptise maciça tem definição variável na literatura, normalmente sendo descrita como eliminação de volume sanguíneo > 100 a 1.000 mℓ/24 horas. Na prática clínica, a maioria dos autores considera sangramentos > 300 a 600 mℓ/24 horas ou relacionados com a disfunção respiratória.[3] Esses pacientes necessitam de internação hospitalar em caráter de urgência, para proteção das vias respiratórias e controle do processo hemorrágico. Já a expressão "hemoptise crônica" envolve a eliminação de um volume maior que 100 mℓ/dia durante um período mínimo de 3 dias.[15,16]

As principais causas de hemoptise incluem tuberculose, bronquiectasias, neoplasia, fibrose cística, aspergilose pulmonar, dentre outras, havendo diferenças na prevalência entre os países.[5,17]

A embolização arterial brônquica (EAB) é um procedimento seguro e efetivo para o tratamento da hemoptise maciça, assim como para casos crônicos que prejudiquem a qualidade de vida do paciente ou que possam ser precursores de episódios de hemoptise maciça.[15,17]

A circulação brônquica é fonte de hemoptise maciça em 90% dos casos, devido ao seu regime de alta pressão quando comparado ao território arterial pulmonar. Os 10% restantes são divididos entre a circulação pulmonar (5%) e outras artérias sistêmicas que vascularizam os pulmões.[15,16,18] Embora menos importante como causa de hemoptise, deve-se lembrar que a artéria pulmonar é responsável por cerca de 99% da perfusão pulmonar.

Na maioria dos pacientes, o sistema arterial brônquico é composto por uma ou duas artérias brônquicas em cada hemimediastino, vascularizando vias respiratórias, linfonodos, pleura visceral e demais estruturas mediastinais. Algumas doenças causam hipertrofia do sistema arterial brônquico e, eventualmente, episódios de hemoptise maciça.[19]

A abordagem inicial nos casos de hemoptise compreende determinação da gravidade do quadro, localização do sangramento e diagnóstico etiológico, o qual é confirmado por meio de radiografia de tórax, broncoscopia e TC de tórax (Figura 83.3 A).[15,18] A radiografia do tórax pode sugerir causa e localização do sangramento em cerca de 40% dos casos. Ainda assim, radiografias normais não excluem totalmente algumas causas de sangramento que necessitam de tratamento específico. Na radiografia de tórax inconclusiva para hemoptise ativa, a broncoscopia flexível e a TC do tórax com contraste intravenoso são de grande valia para a detecção da causa da doença. Pela broncoscopia é possível a obtenção de material para análise citológica ou histopatológica, além de propiciar o tratamento local de lesões endobrônquicas.[3,15,18]

A arteriografia brônquica com embolização normalmente é reservada para casos refratários ao tratamento clínico (incluindo correção de eventual coagulopatia) ou broncoscópico, ou para casos recorrentes. Na maioria dos casos, a embolização é realizada empiricamente, uma vez que a identificação do extravasamento ativo do meio de contraste é rara, sendo identificada em somente 10,7% dos casos. Na ausência de extravasamento, achados indiretos, como tortuosidade e hipertrofia vascular, neovascularização, hipervascularização, formação aneurismática e *shunt* (da artéria pulmonar para veia ou artéria pulmonar), podem sugerir sangramento (Figura 83.3).[15,16,18] Nesse sentido, a TC com contraste intravenoso pré-embolização é de grande utilidade, pois pode identificar as origens extrabrônquicas de sangramento, especialmente de ramos arteriais sistêmicos e da circulação arterial pulmonar.

A embolização é realizada, na maioria das vezes, com material particulado, como as partículas de polivinil álcool (PVA) e as microesferas de gelatina calibradas, que são agentes definitivos (Figura 83.3 C e D). Existem em vários tamanhos, sendo os mais utilizados com diâmetros de 350 a 500 μm.[20,21] Nesse sentido, o uso de partículas maiores que 300 μm é recomendado em função do diâmetro das anastomoses broncopulmonares, que medem cerca de 325 μm.[19] Micromolas podem ser utilizadas em aneurismas quando há necessidade de proteger segmentos vasculares normais, porém seu uso não é recomendado para a embolização proximal, pois impossibilita a repetição do procedimento em caso de recorrência hemorrágica.[15,18]

Apesar do sucesso técnico de mais de 90% e do desfecho clínico favorável imediato de 73 a 99%, a recorrência de sangramento é relativamente alta, variando de 10 a 55% para acompanhamentos a longo prazo.[15] A embolização poderá ser repetida em caso de recorrência, com taxas de sucesso clínico e de recorrência similares, quando comparadas às do procedimento inicial.[15,22]

Apesar de raras, as complicações pós-embolização brônquica podem ser potencialmente graves, como a embolização não alvo de ramos medulares, com consequente mielite aguda (incidência de menos de 1% em centros treinados). Dor torácica devido à embolização de ramos intercostais e/ou da artéria torácica interna, disfagia e fístulas broncoesofágicas são raramente observados.[18]

LESÕES TRAUMÁTICAS EXTERNAS E IATROGÊNICAS

Lesões traumáticas externas

Nas últimas décadas, observou-se aumento significativo dos casos de trauma, sobretudo aqueles relacionados com acidentes automobilísticos e ferimentos por armas de fogo. O trauma tornou-se a principal causa de morte entre jovens, sendo responsável por alto índice de afastamento do trabalho, superando câncer e doenças cardiovasculares. A hemorragia arterial não reconhecida ou não tratada é fator importante de mortalidade precoce após o trauma, correspondendo a 30 a 40% dos casos.[23]

Como consequência do desenvolvimento tecnológico e científico, e da criação de novos tipos de abordagens terapêuticas minimamente invasivas, foi observada importante mudança no padrão de tratamento das lesões vasculares traumáticas, que passaram a ser abordadas mais frequentemente pela via endovascular, isoladamente ou por meio da combinação com técnicas cirúrgicas, especialmente nas duas últimas décadas.[24]

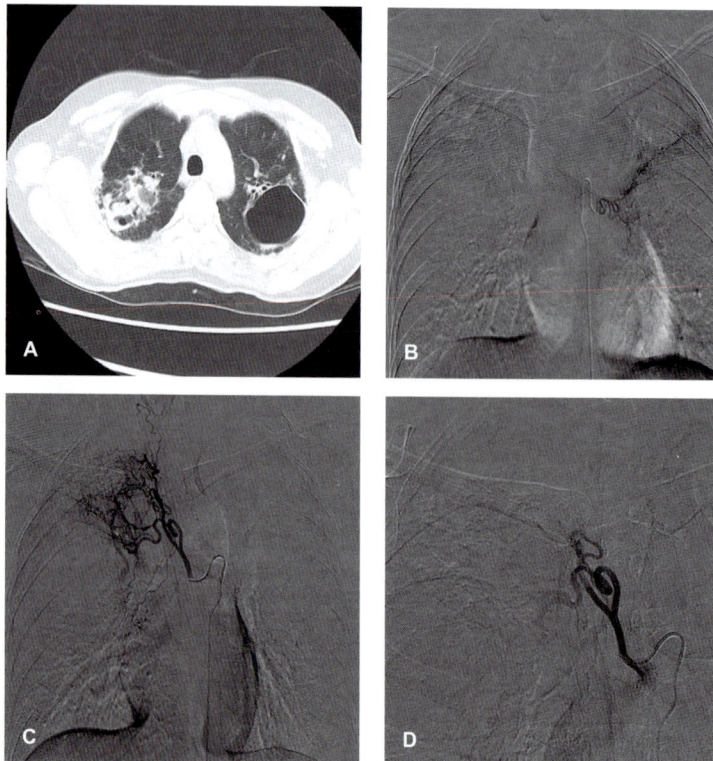

FIGURA 83.3 Paciente com quadro de hemoptise maciça e sangramento proveniente de lobo superior direito na broncoscopia. **A.** Tomografia computadorizada sem contraste demonstra cavernas em ambos os pulmões secundárias à tuberculose, com sinais de sangramento recente no lobo superior direito. **B.** Arteriografia com subtração digital e cateterização seletiva de artéria brônquica esquerda sem sinais de sangramento. **C.** Arteriografia seletiva de artéria brônquica direita demonstrando área hipervascularizada no lobo superior direito, tratada mediante embolização seletiva com partículas de álcool polivinílico 350 a 500 μm. **D.** Arteriografia de controle pós-embolização demonstrando adequada desvascularização.

Como regra geral, pacientes com trauma arterial devem ser direcionados para tratamento endovascular. Nesse contexto, a TC é o método padrão-ouro para avaliação do trauma abdominal fechado em pacientes hemodinamicamente estáveis (Figura 83.4 A e B), auxiliando no diagnóstico e na orientação terapêutica desses pacientes, uma vez que localiza com precisão o foco de lesão vascular, determina o diâmetro dos vasos e o padrão de circulação do tecido ou órgão acometido.[25] A arteriografia, por sua vez, será utilizada para confirmar os achados da TC com contraste intravenoso e orientar o tratamento endovascular. As arteriografias são contraindicadas nos casos em que há necessidade de exploração cirúrgica imediata por conta de outras lesões com maior prioridade.[26]

Os principais tipos de intervenções endovasculares aplicáveis aos casos de trauma incluem as embolizações e o implante de *stents* revestidos.[27] Em todos os casos, é necessário o conhecimento detalhado da anatomia da lesão-alvo a fim de definir a abordagem terapêutica mais adequada.

Lesão traumática renal

As lesões vasculares renais podem ser penetrantes (ferimentos por arma branca ou de fogo) ou contusas, no trauma abdominal fechado.

Muitas vezes, elas implicam hemorragia ativa, pseudoaneurismas ou fístulas arteriovenosas, imediatas ou tardias[28] (Figuras 83.5 A e 83.6). De acordo com a classificação proposta pela Associação Americana para a Cirurgia do Trauma, lesões de graus I e II, correspondendo a contusões, hematomas e pequena laceração em 1 centímetro do córtex renal, são tratadas conservadoramente, exceto se houver sangramento ativo. Os traumas mais críticos, de graus III a V ou com evidência de hemorragia não controlada, podem ser efetivamente tratados por embolização transarterial, alcançando as metas de hemostasia e maximizando a preservação do parênquima renal normal.[29]

A angiografia seletiva da artéria renal é realizada com cateter diagnóstico para confirmar a lesão arterial, bem como suas características anatômicas. Em seguida, o cateterismo superseletivo da artéria-alvo é realizado mediante uso de microcateter, seguido do tratamento com o material embolizante de escolha (Figuras 83.5 e 83.6).

Fisher et al.[29] demonstraram excelentes resultados por meio da embolização com técnica superseletiva, havendo perda de menos de 30% do parênquima em 12 de 15 pacientes com quadro de trauma renal. Ao contrário das artérias esplênica e hepática,

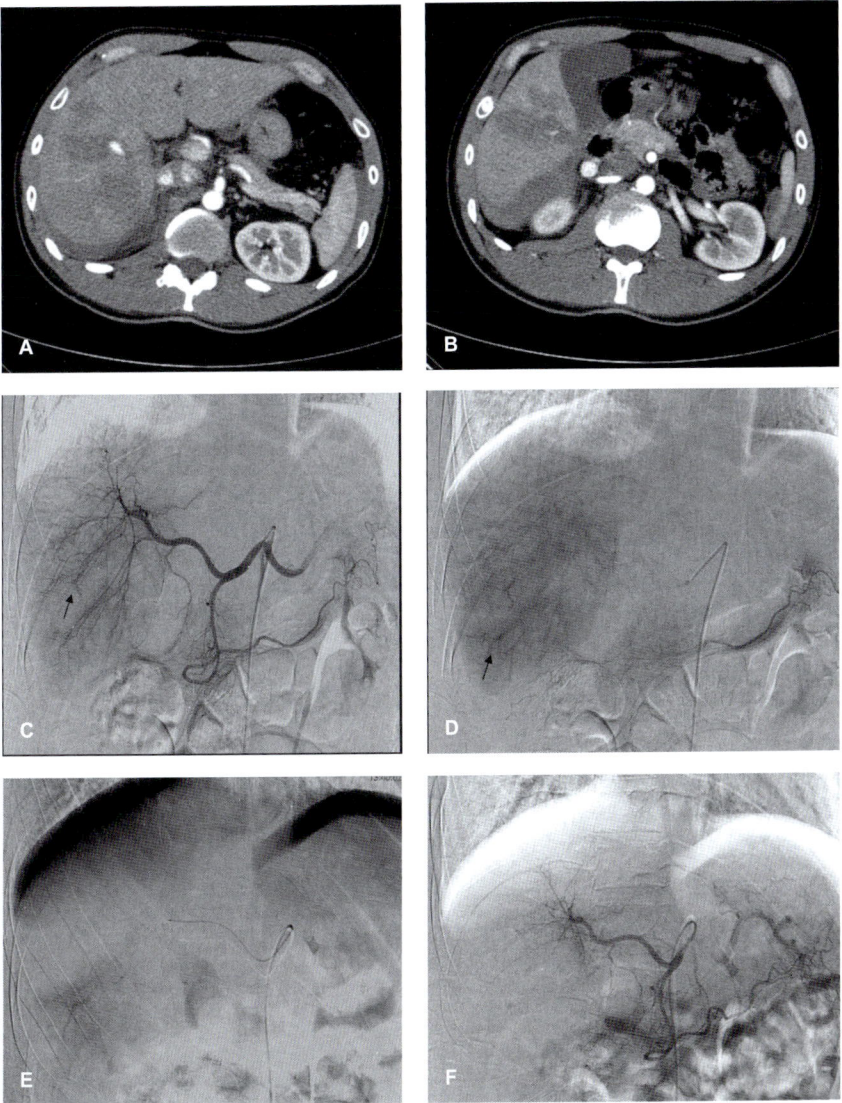

FIGURA 83.4 A e B. Tomografia computadorizada do abdome com contraste mostrando laceração hepática de grau IV com sangramento ativo e hematoma peri-hepático. **C e D.** Arteriografia hepática demonstrando fístula arterioportal (sinal indireto de sangramento). **E.** Cateterismo seletivo de ramo artéria hepática direita evidenciando fístula arterioportal. **F.** Arteriografia de controle após embolização com partículas de PVA com ausência de fístulas arterioportais.

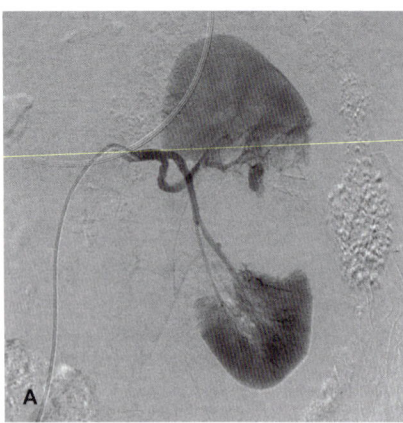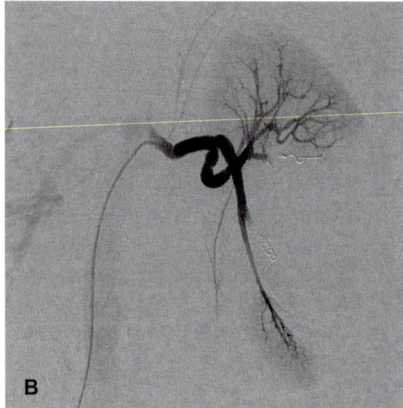

FIGURA 83.5 A. Angiografia renal esquerda superseletiva apresentando imagem sugestiva de lesão contusa com bipartição do rim e áreas de extravasamento de contraste. **B.** Arteriografia renal de controle na qual se observam micromolas utilizadas para embolização proximal dos ramos e ramos arteriais remanescentes pérvios.

os ramos arteriais renais são terminais, e sua embolização deve objetivar o mínimo possível de desvascularização do parênquima renal.

Lesão traumática esplênica

O tratamento endovascular das lesões traumáticas do baço vem sendo cada vez mais utilizado por conta de suas várias vantagens em comparação ao tratamento cirúrgico convencional. Numerosos estudos têm demonstrado melhores taxas de salvamento do baço desde que a angiografia foi incorporada ao protocolo de tratamento do trauma esplênico.[30] A correção endovascular poupa o paciente de procedimentos mais invasivos e, diferentemente da esplenectomia, geralmente promove a preservação de um volume significativo de parênquima esplênico funcional.

Mantida parcial ou integralmente à função imune do baço, reduz-se o risco de sepse pós-operatória e infecção por bactérias encapsuladas. Estudos evidenciam que a resposta imune do baço é significativamente maior nos tratados com embolização arterial esplênica em comparação com a esplenectomia, especialmente nos casos de embolizações mais seletivas.[30]

A equipe multiprofissional de avaliação do trauma deve basear-se nos achados de imagem e no estado hemodinâmico do paciente para orientar a indicação da angiografia. Conforme as orientações da Associação Americana para a Cirurgia do Trauma, lesões de graus I e II são manejadas de modo conservador. Nos traumas esplênicos, lacerações arteriais com extravasamento ativo de contraste, formação de pseudoaneurismas ou de fístulas arteriovenosas são comuns, e todas essas lesões são passíveis de correção endovascular.[31] Diferentemente do rim, o baço apresenta extensa rede de colateralização arterial (especialmente ramos gástricos curtos, pancreáticos e da artéria gastroepiploica), que pode preservar a função do órgão após a embolização da artéria principal. Devido a essa característica anatômica, variadas técnicas de embolização dos diferentes tipos de lesões do baço podem ser adotadas, incluindo embolização da artéria esplênica proximal com molas ou plugue vascular, nos casos de sangramento difuso, ou embolização seletiva distal com micromolas (Figura 83.7) ou adesivo tissular.[31]

Lesão traumática hepática

Esse tipo pode desencadear lesões vasculares arteriais, portais e venosas. No trauma contuso, o reparo cirúrgico está relacionado com alta taxa de mortalidade (33%); dessa maneira, o tratamento conservador ou minimamente invasivo tornou-se o padrão de atendimento.[32]

O duplo fornecimento de sangue pelo fígado (sistemas arterial e portal) possibilita a embolização segura dos ramos da artéria hepática na maioria dos casos; no entanto, se o sangramento é difuso e necessita de embolização menos seletiva, é importante confirmar a preservação do fluxo portal intra-hepático, seja por meio da ângio--TC ou da portografia indireta transcateter.

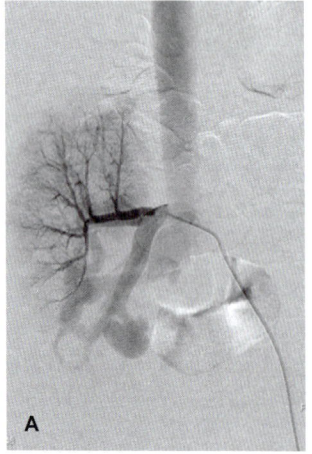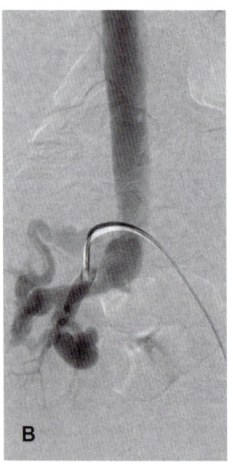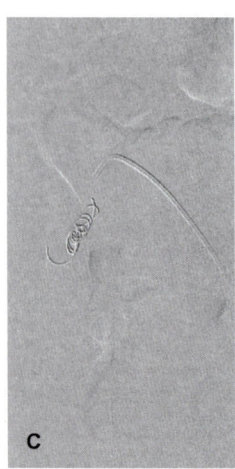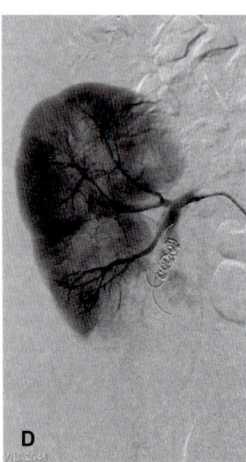

FIGURA 83.6 A e **B.** Angiografia de rim transplantado em fossa ilíaca direita apresentando imagens sugestivas de fístula arteriovenosa pós-biopsia em polo inferior. **C.** Observam-se as micromolas utilizadas para embolização proximal da fístula. **D.** Controle angiográfico seletivo pós-embolização.

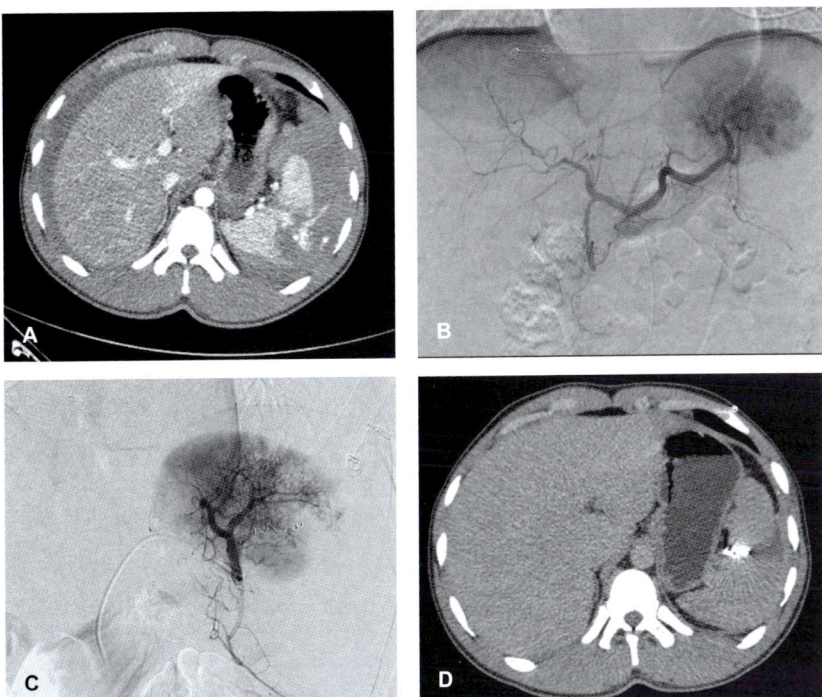

FIGURA 83.7 **A.** Tomografia computadorizada (TC) de abdome com contraste na fase arterial evidenciando lesão esplênica com extravasamento ativo de contraste e extenso hematoma periesplênico. **B.** Arteriografia de tronco celíaco mostrando baço heterogêneo com extravasamento de contraste. **C.** Arteriografia esplênica de controle após embolização com molas, com adequado controle do sangramento. **D.** TC de abdome após 2 meses, evidenciando redução importante do hematoma periesplênico.

Pacientes hemodinamicamente instáveis com lesões hepáticas são ainda muitas vezes abordados cirurgicamente, mas estima-se que 50 a 80% deles poderiam ser submetidos ao tratamento endovascular.[33] Por outro lado, pacientes estáveis com lesões vasculares hepáticas seriam bons candidatos ao tratamento endovascular, independentemente do grau de lesão. Extravasamentos do contraste durante a angiotomografia é compatível com lesão hepática de alta gravidade, e nesses casos o tratamento conservador costuma falhar. Mesmo as lesões traumáticas complexas com laceração profunda do parênquima são normalmente passíveis de embolização, em vez de cirurgia convencional.[34]

O tratamento para casos de sangramentos ativos localizados é realizado por meio do cateterismo seletivo e embolização por agentes como a micromola ou o adesivo tissular. Sangramentos difusos com lesões multifocais podem ser tratados por meio da embolização com agentes temporários, como o Gelfoam®, ou micropartículas não absorvíveis. Lesões das artérias hepáticas comum e própria devem ser tratadas preferencialmente por meio do implante de *stents* revestidos, com intuito de preservar o fluxo sanguíneo arterial hepático.

A complicação mais frequente após a embolização hepática é a colecistite isquêmica secundária à embolização da artéria cística. Para um procedimento seguro, a embolização deve ser realizada distalmente à origem dessa artéria. Outras complicações incluem necrose parenquimatosa com formação de abscessos e alteração transitória da função hepática.

Lesão traumática pélvica

O manejo do trauma pélvico é complexo devido à frequência de lesões associadas, incluindo fraturas ósseas e acometimento torácico e/ou abdominal concomitante. Complicações hemorrágicas podem decorrer de sangramento das superfícies ósseas fraturadas ou de lesões vasculares pélvicas profundas, incluindo laceração do plexo venoso sacral ou lesão dos vasos ilíacos e dos seus ramos.[35]

As lesões vasculares relacionadas são bilaterais em cerca de 63% dos casos e provenientes de múltiplos focos em 61% dos pacientes. A mortalidade global por trauma pélvico varia de 18 a 40%.[36]

Lacerações arteriais normalmente necessitam de tratamento específico, preferencialmente por meio de embolização transcateter, que é efetiva no controle do sangramento em 85 a 100% dos casos.[37] Instabilidade hemodinâmica e extravasamento do meio de contraste na angiotomografia são sinais sugestivos de lesão arterial com sangramento ativo;[38] dessa maneira, havendo esses fatores, a arteriografia pélvica com embolização deve ser realizada, após a exclusão de outras fontes de hemorragia (torácica e abdominal).

O procedimento inicia-se com a arteriografia pélvica diagnóstica, exceto nos casos em que a fonte de sangramento já tenha sido identificada na angiotomografia ou caso o paciente apresente-se hemodinamicamente instável. Nesse caso, microcateterismo e embolização seletiva do ramo-alvo devem ser realizados prontamente.

No caso de lesões extensas com origem multifocal, a embolização não seletiva de uma ou de ambas as artérias ilíacas internas pode ser realizada, mais frequentemente com Gelfoam®. A mesma conduta deve ser considerada para pacientes hemodinamicamente instáveis, cuja fonte de sangramento pélvico não foi identificada por meio da arteriografia. Lesões pontuais como pseudoaneurismas, fístulas arteriovenosas (Figura 83.8) ou focos de extravasamento ativo são mais precisamente embolizadas com micromolas ou adesivo tissular. Finalmente, lesões de grandes artérias, como as ilíacas comuns ou externas, poderão necessitar do implante de *stents* revestidos com intuito de preservação do fluxo arterial para os membros inferiores.[36]

As artérias mais frequentemente laceradas no trauma pélvico são a glútea superior, pudenda interna, sacral lateral, ileolombar ou a glútea inferior.[39] É imperativo o conhecimento anatômico da circulação arterial colateral pélvica, que se estabelece habitualmente por ramos da artéria ilíaca interna contralateral, mesentérica inferior, ramos lombares, sacral média, epigástricas inferiores

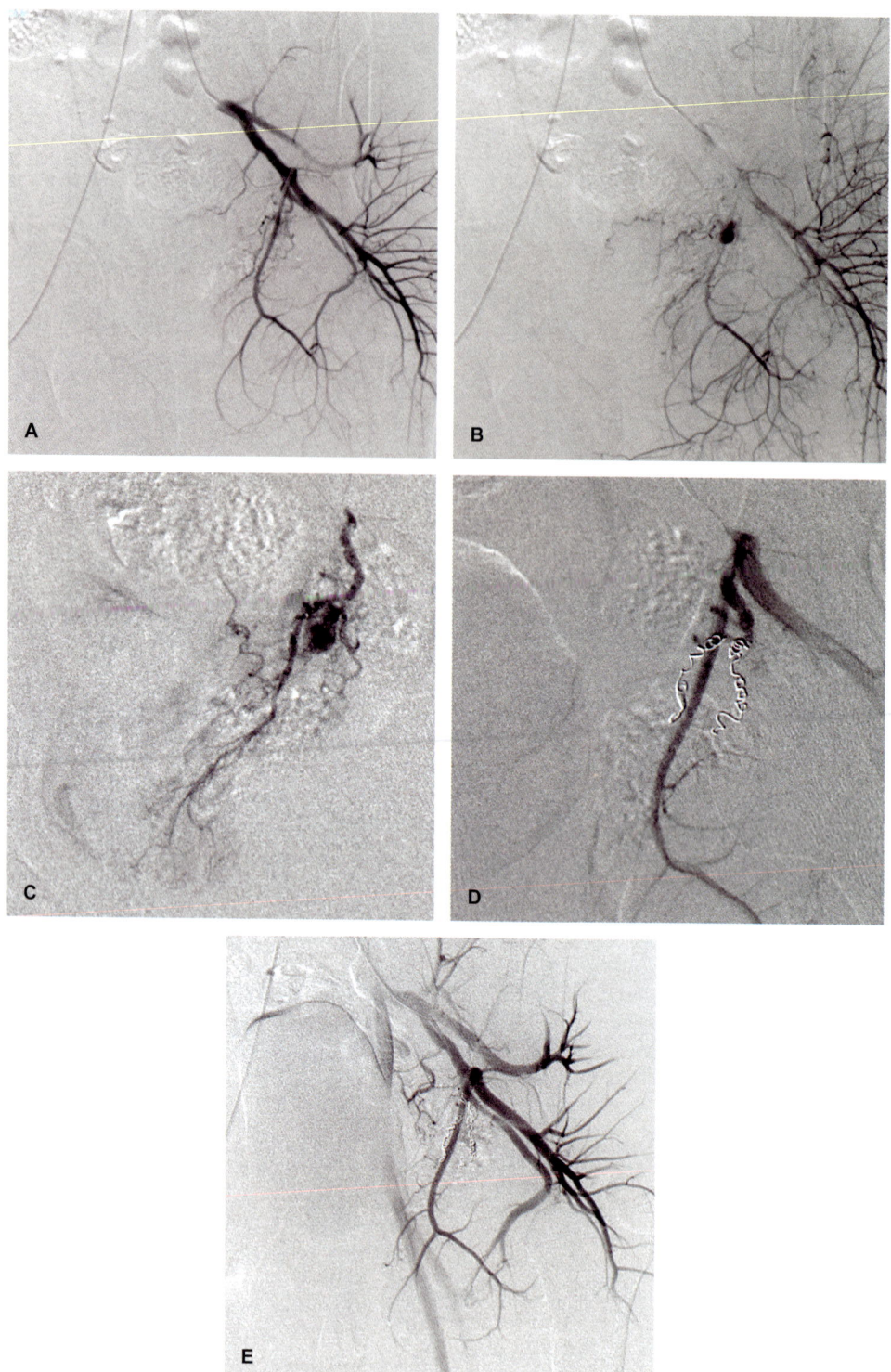

FIGURA 83.8 Paciente após trauma pélvico. **A** e **B**. Arteriografia de artéria ilíaca interna mostrando fístula arteriovenosa complexa com ramos oriundos da artéria prostática e da artéria pudenda interna à esquerda. **C**. Arteriografia superseletiva da artéria prostática esquerda evidenciando fístula arteriovenosa complexa. **D** e **E**. Arteriografia de artéria ilíaca interna demonstrando embolização da fístula com micromolas.

e circunflexas ilíacas. A avaliação incorreta dos aspectos anatômicos pode resultar tanto em falha da embolização com recorrência do sangramento como em complicações isquêmicas, que incluem necrose glútea e vesical, parestesias, cicatrização inadequada e infecções profundas.[36,40] Tais complicações isquêmicas estão mais frequentemente associadas à embolização bilateral não seletiva; dessa maneira, sempre que clinicamente possível, a embolização seletiva deve ser realizada, exceto em caso de lesões múltiplas em pacientes hemodinamicamente instáveis.

Tratamento de lesões hemorrágicas iatrogênicas

As lesões iatrogênicas constituem causas bem documentadas de sangramento, com incidência crescente nos últimos anos, refletindo o aumento da utilização de técnicas diagnósticas e terapêuticas percutâneas e de abordagens cirúrgicas mais agressivas.[41] Com a modernização dos materiais e das técnicas de embolização, o tratamento minimamente invasivo é a primeira opção no controle desses eventos hemorrágicos, uma vez que apresenta alta efetividade e baixa morbimortalidade.[42-46] As lesões vasculares são fisiopatologicamente semelhantes àquelas provocadas por traumas perfurantes, ou seja, caracterizadas por lesões de descontinuidade da parede vascular, contidas ou não pelos tecidos adjacentes. Radiologicamente, apresentam-se como pseudoaneurismas, fístulas arteriovenosas ou focos de extravasamento ativo do meio de contraste (Figura 83.9).

Os pacientes encaminhados para tratamento de lesões vasculares iatrogênicas muitas vezes já apresentam condições clínicas deterioradas;[47] sempre que possível, as alterações clínicas e laboratoriais devem ser corrigidas e a reanimação volêmica deve ser realizada de imediato.

Além da atuação precoce, o sucesso clínico do tratamento dependerá de aspectos técnicos relacionados com a embolização e a capacidade de coagulação do paciente. Os aspectos clínicos são variáveis e, em geral, correlacionam-se com o sítio anatômico previamente abordado. Muitas vezes, o primeiro sintoma relatado é a dor abdominal, decorrente de hematomas subcapsulares em expansão ou hemoperitônio. Sinais de hipovolemia são indicativos de quadros mais graves, que necessitam de tratamento em caráter de urgência. Pode haver também exteriorização hemorrágica na forma de hemobilia, hemoptise, hematúria ou hemorragia digestiva.

A escolha da técnica e do material a ser utilizado dependerá do tipo de lesão vascular, das dimensões do vaso a ser tratado, das particularidades da vascularização do órgão envolvido, da disponibilidade de materiais e da experiência do profissional. Órgãos como o fígado, que têm dupla vascularização, possibilitam intervenções mais agressivas, com menor risco de infarto parenquimatoso significativo, ao contrário do que ocorre com a embolização de órgãos com vascularização terminal, como os rins.

Os agentes embolizantes podem ser utilizados isoladamente ou de maneira combinada. Molas e os plugues vasculares, com mecanismo de liberação controlada, têm sido reservados para situações de alto risco de embolização inadvertida de ramos vasculares não alvo.

Stents revestidos e *stents* redirecionadores de fluxo podem ser utilizados em situações específicas, como para exclusão de pseudoaneurismas de ramos viscerais principais ou lacerações de grandes vasos.[48]

A injeção percutânea de trombina guiada por ultrassonografia (USG) tornou-se o tratamento de escolha dos pseudoaneurismas relacionados com sítios de punção arterial nos últimos anos. A injeção percutânea é realizada com agulhas finas, preferencialmente no centro da lesão, evitando as proximidades do colo. A trombose do pseudoaneurisma é praticamente imediata à injeção de trombina,

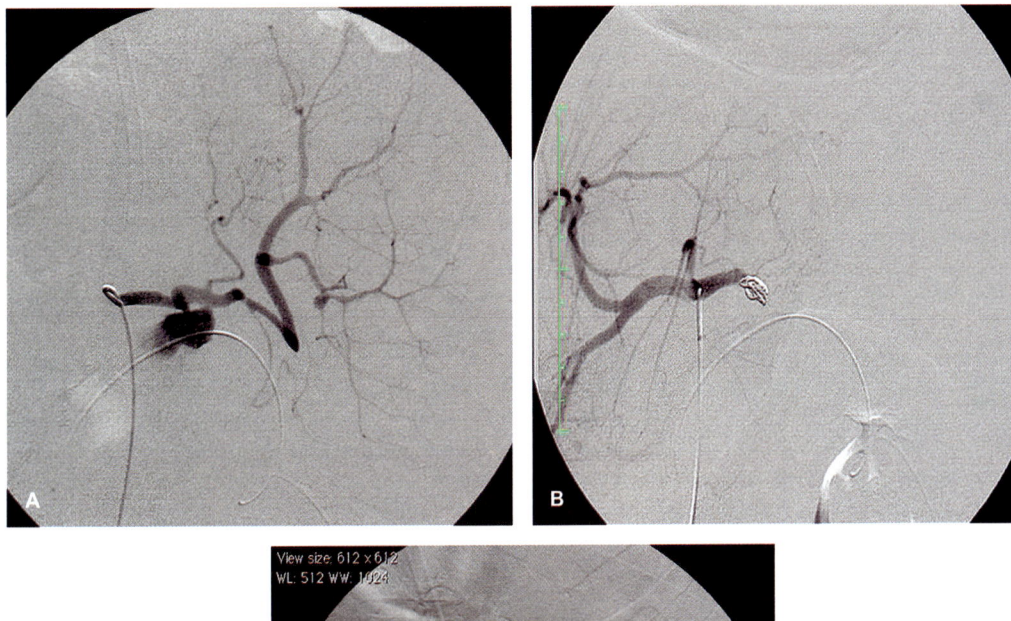

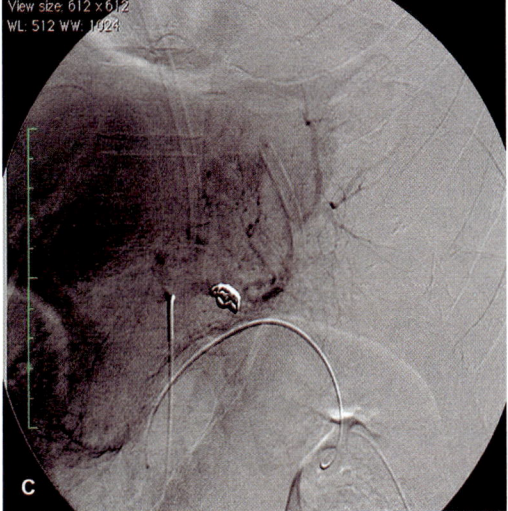

FIGURA 83.9 Paciente em sétimo pós-operatório de pancreatectomia caudal e fístula pancreática evoluindo com dor abdominal e queda da hemoglobina. Tomografia computadorizada de abdome identificou pseudoaneurisma de artéria esplênica. **A.** Arteriografia esplênica seletiva mostrando pseudoaneurisma de artéria esplênica. **B.** Arteriografia do tronco celíaco após embolização com molas evidenciando oclusão proximal da artéria esplênica. **C.** Ausência de fluxo na artéria, com reenchimento de segmento distal por colaterais.

devendo ser confirmada por USG com Doppler colorido. Essa técnica substituiu a compressão manual ecoguiada na maioria dos centros de referência, pois proporcionou abordagem mais rápida, menos dolorosa e mais efetiva (86 a 100% de sucesso clínico), com baixas taxas de recorrência (0 a 9%).[49-51]

FÍGADO

Carcinoma hepatocelular

Esse câncer hepático primário tem aumentado em frequência, apresenta pobre prognóstico e tratamento sistêmico limitado. Cerca de 80% dos pacientes morrem em 1 ano após o diagnóstico.[52]

O carcinoma hepatocelular (CHC) é um tumor hipervascularizado, cujo suprimento sanguíneo provém principalmente dos ramos arteriais hepáticos. Como o suprimento sanguíneo do fígado provém, na sua maioria, pela veia porta, a embolização da artéria hepática causa menor dano ao parênquima hepático não tumoral e possibilita a embolização.

A quimioembolização hepática consiste na injeção de um quimioterápico e material embolizante nas artérias que vascularizam a lesão, obtendo assim concentrações locais mais elevadas se comparada à terapia intravenosa. Associadas à oclusão do vaso, segue-se o infarto e a necrose tumoral.[52] Em pacientes que não podem ser tratados cirurgicamente ou que estão na lista de espera do transplante hepático, mas com boa função hepática, a quimioembolização é um método de controle local ou *downstaging* amplamente aceito.[53]

A quimioembolização convencional é uma técnica terapêutica intervencionista que consiste na combinação de infusão intra-arterial (seletiva ou superseletiva) de agentes quimioterápicos (geralmente doxorrubicina associada ou não ao Lipiodol®) com materiais embólicos permanentes (partículas de PVA ou microesferas de gelatina) ou temporários (Gelfoam®). Atualmente, novos agentes embolizantes (microesferas expansíveis, que podem ser carregadas com o quimioterápico [doxorrubicina]) estão disponíveis possibilitando a liberação gradual do mesmo (cerca de 14 dias), além da distribuição mais restrita ao tecido tumoral (menor exposição sistêmica ao medicamento e menos efeitos colaterais relacionados com a toxicidade).[54]

A quimioembolização hepática é indicada para pacientes cirróticos em lista de transplante com o fim de prevenir o crescimento e a disseminação do tumor antes do transplante, mantendo o paciente de acordo com os critérios que o tornam elegível para a cirurgia (critérios de Milão: nódulo único < 5 cm ou até 3 nódulos < 3 cm). Recomendada também para pacientes que não se enquadram nos critérios de Milão, com objetivo de reduzir o nódulo e viabilizar o transplante (*downstaging*), ou seja, pacientes com nódulo único de ≤ 6,5 cm ou 2 a 3 nódulos ≤ 4,5 cm (critério UCSF expandido).[55] Outra indicação inclui pacientes sem possibilidade de ressecção ou de transplante hepático, com fins de controle local e aumento de sobrevida.[55]

A insuficiência hepática grave (Child-Pugh C) é considerada a única contraindicação absoluta para o procedimento, porém altos níveis de bilirrubina (> 2 mg/dℓ), desidrogenase láctica (> 425 mg/dℓ) e aspartato aminotransferase (> 100 U/ℓ) têm sido relatados como fortemente associados ao aumento de mortalidade pós-procedimento.[56] Outras contraindicações relativas incluem coagulopatia (INR > 1,5), reação anafilática grave, insuficiência renal grave, trombocitopenia/leucopenia grave, insuficiência cardíaca, doença extra-hepática, trombose de veia porta, hemorragia digestiva aguda, ascite refratária e *shunt* portossistêmico.

Antes do procedimento, todos os pacientes devem ser submetidos a TC ou ressonância magnética (RM) de abdome (Figura 83.10 A e B) para avaliar o envolvimento do fígado (número, tamanho e localização das lesões). A TC ou a RM são importantes para avaliar a anatomia vascular e auxiliar no plano de tratamento (p. ex., variações anatômicas vasculares e identificações de todos os ramos nutridores do tumor), demonstrar a permeabilidade da veia porta e definir as características da trombose portal (p. ex., extensão e relacionamento com tumores).[56]

Procede-se à arteriografia de mesentérica superior seletiva por meio do acesso femoral, incluindo a fase de retorno venoso para verificar variações anatômicas (p. ex., a artéria hepática direita provir da artéria mesentérica superior [AMS]) e a permeabilidade da veia porta. Em seguida, arteriografias do tronco celíaco e hepática seletiva são realizadas para avaliação anatômica e identificação de nódulos hepáticos hipervasculares (Figura 83.10 C e D). Após a identificação dos ramos nutridores das lesões, prossegue-se com o cateterismo superseletivo e a realização de quimioembolização, preservando ao máximo o parênquima hepático não comprometido (Figura 83.10 E). Ao término da embolização, efetua-se nova arteriografia hepática para análise da eficácia do procedimento e descarte de possíveis complicações (Figura 83.10 F). Pode ainda haver a necessidade de cateterismo de outros vasos para identificar a nutrição tumoral por artérias aberrantes (p. ex., frênicas, mamária interna etc.), cujo procedimento de desvascularização do nódulo tumoral seguirá o mesmo princípio técnico.

Complicações ocorrem em cerca de 10% dos pacientes. A síndrome pós-embolização (febre, dor abdominal e náuseas/vômitos) não é considerada uma complicação, mas um resultado esperado da embolização pela necrose tumoral; persiste por 7 a 10 dias, com boa resposta ao tratamento com medicações sintomáticas habituais.[56,57]

O paciente deverá ser acompanhado ambulatorialmente para pesquisa de complicações por meio de exames laboratoriais e de imagem em 30 dias, com o fim de avaliar a resposta ao tratamento (Figura 83.10 G e H).

Metástases hepáticas

Atualmente, a quimioembolização transarterial hepática é também realizada em outras indicações, além do hepatocarcinoma, como metástases hepáticas (carcinoma colorretal, tumor neuroendócrino, melanoma ocular) ou outras neoplasias primárias (colangiocarcinoma).[56,58]

Nesses casos, o procedimento de embolização é semelhante ao descrito para o hepatocarcinoma, podendo não estar associado a injeção de quimioterápicos, dependendo da etiologia. Para as metástases de carcinoma colorretal, há possibilidade de utilização da quimioembolização com partículas carreadoras de substâncias. Nesse caso, usa-se o irinotecano.

Em pacientes sintomáticos com metástases de tumor neuroendócrino, a embolização apresenta excelente resposta com o controle dos sintomas ocorrendo entre 64 e 91% (para a embolização *bland*) e 78% (para quimioembolização), com baixa morbidade (entre 0 e 17%).[59]

Radioembolização

A radioembolização (RE) é um tipo de radioterapia intra-arterial na qual microesferas (resina ou vidro) carreadoras do isótopo ítrio-90 (90Y) são infundidas na artéria hepática. Essa técnica pode ser usada para o tratamento de neoplasias hepáticas primárias e metástases irressecáveis.[60]

O tratamento ocorre em duas etapas, sendo a primeira o mapeamento, para avaliar os vasos que nutrem o fígado e o tumor, embolizar ramos colaterais não alvo e quantificar os *shunts* pulmonares

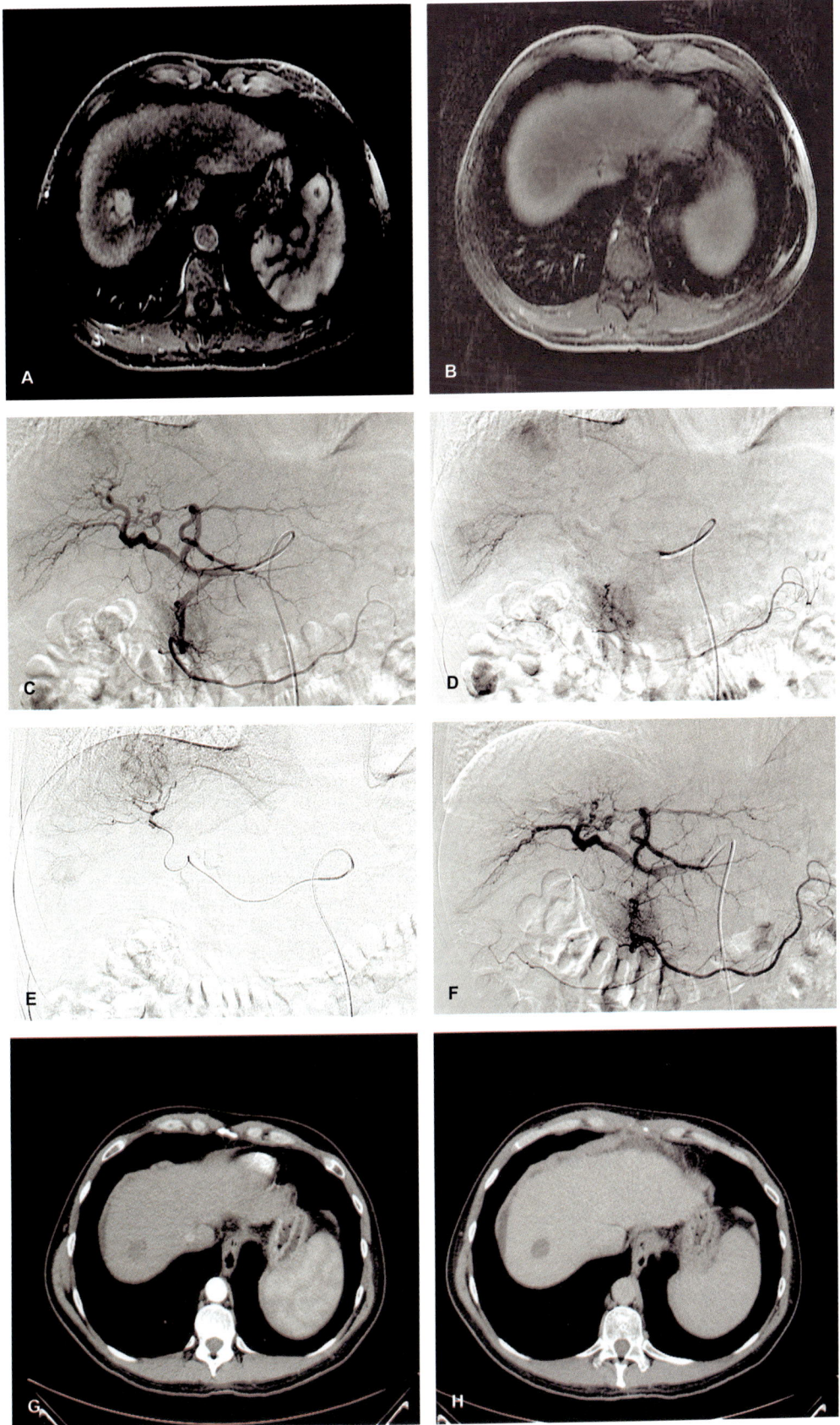

FIGURA 83.10 Ressonância magnética em T1 com contraste e supressão de gordura evidenciando **(A)** nódulo hipervascularizado de 3,5 cm no segmento VIII na fase arterial, com *washout* na fase tardia **(B)**. **C.** Arteriografia de tronco celíaco na fase arterial mostrando nódulo hipervascularizado no segmento VIII e outro nódulo menor em segmento VI. **D.** Fase parenquimatosa da arteriografia do tronco celíaco com melhor caracterização dos nódulos. **E.** Cateterismo seletivo do ramo nutridor da lesão no segmento VIII com microcateter e embolização com partículas carregadas com doxorrubicina 100 a 300 μm. **F.** Arteriografia de controle pós-embolização demonstrando desvascularização dos nódulos. **G.** Tomografia computadorizada (TC) de controle 3 meses depois do procedimento demonstrando resposta completa e redução do tamanho nódulo hepático para 1,8 cm, sem realce na fase arterial. **H.** TC na fase de equilíbrio, com melhor caracterização do nódulo.

e gastrintestinais, por meio da infusão de macroagregados de albumina marcados com tecnécio 99m (MAA-Tc99m), que é detectado na sequência por cintilografia ou tomografia computadorizada de emissão de fóton único (SPECT-TC). Nessa fase, o *shunt* hepatopulmonar não deverá exceder 20% ou 30 Gy para tratamento único ou 50 Gy para aplicação repetida.[61] A segunda fase consiste na infusão seletiva das microesferas radioativas.

Um estudo norte-americano realizado em uma instituição de referência para transplante hepático adotou a RE como tratamento de primeira linha para CHC. Nele demonstraram-se dados de sobrevida global com base no estadiamento do *Barcelona Clinic Liver Cancer* (BCLC) e na função hepática pelo escore Child-Pugh (CP). Paciente com CP-A, a sobrevida global foi de 47, 25 e 15 meses para os estadiamentos BCLC – A, B, C, respectivamente. Paciente com CP-B, a sobrevida global foi de 27, 15 e 8 meses para os estadiamentos BCLC – A, B, C, respectivamente.[62]

Os eventos adversos podem ocorrer como consequência da microembolização, da ação radioativa local ou da embolização não alvo. O mais comum é a síndrome pós-embolização, que é autolimitada e ocorre em até 55% dos casos.[63]

Embolização de veia porta

A completa ressecção tumoral é uma das formas de tratamento curativo para pacientes com neoplasia hepática primária ou com metástases hepáticas.

A insuficiência hepática pós-operatória é uma complicação grave após extensa hepatectomia com remanescentes hepáticos pequenos e/ou alterados. A embolização de veia porta (EVP) é um método estabelecido para redirecionar o fluxo portal do lobo hepático comprometido pelo tumor para o fígado remanescente futuro (FRF) e provocar sua hipertrofia, aumentando o número de pacientes candidatos à ressecção hepática curativa, evitando a insuficiência hepática pós-ressecção, que está associada à alta morbimortalidade.[64-66]

A avaliação inicial é realizada com medidas pré-operatórias do FRF por TC e sua relação com o volume total hepático estimado (VTHE).[65,67] Uma taxa FRF/VTHE de pelo menos 20 a 25, 30 e 40% é recomendada para pacientes com fígado normal, quimioterapia prévia ou hepatopatia sem cirrose e cirrose compensada, respectivamente.[68,69]

A EVP não deverá ser realizada caso a ressecção hepática não seja curativa. Coagulopatia irreversível, invasão tumoral da veia porta, ausência de acesso aos ramos portais livre de tumor, dilatação biliar, hipertensão portal são contraindicações relativas.[67]

Antes do procedimento, a avaliação com TC deve ser realizada para planejamento pré-operatório com volumetria hepática, documentar extensão da doença (doença extra-hepática ou acometendo o FRF) e avaliar anatomia portal.

O procedimento é realizado por meio de punção percutânea dos ramos portais (guiada por USG e ou fluoroscopia), que por acesso ipsolateral, ou seja, pelo lado que será ressecado, apesar de ser tecnicamente mais difícil, apresenta menos complicações. O acesso contralateral apresenta facilidade técnica por conta de seu trajeto mais retilíneo, porém há maior chance de lesionar o FRF.[67,69] Os ramos a serem ocluídos são cateterizados seletivamente e a embolização é executada com agentes embolizantes temporários (Gelfoam®) e/ou permanentes (cola, PVA e molas), dependendo da experiência do serviço[66,67] (Figura 83.11 A). Uma portografia de controle é efetuada para avaliar o resultado da embolização (Figura 83.11 B).

Nova TC será realizada depois de 2 a 4 semanas pós-EVP para avaliação do crescimento do FRF e do tumor. Caso haja crescimento adequado do FRF e a doença permaneça estável, a ressecção hepática é indicada.[65,67]

As complicações após EVP não são frequentes, mas incluem hematoma subcapsular, hemobilia, refluxo de material embolizantes, infecção e trombose de ramos portais do lobo não embolizado.[67]

HIPERESPLENISMO

Síndrome relacionada com plaquetopenia que tem como principal causa a cirrose hepática. É importante lembrar que danos hepáticos induzidos pela quimioterapia, principalmente a oxaliplatina, provocam quadro clínico semelhante ao da cirrose, com hiperesplenismo e sequestro plaquetário.[70,71]

A embolização esplênica parcial (EEP) surgiu como alternativa à esplenectomia total, por possibilitar a preservação do parênquima viável, mantendo a função imunológica do baço.[70,72] Já o infarto esplênico completo poderá também ser benéfico nos casos de esplenectomia em pacientes com plaquetopenia grave que receberão transfusão de plaquetas durante a cirurgia.[70]

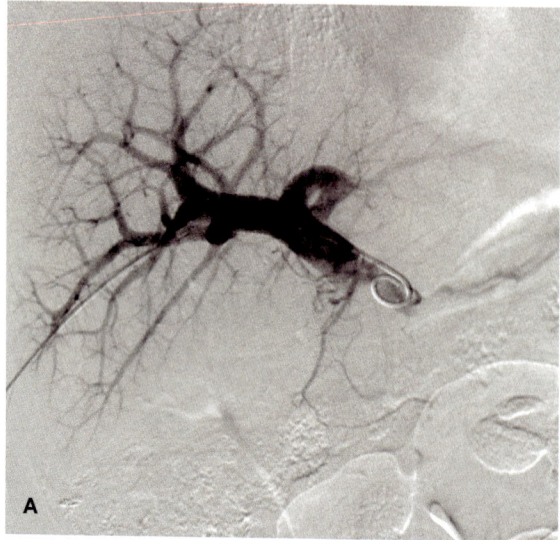
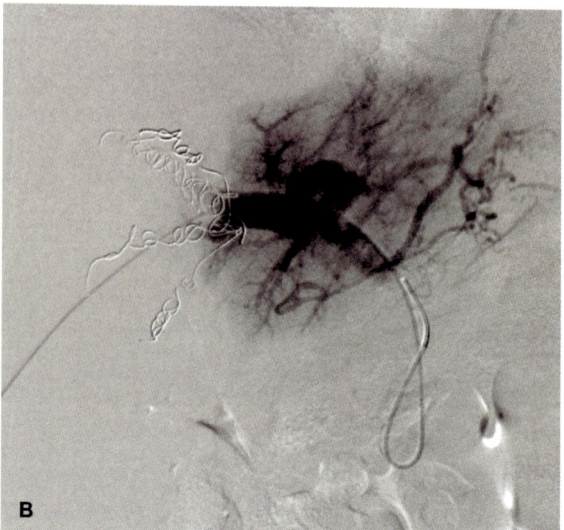

FIGURA 83.11 A. Portografia direta (acesso ipsolateral) pré-embolização de ramos portais direitos demonstrando perfusão hepática portal. **B.** Portografia direta de controle com desvio de fluxo para o lobo hepático esquerdo e ausência de perfusão à direita.

A embolização deve ser realizada distalmente à origem dos ramos gástricos e das artérias pancreáticas magna e dorsal, a fim de evitar embolizações não alvo. Pode também ser executada não seletivamente a partir deste ponto, ou mediante cateterização seletiva de ramos distais da artéria esplênica, objetivando atingir cerca de 50 a 70% de infarto, uma vez que embolizações < 50% são menos efetivas e > 70% aumentam a probabilidade de complicações.[70,73]

Cerca de 12 a 24 horas após a embolização já se observa aumento plaquetário, que poderá alcançar seu pico em 7 a 14 dias, estabilizando-se em cerca de 2 meses, geralmente com o dobro do valor pré-embolização, reduzindo-se gradativamente ao longo dos meses. Hemácias e leucócitos também aumentam significativamente nos 6 meses seguintes.[74]

O evento adverso mais comum é a síndrome pós-embolização, autolimitada. Abscessos esplênicos podem ocorrer, e antibióticos de amplo espectro devem ser administrados antes do procedimento e mantidos por 5 a 7 dias a fim de evitá-los. O derrame pleural e a pneumonia à esquerda podem ser evitados preservando o polo superior do baço.[70,72,74,75]

Outras condições clínicas também podem se beneficiar da EEP pelo aumento das células sanguíneas, como a púrpura trombocitopênica idiopática, a talassemia e a esferocitose hereditária.[70]

HEMORRAGIA DIGESTIVA NÃO RELACIONADA COM A HIPERTENSÃO PORTAL

Hemorragia digestiva alta

Pacientes com hemorragia digestiva alta (HDA) normalmente apresentam-se com hematêmese e/ou melena. A abordagem inicial visa ao reestabelecimento da estabilidade hemodinâmica e o tratamento medicamentoso empírico, seguido de avaliação diagnóstica e terapêutica por via endoscópica. As principais causas de HDA não decorrentes de hipertensão portal são úlcera péptica, varizes gastresofágicas, malformações vasculares, hemobilia, pseudoaneurismas peripancreáticos, lesão de Dieulafoy, pseudocistos pancreáticos, fístula aortoentérica, síndrome de Mallory-Weiss e tumores do trato digestivo alto.

A endoscopia digestiva alta (EDA) apresenta altas taxas de sensibilidade e especificidade na identificação da lesão hemorrágica, além

de possibilitar o controle local do foco de sangramento.[76,77] Apesar disso, casos de sangramento persistente ou reincidente ocorrem em 7 a 16% dos pacientes com HDA, podendo se beneficiar da abordagem endovascular, especialmente da embolização transarterial.[78]

Idealmente, o tratamento endovascular deve ser indicado após a localização do foco de sangramento, seja por EDA ou ângio-TC. A correção de eventual coagulopatia é importante antes ou simultaneamente à abordagem intra-arterial, pois diminuirá o risco de complicações relacionadas com o acesso vascular e ressangramentos.[79]

O território vascular gastrintestinal superior é extensamente interconectado por anastomoses arterioarteriais, o que viabiliza embolizações mais agressivas e, eventualmente empíricas (sem identificação de sinal arteriográfico de sangramento).[80] Nesse sentido, as principais artérias-alvo para embolização são: artéria gastroduodenal, no caso de lesão hemorrágica duodenal (Figura 83.12), e artéria gástrica esquerda, nos casos de lesão hemorrágica gástrica.

Os agentes embolizantes mais utilizados para o tratamento da HDA são as micromolas e o Gelfoam®, e sua escolha depende das características da lesão hemorrágica e do padrão de vascularização do território vascular-alvo. Agentes adesivos líquidos (cianoacrilato, entre outros) vem sendo cada vez mais utilizados, tendo como vantagem a independência do seu efeito embolizante em relação ao *status* de coagulação do paciente. Apesar disso, alguns autores relatam aumento do risco de isquemia visceral com o uso de agentes embolizantes líquidos. Micropartículas não absorvíveis são especialmente úteis na embolização de lesões neoplásicas hemorrágicas, devido ao seu efeito embolizante mais distal e difuso quando comparado às micromolas.[81-90]

O uso de agentes vasoconstritores como a vasopressina no tratamento endovascular da HDA está sendo reduzido devido ao risco de complicações sistêmicas cardiovasculares e de ressangramento, devendo ser reservada para situações especiais como a impossibilidade de microcateterismo superseletivo, ou condição hemorrágica difusa, como gastropatia hemorrágica.[91]

Nos casos em que o foco de sangramento é encontrado, a embolização transarterial apresenta altas taxas de sucesso clínico (90 a 95%); no entanto, o risco de ressangramento é elevado, podendo ocorrer em até 30% dos casos. Há maior risco de falha clínica e recorrência do sangramento após o tratamento endovascular em pacientes clinicamente mais graves, especialmente aqueles com

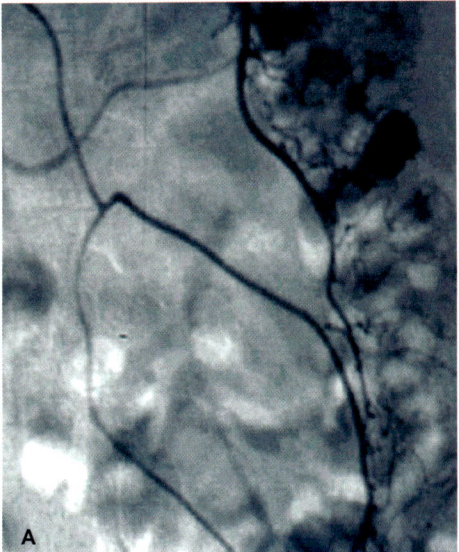
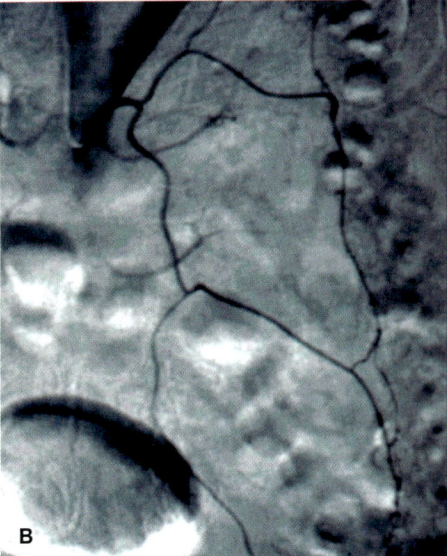

FIGURA 83.12 **A.** Angiografia hepática comum seletiva realizada por conta de sangramento duodenal. **B.** Arteriografia hepática comum seletiva de controle pós-embolização superseletiva com micromolas.

disfunção orgânica e coagulopatia.[92,93] Na vigência de recorrência, os pacientes podem ser retratados por EDA, reembolização ou ressecções cirúrgicas.

Complicações isquêmicas maiores relacionadas com a embolização transarterial vascular do trato gastrintestinal alto são raras. O risco total de complicações varia entre 5 e 10%, e a maior parte corresponde a hematomas nos sítios de acesso arterial.[92,94]

Hemorragia digestiva baixa

A enterorragia ou hematoquezia caracterizam a hemorragia digestiva baixa (HDB). Nesses casos, o local de sangramento costuma situar-se abaixo do ângulo de Treitz, no segmento do intestino delgado distal e do cólon. Eventualmente, a enterorragia poderá decorrer de HDA de grande volume. A HDB tem resolução espontânea em aproximadamente 80 a 85% dos casos, porém o risco de ressangramento é elevado. A mortalidade relacionada à HDB é de cerca de 2 a 4%, podendo ser maior em pacientes idosos.[95] As principais causas de HDB incluem a doença diverticular, doença inflamatória intestinal, angiodisplasia, colite isquêmica ou actínica e neoplasias do cólon e reto.

O algoritmo inicial de tratamento envolve a estabilização clínica e hemodinâmica, exclusão de HDA e investigação do trato digestivo baixo, na maioria das vezes por meio de colonoscopia.

As opções terapêuticas incluem controle clínico conservador, endoscópico, cirurgia e procedimento percutâneo. A morbimortalidade do tratamento cirúrgico no cenário de sangramento ativo é elevada, portanto, o manejo colonoscópico e por embolização transarterial têm sido considerados os principais métodos de tratamento nesse contexto.[96] A localização precisa da hemorragia antes do tratamento é importante para o planejamento terapêutico intervencionista, reduzindo o uso de contraste iodado e a exposição à radiação ionizante durante o procedimento endovascular propriamente dito. A ângio-TC tornou-se o método padrão-ouro nesse contexto, tendo sensibilidade maior do que a da angiografia para o diagnóstico de sangramento ativo, e, por isso, reduzindo suas indicações desnecessárias. Esse exame detecta sangramentos de até 0,3 mℓ/min *versus* 0,5 a 1 mℓ/min no caso da angiografia. A cintilografia com hemácias marcadas é ainda mais sensível, detectando sangramentos de

0,1 mℓ/min, porém esse método tem pouca aplicabilidade no cenário de urgência. Por esses motivos, a maioria dos autores recomenda investigação com ângio-TC previamente à indicação de angiografia e embolização da HDB, estando o procedimento intervencionista reservado para pacientes que realizaram ângio-TC.[97]

Com a localização prévia do sítio de sangramento, o estudo pode ser iniciado com o cateterismo seletivo do vaso. Na ausência de localização angiográfica, o cateterismo seletivo da artéria mesentérica inferior deverá ser realizado inicialmente, pelo fato de o acúmulo progressivo de contraste na bexiga poder dificultar a visibilidade dos vasos nessa topografia. Se não houver detecção de sangramento nessa fase, procede-se ao estudo da AMS e, se necessário, do tronco celíaco. Em algumas situações, a pesquisa das artérias ilíacas internas deve ser realizada com o intuito de localizar sangramentos nas porções média e distal do reto. Testes provocativos por meio da injeção intra-arterial de vasodilatadores ou agentes trombolíticos têm sido abandonados devido ao risco de complicações como sangramento refratário, além de apresentarem benefício questionável quanto ao aumento da sensibilidade do método.

A embolização transcateter apresenta perfis de eficácia e segurança favoráveis, quando comparada à infusão de agentes vasopressores. Essa última tem sido abandonada em decorrência do elevado risco de eventos adversos cardiovasculares e da alta incidência de ressangramentos.[98]

Apesar da embolização arterial não seletiva nos casos de HDA ser amplamente aceita, o mesmo não ocorre em relação aos pacientes com sangramento digestivo baixo, devido ao risco de isquemia cólica (5 a 15%).[99] A embolização deve ser realizada somente após execução do cateterismo superseletivo (Figura 83.13), não sendo indicada a embolização empírica no segmento digestivo baixo.

Em caso de sangramento maciço, condições críticas e risco iminente de óbito, a embolização pode ser utilizada com o objetivo de controlar o sangramento e melhorar as condições clínicas, com posterior abordagem cirúrgica, se necessário, para o tratamento de eventuais complicações isquêmicas. Os agentes embolizantes mais frequentemente utilizados incluem micromolas e agentes líquidos adesivos.[100,101]

A taxa de sucesso clínico inicial pode alcançar até 95% dos casos, todavia os índices de ressangramento ainda permanecem elevados,

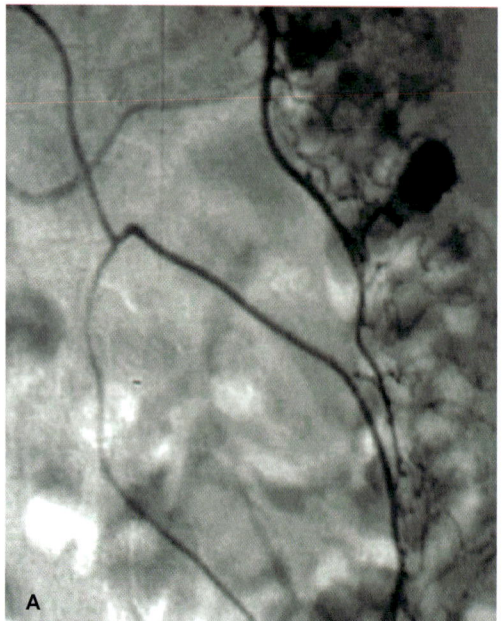
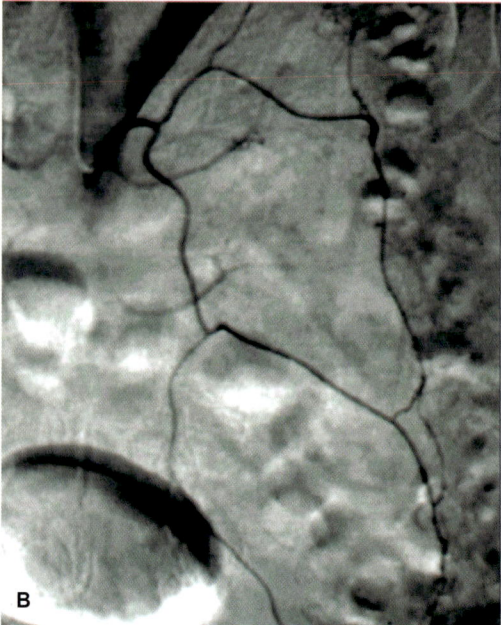

FIGURA 83.13 A. Angiografia mesentérica inferior seletiva mostrando lesão diverticular sangrante em ramo marginal/artéria cólica esquerda. **B.** Arteriografia mesentérica superseletiva, de controle, pós-embolização, com micropartículas.

variando de 22 a 56%, sendo mais frequentes em pacientes em estado grave que evoluem com disfunção orgânica e coagulopatia.[102] Habitualmente, muitos pacientes com HDB não apresentam sinais de sangramento ativo no momento da investigação, provavelmente devido ao seu caráter intermitente. Além disso, muitas vezes dificuldades técnicas no cateterismo seletivo no segmento com sangramento limitam a possibilidade terapêutica.

ANEURISMAS VISCERAIS

Envolvem ramos do tronco celíaco, das artérias mesentéricas ou renais, com prevalência de 0,1 a 2%, sendo na sua maioria assintomáticos (ver Capítulo 112). Podem ser subdivididos em verdadeiros e falsos. Os verdadeiros são definidos como dilatações localizadas envolvendo as três camadas da parede arterial com diâmetros de mais de 1,5 vez o da artéria normal, que podem ocorrer como resultado de doenças da parede arterial como aterosclerose, displasia fibromuscular ou arterites. Os falsos ou pseudoaneurismas constituem-se de rupturas arteriais contidas e podem ocorrer como resultado de inflamação, infecção ou trauma.[103-109]

Todos os pseudoaneurismas devem ser tratados independentemente do seu tamanho, em decorrência da instabilidade da lesão e o alto risco de ruptura. Aneurismas verdadeiros com diâmetro maior que 2 cm são classicamente considerados para tratamento endovascular, independente do sítio, devido ao risco aumentado de ruptura;[104-110] no entanto, uma diretriz recente sugere ser possível apenas o acompanhamento clínico dos aneurismas renais e esplênicos medindo entre 2 e 3 cm.[111] Há também recomendações para tratamento imediato, independentemente do tamanho de aneurismas verdadeiros localizados nas artérias gástricas, gastroepiploicas, mesentérica superior, gastroduodenal, pancreatoduodenal e cólicas.[111] Outras indicações também incluem pacientes sintomáticos, com evidências de expansão significativa e mulheres com desejo de gestação, uma vez que a ruptura de aneurismas esplênicos durante a gravidez envolve alta mortalidade materno-fetal.[110,111]

As técnicas intervencionistas estão sendo progressivamente utilizadas para o tratamento dos aneurismas viscerais e em muitos centros são a primeira linha de tratamento. Geralmente, envolvem a embolização do próprio aneurisma, das artérias eferentes e aferentes em comunicação com o aneurisma ou implante de *stents* recobertos.

As complicações potenciais geralmente envolvem a isquemia secundária à redução do fluxo para órgão ou embolia paradoxal.

Aneurismas da artéria esplênica

Os aneurismas verdadeiros da artéria esplênica são os mais comuns (60 a 80%) dentre os viscerais. Podem associar-se a aneurismas mesentéricos e renais, sendo mais comuns entre mulheres multíparas. Há também relato de sua associação com hipertensão portal, ocorrendo em 7 a 20% dos pacientes com cirrose.[112] O pseudoaneurisma de artéria esplênica pode ser secundário à digestão da parede arterial por enzimas proteolíticas pancreáticas podendo ocorrer em casos de pancreatite, fístula pancreática, trauma ou infecção.

O tratamento percutâneo do aneurisma esplênico apresenta alta taxa de sucesso técnico e baixa mortalidade.[113-118] A estratégia dependerá da sua localização. Quando se encontra no nível da artéria principal, a oclusão da mesma antes e após o aneurisma/pseudoaneurisma, geralmente não causa infarto esplênico significativo devido à circulação colateral proeminente (Figura 83.14). Molas, plugues Amplatzer® e cola podem ser

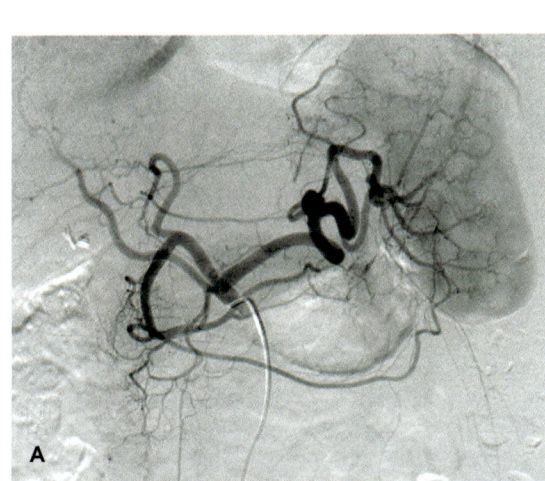
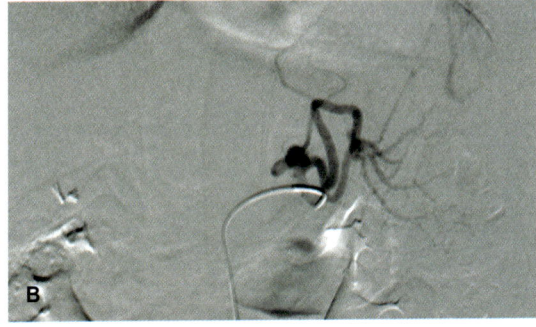
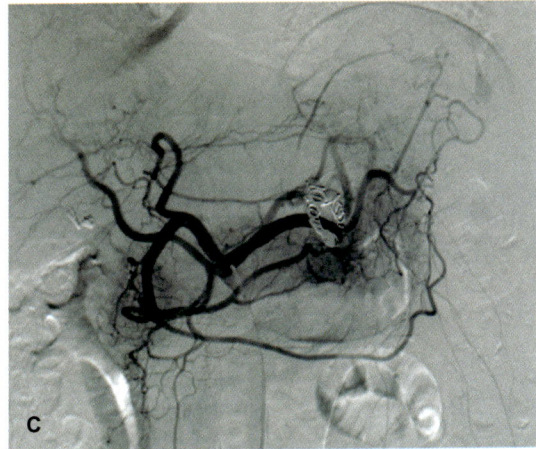

FIGURA 83.14 Embolização de aneurisma da artéria esplênica. **A.** Arteriografia do tronco celíaco mostrando aneurisma sacular da artéria esplênica. **B.** Arteriografia seletiva da artéria esplênica evidenciando aneurisma sacular. **C.** Arteriografia de controle após embolização com micromolas da artéria esplênica, proximal e distal à origem do aneurisma; nota-se desvascularização do aneurisma e vascularização do baço por rede de ramos colaterais.

utilizados. Os *stents* revestidos podem também ser usados, oferecendo vantagem por conta da manutenção do fluxo na artéria principal,[119,120] enquanto exclui o aneurisma eliminando o risco de ruptura.[112] O preenchimento do saco aneurismático com molas pode ser considerado como opção nos casos em que o aneurisma apresenta colo estreito. Quando o aneurisma envolver artérias intraesplênicas, poderá ser tratado por meio da embolização de ramos esplênicos distais.

Aneurismas do tronco celíaco

São raros (aproximadamente 4% de todos os viscerais). Sua etiologia geralmente se associa à aterosclerose. Quando sintomáticos, podem simular pancreatite aguda. Há grande associação com outros aneurismas, incluindo aórtico, renal, femoral e poplíteo.[114]

Apesar das dificuldades anatômicas e técnicas, alguns aneurismas podem ser tratados por meio da exclusão com *stents* revestidos. A oclusão intencional por molas, plugues Amplatzer® ou revestimento da origem do tronco celíaco com endoprótese de aorta associado à embolização distal do tronco celíaco ou proximal das artérias esplênica, gástrica esquerda e hepática comum, pode ser utilizada. É essencial avaliar previamente, antes de qualquer embolização, a integridade das redes de circulação colateral no andar superior do abdome.[115,121-123]

Aneurismas da artéria mesentérica superior

Os aneurismas e pseudoaneurismas dessa região são raros e costumam envolver os primeiros 5 cm da AMS.[124] Podem ser achados incidentais ou manifestarem-se por dor abdominal e sangramento. As etiologias mais frequentes incluem aterosclerose, colagenoses, displasia medial cística, poliarterite nodosa e infecção.[125]

A descrição da experiência com o tratamento percutâneo desses aneurismas está limitada a séries de casos. A embolização com molas, implante de *stents* e uso de Onyx™ Medtronic têm sido descritos.[125]

Aneurismas gastroduodenais e pancreatoduodenais

Os aneurismas desse segmento são raros e associam-se a estenose ou oclusão do tronco celíaco. Os pseudoaneurismas são mais comuns e relacionam-se com causas inflamatórias ou infecciosas, devendo ser tratados independentemente do seu tamanho. A embolização com oclusão do vaso e seu refluxo é normalmente possível por conta da existência de uma rica rede colateral.

Aneurisma renal

Lesão relativamente rara, com prevalência de 0,7% (TC) na população em geral. Os fatores predisponentes incluem aterosclerose e doenças do colágeno, como a doença de Marfan e de Ehlers-Danlos, neurofibromatose, displasia fibromuscular, poliarterite nodosa e esclerose tuberosa.[126-128]

A localização do aneurisma determinará o tipo de estratégia a ser utilizada. Aqueles localizados na artéria renal principal poderão ser tratados preferencialmente com *stents* revestidos para preservação do fluxo arterial, visto que o rim apresenta circulação terminal. Aneurismas envolvendo ramos podem ser tratados por meio da embolização com molas após seu cateterismo superseletivo, no entanto, quando apresentam colo largo, pode-se utilizar da técnica de remodelamento, que consiste na proteção do vaso com balão ou *stent*, para que seja possível embolizar o aneurisma seletivamente e manter a artéria pérvia (Figura 83.15).[127,128]

SISTEMA GENITURINÁRIO

Neoplasias malignas renais

A embolização de artéria renal pode ser realizada previamente a uma nefrectomia ou radioablação para tratamento de tumores malignos renais, sendo essa a sua indicação mais frequente.[129,130] É utilizada com fins de paliação da hematúria e dor, assim como para reduzir o sangramento intraoperatório. O tempo ideal entre a embolização e a cirurgia é de 24 a 48 horas.[131]

Angiomiolipomas renais

São os tumores benignos mais frequentes, com predomínio pelo sexo feminino. Constituídos de gordura, músculo liso e vasos sanguíneos, apresentam risco de ruptura significativo quando maiores que 4 cm, sendo essa a principal indicação para seu tratamento por meio da embolização.[132,133] Apesar do sucesso de até 80 a 90% com a embolização, taxas de recorrência em torno de 30% foram registradas.[134,135]

Hiperplasia prostática benigna

Acomete cerca de 40% dos homens aos 60 anos.[136] A embolização das artérias da próstata (EAP) surgiu como alternativa minimamente invasiva para pacientes sintomáticos refratários ao tratamento clínico, portadores de próstatas aumentadas decorrentes da hiperplasia prostática benigna (HPB)[137,138] (Figura 83.16). O conhecimento da anatomia vascular pélvica e da próstata é essencial para a eficácia desse procedimento, que consiste na embolização superseletiva das artérias prostáticas. O agente embolizante mais utilizado é a microesfera não absorvível. A taxa de complicações maiores após EAP é muito baixa, compreendendo uma das maiores vantagens do método.[137-139]

EAP para tratamento de HPB sintomática resulta na redução média do volume prostático em cerca de 39% e melhora nas escalas de sintomas (IPSS, *International Prostate Symptom Score*) e de qualidade de vida (Qol, *Quality of Life*) em 16 e 4 pontos, respectivamente. A recorrência dos sintomas é de cerca de 23 % em um segmento médio de 72 meses.[139]

Priapismo

Ereção persistente superior a 4 horas sem estímulo sexual. Pode ser classificado em isquêmico (baixo fluxo) ou arterial (alto fluxo), cujos sintomas e epidemiologia são distintos e auxiliam no diagnóstico.[140]

O priapismo de baixo fluxo é o mais comum (90%), geralmente de causa idiopática nos adultos e secundário à anemia falciforme nas crianças. Há um enrijecimento maciço e doloroso dos corpos cavernosos, que apresentam baixo fluxo arterial ou ausência dele, constituindo uma emergência médica.[140,141]

O priapismo de alto fluxo é menos comum, geralmente secundário a traumas, ocasionando a formação de fístula arteriocavernosa que determina enrijecimento parcial e não doloroso do pênis, não sendo considerado emergência médica. Geralmente é possível identificar a fístula na USG com Doppler, bem como o fluxo aumentado nos vasos do pênis. Uma das possibilidades de tratamento é a embolização transarterial da fístula, cuja eficácia é de cerca de 75 a 89%, com preservação da função sexual em 80% dos casos. Os agentes embolizantes de escolha, principalmente se bilaterais e não seletivos, são os temporários (Gelfoam®), mas cianoacrilato, micropartículas e molas também podem ser usados.[140-142]

Varicocele

Dilatação anormal do plexo pampiniforme e de veias testiculares, podendo causar infertilidade, dor ou desconforto testicular

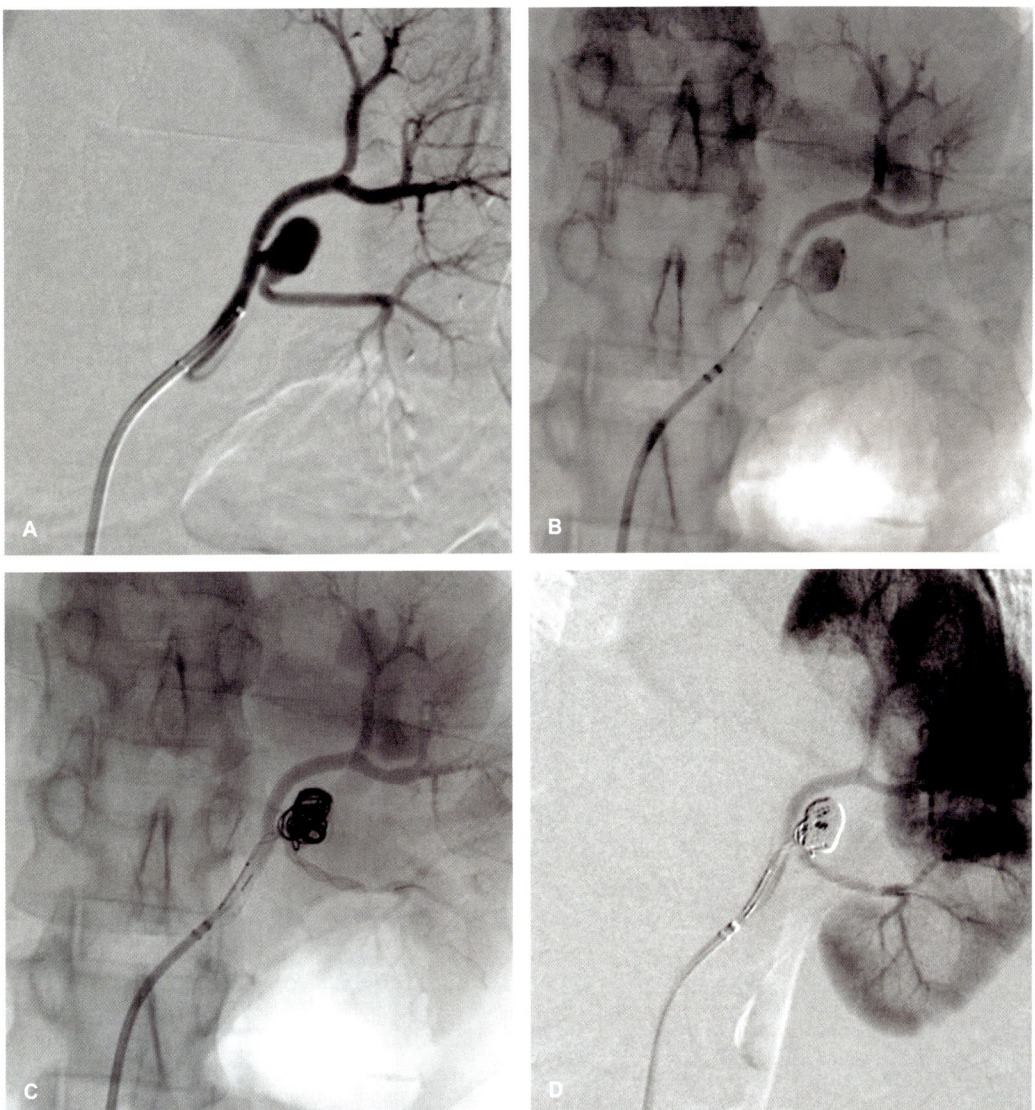

FIGURA 83.15 Embolização de aneurisma renal. **A.** Arteriografia renal esquerda evidenciando aneurisma sacular com colo largo, na origem de ramo segmentar da artéria renal. **B.** Implante de *stent* não revestido cobrindo todo o colo do aneurisma. **C.** Embolização do saco aneurismático com micromolas inseridas por dentro da malha do *stent* (técnica de remodelamento). **D.** Arteriografia de controle com completa embolização do aneurisma e preservação do ramo arterial renal segmentar.

(ver Capítulo 82). Geralmente acomete o lado esquerdo e em até 30% pode apresentar-se bilateralmente.[143] Devem-se excluir causas secundárias como as compressões extrínsecas. O tratamento é indicado quando houver dor, alteração estética, assimetria persistente do volume testicular ou alteração no esperma. Uma das opções de tratamento é o endovascular, que consiste na embolização da veia espermática com agentes líquidos, esclerosantes ou até mesmo agentes mecânicos, como molas. A principal vantagem do tratamento endovascular é a ausência de complicações arteriais e hidrocele.[143-145]

PELVE

Mioma uterino

Os miomas uterinos correspondem à neoplasia benigna mais frequente do sistema reprodutivo feminino.[146-148] São sintomáticos em aproximadamente 20 a 40% das mulheres em idade fértil e podem causar menorragia, dismenorreia, dor pélvica, anemia, infertilidade e sintomas compressivos.[148-150]

As modalidades de tratamento tradicionais para miomas sintomáticos incluem a terapia medicamentosa, a miomectomia e a histerectomia.[149] A embolização dos miomas uterinos (EMU) é recomendada para casos de leiomiomas uterinos sintomáticos em pacientes que desejam manter o útero ou evitar intervenção cirúrgica. As contraindicações incluem gravidez, infecção uterina ou anexial ou doença maligna ginecológica. Tamanho do útero, localização ou número de miomas não são em geral considerados contraindicações.[147] Apesar de o desejo gestacional ser considerado um impedimento relativo, a EMU destina-se a pacientes nos quais a miomectomia não é tecnicamente viável ou é considerada de alto risco pelo ginecologista.

A EMU deve ser realizada por meio do cateterismo superseletivo das artérias uterinas, preferencialmente no segmento horizontal, após as emergências dos ramos cervicovaginais, seguida de embolização bilateral com microesferas de diâmetro 500 a 700 µ e, quando necessário, 700 a 900 µ, até o alentecimento do fluxo na artéria uterina sem contrastação dos plexos arteriais nutridores dos leiomiomas (aspecto de "árvore podada") (Figura 83.17). Após a embolização das artérias uterinas, pode-se realizar aortografia

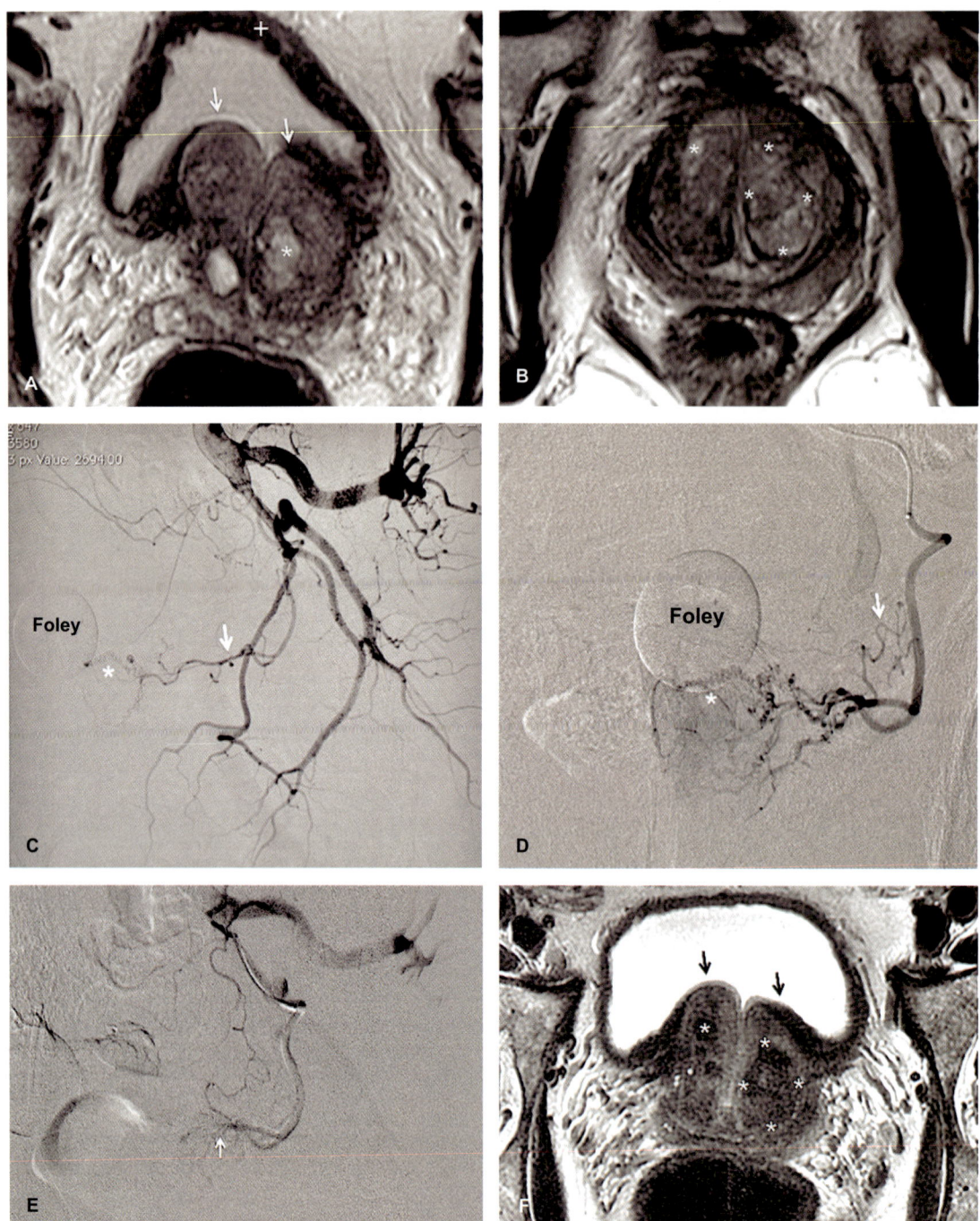

FIGURA 83.16 Paciente com 78 anos e sintomas graves do trato urinário inferior. **A** e **B**. Ressonância magnética (RM) axial T2 evidenciando próstata aumentada de tamanho, assimétrica e com lobo mediano direito maior que o esquerdo (*setas*), nódulos de hiperplasia prostática benigna (*asterisco*) e bexiga discretamente espessada (+). **C**. Arteriografia ilíaca interna esquerda em oblíqua ipsolateral demonstrando artéria vesical inferior do tipo I, horizontalizada (*seta*) e aspecto típico de "saca-rolhas" (correspondendo aos nódulos de HPB; *asterisco*) imediatamente abaixo do balão de Foley. **D**. Incidência posteroanterior após o cateterismo superseletivo com microcateter da artéria vesical inferior esquerda. Observa-se o aspecto hipervascular dos nódulos de hiperplasia prostática benigna (*asterisco*) e pequeno ramo fazendo anastomose com a artéria vesical superior (*seta*). **E**. Estase completa no nível da artéria vesical inferior (*seta*) após embolização com microesferas. **F**. RM de controle 3 meses após embolização das artérias da próstata observando-se áreas de infarto prostático, principalmente localizadas nas regiões onde se observavam os nódulos de hiperplasia prostática benigna. Paciente apresentou significativa redução do volume prostático e melhora absoluta dos sintomas urinários e da qualidade de vida.

abdominal com o cateter *pigtail* posicionado no nível das artérias renais, a fim de avaliar possível irrigação colateral dos leiomiomas pela artéria ovariana.[148]

Pacientes submetidos à embolização apresentaram menor tempo de internação, retorno mais rápido às atividades normais e maior taxa de reintervenções em até 2 anos, quando comparados com a miomectomia. Não há diferença significativa dos marcadores

de reserva ovariana e da quantidade de complicações entre os grupos.[146,151]

Após a EMU, o controle da menorragia é observado em 90 a 92% e a melhora dos sintomas compressivos é relatada em 88 a 96% dos pacientes em até 12 meses.[147] A EMU está relacionada com altas taxas de melhora na escala de qualidade de vida, cerca de 90% em 12 meses.[152]

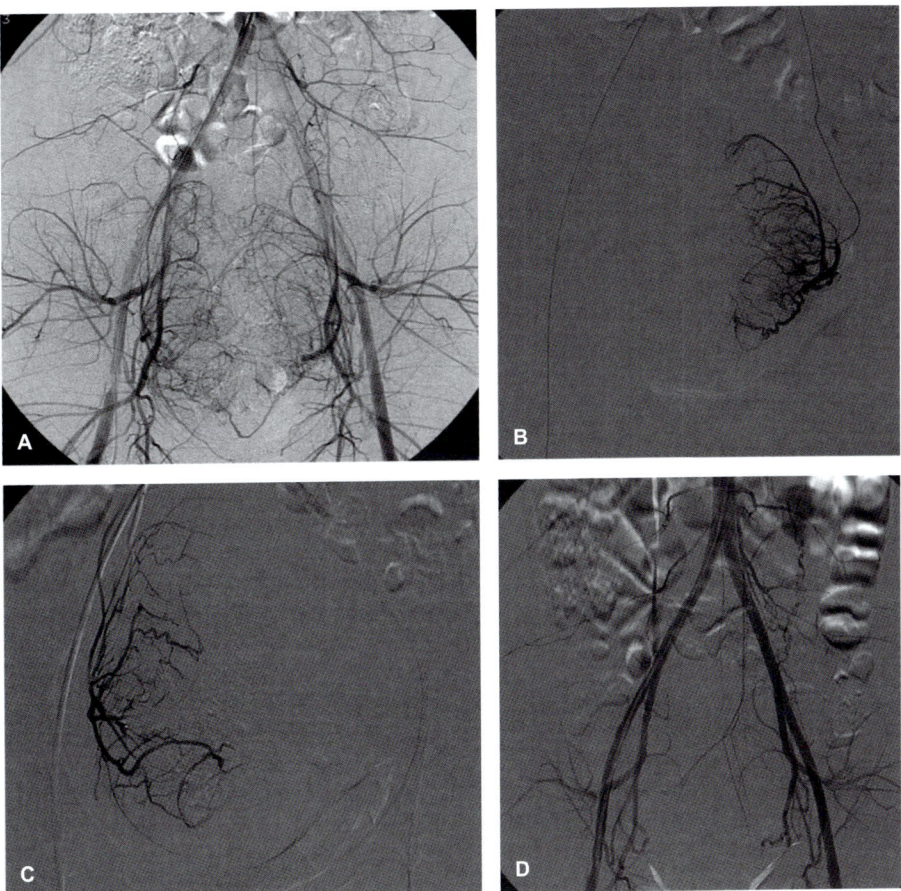

FIGURA 83.17 Embolização de mioma uterino. **A.** Angiografia pélvica. **B.** Cateterismo seletivo artéria uterina esquerda. **C.** Cateterismo seletivo artéria uterina direita. **D.** Angiografia pélvica pós-embolização mostrando artéria ovariana direita pérvia e tortuosa, porém sem nutrir os miomas.

Insuficiência venosa pélvica

A dor pélvica crônica é definida como aquela com origem no abdome inferior ou na pelve, não cíclica, e com duração superior a 6 meses[153,154] Pode apresentar diferentes etiologias, como endometriose, doença inflamatória pélvica, cistite, insuficiência venosa pélvica, entre outros.[155] O diagnóstico etiológico pode não ser encontrado em até 40% das pacientes,[153,155] sendo 30% das pacientes com dor crônica de etiologia indefinida portadoras de insuficiência venosa pélvica[153] (ver Capítulos 82 e 151).

Provavelmente, a insuficiência venosa pélvica tem origem multifatorial que está clinicamente associada à dilatação das veias pélvicas e à redução do retorno venoso. As pacientes comumente apresentam dor pélvica que piora durante o período pré-menstrual e com a gravidez, sendo exacerbada por posição ereta, exercícios e coito. Ao exame, podem apresentar varicosidades em vulva, glúteo e face medial das coxas.[153-155]

O exame padrão-ouro para confirmar o diagnóstico suspeito é a venografia. USG, TC, RM e laparoscopia podem evidenciar ectasia venosa pélvica, porém são exames limitados por sua baixa sensibilidade. Sua principal utilidade na avaliação desse grupo de pacientes é excluir doenças pélvicas concomitantes.[153]

A venografia é realizada por acesso femoral ou jugular e deve incluir a avaliação das veias cava inferior, renal esquerda, gonadais, ilíacas internas e comuns.[156] O diagnóstico é sugerido quando se observa um dos seguintes sinais angiográficos (Figura 83.18):

- Dilatação das veias ovariana, uterina ou da arcada venosa útero-ovariana
- Refluxo na veia ovariana

- Refluxo com enchimento de veias pélvicas cruzando a linha média
- Opacificação de varizes vulvares ou de coxa
- Retenção do meio de contraste em veias pélvicas.[153]

Apesar da grande variação técnica, a embolização é opção segura, efetiva e minimamente invasiva para o tratamento da insuficiência venosa pélvica, apresentando sucesso técnico acima de 95%, com alívio significativo dos sintomas em 68 a 100% das pacientes.[153] Vários agentes embólicos podem ser utilizados, como os esclerosantes, Gelfoam®, molas, plugue Amplatzer® e cola, além da associação de agentes.[156-159]

Hemorragia pós-parto

Uma das principais causas de mortalidade materna, sendo responsável por cerca de 25% dos casos de morte materna em todo mundo,[160] é definida como um sangramento acima de 500 mℓ em 24 horas após o parto normal (ou 1.000 mℓ/24 h após cesárea) ou uma queda acima de 10% do hematócrito.[161,162]

As causas de hemorragia pós-parto podem ser relacionadas em quatro categorias: (a) tônus (atonia uterina, inversão uterina); (b) tecido (placenta retida ou coágulos sanguíneos, implantação anormal da placenta, distúrbios do tecido conjuntivo); (c) trauma (lacerações do trato genital inferior, pseudoaneurismas, ruptura uterina); e (d) distúrbios da coagulação (coagulopatias, uso de anticoagulantes) – dentre essas, a principal causa é atonia uterina.[161]

O tratamento tradicional da hemorragia pós-parto baseia-se em correção do choque hipovolêmico, transfusão de hemoderivados, uso de medicamentos útero-tônicos, tamponamento uterino e, na

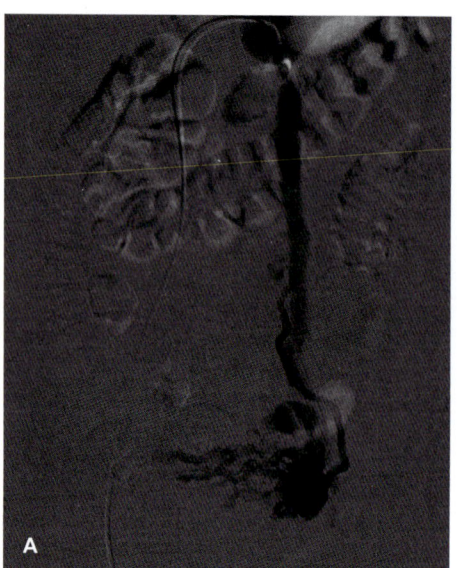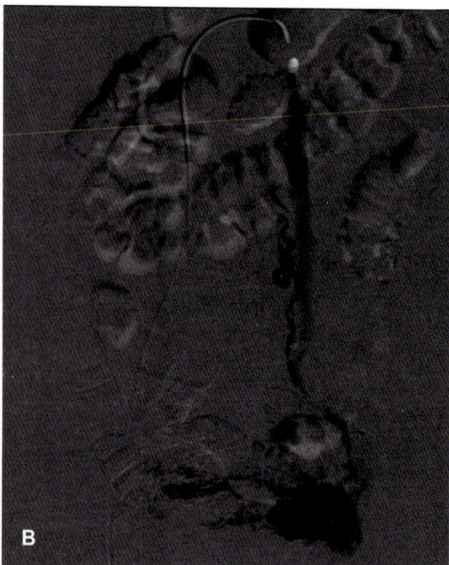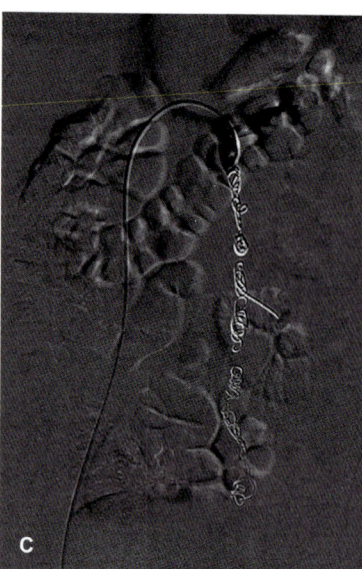

FIGURA 83.18 Embolização de veia gonadal. **A.** Cateterismo e angiografia de veia gonadal esquerda evidenciando refluxo. **B.** Opacificação de varizes pélvicas. **C.** Angiografia de controle pós-embolização com molas.

falha dessas medidas, opta-se pelo tratamento cirúrgico, podendo-se realizar o reparo de lacerações do sistema genital, curetagem, ligadura dos vasos uterinos, técnicas de sutura compressiva uterina ou histerectomia.[160,162,163]

Desde sua primeira descrição, em 1979, a embolização arterial pélvica vem sendo utilizada com frequência crescente para o tratamento da hemorragia pós-parto,[161] com elevadas taxas de sucesso técnico e clínico.[160,161] O procedimento é realizado por meio do cateterismo seletivo das artérias uterinas, seguido de embolização bilateral com Gelfoam®, micropartículas ou molas, mesmo que não seja identificado sangramento ativo ao exame angiográfico, o que pode ocorrer em até 67% desses pacientes, principalmente em casos de atonia uterina.[161,164] Caso não seja possível a realização do cateterismo seletivo da artéria uterina ou a paciente encontrar-se instável hemodinamicamente e necessitando de tratamento rápido, pode-se embolizar a artéria ilíaca interna ou seu ramo anterior, bilateralmente.[160,161,163]

A embolização de artérias pélvicas é uma opção de tratamento para pacientes com hemorragia pós-parto, podendo evitar a necessidade de procedimento cirúrgico, e assegura a preservação do útero, com altas taxas de sucesso clínico.[160-163]

As referências bibliográficas deste capítulo se encontram no Ambiente de aprendizagem do GEN.

Cirurgia Videoassistida

84

Cirurgia Aórtica Videolaparoscópica

Ricardo de Alvarenga Yoshida ■ Rodrigo Gibin Jaldin ■ Ralf Kolvenbach

Resumo

Nos últimos 20 anos, assistimos a mudanças de paradigma no reparo do aneurisma de aorta abdominal e das doenças oclusivas aortoilíacas para uma abordagem minimamente invasiva, principalmente relacionadas com o tratamento endovascular. As cirurgias laparoscópica e assistida por robô também têm um papel nesse cenário. A cirurgia aórtica videolaparoscópica foi proposta em alguns centros como alternativa para o tratamento de pacientes com aneurismas de aorta ou doença oclusiva aortoilíaca, firmando-se como técnica pouco invasiva, factível e segura, após período de curva de aprendizado. Apresenta taxa de sucesso potencialmente maior a longo prazo.

Palavras-chave: aneurisma da aorta abdominal; procedimentos endovasculares; cirurgia laparoscópica com auxílio da mão; *robot-assisted surgery*; *endoleak*; cirurgia laparoscópica.

INTRODUÇÃO

Concomitantemente à difusão da cirurgia aórtica videolaparoscópica, houve grande evolução de técnicas e materiais endovasculares para o tratamento dessas doenças, dificultando a consolidação da técnica videolaparoscópica na cirurgia vascular.[1] Apesar dessa evolução e dos benefícios precoces apresentados pelo tratamento endovascular, sua durabilidade ainda é questionável, particularmente na correção do aneurisma da aorta abdominal (AAA), uma vez que, a longo prazo, há possibilidade de complicações e eventual necessidade de reintervenções, que incluem migração da endoprótese, vazamentos (*endoleaks*), oclusão de ramos da prótese, degeneração da zona de fixação e fadiga do material.[2] Além disso, a técnica endovascular para correção do AAA ainda é limitada por obstáculos como morfologia do aneurisma (p. ex., colo curto, muito angulado, com calcificação e trombos parietais), doença obstrutiva aortoilíaca e custos associados ao tratamento.[2]

Apesar de as técnicas laparoscópicas não terem se firmado na cirurgia vascular como em outras especialidades cirúrgicas, centros da Europa, dos EUA e do Canadá obtiveram avanços nesses procedimentos, melhorando as técnicas operatórias e criando protocolos para seu uso no tratamento das doenças da aorta.[1,3-10] Centros da China relatam avanços técnicos com a diminuição do número de trocartes na correção do AAA.[11] No Brasil, esforços iniciais têm sido realizados por Yoshida et al.[12-14] para implantação e divulgação dessa técnica como opção terapêutica.

Revisões sistemáticas[10,15,16] consideram que as vantagens dessa técnica cirúrgica seriam: menor tempo de internação hospitalar, menor risco de complicações respiratórias, recuperação mais rápida do trânsito intestinal, menor necessidade de analgesia e de complicações relacionadas com a parede abdominal. Por outro lado, a principal limitação para sua aplicação seria a curva de aprendizado.[1,13,17] Dificuldades técnicas na dissecção e em suturas vasculares laparoscópicas, tempo de clampeamento e falta de materiais e de acessórios específicos também contribuem para muitos cirurgiões vasculares não se dedicarem à técnica videolaparoscópica.[1,3,13]

O conceito básico que mantém a cirurgia aórtica laparoscópica como alternativa terapêutica ao tratamento de AAA e doenças oclusivas aortoilíacas seria a combinação dos excelentes e duráveis resultados observados na cirurgia aberta convencional por endoaneurismorrafia, com a vantagem de uma abordagem pouco invasiva, pois os princípios cirúrgicos da cirurgia laparoscópica são os mesmos da cirurgia convencional.[1,4,7,9,18-21] Ademais, a correção laparoscópica das doenças aórticas poderia ser realizada em pacientes com limitações para a técnica endovascular[22] e ainda com menor custo. Também pode ser empregada como adjuvante em procedimentos endovasculares, seja no tratamento dos *endoleaks* tipo II[23-26] ou proporcionando a confecção de conduítes[27] que viabilizem o acesso para o tratamento endovascular da aorta torácica em pacientes com vasos ilíacos de pequeno calibre. Essa técnica deve, portanto, fazer parte do arsenal do cirurgião vascular. Neste capítulo, objetiva-se apresentar uma visão geral dos procedimentos videolaparoscópicos na correção de doenças do segmento aortoilíaco.

INDICAÇÕES

As principais indicações são as reconstruções aortoilíacofemorais para o tratamento da doença oclusiva aortoilíaca e as correções dos AAA,[2] em substituição às cirurgias convencionais.[9,12,14,28] Na doença oclusiva aortoilíaca, a técnica videolaparoscópica é indicada para o tratamento das lesões com classificação *Trans-Atlantic Inter-Society Consensus* (TASC) C ou D ou após falência do tratamento endovascular. Em relação ao tratamento do AAA, a literatura especializada carece de estudos comparativos entre as cirurgias laparoscópica e convencional ou com o tratamento endovascular.[1,3,10,29]

CONTRAINDICAÇÕES

Constituem contraindicações aos procedimentos videolaparoscópicos:[30]

- Cirurgia aortoilíaca prévia
- Abdome hostil, particularmente com história de hemicolectomia esquerda
- Aneurismas inflamatórios
- Calcificação concêntrica da aorta infrarrenal (aorta "em porcelana")
- Obesidade mórbida.

TÉCNICAS LAPAROSCÓPICAS

Em geral, na cirurgia aórtica videolaparoscópica ocorrem as mesmas etapas da cirurgia aberta convencional, acrescidas de técnicas e abordagens próprias dos procedimentos laparoscópicos.[9,26]

Procedimentos envolvendo técnicas laparoscópicas

Existem quatro tipos de procedimentos que se baseiam em princípios técnicos videolaparoscópicos:[1,3-5,7,8,21,31-37]

- Cirurgia videoassistida
- Cirurgia laparoscópica com auxílio da mão (HALS, do inglês *hand-assisted laparoscopic surgery*)

- Cirurgia por minilaparotomia
- Cirurgia aórtica videoassistida combinada com a totalmente laparoscópica
- Cirurgia aórtica totalmente laparoscópica
- Técnicas híbridas
- Cirurgia por sistema robótico.

Técnica operatória laparoscópica

Essas variantes técnicas videocirúrgicas apresentam inicialmente etapas em comum de preparo pré-operatório e de abordagem aórtica, dependendo do tipo de procedimento escolhido, da situação ou das condições locais, e depois seguem delineamentos específicos. Os aspectos em comum e específicos serão apresentados a seguir.

Preparo pré-operatório

Todos os pacientes devem ser submetidos à avaliação pré-operatória-padrão, requerida para a cirurgia aórtica convencional. Um dia antes do procedimento recomenda-se fazer preparo de cólon, ministrando laxativos, similar ao preconizado para cirurgias intestinais.

Após aplicação de anestesia geral associada à peridural, introduz-se a sonda nasogástrica. Na indução anestésica, realiza-se profilaxia antibiótica da mesma maneira que na cirurgia convencional. Sugere-se a administração de cefalosporinas de 2ª geração. O paciente é posicionado na mesa operatória sobre um *vacuum bag* (coxim), em decúbito lateral direito, com o braço esquerdo acima do tronco (Figura 84.1). O *vacuum bag* é um colchão composto por um saco plástico grande e resistente, o qual é preenchido por partículas plásticas que se ajustam e se compactam ao formato do corpo do paciente (Figura 84.2) após um vácuo intenso no saco, acomodando-o com segurança na posição desejada e reduzindo o risco de lesões cutâneas.

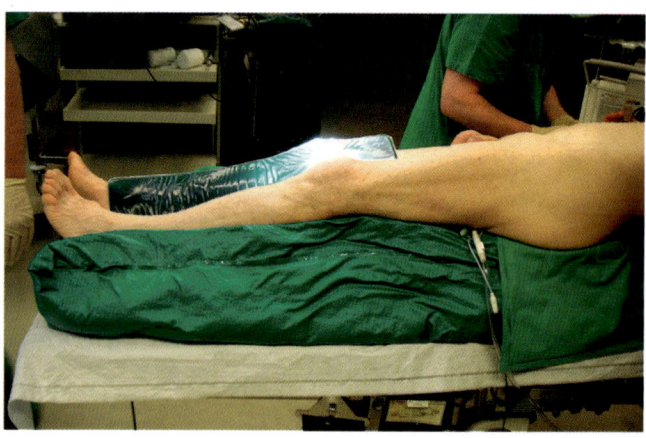

FIGURA 84.2 *Vacuum bag* usado em cirurgia.

Abordagem aórtica

A equipe cirúrgica é composta de um cirurgião principal e dois cirurgiões auxiliares, sendo um deles responsável por manipular a câmera e o outro por ajudar na cirurgia propriamente dita. Existem diferentes abordagens para dissecção e exposição da aorta no tratamento de doenças aórticas com técnicas laparoscópicas. Entre elas, destacam-se as abordagens transperitoneal, retroperitoneal e as modificadas "técnica do avental" e de Coggia et al.[5,38] (Quadro 84.1). A abordagem transperitoneal, retrocólica esquerda modificada, descrita originalmente por Dion et al.,[32] conhecida como *apron technique*, é a preferida pelos autores.[12,32]

Essa técnica de exposição da aorta é feita por meio de manobra de Mattox completa, com mobilização medial do hemicólon esquerdo, separando o conteúdo abdominal do espaço retroperitoneal, a qual pode ser executada mesmo sem o pneumoperitônio. Prossegue-se com mobilização medial do rim esquerdo (Figura 84.3), o que possibilita, quando necessário, o clampeamento aórtico suprarrenal, subdiafragmático (Figura 84.4). A cirurgia também pode ser realizada por abordagem clássica transperitoneal após descolamento

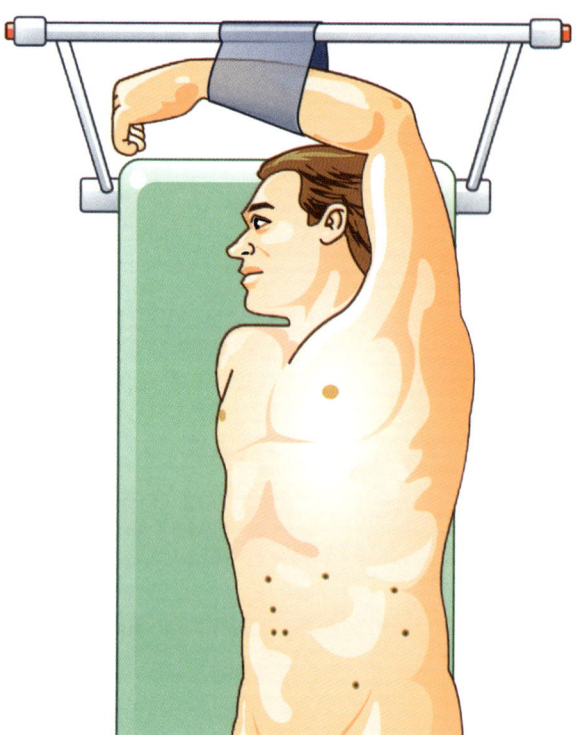

FIGURA 84.1 Preparo pré-operatório de cirurgia aórtica convencional: paciente em decúbito lateral direito, com o braço esquerdo acima do tronco.

QUADRO 84.1	Técnicas de exposição da aorta por via laparoscópica.
Abordagem	**Resumo**
Retrocólica pré-renal transperitoneal (técnica de Coggia)	Decúbito lateral direito extremo, com o braço esquerdo elevado
	Fornece exposição aórtica adequada e grande espaço de trabalho
	Deve ser evitada em pacientes muito magros ou com história de cirurgia de cólon esquerdo ou de rim esquerdo
Retrocólica retrorrenal transperitoneal (*apron technique*)	Decúbito lateral direito, com coxim sob o flanco esquerdo
	Indicada quando a dissecção da goteira parietocólica de Toldt é dificultada em pacientes extremamente magros ou naqueles com cirurgia de cólon esquerdo ou de rim esquerdo
Transperitoneal e retroperitoneal combinada (técnica de Dion)	Posição de Trendelenburg a 10° e mesa inclinada para a direita
	Consiste na criação de um "avental" de peritônio que contém as alças intestinais, sem reduzir o espaço efetivo de trabalho
Retroperitoneal	Decúbito lateral direito extremo
	Exclui as vísceras do campo operatório e pode ser realizada em pacientes com aderências peritoneais
	Pequeno espaço de trabalho e risco de sangramento retroperitoneal
Transperitoneal direta	Decúbito dorsal
	Similar à via convencional, por abertura do peritônio parietal posterior e secção do ligamento de Treitz
	Necessidade de afastador intestinal

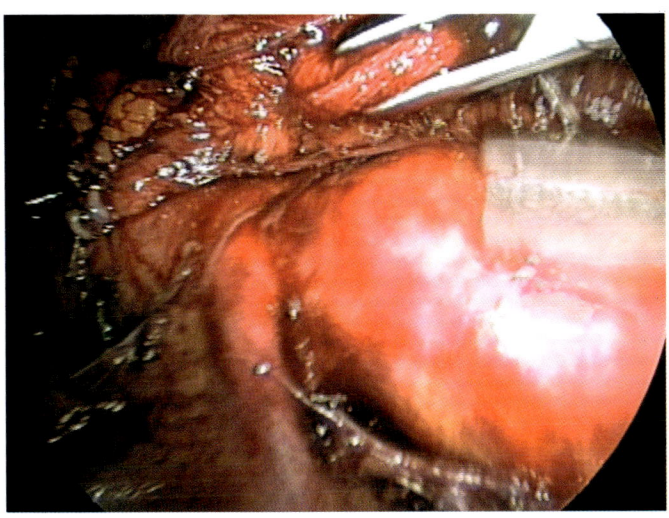
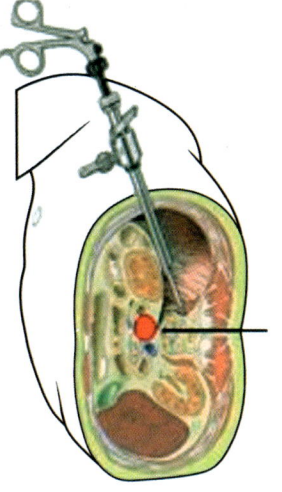
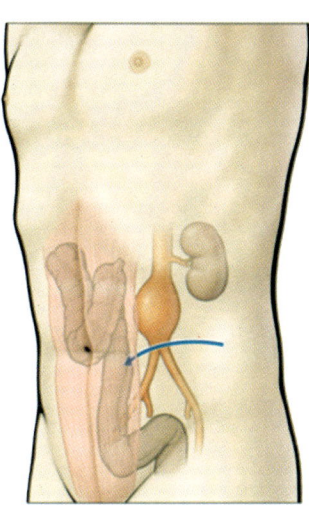

FIGURA 84.3 Exposição retrorrenal da aorta, com visualização da artéria renal esquerda. Note que a mesma está mobilizada medialmente, seguindo as orientações da *apron technique*.

retroperitoneal da aorta. Um trocarte de 10 mm é locado acima da cicatriz umbilical para acesso à câmera laparoscópica de 30°, portal 2 (Figura 84.5).

O pneumoperitônio é estabelecido em limite superior de 12 mmHg de pressão. A mesa operatória é posicionada com inclinação lateral de 40° em direção ao cirurgião, que permanece à direita do paciente (Figura 84.6). É realizado o inventário da cavidade, com inspeção das vísceras e dos recessos peritoneais. Dois novos trocartes de 10 mm são inseridos na linha média, acima e abaixo da cicatriz umbilical, portais 1 e 3, respectivamente (Figura 84.5).

A exposição da aorta inicia-se com a mobilização do hemicolón esquerdo, com auxílio de pinças tipo *graspers* e tesoura laparoscópica, introduzidas pelos portais 1 e 3, enquanto a câmera permanece no portal 2 (Figura 84.5). A fáscia de Gerota é dissecada e liberada. A goteira parietocólica de Toldt é usada para a orientação na incisão do ligamento lateral do cólon sigmoide (Figura 84.7). Em seguida, após completa liberação do hemicolón esquerdo e pela própria inclinação da mesa operatória, ele é mobilizado medialmente. Deve-se evitar a dissecção do ureter, bastando mobilizá-lo lateralmente. Como alternativa, pode-se

usar o bisturi harmônico para auxiliar na dissecção e na exposição da aorta, com ganho em hemostasia.

O cirurgião pode deparar-se com aderências, as quais devem ser desfeitas para evitar íleo adinâmico prolongado no pós-operatório. A mobilização incompleta da flexura esplênica pode causar lacerações do baço, particularmente quando se associa a aderências de cirurgias prévias, sendo necessária, em alguns casos, uma conversão. Poderia dispor-se de minilaparotomia, usando-se afastadores abdominais autoestáticos tipo Omni Tract® (Figura 84.8). Esse manejo deve ser realizado com extremo cuidado, evitando-se esplenectomia desnecessária.

Deve-se prosseguir com a dissecção laparoscópica com o cirurgião e os dois auxiliares à esquerda do paciente, usando os portais 6 e 7 (Figura 84.5) para introdução dos instrumentos que serão manipulados pela mão dominante do cirurgião. Após a identificação da veia renal esquerda, o colo proximal do aneurisma pode ser dissecado (Figura 84.9). Durante a exposição da aorta, a câmera laparoscópica deve permanecer no portal 2 (Figura 84.5) na maior parte do tempo. Se necessário, a câmera pode ser alocada na linha axilar anterior no abdome superior esquerdo, possibilitando a inspeção completa do lado direito da aorta (portais 4 ou 5; Figura 84.5). Após a dissecção da bifurcação aórtica, dois clampes laparoscópicos (Figura 84.10) são introduzidos, um pelo portal 5 para o clampeamento da aorta infrarrenal e outro pelo portal 3 para clampeamento da aorta distal, quando a opção tiver sido o enxerto aortoaórtico com colo distal adequado para clampeamento (Figura 84.5). Quando esse colo distal for inadequado para clampeamento único, dois clampes laparoscópicos devem ser introduzidos por portais localizados no abdome inferior, para oclusão das artérias ilíacas (provavelmente além do portal 3, outro portal seja necessário, localizado lateral e inferiormente ao mesmo). Como alternativa, se o cirurgião preferir não aumentar o número de portais, existem clampes especiais destacáveis que podem ser alocados por um mesmo portal (Figura 84.11). Quando as artérias ilíacas encontram-se muito calcificadas, impossibilitando um clampeamento seguro, podem ser usados cateteres-balão, introduzidos de modo intraluminal, para controle do sangramento retrógrado. Antes de qualquer clampeamento, devem ser ministradas 5.000 UI de heparina não fracionada por via intravenosa, assim como é feito na cirurgia convencional.

A maioria das artérias lombares deve ser ligada externamente, com clipes metálicos, antes de seccionar o saco aneurismático

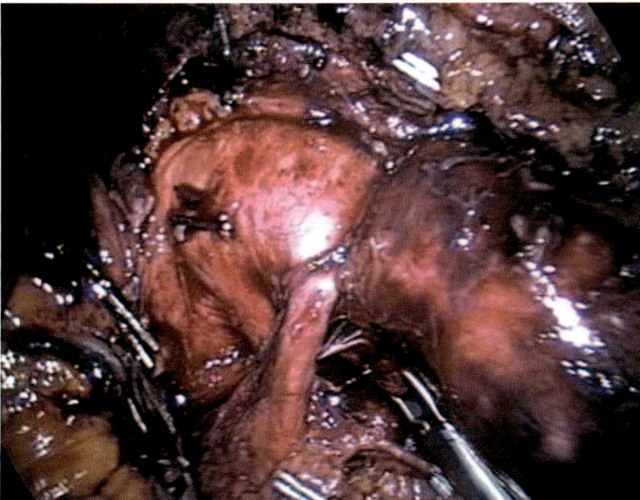

FIGURA 84.4 Exposição suprarrenal da aorta, com acesso para clampeamento.

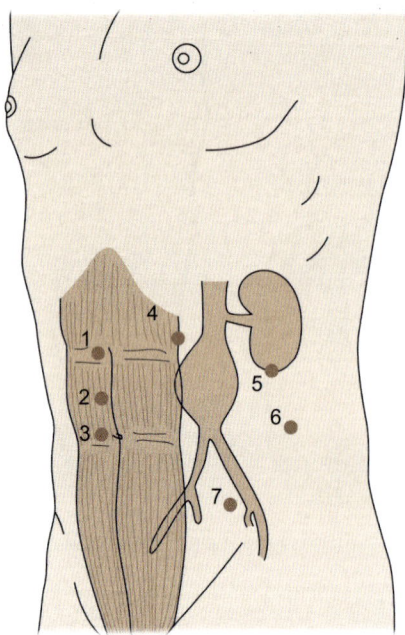

FIGURA 84.5 Posição dos trocartes (portais) no abdome.

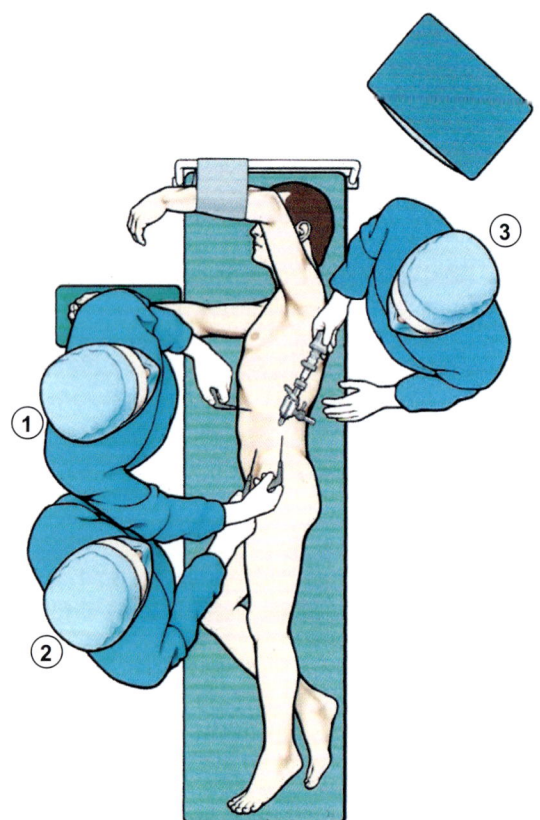

FIGURA 84.6 Posicionamento da equipe cirúrgica em relação ao paciente. Note o cirurgião (*1*) à direita do paciente, (*2*) o 1º auxiliar e (*3*) o 2º auxiliar com função de operador de câmera.

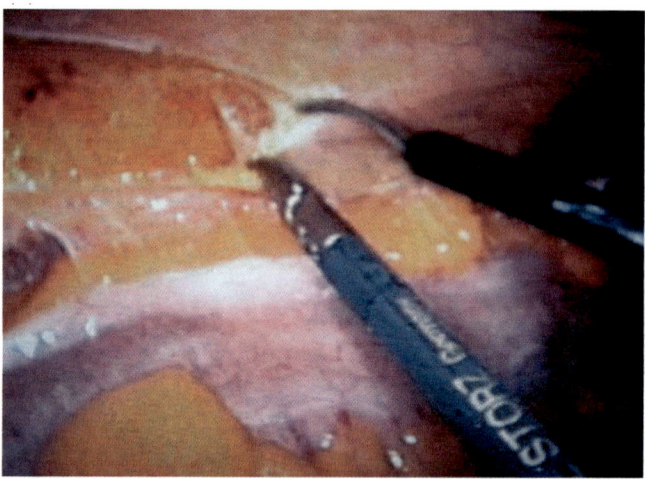

FIGURA 84.7 Linha de Toldt usada para orientar a incisão do ligamento lateral do cólon sigmoide.

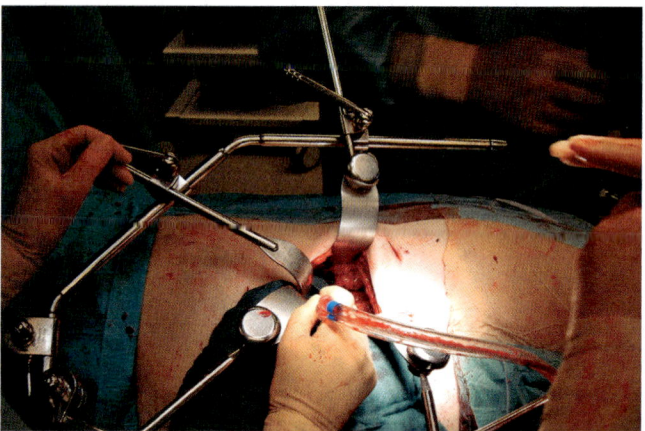

FIGURA 84.8 Afastador Omni Tract® usado na técnica de minilaparotomia.

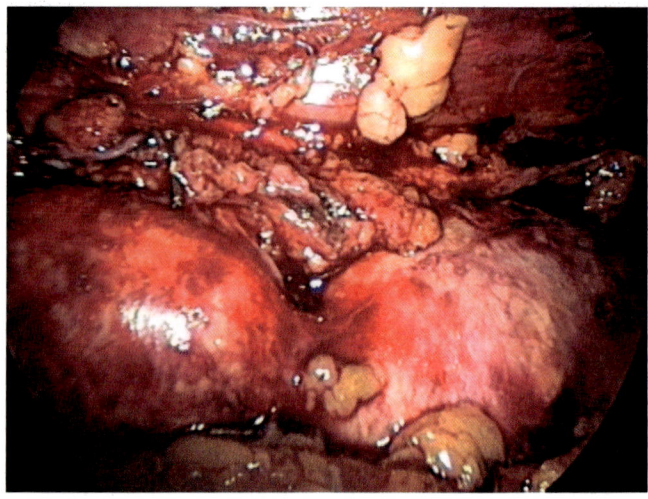

FIGURA 84.9 Técnica de exposição da aorta infrarrenal.

(Figura 84.12). Esse procedimento garante menor perda sanguínea, ainda que com maior tempo cirúrgico. Outra alternativa seria a ligadura dessas artérias pelo interior do aneurisma, após abertura do saco aneurismático, da mesma maneira que na cirurgia convencional. Com esse propósito, usa-se um fio de poligalactina 2.0, curto, com *patch* de Teflon® na extremidade da linha. Após a realização de 2 ou 3 pontos, a sutura é fixada com um clipe especial não traumático. Essa técnica é muito rápida, não necessitando atar os fios uns aos outros.

Na doença aneurismática, a abertura do saco deve ser realizada com cautela, deixando intacta a parede posterior da aorta, garantindo angulação correta e evitando a transecção oblíqua do colo, o que promove extensão suficiente para realização da anastomose.

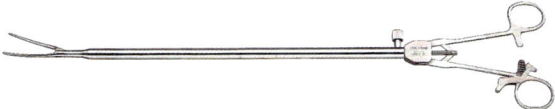

FIGURA 84.10 Visão geral do clampe laparoscópico.

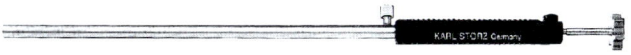

Aplicador de clampe vascular endoscópico

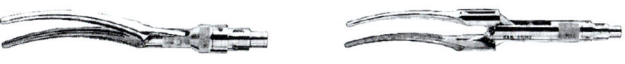

Clampes vasculares endoscópicos descartáveis

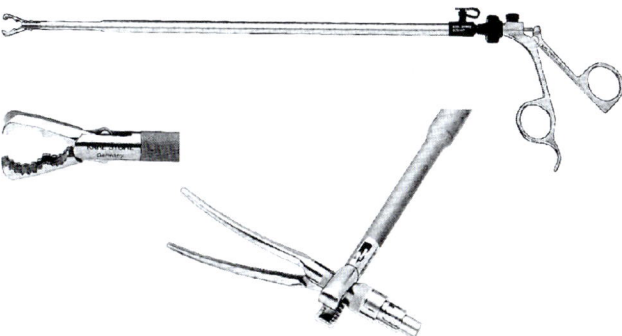

Pinça endoscópica para preensão de clampe vascular

FIGURA 84.11 Aspecto do clampe laparoscópico destacável.

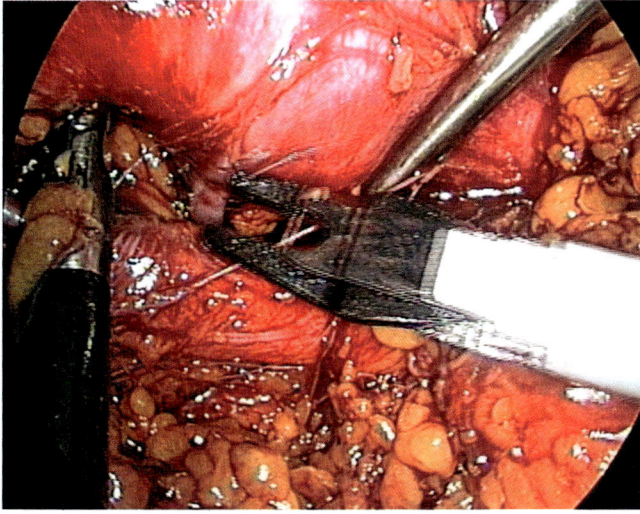

FIGURA 84.12 Técnica de ligadura de artéria lombar com clipe metálico.

Realiza-se, então, o esvaziamento do saco do aneurismático com auxílio de um aspirador (dispositivo de irrigação–sucção de 5 mm) (Figura 84.13), conectado ao aparelho de hemoprocessamento (Cell-Saver®) (Figuras 84.14 e 84.15). As artérias lombares remanescentes devem ser ligadas com auxílio de clipes, sendo identificadas medialmente ou lateralmente à aorta. Grampeadores laparoscópicos, usados em cirurgia de herniorrafia, também podem ser usados para cessar o sangramento oriundo das artérias lombares.

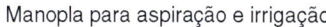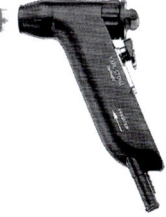

Manopla para aspiração e irrigação

FIGURA 84.13 Aspecto do dispositivo de irrigação–sucção.

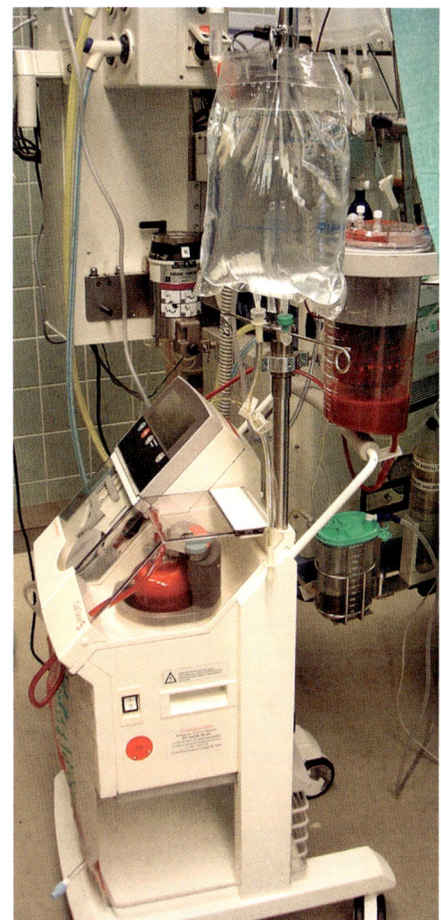

FIGURA 84.14 Aparelho de hemoprocessamento Cell-Saver®.

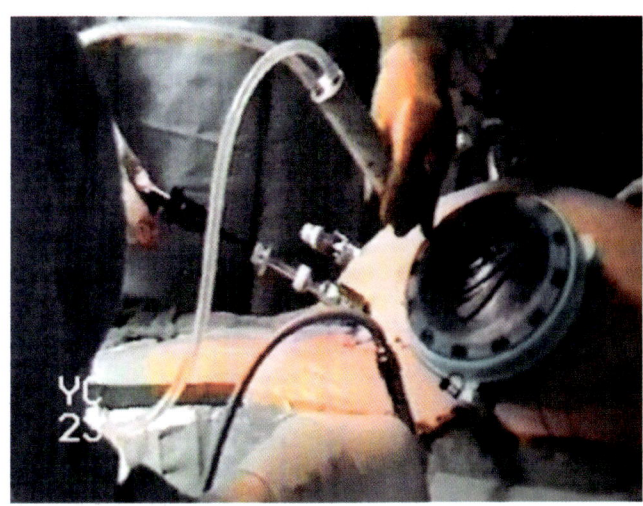

FIGURA 84.15 Dispositivo de irrigação-sucção conectado ao Cell-Saver® introduzido pelo *handport* (HALS).

Cirurgia aórtica videoassistida

Cirurgia laparoscópica com auxílio da mão/hand-assisted laparoscopic surgery

Nessa técnica, executa-se uma pequena incisão abdominal por onde se implanta um dispositivo denominado *handport*, através do qual o cirurgião poderá colocar uma das mãos dentro da cavidade abdominal e auxiliar na cirurgia laparoscópica, sem perda do pneumoperitônio[31,39,40] (Figura 84.16). Apesar de inicialmente ser considerada um passo intermediário para se alcançar excelência técnica para a abordagem totalmente laparoscópica, atualmente a HALS ainda é utilizada.[1,3]

Para viabilizar o *handport*, requer-se mini-incisão, que não deve exceder 7 cm, independentemente do índice de massa corporal do paciente (Figura 84.17). A colocação estratégica do dispositivo de *handport* é essencial. Nos casos relatados em Düsseldorf, na Alemanha,[22,40,41] e no Serviço de Pisa,[7,42] optou-se por posicionar o *handport* (GelPort Applied Medical, Irvine Cal, EUA) no abdome inferior esquerdo[30] ou mediante incisão de Pfannenstiel. Dessa maneira, o paciente se beneficiaria não somente no caráter estético, mas também da redução do desconforto respiratório no pós-operatório.

O dispositivo de HALS também pode ser útil como portal para introdução de instrumentos laparoscópicos. A mão não dominante do cirurgião deve ser introduzida no abdome por meio desse dispositivo somente quando necessário, visando reduzir dor pós-operatória causada pelo esgarçamento da mini-incisão.

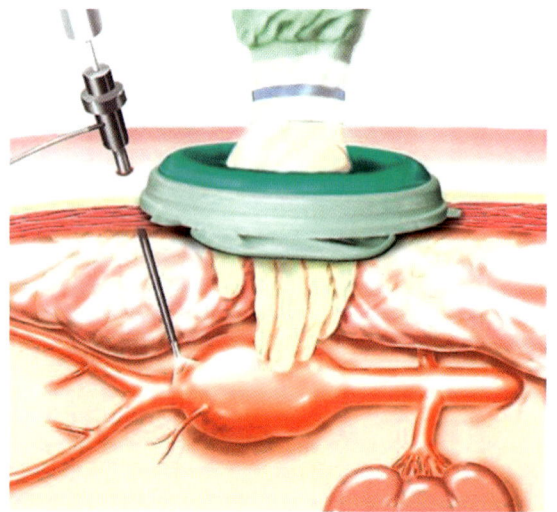

FIGURA 84.16 Mão esquerda não dominante do cirurgião introduzida no *handport*, mantendo o pneumoperitônio.

Após exposição e controles proximal e distal da aorta, a abertura do saco do aneurisma é realizada com bisturi laparoscópico e um mini-instrumento especial (Figura 84.18), introduzido pelo *handport* com a mão esquerda do cirurgião. O mini-instrumento especial é um suporte articulado, no qual podem ser acoplados em sua extremidade vários tipos de instrumentais cirúrgicos, como tesouras e porta-agulhas. Nesse tempo cirúrgico, o cirurgião pode se posicionar à esquerda do paciente, se for de sua preferência.

Prepara-se o colo para a anastomose, e a prótese vascular é introduzida pelo *handport*. Realizam-se as anastomoses proximal e distal, respectivamente, sob visão laparoscópica, com fios de polipropileno 3.0, do mesmo modo que na cirurgia convencional. Se necessário, a mão não dominante do cirurgião pode ser introduzida pelo *handport* para segurar a agulha, usando o mesmo mini-instrumento especial (Figura 84.18). Porta-agulhas laparoscópicos são introduzidos pelos portais 6 ou 7 (Figura 84.19) e são manipulados pela mão dominante do cirurgião. O primeiro auxiliar pode tensionar a sutura com uma pinça atraumática de DeBakey, encapada com uma camada de borracha fina, evitando danos ao fio de polipropileno, e, simultaneamente, deve manter campo cirúrgico livre de sangue, com auxílio do aspirador laparoscópico. Para tal, são usados os portais localizados na linha média (Figura 84.5).

A anastomose distal é executada da mesma maneira. Após o término das anastomoses, libera-se o fluxo na anastomose proximal, deixando sair o ar da prótese e, em seguida, o fluxo na anastomose distal é liberado, restituindo a perfusão para os membros inferiores. Sangramentos remanescentes pelas anastomoses proximal e distal são corrigidos com emprego de telas ou esponjas hemostáticas (Figura 84.20) e cola de fibrina e, quando necessário, com pontos laparoscópicos adicionais.

Quando for usada prótese bifurcada, as anastomoses distais devem ser realizadas na artéria ilíaca externa ou na bifurcação ilíaca, com técnica laparoscópica. As artérias ilíacas proximais ao implante da prótese bifurcada devem ser ocluídas com ligadura ou grampeador laparoscópico. Para anastomose distal nas artérias femorais, deve-se realizar tunelização, em trajeto anatômico, orientada por visão laparoscópica, sempre após a identificação dos ureteres direito e esquerdo. Com os tunelizadores especiais laparoscópicos, faz-se, primeiramente, a tunelização à direita e, posteriormente, à esquerda, ambas guiadas por laparoscopia, visando, dessa maneira, poupar perda de gás. Nesse procedimento, os ramos da prótese devem ser ligados ou clampeados temporariamente, para se testar o sangramento da anastomose proximal após liberação do clampe aórtico, antes da realização das anastomoses distais (Figura 84.21). Os sangramentos remanescentes são corrigidos assim como foi descrito anteriormente.

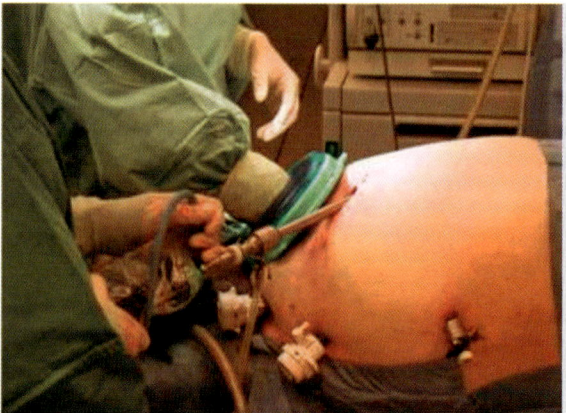
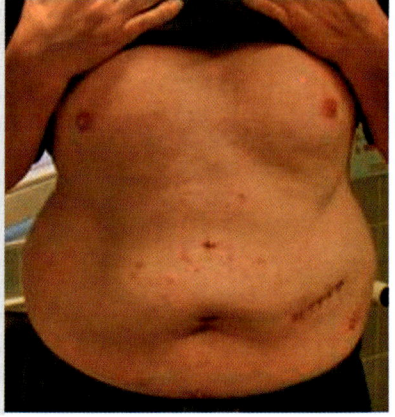

FIGURA 84.17 Visão global mostrando, *à esquerda*, o *handport*, câmera e trocartes e, *à direita*, a incisão usada para posicionar o *handport*.

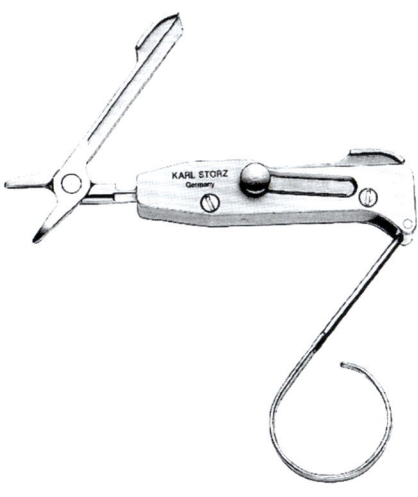

FIGURA 84.18 Aspecto do mini-instrumento especial.

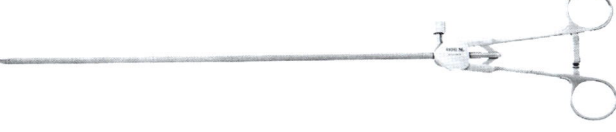

Porta-agulhas endoscópico

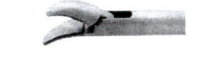

Curva para a esquerda

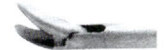

Curva para a direita

FIGURA 84.19 Aspecto do porta-agulhas laparoscópico.

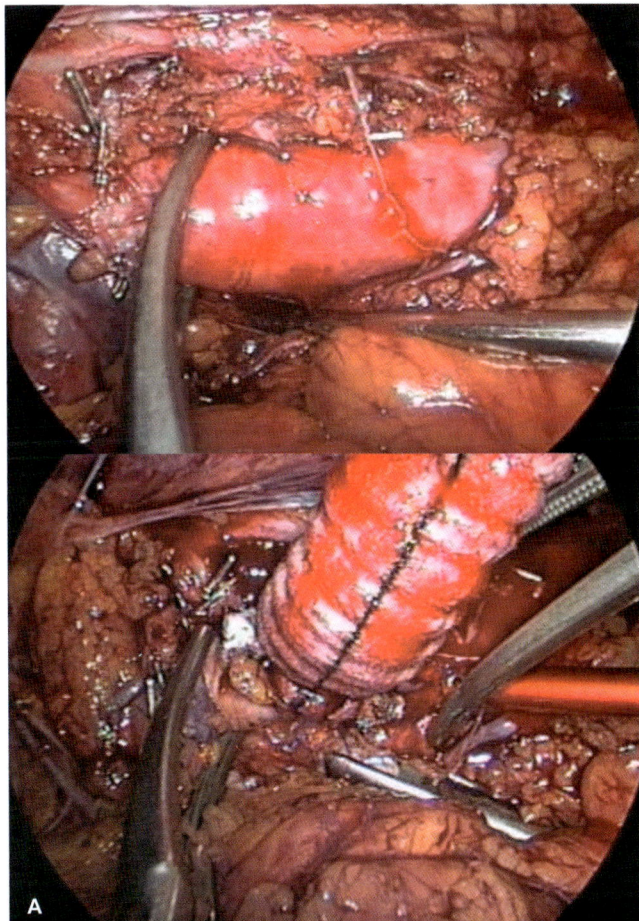

A

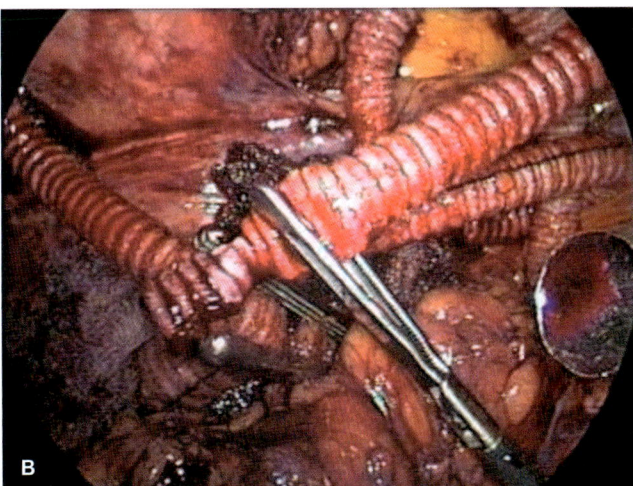

B

FIGURA 84.21 **A.** Anastomose terminolateral da prótese na aorta. Observe que somente o local da anastomose foi dissecado. **B.** Ligadura temporária distal dos ramos da prótese para testar sangramentos remanescentes na anastomose.

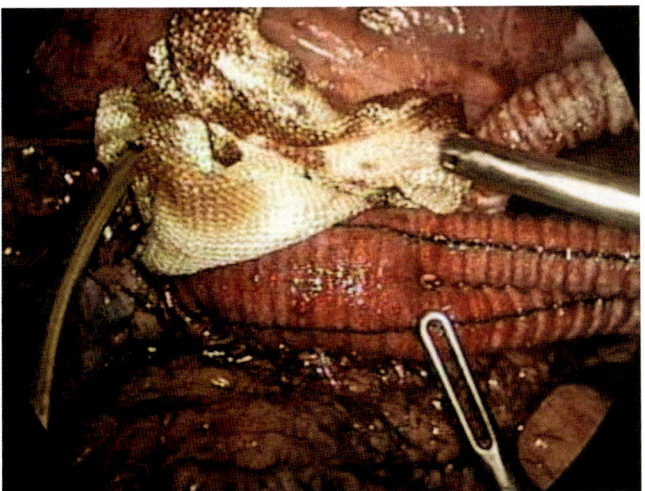

FIGURA 84.20 Emprego de Surgicell® para controle de sangramentos remanescentes.

As anastomoses distais são realizadas com técnica convencional, e as artérias femorais, quando escolhidas para *outflow*, devem ser preparadas antes do início da cirurgia laparoscópica. Antes da realização de cada anastomose distal, deve-se empregar um cateter de Fogarty para remoção de possíveis trombos formados no interior dos ramos da prótese bifurcada, anteriormente ligados.

Em pacientes com doença oclusiva aortoilíaca, procede-se à anastomose proximal terminolateral com dois fios de polipropileno 3.0, com técnica similar à descrita anteriormente. Nessa cirurgia, somente o local para a anastomose é dissecado, proximal à origem da artéria mesentérica inferior (AMI) (Figura 84.21). Com essa técnica de exposição, evitam-se danos aos nervos lombossacrais, localizados junto à bifurcação aórtica. As anastomoses distais são realizadas com técnica convencional, conforme descrito anteriormente.

Ao fim da cirurgia, revisa-se o procedimento e verifica-se a hemostasia, sob visão laparoscópica. O enxerto é recoberto pelo hemicólon e pelo peritônio esquerdos, simplesmente retornando a mesa cirúrgica para a esquerda, posição de 0°. A drenagem não é necessária.

O paciente é extubado ainda na sala cirúrgica e a sonda naso-gástrica é removida. Todos os pacientes recebem dieta fluida (chá, água e gelatina) no jantar, no mesmo dia da cirurgia. A dieta líquida pode ser liberada no 1º dia de pós-operatório. Alimentos sólidos são fornecidos rotineiramente no 2º dia pós-operatório. A deam-bulação também tem início à noite do mesmo dia da cirurgia. Recomenda-se que o paciente permaneça em unidade de terapia intensiva (UTI) até o 1º dia de pós-operatório, estando a alta dessa unidade a critério do cirurgião e do intensivista.

Cirurgia por minilaparotomia

Nessa técnica, a dissecção e a abordagem da aorta são realizadas com técnicas laparoscópicas sob pneumoperitônio, e a restauração vascular aórtica é feita de maneira convencional, por minilaparotomia.[43,44]

No 2º tempo cirúrgico, em vez de se realizar uma mini-inci-são para introdução do *handport*, esta é realizada na linha axilar anterior e longitudinal, empregando afastadores tipo OmniTract®, não ultrapassando 9 cm. A partir de então, a cirurgia torna-se um procedimento aberto, sem o emprego do pneumoperitônio, em que as anastomoses, tanto proximal como distal, são executadas sob visão direta, por técnica convencional (Figura 84.22). Na Faculdade de Medicina de Botucatu, da Universidade Estadual Paulista (FMB-UNESP),[14] realizou-se cirurgia com essa técnica, confec-cionando-se um enxerto aortofemoral esquerdo (Figura 84.23) com sucesso em um paciente portador de oclusão das artérias ilíacas comum e externa (classificação TASC D). Devido à oclu-são crônica do eixo femoropoplíteo esquerdo, foi necessária a implementação de ponte femoropoplítea suprapatelar, já que o paciente apresentava isquemia crítica com gangrena em hálux esquerdo. No pós-operatório, observou-se ferida sangrante com sinais de granulação em incisão cirúrgica com quase 7 cm de extensão (Figura 84.24).

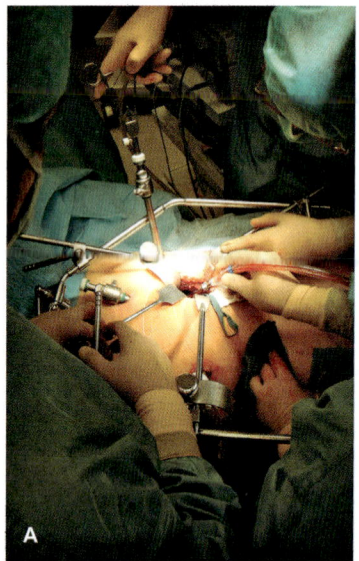
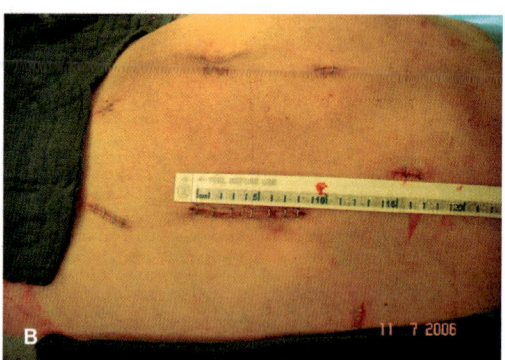

FIGURA 84.22 A. Incisão longitudinal na linha axilar anterior, empregando afastadores convencionais tipo OmniTract®. **B.** Aspecto final da incisão, que não ultrapassou 9 cm.

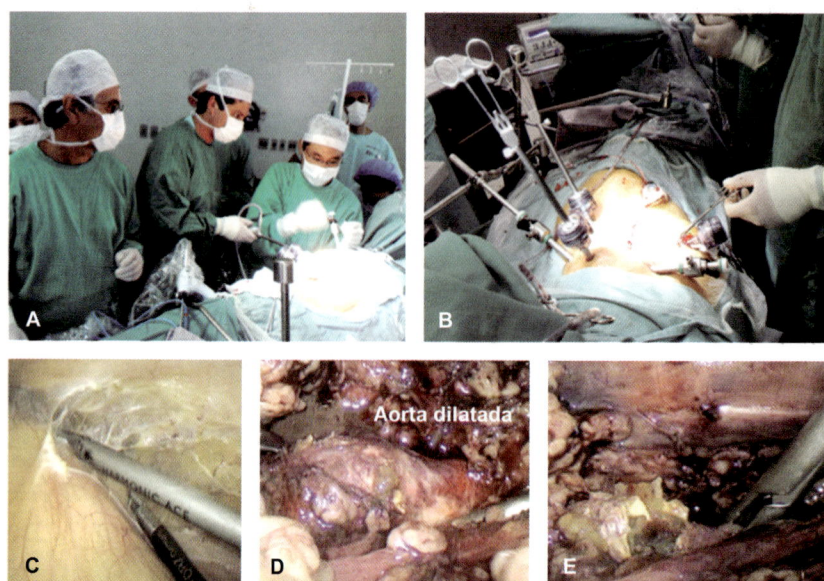

FIGURA 84.23 A. Cirurgia iniciada com técnica totalmente laparoscópica. **B.** Posição dos trocartes. **C.** Exposição da aorta, com a mobilização medial do hemicólon esquerdo seguindo as orientações da *apron technique*. **D.** Dilatação fusiforme da aorta distal (cerca de 3 cm de diâmetro máximo). **E.** Clampeamento vascular laparoscópico.[24]

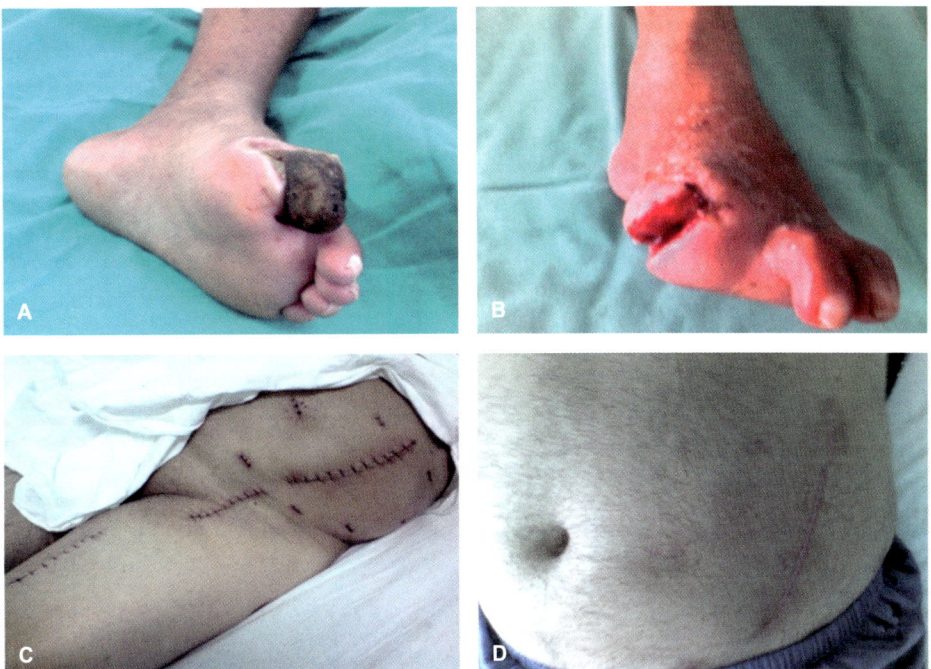

FIGURA 84.24 **A.** Gangrena úmida do pé esquerdo. **B.** Lesão isquêmica em cicatrização. **C.** Ferida cirúrgica no pós-operatório precoce. **D.** Cicatriz cirúrgica atualmente.[24]

Cirurgia aórtica videoassistida combinada com a totalmente laparoscópica

Uma combinação da abordagem videoassistida com a totalmente laparoscópica pode ser empregada para tratar doenças aórticas mais complexas. Entre estas estão as revascularizações das artérias renais e viscerais em doenças oclusivas aortoilíacas, bem como o tratamento híbrido dos aneurismas toracoabdominais.

Primeiramente, realiza-se dissecção laparoscópica da aorta infrarrenal ou da artéria ilíaca comum. Na maioria dos casos, a abordagem dessas artérias é feita por dissecção retrocólica esquerda, sem mobilização do rim esquerdo (*in situ*). A seguir, executa-se anastomose terminolateral com um enxerto de Dacron® ou politetrafluoretileno (PTFE) com a aorta por via totalmente laparoscópica. A seguir, a artéria renal esquerda é dissecada laparoscopicamente. Uma minilaparotomia de 5 a 7 cm para abordagem retroperitoneal ao rim ipsilateral é realizada, e a anastomose terminolateral do enxerto é feita nessa artéria renal, sob visão direta, com técnica convencional (Figura 84.25), com tempo de clampeamento aórtico ou ilíaco de 30 minutos e o tempo de isquemia renal de menos de 15 minutos. Um enxerto da artéria ilíaca comum direita com a artéria renal direita pode ser executado de modo similar. Realiza-se anastomose totalmente laparoscópica na artéria ilíaca direita, próxima de sua bifurcação e, por uma mini-incisão retroperitoneal, a anastomose do enxerto é feita na artéria renal direita.

Resultados dos procedimentos videoassistidos

Os resultados mostrados a seguir são frutos da experiência combinada de dois centros que implantaram o procedimento HALS para o tratamento de pacientes com AAA infrarrenal e doença oclusiva aortoilíaca: Professor Doutor Ralf Kolvenbach[7,40,41] e Professor Doutor Mauro Ferrari.[7,24,42]

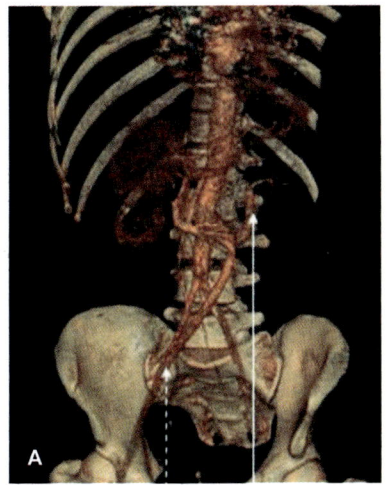
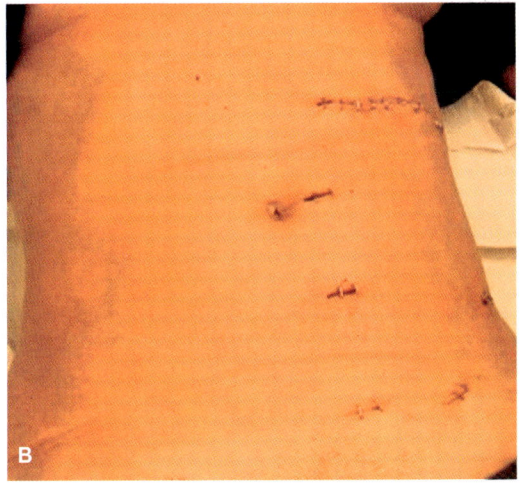

FIGURA 84.25 **A.** A *seta pontilhada* mostra o enxerto aortofemoral à direita, que apresenta um "ramo" para artéria renal esquerda, indicado pela *seta contínua*. A anastomose aórtica foi realizada com técnica totalmente laparoscópica, e a anastomose renal esquerda com técnica minimamente invasiva (minilaparotomia). O tempo de isquemia renal foi de 11 minutos. **B.** Aspecto cirúrgico final.

No serviço de Düsseldorf, foram operados 399 pacientes, conforme mostra o Quadro 84.2. Dentre estes, 184 pacientes apresentavam doença oclusiva aortoilíaca. A mortalidade em pacientes submetidos à correção de AAA não excedeu 1,8% (Quadro 84.3).

No Quadro 84.4 comparam-se as cirurgias laparoscópicas em que somente a mini-incisão foi usada com aquelas em que houve o emprego do *handport*, ou seja, comparando-se a técnica minimamente invasiva com a HALS.

Nota-se significativa redução no tempo cirúrgico, bem como no tempo de clampeamento quando se usa o dispositivo Handport.

O Quadro 84.5 apresenta comparação entre pacientes operados por via laparoscópica e convencional no serviço de Pisa, observando-se que a necessidade de permanência em UTI, íleo pós-operatório e hospitalização foram significativamente menores no grupo laparoscópico quando comparados com os casos de cirurgia convencional. No Quadro 84.6, nota-se significativa redução no tempo cirúrgico, bem como no tempo de clampeamento após curva de aprendizado, de 30 pacientes.

Com base nesses resultados, as cirurgias aórticas laparoscópicas podem ser realizadas com tempo cirúrgico inferior a 3 horas e com menor taxa de permanência hospitalar, similares aos dados referentes a procedimentos endovasculares (Quadro 84.7).

A incidência de hérnia incisional foi de 2,4% no serviço de Pisa e 9,4% no serviço de Düsseldorf. Acredita-se que essas quantidades possam ser reduzidas ao se empregarem telas de Marlex® profilaticamente em pacientes com risco aumentado de desenvolver hérnias incisionais, como pacientes com doença pulmonar obstrutiva crônica (DPOC) ou obesidade mórbida.

De acordo com a experiência do serviço de Pisa, a maioria dos pacientes aceitou dieta com alimentos sólidos após $27,4 \pm 15$ horas. A permanência hospitalar foi, em média, de $4,4 \pm 1,7$ dia. Não houve interferência no tempo cirúrgico em pacientes que apresentavam obesidade mórbida nem nos que necessitaram de clampeamento suprarrenal ou em virtude do tamanho do aneurisma.

Os resultados da correção videolaparoscópica do AAA, portanto, são similares ao padrão-ouro (reparo transperitoneal

---

QUADRO 84.2 Cirurgia laparoscópica com auxílio da mão – experiência do serviço de Düsseldorf.

Aneurisma da aorta abdominal	212	Aortoaórtico	128
		Enxerto bifurcado	84
Doença oclusiva	187	Bifemoral	164
		Unifemoral	23

Cirurgia videoassistida (total de 399 pacientes).

QUADRO 84.3 Óbito de pacientes submetidos à cirurgia laparoscópica com auxílio da mão (HALS, do inglês, *hand-assisted laparoscopic surgery*) para correção de aneurisma da aorta abdominal – serviço de Düsseldorf.

Mortalidade	HALS	399 pacientes
Aneurisma da aorta abdominal	4	1,8%
Doença oclusiva	3	1,6%

QUADRO 84.4 Comparação entre cirurgia minimamente invasiva (minilaparotomia) e cirurgia videoassistida (HALS, do inglês, *hand-assisted laparoscopic surgery*) – serviço de Düsseldorf.

Tempo	Minilaparotomia (50 pacientes)	HALS (50 PACIENTES)
Cirurgia	175 (± 85 a 290)	135 (± 95 a 210)
Clampeamento	55 (± 25 a 130)	50 (± 30 a 115)

QUADRO 84.5 Comparação de resultados entre cirurgia laparoscópica com auxílio da mão (HALS, do inglês, *hand-assisted laparoscopic surgery*) e cirurgia convencional – serviço de Pisa.

	HALS	Cirurgia convencional	Valor de *p*
Número de casos	122	331	–
Permanência em unidade de terapia intensiva (h)	$14,3 \pm 13$	$24,5 \pm 32$	0
Dieta com alimentos sólidos (h)	$27,4 \pm 15$	$48,1 \pm 12$	0
Morbidade	12,3%	17,6%	0,786
Mortalidade	0%	1,9%	0,019
Permanência hospitalar (dias)	$4,4 \pm 1,7$	$6,7 \pm 1,9$	0

QUADRO 84.6 Curva de experiência da cirurgia laparoscópica com auxílio da mão, segundo o serviço de Pisa.

	Grupo I* (30 pacientes)	Grupo II** (92 pacientes)	Valor de *p*
Tempo cirúrgico global (min)	306 ± 81	241 ± 59	0
Tempo laparoscópico (min)	98 ± 35	52 ± 21	0
Tempo de clampeamento (min)	90 ± 28	71 ± 24	0
Perda sanguínea estimada	1.077 ± 726	1.101 ± 711	0,917
Recuperação pós-operatória	$5,3 \pm 2$	$4,1 \pm 1$	0,001

*Grupo I: primeiros 30 pacientes operados. **Grupo II: demais pacientes.

QUADRO 84.7	Resultados peroperatórios combinados dos serviços de Düsseldorf e de Pisa com cirurgia laparoscópica com auxílio da mão.	
	Aneurisma da aorta abdominal	Doença oclusiva
Tempo cirúrgico global (min)	194 (85 a 306)	165 (100 a 250)
Tempo de clampeamento (min)	76 (23 a 135)	25 (15 a 40)
Perda sanguínea estimada (mℓ)	620 (150 a 1.800)	370 (250 a 1.200)
Temperatura (°C)	36 (34 a 37)	35,5 (34 a 36,5)
Íleo paralítico (dias)	1,5 (0 a 4)	1 (0 a 6)
Deambulação (dias)	2 (1 a 7)	2 (0 a 4)
Permanência hospitalar (dias)	5,5 (4,4 a 18)	6 (4 a 17)
Permanência em unidade de terapia intensiva (dias)	2 (0 a 8)	1 (0 a 9)
Taxa de conversão (n)	20/337	4/184
Diâmetro da incisão (cm)	7,9 (5,8 a 9,7)	6,8 (5,2 a 8,6)

convencional), com a vantagem de menor tempo de internação e recuperação precoce.[1,3,42]

As técnicas descritas anteriormente podem ser oferecidas para a maioria dos pacientes com doença aórtica, não estando limitadas aos casos de anatomia vascular favorável, como acontece no tratamento endovascular. Além disso, as complicações relatadas estão mais relacionadas com a doença aterosclerótica do que com a cirurgia laparoscópica propriamente dita.[3]

A HALS pode ser empregada com segurança e eficácia por cirurgiões vasculares que desejam iniciar um programa de cirurgia aórtica videolaparoscópica, sendo esse estágio requisito para a realização de cirurgias totalmente laparoscópicas. Tem vantagens adicionais de facilitar o clampeamento suprarrenal, a realização de pontes aortoilíacas, o reimplante de AMI e de artérias renais ou até a retirada de endopróteses que migraram. A técnica HALS pode ser combinada com procedimentos robóticos ou cirurgias híbridas, como derivação renal, antes do implante de endopróteses.[45] A manutenção da percepção tátil torna possível que o cirurgião avalie o grau de calcificação e o melhor local para o clampeamento.

Dessa maneira, as técnicas laparoscópicas podem ser oferecidas para a maioria dos pacientes, independentemente da anatomia aórtica, com resultados duradouros, sem as complicações da cirurgia convencional ou endovascular.[1,3,41]

Cirurgia aórtica totalmente laparoscópica

Assim como ocorre com a técnica videoassistida, as cirurgias aórticas totalmente laparoscópicas podem ser realizadas em pacientes com doença oclusiva aortoilíaca ou aneurismas.[8,9,19,21] O princípio básico da cirurgia totalmente laparoscópica é que as anastomoses são realizadas com porta-agulhas laparoscópicos, sob pneumoperitônio. Essa abordagem cirúrgica que se iniciou em pacientes com doença oclusiva aortoilíaca foi sendo refinada e aprimorada, podendo ser empregada, com segurança, em pacientes com AAA.[8,9,19,21] A técnica cirúrgica totalmente laparoscópica para o tratamento das doenças oclusivas aortoilíacas e AAA tem abordagem praticamente similar.

O posicionamento, a introdução dos trocartes, o estabelecimento do pneumoperitônio, o inventário da cavidade e o início da dissecção do hemicólon esquerdo são realizados conforme descrito anteriormente[5,8,9,12,19,21,32,38,46] (Figuras 84.1 e 84.2), porém pode-se utilizar uma óptica de 45°, se for da preferência do cirurgião. O hemicólon esquerdo, a flexura esplênica e o rim esquerdo são mobilizados medialmente como previamente descrito (Figura 84.3) e deve-se tentar evitar a dissecção do ureter. A abordagem transperitoneal, retrocólica, retrorrenal esquerda modificada promove melhor exposição da aorta, mesmo em pacientes com obesidade, facilitada pelo uso de afastador laparoscópico, posicionado no portal 5 (Figura 84.26),

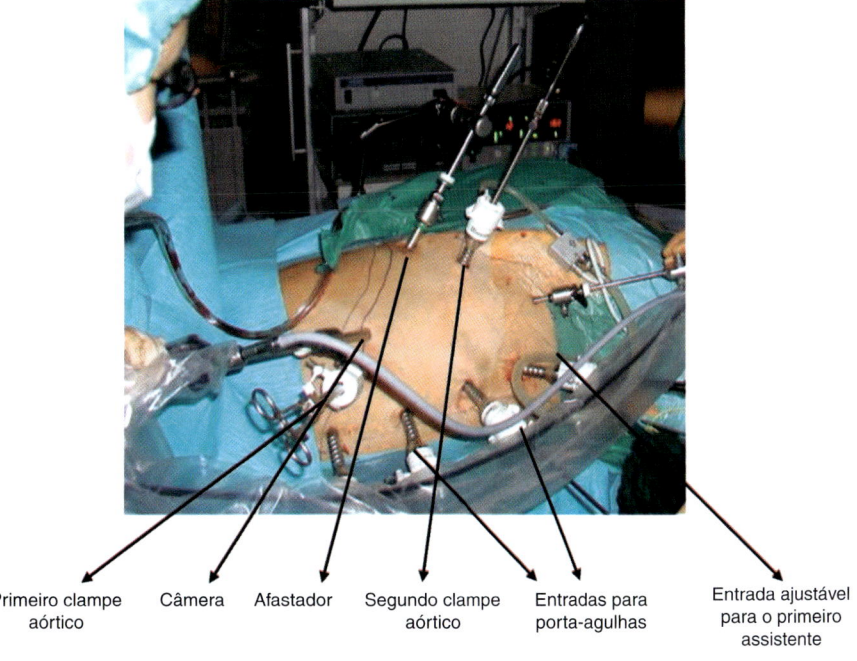

Primeiro clampe aórtico • Câmera • Afastador • Segundo clampe aórtico • Entradas para porta-agulhas • Entrada ajustável para o primeiro assistente

FIGURA 84.26 Posicionamento de trocartes (portais) e afastador laparoscópico.

o mais posterior possível. Esse afastador (Figura 84.27) também pode ter a função de manter o rim esquerdo fora da área de dissecção. Além disso, essa abordagem viabiliza o acesso à aorta suprarrenal, por rotação medial das vísceras abdominais, possibilitando o clampeamento subdiafragmático (Figura 84.4). Durante todo esse tempo cirúrgico, os três cirurgiões permanecem à direita do paciente.

A exposição laparoscópica da aorta é iniciada no nível do colo proximal do aneurisma. A veia renal esquerda deve ser uma das primeiras estruturas visíveis quando a dissecção é iniciada (Figura 84.3). A câmera de videolaparoscopia deve permanecer no portal 2 (Figura 84.5) na maior parte do tempo durante a exposição da aorta.

Nos pacientes com doença oclusiva, restringe-se a extensão de dissecção aórtica, proximal à origem da AMI, pelos mesmos motivos apontados anteriormente (Figura 84.21 A).

Durante a dissecção retroperitoneal da aorta, um auxiliar maneja e direciona a câmera (portal 2), outro ajuda na exposição da área que está sendo dissecada, com auxílio de pinças tipo *grasper*, podendo ser locadas pelos portais 1, 4 ou 7 (Figura 84.5).

Nos pacientes com AAA, as artérias lombares são controladas com ligadura externa, pelo lado esquerdo, pelos portais 5 a 7. Quando estas forem seccionadas após sua clipagem pelo lado esquerdo, as artérias lombares pares adjacentes podem ser clipadas pelo lado direito (Figura 84.12).

Para correção do AAA, havendo colo distal adequado, após heparinização sistêmica, um clampe laparoscópico é introduzido no portal 5 para oclusão da aorta proximal e outro no portal 7 para oclusão da aorta distal (Figura 84.5). Quando não há essa possibilidade, em função de colo distal inadequado para o clampeamento único, dois clampes laparoscópicos são introduzidos por portais também localizados no abdome inferior para oclusão das artérias ilíacas (Figura 84.26). Como alternativa, caso o cirurgião prefira não aumentar o número de portais, existem clampes especiais destacáveis que podem ser alocados em um mesmo portal, conforme descrito anteriormente. A incisão do aneurisma com bisturi laparoscópico e esvaziamento do saco do aneurismático é feita de modo similar ao já descrito (Figura 84.28).

Anastomose totalmente laparoscópica

Durante as suturas laparoscópicas, o cirurgião e dois auxiliares permanecem à direita do paciente,[5,12,19,21] porém, em alguns tempos cirúrgicos, como ligadura extraluminal das artérias lombares com clipes (Figura 84.12), dissecção da bifurcação aórtica ou mobilização da artéria ilíaca comum direita, pode ser necessária a mudança de posição do cirurgião para a esquerda do paciente. Assim como na cirurgia convencional, essa é uma decisão do cirurgião.

O colo proximal (Figura 84.29) deve ser preparado seguindo-se os mesmos cuidados técnicos descritos anteriormente, porém de maneira totalmente laparoscópica, com auxílio de tesouras e *graspers* laparoscópicos (Figura 84.30). O preparo do colo distal é realizado da mesma maneira (Figura 84.31).

Usam-se os portais 1, 2, 3 e, se necessário, um adicional (localizado medial e inferior, e lateral ao 3, em alguns casos, medial ao que estaria sendo usado por um dos clampes distais; Figura 84.26) para realização das anastomoses laparoscópicas, as quais se fazem com uso de dois porta-agulhas laparoscópicos.

Nos pacientes com AAA em que o enxerto aortoaórtico for a opção terapêutica, as sequências técnicas iniciais e finais são similares às demais técnicas já descritas. A prótese de Dacron® tubular deve ser previamente preparada e seu ramo distal ligado ou clampeado temporariamente, pelos mesmos motivos apresentados anteriormente. A anastomose proximal totalmente laparoscópica

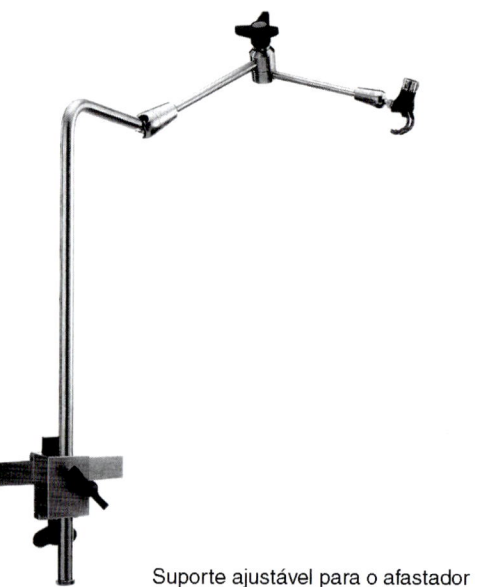

Suporte ajustável para o afastador

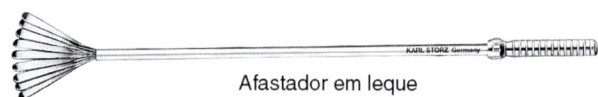

Afastador em leque

FIGURA 84.27 Aspecto do afastador laparoscópico.

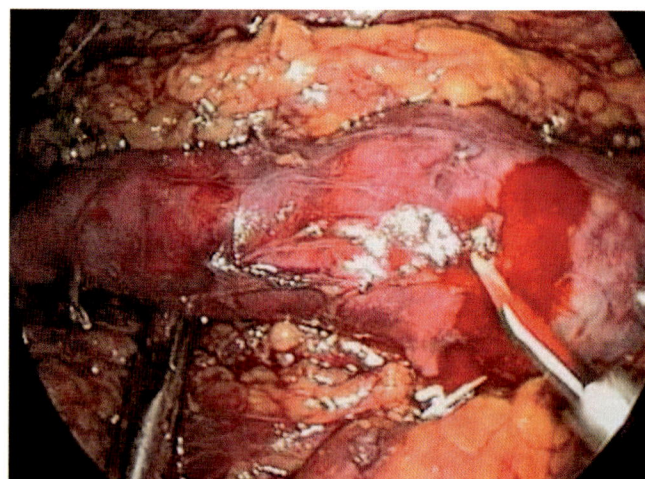

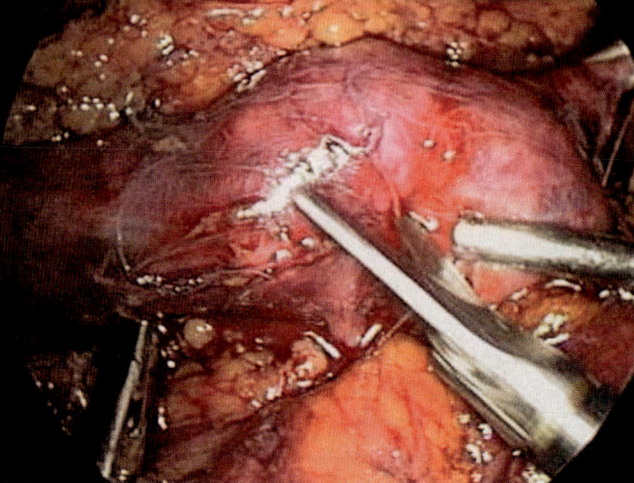

FIGURA 84.28 Abertura do saco aneurismático na técnica totalmente laparoscópica.

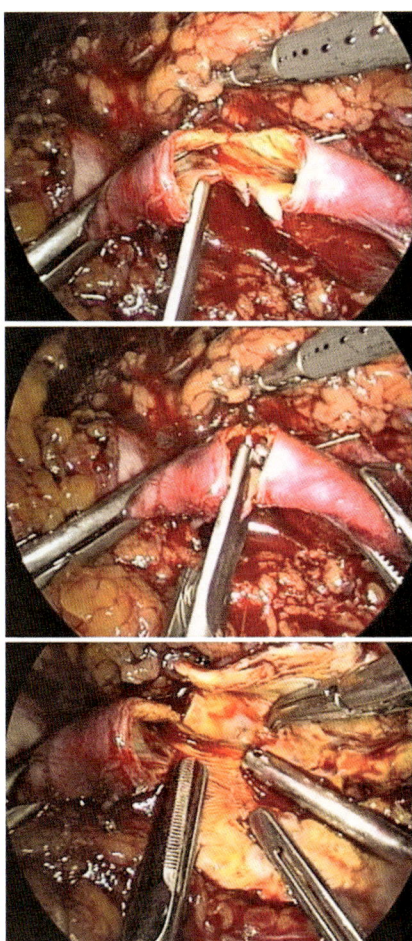

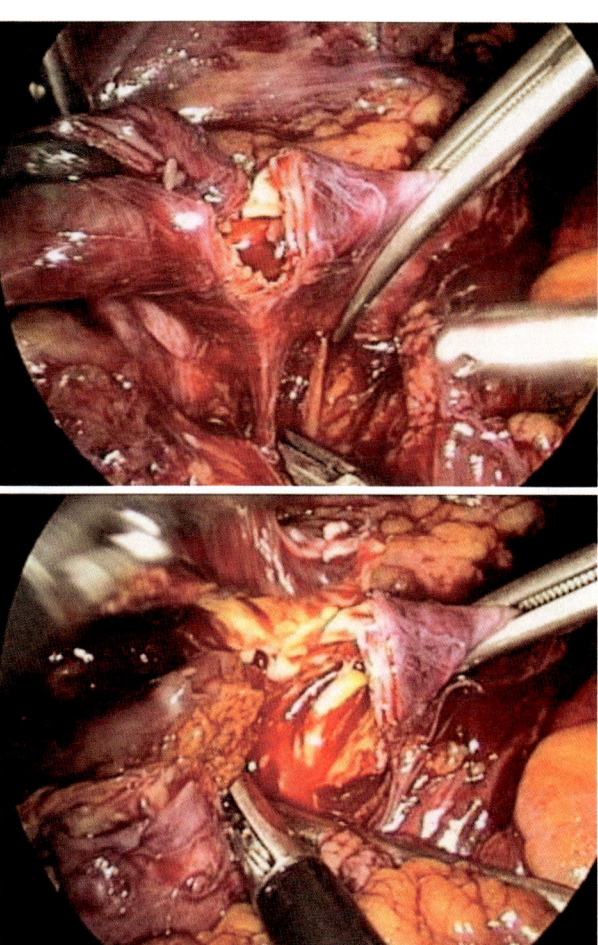

FIGURA 84.29 Preparo do colo proximal com técnica totalmente laparoscópica.

FIGURA 84.31 Técnica de preparo do colo distal com técnica totalmente laparoscópica.

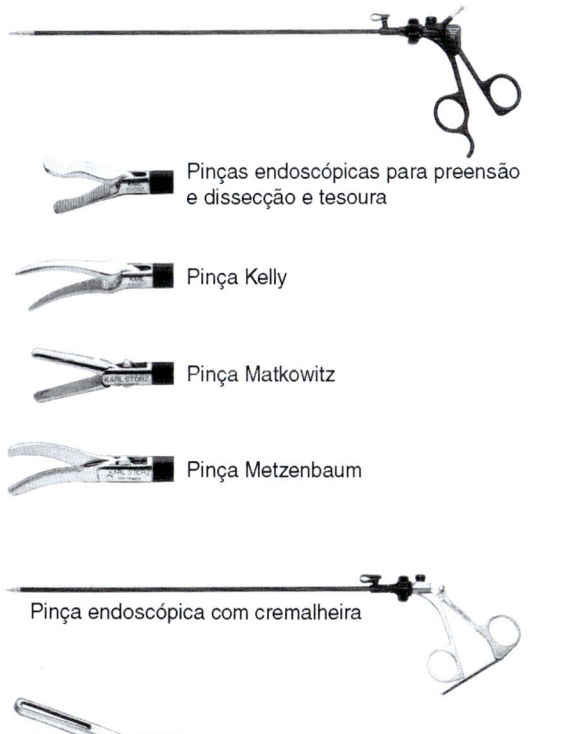

Pinças endoscópicas para preensão e dissecção e tesoura

Pinça Kelly

Pinça Matkowitz

Pinça Metzenbaum

Pinça endoscópica com cremalheira

Pinça fenestrada

FIGURA 84.30 Aspecto de pinças de dissecção e preensão, e tesoura laparoscópicas.

é iniciada na parede posterior da aorta com fios de polipropileno 3.0 de 10 cm. Uma segunda sutura é realizada anteriormente e ambas serão amarradas laparoscopicamente. Com intuito de economizar tempo cirúrgico, podem-se empregar duas ou três suturas de polipropileno 3.0, fixadas com um Teflon® na extremidade, conforme descrito originalmente por Coggia[47] (Figura 84.32). Um gancho laparoscópico é útil para tensionar a linha da sutura. Como alternativa, o primeiro auxiliar pode tensionar a sutura com uma pinça atraumática de DeBakey. Após o término da anastomose proximal, libera-se o fluxo para prótese ligada, avaliando os possíveis sangramentos remanescentes, que devem ser corrigidos conforme descrito anteriormente. A seguir, realiza-se o clampeamento da prótese para realização da anastomose distal (Figura 84.33). Enquanto a anastomose está sendo executada, a câmera deve permanecer no portal localizado no abdome superior esquerdo, portal 4 (Figura 84.5). Se a AMI estiver patente, há a possibilidade de reimplantá-la com a mesma técnica laparoscópica descrita anteriormente, realizando-se clampeamento lateral (Figura 84.34).

Nos pacientes em que a prótese bifurcada for a opção, a anastomose proximal é executada como descrito anteriormente, e as anastomoses distais devem ser realizadas na artéria ilíaca externa ou na bifurcação ilíaca, com técnica convencional, por pequena incisão extraperitoneal, acima do ligamento inguinal, reduzindo o tempo de clampeamento. Nesse procedimento, os ramos da prótese devem ser ligados ou clampeados temporariamente, pelos mesmos motivos já apresentados (Figura 84.21 B). Cirurgiões experientes têm condições de realizar a anastomose distal na artéria ilíaca comum laparoscopicamente com a mesma perfeição de uma anastomose na

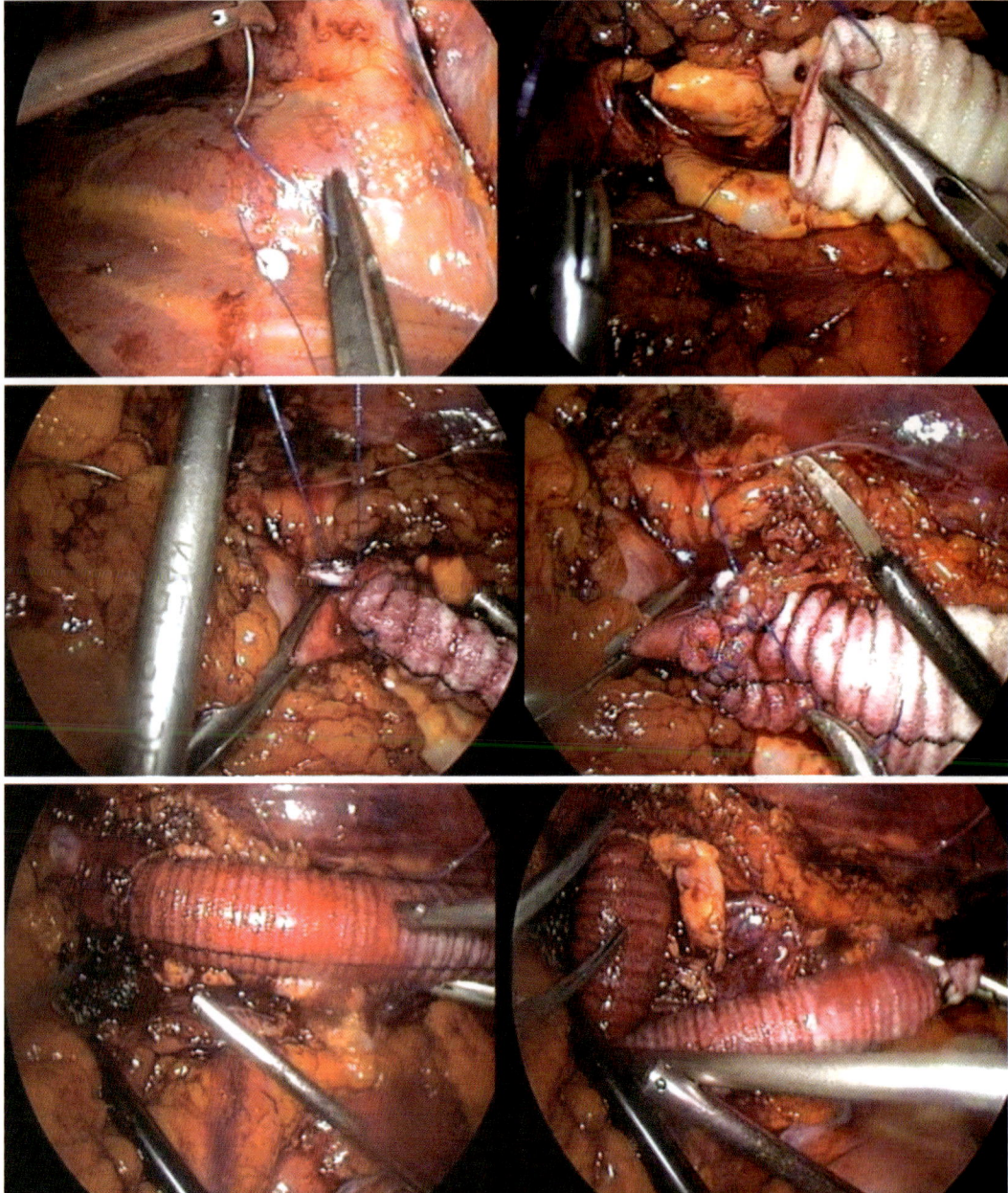

FIGURA 84.32 Anastomose proximal de enxerto aortoaórtico realizada com a técnica de Coggia[9,26,53] em paciente com aneurisma da aorta abdominal. Nota-se na última figura que o ramo distal da prótese encontra-se temporariamente ligado, para que a anastomose proximal seja testada quanto a sangramentos remanescentes.

aorta distal. Nesse caso, não haveria necessidade de ligar os ramos da prótese, já que não seria liberado o fluxo proximal aórtico antes das anastomoses distais. Quando a artéria femoral comum for o local escolhido para realização da anastomose distal, esta será feita com técnica convencional, assim como descrito a seguir para oclusões aortoilíacas. Sangramentos remanescentes são tratados como as outras técnicas.

Em pacientes com doença aortoilíaca, nos quais anastomose terminolateral é empregada, realiza-se arteriotomia e, a seguir, inicia-se a anastomose de um dos bordos da boca anastomótica com fios de polipropileno 3.0 de 10 cm (Figura 84.21 A). Uma segunda sutura é feita ao longo do outro bordo e ambas são amarradas entre si laparoscopicamente ou com a técnica de Coggia. Um gancho laparoscópico e uma pinça atraumática de DeBakey encapada com uma camada de borracha fina são úteis para tensionar a linha da sutura. O preparo da prótese bifurcada, a tunelização e as anastomoses distais são realizadas de modo similar às outras técnicas descritas neste capítulo. Nessa abordagem, a drenagem da cavidade é necessária.

Conversão

As razões para mudança da técnica para uma minilaparotomia[43] devem ser delineadas antes da cirurgia. As seguintes situações devem ser consideradas: clampeamento aórtico por mais de 2 horas ou tempo cirúrgico total além de 4 horas (nesses casos, opta-se pela conversão para técnica HALS), grande quantidade de aderências, excessiva calcificação da aorta ou perda incontrolável de sangue (pode-se usar um cateter-balão intraluminal, introduzido por um trocarte, para controle do fluxo sanguíneo). Combinar técnicas endovasculares com procedimentos laparoscópicos pode ser uma alternativa efetiva para superar tais problemas técnicos.[48]

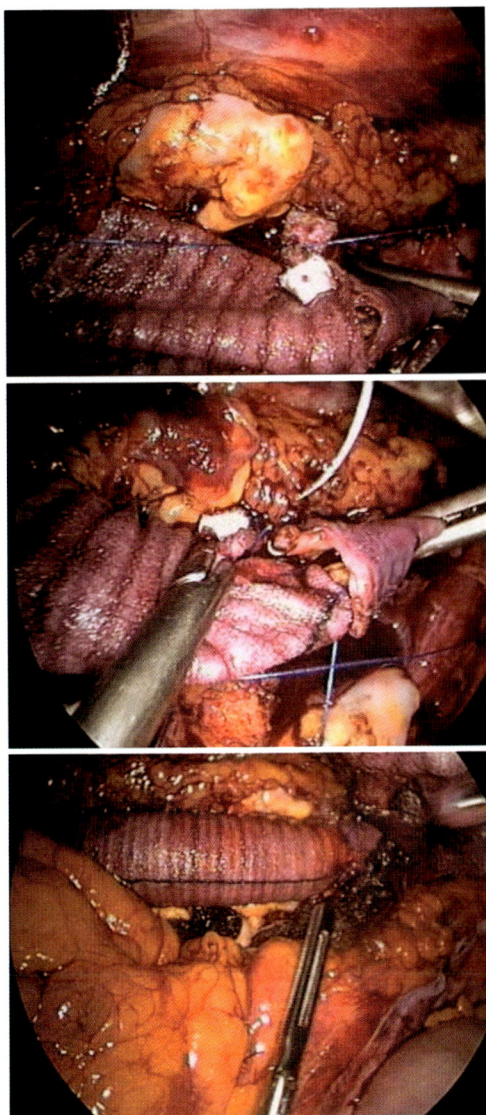

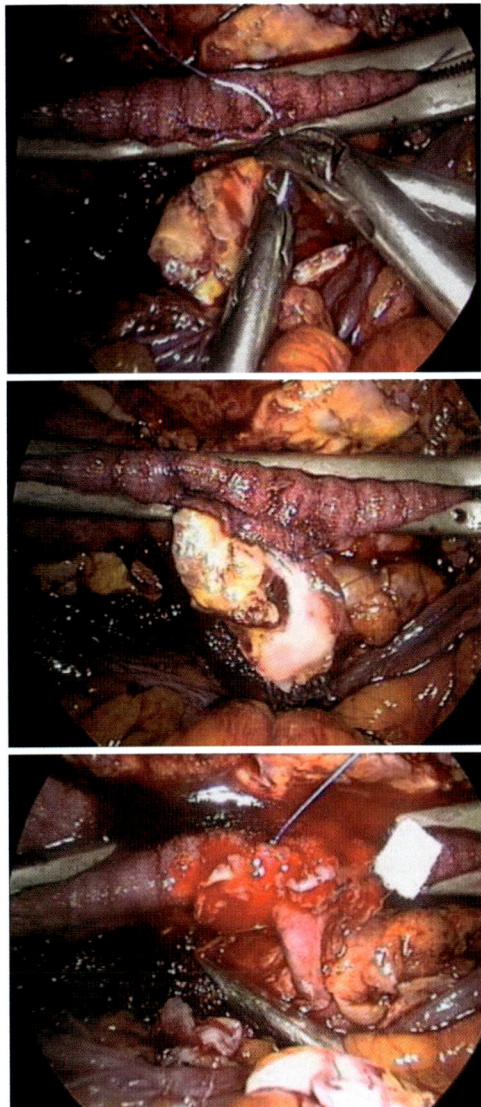

FIGURA 84.33 Anastomose distal de enxerto aortoaórtico realizada com a técnica de Coggia. A última figura mostra o aspecto final do enxerto.

FIGURA 84.34 Reimplante de artéria mesentérica inferior com técnica totalmente laparoscópica. Nota-se a realização de clampeamento lateral.

Resultados dos procedimentos totalmente laparoscópicos

Kolvenbach et al.[21] descreveram 131 pacientes com diagnóstico de AAA operados com a técnica totalmente laparoscópica. Recorreu-se ao enxerto aortoaórtico em 55% dos casos e no restante, ao enxerto bifurcado. A mortalidade foi de 3% e as complicações maiores não letais ocorreram em 17,5% dos pacientes. Em 26 pacientes submetidos à correção cirúrgica de AAA, houve queixas de parestesias perincisionais, as quais foram relacionadas com o procedimento cirúrgico. A conversão foi necessária em 12 casos (9,1%) pelos motivos já relacionados. Após um período médio de acompanhamento de 39 meses, 127 pacientes estavam vivos e eram acompanhados regularmente.

Em revisão sistemática, a mortalidade registrada foi de aproximadamente 5% e frequentemente causada por isquemia cardíaca.[15]

Na FMB-UNESP, realizou-se uma cirurgia com essa técnica, confeccionando um enxerto aortofemoral esquerdo (Figura 84.35) com sucesso em um paciente com oclusão das artérias ilíacas comum e externa (TASC D).[12] O mesmo apresentava isquemia crítica com cianose em pé esquerdo, que regrediu totalmente após a revascularização do eixo proximal.

Em conclusão, as cirurgias aórticas totalmente laparoscópicas constituem uma opção para a maioria dos pacientes portadores de doença aortoilíaca e AAA, com excelentes resultados a longo prazo.[15,16] Atualmente, há recursos técnicos operatórios e instrumental cirúrgico adequados para tornar rotineira a cirurgia aórtica totalmente laparoscópica.

Técnicas híbridas

Combinam cirurgias laparoscópicas e endovasculares para tratar complicações da correção endovascular das doenças aórticas ou melhorar seu resultado e para auxiliar nos procedimentos aórticos complexos.[2,23,26,48-50]

Vazamentos (*endoleaks*), endotensão e migração das endopróteses são os principais problemas do tratamento endovascular (EVAR, do inglês, *endovascular aneurysm repair*) para correção dos AAA.[2,23,26,49-51] Há quantidade considerável de pacientes que apresentam endotensão, ou seja, sacos aneurismáticos que aumentam de diâmetro sem qualquer evidência de vazamento identificável por exame de imagem.

É difícil realizar embolização com molas de artérias que nutrem o saco aneurismático após EVAR, frequentemente sendo necessárias

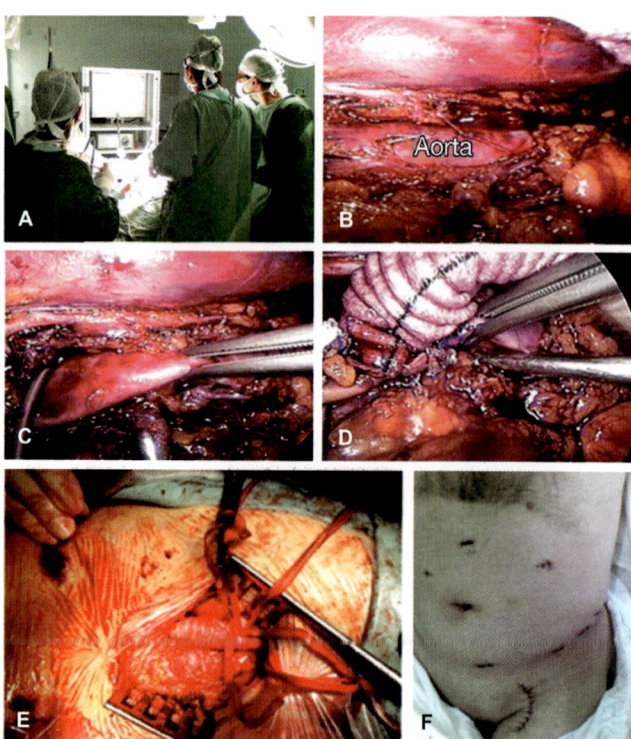

FIGURA 84.35 **A.** Cirurgia totalmente laparoscópica. **B.** Exposição da aorta, com mobilização medial do hemicólon esquerdo seguindo as orientações da *apron technique*. **C.** Clampeamento vascular laparoscópico. **D.** Anastomose proximal realizada sob visão totalmente laparoscópica. **E.** Anastomose distal convencional terminolateral do enxerto na artéria femoral comum. **F.** Ferida cirúrgica no pós-operatório precoce.[25]

diversas sessões, exigindo cirurgiões vasculares ou angiorradiologistas experientes.[51] A técnica videolaparoscópica oferece uma alternativa pouco invasiva para correção de vazamentos tipo II e endotensão, sendo menos dispendiosa que o tratamento endovascular dessas complicações.[23-26,49-51]

As opções de tratamento videolaparoscópico para complicações pós-operatórias das endopróteses aórticas ou que visem melhorar o resultado das técnicas endovasculares a longo prazo são:[23,25-27,48-50]

- Laparoscopia como complemento da cirurgia endovascular:
  - Clipagem de AMI e artérias lombares para o tratamento de vazamentos tipo II
  - Remodelação laparoscópica de aneurismas de grandes dimensões
  - Bandagem (cerclagem) da aorta visando prevenir dilatação do colo, migração da endoprótese ou ampliação do colo proximal em aneurismas com colo curto
  - Fixação laparoscópica da endoprótese ao colo proximal do aneurisma
  - Confecção de conduíte por técnica totalmente laparoscópica em aorta ou artéria ilíaca para acesso no implante de endopróteses torácicas
- Conversão para cirurgia totalmente laparoscópica após falha da correção endovascular e para auxiliar nos procedimentos aórticos complexos
- Realização de acesso vascular direto guiado por laparoscopia e navegação (*navigation*).

O posicionamento, a introdução dos trocartes, o estabelecimento do pneumoperitônio, o inventário da cavidade e a técnica operatória são basicamente os mesmos descritos para a cirurgia aórtica totalmente laparoscópica.

Laparoscopia como complemento da cirurgia endovascular

Nos vazamentos tipo II, tanto as artérias lombares quanto a AMI podem ser ligadas utilizando-se clipes laparoscópicos, empregando-se a mesma abordagem da aorta descrita anteriormente (Figuras 84.9 e 84.12).[23,25,26,49,50]

Após estabelecimento do pneumoperitônio e o inventário da cavidade abdominal, realiza-se o acesso transperitoneal retrocólico esquerdo, combinado com a mobilização medial do rim esquerdo, conforme já descrito.[52,53] Alternativamente, o rim esquerdo pode ser deixado *in situ*.

Identifica-se a origem da AMI, a qual é seccionada entre clipes. Quando estes forem pequenos demais para ocluir com segurança a AMI, um *stappler* vascular pode ser usado. Essa manobra facilita a mobilização adicional da aorta. Em seguida, o aneurisma e seu colo são identificados. As artérias lombares acessíveis são clipadas pelo lado esquerdo da aorta. Frequentemente, o acesso das artérias lombares pelo lado direito é dificultado pelo processo inflamatório nessa região, comum em endopróteses há muito tempo implantadas.[49,50] Dessa maneira, é preferível usar o acesso direto dessas artérias por dentro do aneurisma, assim como na cirurgia convencional.

A remodelação do saco aneurismático após correção endovascular pode ser feita por via laparoscópica, abrindo-o e removendo-se o trombo, seguido de fechamento do saco aneurismático sobre a prótese, facilitando sua incorporação à endoprótese.[48] Com técnicas especiais de sutura laparoscópica é possível melhorar a fixação da endoprótese à parede da aorta, o que dificultaria a migração da mesma. Isso pode ser combinado com um procedimento de bandagem (cerclagem), visando ampliar a zona do colo proximal e dificultar sua dilatação. As principais etapas laparoscópicas dessa técnica são executadas sem o clampeamento da aorta, pois essa manobra poderia danificar a endoprótese. Por meio de um introdutor hemostático inserido na artéria femoral, um cateter-balão é posicionado na aorta, guiado por radioscopia. Esse balão é insuflado antes da abertura do saco aneurismático, estabilizando a endoprótese dentro da aorta, com o intuito de não deslocar a endoprótese durante a retirada dos trombos.

O saco aneurismático é incisado e aberto em "H", com uma tesoura laparoscópica (Figura 84.36). A endoprótese é inspecionada com auxílio de uma óptica de 30°, atentando-se para possíveis danos no seu revestimento ou na sua estrutura metálica (Figura 84.37). Pinças tipo *graspers* laparoscópicos e uma cânula de irrigação–sucção de 10 mm são usadas para a remoção dos trombos. As artérias lombares patentes são ligadas com poligalactina, conforme descrito anteriormente.

Além dessas etapas, pode ser injetada cola biológica que acelera incorporação do saco aneurismático à endoprótese e impede o sangramento posterior pelas artérias lombares (Figura 84.38). Com uma sutura contínua laparoscópica com fio de polipropileno 2.0, fecha-se o saco aneurismático envolvendo-o firmemente em torno da endoprótese.

Na bandagem,[48] pode-se implantar faixa em torno do colo do aneurisma, visando impedir sua dilatação (Figura 84.39). Isso requer dissecção circunferencial e cuidadosa da aorta proximal. Com auxílio de *grasper* curvo, originalmente projetado para fundoplicatura laparoscópica, envolve-se o colo do aneurisma com uma tira (faixa) de polipropileno. A faixa é colocada sob tensão e fixada com suturas contínuas de fio de polipropileno. Quando essa manobra é realizada com sucesso, suturas adicionais para prevenir a migração não são necessárias. A bandagem da aorta aumenta a região de fixação proximal e distal de modo simples e efetivo. A Figura 84.40 mostra como a bandagem pode ser usada para tratar

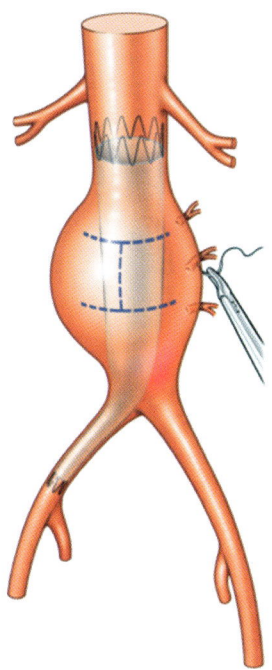

FIGURA 84.36 Incisão em "H" de um aneurisma da aorta abdominal previamente corrigido por endoprótese (EVAR, do inglês, *endovascular aneurysm repair*), visando à retirada dos trombos do saco aneurismático e à ligadura das artérias lombares.

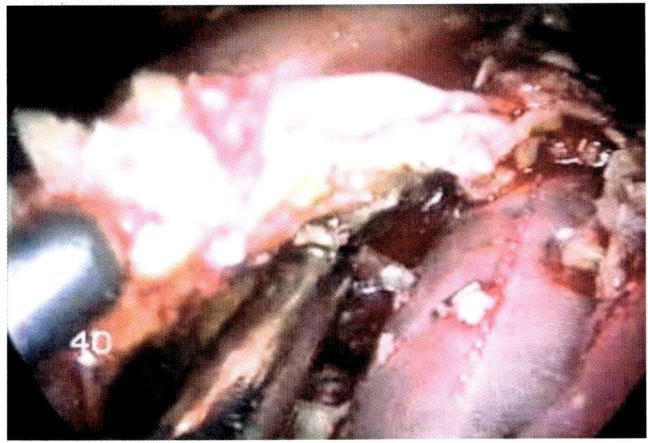

FIGURA 84.37 Inspeção laparoscópica da endoprótese aórtica após retirada dos trombos.

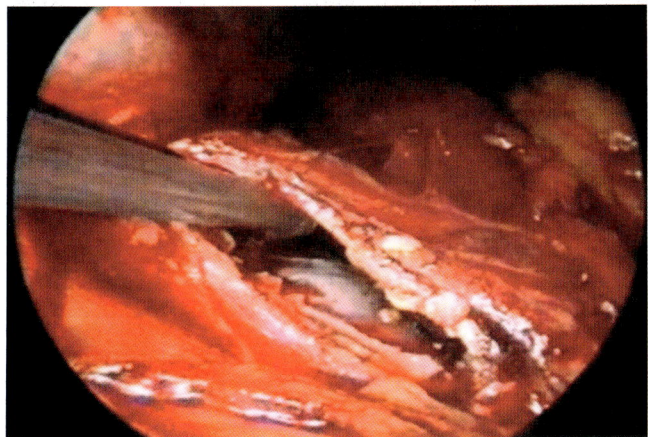

FIGURA 84.38 Cola biológica sendo injetada no saco aneurismático. Observe a endoprótese *in situ*.

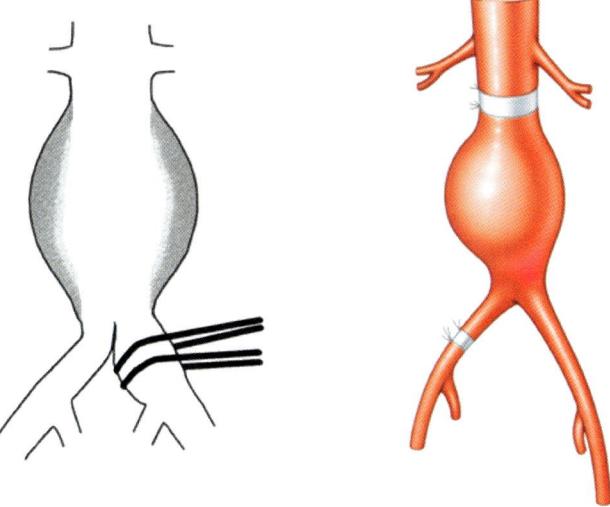

FIGURA 84.39 Bandagem laparoscópica do colo proximal do aneurisma da aorta abdominal e da artéria ilíaca comum.

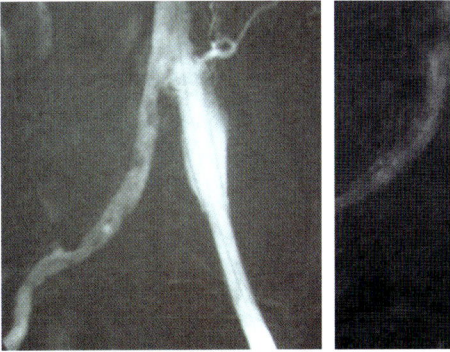
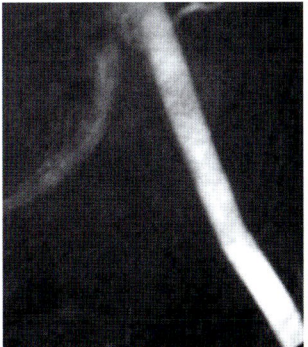

FIGURA 84.40 Técnica de bandagem da artéria ilíaca comum visando ao tratamento de "vazamento" tipo I e à obtenção de uma região maior para fixação no colo proximal de paciente com aneurisma de artéria ilíaca.

endoleaks tipo IA e obter região maior para fixação e ancoramento no colo proximal.

A confecção de conduíte por técnica totalmente laparoscópica é indicada quando há limitações no acesso para o tratamento endovascular do aneurisma da aorta torácica. Essas restrições incluem artérias ilíacas de pequeno diâmetro, tortuosas, estenóticas ou intensamente calcificadas, que poderiam inviabilizar o acesso para o implante de endopróteses na aorta torácica ou acarretar dissecção ou ruptura das mesmas durante uma tentativa de progressão do dispositivo de entrega. Um estudo realizado com 11 pacientes mostrou que essa técnica é factível e segura, sendo pouco invasiva, quando comparada com a confecção convencional desses conduítes (Figura 84.41).[27]

As técnicas endovascular e laparoscópica podem ser aplicadas simultaneamente, do mesmo modo ou de maneira muito similar às descritas anteriormente, com a vantagem de a dissecção retroperitoneal poder ser mais facilmente realizada, pois a reação inflamatória nesse local ainda não teria ocorrido, além de possibilitar a eliminação imediata do saco aneurismático após o procedimento, assim como na cirurgia aberta.[48]

As técnicas descritas não devem ser empregadas em casos de extensa migração da endoprótese, mesmo quando houver possibilidade de correto posicionamento do cateter-balão. Outra contraindicação é o abdome hostil, situação em que a exposição laparoscópica do retroperitônio não pode ser realizada adequadamente.

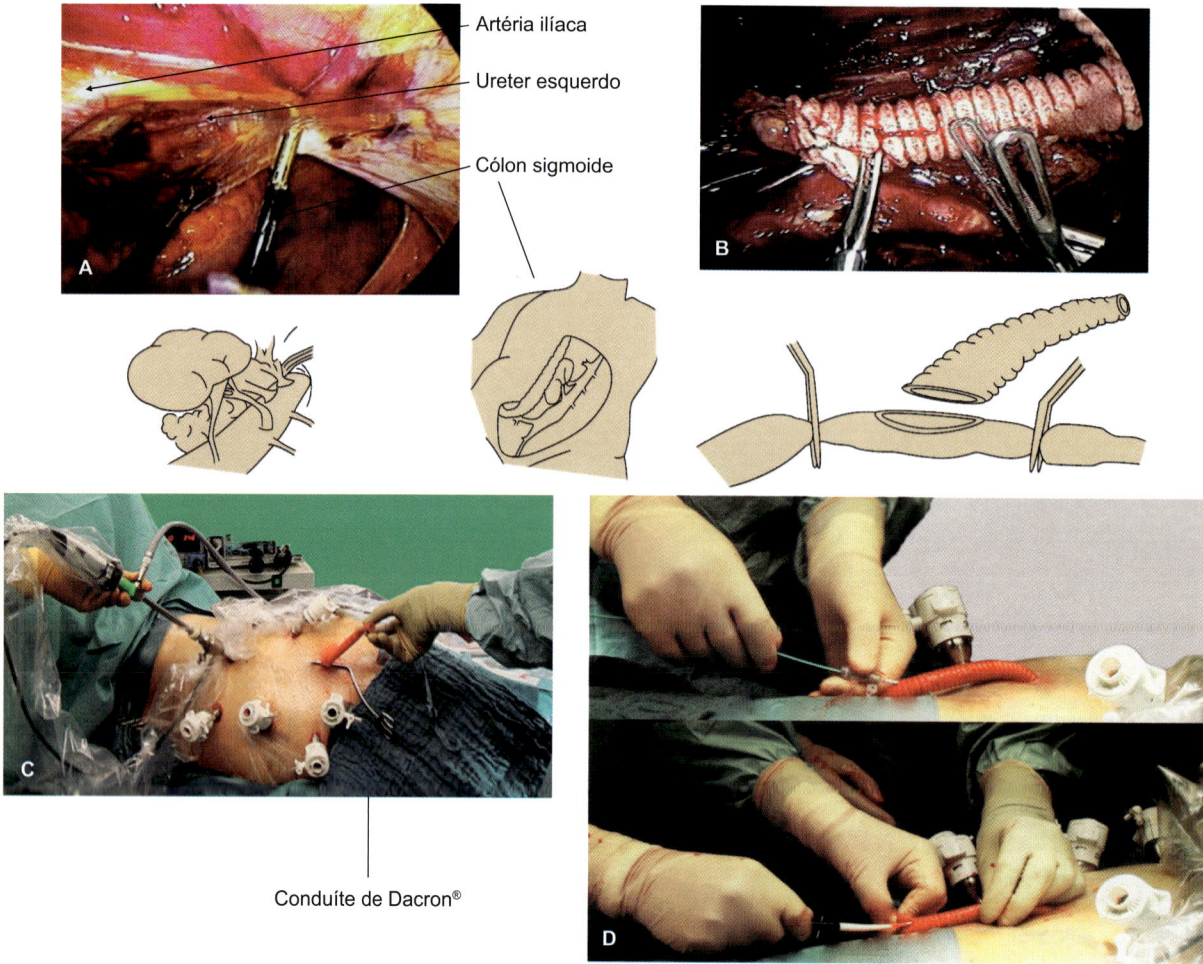

Artéria ilíaca

Ureter esquerdo

Cólon sigmoide

Conduíte de Dacron®

FIGURA 84.41 A. Imagem intraoperatória e descrição esquemática da exposição viodelaparoscópica da aorta. **B.** Imagem intraoperatória e descrição esquemática da anastomose do conduíte com a aorta. **C.** Disposição dos portais e exteriorização do conduíte. **D.** Cateterismo do conduíte com o sistema de entrega da endoprótese.

Realização de acesso vascular direto guiado por laparoscopia

A doença oclusiva da artéria ilíaca dificulta a introdução da endo-prótese e constitui uma limitação importante para realização de EVAR. Alternativamente, pode-se dispor de uma prótese de Dacron® suturada laparoscopicamente à artéria ilíaca comum ou externa, acima da obstrução, servindo como conduto para implante da endoprótese, evitando problemas causados pelos introdutores de alto perfil.[27]

Cirurgia por sistema robótico

A técnica assistida por robótica é outro método pouco invasivo para o tratamento das doenças aórticas que envolve a dissecção aórtica laparoscópica e anastomoses assistidas por sistema robó-tico. É descrita para tratamento de aneurismas aórticos e viscerais ou para doença oclusiva aortoilíaca, bem como para intervenções secundárias após EVAR.[24,36,52-54] Destaca-se o sistema robótico Da Vinci® Surgical System (Intuitive Surgical Inc., Mountain View, CA, EUA), que capacitou cirurgiões de diferentes áreas a realizarem cirurgias delicadas e complexas por pequenas inci-sões, com importante incremento de visão, precisão, destreza e controle.

Sua principal vantagem seria agregar ao efeito durável e pouco invasivo da cirurgia videolaparoscópica convencional maior agi-lidade, acurácia e exatidão, além de proporcionar melhora signi-ficativa na visão tridimensional e reduzir a curva de aprendizado (Quadro 84.8).[33,52,55]

QUADRO 84.8	Vantagens e desvantagens do sistema cirúrgico robótico.
Vantagens	**Desvantagens**
Redução de trauma cirúrgico e dor pós-operatória	Custo elevado de equipamento e instrumental
Recuperação mais rápida do paciente	Tempo cirúrgico prolongado
Melhora da visualização em 3D	Curva de aprendizado longa
Maior precisão e acurácia	Ausência de sensibilidade tátil
Aprimora a destreza manual	Necessidade de assistente de campo experiente para troca de material, exposição da aorta e aspiração
Melhor ergonomia para o cirurgião	Equipamento pesado, de difícil transporte

Adaptado de Lin, 2013.

Em estudo publicado por Stadler et al.,[56] 224 pacientes com doença arterial oclusiva foram submetidos ao tratamento robótico, 65 cirurgias robóticas foram realizadas para tratar aneurisma aortoilíaco e 21 outros procedimentos robóticos, com sucesso técnico de 96,1%. Em 10 casos (3,2%), houve necessidade de conversão. A mortalidade em 30 dias foi de 0,3%. As maiores vantagens apontadas nesse estudo foram a rapidez e a relativa simplicidade de confecção da anastomose vascular pelo procedimento assistido por robô.[55,56]

COMO COMEÇAR UM PROGRAMA DE CIRURGIA AÓRTICA VIDEOLAPAROSCÓPICA?

A cirurgia aórtica videolaparoscópica somente pode ser executada quando o cirurgião dispõe de habilidades laparoscópicas básicas. Não importa se estas são provenientes de procedimentos cirúrgicos em cirurgia geral ou de cursos de videocirurgia nos quais os princípios básicos da laparoscopia são ensinados. Não há cirurgias vasculares laparoscópicas consideradas "menores" para se iniciar esse programa, semelhante ao que ocorre com a colecistectomia videolaparoscópica para a cirurgia geral. Um curso de videocirurgia vascular especializado deveria fazer parte do programa de treinamento ao se iniciar cirurgia aórtica videolaparoscópica, no entanto, para isso, deve-se primeiro realizar a técnica de minilaparotomia, mais fácil de ser executada, pois realmente há o auxílio da mão.

O próximo passo seria a cirurgia totalmente laparoscópica, que deve ser executada primeiramente em pacientes com doença oclusiva aortoilíaca, os quais serão submetidos a um enxerto aortobifemoral, com anastomose proximal terminolateral. Há uma longa curva de aprendizado a ser percorrida quando se inicia a cirurgia aórtica videolaparoscópica, mas essa técnica pode ser desempenhada com perfeição por cirurgiões vasculares, assim como cirurgiões gerais realizam cirurgias laparoscópicas complexas. A correção totalmente laparoscópica do AAA deve ser realizada somente ao final da curva de aprendizado.

Em estudo experimental com porcos, realizado na FMB-UNESP, avaliaram-se objetivamente os tempos e a evolução de cada passo cirúrgico e demonstrou-se a exequibilidade dessa técnica, revelando que os resultados técnicos satisfatórios da cirurgia videolaparoscópica vascular ocorrem somente após a curva de aprendizado.[13] Esta, porém, é decrescente ao longo do tempo, à medida que se aumentam a experiência e a vivência com os materiais, e com a visão não estereoscópica (Figura 84.42).

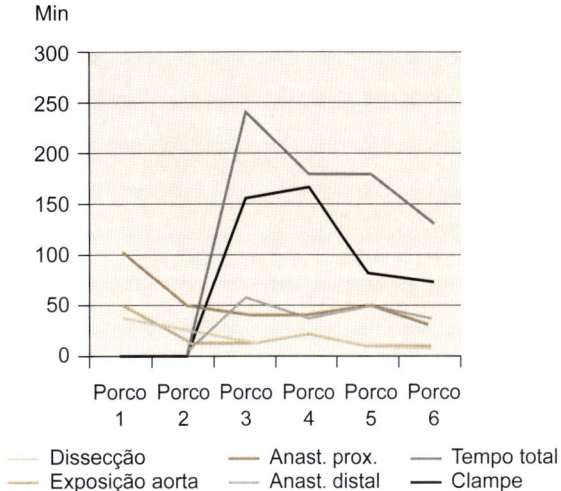

FIGURA 84.42 Curvas decrescentes de tempos de dissecção, exposição da aorta, anastomoses e tempo total da cirurgia ao longo dos anos, à medida que se ampliaram a experiência e a vivência com os materiais e com a visão não estereoscópica.[23]

O treinamento intensivo, os cursos de laparoscopia e a busca constante do aprimoramento técnico devem ser perseguidos para se obterem resultados similares aos da cirurgia convencional (Figuras 84.43 a 84.45).

Frente ao descrito, na FMB-UNESP ainda se busca a familiaridade da equipe com as técnicas laparoscópicas por meio de estudo experimental, em desenvolvimento por um dos autores, que objetiva definir as respostas fisiopatológicas do organismo frente às abordagens cirúrgica endovascular e videolaparoscópica (Quadro 84.9), comparando simultaneamente as três opções terapêuticas de cirurgia aórtica, discriminando os possíveis valores adicionais da cirurgia videolaparoscópica como alternativa minimamente invasiva ao tratamento endovascular das doenças da aorta.[57]

DISCUSSÃO E PERSPECTIVAS FUTURAS

A cirurgia aórtica videolaparoscópica alcançou um patamar em que pode ser empregada rotineiramente na maioria dos pacientes com doença oclusiva ou AAA.[4,8,18,42,58] A principal desvantagem dessa técnica relaciona-se com o tempo de clampeamento, comparado ao da cirurgia convencional, mesmo quando realizada por cirurgiões

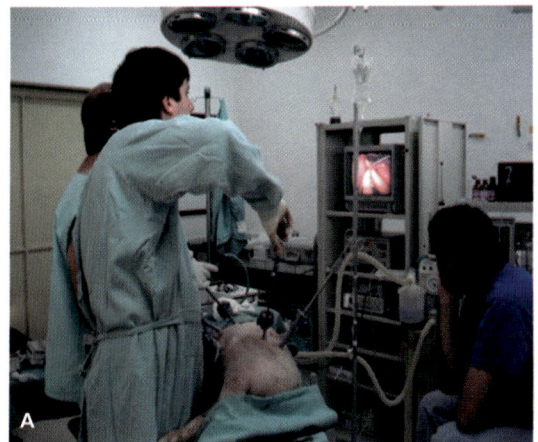
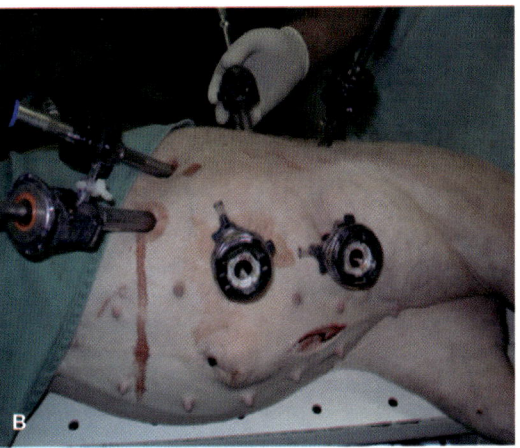

FIGURA 84.43 **A.** Posição dos trocartes. **B.** Conjunto experimental no Laboratório de Cirurgia Experimental da Faculdade de Medicina de Botucatu, da Universidade Estadual Paulista.[23]

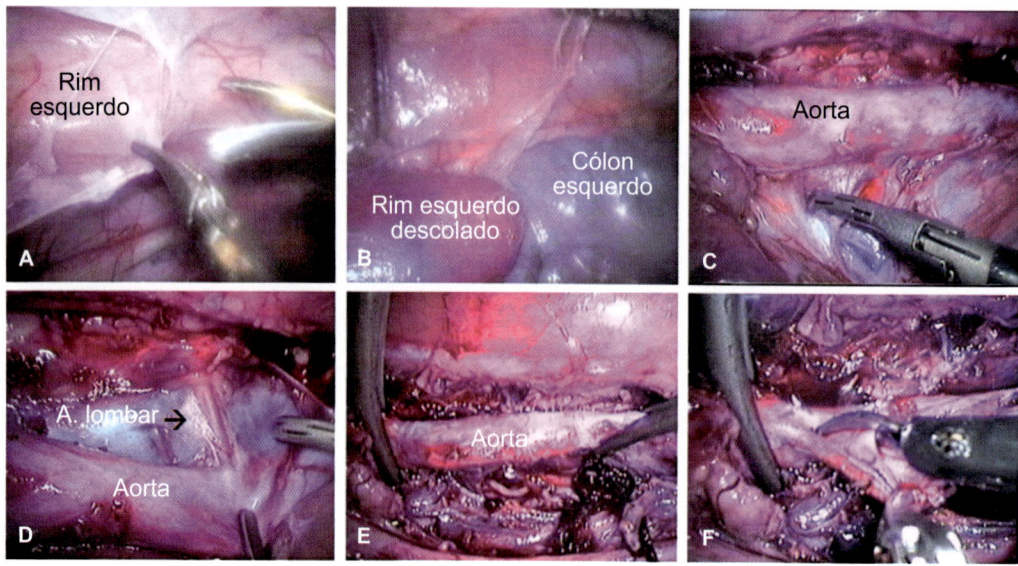

FIGURA 84.44 A e **B.** Exposição retroperitoneal da aorta – *apron technique*. **C** e **D.** Dissecção da aorta. **E.** Clampeamento total da aorta. **F.** Aortotomia longitudinal de mais ou menos 6 cm.[23]

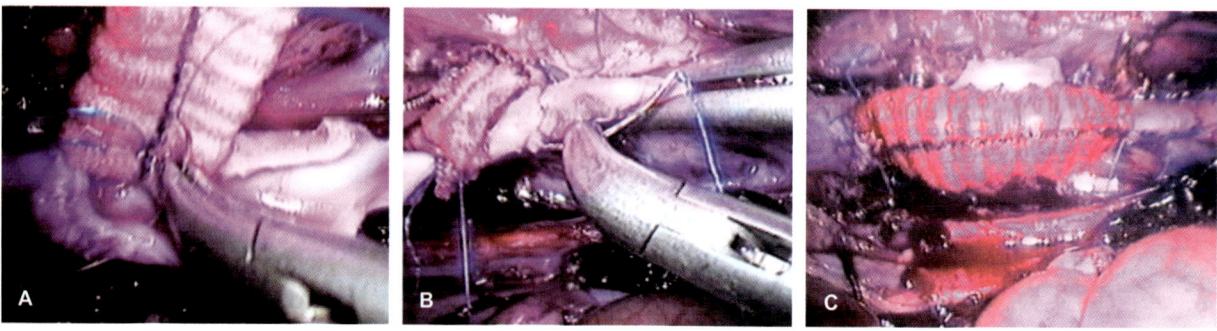

FIGURA 84.45 Anastomoses realizadas com técnica totalmente laparoscópica. **A.** Anastomose proximal. **B.** Anastomose distal. **C.** Aspecto final.[23]

treinados, permanecendo muito longo quando equiparado ao da cirurgia endovascular. O tratamento endovascular do AAA está estabelecido e se deveria enfatizar a busca de caminhos para melhorar seus resultados a longo prazo, conforme sugerido neste capítulo.

A longa curva de aprendizado associada à competição com técnicas endovasculares continua sendo uma importante limitação para a difusão da videolaparoscopia.[1,13] Por outro lado, embora requeira treinamento em simuladores, é altamente recomendável que o jovem cirurgião vascular, que já dispõe de certos conceitos de cirurgia laparoscópica em sua formação em cirurgia geral, se familiarize com a cirurgia aórtica videolaparoscópica e robótica. Os avanços tecnológicos da laparoscopia, da robótica e dos materiais endovasculares constituem importante impulso para a cirurgia aórtica minimamente invasiva, de maneira que, futuramente, a cirurgia aórtica poderá ser realizada ou por via percutânea com as próteses endovasculares ou por técnicas que envolvam microincisões e laparoscopia. Esses avanços podem estimular cada vez mais o uso de técnicas que envolvam princípios laparoscópicos pelo cirurgião vascular no tratamento das doenças aórticas.

Há evidências de que a cirurgia aórtica por técnicas laparoscópicas seja segura e, quando em morfologias aórticas simples, apresenta baixas taxas de conversão, mantendo a baixa invasividade observada nos procedimentos endovasculares e os resultados duráveis do procedimento convencional. Por outro lado, consideram-se insuficientes os dados disponíveis para definir que tipo de paciente se beneficiaria diretamente com a indicação dos procedimentos laparoscópicos e/ou robóticos, e quais seriam os critérios clínicos

QUADRO 84.9	**Principais fases de treinamento para a cirurgia laparoscópica.**

- Treinamento de técnicas laparoscópicas básicas em simulador (preensão, cateterismo, manipulação)
- Treinamento de sutura laparoscópica básica em simulador
- Treinamento de anastomose em simulador sob visão direta
- Treinamento de anastomose em simulador com imagem em vídeo
- Treinamento em porcos
- Treinamento em cadáveres
- Cirurgia videoassistida em humanos
- Cirurgia laparoscópica assistida por cirurgião capacitado

e anatômicos para essa indicação, seja na doença aneurismática ou na doença obstrutiva aortoilíaca, em comparação com as cirurgias convencional e endovascular.[1,10,15,16,59]

Conclui-se que as técnicas endovasculares, laparoscópicas, robóticas e a técnica aberta devem ser consideradas complementares, e não concorrentes. Isso porque com seu uso bem indicado, torna-se possível propor ao paciente tratamento minimamente invasivo na maioria das doenças da aorta, com baixa morbimortalidade. Além disso, o domínio de todas essas técnicas possibilita que o serviço de cirurgia vascular as associe nos casos complexos, na necessidade de conversão e para o tratamento das complicações tardias.

As referências bibliográficas deste capítulo se encontram no Ambiente de aprendizagem do GEN.

85

Simpatectomia Cervicotorácica Videoassistida

Paulo Kauffman ■ Jose Ribas M. Campos ■ Nelson Wolosker

Resumo

Até a década de 1990 e antes do advento da simpatectomia cervicotorácica endoscópica, a cirurgia aberta era o padrão-ouro para se realizar a desnervação simpática do membro superior. Atualmente, essa técnica é reservada para os casos em que a intervenção cirúrgica endoscópica não possa ser realizada por motivos técnicos ou em associação a uma operação aberta na região.

Inicialmente indicada para tratamento das síndromes isquêmicas dos membros superiores, a simpatectomia passou a restringir-se somente a casos muito selecionados de isquemia de mão, devido ao amplo desenvolvimento das técnicas cirúrgicas vasculares e endovasculares diretas de revascularização dos membros. Ao fim dos anos 1990, a principal indicação, e quase exclusiva, passou a ser a hiperidrose primária.

A partir de 1995, a experiência da Disciplina de Cirurgia Torácica da Faculdade de Medicina da Universidade de São Paulo (FMUSP) com a toracoscopia videoassistida no tratamento das doenças pleuropulmonares uniu-se ao conhecimento da Disciplina de Cirurgia Vascular sobre cirurgia do nervo simpático para, em conjunto, realizarem a desnervação simpática dos membros superiores por técnica minimamente invasiva e com excelentes resultados.[1,2]

Palavras-chave: simpatectomia; videotoracoscopia; hiperidrose; síndrome de dor regional complexa; isquemia de mão.

Todo o conhecimento humano começou com intuições, passou daí aos conceitos e terminou com ideias.
Immanuel Kant

ANATOMIA

A distribuição do sistema simpático, da mesma maneira que o sistema nervoso somático, tem caráter segmentar para a felicidade do cirurgião. Geralmente, há um gânglio paravertebral simpático para cada segmento espinal, e a fibra simpática que se origina nesse gânglio inerva o território do nervo espinal correspondente àquele segmento. Assim, por exemplo, o gânglio T2 supre a inervação simpática para as estruturas do dermátomo D2.

Na região cervical, geralmente há três gânglios na cadeia simpática: o cervical superior, resultante da fusão dos quatro primeiros gânglios simpáticos cervicais, situa-se na altura do processo transverso da 2ª e 3ª vértebras cervicais; o cervical médio, localizado na altura da 6ª vértebra cervical; o cervical inferior, que em geral se funde com o 1º gânglio torácico (T1) constituindo o gânglio cervicotorácico, também conhecido como estrelado, situado anteriormente à cabeça da 1ª costela e recoberto pela pleura.

Na região torácica, os gânglios da cadeia simpática dispõem-se anteriormente ao processo transverso das vértebras torácicas, recobertos pela pleura parietal e são em menor número do que os nervos espinais torácicos devido às fusões do 1º com o cervical inferior, do último com o 1º lombar e, ainda, de gânglios torácicos entre si. Os nervos esplâncnicos maior e menor, constituídos por fibras pré-ganglionares originadas do 5º ao 12º segmento medular torácico, atravessam os gânglios simpáticos correspondentes sem fazer sinapse nos mesmos e inervam a medular da suprarrenal.[2]

A via motora simpática é constituída por três neurônios: o 1º tem seu corpo celular situado em centros nervosos superiores, sudo e vasomotores, e seu axônio desce pelos fascículos longitudinal dorsal e espinovestibular, realizando sinapse com o corpo celular do 2º neurônio (pré-ganglionar), situado na coluna intermediolateral da substância cinzenta medular, conhecida como coluna de Clarke, que se estende do 1º segmento torácico até o 2º lombar; seu axônio (fibra pré-ganglionar) deixa a medula juntamente com as raízes ventrais dos nervos espinais e, pelo ramo comunicante branco, direciona-se para o gânglio do tronco simpático paravertebral onde executa a sinapse com o corpo celular do 3º neurônio (pós-ganglionar); seu axônio (fibra pós-ganglionar) deixa a cadeia simpática pelo ramo comunicante cinzento e incorpora-se ao nervo espinal, distribuindo-se perifericamente.[2]

Inervação simpática dos membros superiores

As fibras pré-ganglionares responsáveis pela inervação dos membros superiores originam-se, na maioria dos casos, do 2º ao 8º segmento medular e menos frequentemente também do 1º, 9º e 10º e entram na cadeia simpática paravertebral pelos ramos comunicantes brancos pelos gânglios correspondentes. Seu trajeto é ascendente, realizando sinapse com células localizadas no gânglio estrelado, podendo também ocorrer no gânglio cervical médio e, possivelmente, no 2º torácico. Em 1927, Kuntz descreveu um nervo inconstante que leva seu nome e que se origina no 2º e mais raramente, no 3º gânglio da cadeia simpática torácica, estabelecendo comunicação com o 1º nervo intercostal; direciona-se, então, diretamente para a raiz inferior do plexo braquial, transportando fibras simpáticas diretamente para o membro superior sem fazer conexão com o gânglio estrelado.[2]

Um aspecto de interesse cirúrgico é que não há entrada de fibras pré-ganglionares na cadeia simpática acima do 1º gânglio torácico, e este participa da inervação do membro em somente 10% dos casos.[3] As fibras pós-ganglionares presumivelmente são segmentares, ou seja, aquelas provenientes do 1º e, possivelmente, do 2º gânglio torácico são incorporadas ao plexo braquial pelos 1º e 2º nervos torácicos, as originárias do gânglio cervical inferior são conduzidas pelos 7º e 8º nervos cervicais e as oriundas do gânglio cervical médio pelos 5º e 6º nervos cervicais, no entanto pode haver variações nessa distribuição.[3]

Inervação simpática das estruturas oculares

As fibras pré-ganglionares simpáticas responsáveis pela inervação das estruturas oculares originam-se principalmente das raízes anteriores de T_1 e C_8, mas também de T_2 e T_3, entrando na cadeia simpática pelos gânglios correspondentes; não realizam sinapse no gânglio estrelado, somente transitando por ele e pelo gânglio cervical médio em seu trajeto ascendente para o gânglio cervical superior de onde se originam as fibras pós-ganglionares que, pelo plexo carotídeo, se direcionam para o aparelho oculopupilar.[3] Assim, a ressecção do gânglio estrelado determina o aparecimento do sinal de Claude Bernard-Horner, que consiste em enoftalmia, miose e ptose palpebral.

Inervação simpática do segmento cefálico

A inervação simpática da cabeça e do pescoço origina-se dos segmentos medulares T1-T5; as fibras pré-ganglionares sobem na cadeia simpática, realizando sinapses nos primeiros gânglios torácicos e no gânglio cervical inferior. A maioria das fibras pós-ganglionares responsáveis pela inervação da face origina-se de T2, o que implica diminuição da sudorese craniofacial com sua ablação.[4]

Inervação simpática do coração

Essa inervação é constituída no segmento mais acima pelos nervos cardíacos superior, médio e inferior provenientes dos gânglios cervicais superior, médio e inferior, respectivamente, e na porção mais abaixo pelos nervos cardíacos torácicos originados dos primeiros seis ou sete gânglios da cadeia simpática torácica que convergem para os plexos cardíacos. Esses nervos são mais abundantes nos 4º e 5º segmentos torácicos do que nos níveis superiores. Os nervos torácicos têm aproximadamente 2 vezes mais fibras nervosas convergindo para os plexos cardíacos do que os nervos cardíacos simpáticos cervicais.[4]

FISIOLOGIA

Nas extremidades, o sistema nervoso simpático inerva a musculatura lisa dos vasos sanguíneos por meio de fibras adrenérgicas e as glândulas sudoríparas pelas fibras colinérgicas.

No sistema vascular, diferentemente do que ocorre nos demais sistemas orgânicos, não há inervação antagônica entre as fibras simpáticas e parassimpáticas. As alterações no tônus vasomotor ocorrem por ação de fibras vasoconstritoras simpáticas, existindo somente um estado de constrição e nenhum de dilatação. Assim, a vasoconstrição decorre de aumento do tônus simpático, e a vasodilatação, de diminuição do mesmo. A influência da inervação simpática no fluxo sanguíneo é tanto maior quanto menor for sua função nutritiva, ou seja, a circulação muscular é pouco influenciada, ao passo que a circulação cutânea é fundamentalmente controlada pelo simpático. Quanto mais desenvolvida for a camada muscular lisa da parede do vaso em relação ao seu calibre, maior a influência dos influxos simpáticos sobre ele; assim, as arteríolas constituem o segmento do sistema cardiovascular que mais sofre os efeitos da atividade simpática.[2]

As glândulas sudoríparas écrinas são inervadas por fibras não mielínicas C dos nervos simpáticos, sendo a acetilcolina o mediador químico responsável por sua atividade.[5] A administração local ou sistêmica de agentes colinérgicos induz a produção de suor, que é bloqueada com a utilização de atropina, e não com o uso de substâncias bloqueadoras adrenérgicas. Apesar de a sudorese nas regiões palmares e plantares resultar de estímulos emocionais e de se observar transpiração abundante em condições clínicas em que haja liberação de catecolaminas pela medular da suprarrenal, a administração de agentes adrenérgicos por qualquer via não produz estimulação das glândulas sudoríparas.[6]

A interrupção das fibras pré-ganglionares não impede que ocorra secreção sudoral, por estímulo das fibras pós-ganglionares ou pela administração local de agentes colinérgicos. No entanto, caso se interrompam as fibras pós-ganglionares e após a degeneração dos nervos, não haverá mais essa secreção com estimulação local de qualquer agente farmacológico, o que constitui uma exceção à lei de Cannon ("quando em uma série de neurônios eferentes uma unidade é destruída, desenvolve-se irritabilidade aumentada a agentes químicos na estrutura isolada, o efeito sendo máximo na parte diretamente denervada").[7] A aplicação local de calor pode provocar hiperidrose nessa situação, por mecanismo não conhecido.[6]

Diferentes centros neurais controlam os vários tipos de sudorese écrina, todos reflexos em sua natureza. Assim, sudorese emocional é controlada por centro cortical; sudorese térmica, por centro hipotalâmico; sudorese gustatória, por núcleos medulares; sudorese espinal, por células da região intermediolateral do cordão espinal.[8]

Os centros e as vias nervosas que controlam a sudorese emocional não são totalmente conhecidos, admitindo-se que haja zonas na região frontal do cérebro. Estímulos mentais (emocionais ou intelectuais) produzem hiperidrose, especialmente nas regiões palmares e plantares, mas, também, em menor intensidade em toda a superfície corporal. Em condições basais, há poucos impulsos passando para as glândulas sudoríparas. Perspiração insensível sempre ocorre, em parte devido à perda de água transepidérmica e, em parte, em função da atividade das glândulas.[5]

INDICAÇÕES

As indicações atuais da simpatectomia cervicotorácica são restritas; a principal é a hiperidrose essencial;[9] outras indicações pouco frequentes são casos muito selecionados de isquemia grave de mão,[10] pacientes com síndrome complexa de dor regional,[11] síndrome do QT longo determinando arritmia cardíaca refratária ao tratamento clínico,[12] angina de peito[13] e fenômeno de Raynaud.[14]

Hiperidrose essencial ou primária

Caracteriza-se por sudorese excessiva, além da necessária para regular a temperatura do organismo. Não se conhece exatamente sua etiologia; possivelmente apresenta o mesmo mecanismo etiopatogênico dos transtornos de ansiedade, cuja relação é mediada pela hiperatividade do sistema nervoso autônomo como um modo de disautonomia intermitente. Altos índices de ansiedade são verificados nos pacientes com hiperidrose primária; por outro lado, altos graus de hiperidrose costumam ocorrer nos pacientes com transtornos de ansiedade.[15]

Estudos recentes, realizados em nosso meio, revelaram aspectos interessantes que podem contribuir para um melhor conhecimento da etiopatogenia da hiperidrose. Moura Júnior et al. relataram expressão aumentada de acetilcolina e da subunidade do receptor nicotínico neuronal alfa 7 nos gânglios simpáticos de pacientes com hiperidrose e maior diâmetro dos gânglios da cadeia simpática torácica nesses pacientes em comparação com os observados em indivíduos normais.[16] Oliveira et al., estudando morfometricamente os neurônios ganglionares da cadeia simpática torácica, mostraram que há maior quantidade de células ganglionares e de células em apoptose nesses gânglios em pacientes com hiperidrose quando comparados ao grupo-controle.[17]

A hiperidrose primária ocorre predominantemente nas regiões palmar, plantar e axilar, nas quais apresenta caráter simétrico, podendo, também, manifestar-se no segmento craniofacial. Com frequência, acomete duas ou mais regiões do corpo; somente em 15% dos pacientes ocorre em um único sítio.[18] Pode surgir na infância, porém manifesta-se com maior intensidade na adolescência, fase da vida em que há grande instabilidade psíquica, pois o paciente, devido à crise endocrinológica própria desse período transicional (maturações hormonal e sexual), apresenta aspirações e desejos que muitas vezes superam sua realidade emocional; criam-se, assim, conflitos que desencadeiam ou agravam condições em que há grande componente psicossomático como a hiperidrose. Essa condição pode persistir na vida adulta, porém, para alguns pacientes, melhora nesse período.[19]

Incide igualmente em ambos os sexos, porém, pelo fato de as mulheres, por seu próprio temperamento, serem mais suscetíveis aos estímulos psíquicos adversos e, consequentemente, procurarem tratamento com maior frequência, tem-se a impressão de que a hiperidrose predomina no sexo feminino.[20]

A hiperidrose incide em aproximadamente 3% da população e associa-se a história familiar em 13 a 57% dos pacientes.[21] Apesar de fatores climáticos não terem relação etiológica com a hiperidrose, o tempo quente intensifica a transpiração.[22]

Na maioria dos casos, por promover problemas nos âmbitos educacional, social, profissional e afetivo, o que agrava as alterações de personalidade já existentes nesses pacientes, a hiperidrose palmar (Figura 85.1 A e B) apresenta maior importância clínica do que a plantar ou axilar.[23] A hiperidrose plantar (Figura 85.2) relaciona-se com a palmar e é agravada pelo uso de sapatos fechados que dificultam a evaporação e favorecem a maceração da pele. A umidade constante propicia o surgimento de infecções fúngicas ou bacterianas, ocasionando odor desagradável não somente nos pés como também nas meias e nos sapatos.

A hiperidrose axilar costuma manifestar-se na puberdade com a produção aumentada dos hormônios sexuais; também causa embaraços sociais ao paciente, pois o suor escorre pelo corpo, molhando e danificando as roupas (Figura 85.3). O paciente evita usar roupas coloridas preferindo as brancas e pretas e, por vezes, dispõe de artifícios[3] como rolos de papel (Figura 85.4) e até absorventes higiênicos nas axilas.

Da mesma maneira, a hiperidrose craniofacial (Figura 85.5) pode constranger o indivíduo tanto social como profissionalmente, pois aparenta, ao interlocutor, uma sensação de insegurança. Pacientes que apresentam rubor facial, isoladamente ou em associação à hiperidrose craniofacial, manifestação geralmente relacionada com fobia social, também podem beneficiar-se com a simpatectomia torácica[24] (Figura 85.6).

O tratamento clínico tem se mostrado efetivo em quantidade significativa de pacientes, conforme comprovam pesquisas feitas no Ambulatório de Hiperidrose do Hospital das Clínicas de São Paulo.[25,26] Esse tratamento deve ser utilizado inicialmente em todos os pacientes com hiperidrose. Essa conduta tem sido empregada com

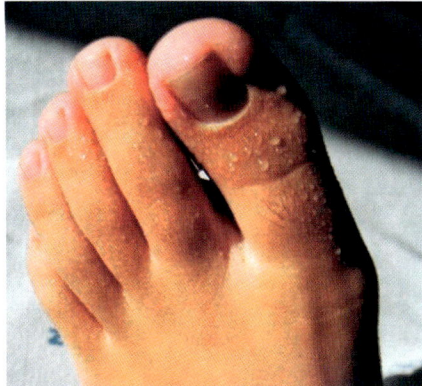

FIGURA 85.2 Hiperidrose plantar acentuada.

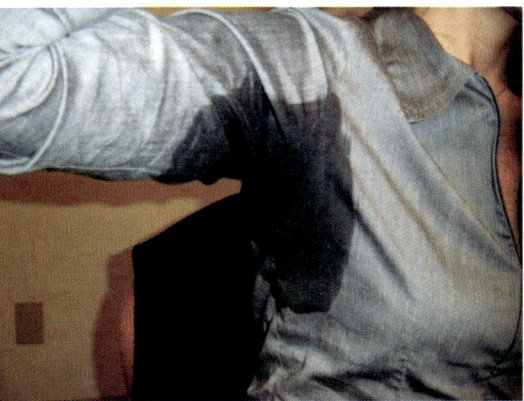

FIGURA 85.3 Aspecto de portadora de hiperidrose axilar com roupa colorida.

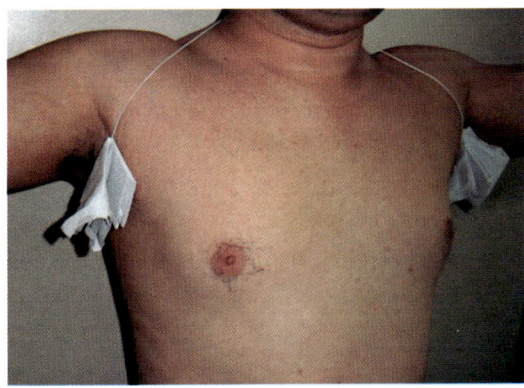

FIGURA 85.4 Artifício usado por paciente com hiperidrose axilar.

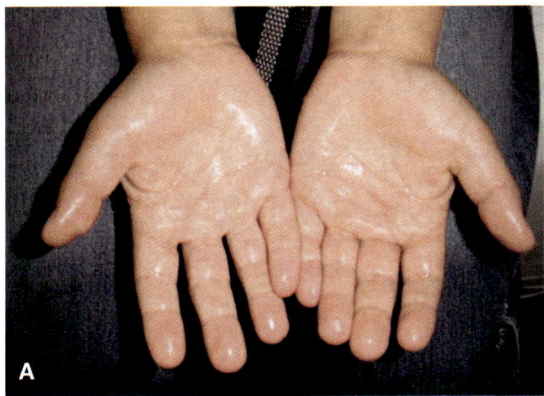

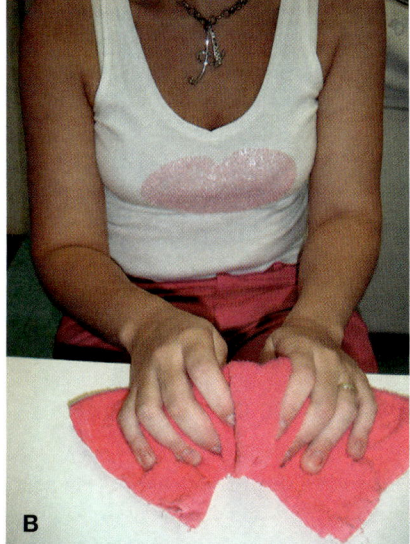

FIGURA 85.1 **A.** Hiperidrose palmar. **B.** Atitude frequente de portadora de hiperidrose palmar utilizando toalha para secar as mãos.

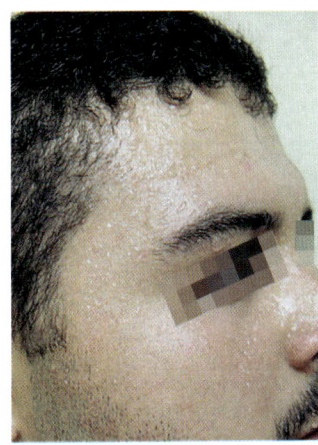

FIGURA 85.5 Paciente com hiperidrose craniofacial.

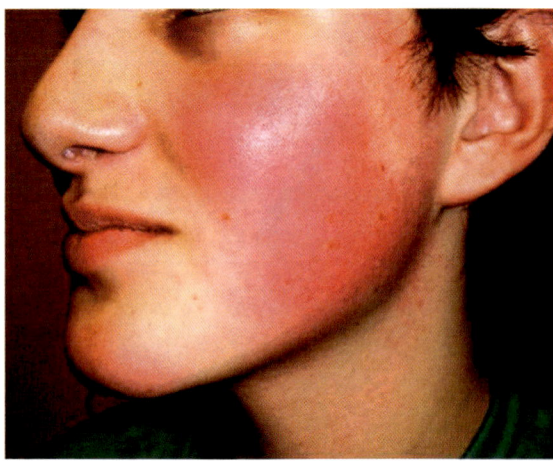

FIGURA 85.6 Paciente com rubor facial.

a finalidade de melhor selecioná-los para o procedimento cirúrgico. Além da oxibutinina, outras alternativas terapêuticas consistentes incluem toxina botulínica[27] e glicopirrolato.[28] Aqueles que não respondem favoravelmente ao tratamento medicamentoso, apresentaram efeitos colaterais com o fármaco ou não desejam mantê-lo por tempo prolongado são encaminhados para o tratamento cirúrgico desde que devidamente esclarecidos sobre as vantagens e desvantagens do procedimento.

Isquemia grave de mão

A simpatectomia cervicotorácica é indicada em casos muito selecionados de isquemia grave de mão, sendo realizada com o objetivo de promover vasodilatação cutânea no território correspondente, contribuindo para diminuir a dor de repouso, controlar os fenômenos vasomotores, e delimitar mais rapidamente pequenas necroses cutâneas e cicatrização das lesões da pele, especialmente em casos nos quais não haja a opção de restauração arterial direta, o que acontece com a maioria dos portadores da doença de Buerger (Figura 85.7). Os resultados da simpatectomia são tanto melhores quanto mais distal se localiza a obstrução na árvore arterial; assim, nas obstruções digitopalmares e nas oclusões de artérias de antebraço, associadas a lesões necróticas digitais, a desnervação simpática pode ser útil.[29,30] Só se deve realizar a simpatectomia, no entanto, se as lesões necróticas estiverem restritas aos dedos, não havendo indicação para sua execução se já houver gangrena da mão.[2]

Devido à falta de estudos randomizados comparando a simpatectomia com outros tipos de tratamento e ao fato de a doença

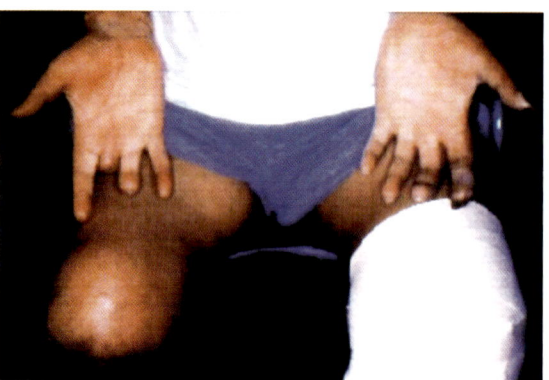

FIGURA 85.7 Paciente com tromboangite obliterante com amputação de ambos os membros inferiores e dígitos da mão direita, com isquemia grave em dedos da mão esquerda.

melhorar simplesmente com a supressão do tabaco, torna-se difícil julgar o benefício do procedimento cirúrgico com base nas pesquisas já publicadas.[31]

Síndrome de dor regional complexa

Conhecida também como causalgia, distrofia simpática reflexa, síndrome dolorosa pós-traumática, síndrome ombro-mão e atrofia de Sudeck, a síndrome de dor regional complexa (SDRC) continua sendo uma enfermidade pouco conhecida e frequentemente não diagnosticada na prática clínica. Sua extensa sinonímia denota a confusão que envolve os vários termos utilizados para descrevê-la. Em 1993, decidiu-se substituir os termos habitualmente usados por uma expressão que a definiria melhor: síndrome complexa de dor regional.[30]

Uma das teorias propostas para explicar essa síndrome é a das sinapses artificiais no local do ferimento do nervo; segundo ela, ocorreria um curto circuito entre fibras aferentes somáticas e eferentes simpáticas no ponto de interrupção ou desmielinização do nervo. Assim, os impulsos eferentes simpáticos se propagariam retrogradamente pelas fibras aferentes somáticas, interrompendo a transmissão periférica desses impulsos, o que explicaria os fenômenos de vasodilatação na extremidade no início da afecção. Essa teoria, no entanto, falha na explicação da hiperatividade simpática observada em seus estágios tardios.[2]

Clinicamente, caracteriza-se por dor em queimação, difusa na extremidade afetada, sem correspondência com a distribuição de um nervo periférico, podendo ser intermitente ou contínua, exacerbando-se com estímulos físicos ou emocionais; o paciente adota, então, uma postura defensiva para proteger o membro. Também ocorrem hiperestesia cutânea e instabilidade vasomotora ou sudomotora, podendo, a extremidade, estar quente e vermelha ou fria e cianótica, com aumento ou diminuição da sudorese palmar. Edema pode manifestar-se em qualquer estágio da síndrome, podendo ser intermitente ou permanente, sendo agravado pela posição pendente da extremidade. O desuso do membro ocasiona atrofias musculares, osteoporose e rigidez de articulações.[30]

O bloqueio simpático com anestésico local tem sido usado para controle da dor; quando efetivo, pode ser repetido e associado à terapia física, para recuperar funcionalmente o membro.[32] Anestesia peridural ou raquidiana pode ser realizada em pacientes selecionados que respondam mal ao tratamento conservador. Aplicação intratecal de medicamentos tem efeito mais prolongado e com menos reações colaterais sistêmicas; no entanto, apresenta problemas técnicos relacionados com o cateter.[33] Pacientes que não apresentam melhora com outras terapias podem ser submetidos à estimulação nervosa elétrica transcutânea de alta frequência e à estimulação magnética transcranial repetitiva com resultados satisfatórios em relação à queixa dolorosa.[34]

A simpatectomia química, utilizando fenol ou álcool, tem efeito temporário, não havendo estudos suficientes para comprovar sua real utilidade na prática.[35] Na ausência de resposta positiva aos tratamentos não cirúrgicos, a simpatectomia é indicada para pacientes selecionados, principalmente se houver resultado satisfatório com o bloqueio simpático farmacológico prévio.[36]

Síndrome do QT longo e taquiarritmias

A síndrome do QT longo é um distúrbio congênito, idiopático, com intervalo QT alargado no eletrocardiograma (Figura 85.8), acompanhado de alta incidência de taquiarritmias graves, síncopes e morte súbita. A pouca idade da maioria dos pacientes e a alta morbimortalidade dos não tratados conduzem a busca de terapias mais efetivas. É ausente qualquer evidência clínica ou radiológica de doença

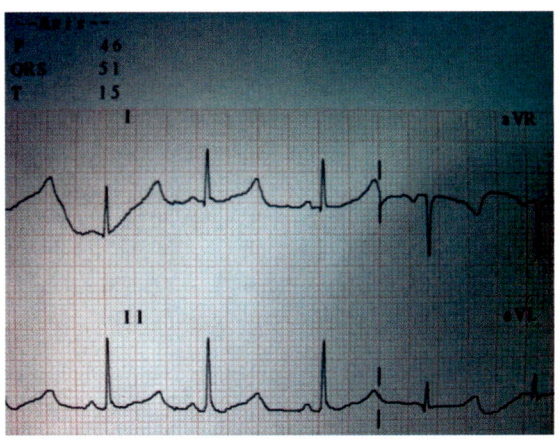

FIGURA 85.8 Eletrocardiograma de paciente com síndrome do QT longo.

orgânica do coração. Graves episódios tipicamente ocorrem durante exercícios físicos intensos ou crises emocionais, pressupondo participação ativa do sistema nervoso simpático na gênese do problema. A taxa de mortalidade dos pacientes não tratados, relatada na literatura, chega a ser de 78%. Os agentes betabloqueadores têm provado sua efetividade em prevenir essas crises em 75 a 80% dos casos, entretanto, mesmo com tratamento clínico adequado e a despeito da dose total ingerida, 20 a 25% dos pacientes mantêm crises sincopais, persistindo alto o risco de morte súbita secundária a taquiarritmias. Nesses pacientes, a simpatectomia torácica esquerda tem sido relatada como efetiva, especialmente naqueles que não apresentaram resposta com o tratamento farmacológico.[37,38] Apesar de a literatura demonstrar resultados favoráveis desde a década de 1970, as mudanças do intervalo QT depois da simpatectomia são variáveis, e os resultados clínicos não podem ser totalmente previstos. Os prováveis mecanismos protetores da simpatectomia são as consequências eletrofisiológicas da redução da liberação dos mediadores simpáticos em algumas áreas dos ventrículos. Mesmo assim, a maioria dos pacientes ainda continua a receber tratamento medicamentoso com betabloqueadores após o ato cirúrgico.

A simpatectomia também pode ser útil em casos selecionados de arritmia cardíaca para tratar taquicardia refratária a tratamento clínico e ablação, notadamente em casos de canalopatias.[39]

Fenômeno de Raynaud

Caracteriza-se por ataques episódicos de vasospasmo em pequenas artérias e arteríolas das regiões mais distais das extremidades, causados por frio, estímulos emocionais ou fármacos/drogas ilícitas. Classicamente, manifesta-se pela sequência palidez, cianose e rubor. Durante a crise, o paciente pode queixar-se de dor, hipotermia, adormecimento e parestesias nos dedos afetados. Quando muito frequentes e intensos, esses episódios podem ocasionar obstrução de artérias dos dedos e das mãos, determinando o aparecimento de lesões isquêmicas digitais muito dolorosas e de difícil cicatrização. O fenômeno de Raynaud pode ser primário (doença de Raynaud) ou secundário a doenças do colágeno, hemopatias, transtornos neurológicos, doenças obstrutivas arteriais, traumas ocupacionais etc.

O tratamento do fenômeno de Raynaud é essencialmente clínico, no entanto, a simpatectomia é indicada naqueles raros casos que, apesar do tratamento clínico adequado, continuam a apresentar sintomatologia intensa ou lesões digitais tróficas de difícil cicatrização[2,40] (Figura 85.9). Nesses pacientes, a intervenção cirúrgica parece ser benéfica, favorecendo a conservação tecidual ou preservando o membro de amputação.[41] A recorrência dos sintomas,

apesar de frequente, costuma acontecer com menor intensidade e sem aparecimento de úlceras digitais.[42] A melhora da função microcirculatória, após a operação, mantém-se por tempo prolongado,[43] entretanto, diferentemente do que ocorre nos membros inferiores, nos quais a simpatectomia lombar abole, na maioria dos casos, as manifestações vasospásticas, nas extremidades superiores os resultados da desnervação simpática são transitórios, com retorno desses eventos constritivos em curto espaço de tempo. A falta de ensaios clínicos randomizados não favorece a análise dos reais benefícios do procedimento cirúrgico nesses casos.[32]

TÉCNICA CIRÚRGICA

Antibioticoterapia profilática

Antes de se iniciar o procedimento anestésico, é administrada, de rotina, uma cefalosporina de segunda geração por via intravenosa.

Anestesia

O paciente é submetido à anestesia geral, habitualmente com emprego de sonda endotraqueal de duplo lúmen (intubação seletiva), o que torna possível deixar de ventilar e, consequentemente, colabar o pulmão do lado que está sendo operado. Quando necessário, opta-se pela broncoscopia com aparelho especial, menor do que 5 mm, para verificar a correta posição da sonda. A intubação seletiva tem sido empregada nos pacientes em que a ressecção da cadeia simpática é realizada e naqueles em que a termoablação é executada em gânglios simpáticos situados inferiormente na cadeia, como no 4º gânglio da cadeia simpática torácica. Sonda simples, com controle adequado da ventilação pulmonar, pode ser empregada quando se procede à termoablação de gânglios situados superiormente, como o segundo ou terceiro gânglio da cadeia.

Posição do paciente

O paciente é posicionado em decúbito dorsal, semissentado, com o tronco elevado a aproximadamente 45° e com dois pequenos coxins sob os ombros. Essas manobras têm por finalidade afastar as axilas da mesa cirúrgica, facilitando o manejo dos instrumentos endoscópicos, e anteriorizar os ombros, evitando distender o plexo braquial, quando do posicionamento dos braços em abdução a 90°, apoiados nas braçadeiras da mesa cirúrgica. Outro coxim sob os joelhos e uma faixa de fixação na altura dos quadris promovem posição confortável das pernas e rotação lateral da mesa, anteriorizando os locais a serem operados e impedindo a movimentação do paciente na mesa cirúrgica (Figura 85.10).

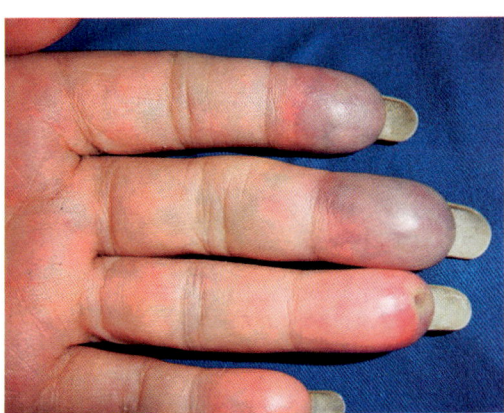

FIGURA 85.9 Paciente com fenômeno de Raynaud: nota-se lesão trófica na extremidade do 4º dedo da mão.

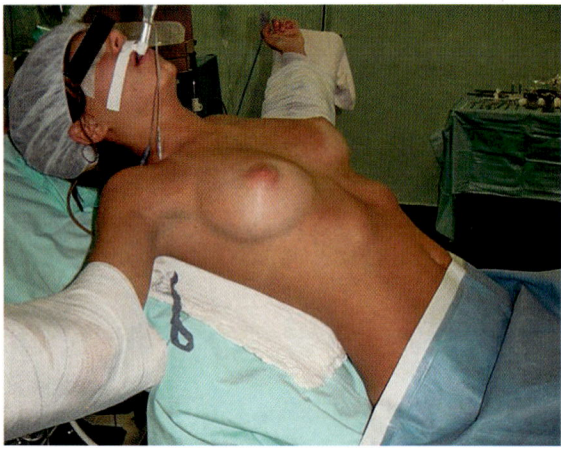

FIGURA 85.10 Posição do paciente na mesa cirúrgica com os braços apoiados nas braçadeiras e o tronco elevado a 45°.

Técnica

Na hiperidrose, que constitui a quase totalidade dos casos operados, nos quais é realizada a termoablação do 3º ou 4º gânglio da cadeia simpática torácica, são executadas duas mini-incisões com mais ou menos 1 cm de extensão: a primeira, na linha axilar anterior, na altura do 4º ou 5º espaço intercostal, no sulco submamário nas mulheres, pela qual se introduz a câmera de vídeo; após seu posicionamento no espaço pleural, a segunda incisão é feita na altura do 2º espaço intercostal entre a linha axilar média e a posterior destinada à introdução, na cavidade pleural, dos instrumentos cirúrgicos (tesoura, pinça dissectora, gancho retrátil, aspirador), todos eles isolados para possibilitar o acoplamento com o bisturi elétrico ou com o bisturi ultrassônico. Quando há necessidade de ressecar o gânglio estrelado, uma terceira incisão é realizada no mesmo espaço intercostal da segunda, mais anterior, alguns milímetros lateralmente à linha hemiclavicular, para facilitar essa ressecção (Figura 85.11). Em todas as incisões são transpassados trocartes de 5,5 mm para manutenção do trajeto pérvio e proteção das estruturas da parede torácica. Uma vez instalada a câmera de vídeo no espaço pleural, os demais instrumentos são introduzidos sob visão direta, com mais segurança para o paciente.

Insuflação de dióxido de carbono na cavidade pleural tem sido empregada em alguns centros para melhorar o acesso cirúrgico; no entanto, essa conduta não é isenta de riscos, podendo ocasionar alterações cardiovasculares, mesmo com o uso de gás em baixas pressões.[44] Para evitar essas complicações, opta-se pelo pneumotórax aberto, que provou ser suficientemente satisfatório.

A cadeia simpática é identificada como um cordão longitudinal, esbranquiçado, multinodular, recoberto pela pleura mediastinal, promovendo discreta saliência na região lateroposterior das vértebras torácicas, sobre as cabeças dos arcos costais (Figura 85.12). Em indivíduos idosos ou com maior grau de adiposidade, por vezes torna-se difícil essa visualização; nesses casos, a cadeia é identificada por "palpação", usando-se os instrumentos cirúrgicos. A cadeia é, então, seccionada sobre os arcos costais e o segmento isolado é cauterizado.

Após revisão da hemostasia, introduz-se sonda de aspiração de 14 ou 16 Fr pelo trocarte superior, conectada a um aspirador com pressão negativa; solicita-se ao anestesista que ventile o pulmão colapsado até ocorrer a expansão completa, o que pode ser verificado por visualização direta no monitor do vídeo. Retira-se a câmera de vídeo e sutura-se a incisão correspondente.

Com o anestesista ventilando manualmente o pulmão, que se apresenta completamente estendido, retira-se a sonda de aspiração e sutura-se a incisão correspondente. Curativos oclusivos são deixados por 24 horas nas incisões cirúrgicas.

Na sala de recuperação pós-anestésica, radiografia do tórax é solicitada para verificar a expansibilidade pulmonar e eventual pneumotórax residual.

ALTERNATIVAS TÉCNICAS

Outras técnicas podem ser utilizadas como alternativas à termoablação/remoção dos gânglios, visando interromper a transmissão dos impulsos simpáticos, a saber: simpaticotomia[45] e clipagem endoscópica da cadeia.[46] Ambas mostram resultados imediatos comparáveis aos da simpatectomia, porém resultados tardios desconhecidos.

Nos casos em que a anatomia é irregular, com risco aumentado de complicações hemorrágicas com a simpatectomia, a simpaticotomia torna-se uma boa alternativa. Da mesma maneira, a clipagem do tronco simpático apresenta uma vantagem adicional de possibilitar a possível reversão da desnervação simpática com a retirada dos clipes em casos de hiperidrose compensatória intolerável. Ambas as técnicas necessitam de estudos prospectivos com acompanhamento mais longo para comprovação de sua eficácia.[46,47]

Via de acesso transumbilical para realização da simpatectomia torácica endoscópica foi descrita, em 2013, por autores chineses, relatando segurança e eficiência do método, bem como melhores

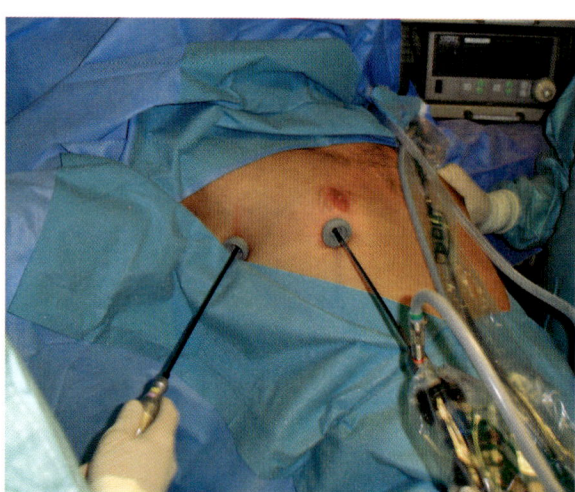

FIGURA 85.11 Aspecto cirúrgico do sistema óptico introduzido pela incisão inferior e do bisturi harmônico pela superior.

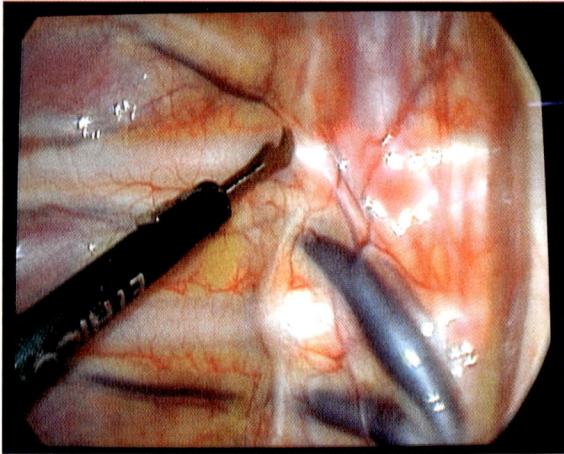

FIGURA 85.12 Aspecto intraoperatório, com visualização do bisturi harmônico junto à cadeia simpática, identificada como um cordão esbranquiçado, multinodular, situado sobre o colo das costelas.

resultados cosméticos e menos dor pós-operatória quando comparada com a técnica convencional.[48,49] Cirurgia robótica também tem sido relatada, porém sem vantagens aparentes em relação à técnica habitualmente empregada e, por isso, pouco usada na prática.[50]

DIFICULDADES TÉCNICAS E COMPLICAÇÕES
Aderências pleurais

Com certa frequência, são encontradas durante a operação endoscópica. Quando essas aderências são frouxas, podem ser desfeitas sem dificuldade, o que foi observado em 3,3% dos nossos pacientes;[51] no entanto, aderências pleurais firmes e extensas, resultantes de doenças pleuropulmonares prévias, encontradas em poucos pacientes, podem inviabilizar a simpatectomia por via toracoscópica; nesses casos, resta a opção de se realizar a operação aberta por via supraclavicular. Desafortunadamente essas aderências não podem ser diagnosticadas pré-operatoriamente pela radiografia de tórax de rotina.

Lobo ázigos

O lobo acessório da veia ázigos (Figura 85.13), uma variação anatômica pouco frequente, dificulta ou, às vezes, impossibilita a realização do procedimento por via endoscópica.[52] Em sete pacientes de nossa série, foi possível completar a operação com sucesso.[53] A radiografia de tórax pré-operatória pode identificar essa anomalia.

Pneumotórax

Uma complicação peroperatória relativamente frequente é o pneumotórax. A maioria dos pacientes apresenta pequena quantidade de gás residual no tórax ao fim da cirurgia, porém drenagem torácica só se torna necessária em poucos casos.[54] Pneumotórax hipertensivo após a cirurgia é muito raro; resulta de lesão direta do pulmão ou esgarçamento de aderências apicais quando o órgão é abaixado. Ocasionalmente, observam-se bolhas apicais cuja ruptura pode ocorrer durante a anestesia, quando se empregam altas pressões de insuflação pulmonar no fim do procedimento cirúrgico. Essa complicação é evitada por reinsuflação pulmonar cuidadosa ao fim da cirurgia; a realização de radiografia de tórax no pós-operatório imediato é importante para descartar pneumotórax significativo, pois, nessa situação, drenagem pleural se impõe, habitualmente por 24 horas. Em três casos constatados de bolhas apicais, a segmentectomia foi realizada em dois pacientes no mesmo ato cirúrgico.[55]

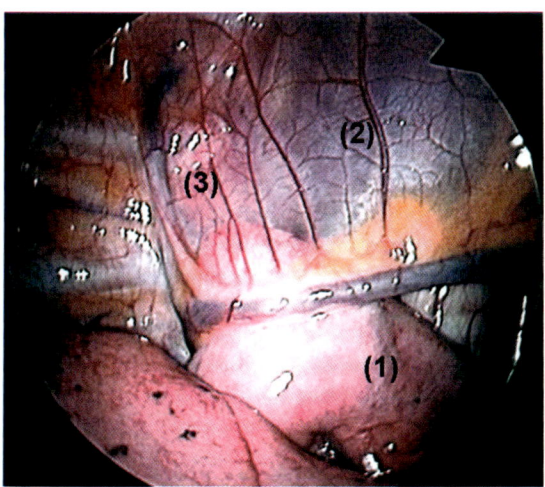

FIGURA 85.13 Aspecto intraoperatório do lobo da veia ázigos (1), com tenda pleural (2) que dificulta a dissecção da cadeia simpática (3).

Enfisema subcutâneo

Geralmente observado ao redor do local de inserção dos trocartes e confinado à parede torácica. Raramente se associa a pneumotórax, porém, quando evidenciado, torna-se obrigatória a realização de radiografia de tórax para afastar a possibilidade de haver eventual pneumotórax. O tratamento é conservador desde que não haja pneumotórax associado.

Hemorragia

Complicações hemorrágicas intraoperatórias importantes são raras. Originam-se principalmente de lesões de veias intercostais durante dissecção da cadeia simpática, mas também podem ocorrer no local de inserção dos trocartes. Em oito pacientes de nossa série, houve sangramento que variou de 80 a 500 mℓ; em nenhum deles foi necessária a conversão para cirurgia aberta para controle da hemorragia, a qual foi contida endoscopicamente.[56] Em caso de hemorragia grave, no entanto, por inserção intempestiva do trocarte com perfuração do miocárdio ou por lesão de um grande vaso, como a artéria subclávia, a toracotomia pode tornar-se necessária.[55] Lesão de artéria intercostal com formação de pseudoaneurisma que se rompeu 6 semanas após a simpatectomia, requerendo toracotomia para sua correção, foi descrita por Atherton e Morgan.[56]

Na literatura, não há relato de morte devido a simpatectomia torácica por via endoscópica, no entanto, Ojimba e Cameron[57] afirmaram ter conhecimento de nove mortes após realização desse procedimento. Cinco pacientes morreram de hemorragia importante: dois deles vieram a óbito logo após a introdução do trocarte que lacerou a artéria subclávia – um falecendo no início da experiência com a técnica endoscópica, e o outro mais recentemente –; em outro paciente houve lesão de uma veia intercostal, tendo sido tentada cauterização sem sucesso, seguida por toracotomia, a qual não foi efetiva para impedir sua morte. Nos dois casos restantes, os autores desconheciam a causa da hemorragia que ocasionou o óbito dos pacientes. Problemas com anestesias resultando em hipoxia foram responsáveis por outras três mortes. O último dos nove óbitos permanece inexplicável, tendo o paciente falecido algumas horas após a operação sem intercorrências, com a necropsia revelando trombose na circulação cerebral.

Quilotórax

Constitui complicação extremamente rara decorrente de lesão de um ducto torácico acessório. Gossot et al.[55] observaram esse evento em dois pacientes de sua série: em um, a laceração do ducto torácico foi reconhecida durante o procedimento cirúrgico e corrigida com clipes, e no outro foi realizada drenagem pleural e estabelecida nutrição parenteral durante 6 dias.

Atelectasia pulmonar

Ocorre ocasionalmente, tendo sido observada no lobo superior direito de 1,2% dos pacientes de nossa série,[52] todos tratados com êxito por meio de fisioterapia respiratória.

Complicações cardíacas

Durante a realização da simpatectomia, bradicardia transitória ocorreu em outros 1,2% dos pacientes,[52] tendo havido regressão em todos após alguns minutos de observação clínica. A simpatectomia torácica tem efeito do tipo betabloqueador, podendo reduzir moderadamente a frequência cardíaca em repouso e durante exercício máximo.[58,59] Existem alguns relatos de caso em que houve redução significativa da frequência cardíaca, provavelmente relacionada com simpatectomia muito extensa.[60] Parada cardíaca foi relatada por Lin et al.[61] em dois pacientes durante o procedimento cirúrgico, ambos reanimados com sucesso.

Complicações neurológicas

Dor pós-operatória intensa é mais frequente do que se costuma acreditar e não guarda relação com o tipo de bisturi empregado na operação.[62] Muitos centros realizam a simpatectomia em nível ambulatorial, o que pode subestimar a dor mais duradoura. A maioria dos pacientes relata dor aguda especialmente na inspiração profunda por algumas horas após a operação, porém, quantidade significativa desses indivíduos queixa-se de dor menos intensa na região dorsal, mas constante, que ocasionalmente pode requerer analgésicos de maior potência.[63]

Paresia e parestesias nos membros superiores foram observadas em 2,9% dos pacientes de nossa série, devido à posição do paciente na mesa cirúrgica com os braços elevados e fixados no arco da mesa, usada no início da experiência, sendo atribuídas à possível distensão do plexo braquial.[52] Na maioria dos casos, houve regressão dessas manifestações em períodos que variaram de 3 dias a 3 semanas. Somente em um paciente ocorreu paresia de ambos os membros superiores de maior gravidade, com necessidade de tratamento fisioterápico e espaço de tempo maior para recuperação. Apesar dessa complicação, foi surpreendente a manifestação do paciente, afirmando que aceitaria passar pela mesma experiência desde que obtivesse o mesmo êxito terapêutico para a hiperidrose palmar. Alguns autores relatam nevralgia na região interna do braço que, em geral, desaparece após 6 semanas.[55]

A síndrome de Horner (Figura 85.14) é um efeito colateral da desnervação simpática completa do membro superior quando se resseca o gânglio estrelado, T2 e T3,[64] no entanto, nos casos de hiperidrose, nos quais não se atua no gânglio estrelado, essa manifestação é considerada importante complicação pós-operatória. Na experiência de Viena, 3,5% dos pacientes da série inicial apresentaram essa síndrome,[65] e em nossa experiência, observou-se a síndrome de Horner unilateral em 1% dos pacientes nos quais se realizou termoablação de T2, sendo transitória em dois e definitiva nos outros dois.[2] A síndrome de Horner resulta de lesão direta ou indireta do gânglio estrelado ou por transmissão de calor quando se realiza a termoablação de T2 com o bisturi elétrico ou por tração excessiva da cadeia simpática durante dissecção ou termoablação.

CONTRAINDICAÇÕES

Constituem contraindicações para se realizar a simpatectomia cervicotorácica videotoracoscópica: infecções pulmonares que cursam com derrames pleurais que necessitam de punção ou drenagem,

doenças pulmonares que determinam aderências pleurais densas como tuberculose, cirurgias torácicas prévias, radioterapia na região torácica, bradicardia sinusal e condições clínicas que contraindicam anestesia geral endotraqueal. Com base em trabalho realizado por Campos et al.,[66] a obesidade tem sido considerada contraindicação à intervenção, pois em pacientes com sobrepeso, não obstante o alto grau de satisfação com a operação, torna-se mais difícil a identificação da cadeia simpática, que fica recoberta por maior quantidade de tecido adiposo, além do fato de esses pacientes apresentarem complicações mais frequentes, notadamente hiperidrose compensatória grave.

GÂNGLIOS-ALVO

A extensão da ressecção ou da termoablação depende da manifestação clínica do paciente.

Hiperidrose palmar

Nos casos de hiperidrose palmar, de início, realizava-se a ressecção do 2º (T2) e do 3º (T3) gânglio da cadeia simpática torácica com bons resultados;[1] posteriormente, passou-se a realizar termoablação, reduzindo a intervenção somente ao T2.[2] Como a intervenção no gânglio T2 resultava em alto índice de síndrome de Horner e de hiperidrose compensatória pelo fato de desnervar uma área muito extensa, incluindo os segmentos cefálico, cervical e membros superiores,[67] aproximadamente 4% dos pacientes que se submeteram à intervenção se arrependeram do procedimento.[2]

No sentido de minimizar esse inconveniente, conduziu-se um estudo prospectivo e randomizado comparando a intervenção nos níveis de T2 e T3. Nos dois grupos, os resultados foram semelhantes e adequados no sentido de promover anidrose palmar. A diferença ocorreu na intensidade da sudorese compensatória que foi significativamente menos acentuada nos pacientes submetidos à termoablação de T3,[68] no entanto, a termoablação de T3, com certa frequência, resulta em mãos muito secas, com queixa de rachaduras na pele, necessitando do emprego de cremes hidratantes. Atualmente, há tendência em alguns pacientes a descer o nível do procedimento ao 4º gânglio da cadeia simpática torácica (T4), pois nesse nível constataram-se resultados satisfatórios, sem, no entanto, ocasionar anidrose em muitos pacientes, apenas diminuição da sudorese na região palmar.[69,70] A principal vantagem da termoablação de T4 foi a redução da intensidade da hiperidrose compensatória quando comparada a um grupo de pacientes tratados no nível de T3. Essa observação já havia sido relatada em 2001 por Lin e Wu,[71] que admitiam que a preservação do tônus simpático para o segmento cefálico, com a intervenção apenas em T4, seria o principal fator responsável pela redução dessa sudorese. Assim, em portadores de hiperidrose palmar, devidamente esclarecidos, realiza-se a termoablação de T4.

Quanto pior a qualidade de vida do paciente antes da cirurgia, melhores são os resultados após a simpatectomia, revelando que essa conduta constitui uma alternativa terapêutica eficiente nesses casos.[72]

Alguns autores têm proposto realizar a simpatectomia em dois estágios, iniciando pelo membro dominante e posteriormente no membro contralateral, no sentido de tentar reduzir a intensidade da hiperidrose compensatória. Curiosamente, quase metade desses pacientes considera-se satisfeito somente com a desnervação simpática do membro dominante, declinando da cirurgia no outro membro. Essa conduta tem proporcionado menores graus de hiperidrose compensatória.[73,74] Estudos prospectivos e controlados estão em curso para melhor elucidação desse assunto.

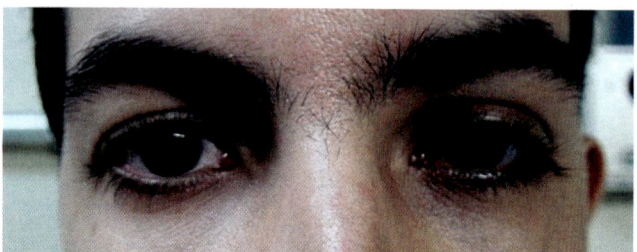

FIGURA 85.14 Síndrome de Horner no olho esquerdo em paciente submetido à simpatectomia torácica com termoablação de T2.

Hiperidrose axilar

Inicialmente se realizava a ressecção de T2 a T4.[1,61] Posteriormente, nos casos de hiperidrose axilar pura, passou-se a poupar T2 e a se realizar termoablação somente de T3 e T4;[75] mais recentemente, o procedimento cirúrgico restringiu-se somente a T4.[76]

O sucesso terapêutico foi semelhante em todas as técnicas descritas, porém a sudorese compensatória foi menos acentuada no grupo T4, e nesse grupo os pacientes revelaram índice de satisfação maior e mais estabilidade com a operação do que os do grupo T3 e T4. Com base nessa observação, atualmente é realizada somente a termoablação de T4 para tratar pacientes com hiperidrose axilar.

Hiperidrose craniofacial e/ou rubor facial

Nessas condições, para se obter a desnervação simpática da face e da cabeça, a termoablação deve incluir necessariamente T2,[2,77] no entanto, Neumayer et al., em 2003, relataram bons resultados iniciais no tratamento dessas condições realizando o bloqueio simpático de T3, com clipes, nos pacientes com hiperidrose craniofacial, e de T2, somente naqueles com rubor facial.[78]

Síndrome complexa de dor regional, isquemia grave de mão e fenômeno de Raynaud

Nessas afecções, a desnervação simpática do membro superior deve ser a mais completa possível. Dessa maneira, devem-se incluir gânglios estrelados, T2 e T3.[65,79] Essa conduta necessariamente determina o aparecimento do sinal de Claude Bernard-Horner, mas evita a desnervação incompleta do membro por eliminar os ramos comunicantes de T1, interromper o nervo de Kuntz e prevenir possíveis conexões funcionais com células do gânglio estrelado.[65,80]

Síndrome do QT longo e taquiarritmias

Nessas condições, a simpatectomia é realizada somente do lado esquerdo, devendo incluir a cadeia simpática torácica de T1 a T4 ou T5.[40,81]

RESULTADOS

Hiperidrose

Os resultados da simpatectomia toracoscópica nos pacientes com hiperidrose primária têm sido uniformemente muito bons.

Na hiperidrose palmar, o sucesso com essa intervenção é bastante alto, variando de 96 a 100%.[82,83] Na hiperidrose axilar, o índice de satisfação com a simpatectomia varia de 63 a 98%,[78,84,85] e na craniofacial, de 87 a 100%.[52,86,87] No rubor facial, o sucesso imediato varia de 75 a 85%, porém esses índices não se mantêm após 1 ano de acompanhamento, com recorrência do rubor em 30% dos pacientes.[88,89]

Analisando a qualidade de vida com essa intervenção, verifica-se um alto grau de satisfação geral, em torno de 90%, que permanece estável após 5 anos[90,91] e essa melhora da qualidade de vida é tanto maior quanto pior ela se mostra no pré-operatório,[74] sem diferenças entre os sexos.[92] O benefício da simpatectomia torácica videotoracoscópica na qualidade de vida de crianças também ficou evidente após 4 anos da intervenção.[93]

Os resultados relatados nos trabalhos têm recebido críticas, pois a maioria deles baseia-se em critérios subjetivos que se opõem a estudos objetivos. A despeito da satisfação dos pacientes, resultados obtidos com o teste do amido-iodo revelam sudorese parcial em áreas simpatectomizadas. Assim, a expressão "sucesso operatório" necessitaria de prova objetiva da desnervação. Com cirurgiões experientes, esse sucesso é maior do que 90% e correlaciona-se clinicamente com anidrose de longa duração. A "operação considerada sucesso" reflete a satisfação subjetiva do paciente na redução da sudorese focal original e é expressa em mais de 95% dos pacientes. A expressão "satisfação com o resultado global" combina o desfecho geral com os efeitos adversos, como hiperidrose compensatória, o que resulta em índices mais baixos de "satisfação global" de aproximadamente 85%.[94]

Embora não específica para tratar a hiperidrose plantar, a qual costuma associar-se à hiperidrose palmar, a simpatectomia torácica mostrou-se efetiva em reduzir a sudorese plantar em 58% dos nossos pacientes,[2] observação também relatada por outros autores;[89] no entanto, essa melhora não se mantém após 1 ano de acompanhamento, quando somente 50% dos pacientes revelaram manutenção do resultado positivo.[95] Não há explicação anatomofisiológica convincente para essa melhora; talvez haja maior equilíbrio emocional com a anidrose palmar obtida com a intervenção e, consequentemente, menos estímulos nervosos simpáticos para os pés, com efeitos positivos na hiperidrose plantar.

Recorrência da hiperidrose palmar tem sido relatada em 1 a 3% dos pacientes operados,[52,83,96] e em 2% dos portadores de hiperidrose craniofacial a partir do terceiro ano de pós-operatório.[92] O índice de recorrência da hiperidrose axilar em nossa experiência[52] foi de 13% nos pacientes operados, com a maioria deles sendo reoperada com êxito; nessas reoperações, foram encontradas aderências frouxas que não dificultaram significativamente o procedimento, tendo-se verificado, em quase todos os pacientes, que a causa da recidiva foi falha técnica na primeira intervenção.

Ocorrência de transpiração transitória de intensidade variável no segmento denervado, no período pós-operatório, foi observada em 13% dos pacientes de nossa série e[52] costuma manifestar-se entre o 3º e o 5º dia de pós-operatório, durando, no máximo, 36 horas; é decorrente da liberação do neurotransmissor nas terminações das fibras pós-ganglionares simpáticas em degeneração.[97]

Um efeito adverso da simpatectomia é a sudorese gustatória, cuja incidência é muito variável, provavelmente relacionada com os hábitos alimentares de cada região, variando de 5,5 a 31,9%[61,79,98] e sem qualquer relação com o nível do bloqueio da cadeia simpática.[79] Em nossa experiência, a sudorese gustatória foi relatada por 19,3% dos pacientes operados, sendo, na maioria dos casos, de intensidade leve ou moderada, não interferindo na qualidade de vida.

Hiperidrose compensatória

É o efeito colateral mais comum e mais desagradável da simpatectomia torácica nos pacientes com hiperidrose e localiza-se, na maioria dos casos, em abdome (Figura 85.15), costas e coxas; ocorre em quase todos os pacientes e, quando intensa (em 1 a 4% dos casos), representa a principal causa de insatisfação com o procedimento cirúrgico.[99] Torna-se mais desconfortável em dias quentes, durante exercícios físicos e em ambientes de trabalho aquecidos. Pode diminuir com o passar do tempo ou o paciente aprende a conviver com a sudorese aumentada nessas outras áreas. Apesar de pouco frequente, a hiperidrose compensatória pode manifestar-se nos pés, agravando, por vezes, a hiperidrose plantar previamente existente.[100] Em alguns casos, pode diminuir de intensidade com o passar do tempo ou o paciente aprende a conviver com ela.[101]

O nível e a extensão da termoablação da cadeia simpática influenciam na intensidade da hiperidrose compensatória,[102,103] que será tanto maior quanto superior for a desnervação simpática, pois mais fibras aferentes, inibidoras da sudorese pelo mecanismo de retroalimentação, ficarão comprometidas.[86,104] Redução na intensidade

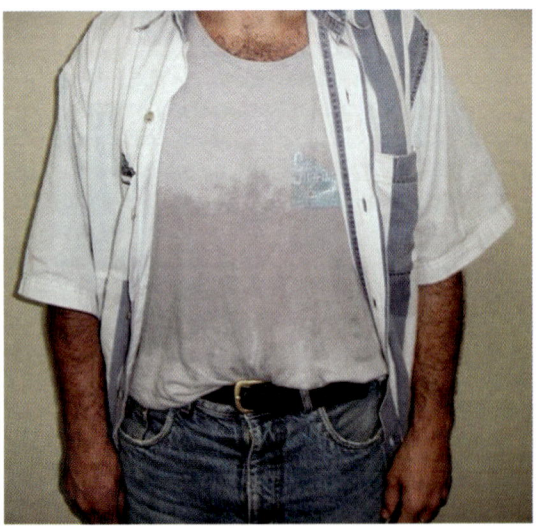

FIGURA 85.15 Paciente com hiperidrose compensatória acentuada após simpatectomia torácica com termoablação de T2.

da hiperidrose compensatória é observada quando se cauterizam menos gânglios da cadeia simpática.[76,77,90] Termoablação somente de T4 na hiperidrose palmar ou axilar provoca hiperidrose compensatória significativamente menos intensa do que em gânglios situados superiormente.[105,106]

Crianças toleram melhor a hiperidrose compensatória do que adolescentes e adultos, mostrando um grau mais elevado de satisfação pós-operatória, o que determina uma indicação mais precoce possível da intervenção na população infantil.[107,108]

Quanto pior a qualidade de vida do paciente antes da cirurgia, maior o grau de satisfação pós-operatória com a simpatectomia, o que possibilita concluir que a intervenção cirúrgica constitui uma boa alternativa nesses casos.[98]

Tentando minimizar esse desagradável efeito da simpatectomia, alguns autores propuseram procedimentos mais econômicos, acreditando que assim poderiam atenuar a intensidade da sudorese compensatória. Gossot ressecou seletivamente os ramos comunicantes de T1 a T4, relatando que, com essa técnica, a hiperidrose compensatória foi minimizada, à custa de desnervação incompleta do membro, com recorrência da hiperidrose palmar em quantidade considerável de pacientes.[109]

Em 1998, Lin et al. propuseram o uso de clipes na cadeia simpática com a finalidade de interromper o influxo nervoso, sem fazer secção ou cauterização da mesma. Bloqueavam T2, referindo que, além de garantir cura da hiperidrose palmar, esse novo método tinha a vantagem de recuperar o tônus simpático na mão se a operação fosse revertida com a remoção dos clipes. Realizaram esse procedimento de reversão em cinco pacientes com hiperidrose compensatória intolerável, obtendo sucesso em quatro casos.[110] Outros autores adotaram o método da clipagem, alcançando sucesso na reversão do bloqueio simpático em cerca de 50% dos pacientes que apresentaram hiperidrose compensatória intolerável.[61,111] Os autores chamam a atenção para o fato de que a experiência com a reversão ainda é muito limitada e que o tempo decorrido entre a operação inicial e a remoção dos clipes pode constituir um fator importante de sucesso: quando essa remoção é feita em um período de 6 meses podem ser esperados melhores resultados.

Outro método de reversão proposto por Telaranta, em 1998, consiste no enxerto de nervo sural implantado no local da simpatectomia prévia,[112] técnica que se mostrou promissora em poucos casos da série de Reisfeld et al.[61] e factível por cirurgia robótica, porém sem relato de acompanhamento adequado para avaliar a eficiência do método em reverter a desnervação simpática.[113]

O uso do nervo intercostal, com o mesmo objetivo, foi proposto recentemente por Haam et al. com resultado satisfatório em 50% dos pacientes.[114] Outros autores também empregaram esse nervo como enxerto livre em um paciente, relatando melhora sintomática da hiperidrose compensatória no tronco.[115] Há necessidade de estudos fisiológicos e clínicos para melhor compreensão do mecanismo básico dessa operação, como sinalizam os próprios autores.

Na verdade, sudorese compensatória parece ocorrer independentemente do método escolhido para a realização da simpatectomia. Por isso, é fundamental que todos os pacientes com hiperidrose sejam alertados desse efeito adverso antes de serem submetidos à intervenção cirúrgica.

Doenças vasculares

Os resultados da simpatectomia cervicotorácica nas doenças isquêmicas dos membros superiores não têm se mostrado muito consistentes, particularmente na síndrome de Raynaud. Melhora imediata do fenômeno tem sido relatada, porém a recorrência dos sintomas é frequente após alguns meses da intervenção, o que resulta em um alto índice de arrependimento com a operação, em grande parte devido à hiperidrose compensatória.[42,43,116]

Em pacientes com tromboangiite obliterante e isquemia grave de mão, com lesões necróticas em evolução em dedos, os resultados da operação têm se mostrado satisfatórios, com melhora da dor e cicatrização parcial ou total das lesões isquêmicas.[2,117,118]

Síndrome complexa de dor regional

A avaliação dos resultados da simpatectomia cervicotorácica nas síndromes dolorosas mediadas pelo simpático torna-se difícil em função dos diferentes critérios de seleção dos pacientes e pelo fato de ela ser subjetiva. Quanto menor o tempo decorrido entre o trauma determinante dos sintomas e a data da operação, melhores os resultados,[37] e nem sempre o diagnóstico da síndrome com bloqueio do gânglio estrelado correlaciona-se com o resultado clínico observado. Quando realizada tardiamente, já existindo atrofia nervosa ou rigidez de articulações, a simpatectomia torna-se ineficiente. Na prática, deve ser indicada em casos selecionados e somente quando outras opções de tratamento tenham falhado.

Doenças cardiológicas

Schwartz et al. acompanharam durante 15 anos 85 pacientes com síndrome do QT longo submetidos à simpatectomia no mundo todo, até o início da década de 1990, e demonstraram dramática redução na incidência de graves eventos cardiológicos ou síncopes no período pós-operatório, a saber: diminuição de eventos cardíacos em 45% dos pacientes e redução de 8% de morte súbita. Apesar de os resultados da simpatectomia, a curto prazo, serem bastante satisfatórios, eles não se mantiveram ao longo do tempo, não sendo, a intervenção, inteiramente efetiva para prevenir eventos cardíacos, incluindo morte súbita.[119] As alterações no intervalo QT e os resultados clínicos após a desnervação simpática são muito variáveis e pouco previsíveis.[120]

Em pacientes com cardioversor/desfibrilador implantável com doença cardíaca estrutural e taquiarritmias ventriculares recorrentes, os efeitos da simpatectomia foram analisados, em estudo multicêntrico, após 1 ano. Aproximadamente 1/3 dos pacientes deixou de usar medicamentos antiarrítmicos e 50% dos sobreviventes ficaram livres de choques.[121]

CAUSAS DE INSUCESSO

Desnervação incompleta

O plexo braquial não recebe somente fibras da cadeia simpática paravertebral cervicotorácica; foram descritos agregados microscópicos de células ganglionares – os gânglios intermediários –, distribuídos nos ramos comunicantes, ou mesmo nas raízes anteriores dos nervos espinais cervicais e braquiais, cuja ativação poderia explicar falhas na desnervação simpática dos membros superiores, no entanto, apesar de não se questionar a ocorrência dessas células ganglionares, há dúvidas se elas têm algum significado funcional.[122]

Regeneração

Alguns autores admitem a possibilidade de regeneração das fibras simpáticas com base na observação de que, meses ou anos após a simpatectomia, há retorno da atividade simpática, principalmente nas mãos e no relato de trabalhos experimentais realizados na década de 1930, que demonstraram esse fato. Para tentar evitar essa regeneração, foram sugeridas medidas como cobertura das terminações do nervo simpático seccionado com seda ou com músculos e realização de ressecções mais extensas, incluindo as raízes espinais. Não há evidências de que células ganglionares simpáticas regenerem; quando essas células são removidas, seus eixos cilíndricos degeneram; por outro lado, se somente o eixo cilíndrico é seccionado, ele sofre degeneração waleriana e regeneração de novas fibras pode ocorrer a partir da célula ganglionar.[123]

A cessação da sudorese pode ser obtida mais facilmente e se mantém por tempo mais prolongado do que a desnervação dos vasos em uma mesma área de pele. Pode-se, então, admitir diferença no potencial de regeneração das fibras vasomotoras e sudomotoras, até em um mesmo ramo, desde, é lógico, que se considere a recorrência das manifestações clínicas exclusivamente à regeneração. Mesmo que as fibras pré-ganglionares regenerem, é improvável que possam estabelecer conexões funcionais com vias pós-ganglionares. Assim, a regeneração pode representar um papel muito pequeno, ou mesmo desprezível, nas operações com remoção dos gânglios paravertebrais.[124]

Reorganização funcional

A teoria do brotamento de que fibras nervosas intactas nas proximidades de fibras em degeneração emitiriam ramificações que poderiam estabelecer conexões com células ganglionares denervadas, estimuladas por substâncias humorais liberadas pelas fibras em degeneração foi aventada por Murray e Thompson, em 1957, como mecanismo responsável pelo retorno da atividade simpática após a desnervação do tipo pré-ganglionar.[82] Assim, a interrupção somente das fibras pré-ganglionares responsáveis pela inervação dos membros superiores (aquelas que entram pelo gânglio estrelado em seu trajeto para o gânglio cervical superior) encontraria as condições favoráveis, no gânglio estrelado, para a ocorrência desse brotamento. Além disso, pode haver conexão funcional desses ramos com células ganglionares presentes nos nervos espinais, explicando o retorno da atividade simpática na extremidade.[125]

CONSIDERAÇÕES FINAIS

A simpatectomia cervicotorácica videotoracoscópica é um procedimento simples, seguro, efetivo, pouco invasivo e com mínima morbidade quando realizado por equipes cirúrgicas experientes. Atualmente, a hiperidrose constitui sua principal indicação, mas ela também tem se mostrado útil no tratamento de casos selecionados de isquemia grave de mão, síndromes dolorosas mediadas pelo simpático e síndrome do QT longo. Como a maioria dos pacientes é portadora de hiperidrose, ou seja, jovens saudáveis, em geral com menos de 30 anos, com uma condição considerada por muitos como "de estilo de vida", qualquer complicação do procedimento cirúrgico é injustificável e reprovável. O tradicional mundo fechado da medicina sofreu grande revolução com a Internet, pois, por meio dela, o paciente obtém informações sobre sua doença e procura tratamento diretamente de um provedor; a desvantagem é que a Internet é desprovida de mecanismos reguladores, acarretando dúvidas sobre a qualidade da informação disponível sobre a operação. Além disso, muitas vezes a simpatectomia por via endoscópica é ativamente procurada pelos pacientes que leram na mídia sobre os seus benefícios; no entanto, essas fontes raramente relatam as eventuais complicações.[109] Em conclusão: é importante que todos os pacientes, antes de serem operados, sejam submetidos a tratamento clínico, com melhor seleção daqueles que realmente necessitam do procedimento cirúrgico, desde que adequadamente informados sobre vantagens e possíveis efeitos colaterais e eventuais complicações da simpatectomia cervicotorácica.

As referências bibliográficas deste capítulo se encontram no Ambiente de aprendizagem do GEN.

86

Simpatectomia Lombar por Retropneumoperitonioscopia

Wander Eduardo Sardinha ▪ Natália Scaneiro Boy Sardinha

Resumo

A simpatectomia lombar foi descrita pela primeira vez em 1920 por Adson e Brown nos EUA e foi realizada inauguralmente para tratamento de doenças arteriais dos membros inferiores por Diez em 1924. Inicialmente, foi indicada para tratar distúrbios isquêmicos e dolorosos dos membros inferiores. Esse tratamento, popular entre os cirurgiões vasculares, permaneceu inalterado por várias décadas. Seu uso diminuiu lentamente a partir de 1970, quando foram introduzidas as técnicas de reconstrução arterial. A técnica por retropneumoperitonioscopia foi descrita por Gaur em 1992, porém, devido aos avanços a partir do ano 2000 com a realização das angioplastias infrapatelares associada à introdução de novos medicamentos para tratamento da hipertensão (prostanoides e outros fármacos, como fatores de crescimento), houve diminuição das suas indicações, mas, mesmo com tais avanços, a simpatectomia lombar continuou sendo realizada. Atualmente, essa cirurgia é realizada para tratamento da hiperidrose com bons resultados. Neste capítulo, serão apresentados a técnica mais utilizada e seus resultados, as variações dessa técnica e suas principais indicações.

Palavras-chave: simpatectomia; bloqueio nervoso autônomo; sistema nervoso simpático.

INTRODUÇÃO

Desde a sua primeira menção em 1920 por Adson e Brown[1] nos EUA e sua primeira realização para tratamento de doenças arteriais dos membros inferiores por Diez[2] em 1924, a simpatectomia vem sendo muito utilizada e apresenta importante papel no tratamento de algumas doenças, como no tratamento das úlceras isquêmicas de membros inferiores secundárias a arteriosclerose sem condições de revascularização e na tromboangiite obliterante.[3] Com os avanços das técnicas de revascularização femorodistal na década de 1970, houve diminuição na realização desse procedimento.[4] A partir da década de 1990, houve grande avanço nos procedimentos endovasculares, e, desde o ano 2000, iniciou-se a realização das angioplastias infrapatelares. Mesmo com esses avanços, a simpatectomia lombar continuou sendo realizada.

Com o progresso das técnicas de cirurgia videoassistida, procurou-se estabelecer novos métodos minimamente invasivos para realização da simpatectomia lombar. Os primeiros relatos dessa técnica por vídeo (retropneumoperitonioscopia) foram em 1992.[5]

INDICAÇÕES

A simpatectomia altera o tônus vasomotor promovendo melhora da microcirculação na pele. As bases fisiopatológicas da simpatectomia são:

- Vasodilatação paralítica imediata
- Fenômeno de hemometacinesia
- Desenvolvimento da circulação colateral.[3]

Atualmente, há poucas indicações para simpatectomia lombar, mas as principais ainda são as úlceras superficiais do pé e do terço distal da perna, principalmente em pacientes com obstrução das artérias da perna e do pé sem condições de revascularização, como na arteriosclerose, tromboangiite e outras arterites. A simpatectomia lombar tem sido realizada para grande variedade de situações, porém o emprego dessa modalidade tem diminuído devido ao sucesso das revascularizações distais e da introdução de novos medicamentos, como os prostanoides e os fatores de crescimento plaquetário recombinante. Apesar da substituição dessa técnica em virtude dos novos recursos, quantidade considerável de pacientes ainda apresenta impossibilidade de reconstrução arterial ou sintomas vasospásticos que não respondem à terapia medicamentosa. A inespecificidade das indicações e a falta de métodos simples para prever o sucesso desse procedimento desencadearam muitos relatos conflitantes; no entanto, a resposta da temperatura do dedo do pé após bloqueio de nervos periféricos, oximetria transcutânea ($TcPO_2$) ou índice de pressão tornozelo-braquial (ITB) maior que 0,3 correlaciona-se melhor com o efeito pós-operatório da simpatectomia lombar. Entre os pacientes com dor em repouso e sem ulcerações distais, o alívio da dor é obtido em 76% em 3 meses após a simpatectomia lombar naqueles que não necessitaram de amputação. Essa cirurgia não isenta o paciente de uma amputação subsequente, pois o tônus vasomotor geralmente normaliza entre 2 semanas e 6 meses após a operação; portanto, o efeito de melhora da úlcera em uma simpatectomia lombar pode não ser significativo após esse "período de carência".[6]

Em 2018, Karanth et al.[7] realizaram uma revisão com objetivo de avaliar os efeitos da simpatectomia lombar por métodos abertos, laparoscópicos e percutâneos em comparação com nenhum tratamento ou com qualquer outro método de simpatectomia lombar em pacientes com isquemia crítica devido à arteriopatia periférica obstrutiva (AOP) sem condições de revascularização e não identificaram ensaios clínicos randomizados avaliando esses efeitos.[7] Os resultados da simpatectomia nos pacientes com dor em repouso, portadores de AOP, permanecem uma questão em aberto.

Evidências de baixa qualidade de um único estudo (2018) em um grupo selecionado de participantes (pacientes com doença de Buerger) sugerem que as prostaglandinas são superiores à simpatectomia lombar cirúrgica aberta para a cicatrização completa de úlceras, sem dor em repouso ou amputação importante, mas possivelmente incorrem em mais efeitos adversos. O estudo incluiu 200 participantes com doença de Buerger, 100 em cada grupo de tratamento, mas apenas 162 foram realmente implicados nas análises. O estudo comparou uma técnica cirúrgica aberta para simpatectomia lombar com o prostanoide iloprosta e acompanhou os participantes por 24 semanas.[8]

Os melhores resultados com o advento das técnicas de revascularização distal endovascular contribuíram para a diminuição das indicações da simpatectomia lombar. Em 2019, Ghoneim[9] publicou um estudo de tratamento endovascular em pacientes portadores de tomboangiite obliterante com bons resultados. O resultado de 12 meses mostrou 66,7% de sucesso técnico no grupo endovascular, com 46,7% de taxa de perviedade (p-valor = 0,06), 86,7% de taxa de salvamento de membro (LSR; p-valor < 0,04) e 66,7% de melhora clínica (p-valor = 0,005). O autor concluiu que o manejo endovascular da doença de Buerger é viável, seguro e efetivo com alta taxa de salvamento de membro e melhora clínica.

Em 2000, o TransAtlantic Inter-Society Consensus (TASC)[10] estabeleceu as seguintes indicações para simpatectomia lombar:

- Principal: pacientes selecionados com doença oclusiva distal inoperável devido a aterosclerose e tromboangiite obliterante. A inoperabilidade depende principalmente da falta de escoamento distal
- Pacientes com ITB maior que 0,3, necrose dos tecidos limitada aos pododáctilos e ausência de neuropatia (diabetes).

As úlceras microangiopáticas hipertensivas que constituíam um grupo para indicação de simpatectomia atualmente são mais raras devido à melhora do tratamento clínico da hipertensão. Outras indicações são os fenômenos vasomotores das extremidades, principalmente o fenômeno de Raynaud secundário, a distrofia simpática reflexa e a hiperidrose primária. Na atualidade, a hiperidrose plantar é uma das principais indicações da simpatectomia lombar. Rieger[11] realizou 306 simpatectomias lombares pela técnica de retroperitoneoscopia e acompanhou 121 pacientes (79%). Em todos os casos, hiperidrose foi reparada imediatamente após a cirurgia, e somente três pacientes (2,5%) sofreram recidiva da condição após 24 meses. Sudorese compensatória ocorreu em 63 pacientes (52%) e 47 pacientes apresentaram neuralgia pós-simpatectomia (39%). Três homens desenvolveram disfunção temporária da ejaculação. Atualmente, com a introdução da cirurgia robótica, estabeleceram-se técnicas de simpatectomia torácica seletiva[12,13] para pacientes com hiperidrose palmar ou axilar, em que os ramos pré-gangliônicos e pós-gangliônicos de T2 a T4 são seccionados, dependendo da região acometida pela hiperidrose, deixando a cadeia intacta com diminuição significativa de ptose palpebral e hiperidrose compensatória. Ainda há poucos relatos de seu uso na hiperidrose plantar devido às dificuldades técnicas do procedimento e do seu menor impacto na qualidade de vida dos pacientes.

No fenômeno de Raynaud, a simpatectomia lombar deve ser indicada somente quando o tratamento farmacológico com prostanoides falhar ou o paciente desenvolver necrose de polpas digitais secundárias ao vasospasmo. Na distrofia simpática reflexa, quando houver falha do tratamento clínico, essa técnica é indicada e precedida, sempre que possível, por um bloqueio simpático lombar para avaliar o efeito da cirurgia. Devido à melhora na técnica do bloqueio simpático lombar e à diminuição das suas complicações, a simpatectomia lombar videoassistida tem sido cada vez menos realizada. De acordo com as diretrizes para o manejo da dor crônica da American Society of Anesthesiologists,[14] os bloqueios simpáticos lombares são recomendados para o tratamento de uma série de distúrbios de dor mediada pelo sistema nervoso simpático e tem indicações semelhantes ao procedimento cirúrgico, como exemplificado a seguir:

- Síndrome de dor regional complexa: anteriormente denominada distrofia simpática reflexa, caracteriza-se pela desregulação do sistema nervoso central e autônomo. É mais frequente em pacientes que sofreram uma lesão no tecido mole ou nos nervos periféricos de uma extremidade. As manifestações clínicas incluem disfunção vasomotora, edema, alodinia e hiperalgesia.

Os membros afetados costumam ficar inchados, edematosos e podem exibir alterações tróficas da pele devido à atividade vasomotora aberrante[14]

- Isquemia dolorosa dos membros inferiores: o National Institute for Health and Clinical Excellence afirma que aproximadamente 20% dos pacientes com isquemia dolorosa dos membros inferiores secundária à doença vascular não são candidatos à intervenção cirúrgica devido ao padrão de sua doença ou a comorbidades. Nesses pacientes, os bloqueios simpáticos lombares podem ser utilizados para reduzir a dor, melhorar a cicatrização de feridas e, potencialmente, retardar ou evitar a amputação do membro. Nesses casos, esse procedimento lombar serve para interromper a inervação simpática para o suprimento vascular do membro inferior, causando vasodilatação e, subsequentemente, melhora do fluxo sanguíneo para o membro[14]

- Dor de membro fantasma: fenômeno no qual a dor é percebida em um membro inexistente. Embora o mecanismo seja mal compreendido, estudos relatam incidência de dor em membro fantasma em pacientes amputados entre 42 e 78%. Estudos de caso demonstraram que os bloqueios simpáticos lombares são seguros e efetivos para o alívio da dor do membro fantasma[14]

- Neuralgia pós-herpética secundária ao zóster: há melhora na dor, na função e na qualidade de vida após o bloqueio simpático lombar em pacientes com neuralgia pós-herpética secundária ao zóster.[14]

As outras indicações de bloqueio simpático lombar são hiperidrose, doença de Raynaud e dor oncológica.[14]

Em 2017, Lima et al. publicaram uma série de 116 procedimentos em 58 pacientes – 36 homens e 22 mulheres – para hiperidrose plantar primária (HPP); 30 dias após a cirurgia, a HPP foi resolvida em todos os pacientes. Três pacientes (5,2%) relataram neuralgia transitória na coxa e 19 (32,7%), parestesia transitória nos membros inferiores. Não houve relatos de ejaculação retrógrada. A hiperidrose compensatória ocorreu em quase metade dos pacientes. Um paciente apresentou recidiva de HPP em 6 meses. A melhora da qualidade de vida devido à resolução da HPP foi relatada em 98% dos 49 pacientes. Nenhuma das operações exigiu conversão para cirurgia aberta, e não foram registradas mortes.[15]

PROCEDIMENTO CIRÚRGICO

O procedimento cirúrgico[16,17] é realizado mediante anestesia geral. O paciente é posicionado em decúbito lateral, e a mesa flexionada no nível da cicatriz umbilical, de modo a aumentar o espaço compreendido entre o rebordo costal e a crista ilíaca (Figura 86.1).

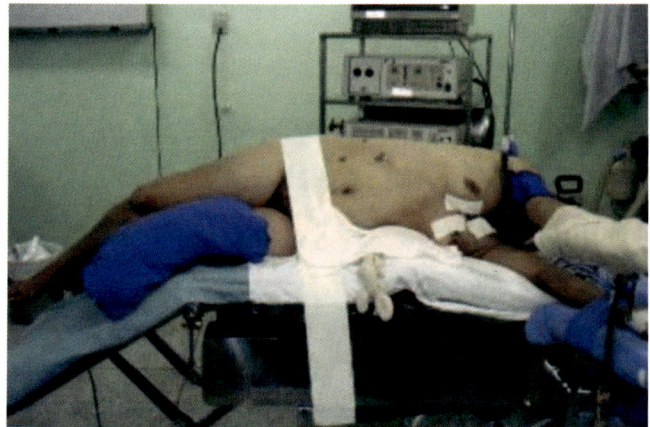
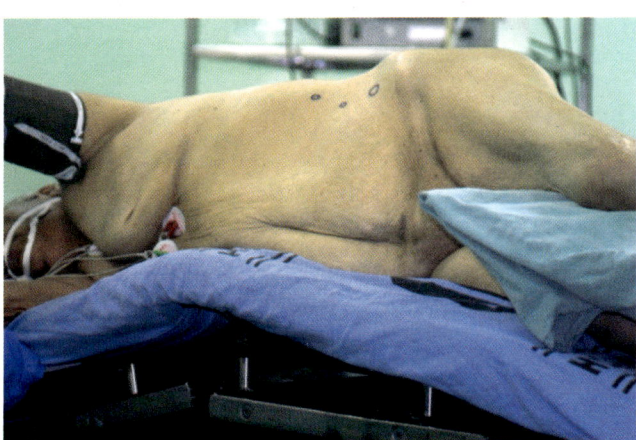

FIGURA 86.1 Posicionamento do paciente na mesa cirúrgica.

O local das incisões está representado no esquema (Figura 86.2), na linha axilar anterior a meia distância entre o rebordo costal e a crista ilíaca faz-se o portal da câmera de 10 mm. Por meio dessa primeira entrada, realiza-se uma incisão e, posteriormente, uma dissecção romba para progredir – pelos músculos aponeuróticos até chegar ao peritônio. Nesse momento, faz-se dissecção com o dedo rebatendo o peritônio medialmente até chegar na gordura retroperitoneal, em seguida insere-se o trocarte de 10 mm de modo a criar espaço rebatendo o peritônio medialmente. Depois, realiza-se a sutura nas duas extremidades da incisão na fáscia para impedir o vazamento de gás e insufla-se CO_2 com pressão de 12 a 14 mmHg. Com a criação de um espaço na cavidade retroperitoneal pela insuflação do gás, introduzem-se os portais com auxílio da câmera, obtendo visualização direta, tornando mais seguro esse procedimento. O portal de 10 mm é colocado a cerca de 2 a 4 cm lateral à borda lateral do reto abdominal, distal ao portal da câmera. O terceiro portal de 5 mm é inserido na mesma referência que o segundo, porém proximalmente ao portal da câmera. Esses dois últimos portais são utilizados para instrumentos de trabalho (dissecção e apreensão). Com frequência, necessita-se de um quarto portal para introduzir um terceiro instrumento de trabalho (afastador de fígado), para separar o psoas lateralmente, ou seja, superiormente no campo, pois frequentemente esse músculo cobre a cadeia simpática, dificultando a visualização.

Visualiza-se o músculo psoas, medialmente a este e faz-se dissecção delicada com dissector curvo e uma pinça de apreensão, tomando cuidado com estruturas adjacentes como ureter e artérias e veias lombares. Procede-se à transecção da cadeia simpática retirando gânglios L2 a L4.

No término do procedimento, verificam-se a hemostasia e a síntese das fáscias (Figura 86.3).

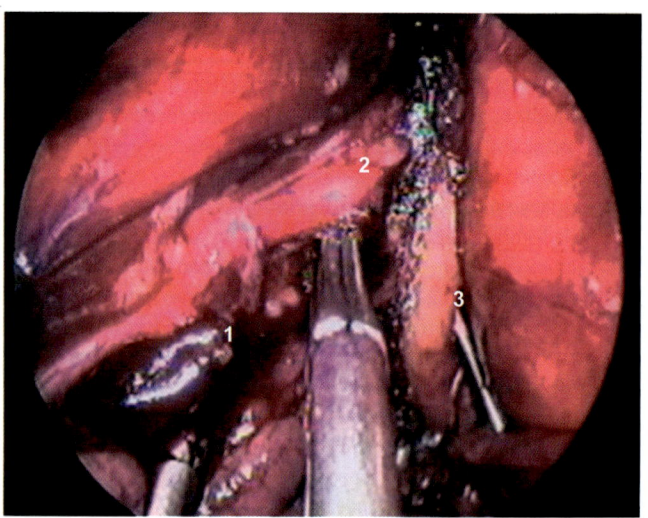

FIGURA 86.3 Dissecção da cadeia simpática lombar (*1*), do músculo psoas superiormente (*2*) e do saco peritoneal (*3*) rebatido para a direita.

CONSIDERAÇÕES FINAIS

A técnica por retropneumoperitonioscopia foi descrita por Gaur[5] em 1992, porém há outras variantes como o uso do balão introduzido mediante pequena incisão no espaço retroperitoneal.[17] A simpatectomia lombar tem sido realizada para grande variedade de indicações, porém o seu uso tem diminuído pelo sucesso das revascularizações distais e da introdução de novos medicamentos. Apesar da substituição dessa técnica, quantidade considerável de pacientes ainda apresenta impossibilidade de reconstrução arterial

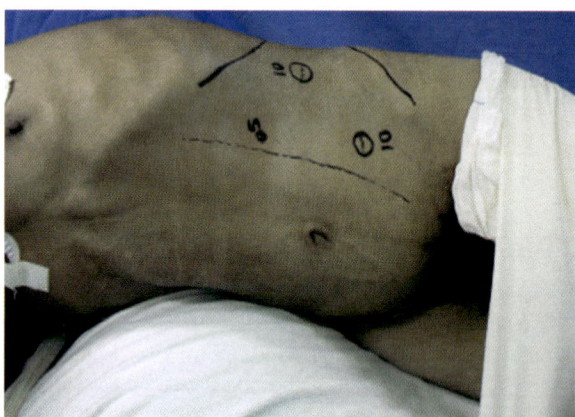

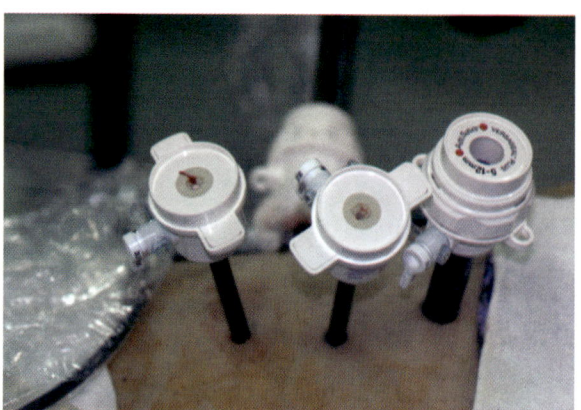

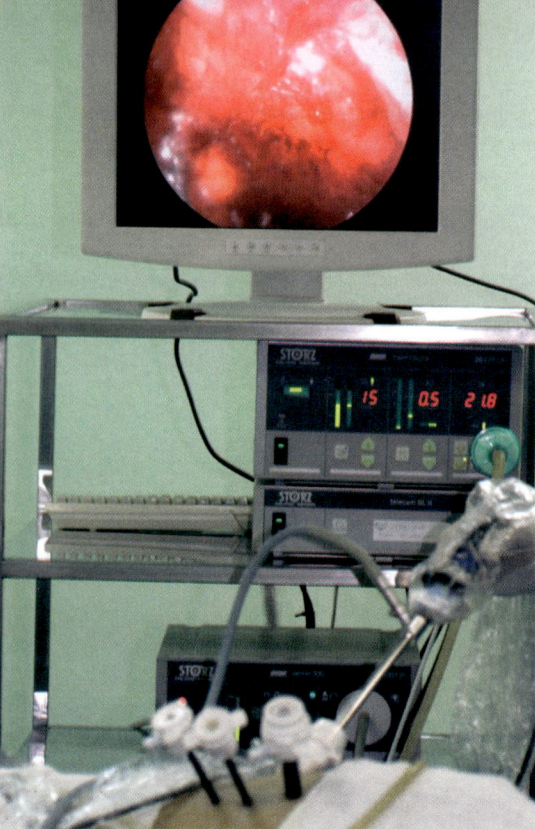

FIGURA 86.2 Demarcação dos portais para acesso à cavidade retroperitoneal. De maneira opcional, como descrito no texto, pode-se introduzir um quarto portal para o afastador.

ou sintomas vasospásticos que não respondem à terapia medicamentosa. A simpatectomia lombar convencional, com os riscos inerentes a toda cirurgia aberta, permanece como cirurgia-padrão para esses pacientes.

A simpatectomia química,[18,19] realizada com aplicação de injeções percutânea de fenol ou álcool, guiada radiologicamente, mostra algum sucesso em algumas séries,[19,20] mas em outras mostraram inconsistência dos resultados, particularmente a respeito da duração do bloqueio simpático.

O uso das técnicas laparoscópicas utilizadas para a simpatectomia demonstra as vantagens da cirurgia minimamente invasiva e torna o procedimento factível e efetivo. Alguns autores empregam a simpatectomia laparoscópica por via transperitoneal[21] com excelentes resultados, porém preferimos a técnica de retro-pneumoperitônio devido às menores repercussões clínicas de hipertensão intra-abdominal. Beglaibter et al.[6] descreveram sua técnica para simpatectomia lombar por retropneumoperitonioscopia, com excelentes resultados. Em 2007, Loureiro et al.[22] descreveram a utilização dessa técnica no tratamento da hiperidrose plantar em 44 pacientes. Todas apresentavam hiperidrose plantar persistente pós-simpatectomia torácica, com exceção de uma paciente com diagnóstico de HPP. Obteve bons resultados na maioria das pacientes e piora do suor compensatório em 37%.

Em 2007, Sardinha[16] realizou a simpatectomia pela técnica de retropneumoperitonioscopia em 31 pacientes, com um total de 34 procedimentos. Todos foram realizados com sucesso, não houve nenhuma complicação transoperatória, mas houve a necessidade de conversão para cirurgia aberta convencional em um paciente, devido a dificuldade técnica. Esse paciente tinha obesidade, com grande quantidade de gordura retroperitoneal que necessitou de dissecção, ocorrendo sangramento durante a cirurgia. A obesidade não é contraindicação para o procedimento, porém há dificuldade técnica para a introdução dos portais no retroperitônio, devido à grande quantidade de gordura nessa região, o que dificulta a dissecção da cadeia simpática. Três pacientes foram submetidos à simpatectomia bilateral estadiada. Vinte pacientes (64,5%) submetidos à simpatectomia eram portadores de doença arterial obstrutiva periférica (DAOP) sem possibilidade de reconstrução arterial (com úlceras isquêmicas superficiais ou gangrena de pododáctilos). O tempo médio do procedimento cirúrgico foi de 103 minutos (média de 71 a 187 minutos), com evidente curva de aprendizado marcada pela redução significativa do tempo operatório nos últimos casos. O exame histopatológico de todos os espécimes demonstrou remoção da cadeia simpática. No pós-operatório, os pacientes receberam analgesia via oral e alta com 24 horas da cirurgia. Após 1 mês de cirurgia, nenhum deles se queixava de neuralgia; apenas um paciente apresentava hipoestesia na região inguinal; não houve relato de disfunção sexual nos homens, mesmo nos que foram submetidos a simpatectomia bilateral. Nove pacientes com DAOP, sem condições de revascularização, apresentavam gangrena restrita aos pododáctilos, e 11 manifestaram úlceras isquêmicas. Daqueles 9 pacientes, 7 apresentaram cicatrização após desbridamento; dos 2 pacientes com lesões mais extensa, um foi submetido à amputação transmetatarsiana e outro à amputação transtibial, esse último por infecção extensa da lesão. Os 11 pacientes com úlceras tiveram suas lesões cicatrizadas. Dos 7 pacientes com tromboangiite obliterante, 6 apresentaram boa resposta (cicatrização) e melhora do padrão da dor; 1 permaneceu com as lesões abertas.

Os pacientes com úlcera hipertensiva tiveram boa resposta, com cicatrização das lesões. O autor relatou problemas com os pacientes com tecido adiposo abdominal, devido à dificuldade de fazer a entrada do primeiro portal, o qual requeria dissecção digital. Além dessa dificuldade, mencionou que os pacientes com obesidade apresentam maior quantidade de gordura no retroperitônio, o que dificulta muito a dissecção da cadeia simpática, visto que a cavidade criada pela retropneumoperitonioscopia é pequena em comparação com a cavidade criada pela pneumoperitonioscopia. A necessidade de um quarto portal para introduzir o afastador de fígado para separar o músculo psoas ou rebater o saco peritoneal foi necessária em 12 cirurgias.

Com a exposição da cavidade retroperitoneal, essa cirurgia é realizada tal qual a aberta, e a dissecção laparoscópica é essencialmente idêntica (Figura 86.4).

Em 2010, Coelho et al.[23] descreveram uma técnica de simpatectomia bilateral retroperitoneal videoassistida por acesso único, em uma série pequena de 5 pacientes do sexo feminino, para tratamento da hiperidrose plantar.

Em 2020, Loureiro et al.[22,24] descreveram uma técnica alternativa de simpatectomia lombar endoscópica com microinstrumental de 3 mm para hiperidrose plantar. Utilizou um método cujo primeiro passo é o acesso laparoscópico à cavidade peritoneal pela cicatriz umbilical e na sequência realiza-se a dissecção do espaço retroperitoneal com a óptica. Em seguida, duas portas de 3 mm são inseridas sob visão e o espaço retroperitoneal é desenvolvido. Essas portas possibilitam a introdução de instrumentos de 3 mm (pinças, tesouras e ganchos). Utilizando essa técnica, ele obteve bons resultados com menores complicações.

Além de algumas desvantagens e dificuldades citadas previamente, como o emprego da modalidade em pacientes com obesidade e a curva de aprendizado longa, a cirurgia videolaparoscópica apresenta indicações restritas em cirurgia vascular (ao contrário da cirurgia digestiva) e pequena cavidade para o procedimento. Acredita-se que a simpatectomia lombar por retropneumoperitonioscopia é uma cirurgia segura e tecnicamente acessível para o cirurgião com experiência em videolaparoscopia. Os excelentes resultados clínicos comparam-se com os da cirurgia aberta convencional com as vantagens de uma cirurgia minimamente invasiva.

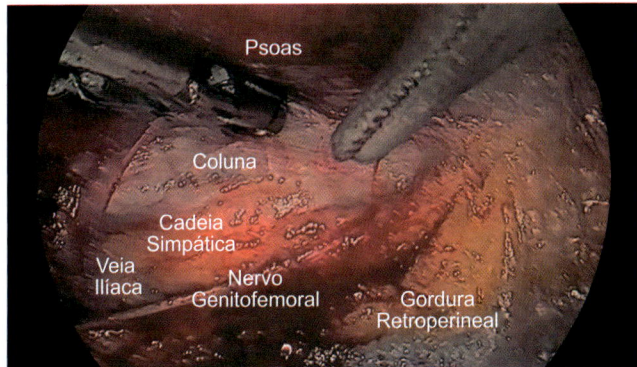

FIGURA 86.4 Visão do retroperitônio à direita. Note a cadeia simpática sob a veia ilíaca. Normalmente a cadeia se localiza atrás da veia cava, o que dificulta a realização do procedimento.

As referências bibliográficas deste capítulo se encontram no Ambiente de aprendizagem do GEN.

Acessos Vasculares para Hemodiálise e Oncologia

87

Cateteres Venosos e Acessos Cirúrgicos para Hemodiálise

Rogério Carvalho Oliveira ▪ Vanessa Burgugi Banin ▪ Daniela Ponce ▪ Marcone Lima Sobreira ▪ Mariangela Giannini ▪ Rodrigo Gibin Jaldin

Resumo

A hemodiálise (HD) é a modalidade de terapia dialítica mais amplamente utilizada em todo o mundo, sendo necessário acesso vascular adequado para sua realização. O cateter venoso central (CVC), apesar de não ser considerado a via vascular ideal, ainda é muito utilizado. Seu uso tem forte relação com infecção do acesso, seja ela de orifício de saída (IOS), de túnel (IT), e a mais grave, a de corrente sanguínea (ICS). Consequentemente, o CVC contribui com a morbimortalidade dos pacientes em HD, bem como com o custo elevado desse tratamento.

Palavras-chave: hemodiálise; acesso vascular; cateter venoso central.

PANORAMA DA DOENÇA RENAL CRÔNICA

A quantidade de doenças crônicas aumenta em todo o mundo, acompanhando o envelhecimento populacional. Dentre essas patologias, destaca-se a doença renal crônica (DRC), caracterizada por alta morbidade dos pacientes. Como opções de terapia renal substitutiva (TRS) estão a HD, a diálise peritoneal e o transplante renal, sendo a primeira o tratamento com mais pacientes.[1,2]

Dados do censo da Sociedade Brasileira de Nefrologia (SBN) de 2018 revelam que cerca de 18 milhões de pessoas apresentam algum grau de disfunção renal.[1] Já a prevalência de DRC dialítica no Brasil (estágio 5D) é de 40,5/100 mil habitantes, índice inferior ao dos EUA (110/100 mil) e do Japão (205/100 mil), possivelmente atribuída ao subdiagnóstico dessa condição em nosso país. Ainda segundo informações da SBN, a quantidade estimada de pacientes submetidos à diálise em 2018 foi de 133 mil, com um custo anual de R\$ 3 bilhões e taxa de mortalidade anual de 19%.

Maior investimento e avanços tecnológicos no manejo de pacientes com DRC não conseguiram impedir o aumento da população que faz uso de diálise. Apesar de esforços contínuos na tentativa de se utilizar o transplante renal como alternativa de tratamento, essa modalidade ainda cresce em menor taxa que a de pacientes com insuficiência renal em fase terminal. Com isso, a HD ainda é a principal TRS, adotada em 93% dos casos de DRC estágio 5D no Brasil e 92% nos EUA.[2-5]

A sobrevida e a qualidade de vida dos pacientes com DRC estágio 5D, ou seja, em diálise, dependem da qualidade dos acessos para realização desse tratamento. A principal causa de mortalidade nos pacientes com DRC em HD continua sendo a cardiovascular, seguida de infecção devido, em grande parte, ao uso de cateteres como acesso vascular. Para a maioria dos pacientes com

DRC estágio 5D, portanto, um acesso vascular adequado é fundamental para garantir a terapia hemodialítica, diminuir internações e complicações fatais.[5-8]

ACESSO VASCULAR PARA HEMODIÁLISE

Para a realização da HD, é necessário um acesso vascular, o qual pode ser caracterizado de acordo com seu tempo teórico de uso em:

- Permanente ou definitivo: fístula arteriovenosa (FAV) (ver boxe *Fístula arteriovenosa*)[9,10] com suas diferentes topografias e técnicas de anastomose e prótese vascular de politetrafluoretileno (PTFE) ou enxerto
- Temporário: a prática clínica promoveu a elaboração de dois tipos de CVC: o de curta permanência, denominado provisório (11 a 13 Fr), e o de longa permanência, ou cateter tunelizado com *cuff* (14,5 Fr). Acessos de curta permanência, como o cateter duplo lúmen para hemodiálise Shilley®, são indicados para situações agudas e para inserção percutânea à beira do leito. Recomenda-se seu uso por, no máximo, 1 semana.

Segundo a National Kidney Foundation, com a *Kidney Disease Outcomes Quality Initiative* (KDOQI), pulicada em 2019, a FAV é considerada o acesso ideal quando comparada aos enxertos vasculares e CVC devido a sua maior durabilidade por cursar com menores taxas de complicações mecânicas (trombose) e infecciosas, proporcionando menor necessidade de intervenção endovascular e, consequentemente, menor custo de implantação e manutenção do acesso, índices baixos de hospitalização, contribuindo para menor morbimortalidade[4-6] (Quadro 87.1).

Fístula arteriovenosa

Acesso ideal que promove fluxo adequado para a sessão de diálise, tem vida útil prolongada, apresenta baixas taxas de complicações mecânicas e infecciosas, e menor necessidade de intervenções para garantir sua patência.

Em meados da década de 1980, o CVC de longa permanência teve seu uso difundido em decorrência da demanda aumentada de portadores de DRC estágio 5D, do aumento na quantidade de pacientes sem acompanhamento nefrológico que chegavam aos serviços de saúde sem tempo hábil para confecção de um acesso definitivo, com comorbidades que dificultavam a confecção de FAV, idade avançada e perdas de transplantes, e da facilidade de implante do cateter e possibilidade de uso imediato.

Apesar dos grandes benefícios apontados com o uso da FAV, o CVC é um tipo de acesso vascular ainda muito utilizado.[6-8] Programas de incentivos como o *Fistula First Breakthrough Initiative* (FFBI), iniciado em 2003 nos EUA, elevaram o uso de FAV nos EUA. Em 1998, a prevalência de FAV era de 26%, e, após a implantação do FFBI entre 2003 e 2010, o número subiu de 33% para 55%, associado à redução do uso de enxerto vascular.[8]

Dados recentes apontam diminuição discreta na prevalência de pacientes americanos dialisados por CVC entre 2003 e 2016, de 27% para 18%,[9] porém com valores acima da meta preconizada pela The National Kidney Foundation (*Kidney Disease Outcomes Quality Initiative – Clinical Practice Guidelines* [NKF/KDOQI]), que é inferior a 10%.[4] No Brasil, os dados do censo de 2019 realizado pela SBN apontam uma prevalência de 24,8% no uso de CVC nos pacientes em HD, e, de acordo com o *Dialysis Outcomes and Practice Patterns Study* (DOPPS), esses índices são de 18% na Europa e 34% no Canadá.[4,8,9]

A estratégia para reduzir o uso de CVC em pacientes seria aumentar a taxa de FAV nos pacientes novos; todavia, variados fatores associam-se à elevada incidência e prevalência do uso de CVC

QUADRO 87.1	Tipos de cateteres venosos centrais, características e benefícios.			
	Características de interesse	**Avanço tecnológico**	**Benefício teórico**	**Exemplos**
Ciência dos materiais	Material do cateter	Poliuretano/carbonato	Redução da trombogenicidade	HemoSplit®
			Flexível, porém resistente a agentes químicos	Palindrome Sapphire®
			Maior longevidade	
			Menor propensão a dobras (*kinking*)	
	Revestimento interno	Heparinizado	Redutor de trombogenicidade	Spire Biomedical® catheter (*Spire Biomedical, Inc., Bedford, MA*)
		Prata	Redução de infecção e biofilme	Tal Palindrome Emerald® catheter (*Covidien, Norwalk, CT*)
				Palindrome Sapphire®
Design	Ponta (Figura 87.1)	Separada (*split*) e orifício lateral	Menores recirculação, taxa de trombose* e dano vascular; maior fluxo	Tesio® catheter (*Medcomp, Harleysville, PA*)
		Separação parcial (bifurcadas)	Menores recirculação e taxa de trombose	Ash-Split catheter® (*Medcomp, Harleysville, PA*)
		Ponta em *step tip design*	Menores recirculação e taxa de trombose; mantém soluções em seu lúmen	Hemosplit®; Bard Peripheral Vascular, Tempe, AZ
				PermCath® (*Covidien*); Vaxcel® (*Boston Scientific, Inc., Natick, MA*)
		Ponta em espiral	Reversão de linhas sem recirculação, menor taxa de trombose, menos formação de bainha de fibrina	Tal Palindrome® (*Covidien*)
		Ponta com orifícios arteriais 360°	Menos colapso em parede de vaso	Hemostream® (*Angiotech Pharmaceuticals, Inc. Vancouver, Canada*)
	Lúmen	Curvo*	Comodidade do paciente	Mahurkar®
		Duplo D	Provê maiores fluxos com menor força de cisalhamento quando comparado aos modelos coaxial ou em espingarda	Arrow®; GamCath®
		Lúmen arterial – forma de "rim"		
	Corpo	Curvas*	Comodidade do paciente e menor infecção	Niagara® (*Bard Access Systems, Salt Lake City, UT, EUA*)
	Extensões	Móveis	Comodidade do paciente	DuraMax® Chronic Dialysis Catheter
	Alças de sutura	Móveis	Comodidade do paciente	DuraMax® Chronic Dialysis Catheter
Aparato para inserção		Introdutor valvulado	Reduz hemorragias e risco de embolia gasosa	Ash-Split catheter® (*Medcomp*)
		Estiletes	Guia o cateter no segmento vascular	Palindrome Sapphire®

*Questionável devido ao fato de os múltiplos orifícios terem superfície irregular, predispondo a trombose, além de possibilitarem vazamento das soluções anticoagulantes no período interdialítico (Twardovski, 2001).

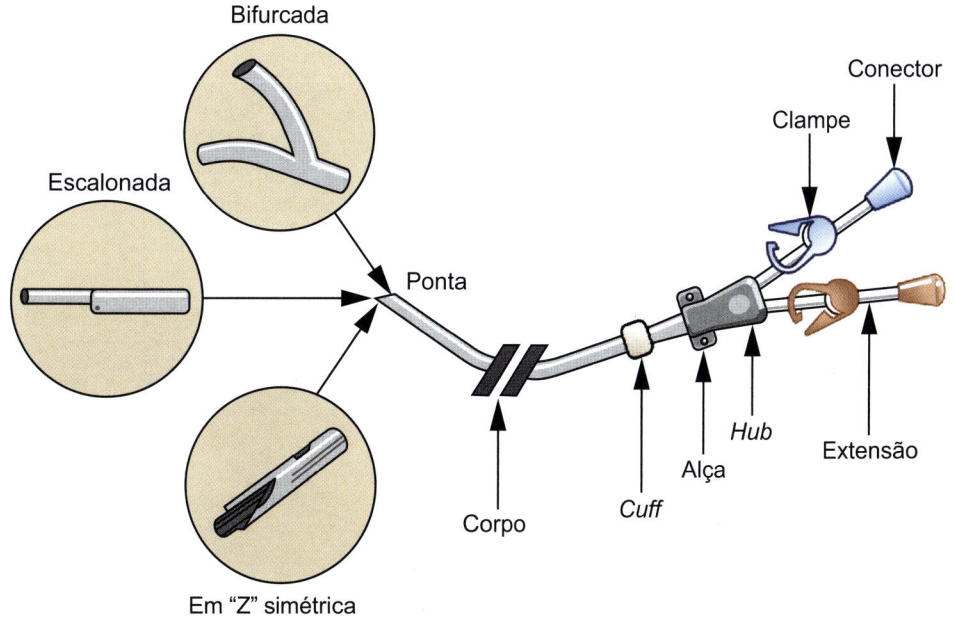

FIGURA 87.1 Estrutura do cateter de longa permanência e três modelos de ponta.

em HD, destacando-se a ida tardia dos pacientes com DRC ao nefrologista e, consequentemente, a necessidade do início urgente da HD, o tempo prolongado para maturação do acesso vascular definitivo e a alta taxa de falência primária da FAV de até 60% relatada em alguns trabalhos.[6-8] Os demais aspectos relacionam-se com o perfil atual dos pacientes em HD, como o envelhecimento populacional e múltiplas comorbidades, que impõem a necessidade de individualização da viabilidade de acesso a cada paciente, podendo ser o CVC de longa permanência a primeira opção.[6-10]

CATETER DE LONGA PERMANÊNCIA OU TUNELIZADO

Há dois tipos de cateteres de longa permanência: os totalmente implantáveis, mais utilizados na oncologia, e os cateteres semi-implantáveis, mais empregados na nefrologia. Esses últimos são indicados em pacientes com necessidade de terapia dialítica por um período superior a 1 semana e que ainda não tenham FAV. Também são indicados para pacientes com múltiplas comorbidades, idosos, com anatomia vascular desfavorável ou com limitada expectativa de vida.[4] O Permcath® apresenta menor risco de infecção e melhor fluxo para a diálise em relação aos de curta permanência.[4,6,10]

Diferentes tipos de CVC de longa permanência estão disponíveis no mercado acompanhados de propostas para diminuir as principais complicações imediatas e tardias. A ciência dos materiais evoluiu do silicone para o poliuretano e o carbonato, diminuindo trombogenicidade, aumentando seu diâmetro interno e sua resistência a agentes químicos como iodo, álcool e peróxidos.[11] Há também cateteres com superfície interna revestida de heparina, minimizando episódios oclusivos, porém sem diferença estatística quanto à sua retirada. A superfície revestida com prata tem evidência limitada com resultados distintos nos estudos de Trerotola et al., que não mostraram diferença com relação à redução de colonização, ao passo que Bambauer et al. encontraram redução absoluta de cerca 38% dos casos.[12,13]

Com relação ao *design*, CVC evoluíram com o intuito de garantir fluxos adequados de 300 mℓ/min preconizados pela KDOQI,[4] menor ocorrência de recirculação, possibilidade de inversão das vias venosa e arterial durante a diálise e garantia de menor turbilhonamento do sangue. O desenvolvimento dos variados tipos de ponta nesses cateteres constitui uma importante particularidade, ilustrada na Figura 87.1.

Material distinto dos cateteres, tamanho amostral pequeno, acompanhamento de curto período, impossibilitando a avaliação de infecções ou da capa de fibrina, além do não cegamento, são pontos fracos de alguns estudos. Além disso, os estudos *in vitro* não consideram aspectos como o período interdialítico em que o cateter está fechado e exposto ao sistema de coagulação do indivíduo e outros, como o fluxo pulsátil intradialítico.[14] Por fim, todos os modelos têm, de maneira esparsa na literatura, relatos de falhas, como quebra de clampes, rachadura de *hubs*, perfuração e fratura de suas extensões e extrusão do *cuff*.

Escolha do local de implante

A obtenção de acesso venoso central para HD emprega, na maioria dos casos, a técnica descrita em 1953 por Seldinger, havendo algumas modificações com relação a tipo de cateter implantado, sítio anatômico de escolha e aparato complementar utilizado.[7]

O local de implante recomendado pela Kdoqi[4] é a veia jugular interna, por oferecer um caminho direto à junção cavoatrial, facilidade de implante e baixo risco de complicações mecânicas e infecciosas. A jugular interna direita apresenta menor taxa de complicações e maior patência quando comparada à esquerda.[14,15]

Alguns estudos têm avaliado o acesso subclávio, contrapondo-se à diretriz vigente. Karkee (2010) encontrou índice de apenas 2% de complicações trombóticas ou estenóticas em série de casos com 203 implantes de cateteres em subclávia,[16] corroborando outro estudo retrospectivo.[17] Com relação à incidência de infecção, o acesso subclávio mostrou-se superior à via jugular.[18]

O acesso femoral associa-se a maior taxa de infecção,[15] e o translombar é indicado para pacientes com esgotamento de acessos.[19,20]

Verificar o melhor local de punção com base no cenário clínico e na experiência do médico: pacientes em edema agudo de pulmão têm pouca tolerância ao decúbito, podendo ocorrer dificuldade no refluxo de sangue ou até mesmo embolia gasosa na obtenção de acessos altos. Em casos de distúrbio de coagulação e risco de hematoma cervical com comprometimento de vias respiratórias, comumente se opta pelo acesso femoral. Há ainda controvérsias acerca das complicações do cateter femoral comparado com o jugular, sendo a maioria dos estudos comparativos observacionais e em pacientes em estado crítico, restritos ao leito.[21]

Técnica de inserção de cateter

Apresenta quatro etapas: *medidas universais, punção, tunelização* (referente apenas ao cateter de longa permanência) e *implante*.

Medidas universais são o bom posicionamento do paciente no leito, seguido da lavagem das mãos com solução degermante e vestimenta de equipamentos de proteção individual; checagem da integridade do material a ser usado; assepsia da pele do paciente com clorexidina alcoólica e colocação de campos estéreis; aspiração de lidocaína a 2% sem vasoconstritor e preparação do local a ser puncionado com um botão anestésico.

A veia jugular interna pode ser puncionada pelas seguintes vias:

- Anterior: com rotação da cabeça no sentido contralateral, identificar as inserções esternal e clavicular do músculo esternocleidomastóideo. Entre esses dois feixes, identificar o trígono e seu ápice. A punção deverá ser realizada no ápice do trígono de Sedillot, a uma distância de 2 a 3 cm da clavícula, direcionando-se a ponta da agulha para o mamilo ipsilateral[22] (Figura 87.2). Evitar punções muito distantes da clavícula quando da programação de passagem de cateter de longa permanência devido à possibilidade de dobras
- Posterior: identificar a inserção esternal do músculo esternocleidomastóideo e traçar uma linha imaginária neste e outra sobre a clavícula. Com a união das duas linhas, traçar a bissetriz do ângulo formado. O local de inserção da agulha será no local em que a bissetriz encosta na margem lateral do feixe clavicular do músculo esternocleidomastóideo (Figura 87.3). Introduzir a agulha em ângulo de 30° com a pele e direcionar para a fúrcula, avançando caudalmente e por baixo do músculo esternocleidomastóideo.[22]

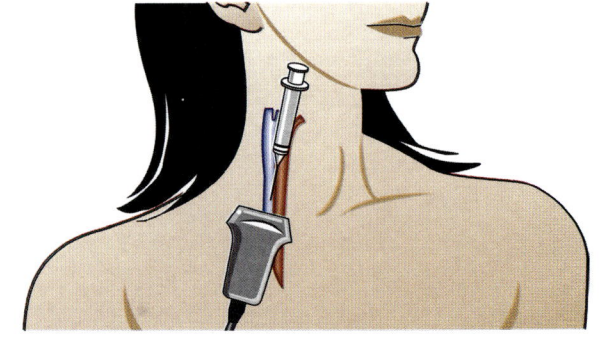

FIGURA 87.2 Acesso para punção da veia jugular interna, via anterior.

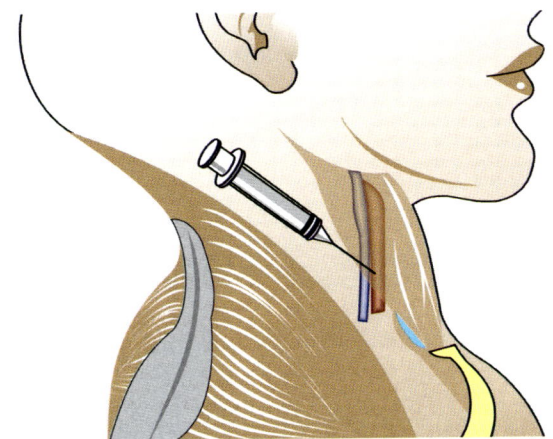

FIGURA 87.3 Acesso para punção da veia jugular interna, via posterior.

Em pacientes cirúrgicos, estudo de Lamkinsi et al. (2012) comparou as abordagens anterior e posterior. Essa última teve melhor desempenho, com maior sucesso (96% *vs.* 68%, $p < 0,001$), menor quantidade de tentativas ($1,3 \pm 0,7$ *vs.* $2,1 \pm 1,3$; $p < 0,001$) e baixa taxa de pneumotórax (0% *vs.* 6%) além de menor índice de punção carotídea (34% *vs.* 25,5%).[23]

A punção jugular interna guiada por ultrassonografia é recomendada por KDOQI,[4] uma vez que proporciona redução de complicações relacionadas com o implante, menor quantidade de tentativas e maior êxito no procedimento. Há duas abordagens mais difundidas: a transversal e a longitudinal (Figura 87.4). Na transversal, o transdutor é posicionado em sentido perpendicular ao maior eixo do corpo sobre a topografia do trígono cervical de Sedillot, isto é, paralelo e superior à clavícula. Nesse caso, a visualização da veia e da artéria é simultânea, com a veia geralmente de maior diâmetro, em formato oval e compressível. A ponta da agulha é identificada como um ponto ecogênico e deve-se transladar caudalmente

o *probe* durante o procedimento para mantê-la sob visão direta, caso contrário, corre-se o risco de transfixação venosa e punção arterial inadvertida.

Na abordagem longitudinal, o transdutor é posicionado paralelamente ao maior eixo do indivíduo, e a imagem obtida, embora nem sempre possibilite a visualização simultânea dos vasos arteriais e venosos, diminui sobremaneira o risco de transfixação devido à identificação da agulha em toda a sua extensão.[24]

Estudos recentes exploraram outras abordagens, como a medial transversa, que possibilita de maneira satisfatória a visualização concomitante do corpo da agulha e dos vasos, e a abordagem média oblíqua, que reduz a ocorrência de transfixação da veia e subsequente punção arterial.[25,26]

Na Figura 87.5, pode-se observar a posição para punção da veia femoral, com identificação do pulso femoral e inserção da agulha medialmente a esse pulso, em um ângulo de 45° em direção cefálica.[22]

A etapa de tunelização ocorre com o fio-guia inserido na veia. Estima-se a distância do átrio até o local de punção, que pode ser mensurada de duas maneiras: por fluoroscopia, em tempo real, ou por meio de raios X de tórax previamente documentado com um cateter implantado de tamanho conhecido de 20 cm. Com isso, é possível determinar o tamanho do cateter, a posição do *cuff* e o local de saída, que deverá ser confeccionado de 2 a 3 cm do *cuff*. Segue-se, então, a tunelização propriamente dita com dispositivo específico que viabilizará o avanço do cateter através do tecido subcutâneo e o posicionamento do *cuff* no local adequado (ver boxe *Cateter ideal*).

Cateter ideal

Promove fluxo adequado, pouco traumático ao vaso, com pouca propensão à formação de bainha de fibrina, biocompatível, é capaz de prevenir infecções, com pouca tendência ao dobramento, não se desloca, com mínima trombogenicidade, não interage com antissépticos e trombolíticos, radiopaco, com resistência mecânica e durabilidade, de fácil implantação ou de substituição total ou de seus componentes.

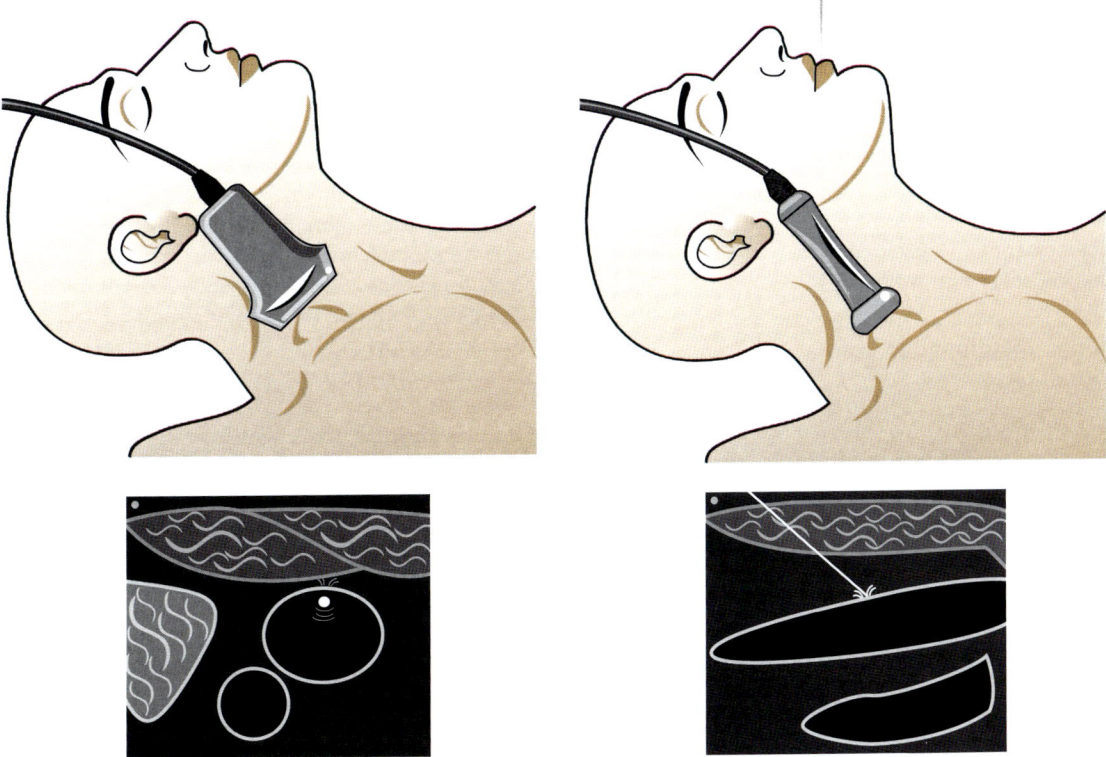

FIGURA 87.4 Abordagem ultrassonográfica transversal (*à esquerda*) e longitudinal (*à direita*), para punção da veia jugular.

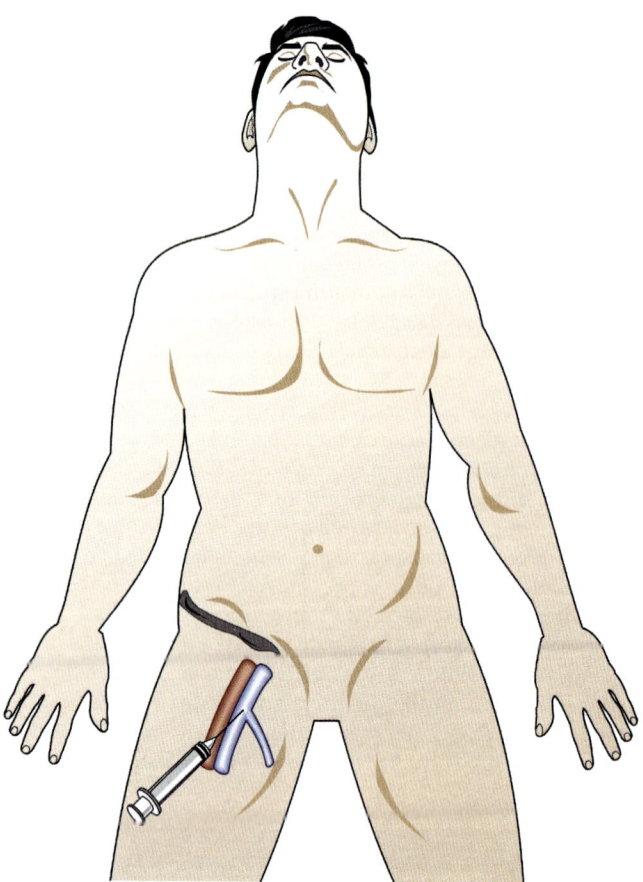

FIGURA 87.5 Acesso para punção da veia femoral.

Para o implante do CVC temporário, realiza-se uma pequena incisão com lâmina no local da punção e estira-se a pele e o subcutâneo para a passagem do dilatador, em seguida, insere-se o cateter por meio do fio-guia, finalizando-se com a retirada deste e a verificação da integridade do cateter.

Já no implante do CVC de longa permanência, após a etapa de tunelização, inicia-se o uso dos dilatadores de 12 e 14 Fr, prosseguindo-se com a colocação do introdutor valvulado. Posteriormente, o introdutor é retirado, deixando-se somente a bainha, que direcionará o cateter flexível por dentro do vaso. Remove-se a bainha, rompendo manualmente sua estrutura ao mesmo tempo que a mesma é tracionada e o cateter introduzido. Por fim, confirma-se o bom posicionamento do cateter com o teste de fluxos nas vias mediante fluoroscopia ou raios X pós-procedimento.

Complicações relacionadas com a inserção do cateter

Intercorrências podem existir na colocação de CVC para diálise. São potencialmente fatais e estão relacionadas com a técnica de punção em si, o manejo do fio-guia e a passagem do cateter pelo segmento vascular. Fatores de risco como obesidade, cateteres pregressos, mais de uma tentativa de punção no mesmo procedimento e radioterapia prévia associam-se a complicações e principalmente à experiência do médico. O estado de consciência do paciente interfere nos resultados da punção vascular, principalmente entre médicos inexperientes, com menor êxito em implantes realizados em pacientes conscientes em comparação com os sedados.[27]

O Quadro 87.2 mostra as principais complicações imediatas relacionadas com o implante.[4]

QUADRO 87.2	Principais complicações imediatas relacionadas com o implante de cateter venoso central.

- Sangramento
- Hematoma
- Punção arterial
- Pneumotórax
- Embolia gasosa
- Hemomediastino
- Perfuração atrial
- Arritmias
- Posicionamento inadequado da ponta
- Paralisia recorrente de nervo laríngeo

MEDIDAS PROFILÁTICAS CONTRA INFECÇÕES RELACIONADAS COM O CATETER VENOSO CENTRAL NA HEMODIÁLISE

As infecções continuam sendo causas relevantes de morbimortalidade nos pacientes em HD, mesmo diante de todos os avanços obtidos com cuidados preventivos e novos medicamentos antimicrobianos. Conforme registros do *United States renal data system* (USRD), a infecção é a segunda maior causa de morte em pacientes em diálise, só perdendo para doenças cardiovasculares.[28,29]

O acesso vascular representa o principal fator de risco para bacteriemia, hospitalização e mortalidade nesses pacientes, sendo o CVC o mais associado às ICS, elevando as taxas de morbimortalidade, bem como o custo do tratamento hemodialítico.[10,30,31]

Além das ICS, são relacionadas com os cateteres IOS e IT subcutâneos. A definição de ICS pelo Centers for Disease Control (CDC)[30] é bacteriemia em pacientes com cateter intravascular com no mínimo uma hemocultura positiva obtida de veia periférica, com manifestações clínicas de infecção (febre, calafrios, hipotensão), sem outro foco infeccioso definido e associado a um dos seguintes critérios: cultura semiquantitativa (> 15 UFC) ou quantitativa do segmento distal do cateter (> 10^3 UFC) com isolamento do mesmo agente no cateter e sangue periférico; culturas quantitativas simultâneas com taxa ≥ 5:1 (CVC *vs.* sangue periférico); período diferencial de positividade da cultura central e periférica maior que 2 horas no tempo de crescimento.[32]

A IOS é definida por secreção purulenta ou eritema, enduração e irritação de pelo menos 2 cm ao redor do orifício de saída do cateter, podendo estar associada a outros sinais e sintomas de infecção como febre.[29,32] A IT é diagnosticada pelos sinais descritos, acometendo tanto o orifício de saída como o túnel do cateter tunelizado.[32] Se houver secreção, culturas são recomendadas para auxílio de tratamento antimicrobiano e diagnóstico do agente etiológico.[32]

Trabalhos mostram que as taxas de ICS nos pacientes em HD são maiores naqueles com CVC, aumentando linearmente com o tempo de uso do cateter. A densidade de incidência de ICS relacionada com o CVC varia de 0,6 a 6,5 casos por 1.000 cateteres/dia.[30] O risco de sepse com CVC é 2 a 5 vezes mais elevado do que com enxertos e FAV, e, consequentemente, o uso de CVC associa-se à elevação de custos em 25%, sendo grande parte desse valor gasto para tratamento das ICS.[30,31]

Variadas medidas profiláticas têm sido estudadas e colocadas em prática com a finalidade de diminuir as taxas de infecção relacionadas com o uso de CVC.[33] Desse modo, um número crescente de estudos clínicos, revisões sistemáticas e metanálises foi realizado com o objetivo de verificar quais dessas medidas são realmente efetivas, bem como sua aplicabilidade clínica e seus eventos adversos a longo prazo.

A principal medida preventiva apontada como efetiva é a educação e o treinamento de medidas universais de higiene e precaução da equipe de profissionais diretamente relacionados com o implante e manejo diário do CVC.[33,34] A elaboração e o seguimento de um protocolo específico de condutas de acordo com as normas publicadas pelo CDC reduziu a incidência de ICS relacionada com cateter de 6,7 para 1,6 episódio por 1.000 cateteres/dia.[30]

Dentre as práticas gerais de cuidados, destacam-se a lavagem das mãos com sabão convencional ou fricção das mãos com álcool antes e após palpação da inserção do cateter, e a realização de curativo no CVC.[33,35]

O uso de materiais como luvas estéreis, gorro, máscara, avental e campos estéreis é preconizado e conhecido como precauções máximas de barreira estéril.[33] Essas medidas foram comparadas com uso apenas de luvas estéreis em campo, em um estudo ranzado, sendo detectados menores episódios de colonização e de ICS relacionadas com cateter quando precauções máximas de barreira estéril foram adotadas.[33]

Entre outras medidas estão a escolha da solução de limpeza ou antissepsia do orifício de saída e dos materiais para curativo local, impregnação dos cateteres com antimicrobianos, seleção do cateter de acordo com a composição de seu material, aplicação de pomadas antimicrobianas no orifício do cateter e uso intraluminal de compostos químicos conhecidos como selo ou lock-terapia.[33-35]

Quanto à escolha do antisséptico para limpeza do orifício de saída e da pele antes da inserção do CVC, a solução mais eficaz é a clorexidina alcoólica > 0,5% quando comparada a iodopovidona a 10% e álcool a 70%. Assim, essas soluções constituem alternativas nos casos de contraindicação ao uso de clorexidina.[33-35]

Na metanálise com 4.143 cateteres (1.493 CVC, sendo 53 de HD), Chaiyakunapruk et al. sugeriram uma redução no risco de infecções relacionadas com cateter em 49% com uso de soluções contendo clorexidina, comparada ao uso de iodopovidona. A redução de risco absoluto foi de 7,1% para colonização e 1,1% para ICS, e o resultado do teste de heterogeneidade para efeito de tratamento foi significativo para colonização ($p < 0,001$), mas não para ICS relacionada com cateter ($p = 0,2$).[35] Evidências disponíveis apontam que o uso de clorexidina poderia resultar em um decréscimo de 1,6% na incidência de ICS relacionada com cateter e 0,23% de redução nos óbitos.[33]

O material de que é feito o cateter influencia a aderência de bactérias à superfície e consequente formação de biofilme. Cateteres de PTFE (Teflon®) e de poliuretano têm sido associados a menores complicações infecciosas.[33] A maioria dos cateteres para HD é de silicone ou poliuretano, entretanto, a diferença na suscetibilidade do material na formação de biofilme, após o implante do cateter, ainda não foi plenamente estudada.[35]

O uso de cateteres impregnados por substâncias com ação antimicrobiana em unidades de terapia intensiva relacionou-se com redução da taxa de colonização e da quantidade de ICS relacionadas com esse dispositivo, podendo ser uma opção para pacientes em HD com risco elevado de ICS.[36] Ainda há poucos trabalhos sobre a impregnação dos cateteres tunelizados para HD como medida profilática de infecções e eles apresentam resultados discordantes, não sendo consenso seu uso nessa população.

A aplicação de pomadas antimicrobianas no orifício de saída do cateter tem mostrado redução de 75 a 93% no risco de ICS, sendo as principais substâncias estudadas a iodopovidona, a mupirocina, a pomada tripla de polisporina (gramicidina + bacitracina + polimixina B) e o mel medicinal.[37,38]

Revisão sistemática recente apresentou diminuição do risco de bacteriemia relacionada com o cateter com uso de mupirocina no orifício do cateter (risco relativo [RR] de 0,17, intervalo de confiança [IC] de 95%; 0,07 a 0,43).[38]

O surgimento de resistência bacteriana com o uso de agentes antimicrobianos tópicos tem sido uma preocupação constante, entretanto, até o momento, não foi evidenciado o aumento dessa resistência com o emprego desses medicamentos nos pacientes em HD.[35] A utilização de compostos químicos e antibióticos, conhecida como lock-terapia ou seloterapia, tem sido proposta para preenchimento de cateter na tentativa de prevenção das infecções relacionadas com os cateteres e redução dos altos índices de morbimortalidade.[34]

Existem muitos estudos sobre o uso de antibióticos em lock como prevenção de ICS, a maioria deles com quantidade pequena de pacientes e pouco tempo de acompanhamento, além de incluírem simultaneamente pacientes com cateteres de curta e longa permanência, e o uso concomitante de diferentes soluções à base de antibióticos ou não.

Kim et al. estudaram prospectivamente 120 pacientes randomizados, incidentes em HD, utilizando CVC de curta permanência como acesso dialítico e mostraram que a associação em lock de gentamicina 5 mg/mℓ, cefazolina 10 mg/mℓ e heparina 1.000 UI/mℓ reduziu a taxa de ICS relacionada com o CVC quando comparada ao uso isolado de heparina. Nesse estudo, a taxa de infecção no grupo com antibiótico em seloterapia foi de 0,44 por 1.000 cateteres/dia, versus 3,12 no grupo-controle.[39]

Outro estudo prospectivo e randomizado com 63 pacientes em HD (total de 81 cateteres), acompanhados por 12 meses, com cateteres tunelizados, avaliou os efeitos da lock-terapia com vancomicina (25 mg/mℓ) em associação a gentamicina (40 mg/mℓ) e heparina (5.000 UI/mℓ) no grupo I (33 pacientes/37 cateteres), versus o uso isolado de heparina (5.000 UI/mℓ) no grupo II (30 pacientes/40 cateteres). No grupo I, a taxa de bacteriemia foi significativamente menor quando comparada ao grupo II (0,65 evento/1.000 SD × 4,88 eventos/1.000 SD, $p < 0,001$). A taxa de IOS foi semelhante em ambos os grupos (3,24/1.000 SD, grupo I; e 3,96/1.000 SD, grupo II; $p > 0,05$).

Os autores concluem que, apesar do número reduzido de pacientes, este foi o primeiro trabalho que avaliou a associação de vancomicina e gentamicina para lock-terapia em cateteres tunelizados, com resultados efetivos na prevenção de eventos infecciosos relacionados com o uso de CVC.[40]

A avaliação de lock profilática com cefotaxima em cateteres tunelizados para HD foi publicada em estudo randomizado, duplo-cego, com 30 pacientes, com acompanhamento de 3 meses. O uso profilático de lock-terapia com cefotaxima (10 mg/mℓ) e heparina (5.000 UI/mℓ) foi comparado com o uso isolado de heparina (5.000 UI/mℓ). Não houve IOS em ambos os grupos, e a taxa de ICS relacionada com cateter nos grupos-controle foi significativamente maior (6,84/1.000 cateteres/dia) e ausente no grupo cefotaxima. A sobrevida livre de infecção em 180 dias foi de 100% no grupo-intervenção (GI) e 56% no grupo-controle (GC; $p < 0,001$).[41]

Silva et al. realizaram ensaio clínico, recentemente publicado, utilizando lock-terapia com cefazolina (10 mg/mℓ), gentamicina (5 mg/mℓ) e heparina (5.000 UI/mℓ) versus o uso isolado de heparina (5.000 UI/mℓ) em cateteres tunelizados para HD (325 cateteres em 233 pacientes). A incidência de ICS foi menor no grupo com lock-antibioticoterapia – 0,57 evento por 1.000 cateteres/dia – em comparação a 1,74 evento no grupo-controle ($p = 0,0005$). Os grupos foram semelhantes em relação à IOS (GC = 3,5 eventos por 1.000 cateteres/dia versus GI = 3,15, $p = 0,76$). Apesar de não randomizada, essa pesquisa mostrou diminuição considerável na incidência de ICS relacionada com cateter com uso de lock-terapia de baixo custo, sem eventos colaterais detectados ou surgimento de resistência durante o acompanhamento. As taxas de complicações mecânicas, entretanto, foram maiores no grupo-intervenção, quando analisadas as causas de retirada de cateter.[42]

Em 2012, em um estudo randomizado, prospectivo e multicêntrico com 303 pacientes acompanhados por 5 anos, Moran et al. analisaram a redução do risco de infecção relacionada com cateter com uso de gentamicina 320 mcg/mℓ em associação ao citrato de sódio a 4% *versus* o uso isolado de heparina 1.000 UI/mℓ. Observou-se que a concentração de gentamicina utilizada (320 µg/mℓ) foi bem inferior à dose utilizada em trabalhos publicados previamente. A taxa de ICS relacionada com cateter foi de 0,28 episódio/1.000 cateteres/dia nos tratados e 0,91 episódio/1.000 cateteres/dia nos grupos-controle (p = 0,004) e o tempo para desenvolvimento do primeiro episódio de bacteriemia foi significativamente retardado (p = 0,005). Dessa maneira, os autores concluíram que a associação de gentamicina na concentração de 320 µg/mℓ a citrato de sódio a 4% é efetiva e segura na redução das taxas de bacteriemia de pacientes com cateteres tunelizados, sem aparente surgimento de resistência à gentamicina.[43]

Assim, o uso rotineiro de antibióticos tópicos no orifício de saída ou de *lock*-terapia no lúmen dos cateteres para HD é tema ainda controverso. O efeito de redução nas taxas de ICS relacionadas com o cateter por emprego da *lock*-terapia em HD tem sido o foco de muitos trabalhos clínicos e experimentais, incluindo medicamentos com ação antimicrobiana (citrato, ácido etilenodiaminotetracético [EDTA], taurolidina, etanol, parabenos/azul de metileno), antibióticos propriamente ditos (vancomicina, cefazolina, gentamicina, minociclina, entre outros) e trombolíticos (fator recombinante ativador do plasminogênio tecidual [r-TPA]), isolados ou em associação. Nas últimas décadas, metanálises e revisões sistemáticas já comprovaram os benefícios da *lock*-terapia profilática em comparação à heparina na redução da incidência de ICS relacionadas com cateteres centrais na população de pacientes em HD. Além disso, as taxas de remoção de cateter foram significativamente menores no grupo-intervenção;[44-53] entretanto, a solução ideal e suas consequências a longo prazo, como a indução do aparecimento de cepas multirresistentes, continuam sendo objeto de busca e estudo, principalmente em populações cujo uso do CVC é, muitas vezes, inevitável. Em sua última atualização, o KDOQI sugere o uso seletivo dessa terapia naqueles pacientes que usarão o CVC por longo tempo e estejam em alto risco de ICS por cateter e para centros com incidência de ICS relacionada a CVC superior a 3 episódios/1.000 CVC/dia a despeito da otimização máxima da adesão a técnicas assépticas.[4,30] As substâncias recomendadas são: antibióticos – cefotaxima, gentamicina e sulfametoxazol–trimetoprima; antimicrobiano – azul de metileno.[4]

ABORDAGEM DAS COMPLICAÇÕES MECÂNICAS RELACIONADAS COM O CATETER VENOSO CENTRAL NA HEMODIÁLISE

As complicações mecânicas mais comuns relacionadas com o uso de cateteres tunelizados são oclusão e hipofluxo, e podem ocasionar inadequada dose dialítica e mudanças frequentes dos locais de cateter, que, por sua vez, acarretam perda de sítios vasculares. Hipofluxo do cateter é definido como incapacidade de retirada de sangue com ajuste da bomba para fluxo inferior a 200 mℓ/min. Sabe-se que a principal causa de hipofluxo é a obstrução parcial do cateter por trombo e por cateter mal posicionado.[54]

A oclusão pode ser parcial ou completa e é definida como dificuldade em infundir ou retirar líquido do cateter. Oclusões podem ter como etiologia uma variedade de condições, incluindo formação da bainha de fibrina, trombose, mau posicionamento ou torção do cateter.[54,55] A trombose associada a cateter pode ser classificada como extrínseca, quando o trombo é externo ao cateter, ou intrínseca, quando o trombo é no lúmen do dispositivo ou junto à sua superfície.[55]

De acordo com Deitcher et al.,[56] estima-se que em 25% dos casos de implantação de CVC ocorra oclusão, sendo a trombose a etiologia mais comum. Os fatores de risco relacionados com a oclusão trombótica do cateter, identificados em poucos trabalhos, são: depleção de volume, hipotensão, hipercoagulabilidade, trauma da parede do vaso, infusão de medicamentos e nutrição parenteral.[57]

O tratamento da trombose do cateter normalmente consiste na administração de trombolíticos como rt-PA, reteplase ou uroquinase. Até 1999, o único agente farmacológico aprovado para o tratamento médico de trombose em cateteres venosos era a uroquinase.[56]

Timoney et al.[57] relataram que a alternativa segura à uroquinase é a alteplase, proteína recombinante, com baixa incidência de reações alérgicas (0,02%). Ela catalisa a conversão do plasminogênio ligado ao coágulo em plasmina, iniciando a fibrinólise.[49] Atualmente, a alteplase é o trombolítico mais utilizado no tratamento das oclusões trombóticas dos CVC de longa permanência.[58-60]

Há poucos estudos sobre seu uso em cateteres obstruídos de longa permanência, e ainda mais escassos são os trabalhos na população em HD. Não é descrita na literatura a taxa de cateteres com disfunção mecânica por 1.000 CVC/dia na população em HD, entretanto, segundo Jain et al.,[61] o uso de trombolíticos no manejo das disfunções dos CVC varia de 1,8 a 8 administrações/1.000 CVC/dia.

Timoney et al.[57] mostraram que a colocação de 1 mg/mℓ de alteplase no lúmen de 168 cateteres obstruídos por 45 minutos em pacientes em quimioterapia resultou em 81% de sucesso. Não houve relato de eventos adversos.

Em outro estudo, Deitcher et al.[56] mostraram que, com 2 mg de alteplase por 30 a 120 minutos no lúmen de cateteres não funcionantes dos pacientes em quimioterapia, o sucesso obtido foi de 52 a 78%. Nos CVC que permaneceram obstruídos, empregou-se uma segunda dose de 2 mg de alteplase, após 30 a 120 minutos, e foram obtidos 83 a 87% de desobstruções. Assim, o esquema de até duas doses de 2 mg de alteplase é seguro e efetivo no restabelecimento do fluxo de CVC ocluídos.

Haire e Herbst[58] mostraram que 2 mg de alteplase foi mais efetivo que 5 mil UI de uroquinase para o tratamento de oclusão trombótica de cateteres tunelizados em quimioterapia após a permanência de 120 minutos. A segurança e a eficácia da alteplase também foram mostradas na população pediátrica em quimioterapia, com sucesso de 85% e ausência de complicações hemorrágicas.

As recomendações atuais para o uso de alteplase no lúmen ocluído de cateteres tunelizados nos pacientes em quimioterapia e HD compreendem a dose de 1 mg/mℓ e o tempo de permanência mínima de 30 minutos, com repetição da dose, se necessário.[55-62] Em estudo recentemente publicado, Vercaigne et al.[63] mostraram que o uso da alteplase é seguro e efetivo na HD com CVC ocluído, resultando em sucesso de 65 a 82% dos casos. Os autores concluem que a alteplase, ao ser utilizada em bólus em intervalos regulares, apresenta índices de sucesso semelhantes a quando é administrada uma só vez e com tempo de permanência maior (entre 30 e 120 minutos).

São raros os estudos abordando a aplicação da alteplase como trombolítico nos cateteres de longa permanência em HD, mas os resultados em quimioterapia são favoráveis, apesar do alto custo do medicamento.[57,62-69]

Para viabilizar financeiramente o uso da alteplase em cateteres obstruídos, em situações de uso na oncologia, Timoney et al.[57] propuseram e validaram a criopreservação do trombolítico. Mostraram que frascos de 50 mg de alteplase podem ser reconstituídos assepticamente em 50 mℓ de água estéril, e posteriormente, divididos em 2,5 mℓ e colocados em frascos vazios, rotulados e armazenados a –20°C até o momento da administração, por no máximo 30 dias, e ser administrados com segurança, uma vez que não houve contaminação bacteriana ou fúngica durante esse período.

Considerando que no Brasil aproximadamente 19% dos pacientes em diálise não apresentam acesso definitivo e necessitam realizar o procedimento por meio de CVC, as unidades do Hospital das Clínicas da Faculdade de Medicina de Botucatu e do Hospital Estadual de Bauru, para diminuir complicações, adotam o implante de cateter de longa permanência em seus pacientes, seguindo as recomendações de NKF-KDOQI.

Assim que diagnosticada a oclusão, as doses de alteplase são aplicadas conforme o volume real do lúmen de cada cateter, com tempo de permanência de 50 minutos. Após o tempo determinado, se não houver a desobstrução do cateter, deve-se repetir o procedimento. Para que o impacto no custo fosse diminuído, houve padronização com criopreservação da alteplase, conforme proposto por Timoney et al.[57] No momento do uso, a seringa é retirada do congelador e deixada para descongelar em temperatura ambiente. Esses resultados parciais foram relatados por Mendes et al.[68] ao avaliarem 339 CVC de longa permanência para HD por 24 meses consecutivos. Eles observaram 12 episódios de oclusão por 1.000 CVC/dia, com sucesso de desobstrução ao usar alteplase em 87% dos casos, sendo 77% depois do uso de uma dose e 10% após a segunda.

Uma revisão sistemática avaliou criticamente os estudos disponíveis que examinaram eficácia, segurança e custo da terapia trombolítica em cateteres disfuncionais.[69] Favoráveis taxas de sucesso são obtidas com reteplase (88%), seguida de alteplase (81%) e tenecteplase (41%). Os efeitos adversos associados ao uso desses agentes trombolíticos administrados em doses baixas foram raros. Não houve eventos hemorrágicos graves atribuídos a qualquer tipo de terapia trombolítica. Reteplase foi o trombolítico de menor custo. Em virtude desses resultados, em centros que utilizam grandes quantidades de trombolíticos para cateteres disfuncionais para HD, a reteplase, seguida da alteplase, são os trombolíticos de escolha.

Em suma, como a disfunção de CVC é uma das principais causas de morbidade de pacientes em HD, mais estudos são necessários para melhor definir uso, vantagens e desvantagens das substâncias trombolíticas, tanto na profilaxia quanto no tratamento da oclusão trombótica do CVC.

ACESSOS CIRÚRGICOS PARA HEMODIÁLISE

A insuficiência renal crônica tem se tornado cada vez mais frequente em todo o mundo, o que caracteriza verdadeira pandemia dessa condição clínica.[70] A disfunção renal apresenta diferentes estágios evolutivos, que culmina, em última instância, na perda definitiva da função renal, fazendo-se necessário implementação de terapia renal substitutiva imediata, o tratamento indicado em situações nas quais manifestações urêmicas, hipervolemia, hiperpotassemia ou acidose não podem mais ser manejadas pelo tratamento dietético e farmacológico.[71]

O transplante renal, a diálise peritoneal e a hemodiálise são tratamentos cabíveis para essa condição clínica. A maior parte dos pacientes não tem a possibilidade de transplante renal com doadores vivos e, até que tenham a disponibilidade de um rim de doador cadáver, deverão ser tratados com alguma modalidade de diálise. A diálise peritoneal, apesar de ser viável, é muitas vezes inviabilizada por condições sociais e cognitivas do paciente, pois exige autocuidado altamente eficiente. Nesse cenário, a hemodiálise passa a ser a única alternativa viável.[71]

Entretanto, para a realização da hemodiálise, impõe-se a obtenção de um acesso vascular que permita fluxo adequado,[72] sendo passível de complicações, necessitando de intervenções e representando importante causa de morbidade e mortalidade nessa parcela de pacientes.[72-74]

Os acessos vasculares para hemodiálise podem ser temporários ou permanentes. Os temporários são os cateteres venosos, tunelizados ou não, e os permanentes são as fístulas arteriovenosas autólogas ou heterólogas (feitas com próteses sintéticas).

Os acessos temporários são utilizados para pacientes cuja necessidade de hemodiálise seja potencialmente reversível (insuficiência renal aguda) ou na insuficiência renal crônica, na ausência de acesso definitivo, até que uma fístula arteriovenosa autóloga ou heteróloga seja confeccionada.[72,74]

O acesso vascular ideal é aquele que proporciona bom fluxo sanguíneo, longo tempo de sobrevivência e baixo índice de complicações. Para a hemodiálise crônica existe uma hierarquia para os acessos vasculares. Os preferidos são as fístulas arteriovenosas autólogas seguidas pelas heterólogas – que serão descritas neste capítulo – e os cateteres tunelizados com *cuff* e, por fim, os cateteres não tunelizados.

Respeitada essa hierarquia, há progressivamente menos infecções, maior chance de patência e menor necessidade de intervenções.[72-75] Este capítulo tem por objetivo fornecer ao leitor bases teóricas e técnicas que o subsidiem na boa indicação e execução dos acessos vasculares cirúrgicos para hemodiálise, baseadas na evidência das principais diretrizes disponíveis sobre o assunto.

Acessos arteriovenosos permanentes

Há dois tipos de acessos arteriovenosos internos: as fístulas autólogas e os enxertos com uso de prótese, em geral o politetrafluoretileno expandido (ePTFE). O Quadro 87.3 sumariza as diversas opções de acessos arteriovenosos no membro superior, os quais serão mais bem detalhados nas seções subsequentes. A fístula arteriovenosa autóloga (FAVa) é o acesso vascular preferível para a hemodiálise crônica e deve ser sempre almejada. Esse acesso é o que apresenta menor índice de infecções e tromboses, tem maior tempo de perviedade, além de exigir menos intervenções para sua manutenção.[72]

QUADRO 87.3	Possibilidades de acessos arteriovenosos no membro superior.
Antebraço	
Autólogo	Fístula radiocefálica na tabaqueira anatômica
	Fístula radiocefálica no punho (Brescia-Cimino-Appel)
	Fístula radiocefálica no antebraço
	Transposição basílico-radial no antebraço
	Transposição basílico-ulnar no antebraço
	Transposição em alça basílico-braquial no antebraço
	Fístula radial-antecubital com translocação da veia femoral
	Fístula braquial-antecubital com translocação em alça no antebraço da veia femoral
	Fístula radial-antecubital com translocação da veia safena magna
	Fístula braquial-antecubital com translocação em alça no antebraço da veia safena magna
Prótese	Fístula radial-antecubital com ePTFE
	Fístula braquial-antecubital com ePTFE
Braço	
Autólogo	Fístula braquiocefálica na prega cubital
	Transposição cefálico-braquial no braço
	Transposição basílico-braquial no braço
	Transposição braquiobraquial no braço
	Fístula braquial-axilar com translocação da veia femoral
	Fístula braquial-axilar com translocação da veia safena magna
Prótese	Fístula braquial-axilar com ePTFE

ePTFE: politetrafluoretileno expandido. (Adaptado de Sidway et al.[75])

Desde a sua introdução por Brescia e Cimino (Figura 87.6), em 1966,[76] as fístulas arteriovenosas modificaram os resultados e a sobrevida dos pacientes em hemodiálise crônica.

Entretanto, quando a criação de uma FAV não é possível, como em pacientes que não apresentam veias com calibre e/ou extensão adequados, uma conexão arteriovenosa usando uma prótese de ePTFE pode ser realizada[77] (Figura 87.7). Todavia, os enxertos são acessos menos recomendados do que FAV, primariamente devido a seu menor tempo de patência, o que é atribuído a maior incidência de complicações como tromboses e infecções.[78]

Fístula arteriovenosa autóloga

A FAVa é formada pela anastomose de uma artéria com uma veia nativa adjacente, promovendo um fluxo direto de sangue da artéria para veia.

Preferencialmente, a anastomose é feita no punho entre a artéria radial com a veia cefálica, permitindo um extenso leito vascular para punção (Figura 87.6), preferencialmente confeccionada no braço não dominante, devendo ser o primeiro acesso vascular a ser recomendado para hemodiálise crônica.[72,79,80]

A escolha do sítio cirúrgico para a confecção FAVa é baseada em critérios clínicos (exame físico) e ultrassonográficos, que serão discutidos no Capítulo 88.

Deve-se iniciar com FAVa distal em antebraço e subir em direção ao braço, sendo permitidas variações no antebraço como a anastomose terminolateral da veia cefálica em ramo da artéria radial, ao nível da tabaqueira anatômica ou a utilização de veia mediana ou a anastomose ulnobasílica.[79] Se a FAVa no antebraço não for

viável, especialmente em diabéticos e idosos, há a opção da FAVa braquiocefálica, na prega cubital, com o trajeto venoso da cefálica no braço (borda lateral do bíceps braquial) acessível para as punções (Figura 87.8).

Outra anastomose possível é a braquiobasílica, formada pela anastomose entre a veia basílica e a artéria braquial (Figura 87.9); as desvantagens desse último acesso é que a dilatação venosa ocorre na face medial posterior do braço (região sensível) e a veia basílica costuma ser mais profunda, dificultando as venopunções, fazendo-se necessária a superficialização da veia basílica.[79]

Fístula arteriovenosa com prótese

Fístula arteriovenosa com prótese ou enxerto com ePTFE constitui procedimento de exceção, devendo-se escolhê-lo quando o uso de conduto autólogo não é possível. Aqui, o fluxo de sangue arterial não é direcionado diretamente para dentro da veia, tendo-se um conduto de material sintético de baixa trombogenicidade interposto. Normalmente, a utilização de uma prótese de 6 mm de diâmetro é satisfatória. Disponíveis no mercado nacional, as próteses cônicas de PTFE apresentam diâmetros diferenciados em cada uma das extremidades (menor diâmetro, anastomose arterial e maior diâmetro, anastomose venosa). Com essa conformação, busca-se maior proporcionalidade de diâmetros nas anastomoses, tentando-se diminuir complicações como a síndrome do roubo, a ser mais bem discutida no Capítulo 89.

Com as próteses, a sequência racional para se confeccionar o acesso segue a mesma orientação das FAVa, isto é, extremidades superiores e distais.

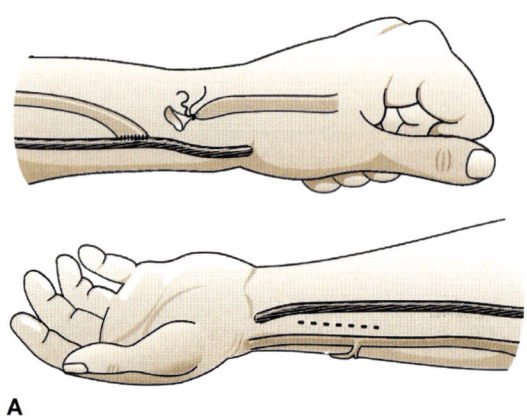
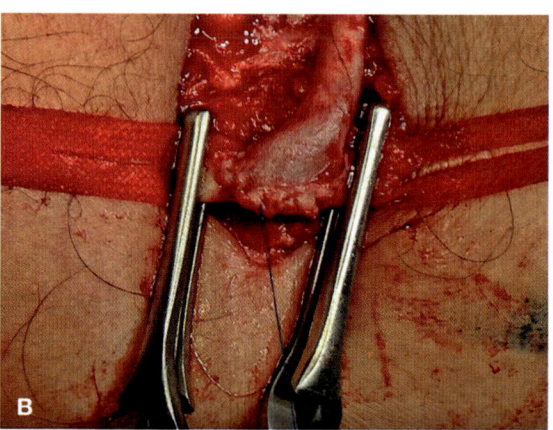

FIGURA 87.6 **A.** Fístula arteriovenosa Brescia-Cimino. **B.** Anastomose terminolateral entre veia cefálica e artéria radial no punho.

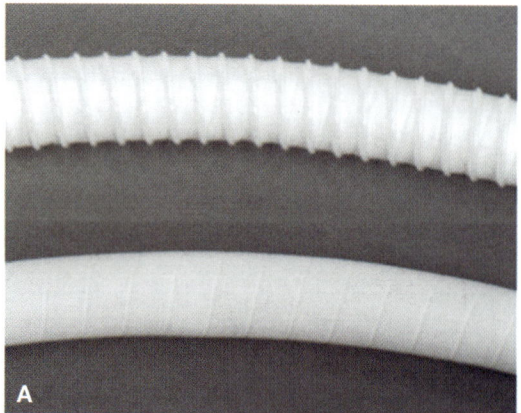
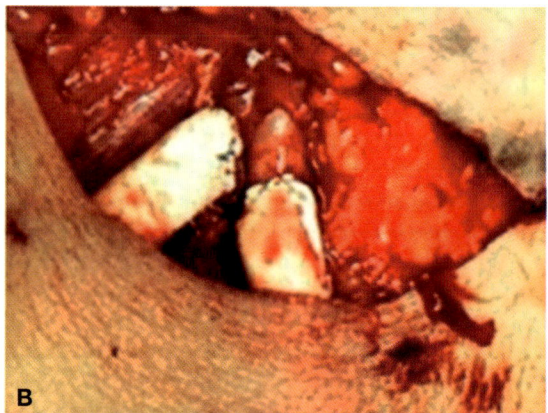

FIGURA 87.7 **A.** Desenho ilustrativo da prótese de politetrafluoretileno expandido (ePTFE) aramado (*acima*) e lisa (*abaixo*). **B.** Anastomose com ePTFE em enxerto braquiobraquial. É possível identificar as duas anastomoses.

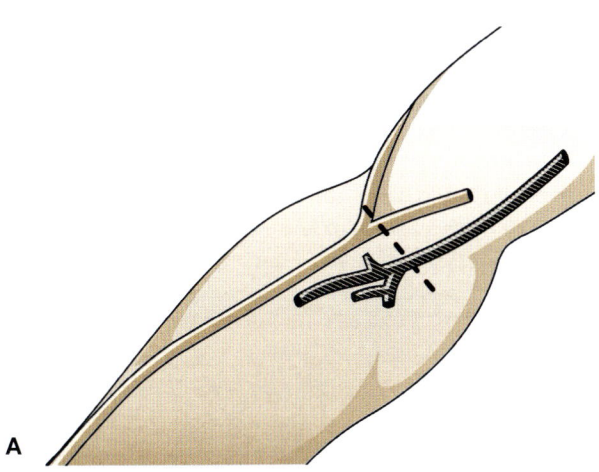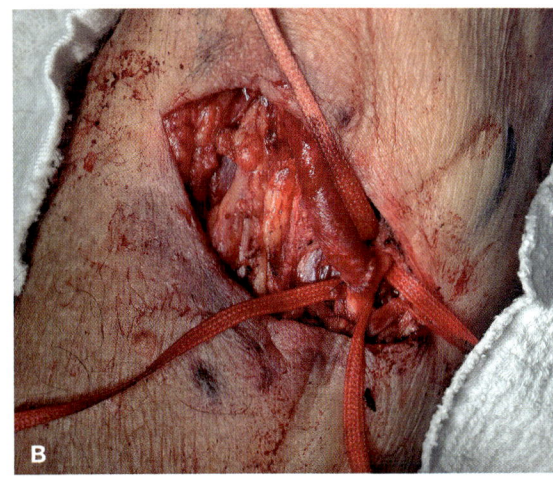

FIGURA 87.8 A. Desenho ilustrativo da região anatômica da incisão cirúrgica para confecção de fístula arteriovenosa braquiocefálica na prega cubital. **B.** Fístula arteriovenosa braquiocefálica na prega cubital. Observe a anastomose e a veia cefálica.

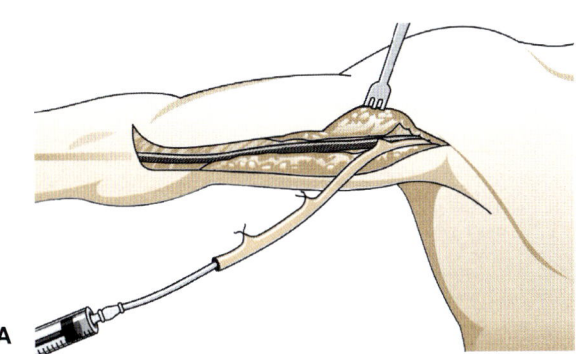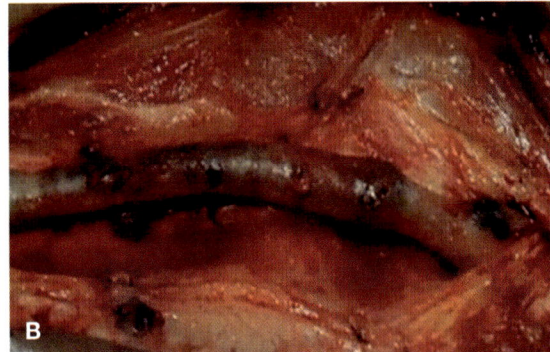

FIGURA 87.9 A. Ilustração mostrando topografia da incisão cirúrgica para retirada de veia basílica em face medial de braço na cirurgia de superficialização. **B.** Veia basílica após anastomose e sua superficialização no subcutâneo. Observe a veia ingurgitada.

Anatomia cirúrgica

O conhecimento acurado das estruturas vasculares nas extremidades superiores e inferiores é de fundamental importância para a definição do sítio cirúrgico para confecção do acesso, assim como a prevenção/correção de potenciais complicações.

Esse conhecimento se faz mais necessário ainda na parcela de pacientes com dificuldades de acesso – em especial, naqueles com opções cirúrgicas reduzidas ou mínimas, devido à exaustão dos acessos e às comorbidades que invariavelmente acompanham esses pacientes e comprometem as estruturas vasculares, como, por exemplo, de diabéticos. Discussão ampla e detalhada da anatomia dessas regiões com correlações clinicocirúrgicas já foram discutidas nos Capítulos 2 a 5.

Planejamento cirúrgico

Previamente à confecção do acesso, faz-se necessária uma avaliação clínica rigorosa (história + exame físico) com, o objetivo de detectar anormalidades/alterações/intervenções pregressas nas extremidades que possam interferir no planejamento cirúrgico. Sugere-se que algumas informações sejam buscadas durante a avaliação (Quadros 87.4 e 87.5). Mais informações a respeito do planejamento pré-operatório serão discutidas no Capítulo 88.

Na tentativa de se padronizar a metodologia para escolha e definição do melhor acesso, algumas recomendações devem ser sempre seguidas na programação cirúrgica:[80]

- FAV preferencialmente autóloga e em extremidade superior não dominante
- A confecção do acesso deve ser priorizada inicialmente no ponto mais distal da extremidade em questão (desde que haja veia e artéria com condições adequadas para tal), tentando preservar sítios mais proximais com potencial para futuros acessos
- O primeiro acesso que sempre deve ser tentado: radiocefálica distal em punho
- Os acessos autólogos devem seguir a ordem preferencial, sempre que possível, de anastomose arteriovenosa direta, transposição venosa e translocação venosa
- O acesso com uso de prótese (ePTFE) deve ser sempre retardado, sendo escolhido somente em casos de exaustão de segmentos venosos autólogos adequados.

Baseado nas considerações citadas anteriormente, propõe-se que a sequência racional sugerida pelo grupo da Universidade da Califórnia seja a mais adequada na programação de confecção de acesso. Os seguintes critérios devem ser seguidos:[81]

- Primeira opção
  - FAV autóloga radiocefálica distal no antebraço, preferencialmente no punho, seguida de antebraço
  - FAV autóloga braquiocefálica em fossa cubital
- Segunda opção
  - FAV autóloga em braço: braquiobasílica com superficialização
  - FAV com prótese de ePTFE com alça em antebraço: braquiobraquial
  - FAV axilobraquial com ePTFE

QUADRO 87.4	Avaliação clínica do paciente antes da realização do acesso vascular.
Considerações	**Relevâncias**
Conhecer o antecedente de implante de cateter venoso central ou periférico	Associação a estenose venosa central e danos na vasculatura periférica
História de uso de marca-passo	Associação com estenose venosa central
Uso de anticoagulantes ou distúrbio de coagulação	Problemas com hemostasia ou tromboses
História de diabetes melito	Associação com microangiopatias e aterosclerose
História de insuficiência cardíaca grave	Alterações hemodinâmicas e do débito cardíaco favorecem oclusões precoces
Preservar o braço dominante	Para reduzir o impacto de limitações na qualidade de vida
Existência de doenças associadas, como neoplasias malignas, com limitada expectativa de vida	Não justificam a realização de acessos permanentes
Possibilidade, breve, de transplante renal de doador vivo	O acesso temporário pode ser suficiente

QUADRO 87.5	Exame físico do paciente antes da realização do acesso vascular.
Considerações	**Relevâncias**
Exame clínico do sistema arterial	
Características dos pulsos periféricos quando necessário; exame complementado com Doppler vascular	A qualidade do sistema arterial influencia a escolha do local acesso
Prova de Allen	Avalia a perviedade da artéria ulnar e do arco palmar. No caso de a manobra mostrar a oclusão desse vaso, o procedimento de fístula envolvendo a artéria radial pode colocar em risco a perfusão da mão, seja por fenômeno de "roubo", seja por oclusão
Medida bilateral da pressão arterial em membros superiores	Ausência de diferenças nas pressões arteriais mostra conveniência para a definição do acesso
Exame clínico do sistema venoso	
Avaliação de edema	O edema indica problemas no leito venoso
Avaliação comparativa dos braços	Assimetria dos braços e presença de veias colaterais indicam veias comprometidas ou obstruídas, influenciando negativamente a escolha do membro
Exame de veias colaterais	
Mapeamento venoso	Palpação e mapeamento, com auxílio de garroteamento, são aplicados para selecionar o leito venoso ideal
Evidências de cateter venoso central ou de cirurgia e trauma em braço, tórax ou pescoço	Danos vasculares que se associam a estenoses ou tromboses
Exame cardiovascular	
Investigar sinais de insuficiência cardíaca	O acesso pode alterar o débito cardíaco

- Terceira opção
  - FAV com PTFE em coxa: artéria femoral comum – veia safena magna (ao nível da junção safenofemoral) com alça em coxa
  - FAV com PTFE em coxa: artéria femoral comum – veia femoral comum com alça em coxa. Em pacientes com múltiplas punções e escassez de segmentos venosos extensos e/ou com calibre adequados para confecção de FAV, é possível fazer uma FAV com PTFE, utilizando-se segmentos venosos mais proximais, por exemplo, alça de PTFE entre a artéria braquial na prega cubital e um segmento mais proximal da veia cefálica ou basílica ou, no caso do acesso ser realizado nas extremidades inferiores, veias intra-abdominais, como a veia ilíaca externa, podem ser utilizadas
- Quarta opção: exceção (Figura 87.10)
  - FAV com ePTFE axiloaxilar: há duas opções: (a) "em colar", conectando veia axilar de um lado com a artéria axilar contralateral. Nesse caso, a prótese passa na frente do esterno; (b) "em alça" (*loop*), a veia axilar e a artéria axilar são conectadas com um conduto de ePTFE no mesmo lado do tórax
  - FAV com ePTFE iliacofemoral
  - FAV com ePTFE iliacoilíaco
  - FAV em coxa com transposição de veia femoral: essa opção se mostrou factível e com melhores resultados a longo prazo do que a utilização de prótese (ePTFE) nesse mesmo local, principalmente no que diz respeito a patência e infecção.[82,83] A patência primária dessa técnica varia no primeiro ano de 34 a 93% e de 18 a 85% no segundo ano, enquanto a patência secundária apresenta taxas de 41 a 100% nos primeiros 12 meses e de 18 a 94% aos 24 meses.[83]

Entretanto, a abordagem cirúrgica para liberação da veia femoral com ligadura de tributárias e superficialização exige técnica cirúrgica acurada. A complicação mais comum descrita com essa opção é a isquemia de extremidades inferiores, que ocorre mais frequentemente em diabéticos, em pacientes em diálise prolongada e quando a anastomose arterial é colocada em segmento mais distal da coxa.[82,83] Há relatos na literatura da utilização da veia femoral transposta para confecção de FAV em extremidade superior com bons resultados.[84]

Outras opções de exceção, mas que merecem um destaque especial, são as FAV extra-anatômicas,[85-87] que devem ser realizadas somente em casos de total exaustão adequado e na ausência de outras opções para a realização da diálise. A saber:

- PTFE entre a veia femoral comum/poplítea e a artéria axilar: o condutor para punção fica localizado em face lateral de tórax e abdome. Deve-se ressaltar que essa opção traz bastante desconforto ao paciente, principalmente no que concerne aos sítios de punção. Alguns autores preferem a anastomose venosa em veia poplítea em detrimento da veia femoral comum, pela menor chance de infecção (região inguinal), especialmente em pacientes com obesidade
- PTFE entre a artéria braquial de uma extremidade e a veia jugular interna contralateral: quando a drenagem venosa está obstruída (oclusão de veia axilar, veia subclávia, inominada de um dos lados)
- PTFE entre artéria femoral comum e átrio direito: em casos de trombose venosa no segmento iliacofemoral.

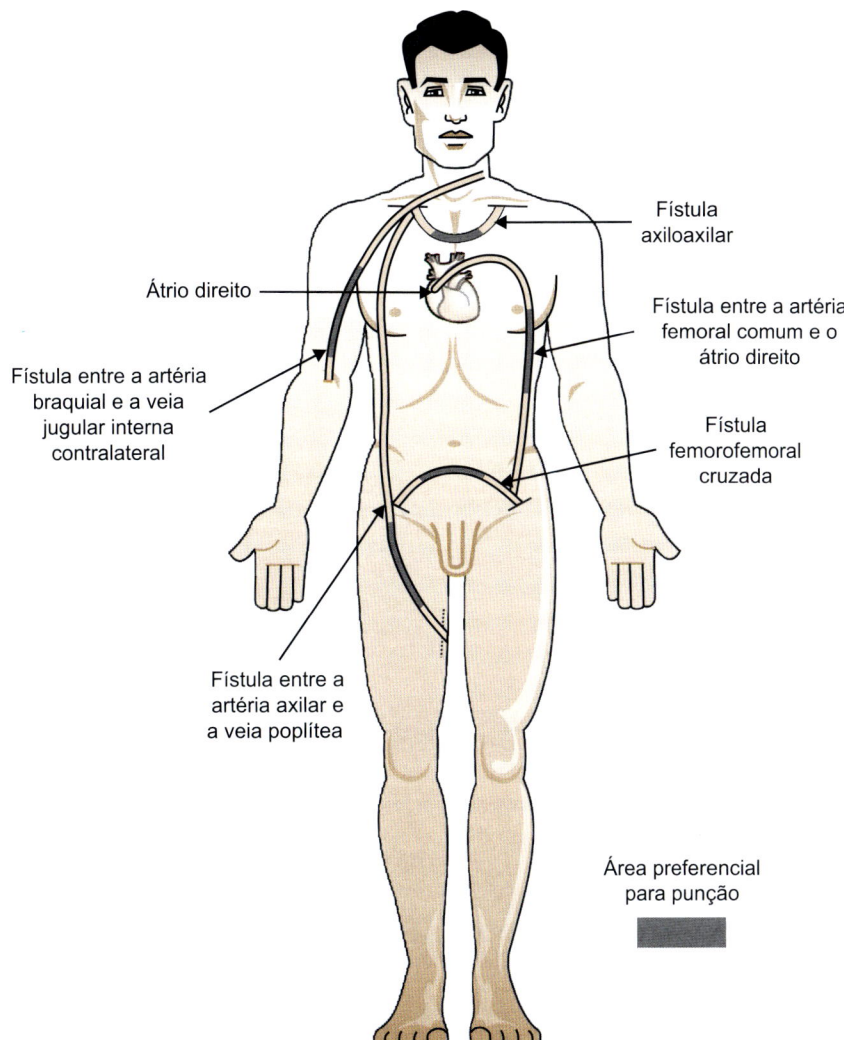

Fístula
axiloaxilar

Átrio direito

Fístula entre a artéria
femoral comum e o
átrio direito

Fístula entre a artéria
braquial e a veia
jugular interna
contralateral

Fístula
femorofemoral
cruzada

Fístula entre a
artéria axilar e
a veia poplítea

Área preferencial
para punção

FIGURA 87.10 Opções de fístula arteriovenosa extra-anatômicas. Observe as possibilidades de confecção de fístula arteriovenosa entre extremidades superiores e extremidades inferiores. (Adaptada de Chemla et al.[86])

A patência das FAV varia de um modo geral, sendo que as FAVa apresentam sobrevida maior livre de tromboses e de infecção. Diferentes séries mostraram que 60 a 90% dos acessos tornam-se pérvios após 12 meses, e 50 a 70% após 24 meses.[88] A análise retrospectiva dos autores mostrou que 67% encontravam-se pérvias no primeiro ano e 55% no segundo; dessas, 93% eram radiocefálicas; a principal causa de perda do acesso foi trombose, nos primeiros 2 meses após a cirurgia, semelhante ao obtido por outro autor nacional.[77,89]

Técnica cirúrgica

Fístula arteriovenosa autóloga

Os vasos do sítio anatômico de confecção da FAV devem ter sido estudados previamente (exame clínico e ultrassonográfico) e o paciente deve ter sido orientado a poupar a extremidade em questão, isto é, deve-se orientá-lo, no momento da consulta de programação do acesso, que se devem evitar punções venosas na extremidade escolhida (seja para coleta de amostra sanguínea, seja para transfusão de sanguínea e/ou hemoderivados e/ou administração de medicamentos).

No nosso serviço, costumamos orientar, também, os pacientes a exercitarem o membro em questão previamente à cirurgia por meio de exercícios repetidos de compressão e descompressão de

"bolas de borracha" (no caso dos membros superiores) com o intuito de treinamento/adaptação a essas manobras – que serão de fundamental importância no pós-operatório – assim como estímulo angiogênico. Todos os cuidados de assepsia/antissepsia devem ser muito rigorosos a fim de se evitarem complicações infecciosas. As duas estruturas vasculares que serão conectadas devem estar bem próximas – deve-se evitar ao máximo a distensão dos vasos (veias e/ou artérias), que se configura em importante causa de trombose pós-operatória.

Após isolamento de extensões consideráveis dos dois segmentos a serem conectados, o segmento venoso é preparado, realizando-se incisão "em bisel", com ligadura do coto distal. Procede-se com a heparinização sistêmica (ou local – lavagem com soro fisiológico 0,9% heparinizado) e clampeamento arterial. Faz-se a arteriotomia longitudinal e procede-se à anastomose terminolateral da veia sobre a artéria com polipropileno nos dois pontos opostos nos vértices, partindo das extremidades para o meio, amarrando-se os fios entre si utilizando, preferencialmente, técnica e material de microcirurgia.

Há autores que preferem fazer uma sutura contínua a distância. Por dentro da boca anastomótica, é feita a sutura contínua a partir das extremidades.

Terminada a sutura da anastomose, as duplas laçadas são liberadas e, quando a FAVa é bem-sucedida, aparecem, no local, um frêmito e um pulso não muito intenso na veia. A ausência de frêmito pode ser causada por aflúvio ou por deflúvio insuficiente, que pode ser decorrente de problemas técnicos (estenose da linha de sutura, anastomose tensa, torção) que podem levar à oclusão precoce da FAVa. É necessário atentar também para pulsos venosos intensos e amplos que podem denotar obstrução venosa a jusante.

Muitas variações na técnica de confecção de anastomoses são descritas, incluindo terminal na veia e lateral na artéria, lateral na veia e lateral na artéria (com ou sem ligadura venosa distal) e também terminal na veia e terminal na artéria.[90] Tem-se feito preferencialmente a anastomose terminolateral, uma vez que esta técnica minimiza a hipertensão venosa distal à anastomose e produz taxa de fluxo relativamente elevada.[91]

Nas fístulas radiocefálicas distais, a anastomose terminoterminal pode minimizar a chance de roubo arterial e hipertensão venosa, porém com fluxo menor na fístula.[92] As anastomoses laterolaterais foram abandonadas pela maioria dos autores devido ao alto índice de complicações, como isquemia e hipertensão venosa distal.[93] Uma técnica alternativa para utilizar as anastomoses laterolaterais e minimizar a hipertensão venosa gerada por elas seria ligar a veia distal após liberar o fluxo na fístula. As possíveis vantagens deste procedimento seriam a facilidade de execução e maior fluxo oferecido.[90]

Deve-se ter cuidado especial para garantir que a FAV confeccionada seja superficial o suficiente para facilitar a canulação durante as sessões de hemodiálise.

Recomendações da Kidney Diseases Outcomes Quality Initiative (KDOQI)[2] sugerem que a distância ideal da FAVa à pele deve ser de 0,6 cm, o que favorece a punção e evita complicações como acidentes de punção, hematoma, dificuldade de punção etc.

A transposição (superficialização) da veia basílica em antebraço ou braço, que se constitui em boa opção cirúrgica quando não há possibilidade de FAVa com veia cefálica ou mediana em antebraço ou braço, merece atenção. No antebraço, a transposição da basílica é interessante naqueles pacientes diabéticos com leito arterial distal ruim, sem possibilidade de anastomose em ulnar. Na cirurgia de transposição é realizada uma incisão sobre a veia em toda a sua extensão, desconecta-se distalmente, realiza-se um túnel superficial em subcutâneo em local que facilite a canulação para hemodiálise, geralmente na face anteromedial do braço. Então, a veia é colocada no túnel, tomando-se cuidado para não torcer, e se faz anastomose terminolateral na artéria (Figura 87.9). A técnica de transposição de segmento venoso na confecção da FAVa também pode ser realizada em extremidade inferior, utilizando a veia femoral com bons resultados[82,83] (Figura 87.11).

Fístula arteriovenosa com prótese

Apesar de a fístula arteriovenosa com prótese ser um acesso vascular menos recomendado do que a FAVa,[71] ela apresenta algumas vantagens quando comparada com essa última, incluindo o curto tempo de maturação, a possibilidade de canulação precoce e o extenso trajeto para punção, características que tornam o seu manuseio relativamente fácil.[94]

O material mais utilizado nesse acesso é a prótese sintética de PTFE. Os enxertos de PTFE podem ser retos, com diâmetros de 4 a 10 mm, ou cônicos, com diâmetro que começa com 4 mm e termina em 7 mm. Nesse caso, é possível ter a anastomose na artéria com o diâmetro menor e o maior na veia, diminuindo, assim, a ocorrência de roubo e as estenoses na anastomose venosa. Eles ainda podem ser implantados de modo reto ou em alça, entre a artéria e a veia.

Dentre as opções possíveis nos membros superiores temos: enxerto reto da artéria radial para veia basílica (Figura 87.12 A), enxerto em alça no antebraço entre a artéria braquial e a veia braquial ou

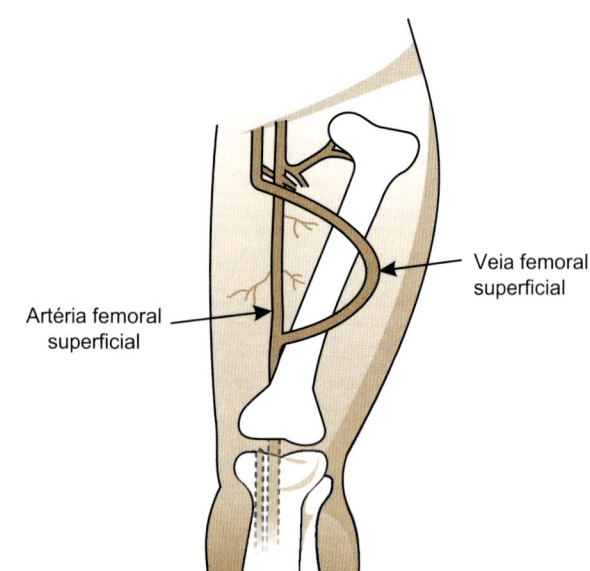

FIGURA 87.11 Opção de fístula arteriovenosa em extremidade inferior: transposição com superficialização de veia femoral superficial em coxa.

a veia basílica (Figura 87.12 B), enxerto entre a artéria braquial e a veia axilar (Figura 87.12 C), enxerto cruzado axiloaxilar e enxerto da artéria axilar/braquial para a veia jugular interna contralateral. Quando as opções nos membros superiores estiverem esgotadas, o enxerto pode ser implantado na coxa, preferencialmente a artéria femoral superficial distal para a croça da safena magna, tanto reto como em alça (Figura 87.12 D).[95] Ainda são possíveis outros sítios: entre a artéria e a veia axilar, atravessando o tórax, ou artéria braquial e veia jugular.

Considera-se recomendável a antibioticoterapia profilática com droga de amplo espectro em qualquer opção de condutor adotada – seja veia autóloga, seja PTFE – com recomendação especial e cuidados redobrados quando a escolha for pelo PTFE. No pós-operatório, a observação deve ser criteriosa a fim de detectar sinais precoces de infecção ou mau funcionamento do acesso, por um período mínimo de 48 horas. A possibilidade de realizar a primeira punção pode variar de dias até 4 semanas dependendo do grau de edema ou da presença de outros sinais inflamatórios.[95]

Com o paciente sob efeito de anestesia geral inalatória ou com bloqueio do membro, a artéria escolhida é dissecada e seus pequenos ramos são isolados e reparados para facilitar a realização da anastomose. A artéria é reparada com duplas laçadas de fita cardíaca. Por meio da mesma incisão, ou de outra, dependendo da localização da veia receptora do enxerto, é feita a dissecção da artéria e liberação do seu leito.

A seguir, realiza-se a confecção do túnel, acima da aponeurose em meio ao tecido celular subcutâneo, para inserção da prótese de PTFE, sendo importante que não fique muito superficial devido à possibilidade de necrose da pele, e nem muito profundo, pois dificulta a canulação. Em seguida, há a heparinização sistêmica e/ou irrigação das bocas anastomóticas com solução salina heparinizada. São feitas a arteriotomia e a venotomia longitudinais. A anastomose terminolateral do PTFE com os vasos é feita com polipropileno ou fio de Goretex®.

Podem ser utilizadas próteses de PTFE aramadas de diâmetro de 6 e 8 mm, sendo que o arame é mantido próximo às anastomoses e/ou nas curvas quando o enxerto é feito em alça. Quando se utiliza prótese reta, pode-se realizar uma redução do calibre na extremidade anastomótica arterial, por meio de uma sutura simples com a finalidade de se diminuir o calibre e minimizar a chance de roubo.

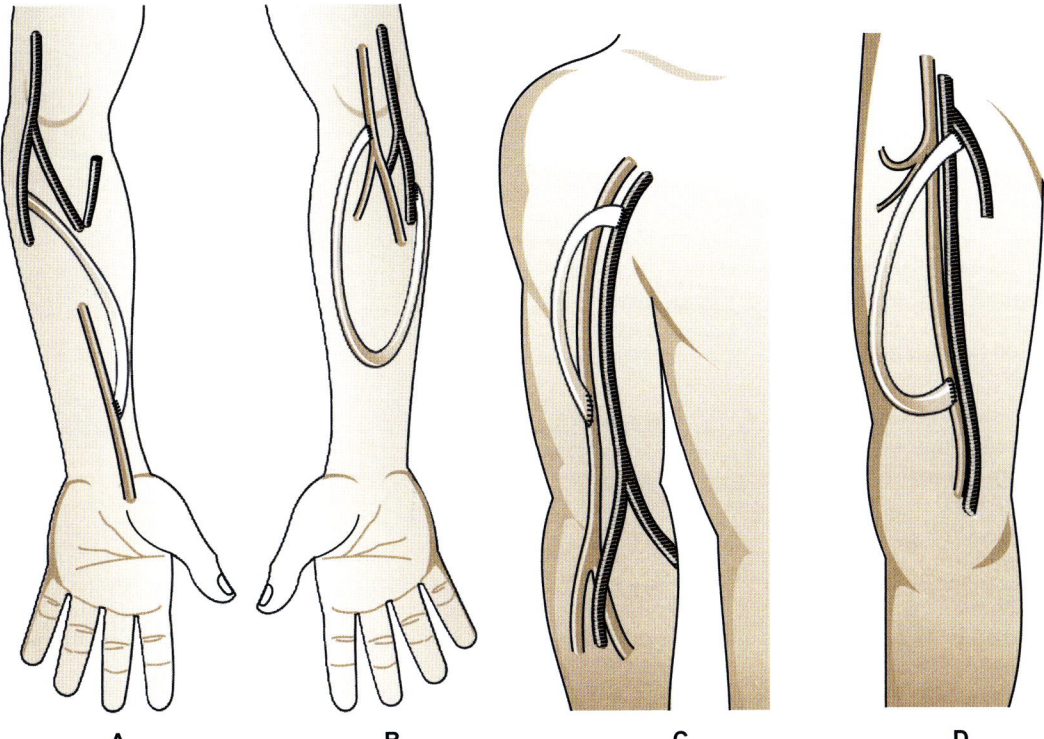

FIGURA 87.12 A. Enxerto de politetrafluoretileno expandido (ePTFE) reto entre artéria radial e veia basílica. **B.** Enxerto de ePTFE em alça (*loop*) entre artéria e veia braquial. **C.** Enxerto de ePTFE reto entre artéria braquial e veia braquial (mais proximal) ou axilar. **D.** Enxerto de ePTFE em alça entre artéria femoral superficial e croça de veia safena magna.

Em nosso serviço damos preferência para a utilização de próteses de PTFE com calibre cônico, utilizando-se mais a de 4 a 7 mm, apesar de não haver evidência científica que apoie seu uso rotineiro.[96]

Alguns preceitos que devem ser seguidos para a confecção adequada de uma fístula com prótese estão sintetizados no Quadro 87.6.[90,96] O PTFE pode ser utilizado para realização dos enxertos extra-anatômicos como já mencionado (Figura 87.10).

Maturação das fístulas arteriovenosas: manejo

Para que ocorra o processo de maturação ideal da FAV, há de se considerar vários fatores, dentre eles a avaliação pré-operatória, atentando, especialmente, para calibre, distensibilidade e alterações parietais de artéria e veia. Exemplo clássico são os diabéticos, que apresentam calcificação da parede arterial, oclusões segmentares e diminuição do calibre que podem prejudicar sobremaneira o desenvolvimento de uma FAV ideal.

QUADRO 87.6	**Conceitos sobre a confecção de acesso vascular com prótese.**

Se não há possibilidade de confecção de fístula autóloga, o próximo acesso vascular preferido é a fístula arteriovenosa com prótese

As próteses de PTFE são o material de escolha para esses procedimentos

Não há evidência científica suficiente que justifique benefício em utilizar próteses aramadas em detrimento das não aramadas, cônicas em detrimento das retas, com diferentes configurações de espessura de parede ou de materiais mais elásticos

As próteses podem ser posicionadas de forma reta, em alça ou em curva. Deve-se dar preferência para acomodá-las de forma a oferecer maior superfície disponível para punções

A localização das fístulas com prótese é determinada pelas restrições anatômicas de cada paciente, expertise do cirurgião e duração estimada da terapia hemodialítica

Detalhes em relação a esse tema serão discutidos no Capítulo 89.

Após a confecção do acesso, é necessário um tempo para que ocorram as modificações histológicas e hemodinâmicas ("arterialização da veia"), como aumento do diâmetro, espessamento da parede e aumento do volume de fluxo, para que se possa iniciar seu uso e realizar uma diálise adequada (essas modificações fisiopatológicas foram explicadas no Capítulo 13). Durante esse processo de maturação, a FAV apresenta três fases: (1) dilatação da artéria aferente; (2) dilatação da veia eferente (FAV propriamente dita); e (3) hipertrofia da camada muscular da FAV (arterialização).

Essas modificações ocorrem devido às novas pressões submetidas na área da FAV pela modificação das pressões e do fluxo: shear stress (força de cisalhamento – longitudinal na parede do vaso – favorece a dilatação) e hoop stress (pressão circunferencial – pela pulsatilidade do fluxo – favorece a hipertrofia). Caso a maturação do acesso não ocorra, a hemodiálise pode não acontecer em condições ideais, podendo haver algumas complicações como sangramento, hematoma de subcutâneo, formação de pseudoaneurisma e trombose precoce, comprometendo sobremaneira a viabilidade do acesso.[71,97-99]

Entretanto, em alguns casos, a FAV não se desenvolve de maneira adequada, prejudicando a diálise. Essa falha de maturação pode ocorrer em até 53% dos casos.[30] A causa pode ser devido a:

- Fluxo arterial diminuído (problemas no *inflow*[100] – estenose na anastomose, artéria aferente com fluxo inadequado)
- Trombose venosa[101]
- Remodelação negativa no vaso
- Estenose em veias central e/ou periférica[102] (uso pregresso de cateteres).

Em outras situações, a não maturação ou o retardo de maturação da FAV podem ser decorrentes da existência de tributárias no segmento venoso pós-anastomose (*outflow*), que distribuem/dividem o fluxo e impedem o desenvolvimento de condições hemodinâmicas adequadas dentro do conduto venoso, o que pode ser responsável pela não arterialização.

A identificação precoce dessas tributárias patentes é essencial, pois, por meio da ligadura dessas tributárias é possível aumentar o fluxo dentro da FAV e, consequentemente, acelerar a maturação[99] (Figura 87.13).

Considera-se que o acesso está com a maturação ideal quando ela consegue fornecer fluxo necessário para realização de uma diálise adequada. Isso normalmente ocorre quando a parede da veia está arterializada (espessamento + dilatação + aumento do volume de fluxo por minuto).[99] O tempo ideal para a maturação depende do acesso confeccionado. Se de veia autóloga, sugere-se aguardar até 6 a 8 semanas. Em casos de enxerto com PTFE, esse tempo é mais curto e pode ser de 2 semanas (intervalo de tempo necessário para incorporação do enxerto ao subcutâneo).[81] O acesso com condições ideais para a punção deve apresentar – após o tempo de maturação – frêmito contínuo (durante todo o ciclo cardíaco), com pulsação pouco evidente).

Idealmente, o acesso maturado deve ter as seguintes características (regra dos "seis"):[72]

- Fornecer um volume de fluxo > 600 mℓ/minuto (mínimo). Esse valor pode variar em acessos confeccionados com prótese de PTFE, segundo alguns autores
- Diâmetro > 6 mm
- Extensão mínima de 10 cm
- Profundidade < 6 mm.

Patência das fístulas arteriovenosas e enxertos com politetrafluoretileno

A patência dos acessos depende de uma série de fatores: características dos vasos utilizados na confecção do acesso (artéria e veia), tipo de diálise realizado, configuração do acesso (anatômicos *vs.* extra-anatômicos, enxertos em alça *vs.* enxertos retos), características próprias do paciente (comorbidades associadas, idade, estadiamento da doença renal, trombofilias) etc. De forma geral, as FAVa autólogas são os acessos ideais e apresentam taxa de perviedade mais longa quando comparadas com os enxertos de PTFE.[72]

A FAVa radiocefálica apresenta as maiores taxas de patência dentre os acessos, podendo chegar a 70% em 2 anos.[103]

Quando se compara a FAVa com o enxerto de PTFE, a superioridade da patência do acesso autólogo se confirma com patência primária aos 24 meses de 43% para a FAVa e de 31% para o enxerto de PTFE,[104,105] corroborando a afirmação de que o acesso autólogo deve ser almejado. Outra FAVa que apresenta boa taxa de patência na extremidade superior é a FAVa braquiobasílica chegando a 84% de perviedade no primeiro ano e de 73% no período de 3 a 5 anos, segundo Humphires et al.[79]

Dados publicados recentemente[37] sugerem que a confecção de FAVa braquiobasílica com superficialização estagiada em dois tempos apresenta taxas de patência (primária, primária assistida e secundária) superiores e taxa de complicações (infecção, hematoma, trombose, síndrome do roubo, hipertensão venosa e estenose) semelhantes àquelas realizadas em tempo único ao fim de 12 meses (Quadro 87.7).

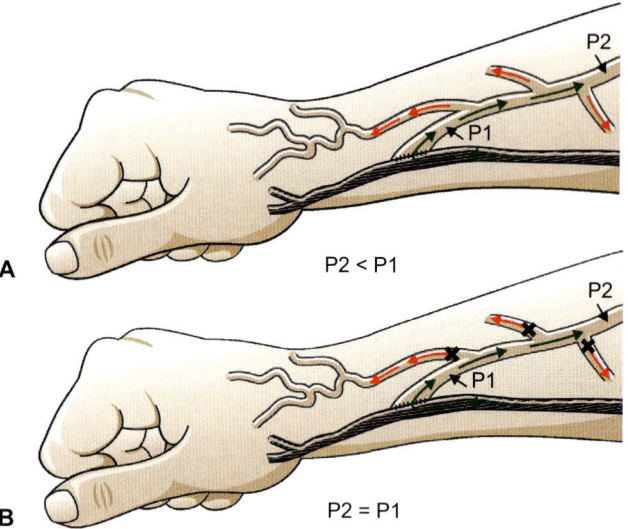

FIGURA 87.13 A. Ilustração mostrando o roubo de fluxo por meio de tributárias venosas localizadas após a anastomose arteriovenosa. Devido à divisão do fluxo nessas tributárias, a pressão no segmento 1 (P1) encontra-se maior que a pressão no segmento 2 (P2): P2 < P1. **B.** Ilustração mostrando a equivalência de pressões nos dois segmentos (P1 e P2) após a ligadura dessas tributárias: P2 = P1.

Abordagens híbrida e endovascular

A abordagem endovascular na área dos acessos cirúrgicos para a hemodiálise se limitava ao manejo de complicações como resgate das FAV (autólogas ou com enxerto de PTFE) por meio de angioplastia/implante de *stents* (Capítulo 89).

Entretanto, mais recentemente, o avanço tecnológico dos materiais endovasculares trouxe conquistas importantes, possibilitando e facilitando a confecção dos acessos, especialmente em pacientes com múltiplas abordagens pregressas e com exaustão quase total de opções.

Com o uso desses dispositivos endovasculares, o tempo cirúrgico é reduzido, podendo-se prescindir da anastomose na extremidade venosa, que é "substituída" por um segmento prótese (reforçado de nitinol) implantado no interior da veia por meio de punção venosa (visão direta ou percutânea). As opções disponíveis são descritas a seguir.

HeRO® Graft (Hemodialysis Reliable Outflow) CryoLife® Inc.

Ainda não disponível para uso no Brasil. Consta de um dispositivo bimodular compreendendo um módulo de PTFE aramado e outro de silicone reforçado com nitinol (ponta distal radiopaca), conectados por um anel de titânio (conector curto). O módulo de PTFE aramado é anastomosado cirurgicamente à artéria (braquial) e o módulo de silicone reforçado com nitinol é introduzido por punção na veia eferente (jugular interna). Pode ser utilizado em casos de estenose de veia central e em casos de exaustão de veias adequadas de extremidades superiores. A extremidade venosa do dispositivo, com sua ponta radiopaca, deve ser alocada ao nível do átrio direito (prescindindo-se da anastomose venosa). O HeRO® Graft

QUADRO 87.7	Quadro comparativo de patências entre os dois métodos de superficialização de veia basílica.			
	Patência (%)			Complicações (%)
	Primária	Primária assistida	Secundária	
Estágio único	71	77	79	24
Dois estágios	87	95	95	30

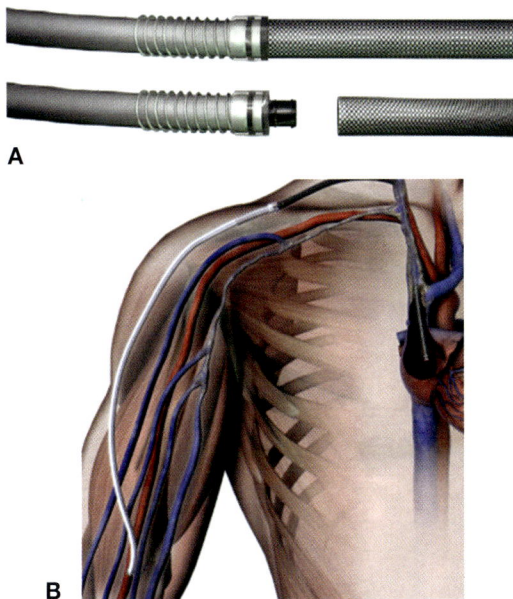

FIGURA 87.14 A. Foto do dispositivo HeRO® Graft (CryoLife® Inc). **B.** Ilustração do dispositivo implantado: punção na veia jugular interna direita com ponta distal locada em átrio direito e anastomose arterial em artéria braquial.

é tunelizado no subcutâneo e fornece um fluxo contínuo, fornecendo um acesso arteriovenoso que pode ser puncionado para a realização da diálise (Figura 87.14).

Estudos já publicados têm mostrado algumas vantagens como: menos infecção[106] (até 69% menos, quando comparado com cateteres convencionais) e boa taxa de perviedade[107] (patência cumulativa de até 91% no primeiro ano e de até 87% em 2 anos). O fabricante sugere que, antes de seu implante, a estenose de veia central deve ser confirmada por flebografia central bilateral, mostrando que a artéria a ser anastomosada deve apresentar um diâmetro mínimo de 3 mm, fração de ejeção cardíaca mínima de 20%, ausência de infecção e pressão sistólica acima de 100 mmHg. As dimensões dos módulos são:

- Silicone reforçado com nitinol (para a extremidade venosa): comprimento de 40 cm e diâmetro interno de 5 mm
- PTFE aramado (para a extremidade arterial): comprimento de 50 cm e diâmetro interno de 6 mm

GORE® Hybrid

Já disponível no Brasil para uso desde abril de 2014. Constitui-se de uma prótese vascular composta de PTFE em uma extremidade e de PTFE com reforço de nitinol em outra. Indicada para confecção

de acesso vascular para hemodiálise (especialmente em situações críticas como exaustão de acessos ou veias inadequadas nas extremidades superiores). Pode ser utilizada em outras situações como enxertos periféricos e *debranching* em cirurgias (convencionais ou híbridas de aorta) (Figura 87.15).

O segmento de nitinol vem contraído dentro do dispositivo, o que diminui o perfil de entrada e facilita a introdução dentro do sistema venoso profundo e facilita a passagem em segmentos arteriais tortuosos. Apresenta uma superfície bioativa e tromborresistente (Carmeda®) que tem a capacidade de manter uma ligação covalente com heparina, existindo evidências de persistência dessa atividade até 3 anos após o implante desse dispositivo. Além das propriedades antitrombogênicas, outras características também são descritas, como:

- Redução da hiperplasia intimal na veia eferente. Foco de complicações estenóticas recorrentes. Isso ocorre provavelmente pela transição mais suave entre a extremidade distal recoberta de nitinol e a veia eferente, que se dispõem paralelamente simulando uma anastomose terminoterminal (Figuras 87.14 e 87.15) e, consequentemente, provocando menos turbulência no fluxo e menor estresse de cisalhamento na sua desembocadura distal do que nos acessos construídos cirurgicamente, nos quais a anastomose terminolateral provoca mais turbulência de fluxo, havendo maior chance de desenvolvimento de hiperplasia intimal
- Redução na incidência de infecção
- Perviedade da revascularização: estimada em até 70% de patência cumulativa ao fim de 12 meses.[108]

Devido à presença de heparina, o uso desse dispositivo é contraindicado em pacientes com história de hipersensibilidade a essa substância, especialmente em pacientes com antecedente de trombocitopenia induzida à heparina tipo II.

Abordagem medicamentosa no pós-operatório

Utilização de medicamentos no pós-operatório é controversa. O objetivo de se melhorar a patência e evitar/retardar o aparecimento de complicações relacionadas com o acesso não é consensual na literatura. Entretanto, parece haver maior benefício do uso dessas medicações no pós-operatório dos enxertos com prótese de PTFE.

Em uma revisão sistemática com metanálise, publicada em 2013[109] (21 *trials* analisados, com mais de 4 mil pacientes incluídos), os antiplaquetários melhoraram a patência das FAV autólogas, mas apresentaram apenas benefício marginal na patência dos enxertos de PTFE, assim como na maturação desses acessos.

Um dos medicamentos mais usados, pesquisados e citados na literatura é o dipiridamol. Entretanto, não existe evidência científica

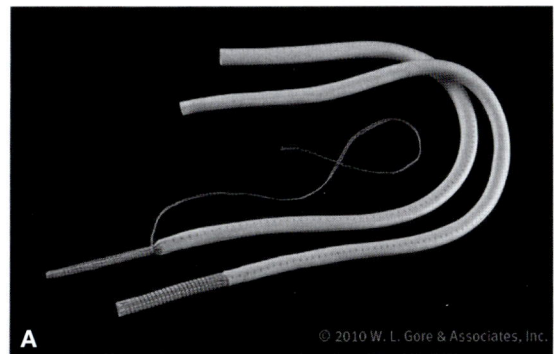
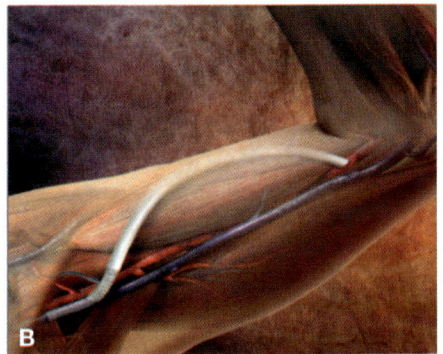

FIGURA 87.15 A. Foto do dispositivo GORE® Hybrid Vascular Graft. **B.** Desenho do dispositivo implantado: punção na veia axilar esquerda e anastomose arterial em artéria braquial.

suficiente para que se oriente o uso irrestrito dessa medicação no pós-operatório, especialmente em relação ao PTFE, mesmo quando se associa a outros antiplaquetários como o AAS.[109-111] Por outro lado, esse potencial benefício é defendido por outros autores, que acham que o AAS se associa à melhora na patência primária dos enxertos de PTFE.[112]

O uso de anticoagulantes com o intuito de se prolongar a patência desses acessos não encontra respaldo na literatura, ficando seu uso mais indicado em situações específicas, como em caso de pacientes trombofílicos ou outras indicações que demandem o uso de anticoagulantes.

Orientações gerais em acessos vasculares para hemodiálise

A participação multidisciplinar de nefrologistas, enfermeiros da especialidade, intervencionistas e cirurgiões vasculares na abordagem de pacientes portadores de doença renal com progressão para o estágio dialítico é considerada de grande relevância.

Preservação das veias.
Preservar veias superficiais e profundas dos membros superiores, evitando venopunções e cateter intravenoso, aumentando a opção de veias adequadas. Deve-se orientar que as punções da circulação venosa superficial sejam realizadas, preferencialmente, no dorso das mãos. É necessário que se evite a punção subclávia, dando-se preferência para as punções jugulares ou femorais, tendo em vista que o cateterismo de veia subclávia, mesmo que temporariamente, aumenta o risco de estenose venosa central;[113] incidência de estenose de veia subclávia em pacientes com cateteres tem sido relatada de 42 a 50% dos casos.[114,115] A existência de estenose venosa dificulta ou até impossibilita a confecção de acessos arteriovenosos no membro afetado, quer seja FAVa ou enxerto.

Estimativa do momento para confecção do acesso.
Quando o *clearence* de creatinina for inferior a 30 ml/min,[72] os pacientes renais crônicos devem ser esclarecidos sobre as modalidades de terapia substitutiva renal. Se o tratamento escolhido for a hemodiálise, o acesso definitivo deve ser confeccionado aproximadamente 6 meses antes do início do tratamento. A indicação cirúrgica eletiva visa evitar os acessos temporários para as diálises, diminuindo nesses pacientes outros procedimentos invasivos que possam interferir nos índices de morbidade e mortalidade.[72]

Detecção de disfunção do acesso vascular.
Toda a avaliação rotineira do acesso vascular é necessária uma vez que estudos prospectivos identificaram que essas avaliações seguidas das intervenções apropriadas (cirurgia ou angioplastia) são capazes de aumentar a sobrevida do acesso.[102]

O acesso vascular deve ser examinado por inspeção, palpação e ausculta antes de cada sessão de diálise. As anormalidades incluem redução do fluxo, aumento da pressão estática, recirculação de sangue com comprometimento da obtenção da dose de diálise prescrita ou achados anormais ao exame físico.[72]

Segundo recomendações recentes da Guideline de Acesso Vascular 2006, a cada 2 semanas deve-se realizar uma medida da pressão estática do acesso arteriovenoso (pressão intra-acesso ou PIA).[72] A PIA pode ser aferida com o manômetro da máquina de diálise com a ultrafiltração zerada e a bomba de sangue parada, descontando-se a diferença de altura do transdutor da máquina ao acesso do paciente, ou posicionando o acesso na mesma altura do transdutor.[116]

As referências bibliográficas deste capítulo se encontram no Ambiente de aprendizagem do GEN.

88

Mapeamento Dúplex no Pré-Operatório de Fístulas Arteriovenosas

Rodrigo Gibin Jaldin ■ Marcone Lima Sobreira ■ Karina Marcellino Baldon Sarti

Resumo

A fístula arteriovenosa (FAV) é a melhor opção de acesso vascular para a terapia de hemodiálise a longo prazo. Para guiar esse procedimento, o mapeamento dúplex (MD) é uma ferramenta extremamente útil no manejo desses acessos, podendo ser utilizado desde o pré-operatório até o pós-operatório, principalmente por ser um método não invasivo, mostrando melhores resultados de patência e de tempo de maturação. Neste capítulo, objetiva-se discorrer sobre o protocolo de avaliação pré-operatória dos acessos vasculares para hemodiálise adotado no Laboratório Vascular do Hospital das Clínicas da Faculdade de Medicina de Botucatu – UNESP, abrangendo história clínica, exame físico arterial e venoso e MD pré-operatório.

Palavras-chave: diálise; fístula arteriovenosa; ultrassonografia.

INTRODUÇÃO

O MD é um recurso muito vantajoso no manejo do acesso vascular para hemodiálise, podendo ser utilizado desde o pré-operatório (na avaliação do local ideal para confecção de fístula/enxerto) até o pós-operatório (no diagnóstico de maturação, assim como na identificação e no manejo das complicações). A reprodutibilidade da técnica e o seu caráter não invasivo, que possibilitam mostrar mais detalhes da anatomia vascular do que o exame físico, tornam o MD a modalidade de escolha na primeira abordagem desses acessos.

É de conhecimento geral que as FAV autólogas são as melhores opções de acesso vascular para pacientes que necessitam de terapia hemodialítica a longo prazo, de acordo com as recomendações da National Kidney Foundation – *Kidney Disease Outcomes Quality Initiative* (NKF-KDOQI;[1] ver Capítulo 87), mas grande quantidade de fístulas autólogas não têm seu uso efetivo durante a hemodiálise (entre 28 e 53%)[2] devido a não maturação ou ao atraso na maturação, e a causa disso pode ser identificada e, em alguns casos, evitada com a realização do MD.

Uma FAV adequada tem impacto significativo para os pacientes que dependem de hemodiálise, uma vez que facilita o acesso vascular e apresenta menores taxas de complicações, reduz a necessidade de cateteres, diminui as hospitalizações por desbalanço hidreletrolítico e melhora os índices de morbimortalidade, além de reduzir os custos envolvidos em procedimentos complementares para salvamento do acesso, como revisões e reoperações.[3] Com o objetivo de reduzir as falências primárias das FAV e respaldados pelas recomendações clínicas da Society for Vascular Surgery,[4] vários centros estabeleceram protocolos de avaliação pré-operatória do paciente que será submetido à confecção de acesso vascular para hemodiálise, tendo o MD, um papel fundamental nessa rotina.

Estabeleceu-se que um bom acesso só será obtido se houver uma artéria que possa fornecer fluxo adequado para mantê-lo, bem como de uma veia receptora de fluxo que apresente, além de diâmetro apropriado, um segmento regular de pelo menos 10 cm que possibilite a inserção de duas agulhas distantes o suficiente para uma adequada hemodiálise.[5]

A avaliação pré-operatória do paciente que será submetido à confecção de acesso vascular inicia-se por detalhada história e minucioso exame físico arterial e venoso, visando definir quais vasos estariam propensos a serem usados, considerando-se diâmetros arterial e venoso, distribuição e drenagem das veias, profundidade dos segmentos venosos palpados da superfície cutânea, intensidade da pulsatilidade arterial; no entanto, poucos são os pacientes com doença renal crônica que conseguem realizar um exame físico plenamente conclusivo que garanta um bom acesso.[6,7] Ademais, exames complementares são capazes de avaliar estenose venosa central assintomática, que além de comprometer a eficiência da hemodiálise, cursa com significativo edema de membro e hipertensão venosa após a confecção do acesso.[8] A versão mais recente do NKF-KDOQI sugere o uso de ultrassonografia (USG) pré-operatória para os pacientes com alto risco de falência de acesso arteriovenoso em vez de mapeamento de rotina em todos os pacientes.[1]

O MD é um método de avaliação objetivo e pouco invasivo que define as características morfofuncionais dos vasos envolvidos no acesso vascular para hemodiálise. Assim, a utilização da ecografia vascular no planejamento pré-operatório das FAV pode funcionar como avaliação qualitativa (perviedade) e quantitativa (profundidade, diâmetro, volume de fluxo [VF] e velocidades) desses vasos, contribuindo para identificação dos segmentos vasculares mais adequados, o que nem sempre é possível durante o exame físico. O mapeamento arterial e venoso guiado por USG comprovadamente viabiliza o aumento do número de confecções de FAV naqueles pacientes que com exame físico isoladamente não estariam aptos ao procedimento e é particularmente útil nos pacientes obesos, com pulsos ausentes, idosos, diabéticos e naqueles com antecedente de cirurgia prévia para acesso vascular.[9-11]

Apesar de grande quantidade de autores defenderem o uso rotineiro da avaliação ultrassonográfica no planejamento pré-operatório do acesso vascular para hemodiálise, recente revisão sistemática não evidenciou diferença significativamente estatística em termos de custo–benefício na sua indicação indiscriminada. Apesar disso, confirmou que o MD pré-operatório é capaz de melhorar as taxas de maturação das fístulas.[3]

Dois estudos randomizados e um observacional compararam o mapeamento pré-operatório de vasos por USG com dúplex ao exame físico para avaliação da criação da FAV. A maioria dos pacientes em pré-diálise, com hipertensão e diabetes melito (DM). A idade mediana foi de 66 anos, mais da metade era branca e 60% eram homens. O acompanhamento mínimo foi de 6 meses após a criação da FAV. Não houve diferença estatisticamente considerável na falha primária da FAV ou na permeabilidade primária entre os dois grupos; no entanto, a permeabilidade secundária foi maior com USG pré-operatória em comparação com o exame físico isoladamente. Não houve diferença naqueles com mapeamento de vasos em comparação com exame físico para frequência de intervenções pós-operatórias, criação desnecessária antes do início da diálise, transplante ou óbito, ou mortalidade.[12-14]

Hossain et al.[15] analisaram a USG pré-operatória e seus impactos na maturação da fístula. A taxa de falha primária no grupo de USG foi de 18% em comparação com 47% ($p < 0,001$) no grupo de pacientes que não foram submetidos à USG. Em pacientes que não realizaram USG pré-operatória, houve maiores índices de criação de novos acessos (31% *vs.* 9%; $p < 0,001$) e abandono de fístula (66% *vs.* 39%; $p < 0,001$). A análise multivariada demonstrou que as fístulas criadas sem USG pré-operatória foram associadas a um risco 3,56 maior de falha em comparação com fístulas no grupo com USG. Da mesma maneira, a taxa de abandono de fístula foi 2,63 vezes maior quando a USG não foi usada no pré-operatório. O tempo de maturação da fístula funcional foi melhor no grupo de USG ($p < 0,001$). Em 1 ano, 12% das fístulas no grupo de USG e 32% no grupo exame clínico ainda não haviam sido canuladas. A permeabilidade secundária em 1 ano foi melhor no grupo com USG prévia em 73% em comparação com 59% no grupo sem USG pré-operatória.

Neste capítulo, pretende-se abordar o protocolo de avaliação pré-operatória dos acessos vasculares para hemodiálise adotado no Laboratório Vascular do Hospital das Clínicas da Faculdade de Medicina de Botucatu – UNESP, que utiliza o emprego sistemático do MD em combinação com o cuidadoso exame clínico pré-operatório para todos os pacientes candidatos à confecção de FAV autóloga ou com prótese sintética (Figura 88.1).

AVALIAÇÃO CLÍNICA PRÉ-OPERATÓRIA

Para que seja confeccionada uma fístula funcional, necessita-se de avaliação pré-operatória cuidadosa e do planejamento técnico, de acordo com as informações indispensáveis na coleta da história clínica e que devem ser obtidas durante exame físico arterial e venoso. Os dados apresentados encontram-se resumidos no Capítulo 87 e nos Quadros 87.4 e 87.5.

História clínica

Por meio da história do paciente, é possível identificar os fatores que podem dificultar o sucesso do acesso ou que interfiram em sua maturação. Entre eles, destacam-se gênero feminino, idade avançada

e comorbidades com insuficiência cardíaca congestiva (ICC), DM e doença arterial periférica.[4,16,17] O paciente deve ser questionado sobre eventos trombóticos prévios, recorrentes ou não, para que seja avaliada a necessidade de investigar estados de hipercoagulabilidade,[18] bem como sobre o uso de medicações anticoagulantes e antiagregantes plaquetárias. Como dito anteriormente (ver Capítulo 87), é importante saber qual é o membro superior de maior destreza (membro dominante) e se há alguma inabilidade/incapacidade em algum dos membros superiores. Apesar desses dados não serem determinantes sobre o local a ser confeccionada a FAV, podem influenciar no planejamento cirúrgico. Além disso, é importante conhecer os antecedentes cirúrgicos do paciente, particularmente no que diz respeito à utilização de acessos venosos centrais, implante de marca-passos ou desfibriladores, cateteres centrais de inserção periférica (PICC), cateterismos arteriais (dissecção ou punção) e de pressão arterial invasiva, trauma de extremidades, fatores que podem causar significativas alterações funcionais e morfológicas dos vasos envolvidos na confecção do acesso vascular, podendo influenciar na escolha do melhor sítio cirúrgico.[4] Para as pacientes do sexo feminino, deve-se questionar sobre o antecedente de neoplasia de mama e da necessidade de esvaziamento axilar, uma vez que o linfedema pós-mastectomia pode provocar alterações significativas do diâmetro do membro superior, ocasionando limitação à confecção do acesso vascular. Também nos pacientes com obesidade, o grande diâmetro circunferencial do braço pode requerer procedimento de superficialização ou transposição venosa, alterando a programação pré-operatória.[4]

Exame físico

Durante o exame geral, devem ser avaliadas as condições cutâneas dos membros superiores, a respeito de eczemas, doenças cutâneas recorrentes (cicatrizes), queloides, hematomas, petéquias, epidermólise, infecções secundárias ativas, podendo ser determinantes para o planejamento adequado do acesso. O achado de alterações neurológicas sensorimotoras e neuropatias periféricas instauradas devem ser descritas no pré-operatório, uma vez que podem ser diagnóstico diferencial de queixas que aparecem como complicações pós-operatórias (ver Capítulo 89). Também é importante descrever achados que remetam à ICC, como estase jugular e edema simétrico de membros inferiores.

Exame físico arterial

Deve-se iniciar o exame pela palpação das artérias braquial, radial e ulnar em ambos os membros superiores, devendo ser avaliada a amplitude de pulso comparativamente entre os lados e sua compressibilidade. A pressão deve ser aferida em ambos os membros superiores, se possível com a utilização do Doppler portátil de ondas contínuas, que pode predizer alterações no padrão de onda esperado. Recomenda-se que não seja utilizado para confecção da FAV o membro superior que apresentar redução da pressão arterial sistólica de 20 mmHg ou maior em relação ao membro contralateral.[19] Em seguida, executa-se a manobra de Allen, que visa confirmar a perviedade do arco palmar.[4]

Exame físico venoso

O sistema venoso superficial deve ser examinado com o paciente sentado ou em pé, após posicionamento de garrote, pressionando o braço em segmento o mais proximal possível, e preferencialmente, com o membro pendente. Solicita-se então ao paciente que faça movimentos de abrir e fechar a mão para que possa incrementar a distensão venosa. Ambos os membros superiores devem ser avaliados, independentemente da dominância funcional.[4]

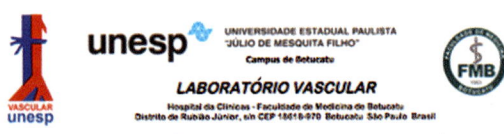

FIGURA 88.1 Protocolo de avaliação pré-operatória de confecção de acesso vascular para hemodiálise adotado no Laboratório Vascular do Hospital das Clínicas da Faculdade de Medicina de Botucatu – UNESP. Observe que o protocolo inclui dados clínicos, exame físico e mapeamento dúplex arterial e venoso bilateral de membros superiores. Essa avaliação é aplicada sistematicamente para todos os pacientes encaminhados à programação cirúrgica do acesso vascular.

Deve-se avaliar atentamente sinais que remetam a estenose/oclusão venosa central, como veias superficiais dilatadas nos braços e parede torácica, edema de membro superior, hemiface e supraclavicular.[20]

MAPEAMENTO DÚPLEX PRÉ-OPERATÓRIO

A ecografia vascular está sendo reconhecida como método não invasivo e objetivo para analisar os parâmetros anatômicos, morfológicos e funcionais dos vasos a serem utilizados na confecção do acesso vascular para hemodiálise, auxiliando em melhores resultados de patência e de tempo de maturação. Os bons resultados e a baixa invasividade dessa técnica estimulam seu uso rotineiro no pré-operatório de candidatos à FAV como estratégia para reduzir falência precoce, embora ainda não haja real definição de custo–benefício na literatura disponível.[3]

A avaliação venosa é de extrema importância para o paciente que será submetido à cirurgia não apenas para selecionar o local do procedimento, mas também por definir a profundidade da veia a ser utilizada. Também é bastante útil na avaliação das veias não rotineiramente avaliadas pelo exame físico, como a veia basílica, por exemplo. Embora a avaliação arterial pelo exame físico rigoroso seja viável, a USG vascular pode ser profícua na identificação de variações anatômicas e anormalidades de trajeto (bifurcação alta da artéria braquial, por exemplo), nas definições de pulsos duvidosos ou diminuídos e na determinação do diâmetro arterial. Além da avaliação vascular propriamente dita, a varredura em modo B fornece informações de ecotextura do tecido celular subcutâneo, profundidade e distância entre as estruturas vasculares. Nos próximos tópicos, serão abordados os princípios técnicos envolvidos no MD arterial e venoso dos membros superiores adotados no Ambulatório de Acessos Vasculares – Laboratório Vascular da Faculdade de Medicina de Botucatu – UNESP.

Técnica de exame

O paciente é posicionado sentado, com o membro pendente (Figura 88.2). Utiliza-se para o exame transdutor linear de alta frequência, comumente entre 9 e 15 MHZ, com ângulo de insonação de 60° ou menos em relação ao lúmen do vaso. O corte transversal é utilizado para identificar as estruturas vasculares, bem como para avaliar seus diâmetros e espessura da parede. Pode-se também usá-lo para avaliação de compressibilidade venosa superficial e profunda. O corte longitudinal é empregado para traçar o Doppler espectral. O ideal é iniciar o exame pela avaliação dos segmentos arteriais, uma vez que o garroteamento necessário para a avaliação venosa pode alterar a forma da onda espectral e o padrão de fluxo arterial.[21]

Avaliação arterial

O membro superior deve ser mapeado em direção proximal para distal. Em modo B, devem ser obtidas as medidas de diâmetro interno dos segmentos arteriais nos diferentes níveis (Figura 88.3) e descritas as características da parede da artéria, como o grau de calcificação ou espessamento parietal. Nos modos cor e Doppler, devem-se obter as ondas espectrais nas artérias braquial, radial e ulnar, bem como as velocidades de pico sistólico desses vasos. Para artérias normais, espera-se onda de alta resistência de padrão multifásico (Figura 88.4). Caso haja estenose proximal hemodinamicamente significativa, o padrão de onda pode ser multifásico, com elevação do fluxo diastólico ou monofásico de baixa resistência (Quadro 88.1).

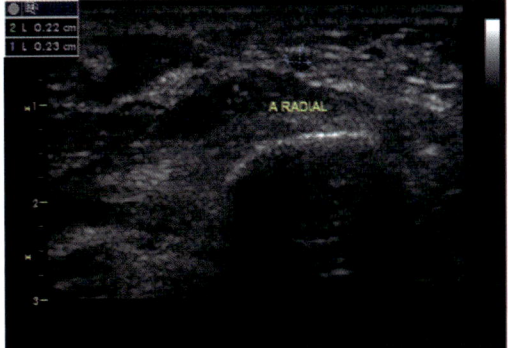

FIGURA 88.3 Avaliação do diâmetro interno da artéria radial em modo B.

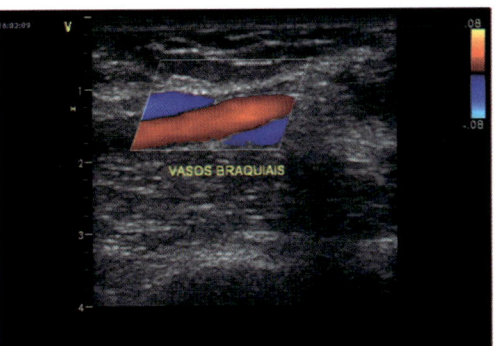

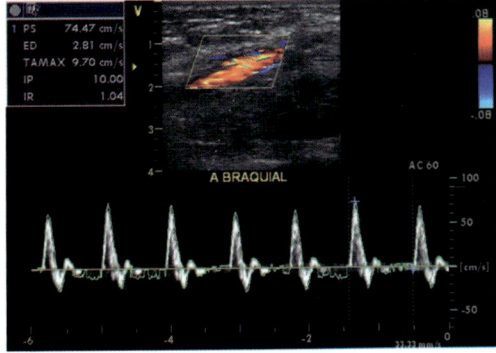

FIGURA 88.4 Exemplo de avaliação arterial nos modos cor e Doppler. Note a artéria braquial com fluxo laminar, onda de padrão trifásico de alta resistência (IP = 10; IR = 1,04), com velocidade de pico sistólico (VPS) no valor esperado para esse segmento (74,47 cm/s).

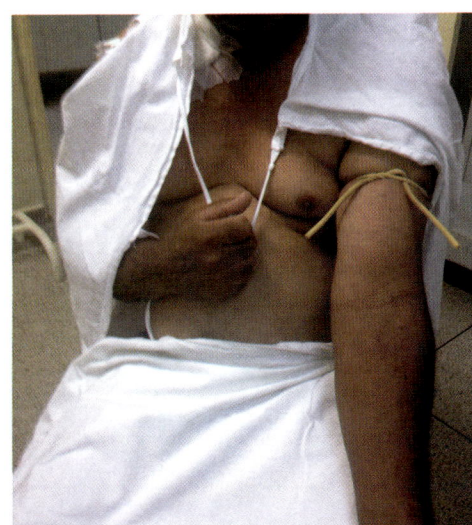

FIGURA 88.2 Paciente posicionado sentado, com membro superior pendente e garrote proximal, para avaliação ultrassonográfica das veias superficiais do membro superior esquerdo.

QUADRO 88.1	Conceitos práticos utilizados para avaliação arterial durante mapeamento dúplex pré-operatório de acesso vascular.
Segmento arterial	**Parâmetro de avaliação**
Artéria braquial	Modo B: ■ Diâmetro interno ■ Calcificação Espectral: ■ Onda multifásica ■ Velocidade de pico sistólico (normal: 57 a 100 cm/s)[5,22]
Artéria radial	Modo B: ■ Diâmetro interno ■ Calcificação Espectral: ■ Onda multifásica ■ Velocidade de pico sistólico (normal: 40 a 60 cm/s)[22] Hiperemia reativa: ■ Alteração na forma da onda, com fluxo de baixa resistência e gradiente positivo durante a diástole ■ IR ≤ 0,7[23] ■ Diferença de velocidade diastólica final pré e pós-manobra > 100%[24]

QUADRO 88.2	Conceitos práticos sugestivos de estenose venosa central durante mapeamento dúplex pré-operatório de acesso vascular.
Avaliação	**Achado**
História clínica	■ Antecedente de CVC ■ PICC ■ Marca-passo
Modo B	■ Espessamento parietal ■ Conteúdo ecogênico ■ Sinais de recanalização parcial (fluxo parcial) ■ Circulação colateral venosa
Color	■ Afilamento de lúmen ■ *Aliasing* ■ Ausência/redução de incremento de fluxo na inspiração
Espectral	■ Onda de fluxo monofásico contínuo (perda/redução da fasicidade respiratória, espontaneidade e transmissão de pulsatilidade) ■ Relação de velocidades estenose/pós-estenose > 2,5[25]

CVC: cateter venoso central; PICC: cateter central de inserção periférica.

QUADRO 88.3	Parâmetros de normalidade utilizados para avaliação venosa profunda do membro superior durante mapeamento dúplex pré-operatório de acesso vascular.
Avaliação	**Achado**
Modo B	■ Paredes finas ■ Compressão com o transdutor ■ Diâmetro da veia axilar ■ Diâmetro das veias braquiais
Cor e Doppler	■ Fluxo espontâneo ■ Fluxo fásico ■ Incremento de fluxo na compressão distal

Avaliação venosa

Veias centrais

A avaliação venosa pré-operatória deve-se iniciar pelas veias jugulares internas, braquiocefálicas distais e subclávias (veias centrais), principalmente quando o paciente apresenta história de uso de cateter venoso central (Quadro 88.2). Caso haja dificuldade na identificação desses vasos com o paciente sentado, o posicionamento do mesmo em decúbito dorsal pode facilitar a avaliação. O estudo das veias centrais é realizado preferencialmente associando-se os modos *color* e Doppler para obter as características habituais de fluxo espontâneo, com fasicidade respiratória e transmissão da pulsatilidade. Fluxo monofásico contínuo de baixa amplitude, perda da variação respiratória de fluxo durante a inspiração e fluxo reverso podem sugerir estenose/oclusão venosa central em segmento não visualizado das veias centrais. Quando essas anormalidades de fluxo são bilaterais, caracterizam achados indiretos sugestivos de lesões obstrutivas da veia cava superior.[5] Quando é possível identificar-se o segmento venoso estenótico, considera-se lesão hemodinamicamente significativa quando a relação de velocidades obtida no segmento estenótico for > 2,5 vezes a verificada no segmento pós-estenótico.[25]

Sistema venoso profundo do membro superior

O mapeamento do sistema venoso profundo do membro superior deve ser realizado em direção proximal para distal, com o paciente sentado com o membro pendente ou deitado, sem garrote. A avaliação em modo B deve fornecer as características da parede venosa, variação de diâmetro com a respiração, colabamento completo frente à compressão com o transdutor e diâmetro, particularmente das veias axilar e braquiais, as quais podem ser futuros sítios receptores de fístula com prótese de politetrafluoretileno (PTFE).[24] Alterações patológicas como trombose e afilamento luminal devem ser registradas. Pode-se iniciar o exame avaliando o sistema venoso profundo – veias braquiais e veia axilar – quanto à compressibilidade. Aos modos *color* e Doppler, verifica-se a variação respiratória do fluxo e o incremento de fluxo frente à compressão distal (Quadro 88.3).

Sistema venoso superficial

O mapeamento do sistema venoso superficial do membro superior deve ser realizado de distal para proximal, com o paciente sentado com o membro pendente e garroteamento no braço proximal (Figura 88.2). Deve-se exercer a mínima pressão necessária com o transdutor para evitar compressão venosa e medidas incorretas do diâmetro anteroposterior. Essa avaliação é feita preferencialmente em modo B, corte transversal, e deve fornecer as características da parede venosa (paredes finas e compressíveis), diâmetros venosos internos (luminais), profundidade e continuidade de trajeto. A definição precisa de diâmetro interno consiste no posicionamento do cursor desde a íntima da parede anterior até a íntima da parede posterior (Figura 88.5). Quanto à profundidade,

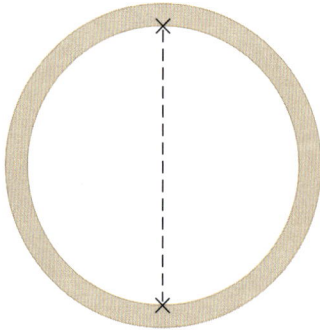

FIGURA 88.5 Esquema da medida do diâmetro interno (luminal) dos vasos durante estudo ultrassonográfico pré-operatório de acesso vascular para hemodiálise. Posiciona-se o cursor desde a íntima da parede anterior até a íntima da parede posterior.

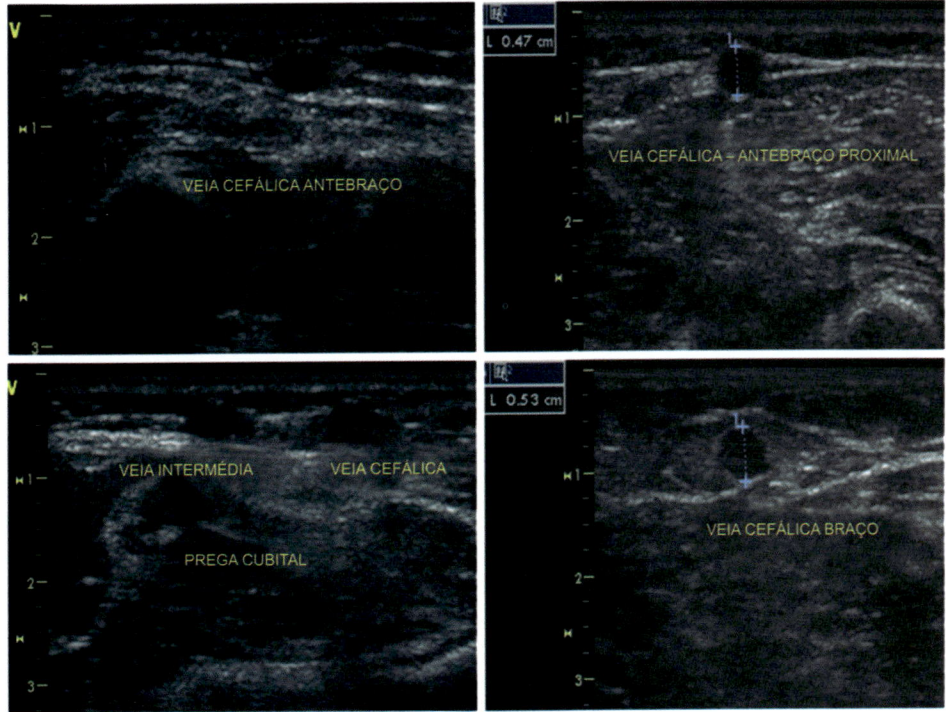

FIGURA 88.6 Mapeamento do trajeto da veia cefálica no membro superior em modo B. Para cada segmento, devem-se avaliar a compressibilidade venosa, as características da parede e o diâmetro anteroposterior com compressão mínima do transdutor sobre a pele.

consideram-se "profundas" as veias superficiais que se encontram a mais de 0,5 cm da superfície da pele.[26] Desse modo, pode fornecer importantes informações anatômicas sobre o trajeto das veias cefálica (Figura 88.6) e basílica (Figura 88.7). Os protocolos de avaliação das veias superficiais geralmente variam para cada instituição; em nossa instituição, costumam-se avaliar os diâmetros no punho, duas medidas antebraço, na prega cubital e duas medidas no braço. Ainda deve ser inspecionado se há continuidade de trajeto > 10 cm,[11] se o segmento venoso prolonga-se com o sistema venoso profundo ipsilateral (Figura 88.8) e se não há estenoses/oclusões venosas segmentares.[19] Pode ser útil estimar a distância entre os segmentos arterial e venoso superficial objeto de programação da FAV (Figura 88.9) na topografia na qual serão isolados (p. ex., punho, antebraço, prega cubital). Outro cuidado que se deve ter na avaliação pré-operatória é pesquisar a existência de alguma veia tributária calibrosa localizada em segmento mais proximal, pois pode ser causa de retardo na maturação do acesso (ver Capítulo 87).

Critérios complementares para predição de sucesso da fístula arteriovenosa

Diâmetro arterial

A medida do diâmetro interno mínimo é um importante preditor de sucesso da FAV. Vários estudos obtiveram valores entre 1,5 e 2 mm[4,23,27] como o diâmetro mínimo aceitável para estabelecer uma fístula autóloga bem-sucedida, porém o valor de 2 mm, proposto por Silva et al. em 1998, é amplamente aceito como limite inferior aceitável para adultos.[19]

O KDOQI considera razoável que, embora não haja um limite mínimo de diâmetro para criar uma FAV, artérias e veias com menos de 2 mm de amplitude devem ser submetidas a uma avaliação cuidadosa quanto à viabilidade e à qualidade para criar uma FAV funcional.[1]

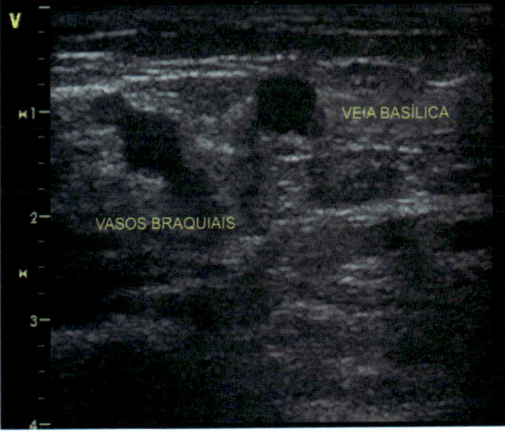

FIGURA 88.7 Mapeamento da veia basílica na topografia do braço distal. Durante observação da veia basílica, além de se analisar compressibilidade venosa, características da parede e diâmetro anteroposterior, é sempre interessante descrever a extensão de seu trajeto útil até a desembocadura no sistema venoso profundo ispsilateral, profundidade e relação com os vasos braquiais.

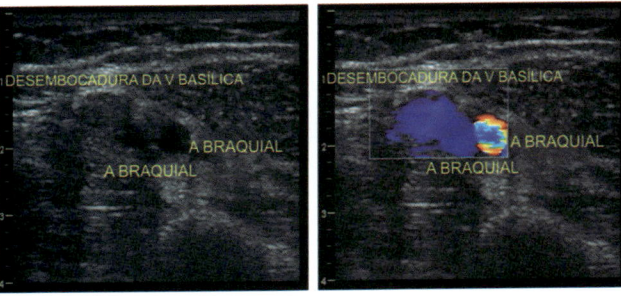

FIGURA 88.8 Desembocadura da veia basílica na veia braquial no terço médio superior do braço. Uma distância útil de veia basílica < 10 cm até conectar-se com a veia braquial pode limitar seu uso, a menos que se proponha a transposição da veia basílica conjuntamente com a veia braquial.

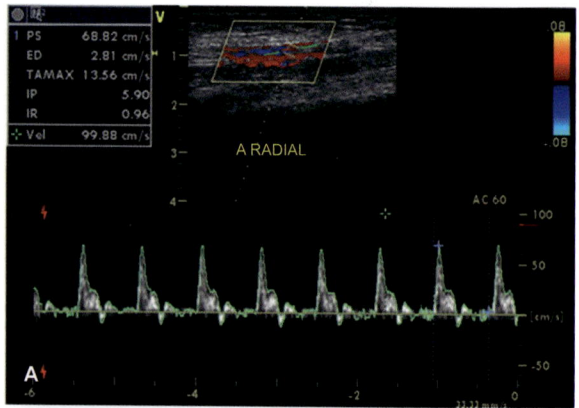

FIGURA 88.9 Medida estimada da distância entre a veia cefálica e a artéria radial no punho. Apesar da distância dos vasos-alvo não ser limitante quanto à programação cirúrgica do acesso, pode antever a dificuldade porventura encontrada durante o procedimento e a necessidade de maior descolamento.

Fluxo arterial e velocidade de pico sistólico

Um bom fluxo arterial (*inflow*) é fundamental para a maturação de uma fístula. Considera-se que fluxo arterial < 40 mℓ/min possa cursar com elevadas taxas de falência precoce da fístula.[27,28] Também se acredita na velocidade de pico sistólico como preditor de sucesso da FAV, com velocidades < 50 cm/s responsáveis por menor taxa de maturação.[27,29]

Hiperemia reativa

A manobra provocativa de hiperemia reativa consiste na avaliação do fluxo arterial espectral na artéria radial durante a manobra de mão fortemente fechada por 2 minutos, seguida por avaliação do fluxo arterial espectral na artéria radial após a reperfusão da mão provocada pela abertura do punho.[23,30] Com a mão fechada, obtém-se uma onda multifásica de alta resistência que é alterada para uma onda multifásica com queda na resistência vascular induzida pela reperfusão (Figura 88.10). Desse modo, a resposta normal esperada consiste em aumento de fluxo e queda da resistência vascular, que pode ser quantificada pela medida do índice de resistividade (IR) e pela elevação da velocidade diastólica final (VDF). Considera-se que o teste é adequado quando IR ≤ 0,7[23,30] ou quando ocorre elevação de VDF pré e pós-manobra com diferença > 100%.[24] Em última análise, essa manobra é um preditor da habilidade da artéria radial em adaptar-se ao aumento de fluxo requerido pela FAV.[4,31]

Diâmetro venoso

Estudos que relacionaram a medida do diâmetro venoso como preditor de sucesso das fístulas para hemodiálise sugerem que, em mulheres com garroteamento proximal, a amplitude mínima para

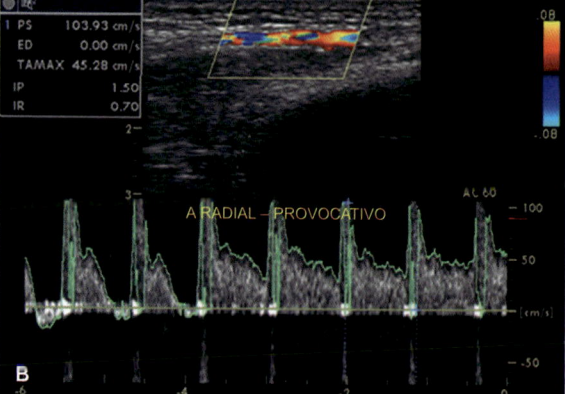

FIGURA 88.10 Teste da hiperemia reativa para a artéria radial. **A.** Análise espectral da artéria radial no repouso. **B.** Transição da onda espectral na artéria radial de alta resistência (mão fechada) para baixa resistência (reperfusão da mão), marcada pela significativa elevação da velocidade diastólica final.

o sucesso de uma fístula que utilize a veia cefálica no antebraço seria de 0,26 cm;[27,32] sem o garrote proximal, diâmetros maiores que 0,2 cm seriam adequados para a veia cefálica no antebraço.[27,33] Porém, considera-se como valor de corte o mínimo diâmetro venoso, com garroteamento proximal de membro, de 0,25 cm de diâmetro para fístulas autólogas e de 0,4 cm para fístulas com prótese, conforme proposto por Silva et al. (1998)[19] (Quadro 88.4).

Dageforde et al. relataram um estudo retrospectivo de 158 pacientes (idade média – 54 anos; DM – 56%; índice de massa corporal – 32 kg/m²) com braquiocefálica ou braquiobasílica. A coorte do estudo foi dividida em grupos com base no diâmetro da veia: no grupo mais baixo, a medida era de < 2,7 mm, e no grupo mais alto, > 4,1 mm. Pacientes com diâmetro venoso mínimo > 3,4 mm apresentaram taxa de maturação mais alta em comparação com aqueles com diâmetro venoso < 3,2 mm (79% *vs.* 90%) e permeabilidade de 6, 12 e 24 meses de 77, 55 e 49% *vs.* 90, 67 e 58%, respectivamente.[34]

QUADRO 88.4	Critérios ultrassonográficos pré-operatórios de diâmetro vascular mínimo para o planejamento cirúrgico das fístulas arteriovenosas (FAV).	
Segmento vascular	**Tipo de FAV**	**Diâmetro luminal mínimo (cm)**
Artéria	Autóloga	0,2
Artéria	PTFE	0,2
Veia superficial	Autóloga	0,25
Veia superficial	PTFE	0,4
Veia superficial sem garrote proximal	Autóloga	0,2
Veia profunda	Autóloga (transposição)	0,25
Veia profunda	PTFE	0,4

PTFE: politetrafluoretileno.

Volume de fluxo

A mensuração do VF é uma ferramenta que pode ser útil na avaliação da qualidade funcional dos acessos e pode ser determinada tanto no pré-operatório quanto no pós-operatório para identificação de falhas de maturação, sendo preditor pré-operatório de sucesso (Figura 89.11). Isso pode ser justificado pelo grande incremento de fluxo que ocorre na extremidade envolvida que pode ser da ordem de 10 a 20 vezes.[35]

Para que a aferição do VF tenha boa acurácia, é necessário mensuração precisa do diâmetro vascular. Deve-se lembrar que a medida do diâmetro no leito venoso é imprecisa devido a uma série de fatores, como a modificação do calibre dependente da respiração e a facilidade de compressão desse segmento, entretanto o FV também pode ser mensurado, preferencialmente durante a inspiração, quando as velocidades de fluxo são maiores para as veias dos membros superiores. Considera-se preditor de insucesso precoce das fístulas arteriovenosas VF pré-operatório < 400 mℓ/min na veia subclávia.[28]

Já no leito arterial, essa medida é mais precisa e confiável, tendo alguns autores sugerido que é possível prever com boa acurácia se a FAV (autóloga ou enxerto) desenvolverá fluxo adequado para uma diálise eficaz, com base nas alterações do VF ocorridas nas artérias proximais (axilar ou braquial) medidas até o 7º dia pós-operatório de confecção da FAV, especialmente no primeiro pós-operatório, quando o incremento de fluxo chega até a 540%, segundo a fórmula a seguir:[36,37]

VF de FAV = VF da artéria braquial – 75 a 100 mℓ/min

Considera-se como valor de referência para o VF da FAV:

- \> 300 a 500 mℓ/min se FAV autóloga
- \> 600 mℓ/min se enxerto PTFE.

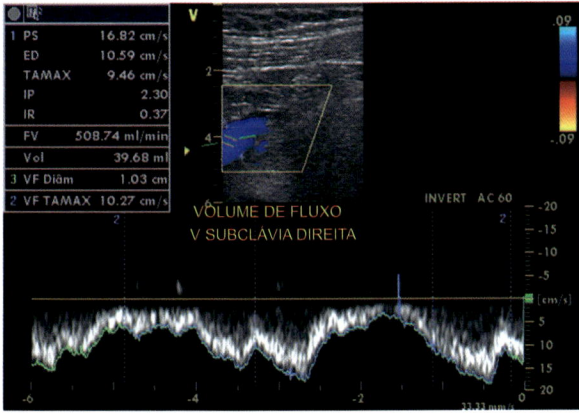

FIGURA 88.11 Avaliação do volume de fluxo no território venoso (veia subclávia), que pode ser utilizado como preditor de sucesso do acesso vascular para hemodiálise.

Com o intuito de se aumentar a acurácia na aferição do VF, sugere-se:

- Mensuração de pelo menos três medidas do VF, utilizando-se a média destas como valor final, com o intuito de minimizar erros e aumentar a acurácia da aferição. Essa iniciativa visa minimizar erros potenciais que podem advir da variabilidade da aferição dos diâmetros
- O ponto de medida deve estar localizado em segmento reto e, preferencialmente, onde o calibre seja uniforme
- O volume de amostra, durante a medida da velocidade média, deve compreender toda o lúmen do vaso, isto é, de parede a parede
- Pelo menos três ciclos cardíacos devem ser utilizados para se estimar a velocidade média[38,39] (pode ser pré-ajustado no aparelho ou realizado o envelopamento manual dos ciclos).

CONSIDERAÇÕES FINAIS

Conforme descrito, vários estudos enfatizam a importância do MD pré-operatório, aumentando-se a segurança e as opções para confecção das FAV nos membros superiores, particularmente quando o exame físico é insuficiente em encontrar os vasos-alvo adequados. Além disso, seu uso parece reduzir as taxas de falência precoce ou de maturação inadequada/retardada, quando são respeitados critérios preditores de sucesso no exame não invasivo que foram detalhados neste capítulo e encontram-se sumarizados no Quadro 88.5.

QUADRO 88.5	Resumo dos critérios não invasivos para seleção de artérias e veias nos membros superiores a serem utilizados no acesso vascular cirúrgico para hemodiálise.[19]
Avaliação arterial	■ Ausência de diferença de pressão arterial sistólica ≥ 20 mmHg entre os membros superiores ■ Diâmetro do lúmen arterial ≥ 0,2 cm ■ Arco palmar pérvio
Avaliação venosa	■ Diâmetro do lúmen venoso ≥ 0,25 cm para fístula autóloga ■ Diâmetro do lúmen venoso ≥ 0,4 cm para fístula com prótese ■ Ausência de estenose e/ou oclusão segmentar ■ Continuidade com o sistema venoso profundo do membro superior ■ Profundidade < 0,5 cm ■ Ausência de estenose e/ou oclusão venosa central

As referências bibliográficas deste capítulo se encontram no Ambiente de aprendizagem do GEN.

89

Complicações Relacionadas com o Acesso Cirúrgico para Hemodiálise

Rodrigo Gibin Jaldin ■ Flavio Renato de Almeida Senefonte ■ Marcone Lima Sobreira

Resumo

Os acessos vasculares para hemodiálise são etapa importante no manejo e no tratamento do paciente com doença renal crônica. Esses acessos podem ser obtidos por meio de cateteres ou fístulas arteriovenosas (FAV) confeccionadas para esse fim, as quais são suscetíveis a complicações, como todo procedimento. Muitos fatores parecem influenciar o aparecimento de complicações, desde experiência do cirurgião e da enfermagem, técnicas de punção, suporte hospitalar e/ou ambulatorial e características do paciente. Temporalmente, as complicações podem ser classificadas em precoces quando ocorrem em até 30 dias da confecção, e tardias, após esse período. Dentre as complicações que podem ocorrer com as FAV, as tromboses são as mais frequentes. Neste capítulo, serão abordadas as complicações pós-operatórias mais frequentemente observadas nos acessos vasculares cirúrgicos para hemodiálise.

Palavras-chave: terapia de substituição renal contínua; procedimentos cirúrgicos vasculares; derivação arteriovenosa cirúrgica; complicações intraoperatórias; complicações pós-operatórias.

INTRODUÇÃO

O National Kidney Foundation (NKF) – *Kidney Disease Outcomes Quality Initiative* (KDOQI)[1] recomenda as boas práticas para acesso vascular, sendo sua principal premissa o acesso com veia autóloga como preferencial, por sua patência longa e baixas taxas de complicações comparadas ao uso de próteses vasculares e cateteres.[2] Os desfechos a serem monitorados são patência primária, patência primária assistida, patência secundária e abandono da FAV.[2] Até 2005, observava-se menos patências primárias assistidas, sendo mais frequentes após essa data com advento cada vez maior dos recursos terapêuticos endovasculares aos primeiros sinais de risco de perda da patência.[2,3] A falta de padronização na descrição das complicações e poucos relatos sobre as mesmas, aliados a escassas revisões sistemáticas e metanálise sobre o assunto, dificultam a obtenção de dados de melhor qualidade e menor risco de viés. A maioria dos dados é obtido por estudos observacionais e suas limitações. A perda de acompanhamento é outro empecilho no entendimento da patência e da sobrevida das fístulas.[2,3] Como todo procedimento cirúrgico, o acesso vascular para diálise não é isento de complicações que podem ocorrer no trans ou pós-operatório, sendo as últimas classificadas em precoces ou tardias em relação ao tempo de confecção. Dentre as complicações que podem ocorrer com as FAV, as tromboses são as mais frequentes.[4-6] Neste capítulo, serão abordadas amplamente as complicações pós-operatórias mais frequentemente observadas nos acessos vasculares cirúrgicos para hemodiálise, divididas em dois grandes grupos: complicações trombóticas e não trombóticas.

BREVE REVISÃO DA LITERATURA

Poucos estudos na literatura abordam as complicações do acesso vascular para hemodiálise. Na literatura inglesa, dispõe-se apenas de duas revisões com metanálise[2,3] sobre o tema que se limitam a descrever taxas de complicações, sem compará-las com as recomendações do NFK-KDOQI.[1] Sumariamente se destacam aneurismas, infecções, síndrome do roubo de fluxo, trombose e hipertensão venosa.

Uma dessas revisões[2] fornece dados obtidos em cerca de 11.374 FAV de estudos selecionados com uma taxa de complicações de acessos de 0,04/1.000 pacientes/dia para aneurismas, 0,11/1.000 pacientes/dia para infecções, 0,05/1.000 pacientes/dia de roubo de fluxo, 0,24/1.000 pacientes/dia de complicações trombóticas e 0,03/1.000 pacientes/dia de hipertensão venosa. Muitos estudos, entretanto, apresentam poucas informações a respeito de comorbidades dos pacientes, características dos vasos, experiência do cirurgião ou habilidades de punção pela enfermagem, fatores que podem ocasionar risco significativo de viés. Outro destaque foi a observação de uma maior taxa de infecção com a técnica de punção da FAV conhecida como *Buttonhole* (BH), com taxa de 0,17/1.000 pacientes/dia contra 0,001/1.000 pacientes/dia da técnica *rope ladder*. Nessa revisão, a maioria dos pacientes era do sexo masculino (59%), com idade média de 60 anos e a principal comorbidade era o diabetes (37%). O estudo reforça a necessidade urgente de padronização de dados e definições das complicações de acesso, para que estudos clínicos futuros determinem as tomadas de decisão em prevenção e tratamento.[2]

Outra revisão sistemática com metanálise[3] analisou dados referentes a 62.712 acessos vasculares para hemodiálise quanto a patência de fístula, taxas de infecção e tempo de maturação; nela observaram-se: patência primária em 1 ano de 64%, patência primária assistida de 73% em 1 ano e patência secundária de 79% em 1 ano. Considerando o tempo médio dos tipos de patência, cerca de 20 meses para patência primária, 23 meses para patência primária assistida e 28 meses de patência secundária. O tempo médio de maturação foi de 3,5 meses. A taxa de infecções foi de 0,018/1.000 pacientes/dia. Também, nesse estudo, compararam-se os percentuais de patência entre acessos confeccionados antes e depois de tratamento dialítico, em que se registraram patências secundárias maiores naqueles que ainda não tinham começado um tratamento dialítico (83% *vs.* 71% em 1 ano).[3]

A função da ultrassonografia (USG) com Doppler, desde planejamento da confecção da fístula, manejo de punções (punções ecoguiadas) e acompanhamento pós-operatório para controle de evolução e identificação precoce de complicações, já está bem estabelecida.[1] Estudo brasileiro[7] comparou FAV realizadas e avaliadas com Doppler no pré-operatório e aquelas analisadas apenas com exame físico. A taxa de falhas foi significativamente menor no grupo Doppler, e os fatores de risco mais envolvidos com falha foram obesidade e cateter venoso central prévio.[7]

Considerando experiência do cirurgião e as boas práticas hospitalares,[8] foram avaliadas 113 FAV de 106 pacientes (39% diabéticos, 58% começaram com cateter). O tempo até a primeira conexão foi de 21,5 dias. Apenas 12,4% tiveram falha primária e 15,9% falharam durante o primeiro ano. A taxa de patência primária foi de 80,9%, e o índice de permeabilidade primária não assistida foi de 70,6%. A regressão logística mostrou que o diabetes e a localização da FAV no antebraço foram os principais preditores de falha. A patência das FAV distais e proximais foi semelhante em não diabéticos, e em diabéticos FAV distal foi menor que 50%.[8]

COMPLICAÇÕES CIRÚRGICAS PRECOCES

Aquelas que decorrem do próprio ato cirúrgico e/ou ocorrem imediatamente após a intervenção. A topografia da anastomose e a técnica de anastomose escolhida têm impacto direto na incidência de complicações cirúrgicas.[9] Atualmente, a opção terminolateral é a mais aceita,[1,9] e a boa técnica presume evitar ângulos agudos, tração excessiva ou rotação longitudinal (torção) da veia eferente e distorções significativas da posição anatômica. O roubo de fluxo por colaterais venosas é uma causa importante de não maturação de fístulas.[10,11] Pode ser identificado por meio do exame físico e pela ecografia vascular com Doppler, entretanto, é mais bem avaliado por meio de flebografia ascendente da FAV (fistulografia),[7-13] cuja técnica está descrita na Figura 89.1. As estenoses venosas podem ser bem avaliadas pela ultrassonografia vascular (USV) (Figura 89.2), mas esse método pode apresentar limitações em avaliar o roubo de fluxo por colaterais.[13] O desenvolvimento de colaterais que desviam o fluxo preferencial da fístula pode decorrer de estenose fibrótica da veia a jusante. Quando há uniformidade do calibre em todo o trajeto da veia de drenagem principal, o fluxo poderá ser redirecionado por meio da ligadura de colaterais desenvolvidas que roubam o fluxo. Quando houver afilamento venoso por fibrose e/ou estenose associada na veia principal de drenagem, a ligadura das colaterais não influenciará a melhora da patência ou o desenvolvimento da FAV.[10-11] A trombose precoce do acesso é a forma mais agressiva de falência primária e associa-se diretamente aos cuidados relacionados com a triagem pré-operatória e a técnica cirúrgica mencionados anteriormente.

As complicações pós-operatória imediatas, como sangramentos, hematomas, coleções e baixo fluxo venoso também podem acarretar perda precoce do acesso.[9,12] Deve-se considerar que paciente com doença renal crônica é um potencial candidato a apresentar sangramento[1,13-19] e hematomas, comumente decorrentes do uso de antiagregantes ou anticoagulantes e da utilização precoce da FAV, que podem dissecar planos subcutâneos e subfasciais, e provocar garroteamento de estruturas.[16,17] Além de hematomas, as coleções não infecciosas ao redor de uma FAV podem ser seromas e linfoceles.[1] Por todos esses fatores, o desafio do cirurgião vascular consiste em conhecer e identificar as possíveis causas de falência precoce

do acesso. A estenose na anastomose deve ser verificada mediante USG com Doppler antes dos primeiros 30 dias da cirurgia,[12] cujo diagnóstico se faz pela aferição da velocidade de pico sistólico (VPS) superior a 3, obtido a partir da relação entre a VPS medida na anastomose com a VPS detectada em um segmento 2 cm proximal à anastomose[12] (Figura 89.3). Outro critério que pode ser usado é a detecção focal de VPS > 400 cm/s, a qual apresenta boa acurácia diagnóstica, indicando estenoses em mais de 50% dos casos.[12] Estas podem estar localizadas tanto no leito arterial quanto no venoso e estão listadas no Quadro 89.1.

COMPLICAÇÕES PÓS-OPERATÓRIAS TARDIAS

Aquelas que ocorrem após 30 dias de pós-operatório. O acesso vascular cirúrgico para diálise tem por objetivo manter pelo máximo de tempo uma patência adequada com o mínimo de obstáculos ao longo de sua evolução e utilização. Como causas frequentes de perda de fístula, destacam-se trombose e infecção, responsáveis conjuntamente pela falência do acesso em até 90% dos casos. Em um estudo, ao se analisarem as principais complicações causadas por fístulas, a mais relatada foi a trombose (80% dos casos), seguida de infecção, responsável pela oclusão em cerca de 10 a 20% dos casos.[10,11] Tamanha a importância da trombose de FAV como complicação evolutiva do acesso, utiliza-se frequentemente a divisão em relação aos tipos de complicações como *trombóticas* e *não trombóticas*, além do critério temporal em *precoces* e *tardias*. As principais complicações identificadas durante a evolução e a utilização das FAV estão resumidas no Quadro 89.2.

Trombose

É uma das causas mais frequentes de perda do acesso arteriovenoso para hemodiálise,[10] com taxas de 90% na maioria dos estudos sobre o assunto.[5,7,16] A etiologia da trombose de uma FAV varia conforme o tempo de confecção (Quadro 89.3) e o tipo de acesso (autógeno ou protético).[5,14] A hipotensão é a condição clínica mais relacionada com trombose de FAV, independentemente de disfunção do acesso. Além disso, os aneurismas e os pseudoaneurismas, comumente associados a trombos murais, podem evoluir para obstrução completa. Outras causas associadas à trombose do acesso são as trombofilias e a inflamação.[14,15,20-25] A trombose tardia da FAV é aquela que ocorre após 3 meses de uso desse acesso, devido à resistência à drenagem venosa por estenose ou obstrução completa (proliferação neointimal), associadas ou não a eventos de baixo débito cardíaco, à hipotensão arterial e/ou a estado de hipercoagulabilidade.[10]

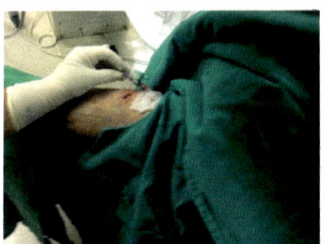
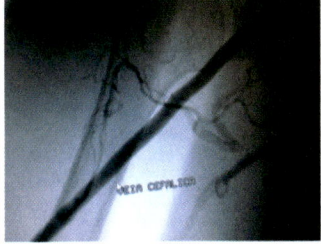

FIGURA 89.1 Técnica de flebografia ascendente de membro superior por punção da fístula arteriovenosa (fistulografia): punciona-se a fístula arteriovenosa com Jelco 16 ou 18 e acopla-se ao canhão desse dispositivo uma torneirinha direcionadora de fluxo; pode-se conectá-la à seringa para injeção de contraste ou à extensão de uma bomba injetora. O exame possibilita a avaliação do trajeto da fístula no membro superior e da situação das veias centrais.

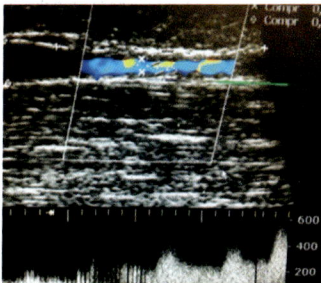
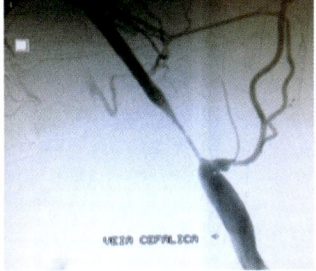

FIGURA 89.2 Identificação de estenose no trajeto da fístula arteriovenosa pelo mapeamento dúplex e pela flebografia ascendente.

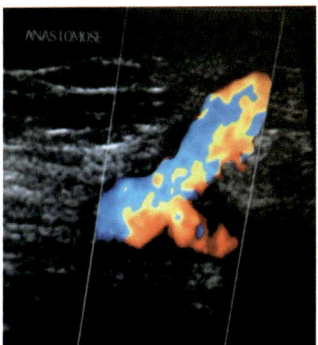
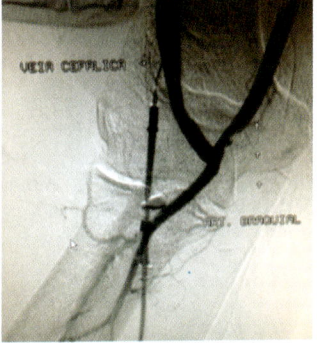

FIGURA 89.3 Visualização da anastomose arteriovenosa pelo mapeamento dúplex e durante flebografia ascendente, por meio de digitocompressão da fístula nas proximidades da anastomose.

Tratamentos disponíveis

As opções de tratamento para oclusão de um acesso arteriovenoso para hemodiálise estão resumidas no Quadro 89.4. O manejo da trombose do acesso deve incluir não só a remoção total do trombo como a realização sistemática de angiografia para obtenção de imagem do acesso e de sua via de drenagem para identificar e corrigir qualquer estenose significativa que predispôs a perda do acesso.[1,12,17-19,26]

QUADRO 89.1	Falência precoce de fístulas arteriovenosas (FAV) para hemodiálise.
Fatores relacionados ao paciente	

- Sexo feminino
- FAV no antebraço
- Diabetes

Problemas no fluxo arterial pré-fístula

- Anormalidades arteriais preexistentes
- Artérias de pequeno calibre
- Doença aterosclerótica
- Estenose proximal à anastomose

Problemas na drenagem venosa da fístula

- Anomalias venosas preexistentes
- Veias de diâmetro inadequado
- Estenoses fibróticas
- Roubo de fluxo para tributárias ("colaterais" venosas)

Problemas peroperatórios

- Técnica cirúrgica
- Compressão externa (sangramento, hematoma, coleções)
- Punção precoce da FAV

QUADRO 89.2	Complicações crônicas associadas às fístulas arteriovenosas para hemodiálise.
Complicação	**Achado clínico**
Trombótica	
Trombose > 30 dias	Dor local, palpação de trajeto endurecido, ausência de frêmito ou pulso
Não trombótica	
Estenose	Dificuldade de punção, edema de membro, sangramento prolongado após hemodiálise
Neuropatia	Dor, déficit sensorial, fraqueza de mão e dedos, paralisias musculares
Síndrome do roubo	Palidez, cianose, frialdade de mão e dedos, ulceração e dor em repouso ou durante hemodiálise ou dor à movimentação
Insuficiência cardíaca congestiva	Dispneia, ortopneia, dispneia paroxística noturna, edema
Aneurismas/pseudoaneurismas	Degeneração difusa na anastomose ou nos sítios de punção
Infecção	Hiperemia, dor, calor local, coleções

QUADRO 89.3	Causas de trombose de fístula arteriovenosa (FAV), de acordo com o tempo de confecção.
Tempo de aparecimento da trombose	**Fístulas autólogas ou enxertos**
Trombose precoce (até 30 dias da confecção de FAV)	Veia inadequada Fluxo arterial inadequado Falha técnica Compressão externa Uso prematuro da fístula
Trombose tardia (após 3 meses da confecção de FAV)	Obstrução da drenagem venosa Degeneração aneurismática Hipercoagulabilidade Hipotensão

QUADRO 89.4	Tratamentos primários e complementares da trombose da fístula arteriovenosa.
Procedimento principal	**Procedimentos auxiliares**
Trombectomia	Angiografia Plastia arterial com remendo Interposição de enxerto Ressecção e estenose terminoterminal Angioplastia
Trombólise	Angiografia subsequente para detecção de causas potenciais (estenoses)
Abordagem endovascular	Angioplastia simples com balão Angioplastia + implante de *stent* *Stent* revestido

Trombectomia mecânica

Tratamento-padrão, principalmente quando realizada precocemente e associada à revisão da fístula.[11] Trata-se de procedimento relativamente simples, que pode ser executado com anestesia local. Realiza-se incisão transversa ao trajeto da fístula que se deseja abordar, disseca-se e isola-se o segmento em questão e, então, após heparinização sistêmica com dose reduzida pela alteração da função renal e controles proximal e distal, efetua-se uma pequena abertura transversal na veia ou prótese com lâmina 11. Remove-se o material trombótico local com leve pressão e insere-se o cateter de embolectomia de Fogarty, de tamanho apropriado ao calibre do vaso-alvo, ou o cateter disponível para trombectomia em prótese. A passagem do cateter será repetida até restabelecimento do fluxo sanguíneo e ausência de detritos trombóticos resgatados por ele. O fechamento habitual com fio de polipropileno e criteriosa revisão da hemostasia devem ser realizados uma vez que o paciente deverá ser submetido à anticoagulação. Se não houver edema importante no pós-operatório e desde que haja trajeto distante do sítio de abordagem, pode-se utilizar a fístula recuperada para punção para hemodiálise precoce. Idealmente após a trombectomia, deve-se realizar angiografia de controle para pesquisar a possível lesão causadora da trombose, geralmente uma estenose, e proceder ao seu tratamento para prevenir a retrombose precoce. O local para abordagem dependerá do tipo de FAV, como pode-se observar na Figura 89.4. Em fístulas autólogas, deve-se abordar nas proximidades da anastomose; já em fístulas com enxerto protético, o alvo deverá ser próximo à anastomose venosa, se o trajeto for reto, ou na extremidade da alça, se o trajeto for em alça.[18,19]

Quando identificada estenose que precipitou o evento trombótico, ela deve ser corrigida o quanto antes, se possível no mesmo procedimento. Dependendo da localização e da extensão da estenose, pode ser realizada plastia com remendo de veia, interposição de enxerto ou ressecção seguida de anastomose terminoterminal[11,12] (Figura 89.5). Outra opção é uma segunda anastomose arterial mais proximal, ligando-a à distal. As estenoses de enxertos protéticos apresentam melhor resultado com ressecção de segmento estenosado e interposição de enxerto.[18,19] Conforme disponibilidade de material e equipamento, em caso de acessos autólogos, a angioplastia com balão é uma opção minimamente invasiva para tratar algumas estenoses e será discutida adiante. A patência da trombectomia será melhor se associada a revisão do acesso e correção da lesão causadora. Alguns trabalhos mostram que a patência de uma trombectomia isolada vai de 75% em 1 mês a 2,5% em 1 ano.[7] Na ausência de causa anatômica sobrejacente, deve-se suspeitar de um estado de hipercoagulabilidade, devendo-se iniciar anticoagulação e proceder à investigação complementar.

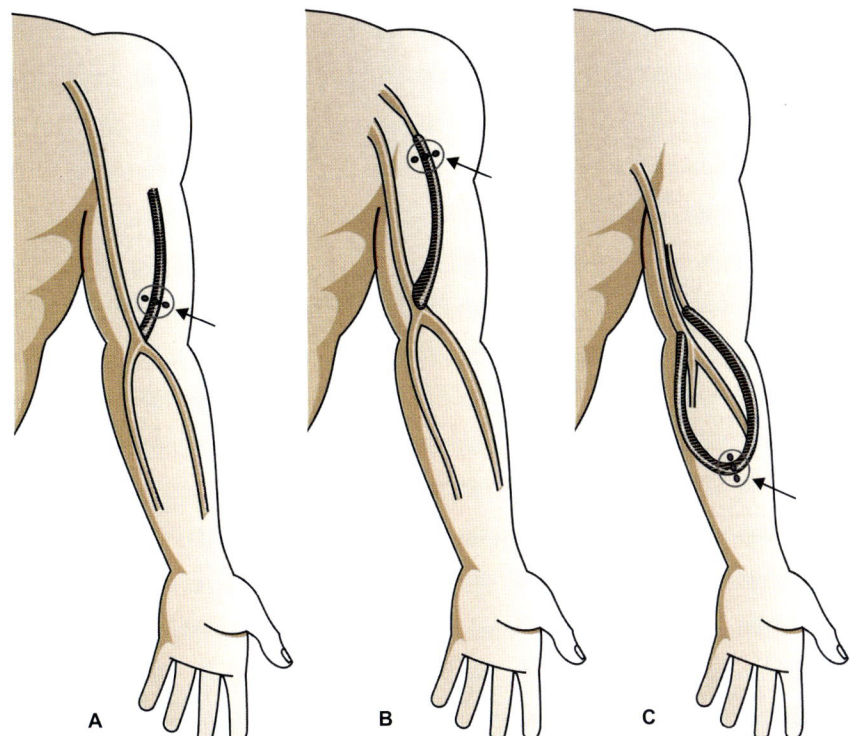

FIGURA 89.4 Sítios de abordagem para trombectomia em fístulas arteriovenosas. **A.** Fístulas autólogas: região proximal à anastomose. **B.** Fístulas com prótese, retas: região prévia à anastomose protético-venosa. **C.** Fístulas com prótese, em alça: região mais extrema da alça.

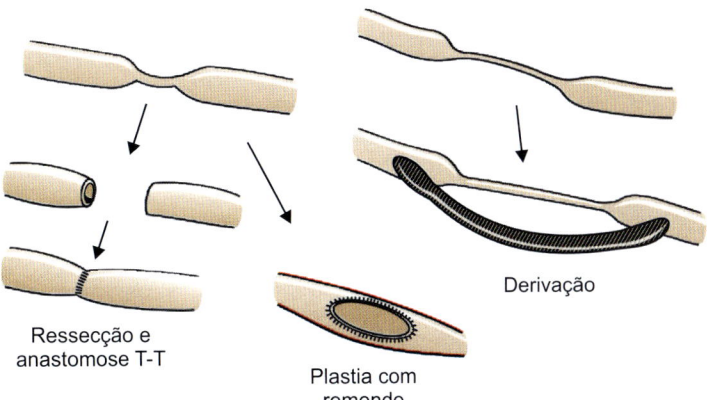

Ressecção e
anastomose T-T

Plastia com
remendo

Derivação

FIGURA 89.5 Tipos de possibilidades de correção de estenoses em veias de drenagem. Ressecção com anastomose terminoterminal (T-T), plastia com remendo e derivação do segmento estenosado.

Trombólise intra-acesso

A trombólise envolve muitas contraindicações (suspeita de infecção de enxerto, contraindicação para anticoagulação, alergia, risco de edema agudo de pulmão, entre outras), e risco de embolização arterial ou hemorragias pós-punções limitam o método, sendo pouco recomendado.[12]

Tratamento endovascular

O manejo endovascular de uma trombose de fístula inclui a trombectomia percutânea ou trombólise intra-acesso, trombólise mecânica e angioplastia da potencial lesão. Os cuidados exigidos ao método são a necessidade de hemodiálise imediata após a intervenção, o monitoramento de edema agudo de pulmão e o controle dos eletrólitos.[18,19] Como complicações, as mais frequentes relacionam-se com o acesso, destacando-se o hematoma em sítio de punção.

A grande vantagem da abordagem endovascular pela angioplastia com balão é a possibilidade de tratamento ambulatorial, com preservação de segmento venoso e uso imediato após o término do procedimento. Mais detalhes sobre o tratamento endovascular das estenoses venosas serão abordados em tópico mais adiante.

Estenoses e hipertensão venosa

As estenoses do acesso são importantes predisponentes para complicações trombóticas, pois a trombose em geral associa-se a uma área de estenose venosa, que limita a drenagem venosa.[9,14] A maioria dos casos de disfunção de FAV ocorre por estenose em algum ponto entre a anastomose e o átrio direito: nas fístulas autólogas a estenose pode ocorrer na anastomose ou no corpo da veia eferente de drenagem (segmentos proximal, médio e distal), e nas fístulas protéticas, são comuns estenoses na anastomose arterial e nas proximidades da anastomose venosa,[10] sendo essa última a mais frequente. As estenoses ao longo das fístulas propriamente ditas originam-se por:

- Lesão mecânica no endotélio e hiperplasia miointimal
- Lesão endotelial por fatores urêmicos
- Fatores mecânicos decorrentes de dobras e angulações
- Ação do fluxo pulsátil e de maior pressão no sistema venoso em adaptação
- Diferença na complacência da parede na interface prótese *vs.* veia
- Trombos murais em segmentos com degeneração aneurismática.

A avaliação de estenoses em uma FAV disfuncional por USG, em mãos experientes, possibilita adequada vigilância de acesso, tanto de fístulas nativas quanto de enxertos protéticos.[1,11]

As estenoses de veias centrais decorrem de processo inflamatório ou pós-trombótico após lesão provocada pela inserção, por longa permanência e ou por antecedente de infecção, de um cateter em veias subclávias até a veia cava superior (Quadro 89.5).[1,18] Mais comumente, o sítio de inserção do cateter é o local mais atingido pela estenose central, particularmente a veia subclávia ipsilateral à fístula, que causa o edema doloroso gradual à maturação da mesma. O edema pode atingir a base do pescoço, principalmente se houver obstrução da veia braquiocefálica ou da veia cava superior. Uma estenose antes assintomática pode tornar-se sintomática após a FAV, pois o aumento do fluxo sanguíneo sobrecarga o sistema linfovenoso do membro e acelera o processo cicatricial de uma estenose prévia. A chance de ocorrer estenose no acesso subclávio é de aproximadamente 40% contra 10% no acesso jugular, conforme dados da literatura.[11]

São importantes sinais clínicos de disfunção da FAV e sugerem hipertensão venosa central: edema persistente do braço, circulação colateral venosa na parede torácica, desenvolvimento de aneurismas venosos no trajeto da fístula e existência de pulsatilidade sem frêmito ao longo do acesso (Figura 89.6).

QUADRO 89.5	Fatores associados à estenose de veia central.

- Tempo prolongado de cateter (acima de 4 semanas)
- Sexo feminino
- Múltiplas inserções de cateter
- Infecção do cateter
- Local de inserção do cateter (veia subclávia)

A hipertensão venosa decorre de uma dificuldade do retorno do sangue venoso, resultando em edema, sobrecarga na microcirculação, extravasamento de proteínas, processo inflamatório, compressão de nervos com parestesia ou dor e cronicamente, alterações da pele como lipodermatoesclerose, anquilose de cotovelo e punho, isquemia de pele e ulcerações em extremidades[14,27,28] (Figura 89.7). A diminuição do fluxo sanguíneo venoso pode ocorrer por dois mecanismos etiológicos:[14,27]

- Obstrução e/ou estenose de veias centrais ou de drenagem, resistência da drenagem venosa na mão e antebraço por fluxo em direção reversa
- Aumento da resistência da drenagem venosa distal por hipertrofia de ramos colaterais e fluxo retrógrado.

A *arterialização* do sistema venoso intensifica o estado de hipertensão venosa na extremidade envolvida. Além do evidente edema, observa-se circulação colateral exuberante, que pode ser verificada em ombro, tórax e todo o membro superior.[14,15] O edema pode estar localizado (antebraço/mão), regionalizado (braço, antebraço e mão) ou ser mais abrangente (todo o membro superior e hemiface ipsilateral, situação que ocorre quando há obstrução de tronco venoso braquiocefálico). Em função do edema intersticial, também pode ocorrer bloqueio linfático por distensão e tração dos capilares linfáticos.[28]

O diagnóstico da disfunção da FAV associada a hipertensão venosa e estenose venosa central pode ser sugerido pela clínica do paciente (edema persistente do braço, circulação colateral venosa na parede torácica, desenvolvimento de aneurismas venosos no trajeto da fístula e existência de pulsatilidade sem frêmito ao longo do acesso), somado às informações obtidas das sessões de hemodiálise (colapso da veia eferente, sangramento prolongado após retirada das agulhas, dor durante o uso do acesso e elevação da pressão venosa),

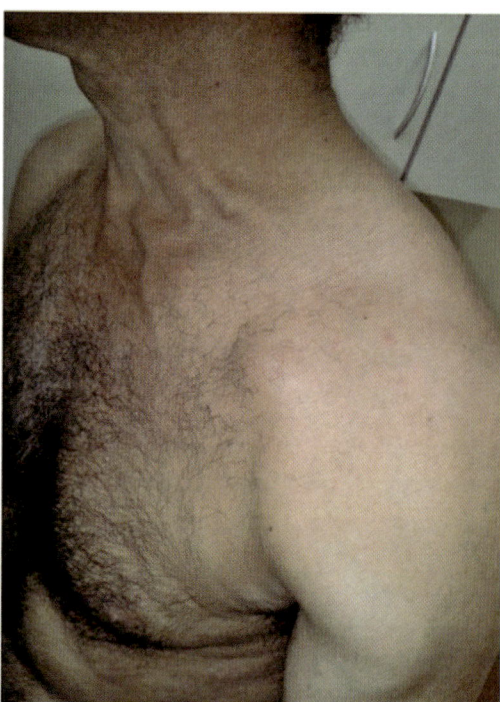

FIGURA 89.6 Sinais clínicos de estenose venosa central em paciente com fístula braquiocefálica disfuncional (pressão venosa elevada) no membro superior esquerdo. Nota-se aneurisma venoso difuso e circulação colateral evidente no pescoço e na parede torácica.

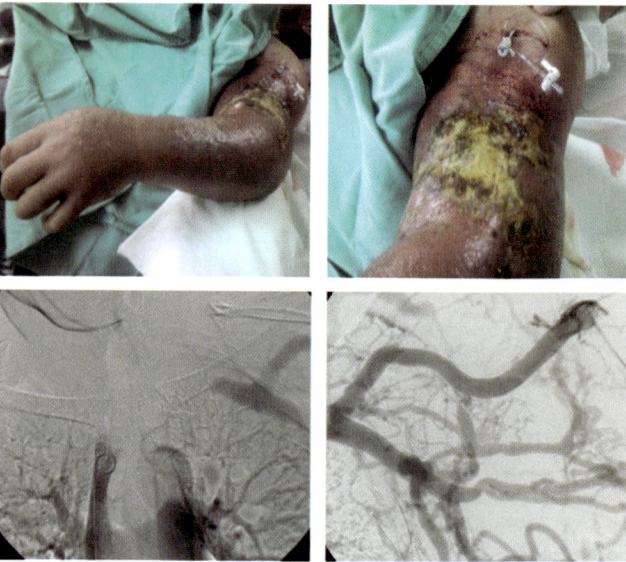

FIGURA 89.7 Hipertensão venosa central com úlcera infectada, em paciente com fístula arteriovenosa braquiocefálica com oclusão de veia inominada.

e precisam ser investigados e, quando possível, tratados, para evitar a perda do acesso.[10,11,29] O diagnóstico pode ser confirmado por:[1]

- USV com Doppler: identifica estenoses e ou obstruções, avalia o fluxo na FAV e sua direção para colaterais
- Flebografia ascendente por punção da fístula (fistulografia): fornece informações quanto à anatomia e também caracteriza melhor ramos colaterais com fluxo em direção à mão. Servirá também para o correto planejamento do tratamento intervencionista
- Angiotomografia: com ênfase na fase venosa, também pode informar os dados necessários para correto diagnóstico e estudo anatômico.[11]

A fistulografia pode fornecer informações mais detalhadas sobre a lesão e auxiliar a decisão e o planejamento de procedimento de resgate. O tratamento deve privilegiar a preservação do acesso, mediante intervenção endovascular (angioplastia com ou sem implante de *stent*) ou derivações cirúrgicas (Quadro 89.6), considerando que esse último procedimento apresenta maiores complexidade e morbimortalidade.

O tratamento endovascular (Quadro 89.7) cursa com taxas de sucesso inicial altas, principalmente nas estenoses (76 a 100%), mas a recidiva também é elevada.[12] A transposição das obstruções pode ser difícil pelas características da própria lesão, que tem predomínio de células musculares lisas e grande quantidade de colágeno e fibras elásticas, o que explica também o alto índice de recorrência com angioplastia primária e até a falha da mesma. As oclusões curtas (< 5 cm) parecem ter maior taxa de sucesso de recanalização. Pode ser necessário também acesso combinado femoral e braquial (ou FAV) para conseguir transpor a lesão.[29]

As limitações ao método endovascular seriam as lesões resistentes à angioplastia com balão, cerca de 10% dos casos, que são inerentes à característica da estenose (constituída predominantemente de células musculares lisas, colágeno e fibras elásticas). Nesses procedimentos, apesar do uso de balões de alta pressão (Figura 89.8), é comum a dificuldade em dilatar a veia. As estenoses de anastomose apresentam patência primária melhor do que as demais ao longo da veia de drenagem.[12,18,19,29] A angioplastia dos segmentos venosos dos acessos vasculares tem ainda pouco tempo de perviedade, mas alguns autores sugerem que a mesma pode ser prolongada com repetidas angioplastias.[7] Quando se utiliza *stent*, procedimento que também vem sendo cada vez mais realizado devido a falhas com

a angioplastia, os intervalos entre as novas angioplastias parecem aumentar (Figuras 89.9 e 89.10), e as recomendações atuais ressaltam que deve ser evitado o uso sistemático desses dispositivos nas estenoses.[1] O uso do *stent* tem sido seletivo na maioria das séries, indicado após falha de angioplastia primária com balão (estenose residual > 50%, *recoil*, dissecção, ruptura, estenose recidivada em menos de 2 a 3 meses), principalmente visando prevenir o recolhimento elástico e a necessidade de repetidas angioplastias.[18,19] Apesar de ser um procedimento crescente, esse tratamento não apresenta resultados iniciais tão animadores, com casos como reação ao corpo estranho e trombose intra-*stent*.[1,18] (Quadro 89.7). As oclusões têm piores resultados em relação ao sucesso inicial e estas, preferencialmente, quando transpostas, apresentariam melhor resultado com *stent*, porém as taxas de sucesso técnico ainda são relativamente baixas. Na impossibilidade de preservar a FAV, dispõe-se da possibilidade de simples ligadura da FAV e da confecção de nova FAV.

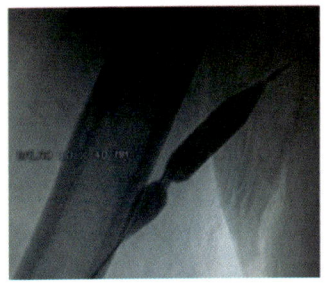
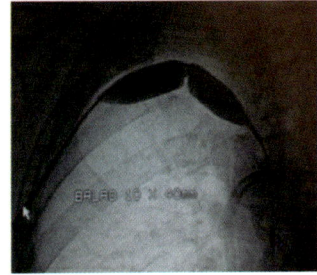

FIGURA 89.8 Angioplastia venosa com balão de baixa complacência. Note a "cintura" formada no balão no segmento de maior estenose no trajeto da veia de drenagem e em veia central.

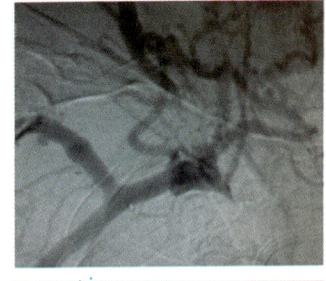
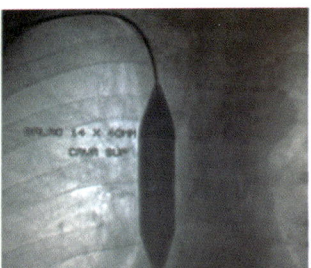
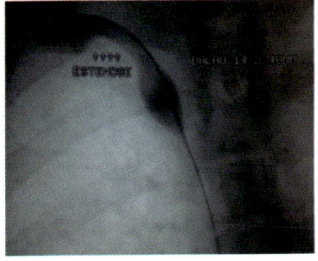
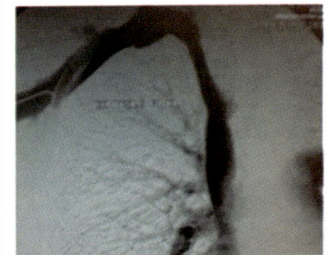

FIGURA 89.9 Angioplastia venosa central. Recanalização do segmento ocluído, angioplastia desde a veia cava superior até a subclávia e controle final.

QUADRO 89.6	Alternativas descritas para a preservação do acesso com estenose/oclusão.
Tratamento cirúrgico	Derivações venovenosas diretas
	Derivações venovenosas extra-anatômicas
	Ligadura de FAV
Tratamento endovascular	Angioplastia com balão de alta pressão
	Angioplastia com balões especiais
	Stent revestido autoexpansível
	Bare metal stents

QUADRO 89.7	Alternativas descritas para o tratamento endovascular das estenoses de fístula arteriovenosa (FAV) e central.	
Procedimento principal	**Recomendação KDOQI[1]**	
Angioplastia com balão de alta pressão	Lesão clínica e angiograficamente significativa, sem recomendação específica sobre o tempo de insuflação durante angioplastia	
Angioplastia com balões especiais (*Cutting Balloon* ou eluído por medicamento [*DEB*])	Sem evidência de superioridade sobre o balão de alta pressão, mas razoável à avaliação individual do caso	
Stent revestido autoexpansível	Melhor que angioplastia isoladamente para as estenoses de anastomose venosa com enxerto de PTFE e nas reestenoses intra-*stent*	
Bare metal stents	Evitar uso nas lesões estenóticas	

PTFE: politetrafluoretileno; KDOQI: *Kidney Disease Outcomes Quality Initiative*.

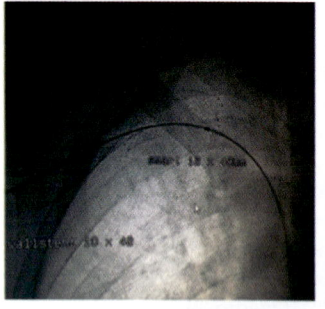
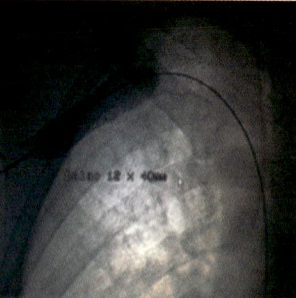
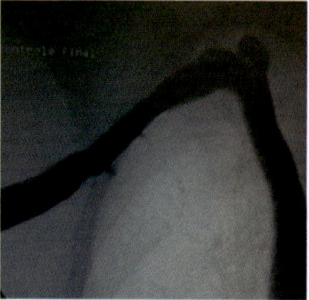

FIGURA 89.10 Angioplastia venosa central com implante de *stent*.

Infecção

Corresponde a 20% das complicações do acesso arteriovenoso autólogo para hemodiálise.[9] O uso de próteses sintéticas aumenta consideravelmente esse risco, devido às múltiplas punções e à maior vulnerabilidade do material.[9,14] Outro predisponente seria a imunodeficiência relativa decorrente de insuficiência renal crônica que cursa com baixas reservas nutricionais.[1,14] A forma mais comum de infecção de FAV autólogas é a celulite, manifestada por edema, calor local, dor e eritema. Os agentes etiológicos mais comuns são o *Staphylococcus aureus*, seguido por gram-negativos e *Enterococcus*,[11] com boa resposta a antimicrobianos por 4 a 6 semanas,[5,14] guiado por *swab* e culturas. Manifestações mais graves associam-se a aneurismas, hematomas e abscessos, e requerem exploração cirúrgica para drenagem e excisão tecidual.[1] O tratamento será determinado conforme período, local, tipo de acesso (autólogo ou protético) e cultura bacteriana.[8,18] Consiste basicamente em antibioticoterapia com resposta favorável na maioria dos casos de FAV de veias nativas. Porém, quando associada à prótese, esta deverá ser retirada, em especial se houver sinais de sepse,[18] exteriorização ou imagem sugestiva de líquido periprótese. Os antimicrobianos devem ser efetivos contra organismos gram-positivos e gram-negativos. Os mais utilizados são a vancomicina e a gentamicina, mas também podem ser usadas a oxacilina ou a cefazolina.[8,15-18] As complicações das infecções de FAV mais comuns são endocardite, osteomielite e artrite séptica, com importante morbimortalidade.[1,14] As recomendações da NKF-KDOQI para infecções são de taxas inferiores a 0,027/1.000 pacientes/dia. Revisões mais atuais apontam também que as técnicas de punção por área e, principalmente, o *bottonhole* estão mais associados a infecção da fístula.[2,19] Comparando ainda taxas de infecção entre cateteres e fístulas arteriovenosas, FAV apresentaram menores taxas de infecção, sendo de 5 a 18% por ano quando do uso de cateter, dependente da duração do uso do dispositivo.[1]

Aneurismas e pseudoaneurismas

Aneurismas e pseudoaneurismas de fístulas relacionam-se com maior risco de trombose, dor, infecção, erosão e sangramento, dificuldades para acessar o sítio de punção, além do comprometimento estético.

Sua simples presença e/ou tamanho não justificam necessariamente uma intervenção, em especial no paciente assintomático.[13,14] O aneurisma de FAV é definido como segmento de veia com diâmetro superior a 3 vezes o tamanho de veia imediatamente a montante ou a jusante ao segmento dilatado.[30] Pode-se relacionar com o enfraquecimento da parede venosa por repetidas punções ao longo dos anos, o que pode originar aneurismas localizados ou degeneração do colágeno, e estenose proximal do seu deságue com dilatação progressiva a montante.[13,14] Sua frequência é de 2 a 10% durante a vida útil de uma fístula. Podem progredir para embolização, trombose, erosão para a pele, infecção e sangramento. Ocorrem em segmentos correspondentes aos sítios de punção, pseudoaneurismas anastomóticos ou difusamente em fístulas de veias nativas.[18] Os enxertos sintéticos e as veias nativas são mais predispostos a desenvolver pseudoaneurismas por punções repetidas em um mesmo local,[18] e os enxertos arteriais ou venosos heterólogos e aloenxertos o desenvolvem por degeneração do colágeno.[15,18]

As punções repetidas com inadequada compressão posterior à retirada das agulhas promovem extravasamento ou delaminação de sangue entre as camadas ou pelas estruturas adjacentes a prótese ou veia nativa, com a produção de pseudoaneurismas, ou enfraquecem as paredes vasculares propiciando a dilatação aneurismática verdadeira.[14,18-20] Os pseudoaneurismas formados em próteses podem acontecer se a punção for realizada antes da adequada incorporação da prótese aos tecidos circunvizinhos.[18]

A correção de pseudoaneurismas/aneurismas do acesso é indicada quando há dor, infecção, erosão da pele suprajacente (Figura 89.11), crescimento rápido do aneurisma, envolvimento da área de anastomose, baixo fluxo associado à estenose, limitação da área de punção e, por último, por motivo estético.[13,14,18] O quadro mais dramático consiste na ruptura de um aneurisma de FAV, que provoca hemorragia intensa que pode causar a morte.[3,31] O Quadro 89.8 ilustra as principais indicações para correção de um aneurisma de acesso arteriovenoso de diálise.

As opções terapêuticas para correção dos aneurismas e pseudoaneurismas de FAV estão resumidas no Quadro 89.9.[32] Os melhores resultados da correção são encontrados em aneurismas de FAV com veia nativa, aneurisma verdadeiro, aneurismas em antebraço e na presença de um ou dois aneurismas.[33] A aneurismorrafia, ou plicatura, preserva o segmento comprometido e com ressecção da pele redundante, principalmente se esta estiver lesada. Lo e Tan (2007)[31] descreveram a técnica da plicatura sem ressecção de aneurismas saculares. A vantagem desse tipo de procedimento está na simplicidade técnica e na conservação do segmento da fístula. Apresenta como desvantagens os riscos de estenose, trombose, embolização e infecção. A ressecção do segmento aneurismático com interposição de enxerto é o procedimento mais recomendado quando se visa preservar a fístula (Figura 89.11). Caso haja infecção ou erosão da pele, deve-se, além de ressecar o segmento acometido, confeccionar novo acesso após controle do processo infeccioso com antimicrobianos. Quando há estenose associada ao aneurisma, o segmento afetado pode ser ressecado fazendo-se uma reconstrução com anastomose terminoterminal.[34]

O tratamento endovascular com implante de endoprótese reserva-se para a FAV com enxerto de politetrafluoretileno (PTFE) e pseudoaneurismas em curto segmento, nos quais se devem evitar punções locais posteriormente, para diminuir o risco de trombose e embolização. As curtas séries publicadas, entretanto, mostram patências desanimadoras e trombose local elevada em pouco tempo.[35-37] O tratamento híbrido também é possível para associação de estenose a aneurisma, sendo possível angioplastia percutânea da estenose e ressecção e interposição de enxerto para correção do segmento com aneurisma.[38]

QUADRO 89.8	Indicações para revisão cirúrgica/ressecção de aneurismas/pseudoaneurismas de fístula arteriovenosa.

- Pele sobrejacente ao aneurisma está comprometida: fina, atrófica e translúcida, com ou sem perda de continuidade
- Existe risco de ruptura: ulceração e evidência de sangramento
- Locais de punção limitados
- Diâmetros > 12 mm
- Estética
- Dor
- Alteração na função neurológica por comprometimento de nervos sobrejacentes

QUADRO 89.9	Opções terapêuticas utilizadas nas revisões cirúrgicas dos aneurismas/pseudoaneurismas de fístula arteriovenosa.

- Aneurismorrafia
- Ressecção de segmento aneurismático e interposição de prótese
- Implante de endoprótese
- Procedimentos combinados

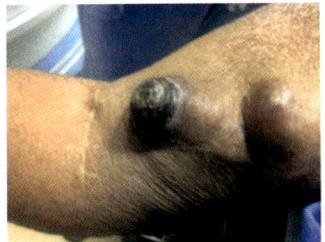
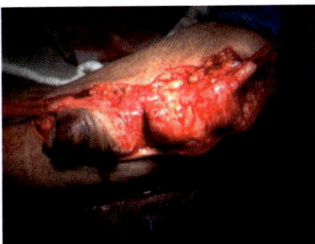
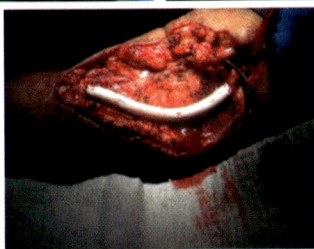

FIGURA 89.11 Lesão cutânea com crosta necrótica sobre aneurisma de fístula arteriovenosa (FAV), sendo indicada a exploração cirúrgica. Realizada a preservação da FAV por interposição de prótese de politetrafluoretileno após ressecção dos aneurismas.

Síndrome do roubo de fluxo

O roubo de fluxo após criação de acesso vascular para hemodiálise caracteriza-se por trajeto sanguíneo reverso na artéria eferente (distal) à anastomose. Pode ocorrer em praticamente todos os tipos de acesso, sendo mais frequente naqueles com próteses. O "roubo" já foi observado com estudos de ecografia vascular com Doppler em cerca de 80% dos acessos, porém, a maioria dos pacientes era assintomática.[18] A frequência de pacientes sintomáticos é de cerca de 1% após fístulas braquiocefálicas, e de 2 a 4,7% de fístulas com enxerto protético.[39] O quadro clínico clássico consiste em dor em mão e antebraço, com sensação de formigamento, frialdade dos dedos, que pode ocorrer em repouso ou surgir/agravar-se com a diálise, associado a palidez da mão, pulsos distais à anastomose não palpáveis e diminuição da temperatura de extremidades. Tais sintomas também podem aparecer transitoriamente apenas durante a diálise, o que pode definir uma conduta mais expectante.

A simples compressão da FAV pode aliviar os sintomas isquêmicos e aumentar a amplitude de pulso distal. Os casos persistentemente sintomáticos, com agravamentos como cianose, palidez, dor em repouso e lesões tróficas, determinam dois desafios básicos ao cirurgião vascular: preservação do acesso vascular não interrompido e resolução da isquemia distal.[40]

As manifestações da síndrome costumam ocorrer nos primeiros 30 dias da criação do acesso vascular em até 2/3 dos pacientes acometidos pelo roubo. Quase metade deles já se queixa logo após a cirurgia, e a conduta expectante é aplicável à maioria, entretanto, em caso de dor em repouso e disfunção motora imediata após a cirurgia, é necessária a reintervenção subsequente.[18,19]

Alguns autores estimam que as queixas sugestivas de roubo podem surgir em tempos diferentes, dependendo do tipo de acesso: 2 dias para os acessos com prótese e até 165 dias para os acessos autólogos.[41] Queixas predominantemente neurológicas em mão ou antebraço têm de ser investigadas quanto a possíveis diagnósticos diferenciais, incluindo as neuropatias. Estas, por sua vez, podem ser sistêmicas (urêmicas e ou diabéticas), compressivas (síndrome do túnel do carpo) ou se apresentar como a temida mononeuropatia isquêmica (ver adiante).

Boa perfusão na mão, com temperatura preservada e pulso radial distal à anastomose sugerem outro diagnóstico que não a síndrome do roubo de fluxo. Nesse sentido, o estudo eletroneurofisiológico pode auxiliar no diagnóstico diferencial. O roubo pode ser avaliado por fotopletismografia digital, oximetria de pulso, pressão arterial segmentar e ecografia vascular com Doppler. Infelizmente, até o momento nenhum exame pré-operatório se mostrou confiável em predizer e ajudar a prevenir a síndrome do roubo de fluxo.[42] Os fatores associados a maior risco de desenvolver essa síndrome estão listados no Quadro 89.10.

O roubo de fluxo pode ser classificado em quatro categorias:[10]

- Grau 0: sem sintomas clínicos
- Grau I: quadro clínico leve. O paciente pode apresentar discreta frialdade da extremidade. A sintomatologia costuma melhorar com a manobra de compressão/oclusão do acesso durante o exame físico. Costuma ser tolerado pelo paciente e não precisa de intervenção na maioria das vezes
- Grau II: quadro clínico moderado. Pode haver sintomas isquêmicos durante a sessão de hemodiálise, como também queixas de claudicação da extremidade (que pode ocorrer fora das sessões). A intervenção terapêutica vai depender da tolerância da sintomatologia pelo paciente e/ou da existência de prejuízo funcional da diálise
- Grau III: quadro clínico importante. O paciente pode queixar-se de dor isquêmica de repouso, podendo haver, inclusive, lesão trófica. Nesse estágio, a intervenção terapêutica é mandatória.

A fisiopatologia da síndrome do roubo de fluxo decorre da fuga do fluxo arterial para uma zona de baixa pressão com inversão do trajeto sanguíneo distal à anastomose, que poderá ser sintomático se houver qualquer estado de obstrução arterial distal.[41] As opções de tratamento incluem procedimentos que visam preservar o acesso vascular ou não, resumidos no Quadro 89.11.[43]

QUADRO 89.10	Fatores de risco para desenvolvimento da síndrome do roubo de fluxo por fístula arteriovenosa.

- Idade acima de 60 anos
- Diabetes
- Uso de enxerto protético
- Uso da artéria braquial
- Cirurgias múltiplas no mesmo membro
- Anastomoses amplas
- Aneurismas do enxerto eferentes à anastomose

QUADRO 89.11	Opções descritas para tratamento da síndrome de roubo de fluxo na fístula arteriovenosa.
Sem preservação do acesso	Com preservação do acesso
Ligadura da FAV justa-anastomose	**Restrição de fluxo** Plicatura proximal
	Redirecionamento de fluxo Derivação com ligadura distal Derivação de veia arterializada para artéria radial

QUADRO 89.12	Causas de neuropatias em pacientes em terapia renal substitutiva.
Neuropatias sistêmicas	Polineuropatia urêmica Polineuropatia diabética
Neuropatias mecânicas	Mononeuropatia por compressão anatômica (síndrome do túnel do carpo)
Neuropatias isquêmicas	Mononeuropatia isquêmica

A decisão em intervir nesses casos de roubo de fluxo deve ser reforçada em pacientes com queixas persistentes, que perduram além da sessão de hemodiálise, com sintomas limitantes, indícios de perda da função motora, lesões tróficas, palidez ou cianose com frequência e a dor da mão em repouso, como também, pode ser ditado pela categoria clínica de isquemia. Inicialmente, medidas terapêuticas conservadoras como estímulo aos exercícios com a mão e/ou aquecimento indireto das extremidades durante a hemodiálise, podem ser utilizadas no intuito de compensação clínica e controle dos sintomas.[40-42,44-46] O método de maior efetividade em eliminar o fenômeno do roubo é a ligadura do acesso, contudo isso exige novo procedimento para construir acesso em outro sítio. Nesse sentido, as técnicas de restrição de fluxo (plicatura ou *banding*) ou derivação de fluxo (*distal revascularization-interval ligation* [DRIL]) têm se destacado por proporcionar a preservação da fístula.[39-41,44] Outra opção técnica descrita, porém, menos executada, é a derivação de uma artéria distal para o enxerto ou a veia de drenagem com ligadura da anastomose prévia da FAV (Figura 89.12).

Neuropatias

Os pacientes em hemodiálise têm quadros de neuropatia em maior ou menor grau, com frequência não desprezível.[15] Os sintomas variam desde alterações sensoriais (dor e parestesia), intermitentes ou persistentes, até perdas motoras. As principais causas de neuropatia em pacientes dialíticos estão resumidas no Quadro 89.12. O quadro clínico característico é dor e parestesia na mão, muitas

vezes iniciadas logo após a confecção da FAV, mas pode ter sido percebida no mesmo período e ter como diagnóstico diferencial outras neuropatias já preexistentes. Para o cirurgião vascular, a importância de se conhecerem essas patologias consiste no fato de saber diferenciá-las e documentá-las antes do procedimento cirúrgico.[18,19]

Neuropatias sistêmicas urêmica e diabética

A neuropatia mais comum encontrada nesses pacientes é a polineuropatia urêmica, com prevalência estimada de 50 a 70%. Nesse caso, as alterações são mais distais e os homens são mais acometidos. A queixa mais comum é a queimação nos pés e nos dedos das mãos. Fraqueza e atrofia progressiva também podem ser relatadas. Geralmente, os sintomas melhoram com hemodiálise adequada, mas podem piorar se o procedimento for malfeito. Eles ainda podem ser completamente revertidos após um transplante renal.[15,18,19] Achados específicos no exame físico podem ser: perda do reflexo patelar e diminuição da sensibilidade vibratória inicialmente, seguidas da redução da propriocepção e sensibilidade ao toque discriminatório. Ao contrário da neuropatia urêmica, a neuropatia diabética não melhora após um transplante ou no decorrer do tratamento dialítico.

Neuropatia por compressão anatômica mecânica

A síndrome do túnel do carpo é mais frequente em nefropatas do que no resto da população.[14] Os sintomas mais comuns são

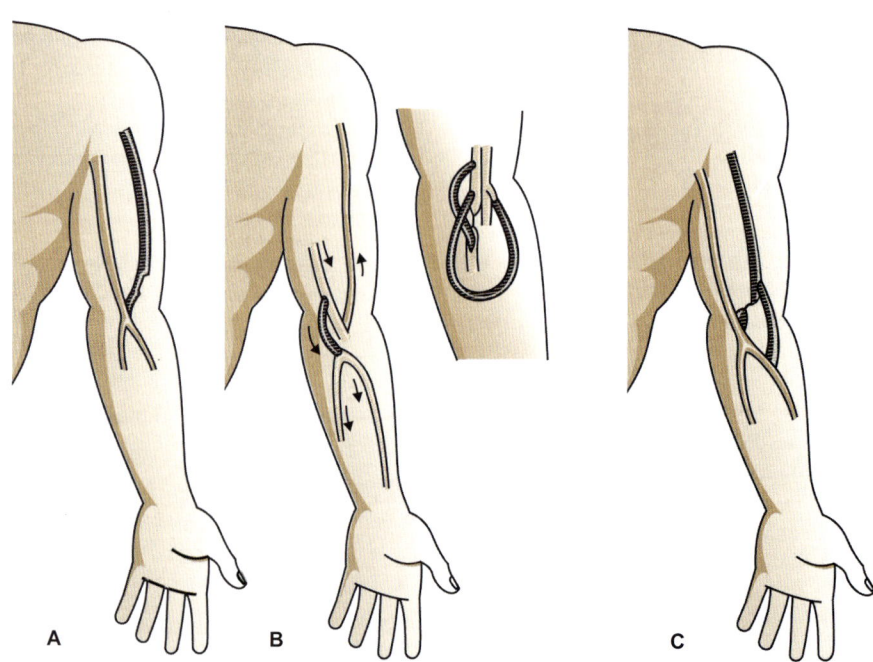

FIGURA 89.12 Técnicas para tratamento da síndrome do roubo de fluxo com preservação da fístula. **A.** Técnica da plicatura (restrição de fluxo). **B.** Técnica da revascularização distal intercalada com ligadura DRIL (redirecionamento do fluxo), no membro superior e no membro inferior. **C.** Ligadura da fístula arteriovenosa com derivação distal (redirecionamento do fluxo).

formigamento no dermátomo do nervo mediano na mão, que piora à noite e durante a hemodiálise. Esse fato parece estar relacionado com a combinação entre compressão anatômica do nervo mediano e isquemia relativa durante a sessão de hemodiálise.[43]

A maior incidência da síndrome em pacientes dialíticos parece ter conexão com níveis séricos mais altos de beta-2-microglobulina, cuja depuração é menor nos pacientes com doenças renais, mesmo em diálise. O excesso dessa proteína é depositado na forma de substância amiloide nos tecidos periarticulares, acarretando artropatia e síndrome do túnel do carpo.[8]

A importância de seu reconhecimento prévio favorece a indicação de tratamento cirúrgico precoce de descompressão do nervo, com maior chance de recuperação funcional dele.[8]

Da mesma maneira, pode ocorrer maior incidência da compressão do nervo ulnar, conhecida como síndrome do canal de Guyon.[8,15]

Mononeuropatia isquêmica

Caracteriza-se clinicamente por dor aguda do membro superior que pode ser acompanhada de fraqueza e/ou paralisia dos músculos do antebraço e da mão.[47] Disfunção neurológica sem a evidência de componente isquêmico significativo é praticamente patognomônica de mononeuropatia isquêmica (MNI). Os sintomas podem ocorrer de forma aguda, logo após a cirurgia de confecção do acesso.[47,48] Tal situação é praticamente exclusiva de diabéticos mais idosos com neuropatia preexistente, e em acessos proximais (braquiocefálicos, braquiobasílicos). Essa neuropatia não foi observada em acessos que se originam distalmente à artéria braquial.[8] A etiologia consiste em uma espécie de roubo de fluxo que compromete mais os nervos por serem mais sensíveis a variações da perfusão, com produção de déficits que podem se tornar irreversíveis. Os nervos mais afetados são o mediano, o ulnar e o radial. O principal diagnóstico diferencial é a síndrome do roubo de fluxo arterial, mas, no caso da MNI, os pulsos distais estão presentes, a mão está aquecida, não há dor à palpação dos músculos do antebraço nem elevação dos níveis de creatinofosfoquinase. Os sintomas também podem ser atribuídos erroneamente ao posicionamento do braço no ato operatório, a complicações anestésicas e a traumatismo cirúrgico. Devem ser descartados hematomas e lesões diretas dos nervos, os quais podem exigir exploração cirúrgica imediata.[8]

A MNI deve ser de reconhecimento precoce e, uma vez confirmada, o mais breve possível, deve-se proceder à ligadura da FAV. Alguns sinais, como extensão limitada do punho e dificuldade na realização da manobra de oposição, podem sinalizar comprometimento dos nervos radial e mediano, respectivamente. O componente sensorial é mais frequentemente comprometido do que o motor, e a musculatura intrínseca da mão costuma estar mais envolvida que a do antebraço. O Quadro 89.13 ajuda a diferenciar as duas condições: roubo de fluxo *vs.* MNI.[48]

Sangramento no sítio de punção

Complicação pouco relatada na literatura, mas com frequência não desprezível na prática clínica diária. Trata-se da hemorragia persistente no sítio de punção da FAV. Geralmente o paciente termina a hemodiálise e, após o curativo habitual, continua com sangramento no local da punção. As principais relações com esse evento são a hipertensão venosa central, que posteriormente deve ser investigada, e os distúrbios de coagulação, próprios do paciente ou em decorrência de heparinização excessiva durante a hemodiálise. Em geral, o paciente é encaminhado com curativo compressivo com abundante sangramento. Ao ser admitido em pronto-socorro, deve ser avaliado clinicamente e, em sequência, deve-se obter sua amostra de sangue para exames de coagulação e perfil hematimétrico. A maioria dos casos pode ser resolvida por compressões pontual, digital e efetiva exatamente no sítio de sangramento, exercida pelo cirurgião vascular, durante um período médio de 30 minutos.[5,14,15] A compressão não deve ser forte o suficiente para impedir o fluxo pela FAV, e o frêmito distal tem de permanecer presente. Garrotes e curativos compressivos devem ser evitados, pois não exercem compressão efetiva e não cessarão o sangramento.[16] Em casos selecionados em sangramentos de FAV com pele sobrejacente fina e ou aneurismas venosos associados, pode ser necessária exploração cirúrgica para hemostasia, seguida por ligadura da FAV ou correção do aneurisma (Figura 89.13).

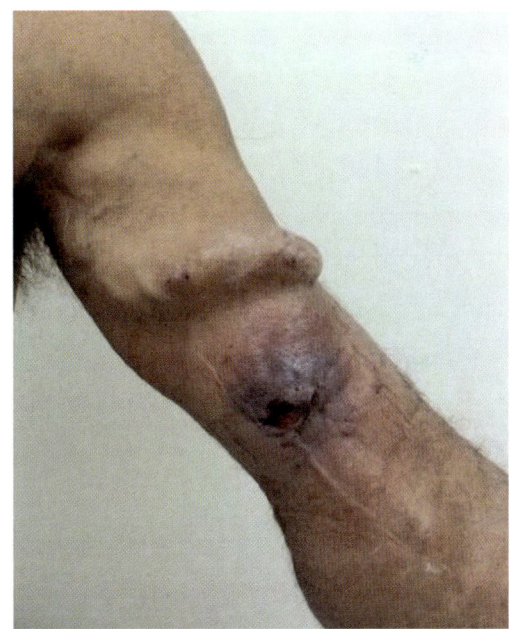

FIGURA 89.13 Hematoma de fístula arteriovenosa em sítio de punção com exulceração cutânea sem sangramento ativo.

QUADRO 89.13	**Diferenciação clínica entre síndrome do roubo de fluxo e mononeuropatia isquêmica.**	
	Síndrome do roubo de fluxo	**Mononeuropatia isquêmica**
Início	Insidioso	Imediato
Diabetes	Pouco frequente	Muito frequente
Sexo	Variável	Mulheres > homens
Localização da fístula arteriovenosa	Punho, antebraço e braço	Antebraço (artéria braquial)
Tecidos envolvidos	Pele, músculos e nervos	Nervos
Isquemia clínica	Importante	Leve
Pulso radial	Ausente	Ausente ou presente
Reversibilidade do quadro	Variável	Pouca reversibilidade
Tratamento	DRIL, bandagem, ligadura	Ligadura do acesso

DRIL: *distal revascularization-interval ligation.*

Impacto da fístula arteriovenosa na insuficiência cardíaca congestiva

Acredita-se que alguns pacientes estariam sujeitos a apresentar quadro de insuficiência cardíaca congestiva (ICC) ou piora da mesma, se preexistente, após a confecção da FAV. O fluxo de uma FAV pode provocar aumento no retorno sanguíneo venoso em 20 a 50% do débito cardíaco e, desse modo, descompensaria a função cardíaca.[49-51] As FAV proximais e com próteses seriam mais associadas a essa complicação, porém o exato papel do acesso vascular na função cardíaca ainda não está claro.[4] Assim, a condição cardíaca do paciente na avaliação pré-operatória pode contraindicar essa modalidade de hemodiálise ou, após a descompensação, pode obrigar a mudança de uma fístula para um cateter de longa permanência.

CONSIDERAÇÕES FINAIS

Problemas nos acessos vasculares para diálise são causa importante de hospitalização, sendo poucos os estudos epidemiológicos sobre complicações de FAV, especialmente no Brasil. Os problemas ocasionados por fístulas em crianças têm taxas semelhantes às de adultos, porém contam ainda com menos publicações. Em um estudo de coorte nacional,[52] observou-se que a perda do acesso arteriovenoso em crianças esteve relacionada com a trombose em 84% dos casos, hipertensão venosa em 8%, aneurisma em 5% e alto débito cardíaco em 3%. Não houve perda por infecção.[52] Atualmente, os maiores desafios parecem estar na intervenção pré e pós-trombose de FAV, em que há um promissor papel dos procedimentos endovasculares no salvamento dos acessos disfuncionais.

Por fim, o aumento da sobrevida dos pacientes com insuficiência renal crônica, em conjunto com o esgotamento dos acessos vasculares e maiores índices de complicações, faz com que essa área de atuação tenha potencial de grande crescimento nos próximos anos. As variáveis que devem ser monitoradas para avaliar as complicações de FAV devem incluir dados do planejamento cirúrgico (mapeamento, preparo e escolha adequada do sítio de acesso), comorbidades do paciente, experiência cirúrgica (tempo de formação, taxa pessoal de sucesso, entre outros), tempo médio de maturação, acompanhamento ultrassonográfico posterior ou não, técnica de punção utilizada, acompanhamento por ultrassonografia com Doppler pós-operatório e as complicações que comprometeram maturação e patência da FAV.

As referências bibliográficas deste capítulo se encontram no Ambiente de aprendizagem do GEN.

90

Cateteres Venosos de Longa Permanência para Tratamentos Oncológicos

Guilherme Andre Zottele Bomfim

Resumo

A despeito do significativo e ininterrupto aprimoramento dos recursos terapêuticos, o câncer ainda é uma das doenças com maior taxa de mortalidade em todo o mundo, sendo a principal causa de óbito em pessoas com menos de 70 anos em EUA, Canadá, Austrália e na maior parte da Europa ocidental, e responsável por cerca de 9 milhões de mortes anualmente em todo o mundo, de acordo com a Organização Mundial da Saúde e (OMS). Nesse cenário, o acesso vascular é componente fundamental do plano terapêutico de grande parcela desses pacientes, de modo que o aperfeiçoamento dos materiais, o domínio das técnicas de implantação do dispositivo e o apurado conhecimento da condução das eventuais complicações são medidas fundamentais para assegurar que os cateteres sejam um adequado e satisfatório meio de viabilizar o tratamento proposto.

Palavras-chave: cateter; cateteres implantáveis; cateteres venosos centrais; portas de acesso vascular; vias de acesso vascular; quimioterapia.

TIPOS DE CATETERES

A contínua evolução tecnológica tem gradualmente melhorado a qualidade e, consequentemente, a biocompatibilidade dos cateteres vasculares, tornando possível seu uso cada vez mais amplo e por períodos mais longos.[1,2] A maioria dos dispositivos produzidos atualmente é constituída de elastômero de silicone, poliuretano ou carbonato e estão disponíveis em diferentes tipos e tamanhos.

Dependendo da localização da extremidade intravascular, os cateteres venosos podem ser periféricos ou centrais. Os periféricos podem ser curtos (Scalp®, Jelco® e Abocath®) ou de média extensão (Midline®) e idealmente devem ser destinados apenas a coletas de amostras sanguíneas e à infusão de medicações e soluções não vesicantes, hipo ou iso-osmolares, por poucos dias.

Os cateteres venosos centrais (CVC), por sua vez, são os indicados para administração de soluções com pH < 5 ou > 9; medicamentos com osmolaridade > 600 mOsm/ℓ ou 500 mOsm/ℓ; nutrição parenteral com soluções de glicose a 10% ou mais de aminoácidos a 5%; administração de medicamentos vesicantes ou outros com potencial de dano intimal; necessidade de tratamento intravenoso por múltiplas vias; diálise ou aférese; monitoramento de pressão venosa central; e acesso venoso necessário por mais de 3 meses.[3,4] Classificam-se de acordo com dois parâmetros: sítio de inserção e tempo de permanência. Quanto ao sítio de inserção, podem ser separados em centrais de inserção periférica (CCIP ou PICC, em inglês), inseridos por veias periféricas, como basílica, cefálica e jugular externa; e centrais de inserção central ou cirúrgica (CCIC), normalmente inseridos nas veias jugular interna, subclávia, axilar ou femoral. O tipo CCIC ainda é subdividido em semi-implantável, eventualmente também denominado cateter tunelizado, e totalmente implantável, que pode ser tunelizado ou não. Tendo em vista a não rara necessidade ou opção de implante de PICC por via central e principalmente de CCIC por via periférica, a classificação simplificada pelo tempo de permanência (Figura 90.1) é preferida por vários serviços. Nessa classificação, os dispositivos são separados em dois grupos: os de curta permanência, indicados quando a necessidade prevista de uso é de menos de 30 dias; e os de longa permanência, que são usados para terapias mais longas que esse período.

Cateteres centrais de curta permanência

Exemplos: Intracath®, CVC (duplo-lúmen, triplo-lúmen etc.), Shiley, PreSep®.

Dispositivos muito versáteis e frequentemente utilizados na prática médica, de rápida colocação e com muitas opções de calibre e quantidade de vias, sendo os mais usados de 4 a 15,5 Fr e com

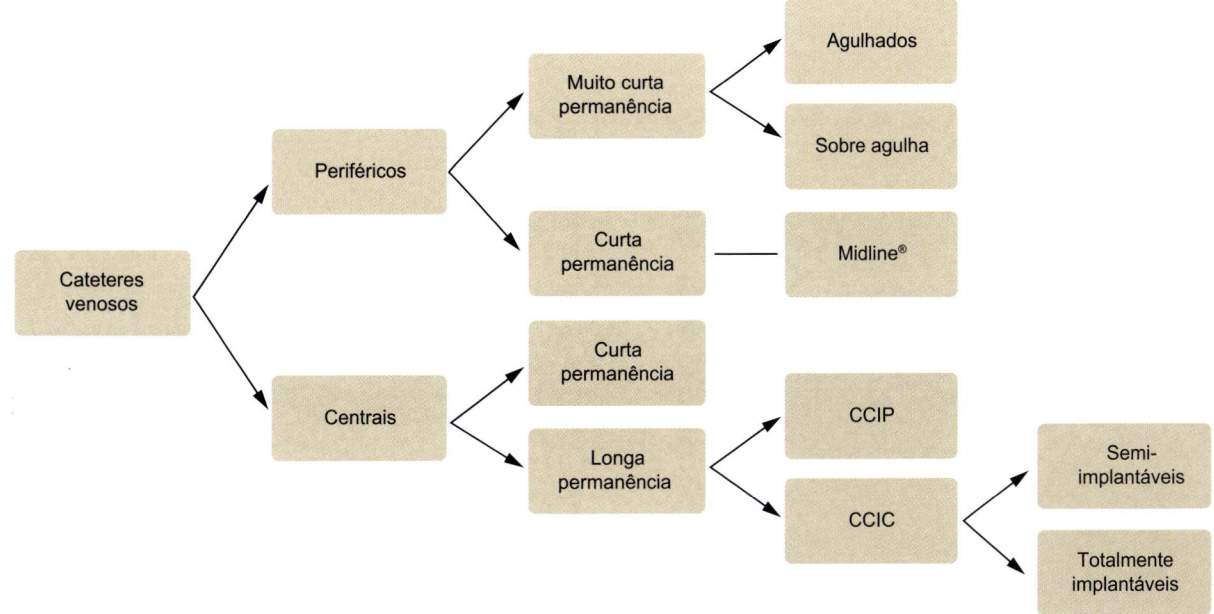

FIGURA 90.1 Organograma simplificado dos tipos de cateteres venosos CCIC: cateter venoso central de inserção cirúrgica; CCIP: cateter venoso central de inserção periférica.

1 a 4 lúmens. Em Oncologia, apesar de eventualmente serem empregados para administração de quimioterápicos, costumam ser mais utilizados para terapias paralelas, como hemodiálise, nutrição parenteral, hemotransfusões e infusões medicamentosas variadas, além de monitoramento hemodinâmico invasivo.

Apesar do implante desses dispositivos ser considerado procedimento de baixa complexidade, apresenta risco de complicações graves como pneumotórax e lesão arterial, de modo que, sempre que possível, deve ser realizado em ambiente apropriado, como uma sala operatória.

Cateteres centrais de longa permanência

Cateter central de inserção periférica (CCIP ou PICC)

Apesar de ter sido a primeira técnica descrita para implante de CVC,[5,6] por muitos anos a inserção de um cateter central a partir de veia periférica do membro superior de pacientes adultos ficou subjugada a plano secundário, e em alguns centros era restrita à implantação cirúrgica de sondas não vasculares. Com o aperfeiçoamento de materiais e aprimoramento da técnica, nas últimas décadas, os PICC tornaram-se ferramenta valiosa no armamentário das equipes assistenciais, sendo utilizados para diversificadas indicações, desde nutrição parenteral e hemotransfusões até quimioterapia ou antibioticoterapia prolongada, além de alguns modelos mais resistentes (Power-PICC®) poderem ainda receber infusões sob pressão de até 325 PSI (22,4 bar) e até 5 mℓ/s, característica muito útil em exames radiológicos, por exemplo. Os PICC estão disponíveis em perfis de 1 a 6 Fr e 20 a 65 cm de extensão, podem ser valvulados ou não valvulados, e os mais usados apresentam até três vias.

Suas principais vantagens são a possibilidade de implante à beira do leito e a ausência de risco de pneumotórax e lesão carotídea, por serem habitualmente inseridos em veias dos membros superiores.[7]

Cateteres semi-implantáveis

Exemplos: Broviac®, Hickman®, Leonard®, Palindrome®, Permcath®, Split-Cath®. Como características que os distinguem dos centrais de curta permanência, estão o maior comprimento e a presença de pelo menos um anel fixador (*cuff*) de Dacron® em seu corpo (Figura 90.2). Seu tamanho justifica-se para que possa ser tunelizado e o óstio cutâneo fique longe do sítio de punção venosa, e seu material (Dacron®) viabiliza o crescimento de tecido do indivíduo em meio à sua estrutura, garantindo melhor fixação e tornando-o, após algumas semanas, independente de suturas cutâneas, além de funcionar como uma barreira contra a migração de germes para o interior do túnel.[8,9]

Estão disponíveis em grande variedade de calibre (2,7 a 15,5 Fr), formato de extremidade e comprimento, o que possibilita o implante em pacientes de qualquer biotipo e por meio de diferentes acessos venosos, como jugular (interna ou externa), cefálica terminal, axilar, subclávia, femoral e cava inferior.

Normalmente, são indicados para aférese, hemodiálise, hemotransfusões ou coletas de sangue recorrentes, além de nutrição parenteral prolongada e transplante de medula óssea; também são opção para antibioticoterapia de longa duração ou para quimioterápicos.[10]

Assim como os demais cateteres com segmento externo, têm como ponto positivo o rápido e fácil manejo pela equipe de enfermagem, sem necessidade de agulha ou punção transcutânea. Por outro lado, como também ocorre com os PICC, necessitam de cuidados locais periódicos e impõem ao indivíduo limitação à realização de algumas atividades cotidianas.[11]

Cateteres totalmente implantáveis

Desenvolvidos em uma época em que a demanda por acessos de longa duração era dominada pela já importante indústria da nutrição parenteral, a qual na década de 1970 movimentava grande volume financeiro e fomentava o crescimento do ramo dos cuidados domiciliares (*home-care*) nos EUA, os CVC totalmente implantáveis (CVCTI ou TIVAD, em inglês), Port-a-Caths®, *portocaths* ou, simplesmente, *ports*, em pouco tempo foram "incorporados" pela Oncologia e, frente ao intenso avanço da especialidade e aumento significativo da demanda por quimioterápicos, logo passaram de coadjuvantes a elementos centrais no intrincado cenário de combate ao câncer.[12-14]

Por não apresentarem segmento exposto, propiciaram importante redução na incidência de quadros infecciosos relacionados com cateteres, proporcionaram mais conforto e liberdade para a realização de atividades sociais e contribuíram para que os tratamentos pudessem ser preferencialmente ambulatoriais.[15,16]

Os dispositivos desse grupo são constituídos de um cateter e um reservatório que, na maioria dos modelos atuais, são acoplados pelo cirurgião por meio de um conector. O cateter geralmente é "centimetrado" para auxiliar nas manobras de posicionamento e está disponível de 1,9 a 12 Fr, mas os habitualmente usados em Oncologia são de 4 a 10 Fr; e os demais são modelos geralmente indicados para situações específicas, como reposição de líquido amniótico, drenagem pleural ou hemodiálise.

Os TIVAD podem ser valvulados ou não e, quando presente, a válvula localiza-se na extremidade distal do cateter (Groshong®, por exemplo) ou no interior da haste do reservatório (*pressure activated system valve* [PASV®]) e tem como objetivos principais impedir a entrada de ar durante o ato de implantação e o retorno de sangue durante o período de permanência no paciente (Figura 90.3).[16-18]

Diferentemente dos antigos reservatórios de aço, os atuais são constituídos de polissulfona, polioximetileno ou titânio, não restringindo a realização de exames com campo magnético. O formato

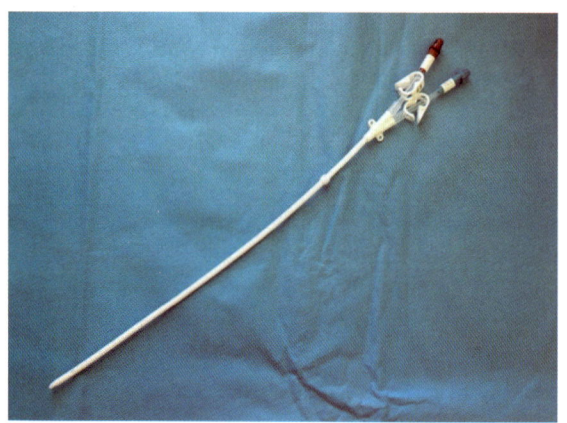

FIGURA 90.2 Cateter de longa permanência semi-implantável com *cuff* de Dacron®.

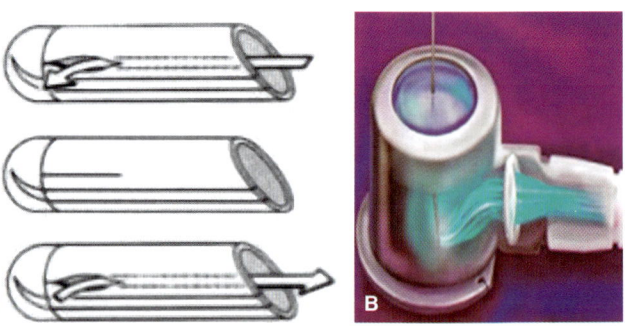

FIGURA 90.3 A. Válvula Groshong®. **B.** PASV®.

é variável, de acordo com a escolha do cirurgião, mas todos apresentam orifícios em sua base para que sejam fixados no interior da bolsa subcutânea e uma ou duas câmaras que comportam de 0,3 a 1,2 mℓ e comunicam-se com o(s) cateter(es) (Figura 90.4). Cada câmara é limitada superiormente por uma membrana de silicone semirrígido autovedante, a qual suporta de mil a 3 mil punções, desde que realizadas com técnica apropriada e agulha tipo Huber® (Figura 90.5). Além disso, muitos modelos atuais também possibilitam infusões sob pressão de até 325 psi (*power injectable catheters, power-ports*® ou *CT catheters*), tornando possível que sejam utilizados também como vias de entrada de contraste em alguns exames radiológicos.[11,19-21]

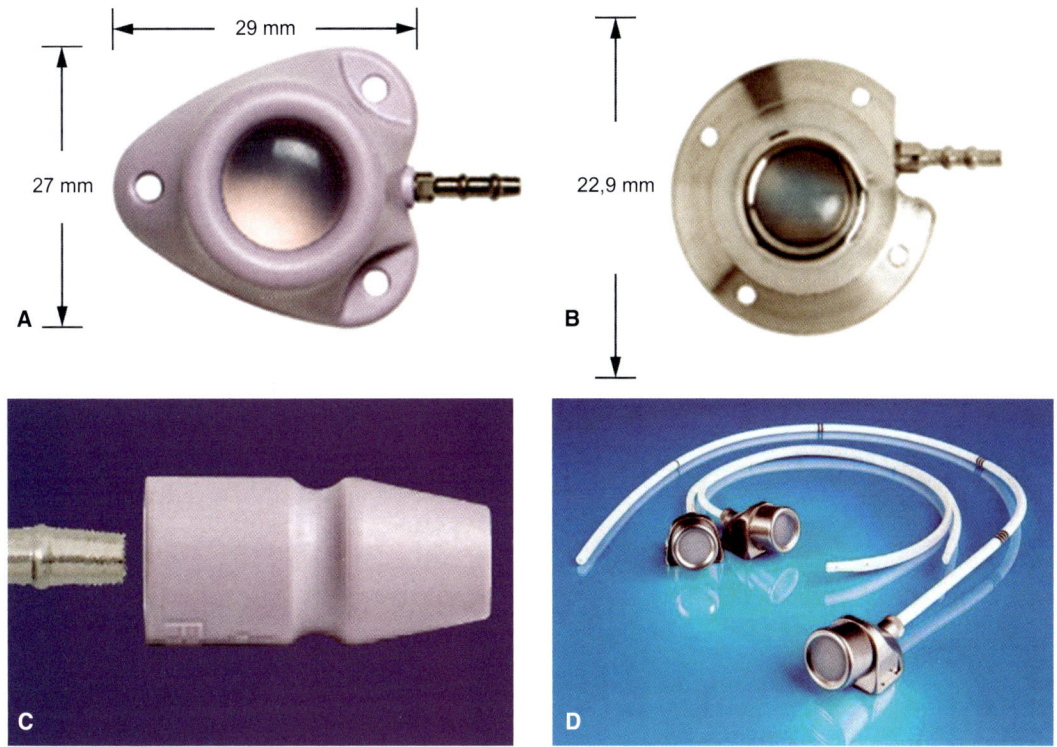

FIGURA 90.4 **A.** Reservatório triangular de polissulfona. **B.** Reservatório circular de titânio. **C.** Conector. **D.** Port para hemodiálise.

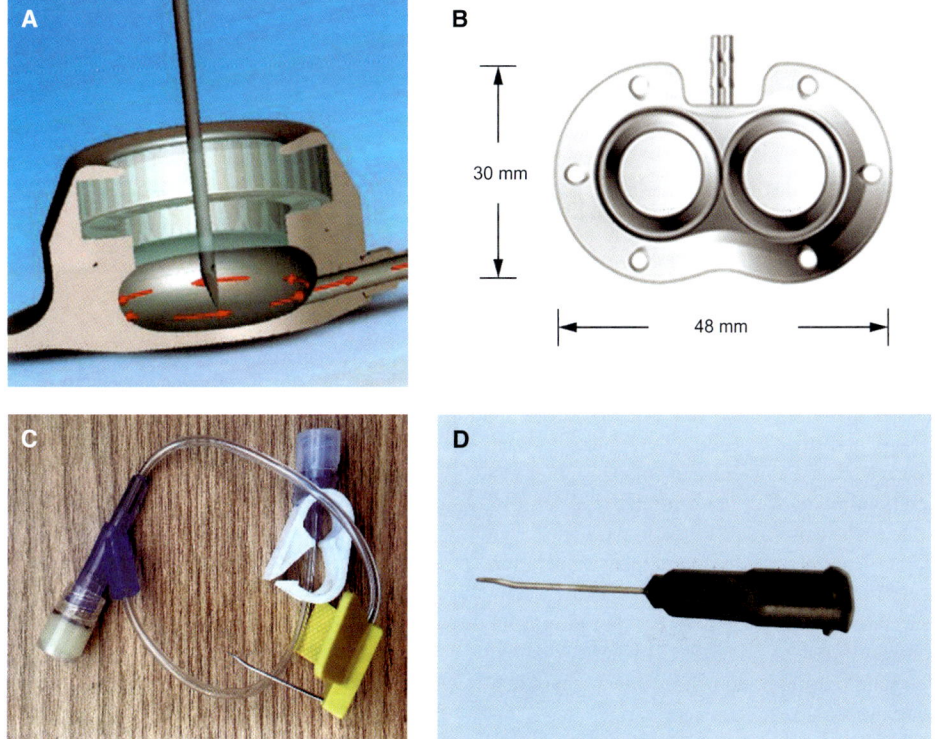

FIGURA 90.5 **A.** Câmara desenhada para reduzir acúmulo de resíduos. **B.** Câmara dupla. **C.** Agulha de Huber® a 90°. **D.** Agulha de Huber® reta.

TÉCNICAS DE INSERÇÃO

O implante de cateteres de longa permanência deve sempre ser realizado em ambiente cirúrgico, sob técnica asséptica rigorosa e mediante anestesia local, associada ou não à sedação, ou geral.[22,23]

O sítio ideal para o implante do reservatório é variável, e essa decisão deve considerar não apenas a preferência do cirurgião e do paciente, mas principalmente o estado das veias, dos pulmões e da pele do indivíduo, além do tipo de material disponível. Diferentes locais podem ser utilizados, sendo os mais frequentes: região infraclavicular; face anteromedial do braço; próximo à crista ilíaca anterossuperior e face anterior da coxa. Estudos apontam similaridade dos resultados a longo prazo dos implantes torácicos ou braquiais, porém a recomendação quanto ao acesso femoral é que, pelo maior risco de infecção, só deve ser utilizado na impossibilidade de uso dos demais.[24-27]

A veia-alvo pode ser acessada por técnica de dissecção cirúrgica ou percutânea, a qual pode ser "convencional" (ou anatômica) ou ecoguiada. A dissecção, seja de veia superficial ou profunda, antes muito utilizada, há alguns anos passou a ser menos adotada. Sua principal vantagem é a eliminação das potenciais complicações da punção vascular, entretanto, demanda maior tempo operatório e conhecimento de técnicas cirúrgicas, ademais, às vezes, pode ser necessária a ligadura da veia, aumentando a chance de flebite e infecção de ferida operatória. Os principais acessos utilizados são as veias jugular externa, cefálica e basílica.[28-30]

A técnica percutânea por punção "convencional" baseia-se em referências anatômicas clássicas. As principais vantagens são o fato de ser amplamente difundida, com pequena curva de aprendizado e seu baixo custo imediato por não haver necessidade de aparelhos adicionais, entretanto a não visualização do vaso-alvo, somada às variações anatômicas, eleva sobremaneira a possibilidade de falhas e complicações.[23,31-33]

A técnica percutânea ecoguiada promoveu a redução de complicações e do custo final, sendo há alguns anos considerada o padrão-ouro e fortemente recomendada em todos os procedimentos, inclusive para acessos centrais de inserção periférica. Nesse tipo de procedimento, o ideal é que a ecografia vascular seja realizada não apenas no intra, mas também no pré-operatório imediato, preferencialmente pelo próprio cirurgião, que, dessa maneira, poderá identificar o melhor ponto de acesso, evitando punções desnecessárias.[34-38]

Posicionamento da extremidade do cateter

O correto posicionamento da extremidade venosa de um cateter central é essencial para seu adequado funcionamento e para diminuição de complicações. De modo geral, seja para dispositivos de curta ou longa permanência, recomenda-se que sua ponta fique paralela ao eixo principal do vaso e seja alocada na transição entre a veia cava e o átrio direito (junção cavoatrial [JCA]) ou até 1 cm além disso. Extremidades distantes dessa zona podem aumentar a incidência de trombose, arritmias e perfurações, de modo que, exceto em situações emergenciais, a confirmação por algum método complementar, preferencialmente durante o implante, é sempre recomendável antes que o dispositivo seja liberado para uso.[9]

No peroperatório, os métodos mais frequentemente aplicados são a fluoroscopia, o eletrocardiograma (ECG) intravasal e a ecocardiografia. Caso estes não estejam disponíveis, uma radiografia simples no pós-operatório imediato pode ser suficiente, todavia, nesse caso, uma indesejada retomada do procedimento para um reposicionamento pode eventualmente ser necessária.

A fluoroscopia peroperatória é a técnica mais difundida para controle de posicionamento do cateter. Esse método possibilita o acompanhamento da progressão do cateter em tempo real e a realização de angiografias, elevando a segurança do ato cirúrgico e aumentando a acurácia da identificação da JCA, porém mesmo sem a injeção de contraste, vários parâmetros radiológicos, apesar de questionados em função da variação individual, podem auxiliar o profissional (Quadro 90.1).[39-43]

O posicionamento da extremidade com base no ECG intraoperatório tem sido cada vez mais utilizado, principalmente após o aumento da demanda pelos cateteres centrais de inserção periférica. Nessa técnica, a atividade elétrica da musculatura atrial é captada por meio da ponta "em J" de um fio-guia ou diretamente por solução salina no interior do cateter e então é transmitida a um monitor no qual será analisada pela equipe. A JCA estará no local em que a onda P na derivação DII for mais espiculada durante a progressão do cateter.[44-46] A principal vantagem é ser uma técnica livre de radiação e de fácil realização, no entanto não é exequível em pacientes com fibrilação atrial. Havendo dificuldade de progressão do cateter ou no caso da variação de formato da onda P ser imperceptível, deve-se recorrer à fluoroscopia.[47]

O uso da ecocardiografia para verificação do posicionamento da extremidade do cateter também tem aumentado nos últimos anos, principalmente em centros de terapia intensiva, e variados estudos já demonstraram grande sensibilidade e especificidade não apenas da técnica transesofágica, mas também da transtorácica, principalmente quando associada à injeção de solução salina.[43,48-50]

COMPLICAÇÕES

O implante de cateteres venosos pode cursar com muitas complicações, as quais podem ocorrer no ato do implante e nas primeiras 24 horas subsequentes (imediatas ou peroperatórias) ou no pós-operatório, seja nos primeiros 30 dias (precoces) ou após esse período (tardias).[23] As complicações mais frequentes estão listadas no Quadro 90.2 e são mais bem descritas nos tópicos a seguir.

QUADRO 90.1	Exemplos de parâmetros radiológicos para localização da junção cavoatrial.[39-43]

- Ponto de interseção da borda cardíaca direita com o contorno radiológico da veia cava ou
- 4 cm abaixo da carina ou
- 2 cm abaixo do ponto de cruzamento entre as imagens da borda inferior do brônquio principal direito e a veia cava ou
- 1 cm abaixo da borda cardíaca direita e 5 cm abaixo do ângulo traqueobrônquico
- 2 corpos vertebrais abaixo da carina

QUADRO 90.2	Exemplos de complicações relacionadas a cateteres.	
Imediatas		**Pós-operatórias**
■ Lesão arterial		■ Infecção
■ Pneumotórax		■ Trombose
■ Hemotórax		■ Hematoma de bolsa
■ Quilotórax		■ Seroma
■ Lesão neural		■ Extravasamento
■ Embolização gasosa		■ Obstrução
■ Arritmia		■ Ruptura
■ Hematoma		■ Necrose de pele
■ Perfuração cardíaca		■ Síndrome de *Pinch-off*
■ Hemopericárdio		■ Migração da extremidade
■ Perfuração de veia central		■ Metástase tumoral no sítio do cateter
■ Constrição do cateter		■ Erosão de veia central

Complicações imediatas

Lesão arterial

As artérias mais acometidas são as carótidas e as subclávias, e os maiores riscos associados são o ateroembolismo e a formação de hematoma que, quando muito volumoso, pode comprimir o próprio feixe vascular e as estruturas vizinhas, como nervos e traqueia. Na maioria das vezes, as lesões são resolvidas por meio de retirada da agulha e compressão manual.[6,8]

Lesão neural

Resulta de trauma direto ou secundário a hematoma perineural e pode ocorrer em qualquer nervo na topografia do implante. Os nervos mais frequentemente acometidos são: laríngeo recorrente, frênico, plexo braquial, vago, acessório, gânglio cervicotorácico e mediano. Deve-se sempre descartar um bloqueio neural transitório causado pelo anestésico local antes de se concluir que houve dano traumático permanente.[51]

Arritmia

Alterações do ritmo cardíaco podem ocorrer durante ou após o implante de qualquer tipo de cateter venoso e podem ser desencadeadas pelo contato do fio-guia ou do cateter diretamente com o endocárdio, ou até mesmo pela alteração de fluxo produzida durante a aspiração ou infusão pelo dispositivo. A incidência varia de 6 a 40%, com 0,9% dos casos relatados sendo potencialmente grave.[52,53] A medida preventiva mais efetiva é o rigoroso controle do posicionamento da extremidade. O tratamento, quando descartadas outras causas, consiste na reintervenção cirúrgica para retirada ou reposicionamento do cateter.

Hemo e pneumotórax

A invasão do espaço pleural pela agulha de punção e sua ocupação por ar e/ou sangue ocorre principalmente em tentativas de canulações de veias jugular, subclávia, axilar e braquiocefálica. A intensidade da repercussão clínica depende do volume contido e da reserva cardiopulmonar do indivíduo, podendo variar de quadros assintomáticos até colapso hemodinâmico e óbito em pouco tempo.[54]

Em caso de pneumotórax isolado, pacientes sem comprometimento pulmonar prévio e com acometimento menor que 30%, em geral, são assintomáticos e costumam evoluir com resolução espontânea, porém, em casos mais graves, e/ou em pacientes com baixa reserva pulmonar, o quadro pode incluir dor torácica, dispneia e repercussão hemodinâmica grave, havendo necessidade de pronta resolução.[54,55]

O hemotórax/mediastino na maioria das vezes ocorre por trauma de veias subclávia, braquiocefálica ou segmento inferior da jugular, porém pode também ser decorrente de lesão de cava superior ou átrio direito pelo introdutor ou dilatador do dispositivo, sendo uma emergência médica. Ademais, também pode ser tardio, por perfuração venosa central decorrente da erosão gradual da parede pelo uso de medicamentos vesicantes. Em casos de lesão vascular significativa, além da drenagem torácica, pode ser necessário o reparo do vaso traumatizado, seja por cirurgia aberta, endovascular ou videotoracoscopia.[56]

Embolização gasosa

A entrada de ar clinicamente perceptível é um evento raro, com incidência de apenas 0,14 a 1%.[57] Pode ocorrer durante o implante, por meio da agulha de punção ou pelo cateter, durante o uso, em caso de descuido no manejo das travas de segurança ou na ocasião da retirada do dispositivo.

O gás pode acumular-se no coração, no leito arterial pulmonar ou no leito arterial sistêmico, caso haja comunicação entre as câmaras direita e esquerda. O quadro clínico é amplamente variável, desde tosse, dispneia e desconforto retroesternal até um colapso hemodinâmico por choque obstrutivo.[55,57-59] Apesar dos dados serem escassos, acredita-se que volumes a partir de 3 a 5 mℓ/kg já possam ser letais.[60]

Medidas como posicionamento em Trendelemburg, manobras de Valsalva e uso de bainha introdutora valvulada reduzem a probabilidade de um evento, mas, caso ocorra, deve-se interromper imediatamente a entrada de ar, posicionar o paciente em decúbito lateral esquerdo com a cabeça no nível do corpo ou levemente para baixo (manobra de Durant), fornecer oxigênio suplementar com alta fração de oxigênio inspirado (Fio$_2$) e interromper a oferta de óxido nitroso, além de tentar realizar a aspiração do gás pelo próprio cateter.[60-62] Em casos graves, além do suporte intensivo, pode-se tentar o uso da oxigenoterapia hiperbárica.[55,57]

Constrição do cateter

Ocorre quando se realiza uma ligadura demasiadamente apertada sobre a veia na qual adentra o cateter colocado mediante dissecção venosa, provocando estreitamento do lúmen e resistência ao fluxo. A melhor medida para se identificar e evitar essa complicação é rotineiramente testar o fluxo pelo cateter em ambos os sentidos antes do término do procedimento, entretanto, caso não seja detectada ainda no peroperatório, a conduta ideal é a reintervenção para correção cirúrgica.[63]

Complicações pós-operatórias

Hematoma e seroma de bolsa

São problemas exclusivos dos cateteres totalmente implantáveis. Na maioria das vezes, são coleções pequenas e sem repercussão significativa, mas eventualmente podem tornar-se muito volumosas, causando abaulamento, dor e aumento do risco de infecção (Figura 90.6).

Ocorrem como consequência de falha técnica no implante, discrasia sanguínea ou traumatismo local, contuso ou pela agulha, durante tentativa de punção. Fatores como obesidade e descolamento subcutâneo muito grande parecem aumentar o risco.[64]

Normalmente, o diagnóstico é clínico, mas, em caso de dúvida, uma ultrassonografia pode ser indicada. As medidas preventivas

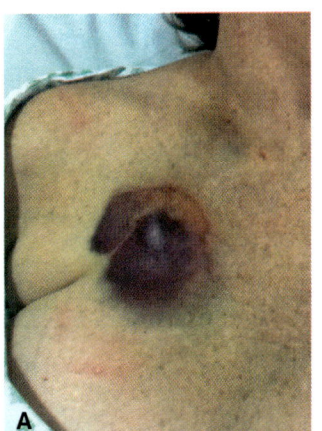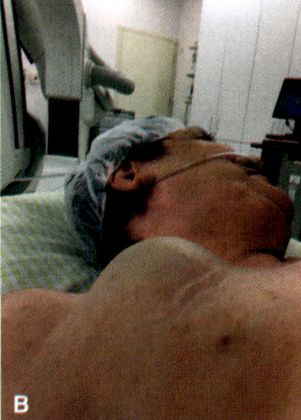

FIGURA 90.6 A. Hematoma de bolsa. **B.** Seroma.

consistem em seguir protocolos rigorosos no pré e no intraoperatório, e, em caso de confirmação diagnóstica, o uso do cateter deve ser suspenso até que haja a absorção do conteúdo ou sua eliminação seja efetuada.[21]

Rotação do reservatório

Complicação rara que costuma estar relacionada com traumatismo torácico, bolsas subcutâneas excessivamente grandes e a não fixação do dispositivo na ocasião do implante.[65] Apesar de não se associar a maiores riscos, impede o uso do dispositivo. Pode ser reparada por manobras diretamente no sítio do reservatório ou mediante reintervenção cirúrgica.

Infecção relacionada com o cateter

Complicação mais frequente em pacientes com cateteres venosos, sendo a principal causa de retirada do dispositivo antes do previsto e responsável por significativa elevação do custo do tratamento.[66,67] Pode ser classificada em infecção de corrente sanguínea relacionada com o cateter (ICSRC) e infecção de pele relacionada com o cateter. Devido à contínua exposição ao meio externo, a incidência é maior nos dispositivos semi-implantáveis.[15]

De modo geral, os agentes etiológicos mais encontrados são bactérias gram-positivas,[68] e o manejo inapropriado, uso concomitante de nutrição parenteral, deficiência imunológica, tempo cirúrgico prolongado, neoplasia hematológica e estado geral comprometido são considerados alguns dos principais fatores de risco.[69,70]

A administração de antibióticos profiláticos, locais ou sistêmicos, ou o revestimento dos cateteres com substâncias bactericidas até o momento não mostrou redução significativa do número de eventos, de modo que, seu uso indiscriminado não é recomendado. Essas medidas, entretanto, podem ser benéficas para alguns subgrupos, especialmente para pacientes em terapia intensiva com infecções de repetição.[71]

Infecção de corrente sanguínea relacionada com o cateter

Complicação com elevado potencial de gravidade que ocorre quando algum patógeno alcança a corrente sanguínea e prolifera no segmento intravascular do cateter a ponto de desencadear um quadro infeccioso sistêmico.[15,72] Nos EUA, registros do National Healthcare Safety Network (NHSN) indicam uma taxa de 1,5 caso de ICSRC/1.000 dias-cateter com uma mortalidade de 12 a 25%,[73-75] e dados britânicos estimam cerca de 6 mil novos casos anualmente no Reino Unido.[76]

Em cateteres de curta permanência, a principal causa é a migração pela superfície externa a partir do sítio de inserção, e, em dispositivos de longa permanência, a contaminação da superfície interna a partir de conectores e lúmens parece ser a via mais comum.[66,77] As bactérias mais envolvidas são *Staphylococcus* coagulase-negativas (CoNS) e *Staphylococcus aureus*, já entre os fungos, o mais encontrado é a *Candida albicans*. Além disso, em menos de 72 horas após a colonização luminal, a formação de um biofilme de matriz polissacarídea já pode ser detectado, promovendo um ambiente altamente propício para a multiplicação dos microrganismos e dificultando consideravelmente o tratamento medicamentoso.[15,78]

O quadro clínico pode incluir febre recorrente e calafrios imediatamente após o uso do cateter, indicativo de bacteriemia, entretanto, pacientes imunossuprimidos podem não apresentar sinais claros, evoluindo rapidamente para choque séptico. O diagnóstico laboratorial baseia-se no resultado de hemoculturas coletadas sob técnica asséptica, e a síntese dos critérios mais utilizados está descrita no Quadro 90.3.[67]

Havendo suspeita de ICSRC, após a coleta de material para as culturas, a antibioticoterapia empírica sistêmica deve ser implementada.

QUADRO 90.3	**Principais critérios laboratoriais para diagnóstico de infecção de corrente sanguínea relacionada com o cateter.**

- Hemocultura do acesso periférico positiva (semiquantitativa ou quantitativa) com cultura de segmento do cateter também positiva para o mesmo microrganismo ou hemoculturas periféricas e a partir do dispositivo, simultaneamente positivas, tendo a amostra coletada pelo cateter, ao menos 5 vezes mais Unidades Formadoras de Colônias (UFC) na análise quantitativa ou

- Hemoculturas periféricas e a partir do dispositivo, simultaneamente positivas, com a amostra coletada pelo cateter, tornando-se positiva ao menos 2 h antes

---

Em pacientes com quadros em fases iniciais, oxacilina, vancomicina ou daptomicina podem ser suficientes. Em casos mais graves e/ou em pacientes com alta probabilidade de resistência a múltiplos medicamentos, como os previamente expostos à antibioticoterapia prolongada ou aqueles em condições hematológicas graves, é frequente infecção por outros patógenos como *Enterococcus faecium*, *E. faecalis* e gram-negativos como *Klebsiella pneumoniae*, *Acinetobacter baumannii*, *Pseudomonas aeruginosa* e *Enterobacter* spp., sendo então recomendado o uso de cefalosporinas de quarta geração, carbapenêmicos ou piperacilina-tazobactam, eventualmente associados a um aminoglicosídeo.[67] Em caso de suspeita de candidemia, fluconazol ou uma equinocandina (caspofungina, micafungina) devem ser prescritos.[68]

Bloqueio antibiótico intracateter

Consiste na instilação intraluminal de substância antibiótica concentrada em nível capaz de eliminar os microrganismos do biofilme e é descrito como medida profilática ou terapêutica. O uso indiscriminado de *antibiotic lock therapy* (ALT) para prevenção de ICSRC (não inclui cateteres para hemodiálise) em Oncologia, até o momento não é justificável, sendo recomendado pelas diretrizes da Infectious Disease Society of America e Society for Healthcare Epidemiology of America, apenas para pacientes com história recorrente dessa infecção a despeito da utilização adequada das demais medidas preventivas.[79,80]

Por outro lado, com o advento de novos fármacos e a melhora nos resultados, o uso do *antibiotic lock* como medida terapêutica é hoje bem estabelecido e recomendado em situações de ICSRC por patógenos de baixa virulência, em indivíduos clinicamente estáveis, sem complicações, e nos quais seja importante tentar preservar o dispositivo.[15,81-83]

Infecção cutânea relacionada com o cateter

O quadro clínico das infecções cutâneas em sítios de cateteres venosos pode variar de sinais flogísticos localizados, como hiperemia, edema, dor e eliminação de secreção purulenta, até quadros graves com sepse. Dependendo da localização, pode ser classificada como infecção ostial, infecção do túnel e infecção (abscesso) da bolsa.

A infecção ostial (Figura 90.7 A) é limitada ao óstio cutâneo do cateter semi-implantável ou até 2 cm a partir dele. Apresenta menor potencial de gravidade, sendo eventualmente possível o tratamento clínico com a manutenção do dispositivo. Por outro lado, a infecção do túnel (Figura 90.7 B), na qual há sinais flogísticos na maior parte ou em todo o trajeto subcutâneo do cateter, e o abscesso da bolsa (Figura 90.7 C e D)[83] são indicações de retirada do acesso concomitantemente às medidas clínicas.[84]

Um organograma com o resumo das medidas a serem adotadas em casos de infecção relacionada com o cateter, além das principais ações profiláticas que podem ser realizadas, estão descritos na Figura 90.8 e no Quadro 90.4.

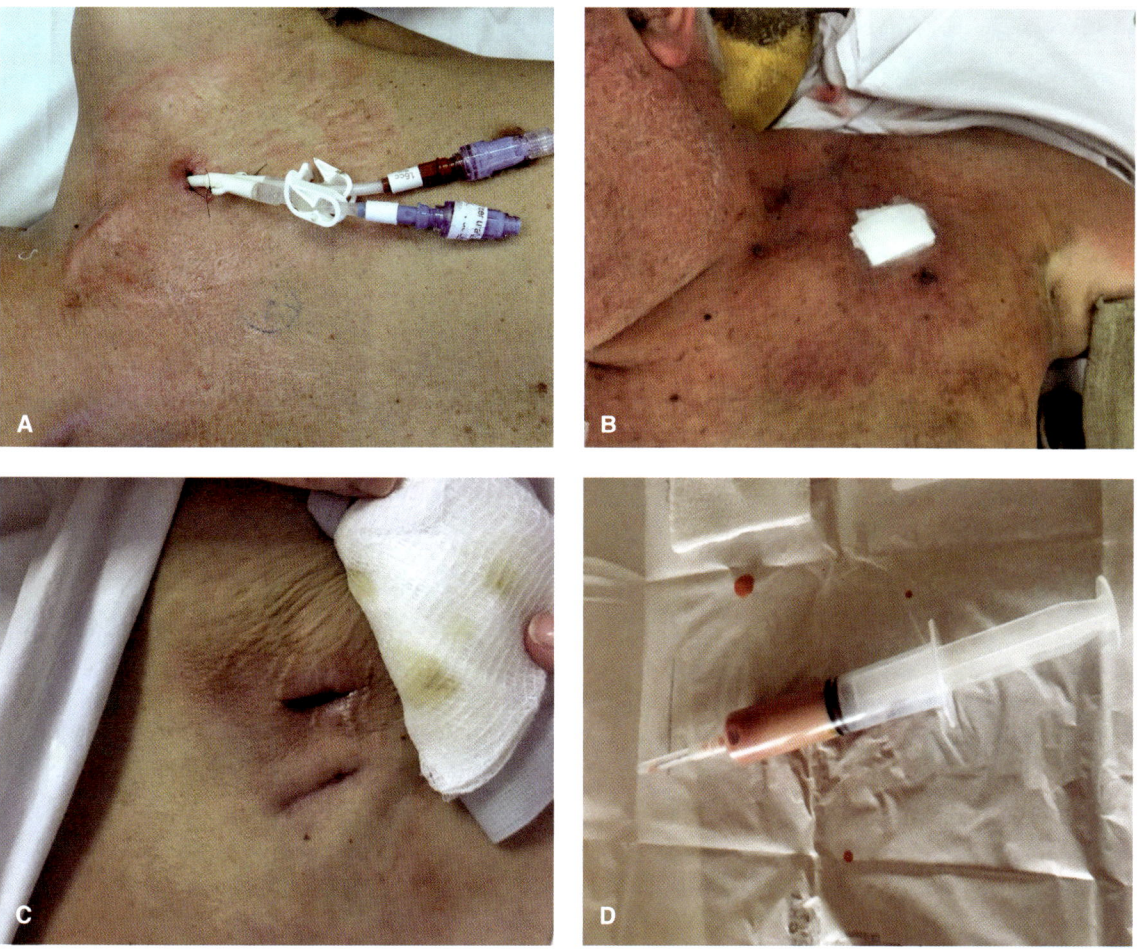

FIGURA 90.7 A. Infecção ostial. **B.** Aspecto após retirada de cateter por infecção de túnel + extensa equimose. **C.** Após retirada de cateter venoso central totalmente implantável devido a infecção (recorrente). **D.** Secreção purulenta coletada da bolsa.

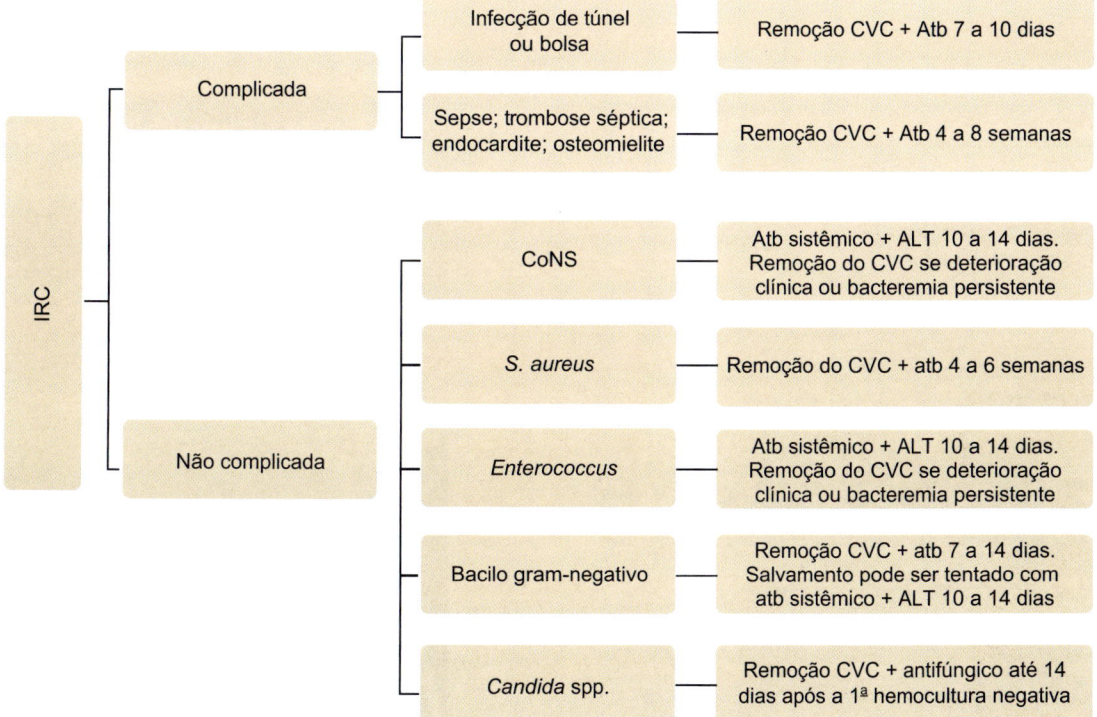

FIGURA 90.8 Resumo de condutas em infecções relacionadas com os cateteres de longa permanência.[81] ALT: *antibiotic lock therapy*; Atb: antibiótico; CoNS: *Staphylococcus* coagulase-negativa; CVC: cateter venoso central; IRC: infecção relacionada com o cateter.

Disfunção de fluxo

O mau funcionamento de um cateter caracteriza-se pelo aumento da resistência ou completa obstrução ao fluxo, seja para infusão ou aspiração, e pode ser considerado um sinal clínico relacionado com algumas complicações. Sua incidência é muito variável, com registros de 0,9 a 9,6% ou 0,03 a 0,44/1.000 dias-cateter em adultos em tratamento oncológico[64,85] e de 5 a 26% das punções em dispositivos totalmente implantáveis.[17] Pode ser classificada como total, quando há obstrução tanto para infusão quanto para coleta de material ou parcial, quando a infusão ainda é possível (disfunção de refluxo).[86] As causas podem ser mecânicas, biológicas ou medicamentosas (Quadro 90.5).

Em todo caso, é responsável por atraso no tratamento, dispêndio de tempo extra pela equipe de enfermagem, necessidade de mais exames complementares e consequente elevação do custo terapêutico global.[18,87] Nesse cenário, medidas preventivas devem ser regularmente adotadas pelas instituições e pela equipe assistencial (Quadro 90.6).

Em caso de problema mecânico, deve-se realizar a devida ação corretiva, por meio de ações de enfermagem, intervenções cirúrgicas (convencionais ou endovasculares) ou pela troca do cateter. Afastando-se causas mecânicas e infecção concomitante, normalmente a perviedade é restabelecida por meio de limpeza da(s) via(s) com solução salina ou substâncias fibrinolíticas,[88-91] medidas descritas no tópico a seguir.

Trombose venosa relacionada com o cateter

Apesar da grande heterogeneidade, conforme diagnóstico oncológico específico, de modo geral, pacientes com câncer têm maior risco de tromboembolismo venoso (TEV), podendo ser de até 7 vezes em alguns grupos, e muitos são os fatores responsáveis por essa associação, destacando-se o aumento da quantidade e a atividade da trombina, redução da concentração de inibidores da coagulação e da capacidade de fibrinólise, elevação da concentração de anticorpos antifosfolipídios e incremento da agregação plaquetária.[15,19,92] Nos pacientes com cateteres venosos, ao estado pró-trombogênico decorrente da doença e do tratamento, soma-se a possibilidade de lesão endotelial mecânica, alterações locais de fluxo e a baixa biocompatibilidade de alguns materiais.[8]

A trombose relacionada com o cateter (TRC) pode surgir precocemente ou muito tempo após o implante, podendo ser assintomática ou cursar com sintomas que variam desde apenas mau funcionamento do dispositivo até a ocorrência de síndrome da veia cava (Figura 90.9) ou embolia pulmonar, e pode ser classificada em extrínseca ou intrínseca (Quadro 90.7), sendo comum a sobreposição dos subtipos no mesmo paciente.[93]

A *trombose de veia central relacionada com o cateter* pode ocorrer em um segmento isolado ou em todo o eixo venoso em que o cateter se encontra, eventualmente, incluindo a veia cava, e pode causar manifestações clínicas marcantes, muitas vezes com edema regional intenso (Figura 90.10 A). Assim como nos casos de TEV sem cateteres, havendo suspeita clínica, se possível uma investigação complementar com ecografia (Figura 90.10 B) ou angiografia (direta, por tomografia ou por ressonância magnética) deve ser realizada, e a terapêutica deve ser conduzida frente ao quadro clínico e ao grau de necessidade do dispositivo.

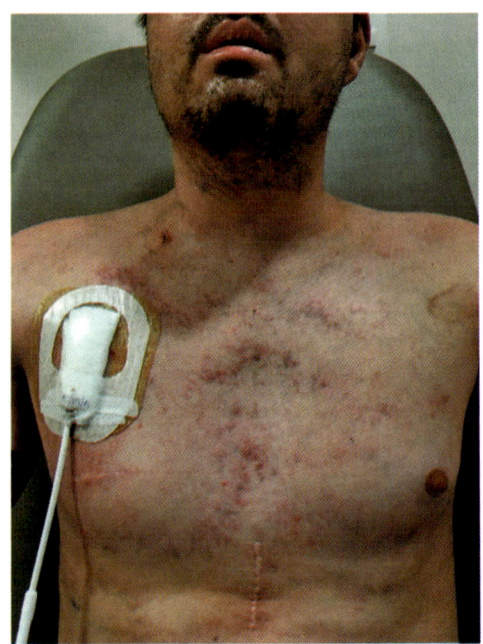

FIGURA 90.9 Paciente com trombose de veia cava relacionada com o cateter central.

Em pacientes sintomáticos, além da terapia anticoagulante, o ideal é que o cateter seja removido, porém em situações em que a obtenção de um novo acesso será difícil, a manutenção do dispositivo, se funcionante e necessário, pode ser cogitada. Na impossibilidade de anticoagulação, a retirada do cateter pode ser suficiente para o alívio dos sintomas.[93] Pacientes assintomáticos idealmente também devem ser anticoagulados, sendo a retirada do cateter indicada caso este não esteja funcionando ou não seja mais essencial para a continuidade do tratamento e, se possível, realizada 3 a 5 dias após o início da anticoagulação.[19,92,94] A medicação anticoagulante deve ser mantida durante todo o período em que o cateter estiver no paciente e, caso este seja removido ainda na fase aguda, deve ser utilizada por pelo menos mais 3 meses. A escolha do anticoagulante a ser prescrito ainda é tema controverso, mas isso provavelmente se deve à pequena quantidade de dados sobre essa situação específica, sendo a maioria das condutas fundamentadas em análises de tromboses venosas de membros inferiores, e não relacionadas com cateteres. Dois grandes estudos em andamento (*ARM-DVT* e *Catheter-3*) devem trazer esclarecimentos a respeito do uso de anticoagulantes orais diretos para tratamento de TRC, entretanto, apesar de alguns resultados iniciais indicarem eficácia e segurança similares aos demais casos de TEV,[95] o tratamento-padrão nesses pacientes ainda consiste na terapia clássica com heparina ou fondaparinux, substituídos ou não por varfarina após alguns dias. O uso de trombolíticos é raramente necessário.

O *trombo mural* é aquele que surge no(s) ponto(s) de contato do endotélio com o cateter, ocorrendo a adesão deste à parede interna da veia. Na maioria das vezes, são pequenos, assintomáticos e detectados de forma incidental. Eventualmente, alcançam a extremidade acarretando mau funcionamento do dispositivo. O risco de evoluírem para trombose venosa oclusiva ou embolia pulmonar sintomática é baixo.

A *trombose atrial relacionada com o cateter* (TARC) é a principal causa de trombose atrial tipo B (Quadro 90.8) e é relatada em 2 a 29% dos pacientes em algumas séries.[96,97] Assim como a trombose mural, é geralmente assintomática e encontrada incidentalmente, mas pode evoluir para quadros de disfunção do cateter, embolia, endocardite e outras alterações cardíacas graves.

O tratamento é controverso e deve ser individualizado, mas, de modo geral, para trombos pequenos, o acompanhamento por imagem pode ser suficiente, porém, em casos maiores que 1,5 cm, idealmente se deve realizar a troca do dispositivo e iniciar a terapia anticoagulante.[98] Nos casos em que o trombo é muito volumoso ou havendo complicações maiores, a trombectomia pode ser necessária (Figura 90.11).[93,99]

A *trombose intrínseca* é aquela em que o trombo se forma dentro do lúmen (*intraluminal*) ou na parede externa do cateter, seja em toda extensão (*associada à capa de fibrina/sleeving*) ou limitada à *extremidade* (Figura 90.12). Sua incidência é incerta e o principal sinal clínico, quando presente, é o mau funcionamento do cateter.[93]

O restabelecimento da perviedade e/ou do fluxo normal pelo cateter pode ser inicialmente tentado por meio de *flush* forçado de solução salina, que é de simples realização, seguro e de baixo custo. Nos casos em que essa conduta não for suficiente, a opção é o uso de substâncias fibrinolíticas (alteplase, uroquinase ou tenecteplase) (Quadro 90.9), as quais, apesar do custo mais elevado, são seguras e efetivas, com relatos de sucesso de até 98% dos casos após duas instilações e perviedade em 30 dias estimada em até 74%.[88-91,100,101]

Se ainda assim as medidas clínicas forem ineficazes ou houver recidiva recorrente da disfunção, a melhor conduta é a troca do dispositivo. Na ausência de sinais infecciosos, esse processo pode ser realizado por fio-guia, evitando novas punções, implantando-se o novo cateter no mesmo sítio, e, havendo suspeita de formação de trombos na capa de fibrina existente ao redor do cateter,[9] pode-se tentar realizar a ruptura dessa membrana com balão de angioplastia,[102,103] entretanto, o real benefício dessa medida ainda não é totalmente estabelecido.[93]

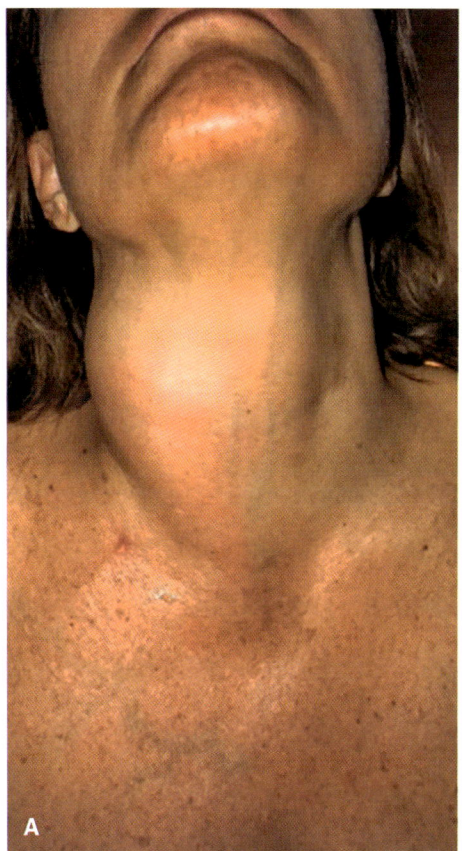

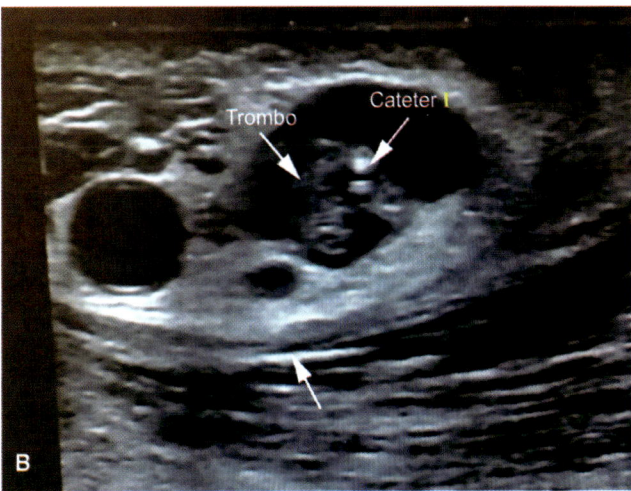

FIGURA 90.10 A. Edema cervical após trombose venosa profunda jugular. **B.** Ecografia de trombose relacionada com o cateter.

QUADRO 90.7	Tipos de tromboses venosas relacionadas com os cateteres.
Trombose extrínseca	**Trombose intrínseca**
▪ Trombose venosa central	▪ Trombose intraluminal
▪ Trombose mural	▪ Trombose na extremidade do cateter
▪ Trombose atrial	▪ Trombose da capa de fibrina/*sleeving*

QUADRO 90.8	Tipos de trombos atriais.[99]
Tipo A	Trombo móvel, fino e alongado. Átrio direito normal. Pode representar embolia em trânsito de trombose venosa profunda
Tipo B	Trombo anexado à parede atrial. Átrio direito estruturalmente anormal ou com corpos estranhos, como um cateter

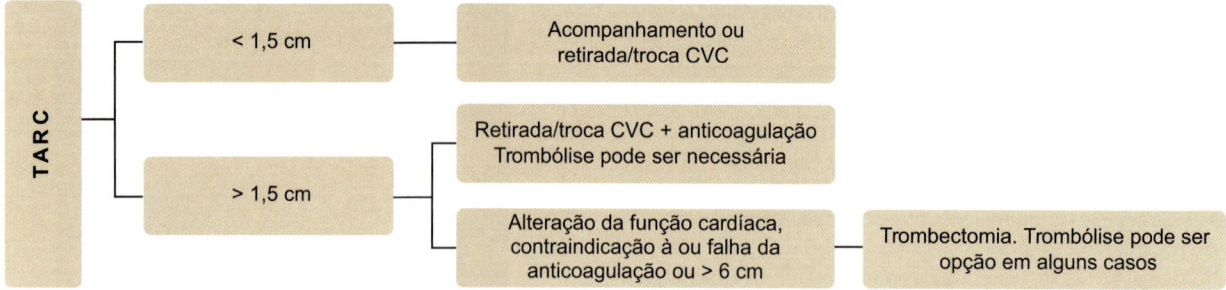

FIGURA 90.11 Algoritmo de condutas em caso de trombose atrial relacionada com o cateter (TARC). CVC: cateter venoso central.[100]

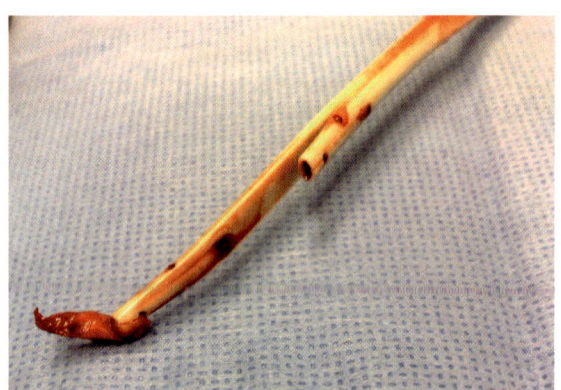

FIGURA 90.12 Trombo vegetante na extremidade de cateter semi-implantável de longa permanência.

Necrose de pele

Complicação rara, normalmente ocorre lentamente, com gradual adelgaçamento da pele sobrejacente ao reservatório de cateteres totalmente implantáveis e extrusão do dispositivo (Figura 90.13 A a C). Entre os fatores relacionados, destacam-se o uso de técnica cirúrgica inadequada, punção inapropriada do reservatório (Figura 90.13 D), perda ponderal excessiva, lesão cutânea por extravasamento de quimioterápicos, radioterapia próxima à área do implante e câncer de pele no sítio do cateter.[104]

Visando minimizar o risco dessa complicação, deve-se utilizar reservatório com perfil adequado ao biotipo do paciente e, em caso de indivíduo muito emagrecido, o implante pode ser realizado no plano submuscular. Caso o dano ocorra, o tratamento consiste na troca do sítio, idealmente antes que haja a exposição do dispositivo, para reduzir a chance de um evento infeccioso.[87,104,105]

Extravasamento

Infiltração inadvertida de algum agente quimioterápico no tecido circunjacente ao sítio de acesso (Figura 90.14). A maioria dos eventos ocorre em acessos periféricos e sua incidência varia de 0,1 a 22% considerando-se todos os tipos de acessos e de 3 a 6% em cateteres totalmente implantáveis.[87,105-107] Em dispositivos de longa permanência, as principais causas são ruptura parcial, deslocamento ou desconexão da agulha, punção inadequada e desconexão cateter-reservatório. O quadro clínico varia de acordo com a medicação extravasada, que, com base no seu potencial de dano, pode ser classificada em vesicante, irritante e não vesicante (Quadro 90.10).[108,109]

Na maioria dos casos, não há tratamento específico, mas medidas gerais como interrupção da infusão, analgesia e até tentativa de aspiração de qualquer quantidade do medicamento devem ser realizadas. Extravasamentos de medicamentos não vesicantes geralmente são bem conduzidos com uso de compressas secas frias, no

entanto, para situações em que há envolvimento de substâncias irritantes e vesicantes, medidas adicionais como aplicação de agentes neutralizadores ou capazes de aumentar a absorção podem ser úteis (Quadro 90.11). A principal medida capaz de reduzir os casos é a adoção de protocolos institucionais rigorosos e programas de educação continuada.[105-109]

Ruptura do cateter

Evento pouco comum, com incidência relatada de 0,1 a 1,9%, podendo ocorrer nos segmentos intra ou extravascular dos dispositivos. Os fatores geralmente relacionados são técnica de inserção inadequada, "pinçamento" costoclavicular (Síndrome de *pinch-off*), limpeza das vias com seringa de volume menor que 10 mℓ; deposição de cálcio e fibrina, traumatismos, corrosão por medicação vesicante e defeito de fabricação.[0,110]

As rupturas extravasculares podem ocorrer no segmento subcutâneo ou, em cateteres semi-implantáveis, também na região externa. As primeiras costumam ser descobertas após queixa de dor e abaulamento no trajeto do cateter, causado por acúmulo do líquido injetado, podendo desencadear lesões graves, dependendo da substância. Já as rupturas externas são facilmente identificadas por observação direta do vazamento.

As rupturas no segmento intravenoso podem frequentemente ser assintomáticas e eventualmente sequer ocasionar alteração do funcionamento do cateter, sendo geralmente identificadas de modo incidental. Nesse tipo de evento, há maior chance de embolização (Figura 90.15), com risco de quadros graves, como arritmia, endocardite, trombose de artéria pulmonar, abscessos pulmonares e oclusão de seio coronário.

Danos no segmento extracorpóreo de alguns cateteres semi-implantáveis costumam ser corrigidos com o uso de *kits* de reparo específicos fornecidos pelos fabricantes, por outro lado, em caso de rupturas nos demais segmentos, o paciente deve ser operado para troca do dispositivo. Em caso de embolização, a captura e a retirada do êmbolo por técnica endovascular habitualmente é factível e efetiva, porém nem sempre é bem-sucedida e, nesse caso, a decisão entre realizar uma intervenção "convencional a céu aberto" ou deixar o cateter no sistema venoso do paciente dependerá das condições clínicas e do prognóstico do indivíduo.[110-112]

Síndrome de *pinch-off*

Consiste na compressão do cateter ao cruzar o espaço costoclavicular. Sua incidência é estimada em até 5%[105] das implantações de cateteres pela veia subclávia e normalmente é descoberta por radiografia simples de tórax após episódios de mau funcionamento do dispositivo. O principal fator é a inserção do dispositivo a partir de um segmento muito medial da veia, ocorrendo principalmente com cateteres mais calibrosos e à base de silicone,[8] de maneira que, sempre que possível, a punção subclávia para implante de cateteres

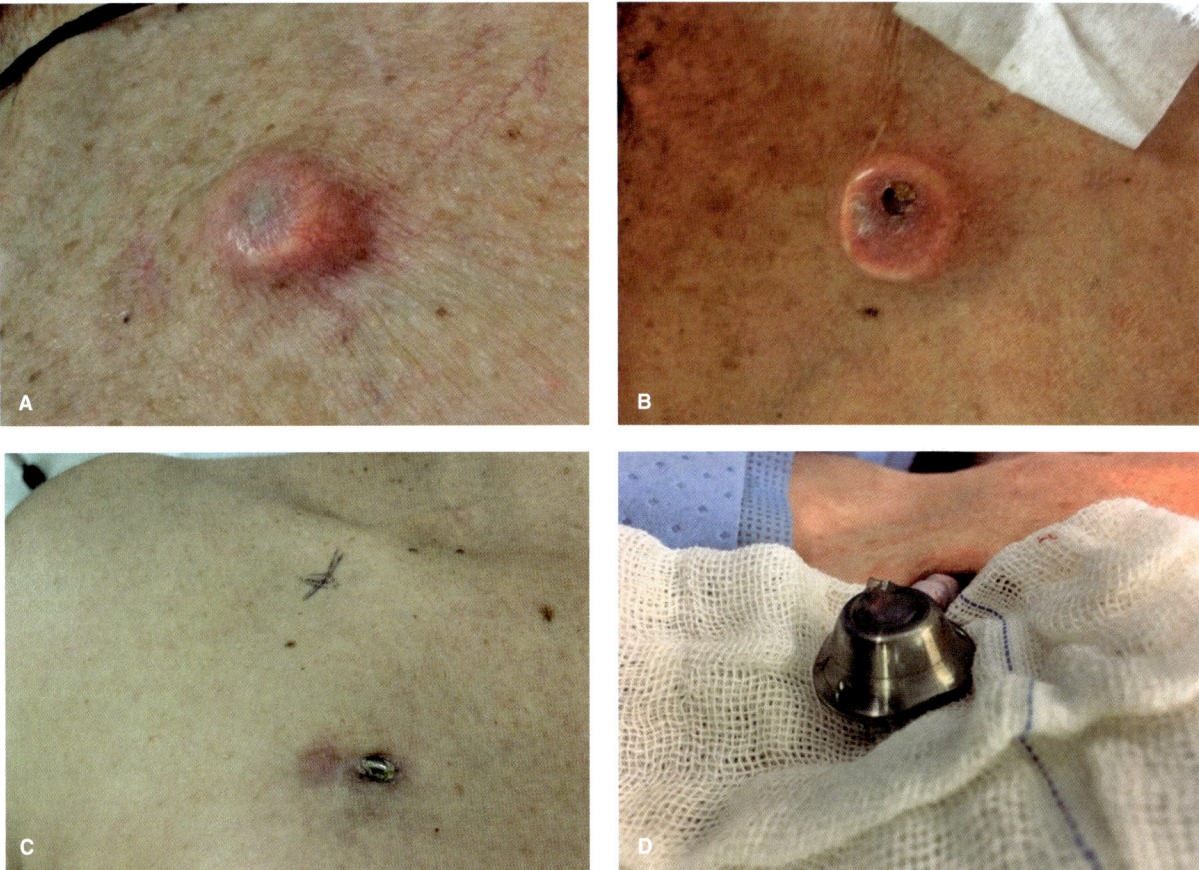

FIGURA 90.13 A. Adelgaçamento cutâneo no sítio do reservatório. **B** e **C.** Necrose de pele e exposição do reservatório. **D.** Espícula de silicone por punção inadequada.

QUADRO 90.9	Fibrinolíticos mais usados para desobstrução de cateter venoso central (CVC).[15,94,103]
Fibrinolítico	**Modo de uso**
Alteplase 2 mg/2 mℓ	Até duas instilações com tempo de permanência de 30 a 120 min. Volume de acordo com o *priming* do cateter
Uroquinase	10 mil (obstrução total) a 25 mil (disfunção de refluxo persistente ou CVC para hemodiálise) UI/lúmen com tempo de permanência de 30 a 60 min
Tenecteplase 2 mg/2 mℓ	Até duas instilações com tempo de permanência de 30 a 120 min. Volume de acordo com o *priming* do cateter

QUADRO 90.10	Exemplos de medicamentos de acordo com o potencial de dano aos tecidos.	
Potencial de dano	**Medicamento**	**Quadro clínico**
Vesicante	Doxorrubicina, mecloretamina, mitomicina C, vincristina, vimblastina, docetaxel, paclitaxel	Capaz de causar dor, inflamação, bolhas e necrose em pele e tecidos subjacentes
Irritante	Carmustina, melfalana, doxorrubicina lipossomal, etoposídeo, oxaliplatina, cisplatina, irinotecano	Capaz de causar dor e inflamação, mas raramente necrose tecidual
Não vesicante	Bleomicina, ciclofosfamida, asparaginas, citarabina, etoposídeo, interferona	Capaz de causar inflamação leve a moderada e erupção no tecidual

QUADRO 90.11	Exemplos de tratamentos para conter extravasamentos medicamentosos.[110]	
Medicamento	**Tratamento sugerido**	**Nível de evidência**
Antraciclinas	Dexrazoxano IV. Iniciar no máximo até 6 h após início da ocorrência: 1.000 mg/m^2 nos dias 1 e 2 e 500 mg/m^2 no dia 3	III B
Antraciclinas e mitomicina C	Dimetilsulfóxido (DMSO) tópico (99%). Iniciar nos primeiros 10 min após início da ocorrência e depois a cada 8 h durante 7 dias	IV B
Mecloretamina e cisplatina	Solução de 4 mℓ de tiossulfato de sódio a 10% + 6 mℓ de água destilada. Injetar 2 mℓ/mg de mecloretamina ou 100 mg de cisplatina diretamente na cânula. Além de injeção subcutânea de 1 mℓ de tiossulfato de sódio (pode ser repetido várias vezes)	V C
Alcaloides da vinca e taxanos	Hialuronidase subcutânea. Aplicar 150 a 900 UI na área de extravasamento	V C

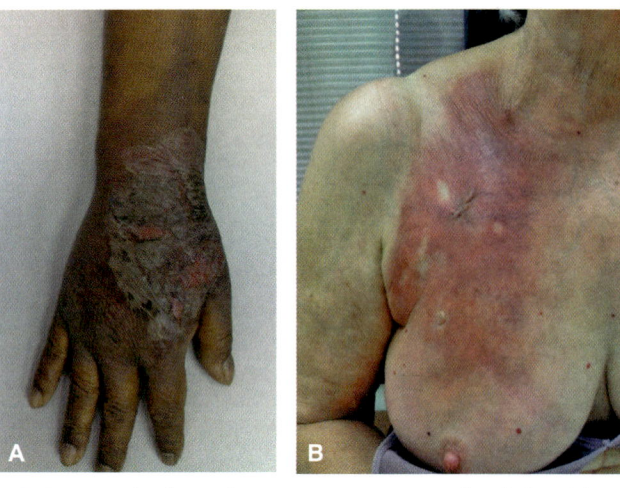

FIGURA 90.14 Lesões cutâneas por extravasamento de quimioterápicos.

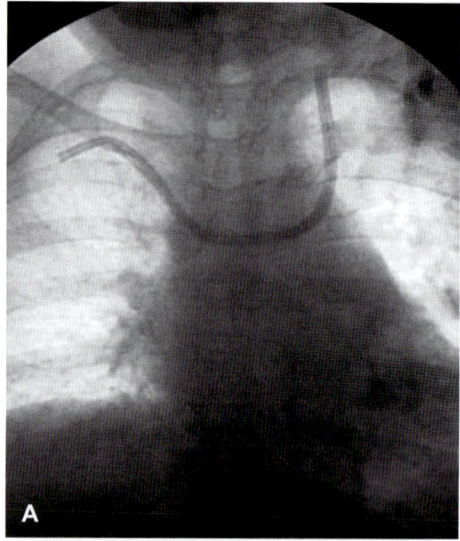

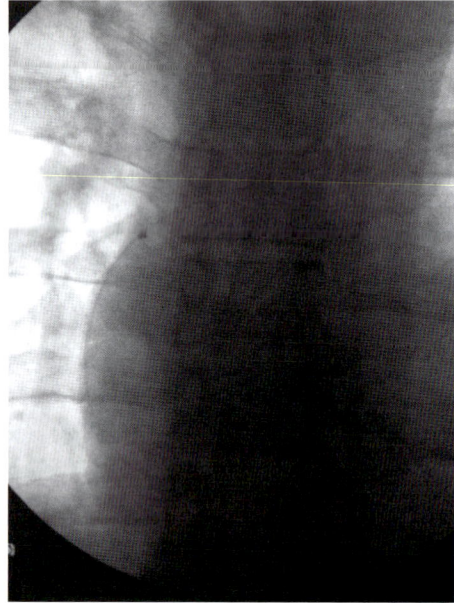

FIGURA 90.15 Embolização de cateter para seio coronário.

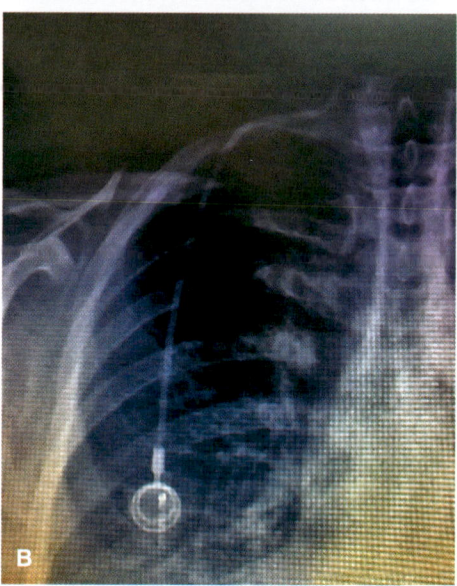

FIGURA 90.16 **A.** Migração para a veia subclávia. **B.** Migração para o segmento superior da veia jugular.

de longa permanência deve ser nos segmentos médio ou lateral, ou mesmo por via supraclavicular e nos casos em que estes acessos não sejam viáveis, recomenda-se alterar o sítio de punção. O principal risco associado à POS é a secção completa e embolização do cateter, e uma vez detectada, a troca do acesso é mandatória.[8,55,105,110]

Migração da extremidade do cateter

Complicação pouco frequente, a migração espontânea da extremidade é relatada em 0,9 a 1,8% dos casos em cateteres de longa permanência. O principal fator de risco é o posicionamento inadequado no momento da implantação, com a ponta sendo alocada no terço superior da cava ou até mesmo no tronco braquiocefálico. Ademais, acredita-se que esse evento possa ter relação com acessos de vômito ou tosse, insuficiência cardíaca congestiva e excesso de movimentos de grande amplitude e força dos membros superiores.[105,113,114] A migração para o interior das veias jugular, subclávia ou axilar pode provocar dor cervical ou na região do ombro, principalmente durante as infusões, e estar associada a disfunção do dispositivo e trombose.

O diagnóstico é confirmado por meio de radiografia simples do tórax (Figura 90.16). Em caso de CVCTI ou semi-implantáveis tunelizados, o reposicionamento pode ser tentado por técnica endovascular e, no caso de falha, realiza-se a correção por cirurgia convencional. Para cateteres de curta permanência, a troca do dispositivo geralmente é a conduta inicialmente recomendada por ser mais custo-efetiva.[105,113,114]

CONSIDERAÇÕES FINAIS

Apesar de eventualmente ser considerado um procedimento de menor importância, é imperativo que todo cirurgião vascular e demais componentes da equipe assistencial entendam que, enquanto a terapia oncológica medicamentosa for predominantemente intravenosa, os cateteres de longa permanência serão elementos muito relevantes no processo terapêutico do paciente e seu implante deve, portanto, ser meticuloso e seguir preceitos técnicos rigorosos e seu monitoramento pós-operatório deve ser permanente e integrado, para que sua retirada seja sempre eletiva ao fim do tratamento proposto e nunca por alguma complicação.

As referências bibliográficas deste capítulo se encontram no Ambiente de aprendizagem do GEN.

Doenças Arteriais

Isquemia Aguda de Membros

91

Oclusões Arteriais Agudas

Matheus Bertanha ■ Francisco Humberto de Abreu Maffei ■ Sidnei Lastória

Resumo

A oclusão arterial aguda (OAA) mantém-se como doença vascular periférica de grande importância na medicina de urgência, sendo o tempo de ocorrência o fator mais significativo para seu prognóstico. Sua relevância para a área vascular e para este capítulo, relaciona-se com as consideráveis taxas de morbimortalidade, além de, na maioria das vezes, indicar a existência de arteriopatia prévia e/ou fonte emboligênica potencial, eventualmente não diagnosticadas. A ocorrência de OAA trombóticas de membros vem aumentando paralelamente ao aumento da longevidade da população; entretanto, os casos de OAA relacionados com valvopatia reumática ou congênita em pacientes jovens, embolização por arritmia cardíaca ou trombose *in situ* em pacientes idosos têm diminuído. As opções de tratamento podem ser realizadas com auxílio de modernas técnicas endovasculares, mas o tratamento cirúrgico convencional por embolectomia ou confecção de pontes ainda é amplamente utilizado e necessário, com resultados bastante satisfatórios.

Palavras-chave: embolia ou trombose; embolectomia com balão; isquemia; extremidade inferior; extremidade superior; oclusão de enxerto vascular.

INTRODUÇÃO

A OAA caracteriza-se por diminuição súbita da perfusão arterial do membro, ameaçando sua viabilidade, com início do quadro e duração dos sintomas inferiores a 2 semanas.[1-3] As OAA são situações extremamente graves e normalmente de início súbito (horas) que, se não forem imediatamente revertidas, provocarão desequilíbrio circulatório do segmento irrigado pela(s) artéria(s) ocluída(s), resultando em isquemia. A falha no diagnóstico médico e o retardo ou a inadequação no tratamento podem resultar em lesões irreversíveis, com perda de membros ou órgãos, alterações fisiológicas e funcionais importantes e, não raramente, podem causar a morte. A obstrução aguda de uma artéria tem etiologia variável, e a sintomatologia depende da topografia ocluída e da natureza dos tecidos e órgãos atingidos pela isquemia.

Quanto à epidemiologia da OAA, a incidência aproximada é de 17 casos por 100 mil habitantes/ano.[4] Dados históricos da Suécia e do Reino Unido sugerem incidência de 3 a 14 por 100 mil pessoas/ano, em sua maioria indivíduos com idade > 80 anos.[4-7] A maior análise epidemiológica contemporânea do tratamento da OAA usou o National Hospital Discharge Survey (NHDS, EUA).[8] Cerca de 1.092.811 internações hospitalares, de 1988 a 1997, foram por embolia arterial aguda ou trombose do membro inferior; isso foi reduzido para 670.704, de 1998 a 2007, implicando uma diminuição na incidência de embolização arterial ou trombose de 42,4 por 100 mil pessoas/ano, de 1988 a 1997, para 23,3 por 100 mil pessoas/ano, de 1998 a 2007.[8] Em outro estudo epidemiológico de tratamento da OAA na população do Medicare dos EUA entre os anos 1998 e 2009, a incidência de internações hospitalares relacionadas com a OAA diminuiu de 45,7 para 26 por 100 mil pessoas/ano.[9]

Neste capítulo, serão abordadas apenas as oclusões arteriais agudas dos membros, com destaque para as duas causas mais frequentes: a embolia e a trombose.

ETIOPATOGENIA

A OAA implica diminuição súbita ou piora da perfusão tecidual, com ameaça potencial à viabilidade do membro. A embolia, a trombose e os traumas são responsáveis pela maioria dos casos. Os traumatismos arteriais são abordados em capítulo específico deste livro (ver Capítulo 157).

Embora nem sempre seja possível a distinção entre trombose e embolia, as séries mais recentemente publicadas demonstram haver predomínio da trombose (seja das artérias nativas, pontes cirúrgicas, segmentos submetidos à angioplastia, trombose de aneurismas arteriais periféricos, dissecções ou lesões traumáticas) em contraposição às mais antigas, que apontavam a embolia como principal causa.[10-12] Dentre as que mais se destacam, a trombose de enxertos parece ser mais frequente que a da artéria primitiva, ocasionando, às vezes, quadro isquêmico muito intenso e implicações importantes na definição do tratamento.[10,13]

Embolia arterial

Entende-se por embolia arterial a progressão, na corrente sanguínea, de trombos, fragmentos de placas ateromatosas, células tumorais, gases ou outros corpos estranhos, desprendidos ou introduzidos em um local qualquer do sistema cardiovascular que pode ocasionar oclusão parcial ou total de uma artéria em ponto distante da sua origem.

Na maioria das vezes, a embolia arterial é uma manifestação periférica de outra moléstia preexistente, quase sempre uma cardiopatia ou lesão arterial proximal e, mais raramente, iatrogênica ou traumática.

É difícil apontar de maneira retrospectiva a causa desencadeante da embolização de material trombótico de origem cardíaca. Discutem-se, como causas possíveis, as alterações súbitas do ritmo cardíaco, os esforços físicos, o início de tratamento com medicamentos digitálicos e a cirurgia cardíaca.

Uma vez atingida a árvore arterial, os êmbolos migram em velocidade variável, dependendo de seu tamanho e desempenho cardíaco, alojando-se em um local em que o calibre da artéria diminui bruscamente, o que acontece nas bifurcações arteriais ou na emergência de colaterais importantes.

A incidência de êmbolos para os membros inferiores é cerca de 5 a 10 vezes maior que para os superiores. Nos membros inferiores, as artérias mais afetadas são a femoral, a poplítea, a ilíaca e a aorta, e nos superiores, a mais acometida é a braquial e, menos frequentemente, axilar, radial, ulnar e subclávia.[14-18] A bifurcação femoral é o local mais frequentemente atingido, correspondendo a 35 a 50% dos casos.[16,19-22] Aproximadamente 20% dos êmbolos afetam a circulação cerebral e 10%, a visceral.[23]

As embolias arteriais podem ser classificadas do ponto de vista etiológico, incluindo as causas comuns e incomuns, em:[24-26]

- Cardíacas:
  - Fibrilação atrial (FA) – disritmias
  - Lesões orovalvulares

- Infarto agudo do miocárdio (IAM)
- Insuficiência cardíaca congestiva (ICC; síndrome de baixo débito cardíaco)
- Aneurisma ventricular
- Miocardiopatia
- Cardioversão
- Endocardites
- Material protético
- Mixoma atrial
- Arteriais:
  - Aneurisma
  - Aterosclerose
  - Arterites ou vasculites
  - Injeções intra-arteriais
  - Trauma
  - Corpo estranho
  - Embolização tumoral
- Venosa:
  - Embolia paradoxal.

A maioria dos êmbolos tem origem no coração e, em particular, nas câmaras esquerdas, a partir da fragmentação de trombos intracavitários.[20,21] O coração, como fonte de êmbolos, tem sido descrito em uma frequência de 78 a 96%, de acordo com vários autores.[8,17,27] A causa mais frequente da formação desses trombos é a FA, que acompanha as lesões da válvula mitral de origem reumática, seguida de hipertireoidismo, IAM e miocardiosclerose.

A FA, pelas alterações hemodinâmicas que acarreta, propicia a formação de trombos murais, constituindo-se na principal fonte emboligênica,[21,28] tendo sido relatada em 40 a 100% dos pacientes com OAA.[29] Nas últimas décadas, houve alterações na incidência relativa de cardiopatias potencialmente emboligênicas, e o IAM e a doença aterosclerótica do coração passaram a ter predomínio sobre a cardiopatia reumática. Alguns fatores contribuíram para isso: melhor controle da febre reumática, realização mais frequente de cirurgias para correção das valvulopatias e o aumento da expectativa de vida.

Parece ser bastante frequente a ocorrência de embolismo sistêmico nos casos de FA, embora não se conheça a sua incidência exata.[30] Em estudos de necropsias de pacientes cardiopatas com e sem FA, foi verificada ocorrência muito maior de embolia nos primeiros.[31] A doença cardíaca aterosclerótica com FA é atualmente mais frequente que a doença reumática da válvula mitral como causa de embolia,[32] correspondendo a 60 a 70% dos casos.[16,20,23] Pacientes com FA podem desenvolver episódios embólicos após cardioversão, tendo sido relatados em uma frequência de até 5%.[33] Alguns estudos mostraram incidência variável de 10 a 40% de embolismo sistêmico em vigência de hipertireoidismo concomitante à FA.[34-36]

Dentre as valvopatias, a causa de embolia mais frequente é a doença valvular mitral, em particular a estenose mitral de origem reumática. Os trombos podem desenvolver-se na área subvalvular, mas ocorrem com maior incidência no átrio esquerdo, especialmente na aurícula, variando o seu tamanho desde pequenos grãos a grandes massas trombóticas, ocupando praticamente toda a cavidade atrial. O átrio esquerdo dilata-se em decorrência de lesões mitrais (estenose e insuficiência), e a embolização de trombos murais pode constituir-se na manifestação inicial desse quadro. Nesses pacientes, dois fatores parecem estar intimamente ligados à frequência de episódios embólicos: a idade e a FA. Assim, é maior a frequência de embolismo com o avanço da idade e ocorrência de FA.[28] São muito menos frequentes as embolias resultantes de lesões da válvula aórtica, a menos que estejam associadas a FA, ICC, endocardite ou lesão mitral.

Os trombos murais que se formam nas câmaras cardíacas após IAM, mesmo sem arritmias, constituem importante fonte emboligênica e representam causas expressivas de óbito nesses indivíduos. A maior parte desses trombos forma-se no ventrículo esquerdo, sede mais comum de IAM, mas pode desenvolver-se no ventrículo direito e, eventualmente, no átrio, quando este é acometido pelo infarto.

Em relação ao tamanho dos êmbolos, estes variam desde um trombo delgado, rico em fibrina recobrindo a área infartada, até enormes trombos que ocupam a maior parte do ventrículo. Um trombo mural associado a IAM pode embolizar em qualquer momento, o que pode ocorrer concomitantemente ou até mesmo antes de o quadro clínico ou eletrocardiográfico indicar a sua origem.

Pacientes com infarto transmural apresentam risco de embolização sistêmica por 3 a 4 semanas depois do evento agudo. As embolizações sistêmicas após IAM podem alcançar 5% dos casos. Em uma série de 400 casos de embolia periférica, Panetta et al.[22] verificaram que o IAM foi o fator causal em 20% dos casos. Foi também relatado que até 27% dos casos de êmbolos de aorta "a cavaleiro" (Figura 91.1) ocorreram depois de IAM.[29] É difícil determinar a incidência real de trombos murais em vigência de IAM, devido à dificuldade de se obter um diagnóstico objetivo de trombose mural, apesar do emprego de métodos propedêuticos sofisticados, como ventriculografia associada à coronariografia, fibrinogênio marcado com iodo radioativo, mapeamento com plaquetas marcadas com índio-111 e ecocardiografia bidimensional transesofágica. Eventualmente, a embolia periférica pode ser a primeira manifestação clínica de um IAM silencioso.

O ventrículo esquerdo pode ainda ser fonte de êmbolos em aneurismas ou miocardites.

A endocardite bacteriana aguda ou subaguda pode ser origem de embolia arterial, seja a partir dos depósitos que ocorrem nas válvulas afetadas, seja pelo fato de propiciar a formação de trombos murais nos átrios e nos ventrículos.[37] A embolização sistêmica é geralmente múltipla, podendo constituir-se na primeira manifestação da endocardite. Na maioria dos casos, os êmbolos são pequenos e obstruem artérias de pequeno calibre e arteríolas, com consequente necrose limitada a dedos e à pele.[38] Eventualmente, desprendem-se grandes fragmentos trombóticos, que levam a

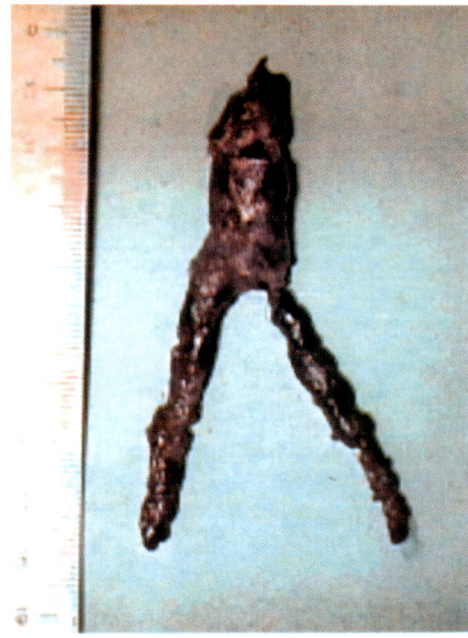

FIGURA 91.1 Êmbolo da bifurcação aórtica com trombose secundária estendendo-se para as artérias ilíacas.

obstruções arteriais tronculares. Não se conhece a incidência real desses casos e, por vezes, o diagnóstico é difícil, obrigando a uma completa investigação clínica e bacteriológica.

As cardiopatias congênitas isoladas raramente acarretam OAA, entretanto, pode ocorrer quando se associam a ICC, FA, endocardite, desidratação ou elevação acentuada do hematócrito.

As miocardiopatias inflamatórias e degenerativas são condições que favorecem a formação de trombos murais e embolizações, principalmente na fase de ICC, ou quando se combina com FA. Pacientes portadores de cardiopatia chagásica que apresentam disfunção miocárdica grave têm índice elevado de trombose intracavitária e grande probabilidade de apresentar episódios de embolia sistêmica.[39]

A endocardite marântica, ou endocardite trombótica não bacteriana, caracteriza-se pelo desenvolvimento de trombos fibrinoplaquetários estéreis, de 1,5 mm a 3 cm, nas válvulas cardíacas ou, mais raramente, no endocárdio atrial ou ventricular.[40] Tem acentuada tendência para embolização múltipla e, do ponto de vista clínico, superpõe-se aos demais tipos de endocardite, além de poder associar-se a quadros neoplásicos.

Os mixomas, embora raros, são os tumores intracardíacos mais frequentemente encontrados e 75% deles se desenvolvem no átrio esquerdo.[41] Sua sintomatologia mais frequente simula a de estenose mitral, porém 40% destes se manifestam por embolias sistêmicas. As decisões sobre o manejo de pacientes com malignidade e OAA devem ser individualizadas e corroboradas por oncologistas, pois a revascularização de um membro acometido por OAA pode render bons resultados no que tange à qualidade de vida, mesmo para pacientes cujo prognóstico seja reservado.[42,43]

Em um estudo prospectivo da Dinamarca com 26 anos de acompanhamento, pacientes com OAA e câncer recém-diagnosticado tiveram um risco maior de amputação do que aqueles sem câncer (razão de risco [HR] 0,09 *vs.* 0,06), além de maior mortalidade dos pacientes oncológicos (HR 0,67 *vs.* 0,37).[44]

Os procedimentos diagnósticos e/ou terapêuticos invasivos e a cirurgia cardiovascular constituem importante fonte iatrogênica de embolia periférica atualmente, incluindo a descrição de embolização de fragmentos de cateteres, guias metálicos, fragmentos de próteses, fragmentos de ateroma etc.[45-49]

Apesar dos avanços e do desenvolvimento técnico na implantação de aparelhos protéticos em substituição a válvulas cardíacas, as complicações tromboembólicas continuam a preocupar, ainda que sua incidência tenha sido reduzida com o desenvolvimento de novas próteses e com o uso de anticoagulantes. Admite-se a ocorrência anual de 5 a 15% de casos de tromboembolismo com as próteses valvulares atualmente em uso.[28] Nesses pacientes, são importantes fatores de risco: dilatação de câmaras cardíacas, FA e história pregressa de tromboembolismo, embora raramente um êmbolo venoso possa atingir a circulação arterial ocasionando OAA e caracterizando-se como embolia paradoxal. O trombo, originado em veias periféricas, passaria para a circulação arterial através de persistência do forame oval ou *shunts* intracardíacos associados à inversão dos gradientes pressóricos entre as câmaras cardíacas.[50,51] Elliot et al.[16] observaram embolia paradoxal em 0,4% de 225 pacientes com OAA embólica. No passado, a maioria dos casos era constituída por achados de necropsia, e nos últimos anos, tem havido aumento da frequência de diagnóstico *in vivo*.[52]

Embolias de origem extracardíaca ocorrem em 5 a 10%, por exemplo, a partir de trombos intramurais associados a aneurismas aortoilíacos, femorais ou poplíteos.[23]

O ateroembolismo, que resulta da fragmentação de placas ateromatosas instáveis, tem sido alvo crescente de atenção dos autores, reconhecendo-se a aorta abdominal e as carótidas como importantes fontes.[53,54] A incidência relativa do ateroembolismo não é

bem conhecida, variando desde 0,03 a 10%.[55-60] Os êmbolos podem consistir em trombo, materiais fibrinoplaquetários, cristais de colesterol ou misturas desses elementos. Os macroêmbolos podem originar-se de aneurismas aórticos ou mais distais, de ateromas ulcerados ou de fragmentos da placa ateromatosa. Os microêmbolos originam-se de agregados fibrinoplaquetários e/ou de cristais de colesterol. Estudos de necropsias mostraram incidência de 0,18 a 2,4%, aumentando para até 77% em necropsias de pacientes com aterosclerose e submetidos à manipulação da aorta.[61-63] A prevalência de ateroembolismo em estudos clínicos foi estimada entre 1 e 4%.[56,64,65] Ele pode ocorrer espontaneamente, mas é mais frequente após trauma, procedimentos vasculares e endovasculares, anticoagulação e trombólise. Os ateroêmbolos originários da aorta ascendente e do arco costumam atingir o sistema nervoso central e a retina, e os originários das porções torácica e abdominal afetam as vísceras e extremidades. As manifestações cutâneas do ateroembolismo incluem livedo reticulares e "síndrome do artelho azul".

O microembolismo arterial frequentemente se manifesta com oclusões de arteríolas em múltiplos setores do organismo, em geral não diagnosticadas. O microembolismo arterial digital, constituindo a chamada "síndrome do artelho azul", está frequentemente associado a lesões ateroscleróticas ou aneurismas não suspeitados (Figura 91.2).

Os aneurismas de artéria poplítea parecem predispor a microêmbolos distais, e os de artérias ilíaca e femoral comum provocam mais oclusões trombóticas agudas.

Os macroateroêmbolos são de difícil distinção dos êmbolos cardiogênicos maiores e podem originar-se de lesões ateromatosas ou aneurismáticas da aorta e, eventualmente, durante procedimentos endovasculares.[66] Sharma et al.[67] observaram que 45% dos casos de ateroembolismo tinham origem iatrogênica, sendo 83% por consequência de manipulação angiográfica de artérias proximais.

Não raramente pode ocorrer oclusão de artérias de pequeno calibre e arteríolas devido a injeções intra-arteriais de drogas ilícitas ou corpos estranhos, intencional ou inadvertidamente (Figura 91.3).

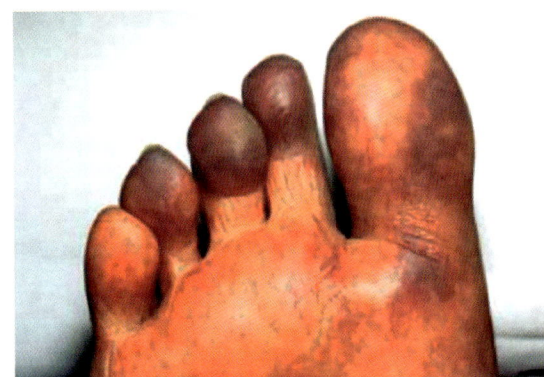

FIGURA 91.2 Ateroembolismo: "síndrome do artelho azul".

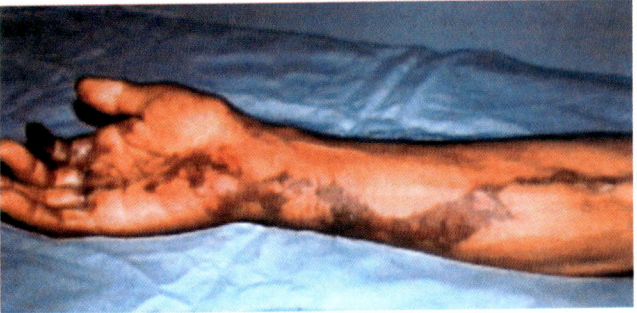

FIGURA 91.3 Necrose digital, da região palmar e do antebraço, após injeção intra-arterial inadvertida.

Em muitos casos, o bólus dessas substâncias sem diluição adequada, ao progredir para artérias menores, provoca intensa endarterite química e pode evoluir para arterite necrosante com gangrenas extensas. Em outros casos, é possível que haja bloqueio vascular pelas partículas do excipiente ou pela própria substância. O mecanismo exato dessa OAA não é inteiramente conhecido, mas, como fatores etiológicos, são relatados vasospasmo, endarterite química, oclusão vascular por partículas inertes ou das próprias substâncias, agregação plaquetária, hemólise e trombose venosa.[68,69] Parece estar havendo aumento na incidência desses casos, à medida que cresce o uso abusivo de drogas.[70] Em aproximadamente 5 a 10% dos casos de embolia periférica, não se consegue determinar a origem do êmbolo; entretanto, essa incidência está diminuindo com o uso crescente de ressonância magnética, arteriografia e ecocardiografia transesofágica.

Trombose arterial

A trombose arterial implica obstrução total ou parcial de uma artéria por trombo formado no local, a partir de alterações patológicas da hemostasia. O evento trombótico pode ocorrer no local de uma estenose arterial com lesão endotelial, de um enxerto ou de um *stent*, ou secundário a um estado de hipercoagulabilidade. Diferentemente do embolismo arterial, a trombose arterial aguda resulta de fatores locais, degenerativos, inflamatórios ou de doenças sistêmicas. A aterosclerose é a afecção mais frequente na gênese da trombose arterial, podendo provocar quadros isquêmicos graves a partir de lesões assintomáticas ou de lesões estenosantes com quadro prévio de insuficiência arterial crônica.[12] As placas ateromatosas desenvolvem-se em locais preferenciais da árvore arterial como aorta distal, artérias ilíacas e bifurcação poplítea. A artéria femoral, na altura do canal dos adutores, é provavelmente o local mais frequente de desenvolvimento de lesão sintomática. A célula endotelial apresenta mecanismos reguladores que controlam a adesão e a ativação plaquetárias, a coagulação e a fibrinólise. Normalmente, a superfície endotelial íntegra forma uma barreira entre a parede arterial e as plaquetas circulantes. Quando ocorre lesão da camada endotelial, há rompimento dessa barreira e consequente interação das plaquetas com a parede vascular, iniciando o processo trombótico, provavelmente por um dos dois possíveis tipos de lesão:

- Lesão superficial: com ocorrência de perda endotelial e exposição do subendotélio, sendo necessário o fator de von Willebrand para promover a interação plaquetas–parede arterial,[71] pois os colágenos ali existentes (tipos IV, V e VI) são insuficientes para ativar as plaquetas
- Lesão profunda: com exposição da camada muscular, que é rica em colágeno dos tipos I e III, fortes indutores da ativação plaquetária.[72] Para que ocorra adesão plaquetária, há necessidade de interação do colágeno subendotelial com receptores glicoproteicos da membrana plaquetária (GP 1b, GP 1 c/GP 2ª, GP 1ª/GP 2ª, fator de von Willebrand e fibronectina).

A adesão plaquetária às estruturas expostas principia uma série de reações bioquímicas e ultraestruturais que, por mecanismos ainda não totalmente esclarecidos, mas provavelmente mediados pelo fluxo de cálcio da membrana plaquetária para o citoplasma, ocasionariam a liberação de várias substâncias, como o difosfato de adenosina e produtos instáveis formados a partir do ácido araquidônico (endoperóxidos e tromboxano A2). O tromboxano A2 age como potente quimioatrator e mitógeno para células musculares lisas, promovendo recrutamento de mais plaquetas que, quando ativadas, disponibilizam fatores de crescimento e o conteúdo de seus grânulos.

Esses produtos provocam arregimentação e agregação de mais plaquetas sobre as já aderidas à parede vascular lesionada. Nesses agregados plaquetários, ocorre a produção de trombina, a qual induz uma nova onda de agregação, além de converter o fibrinogênio em fibrina e estabilizar as massas plaquetárias. Para a formação de trombo oclusivo, adiciona-se o fator fluxo sanguíneo alterado pelas estenoses induzidas pelos ateromas. Os mecanismos de adesão plaquetária variam de acordo com o coeficiente de cisalhamento do sangue nos locais de lesão do vaso.[73]

A trombose pode ter origem no leito rugoso de uma placa ulcerada ou ser facilitada pela sua protrusão e/ou ruptura para o lúmen, em virtude de hemorragia subintimal. A progressão de uma lesão aterosclerótica até a oclusão da artéria acontece com a lenta deposição de lipídios na camada íntima. Com o tempo, há deposição de cálcio no interior dessa lesão, de modo que essas concreções de gordura e cálcio formam o núcleo da lesão, que, em uma fase inicial, é coberta por uma capa fibrosa, isolando-a do lúmen da artéria. Se houver ruptura da capa fibrosa e exposição do núcleo da placa à corrente sanguínea, poderá ocorrer oclusão trombótica em sua forma aguda. Essa progressão até a oclusão parece depender da espessura dessa capa fibrosa que, no caso da artéria coronária, é mais fina e de risco maior. Isso explica por que oclusão aguda pode acontecer em artérias com lesões de 50% ou menos.

Outra causa de trombose aguda que está se tornando muito frequente é a trombose de enxertos[74] em locais submetidos à angioplastia, seja em função de hiperplasia intimal ou de válvulas fibróticas.

As tromboses arteriais agudas podem ser classificadas da seguinte maneira:

- Degenerativas:
  - Aterosclerose obliterante
  - Aneurisma
  - Dissecção da aorta
  - Doença arterial cística
- Displásica:
  - Displasia fibromuscular
- Inflamatórias:
  - Tromboangiite obliterante
  - Arterite de células gigantes
  - Poliarterite nodosa
  - Lúpus eritematoso sistêmico (LES)
  - Outras
- Mecânicas:
  - Trauma local repetitivo
  - Contusão arterial
  - Procedimentos diagnósticos ou terapêuticos invasivos
  - Compressão muscular
  - Síndrome do túnel cervicotorácico
  - Esforço muscular incomum
  - Síndrome do aprisionamento da artéria poplítea
  - Síndrome compartimental aguda
- Hematológicas:
  - Trombofilia
  - Policitemia vera
  - Trombocitemia
  - Disproteinemias
  - Outras
- Miscelâneas:
  - Neoplasias
  - Infecções
  - ICC
  - Hipovolemia, choque
  - Ergotismo
  - Hiper-homocisteinemia
  - Oclusão de enxertos, angioplastias e *stents*
  - Outras.

As afecções vasculares citadas são discutidas em detalhes em outros capítulos deste livro.

Em pacientes com aterosclerose e com estenoses importantes, pode ocorrer trombose e OAA, principalmente quando se associam fatores predisponentes, como ICC, hipovolemia, choque, policitemia e trauma. Na vigência de infecções graves ou moléstias debilitantes, também pode ocorrer trombose arterial periférica.

Os aneurismas representam importante causa de OAA, desencadeados por trombose local ou embolizações distais de trombos intra-aneurismáticos (ver Capítulos 104, 109 e 111).

A dissecção aguda de aorta constitui outra condição de oclusão aguda, podendo haver compressão do lúmen pelo falso trajeto do sangue, simulando uma OAA mais distal. Comumente, a dissecção começa pela laceração da íntima, seguida pela formação de um canal dissecante na média que pode reentrar para o lúmen da aorta através da íntima ou causar ruptura através da adventícia. Em muitos casos, ocorre quadro inicial de dor precordial de forte intensidade com irradiação para a face posterior do tórax e as regiões interescapulovertebral esquerda e lombar. Pode acompanhar quadro de isquemia cerebral, de membros superiores, vísceras abdominais ou de medula, hipotensão e choque (ver Capítulo 113).

Entre as moléstias de origem degenerativa, deve-se mencionar ainda a doença cística arterial, caracterizada por cistos no interior da parede da artéria, podendo comprometer a adventícia e a camada média. Eventualmente, causa OAA, acometendo preponderantemente homens entre a quarta e a quinta décadas de vida (ver Capítulo 103).

A displasia fibromuscular é arteriopatia de causa desconhecida, não ateromatosa, que afeta mais comumente as artérias renais, podendo, entretanto, atingir outras artérias de médio calibre, entre elas a ilíaca e a axilar. O episódio de OAA pode manifestar-se por trombose ou dissecção da artéria com tal acometimento (ver Capítulo 123).

Lesões arteriais por traumas simples ou repetitivos podem dar origem à OAA trombótica, seja pela lesão de uma camada íntima normal ou pela avulsão de ateroma preexistente. É o que pode ocorrer com a artéria poplítea na síndrome do aprisionamento da artéria poplítea (ver Capítulo 122). A artéria subclávia pode sofrer compressão em diferentes locais do "desfiladeiro" cervicotorácico e resultar em eventual trombose arterial, inclusive com embolizações distais (ver Capítulo 167).

Esforços musculares violentos e não habituais ou contusões podem produzir OAA pela avulsão de uma placa de ateroma e subsequente trombose local ou lesão da íntima, e trombose.

Descreve-se ainda a ocorrência de trombose da artéria tibial anterior, desencadeada pela compressão dessa artéria pela musculatura intensamente edemaciada da loja tibial anterior, denominada síndrome do compartimento tibial anterior.

Tem-se observado, nos últimos anos, um aumento de relatos sobre complicações trombóticas pós-punção ou cateterismos arteriais, com objetivos diagnósticos ou terapêuticos. A trombose arterial aguda ocorre nos locais de punções ou cateterismos, observando-se, muitas vezes, além do trombo, deslocamento da íntima ou de placas ateroscleróticas, especialmente nos casos de cateterização difícil e prolongada, formando um mecanismo valvular. Trombose secundária em extensão variável associada ou não à embolia distal também pode ser observada.

A punção braquial para cateterismo cardíaco ou arterial periférica é a causa iatrogênica mais comum de isquemia da extremidade superior, variando a incidência de complicações trombóticas nesses casos de 0,3 a 28%,[75,76] enquanto, após punção da artéria femoral, essa incidência é bem menor. Tratamento cirúrgico para trombose da artéria braquial pós-cateterismo cardíaco ocorreu em 1,5% de 73.750 cateterismos realizados na Cleveland Clinic entre 1965 e 1980.[76]

Tanto o cateterismo como as punções repetidas da artéria radial para gasometria ou para monitoramento da pressão arterial são práticas amplamente difundidas, porém sujeitas à trombose arterial aguda em porcentagem apreciável, felizmente pouco sintomática na maioria dos pacientes.[75] Por esse motivo, é importante avaliar cuidadosamente a integridade do arco palmar antes desses procedimentos, mediante exame clínico que inclua teste de Allen e dopplermetria ultrassônica.

Trombose aguda de pequenas artérias ocorre em várias entidades clínicas de origens traumática, orgânica, funcional, inflamatória, hematológica e até idiopática. Afeta, preferencialmente, arteríolas digitais de pés e mãos, mesmo na ausência de aterosclerose.[77]

As arterites, com alguma frequência, podem manifestar-se por quadro periférico agudo de oclusão de artérias de pequeno calibre. Merecem destaque aquelas relacionadas com a tromboangiíte obliterante e o LES. A tromboangiíte obliterante acomete geralmente as artérias distais dos membros inferiores de pacientes do sexo masculino, com menos de 45 anos, tabagistas, que apresentam, caracteristicamente, úlceras isquêmicas ou necroses focais.

Trombose arterial associada à policitemia vera costuma afetar mais frequentemente as artérias menores e arteríolas de membros, cérebro e coração. Barabas et al.[78] encontraram, em 200 pacientes portadores de policitemia, 49% de complicações vasculares, sendo 34% dos casos de acometimento arterial isolado. Dentre 25 casos com quadro clínico de trombose arterial, 15 acometeram artérias digitais. Embora possa haver concomitância entre policitemia e outras lesões vasculares, parece não haver controvérsias importantes quanto à relação de causa e efeito entre policitemia e trombose de pequenos vasos.

Vários fatores contribuem para o aumento da incidência de trombose nesses pacientes. Inicialmente, o aumento da massa de hemácias e do hematócrito induz elevação de viscosidade sanguínea e lentidão no fluxo sanguíneo, o que propicia o acúmulo de fatores ativados da coagulação e/ou de agregados plaquetários. Secundariamente, admite-se que a trombocitemia provavelmente aumente a formação de agregados plaquetários. Além da trombose local, também há oclusão embólica de artérias digitais em portadores de policitemia vera.

A precipitação pelo frio de proteínas plasmáticas anormais, as crioglobulinas, pode desencadear trombose intravascular, resultando em gangrena isquêmica.[79] Nessas condições, é importante a pesquisa de fatores etiológicos, como mieloma múltiplo, leucemia, linfoblastoma, policitemia vera, para que se possa instituir terapêutica específica, além do tratamento do quadro isquêmico.

A trombose arterial pode ser secundária a um estado de trombofilia, caracterizado por: trombose em locais não usuais, ausência de fatores de risco para aterosclerose, população jovem, história ou antecedentes de eventos trombóticos, incluindo trombose venosa profunda (TVP). Esses pacientes merecem investigação especial do estado de trombofilia por testes de coagulação, imunológicos e genéticos.

Estados de trombofilia decorrentes de neoplasias, síndrome antifosfolípido, resistência à proteína C ativada, deficiências de proteínas C, S ou antitrombina III (AT-III) e trombocitopenia heparina-induzida podem associar-se à trombose arterial aguda, mesmo sem evidência de doença arterial.[13]

As hiper-homocisteinemias (adquirida ou hereditária) podem também causar OAA, devendo-se, nesses casos especiais, proceder-se à dosagem plasmática de homocisteína.

FISIOPATOLOGIA

A oclusão aguda de uma artéria por trombo ou êmbolo origina uma série de eventos fisiopatológicos, condicionados em grau variável por diferentes fatores, que definem o quadro clínico e influenciam na sua evolução e no seu prognóstico.

Inicialmente, ocorre a oclusão mecânica do lúmen da artéria, seguida por trombose secundária e alterações morfológicas da parede vascular. Discute-se a existência de espasmo que acomete as árvores distal e colaterais.

As anormalidades teciduais decorrentes de isquemia aguda provocada por oclusão arterial de qualquer natureza dependem de vários fatores.

Local da oclusão

A gravidade da OAA depende diretamente do calibre da artéria obstruída. Constitui um bom exemplo a gravidade do quadro clínico da oclusão da aorta abdominal, quando comparada à de uma artéria do antebraço. A maior massa muscular das coxas e pernas afetadas pela oclusão aórtica consiste no principal motivo de gravidade do quadro clínico e de maiores taxas de amputação e mortalidade.

Circulação colateral

O estado funcional da circulação colateral é de importância fundamental nas OAA, já que a integridade dos tecidos a jusante da obstrução é mantida por essa circulação. Quanto mais lentamente a obstrução ocorre, maior será o desenvolvimento da circulação colateral, tanto em grau como em extensão e, portanto, mais eficiente será a proteção dos tecidos isquêmicos. É o que acontece em muitos casos de trombose aguda em artérias previamente lesionadas por placas de ateroma, em que a circulação colateral bem desenvolvida propicia a compensação clínica, possibilitando ao paciente tolerar bem o episódio agudo. Nas oclusões agudas em artérias normais, como sucede em grande parte das embolias, em não havendo condições prévias para o desenvolvimento da circulação colateral, há intensa repercussão clínica da isquemia mal compensada. Deve-se salientar ainda que há grande variação individual em relação à circulação colateral e, no mesmo indivíduo, em diferentes regiões anatômicas.

Extensão da trombose

A trombose secundária ou de aposição, como é também denominada, depende, entre vários fatores, do tempo de estase sanguínea. A propagação da trombose distalmente e em menor grau em sentido proximal tem importância na medida em que, progressivamente, bloqueia ramos e colaterais, tornando difícil a suplência colateral. Se a propagação continuar, poderá comprometer a microcirculação, piorando, em muito, o prognóstico. É um evento de intensidade variável e inconstante.

Trombose venosa associada

A isquemia intensa e prolongada que se segue às oclusões arteriais pode produzir alterações da íntima das veias que, associadas ao baixo fluxo, podem resultar em TVP. Esta, por sua vez, agrava o quadro e aumenta o risco de embolia pulmonar (EP) após a revascularização do membro, contribuindo desse modo para o aumento da mortalidade.[14]

Condições hemodinâmicas do paciente

Choque, hipotensão, ICC, arritmias, quando associados à OAA, podem agravar a isquemia, afetando adversamente a suplência pela circulação colateral.

Espasmo arterial

A eventual ocorrência de espasmo arterial no local de oclusões agudas, na árvore distal e na circulação colateral tem sido sugerida por vários autores, apesar de não estar claro o seu papel no episódio agudo.[14]

A ideia da existência de espasmo arterial foi lançada a partir de observações intraoperatórias, nas quais se constatou redução do calibre arterial distalmente a sua obstrução. Essa diminuição de calibre, entretanto, poderia ser explicada por menores pressão e fluxo distais à oclusão.[80] A palidez e o esfriamento observados distalmente ao ponto de oclusão e atribuídos ao espasmo arterial com aumento de resistência seriam decorrentes da falta de sangue nesses vasos distais, nos quais, inclusive, haveria diminuição da resistência vascular.[81]

A melhora súbita dos sinais e sintomas de uma OAA tem sido atribuída, às vezes, ao desaparecimento do espasmo arterial, porém também se sugere lise do trombo ou êmbolo ou fragmentação com embolização distal. Blaisdell et al.[14] consideram a ocorrência de espasmo arterial importante, já que ele preveniria a trombose secundária, fato contestado por outros, que acham que essa contração poderia favorecer a trombose secundária.

Resistência dos tecidos à isquemia e necrose

É difícil quantificar a tolerância das extremidades à isquemia, em virtude da variável suscetibilidade dos diferentes tecidos à anoxia. A resistência dos tecidos à anoxia depende de vários fatores, entre eles a necessidade metabólica, a eficiência da circulação colateral e os fatores humorais locais.[82] Assim, após algum tempo de isquemia, as primeiras manifestações são as alterações do sistema nervoso periférico, já que este apresenta grande sensibilidade à hipoxia, sendo o primeiro tecido a ser acometido. A musculatura esquelética é afetada em seguida e danos irreversíveis já são constatados após 4 a 6 horas de isquemia.[83]

A pele, o tecido celular subcutâneo, os tecidos ósseo e cartilaginoso apresentam grande resistência à isquemia, provavelmente devido ao seu baixo metabolismo, sendo a isquemia cutânea passível de reversão, mesmo após 48 horas.

A parede arterial, logo após a oclusão aguda, apresenta uma verdadeira pan-arterite com edema subintimal, fragmentação da lâmina elástica e, em 24 horas, ocorre necrose da camada média, fato que favorece a propagação da trombose.

No segmento arteriolocapilar, pela anoxia, há relaxamento esfincteriano, com alterações de permeabilidade e consequente edema tecidual. O sangue é um líquido não newtoniano com viscosidade aumentada durante situações de baixo fluxo, o que pode representar uma dificuldade circulatória extra nos casos de OAA, somada à pressão crítica de fechamento dos vasos distais e ao edema celular. A combinação desses eventos e a continuidade da isquemia acarretam diminuição dos níveis de ATP celular com deterioração da função da membrana celular, culminando com a morte da célula.

Quadro clínico

Tipicamente, as OAAs manifestam-se de maneira abrupta, caracterizando-se por dor, parestesia, paralisia, esfriamento, palidez da extremidade e ausência de pulsos distalmente ao ponto de oclusão. Esses sinais e sintomas são também conhecidos como os clássicos "seis Ps", derivados da língua inglesa (*pain, pallor, pulselessness, poikilothermia, [perishing with Cold], paresthesia, and paralysis*), e ajudam a avaliar a gravidade da isquemia. Outros possíveis sinais clínicos associados são o enchimento lento das veias ou veias vazias e os flictenas, evidenciando quadros de OAA arrastados e com maior probabilidade de inviabilidade do membro. Deve-se, entretanto, atentar para vários aspectos desse quadro clínico, enfatizando as possíveis nuances e variações, visando sempre a um diagnóstico precoce e à terapêutica adequada. Um desses aspectos é o fato de o quadro clínico nem sempre se manifestar com todos esses sinais simultaneamente, o que seria mais comum a um indivíduo que apresentasse todas as artérias normais, previamente ao quadro de OAA embólica e sem o desenvolvimento de circulação colateral. A detecção de pulsos periféricos pode ser complementada pela determinação do índice tornozelo-braquial (ITB) por meio de Doppler portátil.[84-86] O ITB também é um fator preditor de OAA quando resulta em valores menores que 0,7, considerado crítico para essa situação,[12] no entanto, muito frequentemente se observam artérias com fluxo monofásico ou inaudíveis nos casos mais graves de OAA.

De modo geral, o quadro clínico da OAA caracteriza-se por dor de forte intensidade, de início súbito, de caráter variável, predominando sobre os demais sintomas. Não obstante, em uma boa porcentagem de casos, a dor inicia-se de maneira insidiosa, de fraca intensidade, sendo sobrepujada pelos sintomas neurológicos, aumentando gradativamente de intensidade até se constituir, ao fim de algumas horas, no sintoma principal. Nos casos de embolia, a dor pode ser referida inicialmente no local de impactação do êmbolo, provavelmente por distensão súbita da artéria, atingindo, a seguir, todo o segmento distal e passando a ser secundária à isquemia dos tecidos, em especial o muscular.

As alterações desencadeadas pela isquemia tecidual dependem do equilíbrio entre o grau de obstrução arterial, o desenvolvimento prévio da circulação colateral e a necessidade metabólica do tecido, surgindo dor sempre que a perfusão tecidual seja insuficiente para manutenção do metabolismo normal desse tecido. Assim, nos casos de OAA em que a circulação colateral está suficientemente desenvolvida para manter o metabolismo do membro em repouso, o paciente pode não se queixar de dor contínua, mas de claudicação intermitente de início abrupto, para distância relativamente pequena.

A sensação de esfriamento, relatada pelo paciente e constatada ao exame físico, caracteriza-se por hipotermia do segmento distal à oclusão, que se instala lentamente para, após algumas horas, estar com limites bem definidos.

No segmento distal à oclusão, ocorre palidez de intensidade e extensão variáveis que se intensifica com a elevação do membro. Tem-se observado desde discretas mudanças de cor até palidez cadavérica, podendo, com a evolução do quadro, surgir cianose difusa ou em placas, que se acentua ou se torna eritrocianótica com o membro pendente ou quando há TVP associada. Quando há cianose, os locais que clareiam à digitopressão e à elevação do membro, de modo geral, mostram-se viáveis após a revascularização, e aqueles com "cianose fixa" evoluem para necrose, em virtude de trombose de microcirculação, extravasamento e destruição local de hemácias. O aparecimento de flictenas resulta de lesão capilar e caracteriza a pré-necrose da pele.

Os limites de hipotermia e palidez são variáveis de acordo com diferentes fatores, porém, em virtude da distribuição difusa dos vasos cutâneos, costumam estar localizados distalmente ao ponto de oclusão. Quando há também bloqueio da circulação colateral, esses limites estão muito próximos ao ponto de oclusão.

Os pacientes podem descrever parestesias, hipoestesia, paresia e até paralisias, caracterizando assim as alterações neurológicas que têm início minutos após o episódio oclusivo e se devem à lesão isquêmica das fibras nervosas que são especialmente sensíveis à hipoxia. Nos casos agudos, costuma ocorrer, inicialmente, hipoestesia tátil e termodolorosa, instalando-se progressivamente paresia e paralisia após algumas horas, sendo a anestesia e a paralisia sinais

de lesão neuromuscular irreversível. A extensão do déficit motor é um bom indicador do grau de hipoxia tecidual e correlaciona-se com o prognóstico.

Em alguns pacientes, o início da manifestação isquêmica é dramático, na forma de paralisia e anestesia que sobrepujam a dor, obrigando a um diagnóstico diferencial com doença neurológica.

A palpação cuidadosa e sistemática de todos os pulsos acessíveis constitui um tempo fundamental do exame físico, propiciando não só o diagnóstico de oclusão arterial, mas também do local da oclusão, podendo ainda fornecer elementos semiológicos úteis no diagnóstico diferencial entre embolia e trombose (pela ausência de outros pulsos e consistência das artérias). Dor de início súbito associada à ausência de pulso previamente palpável sugere fortemente embolia arterial.

Na maioria dos casos, os pulsos distais ao ponto de oclusão estão ausentes, mas pode haver quadro clínico importante com pulsos presentes, embora diminuídos em intensidade, pela circulação colateral. Em outros casos, a palpação pode estar dificultada por edema do membro ou traumas teciduais, necessitando-se dispor de outros meios diagnósticos como a ultrassonografia com Doppler (USD), mapeamento dúplex ou arteriografia. Em algumas situações, o diagnóstico se faz pela ausência de pulsos previamente existentes, com isquemia distal em grau variável, o que acontece, por exemplo, em caso de oclusão pós-cateterismo.

De modo geral, há colabamento das veias superficiais, seguindo-se a OAA. Quando se evidenciam veias discretamente túrgidas e que não se esvaziam totalmente à elevação do membro, provavelmente há trombose venosa associada, indicando quadro avançado. A trombose venosa concomitante, embora pouco frequente, pode complicar o quadro, piorando o prognóstico.

As provas funcionais apresentam-se alteradas, e acentuação de palidez à elevação do membro e do rubor ou eritrocianose reacionais com o membro pendente são observados. Há retardo do tempo de enchimento venoso em grau variável.

A avaliação do grau de isquemia é fundamental para a definição da urgência e dos tipos de terapêutica e prognóstico.

Embora haja critérios variáveis de classificação da isquemia, a pesquisa das formas de sensibilidade superficial, dos reflexos profundos, de manobras que evidenciam déficit motor, avaliação da consistência e dor à palpação da massa muscular auxiliam nessa avaliação. De modo geral, a isquemia avançada caracteriza-se por flictenas, paresia, paralisias e anestesia total; grupos musculares extremamente dolorosos, edemaciados e rígidos, palidez mesmo sem elevação do membro, cianose fixa, enchimentos venoso e capilar muito retardados, indicam a isquemia tecidual irreversível. São as formas graves de OAA que ocorrem nas tromboses arteriais sem circulação colateral desenvolvida e na maioria das embolias. Na isquemia moderada, ocorrem palidez à elevação do membro, perda parcial da função motora e sensitiva, tempo de enchimento venoso aumentado, porém menor que 60 segundos, enchimento capilar lento e cianose que clareia à digitopressão (não fixa). Nos casos de isquemia discreta, ocorrem pequenos distúrbios de sensibilidade e motilidade, tempo de enchimento venoso menor que 60 segundos, boa perfusão capilar com evolução para quadro de insuficiência arterial crônica de grau variável, se não tratados. Ocorre, frequentemente, nas tromboses arteriais que se combinam a quadros de aterosclerose de longa duração.

Até o momento, não há um teste com especificidade suficiente para a determinação da viabilidade tecidual, o que proporcionaria benefícios adicionais ao diagnóstico de alguns casos, uma vez que é difícil definir apenas clinicamente os limites da reversibilidade da isquemia para todos os pacientes, mesmo para profissionais experientes.

Rutherford[2] propôs classificação clínica da isquemia aguda de membros em três grupos – viável, ameaçado e inviável –, de modo que é possível estabelecer parâmetros clínicos para definir a melhor opção terapêutica e também a comparação de resultados. São eles:

- Viável: dor em repouso, porém sem ameaça imediata ao membro, que mostra ausência de déficit neurológico ou fraqueza muscular, enchimento capilar normal e sinais ao Doppler arterial e venoso claramente audíveis, com pressão de tornozelo maior que 30 mmHg
- Ameaçado: isquemia reversível, membro salvável, sendo possível evitar uma amputação maior, se a obstrução for rapidamente aliviada. Propõe-se uma divisão nas duas seguintes categorias:
  - IIa: marginalmente ameaçado. Pode apresentar dormência e pequena perda sensorial restrita aos artelhos, dor descontínua e frequentemente ausência de sinal ao Doppler arterial, porém audível ao Doppler venoso. Pode ser salvo pelo tratamento imediato
  - IIb: ameaça imediata. Apresenta dor isquêmica em repouso persistente, perda de sensibilidade além dos artelhos, algum grau de perda motora (paresia ou paralisia) e ausência de sinais audíveis ao Doppler arterial e venoso. Pode se salvar pela revascularização imediata
- Inviável: há perda de sensibilidade, paralisia muscular acima do pé, ausência de enchimento capilar ou, eventualmente, contratura muscular ou pele marmórea. Ausência de sinal de Doppler (venoso e arterial). Geralmente, evolui para amputações maiores ou com lesões neuromusculares permanentes.

Na fase inicial de uma OAA, a gravidade do quadro isquêmico pode não ser definida em virtude de certos fatores, como, por exemplo, a suplência pela circulação colateral; porém, à medida que o tempo passa e a trombose secundária progride, diminui a eficácia dessa circulação, e os sintomas e sinais aparecem ou agravam-se.

Quando os membros superiores são acometidos, a evolução clínica costuma ser mais benigna do que a dos inferiores, principalmente em função de uma rede colateral mais adequada. Assim, a oclusão da artéria braquial geralmente não provoca quadro clínico tão exuberante quanto o da oclusão da artéria femoral ou da poplítea, ocorrendo, na maioria dos casos, compensação clínica com eventual insuficiência arterial crônica.[75,76,87] As obstruções do segmento subclavioaxilar podem ser mais graves.

A forma mais letal de oclusão é a constituída pela embolia em sela da bifurcação aórtica[29] (Figura 91.1). Pode ter como causa um trombo cardíaco grande, fragmentos de placas ateroscleróticas ou de tumor. Provoca obstrução bilateral das extremidades, com repercussões hemodinâmicas e metabólicas importantes. Pode haver, inicialmente, manifestações neurológicas: parestesias, diminuição da sensibilidade superficial, paraparesias ou paraplegias crurais e relaxamento esfincteriano, secundário à isquemia medular pelo acometimento de artérias lombares.

A trombose aguda da aorta infrarrenal é pouco frequente quando comparada com a oclusão crônica aortoilíaca. Os efeitos dessa oclusão podem ser agudos e intensos, com dor em ambos os membros, seguida de paresia ou paraplegia. No exame físico, não se detectam pulsos ilíacos e femorais, e observam-se esfriamento e mosqueado cianótico da pele do abdome abaixo da região umbilical e nas nádegas, além de paralisia de ambos os membros.

Diagnóstico clínico

O diagnóstico clínico de OAA baseia-se nos sintomas e sinais locais resultantes de isquemia provocada pela artéria ocluída agudamente (ver *Quadro clínico*). Deve-se verificar o tempo de aparecimento dessas manifestações, o seu modo de início e os fatores desencadeantes.

O diagnóstico do local obstruído é quase sempre possível apenas com base na história e em um exame físico cuidadoso. A palpação dos pulsos e a verificação dos níveis de alteração da coloração cutânea são suficientes para essa determinação. Em alguns casos, a USD é um precioso auxílio nesse diagnóstico.

Estabelecido o diagnóstico, torna-se necessária a definição de sua etiologia, o que é possível na maioria dos casos, difícil em alguns e praticamente impossível em outros. É importante a tentativa de diferenciação entre embolia e trombose arteriais, pelo fato de suas bases clinicopatológicas, história natural e tratamento cirúrgico serem essencialmente diferentes (Quadro 91.1).

OAA de origem trombótica pode necessitar de arteriografia, cirurgia reconstrutiva ou endovascular e anestesia geral ou regional, enquanto as oclusões embólicas podem ser tratadas sem arteriografia, pela embolectomia com cateteres de Fogarty e anestesia local.

De modo geral, suspeita-se de embolismo quando uma fonte embólica potencial pode ser definida e não há manifestações de insuficiência arterial prévia. Como já informado, na maioria desses casos há uma cardiopatia de base. Na história clínica, podem ser relatados surtos de poliartrite migratória nos casos de febre reumática, antecedentes clínicos de IAM, sintomas de ICC nos casos de miocardiopatias, história de próteses valvulares cardíacas e sintomas e sinais de FA. Tais dados podem ser confirmados por exame físico e métodos complementares, como eletrocardiograma (ECG), radiografia de tórax, ecocardiografia, dentre outros. A ocorrência de FA reforça o diagnóstico de embolia, por se constituir na principal arritmia cardíaca desencadeante de trombos intracardíacos.

Nos casos de trombose arterial, considerando-se que sua causa mais comum é a aterosclerose, de modo geral são pacientes com mais de 40 anos e com manifestações de insuficiência arterial. História de claudicação prévia associada a alterações isquêmicas

QUADRO 91.1	Dados clínicos que podem auxiliar o diagnóstico diferencial entre trombose e embolia.	
Características	**Embolia**	**Trombose**
Início	Aguda	Aguda e subaguda; gradual
Dor	Aguda e intensa	Moderada/intensa
Antecedentes de claudicação	Ausente ou raros	Presentes
Doença cardíaca	Frequente	Ocasional
Cor do membro	Pálido (céreo amarelo-limão); mosqueado cianótico	Pálido; mosqueado cianótico
Déficit de pulso no membro contralateral	Pouco frequente	Frequente
Sopros no membro contralateral	Pouco frequentes	Frequentes
Fonte emboligênica	Frequente (fibrilação atrial)	Menos comum
Angiografia	Sinais mínimos de doença aterosclerótica; imagem da oclusão em taça invertida; pouco ou nenhuma circulação colateral	Sinais de doença arteriosclerótica difusa; imagem da oclusão irregular; circulação colateral desenvolvida

menos intensas do que seria esperado para determinado local de obstrução pressupõe o desenvolvimento de circulação colateral, o que sugere trombose arterial. É importante lembrar que as desidratações e as hipotensões podem ser desencadeantes de tromboses em pacientes arteriopatas. Os eventos arteriais trombóticos ocorrem em locais de estenose arterial, estados de hipercoagulabilidade ou em virtude de obstruções de derivações ou restaurações endovasculares. Essa última condição ocorre em aproximadamente 70% dos casos de trombose arterial.[11,88] É importante a pesquisa de cirurgias arteriais prévias ou de outros procedimentos vasculares, além da avaliação dos fatores de risco para doença aterosclerótica.

A faixa etária deve ser considerada no diagnóstico diferencial entre embolia e trombose arteriais. Alguns autores[16] sinalizam para o fato de que, quando a doença reumática do coração se constituía na principal fonte emboligênica, a distinção era mais fácil, já que os pacientes eram jovens e sem aterosclerose importante. Em nosso meio, ainda se verificam embolias periféricas devido a valvopatias de origem reumática e que acometem os pacientes na faixa etária de 20 a 40 anos. Em pacientes jovens, sem doença cardíaca comprovada, deve-se insistir na investigação de causas sistêmicas, como, por exemplo, hematológicas.

A trombose dos aneurismas da artéria poplítea é responsável por 10% das OAA em homens idosos, ocasionando isquemia grave se não houver circulação colateral previamente desenvolvida, sendo o diagnóstico confirmado no intraoperatório com alguma frequência.[89] Em 50% dos casos, os aneurismas são bilaterais; portanto, a palpação de pulso muito amplo ou de massa pulsátil na fossa poplítea contralateral pode facilitar o diagnóstico. Além disso, há certa tendência de associação a aneurismas femoral e/ou de aorta abdominal, que podem ser confirmados pela ultrassonografia com Doppler.

Muitas vezes, a trombose arterial constitui a primeira manifestação de aterosclerose ainda não diagnosticada, situação relativamente frequente na artéria femoral superficial no nível do canal dos adutores (Figura 91.4), sem sinais de insuficiência arterial crônica; e as embolias que acometem a femoral são mais frequentes na bifurcação da femoral comum.

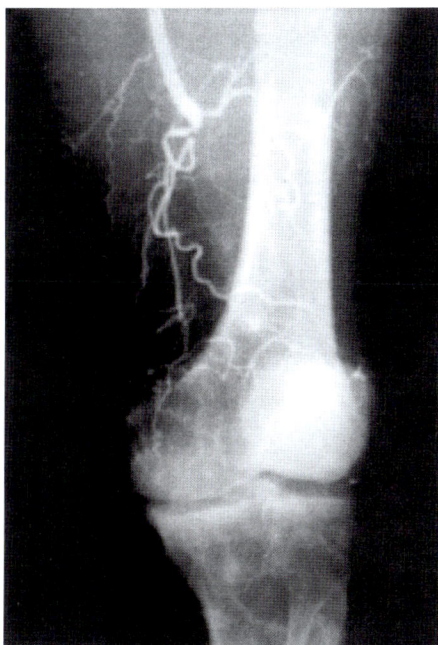

FIGURA 91.4 Aspecto angiográfico de trombose aguda da artéria femoral superficial na altura do canal dos adutores, em paciente com doença arterial obstrutiva periférica, assintomático até então.

Nas oclusões de artérias de pequeno calibre, inclusive de mãos, devem-se considerar, além das fontes embólicas usuais, com destaque especial para o ateroembolismo, algumas outras causas de trombose, como moléstias ocupacionais, arterites, disproteinemias, que exigem história minuciosa e exame físico cuidadoso, além de muitos exames laboratoriais para o seu diagnóstico.

Após realização de punção ou cateterização de uma artéria, há necessidade de observação atenta e constante do membro, com o objetivo de diagnosticar precocemente eventuais complicações do procedimento, notadamente da trombose arterial. Devem-se observar alterações de coloração, temperatura, enchimento capilar e tempo de enchimento venoso, comparando-se com o membro contralateral. Questionar o paciente sobre dor espontânea ou ao exercício e parestesias. Realizar cuidadosa palpação dos pulsos proximais e distais ao local de manipulação, empregando-se a USD como auxiliar na quantificação do grau de isquemia, se houver.

Métodos diagnósticos complementares

A utilização de métodos diagnósticos não invasivos ou invasivos podem ser úteis em situações urgentes. O tempo necessário para obter qualquer tipo de imagem deve ser ponderado em relação à urgência da revascularização. Se a imagem não invasiva for escolhida, é importante que o seu resultado não atrase o tratamento subsequente.

Ultrassonografia com Doppler

O sinal de fluxo ao Doppler de ondas contínuas nas artérias distais, ou a ausência dele, auxilia na classificação clínica da gravidade da isquemia, conforme proposto por Rutherford. O exame dos vasos distais inclui a pesquisa de sinais de fluxo nas artérias e veias, que, nos casos graves, não são detectados. Embora o sinal sugira ameaça menor ao membro, o inverso – sua ausência – nem sempre significa ameaça imediata à sua viabilidade.

A USD pode fornecer elementos que confirmem o diagnóstico, o local da obstrução, dados sobre a circulação colateral e eventual trombose venosa associada. Embora não substitua a arteriografia, pode auxiliar no diferencial entre embolia e trombose a partir de dados obtidos do exame da extremidade contralateral. A aplicabilidade da USD pode ser limitada no cenário da OAA porque nem sempre está disponível 24 horas por dia, 7 dias por semana em todos os hospitais, mas, quando disponível, pode ser de grande utilidade, possibilitando confirmar o diagnóstico de oclusão e sua localização, e avaliar o estado das artérias e da circulação colateral. Para o diagnóstico de oclusão de enxertos, essa ferramenta consegue facilmente prover o diagnóstico.

Os dados sobre a acurácia diagnóstica da USD arterial em OAA também são escassos, sendo capaz de fornecer as informações necessárias em 90% dos casos em que uma revascularização é considerada, pois é um exame preciso para detectar uma obstrução completa ou parcial nas artérias femoral comum, femoral superficial, poplítea e em enxertos.[90] Em uma análise retrospectiva de 181 pacientes com OAA, 90 deles foram tratados exclusivamente com base nos resultados da USD, os quais foram semelhantes aos que tiveram diagnóstico comprovado por arteriografia com subtração digital (ASD) e angiotomografia computadorizada (ATC).[91] Ainda assim, a USD apresenta menor acurácia em obstruções distais, portanto, não deve ser usada como único exame para descartar a OAA.

Em um estudo de Elmahdy et al.,[92] demonstrou-se que, em pacientes com OAA, uma dilatação de 0,5 mm na artéria acima da oclusão em comparação com o membro contralateral sugere oclusão embólica, enquanto uma redução de 0,5 mm do diâmetro em comparação com o membro contralateral se correlacionaria com uma oclusão trombótica.

Angiografia com subtração digital

A ASD ainda é considerada o exame padrão-ouro para OAA, pois localiza a obstrução, mostra a árvore arterial distal em certos casos e pode facilitar a decisão em relação às opções terapêuticas endovasculares.[93]

A ASD deve ser indicada em casos de extremidades viáveis, em casos selecionados e de modo a não retardar o tratamento. Os pacientes com membros ameaçados de necrose podem ser submetidos, de imediato, à tromboembolectomia, realizando-se arteriografia intraoperatória.

A ASD pode esclarecer a natureza embólica ou trombótica da oclusão em muitos casos. Os sinais angiográficos que sugerem embolia arterial são: artérias de paredes lisas, regulares e de calibre normal; imagem de "taça invertida" no nível da oclusão; circulação colateral escassa ou ausente; localização em bifurcações arteriais (Figura 91.5).

São sugestivos de trombose arterial: artérias com paredes alteradas, com estenoses, dilatações e/ou calcificações; imagem em "ponta de lápis" ou secção transversa no nível da oclusão; circulação colateral desenvolvida (Figuras 91.6 e 91.7).

Em pacientes com insuficiência renal grave, a angiografia com dióxido de carbono pode ser considerada.[94]

Alguns autores recomendam a arteriografia no pré-operatório para confirmar o diagnóstico, o local de oclusão, sua extensão e a demonstração de eventuais lesões ateroscleróticas. A ASD proporciona estudo detalhado com quantidade reduzida de contraste. Nos casos de ateroembolismo, a arteriografia biplanar é o melhor método diagnóstico para se identificar a fonte do êmbolo.

Em casos de embolia, embora a arteriografia possa representar atraso na instituição do tratamento e aumento do risco para alguns autores, outros recomendam a arteriografia pré-operatória em praticamente todos os casos, com exceção nos de embolia clássica da femoral, por exemplo. A arteriografia é útil ainda nos casos de indicação de trombólise dirigida por cateter (TDC) e de procedimentos endovasculares.

Angiotomografia computadorizada

ATC é um exame de rápida execução, com uso de contraste iodado intravenoso. O uso dos tomógrafos mais modernos com maior quantidade de fileiras de detectores, especialmente os tomógrafos helicoidais com 16 ou mais fileiras e velocidade superior a 0,37 segundo por rotação possibilitou a aquisição de dados de maior qualidade.

Na prática, a ATC fornece imagens de melhor qualidade com possibilidade de reconstrução tridimensional (3D), assemelhando-se em qualidade à arteriografia, o que possibilita a avaliação da aorta torácica, aorta abdominal e das artérias ilíacas em busca de uma potencial fonte emboligênica, além da pesquisa de outros pontos de embolização dos vasos viscerais, com possibilidade de isquemia mesentérica. Ainda pode fornecer achados relevantes que precisem de investigação ou tratamento adicional em até 74% das investigações.[95]

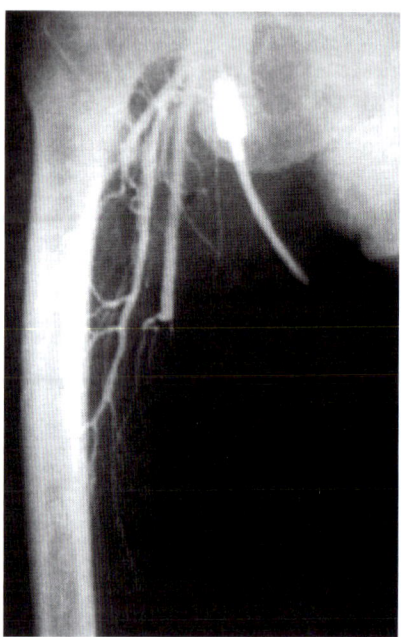

FIGURA 91.6 Angiografia da artéria femoral mostrando trombose aguda da artéria femoral superficial. Na imagem de secção transversa, observam-se as irregularidades parietais comuns da doença aterosclerótica arterial.

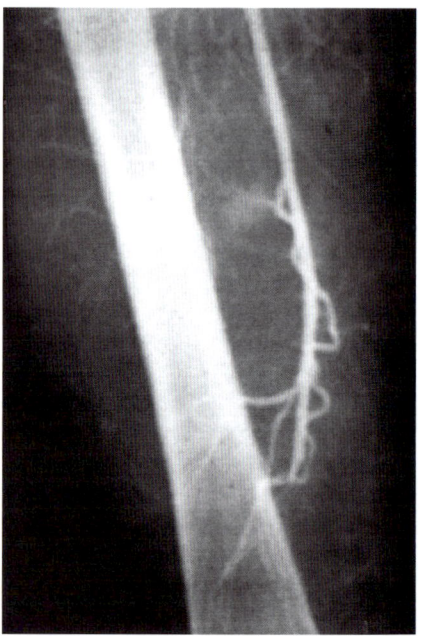

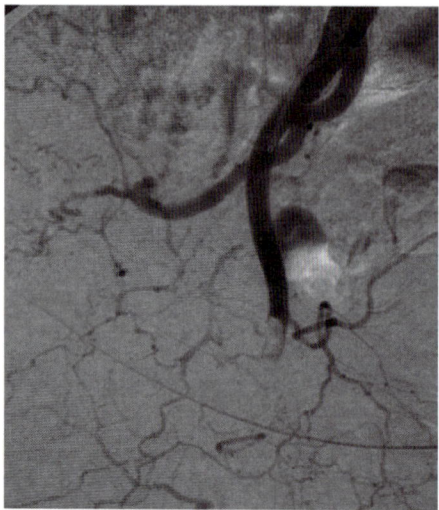

FIGURA 91.5 Aspectos angiográficos de embolia da artéria femoral comum evidenciando imagem em forma de "taça invertida" típica de casos embólicos.

FIGURA 91.7 Aspectos angiográficos de trombose aguda da femoral superficial em paciente com tromboangiite obliterante. Observe imagem em ponta de lápis.

Suas desvantagens são, ainda, relacionadas com a indisponibilidade para todos os centros médicos no Brasil, além da necessidade do uso de contraste iodado, o que mantém a limitação de uso nos pacientes alérgicos a essa substância ou em portadores de insuficiência renal.

No único estudo no cenário de OAA, a sensibilidade do ATC foi de 42/43 (98%) para a detecção de artéria ocluída em comparação com dados comprobatórios da cirurgia ou da ASD.[96]

Angiografia por ressonância magnética

A angiografia por ressonância magnética (ARM) fornece imagens de artérias e veias, e suas relações com os tecidos circunjacentes com o uso de contraste à base de gadolínio. O realce vascular é um processo transitório e dinâmico, portanto, o elemento crítico a ser definido na ARM é o momento adequado para a aquisição da imagem. Pode ser usada em algumas situações, porém não está ainda bem definido até que ponto poderá substituir a ASD, ainda padrão-ouro, ou a ATC, que apresenta melhores resultados em situações de calcificação da placa aterosclerótica. Como limitações, é um exame demorado, com limitação pela indisponibilidade de aparelhos e com custo mais elevado, sendo menos utilizado que a ATC. A qualidade da imagem pode ser afetada por artefatos relacionados com o retorno venoso (que podem ser superados por imagens quadridimensionais em que o fluxo de entrada e saída da mídia de contraste é usado para distinguir artéria de veia) e quaisquer implantes metálicos incorporados (clipes cirúrgicos e *stents*).[97]

Até o momento, nenhum estudo avaliou a ARM no contexto de OAA.

DIAGNÓSTICO DIFERENCIAL

A patologia clínica mais comum que deve ser diferenciada da OAA é a TVP aguda. O seu início gradual, as veias superficiais distendidas e o edema, a temperatura cutânea normal ou ligeiramente aumentada e os pulsos arteriais palpáveis, de modo geral, contrastam com a ausência de pulsações arteriais, palidez, esfriamento, ausência de edema, colapso de veias superficiais que caracterizam a OAA (Quadro 91.2).

É preciso salientar, entretanto, que essas características nem sempre confirmam o diagnóstico diferencial facilmente, havendo casos em que ocorrem superposição de sinais e sintomas, dificultando sua caracterização, obrigando o profissional a usar todos os meios diagnósticos ao alcance, como USD, flebografia, arteriografia, ATC ou ARM. Assim, o início do processo pode variar a cada caso: as veias superficiais podem não ser visíveis em determinados indivíduos e os pulsos periféricos podem não ser palpáveis em virtude de edema importante. O edema, incomum na OAA, pode ocorrer em ocasiões nas quais o paciente mantém o membro pendente por período prolongado, visando amenizar sua dor, ou quando há associação com TVP.

Nos casos de flegmasia cerúlea *dolens*, pode ocorrer, inclusive, necrose tecidual secundária ao edema pronunciado (Figura 91.8).

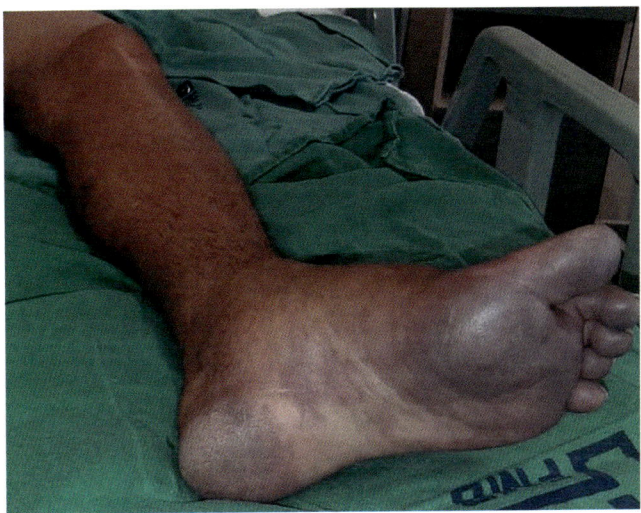

FIGURA 91.8 Flegmasia cerúlea *dolens* – diagnóstico diferencial com OAA. Observe as áreas de necrose e cianose fixa.

Na anamnese, pode-se encontrar referência à TVP recidivante ou a fatores predisponentes.

Outras condições que devem ser diferenciadas de um quadro de OAA incluem transtornos neurológicos, alterações hemodinâmicas que acompanham IAM, EP, desidratação e choque, dentre outras.

A ICC quando superposta à insuficiência arterial periférica crônica pode dificultar esse diferencial, já que o baixo débito pode provocar a descompensação do quadro periférico, ocasionando sinais e sintomas da arteriopatia ou sua piora. Os antecedentes de sintoma de insuficiência arterial periférica, ou exame prévio documentando o "déficit" de pulsos, podem ajudar no diagnóstico e na propedêutica avançada. Nesses casos, a utilização da USD é de grande valia. A sintomatologia pode melhorar ou desaparecer após uma correção rápida da disfunção cardíaca.

A neuropatia compressiva aguda também pode mimetizar um quadro de isquemia aguda, porém a temperatura, a coloração e a pulsação são normais.

A ocorrência de vasospasmo intenso, como em casos de ergotismo ou injeção de substâncias, pode simular isquemia aguda de causa obstrutiva. A palpação de pulsos pode ser difícil nesses casos, e o estudo dopplerométrico pode ser útil, mostrando som diminuído, mas bifásico. O ergotismo é raro e, embora possa causar OAA, raramente apresenta ameaça imediata ao membro (ver Capítulo 127).

Substâncias como cocaína ou vasopressores podem provocar espasmo arterial intenso nas extremidades que se tornam agudamente isquêmicas, podendo evoluir para necroses distais.

Deve-se lembrar que vasospasmo é diagnóstico de exclusão, sendo as causas mecânicas muito mais prováveis. Em certos casos, a diferenciação entre trombose e embolia pode ser particularmente difícil se não for possível demonstrar uma fonte emboligênica. Nessas condições, tem sido levantada a possibilidade de o quadro

QUADRO 91.2	Dados clínicos que podem auxiliar o diagnóstico diferencial entre oclusão arterial aguda e trombose venosa profunda.	
Características	**Oclusão arterial aguda**	**Trombose venosa profunda**
Início	Súbito	Gradual
Veias superficiais	Colabadas	Ingurgitadas
Edema	Ausente	Presente
Temperatura	Diminuída	Normal ou quase
Pulsos	Ausentes	Presentes
Elevação do membro	Piora	Melhora

ser secundário ao estado de hipercoagulabilidade, como acontece em jovens sem evidência de doença arterial oclusiva ou em pacientes com neoplasia.[98]

TRATAMENTO

Na OAA, a terapia tem como objetivo principal a preservação da vida e do membro do paciente e, para tal, há necessidade de avaliação rápida e global desse paciente, de modo a direcionar as medidas terapêuticas para o membro e para as alterações sistêmicas.

O exame inicial deve fornecer elementos para se definir o grau de isquemia e, portanto, a necessidade e a urgência de cirurgia, a utilidade da arteriografia e as condições gerais do paciente. Os exames complementares devem ser realizados concomitantemente à instituição das primeiras medidas terapêuticas.

É importante ressaltar que, na realidade brasileira, seja em função da localização geográfica, das condições socioeconômicas da população ou por falha do diagnóstico médico, frequentemente se está diante de casos de mau prognóstico, pelo longo tempo decorrido entre o início do quadro e o efetivo atendimento.

Toda atenção deve ser dada ao tratamento médico inicial, já que ele pode e deve ser instituído antes da internação do paciente e até que este esteja em condições para uma eventual cirurgia.

Um plano terapêutico deve ser posto em prática, em tempo hábil, evitando-se, principalmente, manobras intempestivas que possam agravar o estado do membro isquêmico.

A OAA deve ser manejada como uma situação de emergência médica, em que a revascularização deve ser realizada o mais rápido possível, já que o risco de perda do membro aumenta com a duração da isquemia. Apesar dos avanços na terapia endovascular e nos cuidados intensivos, a isquemia aguda de uma extremidade associa-se ainda a taxas significativas de mortalidade e amputações.[99]

Cuidados gerais

Evitar manobras intempestivas, principalmente no transporte do paciente e durante os procedimentos diagnósticos, procurando-se manejá-lo com delicadeza, já que o membro isquêmico torna-se mais vulnerável aos traumas externos. Não puncionar veias nem inserir eletrodos para realização de ECG em membros isquêmicos, tampouco produzir aquecimento ativo do membro.

O paciente deve ser mantido em repouso no leito, em proclive. Em caso de obstrução arterial do membro superior, mantenha seu tronco elevado. Essas medidas visam diminuir as necessidades metabólicas e facilitar a irrigação local pelo aumento da pressão hidrostática. Não se devem elevar os membros (posição de Trendelenburg), mesmo que haja edema, pelo risco de agravo da isquemia e precipitação de necrose.

Deve-se proteger o membro contra extremos de temperatura (frio ou quente), procurando tornar a temperatura ambiente agradável (em torno de 27°C), agasalhando o paciente. Envolver cuidadosamente o membro todo com algodão ortopédico e faixa crepom colocada frouxamente, diminuindo assim a perda local de calor por irradiação e o possível efeito vasoconstritor cutâneo. Note-se que alguns pacientes não toleram esse enfaixamento, sentindo piora da dor, possivelmente por uma isquemia tão intensa que qualquer aumento metabólico piora a situação.

Não deve ser feito o aquecimento ativo diretamente de uma extremidade isquêmica, seja pela colocação de bolsas de água quente ou pela aplicação de irradiadores de calor, já que tais procedimentos podem provocar queimaduras em virtude da menor sensibilidade local e da maior suscetibilidade tecidual. Além disso, poderá haver um desequilíbrio metabólico, precipitando a necrose tecidual, já

que haverá maior necessidade metabólica sem o correspondente incremento de perfusão sanguínea.

Tratar com cuidado doenças associadas ou desencadeantes, como ICC, arritmias graves, choque e IAM, procurando-se estabilizar as funções cardiovasculares respiratórias e metabólicas, mesmo que, para isso, haja necessidade de adiar por algum tempo uma eventual cirurgia.

Tratamento medicamentoso

Sedação da dor

Empregando-se analgésicos e sedativos em doses adequadas. Nos casos de embolia com indicação cirúrgica decidida, pode-se realizar bloqueio peridural imediatamente, com as vantagens de sedar a dor e promover vasodilatação efetiva, a qual deverá ser feita antes da heparinização. A heparinização é fundamental, principalmente se houver retardo no tratamento cirúrgico do paciente (p. ex., necessidade de transporte para outro local de atendimento).

Administração de anticoagulante

A heparina não fracionada (HNF) deve ser administrada tão logo o diagnóstico de OAA tenha sido estabelecido, pois previne a extensão da trombose secundária e da trombose venosa, fatores associados a mau prognóstico. A maioria dos autores reconhece u utilidade da heparinização sistêmica nessa situação.[21-23,27] Deve-se empregar HNF por via intravenosa em bólus na dose de 5.000 UI ou 70 a 100 UI/kg, o que proporciona anticoagulação com nível suficiente e duradouro o bastante para viabilizar a adoção da conduta definitiva. A HNF deve ser então administrada em infusão contínua a 18 UI/kg/h, e o nível de anticoagulação deve ser controlado pelo tempo de coagulação ativada (TCA) ou tempo de tromboplastina parcial ativada (TTPa). Essa é uma recomendação grau 1C das diretrizes práticas para o tratamento da isquemia aguda de membros da Sociedade Europeia de Cirurgia Vascular (ESVS).[12,100-104] Não se recomenda a utilização de heparina de baixo peso molecular (HBPM) pelo fato de sua reversão não apresentar antídoto específico e seu tempo de meia-vida ser de aproximadamente 12 horas, o que poderia comprometer a realização da cirurgia. Algumas condições associadas, como acidente vascular encefálico (AVE) recente, lesões ulceradas dos tratos gastrintestinal, respiratório e urinário potencialmente hemorrágicas, pós-operatório imediato de grandes cirurgias com descolamentos extensos e neurocirurgias recentes, podem constituir-se em contraindicações formais ao uso de anticoagulantes.

Vasodilatadores

Alguns autores relatam a ocorrência de vasospasmo importante após impactação de um êmbolo,[14] e outros contestam a sua existência ou importância,[81,105] tornando extremamente controverso o uso de vasodilatadores na OAA.

Há autores que recomendam o seu uso rotineiro para pacientes com OAA, tratados por cirurgia aberta, seguindo a orientação das diretrizes práticas para o tratamento da isquemia aguda de membros da ESVS "análogos das prostaciclinas podem ser considerados durante e após a revascularização", com evidência de classe IIb nível B.[12]

Um estudo randomizou 300 pacientes para tratamento cirúrgico associado a iloprosta (alprostadil) peroperatório (bólus intra-arterial intraoperatório e infusão intravenosa pós-operatória por 4 e 7 dias) ou placebo.[106] O estudo não demonstrou uma diferença significativa na incidência combinada de morte e amputação (desfecho primário), mas iloprosta usada como adjuvante da cirurgia reduziu consideravelmente a mortalidade peroperatória de 10,6 para 4,7%, bem como a taxa geral de eventos cardiovasculares maiores. Uma análise *post-hoc* mostrou que a incidência combinada de morte e amputação foi significativamente reduzida em um subgrupo de pacientes idosos (com idade > 70 anos).[107] Um estudo mais recente randomizou 204 pacientes para administração peroperatória de prostaglandina E1 lipossomal ou placebo.[105] A incidência de mortalidade peroperatória/por eventos adversos maiores nos membros foi reduzida em pacientes que receberam prostaglandina E1 lipossomal (13,2 a 5,1%).

Embora esses estudos relatem benefícios da terapia adjuvante com prostanoides, não se confirmou um favorecimento generalizado, havendo uma tendência de que esses medicamentos fiquem em um plano secundário no uso das oclusões arteriais agudas de natureza embólica ou trombótica. Mais detalhes no Capítulo 53.

Fibrinolíticos

Embora o cateter de Fogarty tenha sido revolucionário para o tratamento da OAA embólica de grandes e médias artérias, é menos efetivo quando a árvore distal está envolvida ou quando há trombose superposta a placas ateroscleróticas. Uma atraente alternativa terapêutica nessas condições é o uso de um agente capaz de dissolver o trombo intravascular, como estreptoquinase, uroquinase (uPA), alteplase (rT-PA, ativador do plasminogênio tissular recombinante) ou a reteplase (um derivado do tPA nativo, também obtido por técnica recombinante), entre outros. Mais detalhes no Capítulo 52.

A trombólise também pode ser usada como complemento durante uma cirurgia aberta, quando permanecem trombos distais em artérias pequenas que não são passíveis de tratamento pelo cateter de Fogarty.

Trombólise sistêmica

Estudos clínicos demonstraram que a estreptoquinase, ministrada por via intravenosa em doses maiores que 100.000 U/hora, é potencialmente capaz de dissolver trombos no sistema arterial, porém, nessas quantidades, seu uso associa-se a elevado risco hemorrágico local e sistêmico (15 a 35%) e a mortalidade de 5 a 10%, diretamente relacionada com hemorragia.[108] Outros dois pequenos ensaios clínicos compararam a TDC e intravenosa com rt-PA para OAA.[109,110] O rt-PA intra-arterial foi mais efetivo na recuperação completa em 30 dias, enquanto a sobrevida livre de amputação parecia semelhante.[109-111] Complicações hemorrágicas foram mais frequentes no uso intravenoso de rt-PA e também da uPA, em um estudo.[109]

Dessa maneira, não há mais indicação para uso de trombólise intravenosa sistêmica para OAA.

Trombólise dirigida por cateter

A TDC intra-arterial é realizada com a injeção do agente fibrinolítico, via intra-arterial, em infusão contínua por um cateter multiperfurado específico (tipo Mcis®), que deve ser posicionado imediatamente antes da obstrução e transpondo o trombo, liberando o agente trombolítico na intimidade do trombo lentamente. Recomenda-se acesso retrógrado contralateral ou ipsolateral anterógrado, de modo ecoguiado, sendo necessária cautela para retirada do introdutor após o procedimento.

Inicialmente, a trombólise era recomendada apenas para pacientes com OAA e membro que não estava imediatamente ameaçado, e não para aqueles com doença grave ou sintomas progressivos. Revisão sistemática mostrou, no entanto, que a TDC também pode ser usada em pacientes com isquemia mais grave (classe IIb de Rutherford)[112] e que os resultados não foram piores para pacientes com déficit motor. Estudos retrospectivos mostraram resultados semelhantes.[113-115] Em séries contemporâneas de pacientes com OAA tratados por trombólise, as taxas de sucesso técnico são altas (80 a 90%).[116] Em alguns estudos, o sucesso terapêutico e a não amputação foram inferiores em pacientes com OAA classe IIb de Rutherford, comparando-se com classe IIa.[7,117,118] Para pacientes em estado mais grave, eventuais combinações de técnicas endovasculares podem ser necessárias.

A maioria dos estudos confirma que a TDC apresenta-se como terapia equivalente ao tratamento cirúrgico para OAA para salvamento de membros por até 1 ano.[88,119,120]

No estudo TOPAS, que comparou cirurgia *versus* TDC, hemorragia maior ocorreu em 12,5% no grupo uPA e 5,5% no grupo cirúrgico.[120] Korn et al.[121] observaram 4% de mortalidade associada à terapia trombolítica e complicações importantes em 29% dos casos (hemorragia necessitando de transfusão em 23% dos pacientes, diálise para insuficiência renal em 2% e AVE hemorrágico em 1%).

Uma metanálise comparou cirurgia e trombólise como tratamentos iniciais para isquemia aguda de membros, incluindo cinco estudos com um total de 1.283 pacientes. Não se observou diferença relevante entre os dois tratamentos quanto a salvamento de membro e mortalidade aos 30 dias, 6 meses e 1 ano, mas AVE foi significativamente mais frequente na observação de 30 dias no grupo submetido à trombólise, bem como hemorragias maiores.[122]

Em um grande estudo de coorte utilizando técnicas cirúrgicas mais atuais, Grip et al., comparando o tratamento endovascular primário (TDC para a maioria dos pacientes) com revascularização aberta para OAA, obteve resultados melhores para o tratamento endovascular para sobrevida livre de amputação em 30 dias (87,5 *vs.* 82,1%) e em 1 ano (69,9 *vs.* 61,1%).[7]

De modo geral, recomenda-se a TDC como opção terapêutica para OAA. Quanto ao agente trombolítico, recomenda-se o uso de uPA ou rt-PA.[12]

Para a TDC com rt-PA (Actilyse®), a dose recomendada para a fase aguda é de 10 mg a ser injetada em 30 minutos (1 frasco contém 50 mg de rt-PA que é reconstituído em 50 mℓ de água de injeção – 1 mg/mℓ), de modo que, normalmente, dilui-se 10 mℓ da solução reconstituída em 50 mℓ de soro fisiológico a 0,9% (SF), totalizando 60 mℓ da solução pronta (com 10 mg) injetada durante 30 minutos, dentro do trombo, por meio de cateter multiperfurado. A solução de manutenção deve ser preparada para se aplicar 0,25 a 1 mg/hora, conseguindo-se isso diluindo os 40 mg restantes (40 mℓ da solução reconstituída) em 360 mℓ de SF e liga-se uma bomba de infusão a 10 mℓ/h (1 mg/h). O paciente é anticoagulado durante o procedimento com HNF, do modo padrão, com 5.000 UI em bólus. Alguns autores recomendam a manutenção do paciente anticoagulado durante todo o procedimento, mas alguns estudos não encontraram evidência de superioridade com a anticoagulação contínua e encontraram maiores taxas de sangramento.[116,119,123] Outros autores recomendam o uso de solução heparinizada, em baixas concentrações, em infusão contínua para prevenção de oclusão pericateter, mas nenhum estudo clínico foi realizado.

Durante a TDC, deve-se repetir a arteriografia a cada 6 horas ou se houver alteração no quadro clínico do paciente, reposicionando-se o cateter até o término da trombólise desejada. O paciente deve ser monitorado quanto a agravamento do quadro isquêmico, ocorrência de sangramentos, acesso arterial e piora clínica. Quanto ao monitoramento seriado do fibrinogênio, revisão sistemática[124] recente não encontrou evidências de que sua dosagem seriada possa trazer proteção contra o sangramento durante a TDC, sendo recomendada a avaliação dos níveis de fibrinogênio antes do início do tratamento.

As principais limitações da trombólise incluem o tempo necessário à trombólise, o índice elevado de retromboses e sangramentos. Complicações hemorrágicas ainda representam o maior risco (13 e 30%), o que pode limitar o tratamento, sendo as hemorragias cerebrais graves bastante incomuns (0,4 e 2,3%), porém, quando ocorrem, geralmente são fatais.[116,125] Contraindica-se totalmente a TDC em eventos cerebrovasculares estabelecidos (incluindo acidente isquêmico transitório) com menos de 2 semanas, distúrbios de coagulação com sangramento ativo, sangramento gastrintestinal recente (< 10 dias), neurocirurgia (intracraniana ou espinal) há menos de 3 meses, traumatismo intracraniano com menos de 3 meses. A contraindicação é relativamente maior em: reanimação cardiopulmonar há menos de 10 dias, cirurgia não vascular maior ou politraumatismo há menos de 10 dias, hipertensão descontrolada (sistólica > 180 mmHg ou diastólica > 110 mmHg), punção de vaso sanguíneo não compressível, tumor intracraniano, cirurgia oftalmológica recente; e relativamente menor em: insuficiência hepática (particularmente nas que apresentam coagulopatias), endocardite bacteriana, gravidez e retinopatia diabética hemorrágica.[12] Mais recentemente foram excluídas as contraindicações relacionadas com a idade avançada e as neoplasias isoladas.[12]

Com o objetivo de se obter uma trombólise mais efetiva, vários esquemas terapêuticos têm sido experimentados. Um enfoque recente é o uso de antagonista dos receptores glicoproteicos da membrana plaquetária IIb/IIIa, como medicação adjuvante, com o objetivo de melhorar a eficácia da lise. Em estudo-piloto, foi usado abciximabe + uPA e comparado com uPA + placebo, com melhores resultados para o primeiro grupo.[126,127] Outros estudos foram realizados, mas as indicações, a segurança e a eficácia desses esquemas ainda não são claros, pois os dados a esse respeito ainda são insuficientes.

Outras técnicas endovasculares

Outras técnicas endovasculares têm sido descritas para o tratamento da OAA, incluindo trombólise mecânica, trombólise assistida por ultrassonografia, trombofragmentação, tromboaspiração e angioplastia com *stent* recoberto, sendo o sucesso técnico, quando combinadas com outras técnicas adjuvantes, de 70 a 100%.[128] Os custos de todos esses dispositivos endovasculares são significativos em comparação com a TDC, não estão disponíveis na maioria dos hospitais nacionais e não é evidente a relação de custos e benefícios. Mais detalhes são apresentados no Capítulo 76. A seguir, serão descritas as técnicas mencionadas:

- Tromboaspiração: vários cateteres de aspiração comerciais estão disponíveis, normalmente viabilizando a sucção pelo lúmen do cateter. Um sistema de troca rápida comumente usado nos vasos coronarianos pode ser empregado para coágulos nas artérias abaixo do joelho.[129] Há também uma bomba de aspiração com cateteres especificamente projetados (Indigo; Penumbra, Alameda, CA, EUA).[130,131] Deve-se considerar a provável necessidade de complementação do tratamento com o possível uso de trombólise, angioplastia com ou sem colocação de *stent*. A remoção incompleta do trombo pode associar-se a incompatibilidade entre o tamanho do cateter e o diâmetro arterial, e os resultados são melhores quando o trombo é agudo (< 14 dias)[132,133]
- Trombectomia mecânica endovascular: existem vários dispositivos de trombectomia mecânica e são classificados de acordo com seu mecanismo de trabalho: cateteres reolíticos ou cateteres de microfragmentação.[134] Entre eles destacam-se o AngioJet® (Medrad Interventional, Minneapolis, MN, USA), o Aspirex® (Straub Medical AG, Wangs, CH) e o Rotarex® (Straub Medical AG, Wangs, CH)

- Trombólise acelerada por ultrassonografia: a ultrassonografia de alta frequência e baixa intensidade pode acelerar a lise enzimática do coágulo *in vitro* por descompactar os filamentos de fibrina e aumentar a permeabilidade do trombo para ação do plasminogênio. Um exemplo desse dispositivo é o sistema EKOS EndoWave (EKOS, Bothell, WA, EUA) que é associado a um agente fibrinolítico.

Indicações para os diferentes tratamentos

O tratamento de uma OAA depende de múltiplos fatores, incluindo condições gerais do paciente, gravidade e duração da isquemia, localização da oclusão e causa da obstrução.

A revascularização cirúrgica imediata é indicada nos membros com isquemia grave, que ameace a viabilidade do mesmo a curtíssimo prazo, como é o caso da classe IIb e até de alguns casos da classe III. É importante ter em mente que o conhecimento das diferentes opções terapêuticas pode oferecer a melhor conduta para cada paciente de modo individualizado.

A embolectomia com cateter tipo Fogarty é o procedimento preferencial em casos origem embólica, em artérias pouco ou não ateroscleróticas.[22,135,136] Os benefícios da cirurgia aberta incluem a rápida restauração do fluxo sanguíneo e a relativa facilidade do procedimento, enquanto os riscos vão de hemorragia a estresse psicológico. O tratamento convencional ainda inclui a tromboendarterectomia, enxerto ou angioplastia transluminal.[136]

De modo geral, as embolias dos segmentos aortoilíaco, femoropoplíteo, subclavioaxiloumeral são, em princípio, de tratamento cirúrgico. Estudo realizado em nossa instituição e corroborado por outros estudos internacionais revelam que, mesmo em casos trombóticos, a realização da embolectomia com cateter de Fogarty pode reconduzir o paciente a uma situação circulatória anterior ao evento agudo, o que pode ser benéfico para a maioria dos pacientes.[24,137] Embora o tempo decorrido entre o episódio embólico e o efetivo tratamento constitua-se em importante fator prognóstico, a experiência tem mostrado que bons resultados podem ser obtidos mesmo com embolectomias tardias, desde que o membro seja viável.[16,138] Condições gerais precárias aumentam o risco, mas raramente contraindicam a embolectomia, já que ela pode ser realizada com anestesia local ou peridural. As embolias de pequenas artérias da perna, do antebraço, digitoplantares e digitopalmares são, em geral, de tratamento clínico.

As tromboses agudas que acometem pequenas artérias da perna e do antebraço são, em geral, de tratamento clínico. Já nas obstruções agudas de natureza trombótica dos segmentos aortoilíaco, femoral, poplíteo e subclavioaxilar, se houver indicação de possível compensação clínica ou se o paciente for de risco cirúrgico muito alto, deve-se tentar o tratamento clínico. Se não ocorrer compensação clínica, são submetidas à arteriografia e à cirurgia de restauração arterial, imediatamente. Nesses casos, uma alternativa é a desobstrução arterial com cateter de Fogarty e controle arteriográfico intraoperatório, associando, se necessário, a complementação com angioplastia, endarterectomias e/ou TDC, mantendo-se os pacientes anticoagulados por tempo variável, dependendo dos procedimentos utilizados e do fator causal.

Frequentemente enfatiza-se a necessidade de distinção entre embolia e trombose, visando à melhor indicação terapêutica e aos resultados. Infelizmente nem sempre isso é possível, em virtude de isquemia avançada, obrigando a realização de explorações arteriais e arteriografias intraoperatórias e, só depois, optando-se por determinado procedimento cirúrgico.

A terapêutica fibrinolítica é uma alternativa ao tratamento cirúrgico das oclusões arteriais agudas, em casos bem selecionados, com baixas doses, o que proporciona melhores resultados no segmento femoropoplíteo de natureza embólica ou trombótica.[12,139,140] Pode ainda ser indicada por via intra-arterial e intraoperatória como complemento das tromboembolectomias cirúrgicas em caso de êmbolos ou trombos residuais em locais de acesso difícil.

Em tromboses relativamente extensas em artérias com grau importante por aterosclerose, nas oclusões pós-IAM ou em pacientes internados em unidade de terapia intensiva, pode-se empregar terapia trombolítica. Na seleção de pacientes para esse tipo de terapia, deve-se considerar o grau de isquemia, ou seja, se há sintomas e sinais de isquemia avançada, se há contraindicação para a trombólise, já que não se deve esperar mais 12 a 18 horas para a resolução do problema, sendo o tempo um fator determinante para a ação trombolítica ocorrer e limitante para o tempo de isquemia tolerável pelo membro.

Nas tromboses arteriais agudas, dependendo da extensão e da perviedade distal, tem sido realizada, com bons resultados, TDC seguida por angioplastia transluminal, com ou sem *stent*, quando da realização da arteriografia diagnóstica. Pode-se dispor de angioplastia e colocação de *stent*, mantendo-se o paciente anticoagulado durante o procedimento, como alternativa à trombólise em casos selecionados.[141] Se, durante o período de infusão, observam-se sinais de deterioração, deve-se suspender a trombólise e proceder-se à revascularização cirúrgica. Por outro lado, nos casos de trombólise bem-sucedida, em artérias ateroscleróticas, devem-se identificar as lesões de base e corrigi-las adequadamente por via percutânea (Quadro 91.3).

Nos casos de trombose pós-cateterismo da artéria braquial, embora possa ocorrer compensação clínica, indica-se a exploração cirúrgica precocemente, porque o restabelecimento da perviedade da artéria braquial previne claudicação futura do antebraço e da mão, possibilita cateterização subsequente e monitoramento pressórico na artéria radial, além de garantir acessos vasculares no antebraço.

A tromboembolectomia aspirativa percutânea representa mais um recurso à disposição do cirurgião, em alternativa ao tratamento cirúrgico, em especial nas oclusões agudas das artérias distais ao ligamento inguinal, podendo essa técnica ser associada à angioplastia e/ou à terapia fibrinolítica.[143-145]

Bons resultados também têm sido relatados com a trombectomia mecânica percutânea, utilizando-se diferentes equipamentos.[146-154] Ela tem a vantagem de ser procedimento menos invasivo, com menor risco hemorrágico que a terapia lítica e não retarda a reperfusão. Os melhores resultados foram obtidos quando os trombos eram mais recentes e não acometiam as artérias distais de menor calibre. De fato, esses procedimentos ainda são muito caros e com eficácia não comprovadamente superior aos tratamentos convencionais e não cobertos pelo Sistema Único de Saúde (SUS) brasileiro.

A energia do ultrassom tem sido usada para criar um efeito denominado "cavitação acústica" e facilitar a ação de fibrinolíticos sobre o trombo–êmbolo, por meio de dispositivos intra ou extravasculares.[155-160] É possível também que avanços com os cateteres de aspiração associados a adjuvantes como os antagonistas de receptores plaquetários IIb/IIIa proporcionem melhores resultados em um futuro próximo,[133,161,162] entretanto, há necessidade de mais evidência científica no uso desses dispositivos para avaliação mais adequada de seu papel no tratamento da OAA.

O ateroembolismo como causa de OAA tem tratamento ainda considerado difícil, devido a doença aterosclerótica multifocal, ao estado geral do paciente, à obstrução que às vezes acomete artérias inacessíveis aos métodos mecânicos e, ainda, à inexistência de agentes farmacológicos aterolíticos.

Os casos de injeções por via intra-arterial de substâncias inadvertidamente podem resultar em oclusão de pequenas artérias distais, e, para esses casos, sugere-se terapêutica medicamentosa agressiva e precoce. Recomenda-se o uso intravenoso de heparina precocemente, seguindo-se corticosteroide e vasodilatador por via intra-arterial e controle arteriográfico. Se não houver boa resposta, pode-se acrescentar fibrinolítico por via intra-arterial em doses baixas, o que tem mostrado bons resultados.[68,139,163] O uso de vasodilatadores por via intra-arterial pode ser útil no tratamento da isquemia aguda nesses casos, principalmente se houver espasmo arterial associado[164-166] e o corticosteroide diminui a endarterite química consequente à injeção intra-arterial de determinadas substâncias.[167]

A fasciotomia deve ser considerada sempre que identificado qualquer sinal de síndrome compartimental, podendo ser necessária também em casos com edema muito intenso, mas não deve ser realizada apenas profilaticamente (ver Capítulo 72).

Às extremidades clinicamente inviáveis, resta unicamente a amputação. Também em alguns casos de pacientes em mau estado geral e em membros paralíticos, frequentemente opta-se por essa conduta.

Tratamento cirúrgico convencional

O tratamento cirúrgico da OAA depende da localização e da etiologia, entre outros fatores.

Os aspectos técnicos e táticos estão bem padronizados na abordagem cirúrgica das tromboembolias, desde a introdução do cateter de Fogarty (ver Capítulo 64). Para as embolectomias aortoilíacas, femoral ou poplítea, a via de acesso habitual é a bifurcação da artéria femoral comum no triângulo de Scarpa, bilateralmente nas embolias de aorta. Nas embolias de artéria poplítea, o acesso direto no terço superior da face interna da perna facilita a remoção de trombos da artéria tibial anterior, de difícil cateterização quando o acesso é introduzido pela via femoral. Em pacientes em mau estado ou muito idosos, temos preferido abordar a artéria femoral superficial no terço médio da coxa, com anestesia local, visando obter, pelo menos, a desobstrução de um dos vasos arteriais distais.

O tratamento cirúrgico da OAA trombótica pode exigir procedimentos mais amplos e sofisticados que o da embolia arterial, em função da existência de lesões parietais, alterações de fluxo e da coagulação.[168,169] Muitos casos, entretanto, necessitam de adequado estudo arteriográfico, bom preparo pré-operatório e emprego das mesmas táticas usadas nas cirurgias das oclusões arteriais crônicas, com enxertos venosos ou sintéticos e angioplastias. As derivações extra-anatômicas, como a femorofemoral e a axilofemoral, podem ser úteis em pacientes de alto risco cirúrgico (ver Capítulo 99).

QUADRO 91.3	Trombólise dirigida por cateter *versus* revascularização cirúrgica em oclusão arterial aguda.						
Estudo	Resultado (meses)	Trombólise			Cirurgia		
		N	Salvamento de membros (%)	Mortalidade (%)	N	Salvamento de membros (%)	Mortalidade (%)
Rochester[88]	12	57	82	16	57	82	42
Stile[142]	6	249	88,2	6,5	144	89,4	8,5
Topas[120]	12	272	82,7	13,3	272	81,1	15,7

Nos casos de trombose arterial aguda pós-cateterismo, a nossa conduta é a cirurgia exploradora para revascularização, definindo-se o tipo de operação de acordo com os achados intraoperatórios. Em significativa porcentagem de casos, a simples trombectomia com passagem de cateter de Fogarty, distal e proximalmente, costuma apresentar bons resultados. Ressecção do segmento arterial lesionado e reanastomose terminoterminal são os procedimentos mais realizados pelos autores, e a interposição de segmento de veia e o *by-pass* reservados para os casos em que os procedimentos anteriores não são factíveis. Falhas precoces ou tardias nessas restaurações vasculares parecem estar associadas à duração e à dificuldade do cateterismo, ao retardo no diagnóstico e ao não uso de heparina após o diagnóstico de OAA, propiciando assim extensão da trombose secundária.

Pós-operatório

Anticoagulação

Aproximadamente metade das mortes no pós-operatório de procedimentos terapêuticos para OAA são causadas por complicações tromboembólicas.

Green et al.[21] verificaram 31% de recorrência de embolia em pacientes que não receberam anticoagulantes no pós-operatório *versus* 9% daqueles que os receberam. Apesar desses percentuais, em estudo randomizado feito por Jivegard et al.,[170] não se comprovou diferença entre os que receberam e aqueles que não receberam anticoagulantes, 1 mês após o procedimento de revascularização. Não há evidências de que a anticoagulação previna a recorrência nos casos de trombose arterial, mas, segundo as diretrizes práticas para o tratamento da isquemia aguda de membros da ESVS,[12] recomenda-se que esses pacientes recebam antiagregação plaquetária ou anticoagulação associada a estatinas como modo de reduzir eventos cardiovasculares após revascularização de uma artéria nativa trombosada, trombose de um aneurisma de artéria poplítea ou falha de uma revascularização prévia.

Elliot et al.[16] verificaram que a anticoagulação a longo prazo resultou em menor taxa de recorrência nos casos de embolia e maior sobrevida dos pacientes. Segundo as diretrizes práticas da ESVS para o tratamento da isquemia aguda de membros, recomenda-se que em casos de revascularização de OAA secundária a FA ou trombo intracardíaco, os pacientes sejam anticoagulados de forma perene, valendo também para as embolizações não cardíacas idiopáticas.[12] Outra orientação para a anticoagulação perene deve ser considerada em pacientes submetidos à desobstrução de enxertos protéticos tanto por trombectomia quanto por tratamento endovascular.

Devido aos riscos de sangramento no uso contínuo de anticoagulantes, cada caso deve ser avaliado individualmente, considerando-se o risco de hemorragia, de nova embolia e de retrombose, de maneira a se obter a melhor relação risco/benefício da indicação da anticoagulação.

Complicações pós-operatórias

Em geral, os pacientes com isquemia aguda de membros apresentam idade mais avançada, frequentemente com doenças cardíaca e cerebral preexistentes. O IAM e as arritmias são responsáveis pela maioria das mortes nesse grupo e, a despeito dos avanços em termos de revascularização e de suporte cardíaco, a mortalidade entre os pacientes com OAA ainda é significativa, mas séries históricas europeias e americanas apontam para uma redução da mortalidade 8,3 para 6,3% e de 12 para 9%, respectivamente.[4,12,171-176]

Complicações dos procedimentos diagnósticos e terapêuticos realizados nos pacientes com OAA ou de outros tratamentos endovasculares ainda são frequentes.[12,89,177] A perda de um membro, por exemplo, implica perda de qualidade de vida e reabilitação prolongada e de alto custo.

Edema e síndrome compartimental

Edema de grau variável pode acompanhar o quadro de OAA ou, mais frequentemente, pode desenvolver-se imediatamente ou após algumas horas de uma revascularização bem-sucedida. Geralmente, é a manifestação local da síndrome de isquemia–reperfusão. Mais raramente, resulta de TVP associada. Após a revascularização de membros com isquemia intensa e prolongada, pode ocorrer a síndrome compartimental, na qual, em virtude do edema, há aumento da pressão nos compartimentos musculares situados entre fáscias inelásticas e ossos, a ponto de comprometer a perfusão tecidual. A persistência dessa situação causa alterações isquêmicas irreversíveis desses músculos e nervos. A síndrome compartimental aguda parece não ser simplesmente um problema de compressão de estruturas neurovasculares induzida pelo aumento de pressão compartimental, mas sim uma complexa cadeia de eventos secundários às lesões provocadas pela isquemia–reperfusão, inclusive com liberação de substâncias vasoativas como tromboxano A2.[178] Sua incidência é maior na perna e no antebraço, tendo Perry[179] estimado a sua ocorrência em 2% dos casos acometendo membro inferior, com necessidade de fasciotomia em 30%. Mais detalhes da fisiopatologia da isquemia reperfusão são apresentados no Capítulo 11.

Alguns autores valorizam os dados clínicos (como dor espontânea, dor à flexão ou extensão passiva do pé, edema tenso, hipoperfusão ou déficit de pulso, parestesias, anestesia, paresia ou paralisia de pé ou artelhos) para o diagnóstico, e outros acreditam que o diagnóstico definitivo não deva ser feito apenas com base em critérios clínicos. Mubarak et al.[180] recomendam a descompressão pela fasciotomia quando a pressão tecidual excede 30 mmHg, e Rollins et al.,[181] quando essa pressão é maior que 45 mmHg. Já Brooker e Pezeski[182] indicam fasciotomia quando a pressão tecidual alcança valores entre 10 e 30 mmHg menores que a pressão diastólica. Mais detalhes sobre fasciotomias são apresentados no Capítulo 72.

Lesões arteriais

De modo geral, estão relacionadas diretamente com o uso do cateter de embolectomia ou de angioplastia, incluindo perfuração e ruptura arteriais, dissecção de íntima, embolização distal e formação de pseudoaneurismas e fístula arteriovenosa. São pouco frequentes, sendo relatadas em 0,5 a 1% dos casos.[183]

Reoclusão arterial

Pode ser ocasionada pela recorrência de êmbolos, particularmente quando a anticoagulação não é efetiva ou não é empregada,[17,21,184,185] variando sua incidência, quando em situação de embolia recorrente entre 6 e 45%.[16] Os índices de mortalidade e de amputações são maiores no episódio recorrente.[184,186-188] Pode suceder, ainda, retrombose em áreas de lesão da parede arterial ou remoção incompleta de material tromboembólico. Eventualmente, nesses casos, são necessários procedimentos arteriais reconstrutivos, que podem incluir, tromboembolectomias, endarterectomias, profundoplastias, angioplastias e enxertos. A reoclusão trombótica está associada ao tratamento inadequado das lesões ateroscleróticas e, após tratamento trombolítico, a recorrência pode chegar a até 53% dos casos. Na tromboembolectomia, associa-se a reoclusões em 21 a 26% dos casos.[189] Se a oclusão aguda foi causada por uma embolia, deve-se identificar a fonte e tratá-la.

Se decorreu de trombose superposta à aterosclerose prévia, a lesão de base deverá ser tratada para evitar recorrência.

PROGNÓSTICO

O prognóstico da OAA é incerto, já que depende de um conjunto de fatores que atuam em cada caso.[190] A rapidez e a excelência do tratamento instituído, e as condições gerais do paciente influenciam definitivamente o prognóstico. Desse modo, os pacientes idosos com importante comprometimento cardiovascular que são atendidos tardiamente têm pior prognóstico quanto à preservação e à função do membro, além de maior mortalidade.

A recuperação do membro *ad integrum* ocorre nos casos tratados adequadamente, bem como naqueles compensados clinicamente, em que há circulação colateral previamente desenvolvida, com trombose secundária ausente ou pouco extensa e com artérias distais pérvias. A claudicação intermitente pode constituir sequela branda nesses casos.

As sequelas neurológicas, que variam desde parestesias até paralisias definitivas, são bastante comuns nos casos não tratados, aparecendo também em muitos casos de restauração vascular bem-sucedida, em especial se cuidados tardiamente. As parestesias são as sequelas mais comuns, iniciando-se frequentemente por dor em queimação, contínua, de forte intensidade, caracterizando o quadro de neurite isquêmica, de difícil tratamento. Os pacientes podem apresentar, ainda, paresia e paralisia, em decorrência de lesão dos vários nervos da perna.

Sequelas musculares com atrofias ou perdas de grupos musculares em virtude de isquemia ou lesões de nervos periféricos, com rigidez articular decorrente de posições antálgicas, podem surgir e merecem tratamento fisioterápico intenso e precoce para sua recuperação. Gangrenas digitais aparecem com certa frequência como sequelas de OAA.

Os recursos atualmente disponíveis para monitoramento transoperatório, os cuidados intensivos pós-operatórios, bem como as modernas técnicas cirúrgicas, endovasculares e anestésicas propiciaram maiores reduções nos índices de morbidade que nos de mortalidade.

De 1970 até os dias atuais, as várias séries publicadas na literatura sobre OAA mostram mortalidade variando de 7,5 a 41% e taxa de amputação entre 5 e 26%, que se tornam mais elevadas quando a duração da isquemia é maior que 6 horas.[14,17,21,95,148,184,185,188,190-199]

A principal causa de morte é a cardiopatia, representada, principalmente, por insuficiência congestiva e IAM. Seguem-na a EP, a insuficiência renal, o AVE, o infarto mesentérico e as complicações metabólicas.

As referências bibliográficas deste capítulo se encontram no Ambiente de aprendizagem do GEN.

Doença Arterial Obstrutiva Crônica

92

Patogenia e Fisiopatologia da Aterosclerose

Raul Dias dos Santos Filho ■ Ana Paula Marte Chacra

Resumo

A doença aterosclerótica, caracterizada por formação de lesões fibro-gordurosas na parede das artérias, ainda é a maior causa de morbimortalidade no mundo, incluindo a maioria dos infartos do miocárdio e acidentes vasculares encefálicos (AVEs), bem como doença arterial periférica incapacitante. É uma doença multifatorial, cujos fatores de risco apresentam relação causal e independente que incluem dislipidemia, tabagismo, hipertensão arterial sistêmica (HAS) e diabetes melito. Evidências apontam como fatores emergentes para o papel do sistema imunológico a inflamação e a hematopoese clonal. Esses mecanismos estão vinculados aos fatores de risco tradicionais, culminando no desenvolvimento e na progressão da lesão aterosclerótica. Apesar dos progressos nas áreas diagnóstica e terapêutica, intervenções demandam recursos excessivos. O entendimento da fisiopatologia da aterosclerose possibilita o avanço da ciência, pois o conhecimento dos mecanismos dessa doença permite que se reconheçam alvos para serem testados por novas abordagens terapêuticas.

Palavras-chave: aterosclerose; inflamação; lipídios; LDL-colesterol; macrófagos.

INTRODUÇÃO

A aterosclerose é uma doença imunoinflamatória e fibroproliferativa, modulada pela presença de fatores de risco. Acomete primariamente a íntima das artérias de médio e grande calibre, resultando em espessamento intimal, estreitamento do lúmen e redução do fluxo de sangue para os tecidos. O acúmulo da placa na íntima das artérias de médio e grande calibre resulta em obstrução luminal crônica ou aguda com ruptura ou erosão da superfície da placa com trombose sobreposta. Isso determina as manifestações da doença cardiovascular (DCV) aterosclerótica, que podem ser agudas, como síndrome coronariana aguda, acidente vascular encefálico isquêmico (AVEI), obstrução arterial aguda e morte súbita, ou crônicas, como angina estável, claudicação intermitente e insuficiência cardíaca congestiva.[1]

As primeiras evidências datam de 1829, quando o termo *arteriosclerose* foi introduzido por Jean Lobstein. Em seguida, a associação de alterações celulares na parede arterial fora descrita por duas escolas de patologia. Rudolf Virchow postulou o papel inicial dos conglomerados celulares visualizados em aorta de coelhos, enfatizando que aquelas células eram críticas para o processo aterosclerótico inicial. Em contrapartida, Karl von Rokitansky sugeriu que a lesão inicial da parede do vaso, mecânica ou por alguma toxina, causava disfunção endotelial e inflamação. Após dois séculos, Mayerl et al.

evidenciaram a presença de acúmulos de células T nas lesões iniciais ao analisarem as amostras humanas de Rokitansky, demonstrando a importância dos linfócitos no início da aterogênese. Associada ao modelo de resposta à inflamação crônica como gatilhos da aterogênese, atualmente, enfatiza-se o componente imunológico da inflamação. A aterosclerose implica uma reação a autoantígenos (gatilhos), que se manifesta tardiamente na vida adulta. Essa reação é resultado da perda do equilíbrio entre as funções endoteliais, o metabolismo lipídico e as células de defesa do organismo.[2]

Apesar da importância dos fatores de risco no processo aterosclerótico, principalmente do colesterol das lipoproteínas, os mecanismos imunológicos e inflamatórios da aterosclerose têm sido de grande interesse nos últimos 20 anos.

EPIDEMIOLOGIA

A aterosclerose é a principal causa da doença isquêmica do coração, da doença cerebrovascular, dos aneurismas da aorta e da doença vascular periférica, conferindo o caráter sistêmico dessa doença.[3] É também a principal causa de morte no mundo. Observa-se que > 75% das mortes por DCV ocorrem em países de baixa renda,[1] pelo limitado acesso a serviços de saúde eficazes, o que diminui a detecção precoce, com aumento da mortalidade prematura por DCV e outras doenças não transmissíveis.

As DCVs causam incapacidades ajustadas por anos de vida perdidos, tanto nos países de alta renda quanto nos de baixa renda, colocando um pesado fardo sobre a economia, principalmente na de países em desenvolvimento.[4-6] Em 2017, as DCVs foram a causa número 1 de morte no Brasil, seguida pelo AVE, em todas as unidades federativas do país, denotando o caráter epidêmico e sem regionalismo da doença aterosclerótica.[7]

As DCVs podem ter manifestações crônicas ou agudas. O período de incubação é prolongado, pois o início do acometimento ocorre nas primeiras décadas de vida, mas os sintomas não aparecerão antes da quinta ou sexta décadas de vida. Apesar desse curso lento, as manifestações podem ser agudas, como a trombose, que, sobrepostas às placas de ateroma, resultam em síndromes coronárias agudas: angina instável (AI), infarto agudo do miocárdio (IAM) e morte súbita (MS) e no AVEI.

A aterosclerose é uma doença heterogênea do ponto de vista anatômico. Pode envolver artérias de grande e médio calibre, difusamente, sem causar obstrução; ao mesmo tempo, é uma doença focal, que produz uma ou múltiplas lesões com estenose e obstrução da luz, acometendo mais algumas áreas do que outras. Isso se explica, em parte, por ser uma doença causada por múltiplos fatores de risco. A interação dos fatores de risco com fatores genéticos e ambientais confere as diversidades anatômica e clínica observadas.[1] Entre os fatores de risco que guardam relação causal e independente com essa doença estão: dislipidemia (LDL-c elevado, HDL-c baixo), tabagismo, hipertensão arterial sistêmica (HAS), idade avançada e diabetes melito. Outros fatores de risco estabelecem uma relação causal indireta com o processo aterogênico. São fatores predisponentes: história familiar de doença arterial coronária (DAC) precoce, obesidade abdominal, sedentarismo e fatores psicossociais. São considerados fatores de risco condicionais, pois seu papel não está completamente determinado: acúmulo de lipoproteínas ricas em triglicerídeos no plasma, elevação do fibrinogênio, padrão tipo B da LDL, lipoproteína (a) (Lp[a]), homocisteína e marcadores inflamatórios. Condições imunoinflamatórias crônicas (p. ex., psoríase, artrite reumatoide [AR], lúpus eritematoso sistêmico [LES], síndrome da imunodeficiência adquirida [AIDS] e síndrome de Kawasaki), infecções e exposição à radiação se associam ao processo aterosclerótico.[1,8] A exposição aos fatores de risco tem efeito cumulativo ao longo da vida, bem como a ocorrência simultânea desses fatores, multiplicando o risco de desenvolvimento da aterosclerose.[8,9]

O caráter multifatorial da aterosclerose determina a sua prevalência. Com o passar das décadas ocorreu, na população, uma mudança no perfil e na incidência dos fatores de risco. A abundância de alimentos calóricos e o sedentarismo, ambos responsáveis pela obesidade, têm contribuído para que a aterosclerose seja, atualmente, uma epidemia. O sobrepeso e a obesidade, no mundo ocidental e no Brasil, já atingem 40% da população. O acúmulo de gordura visceral é acompanhado de distúrbios lipídicos (HDL baixo, padrão tipo B da LDL, acúmulo de lipoproteínas ricas em TG), elevação da pressão arterial, resistência insulínica e hiperglicemia, podendo desencadear o diabetes melito tipo 2 (DM2). Isso caracteriza a síndrome metabólica, reconhecida como uma das principais causas de aterosclerose.[10]

ETIOPATOGENIA DA ATEROSCLEROSE

O processo aterogênico pode ser didaticamente dividido em três fases: início, progressão e complicações da aterosclerose.

Teoria lipídica

Papel do LDL-c

A aterosclerose provavelmente não ocorreria na ausência de concentrações de LDL-c acima das necessidades fisiológicas. Com base na alta afinidade do receptor de LDL-c com as partículas de LDL, em 1977, Goldstein e Brown postularam que o corpo humano é concebido para manter os níveis séricos de LDL-c na faixa de 25 mg/dℓ.[11]

Após décadas, estudos populacionais e de intervenção farmacológica confirmaram os achados citados anteriormente, sugerindo que concentrações de LDL-c entre 20 e 30 mg/dℓ seriam suficientes para manter saudável.[12,13]Apesar das tendências recentes de recomendação de redução do colesterol, as pessoas excedem em muitas de suas necessidades biológicas, elevando suas concentrações, o que permite o desenvolvimento da aterosclerose.[14,15] A exposição cumulativa de uma artéria a elevadas concentrações de LDL-c, ao longo dos anos, continua sendo o principal determinante de início e progressão da doença.[16] A prova de conceito são pacientes com hipercolesterolemia familiar (doença monogênica dominante que determina a redução dos receptores que removem o LDL-c da circulação), que apresentam níveis muito elevados de LDL-c desde o nascimento e risco elevado de aterosclerose precoce.[17] Por outro lado, indivíduos com mutação com perda de função da pró-proteína convertase subtilisina/kexina tipo 9 (PCSK9) apresentam baixas concentrações de colesterol desde o nascimento, por catabolismo reduzido dos receptores de LDL, resultando em redução expressiva de eventos coronários.[18] Medicamentos que reduzem o LDL-c tem corroborado, de forma inequívoca, a importância da terapia lipídica na etiopatogenia da aterosclerose. Os bloqueadores da síntese hepática de colesterol (estatinas), os inibidores da absorção intestinal de colesterol (ezetimiba) e, mais recentemente, os anticorpos monoclonais anti-PCSK9 (evolucumabe e alirocumabe), quando utilizados em associação nos pacientes de muito alto risco, que necessitam de reduções agressivas dos valores de LDL-c, demonstram redução significativa do risco cardiovascular.

Apesar da relação causal do processo de aterogênese com o excesso de LDL-c observada em estudos observacionais e de intervenção terapêutica, esse mecanismo parece incerto. A presença de partículas de LDL oxidadas pode promover a aterogênese,[19,20] pois são ligantes para receptores de macrófagos, resultando na formação de células espumosas, passo inicial nesse processo.

Lipoproteínas associadas ao risco aterogênico elevado: HDL-c baixo, triglicerídeos e lipoproteína (a)

Risco residual

Apesar do uso de estatinas isoladamente ou combinadas a outras terapêuticas, estudos clínicos de intervenção têm demonstrado o risco residual persistente de eventos cardiovasculares apesar de reduções agressivas do LDL-c,[21-23] gerando esforços para se identificar o papel das outras lipoproteínas no processo aterogênico e de risco cardiovascular.

HDL-c baixo. As concentrações de colesterol das lipoproteínas de alta densidade (HDL-c) se associam inversamente com o risco de eventos ateroscleróticos, em estudos epidemiológicos observacionais. No entanto, mecanismos genéticos que aumentam o HDL-c plasmático não parecem reduzir o risco de infarto do miocárdio. Esses dados desafiam o conceito de que o aumento do HDL-c no plasma se traduz em reduções no risco de eventos cardiovasculares.[24] Além disso, várias terapias que aumentam o HDL-c não demonstraram impacto na redução desses eventos. A disparidade com os dados observacionais e os estudos clínicos decorrem de as concentrações de HDL-c serem inversamente proporcionais às concentrações de triglicerídeos.

Triglicerídeos elevados. Só recentemente os triglicerídeos plasmáticos têm sido associados ao risco de eventos cardiovasculares. Várias razões explicam o interesse limitado por essas lipoproteínas: seu metabolismo e associação com jejum e estados pós-prandiais fazem com que os triglicerídeos plasmáticos sejam muito heterogêneos e seu valor plasmático total não reflita o risco cardiovascular. Outro fator seria o diâmetro dos quilomícrons e das lipoproteínas de densidade muito baixa (VLDL) excessivamente grandes para infiltrarem o espaço subendotelial. Estudos histopatológicos têm demonstrado acúmulo de colesterol e não de triglicerídeos nas placas ateroscleróticas.[25]

Pesquisas recentes têm demonstrado que subpartículas dos triglicerídeos, isto é, seus remanescentes de quilomícrons e de VLDL (lipoproteínas ricas em triglicerídeos – TRLs), podem ser responsáveis pela inflamação endotelial e pelo aumento do risco cardiovascular.[25]

Essas lipoproteínas remanescentes parecem induzir ao aumento do inibidor 1 do ativador do plasminogênio, levando a inflamação sistêmica; ativação plaquetária; coagulação e formação de trombo; proliferação de células musculares lisas;[26] transmigração de monócitos para o espaço subendotelial por meio da regulação dos quimiotactantes para monócitos; e aumento das moléculas de adesão-1, da molécula de adesão de células vasculares-1 e do fator tecidual. Curiosamente, o TRL também pode entrar no espaço subendotelial e levar à formação de células espumosas de macrófagos.[27]

Essas descobertas dão suporte à hipótese de que as TRLs podem ser a base do processo aterogênico, resultando em risco cardiovascular elevado. Em análises *post hoc* de estudos randomizados e metánalises, as TRLs foram positivamente associadas ao risco cardiovascular e à progressão da aterosclerose, mesmo na presença de tratamento otimizado com estatinas.[28,29]

Na última década, estudos analisando as TRLs e o período pós-prandial demonstraram relação robusta com o risco cardiovascular, evidenciando-se associação direta entre níveis elevados de triglicerídeos "sem jejum" e risco de infarto do miocárdio, doença isquêmica do coração e morte.[30]

Estudos genéticos de randomização mendeliana apontam para uma relação causal das lipoproteínas ricas em triglicerídeos no processo aterogênico,[31] associados a estudos experimentais, trazendo à luz novos alvos terapêuticos a serem testados para redução das TLRs e do risco cardiovascular.

Lipoproteína (a). Estudos genéticos, epidemiológicos e clínicos estabeleceram que altas concentrações de Lp(a) estão associadas com risco aumentado de eventos cardiovasculares. Essa lipoproteína foi descrita pela primeira vez em 1963 por Berg.[32] A estrutura da Lp(a) assemelha-se à das LDL pelo tamanho, pela composição lipídica das partículas e pela presença da apolipoproteína B100 (apo B100).[33] A maior diferença estrutural é a apolipoproteína (a) – apo(a) – que se liga à apo B100 por meio de interações não covalentes e de uma única ponte dissulfeto, presente na Lp(a).[33] A apo(a) é composta de um domínio de proteases inativas ou serina-proteases, cuja sequência de aminoácidos coincide com a do plasminogênio em 94%. Há outros dois domínios constituídos de estruturas tridimensionais de cadeia pesada e altamente glicosiladas, chamados *kringles*, que diferem quanto aos tipos e aos números, resultando em várias isoformas dessa lipoproteína.[33] Há correlação inversa entre o tamanho da isoforma apo(a) e a concentração plasmática da Lp(a), talvez por secreção hepática ineficiente das isoformas maiores de apo(a). Acredita-se que a Lp (a) tenha efeitos pleiotrópicos pró-aterogênicos, que conferem maior risco cardiovascular: pela similaridade com a partícula de LDL, pode promover aterosclerose; pela homologia com plasminogênio, pode promover trombose; pela presença de fosfolipídios oxidados, promove inflamação na parede arterial.[34] Metanálise demonstrou que a terapia com estatinas, apesar de não alterar os valores séricos da Lp (a), reduziu o risco de eventos cardiovasculares nos pacientes com altas concentrações de Lp (a) em estudos de prevenção primária e secundária.[35] Os inibidores da proteína convertase subtilisina/kexina tipo 9 (evolocumabe e alirocumabe) reduzem a concentração de Lp (a) em 23 a 27%.[36] Em pacientes com Lp (a) basal mais elevada, os inibidores do PCSK9 proporcionaram maior redução absoluta de Lp (a) e maior redução do risco absoluto para eventos cardiovasculares.[37,38]

A Lp (a) surgiu como alvo terapêutico, além da redução do LDL-c, proporcionando redução de risco incremental nos pacientes com valores elevados dessa lipoproteína.

Inflamação

Outros fatores de risco como hipertensão, uso de tabaco e os componentes da síndrome metabólica, que incluem pressão arterial elevada, adiposidade visceral, resistência à insulina e altas concentrações de TRL, que podem levar ao diabetes melito tipo 2, são implicados causalmente na aterogênese por outros mecanismos não completamente elucidados. Muitos desses fatores de risco, senão todos, ativam as vias inflamatórias que, por sua vez, podem alterar a função das células endoteliais, o que é um gatilho inicial para a aterogênese. Nesse contexto, a angiotensina II, que participa da patogênese da hipertensão, também ativa as vias da inflamação, como as vias do fator de transcrição nuclear kappa B (NF-κB).[39] Da mesma forma, trabalhos experimentais recentes implicaram a imunidade adaptativa das células T na patogênese da hipertensão, fornecendo uma via etiopatogênica comum para hipertensão arterial e aterosclerose.[40] O uso de tabaco pode provocar uma resposta inflamatória nas vias respiratórias e nos alvéolos. A presença de adiposidade visceral, comum nos estados de resistência insulínica e diabetes melito tipo 2, contém inúmeras células inflamatórias e elabora múltiplos mediadores de inflamação.[41,42] Esses locais extravasculares de inflamação podem afetar as paredes das artérias a distância, à medida que liberam mediadores inflamatórios solúveis como citocinas, que ativam células na camada íntima dos vasos.[43,44] Biomarcadores de inflamação, notavelmente a proteína C reativa (PCR; medido com um ensaio altamente sensível, hsCRP), elevam-se em resposta ao conjunto dos fatores de risco estabelecidos, predizendo o risco cardiovascular.[45]

Estudos experimentais têm estabelecido o papel da imunidade adaptativa no processo aterogênico. Lesões ateroscleróticas humanas contêm linfócitos T e exibem marcadores de ativação da resposta imune adaptativa.[46] Alguns subtipos de células T (p. ex., células T auxiliares do tipo 1 [TH1]) promovem aterosclerose, enquanto outras (p. ex., células T reguladoras [Treg]) parecem atenuar esse processo.[45,46]

Experimentalmente, foi demonstrado o papel causal dos vários componentes da imunidade adaptativa na modulação da aterosclerose experimental.[45,47]

Endotélio

Alterações na monocamada endotelial, que fornece a interface entre o sangue e a íntima arterial, local de início do ateroma, ocorrem precocemente durante a aterogênese. Exposição a fatores de risco aterogênicos interferem na produção de vasodilatadores endógenos, como o óxido nítrico, produzidos pelas células endoteliais.[48]

A disfunção endotelial está presente em todo o processo aterogênico (Figura 92.1). O consumo de uma dieta contendo colesterol pode ativar a expressão de moléculas de adesão nas células endoteliais, mais expostas a fluxos hemodinâmicos com maior estresse sobre a parede arterial, na qual há maior acúmulo de lipoproteínas. A angiotensina II, que leva à produção de espécies reativas de oxigênio, aumenta a expressão de interleucina-6 (IL-6) e proteína quimiotática de monócitos-1 (MCP-1), e ambos modulam a expressão endotelial de moléculas de adesão da célula vascular-1 (VCAM-1), as quais se ligam aos leucócitos do sangue, promovendo sua entrada para o espaço subendotelial.[49,50] O ambiente hemodinâmico local afeta as funções endoteliais. Mudanças no fluxo sanguíneo são detectadas por canais de íons dependentes de fluxo ou estruturas de superfície como membros da família integrina de proteínas transmembrana. Esses padrões de fluxos anormais perturbam as funções ateroprotetoras homeostáticas e fisiológicas do endotélio, que perde a função vasodilatadora, além das propriedades antitrombóticas e anti-inflamatórias, bem como os mecanismos que resistem à formação e à persistência do trombo.[51] Assim, a exposição a fatores de risco para aterosclerose, ou a seus mediadores, em um ambiente de fluxo perturbado, altera o sistema homeostático das células endoteliais e pode iniciar o processo de aterosclerose.[52]

PROGRESSÃO DA ATEROSCLEROSE

Uma vez estabelecidas, as placas ateroscleróticas progridem pelo acúmulo contínuo de lipídios ou de células ingurgitadas de lipídios. Por muitos anos, consideraram-se os macrófagos derivados de monócitos sanguíneos como precursores de células espumosas, repletas de lipídios, nas lesões ateromatosas. Dados experimentais recentes sugeriram que a metaplasia das células musculares lisas também originaria células espumosas que se assemelham a macrófagos. A migração de células musculares lisas da média para a íntima contribui para o acúmulo celular no crescimento da placa aterosclerótica. Essas células podem se proliferar ao longo dos anos e elaborar macromoléculas na matriz extracelular, que compreendem grande parte do volume da placa aterosclerótica (Figura 92.2).[53]

Matriz extracelular

A matriz extracelular das placas ateroscleróticas contém colágeno intersticial, elastina, proteoglicanos e glicosaminoglicanos. Muitas dessas macromoléculas podem aprisionar lipoproteínas e promover acúmulo de lipídios na íntima. Leucócitos não alcançam a íntima

Início do processo aterogênico

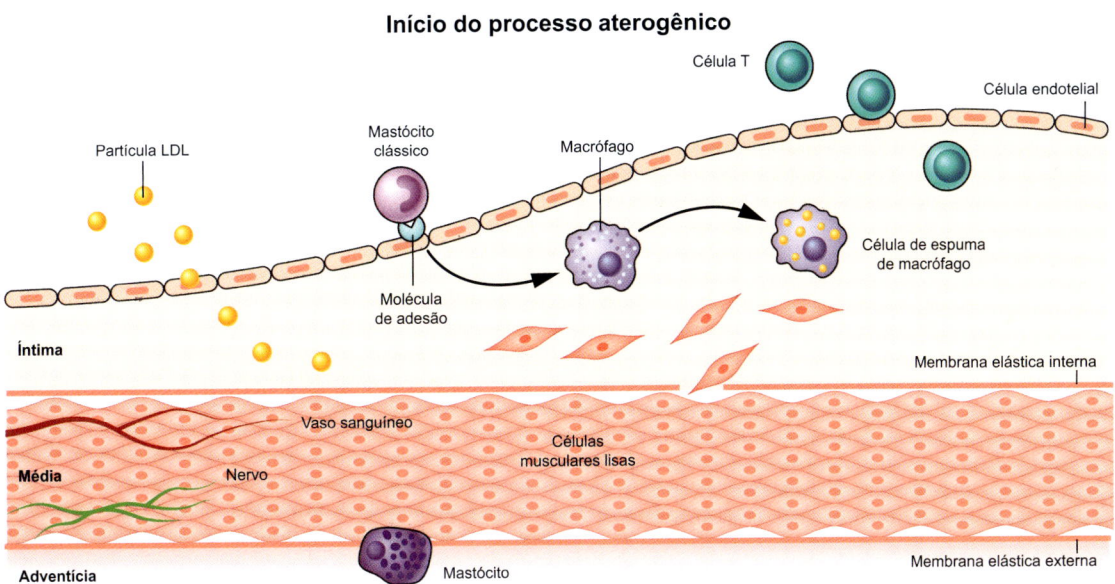

FIGURA 92.1 Início do processo aterogênico. A parede arterial normal tem uma estrutura trilaminar, a mais externa, a adventícia com terminações nervosas, mastócitos e *vasa vasorum*, que são microvasos que nutrem a camada externa da mídia. A túnica média consiste em células musculares lisas, quiescentes e uma matriz extracelular bem organizada compreendendo elastina, colágeno e outras macromoléculas. No estágio inicial da iniciação da lesão, as partículas de LDL-c se acumulam na íntima, protegidas dos antioxidantes do plasma, e aí sofrem uma série de modificações, incluindo as modificações oxidativas, o que as torna mais pró-inflamatórias e imunogênicas. A presença das LDL modificadas no espaço subendotelial estimula a síntese de citocinas inflamatórias locais, como a IL-1 e o TNF-alfa, que irão promover a ativação do NF-κB (fator de transcrição nuclear) das células endoteliais. O NF-κB regula os genes que codificam citocinas (MCP-1, TNF) e moléculas de adesão (ICAM-1, VCAM-1). A ativação do NF-κB aumenta a expressão de moléculas de adesão na superfície das células endoteliais, transformando o endotélio em disfuncionante. A disfunção endotelial está presente em todo o processo aterogênico. Monócitos circulam na corrente sanguínea e se aderem às moléculas de adesão expressas por células endoteliais ativadas, penetrando na íntima. Uma vez na íntima, os monócitos podem amadurecer em macrófagos, que expressam receptores necrófagos, permitindo que se liguem às partículas de LDL-c e se transformem em células espumosas. Linfócitos T, embora numericamente menos abundantes que os monócitos, também entram na íntima e regulam as funções inatas das células imunes, bem como as células endoteliais e musculares lisas. Fatores de crescimento quimiotáticos, derivados das plaquetas para células musculares lisas, promovem a migração dessas células da camada média para a íntima.

Complicação do ateroma

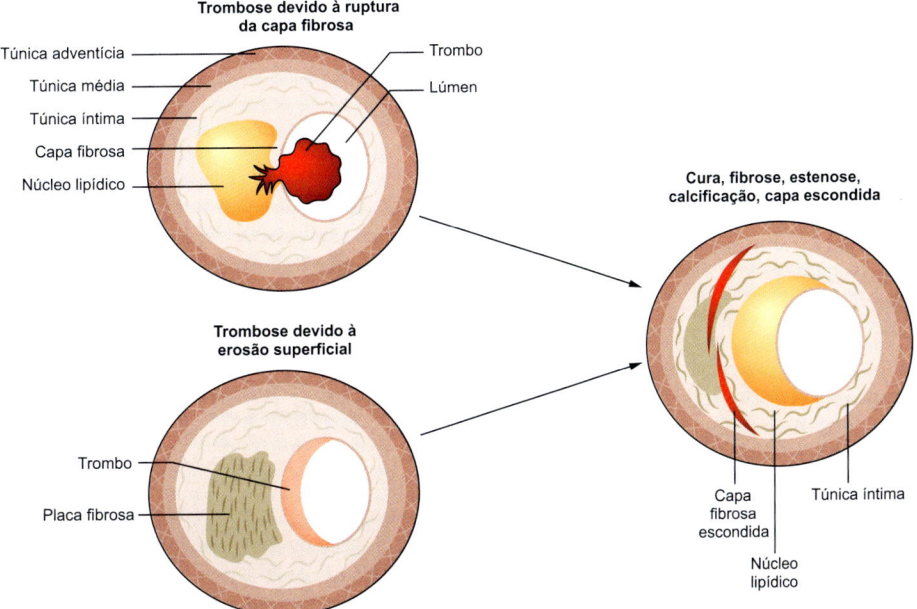

FIGURA 92.2 Progressão das lesões ateroscleróticas. Durante a evolução da doença aterosclerótica, as células de músculo liso (SMCs) residentes e recrutadas produzem moléculas de matriz extracelular (como as células intersticiais, o colágeno e a elastina, bem como proteoglicanos e glicosaminoglicanos) que contribuem para o espessamento da camada íntima. No entanto, mediadores de células T, como interferona gama (IFN-γ), podem interferir com a capacidade das SMCs de sintetizar colágeno intersticial e, assim, reduzir a capacidade dessas células de reparar e manter a capa fibrosa que recobre o núcleo necrótico. Além disso, macrófagos ativados mostram aumento da produção de enzimas da família das metaloproteinases de matriz (MMPs) que degradam o colágeno intersticial que confere resistência à capa fibrosa. Enfraquecimento estrutural do tecido fibroso da capa aumenta a suscetibilidade da placa à ruptura. Conforme a lesão avança, SMCs e macrófagos podem sofrer morte celular, inclusive por apoptose. Os detritos das células mortas se acumulam, formando o núcleo necrótico e rico em lipídios do ateroma. A esferocitose prejudicada (depuração de células mortas) pode contribuir para a formação e a progressão do núcleo necrótico.

apenas por infiltração, mas podem proliferar dentro das lesões.[54] Vários fatores de retenção, como as semaforinas, retardam a saída desses leucócitos e contribuem para a sua presença persistente na placa aterosclerótica.[55,56]

Embora macrófagos predominem numericamente, os linfócitos T também estão presentes nas lesões, o que modula o crescimento da placa. Células TH1 normalmente elaboram a interferona gama (IFN-γ), que promove a aterosclerose, enquanto as células TH2 produzem citocinas anti-inflamatórias, como as interleucinas IL-10 e células Treg, que secretam fator de crescimento β, limitando a inflamação e a proliferação de células musculares lisas, além de promover síntese intersticial de colágeno.[57]

Os componentes da placa aterosclerótica são drenados das lesões e atingem nódulos linfáticos adjacentes, servindo como antígenos para células T e B. Na doença avançada, estruturas linfoides terciárias podem se desenvolver ao longo de grandes artérias. Nessas estruturas, células B se diferenciam em células plasmáticas e produzem grandes quantidades de anticorpos contra componentes das partículas de LDL-c.[58]

Macrófagos e células musculares lisas podem sofrer morte celular programada formando o núcleo rico em lipídios ou o núcleo necrótico quando o ateroma está avançado.[59,60] A eliminação prejudicada de células mortas, conhecida como eferocitose, contribui para a formação do núcleo necrótico.[61,62]

Hematopoese clonal de potencial indeterminado

Estudos recentes demonstraram papel causal das células mieloides que carregam mutações associadas ao desenvolvimento de síndromes mielodisplásicas e leucemia mieloide aguda na aterogênese experimental, sendo consideradas importante fator de risco para aterosclerose humana.[63,64]

O envelhecimento promove mutações somáticas em células-tronco da medula óssea, o que confere vantagem proliferativa, originando clones de células mieloides no sangue periférico.[64] Apesar de frequentes, esses clones celulares não desenvolvem leucemias, daí tal condição ser denominada hematopoese clonal de potencial indeterminado (CHIP). Indivíduos com CHIP desenvolvem leucemia aguda em uma prevalência de 0,5 a 1% por ano; esses clones celulares vão acumulando mutações sucessivas. O risco de desenvolver doenças malignas hematológicas é menor na população portadora de CHIP, ao passo que o risco de desenvolver DCVs, incluindo aterosclerose e suas complicações, contribui para o excesso de mortalidade observada nesses pacientes.

A presença das mutações que originam os clones celulares nos pacientes com CHIP também alteram a metilação do DNA e a expressão de genes inflamatórios como IL1B, via regulação epigenética. Em pacientes com doença mieloproliferativa, mutações no gene *JAK2* (que codifica a tirosina-proteinoquinase JAK2) estimulam a produção de armadilhas extracelulares de neutrófilos (NETs), aumentando o risco de trombose.[65]

A associação do risco cardiovascular e a presença de CHIP não depende de fatores de risco tradicionais para DAC. Os mecanismos que associam DCV e CHIP são substrato para a conexão entre leucócitos e aterosclerose.

Calcificação

A calcificação da artéria coronária (CAC), caracterizada pelo depósito patológico de mineral nas paredes das artérias, é reconhecidamente associada à aterosclerose. O desenvolvimento da CAC tem sido considerado passivo, degenerativo e quiescente da doença, assemelhando-se ao desenvolvimento ósseo.[66] Dados observacionais demonstram que a CAC é prevalente nas formas estáveis da DAC, sendo mais resistente às terapias antiateroscleróticas.[66] Atualmente, evidências sugerem que esse processo é ativo, estimulado por vias inflamatórias, sendo resultado da inflamação sistêmica, como ocorre na síndrome metabólica e no diabetes tipo 2, doenças associadas à prevalência elevada de CAC. Em estágios precoces, citocinas inflamatórias ativam a diferenciação osteogênica e a mineralização das células vasculares. Com a progressão da calcificação, observa-se excesso de mineralização e redução do conteúdo de macrófagos das placas.[66]

Mecanismos que promovem a calcificação vascular incluem inicialmente a perda de inibidores da mineralização, como a osteopontina, a fetuína e a proteína Gla do ácido γ-carboxiglutâmico. Outro mecanismo seria a indução da osteogênese com consequente formação óssea ativa *in situ* por células do tipo osteoblasto. Várias hipóteses têm descrito a origem dessas células, como provenientes das células do músculo liso vascular (VSMCs), que podem ser induzidas em direção ao fenótipo osteoblástico.[67] As vesículas da matriz que regulam a mineralização são produzidas na íntima e na média de VSMCs. Essas células sofrem diferenciação quando estimuladas por estresse oxidativo, proteínas morfogenéticas ósseas ou alterações dos níveis de pirofosfato. A via de sinalização Bmp-Msx2-Wnt é então ativada para regular a patogênese da calcificação vascular.[67] A ativação de pericitos residentes nascentes ou células-tronco circulantes pode levar a um fenótipo osteocondrogênico. Quando colocadas em um ambiente aterosclerótico, essas células, em resposta a fatores como o LDL oxidado (lipoproteína de baixa densidade), desestabilizam-se e passam a formar nódulos, semelhantes à formação óssea, para subsequentemente calcificar.[67] O equilíbrio entre a promoção e a inibição da calcificação torna-se desregulado como no diabetes, na doença renal crônica e na aterosclerose.

A calcificação irregular associa-se à instabilidade mecânica das placas e pode promover tendência à ruptura e provocar trombose,[68] ao passo que maiores acúmulos de cálcio podem se associar a menor probabilidade de eventos agudos.[69]

Estudos anatomopatológicos e clínicos demonstraram que a CAC se correlaciona com a carga de placas de ateroma, ou seja, com a quantidade de placas, sem ter uma boa correlação com o grau de estenose ou com o risco de oclusão aguda. O remodelamento vascular é a provável explicação para a correlação pobre entre a calcificação da placa e a gravidade da obstrução da luz.

O desenvolvimento de métodos de imagem tem fornecido, nos últimos anos, uma janela sobre o processo de calcificação na aterosclerose, elucidando mecanismos que aumentem as possibilidades preventivas e terapêutica da aterosclerose.

COMPLICAÇÕES DA ATEROSCLEROSE

Durante grande parte do curso da doença aterosclerótica, as placas se expandem radialmente para fora, preservando o calibre do lúmen arterial. O processo de remodelamento da parede arterial, que acompanha a progressão da lesão, pode resultar da produção, pelas células musculares lisas, de proteinases especializadas em degradar constituintes da matriz extracelular arterial, como a metaloproteinase 3 da matriz (MMP3, também conhecida como estromelisina).[70,71]

Eventualmente, o crescimento da placa aterosclerótica começa a invadir o lúmen arterial, levando à formação de lesões limitantes ao fluxo (Figura 92.3). O consequente comprometimento da perfusão arterial coronariana, particularmente quando as demandas de oxigênio do miocárdio aumentam pelo esforço físico, pode produzir isquemia e sintomas de angina.

Progressão das lesões ateroscleróticas

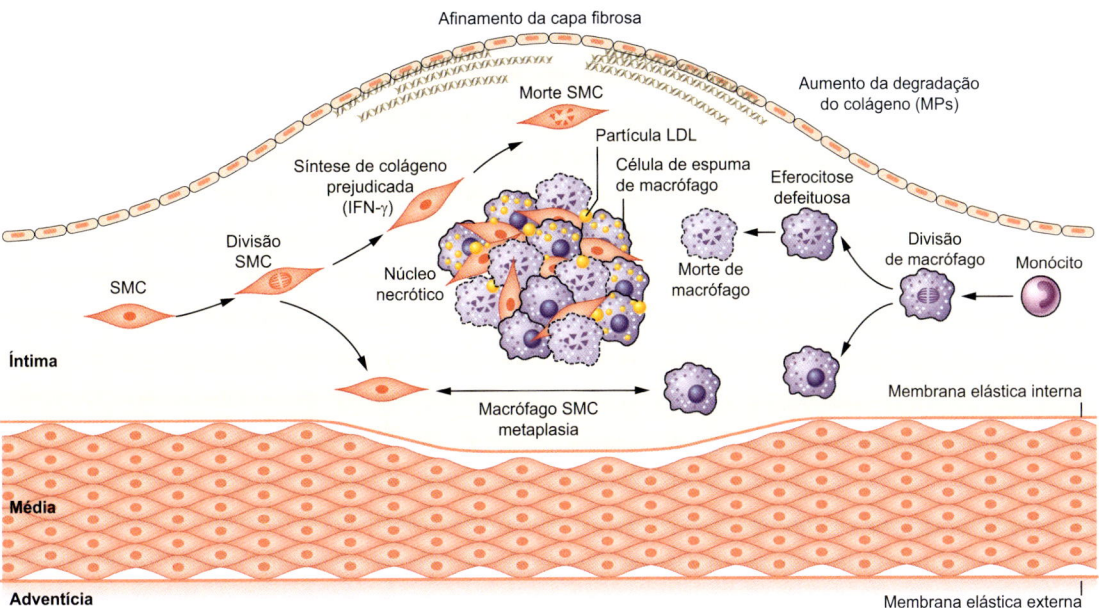

FIGURA 92.3 Complicação de ateroma. A fratura da capa fibrosa da placa aterosclerótica expõe o seu núcleo lipídico, que, em contato com o sangue, desencadeia o processo de formação do trombo, que pode ou não ocluir o lúmen do vaso. Esse processo se denomina ruptura da placa. Nessa ruptura, o núcleo trombogênico é exposto, o sangue penetra na placa, iniciando a ativação da cascata de coagulação. Substâncias pró-coagulantes, como fator tecidual, podem desencadear a trombose, que pode causar oclusão do vaso e levar a um evento isquêmico agudo. Muitos trombos murais podem não ocluir totalmente o vaso ou podem sofrer lise em consequência às defesas fibrinolíticas endógenas. O trombo reabsorvido é fonte de fator de crescimento transformador-beta (TGF-β) e de fator de crescimento derivado de plaquetas, elaborado por plaquetas ativadas, que estimulam a migração de mais células musculares lisas e a produção de matriz extracelular. Esses processos levam ao aumento do volume da lesão e à invasão para o lúmem arterial, ocluindo completamente ou não o lúmen do vaso.

Placas que carecem de um núcleo lipídico bem definido, com mais matriz extracelular abundante em vez de esparsa, podem provocar trombos coronários devido a um processo conhecido como erosão superficial. Os coágulos associados à erosão superficial têm características de trombos "brancos" ricos em plaquetas; em contraste, os trombos "vermelhos" são ricos em fibrina e eritrócitos aprisionados, e se associam à ruptura da placa.

Ruptura de placa

A ruptura das placas ateroscleróticas é o gatilho mais comum de trombose aguda de artérias coronárias, que causa infarto do miocárdio.[72,73] Placas ateroscleróticas que se rompem frequentemente têm grandes núcleos de lipídios cobertos por uma capa fibrosa fina (< 60 μm).

Lesões com essas características costumam ser denominadas "placas vulneráveis".[65] Em contraste, as placas com acúmulo limitado de lipídios e capas fibrosas mais espessas são, muitas vezes, referidas como "placas estáveis". Apesar dessa classificação simplificar consideravelmente a complexidade dos mecanismos de desestabilização da placa aterosclerótica, ambas as placas têm fornecido uma estrutura fisiopatológica para o mecanismo das síndromes coronárias agudas.[74,75]

Defeitos na matriz extracelular que recobre o núcleo lipídico da placa aterosclerótica podem levar à formação de uma capa fibrosa sobreposta, na qual ocorrem fissuras. Processos inflamatórios que impedem a síntese de colágeno intersticial, pelas células musculares lisas da placa aterosclerótica, prejudicam a capacidade dessas células de manter o esqueleto fibroso da capa.[76,77] As células inflamatórias ativadas elaboram colagenases intersticiais, especializadas em degradar o arcabouço estrutural da capa fibrosa que envolve a lesão.[78] A ruptura de uma placa aterosclerótica expõe o conteúdo do interior da placa ao compartimento do sangue. Material trombogênico do núcleo da placa, incluindo o fator tecidual produzido por macrófagos e células musculares lisas, é o gatilho que desencadeia os fenômenos de trombose, complicação fatal da aterosclerose. Junto às funções homeostáticas e do endotélio luminal prejudicadas, a persistência de um trombo oclusivo provoca insultos isquêmicos, como síndromes coronarianas agudas e AVE. A formação do trombo também contribui para a isquemia crítica dos vasos menores das extremidades e para complicações da doença arterial periférica. Trombos arteriais que complicam placas ateroscleróticas surgem da geração de fibrina, mediada por trombina, a partir de fibrinogênio. A trombina também ativa a agregação plaquetária, um processo que contribui para a formação do coágulo.

Resultados de trabalho recente implicaram os NETs na coagulação vascular.[79] NETs são estruturas semelhantes a teias, constituídas principalmente de fibras de cromatina e proteínas de grânulos citoplasmáticos para auxiliar na defesa contra microrganismos. NETs também se ligam ao fator tecidual, junto a filamentos de fibrina e aglomerados de plaquetas, podendo propagar a formação do trombo e amplificar a lesão intimal.[80,81]

O endotélio tem inúmeras propriedades que previnem a formação de coágulos e promovem a trombólise. Proteoglicanos de trombomodulina e sulfato de heparano na superfície endotelial, incluindo a produção de óxido nítrico e prostaciclina pelas células endoteliais, contribuem para as propriedades anticoagulantes e antitrombóticas da monocamada endotelial normal. Além disso, a expressão do ativador do plasminogênio do tipo uroquinase e do ativador de plasminogênio tecidual combatem a persistência de trombo por promoção da fibrinólise. A disfunção endotelial consequente aos fatores de risco presentes nas doenças ateroscleróticas pode prejudicar essas propriedades homeostáticas normais. Nessas circunstâncias, as células endoteliais produzem fator tecidual, uma molécula pró-coagulante potente e inibidor 1 do ativador do plasminogênio, elemento endógeno inibidor da fibrinólise, iniciando o processo de formação do trombo e a oclusão aguda vascular.[82]

Erosão

A terapêutica antiaterogênica eficaz, incluindo medidas de redução do LDL-c com estatinas, tratamento da hipertensão e redução do tabagismo, tem mudado o substrato das complicações da aterosclerose. Placas ateroscleróticas tornaram-se menos inflamadas, menos carregadas de lipídios e mais fibrosas, provavelmente menos sujeitas à ruptura pela fissura da capa fibrosa, como no passado.[83] Nessas circunstâncias, outro mecanismo de complicação trombótica do ateroma pode ser responsável por uma proporção crescente de síndromes coronárias agudas. Com esse mecanismo trombótico alternativo, denominado *erosão da placa*, parecem surgir lesões de placa diferentes da lesão típica (Figura 92.3).

As lesões complicadas pela erosão tendem a ter uma rica matriz extracelular sem uma capa fibrosa fina e friável, com poucos leucócitos inflamatórios e pouco lipídio.[83] O mecanismo de erosão da placa sofreu substancialmente menos exploração do que aqueles de ruptura da placa. No entanto, evidências emergentes sugerem que o sistema de ativação da imunidade inata, o receptor Toll-like 2, e a participação de leucócitos polimorfonucleares como amplificadores do processo trombótico local podem contribuir para esse modo de complicação da placa.[84,85] Na verdade, NETs podem propagar trombose durante as síndromes coronárias agudas causadas por erosão intimal.[80] Possivelmente, aumento em fatores pró-trombóticos (hiperagregabilidade plaquetária, hipercoagulabilidade) e/ou diminuição dos fatores fibrinolíticos devam atuar nessa situação. É possível que leucócitos possam transferir fator tecidual local para locais em que exista lesão endotelial e precipitar o evento trombótico.

SIGNIFICADO E ABRANGÊNCIA CLÍNICA DAS LESÕES ATEROSCLERÓTICAS

Desde a demonstração inicial por angiografia invasiva da associação entre sintomas isquêmicos e estreitamento do lúmen arterial, o grau de estenose avalia o significado clínico da aterosclerose. Estudos clássicos sugerem que limiares entre 50 e 75% de estreitamento luminal estão associados a limitações no fluxo coronariano em estresse e em repouso. Assim, pacientes geralmente começam a sentir os sintomas sob condições de aumento da demanda de oxigênio, como estresse físico ou emocional, quando a estenose excede o limite de 50 a 75%.[86] Até recentemente, esses resultados tradicionalmente colaboraram na definição da placa aterosclerótica clinicamente significativa.[87] Mais recentemente, estudos avaliam a reserva de fluxo fracionada (FFR) para avaliar a gravidade da doença aterosclerótica coronária. A microcirculação coronariana é capaz de promover vasodilatação, aumentando o fluxo sanguíneo para o miocárdio, em situações de maior demanda, e o mesmo ocorre quando há isquemia, isto é, quando o fluxo é insuficiente para a necessidade. Em situações "ideais" de máxima dilatação das coronárias epicárdicas, há um paralelo entre o fluxo coronariano e a pressão intracoronária. Esse método avalia a pressão intracoronária para determinar se uma redução luminal está limitando o fluxo, comparando-se a pressão a montante e a jusante da lesão, após a administração de um vasodilatador, como adenosina para aumentar o fluxo. As medições por FFR têm demonstrado que a relação entre estreitamento luminal e fluxo está longe de ser linear. Características como comprimento, excentricidade (indicado por um volume de placa três vezes maior em um lado do que no outro) e remodelação positiva (uma remodelação compensatória para fora da parede arterial para manter o diâmetro do lúmen), bem como limitações associadas à estimativa de estreitamento luminal na angiografia invasiva, podem influenciar as consequências funcionais de qualquer estenose.[88] Como resultado, avaliações com FFR ajudam a definir o significado clínico de uma lesão aterosclerótica coronariana.[89]

Na última década, estudos também desafiaram o conceito de que o estreitamento luminal ou isquemia a jusante determinam o significado clínico da doença aterosclerótica. Tem se observado que o risco de uma placa aterosclerótica se romper resultando em um evento agudo está mais fortemente associado às características sistêmicas do paciente, ao grau de inflamação, do que o grau de estenose focal da placa. Esse conceito é oriundo de evidências de que a carga de placa (medida por tomografia coronariana ou angiografia invasiva), independentemente do estreitamento, continua sendo o preditor anatômico mais importante de infarto do miocárdio ou morte cardiovascular. O risco de eventos associados às lesões mais extensas e não obstrutivas assemelha-se ao risco da doença coronária obstrutiva.[90,91]

A aterosclerose deve ser considerada clinicamente significativa se levar ao desenvolvimento de isquemia a jusante documentada, se já levou a um evento vascular agudo (p. ex., a síndrome coronária aguda), se envolve uma grande carga aterosclerótica documentada (p. ex., presença de cálcio arterial coronário – CAC – elevado, de calcificação de > 200) ou placas individuais que apresentam características de alto risco, como alto teor de lipídios, aumento compensatório ou calcificação irregular.[92]

A carga geral de placa, apesar de não estar associada a sintomas ou redução de fluxo, é um preditor de eventos cardiovasculares na conduta terapêutica.[92]

CONSIDERAÇÕES FINAIS

Muitos progressos têm sido feitos na compreensão dos mecanismos da doença aterosclerótica, bem como no diagnóstico e no tratamento das complicações. Porém, a doença é, ainda, a causa mais prevalente de morbimortalidade no mundo, o que representa um elevado custo humano e financeiro. As intervenções nas áreas diagnóstica e terapêutica ainda demandam recursos excessivos.

O entendimento da fisiopatologia da aterosclerose permite que a ciência avance, pois o conhecimento dos mecanismos que envolvem essa doença permite que se reconheçam alvos para serem testados por novas abordagens terapêuticas.

As referências bibliográficas deste capítulo se encontram no Ambiente de aprendizagem do GEN.

93

Aterosclerose Obliterante Periférica: Epidemiologia, Fisiopatologia, Quadro Clínico e Diagnóstico

Rebeca Mangabeira Correia ▪ Ronald Luiz Gomes Flumignan ▪ Luis Carlos Uta Nakano ▪ Jorge E. Amorim

Resumo

A doença vascular periférica causada pela aterosclerose representa a terceira causa de morbimortalidade cardiovascular com prevalência mundial em ascensão, com estimativa de cerca de 200 milhões de pessoas acometidas no mundo. Os principais fatores de risco relacionados são idade avançada, sexo masculino, hiperlipidemia, tabagismo, hipertensão arterial sistêmica (HAS) e diabetes. Na fisiopatologia da aterosclerose, algumas hipóteses tentam explicar a formação e a progressão da placa ateromatosa. O processo inicia-se com a formação da faixa gordurosa evoluindo com o espessamento da camada íntima e o estímulo à reação inflamatória local com a liberação de citocinas e fatores de crescimento pelas células espumosas, além de neovascularização e agregação plaquetária, com possibilidade de acidentes de placa. Pode se manifestar por claudicação intermitente, dor ao repouso, neuropatia isquêmica ou até mesmo úlcera e gangrena. Exames adicionais auxiliam no diagnóstico, como o índice tornozelo–braço (ITB), ultrassonografia (USG) com Doppler e mesmo exames invasivos como a arteriografia.

Palavras-chave: aterosclerose; arteriosclerose obliterante; doença arterial obstrutiva periférica; hiperlipidemia; claudicação intermitente.

INTRODUÇÃO

A aterosclerose é uma das principais causas de doenças vasculares e o motivo principal de morte no mundo. Países desenvolvidos investiram na redução das taxas de mortalidade ao longo dos anos aproveitando o avanço no tratamento das complicações e na prevenção, mas as doenças cardiovasculares ainda permanecem como um desafio da saúde pública mundial.[1,2] A doença aterosclerótica envolve processos complexos de fisiopatologia ainda não completamente compreendidos, e a evolução das pesquisas tem direcionado o tratamento para abordagens cada vez mais específicas. A prevalência mundial de doença arterial periférica varia de acordo com os estudos e cerca de 200 milhões de pessoas são afetadas, sendo quase 70% delas nos países não desenvolvidos,[1] indicando a necessidade de discussão sobre esse tema.

CONCEITO

A esclerose calcificante da média ou esclerose de Mönckberg representa uma afecção com calcificação e fibrose da camada média das artérias.[3,4] Não causa obstrução arterial e não restringe o fluxo sanguíneo no lúmen arterial, ocorre mais frequentemente em diabéticos, idosos e pacientes com doença renal crônica (DRC), e pode coexistir com a lesão por aterosclerose por coincidirem os principais fatores de risco. O prognóstico pode ser desfavorável, pois essa condição reduz a complacência da parede arterial, aumentando a resistência vascular e dificultando a vasodilatação.[5]

Em 1958, a Organização Mundial da Saúde (OMS) definiu como aterosclerose a afecção da íntima das artérias resultante do acúmulo de lipídios, carboidratos, produtos do sangue, tecido conjuntivo e depósito de cálcio.[6] É considerada um processo crônico, sistêmico e progressivo, secundário a uma resposta inflamatória do endotélio capilar.[7] A inflamação atua como uma base comum para o desenvolvimento e a progressão da placa aterosclerótica.[8]

Neste capítulo, será abordada a aterosclerose obliterante periférica, que acomete a aorta, seus ramos e as artérias dos membros. É um importante marcador de doença cardiovascular e é representado pela doença arterial periférica, sendo esta a terceira causa mundial de morbidade cardiovascular, depois da doença arterial coronariana e do acidente vascular encefálico (AVE).[1]

EPIDEMIOLOGIA

As doenças cardiovasculares ainda permanecem como primeira causa de morte mundial de acordo com a OMS, e a aterosclerose é a causa mais comum para essa afecção.[2] A redução da taxa de mortalidade relacionada com doenças cardiovasculares ainda constitui um importante desafio mundial.[9] Dentre essas, a doença arterial periférica é a terceira mais comum, e somente 10 a 20% das pessoas com doença arterial periférica apresentam sintomas de claudicação, o que pode tornar esses números subestimados.[10] Os sintomas da aterosclerose costumam aparecer entre 50 e 60 anos.[9] A cada ano, cerca de 1% dos pacientes com sintomas precisará de amputação maior.[10] Importante salientar que todos os pacientes com a doença periférica apresentam risco 3 vezes maior de mortalidade e de eventos cardiovasculares importantes. Com o aumento de expectativa de vida mundial, a prevalência dessa doença também se elevou para 23,5% na última década.[1,11]

No cenário brasileiro, o índice de mortalidade relacionado com doenças cardiovasculares diminuiu nos últimos anos, mas o número absoluto de óbitos associados a essa causa aumentou, tendo em vista, principalmente, o aumento de expectativa de vida no país e consequente crescimento populacional. Cada região brasileira difere em relação à distribuição populacional por faixa etária, mas, de maneira geral, no Brasil a expectativa de vida ao nascer tem crescido ao longo das últimas décadas.[12] A atual prevalência da doença arterial periférica no país não é documentada adequadamente, inclusive pelo fato de cerca de 80% dos pacientes serem assintomáticos, o que torna o diagnóstico e a intervenção precoce mais desafiadores.[7,12] Predominante no sexo masculino, na sexta e na sétima décadas de vida, e em indivíduos brancos, a doença vascular periférica tem despertado maior interesse diante do impacto em morbimortalidade na população.[1]

FATORES DE RISCO

Iniciado em 1948, o estudo de Framingham avaliou uma grande coorte de pacientes por 20 anos quanto aos fatores de risco cardiovasculares. A prevalência da doença vascular periférica aumentou ao longo da vida desses pacientes, e o estudo foi importante para identificar os fatores associados a essa incidência e que favorecem a evolução da doença.[13,14] A exposição aos fatores de risco tem caráter cumulativo no decurso da vida.[15]

A partir do estudo de Framingham, muitos estudos avançaram na investigação de fatores de risco para a aterosclerose obliterante periférica na tentativa de identificação precoce e intervenção dos principais fatores que aceleram a evolução da doença. Estudos recentes questionam o real efeito protetor da lipoproteína de alta densidade (HDL, *high-density lipoprotein*) e consideram a ação da lipoproteína rica em triglicerídeo como fator causal impactante.[16]

Idade, sexo e etnia

A aterosclerose e, consequentemente, a doença arterial periférica, acomete, em sua maioria, homens na faixa etária acima de 50 anos. Afeta cerca de 1 em cada 10 pessoas em idade superior a 70 anos e pode manifestar-se clinicamente mais precoce especialmente em concomitância a outros fatores de risco.[1] A proporção de eventos cardiovasculares em jovens aumentou nas últimas décadas, principalmente no sexo feminino. Estudos que avaliem esse perfil de pacientes ainda não esclareceram os fatores relacionados com essa mudança de padrão.[17] Fatores genéticos associados à etnia ainda não são bem compreendidos, como polimorfismos e elevação dos níveis séricos de lipoproteínas. A prevalência na população e a relação com eventos cardiovasculares acontecem mais em indivíduos com aumento dos níveis de lipoproteínas no plasma do que pelas variações de seu tamanho.[18]

Dislipidemia

A hiperlipidemia é considerada o principal fator de risco na aterosclerose. Estudos apontam que o elevado nível sérico de lipídios tem como consequência o processo de aterogênese. A maior parte do colesterol circulante provém de produção endógena, e a menor parte tem origem na alimentação. A doença vascular causada pela aterosclerose advém não apenas do seu acúmulo na camada íntima das artérias, mas também de um processo inflamatório que leva a complicações como a aterotrombose.[19]

As lipoproteínas são responsáveis pelo transporte de colesterol na corrente sanguínea e são complexos compostos por lipídios e proteínas, sendo denominadas HDL, lipoproteína de baixa densidade (LDL, *low-density lipoprotein*) e lipoproteína de densidade muito baixa (VLDL, *very low-density lipoprotein*). O HDL transporta o colesterol para fora da íntima, protegendo-a da formação de placas de aterosclerose.[20] Mais importante que o aumento no nível sérico, é o incremento da função do HDL.[21] Em contraposição, o LDL acumula-se no plasma, quando ingerido em maiores quantidades na dieta, promovendo o aumento da entrada desses compostos na íntima das artérias.[22] Também pode aumentar o risco de aterotrombose. O efeito cumulativo da exposição a elevados níveis de LDL associa-se ao início e à progressão da doença cardiovascular.[23] O LDL deixou de ser apenas um fator de risco diante da evidência de contribuir na causa da doença.[24] A redução precoce dos níveis de LDL nos indivíduos com alto risco

cardiovascular é recomendada pelos estudos recentes, especialmente nos casos de hipercolesterolemia familiar.[24] O VLDL, por sua vez, não tem um papel estabelecido na formação da placa, especialmente por sua densidade não permitir a entrada dos compostos prejudiciais na íntima. Níveis elevados de lipoproteína A também têm sido apontados como fator de risco para aterogênese (Figuras 93.1 e 93.2).[11]

A fisiopatologia de como o aumento excessivo de LDL causa aterosclerose ainda permanece incerta.[15] Por muito tempo, acreditou-se que o início da formação da placa seria com a faixa gordurosa, na sequência com o aumento da expressão da proteína quimioatrativa de monócitos. Outra possível causa para a modificação do LDL é pela formação de espécies reativas de oxigênio na íntima das artérias. As células então seguem para o espaço subendotelial, onde se tornam as células espumosas causadas pelo LDL oxidado.[15] Além disso, o LDL ainda promove outras atividades pró-aterogênicas com a liberação de citocinas, metaloproteinases e fatores estimulantes de monócitos.[25,26] A retenção e o acúmulo de lipoproteínas ricas em apoproteína B na camada íntima das artérias têm sido implicados no início do processo de aterogênese.

As principais evidências de que o aumento do colesterol sérico acelera o processo de aterosclerose provêm de estudos que correlacionaram a redução de eventos cardiovasculares com as prevenções primária e secundária a partir da diminuição do colesterol sérico.[27,28]

Hipertensão arterial sistêmica

A HAS, objeto de estudo de longa data, é definida quando os níveis pressóricos persistem acima de 140 mmHg na pressão sistólica e 90 mmHg na diastólica. É um importante fator de risco cardiovascular por acelerar a aterogênese. Sua fisiopatologia tem sido investigada para melhor elucidar quais de suas etapas colaboram no processo da aterogênese, mas já se sabe que a HAS atua com efeito direto na arquitetura do vaso. Existe um aumento da permeabilidade vascular, além de proliferação de E-selectina, ativação de monócitos e angiotensina-II.[26]

A fisiopatologia detalhada dos vasos da extremidade ainda permanece em pesquisa, mas estudos populacionais apontam como fator de risco importante na doença vascular periférica.[1] A HAS é acompanhada por uma resposta inflamatória sistêmica, o que ativa as células do complemento, as células mieloides e as cascatas de inflamação sistêmica. Isso promove disfunção renal e vascular e lesões em órgãos-alvo.[29]

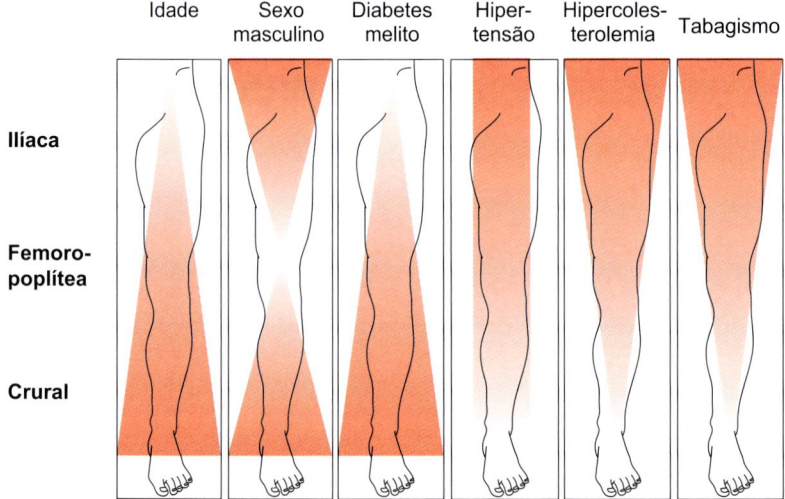

FIGURA 93.1 Associação de fatores de risco e topografia mais comum de lesão por aterosclerose na doença arterial periférica.[1]

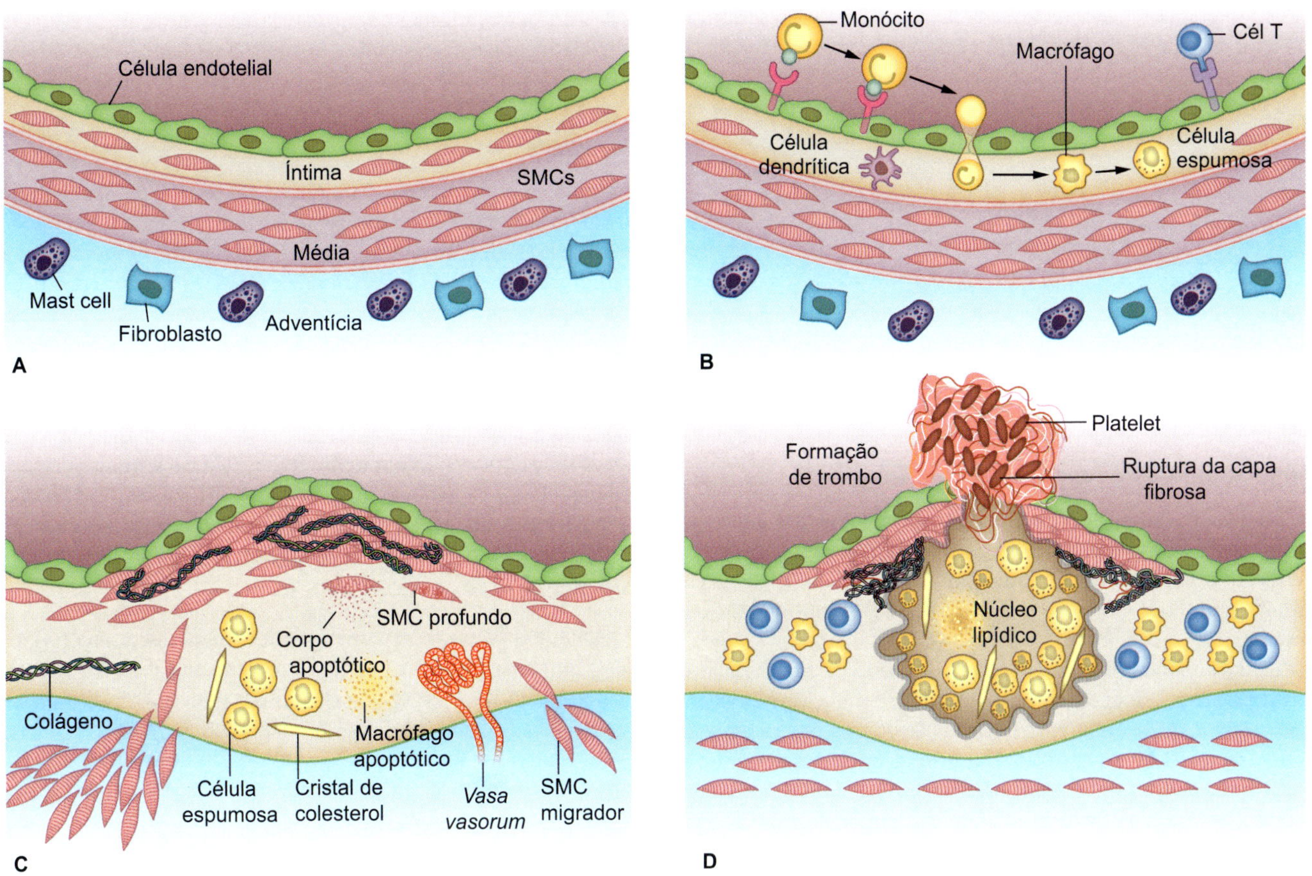

A

Célula endotelial

Íntima

SMCs

Média

Mast cell

Fibroblasto

Adventícia

B

Monócito

Macrófago

Cél T

Célula dendrítica

Célula espumosa

C

SMC profundo

Corpo apoptótico

Colágeno

Célula espumosa

Cristal de colesterol

Macrófago apoptótico

Vasa vasorum

SMC migrador

D

Formação de trombo

Platelet

Ruptura da capa fibrosa

Núcleo lipídico

FIGURA 93.2 Estágios no desenvolvimento da placa aterosclerótica.[2]

Diabetes melito

As consequências da aterosclerose e, por sua vez, da doença vascular periférica no paciente diabético podem ser graves e debilitantes. Estudos populacionais apontam essa condição como fator de risco para doenças cardiovasculares e podem potencializar o desenvolvimento da doença de forma mais agressiva.[30] O processo acelerado e extenso da aterogênece tem a influência de mecanismos multifatoriais, a exemplo da HAS, da hiperlipidemia e do tabagismo serem mais frequentes nesse grupo de pacientes. O risco de desenvolver doença arterial periférica e de evoluir para amputação é maior nesse grupo, o que justifica a abordagem incisiva no tratamento adequado dessa comorbidade (Figura 93.3). Em pacientes com diabetes e amputação maior, a sobrevida pode ser inferior em comparação com aqueles que apresentam doenças malignas.[31]

O diabetes estimula a glicosilação não enzimática do LDL, o que resulta em hiperlipidemia, além de promover a resposta inflamatória com a elevação de citocinas.[32,33] O aumento dos níveis de insulina estimula a formação de células espumosas, que são, por sua vez, macrófagos com densidade de lipídios.[32] Essas células desempenham papel impactante na formação e na progressão da placa, liberando enzimas com ação na matriz extracelular, e marcam o início de uma série de fatores modificadores da arquitetura do vaso. A membrana basal normalmente é composta de colágeno tipo VI, glicoproteínas e proteoglicanos, e pode estar espessada nesses pacientes, com o aumento das taxas de hidroxilisina, dissacarídeos de glicose e colágeno tipo VI.[11] A expressão dos receptores de quimiocina e das moléculas de adesão celular na superfície celular dos monócitos aponta para determinada via de extravasamento que pode promover sua entrada na placa aterosclerótica, a fim de se diferenciarem e aderirem aos produtos de glicolização avançados (AGP, *advanced glycation products*) com secreção de fator de necrose tumoral (TNF), interleucina 1 (IL-1) e estímulo à produção de células endoteliais, mesangiais e musculares lisas.[25,34]

Eventos trombóticos são mais frequentes nesses pacientes, haja vista o aumento da atividade plaquetária e os níveis de fibrinogênio elevados, o que pode agravar a disfunção endotelial e promover a aterotrombose. Além disso, acontece a diminuição da ativação da proteína C e o aumento da atividade do fator tecidual, ativando o fator VII, potencializando os efeitos trombóticos.[11]

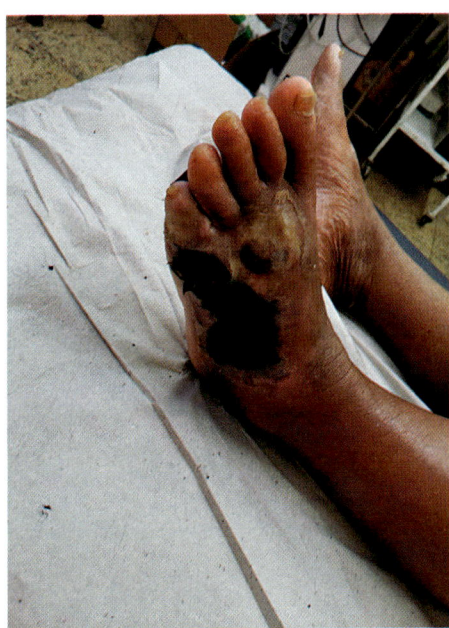

FIGURA 93.3 Lesão trófica em paciente com pé diabético.

Estudos apontam a ação local da hiperglicemia, com a redução do nível tecidual de 2,3-difosfoglicerato e o aumento da afinidade do sangue pelo oxigênio, com redução na liberação aos tecidos.[35]

O diabetes melito tipo 1 (DM1), por sua vez, manifesta-se em pacientes mais jovens, e sua correlação com a aterosclerose ainda não está bem estabelecida. Necropsias mostraram alterações ateroscleróticas precoces nessa população, e alguns marcadores préclínicos estão presentes nesses casos, porém, sem comprovação de evidência científica robusta.[36]

Clinicamente, o aumento global do risco conferido pelo diabetes melito tipo 2 (DM2) é impulsionado pela progressão acelerada da aterosclerose. Na doença arterial periférica, sabe-se que a doença se manifesta especialmente em região infragenicular, não se excluindo outros territórios macro e microvasculares.[37]

Hiper-homocisteinemia

A hiper-homocisteinemia é uma doença genética autossômica que se caracteriza por redução sérica da enzima cistationina beta-sintetase, que, por sua vez, diminui a conversão da homocisteína em cistationina. Pode também ser causada por déficits na ingestão das vitaminas B6 e B12.[11,38]

Estudos apontam o risco aumentado de doenças cardiovasculares, principalmente a doença vascular periférica.[38] Ainda não há evidências científicas que orientem a intervenção dos níveis séricos dessa enzima em virtude da redução da mortalidade desses pacientes.[39]

O aumento da homocisteína desencadeia a disfunção endotelial e a proliferação de células musculares na parede do vaso sanguíneo pelo aumento da oxidação do LDL como um dos responsáveis pelo processo.[38]

Fatores relacionados com hábitos de vida

Tabagismo

Apontado como fator de risco independente para o desenvolvimento de doenças cardiovasculares, bem como para o aumento da morbimortalidade nesses pacientes, é um fator de risco modificável e registrado em países com variados níveis socioeconômicos.[1] O estudo de Framingham mostra que o tabagismo é um dos preditores mais impactante da aterosclerose.[14] Na doença vascular periférica, o tabagismo intensifica os sintomas de claudicação e acelera a progressão da doença.[10] A cessação do tabagismo interfere no prognóstico desses pacientes, por exemplo aumentando as taxas de patência de enxerto de extremidade inferior e diminuindo o risco de amputação e a mortalidade.[40]

O cigarro contém diversos compostos tóxicos, dentre eles nicotina, éteres, hidrocarbonetos e compostos sulfurados, que são de grande impacto na fisiopatologia e na formação de placas ateroscleróticas.[40,41] Os compostos mais danosos promovem variados mecanismos de aceleração da aterogênese, desde alterações no metabolismo lipídico, redução da produção de monóxido de nitrogênio, até o aumento dos níveis de monóxido de carbono e seus efeitos deletérios na parede vascular.[11,41]

A nicotina altera o metabolismo lipídico, aumentando a oxidação do LDL e o dano endotelial secundário a esse processo. Além disso, promove o aumento dos níveis de fibrinogênio, da atividade plaquetária e da viscosidade sanguínea, o que propicia fenômenos trombóticos. Elevados níveis de marcadores inflamatórios, incluindo a proteína C reativa (PCR), a IL-6 e o fator de necrose tumoral alfa (TNF-α), também colaboram no dano endotelial. A fumaça do cigarro contém monóxido de carbono, que se liga à hemoglobina da corrente sanguínea, reduzindo o aporte de oxigênio na parede vascular.[41,42]

Dentre os mecanismos de impacto na aterogênese, ainda estimula a atividade simpática, elevando a frequência cardíaca, a pressão arterial pelo aumento das catecolaminas, e a vasoconstrição periférica.[11]

Obesidade

Definida como a elevação do índice de massa corporal acima de 30 kg/cm². A prevalência da obesidade tem aumentado mundialmente e essa afecção se relaciona com maior morbimortalidade cardiovascular, de causa multifatorial. A HAS, a resistência à insulina e a intolerância à glicose, a hipertrigliceridemia, a redução do colesterol HDL e os baixos níveis de adiponectina são apontados como fatores associados à obesidade que contribuem no processo de aterosclerose.[43] A obesidade aumenta substancialmente o risco de doenças metabólicas e cardiovasculares.[44] A prevalência da obesidade quase triplicou no mundo desde 1975 e continua a crescer exponencialmente, o que causa preocupação dos sistemas de saúde quanto à necessidade de atuar em políticas públicas de prevenção.[44]

Inflamação

O papel da inflamação no desenvolvimento da doença aterosclerótica tem sido estudado, e cada vez mecanismos mais complexos são compreendidos. As células espumosas podem ser estimuladas por quadros inflamatórios com recrutamento de plaquetas e leucócitos no endotélio vascular. Mediadores inflamatórios iniciam as cascatas da resposta inflamatória e desencadeiam a disfunção endotelial. As plaquetas desempenham uma função nessa cascata, não só pelo caráter pró-trombogênico dos quadros inflamatórios, mas também pela ativação dos leucócitos com disfunção arteriolar.[24,45] Doenças crônicas com características inflamatórias desempenham papel importante na formação da aterosclerose por mecanismos distintos.[46,47]

Biomarcadores têm sido estudados na tentativa de relacionar os quadros inflamatórios com a aterosclerose, mas ainda não há fortes evidências de quais são mais impactantes e sobre a fisiopatologia detalhada do processo. A proteína C reativa é o marcador mais utilizado na prática clínica para relacionar processos inflamatórios.[46] A IL-6, níveis elevados de leucócitos, taxas de sedimentação eritrocitária, IL-18, TNF-α, fator de crescimento beta transformador, molécula de adesão intercelular solúvel 1, P-selectina, catepsina S, e fosfolipase A2 são possíveis participantes desse mecanismo inflamatório.[48] As doenças inflamatórias crônicas, a sepse e as neoplasias malignas são alguns exemplos de afecções que podem acelerar a aterogênese.[8,25] Ensaio clínico com anticorpo monoclonal canakinumabe na prevenção secundária de doenças cardiovasculares reforçam o papel da inflamação no processo de aterosclerose, e o benefício de seu uso nesse cenário clínico.[49]

A síndrome metabólica participa dos fatores para aterogênese diante do conjunto de doenças próprias da síndrome. HAS, diabetes, obesidade e dislipidemia são fatores de risco independentes para o aparecimento da aterosclerose. Têm sido estudados fatores genéticos que se associam à síndrome metabólica e ao aumento dos níveis de LDL.[50]

FATORES PROTETORES

O exercício físico é um fator protetor contra as doenças cardiovasculares e redutor da mortalidade global. Pode elevar o HDL, reduzir a pressão arterial e a resistência à insulina, além de promover a perda de peso com consequente diminuição da resposta inflamatória. O álcool ainda permanece como fator controverso quanto à proteção para aterosclerose.[1,11,30] Estudos sobre a aterogênese têm evoluído nos últimos anos, incluindo os mecanismos de instabilidade da placa, bem como a cicatrização da placa com tecido fibroso. Não existe evidência da causa da boa cicatrização em alguns pacientes e em outros não, mas já se sabe por estudos com imagens com tecnologias mais avançadas, como a tomografia de coerência óptica, as características para identificar a cicatrização de placa de aterosclerose com boa evolução.[51]

FISIOPATOLOGIA

A fisiopatologia da doença relaciona-se com a limitação progressiva do fluxo sanguíneo, que causa isquemia de órgãos-alvo. As artérias são constituídas por três camadas, a íntima com células endoteliais, a média com células musculares lisas e a adventícia com tecido conjuntivo de sustentação. Vasos mais calibrosos têm predominância de camadas mais elásticas para possibilitar a mudança de calibre, dependendo da necessidade do organismo. Os vasos mais distais e de diâmetro menor revestem-se prioritariamente de camadas musculares para manter o tônus vascular. O fluxo sanguíneo distal depende de variáveis hemodinâmicas e estímulos, a exemplo do sistema nervoso autônomo. É diretamente proporcional à quarta potência do raio do vaso, segundo a lei de Poiseuille e inversamente proporcional à resistência periférica[11] (Figura 93.4).

Algumas teorias tentam explicar a origem da aterogênese, mas nenhuma delas apresenta evidências robustas para confirmar todo o desenvolvimento do processo. A hipótese monoclonal sugere que as células da placa aterosclerótica são derivadas de uma única célula muscular lisa progenitora. Essa teoria não explica todo o processo da formação da placa e do envolvimento de outros fatores na aceleração do mesmo.[11,52] Outra tentativa de explicar a formação das placas ateroscleróticas seria a hipótese da massa celular intimal, que sugere que a proliferação de células-tronco musculares lisas possa acontecer desde a infância até a vida adulta, ocasionando a doença aterosclerótica por estimulação de fatores extrínsecos. A hipótese da incrustração, por sua vez, sugere que a trombose e cicatrização na íntima dos vasos leve à formação da placa.[11] A hipótese dos lipídios propõe que a permeabilidade vascular aumentada permita a passagem de macrófagos e LDL para a íntima das artérias, com oxidação do colesterol e lesão endotelial. A expressão de fatores de crescimento, aliada à proliferação de monócitos e morte de células musculares lisas, potencializa a formação da placa de ateroma.[25,26] Por fim, a hipótese mais recente é a da reação à lesão, em que o início da formação da placa seria com a migração de macrófagos e células musculares lisas para a íntima dos vasos, com consequente ativação dessas células e produção exagerada de matriz extracelular, consequentemente, causando disfunção endotelial e agregação

lipídica a essa camada celular.[26] Essas hipóteses surgem na tentativa de elucidar melhor a fisiopatologia do desenvolvimento e da progressão da aterogênese. Sabe-se que os mecanismos são complexos e multifatoriais, com estudos a cada dia mais avançados, mas ainda não totalmente esclarecidos.

A morfologia da placa aterosclerótica (Figura 93.5) pode ser desde estável com capa fibrótica espessa até instável com grande atividade inflamatória no seu interior e capa fibrótica fina. As placas com características instáveis podem complicar com hemorragia no seu interior e sua morfologia pode sugerir ou até mesmo indicar intervenção precoce. Podem ser do tipo I (concêntricas), II (excêntricas) ou III (múltiplas irregularidades) e predizem o risco de acidentes de acordo com suas características morfológicas.[6,11]

Mecanismos hemodinâmicos estão presentes, e as principais forças atuantes são de cisalhamento e a cíclica. A primeira, que é causada pela coluna de fluxo sanguíneo e aumento de turbulência, a exemplo de áreas de bifurcação e estenose dos vasos. Aumenta-se a produção local de prostaciclina, que gera, por consequência, a vasodilatação e a agregação plaquetária. A velocidade de fluxo no centro do vaso é maior do que na periferia, o que provoca o acúmulo de plaquetas na parede das artérias, principalmente em áreas de bifurcação. Já a força cíclica refere-se à distensão repetitiva da parede do vaso e também estimula a produção de prostaciclina. Outra classificação das placas, proposta por DeBakey, de acordo com a localização nas artérias, varia entre as categorias 1 (coronárias), 2 (ramos do arco aórtico), 3 (ramos viscerais), 4 (aorta abdominal distal e ramos ilio-femorais) e 5 (dois locais concomitantes). Outra topografia comum de formação de aterosclerose é no canal dos adutores, principalmente pelos mecanismos hemodinâmicos locais.[53]

Alterações locais para compensar a isquemia, como exemplo a vasodilatação e a formação de circulação colateral, suprem a baixa perfusão no repouso, mas nem sempre isso é possível no exercício. Inicialmente, os mecanismos hemodinâmicos predominam, mas podem evoluir para o comprometimento neuromuscular e apresentar progressão acelerada nos casos de eventos agudos de complicações de placa, por exemplo.

Os estágios da aterosclerose iniciam-se com a formação da placa com a faixa gordurosa, que é formada pelo espessamento da íntima por macrófagos agregados aos lipídios – denominados células espumosas –, matriz extracelular e também podem conter linfócitos T.[8,54] Com esses processos, há a liberação de citocinas e

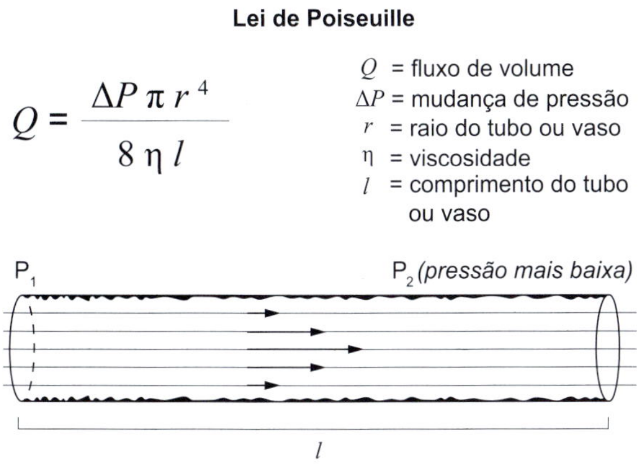

Lei de Poiseuille

$$Q = \frac{\Delta P \, \pi \, r^4}{8 \, \eta \, l}$$

Q = fluxo de volume
ΔP = mudança de pressão
r = raio do tubo ou vaso
η = viscosidade
l = comprimento do tubo ou vaso

P_1 P_2 *(pressão mais baixa)*

l

FIGURA 93.4 Lei de Poiseuille.

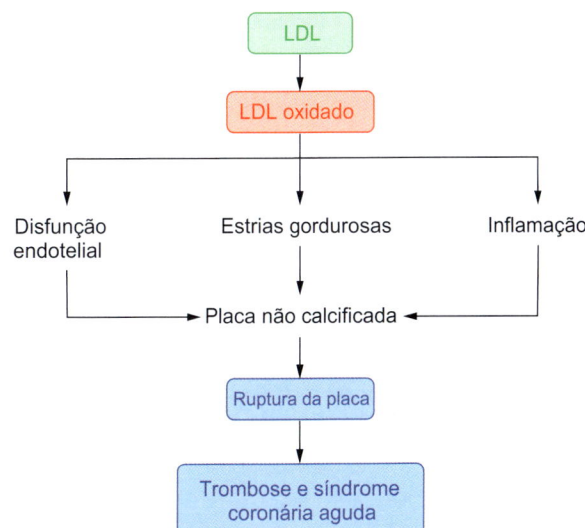

FIGURA 93.5 Fisiopatologia da formação da placa aterosclerótica LDL: lipoproteína de baixa densidade. (Fonte: © 2021 UpToDate, Inc. and/or its affiliates. All Rights Reserved.)

produção de células musculares lisas com liberação de fatores de crescimento celular, como do fibroblasto, o derivado de plaquetas e o epidérmico ligado à heparina.[11,25,26] À medida que as lesões evoluem, mais células musculares lisas migram para a camada íntima com a formação de matriz extracelular e, posteriormente, de camadas fibrosas com colágeno. É possível a associação do cálcio com a elastina do vaso e a formação de neovascularização local de *vasa vasorum*.[54]

A morfologia da placa dá indícios dos riscos de complicações. Na presença de grandes quantidades de células inflamatórias espumosas, há mais probabilidade de ulceração pela atividade proteolítica local. Além disso, fatores externos influenciam na evolução da placa, como forças hemodinâmicas, circunferenciais e compressivas locais.[11,25]

As complicações da placa envolvem hemorragia e formação de úlceras. Ativa-se a cascata de coagulação localmente e ocorre a aterotrombose ou a embolização da placa.[54,55]

Nos pacientes com evolução súbita com piora clínica, deve-se suspeitar de complicações de placa, e o diagnóstico diferencial deve ser feito com outras doenças, a exemplo da oclusão arterial aguda embólica.[56]

QUADRO CLÍNICO E DIAGNÓSTICO

O quadro clínico da doença vascular periférica apresenta-se conforme a topografia da lesão mais significativa. A isquemia pode manifestar-se em diferentes graus e causar dor nos membros inferiores de variadas intensidades e em topografias diferentes, assim como pode ser agravada em elevações e aliviada com o membro pendente a favor da gravidade.[47]

Claudicação intermitente

A dor é induzida pelo exercício e aliviada com o repouso, e a gravidade dos sintomas depende do grau de estenose, da circulação colateral e se há oclusão associada.[57] A claudicação caracteriza-se por dor desencadeada por caminhada e resolve-se com o repouso, pode ser uni ou bilateral e sua topografia varia desde o pé até a coxa ou glúteos, dependendo da localização da lesão. Pode manifestar-se como a síndrome de Leriche em homens, com a tríade de ausência de pulsos femorais, disfunção erétil e claudicação glútea.[11,58] A localização na panturrilha é a mais comum e se relaciona com doença nos segmentos femoropoplíteo e infragenicular, na maioria das vezes. A claudicação no pé geralmente está presente na doença dos vasos infrageniculares e é incomum ocorrer isoladamente no pé.[59] A claudicação glútea e de coxa tem correlação com lesões mais proximais, especialmente o segmento aortoilíaco.[58]

Dor em repouso

A redução da perfusão com isquemia crítica pode ocasionar dor em repouso. Pode ser aliviada quando o membro está a favor da gravidade. Pode ser apenas no pé ou também na panturrilha, associada ou não a úlcera e gangrena.[59,60]

Neuropatia isquêmica

Pode coexistir dor neuropática secundária a isquemia crônica, sendo difícil a diferenciação de outros diagnósticos, como a neuropatia diabética. Pode ter um curso irreversível, mesmo após resolução da isquemia.[60]

Dor difusa intensa

A doença vascular periférica pode apresentar complicações, como o ateroembolismo e a oclusão aguda trombótica, com piora súbita da perfusão do membro e instalação de isquemia aguda, com perda de rede de colaterais. Devem-se considerar eventos agudos para o diagnóstico diferencial a fim de realizar o tratamento precoce das complicações.[55]

Úlcera

As feridas isquêmicas podem aparecer depois de traumas menores, ou mesmo espontaneamente, precedidos de lesões de pele com palidez ou cianose. Normalmente tem difícil cicatrização e podem evoluir para osteomielite, com necessidade de intervenção agressiva na revascularização para resolução precoce da lesão, tendo risco de evoluir para amputação maior. A síndrome do dedo azul apresenta-se pela oclusão de artérias digitais como complicação aterotrombótica proximal.[55,59]

Os pacientes com doença vascular periférica apresentam os mesmos fatores de risco para doenças cardiovasculares e devem ser questionados sobre queixas clínicas de doenças em outros territórios, bem como avaliados quanto aos sinais vitais e, se necessário, exames complementares de outros sistemas devem ser realizados.

Exame físico vascular

Iniciando o exame físico direcionado, os sinais vitais devem ser registrados para rastrear especialmente alterações que indiquem sepse por úlceras infectadas, como taquicardia, hipotensão e febre. Os pacientes com isquemia crítica com dor em repouso podem não tolerar o decúbito horizontal com os membros elevados.[47,61]

O exame físico deve incluir inspeção, palpação dos pulsos, ausculta e exame neurológico. Estudos apontam que a acurácia da palpação de pulsos direciona o diagnóstico, sendo fundamental para a propedêutica vascular.[62]

Alterações da pele

As extremidades podem alterar a composição da pele de acordo com o grau de isquemia. Na evolução da doença, a pele apresenta-se fina e brilhante e as unhas quebradiças. Alguns estudos apontam que a perda de pelos não é um preditor de doença vascular periférica.[63]

A cor da pele pode variar de acordo com temperatura, posição e grau de isquemia. A temperatura pode auxiliar como um marcador da perfusão e deve ser comparada com o membro contralateral; lembrando-se que os dois membros podem estar comprometidos e o exame não ser tão fidedigno. Além disso, a palidez e a hiperemia reativa podem ocorrer, dependendo da posição dos membros. O teste de Buerger desencadeia essa alteração na coloração e sugere doença vascular periférica com isquemia grave. Nele, o paciente deve elevar o pé na posição supina até ocorrer a drenagem venosa e depois trocar para posição de pé pendente. O paciente com isquemia apresenta palidez ou até cianose na elevação do membro e pode ter dor associada e hiperemia com a posição a favor da gravidade. A intensidade dos sinais e sintomas ao teste depende da gravidade da isquemia.[64] O tempo de enchimento capilar pode exceder 5 segundos.[61]

Alterações tróficas

As úlceras causadas por isquemia têm predileção por regiões distais, ou seja, nos pododáctilos e interdigitais. Podem surgir nos pontos com maior pressão, como nas regiões de metatarsos. Cursam com características específicas como dor local, ressecamento inicial, podendo progredir para infecção local com produção de secreção purulenta, flictenas e até mesmo evoluir para gangrena (Figura 93.6). Inicialmente distal, e, conforme a progressão da isquemia, antepé e retropé podem ser acometidos.[11]

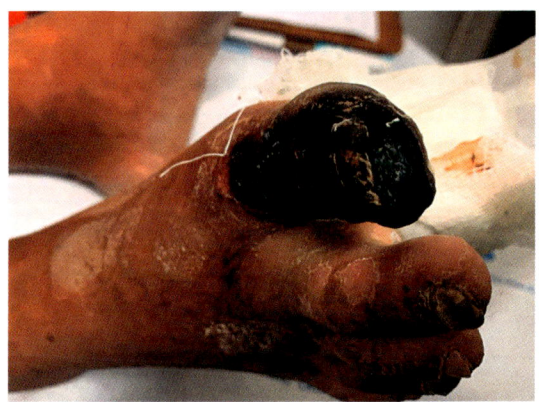

FIGURA 93.6 Gangrena em paciente com doença vascular periférica.

Avaliação dos pulsos e índice tornozelo-braquial

O exame físico deve contemplar todos os pulsos periféricos de membros superiores e inferiores. É um dos preditores de doença vascular periférica com boa acurácia ao exame, indicando a topografia da lesão. A ausculta para avaliar frêmitos e sopros faz parte da propedêutica vascular e pode estar presente nos turbilhonamentos mais significativos.[61]

O ITB é um teste simples que pode ser realizado no leito. Calcula-se a pressão arterial sistólica em tornozelo e braço, e dividem-se os dois valores. O valor da razão abaixo de 0,9 sugere doença arterial periférica. Recomenda-se o ITB como teste de primeira linha para pacientes com suspeita de isquemia. Pode não ser confiável em pacientes diabéticos e com DRC pela calcificação intensa das artérias e o valor pode estar superestimado quando maior que 1,4.[59,65,66] Pode inclusive ser preditor de maior risco de amputação nesses pacientes.[67] Para minimizar o viés desses pacientes, é possível medir o índice hálux-braquial e a pressão no hálux. Valores de pressão abaixo de 30 mmHg nessa região indica isquemia grave. A medição da pressão deve ser realizada com manguito apropriado e Doppler de onda contínua para determinar seu valor.[59]

Avaliação neurológica

O exame neurológico deve abranger testes motores e sensoriais, evoluindo do distal para proximal à medida que a isquemia se agrava. A neuropatia isquêmica acarreta alterações na biomecânica e, posteriormente, deformidades anatômicas com aumento do risco de úlceras. O diabetes pode causar neuropatia sobreposta, e a avaliação objetiva com os monofilamentos de Semmes-Weinstein nesses casos é mandatória.[59,68]

Ao longo do tempo, classificações surgiram para parametrizar os níveis de gravidade clínica da doença arterial periférica e tornaram-se consagradas na história da cirurgia vascular, a exemplo da classificação de Fontaine e Rutherford[69,70] (Quadro 93.1).

Mais recentemente, surgiram novas classificações com base em critérios clínicos e laboratoriais para auxiliar no manejo desses

pacientes, sendo a classificação de WIfI (*wound, ischemia and foot infection*) um dos exemplos com uso no dia a dia para avaliar risco de amputação e benefício de revascularização.[71] A classificação anatômica de GLASS (*Global Limb Anatomic Staging System*) foi proposta para pacientes com isquemia crítica e é focada na carga geral da doença, especialmente indicando a patência estimada de acordo com a gravidade da doença e a artéria-alvo para revascularização. Por ter uma abordagem simplificada e direcionada, é usada de rotina.[59]

EXAMES COMPLEMENTARES

Exames laboratoriais

Não há biomarcadores específicos para o diagnóstico de doença arterial periférica. Rotinas de exames laboratoriais para rastreamento e acompanhamentos dos fatores de risco são necessários para o adequado manejo das comorbidades, a exemplo de perfil lipídico, glicemia de jejum, PCR e homocisteína. Outros exames podem ser requisitados de acordo com o quadro clínico e os possíveis diagnósticos diferenciais envolvidos no caso.

Radiografia

O exame de radiografia simples não é invasivo e tem a capacidade de auxiliar no diagnóstico diferencial com doenças ortopédicas, por exemplo. Pode demonstrar calcificação na topografia da doença aterosclerótica e tem limitações próprias do exame. Além disso, é possível avaliar osteomielite avançada nos casos de úlceras isquêmicas[3,47] (Figura 93.7).

Ultrassonografia vascular

A USG é um método diagnóstico não invasivo, sensível e muito utilizado na doença arterial periférica. Auxilia no diagnóstico e no acompanhamento dos pacientes, mas, depende da experiência

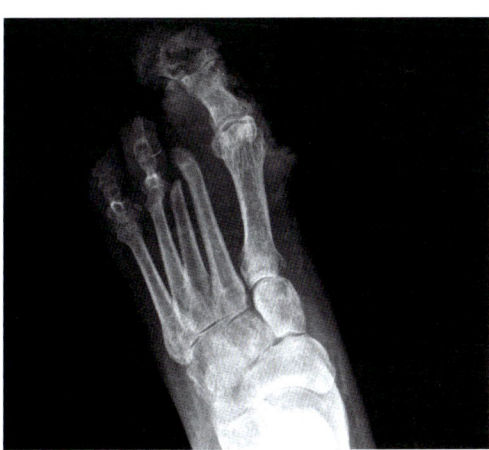

FIGURA 93.7 Radiografia do pé com sinais de osteomielite em hálux esquerdo.

QUADRO 93.1	Estágios clínicos da doença vascular periférica crônica.			
Estágio	**Fontaine**		**Classificação**	**Rutherford**
I	Assintomático		1	Assintomático
IIA	Claudicação leve		2	Claudicação leve
IIB	Claudicação moderada-severa		3	Claudicação moderada
III	Dor isquêmica ao repouso		4	Claudicação grave
IV	Úlcera/gangrena		5	Lesão trófica limitada
			6	Lesão trófica extensa

do operador do exame e pode ter alguns fatores dificultadores, como obesidade, úlceras, dor ou até mesmo calcificação intensa das artérias. A análise em modo B, espectral e, em alguns aparelhos modernos como o sistema com análise com contraste de microbolhas, possibilita a análise da doença quanto a localização, extensão, hemodinâmica e morfologia da lesão. Estudos apontam que o estudo com USG e a arteriografia podem ter acurácias comparáveis na doença vascular periférica.[72] É possível o acompanhamento desses pacientes no pós-operatório de angioplastias e de cirurgias convencionais quanto a novas estenoses ou hiperplasia intimal, além do rastreamento e diagnóstico precoce de complicações, como trombose venosa profunda, pseudoaneurismas ou controle pós-fibrinólise[11] (Figura 93.8).

Teste de esforço

Sensível para avaliar pacientes com sintomas sugestivos com pressões sistólicas das extremidades normais. O teste é realizado comparando-se o ITB em repouso e após exercício para comprovar a isquemia com o esforço. A resposta normal seria aumento ou não modificação do ITB após esforço. Ao contrário, se houver queda em mais de 20% do valor de base ou estiver abaixo de 60 mmHg, é considerado alterado.[73]

Angiotomografia computadorizada

Tem sido cada vez mais utilizada para avaliação de doença arterial periférica diante da ampla disponibilidade e pela precisão do exame.[74] Possibilita a confirmação do diagnóstico e a programação terapêutica, mas apresenta riscos pela radiação ionizante e pelo contraste iodado utilizado. Limitação para os vasos distais com calcificação intensa pode ser complementada com outros exames, a exemplo da USG[75] (Figura 93.9).

Angiorressonância

Exame alternativo menos invasivo que pode ser realizado sem o contraste intravenoso. Baseia-se na movimentação dos tecidos estáticos circundantes com o sangue. Pacientes com implantes metálicos e marca-passos não podem se submeter ao exame, que não é amplamente disponível, além da limitação de análise quando há calcificação intensa na parede dos vasos.[76]

Arteriografia

Método invasivo que utiliza radiação para obtenção das imagens. Proporciona não só o diagnóstico como viabiliza o tratamento das doenças vasculares periféricas. Como recurso unicamente diagnóstico, pode-se preferir a utilização de outros exames não invasivos, como USG, com boa acurácia e menos riscos de complicações relacionadas com o paciente.[56] O contraste composto de iodo ainda é o mais utilizado, e os efeitos de nefrotoxicidade e osmolalidade elevada ainda conferem riscos adicionais ao procedimento. É possível a realização do exame utilizando como contraste o dióxido de carbono que tem algumas limitações de acordo com a topografia da lesão e da disponibilidade de material adequado para o uso dessa substância.[77] A avaliação do exame quanto a localização, extensão e característica da placa proporciona o melhor planejamento terapêutico, além de auxiliar no diagnóstico diferencial com outras doenças vasculares, a exemplo de oclusões arteriais agudas, tromboangiite obliterante, vasculites, entre outras (Figura 93.10).

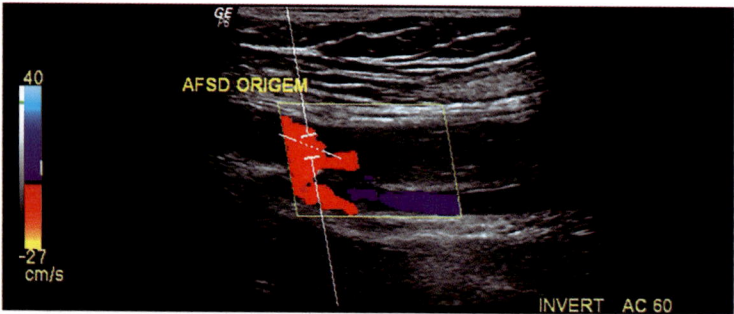

FIGURA 93.8 Oclusão de *stent* em paciente com doença vascular periférica avançada AFSD: artéria femoral superficial direita.

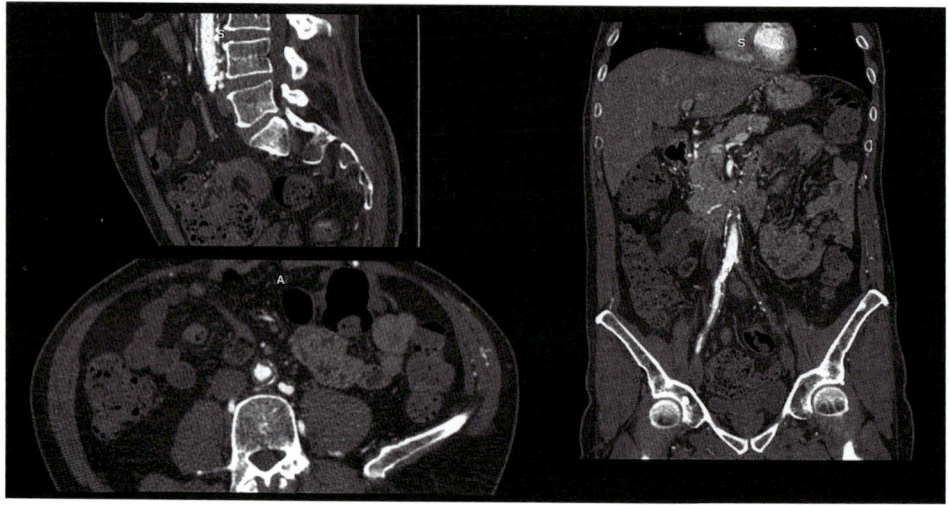

FIGURA 93.9 Angiotomografia com doença arterial periférica em segmento aortoilíaco. Oclusão de artéria ilíaca comum esquerda e estenose em artéria ilíaca comum direita com ateromatose importante.

Ultrassonografia intravascular

Cada vez mais utilizada nos procedimentos vasculares, a ultrassonografia intravascular melhora a qualidade na avaliação das lesões quanto a gravidade da estenose, diferenciação entre trombo e dissecção arterial, e características da placa. Tem sido mais utilizada durante os procedimentos endovasculares como um suporte diagnóstico e para tomada de decisões durante a abordagem terapêutica.[78]

Tomografia computadorizada por emissão de pósitrons

Esse exame fornece avaliação funcional da perfusão e viabilidade dos tecidos. Tem alto custo e disponibilidade ainda restrita. Utiliza radiotraçadores para avaliar os níveis de isquemia e, associado à tomografia, localiza a topografia e a extensão da lesão, além da circulação colateral e a perfusão tecidual, facilitando a programação terapêutica.[79]

Angiografia com indocianina verde, *laser* com Doppler e imagem hiperespectral

Outros métodos têm surgido como possibilidade de avaliação da microcirculação e da perfusão tecidual de modo mais acurado, porém ainda não estão amplamente disponíveis e apresentam as limitações próprias de cada método (ver Capítulos 28 a 32).[80]

DIAGNÓSTICO DIFERENCIAL

O diagnóstico diferencial entre outras doenças vasculares que resultam em estenose ou oclusão arterial deve ser feito com base na história clínica, no exame vascular e nos exames complementares. A etiologia deve ser suspeitada durante a investigação e confirmada para um diagnóstico preciso e precoce com intervenção direcionada. A doença aneurismática pode ser sítio de trombose e embolização distal, por exemplo, em aneurismas periféricos de membros inferiores, sendo o de poplítea o mais comum[81] (Figura 93.11). A história clínica aliada ao exame físico e à imagem torna possível o diagnóstico dessa afecção. É necessário lembrar que podem coexistir outras doenças nesses pacientes, o que pode causar maior dificuldade na avaliação clínica: a dissecção de aorta pode desencadear um quadro de isquemia de extremidades; porém, a suspeita clínica é feita diante de uma história de dor súbita na região afetada, além de alterações sugestivas de obstrução arterial aguda ao exame físico, mas sem outras mudanças características de doença vascular periférica.

Eventos embólicos diferem da doença vascular periférica crônica diante do curso temporal mais agudo e podem associar-se a comorbidades que propiciam eventos embólicos, como arritmias cardíacas ou valvulopatias. O diagnóstico diferencial torna-se mais difícil quando coexiste a doença aterosclerótica com evento agudo por acidentes de placa.[47]

De modo geral, a tromboangiite obliterante acomete indivíduos mais jovens e tabagistas de alto grau. Esses pacientes podem apresentar tromboflebite migratória previamente e manifestações isquêmicas distais. A diferenciação com a aterosclerose pode necessitar de uma história clínica mais detalhada, com avaliação de outros fatores de risco mediante o algoritmo de Shinoya para o diagnóstico, ou por meio de exames de imagem, como USG com Doppler e arteriografia.[82] Quanto à etiologia, outras vasculites podem confundir a avaliação clínica, porém as características de cada vasculite diferem não só na história, mas também no restante do exame vascular e de imagem, possibilitando o diagnóstico diferencial. A arterite de Takayasu, uma das mais frequentes em mulheres, não acomete com frequência os membros inferiores. Atinge aorta e os

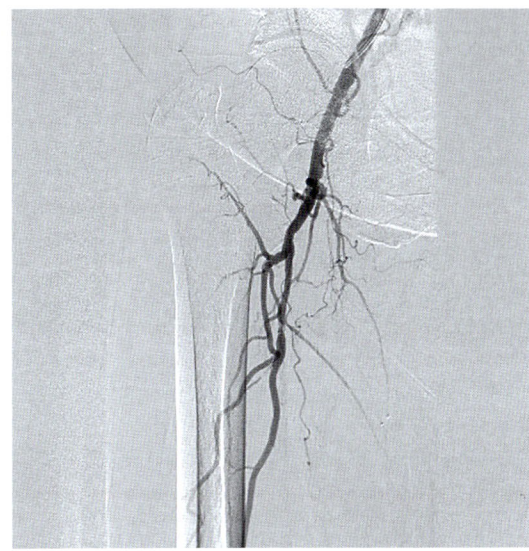

FIGURA 93.10 Arteriografia com doença arterial periférica no segmento femoropoplíteo. Oclusão de artéria femoral superficial direita.

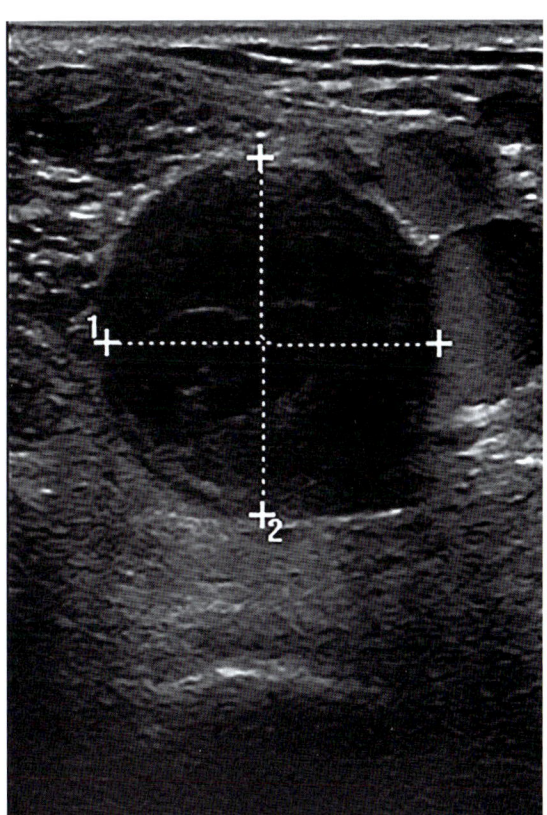

FIGURA 93.11 Ultrassonografia de membro inferior evidenciando aneurisma de poplítea de 2,2 × 2,3 cm com trombos murais.

grandes ramos, tendo, portanto, apresentação clínica divergente da doença arterial periférica.[11]

A síndrome de aprisionamento da artéria poplítea pode manifestar-se com claudicação intermitente, em pacientes mais jovens e sem fatores de risco anunciados para aterosclerose. Acontece a compressão da poplítea pelo músculo gastrocnêmio, causando estenose e até mesmo oclusão do vaso (Figura 93.12). A doença cística é outro diagnóstico diferencial e uma entidade rara, mas que pode provocar obstrução arterial em membros inferiores e com sintomas semelhantes à doença aterosclerótica, sendo necessário exame complementar para elucidação da etiologia[83] (Figura 93.12).

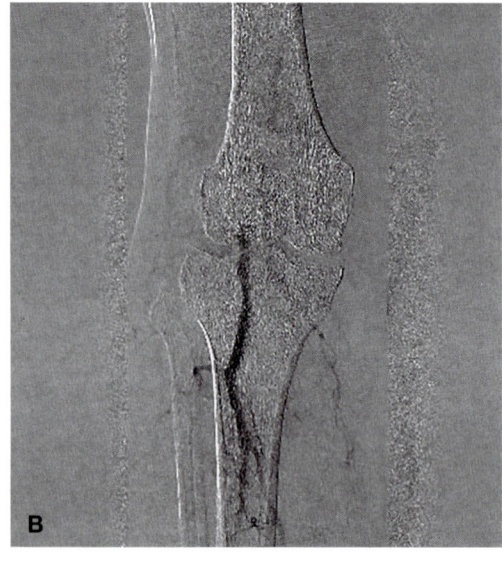
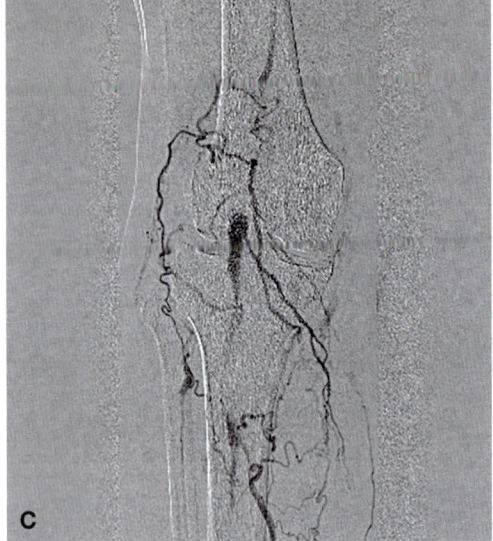
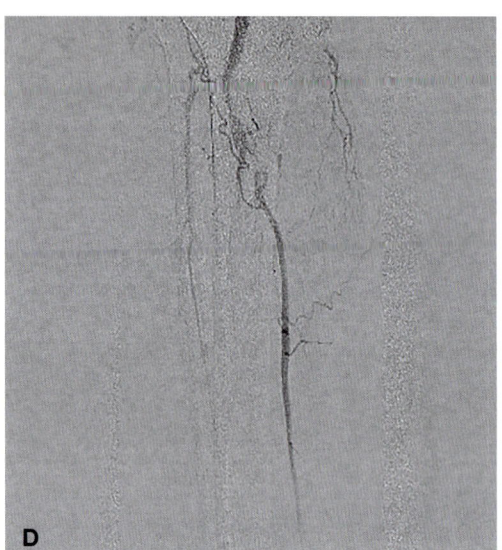

FIGURA 93.12 Imagens de arteriografia de síndrome de aprisionamento da artéria poplítea.

Outras doenças vasculares podem cursar com isquemia, como trauma e arterite pós-radiação, por exemplo. Etiologias venosas podem causar dor e úlceras em membros inferiores e devem ser diferenciadas com base na história clínica e no exame físico vascular. Úlceras podem ter etiologia mista, o que torna mais difícil seu diagnóstico e tratamento, por ter etiologia venosa e arterial como contribuinte. Podem ser de outras etiologias, como malignas, hipertensivas, de pressão, e o adequado manejo depende do diagnóstico correto.[11]

Dor em membros inferiores pode não ter etiologia isquêmica, e o paciente deve ser avaliado de modo amplo para direcionamento correto para o tratamento. Pode ser de causa neurogênica e musculoesquelética. Dentre as causas neurogênicas, variados diagnósticos podem ser possíveis, desde neuroespinais (tumor, estenose do canal medular) até neuropáticas (uso abusivo de álcool, diabetes). A apresentação clínica costuma divergir da claudicação por doença vascular. Normalmente, alivia na posição sentada ou deitada e tem relação com a postura, e denomina-se pseudoclaudicação. Exames físico e complementar podem auxiliar nesse diagnóstico. Causas musculoesqueléticas como osteoartrose, artrite e até cisto de Baker podem se apresentar com dor em membros inferiores e necessitar de avaliação para diagnóstico diferencial.[47]

O diagnóstico diferencial costuma ser amplo, mas, diante da avaliação clínica detalhada junto aos exames complementares direcionados, é possível reunir os dados necessários para obter qualidade nas conduções diagnóstica e terapêutica dos pacientes.

CONSIDERAÇÕES FINAIS

A aterosclerose obliterante periférica aumenta sua prevalência com a idade e é um problema de saúde com grande prevalência no mundo. Sua fisiopatologia é multifatorial e complexa, despertando interesse nas pesquisas e constante evolução quanto aos mecanismos de formação e progressão da placa para o incremento na abordagem terapêutica direcionada. Deve ser suspeitada nos pacientes que apresentam fatores de risco cardiovasculares e naqueles com sintomas sugestivos de doença vascular periférica, como a claudicação intermitente ou até mesmo dor em repouso e lesões tróficas. Adicionalmente ao exame físico, é necessário realizar o cálculo do ITB e, se abaixo de 0,9, sugere-se esse diagnóstico. Exames complementares podem ser realizados para o diagnóstico mais preciso quanto à topografia da lesão, assim como já orientando a programação terapêutica.

As referências bibliográficas deste capítulo se encontram no Ambiente de aprendizagem do GEN.

94

Doença Arterial Obstrutiva dos Membros Inferiores: Tratamento Clínico da Aterosclerose Obliterante Periférica

Marcelo Fernando Matielo ▪ Edson Takamitsu Nakamura ▪ Francisco Humberto de Abreu Maffei ▪ Sidnei Lastória

Resumo

O tratamento clínico da aterosclerose obliterante periférica (AOP) inicia-se com medidas profiláticas, por meio de mudanças nos hábitos de vida, com o objetivo de evitar o desenvolvimento da doença. O paciente deve ser tratado considerando-se também as doenças associadas, que indiretamente podem interferir negativamente na doença aterosclerótica. Uma vez instalada a doença, devem-se controlar ou prevenir seus sintomas. O tratamento clínico pode ser único ou associado a intervenções, que serão abordadas em capítulos específicos, sendo importante conscientizar o paciente sobre o controle adequado das comorbidades, os exercícios supervisionados e as medicações específicas, quando forem necessárias. A profilaxia da trombose pode ser realizada com administração de medicamentos anticoagulantes e/ou antiagregantes plaquetários. Se o paciente evoluir para dor em repouso e/ou lesão trófica, podem ser prescritos medicamentos analgésicos, vasodilatadores e cuidados locais para prevenir ou tratar as feridas. Pacientes que apresentam piora aguda do quadro também devem ser submetidos a tratamento específico como anticoagulantes e fibrinolíticos. O cuidado deve continuar durante e após terapêutica intervencionista.

Palavras-chave: aterosclerose; doença arterial periférica; claudicação intermitente; protocolos clínicos; isquemia.

INTRODUÇÃO

O tratamento clínico da aterosclerose pode se destinar a:

- Profilaxia primária da doença: que visa interferir nos hábitos de uma população ou de um indivíduo com a finalidade de impedir o desenvolvimento dessa doença. Isso pode ser feito por afastamento/supressão dos fatores de risco, determinados principalmente por estudos de caráter epidemiológico. No caso da aterosclerose, a eliminação desses fatores pode ser feita pela mudança de hábitos de vida, como: alteração dietética, abstenção do tabagismo e aumento de exercício físico. Eventualmente, ocorre a indicação de tratamento medicamentoso, quando existem hipertensão arterial sistêmica (HAS) ou hiperlipidemia não controláveis apenas com essas medidas, ou ainda quando é diagnosticada presença de placa de ateroma não sintomática nas artérias periféricas ou artérias carótidas[1]
- Profilaxia secundária da doença: feita quando o indivíduo já apresenta a doença sintomática, interferindo nos fatores de risco e na utilização de medicamentos, com a finalidade de impedir ou retardar a piora da aterosclerose e de sua principal complicação – a trombose –, independentemente do tratamento clínico ou cirúrgico
- Tratamento da isquemia causada pela obstrução vascular, aguda ou crônica: que visa diminuir os sintomas por ela ocasionados e

prevenir ou reduzir a perda de tecidos. Nesse caso, o tratamento clínico poderá ser único ou coadjuvante ao tratamento cirúrgico convencional ou endovascular.

Indicamos o tratamento clínico exclusivo ou como opção inicial quando:

- O único sintoma é a claudicação intermitente não limitante, considerando o conceito de limitante como: idade do paciente, outras manifestações sistêmicas da doença (aterosclerose coronariana, cerebral etc.) e outras moléstias associadas, analisando detalhada e individualmente a relação risco-benefício para o paciente, antes de optar por terapêutica agressiva. Raramente se indica tratamento cirúrgico para paciente com claudicação por caminhada em distância maior do que 100 metros, em especial para pacientes com mais de 65 anos. Nos indivíduos muito idosos e com outras moléstias associadas, tenta-se o tratamento clínico, mesmo quando a claudicação ocorre em distâncias tão curtas quanto 10 a 20 metros, frequentemente com melhora da sintomatologia desse paciente. Uma opção atual para esses pacientes com claudicação intermitente significativa é a realização de angioplastia percutânea e eventual colocação de *stent* (ver Capítulo 100). A expansão dessa indicação para casos leves ou moderados baseia-se em trabalhos que mostraram evidências de que a angioplastia percutânea associada a exercícios supervisionados melhoram a distância máxima de caminhada, bem como a qualidade de vida desses pacientes quando comparados com aqueles submetidos à angioplastia ou exercícios supervisionados isoladamente (todos foram submetidos ao melhor tratamento medicamentoso).[2,3] Essa conduta, no entanto, deve ser discutida com o paciente, sendo respeitada sua opinião caso opte por um tratamento endovascular, visando à melhora rápida de seu quadro. Não há indicação de revascularização cirúrgica do membro na claudicação intermitente, independente da técnica, se houver envolvimento da doença aterosclerótica somente no segmento infrapoplíteo[4]
- O paciente apresenta dor em repouso, úlcera ou gangrena e suas condições clínicas não permitam ou contraindicam o tratamento cirúrgico, e quando não há possibilidade angiográfica para a realização de uma derivação arterial ou recanalização e dilatação arterial intraluminal percutânea.

PROFILAXIA DA ATEROSCLEROSE: INTERVENÇÃO NOS FATORES DE RISCO

Controle do tabagismo

Como foi discutido no Capítulo 93, o tabagismo é o fator de risco mais importante na doença aterosclerótica periférica,[5-9] e os sintomas da doença aparecem aproximadamente 10 anos antes em indivíduos fumantes do que em não fumantes. A quantidade de pacotes/ano fumados também tem relação com a gravidade da doença, o risco de amputações, a oclusão de enxertos periféricos e a mortalidade.[6]

Estudos observacionais mostraram que os riscos de morte, infarto agudo do miocárdio (IAM) e de grandes amputações são maiores em pacientes claudicantes tabagistas do que em ex-tabagistas, embora nem todos os pacientes que pararam de fumar apresentem melhora da claudicação.[6,10] Na doença aterosclerótica carotídea extracraniana, o tabagismo também parece ser um fator de risco importante e independente,[11] sendo na doença arterial coronariana (DAC) um fator de igual importância à hiperlipidemia e à HAS.[12]

Esses fatos evidenciam claramente a importância da cessação do tabagismo, tanto na profilaxia primária quanto na secundária da aterosclerose, inclusive após cirurgia arterial.[6,13-16] Mostram, também, a grande responsabilidade do médico não só na orientação de seus pacientes, mas também como exemplo, pois é muito difícil convencer um dependente da necessidade de abandonar o fumo se o próprio médico for fumante.

Infelizmente, o tabagismo não é um hábito fácil de ser abandonado, e é considerado por alguns uma droga pesada,[17] portanto, é muito importante o papel do médico, não só informando detalhadamente o paciente sobre os malefícios causados pelo fumo e dos riscos que corre em insistir no hábito, como também fazendo acompanhamento contínuo sob esse aspecto, estimulando-o constantemente e tentando discutir suas dificuldades. O acompanhamento com telefonemas de apoio repetidos e a formação de grupos de tabagistas parecem ser mais efetivos do que simples conselhos durante as consultas.[18,19] A substituição do cigarro por gomas de mascar com nicotina ou adesivos cutâneos de nicotina, ou o emprego de alguns antidepressivos parecem aumentar as chances de abandono do hábito de 1,6 a 2,8 vezes.[10,17,18]

As gomas são usadas a cada 1 ou 2 horas, sendo recomendadas as dosagens de 2 mg para as pessoas que fumam até 25 cigarros por dia e 4 mg para aquelas que consomem maiores quantidades. O tratamento é previsto para 6 semanas, seguido de 6 semanas de pausa, embora esquemas mais longos também sejam usados. Os adesivos são utilizados também por 6 semanas, 16 a 24 horas por dia. A dose recomendada é de 21 mg/dia de nicotina, nas 2 primeiras semanas, 16 mg/dia na segunda e 7 mg/dia na terceira. *Spray* e inalador de nicotina também estão disponíveis no mercado, e os seus resultados parecem ser similares aos da goma de mascar, mas têm início de efeito mais rápido.

O antidepressivo prescrito para auxiliar o abandono do tabagismo é a bupropiona, que tem ação simultânea dopaminérgica e adrenérgica. É indicado para os casos de falha ou recusa no uso de nicotina. A dose recomendada é de 150 mg, 1 vez/dia, durante pelo menos 3 dias, passando para 2 vezes/dia, em doses separadas, por pelo menos 8 horas, sendo a última dose antes das 18 horas, durante 7 a 12 semanas. Ao contrário da nicotina, a bupropiona é iniciada 1 semana antes da suspensão do fumo. Existe contraindicação para pacientes com história de convulsões, etilismo pesado, anorexia ou traumatismo craniano, existindo também relatos de aumento de tendência ao suicídio.[7,18] A nortriptilina e a clonidina também parecem ter efeito facilitador para o abandono do fumo.[8,19] A vareniclina, um agonista parcial dos receptores acetilcolínico-nicotínicos, também parece efeito facilitando a abstenção do fumo e, em alguns estudos, mostrou-se superior à bupropiona e à substituição da nicotina,[9] porém deve ser usada com cautela, pois há referências de eventos cardiovasculares e aumento de tendência ao suicídio.[20,21]

A associação do tratamento medicamentoso e o aconselhamento médico parecem ter o melhor efeito,[6,22] bem como a associação de substituto da nicotina e bupropiona.[6,21,22]

Embora bastante utilizados, não há evidência de que métodos alternativos como acupuntura e hipnose facilitem o abandono do tabagismo.[23,24]

Correção da hiperlipidemia

O efeito das alterações lipídicas no desenvolvimento da AOP ainda não está muito bem definido. Parece, entretanto, haver uma relação importante entre a AOP e os altos níveis séricos de triglicerídeos, colesterol, triglicerídeos ligados à lipoproteína de muito baixa densidade (VLDL, do inglês, *very low-density lipoprotein*) e à lipoproteína de densidade intermediária (IDL, do inglês, *intermediate-density lipoprotein*), apolipoproteína (a) com baixos níveis de lipoproteína de alta densidade (HDL, do inglês, *high-density lipoprotein*) e apolipoproteína A1.[6,25-27] Mesmo em pacientes com níveis normais de colesterol e triglicerídeos, taxas elevadas de triglicerídeos ligados à IDL e baixos níveis de HDL foram encontrados.

A aterosclerose periférica parece ser menos relacionada com o aumento de lipoproteína de baixa densidade (LDL, do inglês, *low-density lipoprotein*) do que a aterosclerose coronariana, pelo menos em homens,[27] embora tenha sido demonstrado que a AOP é um fator de risco importante para a aterosclerose coronariana.[6,9,20] Foi também demonstrada a presença de placas de ateroma na aorta,e artérias carótidas e femorais de pacientes portadores de hipercolesterolemia e sem DAC.[28]

Esses fatos demonstram claramente que o perfil lipídico completo dos pacientes com AOP deve ser investigado, indicando-se o tratamento adequado para qualquer alteração encontrada. Em pacientes com história de AOP e concentração de colesterol total de 135 mg/dℓ, o tratamento com sinvastatina (40 mg/dia) proporcionou redução da LDL e dos riscos de IAM, acidente vascular encefálico (AVE) e morte cardiovascular de 21% (de 30,5% com placebo para 24,7% com sinvastatina).[29,30] Foi também demonstrada a interrupção da evolução de placas de ateroma e até sua regressão em pacientes hiperlipoproteinêmicos tratados,[31,32] além da melhora dos sintomas de claudicação intermitente.[33,34]

Os pacientes com doença arterial periférica foram classificados como de "alto risco" ou de "muito alto risco" para eventos cardiovasculares,[5-7] incluindo-se nessa última classificação aqueles com AOP assintomática, associada a múltiplos fatores de risco, como diabetes, tabagismo, ou dos múltiplos fatores que são atualmente incluídos na síndrome metabólica. Esta é caracterizada pela associação de HAS, obesidade abdominal, tolerância à glicose prejudicada, hipertrigliceridemia e baixas concentrações sanguíneas de HDL colesterol.[35-39]

Os níveis em que os lipídios no sangue devem ser mantidos para a prevenção e o tratamento da AOP, sintomática ou não, preconizados pela Sociedade Europeia de Cardiologia e de Cirurgia Vascular[4] e pela Diretriz da Sociedade Brasileira de Cardiologia[35] são: LDL < 70 mg/dℓ ou diminuir em 50% se o nível inicial da LDL for entre 70 e 135 mg/dℓ.

O TASC II recomenda manter a LDL < 100 mg/dℓ para todos os pacientes sintomáticos e assintomáticos e < 70 mg/dℓ para aqueles de risco muito alto que têm aterosclerose generalizada.[6]

A correção da hiperlipidemia inicia-se por medidas dietéticas, sempre associadas ao exercício físico e à abstenção do tabagismo.

Medidas dietéticas

Nos casos de elevação apenas nos níveis de triglicerídeos, devem-se inicialmente restringir carboidratos e álcool, para redução do peso excessivo do paciente, se for o caso. Para a hipertrigliceridemia, os que apresentam quilomicronemia devem diminuir, também, a ingestão de gordura total da dieta.

Para a hipercolesterolemia, recomenda-se dieta pobre em colesterol e gorduras saturadas.[40,41] O Quadro 94.1 mostra os componentes nutricionais propostos para dieta, visando à melhora das dislipidemias, da Diretriz de Atualização da Prevenção Cardiovascular da Sociedade Brasileira de Cardiologia – 2019.[35]

A alimentação tradicional da população brasileira (arroz, feijão, algum tipo de verdura ou legume e algum tipo de proteína animal) não apresenta proporções de ácidos graxos e colesterol muito diferentes das recomendadas. Com a sua manutenção ou retomada, associada à simples retirada das gorduras saturadas de origem animal, ou de certos óleos vegetais, como o de coco, e sua substituição por gorduras poli-insaturadas (óleos de soja, milho, arroz etc.)

QUADRO 94.1	Recomendações dietéticas para o tratamento das hipercolesterolemias.
Nutrientes	**Ingestão recomendada**
Gordura total	25 a 35% das calorias totais
Ácidos graxos saturados	≤ 7% das calorias totais
Ácidos graxos poli-insaturados	≤ 10% das calorias totais
Ácidos graxos monoinsaturados	≤ 20% das calorias totais
Carboidratos	50 a 60% das calorias totais
Proteínas	Cerca de 15% das calorias totais
Açúcares	< 10% das calorias totais
Fibras	20 g/dia

Calorias ajustadas ao peso desejável.

e monoinsaturadas (óleos de oliva, girassol etc.), a retirada de produtos de origem animal ricos em gordura (carne de porco, linguiças etc.) e diminuição de ovos e de produtos derivados de leite (creme, manteiga etc.), consegue-se alcançar resultados satisfatórios. Essa medida, portanto, seria a primeira a ser recomendada aos doentes, mantendo-se a dieta por 3 a 6 meses e repetindo-se, então, as dosagens de lipídios no sangue.

A utilização de carne e óleo de peixe, ricos em ácidos graxos do tipo ômega-3 (n-3), na dieta tem sido proposta com base em achados epidemiológicos, clínicos e experimentais. Esses ácidos parecem interferir sobre os lipídios no sangue, baixando os triglicerídeos, tendo, porém, menor ação sobre colesterol, LDL e HDL. Além disso, interferem no metabolismo dos derivados do ácido araquidônico e na interação plaqueta-endotélio. Com seu uso, há diminuição da produção pelas plaquetas de tromboxano A2, potente vasoconstritor e agregador plaquetário, substituindo-o por tromboxano A3, que não apresenta essas propriedades. Na parede vascular, há produção de prostaglandina I3 que tem, como a prostaglandina I2 (prostaciclina), efeito vasodilatador e antiagregante plaquetário.[41-44] Os n-3 interferem ainda na via lipo-oxigenase, substituindo o leucotrieno B-4 pelo B-3, que teria menor ação na migração de leucócitos e em sua interação com o endotélio, fenômeno que tem sido associado à aterogênese.[45] A ingestão de 1,5 refeição de peixe, em média, por semana, propicia, já ao fim de 5 semanas, tendência para redução de agregabilidade plaquetária e de produção de tromboxano, redução esta mais intensa quando o número de refeições semanais de peixe aumenta.[43] Revisão de estudos mostrou que o consumo de 40 a 60 g por dia de peixe relaciona-se com redução de mortalidade por DAC em populações com alto risco. Essa associação, entretanto, não foi encontrada em populações de baixo risco para doença cardiovascular.[46]

A redução de eventos cardiovasculares no estudo *Icosapent Ethyl-Intervention Trial* (REDUCE-IT)[47] testou o n-3 entre os pacientes com hipertrigliceridemia e doenças cardiovasculares estabelecidas ou diabéticos com um fator de risco adicional. Os pacientes receberam suplemento de n-3 altamente purificado (ácido eicosapentaenoico) na dose de 4 g/dia. O estudo incluiu 8.179 pacientes que usaram estatinas e apresentavam triglicerídeos variando de 135 a 499 mg/dℓ (média de 216 mg/dℓ) e uma média de LDL de 74 mg/dℓ. A redução média foi de 18% para triglicerídeos e 6,6% para LDL no grupo n-3. O estudo REDUCE-IT mostrou uma diminuição relativa de 25% nos desfechos cardiovasculares compostos em pacientes que receberam n-3, e uma redução no risco absoluto de 4,8%, com significativo decréscimo de 20% na mortalidade cardiovascular, sendo o número necessário de pacientes tratados (NNT) de 22 para evitar um evento. A redução de eventos no estudo REDUCE-IT é semelhante aos resultados do *Japan EPA Lipid Intervention Study* (JELIS), em que 1,8 g/dia de n-3 também

reduziu significativamente os eventos cardiovasculares nos indivíduos que já usaram baixas doses de estatinas.[48] Os resultados desse último estudo, no entanto, são limitados por seu *design* aberto e falta de um grupo de placebo. Os dados desses estudos sugerem que altas doses de n-3 (4 g) podem ser usados em pacientes com doença cardiovascular prévia e que permanecem com níveis elevados de triglicerídeos, apesar do uso de estatinas.

Embora existam trabalhos sugerindo diminuição de moléstias cardiovasculares e mesmo de reestenose de angioplastia coronariana em pacientes com a suplementação de óleos ricos em ácidos graxos n-3,[41,49] sua real utilidade ainda necessita de maior comprovação, principalmente em pacientes com claudicação intermitente, existindo ainda o problema de respostas anômalas em alguns indivíduos, ocorrendo aumento, e não diminuição de LDL.[50] Além disso, há problemas quanto à pureza dos óleos de peixe, especialmente óleos de fígado de peixe, que podem estar contaminados por mercúrio, pesticidas etc.[51]

De qualquer maneira, no momento, existe um consenso de que o aumento de ingestão de peixe, substituindo outros tipos de proteína animal, é benéfico à saúde, em termos de doenças cardiovasculares.

A utilização de fibras solúveis na dieta do tipo pectina nas frutas, betaglucanas na aveia, ou de mucilagens tem sido proposta desde que alguns trabalhos clínicos indicaram baixa dos níveis de colesterol plasmático com o uso dessas fibras.[52,53] Principalmente, o farelo de aveia tem sido usado, sendo relatadas também diminuição do peso corpóreo e diminuição ou facilitação do controle da glicemia em diabéticos.[54,55] Assim, por exemplo, a substituição de alimentos ricos em gordura saturada por fibras parece ser uma conduta sadia que, além dos eventuais efeitos cardiovasculares, exerce efeitos benéficos no aparelho gastrintestinal, prevenindo constipação intestinal, hemorroidas e, possivelmente também, diverticulite e neoplasia de intestino grosso. Essa substituição também é importante quando se visa baixar o peso de pacientes com obesidade e com hipertrigliceridemia, para os quais também se devem restringir açúcares e álcool.[56]

As dietas ricas em frutas e verduras aumentam, também, a capacidade antioxidante do organismo, protegendo-o contra a peroxidação lipídica, que parece ser um importante degrau intermediário na formação das lesões ateroscleróticas, devendo, por isso, ser altamente estimuladas.[57-59]

A ingestão de álcool tem sido bastante discutida, havendo evidências de que a ingestão de quantidades pequenas a moderadas, continuamente, de bebidas alcoólicas diminua a mortalidade cardiovascular, o risco de IAM e, também, a frequência de AVE, e, em alguns casos, o vinho tinto teria maior efeito que as demais bebidas.[60-64] A ingestão contínua ou episódica de grandes quantidades, no entanto, aumenta os níveis de triglicerídeos sanguíneos e, principalmente, eleva a morbimortalidade total, além de ocasionar vários problemas sociais, devendo, portanto, ser desaconselhada.[62]

É muito pouco conhecido, ainda, o efeito específico da ingestão de bebidas alcoólicas nas doenças vasculares. Estudos experimentais e clínicos levantaram a hipótese de uma ação sobre o endotélio vascular, agindo sobre vários mecanismos como o de produção de óxido nítrico (NO), possivelmente mediado por um mecanismo redox-sensitive e NO-dependente. Em doses baixas, agiria aumentando a liberação de NO, favorecendo a vasodilatação, e em altas doses, inibindo essa liberação com consequente vasoconstrição.[5,9,65,66] Teria, ainda, ação vasoprotetora pela estimulação de proliferação e migração de células endoteliais, facilitando a reparação endotelial.[66] Também se demonstrou experimentalmente que o álcool inibe a proliferação e a migração de células musculares lisas, diminuindo o espessamento intimal em artérias de animais submetidos à angioplastia, o que também poderia acontecer no ser humano.[67,68] Teria ainda ação inibidora da aterosclerose por uma atividade anti-inflamatória do próprio álcool e dos polifenóis presentes no vinho tinto, agindo na *monocyte chemotactic protein-1* (MCP-1) ou em seus receptores, bloqueando o recrutamento e a ativação de monócitos importantes no desenvolvimento da aterosclerose.[66,69,70]

Uso de medicamentos hipolipemiantes

Como a doença vascular periférica é considerada de alto risco para complicações cardiovasculares, as diretrizes mais recentes têm indicado o uso de medicamentos hipolipemiantes, se não houver contraindicações, visando à redução de 50% da LDL no exame base do paciente, sendo ideal níveis menores que 55 mg/mℓ ou dos triglicerídeos maiores do que 500 mg/dℓ, sendo o ideal mantê-lo abaixo de 150 mg/dℓ, sempre associado a modificações no estilo de vida.[6,9,10,36,37] Nos casos com níveis de lipidemia não muito altos ou de pacientes com dificuldade no uso desses medicamentos, pode-se iniciar o tratamento com uma dieta bem conduzida, por um prazo de 3 a 6 meses; se não for obtida redução importante da hiperlipidemia, inicia-se o uso da medicação.

Os medicamentos devem sempre ser usados em conjunto com a dieta e outras medidas, não no lugar delas. A finalidade deles é interferir no metabolismo dos lipídios pelo organismo, visando baixar os níveis de triglicerídeos e colesterol no sangue, especialmente LDL, e aumentar a HDL.[36,37] Como as lipoproteínas de alta densidade parecem exercer um mecanismo protetor contra a aterosclerose, ou pelo menos sua concentração é inversamente proporcional às manifestações da doença, o ideal é que os medicamentos não interfiram em seus níveis. A escolha da substância a ser usada deve basear-se no tipo de hiperlipidemia apresentada pelo paciente e nos efeitos colaterais ou indesejáveis da substância, sendo importante ter em mente que, como esses são medicamentos de uso prolongado e de efeito tardio, o profissional deve-se manter atualizado sobre os estudos e publicações a seu respeito, porque uma substância que no início de seu uso parecia ser muito boa, com o passar dos anos pode se mostrar com pouco efeito ou prejudicial. O mecanismo de ação dessas substâncias, sua indicação nos diferentes tipos de alteração lipídica e posologia são detalhados no Capítulo 54.

Controle da obesidade

A obesidade como fator isolado de risco para doença cardiovascular parece ser importante, tornando-se mais ainda quando se associa a outros fatores, pois aumenta a incidência de doenças cardiovasculares. Para a AOP, o controle dessa situação torna-se ainda mais importante por ser frequentemente ligada à hipertrigliceridemia e à HAS, constituindo a síndrome metabólica.[35,37,38]

Por outro lado, o seu tratamento constitui problema difícil, já que a maioria dos pacientes com obesidade não perde peso ou se o faz é apenas temporariamente. Os métodos de tratamento da obesidade podem incluir: dieta, atividade física, tratamento farmacológico ou cirúrgico e acompanhamento psicológico, que devem ser individualizados.

Deve-se tentar um equilíbrio energético negativo, por meio da diminuição do aporte de calorias e do aumento do seu gasto, o que parece ser o único método eficaz para reduzir o peso corporal. A diminuição da ingestão de calorias e a prática de exercícios regulares constituem as medidas gerais e efetivas a serem recomendadas. O emagrecimento relaciona-se com a elevação de HDL colesterol e a diminuição de VLDL e triglicerídeos.[37]

Sedentarismo

Muitas são as razões para se supor que o exercício físico habitual possa influenciar favoravelmente a evolução da aterosclerose das extremidades. É discutível se os benefícios da atividade física são maiores com exercícios moderados ou intensos e prolongados, bem como se os seus efeitos são diretamente ligados ao sistema cardiovascular ou se ocorrem devido à modificação dos demais fatores de risco. Mais detalhes serão abordados no tópico *Tratamento da claudicação intermitente*.

Controle da hipertensão arterial sistêmica

Como foi abordado no Capítulo 93, a hipertensão, principalmente a sistólica, é fator de risco para a AOP[6,9,26,35-37] e, embora o efeito de seu tratamento sobre a história natural da AOP não seja conhecido, seu controle se justifica pelo fato de representar um importante fator de risco coronariano, e porque a possibilidade de cardiopatia isquêmica é função contínua e gradual da pressão arterial. Também é um importante fator de risco de AVE.[6]

O controle da pressão arterial deve ser cuidadoso, procurando-se evitar quedas bruscas, que poderiam agravar, por exemplo, um quadro de isquemia preexistente. Experimentalmente, já se demonstrou, em animais com obstrução da artéria femoral, que há diminuição significtiva do fluxo sanguíneo pelas colaterais e aumento da resistência vascular periférica durante queda da pressão arterial sistêmica. Por outro lado, há aumento do fluxo sanguíneo durante a elevação da pressão. Em trabalhos clínicos, também demonstrou-se o mesmo fenômeno. Nos casos de isquemia crítica, os níveis ideais de controle da pressão arterial ainda não foram estabelecidos, embora pressões sistólicas < 140 mmHg e diastólicas < 90 mmHg sejam importantes, pressões mais baixas podem ser benéficas na redução de eventos adversos clínicos maiores (MACE).[71]

Em pacientes com AOP, um estilo de vida saudável e menor ingestão de sal (< 5 a 6 g/dia) é recomendado. Diuréticos, betabloqueadores, antagonistas de cálcio, inibidores da enzima de conversão da angiotensina (IECA) e bloqueadores do receptor de angiotensina (BRA) são todos adequados para tratamento anti-hipertensivo, como monoterapia ou em combinações diferentes. Estudos mostraram que IECA ou BRA reduzem significativamente os eventos cardiovasculares em pacientes com AOP, sendo recomendados também para prevenção secundária, mesmo em pacientes com isquemia crítica, sem interferir na perda do membro. É importante ressaltar que os betabloqueadores não são contraindicados para pacientes com AOP, uma vez que não alteram a capacidade de locomoção de pacientes com sintomas leve a moderados, no entanto eles devem ser utilizados com cautela em pacientes com isquemia crítica.[4]

Controle do diabetes

É difícil definir o que seja um bom controle do diabetes, mas vários trabalhos experimentais e clínicos sugerem que esse controle seja a manutenção de um nível adequado de glicemia, reduzindo a hemoglobina glicosilada para menos de 7%, o que pode influenciar favoravelmente a evolução da doença vascular diabética.[9,71] Parece haver poucas dúvidas em relação ao fato de que um bom controle de glicemia é importante para prevenção, estabilização e, talvez, melhora da microangiopatia, retinopatia, nefropatia e neuropatia. Todavia, em relação à doença vascular periférica macrovascular, as evidências de que o bom controle da glicemia tenha algum efeito são duvidosas.[6,8,72,73]

Também no diabético, o risco de doença vascular periférica depende, provavelmente, da combinação de vários fatores, justificando-se, assim, o esforço para um efetivo controle desses fatores, inclusive da glicemia; recomendação preconizada pelas principais diretrizes quanto à doença aterosclerótica, para complicações e mortes de causas cardiovasculares, justificando medidas mais agressivas em pacientes com aterosclerose e diabetes.[35-37]

Hiper-homocisteinemia

Existe associação entre os níveis altos de homocisteína no plasma e a AOP[74,75] e, embora existam trabalhos mostrando que esses níveis podem ser diminuídos pelo tratamento com folato e vitaminas B_6 e B_{12}[76,77], em artigo de revisão de literatura Katsiki et al.[78] avaliando a hiper-homocisteinemia em pacientes para AOP, encontraram dados discordantes na literatura sobre o benefício ou não desse tratamento na evolução da doença aterosclerótica, concluindo que não há indícios de que deva ser pesquisado de rotina e que há necessidade de trabalhos futuros sobre a necessidade do uso diário de suplemento para prevenção de eventos cardiovasculares. Por esse motivo, o tratamento com folato e vitaminas do complexo B não é recomendado para prevenção de eventos cardiovasculares.[6,78,79]

TRATAMENTO DE DOENÇAS ASSOCIADAS

Devido à própria aterosclerose, é comum a associação de alterações cardíacas à AOP. Elas devem ser convenientemente tratadas, pois a insuficiência cardíaca congestiva (ICC), mesmo em grau discreto, pode agravar a insuficiência arterial periférica. Da mesma forma, as alterações ateroscleróticas em outros vasos devem ser verificadas com cuidado, especialmente nos vasos cerebrais extracranianos e viscerais.

No exame clínico, o profissional deve atentar para a possibilidade de concomitância de outras doenças, como neoplasias e infecções, principalmente em se tratando de indivíduos idosos, nos quais essas doenças são mais frequentes.

Profilaxia da trombose
Profilaxia primária

A profilaxia medicamentosa primária da trombose e, indiretamente, de aterosclerose, tem sido feita com ácido acetilsalicílico (AAS) como inibidor de agregação plaquetária. Esse uso teve como base a ideia de que as plaquetas teriam um papel fundamental no desenvolvimento da aterosclerose, aderindo em lesões endoteliais, eventualmente causadas por distintos fatores, agregando e liberando, após a ativação, substâncias com diferentes ações. Entre essas substâncias liberadas existe o fator de crescimento derivado das plaquetas, que ativa a migração e a divisão das células musculares lisas para a camada íntima, podendo dar início à formação de placa fibrosa, que seria a lesão primária do ateroma.[80,81] Com base nessa teoria, foram realizados dois trabalhos sobre o desenvolvimento da doença cardiovascular em médicos que previamente não apresentavam esse tipo de doença.

O primeiro trabalho realizado, com 22.071 médicos americanos e planejamento extremamente cuidadoso, utilizando um estudo duplo-cego controlado (um grupo tomou 325 mg de AAS em dias alternados e outro, placebo), mostrou redução de acidentes e mortalidade cardiovasculares. Não houve, porém, diminuição na mortalidade total entre esses médicos, e isso se deveu ao aumento de AVE, especialmente hemorrágicos.[82] Em outra publicação que realizou uma subanálise desse grupo, também foi encontrada uma redução na necessidade de cirurgia vascular periférica nos indivíduos que tomaram AAS (36 médicos do grupo-placebo contra 20 do grupo AAS).[83]

O segundo estudo, realizado com 5.139 médicos ingleses, foi menos bem elaborado, pois não foi feito em duplo-cego e o grupo-controle não foi tratado com placebo. Os resultados não mostraram diferença na quantidade de IAM fatais ou não fatais entre os dois grupos. Por outro lado, similarmente ao trabalho realizado nos EUA, mostrou aumento da mortalidade por hemorragia cerebral no grupo que tomou AAS.[84] Em duas metanálises associando dados de ensaios randomizados concluíram que o AAS na prevenção primária sem doença cardiovascular prévia é de valor incerto na redução de eventos oclusivos e seu uso deve ser avaliado, pois há aumento de sangramentos maiores.[85,86]

Dessa maneira, no momento, em termos de mortalidade, a profilaxia primária de pacientes portadores de AOP assintomáticos por medicamentos, pelo menos com AAS, ainda não parece totalmente justificada.[87] A discreta diminuição de cirurgias vasculares periféricas poderia, talvez, ser uma vantagem adicional para essa profilaxia.

Profilaxia secundária

Nos casos em que o paciente é portador de aterosclerose sintomática, já tratada ou não, ou mesmo assintomática (p. ex., descoberta em exame de rotina), a profilaxia da trombose, visando impedir, principalmente, a trombose arterial aguda, a embolização de trombos localizados em placas de ateroma e a progressão da doença por meio da trombose, tem sido bastante estudada e parece justificar-se. Como atualmente se sabe que a AOP, em qualquer de seus estágios, é um marcador importante de acidentes e morte por causas cardiovasculares[6,9,10] e todos os pacientes com esse diagnóstico devem ser submetidos a esse tratamento.

Anticoagulantes

Trabalho clínico controlado, já antigo, de Richards e Begg,[88] com pacientes com claudicação intermitente, não demonstrou diminuição significativa do índice de amputações nem aumento de sobrevida em pacientes tratados com anticoagulantes orais. Metanálise também mostrou não haver evidência para a utilização da varfarina em pacientes com claudicação intermitente que apresentem ritmo sinusal.[89] Assim, o uso de antagonistas da vitamina K (AVK) em pacientes com AOP não é indicado, a não ser quando houver outras razões para essa indicação, por exemplo, trombose venosa profunda (TVP) ou fibrilação atrial.[1,6,9]

Em estudo recente, o uso de rivaroxabana 2,5 mg, 2 vezes/dia, associado ao AAS 100 mg, em pacientes com AOP, reduziu os casos de eventos cardiovasculares adversos maiores (MACE) e as complicações do membro (revascularizações e amputações), quando comparados à AAS 100 mg, isoladamente, com maior incidência de sangramento não clinicamente significativo e sem diferença nos clinicamente significantes.[90]

Medicamentos que interferem na função plaquetária

Nas DAC e na isquemia cerebral transitória, dados de grande número de trabalhos controlados comprovaram que o uso do AAS parece diminuir significativamente novos eventos cardiovasculares e, também, a mortalidade cardiovascular. Nesses casos, a dose de 300 mg desse medicamento por dia parece ter o mesmo efeito de maiores dosagens, mas com menos efeitos gastrintestinais, sendo, portanto, a dose recomendada nessas revisões.

Outros trabalhos clínicos controlados, confirmando os estudos teóricos e experimentais, mostraram que doses menores – de 200, 100 e 75 mg – teriam a mesma ação das maiores, porém a proteção seria menos intensa/duradoura com doses inferiores a 75 mg. Também com as doses de 75 a 150 mg de AAS, o risco de sangramento extracraniano foi similar, com razão de chances de 1,5.[91,92]

Na AOP, os poucos trabalhos sobre a evolução das placas de ateroma em pacientes tratados com medicamentos antiplaquetários apresentaram resultados controversos.[93,94] Tendo em vista, entretanto, a concomitância da AOP com aterosclerose de outros territórios vasculares e a ação profilática secundária dos antiagregantes plaquetários nessas doenças, tem sido recomendado o uso de AAS, na dose de 75 a 100 mg, para todos os pacientes com AOP, embora pareça que apenas nos sintomáticos, e portanto de maior gravidade, os resultados na profilaxia dos eventos cardiovasculares sejam realmente vantajosos.[1,6,95] O AAS também reduz o risco de oclusão arterial e de enxertos sintéticos.[1,6,95]

A ticlopidina, uma substância que inibe a agregação plaquetária por bloquear irreversivelmente o receptor de difosfato de adenosina (ADP) das plaquetas, tem, praticamente, o mesmo efeito clínico do AAS, reduzindo o risco de IAM fatal e não fatal, e de AVE em 29%.[96] Sua complicação mais séria é a leucopenia, necessitando, por isso, de monitoramento do hemograma, pelo menos na fase inicial do tratamento. Atualmente, essa substância está sendo substituída pelo clopidogrel por ter menos efeitos colaterais.

O clopidogrel tem ação similar à ticlopidina e apresenta a vantagem de não causar leucopenia. Um grande estudo multicêntrico de pacientes com doença vascular periférica,[5] em que se comparou o clopidogrel ao AAS, mostrou diminuição do risco relativo de AVE isquêmico, de IAM e de morte cardiovascular em 23,8%, embora com amplo intervalo de confiança (8,9 a 36%), sendo o número necessário para tratar (NNT) de um para cada 87 pacientes.[6] Em estudo em que foi comparado o uso de clopidogrel e ticagrelor em pacientes com mais de 50 anos e sintomáticos para AOP, foi observado que não houve diferença nos eventos vasculares agudos e sangramentos, não mostrando nenhum benefício do uso do ticagrelor em relação ao clopidogrel.[97] Atualmente, a substância é indicada na dose de 75 mg/dia como alternativa ao AAS, quando este é contraindicado ou não tolerado.[6,8,9] A associação de AAS e clopidogrel foi testada em grande número de pacientes, incluindo aqueles com AOP, não mostrando benefício total maior que o tratamento com AAS isoladamente.[98,99] Mesmo assim, essa associação foi sugerida em casos de um segundo evento cardiovascular na vigência de monoterapia, chamando a atenção, entretanto, para o maior risco de sangramento.[100] Dessa maneira, os consensos sobre tratamento da AOP não recomendam o uso dessa associação para tratamento exclusivamente clínico (essa associação é muito utilizada após angioplastias).[1,9] Não há, até o momento, estudos publicados sobre a utilização do prasugrel na AOP (ver Capítulo 51).

TRATAMENTO DAS MANIFESTAÇÕES ISQUÊMICAS

Claudicação intermitente

Abstenção do tabagismo

O fumo, pelas razões já explicadas, é um fator importantíssimo na manutenção e no agravamento de AOP. Sua supressão visa proteger não só o membro sintomático, como promove a melhora do sintoma e impede a evolução da doença, aumentando a expectativa de vida do paciente.[6,7,8,13] Jonason e Bergstrom,[101] acompanhando casos de pacientes com claudicação intermitente por 10 anos, verificaram que, após 7 anos, nenhum dos 11% de pacientes que haviam parado de fumar desenvolveram dor em repouso, contra 16% dos que continuaram com esse hábito. Após 10 anos, a incidência cumulativa de IAM era de 11% nos que haviam parado de fumar e de 53% nos que continuaram, e a morte cardiovascular foi de 6 e 43% nesses grupos, respectivamente. A relação entre a cessação do tabagismo e a claudicação intermitente, entretanto, é duvidosa, não se devendo prometer esse benefício ao paciente.[6] Sharath et al.[102] avaliaram pacientes que acreditaram no tratamento clínico e se dispuseram a fazer caminhadas programadas e concluíram que eles tiveram maior sucesso na abolição do hábito de fumar do que aqueles que não acreditavam no tratamento clínico e não se preocupavam com o futuro, sendo maior a adesão em pacientes mais idosos.

Exercício programado

A parte mais importante do tratamento clínico, com baixos custo e risco. Recomenda-se que os pacientes andem até que a dor atinja um nível próximo ao de impedir a continuação da deambulação, nesse momento, o paciente deve parar, aguardar o desaparecimento da dor e retomar a caminhada repetidamente. Alguns autores sugerem que a maioria dos pacientes cumpre bem, e com bons resultados, um programa de 1 hora de caminhada por dia, seguindo essas recomendações. Pelo menos 1 hora, 3 vezes/semana, parece ser suficiente.[6,9,10] Wolosker et al.[103] conseguiram bons resultados com um esquema de 40 minutos de caminhada, 4 vezes/semana, e os pacientes que aderiram ao tratamento apresentaram aumento significativo da distância máxima de claudicação nos primeiros 6 meses de acompanhamento.

Pode-se, também, traçar um mapa a ser seguido pelo paciente, elaborado de modo a considerar seus hábitos e a topografia do local em que ele reside. Com isso, em muitos casos, existe melhora gradual do quadro, com aumento da distância de claudicação e diminuição do tempo de desaparecimento da dor. Essa melhora é atestada subjetivamente pelo paciente e pode ser quantificada em provas sequentes em esteira rolante ou mesmo de deambulação assistida.

É importante o acompanhamento periódico desses pacientes, pois o apoio psicológico é de grande valia para manutenção das orientações médicas. Vários serviços de cirurgia vascular, como o nosso, mantêm clínicas de claudicação visando otimizar esse acompanhamento. No Ambulatório de Claudicação da Faculdade de Medicina de Botucatu, temos conseguido um retorno de 75% de pacientes ao ambulatório e melhora média de 72% na distância inicial de claudicação dos pacientes acompanhados.

Revisão da Cochrane avaliando a eficácia do treinamento de caminhada evidenciou benefícios inequívocos dos exercícios supervisionados, bem como outras publicações, mostrando a importância de atividade específica para paciente com AOP.[104-106] Programas de treinamento de caminhada realizados por pelo menos 3 meses sob supervisão e/ou de acordo com as instruções mostraram um aumento na capacidade de caminhar e diminuição na gravidade da claudicação.[107,108] Estudos controlados em pacientes claudicantes demonstraram aumentos nas distâncias de caminhada no valor de aproximadamente 200% após 12 semanas.[109-112] Treinamento individual com intervalo diário de 60 minutos, com intervalos para descanso de 5 a 15 minutos, mostrou ser eficaz em prolongar distâncias de caminhada.[113-115] O treinamento regular de caminhada e atividades vasculares proporcionam melhora nas distâncias de caminhada e modificações benéficas do metabolismo de glicose e lipídios.[116,117]

Aproximadamente 50% dos pacientes com AOP apresentam concomitância de distúrbios ortopédicos e/ou neurológicos e/ou déficits funcionais cardiopulmonares, que possam impedir ou dificultar o treinamento de caminhada ou participação em atividades cardiovasculares estruturadas em grupos. Essas comorbidades devem ser registradas antes do treinamento de caminhada e modificações devem ser realizadas a fim de facilitar a participação de maior número possível de pacientes. Jani et al.[118] demonstraram que o treinamento de resistência com ergômetros de braço pode produzir melhorias na distância de deambulação livre de dor, bem como na total, resultados semelhantes aos treinamentos realizados em esteiras, inclusive com consumo de calorias semelhantes, portanto, poderia ser uma alternativa ou suplemento ao treinamento de caminhada. Alguns estudos evidenciaram resultados funcionais a longo prazo com treinamento de caminhada equivalente a apenas intervenções vasculares,[114,115] no entanto, os efeitos da revascularização endovascular e o treinamento de caminhada é aditivo,[2,3,111,119] e ambas as modalidades podem fazer parte de uma abordagem integrativa.

O mecanismo responsável por essa melhora no desempenho do paciente durante a caminhada não é bem conhecido. Alguns autores, com base em medidas de pressão e estudo do fluxo sanguíneo vascular, sugerem que essa melhora se deva à redução da resistência da circulação colateral para o membro, determinada pelo aumento periódico de fluxo durante a deambulação. Esse aumento do fluxo decorre de elevação da pressão arterial, redução da pressão venosa e diminuição da resistência das arteríolas musculares, que se apresentam dilatadas ao máximo durante e imediatamente após o exercício.[120,121] Outros autores, entretanto, não encontraram esse aumento de fluxo,[122,123] o que favoreceu a impressão de que não existe aumento do índice tornozelo-braço (ITB) nem formação de circulação colateral.[116] Atualmente, a teoria mais aceita é a de que essa melhora decorra de um mecanismo de adaptação da célula muscular, com melhor desempenho do metabolismo oxidativo[124,125] ou anaeróbio,[126] e consequente melhora do aproveitamento do oxigênio pelos músculos; a melhora da função endotelial também foi relatada como efeito do exercício.[9]

Melhoria do perfil lipídico dos pacientes, principalmente se associada a outras medidas, como diminuição do tabagismo e correção da dieta também foi descrita.[127] É possível, entretanto, que outros fatores colaborem na melhora da claudicação intermitente: melhora na técnica de andar, aperfeiçoamento da coordenação muscular, diminuição da atrofia muscular e de alterações hemorreológicas.[128]

Assim, o treinamento de caminhada deve ser uma parte inerente do tratamento para claudicação. Grupos de esportes vasculares ou programas de treinamento estruturados ainda são uma realidade distante no Brasil, e, nesse sentido, há uma necessidade considerável de ação quando comparada com o número muito maior de grupos de esportes/exercícios coronários.

Terapêutica farmacológica

O exercício programado proporciona melhora significativa da claudicação intermitente, sem o uso de qualquer medicamento ou com uso apenas de placebo, sempre associado à abstenção do fumo, visando diminuir as complicações da aterosclerose.[6,103] Considerando-se o efeito discreto, o preço dos medicamentos e o eventual aparecimento de efeitos colaterais,[1] o aconselhamento, inicialmente, é tentar o tratamento sem o uso de medicamentos, visando à melhora da claudicação, mantendo apenas medicamentos para prevenção de outros eventos cardiovasculares, como antiplaquetários, estatinas e anti-hipertensivos. Para tal, é necessária a confiança do paciente no médico e no tratamento,

pois o sucesso deste depende da compreensão e da colaboração do paciente. Se a resposta não for satisfatória, pode-se lançar mão de terapêutica farmacológica, escolhendo-se substâncias que mostraram ação significativa em trabalhos bem planejados, controlados e duplos-cegos.

Cilostazol

Fármaco inibidor da fosfodiesterase III, inibindo a ativação e a agregação plaquetária e tendo ação vasodilatadora direta, não sendo, entretanto, ainda bem conhecido seu mecanismo de ação na claudicação intermitente. Demonstrou-se também que o cilostazol diminui os níveis plasmáticos de triglicerídeos e aumenta os de HDL colesterol, além de inibir a expressão da molécula de adesão 1 da célula vascular e a proliferação de células musculares lisas dos vasos. Alguns trabalhos mostraram que essa substância previne a reestenose em pacientes submetidos à colocação de *stent* coronariano.[1,9,129]

Metanálise realizada com seis ensaios clínicos controlados mostrou melhora de 40 a 60% da distância de claudicação nos pacientes que tomaram cilostazol em relação aos que tomaram placebo, após 12 a 24 semanas de terapia, sendo os resultados melhores com a dosagem de 100 mg, 2 vezes/dia, do que na dose de 50 mg, 2 vezes/dia. O cilostazol parece, ainda, ser melhor do que a pentoxifilina, e um ensaio clínico que comparou os dois e o placebo mostrou serem ambos melhores do que o placebo. O cilostazol (100 mg, 2 vezes/dia), porém, apresentou aumento significativamente maior da distância e da distância máxima de claudicação do que a pentoxifilina (400 mg, 2 vezes/dia).[130] Revisão Cochrane mais recente analisando sete estudos com cilostazol confirmou esses resultados.[131] Em outra metanálise publicada em 2019, avaliando os resultados do uso de cilostazol após angioplastias de membros inferiores (MMII), observaram-se melhores índices de perviedade, salvamento de membro e diminuição das reestenoses.[132]

Essa substância deve ser tomada meia hora antes ou 2 horas depois das refeições, pois dieta rica em gordura aumenta muito sua absorção. Ela é contraindicada para pacientes com ICC e insuficiência hepática, e apresenta como efeitos colaterais: cefaleia, diarreia, palpitações e tonturas.[133] Como é metabolizada pelo citocromo P450, deve-se ter cautela ao coadministrar outros inibidores, como cetoconazol, eritromicina ou omeprazol. O diltiazem aumenta a concentração plasmática do cilostazol e de seus metabólitos, entretanto, parece não causar elevação dos níveis plasmáticos de substâncias metabolizadas pelo CYP3A4. Devido à sua ação antiagregante plaquetária, pode aumentar o risco hemorrágico quando do uso de outros antiagregantes, anticoagulantes e fibrinolíticos.[134]

O cilostazol é, atualmente, considerado o medicamento de escolha para pacientes que apresentam claudicação intermitente e que não obtiveram melhora com mudança dos hábitos de vida e deambulação, sendo seu uso recomendado pelos últimos consensos americanos e europeus sobre doença arterial periférica.[1,6,9,119]

Pentoxifilina

Primeiro fármaco aprovado pela Food and Drug Administration (FDA) como efetivo para o tratamento da claudicação intermitente,[135] por ter mostrado, em repetidas experimentações clínicas, efeito significativo, aumentando a distância de início e a distância máxima de claudicação, embora de maneira modesta.[13] Em outras revisões, entretanto, sua ação foi considerada inconclusiva[136,137] (ver Capítulo 53). O mecanismo sugerido para explicar sua ação foi o aumento de flexibilidade das hemácias, facilitando sua passagem pelos vasos capilares e melhorando a nutrição dos tecidos, parecendo ainda ter algum efeito na agregação plaquetária e no nível de fibrinogênio no sangue.[128]

A pentoxifilina é usada, em geral, na dose inicial de 400 mg, 2 ou 3 vezes/dia, sendo as drágeas ingeridas, de preferência, após as refeições principais. Efeitos colaterais, principalmente no aparelho gastrintestinal, podem ocorrer, mas costumam ser discretos. A pentoxifilina é contraindicada quando há grande risco hemorrágico e pode potencializar a ação de hipoglicemiantes e anti-hipertensivos.

Seu uso, atualmente, é considerado como de segunda escolha,[6,137] sendo mesmo sugerido contra seu uso nas diretrizes do American College of Chest Physicians e European Society of Vascular Medicine.[1,87]

Outras substâncias estudadas

O oxalato ácido de naftidrofurila, fármaco bastante usado no passado como vasodilatador, foi estudado em ensaios controlados em pacientes com claudicação intermitente e metanálise recente, incluindo 1.083 pacientes, mostrou que essa substância (200 mg 2 vezes/dia) melhorou de maneira estatisticamente significativa a distância de claudicação 6 meses após o início do tratamento.[138] Além do cilostazol, é a única medicação indicada na maioria das diretrizes internacionais. Infelizmente, esse medicamento não está mais disponível no mercado nacional.

Alguns trabalhos randomizados controlados e duplos-cegos foram realizados com buflomedil, mostrando aumento da distância de claudicação consideravelmente maior nos pacientes tratados com esse medicamento do que com o placebo, embora menor do que a pentoxifilina.[139] Tem sido levantada a hipótese de que esses medicamentos apresentem, além de efeito vasodilatador, atividade sobre a reologia sanguínea.

Outra substância testada foi a L-arginina, que aumenta a formação de óxido nítrico no endotélio e a vasodilatação dele dependente. Estudos clínicos iniciais mostraram aumento das distâncias inicial e final de claudicação.[140,141] Também a Ginkgo biloba, em alguns estudos, mostrou aumento da distância de claudicação em pacientes com AOP, quando comparado com placebo,[142,143] entretanto, metanálise sobre esses trabalhos concluiu não existir evidência para seu uso nesses pacientes.[144] Outra substância, a defibrotida, comercializada apenas na Europa, que tem ação antitrombótica por aumento na produção de prostaciclina e por ativação do sistema fibrinolítico, também proporcionou aumento maior da distância de claudicação em pacientes tratados do que naqueles que usaram placebo.[145] O número de trabalhos bem planejados com essas substâncias é, entretanto, pequeno, mas parece claro que, caso se pretenda utilizar alguma delas, deva-se dar preferência às que têm demonstrado ação mais efetiva em tais trabalhos.

Outras medicações usadas com a finalidade de interferir na morbimortalidade cardiovascular em pacientes com AOP também têm mostrado ação em melhora da claudicação intermitente, sem que se conheça exatamente seu mecanismo de ação.

Como exemplo, a ticlopidina, um antiplaquetário, foi usada em pacientes com claudicação intermitente em trabalhos duplo-cego, sendo verificado aumento significativo da distância de claudicação quando comparada ao uso de placebo.[146] Não se sabe, no momento, se seu sucedâneo, o clopidogrel, apresenta o mesmo efeito.

Também o uso de estatinas[30,147,148] e de IECA[149] associa-se ao aumento da distância de claudicação em pacientes com AOP, sugerindo que seu uso nos casos indicados possa contribuir para a melhora da claudicação intermitente.

Prostaglandinas

A prostaglandina (PGE-1), com efeito tanto vasodilatador como inibidor de agregação plaquetária, tem sido estudada em ensaios controlados no tratamento de claudicação intermitente, mostrando ser melhor do que o placebo e a pentoxifilina.[150] A PGE-1 é utilizada por via intravenosa, em infusão com duração de 2 horas, de 2 a 5 vezes/semana, tendo variações nos diferentes trabalhos a duração e o esquema de tratamento. Os resultados do tratamento, sempre acompanhado de exercícios programados, parecem se manter a longo prazo.[151,152]

Um análogo da prostaglandina I-2 (prostaciclina), o beraprost, que tem a vantagem de ser ministrado por via oral, foi também testado em estudos de fase 2, mostrando aumentar distância de claudicação mais do que o placebo, porém tendo pouca diferença entre os dois tratamentos.[153] Posteriormente, foi publicado um estudo multicêntrico, em que o beraprost, ministrado na dose de 40 mg, 3 vezes/dia, aumentou, significativamente, a distância de claudicação quando comparado ao placebo, sugerindo ser eficaz no tratamento sintomático da claudicação intermitente.[154] Os efeitos colaterais mais comuns do beraprost são cefaleia, vermelhidão facial e alterações gastrintestinais parecem ser frequentes. Duas metanálises publicadas mais recentemente encontraram grande heterogeneidade e resultados não consistentes e, embora alguns ensaios clínicos indiquem aumento da distância de claudicação com relação ao placebo, principalmente com o uso intravenoso de PGE-1, também foram eencontrados frequentemente efeitos colaterais, concluindo-se que os ensaios clínicos, tanto com prostaglandina injetável quanto com o análogo oral, apresentam baixa qualidade de evidência para seu uso.[155,156] O efeito não superior ao das outras medicações estudadas, associado a um custo alto, possivelmente não justifique o seu uso na claudicação intermitente, havendo, inclusive, não recomendação para tal uso em diretrizes internacionais.[1,6,87]

Tratamento da isquemia crítica

A isquemia crítica, que causa dor em repouso associada ou não a úlcera ou gangrena, só se resolve rapidamente caso se consiga restaurar o fluxo arterial para o membro isquêmico, seja por cirurgia arterial convencional, procedimento endovascular ou tratamento fibrinolítico (ver Capítulos 95 a 100). Esses tratamentos, entretanto, nem sempre são possíveis, ou falham em certo número de casos. Nesse momento, utilizam-se medidas terapêuticas clínicas visando fazer desaparecer, ou pelo menos diminuir, a dor em repouso e evitar a amputação.

Além disso, com frequência existe um período pré-cirúrgico em que a dor em repouso precisa ser controlada ou, pelo menos, minorada por um tratamento clínico. Existem, ainda, casos em que, mesmo tendo-se conseguido restaurar o fluxo sanguíneo, persiste dor intensa devido a alterações isquêmicas de nervos (neurite isquêmica).

As medidas terapêuticas a serem tomadas para tratamento da isquemia crítica e da dor em repouso são discutidas a seguir.

Manutenção da temperatura

É importante manter a temperatura ambiente alta, em torno de 25 a 26°C, e proteger as extremidades do esfriamento por isolamento térmico (em geral, costuma-se enfaixar o membro frouxamente com algodão ortopédico e faixa de crepe). A finalidade dessa medida é diminuir a vasoconstrição periférica, tentando melhorar o fluxo sanguíneo. Não deve ser usado calor direto no membro isquêmico por meio de bolsas de água quente, compressas etc., pelo risco de queimaduras, visto que os tecidos isquêmicos são mais sensíveis ao trauma térmico local.

Alguns pacientes apresentam isquemia tão intensa que o aumento de metabolismo provocado pela proteção térmica do membro aumenta a dor, em vez de aliviá-la. Nesses casos, não se deve insistir nesse procedimento, devendo deixar o membro descoberto.

Posição de proclive

A elevação da cama em 20 a 25 cm, em posição de proclive, melhorando o fluxo para os MMII do paciente por aumento da pressão da coluna sanguínea pela ação da gravidade frequentemente auxilia no alívio da dor em repouso. Isso possibilita que o paciente se deite em vez de permanecer sentado com as pernas pendentes, propiciando seu descanso, principalmente à noite, quando a dor é mais intensa. Essa posição também provoca menor edema dos MMII do que a manutenção dos membros pendentes.

Analgésicos

A utilização de analgésicos como dipirona, propoxifeno, AAS e outros anti-inflamatórios não esteroides (devem ser utilizados com cautela, pois a maioria dos pacientes são idosos e diabéticos) pode diminuir a dor em repouso, quando não muito intensa, embora transitoriamente. A esses analgésicos podem ser associados tranquilizantes como benzodiazepínicos, principalmente à noite, que podem aliviar a tensão que comumente acompanha a dor em repouso. Opiáceos ministráveis por via oral, como codeína em associação ao paracetamol, buprenorfina e cloridrato de tramadol, podem ser usados, por tempo limitado, quando a dor não melhora com os demais analgésicos; podem, porém, a longo prazo, criar dependência. A utilização de opiáceos deve ser feita com cuidado: seu uso prolongado pode causar tolerância a esses medicamentos, fazendo-se necessárias doses progressivamente maiores para controle da dor, havendo risco de dependência se utilizados por longo tempo, somando esse problema da dependência ao que o paciente já enfrenta. Atualmente, o tratamento da dor crônica constitui-se em uma nova especialidade – a terapia antálgica –, que permitiu muitos avanços na terapia da dor, como a injeção subcutânea controlada de morfina, bloqueios raquidianos com morfina etc., o que tem ajudado muito os pacientes em fase de dor em repouso. A colaboração de um colega especialista pode auxiliar em muito o tratamento do paciente nessa fase (ver Capítulo 45).

Uso de vasodilatadores

O uso de medicamentos tradicionalmente usados como vasodilatadores em pacientes com isquemia crítica, visando melhorar o fluxo sanguíneo, é bastante controverso, pois a árvore distal, pela ação da própria isquemia, já se encontra acentuada ou totalmente dilatada, e a ação desses medicamentos, dilatando vasos colaterais, é bastante duvidosa. Por outro lado, seu uso pode exercer ação oposta à desejada, reduzindo o fluxo sanguíneo para os tecidos isquêmicos por roubo para outros territórios vasculares dilatados, pela ação sistêmica do fármaco. Mesmo assim, entretanto, frequentemente tenta-se o uso desses vasodilatadores nos casos de dor em repouso, com a intenção de melhorar a situação do paciente (ver Capítulo 53).

Caso se opte pelo uso de vasodilatadores, eles devem ser aplicados por via intra-arterial ou intravenosa, visando obter concentração mais efetiva do fármaco. Deve-se acompanhar atentamente a pressão arterial do paciente, pois esta pode cair, ocasionando, eventualmente, não só a piora do quadro isquêmico já existente, como também o desencadeamento de processos isquêmicos em órgãos mais nobres, como o cérebro e o coração. Deve-se, então, tentar diminuir as dosagens e, se necessário, corrigir farmacologicamente a hipotensão. Deve-se,

também, verificar eventual piora na dor e das condições do membro isquêmico, com aparecimento ou piora de cianose etc. Nesses casos, o fármaco deve ser imediatamente suspenso.

A injeção intra-arterial pode ser feita por repetidas punções ou por cateterismo, mantendo-se o vasodilatador diluído em soro glicosado a 5%. Embora teoricamente a injeção intra-arterial devesse ser mais eficiente, não existem estudos mostrando superioridade de uma via em relação à outra. Os vasodilatadores mais usados nessas circunstâncias são papaverina, buflomedil e oxalato ácido de naftidrofurila. Outros podem ser empregados, devendo-se dar preferência aos que tenham ação musculotrópica para injeção intra-arterial; mas ainda assim é difícil afirmar a existência de vantagens de um fármaco em relação ao outro. Não existem, entretanto, trabalhos controlados que mostrem claramente a ação desses vasodilatadores nessas condições.

Revisão de ensaios clínicos com o oxalato ácido de naftidrofurila intravenoso não confirmou eficácia desse tratamento em pacientes com isquemia crítica.[157] Em alguns países, esse fármaco foi retirado do mercado para essa indicação por causa de graves efeitos colaterais relatados, que incluem nefrotoxicidade, arritmias e parada cárdica em alguns casos, não devendo ser injetado em bólus.

Prostaglandinas e prostanoides

Resultados promissores têm sido obtidos com a utilização de prostaglandinas e prostanoides, que, além do efeito vasodilatador, agiriam sobre componentes da microcirculação, prevenindo a potencialização recíproca da ativação plaquetária e leucocitária com o endotélio lesado.[6,8] Parece haver melhora da dor em repouso tanto com a prostaciclina (PGI-2), quanto com a PGE-1 (alprostadil-alfaciclodextrina). Os resultados iniciais com essas substâncias são, de modo geral, favoráveis, existindo na literatura vários trabalhos controlados, tanto com a PGI-2 e seu análogo, quanto com a PGE-1 e análogos. A maioria mostrou resultado significativamente melhor com essas substâncias do que com placebo, tanto na melhora da dor em repouso quanto na redução do tamanho de úlceras isquêmicas.[5]

Resultados de um estudo multicêntrico italiano em que 771 pacientes com isquemia crítica dos MMII foram tratados com infusão diária de 60 µg de PGE-1, na forma de alprostadil-alfaciclodextrina, e comparados com 789 pacientes que não a usaram, sendo que todos os pacientes receberam também o tratamento indicado em cada um dos centros participantes, mostraram que, a curto prazo, os pacientes tratados com PGE-1 evoluíram melhor do que os que não a utilizaram, com maior recuperação da isquemia crítica. Esses resultados, porém, não se mantiveram ao longo do tempo.[158]

Revisão Cochrane recente incluindo 33 estudos compando prostanoides com placebo ou outras terapias, embora indicando baixo nível de evidência devido à baixa qualidade dos estudos, indicou que os prostanoides parecem ter eficácia diminuindo a dor em repouso e acelerando a cicatrização de úlceras, reduzindo o número de amputações maiores, não havendo, entretanto, evidência de efeitos benéficos a longo prazo. Os pacientes apresentaram, ainda, mais efeitos adversos, principalmente cefaleia, náuseas, vômitos e diarreia.[159]

Com base nesses dados, os consensos internacionais têm sugerido o uso de prostaglandinas e prostanoides para o tratamento de pacientes com isquemia crítica e com impossibilidade de revascularização arterial, juntamente com AAS ou clopidogrel.[1,6,87,160]

Terapias gênica e celular

Muitos estudos experimentais e clínicos com a utilização da terapia gênica estão sendo realizados com o objetivo de aumentar localmente fatores de crescimento para ampliar o desenvolvimento de circulação colateral. Experimentos feitos em pacientes com isquemia crítica que foram tratados com injeções de plasmídeos de ácido desoxirribonucleico (DNA) de fator de crescimento do endotélio vascular (VEGF), fator de crescimento do hepatócito e fator 2 de crescimento dos fibroblastos recombinante, tanto por via intra-arterial quanto por injeções aplicadas diretamente em músculos do membro isquêmico, mostraram aumento da circulação colateral, confirmado por arteriografia, e aumento do ITB. Além disso, houve melhora da dor em repouso e diminuição da perda tecidual.[161-164] Barc et al.[165] realizaram estudo semelhante, porém somente com administração intramuscular de plasmídeos de ribossomo, e observaram aumento de ITB e cicatrização de úlcera isquêmica; porém, por ser estudo inicial, apresentava pouca casuística, ainda sendo necessário outros estudos para respaldar os resultados.

Outro tipo de terapia intensamente estudado e que tem mostrado bons resultados é a injeção intramuscular de células mononucleares de medula óssea do próprio paciente. Há evidências de que essas células implantadas promovem neovascularização, secretando fatores angiogênicos e, possivelmente, estimulando as células musculares a produzir esses fatores.[166] Em trabalhos controlados, com pequeno números de pacientes, foram demonstrados diminuição de dor em repouso, aumento da distância de claudicação, com aumento de ITB e da pressão transcutânea de oxigênio,[167] e em pacientes com isquemia crítica, uma aparente diminuição da necessidade de amputação[168] (ver Capítulos 56 e 57).

Essas são estratégias ainda em fase inicial, mas que, possivelmente, promoverão um grande avanço no tratamento da isquemia crítica, principalmente para os casos em que não há possibilidade de revascularização ou nos quais ela falhou.[7]

Os tratamentos regenerativos, entretanto, ainda não são recomendados para o tratamento de isquemia crítica de membros inferiores.[87]

Bloqueio nervoso

Pode ser realizado com a finalidade de destruir ou bloquear gânglios simpáticos na cadeia lombar, obtendo-se uma simpatectomia química, ou de destruir nervos sensitivos periféricos, com o objetivo de cessar ou, pelo menos, diminuir a dor.

O bloqueio simpático pode ser obtido pela injeção cuidadosa de fenol na região do segundo e do terceiro gânglios lombares. Devido a seus riscos, essas punções devem ser feitas por profissionais experientes, com controle radiológico, mas, mesmo assim, devido a alterações anatômicas, nem sempre o bloqueio simpático é conseguido.

Reserva-se o bloqueio clínico principalmente para os pacientes sem possibilidade de reconstrução cirúrgica ou endovascular, mas que possam se beneficiar desse procedimento. Antes da injeção de fenol ou álcool, deve-se realizar teste prévio com injeção de anestésico[169] (ver Capítulo 69).

O bloqueio, ou a destruição de nervos sensitivos, é realizado no terço distal da perna, onde as fibras nervosas são, principalmente, sensitivas. Isso pode ser feito por injeção de anestésicos e, se houver algum resultado, o que não é constante, injeção, no mesmo local, de álcool absoluto ou fenol. A neurotripsia cirúrgica também pode ser usada com tal finalidade, sendo feito o esmagamento dos troncos nervosos no local. É indicada na tentativa de eliminar dor persistente e intensa em um membro ainda viável (ver Capítulo 70).

Ao contrário dos resultados por nós verificados em arterites, os obtidos com a neurotripsia em casos de AOP não foram tão satisfatórios e, na maioria dos pacientes, não houve redução substancial da dor e, em muitos, surgiram zonas de necrose, com novos focos de dor, no nível das incisões cirúrgicas. A experiência dos autores é similar à relatada por Juergens e Bernatz,[170] mas difere da de Thomaz et al.,[171] que referem bons resultados nesses casos.

Mais recentemente, têm surgido indícios de que essas dores isquêmicas possam ser tratadas ou, pelo menos, minoradas pela estimulação elétrica epidural.[172] Essa estimulação, originalmente usada para tratar a dor crônica, foi descrita pela primeira vez por Cook et al.[173] no tratamento da AOP. Na estimulação epidural, os eletrodos são implantados no espaço peridural lombar e conectados a um gerador para estimular as fibras sensoriais. A estimulação promove a ativação das vias de sinalização celular que causam a liberação de moléculas vasodilatadoras, levando à diminuição da resistência vascular e o relaxamento das células musculares lisas.[174]

Essa melhora da microcirculação periférica decorre de aumento do fluxo capilar e da densidade de perfusão dos capilares, temperatura da pele mais alta e pressão trancutânea de oxigênio (TcPO2) local, com normalização da morfologia da onda de pulso e melhora da nutrição da pele.[175] Além disso, o estímulo epidural suprime a vasoconstrição simpática e a transmissão da dor. Metanálise mostrou que esse tipo de tratamento pode também aumentar a chance de salvamento do membro e apressar a cicatrização de úlceras após 12 meses de tratamento.[176]

Tratamento da neuropatia isquêmica

A dor e as sensações da neuropatia isquêmica são de difícil tratamento e se mantêm, às vezes, por vários meses. É importante explicar detalhadamente ao paciente sobre o sintoma para ao menos diminuir sua ansiedade e a suspeita de que esteja ocorrendo uma piora da doença, de maneira a torná-lo mais tolerante. Podem ser tentados variados analgésicos eventualmente associados a benzodiazepínicos e fenotiazínicos, e, às vezes, obtém-se melhora dos sintomas. Caso isso não seja possível, pode-se tentar o uso de amitriptilina, 25 mg, 3 vezes/dia, o que pode dar alívio ao paciente.

A gabapentina é um análogo do ácido gama-aminobutírico (GABA), sintetizado em 1977, e seu primeiro uso foi como anticonvulsivante.[177] Indicada para tratamento de dor neuropática periférica e central em adultos, pode ser usada na dose de até 3,6 g por dia. É amplamente utilizada em serviços paliativos e de dor. Estudos comprovam a redução de dor e melhora da qualidade do sono, reduzindo a necessidade de opioides.[178] A dose inicial deve ser de 300 mg/dia, sendo normalmente efetiva e segura entre 1.200 e 2.400 mg/dia. Sua meia-vida está entre 5 e 9 horas, é excretada por via renal e, por isso, deve ser ajustada em pacientes com insuficiência renal; sua absorção atinge o pico em 2 a 3 horas.[177]

Outro fármaco de uso recente é a pregabalina, também um análogo do GABA que foi sintetizado 10 anos após a gabapentina, com ação farmacológica e efeito analgésico igualmente similares. A dosagem deve iniciar em 75 mg/dia, sendo efetiva e segura até uma dose entre 150 e 600 mg/dia. A meia-vida é de 4 a 7 horas, sua absorção atinge o pico em 1 hora e é excretada por via renal.

Tratamento de úlceras e gangrenas

Tão ou mais importante do que o tratamento de úlceras ou gangrenas já instaladas é a sua prevenção. É referido na literatura que cerca de 50% dessas lesões são desencadeadas por trauma. Nos pacientes atendidos pelos autores, a maioria das úlceras ou gangrenas foi motivada por trauma ou infecção, possivelmente devido à grande proporção de trabalhadores rurais de baixo nível socioeconômico entre esses pacientes.

A todos os pacientes, com qualquer grau de isquemia, devem ser recomendados cuidados especiais com as extremidades, principalmente cuidados higiênicos, e que evitem: (1) traumas, por menores que sejam, inclusive os iatrogênicos, sendo orientados a comunicar a outros médicos e profissionais da saúde que os examinarem ou tratarem que são portadores de arteriopatia periférica; (2) infecções e infestações na extremidade; (3) picadas de insetos ou outras causas de prurido e, se isso acontecer, evitar coçar a região. Nos pacientes acamados, são importantes: mobilização, mudanças de posição e uso de colchão de água ou tipo caixa de ovo, ou apoios especiais, para evitar a formação de escaras de decúbito, principalmente na região sacra, no calcanhar e em outras proeminências ósseas.

Tratamento da lesão infectada

Especialmente em nosso meio e em indivíduos de baixo nível socio-econômico, a maioria das lesões isquêmicas, sejam úlceras ou gangrenas, apresenta-se infectada secundariamente. Nesses casos, a primeira medida a ser tomada é a coleta do material, principalmente se houver exsudação, para bacterioscopia, cultura e antibiograma, para facilitar o combate específico às bactérias infectantes. Após essa coleta, se a infecção não estiver limitada à zona necrótica, pode-se iniciar o tratamento sistêmico com antibiótico de largo espectro, mas que atinja os germes mais comuns na população atendida e, se possível, com uma orientação inicial pela bacterioscopia. O tratamento local com antissépticos fracos e, eventualmente, com antibióticos pode ser implementado, prescrevendo-se, de preferência, os que não serão usados sistematicamente.

Tratamento local

Nos casos de gangrena seca, sem secreção, o importante é não deixar que o tecido necrótico umidifique e se infecte. Para mantê-lo desidratado, o curativo com solução de álcool-éter (50% de cada), aplicado apenas sobre o tecido necrótico, tem se mostrado bastante útil.

Nos casos de úlcera ou gangrenas infectadas, consegue-se boa limpeza, com lavagem cuidadosa, 2, 3, ou mais vezes/dia com soro fisiológico ou água estéril esguichados com seringa, com retirada de fibrina para facilitação da granulação. Deve-se evitar o uso de antissépticos fortes e pomadas, que podem retardar a cicatrização. Quando há muita fibrina e formação de crostas, a aplicação cuidadosa, apenas sobre essas regiões, de pomadas à base de enzimas proteolíticas do tipo Iruxol® ou Fibrase®, e solução ou gel de papaína[179] pode auxiliar sua remoção.

Após a diminuição da secreção local, têm-se bons resultados com a utilização de curativos à base de carvão ativado, trocados a cada 3 a 7 dias, o que facilita o acompanhamento ambulatorial desses casos. Vários tipos de novos curativos têm sido testados para diferentes situações da lesão. Esses curativos são discutidos extensamente no Capítulo 59.

Antes de se realizar a revascularização do membro, devem ser evitados grandes desbridamentos cirúrgicos pelo risco de se aumentar a área de necrose; entretanto, a retirada cirúrgica cuidadosa de tecidos necróticos e fibrina pode, em alguns casos, facilitar a granulação e a cicatrização. Esses desbridamentos devem ser feitos após melhora das condições locais pelo tratamento tópico e pela antibioticoterapia.

Câmara hiperbárica

A terapia hiperbárica com oxigênio, usada há várias décadas, vem sendo feita para o tratamento de feridas em pacientes diabéticos. Recente revisão e metanálise sugerem benefício baixo a moderado quando usado como adjuvante ao tratamento habitual, portanto, por não haver clara evidência de benefício no uso da câmara hiperbárica, ela não deve ser recomendada como tratamento exclusivo para pacientes com isquemia crítica.[87]

TRATAMENTO DA OCLUSÃO ARTERIAL AGUDA NOS PACIENTES COM DOENÇA ARTERIAL CRÔNICA

Anticoagulação

Independentemente da origem do quadro agudo de obstrução arterial, tão logo o diagnóstico clínico seja feito, caso se preveja demora de algumas horas na desobstrução cirúrgica ou se pretenda utilizar fibrinólise, recomenda-se a injeção intravenosa de 5 mil a 10 mil UI de heparina com a função de impedir o crescimento do trombo que poderia causar piora da isquemia ou nova embolização. O cuidado a ser adotado é não submeter o paciente, após a heparinização, a qualquer tipo de bloqueio raquidiano para anestesia ou analgesia, devido ao risco de formação de hematoma peridural, e aumentar os cuidados hemostáticos durante a cirurgia (ver Capítulo 45). Embora essa conduta seja indicada pelas diferentes diretrizes internacionais,[1,6] não há estudos formais que comprovem sua validade nem comparações entre a heparina não fracionada e outros anticoagulantes para essa indicação.[1]

Enquanto aguarda o procedimento, o paciente deve receber medicação para analgesia e hidratação adequada por via intravenosa.[160]

Tratamento com fibrinolítico

Fibrinolíticos podem, em alguns casos, ser uma alternativa para o tratamento da obstrução arterial na AOP (ver Capítulo 52). Sua utilização em casos crônicos de AOP apresenta resultados contraditórios, desde os trabalhos iniciais com estreptoquinase.[180,181] Novos fibrinolíticos instilados por cateter diretamente no trombo mostram resultados melhores do que com tratamento cirúrgico nos episódios de oclusão aguda nos pacientes com AOP, mesmo até 15 dias após a instalação do quadro.[182-186] Nos casos mais graves e nos mais tardios, entretanto, o tratamento cirúrgico parece proporcionar melhores resultados.

A principal indicação da fibrinólise seria nas tromboses arteriais agudas ou subagudas, quando não existe risco eminente de perda de membro e/ou a indicação cirúrgica é problemática. Esse tratamento é realizado atualmente por colocação do fibrinolítico junto ou dentro do trombo, por meio de cateter, e é comumente associado à angioplastia transluminal.

O uso local dos fibrinolíticos por cateter, em doses baixas, é mais eficiente, seguro e econômico do que por via intravenosa sistêmica em doses altas e, embora também possa causar alterações sistêmicas da coagulação e fibrinólise, parece apresentar complicações hemorrágicas menos frequentes. Por essa razão, seu uso por via sistêmica está praticamente abandonado.[6,9]

Em sua diretriz sobre manejo da isquemia aguda em membros inferiores, publicada em 2020, a Sociedade Europeia de Cirurgia Vascular não recomenda a fibrinólise intravenosa para isquemia aguda de membros, assim como a fibrinólise por cateter para os pacientes Rutherford grau I. Recomenda, entretanto, a realização de fibrinólise intratrombo por cateter em pacientes Rutherford grau IIa, e para pacientes Rutherford grau IIb recomenda associar a fibrinólise com aspiração percutânea ou trombectomia.[160]

As contraindicações ao tratamento fibrinolítico para isquemia aguda de membros dividem-se em absolutas e relativas maiores e menores. Fazem parte das absolutas evento cerebrovascular nos últimos 2 meses, sangramento ativo por coagulopatia, sangramento gastrintestinal a menos de 10 dias, neurocirurgia nos últimos 3 meses e traumatismo intracraniano nos últimos 3 meses. As relativas maiores incluem reanimação cardiopulmonar em até 10 dias, cirurgia de grande porte ou trauma nos últimos 10 dias,

HAS descontrolada (pressão sistólica > 180 mmHg ou diastólica > 110 mmHg), punção de vaso não compressível, tumor intracraniano e cirurgia oftalmológica recente. As menores relativas são insuficiência hepática com coagulopatia, endocardite bacteriana, gravidez e retinopatia diabética hemorrágica.[160]

Deve-se ter cuidado ao realizar a punção arterial para realizar a fibrinólise, pois o hematoma pode ser a complicação encontrada. Nesses casos, a ultrassonografia auxilia na realização da punção na parede anterior da artéria, reduzindo complicações hemorrágicas.[187] Não há estudo comparativo da punção anterógrada *versus* retrógrada na artéria femoral para realização da fibrinólise. O acesso anterógrado em caso de artérias distais facilita o torque e o manejo do cateter na ultrapassagem de oclusões, e o retrógrado contralateral, por usar introdutor mais longo, possibilita uma estabilidade maior do cateter, diminuindo seu deslocamento e, consequentemente, causando menos sangramento, além de não interromper o fluxo arterial devido à compressão durante a retirada do cateter.[188]

A uroquinase e o ativador do plasminogênio tissular recombinante (rtPA) são os fibrinolíticos mais utilizados atualmente e estudos mostram que são similares em eficácia e segurança.[189] Apesar de se saber que durante a fibrinólise os níveis plasmáticos de fibrinogênio são depletados, a correlação com maior incidência de eventos hemorrágicos não foi estabelecida na maioria dos trabalhos e em revisões, não sendo obrigatório monitorar de rotina os níveis de fibrinogênio durante o procedimento.[190]

Heparinização sistêmica contínua durante a fibrinólise não altera o resultado final, mas aumenta as complicações hemorrágicas, portanto não se recomenda o seu uso.[160]

Durante a infusão do fibrinolítico, o paciente deve ser monitorado por sinais vitais, local do acesso e condições do membro tratado. As complicações durante a fibrinólise podem incluir além das hemorragias, embolização distal, progressão da isquemia e síndrome compartimental:

■ Hemorragias que necessitam de controle por transfusão ou intervenção afetam cerca de 8 a 10% dos pacientes. Sangramentos no local da punção podem ser prevenidos com correta fixação do introdutor, compressão manual, reposicionamento do introdutor ou sua troca por outro mais calibroso. Em caso de sangramento maior, o procedimento pode até ser suspenso. Caso a condição isquêmica do membro tratado não apresente melhora ou o padrão angiográfico de controle, a mudança do tratamento deve ser considerada.[160]

Ao avaliarmos os fibrinolíticos e seu uso, observamos que ao se administrar rtPA em bólus inicial de 15 mg seguida de infusão, no caso 3,5 mg/h nas primeiras 4 horas e 1 mg/h depois desse período, acelera significativamente a lise do trombo, assim como o método *pulse spray*. O uso de uroquinase em altas doses (250.000 UI/h por 4 horas, seguida de 125.000 UI/h) foi mais efetiva que o uso em baixas doses (50.000 UI/h) em relação à duração da fibrinólise e à sobrevida livre de amputação, mas com maior incidência de sangramento. A velocidade de fibrinólise e a taxa de sucesso inicial foram similares nos dois grupos. Ao se comparar a uroquinase com a rtPA, não foi encontrada diferença nas amputações maiores e nas hemorragias maiores.[160]

Os melhores resultados do tratamento fibrinolítico parecem ocorrer nos casos mais recentes, quando ainda existe pouca organização do trombo, nas artérias mais proximais, com obstruções segmentares e bom escoamento. Sugeriu-se recentemente que os melhores casos para o tratamento com fibrinólise local seriam aqueles que apresentassem súbito agravamento ou aparecimento de claudicação intermitente, ocorridos pouco tempo antes de o paciente procurar auxílio médico e com obstrução de grandes artérias. Mesmo nesses casos, entretanto, alguns autores, também com base em estudo comparativo entre cirurgia aberta e tratamento lítico em pacientes com oclusão arterial aguda, mostraram que os dois tratamentos são equivalentes em termos de morbidade e mortalidade ao fim de 1 ano, sendo o tratamento cirúrgico inicial mais eficiente e econômico do que o fibrinolítico, mais associado à hemorragia, inclusive cerebral (ver Capítulo 52).[185,186]

Tratamento por tromboaspiração

Os primeiros relatos descrevem o uso de cateteres com calibre aumentado, como os cateteres-guia, utilizando seringas de 50 mℓ para aspiração com pressão negativa. Atualmente, existem dispositivos específicos para aspiração, criados pela indústria (p. ex., o Indigo®). Esse procedimento proporciona melhores resultados quando o quadro é agudo, ou seja, com menos de 14 dias, podendo ser efetivo após falha da fibrinólise.[160]

Tratamento por trombectomia fármaco mecânico

Aumenta a efetividade do procedimento, porém com maior embolização distal quando comparado à fibrinólise somente. E seu uso em artérias abaixo do joelho é limitado pelo calibre do cateter, além de causar hiperpotassemia, hemoglobinúria e lesão renal. Como exemplo, tem-se o AngioJet®.[160]

Tratamento por trombectomia mecânica

O Rotarex® mostrou bons resultados com menor necessidade de fibrinólise por cateter, é capaz de aspirar trombos mais organizados, porém apresenta limitações em artérias de pequeno calibre. E a retrombose pode ocorrer com maior frequência após uso em trombose de prótese, oclusões extensas e escoamento pobre.[160]

TERAPIA ANTITROMBÓTICA DURANTE E APÓS CIRURGIA ARTERIAL E PROCEDIMENTO ENDOVASCULAR

É comum pacientes já em tratamento utilizarem antiagregantes plaquetários como o AAS e o clopidogrel, e se possível recomenda-se suspender uso do clopidogrel cerca de 8 a 10 dias antes da cirurgia para diminuir risco de sangramento, mas o uso do AAS deve ser continuado. A suspensão do clopidogrel, entretanto, deve ser avaliada caso o paciente tenha sido submetido a implante de *stent* farmacológico recente, devido ao risco cardiológico.[87]

Imediatamente antes do clampeamento das artérias durante as cirurgias, seja para embolectomia, trombectomia ou enxerto com qualquer material, e após punção para cateterismo para realização de angioplastia de rotina, ministra-se um bólus de 5 a 10 mil UI de heparina não fracionada, visando impedir o desenvolvimento de trombose durante o procedimento.

O uso de heparina não fracionada em bólus resulta em imediata e efetiva anticoagulação. Atualmente, com o aumento dos procedimentos endovasculares, o uso de materiais com cobertura hidrofílica associado ao uso de heparina reduz o risco de trombogenicidade.[191]

Como a heparina não fracionada apresenta meia-vida de 50 a 80 minutos, recomenda-se a cada 45 a 50 minutos um complemento de cerca de 50 U/kg até a circulação ser restabelecida.[87]

Em caso de embolia arterial, por ter como causas mais comuns a fibrilação atrial e os trombos originados do coração, o manejo pós-operatório é de suma importância para prevenir recorrência e, nesses casos, a anticoagulação já está bem estabelecida,[160] sendo a varfarina usada para esse propósito há décadas. Com o advento dos anticoagulantes orais diretos, rivaroxabana, apixabana, edoxabana e dabigatrana, que têm se mostrado eficazes e com menos potencial hemorrágico na prevenção da isquemia aguda em pacientes com fibrilação atrial, há uma tendência em sua utilização nesses casos.[192,193]

Após a realização de cirurgia por AOP, a utilização de agentes antitrombóticos é mais controversa.[1,194] Oclusão precoce das derivações arteriais utilizando substituto venoso ou sintético tem como causa mais comum problemas técnicos associados a alterações do fluxo sanguíneo. Oclusões em médio e longo prazos podem ser causadas por hiperplasia neointimal nos substitutos arteriais ou nas anastomoses. Assim como a progressão da aterosclerose nas artérias doadoras ou receptoras.

No estudo Caspar, comparou-se o uso de clopidogrel e AAS com AAS e placebo em pacientes submetidos a enxerto abaixo do joelho. Mostrou-se que, nos casos em que foi utilizado enxerto sintético, o uso do clopidogrel em associação ao AAS mostrou-se superior ao AAS e placebo, causando menos amputações.[195] Dessa maneira, a indicação seria o uso do AAS para os pacientes com enxerto venoso e de AAS e clopidogrel para pacientes com enxerto sintético, quando se julgar necessária uma terapia coadjuvante para manter a permeabilidade do enxerto.[196,197]

Um estudo mostrou que a associação varfarina e clopidogrel é mais efetiva do que o clopidogrel isoladamente na manutenção da perviedade desses enxertos.[198] Estudos como o *Dutch Bypass Oral Anticoagulants or Aspirin* (BOA) não encontraram benefício significativo ao usar anticoagulantes em pacientes submetidos à derivação com substituto sintético.[199]

Nos casos de angioplastia com ou sem *stent,* existem poucos trabalhos comprovando a eficácia do uso de antitrombóticos para manutenção de perviedade, sendo frequentemente utilizada a terapia dupla com clopidogrel e AAS (dose inicial do clopidogrel de 300 a 700 mg antes do procedimento e manutenção de 75 mg por 3 a 6 meses), sendo o AAS 100 mg mantido perenemente, com base nos trabalhos em angioplastia coronariana. Nas diretrizes do American College of Chest Physicians (ACCP), os autores afirmam não haver base para essa terapia e lembram que ela aumenta o risco de sangramento, sugerindo o uso isolado de AAS ou clopidogrel.[1] Uma revisão da Cochrane sugere que doses altas de AAS e dipiridamol diminuam a estenose/oclusão dos vasos avaliados aos 6 meses, e que aos 12 meses de acompanhamento os resultados se equivaleram.[197] Outra revisão mostra a superioridade da dupla antiagregação plaquetária (AAS e clopidogrel) sobre o uso somente de AAS nos resultados das angioplastias infrainguinais sem aumentar sangramento.[200]

Nesses pacientes, o uso de estatinas, além de diminuir eventos como morte de causa cardíaca, IAM, amputação maior, reduz também a necessidade de nova angioplastia e aumenta a perviedade de derivações.[87]

O estudo *Vascular Outcomes Study of ASA (acetylsalicylic acid) Along with Rivaroxaban in Endovascular or Surgical Limb Revascularization for PAD (peripheral artery disease)* (VOYAGER PAD), de 2020, comparou pacientes submetidos a algum tipo de revascularização, randomizados em um grupo que recebeu rivaroxabana 2,5 mg, 2 vezes/dia, com AAS, e outro grupo que recebeu placebo com AAS. Os pacientes do grupo da rivaroxabana e AAS apresentaram significativamente menor incidência de isquemia aguda do membro, amputação maior, IAM, AVE ou morte de causa cardiovascular comparado com o grupo de placebo com AAS.[201]

As referências bibliográficas deste capítulo se encontram no Ambiente de aprendizagem do GEN.

95

Aterosclerose Obliterante Periférica: Tratamento Cirúrgico das Oclusões Aortoilíacas

Maximiliano Tadeu Vila Albers (*in memoriam*) ■ Nelson de Luccia ■ Marcello Romiti ■ Anaí Espinelli de Souza Durazzo ■ Karina Rosa Schneidwind ■ Paulo Isao Sassaki Neto ■ Tayrine Mazotti de Moraes

Resumo

A doença aterosclerótica oclusiva que envolve a aorta abdominal infrarrenal e artérias ilíacas é uma causa comum de claudicação e isquemia crítica dos membros inferiores. Como a aterosclerose é uma doença sistêmica, a doença obstrutiva no segmento aortoilíaco frequentemente coexiste com doença nos segmentos femoropoplíteo e infragenicular. Muitas vezes, a revascularização aortoilíaca é suficiente para melhorar a perfusão das extremidades, mas isso não é regra.

É fundamental o planejamento adequado da tática de revascularização, visto que é comum os pacientes necessitarem de procedimentos escalonados em abordagens híbridas (cirurgias convencionais e endovasculares). A realização de boa avaliação pré-operatória, por equipe multiprofissional clínica e cirúrgica, possibilita a estratificação e a compensação, no limite do possível, das comorbidades comumente associadas à doença arterial. O conhecimento dessas condições clínicas facilita a escolha consciente e responsável da melhor estratégia cirúrgica para cada paciente.

Palavras-chave: aterosclerose; claudicação; artérias ilíacas; aorta; procedimentos endovasculares.

ASPECTOS PATOLÓGICOS, CLÍNICOS E DE IMAGEM

Leriche[1] descreveu a síndrome decorrente da oclusão aortoilíaca, cujos sintomas mais típicos incluem claudicação intermitente dos membros inferiores, disfunção erétil, abolição de pulsos femorais, atrofia muscular e diminuição da pilificação do membro inferior. Albers[2] relata que a oclusão completa da aorta infrarrenal é a forma mais bem definida da lesão aortoilíaca crônica, mas também é a mais infrequente, observada em apenas 10% dos casos. A Figura 95.1 mostra uma arteriografia feita pela antiga técnica de punção translombar de paciente com síndrome de Leriche que apresentava oclusão no nível da origem da artéria mesentérica inferior, e a Figura 95.2 corresponde à oclusão similar à da Figura 95.1, porém evidenciada pela angiotomografia.

Oclusões do segmento iliacofemoral podem produzir sintomas semelhantes. Nos casos de oclusão unilateral, a claudicação intermitente pode ser assimétrica – pior no membro acometido –, e a queixa sexual pode ser menos prevalente.[1] A Figura 95.3 mostra lesão nas artérias ilíacas em arteriografia por subtração digital, mais evidente à esquerda e, na Figura 95.4, notam-se estenoses e oclusões em ambas as artérias ilíacas com grande ateromatose vista em angiotomografia.

Em cerca de 10% dos casos, a obstrução aortoilíaca associa-se a ectasia desses segmentos. Allardice et al. relataram essa prevalência em 14% dos homens e 4% das mulheres, com diâmetro aórtico superior a 2,9 cm em casos de oclusão arterial crônica.[3] para terminar, a ateroembolia, causada por desprendimento de fragmentos

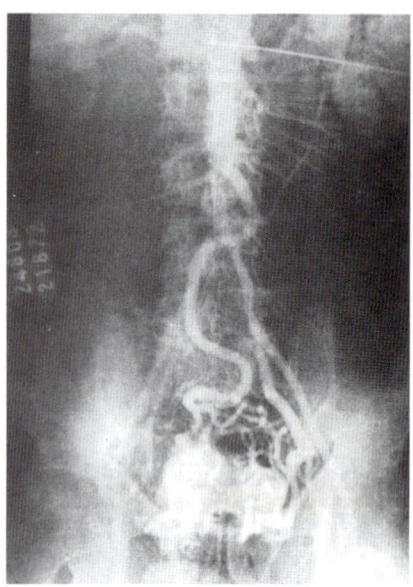

FIGURA 95.1 Oclusão completa da aorta infrarrenal no nível da artéria mesentérica inferior, com trombo parietal na aorta sub-renal. Imagem de arteriografia feita por punção translombar.

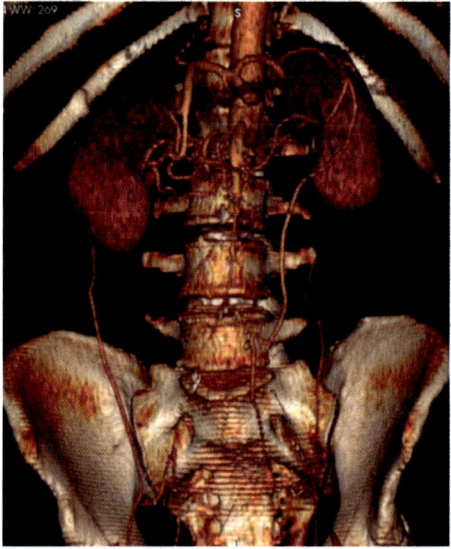

FIGURA 95.2 Oclusão semelhante à da Figura 95.1, porém evidenciada por meio de angiotomografia.

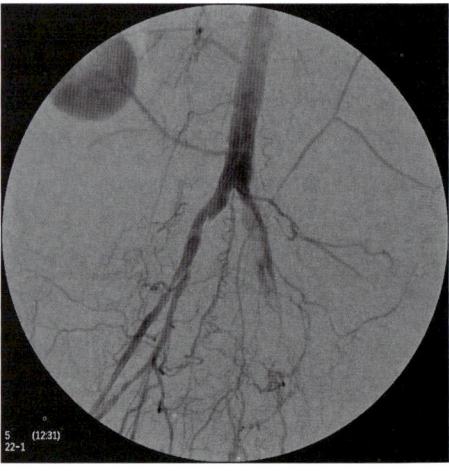

FIGURA 95.3 Arteriografia por subtração digital mostrando lesão nas artérias ilíacas, mais evidente à esquerda.

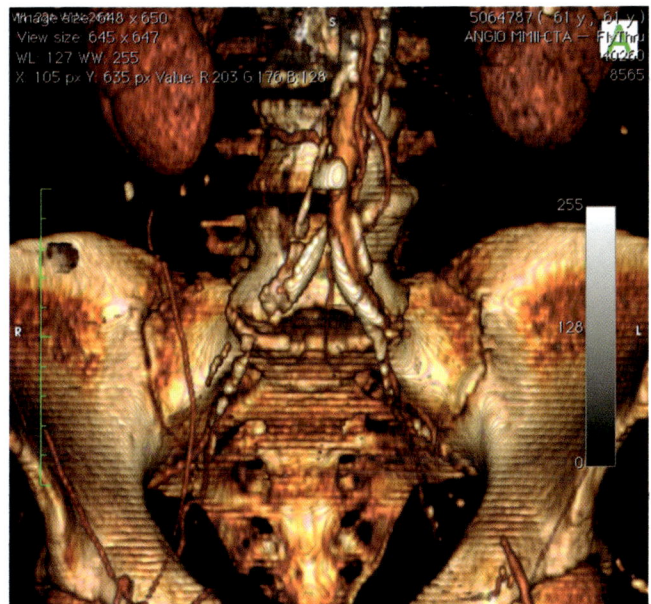

FIGURA 95.4 Estenoses e oclusões em ambas as artérias ilíacas com grande ateromatose observada em angiotomografia.

de trombos de ateromas (como o caso da Figura 95.3), pode provocar lesões isquêmicas bem localizadas (síndrome do dedo azul) ou oclusão de grandes segmentos arteriais no pé ou na perna, provocando isquemia crítica.[4]

Em pacientes submetidos à reconstrução aortoilíaca, é importante identificar a concomitância de doença no segmento femoropoplíteo, no qual a prevalência de oclusão ou estenose situa-se entre 40 e 51%.[5,6] Essa combinação de lesões associa-se a maior predomínio de isquemia grave e a prognóstico pior para os pacientes com claudicação intermitente mantidos em tratamento conservador. Tal combinação interfere, também, na indicação, no planejamento e na realização da cirurgia e ocasiona maior quantidade de reoperações.[6-10]

A insuficiência arterial crônica dos membros inferiores foi inicialmente classificada em quatro grupos, ordenados, conforme a gravidade das manifestações clínicas, em: (1) classe I, ausência de sintomas; (2) classe II, claudicação intermitente leve (IIA) ou intensa (IIB); (3) classe III, dor isquêmica em repouso; (4) classe IV, lesão cutânea isquêmica. Atualmente, a Society for Vascular Surgery introduziu critérios hemodinâmicos e transformou os quatro grupos da classificação anterior em seis outras categorias, de acordo com o Quadro 95.1.[11]

Ignorada em ambas as classificações, a disfunção erétil pode resultar da diminuição da irrigação genital na obstrução aortoilíaca, mas não há correlação forte entre o achado angiográfico e a intensidade das queixas. Como estas se apresentam em um *continuum*, é apenas para fins descritivos que os pacientes são categorizados em grupos de ereção normal, abolida ou diminuída.[1] A libido, a ejaculação e o orgasmo não são afetados pela arteriopatia.[1,12]

A queixa de claudicação intermitente deve ser bem avaliada após a estabilização do quadro. Com frequência, o paciente não consegue identificar o momento exato do início dos sintomas, já que se trata de doença insidiosa. Ainda assim, sua condição é melhor categorizada quando já aconteceu alguma acomodação/adaptação hemodinâmica. Em casuísticas hospitalares, constatou-se que a claudicação melhorou ou estabilizou-se na maioria das vezes e foi infrequente a evolução desfavorável.[13,14] No trabalho de Imparato et al., houve piora em 5 de 36 pacientes com claudicação moderada e em 5 de 23 outros com claudicação intensa.[14] No contexto clínico de claudicação intermitente, nem sempre a revascularização é a melhor estratégia, em oposição ao contexto de isquemia crítica, quando com frequência é mandatória. A revascularização aortoilíaca por cirurgia convencional envolveu procedimentos de grande porte durante muitos anos, e o risco cirúrgico sempre foi fator decisivo na indicação ou não da operação. O advento da técnica endovascular, minimamente invasiva, tornou necessário retomar essa discussão para se aperfeiçoar a decisão terapêutica do ponto de vista técnico e ético.[15,16]

Muitas vezes, o evento determinante na vida do paciente claudicante não é o acometimento vascular periférico, e sim os acometimentos central, coronariano e cerebrovascular. Em uma série de 224 pacientes, a isquemia crítica incidiu em 26 deles com claudicação e óbito de causa cardiovascular em 41.[17] Observa-se que na avaliação global dos pacientes com claudicação intermitente, a deterioração da qualidade de vida muitas vezes não está associada predominantemente à queixa de claudicação, e sim aos sintomas associados direta ou indiretamente às demais comorbidades, e mesmo quando se relaciona diretamente com a claudicação, a intensidade desta não foi determinante.[18]

DIAGNÓSTICO

Diagnóstico clínico

A queixa de claudicação intermitente é típica e foi caracterizada por Rutherford et al. como:

"Claudicação implica dor, desconforto ou fraqueza na extremidade, produzida consistentemente pela mesma quantidade de marcha ou de atividade muscular equivalente, que é prontamente aliviada pela interrupção desta. Em geral, claudicação implica dor muscular isquêmica, localizada no quadril, nádega, coxa ou panturrilha. Entretanto, há também uma forma de claudicação do pé, em que a marcha desencadeia parestesias, e não dor."[11]

QUADRO 95.1	Classificação clínica da insuficiência arterial crônica do membro inferior.			
Graus		**Quadro clínico**	**Teste de marcha**	**Pressão do tornozelo (mmHg)**
0	0	Assintomático	Normal	Normal*
I	1	Claudicação leve	Completo	< 50 e > 25*
	2	Claudicação moderada	Entre 1 e 2	Entre 1 e 2
	3	Claudicação grave	Incompleto	< 50*
II	4	Dor em repouso	–	< 40**
III	5	Perda tecidual	–	< 60**
	6	Perda tecidual extensa	–	< 60**

*Após exercício. **Em repouso.

A queixa de claudicação intermitente era considerada específica de obstrução arterial, mas atualmente admite-se que sintomas semelhantes possam decorrer de lesão neurogênica.[19] O exame físico possibilita estabelecer o nível de oclusão pela simples palpação de pulsos nos membros, e as oclusões aortoilíacas caracterizam-se principalmente pela ausência de pulsos femorais. Outros sinais são a hipotermia da extremidade, a palidez cutânea do pé à elevação do membro e as alterações tróficas, em casos mais graves. Em complementação, é possível e útil estabelecer relação de causa e efeito entre a oclusão arterial e a queixa de claudicação, por avaliação hemodinâmica das extremidades inferiores, explicada a seguir.[11,19]

Diagnóstico hemodinâmico

A oclusão arterial sempre provoca diminuição da pressão arterial pós-obstrutiva, e esse efeito hemodinâmico se expressa na diferença entre os valores da pressão arterial sistólica (PAS) segmentar do tornozelo e do braço, cujo quociente é avaliado pelo índice tornozelo-braquial (ITB).[19] A doença arterial periférica é definida por ITB menor ou igual a 0,9, e sabe-se que valores reduzidos desse índice constituem um fator de risco independente para mortalidade cardiovascular.[20,21] A diminuição do ITB no paciente claudicante é ainda mais evidente quando esse índice é aferido após exercício físico. Quando a distância máxima de claudicação é atingida, a PAS pode chegar a zero e permanecer nesse nível por vários minutos, antes de recuperar o valor basal.[22] A expressão "claudicação leve" associa-se à queda da PAS no tornozelo a valores entre 25 e 50 mmHg após teste de marcha padronizado, e a claudicação grave aplica-se aos pacientes que não conseguem terminar o teste e apresentam PAS < 50 mmHg.[11] Mesmo quando há doença arterial, muitas vezes a sintomatologia do paciente pode relacionar-se com doença neurológica, e a avaliação do ITB após esforço pode ajudar nesse diagnóstico diferencial – se ele sofre pequena redução, devem-se considerar outras possibilidades.[19]

Ultrassonografia

A ultrassonografia (USG) com Doppler tem elevada acurácia para avaliação da oclusão total ou da normalidade da aorta ou das artérias ilíacas.[23,24] A imagem em modo B mostra uma avaliação em duas dimensões da parede arterial, revelando características da placa, importantes para a avaliação de prognóstico, e a imagem em color doppler e Doppler de ondas pulsadas pode definir o grau de estenose de acordo com as medidas de velocidade. Na detecção de estenoses, o teste tem sensibilidade e especificidade superiores a 90% em comparação com a arteriografia.[25] É importante lembrar que o aproveitamento da USG é examinador-dependente, e a arteriografia e a angiotomografia podem ser avaliadas por múltiplos especialistas.[26,27]

Ressonância magnética

Diferentemente do que ocorre com a USG com Doppler, a ressonância magnética oferece imagens semelhantes às da arteriografia convencional. É particularmente útil quando há maior risco na realização da arteriografia ou já se prevê uma reconstrução aortoilíaca sem complicações.[28] Trata-se de um método caro e que também não é isento do risco de nefropatia induzida por contraste. Comparada com a arteriografia convencional como padrão, a sensibilidade e a especificidade do método foram de 71 e 68%, respectivamente, em um estudo, o que não é animador,[25] entretanto, em outra investigação, alcançaram taxas superiores a 93%, indicando que a contribuição do método pode ser substancial.[29]

Arteriografia convencional

É recomendada principalmente no planejamento cirúrgico, e atualmente cada vez menos utilizada no acompanhamento ambulatorial, embora permaneça como padrão-ouro no diagnóstico da doença arterial periférica.[30]

Quando a oclusão aortoilíaca é a principal suspeita, muitas vezes a arteriografia é dispensada. Ainda assim, pode ser interessante para o planejamento de procedimentos híbridos combinando as cirurgias aberta e endovascular, para melhor avaliação dos ramos viscerais e das artérias receptoras dos membros inferiores.

Algumas particularidades na obtenção de imagem no caso da obstrução aortoilíaca devem ser ressaltadas: frequentemente ambos os eixos ilíacos femorais são inacessíveis à cateterização, e as imagens podem ser obtidas mediante punção translombar, cada vez menos utilizada atualmente, ou por meio de acesso arterial pelos membros superiores.

Angiotomografia

No momento, é o exame protagonista no diagnóstico da doença arterial e no planejamento das revascularizações (Figuras 95.5 e 95.6). É importante observar que se trata de exame pouco invasivo, porém ainda utiliza contraste intravenoso e radiação, logo deve

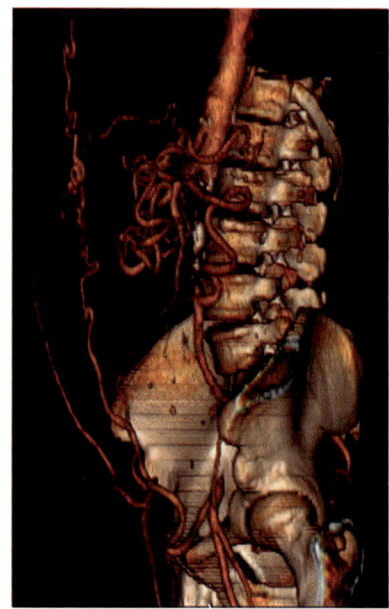

FIGURA 95.5 Angiotomografia mostrando oclusão de aorta infrarrenal.

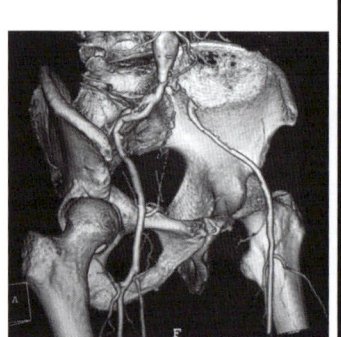 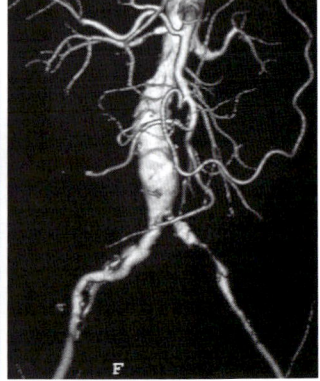

FIGURA 95.6 Angiotomografia mostrando estenose crítica da artéria ilíaca comum esquerda em ângulos diferentes.

ser criteriosamente indicado. A possibilidade da reconstrução das imagens obtidas pelo próprio cirurgião certamente é um dos fatores que justificam a predileção por essa modalidade de imagem. Um estudo randomizado comparando a angiografia por subtração digital e a angiotomografia mostrou que essa última proporciona informações satisfatórias para a tomada de decisões terapêuticas.[31]

TRATAMENTO

Conservador

No caso de pacientes com claudicação intermitente, baseia-se na benignidade relativa da aterosclerose periférica. Embora amputações sejam necessárias em 2,2 a 7% dos pacientes claudicantes, é mais relevante a alta incidência de eventos cardíacos fatais e não fatais.[13,14,32] A completa cessação do tabagismo e a atividade física regular (marcha) são fundamentais para o sucesso do tratamento conservador nessa patologia.[33] Além disso, o uso de antiplaquetários e o controle rigoroso dos fatores de risco para aterosclerose, como redução do peso corporal, tratamento da hipertensão arterial sistêmica, correção do perfil lipídico e equilíbrio da glicemia, reduzem a morbimortalidade cardiológica.[34] A persistência do tabagismo está diretamente relacionada com maior mortalidade por várias causas (associadas ou não à doença dos membros) e a maiores taxas de amputação.[17,35]

O exercício físico programado e supervisionado tem importância na melhora da distância de marcha do paciente claudicante.[36] A curto prazo, observa-se aumento da atividade anaeróbia muscular, com melhora desses parâmetros, e retorno à metabolização muscular normal após revascularização.[37-39] O desenvolvimento da circulação colateral é observado em médio a longo prazos. Mesmo após a reconstrução arterial, o benefício terapêutico é máximo quando se inclui a marcha programada na reabilitação.[40]

O uso de medicamentos vasodilatadores é de benefício incerto: a pentoxifilina apresentou efeito terapêutico demonstrado em seis estudos, não demonstrado em três e duvidoso em três na metanálise de Radack e Wyderski.[36] O cilostazol, medicamento inibidor da fosfodiesterase tipo 3, tem ações conhecidas de vasodilatação, inibição da agregação plaquetária, trombose arterial e proliferação da musculatura lisa. Em quatro estudos com 1.534 pacientes, a dose de 100 mg de cilostazol, 2 vezes/dia, melhorou tanto a distância livre de dor quanto a distância máxima percorrida. Esse resultado foi superior ao observado com placebo e pentoxifilina.[41] Apesar de os efeitos colaterais do cilostazol parecerem menores, eles afetam cerca de 1/3 dos pacientes que usam a medicação, o que pode limitar sua aplicação.[21]

O tratamento conservador da disfunção erétil está ao alcance do tratamento farmacológico, com o advento da sildenafila.[42,43]

Infelizmente, a qualidade de vida piora com o tratamento conservador, a despeito da melhora da marcha.[18] Cada vez mais se compreende a aterosclerose como uma doença sistêmica de característica genética, ainda que modificada pelos hábitos de vida e fatores ambientais.[44-46] Mediada por ativação monocitária e aumento da permeabilidade da membrana da célula endotelial, a resposta inflamatória desencadeada pelos ciclos de isquemia–reperfusão dos grupamentos musculares é reversível com angioplastia ou tratamento cirúrgico, mas perpetua-se sob tratamento conservador.[37]

Decisão terapêutica

A reconstrução aortoilíaca é um procedimento durável e efetivo.[1] Exige recursos hospitalares máximos para todas as etapas do tratamento, desde otimização dos cuidados pré-operatórios, cirurgia

desempenhada por equipe treinada, até cuidados intensivos no pós-operatório. É descrita taxa de mortalidade de 2,5 a 5,1% nas maiores séries relatadas, embora haja relato de 100% de sobrevida inicial de 100 pacientes operados em virtude de claudicação.[47-52] Em longo prazo, a sobrevida do paciente submetido a esse tipo de revascularização é inferior à da população geral.[53]

Além das complicações obstrutivas próprias da arteriopatia e das inerentes a todo tipo de cirurgia, a reconstrução aortoilíaca com prótese pode cursar com outras intercorrências específicas, como aneurisma anastomótico, infecção em torno da prótese e erosão de órgãos vizinhos, abordados mais adiante.[54-57]

É importante orientar o paciente sobre a importância da suspensão do tabagismo e considerar, além da sintomatologia, a idade, o sexo, o peso corporal e, principalmente, o risco cardíaco. Tentativas formais de previsão de complicações cardíacas têm tido aceitação crescente desde o advento do índice de Goldman, em 1977.[58] Recursos como a cintilografia miocárdica e a ecocardiografia de esforço são testes úteis, principalmente por apresentarem alto valor preditivo negativo, mas são procedimentos demorados, dispendiosos e não isentos de risco.[59-62] A recomendação do American College of Cardiology e da American Heart Association é mais simples, econômica e segura. Mais conservadora, propõe o uso seletivo dos referidos testes não invasivos apenas em complementação à anamnese, ao exame físico e aos antecedentes cardiológicos.[63]

A angioplastia percutânea não será tratada neste capítulo. Cabe registrar que é um método de uso frequente, em muitos casos bem-sucedido, menos invasivo e mórbido, principalmente para o paciente de alto risco cardiovascular e com anatomia desafiadora para correções abertas.[64]

Clampeamento aórtico

Embora o clampeamento da aorta na reconstrução aortoilíaca seja menos complexo do que na correção aberta dos aneurismas, ele normalmente é a etapa decisiva no procedimento e o grande definidor de prognóstico. Acarreta, sempre, isquemia temporária da metade inferior do corpo, redistribuição do fluxo arterial visceral e sobrecarga miocárdica, sendo esta particularmente importante em pacientes com coronariopatia grave.[65,66] A reposição volêmica adequada durante todos os tempos cirúrgicos é fundamental. Essa medida, associada ao controle do equilíbrio ácido-básico e da função miocárdica, tem como objetivo produzir a mínima instabilidade durante as manobras de clampeamento e desclampeamento aórtico.[67-69] Esse último é o momento mais crítico, quando se manifestam os efeitos das alterações da bioquímica celular características da síndrome de isquemia–reperfusão, afetando as funções pulmonar, cardíaca e renal.[65,69,70-72]

Vias de acesso

A laparotomia mediana transperitoneal é a via de acesso habitual ao setor aortoilíaco, mas podem-se usar, também, a laparotomia transversal e o acesso retroperitoneal, na expectativa de menor morbidade, o que é de difícil corroboração.[73-75] As desvantagens da laparotomia transversal referem-se ao controle arterial, impossível no caso da aorta suprarrenal e difícil na aorta sub-renal e nas ilíacas externas. Ademais, a laparotomia transversal implica o sacrifício bilateral da via colateral entre a artéria torácica interna e a epigástrica profunda, bem como a denervação ocasional da parede abdominal inferior. Já o acesso extraperitoneal é de grande vantagem no alcance da aorta suprarrenal, principalmente nos abdomes hostis com menores índices de complicações gastrintestinais e, também, pulmonares, no período pós-operatório.[76-78] Essas vantagens, no entanto, não são sempre confirmadas.[73,78,79] O principal inconveniente é a necessidade de manejo da veia cava inferior à direita, bem como o acesso mais difícil à ilíaca externa e à renal do lado direito, além da eventual necessidade técnica de se sacrificar a mesentérica inferior. Como na laparotomia transversal, pode ocorrer lesão de nervos da parede abdominal, mas persistem dúvidas sobre haver ou não maior incidência de flacidez paralítica e hérnia incisional.[77,80]

Na maioria das vezes, qualquer uma das vias de acesso viabiliza a reconstrução arterial de maneira satisfatória. Em casos particulares, o cirurgião deve selecionar a mais conveniente, em vez de aplicar uma só modalidade indiscriminadamente.

É descrita ainda a possibilidade de via laparoscópica como acesso para tratar a oclusão aortoilíaca, porém o método requer seleção adequada dos pacientes, bem como treinamento e experiência do cirurgião.[81]

Dissecção arterial

A extensão do preparo arterial depende do plano cirúrgico. Propondo-se a endarterectomia tradicional, é necessário dissecar a bifurcação aórtica, as ilíacas comuns e a bifurcação das ilíacas comuns em externa e hipogástrica. Deve-se preservar no limite do possível o plexo hipogástrico, mais à esquerda do que à direita, entre a origem da artéria mesentérica inferior e a bifurcação aórtica, cobrindo a origem das ilíacas comuns. A lesão do plexo hipogástrico acarreta a extinção ou diminuição acentuada da ejaculação, mas não interfere na ereção, conforme comprova a observação ulterior da coexistência de ereção normal e ejaculação abolida em alguns casos.[1,12] O preparo é menos extenso para endarterectomia com anéis, poupando a bifurcação aórtica e o plexo simpático, e é restrito à aorta no caso da derivação aortofemoral. Por outro lado, a dissecção pode estender-se à aorta suprarrenal em casos de oclusão aórtica sub-renal ou de reconstrução arterial renal associada.

O objetivo da dissecção mínima é a prevenção da lesão da veia ilíaca ou da veia cava inferior, considerada acidente potencialmente grave e ocasionalmente letal, merecendo prevenção máxima. O sangramento venoso é profuso, de difícil localização justamente por ser um sangramento de baixo fluxo, e o reparo de lesão venosa é muito mais trabalhoso e complexo do que a correção arterial. A veia ilíaca interna é anatomicamente desfavorável para manejo cirúrgico. Essa veia situa-se posteriormente à bifurcação da artéria ilíaca comum, é praticamente inexistente como tronco individualizado, sendo constituída pela confluência de várias tributárias que fixam o conjunto venoso na parede da pequena bacia. Ademais, as veias ilíacas nunca estão dissecadas, impossibilitando clampeamento vascular seguro e eficiente. É importante dispor de aspiradores eficientes, auxílio cirúrgico efetivo e iluminação adequada. Como o insucesso repetido em se suturar a lesão agrava-a e provoca maior sangramento, a manobra cirúrgica mais prudente é a compressão com gazes montadas em pinças até que se restabeleça a tranquilidade indispensável ao planejamento da sutura, a qual nem sempre é fácil.

Em oclusões mais altas, ou quando se objetiva realizar a revascularização renal no mesmo tempo, indicando a necessidade de controle mais proximal da aorta, a secção da veia renal esquerda não é necessária nem defensável, bastando mobilizá-la após ligadura e secção das tributárias adrenal inferior, gonadal e renolombar.[82,83] Obtém-se acesso adequado à artéria renal direita com a dissecção adicional da cava inferior e a secção de um grande tronco venoso lombar, o que possibilita amplo deslocamento anterior da cava. É necessário lembrar que, em 0,8 a 7,1% dos casos, a veia renal esquerda é retroaórtica e de localização mais caudal.[84] Iniciando-se a dissecção aórtica no nível da mesentérica inferior e avançando-se pela face anterior da aorta em sentido cranial, alcança-se a veia renal esquerda em sua posição pré-aórtica habitual. Importante ressaltar que a angiotomografia auxilia no planejamento adequado de todos esses passos. Quando a veia renal esquerda não é encontrada e surge a artéria mesentérica superior no campo, trata-se de veia renal retroaórtica. Veia cava dupla ou à esquerda e veia renal esquerda circum-aórtica ocorrem menos frequentemente.[81] Importante ressaltar que a angiotomografia pré-operatória auxilia no planejamento adequado desses passos e minimiza a possibilidade de intercorrências.

Vale também atentar para a trombose arterial intraoperatória, complicação desencadeada por hipotensão ou manejo cirúrgico. A prevenção dessa complicação envolve heparinização sistêmica, desempenho cirúrgico preciso e exame seriado do fluxo arterial nos ramos envolvidos durante a cirurgia. A simples inspeção repetida da cor da pele dos pés pode detectar precocemente essa complicação.[85,86]

Hemostasia provisória

O clampeamento da aorta deve ser realizado com material específico que facilite o controle do fluxo sem danificar a parede da aorta, que na maioria dos pacientes já está lesionada pelo extenso acometimento aterosclerótico. No caso da derivação com prótese, as pinças podem ser aplicadas somente à aorta, a proximal perpendicularmente ao eixo vascular, e a distal obliquamente, de modo a abranger a origem das lombares interessadas. Estas podem ser controladas individualmente se for possível a dissecção. Não se devem empregar métodos de oclusão endovascular da aorta, senão excepcionalmente. Habitual e empiricamente, usa-se anticoagulação com heparina por via intravenosa (em torno de 5.000 UI) ou arterial regional (em torno de 10 e 15 mℓ de solução a 1% em solução de cloreto de sódio a 0,9%). A reversão da heparinização com sulfato de protamina é feita ocasionalmente.

Como método auxiliar na avaliação da coagulação no intraoperatório, pode-se realizar a tromboelastografia, que é um teste rápido e sensível que mede propriedades viscoelásticas do trombo e fornece informações sobre a função de todos os fatores envolvidos no processo de coagulação, possibilitando ajuste mais preciso da heparinização.[87]

Hemoterapia

A hemotransfusão deve ser criteriosa e programada pela equipe cirúrgica e anestésica, em sinergia, considerando-se também a reposição dos elementos de coagulação. Os métodos atuais de autotransfusão pré e intraoperatória devem sempre ser lembrados em cirurgia de reconstrução aórtica.[88] O mais importante fator para a estabilidade do paciente ainda é a hemostasia cirúrgica cuidadosa e o sangramento mínimo durante o procedimento.

Endarterectomia aortoilíaca

Nessa técnica, retira-se em bloco a endartéria, isto é, a camada íntima afetada pelo ateroma e parte da camada média. O restante da parede arterial, constituída pela parte mais externa da camada média e pela adventícia, torna-se bastante delgado, mas, mesmo no caso da aorta, mantém-se a função de continência.

É clássica a endarterectomia aortoilíaca semiaberta, por meio de duas arteriotomias que viabilizam a retirada da endartéria e a realização de eventuais manobras de hemostasia intra-aórtica. A mais proximal é a aortotomia longitudinal, iniciada logo acima da mesentérica inferior e estendida por toda a ilíaca comum direita, e a segunda arteriotomia é feita na ilíaca comum esquerda. Exige-se o controle das lombares, da mesentérica inferior e, às vezes, da artéria sacral média, mas a dissecção e a mobilização arterial devem ser realizadas de modo a poupar o plexo simpático hipogástrico superior, cujo maior contingente cruza anteriormente à bifurcação aórtica, mais do lado esquerdo, justamente sobre o segmento inicial da ilíaca comum esquerda poupado da arteriotomia. Como em toda endarterectomia, é crucial a fixação da placa remanescente na extremidade distal da arteriotomia e são raras as ocasiões em que o ateroma da ilíaca externa se destaca sem deixar resíduo e dispensa fixação da íntima distal.

A técnica anteriormente descrita é inaplicável à aterosclerose aortoilíaca difusa, com acometimento extenso das ilíacas externas. Nessas situações, de longe as mais comuns, pode-se completar a endarterectomia mediante eversão do segmento obstruído a ser tratado.[48,89] Para tanto, exige-se dissecção completa do segmento iliacofemoral, desde a ilíaca comum até o nível da secção completa com desligamento transversal na femoral. Nesse extenso segmento mobilizado, todos os ramos arteriais são seccionados para viabilizar a eversão da artéria. O procedimento é naturalmente fácil nas obstruções completas, nas quais há um plano de clivagem adequado, mas é mais difícil nas estenoses. As vantagens oferecidas pela eversão são o controle visual, a radicalidade da endarterectomia e a inclusão inevitável do ressalto intimal na anastomose terminoterminal distal. A endarterectomia por eversão é de especial importância nas oclusões ilíacas, bem como na oclusão aortoilíaca completa e unissegmentar.[90] Na Figura 95.7, mostra-se a angiotomografia de caso que foi submetido à endarterectomia aortoilíaca, com retirada da endartéria (Figura 95.8).

Apesar da menor aplicabilidade e do maior refinamento técnico, é vantagem da endarterectomia menos incidência de aneurisma anastomótico, infecção e erosão de vísceras, que são complicações graves das próteses.[51,91,92]

Reconstrução aortoilíaca com prótese

Esse é o método cirúrgico de maior aplicabilidade, mais simples e de resultados funcionais mais constantes e duradouros. Os aspectos técnicos mais importantes relacionam-se com o leito arterial proximal e distal, as anastomoses e posição, trajeto e tipo de prótese.

O leito arterial proximal a considerar é o curto segmento aórtico demarcado pelas origens das artérias renais e da mesentérica inferior. Em uma série, a lesão oclusiva nesse local foi causa de reintervenção tardia em 7 de 55 casos e, por isso, os autores aconselham a adoção sistemática de anastomose proximal justarrenal.[93] Isso nem sempre é realizado, devido ao aumento da área de dissecção necessária, mas deve ser considerado. Outra questão é a maneira de tratar o segmento infrarrenal da aorta na oclusão sub-renal. A técnica mais simples em aproveitar o próprio fluxo aórtico para a expulsão dos trombos descolados pelo manejo cirúrgico mínimo do colo, combinando compressão e descompressão manual da aorta contra a coluna. A aparente simplicidade da manobra às cegas é contrabalançada pelo risco de desobstrução incompleta ou laceração parietal. A alternativa técnica é representada pela arteriotomia mais alta, com desobstrução sob visão direta, o que exige clampeamento aórtico suprarrenal e envolve todos os inconvenientes da reperfusão visceral. O clampeamento pode ser realizado tanto no nível do hiato aórtico do diafragma, por via supramesocólica, quanto no subcelíaco, por via inframesocólica. Em ambos os casos, deve ser de curta duração, transferindo-se o clampe no nível infrarrenal tão cedo quanto possível.[82,93,94]

A anastomose proximal pode ser terminoterminal ou terminolateral. A primeira modalidade elimina automaticamente o fluxo no segmento aortoilíaco nativo lesionado, possível fonte embolígena.

O segmento infrarrenal curto também é importante na prevenção de reestenose aórtica.[8,93,95] De fato, uma vez concluída a anastomose terminoterminal, o ramo maior da prótese, preparado previamente de modo a medir não mais do que 3 cm, acomoda-se bem no leito aórtico nativo. Dessa maneira, a prótese fica mais retificada e pode-se passar o ramo esquerdo por trás da mesentérica inferior. Criam-se, assim, melhores condições para recobrir o implante com tecido periaórtico, na expectativa de separá-lo do duodeno e evitar complicações locais tardias.[86]

Em oposição, a variante terminolateral possibilita conservar o fluxo pelas artérias aorta terminal, mesentérica inferior e bifurcação ilíaca, em casos de estenose (Figura 95.9 A), mas esse objetivo não é alcançado regularmente e implica manter uma possível fonte embolígena.[96] O sacrifício da artéria mesentérica inferior é desnecessário na variante terminolateral e sistemático na terminoterminal nos moldes descritos, embora se possa preservar a origem do vaso e reimplantá-lo na prótese. A decisão de sacrificar ou preservar a artéria mesentérica inferior é subjetiva, e mesmo quando é realizado o reimplante é impossível garantir sua preservação a longo prazo após manejo cirúrgico extenso.

As condições do leito arterial infrainguinal são o principal fator preditivo da durabilidade da reconstrução aortoilíaca.[10,95] No melhor

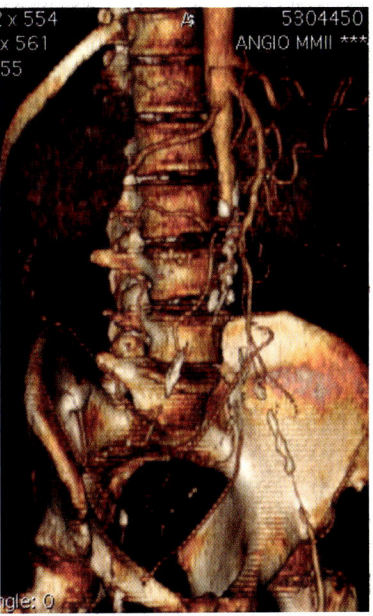

FIGURA 95.7 Angiotomografia evidenciando oclusão da aorta distal com reenchimento em artérias femorais bilateralmente.

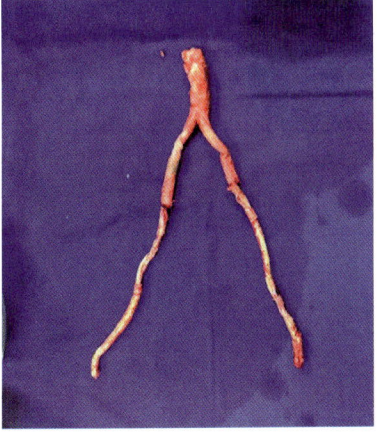

FIGURA 95.8 Resultado da endarterectomia do caso da Figura 95.7.

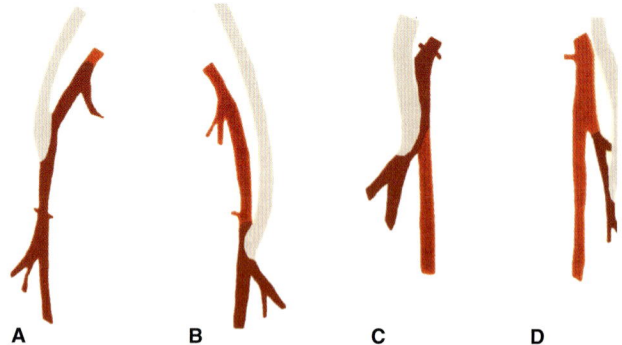

FIGURA 95.9 Esquema dos tipos de anastomose distal em reconstrução aortoiliacofemoral com prótese bifurcada: (**A**) na ilíaca externa; (**B**) na femoral comum, com a femoral superficial pérvia; (**C**) na transição femoral comum profunda, com a femoral superficial ocluída; e (**D**) na segunda porção da femoral profunda, com a origem da própria femoral profunda ocluída.

caso, as artérias femorais superficial e profunda serão pérvias ou com lesões parietais mínimas (Figura 95.10). Na realidade, em 30 a 50% dos casos a femoral superficial está estenosada ou ocluída, restando a femoral profunda como única via de escoamento.

É comum a existência de uma artéria femoral profunda vicariante, com calibre aumentado e parede um pouco adelgaçada, resultado de lenta adaptação hemodinâmica à oclusão da femoral superficial. Morris et al. foram os primeiros a reconhecer a importância da femoral profunda na reconstrução aortoilíaca, cabendo a Martin et al. demonstrarem a alta prevalência de estenose da origem da femoral profunda, causada por extensão de ateroma das artérias femoral comum e superficial.[97,98] A questão tática é a escolha entre as técnicas de reconstrução arterial aplicáveis, das quais as fundamentais são três: (1) endarterectomia da origem da femoral profunda por arteriotomia na femoral comum; (2) profundoplastia com arteriotomia na femoral comum avançando pela profunda (Figura 95.9 C), ou, pouco mais distal, interessando apenas à femoral profunda (Figura 95.9 D); e (3) derivação femoropoplítea concomitante.

A endarterectomia da artéria femoral profunda por arteriotomia na femoral comum é atraente pela sua simplicidade. Como é feita sem controle visual completo, é de qualidade técnica inferior, além de poder predispor a aneurisma anastomótico.[6,49,57] Alternativa melhor é a realização de profundoplastia ou de anastomose diretamente na artéria femoral profunda. Ambos os procedimentos são duráveis, mas exigem dissecção mais extensa e técnica mais meticulosa. Todas as três variantes constituem reconstrução arterial incompleta, embora, na maioria das vezes, suficiente para atender à necessidade dos pacientes.

Ao contrário da reconstrução isolada da femoral profunda, a derivação femoropoplítea simultânea propicia efeito hemodinâmico máximo e imediato, mas aumenta o tempo operatório e é mais agressiva. Tendo menor durabilidade do que a reconstrução aortoilíaca, a derivação femoropoplítea é o fator limitante da reconstrução combinada. É insatisfatório o valor preditivo do ITB na indicação da reconstrução distal concomitante à reconstrução aortoilíaca, mas o assunto requer avaliação mais rigorosa.[99,100] Uma regra prática preconiza que, nos casos de obstrução aortoilíaca completa, basta a correção dessa lesão para obtenção de alívio sintomático significativo, enquanto nos casos de estenose, é aconselhável acrescentar a reconstrução infrainguinal.[101] Nesses últimos casos, não havendo risco imediato de agravamento da lesão trófica isquêmica, pode-se restringir a reconstrução distal à artéria femoral profunda, reservando-se a derivação femoropoplítea para o futuro, após conhecimento do resultado da reconstrução proximal, ao preço de exigir-se reoperação precoce em alguns casos.

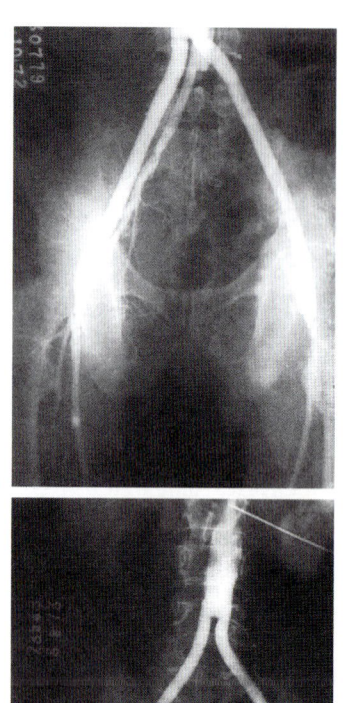

FIGURA 95.10 Irrigação do segmento das ilíacas internas após derivação aortofemoral pela artéria femoral profunda (**A**) ou pela ilíaca externa (**B**).

Baird et al. relataram a necessidade subsequente de derivação femoropoplítea em apenas 4% dos casos em que foi realizada anastomose distal na femoral (29% com profundoplastia) e de 14% nos casos de implantação na ilíaca externa (9% com profundoplastia).[8] Os cirurgiões do Massachussets General Hospital também atribuíram a melhora dos resultados tardios da derivação aortobifemoral em parte à profundoplastia apropriada.[95]

As anastomoses distais nas derivações aortoilíacas e aortofemorais são sempre terminolaterais em bisel, devendo-se escolher próteses de tamanho apropriado para evitar desproporção de calibre exagerada entre prótese e artéria receptora.[87] Completada a primeira anastomose distal, a circulação é restabelecida ao membro inferior correspondente. Se houver defeito nas linhas de sutura, pode ocorrer hemorragia importante. Eventualmente, haverá hipotensão, alterações de ritmo cardíaco, acidose, hemorragia e necessidade de manobras cirúrgicas rápidas e de exceção. Superada essa fase, procede-se à anastomose restante.

É fundamental certificar-se que a bifurcação da prótese se situe acima do nível da bifurcação aórtica nativa, para evitar acotovelamento dos ramos. A tunelização retroperitoneal é obtida classicamente por manobras de divulsão digital às cegas, mas é preferível fazê-la sob visão direta, em duas etapas, com o auxílio de abertura adicional do peritônio posterior que recobre as ilíacas externas. A secção parcial do ligamento inguinal pode evitar compressão extrínseca e diminui o risco de lesão da veia epigástrica profunda, situada anteriormente à artéria ilíaca externa.[87] A síntese do peritônio parietal posterior visa prevenir a formação de hérnias internas e de aderências entre prótese e alças intestinais.

Reintervenções

Por ser a aterosclerose progressiva, é frequente a necessidade de reintervenção em virtude de oclusão de segmento endarterectomizado ou de prótese (Figura 95.11).[96] A questão técnica central nessas eventualidades é assegurar a perviedade do segmento aórtico proximal e das femorais, em geral das femorais profundas, de acordo com as técnicas esquematizadas na Figura 95.9 C e D.[6,91,93,102] A conduta clássica é a troca parcial ou total da prótese ocluída (Figuras 95.12 e 95.13), mas, atualmente, a terapia endovascular é uma alternativa, por meio da trombólise e colocação de *stents*.[91,102-104] Os aneurismas anastomóticos femorais são, em geral, tratados por acesso inguinal, e os de ilíacas ou da aorta exigem laparotomia.[57,105]

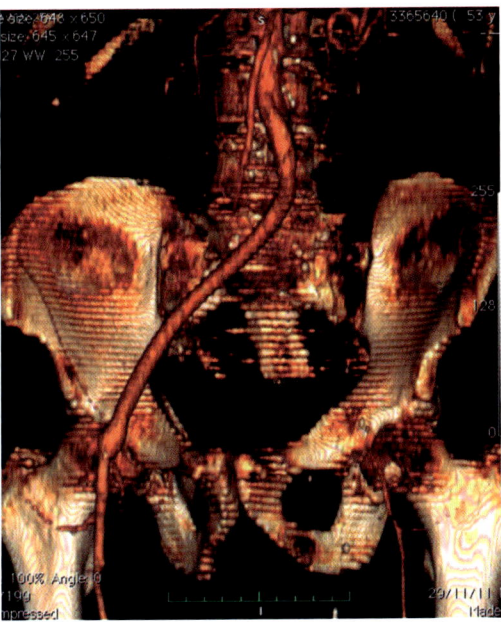

FIGURA 95.11 Angiotomografia de controle de enxerto aortobifemoral mostrando oclusão de ramo esquerdo da prótese.

Os princípios técnicos são os mesmos das reoperações para oclusões tardias, sendo fundamental garantir escoamento adequado. A dissecção arterial exigida pode ser mais ou menos ampla, mas a exposição da prótese antiga deve ser mínima.[91] Quase sempre, é preciso aumentar o comprimento do ramo protético afetado e, para evitar inserção de nova prótese, pode-se usar a artéria femoral superficial endarterectomizada como substituto tubular ou remendo como alternativa à prótese.[10,91,106]

CASOS ESPECIAIS

Lesões carotídeas e coronarianas

Na reconstrução aortoilíaca, a realização prévia de endarterectomia de carótida em pacientes assintomáticos é polêmica, mas a baixa incidência de acidente vascular encefálico peroperatório indica que o tratamento das lesões combinadas deve ser considerado em separado. A lesão coronariana é de mais difícil consideração, pois a doença isquêmica do coração é a causa mais frequente de óbito imediato e tardio em cirurgia arterial reconstrutora,[9,51] entretanto, se as avaliações clínica e eletrocardiográfica tradicional não indicarem coronariopatia, é duvidosa a utilidade de procedimentos diagnósticos adicionais. Do ponto de vista prático, em se tratando de claudicação intermitente, a avaliação de lesão coronariana deve anteceder qualquer consideração cirúrgica, visto ser a prevenção de evento cardíaco muito mais importante do que a recuperação incerta de isquemia não crítica dos membros inferiores. Nos casos de isquemia grave, em que a intervenção cirúrgica a curto prazo é imperiosa, é quase sempre possível optar por derivação axilofemoral, sabendo-se que a durabilidade desse tipo de reconstrução é inferior, mas o porte cirúrgico é menor.

Parece irrelevante considerar a reconstrução aortoilíaca no contexto da cirurgia carotídea ou coronariana, mas o assunto permanece controverso. A maioria das informações provém de outros países e, por isso, são menos válidas para a realidade dos pacientes brasileiros, vinculados a precário sistema de atenção à saúde.

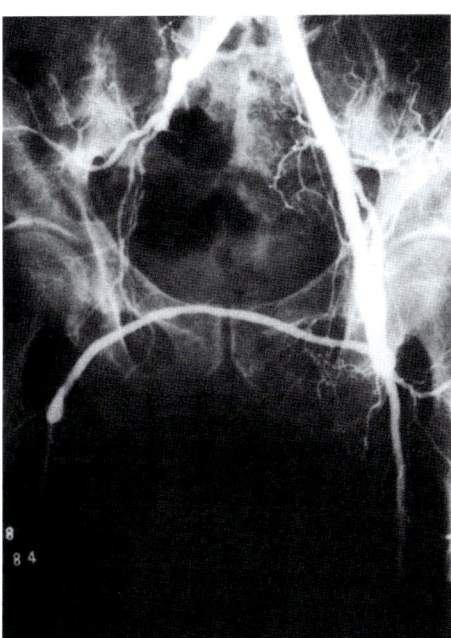

FIGURA 95.12 Oclusão do ramo direito de derivação aortobifemoral em que houve reimplante de ilíaca interna à direita. Reintervenção por derivação femorofemoral extra-anatômica. Note oclusão femoral superficial bilateral.

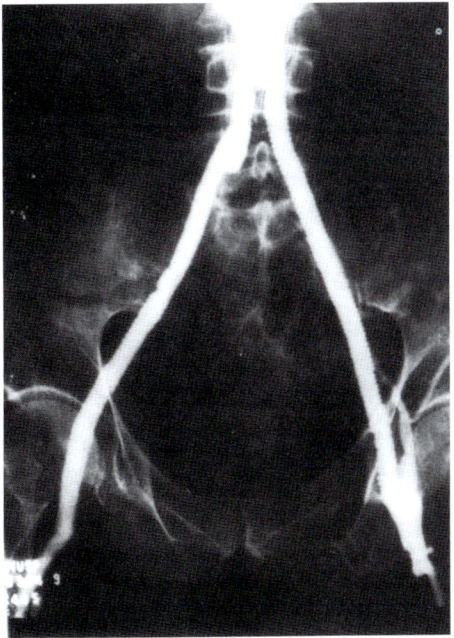

FIGURA 95.13 Mesmo caso da Figura 95.12, após oclusão da derivação cruzada e nova reintervenção por desobstrução do ramo direito e profundoplastia extensa com segmento de artéria femoral superficial endarterectomizada.

Reconstrução das artérias ilíacas internas

A artéria ilíaca interna é a principal artéria nutridora da parede muscular e das vísceras da pelve e da região glútea.

A indicação de revascularização de artérias ilíacas internas é controversa devido à percepção de que a revascularização da artéria femoral profunda pode proporcionar melhora da isquemia proximal, graças à importante rede de colaterais entre ramos das artérias ilíacas internas de um lado para o outro e para os membros inferiores via ramos da artéria femoral profunda. Outros fatores relevantes são a extensão da arteriopatia na ilíaca interna e a dificuldade no controle técnico da reconstrução.

Esse procedimento adicional não é realizado regularmente para prevenir isquemia colônica e, dentre as indicações de revascularização de artéria ilíaca interna, o tratamento da impotência vasculogênica tem sido abandonado.[107] Ademais, o aumento da irrigação genital pode decorrer de fluxo retrógrado, pela ilíaca externa, desde a anastomose femoral ipsilateral (Figura 95.9 B), ou ainda pela própria femoral profunda, via circulação colateral recorrente com ramos da ilíaca interna.[1,108]

Reconstrução das artérias renais

É questionável o valor da reconstrução arterial renal profilática em cirurgia da aorta,[109] entretanto, nos casos de provável hipertensão renovascular ou de estenose acentuada em que se tema pela evolução para oclusão completa, o cirurgião pode proceder, simultaneamente, à reconstrução arterial renal. Os resultados são incertos, na maioria dos casos não se observa melhora importante da função renal associada. Além disso, a reconstrução renal acrescenta risco à cirurgia aortoilíaca, já de grande porte.[110,111] O uso de técnicas alternativas (endovasculares) que prescindam de clampeamento aórtico parece ser mais apropriado e evita a necessidade de se acrescentar a reconstrução da artéria renal à da aorta.[112]

Reconstrução das artérias viscerais

A reconstrução do tronco celíaco ou da mesentérica superior é raramente associada à cirurgia reconstrutora aortoilíaca em pacientes sem manifestações de insuficiência arterial mesentérica. O acesso transperitoneal clássico acompanha-se de dificuldades na acomodação e na proteção da prótese, que sempre ficará em contato com duodeno ou estômago.[113] O reimplante da mesentérica inferior é indicado quando a arcada marginal do cólon esquerdo mostra-se vicariante aos estudos de imagem prévios, sugerindo oclusão concomitante do tronco celíaco e da mesentérica superior.

Lesões abdominais não vasculares

São representadas, principalmente, pela colelitíase e por neoplasias do sistema digestório. As opiniões dividem-se sobre a conveniência de realizar a colecistectomia em caso de achado intraoperatório inesperado, o que pode ser tomado como raro com o emprego rotineiro e disseminado da USG. O risco de complicações da colecistectomia associada parece ser mais teórico do que real.[114] No caso de câncer do sistema digestório, dá-se prioridade ao tratamento da neoplasia. No caso de ser inadiável a reconstrução arterial, pode ser mais prudente optar por derivação extra-anatômica do que realizar a reconstrução aortoilíaca em primeiro lugar e depois restringir efetivamente a contaminação na reoperação da cavidade para controle da neoplasia ou das demais comorbidades abdominais. Cabe ainda avaliar a expectativa de vida e a durabilidade das estratégias de revascularização.

RESULTADOS

Os resultados tardios da reconstrução aortoilíaca são julgados excelentes nas casuísticas dos principais centros norte-americanos de cirurgia vascular, usando-se como variáveis isoladas de aferição do resultado a sobrevida, a preservação do pé e a função primária ou secundária de toda a prótese ou de cada um de seus ramos. Esse método de avaliação é ineficaz, pois não considera a melhora dos sintomas do paciente, principalmente nas reconstruções indicadas não por isquemia crítica, mas por claudicação.

A manutenção da função da prótese é condição necessária, mas não suficiente, para o alívio sintomático. A expectativa de que a taxa de alívio de claudicação seja sempre inferior à de função da reconstrução é óbvia e particularmente válida em casos de oclusão femoral associada, situação em que Nevelsteen et al. relataram 31% de falha funcional.[115] É óbvio, também, que a oclusão de apenas um dos ramos de derivação aortobifemoral possa reinstaurar a claudicação, mesmo que o ramo contralateral esteja em perfeita função. Por essa razão, as investigações que usam a variável "função de ramo" para exprimir os resultados da reconstrução aortoilíaca com prótese fornecem superestimação irreal.[95]

O melhor estudo sobre resultados da derivação aortofemoral em claudicação intermitente é o de Sladen et al., para quem paliação efetiva significa a concomitância de sobrevida, preservação do pé, função da reconstrução e alívio sintomático.[50] A despeito de 97 e 93% de função de prótese ao fim de 5 e 10 anos, nessa ordem, a taxa de paliação efetiva foi de apenas 78 e 51%, respectivamente.[50] Embora úteis como resultados técnicos de excelência, as publicações norte-americanas sobre reconstrução aortoilíaca não servem de referência para a realidade brasileira. Dados nacionais sobre a reconstrução aortoilíaca são escassos, mas os resultados tardios da casuística nacional são consistentemente inferiores aos de referência internacional. As taxas de sucesso em 5, 10 e 15 anos para função secundária da derivação foram de 62, 50 e 16%, respectivamente. Já as sobrevidas sem ocorrência de isquemia terminal foram estimadas em 63, 46 e 21% naquela sequência temporal.[116] Por fim, as sobrevidas sem isquemia terminal e com função secundária da prótese foram de 49, 34 e 11%, respectivamente.[116] No Quadro 95.2, apresentam-se as incidências de complicações obstrutivas, isquemia terminal, complicações específicas e óbitos relacionados com 274 pacientes operados de 1970 a 1990, no Hospital das Clínicas de São Paulo.[116]

COMPLICAÇÕES ESPECÍFICAS

As complicações específicas do uso de próteses arteriais incluem o aneurisma anastomótico, a infecção em torno de próteses e a fístula aortovisceral. Apesar da suma importância e de ocasionarem

QUADRO 95.2	Incidência de complicações e óbitos após 274 derivações aortoiliacofemorais.	
Evento		**Incidência (por 1.000 pessoas/ano)**
Perda da função secundária		57,9
Isquemia terminal		41,4
Mortalidade	Geral	60,3
	Vascular	27,2
Aneurisma anastomótico	Geral	12,2
	Fatal	3,4
Infecção ou fístula aortoentérica	Geral	9,4
	Fatal	6,6

Fonte: Hospital das Clínicas da Universidade de São Paulo (1970-1990).

sempre a reoperações, tais inconvenientes ocultam-se nas variáveis descritivas da função das próteses enquanto conduto de sangue.

O aneurisma anastomótico ocorreu em 3% das anastomoses femorais relatadas por Szilagyi et al., em 11 de 357 derivações aortofemorais e em 3 de 217 derivações aortoilíacas relatadas por Crawford et al.[57,91] É passível de correção com 82% de sucesso, segundo Szilagyi et al.[57] (Figura 95.14).

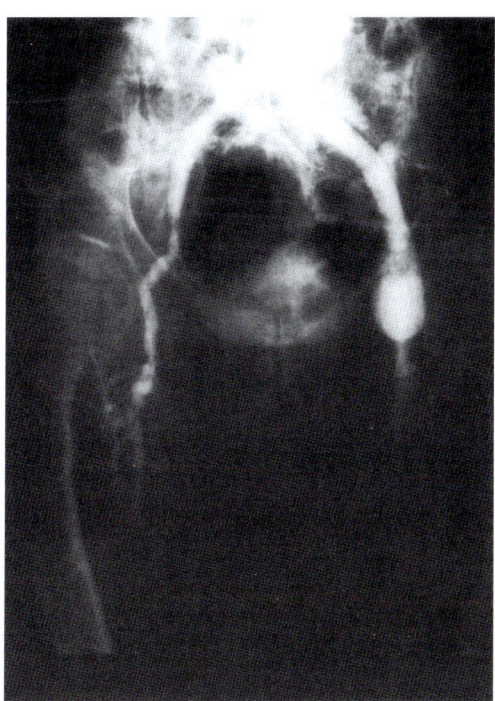

FIGURA 95.14 Oclusão tardia do ramo direito de derivação aortobifemoral e aneurisma anastomótico à esquerda.

A incidência de infecção em torno da prótese foi baixa, tanto na casuística de Szilagyi et al., como na de Crawford et al.[57,91] Em nenhuma das casuísticas norte-americanas, a incidência de complicações tardias da reconstrução aortoilíaca foi de fato estimada, pois negligenciou-se sistematicamente o fator tempo. No Quadro 95.2, também é descrita a incidência de aneurismas anastomóticos e de infecções. van den Akker et al. estudaram apropriadamente a incidência de aneurismas anastomóticos e compartilharam conclusões semelhantes.[54,56,117-119]

A insuficiência renal e as complicações cardiopulmonares estão mais frequentemente associadas à internação prolongada em enfermaria ou unidade de terapia intensiva.[120]

CONSIDERAÇÕES FINAIS

A questão central em reconstrução aortoilíaca é a indicação cirúrgica. A julgar por casuísticas dos principais centros dos EUA, a derivação aortofemoral é uma intervenção eficiente;[51,94] entretanto, a crítica aguçada de cirurgiões canadenses incita dúvida a esse respeito.[7,50,121] A casuística de 20 anos do Hospital das Clínicas de São Paulo questiona a eficiência da derivação aortofemoral e mostra incidência elevada de complicações tardias, evidenciando qualidade de vida após essa operação aquém do esperado.[122]

É mais necessário do que prudente restringir a reconstrução aortoilíaca a pacientes de pouco risco e que possam compreender a natureza da relação risco–benefício subjacente.[123] As técnicas endovasculares têm ocupado espaço cada vez maior nas restaurações desse setor, com maior simplicidade e sucesso crescente. No caso de pacientes com claudicação intermitente, é indispensável reflexão mais crítica quanto a paliação efetiva, função sexual, qualidade de vida e incidência de complicações.

As referências bibliográficas deste capítulo se encontram no Ambiente de aprendizagem do GEN.

96

Derivações Extra-Anatômicas no Segmento Aortoilíaco

Eduardo Lichtenfels ■ Newton Roesch Aerts ■ Nilon Erling Junior

Resumo

As derivações extra-anatômicas são procedimentos cirúrgicos executados usando vias anatômicas não naturais. O principal objetivo da revascularização extra-anatômica é simplificar uma intervenção de grande porte, como é o caso das revascularizações aórticas, podendo-se assim ampliar as indicações da revascularização aortoilíaca para pacientes com contraindicação ao procedimento anatomicamente natural. As indicações são na sua maioria as mesmas das demais cirurgias; por outro lado, os pacientes candidatos às revascularizações extra-anatômicas aortoilíacas frequentemente são considerados de alto risco para os procedimentos clássicos ou apresentam alguma dificuldade técnica ou locorregional impeditiva para a realização do mesmo. Embora essas derivações sejam de simples execução e com resultado clínico satisfatório, elas devem permanecer como cirurgias alternativas, pois suas taxas de perviedade são inferiores aos procedimentos clássicos.

Palavras-chave: doenças da aorta; isquemia; derivação axilofemoral.

INTRODUÇÃO

As derivações extra-anatômicas são procedimentos cirúrgicos executados usando vias anatômicas não naturais. Podem ser realizadas em ramos do arco aórtico (envolvendo a irrigação cerebral e dos membros superiores) ou voltadas às extremidades inferiores.

O principal objetivo da revascularização extra-anatômica é simplificar um procedimento cirúrgico de grande porte, como é o caso da restauração aortofemoral. Assim, mais pacientes podem beneficiar-se desse nível de revascularização.

O desenvolvimento das derivações extra-anatômicas teve seu início na década de 1950, e sua popularização ocorreu nas décadas seguintes com a introdução das variadas técnicas de derivações extra-anatômicas. Vários trabalhos pioneiros serviram de inspiração às técnicas que persistem até a atualidade.[1-6]

Os critérios para indicação desses procedimentos são os mesmos atualmente adotados para as revascularizações clássicas: isquemia crítica (dor isquêmica de repouso ou lesão trófica) e claudicação incapacitante, cujo tratamento conservador não tenha ocasionado melhora do quadro. Por outro lado, os candidatos à revascularização por quaisquer dessas técnicas alternativas são pacientes com contraindicação aos procedimentos clássicos de revascularização e também com contraindicação ou limitação à realização de procedimentos endovasculares.

Do ponto de vista clínico, são considerados pacientes de alto risco para a revascularização clássica no segmento aortofemoral os indivíduos com:

- Cardiopatias graves: caracterizadas por angina instável, infarto agudo do miocárdio recente ou insuficiência cardíaca congestiva descompensada
- Insuficiência respiratória importante: manifestada por dispneia em repouso ou pacientes dependentes de oxigênio
- Insuficiência renal crônica
- Doença maligna de qualquer localização com expectativa de vida limitada

- Idade avançada com comprometimento de sistemas orgânicos que os torne muito debilitados
- Ascite
- Obesidade mórbida.

As causas locais que determinam a realização desses procedimentos são muito variadas e frequentemente específicas para cada tipo de cirurgia. A infecção do enxerto ou locorregional é situação comum e, desde a introdução desses métodos, é a responsável pela maior quantidade de indicações de derivações extra-anatômicas, particularmente nos casos em que há infecção com fístula aortoentérica.[7]

Os procedimentos endovasculares do segmento aortoilíaco não apresentam as mesmas restrições clínicas e anatômicas dos métodos clássicos, sendo uma ótima indicação para pacientes em estado grave, com múltiplas comorbidades e portadores de feridas operatórias conflagradas.[8,9-17] A terapia endovascular tem proporcionado excelentes resultados em relação à perviedade e desfechos clínicos com baixos índices de complicações. Nas grandes séries, o sucesso técnico é de 86 a 100% com taxa de melhora dos sintomas de 83 a 100%. A taxa de perviedade da angioplastia com implante de *stent* seletivo é de 80 a 98% em 5 anos e de 85% em 10 anos, com morbidade de 5 a 10% e mortalidade de 1,2 a 6,7%.[8,9,14,17-21]

DERIVAÇÃO FEMOROFEMORAL CRUZADA

Esse tipo de derivação foi descrito por Vetto, em 1962, para tratamento de pacientes com obstrução unilateral de artéria ilíaca e com limitações clínicas ao procedimento convencional.[22]

Indicações

Impossibilidade de realizar a revascularização anatômica ou procedimento endovascular associada a:

- Oclusão unilateral de artéria ilíaca comum e/ou externa
- Trombose de ramo de enxerto aortofemoral prévio.

As indicações menos frequentes da derivação femorofemoral cruzada ou iliacofemoral cruzada são: manutenção da perfusão dos membros inferiores durante o uso de balão intra-aórtico e/ou oxigenação por membrana extracorpórea,[23] ponte cruzada para perfusão do membro inferior durante a cirurgia do aneurisma da aorta toracoabdominal,[24] utilização em conjunto com procedimentos endovasculares nas cirurgias híbridas (p. ex., correção endovascular de aneurismas de aorta abdominal e aortoilíaco, quando realizado o implante de endoprótese aortomonoilíaca).[25]

Técnica

Esse procedimento é efetivo se a artéria doadora for isenta de lesão obstrutiva, embora pequenas estenoses com pouca ou nenhuma repercussão hemodinâmica não contraindiquem a cirurgia.

O exame físico convencional, com verificação da amplitude do pulso e da existência de sopro, deve ser realizado em repouso e após exercício. As medidas dos índices pressóricos por ultrassonografia (USG) com Doppler são importantes.[26] O estudo de imagem é necessário na vigência de estenoses na artéria doadora ou receptora. A medida do gradiente de pressão pré e pós-estenose pode auxiliar na avaliação da gravidade dessa condição.[27-29] Nesses casos, a artéria doadora somente será mantida se for previamente submetida à angioplastia ou a procedimento de endarterectomia. O leito distal, em ambas as extremidades, deve ser estudado em toda a sua extensão. O tipo de anestesia pode ser geral ou local, com boa aceitação pelo paciente.

Ambas as artérias femorais são abordadas da forma convencional. O túnel é suprapúbico, no subcutâneo, sendo feito com manobra digital.

O material utilizado, em geral, é o tubo de Dacron® de 8 mm ou de politetrafluoretileno (PTFE) de 6 a 8 mm (liso ou anelado), podendo também ser utilizada a veia safena magna, particularmente nos casos com suspeita de infecção.

No lado doador, a anastomose deve ser feita na artéria femoral comum. No lado receptor, deve-se dar preferência à artéria femoral comum ou à profunda (Figura 96.1).

Em algumas situações, realiza-se a anastomose do lado doador na artéria ilíaca externa, por meio de uma incisão imediatamente acima do ligamento inguinal paralela ao mesmo (Figuras 96.2 e 96.3). Nesses casos, o formato da derivação seria de um "S" alongado (Figura 96.4).[30-32] Uma vantagem em relação ao método convencional é evitar a dissecção na região inguinal que está mais sujeita à infecção.

Partindo desse mesmo princípio, quando a lesão obstrutiva se restringir à artéria ilíaca comum, o enxerto pode estender-se de uma artéria ilíaca externa à outra, poupando, dessa maneira, ambas as regiões inguinais, que poderão ser utilizadas futuramente.

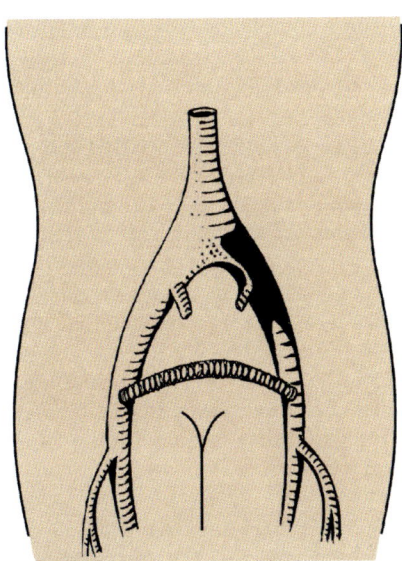

FIGURA 96.1 Derivação femorofemoral cruzada.

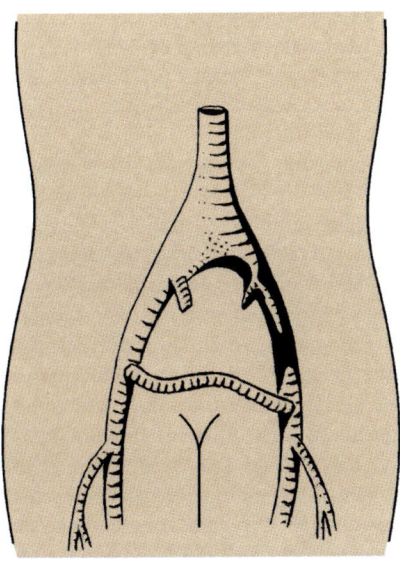

FIGURA 96.2 Derivação iliacofemoral cruzada.

Resultados

De maneira geral, as complicações são as mesmas de qualquer procedimento de revascularização: obstruções precoces, hemorragias, pseudoaneurismas, seromas ou infecções.

Complicações específicas desse tipo de procedimento estariam relacionadas com a "síndrome do roubo de fluxo", causando comprometimento da irrigação da extremidade doadora. Essa situação adversa ocorre somente em duas condições: em vigência de estenose não detectada da artéria ilíaca comum ou externa do lado doador e em virtude de doença arterial distal no membro doador.[30,31,33]

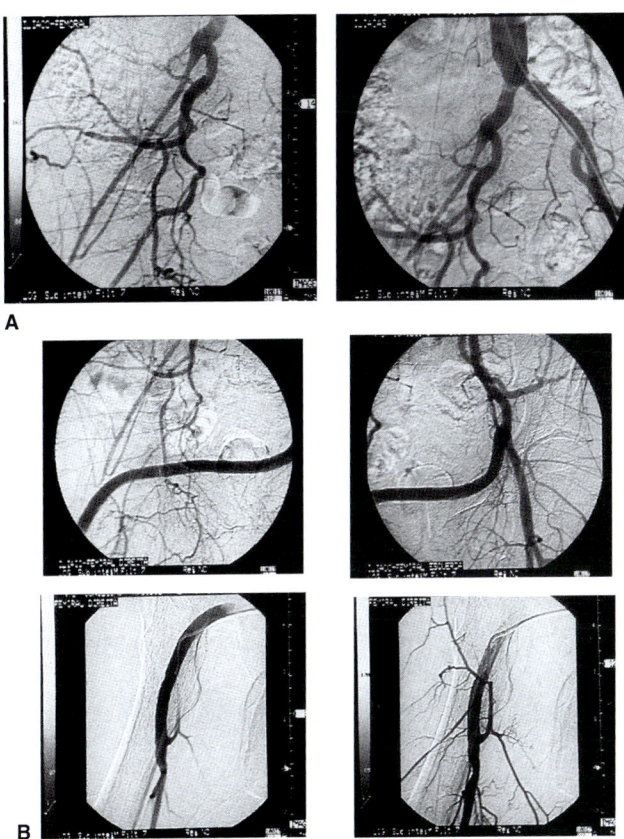

FIGURA 96.3 A. Angiografia por cateterismo mostrando obstrução da artéria ilíaca externa direita. **B.** Angiografia por cateterismo para controle pós-operatório mostrando derivação iliacofemoral profunda cruzada com prótese de Dacron® de 8 mm.

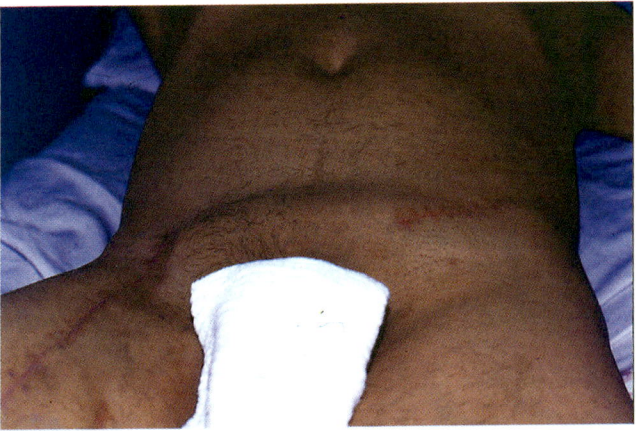

FIGURA 96.4 Aspecto externo da derivação iliacofemoral cruzada no paciente da Figura 96.3.

Em relação ao tipo de enxerto a ser utilizado, o estudo de Johnson e Lee[34] demonstrou resultados semelhantes, em termos de perviedade, entre os enxertos de Dacron® e PTFE nas revascularizações femorofemorais cruzadas.

A mortalidade variou entre 0 e 6,6% nas séries consultadas, sendo considerada alta, visto que o procedimento é simples, porém essa taxa pode ser adequada se for ponderado o risco clínico desses pacientes.[29,30,35-43]

Ao fim de 5 anos, a perviedade primária acumulada oscila entre 49 e 89%.[35-41,43-49]

DERIVAÇÃO FEMOROPOPLÍTEA CRUZADA

A ponte femoropoplítea cruzada surgiu a partir do modelo de McCaughan e Kahn como uma técnica alternativa para casos selecionados.[4]

Indicações

As indicações são para pacientes de alto risco cirúrgico com dor isquêmica de repouso ou lesão trófica, e casos em que a artéria femoral do mesmo lado da lesão não pode ser usada como doadora devido a doença avançada ou infecção; esses casos são mais beneficiados com esse tipo de procedimento do que com a derivação axilopoplítea.[27]

Técnica

Sob anestesia geral superficial ou local, realiza-se a abordagem da artéria femoral doadora e cria-se um túnel no subcutâneo, na região suprapúbica. No membro receptor, é feita a dissecção da artéria poplítea acima ou abaixo do joelho, conforme as possibilidades. O material empregado para esse tipo de procedimento é a veia safena magna ou sintético (Dacron® 8 mm ou PTFE 6 a 8 mm liso ou anelado, sendo esse último preferido na ausência de veia safena de bom calibre). O procedimento não difere do descrito anteriormente, seguindo os mesmos cuidados com a artéria doadora.

Nos pacientes do sexo masculino em que a infecção seja extensa na região inguinal, pode-se cruzar o enxerto pelo períneo, tangencial à implantação da bolsa escrotal, conforme proposto por Trimble et al.,[50] em 1972, e corroborado por outros autores.[30,33]

Resultados

Os resultados revelaram perviedade acumulada em 5 anos de 52%, com taxa de salvamento de membro de 68%, nos 28 casos tratados por Ascer e Veith com essa técnica.[27] As complicações foram pequenas, mas a realização de tais procedimentos é indicada em casos selecionados.

DERIVAÇÕES AXILOFEMORAL E AXILOBIFEMORAL

Em 1963, surgiu a derivação axilofemoral unilateral com a prótese acomodada no subcutâneo.[51,52] Cerca de 3 anos depois realizou-se a primeira derivação axilobifemoral, também com prótese por via subcutânea.

Indicações

Pacientes considerados de alto risco para a cirurgia clássica e aqueles em que os procedimentos endovasculares falharam ou oferecem baixa probabilidade de sucesso a longo prazo.

Existem condições locais que impedem a revascularização clássica, entre as quais é importante destacar:

- Prótese aortoilíaca infectada com a necessidade de sua remoção parcial ou total
- Fístula aortoduodenal resultante de pseudoaneurisma na anastomose aórtica
- Cirurgias abdominais múltiplas prévias que tornam difícil um novo acesso cirúrgico à aorta
- Colostomia ou ileostomia com grande risco de infecção
- Tumor abdominal maligno e inoperável
- Irradiação pélvica ou abdominal prévia com alteração da anatomia devido à fibrose ou dificuldade de acesso aos vasos
- Aneurisma micótico da aorta abdominal sem condições de reconstrução direta.

Técnica

A avaliação da artéria doadora consiste na palpação dos pulsos subclávios, axilares e distais dos membros superiores, seguida da ausculta dos mesmos à procura de eventuais sopros. A medida de pressão arterial em ambos os membros superiores é obrigatória.

Medidas pressóricas feitas com auxílio do Doppler também são indicadas como complementação. Posteriormente, quando houver dúvidas em relação à artéria doadora, pode ser realizado estudo por meio de ecografia com Doppler colorido, angiotomografia ou angiografia.

Estenose na artéria doadora pode determinar trombose precoce do enxerto. Estudos revelaram que 25% dos pacientes apresentaram estenose maior que 50% na artéria doadora,[54,55] e o exame físico convencional, por meio da medida da pressão arterial em ambos os membros superiores, somente sugeriu a estenose em 25% das artérias envolvidas. Por essa razão, os autores recomendaram exame de imagem de rotina na avaliação pré-operatória dos pacientes candidatos a esse tipo de procedimento.[55]

Do ponto de vista técnico, mesmo com ausência de lesão mais grave em um dos membros, vários autores têm recomendado a realização da derivação para as duas artérias femorais em função do melhor deságue e, consequentemente, com maior taxa de perviedade.[48,56-61]

A escolha da artéria doadora, nos casos de derivação unilateral, deve recair sobre a artéria axilar homolateral, embora a escolha do lado oposto não contraindique a cirurgia.[27] Quando o procedimento é axilobifemoral, deve-se escolher a artéria doadora que não apresentar lesão estenosante, além de se observar a artéria do lado em que os sintomas são mais importantes. No caso de haver igualdade, opta-se pelo lado direito, porque nesse o envolvimento arterial por doença estenosante significativa é 25% menos comum do que no lado esquerdo.[55,62-64]

O material empregado nessas longas derivações costuma ser o tubo de Dacron® de 8 mm ou PTFE de 6 a 8 mm (liso ou anelado), havendo equivalência entre os resultados tardios.[34,65-67] O enxerto de Dacron® recoberto com rifampicina não demonstrou melhores resultados em relação à incidência de infecção.[68]

A anestesia geral superficial, mesmo em pacientes de alto risco, é bem tolerada e não provoca maiores problemas. Ainda assim, em casos mais graves, a anestesia local é uma alternativa.

O paciente é posicionado em decúbito dorsal horizontal com o membro superior do lado doador em posição de 90° em relação ao seu corpo.

A incisão para abordagem da artéria axilar é realizada em região infraclavicular, a 2 cm da clavícula, com extensão de 6 a 8 cm. As fibras do músculo peitoral maior são divulsionadas, e o músculo peitoral menor é seccionado junto a sua inserção no processo coracoide.

Essa manobra é muito importante, pois, além de facilitar a mobilização da artéria, evita a compressão extrínseca posteriormente. O túnel por onde passará a prótese é subcutâneo e pode ser criado com o auxílio de duas a três incisões transversais sobre a projeção da linha axilar medial ou, de modo mais prático e com menor chance de infecção, com utilização de tunelizador próprio. Após a passagem da prótese até a região inguinal, o tunelizador é retirado por essa incisão. A abordagem da região inguinal é feita de maneira convencional, em ambos os lados para as derivações axilobifemorais. Nessa última eventualidade, outro túnel deve ser criado, partindo da altura da espinha ilíaca anterossuperior[66] ou a partir da prótese após sua anastomose na região inguinal contralateral.[27,30,41,69]

A anastomose proximal deve ser realizada na face anteroinferior da artéria axilar e com discreto bisel proximal para evitar obstrução mecânica quando houver elevação do membro superior correspondente (Figuras 96.5 e 96.6).[27]

A anastomose distal será realizada, preferencialmente, na artéria femoral comum ou na profunda, quando aquela estiver envolvida em processo aterosclerótico.

Resultados

Nessa cirurgia, intercorrências e complicações normalmente são as mesmas verificadas nos demais casos de revascularização. Por se tratar de um procedimento no qual a prótese é mais longa, os resultados são menos satisfatórios do que nos enxertos femorofemorais cruzados. O roubo de fluxo no membro superior é menos frequente, mas pode ocorrer. Complicações próprias com o procedimento são relatadas e existe a possibilidade de compressão extrínseca, já que o enxerto está situado na camada subcutânea em toda a sua extensão, portanto, recomenda-se a esses pacientes que não usem cintos e não se deitem sobre a prótese. Para melhor entendimento, as complicações são mostradas na Figura 96.7, em esquema didático adaptado de O'Mara et al.[70]

A trombose precoce do enxerto pode decorrer de estenose proximal da artéria subclávia não identificada ou de estenose de artéria femoral profunda não constatada ou corrigida.

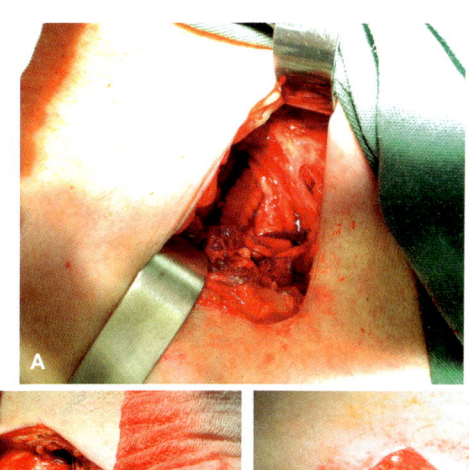

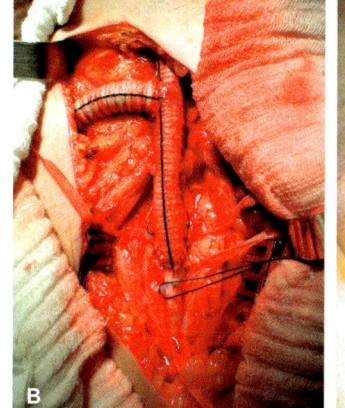
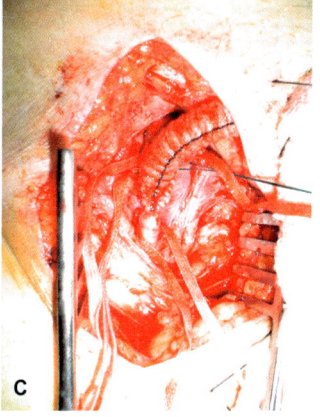

FIGURA 96.6 Aspectos cirúrgicos da derivação axilobifemoral. **A.** Anastomose da prótese de Dacron® de 8 mm na artéria axilar esquerda. **B.** Anastomose na artéria femoral comum esquerda com ramo para a direita. **C.** Anastomose na artéria femoral comum direita.

A coleção hemática periprotética pode ocorrer e a sua infecção será uma consequência clínica de difícil controle (Figura 96.8).

A tração exagerada da prótese pode determinar abaixamento da artéria axilar doadora. A torção parcial do enxerto ao longo do seu eixo longitudinal pode ocasionar diminuição do fluxo sanguíneo.

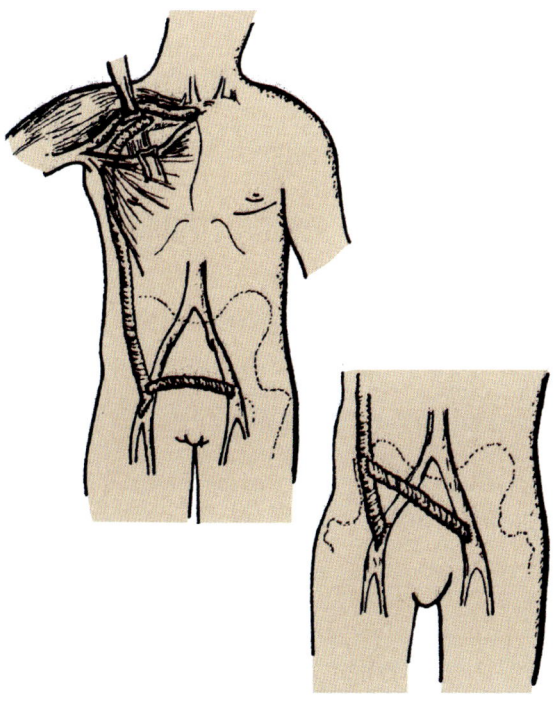

FIGURA 96.5 Derivação axilobifemoral.

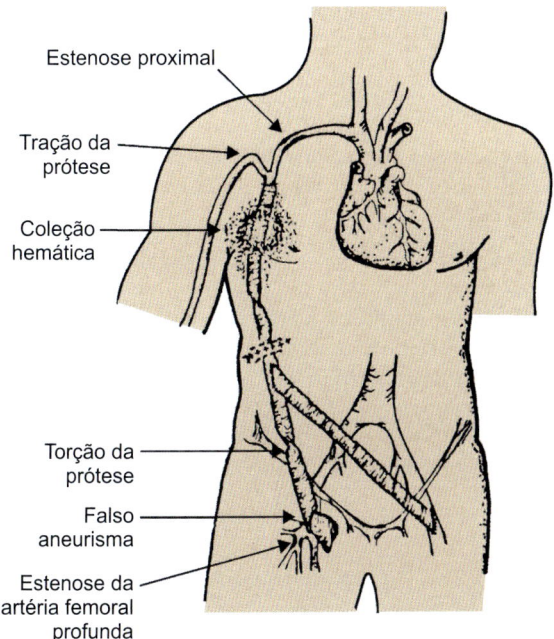

Estenose proximal

Tração da prótese

Coleção hemática

Torção da prótese

Falso aneurisma

Estenose da artéria femoral profunda

FIGURA 96.7 Esquema gráfico das complicações das derivações axilofemorais. (Adaptada de O'Mara et al.[70])

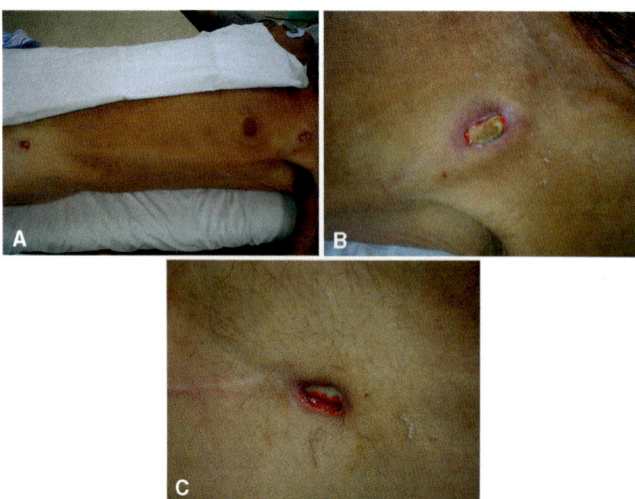

FIGURA 96.8 A. Aspecto da infecção em derivação axilofemoral esquerda. **B.** Detalhe da infecção na região axilar esquerda. **C.** Detalhe da infecção na região inguinal esquerda com exposição da prótese.

A mortalidade varia entre 2 e 10%, e geralmente está relacionada com a doença clínica de base.[27,30,38,41,58,59,61,65,69,71-74]

Os resultados tardios mostraram perviedade acumulada em 5 anos, que oscilou entre 30 e 85,5% nas derivações axilofemorais[38,59,61,69,72,75] e entre 33 e 81,8% nas axilobifemorais.[38,41,49,59,61,72,74] A taxa de salvamento do membro em 5 anos foi de 77,8%.[76]

As derivações axilofemorais ou axilobifemorais são indicadas para reconstrução do segmento aortoiliacofemoral no tratamento das infecções de prótese vascular sintética.[61,76] Complicações ocorrem em até 33% dos casos, com taxas de amputação que oscilam em torno de 7,6% e taxa percentual de mortalidade que varia de 14,8 a 27%.[75,77-82] Alternativamente, podem ser realizadas revascularizações *in situ* no tratamento das infecções de próteses aórticas com bons resultados.[82,83]

DERIVAÇÃO AXILOPOPLÍTEA

Esse tipo de derivação é uma variante da axilofemoral e foi introduzida por Smith et al., em 1977, no tratamento de prótese infectada aortofemoral.[84]

Indicações

Suas indicações são bem definidas e restritas aos pacientes portadores de isquemia crítica.[27] Por outro lado, as características dos pacientes costumam ser:

- Doença obstrutiva grave na artéria femoral comum, superficial e profunda
- Falha na cirurgia prévia (aortofemoral ou axilofemoral), de modo que a artéria femoral profunda não apresente condições para a revascularização
- Infecção na região inguinal naqueles pacientes com limitações clínicas à realização de derivação pelo forame obturador
- Múltiplos procedimentos prévios na região inguinal

Técnica

O procedimento, do ponto de vista anestésico, segue as mesmas recomendações dos anteriores.

Quanto à escolha da prótese, somente se emprega o PTFE de 6 mm (liso ou anelado) nos casos em que há necessidade de cruzar a linha interarticular do joelho.

A principal diferença em relação ao procedimento descrito anteriormente para derivação axilofemoral está na confecção do túnel subcutâneo que, em alguns casos, na região infraumbilical tem orientação externa à espinha ilíaca anterossuperior, alcançando a coxa em uma situação lateral à região inguinal, sede do maior obstáculo à revascularização. Na coxa, o túnel segue sob o músculo sartório. Se houver múltiplos procedimentos prévios nessa região, dificultando o acesso à artéria poplítea ou existir infecção, a abordagem arterial de escolha deve ser a via lateral, tanto acima quanto abaixo do joelho, conforme propuseram Veith et al.,[85] em 1987.

Resultados

A maior experiência com esse tipo de procedimento pertence a Ascer et al.[54] que, revisando seus 55 casos operados em 12 anos, verificaram uma mortalidade de 8% e perviedade acumulada em 1 e 5 anos de 58 e 40%, respectivamente, com taxas de salvamento de membro de 83 e 58%, respectivamente, para os mesmos. Resultados tardios semelhantes foram relatados por Keller et al.[86]

DERIVAÇÕES PELO FORAME OBTURADOR

Shaw e Baue, em 1962, foram os pioneiros com essa técnica no manejo de prótese infectada na região inguinal.[87]

Indicações

Geralmente, essa técnica é indicada quando há dificuldade de acesso à região inguinal. É preciso que haja aorta ou artéria ilíaca pérvia (homo ou contralateral). Indica-se o procedimento somente com a intenção de salvar o membro[88] nas seguintes situações:

- Infecção na região inguinal: é a causa mais comum desse tipo de cirurgia, podendo ocorrer em prótese prévia aortofemoral ou femoropoplítea, ser consequente a trauma com exposição dos vasos femorais, apresentar linfadenite supurativa na região que necessite de revascularização ou em vigência de pseudoaneurisma séptico pós-canulação ou cateterização de artéria femoral
- Aneurisma micótico de artéria femoral ou arterite bacteriana no mesmo vaso
- Necrose tecidual na região inguinal com dano vascular provocado por irradiação e perda de pele que inviabilize o fechamento de ferida operatória
- Neoplasia na região inguinal, exigindo ressecção em bloco que inclua os vasos femorais ou carcinoma com ulceração que envolva esses mesmos vasos
- Reconstrução vascular complexa na região inguinal onde a dissecção seria arriscada.

Técnica

Nesse tipo de cirurgia, a anestesia local torna-se inviável, tendo em vista a necessidade de abordagem da aorta abdominal ou da artéria ilíaca, em geral por via retroperitoneal.

O material empregado na revascularização pode ser a veia safena magna, particularmente nos casos em que houver infecção importante na região inguinal.

As próteses mais utilizadas são as de Dacron® ou de PTFE de 6 a 8 mm, já que a disposição do enxerto, mesmo quando o paciente estiver sentado, não apresenta flexão.[89]

A artéria doadora (aorta, ilíaca comum ou externa) é abordada por via extra ou transperitoneal de forma convencional.[88,89]

O forame obturador é identificado posteriormente ao ramo púbico superior com o paciente em decúbito dorsal horizontal, ligeira flexão do joelho e rotação da coxa lateralmente. É importante a identificação do feixe vasculonervoso obturador que atravessa o forame na posição laterossuperior. A artéria obturadora é ramo da artéria ilíaca interna e deve ser acompanhada em seu trajeto para que haja adequada identificação do forame.

A incisão na coxa é posteromedial, fora da área inguinal, e a exposição do músculo adutor longo é facilitada. Este é afastado lateralmente, nesse plano, no sentido cranial, por dissecção romba; alcança-se o músculo obturador externo, revestimento inferior do forame.

Internamente, o forame é revestido pelo músculo obturador interno, e o túnel deve passar por sua porção anteromedial, havendo necessidade de se realizar uma pequena incisão na membrana obturadora, e posteriormente introduzir o tunelizador ou pinça de anel para se chegar à coxa. Nesse nível, a artéria femoral superior é alcançada, de acordo com a porção que se desejar, abrindo o canal dos adutores, ou mais abaixo, no nível da artéria poplítea, acima do joelho (Figura 96.9).

Quando a derivação via forame obturador não puder ser realizada, a alternativa é de revascularização por meio da asa do ilíaco, com bons resultados relatados.[90]

Resultados

Complicações inerentes ao procedimento são observadas, embora não sejam tão frequentes. A lesão da veia obturadora é de difícil controle, e problemas com a passagem do enxerto podem ser evitados com o uso do tunelizador.[88] Perfuração de bexiga durante a confecção do túnel tem sido referida, podendo ser evitada com o afastamento parcial da mesma.[91]

Em uma revisão de 79 casos, publicada em 1981 por van Det e Brands,[92] a taxa de perviedade acumulada foi igual a 68%. Por outro lado, em publicação mais atualizada, Sautner et al.[93] reuniram 159 casos em que o percentual de perviedade acumulado em 5 anos foi igual a 60%. Para outros autores, essa perviedade pode variar

entre 66 e 89%.[94,95] Na série mais recente, Patel et al.[96] observaram mortalidade de 17%, taxa de complicação pós-operatória de 25% e índices de perviedade e sobrevida de 80 e 60%, respectivamente, em 3 anos (Figura 96.10).[96]

VIAS EXTRA-ANATÔMICAS DE EXCEÇÃO

A reconstrução arterial por via extra-anatômica, em si, já constitui uma técnica alternativa especial. Há, no entanto, algumas situações em que ela não pode ser usada.

Às vezes, as artérias axilares não podem ser as doadoras por constituírem sede de estenoses importantes ou de oclusões arteriais. Outras vezes, a porção aórtica abdominal está contaminada ou já foi sítio de vários procedimentos, sendo justificado que se evite o acesso a ela. Serão relatadas sumariamente outras possibilidades de restauração vascular denominadas extra-anatômicas de exceção.

A derivação de aorta ascendente (aorta abdominal ou artéria femoral) é indicada para tratamento de uma coarctação da porção toracoabdominal da aorta. O acesso direto por meio de toracofrenolaparotomia seguramente se constituiria em procedimento cirúrgico maior, pela extensão da incisão e pela perda sanguínea maior por causa da rica circulação colateral encontrada; já o acesso por meio de esternotomia, seguida de laparotomia, torna possível a execução da cirurgia com perda sanguínea menor. O implante proximal é realizado na face anterior da aorta ascendente. A passagem do enxerto de Dacron® ou de PTFE ocorre por orifício confeccionado no diafragma, e o implante distal é executado na face anterior da aorta abdominal, acima ou abaixo dos vasos renais, dependendo da extensão do processo oclusivo na coarctação toracoabdominal. Outras indicações dessa derivação podem ser a infecção de prótese torácica implantada por via convencional, complicações do tratamento com endopróteses, tratamento de aneurismas da aorta torácica, ruptura traumática da aorta torácica e dissecções da aorta. Para os pacientes com lesão aterosclerótica difusa na porção proximal ou com abdome "hostil" devido a múltiplos acessos e/ou mesmo infecção, poderá ser usada a mesma abordagem inicial na aorta ascendente. O enxerto, no entanto, será levado à região femoral para a anastomose distal, passando pela parede abdominal, na face posterior do músculo reto do abdome, em posição extraperitoneal. A anastomose distal será realizada no lado em que a isquemia for mais significativa. O lado contralateral será revascularizado com o implante de um enxerto femorofemoral cruzado. Embora essa técnica já venha sendo descrita desde 1968, por Schumacker et al.,[97] e por Frantz et al.,[98] em 1974, raramente é usada e, assim mesmo, em situações muito especiais.

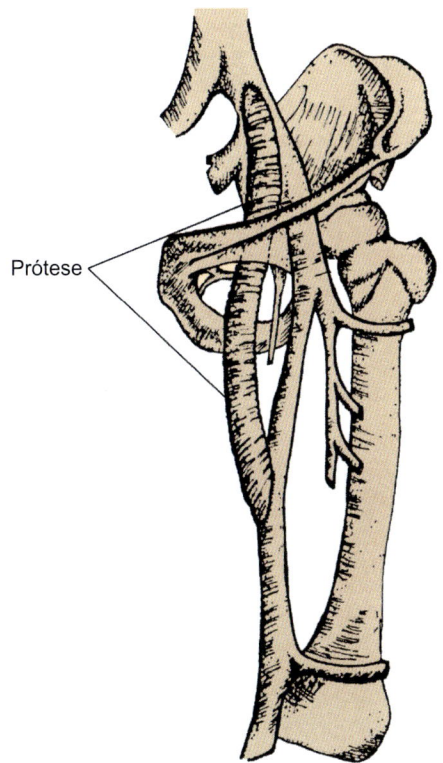

Prótese

FIGURA 96.9 Derivação iliacofemoral via forame obturador.

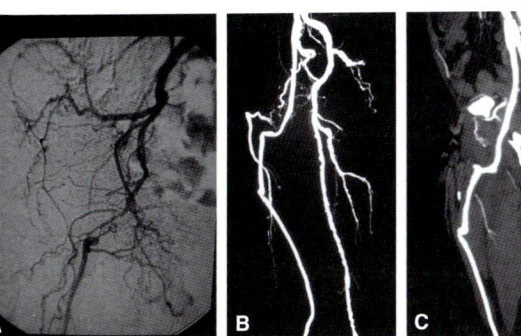

FIGURA 96.10 A. Arteriografia pré-operatória de paciente com indicação de derivação via forame obturador devido à infecção em região inguinal. Angiotomografia de controle pós-operatório mostrando o resultado da derivação iliacofemoral realizada há 9 anos. **B.** Reconstrução (anteroposterior). **C.** Detalhe da passagem da derivação pelo forame obturador.

Para alguns pacientes com associação de grave e extensa doença da aorta abdominal e coronariopatia grave, com indicação de revascularização coronariana, Baird e Oates[99] realizaram a cirurgia híbrida (17 pacientes): revascularização coronariana e revascularização de membros inferiores, com anastomose proximal na aorta ascendente.

Para outras situações com grave envolvimento da aorta abdominal infrarrenal, a revascularização poderá ser realizada a partir da porção supracelíaca da aorta abdominal ou da aorta torácica descendente, como foi proposto por Blaisdell et al.[5] A porção supracelíaca da aorta abdominal pode ser abordada por via retroperitoneal, obtendo-se um acesso favorável à porção distal da aorta torácica, com a liberação de um dos pilares do diafragma. Quando se desejar o acesso pelo sétimo espaço torácico, proposto por Blaisdell, o enxerto poderá ser trazido, pela via subcutânea, até a região femoral.

CONSIDERAÇÕES FINAIS

É importante considerar que, a despeito das cirurgias de derivações extra-anatômicas, especialmente as cruzadas femorofemorais ou iliacofemorais, e mesmo as derivações axilofemorais ou axilobifemorais, serem de simples execução, elas devem permanecer como alternativas, pois suas taxas de perviedade sempre serão inferiores aos procedimentos que seguem as vias anatômicas naturais. Por serem opções cirúrgicas, devem estar à disposição, pois existem casos em que a limitação de ordem clínica ou de natureza local torna difícil ou impede a revascularização clássica, bem como os procedimentos endovasculares. Além disso, as derivações extra-anatômicas devem ser indicadas apenas para pacientes com queixa de claudicação incapacitante comprovada ou portadores de isquemia crítica.

As referências bibliográficas deste capítulo se encontram no Ambiente de aprendizagem do GEN.

97

Doença Arterial Obstrutiva dos Membros Inferiores: Tratamento Cirúrgico das Lesões Infrainguinais

Arno von Ristow ■ Alberto Vescovi ■ Bernardo Massière ■ Daniel Leal

Resumo

A doença arterial obstrutiva dos membros inferiores (DAP) é uma das enfermidades mais frequentes na prática clínica de cirurgia vascular. A aterotrombose é sua etiologia mais comum. Sua prevalência é crescente em virtude do aumento da expectativa de vida. Seu diagnóstico evoluiu muito pela introdução dos métodos não invasivos e seu tratamento sofreu grande impacto com a implantação da técnica endovascular, atualmente a mais empregada. Apesar de ser muito usada, há situações em que a cirurgia direta é insubstituível. Neste capítulo, serão abordados os diferentes aspectos do diagnóstico e as indicações para tratamento aberto, vias de acesso e as diferentes metodologias existentes, com detalhamento técnico e resultados de cada abordagem. O cirurgião vascular é o único profissional com qualificação para assumir o tratamento completo dos portadores de enfermidades vasculares desse segmento e deve manter sua perícia tanto no tratamento endovascular como na cirurgia aberta, escolhendo a técnica mais adequada para seu paciente.

Palavras-chave: arteriopatias oclusivas; doenças vasculares periféricas; angiopatia diabética; tratamento cirúrgico; tratamento endovascular.

INTRODUÇÃO

A doença arterial periférica (DAP) dos membros inferiores é uma das enfermidades mais frequentemente encontradas na prática clínica do cirurgião vascular e angiologista. A obstrução da artéria femoral superficial ocorre em cerca da metade dos casos de distúrbios isquêmicos dos membros pélvicos. Embora essa oclusão seja inicialmente unilateral, em geral, ao fim de 4 anos, 75% dos pacientes desenvolvem oclusões bilaterais, às vezes simétricas. A circulação colateral nessa região é rapidamente comprometida pela progressão da doença, provocando elevada incidência de complicações.[1-6]

Embora a aterotrombose seja a doença responsável pelos sintomas isquêmicos em mais de 90% dos casos, outras doenças devem ser lembradas, como a tromboangiite obliterante, outras arterites, doença cística da adventícia, síndrome de aprisionamento da artéria poplítea e as sequelas de traumatismos. Essas enfermidades são abordadas em capítulos específicos nesta obra.

Na aterotrombose, doença multifocal, frequentemente há comprometimento concomitante de outros órgãos, sendo o coração, os rins e o cérebro os mais afetados. Idade avançada e afecções como hipertensão arterial sistêmica (HAS), coronariopatias, diabetes e doença pulmonar obstrutiva crônica, entre outras, são usuais e necessitam de avaliação global das condições do paciente para se decidir a conduta terapêutica mais adequada individualmente.

Ao cirurgião português João Cid dos Santos, deve-se a primeira revascularização infrainguinal para tratamento de isquemia crônica, com a introdução da tromboendarterectomia (TEA), em 1946.[7] Na mesma década, em 1949, o francês Jean Kunlin empregou, pela primeira vez, a veia safena invertida como ponte para transpassar uma obstrução extensa da artéria femoral superficial.[8] Até hoje, a veia safena interna é o melhor substituto arterial. Seguindo-se a esses trabalhos pioneiros, surgiram as próteses plásticas, introduzidas por Voorhees, em 1952, e os processos de endarterectomias extensas, desenvolvidos por DeBakey e Cooley, em 1954, e por Cannon, em 1955, e aperfeiçoados por Vollmar, em 1966.[9-11]

A evolução das próteses, com a introdução de diferentes materiais como o politetrafluoretileno expandido (PTFe) e várias tentativas de condutos biológicos, apesar de terem melhorado os resultados, ainda não são comparáveis às obtidas pelas veias autógenas. Tanto as veias dos membros inferiores como as dos superiores podem ser empregadas. A excelência dos resultados obtidos com as veias autógenas ainda foi aperfeiçoada com a introdução da técnica do seu uso *in situ*, por Hall, em 1960, e seu aprimoramento por Gruss, na Alemanha, Cartier, no Canadá, e Leather e Karmody, nos EUA.[12-14]

Apesar de ainda existirem controvérsias em relação às condutas a serem empregadas, atualmente com o aumento do arsenal terapêutico à disposição do cirurgião vascular, são cada vez mais raros os casos em que não é possível a realização de uma revascularização para o tratamento de isquemia grave dos membros inferiores.[2,3,14-24]

Em nosso meio, embora consideráveis progressos tenham sido obtidos, sobretudo com a disseminação do tratamento endovascular, ainda persistem problemas como o avançado grau da doença quando o paciente é encaminhado ao cirurgião vascular e a escassez de profissionais treinados, bem como de centros habilitados para realização dessas intervenções. Deve-se considerar a relação custo-benefício entre os procedimentos de revascularização, bastante onerosos e complexos, e o tratamento conservador; as mutilações, pelo alto impacto social e psicológico devem ser a última possibilidade.[5]

Os custos do tratamento de reabilitação e recuperação funcional dos pacientes amputados são elevados, e o grande temor deles é a eventual necessidade de auxílio permanente de enfermagem ou de seus familiares para a realização de suas necessidades básicas. Vários autores, entre os quais Raviolla e Veith, analisaram esse assunto e concluíram que os custos da revascularização, considerando o ponto de vista econômico, e não os aspectos psicossociais, são menores do que a sequência mutilação/reabilitação.[5,24] Das várias publicações que abordam a manutenção da qualidade de vida dos pacientes revascularizados, cita-se a de Pomposelli et al., que concluíram que, mesmo em indivíduos de mais de 80 anos, a revascularização preservaria a habilidade de deambular e viver dignamente em suas residências; publicações mais recentes transferiram esse benefício também aos pacientes tratados pelo método endovascular.[17]

Os últimos anos proporcionaram grandes transformações no tratamento da isquemia dos membros inferiores. O impacto da tendência em realizar procedimentos endovasculares para o tratamento da isquemia também se estendeu de modo contundente ao segmento infrainguinal. Os sintomas da claudicação intermitente podem ser suprimidos na maioria dos casos por um singelo procedimento percutâneo. Os pacientes que apresentam isquemia crítica, que anteriormente só podiam ser tratados por extensas revascularizações, atualmente podem ser beneficiados por técnicas endoluminares menos agressivas ou por procedimentos híbridos, combinando as cirurgias direta e endovascular. Recomenda-se o estudo individualizado de cada paciente, e a melhor opção terapêutica aplicável, após criteriosa avaliação das múltiplas variáveis envolvidas, favorecendo o tratamento que vise à manutenção de uma extremidade viável, apta à deambulação, com o menor risco e que ofereça ao indivíduo qualidade de vida satisfatória.[25,26]

INDICAÇÕES DO TRATAMENTO CIRÚRGICO

Considerações clínicas pré-operatórias

Atualmente, a maioria dos pacientes com doenças vasculares é tratado pelo método endovascular, apesar de ainda se realizar cirurgia aberta no segmento infrainguinal quando necessário.

Gerais

Os pacientes portadores de doença arterial obstrutiva aterosclerótica são frequentemente acometidos de outras doenças associadas e uma avaliação global de suas condições é fundamental para a decisão da conduta a ser empregada. Criteriosa história clínica e exame físico detalhado, além da avaliação laboratorial e radiológica de rotina, possibilitam detectar alterações patológicas que necessitam de controle e/ou tratamento para evitar o fracasso dos esforços terapêuticos.

As doenças associadas mais frequentes são a coronariopatia isquêmica, a HAS, o diabetes e as insuficiências renal, respiratória e vascular cerebral. Vários desafios terapêuticos somam-se nesse grupo de pacientes, entre eles a idade avançada, as múltiplas comorbidades, muitas vezes com doença arterial obstrutiva multifocal e deságue distal limitado, e com perda tecidual, frequentemente com infecção associada.

As doenças coexistentes devem ser diagnosticadas e tratadas antes da cirurgia, sempre que possível, promovendo a melhora das condições cardíacas, renais, respiratórias e metabólicas, antes da angiografia e da cirurgia. As angiografias, além dos riscos inerentes à técnica, apresentam riscos com o uso do contraste iodado (ver Capítulo 30).[25] Infecções devastadoras ou necroses rapidamente progressivas, no entanto, determinam a necessidade de intervenções de urgência, sem que o preparo ideal possa ser realizado em todos os casos.

Mais da metade dos portadores de isquemia grave infrainguinal tem diabetes. A cirurgia vascular já derrubou, há muito tempo, o conceito de que esses casos teriam um prognóstico pior para a revascularização do que a aterosclerose "pura". Os resultados das cirurgias de revascularização são semelhantes nos dois grupos, havendo, inclusive, publicações isoladas, como a de Taylor et al., em que os diabéticos apresentaram melhores resultados a longo prazo, confirmando a impressão de que a doença microvascular no pé não reduziria a perviedade das reconstruções arteriais nos diabéticos.[21] Wallaert et al., no entanto, discutiram esse assunto, concluindo que os diabéticos insulinodependentes teriam maior índice de complicações pós-operatórias.[26]

A DAP afeta, sobremaneira, os pacientes com insuficiência renal crônica (IRC) terminal, sobretudo se diabéticos e em diálise.[27] Nesse subgrupo de pacientes, os resultados das revascularizações permanecem precários, devendo reservar-se a cirurgia para casos de salvamento do membro.[28]

A infecção no pé, intercorrência comum, esteve presente em 71% dos nossos casos e deve ser tratada agressivamente, com antibioticoterapia específica para aeróbios e, ocasionalmente, para anaeróbios.[25] Amputações menores e desbridamentos podem ser realizados antes ou depois das revascularizações. Nas necroses menores, o desbridamento é realizado imediatamente após a revascularização e todo o tecido necrótico deve ser removido nessa ocasião. Se, todavia, o paciente apresentar quadro devastador de necroses infectadas, desbridamentos amplos e, ocasionalmente, até amputação imediata devem ser efetuados antes da revascularização. Há casos em que o segmento remanescente do pé possibilita uma recuperação funcional adequada, realizando-se, então, a restauração vascular o mais brevemente possível.[25,26]

Anestésicas

Há controvérsia sobre a técnica de anestesia ideal para as cirurgias de revascularização dos membros inferiores (ver Capítulo 45). Várias técnicas são descritas: raquianestesia, anestesia epidural, combinação da raquianestesia com a epidural e anestesia geral com diferentes anestésicos, com associação ou não de bloqueios regionais dos membros para analgesia. Estudos comparativos não conseguem determinar a superioridade de uma técnica em relação à frequência de complicações no pós-operatório, como isquemia miocárdica e infarto, atelectasias, pneumonia ou alteração na patência das revascularizações. O emprego de antiagregantes plaquetários tem ocasionado uma tendência maior de emprego da anestesia geral, em decorrência dos riscos de hematoma espinal subaracnóideo ou intrarraquidiano nos bloqueios lombares. A analgesia pós-operatória tem uma função importante, pois possibilita a deambulação precoce. A associação de bloqueios periféricos, como o do nervo femoral no peroperatório, contribui para a redução da necessidade de analgésicos opiáceos.

A estabilidade hemodinâmica durante todo o procedimento e no pós-operatório é fundamental para a manutenção do fluxo através dos condutos. Ocasionalmente, a extensa dissecção para a obtenção de enxertos e o tempo cirúrgico prolongado sob anticoagulação acarretam grande trauma cirúrgico e perda volêmica significativa, com consequente reação inflamatória sistêmica.

A necessidade de monitoramento hemodinâmico criterioso deve ser enfatizada, especialmente durante as primeiras 24 horas de pós-operatório, período em que são mais frequentes as complicações cardiovasculares. Em nossos pacientes, o monitoramento da pressão arterial sistêmica e invasiva venosa central é rotineiro. O débito cardíaco e a volemia devem ser mantidos estáveis, condições básicas para uma adequada perfusão através dos condutos recém-criados, que, com frequência, deságuam em áreas de elevada resistência vascular. A hipotensão arterial deve ser evitada ao máximo, sendo uma das mais comuns causas do fracasso de reconstruções tecnicamente perfeitas.

Vasculares

A aterosclerose obliterante é responsável por mais de 90% dos casos de isquemia crônica dos membros inferiores. Os conceitos e as técnicas de revascularização apresentados neste capítulo aplicam-se, com pequenas variações, a quase todas as outras doenças arteriais obstrutivas.

Existem mais duas, em especial para diabetes melito (DM) – WiFi e Glass –, para o estadiamento da doença em questão têm sido propostas recentemente, em adição à clássica de Fontaine (Quadro 97.1) e a proposta pela Sociedade Americana de Cirurgia Vascular (SVS), liderada por Rutherford (Quadro 97.2).[25,29] Essas classificações, além de WiFi e Glass, são tema de capítulo específico nesta obra, de modo que os casos aqui apresentados seguem as propostas de Fontaine e Rutherford, que, apesar de apresentar deficiências, têm a virtude da simplicidade e da fácil compreensão.

Em geral, indivíduos assintomáticos não devem receber tratamento cirúrgico ou endovascular, devendo ser submetidos à rigorosa modificação de hábitos de vida perniciosos, sobretudo o tabagismo, e a um controle efetivo dos fatores de risco de doença

QUADRO 97.1	Classificação de Fontaine para isquemia dos membros inferiores.
Estágio I	Assintomático
Estágio II	Claudicação intermitente: limitante; incapacitante
Estágio III	Dor isquêmica de repouso
Estágio IV	Lesões tróficas

QUADRO 97.2	Categorias clínicas da isquemia crônica para membros inferiores de acordo com *Reporting Standards Dealing with Lower Extremity Ischemia* (RSDLEI).		
Grau	Categoria	Dados clínicos	Dados laboratoriais
0	0	Assintomático	Lesão obstrutiva hemodinamicamente não significativa. Teste de esteira ou de isquemia induzida normal
I	1	Claudicação leve	Completa o teste de esteira; PT < 50 mmHg; após exercício > 25 mmHg abaixo da PB
	2	Claudicação moderada	Entre categorias 1 e 3
	3	Claudicação grave	Não completa o teste de esteira; PT < 50 mmHg após exercício
II	4	Dor isquêmica de repouso	PT < 40 mmHg/repouso; PAr < 30 mmHg
III	5	Necrose menor/úlcera isquêmica; gangrena focal com isquemia podal difusa	PT < 60 mmHg/repouso; PAr < 40 mmHg
	6	Necrose maior/aquém do nível transmetatarsiano; perda funcional irrecuperável	Idênticos aos da categoria 5

PAr: pressão no nível dos artelhos; PB: pressão braquial; PT: pressão do tornozelo. Teste de esteira padronizado em 5 minutos a 3,2 km/h e 12% de inclinação.

aterotrombótica. Entre os sintomáticos, poucos claudicantes melhoram espontaneamente, mas há uma tendência à estabilização por longos períodos. A piora progressiva ocorre em 25% dos casos, e a temida gangrena, em 5%. A isquemia agrava-se nos claudicantes com o envolvimento de outros segmentos arteriais, tanto proximais quanto distais à lesão inicial. O prognóstico *quod extremitatem* é tanto pior quanto mais distal a oclusão. Apesar dos grandes avanços obtidos, a cirurgia vascular ainda apresenta um percentual de complicações imediatas e tardias que, embora baixo, pode ser importante em casos individuais, de modo que a indicação de intervir em alguns casos deve ser criteriosamente ponderada, como a seguir:[3,25]

■ Estágio I (F) ou 0 (SVS): tratamento conservador que visa basicamente à eliminação dos fatores de risco. São exceção os portadores de aneurismas femorais, especialmente os poplíteos, que devem ser operados precocemente

■ Estágio II (F) ou I (SVS): na claudicação intermitente, o tratamento também é conservador, farmacológico, principalmente se os sintomas apenas limitarem a atividade do paciente. Além de incentivar os exercícios, sobretudo a caminhada, prescrevem-se agentes antiagregantes plaquetários e cilostazol. Fármacos hipolipemiantes e hipotensores são empregados, se necessário. Devemos lembrar que a hipotensão deve ser evitada e que muitos pacientes claudicam menos se as pressões sistêmicas forem mantidas em nível mais elevado, o que melhora a perfusão periférica. O bom senso dos médicos responsáveis deve balancear essa conduta. Nos casos em que o tratamento clínico falhar e os sintomas impedirem a realização das atividades habituais, a revascularização poderá ser alternativa/indicação, se for possível a realização de procedimento de baixo risco imediato e de bom resultado a longo prazo. A maioria dos pacientes nesse estágio, se indicada intervenção, pode ser tratada pelo método endovascular

■ Estágios III e IV (F) ou II e III (RSDLEI): nessas fases avançadas da doença, a revascularização deve ser indicada para todos os pacientes cuja lesão é anatomicamente reparável e o membro afetado possa recuperar a sua funcionalidade. Nessa situação, riscos elevados podem ser aceitos, pois a alternativa será a amputação na maioria dos casos. Existem, todavia, pacientes nesses estágios em que a opção pelo tratamento conservador se justifica, como: indivíduos muito idosos, de risco cirúrgico proibitivo, tanto local quanto sistêmico, com lesões tróficas limitadas, sem infecção importante e que não estejam apresentando progressão. A eliminação das necroses na linha de demarcação seria a única conduta a seguir

■ No estágio III-6 da Classificação da SVS, a amputação primária impõe-se como a conduta adequada.

O objetivo primordial da revascularização nos estágios avançados de isquemia é manter o paciente o maior tempo possível independente. Vários trabalhos têm demonstrado a vantagem dessa filosofia, sobretudo no tratamento dos idosos.[2,3,16,18,22,25-32]

Avaliação laboratorial não invasiva

Todos os pacientes com sintomas isquêmicos dos membros inferiores devem ser inicialmente avaliados pela fluxometria ultrassônica (Doppler contínuo), com determinação dos índices pressóricos segmentares e do índice tornozelo-braço, de preferência com registro gráfico das curvas de velocidade de fluxo (ver Capítulo 23). Naqueles com indicações clínicas de revascularização, a detecção de artérias pérvias na periferia é de fundamental importância para o planejamento cirúrgico e guia importante para o estudo angiográfico.[33-38]

Índices baixos são esperados nos pacientes com isquemia grave, geralmente com menos de 0,35 e com valores absolutos abaixo de 40 mmHg, nível pressórico mínimo para manter a viabilidade tecidual do pé. São exceções os casos de embolização periférica (síndrome do artelho azul), em que tanto os pulsos como as pressões podem estar normais, bem como os pacientes que apresentem calcificações da camada média arterial, nos quais índices anormalmente altos podem ser encontrados. Nesses casos, entretanto, as curvas de velocidade de fluxo denunciarão a anormalidade.

As pressões distais e os índices pressóricos correlacionam-se adequadamente com o grau de isquemia na maioria dos casos e podem servir como fatores adicionais de predição do sucesso na cicatrização de lesões tróficas após cirurgias indiretas, como a simpatectomia, atualmente em desuso. O conceito de que as revascularizações não teriam resultado nos pacientes com índices baixos, conforme publicado por Yao há anos, não tem mais fundamento, com a possibilidade de revascularização dos pequenos vasos infrapatelares que levam sangue arterial pulsátil diretamente à área isquêmica.[14,19,35] Seu valor permanece, quando se revasculariza uma artéria doadora de circulação colateral, como a femoral profunda ou uma poplítea cega, em que o resultado dependerá da existência de uma rede colateral competente.

Avaliação diagnóstica por imagem

No planejamento da revascularização de um paciente portador de isquemia crônica dos membros inferiores, análise de imagem adequada e precisa é fundamental. Uma mudança radical ocorreu nos últimos anos em relação aos estudos da árvore circulatória por imagens.

A *radiografia simples* dos pés fornece informações importantes de pacientes com isquemia associada à infecção. Estes geralmente são diabéticos, e à deficiência circulatória, associa-se, com frequência, neuropatia. Com esse exame simples, detectam-se áreas de osteomielite, osteoporose, calcificações vasculares e eventual presença de gás. Esta pode decorrer de gangrena gasosa, mas, na maioria das vezes, é causada por germes gram-negativos produtores de gás e que não apresentam a virulência dos *Clostridia*.

Estudos das estruturas não vasculares, sobretudo dos pés, são magnificamente demonstrados pela *ressonância magnética* (RM), a qual detecta abscessos profundos, lesões por osteomielite, envolvimento de tendões e também infartos ósseos, muito frequentes nos diabéticos. A RM é igualmente útil para confirmar osteomielite.[39]

Dos exames que evidenciam a árvore circulatória, o ecodoppler colorido (EDC) tem sido o exame de maior aplicação na avaliação da circulação arterial dos membros inferiores, analisando de forma qualitativa as dimensões do processo obstrutivo, morfologia e estrutura das placas, e o seu grau de instabilidade (ver Capítulo 28), mensura o calibre dos vasos e quantifica seu fluxo. Massariol et al. introduziram o conceito de angioecografia, por meio da qual se visualizavam todas as artérias do membro afetado com EDC e se montavam as imagens à semelhança de arteriografia radiológica, amplamente empregada atualmente sob a denominação de *mapeamento da árvore circulatória arterial*.[35] Coelho e Morais Filho padronizaram bem o exame dos membros inferiores isquêmicos, e a leitura de suas publicações é importante.[37,38] A *angiorressonância magnética* (ARM) tem a grande vantagem de fornecer imagens completas das artérias dos membros sem uso de contraste iodado. Infelizmente, a ARM é um exame que demanda longo tempo em imobilidade para a obtenção de imagens de qualidade o que reduz sua praticidade nesse cenário, mas associada a um estudo detalhado de EDC colorido, torna possível o planejamento adequado da maioria dos casos. A *angiotomografia* dispõe de tomógrafos de múltiplos detectores (ATC-md), que possibilitam detalhar grande parte da árvore arterial, e é realizada em poucos segundos, mas nem sempre identifica com detalhe e precisão os pequenos vasos tibiais.[40] Estudos da aorta abdominal com boa qualidade de imagem até o terço médio da perna são obtidos regularmente em menos de 30 segundos, com excelente detalhamento. A angiotomografia demonstra claramente a quantidade de cálcio da parede do vaso, assim como o grau de estenose, que pode ser visualizado e mensurado em múltiplas incidências. A desvantagem é a necessidade de uso de contraste iodado, um problema importante nesse grupo de pacientes, muitos deles com insuficiência renal. A radiação ionizante é de menos importância nesse grupo etário.

Os estudos angiográficos com uso de contraste iodado cada vez mais têm sido reservados para procedimentos terapêuticos. A *arteriografia*, atualmente realizada por meio da digitalização das imagens, com uso de menor volume desse contraste, possibilita obter imagens de, qualidade superior aos clássicos estudos analógicos. Geralmente podem ser realizados exames minuciosos com menos de 25 mℓ de contraste não iônico por membro inferior examinado. A introdução dos contrastes iodados iso-osmolares e não iônicos possibilita a realização de todos esses exames com anestesia local.[41]

A extensão do estudo por imagem deve ser determinada pelos achados clínicos e fluxométricos, sendo geralmente indicada avaliação com EDC, que viabiliza a visualização desde a aorta justarrenal até ao pé, inclusive. Se necessário, esse exame pode ser complementado com uma ARM ou uma ATC-md. Estudos limitados aos membros podem ser empregados nos casos em que o pulso femoral é amplo, não há sopros nas artérias ilíacas e as curvas de velocidade de fluxo arterial são normais tanto em repouso quanto após hiperemia reativa.[25] Nas 4 horas que antecedem os exames, os pacientes devem ser adequadamente hidratados, com soluções parenterais de cristaloides, para manter adequado débito urinário e minimizar as possibilidades de dano renal pelo contraste. Nos pacientes com disfunção renal, um protocolo de proteção renal deve ser empregado.

Atualmente, a decisão terapêutica baseia-se frequentemente em outros métodos de imagem, permanecendo a arteriografia como um exame realizado no intraoperatório, seja para definir o melhor tratamento endovascular, seja para determinar a operabilidade, conforme exemplificado na Figura 97.1.

O estudo das veias safenas por flebografia ascendente atualmente está obsoleto.[14,24] Deve-se fazer o mapeamento das veias potencialmente utilizáveis pela palpação, em ortostatismo, concomitante ao exame com EDC, marcando-se na pele o trajeto venoso e o calibre das veias em questão. Caso não existam veias satisfatórias nos membros inferiores, esse mapeamento deve ser realizado, também, nas veias dos membros superiores (cefálica e basílica).

CLASSIFICAÇÃO DA DOENÇA FEMOROPOPLÍTEA-TIBIAL

A escolha do tratamento intervencionista, endovascular ou cirúrgico direto, depende essencialmente da extensão da doença aterosclerótica no segmento femoropoplíteo. Além disso, para o adequado tratamento, com os melhores resultados, é necessária a avaliação da qualidade do afluxo e do deságue. Para isso, o *TASC Working Group* desenvolveu um esquema com as apresentações mais frequentes da doença nesse segmento, com o objetivo de simplificar a terapia mais adequada, que se mantém atual. Na Figura 97.2, transcreve-se esse esquema do TASC em 2007, utilizado até os dias de hoje.[3]

VIAS DE ACESSO AOS VASOS
Preparo do paciente

Grande parte do sucesso de uma revascularização depende de medidas primárias, como a higienização adequada do paciente. Este, muitas vezes, chega em lastimável estado de higiene e deve

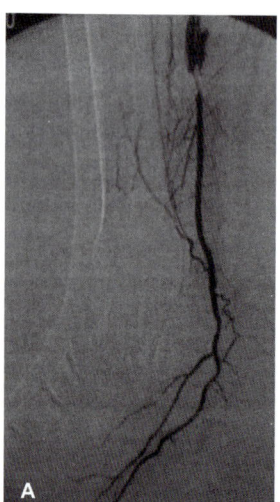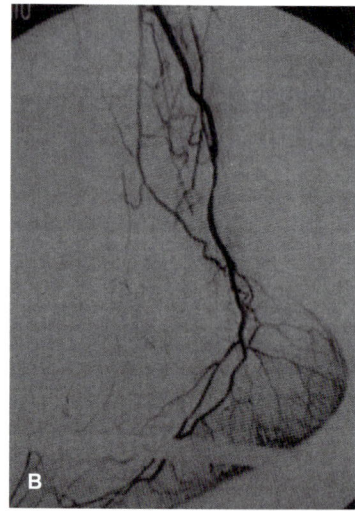

FIGURA 97.1 Avaliação angiográfica pré-operatória de paciente com isquemia crítica não evidencia artéria adequada à revascularização distal; entretanto, havia fluxo monofásico na artéria tibial posterior audível ao Doppler. **A.** Angiografia peroperatória por punção direta da artéria tibial posterior em seu terço médio, mostrando artéria de bom calibre, com enchimento apropriado dos vasos do retropé, até o nível transmetatarsiano. **B.** Angiografia peroperatória de controle, após criação de ponte femoral comum-tibial posterior com veia safena *in situ*.

Lesões tipo A
  Estenose de ≤ 10 cm de comprimento
  Oclusão de ≤ 5 cm de comprimento

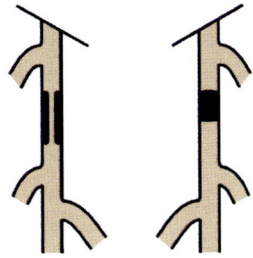

Lesões tipo B
  Múltiplas lesões (estenose ou oclusões, cada uma com ≤ 5 cm
  Estenose ou oclusões ≤ 15 cm que não envolvam a artéria
  poplítea infragenicular
  Lesões únicas ou múltiplas na ausência de vasos tibiais que
  sirvam de *inflow* para receber ponte
  Oclusão altamente calcificada com o comprimento ≤ 5 cm
  Estenose única na poplítea

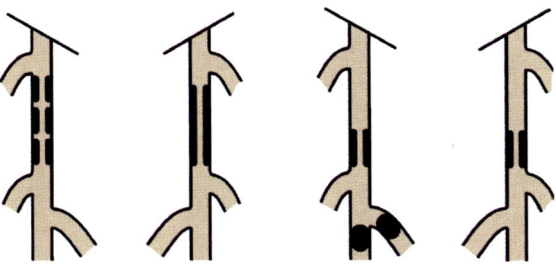

Lesões tipo C
  Estenoses múltiplas ou oclusões totalizando > 15 cm
  altamente calcificadas ou não
  Estenoses ou oclusões recorrentes que necessitam de
  tratamento após duas intervenções endovasculares

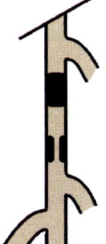

Lesões tipo D
  Oclusão crônica da AFC ou AFS (> 20 cm, envolvendo a
  artéria poplítea
  Oclusão crônica da artéria poplítea e a trifurcação dos vasos

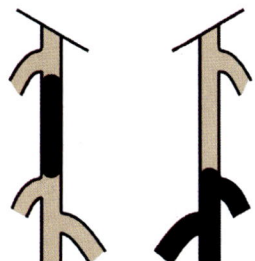

FIGURA 97.2 Classificação das lesões obstrutivas das artérias dos membros inferiores, segundo o Tasc.[3]

ser banhado com sabão antisséptico no pré-operatório. No centro cirúrgico, após a realização da anestesia, novo banho com solução de iodopovidona ou clorexidina precede a antissepsia e a instalação de cateter vesical. Esses cuidados se aplicam às áreas da revascularização e àquelas doadoras de enxertos venosos autólogos.

Nos pacientes com lesões tróficas, o curativo deve ser feito na véspera, de maneira a não interferir nas vias de acesso. Rotineiramente não se remove o curativo na sala de cirurgia, antes da revascularização.

O decúbito dorsal é a posição normalmente empregada, com flexão do joelho sobre coxim, para facilitar o acesso aos vasos poplíteos, tibiais posteriores, fibulares e plantares. Para as artérias tibial anterior, pediosa e tarsal lateral, aplica-se a rotação medial do membro.

Artérias femoral comum, superficial e profunda

A região inguinal é uma área potencialmente contaminada e rica em gânglios e vasos linfáticos, os quais potencialmente são contaminados nos casos de infecções distais. Essa situação favorece sobremaneira a ocorrência de complicações, como as linforreias, linfoceles e infecções.

O acesso normalmente preconizado para os vasos femorais proximais depende de incisão cutânea na projeção da artéria femoral comum, necessitando da secção de vasos linfáticos da área e elevando a incidência das complicações descritas. Para reduzir esses problemas, recomenda-se o acesso proposto por Vollmar, no qual a incisão é realizada 2 cm lateralmente à projeção da artéria, ligando-se *todos* os vasos linfáticos que provêm do dorso e cruzam a ferida, procedendo-se então sobre a aponeurose do músculo sartório, até alcançar a artéria.[11] Evita-se, assim, o contato com os gânglios inguinais (Figura 97.3). Os segmentos proximais das artérias femoral profunda e superficial podem ser abordados por simples extensões da incisão. Grande parte da artéria ilíaca externa pode ser exposta separando-se o ligamento inguinal da fáscia do músculo pectíneo, desde o púbis até a espinha anterior do ilíaco, para uma abordagem do espaço retroperitoneal por meio de uma endarterectomia semifechada, por exemplo. Deve-se ter muito cuidado com o nervo femoral comum, que segue trajeto anterior ao sartório nesse nível, assim como com as artérias epigástrica e circunflexa ilíaca superficial. Eventualmente, em indivíduos com obesidade, pode-se preferir uma incisão oblíqua, paralela e a cerca de 1 a 2 cm cranial à prega inguinal – esse acesso cicatrizará melhor do que um vertical nessa situação, mas tem a limitação de não poder ser estendido ao longo do trajeto vascular.

A artéria femoral profunda, quando se deseja abordá-la extensa e isoladamente, em seu terço médio e distal, pode ser acessada tanto pela face medial como pela lateral do músculo sartório; sendo essa última a preferida. A dissecção procede entre o músculo vasto medial e lateralmente ao feixe dos vasos femorais superficiais. Aprofundando-se o campo, deve-se abordar essa artéria entre o músculo vasto medial e o músculo adutor longo, medialmente ao fêmur. Nesse nível, a artéria apresenta calibre de aproximadamente 4 mm, sendo adequada tanto como vaso receptor quanto como doador de fluxo para pontes distais.

A artéria femoral superficial é de fácil enfoque. No terço médio da coxa, o feixe vascular é abordado pela face posteromedial do músculo sartório e no terço inferior pela face anteromedial do mesmo músculo. No nível do canal dos adutores (de Hunter), as estruturas ligamentares (tendão do músculo adutor magno) devem ser seccionadas para o isolamento vascular. O nervo safeno interno, que acompanha a artéria femoral superficial em todo o seu trajeto, deve ser respeitado, para que sejam evitadas hiperestesias desagradáveis no pós-operatório (Figura 97.4).

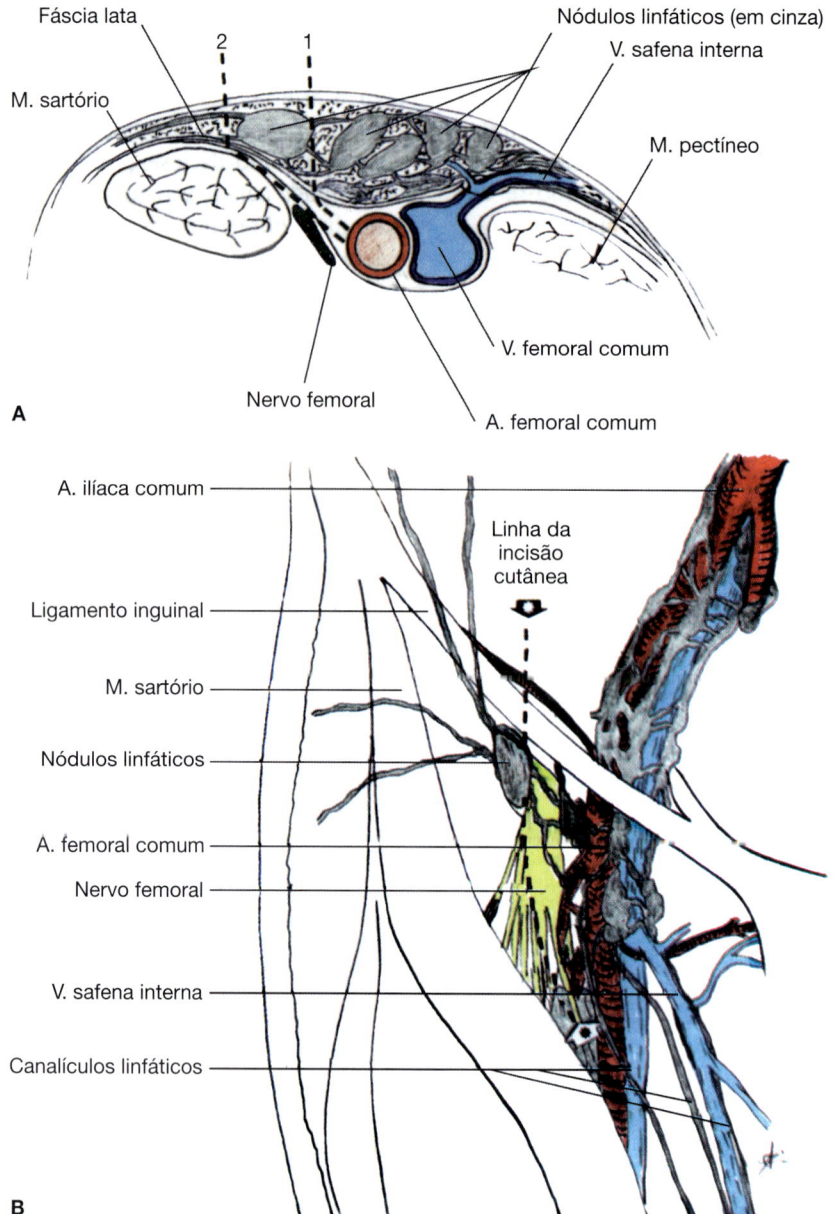

FIGURA 97.3 Via de acesso às artérias femoral comum, superficial e profunda, na região inguinal. **A.** Esquema anatômico demonstrando as relações entre os vasos e os gânglios linfáticos da área: (*1*) acesso lateral sobre a aponeurose do músculo sartório; (*2*) acesso sob a aponeurose do músculo sartório, empregado nos casos de reoperação. **B.** Ilustração do acesso lateral aos vasos femorais proximais.

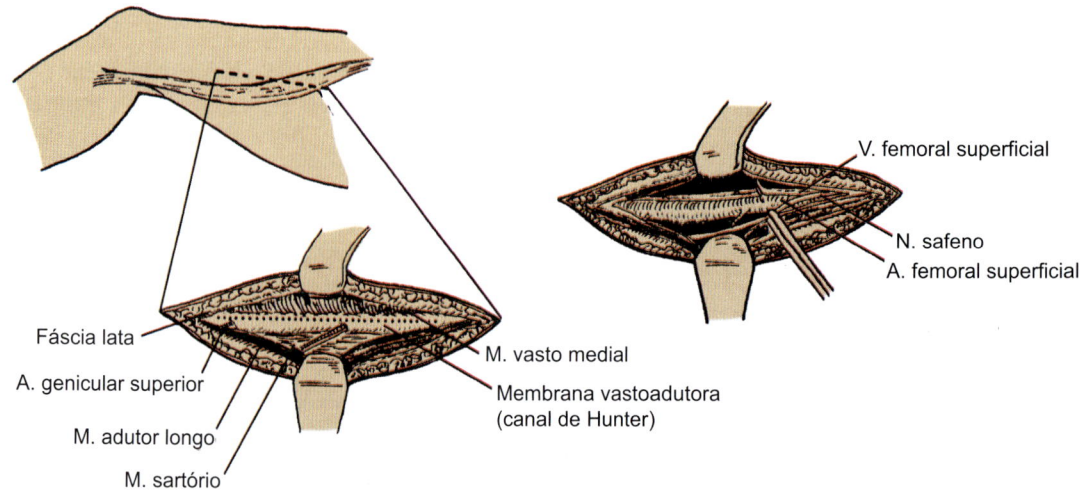

FIGURA 97.4 Via de acesso aos vasos femorais superficiais no nível do canal dos adutores.

Artéria poplítea e tronco tibiofibular

O acesso à artéria poplítea proximal constitui-se na simples extensão do acesso anteriormente descrito, mediante incisão da pele em direção à projeção posterior do côndilo femoral medial. A dissecção prossegue sobre a face anterior do músculo sartório, seccionando-se o tecido adiposo do oco poplíteo até o alcance da artéria. Esta pode ser liberada proximalmente pela incisão do canal de Hunter e distalmente pelo relaxamento da inserção do músculo gastrocnêmio, obtido pela flexão do joelho (Figura 97.5). Esse trecho da artéria poplítea também pode ser abordado lateralmente, por meio de incisão no sulco formado entre o músculo vasto lateral e o músculo bíceps femoral, aprofundando-se a dissecção até o oco poplíteo. Esse acesso alternativo tem utilidade nos casos em que infecções comprometem a face medial do membro.

A artéria poplítea, em seu terço médio, é raramente abordada nos procedimentos de revascularização por isquemia crônica, pois seu isolamento por via medial implica a secção dos tendões dos músculos sartório, semimembranoso, semitendinoso, *gracilis* e gastrocnêmio, dificultando sobremaneira a deambulação pós-operatória.

O segmento distal da artéria poplítea e o tronco tibiofibular são frequentemente abordados nas revascularizações, pois, além de serem segmentos dos menos afetados pela aterosclerose, seu acesso é simples e direto. A linha da incisão é arciforme e segue o trajeto da veia safena, margeando a face medial da tíbia. Essa veia deve ser cuidadosamente poupada. A dissecção aprofunda-se pela incisão do fáscia crural e pelo descolamento do tecido areolar frouxo anterior ao músculo gastrocnêmio, até alcançar o feixe vasculonervoso, cuja primeira estrutura evidenciada é a veia poplítea. A artéria posiciona-se lateralmente à veia poplítea e pode, então, ser isolada. O único ramo importante, a artéria tibial anterior, que se origina lateralmente, costuma ser de visualização difícil. Caso seja necessário, pode-se ampliar o acesso vascular, seccionando-se o anel do músculo solear e a inserção desse músculo na tíbia, possibilitando ampla visualização do tronco tibiofibular, da origem da artéria tibial posterior e da artéria fibular. Nessa área, as artérias estão envolvidas por verdadeiro plexo venoso, o que dificulta e torna tediosa a dissecção (Figura 97.6).

A artéria poplítea distal também pode ser abordada por via lateral, mediante incisão sobre a projeção cutânea da fíbula proximal e a remoção da cabeça desse osso, juntamente com sua diáfise proximal. Deve-se ter extremo cuidado com o nervo fibular comum,

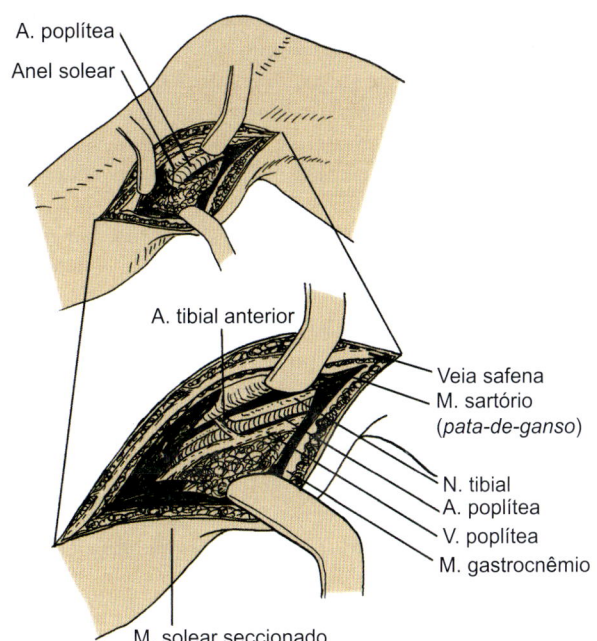

FIGURA 97.6 Via de acesso medial à poplítea distal.

que percorre a área sobre o músculo fibular longo e que deve ser respeitado. Sua lesão provocará a paralisia dos músculos da loja anterior da perna, com consequente equinismo.

Artérias tibial posterior, anterior e fibular da perna, plantar, pediosa, tarsal lateral e arciforme

A artéria tibial posterior proximal pode ser abordada pela simples extensão do acesso ao tronco tibiofibular anteriormente descrito, incisando-se a inserção do músculo solear na tíbia. Nessa situação, a artéria está normalmente envolvida por grande quantidade de veias envolventes e é de dissecção trabalhosa, sendo preferível o acesso pelo terço medial ou distal da perna. Nesse nível, é a artéria de mais fácil acesso na perna: a incisão cutânea acompanha a face medioposterior da tíbia, na projeção da veia safena magna, que deve ser respeitada, juntamente com o nervo safeno que a segue em toda a extensão da perna; incisam-se a aponeurose crural e, se presentes

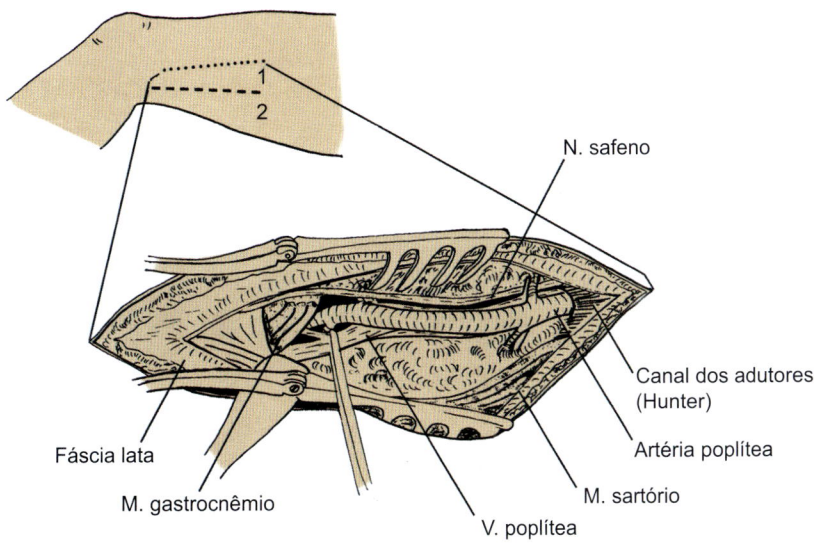

FIGURA 97.5 Via de acesso aos vasos poplíteos proximais.

ainda nesse nível, fibras do músculo solear que se inserem na tíbia; aprofunda-se a dissecção entre os músculos flexores longos dos dedos e do hálux – o feixe vascular apresenta-se em contato com toda a extensão do músculo flexor longo dos dedos (Figura 97.7).

No nível retromaleolar, a artéria é exposta a meia distância entre o tendão de Aquiles e o maléolo tibial, incisando-se o fáscia crural profundo. O acesso às artérias plantares é mera extensão deste, devendo ser realizado em direção oblíqua anterior, por incisão do ligamento lacinado e secção das fibras do músculo abdutor do hálux (Figura 97.8).

A artéria tibial anterior é de fácil acesso por via anterior em toda a sua extensão e também pode ser acessada por via medial no seu terço médio. Na abordagem anterior, a incisão é vertical, realizada a meia distância entre a borda lateral da tíbia e a anterior da fíbula, fendendo-se a aponeurose crural e dissecando-se entre os músculos tibial anterior e extensor longo. A artéria encontra-se em posição profunda, junto da lâmina interóssea, acompanhada das veias tibiais anteriores e do nervo fibular profundo (tibial anterior) (Figura 97.9).

O acesso medial à artéria tibial anterior tem muita importância quando se utilizam revascularizações com a veia safena *in situ*, pois torna possível que a artéria receptora seja abordada pela mesma via da veia, viabilizando um trajeto ao enxerto anatômico e sem sinuosidades, por tunelização através da lâmina interóssea, e a anastomose realizada por via anterior.

Para o acesso medial ser realizado, é fundamental iluminação adequada, de preferência por meio de foco frontal. A incisão cutânea é igual à empregada para a tibial posterior, mas a dissecção profunda é realizada entre a tíbia e o músculo flexor longo, liberando-o do osso em uma extensão de aproximadamente 10 cm. A compressão sobre a loja tibial anterior projetará a lâmina interóssea em direção medial, facilitando sua inserção longitudinal – a artéria tibial anterior é visualizada e pode ser isolada em extensão adequada para a anastomose (Figura 97.10). Uma opção que se utiliza com frequência é a de cruzar a lâmina interóssea através de um orifício de dimensões adequadas à passagem da ponte e realizar a anastomose em acesso anterior. Desse modo, há menos descolamento muscular. Extremo cuidado deve ser empregado para não lesionar os vasos tibiais anteriores que estarão situados na profundidade do acesso anterior.

A artéria pediosa é abordada por incisão longitudinal ou ligeiramente curva, lateralmente ao tendão do músculo extensor longo do hálux, fendendo-se o ligamento cruzado nos acessos mais proximais (Figura 97.11).

Ramos da artéria pediosa, como as artérias tarsal lateral, arciforme e plantar profunda, são abordados como extensões do acesso à primeira: a artéria tarsal lateral por extensão lateral e as outras duas por prolongamento em direção ao primeiro espaço interpodal (Figura 97.12). A artéria plantar profunda é o maior ramo da pediosa e sua abordagem frequentemente demanda a ressecção da cabeça do primeiro e/ou do segundo metatarsianos (Figura 97.13).

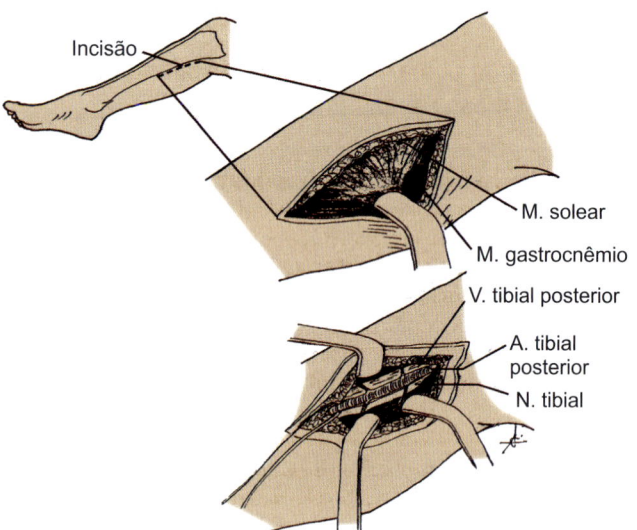

FIGURA 97.7 Via de acesso medial à artéria tibial posterior proximal.

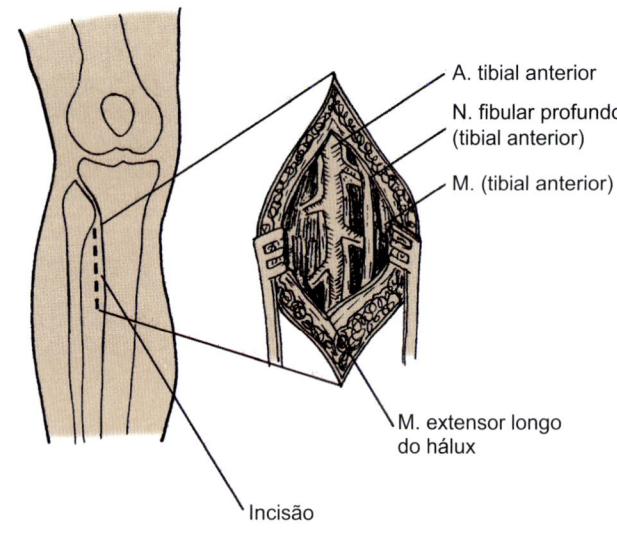

FIGURA 97.9 Via de acesso anterior à artéria tibial anterior proximal.

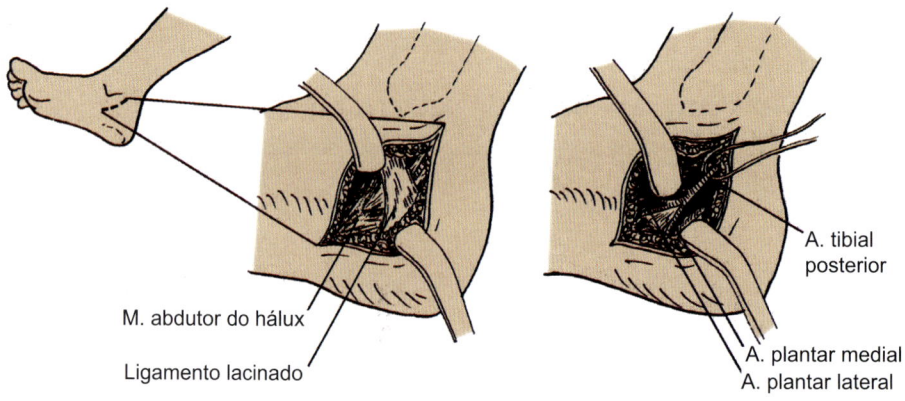

FIGURA 97.8 Via de acesso à artéria tibial posterior distal, retromaleolar.

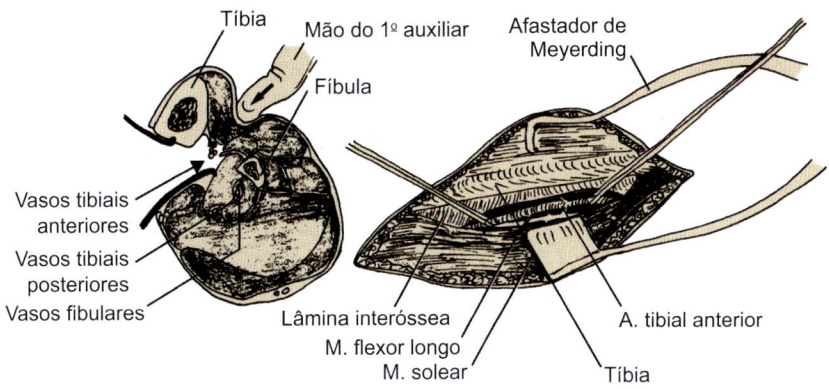

FIGURA 97.10 Via de acesso medial à artéria tibial anterior através da lâmina interóssea, no terço médio da perna.

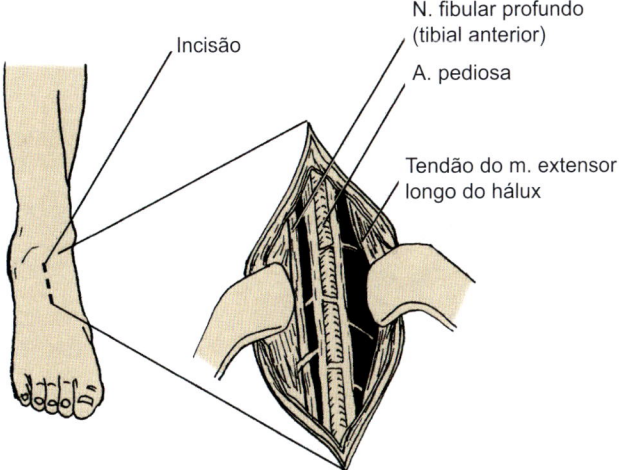

FIGURA 97.11 Via de acesso à artéria pediosa.

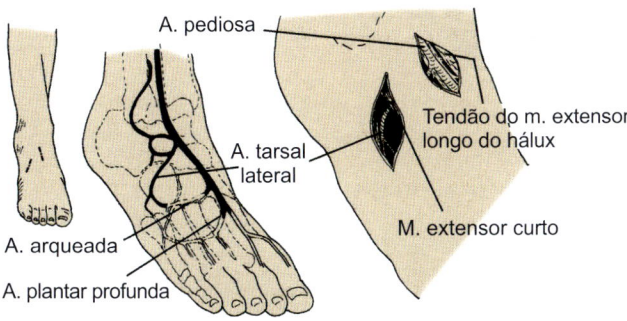

FIGURA 97.12 Via de acesso medial à artéria tarsal lateral.

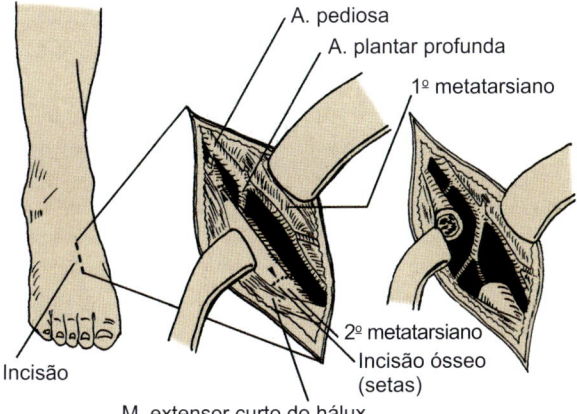

FIGURA 97.13 Via de acesso medial à artéria arciforme.

A artéria fibular ou peroneira é de enorme importância para a manutenção da viabilidade dos pés, pois geralmente é a última afetada pelos processos obstrutivos crônicos. Tem aqui a função que é desempenhada pela artéria femoral profunda na coxa. Pode ser abordada tanto por via medial como lateral, mas a primeira tem sido mais empregada atualmente pela sua facilidade e pelos mesmos motivos que proporcionaram a popularização do acesso medial à tibial anterior.

A via medial propicia o acesso aos terços proximal e médio da artéria. Em seus planos superficiais, é idêntica à empregada para a tibial posterior, aprofundando-se posteriormente ao músculo tibial posterior, sobre o qual repousam os vasos fibulares. O plano é profundo e requer iluminação adequada (Figura 97.14).

A via lateral demanda a ressecção de um segmento da fíbula, que pode ser realizada impunemente, e proporciona fácil visualização dessa artéria nos seus terços médio e distal. O membro é posicionado com flexão do quadril e do joelho, e em rotação medial, a incisão é feita sobre a projeção do osso, na área determinada pelo estudo angiográfico, com uma extensão de aproximadamente 10 cm. O acesso é iniciado distalmente, sendo o músculo fibular longo separado do osso por rugina. Os 8 cm distais da fíbula não podem ser ressecados, pois são integrantes e indispensáveis à articulação do tornozelo. O plano prossegue em direção proximal entre o músculo em questão e a loja tibial anterior. Uma vez exposta a extensão óssea adequada, a fíbula é circundada por delicada dissecção com pinça de pedículo angulada e uma serra de Gigli tracionada pela mesma. Extremo cuidado deve ser empregado, pois os vasos fibulares estão muito próximos do osso e podem ser lesados tanto pela dissecção quanto pela serra. A fíbula é, então, serrada distalmente, e as inserções musculares posteriores separadas por rugina e cautério até o nível em que o osso será seccionado proximalmente, de maneira idêntica. Após a retirada do fragmento ósseo, os vasos fibulares são imediatamente identificados e isolados. Por essa via, pode-se abordar facilmente, também, a artéria tibial anterior, possibilitando reconstruções sequenciais aos dois vasos, ou pontes fibulopediosas, se indicado (Figura 97.15).

Veias safena interna, externa e marginais

As veias tronculares superficiais dos membros inferiores têm geralmente um trajeto subcutâneo em toda a sua extensão, com exceção das croças. Em uma minoria de pacientes, a safena pode ter segmentos com trajetos subfasciais. Na região inguinal, a veia safena magna aprofunda-se, desembocando na veia femoral comum. No oco poplíteo, a veia safena parva desemboca na veia poplítea. A situação superficial dessas veias facilita a sua identificação pela inspeção e palpação digital, facilitando sua marcação.

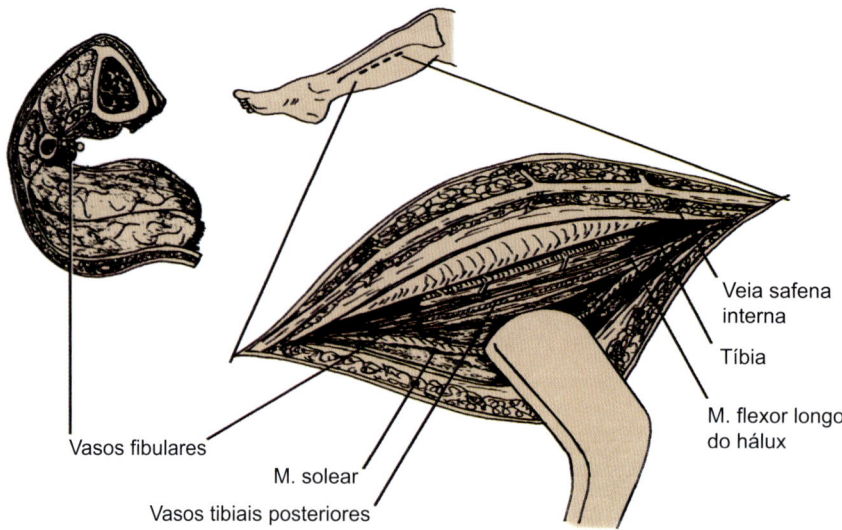

FIGURA 97.14 Via de acesso medial à artéria fibular. Essa abordagem facilita a visualização dos terços proximal e médio desse vaso.

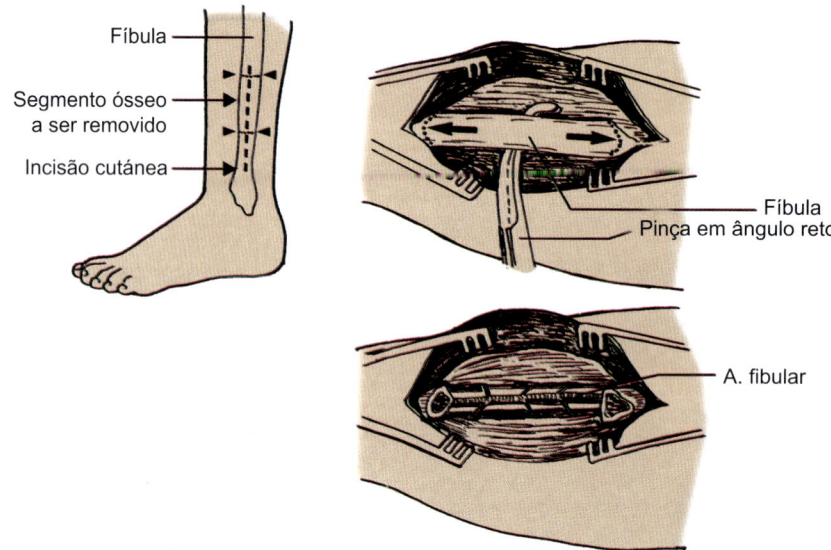

FIGURA 97.15 Via de acesso lateral à artéria fibular associada à fibulectomia segmentar.

Nos pacientes com obesidade, deve-se dispor do auxílio do EDC para tal. É nossa prática marcar a safena com EDC na sala de cirurgia antes de sua realização. As veias marginais medial e lateral são os ramos formadores das veias safenas, no nível do pé, e sua mobilização é necessária para a realização de anastomoses com as artérias inframaleolares.

O acesso às veias safenas é simples e realizado diretamente sobre o trajeto delas, por meio de incisões contínuas ou escalonadas, de acordo com o procedimento em questão e a preferência do cirurgião. A cicatrização das incisões escalonadas é notoriamente melhor, mas essa abordagem dificulta o controle total da veia, tendo sido progressivamente abandonada por alguns em favor de uma incisão longa, sobretudo quando a veia é empregada *in situ*.

Atualmente, se infiltra solução de papaverina a 0,1 mg/mℓ no trajeto da veia a ser mobilizada, o que evita a ocorrência de espasmo e favorece a dissecção em membros com isquemia crônica, conforme proposto por Adcock et al.[42]

Resumindo, o passo a passo ideal para coleta e preparação de um enxerto venoso é:[19,25,40]

- Marcação cutânea da veia com o paciente de pé, de preferência mapeado com EDC
- Infiltração de solução de papaverina a 0,1 mg/mℓ ao longo do trajeto subcutâneo da veia, antes da incisão cutânea
- Após exposição da tênue capa aponeurótica que cobre a veia, realizar nova infiltração perivenosa de papaverina ao longo da mesma, para evitar o espasmo com consequente encolhimento e lesão endotelial por desprendimento da íntima
- Técnica de dissecção precisa e atraumática, com o mínimo de manejo; as tributárias devem ser ligadas a 2 mm da parede da veia troncular
- Uma vez retirada de seu leito, a veia deve ser irrigada e distendida gradualmente, com solução de sangue total autólogo heparinizado com seringa de 20 mℓ, contendo papaverina e, no máximo, a 100 mmHg de pressão
- Manter o enxerto distendido com sangue autólogo heparinizado com papaverina, enquanto não realizar o implante
- Ao se remover a veia para um enxerto *ex vivo*, ela deve ser mantida distendida com solução de papaverina em soro fisiológico frio a 4°C.

Veias cefálica e basílica

As veias superficiais do membro superior são condutos autógenos utilizáveis na ausência de veias safenas adequadas. A veia cefálica, por ser a de maior extensão, normalmente é a mais adequada para utilização como enxerto. Os pacientes candidatos à revascularização devem ter as veias dos membros superiores avaliadas quando da internação, e a mais adequada deve ser preservada, proibindo-se a utilização desse membro para injeções intravenosas, comumente lesivas ao endotélio. Costuma-se envolver o braço e o antebraço com atadura de crepom, para evitar punções inadvertidas. A preservação de um conduto autógeno em potencial deve sempre ser lembrada. Um simples torniquete ajuda na identificação. As veias cefálica e basílica têm sido mapeadas com grande precisão pelo EDC. Todo paciente com isquemia crítica do membro inferior deve ter suas veias superficiais preservadas. Para tal, um acesso venoso profundo deve ser instalado quando da internação, para uso de medicação intravenosa, quando necessário.

Anatomicamente, a veia cefálica tem sua origem na região da tabaqueira anatômica e descreve trajeto na face anterolateral do antebraço e do braço, alcançando o sulco deltopeitoral, onde se aprofunda para desembocar na veia axilar. Seu calibre é bastante uniforme e varia entre 4 e 6 mm no braço e entre 5 e 8 mm nas porções proximais. Nos casos em que a veia cefálica é inadequada no braço, pode-se obter um enxerto autógeno formado pelas duas veias cefálicas proximais, mediana basílica e a própria basílica no braço (Figura 97.16), conforme proposto por Grigg e Wolfe.[43] A veia basílica do antebraço geralmente é inadequada para ser usada como enxerto e sua retirada é dificultada pela posição posterior que ocupa, mas essa veia pode ser único conduto autógeno disponível no segmento do braço.

A parede das veias do membro superior é de espessura significativamente menor que o das veias safenas e seu preparo exige maiores cuidados, semelhante aos já descritos, com especial atenção devido à sua maior fragilidade.

TÉCNICAS DE REVASCULARIZAÇÃO
Técnica endovascular

As técnicas de revascularização endovascular serão objeto de capítulo específico nesta obra, de modo que esse tema será abordado somente superficialmente neste capítulo. O crescimento do tratamento endovascular foi exponencial a partir da década de 1990, potencializando os procedimentos pioneiros de Dotter e Judkins, em 1964, com a angioplastia transluminal percutânea, com Grüntzig e Hoppf, em 1974, com o uso de balões de dilatação não elastoméricos, e com Palmaz, em 1985, com a introdução dos *stents*.[25]

Técnica cirúrgica direta
Profundoplastia

Consiste na endarterectomia do segmento proximal da artéria femoral profunda, associada ao seu fechamento com remendo (*patch*). Sua maior aplicação está na combinação de um procedimento proximal, como nas pontes aortofemorais, para melhorar o defluxo, aumentando o óstio dessa artéria quando a femoral superficial está ocluída. A artéria femoral profunda emite ramos colaterais para o segmento receptor da artéria poplítea, especificamente o terço proximal dela.[11,44] Quando esse segmento encontra-se ocluído, a profundoplastia proporciona pouca ou nenhuma melhora à perfusão do membro isquêmico. A artéria femoral profunda é uma excelente artéria doadora para pontes distais e, nesses casos, a anastomose proximal pode ser confeccionada nesse local (Figura 97.17).

Os benefícios da profundoplastia são mais evidentes nos casos de claudicação intermitente. Sua aplicação isolada nos casos de isquemia grave, sobretudo quando há necrose tecidual, é insuficiente, pois não haverá fluxo arterial pulsátil direto irrigando a área com lesão necrótica, sendo necessário atravessar uma rede colateral, ocorrendo importante perda de níveis de pressão arterial e das características de pulsatilidade, fatores fundamentais para rápida cicatrização das lesões.

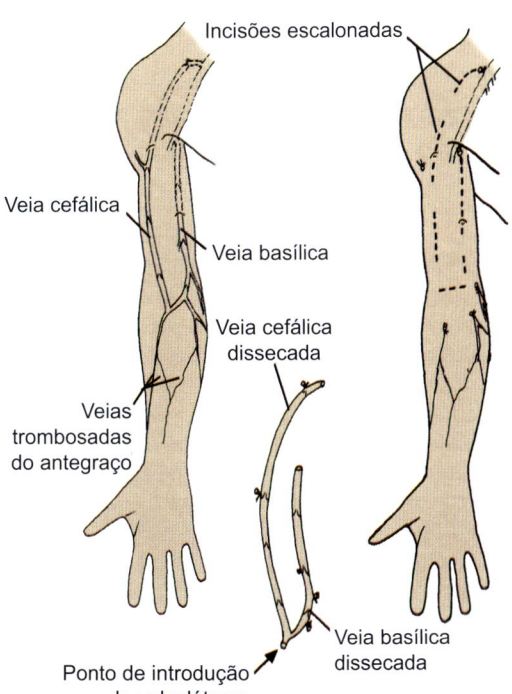

FIGURA 97.16 Esquema demonstrativo do aproveitamento das veias do braço para obtenção de enxertos. Deve-se devalvular o segmento da veia basílica, podendo-se obter enxertos venosos de cerca de 60 cm.

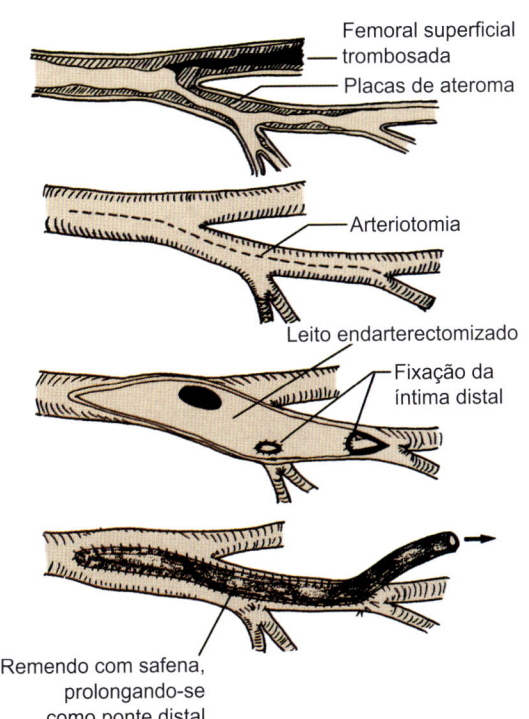

FIGURA 97.17 Profundoplastia associada à ponte distal, utilizando segmento de safena interna aberto longitudinalmente para a realização de remendo, fechando a arteriotomia.

Tecnicamente e, trata-se de uma endarterectomia subadventicial, tendo-se o cuidado de não deixar segmentos de íntima distal desprendidos (*flaps*), que podem descolar-se, acarretando trombose. Caso não seja possível realizar a retirada de toda a placa, o segmento distal remanescente deve ser fixado com pontos de Kunlin ou com delicado chuleio. Para o remendo, vários materiais podem ser empregados, preferindo-se a artéria femoral superficial endarterectomizada, que geralmente nesses pacientes está ocluída e pode ser ressecada para esse fim (Figura 97.18). Materiais sintéticos, como o Dacron®, o PTFe e sobretudo o pericárdio bovino, também podem ser utilizados. A ressecção de segmento de veia safena é desaconselhável, pois resultará em perda desse conduto em uma grande extensão, inviabilizando seu uso futuro.

Pontes

As revascularizações em ponte (*bypass*) são os procedimentos cirúrgicos clássicos mais empregados nas restaurações vasculares infrainguinais. A técnica viabiliza grande gama de procedimentos, e os resultados em geral são gratificantes. O objetivo é o transporte de sangue arterial de uma artéria doadora pérvia, de endotélio razoavelmente sadio, para além de uma obstrução, onde o conduto desemboca em outra artéria receptora pérvia, carreando fluxo pulsátil até a área isquêmica. Esse vaso deve ter, preferencialmente, comunicação sem interrupção com a circulação do pé.

A maneira mais segura de se obter a cicatrização de uma lesão isquêmica no nível do pé é favorecer sua irrigação por fluxo arterial pulsátil.

Há décadas, e até hoje, os melhores resultados nas revascularizações em ponte são obtidos com a veia safena utilizada *in situ*,[13,14,19,25,26,45-47] embora haja autores que contestem essa afirmação, como Taylor et al., que publicaram resultados semelhantes aos melhores obtidos com a técnica *in situ*.[31,48] A veia safena interna utilizada *ex vivo*, assim como outras veias autógenas, fornece altos índices de perviedade em curto e longo prazos.[31,48] Os cuidados no preparo das veias, anteriormente descritos, são fundamentais para a preservação endotelial, um dos importantes fatores determinantes do sucesso das pontes venosas (ver "Pontes com prótese", adiante).

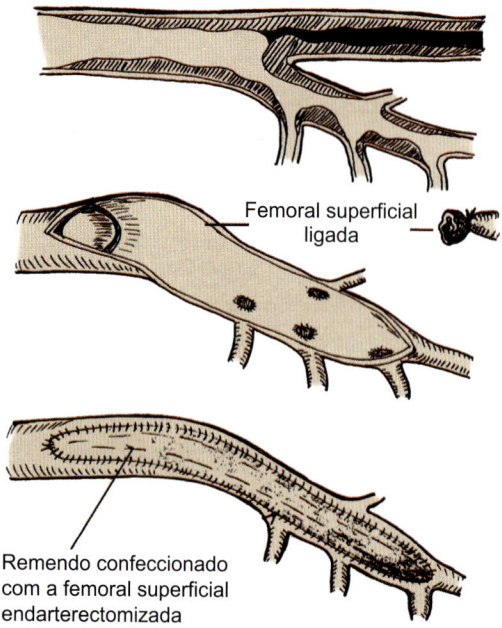

FIGURA 97.18 Profundoplastia utilizando remendo obtido da artéria femoral superficial ocluída, endarterectomizada.

Femoral superficial
ligada

Remendo confeccionado
com a femoral superficial
endarterectomizada

Pontes com veia autógena

Revascularização com a veia safena in situ

Deve-se a Karl Viktor Hall a ideia de devalvular a veia safena interna para tentar utilizá-la como conduto arterial.[12] As tentativas iniciais, realizadas quando o médico norueguês era estagiário no Serviço de Charles Rob, em Londres, em 1960, foram frustrantes, o que condenou a técnica a um esquecimento temporário. A perseverança de Hall e o aperfeiçoamento da técnica por Gruss e Cartier, assim como a divulgação de resultados excelentes por Karmody e Leather, no início da década de 1980, promoveram um renascimento do interesse pelo método e sua posterior aceitação.[13,14,25]

A importância da incisão valvar atraumática, da preservação endotelial e da técnica microcirúrgica foi amplamente divulgada por Leather et al.[14] A valvulotomia pode ser realizada por uma série de instrumentos, desde o mais simples e muito eficiente de Mills, passando pelos valvulótomos de Hall, Gruss, Cartier, Chevallier, Leather e Le Maitre, até os acoplados a angioscópios intraluminares.[13,14,47,49-53]

Um estudo comparativo entre os valvulótomos de Gruss e Le Maitre realizado por Barbato et al. foi francamente favorável ao primeiro, sugerindo a necessidade de superfície cortante assimétrica para seccionar adequadamente as valvas.[52] Esse princípio é aplicado por nós, no dispositivo que desenhamos e empregamos por muitos anos (valvulótomo de Ristow/Palazzo®).[19,53,54] O valvulótomo descartável (p. ex., Insitucat®, B. Braun Melsungen) é muito útil e tem a vantagem do uso único – a superfície cortante é sempre ideal, sendo o preferido atualmente. A Figura 97.19, imagem A, demonstra as extremidades cortantes desses dispositivos, e a imagem B, um valvulótomo descartável de uso atual.[19,25,52]

A revascularização com a veia safena *in situ* (RVSIS) apresenta as seguintes vantagens:

- Conduto com revestimento interno de endotélio vivo, atrombogênico
- Adaptação ao calibre das artérias doadora e receptora
- Afunilamento gradual do conduto
- Alto índice de utilização da veia safena (93%). Veias a partir de 2,5 mm de diâmetro são adequadas, assim como veias varicosas
- A veia pode ser utilizada em toda a sua extensão
- É desnecessário preparo em bancada.

Quando indicada uma ponte distal, em cerca de 70% dos casos da nossa experiência, emprega-se revascularização com a veia safena *in situ* (RVSIS).

Uma vez decidida pela intervenção cirúrgica direta, após a seleção dos segmentos arteriais doador e receptor, o procedimento cirúrgico tem início com a abordagem da área doadora, com isolamento da artéria e da veia safena. Esta é seccionada no nível da junção safenofemoral, quando se deseja empregar toda a extensão proximal da veia. A veia femoral comum é suturada com chuleio contínuo de polipropileno 5.0. Todas as artérias proximais pérvias podem ser utilizadas como doadoras. Em nossa experiência, a maioria das anastomoses foi realizada no nível da artéria femoral comum (67%), seguida das artérias femoral superficial, profunda, poplítea distal, poplítea proximal e até das tibiais. Se possível, deve-se evitar o uso da artéria femoral superficial e da artéria poplítea proximal, pela alta incidência de progressão aterosclerótica apresentada por essas artérias. Quando a artéria doadora é a poplítea distal, a veia safena externa também pode ser empregada *in situ*.[19] A anastomose distal pode ser construída em qualquer artéria adequada, a partir da poplítea. Veias bífidas e varicosas têm sido empregadas sem problemas. No caso de veias varicosas, as valvas já estão incompetentes, e sua secção, portanto, é desnecessária. É preciso, portanto, expor todo o trajeto da veia, pois as tributárias são insuficientes e calibrosas, impedindo a progressão do fluxo arterial pulsátil antes de sua ligadura.

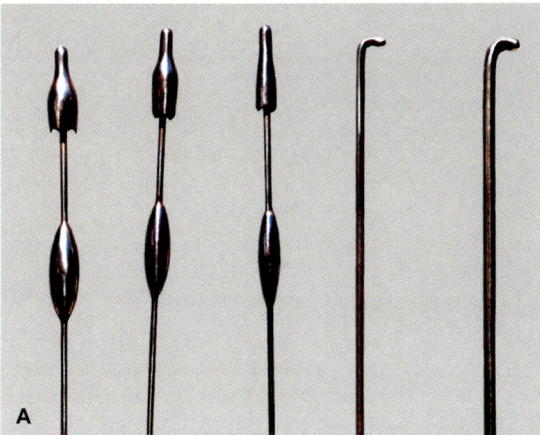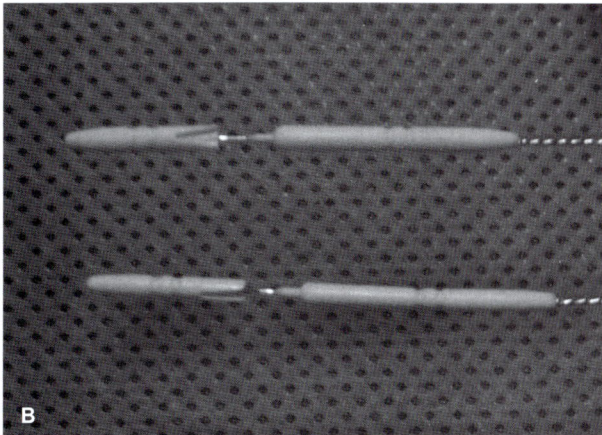

FIGURA 97.19 **A.** Valvulótomos: os três valvulótomos circunferenciais de Ristow e Palazzo são empregados em veias de 3 mm ou mais de diâmetro, e os de Mills nas de menor calibre. **B.** O Valvulótomo descartável Insitucat®.

A presença de duas equipes cirúrgicas, uma para atuar no campo proximal e outra no distal, agiliza o procedimento, realizando simultaneamente os acessos à artéria doadora e à veia safena proximal, a anastomose nesse nível e a abordagem à artéria receptora e à safena distal. Eventualmente, se hepariniza o paciente localmente nesses procedimentos, por meio de irrigação dos vasos a serem ocluídos, até se alcançar a dose de heparina de 1 mg/kg de peso do paciente. Doses suplementares são administradas pelo anestesiologista a cada hora, com base na determinação do tempo de coagulação ativada.

Através de tributárias calibrosas ou mesmo pela safena distal, são instilados 20 mℓ de solução de papaverina (100 mg de papaverina/200 mℓ de soro fisiológico), para irrigação e delicada dilatação da veia. O valvulótomo é introduzido pelas tributárias calibrosas pré-selecionadas em sentido proximal e, após alcançar a anastomose proximal, será delicadamente tracionado, incisando as cúspides valvares. Caso haja resistência anormal à tração, o local onde a extremidade cortante do valvulótomo se encontra deve ser incisado, realizando-se, então, inspeção direta. Normalmente, nessas circunstâncias, o instrumento está agarrado a uma tributária da veia e é liberado pela simples tração longitudinal da veia.

O fluxo arterial pulsátil na veia proximal irá de encontro à primeira valva competente, mantendo-a fechada e tensa, em situação ideal e adequada para ser incisada pelo instrumento, que deve ser de calibre menor do que a veia em questão, para evitar lesão intimal, causadora de trombose. Obtendo-se pulsatilidade adequada no segmento em tratamento, o valvulótomo é retirado pela tributária, que é clipada ou ligada. Procede-se, sequencialmente, em geral, introduzindo-se o instrumento por tributárias do terço médio de coxa, joelho, terço superior da perna e no nível da secção distal da safena adequadamente pré-dilatada. Caso já se obtenha adequado fluxo pela extremidade distal da safena, pode-se realizar a anastomose caudal. Na maioria dos casos, todavia, o fluxo sanguíneo é fraco, devido ao furto ocasionado pelas tributárias insuficientes, sendo necessária sua oclusão antes de se iniciar a anastomose distal. Um dos cirurgiões, munido de uma sonda Doppler estéril colocada na safena, imediatamente após a anastomose proximal, comprime o trajeto dessa veia, detectando os pontos de fuga e orientando os locais em que a pele deve ser incisada e a veia safena exposta para a identificação e ligadura das fístulas (Figuras 97.20 e 97.21).[19,25]

Com pulso arterial adequado na extremidade distal da veia, procede-se à anastomose distal, que pode ser realizada com técnica cirúrgica vascular convencional na artéria poplítea e no tronco tibiofibular, e microcirúrgica nas tibiais e seus ramos. A Figura 97.22 mostra detalhes de técnica da anastomose desses pequenos vasos. Antigamente eram realizadas anastomoses distais com pontos separados nos

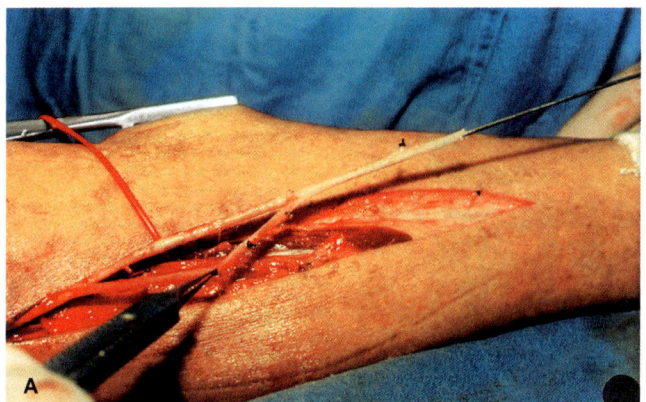

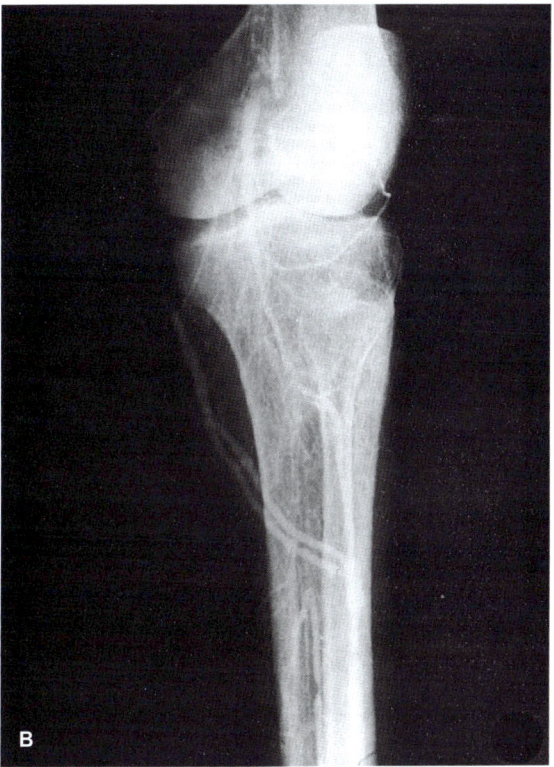

FIGURA 97.20 **A.** Introdução do valvulótomo pela porção distal de veia safena bífida. Ambas são devalvuladas. **B.** Arteriografia intraoperatória do mesmo caso, observando-se a safena bífida que, após se unir em tronco comum, foi anastomosada à tibial anterior proximal.

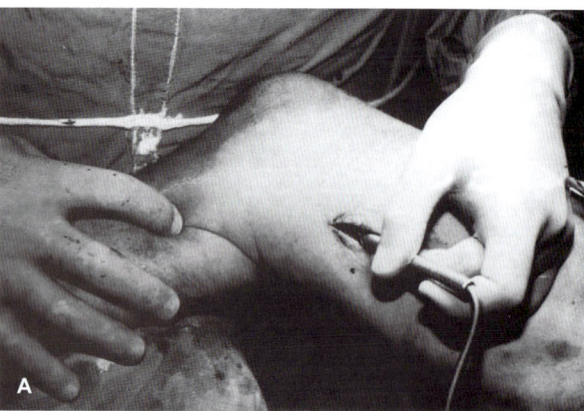 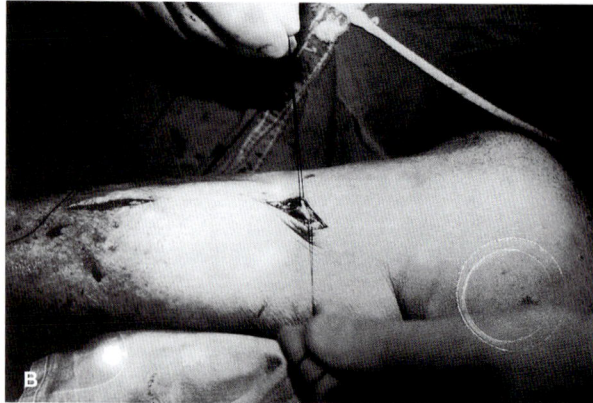

FIGURA 97.21 **A.** Detecção de fístulas arteriovenosas com sonda Doppler estéril. **B.** Isolamento das tributárias transformadas em fístulas arteriovenosas e sua ligadura/clipagem.

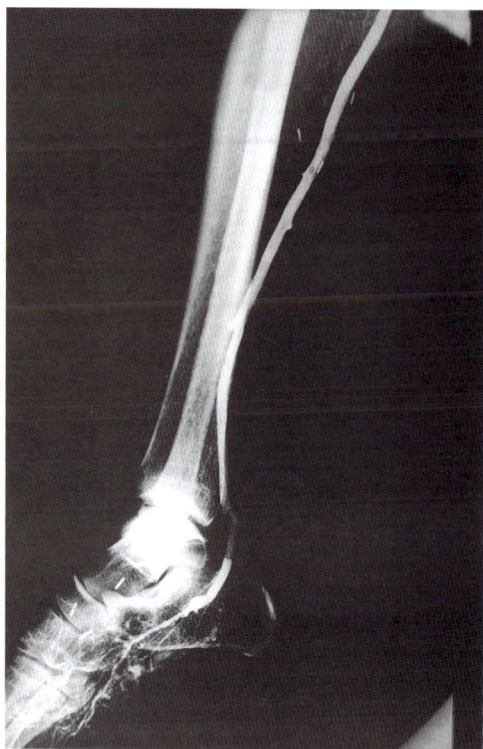

FIGURA 97.22 Arteriografia intraoperatória de ponte de safena *in situ* para a artéria plantar lateral: não há irregularidades parietais, valvas residuais e fístulas arteriovenosas associadas a deságue adequado.

ângulos, para reduzir as possibilidades de redução do lúmen vascular nesses pontos críticos para o deságue adequado. Atualmente, se emprega a "técnica em paraquedas", mais rápida. Com magnificação adequada, o detalhamento técnico deve ser perfeito. As figuras seguintes demonstram anastomoses executadas com as artérias tibial posterior (segmento distal), tibial anterior por via medial, pediosa e tarsal lateral. As anastomoses devem ser amplas, com cerca de 10 a 15 mm de comprimento, e a veia deve ser espatulada. Fios de polipropileno 6.0 e 7.0, instrumental e iluminação adequados são indispensáveis.

Uma vez finalizada a anastomose distal, realiza-se uma angiografia peroperatória de controle, com a finalidade de detectar fístulas arteriovenosas (FAV) remanescentes e defeitos técnicos existentes. Agulhas hipodérmicas são aplicadas à pele em intervalos regulares para demarcação. A injeção de contraste através de ramo da veia safena ou por punção direta do enxerto logo após a anastomose proximal fornece uma imagem detalhada do conduto, possibilitando a localização e ligadura de fístulas e a observação de irregularidades. Estas são incomuns, mas, quando ocorrem, as mais frequentes são cúspides intactas, trombos plaquetários no enxerto, trombos perianastomóticos e outros localizados nas artérias de deságue. Todos esses defeitos técnicos devem ser imediatamente tratados: as cúspides, incisadas pela introdução de um valvulótomo por ramo da safena; os trombos plaquetários pela remoção e substituição do segmento venoso envolvido; os trombos perianastomóticos só são seguramente removíveis sob visão direta, por abertura na safena sobre a anastomose; os trombos distais são eliminados com delicadas manobras com cateteres de embolectomia, introduzidos por abertura idêntica ou por ramo da safena. As Figuras 97.23 a 97.27 mostram vários detalhes da técnica *in situ*.

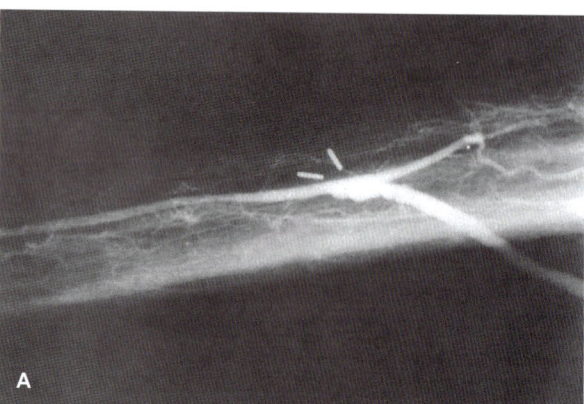 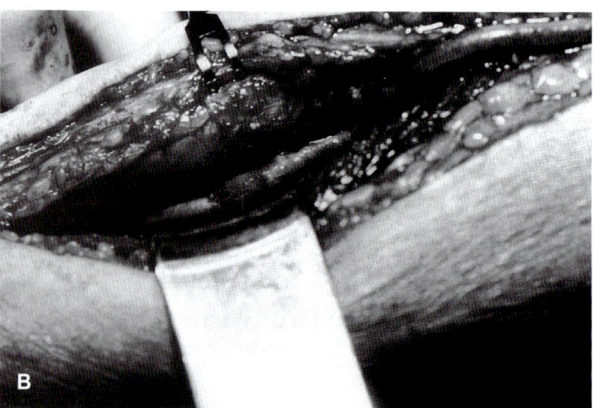

FIGURA 97.23 **A.** Arteriografia intraoperatória de ponte de safena *in situ* para a artéria tibial anterior abordada por acesso medial. **B.** Observe o ângulo adequado da junção enxerto-artéria receptora; não há irregularidades parietais, valvas residuais, fístulas arteriovenosas associadas a deságue adequado.

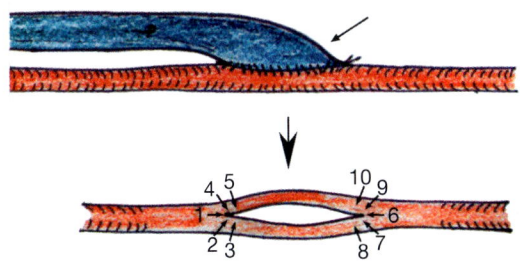

— Anastomoses distais amplas, com
3 a 4 vezes o diâmetro do vaso receptor

— Ângulo da anastomose distal
com pontos separados

FIGURA 97.24 Detalhes técnicos das anastomoses realizadas em vasos de pequeno calibre. Sutura em "paraquedas" também tem sido muito empregada nessas anastomoses.

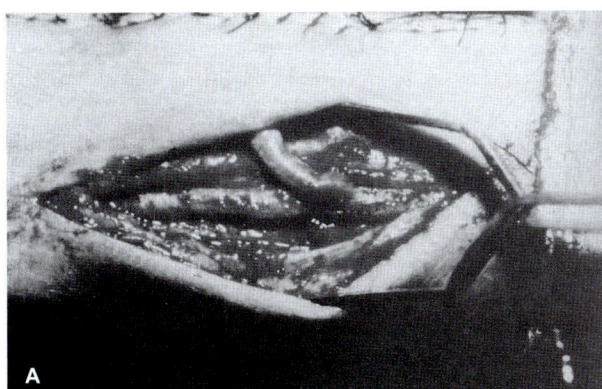

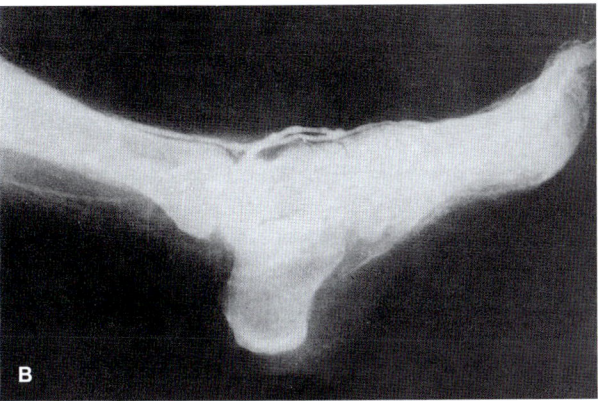

FIGURA 97.25 Ponte femoropediosa. **A.** Anastomose distal em artéria altamente calcificada, mas pérvia e com lúmen adequado. **B.** Angiografia peroperatória demonstrando perviedade da reconstrução: essa ponte permaneceu pérvia por 9 anos, quando o paciente sofreu amputação do pé devido a osteoartropatia de Charcot e osteomielite.

As incisões cutâneas são suturadas sem tensão, para evitar necroses. A maioria dos pacientes é diabética, portadora de isquemia grave e suscetível a complicações de cicatrização. No pós-operatório, os membros inferiores adequadamente revascularizados são mantidos elevados, para prevenção de edema e de trombose venosa. Heparina de baixo peso molecular, com a mesma finalidade, é iniciada após 24 horas.

Necroses e áreas infectadas são reparadas na mesma operação/anestesia, após a conclusão dos curativos cirúrgicos. Somente pequenas lesões isquêmicas em fase de delimitação podem permanecer.

Apesar de todo o rigor técnico, ocasionalmente ocorre abertura tardia de uma FAV, geralmente no período pós-operatório imediato,

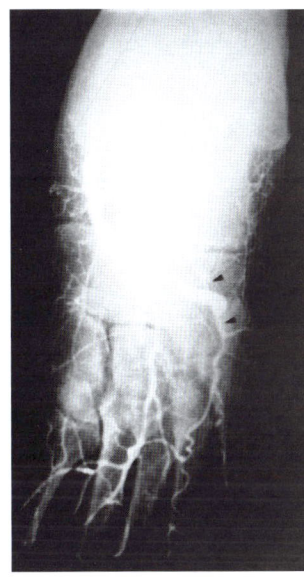

FIGURA 97.26 Arteriografia intraoperatória de ponte de safena *in situ* para a artéria tarsal lateral.

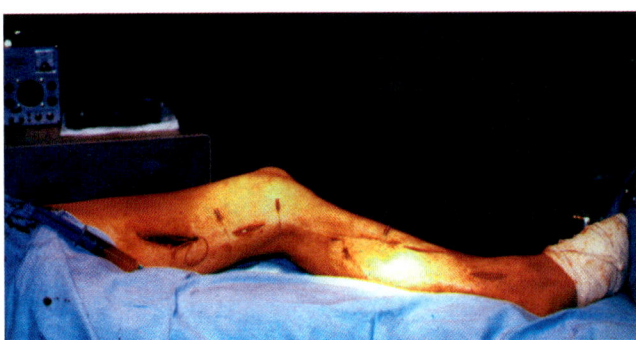

FIGURA 97.27 Angiografia peroperatória de controle para verificar falhas técnicas e localizar fístulas arteriovenosas residuais. Observe as agulhas hipodérmicas dispostas de modo a orientar a localização das alterações.

acarretando furto de fluxo e predispondo a revascularização em risco. As pontes devem ser avaliadas 2 vezes/dia, durante a internação, visando detectar alterações. As fístulas são identificáveis pela hiperemia local e devem ser sempre ligadas, sob anestesia local, no centro cirúrgico, pelo alto risco de hemorragia que apresentam. Resultados de publicações brasileiras comprovam resultados excelentes com as RVSIS.[19,25,53,55]

Revascularização com a veia safena ex vivo

Deve-se a Jeger, que realizou esse procedimento em 1913, a ideia de utilizar a veia safena retirada de seu leito e reimplantá-la invertidamente, para substituição de segmento arterial ocluído.[56] O desaparecimento precoce desse promissor cirurgião, na Primeira Grande Guerra, certamente contribuiu para o esquecimento de sua criação. Em 1949, Kunlin redescobriu essa possibilidade e a aplicou, com sucesso, às obstruções femoropoplíteas.[8]

Na véspera da intervenção, deve-se proceder à demarcação do trajeto da safena, pela palpação, auxiliada pelo EDC, que é de grande valia sobretudo nos pacientes com obesidade. A veia deve ser extraída com todos os cuidados anteriormente descritos, para se obter o máximo de preservação endotelial. Veias varicosas podem ser utilizadas, realizando-se rafia de eventuais saculações encontradas, mantendo o conjunto o mais cilíndrico possível. As Figuras 97.28 e 97.29 apresentam um segmento venoso preparado, em conjunto com o material empregado.

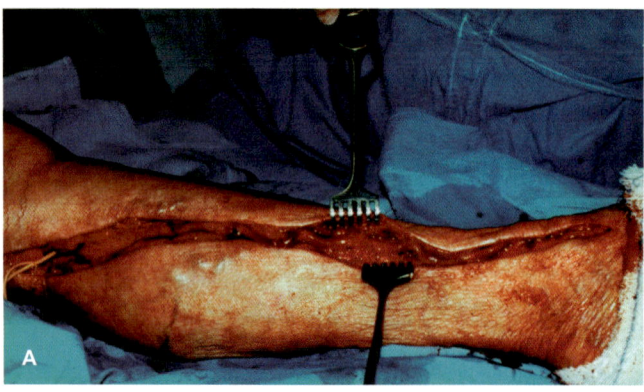
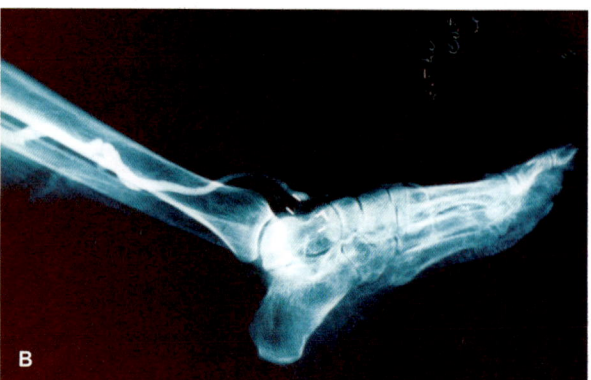

FIGURA 97.28 Uso de veias varicosas para a revascularização *in situ*. **A.** A veia deve ser exposta em toda a sua extensão. As veias varicosas normalmente não necessitam de devalvulação, pois suas valvas já são incompetentes. Dilatações localizadas (*blow's*) devem ser eliminadas por delicada sutura dupla em barra grega e chuleio complementar, retificando a veia. **B.** Arteriografia de controle de ponte popliteopediosa.

A conduta mais utilizada atualmente é a revascularização com a veia safena *ex vivo* (RVSEV) quando uma RVSIS não é factível, ou quando as pontes são de pequena extensão. Há muitos cirurgiões, dentre eles De Luccia, que preferem as RVSEV.[57] Nas pontes distais com origem na artéria poplítea distal, certamente há vantagens em se empregar a veia safena da coxa, evitando-se, assim, longas incisões na perna, de difícil cicatrização. Outro benefício é a possibilidade de realizar várias incisões escalonadas em vez de uma longa, como nas RVSIS. O enxerto segue por túnel subcutâneo ou, eventualmente, subfascial. A veia safena parva pode ser utilizada nesse caso, mas implica longa incisão posterior.[58] Emprega-se, rotineiramente, a veia safena *ex vivo* devalvulada, em bancada, conforme sugestão de Albers et al.[31,57] Assim procedendo, são obtidas algumas das vantagens apresentadas pelas RVSIS, como a adaptação dos calibres e o afunilamento gradual do conduto, e o efeito fisiológico da manutenção do fluxo bidirecional dentro da veia arterializada. As RVSEV têm sido empregadas pelos autores em 22% dos casos de revascularizações infrapoplíteas.

Os enxertos venosos livres podem ser implantados no mesmo leito subcutâneo de onde foram extraídos, ou em túneis profundos, onde estarão mais protegidos de compressões, traumatismos e infecção. Considera-se conduta de rotina transpassá-los pelos túneis após a realização da anastomose proximal, com a veia pulsando, o que impede que ocorram torções no trajeto não visualizado. Após a passagem, o conduto é irrigado com solução heparinizada ou papaverina. As Figuras 97.30 a 97.34 evidenciam casos de RVSEV, em situações específicas. As técnicas anastomóticas são semelhantes às anteriormente descritas. De Luccia preconizou o uso de um garroteamento isquêmico do membro após a passagem do enxerto pelo túnel, para aí acessar a artéria receptora e possibilitar a anastomose periférica sem uso de oclusão mecânica local.[57] O estudo angiográfico peroperatório final de controle, embora recomendável, é opcional.

Revascularização com veias cefálica e basílica

A utilização de veias do membro superior para a reconstrução arterial dos membros inferiores deve-se a Kakkar, que introduziu o conceito em 1969.[59] Seu uso é indicado na ausência de veias adequadas nos membros inferiores. Das duas veias, a cefálica geralmente é a mais apropriada. Seu uso abrange somente 2% da nossa casuística das revascularizações com pontes e decresce com a introdução dos métodos endovasculares.

Essas veias devem ser coletadas por meio de incisões únicas, ao longo do trajeto vascular, pois são estruturas delicadas, frágeis e facilmente lesionáveis. Incisões escalonadas e transversas devem, todavia, ser empregadas no nível da prega antecubital, para evitar cicatrização hipertrófica que possa limitar os movimentos dessa importante articulação. Grigg e Wolfe relatam uma técnica para obtenção de longos enxertos venosos nos membros superiores,

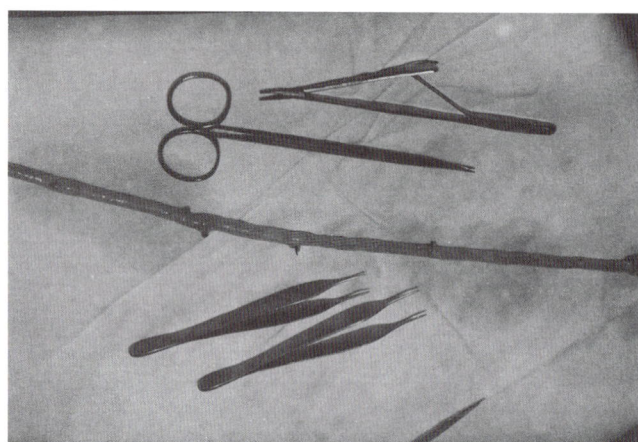

FIGURA 97.29 Veia safena preparada *ex vivo* pelo método descrito. A veia deve ser mantida distendida, imersa em sangue heparinizado, até ser implantada. Além do material cirúrgico exposto, o uso de lupas de magnificação torna o trabalho mais fácil e preciso.

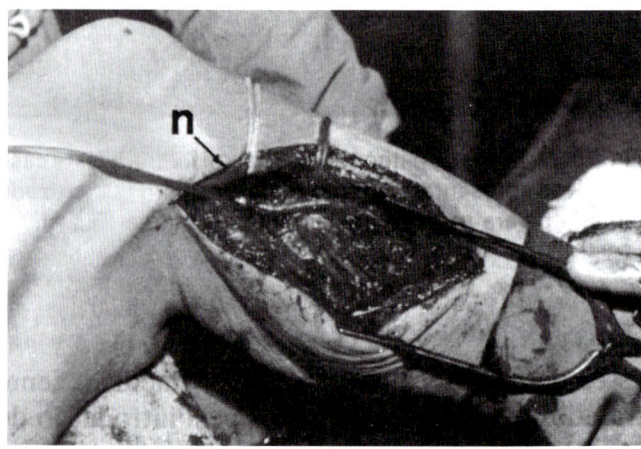

FIGURA 97.30 Ponte femoropoplítea distal com veia safena *ex vivo*: a artéria poplítea foi abordada por via lateral, com fibulectomia parcial, devido a extensas cicatrizes e fibrose na face medial, decorrentes de intervenções anteriores.

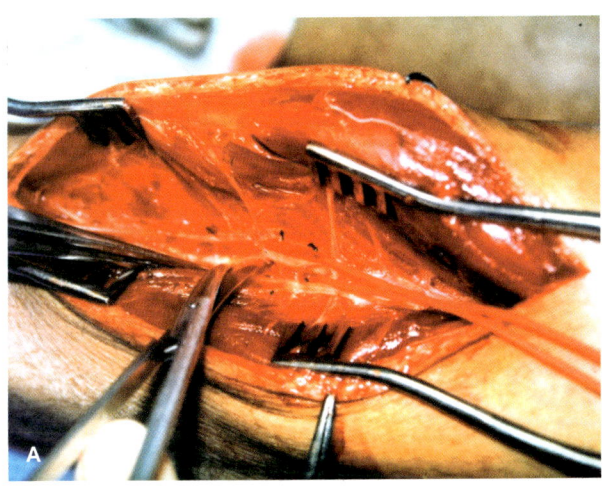 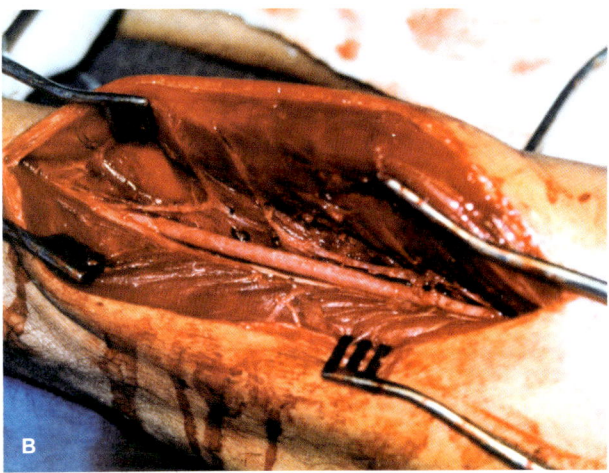

FIGURA 97.31 A. Via de acesso posterior às artérias poplítea distal e fibular: isolamento da artéria fibular. **B.** Ponte poplítea distal-fibular com veia safena externa ipsilateral *ex vivo*.

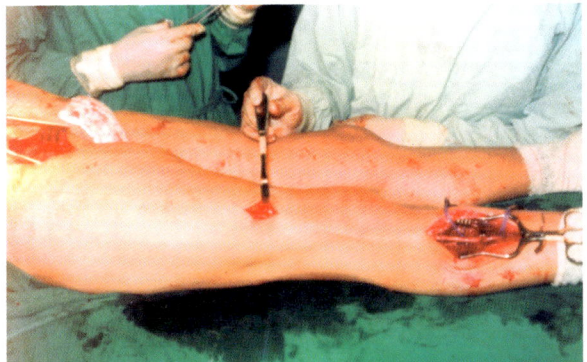

FIGURA 97.32 Ponte femoral comum-tibial anterior por via lateral, com safena interna *ex vivo*. Essa abordagem foi empregada devido a infecção na face medial da coxa.

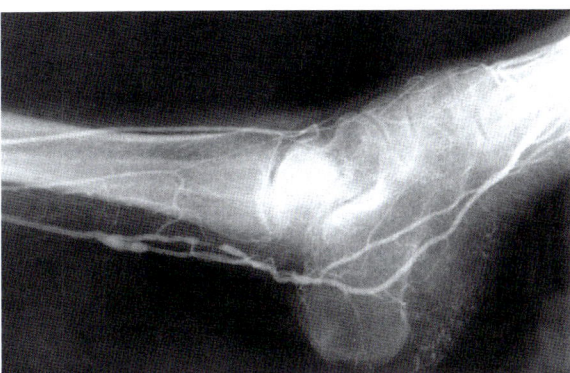

FIGURA 97.33 Ponte tibial posterior plantar com veia safena externa proximal *ex vivo*.

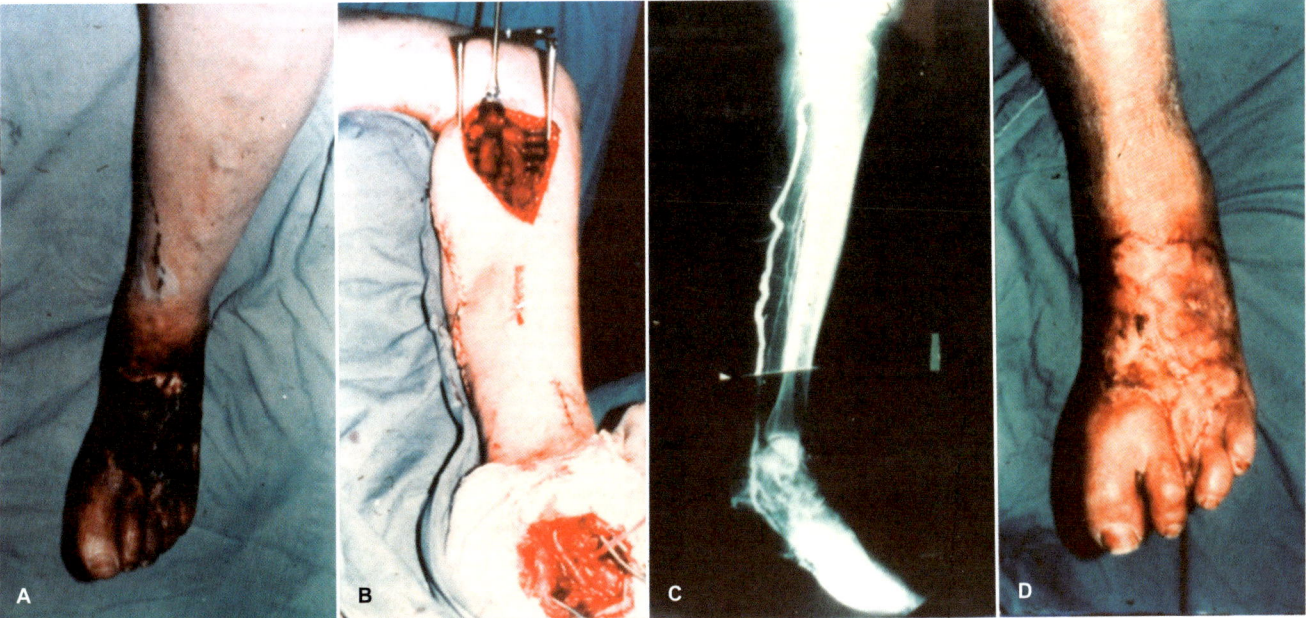

FIGURA 97.34 A. Paciente diabética com extensa necrose do dorso do pé e envolvimento dos tendões extensores. A angiografia revelava circulação adequada até a poplítea, com oclusão distal e reabilitação da plantar medial no terço médio do pé. Há 40 anos, havia sido submetida a uma cirurgia atípica de varizes, sem segmento adequado de safena interna disponível (confirmada por exploração cirúrgica). **B.** Ponte poplítea distoplantar medial com safena externa varicosa *ex vivo*, associada à fixação da arcada óssea plantar com três pinos de Steinmann, introduzidos pelos espaços interpodais, e desbridamento das necroses. **C.** Arteriografia intraoperatória. **D.** Aspecto no dia da alta hospitalar, após cicatrização de autoenxerto cutâneo. Perviedade primária tardia de 9 anos, sendo necessária ponte femoropoplítea proximal, por obstrução da femoral superficial.

retirando-se a veia cefálica desde sua desembocadura na axilar, junto com a mediana basílica, e a própria basílica, até seu encontro com a veia braquial. O segmento que apresenta valvas é devalvulado, e obtém-se um longo enxerto autógeno.[43] O procedimento de revascularização é idêntico ao de uma RVSEV.

Revascularização com veias profundas dos membros inferiores

Apesar de introduzida há anos por Schulman et al., e da publicação de resultados com acompanhamento de 11 anos pelo mesmo autor, essa técnica ainda é objeto de discussões quanto a sua aplicabilidade.[60] As veias são utilizadas *in situ*, e o índice de alterações relacionadas com estase venosa subsequente é baixo nos trabalhos citados. Nossa experiência com essa técnica se limita ao uso dessas veias como condutos para tratamento de infecções aórticas ou de tumores invasivos vasculares, nunca tendo sido empregados esses condutos para tratamento de DAP.

Pontes com prótese

As indicações de revascularização infrainguinal com próteses são restritas e devem ser criteriosamente avaliadas. Resultados satisfatórios têm sido relatados com o emprego de próteses de PTFe em segmento femoropoplíteo, se houver bom leito distal. Estudos relatam resultados semelhantes com próteses de Dacron® revestidas com colágeno.[15] Conforme dito anteriormente, dentre as próteses, a de preferência é a composta PTFe, cujos resultados são bons no segmento femoropoplíteo proximal e associa-se a adequado defluxo.[15,61] O uso de próteses de PTFe com revestimento de heparina parece aumentar a perviedade em médio prazo.[62,63] As taxas de perviedade pioram significativamente quando é necessário ultrapassar a articulação do joelho. Nessa eventualidade, o uso de material autógeno é mandatório e o emprego de próteses só é justificado na ausência de veias adequadas. Aqui, as próteses de PTFe com suporte externo devem ser empregadas, visto que não sofrem tão facilmente acotovelamentos com os movimentos articulares. Há vários autores que argumentam ser esta uma alternativa para a primeira revascularização, quando factível, poupando-se a veia safena para uma segunda intervenção, na eventual oclusão da prótese.[15,24,61,64] Já Poletti et al. são contrários a essa conduta, afirmando que são poucos os que necessitarão da veia safena para uso cardíaco, pois a expectativa de vida desses pacientes é muito limitada, devendo-se, sempre que necessário e possível, empregar a veia autógena.[65] De um total de 572 revascularizações infrainguinais, embora 15% já tivessem sido submetidos a pontes coronarianas antes, somente 3% necessitaram dessas derivações depois da revascularização dos membros inferiores, ao longo de 10 anos do estudo. Considerando-se que 27% dos pacientes precisaram de novas pontes nos membros em 5 anos, verificou-se que veias autógenas alternativas estavam disponíveis em 96% dos casos.[65] Nascimento-Silva propôs semelhante conduta utilizando primariamente a veia safena parva.[58]

Compartilhamos a filosofia de que é melhor realizar o tratamento com maior benefício ao paciente em primeiro lugar. Isso implica decidir entre as várias modalidades de terapia existentes, sem esquecer o melhor tratamento médico disponível.[64]

Por esse motivo, são candidatos a revascularizações infrainguinais com próteses pacientes com claudicação incapacitante ou isquemia grave, com uma artéria poplítea pérvia e com pelo menos um vaso distal de deságue, nos quais um procedimento endovascular é inexequível, e quando não há veia autógena adequada disponível. Pontes distais com prótese só têm indicação na vigência de

isquemia crítica, para salvamento do membro; nessa situação anatômica, recomenda-se um anel venoso na anastomose distal (anel de Miller) ou outras variações, como a bota de Wolfe, que preferimos.[65,66] O emprego de próteses com revestimento de heparina apresenta menor trombogenicidade, muitas vezes determinante da manutenção de um membro.[62,63]

As próteses mais frequentemente usadas atualmente são, sobretudo, as de PTFe e as de Dacron®, simples, revestidas de colágeno ou impregnadas com heparinoide. Curiosamente esses condutos oferecem certas vantagens em relação aos enxertos autógenos, por serem de qualidade constante, reduzirem o tempo operatório, possibilitarem fácil desobstrução por trombectomia ou fibrinólise, apresentarem menos complicações incisionais (frequentes quando a safena é retirada de seu leito) e proporcionarem a preservação das veias utilizáveis para eventual uso futuro. As maiores desvantagens são a perviedade reduzida a longo prazo, mesmo nas situações ideais citadas anteriormente, o risco maior de infecção e, finalmente, o seu custo.[49-51,67]

A técnica operatória é semelhante à da veia safena *ex vivo*, sendo as próteses geralmente implantadas em trajeto profundo, subsartorial, que, entre outras vantagens, reduz o risco de contaminação/infecção. Quando a anastomose distal é de segmento infragenicular, devem-se empregar as próteses de PTFe ou Dácron® com suporte externo (aneladas), para evitar acotovelamentos que ocorrem com a flexão articular.[49] A extensão da prótese deve ser cuidadosamente calculada, pois, se for muito longa, irá acotovelar-se e, se muito curta, ocorrerá tensão exagerada no nível das anastomoses. As próteses com elasticidade longitudinal (Gore-Tex® Stretch) reduzem essa dificuldade técnica, mas não a eliminam por completo. A Figura 97.35 evidencia uma prótese de PTFe implantada, em segmento femorotibial, via lateral (infecção na face medial da coxa). A Figura 97.36 demonstra artifícios técnicos que podem ser utilizados para melhorar os resultados quando da utilização de próteses isoladamente ou como enxertos compostos.[19,46,68] O uso do "anel de Miller", apresentado na Figura 97.36, ou uma de suas variações, parece melhorar a perviedade tardia.[65,66] FAV associadas, realizadas com a finalidade de aumentar a perviedade em curto e longo prazos, pelo aumento do fluxo pela prótese, têm utilização controvertida. O uso de próteses nas revascularizações infrainguinais totaliza 19,3% de nossa experiência, das quais em 3,9% foram utilizadas pontes sequenciais.

Tromboendarterectomia

Atualmente, as indicações das TEA no segmento infrainguinal são restritas a casos em que a lesão seja segmentar, no nível da artéria femoral comum, sobretudo quando está associada a uma profundoplastia, ou eventualmente restrita ao canal de Hunter (dos adutores) e nas quais uma angioplastia não seja exequível ou a equipe não esteja preparada para executá-la. Sua realização, todavia, frequentemente se associa a outros procedimentos como a profundoplastia ou antes de anastomose de uma derivação em ponte no nível das artérias femorais comum e superficial.[68] As grandes vantagens desse procedimento são a sua fácil execução e o seu baixo custo. Geralmente, é necessário o uso de um longo remendo para o fechamento da arteriotomia, normalmente pericárdio bovino ou prótese.

A Figura 97.37 exemplifica um caso no qual uma TEA foi empregada. O plano de clivagem pode ser subadventicial ou, preferencialmente, entre as duas camadas da média. A técnica é inviável em vasos altamente calcificados. As TEA extensas, como as abertas, propostas por Edwards, e as semifechadas, por Vollmar, são atualmente procedimentos de exceção.[9,11,68] Atualmente, há um renascimento das aterectomias utilizando o método endovascular,

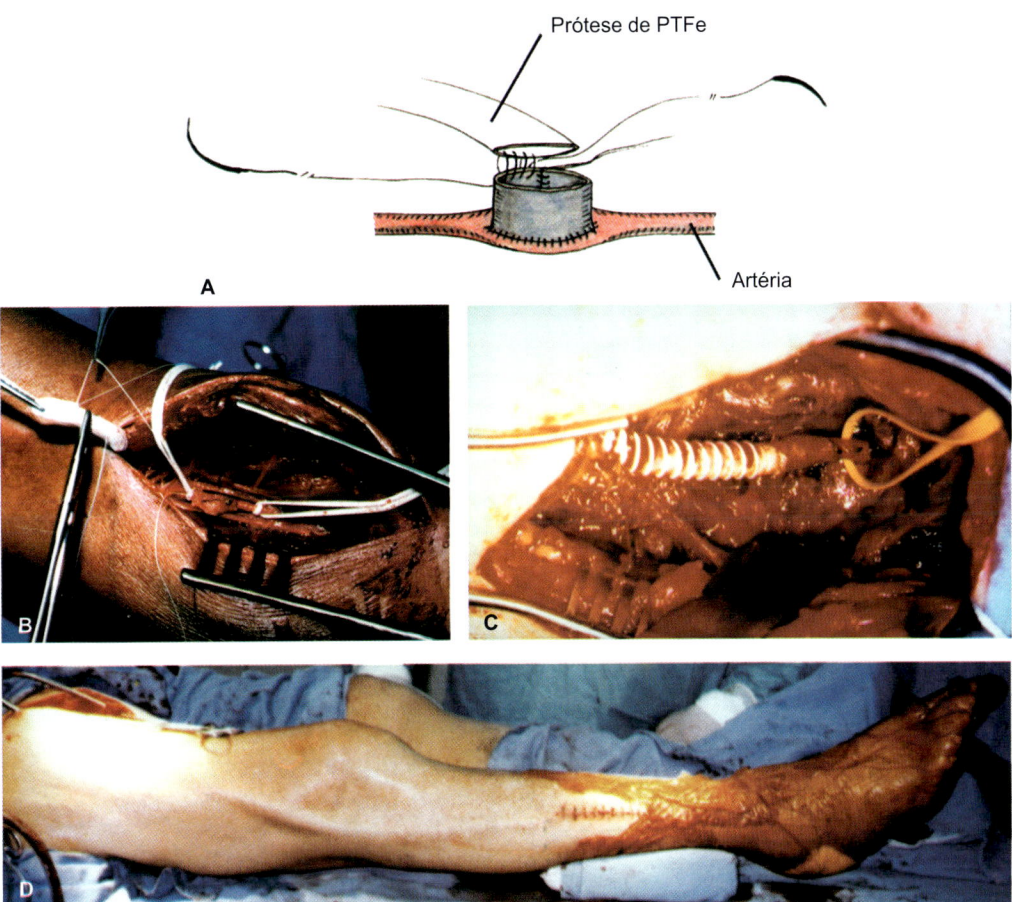

FIGURA 97.35 A. Esquema da confecção do anel de Miller, com segmento de veia autógena. **B.** Preparo de anastomose distal de prótese de politetrafluoretileno expandido (PTFe) anelada à tibial anterior, à qual foi adicionado um anel de Miller. O segmento venoso corresponde à croça da safena interna, desprezado quando da remoção da safena para revascularização coronariana. O fio de PTFe em uso (Gore-Tex®) viabiliza uma anastomose com mínima perda sanguínea, comum quando se usa fio de polipropileno com próteses daquele material. **C.** Anastomose distal completada. **D.** Aspecto da intervenção, observando-se o local da passagem da prótese.

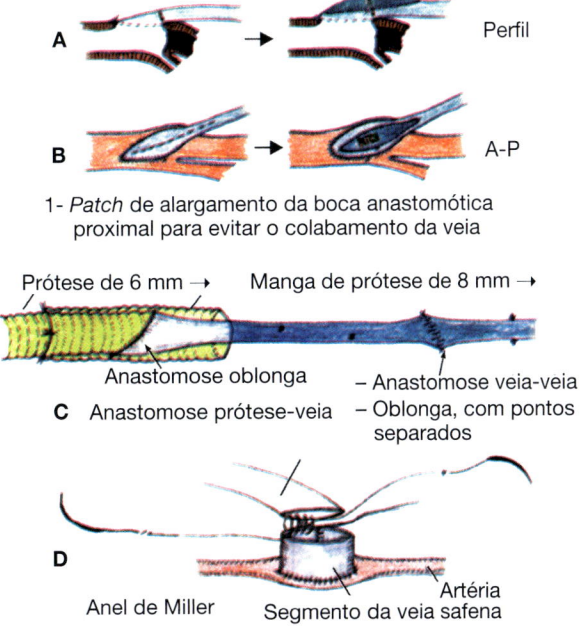

FIGURA 97.36 Detalhes técnicos para melhorar os resultados de pontes com veias de pequeno calibre e quando é necessário emprego de próteses. **A.** Visão lateral da técnica de remendo para alargamento de anastomose de veia de pequeno calibre a uma artéria calibrosa e espessa, evitando o achatamento da veia. **B.** Visão anterior da mesma técnica. **C.** Anastomoses de veias autógenas a próteses, com uso de "manga" para retardar a formação de pseudoaneurismas anastomóticos; as anastomoses veia-veia devem ser sempre confeccionadas com pontos separados, para evitar hiperplasia intimal, que é inevitável com o uso de chuleio nessa situação. **D.** Anel de Miller criado para reduzir as discrepâncias entre as características elásticas das próteses e das artérias receptoras.

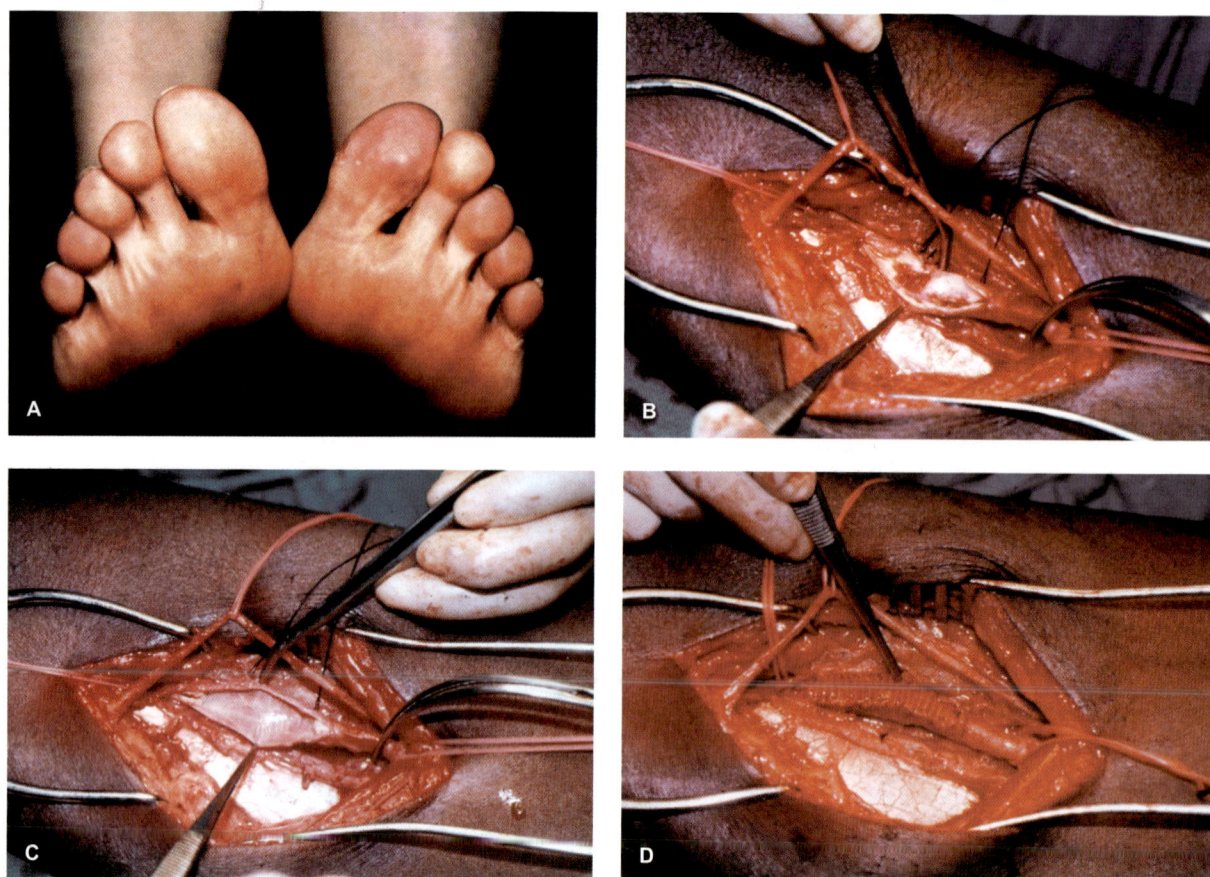

FIGURA 97.37 A. Ateroembolismo periférico a partir de placa ulcerada e parcialmente trombosada no nível do canal dos adutores. Atualmente, essa lesão é tratada por métodos endovasculares. Como essas técnicas não estão disponíveis em todos os hospitais, demonstra-se aqui o tratamento clássico, por endarterectomia. **B.** Exposição da artéria femoral superficial distal à poplítea proximal e arteriotomia, visualizando-se a placa emboligênica. Observe o nervo safeno isolado. **C.** Aspecto após endarterectomia e fixação da placa distal. A arteriotomia deve exceder cerca de 5 mm a placa distal. **D.** Implante de remendo de poliéster tricotado (Dacron® Knitted).

que associado à angioplastia, com balões farmacológicos e *stents* biomiméticos, tem apresentado resultados promissores.[69] Deve-se lembrar do valor das artérias endarterectomizadas como condutos autógenos de alta resistência à invasão bacteriana nas revascularizações em áreas infectadas.

Técnica híbrida: cirurgias direta e endovascular

Procedimentos híbridos

A evolução tecnológica atual possibilita a associação das técnicas cirúrgicas direta e endovascular, oferecendo reconstruções multissegmentares em um único procedimento, ampliando as possibilidades terapêuticas para casos de enfermidade obstrutiva multifocal. Andros, um dos pioneiros da cirurgia endovascular, já em 1990, exemplificava detalhadamente os métodos que foram designados de procedimentos híbridos.[16,70]

A natureza multissegmentar das lesões ateroscleróticas infrainguinais com frequência exige o uso de várias técnicas combinadas para lograr a revascularização adequada. Em uma série histórica nossa, em 37% dos casos de isquemia crítica operados no período de 1991 a 1993, procedimentos múltiplos foram necessários para que o sangue arterial pulsátil chegasse ao pé. As possibilidades terapêuticas expandem-se sobremaneira, se puderem ser realizados os procedimentos endoluminais e os cirúrgicos em uma única intervenção (procedimentos híbridos). Nossa experiência com essa conduta tem sido muito gratificante, com o emprego do equipamento de arco cirúrgico radiológico digital e de ecografia durante as intervenções. Os procedimentos combinados, realizados simultaneamente, apresentam vantagens importantes, como menor índice de infecção, melhor manejo na terapia anticoagulante e/ou antiagregante, e diminuição significativa do tempo de internação comparada aos procedimentos estagiados, proporcionando vantagens aos pacientes e aos provedores de saúde.[17,70]

Os segmentos mais frequentemente abordados simultaneamente são o supra e o infrainguinal, geralmente por um único acesso cirúrgico inguinal. A abordagem direta da artéria femoral comum ou superficial proximal possibilita a realização simultânea de procedimentos proximais nas artérias ilíacas e infrainguinais, podendo-se tratar esses segmentos nos dois membros na mesma intervenção, se indicado. É também útil em pacientes com obesidade, nos quais o cateterismo anterógrado é, às vezes, difícil e arriscado. Seguimos a recomendação de Guido Claessen, cirurgião brasileiro radicado na Bélgica (comunicação pessoal), que, por um pequeno acesso cirúrgico, confeccionava uma sutura em bolsa adventicial e realizava a introdução da bainha angiográfica, para o procedimento endovascular. Após a retirada da bainha, a sutura em bolsa era tracionada e o nó hemostático executado (Figura 97.38).

Mediante acessos clássicos, procedimentos diretos inguinais mais amplos, como uma endarterectomia iliacofemoral comum, associada proximalmente a angioplastias e implante de *stents* e distalmente à profundoplastia, por exemplo, em combinação com um procedimento endovascular, como a angioplastia femoral ou poplítea ou ainda de artérias tibiais em quaisquer de seus segmentos, são possíveis (Figura 97.39). É o padrão de tratamento a realização

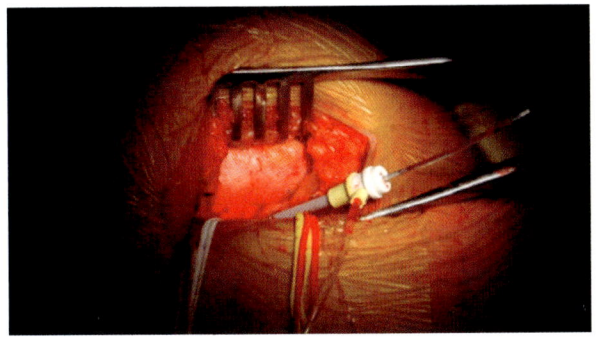

FIGURA 97.38 Acesso arterial mínimo usado em indivíduos com obesidade e em pacientes com múltiplas cicatrizes inguinais etc. Geralmente, apenas a parede anterior da artéria é exposta para punção. Frequentemente realiza-se pequena sutura adventicial em bolsa, que é tracionada e suturada após o término do procedimento.

inicial de procedimento endovascular deixando a cirurgia aberta para o fim, já que as artérias femorais endarterectomizadas ficam frágeis e geralmente ocorre sangramento ao redor das bainhas, o que não acontece nas artérias mais espessas, ateromatosas, antes de desobstruídas.

Progressivamente, a extensão e a calcificação, que anteriormente eram impossíveis de ultrapassar, deixam de ser obstáculos ao tratamento endoluminal. Esses procedimentos são uma opção de baixo risco que devem ser lembrados, sobretudo na ausência de condutos venosos adequados. Citam-se adiante alguns casos ilustrativos dessa conduta.

A Figura 97.40 ilustra caso de paciente já operado de aneurisma da aorta abdominal há 8 anos, que desenvolveu doença arterial obstrutiva das artérias ilíaca externa e femoral superficial, com isquemia crítica. Na mesma intervenção, sob controle radiológico, foi realizada endarterectomia semifechada, com anéis de Vollmar, da

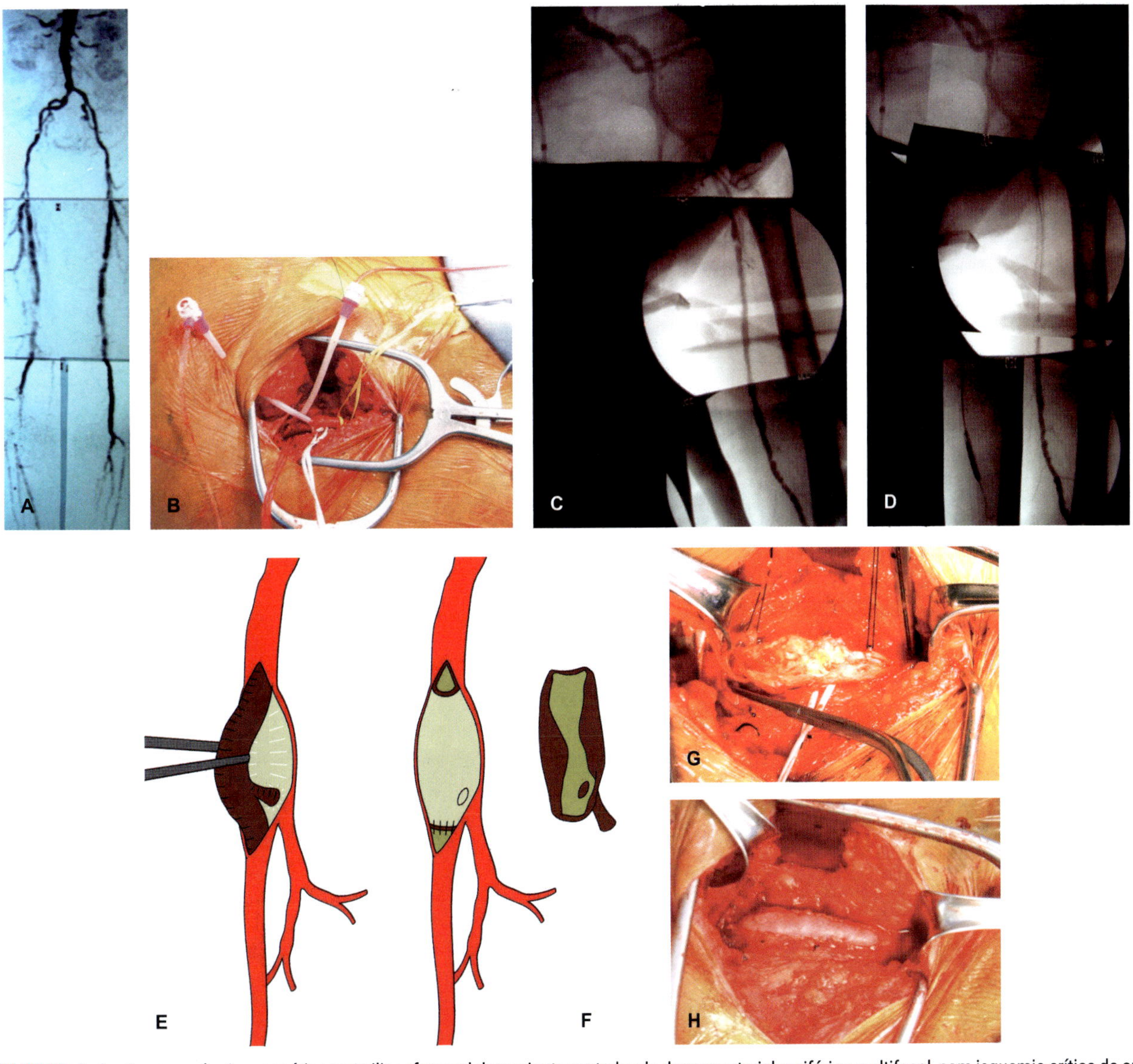

FIGURA 97.39 **A.** Angiorressonância magnética aortoiliacofemoral de paciente portador de doença arterial periférica multifocal, com isquemia crítica de ambos os membros inferiores: transplante renal à esquerda, com insuficiência renal não dialítica. **B.** Bainhas angiográficas de 7 Fr implantadas nas direções anterógrada e retrógrada da artéria femoral comum, gravemente ateromatosa. A artéria é puncionada no centro de uma pequena sutura adventicial em bolsa, de modo que ambos os segmentos ilíacos e femorais possam ser tratados por meio de uma incisão inguinal, pela qual será realizada, posteriormente, a endarterectomia. **C.** Angiografia pré-tratamento das ilíacas e do membro inferior esquerdo com gadolínio (atualmente poderia ser usado o CO_2). Observe as estenoses da ilíaca externa e as lesões ulceradas da artéria femoral superficial (AFS). **D.** Após angioplastia intraluminal simples de todas as lesões. **E.** Esquema da endarterectomia iliofemoral. **F.** Esquema com fixação das placas distais no nível da AFS proximal. **G.** Arteriotomia com grande placa de ateroma da femoral comum. As artérias ilíaca externa distal e femorais comum e profunda foram endarterectomizadas. **H.** Remendo (patch) de pericárdio, reparando arteriotomia femoral.

artéria ilíaca externa, sob controle radioscópico, e endarterectomia aberta das artérias femorais comum e profunda, e, finalmente, uma ponte femoropoplítea distal com safena *in situ*.

A Figura 97.41 mostra paciente de 78 anos, com isquemia crítica e necrose em evolução do pé, portador de obstruções em vários segmentos. Diabético, apresentava índices de pressão de tornozelo relativamente altos (0,53), mas as curvas de velocidade de fluxo eram monofásicas e achatadas (Figura 97.42 C e D). A angiografia revelava estenoses das artérias ilíacas comum e externa, femoral comum, oclusão da femoral superficial e do tronco tibiofibular. A artéria poplítea estava pérvia, e o deságue distal ocorria pela fibular, com boa conexão com a pediosa. Somente um trecho da safena era adequado para enxerto. Foram realizadas angioplastia

das artérias ilíacas comum e externa proximal, endarterectomia da ilíaca externa distal e femorais comum e profunda, ponte femoro-poplítea proximal com prótese e poplítea distal-fibular com safena invertida (Figura 97.41 G e H), além de necrosectomia. A recuperação foi boa, com índices de pressão de 0,75 e curvas de fluxo adequadas. A evolução foi satisfatória até o óbito, por doença arterial coronariana, 7 anos depois do procedimento.

Os procedimentos híbridos são realizados em salas de cirurgia equipadas com intensificador de imagens, possibilitando a realização de angiografias e procedimentos endoluminais concomitantemente aos cirúrgicos diretos. A intervenção deve ser programada e a tática estabelecida previamente, com disponibilização de todo o material necessário para o tratamento endoluminal.

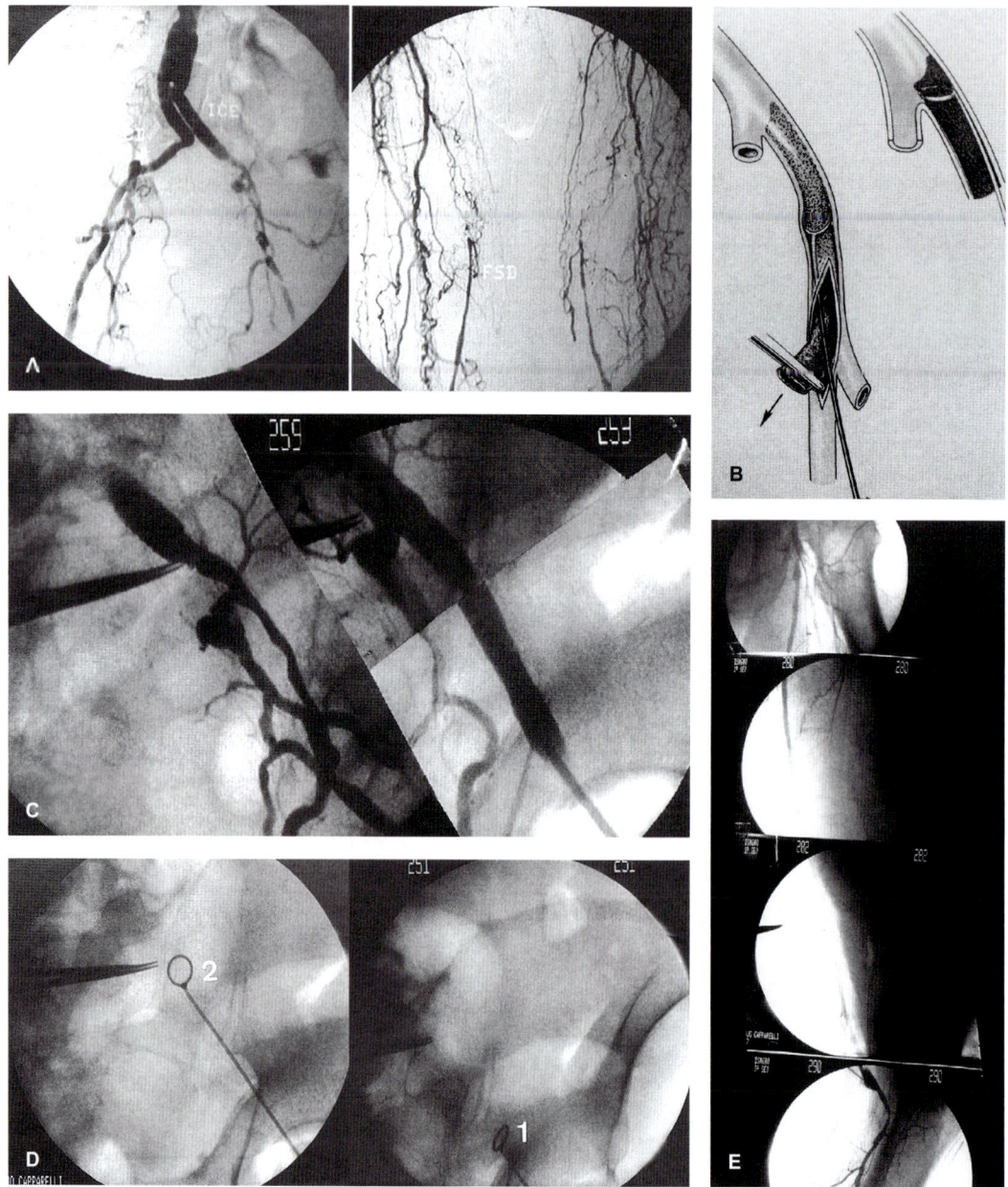

FIGURA 97.40 **A.** Paciente portador de isquemia crítica do membro inferior esquerdo, com estenoses graves das artérias ilíaca externa e femoral comum, associada à oclusão femoropoplítea, com reabilitação adequada da poplítea distal. Operado 7 anos antes de aneurisma da aorta abdominal, com implante de prótese aortobi-ilíaca. **B.** Todo o procedimento de revascularização foi realizado sob anestesia epidural. As artérias femoral comum e ilíaca externa foram acessadas por ampla abordagem inguinal, do púbis à espinha ilíaca anterior, elevando-se o conteúdo peritoneal, alcançando-se assim a bifurcação ilíaca. Esquema da endarterectomia retrógrada semifechada da ilíaca externa, com anel de Vollmar. **C.** Controle radioscópico da progressão do anel até ao ponto desejado C2. **D.** Angiografia pré e pós-remoção do cilindro ateromatoso das artérias ilíaca externa e femoral comum. **E.** Controle angiográfico final, após revascularização com ponte com safena *in situ* femoropoplítea distal.

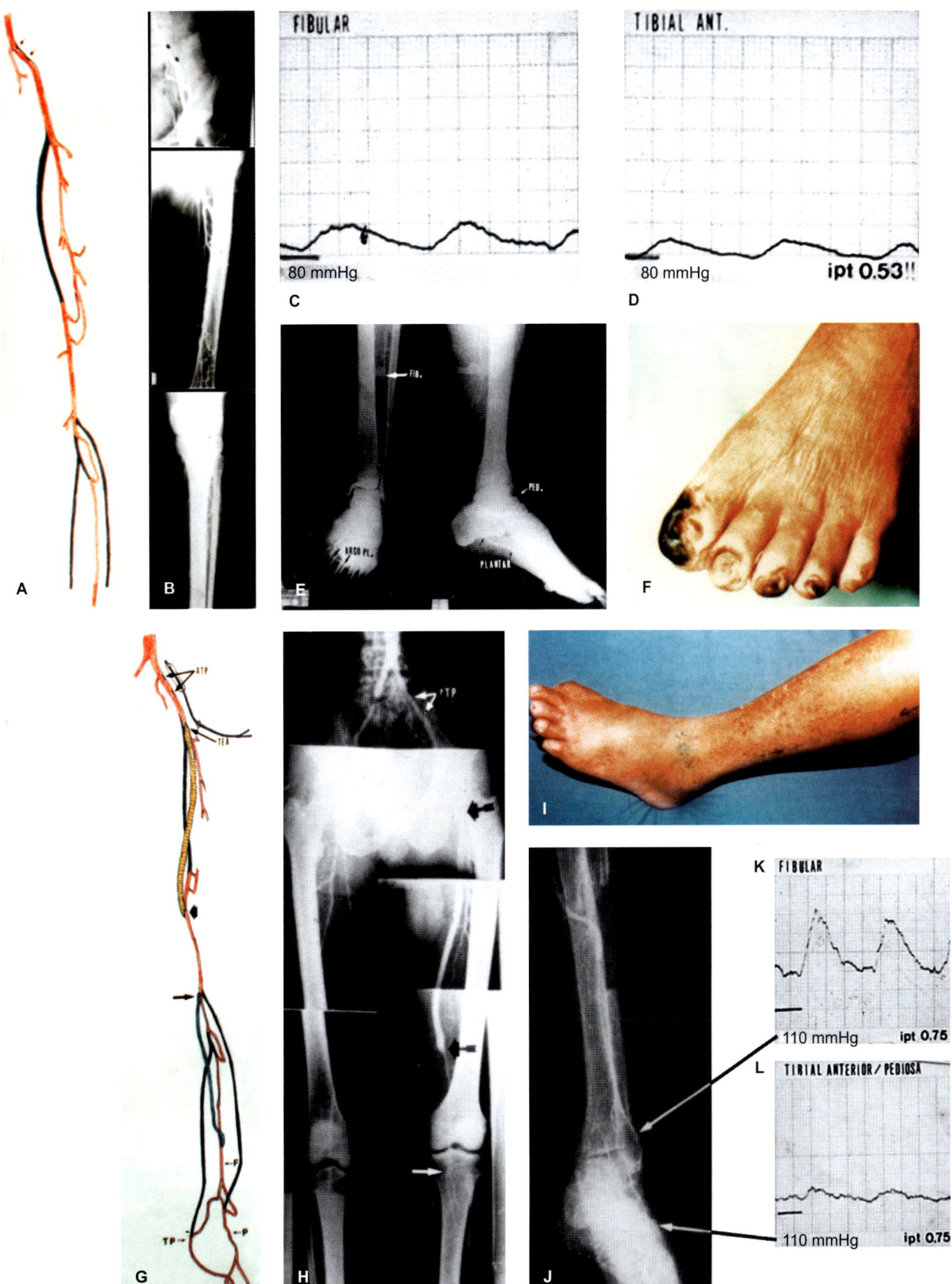

FIGURA 97.41 A a F. Revascularização complexa em paciente de 78 anos com isquemia crítica e gangrena de pododáctilos, portador de obstruções multissegmentares em vários segmentos: estenoses das artérias ilíacas comum e externa, e femoral comum, oclusão da femoral superficial e da trifurcação poplítea, sendo a fibular a única artéria de deságue com bom enchimento da pediosa. Safena interna de calibre inadequado na perna. **G e H.** Tratamento realizado todo no mesmo dia: angioplastia percutânea das lesões ilíacas, endarterectomia das artérias femorais comum e profunda, ponte femoropoplítea proximal com prótese e ponte poplítea distal-fibular com safena *ex vivo*, além de necrosectomia. Recuperação adequada e eficiente até o falecimento do paciente, 7 anos depois dos procedimentos. **I a L.** Aspecto do pé por ocasião da alta, com a parte distal da angiografia de controle da ponte fibular.

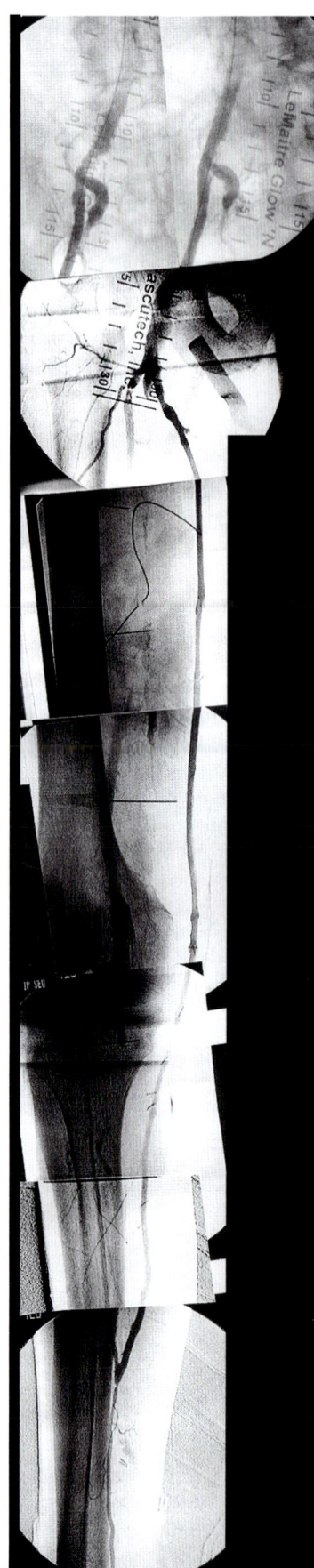

FIGURA 97.42 Revascularização complexa mostrada em angiografia de controle intraoperatório após angioplastia com *stent* da ilíaca comum direita, endarterectomia da femoral comum e ponte com safena *in situ* desta para a tibial posterior.

O paciente da Figura 97.42 era diabético, cardiopata com IRC terminal em diálise peritoneal e apresentava múltiplas lesões tróficas bilaterais em pododáctilos. A arteriografia pré-operatória revelava oclusão das artérias ilíacas comum e externa esquerda, com eixo femoropoplíteo pérvio, com exceção de estenose do canal dos adutores desse lado. No eixo arterial direito ilustrado, havia estenose da bifurcação ilíaca e extensa oclusão femoropoplíteo-tibial, com bom deságue pela tibial posterior. Foi realizada angioplastia com *stent* da ilíaca direita, seguida de endarterectomia da femoral comum e ponte com safena *in situ* femorotibial posterior. O outro membro foi tratado com ponte cruzada femoropoplítea e angioplastia intraoperatória da estenose do canal de Hunter. A recuperação foi excelente.

Arterialização venosa

A arterialização venosa do pé isquêmico, uma ideia antiga, cujo pioneirismo se deve ao cirurgião argentino Hugo René Mercado, é um procedimento que vem regressando nos últimos anos.[71-74] Nossa instituição realiza alguns procedimentos com base nos ensinamentos daquele pioneiro, na década de 1980, mas nunca foi obtido sucesso. Vários impedimentos técnicos não possibilitavam sua realização adequada, como: não havia valvulótomos apropriados, a microcirurgia era incipiente, o alvo era a inversão de fluxo no sistema venoso superficial, e não no profundo, entre outros.

Na atualidade, há condições conhecidas como pé desértico ou calcanhar órfão, nas quais não existe nenhuma artéria em condições de ser revascularizada visando ao angiossoma-alvo. A realização de uma revascularização distal associada à um retalho livre vascularizado, conforme será apresentado à frente, é uma opção eventual, mas, às vezes, nem isso é possível. As recentes publicações, às quais são acrescidas a revisão de Santos e Almeida, merecem consulta por parte dos interessados.[71-74] São procedimentos que ainda podem ser considerados como experimentais e são indicados apenas para pacientes sem possibilidade de revascularização por procedimentos já estabelecidos, dentro de estudos clínicos investigativos.

Revascularizações complexas

Há casos de portadores de isquemia crítica multissegmentar que requerem uma abordagem multidisciplinar, na qual várias técnicas de revascularização e diferentes especialidades médicas associam-se para obtenção de um adequado resultado.

O próximo caso é de um paciente de 82 anos, com grande lesão ulcerada da face medial da perna, portador de *ulcus mixtum*, com insuficiências arterial e venosa associadas, com oclusões aortoilíaca e femoropoplítea, relacionadas com insuficiência venosa crônica. Inicialmente se realizou uma ponte axilobifemoral para tratamento da oclusão aortoilíaca. Embora tenha ocorrido melhora da dor, as lesões tróficas não cicatrizavam, apesar de uma aparentemente adequada rede colateral a partir da artéria femoral profunda. Posteriormente, foi realizada uma ponte femoropoplítea com a safena incompetente e concomitante ligadura de perfurantes insuficientes. A cicatrização ocorreu rapidamente (Figura 97.43).

Com certa frequência realizam-se revascularizações em pacientes que mostram agravamento agudo de oclusões crônicas, nos quais o leito distal apresenta trombose recente. A trombectomia mecânica com cateteres de Fogarty elimina adequadamente a maioria dos trombos tronculares, mas os vasos menores não são permeabilizados. O uso de trombólise sistêmica plena é proibitivo, pelo risco hemorrágico. Tem-se realizado, em casos selecionados, a *trombólise com exclusão regional da circulação*, conforme exemplificado na Figura 97.44. Esse conceito é antigo, mas só recentemente pôde ser aplicado com segurança.[11,25] Um manguito pneumático (de Lövqvist

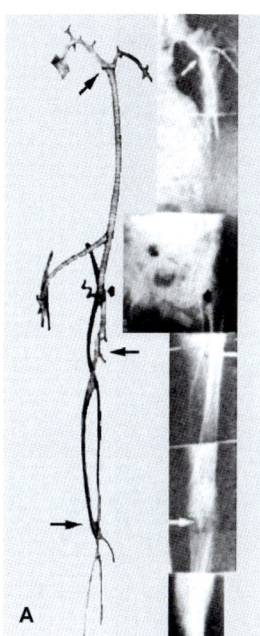
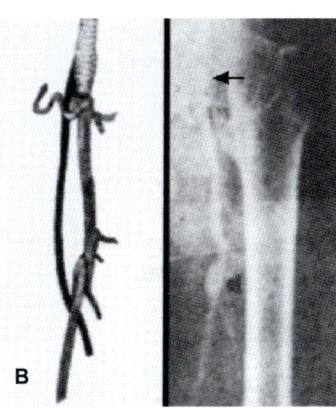
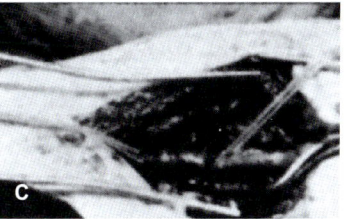

FIGURA 97.43 Revascularização complexa de paciente de 78 anos, portador de úlcera de perna de etiologia mista (venosa e arterial): o procedimento inicial foi uma ponte axilobifemoral, realizada para tratamento de oclusão aórtica. A não cicatrização da lesão ocasionou a realização de ponte femoral profunda poplítea distal com safena, além de ligadura de perfurantes insuficientes. Cicatrização da lesão e perviedade até a morte do paciente, 8 anos depois do procedimento.

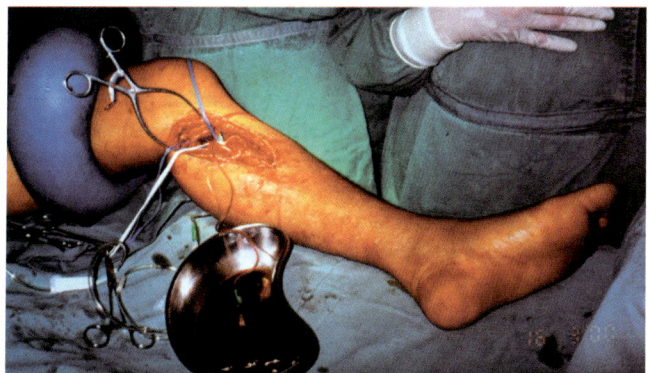

FIGURA 97.44 Trombólise intraoperatória com exclusão temporária da circulação.

na ilustração, mas uma faixa de Esmarch pode ser utilizada) realiza a oclusão venosa, propiciando a entrada de algum fluxo arterial (o aporte sanguíneo é fundamental para conduzir plasminogênio ao local da lise). A veia poplítea é drenada para o exterior, preferencialmente por um *intracath* calibroso. Administra-se, por punção direta da artéria poplítea com *scalp* 21 ou 23, uma solução de rt-PA (3 a 3 mg), em 250 mℓ de solução fisiológica, por 10 minutos. Após a infusão, o fluxo arterial é fechado, com aumento da pressão do manguito, e lava-se o leito vascular com 1.000 mℓ de Ringer heparinizado, sob pressão, que é drenado pelo cateter venoso. Obtém-se adequada lise de trombos de pequenos vasos com esse método na maioria dos casos de oclusão recente. Infusões de doses menores de rt-PA, de 1 a 2 mg, podem ser infundidas sequencialmente por cateteres próximos ou preferencialmente intratrombo, com jatos de fluxo por meio de seringas de 3 mℓ, com bom efeito lítico e sem ação sistêmica importante.

Retalhos pediculados têm sido empregados na cobertura de grandes áreas necróticas desbridadas, em casos de isquemia crítica

dos membros.[25,75-77] Seu uso, todavia, é limitado, mas deve ser lembrado como uma opção efetiva. Um problema de difícil solução são as necroses que envolvem o retropé – calcanhar e adjacências, que geralmente ocorrem na ausência de uma artéria revascularizável capaz de transportar sangue arterial pulsátil a essa área. O desfecho final da maioria dos pacientes com gangrena do retropé é a amputação, geralmente no nível da coxa. Uma das últimas fronteiras no tratamento de membros ameaçados de amputação por isquemia crítica é o emprego de *enxertos livres vascularizados*, associados à revascularização distal. Acompanhamos nove casos desses.[25,40,77] O caso ilustrado na Figura 97.45 trata-se de uma paciente de 56 anos, diabética, com necrose de pododáctilos e extensa ferida do retropé. Já havia sido submetida a três procedimentos de revascularização em outros hospitais, dois com veias autógenas e um com prótese, sem sucesso. A angiografia revelou perviedade da artéria tibial anterior-pediosa, mas não havia circulação para o calcanhar, o que antevia mau prognóstico de cicatrização do retropé. Realizou-se ponte femorotibial anterior com prótese de PTFe anelada e anel de Miller na anastomose distal. O músculo serrado anterior foi transplantado para o pé, o pedículo vascular foi anastomosado à artéria (terminolateral) e às veias tibiais anteriores (terminoterminal), o músculo recebeu cobertura cutânea por lâmina de pele e a evolução foi excelente. Nesse caso, o mais antigo relato de transplante livre de tecido associado à revascularização de nosso material, o paciente faleceu de causas não relacionadas ao procedimento, após 9 anos de perviedade e salvamento do membro. O uso de retalhos livres vascularizados para salvamento de membros isquêmicos é factível, tem excelentes resultados e certamente é subutilizado.

O emprego dos enxertos livres vascularizados introduz um conceito muito importante: o dos angiossomas. Em 1987, Taylor e Palmer introduziram o modelo de divisão anatômica do corpo em territórios vasculares tridimensionais, que denominaram angiossomas.[77] Os princípios desse conceito certamente já eram do conhecimento de vários cirurgiões que se dedicam ao tratamento da isquemia crítica, mas o tema não havia sido abordado de maneira tão específica e objetiva antes.

A intenção inicial de emprego em retalhos cutâneos demorou a ser incorporado pelos cirurgiões vasculares, mas ganhou impulso com a publicação de Attinger et al. em 2001. A necessidade de retalhos livres vascularizados, apresentada anteriormente, encontra aqui amplo fundamento. Sabe-se que, caso não se consiga revascularizar adequadamente a área isquêmica, de pouco adiantaria cirurgia ou angioplastia tecnicamente perfeita. Desse modo, o conceito de angiossomas do tornozelo e do pé apresenta ampla aplicação no tratamento da IC e deve ser do conhecimento de todos que se dedicam à especialidade.[78-83]

Há bastante controvérsia em como realmente se compartimentalizam os angiossomas do tornozelo e do pé. Certamente, há variações individuais, o que explica a existência de vários modelos. Sugere-se a leitura da abundante literatura específica.[78-83]

A Figura 97.46 demonstra uma das propostas dos angiossomas do tornozelo e do pé. Sempre que viável, a revascularização deve objetivar uma artéria-alvo que irrigue o angiossoma da área da lesão. Se essa área já estiver destruída por necroses, a única opção atual é o uso adicional de um retalho livre vascularizado, conforme já descrito. Com um retalho, o cirurgião cria seu angiossoma.

O tratamento dos pacientes com isquemia grave dos membros inferiores deve ser individualizado, exigindo do cirurgião conhecimento e domínio das técnicas de revascularização disponíveis, para empregar aquelas que fornecerão os melhores resultados globais ao paciente.

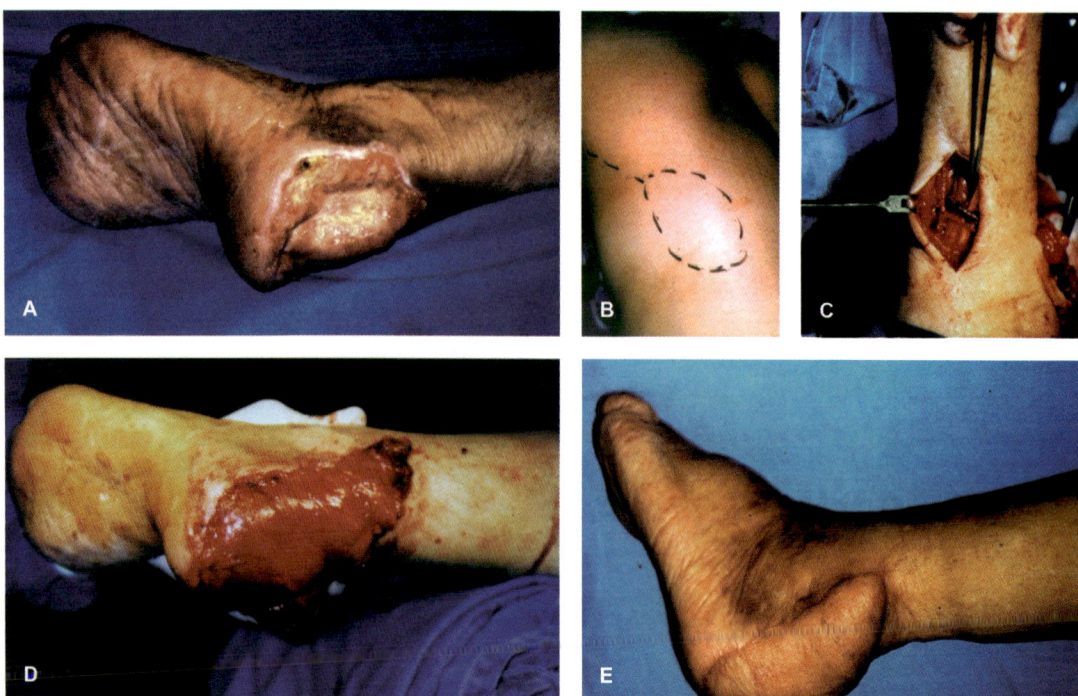

FIGURA 97.45 Associação de revascularização distal com retalho livre vascularizado para tratamento de lesões necróticas do retropé. **A.** Necrose de pododáctilos e ulceração isquêmica do calcanhar. O procedimento inicial foi uma ponte femorotibial anterior, seguida de coleta de retalho livre do músculo serrado anterior. **B.** Área doadora. O planejamento visava ao músculo grande dorsal, mas sua artéria era atrofiada. A torácica lateral nutria preferencialmente o serrado anterior. **C.** Anastomose dos vasos torácicos laterais à artéria tibial anterior e às duas veias comitantes. **D.** Aspecto imediatamente após término das anastomoses. O músculo foi coberto com autoenxertia cutânea. **E.** Aspecto do retalho livre 6 meses depois do procedimento, com a paciente deambulando satisfatoriamente.

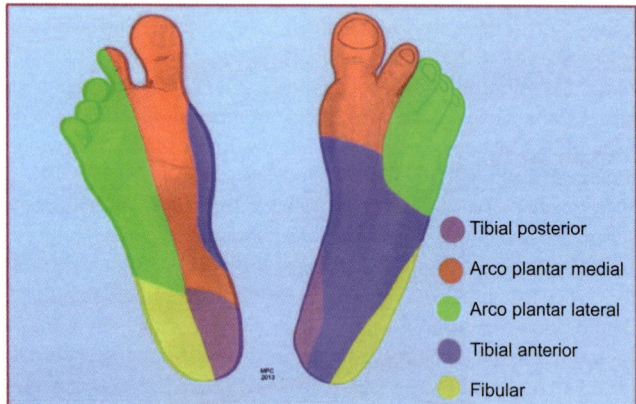

FIGURA 97.46 Angiossomas do pé.

- Tibial posterior
- Arco plantar medial
- Arco plantar lateral
- Tibial anterior
- Fibular

PROCEDIMENTOS ASSOCIADOS

Nos pacientes portadores de isquemia grave dos membros inferiores, costumam ser necessários procedimentos associados às cirurgias de revascularização direta. Vários deles são abordados em capítulos específicos desta obra, por este motivo, neste capítulo, serão descritos sumariamente. Entre os procedimentos associados, salientam-se o uso pré e pós-operatório de prostaglandinas, a trombólise intraoperatória, a simpatectomia lombar, as neurotripsias e neurectomias, a fasciotomia, a autoenxertia cutânea e, finalmente, os desbridamentos e as amputações.

Prostaglandina intra-arterial e intravenosa

O emprego da prostaglandina PGE-1 (alprostadil) no tratamento da isquemia crítica tem amplo respaldo na literatura.[84-86] Essa medicação

tem confirmada sua eficácia, promovendo eficiente vasodilatação, sem acarretar hemometacinesia. É administrada por via venosa, em duas ou três sessões diárias de 40 ou 60 ng, diluída em solução fisiológica, em infusão de 3 horas de duração. A duração do tratamento varia em função da resposta terapêutica – geralmente pelo menos 10 dias. Seu efeito isolado geralmente é de pouca duração nos casos com isquemia avançada, mas, em experiência com mais de 200 casos tratados com alprostadil, foi possível perceber uma indicação segura nos pacientes com isquemia crítica crônica com dor em repouso e mau leito distal, favorecendo a dilatação arterial e arteriolar, aumentando o leito de deságue para as revascularizações e melhorando os resultados.

A via arterial é menos utilizada, sendo as doses preconizadas por vários autores de 10 a 20 ng diluídos e infundidos, geralmente também em 3 horas. A via intra-arterial é vantajosa, pois o medicamento pode ser rapidamente degradado em sua primeira passagem pela circulação pulmonar, provocando efeitos sistêmicos menores. Dessa maneira, Parodi recomendou megadoses, de até 500 ng, infundidas intra-arterialmente, em período de 1 a 3 horas, sob anestesia.[87]

A intensa vasodilatação causa dor forte por algumas horas, por esse motivo administra-se analgesia poderosa ou, se possível, anestesia epidural contínua, ou nos casos tratados com anestesia geral, a manutenção da intubação e da sedação por cerca de 6 horas após a infusão de megadoses. Recentemente e, tem-se empregado essa terapia em pacientes com isquemia crítica fora de possibilidades de revascularização direta, que não apresentam lesões tróficas extensas, com bom resultado a curto prazo. As prostaglandinas apresentam importante ação antiagregante plaquetária, devendo ser suspensas pelo menos 3 dias antes da realização de procedimento cirúrgico direto; para procedimentos percutâneos, não há restrições.[86]

Simpatectomia lombar

Esse método foi, durante décadas, o único eficiente para o tratamento da isquemia dos membros, mesmo assim com pouco efeito (ver Capítulos 68 e 69).[88,89] Atualmente, apresenta indicações limitadas, sendo empregado, sobretudo, nos casos de tromboangiite obliterante e nos portadores de lesões cutâneas em que a revascularização é impraticável. Não há evidências objetivas de que melhore os sintomas da claudicação. Na isquemia crítica, seu emprego isolado também não encontra fundamentos na literatura recente. Seu uso como procedimento associado enfrenta a dificuldade na seleção de pacientes que irão beneficiar-se dele. Nós, assim como a maioria dos autores, praticamente abandonamos a simpatectomia lombar nessas situações.[3,17,19,52,55,70]

Neurotripsia/neurectomia

Essas técnicas simples consistem no esmagamento ou na exérese de segmento dos nervos sensitivos ou mistos, para impedir, temporária ou definitivamente, a transmissão dos estímulos dolorosos (ver Capítulo 70). A técnica é antiga, mas ganhou popularidade com a publicação de Deterling, em 1962, e de Thomaz et al.[90,91] É um procedimento de aplicação limitada, mas útil, sobretudo nos pacientes que apresentam dor intensa apesar de adequadamente revascularizados, nos quais é necessário um período maior para cicatrização das lesões tróficas.

Por se tratar de método paliativo, geralmente seguido de desagradáveis parestesias, recomenda-se seu uso com parcimônia. Realizamos a tripsia ou secção seletiva dos nervos envolvidos, e não uma denervação total, como propõem certos autores. Se possível, o nervo tibial posterior ou o sural devem ser poupados, para manter a sensibilidade plantar, facilitando a deambulação e prevenindo o pé neuropático. Conhecimento anatômico abrangente é fundamental para a realização desse procedimento por pequenos acessos, que cicatrizam melhor nesses membros com circulação comprometida.

Fasciotomias

A ocorrência de síndromes compartimentais é rara nas revascularizações por isquemia crítica, mas é possível, sobretudo no nível da loja tibial anterior (ver Capítulo 72). Quando ocorre, a síndrome de revascularização não se acompanha dos grandes comemorativos presentes nos casos de traumatismos, mas as sequelas, se não forem adequadamente tratadas, são semelhantes. Assim, os pacientes que apresentam dor exacerbada nas lojas musculares da perna devem ser examinados precocemente e estas inspecionadas, para detectar aumento de volume e rigidez. A elevação da creatininofosfoquinase e da mioglobina sérica sugere deterioração muscular.[92]

O tratamento consiste no emprego de agentes alcalinizantes, hidratação vigorosa e diuréticos osmóticos (manitol), além da realização imediata de fasciotomia do compartimento afetado. Fasciotomias semifechadas, por incisões cutâneas limitadas, geralmente são suficientes nesses casos. Emprega-se, em geral, o fasciótomo de Vollmar, que possibilita a abertura aponeurótica por meio de incisões cutâneas de somente 1 cm.[11]

Autoenxertia cutânea

Embora essa técnica seja do domínio da cirurgia plástica, pequenos autoenxertos cutâneos podem ser realizados concomitantemente à revascularização. Lesões pequenas são cobertas pela técnica de Thiersch/Reverdin e, as maiores, com pele laminada.

Desbridamentos/amputações

A maioria dos pacientes submetidos à revascularização infrainguinal tem como indicação a isquemia grave. Neles, é alta a incidência de necroses e ulcerações tróficas, demandando a realização de intervenções associadas para a eliminação/limpeza destas. Nesses procedimentos, o objetivo primordial é restituir ao paciente a capacidade ambulatória. Recomenda-se a leitura da extensa obra de De Luccia sobre o assunto e o Capítulo 73.[93]

A decisão de quando realizar o desbridamento ou a amputação nem sempre é óbvia em todos os casos. Prefere-se, sempre que possível, realizar esses procedimentos imediatamente após a revascularização, durante a mesma anestesia. Desbridamentos prévios são executados nas lesões gravemente infectadas, e amputações tardias são efetuadas naqueles em que a linha de demarcação não era evidente por ocasião da cirurgia restauradora.

Amputações maiores, no nível da perna ou da coxa, são indicadas quando a necrose/infecção tenha atingido a articulação tibiotársica, na qual a revascularização, mesmo que bem-sucedida, não devolveria a capacidade deambulatória ao paciente.

COMPLICAÇÕES

A maioria das complicações pode ser evitada e deve ser prevenida, entretanto, apesar de assim procedermos, elas ocorrem, e todos os esforços devem ser direcionados para reduzi-las a um mínimo aceitável. As complicações das cirurgias no segmento infrainguinal afetam o prognóstico de viabilidade da extremidade em questão, sendo menos graves em relação ao risco à vida do que as cirurgias das áreas intra-abdominais e torácicas. A prevenção desses problemas já foi enfatizada anteriormente. Dada a extensão desse tema, já amplamente abordado em outra publicação, serão apenas citadas as complicações mais frequentes.[94]

No primeiro grupo, estão as complicações peroperatórias, geralmente de fácil reparo, como lesões de artérias, veias, nervos e linfáticos adjacentes, bem como de músculos. Tromboses podem ocorrer por fluxo proximal ou escoamento inadequados, por anticoagulação incorreta, coagulopatias, traumatismos por pinçamento indevido e por erros técnicos de anastomose. Nas revascularizações com a veia safena *in situ*, atualmente, deve ser realizado um minucioso estudo de mapeamento pré-operatório com ultrassonografia, o que possibilita detectar possíveis alterações anatômicas que comprometam o uso dessa veia na restauração vascular. Pode-se deparar com uma safena inadequada por agenesia parcial, hipoplasia ou lesionada por tromboflebites anteriores ou por avançada doença varicosa. Durante o preparo da veia, podem ocorrer lesões devido ao valvulótomo, ao espasmo venoso, à formação de trombos plaquetários e a fístulas de alto débito. Quando se utiliza a veia *ex vivo*, danos podem ocorrer no preparo, assim como compressões ou torções na tunelização e erros de tensão longitudinal, ocasionando tração excessiva ou acotovelamentos. O Quadro 97.3 lista as complicações peroperatórias das cirurgias de revascularização infrainguinal.

Das complicações pós-operatórias precoces (Quadro 97.4), a trombose é a mais frequente, podendo decorrer especificamente de conduto empregado, coagulopatias, hipotensão, baixo débito cardíaco, deságue inadequado, erros técnicos e compressões extrínsecas. Pequena quantidade de oclusões precoces pode não ter causa identificável. Hemorragia, infecção, necroses incisionais, linforreia e linfoceles também podem surgir. Complicações gerais, como insuficiência renal aguda, tromboembolismo venoso, alterações cardíacas, neurovasculares, psiquiátricas e gastrintestinais, sobretudo hemorragia digestiva, devem ser prevenidas e tratadas agressivamente, se instaladas. A maioria dos pacientes submetidos à revascularização infrainguinal evolui com edema no pós-operatório devido à perda da contratilidade arteriolovenular por ruptura da limitante elástica externa das arteríolas, acarretada pela isquemia crônica e pelas lesões linfáticas decorrentes das exposições vasculares.[94,95]

No pós-operatório (Quadro 97.5), falência hemodinâmica das restaurações pode ocorrer, seja precocemente, por hiperplasia fibrosa da íntima, ou tardiamente, por progressão da doença básica. Estas ocorrem em importante percentual dos casos. Alterações da coagulabilidade sanguínea, baixo débito cardíaco e degeneração dos condutos venosos (estenoses segmentares, formações ateroscleróticas e aneurismáticas) podem acontecer. Aneurismas verdadeiros por degeneração dos condutos são raros, mas falsos aneurismas anastomóticos e infecções tardias ocorrem em baixa incidência e, sobretudo, quando próteses são empregadas. Edema da extremidade revascularizada é quase uma constante nos pacientes com isquemia grave e deve ser tratado com elevação periódica do membro e administração de benzopirona em altas doses (600 mg/dia, em duas tomadas). O uso de suporte elástico geralmente não é possível, devido ao garroteamento das pontes superficiais no nível do joelho.[40,94,95]

RESULTADOS

No segmento infrainguinal, a análise dos resultados deve considerar o estadiamento da doença aterosclerótica e a técnica empregada para seu tratamento. Nos pacientes em estágio de claudicação intermitente, os resultados imediatos e tardios devem ser excelentes, associados à morbimortalidade mínima. Nos casos de isquemia avançada, índices ideais são difíceis de obter, pois se trata de casos com avançado grau de doença arterial obstrutiva, sempre com outras doenças associadas, acarretando, consequentemente, um maior risco cirúrgico. A intervenção é justificada, todavia, em face da inexorável evolução para a mutilação, na maioria dos casos não revascularizados.

Quando aplicável, o tratamento endovascular é associado a menor mortalidade. Os resultados que serão apresentados a seguir revelam que os procedimentos cirúrgicos clássicos têm maior taxa de morbimortalidade precoce, mas, em compensação, excelente perviedade a longo prazo, sobretudo se veias autógenas são empregadas. A sobrevida dos pacientes, especialmente aqueles vitimados por isquemia crítica, todavia, é limitada.

Nossa experiência engloba mais de 7 mil procedimentos de revascularização infrainguinal, dos quais, rapidamente o método endovascular ultrapassa as 2.075 intervenções diretas. Destas, o número mais relevante de procedimentos – 1.711 casos de pontes com veias autógenas, atualmente pouco empregadas.

QUADRO 97.3	Complicações pré-operatórias das cirurgias de revascularização infrainguinal.	
Gerais		Decorrentes do acesso vascular: lesões arteriais, venosas, nervosas e linfáticas
		Trombose: afluxo inadequado, escoamento incorreto, coagulopatia, erros técnicos, sobretudo de anastomoses; trauma por pinçamento, espasmo arterial
Específicos	Revascularização com safena *in situ*	Veia inadequada: agenesia parcial, pequeno calibre, degeneração varicosa com tromboflebite, preparo incorreto da veia, dissecção/isolamento/ligadura de tributárias, valvulotomia inadequada, lesões endotelial e transmural venosa, valvas residuais, espasmo venoso, trombos plaquetários, torção do segmento livre
	Revascularização com safena *ex vivo*	Preparo da veia, torção, tunelização, tensão inadequada, acotovelamentos
	Próteses	Pré-coagulação, torção, tunelização, tensão inadequada, acotovelamentos

QUADRO 97.4	Complicações precoces das cirurgias de revascularização infrainguinais.	
Trombose		Específicas dos condutos: RVSIS, valvas residuais, neofístulas arteriovenosas, RVSEV, próteses
		Coagulopatias: preexistentes, adquiridas
		Baixo débito cardíaco
		Erros técnicos
		Compressão extrínseca
		Sem causa determinável
Hemorragia, infecção, necroses incisionais, linforreia e linfocele		–
Outras		Insuficiência renal aguda
		Tromboembolismo venoso
		Cardiopatias, sobretudo coronariopatia
		Alteração gastrintestinal
		Síndrome compartimental

RVSEV: revascularização com veia safena *ex vivo*; RVSIS: revascularização com veia safena *in vivo*.

QUADRO 97.5	Complicações tardias das cirurgias de revascularização infrainguinal.	
Falência hemodinâmica – trombose		Hiperplasia intimal
		Progressão da doença básica: proximal, distal
		Alterações da coagulabilidade
		Baixo débito cardíaco
		Deterioração dos condutos venosos: estenoses segmentares, degenerações aneurismática e aterosclerótica, e de biológicos (pouco empregados), rejeição imunológica
Aneurismas		Verdadeiros: arteriais, venosos, por degeneração de condutos biológicos
		Pseudoaneurismas anastomóticos
Infecção e edema		–

O tratamento convencional, cirúrgico direto, atualmente reserva-se aos casos de doença mais difusa ou extensa. Os resultados publicados são bastante semelhantes na literatura, o que é o espelho da maturidade do método.

A maioria dos cirurgiões vasculares que têm como método preferencial empregar veias *in situ* para pontes femoropoplíteas, como nós, têm resultados piores usando veias extraídas de seu leito.[14,19,40,96-101] Certamente, isso se deve ao fato de selecionarem-se para as veias *ex vivo* apenas os casos em que a técnica preferida não é utilizável. A taxa de salvamento cumulativo é um pouco superior à perviedade. Em nossas pesquisas, já citadas, aos 4 anos a taxa de salvamento foi de 89,8% e aos 6 anos de 82,8%.[19,40] A partir do 6º ano, os números perdem validade estatística, pois os sobreviventes são muito poucos. O Quadro 97.6 analisa esses dados.

Em relação aos resultados das pontes ultradistais, são muito gratificantes. As taxas de perviedade em 30 dias situam-se em torno de 90%.[40,97-101] É interessante observar que não se encontram diferenças nos resultados em relação à perviedade entre pontes ultradistais longas ou curtas, ou entre as derivações para a pediosa ou plantar. As pontes para os ramos destas, como a tarsal lateral e arciforme, têm taxas de trombose elevadas, em médio prazo. No Quadro 97.7, relacionam-se vários trabalhos publicados com acompanhamento a longo prazo dessas derivações.

CONSIDERAÇÕES FINAIS

Os grandes limitadores são a disponibilidade de material autógeno adequado, indispensável ao sucesso dessas intervenções, e a mortalidade hospitalar sempre superior a 5%, refletindo a gravidade dos pacientes que necessitam desse tipo de reconstrução.[40,52,96,98,99] Os procedimentos endovasculares, mesmo nos casos de isquemia crítica, têm mortalidade inferior: claudicantes menos de 1% e pacientes com isquemia crítica em torno de 3%. Assim, contrapõem-se os melhores resultados a longo prazo, obtidos com as revascularizações com as veias *in situ*, seguidas das pontes *ex vivo*, *versus* morbimortalidade inferior do tratamento endovascular. Cabe ao cirurgião vascular decidir qual a melhor opção para cada paciente. A associação de procedimentos cirúrgicos diretos com endovasculares tem possibilitado oferecer reconstruções anatômicas a portadores de DAP multifocal em um só procedimento, com grandes vantagens ao enfermo e aos provedores de serviços de saúde (Figuras 97.47 e 97.48).

As principais indicações primárias e secundárias de revascularização cirúrgica do segmento infrainguinal estão listadas nos Quadros 97.8 e 97.9, respectivamente.

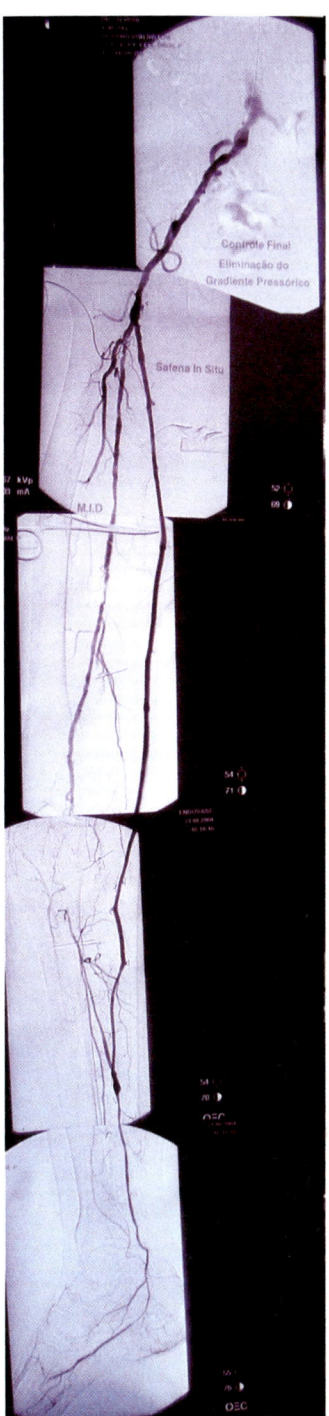

FIGURA 97.47 Angiografia peroperatória de paciente com isquemia crítica do membro inferior direito. Estenoses críticas das artérias ilíacas comum e externa foram tratadas pelo método endovascular, e a longa oclusão femoropplíteo-tibial por ponte com safena *in situ*.

QUADRO 97.6	Resultados das pontes de safena *in situ* (extraídos de tabelas vitais).		
Autor	Número de pontes	Anos de acompanhamento	Patência cumulativa (%)
Leather et al.[15]	1.512	1	90,7
	913	2	87,7
	431	4	82
Vieira de Mello et al.[85]	170	1	82
	117	2	77
	18	5	67
Ristow[22]	254	1	88,9
	159	2	83,3
	70	4	76,7

QUADRO 97.7	Resultados a longo prazo de pontes ultradistais.		
Autor	Número de pontes	Anos de acompanhamento	Patência cumulativa (%)
Glowiczki et al.[122]	110	3	69
Shah et al.[123]	270	5	73
Elliot et al.[124]	111	4	65
Jacobs et al.[125]	122	3	60
Pomposelli et al.[126]	384	5	67
Ristow et al.[127]	333	3	59

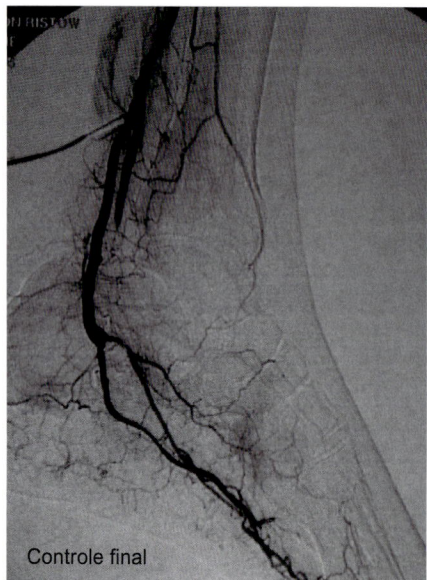

Controle final

FIGURA 97.48 Angiografia intraoperatória de ponte tibial posterior-plantar, com veia cefálica *ex vivo*, em paciente no qual não foi possível a recanalização endovascular dessa artéria até o pé.

<table>
<tr><td>QUADRO 97.8</td><td>**Principais indicações primárias de revascularização cirúrgica do segmento infrainguinal.**</td></tr>
</table>

- Trombose da artéria femoral comum (Figura 97.49)
- Trombose extensa femoropoplítea e/ou tibial
- Arteriopatias congênitas (p. ex., síndrome do aprisionamento poplíteo)
- Calcificação intensa e/ou extensa
- Aneurismas femoropoplíteos extensos (Figura 97.50)
- Trombose por trombofilia
- Contraindicação à antiagregação plaquetária
- Alergias (p. ex., níquel, paclitaxel)
- Insuficiência renal crônica não dialítica
- Trauma não passível de tratamento endovascular (Figura 97.51)
- Procedimentos híbridos em múltiplos segmentos arteriais (Figura 97.52)

<table>
<tr><td>QUADRO 97.9</td><td>**Principais indicações secundárias de revascularização cirúrgica do segmento infrainguinal.**</td></tr>
</table>

- Falha do tratamento endovascular
- Trombose de aneurisma poplíteo após tratamento endovascular (Figura 97.53)
- Metalização e trombose arterial extensa com *stents* (Figura 97.54)
- Hiperplasia intimal extensa
- Progressão da doença não passível de tratamento endovascular
- Complicações não tratáveis por via endoluminal
- Falha da cirurgia aberta

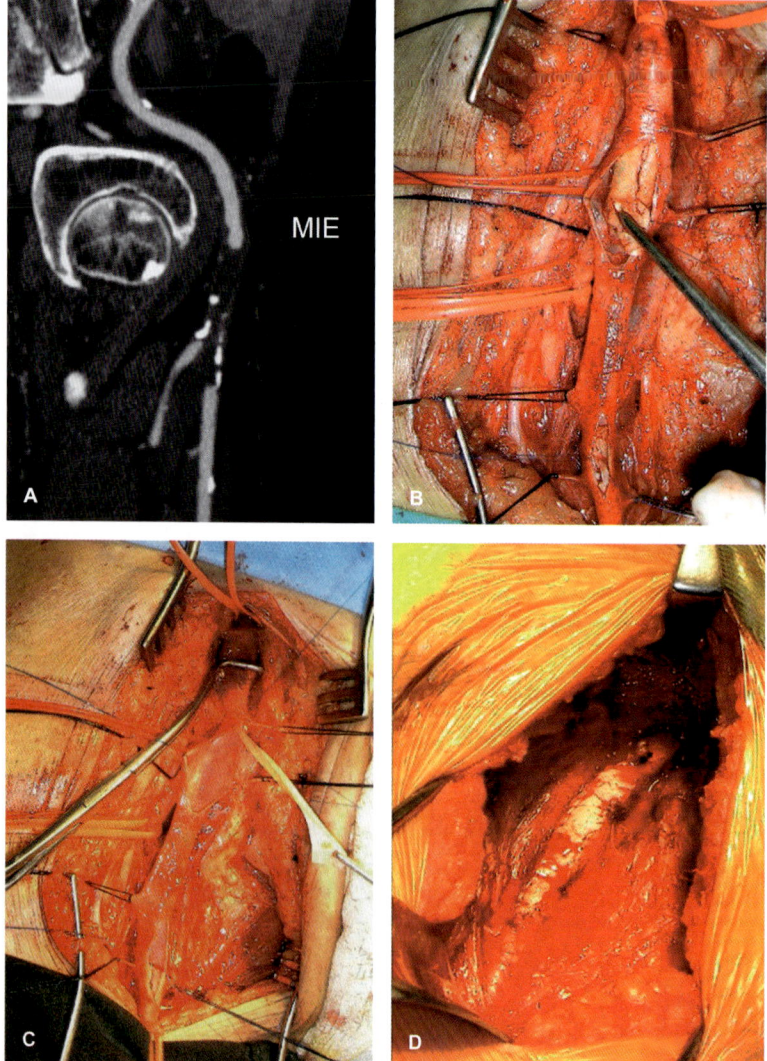

MIE

A

B

C

D

FIGURA 97.49 Endarterectomia das artérias femoral comum, profunda e superficial proximal. **A.** Angiotomografia evidenciando a obstrução das artérias femoral comum, profunda e superficial proximal. **B.** Endarterectomia. **C.** Aspecto após a remoção das placas de ateroma e pontos de Kunlin para fixação distal. **D.** Fechamento com *patch* de pericárdio bovino. MIE: membro inferior esquerdo.

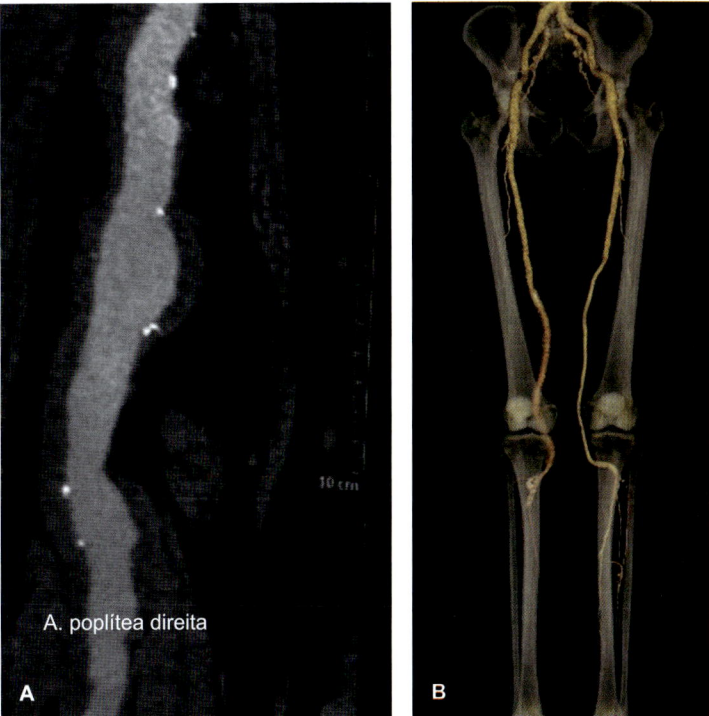

FIGURA 97.50 Paciente do sexo masculino, 74 anos, com aneurismose. **A.** Aneurismas femoropoplíteos extensos bilaterais (artéria "normal" proximal com 14 mm de diâmetro). **B.** Revascularização: observe pequena ponte da tibial posterior para a anterior com safena *ex vivo*, para irrigar a loja tibial anterior e evitar necrose dessa massa muscular.

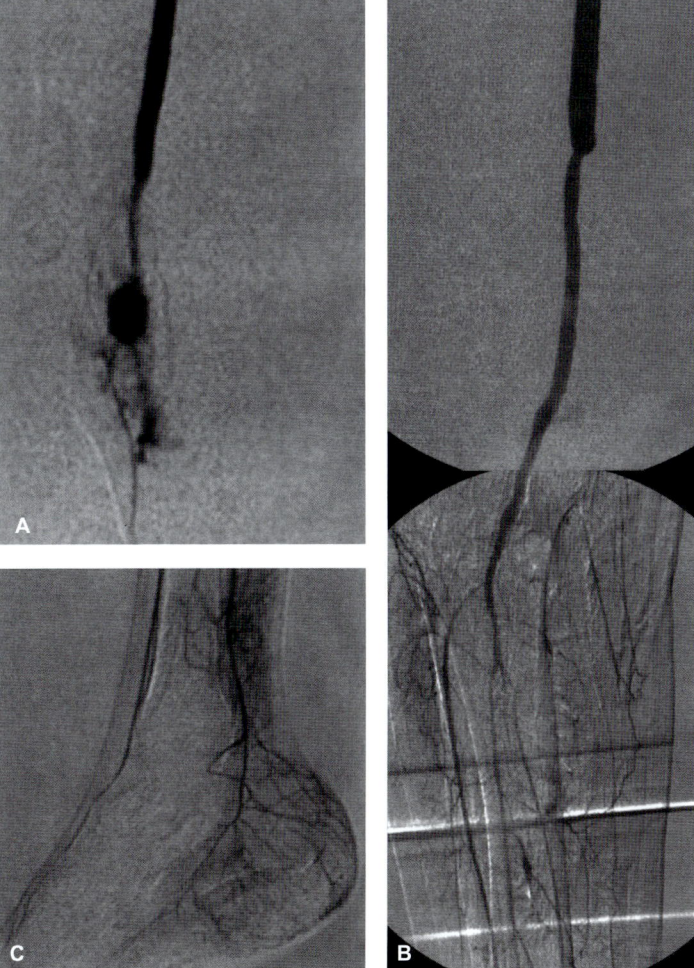

FIGURA 97.51 Trauma iatrogênico não passível de tratamento endovascular. **A.** Ruptura da anastomose de ponte de politetrafluoretileno expandido (PTFe) com a artéria poplítea proximal durante trombectomia mecânica. **B.** Ponte de PTFE para a artéria poplítea distal. **C.** Arteriografia do pé mostrando adequada irrigação.

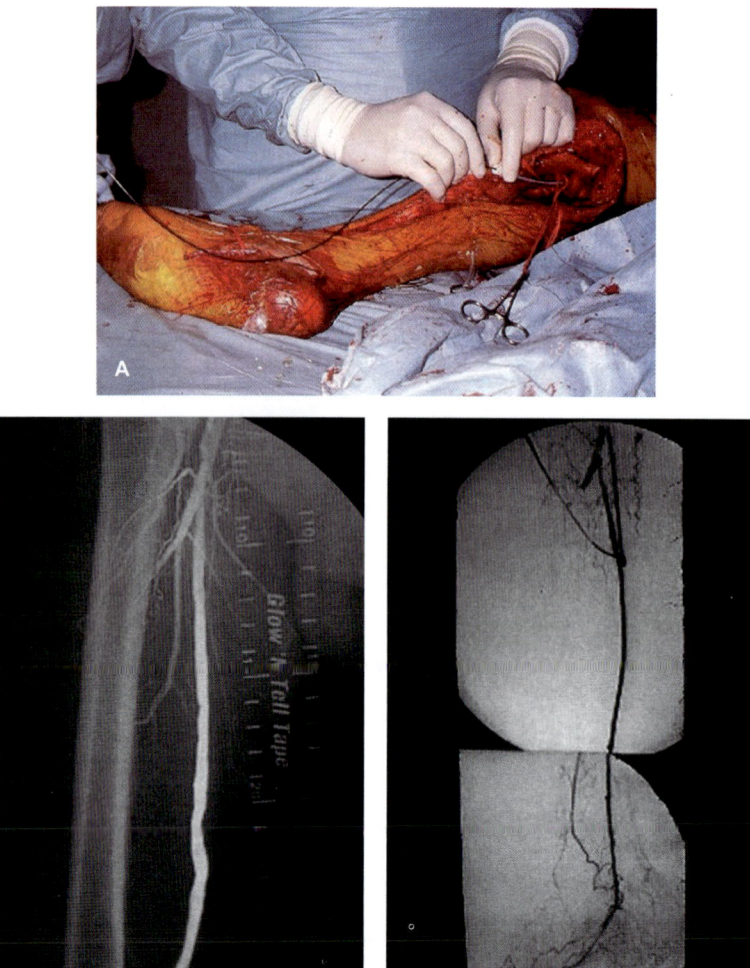

FIGURA 97.52 Doença arterial multifocal. **A.** Angioplastia de artéria femoral superficial por acesso poplíteo combinado com ponte poplíteo-tibial plantar de safena *ex vivo*, para revascularização do membro inferior direito; **B** e **C.** Controle arteriográfico final.

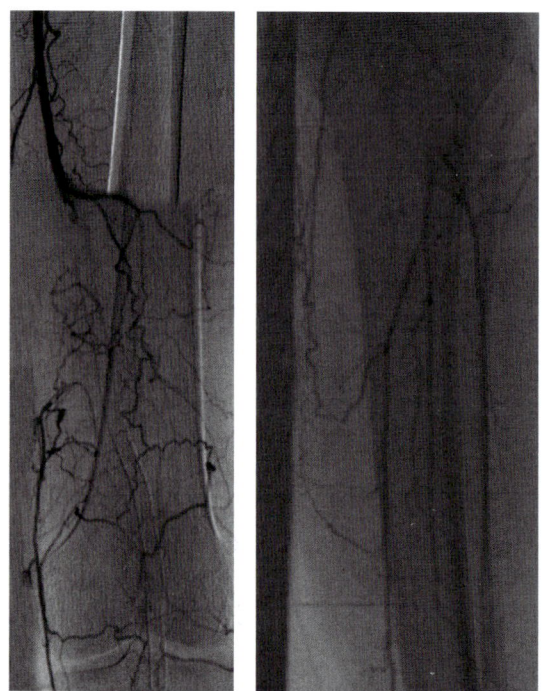

FIGURA 97.53 Falha do tratamento endovascular: trombose de aneurisma poplíteo tratado duas vezes por endopróteses (trombose de primeiro implante tratado por lise e implante de um segundo dispositivo, que ocluiu após 1 ano). Tratamento por ponte de safena *ex vivo*.

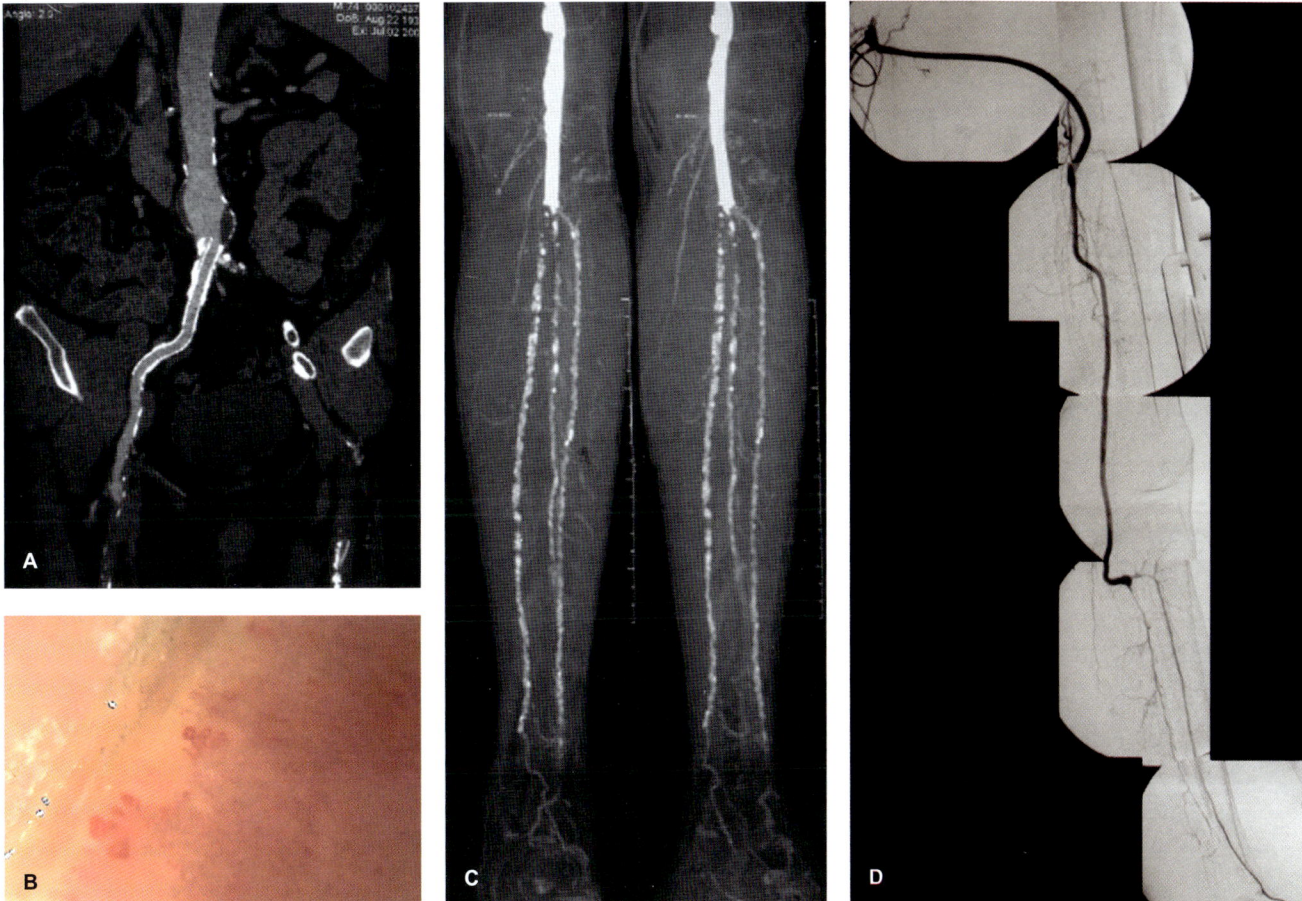

FIGURA 97.54 Paciente do sexo masculino de 67 anos, com isquemia crítica do membro inferior esquerdo, operado três vezes em outros serviços. **A** a **C.** "Metalização extensa", desde a aorta abdominal (aneurismática), com trombose de ponte cruzada femorofemoral; calcificação difusa. **D.** Controle intraoperatório de ponte cruzada femoral comum direita para femoral profunda esquerda, seguida de endarterectomia do tronco tibiofibular e tibiais proximais e ponte femoral profunda-poplítea distal.

O aprimoramento técnico dos cirurgiões vasculares e a abordagem multidisciplinar das vasculopatias têm contribuído para a obtenção de resultados comparáveis às melhores publicações internacionais.[19,25,31,40,52,54,55,58,70]

É fundamental aprofundar o conhecimento nas várias modalidades terapêuticas disponíveis para o tratamento da DAP. Atualmente, a maioria dos pacientes com doenças vasculares é tratada pelo método endovascular, todavia há muitas situações em que a revascularização clássica, aberta e direta, é insubstituível.

Permanece como dever divulgar essa especialidade, para que os pacientes possam chegar em condições de se poder manter a viabilidade e restituir as funções de seus membros inferiores acometidos por isquemia. O cirurgião vascular é o único profissional que habilitado para assumir o tratamento completo dos portadores de enfermidades vasculares dessa região do corpo humano e deve manter sua perícia tanto no tratamento endovascular como na cirurgia aberta, empregando o melhor para seu paciente.

As referências bibliográficas deste capítulo se encontram no Ambiente de aprendizagem do GEN.

98

Doença Arterial Obstrutiva dos Membros Inferiores: Tratamento Endovascular das Lesões Infrainguinais

Ronald Luiz Gomes Flumignan ■ Natalia Cestari Pegas ■ Luís Carlos Uta Nakano ■ Jorge E. Amorim

Resumo

A obstrução arterial crônica (OAC) é uma condição caracterizada pelo estreitamento ou oclusão das artérias que irrigam as pernas. Essa doença pode levar a sintomas como dor, formigamento, fadiga e claudicação intermitente. O tratamento da OAC depende da gravidade da doença. Em casos leves, o tratamento pode ser feito com mudanças no estilo de vida, como perda de peso, exercícios e controle da pressão arterial. Em casos mais graves, pode ser necessária a revascularização, seja por cirurgia aberta ou endovascular. O tratamento endovascular é um procedimento minimamente invasivo que utiliza cateteres e dispositivos médicos para tratar lesões nas artérias. O tratamento endovascular é uma opção eficaz para o tratamento de lesões infrainguinais, que são lesões que ocorrem abaixo da virilha. O tratamento endovascular para lesões infrainguinais da OAC pode ser realizado por meio de três métodos principais: (1) Angioplastia com balão: um balão é inflado para dilatar a artéria estreitada; (2) *Stenting*: um *stent* é um dispositivo metálico que é inserido na artéria para mantê-la aberta; ou (3) Ablação de ateroma: um *laser* ou outro dispositivo é usado para remover a placa aterosclerótica que está causando o estreitamento da artéria. O tratamento endovascular é geralmente bem tolerado e apresenta um baixo risco de complicações. No entanto, o tratamento endovascular não é adequado para todos os pacientes. São vantagens do tratamento endovascular: ser um procedimento minimamente invasivo, o que significa que é realizado com pequenas incisões; ser geralmente bem tolerado e apresentar baixo risco de complicações; pode ser realizado em pacientes com alto risco cirúrgico. São desvantagens do tratamento endovascular: pode não ser eficaz para lesões muito longas ou complexas e pode ser necessário repetir o procedimento em alguns casos. O tratamento endovascular é uma opção eficaz para o tratamento de lesões infrainguinais da OAC, é geralmente bem tolerado e apresenta baixo risco de complicações.

Palavras-chave: *stents*; angioplastia; doença arterial periférica; aterosclerose.

INTRODUÇÃO

A expressão "*obstrução arterial crônica*" (OAC) é mais usada em países de língua latina e significa qualquer situação insidiosa de falta de suprimento sanguíneo arterial para um segmento do corpo, frequentemente os membros inferiores. A etiologia mais comum é a aterosclerose (90%), seguida de doenças inflamatórias (vasculites), trauma arterial e síndromes compressivas, como o aprisionamento de artéria poplítea (Amorim, 2020). Nos países de língua inglesa, a OAC é habitualmente denominada doença aterosclerótica de membros inferiores – também conhecida como doença arterial periférica – e refere-se a obstrução ou estreitamento das grandes artérias dos membros inferiores, mais comumente causada(o) por placa ateromatosa (lesões nas paredes das artérias, provocadas por depósito anormal de lipídios) ou trombo. O *Medical Subject Headings*

(MeSH), sistema de metadados criado por iniciativa da *National Library of Medicine* (NLM), usa a nomenclatura *peripheral arterial disease* (PAD) (NLM, 2011). A estenose ou oclusão resultante, se muito crítica, pode provocar o comprometimento do suprimento de oxigênio para o músculo e outros tecidos durante o exercício, resultando em sintomas limitantes. Em casos mais graves, o fluxo sanguíneo torna-se inadequado para atender às demandas metabólicas de repouso do tecido, ocasionando dor isquêmica em repouso, ulceração isquêmica ou gangrena. Os principais fatores de risco para OAC são semelhantes aos da doença arterial coronariana (ou seja, tabagismo, diabetes, dislipidemia e hipertensão arterial sistêmica), e os indivíduos com OAC têm um risco aumentado de morbidade e mortalidade por eventos cardiovasculares, incluindo infarto agudo do miocárdio (IAM) e acidente vascular encefálico (AVE) (Song et al., 2019; Roth et al., 2020; Sarpe et al., 2023).

EPIDEMIOLOGIA

A prevalência de OAC aumenta com a idade, é mais comum em homens do que em mulheres e ocorre em maior quantidade em países de baixa ou média renda (> 70% dos casos de OAC globalmente) (Song et al., 2019). Em 2015, uma estimativa global do impacto da OAC mostrou uma prevalência total (em todos os países, ambos os sexos) de 2,75% na faixa etária de 25 a 29 anos e 24,64% aos 90 anos ou mais (Song et al., 2019). Globalmente, estima-se que mais de 235 milhões de pessoas viviam com OAC em 2015 e cerca de 72% estavam em países de baixa e média rendas (Song et al., 2019). Em relação à transição da doença assintomática para a sintomática precoce, a incidência de claudicação intermitente (CI) em 5 anos foi de 9,3% naqueles pacientes com OAC assintomática no início do estudo (índice tornozelo-braço [ITB] anormal e/ou teste de hiperemia reativa) em comparação com 3,2% em indivíduos sem evidência de DAP no início do estudo (Fowkes et al., 2017).

QUADRO CLÍNICO E CLASSIFICAÇÃO

Embora em muitos casos de doenças menos graves os pacientes possam ser assintomáticos, as principais manifestações clínicas de OAC são CI e isquemia crítica de membro (*critical limb ischemia* [CLI]). Em geral, a CI se apresenta como dor isquêmica induzida por exercício nos músculos da perna, em que o alívio costuma ser obtido pelo repouso. Se a estenose arterial subjacente continuar a progredir, pode ocorrer CLI. Um indivíduo com CLI sentirá dor (normalmente extrema) no pé em repouso, e a pele e outros tecidos do membro afetado podem tornar-se mais suscetíveis à ulceração e à má cicatrização de feridas, incluindo o desenvolvimento de gangrena. Existem várias classificações em toda a literatura com fins clínicos e prognósticos (Hardman et al., 2014). A primeira classificação publicada para avaliar a evolução da doença assintomática foi de Fontaine (Quadro 98.1) (Fontaine et al., 1954).

QUADRO 98.1	Classificação de Fontaine para obstrução arterial crônica.
Estágio	**Descrição**
I	Assintomático
II	Claudicação com dor moderada
IIa	Distância de claudicação > 200 m
IIb	Distância de claudicação < 200 m
III	Dor em repouso (especialmente à noite)
IV	Ulceração e/ou gangrena do membro

Adaptado de Sarpe et al., 2023.

Outra classificação amplamente utilizada é a de Rutherford et al. (1997) e, mais recentemente, a classificação da Society for Vascular Surgery para Feridas, Isquemia e Infecção do Pé (WIfI, do inglês, *wound, ischemia, and foot infection*), que considera feridas nos pés, perfusão do membro e infecção (ferida, isquemia e infecção do pé) em pacientes com CLI (Hardman et al., 2014; Mills et al., 2014). A classificação WIfI é uma ferramenta de prognóstico para risco de amputação e tomada de decisão para situações de isquemia com risco de membro, ou seja, não avalia os sintomas de CI (Mills et al., 2014).

A classificação de Rutherford é a mais utilizada para categorizar clinicamente o grau de isquemia de um membro e dispõe de sete categorias (0 a 6), sendo a pontuação associada ao pior quadro (Quadro 98.2): 0 = assintomático; 1 = claudicação leve; 2 = claudicação moderada; 3 = claudicação grave; 4 = dor isquêmica de repouso; 5 = lesão tecidual menor; 6 = lesão tecidual maior. Em sua última revisão, foram incluídos na avaliação testes objetivos, como a medida de pressão segmentar de tornozelo ou hálux, e o teste de esteira.

DIAGNÓSTICO

Diretrizes para o diagnóstico e o tratamento de OAC foram produzidas por vários órgãos, incluindo *National Institute for Clinical Excellence* (NICE, 2020), a *American Heart Association*/o *American College of Cardiology* (AHA/ACC) (Gerhard-Herman et al., 2017) e a *European Society for Vascular Surgery* (ESVS) (Aboyans et al., 2018; Conte et al., 2019). Essas organizações concordam amplamente com o diagnóstico geral e a gestão da OAC.

Após uma história clínica completa e exame físico dos membros inferiores, incluindo os pulsos periféricos, o diagnóstico de OAC pode ser confirmado pelo ITB – quando este é inferior a 0,9, sugere OAC – e/ou teste de imagem não invasivo. Além do diagnóstico, o ITB também é usado para a graduação e a classificação de gravidade da isquemia de membros inferiores (Quadro 98.3) (Amorim, 2020).

É importante lembrar-se das limitações técnicas do ITB, principalmente em pacientes diabéticos. Isso ocorre porque a calcificação da camada média arterial nesses pacientes pode tornar a artéria incompressível, resultando em resultado falso-negativo do ITB. Uma alternativa ao ITB em pacientes diabéticos é o índice digitobraquial (IDB), obtido a partir da medida da pressão arterial sistólica no hálux. É pouco provável que um paciente com uma pressão sistólica no hálux acima de 60 mmHg e um IDB de 0,7 ou mais tenha OAC, por isso esses valores são comumente considerados sinais de normalidade. Pressões digitais menores que 30 mmHg aumentam a probabilidade pré-teste de amputação maior em aproximadamente 20% e costumam ser incompatíveis com a cicatrização de lesões tróficas e/ou feridas cirúrgicas (Fitridge et al., 2023). A categoria da isquemia da classificação de WIfI, fornece uma graduação de gravidade de isquemia com base nesses parâmetros (Quadro 98.4) (Mills et al., 2014).

Outra restrição do ITB é a sua incapacidade de localizar o processo obstrutivo. Uma opção para superar essa limitação é a análise pressórica segmentar, que consiste na aferição da pressão arterial (PA) em quatro segmentos do membro inferior: coxa alta, porção acima do joelho, área abaixo do joelho e tornozelo. Uma queda pressórica superior a 20 a 30 mmHg em qualquer nível sugere doença hemodinamicamente significativa. Outrossim, uma diferença

---

QUADRO 98.2	Classificação de Rutherford para obstrução arterial crônica.		
Grau	**Categoria**	**Descrição clínica**	**Critérios objetivos**
0	0	Paciente assintomático – sem doença oclusiva hemodinamicamente significativa	Teste normal em esteira ou hiperemia reativa
I	1	Claudicação leve	Paciente conclui exercícios em esteira; PT após exercício > 50 mmHg, mas pelo menos 20 mmHg < valor ao repouso
	2	Claudicação moderada	Entre as categorias 1 e 3
	3	Claudicação grave	Não é possível completar o exercício padrão em esteira e PT após o exercício < 50 mmHg
II	4	Dor isquêmica ao repouso	PT em repouso < 40 mmHg, RVP plano ou pouco pulsátil no tornozelo ou metatarso; PH < 30 mmHg
III	5	Pequena perda de tecido – úlcera que não cicatriza, gangrena focal com isquemia do pé	PT em repouso < 60 mmHg, RVP plano ou pouco pulsátil no tornozelo ou metatarso; PH < 40 mmHg
	6	Grande perda de tecido, estendendo-se acima do nível TM, funcionalidade do pé não recuperável	Igual à categoria 5

PH: pressão do hálux; PT: pressão no tornozelo; RVP: registro do volume de pulso; TM: transmetatarsal. (Adaptado de Sarpe et al., 2023.)

QUADRO 98.3	Graduação da isquemia pelo índice tornozelo-braço (ITB).
Valor do ITB	**Graduação de isquemia**
0,7 a 0,9	Leve (o paciente pode apresentar claudicação ou ser assintomático)
0,4 a 0,7	Moderada
< 0,4	Grave

QUADRO 98.4	Sistema de classificação *Wound, Ischaemia, and foot Infection* (WIfI): categoria de isquemia.		
Grau	**ITB**	**PS tornozelo (mmHg)**	**PH, TcPO$_2$ (mmHg)**
0	≥ 0,8	> 100	≥ 60
1	0,6 a 0,79	70 a 100	40 a 59
2	0,4 a 0,59	50 a 69	30 a 49
3	< 0,4	< 50	< 30

ITB: índice tornozelo-braço; PH: pressão do hálux; PS: pressão sistólica; TcPO$_2$: pressão transcutânea de oxigênio. (Adaptado de Mills et al., 2014.)

superior a 20 mmHg em relação ao membro contralateral também é sugestiva de comprometimento no segmento estudado ou acima dele (Amorim, 2020).

Pacientes com OAC e sem alteração significativa na palpação dos pulsos devem ser submetidos a testes funcionais de exercício antes e após a realização de caminhada. Esses testes podem ajudar a identificar pacientes com OAC subclínica ou com doença mais avançada. O teste de marcha em esteira elétrica com velocidade e inclinação controlada pode ser usado para quantificar o comprometimento funcional do membro e comparar a melhora pós-tratamento. Diminuição da pressão arterial sistólica do tornozelo pós-exercício > 30 mmHg ou redução do ITB pós-exercício > 20% define OAC (Figura 98.1).

A ecografia vascular com Doppler (EVD) dos membros inferiores pode estabelecer a extensão da aterosclerose e tem sensibilidade de 90% e especificidade de 98% para diagnosticar estenoses maiores que 50%. A EVD ou *duplex scan* é um exame não invasivo indispensável para o diagnóstico e o acompanhamento da OAC:

■ No pré-operatório, fornece informações morfológicas e funcionais sobre a extensão e a gravidade da doença, auxiliando na escolha do melhor tratamento (Fitridge et al., 2023)

■ No intraoperatório, pode ser usado para guiar a realização de procedimentos endovasculares e cirúrgicos (Flumignan et al., 2018)

■ No pós-operatório, é útil para monitorar a evolução da doença e identificar precocemente possíveis complicações (Sarpe et al., 2023).

O critério mais usado para diagnóstico de lesões com 50% de estenose do diâmetro arterial considera um aumento de, pelo menos, 2 vezes a velocidade de pico sistólico ao comparar as velocidades: imediatamente pós-estenose/pré-estenose (V2/V1) (Figura 98.2). Ainda que lesões acima de 50% no diâmetro do vaso sejam compatíveis com estenose hemodinamicamente significativas, costuma-se indicar revascularização com estenoses acima de 70% de estenose do diâmetro arterial, ou seja, com aumento de velocidade de pelo menos 3,5 vezes (Aboyans et al., 2018; Sarpe et al., 2023).

A angiografia por ressonância magnética (angio-RM) ou por tomografia computadorizada (angio-TC) pode ser realizada para fornecer informações adicionais sobre a anatomia da estenose ou oclusão, se necessário, antes da revascularização. Essas técnicas são utilizadas habitualmente para definição de tratamento, especificamente para a tática cirúrgica, seja aberta ou endovascular. Investigações complementares podem ajudar a planejar a terapia e sugerir a etiologia.

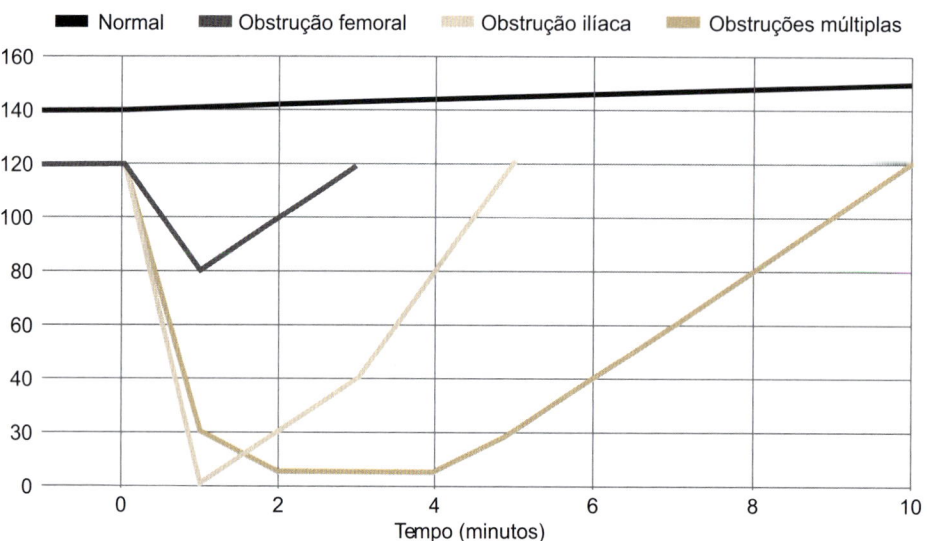

FIGURA 98.1 Nível da pressão arterial sistólica no tornozelo (mmHg) de acordo com o grau de obstrução.

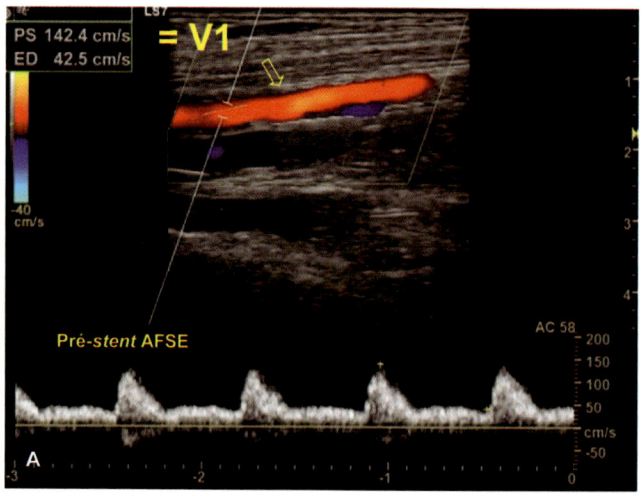
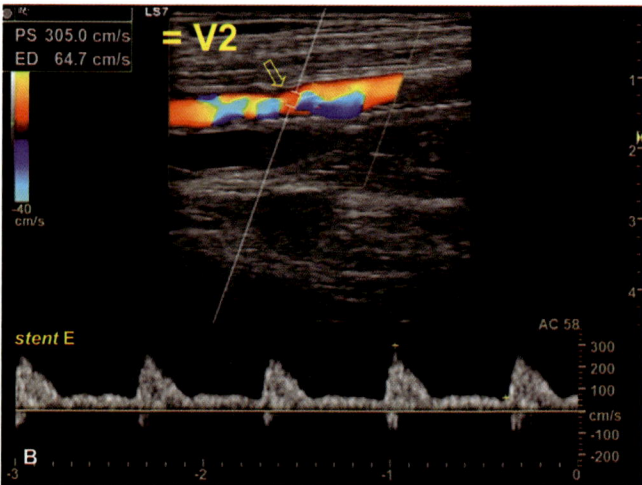

FIGURA 98.2 Ecografia vascular com Doppler de artéria femoral esquerda após introdução de *stent* para correção de estenose proximal > 50% do diâmetro arterial (*seta*). **A.** Avaliação pré-estenose. **B.** Avaliação pós-estenose. V1: velocidade pré-estenose; V2: velocidade pós-estenose. AFSE: artéria femoral superficial esquerda.

A angio-RM é um método de diagnóstico não invasivo que torna possível a visualização das artérias dos membros inferiores com sensibilidade e especificidade altas para a detecção de estenoses superiores a 50% do diâmetro arterial. As principais desvantagens da técnica tradicional (RM 2D TOF) eram o longo tempo de exame (1 a 2 horas) e a possibilidade de sobrestimação de lesões. O advento da RM 3D (*gadolinium-enhanced three-dimensional magnetic resonance imaging*) superou essas limitações, proporcionando a obtenção de imagens de alta qualidade em apenas alguns minutos (Aboyans et al., 2018).

A angio-TC é outro método de diagnóstico não invasivo que promove a visualização das artérias dos membros inferiores com altas sensibilidade e especificidade. Essa técnica é mais rápida que a angio-RM (menos de 20 segundos) e pode ser realizada em pacientes com doença renal moderada. Apesar das vantagens, a angio-TC pode ser dificultada pelo uso de metais, clipes e/ou próteses ortopédicas.

A angio-TC apresenta melhores resultados no território aortoilíaco, mas pode ter limitações em lesões infrageniculares, especialmente em pacientes com múltiplos traumas a montante. Em pacientes com doença renal moderada, alergia a contraste iodado e OAC multissegmentar grave, a investigação com angio-RM e EVD colorida pode ser a alternativa (Figura 98.3) (Aboyans et al., 2018; Conte et al., 2019; NICE, 2020).

A angiografia de subtração digital (ASD) é um componente importante na avaliação de pacientes com OAC. Pode ser tanto diagnóstica quanto terapêutica, viabilizando o tratamento endovascular (angioplastia com ou sem implante de *stent*). Apesar de ser o método de referência para o diagnóstico da OAC, a ASD tem ocupado um papel cada vez mais restrito à terapêutica. Em virtude da evolução dos métodos de diagnóstico não invasivos, como a EVD e a angio-TC, que apresentam menor invasividade e potencial lesivo, a ASD diagnóstica tem sido reservada para casos específicos, como:

- Resultados conflitantes ou de imprecisão diagnóstica: quando a avaliação por métodos não invasivos não é conclusiva, a ASD pode ser utilizada para esclarecer o diagnóstico
- OAC grave: em casos de doença multissegmentar grave, a ASD pode ser útil para avaliar a extensão e a gravidade da lesão, bem como para planejar o tratamento

Apesar das limitações, a ASD continua sendo um exame essencial para a realização de procedimentos endovasculares, como a angioplastia transluminal com balão e a colocação de endoprótese (*stent*) (Aboyans et al., 2018; Conte et al., 2019; NICE, 2020).

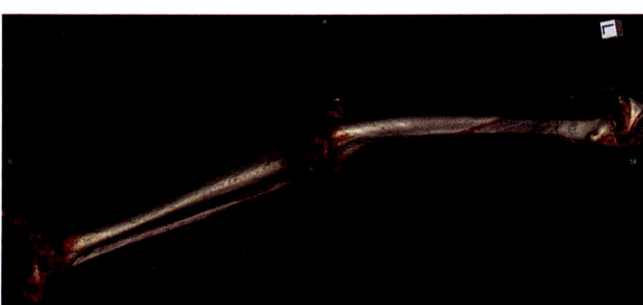

FIGURA 98.3 Angiotomografia arterial: vista medial de membro inferior direito. Evidência de ateromatose difusa com múltiplas falhas de enchimento e oclusão da artéria femoral no nível do canal dos adutores com reenchimento em nível de poplítea infragenicular e escoamento por artéria única (fibular). Artérias tibiais ocluídas. O escoamento é de difícil visualização nesse método, mas foi confirmado na ecografia vascular com Doppler pré-operatória.

TRATAMENTO
Conservador

Como mais de 90% da etiologia da OAC tem origem aterosclerótica, nesse tópico será focado o tratamento com essa etiologia. Habitualmente, qualquer terapia se inicia de maneira conservadora, com controle de fatores de risco e intervenções farmacológicas. O paciente tabagista tem um risco aumentado de quase o dobro em relação ao não tabagista de apresentar um evento maior relacionado com o membro (oclusão aguda, amputação ou morte, da sigla MALE em inglês); logo, cessar o tabagismo faz parte desse tratamento. A campanha da Organização Mundial da Saúde (OMS) do Dia contra o Tabaco, ressaltando-se a informação de que o tabaco é o único produto que mata quase metade de seus usuários, nunca foi tão relevante. Acrescentar atividade física à rotina diária reduz 25% o risco relativo de eventos MALE. Dentre as intervenções farmacológicas, os principais pilares são os antiagregantes plaquetários, como o ácido acetilsalicílico (AAS), para evitar acidentes de placas de gordura (principais causadores de eventos isquêmicos arteriais); as estatinas, a fim de manter os níveis de lipoproteína de baixa densidade (LDL)-alvo menor que 70 mg/dℓ; anti-hipertensivos, para manter a PA-alvo menor que 140/90 mmHg; e controle glicêmico em pacientes diabéticos (Aboyans et al., 2018; Conte et al., 2019; NICE, 2020). Recentemente, após o estudo COMPASS, descobriu-se uma nova ferramenta farmacológica: os anticoagulantes orais diretos, em especial a rivaroxabana 2,5 mg, a cada 12 horas, que associada ao AAS 100 mg/dia mostrou uma redução de 43% no risco de MALE e 58% no risco de amputação quando comparada ao uso de AAS isoladamente (Anand et al., 2018). Rivaroxabana em dose baixa com AAS reduz significativamente os primeiros eventos cardiovasculares e o total de eventos cardiovasculares em comparação com a administração isolada de AAS, com um número necessário para tratar em 2 anos (NNT$_{2y}$) de 63 e um benefício clínico líquido de 20% (Branch et al., 2023).

Em resumo, o tratamento inicial de OAC para aqueles com CI, envolve a redução dos fatores de risco cardiovascular (incluindo o uso de estatinas e medicamentos antiplaquetários) (Aboyans et al., 2018; NICE, 2020), com o objetivo principal de reduzir o risco de outras doenças cardiovasculares, incluindo IAM e AVE. O tratamento específico inclui introdução de programas de exercícios (Lane et al., 2017; NICE, 2020). Em pacientes cujos sintomas não melhoram com exercícios e gerenciamento de fatores de risco, algumas diretrizes sugerem o início de intervenções farmacológicas como cilostazol, naftidrofurila e pentoxifilina. Apesar das recomendações, não há unanimidade na comprovação de eficácia quanto ao uso desses medicamentos e sobre qual deles oferece o maior benefício clínico, se houver (NICE, 2020).

A dor do membro isquêmico provém não somente da isquemia muscular direta, mas também de origem neuropática, também por isquemia do nervo. Essa dor neuropática é de difícil controle, habitualmente crônica e demanda intervenções adicionais como associação de outras classes de medicamentos, como benzodiazepínicos e fenotiazídicos (Aboyans et al., 2018).

Quando há úlcera, esta deve ser tratada com curativos locais, desbridamento, se necessário, mas sempre com uma irrigação sanguínea adequada, pois a cicatrização é difícil. Quando há infecção, é comum a associação de classes de antibióticos para a cobertura de amplo espectro bacteriano, característico dessas infecções (Aboyans et al., 2018).

Uma medida não farmacológica e ainda conservadora é a proteção térmica e física das extremidades. Habitualmente, após limpeza e cobertura da área de úlcera, os membros são enfaixados de maneira frouxa com algodão ortopédico e faixa crepe ou semelhante para preservar a temperatura do membro e evitar o resfriamento que causaria mais vasoconstrição, e também para proteger outras áreas de traumas locais e possíveis novas úlceras (Aboyans et al., 2018).

Revascularização

Procedimentos de revascularização arterial, incluindo angioplastia, implante de *stent*, endarterectomias e enxerto de *bypass*, podem ser necessários para aqueles pacientes em que a doença é grave ou não melhora com intervenções não cirúrgicas, como a claudicação limitante ou a CLI (Rutherford classes 3 a 6). Indivíduos com CLI são encaminhados com mais urgência para possível revascularização após uma avaliação completa por uma equipe multidisciplinar vascular e tratamento adequado da dor (Aboyans et al., 2018; Conte et al., 2019; NICE, 2020). No intraoperatório, a heparinização é instituída antes do tempo principal (angioplastia, quando endovascular ou oclusão proximal e distal para realizar anastomoses, quando aberta) para preservar a circulação colateral pérvia. Em pacientes com contraindicação para realização de procedimentos de revascularização, ou na qual a revascularização falhou ou a gangrena estiver estabelecida, a amputação pode ser necessária.

A última diretriz da ESVS (Aboyans et al., 2018) para as lesões oclusivas femoropoplíteas recomenda:

- Uma primeira estratégia endovascular em lesões curtas (< 25 cm)
- Considerar o implante de *stent* primário em lesões curtas (< 25 cm)
- Balões eluídos com medicamentos podem ser considerados em lesões curtas (< 25 cm)
- *Stents* farmacológicos para lesões curtas (< 25 cm)
- Balões farmacológicos para o tratamento de reestenose intrastent
- Em pacientes que não apresentam alto risco de cirurgia, a cirurgia de enxerto de safena é indicada para lesões da artéria femoral superficiais longas (25 cm) quando uma veia autóloga está disponível e a expectativa de vida é maior que 2 anos
- A veia safena autóloga é o conduto de escolha para a derivação femoropoplítea
- Quando o *bypass* acima do joelho é indicado, o uso de um conduto protético deve ser considerado na ausência de qualquer veia safena autóloga
- Em pacientes com contraindicação de realização de procedimentos cirúrgicos, a terapia endovascular pode ser considerada em lesões femoropoplíteas longas (25 cm).

Outro detalhe que o documento da ESVS aponta é a não recomendação da classificação de TASC II para a decisão de intervenção aberta ou endovascular. Existe apenas a recomendação do uso das classificações de Rutherford (para gravidade da doença) e de WIfI para um prognóstico de necessidade de revascularização ou amputação (Aboyans et al., 2018).

É importante lembrar que, desde a revisão sistemática de Katsanos et al. (2018), que evidenciou um aumento de mortalidade de até o dobro em 5 anos após uso de dispositivos com medicamentos (balão ou *stent*), recomenda-se que esse risco adicional seja explicitado ao paciente e o termo de consentimento seja obtido prospectivamente.

Embora a revascularização possa ser indicada em estágios de CI, as evidências indicam tratamento conservador nesse estágio. O NICE (2020) recomenda a revascularização endovascular para pacientes claudicantes quando:

- Foram reforçados os conselhos sobre os benefícios da modificação dos fatores de risco
- Um programa de exercícios supervisionados não promoveu a melhora satisfatória dos sintomas
- A imagem confirma que a angioplastia é adequada para aquele paciente.

Nos pacientes com isquemia crônica ameaçadora do membro (*chronic limb-threatening ischaemia* [CLTI]), a revascularização eficaz é a pedra angular do salvamento do membro. Embora múltiplas técnicas estejam disponíveis, existem dados limitados de alta qualidade. Assim, um documento elaborado pelas sociedades de cirurgia vascular da Europa e dos EUA propôs um paradigma sistemático para melhorar a tomada de decisões, os resultados clínicos e a relação custo-eficácia (Conte et al., 2019) em uma abordagem integrada em três etapas, PLAN, acrônimo dos seguintes itens em inglês:

- Estimativa de risco do paciente (*Patient risk estimation*)
- Estadiamento de membros (*Limb staging*)
- Padrão anatômico da doença (*Anatomic pattern of disease*).

A Figura 98.4 resume a estrutura sugerida de tomada de decisão clínica nos pacientes com CLTI (Conte et al., 2019).

Técnica de revascularização endovascular

Os acessos vasculares potenciais para procedimentos endovasculares nos membros inferiores incluem o radial, o braquial, o axilar, o femoral, o poplíteo e as artérias infrageniculares e podálicas. O acesso retrógrado pela artéria femoral comum (AFC) é o mais conveniente e seguro para a realização da maioria dos procedimentos diagnósticos e terapêuticos. Isso ocorre por conta de maior calibre, posição anatômica superficializada na região inguinal e o acesso retrógrado ter a vantagem do fluxo arterial "a favor" para corrigir eventuais pequenas dissecções que possam ocorrer na punção. Tradicionalmente, o acesso arterial é feito por marcas anatômicas e palpação de pulsos, mas realizar a punção arterial guiada por ultrassonografia (em tempo real) mostrou aumento da taxa de sucesso na primeira tentativa e redução de eventos adversos (Flumignan et al., 2021). Alguns sítios em especial parecem ser mais bem acessados por dissecção, e não por punção, como a artéria axilar. Isso ocorre porque esse segmento é bastante móvel e de difícil compressão, ocasionando muitas complicações, como pseudoaneurismas e hematomas (Amorim, 2020). Também se deve ressaltar que é possível, e por vezes necessário, acessos pouco usuais como os retrógrados distais (tibiais) para angioplastias de lesões em membros inferiores. Os efeitos dos acessos anterógrados ou retrógrados ainda não são completamente conhecidos pela falta de evidências de boa qualidade a seu respeito (Toledo Barros et al., 2020).

A avaliação angiográfica dos membros inferiores deve fornecer imagens detalhadas da bifurcação aórtica até a região plantar, no mínimo. Dependendo do(s) segmento(s) envolvido(s), projeções adicionais específicas devem ser realizadas como parte do planejamento cirúrgico intraoperatório. Na maioria dos pacientes, uma aortografia com cateter de *pigtail* ou outro de alto fluxo não seletivo é realizada antes da obtenção das imagens dos membros inferiores, particularmente quando houver suspeita de doença obstrutiva renovascular, visceral ou iliacofemoral.

A angiografia seletiva do membro propicia uma sequência de imagens de melhor qualidade, com melhor enchimento dos vasos e menor uso e desperdício de contraste. Por esse motivo, sugere-se que a aquisição de imagens do membro inferior seja realizada após o estudo das ilíacas e, em geral, com o cateter seletivamente posicionado discretamente acima da transição iliacofemoral. Pode ser necessário o posicionamento do cateter próximo à interlinha do joelho, para um adequado estudo angiográfico infragenicular.

A origem da artéria femoral profunda (AFP) e o segmento da artéria femoral (anteriormente nomeado de femoral superficial) são inicialmente mais bem visualizados pela projeção oblíqua anterior lateral ou ipsilateral (OAI). Esta pode ser realizada todas as vezes em que a origem desses vasos não for adequadamente identificada

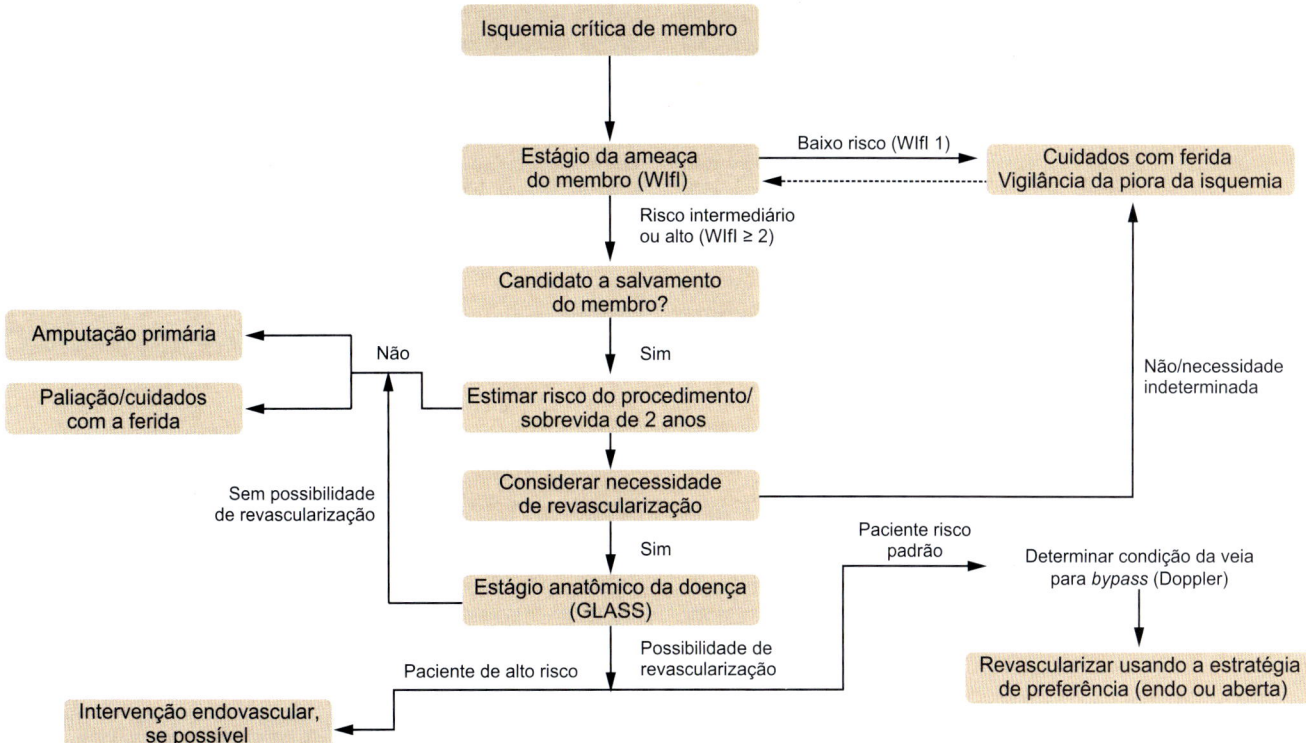

FIGURA 98.4 Protocolo PLAN (do inglês *Patient risk estimation, Limb staging, Anatomic pattern of disease*) de tomada de decisão clínica em isquemia crônica com risco de membro em caso de doença infrainguinal. (Adaptada de Conte et al., 2019.)

em incidência anteroposterior, projeção adequada para as aquisições das femoral e poplítea. Projeções laterais da artéria poplítea podem ser necessárias em pacientes portadores de próteses de joelho. Para as intervenções no território das artérias tibial anterior e fibular, opta-se pela incidência OAI, e para abordagens no tronco tibiofibular e na artéria tibial posterior, prefere-se a projeção oblíqua anterior medial ou contralateral (OAC).

Quando o planejamento terapêutico inclui intervenções nas artérias dos pés, incidências específicas para essa finalidade devem ser realizadas. As mediais e laterais costumam ser suficientes, apesar de, em algumas situações, serem necessárias projeções anteriores. Aquisições em projeção lateral do pé identificam com maior clareza a artéria dorsal do pé, bem como as artérias do arco plantar. Na avaliação de significância morfológica de determinada lesão, em que pese a existência de recursos adicionais, devem ser realizadas pelo menos duas aquisições em projeções ortogonais. Isso porque se está analisando uma estrutura tridimensional em um exame bidimensional.

O rápido desenvolvimento de novas tecnologias e dispositivos para o tratamento endovascular da OAC nos últimos anos tem representado um grande avanço na área; no entanto, esse progresso tecnológico também tem dificultado a avaliação científica desses novos métodos, que, muitas vezes são introduzidos no mercado antes de serem devidamente testados e validados.

Entre as tecnologias e os dispositivos mais recentes para o tratamento endovascular da OAC estão:

- Balões e *stents*: os balões são usados para dilatar as artérias estreitadas, e os *stents* são estruturas metálicas implantadas nas artérias para mantê-las abertas. Quando não há nenhum revestimento nesse *stent*, ele é chamado *bare-metal stent*
- Balões e *stents* farmacológicos: esses dispositivos são revestidos com medicamentos (habitualmente imunossupressores) que ajudam a prevenir a reestenose, que é o estreitamento da artéria após o tratamento

- *Stents* revestidos: dispositivos revestidos com uma substância que ajuda a prevenir a aderência de plaquetas e células sanguíneas, o que poderia ocasionar a formação de coágulos sanguíneos
- Dispositivos de aterectomia mecânica e/ou de tromboaspiração: usados para remover, mesmo que parcialmente, a placa aterosclerótica das artérias
- Crioterapia: técnica que usa baixas temperaturas para destruir a placa aterosclerótica e preparar a artéria para a implantação de *stent* ou a finalização da angioplastia
- Braquiterapia: técnica que usa radiação para destruir a placa aterosclerótica e preparar a artéria para a implantação de *stent* ou a finalização da angioplastia
- Uso de *laser*: Essa técnica usa *laser* para destruir a placa aterosclerótica e preparar a artéria para a implantação de *stent* ou a finalização da angioplastia.

A avaliação científica desses novos métodos é essencial para garantir sua segurança e eficácia; no entanto, esse processo pode ser desafiador, pois requer estudos clínicos controlados e a longo prazo, muitas vezes ainda não disponíveis.

Angioplastia femoropoplítea

Pelo menos desde 2001, a AFC e a artéria femoral superficial (AFS) passaram a ser denominadas como uma única artéria, nomeada como artéria femoral (FIPAT, 2019). Para fins práticos e como é de uso corrente ainda, neste capítulo será usada a sigla AFC para o segmento da artéria femoral desde a origem até a emergência da AFP, e a sigla AFS para o segmento da artéria femoral após a origem da AFP até o início da artéria poplítea. As manifestações mais comuns da OAC no território da AFC são a CI e a CLI, que podem ocorrer isoladamente ou, mais comumente, envolver outros segmentos. Tradicionalmente, o tratamento das lesões da AFC é a endarterectomia com *patch* (à semelhança do que ocorre no território carotídeo), com ou sem infundibuloplastia (plastia na origem da femoral profunda). Isso ocorre devido à facilidade de acesso à região e aos bons resultados dessa técnica a longo prazo. A cirurgia, porém, não é isenta de riscos, podendo haver complicações, como sangramento, infecção, lesão nervosa e hematoma. Além disso, a morbidade aumenta significativamente em caso de reintervenção na região; em paciente de alto risco cirúrgico o tratamento endovascular da região pode ser considerado (Conte et al., 2019).

As estenoses no território da AFS são comumente curtas, com 79% delas medindo menos de 5 cm de extensão, entretanto, as oclusões da AFS raramente têm menos de 5 cm (9%) (Juergens et al., 1960). Oclusões longas podem ser tratadas tanto por via endoluminal quanto por angioplastia subintimal. Os *stents* farmacológicos parecem ter resultados promissores na recanalização de oclusões longas acometendo a AFS e a artéria poplítea, mas não são recomendados em segmentos acometidos apenas com estenose (Conte et al., 2019).

Com o desenvolvimento de novos materiais e técnicas, a quantidade de intervenções endovasculares no território da AFC tem aumentado progressivamente. Em casos selecionados (principalmente em pacientes de alto risco cirúrgico), essa abordagem pode ser considerada uma alternativa à cirurgia aberta. Estudos têm demonstrado taxas de sucesso clínico imediato superiores a 90% nas intervenções endovasculares na AFC, com uma incidência de complicações menores em torno de 4,5% e maiores de aproximadamente 1,3% (Bradbury et al., 2010; Ihnat e Mills, 2010).

Acesso

A maneira mais direta de se realizarem intervenções infrainguinais é pelo acesso anterógrado, puncionando a AFC ipsilateral. Esse acesso tem como principais vantagens uma distância menor do ponto a ser tratado no membro, resultando na possibilidade de trabalhar com materiais (cateteres, guias, balões, *stents* etc.) de extensão mais curta, propiciando maior torque e empuxo, facilitando a navegabilidade. Ressalvadas eventuais contraindicações, essa via de acesso é indicada nas intervenções mesodistais na AFS e na artéria poplítea, assim como nas artérias infrageniculares. Em muitos casos, por esse acesso é possível realizar a maioria dos procedimentos não complicados com o auxílio de introdutores com menor comprimento e de baixo perfil (5F ou menores).

Nos procedimentos no território da AFC e na porção proximal da AFS, o acesso contralateral é o preferido. Para tanto, podem-se usar introdutores contralaterais do tipo Balkin Flexor® (Cook Medical Inc., Bloomington, EUA) ou introdutores longos com suporte externo (45 e 55 cm), que proporcionam excelente condição de trabalho e suporte para a correção de lesões na AFC e na porção proximal da AFS.

Na impossibilidade/inconveniência de acesso ipsilateral (p. ex., região inguinal hostil, infecção local, enxerto prévio), o tratamento de lesões mais distais pode ser também realizado por acesso contralateral. Para tanto, são usados os mesmos introdutores empregados no acesso para as lesões mais proximais da AFS e, nas lesões distais dessa artéria, bem como da artéria poplítea e das artérias infrageniculares, opta-se pelos introdutores longos contralaterais (90 cm). Na maioria das vezes, pode-se tratar a maioria das lesões com introdutores entre 5 Fr e 7 Fr e recorrendo-se a introdutores de maior diâmetro em situações e com objetivos bastante definidos (p. ex., uso de dispositivos de tromboaspiração rotacional de maior diâmetro). Em casos de necessidade, o acesso braquial/axilar pode ser usado.

Especial cuidado deve ser adotado no momento da punção. Enquanto punções em locais muito proximais apresentam maior risco de sangramento retroperitoneal, as demasiadamente distais agregam maior risco de dissecção, trombose, fístula arteriovenosa e pseudoaneurisma. Quando do uso de introdutores de maior diâmetro, em que se antevê a necessidade de dispositivos de fechamento, é particularmente aconselhável a punção arterial meticulosa, tendo sempre em mente que esses dispositivos ocluem somente os orifícios na parede arterial anterior. Caso a técnica de Seldinger não seja realizada da maneira recomendada e uma punção na parede posterior da artéria seja realizada, esses dispositivos de fechamento (p. ex., Starclose®, Perclose ProGlide®, Abbott, EUA) não conseguem fechar essas lesões.

A punção arterial guiada por ultrassonografia mostrou vantagens sobre a conduzida somente por palpação de pulso/marcas anatômicas, com aumento de cerca de 40% na taxa de sucesso na primeira tentativa e redução de eventos adversos como hematoma (Flumignan et al., 2021; Strauss et al., 2021). Em procedimentos nos quais haja a possibilidade/previsão do uso de fibrinolíticos, a punção ecoguiada deve ser ainda mais preferida, uma vez que punções únicas são associadas a menores índices de complicações.

O acesso retrógrado para o tratamento de oclusões no território da AFS pode ser uma alternativa útil quando o procedimento não pode ser realizado pela via anterógrada. A técnica clássica de recanalização retrógrada por via transpoplítea apresenta algumas desvantagens, entre elas a necessidade de reposicionar o paciente para decúbito ventral, o que acarreta riscos e desconforto ao paciente e ao cirurgião. Além disso, as possibilidades e os recursos técnicos para transpor lesões complexas são limitados pelo decúbito.

Para contornar essas desvantagens, foram desenvolvidas técnicas que possibilitam o posicionamento do paciente em decúbito dorsal. Kawarada e Yokoi (2010) descreveram uma técnica em que o membro é elevado e a artéria poplítea é puncionada dorsalmente sob fluoroscopia. Fannelli et al. (2011) realizaram o acesso retrógrado com o paciente em decúbito ventral, por rotação medial e flexão do joelho.

Em oclusões poplíteas complexas e infrapoplíteas, uma tentativa de recanalização anterógrada pode falhar em até 20% dos casos. Por isso, em Leipzig, Montero-Baker et al. desenvolveram uma abordagem alternativa ao acesso transpoplíteo clássico, útil para lesões que não ultrapassam o canal dos adutores. O acesso é realizado com o paciente em decúbito dorsal, pela face medial da porção inferior da coxa, no segmento supragenicular alto da artéria poplítea, distalmente ao canal dos adutores (Montero-Baker et al., 2008).

Técnica

As técnicas da angioplastia da região femoropoplítea podem ser didaticamente organizadas em endoluminal ou subintimal.

Endoluminal

Nessa técnica, o fio-guia está sempre dentro do lúmen do vaso. A tarefa de transpassar a lesão dependerá de movimentos giratórios com fio-guia (geralmente 0,035″) e suporte para obtenção de torque. Nessa etapa, é necessária a utilização de fio-guia hidrofílico e cateter de suporte (p. ex., CXI® – E-tamussino; quick-cross® – Biomedical) ou cateter de diagnóstico com ponte semirreta (p. ex., Vert [vertebral]). A tentativa de transpasse da lesão deve ser realizada de maneira cautelosa para não adentrar na íntima do vaso inadvertidamente. Lesões mais longas e mais calcificadas são mais difíceis de serem penetradas e, para isso, o cirurgião deve estar preparado com o material adequado. Caso haja dificuldade, é possível avançar o cateter pelo fio-guia hidrofílico até a máxima distância distal e realizar a troca do fio-guia por um hidrofílico de 0,014″

extrassuporte/moderado suporte. Após o transpasse da lesão, é preciso realizar uma imagem de controle para verificar se o cateter/fio-guia ainda está dentro do lúmen do vaso.

Nesse momento, o fio-guia deverá estar a jusante da lesão, o mais distal possível para dar suporte para a descida do balão. O sucesso da angioplastia está relacionado com o preparo adequado do vaso, mediante uma boa abertura radial da placa de ateroma e de sua perviedade. É possível lançar mão de múltiplos materiais, além do balão convencional para angioplastia, para se obter o adequado preparo (Picard et al., 2022). Atualmente, no mercado, estão disponíveis alguns dispositivos como *scoring balloon* (em que há força radial

maior e mais uniformemente distribuída para tratamento dessas lesões) e balões farmacológicos, com a finalidade de evitar dissecções de placa, recolhimento elástico e reestenose, aumentando-se, assim, a perviedade dos vasos (Figura 98.5).

Para a descida do balão, é necessário realizar o *pull-back* do cateter angiográfico prévio e escolher o balão de tamanho adequado, que pode ser determinado pelo calibre do vaso medido no intraoperatório (Figura 98.6). Após transpasse da lesão e da escolha do balão, é hora de inflá-lo dentro do lúmen do vaso. Vale ressaltar a atenção com as pressões definidas pelo fabricante (nominal e de ruptura) para evitar a ruptura do balão intravascular e possíveis embolizações.

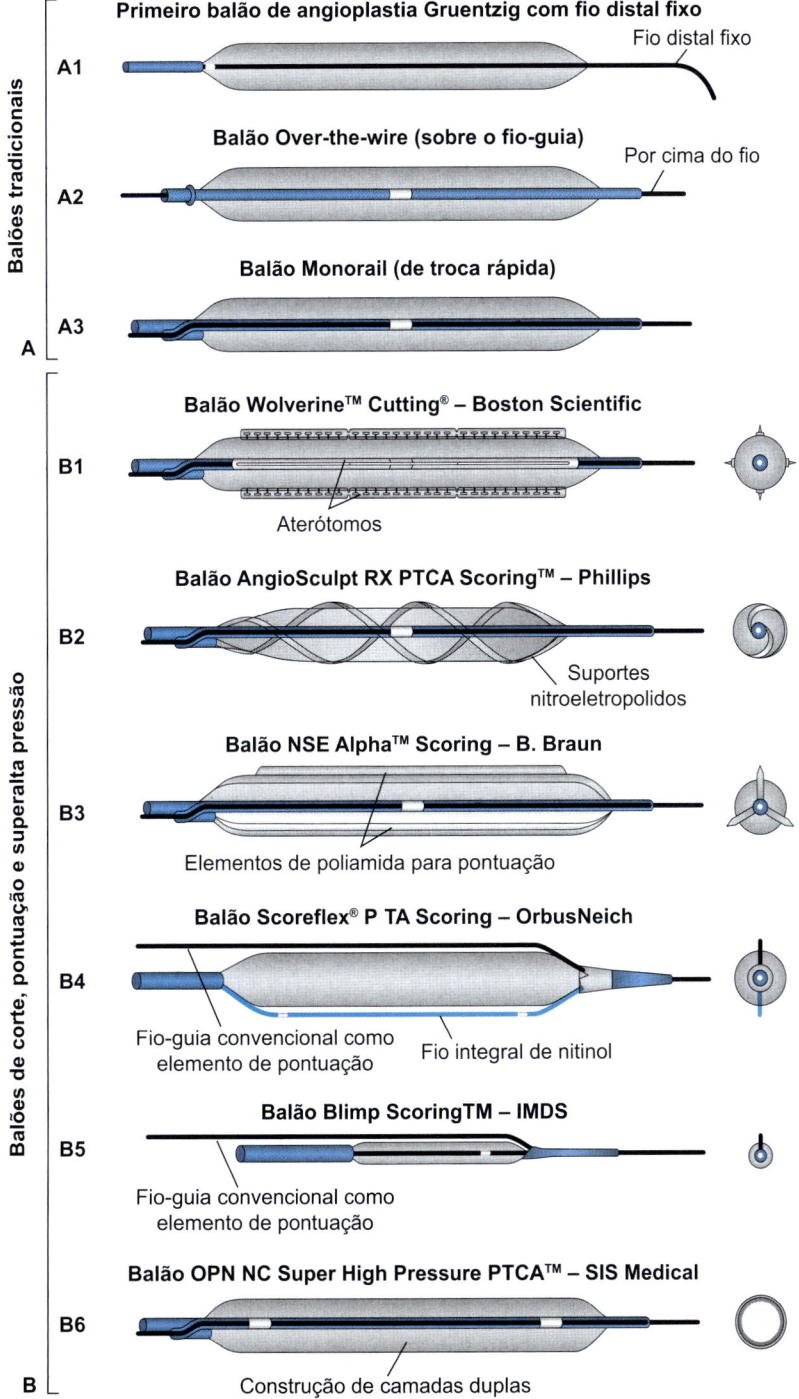

FIGURA 98.5 Evolução dos cateteres-balão de angioplastia. **A.** Diferentes cateteres-balão tradicionais. **B.** Balões cortantes, pontiagudos e de muito alta pressão, geralmente usados para lesões calcificadas/resistentes. Informações de fabricação: B. Braun (Bethlehem, PA, EUA); Boston Scientific (Marlborough, MA, EUA); IMDS (Roden, Holanda); Orbus Neich (Hong Kong); Philips (Amsterdã, Holanda); SIS Medical (Frauenfeld, Suíça). (Adaptada de Picard et al., 2022.)

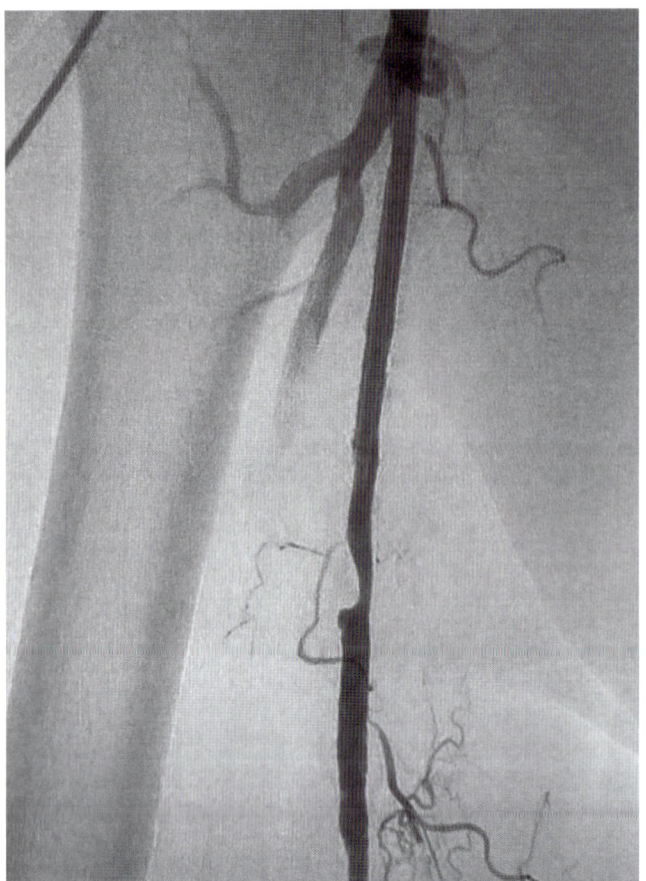

FIGURA 98.6 Angiografia de subtração digital de estenose arterial do território femoropoplíteo supragenicular em paciente com claudicação limitante para poucos metros.

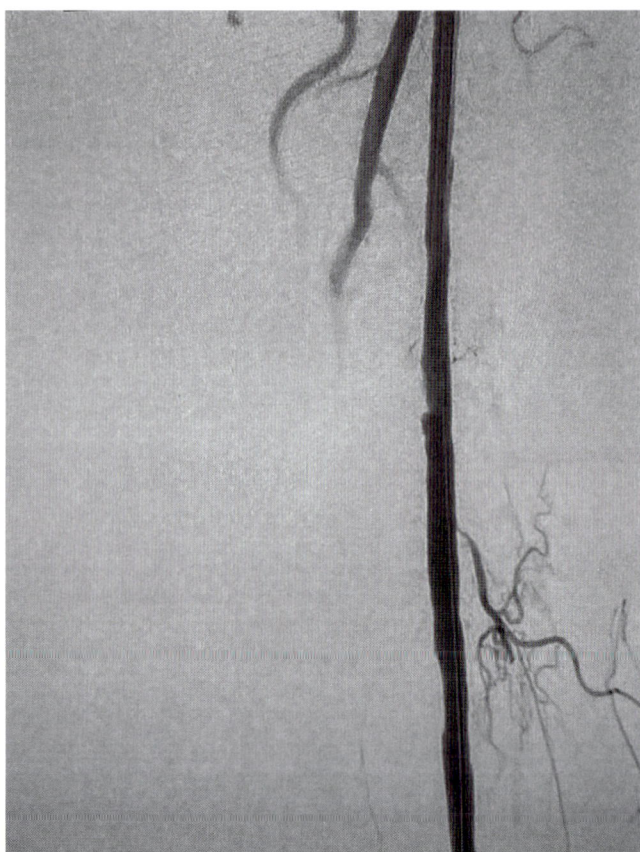

FIGURA 98.7 Angiografia de subtração digital de estenose arterial em território femoropoplíteo supragenicular de paciente com claudicação limitante para poucos metros. Aspecto da lesão após angioplastia com *scoring balloon* (Stellarex®) e balão farmacológico (*AngioSculpt®*).

Após inflado o balão, é necessário realizar a arteriografia de controle. Realiza-se, então, o *pull-back* do balão e visualiza-se o vaso tratado. É possível complementar o procedimento com o uso de *stents*, em caso de oclusões longas do território femoropoplíteo. Na região de rotação da artéria femoral, como, por exemplo, no canal dos adutores (de Hunter), devem-se considerar *stents* com resistência compressiva e flexibilidade altas (p. ex., Supera®, Abbott) a fim de minimizar o risco de fratura desse dispositivo (Figura 98.7).

Subintimal

Na técnica por via subintimal, o transpasse da lesão é realizado por baixo da camada íntima do vaso de maneira proposital. Nesse caso, a angioplastia poderá ser realizada pela ruptura de toda a íntima e, posteriormente, retornará ao lúmen verdadeiro ou utilizará dispositivos de reentrada para retornar ao lúmen do vaso.

A angioplastia simples do espaço subintimal consiste em inflar o balão além da placa de ateroma, rompendo a íntima e, assim, retornar ao lúmen verdadeiro. É necessária a realização de arteriografia de controle para confirmar a posição endoluminal novamente.

A angioplastia subintimal com cateter de reentrada necessita de dispositivos que possibilitem o retorno ao lúmen verdadeiro, como, por exemplo, agulhas que furem a íntima (p. ex., Outback® cateter) e voltem para o espaço endoluminal. Em caso de dificuldade de retorno para o lúmen, é possível combinar um acesso retrógrado para passagem de fio-guia até a lesão e usar a técnica em varal, na qual há o direcionamento da localização endoluminal.

Após o transpasse da lesão, é possível realizar a angioplastia com dispositivos semelhantes aos descritos na técnica endoluminal.

Complicações

Podem ser divididas didaticamente em:

- Locais: relacionadas com a punção para acesso arterial, como pseudoaneurisma, hematoma, dissecção arterial. Essas complicações devem ser diagnosticadas com brevidade (p. ex., com EVD sem ou com contraste de microbolhas (Flumignan et al. [in Press]) e tratadas conforme habitual
- Endovasculares: recolhimento elástico (*recoil*) precoce, reestenose intrastent, dissecção. O recoil ou a reestenose precoce do vaso pode estar relacionado(a) com o mau preparo do vaso (p. ex., placas de ateromas muito calcificadas e uso de balão convencional para tratamento sem força radial suficiente para o transpasse da lesão). A reestenose intrastent pode ocorrer por fratura do *stent*dispositivo ou hiperplasia miointimal. A dissecção está relacionada com a técnica de cateterização em que há entrada inadvertida da camada abaixo da íntima do vaso
- Amputações: de membro ou partes dos membros inferiores são associadas a embolia distal ou reestenose/oclusão do vaso-alvo
- Sistêmicas: eventos graves como AVE, IAM e morte podem ocorrer por complicações da doença de base (aterosclerose).

As recomendações para uma abordagem inicialmente endovascular permanecem, especialmente em situações de riscos peroperatórios proibitivos para uma abordagem aberta (Conte et al., 2019). Apesar dessas recomendações, os resultados recentes do ensaio clínico randomizado BEST-CLI mostraram que nos pacientes com CLI que tinham uma veia safena magna adequada para revascularização cirúrgica, a incidência de um evento adverso importante nos membros ou morte foi significativamente menor no grupo cirúrgico aberto do que no grupo endovascular. Já entre os pacientes sem conduto adequado da veia safena, os resultados nos dois grupos foram semelhantes (Farber et al., 2022). Esses dados não podem ser desconsiderados para uma decisão clínica mais acertada.

Angioplastia infragenicular

No ensaio clínico randomizado BASIL-2, a melhor estratégia de revascularização do tratamento endovascular foi associada a uma melhor sobrevivência livre de amputações, o que foi em grande parte impulsionado por menos mortes no grupo de tratamento endovascular. Esses dados sugerem que mais pacientes com isquemia crônica com risco de perda de membro que necessitaram de um procedimento de revascularização infrapoplítea, com ou sem um procedimento adicional de revascularização infrainguinal mais proximal para restaurar a perfusão do membro, devem ser considerados para uma melhor estratégia de revascularização do tratamento endovascular. Pacientes que foram submetidos ao tratamento endovascular apresentaram taxas até 35% menores para amputações maiores e morte do que aqueles pacientes submetidos ao *bypass* com veia, porém podem precisar de até 15% mais reintervenções em 30 dias (Bradbury et al., 2023).

Acesso

O acesso da região infragenicular é desafiador, pois é o mais distante do principal acesso realizado (femoral retrógrado contralateral), perdendo torque para o transpasse das lesões-alvo. Nessa região, os acessos podem ser divididos didaticamente conforme descrito a seguir.

Retrógrado contralateral

Consiste na punção da região femoral contralateral, cavalgamento da aorta e descida do fio-guia para o membro de interesse de tratamento. A maior vantagem desse acesso é a possibilidade de tratamento de lesões simultâneas no território femoropoplíteo proximal e aortoilíaco. Além disso, diminui o risco de piora da isquemia com eventuais complicações do acesso (hematomas, pseudoaneurismas e dissecção arterial). Apesar dessas vantagens, é um acesso distante da principal região de tratamento (infragenicular contralateral), perdendo suporte, com necessidade de dispositivos longos.

Anterógrado ipsilateral

Acesso realizado pela punção da região femoral do membro de interesse de tratamento, conferindo mais proximidade da punção com a lesão-alvo de tratamento (infragenicular). Pode apresentar complicações da punção, piorando a isquemia do membro.

Retrógrado ipsilateral

Punção das artérias distais, próximas ao tornozelo, conferindo proximidade com as lesões infrageniculares, muitas vezes associadas à punção anterógrada proximal. Auxilia na ultrapassagem de obstruções mais longas com necessidade de angioplastia subintimal ou com a técnica em varal, já descrita anteriormente. Quando as lesões infrageniculares são isoladas, o acesso retrógrado distal ipsilateral é uma boa alternativa na falha de cateterização por acesso anterógrado. Apesar dos riscos das complicações dos sítios de acesso, confere mais facilidade ao transpasse da lesão (extremidade distal da placa menos fibrosa) e menores chances de cateterização inadvertida de colaterais.

Esse acesso também pode auxiliar na cateterização do vaso-alvo por meio de colaterais (p. ex., atingir a artéria tibial anterior ocluída proximal pela colateral da fibular) ou transpediosa, em que se cateteriza a outra artéria tibial por meio do arco plantar com fio-guia de fino calibre. As evidências sobre os efeitos desses diferentes tipos de acesso ainda são limitadas (Toledo Barros et al., 2020).

Técnica

Após realizada a punção arterial, inicia-se o procedimento com fio-guia 0,035″ para tentativa de transpasse da placa de ateroma. Os desafios e os passos são os mesmos descritos para o território supragenicular, com o benefício da tentativa de punção retrógrada distal transcolateral ou transpodal (Figura 98.8).

Nessa região, também podem ser usados outros dispositivos de angioplastia além dos balões convencionais, como *scoring balloon*, a fim de aumentar a força radial do balão contra placas calcificadas. Após a retirada do dispositivo de angioplastia, é necessário realizar arteriografia para controle da perviedade do vaso, bem como estudo de possíveis complicações locais.

Nesse território, deve-se considerar a localização da lesão. No acometimento da artéria poplítea situada na dobra do joelho em que se analisa colocar *stent* (p. ex., oclusão), devem-se usar *stents* os dispositivos de resistência compressiva e flexibilidade altas. Caso a lesão esteja em uma área de bifurcação, como os óstios das artérias tibial posterior e fibular, deve-se considerar a técnica de *kissing stent*, a fim de evitar oclusão ou dissecção de um dos ramos (Figura 98.9).

Vale ressaltar que todo tratamento no território infragenicular representa um desafio com resultados ainda insatisfatórios e com tempo estimado de sobrevida livre de amputação de cerca de 4,4 anos (Bradbury et al., 2023).

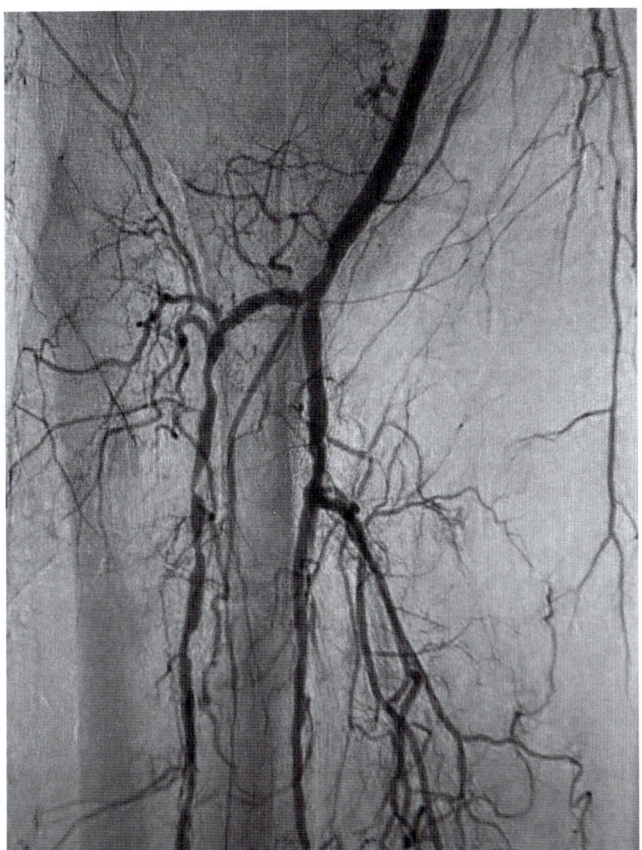

FIGURA 98.8 Angiografia de subtração digital de estenose arterial em território infragenicular de paciente com claudicação limitante para poucos metros.

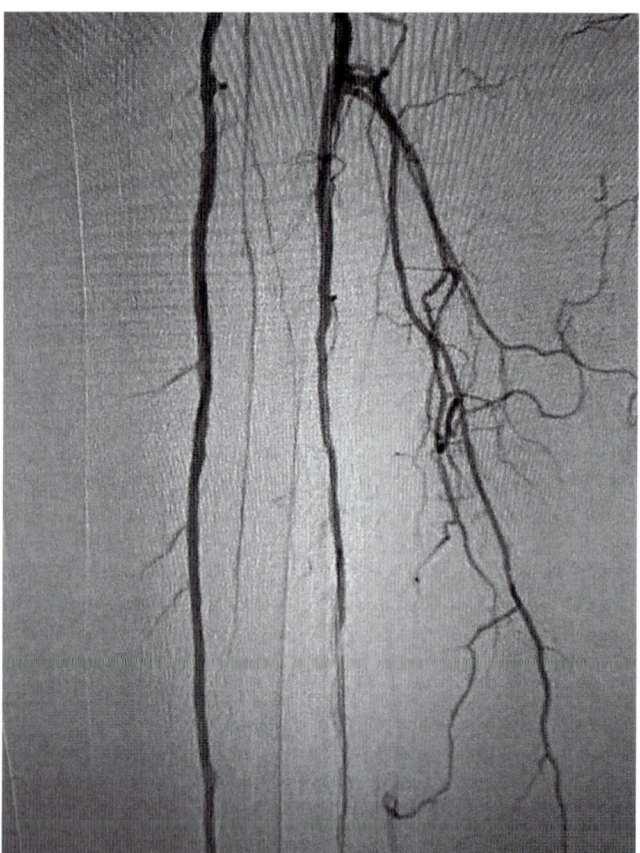

FIGURA 98.9 Angiografia de subtração digital de estenose arterial em território infragenicular de paciente com claudicação limitante para poucos metros. Aspecto da lesão após angioplastia com balão convencional.

Complicações

Nos primeiros 30 dias após a revascularização, as complicações (como estenose em anastomoses, *stent* ou pseudoaneurismas) estão mais relacionadas com erros técnicos, dificuldade anatômica ou dispositivos mal selecionados, podendo ser diagnosticadas pela avaliação pós-procedimento por médio de EVD (Cooper et al., 2018). Manter a patência do vaso/enxerto após a revascularização é um desafio para os cirurgiões vasculares, uma vez que aproximadamente 30% dos enxertos de veias podem apresentar estenose no primeiro ano, devido à hiperplasia miointimal (que pode ocorrer nos primeiros 2 anos após a revascularização no corpo do enxerto ou em suas anastomoses). No caso dos tratamentos endovasculares, essa hiperplasia é mais frequente nas extremidades do *stent*. Reestenose e oclusão que ocorrem após 2 anos do procedimento estão mais relacionadas com a progressão da aterosclerose (Aboyans et al., 2018). Programas de vigilância com EVD como parte do cuidado pós-operatório podem facilitar o diagnóstico precoce e evitar amputações, especialmente em pacientes assintomáticos submetidos a revascularização realizada com veia ou enxertos protéticos (Sarpe et al., 2023).

Como comentado, uma opção terapêutica que não pode ser deixada de lado é a amputação primária, a fim de se preservar a vida do paciente. Um membro inviável não deve ser revascularizado para evitar complicações, como a síndrome de reperfusão (mionefropática metabólica) e a síndrome de compartimento. Há ainda outros eventos adversos, como o sangramento e a reoclusão, principalmente quando a heparinização não foi efetiva ou não foi realizada. A indicação cirúrgica considera a condição clínica do paciente, os parâmetros anatômicos da oclusão e o resultado da terapia minimamente invasiva prévia (Aboyans et al., 2018; Conte et al., 2019; NICE, 2020).

CONSIDERAÇÕES FINAIS

A OAC é uma condição comum que afeta milhões de pessoas em todo o mundo. O tratamento endovascular é uma opção terapêutica eficaz para a OAC infrainguinal, com taxas de sucesso e segurança comparáveis às da cirurgia aberta.

Os métodos de diagnóstico não invasivos, como a EVD e a angio-TC, são essenciais para a avaliação da OAC. A ASD continua sendo um exame essencial para a realização de procedimentos endovasculares.

O tratamento endovascular da OAC infrainguinal pode ser realizado por meio de angioplastia transluminal com balão ou colocação de endoprótese (*stent*). A escolha do método de tratamento ideal depende de fatores como localização e extensão da lesão, evidência de doença multissegmentar e estado geral de saúde do paciente.

O tratamento endovascular da OAC infrainguinal é uma opção terapêutica eficaz que pode melhorar a qualidade de vida dos pacientes.

As referências bibliográficas deste capítulo se encontram no Ambiente de aprendizagem do GEN.

99

Doença Arterial Obstrutiva dos Membros Superiores: Tratamento Cirúrgico e Endovascular

Roberto Augusto Caffaro ■ Vanessa Prado dos Santos

Resumo

A doença arterial obstrutiva dos membros superiores (MMSS) pode comprometer grandes e pequenos vasos. A aterosclerose é a principal causa da obstrução de grandes vasos nessa área, sendo a artéria subclávia esquerda a mais acometida. Apesar de menos frequente que nos membros inferiores (MMII), a doença obstrutiva das artérias dos MMSS pode causar variados sintomas, além de acarretar perda funcional e diminuição da qualidade de vida. Os sintomas podem ser decorrentes da isquemia dos MMSS e das síndromes de roubo de fluxo, com insuficiência vertebrobasilar ou roubo coronário-subclávio em pacientes revascularizados do miocárdio. Os exames clínico e físico, a anamnese e o índice tornozelo-braquial (ITB) norteiam o diagnóstico. Os métodos de imagem mais comumente utilizados são ultrassonografia (USG) com Doppler e angiotomografia. Atualmente, o tratamento endovascular é o mais empregado em estenoses e oclusões sintomáticas das artérias subclávias, e o tratamento cirúrgico convencional é mais utilizado nas revascularizações das artérias do braço e do antebraço.

Palavras-chave: doença arterial periférica; extremidade superior; isquemia; tratamento.

INTRODUÇÃO

A doença arterial obstrutiva dos MMSS tem baixa prevalência em relação à doença dos MMII, estimando-se que apenas 2,8% das reconstruções arteriais sejam secundárias à doença oclusiva proximal dos MMSS.[1] Particularidades dos MMSS, quando comparados aos MMII, como a ampla rede anastomótica arterial, rica circulação colateral, menor massa muscular e menor carga de peso, provavelmente tornam os indivíduos com doença obstrutiva desses membros, em geral, menos sintomáticos.[1,2] Além disso, grande parcela dos pacientes com sintomas isquêmicos dos MMSS apresenta doenças que atingem vasos de pequeno calibre, que, na maioria dos casos, respondem bem ao tratamento clínico conservador.[3]

Publicações internacionais mostram casuísticas com cerca de três a cinco revascularizações por ano devido à isquemia crônica sintomática de MMSS, dependendo do segmento arterial acometido,[4-5] refletindo a raridade desse tratamento cirúrgico para a maioria dos cirurgiões vasculares acostumados a esse procedimento na doença aterosclerótica obstrutiva periférica (DAP) dos MMII. Os autores subdividem a doença oclusiva dos MMSS em doenças de grandes e de pequenos vasos, e a articulação do punho é o limite para tal diferenciação.[3] A doença oclusiva de grandes vasos dos MMSS é aquela que acomete as artérias proximais ao punho, ou seja, inominada (ou braquiocefálica), subclávia, axilar, braquial e artérias do antebraço (radial e ulnar). A doença oclusiva de pequenos vasos é definida como aquela que afeta as artérias da região palmar e as artérias digitais.[1,3] Cerca de 2/3 dos pacientes com isquemia crítica da mão têm comprometimento das artérias de pequeno calibre,[3] porém essa subdivisão não é absoluta; uma embolia arterial, por exemplo, pode comprometer vasos de diferentes calibres, dependendo da origem e do diâmetro do êmbolo. Neste capítulo, serão detalhadas as intervenções cirúrgicas na doença oclusiva dos vasos dos MMSS proximais ao punho. O tratamento cirúrgico da oclusão das pequenas artérias da mão, por meio de microcirurgia, também é relatado na literatura especializada, sendo indicado em casos selecionados, refratários ao tratamento conservador.[6]

CONSIDERAÇÕES ANATÔMICAS

De maneira geral, as artérias que irrigam os MMSS são as subclávias, axilares, braquiais, radiais e ulnares.[7] Estudos anatômicos revelaram que 76,06% dos MMSS dissecados apresentavam apenas uma artéria no braço – a artéria braquial –, e em 4,9% dos membros a artéria braquial localizava-se em frente ao nervo mediano, recebendo a denominação de artéria braquial superficial.[8] Dados da literatura revelam grande quantidade de variações anatômicas nas artérias dos MMSS e na circulação colateral das mãos.[8,9] Estudo realizado a partir da dissecção de 384 MMSS revelou a alta prevalência de variações anatômicas, com 13,8% dos braços apresentando duas artérias: artéria braquial e artéria braquiorradial.[8] Esses autores afirmaram que a artéria braquiorradial se originava, mais frequentemente, do terço proximal da artéria braquial (65,4%), mas também podia emergir da artéria axilar (23%) e do terço médio (7,7%) ou distal da artéria braquial (3,9%), sendo que a morfologia normal da artéria radial era mantida no antebraço.[8] No antebraço, em 81,22% dos membros estavam presentes as duas artérias – radial e ulnar –, e as duas variações anatômicas mais frequentes foram: uma artéria ulnar e uma artéria braquiorradial (13,8%), e uma artéria radial e uma artéria braquioulnar superficial (4,2%).[8]

A Figura 99.1 apresenta uma representação esquemática simplificada dessas duas variações anatômicas.

Considerando as diferentes variações anatômicas, a maior parte do fluxo sanguíneo arterial para as mãos provém das artérias radial e ulnar, que formam uma ampla rede de comunicação por meio dos arcos carpais, anterior e posterior, e dos arcos palmares, superficial e profundo.[9] Frequentemente a artéria ulnar é a mais calibrosa no antebraço, e a artéria radial é a mais calibrosa no nível do punho.[10]

A artéria radial geralmente origina o arco palmar profundo, e a artéria ulnar, o arco palmar superficial, havendo uma variada rede anastomótica entre ambos.[10] Uma revisão da literatura mostrou que o arco palmar superficial apresenta-se completo em 43 a 97% das mãos estudadas, e o arco palmar profundo estava completo em 66,7 a 100% das extremidades superiores.[11] Outros autores revelaram que o arco palmar profundo era completo em 90% das mãos, e o arco palmar superficial era completo em 66%, sendo que nos 10% das mãos em que o arco palmar profundo era incompleto o arco palmar superficial era completo, demonstrando a rica e complexa rede anastomótica na circulação das mãos.[9] Pelos motivos expostos, a ampla rede anastomótica, as variações anatômicas frequentes e a rica circulação colateral das mãos provavelmente contribuem para a fortuita ocorrência da isquemia de MMSS, no entanto, algumas doenças suplantam a possibilidade de compensação da rede arterial, ocasionando os diferentes sintomas decorrentes da obstrução vascular nessa área.

DOENÇAS ARTERIAIS OBSTRUTIVAS DOS MEMBROS SUPERIORES

Em geral, as doenças arteriais obstrutivas que acometem os MMSS são as mesmas que motivam as revascularizações de MMII, havendo algumas características da região afetada que podem aumentar o

Artéria subclávia

Artéria axilar

Artéria braquial

Cotovelo

Artéria interóssea comum

Artéria interóssea posterior

Artéria ulnar

Artéria interóssea posterior

Artéria radial

A

Artéria braquiorradial

Variação anatômica: artéria braquiorradial

B

Artéria braquioulnar superficial

Variação anatômica: artéria braquioulnar superficial

FIGURA 99.1 Representação esquemática simplificada de duas variações anatômicas relatadas nos membros superiores (duas artérias no braço que se mantêm no antebraço). **A.** Artéria braquiorradial. **B.** Artéria braquioulnar superficial.[8]

porte e a dificuldade cirúrgica, como é o caso das lesões da artéria inominada ou braquiocefálica. As doenças autoimunes do tecido conjuntivo são a principal causa do comprometimento de vasos de pequeno calibre, que causam isquemia digital e da mão.[3]

Conforme mencionado anteriormente, algumas doenças podem acometer tanto as artérias de grande como as de pequeno calibre, proximais e distais ao punho. As lesões ateroscleróticas são as mais observadas nos MMSS, porém lesões típicas, como as relatadas frequentemente nos MMII, são raramente diagnosticadas nos MMSS,[1] o que pode ser explicado pela possibilidade de evolução assintomática, proporcionada pela rica circulação colateral na região. Podem advir, no entanto, sintomas decorrentes da oclusão lenta e gradual da árvore arterial, que causam claudicação intermitente ou surgimento de dor em repouso e lesões tróficas. Placas ateroscleróticas ulceradas também podem acarretar sintomas secundários a uma microembolização distal, com oclusão de artérias digitais, cianose e gangrena dos dedos das mãos. Outras causas de doença oclusiva arterial dos MMSS são as arterites, as síndromes de compressão neurovascular da cintura escapular e o trauma repetido nas estruturas arteriais de alguns trabalhadores e atletas.[1,3,12]

Doença aterosclerótica

A aterosclerose é a causa mais comum de doença oclusiva dos troncos supra-aórticos, sendo mais prevalente em pacientes acima dos 65 anos.[13-14] Quando a doença é limitada a essa topografia, a artéria subclávia esquerda é o vaso mais comumente envolvido.[14] Lesões dos troncos supra-aórticos, mais precisamente das artérias subclávias, podem causar quadro sintomático específico decorrente de estenose ou oclusão da artéria subclávia proximal à origem da artéria vertebral esquerda, em virtude da síndrome do roubo da subclávia[15] (Figura 99.2). Nessa síndrome, quando o paciente necessita de maior aporte sanguíneo para o membro superior (p. ex., durante o exercício físico), mas ele é inadequado devido à obstrução proximal da artéria subclávia, ocorre uma reversão do fluxo pela artéria vertebral homolateral, por meio do polígono de Willis, que causa sintomas de insuficiência vertebrobasilar.[15]

Após o advento das revascularizações coronarianas com o uso da artéria mamária (torácica interna), a oclusão da subclávia proximal à ponte de mamária pode acarretar a síndrome do roubo da mamária ou síndrome do roubo coronário-subclávio, que pode ocasionar sintomas de isquemia miocárdica durante o esforço físico dos MMSS e consequências graves se não tratada.[16] A síndrome do

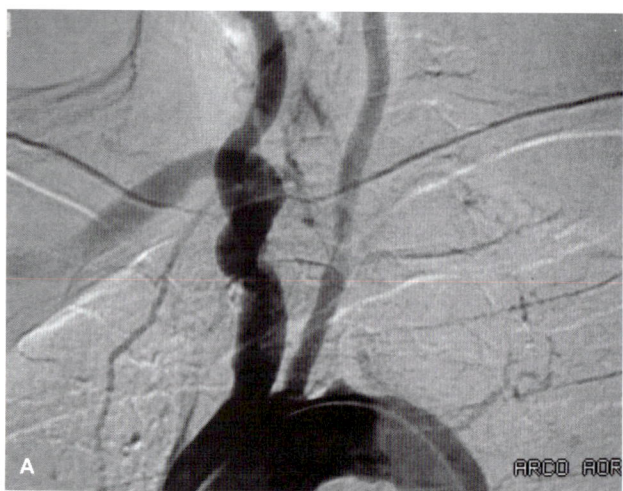
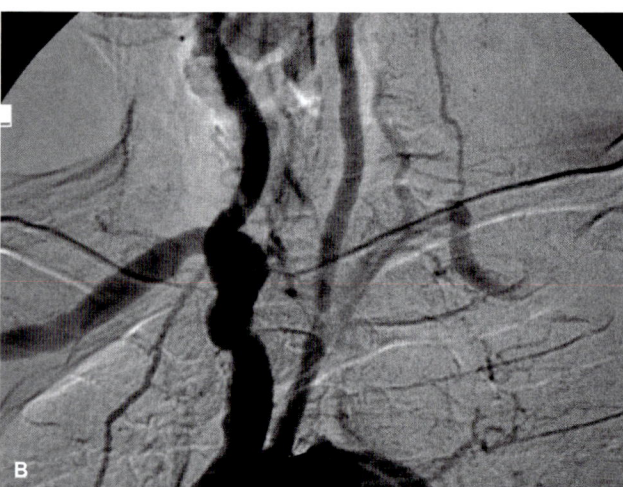

FIGURA 99.2 A. Arteriografia de paciente com oclusão da artéria subclávia esquerda na sua origem. **B.** Imagem tardia do exame, mostrando o fluxo retrógrado pela artéria vertebral esquerda, justificando os sintomas vertebrobasilares do paciente, secundários à síndrome do roubo da subclávia.

roubo coronário-subclávio acontece quando há oclusão ou estenose ≥ 75% da artéria subclávia proximal à origem da artéria mamária interna utilizada na cirurgia de revascularização miocárdica.[17,18] A etiologia é predominantemente aterosclerótica, a artéria subclávia esquerda é a mais comumente acometida e a doença vascular periférica é considerada um fator de risco para a lesão da subclávia.[17,18] Estima-se que essa síndrome ocorra em 0,2 a 6,8% dos pacientes com revascularização coronariana pela artéria mamária esquerda, podendo causar angina, síndrome coronariana aguda, falência cardíaca e arritmias ventriculares.[17,18]

Embolias arteriais

As embolias arteriais dos MMSS ocasionam quadros isquêmicos agudos (Figura 99.3), mas também podem ser compensadas, menos frequentemente que as oclusões ateroscleróticas crônicas, pela circulação colateral ampla no local. Excetuando-se os traumas, a embolia e a trombose são as principais causas de oclusão arterial aguda, contudo, como nos MMSS, a aterosclerose é menos habitual que nos MMII, a embolia é uma causa de isquemia aguda mais comum que a trombose nessa área.[19] A maioria dos pacientes com embolia arterial de MMSS apresenta quadro de fibrilação atrial.[19] Nesse segmento, os êmbolos localizam-se mais regularmente na artéria braquial,[20] podendo provocar quadro de isquemia aguda típica (regra dos 5 "pês", com dor súbita (*pain*), palidez (*pallor*), ausência de pulsos (*pulselessness*), cianose, frialdade (*poikilothermia*), parestesia (*paresthesia*) e/ou impotência funcional (*paralysis*).[19] A evolução para perda tecidual não é comum, porém, no quadro de isquemia aguda, a revascularização por embolectomia se impõe, com o objetivo de evitar sequelas futuras. O tratamento considerado de escolha nos casos de isquemia aguda dos MMSS por embolia arterial é a tromboembolectomia.[19] Os êmbolos habitualmente têm origem cardíaca, mas também podem ser secundários a placas ateroscleróticas ulceradas nas artérias proximais à oclusão.[20]

Doenças de caráter inflamatório

As doenças de caráter inflamatório (arterites) que acometem os MMSS podem comprometer as artérias dos mais variados calibres. A doença aterosclerótica costuma causar sintomas oclusivos e embólicos em igual proporção, e as arterites geralmente provocam quadros de insuficiência arterial por hipofluxo.[14]

A arterite de Takayasu, também denominada síndrome do arco aórtico ou síndrome de Martorell,[1] é uma doença sem etiologia definida, mais frequente em mulheres jovens, que compromete a aorta e seus ramos, com estenoses e oclusão de troncos supra-aórticos que podem acarretar sintomas isquêmicos nos segmentos carotídeo, vertebrobasilar e de MMSS (Figura 99.4).

A maioria das pacientes acometidas pela arterite de Takayasu não apresenta pulso(s) periférico(s) (um ou mais),[21] fato associado a sintomas da claudicação de MMSS. Outras vasculites que atingem artérias de médio e grande calibres dos MMSS podem produzir sintomas isquêmicos de diferentes intensidades, desde claudicação leve até gangrena de quirodáctilos, como a arterite temporal e a tromboangiite obliterante (TAO).[21] Nas oclusões das artérias de maior calibre com isquemia, existe a possibilidade de reconstruções arteriais nos casos descompensados, que devem ser realizadas, sempre que possível, fora do período agudo de atividade inflamatória da doença. A TAO, ou doença de Buerger, compromete artérias de médio e de pequeno calibres, e atinge primariamente os MMII, acometendo os MMSS em cerca de 15 a 20% dos casos.[10] A possibilidade de uma revascularização é difícil, havendo algumas indicações na literatura,[22] mas o alicerce do seu tratamento é a interrupção do tabagismo, principal fator etiológico implicado nesses casos (Figura 99.5 A).

A arterite de células gigantes, também denominada arterite temporal ou polimialgia reumática,[1] pode provocar quadros isquêmicos de MMSS, com rara necessidade de revascularização; no entanto, quando esse procedimento é realizado, os índices de perviedade em curto e longo prazos são desapontadores.[23] No pós-operatório, o paciente deve receber altas doses de corticosteroides, o que suscita a hipótese de que a melhora sintomática após a revascularização seja secundária ao tratamento medicamentoso do processo inflamatório, visto que tal recuperação também é percebida nos pacientes que não são submetidos a tratamento cirúrgico.[23]

As vasculites secundárias às doenças do colágeno, como a esclerodermia, a artrite reumatoide e o lúpus eritematoso sistêmico, podem produzir lesões necróticas de pontas de dedos, devido ao espessamento e à oclusão de artérias digitais[10] (Figura 99.5 B). A trombose da artéria ulnar pode ocorrer em até 2/3 dos pacientes com úlceras e isquemia digital, secundárias às vasculites por doenças do colágeno.[10] A isquemia de polpas digitais também pode ser a primeira manifestação de uma doença autoimune.[21] Quadros de isquemia digital dos MMSS por doença oclusiva de pequenas artérias, apesar da sua gravidade, podem apresentar resultados

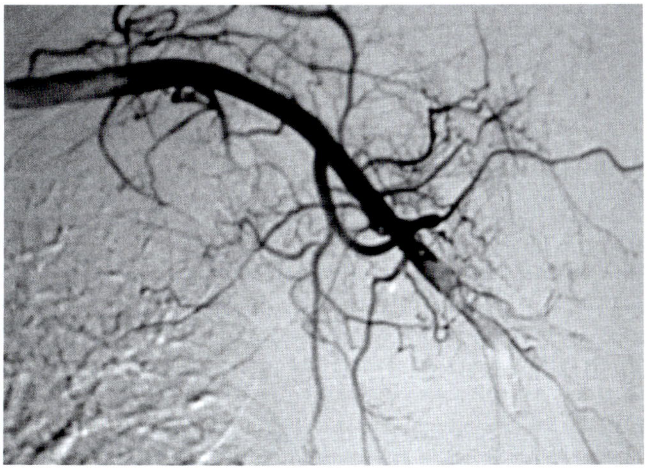

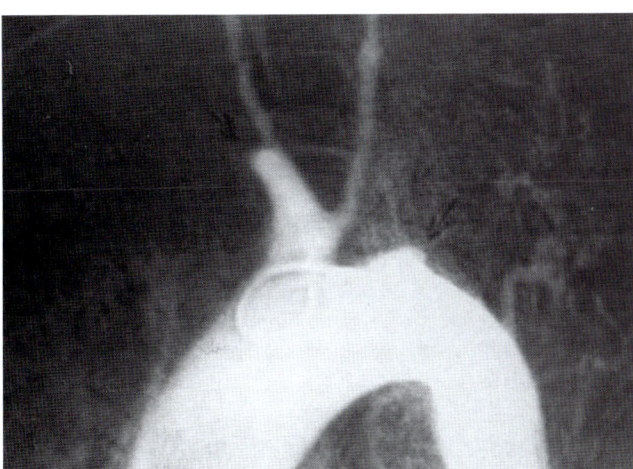

FIGURA 99.3 Arteriografia do membro superior esquerdo de paciente com quadro clínico e imagem angiográfica compatíveis com embolia arterial.

FIGURA 99.4 Arteriografia do arco aórtico de paciente jovem, do sexo feminino, com arterite de Takayasu. As *setas* indicam a oclusão das artérias subclávias bilateralmente.

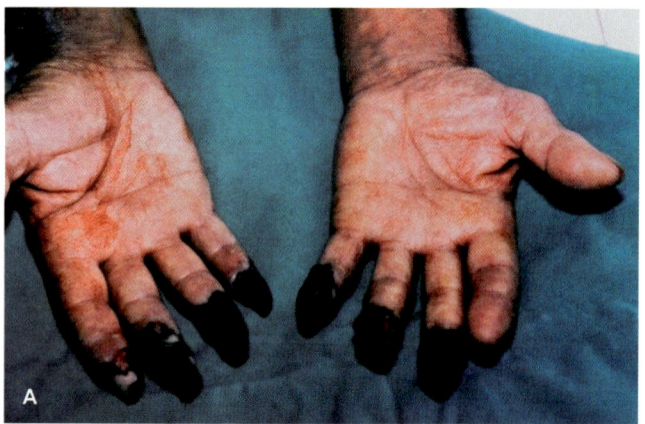

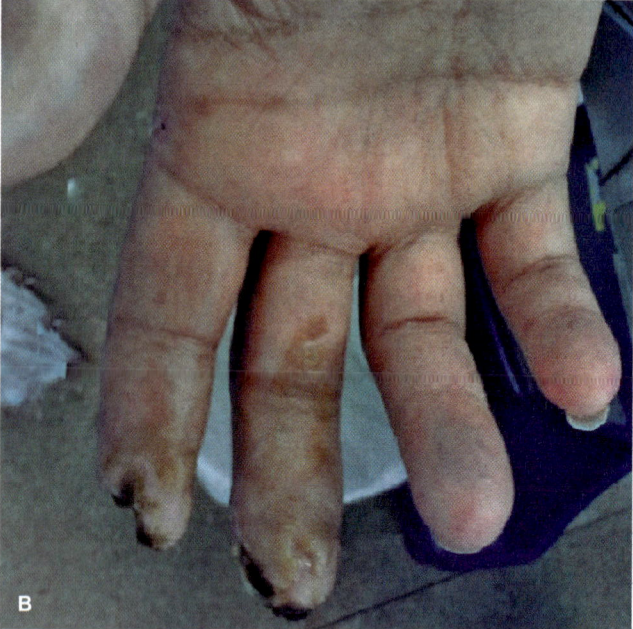

FIGURA 99.5 **A.** Aspecto das lesões da mão de paciente com isquemia digital bilateral, tabagista, com diagnóstico de tromboangiite obliterante ou doença de Buerger. **B.** Aspecto das lesões nos quirodáctilos de paciente com isquemia digital dolorosa com diagnóstico de lúpus eritematoso sistêmico.

satisfatórios com o tratamento conservador, havendo cicatrização das lesões em 80 a 85% dos casos.[3] Nas situações em que houve falha no tratamento conservador, com dor intratável e/ou lesão/necrose digital sem cicatrização, uma revisão da literatura estudou os resultados de três opções cirúrgicas: a simpatectomia periarterial, a revascularização mediante pontes com enxerto venoso e a arterialização de veias superficiais.[24] Os autores relataram resultados satisfatórios para os três tratamentos quanto ao alívio da dor (88,7 a 100%) e cicatrização da lesão (74 a 92,7%), sugerindo a simpatectomia como opção na doença de causa autoimune (quando não há lesão de vasos maiores), e a revascularização através de pontes/*bypass* nas lesões com reenchimento arterial distal (geralmente ateroscleróticas).[24] A arterialização venosa foi o procedimento menos realizado, de acordo com a literatura médica, e o uso de anticoagulantes não apresentou correlação aparente com a perviedade da revascularização.[24]

Doença vasoespástica dos membros superiores

O fenômeno de Raynaud é um evento vasoespástico e um dos principais quadros sintomatológicos de isquemia das mãos.[25] Quando esse fenômeno não tem relação com uma doença sistêmica ou oclusiva,

é denominado primário, idiopático ou doença de Raynaud.[10,25] O fenômeno de Raynaud primário é mais frequente em mulheres, geralmente é bilateral, tende a ocorrer nos MMSS e MMII, e não costuma causar ulcerações isquêmicas.[10,13] Quando o fenômeno de Raynaud associa-se a outras enfermidades, como doenças do colágeno, síndromes compressivas ou doença oclusiva arterial, é denominado secundário ou síndrome de Raynaud.[10] É mais comumente causado pelas doenças do colágeno e sua investigação requer o estudo da integridade das artérias de grande e de pequeno calibres.[10] Em até 70% dos casos, o fenômeno de Raynaud é secundário e associa-se mais frequentemente a uma doença do tecido conjuntivo (como a esclerodermia).[10,26] O fenômeno de Raynaud é uma manifestação clínica comum da esclerose sistêmica ou esclerodermia, sendo encontrado em mais de 90% dos portadores dessa doença.[27,28] Havendo úlcera ou gangrena dos dedos da mão, a doença vasoespástica das artérias de pequeno calibre só deve ser considerada após o descarte seguro do diagnóstico de doenças das artérias proximais, bem como de trombos cardíacos que se constituam origem de êmbolos para as artérias da mão, pois o fenômeno de Raynaud pode ser um sintoma de oclusões proximais.[10]

Síndrome do desfiladeiro torácico

A síndrome do desfiladeiro torácico (*thoracic outlet syndrome*) provoca mais comumente sintomas neurogênicos, pela compressão do plexo braquial (mais de 90% dos casos), seguidos de alterações secundárias à compressão venosa, e, menos regularmente, manifestações decorrentes da compressão arterial (cerca de 1% dos casos).[29,30] A compressão extrínseca do feixe neurovascular pela síndrome do desfiladeiro torácico é uma das possíveis causas de estenoses, oclusões e dilatações pós-estenóticas nas artérias subclávias. Dados da literatura mostraram que entre pacientes com sintomas isquêmicos arteriais, secundários à síndrome de compressão cervicotorácica, 17% apresentavam oclusão, 67% dilatação, 16% irregularidades parietais da artéria subclávia. Na angiografia, porém, enquanto 92% das angiografias demonstravam perviedade da artéria axilar, 75% das angiografias evidenciavam oclusão da artéria braquial, comprovando a alta taxa de embolização distal dessas lesões.[31]

A manobra de Adson, com diminuição ou perda do pulso radial em movimentos de hiperabdução e rotação externa, pode ser positiva em 15% dos indivíduos sem a doença, e sua presença não significa, necessariamente, sinal da doença.[13] Movimentos repetidos de hiperabdução e rotação externa do ombro em atletas são apontados como causa de lesão traumática e oclusão da artéria axilar e de seus ramos, podendo esse quadro relacionar-se ou não com a compressão neurovascular no nível do desfiladeiro cervicotorácico.[12] Mais informações podem ser obtidas no capítulo correspondente (ver Capítulo 166).

Lesões traumáticas

O trauma é uma causa comum de lesão arterial dos MMSS, seja por origem iatrogênica, contusa ou por ferimentos penetrantes; a artéria atingida com mais frequência é a braquial.[32] Casuísticas de revascularizações de MMSS devido à isquemia revelam que o trauma é uma etiologia comum de oclusão arterial dos MMSS.[20,33] A incidência estimada de traumatismo de mão, punho ou antebraço em pacientes politraumatizados varia entre 92/100 mil pessoas/ano e 11,1/100 mil pessoas/ano, no sexo masculino; e entre 28/100 mil pessoas/ano e 4/100 mil pessoas/ano no sexo feminino; dependendo da gravidade do trauma.[34] Traumatismo arterial contuso, com trombose da artéria axilar evidenciando quadro isquêmico agudo, foi descrito em casos de fratura de úmero.[35]

O acesso às variadas intervenções vasculares, por meio das artérias dos MMSS, contribui para o risco de traumatismo iatrogênico nessa área. Estudo retrospectivo que incluiu 71 lesões arteriais iatrogênicas revelou que a artéria femoral foi a mais acometida (42,3%), seguida da artéria braquial (38,1%).[36] Procedimentos diagnósticos e terapêuticos com o uso das artérias axilar e braquial, na hemodinâmica, têm ocasionado aumento da quantidade de oclusões secundárias a traumatismos iatrogênicos desses vasos.[37] A lesão secundária a cateterismo da artéria braquial é a causa mais comum de trauma arterial iatrogênico dos MMSS.[38] A incidência de trombose da artéria braquial após cateterismo cardíaco varia entre 0,5 e 28%,[39,40] acarretando sintomas de isquemia aguda e crônica, inclusive com perda do membro.[39] Mais informações podem ser conferidas nos Capítulos 157 e 158.

A mortalidade causada por traumatismo isolado de MMSS é pequena, mas sua morbidade é significativa.[41] A dificuldade na obtenção de bons resultados funcionais após revascularização bem-sucedida das lesões traumáticas de MMSS se deve ao alto índice de lesões neurológicas associadas, mas alguns autores publicaram que, a longo prazo, a maioria dos pacientes submetidos ao tratamento cirúrgico das lesões vasculares e do plexo braquial apresentou estado funcional do membro melhorado.[42]

Outro tipo de trauma que pode provocar sintomas isquêmicos e obstruções arteriais dos MMSS é o trauma contuso repetitivo na região das mãos e do punho.[43] A síndrome do martelo hipotenar (SMH, do inglês *hypothenar hammer syndrome*) e a síndrome da vibração em mãos e braços (SVMB, do inglês *hand-arm vibration syndrome*) são duas causas de dor e isquemia de mãos e quirodáctilos, estando entre as doenças relacionadas com atividades laborais.[43] Na SMH, há um distúrbio orgânico, com comprometimento da artéria ulnar e de seus ramos pelo trauma arterial repetido no canal de Guyon,[43] o qual pode lesionar a túnica média com formação de aneurismas e/ou a túnica íntima com exposição subendotelial e trombose, com quadro clínico de palidez, cianose, dor, dormência e a possibilidade de lesões tróficas em até 20% dos casos.[43] Na SVMB, há uma alteração funcional, e a exposição crônica às vibrações pode acarretar hipertrofia da túnica média e aumento da resistência periférica.[43] Na SVMB, o quadro clínico mais comum é o fenômeno de Raynaud secundário, inicialmente provocado pela vibração, mas podendo ser desencadeado por outros fatores no decorrer da doença.[43]

Outras causas de doença das artérias dos membros superiores

A radiação pode causar lesões arteriais nos MMSS, principalmente nos troncos supra-aórticos, geralmente secundárias à radioterapia para tumores das regiões torácica e mediastinal, o que pode demandar revascularização, caso haja a instalação de um quadro clínico isquêmico ou de sintomas vertebrobasilares.[44]

Doenças não oclusivas também podem ocasionar sintomas isquêmicos dos MMSS. Apesar de pouco frequentes, casos de isquemia de mão após confecção de fístulas arteriovenosas (FAV) para hemodiálise são descritos na literatura, ocorrendo em 1 a 4,7% dessas cirurgias, devido ao roubo de fluxo arterial pela fístula.[45-47] Nesses pacientes, o quadro álgico, secundário à isquemia, pode surgir durante as sessões de hemodiálise, e o desafio terapêutico consiste na manutenção do acesso vascular[48] (ver Capítulo 87).

QUADRO CLÍNICO

A doença arterial dos MMSS pode apresentar quadro clínico variável, compreendendo sintomas diversificados que incluem: fenômeno de Raynaud, claudicação intermitente, dor em repouso, úlceras isquêmicas e gangrena da extremidade.[13] O paciente pode queixar-se ainda de frialdade, intolerância ao frio e alterações da coloração dos quirodáctilos.[13] O fenômeno de Raynaud é descrito como a ocorrência de uma alteração trifásica da coloração da pele (palidez-cianose-rubor), decorrente de vasoconstrição reversível, podendo ser o primeiro sintoma da doença oclusiva arterial dos MMSS.[13] Claudicação intermitente, fadiga, dor em repouso e lesões tróficas secundárias à oclusão crônica de etiologia aterosclerótica são sintomas raros nos MMSS, provavelmente devido às características anatômicas da rede vascular, com ampla circulação colateral nessa área. De maneira geral, na circulação da mão, a ampla rede anastomótica entre os arcos palmar superficial e profundo possibilita a compensação de eventuais oclusões arteriais na maioria dos indivíduos.[9,10]

O Quadro 99.1 fornece um resumo das principais manifestações da doença arterial obstrutiva dos MMSS.

Além de sintomas isquêmicos, o quadro clínico da doença aterosclerótica oclusiva dos troncos supra-aórticos pode envolver manifestações neurológicas, carotídeas e vertebrobasilares, das mais leves às mais graves.[49] Nas lesões da artéria inominada, predominam os sintomas neurológicos em até 90% dos casos contra apenas 28% de sintomas dos MMSS, considerando uma série de 94 revascularizações.[5] Quando se trata da artéria subclávia, as manifestações abrangem desde a claudicação dos MMSS, a "síndrome do dedo azul" ou "síndrome do artelho azul", secundária a microembolizações distais, até as síndromes de roubo de fluxo. A síndrome do roubo da subclávia pode ocasionar sintomas de hipofluxo sanguíneo no segmento vertebrobasilar (como tonturas e distúrbios da

QUADRO 99.1	**Principais sintomas e sinais da doença arterial obstrutiva dos membros superiores (MMSS).**
Sintomas	Dor nos MMSS (desde claudicação intermitente até dor em repouso)
	Fraqueza/fadiga
	Lesões tróficas dolorosas
	Sensação de frialdade
	Intolerância ao frio
	Alterações na coloração da mão (fenômeno de Raynaud)
	Sintomas inespecíficos de doenças inflamatórias (febre, dores no corpo, astenia e outros)
	Transtornos neurológicos variados decorrentes da doença obstrutiva dos troncos supra-aórticos
	Sintomas em virtude de insuficiência vertebrobasilar (tonturas, distúrbios da marcha e outros) secundários à síndrome do roubo da subclávia
	Manifestações isquêmicas do segmento carotídeo (amaurose, parestesias, paralisias e outros) secundárias à oclusão da artéria inominada
	Desconforto ou dor no peito, falta de ar, entre outros sintomas em virtude de angina coronariana, secundários à síndrome do roubo coronário-subclávio
Sinais	Palidez cutânea/frialdade/cianose
	Diminuição/ausência de pulsos
	Redução da força nos MMSS
	Sopro/frêmito no trajeto arterial
	Diferença da pressão arterial entre os MMSS $\geq$ 15 mmHg
	Índice tornozelo-braquial $\leq$ 0,85
	Úlceras e lesões nos quirodáctilos
	Lesões tróficas/necróticas
	Fenômeno de Raynaud (palidez/cianose/rubor)
	Manobras costoclaviculares positivas
	Teste de Allen anormal

marcha) ou da artéria mamária em pacientes revascularizados do miocárdio, que provoca sintomas anginosos coronarianos.[16,49] Os sintomas de insuficiência vertebrobasilar, como vertigem, tonturas, perda da consciência e queda, podem ser observados nos casos de oclusão da artéria subclávia proximalmente à origem da vertebral e são precipitados pelo exercício físico do braço.[49] A perviedade de apenas uma artéria vertebral é normalmente suficiente para a manutenção da circulação cerebral posterior, no entanto, um estudo demonstrou que 80% dos pacientes com síndrome do roubo da subclávia apresentam lesões concomitantes do sistema carotídeo ou vertebral contralateral.[15] Sintomas de insuficiência vascular carotídea, como parestesias, paralisias, amaurose, afasia e convulsões, podem ocorrer na oclusão da artéria inominada, acarretando ataques isquêmicos transitórios e acidente vascular encefálico (AVE).[49] A síndrome do roubo da mamária ou síndrome do roubo coronário-subclávio ocorre quando um paciente submetido a revascularização miocárdica, a partir da artéria mamária interna, apresenta uma estenose/oclusão proximal da subclávia homolateral.[16-18] Assim, quando o paciente pratica esforço físico com o membro superior, ocorre inversão do fluxo coronariano, surgindo sintomas de isquemia miocárdica, como a precordialgia.[16] A Figura 99.6 representa de maneira esquemática as possíveis lesões obstrutivas dos troncos supra-aórticos associadas a quadros sintomáticos de roubo de fluxo arterial dos diferentes territórios.[15,49]

No caso das doenças inflamatórias, o quadro clínico geralmente apresenta uma fase de sintomas inespecíficos que, na arterite de Takayasu, é denominada fase pré-oclusiva. Esses sintomas incluem febre, astenia, dores no corpo e, laboratorialmente, são expressos por velocidade de hemossedimentação (VHS) elevada e aumento da proteína C reativa (PCR). Na fase oclusiva, os sintomas dependem do local da obstrução e assemelham-se aos da doença aterosclerótica.

No episódio de trauma, além da história clínica na admissão do paciente, hematoma, sangramento ou isquemia, com ausência de pulsos na extremidade traumatizada, sinalizam o diagnóstico. Déficit motor periférico deve alertar o cirurgião para lesão vascular e/ou neurológica associadas, e isquemia do membro em questão.[50] Jogadores de beisebol, vôlei e tênis, e remadores podem desenvolver lesões oclusivas das artérias subclávias e axilares, causadas pelo estresse, acarretando sintomas isquêmicos dos MMSS.[12] Operadores de máquinas pesadas, motoristas e outros trabalhadores que realizam atividades com trauma repetitivo nas regiões das mãos e do punho podem desenvolver sintomas isquêmicos, secundários a distúrbios arteriais, que podem variar desde o fenômeno de Raynaud secundário até o surgimento de úlceras e lesões necróticas em quirodáctilos, na SMH e na SVMB.[43]

DIAGNÓSTICO

O diagnóstico clínico da doença arterial obstrutiva dos MMSS requer anamnese e exame físico detalhados, avaliando globalmente o paciente. É parte obrigatória a inspeção das extremidades, a palpação de todos os pulsos, inclusive dos MMII, investigando o padrão de comprometimento arterial da doença vascular e possíveis frêmitos, e a ausculta de eventuais sopros arteriais e cardíacos.

O teste de Allen é considerado um exame de triagem na pesquisa da circulação da mão, detectando se há um fluxo colateral adequado através da artéria ulnar, após se realizar uma oclusão digital da artéria radial no punho.[51,52] O teste de Allen foi originalmente descrito por Edgar V. Allen no diagnóstico da doença arterial oclusiva secundária à TAO, sendo modificado e utilizado para a avaliação do arco palmar e da circulação colateral da mão nas intervenções sobre a artéria radial.[53-56] Na literatura, há controvérsias na descrição das etapas do teste de Allen modificado, na interpretação dos

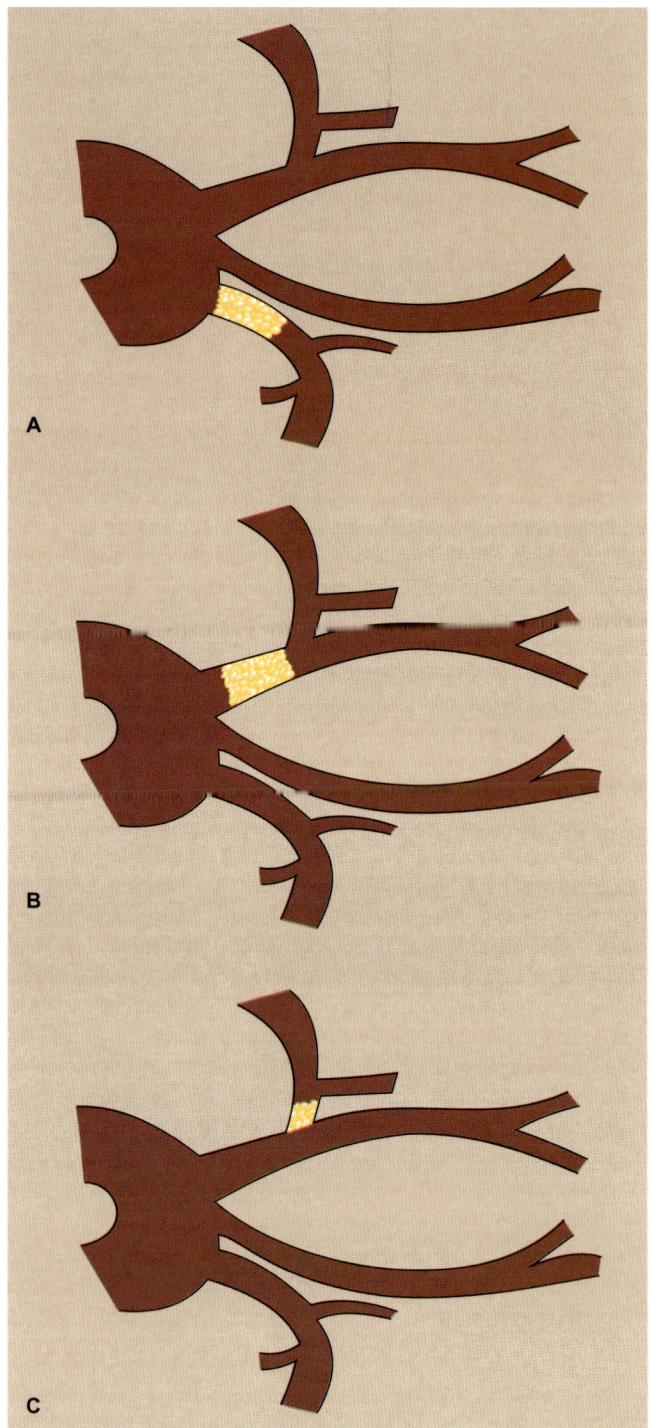

FIGURA 99.6 Representação esquemática simplificada de três possíveis lesões obstrutivas dos troncos supra-aórticos que podem acarretar a síndrome de roubo de fluxo. **A.** A obstrução da artéria subclávia esquerda promove a reversão do fluxo nos segmentos vertebrobasilar e coronariano (esse último em pacientes com antecedente de revascularização miocárdica pela artéria mamária). **B.** A obstrução da artéria inominada provoca a reversão do fluxo nos segmentos carotídeo e vertebrobasilar. **C.** A oclusão da artéria subclávia direita produz roubo de fluxo do segmento vertebrobasilar.

resultados e a respeito da capacidade desse teste em correlacionar complicações isquêmicas da mão, após variadas intervenções na artéria radial.[55-57] De maneira geral, para a realização do teste o examinador deve comprimir as duas artérias do punho (radial e ulnar) do paciente e, após descomprimir a artéria ulnar, mensurar o tempo de retorno à coloração/perfusão normal (Figura 99.7).

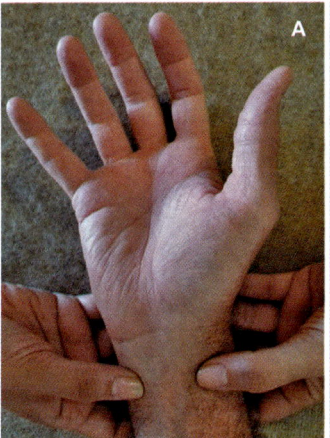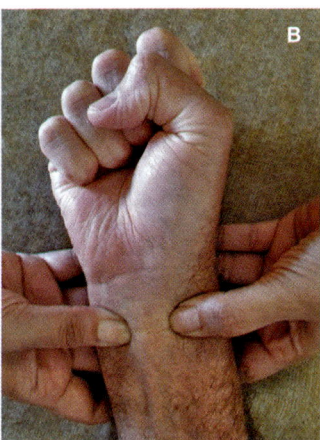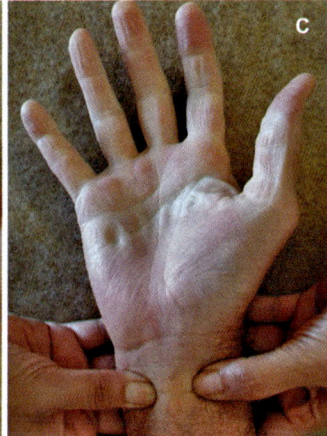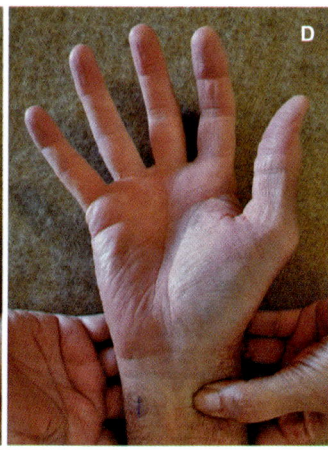

FIGURA 99.7 Etapas da realização do teste de Allen modificado[55-58] em indivíduo com exame normal. **A.** Paciente sentado confortavelmente sem hipertensão da mão ou do punho: observe a coloração e a boa perfusão da mão. **B.** Compressão das artérias radial e ulnar pelo examinador, que solicita que o paciente aperte e relaxe a mão 3 vezes. **C.** Abertura da mão em posição neutra: observe a palidez do membro. **D.** O examinador cessa a pressão na artéria ulnar e mensura o tempo de retorno à coloração normal da mão (nesse caso, 5 segundos): observe o retorno da coloração/perfusão da mão (semelhante à primeira imagem).

A hiperextensão da mão deve ser evitada, pois pode ocasionar palidez da mão secundária ao seu posicionamento.[58] O tempo esperado de retorno do enchimento capilar também é controverso na literatura, variando entre 3 e 10 segundos.[51,55,57] O retardo no tempo de enchimento após a descompressão da artéria ulnar, geralmente maior que 10 segundos, é considerado um teste de Allen modificado anormal ou negativo,[55,57] no entanto, também há controvérsia quanto aos termos "positivo" e "negativo" no resultado do teste de Allen modificado. Enquanto alguns autores consideram um retorno lento da perfusão como teste de Allen anormal ou negativo,[55,57] interpretado como arco palmar incompleto, outros autores entendem que o retorno alentecido da perfusão, após liberação da artéria ulnar, seria considerado um teste de Allen anormal ou positivo.[51,56] Considerando as divergências da literatura, pode-se, de maneira mais clara, acompanhar os artigos que descrevem os resultados do teste de Allen modificado como normal ou anormal, sem utilizar a terminologia "positivo" ou "negativo". Alguns estudiosos categorizaram os resultados do teste de Allen modificado quanto ao tempo de retorno da coloração da mão em normal (0 a 5 segundos), intermediário (entre 6 e 10 segundos) e anormal (após 10 segundos).[57] A sensibilidade do teste de Allen em pacientes coronarianos para anormalidades da circulação da mão foi de 73,2% e sua especificidade de 97,1%, quando comparada à USG com Doppler e à pletismografia digital.[51] Em um estudo prospectivo que abrangeu 203 pacientes, não se encontrou associação entre o resultado do teste de Allen modificado pré-procedimento e a ocorrência de sintomas clínicos isquêmicos da mão em pacientes submetidos à angiografia coronariana transradial, tendo ocorrido a ausência do pulso radial em cinco casos, assintomáticos, após o procedimento.[57]

Na suspeita de obstruções arteriais subclávio-axilares, pode ser realizada a medida da pressão arterial sistólica em ambos os MMSS. Uma diferença de pressão arterial superior a 15 mmHg entre os braços constitui sinal de alerta para possíveis estenoses ou oclusões arteriais.[15] A medida do ITB, com o Doppler portátil, também pode auxiliar o diagnóstico nesses casos. O valor desse índice considerado normal é acima de 0,9; valores abaixo de 0,85 são considerados anormais.[15] Índices de pressões segmentares, na mesma extremidade, também podem indicar doença obstrutiva arterial nos diferentes segmentos dos MMSS. O índice digitobraquial normal é, em média, 0,97, podendo variar entre 0,8 e 1,27;[13] se for menor que 0,7 em pacientes sem doença obstrutiva proximal sugere oclusões de artérias do arco palmar e/ou digitais.[13]

Nos casos de suspeita de embolia arterial, além de um exame clínico cardiológico apurado, deve ser realizado um eletrocardiograma para auxiliar o diagnóstico de arritmias. Para a detecção de trombos intracavitários, que podem ser a origem do êmbolo, é necessária a realização de um ecocardiograma transesofágico.

Exames laboratoriais auxiliam no diagnóstico das doenças inflamatórias, autoimunes e do tecido conjuntivo. O diagnóstico de arterite temporal deve ser considerado, principalmente, em mulheres de idade mais avançada com quadros isquêmicos de MMSS associados à cefaleia, realizando-se seu rastreamento por meio de provas de atividade inflamatória, como a elevação da VHS.[23] Outros testes para a avaliação de trombofilias, fator reumatoide, autoanticorpos e crioglobulinemia também podem ser necessários para a elucidação diagnóstica.

Quanto aos exames de imagem, a USG com Doppler pode ser utilizada como exame de triagem quando se trata de doença oclusiva dos troncos supra-aórticos, pois as estruturas mediastinais dificultam a avaliação precisa dos feixes vasculares nessa topografia.[14] Segmentos infraclaviculares da artéria subclávia são de difícil análise pelo método ultrassonográfico,[15] no entanto esse exame pode ser de grande utilidade na diferenciação entre oclusões e estenoses, e no estudo das artérias de localização mais superficial dos MMSS.[52] O mapeamento dúplex também auxilia na avaliação dinâmica do direcionamento do fluxo na artéria vertebral, nos casos de síndrome do roubo da subclávia.[52] A angiografia de subtração digital ainda é padrão-ouro para o diagnóstico e o planejamento cirúrgico das doenças arteriais obstrutivas dos MMSS, tendo em vista sua alta resolução e possibilidade terapêutica simultânea, contudo a angiotomografia vem sendo considerada o método de escolha para o diagnóstico por imagem nessa área.[15,52,59] A angiotomografia e a angiorressonância são métodos diagnósticos menos invasivos e podem ser utilizados no diagnóstico e no planejamento cirúrgico das lesões dos troncos supra-aórticos, fornecendo imagens tridimensionais e destinando a angiografia para procedimentos terapêuticos endovasculares.[15] Um estudo prospectivo comparativo referiu sensibilidade de 100 e 99,3% de especificidade da angiorressonância, quando comparada à angiografia de subtração digital, na detecção de estenoses das artérias supra-aórticas entre 70 e 99%.[60] Nesse estudo, o valor preditivo positivo da angiorressonância foi de 93,6% e o valor preditivo negativo de 100%, havendo nos resultados falso-positivos uma tendência a superestimar o grau de estenose, quando comparada à angiografia de subtração digital.[60] A calcificação extensa pode interferir na visualização da lesão, tanto na angiotomografia como na angiorressonância, e os *stents* metálicos limitam essa última.[15] O Quadro 99.2 apresenta uma síntese com algumas das principais vantagens e desvantagens[59] dos métodos de imagem utilizados no diagnóstico das doenças arteriais obstrutivas dos MMSS. Apesar de apresentarem algumas limitações, a angiotomografia e a angiorressonância têm substituído a angiografia como método de diagnóstico por imagem das lesões oclusivas das artérias subclávias.[52] Nas artérias axilar, braquial, radial e ulnar, a angiotomografia também avalia lesões, obstruções e variações anatômicas, sendo considerada um bom método diagnóstico.[61]

Devido aos altos índices de associação entre lesões ateroscleróticas dos troncos supra-aórticos e a doença aterosclerótica coronariana, alguns autores propuseram a realização de um cateterismo cardíaco de rotina no pré-operatório das revascularizações transtorácicas desses vasos,[62] porém, dados da literatura mostraram que pacientes submetidos à revascularização combinada de troncos supra-aórticos e artérias coronárias apresentam morbidade pós-operatória muito elevada.[63]

INDICAÇÕES DE INTERVENÇÃO

A principal causa de doença arterial obstrutiva dos MMSS é a aterosclerose, a artéria mais comumente acometida é a subclávia esquerda e a maioria dos pacientes é assintomática.[18,64] De maneira geral, a maioria dos pacientes assintomáticos, com lesões obstrutivas das artérias subclávias, pode ser acompanhada com tratamento clínico, e os casos sintomáticos devem ser avaliados quanto a indicação de intervenção/reconstrução arterial.[52,64] A revascularização deve ser considerada e avaliada nos pacientes com sintomas isquêmicos graves/incapacitantes, isquemia crítica, síndromes do roubo da subclávia, estenose/oclusão bilateral (monitorar a pressão arterial), estenose/oclusão unilateral em pacientes com revascularização coronariana por artéria mamária interna (realizada ou planejada) ou FAV para hemodiálise no membro superior ispsilateral, de acordo com o estudo detalhado de cada caso (Quadro 99.3).[64]

QUADRO 99.2	Principais vantagens e desvantagens dos diferentes métodos de imagem utilizados para o diagnóstico das lesões arteriais obstrutivas dos membros superiores.[59]
Método diagnóstico	**Principais vantagens e desvantagens**
Ultrassonografia com Doppler	Vantagens: realização em tempo real, não invasivo, rápido, aparelhagem portátil, potencialmente aplicável em quase todos os casos, avalia a velocidade do fluxo e não utiliza radiação ionizante
	Desvantagens: dependência do operador, potenciais limitações de janelas, ângulos e profundidade do vaso, resolução espacial relativamente baixa, possibilidade de interferência de artefatos
Angiotomografia	Vantagens: técnica não invasiva, rápida realização, boa acessibilidade, alta resolução espacial, menor dependência do operador, possibilita a avaliação simultânea de muitas estruturas (vasos, tecidos moles e ossos)
	Desvantagens: não avalia fluxo e volume em tempo real, utiliza radiação ionizante, apresenta limitações em pacientes alérgicos ao meio de contraste e/ou com doença renal, possibilidade de dificuldades técnicas se houver movimentação, artefatos e/ou artérias com muita calcificação
Angiorressonância	Vantagens: elevada acurácia e reprodutibilidade, não utiliza radiação ionizante, possibilita a avaliação simultânea de variadas estruturas (como vasos centrais e tecidos moles)
	Desvantagens: disponibilidade limitada, alto custo, necessidade de maior tempo de exame e colaboração do paciente, resolução espacial relativamente menor, possível influência de artefatos, limitado em pacientes usuários de marca-passo e/ou outros implantes e com doença renal
Angiografia de subtração digital	Vantagens: elevada acurácia, alta resolução espacial e temporal, possibilidade de intervenção simultânea
	Desvantagens: método invasivo, utiliza radiação ionizante, apresenta limitações em pacientes alérgicos ao meio de contraste e/ou com doença renal, disponibilidade limitada, requer materiais específicos e equipe experiente

QUADRO 99.3	Principais recomendações a respeito das indicações de intervenção no tratamento das lesões obstrutivas da artéria subclávia.
Quadro clínico	**Avaliar e considerar a possibilidade de intervenção**
Sintomáticos	Em estenose/oclusão sintomática das artérias subclávias por:
	■ Síndrome do roubo da subclávia
	■ Síndrome do roubo coronário-subclávio
	■ AVE/ataque isquêmico transitório relacionado com lesões da artéria subclávia
	■ Disfunção do acesso para hemodiálise através de FAV ipsilateral no membro superior
	■ Sintomas isquêmicos de MMSS (sintomas graves, incapacitantes e isquemia crítica de membros superiores)
	■ Sintomas que prejudiquem a qualidade de vida
Assintomáticos	Em estenose/oclusão assintomática das artérias subclávias por:
	■ Estenose/oclusão da artéria subclávia proximal em candidatos à revascularização coronariana por artéria mamária interna ipsilateral
	■ Estenose da artéria subclávia proximal em pacientes revascularizados do miocárdio por artéria mamária interna com evidências de isquemia miocárdica
	■ Estenose da artéria subclávia em pacientes com FAV para hemodiálise ipsilateral
	■ Estenose bilateral com o objetivo de monitoramento acurado da pressão arterial

AVE: acidente vascular encefálico; FAV: fístula arteriovenosa; MMSS: membros superiores. (Adaptado de 2017 ESC Guidelines on the Diagnosis and Treatment of Peripheral Arterial Diseases, in collaboration with the European Society for Vascular.[64]) Na doença arterial obstrutiva dos MMSS, os casos de isquemia crítica de mão, que incluem dor em repouso, úlceras ou gangrena, devem ser tratados, sempre que possível, por meio de revascularização.[4] A intolerância ao exercício e a claudicação limitante de MMSS que impossibilitem as atividades diárias também podem ter indicação de intervenção.[33] Os quadros de isquemia aguda por embolia arterial também devem ser tratados cirurgicamente, em caráter de urgência, devido ao risco de sequelas para o membro superior, tanto mais prevalentes quanto maior o tempo de isquemia. A tromboembolectomia com cateter de Fogarty permanece o tratamento-padrão indicado para a embolia de MMSS, que mais frequentemente envolve a artéria braquial.[19,20] A oclusão aguda não tratada pode causar sequelas funcionais nos MMSS.[20] Casos de isquemia aguda e crônica compensados, devido à ampla rede de circulação colateral dos MMSS, devem ser individualizados quanto à factibilidade da revascularização e aos riscos e benefícios para cada paciente, pesando-se inclusive o risco cirúrgico de cada caso.

Sintomas isquêmicos cerebrais e vertebrobasilares, que podem ocorrer devido a microembolização ou hipofluxo sanguíneo nas lesões das artérias inominada e subclávia (síndrome do roubo da subclávia), devem ser tratados de maneira intervencionista, igualmente para a síndrome do roubo da mamária (ou coronário-subclávio).[52] Nas estenoses e oclusões da artéria subclávia, alguns autores observaram que os sintomas de insuficiência vertebrobasilar foram mais frequentes que os de isquemia dos MMSS.[65] Algumas situações específicas podem requerer intervenção cirúrgica em pacientes assintomáticos com doença obstrutiva dos troncos supra-aórticos.[52,64] Pacientes com estenose ou oclusão da artéria subclávia esquerda, em programação de revascularização coronariana, utilizando a artéria mamária interna, bem como pacientes com oclusão das subclávias bilateralmente, que impossibilite o monitoramento adequado da pressão arterial, podem ter indicação para intervenção.[52,64]

No caso das doenças inflamatórias, a revascularização é indicada em caso de sintomas isquêmicos descompensados[66] cerebrovasculares ou de MMSS, devendo-se, sempre que possível, realizar o controle clínico medicamentoso da fase aguda da doença antes do tratamento cirúrgico.

Dilatações aneurismáticas dessa topografia também têm indicação cirúrgica, devido aos riscos de trombose, embolização distal e ruptura, devendo-se, no entanto, considerar o risco cirúrgico do paciente em relação ao procedimento proposto. Nas lesões arteriais secundárias às síndromes compressivas do desfiladeiro cervicotorácico, a cirurgia também é recomendada.[12]

A avaliação multidisciplinar nos traumas extensos é importante, pois considera os aspectos complexos e multifatoriais envolvidos e os avanços terapêuticos ao longo dos anos.[67] No traumatismo dos MMSS, a utilização de escores de trauma, como o Mangled Extremity Severity Score (MESS), requer cautela, pois baseiam-se em dados dos MMII e uma revisão da literatura sugeriu que podem não fornecer informações prognósticas acuradas.[67] Revisão sistemática da literatura incluiu 15 estudos a respeito do trauma de MMSS e reuniu 6.113 casos, dentre eles 141 de amputação primária.[67] As principais indicações de amputação primária de MMSS foram classificadas em três categorias: fatores relacionados globalmente com o paciente (instabilidade hemodinâmica não controlada); fatores relacionados especificamente com o membro superior (trauma associado de tecidos moles, ossos, vasos e nervos e isquemia prolongada) e fatores relacionados com o mecanismo de trauma (traumatismos contusos e lesão por esmagamento).[67] De maneira geral, as lesões traumáticas que impliquem trombose arterial, isquemia, sangramento ativo ou hematomas pulsáteis e em expansão devem ser corrigidas cirurgicamente no momento do seu diagnóstico. Lesões localizadas de íntima, espasmos arteriais sem isquemia e pseudoaneurismas pequenos costumam ter evolução benigna.[50] Para o sucesso do tratamento não operatório dessas lesões, é necessário o acompanhamento do paciente, o que muitas vezes não é factível nas vítimas de trauma. No trauma iatrogênico, a evolução tecnológica proporcionou novas possibilidades diagnósticas e terapêuticas, por meio de técnicas endovasculares que ampliaram as modalidades de tratamento de lesões vasculares de difícil acesso com menor morbidade.[68]

Nas síndromes isquêmicas secundárias ao trauma repetitivo em mãos e punhos, na literatura são citadas diferentes opções terapêuticas, dependendo das causas, dos sintomas, do paciente e do tipo de comprometimento arterial.[43] As medidas gerais incluem evitar a exposição ao trauma, cessar o tabagismo e atuar no controle dos fatores de risco cardiovasculares.[43] Na ausência de isquemia, o tratamento conservador pode ser considerado.[43] Na SMH, quando há isquemia ou falha do tratamento conservador, na literatura são descritas outras opções terapêuticas, como fibrinólise, tratamento

endovascular mediante angioplastias e revascularização cirúrgica por anastomose terminoterminal ou pontes/*bypass* (perviedade das reconstruções/*bypass* arteriais entre 66,7 e 100% nas diferentes publicações).[43]

A trombose da artéria braquial após cateterismo cardíaco é outra situação na qual o paciente sintomático tem indicação cirúrgica.[40] A literatura mostra que, além dos pacientes com trombose de uma das artérias braquiais e índice Doppler entre os dois braços inferior a 0,4, aqueles com valores entre 0,4 e 0,7 também se beneficiam da correção cirúrgica da oclusão da artéria braquial, evitando sintomas futuros de isquemia de MMSS (Quadro 99.1).[40] Apesar da ampla rede de circulação colateral no local, através da artéria braquial profunda e das recorrentes ulnar e radial, a oclusão aguda iatrogênica da artéria braquial merece revascularização quando o risco cirúrgico do paciente for baixo.[40]

O tratamento endovascular do arco aórtico e da aorta torácica, empregado em doença aneurismática da aorta, dissecções e lesões traumáticas, proporcionou mais uma indicação de revascularização dos troncos supra-aórticos e ocupa uma posição de destaque nas cirurgias dos troncos supra-aórticos em grandes centros.[14] Nesses casos, transposições e derivações das artérias subclávias e carótidas são confeccionadas com o objetivo de fornecer um colo mais amplo e apropriado para a fixação de endopróteses, sem prejuízo da circulação cerebral e dos MMSS. Revisão sistemática com metanálise registrou que a revascularização da artéria subclávia esquerda em pacientes submetidos ao *Thoracic Endovascular Aortic Repair* (TEVAR) esteve associada a um menor risco de AVE, isquemia medular/paraparesia e isquemia do membro superior esquerdo, não havendo diferença significativa em relação à mortalidade peroperatória e à paraplegia.[69]

Na disciplina de Cirurgia Vascular da Santa Casa de São Paulo, 54 pacientes foram submetidos a revascularizações de MMSS em um período de 2 anos, 54% deles por traumatismos penetrantes ou contusos e 26% por embolia arterial, sendo essas as doenças que mais ocasionaram a necessidade de cirurgia arterial dos MMSS. Outras causas menos prevalentes foram: doença aterosclerótica obstrutiva, síndrome do roubo da subclávia, aneurismas verdadeiros desse segmento e derivações dos troncos supra-aórticos para ampliar o local de fixação de endopróteses torácicas.

Apesar da sua menor prevalência, quando comparada à doença dos MMII, a doença arterial obstrutiva dos MMSS também pode evoluir para a gangrena irreversível do membro e necessidade de amputação. Um estudo transversal, realizado em uma capital brasileira, mostrou que entre os 328 procedimentos de amputação realizados no período de 1 ano, 6 (1,8%) envolviam os MMSS, acometendo pacientes mais jovens e sendo mais comumente relacionados a eventos traumáticos.[70]

TRATAMENTO

Tratamento clínico

A aterosclerose é a principal causa de doença obstrutiva dos MMSS, e a necessidade de controle dos seus principais fatores de risco se impõe nesses pacientes.[52] Diabetes, hipertensão arterial, dislipidemia e tabagismo devem ser pesquisados e controlados em pacientes com comprometimento do sistema cardiovascular por doença aterosclerótica. O tabagismo parece ser um fator de risco fortemente associado à doença arterial obstrutiva dos MMSS, tendo elevada prevalência nesses indivíduos.[4,15]

Como já foi dito, algumas doenças arteriais de caráter inflamatório e vasculites secundárias às doenças do colágeno causam isquemia de MMSS, devido à oclusão de pequenas artérias digitais, que podem não ser passíveis de revascularização. Nesses casos, o tratamento apropriado da doença subjacente é essencial, objetivando a melhora do quadro isquêmico do membro. No caso das arterites, muitas têm seu tratamento à base de corticosteroides, como é o caso da arterite de Takayasu e da arterite temporal, com melhora da isquemia após a instituição desse tratamento.[23] Nos casos de isquemia crônica da mão com dor intratável, lesões tróficas e falha do tratamento conservador, a literatura recomenda avaliação minuciosa, e alguns autores propuseram um algoritmo que considera a possibilidade de tratamento cirúrgico por simpatectomia periarterial, revascularização ou arterialização venosa após o diagnóstico apurado de cada caso.[24]

Os antiagregantes plaquetários são utilizados no pós-operatório de revascularizações carotídeo-subclávias, e alguns estudiosos sugerem, a longo prazo, possível melhora da perviedade dessas pontes com seu uso.[71] O emprego de trombolíticos também é relatado na literatura para casos selecionados de oclusão arterial aguda dos MMSS.[20,72]

Tratamento cirúrgico

Estima-se que as revascularizações dos MMSS devido a isquemia representem apenas cerca de 4% de todos os procedimentos cirúrgicos vasculares.[4,33] O tratamento cirúrgico convencional da doença arterial obstrutiva dos MMSS será subdividido a seguir, em tópicos referentes a cada artéria a ser restaurada, correlacionando-o com o tipo de doença que motivou o tratamento.

Troncos supra-aórticos

A reconstrução cirúrgica dos troncos supra-aórticos é um procedimento durável, alcançando perviedade primária de 80% em 5 anos, e secundária de 91%, com índices de AVE e óbito no pós-operatório de 4,7 e 2,3%, respectivamente.[73] A aterosclerose é a principal etiologia que motiva essas revascularizações, e os sintomas cerebrovasculares predominam entre as causas de indicação cirúrgica.[73,74] Há também casos de complicações isquêmicas dos MMSS póstratamento endovascular dos aneurismas da aorta torácica. Revisão sistemática da literatura encontrou uma baixa taxa de complicações isquêmicas de MMSS após cobertura intencional da artéria subclávia esquerda no tratamento endovascular de aneurismas de aorta torácica.[75] A revisão reuniu 201 casos (sete artigos) em que houve cobertura intencional da subclávia esquerda, e em 20 casos (10%) foi realizada a revascularização profilática dessa artéria. [75] Nove pacientes (4,5%) apresentaram complicações isquêmicas do membro superior esquerdo no pós-operatório (sendo necessário procedimento de revascularização em 1 caso) e a taxa de complicações isquêmicas de MMSS, considerando os sete estudos, variou entre 0 e 33,3%.[75]

As lesões de artéria inominada devem ser tratadas por cirurgiões experientes, devido a sua raridade e porte cirúrgico. As três principais vias de acesso que podem ser utilizadas para a revascularização da artéria inominada e também dos demais troncos supra-aórticos são: a transesternal, a transcervical e a endovascular. Na literatura, há dados sugerindo a cirurgia convencional nos troncos supra-aórticos em pacientes de baixo risco cirúrgico, na impossibilidade ou falha do tratamento endovascular.[52]

A via transesternal é indicada nos casos de necessidade de revascularização de múltiplos troncos supra-aórticos, com envolvimento da artéria inominada, e nas lesões com embolização distal, em pacientes com risco cirúrgico aceitável.[63] A reconstrução arterial, nesse tipo de acesso, é realizada de maneira direta, por meio de esternotomia mediana total ou parcial. A esternotomia mediana total fornece um amplo acesso cirúrgico, possibilitando a abordagem de um maior segmento de aorta ascendente, que será a artéria doadora de fluxo para as revascularizações da artéria inominada.[14] Na esternotomia parcial, realiza-se a abertura do tórax na linha mediana, apenas na porção superior do esterno, limitando assim a abordagem cirúrgica a uma pequena região de aorta ascendente, que deve estar livre de calcificação para seu clampeamento. Para ser submetido a uma restauração arterial através da via transesternal, o paciente deve apresentar boa condição cardiopulmonar pré-operatória e baixo risco cirúrgico.

O procedimento pode ser realizado por confecção de pontes ou endarterectomia. Devido à raridade das lesões ateroscleróticas segmentares se adequarem à endarterectomia, as pontes constituem o procedimento de revascularização mais utilizado nessa topografia. A área doadora é a porção intrapericárdica da aorta ascendente que frequentemente está livre de placa aterosclerótica, podendo ser efetuado um clampeamento lateral para a confecção da anastomose proximal. As anastomoses distais, dependendo da quantidade de artérias a serem restauradas, são realizadas sequencialmente. A confecção manual de enxertos bifurcados, compostos por novas extensões de prótese, anastomosadas ao conduto principal que emerge da aorta ascendente, proporciona a adequação do calibre da prótese sintética ao diâmetro da artéria a ser revascularizada. Morasch e Berguer recomendaram a interposição do timo entre a prótese vascular e o esterno, antes do fechamento da esternotomia.[14]

Berguer et al., em 100 cirurgias consecutivas de reconstrução de troncos supra-aórticos por via transtorácica, tiveram a aterosclerose como principal indicação cirúrgica (98%).[63] Na casuística estudada, a artéria inominada foi o vaso mais envolvido: 63% dos pacientes tinham lesões múltiplas, 83% apresentavam sintomas cerebrovasculares, apenas 5% tinham sintomas de MMSS e 45% dos indivíduos eram cardiopatas.[63] Foram realizadas, nesse estudo, 92 derivações, procedimento de escolha, e apenas oito endarterectomias.[63] A via de acesso mais utilizada pelos autores foi a esternotomia mediana, em 92% dos casos. Para a revascularização, a prótese de politetrafluoretileno expandido (PTFE) foi usada em 66 casos, o Dacron® em 24 e a interposição de veia em apenas duas situações. Os autores relataram mortalidade peroperatória de 8% (2 óbitos por AVE e 6 por complicações cardiopulmonares), 8% de AVE não fatais e perviedade primária de 94 e 88% em 5 e 10 anos, respectivamente.[63] A taxa de sobrevida global foi de 73 e 52%, em 5 e 1 ano, respectivamente, refletindo a gravidade da doença aterosclerótica sistêmica.[63]

O acesso transcervical é o mais utilizado na Santa Casa de São Paulo, quando indicada a cirurgia convencional, devido ao risco cirúrgico elevado da maioria dos pacientes, e, quando possível, a literatura mostra que esse acesso também é usado por muitos cirurgiões.[76] Indica-se a abordagem por via transcervical nos casos de lesão de um único tronco – carótida comum ou subclávia – e em lesões que não promovam embolização.[63] Para a revascularização, podem ser confeccionadas transposições, da carótida comum ou da subclávia, ou pontes com a utilização de prótese de PTFE ou veia, esta última quando há risco de infecção. As transposições têm como vantagens o fato de serem realizadas por meio da incisão apenas de um dos lados do pescoço, a necessidade de uma única anastomose e a não utilização de material sintético. Apesar de serem realizadas por um acesso único cervical longitudinal, homolateral à lesão, para confeccionar uma transposição é necessária uma dissecção circunferencial da artéria a ser transposta, e, no caso da subclávia, deve-se ter atenção especial na preservação das artérias vertebral e torácica interna.[14] Na artéria que vai receber aquela advinda da transposição é realizada uma arteriotomia lateral para confecção de uma anastomose sem tensão.

As pontes transcervicais são a principal opção cirúrgica quando não é possível preservar a vertebral em uma transposição, ou nos casos de síndrome do roubo da mamária, em que a subclávia não deve ser clampeada.[14] Homolateralmente à obstrução, podem ser produzidas pontes carotídeo-subclávias, com interposição de prótese, mediante incisões cervical longitudinal e supraclavicular transversa, com dissecção das referidas artérias e confecção de duas anastomoses terminolaterais com o enxerto vascular, podendo ser utilizadas no tratamento da oclusão, tanto da artéria subclávia quanto da carótida comum.[14]

Para transposições subclávio-carotídeas realizadas por doença da primeira porção da subclávia, Cinà et al. utilizaram a incisão supraclavicular horizontal.[74] Dentre seus pacientes submetidos à transposição, 52% também necessitaram de endarterectomia da bifurcação carotídea, não tendo sido registrado AVE ou óbito pós-operatório, estando todas as transposições pérvias após 2 anos de acompanhamento.[74] Os mesmos autores, comparando a transposição subclávio-carotídea à derivação por meio de ponte carotídeo-subclávia, encontraram maior incidência de oclusão precoce nas pontes. A perviedade em 5 anos da transposição subclávio-carotídea, na literatura, foi em média de 99%, e da ponte carotídeo-subclávia, de 84%. A perviedade acumulada, também em 5 anos, das pontes carotídeo-subclávias com veia foi de 74%, e, com prótese sintética, de 86%.[74] Em linhas gerais, esses autores mostraram algumas vantagens no acompanhamento a longo prazo das transposições arteriais quando comparadas às cirurgias de derivação ou pontes entre a carótida e a subclávia.[74]

As pontes extra-anatômicas subclávio-subclávias, axiloaxilares e as subclávio-carotídeas cruzando a região cervical, devido à ausência de vasos doadores homolaterais, são utilizadas na impossibilidade do uso das demais técnicas, pois apresentam menor perviedade durável, quando comparadas aos demais tipos de restauração vascular já descritos.[14] Essas pontes são realizadas por meio de uma incisão supraclavicular de cada lado do pescoço, dissecção das artérias subclávias doadora e receptora, e anastomoses terminolaterais no enxerto vascular. A passagem da prótese aramada para a região que vai receber o enxerto vascular pode ser realizada pelas vias pré-traqueal ou retrofaríngea.[77]

Artéria subclávia

Local mais frequente de lesão aterosclerótica, quando se trata de doença isolada dos troncos supra-aórticos.[18] O tratamento das lesões da sua porção proximal foi descrito na subseção anterior, conjuntamente com as cirurgias nos demais troncos supra-aórticos. Nas estenoses e oclusões sintomáticas das artérias subclávias, o tratamento cirúrgico costuma ser indicado quando há impossibilidade ou falha da intervenção endovascular.[65] Alguns autores publicaram uma taxa de sucesso técnico de 84,61% nas obstruções da artéria subclávia, chegando a 100% nas lesões estenóticas.[65] Nas oclusões, o sucesso técnico dos autores foi de 55,5%, tendo sido indicado o tratamento cirúrgico por ponte subclávio-carotídea.[65]

A abordagem da artéria subclávia em seu segmento médio-distal geralmente pode ser feita por incisão horizontal supraclavicular. Na cirurgia eletiva, quando for necessário ampliar o acesso, pode ser feita a desarticulação ou a fratura da clavícula,[78] que é reconstruída no momento do fechamento. Esse acesso, com desarticulação da clavícula, é demonstrado na Figura 99.8. No caso ilustrado, foi possível a abordagem da artéria subclávia direita, por meio de uma incisão supraclavicular, após a desarticulação da clavícula do esterno (Figura 99.8 A), o que forneceu amplo acesso para o isolamento arterial, a ressecção de segmento aneurismático e a reconstrução arterial com uma anastomose terminoterminal sem tensão (Figura 99.8 B). Se a anastomose terminoterminal não fosse factível, uma prótese vascular sintética de calibre adequado poderia ter sido utilizada nesse caso.

O controle proximal das lesões traumáticas da artéria subclávia distais à clavícula pode ser obtido com a incisão supraclavicular[79] e, se ocorrer um sangramento de difícil controle, pode ser realizada a ressecção total ou parcial da clavícula.[50] As anastomoses vasculares devem estar sempre livres de tensão, podendo ser necessária a interposição de enxerto; no trauma é preferencialmente utilizada a veia safena magna.

Lesões oclusivas sintomáticas do segmento subclávio-axilar podem ocorrer após radioterapia para neoplasias de mama, havendo relato na literatura de reconstrução cirúrgica por meio de ponte carotídeo-braquial com veia safena invertida, fugindo da região irradiada, com boa perviedade a longo prazo.[80] Marone et al. descreveram a confecção de uma ponte da artéria subclávia esquerda para a carótida direita e, posteriormente, da artéria carótida direita para a braquial direita por via retroumeral, ambas com veia safena invertida, em paciente com estenose de artérias inominada e subclávia direita devido à radioterapia para neoplasia de mama.[81]

A correção das lesões arteriais secundárias à síndrome de compressão neurovascular do desfiladeiro cervicotorácico pode ser realizada pelo acesso combinado, supra e infraclavicular, para a realização de pontes para revascularização do membro, e requer resolução da síndrome compressiva no mesmo tempo cirúrgico, por meio de escalenectomia com ressecção da costela cervical ou da primeira costela.[31]

Nas cirurgias arteriais dos MMSS, a associação de acessos vasculares pode ser feita, dependendo da topografia das artérias a serem restauradas.

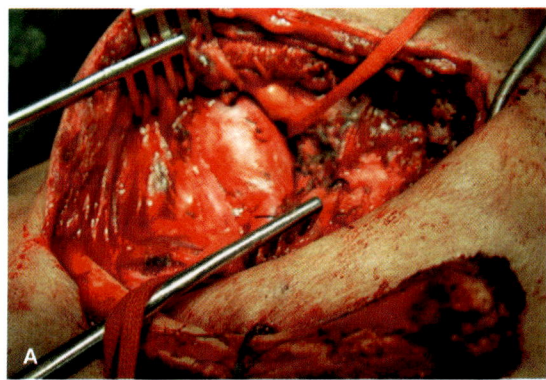 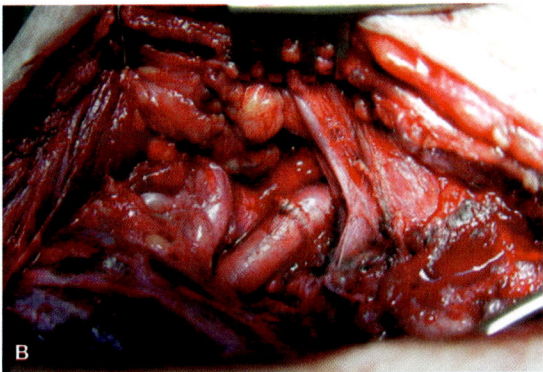

FIGURA 99.8 A. Acesso amplo à artéria subclávia direita, com desarticulação da clavícula do esterno e rotação inferior, possibilitando a ressecção de dilatação aneurismática e mobilização ampla das extremidades da artéria. **B.** Restauração vascular por meio de anastomose terminoterminal sem tensão da artéria subclávia direita.

Artéria axilar

Além de a artéria axilar ser usada no tratamento cirúrgico de suas próprias lesões, ela também é necessária nos casos em que é a artéria doadora de fluxo, na confecção de revascularizações extra-anatômicas dos MMII (pontes axilofemorais). Seu acesso cirúrgico é feito por incisão horizontal infraclavicular, acompanhando seu trajeto, de acordo com o segmento a ser tratado (Figura 99.9 A). A artéria axilar pode ser dividida em três porções, de acordo com sua relação com o músculo peitoral menor e, para sua dissecção ampla, normalmente é indispensável a secção desse músculo[82] (Figura 99.9 C). A artéria axilar tem íntima relação com o plexo braquial e requer extremo cuidado na sua dissecção, com o objetivo de evitar danos no plexo e possíveis sequelas neurológicas (Figura 99.9 D).

A doença aterosclerótica obstrutiva pode acometer a artéria axilar na forma de uma placa ulcerada, produzindo sintomas de microembolização distal e isquemia da extremidade (Figura 99.10 A e B). No caso apresentado, optou-se por endarterectomia da placa e fechamento da artéria com o uso de remendo de veia safena, para não causar estenose do lúmen vascular (Figura 99.10 C).

No caso das lesões traumáticas da artéria axilar, enfatiza-se a necessidade do controle arterial proximal ao local comprometido, pois a tentativa de pinçamento às cegas, durante um sangramento ativo, pode provocar lesão inadvertida da veia axilar e do plexo braquial. A revascularização das lesões traumáticas da artéria axilar deve ser sempre tentada, apesar de sua ligadura ser um procedimento aceitável, em pacientes em estado muito grave, devido à rica rede de circulação colateral nos MMSS.[50]

Nas dilatações aneurismáticas da artéria axilar, com sintomas de microembolização, o acesso cirúrgico é estabelecido de acordo com a localização do aneurisma. Se a mobilização da artéria for possível, após a ressecção do segmento dilatado, uma anastomose terminoterminal sem tensão pode ser realizada. Na necessidade de interposição de enxerto vascular, a veia safena magna deve ser utilizada, principalmente nas lesões traumáticas, geralmente apresentando calibre compatível.

A ocorrência de oclusão sintomática da artéria axilar após radioterapia para neoplasia da mama também é relatada na literatura[83] e sua etiologia pode estar relacionada com a fibrose ou o desenvolvimento de aterosclerose precoce. Nessas lesões, o tratamento endovascular pode ter menos eficácia que a cirurgia convencional. Quando indicadas, as revascularizações precisam ser bem planejadas, pois se trata de tecidos e artérias irradiados de difícil abordagem, e pontes extra-anatômicas longas podem ser necessárias. O uso de enxerto venoso, retirado de extremidade não irradiada, é preconizado devido ao maior risco de infecção nesses casos.[83]

Artéria braquial

Além de ser o local mais frequente de lesões traumáticas nos MMSS, sobretudo iatrogênicas, a artéria braquial é o principal local de embolia arterial. Através dela, é realizada a passagem do cateter Fogarty para tromboembolectomia dos MMSS. A tromboembolectomia é considerada o tratamento de escolha na isquemia aguda dos MMSS por embolia arterial.[19] A artéria braquial é uma artéria longa, relativamente superficial e mais exposta aos traumatismos em comparação às demais artérias.[50] O acesso cirúrgico é feito mediante incisão longitudinal, entre o bíceps e o tríceps, acompanhando seu trajeto no membro superior, dissecando-a cuidadosamente para evitar lesões neurológicas por imprudência (Figura 99.11 A). O pulso arterial, quando facilmente palpável, facilita sua dissecção.

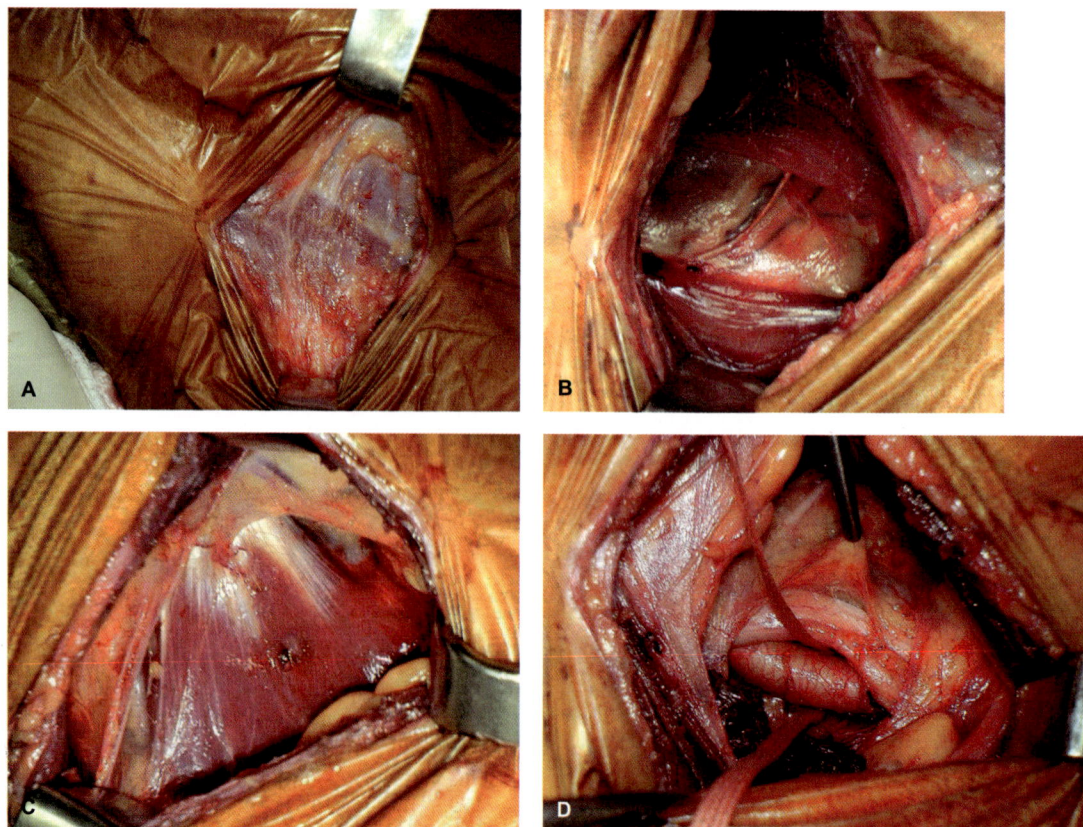

FIGURA 99.9 **A.** Incisão infraclavicular direita utilizada como acesso cirúrgico ao feixe vascular axilar, em paciente com indicação de ponte axilobifemoral. **B.** Separadas as fibras do músculo peitoral maior para alcance dos vasos axilares. **C.** Exposição cirúrgica do músculo peitoral menor à esquerda, que será seccionado para a obtenção do acesso à artéria axilar esquerda. **D.** Artéria axilar esquerda exposta, isolada por fita cardíaca. Observe o plexo braquial localizado superiormente, adjacente à artéria axilar.

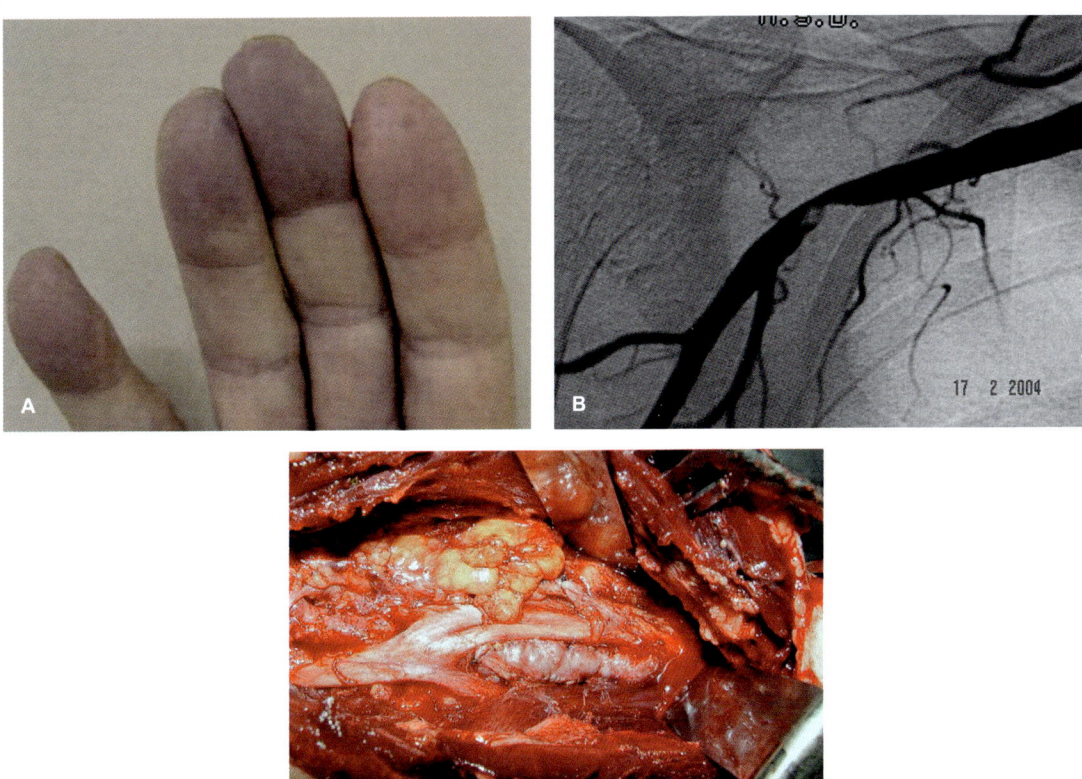

FIGURA 99.10 A. Exame físico de um paciente mostrando o aspecto cianótico das polpas digitais, compatível com isquemia. **B.** A arteriografia desse caso evidenciou uma placa aterosclerótica na artéria axilar, que originava os sintomas devido à microembolização. **C.** Tratamento cirúrgico do paciente por endarterectomia da placa e fechamento da artéria axilar com utilização de remendo ou *patch* de veia safena.

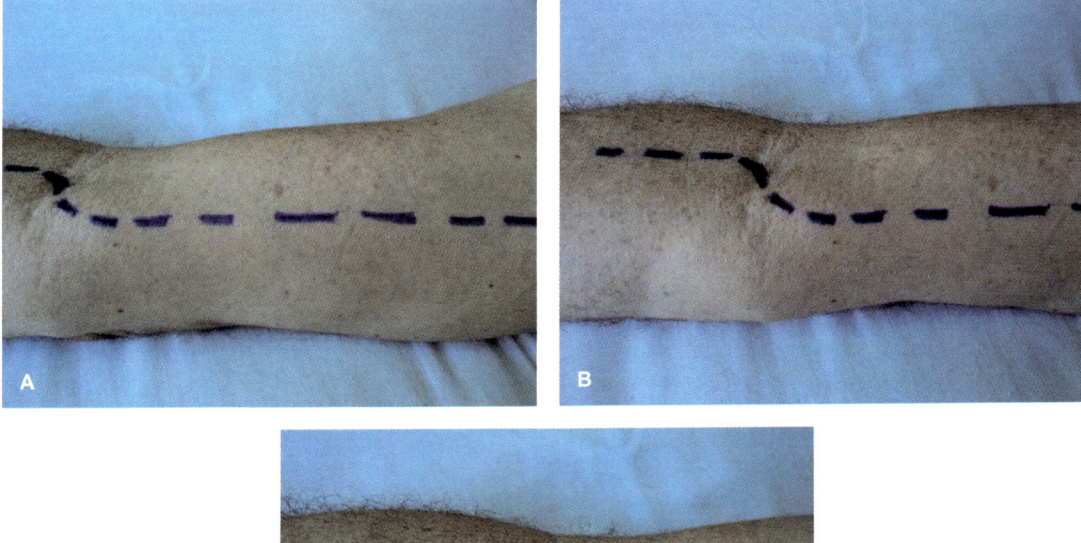

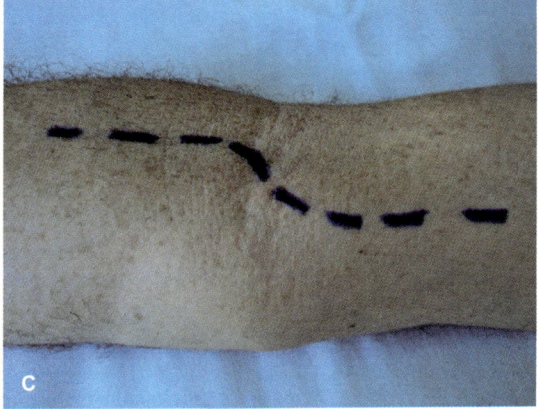

FIGURA 99.11 A. Representação, no braço, da marcação do acesso cirúrgico à artéria braquial em linha reta sobre os vasos braquiais, desde o cavo axilar até acima do cotovelo. **B.** Para exposição da bifurcação da artéria braquial, a incisão longitudinal torna-se transversa apenas na região da prega antecubital. **C.** Aspecto da conformação do acesso, também denominada incisão em formato de *S* itálico.

Quando necessário ultrapassar a prega antecubital, a incisão toma uma forma de *S* e é convertida horizontalmente a esse nível para evitar retrações e prejuízo na mobilização futura do membro em questão[82] (Figura 99.11 B). A Figura 99.11 apresenta a marcação na pele da incisão preconizada para a abordagem cirúrgica sobre a artéria braquial e sua bifurcação.

Êmbolos localizados nas artérias dos MMSS são retirados pela arteriotomia braquial transversa. A incisão pode ser prolongada distalmente (Figura 99.11 C), para a dissecção da origem das artérias radial e ulnar, isolando-as, para proceder a sua desobstrução e heparinização locorregional. Atenção é necessária quando o êmbolo se localiza proximalmente à artéria braquial, para não mobilizá-lo em direção à artéria carótida direita, ou às artérias vertebrais, durante a passagem do cateter para embolectomia em direção à subclávia.

Apesar de a embolectomia de MMSS ser um procedimento cirúrgico relativamente simples, não é isento de complicações e de mortalidade, geralmente relacionadas com a gravidade cardiológica dos casos tratados. Hernandez-Richter et al. relataram percentual de complicações sistêmicas de 7,2 e 20,3% de complicações locais após embolectomias de MMSS, reoclusão arterial em 8,8%, evolução para perda do membro em 2% dos casos e mortalidade de 5,0% no período pós-operatório.[81] Uma revisão da literatura registrou uma taxa de amputação de MMSS de 0 a 6,6% após tromboembolectomia por embolia arterial nesse segmento, com risco de AVE em 30 dias de 4,7% para os homens e 6% para as mulheres, mortalidade hospitalar de 3,2 a 21,1% e mortalidade em 5 anos de 37 a 66%.[19] Os pacientes com quadro de embolia arterial geralmente apresentam múltiplas comorbidades, principalmente cardiovasculares. Na Santa Casa de São Paulo, em 47 embolias de MMSS operadas em um período de 10 anos, o índice de salvamento de membro foi de 96% e o de mortalidade hospitalar de 8%, refletindo a gravidade desses casos.

Lesões ateroscleróticas obstrutivas isoladas da artéria braquial que necessitem de revascularização são incomuns. Nos quadros de trombose e oclusão aguda da artéria braquial, associada a lesões ateroscleróticas, geralmente é necessária a revascularização por meio de pontes ou *bypass*.[19] Na literatura, há dados de revascularizações carotídeo-braquiais e subclávio-braquiais, com o uso da veia safena e de próteses de PTFE, para o tratamento de oclusões extensas nessa topografia arterial.[20,33,85] Na impossibilidade de utilização das artérias subclávia extratorácica e axilar como doadoras de fluxo, a artéria carótida comum foi usada como alternativa.[85] Na técnica cirúrgica descrita por Jain et al.[85] para revascularizações da artéria braquial, quando a artéria doadora de fluxo sanguíneo é a carótida comum, a ponte é tunelizada superficialmente sobre a clavícula, o que difere da recomendação de Criado e Queral, que orientam a realização do túnel abaixo da clavícula.[86] Quando a artéria doadora é a subclávia, a ponte é situada atrás da clavícula. Em ambos os casos, o enxerto vascular deve ser tunelizado posteriormente ao músculo peitoral menor.[85] Spinelli et al. descreveram os resultados de 23 revascularizações devido à isquemia crônica sintomática de MMSS no período de 10 anos (74% dos casos de etiologia aterosclerótica).[33] Nesse estudo, a artéria doadora de fluxo foi a braquial em 60,8% dos casos, seguida de subclávia (17,4%), axilar (8,6%), radial (8,6%) e carótida comum (4,3%).[33] A artéria receptora da ponte foi a radial em 43,4% dos casos, seguida da braquial (30,4%), da ulnar (13%) e do arco palmar (13%). O conduto utilizado foi a veia safena magna em 70% dos casos, seguida de veias do braço (13%), veia bovina (13%) e PTFE (4%).[33] No acompanhamento médio de 34 meses, a perviedade primária dos enxertos foi de 82,6%, a perviedade secundária foi de 91,3% e o salvamento de membro foi de 100%.[33] Em pacientes com insuficiência renal crônica (IRC) (39% da sua amostra), as anastomoses foram realizadas em artérias radial e ulnar com calcificação parietal, o que dificultou o procedimento

cirúrgico.[33] Com base nos seus resultados, os autores defenderam o tratamento cirúrgico convencional para casos de isquemia crônica sintomática de MMSS que necessitavam de revascularização para os níveis braquial ou infrabraquial.[33] Nos quadros de isquemia de MMSS secundária a lesões obstrutivas da artéria braquial, o tratamento cirúrgico convencional costuma ser o mais empregado.[33,87]

O uso da veia safena magna, como substituto arterial, nas revascularizações da artéria braquial é preconizado pela literatura.[4,33,88] A artéria interóssea também pode ser a receptora da ponte na cirurgia de revascularização de MMSS, quando é a única artéria remanescente na extremidade,[88] normalmente é ramo da artéria ulnar, originando-se aproximadamente 2 a 3 cm após a bifurcação da artéria braquial.[88]

Oclusão aguda da artéria braquial ocorre em 0,3 a 28% dos cateterismos cardíacos realizados nos diferentes centros de hemodinâmica, dependendo do volume de procedimentos de cada um deles.[89] Os pacientes podem não apresentar quadro clínico de isquemia aguda devido à ampla rede de circulação colateral, mas há de se concordar com os autores que recomendam a correção cirúrgica dessas lesões de imediato, com o objetivo de preservar o leito vascular, prevenindo futuros sintomas e complicações isquêmicas.[89] O diagnóstico pode ser firmado por um exame clínico minucioso, e a maioria dos pacientes com oclusão arterial necessita de trombectomia e desbridamento da lesão, podendo ser realizada uma sutura transversa da artéria ou anastomose terminoterminal, geralmente sob anestesia local.[89] Em pacientes com extensas lesões intimais causadas pela introdução de cateteres, é necessária a substituição do segmento lesionado por meio da confecção de pontes com interposição de veia safena. Publicação nacional revelou que em 61,5% dos casos de oclusão da artéria braquial após cateterismo cardíaco foi indispensável a ressecção de cerca de 2 cm do segmento lesionado, e a anastomose terminoterminal da artéria braquial foi o tipo de reconstrução arterial mais realizado.[39] Os autores demonstraram ainda, que nos casos em que foi executada a ressecção de um segmento de artéria braquial, a perviedade da revascularização foi maior que naqueles tratados sem esse procedimento.[39] Kitzmiller et al. relataram que as mulheres apresentam maiores índices de falência precoce da trombectomia braquial no pós-operatório, mas que 80% de todos os pacientes tratados evoluem assintomáticos no acompanhamento tardio.[89]

As lesões traumáticas da artéria braquial recuperam-se melhor quando reparadas precocemente, pois, apesar da rica circulação colateral da região, um estudo mostrou que dentre os pacientes com lesões arteriais traumáticas de MMSS corrigidas após 12 horas de isquemia, apenas 25% evoluíram com retorno funcional da extremidade acometida.[32] No traumatismo da artéria braquial, pode ser possível a revascularização por meio de uma anastomose terminoterminal, desde que não haja tensão nessa linha de sutura (Figura 99.12). A veia é o substituto arterial preconizado quando é necessária a interposição de enxerto nas lesões traumáticas, podendo ser utilizadas, nessa região, as veias basílica ou safena.

No traumatismo vascular de extremidades associado a lesões ortopédicas, McHenry et al. afirmaram que o reparo vascular realizado antes da cirurgia ortopédica diminui o tempo de hospitalização e a necessidade de fasciotomia no pós-operatório.[90] Apesar de esses autores não terem evidenciado lesão do reparo vascular durante o procedimento ortopédico, essa é uma das preocupações do cirurgião vascular quando prioriza a revascularização de um membro isquêmico, para posterior tratamento ósseo. As lesões traumáticas da artéria braquial devem ser tratadas por meio de reconstrução arterial, havendo em alguns casos o risco de perda do membro. Havendo instabilidade do quadro clínico, um *shunt* pode ser colocado até o momento da revascularização definitiva.[50]

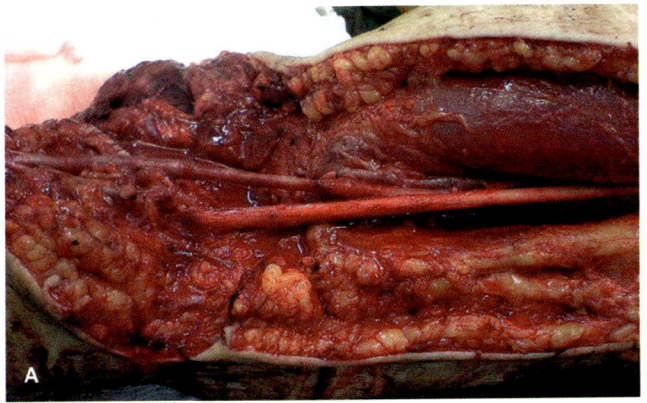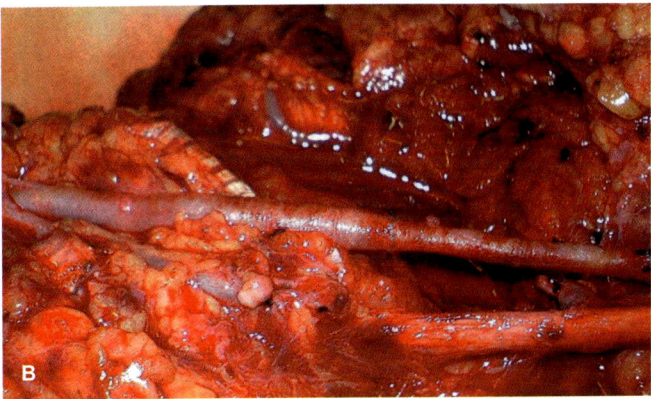

FIGURA 99.12   A. Aspecto intraoperatório da revascularização da artéria braquial em paciente que sofreu traumatismo vascular do membro superior. **B.** Detalhe ampliado de anastomose arterial terminoterminal.

Na isquemia de mão secundária ao roubo de fluxo por uma FAV confeccionada para hemodiálise, a opção de ligadura da fístula fornece resolução da sintomatologia, porém cria a necessidade de um novo acesso, o que nem sempre é tarefa fácil de ser executada no paciente renal crônico. A realização de uma ponte com veia safena para revascularização do membro afetado (com anastomoses proximal e, distalmente, a fístula) e ligadura da artéria entre a fístula e a anastomose distal da ponte, descrita por Schanzer et al. para preservar o acesso para hemodiálise, foi a técnica utilizada por outros autores com bons resultados, havendo ainda assim a possibilidade de trombose da fístula.[45-47]

Artérias radial e ulnar

A artéria braquial bifurca-se nas artérias radial e ulnar após a fossa antecubital, e lesões traumáticas abaixo dessa bifurcação têm índices menores de perda de membro devido à rede de colaterais entre essas duas artérias.[41] A lesão ou oclusão de apenas uma dessas artérias, radial ou ulnar, geralmente não acarreta sintomas isquêmicos da mão, mas, nesses casos, após devidamente confirmadas a ausência de isquemia e a perviedade do arco palmar, a ligadura da artéria lesionada pode ser realizada com segurança.[50] Todavia, o arco palmar superficial é incompleto em cerca de 20% dos pacientes,[10,91] podendo a lesão de uma das artérias, nesses casos, acarretar isquemia que necessite de reconstrução arterial. A artéria ulnar origina o arco palmar superficial, e a artéria radial, o arco palmar profundo, havendo anastomoses entre ambos.[10]

Quando há lesão de ambas as artérias, radial e ulnar, geralmente a reconstrução de apenas uma delas, a mais calibrosa e tecnicamente mais favorável à revascularização, pode ser realizada com resultado satisfatório.[50] Muitos autores buscam responder qual dessas duas artérias é mais importante na perfusão da mão.[10] A artéria ulnar é a mais calibrosa no antebraço, a artéria radial geralmente é a mais calibrosa no nível do punho.[10] Considerando a complexidade da rede de anastomoses vasculares da mão, um conceito de dominância de uma ou outra artéria pode ser impreciso.[10] No traumatismo de punho do caso ilustrado na Figura 99.13, foi factível a reconstrução de ambas as artérias, radial e ulnar, por meio de anastomoses terminoterminais. O comprometimento de uma grande extensão de artéria torna inviável a realização de uma anastomose terminoterminal livre de tensão, podendo necessitar da interposição de ponte de veia safena invertida.

O acesso ao segmento proximal das artérias radial e ulnar é feito por meio do prolongamento longitudinal do acesso em S, realizado para a dissecção da bifurcação da artéria braquial no nível da fossa antecubital.[82] Distalmente, aproximando-se da mão, as artérias podem ser isoladas no nível do punho mediante incisão longitudinal sobre o trajeto de cada uma delas (Figura 99.14).

Nos quadros secundários ao traumatismo repetido dos MMSS (SMH ou SVMB), os autores de uma revisão sistemática consideraram o uso de antiagregantes plaquetários na profilaxia secundária e citam que a anticoagulação terapêutica foi realizada em alguns casos na literatura.[43] Traumatismo da artéria radial durante a coleta de exames gasométricos em unidades de terapia intensiva, ou pelo monitoramento invasivo da pressão arterial, podem causar oclusão da artéria radial, o que na maioria das vezes não tem repercussão clínica devido à perviedade do arco palmar. Alguns autores não encontraram associação entre o resultado do teste de Allen modificado pré-procedimento e a ocorrência de sintomas clínicos isquêmicos da mão em pacientes submetidos à angiografia coronariana transradial.[57] Os dados da literatura são controversos, contudo, um exame clínico detalhado da artéria ulnar e da integridade do arco palmar, com o teste de Allen, pode ser realizado, e, permanecendo alguma dúvida a respeito da integridade da circulação da mão, um estudo com Doppler deve ser considerado.[51]

A retirada da artéria radial para utilização em cirurgias de revascularização miocárdica deve ser precedida por uma avaliação da circulação da mão. Alguns autores sugeriram que o teste de Allen seria um bom exame de triagem nesses casos.[51] Quando o teste for normal, a retirada da artéria radial poderia ser realizada, já quando o teste for anormal, deveriam ser realizados exames mais detalhados para avaliação da artéria ulnar e do arco palmar.[51]

Vasculites que comprometem artérias de pequeno calibre dos MMSS podem causar quadros de isquemia e necrose de extremidades, diminuindo a possibilidade de revascularização. Nesses casos, deve ser empregado o tratamento clínico por meio de aquecimento, controle dos fatores de risco, heparinização e, quando indicados, corticosteroides e imunossupressores para as doenças inflamatórias em fase de agudização. A abordagem microcirúrgica, com revascularização por meio de pontes da artéria radial para artérias digitais, é descrita na literatura, com bons resultados em pacientes selecionados que não obtiveram êxito com o tratamento conservador.[6]

Tratamento endovascular

Diretrizes de 2017 da European Society of Cardiology (*2017 ESC Guidelines on the Diagnosis and Treatment of Peripheral Arterial Diseases, in collaboration with the European Society for Vascular Surgery – ESVS*) orientam que ambas as opções de revascularização – cirúrgica convencional e endovascular – devam ser consideradas em pacientes sintomáticos com lesões obstrutivas da artéria subclávia, avaliando-se o risco cirúrgico do paciente e as

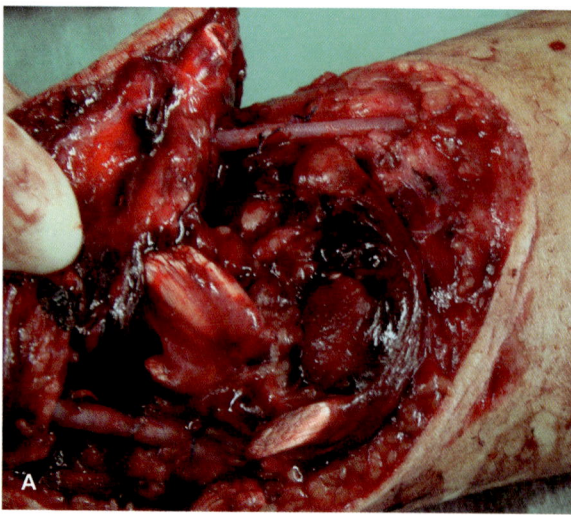 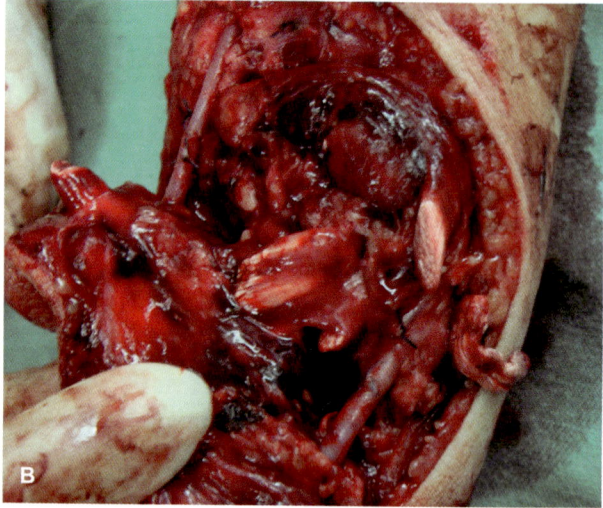

FIGURA 99.13 A. Aspecto pós-operatório da revascularização das artérias radial e ulnar em paciente vítima de traumatismo de punho com lesão em ambas as artérias. **B.** Detalhe das anastomoses observadas por outro ângulo.

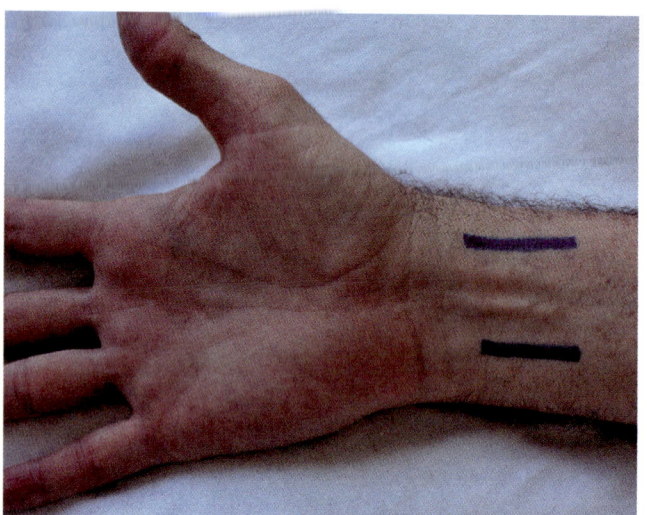

FIGURA 99.14 Representação da marcação do acesso cirúrgico às artérias radial e ulnar no nível do punho, por meio de incisões longitudinais sobre o trajeto arterial.

características da lesão aterosclerótica.[64] Na literatura, a cirurgia endovascular vem sendo considerada a primeira opção para corrigir as obstruções ateroscleróticas dos troncos supra-aórticos e tem ganhado espaço no tratamento das artérias dos MMSS proximais ao cotovelo.[52,65,92] Essa modalidade de acesso destacou-se no tratamento das estenoses e oclusões dos troncos supra-aórticos, principalmente nas lesões únicas e focais da artéria subclávia esquerda. Na doença aterosclerótica dos troncos supra-aórticos, a cirurgia convencional deve ser considerada nos casos de impossibilidade ou na falha do tratamento endovascular, sendo indicada principalmente no caso de pacientes de baixo risco cirúrgico.[15,52] As indicações de intervenção foram discutidas anteriormente neste capítulo e incluem as síndromes do roubo da subclávia, como o caso do paciente com diagnóstico de roubo subclávio-coronário tratado conforme ilustrado na Figura 99.15. Estudo retrospectivo, acompanhado de revisão da literatura, sugeriu que o tratamento cirúrgico não apresenta superioridade na correção das obstruções de artérias subclávia e braquiocefálica, quando comparado ao endovascular, que apresentou perviedade semelhante e menor taxa de complicações.[93]

Na literatura, há dados que mostram diferentes taxas de sucesso técnico dessa modalidade de tratamento para lesões estenóticas e para lesões oclusivas da artéria subclávia, com 100% para estenoses e 65% para oclusões na série de casos de DeVries et al.[94] Características anatômicas fazem com que as lesões da artéria subclávia direita apresentem maior chance de embolização cerebral, durante o manejo da placa aterosclerótica. Os índices de complicações relacionados com o procedimento percutâneo na literatura são considerados baixos.[15,65,92,94] O acesso preferencialmente utilizado pela maioria dos autores para as angioplastias dos troncos supra-aórticos é a artéria femoral,[94] no entanto, em alguns centros também se usa a artéria braquial, apesar de apresentar maior risco de complicação.[15] Capers et al. recomendam o acesso braquial nas oclusões ostiais das artérias inominada e subclávia esquerda, indicando o acesso femoral nas estenoses da artéria inominada e nos segmentos proximal e médio da artéria subclávia.[15] A dificuldade de estabilização do cateter-guia nas lesões ostiais da artéria inominada pode inviabilizar a realização do procedimento pelo acesso femoral.[15] A associação dos dois acessos nesses casos pode ser necessária. O fio-guia utilizado para transpor a lesão é tradicionalmente o 0,035, mas o guia 0,014 também pode ser utilizado.[3,92] A especificação do material dependerá das características da lesão a ser tratada, como, por exemplo, se há oclusão ou estenose, localização, anatomia do arco aórtico e extensão da doença.

De Vries et al. trataram 110 pacientes com lesões sintomáticas ateroscleróticas da artéria subclávia, 76% à esquerda.[94] Obtiveram sucesso técnico em 93% dos casos, utilizando *stent* de forma seletiva, quando havia um gradiente de pressão maior que 5 mmHg, estenose residual superior a 20% ou dissecção.[94] O *stent* utilizado foi o expansível por balão, devido às vantagens em relação à força radial e à precisão na sua liberação em se tratando do arco aórtico e da artéria vertebral. Não houve diferença em relação ao uso de *stent* e recorrência da obstrução.[94] A perviedade primária em 5 anos foi de 89%, o índice de complicações foi de 4,5% e a taxa de AVE/óbito foi de 3,6%.[94] Havia apenas 18% de oclusões na amostra dos autores, as demais lesões eram estenoses.[94] Na prática, muitos serviços utilizam com frequência os *stents* autoexpansíveis no tratamento endovascular das lesões ateroscleróticas obstrutivas dos troncos supra-aórticos.

Revisão da literatura que incluiu estudos observacionais e comparou angioplastia isoladamente *versus* angioplastia com *stent,* para

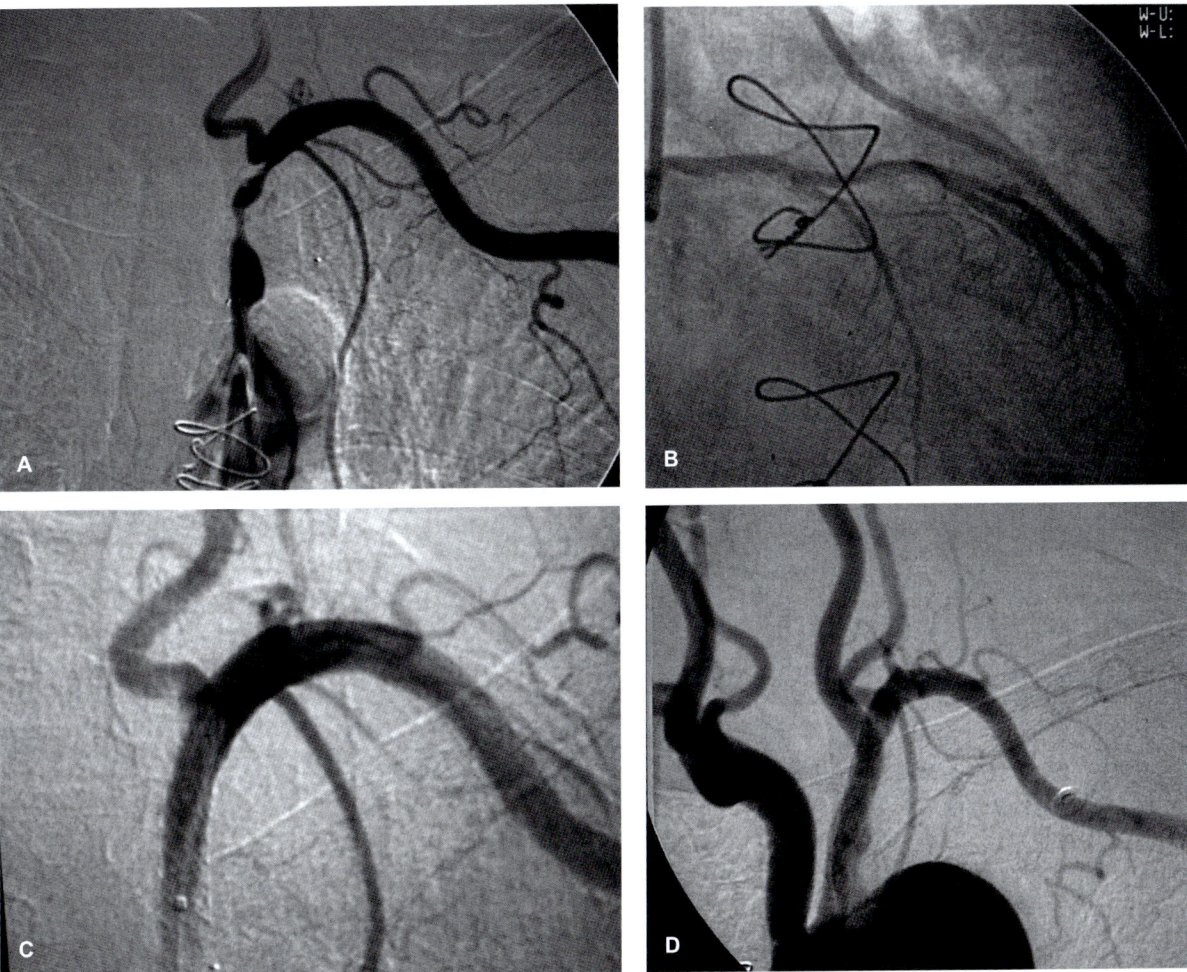

FIGURA 99.15 A. Arteriografia de paciente com estenose grave da artéria subclávia esquerda, próximo à sua origem. **B.** Essa paciente estava no pós-operatório tardio de uma revascularização miocárdica com uso de artéria mamária (torácica interna). **C.** Realizado tratamento endovascular da artéria subclávia, por angioplastia com colocação de *stent*. **D.** Aspecto arteriográfico final do arco aórtico após o tratamento endovascular de caso de síndrome do roubo da mamária (coronário-subclávio).

o tratamento das estenoses da artéria subclávia, apontou resultados favoráveis ao uso do *stent* em relação à perviedade no período de 1 ano, sem aumento significativo na taxa de complicações.[95] Uma publicação da *Cochrane Database of Systematic Reviews*, no entanto, revelou que não foram encontrados estudos clínicos randomizados que comparassem os dois procedimentos para estenoses das artérias subclávias, concluindo que as evidências, até aquele momento, eram insuficientes para determinar a superioridade da angioplastia com *stent* nas estenoses dessas artérias.[2] Os dados da literatura apontam para a necessidade de estudos comparativos mais robustos e com maior nível de evidência a respeito dos tratamentos cirúrgico e endovascular da doença obstrutiva das artérias subclávias e braquiocefálicas.[96]

A doença isquêmica dos MMSS pode ser causada pela obstrução de artérias proximais ao cotovelo (inominada, subclávia, axilar e braquial) e distais ao cotovelo (radial, ulnar, interóssea e artérias da mão).[92] O tratamento percutâneo é cada vez mais utilizado nas artérias proximais ao cotovelo, com bons resultados,[92] porém existe a possibilidade de fratura e de oclusão do *stent* quando utilizado na porção infraclavicular da artéria subclávia e na artéria axilar.[97] Revisão acerca do tratamento de atletas com sintomas isquêmicos de MMSS, secundários à doença obstrutiva arterial, mostra a predileção pela cirurgia convencional nesses casos.[12] A artéria radial pode ser utilizada como acesso para os procedimentos endovasculares na artéria axilar.[15] A evolução

do material e a eficácia do tratamento endovascular nos demais segmentos impulsionaram a sua utilização também em artérias distais ao cotovelo (radial, ulnar, interóssea e artérias da mão). Ferraresi et al. publicaram casuística com 28 pacientes (34 MMSS) tratados por via endovascular, devido à doença aterosclerótica distal ao cotovelo.[92] Todos os 28 pacientes apresentavam isquemia crítica da mão, com dor em repouso, úlcera ou gangrena; 82% eram diabéticos e 89% apresentavam IRC.[92] O acesso foi anterógrado pela artéria braquial, e o fio-guia utilizado foi o 0,014. A angioplastia foi realizada em 21 artérias radiais e 17 artérias ulnares, com uso de *stents* em dois casos.[92] Nenhuma angioplastia foi subintimal e a média dos diâmetros dos balões empregados foi de 2,5 (± 0,3) mm.[92] A taxa de sucesso técnico foi de 82%, com os 18% de falha, relacionados com a impossibilidade de transpor lesões muito calcificadas.[92] Houve três complicações: uma perfuração da artéria radial e duas dissecções com repercussão hemodinâmica, que foram tratadas com *stents* de nitinol autoexpansíveis.[92] A taxa de cicatrização das mãos foi de 65%. Não houve cicatrização de nenhuma lesão trófica nos casos de falha da angioplastia. No acompanhamento médio de 13 meses, a taxa de recorrência da isquemia foi de 18% e a mortalidade de 36%.[92] Os autores apontam que o tratamento endovascular é uma alternativa segura nesse segmento, podendo significar o salvamento do acesso para hemodiálise em pacientes de risco cirúrgico elevado, com doença renal crônica.[92]

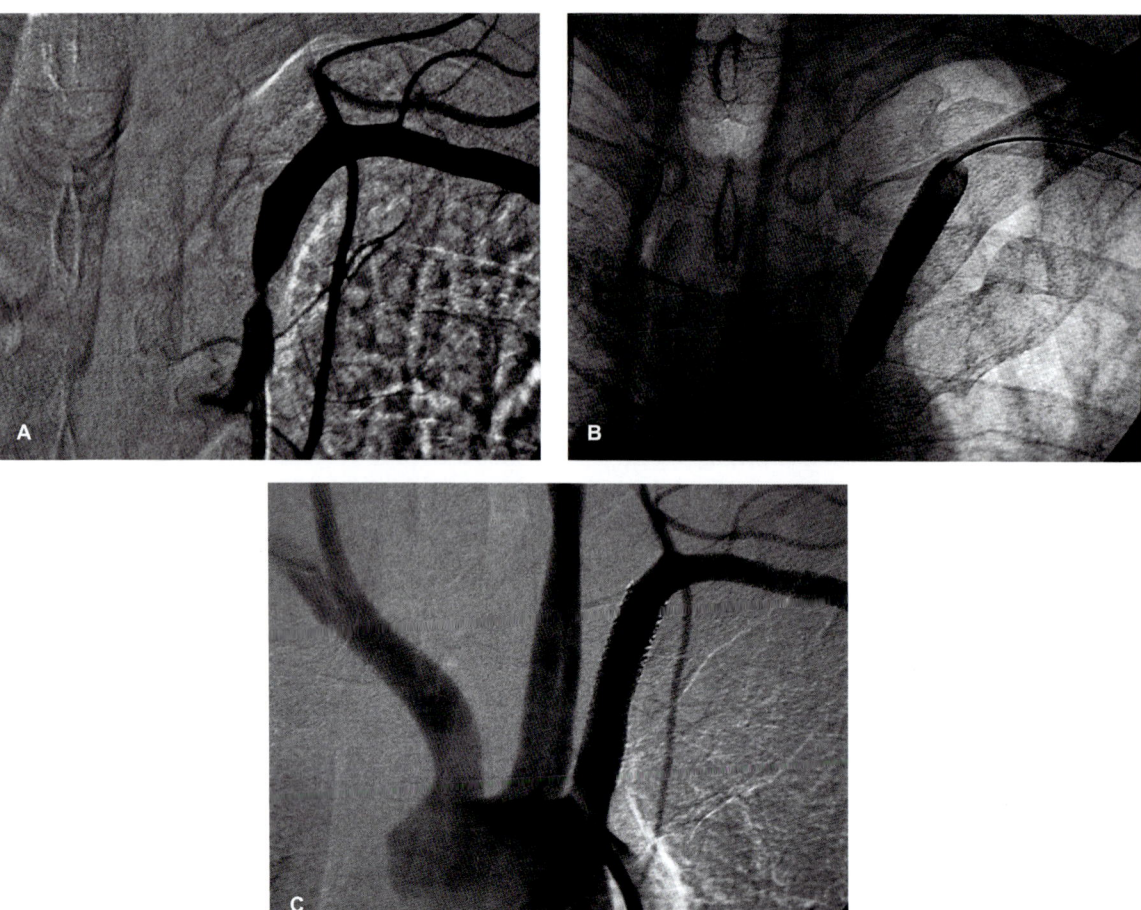

FIGURA 99.16 A. Arteriografia de paciente com estenose da artéria subclávia esquerda sintomática. **B.** Tratamento da lesão por via endovascular, por angioplastia com colocação de *stent*. **C.** Aspecto pós-operatório do tratamento endovascular da artéria subclávia esquerda.

Antes da realização do procedimento endovascular nos MMSS, há recomendação na literatura para que o paciente utilize dupla antiagregação plaquetária, com ácido acetilsalicílico (AAS) e clopidogrel.[15,92] A dose de AAS pré-tratamento varia, na literatura, entre 100 e 325 mg, e a de clopidogrel entre 300 e 600 mg.[15,92] Durante o procedimento, realiza-se a heparinização sistêmica.[92] Após o tratamento percutâneo de revascularização, a dupla antiagregação plaquetária deve ser mantida por, no mínimo, 1 mês.[15] A dose de manutenção do AAS varia entre 81 e 325 mg/dia, e a de clopidogrel é de 75 mg/dia.[15,92] As complicações mais frequentes dos procedimentos endovasculares estão relacionadas com o local de acesso e incluem hemorragia e trombose.[15] A equipe de cirurgia vascular deve estar preparada para o tratamento operatório das artérias femoral e/ou braquial, que pode ser necessário nessas complicações. Podem ocorrer complicações decorrentes da embolização para diferentes segmentos vasculares, secundárias ao manejo da placa aterosclerótica, por vezes calcificada, por guias e cateteres.[94] Pequenas perfurações podem ser tratadas com o uso de *stents* recobertos. Para se evitar sangramento profuso, pode ser inflado um balão na topografia da lesão até a troca do dispositivo de acesso por um com calibre adequado.[15] Dissecções com repercussão hemodinâmica são geralmente tratadas com êxito com a colocação de *stents*.[92]

Além dos elevados índices de sucesso do procedimento endovascular e da morbimortalidade reduzida, há a possibilidade de reintervenção no caso de recstenoses sintomáticas.[94] Os pacientes portadores de doença aterosclerótica oclusiva dos troncos supra-aórticos têm, na sua maioria, idade avançada, acima dos 65 anos,[74] e apresentam múltiplas comorbidades (principalmente doença

arterial coronariana), muitos deles com esternotomias prévias e condições cardiopulmonares desfavoráveis, tornando-os bons candidatos ao tratamento endovascular, quando bem indicado. A angioplastia com colocação de *stent* é uma opção efetiva para a doença oclusiva dos MMSS,[13] sendo considerada, por muitos autores, a primeira escolha no tratamento das lesões ateroscleróticas dos troncos supra-aórticos[52,65,93] (Figura 99.16).

No trauma, em pacientes hemodinamicamente estáveis, pseudoaneurismas e lesões da íntima da artéria subclávia também podem ser tratados por via endovascular.[98]

CONSIDERAÇÕES FINAIS

As revascularizações dos MMSS, apesar de realizadas menos frequentemente do que as cirurgias nas artérias dos MMII, obedecem aos mesmos princípios básicos de dissecção e técnica operatória apurada, na confecção de anastomoses vasculares delicadas. Com o amplo conhecimento sobre as doenças que acometem essas artérias e a atenção à indicação correta de cada tipo de procedimento, pode-se oferecer o melhor tratamento aos pacientes. Ambas as modalidades de tratamento – cirúrgico e endovascular – têm espaço na terapêutica da doença arterial obstrutiva sintomática dos MMSS, cabendo ao profissional avaliar cada paciente de modo a definir qual dessas modalidades é a mais indicada, com base na literatura e na experiência de cada equipe.

As referências bibliográficas deste capítulo se encontram no Ambiente de aprendizagem do GEN.

100

Aplicações Terapêuticas das Fístulas Arteriovenosas

Mariangela Giannini ▪ Marcone Lima Sobreira ▪ Winston Bonetti Yoshida

Resumo

O aumento do fluxo sanguíneo nas artérias e veias proximais é uma característica marcante das fístulas arteriovenosas (FAV) que tem proporcionado várias aplicações terapêuticas, como seu uso para hemodiálises e no auxílio às restaurações arteriais e venosas. A reversão do fluxo sanguíneo na veia distal pode eventualmente ocorrer, e esse fato tem suscitado a aplicação de FAV na tentativa de restauração do fluxo sanguíneo para uma extremidade por reversão do fluxo sanguíneo na veia. Neste capítulo, serão abordadas as principais aplicações terapêuticas das FAV, com exceção das FAV para hemodiálise (ver Capítulo 87), suas vantagens e limitações, com base na experiência dos autores e em relatos na literatura.

Palavras-chave: fístula arteriovenosa; fluxo sanguíneo regional; fístula vascular; procedimentos cirúrgicos vasculares.

FÍSTULAS ARTERIOVENOSAS NAS RESTAURAÇÕES VASCULARES

O emprego de FAV nas restaurações vasculares deve ser abordado sob três aspectos:

- A revascularização de uma extremidade por inversão do fluxo na veia distal, retrogradamente (Figura 100.1)
- Como coadjuvante nas restaurações arteriais (Figuras 100.2 a 100.4)[1-3]
- Como auxílio nas operações da restauração venosa (Figura 100.5).

Revascularização por inversão de fluxo venoso

A esperança de arterialização do sistema venoso, com o objetivo de melhorar a perfusão tecidual para extremidades isquêmicas, data de longo tempo,[4] entretanto, pelo que foi discutido na fisiopatologia de FAV (ver Capítulo 13), a reversão de fluxo sanguíneo venoso tem pouca possibilidade de alcançar a rede capilar, uma vez que o fluxo reverso na veia distal frequentemente se prolonga somente até encontrar uma colateral venosa, a qual faz o retorno do sangue de volta ao coração. Além disso, o sucesso dessa reversão depende da insuficiência valvular venosa. Na verdade, nunca foi demonstrado com qualquer tipo de fístula que tivesse revertido o fluxo sanguíneo nos capilares ou pela qual o sangue "arterializado" tivesse chegado a esses vasos via sistema venoso. A única possibilidade de isso ocorrer seria o sangue reverso venoso caminhar pelas arteríolas terminais em direção às anastomoses arteriovenosas da microcirculação e então voltar à circulação através de outra veia não "arterializada".[5] Por outro lado, o aumento de pressão no lado venoso, denominado hipertensão venosa, sempre foi considerada deletéria para a microcirculação (ver Capítulo 149) e associada à inflamação, ao edema e à formação de úlceras.

Outro mecanismo apontado para reversão da isquemia é o desenvolvimento da circulação colateral em virtude de FAV. Embora a FAV em H realmente promova o desenvolvimento da circulação colateral arterial, na verdade, serve para suprir o sangue *retrógrado* na *artéria distal* (ver Capítulo 13). De fato, essa circulação diminui bastante quando se faz a ligadura da artéria distal junto à FAV.[5] Assim, as FAV com configuração em Y (Figura 100.1), com exceção da artéria distal, teriam a vantagem de prejudicar menos o fluxo sanguíneo arterial periférico do que as fístulas clássicas

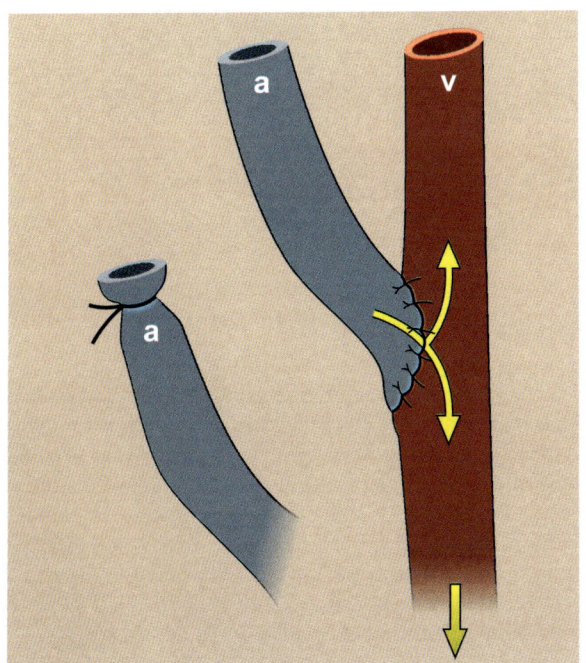

FIGURA 100.1 Representação esquemática do emprego de fístula arteriovenosa nas restaurações vasculares com revascularização retrógrada. a: artéria; v: veia.

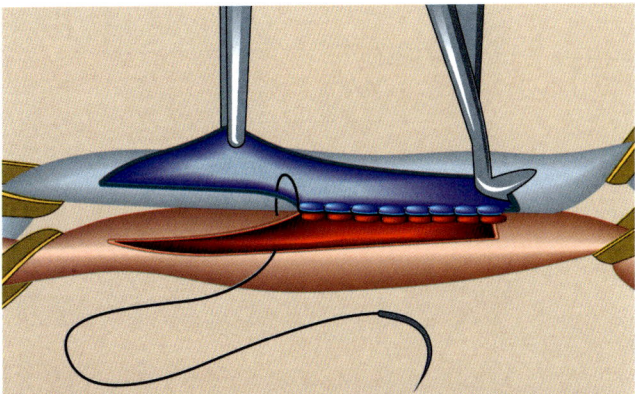

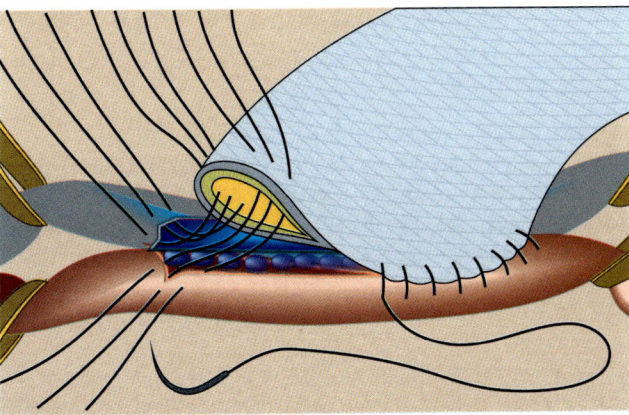

FIGURA 100.2 Representação esquemática do emprego de fístulas arteriovenosas nas restaurações vasculares como coadjuvante de enxertos distais, com a fístula arteriovenosa no nível da anastomose distal, segundo Dardik et al.[1,2]

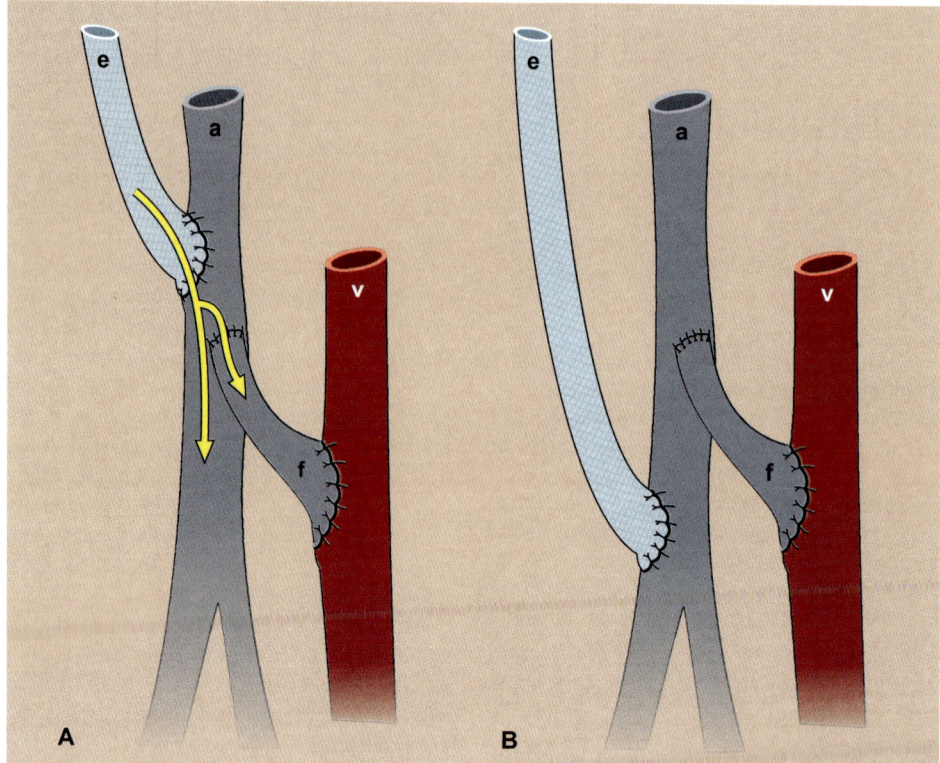

FIGURA 100.3 Representação esquemática do emprego de fístulas arteriovenosas nas restaurações vasculares como coadjuvante de enxertos distais, com a fístula arteriovenosa em "H" distal à desembocadura do enxerto (**A**) e proximal a ela (**B**). a: artéria; e: enxerto; f: fístula; v: veia.

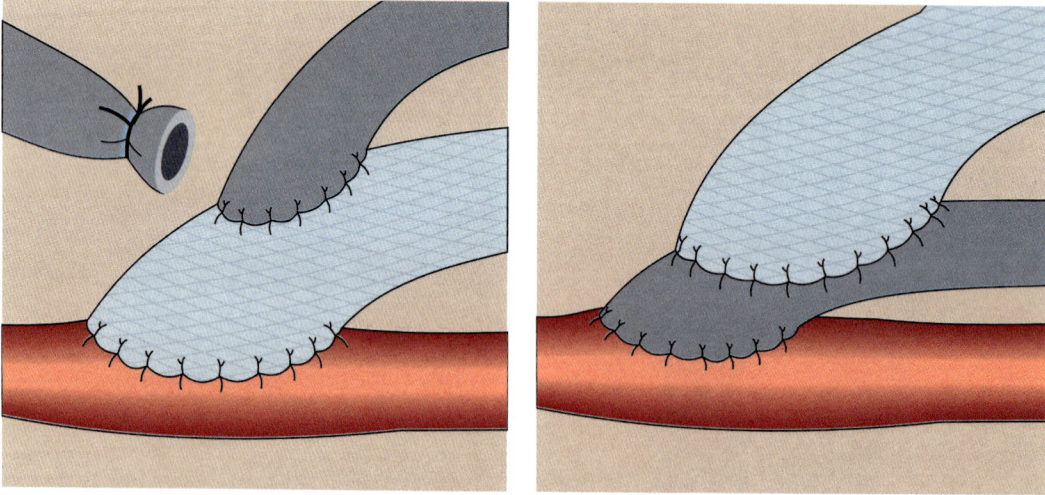

FIGURA 100.4 Representação esquemática do emprego de fístulas arteriovenosas nas restaurações vasculares como coadjuvante de enxertos distais, segundo Ascher et al.[3]

(em H), uma vez que a ausência da artéria distal impediria o fluxo sanguíneo retrógrado nessa artéria. Ao lado disso, a interrupção do estado isquêmico poderia ser também ajudada pelo aumento no fluxo sanguíneo da artéria proximal e pelo desenvolvimento da circulação colateral para a extremidade, embora, como já visto, a FAV em Y desenvolveria menos circulação colateral do que as fístulas em H.[6]

Na literatura, os estudos com essa técnica são experimentais[5,6] ou relatos de caso[7] ou de pequenas séries de casos.[8-11] Em metanálise de 228 pacientes (231 membros) realizada por um grupo holandês,[12] compilaram-se pesquisas com pelo menos 10 casos cada, mas todas eram observacionais de série de casos (nível de evidência 4). Nesse levantamento, a taxa de salvamento de membro em 1 ano foi de 71% (com perviedade secundária da revascularização em 1 ano de 46%), com grande parte dos pacientes experimentando alívio sintomático e cicatrização de úlceras. Em outra revisão sistemática, Schreve et al.[13] selecionaram 15 dentre 43 estudos de arterialização venosa e concluíram que houve salvamento de membros em 75% dos casos reunidos (*pool* de casos). Todos os estudos-fonte de ambas as revisões sistemáticas apresentavam nível de evidência baixo demais (4) para qualquer recomendação. Na Figura 100.6, há um exemplo de um caso de nossa Instituição.

Duas revisões sistemáticas sobre revascularização de mãos avaliaram a restauração vascular, a simpatectomia e a arterialização venosa no alívio da dor em repouso isquêmica intratável, cicatrização de úlceras e novas úlceras,[14,15] no entanto, os artigos-fonte eram

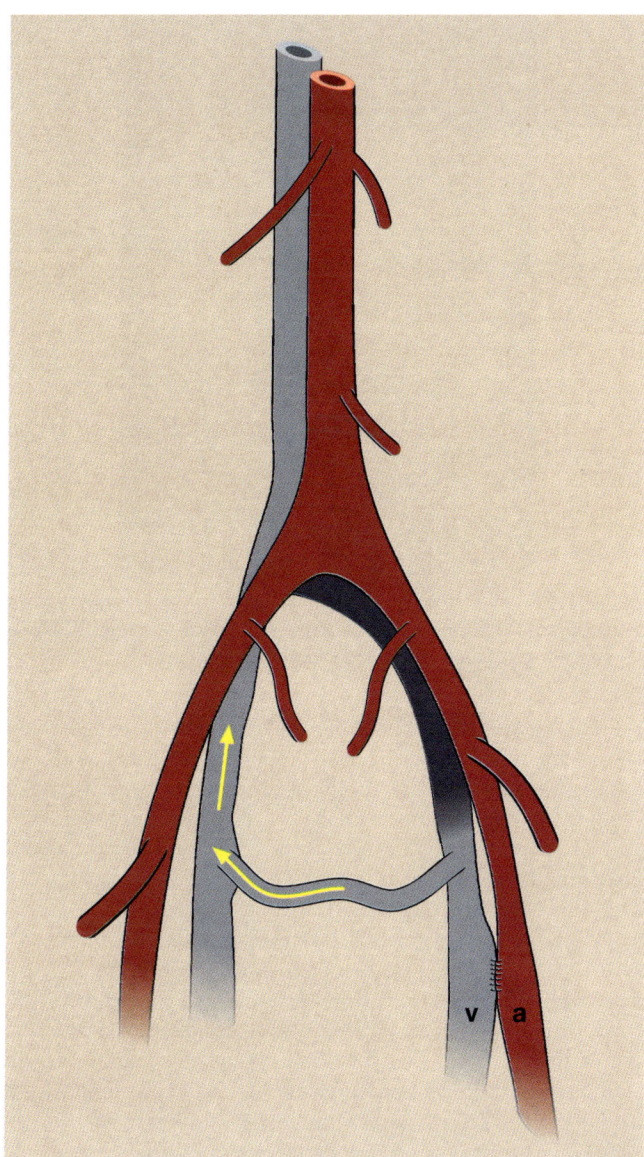

FIGURA 100.5 Representação esquemática do emprego de fístulas arteriovenosas como coadjuvante de restaurações venosas. a: artéria; v: veia.

relatos de caso e pequenas séries de casos (nível de evidência = 4). Os autores concluíram que a simpatectomia e a arterialização venosa são técnicas de exceção e sem evidências de eficácia e segurança.

Paralelamente à ideia de arterialização da veia safena magna, há grupos que defendem a arterialização do sistema venoso profundo, relatando bons resultados. Em estudo prospectivo (nível de evidência = 4), 26 pacientes com isquemia crítica da extremidade, sem leito arterial para tentativa de revascularização distal, foram submetidos a enxerto composto (politetrafluoretileno [PTFE] + veia) – artéria femoral comum para veia paramaleolar (tibial posterior ou tibial anterior) – com taxa de salvamento de membro de 76% em 2 anos, cicatrização de úlceras e alívio sintomático da dor em 73% dos pacientes em 6 meses.[16]

Assim, apesar de resultados animadores em algumas séries, pela heterogeneidade dos casos, com amostras pequenas e nível de evidência baixo, a arterialização venosa para salvamento de extremidades com isquemia crítica deve ser considerada como exceção e cogitada somente nas seguintes situações:

- Ausência de leito arterial distal cirurgicamente acessível (seja pela via cirúrgica convencional ou pela endovascular)
- Falha da revascularização cirúrgica (convencional ou endovascular), quando a única opção de tratamento restante é a amputação da extremidade
- Extremidades com lesões extensas de tecidos (grande perda tecidual)
- Lesões oclusivas extensas de artérias suprainguinais e infrapoplíteas.

A revascularização retrógrada de extremidades por meio da FAV é assunto ainda controvertido, havendo necessidade de estudos clínicos com controle e casualização adequados para se obter uma conclusão definitiva.

Fístulas como coadjuvantes nas restaurações arteriais

A ativação dos mecanismos de coagulação por vasospasmo, lesões endoteliais e alterações hemodinâmicas, como baixo fluxo sanguíneo e pequeno deflúvio, são fatores que favorecem a oclusão precoce de uma restauração arterial.

Como alternativa para diminuir a incidência e os riscos de falha das operações de reconstrução arterial, principalmente nos

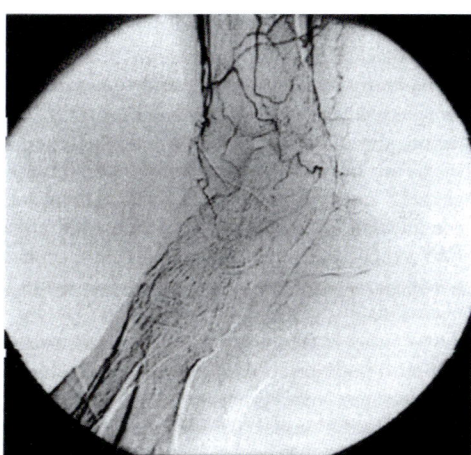
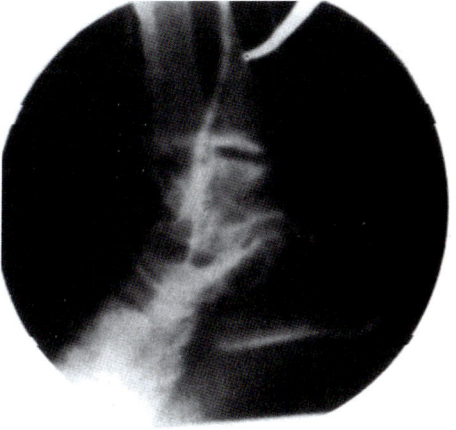

FIGURA 100.6 Reprodução fotográfica de angiografias mostrando, *à esquerda*, oclusão das artérias tibiais anterior e posterior no nível do tornozelo e ausência de ramos arteriais no pé. *À direita*, resultado angiográfico de arterialização da veia safena magna, com anastomose terminolateral dessa veia na artéria femoral, ligadura de tributárias e devalvulação completa, incluindo válvulas de ramos do pé. Essa técnica contribuiu para salvamento e cicatrização do coto resultante de amputação transmetatarsiana prévia por necrose distal.

casos considerados de mau prognóstico, propõe-se a utilização de FAV distal concomitantemente ao ato cirúrgico principal, visando melhorar o fluxo sanguíneo no segmento arterial operado e, dessa maneira, prevenir o desenvolvimento de trombose no nível da restauração arterial (Figuras 100.2 e 100.3).

Como já comentado no Capítulo 13, Dardik et al.,[2] em estudos fluxométricos intraoperatórios realizados em pacientes submetidos a enxertos femorodistais com FAV distais coadjuvantes, verificaram que o fluxo sanguíneo com a FAV funcionante triplicou no nível do enxerto (300 mℓ/min), prevenindo essa eventual trombose, caso a fístula não tivesse sido produzida. Ao mesmo tempo, o fluxo sanguíneo para a artéria distal (de 60 mℓ/min, em média), apesar de limitado, foi mantido, revertendo o estado isquêmico. A ausência de alterações no fluxo sanguíneo da artéria distal com ministração de papaverina induziu os autores a concluírem que esse fluxo era máximo e que o fenômeno do "roubo" (ver Capítulo 13) não parecia estar ocorrendo naquelas condições.

Em estudo experimental realizado em nosso laboratório,[16] verificou-se que a realização da FAV distal coadjuvante após trombectomia da artéria femoral de cães foi útil na prevenção de retrombose arterial aguda, com diminuição significativa de sua frequência (1/7), quando comparada com a de cães nas mesmas condições submetidos à simpatectomia lombar (6/7) e com animais-controle (5/7), sem qualquer tratamento coadjuvante. Nesse mesmo estudo, avaliações do índice tornozelo-braquial mostraram-se significativamente melhores com artéria e FAV funcionando do que com FAV ocluída (ver Capítulo 13).

Vários estudos na literatura ressaltam a eficiência da FAV coadjuvante na manutenção de enxertos distais infrapatelares com próteses sintéticas,[17-25] veias autólogas[25,26] e conservadas.[18]

Revisão sistemática da literatura compilou estudos em que havia pelo menos um comparador com o uso de FAV coadjuvante, tendo como desfechos perviedades primária e secundária, bem como salvamento de membros.[27] Encontraram 1.069 artigos dos quais 7 compararam o uso de FAV em restaurações com enxertos sintéticos *vs.* controle. Destes, dois eram estudos clínicos randomizados (nível de evidência 1C) e outros cinco eram coortes (nível de evidência 2B), com total de 966 participantes. Os resultados mostraram que a criação de FAV coadjuvante não se associou a complicações, mas também não houve diferença significativa entre seu uso ou não na perviedade dos enxertos ou de salvamento dos membros. A conclusão final é que faltam estudos randomizados com amostras homogêneas e de tamanho adequado para se concluir melhor sobre seu valor.

Existem várias maneiras de se realizar a FAV coadjuvante. Dardik et al.[15,17,18] propuseram a construção de uma câmara arteriovenosa comum, na qual a anastomose distal seria realizada (Figuras 100.2 e 100.7). Parvin et al.,[28] estudando FAV coadjuvantes colocadas experimentalmente em cães no nível da anastomose, proximal ou distalmente (Figura 100.3), concluíram que, na anastomose distal à FAV, tanto o fluxo sanguíneo no enxerto como a pressão e o fluxo sanguíneo na artéria distal eram maiores do que nas demais situações anteriormente apontadas. Na Figura 103.4, são mostradas outras alternativas de FAV coadjuvantes, e na Figura 100.7, exemplo de nossa Instituição.

Fístulas como coadjuvantes nas operações de restauração venosa

As restaurações venosas têm maior probabilidade de oclusão do que as reconstruções arteriais. Além de lesão endotelial, a lentidão do fluxo sanguíneo nas restaurações venosas pode comprometer o sucesso dessa operação, apesar de todo o apuro técnico utilizado em sua realização.

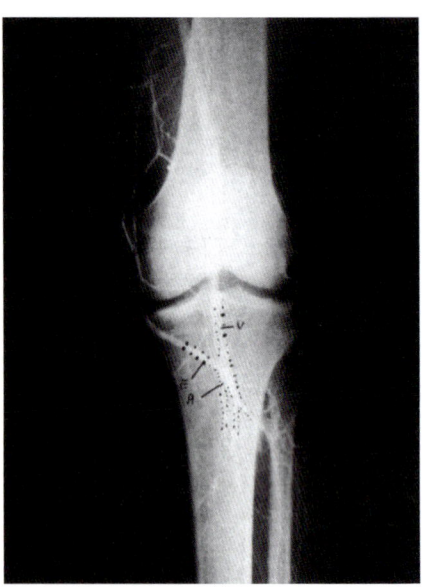

FIGURA 100.7 Arteriografia intraoperatória mostrando enxerto (E) com veia safena desaguando em fístula arteriovenosa no nível da artéria (A) e veia (V) poplítea infrapatelar, semelhante à Figura 100.2.

Embora muitos trabalhos experimentais tenham demonstrado que o aumento do fluxo sanguíneo proporcionado pela construção de uma FAV seja efetivo na prevenção de oclusão das restaurações venosas,[29-34] poucos autores relataram seu emprego rotineiro em cirurgia humana.[35-38] O objetivo dessa técnica seria assegurar alto fluxo sanguíneo no local da lesão endotelial, até que a cicatrização da íntima ocorresse[37] (Figura 100.8).

Em trabalho experimental realizado em nosso laboratório,[34] verificou-se, em veias jugulares de coelhos, proteção significativa da retrombose venosa pós-trombectomia com a adição de FAV coadjuvante, o que não ocorreu com a administração de ácido acetilsalicílico (AAS), de AAS + dipiridamol ou heparina. Neglen et al.,[39] realizando FAV proximal em 48 pacientes submetidos à trombectomia iliofemoral, verificaram 84% de perviedade de FAV e 89% especificamente no segmento e, após um período médio de 24 meses, cerca de 81% dos pacientes mantinham o setor iliofemoral pérvio, sem sintomas ou edema ou não usavam meia elástica.

Algumas dificuldades podem ocorrer na utilização dessa técnica, como:[36] (1) algum obstáculo ou incômodo; (2) o prolongamento do ato cirúrgico; (3) complicações locais ou sistêmicas; (4) o problema, em uma segunda operação, em dissecar e remover a FAV sem dano para as artérias e veias envolvidas (ver Capítulo 13).

Essas dificuldades, no entanto, podem ser reduzidas com os seguintes recursos: (1) construindo-se as FAV mais perifericamente, diminuindo-se assim as complicações locais e sistêmicas, e favorecendo a reintervenção local futura; (2) colocando-se um fio não absorvível nas imediações da FAV, com sepultamento desse fio em subcutâneo, para servir como posterior guia de dissecção na correção cirúrgica da FAV;[36] (3) colocação desse fio em dupla laçada ou nó de videolaparoscopia para ser esticado e apertado a distância, posteriormente;[40] (4) oclusão da FAV por meio de endopróteses ou de embolização intraluminal percutânea com balão destacável[39] ou com molas de Gianturco (ver Capítulo 84).

Embora não haja evidências sólidas, em reconstruções venosas por trauma, nos casos em que problemas ou limitações técnicas locais favoreçam a oclusão precoce da restauração venosa, nos casos em que são usados enxertos sintéticos,[32] ou nos casos de trombose ou retrombose das reconstruções venosas, a FAV coadjuvante é uma opção a ser considerada para manter pérvia a veia reconstruída.[41,42]

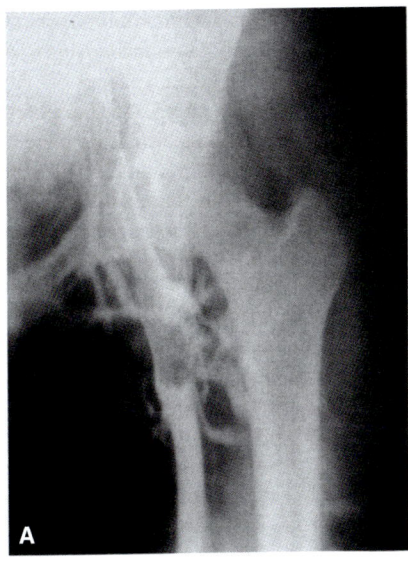
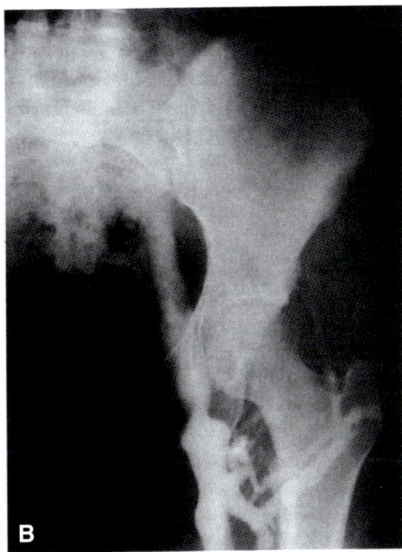

FIGURA 100.8 Flebografia mostrando: (**A**) trombose venosa iliofemoral; (**B**) resultado pós-trombectomia venosa e associação da fístula arteriovenosa entre ramo de veia safena e artéria femoral.

Outras aplicações

Crescimento ósseo. O alongamento de membros, observado principalmente em pacientes com FAV congênitas ou adquiridas antes da soldadura das epífises ósseas, estimulou cirurgiões a indicarem a construção da FAV como alternativa para alongamento das extremidades encurtadas pela poliomielite ou pela ausência congênita da articulação coxofemoral.[43,44] Nas FAV adquiridas, presume-se que haveria desenvolvimento de vasos colaterais ósseos participando da circulação colateral da FAV. A estase venosa consequente à elevação da pressão venosa distal à FAV pode ser, também, fator estimulante do crescimento ósseo. Com os resultados imprevisíveis obtidos com essa técnica e o aparecimento de complicações, como edema, úlceras de estase, degeneração cística da veia femoral, aumento da área cardíaca etc.,[45] houve um desestímulo de uso das FAV nesses casos.

Aumento de calibre de veia para enxerto. Outra aplicação interessante é a realização de FAV para aumentar o calibre de enxertos venosos. Esse método tem sido empregado com sucesso para aumentar o calibre de veias cefálicas na utilização em reconstruções arteriais[46] e, também, com o objetivo de aumentar o calibre de veias safenas para derivação em reconstruções venosas.[38] Na Figura 100.9, é mostrado um caso em que essa técnica foi utilizada, no qual uma veia safena, outrora de calibre bastante reduzido, transformou-se em uma veia de calibre adequado para enxerto femorotibial.

Via de acesso para alimentação parenteral. As FAV podem ser utilizadas como via de acesso para alimentação parenteral e infusão de líquidos ou de medicações que irritam a parede vascular. O alto fluxo arterial e venoso, proporcionado pela comunicação arteriovenosa, impediria a trombose vascular frequentemente verificada com a infusão dessas substâncias em veias periféricas normais. Com essa técnica, substâncias como glicose a 50% poderiam ser infundidas por várias semanas, sem ocorrência de tromboflebites.[47] Embora sejam poucos os casos descritos com o emprego dessa técnica,[48] ela pode ser uma solução viável para pacientes selecionados.

Cirurgia plástica. Tem sido relatado na literatura o uso de FAV em cirurgias plásticas de reconstrução com enxertos musculocutâneos para manter tanto a anastomose arterial como a venosa.[41,49]

Acesso para transfusão sanguínea. Finalmente, poderia ser citada também a aplicação de FAV como via de acesso para múltiplas transfusões de sangue, necessárias a pacientes com anemia aplásica,

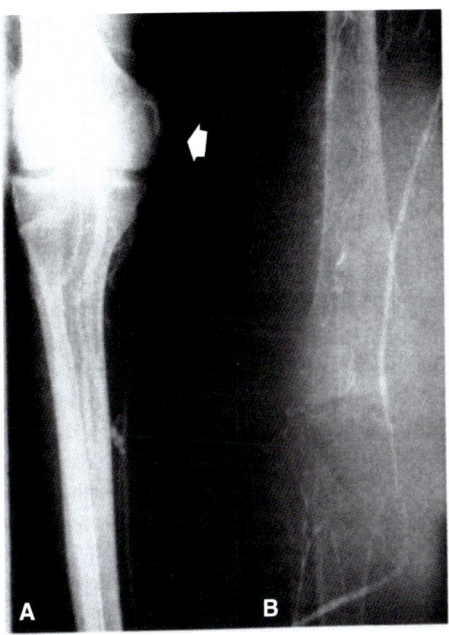

FIGURA 100.9 A. Flebografia mostrando veia safena de calibre reduzido (*seta*), cuja extremidade distal foi colocada em comunicação com a artéria tibial posterior por meio de anastomose terminolateral de veia sobre a artéria, para dilatar a veia safena. **B.** A mesma veia utilizada em enxerto femoropoplíteo no membro oposto após 3 meses. A veia safena do mesmo lado já havia sido utilizada.

leucemia ou doença de von Willebrand,[50] e também para radiação sanguínea extracorpórea, no caso de leucemias ou rejeição de transplantes de órgãos.[51]

CONSIDERAÇÕES FINAIS

As fístulas arteriovenosas podem ser usadas com finalidade terapêutica em várias situações, mas deve-se ressaltar que, na maioria delas, ainda há falta de evidências científicas. Algumas revisões sistemáticas citadas neste capítulo podem ajudar na decisão de se indicar ou não esses procedimentos.

As referências bibliográficas deste capítulo se encontram no Ambiente de aprendizagem do GEN.

101

Tromboangiite Obliterante

Ana Letícia de Matos Milhomens ■ Carmen Lucia Lascasas Porto ■
Marcos Arêas Marques ■ Juliana de Miranda Vieira

Resumo

A tromboangiite obliterante (TAO) é uma síndrome de caráter inflamatório, não aterosclerótica, caracterizada pelo comprometimento segmentar
e oclusivo de artérias de médio e pequeno calibres, dos membros inferiores e superiores, também podendo acometer veias e nervos.[1] A TAO
classicamente se manifesta em jovens, com história de tabagismo, com
início do quadro entre 20 e 45 anos, sendo mais comum em homens –
porém, ocorre em ambos os sexos. Apresenta elevada morbidade com
o surgimento da descompensação isquêmica das extremidades distais
dos membros, podendo ocasionar claudicação intermitente, dor em
repouso, úlceras e gangrena, com altas taxas de amputação.

Apesar de seu evidente caráter inflamatório, a TAO não foi listada
na revisão de 2012 da nomenclatura de vasculites do Consenso da
Conferência Internacional de Chapel Hill.[2] Em contraste às vasculites, ocorre uma inflamação vascular não destrutiva, com formação de
trombo inflamatório e hipercelular, mas com manutenção da estrutura
normal do vaso afetado, particularmente em relação à lâmina elástica
interna, que permanece preservada.

Palavras-chave: tromboangiite obliterante; doença de Buerger; síndrome
de Winiwarter-Buerger.

EPIDEMIOLOGIA

Apesar de apresentar distribuição mundial, a tromboangiite obliterante (TAO) é mais prevalente no Oriente Médio e no Extremo
Oriente do que na América do Norte e na Europa Ocidental.
Estima-se que a incidência anual na população norte-americana[1]
seja de cerca de 12/100 mil habitantes. Tem sido observado um
declínio substancial ao longo dos últimos 50 anos, provavelmente
relacionado às campanhas antitabagismo e à maior conscientização da população.

Há peculiaridades geográficas e étnicas, o que sugere o envolvimento de fatores ambientais ou genéticos ainda não definidos.
A alta prevalência em algumas áreas tem sido atribuída ao uso de
alguns tipos específicos de tabaco, incluindo os cigarros *bidi* no
Ceilão e em Bangladesh e *kawung* na Indonésia.

A TAO constitui a segunda causa mais comum de obstrução
crônica dos membros inferiores. A taxa de prevalência entre todos
os pacientes portadores de doença arterial periférica (DAP) tem
sido relatada tanto em faixas de 0,5 a 5,6% na Europa Ocidental
quanto em faixas de 45 a 63% na Índia e de 16 a 66% na Coreia e
no Japão, podendo chegar a 80% em Israel.

Apesar de originalmente descrita em homens, a TAO também
ocorre em mulheres – que corresponde a cerca de 20% dos casos
em alguns estudos realizados nos EUA.[3] O número de mulheres
acometidas pela TAO, provavelmente, aumentou em relação aos
índices do passado, refletindo a maior incidência do tabagismo
entre mulheres desde a segunda metade do século XX.

ETIOPATOGENIA

A etiopatogenia da TAO permanece desconhecida; todavia, sabe-se
que a exposição aos derivados do tabaco é o principal fator de
risco relacionado ao início do quadro, à persistência, à progressão e à recorrência da doença.[4] A fumaça do cigarro contém uma
variedade de substâncias que podem contribuir para a disfunção
da célula endotelial, com ativação de plaquetas e leucócitos, que
resultam em trombose e angiite.

Outros fatores ambientais também podem estar envolvidos no
início e na progressão do quadro, como um contexto de baixo nível
socioeconômico, com ansiedade e estresse psicológico crônico, tendência ao tabagismo inveterado e higiene oral precária. Estudos já
demonstraram a presença de bactérias orais, como a *Porphyromonas
gingivalis*, em amostras de trombos na TAO, sugerindo a possível
influência da flora bacteriana oral como possível patógeno na disfunção endotelial, por meio de um mecanismo autoimune.[5] Além
disso, o estresse mental e a ansiedade crônica, como consequência
da pobreza e do baixo nível socioeconômico, podem promover
reações inflamatórias e modulá-las, em um mecanismo chamado
"inflamação neurogênica". Os neurotransmissores podem afetar a
função plaquetária e induzir eventos trombóticos segmentares.[6]

Diversos estudos já foram conduzidos em busca de um substrato
genético para a TAO. Apesar de ter sido sugerido que a suscetibilidade relacionada à doença seja, pelo menos em parte, controlada
por genes envolvidos na imunidade inata e adaptativa, a presença
de algum *locus* do antígeno leucocitário humano (HLA, do inglês
human leukocyte antigen), particularmente, tem sido controversa.
Até o momento, tem sido relatado como *loci* dominantes em pacientes portadores de TAO: o HLA-B5 e o HLA-A9 no Reino Unido, o
HLA-B54 no Japão, o HLA-B40 na Índia e o HLA-DR4 em Israel.[7,8]
Todavia, nenhum desses substratos genéticos pode explicar o início da doença. Assim, mais estudos são necessários para determinar qual o papel exato da predisposição genética na patogênese
dos eventos isquêmicos.

A TAO difere de outras formas de vasculite em alguns aspectos
importantes, sobretudo histopatologicamente, por poupar relativamente a parede do vaso sanguíneo, principalmente em relação
à lâmina elástica interna, que permanece intacta nas três fases
da doença. A principal característica da fase aguda é a formação de
trombo hipercelular e inflamatório, com mínima inflamação na
parede vascular do vaso afetado. Nessa fase, leucócitos polimorfonucleares (PMN) são as células predominantes. Na fase subaguda,
os PMN são circundados por inflamação granulomatosa, que pode
levar à organização e à recanalização do trombo. Na fase final,
observa-se o trombo maduro, com fibrose vascular.[6]

QUADRO CLÍNICO

A apresentação clínica típica ocorre em pacientes tabagistas, entre
a terceira e a quarta década de vida, e é caracterizada por uma síndrome isquêmica distal dos membros inferiores e/ou superiores.
O quadro clínico depende do segmento arterial e do grau de acometimento. Habitualmente, inicia-se com claudicação intermitente,
com rápida evolução para a forma incapacitante, podendo ocorrer
isquemia crítica da extremidade, com dor isquêmica de repouso,
frialdade, palidez, cianose, fenômeno de Raynaud, hipotermia,
úlceras, áreas de necrose associadas ou não à infecção, além de
gangrena (Figura 101.1). O acometimento é frequentemente assimétrico e nem todos os pododáctilos ou quirodáctilos são afetados
no mesmo grau (Figura 101.2). A dor "em queimação" com exacerbações agudas, que se apresentam como ritmo circadiano, pode ser
de forte intensidade (Figura 101.3). Pacientes podem apresentar-se
com fácies de dor ou adotando posição antálgica, por vezes, sem
tolerar o decúbito, mantendo-se sentados e com o membro pendente (Figura 101.4). O processo inflamatório é intermitente, com
períodos de quiescência que podem durar semanas, meses ou anos.

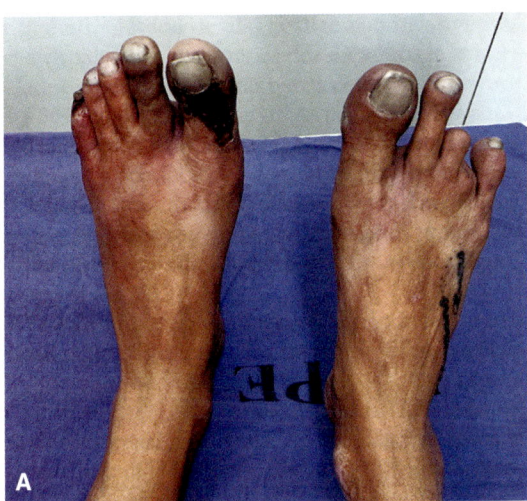
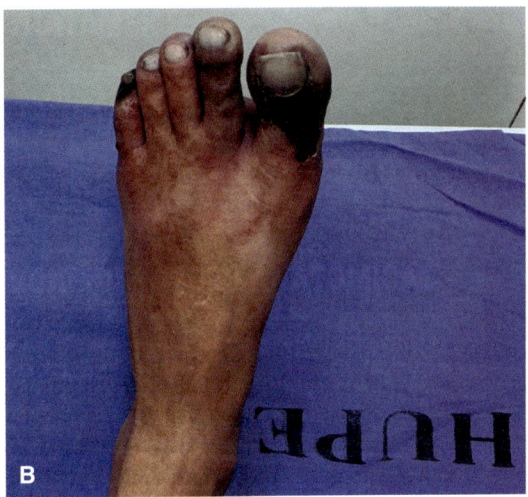
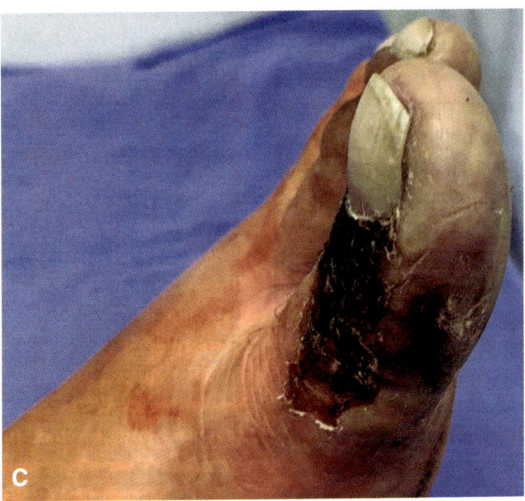

FIGURA 101.1 **A.** Paciente de 28 anos, tabagista, com amputação prévia de 3º e 4º pododáctilos à direita, com descompensação à esquerda. **B.** Lesões necróticas e infectadas em hálux, 2º e 5º pododáctilos à esquerda. **C.** Aspecto da lesão necrótica em hálux, com áreas de cianose e palidez.

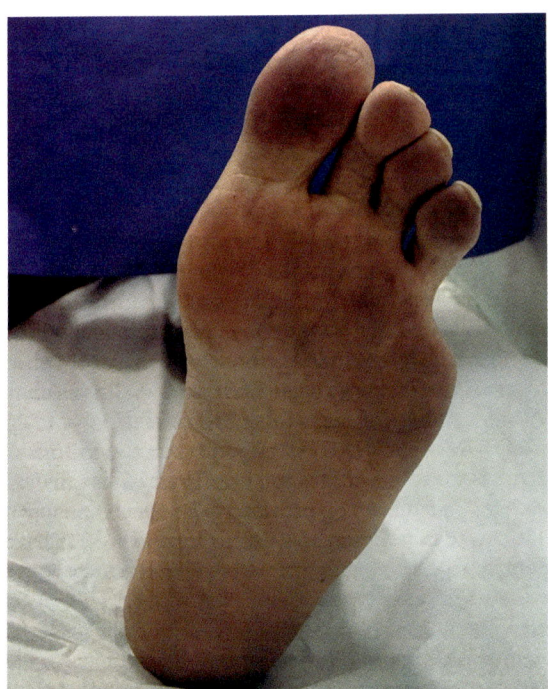

FIGURA 101.2 Paciente com diagnóstico de tromboangiite obliterante e amputação prévia de 5º pododáctilo esquerdo, com fenômeno de Raynaud.

Quadros de trombose venosa superficial (TVS) do tipo migratória também podem estar associados, ocorrendo em 40 a 50% dos casos de TAO, podendo preceder ou ser paralela à atividade de doença arterial.[9]

Alguns autores descreveram a associação com um perfil psiquiátrico relacionado a transtornos da ansiedade e da depressão, além de um tipo de personalidade com tendências autoagressivas e de negligência ou negação da doença.[10]

Ao exame físico, os pulsos distais são comumente ausentes ou diminuídos, mas podem ser normais nos casos de acometimento ultra distal. O índice tornozelo-braquial, em geral, é diminuído (menor que 0,4), com registro de fluxo, ao Doppler de ondas contínuas, de baixa amplitude ou ausente, mas também pode ser normal em casos de acometimento ultradistal. O acometimento simultâneo de extremidades superiores e inferiores está presente em cerca de 20 a 25% dos casos, também podendo ocorrer o fenômeno de Raynaud.[11]

DIAGNÓSTICO

O diagnóstico deve ser baseado em achados clínicos e de imagem, e diversos critérios já foram propostos – todavia, ainda não há um critério uniformemente aceito para o diagnóstico.

Foi proposto por Shionoya et al., do Japão, um conjunto de cinco critérios clínicos diagnósticos, sendo eles: história de tabagismo,

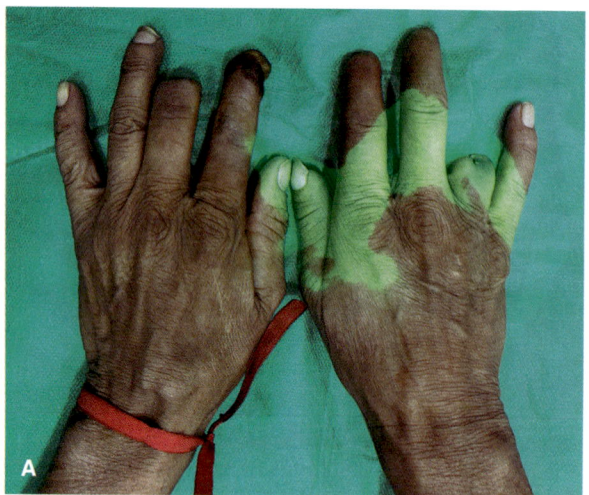

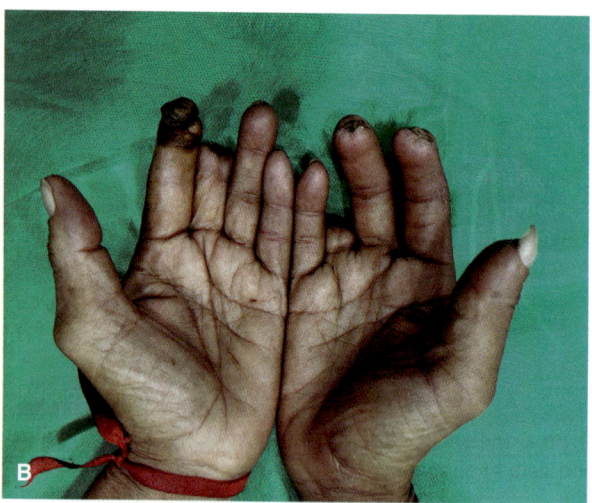

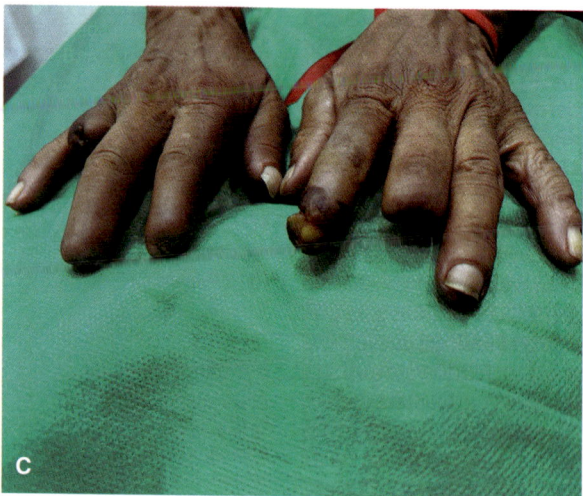

FIGURA 101.3 Paciente de 36 anos, tabagista, com diagnóstico de tromboangiite obliterante e amputação prévia de 4º e de falange distal de 2º e 3º quirodáctilos à direita. Apresentando lesão necrótica infectada em 2º quirodáctilo esquerdo, com exposição óssea.

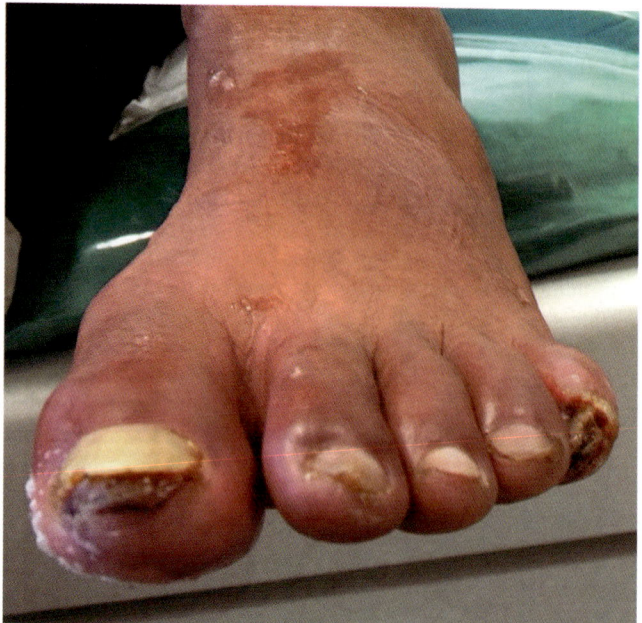

FIGURA 101.4 Paciente de 38 anos, tabagista, com diagnóstico de tromboangiite obliterante, com amputação suprapatelar prévia à direita, em uso de prótese. Lesões necróticas em hálux e 5º pododáctilo, com dor em repouso e posição antálgica.

início do quadro antes dos 50 anos, oclusão arterial infrapoplítea, envolvimento tanto de membros superiores quanto de TVS migratória e ausência de outros fatores de risco para aterosclerose, além do tabagismo.[12] Uma vez que os critérios clínicos estão presentes, a doença oclusiva distal restrita a artérias de pequeno e médio calibres deve ser objetivamente confirmada.

Já Olin et al., dos EUA, propuseram critérios clínicos semelhantes (idade menor que 45 anos, história atual ou recente de tabagismo, presença de isquemia em extremidade distal, representada por claudicação, dor em repouso e úlcera isquêmica ou gangrena) que devem ser documentados por teste vascular não invasivo, com exclusão de fonte embólica proximal por ecocardiograma e arteriografia, além de achados arteriográficos consistentes nos membros clinicamente envolvidos.[11]

Diante da suspeita clínica, o ecodoppler colorido (ECD) arterial deve ser o exame de imagem inicial, por ser não invasivo e poder demonstrar um padrão de afilamento progressivo da luz, seguido de oclusões segmentares em artérias tronculares infrapatelares e/ou de antebraços, conhecido como "afilamento em rabo-de-rato" (Figura 101.5), além de poder evidenciar a ausência de calcificações ou placas ateroscleróticas e a presença de circulação colateral desenvolvida (Figura 101.6). Os segmentos aortoilíaco e femoropoplíteo geralmente são normais, sem estenoses; no entanto, há relatos de forma atípica de TAO, com envolvimento concomitante da artéria femoral superficial.

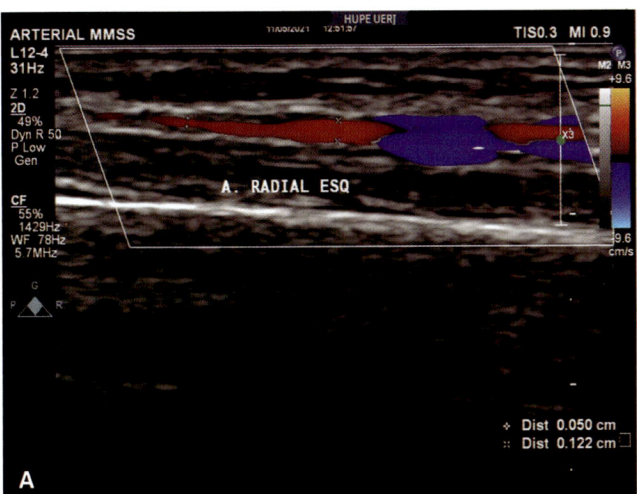

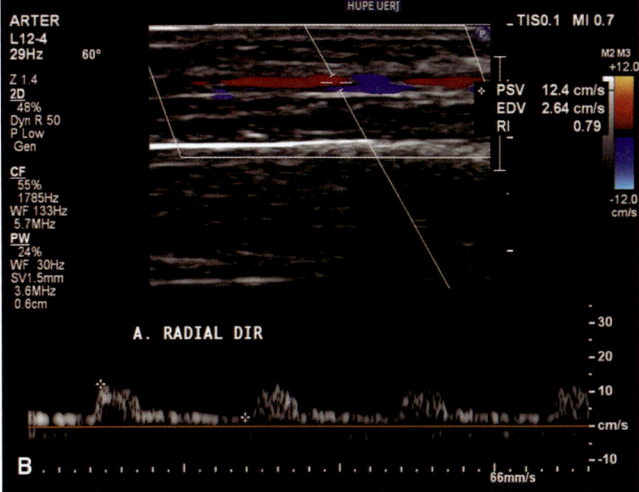

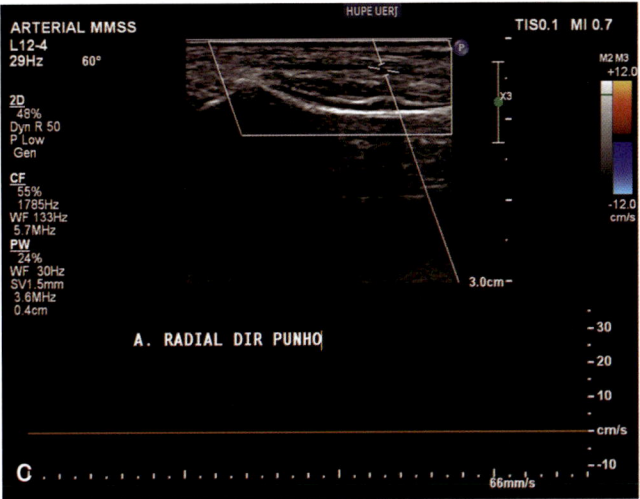

FIGURA 101.5 A. Ecodoppler colorido arterial do membro superior, demonstrando artéria radial com afilamento progressivo da luz em terço médio e oclusão em terço distal. **B.** Fluxo amortecido em terço médio de artéria radial, ao Doppler espectral. **C.** Oclusão de artéria radial distal, sem fluxo detectável ao Doppler.

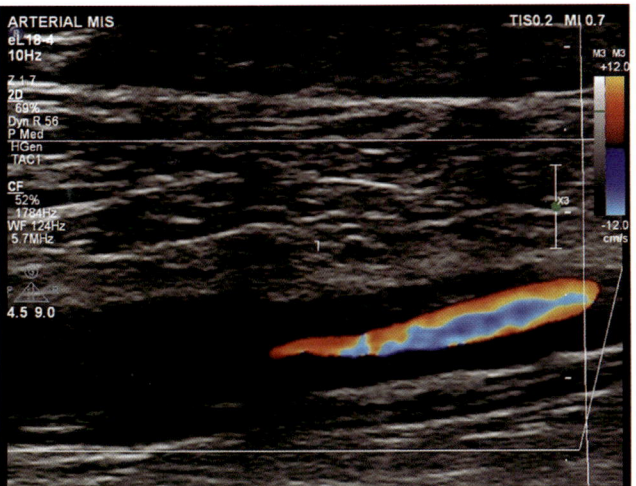

FIGURA 101.6 Ecodoppler colorido arterial do membro inferior, demonstrando afilamento progressivo e oclusão "em rabo-de-rato" de artéria tibial posterior.

A angiografia não é mandatória,[13] mas pode ser importante para o diagnóstico complementar e deve ser considerada em todos os pacientes com indicação de intervenção cirúrgica ou de amputação, sendo útil na visualização dos arcos palmar e plantar, com

achados que podem ser altamente sugestivos de TAO, porém não são patognomônicos, como:

■ Presença abundante de rede de colaterais, que ocorre nos casos crônicos e assume configurações típicas descritas como em "saca-rolhas" ou em "raízes de árvore" (Figura 101.7)
■ Oclusões arteriais distais, geralmente mais segmentares do que difusas, com abrupta transição entre um vaso de aparência normal e uma oclusão súbita. Tortuosidade nos segmentos recanalizados também pode ser observada
■ Ausência de calcificações ou placas ateroscleróticas.

Não há marcadores laboratoriais específicos para o diagnóstico da TAO; todavia, exames complementares são essenciais, sobretudo para o diagnóstico diferencial, com diversas condições, como: angiopatia diabética, aterosclerose precoce, doenças do tecido conjuntivo ou hematológicas, vasculites, trombofilias congênitas ou adquiridas, fontes embólicas proximais (aneurismas, costelas cervicais), lesões locais (aprisionamento da artéria poplítea ou doença cística adventicial) e ergotismo ou uso de outros medicamentos potencialmente vasoconstritores.

Os marcadores laboratoriais de inflamação, como a velocidade de hemossedimentação (VHS) ou proteína C reativa (PCR), podem estar normais ou discretamente aumentados; portanto, não são válidos para avaliar atividade de doença – até o momento, não há critério definidor de atividade de doença na TAO.

A videocapilaroscopia[14] é limitada por revelar mudanças morfológicas inespecíficas e diminuição da densidade capilar, mas pode ser muito útil no diagnóstico diferencial com esclerodermia, sobretudo nos casos de apresentação clínica com fenômeno de Raynaud e úlceras digitais.

A biopsia arterial não é mandatória para o diagnóstico e dificilmente é factível, mas deve ser considerada se houver indicação de amputação ou um segmento arterial com acometimento típico, em que a biopsia possa ser realizada, sem prejuízo ao membro. Os achados, ao exame histopatológico, podem ser caracterizados por intensa inflamação celular da parede do vaso, com presença de trombo hipercelular e preservação da lâmina elástica e da arquitetura da parede vascular.[13]

TRATAMENTO

O tratamento da TAO deve ter por objetivo maior o salvamento do membro acometido e a redução da morbidade cardiovascular, sendo o seu pilar primordial a completa interrupção do tabagismo ativo e passivo, tanto por sua toxicidade na célula endotelial quanto pelo vasospasmo provocado. A interrupção total do tabagismo ou de seus derivados, sob qualquer forma, é a única estratégia comprovada na prevenção da progressão da TAO e da amputação (Figura 101.8). A correlação entre o tabagismo e a atividade de doença é tão forte, que medidas como a redução do número de cigarros, mascar o tabaco ou fazer uso de adesivos de reposição de nicotina não são suficientes para interromper a atividade de doença. Portanto, deve-se

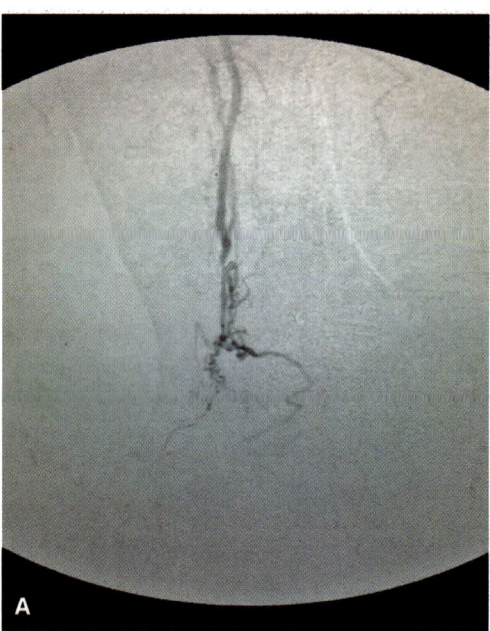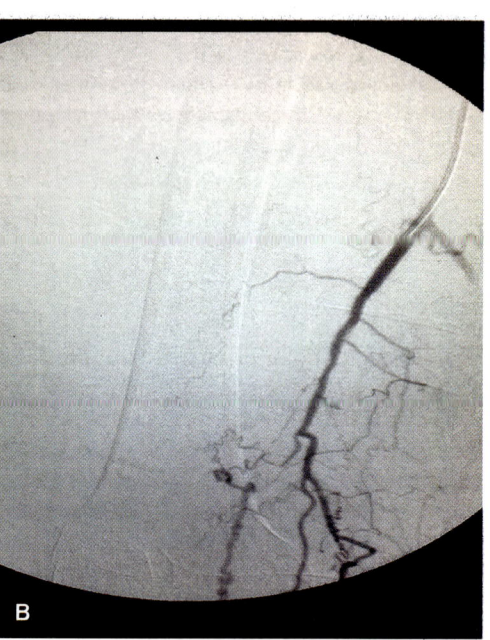

FIGURA 101.7 Angiografia do membro inferior, demonstrando oclusão arterial e circulação colateral desenvolvida "em saca-rolhas".

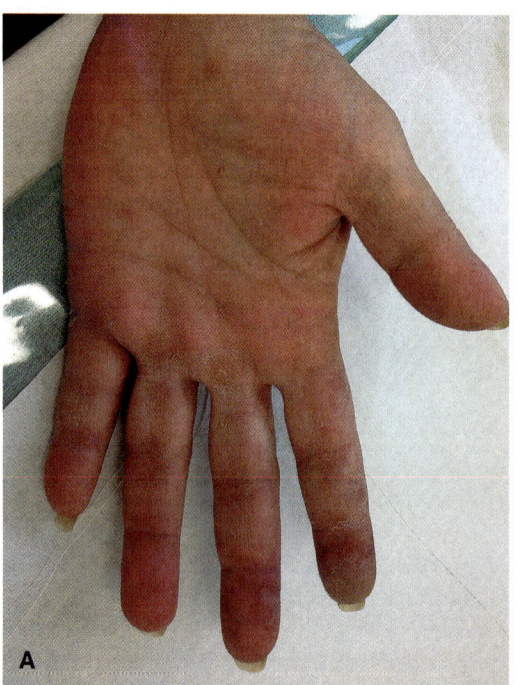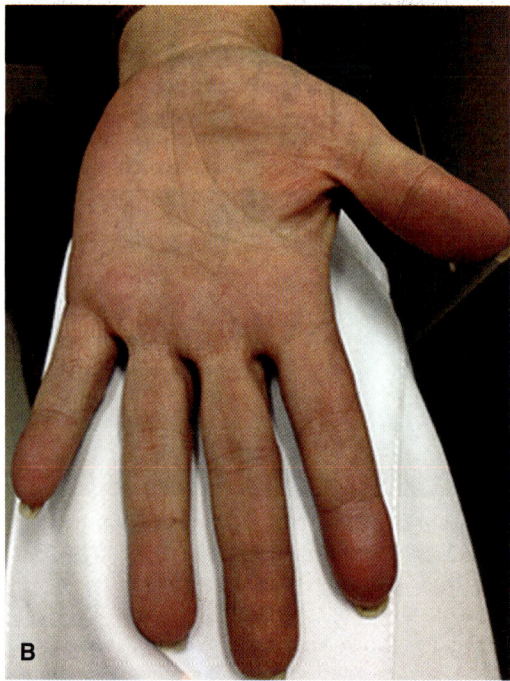

FIGURA 101.8 A. Paciente de 31 anos, tabagista, com diagnóstico de tromboangiite obliterante, com eritrocianose não fixa em 2º, 3º e 4º quirodáctilos. **B.** Melhora evolutiva significativa, após interrupção do tabagismo.

aconselhar pacientes e membros de suas famílias sobre o papel do tabaco na perpetuação do processo da doença e oferecer terapias adjuvantes, incluindo grupos de ajuda antitabagismo e tratamento medicamentoso com bupropiona ou vareniclina, visando auxiliar a descontinuação do uso. Além disso, a higiene oral também deve ser orientada e aconselhada. Quanto mais precoce for a interrupção do tabagismo, melhor será o prognóstico. A cicatrização de úlceras isquêmicas só pode ser esperada após a interrupção do tabagismo. Estima-se que se não houver gangrena até a interrupção do tabagismo, a chance de necessidade de amputações será reduzida em até 94% dos casos. Naqueles pacientes que continuam a ter doença ativa, apesar das alegações de cessação do tabagismo, podem ser realizadas dosagens urinárias de nicotina ou de seu subproduto metabólico, a cotinina, visando determinar se o paciente ainda fez uso do tabaco, de produtos de reposição de nicotina ou se sofreu exposição ambiental à grande quantidade de fumaça.

A terapêutica farmacológica específica permanece limitada, mas a administração de prostanoides, que são agentes vasodilatadores potentes, tem sido avaliada por diversos estudos, com recomendação do benefício de seu uso, com nível de evidência A, na revisão do consenso para DAP (TASC II). Atualmente, duas prostaglandinas sintéticas são principalmente utilizadas no tratamento da isquemia crítica na TAO:

- Prostaglandina E1 (*alprostadil*): exerce ação vasodilatadora por meio da ligação aos receptores celulares da musculatura lisa vascular, que leva ao aumento do monofosfato de adenosina cíclico (AMPc) intracelular e gera diminuição da entrada de íons de cálcio, levando ao seu relaxamento. É descrito que esse aumento do AMP cíclico também pode levar à inibição da função plaquetária, exercendo algum grau de ação antiagregante plaquetária. Está disponível em nosso meio e pode ser administrado por via intravenosa ou intra-arterial, por períodos de 3 a 4 semanas
- Prostaglandina I2 (*iloprost, beraprost, treprostinil de sódio*): são análogos da prostaciclina, agem diminuindo o espasmo arteriolar e as concentrações de selectina, atuam na função endotelial, além de inibirem a agregação plaquetária e ativarem a fibrinólise. Ainda não estão disponíveis em nosso meio; o *iloprost* é considerado o mais eficaz por alguns autores, e pode ser administrado por via intravenosa por períodos de 2 a 4 semanas. O *beraprost* é administrado por via oral, e o *treprostinil*, por via subcutânea.

O grupo europeu de estudos em TAO publicou o resultado de ensaio clínico controlado e duplo-cego, com *iloprost* e placebo, no tratamento de pacientes com dor de repouso ou lesão trófica por TAO. Os resultados foram semelhantes quanto à cicatrização total das lesões em ambos os grupos, mas no grupo que usou *iloprost*, houve significativamente maior alívio na dor de repouso, sem necessidade de outros analgésicos.[15]

Mesmo nos casos de atividade aguda de doença, o uso de anticoagulantes e/ou de antiagregantes plaquetários, como ácido acetilsalicílico ou clopidogrel, não demonstrou eficácia em prevenir a progressão da trombose na TAO.[16] Agentes anti-inflamatórios e imunossupressores, como corticosteroides e ciclofosfamida, não se mostraram benéficos na TAO.

Recentemente, foram publicados os resultados positivos de estudo que avaliou o uso da bosentana no tratamento de úlceras digitais na TAO. Esse medicamento é um antagonista oral do receptor da endotelina, cujo uso já está consagrado no tratamento da hipertensão pulmonar crônica. A dose utilizada foi derivada da indicação, já aprovada, para profilaxia de úlceras digitais em pacientes portadores de esclerodermia. Seu uso baseia-se na identificação de autoanticorpos direcionados a receptores agonistas da endotelina, cuja ligação pode ser bloqueada.[17]

A dor isquêmica de repouso pode ser grave o bastante para necessitar de admissão hospitalar, visando a uma analgesia efetiva. A administração de analgésicos narcóticos, com combinação de morfina e opioides em altas doses, pode ser necessária. Antidepressivos também podem ser associados para atuação no componente neuropático da dor. Anestesia epidural e bloqueio neuronal são frequentemente utilizados. A simpatectomia, particularmente lombar, já foi avaliada em séries de casos, para tratamento de pacientes com dor grave e refratária ou com lesões isquêmicas de difícil cicatrização, com o objetivo de melhorar o vasoespasmo, mas seus resultados têm eficácia transitória e seu papel permanece controverso. Estudos mais recentes revelaram a inferioridade da simpatectomia em relação à terapia com *iloprost* intravenoso;[18] portanto, atualmente, não há evidências para a indicação da simpatectomia na TAO.

Alguns relatos de casos publicados de pacientes portadores de TAO mencionam o uso de vasodilatadores, como bloqueadores do canal de cálcio (nifedipino ou anlodipino), alfabloqueadores e sildenafila, para a redução do vasoespasmo e o aumento da distância de marcha. Contudo, eles não foram avaliados em estudos prospectivos. Em revisões recentes, não houve evidência do benefício clínico do uso de cilostazol ou pentoxifilina.[19]

As lesões ulceradas isquêmicas devem ter sua abordagem baseada nos modernos padrões de tratamento para feridas, com coberturas apropriadas. Quando houver infecção em úlceras, partes moles ou ossos, essa deve ser tratada com antibiótico de amplo espectro e desbridamento limitado, quando necessário. As lesões não infectadas devem receber limpeza local, controle da dor, e as amputações devem ser postergadas, sempre que possível. Em caso de gangrena seca, a amputação deve ser adiada até que a lesão esteja completamente delimitada e que o paciente tenha permanecido livre de tabaco por período significativo.

A maior parte dos autores admite que a revascularização raramente está indicada na TAO e não deve ser considerada na ausência de isquemia crítica. Por outro lado, todo paciente com isquemia crítica deve ser avaliado quanto a possibilidade de revascularização, seja por método convencional, seja por método endovascular. Essa abordagem nem sempre é factível, tanto pelo perfil da doença, com envolvimento segmentar e difuso, quanto por sua natureza oclusiva distal. A arteriografia deve ser considerada para pacientes com risco de amputação maior, porém menos de 10% desses apresentam leito distal apropriado para revascularização.[13] Contudo, nos casos em que há leito distal disponível, a cirurgia de revascularização com enxerto de veia autóloga deve sempre ser considerada para o tratamento da isquemia grave. Entretanto, os resultados são subótimos, com taxas de perviedade primária de 41, 32 e 30%, e taxas de permeabilidade secundária de 54, 47 e 39% em 1, 5 e 10 anos, respectivamente.[19] Há relatos esparsos na literatura quanto ao tratamento endovascular para a TAO, incluindo angioplastia, uso de *stent* e trombectomia ou trombólise intra-arterial. Não há consenso quanto ao benefício da angioplastia transluminal percutânea (PTA) para o tratamento da TAO, provavelmente por sua natureza difusa, inflamatória e trombótica.[20] No entanto, estudos comparativos concluíram que a revascularização endovascular é uma opção aceitável para o salvamento do membro, quando a realização da cirurgia de *bypass* não for factível. Quando comparada ao *bypass* de veia autóloga, o tratamento endovascular foi associado às taxas similares de sobrevida livre de amputação, mas também às maiores taxas de falência imediata e às menores taxas de perviedade primária e secundária.[21] A durabilidade dos resultados da PTA também depende da abstinência ao tabaco. Em outra série de casos de TAO atípica, com isquemia crítica por envolvimento da artéria femoral superficial, em adição a artérias infrapoplíteas, houve boa resposta à PTA nas artérias acima do joelho, com melhora clínica em todos os pacientes.[22]

A angioplastia subintimal tem sido descrita para a terapia endovascular em pacientes com TAO. Todavia, para evitar o risco potencial de dissecção ou ruptura, a recanalização subintimal deve ser reservada aos pacientes em que a abordagem intraluminal não seja factível ou tenha falhado.[23,24] Teoricamente, a fibrinólise intra-arterial poderia ser efetiva para o trombo fresco, na fase aguda da TAO. Entretanto, na maioria dos casos, pelo tempo de início dos sintomas, o trombo já se encontra organizado e resistente à trombólise. Em um estudo com 11 pacientes com gangrena que foram tratados com o uso de estreptoquinase intra-arterial, foi possível evitar ou alterar o nível de amputação em 58,3% dos membros.[25] A taxa de amputações é alta, variando de 6,9 a 75% nos pacientes com TAO em 3 a 10 anos de seguimento. As amputações menores são predominantes, e a taxa de amputações maiores é de cerca de 31%.

O implante de estimuladores elétricos da coluna posterior (EECP) da medula espinal[26] foi descrito como uma opção alternativa para casos extremos de isquemia crítica refratária. Essa técnica de alto custo baseia-se no estímulo de um marca-passo ao nível de T10 a L1, induzindo à parestesia na extremidade inferior e aliviando a dor isquêmica, por redução do tônus simpático e aumento de fluxo. No entanto, não há evidência prospectiva e randomizada de que o EECP possa cicatrizar lesões isquêmicas na extremidade, e o comitê TASC não encontrou evidências para encorajar o seu uso.

Ao longo da última década, foram publicados estudos experimentais de terapia gênica[27] com o uso do fator de crescimento endotelial vascular, administrado por via intramuscular nos membros de pacientes com TAO, com cicatrização de úlcera isquêmica em cerca de 50% do grupo estudado. Já estudos com terapia de células-tronco autólogas, derivadas da medula óssea ou de sangue periférico, na isquemia crítica, incluindo a TAO, demonstraram resultados positivos a longo prazo. Porém, um maior número de estudos controlados e comparativos, envolvendo pacientes, ainda se faz necessário.[28]

CONSIDERAÇÕES FINAIS

Até o momento, ainda não há um tratamento inteiramente eficaz para a TAO, fazendo-se necessário o desenvolvimento de linhas de pesquisa, visando ao melhor entendimento quanto à sua etiologia, e de uma terapia efetiva para o seu controle. O prognóstico para pacientes com TAO, em relação à perda do membro, é significativamente pior do que em pacientes tanto com aterosclerose quanto com variadas formas de vasculite autoimune necrosante.[29] A alta taxa de amputações, principalmente em pacientes jovens, contribui significativamente para o impacto pessoal, social e financeiro da doença.

As referências bibliográficas deste capítulo se encontram no Ambiente de aprendizagem do GEN.

102

Vasculites dos Grandes Vasos

Carmen Lucia Lascasas Porto ■ Ana Letícia de Matos Milhomens ■
Ana Claudia Gomes Pereira Petisco ■ Carla Motta

INTRODUÇÃO

Vasculites fazem parte de um grupo de doenças complexas e raras, cuja principal característica é a inflamação dos vasos sanguíneos,[1] podendo resultar em isquemia e dano permanente aos tecidos e órgãos envolvidos, com alta morbimortalidade.[2]

A nomenclatura das vasculites sistêmicas foi inicialmente idealizada em 1952 por Pearl Zeek,[2] aprimorada em 1994 e revisada em 2012 pelo *Chapel Hill Consensus Conference* (CHCC).[3,4] Ela preconiza como fator fundamental a predominância do calibre dos vasos atingidos, subdividindo as vasculites nos quatro seguintes grupos: vasculites dos grandes vasos (VGVs), que agrupam a aorta e seus ramos principais; vasculites de médios vasos, que incluem as artérias viscerais principais e seus ramos; vasculites de pequenos vasos, que acometem as pequenas artérias intraparenquimatosas, arteríolas, capilares e vênulas, mesmo que outros calibres sejam também acometidos; e vasculites de vasos variáveis, que não lesionam um tipo predominante de calibre de vaso.[2-4]

A arterite de células gigantes (ACG) e a arterite de Takayasu (ATK) são as duas principais VGVs.[5] Nelas, predomina o acometimento da aorta e de seus ramos principais, todavia, todos os calibres de vasos podem ser atingidos nesse grupo.[5,6]

Caracteristicamente, as VGVs são vasculites granulomatosas[5] e todas as camadas arteriais são envolvidas na inflamação (pan-arterite), provocando espessamento mural, perda da elasticidade da artéria e evolução para estenose, oclusão ou formação de aneurisma.[7]

A ultrassonografia vascular colorida (USVC) é atualmente o exame de escolha, substituindo a biopsia para a ACG, e a ressonância magnética (RM) é o método de diagnóstico para a ATK.[6,8,9]

Nas VGVs, a diagnose e o tratamento precoces são fundamentais para a profilaxia de complicações isquêmicas catastróficas, como amaurose, infarto agudo do miocárdio (IAM), acidente vascular encefálico (AVE) e morte.[1,10]

Apesar das muitas semelhanças entre si,[1,5] elas respondem diferentemente ao tratamento com o mesmo produto biológico,[11,12] sendo essencial a distinção entre elas.

Os glicocorticoides (GCs) são o tratamento básico para a ACG, e o tocilizumabe (TCZ) foi também aprovado pela Food and Drug Administration (FDA) dos EUA para o tratamento da ACG.[5] Na ATK, os GCs são fundamentais, assim como sua associação com poupadores de corticosteroides sintéticos e biológicos.[5,8]

ARTERITE DE CÉLULAS GIGANTES

Resumo

A ACG é a mais comum vasculite granulomatosa de grandes vasos. Ocorre em adultos a partir de 50 anos, geralmente caucasianos norte-europeus, sobretudo em mulheres. Sua incidência varia de 10 a 30 a cada 100 mil pessoas.

A ACG compreende três subgrupos fenotipicamente diferentes: ACG craniana (ACG-c); ACG de grandes vasos (ACG-gv) ou extracraniana e ACG mista (ACG-m). A ACG-c é considerada emergência médica pelo risco de amaurose súbita e irreversível.

Os sintomas inespecíficos são febre baixa, mal-estar, astenia, anorexia, perda ponderal; e os clássicos, cefaleia, claudicação mandibular, distúrbios visuais associados ou não à polimialgia reumática (PMR) e à poliartralgia.

Elevação dos níveis de marcadores de atividade inflamatória, como velocidade de hemossedimentação (VHS), proteína C reativa (PCR), leucopenia e anemia, é esperada.

A ultrassonografia vascular colorida (USVC) já é indicada pelo American College of Rheumatology (ACR)/pela European League of Associations for Rheumathology (EULAR) como exame de escolha (sinal do halo e da compressão) em centros de excelência.

O tratamento baseia-se nos GCs, poupadores de corticosteroides e imunobiológicos.

Palavras-chave: arterite temporal; arterite de células gigantes; arterite de Horton; polimialgia reumática; vasculite dos grandes vasos; cegueira.

ETIOPATOGENIA

Associações genéticas

Sabe-se que a ACG se correlaciona com o sistema de antígenos leucocitários humanos HLA-DRB1*0401, HLA-DRB1*0304, HLA-DQA1*0301 e HLA-DQA1*0302.[13]

Há evidência de aumento de prevalência ligada à etnia, à agregação familiar e a associações genéticas múltiplas que sugerem ligação ao sistema de antígeno leucocitário humano (HLA) da classe II.[14] Por ser doença rara, o número de *loci* identificados permanece baixo.[15] Os genes que codificam citocinas pró-inflamatórias podem aumentar o risco de complicações isquêmicas, PMR e doença recorrente.[14,16]

Infecção

Há possível correlação entre algumas infecções como as causadas por diferentes agentes virais e bacterianos, como: herpes-vírus simples, clamídia, micoplasma, vírus Epstein-Barr, parvovírus B19 e vírus varicela-zóster (VVZ) após o início do quadro da ACG.[7,17,18]

Fatores geoambientais

Não há comprovação de que fatores geoambientais, como clima, latitude, exposição solar, situação socioeconômica e vida no campo ou na cidade, sejam causadores de ACG.

EPIDEMIOLOGIA

A ACG é o tipo mais comum de vasculite sistêmica dos grandes vasos, com incidência entre 10 e 30 casos por 100 mil adultos acima dos 50 anos,[19] com pico de incidência entre 70 e 80 anos. As mulheres representam 65 a 75% dos pacientes.[13]

Essa vasculite afeta principalmente os caucasianos e tem maior incidência em países norte-europeus e em populações descendentes de escandinavos, sendo rara em populações asiáticas e negras do Caribe/da África.[19]

As artérias cranianas mais comumente afetadas são as temporais, oftálmicas, ciliares curtas, ciliares posteriores e vertebrais.[20]

FISIOPATOLOGIA

A partir de um gatilho desconhecido, ocorre a maturação anormal das células dendríticas vasculares (CDVs) na adventícia das paredes dos grandes vasos, que ativadas recrutam e acionam células T não diferenciadas – linfócitos CD4,[13,21] que são estimulados e se diferenciam em células *T-helpers* (Th) 1, Th17 e em células T reguladoras.[13,16] Essas células se engajam com os macrófagos e desencadeiam uma inflamação da *vasa vasorum* (vasa vasorite), o que provoca o espessamento da camada adventícia.[22]

Os macrófagos da túnica adventícia da parede do vaso produzem interleucina (IL)-6, IL-1β, IL-17e IL-33, favorecendo a perpetuação de uma reação inflamatória local que se organiza em torno de folículos linfoides terciários e originam as manifestações clínicas.[17,23]

Essa inflamação crônica promove a formação de granulomas (células gigantes) na camada média, que são característicos da doença.[16,24,25] A interferona gama (IFN-γ) também estimula a diferenciação e a fusão de macrófagos altamente ativados para a formação de células gigantes multinucleadas.[16,23]

Na túnica média, os macrófagos e as células gigantes secretam metaloproteinases, endotelina, neutrofinas, espécies reativas de oxigênio (ERO$_2$), entre outras substâncias, que, em conjunto com a IL-6, degradam a lâmina elástica interna e outros componentes do tecido. As células arteriais lesionadas reagem ao dano por meio do reparo disfuncional.[13,16]

Macrófagos e células gigantes também produzem fatores de crescimento derivados de plaquetas (PDGF, do inglês *platelet-derived growth factor*) e de células endoteliais (VEGF, do inglês *vascular endothelial growth factor*), responsáveis pela neovascularização das camadas média e adventícia, e cuja expressão correlaciona se com a hiperplasia medio intimal, que promove o espessamento mural do vaso com subsequente estenose e oclusão vascular, responsável pelos fenômenos isquêmicos da doença,[16] atestando o remodelamento arterial.[26]

Finalmente, a neovascularização arterial participa da sustentabilidade do recrutamento de linfócitos.[16] A ação conjugada das ERO$_2$ e das células endoteliais na neovascularização podem contribuir no recrutamento dos linfócitos e macrófagos e perenizar a inflamação.[26]

FATORES DE RISCO

Numerosos estudos identificaram patógenos, variantes genéticas e senilidade como elementos que predispõem a doença. Assim, tabagismo e história de doença cardiovascular são fatores de risco para ACG.[13,16]

QUADRO CLÍNICO

Em geral, a ACG se inicia insidiosamente, ao longo de semanas a meses, também podendo ocorrer de maneira abrupta em 20% dos casos. As manifestações são relacionadas a efeitos sistêmicos e localizados da inflamação vascular.[13,27]

Os sintomas constitucionais ou prodrômicos ocorrem em 50% dos casos[13,27] e incluem: febre geralmente baixa, mas eventualmente pode chegar a 39 a 40°C, podendo ser remitente, mal-estar; fadiga fácil; sudorese noturna; anorexia; perda ponderal involuntária > 2 kg; polimialgia e poliartralgia.[9,23,27,28]

Os sintomas locais variam de acordo com a localização do vaso afetado.[23,27]

Os sintomas craniais são:

- Cefaleia: considerada como um sinal cardinal, com prevalência de 71 a 85% nas ACG.[29] Ela é classicamente constante, de início súbito e localizada nas regiões temporal e occipital.[29] Varia muito em intensidade e localização. Normalmente difere de qualquer outro tipo de cefaleia, sendo referida como "dor na cabeça". Esta pode ser generalizada, poupar o couro cabeludo completamente, ou afetar olhos, orelhas, rosto, mandíbula ou pescoço. Sensibilidade, proeminência e a pulsação diminuída da artéria temporal aumentam a probabilidade de ACG[15]
- Distúrbios visuais: amaurose é a complicação mais temida na ACG. A neuropatia óptica isquêmica anterior (NOIA) arterítica é a principal causa, ocorrendo em 80% dos casos.[29] Ela decorre

do envolvimento inflamatório das artérias ciliares curtas posteriores, ramos da artéria oftálmica, que irrigam a cabeça do nervo óptico, representada na fundoscopia pela palidez branco-giz do nervo óptico,[29-31] podendo associar-se à cegueira retiniana causada pelo oclusão da artéria central da retina.[30,32] A perda visual é indolor em 90% dos casos, podendo ser parcial ou total, unilateral ou bilateral; uma vez estabelecida, é irreversível. Pode ser precedida por embaçamento, amaurose fugaz ou diplopia, dor ou necrose na língua e/ou claudicação da mandíbula, mas geralmente ocorre sem aviso prévio e pode ser o sintoma de apresentação.[29] Pacientes não tratados com amaurose unilateral têm um risco de 50% de cegueira no outro olho, geralmente ocorrendo depois de alguns dias.[33]

No passado, a cegueira era relatada em 15 a 35% dos pacientes com ACG, atualmente estima-se que 15% dos pacientes com ACG apresentem complicações oftalmológicas, provavelmente devido ao maior reconhecimento da doença, ao início imediato da terapia e à implantação de clínicas de rápido atendimento direcionadas para o diagnóstico de ACG.[34]

Outras manifestações são: sensibilidade no couro cabeludo, claudicação mandibular e distúrbios visuais (diplopia, embaçamento, amaurose fugaz e perda visual). Dor ou necrose na língua ocorrem com menor frequência,[28] mas, quando relatadas, aumentam a probabilidade de ACG.[33]

As complicações raras são: AVE, manifestações cognitivas e psiquiátricas, plegia oculomotora e síndrome vestibular.

Os sintomas extracraniais incluem: claudicação de membros e sopros na região axilar; neuropatias também podem ocorrer.[9,35]

Polimialgia reumática ("pré-ACG")

A PMR é uma doença caracterizada por dor intensa e rigidez que pode envolver cintura escapular e quadril, pescoço, e os braços (bilateralmente).[36] O início do quadro é abrupto (pico em 2 semanas), é pior pela manhã, podendo haver rigidez matinal na cintura pélvica por mais de 45 minutos, além de comprometimento funcional e sintomas constitucionais.[37]

Arterite de células gigantes associada à polimialgia reumática

ACG deve ser considerada em pacientes com PMR com significativos sintomas constitucionais e/ou marcadores laboratoriais de fase aguda elevados, nos quais haja resposta inadequada aos GCs ou recaída.[17,23] Esses sintomas podem coincidir com a ACG-c, como um subconjunto clínico independente (arterite temporal/arterite de grandes vasos) ou em sobreposição com a PMR (Figura 102.1).[17]

Estudos de imagem demonstraram que até 1/3 dos pacientes com PMR apresenta inflamação subclínica dos grandes vasos no início da doença, sendo, por isso, considerada por alguns como uma variante da ACG.[13] Entre 40 e 50% dos pacientes com ACG também têm PMR, ao contrário dos pacientes com PMR, somente 16 a 21% dos pacientes têm ACG, talvez em consequência do compartilhamento de fatores de risco genéticos e da patogênese.[37]

DIAGNÓSTICO

A Diretriz de 2018 da EULAR revolucionou os conceitos de diagnóstico, incluindo novos critérios clínicos e atribuindo a devida importância aos exames de imagem, não existentes antigamente.[10,35] Houve alterações na definição da atividade da doença da ACG, conforme o Quadro 102.1.[35]

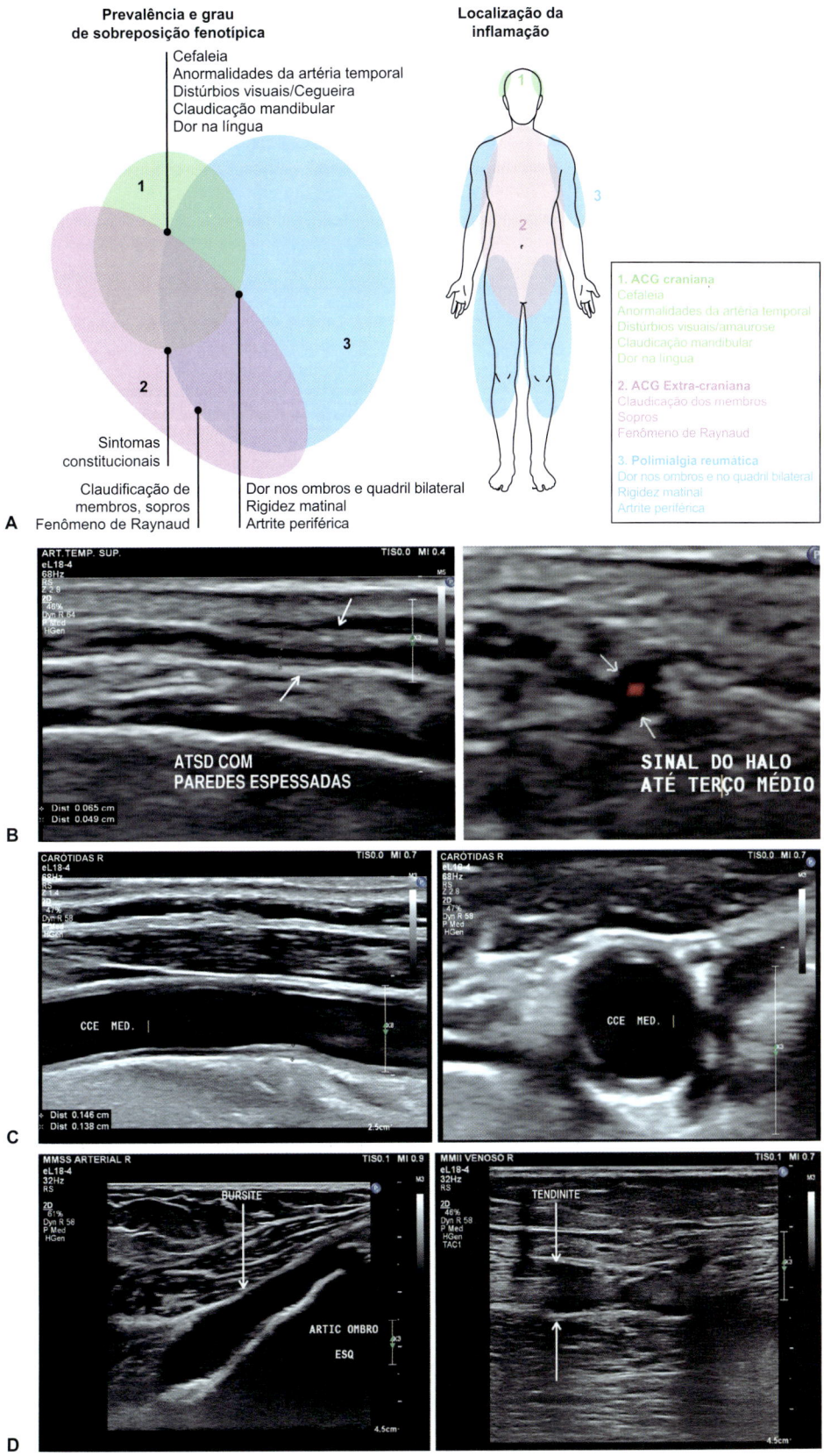

FIGURA 102.1 Espectros da arterite de células gigantes craniana (ACG-c), da ACG dos grandes vasos e da polimialgia reumática. **A.** *À esquerda*: prevalência e fenótipo sobrepostos. O tamanho das elipses reflete a incidência aproximada de cada condição relacionada com as outras, não indicando valores absolutos, e as áreas de sobreposição correspondem às proporções de sobreposição fenotípica. No cruzamento das curvas, estão representados os sintomas clínicos característicos das respectivas doenças. *À direita*: localização principal da inflamação em cada doença. **B.** Ultrassonografia vascular (USVC) da mesma paciente de **A**, de 84 anos, com ACG mista (craniana e dos grandes vasos) e história prévia de polimialgia reumática. *À esquerda*, artéria temporal superficial direita (ATSD) espessada com "sinal do halo" no corte longitudinal e, *à direita*, no corte transversal da artéria temporal superficial esquerda (ATSE) com o Doppler colorido. **C.** *À esquerda*, espessamento mural da carótida comum, já com placas ateromatosas associadas, correspondendo ao comprometimento extracraniano; *à direita*, mesma foto, pelo corte transversal. **D.** *À esquerda*, imagem de degeneração articular do ombro; *à direita*, alteração muscular da coxa.

QUADRO 102.1	Definições da European Alliance of Associations for Rheumatology (EULAR) 2018 para estados de atividade de doença na arterite de células gigantes (ACG).	
Atividade de doença		Sinais e sintomas típicos de atividade de ACG, já descritos no quadro clínico, e, no mínimo, um dos seguintes critérios: ■ BAT ou exame de imagem recente positivos ■ Complicações isquêmicas atribuíveis à ACG ■ Marcadores de atividade inflamatória elevados persistentemente (depois de excluídos outros fatores)
Recaída (recomenda-se que esse termo seja subdividido em dois: recaída maior e recaída menor)	Recaída maior	Recorrência de atividade de doença com caraterísticas clínicas de isquemia, incluindo claudicação da mandíbula, necrose de língua, distúrbios visuais, perda visual atribuível à ACG, necrose do couro cabeludo, AVE, claudicação de membro
	Recaída menor	Recidiva de doença ativa, não preenchendo os critérios para recaída maior
Refratariedade		Incapacidade de induzir remissão, mantendo padrão de doença ativa, apesar do uso de terapia medicamentosa recomendada
Remissão		Ausência de todos os sinais e sintomas clínicos atribuíveis à atividade de doença, com normalização da VHS e da PCR; além disso, para pacientes com doença extracraniana, não deve haver evidência de estenose ou dilatação progressiva do vaso (a frequência da repetição de exames deve ser decidida individualmente)
Remissão sustentada		Remissão por, pelo menos, 6 meses; obtenção da dose-alvo individual de GC
Remissão livre de GC		Remissão livre de GC

AVE: acidente vascular encefálico; BAT: biopsia da artéria temporal; GC: glicocorticoide; PCR: proteína C reativa; VHS: velocidade de hemossedimentação.

Em 2021, o ACR decidiu que os exames de imagem nos EUA não substituiriam a biopsia por não haver ainda treinamento suficiente em seu país. Propôs o monitoramento clínico em longo prazo para pacientes em remissão clínica aparente da ACG, incluindo anamnese, exames e estudos laboratoriais e de imagem, sem estabelecer os intervalos necessários, condicionando-os a fatores como: duração da remissão, local de envolvimento, risco de progressão da doença, realização de terapia imunossupressora pelo paciente e confiabilidade no paciente para relatar novos sinais ou sintomas.[5]

Em 2022, o ACR e a EULAR uniram-se para instituir diretriz sobre os novos critérios de classificação da ACG,[6] listados no Quadro 102.2.

Esses critérios, entretanto, devem ser utilizados com a finalidade exclusivamente de pesquisa, com baixo desempenho, se usados como critério diagnóstico. O diagnóstico deve ser feito por meio de exame clínico associado à confirmação por método de imagem.[6]

A última diretriz publicada até agora foi a Norueguesa, em 2023. Ela foi mais específica quanto aos parâmetros usados na USVC,[9] enfatizando que, em caso de suspeita de ACG, deve-se encaminhar imediatamente o paciente para as clínicas de atendimento rápido, a fim de que ele seja atendido em até 24 horas. Especificou também que a ultrassonografia (USG) deve ser realizada por examinadores experientes em aparelhos de alta qualidade e que deve incluir pelo menos as artérias temporais e axilares, já que as faciais aumentariam a sensibilidade do exame. Propuseram ainda uma espessura para as artérias examinadas e, caso o exame fosse inconclusivo, que a biopsia deveria ser considerada. Determinou que a angiorressonância magnética (angio-RM) das artérias temporais e a tomografia computadorizada por emissão de pósitrons (PET-TC) dos grandes vasos são uma alternativa à USG. Além disso, os exames de USG de carótidas, vertebrais e subclávia, ressonância magnética (RM) ou PET-TC, dependendo da disponibilidade, devem ser solicitados.[9]

Exame clínico

Anamnese minuciosa e exame físico devem ser realizados, incluindo mensuração de peso, altura, diferença de pulso, evidência de sopros, medida da pressão nos membros superiores e, se houver diferença superior a 10 mmHg, deve-se medir também a pressão nos membros inferiores.[28] O trajeto da artéria temporal deve ser cuidadosamente examinado à procura de pontos dolorosos e podem ser notados cordões palpáveis e visíveis.[28] Déficits neurológicos devem

ser investigados.[29] Deve-se solicitar uma USVC das artérias temporais e axilares. Se a USG não estiver disponível ou tiver sido inconclusiva, deve-se requisitar outro exame de imagem.[9]

Pacientes com distúrbios visuais, como amaurose fugaz, diplopia e embaçamento visual, devem consultar-se com o oftalmologista no mesmo dia ou até em 3 dias, preferencialmente, do início desses sintomas.[28]

QUADRO 102.2	Critério de classificação da arterite de células gigantes (ACG) (American College of Rheumatology [ACR]/European Alliance of Associations for Rheumatology [EULAR] – 2022).[6]	
Considerações quanto à aplicação desse critério: ■ Essa classificação deve ser aplicada a pacientes com ACG quando o diagnóstico de vasculite de vasos de grande ou médio calibres for confirmado ■ Diagnósticos mimetizando vasculite devem ser excluídos antes de se aplicar esse critério		
Critério absoluto		
Idade ≥ 50 anos no momento do diagnóstico		
Critérios clínicos adicionais		
Rigidez matinal no pescoço/ombros		+ 2
Perda súbita de visão		+ 3
Claudicação mandibular ou da língua		+ 2
Cefaleia temporal nova		+ 2
Exame anormal da ATS*		+ 2
Critérios laboratoriais, de imagem e biopsia		
VHS máximo ≥ 50 mm/h ou PCR ≥ 10 mg/ℓ**		+ 3
Biopsia da ATS positiva ou sinal do halo na USG da ATS***		+ 5
Envolvimento bilateral das artérias axilares⁸		+ 2
FDG-PET ativo ao longo da aorta⁸⁸		+ 2

Para avaliação, somar os dez escores, se identificados: total ≥ 6 pontos classifica a doença como ACG. *Ausência ou diminuição de pulsos da artéria temporal superficial (ATS), sensibilidade à palpação ou aspecto de cordão endurecido. **Níveis elevados de velocidade de hemossedimentação (VHS) ou proteína C reativa PCR antes do início do tratamento. ***Vasculite na biopsia da ATS ou sinal do halo à ultrassonografia (USG). Não há critério específico histológico para definir vasculite na biopsia. Células gigantes, infiltração mononuclear e fragmentação da lâmina elástica interna são achados histológicos possíveis, podendo ser independentes, considerados como vasculite definitiva pelo Diagnostic and Classification Criteria in Vasculitis (DCVAS). ⁸Envolvimento axilar bilateral é definido como dano luminal (estenose, oclusão ou aneurisma) em arteriografia, angiotomografia computadorizada ou angiorressonância magnética, ou sinal do halo na USG, ou captação de 18F-fluorodesoxiglicose tomografia por emissão de pósitrons (18F-FDG/PET-TC) associada à tomografia computadorizada. ⁸⁸Captação anormal de FDG na parede arterial (maior que a captação hepática) pela inspeção visual ao longo da aorta torácica descendente e abdominal pela PET-TC.

Investigação de comorbidades, como diabetes melito (DM), hipertensão arterial sistêmica (HAS), osteoporose, fraturas por pequenos traumas, dislipidemia, úlcera péptica e eventos adversos psiquiátricos, deve ser realizada.[28]

Exames laboratoriais, como hemograma completo, testes das funções renal e hepática, glicose, cálcio e fosfatase alcalina, eletroforese sérica e da proteinúria, teste para detecção de tuberculose (PPD, do inglês *purified protein derivative*), devem ser solicitados na visita inicial.[28]

Sugere-se também o parasitológico de fezes.

Infecções devem ser investigadas, caso haja febre ou sintomas sugestivos, já que os GCs diminuem a eficácia das vacinas e expõem os pacientes a infecções oportunistas.

Hiperglicemia e HAS devem ser investigadas durante acompanhamento médico seguinte ao início dos GCs; a glicose e a hemoglobina glicosilada devem ser solicitadas após os 15 primeiros dias de consulta.[28]

Pacientes devem ser orientados sobre dieta, atividade física e interrupção do tabagismo.[28]

As consultas devem ser mensais até que a remissão seja alcançada. Posteriormente, o acompanhamento deve ser realizado em 3 meses, 6 meses e, a seguir, anualmente, a não ser que haja necessidade pontual.[9]

Recaída deve ser confirmada por um exame de imagem. Para avaliação da atividade da doença, o critério de Kerr pode ser utilizado (Quadro 102.3).[9]

Diagnóstico laboratorial

Na ACG-c/gv e na PMR, os níveis de VHS, PCR, viscosidade plasmática e IL-6 estão marcadamente elevados na maioria dos pacientes, não se correlacionando obrigatoriamente à gravidade da doença.[28] Ressalta-se que a ausência de marcadores de atividade infamatória não exclui a possibilidade de doença, que ocorre de 3 a 10% dos casos.

Pode haver ainda anemia normocrômica e normocítica associada, sem significado prognóstico em relação à ACG, que pode ter melhora com a corticoterapia.[20,38]

Em caso de haver aumento dos marcadores inflamatórios, mas sem evidência de sintomas, deve-se manter a observação clínica e o monitoramento em vez do aumento da imunossupressão.[5]

Exames diagnósticos

Diante da suspeita clínica de ACG, os exames de imagem devem ser realizados o mais breve possível, preferencialmente antes do início da terapia, já que a sensibilidade desses exames diminui gradativamente com a ação dos GCs;[28,35] entretanto, o tratamento nunca deve ser adiado em pacientes com forte suspeita de ACG, visando evitar complicações isquêmicas como a amaurose.[9,29]

Testes de triagem para osteoporose por exames de imagem: densitometria óssea e um novo método de imagem denominado absorciometria de raios X de dupla energia (DXA, do inglês *dual-energy x-ray absorptiometry*) que parece ser uma nova proposta promissora para a avaliação da osteoporose.[28,39]

Sugere-se ainda que sejam solicitados exames mais simples, como a radiografia de tórax e testes para tuberculose latente, como o PPD.[5]

Ultrassonografia vascular

A USVC é o exame de escolha para a ACG. É não invasiva, bastante disponível, custo-efetiva, fornece o resultado de imediato, é isenta de complicações e bem tolerada pelos pacientes.[6,9] Clínicas de USG disponíveis em 24 horas, com médicos treinados em ACG e USV das artérias envolvidas (*fast track clinics*), estabelecem um

QUADRO 102.3	Critério de Kerr modificado (> 1 ponto significa doença em atividade).	
Níveis elevados de VHS e PCR não atribuíveis a outras causas		+ 1
Sintomas clínicos de isquemia (cefaleia e claudicação mandibular) não atribuíveis a outras causas		+ 1
Sintomas constitucionais não atribuíveis a outras causas		+ 1
Achados sugestivos de vasculite ativa no exame de imagem		+ 1
Novo envolvimento vascular em novas áreas		
Aumento de IMT em áreas já envolvidas		

EMI: espessura mediointimal; PCR: proteína C reativa; VHS: velocidade de homossedimentação.

diagnóstico claro sem a necessidade de biopsia da artéria temporal (BAT), na maioria das vezes.[35]

É o exame de imagem com a melhor resolução espacial em comparação aos outros exames de imagem, sendo capaz de avaliar espessuras de até 0,1 mm, com transdutores de 15 a 20 MHz em artérias superficiais, como as artérias temporais.[15,40] A avaliação adicional das artérias axilares pode aumentar a sensibilidade do teste, caso as artérias temporais estejam normais[35] (Figura 102.2).

O "sinal do halo" é o achado ultrassonográfico característico da ACG. Ele representa a inflamação e o edema concêntrico de todas as camadas arteriais dos segmentos das artérias envolvidas, com espessamento concêntrico escuro (hipoecoico) e homogêneo da parede (Figura 102.3).[41] Realizando-se leve compressão pelo corte transversal, o lúmen da artéria normal desaparece, mas suas paredes inflamadas não, continuando visíveis, e esse marcador é denominado "sinal da compressão", que é positivo quando o halo é incompressível[6,42] (Figura 102.4). O halo pode ser contínuo (Figura 102.5 A) ou segmentado (*skip areas*), o que pode ser o motivo dos resultados falso-negativos das biopsias (Figura 102.5 B).[10,15] A USVC deve ser realizada até 1 semana do início do tratamento para evitar o desaparecimento do halo,[6] embora este possa, em alguns casos, persistir por meses.[35]

Estudos demonstraram sensibilidade de 68% e especificidade de 91% para o halo unilateral e especificidade de 100% para o sinal do halo bilateral,[43] sendo um marcador robusto com excelente concordância interobservador.[44]

A USV e a angio-RM foram comparadas diretamente para o diagnóstico de ACG-c em relação à sensibilidade (77 e 73%, respectivamente) e à especificidade (96 e 88%, respectivamente).[21]

A medida da espessura da parede deve ser realizada manualmente pelo corte longitudinal, em vez de medidas automáticas,[9] sendo considerado normal quando mede até 0,42 mm na artéria temporal superficial comum, 0,32 mm no ramo frontal, 0,29 mm no ramo parietal e até 1 mm na artéria axilar.[1,13]

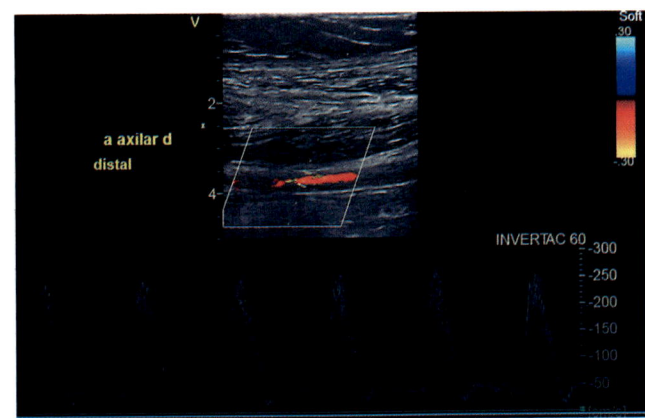

FIGURA 102.2 Ultrassonografia vascular mostrando o sinal do halo na artéria axilar direita e seu fluxo com velocidades aumentadas ao Doppler.

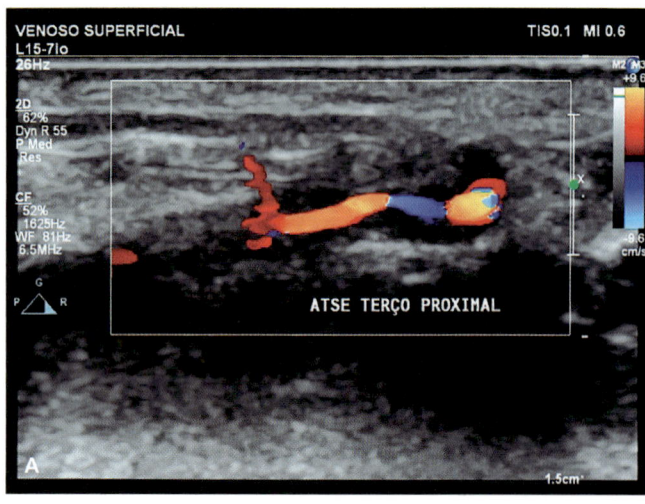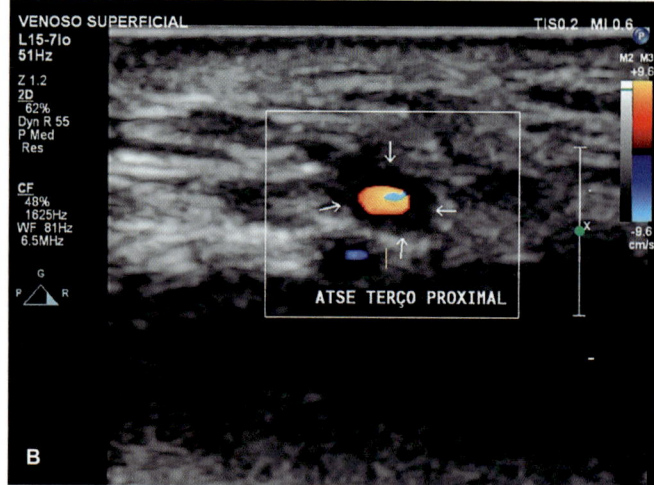

FIGURA 102.3 A. Sinal do halo, corte longitudinal. **B.** Sinal do halo, corte transversal. ATSE: artéria temporal superficial esquerda.

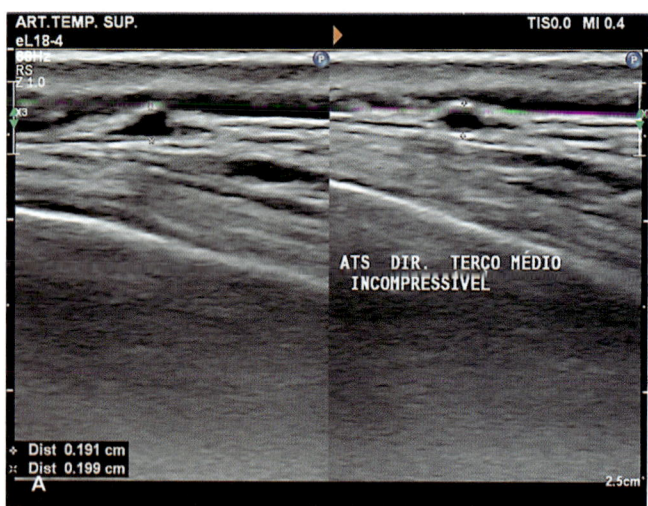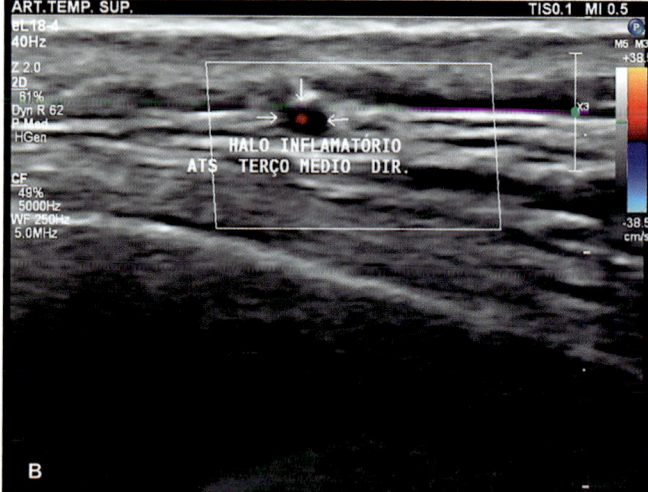

FIGURA 102.4 A. Sinal da compressão positivo. **B.** Sinal do halo, corte transversal. ATS: artéria temporal superficial.

Apresenta como inconveniências a dificuldade de avaliação da aorta torácica,[35] a necessidade de experiência do examinador e boa qualidade do equipamento, e de transdutores de apropriados.[6,9,13]

Caso a USVC seja inconclusiva, a angio-RM deve ser o segundo exame de escolha.[40]

Ressonância magnética

A RM é útil para a avaliação das artérias extracranianas e cranianas, sendo superior à USVC para a avaliação da aorta e de seus ramos, sem uso de radiação.[45]

Com aumento do realce mural obtido em imagens em *T1-weighted spin echo* após a administração de contraste na RM, o espessamento da parede vascular e o edema decorrentes da inflamação vascular podem ser observados, e estenoses segmentares das artérias afetadas podem ser identificadas (Figura 102.6).[45]

A RM deve ser evitada em pacientes com contraindicações ao método, incluindo insuficiência renal, gravidez por causa do uso do gadolíneo, marca-passo ou desfibrilador permanentes, história de trabalho com metal ou claustrofobia.[46]

Tomografia computadorizada

A TC não é indicada para o estudo da artéria temporal porque sua resolução espacial é de 0,5 a 1 mm e, por isso, não proporciona corretamente a visualização de pequenos vasos < 0,2 mm,[40] mas a angio-TC pode ser utilizada para as artérias extracranianas, tendo o inconveniente da radiação.[5]

A imagem característica depois do contraste iodado é a de reforço mural em duplo anel em pacientes com VGV.

De Boysson et al. relataram sensibilidade de 95% e sensibilidade de 100%, quando comparada ao PET-TC como referência.[46]

18F-Fluorodesoxiglicose tomografia por emissão de pósitrons associada à tomografia computadorizada (18F-FDG/PET-TC)

Os *scanners* 18F-FDG/PET-TC de nova geração têm sensibilidade superior e melhor resolução espacial, já sendo capazes de identificar o envolvimento de artérias cranianas, além das extracranianas envolvidas e a extensão e atividade de doença na ACG-c, ACG-gv, assim como a coexistência de PMR.[47] Fornece informação sobre a atividade inflamatória das paredes dos vasos associada às características anatômicas dos mesmos em uma só modalidade de imagem.[47]

Em virtude da perda de sensibilidade após início da terapia, deve ser realizada até 2 dias após o início do tratamento.[40]

O custo atual, a quantidade de radiação, a pequena disponibilidade da PET-TC, e ainda menos da PET-RM, dificilmente possibilitarão que elas sejam usadas no manejo clínico de rotina. A PET-*scan* não é útil para o acompanhamento da doença, mas é proficiente nas recaídas.[10,23]

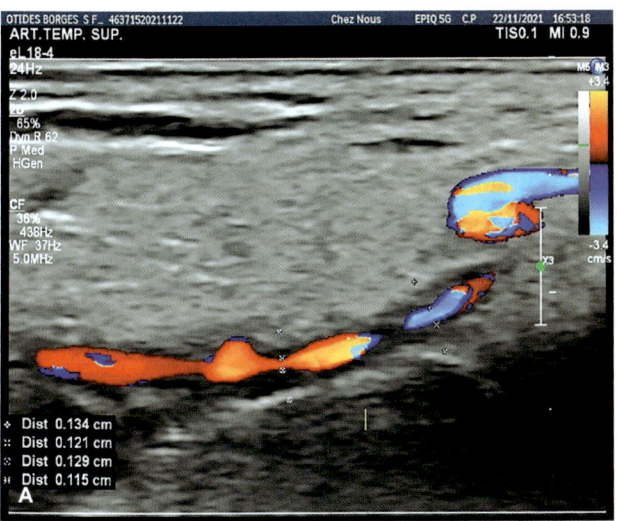
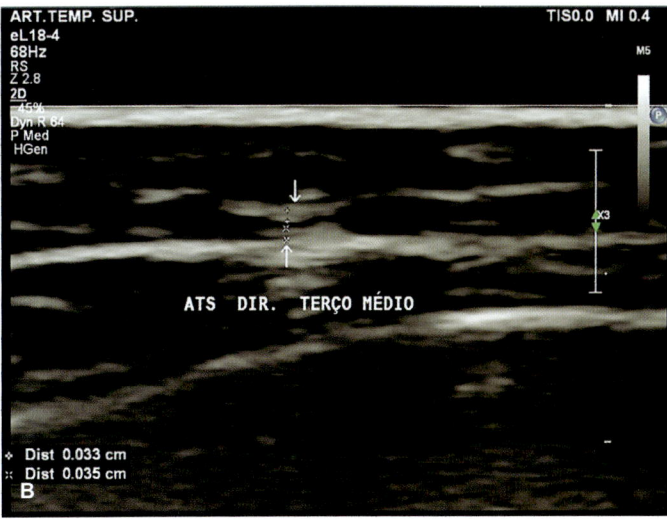

FIGURA 102.5 A. Halo contínuo, pelo corte longitudinal. **B.** Halo segmentar, mostrando áreas normais ao lado, corte longitudinal. ATS: artéria temporal superficial.

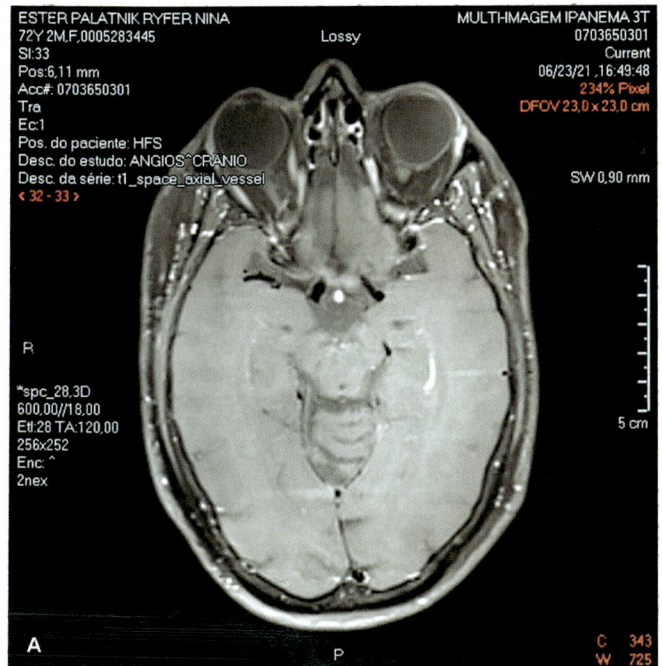
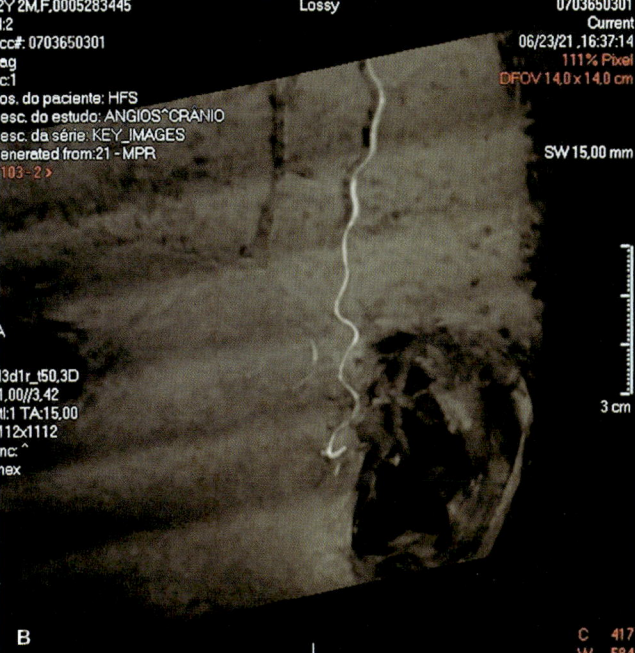

FIGURA 102.6 Angiorressonância magnética mostrando o sinal do halo.

Biopsia da artéria temporal

O teste mais convencional para se determinar o diagnóstico de ACG, tendo sido o padrão-ouro durante muito tempo, sendo ainda o exame de escolha nos EUA.[5,23]

A BAT deve ser realizada em, no máximo, 2 semanas após o início do tratamento, a fim de se aumentar a probabilidade de detecção de alterações histopatológicas.[5]

Mesmo quando executada por um cirurgião experiente, a BAT tem menor sensibilidade em comparação com outros métodos diagnósticos (39% *vs.* 54% para USVC), provavelmente em virtude de lesões salteadas (*skip lesions*), uso prévio de corticosteroides em altas doses ou limitação da mesma para a ACG extracraniana.[48]

A biopsia deve ser indicada para pacientes com sintomas cranianos clássicos ou para aqueles com PMR refratária ao tratamento,[49] quando o diagnóstico de ACG não puder ser confirmado por outros exames ou se os testes forem inconclusivos.[9]

Um segmento de pelo menos 1 cm de comprimento da artéria temporal do lado mais sintomático deve ser obtido.[5,48]

Os achados clássicos, quando positivos, mostram infiltrado inflamatório composto principalmente por linfócitos, macrófagos e células gigantes, localizados junto à lâmina elástica interna fragmentada.[50] A neovascularização e o espessamento da parede, e a evidência de neoíntima podem ser encontrados,[51] no entanto esses sinais patológicos são característicos apenas em pacientes com ACG-c.[23]

A biopsia apresenta como complicações potenciais: hematoma, ptose palpebral, necrose do couro cabeludo, infecções e danos neurológicos.[15,48]

DIAGNÓSTICO DIFERENCIAL

A ACG-c não é manifestação exclusiva da ACG, podendo ser encontrada nas vasculites associadas aos anticorpos antineutrófilos citoplasmáticos (ANCA) como a poliangiite microscópica; na vasculite periadventicial dos pequenos vasos ou vasculite isolada da *vasa vasorum*; na granulomatose com poliangiite, granulomatose eosinofílica com poliangiite, na poliarterite nodosa (PAN) e em outras vasculites, nas doenças relacionadas à IgG4; nas discrasias hematológicas – amiloidose, linfoma não Hodgkin, mieloma múltiplo; nos casos de tumores sólidos, como o neurofibroma do nervo auriculotemporal etc.; nas infecções – vírus varicela-zóster, herpes-vírus simples, *Aspergillus*, nocadia, sífilis, *Listeria monocytogenes*, *Pseudomonas aeruginosa*, endocardite bacteriana (maior mimetizador de doenças reumáticas) e trombose da veia temporal superficial; e em miscelâneas – aterosclerose, embora em geral as placas sejam hiperecoicas e excêntricas, mediosclerose de Mönckeberg, calcifilaxia, neurosarcoidose. Deve-se atentar para causas menos frequentes de incompressibilidade da artéria temporal à USV, como lesões cicatriciais de procedimentos cirúrgicos prévios da face e trauma.

TRATAMENTO MEDICAMENTOSO

Glicocorticoides

Os GCs em dose imunossupressora diária são considerados o tratamento de escolha para pacientes com suspeita de ACG, devendo ter início imediato após o diagnóstico.[5] A dose deve ser de 1 mg/kg de GC (prednisolona até um máximo de 40 a 60 mg/dia) ou equivalente, preferencialmente pela manhã.[52] Para aqueles sem sintomas de isquemia craniana, a dose inicial de 40 mg/dia é considerada adequada.[35] A associação adjuvante de imunobiológicos, como o TCZ, ou de medicação imunossupressora não GC, como o metotrexato (MTX), deve ser considerada,[5] mas não devem ser feitos como única medicação.[53] Não há definição da duração da terapia.[5]

A pulsoterapia de alta dose de GC com 0,25 a 1 g de metilprednisolona por 3 dias[52] é normalmente indicada para os pacientes com sintomas de isquemia craniana e/ou oftalmológicos. Isso diminui a dose cumulativa de GC oral, mas não há evidências de que haja melhora na perda de visão.[53]

Para pacientes com ACG-gv, deve ser realizada a associação de GC com poupadores de GCs, incluindo-se o uso de agentes biológicos ou do MTX, para pacientes com contraindicações ao uso do TCZ, como aqueles com diverticulite e infecções recorrentes, e pelo alto custo financeiro.[5]

Outros imunossupressores convencionais, como azatioprina, micofenolato de mofetila, ciclofosfamida, hidroxicloroquina, dapsona e ciclosporina, não têm sido muito recomendados pela baixa qualidade de dados existentes.[52]

Medicação imunossupressora não GC deve ser utilizada em casos de recaída durante o uso de GC, em doses moderada ou alta, de preferência o TCZ em vez do MTX, associada a aumento da dose de GC.[5]

Em relação à terapia de manutenção, os regimes de redução são empíricos e precisam ser ajustados de acordo com a resposta à medicação.[5] Os pacientes devem ser avisados sobre a duração longa do tratamento (cerca de 2 anos), sabendo-se que um pequeno percentual de pacientes precisará de GCs indefinidamente.[54]

Entre os pacientes que recebem terapia com esteroides, pode haver o desenvolvimento de depressão em até 35% dos casos e complicações neuropsiquiátricas graves em 3% dos casos.[29] Esse efeito é dependente da dose, sendo maior a partir de 40 mg/dia.[55] Outros eventos adversos incluem síndrome de Cushing, aumento ponderal e atrofia cutânea. Também existem comorbidades que podem ser exacerbadas pela terapia com GC, incluindo DM, glaucoma e osteoporose.[56]

Recaídas são frequentes em pelo menos 46% dos casos.[57]

Não há indicação para o uso de antiagregantes plaquetários como prevenção secundária para doença arterial coronariana ou doenças vasculares, anticoagulantes ou o uso de estatinas nos pacientes com ACG.[28]

Imunobiológicos

Com o protagonismo da IL-6 na patogênese da ACG, os agentes biológicos que modulam essa citocina, moléculas subsidiárias e receptores vêm despertando interesse crescente na busca por novos agentes terapêuticos.

O TCZ, um inibidor da IL-6, é o medicamento indicado para casos refratários aos GCs.[13] Ele é recomendado fortemente como tratamento para ACG em combinação com a redução gradual de GC, especialmente em pacientes com alto risco de toxicidade pelos GCs ou naqueles que apresentarem recidiva.[28]

TRATAMENTO CIRÚRGICO

Sugere-se o aumento da dose imunossupressora, em vez da cirurgia, para pacientes que apresentem piora clínica da isquemia, e ainda que se administrem doses imunossupressoras no período pré-procedimento.[5]

CONSIDERAÇÕES FINAIS

Falta ainda um grande percurso para que essa doença rara e desafiadora seja rapidamente suspeitada pelo clínico, confirmada pelos métodos de imagem por profissionais bem treinados e acreditados para que seja tratada e controlada o mais breve possível, reduzindo-se assim a quantidade de eventos adversos e melhorando a qualidade de vida dessas pessoas.

Como se trata de doença rara, deve haver muitos casos não diagnosticados em todo o mundo, e os diagnosticados nem sempre são notificados. Seria importante torná-la, junto com outras doenças raras, uma doença de notificação compulsória, tal como se procede em outros países, como Japão, EUA etc. para possibilitar pesquisas em quantidade suficiente para novas descobertas. Apesar dessas dificuldades, já houve uma grande evolução nos métodos de imagem, tornando possível o diagnóstico sem a necessidade de biopsia.

ARTERITE DE TAKAYASU

Resumo

Arterite de Takayasu (ATK) é uma doença idiopática rara, grave e incapacitante, com alta morbimortalidade, que acomete a aorta e seus ramos, podendo evoluir para desfechos catastróficos como: AVE, IAM, amaurose, insuficiência renal e morte. O início do quadro clínico ocorre até os 60 anos, com pico de incidência entre a segunda e a terceira década de vida. Mulheres são mais acometidas (9♀:1♂). Embora mais prevalente em asiáticos, a doença tem distribuição mundial.

É uma vasculite granulomatosa. É classificada como VGV e é semelhante à ACG, tanto nos achados clínicos e histopatológicos como nos exames de imagem.

A inflamação atinge todos os leitos arteriais (pan-arterite) e provoca um espessamento parietal concêntrico bastante característico, bem evidente aos exames de imagem, como a USG, a RM e a TC, com ou sem contraste.

O diagnóstico e o início precoces do tratamento melhoram muito o prognóstico e aumentam a sobrevida.

Palavras-chave: arterite de Takayasu; arterite de células gigantes; doença sem pulso; aortoarterite não específica; vasculite de grandes vasos.

INTRODUÇÃO

A ATK é uma vasculite granulomatosa crônica, de etiologia indeterminada, que acomete a aorta e seus maiores ramos, principalmente as carótidas, subclávias, vertebrais e renais.[58] Podem envolver as artérias pulmonares e coronárias,[59] com piora do prognóstico.[60,61]

O envolvimento inflamatório na ATK engloba todas as camadas da parede arterial (Figuras 102.7 a 102.9), o que causa degeneração do vaso, com destruição das fibras elásticas, da camada muscular e dos componentes da matriz do vaso, com posterior fibrose das camadas média e adventícia, e hiperplasia da camada íntima, que geralmente evolui para estenose luminal (Figuras 102.10 e 102.11) e eventualmente oclusão (Figura 102.12) e/ou, em menos casos, para a formação de aneurismas (Figura 102.13). A camada adventícia é mais envolvida na ATK do que na ACG.[43]

A ATK apresenta um amplo espectro de manifestações clínicas e desfechos, relacionados com uma plêiade de fatores – genéticos, étnicos, locais, gravidade e extensão da lesão arterial.[22] O diagnóstico e o início precoces do tratamento melhoram muito o prognóstico e aumentam a sobrevida do paciente. Geralmente, a doença segue curso crônico e insidioso até o aparecimento de uma manifestação isquêmica que obrigue o paciente a procurar auxílio médico.[62]

EPIDEMIOLOGIA

A ATK é considerada uma doença rara por contabilizar menos de 200 mil casos no mundo, conforme estabelecido em 1983, pelo *Orphan Drugs Act*, dos EUA. Isso compromete a realização de estudos randomizados, dificultando o estabelecimento de diretrizes para o diagnóstico e o tratamento da doença.[63]

A prevalência varia de 4,7 a 8 casos por milhão, dependendo da população estudada, com predominância no sexo feminino, e a incidência anual também varia de 0,4 a 3,4 casos por milhão.[27]

A ATK tem distribuição mundial, sendo mais prevalente na Ásia, no Oriente Médio, nas Américas do Norte (México) e do Sul (Brasil, Peru, Colômbia e Bolívia).[64] O Japão é o país de maior prevalência da ATK, com cerca de 6 mil pacientes e incidência anual de cerca de 300 pacientes/ano.[27]

Segundo estudo epidemiológico realizado no Brasil, a ATK é a segunda vasculite de maior incidência no Brasil, sendo mais comum na região Sudeste em virtude da descendência de japoneses, coreanos, judeus, libaneses e sírios, especialmente no estado de São Paulo.[64] Há alta predominância do sexo feminino (8,3:1), e as artérias acima do diafragma são mais acometidas, o que se assemelha aos relatos de casos no Japão.[64]

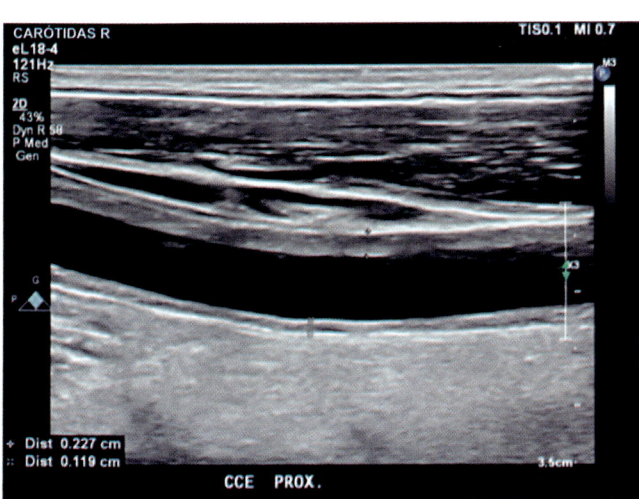

FIGURA 102.7 Ultrassonografia de carótida comum com espessamento homogêneo e moderado. Corte longitudinal CCE: carótida comum esquerda.

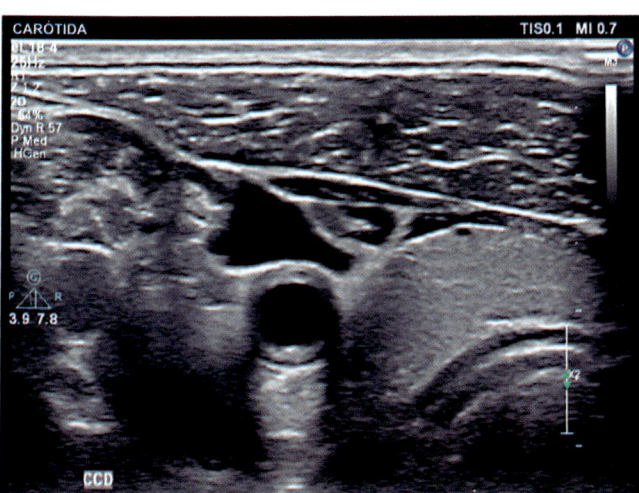

FIGURA 102.8 Ultrassonografia de carótida comum. Corte transversal: "sinal de macaroni".

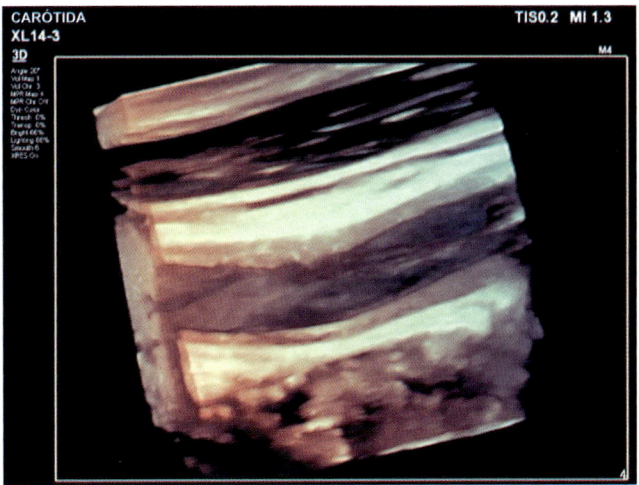

FIGURA 102.9 Mesmo sinal de macaroni das Figuras 102.7 e 102.8, com visualização pelo modo 3D.

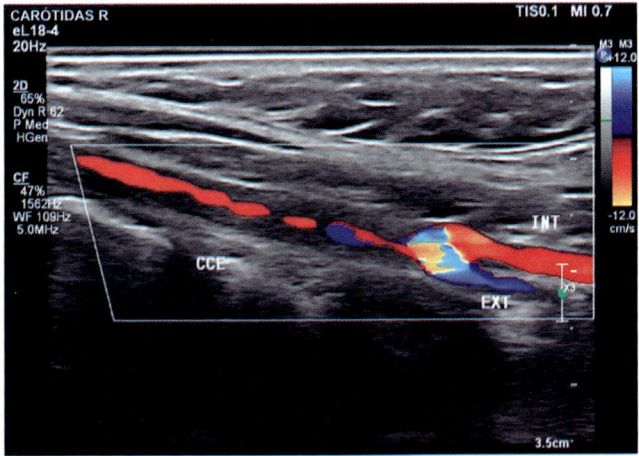

FIGURA 102.10 Carótida comum com espessamento fibrótico e estenose luminal (sinal do barbante). CCE: carótida comum esquerda; EXT: carótida externa; INT: carótida interna.

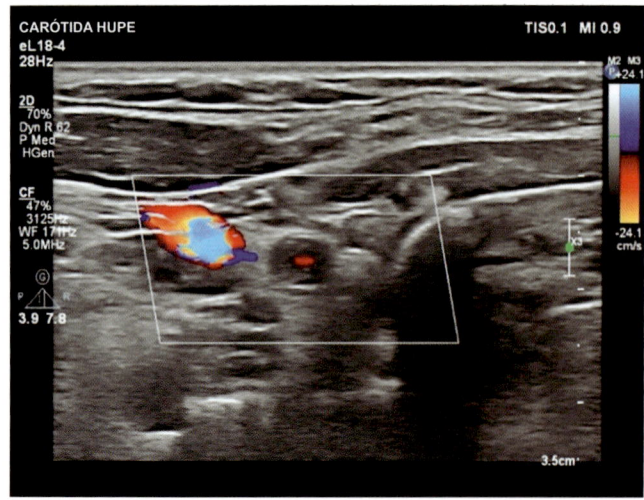

FIGURA 102.11 Corte transversal da carótida comum com espessamento fibrótico, assemelhando-se ao sinal do halo, pelo modo colorido.

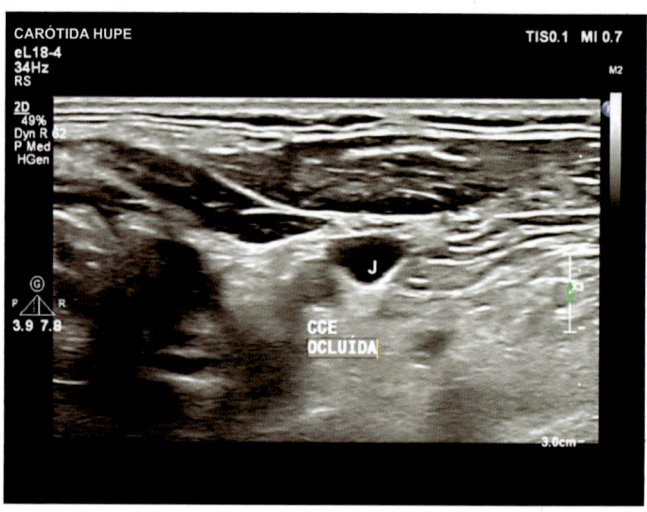

FIGURA 102.12 Corte transversal da carótida comum ocluída. Corte transversal, modo B (brilho) CCE: carótida comum esquerda.

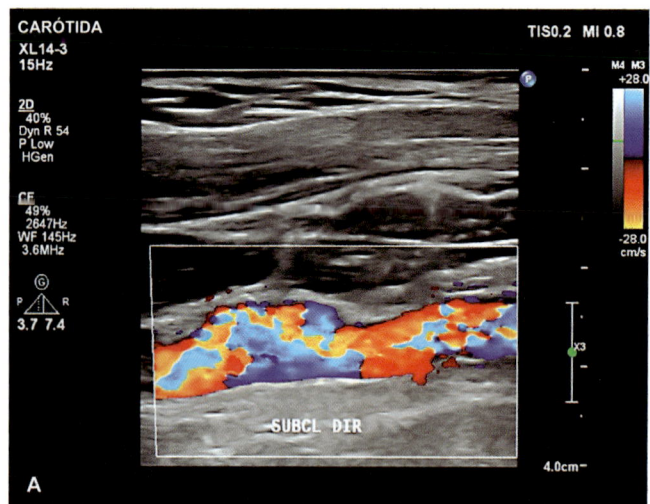

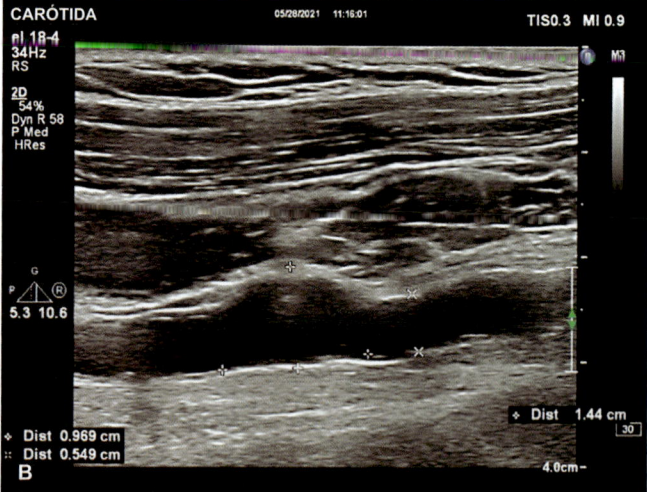

FIGURA 102.13 Aneurisma sacular da artéria subclávia direita, corte longitudinal. **A.** Modo colorido. **B.** Modo B.

Os homens têm mais frequentemente lesões na aorta abdominal, principalmente no Sudeste Asiático, na China e no sul da África,[58] assim como maior prevalência de HAS.[27]

Norte-africanos têm maior número de novos surtos inflamatórios (recaídas) de AVE e índices de sobrevivência menores que caucasianos.[58]

A idade limite para o início do diagnóstico é até os 60 anos, cerca de 25% dos pacientes têm mais de 40 anos.[8] O pico de idade para o início dos sintomas em mulheres é por volta dos 20 anos, embora crianças e adolescentes possam ser também acometidos.[27]

ETIOLOGIA

Embora ainda não totalmente elucidada, sugere fortes evidências circunstanciais, como predisposição genética, gatilhos ambientais, microrganismos comensais ou patógenos, cujos componentes antigênicos desencadeiam uma resposta imune. Essa resposta promove a invasão de todas as camadas das paredes vasculares[65] pelas células T e B, e por macrófagos patogênicos, nas quais se estabelecem e provocam lesões inflamatórias autossuficientes devido à falha autoimune.[62]

GENÉTICA E PATOGÊNESE

O antígeno de histocompatibilidade HLA-B*52 é o mais comumente associado à doença[62] e também aos casos mais graves,[66] mas o HLA-B67 também pode estar envolvido em menor escala.[67,68] Os *loci* de suscetibilidade não HLA que foram recentemente estabelecidos pelo *Genome-Wide Association Studies* (GWAS) para a ATK,[68] com nível de significância em todo o genoma, incluem os seguintes: FCGR2A/FCGR3A, IL-12B, IL-6, RPS9.[69]

A inflamação arterial de todas as camadas arteriais (pan-arterite granulomatosa) é a principal característica da ATK.[15,70] Sabe-se que ocorre uma *vasa vasorum*,[71,72] na qual neovasos são formados nas camadas média e adventícia (Figuras 102.14 e 102.15).[72,73]

É comum o achado de granulomas (monócitos infiltrantes e linfócitos) e células gigantes multinucleadas, com fragmentos de lâminas elásticas na camada média.[71] Os locais de recrutamento dos leucócitos circulantes para o leito vascular são a *vasa vasorum* adventicial e os neovasos.[72]

Paulatinamente ocorre a destruição da camada média, o que desencadeia a desestruturação e a fibrose das camadas adventícia e média, e a hiperplasia da camada íntima,[71] e acarreta predominantemente estenose dos vasos, resultando frequentemente em remodelamento do lúmen arterial seguido posteriormente

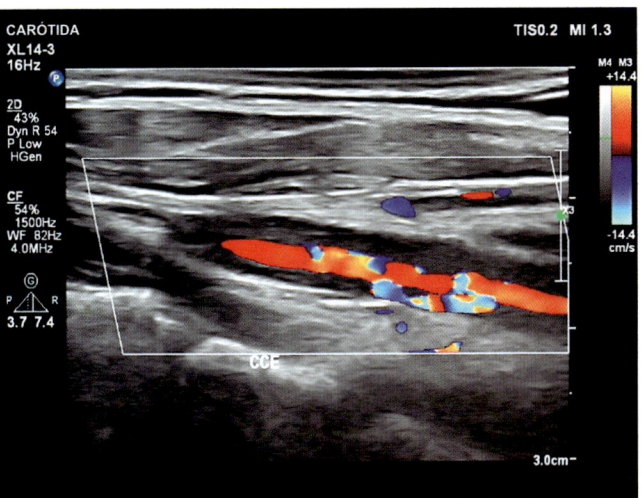

FIGURA 102.14 Neovascularização macroscópica da carótida em paciente com arterite de Takayasu. CCE: carótida comum esquerda.

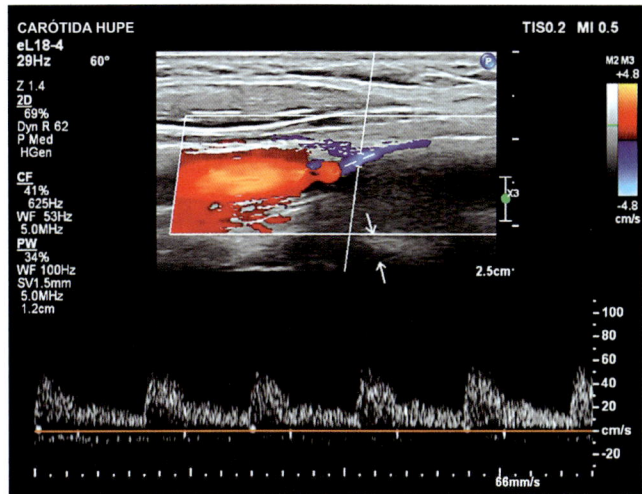

FIGURA 102.15 Fluxo da neovascularização em atividade com arterite de Takayasu.

de acentuado espessamento fibroso acelular da túnica íntima. Também se observa infiltração linfoplasmocítica com ou sem células gigantes.[58]

A inflamação pode resultar em destruição das fibras elásticas da camada muscular e dos componentes da matriz do vaso. A estenose luminal é a apresentação mais comum (90% dos casos), podendo evoluir para oclusão (Figura 102.12), causando isquemia e danos aos órgãos afetados e, em 25% dos casos, a destruição das grandes artérias elásticas pode provocar dilatação aneurismática[74] (Figuras 102.14 e 102.15) e eventos vasculares potencialmente fatais, como dissecção ou ruptura.[73] O espessamento mural concêntrico é o principal achado observado à macroscopia, tanto em peças anatômicas quanto nos exames de imagem[35] (Figuras 102.7 a 102.11).

QUADRO CLÍNICO

A ATK tem curso crônico, contínuo ou com padrão remitente-recidivante, com décadas de morbidade, incapacidade e baixa qualidade de vida.[75]

O quadro clínico varia de acordo com a fase da doença, quantidade de recaídas, localização e extensão do envolvimento arterial, gravidade da intensidade inflamatória, que é variável de acordo com as características individuais, etnia, rapidez do diagnóstico e do início do tratamento.[75]

Didaticamente três fases da doença são descritas:

- Primeira fase (fase precoce – fase de inflamação sistêmica – fase pré-estenótica ou fase pré-perda de pulso):[59] a doença pode se manifestar com uma ampla gama de sintomas inespecíficos, como fadiga, mal-estar, febre, perda ponderal involuntária > 2 kg, sudorese noturna, artralgia, mialgia,[27,59] mas dificilmente o diagnóstico é feito nessa fase.[59]

  Exames laboratoriais de atividade inflamatória, como VHS e PCR, podem apresentar níveis elevados, o que ajuda no diagnóstico, mas não são sensíveis nem específicos e, em muitos casos, não há alteração. Anemia e leucocitose também podem ocorrer. Níveis de IL-6 e IL-18 podem estar aumentados e tendem a estar mais altos no período de atividade inflamatória. Há outros marcadores sendo estudados, mas nenhum é considerado ideal.[35] Os exames de imagem mostrarão o envolvimento inflamatório parietal mesmo se a progressão ou a recaída forem silenciosas; mas nem sempre são solicitados, a não ser que haja suspeição diagnóstica e/ou exames sugestivos anteriores[76]

- Segunda fase (fase de inflamação vascular): a inflamação mural inicia-se nas grandes artérias, podendo causar, se for na carótida, dor no trajeto carotídeo conhecido como carotidínia, com possível irradiação para pescoço e tórax. Alterações macroscópicas são detectáveis por métodos de imagem, como USVC, angio-RM, angio-TC e PET-TC, que evidenciam espessamento mural concêntrico, fibrose, com diminuição dos calibres do vaso, estenose e oclusão e/ou desenvolvimento de aneurismas. Essas alterações podem ocorrer ao longo do vaso, alternando com áreas normais (lesões salteadas)[77]

- Terceira fase (fase tardia – fase sequelar): depende de quais são os órgãos acometidos. Quando o segmento supra-aórtico estiver envolvido, podem ser encontradas as seguintes alterações: claudicação intermitente das extremidades, sopros e/ou frêmitos, ausência e/ou diminuição de pulsos nos membros superiores, tonturas, síncope, desmaios, distúrbios visuais como amaurose fugaz, ataques isquêmicos transitórios (AIT), AVE, diferença da pressão sistólica entre os braços > 20 mmHg. Se houver estenose grave da aorta abdominal ou das ilíacas, poderá ocorrer claudicação intermitente dos membros inferiores. Oclusão ou estenose da artéria subclávia manifestam-se como a mais frequente apresentação clínica, que é a pressão arterial assimétrica, com diferença da pressão braquial superior a 20 mmHg e de pulsos impalpáveis nos membros superiores. Esse último sinal é diagnosticado muitas vezes incidentalmente, durante consultas de pré-natal ou em admissões na emergência por crises hipertensivas.[27]

HAS grave na ATK pode ter várias causas, entre elas: coarctação atípica da aorta, perda da complacência vascular, regurgitação da valva aórtica devido à aortite ou ainda por estenose da artéria renal. AVE, AIT e cegueira súbita também podem ser causados por trombose das artérias cerebrais.[59] Tontura é a principal queixa neurológica (56%), e alguns dos pacientes apresentam visão turva (31%) ou síncope (19%). O eritema nodoso é relatado como a lesão cutânea mais comum na ATK em populações caucasianas.[27]

A resposta inflamatória sistêmica nem sempre é detectada, e o diagnóstico normalmente é tardio até o desenvolvimento da segunda fase e, ocasionalmente, da terceira fase.[59] Pode haver, também, sobreposição das duas primeiras fases, sendo seguidas pela fase tardia. A fase aguda representa a inflamação vascular sistêmica inicial e, a fase oclusiva, é caracterizada pelos sintomas isquêmicos que podem ocorrer de semanas a anos depois.[2]

O diagnóstico das fases é sempre desafiador, pois deve-se diferenciar a progressão da fase tardia (que pode continuar ocorrendo durante anos) da fase de recaída, que indica um novo surto inflamatório (que pode acontecer durante todo o curso da doença).[78] Os níveis de VHS e PCR, se elevados, podem ajudar nesse caso, em associação a outros sintomas de atividade inflamatória, como, por exemplo, a astenia etc.[79]

Doença cardíaca isquêmica ou valar, insuficiência cardíaca congestiva (ICC), AVE, IAM, retinopatia e hipertensão renovascular são considerados preditores de mau prognóstico.[63]

GESTAÇÃO

Como a ATK acomete mulheres em idade reprodutiva, a gestação sempre é um período de extremo cuidado, pois pode haver risco cardiovascular considerável.

As pacientes devem estar cientes quanto à potencial teratogenicidade de medicações imunossupressoras utilizadas no tratamento e aos métodos contraceptivos indicados. A gestação deve ser programada para períodos de remissão da doença, mesmo assim novos surtos inflamatórios podem surgir durante o período da gravidez com algumas complicações, como HAS mal controlada, IAM, ICC e falência renal, que podem ocasionar morte fetal e materna. Pré-eclâmpsia e morte intrauterina são frequentemente relatadas. Durante a gravidez, o manejo clínico com anti-hipertensivos/corticosteroides é desafiador e requer interação da equipe multiprofissional de gestação de alto risco, incluindo obstetras e neonatologistas.[80]

TAKAYASU NA INFÂNCIA

Apesar de afetar menos crianças, ATK é a VGV mais comum na infância, com alta morbimortalidade.[81] De acordo com o banco de dados do Ministério do Trabalho e Bem-Estar Japonês, até o ano de 2016 havia 140 pacientes com ATK manifesta na infância no Japão. A lista incluía os pacientes que sobreviveram à idade adulta, bem como 70 crianças com menos de 16 anos. A proporção homem/mulher era de 1:7, e a idade média de início foi de 10 a 11 anos. Os sintomas iniciais da ATK eram: febre, mal-estar, dor abdominal, dor no peito, artralgia e linfonodomegalia. Febre foi observada em cerca de 80% dos pacientes.[82]

O diagnóstico da ATK na infância tem ocorrido cada vez mais em um estágio inicial da doença, por conta da evolução das técnicas diagnósticas, além da disseminação de conhecimento sobre essa enfermidade. Em mais da metade dos pacientes com o quadro de ATK iniciado na infância, as lesões ocorrem inicialmente na aorta abdominal e em seus ramos.[83]

A HAS continua sendo a característica de apresentação mais comum na ATK (73% dos pacientes). As crianças também podem apresentar dispneia (32%), febre (29%), cefaleia (24%), perda ponderal (19%) ou dor abdominal (14%). Sintomas musculoesqueléticos, incluindo artrite, são bastante incomuns em crianças (24%), no entanto são mais frequentemente observados em crianças sul-americanas com ATK, achado consistente com relatos anteriores.[81]

O critério diagnóstico de ATK proposto pelo ACR em 1990 não contemplava a população pediátrica. Em 2010, foi proposta pela EULAR a criação de uma classificação específica para a infância, que incluía exames utilizados na prática clínica, como a dosagem sérica de ANCA e métodos de imagem, como a USV, a angio-RM e a angio-TC (Quadro 102.4).[2]

Como ainda não há critérios diagnósticos universalmente aceitos para a ATK iniciada na infância, o diagnóstico depende dos critérios estabelecidos para adultos.[83]

Os marcadores inflamatórios, como PCR e VHS, também se apresentam geralmente elevados durante o período agudo.[83]

Além disso, como lesões em crianças e adolescentes com ATK são mais frequentemente localizadas na aorta abdominal e em seus ramos do que em adultos, a USVC é uma ferramenta útil, conveniente e não invasiva para o diagnóstico e o acompanhamento da enfermidade.[2,84]

A PET-TC também é uma poderosa modalidade emergente, não apenas para o diagnóstico precoce, mas para avaliar a distribuição das lesões e monitorar a atividade da doença.[37]

A Diretriz de 2021 do ACR recomenda condicionalmente que crianças com quadros graves de ATK em atividade inflamatória podem se beneficiar de pulsoterapia intravenosa, seguida de baixas doses diárias de corticosteroide para aumentar a adesão ao tratamento e diminuir os efeitos colaterais como, por exemplo, a inibição do crescimento.[5]

CRITÉRIOS ANATÔMICOS E DIAGNÓSTICOS

As primeiras classificações basearam-se nos critérios de distribuição anatômica das lesões de acordo com a arteriografia. As duas primeiras classificações angiográficas consideraram a localização anatômica das lesões da arterite e foram propostas por Sheikhzadeh et al. e por Nasu, em 1982. Em 1996, Numano et al. modificaram-na para seis tipos e com a possibilidade de subcategorização pela presença ou ausência de lesões nas artérias coronárias e pulmonares, sendo a classificação mais aceita até hoje[84] (Figura 102.16 e Quadro 102.5).

Em virtude de riscos e desconforto inerentes à técnica, pela sua incapacidade de avaliar as paredes das artérias acometidas, do tecido circunvizinho e pela qualidade dos métodos de imagem existentes na atualidade, a arteriografia deixou de ser o método padrão-ouro, sendo utilizada somente durante o tratamento cirúrgico.[35] A classificação é adaptada para os outros métodos de imagem. A angio-RM é considerada como método preferencial para a classificação anatômica, já que muitas vezes o acometimento da aorta torácica não é sempre possível de ser estudado pela USVC (EULAR-2020).[35]

QUADRO 102.4	Critério EULAR/PRINTO/PRES (European League Associations for Rheumatology/Paediatric Rheumatology International Trials Organisation/Paediatric Rheumatology European Society) para arterite de Takayasu (ATK) na infância.
Critério	**Definição**
Alteração "angiográfica": anormalidade identificada por método de imagem mostrando a aorta e seus ramos normalmente afetados (critério obrigatório)	Angiografia, angio-TC ou angio-RM ou USVC da aorta e de seus maiores ramos e artérias pulmonares mostrando aneurisma/dilatação, estenose, oclusão ou espessamento arterial, excluindo-se displasia fibromuscular ou causas similares; alterações em geral focais ou segmentares
Redução do pulso ou claudicação	Perda, diminuição e/ou assimetria dos pulsos periféricos
Discrepância da pressão arterial	Disparidade da pressão arterial dos quatro membros > 10 mmHg em qualquer membro
Sopros	Murmúrios audíveis ou frêmitos palpáveis sobre as artérias
HAS	Pressão sistólica ou diastólica superior a 95 mmHg
Marcadores de inflamação	VHS > 20 mm na primeira hora ou PCR acima do normal (de acordo com o valor do laboratório)

Diagnostica-se com ATK o indivíduo com evidência de critério maior associado a qualquer outro critério. VHS: velocidade de hemossedimentação; PCR: proteína C reativa; USVC: ultrassonografia vascular; angio-TC: angiotomografia computadorizada; angio-RM: angiorressonância magnética.

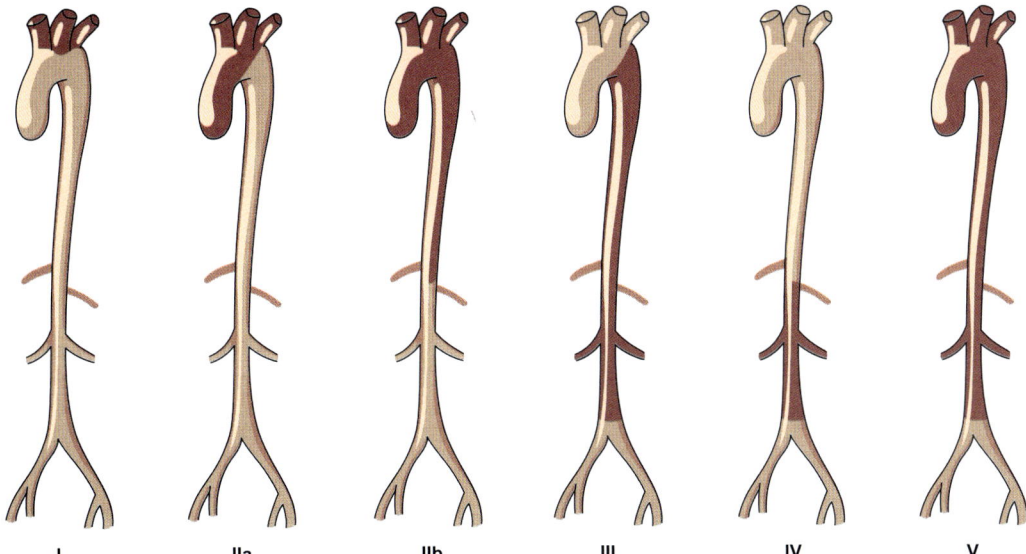

I	IIa	IIb	III	IV	V

FIGURA 102.16 Classificação dos achados arteriográficos da arterite de Takayasu de Numano. A classificação angiográfica é estabelecida de acordo com a distribuição das lesões arteriográficas.

QUADRO 102.5	Classificação de Numano.
Tipo I	Ramos do arco aórtico
Tipo IIa	Aorta ascendente, arco aórtico e seus ramos
Tipo IIb	Lesões IIa + aorta torácica descendente
Tipo III	Aorta torácica descendente, aorta abdominal e artérias renais
Tipo IV	Aorta abdominal e artérias renais
Tipo V	Tipo IIb + IV (aorta ascendente, arco aórtico e seus ramos e aorta torácica descendente e seus ramos e aorta abdominal e/ou artérias renais)

Em adição aos seis tipos descritos, o envolvimento de lesões nas artérias coronárias é indicado por C (+) e as lesões da artéria pulmonar por P (+).

CRITÉRIOS DE CLASSIFICAÇÃO

O novo critério de classificação para Takayasu foi publicado pelo ACR/pela EULAR em 2022, com grande sensibilidade (93,8%) e especificidade (99,2%) nos cinco continentes (Quadro 102.6).[8]

A angio-RM é o método de escolha mais indicado para a avaliação inicial, em virtude do malefício da carga de radiação ionizante emitida pela angio-TC, mas reafirma-se que ambas são capazes de avaliar bem a parede vascular, notadamente pelo corte axial (transversal) da aorta e seus ramos. A USVC, a PET-TC e a TC podem ser métodos alternativos de avaliação para a classificação anatômica.[8] A PET-RM ainda requer mais estudos.[85]

ACR/EULAR de 2022 – ATK incluiu alguns parâmetros, quebrando alguns paradigmas, como a idade de término do quadro clínico.

DIAGNÓSTICO COMPLEMENTAR DE IMAGEM

O uso de exames de imagem, como USVC, TC e 18F-FDG-PET-TC, tornou-se fundamental para o diagnóstico e o tratamento da ATK.

Eles são potencialmente importantes no diagnóstico precoce e na avaliação de atividade de doença, possibilitando rastreamentos não invasivos seriados para comparações,[70] entretanto ainda não há determinação sobre a quantificação da inflamação nem da equivalência entre os exames.[1]

Por conta disso, para a análise do remodelamento luminal, é necessária avaliação clínica criteriosa com base em exames de imagem recentes e laboratoriais associados ao exame clínico.[70]

QUADRO 102.6	Critérios classificatórios para a arterite de Takayasu (American College of Rheumatology [ACR]/ European League Associations for Rheumatology [EULAR] 2022).

Considerações sobre quando se aplicar esse critério:
- Esse critério deve ser aplicado para classificar pacientes com arterite de Takayasu já com diagnóstico de vasculite de grandes ou médios vasos
- Diagnósticos alternativos simulando vasculites devem ser previamente excluídos quando o critério for aplicado

Critérios absolutos	
Idade ≤ 60 anos	
Evidência de vasculite na imagem*	
Critérios adicionais	
Sexo feminino	+ 1
Angina ou dor isquêmica retrosternal	+ 2
Claudicação de braço ou perna	+ 2
Sopro vascular**	+ 2
Redução de pulso na extremidade*** superior	+ 2
Alteração carotídea^δ	+ 2
Diferença de pressões sistólicas nos braços ≥ 20 mmHg	+ 1
Critérios adicionais de imagem **Quantidade de territórios afetados (selecionar um)^δδ**	
Um território afetado	+ 1
Dois territórios afetados	+ 2
Três ou mais territórios	+ 3
Envolvimento simétrico de artérias pareadas^δδδ	+ 1
Envolvimento da aorta abdominal e da artéria renal ou mesentérica^¶	+ 3

A soma dos pontos para dez itens, se presentes. Um escore ≥ 5 pontos é necessário para a classificação da arterite de Takayasu. *Evidência de vasculite na aorta ou em seus ramos deve ser confirmada por imagem vascular (tomografia computadorizada/angiografia/angiorressonância magnética, ultrassonografia [USG], tomografia computadorizada com emissão de pósitrons). **Sopro detectado na ausculta de artérias de grandes calibres, incluindo aorta, carótida, subclávia, axilar, braquial, renal ou no segmento iliofemoral. ***Redução ou ausência de pulsos pelo exame clínico das artérias: axilar, braquial ou radial. ^δRedução ou ausência de pulso da carótida ou dor na carótida. ^δδQuantidade de territórios arteriais envolvidos com dano luminal (p. ex., estenose, oclusão ou aneurisma) detectados pela angiografia ou USG nos seguintes nove territórios: aorta torácica, aorta abdominal, mesentérica, carótida esquerda ou direita, subclávia esquerda ou direita, renal esquerda ou direita. ^δδδDano luminal bilateral (estenose, oclusão ou aneurisma detectado por angiografia ou US em qualquer território pareado seguinte: carótida, subclávia ou artérias renais. ^¶Dano luminal (estenose, oclusão ou aneurisma) detectado pela angiografia ou USG envolvendo a aorta abdominal e também as artérias renal ou mesentérica.

Ultrassonografia vascular

A USVC é um bom método de imagem, sendo bastante sensível, com alta resolução espacial para as artérias mais superficiais, como as carótidas comuns, vertebrais e subclávias. Para esse fim, utilizam-se as sondas lineares de alta frequência (≥ 12 MHz), contudo a aorta torácica não é visualizada pelo USVC, salvo raras exceções, acima do mediastino (Figuras 102.17 e 102.18), usando-se sondas setoriais ou convexas, sendo necessários outros métodos de imagem.

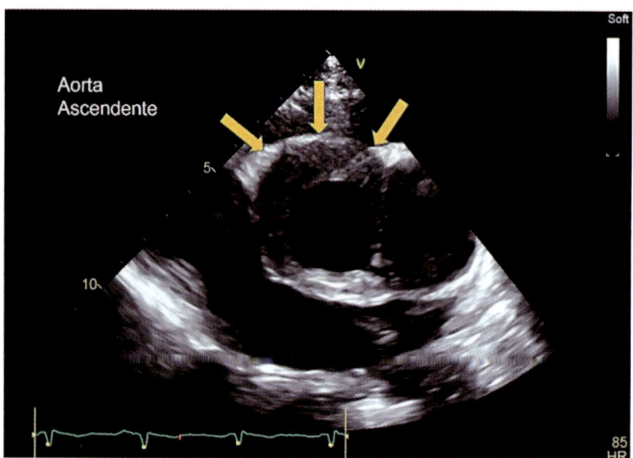

FIGURA 102.17 Corte transversal da aorta ascendente.

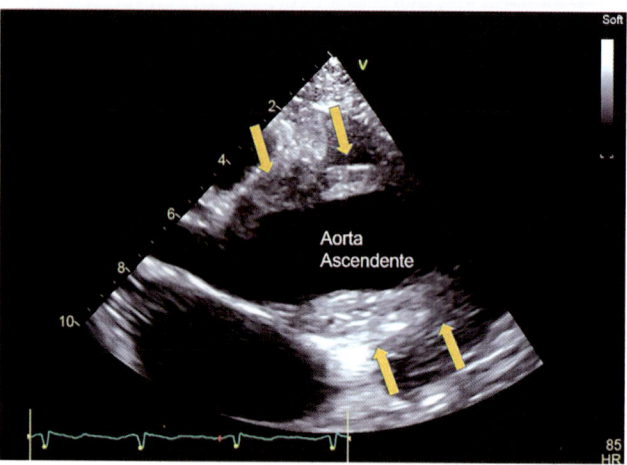

FIGURA 102.18 Corte longitudinal da aorta ascendente.

Os transdutores convexos (5 MHz) conseguem identificar o espessamento das artérias abdominais, mas não com a mesma resolução para a medida da espessura das paredes.[86] A padronização para o diagnóstico e a realização de exames subsequentes de monitoramento é essencial, assim como o treinamento de profissionais qualificados com equipamentos de boa qualidade.[87]

O espessamento mural concêntrico que envolve todas as paredes, descrito por Hiroaki Maeda et al., em 1991, como "sinal de macaroni" é um marcador característico da ATK,[82] podendo ser observado pelo USVC, tanto em corte longitudinal como transversal[35] (Figuras 102.7 a 102.11). Sua ecogenicidade varia de acordo com a fase da doença, passando a hiperecogênica (mais esbranquiçada) na fase crônica e tornando-se mais hipoecoica (mais escura) na fase aguda e nos novos surtos inflamatórios. Mudanças da espessura e aumento do diâmetro do vaso ocorrem de acordo com a atividade/recaída e é importante modo de monitoramento do tratamento.[10]

Alguns estudos sugerem o uso de *softwares* para medidas automáticas da espessura mediointimal.[86] Nós discordamos e achamos que a medida de todas as camadas da parede deve ser manual, já que a adventícia é envolvida e aumenta bastante, sobretudo no período de atividade.

Em virtude da retração fibrótica do vaso, ocorre a diminuição do diâmetro do lúmen do vaso e perda de sua elasticidade, o que reduz a sua pulsatilidade.[88]

Depois, já na fase inativa, o espessamento circunferencial diminui e o componente fibrótico se desenvolve, frequentemente visto como cordões hiperecoicos nas camadas mais internas (Figuras 102.10 e 102.11).[86]

A USG com contraste das artérias carótidas em pacientes com ATK pode demonstrar neovascularização, que pode ser considerada como marcador potencial para a atividade da doença (Figura 102.19).[89]

Uma nova tecnologia vem sendo incorporada à USV como a possibilidade de avaliação da imagem em 3D, com sondas lineares matriciais de XL de 4 a 18 MHz, o que facilita a definição da parede e suas medidas e a diferenciação entre as camadas da parede, o lúmen e o tecido perivaso, entre outras possibilidades (Figura 102.9).

Angiorressonância magnética

Exame de imagem de primeira escolha do ACR/EULAR para o diagnóstico anatômico (Figura 102.20).[23] Sua principal vantagem é não necessitar de exposição à radiação ionizante nem de contraste iodado, potencialmente alergênio e nefrotóxico, possibilitando repetidas avaliações, inclusive em pacientes jovens.[62]

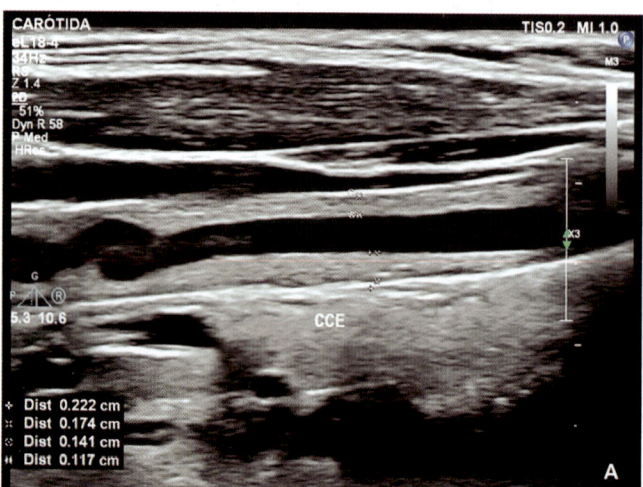

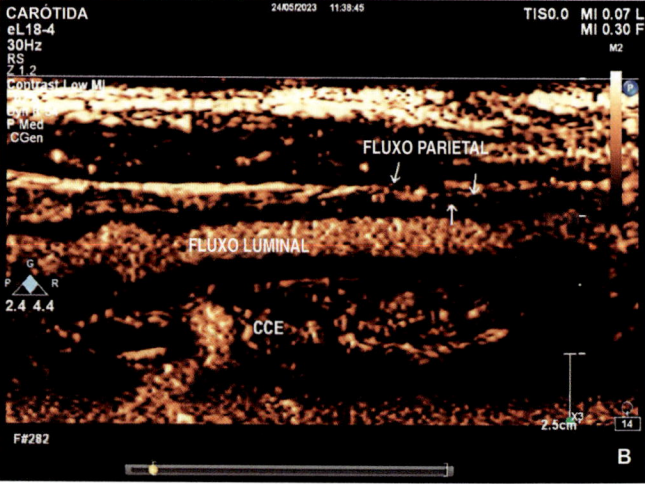

FIGURA 102.19 Paciente com arterite de Takayasu. **A.** Corte longitudinal modo B. **B.** Após injeção de microbolhas, mostrando fluxo parietal, sugerindo alguma atividade inflamatória. CCE: carótida comum esquerda.

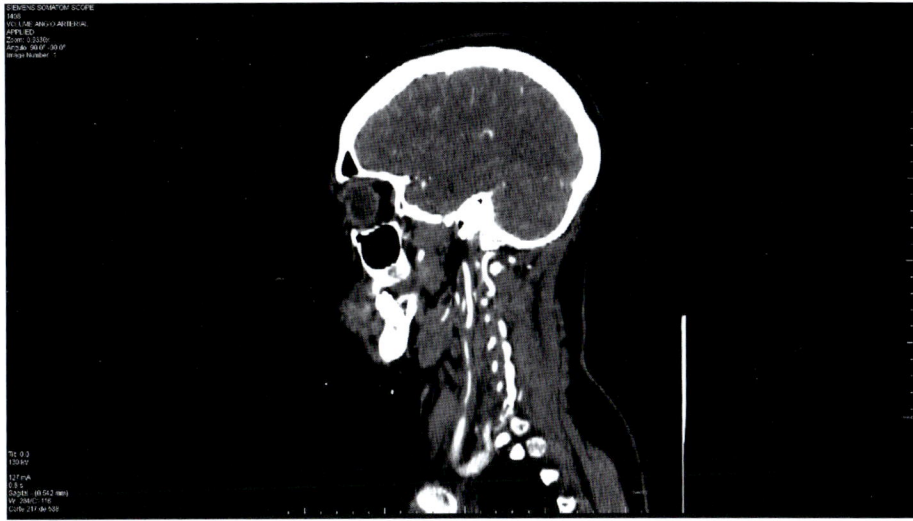

FIGURA 102.20 Angiorressonância magnética de paciente jovem com arterite de Takayasu apresentando imagem na carótida, semelhante ao "sinal de macaroni" achado à USG com Doppler.

A RM sem contraste analisa as paredes do vaso. É capaz de avaliar as alterações parietais no processo inflamatório, como o espessamento mural e o edema,[40] tendo utilidade na detecção da distribuição da inflamação na parede vascular, mas não identifica com precisão a fase ativa da doença.[40]

A angio-RM precisa ser realizada imediatamente antes do início ou nos primeiros dias da terapia com corticosteroide, a fim de se evitarem resultados falso-negativos. As principais limitações da angio-RM são a disponibilidade restrita, o alto custo, os possíveis efeitos adversos dos agentes de contraste e a limitação para o acompanhamento em longo prazo.[23,40]

Tomografia computadorizada por emissão de pósitrons 18F-FDG

A associação 18F-FDG-PET à TC combina as informações funcionais da PET com o estudo anatômico da TC,[40] sendo considerado o teste mais sensível para a captação da fase precoce da inflamação dos vasos, nas recidivas e da sua localização.

A técnica mede a 18F-FDG que se acumula nas células durante o hipermetabolismo da fase inflamatória ativa, bem como o aumento pronunciado das paredes dos vasos pela infiltração edematosa.[59] É método seguro em pacientes com insuficiência renal.[80]

Dentre as desvantagens da PET-TC estão: má resolução espacial e incapacidade de monitoramento da doença, alto custo, disponibilidade mais baixa comparativamente aos outros métodos de imagem, elevada exposição à radiação (25 mSv) e a falta de evidências que impedem a recomendação para seu uso na avaliação de inflamação nas artérias cranianas.[40]

Tomografia computadorizada

Método com excelente resolução espacial para a ATK, com altas taxas de sensibilidade e especificidade;[27] entretanto, pode eventualmente não detectar a fase precoce da doença, necessita de contraste iodado e utiliza radiação ionizante,[40] com emissão de cerca de 17 mSv por exame, com as três fases (uma varredura sem contraste, a fase arterial e a fase arterial tardia), o que limita o seu uso.[10]

A TC analisa se há ou não espessamento da parede do vaso, calcificação mural, trombo intraluminal, dissecções, com a informação adicional dos tecidos e das alterações isquêmicas dos órgãos-alvo envolvidos.[40]

DIAGNÓSTICO DIFERENCIAL

- Arterite temporal (ACG): normalmente é diferenciada por acometer indivíduos mais velhos e ser acompanhada de polimialgia e pelo acometimento das artérias temporal e axilar, que normalmente não são acometidas na ATK
- Aterosclerose: diferencia-se pela distribuição dos vasos afetados
- Aneurisma inflamatório da aorta abdominal: frequentemente acompanhado por hidronefrose e exibe o sinal do manto característico na TC
- Vásculo-Behçet: associado a outros achados e normalmente o aneurisma é sacular
- Mesaortite sifilítica
- Anomalia vascular congênita: síndrome da aorta média é uma possível anomalia vascular congênita que pode ser confundida com a ATK, mas pode ser diferenciada, porque a parede aórtica é lisa, apesar da estenose
- Aneurisma bacteriano
- Periaortite relacionada à imunoglobulina (Ig) G4: pode ser diferenciada pela concentração sérica e pelas lesões que envolvem outros órgãos.[90]

TRATAMENTO

A fase da doença e a classificação anatômica são fundamentais para o tratamento e o prognóstico da doença.[27] Quanto mais precoce for o tratamento, melhores resultados serão esperados, evitando sequelas e boa evolução do prognóstico.[91]

Como toda doença rara, o tratamento ideal e a duração deste na ATK não são ainda totalmente estabelecidos e variam de acordo com cada paciente, com o tipo de acometimento e da permissão de uso de cada medicamento em cada país. No Japão, por exemplo, medicamentos como MTX, micofenolato de mofetila, tacrolimo, ciclosporina e inibidores do fator de necrose tumoral (anti-TNF), pelo risco de causarem supressão da medula óssea e distúrbio renal, não são subsidiados pelo governo e necessitam de termo de consentimento livre e esclarecido, além da responsabilização do médico pelos eventos adversos.[27]

O fluxograma simplificando o passo a passo do tratamento está ilustrado na Figura 102.21.[27]

Os órgãos e sistemas acometidos (sejam por lesões isquêmicas, insuficiência aórtica, HAS ou hipertensão pulmonar) devem ter

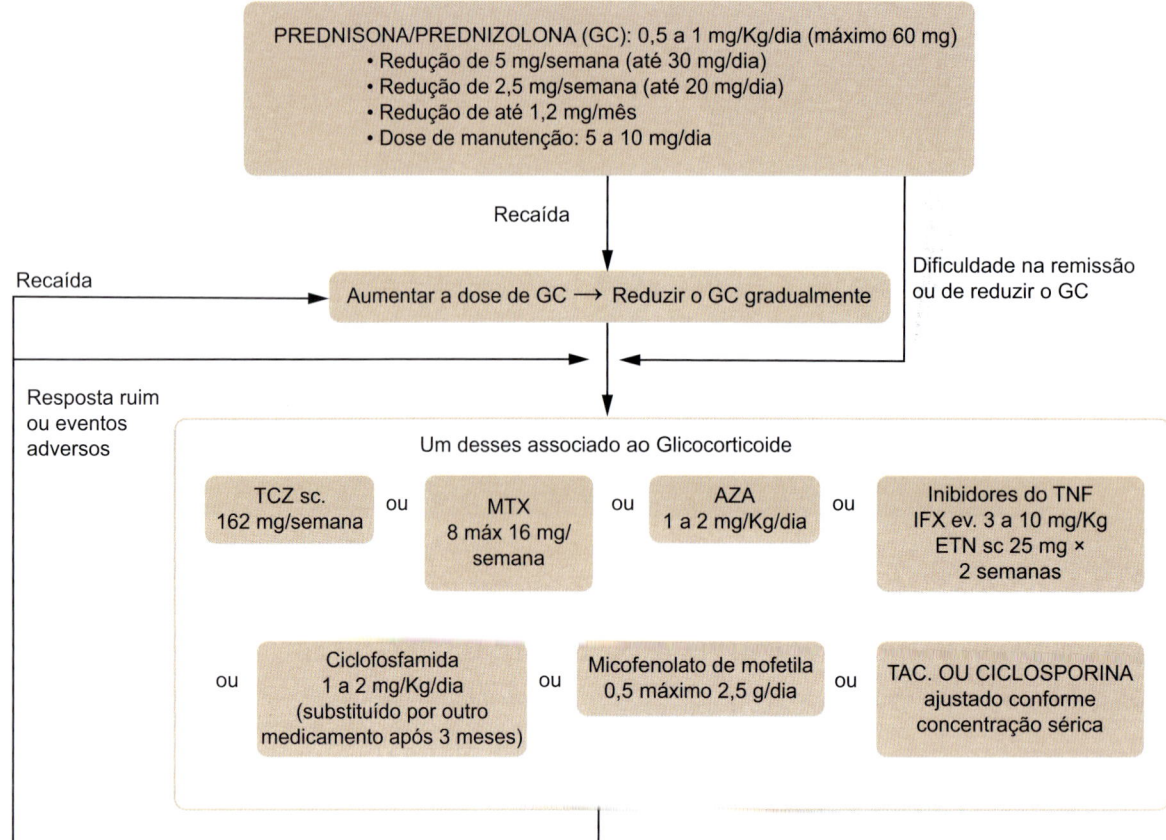

FIGURA 102.21 Recomendações sobre o tratamento da arterite de Takayasu. AZA: azatioprina; ETN: etanercepte; GC: glicocorticoide; IFX: infliximabe; MTX: metotrexato; TAC: tacrolimo; TCZ: tocilizumabe; TNF: fator de necrose tumoral.

tratamento específico, sendo, algumas vezes, cirúrgico. As cirurgias devem ser evitadas, quando possível, durante a fase aguda de inflamação, quando as artérias se tornam extremamente friáveis, até que haja imunossupressão adequada e que a doença em atividade entre em fase de remissão.[59]

O paciente deve ter ciência da gravidade e dos riscos da doença, saber que a piora dos sintomas requerem aumento das doses e/ou mudança ou associação de medicamentos, sendo necessário retornar ao médico.

A Diretriz de 2021 do ACR sugere as seguintes recomendações:[5]

- O uso de GC em altas doses na ATK grave em atividade em adultos é preferível em vez da pulsoterapia ou de GC em baixas doses. Em crianças, pode ser opção por conta da adesão e da inibição do crescimento
- É preferível a suspensão do tratamento após 6 a 12 meses de tratamento em vez de manutenção do tratamento por longo tempo, já que a exposição aos GCs deve ser limitada, se possível, para minimizar sua toxicidade. Os GCs podem ser continuados por mais tempo se a doença não for adequadamente controlada ou se o paciente apresentar recidivas frequentes[5]
- Deve ser preferida a associação de GCs a imunossupressores não GC para minimizar a toxicidade da medicação. Normalmente, o MTX é a primeira associação a ser experimentada, mas inibidores do TNF e a azatioprina (AZA) podem ser considerados. O MTX é o mais indicado para crianças, porque é mais bem tolerado. GCs podem ser considerados como monoterapia para doenças leves ou para quadro incerto[5]
- Os GCs são preferíveis como terapia inicial em vez do TCZ
- Em caso de refratariedade ao tratamento, os anti-TNF são preferíveis em vez do TCZ[5]

- Em casos de progressão assintomática de lesão conhecida, sem inflamação associada, deve-se manter a terapia em vez de aumento da dose ou mudança do tratamento imunossupressor. O mesmo é indicado para casos de aparente remissão clínica e aumento dos marcadores inflamatórios
- O ácido acetilsalicílico é o antiagregante de escolha caso haja associação de doença carotídea ou vertebrobasilar à ATK em atividade. Não deve ser utilizado rotineiramente.[5]

Início do tratamento medicamentoso

Os GCs são os medicamentos de primeira linha. Devem ser iniciados na fase de inflamação ativa, em dose imunossupressora (0,5 a 1 mg/kg/dia) de prednisolona ou equivalente, não sendo ultrapassada a dose de 40 a 60 mg.[27,35]

Normalmente, são administrados 2/3 da dose de manhã, após a refeição, e o restante após o jantar, mas a medicação pode ser prescrita também em dose única diária. A resposta normalmente é favorável.[59] A redução da dose é feita de modo gradual.[27]

A dose dos GCs deve ser mantida até a estabilização do quadro clínico, geralmente até 3 meses, podendo ser estendida, se necessário.[35,64]

A EULAR recomenda o início precoce de terapia poupadora de GC, com MTX (15 a 25 mg/semana); AZA (até 2 mg/kg/dia); micofenolato de mofetila (2 a 3 g/dia); ou leflunomida (20 mg/dia), se necessário.

Refratariedade ao tratamento ocorrem em 15 a 20% dos casos e podem estar relacionados com a etnia, o antígeno de histocompatibilidade HLA-B*52, entre outros. Nesses casos, doses mais altas de corticosteroide podem ser instituídas, e nos casos graves (p. ex., crises epilépticas), a pulsoterapia pode ser empregada[27] ou a associação com outros medicamentos imunossupressores, como a ciclofosfamida oral ou intravenosa.

Recaídas são frequentes durante a redução da dose até o mínimo de 0,1 mg/kg/dia e podem necessitar de pequenos aumentos de doses, retorno para a dose imunossupressora e/ou associação a outros medicamentos, dependendo da gravidade do caso.[64]

Outra possibilidade de medicações adjuvantes são os imunobiológicos – inibidores do TNF (infliximabe, etanercepte, adalimumabe e golimumabe). TCZ, abatacepte e rituximabe podem ser utilizados, porém as evidências nessa conduta ainda são limitadas e polêmicas.[35] Além disso, não é infrequente a ocorrência de recaídas com a suspensão do tratamento.[64]

Cuidados gerais de suporte

Apesar de eficazes, o uso prolongado de corticosteroides causa eventos adversos graves, como: osteoporose e fraturas patológicas, obesidade, infecções, glaucoma, HAS, DM, síndrome de Cushing, doenças cardiovasculares, baixa estatura em crianças, entre outros. As seguintes medidas devem ser adotadas para minimizar esses possíveis danos: redução da dose do corticosteroide assim que possível, dieta, restrição de sal, suplementação de cálcio e vitamina D, e atividade física regular.[59]

O controle pressórico deve ser realizado nas extremidades não afetadas, mais comumente nos membros inferiores, utilizando-se manguitos adequados e os fluxômetros portáteis com Doppler contínuo.[59]

Coletas de sangue e aferições de pressão devem ser realizadas no membro não afetado, se necessário, e se possível.[59]

Em alguns pacientes com medições não confiáveis, a retinopatia hipertensiva deve ser investigada como um sinal de alerta para o clínico.[59] Fundoscopia de urgência deve ser solicitada quando há distúrbio visual.

A possibilidade de hipertensão renovascular deve ser considerada se houver resistência ao tratamento à hipertensão. Nesses casos, intervenções endovasculares ou cirurgias podem ser necessárias.[59]

Critérios de atividade inflamatória de doença

O critério de Kerr, desenvolvido pelo National Institute of Health (NIH), foi o parâmetro de avaliação da atividade inflamatória da ATK utilizado durante décadas. Ele considerava os seguintes sinais e sintomas: características sistêmicas como febre, dor muscular (sem nenhuma outra causa identificada), VHS elevada; características de isquemia vascular ou inflamação, como claudicação, pulso diminuído ou ausente, sopro, dor vascular (carotidínia), pressão arterial assimétrica nos membros superiores ou inferiores (ou ambos); e características angiográficas típicas. Um novo início ou piora de duas ou mais características indicavam "doença ativa". Atualmente, esse critério é considerado insuficiente.

Em 2010, na Índia, foi desenvolvido outro critério de atividade, denominado *Indian Takayasu Clinical Activity Score* (ITAS, 2010), fundamentado no *Birmingham Vasculitis Activity Score* (BVAS) e validado como um índex composto, atualizado para ser o novo critério de atividade inflamatória de doença, entretanto, ainda não há, até o momento, um único critério definidor de atividade de doença que seja universalmente aceito e validado.

O ACR/EULAR sugeriu que fossem adotados os fatores listados no Quadro 102.7 para definição do estado de atividade das VGVs.[35]

Tratamento cirúrgico ou endovascular

Os procedimentos cirúrgicos abertos ou endovasculares devem ser reservados para casos com potencial de dano isquêmico grave, permanente, como risco de AVE, IAM, hipertensão refratária ao tratamento por lesão das artérias renais e aneurismas, com risco de ruptura entre outras ou morte iminente. O acompanhamento desses procedimentos com exames de imagem deve ser frequente.

No caso de estenose das artérias renais e carotídea, alguns autores preconizam que a correção das artérias renais deve ser realizada antes do tratamento carotídeo.

Cirurgias abertas costumam apresentar resultados mais duradouros e devem ser preferidas, quando possível, mesmo que mais longas, com o pós-operatório mais difícil e com pior resultado estético. As reestenoses arteriais ocorrem com maior frequência após o tratamento endovascular do que após cirurgias abertas.

Stents e endopróteses devem ser evitados e utilizados em último caso como, por exemplo, em dissecções, pois reestenoses são frequentes como reação a corpos estranhos, com grande probabilidade de desenvolvimento de hiperplasia miointimal e oclusão do vaso. Angioplastias com balão deveriam ser tentadas mesmo que sejam menos duradouras.[92] O rebalonamento da estenose é considerado medida aceitável para manter a perviedade do vaso acometido.[92] O controle da atividade de doença no pré e no pós-operatório dos

QUADRO 102.7	Definição do consenso do American College of Rheumatology (ACR)/European League Against Rheumatism (EULAR) 2018 para os estados de atividade da arterite de Takayasu.	
Doença em atividade	**Sinais típicos ou sintomas de VGV**	
	Pelo menos um dos seguintes critérios: ■ Atividade de doença detectada por método de imagem ou biopsia ■ Complicações isquêmicas atribuídas à VGV ■ Persistência de marcadores séricos elevados (depois da exclusão de outras causas)	
Recaída	Maior	Recorrência de doença ativa com qualquer dos seguintes sinais ou sintomas: ■ Sinais de isquemia (p. ex., piora da claudicação dos membros, AVE) ■ Evidência de inflamação da aorta resultando em dilatação, estenose ou dissecção
	Menor	Recorrência de atividade de doença, não preenchendo critérios para recaída maior
Refratariedade	Incapacidade de remissão independentemente do uso correto de medicamentos	
Remissão	Ausência de sinais clínicos e sintomas atribuíveis à VGV ativa	
Remissão mantida	Remissão por, pelo menos, 6 meses	
	Acesso à dose-alvo individual de GC	
Remissão sem GCs	Remissão mantida	
	Descontinuação da dose de GC (mas pode estar recebendo a dose de outra terapia imunossupressora)	

AVE: acidente vascular encefálico; GCs: glicocorticoides; VGV: vasculite de grandes vasos.

pacientes com ATK é fundamental para a obtenção de bons resultados, tanto na cirurgia aberta quanto no tratamento endovascular. Desde a avaliação da indicação cirúrgica, a seleção de estratégias e procedimentos, e o gerenciamento pós-operatório devem ser conduzidos por uma equipe multiprofissional.

Depois do tratamento cirúrgico convencional ou endovascular, os pacientes devem ser monitorados rotineiramente com exames de imagem.

CONSIDERAÇÕES FINAIS

Apesar do grande avanço dos exames de imagem para o diagnóstico da ATK e de suas possíveis recaídas, assim como do tratamento com medicamentos adjuvantes ou alternativos aos GCs para melhor controle da atividade da doença, muito conhecimento ainda é necessário para a elucidação dessa patologia.

A correlação entre o tratamento e a redução da espessura da parede do vaso carecem de mais estudos.

Seria oportuna a criação de um cadastro nacional e uma aliança mundial para realização de novas pesquisas mais robustas, com os objetivos de melhor compreensão do controle da doença, da redução da morbimortalidade e da melhora da qualidade de vida desses pacientes.

As referências bibliográficas deste capítulo se encontram no Ambiente de aprendizagem do GEN.

103 📝

Doença Cística da Adventícia das Artérias

Ludvig Hafner ■ Marcelo José de Almeida

Resumo

A doença cística da adventícia (DCA) é uma doença rara, de manifestações clínicas importantes, que ocorre da terceira à quinta década de vida, sem correlação com outras doenças. Os sintomas e sinais são a claudicação intermitente, a isquemia distal, a diminuição de pulso ou sua ausência e hiperemia reativa, contudo pode ser simplesmente achado de exame. A confirmação de cisto na camada adventícia por exames de imagem ratifica o diagnóstico. Pode ocorrer em outros locais, mas é muito mais frequente na região poplítea. O tratamento é cirúrgico para evitar complicações graves.

Palavras-chave: artéria poplítea; doença cística da adventícia; etiologia; diagnóstico.

INTRODUÇÃO

A doença cística da adventícia (DCA) das artérias caracteriza-se por cistos, geralmente multiloculados, situados no interior da parede vascular. São compostos por substância gelatinosa e viscosa, podem comprometer a adventícia e a camada média das artérias e veias, e ocasionam estreitamento ou oclusão do vaso afetado. DCA também é chamada de doença cística da artéria poplítea (DCAP) devido a uma alta prevalência nessa artéria.[1-4] Outras denominações: cisto de adventícia da artéria poplítea,[5] degeneração cística da adventícia,[5,6] cisto coloide da adventícia, doença cística mucinosa da parede arterial, pseudocisto subadventicial, entre outras.[7,8]

INCIDÊNCIA

Doença rara que ocorre em 0,1% das doenças arteriais, com mais de 600 relatos de casos descritos, 305 artigos e 49 revisões sistemáticas, das quais as mais recentes e importantes foram citadas neste capítulo. A incidência aproximada da doença cística que acomete a artéria poplítea é de 1 para cada 1.200 a 2.000 casos em pacientes com claudicação intermitente ou isquemia do membro inferior.[9] Holden et al. apresentaram um estudo multicêntrico de 6 anos de duração em que encontraram um caso de DCAP em 1.710 ressonâncias magnéticas (RM) de joelho em pacientes com sintomas sugestivos de doença arterial oclusiva.[10]

Outros vasos que podem ser acometidos com menor incidência são: artérias ilíaca externa, braquial, axilar e radial; veias ilíaca, femoral, braquial, cefálica e outras localizações.[9]

Essa doença acomete mais homens que mulheres, na proporção de 5:1 até 8:1, incidindo mais comumente dos 10 aos 77 anos. É uma das causas não ateroscleróticas de claudicação intermitente em indivíduos jovens. Os casos relatados da DCA ocorrem na artéria poplítea em 85% dos casos, e nas demais artérias e veias, em aproximadamente 15%.[10]

A ocorrência real da afecção é difícil de ser determinada, e os principais motivos são a baixa incidência da DCA; quando se apresenta como achado nos exames em pacientes assintomáticos, não costuma ser relatada, e os casos de obstrução arterial aguda são tratados como trombose arterial e realizadas pontes sem acesso à lesão causal.[11]

Nos exames de ultrassonografia (USG) com Doppler, angiotomografia e RM realizados para identificações de alterações vasculares e não vasculares na região genicular, a DCA surge como achado de exame em pacientes assintomáticos ou com sintomatologia não característica.

Pacientes com trombose aguda da artéria femoral ou poplítea que desenvolvem isquemia aguda costumam ser submetidos à embolectomia ou a revascularizações em ponte por oclusão arterial, sem a inspeção direta da artéria poplítea afetada, e o diagnóstico de doença cística não é referido.[12]

ETIOPATOGENIA

A etiologia da DCA não é clara, e ainda não foi estabelecido um consenso unificador sobre a origem dessa doença. As várias teorias sobre a formação de cistos adventiciais podem ser categorizadas em cinco grupos descritos a seguir.[13]

Teoria do trauma repetido. Baseia-se no fato de que a maioria das DCA ocorre na artéria poplítea.[14] Teoricamente, a artéria poplítea é submetida a alongamentos repetitivos e distorções, causando não só destruição como degeneração cística da adventícia do vaso. A força de cisalhamento repetida causa pequenos descolamentos das camadas adventícias da média com hemorragia intramural que, posteriormente, se desenvolvem nos cistos dentro da adventícia.[4] Embora a teoria do trauma seja a mais sustentada, também há falhas. Na maioria dos casos de DCA, há falta de história de trauma. Essa doença também foi relatada por ocorrer em pacientes mais jovens, presumivelmente antes da exposição a traumas excessivos. Além disso, essa teoria não contabiliza a DCA em vasos profundos nem a prevalência em subpopulações com aumento do risco de trauma, como atletas.

Teoria ganglionar. Propõe que células sinoviais seriam implantadas na adventícia, e os cistos adventícios seriam compostos por gânglios sinoviais ectópicos que migrariam ao longo dos ramos vasculares para eventualmente se fixar na adventícia dos vasos grandes, originados na cápsula articular adjacente, ou da bainha tendinosa para a adventícia.

Teoria de distúrbio sistêmico. Sugere que a formação de cisto na camada adventícia, e a degeneração *de novo* mucinoso, ocorreria como parte de um distúrbio generalizado do tecido conjuntivo, mas sem muitas evidências fundamentais. O acompanhamento de pacientes por tempo prolongado (até 17 anos) não mostrou degeneração na artéria contralateral ou em outras artérias do organismo nem alterações generalizadas do tecido conjuntivo nos indivíduos afetados. Essa teoria tem pouca probabilidade de ser verdadeira. A teoria proposta pela Linquette em 1967 sugeriu que o cenário da DCA está associado a um distúrbio generalizado/sistêmico.[11]

Teoria do desenvolvimento da DCA. Essa teoria sugere que as células mesenquimais seriam alocadas na adventícia dos vasos durante a embriogênese. Essas células secretariam mucina, em um momento futuro da vida, e formariam os cistos.[14] A demonstração de que o fluido do cisto é frequentemente cristalino e quimicamente semelhante ao conteúdo dos cistos sinoviais aponta origem comum.[8] Essa teoria é a mais amplamente aceita, inclusive por Levien e Benn, que sinalizaram para a alteração embriológica das artérias afetadas pela DCA.[13] Esses autores sugeriram que, durante o desenvolvimento dos brotos dos membros, restos celulares derivados da condensação do tecido mesenquimal, destinados a formar as articulações de joelhos, quadril, punho e tornozelo, seriam incorporados aos vasos não axiais vizinhos e adjacentes durante o crescimento desses mesmos vasos da 15ª à 22ª semana de vida embrionária. Tais vasos não axiais recém-formados seriam originados a partir de plexos vasculares durante o mesmo estágio de desenvolvimento e em íntima proximidade com as articulações adjacentes. Esses restos celulares seriam então responsáveis pela formação futura da DCA, durante a vida, quando o material mucoide secretado acumularia dentro da parede arterial ou venosa.

Uma possível explicação para a raridade dessa doença nos membros superiores é o fato de que esses restos embrionários nos membros inferiores aparecem em estágio anterior ao desenvolvimento dos mesmos, sugerindo que o momento do desenvolvimento mais tardio dos membros superiores seria desfavorável para a inclusão dessas células.

Teoria da herniação sinovial. Propõe que o trauma repetido nas articulações causa danos à cápsula articular, resultando no extravasamento do fluido sinovial para os vasos arteriais adjacentes, o que poderia posteriormente promover o desenvolvimento dos cistos. Desy et al. comprovaram essa teoria identificando uma série de casos em que se observou interconexão entre a cápsula sinovial articular ou bainha sinovial e os cistos, bem como a conexão entre diferentes artérias goniculares e os cistos.[2] Nos vasos acometidos distantes de uma articulação, explicar-se-ia como migração de células sinoviais ao longo do vaso acometido. Esta seria uma teoria modificada baseada em traumas repetidos na articulação.

FISIOPATOLOGIA

Embora o início dos sintomas seja insidioso, é provável que os cistos se desenvolvam durante anos, produzindo estenose, com conservação dos pulsos distais e sem sintomatologia.

O aumento progressivo do volume dos cistos invadindo a parede arterial e acarretando compressão do lúmen ocasiona estenose hemodinamicamente significativa, que desencadeia a claudicação intermitente. Pode ocorrer a melhora espontânea dos sintomas da DCA,[12,15] às vezes com seu completo desaparecimento. Tal fato deve-se à ruptura dos cistos, com a eliminação de seus conteúdos para os tecidos vizinhos, diminuindo a pressão externa no lúmen arterial e abrandando a estenose hemodinamicamente significativa, ou ao desenvolvimento de circulação colateral na região, reduzindo a sintomatologia. Isso se torna evidente nos casos de oclusão total do vaso com sinais clínicos de pouca intensidade, como ocorre nos casos crônicos não críticos da doença aterosclerótica.

Quando a pressão no interior dos cistos aumenta, excedendo a pressão arterial, ocorre oclusão do vaso mesmo que não aconteça trombose arterial. Isso se demonstra pelo fato de que o simples esvaziamento dos cistos pode resultar na total desobstrução do vaso,[6,16] com reaparecimento dos pulsos distais.

Em 30% dos casos, os cistos adventiciais comprimem completamente o lúmen arterial, assemelhando-se a uma lesão endoluminal, e nos outros casos, a imagem mostra um lúmen vascular normal.[17,18]

A oclusão pode manifestar-se como oclusão arterial aguda (OAA), isquemia crítica, claudicação intermitente ou, eventualmente, assintomática.[18,19]

ANATOMIA PATOLÓGICA

Macroscopicamente, a lesão costuma aparecer como dilatação fusiforme, bem definida, de coloração clara, acastanhada, avermelhada ou azulada; sua consistência é elástica e sua extensão é variável; pode estar localizada em um dos lados ou envolver parcial ou completamente a circunferência arterial. Pode também haver fibrose periarterial densa envolvendo os cistos.[20]

Seu conteúdo gelatinoso parece estar sob tensão e esvazia-se rapidamente assim que se incisa a adventícia arterial. O fluido drenado é geralmente claro e cristalino.[21]

Os achados histológicos são variáveis, podendo revelar cistos mono ou multiloculares, contidos pela adventícia e por tecidos periadventiciais,[22] na face externa da camada média.[23,24] A parede cística geralmente é constituída por colágeno e apresenta áreas revestidas por células poligonais ou achatadas de citoplasma vesicular.[19] A camada muscular pode apresentar degeneração mucoide focal. Eventualmente, há espessamento da membrana elástica interna e da íntima.[24] Às vezes, nota-se hemorragia focal.

A artéria poplítea afetada normalmente não mostra evidências de aterosclerose. Bourke et al.[4] e Devereux et al.[3] relataram que as características dos cistos por eles estudados são semelhantes àquelas dos cistos sinoviais.

As análises química e histológica indicaram que os cistos arteriais e os sinoviais são bastante semelhantes.

DIAGNÓSTICO

Clinicamente se apresentam:

- Pacientes assintomáticos: achado clínico ou exames de imagem
- Pacientes sintomáticos com claudicação intermitente
- Pacientes sintomáticos com isquemia grave – trombose ou embolização.

A claudicação intermitente costuma ser unilateral, em indivíduos jovens, caracterizada como dor na musculatura da panturrilha, em geral de início insidioso, podendo ser progressiva para distâncias menores em intervalo de tempo curto, com o desaparecimento da dor com o repouso.

Na maioria dos casos, ao exame físico vascular verificam-se palidez e hipotermia na extremidade afetada. Às vezes, pode-se palpar tumor cístico na fossa poplítea.[21] Os pulsos poplíteo infragenicular, tibial posterior e pedioso podem estar discretamente diminuídos ou ausentes. Frêmito e sopro na região poplítea são raramente relatados no exame clínico.[23]

O teste de flexão do joelho, descrito por Ishikawa et al.,[25] consiste em exame propedêutico útil para os casos em que há estenose arterial sem obstrução total. Mantendo-se a flexão completa e forçada do joelho, durante 5 minutos, estando o paciente em decúbito dorsal horizontal, a extremidade afetada torna-se fria e pálida, e a pulsação desaparece. Isso se deve à oclusão do lúmen arterial no local dos cistos. Essas alterações são reversíveis após a extensão da coxa e do joelho.

A manifestação aguda é apresentada como OAA: palidez, parestesia, paralisia, diminuição da temperatura e ausência de pulsos. Na confirmação de cisto na artéria poplítea ou sua suspeita, deve-se prosseguir a investigação para estabelecer o diagnóstico correto. Mesmo com todas as manifestações de doença aguda, sempre é necessária a realização do índice tornozelobraquial (ITB) e da USG com Doppler em todos os casos de OAA e, quando não se conseguir definir o tipo de lesão, angioressonância ou angiotomografia deve ser indicada. A angiografia pode ajudar no planejamento cirúrgico.

Nas outras localizações, a manifestação clínica da DCA pode variar. Na doença cística das artérias femoral comum e ilíaca, pode ocorrer claudicação intermitente, de panturrilha,[20,26,27] tumor palpável na região inguinal e raramente se verifica sopro sistólico.[26] Nos casos em que há doença cística da artéria radial ou da ulnar, pode-se notar tumor cístico no punho[21] ou no antebraço,[28] e eventualmente ocorre dor na face volar do antebraço durante trabalho muscular forçado.

EXAMES COMPLEMENTARES

Ultrassonografia com Doppler de onda contínua

A mensuração do ITB faz parte do exame físico vascular. É o primeiro exame a ser realizado ao se constatar diminuição ou ausência de pulsos periféricos (tibial posterior, pediosa ou tarsal lateral). Devem-se obter as medidas antes e após o exercício físico, caracterizando o grau de isquemia. Em geral, o ITB é normal em repouso e pode diminuir após o exercício quando a pressão no cisto aumenta o suficiente para provocar alterações hemodinâmicas devido à estenose endoluminal da artéria.[10] Valores de ITB menores que 0,9 ou pressão arterial menor que 100 mmHg caracteriza a obstrução arterial periférica. Em casos de isquemia mais grave, valores de ITB menores que 0,89 podem ser registrados, conforme classificação de WIfI. A mensuração do ITB auxilia na determinação do grau de isquemia e do comprometimento da alteração vascular apresentada.

Ultrassonografia com dúplex *scan*

Os exames de imagem são essenciais para confirmação do diagnóstico de DCA. Na suspeita de lesão arterial na DCA, a USG da fossa poplítea auxilia na confirmação da doença.[29] Uma linha fina e brilhante com o mapeamento em modo B separa o conteúdo dos cistos e a parede do vaso. A USG com Doppler (dúplex *scan* ou ecodoppler pulsado em tempo real), exame ultrassonográfico de melhor resolução, é o exame subsidiário para diagnosticar essa doença. Uma imagem compatível com lesão cística (hipoecoica ou anecoica) adjacente à artéria, causando sua compressão arterial, associada aos sintomas do paciente, é suficiente para confirmação do diagnóstico.

Tomografia computadorizada

A tomografia computadorizada (TC) tem a capacidade de demonstrar diretamente a imagem do componente da parede arterial e extra-arterial da doença.[22,29,30]

A angiotomografia reconstrói as imagens em múltiplos planos, mostrando o lúmen do vaso, a parede do vaso e suas correlações com as estruturas adjacentes; pode-se observar a fase venosa da mesma maneira.[18] O exame é menos invasivo e não requer hospitalização. Realizam-se reconstruções tridimensionais que demonstram a relação entre o achado anormal e as estruturas adjacentes, ou seja, entre a artéria poplítea, os cistos e os músculos e tendões vizinhos. É muito utilizada na avaliação e no diagnóstico da DCA.[18,31]

Ressonância magnética

Pode-se ainda realizar o diagnóstico de DCA por meio de imagens por RM e pela angiografia por ressonância magnética (ARM).[10,18,32,33] A substância de contraste paramagnético (gadolínio) usada na realização desse exame pode causar complicações em pacientes que têm alteração da função renal, devendo-se tomar os devidos cuidados na sua utilização. Na RM, o cisto será visualizado ao lado do lúmen da artéria poplítea, com sinais característicos de uma estrutura cheia de fluidos, como a hipointensidade T1, a hiperintensidade T2 e a falta de sinal, mostrando vazio, sendo o fluxo sanguíneo.[10] Em qualquer uma dessas duas modalidades, o cisto não muda a apresentação mesmo com a administração de contraste.

As imagens por RM são características: múltiplas massas císticas dentro da parede arterial, orientadas ao longo do eixo do vaso. Essa orientação, bem como a localização intramural, é muito bem demonstrada nas sequências multiplanares de alta resolução.[10,21] As lesões maiores formam massas multilobuladas.

A angiografia por RM é diagnóstica, mostra em detalhes a compressão extrínseca do vaso e a ausência de doença significativa tanto proximal como distalmente à lesão. Também mostra as imagens em ampulheta dos cistos que envolvem toda a circunferência do vaso e as margens em crescente nos casos de estenoses laterais ou mediais ao lúmen arterial.[21]

Angiografia/arteriografia

Mesmo com o uso dos sofisticados exames já mencionados, a angiografia pode ser utilizada para a programação terapêutica.

Esse método é invasivo e nem sempre define o diagnóstico, visto que pode apresentar-se normal e, na ausência de estenoses, não é possível confirmar cisto, pois só evidencia dados sobre o lúmen das artérias, e não sobre a sua parede. Mostra imagens típicas nos primeiros estágios da doença, quando o vaso ainda está pérvio. Estando os cistos posicionados lateral ou medialmente ao lúmen arterial, ocorre estenose curvilínea, de contornos lisos e regulares, formando imagem de vidro de relógio, imagem da cimitarra ou da semilua;[18] entretanto, quando os cistos envolvem a circunferência arterial, aparece imagem em ampulheta. Pode haver deslocamento medial, lateral ou posterior da artéria poplítea, acompanhando os sinais descritos anteriormente. Não há dilatação pós-estenótica.

Nos casos de oclusão total, a imagem é de obstrução segmentar; ocorre geralmente no segmento médio da artéria poplítea e pode mostrar contorno semicircular liso e regular. Normalmente, a circulação colateral é pobre, e a evidência de ramos colaterais mais calibrosos mostra a cronicidade da lesão.[34] As artérias proximal e distal à região acometida não apresentam alterações e sua distribuição é anatômica.[1]

Ultrassonografia intravascular

Há demonstrações de que a DCA também pode ser diagnosticada por imagens obtidas pela ultrassonografia intravascular (IVUS, *intravascular ultrasound*).[18]

A IVUS apresenta imagens de cistos multiloculares, quase anecoicos, extraluminais no local da estenose, mas normal no resto da artéria.[32]

O exame é útil, pouco utilizado por ser invasivo, necessita de punção arterial, seu custo é alto e é pouco disponível nos serviços de saúde.

A angiografia convencional é o teste de imagem mais comum realizado, porém a RM é uma modalidade alternativa de imagem não invasiva que fornece melhores imagens da DCAP. Em 1/3 dos casos, uma oclusão completa da artéria poplítea é demonstrada; no entanto, o achado patognomônico sugestivo de DCAP é um cisto na parede arterial.

DIAGNÓSTICO DIFERENCIAL

Deve ser compatível com síndrome do aprisionamento da artéria poplítea, aterosclerose obliterante periférica, tromboangiite obliterante (TAO), embolia para a artéria poplítea, cisto de Baker e traumatismos.[12] A síndrome do aprisionamento da artéria poplítea costuma ocorrer em pacientes com menos de 30 anos, do sexo masculino e com bom desenvolvimento muscular. Seu quadro radiológico mais comum caracteriza-se pelo desvio medial da artéria poplítea no nível do joelho ou pela oclusão da porção média dessa artéria. A pesquisa do sinal de Ishikawa é negativa. Há descrições de quatro casos em que ocorreram concomitância entre a DCAP e a síndrome do aprisionamento da artéria poplítea. A aterosclerose obliterante periférica pode ocorrer em indivíduos jovens, quando houver associação a doenças metabólicas, como o diabetes melito, ou a distúrbios do metabolismo lipídico: hiperlipidemias e hipercolesterolemias familiares. A TAO é praticamente desconhecida em não fumantes, geralmente acarreta trombose das artérias distais da perna, começando pela artéria tibial posterior; apresenta quadro radiológico característico. Na embolia e no trauma, o paciente costuma apresentar história de cardiopatia pregressa e de lesão; o exame físico corrobora o relato. O cisto de Baker pode ocasionar compressão extrínseca arterial com claudicação intermitente, geralmente é palpável na fossa poplítea; há casos de concomitância de DCAP e cistos de Baker.[9,35]

TRATAMENTO

O tratamento dessa afecção é principalmente cirúrgico e acompanha as seguintes orientações:

- Para pacientes assintomáticos: indica-se o tratamento cirúrgico, com interposição de segmento de enxerto. A orientação para pacientes que se negam a fazer o tratamento cirúrgico é a repetição da USG a cada 6 meses. E na observação de sintomas clínicos, é indicado o procedimento cirúrgico. A regressão da lesão ocorre em alguns casos, como relata Jibiki et al.,[36] com acompanhamento por USG e regressão dos sintomas. Não existe indicação da utilização de antiagregantes plaquetários com objetivo de diminuir a possibilidade de oclusão arterial aguda por se tratar de compressão extrínseca do vaso.
- Para pacientes sintomáticos que apresentam claudicação intermitente: a indicação é cirúrgica, sendo a melhor alternativa para correção das lesões ponte venosa com a safena parva ou magna, dependendo da veia que apresente diâmetros compatíveis, com a possibilidade técnica da remoção do segmento acometido para evitar as recidivas dos cistos que comprometem o tratamento cirúrgico. Devido à boa qualidade da artéria proximal e distal à lesão, seu resultado costuma ser excelente.
- Para pacientes sintomáticos com isquemia grave – trombose ou embolização: a indicação cirúrgica é emergencial e o mais rápido possível, sempre sendo recomendada a USG com Doppler para avaliar as alterações anatômicas da parede do vaso e identificar DCAP. A técnica cirúrgica consiste na interposição de ponte com veia safena, remoção dos trombos proximais e distais e remoção do segmento acometido para evitar recidivas.

Conduta cirúrgica

O tratamento consiste na ressecção do segmento arterial afetado e sua substituição com interposição de enxerto venoso. Destarte, a intervenção pode ser realizada com e sem ressecção arterial. A escolha da modalidade dependerá da situação encontrada na cirurgia, influenciada pelos achados de exames pré-operatórios. A via de acesso preferencial é a posterior, com o paciente em decúbito ventral ou pronado. A incisão deve ser em forma de S, sempre na porção da coxa em orientação medial longitudinal, cruzando a prega poplítea do sentido transversal para lateral e na perna continuando com a incisão longitudinal. Assim será obtido o acesso ao conteúdo da fossa poplítea. Facilita a identificação das lesões císticas e eventuais alterações anatômicas. Essa incisão torna possível o acesso às veias safenas magna medialmente e parva próxima a sua croça, escolhendo-se a melhor para restabelecimento do fluxo sanguíneo na região por sutura terminoterminal ou terminolateral com ressecções ou apenas ponte (*by-pass*).[36,37]

Na OAA, quando houver trombose arterial ou alterações macroscópicas da parede arterial, deve ser sempre ressecado o segmento arterial lesionado e restaurada a continuidade do fluxo arterial com enxerto venoso.[13,22]

Alternativas técnicas

O esvaziamento cirúrgico ou a excisão do cisto podem ser realizados na medida necessária para restaurar o fluxo arterial, desde que as demais camadas das artérias sejam normais. É importante a realização de arteriografia intraoperatória para avaliação do local operado e do fluxo arterial distal.[29]

Para pacientes assintomáticos e sintomáticos com claudicação intermitente e que se neguem a tratamento cirúrgico incisional, a aspiração dos cistos pode ser uma solução, com resultado imediato bom, mas com recidiva em todos os casos, sendo necessária a repetição do procedimento. Havendo complicação, impõe-se um procedimento cirúrgico incisional com ponte de veia safena.[36,38]

A técnica consiste na punção guiada por USG ou TC. Embora o tratamento do esvaziamento do cisto seja eficiente, o resultado satisfatório dependerá da viscosidade do líquido do cisto e da evidência da não degeneração das camadas dos vasos. As aspirações podem ser repetidas. Há pacientes tratados com essa técnica com evoluções de 17 a 18 anos,[20] que permanecem assintomáticos.

Há quem recomende a aspiração do conteúdo dos cistos por via percutânea[1,29] antes de qualquer manejo cirúrgico.

A angioplastia com ou sem liberação de *stent* não é indicada na DCA. As tentativas de tratar a DCAP por meio de angioplastia transluminal percutânea não foram bem-sucedidas.[33,39]

EVOLUÇÃO

Em 1988, Bounameux et al. relataram a investida frustrada de punção do cisto, guiado por TC, sendo o paciente tratado cirurgicamente com a ressecção do cisto. Do et al.[16] relataram o tratamento de sete pacientes (com idades entre 42 e 62 anos) portadores de DCAP pela aspiração percutânea dos cistos guiada por USG. Destacaram a normalização das velocidades dos fluxos nas artérias tratadas imediatamente depois das intervenções, em todos os pacientes. Não houve complicação, sangramentos, formação de fístulas arteriovenosas ou irritação de nervos tibiais ou fibulares. A duração dos procedimentos variou de 15 a 30 minutos, e o tempo de acompanhamento dos pacientes foi de 1 a 32 meses, com média de 14,8 meses. Nenhum dos pacientes tratados apresentou claudicação intermitente ao fim do estudo. As aspirações podem ser repetidas. Do et al.[16] descreveram o tratamento de um paciente que recusou a cirurgia e necessitou de três aspirações de cistos em 8 meses. Ressalta-se que a aspiração dos cistos não é um tratamento definitivo.[37]

As angioplastias devem ser evitadas.[20] Incluem-se aqui as angioplastias com remendos venosos e sintéticos e a excisão do cisto com sutura direta da parede arterial remanescente. Nenhum desses procedimentos é seguro, pois há relatos de aparecimento de aneurismas nos locais das angioplastias, com necessidade de reoperação.

A ressecção com enxerto de *by-pass* autógeno tem um risco de 1% de recorrência.[39]

Outras modalidades de tratamento geralmente não são recomendadas devido à alta incidência de recidiva.

Na literatura,[20] apenas um paciente submetido a arteriectomia e reconstrução arterial com enxerto venoso, que ocluiu e foi substituído por prótese de Dacron®, evoluiu com isquemia grave por obstrução desta última e teve o membro amputado.

O acompanhamento dos pacientes com DCAP que se submeteram a exérese da artéria em virtude de DCA apresentaram os melhores resultados a longo prazo.[38,40] A cirurgia de retirada apenas do cisto e sua drenagem por punção apresentaram recidiva e manutenção da DCA do vaso acometido. Outras técnicas têm importância clínica, mas não apresentam resultados superiores ou semelhantes ao tratamento cirúrgico proposto de exérese da doença com interposição de enxerto.[36]

As referências bibliográficas deste capítulo se encontram no Ambiente de aprendizagem do GEN.

Aneurismas Arteriais

104

Aneurismas da Aorta Abdominal

Rossi Murilo ■ Eduardo Loureiro de Araujo ■ Carlos José de Brito

Resumo

Os aneurismas da aorta abdominal (AAA) são 3 a 7 vezes mais frequentes do que os que acometem o segmento torácico. A prevalência dos AAA é maior nos homens do que nas mulheres, assim como é maior em caucasianos e asiáticos do que em negros. Algumas teorias apontam para fatores genéticos que poderiam contribuir para o aparecimento dos AAA. Vários trabalhos confirmaram a incidência maior de AAA nos parentes de 1º grau dos portadores desses aneurismas. Uma possível causa também foi associada a processo inflamatório. O tabagismo também é apontado pela maioria dos autores como um importante fator de risco. Os AAA são de etiopatogenia bastante complexa, e neste capítulo serão discutidos os principais fatores envolvidos em sua gênese.

Palavras-chave: aneurisma; aorta abdominal; etiopatogenia; fisiopatologia; cirurgia vascular.

INTRODUÇÃO

Os AAA constituem a doença vascular mais importante para um cirurgião vascular, devido a sua alta incidência. Mesmo quando comparados a outros segmentos da própria aorta, eles se mostram pelo menos 3 vezes mais predominantes que aneurismas e dissecções da aorta torácica e 3 a 7 vezes mais frequentes quando comparados apenas aos aneurismas desse segmento torácico.[1] Dos aneurismas periféricos, o mais frequente é o da artéria poplítea, que ocorre de 8 a 15 vezes menos que os da aorta abdominal.[2] Não apenas pelos métodos diagnósticos mais eficazes que aumentariam a quantidade de AAA diagnosticados, parece haver um aumento real no número de AAA,[3-5] entretanto algumas publicações têm mostrado uma tendência inversa na incidência dos AAA. Provavelmente pela diminuição dos fatores de risco, como redução do tabagismo e melhora nas condições gerais de qualidade de vida, a tendência tem sido uma menor incidência dos AAA e queda da mortalidade associada a eles.[6-9]

A ocorrência dos AAA é maior nos indivíduos do sexo masculino,[3,10-11] assim como é mais frequente em caucasoides e asiáticos, do que em negros.[6,11-13] Os AAA são mais frequentes à medida que a idade avança. Abaixo dos 50 anos são muito raros.[10]

O fato é que, como será explicado a seguir, o AAA é uma doença de etiopatogenia bastante complexa.

ETIOPATOGENIA

Causa genética

Alguns aspectos observados e amplamente comprovados apontam para fatores genéticos que poderiam contribuir para o surgimento dos AAA. Isso não significa que todos aqueles que têm essa tendência genética desenvolvam um AAA, pois fatores externos e hemodinâmicos também interferem nesse desencadeamento. Existem evidências estatísticas de que os AAA são mais frequentes nos homens em uma proporção de cerca de 1:4 em relação às mulheres.[3,10,12] Além disso, os AAA comportam-se de modo bem diferente nas mulheres, surgindo cerca de 10 anos mais tarde do que nos homens e sua evolução e desfecho são piores.[14-16]

Quanto à raça, ocorre com maior prevalência em homem branco e de maneira semelhante nos asiáticos. Os negros têm menor incidência.

Pode-se dizer que os aneurismas da aorta torácica (AAT) e os AAA se comportam quase como doenças distintas. Os AAA são pelo menos 3 vezes mais frequentes que os da aorta torácica, combinados com as dissecções. A ocorrência dos AAT, em média, é cerca de 10 anos menos quando comparados com os AAA. A grande prevalência nos homens para os AAA não ocorre nos AAT, e a degradação parietal também acontece de maneira diversa nos dois tipos de aneurismas.

Fator familiar

Vários trabalhos confirmaram maior incidência de AAA em parentes de 1º grau dos portadores desses aneurismas. Em 1977, Clifton[17] foi o primeiro autor a especular sobre a possibilidade de um fator genético estar implicado na ocorrência de AAA. Em 1984, Tilson[18] estudou 16 famílias com um total de 46 indivíduos, portadores de AAA, indicando a existência de um fator genético.[3,11-13] Em 1986, Johansen e Koepsell[19] propuseram a hipótese de que a tendência à degeneração aneurismática da aorta abdominal pudesse ser herdada e compararam 250 pacientes portadores de AAA com 250 controles. No grupo-controle encontraram 2,4% de parentes de 1º grau com AAA contra 19,2% no grupo de pacientes com AAA. Darling et al.[20] (1989), em trabalho prospectivo, estudaram 542 pacientes operados de AAA no período de 9 anos. No grupo operado, a incidência de AAA nos parentes de 1º grau foi de 15,1%, e para 500 pacientes do grupo-controle foi de 1,8%. Kuivaniemi et al.[21] (2003) identificaram 233 famílias de nove diferentes nacionalidades, todos brancos. A maioria dos pacientes afetados era homem, e o grau de parentesco mais comum era entre irmãos. Seus estudos apoiaram os anteriores e mostraram que os parentes em risco eram de 1º grau e do sexo masculino, como já citado, particularmente irmãos. Mais recentemente (2010), Wahlgren et al.[22] identificaram nos registros de gêmeos suecos, nascidos desde 1886, 265 com AAA (81% homens, com média de idade de 72 anos, variando entre 48 e 94 anos). Havia uma probabilidade de 24% da ocorrência de AAA para cada um dos gêmeos monozigóticos, quando o outro gêmeo era portador de AAA. Nos gêmeos dizigóticos, essa probabilidade era muito menor, sugerindo uma causa genética. Segundo o autor, esse achado mostra uma robusta evidência epidemiológica de que a hereditariedade contribui para a formação do aneurisma.

Linné et al.[23] (2012) consideraram todos os pacientes tratados de AAA em Estocolmo, entre janeiro de 2008 até dezembro de 2010. Não incluíram parentes de 1º grau com mais de 80 anos, somente aqueles com idade inferior. Por várias razões, dos convidados que não responderam ou não aceitaram o convite, ou não puderam ser contactados ou residiam fora de Estocolmo, foram elegíveis apenas 150 dos parentes, todos caucasianos. Desses, 44% (66 casos) eram irmãos e 56% (84) eram irmãs. Foram identificados 16 casos de AAA, sendo 11 (17%) irmãos e 5 (6%) irmãs. Nenhum dos irmãos tinha menos de 55 anos, 1 estava entre 56 e 65 anos, 8 entre 66 e 75 anos e 2 entre 76 e 80. Das irmãs, nenhuma tinha menos de 55 anos ou estava entre 56 e 65 anos, 5 estavam entre 66 e 75 anos e 1 entre 76 e 80. Dos 16 AAA, 6 tinham diâmetro acima de 50 mm,

1 de 40 a 49 mm, 6 entre 30 e 39 mm e 3 (irmãs) de 27 a 29 mm. Considerou-se como AAA nos homens diâmetro maior ou igual a 30 mm e 27 mm nas mulheres.

O estudo mostra uma alta prevalência de AAA entre os parentes de 1º grau, apesar de menor prevalência nos homens do mundo ocidental. Os resultados mostram a necessidade de rastreamento (*screening*) em todos os parentes de 1º grau de pacientes portadores de AAA, irmãos e irmãs. A incidência certamente teria sido maior se os pacientes com mais de 80 anos tivessem sido incluídos no trabalho.

Embora alguns polimorfismos de genes tenham mostrado relação com os AAA, não é provável que um único gene apareça como o fator primordial. O mais provável é que uma combinação de polimorfismos seja responsável pelo AAA e que um único gene tenha um efeito limitado.[24]

Degradação proteolítica do tecido conjuntivo da parede aórtica

O AAA origina-se de um remodelamento da matriz extracelular com quebra dos componentes estruturais da parede do vaso. Estudos tanto experimentais como no ser humano sugerem que proteases, especialmente as metaloproteinases (MMP), contribuam consideravelmente para esse desarranjo parietal, favorecendo especialmente a degradação das fibras elásticas e colágenas.[25-28] Embora várias MMP estejam presentes na parede aneurismática, as que têm a maior relevância são a MMP-9 e a MMP-2.[27-29] As MMP-2 parecem estar mais relacionadas com os pequenos aneurismas, principalmente nas fases iniciais de seu desenvolvimento. A MMP-9 está mais presente nos aneurismas maiores,[27-28] apresentando-se com nível sérico elevado em homens com grandes aneurismas, decrescendo após o tratamento cirúrgico.[30]

As MMP são contidas por um inibidor tecidual das metaloproteinases (TIMP) que controla sua atividade. A redução do TIMP foi demonstrada em vários estudos na matriz extracelular da parede dos AAA. Trabalhos sugerem que há maior atividade das MMP na degradação das lâminas elásticas, provavelmente como resultado da redução do TIMP.[26,31] Em dosagens no plasma, foram comparadas as concentrações em pacientes operados de AAA, doença oclusiva aortoilíaca e pacientes sadios. Nos AAA, o nível de MMP-9 no plasma foi significativamente maior, quando comparado aos dois outros grupos. No pós-operatório, a concentração sanguínea de MMP-9 decresceu, não havendo alteração após a cirurgia naqueles operados de doença aortoilíaca.[32]

Quanto à queda do MMP-9 após a cirurgia, Lorelli et al.[33] relataram alguns fatos interessantes: os níveis dessa proteína decaíram após o tratamento endovascular de um AAA, mas permaneceram altos quando houve *endoleak*. Por esse achado, os autores sugeriram que a manutenção dos níveis de MMP-9 após o tratamento endovascular de um AAA pode servir como um marcador enzimático para *endoleak*.

Outras MMP também estão presentes na parede aneurismática, com aumento de sua expressão, como MMP-1 e MMP-13. A MMP-12 pode ter importância, particularmente nas fases iniciais do desenvolvimento aneurismático. A MMP-3 pode ser um efetivo ativador do precursor da MMP-9.[28,34,35]

A relação entre as MMP e seus inibidores tissulares (TIMP) determina a composição da matriz extracelular. A regulação do sistema MMP/TIMP é parcialmente controlada pelo sistema plasmina. A proenzima inativa da plasmina é o plasminogênio, o qual é convertido para a forma ativa pelos ativadores do plasminogênio, sendo provável que o sistema plasmina possa estar envolvido na progressão dos AAA.[24]

As enzimas que convertem a angiotensina I e a angiotensina II têm sido bastante encontradas na parede dos AAA. Estudos experimentais têm mostrado que a infusão da angiotensina II produz grandes aneurismas de aorta.[36,37] Esses achados sugerem que o desenvolvimento desses aneurismas está intimamente relacionado a altos níveis parietais de angiotensina II.

Inflamação

O AAA apresenta um processo inflamatório caracterizado por uma degradação localizada de tecido conjuntivo e apoptose das células musculares lisas que provocam a dilatação da aorta.[38,39] É difícil seguir esse processo inflamatório desde o início da formação dos AAA e saber seu significado. As amostras teciduais obtidas são de aneurismas operados eletivamente e, portanto, com um diâmetro já expressivo ou então em fase de ruptura, tornando incerto avaliar em que medida esse processo inflamatório representa causa ou efeito da dilatação aneurismática.

Na maioria dos modelos experimentais, o aneurisma associa-se a uma infiltração parietal de células inflamatórias, entretanto, em certas condições semelhantes, pode ocorrer uma inflamação, sem que necessariamente resulte em AAA.[40]

Alguns trabalhos experimentais e em seres humanos demonstram que o estresse oxidativo ocorre de modo significativo na parede dos AAA durante o processo inflamatório.[41-43]

Miller et al.[38] constataram que o aumento do estresse oxidativo na parede do AAA promove remodelação extracelular da parede do vaso e apoptose das células musculares lisas. Esse fato pode ter importantes implicações quanto ao mecanismo da formação aneurismática e sua evolução. Deve ser enfatizado, entretanto, que esse estudo foi realizado em AAA em adiantado estado de dilatação. Não se tem conhecimento se os mecanismos ocorrem da mesma maneira em pequenos aneurismas em estágio inicial de sua evolução.

Uma possível causa também sugerida para o processo inflamatório, conforme consta em variados estudos, é a frequente ocorrência de infecção na parede do AAA por *Chlamydia pneumoniae*. Em grupo-controle, essa infecção era muito menor, com importante significado estatístico, ou não existia.[44,45]

O antígeno específico da *Chlamydia pneumoniae* também tem sido identificado e quantificado na parede dos AAA. Xiong e Zhao demonstraram evidência e diferenciação desses antígenos específicos nas três camadas da parede dos AAA, sugerindo um papel do antígeno na patogenia dos AAA.[46]

Ainda existem controvérsias em relação à importância da *Chlamydia* sp. para o AAA, o que torna impossível no momento atrelar esses achados à origem do aneurisma.[47] Com base em achados de necropsia, em que foram comparados os AAA com três diferentes grupos-controle, Pires e Gutierrez sugeriram que essa bactéria não representa um papel importante na patogenia dos AAA.[48]

O conceito de que a formação de um AAA é uma resposta autoimune é fundamentado na extensa infiltração, linfocítica monocítica, particularmente na adventícia, e deposição de imunoglobulina G na parede aórtica.[28] Jagadesham et al.[49] encontraram evidências para propor que a inflamação crônica encontrada nos AAA é a resposta autoimune desregulada contra componentes autógenos da parede aórtica que persistem de maneira não apropriada.

Um exame que possibilita a detecção do processo inflamatório *in vivo* e sua intensidade é a tomografia computadorizada por emissão de pósitrons (PET/TC), injetando-se 18F-fluorodesoxiglicose (FDG). Maior absorção desse fármaco pela parede do AAA identifica a inflamação que talvez possa contribuir para avaliar o risco de ruptura.[50] A FDG-PET/TC parece ser, portanto, uma técnica promissora para identificar a inflamação da parede aneurismática.

Independentemente do tamanho do AAA, ela incorpora mais FDG que a parede da aorta não aneurismática.[51]

Estudos futuros devem ser direcionados para pesquisar a utilidade da avaliação da incorporação da FDG como preditora do risco de ruptura e na avaliação de intervenções médicas no crescimento dos AAA.[50,51]

Localização preferencial na aorta abdominal

A localização dos aneurismas na aorta abdominal, como já mencionado, é bem mais frequente quando comparada a outros segmentos da aorta e mais ainda quando comparada aos aneurismas periféricos.

Uma primeira razão seria a alteração hemodinâmica que ocorre nessa área, devido à resistência periférica, o que não acontece em outros segmentos da aorta. A aorta abdominal infrarrenal sofre maior força de arrasto parietal (wall shear stress) e redução de fluxo durante os períodos de repouso. Nos modelos experimentais, observa-se que o AAA aumenta quando o fluxo é pequeno e o inverso com o fluxo rápido. Isso pode ser observado quando se cria uma fístula arteriovenosa distal, aumentando o fluxo na aorta abdominal ou reduzindo o fluxo com uma ligadura distal. Quando o animal era sacrificado, 7 dias após a infusão de elastase, observava-se que os AAA com baixo fluxo eram significativamente maiores que aqueles com alto fluxo e as alterações parietais eram pronunciadamente maiores nos primeiros.[52]

Esse fato foi comprovado quando se observou a maior incidência de AAA em pacientes amputados e naqueles que por lesão medular tinham os membros inferiores paralisados.[53,54] Vollmar et al.[55] observaram que os veteranos da Segunda Guerra Mundial que tinham sofrido amputação apresentavam maior incidência de AAA. Yeung et al.,[56] usando técnicas de imagem refinadas, compararam 123 pacientes com lesão medular crônica com grupo-controle. Demonstraram que adaptações morfológicas e bem dinâmicas ocorrem em resposta à lesão medular crônica, retardam a queda da pressão aórtica e reduzem o estresse de arrasto na parede, podendo contribuir para a degeneração parietal e aumento da prevalência dos AAA.[56] A partir disso, pode-se inferir que a resistência periférica é diminuída com a caminhada, o que se mostra um fator negativo para a evolução dos AAA, ao contrário do sedentarismo, que, nesse caso, é um fato positivo.

Ailawadi et al.[57] (2003) fizeram um trabalho experimental que demonstrou mais uma possível razão dessa preferência dos aneurismas pela aorta infrarrenal. A aorta abdominal tinha uma expressão de MMP-9 maior que todos os segmentos da aorta torácica, bem como uma atividade total de MMP-9 também superior. Quando um segmento da aorta torácica foi transplantado para a aorta infrarrenal, os níveis de MMP-9 tornaram-se semelhantes àqueles do controle. Ao contrário, a aorta abdominal transplantada para a torácica teve redução da MMP-9, equiparando-se ao mesmo segmento do controle. Isso demonstra que a MMP-9 é maior na aorta abdominal por fatores externos, regionais, afetando a parede aórtica, e não por algum fator intrínseco parietal.[57]

A parede da aorta abdominal parece também não ter uma sobra de resistência com relação às solicitações hemodinâmicas por ela sofridas. A aorta abdominal tem mais colágeno e menos elastina, com relação à aorta torácica, e essa alteração ocorre abruptamente, em alguns centímetros, logo que o vaso atravessa o diafragma.[57,58]

A aorta abdominal no ser humano tem menos lâminas elásticas, em relação à espessura de sua parede, em comparação a outras espécies de mamíferos. A espessura parietal da aorta humana é de cerca de 0,7 mm. Na maioria dos mamíferos, uma artéria desse calibre tem cerca de 40 lâminas elásticas, e a aorta humana tem cerca de 30. Usando a aorta de porcos, que têm em média 75 lâminas,

Zatina et al.[59] destruíram mecanicamente essas lâminas até chegarem a menos de 40. Quando essa quantidade era alcançada, um aneurisma se constituía. Concluíram que uma redução crítica na quantidade de fibras elásticas da parede arterial induz a formação de um aneurisma, o que pode ocorrer mais facilmente na aorta abdominal, desde que a quantidade de lâminas elásticas seja abreviada.

FATORES DE RISCO E CONTROLE CLÍNICO

Como já descrito, a etiopatogenia dos AAA é extremamente complexa e certamente multifatorial.

O tabagismo é apontado por grande parte dos autores como um importante fator de risco.[10,24,60-62] Não só o ato, mas a intensidade desse hábito tem forte relação com os AAA. Quanto mais prolongado for esse hábito e maior a quantidade de cigarros consumidos, mais intensa será a relação entre o tabagismo e a formação dos AAA.

Outro fator de risco é a ocorrência dos AAA em parentes de 1º grau[19-21] ou mais ainda em gêmeos, especialmente se univitelinos.[22] Esse assunto já foi fortemente exposto no tópico "Causa genética".

O sexo também constitui fator de risco, uma vez que os AAA são de 4 a 6 vezes mais frequentes em homens em comparação às mulheres.[3,63-65] Apesar dessa menor incidência dos AAA em mulheres, quando ocorrem, apresentam diferenças importantes, com pior evolução e aparecimento em idades mais tardias.[14-16] Essa diferença no pior desenvolvimento dos AAA na mulher tem consequências práticas, já que hoje há uma tendência a indicar o tratamento do aneurisma na mulher com diâmetro de 4,5 a 5 cm e no homem só após atingir 5,5 cm. Isso se refere a aneurismas íntegros, assintomáticos e sem crescimento mais rápido que o esperado.[14,64]

A obesidade é um fator menos importante, mas também é citado.[66-67]

A própria raça também apresenta diferenças quanto ao risco. O maior risco é para caucasianos e de modo semelhante para os asiáticos;[3,12-13] no entanto, Kent et al.,[68] em mais de 3 milhões de pacientes, observaram maior frequência de AAA em caucasianos e nativos norte-americanos, e menor em negros, hispânicos e asiáticos. É interessante notar que em mulheres a incidência é a mesma, para caucasianas ou negras, deduzindo-se que o sexo é um fator mais importante do que a raça.[11]

A idade é também um fator de risco, sendo os AAA muito mais frequentes nos indivíduos de idade mais avançada. Já se mencionou que seu desenvolvimento nas mulheres é mais tardio.

Outros fatores citados, mas de menor importância, são história de angina, doença arterial coronariana (DAC), pressão alta e estenoses carotídeas.[69]

É interessante notar que o diabetes é um fator de risco negativo para AAA.[61,63,70]

O primeiro passo para o controle clínico da expansão dos AAA é a supressão, dentro do possível, dos fatores de risco. Vários medicamentos foram sugeridos, alguns ainda em nível experimental e outros em uso humano, mas ainda carecendo de estudos mais extensos e aprofundados para confirmar sua real ação na inibição do crescimento dos pequenos aneurismas.

Alterações na hemodinâmica dos AAA também foram sugeridas por meio de exercícios. O tabagismo deve ser totalmente cessado uma vez que, como já visto, representa um importante fator de risco. Embora bem menos importante que o tabagismo, a obesidade e a pressão também devem ser mantidas sob controle. O papel do colesterol e suas frações são incertos, mas seguramente, por todos os outros problemas que pode causar, devem ser monitorados.

O sedentarismo também é um fator a ser mudado. Há evidências de que mesmo uma atividade moderada tem influência significativa na evolução do aneurisma.[60,71,72]

Vários medicamentos e a maneira como eles influenciam na evolução dos AAA já foram avaliados. O propranolol já foi aventado como tendo algum efeito sobre o crescimento do AAA. Seu uso, entretanto, causou efeitos colaterais importantes e não influiu significativamente na evolução desses aneurismas.[73,74] A indometacina mostrou alguns efeitos em modelos experimentais, mas até o momento não foram reprodutíveis na clínica.[75,76] Experimentalmente, o antagonista do receptor de angiotensina II (olmesartana medoxomila) e o antagonista do canal de cálcio (azelnidipina) mostraram redução na alteração da atividade da MMP-9, que suprime a degradação das MMP e inibe a formação do AAA.[77] Outros estudos ainda serão necessários para avaliar sua efetividade no ser humano.

A doxiciclina é um dos mais promissores medicamentos. Vários estudos mostraram, tanto no animal como no homem, que o crescimento dos AAA era retardado pelo uso da doxiciclina.[78-81] Parece que seu resultado não ocorre pelo efeito como antibiótico, mas pela redução da degradação do tecido conjuntivo parietal, influenciando nas MMP, especialmente a MMP-9 e a MMP-2. Alguns autores, entretanto, ainda questionam sua eficácia e aguardam por *trials* que possam atestar ou não sua real ação inibitória do crescimento dos pequenos aneurismas.[78,81,82] Já foi proposta a liberação justaórtica, em estudo experimental.[83] Em 2010, outro trabalho, também experimental, sugeriu a possibilidade de uma liberação controlada da doxiciclina por uma fibra biodegradável em administração local;[84] no entanto, ainda se aguarda a conclusão dos estudos com relação à possível ação da doxiciclina na ampliação dos pequenos aneurismas.

Existem estudos com relação à influência da roxitromicina no crescimento desses aneurismas, tanto experimentais quanto clínicos, mas sem respostas definitivas, e outros trabalhos mais extensos, bem como *trials,* são aguardados.[85,86]

Também em 2010, Takagi et al.[87] publicaram uma metanálise de *trials* randomizados com o uso de antibióticos para reduzir o crescimento dos pequenos aneurismas. A análise desses *trials,* segundo os autores, sugere a eficácia dos antibióticos na redução dessa expansão.

Nos últimos anos, as estatinas têm sido sugeridas como estimulantes no crescimento dos pequenos aneurismas. Vários trabalhos sugeriram a eficácia da estatina.[88-91] Karrowni et al.[92] (2011), estudando retrospectivamente 211 pacientes com pequenos aneurismas, concluíram ter demonstrado esse efeito da estatina. Trabalhos recentes, entretanto, não encontraram relação da estatina com o crescimento dos pequenos aneurismas. Alguns autores acham que esse efeito da estatina ainda não foi demonstrado.

Ferguson et al.[93] (2010) apresentaram resultados que não demonstram qualquer efeito da estatina no crescimento desses pequenos aneurismas. Twine e Williams (2011), após uma extensa metanálise, concluíram que a crença em uma redução da expansão dos AAA com o uso da estatina é baseada em evidências de baixa qualidade, não tendo sido significativas na metanálise.[94] No mesmo ano (2011), Rahman et al.[95] mostraram que o uso da estatina a curto prazo (4 semanas antes da cirurgia) não teve qualquer efeito na redução dos níveis de MMP-2, 8 e 9 e TIMP-1 e 2.

Como mencionado, embora os estudos prossigam, ainda não está clara qualquer influência que a estatina possa ter na evolução dos aneurismas. Os resultados ainda são contraditórios.

CIRURGIAS ABERTA E ENDOVASCULAR PARA OS ANEURISMAS DA AORTA ABDOMINAL

Com a nova técnica iniciada por Parodi et al. para o tratamento dos AAA,[96] em 1991, houve uma total mudança de paradigma.

A evolução, tanto da técnica como dos materiais, promoveu a substituição da cirurgia aberta pela endovascular. Não há dúvida quanto ao avanço cada vez mais significativo da cirurgia endovascular em comparação com a cirurgia aberta, e mais recentemente, alguns trabalhos vêm apresentando a cirurgia robótica como uma alternativa de tratamento nas doenças vasculares.

Segundo Chuter e Schneider,[97] a introdução da cirurgia endovascular/do reparo endovascular do aneurisma (EVAR, *endovascular aneurysm repair*) alterou significativamente a relação custo–benefício e logo se tornou uma alternativa à cirurgia aberta. Ainda assim, a técnica aberta permanece mais efetiva, mais durável e com menos problemas de anastomoses, sendo a de escolha para pacientes que apresentam reserva fisiológica para suportar a laparotomia e o clampeamento aórtico, enquanto a EVAR é a preferida para pacientes com bom acesso pela artéria femoral e boas condições para a fixação da endoprótese acima e abaixo do aneurisma.

A quantidade de EVAR realizada é elevada por várias razões: (1) todos os casos realizados pelos radiologistas invasivos e hemodinamicistas é por EVAR, desde que eles não possam optar pela técnica aberta, completamente fora de suas possibilidades; (2) os cirurgiões vasculares, quando iniciam a prática cirúrgica, tendem a preferir a EVAR por motivos bem compreensíveis. A curva de aprendizado para EVAR é muito mais curta que para a cirurgia aberta, possibilitando a entrada mais rápida no mercado de trabalho. Por outro lado, o ganho pecuniário é significativamente maior para a EVAR. Por último, a pressão econômica, exercida por fabricantes e vendedores, é muito forte, constituindo-se em conflito de interesses.[98-105]

Considerando-se a influência do conflito de interesses no desenvolvimento dos novos recursos da medicina, Dinis da Gama[106] afirma que a investigação científica necessita de investimentos vultosos, o que significa que quem investe espera por um retorno financeiro. Isso aponta para a tendência a só investir no que for economicamente rentável, interferindo no andamento das investigações, o que resulta na economia direcionando os destinos da medicina, e não mais o desígnio dos médicos; acrescentam-se também, os interesses dos pacientes.

Por outro lado, o objetivo de ambas as técnicas é distinto, uma vez que a aberta se propõe à cura da doença e a endovascular, em mantê-la sob controle. Uma dificuldade adicional em saber os resultados, especialmente a longo prazo, é que vários e diferentes tipos de endoprótese são usados e os resultados são peculiares para cada uma das modalidades.

Não há dúvidas quanto aos resultados peroperatórios serem favoráveis à técnica endovascular. O tempo do procedimento é mais curto, a perda sanguínea é menor, as unidades transfusionais são em quantidade reduzida, o tempo de hospitalização, inclusive na unidade de terapia intensiva, também é mais breve, mas requer uma substancial exposição à radiação e ao contraste iodado.[107] A mortalidade em 30 dias é menor para a EVAR, mas em médio e longo prazos, variando conforme o trabalho ou o *trial* entre 1 e 2 anos, as curvas de mortalidade se cruzam, perdendo a vantagem inicial para a EVAR. Por outro lado, as reintervenções são mais frequentes na EVAR.

A durabilidade a longo prazo já está bem estabelecida para a técnica aberta,[108-111] mas ainda persistem dúvidas quanto à EVAR, que ainda carece de trabalhos e especialmente de *trials* para sua confirmação. Esse fato faz com que os pacientes menos idosos, e com grande perspectiva de sobrevida, sejam candidatos ao tratamento aberto. Casos também têm de ser individualizados, pois alguns apresentam anatomia desfavorável para a EVAR, sendo tecnicamente bastante adequados para a cirurgia aberta (Figuras 104.1 a 104.3).

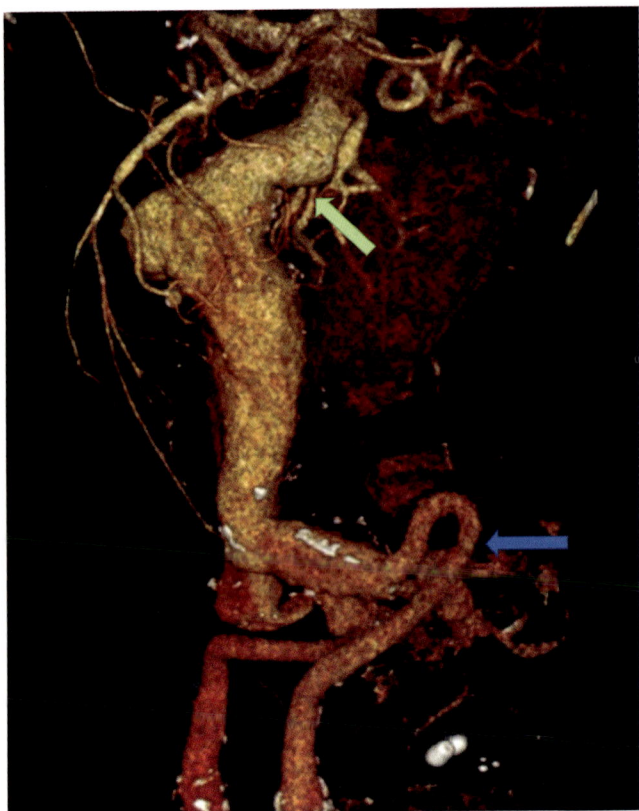

FIGURA 104.1 Anatomia desfavorável para cirurgia endovascular por motivo de colo muito angulado e ilíacas muito tortuosas. Bom para a cirurgia aberta em razão de colo superior muito longo e ilíacas facilmente manipuláveis. *Seta verde*: colo. *Seta azul*: artérias ilíacas.

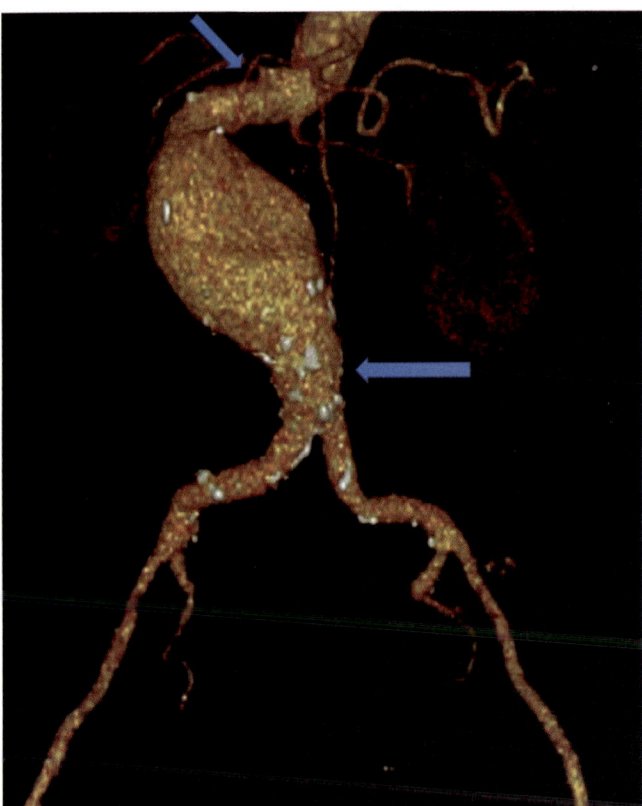

FIGURA 104.2 Anatomia desfavorável para cirurgia endovascular pelo colo muito angulado. Muito favorável à cirurgia aberta pelo colo superior longo e presença de colo inferior, tornando fácil o uso de enxerto reto. *Setas* mostram o colo superior e o inferior.

A real comparação é obtida pelos *trials* randomizados multicêntricos,[112] e existem alguns à disposição. O EVAR *trial*-1[113] compara as duas técnicas com pacientes em boas condições para serem submetidos a qualquer uma delas. Em 2010, os investigadores do EVAR *trial*-1[113] afirmaram haver fortes evidências de que a técnica aberta é durável, mas isso ainda não é evidente para a endovascular. Concluem que na endovascular a mortalidade peroperatória é menor, entretanto, a longo prazo, não existe diferença nessa mortalidade, seja relacionada com o aneurisma ou a qualquer causa. O reparo endovascular é associado a um maior índice de complicações e intervenções, e seu custo é maior.

Em 2005, os participantes do EVAR *trial*-2,[114] que testou participantes não adequados para a cirurgia aberta, concluíram que a taxa de mortalidade por EVAR foi significativa nesses pacientes, não melhorou a sobrevida com relação à não intervenção e associou-se a acompanhamento contínuo e reintervenções, a um custo substancial.

Em 2011, Brown et al.[115] encontraram uma convergência na mortalidade por qualquer causa após os primeiros 2 anos nas 2 técnicas em 1.252 pacientes que foram randomizados para EVAR ou cirurgia aberta, no EVAR *trial*-1.

Em 2010, Wyss et al.[116] relataram resultados dos *trials* EVAR-1 e 2, usando para comparação 848 casos eletivos com EVAR e 594 casos de cirurgia aberta, também eletivos, todos operados no Reino Unido. Os autores objetivavam comparar as possíveis causas de ruptura. No grupo aberto, nenhuma ruptura foi observada e poucas no EVAR, que pareceram estar relacionadas com *endoleak* do tipo 1, tipo 2 com expansão do saco aneurismático, tipo 3 e migração ou *kinking*.

A quantidade absoluta de rupturas após o tratamento endovascular é baixa, mas significativa quando comparada à cirurgia aberta. Quando uma conversão é necessária, ela está associada a importante morbimortalidade.[117]

No *trial* OVER (*open versus endovascular repair*), Lederle et al.,[107] em 2009, concluíram que, apesar de todas as vantagens já relatadas para a EVAR no peroperatório, em virtude da maior morbimortalidade registrada, elas desapareceram após 2 anos de *follow-up*. Acham que uma observação a longo prazo é necessária para julgar os méritos relacionados com cada procedimento (Quadro 104.1).

Em 2007, Prinssen et al.,[118] participantes do *trial* DREAM (*Dutch randomized endovascular aneurysm management*),

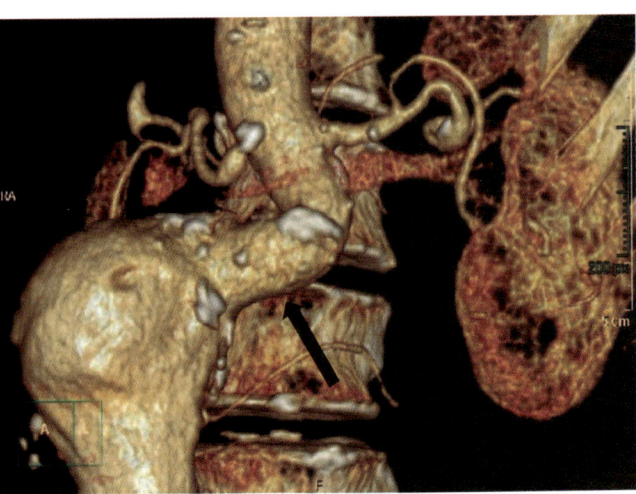

FIGURA 104.3 Colo desfavorável para a técnica endovascular por ser muito angulado, mas adequado à cirurgia aberta por ser longo.

QUADRO 104.1	Comparação das características basais em EVAR-1.	
Característica de linha de base*	**EVAR (n = 626)**	**OR (n = 626)**
Anos de idade	74,1 (6,1) [0]	74 (6,1) [0]
Número de homens (%)	565 (90) [0]	570 (91) [0]
Diâmetro dos AAA (cm)	6,4 (0,9) [0]	6,5 (1) [1]
IMC (kg/m²)	26,5 (4,6) [1]	26,5 (4,3) [6]
Diabetes (%)	61 (10) [2]	68 (11) [6]
Condição de fumante (%)	[1]	[1]
■ Atual	134 (21)	136 (22)
■ Passado	419 (67)	444 (71)
■ Nunca	72 (12)	45 (7)
História de doença cardíaca** (%)	269 (43) [0]	261 (42) [0]
Pressão arterial sistólica (mmHg)	148 (22) [5]	147 (21) [2]
Pressão arterial diastólica (mmHg)	82 (12) [7]	82 (13) [3]
ABPI (média de ambas as pernas)	1,01 (0,18) [13]	1,03 (0,18) [27]
FEV1 (ℓ)	2,1 (0,7) [8]	2,2 (0,7) [4]
Nível de creatinina sérica (μmol/ℓ)*	102 (91 a 118) [1]	102 (90 a 120) [4]
Nível de colesterol sérico (mmol/ℓ)	5,1 (1,2) [18]	5,1 (1,1) [25]
Uso de estatina (%)	216 (35) [7]	224 (36) [3]
Uso de AAS (%)	338 (54) [0]	325 (52) [0]

*Variáveis contínuas apresentadas como média (desvio-padrão), exceto creatinina que é apresentada como mediana (intervalo interquartil), pois os dados foram distorcidos positivamente. Variáveis categóricas apresentadas em número (%). Os dados entre colchetes indicam o número de pacientes com dados ausentes. **Doença cardíaca definida como história prévia de qualquer um dos seguintes: infarto agudo do miocárdio (IAM), angina, revascularização cardíaca, doença da válvula cardíaca, arritmia significativa ou insuficiência cardíaca congestiva não controlada. ABPI: índice de pressão tornozelo-braquial; AAS: ácido acetilsalicílico; FEV1: volume expiratório forçado em 1 segundo.

randomizando para as duas técnicas 351 pacientes, concluíram que o uso rotineiro da EVAR para tratar aneurismas também elegíveis para a cirurgia aberta não resultou em ganho na qualidade de vida após 1 ano de pós-operatório, proporcionando uma discreta sobrevida, mas associada a um substancial, senão proibitivo, aumento nos custos.

Em 2010, Koelemay e Balm,[119] referindo-se a resultados dos *trials* DREAM e EVAR-1 e 2, concluíram que a cirurgia aberta poderia ser a melhor opção para pacientes mais jovens e a endovascular para os mais idosos, e para aqueles com comorbidades graves a EVAR não promoveria benefícios em relação ao tratamento conservador.[119] Esses benefícios poderão mudar com a evolução das endopróteses.

Em 2010, De Bruin et al.,[120] do *trial* DREAM, compararam 178 pacientes com reparo aberto em relação a 173 usando endoprótese. Concluíram que, 6 anos após a randomização, as duas técnicas resultaram em índices de sobrevida similares. A quantidade de intervenções secundárias foi significativamente maior para o grupo endovascular.

Outro *trial* randomizado, o ACE (*anevrysme de l'aorte abdominale: chirurgie versus endoprosthese*), publicou resultados em 2011. Compararam 149 pacientes submetidos à cirurgia aberta com 150 que colocaram endoprótese. Os pacientes foram acompanhados por 5 anos, com um *follow-up* médio de 3 anos. Concluíram que em pacientes com fatores de risco de baixo a intermediário, o reparo aberto foi tão efetivo quanto o endovascular e continuou uma opção mais durável.[121]

Uma das desvantagens da cirurgia aberta é a maior quantidade de complicações quanto à parede. A incidência de hérnias incisionais tem uma frequência maior naqueles pacientes operados por AAA com relação àqueles operados por oclusões crônicas.[122,123] Assim, parece haver alteração no tecido conjuntivo que propicia maior incidência de herniações na cicatriz e inguinais nos pacientes portadores de AAA.[122-124] Trabalhos mostram que essas hérnias parietais podem ser muito reduzidas, em sua incidência, pelo uso de telas de maneira profilática, durante o fechamento primário.[125,126]

Em 2012, Cochennec et al.[127] relataram 30 casos de AAA operados somente por técnicas laparoscópicas, observando morbidade e mortalidade comparáveis às técnicas abertas, mas com redução das complicações pela laparotomia.

É válida a crítica feita em relação aos *trials*, de que se fossem utilizadas as endopróteses mais atuais e profissionais com maior experiência, os resultados seriam mais favoráveis.[128] Por outro lado, a mortalidade da cirurgia aberta mostrada nos *trials* ocorre em variados centros, sendo alta quando comparado o percentual em centros de excelência. Essa mortalidade é proporcional ao movimento cirúrgico, tanto para o hospital como especialmente para o cirurgião.[129,130]

Odero et al.,[131] referindo-se aos *trials* EVAR, observaram que a mortalidade para a cirurgia aberta é de 4,3%, o que consideram muito alto em comparação aos resultados dessa cirurgia em centros especializados. Na experiência desses autores, em 322 cirurgias realizadas consecutivamente em 3 anos, a mortalidade foi de 1,7%. Segundo eles, a alta mortalidade mostrada nesses *trials* não reflete a realidade para que seja comparada à endovascular. Isso está demonstrado nos Quadros 104.2 e 104.3, mais adiante. Malas e Freischlag[132] (2010) compararam os *trials* EVAR, DREAM e EUROSTAR Registry com o OVER, interpretando seus resultados. Relatam mortalidade menor, tanto na técnica aberta quanto na EVAR, nos EUA, quando comparados aos desfechos na Europa. Nos *trials* EVAR e DREAM, foram usadas endopróteses de segunda e terceira gerações, enquanto no OVER, terceira e quarta gerações. Uma diferença importante é quanto às reintervenções, que no OVER não foram maiores quando comparadas às da cirurgia aberta. Isso provavelmente se deve à inclusão das hérnias de parede nas reintervenções da cirurgia aberta. A observação a longo prazo mostra que, com novas próteses, a baixa taxa de mortalidade para a EVAR nos 30 primeiros dias se mantém ou não após um período mais longo de observação. Dessa maneira, o grande questionamento sobre a durabilidade do procedimento, a longo prazo, com a utilização das endopróteses de última geração nos EUA ainda não tem comprovação.

QUADRO 104.2	Tratamento cirúrgico em aneurismas de aorta abdominais não rotos. Experiência multicêntrica.			
Ano	**Autor**	**Instituição**	**Pacientes**	**Mortalidade (%)**
1991	Aburahma et al.[138]	SW Virginia	332	3,6
1994	Baron et al.[139]	Paris	457	4,4
1994	Johnston[140]	Canadian Aneurysm Study	666	4,8
1996	Wen et al.[141]	Ontario Aneurysm Study	5.492	3,8
1996	Kazmers et al.[142]	Veteran Affairs	3.419	4,9
2004	Prinssen et al.[143]	The Netherlands	174	4,6
2008	Schermerthorn et al.[144]	Medicare Population Boston	22.830	4,8
2009	Lederle et al. [107]	Veteran Affairs	437	3
2010	The United Kingdom EVAR Trial Investigators[145]	37 Hospitais no UK	626	4,3
			–	4,4

QUADRO 104.3	Tratamento cirúrgico em aneurismas de aorta abdominal não rotos. Experiência de único centro ou equipe de excelência.			
Ano	**Autor**	**Instituição**	**Pacientes**	**Mortalidade (%)**
1981	Crawford et al.[146]	Houston	140	1,43
1987	Reigel et al.[147]	Mayo Clinic	499	2,8
1988	Bernstein et al.[148]	Seripps Clinic	123	0,8
1988	Perry et al.[149]	Vanderbilt	160	0
1989	Green et al.[150]	Rochester	379	2,1
1990	Golden et al.[151]	Harvard	500	1,6
1992	Cambria et al.[152]	Massachusetts	151	2
1995	Sicard et al.[153]	Washington University	145	1,4
2002	Hertzer et al.[154]	Cleveland Clinic	1.135	1,2
2003	Menard et al.[155]	Brigham and Women's Hsp	444	0
			–	1,3

Ao fim de 2012, nova publicação do *trial* OVER mostrou um estudo multicêntrico randomizado de 881 pacientes, comparando as duas técnicas.[133] No período peroperatório, os custos foram menores para a EVAR, bem como a mortalidade. Após 2 anos, entretanto, os custos, a qualidade de vida e a mortalidade não apresentaram diferença significativa. Esse achado no custo foi influenciado pelo preço da hospitalização em forte ascensão nos últimos anos nos EUA em comparação com o valor da endoprótese pouco alterado. Assim, o custo da hospitalização, especificamente nos EUA, passou a influenciar muito mais no montante da cirurgia aberta, que pressupõe um período maior de internação. Quando comparado com a Europa, onde o dispêndio com a hospitalização é menor, enquanto o preço das endopróteses não é muito diferente, o menor custo da técnica endovascular não seria o mesmo nos *trials* europeus. Por outro lado, estudos de imagem pré-operatórios não foram todos incluídos no *trials*, o que também se somaria aos custos, principalmente para a técnica endovascular. Já outros *trials* têm mostrado a necessidade de um número maior de imagens e também de reintervenções na técnica endovascular após os primeiros 2 anos, o que também seria acrescido ao montante final. Esse *trial*, portanto, também não apresentou informações sobre o que pode ocorrer nos anos subsequentes a esses dois primeiros. Um acompanhamento por período mais longo é necessário.

A grande questão que é o "longo prazo" continua sem resposta definida pelos *trials* disponíveis.

A publicação dos resultados de muito longo prazo do estudo OVER concretiza o último objetivo principal da pesquisa de Frank Lederle. Quando Frank apresentou os resultados preliminares na Sociedade Europeia de Cirurgia Vascular (ESVS), em setembro de 2017, havia a possibilidade de a sobrevida tardia ser melhor no grupo EVAR, mas os dados ainda não estavam completos. Atualmente, como os estudos EVAR-1 e DREAM, o estudo OVER mostrou que ao longo dos 14 anos de acompanhamento não houve diferença na sobrevida – o resultado principal – entre os grupos de reparo aberto e endovascular. Nesses três estudos, também há concordância na superioridade de reintervenções ao longo de 14 anos no grupo EVAR, e isso continua sendo uma preocupação em economias de saúde preocupadas com os custos. O quarto estudo, o estudo ACE, da França, não faz acompanhamento a longo prazo do paciente.

Embora concordantes em seus achados principais, há algumas diferenças nos desfechos secundários relatados no estudo OVER, particularmente a causa da morte. A explicação para isso provavelmente provém de diferenças na seleção de pacientes e na metodologia usada para o acompanhamento tardio. Não é correto sugerir que o estudo OVER usou endopróteses mais avançadas tecnologicamente do que os outros estudos: foi o único estudo a usar quantidade significativa de endopróteses AneuRx (Medtronic). Da mesma maneira, a sugestão dos analistas do OVER, de que os cirurgiões norte-americanos talvez fossem mais qualificados do que seus colegas europeus, não se baseia em evidências.

Embora nenhum estudo tenha recrutado mais de 10% de mulheres, o estudo OVER não recrutou quase nenhuma. Seus pacientes eram muito mais jovens, tinham aneurismas significativamente menores e uma carga muito menor de DAC, mas o dobro da proporção de pacientes com diabetes ou tabagismo atual em comparação com o estudo EVAR-1. É provável que essas diferenças tenham impacto nos resultados secundários. Por exemplo, a alta prevalência de diabetes (que está associada à progressão mais lenta do aneurisma) nos pacientes do estudo OVER pode ter contribuído para a menor taxa relatada de ruptura secundária após EVAR em comparação com o estudo EVAR-1. Baixos índices de ruptura secundária e morte relacionados com aneurisma tardio relatados no estudo

OVER também podem ter resultado de diferenças metodológicas entre o acompanhamento tardio nos estudos OVER e EVAR-1. No estudo EVAR-1, todas as mortes e os eventos clínicos foram julgados por um comitê específico que obteve dados de rotina validados por registros hospitalares. No ensaio OVER, todos os percentuais sobre mortes e eventos clínicos desde 2011 (mais da metade das mortes) foram obtidos apenas de dados administrativos de rotina, e não julgados por um comitê independente. Em vez disso, os autores do artigo experimental OVER atribuíram a causa das mortes tardias. Além disso, em 93 das mortes tardias ($\approx 25\%$), não havia dados suficientes para os autores indicarem uma causa de morte. Sob tais circunstâncias, junto com diferenças importantes nas características basais, provavelmente não é aconselhável comparar os resultados secundários de mortalidade relacionada ao aneurisma ou outras causas de morte tardia entre os estudos OVER e EVAR-1 ou DREAM.

Curiosamente, o estudo OVER relatou que em pacientes com 70 anos ou mais, a sobrevida global a longo prazo foi menor no grupo EVAR do que no grupo de cirurgia aberta (e o inverso para aqueles com < 70 anos). Observações semelhantes foram feitas a partir de dados do MEDICARE. Isso suscita uma questão importante sobre a fixação do enxerto na aorta envelhecida: "ela se torna mais tênue com a idade, devido à doença degenerativa da aorta em curso?".

Em resumo, três ensaios clínicos randomizados mostraram que a vantagem de sobrevida precoce de EVAR *vs.* reparo aberto não é mantida e que após 14 a 15 anos não há diferença na sobrevida geral entre os dois grupos de tratamento, apesar do aumento das reintervenções nos grupos que se submeteram a reparos endovasculares. Uma vez que os critérios de inclusão/elegibilidade para todos os três estudos especificaram que a morfologia do aneurisma deve se adequar às instruções de uso (IFU) do dispositivo proposto, esses resultados podem não se aplicar ao número crescente de pacientes que tiveram endopróteses fora das IFU, com ou sem procedimentos auxiliares: suas taxas de reintervenção e mortalidade podem ser muito maiores do que nos ensaios randomizados.

Foram realizadas três revisões sistemáticas para apoiar essa diretriz. Duas focadas na avaliação das melhores modalidades e frequência ideal para vigilância após o EVAR. Uma terceira revisão sistemática do controle (visão geral das revisões) objetivou a identificação das melhores evidências disponíveis sobre o diagnóstico e o manejo da AAA. A faixa de data dessa pesquisa foi de 1996 a 19 de setembro de 2016, e incluiu Ovid MEDLINE In-Process & Other Non-Indexed Citations, Ovid MEDLINE, Ovid Embase, Ovid Cochrane Central Register of Controlled Trials, Ovid Cochrane Database of Systematic Reviews e Scopus. O vocabulário controlado complementado com palavras-chave foi utilizado para a busca de metanálises e ensaios controlados randomizados de diagnóstico e terapia para AAA.

Além de orientar sobre a gestão dos pacientes ao longo do contínuo cuidado, revisou-se uma série de recomendações prévias e foram abordadas novas áreas de significância. Novas diretrizes são fornecidas para a vigilância de pacientes com AAA, incluindo imagens de controle recomendadas em intervalos de 12 meses para pacientes com AAA de 4 a 4,9 cm de diâmetro. Recomenda-se o reparo endovascular como o método preferido de tratamento para aneurismas rotos. Incorporando conhecimento adquirido por meio da Iniciativa de Qualidade Vascular e outros colaborativos de qualidade regional, sugere-se que o escore de risco de mortalidade da Iniciativa de Qualidade Vascular seja utilizado para considerar, juntamente com os pacientes, a reparação do aneurisma. Recomenda-se o tratamento dos *endoleaks* dos tipos I e III, bem como do *endoleak* do tipo II com expansão do aneurisma, e monitoramento contínuo desse último em que não há expansão do aneurisma.

ANEURISMAS JUSTARRENAIS

Quanto ao reparo dos aneurismas de aorta justarrenais (AAJR) não existem *trials* e ainda mais comparações com técnicas endovasculares. Há, entretanto, artigos recentes que já se referem às endopróteses, sejam fenestradas ou ramificadas.

Jongkind et al.[134] (2010) publicaram uma revisão sistemática da literatura, incluindo 21 estudos não randomizados de 1986 a 2008 que correspondem a 1.256 pacientes. A mortalidade média peroperatória foi de 2,9%, e a incidência de novas hemodiálises de 3,3%. Na opinião dos autores, apesar dos avanços nas técnicas endovasculares, a cirurgia aberta com clampeamento acima das renais continua sendo a técnica preferida para o tratamento dos AAJR.

Em 2012, Tsai et al.[135] publicaram sua experiência, na Divisão de Cirurgia Vascular e Endovascular do Massachusetts General Hospital, sobre o acompanhamento de 199 pacientes. A mortalidade global em 30 dias foi de 2,5%. Quatro pacientes (2%) necessitaram de hemodiálise precoce, mas 1 deles já estava recuperado por ocasião da alta. A média de idade foi de 74 anos. Os autores concluem por uma excelente durabilidade anatômica a longo prazo com preservação da função renal. A insuficiência renal peroperatória ocorreu em 8,5% dos casos, mas poucos evoluíram para diálise. As complicações referentes à prótese foram raras (2% em 40 meses). Os aneurismas da aorta descendente foram observados em 14% dos casos, tornando prudente um acompanhamento com imagens para identificar outros possíveis aneurismas. Os autores sugerem que esses resultados poderão servir para comparação com os casos em que endopróteses fenestradas ou ramificadas foram usadas.

Outros autores mostram mortalidade um pouco superior no clampeamento acima das renais, mas quando o clampe foi inserido entre as renais e a mesentérica superior, essa mortalidade foi equivalente ao clampeamento infrarrenal. Esses autores sinalizam que, com a extinção da cirurgia aberta rotineira para o AAA, os casos restantes de aneurismas são de complexidade cada vez maior. Isso impacta diretamente o treinamento cirúrgico. Poucos cirurgiões estarão aptos a operar aneurismas complexos, assim como a minoria desses profissionais será capaz de realizar de forma independente essas cirurgias logo após o período de treinamento.[136-137]

Com o aumento do uso das técnicas endovasculares em relação à cirurgia aberta, os serviços com grande movimento na técnica aberta estão diminuindo, o que pode representar um grande problema para o treinamento dos residentes. Se essa tendência permanecer, com o decurso dos anos será difícil encontrar cirurgiões com experiência nessa técnica.

Certamente a técnica aberta será indicada sempre que necessário. Exemplo disso se refere às complicações da cirurgia endovascular, e nesses casos seguramente um cirurgião de grande experiência será imprescindível.

Chaar et al.[117] fizeram uma revisão de sua experiência na conversão para a cirurgia aberta entre 2001 e 2010. Foram revisados 44 casos de pacientes (77% homens) com média de idade de 74 anos (de 55 a 90 anos). O tempo médio entre o procedimento endovascular e a cirurgia aberta foi 45 meses (de 2 a 190 meses). Em 6 pacientes (14%), a intervenção inicial foi realizada em outra instituição. Vários tipos de endoprótese foram usados. Cerca de 22 pacientes foram submetidos a 32 reintervenções endovasculares antes da cirurgia aberta. As indicações para cirurgia aberta foram expansão do aneurisma em 28 casos (64%), ruptura em 12 (27%) e infecção em 4 (9%). Nos pacientes operados por *endoleak* do tipo II, a endoprótese foi inteiramente preservada. A morbidade geral foi de 55%, e a mortalidade, 18%. Nenhum óbito ocorreu nos casos de *endoleak* do tipo II em que a endoprótese foi preservada. Quanto maiores a morbidade e a mortalidade, mais difícil é a intervenção, e como consequência a necessidade de cirurgião com grande prática em cirurgia aberta.

Em 2010, Reise et al.[156] fizeram uma interessante pesquisa sobre a preferência dos pacientes, com idades entre 65 e 84 anos (237 pacientes) e aneurismas pequenos e assintomáticos, a respeito da modalidade de cirurgia. Desses, 80% declararam sua preferência: 18% preferiam o reparo aberto, 46% o endovascular, 16% estariam satisfeitos com qualquer uma das técnicas. Os 20% restantes não se fixaram em nenhuma das opções. Entre os pacientes, 40% afirmaram estar abertos à opinião do médico. Quando os resultados a longo prazo a respeito das endopróteses estiverem disponíveis, não se sabe a influência desse fato em suas escolhas.

O Leapfrog Group[157] propõe-se a auxiliar os pacientes na identificação do hospital adequado às suas necessidades. Em revisão de 2011, declararam que, para os procedimentos de alto risco, o local escolhido para a realização da cirurgia pode significar a diferença entre a vida e a morte. Sinalizam para a quantidade de procedimentos cirúrgicos que um hospital realiza por ano. Sobre a cirurgia do AAA, nos hospitais de pequeno volume cirúrgico, os pacientes têm 30% a mais de probabilidade de morrer devido à intervenção, quando comparados aos de grande volume (50 cirurgias ou mais por ano).

Um estudo usando o Medicare Program[158] para investigar a relação entre o volume institucional e os resultados no reparo dos AAA chegou a quatro conclusões importantes:

- Desde 2001, o total de intervenções para os AAA é bastante constante, embora tenha havido substancial migração para o tratamento endovascular
- O volume de uma das técnicas, embora altamente correlacionadas, necessariamente não se equipara ao da outra
- Na técnica aberta, há uma evidente queda na mortalidade quando se move o paciente de um hospital de baixo volume para um de alto. Esse mesmo padrão não ocorre para a técnica endovascular, em que o aumento do volume não parece ter o mesmo efeito na mortalidade
- Nos resultados, a quantidade de reparos com as duas técnicas não tem efeitos somados. É necessário que pelo menos 50 ou mais procedimentos sejam apenas de técnica aberta. Para a endovascular, um volume razoável seria dez ou mais casos por ano. Esse fato reflete o que já foi dito anteriormente sobre a curva de aprendizado para a cirurgia endovascular ser bem mais curta quando comparada à cirurgia aberta. Thompson et al.[159] (2011) julgam que 50 cirurgias abertas é o mínimo, mas que o ideal seria 150 cirurgias por ano.

Não há a menor dúvida de que as técnicas endovasculares cada vez mais superam as técnicas abertas em vários procedimentos. Também é perceptível que os procedimentos abertos continuam tendo indicações, algumas de maneira preferencial e outras indiscutíveis.

Os *trials* randomizados multicêntricos, com boa estruturação científica, mostram claramente que ainda persistem questões imprecisas quando se comparam diretamente as duas técnicas.

Embora as conclusões desses *trials* sofram críticas, elas ainda não se baseiam em outros trabalhos do mesmo valor que possam contestar esses resultados. O prosseguimento dos atuais *trials* ou o início de outros que comparem diretamente as duas técnicas é aguardado para dirimir as dúvidas que ainda persistem. Só dessa maneira serão obtidas indicações razoavelmente precisas para o uso de cada uma delas.

Segundo dados da Organização das Nações Unidas (ONU),[160] existem 15 países em que a média de vida populacional está acima dos 80 anos e 14 em que essa média situa-se entre 79 e 80 anos. Essa faixa etária tende a aumentar, na medida em que os países melhorem seus padrões nos cuidados com a saúde.

Por esse motivo, é fundamental para os pacientes em boas condições cirúrgicas, operados em torno dos 70 anos ou menos, saber da durabilidade da técnica empregada, uma vez que os limites da vida estão cada vez mais sendo estendidos.

A sobrevida dos operados de AAA é menor quando comparada à população geral, mas como os fatores gerais de risco a que estão submetidos são os mesmos, é provável que a longevidade nos dois grupos seja proporcional.

DIAGNÓSTICO CLÍNICO

Aneurismas não rotos

O exame clínico, embora não seja de grande precisão, é indispensável para quantidade expressiva de diagnósticos de AAA, até aquele momento completamente desconhecidos. É evidente que esse total sofre a interferência de variados fatores que serão examinados a seguir. Os aneurismas que escapam ao exame clínico são descobertos, porque se tornam sintomáticos, rompem ou são detectados em exame de imagem solicitado por outras razões.

A palpação deve ser realizada com o paciente deitado, bem relaxado e com os joelhos fletidos. As duas mãos são espalmadas de um lado e do outro da linha mediana do abdome e pressionadas em direção à coluna, buscando sentir a pulsação aórtica. Os dedos indicadores procuram identificar o limite da pulsação de um lado e de outro da aorta, o que possibilita avaliar seu diâmetro. No paciente magro, e especialmente se o aneurisma é grande, a palpação é facilitada (Figura 104.4); entretanto, nos pacientes com obesidade, particularmente se o aneurisma for pequeno, a palpação torna-se difícil e, com frequência, o aneurisma não é detectado.

Uma revisão de vários estudos mostrou a influência do diâmetro no diagnóstico clínico do AAA. Com o diâmetro entre 3 e 3,9 cm, o acerto foi de 29%; entre 4 e 4,9 cm, de 50%, e de 76% para aneurismas com 5 cm ou mais. Esse índice de acerto também aumenta quando a intenção é procurar especificamente por um AAA.[161] Assim, Chervu et al.[162] verificaram que, dentre 243 pacientes operados eletivamente, o aneurisma só foi detectado pelo exame clínico em 93. Em 150, o diagnóstico só foi confirmado por exames de imagens realizados com outros propósitos. Com o conhecimento prévio do diagnóstico, o AAA foi palpado em 64 desses 150 pacientes

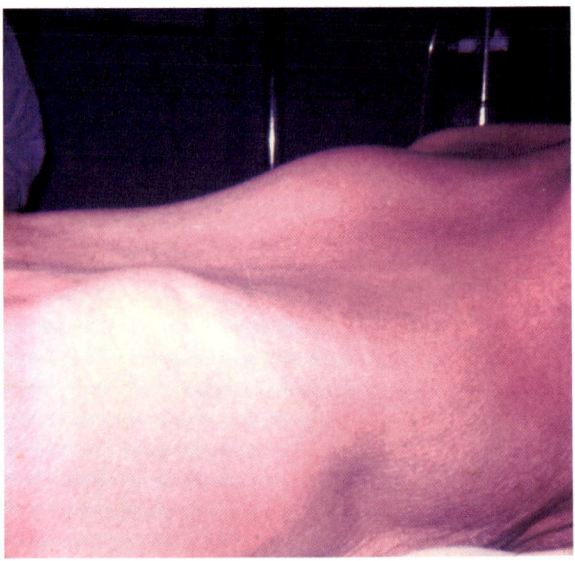

FIGURA 104.4 Aneurisma de aorta abdominal aparecendo como grande tumor pulsátil no abdome. Nota-se que o tumor se limita ao gradil costal. Sinal de DeBakey negativo.

antes da cirurgia e mostrou que a realização de um exame direcionado para a identificação do AAA pode elevar expressivamente o diagnóstico puramente clínico do AAA.[163]

Karkos et al.[164] analisaram 198 pacientes com AAA em um hospital geral no período de 3 anos retrospectivamente. Nesses pacientes, o aneurisma foi diagnosticado clinicamente em 48% dos casos; 37,4% durante uma investigação radiológica e 14,6% por ocasião de laparotomia. Dos 74 AAA detectados radiologicamente, um exame físico subsequente mostrou que 28 (37,8%) eram palpáveis, mas não foram detectados no primeiro exame. Os que foram diagnosticados clinicamente apresentavam maior diâmetro quando comparados aos que foram achado radiológico ou cirúrgico. Esse trabalho mostra mais uma vez que um exame clínico bem cuidadoso e criterioso pode identificar mais AAA do que aqueles detectados na prática médica de maneira geral.

Devido a parede abdominal e aos intestinos entre as mãos que palpam, a tendência é superdimensionar o diâmetro do aneurisma. Quando o limite superior do AAA é bem definido, isso aponta para o não envolvimento de ramos viscerais. Quando não se consegue definir esse limite superior, é provável que os ramos viscerais estejam englobados no aneurisma: sinal de DeBakey (Figura 104.5). Nos pacientes mais jovens, o AAA é frequentemente mais proximal com posição justarrenal ou com envolvimento de ramos viscerais.[165]

A palpação do AAA parece ser segura, não tendo sido relatado qualquer caso em que tenha precipitado a ruptura.[161] A palpação em pacientes magros, hipertensos e com aorta que apresente grande tortuosidade pode ocasionar diagnóstico equivocado de AAA (Figura 104.6). Nos aneurismas grandes, especialmente em

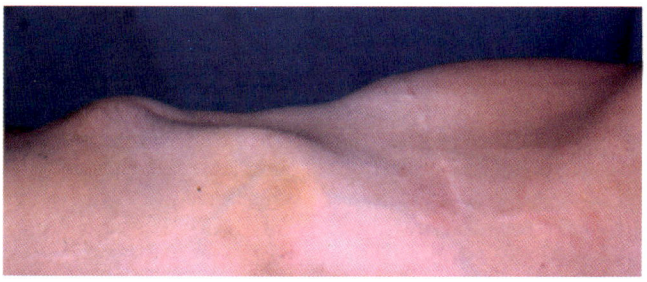

FIGURA 104.5 Aneurisma da aorta abdominal representado pelo tumor pulsátil no abdome continua até o gradil costal. Sinal de DeBakey positivo.

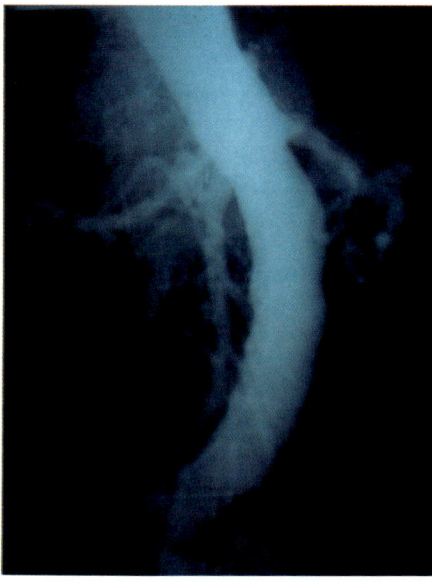

FIGURA 104.6 Aorta infrarrenal com tortuosidade acentuada.

pacientes magros, o paciente pode relatar sensação de batimento no abdome, alguns têm a sensação de dois corações: um batendo no peito e outro na barriga.

Normalmente, a palpação do aneurisma é indolor, mas é possível que o paciente refira dor, quando o aneurisma for inflamatório ou estiver em processo de ruptura. Os tumores que estão apoiados na aorta podem sofrer uma impulsão a cada expansão da artéria, dando, quando palpados, a sensação de batimento. São facilmente diferenciados de um aneurisma, pois não apresentam expansão lateral.

Alguns outros sintomas podem ocorrer nos AAA de grande tamanho, mas são ocasionais. A compressão ureteral e duodenal, particularmente nos AAA inflamatórios,[166,167] pode provocar hidronefrose ou náuseas e vômitos, e trombose de cava, ilíacas ou femorais.[168,169] A obstrução duodenal é muito rara. Em 2004, Deitch et al.[170] fizeram uma revisão da literatura e só encontraram 24 casos descritos e acrescentaram mais dois. O quadro clínico mais frequente foi vômito em 92% das ocorrências, massa abdominal palpável em 71%, dor abdominal em 58%, perda de peso em 54% e distúrbios eletrolíticos em 46%.

Trombose, com oclusão do saco aneurismático, é uma complicação rara, mas com alto potencial de mortalidade.[171] Miani et al.[172] observaram quatro tromboses de aneurisma em 640 pacientes operados. Em 2000, Hirose et al.[173] descreveram um caso de trombose total do AAA e procederam a uma revisão da literatura em que identificaram 44 casos publicados até então. A maioria dos pacientes apresentava dor, redução da temperatura dos membros, alterações de cor, dormência, paralisia de ambas as extremidades e ausência de pulsos em ambos os membros inferiores. Massa não pulsátil ou poucas vezes com discreta pulsação. A trombose total do aneurisma, sem sua exclusão cirúrgica, não impede que ele eventualmente possa romper.[174] Em 2003, Suliman et al.[175] encontraram 46 casos de oclusão aguda de AAA e somaram mais dois a esses casos. A embolização é também incomum, podendo causar quadros de isquemia crítica.

Em 302 pacientes operados, Baxter et al.[176] encontraram 15 (5%) que tiveram como primeira manifestação do AAA embolizações para membros inferiores. Em três desses pacientes ocorreram quadros de isquemia crítica. Observaram ainda que o risco de embolização não está correlacionado ao tamanho do aneurisma, o que significa maior ameaça dessa complicação em aneurismas pequenos (Figura 104.7).

Suzuki et al.[177] publicaram casos de embolização proveniente de placas de ateroma. A paraplegia ocasionada pela corrosão vertebral é uma ocorrência cada vez mais rara[178-180] (Figura 104.8).

Aneurismas rotos

Nos aneurismas rotos, em geral a dor é súbita, grave, abdominal, com irradiação para dorso e flanco, podendo estender-se para virilha e coxa. Como o sítio mais comum da ruptura é a parede posterolateral esquerda, a dor é mais frequente no lado esquerdo.

A intensidade do choque depende fundamentalmente do volume da perda sanguínea, mas também da rapidez com que isso ocorre. É importante o diagnóstico na fase de expansão aguda do aneurisma, antes da ruptura, quando inexiste o choque por perda sanguínea. Nessa situação, a cirurgia apresenta índice de mortalidade muito menor do que após a ruptura. Assim, em quadros dolorosos semelhantes aos já descritos, especialmente em homens idosos, o AAA em expansão deve sempre estar presente no diagnóstico diferencial. Confirmado o diagnóstico nessa fase, a cirurgia é emergencial.

Marston et al.[181] (1992) relataram que 30% dos aneurismas rotos tiveram, inicialmente, diagnósticos equivocados, os mais comuns foram cólica renal, diverticulite, hemorragia gastrintestinal, neuropatia femoral, IAM e hérnia inguinal sintomática. A massa pulsátil

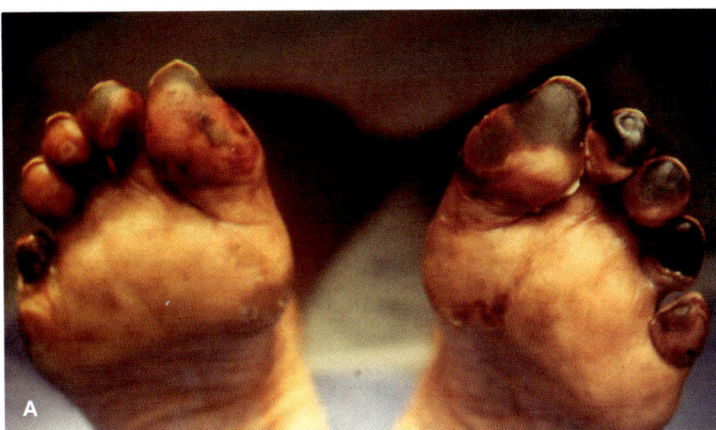
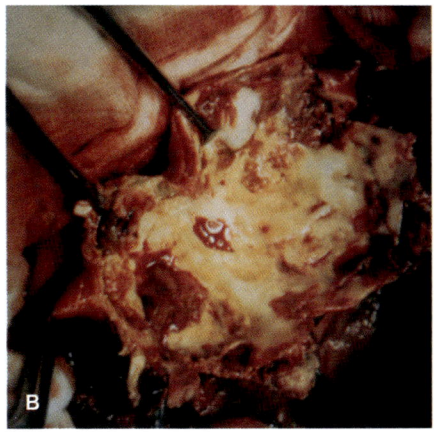

FIGURA 104.7 A. Lesões necróticas por embolização. **B.** Aneurisma de aorta abdominal com 4 cm de diâmetro, aberto, mostrando as fontes da embolização.

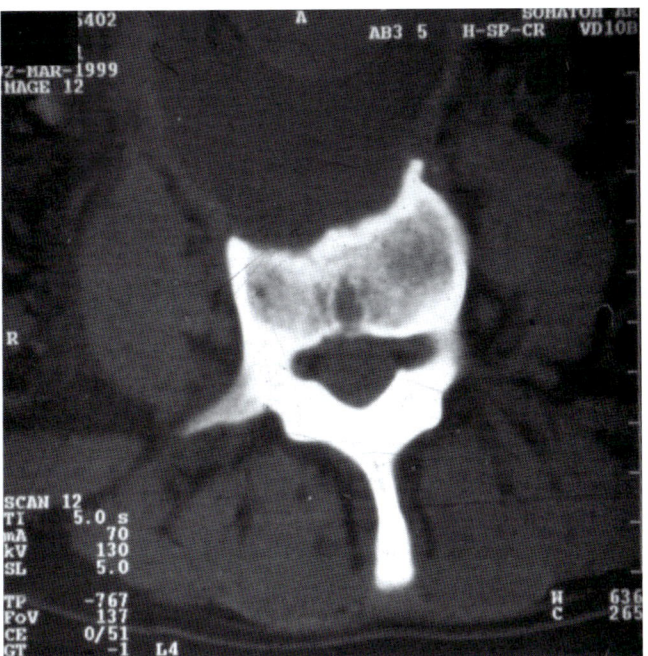

FIGURA 104.8 Tomografia computadorizada de aneurisma de aorta abdominal mostrando corrosão da vértebra lombar adjacente.

foi palpada em apenas 26% dos casos com diagnósticos errados e em 72% daqueles que tiveram um diagnóstico correto. A distensão abdominal e a obesidade são fatores negativos para identificação da massa pela palpação.

A tríade clássica de dor abdominal, dor lombar e massa abdominal pulsátil pode não se manifestar. Marston et al.[181] só encontraram essa tríade, bem definida, em 26% dos casos.

Cerca de 20% ou menos dos aneurismas rompem na parede anterior para o peritônio livre, causando volumosa perda sanguínea, e aproximadamente 80% deles rompem na parede posterolateral, local em que a resistência dos tecidos pode conter parcialmente a hemorragia por variados períodos de tempo, evitando o choque ou minimizando-o. A incidência da ruptura para o peritônio seguramente deve ser maior, já que muitos desses pacientes não sobrevivem até chegar ao hospital.

Por vezes, a ruptura pode permanecer tamponada por um período variado, podendo ultrapassar 1 mês. Isso pode ocorrer possivelmente pelo pequeno tamanho da ruptura e pela resistência dos tecidos circundantes, especialmente em pequenos aneurismas,

embora grandes AAA também possam ficar retidos. Ocorre um equilíbrio entre a pressão do sangue e a resistência tecidual, o que mantém a hemorragia controlada por um período variado. Essa ruptura cronificada pode, entretanto, progredir em tempo variável para uma franca hemorragia. Esse é o motivo pelo qual é tão importante detectar essas rupturas "seladas", pois, durante o período de contenção, a cirurgia poderá ter resultado semelhante àquele para o aneurisma eletivo.

Assim, sempre que um paciente, sobretudo idoso e do sexo masculino, apresentar dor lombar ou no flanco, ou neuropatia femoral, às vezes seguida de anemia moderada, mesmo com desaparecimento dos sintomas, uma ultrassonografia (USG) abdominal deve ser realizada. Desse modo, surpreende-se uma ruptura cronificada, operando o paciente antes que ocorra a ruptura completa[182-186] (Figuras 104.9 e 104.10).

A hemorragia pode transcorrer também para o sistema digestório, em geral o duodeno, originando hemorragia grave ou, ao contrário, produzir, inicialmente, sangramento discreto antes da ocorrência da grande hemorragia digestiva. A ruptura pode ocorrer também para uma veia, em geral a cava, ilíaca ou, raramente, a renal esquerda.[187,188] A ruptura para uma grande veia pode causar descompensação cardíaca, edema de membros inferiores e aparecimento do sopro contínuo com reforço sistólico na região da fístula.

DIAGNÓSTICO POR IMAGEM

Atualmente, o exame clínico muitas vezes tem sido realizado de maneira inadequada ou apressada ou nem sequer tem sido feito, por vários motivos. Em primeiro lugar, por deformação na conduta de médicos, que julgam a tecnologia capaz de substituir um bom exame clínico e, em segundo lugar, pelas condições de trabalho impostas ao profissional por estruturas públicas ou privadas que oprimem o médico, obrigando-o a realizar um exame apressado de seu paciente.

Por esses motivos, é necessário compreender que um exame de imagem, por mais sofisticado e resolutivo que seja, não substitui um exame clínico cuidadoso, devendo ser solicitado com critério, para não onerar, não ser desconfortável ou desperdiçar o tempo do paciente desnecessariamente.

Radiografia de abdome

Como já mencionado, muitos AAA são diagnosticados por exames de imagem, solicitados por outras razões ou então para confirmação da suspeita diagnóstica. A simples radiografia de abdome pode

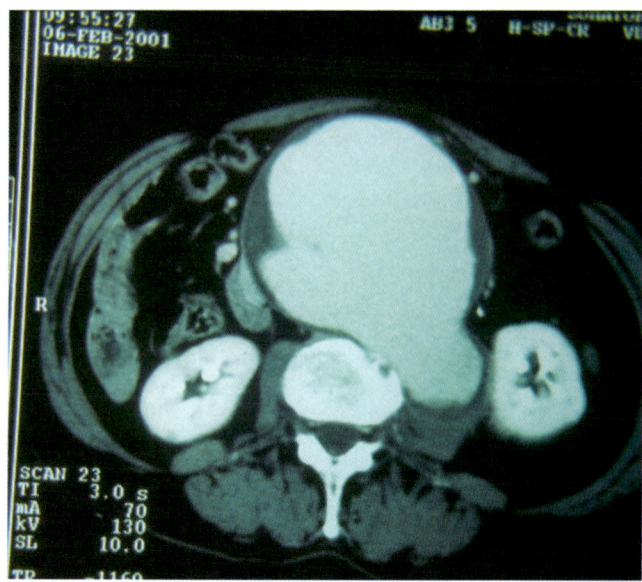

FIGURA 104.9 Aneurisma roto demonstrado em tomografia computadorizada de paciente totalmente assintomático (mas com grande tumor pulsátil no abdome), que realizou o exame para complementação diagnóstica, tendo sido operado 1 semana após o exame, sem o aparecimento de qualquer sintoma. Relatou ter feito exercícios abdominais até a véspera da internação.

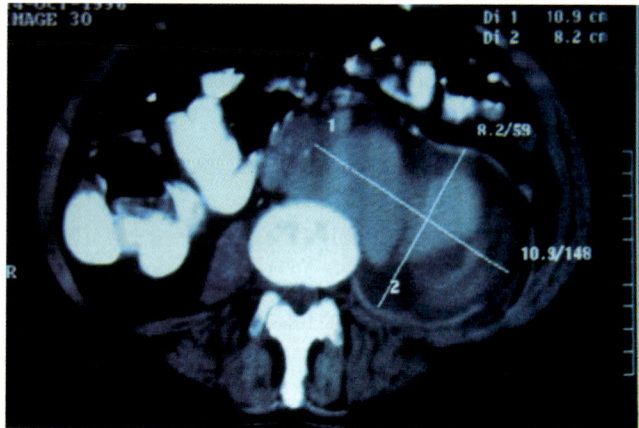

FIGURA 104.10 Grande ruptura de aneurisma de aorta abdominal para a loja do músculo psoas esquerdo. Internação hospitalar de 1 mês. O paciente foi avaliado por vários especialistas (em virtude de emagrecimento, anemia e retração da coxa esquerda), embora o tumor fosse facilmente palpável. O diagnóstico só foi confirmado após ter sido solicitada uma tomografia computadorizada (TC).

detectar um AAA, e, quanto maior a calcificação de suas paredes, mais nítida será a imagem do aneurisma. Com relação ao AAA, esse exame serviria apenas para apontar ou confirmar sua presença (Figura 104.11).

Ultrassonografia

Quando o AAA é suspeitado pelo exame clínico ou é detectado pela radiografia de abdome, o primeiro exame a ser realizado deve ser a USG ou o Ecodoppler (ED). Qualquer um dos dois exames utiliza radiação não ionizante, é barato, facilmente acessível e sem efeitos colaterais conhecidos. Fornece imagens em cortes longitudinais e transversais, mostrando o real diâmetro do aneurisma e os coágulos intrassaculares (Figura 104.12). Conforme o resultado desse exame, avança-se ou não para outros mais sofisticados. Se, por exemplo, o AAA for pequeno, não haverá necessidade de recorrer a outros exames de imagem. O aneurisma pode ser acompanhado até que exista

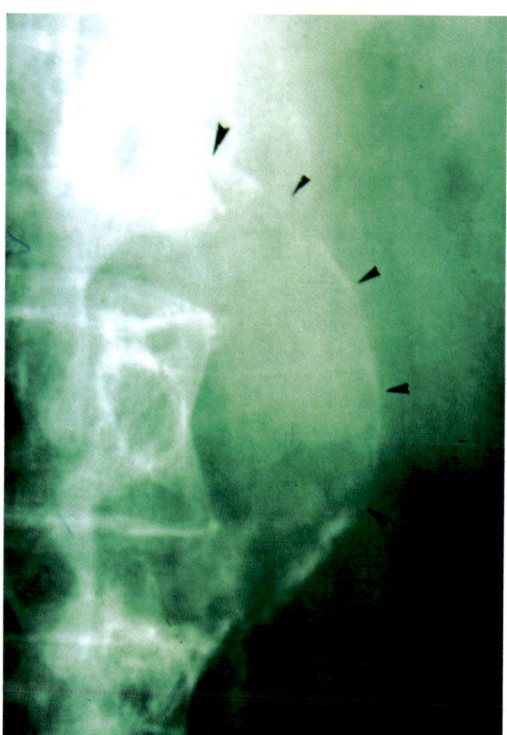

FIGURA 104.11 Radiografia de abdome mostrando calcificação em parede de aneurisma de aorta abdominal, além da imagem de partes moles do aneurisma.

uma indicação cirúrgica, quando, então, são solicitados exames que forneçam imagens mais definidas. O uso repetido desse exame é facilitado por sua inocuidade e baixo custo. Método acessível e barato, a USG deve ser requisitada com certa liberalidade para confirmar qualquer suspeita de AAA e mesmo sem outra razão que não seja o paciente pertencer a um grupo de risco. É comum a USG, solicitada para outras finalidades, detectar um AAA. O método, entretanto, tem alguns inconvenientes e limitações. A visualização da aorta torácica e da porção suprarrenal no abdome é prejudicada pela presença de gás. A relação entre as artérias renais e o aneurisma não é bem definida quando ele se inicia muito próximo a essas artérias. As imagens são prejudicadas pela presença de gás e, eventualmente, de bário no intestino. A imagem das ilíacas, em geral, padece de precisão. Vários outros elementos importantes ao conhecimento do cirurgião, como apresentado a seguir, são muito melhores ou mesmo só definidos por uma angiotomografia (ângio-TC) ou angiorressonância (ângio-RM). USG ou ED exigem grande experiência daquele que executa a técnica, a fim de que sejam obtidas boas imagens e interpretações, por vezes difíceis para quem não tem muita experiência com o método, o qual é totalmente dependente do aparelho, e principalmente do examinador.

Devem-se avaliar a adequação do AAA com USG e a potencial redução de custos, aderindo às diretrizes e revisando imagens prévias. Métodos: foram revisadas as USG de triagem aórtico realizadas na Nova Escócia de 1º de janeiro a 30 de abril de 2019. Foram registrados sexo do paciente, idade, fatores de risco e resultado do estudo (negativo: < 2,5 cm; ectásico: 2,5 a 2,9 cm; positivo para AAA: ≥ 3 cm). Os exames de imagem anteriores foram revisados para a presença/ausência de ectasia aórtica ou aneurisma. A adequação baseou-se nas diretrizes da Força-Tarefa Canadense de Cuidados Preventivos de Saúde (CTFPHC) e da Sociedade Canadense de Cirurgia Vascular (CSVS). A quantidade de resultados positivos potencialmente evitados nas USG subsequentes e as economias de custos (durante o período de 4 meses) foram calculadas de acordo com: (1) cada diretriz; e (2) cada diretriz combinada com revisão

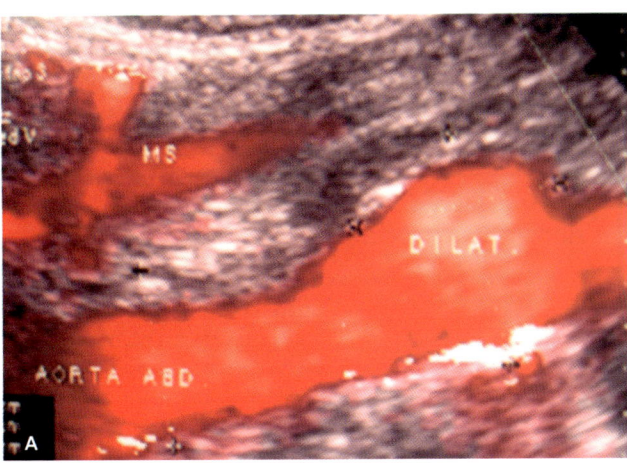
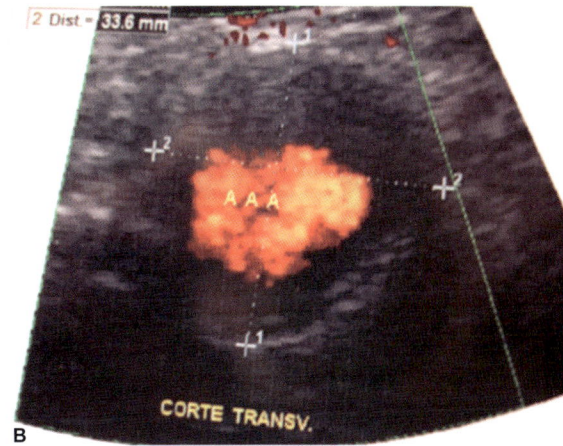

FIGURA 104.12 A. Aneurisma de aorta abdominal em Ecodoppler com corte longitudinal. **B.** Corte transversal de ecodoppler colorido mostrando os coágulos, a luz e o diâmetro do aneurisma.

de imagens feitas de 0 a 5 anos e de 0 a 10 anos anteriormente. Resultados: foram 17 (4,6%) de 369 aortas ectásias e 18 (4,9%) de 369 AAA. O total de exames potencialmente evitados, aortas ectasiadas perdidas, AAA perdidos e redução de custos foram os seguintes, respectivamente: CTFPHC, 222 (60,2%) de 369, 8, 7 e CAD$20 501,70; CSVS, 117 (31,7%) de 369, 4, 2 e CAD$10 804,95. O modelo com maior redução de custos e menos achados positivos perdidos foi a combinação de diretrizes de CSVS com revisão de imagens anteriores em 5 anos; isso evitaria 189 (51,2%) dos 369 exames, economizaria CAD$17 454,15 em 4 meses e perderia apenas dois AAA e duas aortas ectasiadas. Conclusão: mais da metade dos testes de triagem aórticos das USG pode ser evitada com segurança, aderindo-se às diretrizes do CSVS e revisando-se imagens realizadas em um período de 5 anos.

Angiotomografia

Quando se decide pela cirurgia, justificada pela imagem de USG ou ED, pelo exame físico e pelas condições gerais do paciente, uma ângio-TC ou ângio-RM torna-se indispensável para prover o cirurgião de todas as informações necessárias ao seu planejamento cirúrgico. A ângio-TC usa radiação ionizante e contraste iodado, sendo mais cara e menos acessível em relação à USG. A TC convencional fornece cortes transversais, mostrando o tamanho real do aneurisma, o lúmen e a parte do saco preenchida pelos trombos, e define com nitidez se o ramo visceral está ou não englobado no aneurisma, como, por exemplo, as artérias renais. Não é sempre que as artérias aparecem com nitidez nos cortes transversais da TC, mas a veia renal, sempre visualizada, mostra aproximadamente o nível de emergência das artérias. A aorta torácica e supracelíaca e as ilíacas são bem visualizadas. A ruptura do aneurisma é bem definida, sendo um ótimo exame para dirimir dúvidas diagnósticas, quando uma ruptura do aneurisma está incluída no diagnóstico diferencial de uma dor abdominal ou lombar sem causa definida. Informações úteis que previnem o cirurgião sobre dificuldades técnicas e riscos de acidente acontecerem. Os aneurismas inflamatórios são identificados pela TC, bem como anomalias venosas e rim em ferradura (RF).

Com o advento da ângio-TC *multislice*, atualmente com 312 canais, a utilidade da TC aumentou e mais informações úteis foram acrescentadas. A partir dos cortes transversais, o aneurisma pode ser reconstituído com alta definição de imagem, o que pode ser de grande ajuda para o cirurgião. As mais completas informações sobre o aneurisma podem ser obtidas, como início e fim do aneurisma, desvio e deformações do saco, estado dos ramos viscerais e suas relações com o aneurisma (Figuras 104.13 a 104.19).

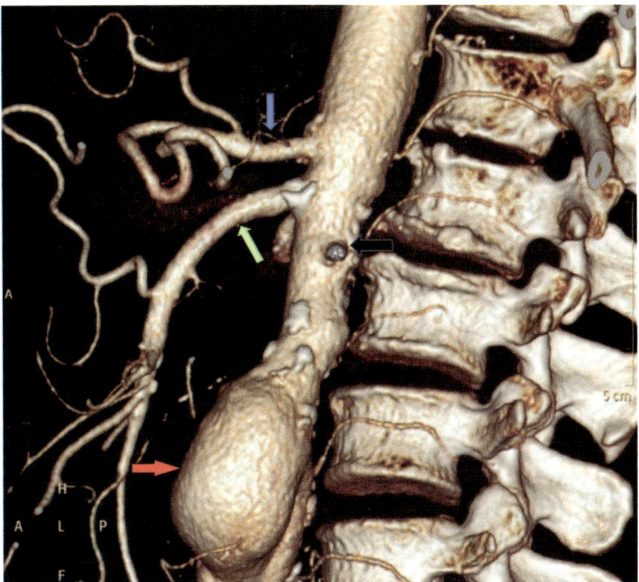

FIGURA 104.13 Perfeita imagem das relações do tronco celíaco (*seta azul*), das artérias mesentérica superior (*seta preta*) e renal (*seta verde*), e o AAA (*seta vermelha*).

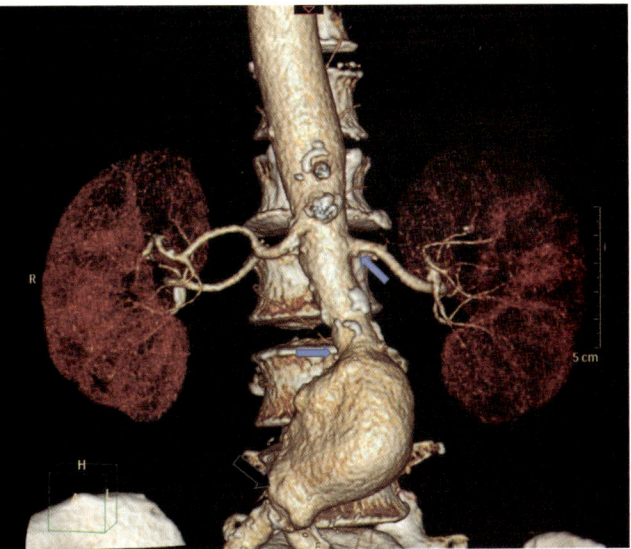

FIGURA 104.14 Ótima visualização do comprimento do colo (*setas azuis*) e da extensão do aneurisma de aorta abdominal (*seta preta*).

Um dos inconvenientes da ângio-TC é o grande volume de contraste injetado – um problema para os pacientes com insuficiência renal. Essa imagem tridimensional pode ser obtida de modo a esclarecer dúvidas decorrentes da visão anteroposterior. A imagem das ilíacas e dos ramos viscerais é muito satisfatória, evitando a necessidade, na maioria dos casos, de uma aortografia.

Angiorressonância

A ângio-RM também é um excelente método para avaliação do AAA. Por se tratar de um aparelho muito caro, não é facilmente disponível e alguns pacientes não suportam o exame por claustrofobia. Pacientes com clipes metálicos ou marca-passo não podem ser submetidos à ângio-RM, que é mais cara que a USG e a ângio-TC, e demanda mais tempo. Por outro lado, esse exame não usa radiação ionizante, apenas campo magnético e energia de radiofrequência, e o contraste com gadolínio, quando usado, não causa os inconvenientes do contraste iodado. É necessário atenção especial àqueles pacientes com insuficiência renal. A mensuração do diâmetro equivale àquela medida pela TC, e as imagens, excelentes, evidenciam envolvimento ou não dos ramos viscerais com o aneurisma, anomalias venosas, aneurisma inflamatório e RF, sendo bem semelhantes às obtidas pela ângio-TC.

As técnicas de ângio-RM produzem imagens bastante semelhantes às das ângio-TC (Figuras 104.20 e 104.21), mostrando com nitidez estenoses e oclusões nas ilíacas que porventura estejam associadas aos AAA (Figura 104.22).

Aortografia

Método cada vez menos necessário para avaliar um AAA, na medida em que outros métodos bem menos agressivos evoluem na questão da qualidade de imagem. A aortografia exige a introdução de um

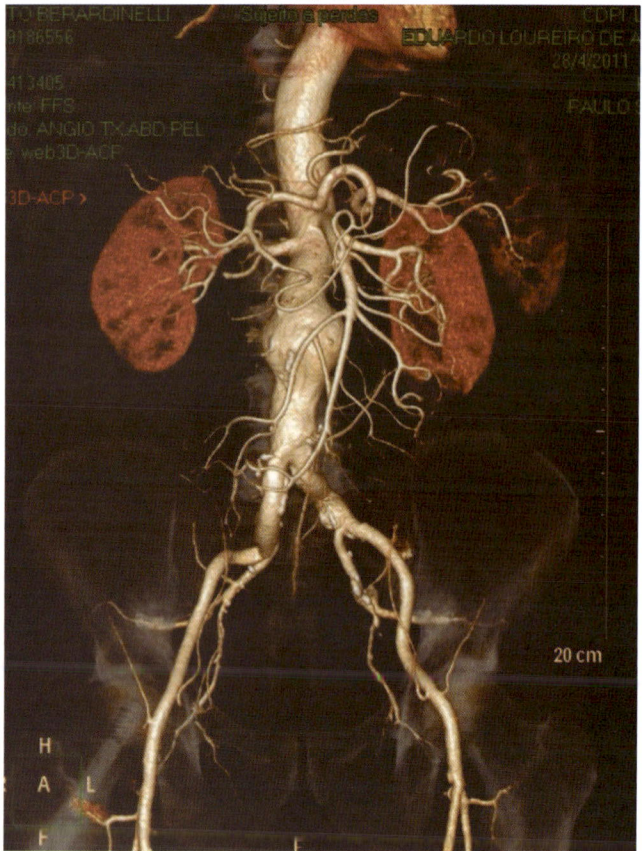

FIGURA 104.15 Imagem panorâmica de aorta torácica descendente, ramos viscerais, aorta abdominal com aneurisma, ilíacas e femorais, incluindo suas bifurcações.

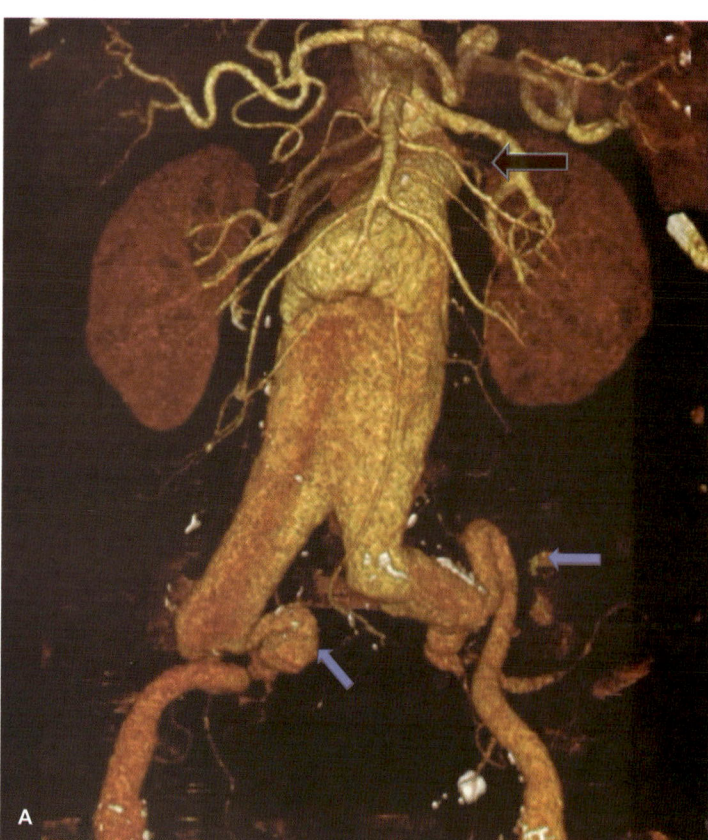
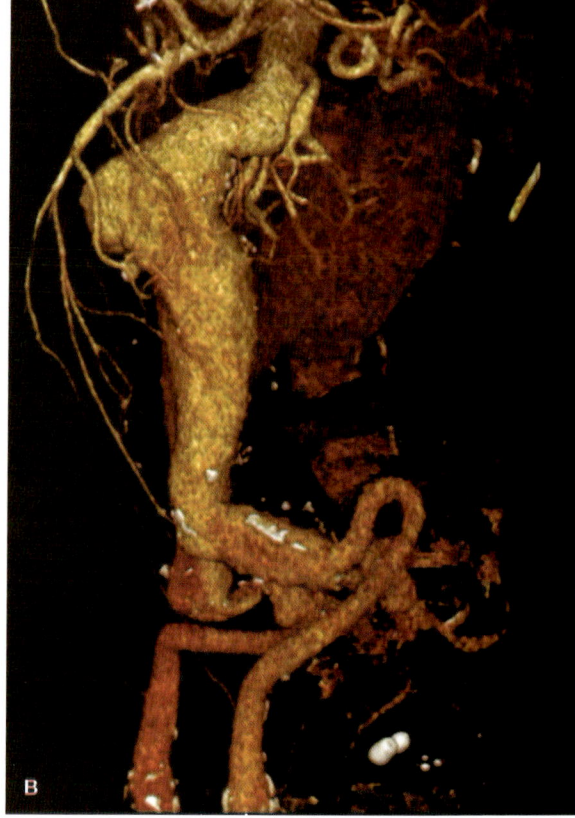

FIGURA 104.16 Rotação da imagem de um aneurisma da aorta abdominal para melhor visualização do colo superior (*seta preta*), do aneurisma e das ilíacas (*setas azuis*).

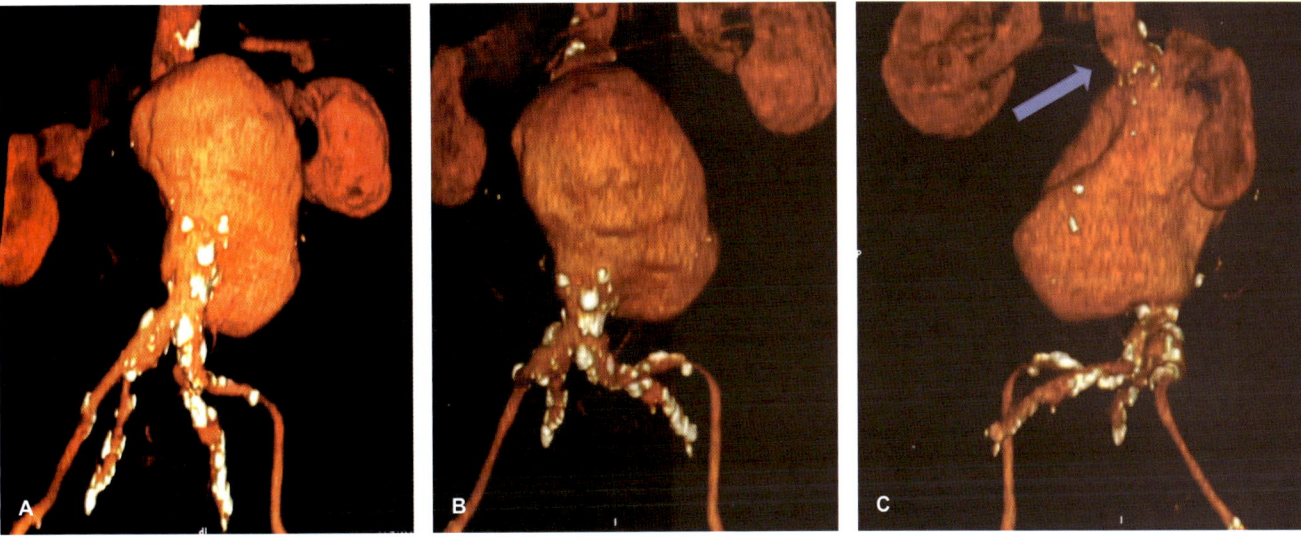

FIGURA 104.17 Rotação da imagem para visualização do colo superior do aneurisma (*seta*).

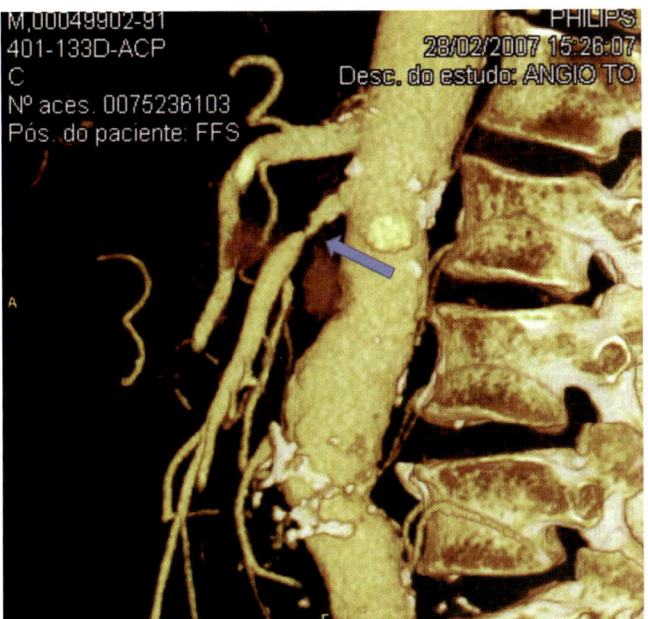

FIGURA 104.18 Estenose de artéria mesentérica superior que ajuda na decisão de reimplante da artéria mesentérica inferior.

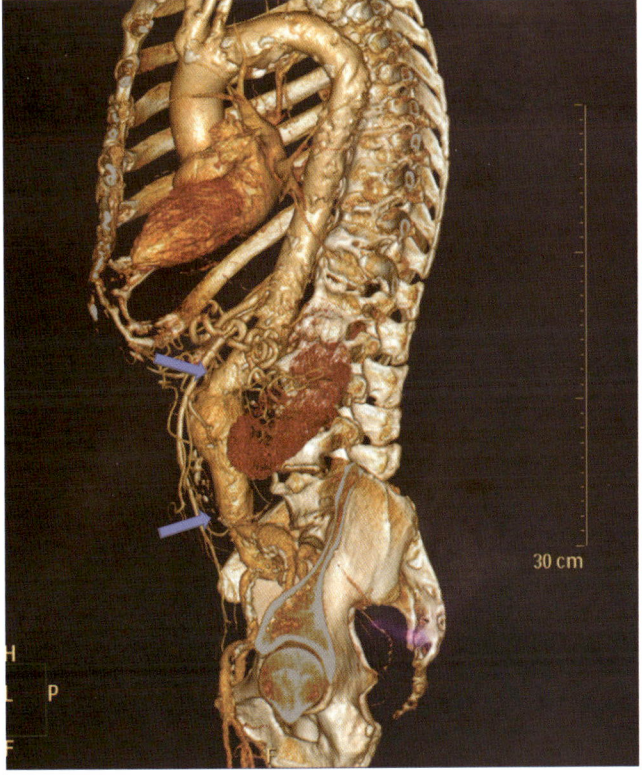

FIGURA 104.19 Visualização de toda a aorta, mostrando que não é infrequente a concomitância com o aneurisma da aorta abdominal e outro aneurisma na aorta torácica.

cateter, com todos os seus inconvenientes, especialmente quando ele passa pela cavidade do aneurisma, em geral com trombos parietais, por vezes bastante extensos. A aplicação do contraste iodado também apresenta riscos já bem conhecidos. Esse é um método não recomendado para julgar o tamanho do AAA, pois os coágulos intrassaculares restringem a imagem à parte onde o sangue circula, subestimando, por vezes grosseiramente, o diâmetro do aneurisma, ou sequer detectando sua presença (Figura 104.23). A aortografia poderia ser benéfica para o detalhamento de lesões dos ramos viscerais ou processos estenóticos e oclusivos periféricos. Pela rapidez com que os outros métodos de imagem têm evoluído, a tendência é que a indicação da aortografia seja cada vez mais restrita.

RASTREAMENTO DE ANEURISMA DA AORTA ABDOMINAL (*SCREENING*)

Como já mencionado, a maioria dos AAA é descoberta em um exame clínico de rotina, ou com outros propósitos, frequentemente por um exame de imagem solicitado para diagnóstico de outra patologia e que evidencia o AAA, até então insuspeitado. Por esse motivo, é natural que se pense em realizar uma USG de modo periódico e sistemático, a fim de surpreender um AAA ainda pequeno ou já em fase de indicação para tratamento, mas ainda íntegro. Isso torna possível que o AAA pequeno seja acompanhado até que eventualmente atinja o estágio de indicação cirúrgica. Para os que já têm necessidade de tratamento, mas ainda estão íntegros, recomenda-se a cirurgia eletiva. Os *screenings* têm o propósito de operar o AAA sempre eletivamente, evitando que ele seja diagnosticado em fase de ruptura ou expansão, quando a mortalidade da cirurgia será significativamente maior.

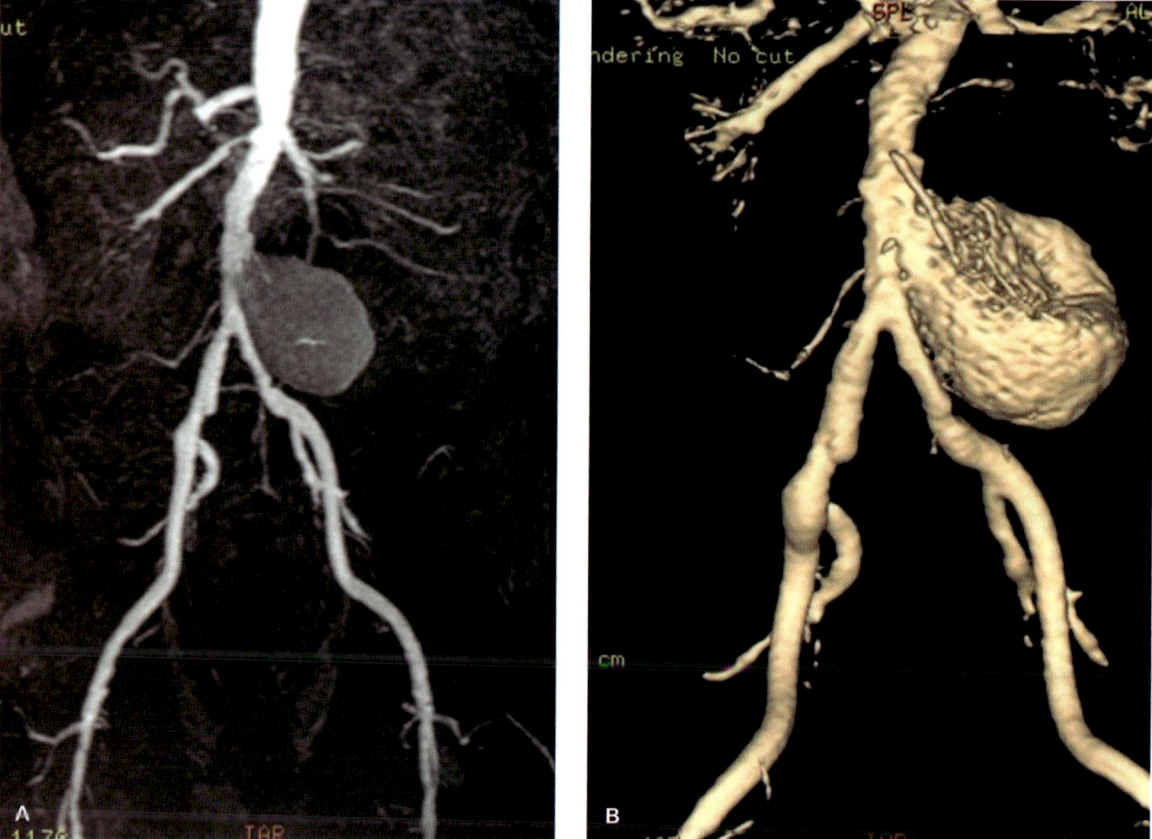

FIGURA 104.20 Angiorressonância mostrando pseudoaneurisma de aorta abdominal. (Imagem cedida pelo Dr. Alexandre Borges, Hospital Vera Cruz, Campinas, SP.)

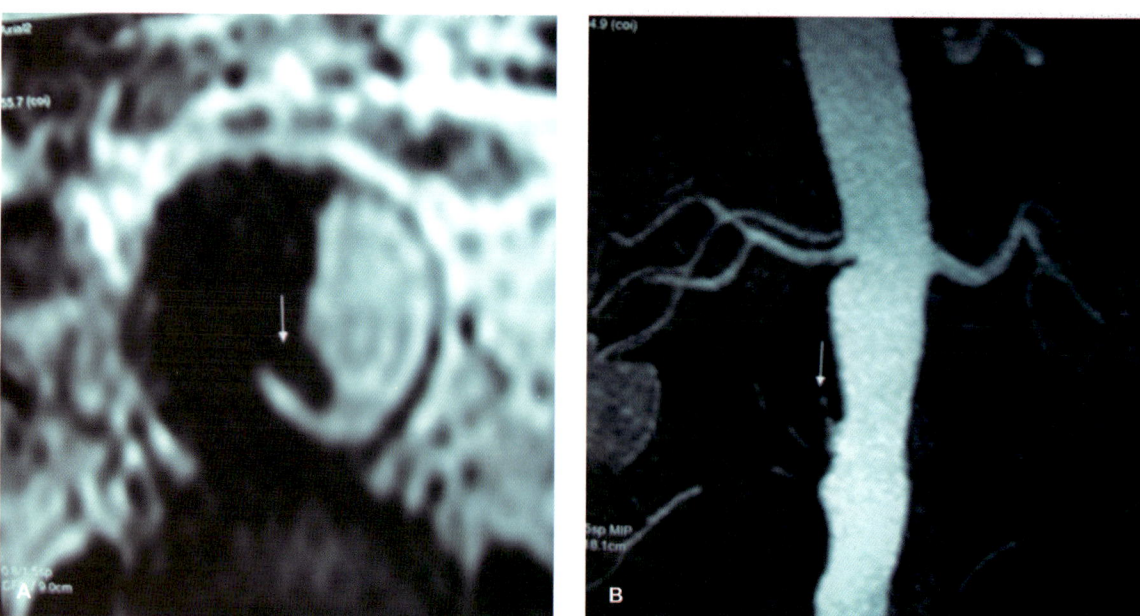

FIGURA 104.21 Angiorressonância evidenciando aneurisma da aorta abdominal. *À esquerda*, em corte transversal, trombos intrassaculares, e *à direita*, corte longitudinal. (Imagem cedida pela Dra. Alice Cristina C. Brandão.)

Fica evidente que só é compensador fazer *screenings* após certa idade ou em determinados grupos que apresentem riscos específicos que com maior probabilidade conduzam os AAA à ruptura.

Os *screenings* para AAA são considerados compensadores pela maioria dos cirurgiões.[189-200]

Atualmente, muitas pessoas acreditam na prevenção de aneurismas e periodicamente fazem *check-up*, no qual está incluída, em geral, USG de abdome, tornando mais factível encontrar um AAA insuspeitado.

Entre 1991 e 1996, Wilmink et al.[189] convidaram 13.145 homens que residiam em um mesmo distrito na Inglaterra, todos acima de 50 anos, para participar de um *screening*. Desses, 74% obtiveram resposta ao *screening* e 6% foram perdidos no acompanhamento. Foram detectados 469 AAA com menos de 4,5 cm e 58 com mais de 4,5 cm.

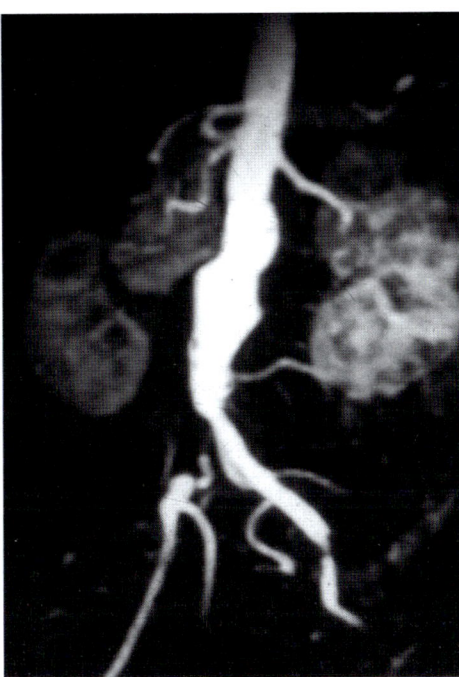

FIGURA 104.22 Angiorressonância identificando aneurisma da aorta abdominal, oclusão de artérias ilíacas comum direita e externa esquerda.

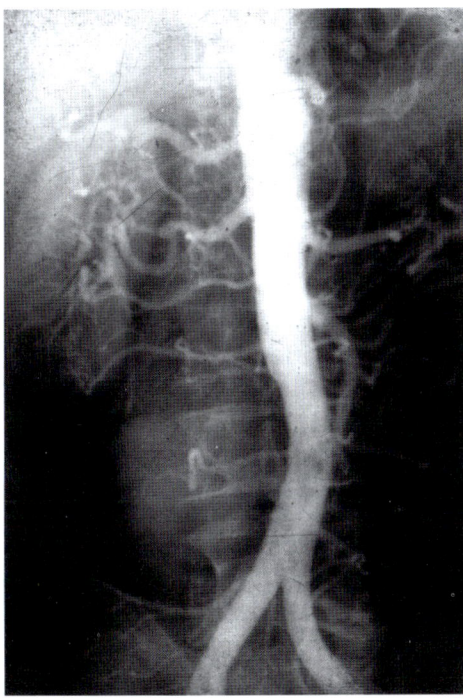

FIGURA 104.23 Arteriografia de um volumoso aneurisma da aorta abdominal mostrando a aorta quase normal e um tênue enchimento do saco aneurismático pelo contraste.

Nesse período, registrou-se um total de 78 AAAr entre todos os habitantes do distrito, 62 em homens e 16 em mulheres. Sessenta e um pacientes com AAAr morreram, 26 deles na residência. Somente 42% (33) de todos os pacientes com AAAr foram operados; 51% (17) sobreviveram. Nesse mesmo período, a mortalidade hospitalar para os AAA operados eletivamente foi de 5,5%. No total de 62 AAAr na população masculina acima de 50 anos, 11 casos ocorreram no grupo convidado para o *screening* e 51 casos no grupo não convidado (grupo-controle). Isso correspondeu a uma redução de 49% na incidência de ruptura no grupo do *screening* comparado com o grupo-controle. O período de acompanhamento foi de 2,5 anos.

Em 2002, Vardulaki et al.[196] apresentaram os resultados de 10 anos de *trials* randomizados para os AAA. Foram incluídos 6.058 homens com 65 anos ou mais, um grupo para acompanhamento com USG e outro para controle. Houve redução de 21% no índice de mortalidade em 10 anos de acompanhamento no primeiro grupo. O mais alto nível de redução da mortalidade foi de 52% com 4 anos de acompanhamento. Os autores concluíram que pode ser percebida, para os que participaram do programa de acompanhamento, uma grande e sustentada redução na mortalidade. Ao focar o *screening* apenas nos grupos de risco – idade, problemas cardiovasculares prévios, tabagismo e história familiar –, os resultados serão ainda mais compensadores.

Ashton et al.[195] publicaram um estudo multicêntrico com homens entre 65 e 74 anos. Em 27.147 pacientes que aceitaram participar do *screening*, foram detectados 1.333 AAA, com 65 mortes a eles relacionadas. No grupo-controle houve 113 mortes, com uma redução de 53% para aqueles que foram incluídos no *screening*.

Em 2011, Lindholt e Norman[199] compararam a mortalidade nos primeiros 30 dias após a aneurismectomia, com metanálise de quatro *trials* que julgaram relevantes, complementados com dados do *Viborg Vascular Screening Trial*. Houve 18 mortes após cirurgia eletiva para 747 AAA detectados por *screening*, comparados com 28 também após cirurgia eletiva em 459 AAA detectados incidentalmente. A oferta do *screening*, portanto, reduziu significativamente a mortalidade nos primeiros 30 dias, quando comparada ao grupo-controle.

Em 2010, Takagi et al.[198] fizeram metanálise de *trials* randomizados e controlados a longo prazo. Após intensa pesquisa de *trials* controlados e randomizados, todos de longa duração, o autor elegeu quatro que usaram homens de mais de 65 anos em *screenings* controlados e randomizados, com base em grupos populacionais, todos com longo período de acompanhamento, 15, 10, 14 e 11 anos nesses quatro *screenings*. Os resultados sugerem que os *screenings* com base em grupos populacionais reduzem a mortalidade a longo prazo, de 4 por 1.000, em relação ao grupo-controle, em relação a homens acima de 65 anos. Há uma clara tendência com relação à mortalidade por qualquer causa sem atingir um significado estatístico. Como as mortes relacionadas com o AAA respondem apenas por uma pequena parte dos óbitos em geral (2,61% nesses estudos), a contribuição para a mortalidade por qualquer causa é pouco significativa. A determinação da mortalidade sofre inevitavelmente da falta de informação precisa sobre a causa da morte. As mortes ocorridas fora do hospital são com frequência determinadas de maneira errada. A morte súbita em pacientes que têm um pequeno AAA diagnosticado pode erroneamente ser classificada como ruptura do aneurisma. Mortes súbitas em paciente com AAA desconhecido e que rompeu podem ser incorretamente classificadas como de causa cardíaca devido à alta prevalência dessa patologia nos pacientes portadores de AAA. Essas incoerências podem subestimar os benefícios dos *screenings* para o AAA.

Em 2012, Miranda-Usua et al.[200] afirmam, com base em evidências, que o *screening* reduz a mortalidade no homem, embora seja duvidoso se o mesmo ocorre com relação às mulheres. O *screening* com USG em homens entre 65 e 79 anos reduz a mortalidade específica para o AAA, entretanto, a tendência em relação à mortalidade por qualquer causa não foi significativa, provavelmente pela baixa incidência de AAA na população de maneira geral.

Não há dúvidas de que os *screenings* são compensadores para homens em determinada faixa etária, especialmente para aqueles que sempre foram tabagistas,[190,192,199,201,202] mas, para as mulheres, há incertezas quanto à relação custo-benefício. Se, entretanto, for considerada a pior evolução do AAA nas mulheres em comparação aos homens, rompendo com um menor diâmetro, a avaliação muda.[203] Pode-se dizer que um AAA em uma mulher tem mais valor que aquele encontrado no homem, pois sua evolução é mais acelerada com relação à ruptura, o que torna o custo-benefício equivalente ao do homem, pois a menor incidência é compensada pela pior evolução.[204]

INDICAÇÃO CIRÚRGICA

Quando os AAA evoluem sem tratamento adequado, podem ocorrer diferentes complicações. A principal delas, pela gravidade e frequência, é a ruptura, e é especialmente por isso que os AAA devem ser operados. Outras complicações pouco frequentes também indicam a cirurgia, mas só quando ocorrem, e não de maneira profilática, como acontece com relação à ruptura. Essas complicações são a trombose aguda do aneurisma, a embolização periférica, a corrosão vertebral e o comprometimento dos ureteres, que pode ocorrer nos aneurismas inflamatórios. Os aneurismas rotos ou em processo de expansão têm uma indicação cirúrgica insofismável e em caráter de urgência (Figura 104.24).

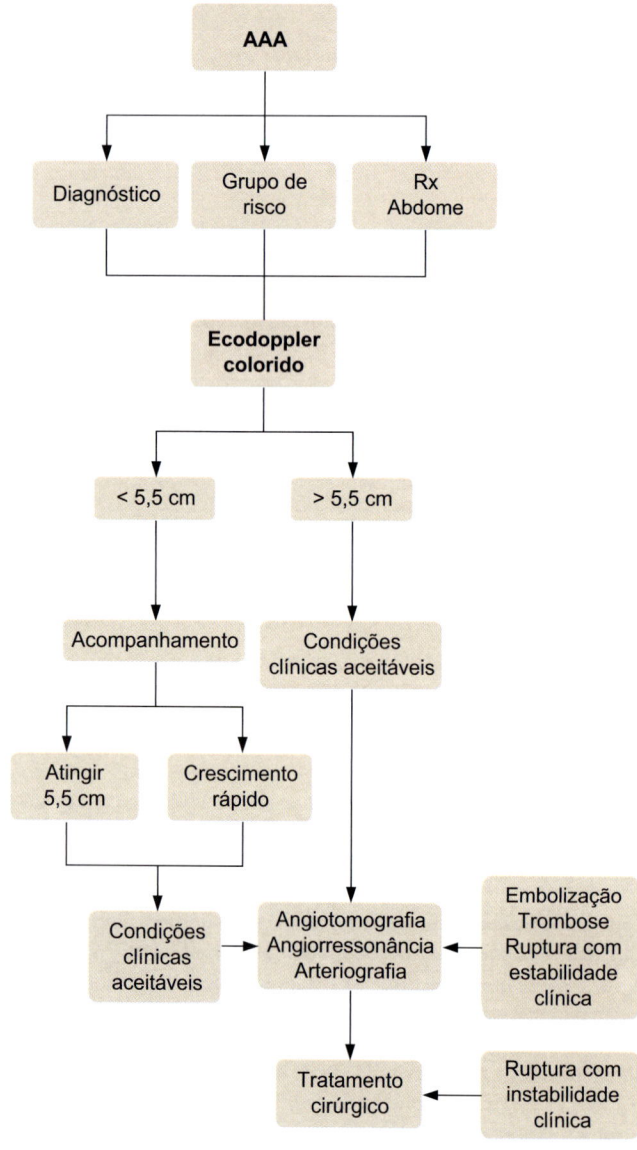

FIGURA 104.24 Indicações gerais de cirurgia de aneurisma da aorta abdominal.

A discussão a seguir sobre possível tratamento eletivo estará relacionada apenas a aneurismas assintomáticos. Três fatores devem ser criteriosamente analisados para que se decida ou não pela cirurgia: (1) risco de ruptura; (2) risco da cirurgia; (3) expectativa e qualidade de vida.

Risco de ruptura

Existem vários fatores que podem facilitar a ruptura de um AAA, entretanto, entre todos eles, sobressai o diâmetro máximo, dado que mais se relaciona com o risco de ruptura. Existem limitações éticas para que se chegue com maior exatidão ao diâmetro a partir do qual o risco aumenta. Isso decorre de não ser permissível que certa quantidade de aneurismas seja acompanhada até que a ruptura ocorra ou até que ele alcance o diâmetro estabelecido como limite no estudo.

Vários fatores podem conduzir o cirurgião a intervir antes que o diâmetro pretendido seja atingido e, portanto, nesses casos, fica-se sem saber se a ruptura ocorreria ou não se o AAA evoluísse naturalmente até que o diâmetro estabelecido como parâmetro fosse alcançado. De qualquer modo, quando se acompanham muitos pacientes, apesar dessa limitação, podem-se definir conclusões bastante confiáveis.

Os diâmetros-limite para a indicação ou não da cirurgia eletiva não têm um valor absoluto e cada caso deve ser julgado de acordo com suas peculiaridades. Essas peculiaridades podem estimular o cirurgião a intervir antes desse diâmetro ou, ao contrário, fazê-lo continuar monitorando o aneurisma por tempo variável, mesmo que ele já tenha alcançado o tamanho considerado limite, a partir do qual a cirurgia estaria indicada.

De maneira geral, entretanto, pode-se, na maioria dos casos, usar esse diâmetro para indicar a cirurgia eletiva.

A ruptura ocorre quando as forças internas que agem na parede excedem a capacidade de resistência parietal. Ao se aplicar a lei de Laplace, nota-se que a tensão sobre a parede é diretamente proporcional ao raio. A lei está representada pela seguinte fórmula:

$$T = P \times R$$

Em que T é a tensão parietal, P é a pressão interna do líquido e R é o raio do tubo. Ao se aplicar essa lei ao crescimento dos aneurismas, cada pequeno aumento do diâmetro, como se trata de uma multiplicação, representaria um grande incremento na tensão parietal. Essa lei se aplica a tubos de diâmetro uniforme ou a esferas, e como acontece com quase todas as leis físicas, ela só se emprega em fenômenos biológicos de maneira geral.

Nos AAA, por exemplo, a assimetria do saco faz com que as forças sobre a parede sejam distribuídas de modo irregular, variando conforme o calibre e o tipo de assimetria do aneurisma, ocasionando falhas na aplicação dessa lei para cada caso específico.[205]

Após os *screenings* realizados em uma grande quantidade de pacientes, como já observado, chegou-se à conclusão de que, considerando apenas alguns casos especiais, o custo-benefício para a cirurgia nos aneurismas menores que 5 [197,206-209] a 5,5 cm[195,210-213] não é compensador.

Previamente à realização desses *screenings*, alguns autores achavam compensador operar pacientes de bom risco, entre 4 e 5 cm.[20,214-217] Após esses extensos estudos, parece que essa orientação não mais se sustenta. A tendência dos *screenings* mais modernos é considerar a indicação só para aneurismas com 5,5 cm de diâmetro.[195,210-213]

Parece haver uma importante zona de transição entre 5 e 6 cm de diâmetro. Abaixo de 5 cm, baixo risco de ruptura; e acima de 6 cm, aumento significativo nesse índice. Nevitt et al.[207] acompanharam 176 pacientes com USG e constataram que o risco cumulativo de

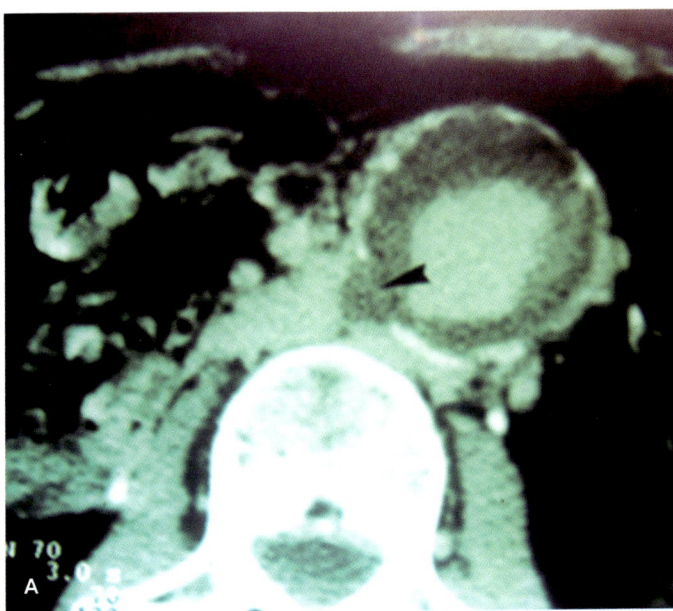
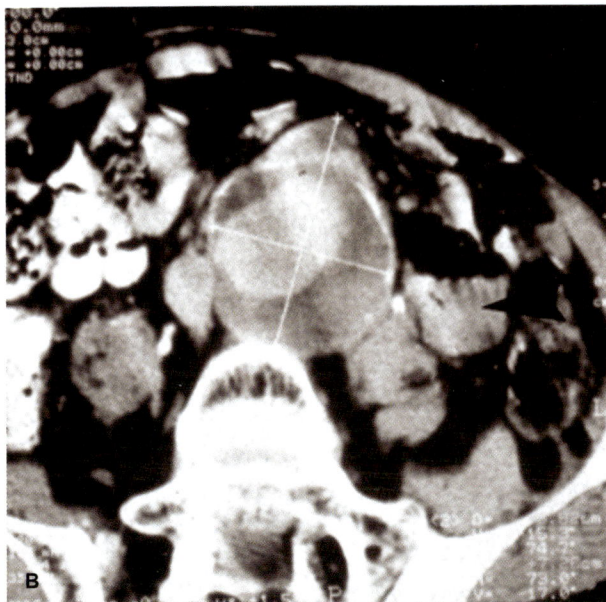

FIGURA 104.25 A. Tomografia computadorizada mostrando bolhas (*blebs*) na parede posterior. **B.** Na parede anterior de aneurisma da aorta abdominal, as bolhas aparentam uma hérnia do saco aneurismático.

ruptura após 5 anos foi de 0% para aqueles com menos de 5 cm e 25% para aqueles com mais de 5 cm.

Reed et al.[208] acompanharam 181 pacientes, entre janeiro de 1974 e dezembro de 1988. Apenas um aneurisma rompeu quando a última USG detectou aneurisma com menos de 5 cm, e isso ocorreu 3,5 anos após essa USG. O risco estimado de ruptura, de acordo com a última USG, foi de 0% para menos que 4 cm; 1% entre 4 e 4,99 cm e 11% entre 5 e 5,99 cm.

Guirguis et al.,[209] em um estudo com 208 pacientes, encontraram uma incidência cumulativa de ruptura em 6 anos, de 1% para os que tinham menos de 4 cm, 2% entre 4 e 4,9 cm e 20% nos AAA com mais de 5 cm.

Lederle et al.[212] acompanharam 198 pacientes com AAA de 5,5 cm ou mais que não foram operados por recusa ou por risco proibitivo. A incidência de provável ruptura por ano pelo diâmetro inicial foi de 9,4% para os AAA com 5,5 a 5,9 cm; 10,2% para aqueles entre 6 e 6,9 cm (19,1% para subgrupo entre 6,5 e 6,9 cm) e 32,5% para os que tinham 7 cm ou mais.

A maioria dos cirurgiões concorda que a probabilidade de ruptura de aneurisma com menos de 4 cm é mínima, entre 4 e 5 cm muito baixa, mas aumenta significativamente a partir de 5,5 cm.

O cirurgião só deve intervir antes desse diâmetro se o AAA se tornar sintomático ou se o ritmo de expansão for rápido.

Lederle et al.[213] afirmam que a cirurgia deve ser reservada para aqueles pacientes que se tornem sintomáticos ou cujo aneurisma meça 5,5 cm. Silvertein et al.[211] informam que a cirurgia em aneurisma com menos de 5,5 cm não oferece qualquer benefício, quando comparada à cirurgia de aneurisma com tamanho entre 4 e 5,5 cm.

O ritmo de expansão como indicativo de ruptura ainda é fato duvidoso segundo alguns autores.[218,219] Além de diâmetro maior, alguns outros fatores são considerados como contributivos para o risco de ruptura: doença pulmonar obstrutiva crônica (DPOC) e hipertensão arterial sistêmica,[219,220] assimetria do saco aneurismático,[205] sexo feminino e tabagismo.[221] A história familiar de AAA parece também influenciar no risco de ruptura, sendo proporcional ao total de parentes de 1º grau portadores de AAA.[20] As bolhas (*blebs*) são fraquezas localizadas da parede aneurismática, formando verdadeiras hérnias parietais, também possíveis causas a contribuir para a ruptura[222-224] (Figuras 104.25 e 104.26). Trombo intrassacular

tem efeito controverso. Embora alguns acreditem que possa reduzir o estresse parietal,[225] outros acreditam que, ao contrário, ele estaria associado a um crescimento mais rápido do AAA ou a uma interferência na difusão de O_2 para a parede aneurismática,[226] provocando hipoxia e disfunção celular, causando enfraquecimento da parede e favorecendo a ruptura.[227]

Kazi et al.[228] concluem que a parede aneurismática recoberta por trombo é mais fina e mostra sinais mais frequentes de inflamação, apoptose das células musculares lisas e degradação da matriz extracelular. Stenbaek et al.[229] chegam ao extremo de sugerir que o aumento da área do trombo pode ser um melhor preditor da ruptura do AAA que o incremento do diâmetro maior.

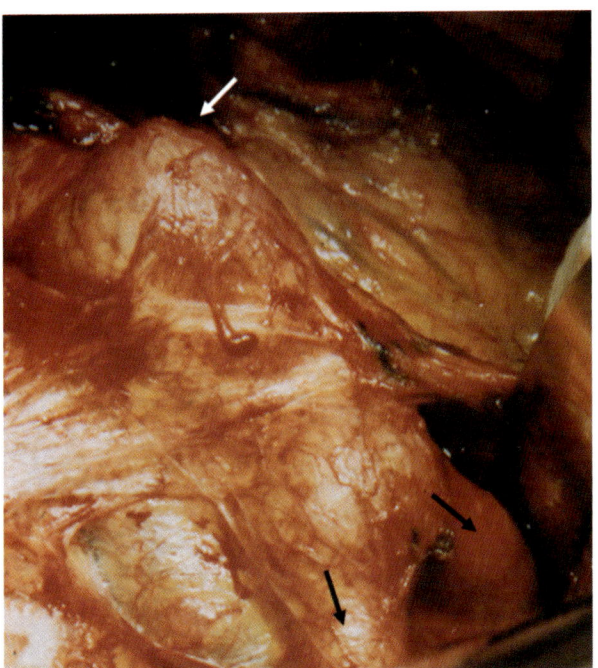

FIGURA 104.26 Aspecto cirúrgico da Figura 104.25. As *setas pretas* identificam as artérias ilíacas, e a *seta branca*, a bolha, como se fosse um cone de um vulcão.

Com o advento das técnicas endovasculares, criou-se o conceito de endotensão, quando um AAA trombosado em torno da endoprótese, sem qualquer *endoleak* detectável, continua a crescer e, eventualmente, evolui até a ruptura.[230] Schurink et al.[231] concluíram, após medir a pressão média e a do pulso dentro do trombo intrassacular próximo à parede, em cirurgia aberta, que essa pressão é transmitida pelo trombo e que, portanto, este não reduz o risco de ruptura do aneurisma.

Risco da cirurgia

A padronização e a simplificação da técnica e os significativos recursos de preparo, controle e suporte do paciente operado fizeram declinar, de modo evidente, a mortalidade e a morbidade resultantes da cirurgia. Na experiência de Scobie[232] em aneurismectomias eletivas, a mortalidade foi de 12% entre 1961 e 1969; de 4,1% entre 1970 e 1975; e de apenas 1,8% nos 5 anos seguintes. A série de Crawford et al.[233] (1983) também mostrou um declínio significativo na mortalidade de 18% entre 1955 e 1960, até chegar a 1,43% entre 1979 e 1980. Nessa série de 860 pacientes operados, 28% tinham entre 70 e 79 anos, e 2,9% entre 80 e 89 anos.

O volume de cirurgias em determinado hospital e de maneira significativa para cada grupo cirúrgico reduz a mortalidade.[129] Nos Quadros 104.2 e 104.3 está demonstrada a grande diferença na mortalidade quando a experiência é multicêntrica ou o resultado provém de centros ou grupos de excelência.

A indicação para qualquer cirurgia depende da relação custo-benefício, ou seja, que o resultado de determinado procedimento cirúrgico seja absolutamente superior àquele em que o paciente não foi operado.

Existem fatores de risco, bem definidos, que influenciam inequivocamente na morbimortalidade da cirurgia. Uma metanálise feita por Steyerberg et al.[234] mostrou que os principais fatores de risco encontrados na literatura foram: insuficiência cardíaca congestiva e sinais de isquemia no eletrocardiograma (ECG), seguidos de insuficiência renal, história de IAM, problemas pulmonares e sexo feminino. Hallin et al.,[235] revendo 54.048 pacientes na literatura, identificaram idade avançada, insuficiência renal e doença cardíaca aterosclerótica como riscos para a cirurgia. A idade por si só parece não ser tão importante, mas sim as comorbidades, que são mais frequentes nas faixas etárias mais elevadas.[236]

Johnston et al.[237] encontraram como causa associada ao óbito, por qualquer que seja o motivo, incidência de isquemia pelo ECG. A avaliação cardiológica é importante, pois, como causa única, a insuficiência coronariana é a maior responsável pela mortalidade pós-operatória.[238] As causas mais frequentes de mortalidade pós-operatória parecem ser os problemas cardíacos, a insuficiência renal e o DPOC significativo.

É evidente que a mortalidade está também relacionada com as condições gerais em que a cirurgia é realizada. Como já visto, há uma grande diferença na mortalidade quando se considera a experiência multicêntrica, comparada à de centros ou grupos de excelência.

Huber e Seeger[239] chegaram à mesma conclusão, mas com exceções, como, por exemplo, cirurgiões de grande experiência, que pela idade já têm movimento cirúrgico menor, mas com ótimos resultados e, por outro lado, cirurgiões mais jovens, com menos experiência, mas grande quantidade de cirurgias com resultados inferiores.

Expectativa e qualidade de vida

É evidente que a expectativa e a qualidade de vida também são fundamentais quando se decide sobre o tratamento cirúrgico. Essa expectativa pode estar reduzida, em virtude de patologia associada ou pela própria idade avançada. É importante notar, como já mencionado, que a idade por si só não contraindica a cirurgia, desde que as condições físicas sejam satisfatórias. Todd e Voorhees[240] avaliaram 52 pacientes com mais de 75 anos, com média de idade de 78 anos, e registraram mortalidade operatória de 7,7%; a sobrevida de 1 a 5 anos foi de, respectivamente, 94,7; 85,3; 78,6; 57,1 e 33,3%. Resultados semelhantes obtiveram Soisalon-Soininen et al.[241] operando pacientes acima de 80 anos. A mortalidade no período de 30 dias foi de 8%, e a sobrevida foi significativamente maior para os operados com relação aos não operados. Na avaliação de pacientes entre 80 e 89 anos, Crawford et al.[233] (1983) registraram mortalidade de 12%.

A sobrevida a longo prazo é nitidamente maior para os pacientes com AAA assintomáticos operados, em comparação com os não operados. Equiparando os resultados com os da população em geral, entretanto, a sobrevida nos operados de AAA é menor.[233,242,243] O estado de incapacidade física e mental, quando há condições de vida extremamente precárias, também deve pesar na decisão cirúrgica.

TRATAMENTO CIRÚRGICO: CIRURGIA ABERTA

Embora os princípios básicos para o tratamento do aneurisma da aorta infrarrenal sejam sempre os mesmos, as vias de acesso podem variar. Basicamente dois acessos são utilizados para a ressecção dos AAA: o trans e o extraperitoneal. Alguns recomendam a via extraperitoneal como excelente alternativa para a transperitoneal ou a aconselham como via de acesso rotineira, alegando um pós-operatório mais benigno; com menor administração de derivados de sangue e cristaloides; não uso de sonda gástrica; peristaltismo de aparecimento mais precoce; menor distensão abdominal e menor tempo em centro de terapia intensiva (CTI) e de hospitalização[244,245] (Figura 104.27).

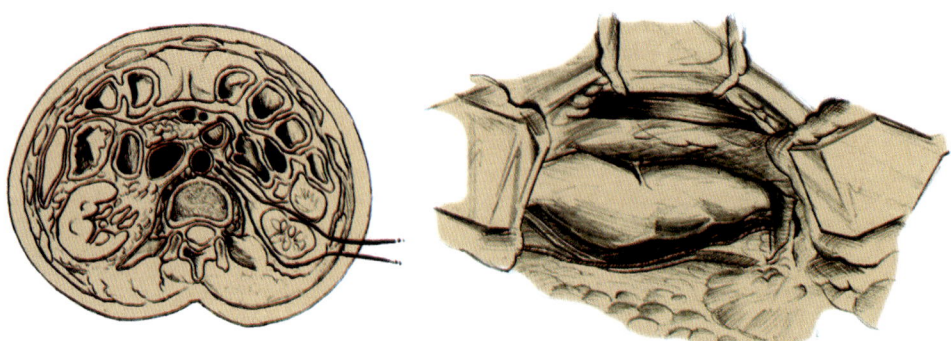

FIGURA 104.27 *À esquerda,* corte transversal mostrando os dois acessos extraperitoneais para a aorta abdominal, pela frente e por trás do rim, que, neste caso, será rebatido para a direita. *À direita,* o peritônio está rebatido, e o AAA aparece com a artéria mesentérica inferior visualizada.

Um estudo muito bem conduzido, do ponto de vista de metodologia científica, do Massachusetts General Hospital, entretanto, examinou cada uma das vantagens preconizadas para a via extraperitoneal e não encontrou em nenhuma delas qualquer benefício significativo com relação à transperitoneal.[246] Em 1997, Sieunarine et al.[247] compararam também os dois acessos e não encontraram qualquer vantagem extra sobre a transperitoneal e para a extraperitoneal relataram mais problemas com a incisão (*i. e.*, hérnias, abaulamento e dor). Abbott[248] concluiu que não há vantagem clara para qualquer dos acessos e que a melhor via a ser usada dependerá dos problemas específicos de cada paciente. Na sua experiência, entretanto, muitos problemas foram mais bem resolvidos pela via transperitoneal. Sicard e Toursarkissian[249] (1995 e 1999), com sua grande experiência, insistiram nas vantagens da via extraperitoneal. Parece, portanto, que como acesso de rotina um e outro podem ser usados, dependendo do caso específico e da preferência do cirurgião.

Em casos particulares, cada um dos acessos parece ter vantagens bem definidas. A extraperitoneal seria vantajosa para pacientes com abdome hostil, em virtude de laparotomias prévias, grande obesidade, colostomia, necessidade de anastomose acima das renais e em pacientes com problemas respiratórios, nos quais não se consegue inserir o cateter de peridural. A transperitoneal seria indicada em lesão aneurismática na ilíaca direita, quando se pretende intervir na artéria renal direita, se houver necessidade de corrigir ou avaliar qualquer outra patologia intra-abdominal e em caso de acesso extraperitoneal esquerdo prévio. Não há dúvida sobre o seguinte fato: cirurgiões vasculares têm que dominar bem os dois acessos, e cada um, de acordo com sua experiência pessoal e tendo em vista as peculiaridades de cada caso, deve decidir pela via que em suas mãos lhe parecer tecnicamente mais adequada e, sobretudo, mais vantajosa para o paciente.[250]

O paciente deve apresentar pelo menos uma veia profunda e outra periférica para reposição de derivados de sangue, soros e medicamentos. Pressão arterial média, pressão venosa central e volume urinário devem ser monitorados, bem como sua condição cardíaca pelo ECG. Se houver indicação específica, por problema cardíaco importante, um cateter de Swan-Ganz é indicado, mas atualmente só com justificativa bem definida.

Ao se optar pelo acesso transperitoneal – ainda a via de rotina para alguns profissionais, reservando-se para a extraperitoneal as indicações específicas, o paciente será posicionado em decúbito dorsal, com um coxim sob a região lombar e, de preferência, sobre um colchão térmico. As incisões transversais, supra ou infraumbilicais, provocam menos dor no pós-operatório, mas sua abertura e seu fechamento são trabalhosos. A desvantagem da incisão mediana que seria a dor, criando problemas respiratórios, atualmente está perfeitamente resolvida com o uso de morfina através de cateter peridural. Assim, pela grande simplicidade e rapidez, a via mediana xifopubiana é a escolhida pela maioria dos cirurgiões.

Aberta a cavidade, com prévia colocação dos campos de proteção, um afastador autoestático é inserido. Existem sistemas fixos na mesa cirúrgica que propiciam o uso de numerosos afastadores autoestáticos, facilitando a cirurgia e reduzindo a quantidade de auxiliares. Após um inventário da cavidade, que pode revelar lesões não suspeitadas, afastam-se, usando-se compressas molhadas, todas as alças intestinais para o lado direito, sem a manobra de evisceração, que tem o inconveniente de tracionar o mesocolo. Abre-se o peritônio posterior entre a veia mesentérica inferior e o duodeno, mantendo quantidade suficiente de peritônio junto ao duodeno para o posterior fechamento do espaço retroperitoneal. Procura-se o plano correto junto à parede do aneurisma, o que facilita a dissecção. Procede-se ao isolamento do colo do aneurisma

com dissecção mínima. Os autores usam apenas a dissecção na parte anterior da aorta e laterais, até sentir com os dedos os corpos vertebrais, sem dissecção da parte posterior, desnecessária e perigosa. Se o colo for de pequena extensão, a veia renal esquerda deve ser afastada para não sofrer riscos pela colocação do clampe junto às artérias renais. Se o aneurisma for justarrenal, e não havendo colo abaixo das renais para a colocação de clampe, a aorta supracelíaca deve ser abordada através do pequeno epíploo, com divulsão ou secção do pilar do diafragma e clampeamento acima do tronco celíaco, enquanto, sem perda de tempo, procede-se à anastomose infrarrenal.[150,251,252]

Durante a dissecção, a sonda dentro do esôfago facilita a identificação, prevenindo possíveis lesões. Deve-se ter cuidado para não lesionar lombares posteriores, tronco celíaco ou pâncreas. A secção do ligamento do lobo esquerdo do fígado para o retroperitônio facilita a exposição desse segmento aórtico.

Havendo necessidade de uma ampla exposição da aorta suprarrenal, pode-se rebater o colo descendente para a direita em manobra semelhante àquela que se usa na via extraperitoneal.

O clampeamento supracelíaco parece melhor em comparação ao imediatamente suprarrenal, pois nesse nível, em geral, a aorta é bem mais doente, com possibilidade de lesões pelo clampeamento e pela microembolização (Figura 104.28), entretanto, nos casos em que a aorta logo acima das renais mostrar-se pouco acometida pela aterosclerose, o clampeamento nesse nível reduzirá a isquemia visceral, diminuindo a sobrecarga cardíaca.

A secção da veia renal esquerda, a fim de facilitar a exposição do colo e o clampeamento, é um procedimento de exceção e, para que seja realizado, as veias gonadal e adrenal devem ser preservadas, existindo mesmo assim o risco de comprometimento do rim ou de sua função.[253] A secção deve ser realizada junto à veia cava. Sempre que a interrupção da veia renal provocar ingurgitamento do rim, ela deve ser reconstituída.[254] O controle das ilíacas deve ser obtido também por dissecção mínima, evitando-se a dissecção posterior,

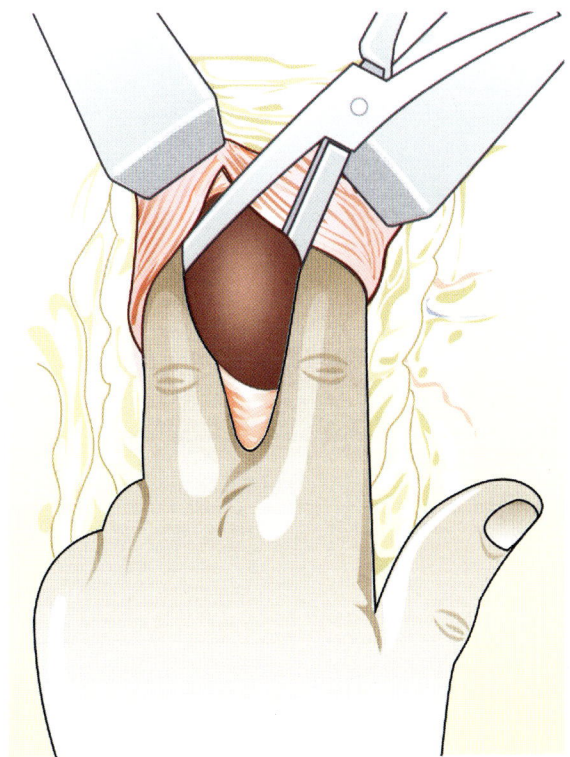

FIGURA 104.28 Divulsão do pilar diafragmático e clampeamento, guiado pelos dedos, forçando as extremidades do clampe sobre a coluna.

com possível lesão da veia ilíaca, que provoca hemorragia de difícil controle. O ureter precisa ser cuidadosamente identificado e afastado, e o tecido que cobre a ilíaca primitiva esquerda, preservado, pois aí transitam nervos que controlam a função sexual masculina.

Antes da colocação dos clampes, deve-se proceder à heparinização sistêmica. Os primeiros clampes a serem colocados são motivo de controvérsia. Alguns autores acreditam que os clampes das ilíacas devam ser inseridos em primeiro lugar, evitando embolizações distais,[255] e outros julgam que o clampeamento inicial deva ser no colo do aneurisma, pois nas ilíacas poderia acarretar embolização renal ou visceral.[254] Cronenwett et al.[256] acham que o clampeamento inicial deva ser feito na artéria que estiver menos comprometida pelo processo aterosclerótico, a fim de evitar embolizações. Qualquer que seja a ordem do clampeamento, o clampe deverá ser colocado em posição vertical, na aorta, sendo empurrado de encontro à coluna, e nas ilíacas, cuidadosamente, a fim de não lesionar a veia. O aneurisma é então incisado longitudinalmente (Figura 104.29), seu conteúdo esvaziado e as possíveis artérias lombares sangrantes são ligadas com fios agulhados. Alguns cirurgiões preferem ligar a artéria mesentérica inferior antes de abrir o aneurisma e, nesse caso, essa ligadura deverá ser bem próxima do aneurisma, a fim de evitar a lesão da cólica esquerda, muito importante como circulação colateral. Os autores preferem controlar a mesentérica inferior por dentro do saco aneurismático, como se faz com as lombares. Se a origem dessa artéria estiver ocluída, nada haverá a decidir; mas se for permeável, há o problema de reimplantá-la ou não no enxerto, a fim de evitar isquemia de sigmoide. Para dados mais objetivos, pode-se usar a pressão retrógrada na mesentérica inferior ou o som arterial pelo Doppler, na borda mesentérica e antimesentérica do sigmoide. Na prática, os autores têm usado a observação do calibre da artéria e seu grau

de refluxo. Em um dos extremos, se a mesentérica inferior é calibrosa e tem pouco refluxo, ela sem dúvida deverá ser reimplantada. No outro extremo, se é pouco calibrosa e tem ótimo refluxo, pode ser ligada. Nos casos intermediários, o cirurgião deve formar seu julgamento considerando também o aspecto do sigmoide. Um fato é fora de qualquer questão: se houver alguma dúvida sobre a necessidade do reimplante, o melhor é fazê-lo.

As modernas técnicas de imagem fornecem uma visão perfeita do tronco celíaco e da mesentérica superior, o que evidentemente facilita a decisão a ser tomada quanto à mesentérica inferior (Figura 104.18). Existem pacientes com maior risco, que são aqueles com lesões oclusivas de tronco celíaco ou de mesentérica superior, os com história de ressecção intestinal prévia, os que apresentam lesões arteriais pélvicas significativas ou que tenham apresentado hipotensão durante a cirurgia.

Com o aneurisma aberto e a hemostasia controlada, preparam-se as artérias para as anastomoses. No local das anastomoses, a secção da parede deve ser realizada apenas nas laterais, não incluindo a parede posterior. Sempre que as ilíacas estiverem em condições razoáveis e não houver grande calcificação na aorta distal, deve-se optar por uma prótese tubular, isto é, aortoaórtica (Figuras 104.30 a 104.32). Não sendo possível, usar prótese bifurcada e fazer a anastomose nas ilíacas (Figura 104.33). Deve-se sempre procurar manter um fluxo direto, pelo menos para uma das ilíacas internas. Em caso de não haver escoamento satisfatório pelas ilíacas, a prótese terá de ser anastomosada na femoral.

A melhor prótese é a de Knitted Dacron® impregnada. É fácil de ser manejada e não há risco de sangramento pelos poros. As próteses de politetrafluoretileno (PTFE) também são usadas. A sutura da anastomose será interna na parte posterior da artéria que não foi seccionada e externa no restante com sutura contínua. Se a abertura da aorta para a anastomose estiver em posição desfavorável, a sutura posterior e parte das laterais poderão ser feitas a distância, sempre englobando muito tecido aórtico, com o propósito de obter uma anastomose forte e hemostática. A anastomose proximal deve ser realizada o mais próximo às artérias renais, a fim de deixar o mínimo de aorta abaixo das renais, para evitar uma possível dilatação a longo prazo desse segmento da aorta (Figura 104.34). Em geral, existe um anel definido no início do aneurisma que facilita a sutura.

Terminada a anastomose proximal, o clampe é passado para o enxerto ou, se não se quiser usar o clampe, deve-se ocluir com os dedos a fim de testar a anastomose (Figura 104.35). Nessa ocasião, devem ser feitos tantos pontos separados quantos forem necessários para tornar a anastomose rigorosamente impermeável. Se a parede aórtica esgarçar com facilidade, deve-se então ancorar o ponto em um pequeno fragmento retirado da prótese. O clampe volta para a aorta, e o sangue do enxerto é removido. Antes de completar qualquer das anastomoses distais, remove-se o clampeamento proximal para a saída de possíveis coágulos, até que se obtenha um jato sanguíneo satisfatório. Em seguida, a remoção do clampeamento distal mostra o refluxo (o esperado); se não, deve-se usar cateter de Fogarty para a remoção de possíveis coágulos. Com bons afluxo e refluxo, após o término da anastomose, os clampes distais são removidos e o proximal liberado lentamente, em especial se a anastomose distal for aórtica, quando se estará revascularizando as duas ilíacas ao mesmo tempo. Para que não ocorra uma hipotensão pós-desclampeamento, duas providências são necessárias: repor volume com derivados sanguíneos ou outros expansores, antes de começar o desclampeamento e mantendo-o durante o procedimento; e liberar o enxerto lentamente, sempre se informando com o anestesista sobre qualquer queda na pressão, quando a liberação do enxerto não deverá progredir até que a pressão tenha sido

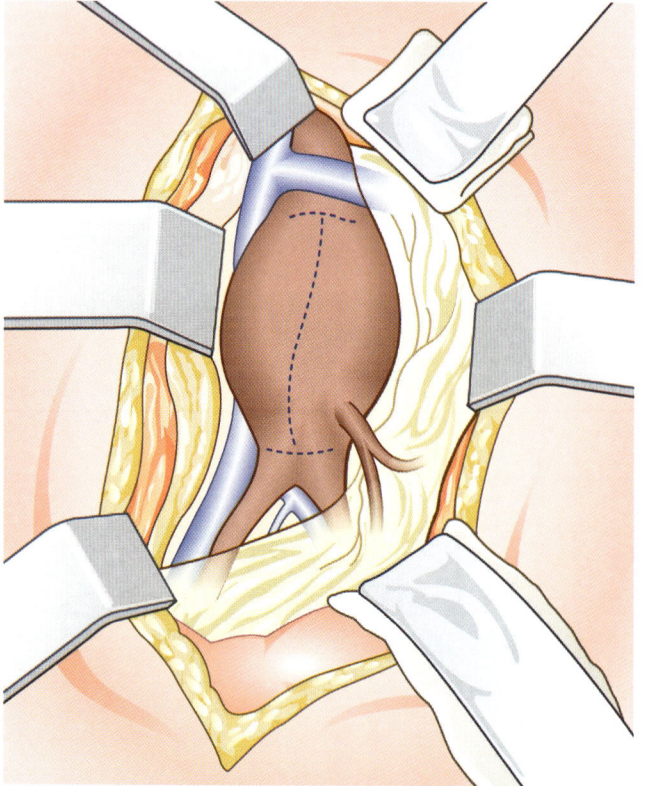

FIGURA 104.29 Aneurisma de aorta abdominal exposto por via transperitoneal, mostrando pequeno colo abaixo da veia renal esquerda. A incisão a ser feita no saco aneurismático aparece em *tracejado,* ao lado do grande eixo do saco, com secções transversais nos extremos da incisão que só englobam a parede anterior e parte das laterais, deixando a parede posterior intacta.

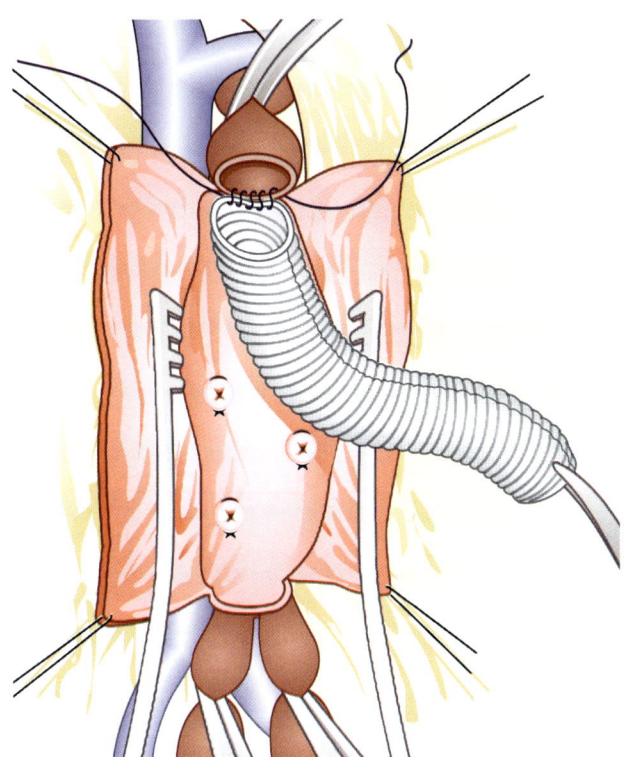

FIGURA 104.30 Aneurisma de aorta abdominal aberto com retirada dos coágulos. A abertura é mantida com afastador autostático. Sutura das lombares sangrantes por dentro do aneurisma. Nota-se, nos dois extremos, a parede da aorta não seccionada na parte posterior. A sutura posterior é feita por dentro e a das laterais e anterior, por fora.

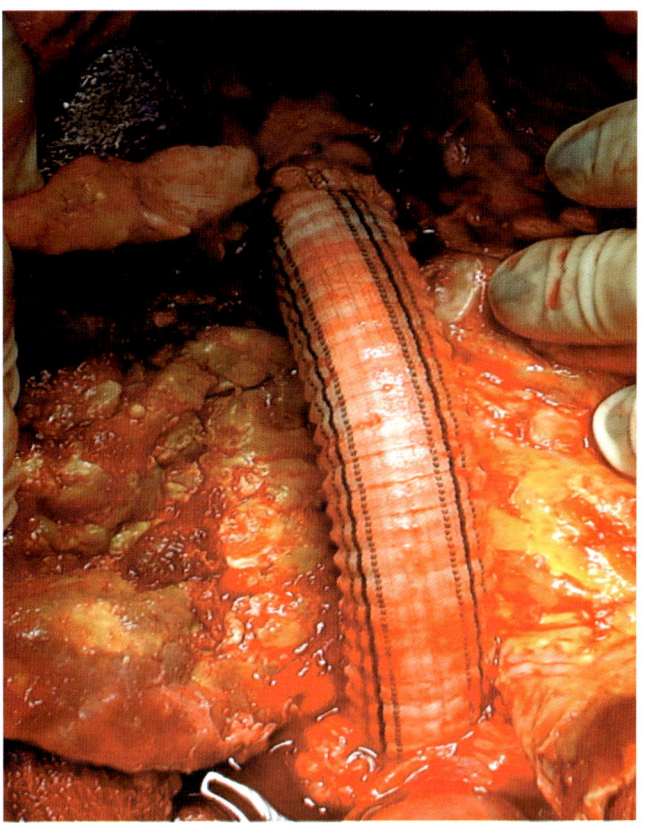

FIGURA 104.32 Saco aneurismático aberto, com enxerto tubular.

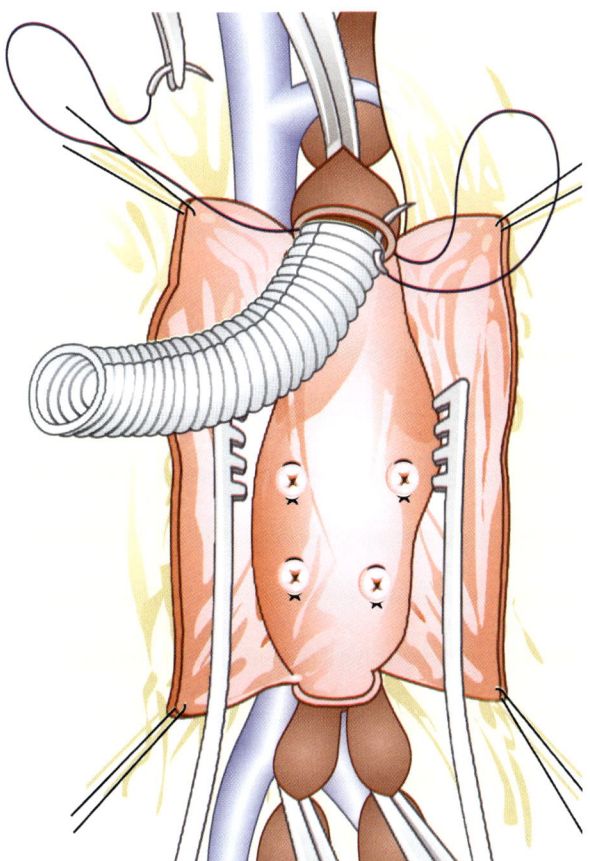

FIGURA 104.31 Prosseguimento da sutura mostrada na Figura 104.30, agora por fora, nas bordas laterais e anterior.

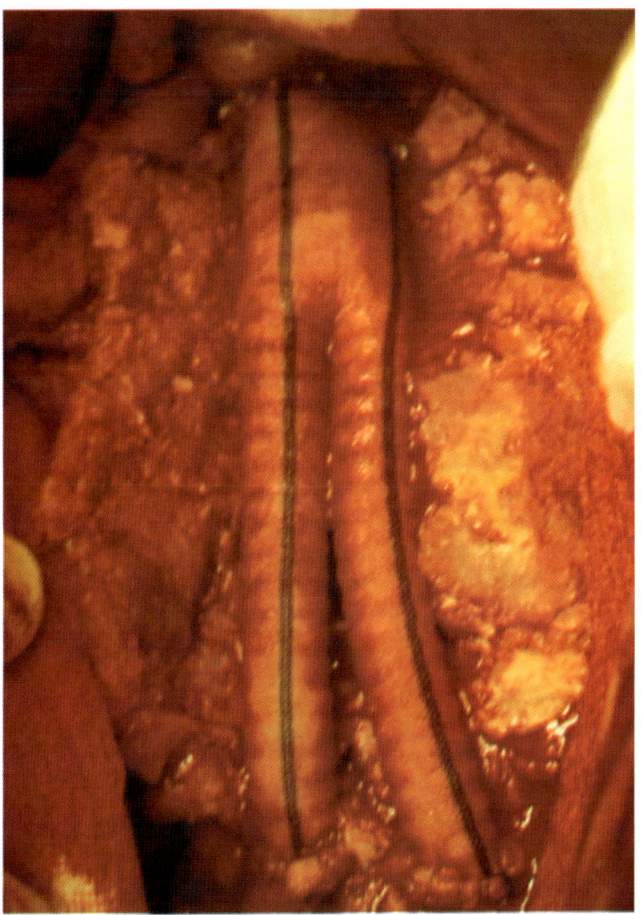

FIGURA 104.33 Saco aneurismático aberto com enxerto bifurcado para as duas ilíacas.

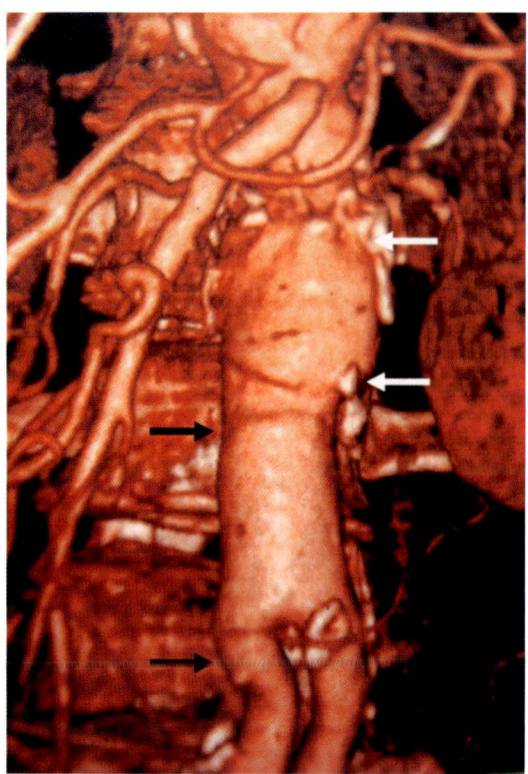

FIGURA 104.34 Angiotomografia mostrando a prótese (*setas pretas*) e a dilatação entre a prótese e as renais (*setas brancas*).

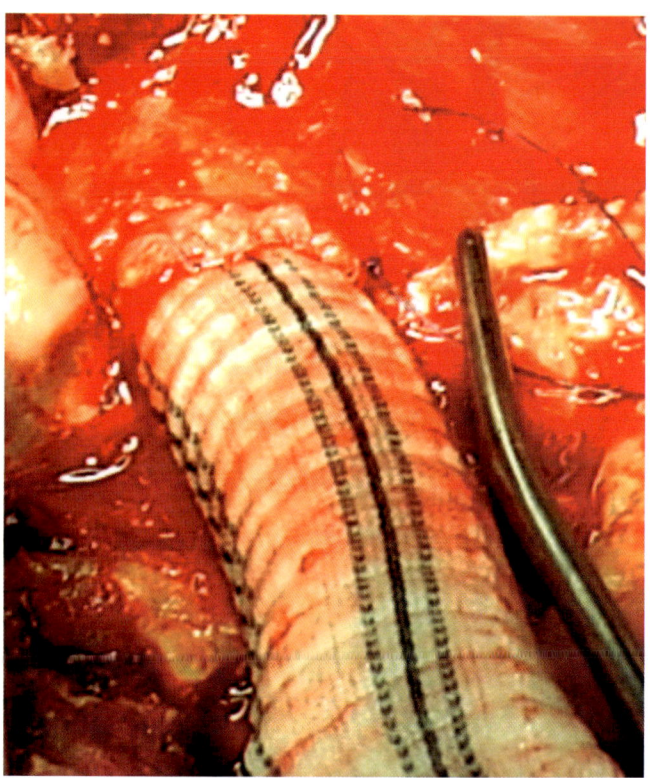

FIGURA 104.35 Sutura proximal sendo testada antes de proceder-se às anastomoses distais.

recuperada. Quando a anastomose distal acometer a aorta, é melhor manter uma das ilíacas clampeadas, até que a outra seja liberada.

Em seguida, devem-se palpar os pulsos femorais, que deverão estar nítidos. Em caso de dúvida, rever as anastomoses para detectar possíveis descolamentos da íntima ou coágulos que tenham permanecido. Em geral, nesse momento, mesmo que a heparinização sistêmica tenha sido usada, já existe formação de coágulos. Se não houver, pode-se reverter a ação da heparina com o sulfato de protamina, mas não peso a peso como é a regra, já que grande parte da heparina foi metabolizada. Parece uma boa conduta ministrar, no máximo, metade da dose que seria necessária, caso a heparina tenha acabado de ser administrada.

Usar a carapaça do aneurisma, se preciso pediculada, para cobrir a anastomose da aorta, evitando seu contato direto com o duodeno, que poderá resultar em médio ou longo prazo na formação de uma fístula aortoduodenal. O restante da carapaça do aneurisma é suturado sobre o enxerto (Figura 104.36). Fechamento do peritônio posterior e da parede anterior por planos.

Ao se optar pela via extraperitoneal, apenas a posição do paciente na mesa e o acesso às estruturas serão diferentes, pois toda a cirurgia será a mesma. O paciente deve ser posicionado com o ombro esquerdo elevado e o dorso formando um ângulo de 45 a 60° com a mesa cirúrgica. Se houver a necessidade de exposição da aorta mais proximal por segurança, o ombro deve ser colocado em um ângulo maior. A rotação no nível dos quadris deve ser a menor possível para não dificultar o acesso à femoral direita. A porção entre o gradil costal e a crista ilíaca à direita deve ser elevada, a fim de abrir esse mesmo espaço no lado esquerdo que está para cima.

Os acessos propostos foram muitos, mas basicamente duas incisões são usadas. A primeira delas inicia-se no bordo lateral do músculo grande reto anterior, entre a sínfise púbica e a cicatriz umbilical, e em curva, acompanhando o sentido da inervação, vai até a 12ª costela ou penetra no 11º espaço intercostal. A segunda é usada para amplo acesso à parte suprarrenal da aorta, quando

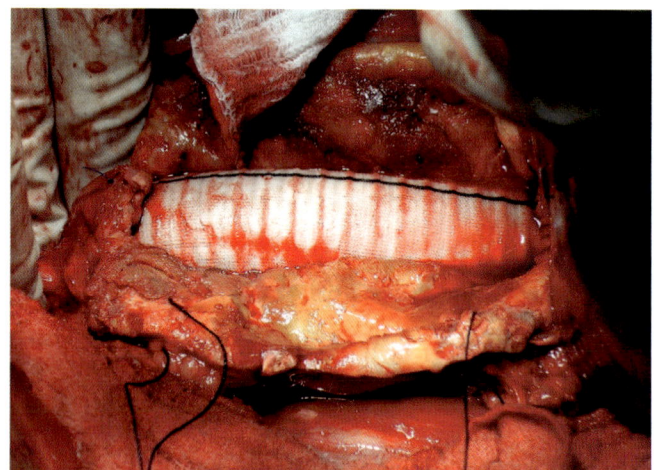

FIGURA 104.36 Saco aneurismático aberto e já separado por fios, que será suturado sobre a prótese.

ramos viscerais precisam ser abordados ou então se a anastomose na aorta envolver as renais. Nesse caso, o prolongamento lateral da incisão vai para o décimo espaço intercostal ou até mesmo o nono ou oitavo e a cavidade pleural, se necessário, poderá ser penetrada, com secção radial do diafragma, ampliando-se o acesso. Os três planos musculares são seccionados, sendo o saco peritoneal rebatido até que se exponham as estruturas visadas. O rim esquerdo pode ser deslocado anteriormente, se essa manobra for necessária para a abordagem dos ramos viscerais.[153,249,257,258]

Além das técnicas endovasculares abordadas em capítulo específico, os AAA têm sido ressecados por minilaparotomias assistidas por técnicas laparoscópicas ou ainda por ressecção realizada totalmente por técnicas laparoscópicas. São metodologias que vão evoluindo, podendo-se tornar a terceira alternativa além da cirurgia aberta tradicional e das técnicas endovasculares. Dion,[259] em 2003, relatou 20 ressecções totalmente laparoscópicas sem qualquer óbito. Outros autores[259-261] descreveram o método com minilaparotomia assistida por meio de técnicas laparoscópicas com ótimos resultados. Em 2003, Alimi et al.[260] relataram 24 casos com um óbito no pós-operatório imediato, e em 2003, Ferrari et al.[261] registraram 122 casos operados sem mortalidade. Essas técnicas estão ainda em evolução e só no futuro, quando o total de casos for maior e mais longo o acompanhamento, poderá ser avaliado corretamente seu real impacto no tratamento cirúrgico dos AAA. De qualquer modo, com a grande evolução do instrumental e o aumento da experiência, essas técnicas mostram-se promissoras.

Aneurisma roto

O resultado do tratamento nos AAAr é, em grande parte, frustrante. Segundo Gloviczki,[262] em 1995, a mortalidade operatória em várias séries esteve em torno de 50% e, ao incluir os pacientes que morrem antes de chegar ao hospital, a mortalidade chega a 94%. O mais decepcionante é que as mais recentes séries não mostraram melhora na mortalidade em relação às séries dos anos 1960.

Em 1990, Ouriel et al.[263] descreveram 493 casos de AAAr operados que tiveram, nos primeiros 30 dias, 55% de mortalidade. Harris et al.,[264] em 1991, em 113 pacientes, relataram mortalidade de 64%. Johansen et al.,[265] também em 1991, em 186 casos operados tiveram mortalidade de 70% nos primeiros 30 dias. Durante o atendimento, morreram 3% dos pacientes: 13% na sala de operações, 51% no CTI e 3% no quarto do hospital ou na própria residência. Isso pode ser explicado pelo excelente sistema de remoção e rapidez no atendimento, o que fez com que pacientes que normalmente teriam morrido antes de chegar ao hospital tenham sido operados. Em 1992, Gloviczki et al.,[266] em 231 casos, tiveram 49,4% de mortalidade durante a internação hospitalar. Durante o atendimento, morreram 7,4%; 17,3% na sala de operação, 11,7% nas primeiras 48 horas e 13% morreram ainda hospitalizados. Esses relatos mostram como, mesmo com todos os recursos atuais e os centros de excelência, a mortalidade para os AAAr persiste muito elevada.

Em 1994, um grupo de estudo da Canadian Society for Vascular Surgery acompanhou 147 pacientes operados de aneurisma roto pelo período de 6 anos. Esse estudo sugeriu algumas variáveis que podem estar associadas à sobrevida.[267]

A maior probabilidade de sobrevida no período hospitalar esteve relacionada com os níveis de creatinina de 1,3 ou menos, diurese intraoperatória de 200 mℓ ou mais e clampeamento abaixo das renais. Quando todas as variáveis, incluindo as complicações pósoperatórias foram consideradas, para a sobrevivência tardia, as mais representativas foram a diurese de 200 mℓ ou mais durante a cirurgia ou se não ocorreram insuficiência respiratória ou IAM. Para os pacientes que sobreviveram à cirurgia, a sobrevida a longo prazo foi significativamente menor que para os operados de forma eletiva.

Em 1997, Martinez et al.[268] analisaram os fatores que influenciaram na mortalidade hospitalar e concluíram que esses elementos, próprios da ruptura, não podem ser efetivamente controlados e a redução da mortalidade pode ser muito difícil ou mesmo impossível de ser alcançada. Percebe-se que a única solução eficaz seria operar os AAA eletivamente, prevenindo sua ruptura. Para que isso seja conseguido, é necessária uma grande campanha de esclarecimento entre os cirurgiões vasculares, mas principalmente entre os outros especialistas para que pensem nesse diagnóstico. No mesmo sentido, ocorreram levantamentos em determinadas populações ou em grupos de risco, procurando-se identificar os AAAr ainda no início, para que possam ser acompanhados ou operados antes da desastrosa ruptura final. [62,269-271]

Em 2008, Tambyraja et al.[272] fizeram um extenso levantamento dos artigos publicados nos últimos 20 anos que consideravam possíveis fatores que pudessem indicar a evolução de um AAAr operado. Concluíram que nenhum dos sistemas propostos pôde prever de maneira acurada e consistente a evolução desses aneurismas.

Tratamento do aneurisma roto

Em caso de diagnóstico ou suspeita de AAAr, o paciente deve ser encaminhado, o mais rápido possível, para um centro com infraestrutura adequada e equipe com experiência suficiente nesse tipo de emergência. A reposição volumétrica capaz de restaurar os níveis tensionais parece, segundo os autores, capaz de reabrir a ruptura que estava momentaneamente tamponada.[273,274] A reposição deve ser apenas suficiente para manter a pressão em níveis compatíveis com a vascularização efetiva dos órgãos essenciais, em geral entre 70 e 90 mmHg. Nada justifica a demora na cirurgia, e o paciente deve ser conduzido imediatamente ao centro cirúrgico, uma vez que a mortalidade de um AAAr não operado é praticamente de 100%. Existem casos raros em que a ruptura pode se estabilizar e cronificar, denominando-se aneurismas selados (*sealed*)[275] (Figura 104.37). Apter et al.,[276] em 2010, descreveram seis casos de aneurisma selado e encontraram mais 25 na literatura. O tamanho médio foi de 6,24 ± 2,01 cm de diâmetro. Chamam a atenção para a importância do diagnóstico, já que grande hemorragia pode ocorrer a qualquer tempo. O AAA operado no período de cronificação terá uma mortalidade semelhante à do operado eletivamente. Na maioria dos casos, a ruptura foi posterior, sugerindo que o corpo vertebral é o elemento essencial no tamponamento. Foi comum a corrosão vertebral. O quadro clínico é atípico para ruptura, desde que os pacientes estejam hemodinamicamente estáveis. A alta suspeição deve ser para pacientes com AAA conhecido, os quais apresentaram sintomas que espontaneamente desapareceram. Quando a ruptura se dá para o retroperitônio, ela pode ficar contida durante certo período e as condições hemodinâmicas estarão razoavelmente estabilizadas (Figura 104.38). Quando a ruptura é para o peritônio livre, as condições hemodinâmicas rapidamente se deterioram (Figura 104.39). O ideal seria operar o aneurisma quando a ruptura ainda estivesse apenas se iniciando, quando então a mortalidade seria praticamente equivalente à do aneurisma operado eletivamente (Figura 104.40).

Logo que o paciente chegar à sala, deve-se administrar por via intravenosa o antibiótico profilático, em geral uma cefalosporina. Antes mesmo da indução da anestesia, o paciente e a equipe deverão estar

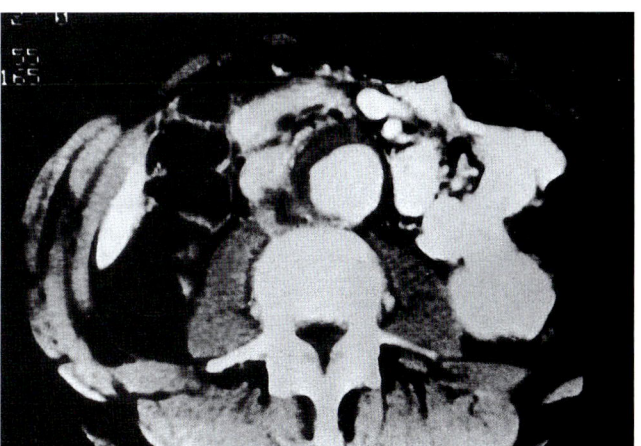

FIGURA 104.37 Tomografia computadorizada realizada para pequisa diagnóstica em paciente de 58 anos que apresentou dor lombar à esquerda há 10 dias. Note aneurisma de aorta abdominal com apenas 4 cm de diâmetro e pequena ruptura por trás da veia cava.

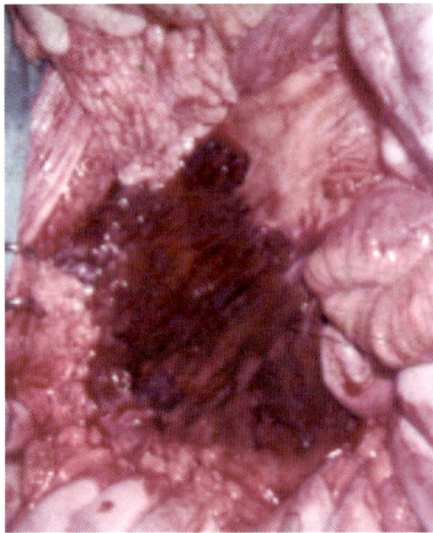

FIGURA 104.38 Aneurisma roto: hematoma contido no retroperitônio.

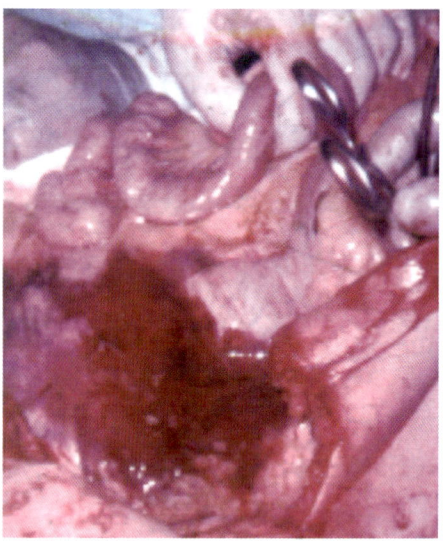

FIGURA 104.39 Aneurisma roto para peritônio livre.

prontos para a intervenção, já que em alguns casos o simples relaxamento da parede abdominal pela anestesia poderá alterar a eficácia do tamponamento retroperitoneal, resultando em brusca queda da pressão arterial. Após rápida abertura do abdome por incisão xifopubiana, o controle da aorta proximal deve ser obtido de maneira mais rápida e exequível no momento. A incisão pode ser feita só na parte superior e, após o controle da aorta, ser estendida para o púbis, a fim de minimizar a descompressão súbita. Se, apesar do hematoma, o cirurgião tiver facilidade em isolar a aorta infrarrenal, aí deve ser colocado o clampe. Se o paciente estiver estável, o cirurgião poderá, com certa calma, identificar um colo infrarrenal, mas se ele estiver instável, deve-se partir diretamente para o controle supracelíaco. O mais comum, contudo, é que o hematoma dificulte a abordagem direta da aorta abaixo das renais, havendo necessidade de fazer o controle junto ao diafragma, com clampeamento, ou com uso de um compressor de aorta ou até mesmo por compressão manual. Se for disponível, um balão oclusor da aorta pode ser introduzido pela braquial, com anestesia local, enquanto o paciente é preparado para a cirurgia.[277]

Para ser realizado o clampeamento supracelíaco, a aorta deve ser abordada por meio do pequeno epíploo, com divulsão ou secção do pilar do diafragma. A secção do ligamento do lobo esquerdo do fígado para o retroperitônio facilita a exposição desse segmento aórtico. Durante a dissecção da aorta, a sonda dentro do esôfago facilita sua identificação, prevenindo possível lesão. É preciso atenção para evitar lesões de lombares posteriores, tronco celíaco ou pâncreas.

Obtido o controle proximal da aorta, a reposição volumétrica e de derivados sanguíneos deve ser iniciada, o duodeno identificado pelo cirurgião e o hematoma penetrado até a parede do aneurisma que será aberta. As manobras devem ser feitas com cuidado, a fim de evitar lesão das grandes veias envolvidas no hematoma e cujo ferimento provoca graves hemorragias, de difícil controle. Logo que se consiga colocar o clampe abaixo das renais, o clampeamento ou a compressão proximal deverá ser removido. Heparinização sistêmica deve ser evitada por motivos óbvios. A identificação das ilíacas, por vezes, é dificultada pelo hematoma, e seu controle poderá então ser feito, após a abertura do aneurisma, por cateteres intraluminares, com balão. A prótese a ser usada deve ser a de Knitted Dacron® impregnada, para evitar qualquer sangramento. A cirurgia deve ser a menor possível; sempre que exequível, apenas um enxerto tubular será usado. Logo após o controle proximal da aorta, o cirurgião só deverá prosseguir a cirurgia após o anestesista ter estabilizado o paciente.

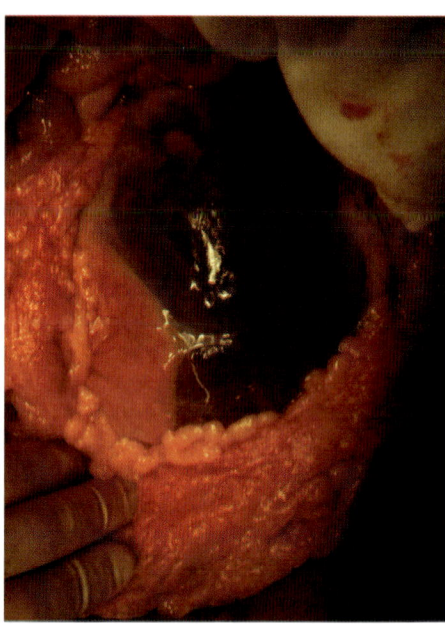

FIGURA 104.40 Aneurisma de aorta abdominal em início de ruptura com hematoma ainda parietal.

As complicações pós-operatórias são muito frequentes: necessidade do uso de prótese respiratória por períodos prolongados (por vezes com necessidade de traqueostomia), insuficiência renal aguda, sepse, falência múltipla dos órgãos, IAM, colite isquêmica, sangramento, acidente vascular encefálico, isquemia de membros inferiores, paraparesia e mesmo paraplegia. Todas essas complicações são associadas a alto índice de mortalidade.[182]

Outro fato que pode complicar o pós-operatório dos AAAr é o aumento da pressão intra-abdominal, que pode se desenvolver após o fechamento primário da parede abdominal. Isso ocorre em razão do espaço ocupado pelo hematoma retroperitoneal e do importante edema de alças intestinais. Essa verdadeira síndrome compartimental pode provocar complicações graves com efeitos danosos para coração, sistemas respiratório, renal e gastrintestinal.[278]

Como nos compartimentos das pernas, uma abertura possibilita que o conteúdo hernie, evitando a alta pressão no compartimento. A solução está em não proceder ao fechamento primário do abdome, mantendo a cavidade peritoneal fechada com um tecido de silicone reforçado ou eventualmente outro tecido, suturado em todas as bordas da incisão, como se fosse um *patch*. A evolução pós-operatória pode ser muito elucidativa, pois o *patch* que se mantém esticado no momento da colocação vai relaxando e preagueando nos dias subsequentes, até que seja possível a reoperação com o fechamento convencional.[279,280]

Heller et al.[281] sugerem a realização de *screenings* em população de risco e o uso de técnicas endovasculares, na tentativa de reduzir a morbimortalidade, depois de afirmarem que, nos últimos 19 anos, em nível nacional nos EUA, o resultado no tratamento dos AAA não tenha melhorado.

O grande problema do uso de técnicas endovasculares é, em primeiro lugar, a experiência ainda reduzida a curto prazo e, em segundo lugar, a aplicabilidade do método. Para que a técnica seja eficaz, o hospital teria de contar, para uso imediato, com vários tipos de endopróteses de calibres variados e bons sistemas de imagens. Assim, a técnica seria exequível. Ademais, é indispensável uma equipe rapidamente acessível, com grande experiência na técnica. O método também teria limitações, como para os pacientes muito graves, que necessitam de controle rápido da perda sanguínea e aqueles com anatomia desfavorável. Portanto, todos esses óbices custarão a ser sanados, particularmente em um país como o Brasil.

De qualquer modo, devido aos resultados ruins da cirurgia convencional, é válida a procura por outros caminhos.[282-284] Gallerani et al.[285] mostraram, de maneira interessante, evidência de que os resultados dependem de equipes bem treinadas e meios de diagnósticos disponíveis em qualidade e rapidez. Analisaram 4.461 pacientes. As admissões foram mais frequentes nas segundas (14,7%) e sextas-feiras (14,8%), e menos frequentes nos sábados (12,6%). Nos domingos e feriados, as internações foram de 15%. A mortalidade foi significativamente diferente conforme o dia da semana em que o paciente foi operado, com o pior resultado em domingos e feriados (17,4%) e o melhor nas terças-feiras (12,9%).

SITUAÇÕES ESPECIAIS QUE DIFICULTAM OU COMPLICAM A ANEURISMECTOMIA

Aneurisma inflamatório

Cerca de 5% dos AAA estão associados a densa reação inflamatória e fibrótica perianeurismática que engloba estruturas vizinhas.[286,287]

A incidência na literatura pode variar de 2 a 14%, provavelmente por uma visão diferente dos cirurgiões sobre como classificar um aneurisma como inflamatório.[288] Kashyap et al.[168] estimam a frequência entre 3 e 10%. Entre 297 pacientes operados por ruptura do aneurisma, Tambyraja et al.[289] identificaram 24 (8%) com aneurismas inflamatórios. O envolvimento parcial ou completo pode acometer a cava e outras veias como renal, adrenal e gonadal; pâncreas, duodeno, ureteres, intestino delgado, colo e canal biliar.[290,291] A obstrução da cava inferior também já foi relatada.[168]

O diagnóstico desses aneurismas pode ser suspeitado por dor abdominal ou lombar, perda de peso, elevação de velocidade de hemossedimentação e sintomas de compressão e estenose ureteral com hidronefrose.[286,292] Ziaja et al.[288] avaliaram 32 pacientes portadores de aneurisma inflamatório e relataram dor abdominal em 68,75%, dor lombar em 31,25%, febre em 12,5% e perda de peso em 6,25%. A USG não é um exame adequado para o diagnóstico dos aneurismas inflamatórios, pois geralmente interpreta o envolvimento do aneurisma por halo hipoecogênico como trombo. Poucas vezes, a caracterização do processo inflamatório é obtida por esse método.[293] Já na TC, o aspecto é bastante sugestivo após o uso de contraste intravenoso, com a identificação de três camadas: (a) o lúmen aórtico contrastado; (b) o trombo não opacificado; e (c) a parede espessada, envolvida por um processo inflamatório, impregnado de contraste. O espessamento envolve as paredes anterior e laterais, enquanto a parede posterior é poupada[294] (Figura 104.41).

Tennant et al.[295] sugerem a ressonância magnética (RM) como um exame que fornece o diagnóstico e todos os detalhes necessários para o cirurgião, com a vantagem do não uso de contraste iodado e de radiação ionizante, que envolvem o uso da TC.

Anbarasu et al.[296] sugerem a RM como o melhor exame para julgar a real extensão do aneurisma e diferenciar claramente o trombo do tecido atingido pelo processo inflamatório.

Nesse tipo de aneurisma, a ressecção é dificultada pela extensa reação fibrosa e inflamatória, que complica a dissecção da aorta proximal e ilíacas, e facilita a ocorrência de lesões em outras estruturas também englobadas e com difícil identificação (Figura 104.42). Se o colo infrarrenal do aneurisma estiver pouco envolvido pela fibrose, ele pode sofrer dissecção, sempre mínima, para o clampeamento, entretanto, sempre que a exposição da aorta abaixo das renais mostrar-se difícil, o clampeamento deve ser realizado

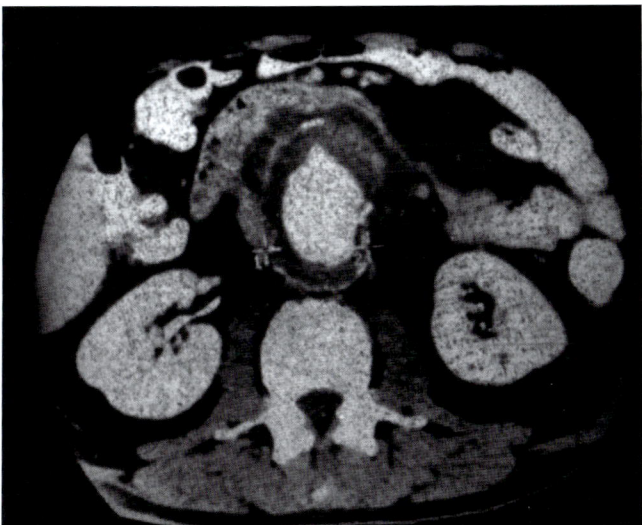
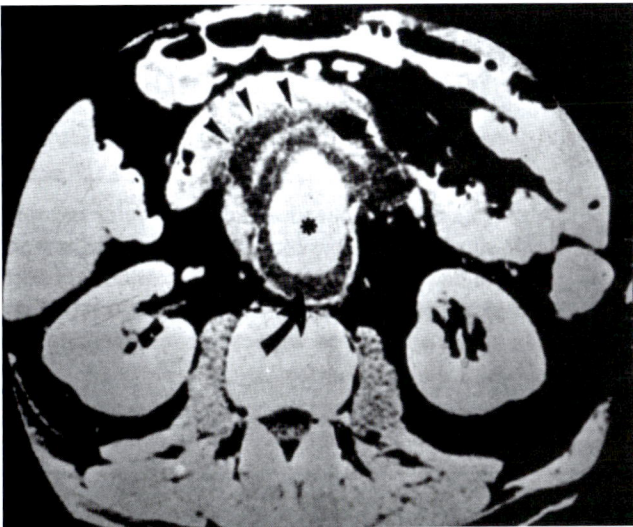

FIGURA 104.41 Tomografia computadorizada de um aneurisma inflamatório à *esquerda*, sem contraste; e à *direita*, com contraste, mostrando impregnação de tecido inflamatório pela substância do contraste que adquire contrastação semelhante ao sangue intrassacular.

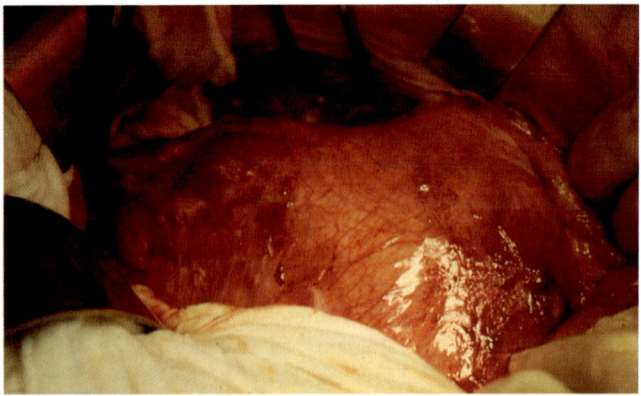

FIGURA 104.42 Tecido liso e brilhante que caracteristicamente recobre o aneurisma da aorta abdominal inflamatório.

na porção supracelíaca da aorta, o aneurisma aberto distante do duodeno e a anastomose proximal executada por dentro do saco aneurismático. Se as ilíacas estiverem muito envolvidas, pode-se proceder ao controle, após a abertura do aneurisma, com cateter de Fogarty. A via extraperitoneal, pelo lado esquerdo, reduz o risco de lesão das estruturas adjacentes, no caso dos aneurismas inflamatórios, e alguns autores a consideram a melhor, quando o diagnóstico de aneurisma inflamatório é conhecido antes da cirurgia.[255,256]

Observou-se que a simples aneurismectomia parece ser seguida, em muitos casos, de certa regressão da fibrose periaórtica, o que explicaria os bons resultados nas estenoses ureterais, mesmo quando não se procede à liberação do ureter.[290] Fritschen et al.[287] operaram 46 pacientes com aneurisma inflamatório, acompanhando 26 pelo período médio de 36 meses com TC. Observaram que em apenas 23% dos casos houve regressão completa do processo inflamatório, mas, em um dos pacientes, houve importante progressão. Cerca de 35% dos pacientes apresentaram melhora do processo inflamatório e no restante não houve alteração. Os autores concluem a avaliação recomendando que os pacientes sejam acompanhados com TC após a cirurgia periodicamente, a fim de detectar e tratar adequadamente qualquer complicação que possa surgir tardiamente.

Bonati et al.,[297] com acompanhamento a longo prazo, encontraram mais aneurismas paranastomóticos nos pacientes operados por aneurisma inflamatório, o que reforça a indicação para o acompanhamento por imagens desses aneurismas.

Os aneurismas inflamatórios também têm sido tratados por técnicas endovasculares, com resultados animadores, mas ainda com poucos pacientes operados e período pequeno de acompanhamento para definir indicações e resultados.

Pelo espessamento da parede (Figura 104.43), seria de se esperar que a incidência de ruptura fosse menor nos aneurismas inflamatórios, e essa foi a experiência de Lindblad et al.[286] Cronenwett et al.,[256] entretanto, afirmaram que a incidência de ruptura não é menor e que provavelmente ela ocorre na parede posterior do aneurisma, que não tem espessamento. Assim, a indicação para cirurgia nos aneurismas inflamatórios seria idêntica àquela para os não inflamatórios. Os pacientes com AAA inflamatórios muitas vezes apresentam sinais clínicos que sugerem ruptura, e, por essa razão, algumas vezes são operados como urgência.

Aneurismas de aorta associados a rim em ferradura

O RF é uma das anomalias urológicas congênitas mais comuns e sua incidência ocorre em 1:600 a 800 indivíduos.[298] Em 2.680 casos de necropsias, Basar et al.[299]encontraram 6 casos (1:447). Ferko et al.[300] estimam que exista um caso para cada 200 AAA operados.

Faggioli et al.,[301] em 1.650 procedimentos aórticos, em geral, encontraram RF em apenas dez casos.

A maioria dos RF está fundida por seus polos inferiores, mas a fusão nos polos superiores pode ocorrer. Cerca de 1/3 dos casos apresenta suprimento arterial normal, havendo nos outros 2/3 um suprimento anômalo para o istmo.[302,303] O RF normalmente está sobre a veia cava e a aorta, só raramente podendo ficar atrás dessas estruturas. O istmo é quase sempre parenquimatoso e raramente fibrótico.[304] O diagnóstico do AAA já foi bem descrito neste capítulo e o do RF pode ser feito por TC ou RM (Figuras 104.44 e 104.45).

A ressecção de um AAA em RF envolve dois problemas básicos. Em primeiro lugar, a massa renal, que varia em tamanho, por vezes cobrindo quase por completo a superfície do aneurisma (Figuras 104.46 a 104.48). Nos poucos casos em que o istmo for fibrótico, e não funcionante, a melhor solução é seccioná-lo. Isso, entretanto, não é o que ocorre na maioria dos casos quando o istmo é funcionante e varia muito em tamanho, chegando por vezes a cobrir grande parte da aorta abdominal. Nesses casos, o istmo não deve ser seccionado, devido a problemas técnicos e à frequente presença de infecção crônica no RF, o que pode resultar em contaminação e infecção da prótese. Os ureteres estão deslocados em direção ao centro e passam pela face anterior do istmo renal, podendo estar duplicados.[305] Durante a cirurgia, é necessário muito cuidado para não lesionar esses ureteres em posição anômala. Em segundo lugar, a dificuldade para a ressecção do aneurisma ocorre quando artérias anômalas emergem do aneurisma (Figura 104.49). Graves[306] demonstrou que cada uma dessas artérias supre uma área específica, sem circulação colateral entre elas. Isso implica a necessidade de implantar cada uma dessas artérias na prótese, a fim de evitar o infarto do segmento renal correspondente. Quando a artéria for de pequeno calibre, pode ser sacrificada considerando que a área de infarto renal será sempre sem importância.[307]

No tipo menos comum, com múltiplas e pequenas artérias renais saindo do aneurisma, a única solução possível é tentar agrupar a maior quantidade de óstios, a fim de possibilitar uma anastomose lateral com a prótese que englobe todos eles.[308] A via de acesso pode ser transperitoneal ou extraperitoneal, dependendo da experiência do cirurgião.[309-313]

Os autores[302] operaram cinco casos, três já publicados, todos com acesso mediano, transperitoneal, havendo necessidade de reimplante de vaso anômalo em um dos casos. Há publicações de AAA com RF tratados por técnica endovascular em casos em que não existe suprimento arterial para o rim saindo do aneurisma, ou quando a artéria sacrificada provoca necrose renal compatível com uma boa função renal.[302,314] A experiência inicial mostra que a exclusão da maioria das artérias acessórias é bem tolerada.[315]

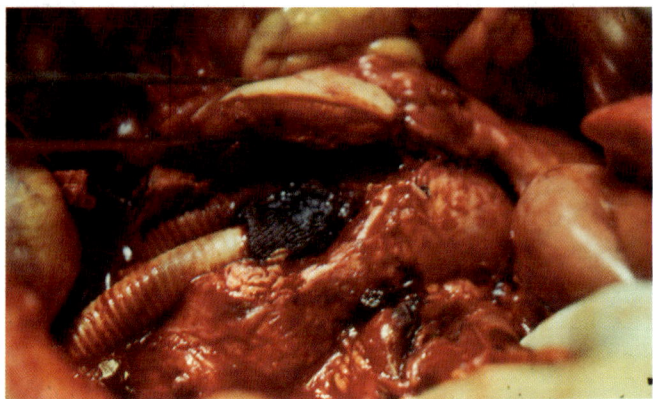

FIGURA 104.43 Pinça de dissecção apreendendo a parede caracteristicamente espessada do aneurisma da aorta abdominal inflamatório.

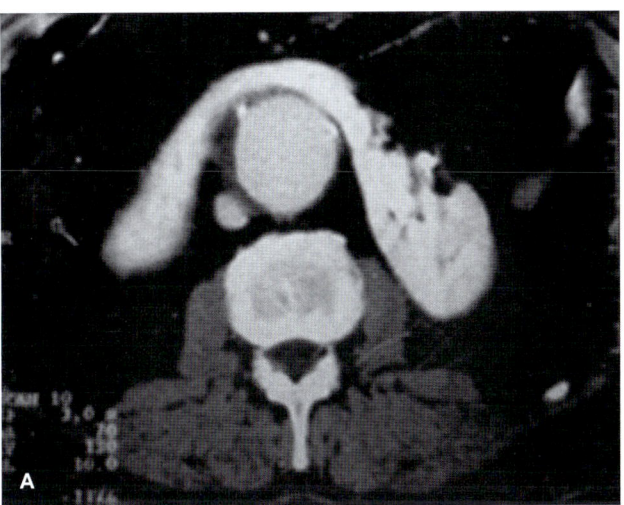
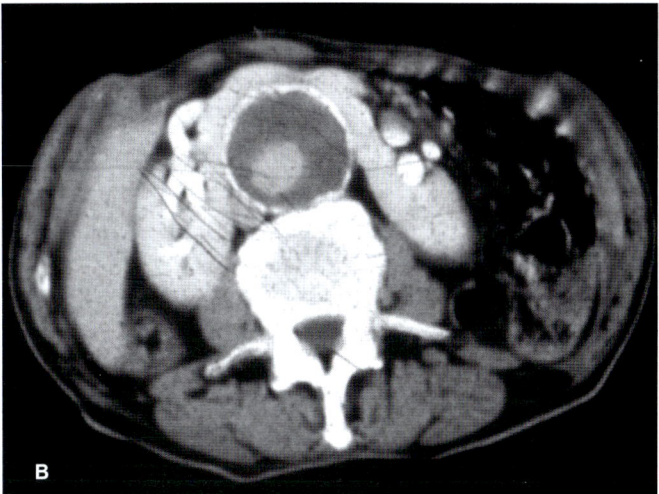

FIGURA 104.44 Tomografia computadorizada mostrando rim em ferradura em cortes transversais: (**A**) colo menos espesso e (**B**) colo mais espesso.

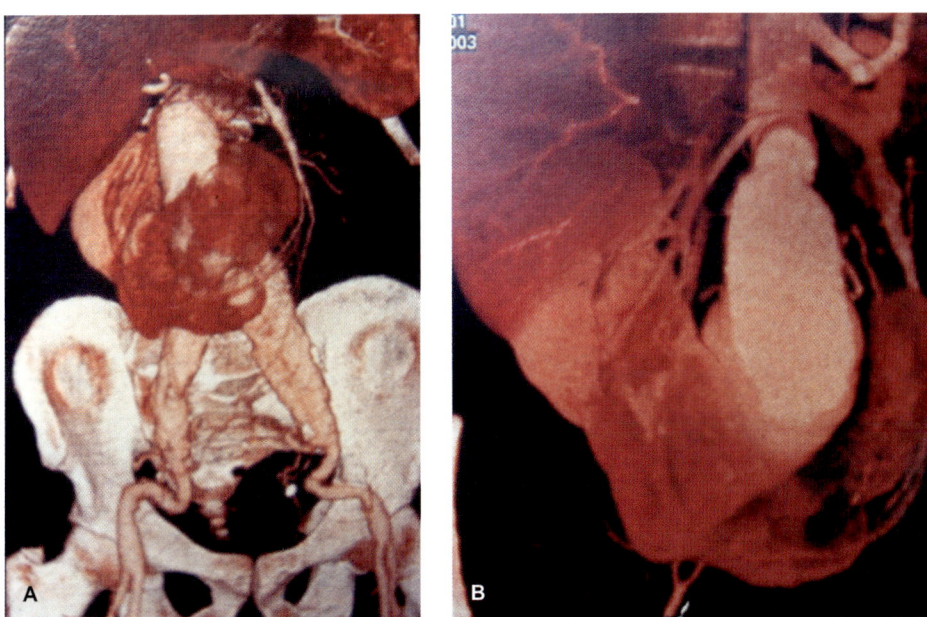

FIGURA 104.45 Angiotomografia mostrando cortes longitudinais de aneurisma da aorta abdominal com rim em ferradura.

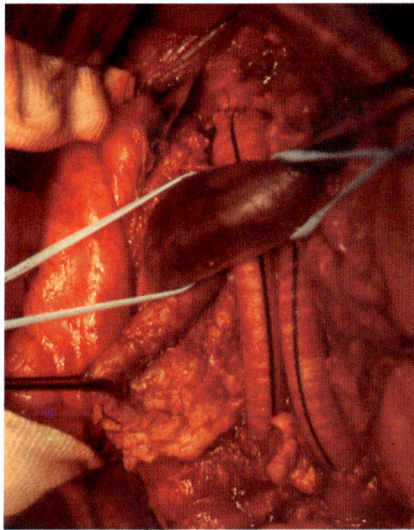

FIGURA 104.46 Prótese após ressecção de um aneurisma de aorta abdominal passando por trás de um rim em ferradura com istmo estreito.

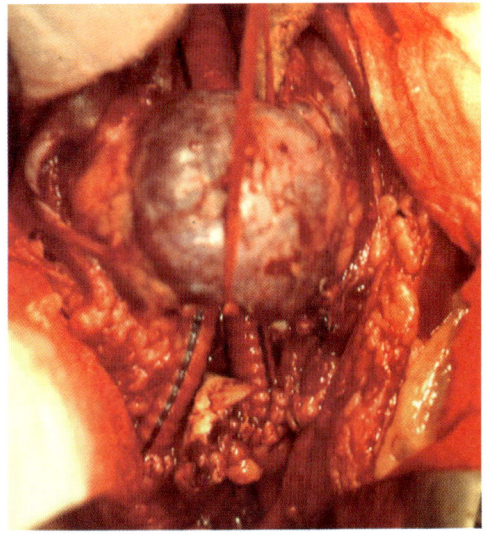

FIGURA 104.47 Prótese após ressecção de um aneurisma de aorta abdominal passando por trás de um rim em ferradura com istmo largo.

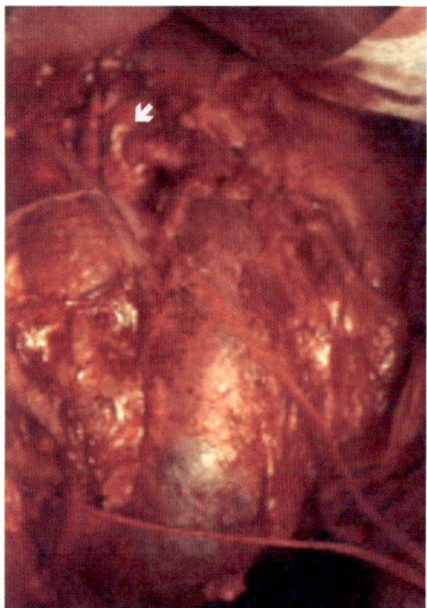

FIGURA 104.48 Prótese após ressecção de um aneurisma de aorta abdominal passando por trás de um rim em ferradura com fusão praticamente total das massas renais. Note artéria anômala implantada na extremidade proximal da prótese (*seta*).

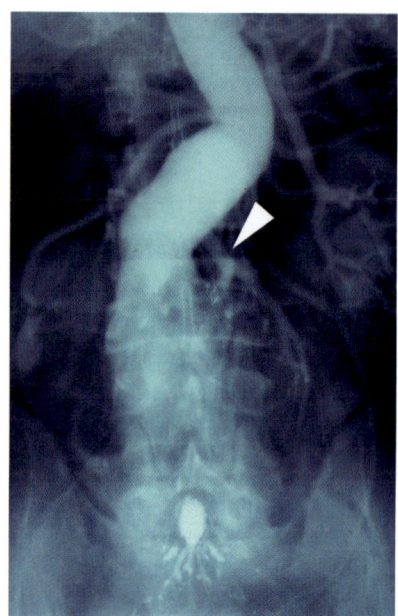

FIGURA 104.49 Arteriografia mostrando um aneurisma de aorta abdominal associado a rim em ferradura. Note abaixo das duas artérias renais uma artéria anômala, para a esquerda, do mesmo calibre das renais normais, para nutrir o istmo (*ponta de seta*).

Anomalias venosas

A lesão de grandes veias é um grave problema durante a ressecção de um AAA, especialmente na vigência da ruptura ou em caso de aneurisma inflamatório.[316] Produz hemorragias importantes, de difícil controle, podendo causar óbito. Com a técnica cada vez mais apurada, essa lesão tem sido muito reduzida, persistindo, entretanto, o risco, quando existe anomalia dessas grandes veias, especialmente na falta de um diagnóstico pré-operatório.

Atualmente com o uso rotineiro de ângio-TC ou ângio-RM, o diagnóstico pré-operatório está sempre garantido.

Três pares paralelos de veias aparecem em diferentes períodos da gestação e desenvolvem-se inúmeras anastomoses entre elas. São as veias subcardinais, supracardinais e cardinais posteriores. Parte dessas veias regride e o que resta delas se junta para formar a cava inferior, a bifurcação ilíaca e as renais. Por vezes, partes que deveriam regredir persistem e segmentos que, ao contrário, deveriam persistir, regridem, dando origem às anomalias venosas da cava, das veias renais e a bifurcação das ilíacas.

Embora infrequentes, essas anomalias podem significar grandes problemas técnicos quando associadas a um AAA, especialmente se inflamatório. Essas anomalias são:

- Veia renal esquerda anular, isto é, uma veia pré-aórtica e outra retroaórtica (1,5 a 8,7%)
- Veia renal esquerda retroaórtica (1,2 a 2,4%) (Figuras 104.50 e 104.51)
- Duplicação de veia cava inferior, com uma delas em cada lado da aorta (0,2 a 3%) (Figura 104.52)
- Veia cava transposta para o lado esquerdo da aorta (0,2 a 0,5%)[317,318] (Figuras 104.53 e 104.54).

Calligaro et al.,[319] em 1.386 cirurgias de aorta, encontraram 39 casos de anomalias venosas (2,8%). Cerca de 21 (1,5%) eram de veia renal esquerda retroaórtica, 11 (0,86%) de veia renal esquerda

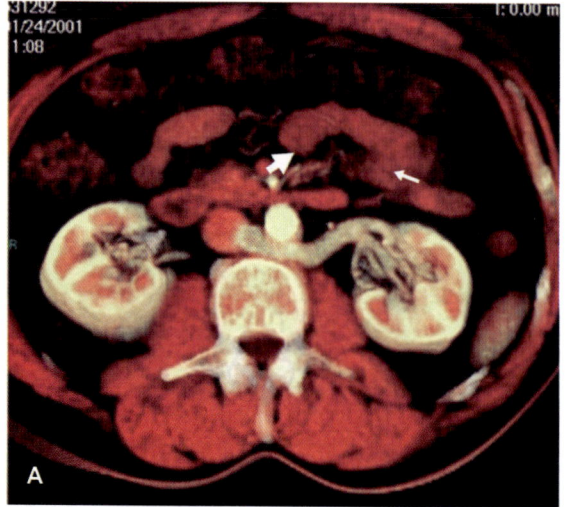
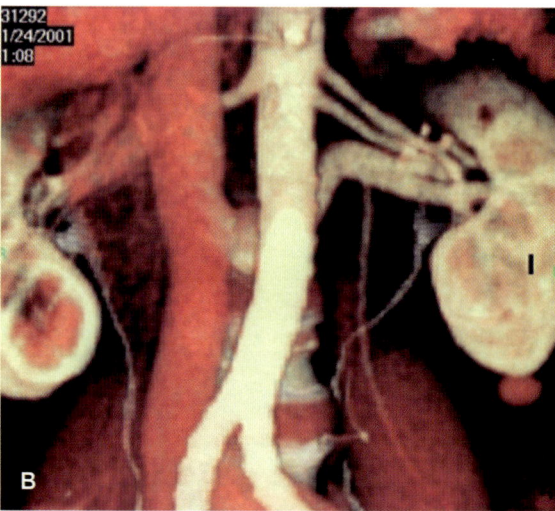

FIGURA 104.50 Angiotomografia mostrando veia renal retroaórtica em cortes transversal (**A**) e longitudinal (**B**). (Imagem cedida pelo Dr. Iugiro R. Kuroki.)

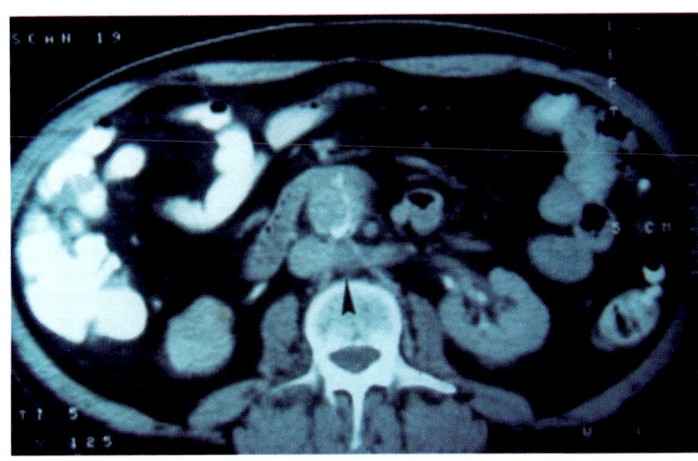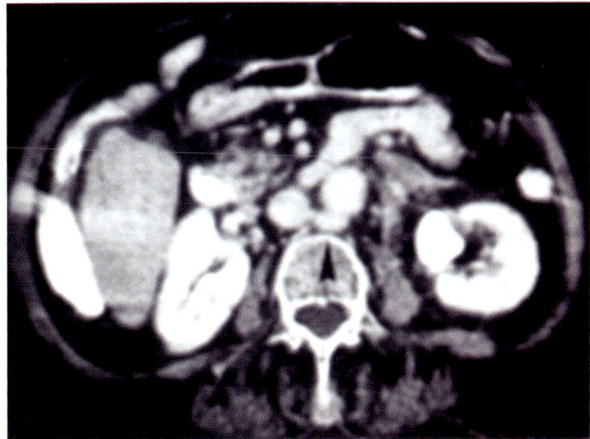

FIGURA 104.51 Cortes transversais de tomografia computadorizada mostrando veias renais esquerdas retroaórticas.

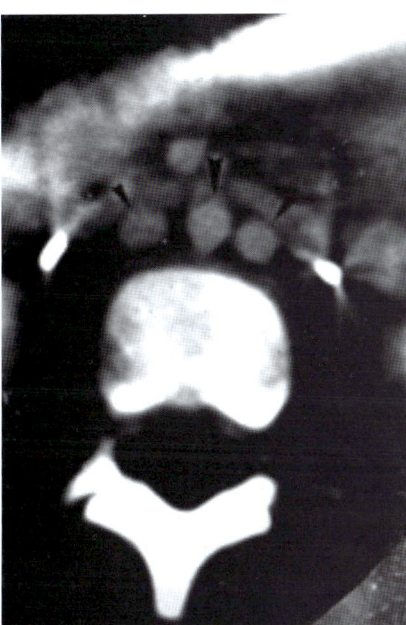

FIGURA 104.52 Tomografia computadorizada evidenciando veia cava dupla. Das três imagens arredondadas sobre o corpo vertebral, as duas laterais são as veias cavas, e a central, a aorta.

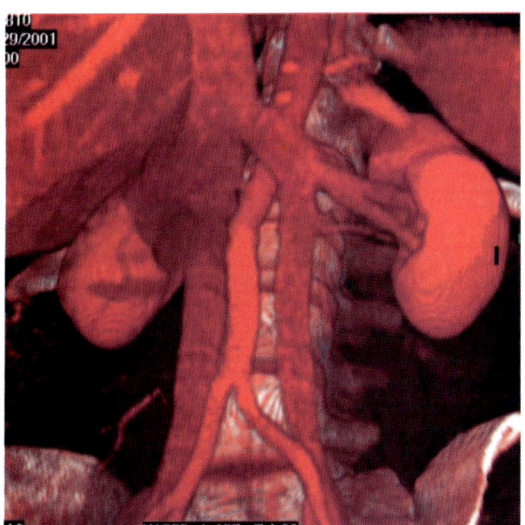

FIGURA 104.53 Angiotomografia mostrando veia cava inferior esquerda. (Imagem cedida pelo Dr. Iugiro R. Kuroki.)

anular, cinco (0,4%) de veia cava dupla e duas (0,1%) de veia cava transposta para a esquerda. Um dos casos de veia renal retroaórtica foi identificado durante uma cirurgia para AAAr, resultando em lesão da veia, com grave hemorragia e óbito.

Aljabri et al.,[320] em TC com contraste venoso feito em 1.822 pacientes em dois hospitais universitários, compreendendo veia renal retroaórtica, veia renal anular, veia cava à esquerda, veia cava à esquerda com *situs inversus*, veia cava duplicada, confluência pré-aórtica de veias ilíacas e rim em ferradura, relataram a incidência de 5,65%.

Essa relação anormal entre a aorta e essas grandes veias implica, quando insuspeitada, óbvios riscos de graves lesões, e pode representar uma importante dificuldade técnica durante a aneurismectomia.

A não identificação da veia renal esquerda sobre a aorta sugere posição retroaórtica. Quando a veia forma um anel em torno da aorta, a situação pode tornar-se mais perigosa, considerando que a veia anterior, quando localizada, dará uma falsa segurança ao cirurgião da não existência de outra retroaórtica. Como a veia retroaórtica tem sempre uma emergência mais baixa em relação à emergência da veia em posição anatômica normal (Figura 104.55), a colocação de um clampe bem junto às artérias renais reduzirá o risco de lesão dessa veia. Quando o controle do colo proximal do aneurisma for feito por dissecção de toda a circunferência aórtica, o risco de lesão da veia retroaórtica será sempre muito maior. Se ocorrer a lesão de uma veia retroaórtica, haverá necessidade de uma secção da aorta, após controle proximal e distal, para que a lesão possa ser reparada. Quando a veia cava é dupla, ela cobre a porção justarrenal da aorta, impedindo o acesso ao colo do aneurisma. Nesse caso, a veia renal direita, em sua emergência da cava, ou a cava esquerda, logo abaixo da renal, podem ser seccionadas a fim de se ter acesso ao colo do aneurisma. Quando a cava estiver transposta para a esquerda, ela pode ser seccionada logo abaixo da renal – o que, às vezes, ocasiona problemas de estase nos membros inferiores –, ou a veia renal direita pode ser seccionada bem perto da cava (Figura 104.56). Nesse caso, em que há transposição da cava para a esquerda, as veias gonadal e adrenal saem da veia renal direita, possibilitando a drenagem da renal. Uma anomalia rara, com apenas um caso, é a bifurcação da cava em frente à emergência da artéria ilíaca primitiva direita[321] (Figura 104.57).

Já foi descrita a ocorrência familiar de anomalias vasculares, arteriais e venosas; quando se identifica uma anormalidade da veia cava, os parentes de 1º grau apresentam risco de anomalias vasculares congênitas.[322]

O uso rotineiro da ângio-TC ou ângio-RM no pré-operatório identifica essas anomalias, fazendo com que o cirurgião já adapte sua técnica nesses casos.

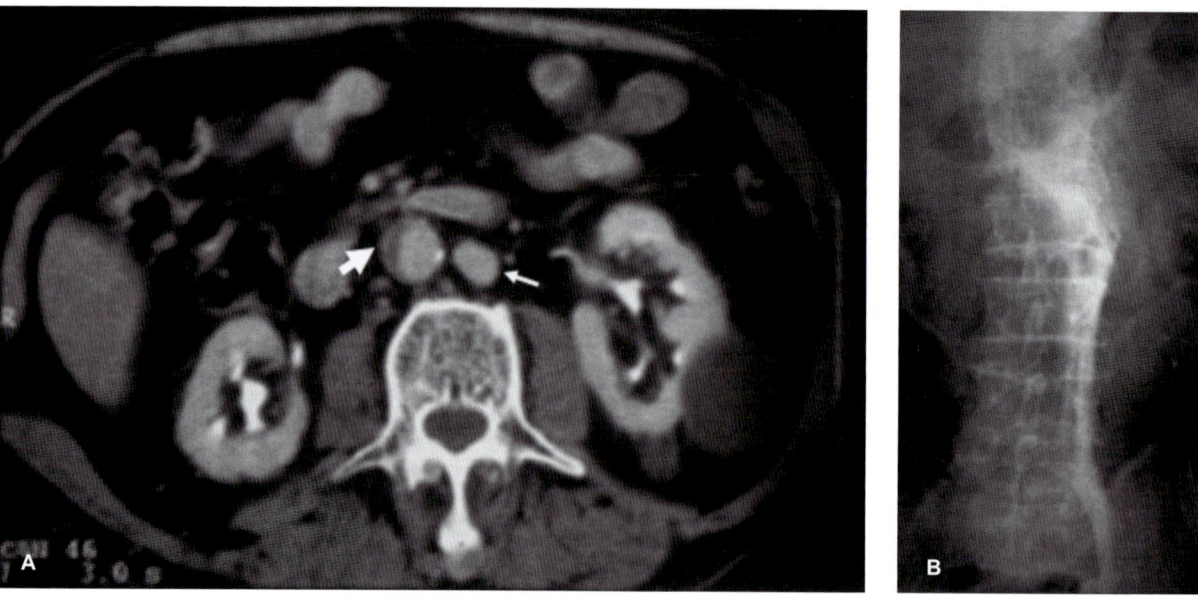

FIGURA 104.54 A. Tomografia computadorizada evidenciando veia cava inferior à esquerda (*seta fina*). Note o início do aneurisma da aorta abdominal com coágulo intrassacular (*seta grossa*). **B.** Flebografia do mesmo caso.

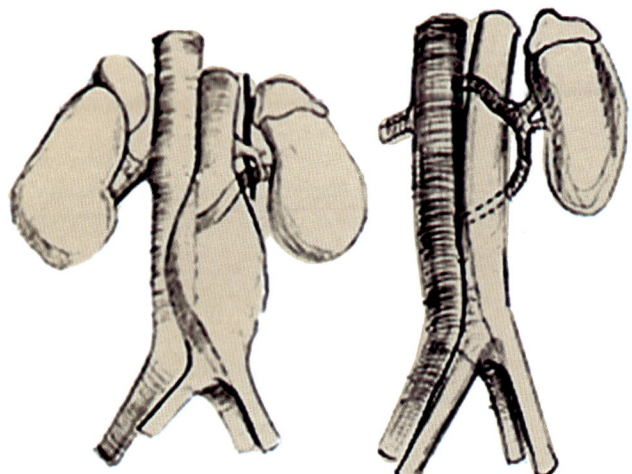

FIGURA 104.55 Esquema mostrando a emergência da veia renal esquerda retroaórtica, seja ela isolada ou anular, que se faz sempre, da veia cava, em um nível inferior à renal esquerda normal.

Isquemia do colo

O infarto transmural do colo esquerdo com necessidade de ressecção acontece em menos de 1% dos pacientes operados eletivamente de aneurismectomia de aorta abdominal, mas pode ocorrer com frequência 3 a 4 vezes maior quando se trata de aneurisma roto.[256,323] É 3 a 4 vezes mais comum após ressecção de AAA do que após a cirurgia para lesões oclusivas da mesma região.[255] A lesão isquêmica, felizmente, não é sempre transmural, em alguns casos atinge apenas a mucosa, causando problema benigno e passageiro; em outros, compromete também a camada muscular, podendo resultar tardiamente em cicatriz fibrosa, com estreitamento do colo.

Na parte referente à ressecção do aneurisma, já foram mencionados os cuidados técnicos a serem adotados, a fim de se evitar a isquemia do sigmoide e do reto. É muito importante manter o fluxo direto, para pelo menos uma das ilíacas internas e revascularizar a femoral profunda, se for o caso, pois essas artérias também são uma fonte essencial de circulação colateral para o colo.[324,325] Apesar desses cuidados, a isquemia poderá ocorrer por embolização

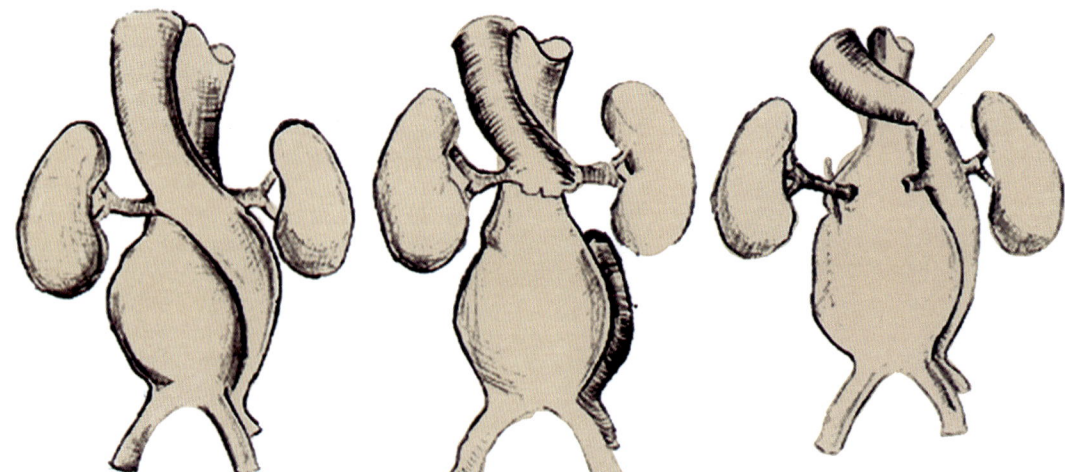

FIGURA 104.56 Esquema mostrando as duas soluções cirúrgicas possíveis quando a veia cava está à esquerda e cruza o colo do aneurisma. *Ao centro*, secção da veia cava logo abaixo das renais, e *à direita*, secção da veia renal direita.

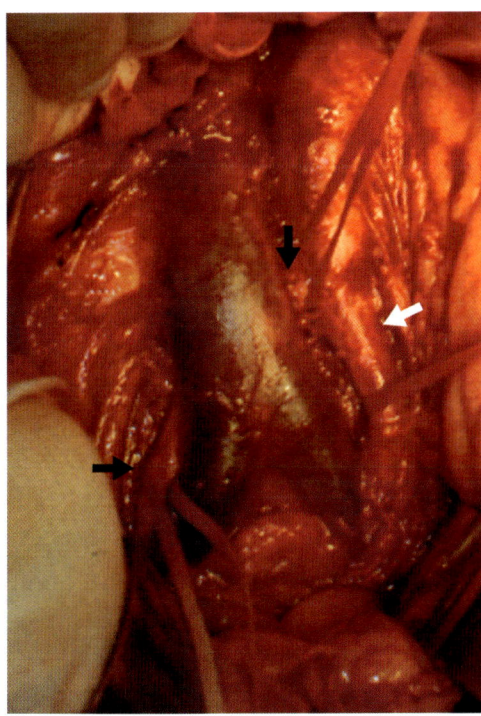

FIGURA 104.57 Veia cava passando sobre a artéria ilíaca comum direita (*setas pretas*). Artéria ilíaca comum esquerda (*seta branca*).

através da artéria mesentérica inferior patente, enquanto o aneurisma é manipulado, da trombose da mesentérica inferior ou de seus ramos por anticoagulação peroperatória ineficaz, distensão do colo, hipotensão grave ou compressão da circulação colateral pelo hematoma nos aneurismas rotos e circulação colateral comprometida por uma ausência congênita na continuidade da artéria de Drummond, no ângulo esplênico. Todas essas situações podem contribuir para a isquemia, como causa principal ou secundária, piorando um quadro isquêmico até então compensado.[326]

A necessidade anormal de reposição hídrica nas primeiras 8 a 12 horas de pós-operatório pode ser o primeiro sinal de isquemia do colo. O quadro clínico dependerá da gravidade da lesão parietal. Diarreia, especialmente se sanguinolenta, é, em geral, a primeira manifestação e ocorre eventualmente em 48 horas do pós-operatório. Nesse caso, uma colonoscopia é indicada para confirmar se há lesão isquêmica na mucosa do colo. Hipotensão peroperatória é comum nos pacientes que desenvolvem isquemia do colo. Na experiência de Longo et al.,[327] ruptura do aneurisma ou hipotensão ocorreram em 35 de 49 pacientes com necrose de colo. A ressecção intestinal com colostomia foi necessária em 32 pacientes, dos 49 (65%). A mortalidade geral foi de 54%, mas chega a 89%, se a ressecção intestinal por necrose do colo foi necessária. Levison et al.[323] recomendam que, se houver qualquer suspeita de risco de necrose do sigmoide por achados peroperatórios, uma retossigmoidoscopia deve ser realizada a cada 12 horas após a cirurgia em até 48 horas de pós-operatório.

Paraplegia

A paraplegia ou paraparesia em extremidade inferior, após o reparo de um AAA, é felizmente um evento extremamente raro, podendo ocorrer tanto como consequência de uma cirurgia aberta quanto endovascular.[328,329] Até 1986, pouco mais de 50 casos tinham sido relatados na literatura. Picone et al.[330] e Elliot et al.[331] tiveram uma incidência de 0,25% em 3.445 cirurgias sobre a aorta abdominal.

A maioria ocorre após ressecção de AAA, com mais frequência nos aneurismas rotos.[330-333] Como possíveis causas, foram aventadas emergência da artéria de Adamkiewicz, em posição infrarrenal, com sua possível lesão ou ligadura durante a aneurismectomia, hipotensão grave no pré ou pós-operatório imediato, clampeamento suprarrenal prolongado, microembolizações, isquemia pélvica por interrupção do fluxo para as ilíacas internas e anticoagulação ineficaz. Os sintomas incluem paresia e paraplegia dos membros inferiores, incontinência urinária e fecal. A paraplegia pode variar em seu componente motor ou sensorial.[334]

Embora a gravidade das manifestações clínicas varie e aproximadamente 50% dos sobreviventes recuperem parte de suas funções neurológicas, a mortalidade associada a essa complicação chega a 50%.[255] Dormal et al.[335] recomendam as seguintes ações para tentar minimizar essa complicação:

- Evitar a hipotensão
- Preservar as artérias de circulação colateral
- Evitar oclusão prolongada da aorta
- Manejar a aorta o menos possível
- Empregar a heparinização precocemente.

Segundo esses autores, essa complicação parece ser dez vezes mais frequente em aneurismas rotos. O fato é que, pela pequena quantidade de casos, ainda não se chegou a qualquer conclusão consistente, e a verdade é que a paraplegia após ressecção de AAA continua uma complicação não previsível e sem tratamento.

Também já foram relatados casos de paraplegia após tratamento endovascular dos AAA.[328,329]

RESULTADOS A LONGO PRAZO

Os resultados a longo prazo das cirurgias de AAA revelaram um grande sucesso das técnicas envolvidas na cirurgia vascular.

Hallet et al.,[108] em observação de 36 anos baseada em uma população específica, pela pequena incidência de complicações a longo prazo, concluiu que a vasta maioria dos pacientes que sofreu um reparo *standard* de um AAA permaneceu livre de qualquer complicação significativa relacionada com o enxerto pelo resto da vida. O problema mais frequente foi o dos aneurismas anastomóticos, com índice de 3%. Desses, o único que resultou em óbito foi o caso de um paciente que tinha 15 anos de operado; provavelmente esse paciente teria sido salvo se esse aneurisma tivesse sido diagnosticado e uma operação eletiva fosse realizada.

Os aneurismas anastomóticos ou paranastomóticos, que são a complicação mais comum em termos relativos, mas pouco frequentes em termos absolutos, podem ser tratados com bons resultados mediante o uso de uma endoprótese, desde que a anatomia seja favorável.[336,337]

Outras complicações muito pouco frequentes são infecção, fístula aortoentérica, isquemia de colo, ateroembolismo e trombose de ramo do enxerto.[108,338,339] A infecção, embora muito rara, ocorreu quase sempre quando as anastomoses foram realizadas por via femoral, o que é infrequente na cirurgia dos AAA.[338,340]

Passadas a mortalidade e a morbidade peroperatórias, existe uma grande expectativa de que esses pacientes passem o resto de suas vidas livres de complicações, que são raras e quase sempre passíveis de correção relativamente simples.

Recentemente Adam et al.[341] (2006) identificaram, em determinada população da Austrália, 1.256 pacientes que sobreviveram a uma cirurgia convencional para AAA. Desses pacientes, 957 são não rotos (grupo I) e 299 rotos (grupo II), tratados em uma mesma instituição, de 1998 até 2003. No grupo I, 2,1% sofreram uma intervenção secundária por problemas especificamente relacionados com a prótese. No grupo II, 3,3% dos pacientes sofreram uma intervenção secundária. Oclusão de enxerto e aneurismas anastomóticos foram as indicações mais frequentes para a reintervenção. Infecção e fístula entérica não foram comuns. Os autores concluem que a cirurgia aberta para os AAA teve uma excelente durabilidade a longo prazo para esse grupo populacional.

Conrad et al.[111] (2007) acompanharam 540 pacientes com reparo aberto. Métodos de imagem foram obtidos em 57% dos 269 pacientes que permaneciam vivos após acompanhamento médio de 87 meses. A média de idade dos pacientes quando operados foi de 73 anos, sendo 76% homens. Complicações pós-operatórias ocorreram em 13%; no caso, fatores preditivos foram história de IAM e insuficiência renal. O clampeamento foi suprarrenal em 25% dos pacientes. A mortalidade em 30 dias foi de 3%. Por cálculo atuarial, a sobrevida foi de 70,7 ± 2% e 44,3 ± 2,4% em 5 e 10 anos, respectivamente. Ausência de reintervenções relacionadas com o enxerto foi de 98,2 ± 0,8% e 94,3 ± 3,4% em 5 e 10 anos, respectivamente. Complicações tardias (*follow-up* de 7,2 anos) ocorreram em apenas 2% dos pacientes: 7 aneurismas anastomóticos, 4 oclusões de ramos do enxerto e 2 infecções. Os autores concluem que a cirurgia aberta permanece como opção segura e durável, com excelente sobrevida de 10 anos para os pacientes com 75 anos ou menos. As reintervenções relacionadas com o enxerto são menos frequentes quando comparadas com a técnica endovascular.

As referências bibliográficas deste capítulo se encontram no Ambiente de aprendizagem do GEN.

105

Correção Endoluminal dos Aneurismas de Aorta Abdominal

Pedro Puech-Leão

Resumo

A correção endoluminal (CEL) dos aneurismas da aorta abdominal tornou-se o método mais usado nas últimas décadas. As indicações de correção dos aneurismas permanecem as mesmas, mas a escolha dessa técnica (aberta ou endovascular) mudou com o tempo. No início, poucos casos com anatomia muito favorável podiam ser tratados com endoprótese. Com a modernização das tecnologias, a cada ano mais pacientes podem se beneficiar dessa técnica.

A técnica endovascular apresenta resultados melhores a curto prazo, mas equivalentes à cirurgia aberta a longo prazo. Isso deve ser considerado na indicação, analisando as condições clínicas e a expectativa de vida do paciente.

Todos os casos devem ser acompanhados durante toda a vida do indivíduo. As complicações tardias mais comuns são os vazamentos (*endoleaks*), discutidos neste capítulo.

Nos últimos anos, a técnica endovascular tem se mostrado boa alternativa também para correção de rupturas de aneurismas, dependendo da situação clínica e da estrutura do serviço.

Palavras-chave: aneurisma da aorta; endoprótese; cirurgia endovascular.

INTRODUÇÃO

As primeiras cirurgias realizadas para corrigir aneurismas da aorta abdominal, por Dubost, na década de 1950, consistiam na retirada de todo o segmento dilatado. Alguns creditam a Creech, e outros a Javid, e outros ainda a DeBakey, a ideia de apenas introduzir dentro do aneurisma um tubo, deixando a parede, enfraquecida, submetida à pressão arterial. Durante várias décadas, esse tubo foi instalado dentro da aorta por sutura, abrindo-se o aneurisma e depois fechando-o ao redor do tubo. Somente ao fim da década de 1980, surgiu a possibilidade de introduzir esse tubo através da artéria femoral, fixando-o dentro do aneurisma por meio de *stents*, o que ficou conhecido por CEL.

Os *stents* são grades metálicas que podem ser comprimidas em uma bainha e introduzidas pelos vasos para que se expandam em um local distante e previamente escolhido. Quando dilatados, fixam-se à parede da artéria por impactação. Pelo princípio da endoprótese, se um tubo sintético for acoplado a um *stent* pode também ser comprimido e posicionado a distância, usando a força do *stent* para fixá-lo à parede (Figura 105.1).

O *stent* substitui a sutura. As primeiras experiências em animais com esse método foram relatadas nos anos 1980, mas foi em 1990 que Parodi et al. realizaram a primeira operação no ser humano, acoplando um *stent* a um tubo de poliéster e implantando-o na aorta abdominal aneurismática através da artéria femoral.[1] Desde então, a técnica alcançou enorme popularidade e é executada em todos os centros de cirurgia vascular no mundo.

TÉCNICA

As próteses endoluminais são introduzidas na aorta abdominal através das artérias femorais. Como os dispositivos bifurcados são utilizados na maioria dos casos, as duas artérias femorais são usadas como acesso; por uma delas é introduzido o tronco da prótese e pela outra o ramo contralateral, que é acoplado a um segmento curto resultante da bifurcação do tronco. Algumas próteses têm uma configuração com a bifurcação já pronta, em que os ramos são introduzidos nas artérias ilíacas através de tração distal, mas também exigem acesso pelas duas artérias femorais.

As endopróteses são produzidas com *stents* de nitinol (liga de níquel e titânio) ou de aço, com o tecido de revestimento em poliéster ou politetrafluoretileno (PTFE). Podem ter o primeiro *stent* sem revestimento por tecido, para fixação acima da emergência das artérias renais, sem que sejam ocluídas. O desenho e o sistema de implantação variam para cada produto, mas essas próteses podem ser classificadas em três grupos:

- Endopróteses com bifurcação modular: fornecidas com um segmento troncular, bifurcado, implantado no colo proximal, o qual tem ramos curtos para as artérias ilíacas. Os ramos são completados pelo acoplamento de segmentos retos. Essas próteses têm seu principal ponto de fixação no colo do aneurisma (Figura 105.2)
- Endopróteses com bifurcação pré-construída: fornecidas com a bifurcação já completa, incluindo os ramos para as artérias ilíacas. São liberadas dentro do aneurisma, e o sistema é tracionado pelas duas artérias femorais para que os ramos ocupem sua posição em cada ilíaca comum. Essas próteses são desenhadas para ter sua fixação principal na bifurcação aórtica, na qual se apoiam "a cavaleiro". Um segmento reto é implantado na extremidade proximal até o nível inferior à emergência das artérias renais[2] (Figura 105.3)
- Endopróteses cônicas: dispositivo cônico implantado desde a aorta infrarrenal até uma das artérias ilíacas comuns. A outra ilíaca é fechada por um dispositivo oclusor, para que não haja refluxo ao aneurisma, e o membro contralateral é perfundido por derivação femorofemoral cruzada (Figura 105.4).

Após o implante, a impactação dos segmentos da prótese é aumentada pela expansão adicional com o uso de balões de látex. O objetivo da CEL é impedir o fluxo de sangue dentro do aneurisma, prevenindo sua expansão e ruptura. O procedimento é ineficaz se persistir fluxo dentro do saco aneurismático. Esse fenômeno, denominado vazamento, é conhecido na literatura de língua inglesa como *endoleak*, sendo classificado em cinco tipos:

- Tipo I: quando ocorre na implantação proximal da prótese (no colo aórtico do aneurisma) ou distal (na ilíaca comum), por aderência incompleta do tecido da prótese à parede do vaso (Figura 105.5)
- Tipo II: esse tipo não resulta de falha na implantação da prótese, mas de enchimento do saco aneurismático por fluxo retrógrado, através de artérias lombares ou da mesentérica inferior (Figura 105.6)

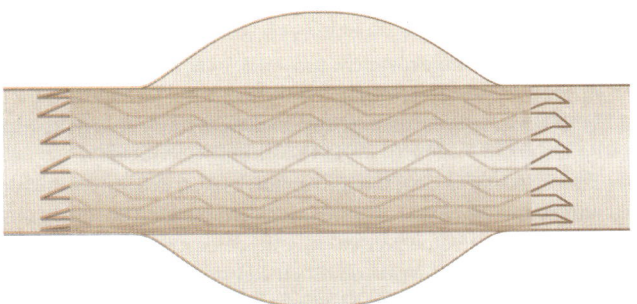

FIGURA 105.1 O princípio da correção endoluminal dos aneurismas é o implante de uma endoprótese, em que o *stent* metálico suporta um tubo de poliéster, fixando-o à parede do vaso.

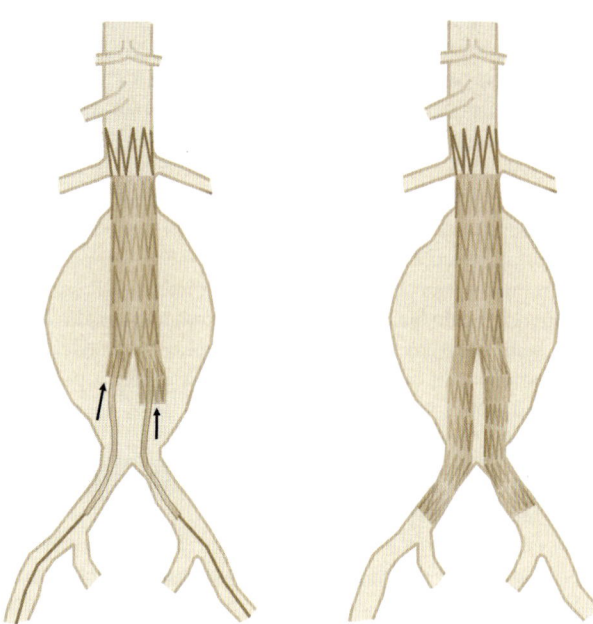

FIGURA 105.2 Endoprótese com bifurcação modular: forqueadura montada a partir da introdução de ramos em segmentos curtos contidos no tronco da prótese.

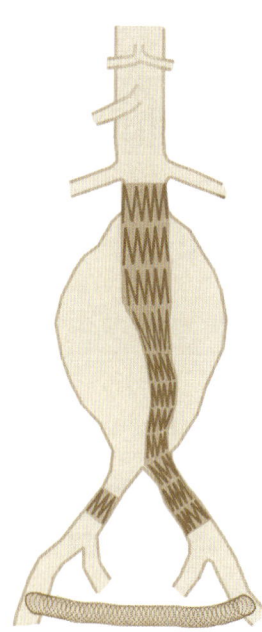

FIGURA 105.4 Endoprótese cônica: o fluxo é desviado para uma das artérias ilíacas, sendo a outra ocluída, e uma derivação femorofemoral garante a perfusão do membro contralateral.

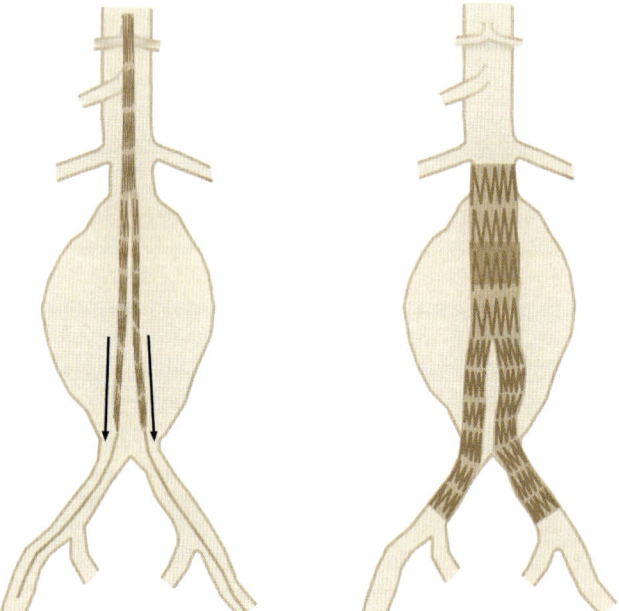

FIGURA 105.3 Endoprótese com bifurcação pré-construída: os ramos são introduzidos nas artérias ilíacas por tração e depois expandidos.

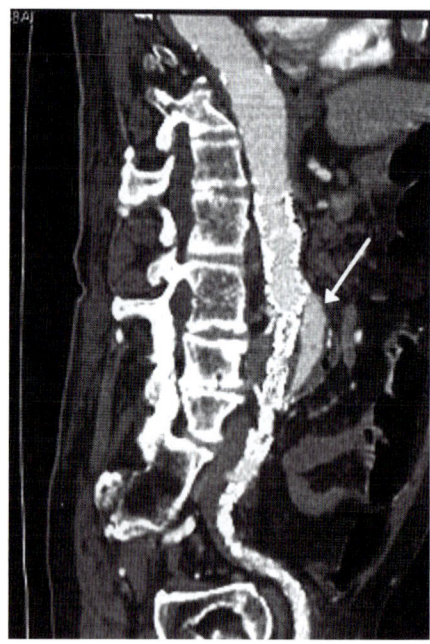

FIGURA 105.5 Vazamento do tipo I: o contraste enche o aneurisma (*seta*) por acoplamento inadequado no colo proximal.

- Tipo III: quando ocorre em uma junção entre dois segmentos de prótese, por aderência incompleta entre eles (Figura 105.7)
- Tipo IV: quando ocorre passagem de sangue através da malha do tecido da prótese, por excesso de permeabilidade
- Tipo V: também denominado endotensão, não é propriamente um vazamento, mas a persistência do crescimento do aneurisma na ausência de qualquer vazamento detectável (Figura 105.8). A fisiopatologia é ainda de difícil compreensão, mas tem sido frequentemente associada a acúmulo de líquido seroso no saco aneurismático, sob pressão, provavelmente oriundo do sangue filtrado pela malha do tecido da prótese, sem passagem dos glóbulos.

Os vazamentos dos tipos I e III devem ser corrigidos assim que forem detectados. Esse reparo consiste geralmente no implante de mais um segmento de endoprótese; em raros casos, pode ser necessária a conversão para cirurgia aberta.

Os vazamentos do tipo II são caracterizados pelo enchimento do aneurisma por fluxo retrógrado e só exigem tratamento se houver crescimento do aneurisma. Nesse caso, a embolização do saco aneurismático por punção, orientada por tomografia computadorizada (TC), é a técnica de escolha na maioria dos centros.

Os vazamentos dos tipos IV e V também só exigem correção quando há crescimento do aneurisma. Em geral, o implante de uma nova endoprótese dentro da primeira resolve o problema.

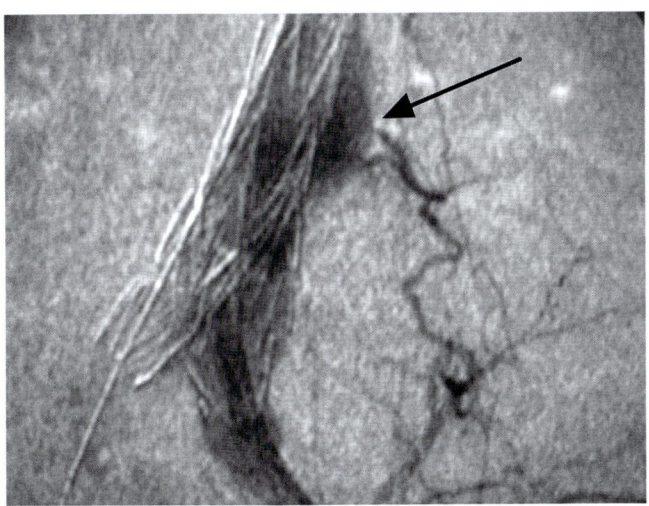

FIGURA 105.6 Vazamento do tipo II: no tempo tardio da arteriografia realizada logo após o implante, nota-se o enchimento do aneurisma por fluxo retrógrado em uma artéria lombar (*seta*).

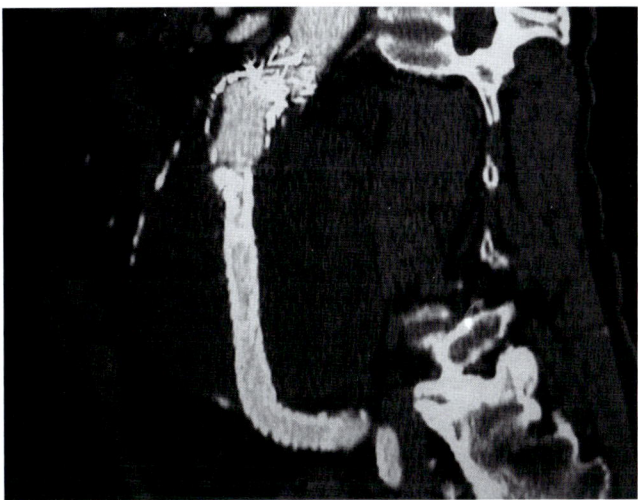

FIGURA 105.8 Vazamento do tipo V (endotensão): o aneurisma permanece pressurizado e em crescimento, apesar de não se detectar contraste fora da endoprótese.

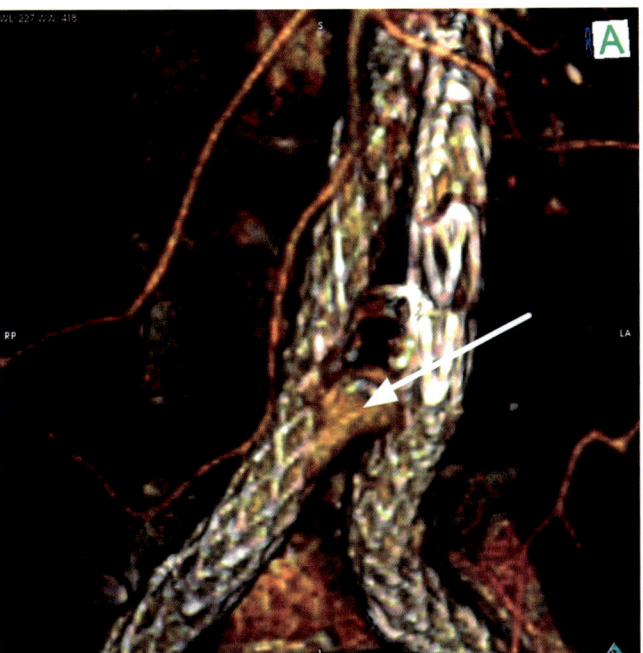

FIGURA 105.7 Vazamento do tipo III: em uma reconstrução de imagem tomográfica, observa-se a saída de contraste no local de acoplamento entre dois segmentos.

INDICAÇÃO

A CEL do aneurisma da aorta abdominal é indicada nos mesmos casos em que a cirurgia aberta, já discutida em outro capítulo. O fato de existir uma técnica menos invasiva não significa que deva ser indicada para correção de aneurismas menores, pois essa decisão baseia-se na história natural da doença.

Havendo indicação de correção do aneurisma, opta-se entre a técnica aberta e a CEL, mediante ponderação entre as condições clínicas do paciente e os aspectos anatômicos do aneurisma. A CEL é de mais fácil execução em aneurismas que têm um colo infrarrenal com pelo menos 15 mm de comprimento, naqueles em que as artérias ilíacas comuns não são aneurismáticas, quando as artérias não apresentam tortuosidade muito acentuada e as artérias ilíacas externas e femorais têm diâmetro suficiente para acomodar o

sistema de entrega da prótese. Com as técnicas mais recentemente desenvolvidas, entretanto, podem ser corrigidos aneurismas com anatomia que antes impedia a colocação de endopróteses. Próteses com diâmetro maior podem ser empregadas em aneurismas com colo maior que 25 ou até 30 mm, embora a incidência de deslocamento desse dispositivo por vazamento tipo I seja maior.[3] Aparelhos dotados de orifícios para as artérias renais, designados de endopróteses fenestradas, possibilitam o implante em aneurismas justarrenais; endopróteses mais maleáveis viabilizam a introdução e o implante mesmo em situações de tortuosidade importante. Endopróteses podem ser construídas com ramos para as artérias viscerais; existem dispositivos para a bifurcação ilíaca, os quais permitem a CEL em caso de ilíacas comuns aneurismáticas. Os sistemas de entrega tornaram-se menos calibrosos, facilitando a passagem do dispositivo por artérias femorais bem pequenas. Esses avanços, porém, exigem uma curva de aprendizado mais longa e promovem o aumento da quantidade de segmentos implantados, com maior probabilidade de ocorrerem defeitos de acoplagem e de adaptação. O uso de próteses mais complexas é justificado, certamente, para pacientes com alto risco cirúrgico. Para os que têm boas condições clínicas, os aspectos anatômicos desfavoráveis podem pesar a favor da correção aberta. Em resumo, a decisão sobre o método será de cada cirurgião, considerando o estado geral do paciente, sua experiência com técnicas mais complexas, a disponibilidade de próteses e equipamentos para essas técnicas e a opinião do paciente depois de informado.

Alguns estudos multicêntricos e randomizados foram iniciados há anos para ajudar na decisão de tratar o aneurisma abdominal por cirurgia aberta ou por CEL. O *Endovascular Aneurysm Repair 1* (EVAR1) começou a incluir pacientes na Inglaterra em 1999;[4] o *Dutch Randomized Endovascular Aneurysm Repair* (DREAM) em 2000;[5] o *Open versus Endovascular Aneurysm Repair* (OVER), nos EUA, em 2002;[6] e o *Anévrisme de l'aorte abdominale, Chirurgie versus Endoprothèse* (ACE), na França, em 2003.[7] Todos esses estudos já apresentaram resultados com acompanhamento bastante longo e podem servir como base para tomada de conduta, porém, como ocorre em todos os estudos multicêntricos e randomizados, a aplicação dos resultados na decisão de tratamento de um paciente, no consultório do médico, é bastante questionável. Considerar primeiramente a individualidade do caso, pois cada indivíduo não necessariamente remete à média dos pacientes tratados nos estudos multicêntricos.

Os estudos randomizados mostram uma significativa redução da mortalidade imediata (30 dias) a favor da CEL sobre a cirurgia aberta.[8] Embora a diferença não seja muito expressiva em números absolutos, o risco de morte nesse período é 3 vezes menor na CEL. Isso pesa, sem dúvida, na decisão dos pacientes; a possibilidade de morte 3 vezes menor em 30 dias tende a ofuscar todos os demais inconvenientes da CEL, como necessidade de acompanhamento mais rigoroso e possibilidade de reintervenção.

Surpreendentemente, a longo prazo, essa diferença de mortalidade se dilui, e as duas técnicas mostram-se equivalentes. Isso pode significar que a CEL apresenta um risco de ruptura maior tardiamente, não compensando a vantagem imediata, ou simplesmente que as doenças associadas causam morte em ambos os grupos em iguais proporções. A maioria dos pacientes que faleceram, em todos os estudos, não foi submetida à necropsia, e as informações sobre a causa de sua morte basearam-se em dados clínicos, o que torna difícil definir se o óbito teve relação ou não com o aneurisma e com o tipo de tratamento. Sabe-se que a informação clínica pode definir uma causa como não relacionada em alguns casos como, por exemplo, em pacientes que morrem de câncer; porém, em casos de morte súbita é difícil diferenciar a ruptura de aneurisma de outras causas cardíacas ou vasculares sem um exame *post mortem*.

Pacientes tratados por CEL precisam ser acompanhados com exames periódicos e estão sujeitos a reintervenções para que o resultado se mantenha. Todos os estudos randomizados mostraram uma taxa de reintervenção consideravelmente maior na CEL do que na cirurgia aberta. É difícil, porém, traduzir esse dado para a prática clínica. As endopróteses evoluem permanentemente, os sistemas de fixação e de acoplamento atualmente são melhores que os disponíveis no início dos estudos, há mais de 10 anos. A técnica também evoluiu, aumentando a sobreposição dos segmentos implantados. Mesmo a indicação de reintervenção mudou: os vazamentos do tipo II, que eram motivo de reintervenção há 10 anos, nos dias de hoje são considerados benignos desde que não haja crescimento do aneurisma, e podem ser observados clinicamente. É possível, portanto, que a alta taxa de reintervenção observada nos estudos multicêntricos já não reflita a verdade.

Comparações sobre a qualidade de vida dos pacientes após os dois tipos de procedimento foram estabelecidas. No pós-operatório imediato, houve, obviamente, uma vantagem a favor da CEL, por ser uma técnica menos invasiva. A longo prazo, não foram encontradas diferenças mensuráveis.[9] A qualidade de vida depende de fatores individuais que devem ser considerados no momento da indicação. Por exemplo, algumas pessoas encaram a necessidade de exames periódicos com extrema preocupação e sofrem a cada exame pela expectativa de um resultado desfavorável, e outras encaram exames como atividades rotineiras e passam por eles sem angústia.

Em resumo, a opção pela CEL ou pela cirurgia aberta para a correção de um aneurisma da aorta abdominal deve ser individualizada. Os estudos multicêntricos mencionados incluíram pacientes que poderiam ser tratados por qualquer técnica, ou seja, que tinha condição anatômica para CEL e perfil clínico para correção aberta, porém, sabe-se que essas categorias encerram variações amplas: entre os casos com condições anatômicas para CEL, alguns pacientes apresentam anatomia mais complexa que outros, e entre aqueles com perfil clínico adequado para a cirurgia aberta, alguns têm, certamente, risco maior que outros. Devem ser consideradas ainda a experiência do cirurgião com cada técnica, as condições hospitalares, como equipamento e suporte pós-operatório, e, acima de tudo, a preferência do paciente depois de esclarecido, o que depende muitas vezes de traços de personalidade. Algumas pessoas tendem a preferir soluções mais definitivas, com menor possibilidade de reintervenção, mesmo à custa de um risco inicial maior; outras preferem uma intervenção de menor risco imediato, mesmo vislumbrando outras eventuais correções ao longo do tempo.

LIMITAÇÕES

Além das limitações anatômicas já mencionadas, podem existir restrições clínicas e técnicas para a CEL. As principais são:

- Insuficiência renal não dialítica: como a CEL exige a administração de contraste, essa é uma contraindicação relativa. Com cirurgiões experientes, a CEL pode ser realizada com o uso de pequeno volume de contraste; uma boa hidratação do paciente e medidas clínicas de preservação da função renal possibilitam a correção do aneurisma sem agravamento da função renal. Apesar disso, a possibilidade de piora da função com evolução para diálise crônica deve ser sempre cogitada. Tentativas de executar a CEL sem contraste iodado, utilizando CO_2 ou ultrassonografia (USG) endovascular, já foram feitas, mas não atingiram a prática clínica em definitivo. É importante lembrar que a correção por cirurgia aberta, embora não empregue contraste iodado, também pode agravar a insuficiência renal
- Obstrução bilateral do eixo iliacofemoral: nessa situação, não há via de acesso para a implantação de uma endoprótese. A via de acesso pode ser criada pela confecção de pontes, mas a agressão cirúrgica correspondente será semelhante à de uma correção aberta do aneurisma, o que incita dúvida na escolha da CEL.

ACOMPANHAMENTO

Os pacientes submetidos à CEL do aneurisma da aorta devem ser acompanhados por toda a vida, com exames de imagem em intervalos mínimos de 1 ano. As endopróteses podem deslocar-se mesmo após muitos anos de implantação, provocando a pressurização do aneurisma.

O método mais usado para acompanhamento é a angiotomografia, porém os riscos da radiação repetida durante anos e a possibilidade de deterioração da função renal por injeções anuais de contraste têm estimulado a busca de outros métodos.[10,11] A USG pode ser utilizada, desde que realizada por profissional treinado para essa situação específica. A radiografia do abdome possibilita detectar alterações grosseiras na prótese. A realização anual de TC sem contraste é aceitável, pois os modernos programas de reconstrução de imagem avaliam a posição da prótese, comparando com os exames anteriores, e o diâmetro do aneurisma. Caso haja qualquer modificação da prótese ou no aumento de seu diâmetro, a TC pode ser repetida com injeção de contraste para investigar a possibilidade de vazamento.

A ressonância magnética (RM) não é o exame de primeira escolha para o acompanhamento, mas pode ser utilizada em pacientes que não possam receber contraste iodado. Os *stents* metálicos não impedem a exposição do paciente ao campo magnético, se os parâmetros forem controlados; os fabricantes de cada prótese fornecem as especificações necessárias para a realização segura da RM. Mesmo quando não é usada para acompanhamento do aneurisma, essas especificações devem ser consultadas caso o paciente precise desse exame por outras razões.

RUPTURA DE ANEURISMAS

A possibilidade de tratar a ruptura de aneurismas por técnica endoluminal atraiu os cirurgiões desde que o método foi descrito. Não havendo necessidade de abrir a cavidade abdominal, o risco de destamponamento durante a operação é menor, entretanto, para avaliar a possibilidade da CEL, é necessária a realização de um exame de imagem detalhado, o que pode atrasar a intervenção. Na literatura, ainda se discute a aplicação do método em rupturas de aneurismas, e, frente a esse impasse, pode ser realizada a TC prévia, sem aumentar a mortalidade, ou encaminha-se o paciente à sala de operações o mais depressa possível.

Alguns autores tentaram resolver essa difícil pergunta medindo o tempo entre a admissão e a morte de pacientes com ruptura de aneurisma. Lloyd et al. analisaram uma série de pacientes admitidos e não operados por causa de idade avançada ou doenças graves associadas; 12,5% deles morreram em menos de 2 horas após a admissão.[12] Boyke et al. mediram o tempo entre admissão e intervenção cirúrgica, e não conseguiram encontrar correlação entre esse tempo e a mortalidade; nesse estudo, porém, dos 100 pacientes admitidos com ruptura de aneurisma, sete morreram antes de chegar à sala de operações ou antes que a decisão de operar fosse tomada.[13]

Os pacientes que chegam ao hospital nessa condição são aqueles em que houve tamponamento da ruptura. Esse tamponamento é, entretanto, frágil, e a qualquer momento podem ocorrer destamponamento e morte, como mostram os estudos mencionados. Tais estudos focalizaram o tempo de espera entre admissão e a morte ou a correção cirúrgica, e não há outros que analisem o impacto da movimentação do paciente para a realização de TC, o que é diferente de ficar imóvel no leito aguardando o desfecho ou a operação. As análises são ainda mais difíceis na medida em que muitos pacientes com ruptura de aneurisma são submetidos à TC para diagnóstico em centros de atendimento primário, pois já chegam ao centro especializado tendo atravessado essa fase e sobrevivido.

Alguns pesquisadores fizeram estudos randomizados para comparar CEL e correção aberta de ruptura de aneurisma da aorta abdominal.[14] Só foram randomizados, porém, os pacientes que poderiam ser tratados por qualquer das técnicas, o que pressupõe uma avaliação inicial e não oferece resposta sobre qual o melhor método para qualquer paciente. Os estudos comparativos e randomizados são dificultados por não existir uma classificação clínica bem definida para os pacientes com esse quadro. Alguns não apresentam história que sugira qualquer alteração hemodinâmica, apenas referindo dor; outros relatam sintomas sugestivos de hipotensão, mas chegam ao hospital em condições hemodinâmicas estáveis; e outros ainda são admitidos em hipotensão grave ou mesmo choque hipovolêmico. A urgência da intervenção e o tempo disponível para a realização de exames são, por certo, diferentes em cada caso.

Em 2003, Veith et al. propuseram um algoritmo para evitar a realização de exames que atrasem o tratamento: os pacientes admitidos com ruptura de aneurisma são conduzidos à sala de operações imediatamente e, ali, a decisão sobre qual técnica deve ser utilizada baseia-se na USG ou na arteriografia, enquanto o paciente é preparado para a anestesia.[15]

A CEL é, certamente, uma alternativa à cirurgia aberta em alguns pacientes com ruptura de aneurisma da aorta abdominal. A opção entre um ou outro método de tratamento deve ser estabelecida caso a caso pelo cirurgião, com análise cuidadosa das condições clínicas do paciente.

As referências bibliográficas deste capítulo se encontram no Ambiente de aprendizagem do GEN.

106

Cirurgia Endovascular na Ruptura de Aneurisma da Aorta Abdominal

Adalberto Pereira de Araujo ▪ Cristiane Ferreira de Araujo Gomes

Resumo

A mortalidade por ruptura de aneurisma de aorta abdominal (AAAr) permanece com altos índices, que variam de 45 a 90%, dependendo das condições clínicas do paciente,[1-11] e ao longo de três períodos referenciados estabeleceu-se da seguinte maneira: 1961 a 1969 = 71%; 1970 a 1975 = 45%; e 1975 a 1980 = 52%.[10] Essas taxas têm motivado muitas pesquisas sobre procedimentos coadjuvantes para redução dessa fatalidade em pacientes com AAAr. Os métodos mais discutidos são hemostasia hipotensiva e oclusão da aorta supracelíaca com balão introduzido pela artéria femoral, ou braquial, para conter a hemorragia abdominal maciça, de preferência com anestesia local antes da indução da anestesia geral, para que o cirurgião possa exercer o controle definitivo da situação em condições menos tumultuadas. A associação de protocolos com algoritmos multidisciplinares poderá diminuir significativamente a mortalidade desses pacientes. Todas essas informações serão discutidas neste capítulo.

Palavras-chave: aneurisma da aorta abdominal; ruptura de aneurisma; artéria femoral; artéria braquial; anestesia local; anestesia geral.

DADOS EPIDEMIOLÓGICOS

Calcula-se que a ruptura de aneurisma de aorta abdominal (AAAr) cause óbito em 1,2% dos homens com mais de 65 anos e em 0,6% das mulheres na mesma faixa etária.[12] Estima-se que 27 a 50% dos pacientes com rupturas de aneurismas da aorta abdominal (AAAr) faleçam antes de chegar ao hospital; 24 a 58%, depois de chegar ao hospital e antes da intervenção cirúrgica; e 42 a 80%, no período peroperatório, sendo de 78 a 94% a mortalidade global relatada nesses estudos,[13-15] porém a incidência geral de mortalidade nos pacientes operados por AAAr varia de 45 a 90%.[1,2,7,8,10]

A prevalência de aneurisma de artéria ilíaca, comum em estudo de necropsia, varia de 0,008 a 0,03% e, nas séries clínicas, situa-se entre 1 e 7%, por aneurisma isolado ou associado à AAA.[16-19] A ruptura desses aneurismas é a complicação mais frequente, com percentuais entre 14 e 70%.[18-20] A taxa de mortalidade em vigência de ruptura de aneurisma de artéria ilíaca é de 40 a 57%.[20,21]

Na verdade, as diferenças na incidência de mortalidade dos pacientes atendidos com AAAr nos variados centros dependem da experiência dos socorristas, da qualidade do hospital, da idade do paciente, do seu estado hemodinâmico, das comorbidades associadas, do grau de ruptura do aneurisma no momento do atendimento, da presteza da equipe do centro cirúrgico, da existência de algoritmo no hospital, da dispensação de sala adequada e da agilidade e experiência dos cirurgiões.

Pacientes normotensos que apresentam hematomas periaórticos bloqueados sofrem mortalidade em torno de 20%. Aqueles com hipotensão que apresentam boa resposta à reposição volêmica, com recuperação da pressão arterial (PA) e do débito urinário, mas possuem hematoma mais extenso, têm 40% de mortalidade. Aqueles com hipotensão e má resposta à reanimação ou que instabilizam com a indução da anestesia têm mortalidade de 60%.

Se nessa última condição não houver débito urinário, a mortalidade sobe para 80%. Essa é a estimativa para a situação global, e não dos centros de excelência.

Hoffman et al.[22] relataram taxa de mortalidade operatória de 38,2% na cirurgia de AAAr, ressaltando que, nos casos com pequeno hematoma bloqueado, esse índice foi de 17%, porém, quando o hematoma era mais extenso, esse percentual foi de 43%. O grupo de Seattle,[23] trabalhando em um centro de excelência (Harborview Medical Center), referência no atendimento de pacientes com eventos cardiovasculares agudos e que conta com um sistema de paramédicos altamente treinados em reanimação pré-hospitalar e remoção de pacientes em estado grave, inclusive com transporte aéreo, passou a receber todos os casos de rupturas de aneurismas daquela grande área metropolitana. A mortalidade dos pacientes desse grupo foi de 70%, tendo sido de mais de 90% em indivíduos com mais de 80 anos, do sexo feminino ou naqueles com hipotensão persistente e pouca resposta à reposição volêmica, reanimados de parada cardíaca, com hematócrito abaixo de 25% ou que receberam mais de 15 unidades de sangue transfundidas. Todos aqueles que passaram por manobras de reanimação cardíaca faleceram nas primeiras 24 horas após o atendimento. O viés desse trabalho analisa as operações realizadas por cirurgiões gerais, mas sob orientação de um cirurgião vascular.

JUSTIFICATIVAS PARA ADOÇÃO DA HEMOSTASIA HIPOTENSIVA E DO CONTROLE DO DANO COM BALÃO INTRODUZIDO A DISTÂNCIA

Infelizmente, as manobras de acesso ao aneurisma roto, por exigirem indução anestésica em pacientes com hemorragia abdominal, provocam grave hipotensão (Figura 106.1), sendo esse um dos principais motivos da não redução das altas taxas de mortalidade do AAAr, mesmo nos melhores centros,[2-11] pois a agressividade letal dessa condição é um ponto desfavorável à sua abordagem, sem a segurança de controle da aorta proximal ao aneurisma, antes da indução anestésica.

O clampeamento da aorta descendente para o controle temporário da hemorragia abdominal maciça, na vasta casuística de Feliciano et al.,[24] resultou na sobrevida de apenas 8,5% dos casos, sobrevivendo somente 2 a 3% daqueles atendidos com PA não mensurável.

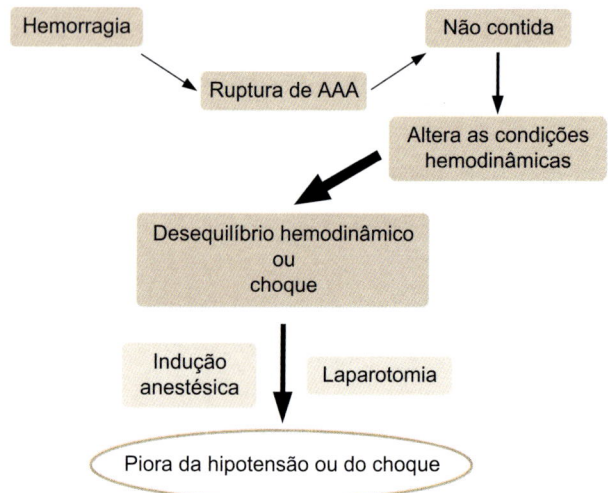

FIGURA 106.1 Algoritmo da hemorragia na ruptura de aneurisma da aorta abdominal frente a intervenções.

Por outro lado, o acesso à cavidade abdominal para aplicar sonda de Foley ou cateter-balão pelo vaso lesionado implica risco de perda do controle dessas hemorragias de grande vulto.

Essas dificuldades justificam a aplicação dos procedimentos como a hemostasia hipotensiva isolada ou associada à aplicação, por acesso a distância, dos balões de oclusão aórtica.

Os balões montados em cateteres manipulados por equipes especializadas podem ser introduzidos por acesso a distância (pela artéria femoral, braquial ou axilar) e atuarem na aorta como endoclampes para controlar hemorragia abdominal maciça, de preferência com anestesia local e antes da indução anestésica, para que o cirurgião possa exercer o controle definitivo da situação em condições menos tumultuadas.[25-38] Esses dispositivos são úteis tanto para cirurgia endovascular quanto para cirurgia aberta. O balão em posição aórtica pode, inclusive, viabilizar a condução do paciente para a tomografia computadorizada (TC) de planejamento de endoprótese (Figuras 106.2 e 106.3).

Cateteres-balão mais conhecidos

Os balões mais conhecidos são: balão de oclusão aórtica (BOA), Coda® (Cook Medical), Giant-S® (Scitech Medical), Balão Braile® (Braile Biomédica), Equalizer® (Boston Scientific), Reliant®AB46 (Medtronic), E-xpand® (CrioLife), e o Fogarty de oclusão OCC® 8/14 Fr (Edwards Lifesciencies, LLC, Irvine, CA, EUA) (Figura 106.4 A a H) ou similares, todos montados em cateter especial. Esses balões são expandidos com solução salina estéril com volumes variados para diferentes diâmetros, alcançando até 46 mm.

O cateter Fogarty OCC® 8/14 Fr (Edwards Lifesciencies, LLC, Irvine, CA, EUA) (Figura 106.5) apresenta balão de látex na extremidade distal e 80 cm de comprimento de cateter, ponta de 2,7 mm; balão vazio = 4,7 mm de diâmetro, com 10 mℓ que expande no máximo para 28 mm, mas não é guia compatível. Esse serve para oclusão temporária da aorta, os demais citados servem para acomodação de endoprótese na aorta e também para oclusão temporária. São dos fabricantes citados anteriormente.

O cateter Fogarty OCC® 8/14 Fr é o único que pode ser introduzido sem uso de radioscopia por ser não compatível com fio-guia. Para facilitar essa manobra, ele apresenta marcas de profundidade de inserção, que são sinalizações externas circulares a cada 10 cm

de cateter (Figuras 106.4 G e 106.5 C; *setas*). Aos 10 cm tem uma marcação circular, aos 20 cm tem duas marcações, aos 30 cm tem três, aos 40 cm tem quatro, aos 50 cm volta a ter uma marcação circular, aos 60 cm tem duas, aos 70 cm tem três, e aos 80 cm é o fim do cateter. Seu balão comporta 10 mℓ de soro e expande para, no máximo, 28 mm de diâmetro.

Mais recentemente foi introduzido no mercado o cateter-balão de Eliason-Rasmussen, *Resuscitative Endovascular Balloon Occlusion of the Aorta* (ER-REBOA®Catheter)[39,40] (Figura 106.4 H), visando ao controle da hemorragia abdominal no trauma, mas não é adequado para o AAAr, pois ele não é fio-guia compatível por ter a ponta cega em forma de P (*p-TIP*) e, por isso, não navega bem nas artérias com variada morfologia e conteúdo do paciente com AAAr. Uma vantagem do ER-REBOA é ser de 6 Fr, passar por bainha de 7 Fr e ter porta na lateral do cateter acima do balão para medida de pressão e injeção de contraste. Tem marcações de profundidade de inserção que são centimetradas com numerações a cada 5 cm ao longo do cateter. Pode até ser utilizado no AAAr, mas deverá ser por via femoral e terá que ser introduzido por dentro de bainha, de 50 a 70 cm de comprimento × 7 Fr (French) ou mais de diâmetro. A bainha é colocada sobre o fio-guia na aorta justarrenal, retira-se o fio-guia e introduz-se o ER-REBOA sem fio-guia. Depois de inflado, a ponta da bainha serve de apoio ao balão. Terá que ser retirado também por dentro dessa bainha. O balão expande-se até 32 mm quando inflado com 24 mℓ de uma solução salina estéril e contraste. Para diminuir o tempo de isquemia, ele pode ser utilizado parcialmente inflado (pREBOA) ou inflado intermitentemente (iREBOA). No trauma, o pREBOA manteve a fisiologia mais adequada que o REBOA completamente inflado (cREBOA), e o iREBOA aumentou a tolerância de isquemia para além de 80 minutos.[40]

CIRURGIA ENDOVASCULAR NO TRATAMENTO DO AAAR

A cirurgia endovascular no tratamento do AAAr consiste na exclusão do fluxo arterial do saco aneurismático pela introdução de um conduto sintético introduzido a distância, geralmente pelas artérias femorais. Essa técnica, que já se consagrou muito benéfica no tratamento do AAA, tem mostrado benefício quando aplicada também no tratamento do AAAr, sobretudo quando, a esse tratamento, são associadas técnicas coadjuvantes como a hemostasia hipotensiva e o controle do dano utilizando BOA,[41-46] inserido a distância antes da abordagem do ponto de ruptura.

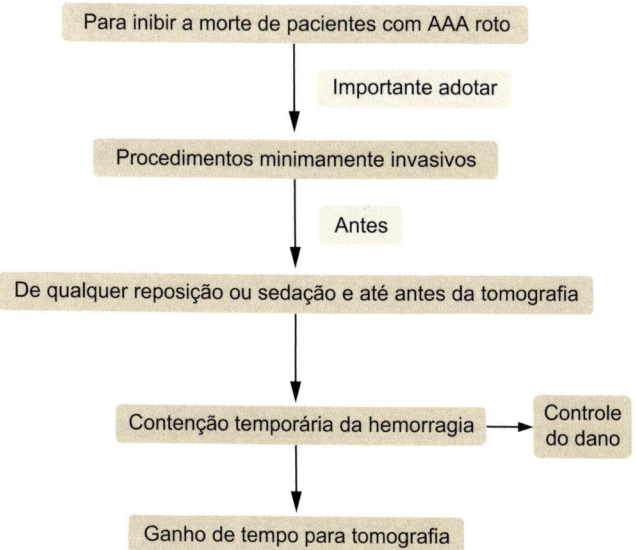

FIGURA 106.2 Algoritmo para inibir a morte diante da ruptura de aneurisma da aorta abdominal.

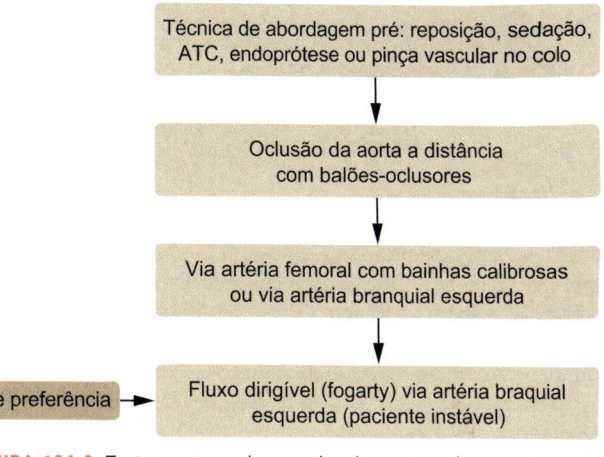

FIGURA 106.3 Tratamento endovascular da ruptura de aneurisma da aorta abdominal.

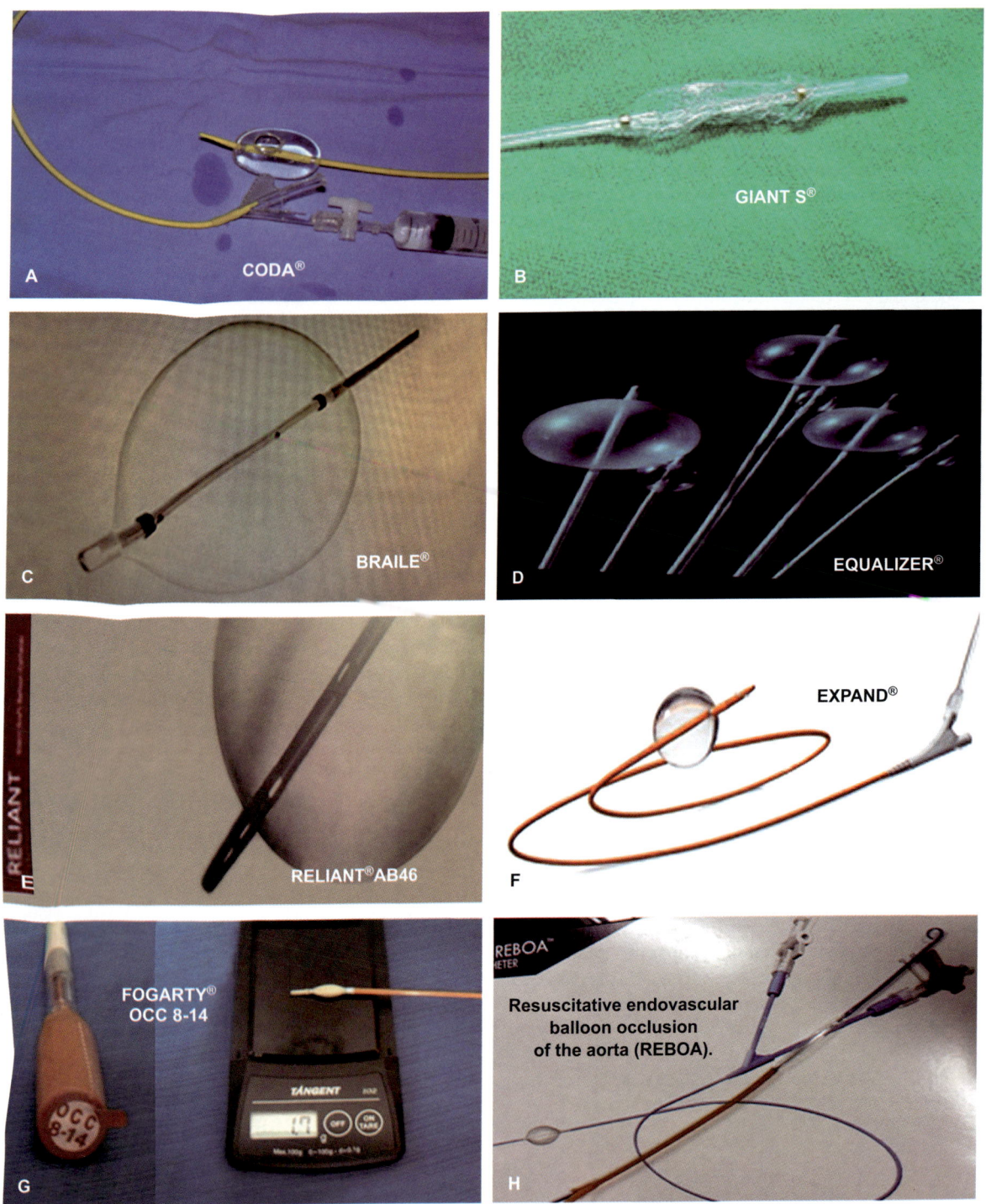

F16URA 106.4 Cateteres-Balão: **A.** CODA®. **B.** Giant S®. **C.** Braile®. **D.** Equalizer®. **E.** Reliant® AB46. **F.** E-xpand®. São exemplos de balões de acomodação de endoprótese aortoilíaca. Note que a ponta é afilada e rígida; só podem ser introduzidos sob fio com o auxílio de radioscopia e pelas artérias femoral, braquial ou axilar, nestas duas últimas, por dissecção e sem bainha própria. **G.** Detalhe da ponta e da embalagem do Cateter Fogarty® OCC 8/14 Fr. **H.** Detalhes do Cateter ER-REBOA® de 7 Fr. Observe que não é fio-guia compatível, porque a ponta é cega em P (*p-TIP*) e tem limitações para uso no AAAr.

O primeiro registro de tratamento endovascular de AAAr data de 1995, feito por Marin et al.,[47] e vem tendo aplicação cada vez mais frequente. A primeira série de 12 pacientes com aneurismas aortoilíacos foi publicada por Ohki et al.[48] Ohki e Veith[33] preconizaram manter em estado de hipotensão o paciente com AAAr, a fim de ganhar tempo para aplicar um BOA na aorta supracelíaca pelas artérias dos membros superiores, sob anestesia local, usando recursos de radioscopia e cateterismo vascular. Um cateter-balão de 40 mm era inserido sobre um fio-guia e inflado somente se a PA fosse inferior a 50 mmHg, antes ou após a indução da anestesia.

Com essas manobras, os autores acreditam ganhar tempo para tratar esses aneurismas com o implante de endopróteses. Consideram que o balão de oclusão não é sempre necessário, mas quando o é, torna-se um inestimável coadjuvante tanto para o tratamento do aneurisma por via endovascular quanto para a correção aberta. Veith e Ohki[49] usaram o BOA introduzido por via braquial ou femoral até a aorta supracelíaca, em 10 de 31 pacientes com AAAr, por se encontrarem em hipotensão grave. Dos 31 pacientes tratados, 91% sobreviveram.[49] Os autores consideram que a associação da hipotensão hemostática com a oclusão proximal da aorta com balão,

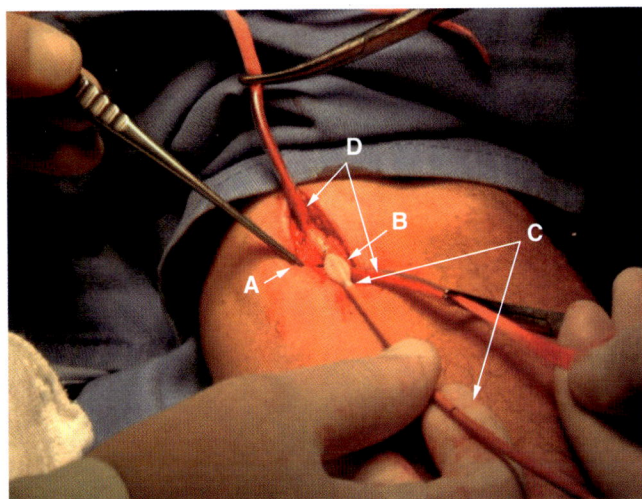

FIGURA 106.5 Cateter-balão de oclusão Fogarty® OCC 8/14 Fr introduzido pela artéria braquial na prega do cotovelo. **A.** Incisão longitudinal na pele e na artéria. **B.** Ponta do balão de látex, portanto, atraumática, ponta cega. **C.** Marcas de profundidade a cada 10 cm no corpo do cateter facilitam o posicionamento da ponta sem radioscopia. **D.** Garrote de Rummell proximal e distal.

quando necessária, e a técnica endovascular, aumentaram as possibilidades de sobrevivência dos pacientes com AAAr.

Greenberg et al.[50] trataram com endopróteses três pacientes com AAAr. Para obter a estabilidade hemodinâmica desses indivíduos, viabilizando o tratamento com endopróteses, os autores vedaram a aorta descendente com um balão de oclusão introduzido pela artéria axilar. O balão permaneceu inflado enquanto eles realizavam as manobras de cateterismo necessárias ao implante das endopróteses.

Em outubro de 2005, Malina et al.[51] publicaram trabalho enfatizando a importância do BOA como coadjuvante no tratamento endovascular do AAAr. O balão era introduzido por uma bainha de 14 ou 16 Fr × 40 ou 60 cm de comprimento, inserida por punção percutânea, sob anestesia local, pela artéria femoral (Figura 106.6 A). A ponta da bainha era colocada na aorta supracelíaca, e o balão, imediatamente acima dela, era inflado (Figura 106.7 A e B). A endoprótese era, então, posicionada em nível justarrenal pela femoral oposta, ao lado da bainha que sustenta o balão (Figura 106.7 C), a seguir a endoprótese era liberada e seu sistema de entrega era

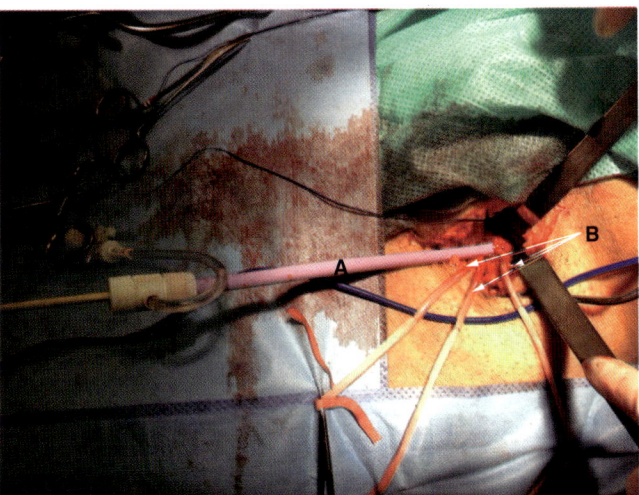

FIGURA 106.6 **A.** Bainha de 16 Fr × 40 cm pela artéria femoral, *in loco* ao término do procedimento. Essa bainha sustentava o balão. **B.** Garrote de Rummell enlaçando as artérias femorais proximal e distal em substituição às pinças vasculares (clampes).

retirado e substituído por outro balão, que era introduzido, por bainha calibrosa, nessa mesma femoral oposta, e inflado no nível do colo do aneurisma dentro do corpo da endoprótese já liberada (Figura 106.8 A e B), possibilitando o esvaziamento e a retirada do primeiro balão e o recuo da primeira bainha para bifurcação aórtica. Por essa bainha, era feito o cateterismo para implantar o ramo contralateral, em caso de endoprótese bifurcada, ou o *stent* oclusor, em caso de endoprótese aortouni-ilíaca.

Nesse mesmo ano, com a mesma técnica descrita anteriormente, Larzon et al.[52] constataram redução da taxa de mortalidade associada ao AAAr de 46% para 13%. O tempo de oclusão da aorta com balão variou de 14 a 70 minutos (média de 40 minutos), e o tempo máximo ocorreu em dois pacientes, um com 60 minutos e outro com 70 minutos, e não houve isquemia visceral.

Manish Mehta et al.[53] estabeleceram um protocolo com algoritmo multidisciplinar de atendimento aos pacientes com AAAr, composto de cirurgiões vasculares, médicos do departamento de emergência, anestesistas, equipe do centro cirúrgico, técnicos radiológicos e endopróteses de variadas dimensões. Fizeram uma simulação em cinco pacientes sintomáticos com aneurismas não rotos e depois trataram 40 pacientes com AAAr. O tempo médio para o diagnóstico na emergência e a chegada na sala de cirurgia foi de 20 minutos (10 a 39). A angiotomografia (ATC) foi realizada somente em pacientes com PA > 80 mmHg (30/42; 75%) hemodinamicamente estáveis. Os hemodinamicamente instáveis (10/42; 25%) com pressão arterial sistólica < 80 mmHg foram direto para o centro cirúrgico para tratamento endovascular sem realização de ATC.

Dos 42 pacientes com AAAr, 40 (95%) foram tratados com sucesso por via endovascular. Necessitaram de oclusão da aorta com balão 7/42 (18%). Os dois primeiros foram introduzidos por artéria do membro superior esquerdo. Endoprótese aortouni-ilíaca foi implantada em apenas 6/42 (15%) dos pacientes. Administrou-se heparinização sistêmica na dose de 50 UI/kg, que depois foi suspendida por se observar que a medicação aumentou o tempo de tromboplastina parcial ativada, tornando-se risco significativo para a ocorrência da síndrome compartimental abdominal. A perda sanguínea média foi de 455 mℓ (115 a 1.100 mℓ). O tempo médio de cirurgia de pele foi de 80 minutos (35 a 125 minutos), e não houve complicação no grupo sintomático com aneurisma não roto (simulação). Infarto agudo do miocárdio, falência renal e colite isquêmica ocorreram em 2/42 (5%), síndrome compartimental abdominal em 7/42 (18%) e óbito em 7/42 (18%) dos pacientes.

Em revisão sistemática e metanálise do risco de isquemia intestinal após correção de AAAr,[54] cujo objetivo principal foi determinar a prevalência de isquemia intestinal pós-operatória de AAAr e os secundários eram registrar as principais sequelas e diferenças entre os reparos aberto e endovascular, conclui-se que a prevalência de isquemia intestinal pós-operatória clinicamente relevante após o reparo do AAAr é de aproximadamente 10%. Cerca de 5% dos pacientes submetidos a reparo de AAAr sofreram consequências graves de isquemia intestinal e esta foi prevalente após reparo endovascular comparativamente ao reparo aberto.

Outras publicações têm demonstrado benefícios do tratamento endovascular do AAAr,[55-59] no entanto a adoção desse tratamento continua controverso. Até 2016, três estudos controlados mostraram que o tratamento endovascular não era melhor que a cirurgia aberta no AAAr.[60-62] Em 2015, foram completados e publicados três ensaios clínicos randomizados: o ECAR,[63] francês; o AJAX ou Amsterdam (Dutch) trial,[64] alemão; e o IMPROVE,[65,66] inglês. Esses três ensaios mostraram não haver diferença na mortalidade em 30 dias entre o tratamento endovascular e o reparo aberto. O ensaio IMPROVE comparou 316 pacientes operados por via endovascular com 297 pacientes operados por cirurgia aberta.

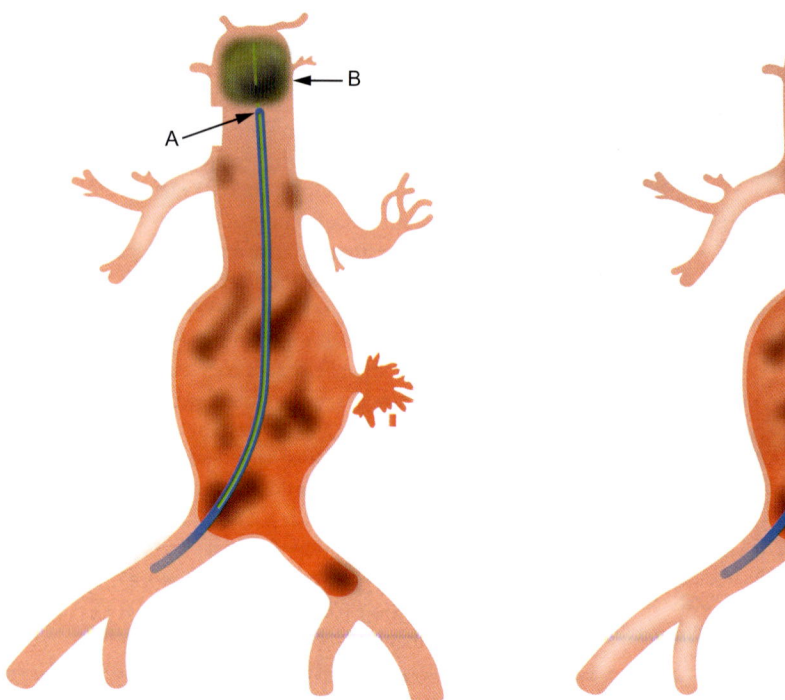

FIGURA 106.7 Balão em posição na aorta supracelíaca (T12). **A.** Ponta da bainha de 14 ou 16 Fr. **B.** Balão inflado sendo apoiado pela bainha. **C.** Ponta do sistema de entrega da endoprótese entre o balão e o endotélio da aorta, já em posição de liberação da endoprótese. Observe o balão em posição na aorta supracelíaca atuando como endoclampe.

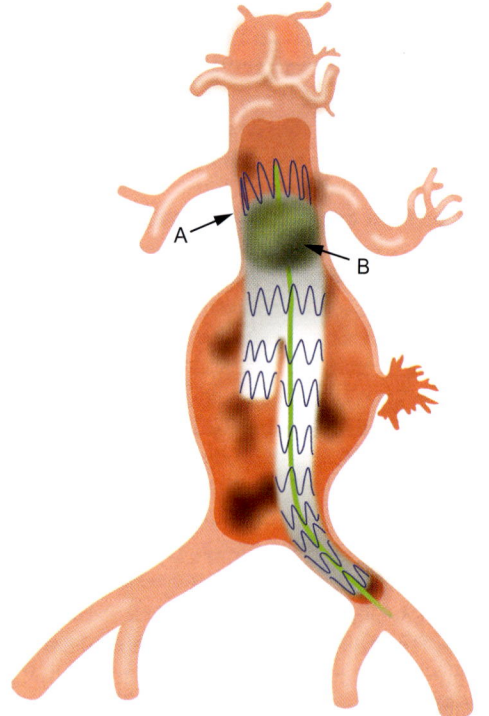

FIGURA 106.8 A. Endoprótese liberada por via justarrenal. **B.** Balão inflado no corpo da endoprótese para manter o controle do sangramento durante cateterização do coto contralateral e da implantação da extensão correspondente.

A mortalidade em 30 dias foi de 35% no grupo endovascular e 37% no grupo da cirurgia aberta, portanto, sem diferença significativa.

Apesar desses dados, estudiosos no assunto, sobretudo Frank Veith e Rockman,[67] alegam que as conclusões desses três ensaios clínicos randomizados são falhas, enganosas e erradas. Argumentando que avaliaram esses estudos em detalhes, observaram que no ensaio AJAX e no ECAR, os pacientes foram selecionados anatomicamente, mas o IMPROVE representa uma prática clínica pragmática. Ao analisarem tais ensaios, esses estudiosos verificaram que no IMPROVE, que foi o mais bem elaborado dos pacientes randomizados, nos 154 tratados por vias endovasculares, a mortalidade foi de 27%, tendo sido de 38% a mortalidade nos 112 pacientes tratados com cirurgia aberta. Afirmaram que o ensaio IMPROVE mostra a superioridade do tratamento endovascular sobre a cirurgia aberta no AAAr. Questionam por que uns conseguem bons resultados e outros não. Consideram que faltaram as intervenções coadjuvantes de preparo dos pacientes para a cirurgia, representadas pela hemostasia hipotensiva e o controle da hemorragia com o balão de oclusão na aorta supracelíaca. Sugerem dicas e táticas para obtenção do controle da aorta supracelíaca com balão, alertando que não se trata de técnica simples. Orientam para um dos pontos estratégicos que é a "hemostasia hipotensiva", atentando-se ao estado de vigília do paciente. Dizem eles que, quando a hemostasia hipotensiva não funciona, então é indicado o controle da hemorragia com BOA, cuja necessidade é de aproximadamente 25% dos casos.

Nessa situação, segundo eles, um bom planejamento e uma boa preparação são muito importantes para o sucesso do procedimento, fazendo com que a cirurgia endovascular se torne superior à cirurgia aberta no tratamento do AAAr. Citam como prioritária a utilização da via femoral, empregando a técnica de Malina e Veith, e a de Larson.

Os autores desse capítulo concordam, mas são da opinião de que, em situações de grave instabilidade pressórica, havendo o cateter Fogarty® de oclusão OCC 8/14 Fr disponível, pode-se utilizar a artéria braquial ou axilar, pois ambas dispensam o uso de radioscopia no primeiro momento.

Também é muito importante otimizar a qualidade da função do balão, qualquer que seja ele e a via de acesso, não o deixando inflado por mais de 30 minutos. Se necessário mais do que isso, é preciso desinflá-lo lentamente e mantê-lo assim por pelo menos 3 minutos, a cada 15 minutos, para possibilitar a irrigação visceral. Ao término da necessidade do balão, deve-se desinflá-lo muito lentamente e deixá-lo no local até ficar garantido que não se precisará mais dele. Caso haja distúrbio hemodinâmico por síndrome de reperfusão, ao ser inflado novamente o balão poderá ajudar no controle da pressão. Encerrado a sua necessidade, deve ser retirado imediatamente, prosseguindo-se com a cirurgia.

Metanálises, ensaios, diretrizes e estudos observacionais

Uma metanálise de 39 estudos[68] demonstrou que em um total de 1.277 pacientes, 200 (14,1%) necessitaram de BOA. A mortalidade foi significativamente menor em estudos com maior taxa de utilização do BOA, sugerindo que o seu uso em pacientes instáveis por AAAr submetidos a implante de endoprótese pode melhorar os resultados.

De acordo com a recomendação 68 das diretrizes da European Society for Vascular Surgery (ESVS) 2019,[69] a oclusão da aorta com balão para controle proximal deve ser considerada em pacientes hemodinamicamente instáveis por AAAr, submetidos a cirurgia endovascular ou aberta, com nível de evidência IIa C.

Em 2016, foi publicada uma revisão e metanálise[70] indicando que a cirurgia endovascular para paciente com AAAr hemodinamicamente instável ou estável pode associar-se à diminuição da mortalidade hospitalar em comparação com a cirurgia aberta: 37% *vs.* 62%, *p* = 0,009.

Essas e outras informações apoiam o emprego crescente do reparo endovascular do AAAr[71] e são fortalecidas por um grande estudo do Medicare[72] que conta com mais de 10 mil pacientes com AAAr, dos quais 1.126 foram submetidos ao reparo endovascular. Após o pareamento de escore de propensão, a mortalidade peroperatória foi de 33,8% após o reparo endovascular *vs.* 47,7% após o reparo aberto (*p* < 0,001). Essa diferença persistiu ao longo de 4 anos. Os autores concluíram que o reparo endovascular para AAAr é associado à menor mortalidade peroperatória e a longo prazo, e que a crescente adoção do reparo endovascular para AAAr relaciona-se com redução geral na mortalidade dos pacientes hospitalizados por AAAr.

Uma outra metanálise de séries publicadas sobre cirurgia endovascular no AAAr demonstrou que em 60% foram implantadas endopróteses bifurcadas.[73] Outros relatos sugerem que o implante de endoprótese bifurcada pode referir-se à menor mortalidade que o implante de endoprótese aortouni-ilíaca,[74,75] e o ensaio IMPROVE[76] sugere que a incidência de infecção é menor nos implantes bifurcados. O importante é que os dispositivos utilizados para AAAr devam ser aqueles com os quais o cirurgião tenha experiência nos procedimentos eletivos e a equipe operacional esteja habituada.

A opção bifurcada é mais adequada anatomicamente e evita um enxerto femorofemoral cruzado, mas uma desvantagem é o tempo necessário para cateterizar o coto contralateral, o que representa um fator vital em pacientes com AAAr, pois qualquer atraso na eliminação do aneurisma pode ter impacto negativo na sobrevivência. A abordagem com endoprótese aortouni-ilíaca é mais fácil e rápida, tem uma taxa de elegibilidade mais alta e requer menos endopróteses em estoque, mas também exige um enxerto femorofemoral cruzado. Esse último apresenta todas as desvantagens de uma derivação extra-anatômica, incluindo-se o fato de que, em caso de anestesia local, esta pode ter que ser convertida em geral.

A recomendação 69 das Diretrizes ESVS 2019[69] aponta que em pacientes submetidos a reparo endovascular para AAAr, um dispositivo bifurcado é preferível a um dispositivo aortouni-ilíaco, sempre que anatomicamente adequado, com nível de evidência IIa C.

Um aspecto técnico importante do procedimento endovascular de emergência é o grau de superdimensionamento da endoprótese em caso de hipovolemia. A condição hemodinâmica do paciente na apresentação pode influenciar isso e, para evitar um *endoleak* do tipo I intraoperatório ou tardio, deve-se superdimensionar o diâmetro da endoprótese em 30%, com base em ATC realizada com o paciente hipotenso.[77,78]

Heparinização intraoperatória

Embora a heparinização sistêmica intraoperatória seja conduta universal durante o reparo de AAA eletivo, a administração intraoperatória de heparina por via intravenosa durante a cirurgia aberta ou endovascular do AAAr é controversa. O risco de hemorragia, discrasia e síndrome compartimental deve ser considerado contra os benefícios da proteção tromboembólica fornecida pela heparina.[79,80] Ao nosso ver, é prudente administrar heparina, mesmo que seja em baixas doses (35 UI/kg/peso, por exemplo), imediatamente após o controle do sangramento ao inflar o BOA ou com clampe, em caso de cirurgia aberta. A recomendação 69 da ESVS 2019[69] indica a anticoagulação sistêmica durante a cirurgia endovascular, assim que o aneurisma esteja totalmente reparado (com sistema de entrega e bainhas ainda no lugar) ou o controle aórtico com BOA realizado.

Anestesia local ou geral

Em uma análise *post-hoc* do ensaio IMPROVE,[81] os pacientes que receberam endoprótese sob anestesia local tiveram grande redução da mortalidade, em 30 dias, em comparação com aqueles que receberam anestesia geral.

Diferenças nas recomendações do NICE 2020 e do ESVS 2019

Na análise das diferenças entre as diretrizes do Instituto Nacional de Excelência em Saúde e Cuidados 2020 (NICE 2020) e da ESVS 2019 para AAA,[82] o comitê NICE recomenda o uso do reparo endovascular para AAAr em mulheres, mas indica a cirurgia aberta para AAAr em homens com idade < 71 anos, com base em modelos econômicos internos. Preconiza o uso do reparo aberto ou endovascular nos casos não complexos e não recomenda o procedimento endovascular em casos complexos, exceto em ensaios clínicos randomizados. O comitê ESVS 2019, por sua vez, recomenda a cirurgia endovascular como primeira opção em todos os casos e quaisquer das duas modalidades nos casos complexos.

Também na Tabela 1 da página 38 das Diretrizes ESVS 2019[69] é apresentada a experiência, publicada, de vários pesquisadores, comparando a mortalidade peroperatória em elevado percentual das cirurgias aberta e endovascular no AAAr, em pacientes operados entre os anos 1994 e 2014. O total compilado é de 121.507 pacientes, dos quais 103.717 foram submetidos à cirurgia aberta e 17.790 à cirurgia endovascular. A mortalidade foi de 26% na cirurgia endovascular *vs.* 39,6% no reparo aberto. Apenas uma dessas publicações exibe mortalidade maior (44%) no procedimento endovascular contra 39% na cirurgia aberta.

INFRAESTRUTURA NECESSÁRIA PARA A CONDUTA ENDOVASCULAR

A existência de infraestrutura adequada é essencial para a abordagem endovascular do AAAr. Protocolos que empregam algoritmos com ações sincronizadas interdisciplinares e hierarquizadas, aporte de material adequado e intensificador de imagem com recursos de subtração digital são indispensáveis para esse procedimento. Injetora de contraste é muito útil, mas se não estiver disponível ou falhar durante o procedimento, pode ser substituída por um cateter *pigtail* de 7 Fr, ou bainhas calibrosas que possibilitem injeções de contraste manualmente, em volume e velocidade suficientes. Essa tática pode ser potencializada com um cateter *pigtail* de 6 ou 7 Fr entre L1 e L2 (Figura 106.9 A), introduzido por uma bainha de 7 Fr para o *pigtail* de 6 Fr, ou por uma bainha de 8 Fr para o *pigtail* de 7 Fr, e injetando-se contraste simultaneamente na bainha e no *pigtail*. O fenômeno de compressão do contraste pelas injeções proximal e distal simultâneas, denominado angiografia compressiva, fornece excelente efeito contraste, especialmente se a bainha for longa, com a ponta posicionada na bifurcação da aorta (Figura 106.9 B). O posicionamento da ponta do *pigtail* entre L1 e L2 evita a fuga do contraste para a artéria mesentérica superior, otimizando-o para as renais e para o segmento aortoilíaco (Figura 106.9).

É necessário que haja material de disponibilidade imediata (Quadros 106.1 e 106.2), como os descritos nesses quadros. Nos pacientes com ruptura contida, as endopróteses bifurcadas são implantadas com mais tranquilidade (Quadro 106.2).

Diâmetro do colo dos aneurismas rotos e diâmetro e comprimento das artérias ilíacas

Em revisão de 100 projetos para implante de endopróteses em AAA produzidos a partir de imagens de ATC (Quadro 106.3), verificou-se que 80 desses aneurismas tinham colo com diâmetro inferior a 28 mm; 16 tinham colo maior que 28 mm, mas menor que 30 mm; e apenas dois tinham colo com diâmetro maior que 30 mm; 49 ilíacas tinham diâmetro variando de 10 a 14 mm, 48 tinham colo com diâmetro de 15 a 17 mm, e apenas três tinham colo com diâmetro superior a 18 mm. Espinosa[83] e Mehta et al.[84] encontraram achados similares.

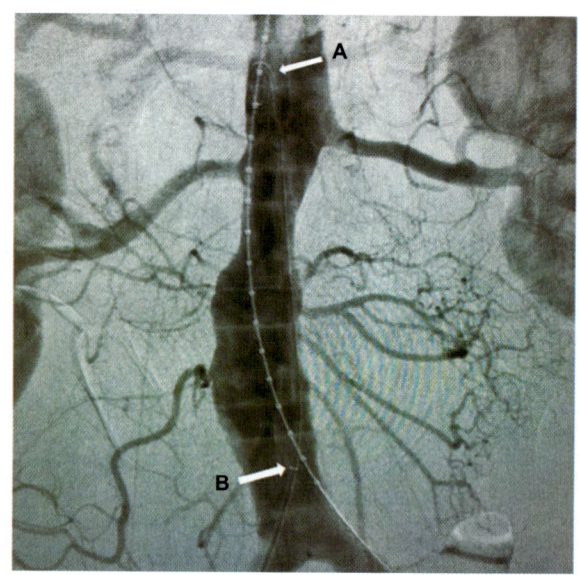

FIGURA 106.9 Angiografia compressiva por injeção simultânea. **A.** Administração de 5 mℓ de contraste diluído em 5 mℓ de soro em seringa de 10 mℓ, sob pressão manual, no *pigtail* de 6 Fr com ponta entre L1 e L2. **B.** Simultaneamente, mesmos volume e diluição são injetados pela bainha longa de 7 Fr ou mais calibrosa, com ponta na bifurcação da aorta. Observe que o *pigtail* de 6 Fr encontra-se por dentro dessa bainha.

QUADRO 106.1 Material para tratamento de ruptura do aneurisma da aorta abdominal pela via endovascular.

Materiais	Tipo	Calibre	Comprimento (cm)	Quantidade
Fios	Hiper-rígidos	0,035"	260	2
	Hidrofílicos	0,035"	260	2
Cateteres	H1	5 Fr	100	1
	Mamária	5 Fr	100	1
	Cobra 2	5 Fr	80	1
	Newton 3	5 Fr	100	1
	Vertebral ou MPA1	5 Fr	125	1
	Simmons 1	5 Fr	100	1
	Pigtail cent	5 Fr	100	1
	Pigtail	6 ou 7 Fr	100	1
Bainhas	Introdutor	5 ou 6 Fr	12 a 13	2
		7 ou 8 Fr	30 a 50	1
		14 ou 16 Fr	40 a 60	2
Balões	Látex complacentes	28 ou 46 mm	80 a 120	2
	Fogarty® OCC	8/14 Fr	80	1
	■ CODA™ ■ GIANT-S™ ■ BRAILE® ■ QUALIZER™ ■ E-XPAND™ ■ RELIANTE™ Ou similares Cateter de 7 a 10 Fr	28 a 46 mm	80 a 140 Introdutor de 12 a 14 Fr	2

Elaborado pelos autores (2021).

QUADRO 106.2 Material disponível para tratamento endovascular de ruptura do aneurisma da aorta abdominal.

Material	Diâmetro (mm)	Comprimento (mm)
Endoprótese cônica aortouni-ilíaca	24, 28, 32, 36	105, 125,
Endoprótese bifurcada	24, 28, 32, 36	120, 150, 170
Extensões ilíacas	12, 16, 20	40, 60, 70, 120
Endopróteses oclusoras	18, 20, 24	20 ou 30
Bainhas	14 a 16 Fr	40 ou 60 cm
Balões de látex (CODA®, Giant-S™ Equalizer™, E-xpand™, Fogarty® OCC 8/14 Fr ou similares	28 a 46 Bainha de 12 a 14 Fr	20 a 33 (dos balões)

Elaborado pelos autores (2021).

QUADRO 106.3	Tratamento endovascular de ruptura do aneurisma. Revisão de 100 projetos para endoprótese de aneurisma da aorta abdominal.
Aneurisma (n)	**Colo (diâmetro – mm)**
80	< 28
16	> 28 ≤ 30
2	> 30
Ilíacas (n)	**Diâmetro (mm)**
49	10 a 14
48	15 a 17

Logística do atendimento a pacientes com aneurisma roto da aorta abdominal

Ao ser acionado para atendimento a um paciente com AAAr que já se encontra em uma unidade de emergência ou sendo conduzido para ela, o cirurgião deve mobilizar toda a equipe para o local imediatamente. É de vital importância que todos se desloquem para o hospital juntamente com o cirurgião. O anestesista deve ir direto para o centro cirúrgico, a fim de preparar a infraestrutura para receber o paciente. Se o paciente já tiver sido diagnosticado quando transportado, é conveniente que ele seja levado diretamente para o centro cirúrgico, onde há melhor estrutura para pronto atendimento, desde que lá já se encontre a equipe, de preferência com dois anestesistas. Devem-se evitar manobras protelatórias na unidade de emergência ou na unidade de terapia intensiva (UTI).

Se houver possibilidade de conduzir o paciente para realização de exame tomográfico, é mais seguro que essa avaliação seja feita na sala de cirurgia, onde há condições mais adequadas, inclusive de posicionar um balão na aorta a fim de que o paciente seja transportado para outros setores do hospital com menor risco de perda do controle da hemorragia, especialmente se for para a ATC. Com o

balão em posição, deve-se mantê-lo vazio, conservando a tática da hemostasia hipotensiva; em seguida, administrar heparina parcialmente (35 UI/kg de peso), devido à presença do balão, e transportar. Se mantiver o balão sobre L1 e L2, quando ele for inflado estará no colo do aneurisma, mantendo fluxo para o tronco celíaco e a mesentérica superior. Se não for transportar o paciente e já estiver no centro cirúrgico, o preparo da cirurgia, endovascular ou aberta, é realizado concomitante com o da anestesia e com os acessos venosos de infusão, controle da pressão arterial média (PAM) e outros monitoramentos.

Se for cirurgia endovascular, iniciar com anestesia local. Uma vez que se decida pela técnica endovascular, o monitoramento do paciente deve ser feito com os elementos minimamente indispensáveis para a condução da anestesia. O paciente não deve ser sedado nem receber volume enquanto a equipe não estiver totalmente paramentada, e um BOA posicionado, pronto para ser inflado em caso de necessidade.

O balão (Figura 106.4) pode ser posicionado percutaneamente por uma das artérias femorais através de uma bainha 14 a 16 Fr × 40 a 60 cm (Figura 106.6) cuja ponta é posicionada em nível suprarrenal ou supracelíaco. Ele deve ser inflado a este nível para obter a oclusão da aorta, seguindo as técnicas de Malina[51] e de Larzon[52] (Figuras 106.7 e 106.8).

A introdução do balão também pode ser feita por dissecção das artérias do membro superior esquerdo, através da artéria braquial ou axilar por onde se introduz sob visão direta, uma bainha 5 Fr, a qual servirá para cateterizar a aorta abdominal através de cateter mamária, Simmons 1 ou *pigtail* 5F sobre fio guia hidrofílico. Troca-se por fio guia hiper-rígido e diretamente sobre este, introduzimos o balão na artéria, sem o uso de bainhas (Figura 106.10 A e B), ou seja, o cateter-balão substitui diretamente a bainha 5 Fr, dispensando a bainha 12Fr por onde navega esse tipo de balão. Posiciona-se o mesmo na aorta suprarrenal ou sobre os corpos de L1 e L2 (Figura 106.10 C), porque neste nível estará no colo do aneurisma, liberando o fluxo para o tronco celíaco e mesentérica superior.

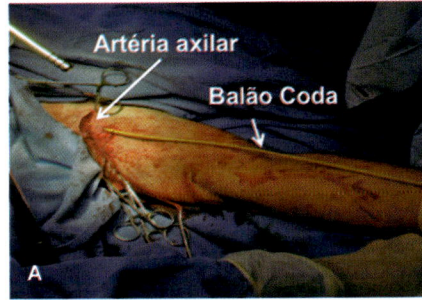
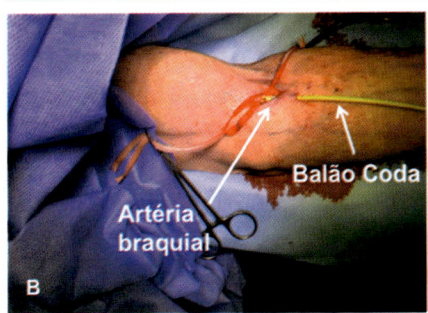
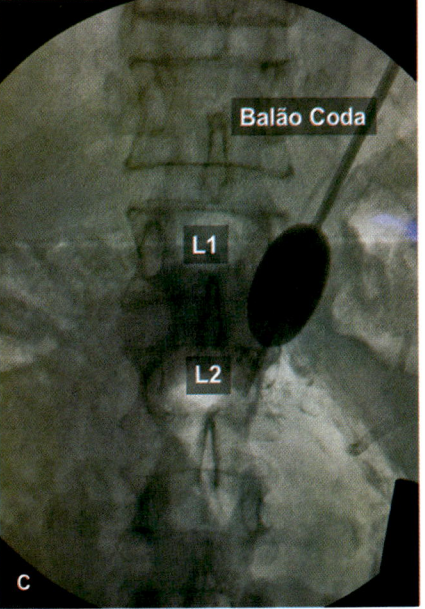

FIGURA 106.10 Cateter-Balão CODA®. **A.** Introduzido por dissecção da artéria axilar. **B.** Introduzido por dissecção da artéria braquial esquerda na prega do cotovelo, sob radioscopia. Note a punção sob visão direta dessas artérias, mas percutaneamente, sem bainha própria, que seria 14F, no mínimo. **C.** Balão sobre os corpos L1 e L2 em posição de trabalho, deixando livre o fluxo para o tronco celíaco. Havendo disponibilidade do cateter Fogarty® de oclusão OCC 8/14 Fr, o acesso pode ser feito por dissecção da artéria braquial sem ajuda de bainha, fio-guia ou técnicas de cateterismo (Figuras 106.5, 106.11 A e B, 106.12 A a D, 106.13 A e B) considerando que ele é fluxo-digível, tipo cateter de Swan-Ganz. Se não houver radioscopia disponível no momento, o balão deve ser posicionado quatro a seis dedos transversos abaixo do processo xifoide (apêndice xifoide) ou, se houver radioscopia, sobre os corpos de L1 e L2 (Figuras 106.11 B, 106.12 D e 106.13 B). Com esses dispositivos, que garantem o controle da hemorragia durante os acessos, prossegue-se com o tratamento endovascular, posicionando-se os cateteres e fios-guia, seguidos do adequado posicionamento e liberação das endopróteses. É claro que, com o balão sobre os corpos de L1 e L2 quando se utiliza a via braquial, será necessário esvaziá-lo um pouco e recuá-lo para nível de T12 no momento de posicionar e liberar a endoprótese.

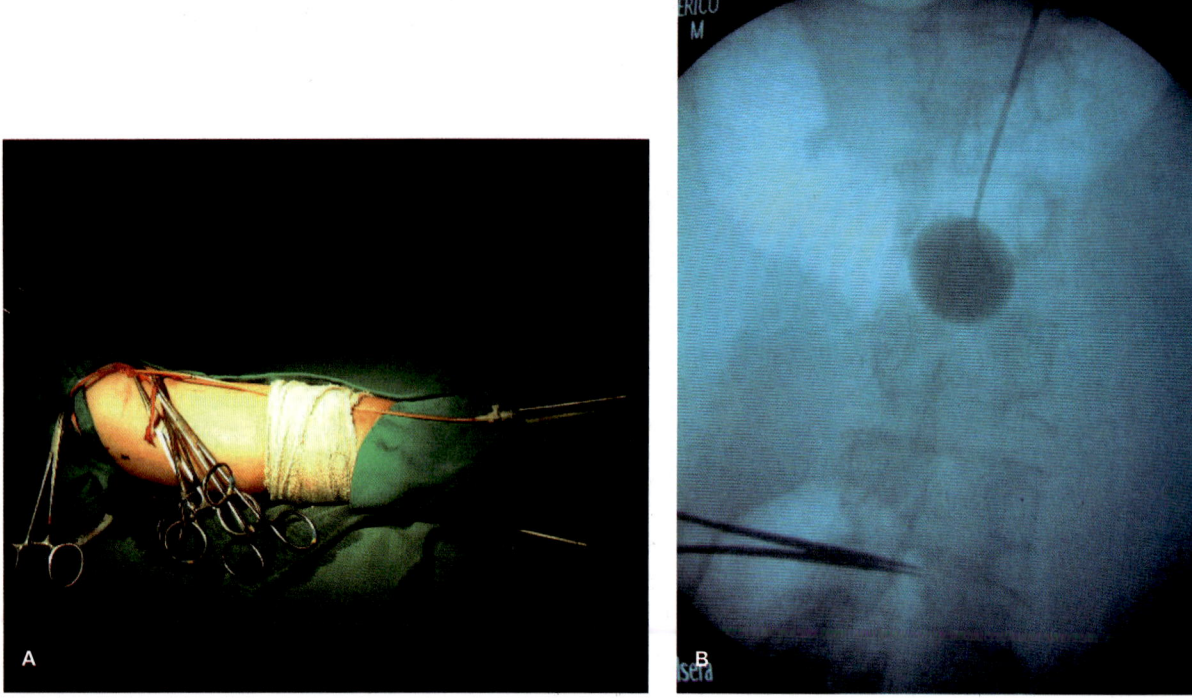

FIGURA 106.11 Balão Fogarty® de oclusão OCC 8/14 Fr via braquial. **A.** Fixado com atadura no antebraço para não migrar para a bifurcação aórtica. **B.** Com 10 mℓ, pesa 11,3 g e dilata para 28 mm.

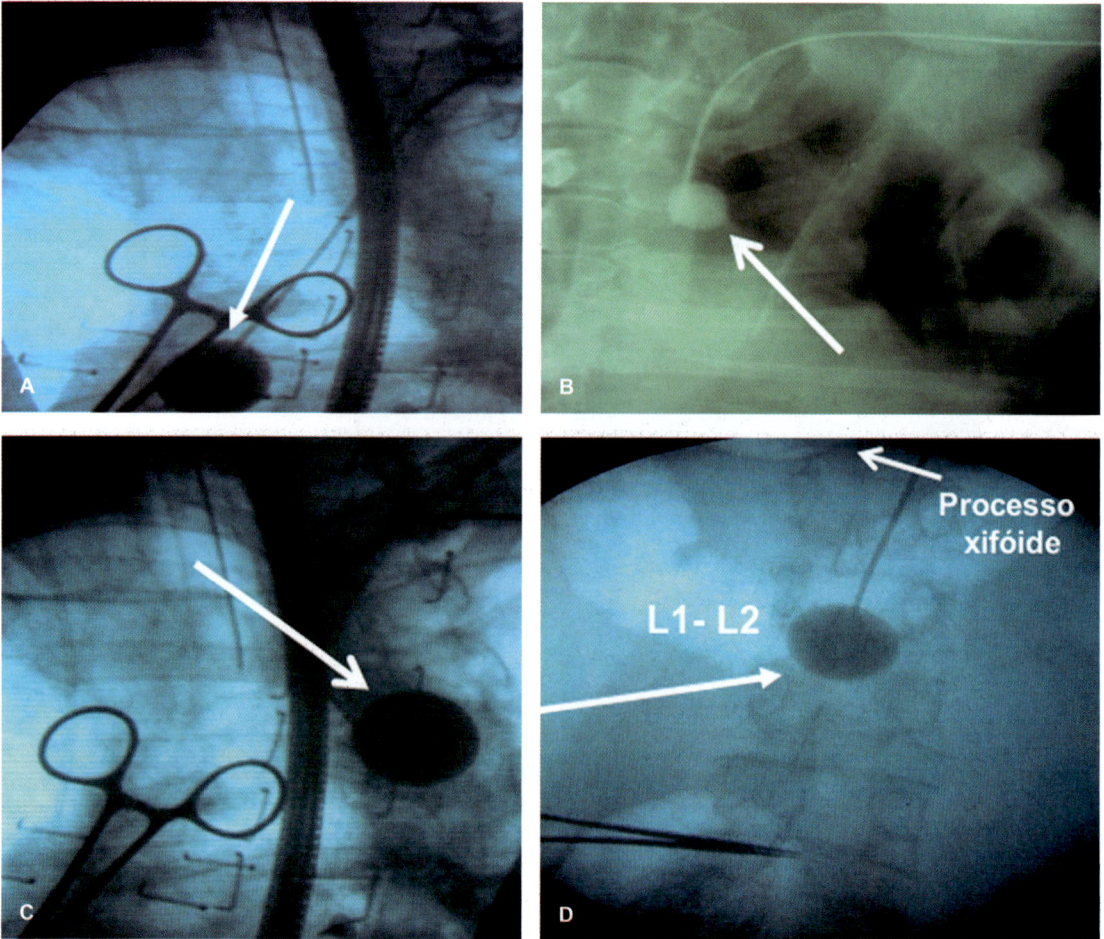

FIGURA 106.12 Balão Fogarty® de oclusão OCC 8/14 Fr **A.** Na aorta ascendente com 3 mℓ de soro. **B.** Ao ser tracionado, encunhará no óstio da subclávia esquerda. **C.** Ao ser liberado, o fluxo o conduz para a aorta abdominal. **D.** Sobre os corpos de L1 e L2 que correspondem ± de quatro a seis dedos transversos abaixo processo xifoide. Balão inflado com 10 mℓ, dilata para no máximo 28 mm.

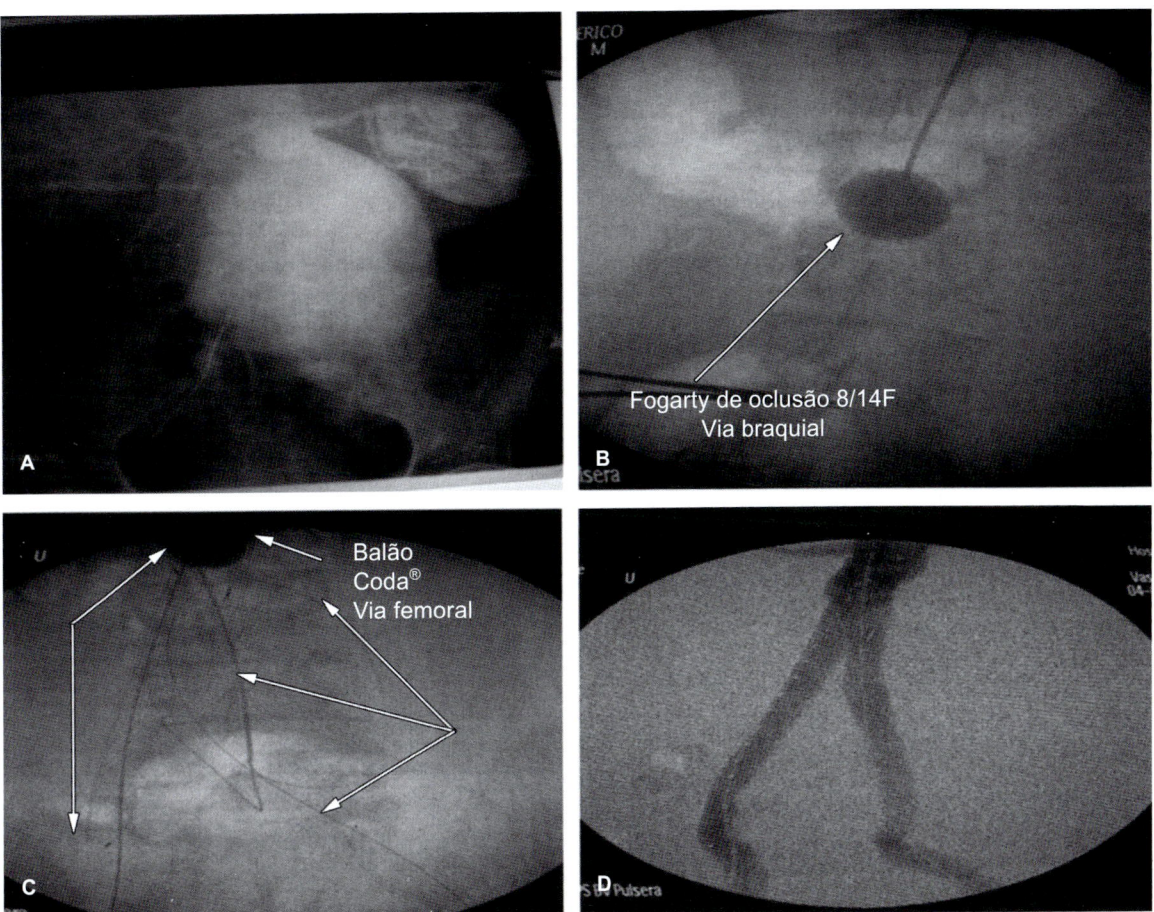

FIGURA 106.13 **A.** Aneurisma roto da aorta abdominal. **B.** Balão Fogarty® de oclusão sobre os corpos de L1 e L2 via braquial. **C.** O balão de oclusão estava inicialmente introduzido pela artéria braquial, porém houve grande dificuldade do cateterismo contralateral, conforme demonstrado pela tortuosidade do fio na seta 1, o que nos obrigou a introduzir um balão CODA via femoral direita – seta 2, retirar o Fogarty® de oclusão via braquial para que o cateterismo do ramo fosse possível por esta via. **D.** Endoprótese bifurcada excluindo o aneurisma.

Condições endovasculares não disponíveis de imediato

Se o intensificador de imagem ou o técnico habilitado não estiverem disponíveis de imediato, pode-se optar pela utilização de cateter-balão Fogarty® de oclusão OCC 8/14 Fr conforme descrito acima. Se necessário, deve-se inflar o balão, esvaziando-o por 3 a 5 minutos a cada 15 minutos (sugestão nossa e protocolo de Miura),[32] até os materiais estarem disponíveis, juntamente com a endoprótese. Conseguindo o material endovascular, e se não for possível dispor de TC, pode-se avaliar o diâmetro aproximado do colo do aneurisma e das ilíacas com angiografia por cateter centimetrado ou ultrassom intravascular (IVUS) e prosseguir com o plano de tratamento endovascular. Se não houver condições de tratamento endovascular, usa-se o balão para o controle inicial do dano até a abordagem cirúrgica aberta do colo do aneurisma. Infelizmente, o cateter-balão Fogarty® de oclusão OCC 8/14 Fr, que é fluxo dirigível e pode dispensar radioscopia, não tem sido de fácil aquisição em nosso meio.

Técnica de utilização do Fogarty® de oclusão OCC 8/14 Fr via artéria braquial para controle do dano

Conduz-se o paciente para a sala de cirurgia e providencia-se o preparo para a cirurgia; procede-se à assepsia e à antissepsia habitual e também à do membro superior esquerdo, que será estendido em uma mesa, colocado em posição perpendicular à esquerda da mesa cirúrgica; concomitantemente com os demais preparos, disseca-se

a artéria braquial esquerda na prega do cotovelo por incisão cutânea longitudinal (Figura 106.5 A). Deve-se solicitar ao anestesista que não infunda volume no paciente, que deixe tudo pronto para a indução anestésica e que não injete nenhuma substância sedativa ou relaxante no mesmo até o término dessa manobra.

Se o intensificador de imagem ainda não estiver disponível no local, é preciso observar as marcas de profundidade de inserção existentes a cada 10 cm de cateter (Figuras 106.4 G e 106.5 C), a fim de avaliar o comprimento necessário para que sua ponta fique posicionada mais ou menos quatro a seis dedos transversos abaixo do processo xifoide (apêndice xifoide), local do seu posicionamento final.

Controlam-se o fluxo e o refluxo da artéria braquial esquerda com garrote de Rummell modificado (fita cardíaca por dentro de 6 cm de equipo de soro formando laço) (Figura 106.5 D), ou aplica-se laço proximal e distal com *Vessel loop*. Faz-se arteriotomia longitudinal de ± 0,5 cm na referida artéria. Introduz-se, pela arteriotomia, o cateter-balão de oclusão (OCC) 8 a 14 Fr (Figura 106.5 B) até sua ponta atingir a medida calculada de dois a três dedos transversos à direita da incisura jugular (fúrcula esternal). Nesse momento, retira-se o estilete do cateter e injetam-se 3 mℓ de soro fisiológico no balão (Figura 106.12 A). Traciona-se o cateter até se sentir a resistência do balão que, nesse momento, deve estar de encontro ao óstio da subclávia esquerda (Figura 106.12 B). Nessa posição, o balão fica posicionado no início da aorta descendente (Figura 106.12 C).

A seguir, é necessário continuar a injetar soro fisiológico no balão, de maneira intermitente, à razão de 0,5 mℓ de soro fisiológico de cada vez (ele comporta 10 mℓ), afrouxando o garrote de Rummell proximal para deixar o cateter livre, de modo que o fluxo sanguíneo o conduza em direção à aorta abdominal – considerando que, com o peso do balão contendo líquido, o dispositivo torna-se fluxo-dirigível. Nos procedimentos realizados pelos autores deste capítulo, todos os balões foram conduzidos pelo fluxo sanguíneo até a aorta abdominal. A ponta do cateter é, então, posicionada mais ou menos quatro a seis dedos transversos abaixo do processo xifoide (apêndice xifoide), estrutura que se identifica facilmente por palpação manual no fim do esterno, ou seja, o balão estará no nível dos vasos viscerais, com a ponta próxima ao colo do aneurisma (Figura 106.12 D). Se houver radioscopia ou condições de fazer uma radiografia simples de abdome, o balão pode ser colocado sobre os corpos de L1 e L2 para ocluir somente o colo do aneurisma, sem ocluir o tronco celíaco e a artéria mesentérica superior. Continuar a injetar a solução salina estéril na proporção de um de contraste e três de solução até sentir o aumento da resistência do balão, o desaparecimento da pulsação nas artérias femorais do paciente e o aumento da PAM. Com esses parâmetros, temos certeza de que a aorta está ocluída. Se tiver que inflar o balão, é necessário que o paciente seja induzido com anestesia geral, pois poderá ocorrer dor intensa devido à isquemia aguda, por isso o balão só deve ser inflado se a PAM decair para ≤ 50 mmHg.

O balão comporta 10 mℓ de solução salina e, com esse volume, ele expande para 28 mm de diâmetro e pesa 11,3 g (Figuras 106.11 B, 106.12 D e 106.13 B). O diâmetro médio do colo dos aneurismas de aorta é de 24 mm, e, mesmo nos casos de AAAr, o colo destes não tem diâmetro maior que os dos aneurismas não rotos.[84]

Quando o balão progride livremente ou espontaneamente ritmado com os batimentos cardíacos ou por manipulação do operador, é sinal de que ele está indo em direção à aorta abdominal. Não há risco de entrar em ramos, porque ele está inflado parcialmente. Se estiver indo em direção oposta, ou seja, em direção cardíaca, o trajeto de navegação é mais curto e, assim, observa-se

logo resistência à sua progressão e o surgimento de arritmia evidenciada no monitor cardíaco.

Para que o balão não continue a descer espontaneamente para dentro do aneurisma, é necessário fixá-lo no antebraço esquerdo do paciente com uma atadura de crepom (Figuras 106.10 A e 106.11 A), porque com esse volume de solução salina com contraste ele pesa 11,3 g (Figuras 106.11 B e 106.12 D).

Se o paciente estiver estável e a equipe cirúrgica já estiver paramentada com o paciente pronto e as bainhas, os cateteres, o balão e os fios-guia posicionados sob anestesia local, mantém-se o balão desinflado e solicita-se ao anestesista que proceda à indução anestésica. Somente a partir desse momento é permitida a injeção de qualquer substância no paciente, seja sedativa ou relaxante. Até a reposição de volume deve ser evitada enquanto o balão não estiver posicionado. O balão só deverá ser inflado se, com a indução anestésica, houver hipotensão em torno de 50 mmHg de PAM ou choque, fenômeno que ocorreu em todos os 14 casos de cirurgia aberta acompanhados pelos autores deste capítulo, que acabaram por comprovar o benefício hemodinâmico da ação desses balões na hemorragia abdominal grave. Além desses casos, um trabalho experimental, no qual o balão foi inflado e desinflado 80 vezes, com excelente resposta hemodinâmica,[85] também corrobora esse benefício (Figura 106.14). Um achado adicional relevante observado nessa experimentação foi que, após repor 15 a 28% do sangue retirado, com o balão vazio, a PAM não aumentou; ao inflar o balão, ela ultrapassou os níveis basais (Figura 106.14, *última seta à direita*).

Em caso de opção pela técnica endovascular com o balão posicionado na artéria braquial ou axilar, após dissecção ou punção das artérias femorais, que deve ser feita em concomitância com o posicionamento do balão na aorta, o paciente deve ser heparinizado com baixa dose, de pelo menos 35 UI/kg/kg de peso, devido à presença do balão e, a seguir, efetua-se o procedimento endovascular como se fosse eletivo. Instalam-se os acessos pelas artérias femorais; no momento de ultrapassar com os materiais ao lado do

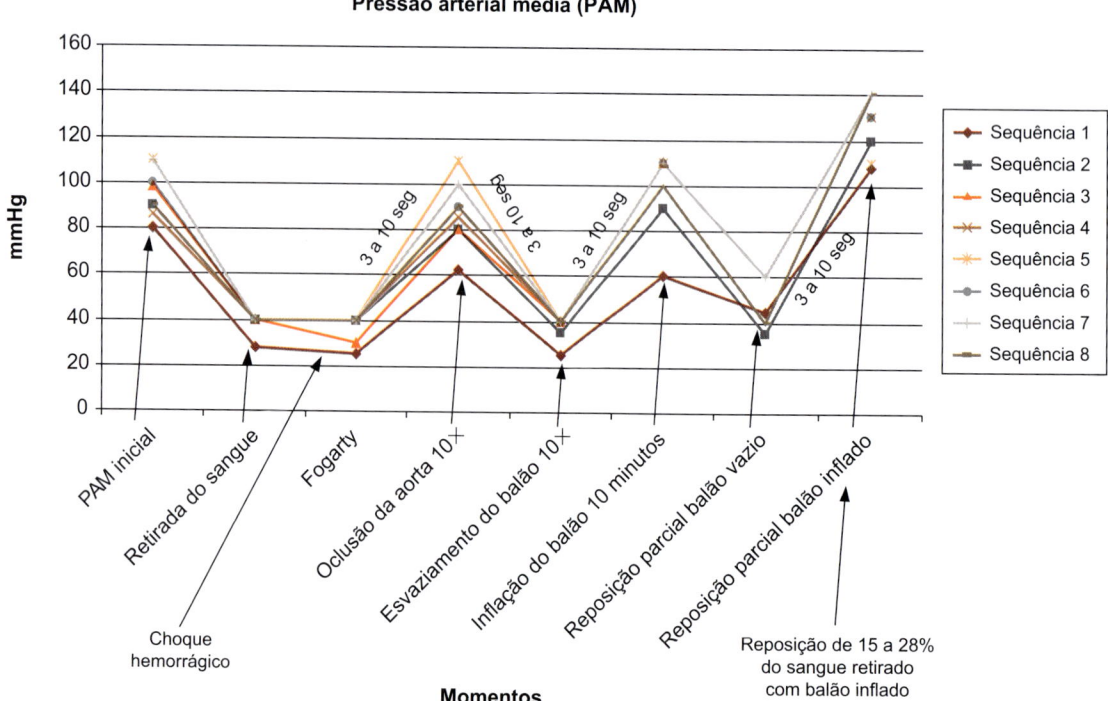

FIGURA 106.14 Comportamento da pressão arterial média (PAM) em oito animais diante de inflação e esvaziamento do balão na aorta, repetidos 80 vezes. Observe nas três últimas setas verticais à direita que a PAM ultrapassou os valores basais após repor 15 a 28% do sangue retirado, estando o balão insuflado; com o balão vazio, continuava hipotenso.

balão, já posicionado e inflado, é necessário fazê-lo com cuidado para evitar sua ruptura. O sistema que conduz a endoprótese passa entre o balão e o endotélio da aorta, e se imprescindível pode-se esvaziar o balão um pouco.

Uma vantagem adicional de se utilizar a via braquial para a introdução do balão, quando não se dispõe das bainhas calibrosas e longas para conduzir e sustentar o BOA via femoral, é a possibilidade de posicioná-lo no colo do aneurisma sem interromper o fluxo para as artérias viscerais, enquanto se acessam as artérias femorais. Se não houver condições materiais para o implante de endoprótese, mantém-se o balão em posição, procede-se ao reparo aberto e obtém-se o controle definitivo da hemorragia com aplicação de uma pinça vascular no colo do mesmo, abaixo das artérias renais. Nesse momento, o balão deve ser esvaziado e retirado. A partir daí, prossegue-se com a cirurgia como se eletiva fosse.

Mehta[53] recomenda não heparinizar para evitar a síndrome compartimental abdominal, mas é conduta controversa, especialmente se é empregado o BOA.

Condições endovasculares disponíveis de imediato

Proteção com balão via artéria axilar ou braquial

Se a escolha é pela via braquial, deve-se dissecar a artéria braquial ou axilar e enlaçá-la com *Vessel loop* ou garrote de Rummell para o controle do fluxo e do refluxo. Se for utilizar o cateter Fogarty® de oclusão OCC 8/14 Fr, ele deve ser introduzido por dissecção da artéria e arteriotomia longitudinal. Se a opção for por balão de acomodação das endopróteses na aorta, tipo CODA®, Giant-S®, Braile®, Equalizer®, Reliant® E-xpand® ou similar (Figura 106.4 A a F e Quadro 106.1), sua introdução deve ser realizada por dissecção e punção da artéria braquial ou axilar, sob visão direta, introduzindo-se uma bainha de 5 Fr.

Cateteriza-se a aorta abdominal com o uso de cateter mamária de 5 Fr × 100 cm, ou Simmons 1, 5 Fr, ou *pigtail* de 5 Fr seguindo fio-guia hidrofílico 0,035" × 260 cm. Troca-se o fio-guia hidrofílico por fio-guia hiper-rígido 0,035" × 260 cm, retira-se a bainha de 5 Fr e, sobre esse fio-guia, introduz-se um balão CODA® ou similar 30 × 33 ou × 40 mm, ou seja, o balão é introduzido diretamente na artéria braquial ou axilar esquerda, sem ajuda de bainha (Figura 106.10 A e B), e posicionado sobre os corpos de L1 e L2 (Figura 106.10 C), lembrando-se que só será inflado se a PAM decair abaixo de 50 mmHg. A bainha, para esses balões, teria que ser de 12 Fr que, para esse acesso, é totalmente inadequada e, nessa situação, é dispensável. Procede-se, a seguir, com o procedimento endovascular ou aberto.

No caso de cirurgia aberta, estando o aneurisma em situação justarrenal ou pararrenal, deve-se controlar o fluxo e o refluxo das arteriais renais com garrotes de Rummel em longo segmento de equipo de soro, para que fiquem reparados fora do campo de cada lado, e manter a ponta do balão no campo cirúrgico depois que se abre o AAA, de tal modo que o balão impeça o refluxo pela artéria mesentérica superior, a fim de não atrapalhar o campo cirúrgico e evitar a isquemia de refluxo[86] (Figura 106.15), que é a que produz a grave síndrome de reperfusão depois da liberação do fluxo visceral, causando choque ao paciente. Nesse caso da Figura 106.15, é possível visualizar a ponta do balão CODA® no campo cirúrgico, mas a artéria mesentérica superior era justarrenal, o aneurisma era pararrenal à direita, e a anastomose proximal foi feita em vigência desse refluxo de sangue da mesentérica superior para o campo, porque o balão não conseguiu excluir seu óstio que, por variação anatômica se encontrava justarrenal. Terminada a anastomose com a aorta, ao liberar o fluxo somente para os vasos viscerais, o paciente apresentou grave síndrome de reperfusão com acentuada

hipotensão, a qual, a inflação do balão também ajudou a recuperar. O refluxo pelas artérias renais foi impedido pelo garrote de Rummell, colocado em cada artéria renal (Figura 106.15, *seta*). Se o balão estiver sobre os corpos de L1 e L2, muito provavelmente sua ponta aparecerá no campo cirúrgico. Esse exemplo está sendo citado para reforçar a importância do balão no assunto discutido.

Proteção com balão via artéria femoral

Se houver condições materiais para o procedimento endovascular, a via femoral é mais rápida para proteção com o balão, porque pode ser realizada por punção percutânea das artérias femorais e dispensa a manobra de cateterismo pela artéria braquial para alcançar a aorta abdominal. Mas deve haver disponibilidade de dois balões de acomodação de endoprótese e duas bainhas de 14 ou 16 Fr × 40 a 60 cm de comprimento por onde serão introduzidos esses balões. Nesse caso, seguem-se as técnicas de Larzon[52] e de Malina,[51] da seguinte maneira: com o paciente sem sedação, sem reposição e sob anestesia local, faz-se punção percutânea de uma artéria femoral; procede-se à introdução de bainha de 5 Fr × 12 cm e, por ela, insere-se fio-guia hidrofílico de 0,035" × 260 cm de comprimento, seguido por um cateter H1 ou similar 5 Fr × 100 cm até a aorta ascendente. Troca-se o fio-guia hidrofílico por hiper-rígido de 0,035" × 260 cm de comprimento. Retira-se a bainha de 5 Fr e introduz-se uma de 14 ou 16Fr × 40 ou 60 cm de comprimento (Figura 106.6 A), posiciona-se a ponta da bainha no nível de T12. Troca-se o dilatador da bainha por um balão CODA®, Equalizer®, Giant-S®, Braile®, Reliant®, E-xpand® ou similar (Figura 106.4 A a F). Posiciona-se o balão acima da ponta da bainha (Figura 106.7 A e B). Pode-se inflá-lo de imediato ou deixá-lo em posição, pronto para ser inflado. Se o balão for inflado, a ponta da bainha deve ficar próxima a ele para evitar sua migração distal (Figura 106.7 A e B).

Pelo lado oposto ao que se introduziu a bainha de 14 ou 16 Fr, punciona-se percutaneamente a artéria femoral, introduz-se nela uma bainha de 5 Fr × 12 cm e heparina-se o paciente com 35 UI/kg/peso. Essa heparinização de baixa dose é empírica e sugerida pelos autores deste capítulo.

A seguir, introduz-se um cateter H1 pela bainha de 5 Fr, seguindo um fio-guia hidrofílico até a aorta descendente; troca-se o cateter

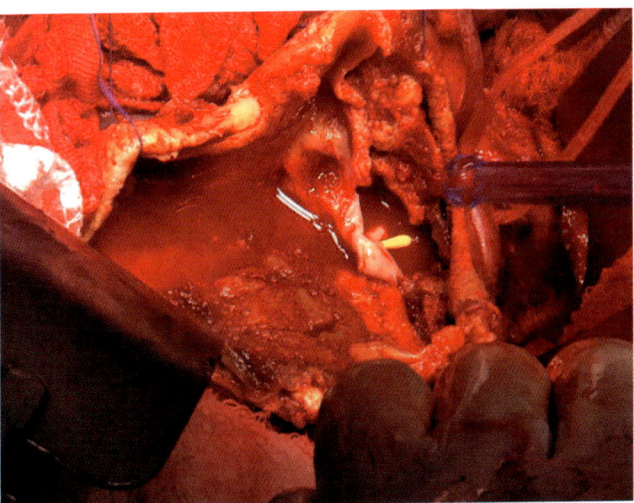

FIGURA 106.15 Ponta do balão CODA® no campo. Observe que não há pinça vascular. A artéria mesentérica superior era justarrenal e o aneurisma pararrenal à direita. A anastomose proximal foi feita em vigência desse sangramento por refluxo da mesentérica superior e, por isso, o balão não conseguiu evitá-lo. O refluxo pelas artérias renais foi impedido pelo garrote de Rummell que havia sido colocado em cada artéria renal. Observe o segmento de equipo de soro, componente do garrote de Rummell.

H1 por um centimetrado de 5 Fr × 100 cm, até as suas marcas radiopacas estarem posicionadas entre os corpos de L1 e L2. Por esse cateter e pela bainha calibrosa oposta, a que sustenta o balão, aplicam-se as injeções de contraste necessárias para avaliar as dimensões da aorta infrarrenal e das ilíacas, especialmente o comprimento, o que torna possível confirmar as dimensões das endopróteses a serem implantadas.

Costuma ser suficiente injetar pela bainha calibrosa uma mistura de 10 mℓ de contraste não iônico com 10 mℓ de solução salina estéril, em seringa de 20 mℓ e, simultaneamente, 10 mℓ de contraste, também a 1:1, com seringa de 10 mℓ, pelo cateter *pigtail* centimetrado, se a injetora não estiver disponível. A seguir, avança-se com o cateter centimetrado seguindo-o fio-guia hidrofílico até a aorta ascendente, troca-se o fio hidrofílico por um hiper-rígido de 0,035″ × 260 cm de comprimento. Em seguida, substitui-se a bainha de 5 Fr pela endoprótese a ser implantada, portanto, inicia-se a introdução das endopróteses pelo lado oposto ao que contém o balão inflado na aorta supracelíaca. Avança-se com a endoprótese bifurcada. A ponta do sistema de entrega navegará sobre o fio-guia hiper-rígido, entre o balão e o endotélio da aorta, (Figura 106.7 C) e posiciona-se a endoprótese em nível justarrenal. Libera-se a endoprótese na posição adequada (Figura 106.8 A). Usa-se sua bainha, ou troca-se sua bainha de entrega por outra bainha de 14 Fr para posicionar outro balão no corpo da endoprótese no nível do colo do aneurisma. Feito isso, infla-se esse balão homolateral no corpo da endoprótese (Figura 106.8 B), e a seguir esvazia-se o primeiro balão em posição contralateral que ocluía a aorta supracelíaca, a fim de recuá-lo para dentro da bainha e recuar o conjunto para dentro do aneurisma. Continuando, retira-se o balão e recua-se a ponta dessa primeira bainha, a contralateral, para a bifurcação da aorta. Realiza-se o cateterismo contralateral por essa primeira bainha de 14 ou 16 Fr e implanta-se o ramo contralateral da endoprótese. Esvazia-se o balão inflado no corpo da endoprótese na altura do colo, liberando o fluxo para toda a endoprótese. Com esse balão, faz-se a acomodação ao longo da endoprótese tanto desse lado homolateral quanto no contralateral.

Se for empregada a endoprótese aortouni-ilíaca e a sua extensão, após implantá-la, esvazia-se e retira-se o balão supracelíaco do lado contralateral, recua-se o mesmo para dentro da bainha, assim como o conjunto para dentro do aneurisma perto da bifurcação aórtica, e retira-se o balão. Com esse balão, faz-se a balonagem de acomodação ao longo da endoprótese. A seguir, implanta-se o *stent* oclusor na artéria ilíaca contralateral pela bainha calibrosa contralateral recuada para o eixo aortoilíaco.

Por vezes, em caso de aneurisma englobando a artéria hipogástrica, é necessário embolizá-la e prolongar a extensão homolateral para a artéria ilíaca externa. Em caso de aneurisma em toda a extensão da ilíaca comum contralateral, é necessário embolizar a hipogástrica e inserir um *stent* oclusor na ilíaca externa ou ligá-la acima das artérias circunflexa ilíaca profunda e epigástrica.

Feito isso, realiza-se nova angiografia para avaliar o posicionamento da endoprótese e se foi efetiva a correção do aneurisma com a interrupção da hemorragia. A angiografia pode ser feita pela bainha de 14 a 16 Fr recuada para o nível da ilíaca e, simultaneamente, por um cateter *pigtail* de 5, 6 ou 7 Fr, introduzido por essa mesma bainha. A ponta do *pigtail* deve ser posicionada entre L1 e L2. A injeção de contraste diluído 1:1 deve ser feita simultaneamente pela bainha e no *pigtail*, nos mesmos moldes da injeção da aortografia de posicionamento, através da bainha longa e pelo cateter *pigtail* por dentro dela (angiografia compressiva). Verifica-se a amplitude dos pulsos acima dos laços com *Vessel loop* ou com garrote de Rummel.

Se houver dúvida da amplitude dos pulsos, mantêm-se os fios-guia no eixo ilíaco e realiza-se arteriografia à procura de estenoses ou oclusões. Não havendo problema, procede-se ao preparo para arteriorrafia das femorais. Libera-se o fluxo proximal (*flush*) para eliminar ar e eventuais *debris*, e verifica-se o refluxo. Dá-se preferência para iniciar a arteriorrafia no lado com a hipogástrica ocluída, se houver.

Nos acessos percutâneos, com prévio posicionamento de dispositivos tipo Perclose-Proglide®, retiram-se os cateteres, as bainhas e aplicam-se essas suturas percutâneas. Caso não haja disponibilidade do dispositivo de sutura percutânea, haverá mais os tempos cirúrgicos de acesso para suturar os orifícios de penetração das bainhas nas artérias femorais antes de retirá-las (Figura 106.6).

Finaliza-se o procedimento suturando os acessos inguinais por planos e neutralizando a heparina administrada de acordo com o tempo de coagulação ativado.

Ao fim do procedimento, o paciente deve ser conduzido à UTI, de preferência extubado, com esquema de hidratação venosa visando à proteção renal, antibioticoterapia profilática e profilaxia do tromboembolismo pulmonar. Esse último deve ser realizado por métodos mecânicos, evitando a heparina pelo risco de sangramento e de síndrome compartimental abdominal.

Quando o médico determinar a alta hospitalar, prescreverá nesse momento o ácido acetilsalicílico como antiagregante plaquetário. Não há necessidade de dupla antiagregação. Caso o paciente já faça uso dela, pode ser mantida. Se houver necessidade ou fatores que não a impeçam, a heparinização profilática pode ser iniciada em 24 a 48 horas depois da cirurgia.

A vigilância da endoprótese em posição abdominal segue o mesmo protocolo das situações eletivas, com ATC aos 30 dias, 6 meses e 1 ano de pós-operatório. Após esse período, o acompanhamento pode ser realizado com ecodoppler colorido. A ATC só deve ser repetida se o ecodoppler colorido sugerir alterações.

Profilaxia da trombose venosa profunda

O American College of Chest Physicians considera os pacientes submetidos à cirurgia endovascular de um AAAr como de alto risco para desenvolver trombose venosa profunda (TVP),[87] mas eles também apresentam risco aumentado de sangramento. Uma conduta adequada é usar profilaxia mecânica com dispositivos de compressão até que a ameaça de hemorragia diminua, o que geralmente ocorre entre 24 e 48 horas após a cirurgia. Após esse período, o uso da profilaxia farmacológica com heparina de baixo peso molecular ou heparina não fracionada pode ser iniciada com segurança, a menos que haja sinais de continuidade do sangramento ou uma coagulopatia clinicamente significativa.

Essa profilaxia química deve ser instituída durante toda a internação e mantida em pacientes selecionados após a alta, com base em fatores de risco individuais e nível de mobilização.[87,88]

RESULTADOS

Malina et al.,[51] adotando a técnica por via femoral já descrita, trataram seis pacientes com AAAr e em instabilidade hemodinâmica. O tempo médio de oclusão da aorta foi de 30 minutos e não houve complicações. Larzon et al.,[52] valendo-se do recurso do balão introduzido por via femoral, compararam o resultado do tratamento do AAAr em 15 pacientes operados por via endovascular com 26 pacientes operados por via laparotômica. A mortalidade foi de 13% no grupo endovascular contra 46% no grupo da cirurgia aberta ($p < 0,05$). Nos pacientes com fator de risco de 0 a 1, a mortalidade foi de 0% no grupo endovascular e de 33% no grupo da cirurgia aberta. Com fator de risco de 2 a 4, a mortalidade foi de 40% no grupo endovascular e de 64% no grupo da cirurgia aberta.

O tempo de oclusão aórtica com balão foi de 14 a 70 minutos, com média de 40 minutos. Os dois pacientes com tempo máximo de oclusão da aorta pelo balão (60 e 70 minutos) não desenvolveram isquemia visceral ou medular. Os autores concluíram que hipotensos devem ser tratados inicialmente com anestesia local e balão de oclusão aórtica percutâneo.

Existem vários outros trabalhos sugerindo que o tratamento endovascular do AAAr diminui a mortalidade em decorrência do mesmo,[42,49-53,55-61] incluindo dados da *Nationwide Inpatient Sample* (NIS), demonstrando redução da mortalidade geral em 8 a 40% após a implementação do reparo endovascular do AAAr no país. Publicações de Mehta et al.[53] apontam 18% de mortalidade comparada com 40 a 50% na cirurgia aberta; e publicação de 2012 da *New England Society for Vascular Surgery no J Vasc Surg*[89] recomendam o tratamento endovascular como primeira escolha no AAAr.

Em revisão sistemática e metanálise publicada em 2008, Mastracci et al.,[90] avaliando 18 estudos observacionais, constataram que a mortalidade hospitalar do tratamento endovascular do AAAr variou de 0 a 45%. Em estudo prospectivo, foi de 23%; em retrospectivo, foi de 19%. Em 14 estudos que demonstraram haver um protocolo com algoritmo, a mortalidade hospitalar foi de 19%; sem algoritmo, de 32%. O protocolo estabelecido por Mehta et al.,[53] constando de algoritmo multidisciplinar e equipe experiente trabalhando em hospital de alto custo que atende a extensa área metropolitana, incluindo a participação de paramédicos no transporte aéreo dos pacientes, de 42 pacientes com ruptura do aneurisma, 40 (95%) foram tratados com sucesso por via endovascular, com mortalidade de 18%.

COMPLICAÇÕES DO IMPLANTE DE ENDOPRÓTESE

Por vezes, durante o implante de endoprótese bifurcada (Figura 106.13 D), o cateterismo contralateral pode demorar muito, obrigando a interrupção do fluxo aórtico pelo balão por tempo prolongado (Figura 106.13 B e C), o que contribui para complicar o procedimento, aumentando a incidência de óbito.

No caso da Figura 106.13, depois de conter a hemorragia com o Fogarty® de oclusão pela artéria braquial esquerda (Figura 106.13 B), implantou-se uma endoprótese bifurcada. O aneurisma tinha 9 cm de diâmetro e não continha trombos (Figura 106.13 A). Foi impossível o cateterismo do coto contralateral por via femoral (Figura 106.13 C, *seta 2*). Foi necessário posicionar um balão por via femoral homolateral no segmento proximal da endoprótese, no nível do colo do aneurisma, inflá-lo (Figura 106.13 C, *seta 1*), e retirar o Fogarty® de oclusão da via braquial para viabilizar o cateterismo contralateral pela artéria braquial esquerda (Figura 106.13 D). Esse caso ilustra a dificuldade que pode ocorrer com a escolha da endoprótese bifurcada.

As possíveis complicações em decorrência do tratamento endovascular do AAAr são semelhantes àquelas que ocorrem no procedimento eletivo e devem ser tratadas como nos casos eletivos, incluindo os *endoleaks*. Uma das mais graves complicações é a síndrome compartimental. A possibilidade de embolia cerebral também é maior quando se utiliza o balão por via braquial, devido às manobras de cateterismo para acessar a aorta abdominal e porque a artéria vertebral é o primeiro ramo da artéria subclávia.

Síndrome compartimental

A síndrome compartimental decorre de infiltração do hematoma na base do mesentério e nas alças intestinais, produzindo intenso edema. É causa importante de morbimortalidade. Pode ocorrer em aproximadamente 20% dos pacientes.[91,92] É definida como a elevação da pressão intra-abdominal acima de 20 mmHg em caso de disfunção de múltiplos órgãos. O tratamento clínico precoce pode ser útil e consta da administração de analgésicos, diuréticos, coloides e bloqueadores neuromusculares.

O tratamento invasivo padrão é a laparotomia ou o acesso retroperitoneal para esvaziar o hematoma e descomprimir as vísceras com ou sem fechamento tardio. São, no entanto, procedimentos invasivos, que produzem alta morbidade e internação prolongada em UTI. Hörer et al.[93] desenvolveram uma técnica para tratar essa complicação com drenagem percutânea potencializada com alteplase (rTPA) em baixa dose. A decisão da intervenção ocorre quando a pressão intra-abdominal é superior a 20 mmHg e a pressão de perfusão abdominal é inferior a 60 mmHg, e em caso de sinais de falência de múltiplos órgãos. Nessa situação, realiza-se a laparotomia ou a drenagem percutânea associada à terapia lítica.

Técnica de drenagem percutânea do hematoma potencializada com rTPA

Essa técnica, descrita por Tal Hörer,[93] consiste em drenar o hematoma retroperitoneal por uma bainha de 20 Fr (*Cook Medical*) introduzida sob anestesia local e após dilatação sequencial do trajeto. A bainha é posicionada no espaço retroperitoneal mediante punção percutânea guiada por TC. Sua ponta é colocada no centro do hematoma. A bainha é fixada na pele e conectada a uma bolsa coletora de urina. O paciente é encaminhado de volta à UTI. Após aguardar que a drenagem espontânea ocorra pela bainha, é injetada, por ela, uma solução de 200 mℓ de soro fisiológico contendo 20 mg de rTPA (alteplase; Boehringer Intelheim, Alemanha). A bainha é mantida fechada por 20 minutos. O sangue é coletado na bolsa coletora de urina.

O paciente é monitorado com frequentes e repetidas mensurações da pressão abdominal e da diurese. O cateter é removido após término da drenagem. Se não ocorrer melhora em algumas horas após o procedimento, a laparotomia é realizada.

O tempo médio de descompressão foi de 9 horas. O volume de drenagem que ocorreu antes da irrigação com rTPA variou de 5 a 1.000 mℓ. Após a irrigação, variou de 170 a 2.900 mℓ.

Resultados da drenagem percutânea potencializada com rTPA

O tempo médio de permanência do cateter foi de 31 horas (variou de 4 a 72 horas). A pressão intra-abdominal antes da descompressão era de 23,5 mmHg (variou de 12 a 35). Uma hora após a descompressão, era de 14 mmHg (variou de 11 a 27,5); 3 horas depois, estava em 17,7 mmHg (variou de 12 a 26). De um total de 13 pacientes, sete apresentaram aumento da diurese (130 mℓ/h, variando de 50 a 270) 24 horas após administração de rTPA, e todos sobreviveram. Desse total, cinco pacientes não apresentaram aumento da diurese, e três deles foram submetidos a sessões de hemodiálise em 30 dias. Um paciente que não melhorou clinicamente manteve a pressão intra-abdominal muito alta (28,5 mmHg), com elevação do nível de lactato sanguíneo. Este foi submetido à laparotomia com colectomia por isquemia intestinal e faleceu. Os demais pacientes não necessitaram de laparotomia.

A mortalidade anual desse grupo foi de 38%. Não houve óbito ou sinais de hemorragia em decorrência da descompressão assistida com rTPA. Os autores concluem que a descompressão assistida com rTPA é uma técnica factível, minimamente invasiva para tratar a síndrome compartimental, na qual o hematoma retroperitoneal seja o fator determinante – lembrando que a técnica não substitui a laparotomia ou o acesso retroperitoneal.

MORBIDADE

Em relação à morbidade importante, ainda está para ser avaliado se a cirurgia endovascular é superior ao reparo aberto,[94] no entanto, uma análise do banco de dados da Iniciativa de Qualidade Vascular (2003 a 2013), publicado nas Diretrizes da ESVS 2020,[69] compara 514 procedimentos endovasculares com 651 cirurgias abertas para AAAr, sugere que a cirurgia endovascular se associa à menor morbidade hospitalar do que a cirurgia aberta. Além disso, o tempo médio de permanência na UTI foi: cirurgia endovascular – 2 dias; cirurgia aberta – 6 dias ($p < 0,0001$); e o tempo de internação hospitalar (6×3 dias; $p < 0,0001$) foi menor após endovascular. Observações semelhantes foram feitas no ensaio IMPROVE.[66]

Taxas de reintervenções

Na publicação mais recente do ensaio IMPROVE,[95] as taxas de reintervenções foram semelhantes após as cirurgias endovascular e aberta para AAAr, e as complicações mais comuns nos primeiros 90 dias. As taxas de reintervenções de médio prazo (entre 3 meses e 3 anos) após cirurgia endovascular foram altas (9,5 por 100 pessoas/ano) e mais comumente para *endoleaks* ou outras complicações relacionadas com o enxerto, que ocorreram em 17% dos pacientes. *Endoleak* causando ruptura secundária ou exigindo a reintervenção foi classificado principalmente em *endoleak* dos tipos IA e IB que, quando detectados, demandaram tratamento imediato. *Endoleak* do tipo II não foi a causa de qualquer ruptura secundária nesse ensaio IMPROVE, mas a razão mais comum para reintervenção em médio prazo. Isso sugere que o monitoramento após o reparo de AAAr precisa ser mais rigoroso do que depois da cirurgia aberta.

DISCUSSÃO

Na revisão sistemática e metanálise publicada por Mastracci et al.[90] avaliando 18 estudos observacionais, verificou-se que a mortalidade hospitalar variou de 0 a 45%; em estudos retrospectivos foi de 23%, e em prospectivo foi de 19%. A ATC foi realizada somente em pacientes estáveis em todos os trabalhos, exceto em dois. Em 14 estudos, foram adotadas a hipotensão hemostática e, em casos instáveis, a oclusão da aorta com balão. Em 14 estudos que demonstraram haver um protocolo com algoritmo, a mortalidade hospitalar foi de 19%; sem algoritmo, foi de 32%. Nessa mesma revisão, observou-se que os grupos com experiência em mais de 30 procedimentos apresentavam mortalidade hospitalar de 19%, e naqueles com menos de 30 procedimentos, a mortalidade foi de 22%.

Revendo a literatura, observa-se a preferência pelas endopróteses bifurcadas, considerando-se que não há diferença em relação à perda sanguínea comparada à aortouni-ilíaca. Ao nosso ver, vale a pena porque não exclui um dos eixos ilíacos do paciente e não acrescenta um enxerto cruzado ao mesmo, e a recomendação 69 das Diretrizes ESVS 2019[69] relata que endoprótese bifurcada tem evidência IIa C.

Com a técnica de Larson e Malina de manter um dos balões ocluindo o corpo da endoprótese pelo lado homolateral, enquanto se faz o cateterismo contralateral, se entende porque no mundo ideal adota-se como rotina o emprego da endoprótese bifurcada, com a justificativa de que não prolonga a hemorragia de maneira significativa. Vale lembrar que o procedimento de colocação do balão é pouco agressivo quando comparado com o risco de manter o paciente hipotenso, ou com a necessidade de clampeamento aórtico suprarrenal ou supracelíaco em caso de laparotomia, podendo acarretar perda do controle da situação, culminando em óbito no pré ou no pós-operatório imediato, em decorrência da perda sanguínea continuada, da pressa na abordagem da lesão ou do trauma laparotômico.

Nessas circunstâncias, o balão é o verdadeiro elemento controlador do dano, considerando que ele atua como elemento inibidor da morte imediata.

Os dados compilados na Tabela 5, da página 38 das Diretrizes ESVS 2019,[69] comparando milhares de procedimentos efetuados com as duas técnicas discutidas neste capítulo, parecem convincentes a favor do procedimento endovascular.

Pode ser que no mundo ideal os resultados da cirurgia endovascular no AAAr não sejam melhores que os da cirurgia aberta, mas há indícios de que, com equipes que empregam algoritmos com ações sincronizadas interdisciplinares, como os adotados pelos pesquisadores mencionados neste capítulo, e providências para o controle do dano sugeridas por outros autores, sobretudo o manejo do BOA por mãos hábeis e experientes, os resultados do tratamento endovascular no mundo real se tornem continuadamente cada vez melhores que os da cirurgia aberta.

CONSIDERAÇÕES FINAIS

Ao nosso ver, o não uso do BOA rotineiramente é uma falha por excesso de confiança que ainda mantém alta a mortalidade hospitalar dos pacientes submetidos a tratamento endovascular do AAAr, considerando que o controle do dano obtido de imediato com o balão ocluindo a aorta temporariamente, manipulado por mãos hábeis, transforma um procedimento de urgência em procedimento eletivo.

A instituição de protocolos com algoritmos multidisciplinares para o atendimento ao paciente com AAAr, associada ao manejo especializado cuidadoso da hemostasia hipotensiva e ao controle do dano com o BOA, poderão reduzir mais significativamente a mortalidade desses pacientes. Observa-se que as endopróteses bifurcadas são as mais recomendadas nos pacientes com AAAr.

As referências bibliográficas deste capítulo se encontram no Ambiente de aprendizagem do GEN.

107

Aneurisma da Aorta Toracoabdominal

DIAGNÓSTICO E TRATAMENTO

Julio César Saucedo Mariño ■ Antonio Carlos Passos Martins ■ Augusto César Silva de Carvalho Sobrinho ■ Marcone Lima Sobreira ■ Ricardo de Alvarenga Yoshida

Resumo

O aneurisma aórtico toracoabdominal (AATA) é pouco frequente na prática clínica em razão de sua baixa prevalência. Somente após o desenvolvimento de melhores métodos de imagem, aumentando a possibilidade diagnóstica e a universalização de unidades de terapia intensiva (UTI), indispensáveis durante o período pós-operatório, é que houve condições de oferecer tratamento cirúrgico a mais pacientes e em diversos serviços, propiciando experiência e casuística crescentes, com resultados progressivamente mais satisfatórios.

Assim, a correção cirúrgica eletiva do AATA pode eliminar o risco de ruptura e aumentar a sobrevida dos pacientes portadores dessa afecção. O tratamento cirúrgico convencional é tecnicamente complexo, apresentando diversas particularidades, referentes a via de acesso, exposição arterial, nível de pinçamento aórtico, reconstrução de artérias viscerais e preservação da função de sistemas e órgãos vitais, como medula espinal, rins e vísceras abdominais. Como consequência, implica repercussão em vários aspectos da homeostase, como perdas sanguíneas e alterações cardiorrespiratórias, da coagulação, do equilíbrio ácido-básico e hidreletrolítico, cujos conhecimento e controle são imprescindíveis à adequada condução cirúrgica e anestésica. Neste capítulo, serão abordados os detalhes técnicos para melhores resultados.

Palavras-chave: aneurisma; aneurisma aórtico; aorta torácica; aorta abdominal.

INTRODUÇÃO

A causa predominante dos AATA é a doença degenerativa da camada média, sendo 85% deles decorrentes de aterosclerose. Esse processo degenerativo é caracterizado por adelgaçamento da camada média, com destruição de células musculares lisas e da elastina, em um consequente processo cicatricial envolvendo infiltração de células inflamatórias, deposição de colágeno e neovascularização.[1,2] Os 15% restantes são consequentes a outras doenças, como do tecido conectivo, aortite inflamatória e dissecção. As alterações do tecido conectivo, em geral, estão relacionadas com síndromes genéticas, como Turner, Ehlers-Danlos, Behçet, doença dos rins policísticos e síndrome de Marfan, sendo esta a mais comum.

A aortite pode ser inespecífica, em decorrência da doença de Takayasu (ou de células gigantes), ou secundária a lues e tuberculose. Em grande parte resultante de necrose cística da média, a dissecção aórtica evolui com dilatação aneurismática em 20 a 40% dos indivíduos, em 2 a 5 anos.[3-5] Estima-se que 25% dos aneurismas que envolvem a aorta torácica descendente estejam associados à dissecção crônica dela, em especial quando ocorre persistência da falsa luz.[6] O componente hereditário é relevante na gênese do aneurisma de aorta torácica, com 20% dos pacientes apresentando pelo menos um parente de primeiro grau acometido pela mesma condição. Isso é válido tanto para os chamados aneurismas

ateroscleróticos quanto para os secundários a doenças do tecido conectivo e dissecção da aorta.[7]

Outra etiologia de AATA é a traumática, sendo secundário a uma ruptura tamponada, formando-se pseudoaneurisma. Essa condição é rara, pois mais de 90% dos indivíduos morrem no local do acidente, por exsanguinação.[8]

Há ainda os aneurismas micóticos, relacionados com infecção pelos mais diversos patógenos, entre os quais *Salmonella*, *Haemophilus influenzae* e *Staphylococcus*.

Quanto à forma, a maioria dos AATA é fusiforme. Quando decorrem de processos infecciosos, costumam ser saculares, denotando enfraquecimento da parede vascular de apenas uma parte da circunferência da aorta. No entanto, a aterosclerose também pode causar aneurismas saculares.

Sendo a 15ª causa mais frequente de morte nos EUA, a ruptura do aneurisma da aorta ocorre em mais de 75% dos pacientes não tratados. O diâmetro máximo do aneurisma é o principal fator preditivo de ruptura, a qual é mais comum quando este ultrapassa 5 cm, chegando, em 1 ano, a 80% para dilatações maiores do que 8 cm.[9,10] Outros fatores preditivos de ruptura são crescimento do aneurisma maior do que 1 cm ao ano e dor persistente.[11]

Também são fatores de risco a hipertensão arterial sistêmica – em especial quando a pressão diastólica é maior do que 100 mmHg –, o tabagismo e a doença pulmonar obstrutiva crônica, provavelmente por aumento da atividade da colagenase.[3,12] Apesar de os aneurismas serem menos frequentes em mulheres, em geral, elas são acometidas em idade mais avançada e apresentam maior risco de ruptura.[13]

QUADRO CLÍNICO E DIAGNÓSTICO

Segundo a Comissão de Padronização dos Aneurismas Arteriais da Sociedade de Cirurgia Vascular da América do Norte e a Sociedade Internacional de Cirurgia Cardiovascular, entende-se como aneurisma da aorta sua dilatação permanente e localizada, com aumento de pelo menos 50% de seu diâmetro normal para o segmento em questão.[14] Quando esse segmento envolve a porção da aorta de onde emergem artérias viscerais, o aneurisma é considerado toracoabdominal, pois, na maioria das vezes, implica abertura da cavidade torácica para sua correção cirúrgica e risco de isquemia visceral e/ou medular.

Muitos desses aneurismas evoluem assintomáticos por tempo prolongado, sendo descobertos acidentalmente, durante exames de rotina. Eles se tornam sintomáticos quando atingem proporções avantajadas, pela compressão de estruturas vizinhas, e quando há dissecção aórtica ou ruptura. Cerca de 20% dos pacientes apresentam quadro de dor torácica posterior, sobretudo por corrosão de corpos vertebrais e compressão de nervos intercostais.

Mudanças agudas na intensidade e nas características da dor podem indicar expansão ou ruptura do aneurisma. Naqueles que envolvem a aorta torácica descendente proximal, pode ocorrer rouquidão por paralisia da corda vocal, secundária à compressão do nervo laríngeo recorrente esquerdo ou nervo vago. Dispneia e tosse podem caracterizar compressão de traqueia e/ou brônquios. Quando o órgão envolvido é o esôfago, condição rara, o sintoma é a disfagia.

Em aneurismas extensos e de grande diâmetro, pode ocorrer compressão do duodeno, levando à perda de peso e a uma sensação de plenitude gástrica ou obstrução. Havendo erosão de órgãos digestivos ou vias respiratórias, ocorre hemorragia – hematêmese e melena ou hemoptise. Raramente há fistulização para veia cava inferior, traduzida por sinais característicos de fístula arteriovenosa, como sopro contínuo, hipertensão venosa em membros inferiores e/ou insuficiência cardíaca. Fragmentação de trombos parietais com embolização distal para artérias viscerais ou de membros inferiores também pode ocorrer, porém é rara.

Na casuística de cerca de 310 pacientes operados no Serviço de Cirurgia Vascular Periférica do Hospital das Clínicas da Faculdade de Medicina da Universidade de São Paulo (HC-FMUSP), grande parte era sintomática, sendo dor a queixa predominante. Isso se explica pelas grandes dimensões dos aneurismas operados, com diâmetro médio de 8 cm. Aproximadamente 10% dos pacientes foram operados em caráter de urgência, por apresentarem alterações hemodinâmicas ou dor de início súbito e recente.

O exame físico pode não mostrar sinais de dilatação aórtica, em particular nos AATA que envolvem somente a porção supracelíaca da aorta. De igual maneira, em pacientes com obesidade, pode-se ter dificuldade na palpação de pequenas dilatações da porção abdominal associadas a aneurismas que envolvem a aorta suprarrenal.

Deve-se suspeitar de AATA quando, ao exame físico abdominal, palpa-se uma massa pulsátil sem limites nítidos junto ao rebordo costal. Esse achado propedêutico, conhecido como sinal de DeBakey, é de grande importância clínica, pois sugere acometimento da porção aórtica de onde emergem os troncos viscerais. A palpação dos pulsos periféricos pode ser normal, como ocorreu em mais de 75% dos indivíduos da casuística.

O desenvolvimento dos métodos de imagem propiciou o diagnóstico em um número crescente de indivíduos portadores dessa afecção. Todavia, o estudo do abdome e do tórax por meio de radiografia simples ainda é um instrumento importante, fazendo com que, por vezes, se avalie adequadamente a extensão da dilatação, sobretudo em caso de calcificação parietal. Com o exame ultrassonográfico, pode-se realizar mensuração fidedigna da porção infrarrenal da aorta, sendo útil no diagnóstico e no rastreamento epidemiológico. Entretanto, com frequência, vísceras ocas no andar supramesocólico impossibilitam a análise precisa da transição toracoabdominal da aorta.

A tomografia computadorizada revela a localização e a extensão do aneurisma, além de promover o reconhecimento de características importantes, como dissecção, inflamação, trombo mural, corrosão de corpos vertebrais e ruptura, tamponada ou não. Foi o método mais usado em nossos pacientes, inclusive para os operados na urgência. Para aqueles com insuficiência renal, foi realizada sem administração de contraste.

A ressonância magnética também foi muito empregada, pois apresentava vantagens quando havia dissecção – por ser um exame dinâmico, pode revelar falsa luz aberta ou trombosada –, além de ser superior à tomografia para visualização da artéria de Adamkiewicz.[15,16] Contudo, os aparelhos de tomografia computadorizada mais modernos, com 128 ou mais canais detectores, possibilitam a reconstrução tridimensional (volumétrica) da luz do vaso, em várias incidências, mostrando detalhes da parede e do fluxo sanguíneo, localizando até pequenas artérias lombares. Essa evolução tornou a angiotomografia o exame de eleição para o diagnóstico e a programação cirúrgica precisos (Figuras 107.1 a 107.3). A arteriografia pode ser usada em casos selecionados.[17]

CLASSIFICAÇÃO

Várias classificações foram propostas. Até 2002, adotávamos o esquema proposto por Crawford et al., em 1978.[18] Hoje, adotamos essa classificação modificada por Safi.[19] Considerando as características anatômicas referentes à origem e à extensão, os AATA são divididos em cinco grupos, conforme apresentado a seguir, com as respectivas prevalências na casuística do serviço, sendo a aorta normal demonstrada na Figura 107.4:

- Tipo I: envolve toda a aorta torácica descendente, desde a emergência da artéria subclávia esquerda até a região onde se originam as artérias viscerais (14%) (Figura 107.5 A)
- Tipo II: inicia-se na artéria subclávia esquerda, acometendo toda a aorta torácica descendente e abdominal, indo até sua bifurcação (11%) (Figura 107.5 B)
- Tipo III: compromete a aorta torácica descendente, desde o sexto espaço intercostal até abaixo das artérias renais (20%) (Figura 107.5 C)
- Tipo IV: acomete toda a aorta abdominal, desde o tronco celíaco, envolvendo a porção aórtica onde se originam as artérias viscerais (40%) (Figura 107.5 D)
- Tipo V: envolve a aorta torácica descendente, desde o sexto espaço intercostal até as artérias renais (15%) (Figura 107.5 E)

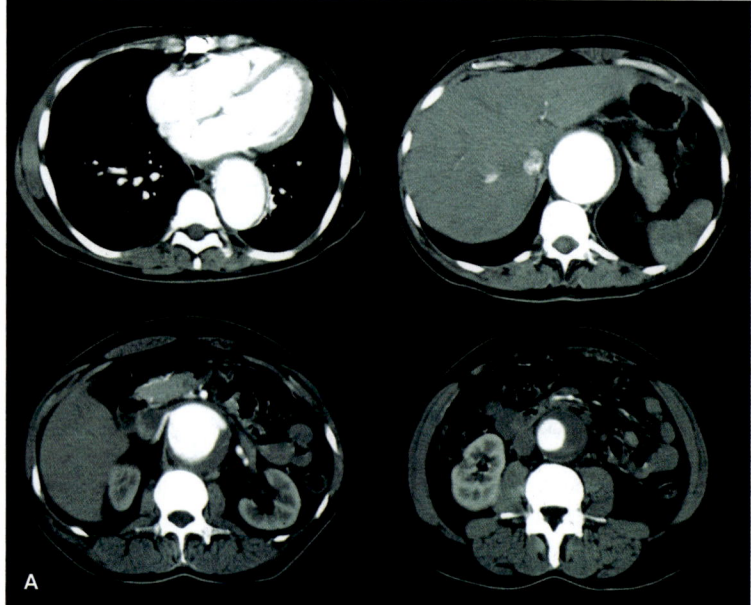
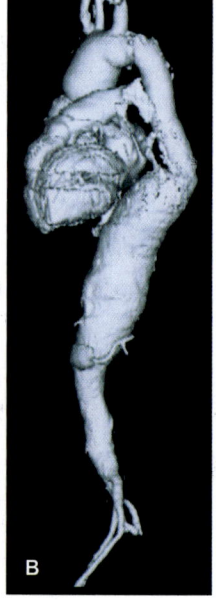

FIGURA 107.1 Tomografia computadorizada pré-operatória de aneurisma aórtico toracoabdominal tipo III (**A**) com reconstrução tridimensional (**B**).

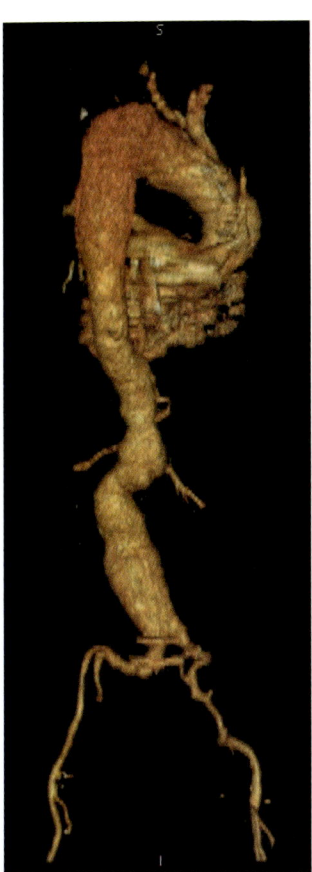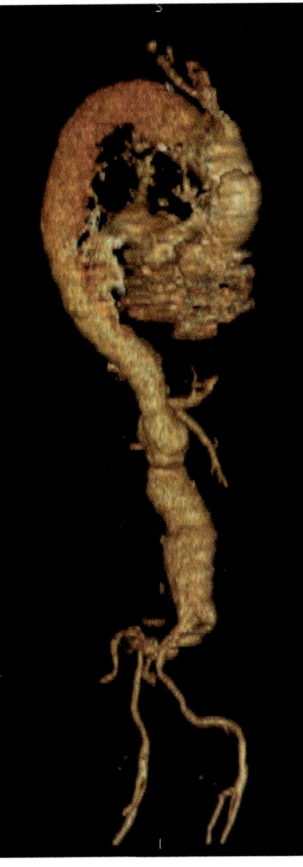

FIGURA 107.2 Reconstrução de aneurisma aórtico toracoabdominal tipo IV, com saculação na altura das artérias viscerais, a partir de tomografia computadorizada.

TRATAMENTO

Indicação

Para pacientes assintomáticos, a indicação de correção cirúrgica deve considerar o diâmetro máximo do aneurisma. Esse conceito se baseia no risco de ruptura, que acompanha o aumento da tensão sobre a parede da aorta, diretamente proporcional ao aumento do diâmetro desse vaso, em especial considerando as alterações na espessura e na composição de sua parede, além de hipertensão arterial sistêmica.

Em nosso serviço, estabeleceu-se como critério de indicação o diâmetro máximo superior a 5 cm. A definição considerou os estudos de Bickerstaff et al.[20] – sobrevida de 28,7 e 19% dos pacientes com AATA tratados clinicamente em 2 e 5 anos – e de Crawford e De Natale[21] – 24 e 19% de sobrevida em 2 e 5 anos –, em que metade dos óbitos dos pacientes não operados se deveu à ruptura do aneurisma, o que foi ratificado por vários trabalhos subsequentes.[9-11]

Deve-se considerar o risco cirúrgico individualizado para cada paciente. Sendo um indivíduo jovem, como os pacientes com síndrome de Marfan, e aqueles com risco cardiopulmonar aceitável, o tratamento cirúrgico convencional é o de escolha. Já em indivíduos portadores de aneurismas extensos, como o AATA tipo II, e com mais de 75 anos acompanhados de comorbidades graves, como insuficiência coronariana, doença obstrutiva pulmonar crônica, insuficiência renal, entre outras, o tratamento cirúrgico convencional é questionável, surgindo como alternativa o uso de técnicas endovasculares.[22,23]

A Society for Vascular Surgery (SVS) propõe um escore de avaliação de risco para doenças aneurismáticas complexas que contribui para avaliar o prognóstico cirúrgico desses pacientes (Quadro 107.1).[24]

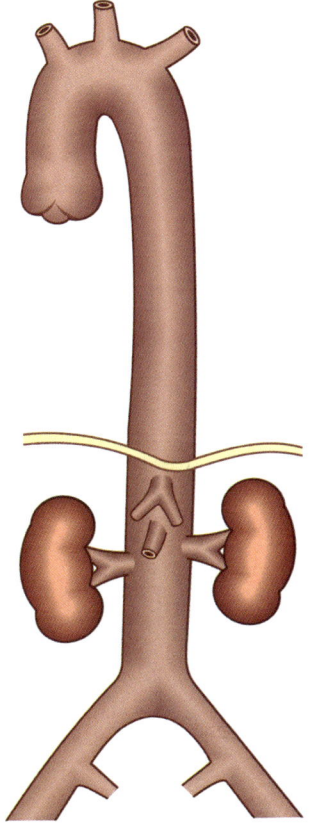

FIGURA 107.3 Reconstrução de aneurisma aórtico toracoabdominal tipo V, a partir de tomografia computadorizada.

FIGURA 107.4 Aorta normal.

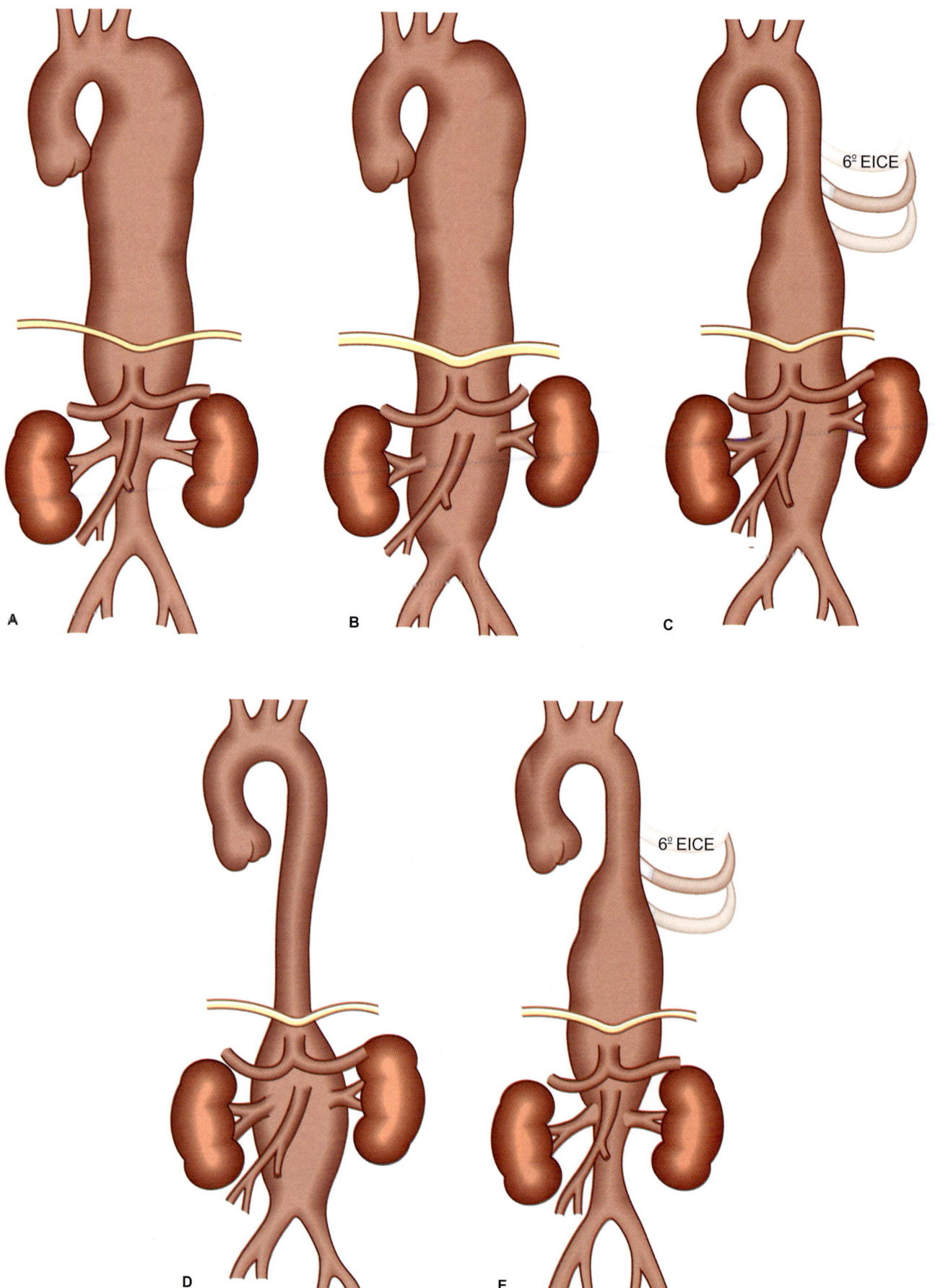

FIGURA 107.5 Aneurisma aórtico toracoabdominal. **A.** Tipo I. **B.** Tipo II. **C.** Tipo III. **D.** Tipo IV. **E.** Tipo V. EICE: espaço intercostal esquerdo.

QUADRO 107.1	Sistema de escore clínico de comorbidade da Society for Vascular Surgery.	
Pontuação	**Descrição da pontuação**	**Peso**
Principais componentes		
Estado cardíaco		*x4*
0	Assintomático com ecocardiograma normal	0
1	Assintomático, mas com infarto do miocárdio remoto pela história (> 6 meses), infarto do miocárdio oculto pelo eletrocardiograma, ou déficit fixo de perfusão com dipiridamol-tálio ou varredura similar	4
2	Qualquer um dos seguintes: angina estável, sem angina, mas com defeito de perfusão reversível significativo na varredura com dipiridamol-8 tálio, isquemia silenciosa significativa (1% do tempo) no monitoramento Holter, fração de ejeção de 25 a 45%, ectopia controlada ou arritmia assintomática, ou história de insuficiência cardíaca congestiva que agora está bem compensada	8
3	Qualquer um dos seguintes: angina instável, ectopia/arritmia sintomática ou mal controlada (crônica/recorrente), insuficiência cardíaca congestiva mal compensada, fração de ejeção < 25%, infarto do miocárdio dentro de 6 meses	12
Estado pulmonar		*x2*
0	Assintomático, radiografia de tórax normal, testes de função pulmonar dentro de 20% do previsto	0
1	Dispneia assintomática ou leve aos esforços, alterações parenquimatosas crônicas leves, testes de função pulmonar 65 a 80% do previsto	2
2	Entre 1 e 3	4
3	Capacidade vital < 1,85 ℓ, VEF_1 < 1,2 ℓ ou < 35% do previsto, ventilação voluntária máxima < 50% do previsto, PCO_2 > 45 mmHg, uso de oxigênio suplementar clinicamente necessário ou hipertensão pulmonar	6
Estado renal		*x2*
0	Sem doença renal desconhecida. Creatinina sérica normal	0
1	Elevação moderada de creatinina sérica ≤ 2,4 mg/dℓ	2
2	Creatinina sérica de 2,5 a 5,9 mg/dℓ	4
3	Creatinina sérica > 6,0 mg/dℓ, em diálise, ou transplante renal	6
Componentes menores		
Hipertensão		*x1*
0	Sem hipertensão (*cutoff* pressão diastólica < 90 mmHg)	0
1	Controlada com apenas um fármaco	1
2	Controlada com dois fármacos	2
3	Requer mais de dois medicamentos ou é descontrolado	3
Idade		*x1*
0	< 55 anos	0
1	55 a 69 anos	1
2	70 a 79 anos	2
3	> 80 anos	3
Total		30
Esquema de pontuação modificado do Vascular Study Group of New England		
Tipo de reparo		
0	EVAR	
1	Correção cirúrgica aberta com clampeamento infrarrenal	
2	Correção cirúrgica aberta com clampeamento suprarrenal	
Diâmetro do aneurisma		
0	< 65 mm	
1	≥ 65 mm	
Idade		
0	≤ 75 anos	
1	> 75 anos	
Sexo		
0	Masculino	
1	Feminino	
Comorbidades		
1	Infarto do miocárdio	
2	Doença pulmonar obstrutiva crônica	
0	Creatinina sérica < 1,5 mg/dℓ	
1	Creatinina sérica 1,5 a 2 mg/dℓ	
2	Creatinina sérica ≥ 2 mg/dℓ	
Risco preditivo de mortalidade		
Pontuação somada		**Mortalidade (%)**
0 a 4: baixo risco		0,12 a 1
5 a 7: risco intermediário		1,7 a 4,9
8 a 10: alto risco		8 a 20
≥ 11: risco proibitivo		31 a 70

EVAR: reparo endovascular; PCO_2: pressão parcial de CO_2 no sangue arterial; VEF_1: volume expiratório forçado no primeiro segundo.

Além do diâmetro, a extensão do aneurisma, a taxa de crescimento, a dissecção associada e a avaliação clínica cuidadosa influenciam na indicação operatória. No acompanhamento clínico dos pacientes não operados, realiza-se semestralmente uma angiotomografia computadorizada de tórax e de abdome. Quando há crescimento de mais de 5 mm em 6 meses, indica-se tratamento cirúrgico, pois, na casuística dos autores deste capítulo, detectou-se ruptura do AATA em 39 a 100% dos indivíduos tratados, em um período de 16 e 29 meses, respectivamente, sendo tanto maior quanto maior for o diâmetro inicial.[10]

Nos pacientes sintomáticos, a correção cirúrgica é impositiva por se tratar de aneurismas com possibilidade de ruptura, expansão ou compressão de órgãos vizinhos.

Avaliação clínica

Na maioria das vezes, o AATA acompanha doença aterosclerótica generalizada, podendo ser concomitante a outras manifestações: 30 a 40% de hipertensão arterial sistêmica; 15 a 30% de doenças cardíacas, em especial coronarianas; e 10% de acometimento do território arterial carotídeo e periférico. Outras dilatações arteriais, como aneurismas de artéria femoral, poplítea e/ou viscerais, podem ocorrer em 5% dos indivíduos. Doença pulmonar obstrutiva crônica, úlcera péptica, hérnias da parede abdominal e nefropatia crônica acometem cerca de 15% dos pacientes. Assim, o preparo pré-operatório deve incluir investigação específica para doenças associadas.[24]

A avaliação cardiológica baseia-se nas informações obtidas por história clínica, radiografia de tórax, eletrocardiograma e ecocardiografia, com cálculo da fração de ejeção e descrição da contração do ventrículo esquerdo. Quando indicada, a perfusão miocárdica é estudada com cintilografia com dipiridamol-tálio e/ou angiotomografia coronariana. Em nosso serviço, mais ou menos 30% dos pacientes que apresentaram alterações clínicas e laboratoriais compatíveis com coronariopatia foram submetidos à cineangiocoronariografia, com 10% deles necessitando de revascularização miocárdica prévia à correção do aneurisma. Quando há suspeita clínica de estenose de carótidas, deve ser realizado um mapeamento dúplex *scan* colorido desses vasos, com as lesões significativas sendo previamente corrigidas.

Com o tabagismo presente em 80% dos pacientes, realiza-se frequentemente um estudo da função pulmonar por meio de espirometria.

A avaliação laboratorial pré-operatória inclui hemograma, provas de coagulação com contagem plaquetária, dosagem de ureia, creatinina, sódio, potássio, glicose, enzimas hepáticas e amilase séricos, além de análise do sedimento urinário. Exames específicos, como as pesquisas de lues ou de doenças do tecido conectivo, devem ser feitos quando há suspeita clínica de etiologia diversa da aterosclerose.

Antecedendo o ato cirúrgico, devem-se providenciar todas as medidas que viabilizem o controle absoluto das funções vitais, como acesso venoso adequado, monitoramento invasivo da pressão arterial, sondagem gástrica e vesical, eletrocardioscopia contínua, oximetria de pulso, capnografia e colchão térmico. Quando necessário o controle de índice cardíaco, das pressões da artéria, do capilar pulmonar e da resistência vascular sistêmica, procede-se ao monitoramento hemodinâmico com cateter de Swan-Ganz.

A intubação com sonda orotraqueal de dupla luz, também conhecida como sonda de Carlens, promove uma insuflação seletiva do pulmão direito e deve ser feita quando houver necessidade de toracotomia esquerda e pinçamento acima do terço médio da aorta torácica descendente, o que ocorre sempre nos tipos I, II e, algumas vezes, III e V. Quando o pinçamento se dá no terço distal da aorta torácica descendente, como no tipo IV, às vezes, consegue-se corrigir sem necessidade de toracotomia. Quando ela é necessária,

a abordagem do colo proximal é obtida somente ao afastar o pulmão esquerdo, sem exclusão ventilatória.

Em pacientes cujo AATA envolve porção extensa da aorta torácica descendente, recomenda-se o controle da pressão liquórica, cateterizando o espaço subaracnóideo. O ideal é manter a pressão liquórica ao redor de 10 mmHg, no trans e no pós-operatório, por até 72 horas. Essa medida tem como objetivo detectar seu aumento, que pode comprometer a perfusão medular, possibilitando o tratamento da hipertensão por meio de drenagem de liquor. Porém, uma revisão sistemática da literatura mostrou que o papel da drenagem liquórica nesse tipo de cirurgia tem evidência limitada na prevenção de dano neurológico.[25]

Como medidas de suporte durante o intraoperatório, realizam-se exames laboratoriais, como coagulograma ou tempo de coagulação ativada com celite no sangue total (TCA), eletrólitos e gasometria seriados, além de substâncias vasoativas, como nitroprussiato de sódio e dopamina e/ou norepinefrina, que se fazem necessários por ocasião da interrupção e da liberação do fluxo aórtico, respectivamente.

Além desses cuidados, é necessário ter à disposição hemoderivados, como concentrado de hemácias, plasma fresco, crioprecipitado e plaquetas, em quantidade suficiente e, se possível, com o recurso da autotransfusão programada e/ou intraoperatória. Pequenas alterações da coagulação, em especial após a liberação do fluxo aórtico, devem ser corrigidas de modo bastante liberal, já que evoluem rapidamente para coagulopatia grave.

Cirurgia aberta

A posição do paciente na mesa cirúrgica e a via de acesso variam de acordo com a extensão do aneurisma. No início de nossa experiência, a posição utilizada foi o decúbito lateral direito, com o acesso sendo realizado por toracofrenolaparotomia. Para alguns pacientes com AATA tipo IV, usam-se decúbito dorsal horizontal e laparotomia. A partir de 1990, passou-se a usar a via extraperitoneal para acesso à aorta abdominal associada à toracotomia, no espaço intercostal mais adequado a cada situação.

Nessa abordagem, os pacientes são posicionados sobre o lado direito, com inclinação de 45° em relação à mesa cirúrgica, suportados por coxins sob a nádega e a coluna vertebral, entre os membros inferiores, mantendo o direito fletido sob o esquerdo. O membro superior esquerdo é mantido elevado, fixo em suporte para braço ou em arco da estrutura da mesa, de modo a expor toda a região lateral do tórax (Figura 107.6).

A técnica empregada na maioria dos pacientes é a de inclusão, descrita por Crawford em 1974,[26] combinada com aspectos táticos do método proposto por DeBakey[27] em 1956. Conforme ilustram as figuras a seguir, a metodologia de DeBakey implica ampla dissecção do saco aneurismático e das artérias viscerais envolvidas. A confecção das anastomoses da prótese nas aortas proximal e distal se dá de modo terminolateral, com pinçamento lateral da aorta, preservando seu fluxo. Confecciona-se a revascularização individual dos ramos viscerais, por reimplante ou ponte, sutura ou ligadura da aorta proximal e distal, além de ressecção do saco aneurismático. Essa ação, portanto, é bastante trabalhosa e apresenta sangramento importante, em virtude da extensão da área dissecada (Figura 107.7).

Já a técnica de Crawford (inclusão) promove dissecção mais restrita aos colos proximal e distal da aorta, sendo a revascularização visceral realizada por meio da anastomose de um manchão, envolvendo todos os óstios de artérias viscerais possíveis. Esse manchão pode ser suturado em orifício confeccionado na face lateral da prótese, para o AATA tipos II e III (Figura 107.8), ou diretamente na extremidade proximal ou distal da prótese (seccionada em bisel), para os tipos IV ou I e V, respectivamente (Figura 107.9).

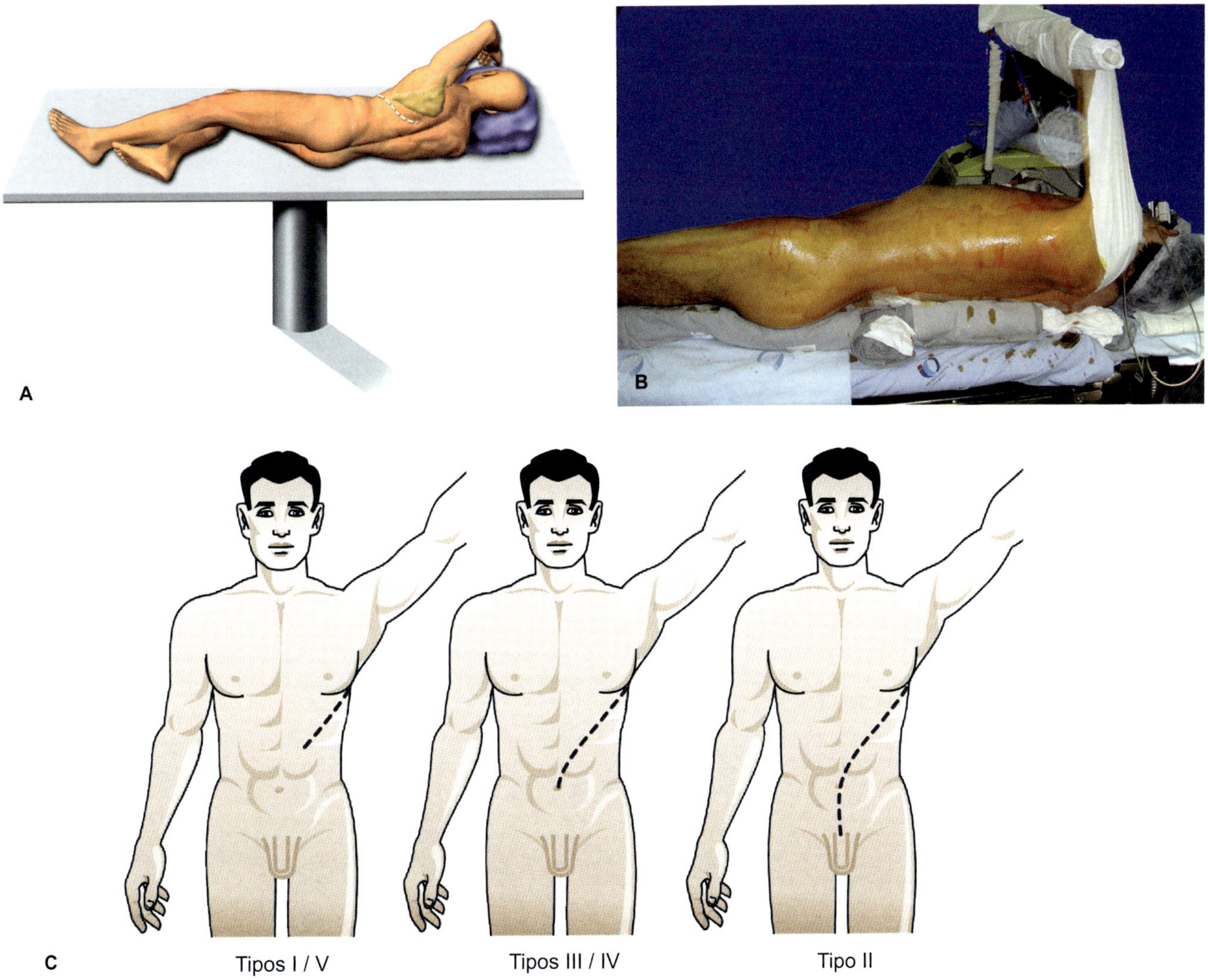

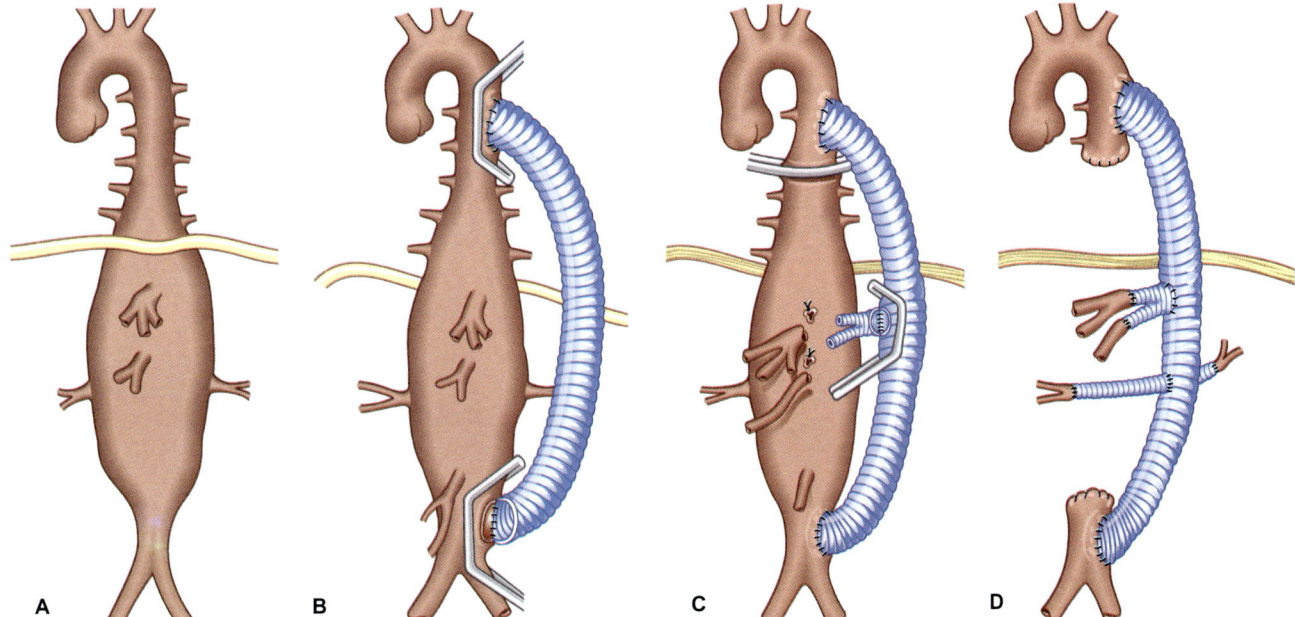

C   Tipos I / V   Tipos III / IV   Tipo II

FIGURA 107.6 A. Posição do paciente na mesa cirúrgica. **B.** Posição do paciente na mesa cirúrgica, em decúbito lateral direito, com inclinação de 45°. **C.** Possíveis incisões, conforme o tipo de aneurisma aórtico toracoabdominal.

FIGURA 107.7 Técnica de DeBakey. **A.** Aneurisma aórtico toracoabdominal tipo III. **B.** Pinçamento lateral da aorta e ponte da aorta descendente para aorta infrarrenal. **C.** Pontes individuais da prótese aórtica para as artérias viscerais. **D.** Ressecção do aneurisma.

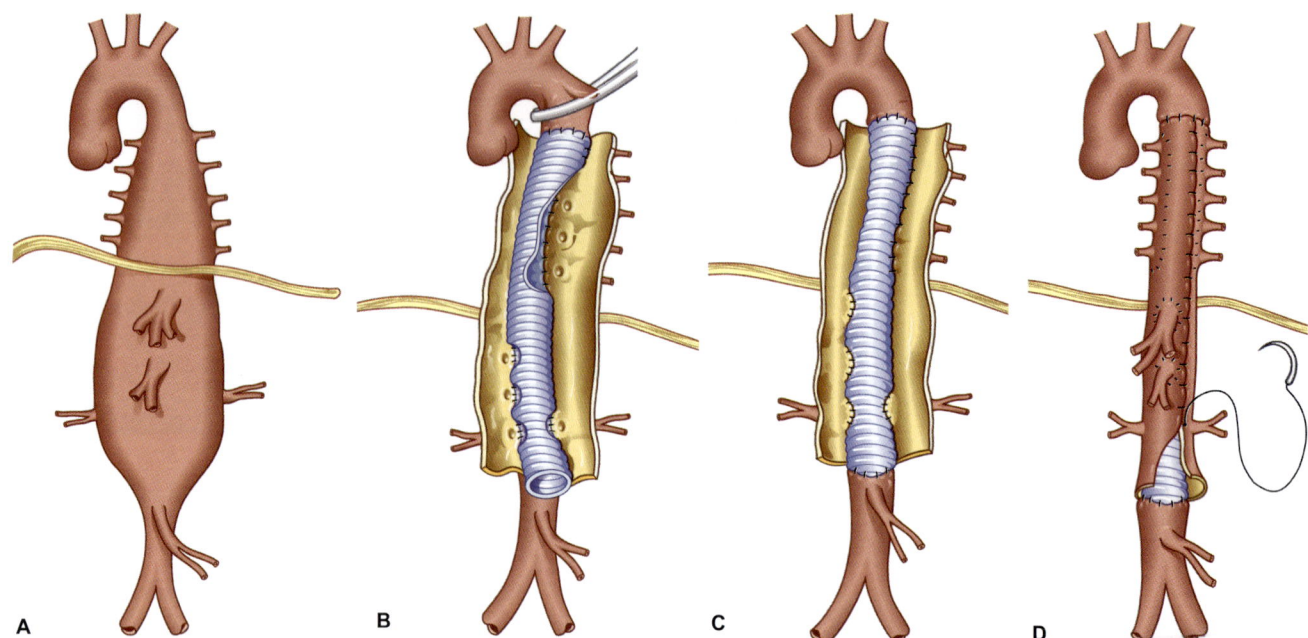

FIGURA 107.8 Técnica de Crawford. **A.** Aneurisma aórtico toracoabdominal tipo II. **B.** Anastomose proximal terminoterminal e reimplante de manchão envolvendo os óstios de artérias intercostais e viscerais, para o aneurisma aórtico toracoabdominal tipo II ou III. **C.** Reimplante de manchão e anastomose distal terminoterminal finalizados, para o aneurisma aórtico toracoabdominal tipo II ou III. **D.** Fechamento da capa do aneurisma envolvendo a prótese, para o aneurisma aórtico toracoabdominal tipo II ou III.

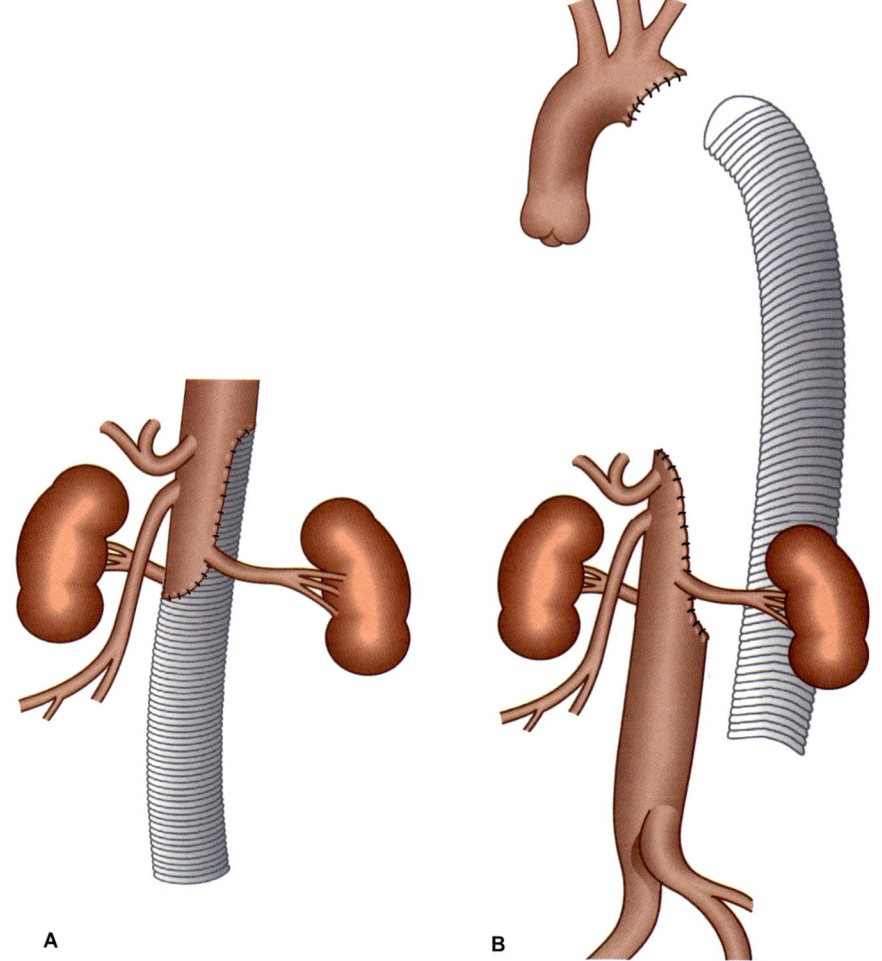

FIGURA 107.9 Técnica de Crawford. **A.** Anastomose proximal terminoterminal da prótese seccionada em bisel com manchão envolvendo os óstios. **B.** Anastomose distal terminoterminal da prótese seccionada em bisel com manchão envolvendo os óstios de artérias viscerais, para o aneurisma aórtico toracoabdominal tipo I ou V, de artérias viscerais, para o aneurisma aórtico toracoabdominal tipo IV.

Tomando como exemplo um paciente com AATA tipo III, serão descritos os tempos operatórios (Figura 107.1). É realizada toracotomia no sétimo espaço intercostal esquerdo, com prolongamento abdominal por incisão no flanco, pela qual se realiza rotação anterior e medial de todas as vísceras abdominais ou do saco peritoneal, quando o acesso for retroperitoneal. Aborda-se, então, a aorta abdominal posteriormente ao rim esquerdo, expondo-a em toda a sua extensão ao longo da face posterolateral.

Procede-se à liberação cuidadosa do peritônio parietal do diafragma, atingindo o pilar diafragmático ao realizar a secção desse músculo, após se passarem alguns pontos de reparo no mesmo, a fim de obter hemostasia e facilitar sua reconstrução. A secção deve ser feita de modo arciforme, em paralelo com a inserção na parede torácica, e, se possível, poupando a porção tendinosa do diafragma.

O objetivo dessa tática é preservar o nervo frênico, seccionando apenas ramos terminais e diminuindo a possibilidade de paralisia do diafragma (Figura 107.10). Identificam-se a região preservada da aorta descendente – sem proceder à dissecção do pulmão, a fim de evitar sangramento e/ou fístula – e a região adequada ao implante distal da prótese na aorta terminal ou nas ilíacas (Figura 107.11).

Após a administração de manitol a 10% e a heparinização sistêmica, procedem-se ao pinçamento proximal e distal ao aneurisma, assim como à abertura do saco aneurismático. O controle do sangramento retrógrado das artérias viscerais e, eventualmente, das artérias ilíacas e intercostais é obtido pela introdução em seus óstios de cateteres com balonetes infláveis – tipo cateter de Fogarty (Figura 107.12). Realiza-se ligadura de artérias lombares e intercostais sangrantes, as quais podem ser reimplantadas na prótese.

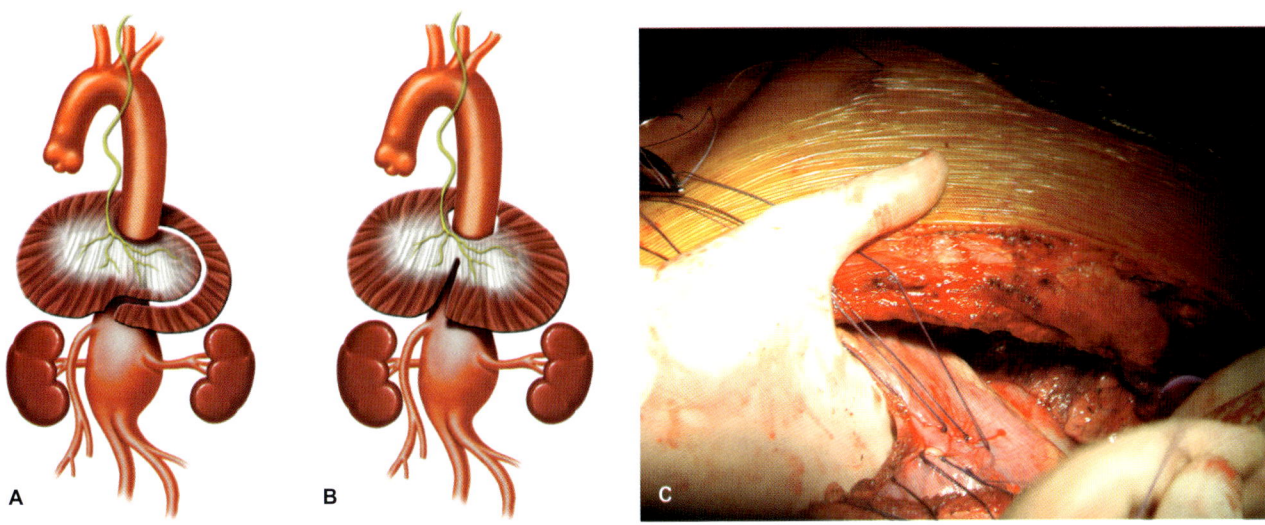

FIGURA 107.10 A. Secção do músculo diafragma de modo arciforme e preservando o nervo frênico. **B.** Secção radial do músculo diafragma preservando sua porção tendinosa e o nervo frênico. **C.** Fotografia do campo intraoperatório mostrando a secção do músculo diafragma entre pontos de reparo.

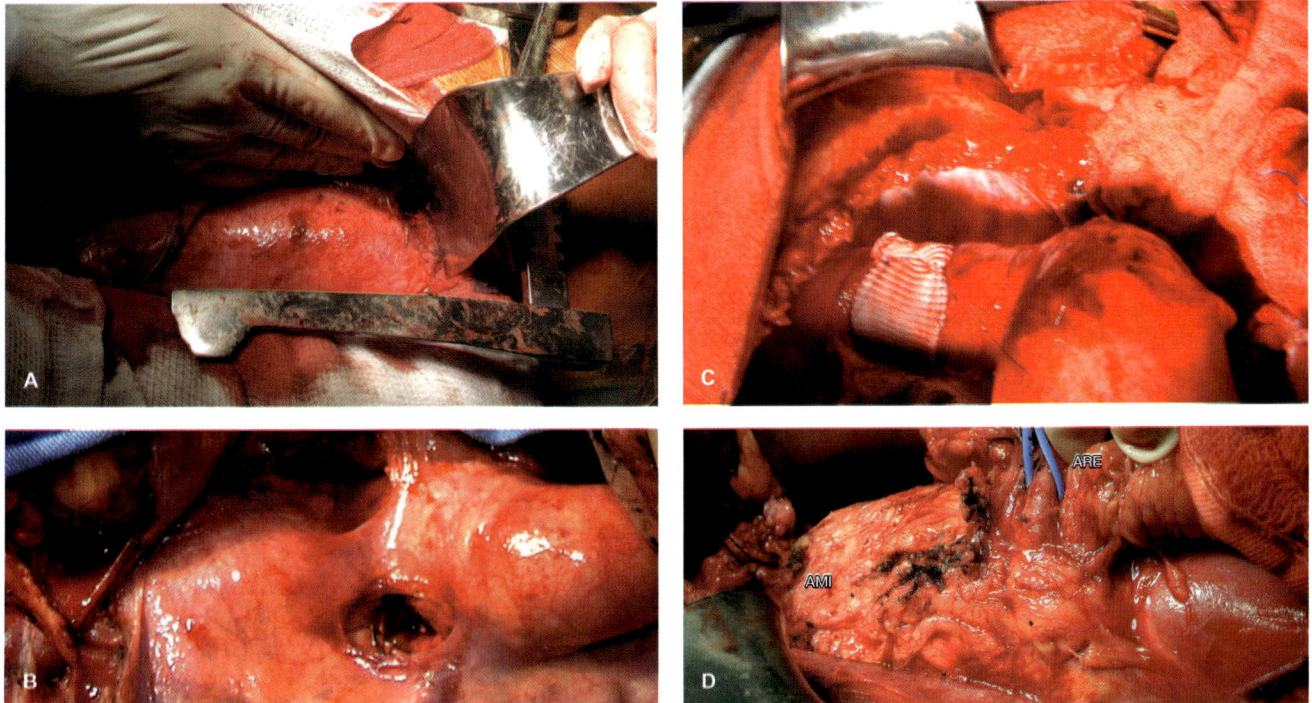

FIGURA 107.11 A. Fotografia do campo intraoperatório mostrando a porção torácica de aneurisma aórtico toracoabdominal tipo III. **B** e **C.** Fotografia do campo intraoperatório mostrando o preparo do colo proximal de aneurisma aórtico toracoabdominal tipo III, abrindo a pleura parietal e colocando reforço de Dacron®, envolvendo a aorta. **D.** Fotografia do campo intraoperatório mostrando a porção abdominal de aneurisma aórtico toracoabdominal tipo III, com identificação da artéria renal esquerda (ARE, *vessel loop* azul) e mesentérica inferior (AMI, reparada por fio de algodão).

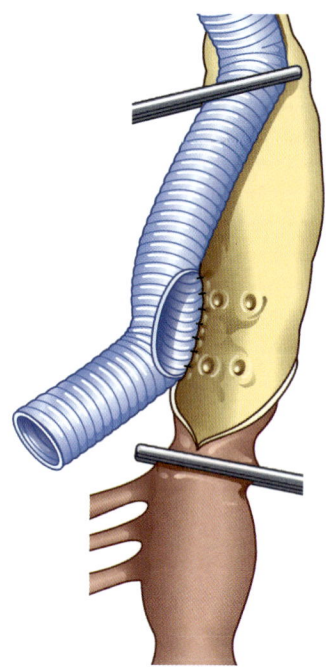

FIGURA 107.12 Fotografia do campo intraoperatório mostrando o controle do refluxo sanguíneo pelas artérias viscerais, com o uso de cateteres com balonetes infláveis (tipo cateter de Fogarty), no aneurisma aórtico toracoabdominal tipo III.

O sangue acumulado deve ser recolhido por equipamento de autotransfusão. A anastomose proximal é feita com sutura contínua de prolene 3-0 entre a aorta e uma prótese, em geral de Dacron® pré-coagulada. Aberturas laterais nessa prótese possibilitam anastomoses com os óstios das artérias viscerais e, se for o caso, reimplante de intercostais (Figura 107.13). Muitas vezes, é possível incluir em uma anastomose lateral o tronco celíaco e as artérias mesentérica superior e renal direita, sendo a artéria renal esquerda reimplantada separadamente.

Após a liberação do fluxo sanguíneo para circulação esplâncnica (Figura 107.14), recomenda-se ministrar concentrado de plaquetas (10 u), crioprecipitados (10 u) e, eventualmente, antifibrinolíticos, a critério do hemoterapista. Clampeamentos prolongados (> 40 minutos) podem ser indicativos de anti-histamínicos e corticoides (ver *Complicações*, adiante). Procede-se à anastomose distal e ao restabelecimento da irrigação dos membros inferiores (Figura 107.15). Realizam-se, então, o fechamento da capa aneurismática sobre a prótese, a reconstrução do diafragma seccionado, a drenagem do tórax e do retroperitônio e o fechamento das incisões por planos. As consequências fisiopatológicas do pinçamento aórtico encontram-se no Capítulo 46.

RESULTADOS

Mortalidade imediata

Os resultados imediatos refletem mudanças na abordagem clínica e na técnica operatória, assim como na curva de aprendizado. Assim, dividindo nossa casuística em dois períodos, antes e depois de 1990, observa-se uma nítida melhora em relação à mortalidade imediata no último período. No inicial, a sobrevida dos indivíduos operados eletivamente foi de cerca de 40%, passando para mais de 90% após 1990. Dos óbitos precoces, cerca de 30% decorreram de sangramento e coagulopatia. Nessa série, idade, hipertensão, coronariopatia, disfunção renal ou respiratória e condição de urgência da operação não foram correlacionadas com maior mortalidade operatória. Isso pode ser explicado pela preocupação com a correção pré-operatória e o controle intra e pós-operatório dos distúrbios clínicos associados, exemplificada pela revascularização miocárdica prévia de vários pacientes e pelo extenso monitoramento dos parâmetros hemodinâmicos e respiratórios.

FIGURA 107.13 Reimplante de manchão de aorta contendo óstios de artérias intercostais, em orifício lateral na prótese, no aneurisma aórtico toracoabdominal tipo III.

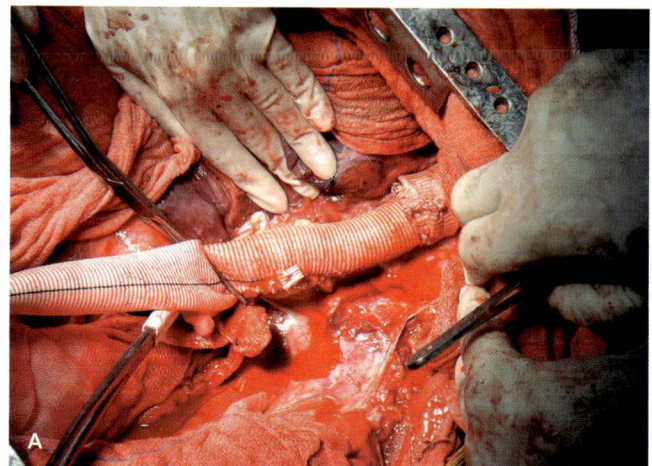

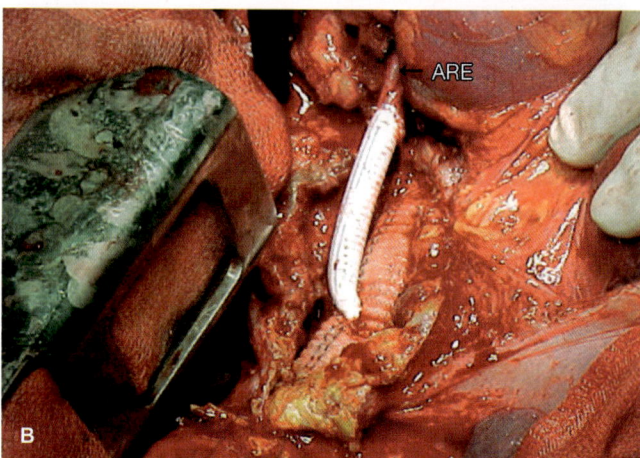

FIGURA 107.14 **A.** Fotografia intraoperatória demonstrando a liberação do fluxo aórtico para as artérias viscerais, antes da confecção da anastomose distal, no aneurisma aórtico toracoabdominal tipo III. **B.** Fotografia intraoperatória demonstrando ponte para artéria renal esquerda (ARE), separada das demais viscerais, a partir da prótese aórtica.

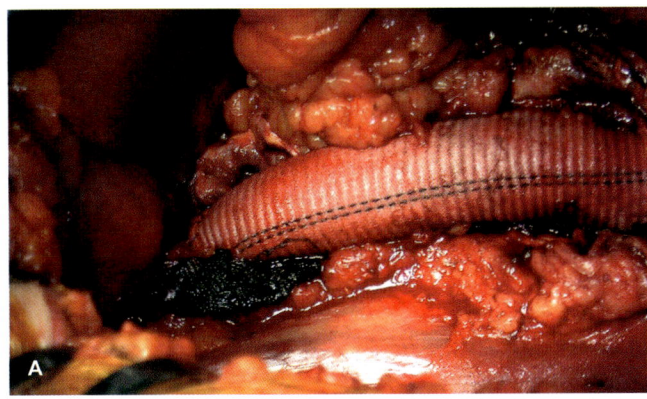

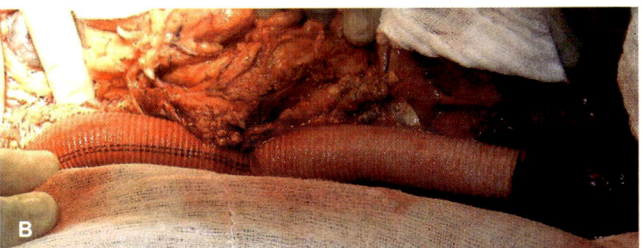

FIGURA 107.15 A. Fotografia intraoperatória da anastomose distal, na aorta infrarrenal, no aneurisma aórtico toracoabdominal tipo III. **B.** Fotografia intraoperatória demonstrando o aspecto final da prótese, no aneurisma aórtico toracoabdominal tipo III.

Dissecção aórtica, complicações técnicas e insuficiências orgânicas no pós-operatório foram fatores correlacionados com maior mortalidade. Por outro lado, o uso do acesso extraperitoneal propiciou redução significativa nas taxas de óbito a partir de 1990. Na literatura internacional, a mortalidade dos pacientes submetidos à correção cirúrgica de aneurismas de aorta torácica descendente e toracoabdominal variou entre 4 e 21%, dependendo da população estudada e da experiência da equipe cirúrgica.[28,29]

Em nosso meio, uma análise retrospectiva de 812 procedimentos mostrou mortalidade em 328 casos (40,39%), sendo 26,92% de eletivos e 46,74% de urgências.

Em metanálise envolvendo artigos publicados entre 2000 e 2010, Piazza e Ricotta identificaram os fatores relacionados com a mortalidade, dividindo-os em pré, intra e pós-operatórios.[30] Os pré-operatórios são: idade maior que 75 anos; doença pulmonar, renal ou coronariana prévia; extensão do aneurisma; e cirurgia de urgência. Os intraoperatórios são: hipotensão, duração da isquemia visceral e necessidade de transfusão sanguínea. Os pós-operatórios são: insuficiência respiratória, paraplegia, insuficiência renal e diálise, acidente vascular cerebral e infecção.

Outros trabalhos mostraram como fatores preditivos de mortalidade: idade avançada, insuficiência renal prévia e paraplegia.[31,32] Pacientes com 79 anos ou mais, com diabetes ou insuficiência cardíaca congestiva, ou que foram submetidos à cirurgia de emergência, apresentam mortalidade peroperatória ao redor de 50%, em 30 dias.[31]

Outro fator que contribuiu para a redução da mortalidade precoce foi a técnica endovascular, associada ou não à cirurgia aberta, pois dispensa toracotomia e pinçamento da aorta torácica, diminuindo a incidência de paraplegia, sangramento e outras complicações inerentes a esses procedimentos, intimamente ligados a mortalidade.[23,33-36] Isso ficou mais evidente com a utilização exclusiva do processo endovascular, com as próteses fenestradas e ramificadas, a partir de 2001.[37]

Também encontramos na literatura, porém, que a mortalidade em 30 dias e após 1 ano de tratamento de AATA não parece ter diferença em relação à modalidade de tratamento, seja endovascular com endoprótese ramificada, seja com cirurgia aberta. Greenberg et al. relatam um índice de mortalidade em 30 dias de 5,7% para o tratamento endovascular e 8,3% para o tratamento cirúrgico.[38] Após 12 meses da cirurgia, a mortalidade é de 15,6% para o tratamento endovascular e 15,9% para o tratamento cirúrgico.

Em revisão sistemática, observaram-se, respectivamente, em 71 estudos comparando cirurgia endovascular com aberta, maior isquemia de medula espinal, taxas similares de paraplegia permanente, menores taxas de diálise e mortalidade similar. No entanto, os pacientes submetidos ao tratamento endovascular eram mais idosos e tinham taxas mais altas de doença arterial coronariana, o que pode ser considerado um viés.[28]

Complicações

As complicações pós-operatórias são frequentes. Em nossa série, especificamente, a mais prevalente é a disfunção renal pós-operatória, a despeito dos níveis pré-operatórios de creatinina. Provavelmente em consequência da isquemia renal, 25% dos pacientes evoluem com elevação dos níveis séricos de ureia e creatinina. Esse achado, quase sempre transitório, regredindo aos valores prévios poucos dias após a operação, é interpretado como decorrente de lesão de alguns néfrons, com persistência da diurese, traduzindo-se por evolução benigna.

Como critério de insuficiência renal aguda pós-operatória, emprega-se elevação de creatinina sérica de 1 mg/dℓ por dia, durante 2 dias consecutivos, ou diálise. Ressalta-se que até um terço dos pacientes que evoluem com insuficiência renal necessitam de hemodiálise.[31] Na literatura internacional, a prevalência dessa complicação oscila entre 5 e 40% e está associada a outras complicações não renais, como insuficiência respiratória, hemorragia gastrintestinal e sepse, elevando a taxa de mortalidade precoce em até 3 vezes.[39,40]

A influência do tempo de pinçamento da aorta foi demonstrada pela disfunção renal, 2 vezes maior quando este foi superior a 45 minutos. Em geral, a anúria persistente traduz oclusão das restaurações de artérias renais, determinando reintervenção cirúrgica precoce, a fim de revascularizar e preservar o parênquima renal.

Objetivando a proteção renal, procede-se ao uso rotineiro de solução de manitol, infusão de dopamina ou fenoldopam, em doses baixas, previamente ao pinçamento aórtico, e de furosemida contínua. O manitol, além de sua propriedade de diurético osmótico, reduz os efeitos da reperfusão do parênquima renal isquêmico. A dopamina e o fenoldopam são usados por serem agonistas dopaminérgicos que aumentam o fluxo renal, a excreção de sódio e água, mantendo a taxa de filtração glomerular.[41,42]

O uso contínuo de furosemida baseia-se no seu mecanismo de ação, que bloqueia a reabsorção ativa de sódio e água, preservando as células tubulares renais, pois diminui seu metabolismo. Além dessas medidas, quando se mantém o pinçamento aórtico distal acima das artérias renais, a derivação axilofemoral ou atriofemoral esquerda, ou aortofemoral, diminui o tempo de isquemia do parênquima por aumentar a pressão de perfusão retrógrada (Figura 107.16).

Quando a oclusão distal da aorta é caudal às artérias renais, algumas vezes, pode-se usar perfusão seletiva a partir de derivação atriofemoral, com derivações temporárias ou com solução específica (soro gelado ou Collins) (Figura 107.17). Na literatura, é descrita a perfusão retrógrada, infundindo-se sangue – coletado por derivação atriofemoral – ou lactato de Ringer resfriado pela veia renal esquerda. Esse método é análogo à perfusão cerebral retrógrada, pela veia cava, usada durante o tratamento de aneurisma envolvendo o arco aórtico.[43]

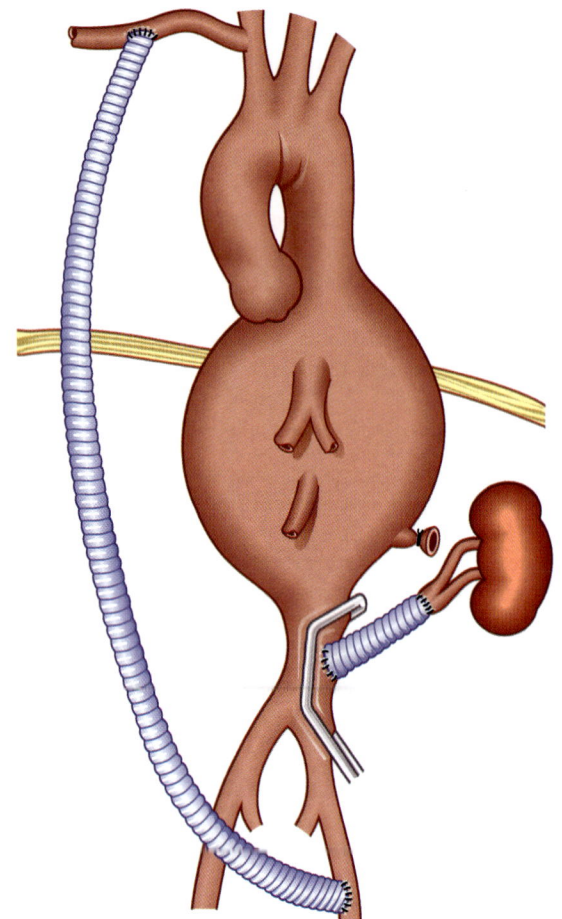

FIGURA 107.16 Aneurisma aórtico toracoabdominal tipo IV. Realização de derivação axilofemoral temporária e aortorrenal, previamente ao pinçamento aórtico, a fim de diminuir o tempo de isquemia do parênquima.

Complicações respiratórias ocorrem em 40% dos pacientes. Todavia, em sua maioria, são de pequena gravidade, como intubações orotraqueais prolongadas e atelectasias pulmonares. Essa alta incidência se explica por um conjunto de fatores: abordagem torácica, grande prevalência de tabagismo, doença pulmonar obstrutiva crônica e magnitude do ato operatório, o que provoca alteração dos mecanismos imunológicos de defesa contra infecções, diminuição da capacidade respiratória causada pela dor e politransfusão.

Obteve-se significativa redução da morbidade respiratória com o uso rotineiro da abordagem extraperitoneal para aorta abdominal e toracotomia de modo mais seletivo, evitando descolamentos pulmonares extensos e, sempre que possível, preservando a porção tendinosa do diafragma e o nervo frênico. No pós-operatório, ressaltam-se fisioterapia precoce, que pode ser iniciada no período pré-operatório, analgesia eficiente e uso criterioso de antibióticos.

O risco de eventos cardíacos se relaciona diretamente com o pinçamento supracelíaco. Quando utilizado, há incremento súbito da pressão arterial proximal, com aumento da pós-carga e da pressão diastólica final do ventrículo esquerdo, induzindo um maior consumo de oxigênio pela fibra miocárdica, por vezes insuficientemente suprida pela circulação coronariana.

Por essa razão, há necessidade de adequada proteção cardíaca, que se inicia no período pré-operatório, às vezes incluindo angioplastia e revascularização cirúrgica do miocárdio. A redução intraoperatória da pós-carga pode ser obtida com fármacos vasodilatadores, como nitroprussiato de sódio e nitroglicerina, com derivações temporárias – axilofemoral, atriofemoral esquerda ou aortofemoral –, com ou sem bomba oxigenadora. Porém, essas derivações implicam anticoagulação sistêmica plena, aumentando o risco de complicações hemorrágicas.

As complicações cardíacas, definidas por sinais de isquemia miocárdica, insuficiência cardíaca congestiva ou, como em geral encontrado, alterações do ritmo cardíaco, ocorrem em aproximadamente um quarto dos pacientes, sendo que 20% deles evoluem a óbito. Essas complicações são mais frequentes em pacientes coronariopatas, ainda que revascularizados antes, e com fração de ejeção do ventrículo esquerdo menor que 50%. A prevenção e o controle das complicações cardíacas podem ser obtidos com manutenção apropriada dos parâmetros hemodinâmicos, lançando mão do cateter de Swan-Ganz, do monitoramento dos níveis séricos de

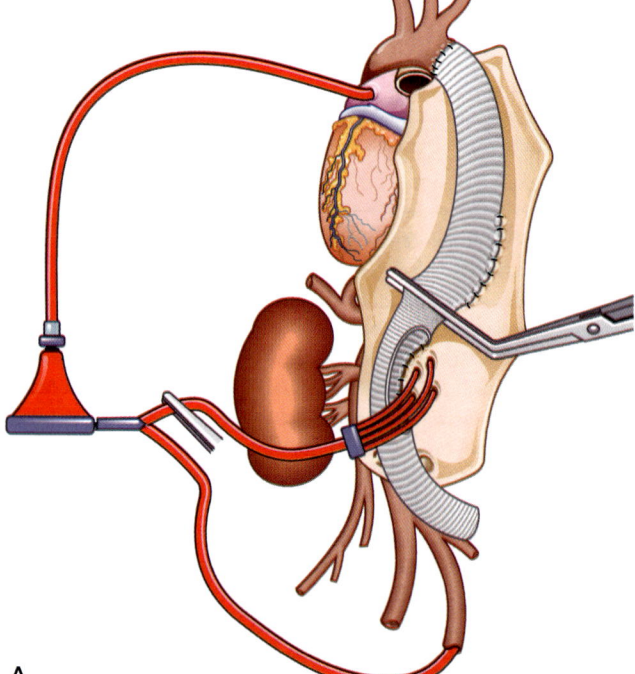

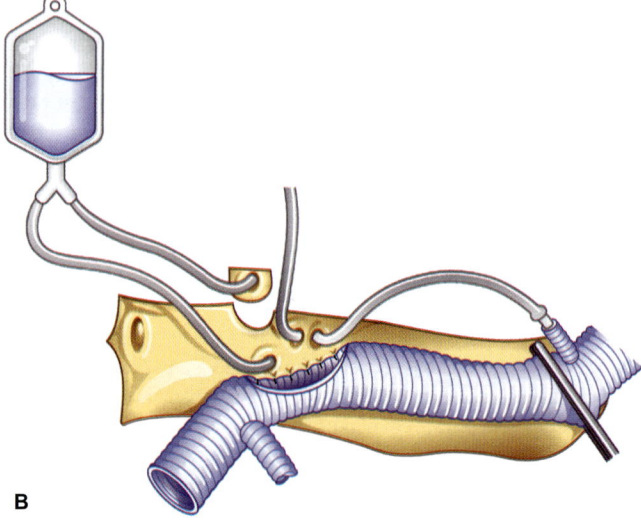

A

B

FIGURA 107.17 Aneurisma aórtico toracoabdominal tipo II. **A.** Realização de derivação atriofemoral e, a partir desta, perfusão seletiva temporária de troncos viscerais. **B.** Realização de derivação temporária a partir da prótese aórtica para as artérias viscerais e perfusão seletiva das artérias renais com soro gelado ou solução de Collins.

eletrólitos, em especial de potássio, e de adequada compensação da acidose metabólica, que ocorre após o despinçamento da aorta, quando podem surgir arritmias súbitas.

A hipotermia grave, abaixo de 32°C, estaria relacionada com a arritmia ventricular. A arritmia atrial ocorre com alguma frequência no período pós-operatório, em especial no segundo e no terceiro dias, quando há maior reabsorção do terceiro espaço. De modo geral, o tratamento é apenas farmacológico.

Hemorragia foi a principal causa de óbito e de reoperações nessa série. Ocorreu em 20% dos indivíduos operados, envolvendo mais os que apresentavam dissecção aórtica e/ou foram operados em caráter de urgência. Outros fatores associados a maior sangramento durante o ato operatório foram: aneurismas e dissecções cirúrgicas extensas; dificuldade de controle do refluxo das artérias intercostais, lombares e viscerais; falhas técnicas na confecção das anastomoses; próteses não pré-coaguladas, usadas apenas no início da experiência e implicando reposição de grande volume de sangue; consequentes alterações da coagulação.

Um melhor conhecimento dos mecanismos da coagulação, administração de hemoderivados, autotransfusão intraoperatória, racionalização do uso de heparina, emprego de próteses pré-coaguladas, fechamento hermético do saco aneurismático ao redor da prótese, manutenção da temperatura do paciente e diminuição do tempo de pinçamento e de isquemia hepática viabilizaram a redução dessas complicações.

A ocorrência pós-operatória de isquemia gastrintestinal, felizmente pouco frequente, pode se manifestar por quadros graves de necrose hepática, gástrica, cólica e/ou de alças de delgado, além de disfunção hepática e doença biliar (colecistite). Muitas vezes, associa-se a episódios de diarreia aquosa profusa ou enterorragia, desde as primeiras horas de pós-operatório, refletindo lesão da camada mucosa do cólon. Pode-se evitar essa complicação com redução do tempo de pinçamento aórtico, preservação das artérias hipogástricas e, quando necessário, com procedimentos complementares, como endarterectomia e/ou derivações para tronco celíaco e/ou mesentérica superior, reimplante da artéria mesentérica inferior ou perfusão seletiva, tal qual realizado para as artérias renais (Figura 107.17 A).

Há algum grau de isquemia gastrintestinal em cerca de 5% dos pacientes, sendo reversível em 80% deles. Estenoses prévias das artérias viscerais e insuficiência renal pré-operatória são fatores de risco para complicações gastrintestinais. Os eventos viscerais isquêmicos estão associados a um aumento significativo da mortalidade, sendo essenciais o diagnóstico e o tratamento precoces para a melhora dos resultados.[44]

Quando se opta por técnica híbrida para correção dos AATA, outras considerações devem ser feitas. A primeira se refere ao tempo de perviedade das pontes para as artérias viscerais, que se acredita adequado. Outra é a fístula do duodeno para alguma das próteses usadas nas revascularizações viscerais, em especial quando seu trajeto é paralelo ao aneurisma, portanto em íntimo contato com a porção retroperitoneal do duodeno. Por esse motivo, prefere-se usar a veia safena magna nessas reconstruções (Figura 107.18).

Apesar de 10% dos pacientes serem portadores de doença aterosclerótica periférica (DAP), a isquemia dos membros inferiores também não é frequente,[45] ocorrendo em 4% dos indivíduos. Todavia, um desses pacientes evoluiu com amputação transfemoral e óbito subsequente. Outro fator correlacionado com essa complicação é o aneurisma de artéria poplítea, que deve ser investigado previamente, pois é frequente em portadores de aneurismas de aorta.

A paraplegia é a complicação mais temida nos pacientes submetidos à correção de AATA, portanto é fundamental discutir os mecanismos fisiopatológicos responsáveis pelas complicações medulares, entre eles interrupção permanente da suplência arterial da medula, tempo de pinçamento aórtico prolongado, efeitos da reperfusão e da hipotensão e hipoxia, intra ou pós-operatória, esta podendo explicar o aparecimento de paraplegia no segundo ou no terceiro dia de pós-operatório.[46,47]

A circulação arterial da medula provém de ramos radiculomedulares das artérias vertebrais e cervicais, que confluem para formar a artéria espinal anterior, responsável pela irrigação dos dois terços anteriores da medula, e de duas artérias espinais posteriores, responsáveis pelo terço restante. A vascularização medular inclui também ramos das artérias subclávias, intercostais, lombares, ilíacas internas e sacral média. Não havendo anastomoses intraespinais, os sistemas anterior e posterior interconectam-se apenas por

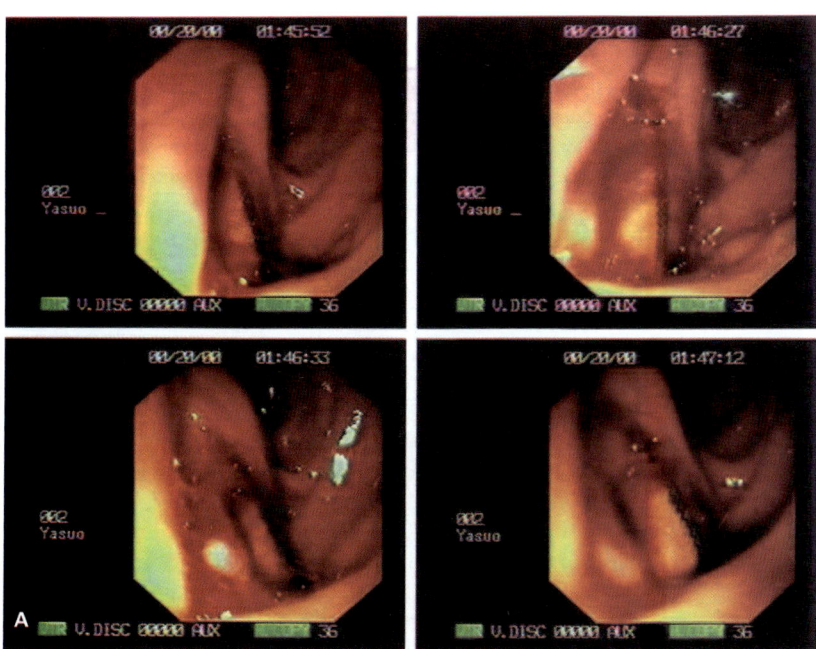
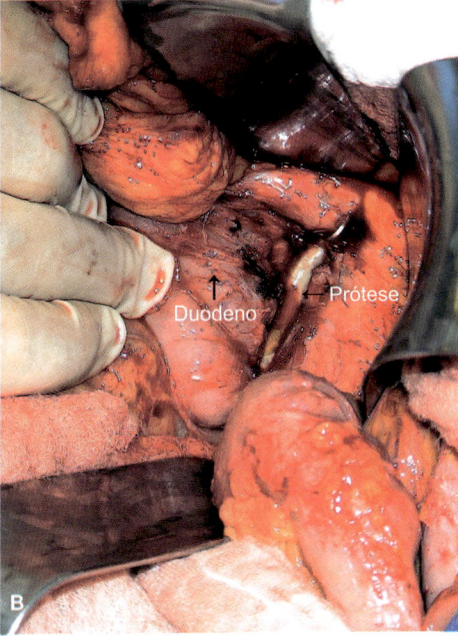

FIGURA 107.18 A. Endoscopia digestiva alta na qual se visualiza prótese vascular pelo duodeno. **B.** Fotografia de campo intraoperatório de fístula do duodeno para a prótese que revasculariza a artéria renal, em pós-operatório tardio de tratamento híbrido de aneurisma aórtico toracoabdominal.

ramos perimedulares ao longo do trajeto craniocaudal e ao nível do cone medular, de maneira espaçada.

Ao nível torácico superior, a artéria espinal anterior recebe a artéria radicular torácica superior, em geral de pequeno calibre e originária de artéria intercostal, situada entre a quarta e a quinta vértebras torácicas. Ao nível toracolombar, recebe a artéria radicular magna, descrita por Adamkiewicz, mais calibrosa e de vital importância na irrigação da medula, originária de artéria intercostal entre a sétima e a décima segunda vértebras torácicas, em 90% dos casos, e entre a segunda e a quarta vértebras lombares, nos 10% restantes (Figura 107.19).

Nos últimos 25 anos, houve uma diminuição significativa do risco de paraplegia associada à cirurgia de AATA. A causa dessa prevenção sempre permaneceu com o foco na anatomia da artéria de Adamkiewicz. Entretanto, a queda na taxa de paraplegia se deve à mudança do foco das preocupações para a maximização efetiva da perfusão colateral, a redução da isquemia espinal e o aumento da tolerância à isquemia espinal durante e após a cirurgia.[48] Dessa maneira, os métodos de proteção medular podem ser divididos em:[15,25,45,46,49]

- Conservação do fluxo sanguíneo com pinçamento aórtico curto, derivações extracorpóreas e identificação pré-operatória do segmento crítico, de onde emergem as artérias nutridoras da medula, em especial a radicular magna
- Aumento da pressão de perfusão medular com o uso de derivações para as artérias intercostais e/ou que mantenham a pressão de perfusão da aorta distal – como derivação átrio esquerdo-artéria femoral, com bomba –, drenagem liquórica de acordo com a pressão intrarraquidiana – que deve ser mantida abaixo de 10 mmHg – e elevação da pressão arterial média distal ao pinçamento aórtico acima de 50 mmHg, cuidados que devem ser mantidos no pós-operatório. Resta ainda a alternativa técnica

de reimplante de artérias intercostais e lombares de grande calibre, em casos selecionados
- Redução do metabolismo do tecido nervoso e aumento de tolerância medular à isquemia com o uso de fármacos, como barbitúricos antes e durante o pinçamento, além de hipotermia moderada, em torno de 34°C
- Redução dos efeitos da reperfusão medular, minimizando a ação dos radicais livres, liberados durante o período de isquemia, com substâncias derivadas da superóxido-dismutase, conforme estudos experimentais ainda sem aplicabilidade clínica. Sugere-se o uso de corticoides e manitol após o despinçamento aórtico, embora não haja dados confirmando uma ação farmacológica eficaz.

Recentemente, relata-se que, quando há anoxia, além do distúrbio da homeostase do cálcio, o principal fator implicado no mecanismo de morte celular é a atividade sináptica. Nessas condições, o bloqueio da elevação de aminoácidos neurotóxicos pode levar à diminuição de incidência de lesões medulares.

A identificação pré-operatória da artéria de Adamkiewicz pode ser feita por estudo arteriográfico, facilitando seu reimplante durante o ato operatório.[16] Como há risco de a injeção seletiva do contraste iodado levar à paraplegia, hoje se tem usado angiorressonância e/ou angiotomografia.[15] Outros critérios são o tamanho dos óstios das artérias intercostais e o grau de refluxo sanguíneo por eles, de modo que, quanto menor, mais necessário o reimplante, pois seria indicativo de circulação colateral inadequada. Outro critério preconizado por Cunningham et al. foi a medida dos potenciais evocados somatossensoriais no intraoperatório.[49]

A drenagem de liquor, popularizada por Hollier et al.,[45], e a drenagem e a infusão de papaverina intratecal associada, advogada por Svensson et al.,[50] ambas em 1988, promoveram redução de disfunções medulares para menos de 10%.[45,50] Estratégias que reduzem o volume de drenagem do líquido espinal, mas ainda controlam a pressão do fluido espinal, são úteis na redução de complicações graves, decorrentes, principalmente, de hipotensão intracraniana. Pacientes com atrofia cerebral apresentam risco aumentado de complicações da drenagem do líquido espinal, como déficits neurológicos e sangramentos espinais e intracranianos.

A drenagem de liquor foi usada em algumas séries em pacientes selecionados, portadores de aneurisma envolvendo artérias intercostais de T8 a L2 quando envolviam mais de 20 cm da aorta torácica descendente e havia correção prévia de aneurisma de aorta abdominal. No pós-operatório, a drenagem deve ser mantida por pelo menos 3 dias, especialmente em pacientes com sintomas de isquemia medular.[34,51]

Embora vários agentes farmacológicos tenham sido empregados para reduzir a frequência e a gravidade da isquemia medular – corticoides, bloqueadores dos canais de cálcio, barbitúricos, antagonistas opiáceos, prostaciclinas, sangue artificial, superóxido dismutase e, em nosso meio, sulfato de magnésio intratecal –, a maioria deles foi estudada em animais de experimentação, de modo que sua eficácia em seres humanos não foi bem documentada.

Em nossa série, ocorreu lesão medular em pouco mais de 6% dos pacientes: dez com paraplegia flácida, sete dos quais faleceram nos primeiros dias de pós-operatório; três com paraparesia transitória; e o restante com bexiga neurogênica. O reimplante direto de artérias intercostais em orifício lateral na prótese aórtica foi excepcional e realizado desde que houvesse facilidade técnica para tanto. Como alternativa, pode-se confeccionar uma ponte originada lateralmente na prótese aórtica proximal, cuja anastomose deve ser confeccionada antes do pinçamento da aorta.[52]

Especial atenção deve ser destinada aos pacientes operados de aneurisma de aorta abdominal concomitante ou previamente, mesmo que portadores de AATA não tão extensos ou que envolvam apenas a aorta torácica descendente proximal, ainda que se empregue a técnica

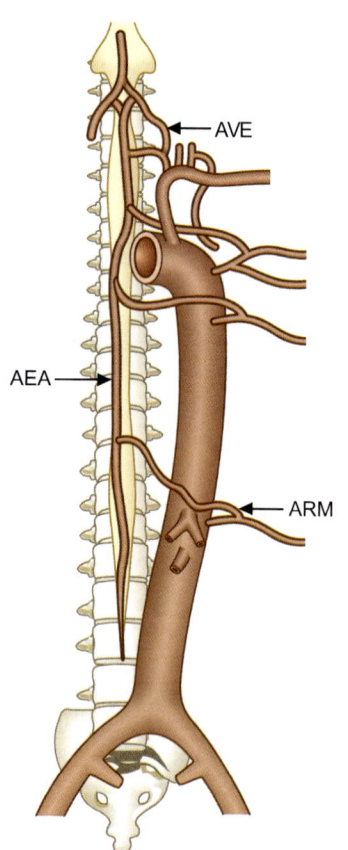

FIGURA 107.19 Circulação medular. AEA: artéria espinal anterior; ARM: artéria radicular magna; AVE: artéria vertebral esquerda.

endoluminal. Esses pacientes têm maior probabilidade de desenvolver paraplegia, talvez por interrupção de maior número de artérias intercostais e lombares, comportando-se como o AATA tipo II.[53]

Acompanhamento tardio

Em nossa casuística, obtivemos índice de sobrevida de 70% após 5 anos de pós-operatório.

As causas de mortalidade tardia assemelharam-se às de outras séries publicadas, destacando-se a doença coronariana. Houve tendência a pior prognóstico na evolução tardia dos indivíduos operados por dissecção aórtica ou com coronariopatia, refletindo sua maior gravidade.

A tomografia computadorizada deve ser usada no acompanhamento de todos os pacientes, fornecendo importantes informações para o diagnóstico de novas dilatações e complicações, como pseudoaneurismas de linha de sutura de evolução assintomática. Na presente série, 5% dos pacientes haviam sido operados antes para a correção de aneurismas de aorta infrarrenal, e a mesma quantidade desenvolveu dilatações aórticas, em território não operado, no acompanhamento tardio.

Esses achados corroboram a ideia de que existe um grupo de pacientes com tendência à dilatação arterial generalizada, o que tem motivado a rediscussão de conceitos etiopatogênicos, demonstrando que a origem da doença aneurismática é multifatorial, com alterações da atividade proteolítica sobre a elastina e o colágeno da parede arterial, e não dependente exclusivamente da degeneração ateromatosa. Há também predisposição genética, sendo hipertensão arterial e tabagismo fatores aceleradores daqueles processos.

CONCLUSÃO

O tratamento cirúrgico aberto para os AATA é eficaz e duradouro, quando bem-sucedido, com taxas de complicações elevadas e bem estabelecidas na literatura, requerendo uma equipe multiprofissional, o que envolve anestesistas treinados e uma unidade intensiva competente no atendimento de pacientes de alta complexidade e hemoterapia, além de uma equipe cirúrgica habilitada e experiente.

TRATAMENTO ENDOVASCULAR

Marcelo Martins da Volta Ferreira ■ Diego Mundim da Volta Ferreira ■ Matheus Mannarino ■ Luiz Fernando Dalincourt Capotorto ■ Rodrigo S. Cunha

Resumo

Nas últimas décadas, o reparo cirúrgico do aneurisma da aorta toracoabdominal (AATA) vem passando por grandes transformações técnicas. Hoje, o tratamento endovascular dessa patologia vem se tornando uma realidade como método principal adotado por grandes centros.

Com o desenvolvimento de métodos de imagens cada vez mais precisos, os principais, como a angiotomografia, o planejamento cirúrgico e a avaliação pós-operatória, são realizados com maior precisão em relação à correspondência anatômica.

As vias de acesso obtiveram uma evolução importante em relação aos dispositivos, com perfis de introdutores cada vez menores. A menor taxa de complicação relacionada com a isquemia medular na cirurgia endovascular (EV) dos aneurismas de aorta toracoabdominal vem se mostrando uma vantagem em relação ao reparo aberto.

O avanço nas adaptações dessa técnica está em constante evolução, permitindo um uso mais amplo em pacientes com doenças cada vez mais complexas.

Palavras-chave: procedimentos endovasculares; aneurisma de aorta toracoabdominal; endopróteses.

INTRODUÇÃO

Houve uma considerável evolução no conhecimento sobre a cirurgia da aorta no século XX. Os conceitos básicos de sutura arterial, desenvolvidos por Carrel,[1] a criação da bomba de circulação extracorpórea por Gibbon[2,3] e os substitutos arteriais protéticos de Voorhees,[4] DeBakey e Cooley foram fundamentais para que a cirurgia aórtica obtivesse êxito.[5]

Em 1951, Dubost realizou a primeira cirurgia de aneurisma de aorta abdominal infrarrenal (AAA) com um homoenxerto arterial, dando início à cirurgia dos aneurismas.[6] Depois, em 1952, Voorhees substituiu um aneurisma de aorta infrarrenal por um enxerto sintético e, em 1954, Etheredge fez a primeira cirurgia bem-sucedida de aneurisma aórtico toracoabdominal (AATA).[7,8]

Ainda naquela década, em 1956, DeBakey e Cooley realizaram a primeira cirurgia de aorta ascendente com circulação extracorpórea.[9] Em 1991, Crawford somou 6.900 cirurgias aórticas, com destaques para 1.108 na aorta ascendente e no arco, 887 na aorta torácica (AT) descendente e 1.679 na aorta toracoabdominal.[10]

Nicholas Volodos e Juan Carlos Parodi quase simultaneamente descreveram técnicas endovasculares para o tratamento das doenças aórticas.[11-13] Em 1994, Dake et al. publicaram a primeira série de 13 pacientes submetidos a tratamento endovascular do aneurisma de AT descendente.[14] Em 1998, Palma et al. publicaram, no Brasil, a primeira série com bons resultados pela técnica semiaberta por meio da aorta ascendente.[15]

Após esse período inicial, o tratamento endovascular dos aneurismas da aorta evoluiu muito. Dificuldades foram gradativamente transpostas, e as taxas de sucesso inicial impulsionaram o interesse de inúmeros cirurgiões em dominar essa técnica e, assim, tratar de modo minimamente invasivo doenças que até então estavam relacionadas com cirurgias extensas, pós-operatórios prolongados e níveis de morbimortalidade proibitivos em alguns centros.

Frente ao impacto positivo na redução de morbimortalidade relacionada com esses procedimentos, o arsenal de materiais desenvolvidos para a correção endoluminal de aneurismas vem avançando continuamente, sendo alvo de trabalhos de revisão que avaliam a segurança, a efetividade e a durabilidade dos dispositivos liberados para uso na prática diária.[16-18]

O tratamento endoluminal nas doenças da AT vem sendo cada vez mais usado, e seus benefícios são indiscutíveis quando comparados com a necessidade de toracotomia, heparinização plena, clampeamento aórtico, isquemia visceral prolongada, anestesia geral e circulação extracorpórea. Assim como nos aneurismas abdominais, o reparo endovascular costuma ser realizado em menor tempo cirúrgico, com menores taxas de perda sanguínea, menores índices de complicações cardíacas, pulmonares e, consequentemente, menor tempo de permanência hospitalar (Quadro 107.2).[19]

As contraindicações iniciais ao procedimento endovascular foram e estão sendo vencidas. Hoje, com a evolução das endopróteses e a diminuição progressiva do perfil delas, é possível implantar dispositivos em artérias ilíacas menores do que antes. Além disso, os aneurismas com comprometimento dos ramos supra-aórticos e viscerais já podem ser tratados pelo método endovascular com resultados promissores, mostrando que os limites dessa técnica continuam em constante expansão (ver Capítulo 78).[20,21]

QUADRO 107.2	Fatores que afetam adversamente o tempo de permanência hospitalar.

- Reparo aberto do aneurisma
- Idade
- Insuficiência renal
- Insuficiência cardíaca congestiva
- Sexo (feminino)
- Doenças pulmonares

PROGRAMAÇÃO CIRÚRGICA ENDOVASCULAR

Ao contrário do reparo aberto do aneurisma de aorta, no qual o cirurgião pode definir as dimensões do enxerto a ser usado no momento da cirurgia, a técnica endovascular requer uma definição precisa da endoprótese no pré-operatório, definindo o tamanho exato do aneurisma, do dispositivo e dos comprimentos apropriados.

A mensuração inadequada pode acarretar vazamentos (*endoleaks*), colapso do dispositivo, migração da endoprótese e a não exclusão do aneurisma.

Hoje, as modalidades de exames para programar a endoprótese incluem: angiotomografia computadorizada (angio-TC), angiografia digital com subtração de imagens (utilizada prioritariamente no peroperatório), angiorressonância nuclear magnética (ARM) e ultrassonografia intravascular (USIV). Considera-se a angio-TC o exame mais completo para planejamento dos procedimentos, sendo hoje o padrão-ouro no planejamento do tratamento endovascular dos aneurismas e das dissecções da aorta (ver Capítulos 18 e 19).

Em primeiro lugar, é necessária a informação precisa sobre o diâmetro real do aneurisma para indicar a necessidade ou não de tratamento cirúrgico – conforme citado, o diâmetro é o principal fator preditor de eventos adversos, como ruptura ou dissecção. Em segundo lugar, deve-se saber a extensão do aneurisma. Em terceiro lugar, é preciso conhecer o calibre e a extensão dos colos proximal e distal (Figura 107.20). Por fim, deve-se identificar se há ou não envolvimento dos vasos do arco aórtico e do segmento visceral, que atualmente não representa mais uma contraindicação ao tratamento endovascular.

Por meio desses exames, devem-se analisar os colos proximal e distal – segmentos aórticos livres de doença e/ou mais adequados para a fixação proximal e distal –, o tamanho do saco aneurismático, as tortuosidades, os trombos murais, as calcificações e as estenoses da própria aorta e de seus ramos. As tortuosidades da aorta, além de dificultarem a introdução dos dispositivos, podem subestimar o comprimento do segmento aórtico a ser tratado.

Da mesma maneira, no eixo ilíaco-femoral, o diâmetro das artérias ilíacas e suas tortuosidades, angulações e calcificações podem ter impacto na introdução e na liberação do dispositivo, devendo ser considerado. As calcificações arteriais constituem o fator que proporciona a maior dificuldade para a introdução das endopróteses, pois as artérias perdem a elasticidade e, consequentemente, a capacidade de se dilatar para permitir a passagem de um dispositivo calibroso, aumentando o atrito entre a parede arterial e as endopróteses.

O estudo dos colos proximal e distal deve ser realizado cuidadosamente, com atenção especial aos parâmetros listados a seguir:

- Diâmetros da aorta (entre os limites externos das paredes arteriais): se são adequados para o tratamento endovascular, com as maiores próteses torácicas disponíveis apresentando diâmetro de 46 mm. As aortas com esse diâmetro são ectasiadas, sendo considerado de exceção o emprego de endopróteses em aortas desse calibre. Na verdade, o colo proximal aórtico deve ter entre 24 e 38 mm, por uma extensão mínima de 20 mm – podendo variar de acordo com os requisitos de cada dispositivo –, para que a endoprótese seja fixada sob condições ideais. De preferência, as endopróteses implantadas devem ter diâmetro 10 a 20% maior que o do colo do aneurisma, podendo variar de acordo com recomendações específicas de cada fabricante. No entanto, uma grande preocupação ao tratar pacientes que não têm aneurismas se estendendo acima do eixo celíaco é que, quanto maior a cobertura proximal, além da necessária, com o dispositivo t-Branch, maior o risco de lesão isquêmica da medula espinal
- Diâmetros das artérias ilíacas: é fundamental que uma angiotomografia pré-operatória para o tratamento da AT compreenda também a aorta abdominal e a pelve, uma vez que se deve avaliar todo o trajeto pelo qual será introduzido o dispositivo. Artérias ilíacas muito tortuosas ou com calcificações podem requerer a confecção de um conduíte de Dacron®, feito pelo acesso cirúrgico tradicional à artéria ilíaca comum ou à própria aorta distal. Esse conduíte, em geral, é complementado na forma de ponte ilíaco-femoral ou ilíaco-ilíaca ao fim do procedimento
- Calcificações: quando acometem mais de 25% da circunferência aórtica, podem comprometer a fixação da endoprótese
- Trombos: constituem um fator limitador na fixação proximal e distal dos dispositivos, sendo contraindicados quando se apresentam em 20% ou mais da circunferência aórtica
- Formas: circunferenciais, ovais, cônicas, cônicas invertidas – considera-se um colo cônico aquele em que a diferença de diâmetro proximal e distal seja superior a 10%, em um segmento com 20 mm de comprimento – e retas

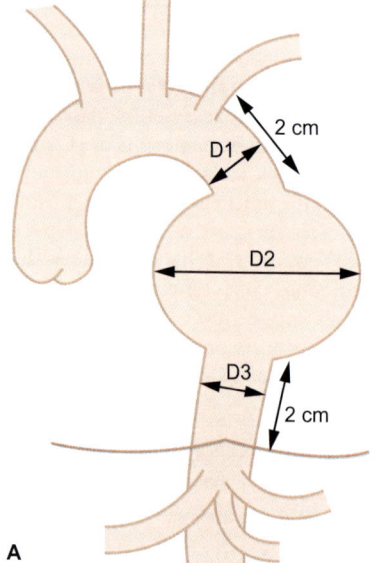
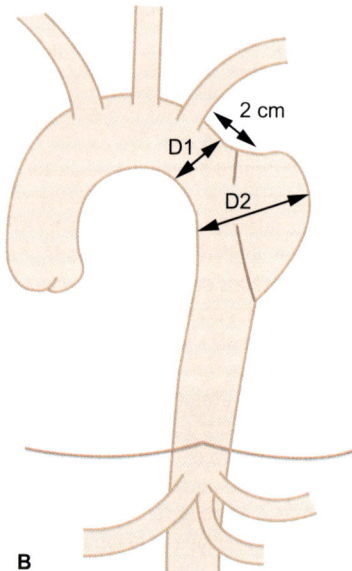

FIGURA 107.20 Diagrama das medidas necessárias para a programação de endoprótese. **A.** Aneurisma torácico: D1 – diâmetro do colo proximal (adventícia a adventícia); D2 – diâmetro máximo do aneurisma; D3 – diâmetro do colo distal. **B.** Dissecções torácicas: D1 – diâmetro do colo proximal; D2 – diâmetro máximo da dissecção.

■ Comprimento do colo: no caso da aorta descendente, no segmento torácico, deve apresentar-se com, no mínimo, 20 mm após a artéria subclávia ou carótida esquerda (colo proximal), ou 20 mm proximal ao início da dilatação na aorta descendente

■ Envolvimento da artéria subclávia esquerda: exige procedimento de exceção, com maior complexidade técnica, como derivações supra-aórticas ou *stents* em forma de chaminé/*snorkel*[22]

■ Angulação: para a adequada fixação da endoprótese, a angulação da aorta no nível do colo deve ser maior que 45°. Recentes evoluções técnicas dos dispositivos, com endopróteses com colo angulado, tornam possível a eliminação de um fenômeno conhecido como "bico de pássaro", em que o fluxo arterial aórtico, nas endopróteses retas implantadas em uma aorta angulada, tende a causar *endoleak* entre a endoprótese e a curvatura inferior do arco aórtico.

As endopróteses devem ser ancoradas em regiões retas tanto proximal quanto distal, tornando possível que a força radial delas seja aplicada em toda a circunferência da aorta, e não só em uma porção da parede.

A angio-TC é o melhor exame, pois promove uma análise milimetricamente precisa da parede da aorta, com todas essas informações em um só tempo.

A USIV se tornou uma valiosa ferramenta de imagem intraoperatória, em especial nos casos difíceis e naqueles associados à dissecção aórtica. Ela fornece informações sobre o diâmetro da aorta sem o efeito de ampliação da arteriografia, confirma a anatomia dos ramos da aorta e a passagem do fio na luz verdadeira, além de uma cobertura adequada do local de entrada nos casos de dissecção, bem como oferece informações sobre a posição do enxerto e sua relação com ramos adjacentes.

A evolução de *software* de imagem com reconstrução anatômica digital possibilita o trabalho com imagens dos exames em DICOM (do inglês *digital imaging and communications in medicine*) (comunicação de imagens digitais em medicina). O padrão DICOM estabelece uma série de regras que tornam possível que imagens médicas – como tomografias, ressonâncias magnéticas, radiografias e ultrassonografias – e informações associadas sejam trocadas entre equipamentos de diagnóstico geradores de imagens, computadores e hospitais.

A capacidade de trabalhar as imagens médicas com reconstruções tridimensionais (3D) e multiplanares viabiliza o estudo mais detalhado em ângulos inusitados da anatomia humana e sua topografia. A qualidade dessas reconstruções promove a visualização isolada de um vaso em 3D, assim como a reconstrução de um vaso em formato retilíneo (*centerline*) para a adequada obtenção das medidas de seus segmentos em relação aos seus ramos, além de fornecer o grau de estenose e diâmetro em determinado ponto selecionado (ver Capítulos 18 e 19).[23-27]

Um planejamento pré-operatório cuidadoso é essencial para o sucesso do reparo endovascular da aorta torácica (TEVAR). Próteses ramificadas ou fenestradas tornam possível o tratamento de aneurismas envolvendo os ramos do arco aórtico ou viscerais, podendo proporcionar flexibilidade no local da ancoragem. Em alguns casos, é necessária mais de uma endoprótese para excluir completamente o aneurisma. Alguns fatores devem ser considerados no processo de tomada de decisão:

■ Mínimo de 5 cm de sobreposição deve ser usado para os dispositivos de diferentes tamanhos

■ A sobreposição de 7,5 cm deve ser usada para os dispositivos de mesmo diâmetro

■ Implantar primeiro o menor dispositivo, que pode ser o distal, em alguns casos selecionados.

Se os diâmetros das zonas de ancoragem, proximal e distal, são suficientemente diferentes para exigir próteses de diâmetros diferentes, usam-se endopróteses com diâmetros diferentes em uma mesma peça, em geral com o diâmetro distal 4 mm menor que o proximal, chamada endoprótese cônica (*tappered*). Em outros casos, é necessário um dispositivo de conexão (Figura 107.21).

Vias de acesso

Artéria femoral comum

A exposição da artéria se dá por uma incisão paralela à prega inguinal, já na parte inferior do abdome, dissecando apenas a artéria femoral comum (AFC), seguida de punção com agulha 18 G sob visão direta. A incisão transversal torna possível identificar o ligamento inguinal, a fim de promover o acesso a um segmento da artéria femoral mais calibroso ou menos calcificado. Atenção especial deve ser dada aos vasos linfáticos da região, de modo a evitar complicações futuras da ferida operatória, como linforragia, infecção de ferida etc. (Figura 107.22).

Artéria ilíaca

O acesso à artéria ilíaca é feito por uma incisão arciforme no flanco direito ou esquerdo, com dissecção retroperitoneal. É preciso ter controle das artérias ilíacas externa, interna e comum, pois, em caso de ruptura durante a passagem do introdutor da endoprótese, os três vasos estarão sob controle, de modo que seu eventual reparo será facilitado. A ruptura da artéria ilíaca comum durante a passagem do introdutor com a endoprótese, pelo acesso via AFC, é uma complicação de elevado risco, uma vez que causa hemorragia maciça, com incidência aproximada de 8,3%.[28]

O conduíte de Dacron® de 8 ou 10 mm de diâmetro, quando necessário, é anastomosado de modo lateroterminal (artéria Dacron®) ou término-terminal toda vez que, durante o planejamento, as artérias ilíacas apresentam diâmetros menores que o externo (*outerdiameter*) dos introdutores das endopróteses. Em casos de calcificação extrema das artérias de acesso, é possível realizar um teste de passagem na artéria, usando pré-dilatadores endovasculares arteriais hidrofílicos, com diâmetros de 14 a 26F, e introduzidos sobre um guia teflonado rígido – tipo Amplatz™ ou Lunderquist® (Figura 107.23).

Ao fim do procedimento cujo acesso foi obtido pelo conduíte, este geralmente é usado para a confecção de uma ponte ilíaco-femoral, bastando a tunelização e a dissecção femoral, bem como a anastomose na forma término-lateral, ou mesmo término-terminal, conforme as técnicas habituais.

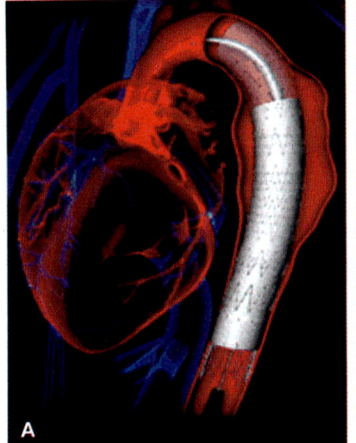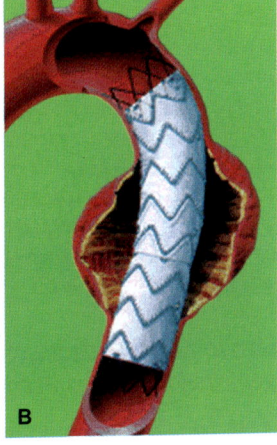

FIGURA 107.21 A. Endoprótese Zenith® TX2 (COOK) telescopada. **B.** Endoprótese Talent® (Medtronic) telescopada.

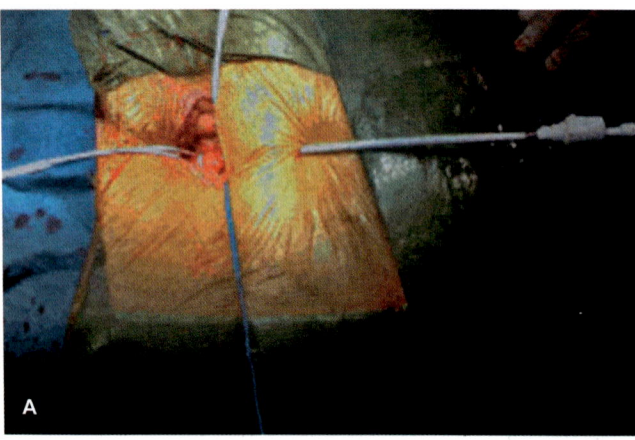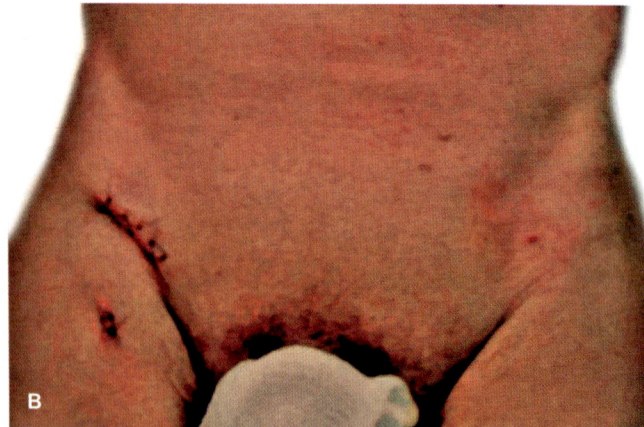

FIGURA 107.22 Acesso femoral. **A.** Dissecção a 2 cm da prega inguinal e contra-abertura. **B.** Aspecto ao fim do procedimento.

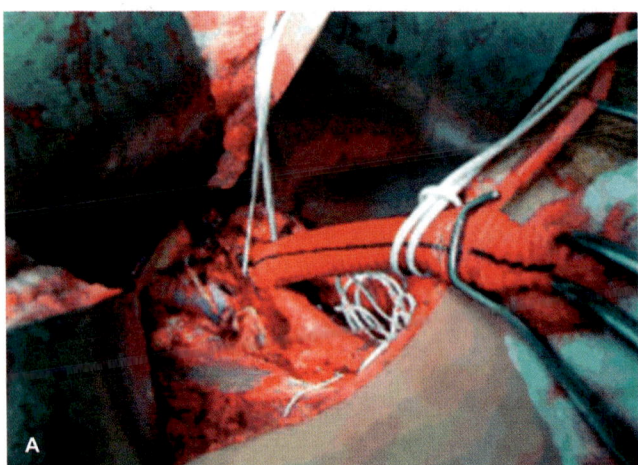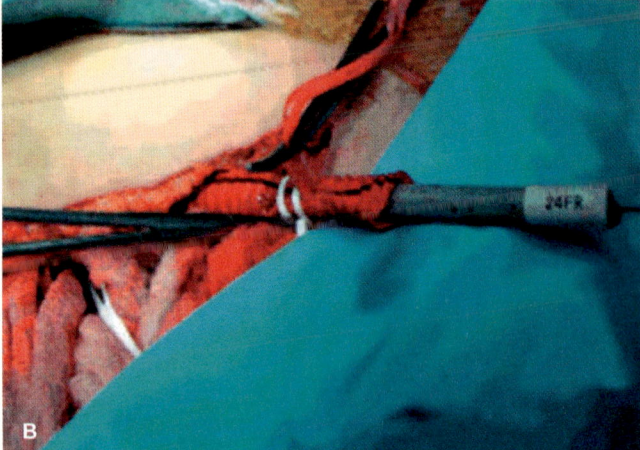

FIGURA 107.23 Acesso ilíaco. **A.** Dissecção da artéria ilíaca retroperitoneal com anastomoses de Dacron® ao nível da ilíaca externa. **B.** Introdução de um dilatador axial pelo Dacron®.

Artéria axilar

Sua exposição se dá ao dissecar essa artéria no segmento infraclavicular, a exemplo da ponte axilofemoral, por meio de incisão paralela à clavícula. Nos casos de tratamento endovascular dos AATA, é possível usar tanto a artéria axilar esquerda quanto a direita, o que viabiliza a cateterização seletiva dos ramos viscerais. Há, obviamente, uma discussão sobre a lateralidade graças ao cruzamento das bainhas em frente aos óstios dos vasos do arco aórtico. Esse assunto foi estudado por alguns autores, e Köbel demonstrou que a incidência de embolização cerebral é baixa e similar, qualquer que seja o lado escolhido para o procedimento.[29]

Malgor et al. apresentaram uma metanálise de complicações relacionadas com esse acesso, tendo um total de 41 complicações (8,2%) ligadas ao acesso superior. Dessas 41, 17 (41,5%) foram hemorragia; 10 (24,4%), acidentes vasculares isquêmicos cerebrais; 7 (17,1%), oclusões arteriais; 4 (9,7%), déficits neurológicos de membros superiores; 2 (4,9%), estenoses arteriais; e 1 (2,4%), pseudoaneurisma. Os autores concluíram que as taxas de complicações foram maiores nos acessos percutâneos dos membros superiores, em comparação com as dissecções.[30]

Acesso na aorta descendente ou transapical (ventrículo cardíaco esquerdo)

Pacientes submetidos previamente a cirurgias do arco aórtico por meio de implantes de enxertos vasculares podem modificar a anatomia dos vasos supra-aórticos. Assim, com a necessidade de um acesso vascular por via superior nos tratamentos de aneurisma toracoabdominal, com o intuito de cateterizar as artérias viscerais, essas situações podem requerer um desafio técnico ao procedimento.

Uma das opções é o acesso transapical por dissecção torácica, chegando ao ventrículo esquerdo. Após a dissecção, introduz-se uma bainha que atravessa todo o arco aórtico, incluindo a valva mitral, até posicioná-la na aorta descendente. No entanto, essa abordagem apresenta maior taxa de complicações, incluindo sangramento importante, derrame pericárdico, arritmia e aneurisma do ventrículo esquerdo.[31]

Uma alternativa seria por dissecção direta da aorta descendente, por meio de uma toracotomia lateral alta, com confecção de um conduíte semelhante ao praticado nas artérias ilíacas. O paciente induzido à anestesia é posicionado em decúbito lateral direito e submetido à ventilação pulmonar. Pela toracotomia esquerda, o espaço pleural deve ser afastado. Com uma retração pulmonar suave, procede-se a uma dissecção da AT descendente. Na sequência à exposição arterial, uma arteriotomia longitudinal é realizada, por meio da qual é confeccionado um conduíte com prótese de poliéster Dacron® 10 mm, o qual é exteriorizado, permitindo a punção e a introdução das bainhas pelas extremidades dele (Figura 107.24).

Após os acessos, deve-se realizar a heparinização sistêmica com bólus inicial de 60 a 80 UI/kg, seguido de doses adicionais de heparina a cada 3 horas, para o ajuste do tempo de coagulação ativado (TCA) entre 200 e 300 segundos.

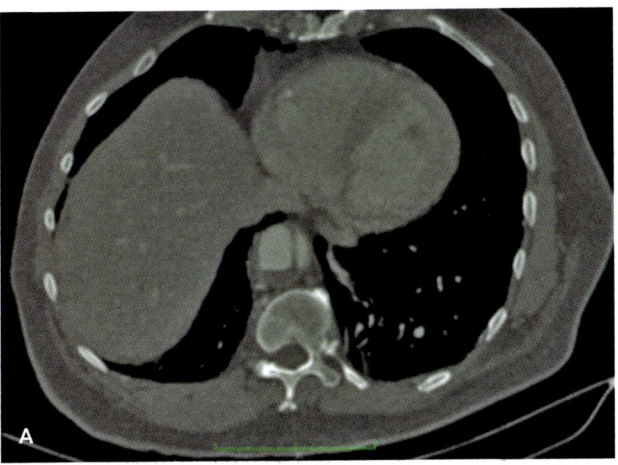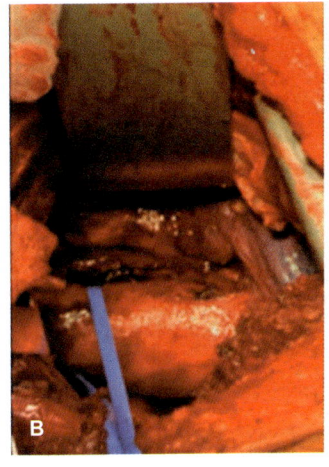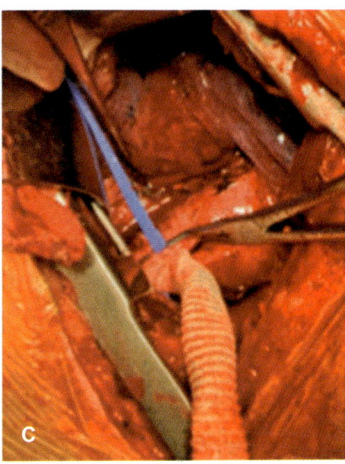

FIGURA 107.24 A. Angio-TC corte axial com pequena luz verdadeira na aorta torácica descendente distal. **B.** Imagem intraoperatória da toracotomia esquerda e isolamento da aorta descendente. **C.** Conduíte na aorta torácica descendente.

INDICAÇÕES

Atualmente, há um amplo espectro de doenças da aorta passíveis de tratamento endovascular, entre as quais se destacam (Figura 107.25):

- Aneurismas fusiformes e saculares
- Dissecções
- Hematomas intramurais
- Úlceras aórticas penetrantes
- Pseudoaneurismas
- Fístulas e lesões traumáticas
- Aneurismas secundários a doenças degenerativas do colágeno, como síndrome de Marfan, Ehlers-Danlos ou Pseudoxanthoma elasticum.

O nível de complexidade desses tratamentos está, em geral, relacionado não com a patologia em si, mas com o território aórtico acometido e, por conseguinte, com a extensão da aorta a ser substituída e/ou revestida por uma endoprótese.

CLASSIFICAÇÕES DO ANEURISMA DE AORTA TORACOABDOMINAL

Os AATA têm sido um desafio para os cirurgiões vasculares ao longo dos anos. Desde os primeiros relatos cirúrgicos, havia a falta de uniformidade dos resultados, de modo que não podiam ser comparados. Esse problema foi resolvido quando Crawford et al. sugeriram a classificação dos AATA de acordo com sua extensão (Quadro 107.3).[32]

Essa classificação padronizou os resultados, tornando possível a comparação das taxas de morbimortalidade em pacientes submetidos ao reparo cirúrgico convencional. Ao padronizar o aneurisma em quatro categorias, foi possível comparar os riscos e os benefícios das várias estratégias empregadas para desenvolver uma técnica cirúrgica mais segura, especialmente ao considerar uma das

QUADRO 107.3	Classificação de Crawford modificada de aneurismas toracoabdominais.
Tipo I	Da artéria subclávia esquerda até as artérias renais
Tipo II	Da artéria subclávia esquerda até a bifurcação da aorta
Tipo III	Do sexto espaço intercostal até a bifurcação aórtica
Tipo IV	Do diafragma até a bifurcação aórtica
Tipo V	Do sexto espaço intercostal até as artérias renais

principais complicações: a paraplegia. O quinto tipo é a modificação proposta por Safi-Miller (Figura 107.26).[33]

Considerando a constante evolução no campo do reparo endovascular de AATA e a necessidade contínua de comparar os resultados, desenvolveu-se uma classificação especificamente para as características desse método, com base na extensão da aorta coberta pela endoprótese, em oposição à classificação AATA atual, segundo a extensão da doença.

Classificação de Ferreira

Em 2001, Chuter et al. relataram o primeiro tratamento endovascular de aneurisma toracoabdominal, empregando uma endoprótese ramificada, o que deu início a uma nova era no tratamento para AATA.[34] Junto a isso, um novo conjunto de complicações surgiu, bem como a possibilidade de melhores resultados.[28,35] Após o início da experiência endovascular, a classificação pré-operatória com base na extensão da doença se tornou pouco adequada para comparar os resultados e as complicações após o tratamento endovascular.

A partir da experiência acumulada com o planejamento e o tratamento endovascular com endopróteses ramificadas,[35-37] propôs-se uma perspectiva pós-operatória da doença, com base na extensão do tratamento, ou seja, na extensão da cobertura da aorta pela endoprótese.

Quando se compara o tratamento aberto com um endovascular de um mesmo aneurisma aórtico, uma diferença é a zona de ancoragem proximal (ZAP) das próteses, sendo mais elevada na endovascular, com cobertura de maior território aórtico. Pode não haver diferenças no tratamento de aneurismas infrarrenais, porém, quando se comparam AATA, isso pode trazer maior risco de paraplegia.

Endopróteses ramificadas exigem pelo menos dois ou três *stents* de vedação, que recobrem a zona de ancoragem, aorta normal, para estabilizar migrações e vedação apropriada contra vazamento do tipo Ia. Em geral, a partir do terceiro ou quarto *stent*, também chamado *stent* de redução, emerge o primeiro ramo a se conectar com o tronco celíaco. Em um AATA tipo IV de Crawford, isso implica a implantação de um enxerto de 6 a 8 cm de sobreposição na aorta saudável proximal – nesse caso, correspondendo ao segmento de T8 a T12 e ocluindo um segmento de origem nas artérias intercostais.

Por outro lado, ao considerar AATA tipo III de Crawford, o grau de cobertura da aorta exigido pelos *stents* de vedação será muito semelhante à extensão necessária em um tipo IV, uma vez que o *stent* de redução está, nesse caso específico, dentro da aorta dilatada, em vez de em uma aorta saudável. Considerando esse

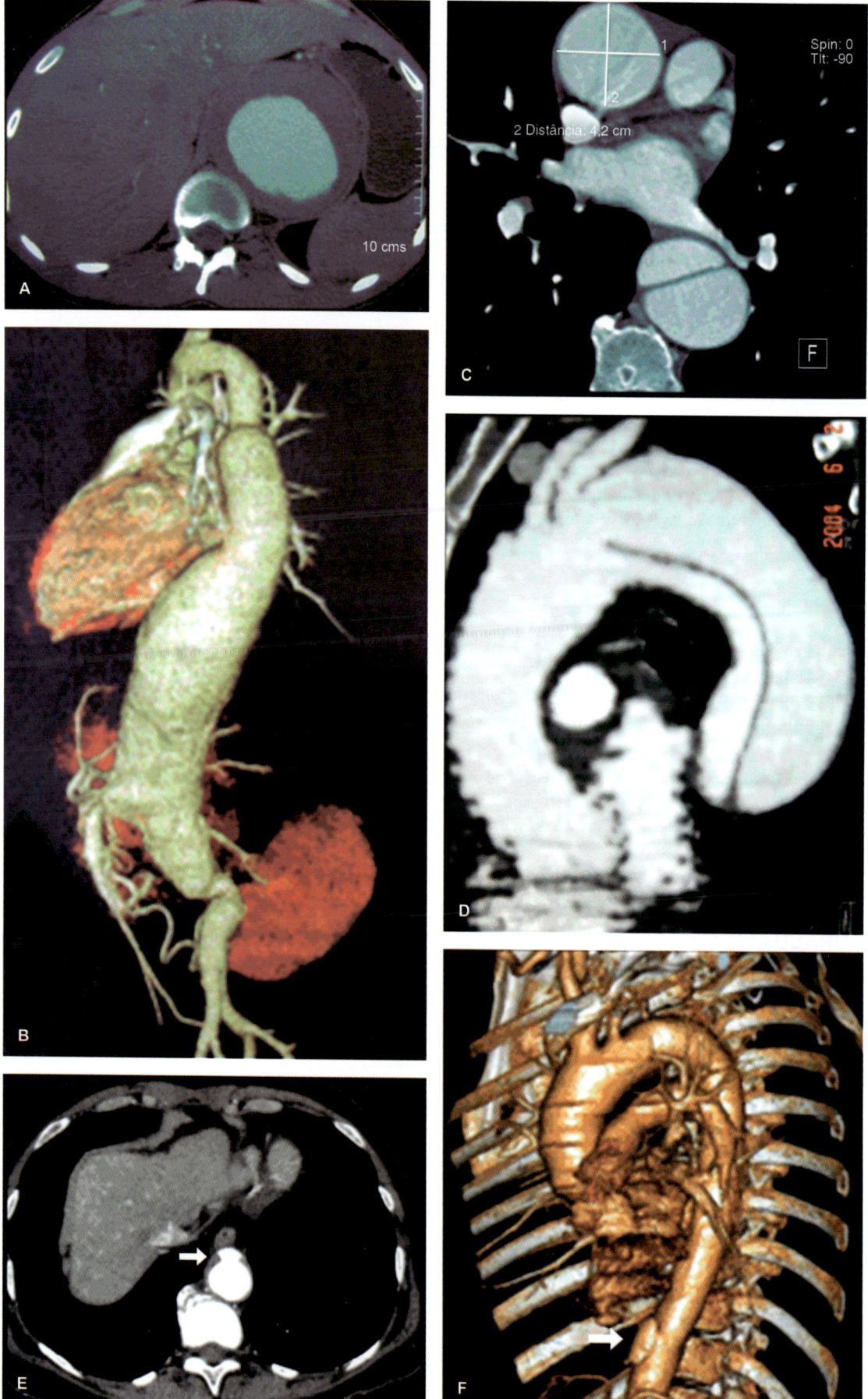

FIGURA 107.25 Diferentes patologias da aorta torácica. **A** e **B.** Aneurisma da aorta descendente – angiotomografia computadorizada com corte axial e reconstrução. **C** e **D.** Dissecção tipo B. **E** e **F.** Úlcera torácica.

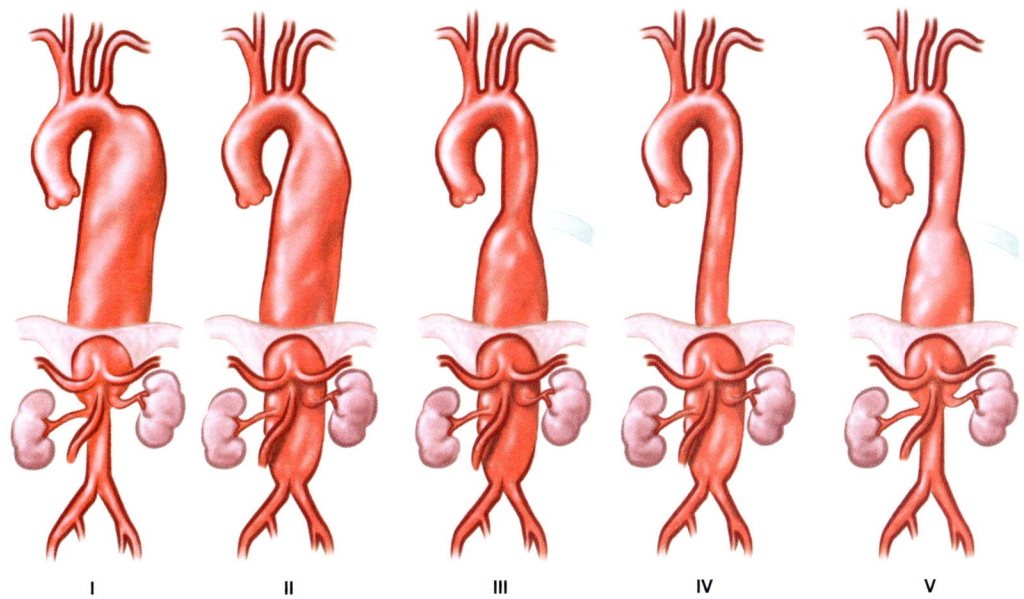

FIGURA 107.26 Classificação de Crawford modificada (aneurisma aórtico toracoabdominal).

aspecto, o tratamento endovascular de um tipo IV ou III poderia ter a mesma classificação pela extensão do tratamento, sendo chamado PAC (do inglês *partial aortic covering*).

Em uma tentativa de minimizar os efeitos dessa área coberta, Marcelo Ferreira et al. sugeriram mudanças no dispositivo t-Branch. Essa técnica consiste em alguns conceitos de modificações e passos a serem seguidos. Inicialmente, o sistema introdutor não deve ser lavado com solução salina antes das modificações. Os três *stents* de vedação proximal da endoprótese t-Branch são desembainhados para personalização (Figura 107.27).

O dispositivo é girado para trás, e as modificações para a preservação da artéria intercostal são marcadas na face posterior do dispositivo. Os laços redutores de diâmetro (fio gatilho de ouro) são liberados para permitir a expansão total dos *stents* de vedação e, assim, permitir a manipulação desses *stents*. As janelas PIA (do inglês *preserving intercostal arteries*) da endoprótese são cortadas

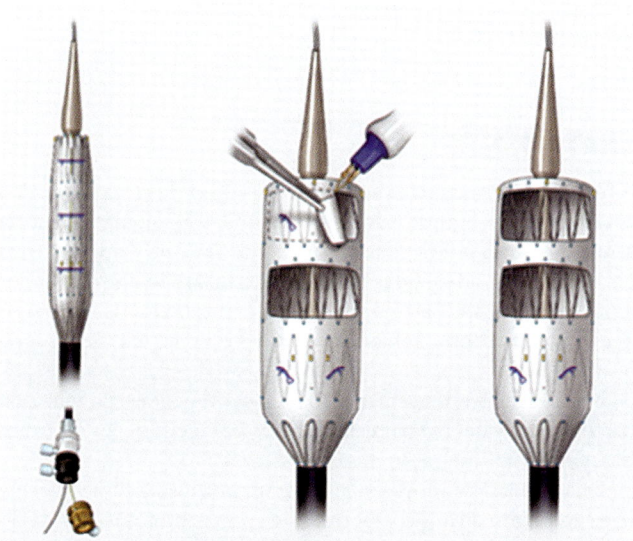

FIGURA 107.27 Desenho esquemático demonstrando sequencialmente os passos da customização após retirar o dispositivo da bainha até o terceiro *stent*. A trava dourada é liberada e o dispositivo é cortado em sua parede posterior, em um ângulo de 180°, nos dois primeiros *stents*.

nos dois primeiros *stents* de vedação, permitindo que pelo menos um *stent* de vedação de 360° permaneça inalterado.

Cada janela abrange 180° de circunferência do *stent* de vedação, deixando alguns milímetros remanescentes de tecido de poliéster intactos entre a conexão de cada *Z-stent*. Isso permite que a estrutura do enxerto seja mantida e facilita o recondicionamento no sistema de introdução. Uma vez que a modificação é concluída, o endoenxerto t-Branch é reembainhado em seu sistema de entrega original usando laços de seda para colapsar sequencialmente os *Z-stents*. O dispositivo, então, é lavado com solução salina heparinizada. Assim, após o implante da endoprótese, diversos ramos intercostais são preservados, diminuindo o risco de isquemia medular (Figura 107.28).[38]

Ao observar isoladamente essa característica, ela pode ser interpretada como ineficaz, uma vez que provoca a oclusão de mais artérias intercostais do que a cirurgia aberta (CA). Porém, há outros fatores positivos equilibrando para o lado da cirurgia endovascular (EV), como as mínimas incisões inguinais e o fluxo permanente para as artérias viscerais durante todo o procedimento – sendo estes os mais óbvios –, em comparação com a toracotomia e a isquemia transitória visceral, necessárias nas CA.

Aplicando o mesmo conceito para os tipos I e II da classificação de Crawford, é possível notar que o tratamento endovascular requer uma cobertura de toda a aorta descendente e da aorta abdominal, a qual servirá como zona de ancoragem distal da endoprótese ramificada. Nesse caso, chama-se tratamento de TAC (do inglês *total aortic covering* (Figura 107.29).

Com base no conhecimento de que até 30% de AATA e AAA estão associados a aneurismas ilíacos, essa mesma classificação pode ser ampliada para os casos com acometimento ilíaco, com especial atenção à importância da manutenção da perviedade da artéria ilíaca interna, mantendo o fluxo sanguíneo para as artérias colaterais da coluna vertebral, sendo também possível o tratamento endovascular, com o uso de endopróteses ramificadas. Portanto, uma classificação mais completa é também proposta (Figuras 107.30 e 107.31; Quadros 107.4 e 107.5).

Essa classificação torna possível a estratificação e a prevenção das sequelas inerentes ao procedimento, como eventos isquêmicos medulares e resposta inflamatória exacerbada, mais comuns na TAC.

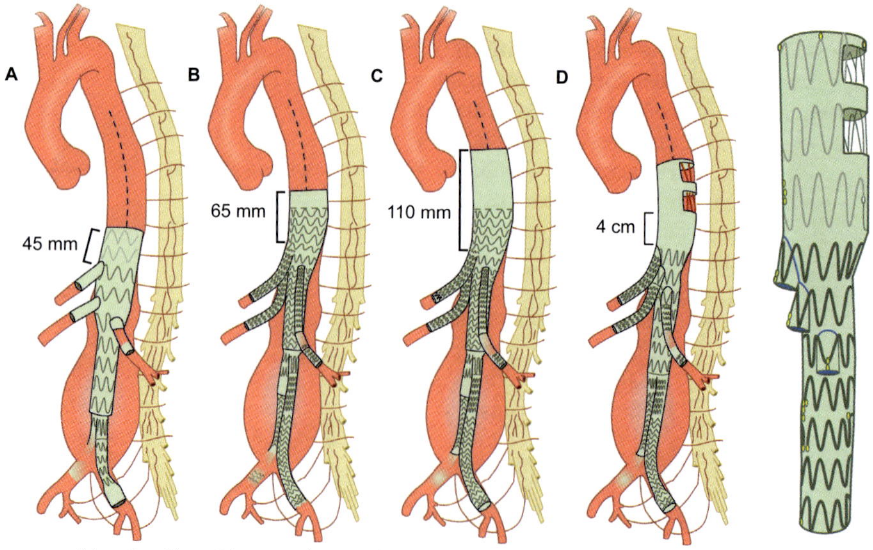

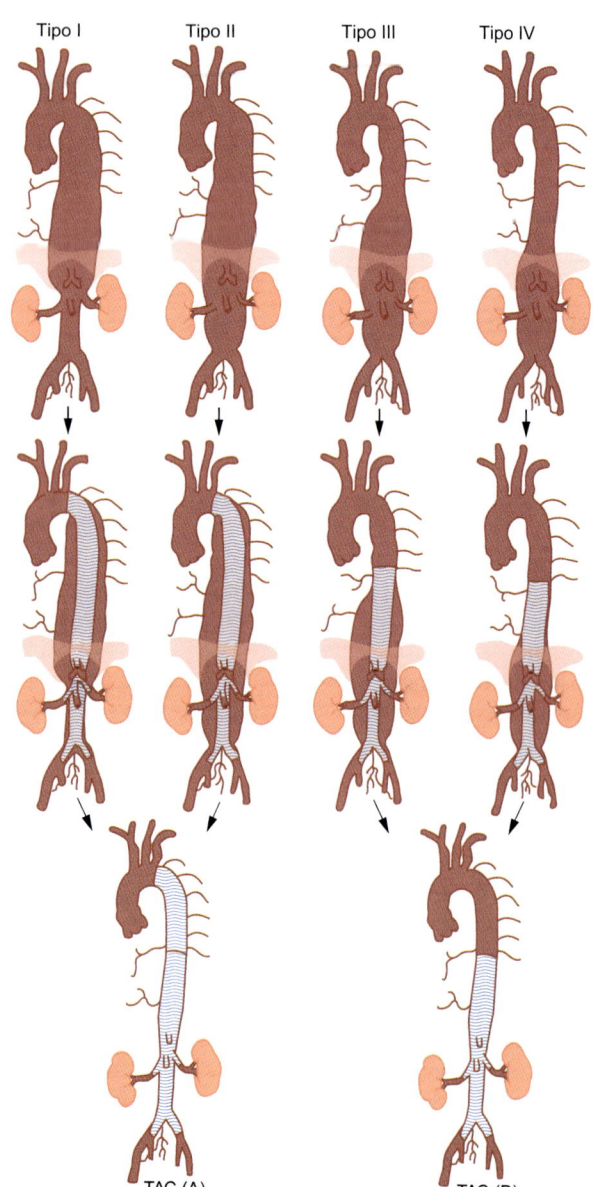

FIGURA 107.28 Desenho esquemático dos dispositivos atualmente disponíveis para o reparo do aneurisma toracoabdominal e suas comparações para o grau de cobertura da aorta torácica descendente. **A.** Cook ZFEN+®. **B.** Gore – TAMBE®. **C.** t-Branch®. **D.** t-Branch-PIA.

FIGURA 107.29 Classificação de Ferreira para o aneurisma aórtico toracoabdominal.

QUADRO 107.4	Subclassificação do *total aortic covering*.
TAC	Reparo endovascular da aorta descendente e da aorta visceral
TAC A	TAC com a inclusão da bifurcação aórtica
TAC A-B1	TAC A incluindo a correção endovascular com endoprótese ramificada de uma das artérias ilíacas
TAC A-B2	TAC A incluindo a correção endovascular com endoprótese ramificada de ambas as artérias ilíacas

TAC: *total aortic covering.*

QUADRO 107.5	Subclassificação do *partial aortic covering*.
PAC	Reparo endovascular da aorta descendente e da aorta visceral
PAC A	PAC com a inclusão da bifurcação aórtica
PAC A-B1	PAC A incluindo a correção endovascular com endoprótese ramificada de uma das artérias ilíacas
PAC A-B2	PAC A incluindo a correção endovascular com endoprótese ramificada de ambas as artérias ilíacas

PAC: *partial aortic covering.*

TRATAMENTO

A fixação distal adequada acompanhada de exclusão completa do aneurisma nem sempre é uma tarefa simples. Enquanto a maioria dos aneurismas infrarrenais necessita de um colo de pelo menos 1,5 cm para as adequadas fixação e exclusão do aneurisma, os AATA necessitam de colo mais longo, tendo em vista o maior diâmetro nessa topografia. Colo entre 2 e 3 cm geralmente seria o suficiente.

É recomendável que a área escolhida para ancoragem tenha suas paredes relativamente paralelas e livres de calcificações ou trombos, para evitar migração dos dispositivos.

Duas técnicas endovasculares foram propostas como alternativas ao reparo cirúrgico aberto: as cirurgias híbridas, nas quais, por meio de laparotomia, a revascularização extra-anatômica de todos os ramos viscerais precede a cobertura endovascular de todo o segmento toracoabdominal, e o tratamento realizado pela via endoluminal, com o uso de endopróteses fenestradas e/ou ramificadas.

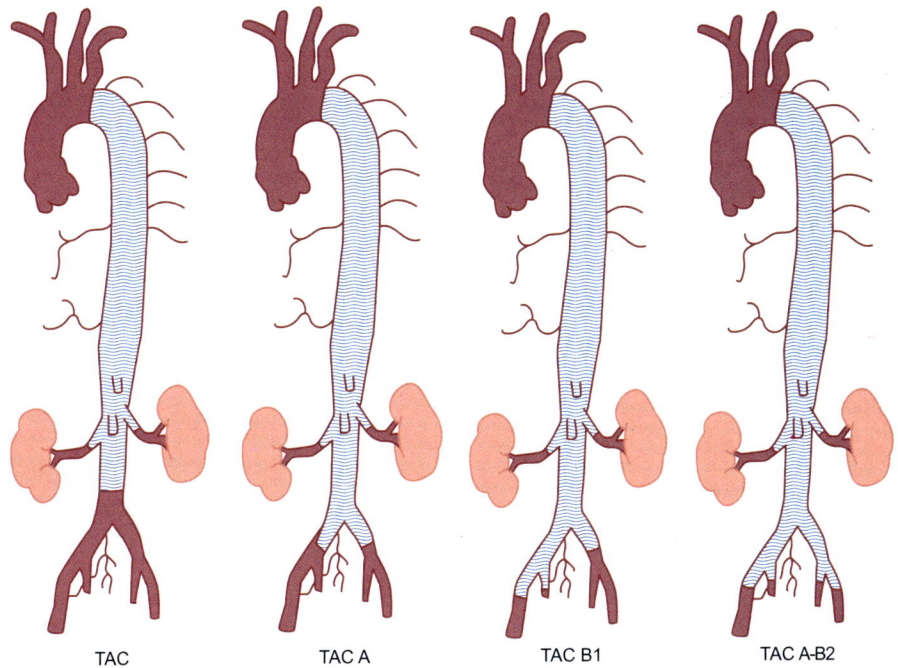

TAC   TAC A   TAC B1   TAC A-B2

FIGURA 107.30 Classificação de Ferreira completa para *total aortic covering*.

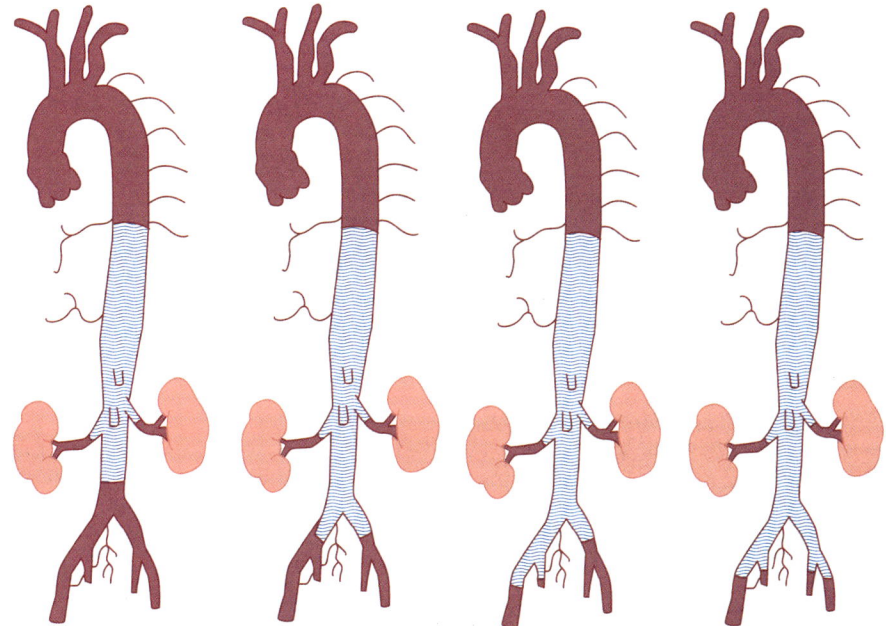

FIGURA 107.31 Classificação de Ferreira completa para *partial aortic covering*.

Cirurgias híbridas

Em algumas situações nas quais a doença se estende à porção mais distal da AT, não é possível obter um sítio de ancoragem satisfatório, dificultando a liberação da endoprótese próximo ao TC. Nesses casos, é aconselhável "alongar" o colo distal por meio de técnicas de realocação dos ramos viscerais.[39] Relatos iniciais demonstraram resultados promissores com as cirurgias híbridas.[40,41]

Tronco celíaco

Embora algumas séries relatem cobertura do TC sem intercorrências, algumas complicações graves podem advir dos processos isquêmicos do baço e do fígado, resultando em grave potencial de morte do paciente.[42] Vacinas específicas para germes encapsulados devem ser dadas a todos os pacientes com risco de exclusão do baço e consequente comprometimento da função esplênica.[43]

Há algumas situações que seriam contraindicações relativas à revascularização do TC, como risco cirúrgico abdominal proibitivo ou oclusão documentada do TC, em que se discute a necessidade de revascularização. Documentação adequada do fluxo gástrico e esplênico é recomendada por arteriografia ou exame de imagem.

A seguir, são descritas técnicas que podem ser empregadas quando o TC estiver comprometido:

- Exclusão celíaca (por meio da embolização com "molas" ou dispositivo oclusor): deve-se ter cuidado com a preservação da função esplênica. É observada a manutenção da função imunoprotetora por meio de colaterais e das artérias gástricas.[44] É importante documentar a circulação colateral pela artéria mesentérica superior (AMS) ao fígado antes de proceder à embolização e, sobretudo, liberar as "molas" apenas no tronco principal, visando manter os vasos colaterais.[45] Em alguns casos em que o aneurisma envolve o TC e a prótese oclui a origem do tronco, a embolização pode ser desnecessária, visto que a prótese cumpre essa função. Entretanto, em caso de *endoleak* tipo II, uma nova abordagem fica extremamente limitada, se não impossível, pela via endovascular

- Revascularização celíaca
  - Anterógrada: pode ser realizada de várias maneiras, sendo a mais simples e bem tolerada, sem dúvida, a ponte reno-hepática. Pontes anterógradas – supracelíaca ou torácica descendente –, em geral, não são possíveis, tendo em vista a proximidade com o aneurisma, podendo ser aplicadas nos aneurismas toracoabdominais tipo IV
  - Retrógrada: a doença aneurismática pode se estender em posição distal, comprometendo a área doadora, além da própria aterosclerose local. As artérias ilíacas podem ser usadas como doadoras, e os enxertos, normalmente protéticos

pela necessidade de comprimento, são tunelizados em situação retropancreática e anastomosados com o TC ou a artéria hepática comum, não esquecendo a ligadura na base para evitar vazamento

- Artéria mesentérica superior: na maioria dos pacientes, a AMS e o TC são muito próximos, necessitando de realocação em conjunto. O acesso geralmente é transperitoneal e a escolha da área doadora segue as mesmas observações da revascularização do TC (Figura 107.32). Na revascularização visceral completa, a área doadora, o TC e a AMS seguem as mesmas considerações anteriores
- Artérias renais: cada artéria renal deve ser considerada separadamente. Para a esquerda, existem três opções: ponte esplenorrenal, iliorrenal, ou ter origem em um dos ramos para o TC ou a AMS. Para a direita, de maneira similar, uma ponte hepatorrenal, iliorrenal, ou também ter origem em um dos ramos para o TC ou a AMS. Além disso, há como opção a prótese pré-fabricada de Dacron® (*DuPont, Wilmington, Del*) com um ramo específico para cada vaso (Figura 107.33).

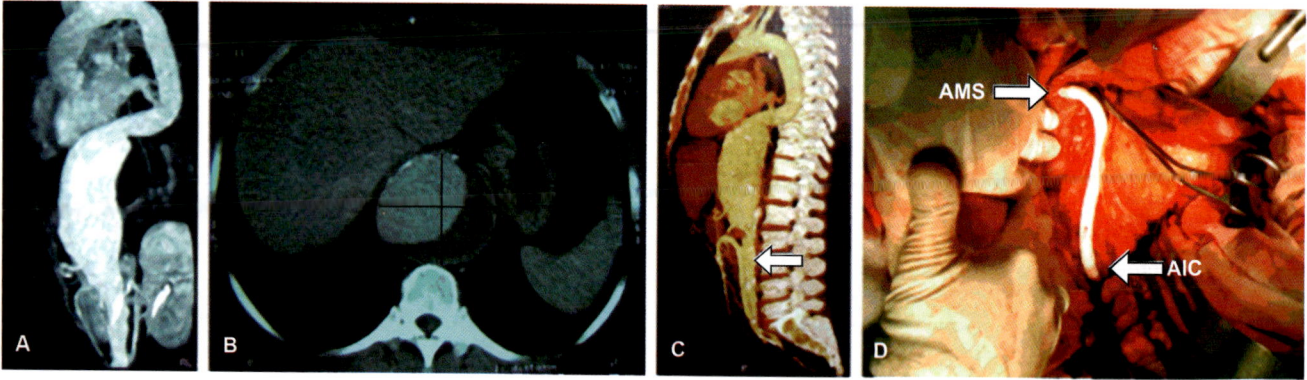

FIGURA 107.32 Aneurisma toracoabdominal com comprometimento da artéria mesentérica superior (AMS) e tronco celíaco ocluído. **A.** Angiorressonância magnética pré-operatória, com comprometimento da AMS. **B.** Corte axial do aneurisma toracoabdominal com diâmetro de 8 × 8 cm. **C.** Controle após cirurgia, ponte da artéria ilíaca comum (AIC) à AMS. **D.** Ato operatório com confecção da ponte da AIC à AMS.

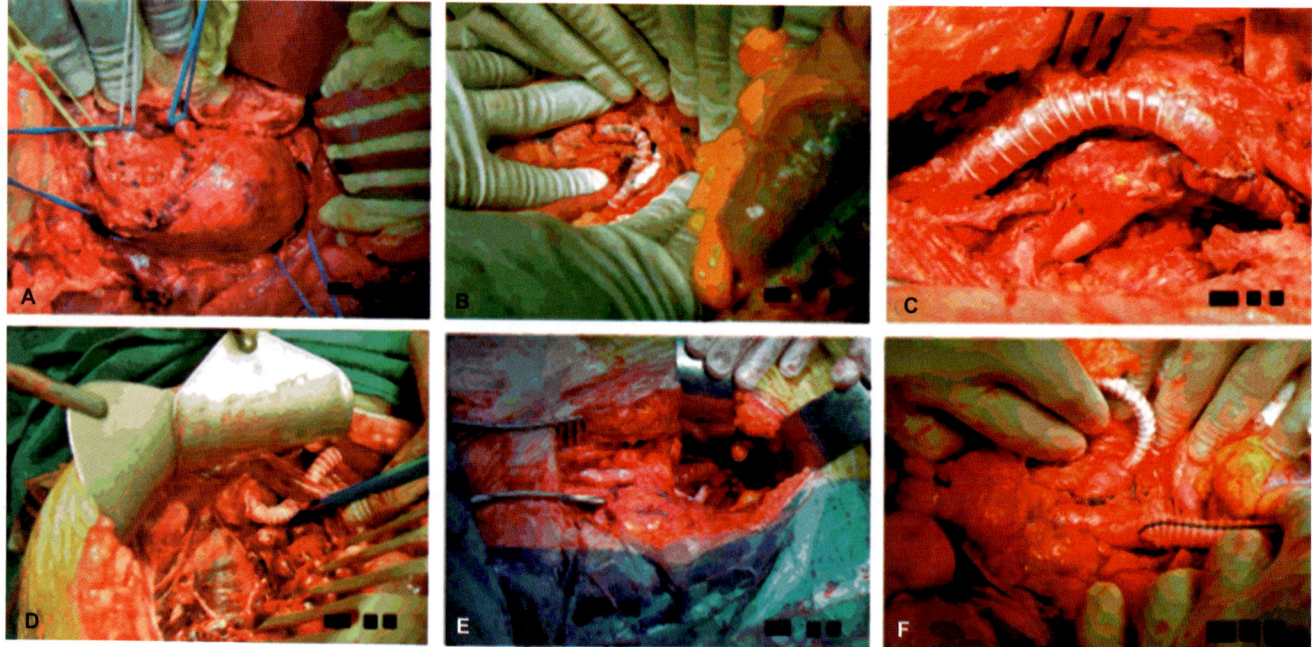

FIGURA 107.33 Procedimento cirúrgico com isolamento das artérias viscerais e revascularização completa dessas artérias com enxerto de politetrafluoretileno.

Tratamento endovascular dos aneurismas aórticos toracoabdominais

Hoje, há dois tipos básicos de próteses: as customizadas, adaptadas a anatomias especiais de cada paciente, que podem ter ramos, fenestras ou uma combinação de ambos, conhecidas como CMD (do inglês *custom-made devices*); e as de prateleira, as OTS (do inglês *off-the-shelf*), que apresentam a vantagem de estarem disponíveis, não necessitando de tempo para a fabricação e podendo ser utilizadas imediatamente, o que as faz muito úteis, especialmente nos casos de emergência, seja por ruptura, seja por expansão aguda da aorta.[46] Em 2009, começaram os estudos para a criação da primeira prótese OTS para o tratamento dos aneurismas toracoabdominais, publicada por Tim Chuter.[47]

No Brasil, a utilização de próteses CMD foi iniciada em 2006. A experiência inicial foi publicada em 2008,[48] ao passo que, em 2012, houve a experiência em médio prazo.[49] Desde 2014, tem-se usado as endopróteses OTS, de prateleira, apresentando índice de adaptação anatômica de 80 a 90%, com algumas modificações,[50] incluindo a criação de uma técnica batizada de *snare-ride*, descrita em 2017, atualmente reconhecida e aplicada em vários centros do mundo.[51]

No tratamento endovascular dos AATA, há o estagiamento de 3 a 4 semanas, separando o procedimento de implante de uma endoprótese torácica, quando necessário. Antes da introdução das próteses ramificadas/fenestradas – *branched endovascular repair* (Bevar)/*fenestrated endovascular repair* (Fevar) –, devem-se observar cuidadosamente o diâmetro e as características de todos os ramos viscerais.

Após posicionar a endoprótese na aorta abdominal, realiza-se a primeira arteriografia, a fim de observar a anatomia dos vasos viscerais e, assim, proceder com a liberação da endoprótese, em geral, 2/3 cm acima da origem de cada vaso, para que depois se possa formatar um cateter angiográfico e cateterizá-los.

Uma observação importante nessa cirurgia é sempre tentar diminuir o tempo de isquemia de membros e visceral. Dessa maneira, adota-se como rotina utilizar o cateterismo em apenas uma das artérias femorais, deixando a contralateral aberta todo o tempo, diminuindo a resposta inflamatória sistêmica, a isquemia do próprio membro e da pelve. Em alguns casos, faz-se necessária a manobra *through and through*, utilizando a guia rígida como varal e protegendo a ponta do introdutor da endoprótese, com a ponta da bainha do acesso superior para migração da endoprótese em anatomias tortuosas e desfavoráveis – manobra *Driven-by-the-Sheath* (Figura 107.34).

O próximo passo é abrir a prótese gradualmente, até os ramos do tronco celíaco e da AMS, mantendo o restante dentro do introdutor, o que permite o cateterismo desses vasos com mais espaço entre a prótese, a parede aórtica, e, eventualmente, uma pequena mobilização corretiva do posicionamento da endoprótese (Figura 107.35).

Em seguida, é aberto o *stent* proximal sem perder o *reducing ties* fixo pela trava amarela (primeira trava), que será deslocada automaticamente alguns centímetros quando a trava preta for recuada.

Inicia-se a cateterização seletiva do tronco celíaco, mas pelos respectivos ramos da endoprótese, deixando uma guia de suporte em cada uma delas. Na maioria das vezes, em primeiro lugar, prosseguimos com a conexão da AMS com a endoprótese, utilizando como conexão (ponte) os *stent*s recobertos autoexpasíveis ou expansíveis por balão, reforçados com *stent*s descobertos para maior força radial, quando necessário (Figura 107.36).

Utiliza-se o cateter *pigtail* centimetrado para calcular a extensão dos *stent*s de conexão, cobrindo todo o ramo na endoprótese, que tem dimensões de 1,8 × 8 mm nos ramos do tronco celíaco e da AMS, posicionando os *stent*s no mínimo 2 cm dentro da AMS

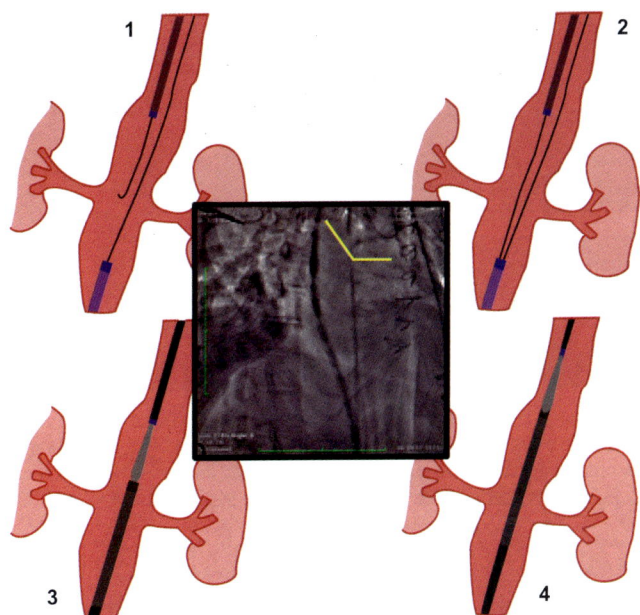

FIGURA 107.34 *1.* Cateterização da bainha femoral pelo acesso superior. *2.* Posicionamento da guia *through-and-through* para suporte na migração. *3.* Encaixe do introdutor da endoprótese na ponta da bainha superior. *4.* Migração da endoprótese em anatomias desfavoráveis, com suporte adequado.

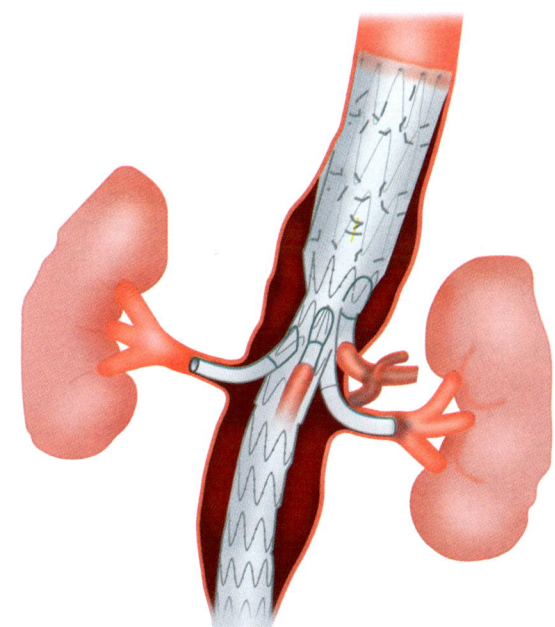

FIGURA 107.35 Endoprótese *off-the-shelf t-Branch* utilizada no tratamento dos aneurismas toracoabdominais.

e do tronco celíaco. Segue-se, então, com a conexão do ramo do tronco celíaco da endoprótese com o tronco celíaco, pela guia previamente introduzida, que, de certa maneira, garante o acesso, a visualização e a localização, mas poderia ter ficado obstruída pelo *stent* de conexão da AMS.

Utiliza-se o cateter *pigtail* centimetrado para calcular a extensão dos *stent*s de conexão. Abrindo mais alguns centímetros da endoprótese, liberam-se os ramos renais da endoprótese, procedendo-se da mesma maneira que antes. Para conexão dos ramos renais da endoprótese com as artérias renais, utilizam-se, preferencialmente, *stent*s recobertos autoexpansíveis reforçados internamente por *stent*s não recobertos, quando necessário. Muitas vezes,

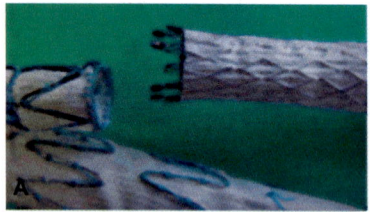
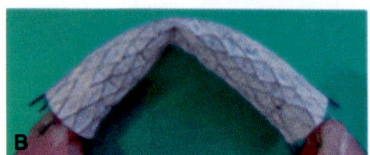
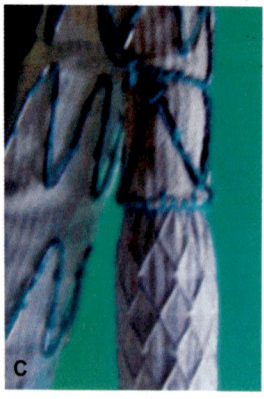

FIGURA 107.36 A. Prótese ramificada com *stent* maior que o ramo para um adequado *overzise*. **B.** *Stent* produzindo um estreitamento quando dobrado, demonstrando a necessidade de um *stent* mais flexível em seu interior. **C.** Selamento adequado da endoprótese com o *stent* de conexão.

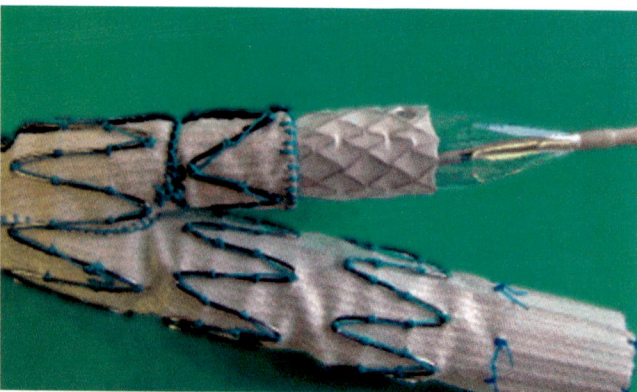

FIGURA 107.37 *Stent* balão expansível utilizado na conexão com a endoprótese.

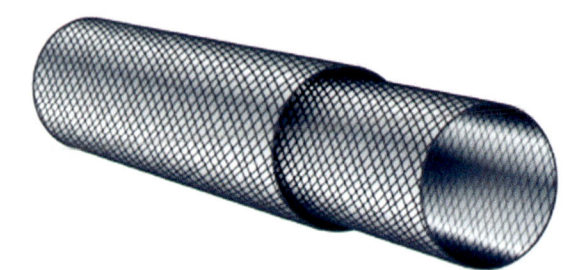

FIGURA 107.38 Cardiatio® *Multilayer Stent* – redirecionador de fluxo.

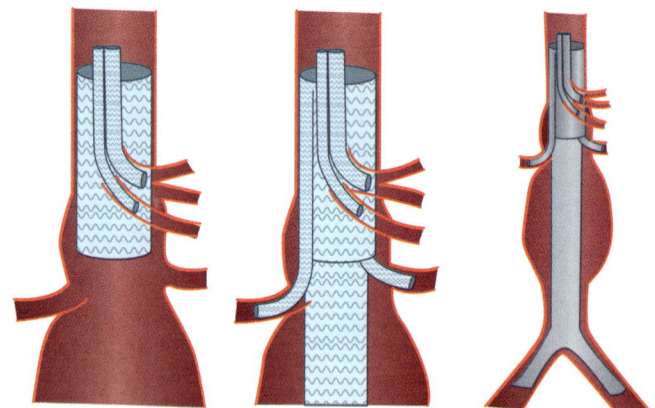

FIGURA 107.39 Técnica de chaminé/*snorkel*.

a mensuração das artérias renais é feita com guias centimetrados, pois o comprimento do cateter *pigtail* centimetrado pode provocar algum dano nos segmentos distais das artérias renais, que, em geral, têm extensões mais curtas.

Quando tratamos pacientes com endopróteses abdominais previamente implantadas, pode ser necessário usar *stent*s recobertos de balão-expansíveis, como pontes para as artérias renais, pois eles têm perfil mais baixo, podendo utilizar bainhas hidrofílicas de baixo perfil, facilitando a manutenção do acesso a elas, já que os *stent*s autoexpansíveis necessitam de bainhas mais calibrosas (Figura 107.37). Nesses casos, essas conexões podem ser reforçadas internamente para amenizar a rigidez.

Depois de todos os ramos completados, a prótese é liberada e prossegue-se com a colocação da prótese bifurcada abdominal. Em seguida, com a implantação da extensão homolateral, a fim de liberar a circulação sanguínea para esse membro, fica faltando apenas a extensão ilíaca contralateral, diminuindo o tempo de isquemia de ambos os membros e suas repercussões metabólicas.[50]

Outras tecnologias: *stents* de redirecionamento de fluxo

Stents de redirecionamento de fluxo (SRF) foram concebidos especialmente para reduzir a velocidade de fluxo no saco aneurismático, promovendo a trombose e mantendo o fluxo na artéria principal e em seus ramos.

Entre os SRF, destacam-se: Pipeline™ Embolization Device (ev3, Plymouth, Minnesota, EUA), SILK® Arterial Reconstruction Device (Balt Extrusion, Montmorency, França) e Cardiatis® Multilayer Stent (Cardiatis, Isnes, Bélgica). Os dois primeiros são exclusivos para aneurismas intracranianos. O Cardiatis® Multilayer Stent está sendo usado para aneurismas periféricos, viscerais e da aorta. Trata-se de um dispositivo tubular, autoexpansível, com multicamadas (fios entrançados) de liga de cobalto. Apresenta-se com diâmetro para vasos periféricos de 6 a 16 mm (com sistema de entrega entre 6 e 12F) e com diâmetro para aorta de 20 a 45 mm (com sistema de entrega entre 18 e 20F).[52]

O Cardiatis® Multilayer Stent (Figura 107.38) pode ser considerado uma possibilidade para o tratamento de aneurismas complexos de aorta. Entretanto, graças à persistência do fluxo sanguíneo dentro do saco aneurismático, o aneurisma pode não ser completamente solucionado, mantendo o crescimento e a progressão para a ruptura do aneurisma, assim como a possibilidade de oclusão de ramos importantes, conforme já alertado na literatura recente.[53]

Adaptações (*off-label procedures*)
Chaminé (chimney grafts/snorkel)

A técnica da chaminé foi proposta para tratamento endovascular de aneurismas da aorta, sem uma ZAP adequada. Consiste em implantar *stent*s recobertos dentro dos ramos viscerais, paralelo à endoprótese da aorta, fazendo com que os óstios estejam ao nível do óstio da endoprótese, quando houver uma ZAP adequada. Alguns autores vêm adptando esse procedimento em aneurismas justarrenais, suprarrenais, de arco, toracoabdominais, inclusive em AATAs rotos[54] (Figura 107.39).

Em alguns casos, a técnica pode se apresentar como uma alternativa potencial para próteses fenestradas e ramificadas, sobretudo em emergências, quando uma endoprótese sob medida não esteja disponível. Hoje, com o advento das endopróteses ramificadas e fenestradas de medidas padronizadas, disponíveis não mais sob medida, pode ser observada uma ampla preferência por essa tecnologia, entre os principais serviços de cirurgia vascular mundiais, em detrimento dos *stens* paralelos.[55-62]

Essa ação apresenta bons resultados, considerando as limitações anatômicas. O uso de enxertos na forma de chaminé é viável, e, com técnicas de desenvolvimento, os resultados e sua aplicabilidade podem ser melhorados. No entanto, em longo prazo, a durabilidade continua a ser uma preocupação significativa.

Técnica do polvo: octopus branched graft technique

A técnica de endopróteses paralelas (*octopus*) é um método no qual são usados os dispositivos atualmente disponíveis sem exigência de modificação ou adaptação (*off-the-shelf*). Realiza-se o implante de endopróteses bifurcadas, de suas extensões e *stents* revestidos longos para cobrir o território aneurismático, promovendo a revascularização dos ramos viscerais[63] (Figura 107.40).

Paravisceral/pararrenal/justarrenal

Classificação

Esse segmento aórtico começa em T9 e vai até o segmento infrarrenal. É um segmento importante da aorta em função dos ramos viscerais e dos ramos medulares. A classificação para as zonas de criado da aorta visceral é descrita a seguir:

- V3 se inicia em T9, à margem superior da origem da artéria do TC – em geral, no nível T12 –, de maneira caudal. Tem sido marcada na zona vulnerável, com base no conhecimento de que o fornecimento de sangue para a medula espinal surge entre os níveis de T9 e T12 na maioria dos pacientes
- V2 é a zona celíaca, uma vez que inclui a origem da artéria do TC
- V1 é definida como a zona mesentérica em função da origem da AMS
- V0 representa a zona renal, por incluir as origens das artérias renais.

A Figura 107.41 mostra os tipos de aneurisma.

Com o desenvolvimento tecnológico dos dispositivos endovasculares, das endopróteses com *scallops* (fendas) e das fenestras, tornou-se possível o tratamento dos aneurismas justa/pararrenais ou paravisceral, ou colos cônicos, com diâmetros maiores que 32 mm, tortuosidades maiores que 60° (15% dos AAA), realizando o selamento do colo proximal pelo contato direto e adequado com a parede aórtica, evitando eventuais vazamentos,[64,65] o que diminui o número de reintervenções nos colos anatomicamente inadequados (Figura 107.42).[66]

As próteses fenestradas são introduzidas pela AFC. Realiza-se, então, a arteriografia e identificam-se as artérias viscerais. A endoprótese é posicionada com o auxílio de marcações radiopacas, sendo feita a abertura parcial da endoprótese – o sistema *reducing ties*, que possibilita rotações para facilitar as cateterizações (Figura 107.43). De dentro da prótese é feita a cateterização das fenestras e das artérias através delas. Na artéria femoral contralateral, é implantada uma bainha maior, da qual são migradas as bainhas menores, posicionadas nas artérias-alvo (Figura 107.44).

A seguir, realiza-se a abertura total da prótese e a acomodação com o balão semicomplacente. Depois, migra-se o *stent* de conexão. No caso das fenestras, usam-se *stents* revestidos balão-expansíveis e acomodação com um balão maior do que 9 ou 10 mm somente na origem (chamado de *flair*). Após o implante dos *stents* de conexão, faz-se uma aortografia de controle no intuito de detectar qualquer falha do enchimento visceral ou dissecções arteriais (Figura 107.45).[67]

Em seguida, implantam-se o dispositivo abdominal dentro do dispositivo fenestrado e suas extensões ilíacas, como em um caso de AAA infrarrenal.

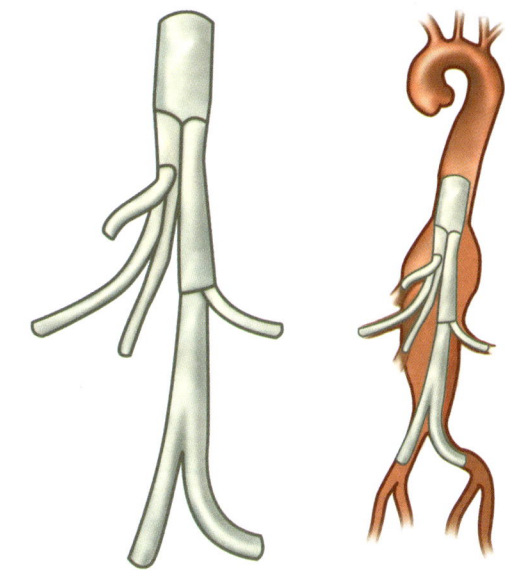

FIGURA 107.40 Técnica do *Octopus*.

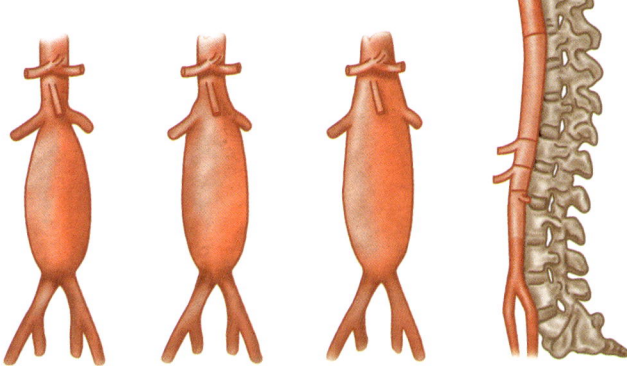

FIGURA 107.41 Tipos de aneurisma sem colo distal – justarrenal/pararrenal/paravisceral – e zonas de criado para aorta abdominal.

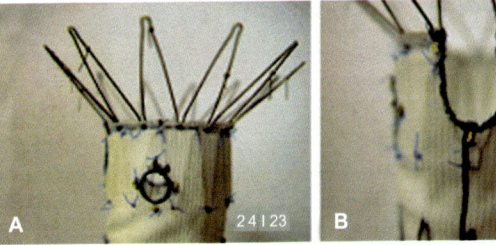

FIGURA 107.42 Próteses fenestradas da marca Cook. **A.** Fenestração para as artérias renais. **B.** Fenda em U para artéria mesentérica superior.

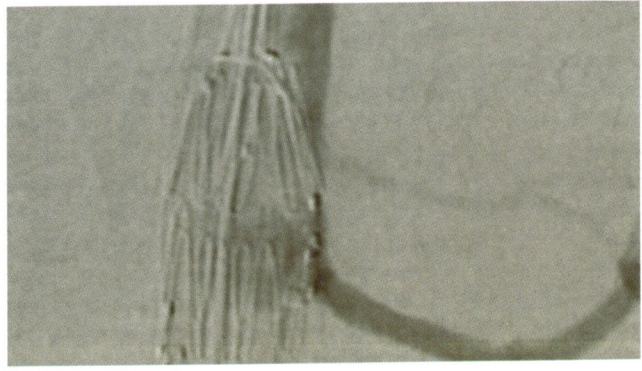

FIGURA 107.43 Posicionamento da fenestra – artéria renal esquerda.

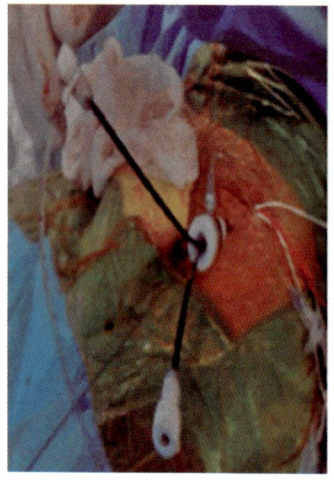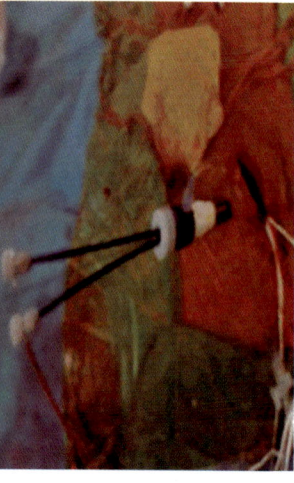

FIGURA 107.44 Posicionamento da bainha 20 na artéria femoral comum e punção de bainhas 5F, para cateterização das fenestras.

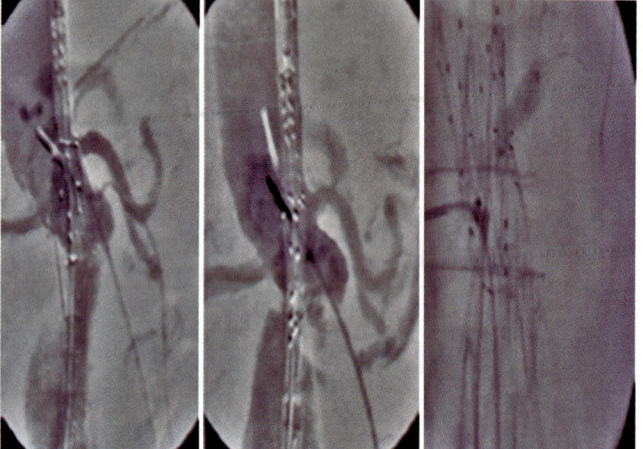

FIGURA 107.45 Implante de endoprótese fenestrada, em aneurisma de aorta abdominal com colo muito angulado.

SITUAÇÕES ESPECIAIS

Insuficiência renal

Pacientes com creatinina entre 1,2 e 2,2 mg/dℓ são submetidos a cuidados especiais, visando à proteção renal, uma vez que o iodo é conhecidamente causador da nefropatia induzida por contraste (NIC). No intuito de reduzir a quantidade de contraste, faz-se a diluição com solução salina heparinizada (Quadro 107.6).

A taxa geral de lesão renal aguda tende a ser maior na cirurgia de correção toracoabdominal, em comparação com o aneurisma infrarrenal comum, na técnica endovascular. Liang et al. publicaram uma revisão em que a taxa de insuficiência renal variou amplamente de 0 a 41%, com taxas de hemodiálise de 0 a 19% (temporária) e de 0 a 14% (permanente). O aumento da complexidade anatômica foi associado a taxas mais altas de lesão renal aguda. A técnica endovascular (Fevar e Bevar), o efeito da curva de aprendizado e a insuficiência renal crônica pré-operatória não demonstraram nenhuma associação com o desfecho.[68]

QUADRO 107.6	Taxa de complicações relacionadas com o contraste iodado.
Reação não fatal	0,5% (baixa osmolaridade) até 3% (alta osmolaridade)
Reação de anafilaxia	0,2 a 1% dos pacientes
Reação fatal	0,009% das administrações

Envolvimento da artéria subclávia ipsilateral esquerda pelo aneurisma

O termo *síndrome do roubo da subclávia* (SRS) foi usado para descrever o fluxo retrógrado do sangue na artéria vertebral (AV), associado à oclusão proximal da artéria subclávia, causando sintomas neurológicos.[69]

Essa doença ganhou maior atenção após o crescente número de pacientes submetidos aos procedimentos endovasculares para o tratamento das doenças que envolvem a aorta, que necessitam da oclusão da ASC esquerda para possibilitar ancoragem adequada. Contrariando as expectativas iniciais, muitas delas demonstraram achados neurológicos compatíveis com a SRS.

A artéria subclávia pode ser revascularizada por transposição direta ou por uma ponte, usando um enxerto sintético ou autólogo à artéria carótida comum (ACC) adjacente. Essa técnica promove a preservação não somente da AV, mas também da artéria mamária interna, que tem importância estabelecida como enxerto *in situ* para revascularização do miocárdio, sendo capaz de sofrer "roubo" pelo mesmo mecanismo.[70-72]

Em 60% dos indivíduos, as AV não são simétricas, sendo a AV esquerda maior e, consequentemente, chamada dominante. A vantagem de manter uma perfusão adequada do membro superior esquerdo e da AV parece ser óbvia. Além disso, a perfusão medular é potencializada também pela preservação de circulação colateral importante entre a AV e a artéria medular anterior. De igual modo, o potencial de um vazamento (*endoleak*) tipo II, assim como a perfusão contínua de uma falsa luz dissecada com sangue do fluxo retrógrado pela ASC, é posto de lado.

Nos casos em que a doença aórtica se estende até o nível da ASC esquerda, a transposição carotídeo-subclávia deve ser realizada nas seguintes situações:

- Quando a AV esquerda for dominante
- Quando houver fusão incompleta das AV ao nível de C1
- Quando houver revascularização miocárdica prévia usando a artéria mamária interna
- Quando a ASC for incluída no aneurisma – nesse caso, pode-se optar pela embolização da porção pré-vertebral da ASC
- Quando houver uma obstrução significativa associada do tronco braquiocefálico, da carótida ou das artérias vertebrais
- Nos pacientes novos ou naqueles que fazem o uso intenso dos membros superiores.

Em procedimentos eletivos, fluxometria com Doppler e ARM devem ser feitas a fim de avaliar as circulações cerebrais extra e intracraniana antes de optar por uma oclusão deliberada ou uma transposição da ASC.

Isquemia medular

A taxa de ocorrência de paraplegia, sem dúvida, é menor no tratamento endovascular, sendo obrigatória a detecção precoce desse fenômeno. É uma das complicações mais devastadoras, podendo causar importante redução da expectativa de vida no acompanhamento em longo prazo desse paciente.[33] Sua incidência varia entre 0 e 12,5% nos procedimentos endovasculares. Várias técnicas foram desenvolvidas no sentido de proteger a medula espinal durante as CA e as EV da AT e da aorta toracoabdominal (Quadro 107.7).

Quando a AT é clampeada, a pressão de perfusão espinal cai, enquanto a pressão do líquido cerebrospinal (LCE) sobe, resultando em decréscimo da pressão de perfusão espinal.

Fatores de risco para isquemia medular incluem: extensão da doença aneurismática, idade avançada, disfunção renal prévia, tabagismo em atividade e doença cerebrovascular, hipotensão, oclusão das artérias subclávia esquerda e ilíacas internas.

QUADRO 107.7	**Procedimentos para a redução do risco de isquemia medular.**

- Cirurgias endovasculares
- Drenagem de líquido cerebrospinal (pressão < 10 mmHg)
- Uso de fármacos protetores
- Implante escalonado de endopróteses
- Manutenção das artérias: ilíacas internas, subclávia esquerda e maior quantidade possível de intercostais e lombares

Deve-se avaliar o risco-benefício eletivo da drenagem liquórica. Porém, quando sintomáticos no pós-operatório, deverão ser tratados com instalação imediata de um cateter peridural para monitoramento da pressão do LCE.[73,74]

A paraplegia foi observada até 2 semanas após o procedimento cirúrgico, revertida com colocação de um sistema de monitoramento e drenagem do LCE (Figura 107.46). Nos pacientes de alto risco, deve-se manter a pressão liquórica abaixo de 10 mmHg durante o procedimento cirúrgico e nas primeiras 48 horas de pós-operatório, para minimizar esse risco.[75]

Complicações agudas das endopróteses

Os vazamentos constituem uma complicação nesses procedimentos e, dependendo do tipo, devem ser tratados imediatamente (tipos I e III) ou acompanhados (tipo II). A permanência dos vazamentos tipo I e III mantém o saco aneurismático pressurizado, favorecendo a progressão da doença com suas complicações, sendo considerada uma falha técnica. Todo esforço deve ser feito para que o paciente saia da sala sem vazamentos, e várias manobras são possíveis para esse fim, como inserção de novas próteses proximais e/ou distais, assim como acomodação das bordas e conexões das endopróteses com cateteres balão.

Pacientes tratados por via endovascular necessitam de acompanhamento constante, tendo em vista que, apesar da menor morbidade e da semelhança dos *stent*s de coronária, há maior taxa de reintervenção quando comparados com aqueles tratados com os procedimentos cirúrgicos clássicos.

Outra complicação grave que pode ocorrer durante a liberação é o colapso do corpo da endoprótese, podendo determinar oclusão súbita da aorta com distensão do ventrículo esquerdo, culminando em parada cardíaca. A manutenção de um fio-guia corretamente posicionado pela endoprótese é fundamental, à medida que se pode passar um cateter balão com consequente dilatação da área estenótica. Essa intercorrência pode ocorrer principalmente ao tratar uma aorta de calibre pequeno – por exemplo, pacientes com ruptura traumática da aorta.

Perfuração da parede aórtica

A angulação entre o arco e a aorta descendente transforma a fixação da endoprótese e o selamento proximal adequado em um desafio. Diante disso, as primeiras endopróteses torácicas apresentavam *stent* proximal livre, com força radial para fixar a endoprótese. Foram observadas algumas perfurações, em particular quando a ponta do *stent* livre era posicionada contra a curva externa do arco aórtico distal. Esse fenômeno é atribuído à pulsação repetida, causando erosão da ponta do *stent* livre pela parede aórtica. A perfuração da parede torácica é mais comum em casos de dissecção tipo B, superdimensionamento exagerado, enxertos com *stent*s livres proximais, fixação em áreas doentes da aorta e hipertensão mal controlada.[76]

Para minimizar esse risco, recomenda-se o posicionamento da endoprótese, além da origem da ASC esquerda, na porção horizontal do arco, ciente dos efeitos que isso pode acarretar.

Perfurações relacionadas com os *stent*s distais são mais raras, podendo ocorrer quando as zonas de ancoragem selecionadas ficam imediatamente proximais a uma região de angulação aórtica acentuada. Em resposta a isso, as endopróteses mais recentes não dispõem mais de *stent*s livres ou foram redesenhadas com *stent*s revestidos e novos sistemas de fixação.

Colapso do dispositivo

A recomendação atual é não superestimar o tamanho da endoprótese em mais de 18%. Isso pode não ser possível, principalmente, em situações de urgência. Por exemplo, o menor diâmetro de

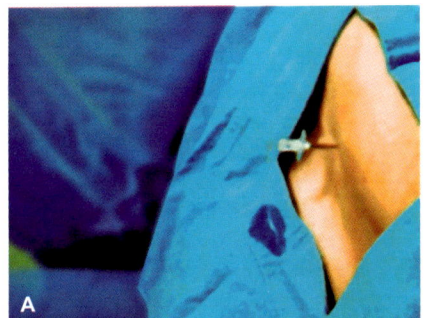
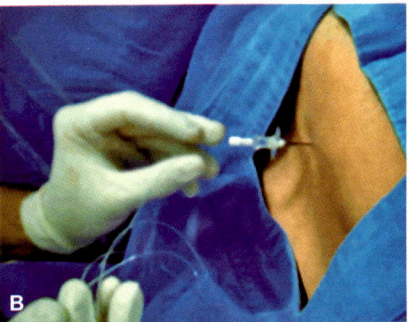
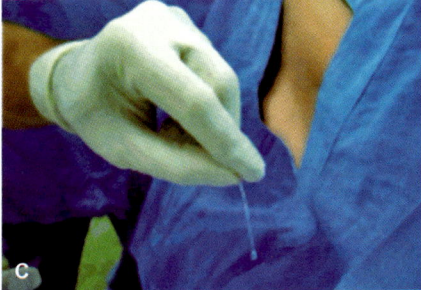

FIGURA 107.46 Drenagem do líquido cerebrospinal. **A.** Drenagem do líquido cerebrospinal com agulha de epidural. **B.** Introdução do cateter de epidural. **C.** Drenagem do líquido cerebrospinal por cateter e monitoramento da pressão do líquido cerebrospinal.

endoprótese torácica aprovada nos EUA é de 26 mm, que é inapropriado para muitos pacientes pediátricos e alguns adultos jovens com diâmetro aórtico pequeno (normal). Evidências recentes sugerem que expansão incompleta pela diferença de calibre entre o enxerto e a aorta, observada no momento do implante, poderia evoluir com colapso do enxerto.[77]

Quando o superdimensionamento leva a "dobraduras" no enxerto, demonstrado por meio de USIV, dilatações repetidas com balão, realinhamento do enxerto com um segundo dispositivo ou uso de um *stent* livre com alta força radial pode ser considerado.[77,78]

Fratura do metal, erosão do tecido ou ruptura das suturas

Estresse circunferencial, radial e torsional decorrente de repetitiva pulsação aórtica tem ocasionado fadiga do metal e falência em todas as endopróteses aórticas. Fadiga tardia do metal e deterioração do material são relatadas em praticamente todos os enxertos disponíveis, não apenas naqueles para uso endovascular. Alguns dispositivos usam suturas de polipropileno para fixar a estrutura de metal ao tecido do enxerto, introduzindo um risco adicional de falência da sutura. Porém, com o desenvolvimento de novas endopróteses, esses problemas vêm diminuindo (Quadro 107.8).

QUADRO 107.8	Efeitos adversos possíveis no tratamento.

- Aumento do aneurisma
- Claudicação (nádegas, membros inferiores) ou amputação de membros
- Complicações cardíacas
- Complicações da ferida operatória (infecção, dor, hematoma, linforreia/fístula linfática, pseudoaneurisma ou fístula arteriovenosa)
- Complicações geniturinárias (isquemia peniana ou de bolsa escrotal, erosão, fístula, incontinência, hematúria ou infecção)
- Complicações intestinais ou hepáticas (isquemia transitória, infarto ou necrose)
- Complicações neurológicas periféricas (isquemia medular, paraplegia etc.) ou centrais (AVE: isquêmico ou hemorrágico)
- Complicações pulmonares ou respiratórias
- Conversão para reparo cirúrgico aberto
- Edema local ou generalizado
- Embolização (micro e macro) com isquemia transitória ou permanente
- Colocação incorreta, expansão incompleta, migração ou oclusão dos dispositivos
- Desgaste do material da prótese (dilatação, erosão, perfuração/fratura do *stent*)
- Espasmo/traumatismo vascular
- Febre e inflamação localizada
- Vazamentos (*endoleaks*)
- Hemorragia, hematoma ou coagulopatia
- Lesão aórtica, incluindo perfurações, dissecções, ruptura e morte
- Trombose arterial ou venosa

AVE: acidente vascular encefálico.

As referências bibliográficas deste capítulo se encontram no Ambiente de aprendizagem do GEN.

108

Técnicas Endovasculares para Tratamento de Aneurismas Complexos – Chaminé e Sanduíche

Armando C. Lobato

Resumo

Consideram-se aneurismas aórticos complexos aqueles que oferecem desafio na zona de fixação proximal de uma endoprótese, e certamente, uma das principais condições limitantes e a proximidade do aneurisma a ramos aórticos. As técnicas dos *stents* paralelos (SP) (chaminé, periscópio, snorkel e sanduíche) visam preservar o fluxo em um ou mais ramos aórticos, estendendo desse modo as zonas de fixação da endoprótese para um segmento aórtico mais sadio. Por permitirem a revascularização planejada de um ramo, bem como o resgate de um ramo aórtico inadvertidamente coberto pela endoprótese, devem fazer parte do arsenal terapêutico do cirurgião endovascular que aborda os aneurismas aórticos. Descreve-se a seguir detalhes técnicos importantes para utilização de SP, particularmente das técnicas de chaminé e sanduíche.

Palavras-chave: procedimentos endovasculares; correção endovascular de aneurisma; doenças da aorta; *endoleak*.

INTRODUÇÃO

O sucesso da correção endovascular do aneurisma da aorta (CEAA) baseia-se na capacidade do dispositivo da endoprótese em excluir o segmento aórtico aneurismático. Os aspectos mais cruciais da CEAA são atingir o segmento ideal nos colos proximal e distal, além de alcançar a fixação circunferencial completa da artéria. Além da morfologia aórtica e dos diâmetros do colo, a presença de ramos importantes (troncos supra-aórticos, artérias viscerais e ilíacas internas) dentro do segmento a ser tratado é um grande impedimento em potencial que já foi reconhecido como tal desde o início do tratamento endovascular com endoprótese há mais de 20 anos. As técnicas dos *stents* paralelos (SP) (chaminé, periscópio, snorkel e sanduíche) evoluíram no esforço de preservar um ou mais desses vasos e, ao mesmo tempo, otimizar ou prolongar as zonas de fixação da endoprótese. A revascularização e o resgate de um importante ramo da aorta coberto involuntariamente pela endoprótese são outra função importante para a técnica de chaminé, que, de fato, emergiu inicialmente no cenário de tais ocorrências.

Desenvolvimentos com endopróteses ramificadas e fenestradas se desdobraram durante o mesmo período de tempo. Porém, até agora, não conseguiram se tornar onipresentes devido a problemas persistentes relacionados à disponibilidade, à complexidade de procedimentos e ao custo. Os SP, por outro lado, são merecedores do rótulo de prateleira usado com frequência para descrevê-los devido à ampla disponibilidade das técnicas e dos equipamentos necessários.

DEFINIÇÃO

Os SP surgiram como um termo abrangente que capta melhor o recurso para todas as técnicas que utilizam conduítes paralelos (*stents* revestidos) preservadores de ramos importantes provenientes da aorta ou ilíaca comum e que podem ser aplicados às várias interações técnicas descritas até agora, como chaminés, snorkels, periscópios e sanduíche. Em todos os casos, o *stent* é implantado dentro do vaso-alvo (p. ex., tronco braquiocefálico, carótida, subclávia, tronco celíaco, mesentérica superior, renais e ilíaca interna) e segue um caminho dentro da aorta que é paralelo ao dispositivo da endoprótese, criando, assim, um canal de fluxo que corre entre a endoprótese e a parede da aorta (chaminé, snorkel e periscópio) ou entre duas endopróteses (sanduíche), preservando ou restaurando o fluxo sanguíneo dos vasos-alvo. Conceitualmente, pode-se dizer que o SP internaliza a origem do ramo dentro do lúmen da aorta, dando suporte ao termo *endobranching*, que também tem sido usado para descrever a técnica.

EVOLUÇÃO DA TÉCNICA

Greenberg foi o primeiro a usar a técnica de chaminé para revascularizar a artéria renal em 2001, no contexto da CEAA realizado para o tratamento de aneurisma de aorta abdominal (AAA) com colo proximal difícil.[1] Curiosamente, o termo *snorkel* foi realmente proposto antes de "chaminé", por Robert Rutherford, então editor do Journal of Vascular Surgery, durante a sua revisão pré-publicação do artigo de 2003 por Greenberg et al.[1]

No início de 2003, Criado colocou um *stent* convencional na artéria carótida comum esquerda para restabelecer o fluxo anterógrado após a cobertura não intencional da endoprótese no curso do procedimento CEAA para o tratamento de aneurisma do arco aórtico distal.[2] Larzon realizou um procedimento quase idêntico em 2004 para alongar a zona de fixação proximal durante a correção endovascular do aneurisma da aorta torácica (CEAAT), embora o procedimento inclua cobertura intencional da artéria carótida.[3]

Em 2007, Criado argumentou que "chaminés mais longas" percorrendo um curso mais longo dentro da aorta seriam viáveis e provavelmente bem-sucedidas.[4] Essa sugestão preparou o cenário para os desenvolvimentos subsequentes, incluindo a técnica do periscópio Lachat-Mayer,[5] realizada pela primeira vez por Mayer e Hechelhammer em 2008 para revascularizar as artérias viscerais durante CEAA toracoabdominal (aneurisma da aorta toracoabdominal – AATA) roto e procedimentos com a técnica de sanduíche criada por Lobato, realizados pela primeira vez em 2008 para revascularização da artéria hipogástrica (AH)[6] e em 2009 para as artérias viscerais e renais.[7] Em 2010, Kasirajan propôs uma nova abordagem criativa (para tratamento de AATA) consistindo no uso de dois *stents* bifurcados invertidos na aorta torácica descendente com subsequente implante anterógrado de múltiplos condutos longos adicionais, estendendo-se dos membros ilíacos para as artérias viscerais.[8]

CLASSIFICAÇÃO DOS *STENTS* PARALELOS

A natureza da denominação dos SP refere-se ao trajeto e à posição do *stent* em relação à endoprótese intra-aórtica. Em virtude da atual proliferação de modificações técnicas e novas interações emergentes ao longo dos últimos anos, Criado[9] propôs uma classificação simples, mas clara, que deve ser útil para fins de descrição, documentação e geração de relatórios.

A nova classificação reconhece dois tipos básicos de SP dependendo da localização da extremidade proximal (tomada de influxo) do conduíte (*stent*), seja no lúmen da aorta nativa, seja dentro de uma endoprótese.

Os conduítes dos SP do tipo I vão da aorta nativa a um ramo, percorrendo caminho curto (tipo Ia) ou com vários centímetros de comprimento (tipo Ib). Os SP da artéria carótida esquerda ou da artéria renal são bons exemplos do tipo Ia e o periscópio é um exemplo do tipo Ib.

Os SP tipo II, por outro lado, designam um conduíte que percorre (geralmente por vários centímetros) o lúmen de uma endoprótese aórtica para o vaso colateral alvo, incluindo um segmento de 5 cm ou mais, no qual o conduíte é imprensado entre duas endopróteses da aorta. O enxerto sanduíche (e suas variações) e os múltiplos condutos viscerais/renais no AATA podem ser citados como exemplos prototípicos.

EVIDÊNCIAS E RESULTADOS ATUAIS

Os SP para CEAA é uma técnica endovascular cada vez mais popular para o tratamento de aneurismas complexos da aorta.[1,2,7,10-17] O objetivo é a criação de uma zona adequada de fixação e selamento proximal e/ou distal, colocando *stents* recobertos nos ramos colaterais envolvidos da aorta ou ilíaca comum, paralelos e fora da endoprótese abdominal principal ou entre as endopróteses. A utilização de dispositivos prontos para uso permite o tratamento endovascular total em situação de urgência, fato que é de grande benefício para doenças potencialmente fatais. Evidências atuais sobre os SP para CEAA mostram resultados clínicos e radiológicos promissores, sem diferenças significativas em termos de mortalidade precoce, vazamento tipo Ia persistente e diálise pós-operatória em comparação com a CEAA pela endoprótese fenestrada (f-CEAA).[16]

A experiência publicada na literatura dos SP para CEAA consiste no uso de diferentes endopróteses abdominais e/ou torácicas e tipos de *stents* recobertos como chaminés ou sanduíche. O uso de várias combinações, incluindo endopróteses com fixação suprarrenal *versus* infrarrenal, esqueleto de nitinol *versus* aço inoxidável e SP expansíveis por balão ou autoexpansíveis, mostra ampla viabilidade da técnica de SP. Por outro lado, as combinações de dispositivos mistos e multifacetados estão associadas a diferentes e significativas incidências de vazamentos associados aos "*gutters*" e oclusões do SP, levando a relatos entusiásticos, de um lado,[10-15] e a críticas pessimistas, de outro lado.[18,19] Consequentemente, há necessidade substancial de uma avaliação profunda e objetiva da técnica dos SP, o que deve ser feito apenas no caso de combinações de dispositivos padronizados e protocolos de acompanhamento; a condução de um ensaio clínico randomizado com outras técnicas endovasculares, como a f-CEAA, é difícil por causa dos diferentes coortes de pacientes.

Donas et al.[20] revisaram e analisaram retrospectivamente a informação clínica e radiográfica em 517 pacientes tratados pelos SP para CEAA de 2008 a 2014 por protocolos previamente definidos e documentados. No total, 898 SP (49,2% com *stents* recobertos balão expansível, 39,6% com *stents* recobertos autoexpansíveis e 11,2% com *stents* não recobertos balão expansível) foram implantados em 692 artérias renais, 156 artérias mesentéricas superiores (AMS) e 50 troncos celíacos. Durante o seguimento médio de 17,1 meses, as perviedades primária e secundária foram de 94 e 95,3%, respectivamente. A sobrevida global dos pacientes, no último acompanhamento, nesse estudo de coorte de alto risco para cirurgia aberta foi de 79%. Essa experiência global representa a maior série na literatura SP para CEAA e demonstra resultados comparáveis àqueles em trabalhos publicados de endopróteses ramificadas/fenestradas, sugerindo a adequação de aplicabilidade mais ampla e a necessidade de vigilância cuidadosa e contínua. Esses resultados apoiam os SP para CEAA como uma alternativa válida no mercado e imediatamente disponível no tratamento de CEAA complexa e fornecem um ímpeto para a padronização dessas técnicas no futuro.

Em 2016, Donas et al.[21] relataram os resultados de dados coletados prospectivamente de pacientes com aneurismas pararrenais, de alto risco para cirurgia aberta, submetidos aos SP para CEAA com colocação de endoprótese bifurcada Endurant (Medtronic). A técnica dos SP utilizou o *stent* recoberto expansível por balão (SREB). Um total de 187 SP foi implantado com sucesso em 128 pacientes. O sucesso técnico foi de 100%. A extensão (média) pré-operatória do colo proximal e o diâmetro do aneurisma foram de 4,7 e 64,8 mm, respectivamente. O novo comprimento (no pós-operatório) do colo proximal após o uso de SP foi de 18,7 mm. O diâmetro médio do saco aneurismático diminuiu significativamente (60,8 mm; $p < 0,001$) após um acompanhamento médio radiológico de 24,6 meses. A mortalidade em 30 dias e a mortalidade a médio prazo foram de 0,8 e 17,2%, respectivamente. Dois pacientes (1,6%) com SP simples apresentaram vazamento tardio tipo Ia e foram submetidos à colocação adicional de extensão aórtica proximal e SP múltipla. A perviedade primária do SP foi de 95,7%. A ausência de reintervenções relacionadas aos SP foi de 93,1%. O uso padrão da endoprótese Endurant para SP para CEAA em > 120 pacientes está associado ao alto sucesso técnico, à regressão significativa do saco aneurismático e à baixa incidência de procedimentos secundários após 2 anos de acompanhamento radiológico.

Pecoraro et al.[22] realizaram estudo de coorte prospectivo em 100 pacientes com aneurismas pararrenal e toracoabdominal. O total de 224 (média de 2,24 por paciente) artérias viscerais foi preservado com 136 (61%) chaminés e 88 (39%) enxertos de periscópio. Os SP foram realizados principalmente utilizando endopróteses autoexpansíveis. O sucesso técnico imediato dos SP foi de 99%. O seguimento médio foi de 29 meses; 59% dos pacientes foram acompanhados > 2 anos, 30%, > 3 anos; e 16%, > 4 anos. No pós-operatório, a oclusão dos SP foi observada precocemente (≤ 30 dias) em três (1,3%) artérias viscerais e durante o acompanhamento em 10 (4,5%). Aos 36 e 48 meses, a perviedade primária foi de 93 e 93%. A perviedade secundária estimada foi de 96 e 96%. A mortalidade em 30 dias foi de 2%; aos 36 e 48 meses, a sobrevida estimada foi de 79%. Regressão significativa (> 5 mm) do saco aneurismático foi observada em 55 pacientes, e aumento do saco, em quatro ($p < 0,001$). Quinze pacientes foram submetidos à reintervenção secundária.

Lee et al.[23] realizaram estudo de coorte prospectivo entre 2009 e 2013. Cinquenta e sete procedimentos consecutivos de SP ou fenestrações para AAA justarrenais foram realizados. O tempo cirúrgico tendeu a ser semelhante na faixa de 3 a 4 horas, com mais tempo de fluoroscopia e menos material de contraste usado na f-CEAA do que nos SP para CEAA ($p < 0,05$). Dispositivos com maiores perfis para f-CEAA exigiram taxa maior de condutos ilíacos (40 *vs.* 0%). Complicações perioperatórias, taxas de perviedade renal a curto prazo e evidência de lesão renal aguda foram semelhantes. Resultados pós-operatórios a curto prazo semelhantes entre essas duas técnicas indicam que ambos terão utilidade no tratamento de pacientes de alto risco com anatomia complexa.

Ullery et al.[24] revisaram prontuários e estudos de imagem disponíveis, incluindo angiografia pós-procedimento e angiotomografia realizadas em todos os pacientes submetidos à CEAA entre setembro de 2009 e janeiro de 2015. Somente procedimentos envolvendo ≥ 1 artéria renal com ou sem *stent* visceral (AMS e tronco celíaco) foram incluídos nesse estudo. Sessenta pacientes foram submetidos à SP para CEAA com total de 111 *stents* de snorkel implantados – 97 renais (33 renais bilaterais), 12 AMS e dois troncos celíacos. Uma média de 1,9 ± 0,6 *stents* snorkel foram implantados por paciente. Os *endoleaks* precoces do tipo Ia foram observados em 30,0% (n = 18) dos exames de imagem pós-operatórios iniciais. A imagem de acompanhamento revelou resolução espontânea desses *endoleaks* causados pelos "*gutters*" em 44,3, 65,2 e 88,4% dos pacientes em 6, 12 e 18 meses após o procedimento, respectivamente. Anticoagulação a longo prazo, grau de sobredimensionamento, tipo e diâmetro do *stent* e outras variáveis clínicas/anatômicas não foram significativamente associadas à presença de *endoleaks* causados pelos *"gutters"*. Dois pacientes (3,3%) necessitaram de intervenção secundária relacionada ao *endoleak* persistente. Em acompanhamento radiológico médio de 20,9 meses, não houve diferença na variação média do tamanho do saco do aneurisma entre aqueles com ou sem *endoleak* precoce do tipo Ia (–6,1 ± 10,0 mm *vs.* –4,9 ± 11,5 mm; *p* = 0,23). Os vazamentos tipo Ia relacionados aos *"gutters"* representam uma ocorrência precoce relativamente frequente após os SP para CEAA, porém parecem se resolver espontaneamente na maioria dos casos durante o acompanhamento no curto a médio prazo. Dado que poucos pacientes com SP para CEAA requerem reintervenção relacionada a *endoleak* proveniente dos *"gutters"* e que a presença desse vazamento não se correlacionou com risco aumentado de crescimento do saco aneurismático, sua história natural pode ser mais benigna do que a esperada originalmente.

Ronchey et al.[25] avaliaram, por meio de análise retrospectiva, o desempenho da técnica de chaminé no tratamento de *endoleak* tipo Ia após CEAA padrão. Durante o estudo de registro PERICLES (janeiro de 2008 a dezembro de 2014), 39 pacientes foram tratados por vazamento persistente tipo Ia persistente por meio da técnica dos SP para CEAA e tiveram angiotomografia computadorizada ou angiorressonância com seguimento maior que 1 mês. A colocação de enxerto de chaminé única foi realizada em 18 (46%) pacientes, e de chaminé múltipla, em 21 (54%). No total, 70 vasos viscerais foram alvo de revascularização. O sucesso técnico foi alcançado em 35 (89,7%) casos; três *endoleaks* tipo Ia persistente e uma oclusão de enxerto de chaminé foram detectados nos primeiros 30 dias. A mortalidade de 30 dias foi de 2,6%. Duas outras mortes (não relacionadas ao aneurisma) ocorreram durante um seguimento médio de 21,9 meses. A perviedade primária dos enxertos de chaminé foi de 94,3% aos 36 meses. Em análise de subgrupo comparando Endurant a outras endopróteses, não foram observadas diferenças significativas em relação ao *endoleak* persistente (1/20 (5%) *vs.* 2/19 (11%), *p* = 0,6) ou reintervenção (1/20 (5%) *vs.* 0/19 (0%)). Os autores concluíram que os SP para CEAA no tratamento de *endoleaks* pós-EVAR tipo Ia apresentam resultados satisfatórios independentemente das combinações de endopróteses abdominais e chaminés. Resultados intermediários mostram que os SP para CEAA é uma técnica eficaz para o tratamento de *endoleaks* do tipo Ia.

Scali et al.[26] revisaram o estudo de registro PERICLES para pacientes portadores de aneurisma de aorta pararrenal tratados de forma eletiva de 2008 a 2014. Onze diferentes dispositivos aórticos foram identificados com três subgrupos distintos: grupo A (n = 224), nitinol/poliéster; grupo B (n = 105), aço inoxidável/poliéster; e grupo C (n = 69), nitinol/politetrafluoretileno expandido. Os vários subtipos de *stents* de chaminés incluíam o SREB, o *stent* revestido autoexpansível (SRAE) e o *stent* convencional. As combinações dos dispositivos de aorta e chaminés foram comparadas quanto ao risco de oclusão da chaminé, ao *endoleak* tipo Ia e à sobrevida. Resultados de *stents* paralelos para CEAA em centros de alto volume (> 100 casos), uso de *stent* de chaminé com revestimento interno, número de *stents* de chaminé e número de subtipos de *stents* de chaminé implantados também foram considerados. Após 1 e 3 anos de seguimento, as taxas de perviedade dos SREB para chaminés não foram diferentes entre grupos (grupo A, 96 ± 2% e 87 ± 5%; grupos B e C, 93 ± 3% e 76 ± 10%; *p* = 0,33). Da mesma forma, quando *stents* de chaminés não SREB foram utilizados, nenhuma diferença no risco de oclusão foi observada para os três agrupamentos de dispositivos aórticos; no entanto, os pacientes do grupo C que receberam o SREB apresentaram tendência a maior risco de oclusão em relação aos pacientes do grupo C, que

não receberam SREB para chaminé (*p* = 0,08). Os pacientes que receberam múltiplos *stents*, independentemente do subtipo de *stent*, tiveram um aumento de 1,8 vez o risco de oclusão para cada *stent* adicional (*p* = 0,01). O uso de *stent* convencional dentro da chaminé com finalidade de *endolining* dobrou o risco de oclusão (*p* = 0,05). Risco de *endoleak* tipo Ia (intraoperatório e pós-operatório) não diferiu significativamente para os dispositivos aórticos com uso de SREB; no entanto, os pacientes do grupo C apresentaram maior risco em relação aos grupos A/B sem SREB (C *vs.* B: *p* = 0,05; C *vs.* A/B: *p* = 0,08). Pacientes tratados em centros de alto volume tiveram chances significativamente mais baixas para o desenvolvimento de *endoleak* tipo Ia (*p* = 0,01), independentemente da combinação de dispositivo de aorta ou chaminé. O risco de mortalidade foi significativamente maior no grupo C + SREB *vs.* grupo A + SREB (*p* = 0,006). A sobrevivência de 1 e 3 anos para os grupos A, B e C (+ SREB) foi a seguinte: grupo A, 97 ± 1% e 92 ± 3%; grupo B, 93 ± 3% e 83 ± 7%; e grupo C, 84 ± 7% e 63 ± 14%. O uso de mais de um subtipo de chaminé foi associado com aumento da mortalidade (*p* = 0,006). Dentro do registro PERICLES, o uso de endoprótese com nitinol/poliéster com SREB durante SP para CEAA está associado à melhora da sobrevida em comparação com outras endopróteses aórticas. No entanto, essa vantagem não foi observada para reparos não SREB. Reparos incorporando múltiplos subtipos de chaminés também foram associados ao aumento do risco de mortalidade.

Caradu et al.[27] avaliaram os desfechos dos SP para CEAA e das f-CEAA, dependendo da angulação das artérias renais alvo e da hostilidade dos acessos ilíacos, a fim de determinar o impacto potencial da escolha entre as duas técnicas, com base nos critérios anatômicos pré-operatórios. Noventa e dois pacientes consecutivos tratados por SP para CEAA ou f-CEAA, de janeiro de 2010 a janeiro de 2015, foram considerados para inclusão. Análise de subgrupo foi realizada dependendo da angulação das artérias renais (ponto de corte: –30°) e da hostilidade das artérias ilíacas (ponto de corte: diâmetro < 6 mm, índice de tortuosidade = 3). Vinte e seis pacientes foram incluídos no grupo SP para CEAA e 66 no grupo f-CEAA. O comprimento do colo da aorta infrarrenal foi significativamente mais longo para os SP para CEAA (3,3 ± 3,7 *vs.* 1,8 ± 3,2 mm, *p* = 0,04), enquanto a distância entre a AMS e a artéria renal mais alta foi menor no grupo sp-CEAA (11,7 ± 6,2 mm *vs.* 14,1 ± 5,9 mm, *p* = 0,06). A angulação longitudinal da artéria renal direita não foi estatisticamente diferente entre os dois grupos, enquanto a artéria renal esquerda apresentou significativamente mais angulação para baixo no grupo SP para CEAA (–32,0 ± 15,3 *vs.* –19,0 ± 19,6, *p* = 0,003). Houve significativamente mais índices de tortuosidade ilíaca grau 3 para os SP para CEAA (*p* = 0,03) com diâmetros ilíacos externos significativamente menores (7,8 ± 1,7 *vs.* 8,8 ± 1,6 mm, *p* = 0,0009). Houve uma oclusão precoce da artéria renal no subgrupo < –30° SP para CEAA e duas no subgrupo < –30° f-CEAA, em que a angulação severa para baixo esmagou os *stents*, com uma tendência a maiores oclusões precoces em comparação com os ≥ –30° f-CEAA subgrupo (*p* = 0,054). A duração média do acompanhamento foi de 20 meses no grupo sp-CEAA e 14 no grupo f-CEAA. As estimativas de Kaplan-Meier não mostraram diferença significativa em termos de sobrevida global, ausência de reintervenção, ausência de vazamentos tipo I ou III ou perviedade. No grupo SP para CEAA, 14 pacientes (53,8%) apresentaram acessos ilíacos hostis sem diferença significativa em termos de eventos nos membros.

Lobato et al.[28] realizaram estudo de coorte com 40 pacientes com período de acompanhamento médio de 12 meses; 48 artérias ilíacas internas (IIA) foram revascularizadas com a técnica sanduíche. As taxas de sucesso técnico e perviedade primária foram de

100 e 93,8%. As taxas de mortalidade precoce e tardia relacionada foram de 0%, e a tardia não relacionada foi de 2,5%. A evolução do saco aneurismático ilíaco demonstrou redução significativa (pelo menos 5 mm), nenhuma alteração e aumento no diâmetro de 16 (34,8%), 29 (63%) e um (2,2%) aneurisma da artéria ilíaca comum, respectivamente. A significância estatística foi alcançada apenas para comparações entre a linha de base e 30 meses de seguimento ($p = 0,039$). A taxa de claudicação em nádegas tardia foi de 0% após a técnica sanduíche.

Ricci et al.[29] relataram o resultado da técnica sanduíche realizada em sete pacientes tratados por aneurismas aortoilíacos. O tempo médio de seguimento foi de 15 meses. Todas as extensões ilíacas implantadas pela técnica sanduíche permaneceram pérvias durante seguimento de 1 ano, e o fluxo da AH foi preservado. Nenhum dos pacientes apresentou sintomas de isquemia pélvica. A tomografia computadorizada de controle mostrou retração do aneurisma em cinco pacientes, sem qualquer sinal de *endoleak* em todos os casos.

DeRubertis et al.[30] relataram o resultado da técnica sanduíche realizada em 22 pacientes portadores de aneurismas aortoilíacos. A taxa de sucesso do procedimento foi de 96%, a taxa de sucesso técnico (implante com sucesso com exclusão imediata do aneurisma e sem vazamento) foi de 88% e o acesso foi totalmente percutâneo em 86%. Dois *endoleaks* tipo III entre os componentes do ramo foram anotados em angiografia final, todavia ambos se resolveram espontaneamente no acompanhamento de imagem. Um *endoleak* tipo Ib foi observado na imagem pós-operatória (contralateral ao ramo hipogástrico – técnica sanduíche –, tratado com extensão ilíaca), assim como três vazamentos tipo II (14%) sem expansão do saco. A oclusão precoce do membro (< 2 semanas) – uma ilíaca externa e duas hipogástricas – ocorreu em dois pacientes, embora nenhuma oclusão subsequente tenha ocorrido (seguimento médio de 7,2 meses). As taxas de perviedade primária para ilíaca externa e hipogástricas aos 6 meses foram de 95 e 88%, respectivamente. Não houve óbito; as complicações incluíram hematoma inguinal em 10% e insuficiência renal aguda em 5%. A claudicação de nádegas (n = 4) ocorreu apenas nos pacientes que tiveram embolização ipsilateral de artérias hipogástricas (n = 9) para aneurismas ilíacos bilaterais nos quais apenas preservação hipogástrica foi realizada unilateralmente, resultando em uma taxa de 44% nesses pacientes.

Massmann et al.[31] relataram estudo prospectivo de 24 pacientes com aneurismas complexos aortoilíacos tratados por meio da CEAA com a técnica sanduíche (TS). Seguimento de 15 meses incluiu ultrassonografia com contraste e tomografia computadorizada após 1 semana, 3, 6 e a cada 12 meses. O sucesso técnico inicial para a reconstrução anatômica das artérias ilíacas foi de 100%. A perviedade primária da TS nas ilíacas foi 90,9% aos 6 meses e 84,2% após 1 ano. A taxa de *endoleak* tipo 1b pós-procedimento era óbvio em 6,5% dos casos, o que desapareceu 3 meses mais tarde. O tamanho do aneurisma da aorta/ilíaco após 1 ano diminuiu (> 5 mm) em 61,5% dos pacientes. Não houve aumento do tamanho do aneurisma ou ruptura tardia.

TÉCNICA SANDUÍCHE PARA ANEURISMAS AORTOILÍACOS COMPLEXOS

Seleção de acesso

A abordagem percutânea da artéria braquial esquerda (bainha de 90 cm de comprimento, 7 Fr) é o acesso preferencial para a cateterização da AH e deve ser combinada com a abordagem da artéria femoral bilateral para permitir todas as etapas necessárias.

Os acessos femorais podem ser abertos ou percutâneos com base no tipo de acesso preferido do cirurgião e pelo aspecto da parede da artéria femoral comum. Geralmente, opta-se pelo acesso aberto, de um lado, para facilitar a entrega da endoprótese, e percutânea, do outro lado, para a inserção do membro ilíaco contralateral e/ou fins angiográficos.

Logística da técnica

O procedimento inclui quatro passos a serem realizados na ordem listada. Misturar as etapas pode tornar o procedimento complicado.

- Etapa 1: inserir o corpo principal de qualquer endoprótese bifurcada comercialmente disponível por meio de abordagem femoral, deixando a extremidade distal do ramo ilíaco ipsilateral 10 a 20 mm acima da origem da AH (Figura 108.1 A)
- Etapa 2: cateterizar a AH ipsilateral preferencialmente por meio de acesso braquial esquerdo. A cateterização da AH é realizada com fio-guia hidrofílico rígido de 0,035″ e catéteres 5 Fr com curvas de MP ou vertebral com pelo menos 125 cm de comprimento, dentro da bainha de 90 cm de comprimento 7F ou 8F. Após a cateterização, troca-se o guia rígido hidrofílico por um fio-guia extrarrígido de 0,035″ com ponta flexível de, no máximo, 2 cm (Figura 108.1 B)
- Etapa 3: colocar a extremidade distal do SRAE pelo menos 2 cm dentro da AH e posicionar a extensão ilíaca 10 mm abaixo da extremidade proximal do SRAE para evitar a oclusão dele (Figura 108.1 C). O diâmetro sugerido da extensão ilíaca deve ser 2 mm maior que a artéria ilíaca externa e o comprimento deve permitir que a extensão ilíaca seja posicionada a pelo menos 3 cm dentro da artéria ilíaca externa e para se sobrepor ao SRAE por pelo menos 5 cm. Após esses cuidados de posicionamento, deve-se implantar a extensão ilíaca seguida do seu modelamento usando o balão de látex (Figura 108.1 D)
- Etapa 4: implantar o SRAE – o diâmetro sugerido é 1 mm maior do que o lúmen de AH e o comprimento sugerido é de 10 cm (Figura 108.1 E). A dilatação do SRAE com balão de angioplastia é realizada apenas quando a compressão do lúmen é superior a 60%. Para aneurismas aortoilíacos bilaterais que se estendem para ambas as AH, implantar a extensão ilíaca contralateral e repetir as etapas de 2 a 4 (Figura 108.1 F).

TÉCNICA SANDUÍCHE PARA ANEURISMAS TORACOABDOMINAIS

Seleção de acesso

A seleção do acesso para a correção do AATA depende do número de vasos viscerais submetidos à revascularização.

Revascularização de quatro vasos. A artéria subclávia esquerda é o acesso preferencial (aberto) e deve ser disponibilizado por meio de introdutor 20F e duas bainhas de 90 cm de comprimento, 7 e 8F, colocadas dentro do introdutor 20F para permitir a cateterização de dois vasos (uma artéria visceral e uma artéria renal). Além disso, prosseguir com a abordagem percutânea da artéria braquial direita por meio de bainha 8F com 90 cm de comprimento para cateterizar a outra artéria visceral. O acesso femoral pode ser aberto ou percutâneo com base na discrição do cirurgião e do aspecto da parede da artéria femoral comum. Geralmente, opta-se pelo acesso aberto, de um lado, para facilitar a navegação da endoprótese e, de outro lado, a percutânea para a inserção da extensão ilíaca contralateral e cateterização retrógrada de uma das artérias renais com bainha 7F de 55 cm de comprimento.

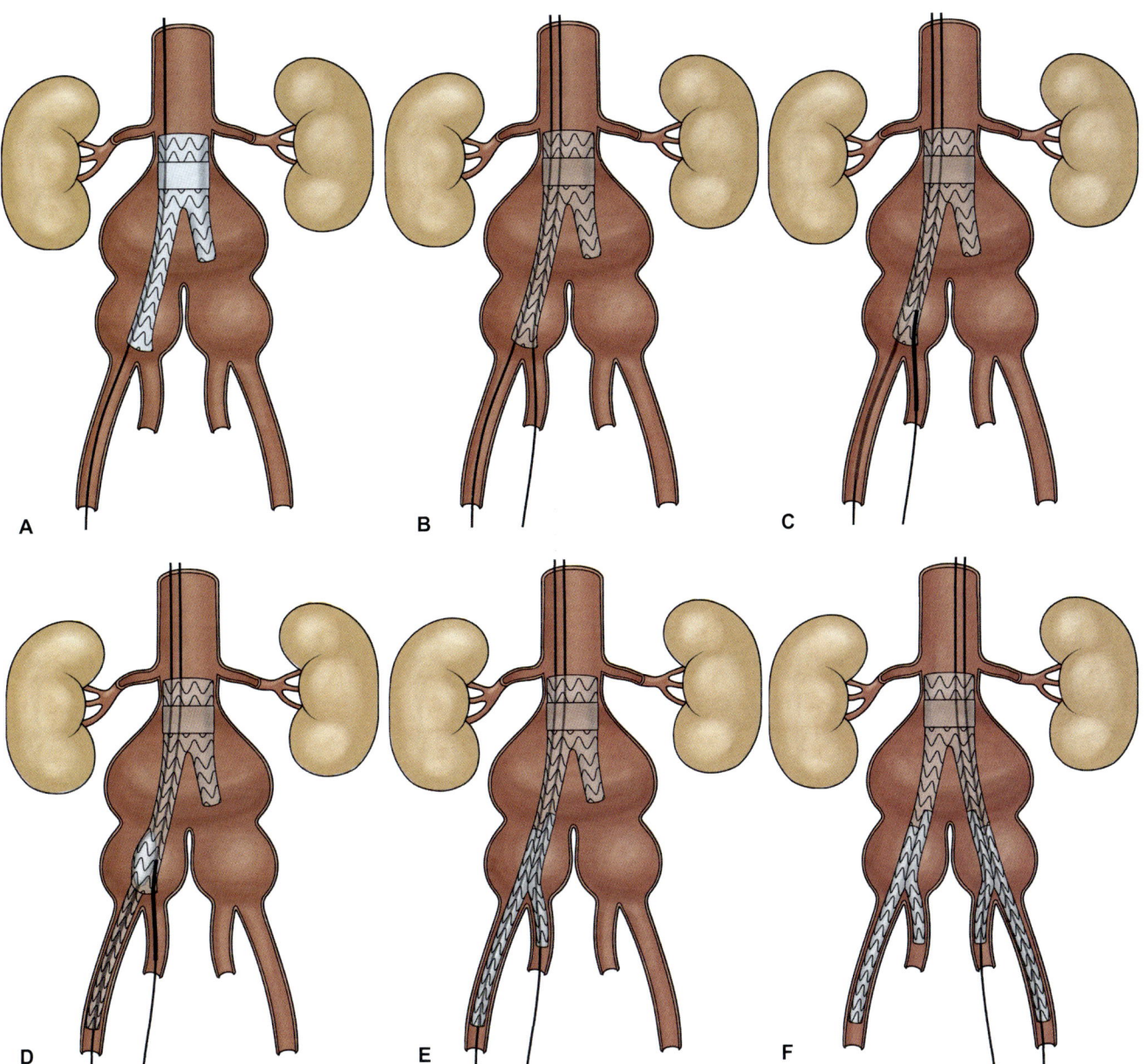

FIGURA 108.1 A. Abordagem do passo a passo para correção endovascular do aneurisma aortoilíaco. Inserir e implantar o corpo principal da endoprótese bifurcada por meio de uma abordagem femoral e deixar a extremidade distal da extensão ilíaca ipsilateral 10 a 20 mm acima da origem da artéria hipogástrica. **B.** Cateterização da artéria hipogástrica ipsilateral por meio de acesso braquial à esquerda. **C.** Colocar a extremidade distal do *stent* revestido autoexpansível dentro da artéria hipogástrica normal em pelo menos 2 cm e posicionar a extensão ilíaca 10 mm abaixo da extremidade proximal do *stent* revestido autoexpansível para se sobrepor em pelo menos 5 cm. **D.** Implantar a extensão ilíaca e modelá-la usando balão de látex. **E.** Implantar o *stent* revestido autoexpansível. **F.** Implantação do membro ilíaco contralateral.

Revascularização de três vasos. A abordagem para revascularização de três vasos utiliza os mesmos acessos descritos anteriormente para a revascularização de quatro vasos, todavia a abordagem femoral deve ser usada apenas para a inserção da extensão ilíaca contralateral e para fins angiográficos.

Revascularização de dois vasos. Optou-se pelo acesso percutâneo da artéria braquial bilateralmente e deixou-se a abordagem femoral comum contralateral percutâneo para fins angiográficos apenas, como mencionado anteriormente.

Revascularização de um vaso. É possível o acesso percutâneo da artéria braquial esquerda e não utilizar a abordagem percutânea da artéria braquial direita e o acesso femoral percutâneo apenas para fins angiográficos, como mencionado anteriormente.

Logística da técnica

O procedimento da TS para tratamento do AATA inclui as seguintes quatro etapas, a serem realizadas na ordem listada. Misturar as etapas pode tornar o procedimento complicado. Medidas de sobreposição sugeridas e alterações no comprimento do dispositivo podem aumentar o risco de *endoleak* ou oclusão.

- Etapa 1: abordar a parte torácica do aneurisma. Inserir a endoprótese torácica aórtica por meio de uma abordagem femoral e posicioná-la na extensão torácica completa do aneurisma, deixando sua extremidade distal entre 10 e 20 mm acima do eixo celíaco (Figura 108.2 A)
- Etapa 2: tratar as artérias viscerais. Cateterizar as artérias viscerais usando um fio-guia hidrofílico rígido de 0,035″ e catéteres 5F com curvas vertebrais e de ponta multiuso de pelo menos

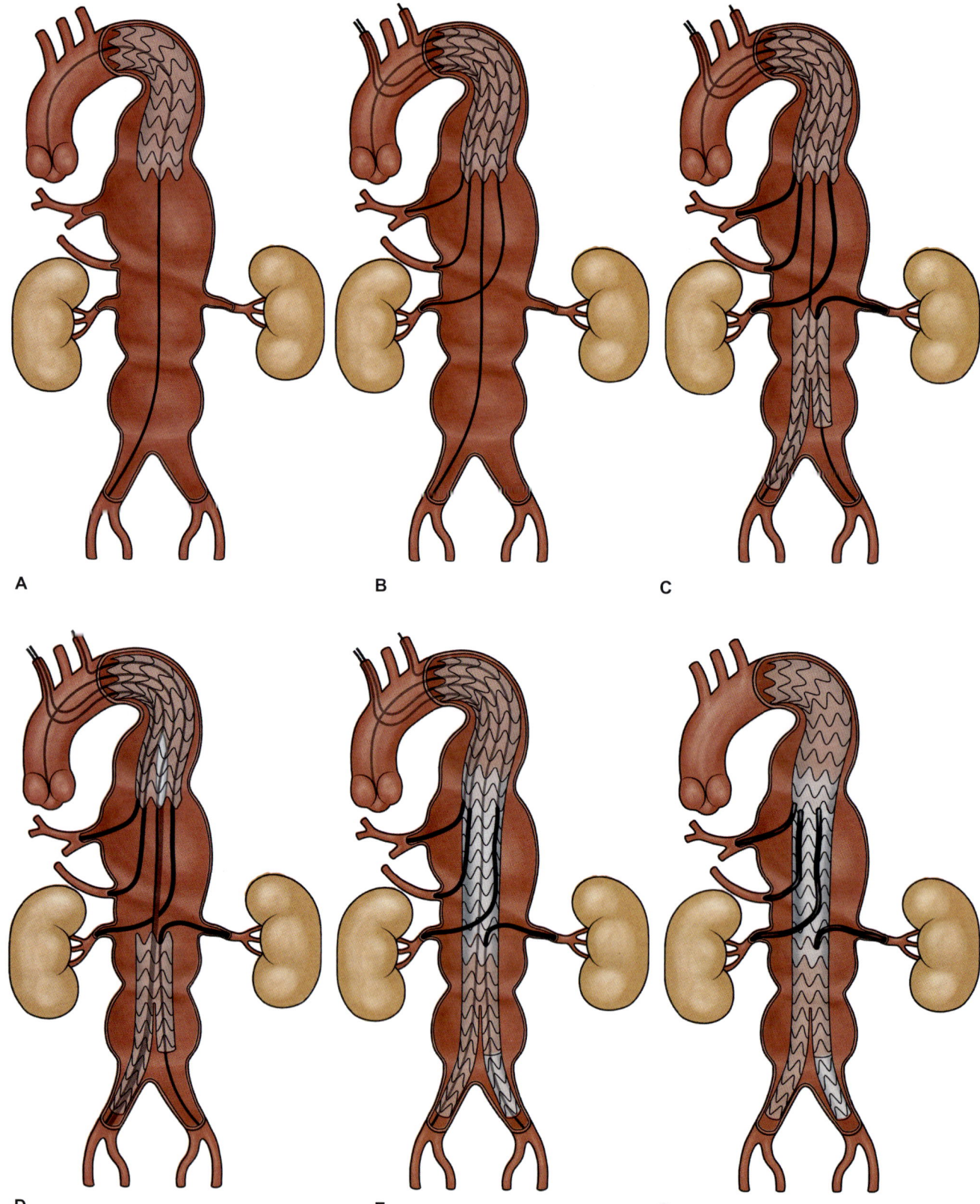

A

B

C

D

E

F

FIGURA 108.2 A. Abordagem passo a passo para correção endovascular do aneurisma de aorta toracoabdominal. Inserir a endoprótese de aórtica torácica por meio de abordagem femoral e implantá-la na extensão torácica completa do aneurisma, com a extremidade distal 10 a 20 mm acima do tronco celíaco. **B.** Cateterização das artérias viscerais com fio-guia hidrofílico rígido de 0,035" e catéteres 5F com curvas de MP ou vertebral com pelo menos 125 cm de comprimento. **C.** Tratar o segmento remanescente do aneurisma, dependendo da classificação do AATA. Nesse caso, uma endoprótese bifurcada é implantada, seguida pela cateterização da artéria renal remanescente com fio-guia hidrofílico rígido de 0,035" seguida pela inserção dos SRAE nas artérias viscerais e renais. **D.** Uma endoprótese torácica é então posicionada para tratar o segmento remanescente do aneurisma. **E.** Implantar a endoprótese aórtica abaixo da extremidade proximal do SRAE, seguida da acomodação da endoprótese aórtica com balão de látex. **F.** Implantar o SRAE seguido por um *stent* autoexpansível convencional.

125 cm de comprimento. Após a cateterização, o fio-guia hidrofílico rígido é trocado por fio-guia extrarrígido de 0,035″ com ponta mole não superior a 20 mm. Em seguida, posicionar o introdutor 20 mm dentro do vaso visceral alvo (Figura 108.2 B)

- Etapa 3: para AATA tipo I, inserir a endoprótese torácica pelo acesso femoral. Para AATA tipos II, III e IV, endoprótese bifurcada deve ser implantada, seguida pela inserção de SRAE nas artérias viscerais (Figura 108.2 C). A endoprótese torácica é então posicionada para tratar o segmento remanescente do aneurisma (Figura 108.2 D). A endoprótese aórtica deve ser implantada 1 cm abaixo da extremidade proximal do SRAE para obter, pelo menos, uma sobreposição de 5 cm (entre as endopróteses torácicas e SRAE), seguida pela acomodação da endoprótese aórtica com balão de látex (Figura 108.2 E)
- Etapa 4: implantar o SRAE (o diâmetro sugerido é 1 mm maior do que o lúmen do vaso visceral), seguido por um *stent* autoexpansível convencional dentro do SRAE (mesmos diâmetro e comprimento do SRAE) para evitar dobras e futura oclusão (Figura 108.2 F). Os comprimentos sugeridos do SRAE são de 10 cm para o tronco celíaco e a AMS, 15 cm para revascularização de artérias renais anterógradas e 10 cm para revascularização de artéria renal retrógrada. A dilatação do SRAE com um balão de angioplastia é realizada apenas quando a compressão do lúmen é superior a 50%. A endoprótese distal deve ser maior que a endoprótese proximal. Recomenda-se um superdimensionamento de 30% da endoprótese "sanduíche" para permitir a revascularização intravenosa de dois a quatro vasos.

CONSIDERAÇÕES FINAIS

Aneurismas das artérias ilíacas (AIAs) que se estendem para a AH exigem procedimento mais complexo devido às dificuldades em se obter uma zona de fixação distal adequada para a extensão ilíaca da endoprótese, sendo potencial local para *endoleak* tipo 1b. A correção endovascular da aorta torácica ganhou aceitação como opção válida de tratamento para os aneurismas da aorta torácica. Apesar da grande melhora técnica e dos dispositivos nas últimas duas décadas, o aneurisma aórtico complexo, como justarrenal, pararrenal e AATA, ainda apresenta desafios técnicos que não são completamente superados por cirurgia aberta ou técnicas endovasculares atualmente disponíveis. A técnica sanduíche/chaminé foi introduzida pela primeira vez em 2008 para tratar os AIAs que se estendem à AH e melhorou rapidamente para abordar todos os quatro tipos de aneurismas complexos da aorta. O conceito por trás dessa técnica foi baseado na tríade: viabilidade, disponibilidade imediata e custo-efetividade. A técnica sanduíche/chaminé foi desenvolvida principalmente para superar restrições anatômicas e de dispositivos que limitaram a abordagem endovascular em situações eletivas ou urgentes. Em mais de uma década, a técnica do *stent* paralelo mostrou-se segura, duradoura e, em nossa opinião, incomparável em relação às baixas taxas de isquemia medular, ao uso em cenários urgentes ou emergentes para reparo endovascular AATA e à flexibilidade para permitir ao cirurgião usar qualquer endoprótese disponível.

Neste capítulo, fornecemos nossas perspectivas sobre os critérios de seleção de pacientes para a técnica sanduíche para reparo de AATA e AIA, bem como dicas e truques propostos para otimizar a experiência do cirurgião vascular para melhorar os resultados e o grau de facilidade de uso dessa técnica.

As referências bibliográficas deste capítulo se encontram no Ambiente de aprendizagem do GEN.

109

Complicações do Tratamento Endovascular do Aneurisma de Aorta Abdominal

Rodrigo Gibin Jaldin ■ Vinicius Tadeu Ramos da Silva Grillo ■
Marcone Lima Sobreira ■ Ricardo de Alvarenga Yoshida ■ Regina Moura

Resumo

Nas últimas décadas, o tratamento endovascular do aneurisma de aorta abdominal (EVAR, do inglês *endovascular aneurysm repair*) confirmou-se como importante avanço técnico, sendo associado a baixas taxas de morbimortalidade peroperatória quando comparado à cirurgia aberta convencional e vem se tornando primeira opção terapêutica em muitos países. Por outro lado, o EVAR associa-se a complicações que causam risco de falência da endoprótese e de ruptura do saco aneurismático ao longo do tempo e, por isso, necessita de acompanhamento e monitoramento. Embora não haja consenso atual sobre a frequência e a modalidade de exame de imagem ideal para esse controle, a angiotomografia (angio-TC) frequentemente tem sido utilizada como padrão-ouro na detecção das complicações. As recomendações norte-americanas sugerem acompanhamento anual com ultrassonografia vascular (USV) ou angio-TC para a minoria dos pacientes, e as diretrizes europeias orientam pautar o rastreamento no risco previsto de complicações e acompanhamento anual apenas em pacientes com *endoleak* ou colo curto. Neste capítulo, objetiva-se abordar criticamente as complicações mais relevantes relacionadas com a intervenção endovascular da aorta abdominal.

Palavras-chave: aorta abdominal; aneurisma de aorta abdominal; procedimentos endovasculares; complicações pós-operatórias; *endoleak*.

INTRODUÇÃO

Conforme já descrito nos capítulos anteriores, o EVAR modificou radicalmente o tratamento do aneurisma de aorta abdominal (AAA) , reduzindo a mortalidade precoce, o tempo de hospitalização e as complicações peroperatórias. Por outro lado, em relação aos benefícios do EVAR a longo prazo, particularmente em relação à sua durabilidade e ao tempo livre de reintervenção, as suas indicações continuam em constante discussão. O EVAR apresenta benefícios, mas algumas imposições, como a necessidade de realização de adequado acompanhamento pós-procedimento para reconhecer e tratar suas possíveis complicações, que podem culminar com reenchimento e pressurização do saco aneurismático.[1]

As complicações pós-EVAR ocorrem entre 16 e 33% dos pacientes.[2] Em estudo mais recente, observaram-se 26% de complicações; destas, 60,2% eram casos assintomáticos e 39,4% foram identificadas durante o primeiro ano.[3]

Embora os resultados a longo prazo após EVAR apresentem taxas mais altas de reintervenção e complicações maiores em relação à cirurgia convencional, se forem considerados apenas os estudos mais recentes que incluíram pacientes a partir de 2010, não houve diferença de mortalidade entre as opções terapêuticas. Os pacientes submetidos a EVAR, porém, permanecem com uma maior taxa de reintervenção em tempo prolongado (17,6% *versus* 14,9% na cirurgia convencional).[4] O grande diâmetro do aneurisma (> 65 mm) observado no pré-operatório tem sido o fator de risco mais associado à reintervenção no após cirurgia.[5]

A mais temida das complicações é a ruptura do aneurisma, podendo ocorrer como consequência de vazamentos (*endoleaks*), pressurização do saco aneurismático (endotensão), migração ou deterioração das endopróteses e degeneração do colo proximal por progressão da doença aneurismática. Embora as endopróteses de primeira geração apresentem maior quantidade de complicações relacionadas com o procedimento, muitas delas continuam sendo descritas atualmente, apesar dos avanços tecnológicos dos dispositivos, portanto, o reconhecimento precoce dessas complicações, antes de se tornarem clinicamente relevantes, possibilita o seu tratamento e previne situações mais graves. As infecções de endopróteses, as fístulas aortoentéricas e a oclusão de ramos e/ou extensões ilíacas também são importantes complicações e serão abordadas neste capítulo.

Em virtude das possíveis e variadas complicações, torna-se necessário que o cirurgião vascular se familiarize com os exames de imagem disponíveis para o acompanhamento pós-EVAR para diagnosticar e melhor conduzir os eventuais problemas que possam surgir.

COMPLICAÇÕES PRECOCES PÓS-EVAR

Entre as complicações precoces que podem ocorrer pós-EVAR, destacam-se as lesões decorrentes do acesso vascular, a insuficiência renal aguda e a síndrome pós-implante.

Lesões decorrentes do acesso vascular

Ocorrem entre 15 e 20% dos casos e mais frequentemente nas artérias ilíacas tortuosas e/ou acometidas por doença aterosclerótica intensa. Essa condição patológica é caracterizada por lesões estenóticas e/ou calcificadas que dificultam a progressão do sistema de entrega das endopróteses, que geralmente apresentam calibres entre 17 e 24 F.[6] Podem manifestar-se por lacerações nas artérias ilíacas e femorais, ruptura arterial, formação de pseudoaneurismas ou hematomas no retroperitônio. Objetivando prevenir tais lesões, algumas alternativas surgiram ao longo do tempo para contornar as dificuldades no acesso aórtico devido a algumas artérias ilíacas terem calibre reduzido (naturalmente ou causado por aterosclerose), como confecção de condutos, túneis ou conduítes intra-abdominais, condutos retroperitoniais, condutos feitos por meio de videocirurgia vascular, reconstruções ilíacas anatômicas e extra-anatômicas, angioplastia das artérias ilíacas com ou sem implante de *stent*, endarterectomia, dissecção e punção direta do segmento aortoilíaco e uso de condutos internos (endoconduítes)[7-12] (Figura 109.1). Mediante o uso de técnicas complementares, a progressão dos dispositivos de entrega das endopróteses ocorre de modo mais seguro e menos traumático, minimizando a repercussão de um acesso sabidamente complicado.

Lesão renal aguda

A lesão renal aguda (LRA) no pós-operatório do EVAR está associada à morbimortalidade a médio prazo.[13] Pode permanecer por mais de 1 ano e foi relatada em pouco menos de 20% dos pacientes submetidos à cirurgia eletiva, sendo pior nos pacientes com baixa reserva cardiovascular.[14] Os mecanismos etiológicos incluem: microembolização durante a manipulação dos dispositivos endovasculares, lesão intraoperatória direta das artérias renais (como dissecção ou cobertura do óstio), utilização de contraste (nefropatia induzida por contraste), hipovolemia com hipoperfusão, efeito tóxico nas células tubulares pelos radicais livres de oxigênio e isquemia dos membros inferiores cursando com síndrome de isquemia e reperfusão.[13]

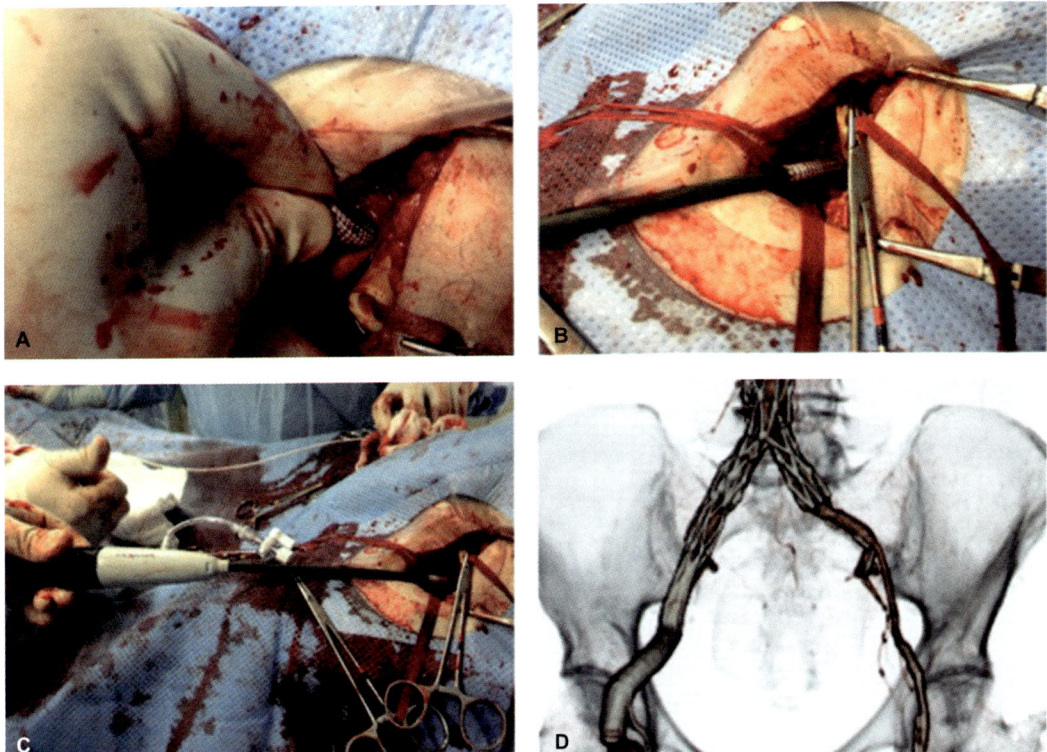

FIGURA 109.1 Técnica de endoconduíte para artérias ilíacas com anatomia desfavorável: implanta-se um *stent* recoberto (Viahban®) que servirá tanto para proteger as artérias ilíacas durante a dilatação forçada quanto para facilitar o acesso ao dispositivo de entrega do corpo principal da endoprótese; exteriorização do *stent* recoberto no local de punção na artéria femoral comum (**A**) e seu uso como acesso ao eixo ilíaco para passagem de introdutores calibrosos e sistema de entrega das endopróteses aórticas (**B** e **C**). **D.** Angiotomografia com reconstrução tridimensional 15 meses após operação, evidenciando a endoprótese aórtica bem posicionada e sem vazamentos, em continuidade com o endoconduíte.

Comparando-se os dispositivos que utilizam fixação transrenal (*free-flow*) e os de fixação infrarrenal, uma metanálise recente observou pequena diferença, porém significativa, com pior resultado para os dispositivos de fixação transrenal. Não houve diferença nas taxas de diálise entre os grupos.[14]

Para os pacientes não dialíticos, recomenda-se a hidratação pré e pós-operatória com solução salina normal ou glicose, e, para aqueles com risco aumentado de nefropatia induzida pelo contraste, recomenda-se a utilização da solução com bicarbonato de sódio (nível de recomendação 1A pelo último *guideline* da American Society for Vascular Surgery, 2017).[15]

Segundo o *guideline* da European Society for Vascular Surgery (ESVS) de 2019, não existem estratégias efetivas para prevenir a LRA pós-EVAR, além da hidratação adequada, sendo o mesmo nível de recomendação 1C.[16]

Para pacientes com insuficiência renal crônica, deve-se realizar hidratação adequada antes do procedimento cirúrgico, estimar a taxa de filtração glomerular e monitorar a quantidade de líquidos administrada e o débito urinário para reconhecer e tratar a LRA.[16]

Síndrome pós-implante

Definida como uma resposta inflamatória sistêmica resultante da ativação endotelial desencadeada pela endoprótese, frequentemente observada no pós-EVAR. Pode acometer até 60% dos pacientes, principalmente aqueles com doença arterial coronariana, doença pulmonar obstrutiva crônica e insuficiência cardíaca congestiva. As manifestações clínicas são transitórias e incluem leucocitose aumentada ($> 12.000 \mu\ell$), níveis elevados de proteína C reativa (PCR > 10 mg/mℓ) e febre (> 38°C). É inofensiva na maioria dos casos, embora possa aumentar o tempo de internação e o custo do tratamento.[17]

EXAMES DE IMAGEM ESSENCIAIS PARA O ACOMPANHAMENTO PÓS-EVAR

As modalidades de diagnóstico por imagem mais utilizadas para o monitoramento pós-EVAR são radiografia de abdome, mapeamento dúplex (MD), angio-TC abdominal e angiorressonância magnética (angio-RM). A angio-TC, embora seja o exame padrão-ouro para esse acompanhamento, está relacionada com risco de nefrotoxicidade induzida pelo contraste e exposição repetida à radiação ionizante. A angio-RM tem custo elevado, disponibilidade limitada, restrições em pacientes com *clearance* de creatinina reduzido (< 30 mℓ/min) e um agravante, mesmo que baixo, de migração da endoprótese devido a sua estrutura metálica que pode conter artefatos ferromagnéticos.

Radiografia de abdome

A radiografia simples de abdome é um exame facilmente disponível, de baixo custo e envolve exposição a baixa dose de radiação. Embora não forneça as informações mais relevantes para o rastreamento, como o diâmetro do saco aneurismático ou detecção de vazamentos (*endoleaks*), destina-se a apresentar informações estruturais da endoprótese aórtica como posição e formato assumido pela malha metálica da endoprótese (Figura 109.2), podendo auxiliar na identificação de migração do *stent*, fraturas e alterações estruturais, assim como desconexão de próteses e dobras anormais do *stent* metálico (*kinking*). Como tais alterações estruturais são raras na prática endovascular moderna e a detecção de complicações pertinentes do EVAR é limitada, a radiografia simples não é adequada como a única modalidade de imagem para acompanhamento.[16]

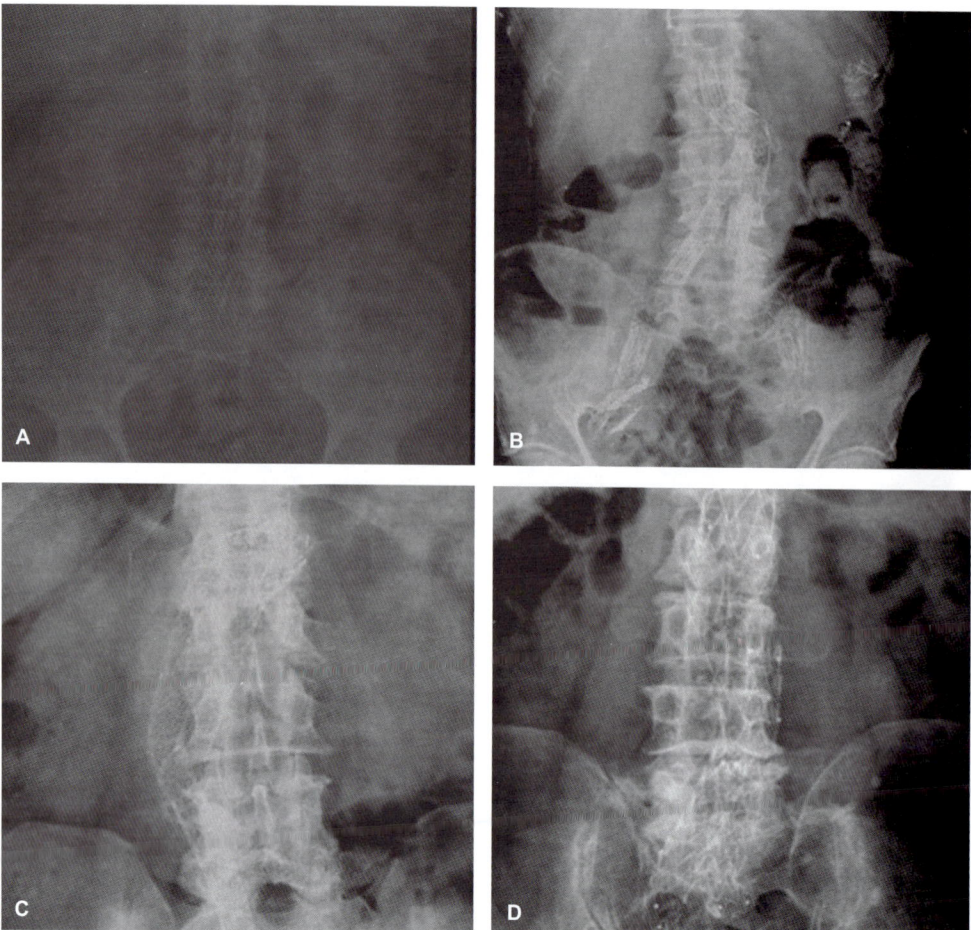

FIGURA 109.2 Controle pós-operatório por radiografia simples de abdome mostrando diferentes tipos de endopróteses. **A.** AFX®, Endologix. **B.** Zenith®, Cook. **C.** Excluder®, W.L. Gore. **D.** Endurant®, Medtronic.

Mapeamento dúplex

O MD é um exame não invasivo, bastante acessível, que não envolve uso de radiação ionizante ou meio contraste, de baixo custo quando comparado à angio-TC ou à angio-RM. Determina o diâmetro do saco aneurismático, mostra a perviedade da endoprótese e sugere complicações com migração, *kinkings* e *endoleaks* (Figura 109.3). As principais limitações da técnica devem-se ao fato de ser examinador-dependente e de poder ser afetada pela constituição anatômica do paciente. Os dados obtidos com modo Doppler e o fluxo em cores podem descrever a localização e o tipo de fluxo (Figura 109.4), viabilizando o monitoramento do aneurisma e até mesmo a definição de uma possível urgência do tratamento mediante identificação de *endoleak* por fluxo direto no saco aneurismático.[3] Por essas características, alguns autores e *guidelines* sugerem o MD para o acompanhamento pós-EVAR na ausência de *endoleak* em exame prévio ou aumento do saco aneurismático.[15]

Quando se compara o MD com a angio-TC como exame-padrão, o mesmo teve sensibilidade de 88,8% e especificidade de 99,4% para detecção de complicações clinicamente significativas, com coeficiente de concordância de 0,91.[3]

Quando se utiliza a ultrassonografia (USG) com contraste para avaliação de *endoleaks*, a sensibilidade e especificidade aumentam para 94 e 95%, respectivamente, sendo uma ferramenta útil na vigilância pós-EVAR atualmente.[18] Com o desenvolvimento tecnológico dos aparelhos de USG, a combinação de volume tridimensional e o uso do contraste podem ampliar ainda mais o seu papel como exame de imagem para acompanhamento pós-EVAR.[16]

Angiotomografia computadorizada

A angio-TC possibilita a avaliação e a detecção da maioria das complicações e, cada vez mais, vem ocupando o espaço como exame de escolha para acompanhamento pós-EVAR. Identifica com segurança migração, *kinking* (Figura 109.5), alterações estruturais do componente metálico e *endoleaks* (Figura 109.6). Por outro lado, envolve potenciais efeitos colaterais em virtude da dose de radiação ionizante, do uso de contraste nefrotóxico e do alto custo.[16,19]

Angiorressonância magnética

A angio-RM apresenta excelente visualização de partes moles e não envolve radiação ionizante, porém é demorada em sua realização e dispendiosa quando comparada à angio-TC. Essa modalidade tem maior sensibilidade na detecção dos *endoleaks* tipo II, pois é capaz de identificar os vazamentos de baixo fluxo, nem sempre visíveis na angio-TC. Por outro lado, os componentes metálicos das endopróteses podem produzir significativos artefatos de imagem, o que pode limitar o seu uso em pacientes com endopróteses de nitinol.[19]

Acompanhamento pós-EVAR

A atualização do *guideline* de práticas clínicas para o manejo de aneurismas abdominais da ESVS 2019 apresenta o algoritmo de acompanhamento pós-EVAR:[16]

■ Grupo de baixo risco (ausência de *endoleak*, anatomia de acordo com instruções de uso, sobreposição das endopróteses e vedação adequada dos colos proximal e distal > 10 mm): acompanhamento

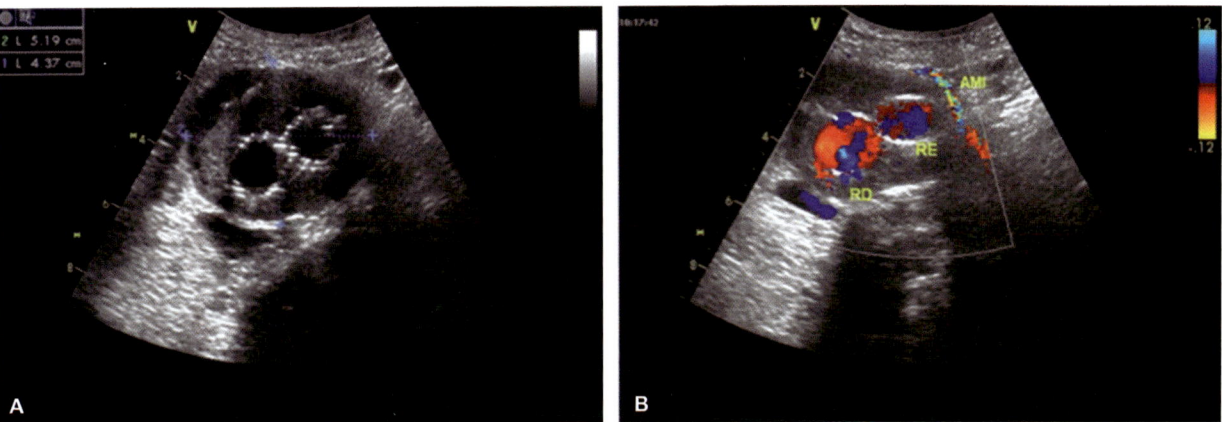

FIGURA 109.3 Mapeamento dúplex pós-operatório de correção endovascular dos aneurismas de aorta abdominal. **A.** Modo B: identificação de endoprótese aórtica bifurcada por contornos elípticos hiperecogênicos no interior do saco aneurismático; avaliação do conteúdo do saco aneurismático mostrando trombos em diferentes fases de organização de acordo com sua ecogenicidade; possibilita a medida de diâmetro do saco aneurismático. **B.** Fluxo codificado em cores nos ramos ilíacos da endoprótese.

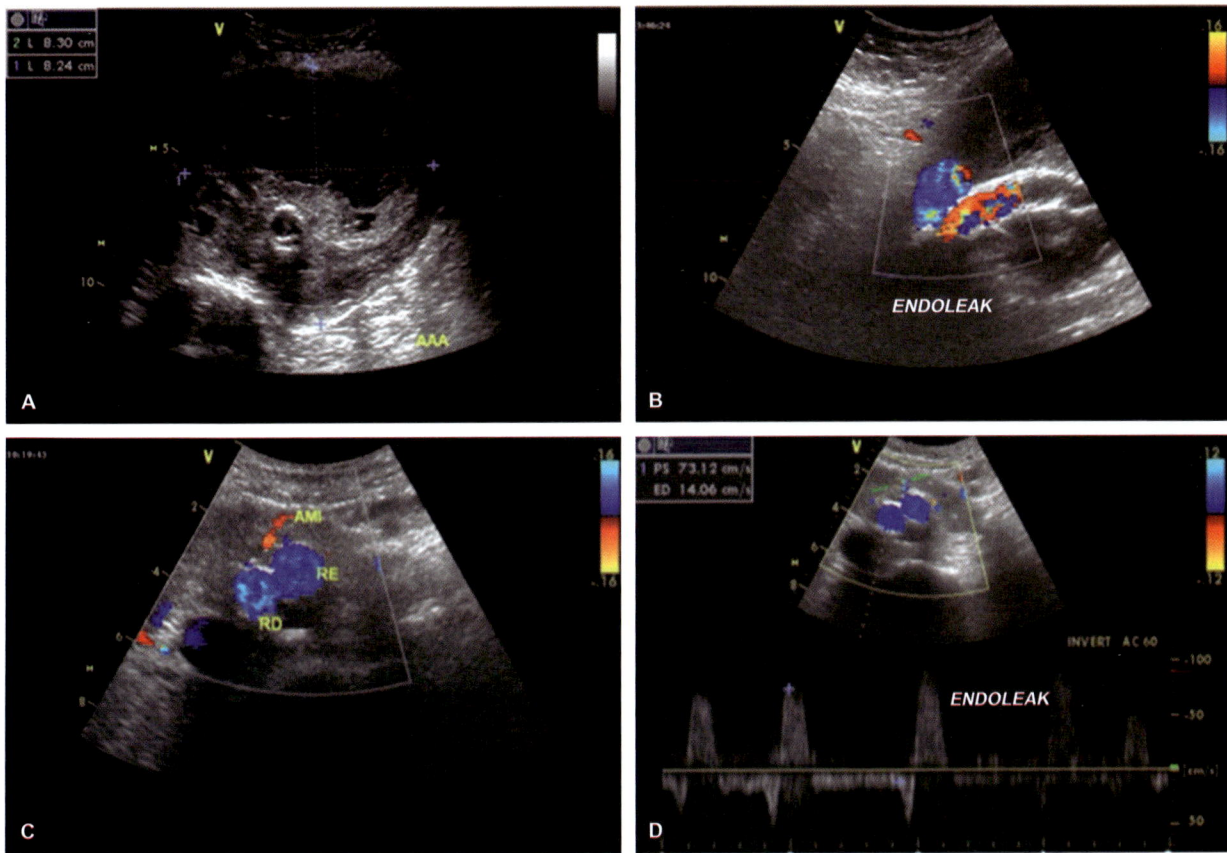

FIGURA 109.4 Exemplos de *endoleaks* ao mapeamento dúplex pós-correção endovascular dos aneurismas de aorta abdominal: *endoleak* tipo IA identificado pela heterogenicidade de conteúdo do saco aneurismático, com grande imagem hipoecoica anterior (**A**) e pelo fluxo em cores externamente à estrutura da endoprótese (**B**). **C** e **D.** *Endoleak* tipo IIb identificado por inversão do sentido do fluxo da artéria mesentérica inferior e, ao modo Doppler, mostrado pelos fluxos de entrada e saída, lembrando o fluxo de pseudoaneurismas, no interior do saco aneurismático.

limitado, com necessidade de realização de imagem tardia (até 5 anos) após o procedimento
- Grupo de risco intermediário (sobreposição e vedação adequados, porém com *endoleak* tipo II evidenciado em exame de monitoramento): exige um exame de acompanhamento para avaliar a expansão ou o encolhimento do saco aneurismático
  - Encolhimento do saco aneurismático > 1 cm pode ser considerado como baixo risco de falha, com acompanhamento limitado de acordo com o grupo de baixo risco

- Grupo de alto risco (*endoleaks* tipos I ou III, sobreposição ou vedação inadequada): a necessidade de reintervenção deve ser avaliada com base nos achados e é recomendada para *endoleaks* tipos 1 ou 3. Para pacientes com sobreposição inadequada ou vedação < 10 mm, que não apresentem quaisquer sinais de *endoleak*, orienta-se a repetição da imagem, principalmente com angio-TC, para avaliar com precisão sobreposição, vedação, *endoleak* e expansão durante o acompanhamento.

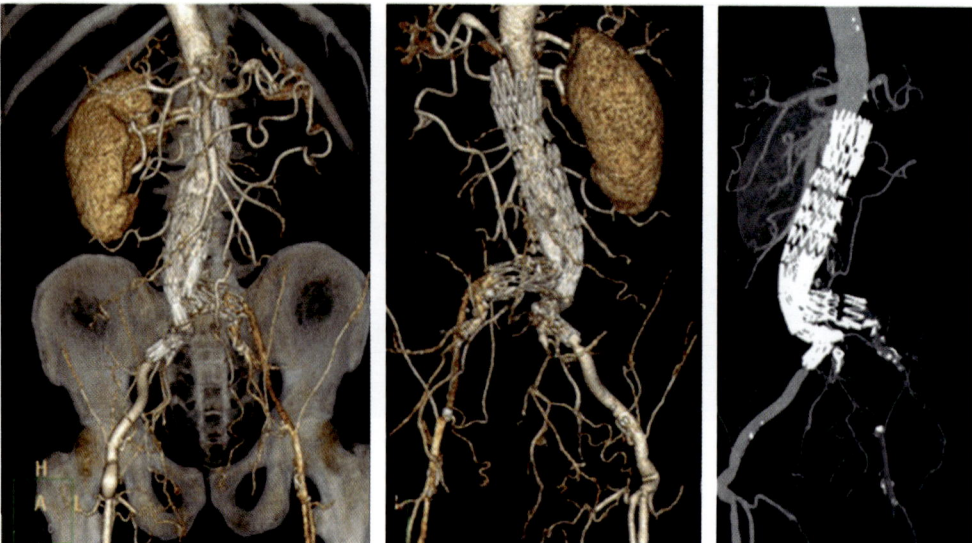

FIGURA 109.5 Angiotomografia com reconstrução tridimensional evidenciando significativa tortuosidade (*kinking*) nas extensões ilíacas, culminando em oclusão da artéria ilíaca comum esquerda, com reenchimento distal.

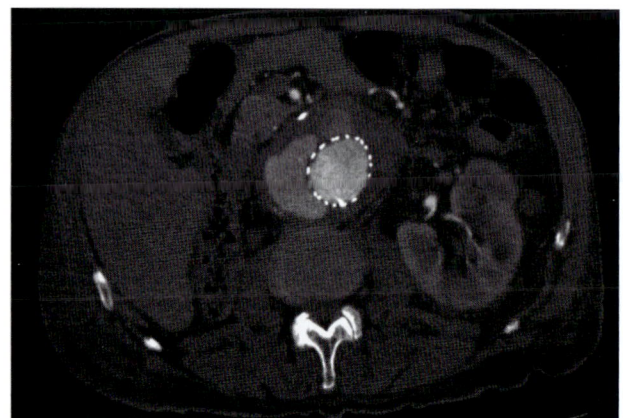

FIGURA 109.6 Angiotomografia de abdome mostrando enchimento do saco aneurismático por contraste.

COMPLICAÇÕES TARDIAS RELACIONADAS COM O EVAR

Endoleaks

O termo *endoleak* descreve a situação de manutenção da perfusão do saco aneurismático, apesar do implante da endoprótese, e pode ser classificado de acordo com o local ou a causa do vazamento (*leak*), como pode ser observado no Quadro 109.1.[20] Os *endoleaks* continuam sendo uma complicação frequente, apesar dos avanços tecnológicos dos dispositivos mais modernos. Estima-se que acometam em torno de 20 a 50% dos pacientes submetidos a EVAR; aproximadamente metade desses *endoleaks* são do tipo II. Podem ocorrer em qualquer período pós-operatório e sua gravidade consiste na associação entre a expansão do saco aneurismático e o risco aumentado de ruptura.[15,16,21] Podem ser classificados como primários/precoces ou secundários/tardios. Os primários aparecem no momento do procedimento, e os secundários são detectados no acompanhamento pós-operatório com imagens de controle normais anteriores.[16,22] Como visto anteriormente, exames de imagem são mandatórios no monitoramento pós-EVAR, e as modalidades mais utilizadas para o rastreamento/detecção dos *endoleaks* são o MD e a angio-TC.

Atualmente, cada vez mais pacientes com critérios anatômicos desfavoráveis ao tratamento endovascular têm sido submetidos a essa modalidade terapêutica, podendo cursar com um aumento da necessidade de procedimentos adjuvantes e a elevação das taxas de intervenção secundária, apesar do aprimoramento dos materiais utilizados. Espera-se que o cirurgião que ofereça o EVAR para seu paciente esteja familiarizado com essas possibilidades, seja capaz de utilizar adequadamente a propedêutica armada, classificar precisamente o tipo de vazamento e indicar o momento oportuno de uma intervenção secundária.

Endoleak *tipo I*

O *endoleak* tipo I (ELTI) é definido como selamento circunferencial inadequado nas áreas de fixação da prótese na parede aórtica. É subdividido nos tipos IA (Figuras 109.7 e 109.8), quando há vazamento oriundo da fixação proximal (colo proximal); IB, quando há vazamento na região de fixação distal (eixo ilíaco); e IC, quando o vazamento ocorre por comunicação direta entre a aorta e a ilíaca após o implante de um *plug* oclusor na ilíaca durante a utilização de endoprótese monoilíaca.[23] Como há pressurização direta do saco aneurismático nesse tipo de vazamento, há progressão no crescimento do aneurisma e, consequentemente, risco elevado de ruptura, tornando-se necessária intervenção secundária para sua correção.[15,16,21]

Endoleak *tipo IA*

O ELTIA é observado em 6% dos procedimentos no momento do implante, e há indicação de reintervenção devido ao alto risco de ruptura em até 52% dos casos.[15,22] ELTIA secundário ocorre em até 2,2 a 15% dos pacientes, sendo mais comum após a técnica de EVAR com snorkel/chaminé, porém com alta taxa de resolução espontânea em 12 meses (71,8%) e baixa taxa de reintervenção em 3,3%.[22]

Dentre os fatores de risco, estão a programação pré-operatória inadequada, que pode provocar o subdimensionamento do diâmetro da endoprótese ou a medida inadequada da extensão do colo proximal, e as características anatômicas que dificultam o selamento proximal da endoprótese na parede da aorta. Essas condições acarretam manutenção de fluxo para o saco aneurismático, resultando em risco de aumento do diâmetro do colo proximal, migração distal da endoprótese e ruptura no pós-operatório.[15]

QUADRO 109.1	Classificação prática dos *endoleaks*.		
Tipo de *endoleak*	**Mecanismo de vazamento**	**Subtipos**	**Outras nomenclaturas**
I	Vazamento nos locais de ancoragem da endoprótese	A – proximal B – distal C – oclusor de ilíaca	Vazamento periprótese Canais periprótese Vazamento de ancoragem
II	Vazamento por ramos aórticos	A – simples (1 ramo patente) B – complexo (2 ou mais ramos patentes)	Vazamento retrógrado *Endoleak* por ramos Fluxo colateral
III	Defeito do material protético	A – defeito juncional ou desconexão B – defeito do tecido de fábrica	Desconexão modular
IV	Porosidade do tecido de revestimento	–	Vazamento através do tecido
V	Crescimento do saco aneurismático sem vazamento identificável	–	Endotensão Endopressão

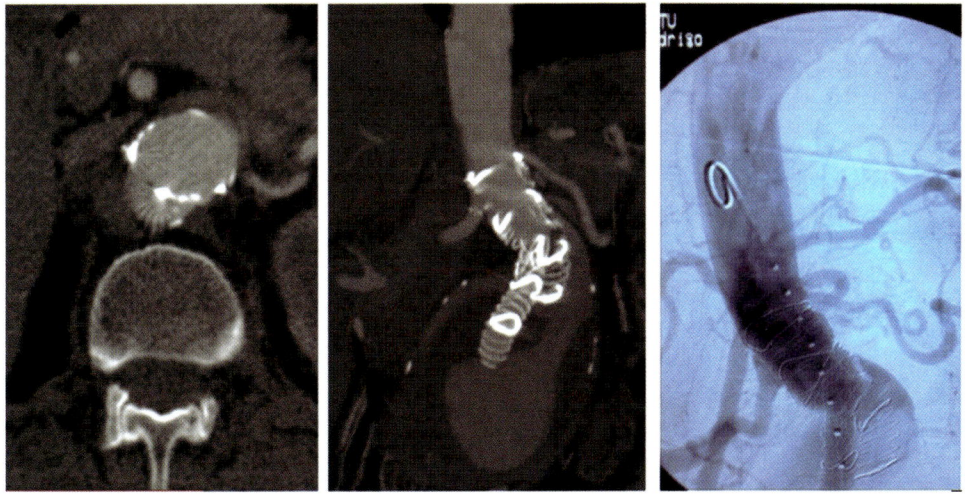

FIGURA 109.7 *Endoleak* tipo IA. Identifica-se vazamento proximal junto à fixação da endoprótese aórtica.

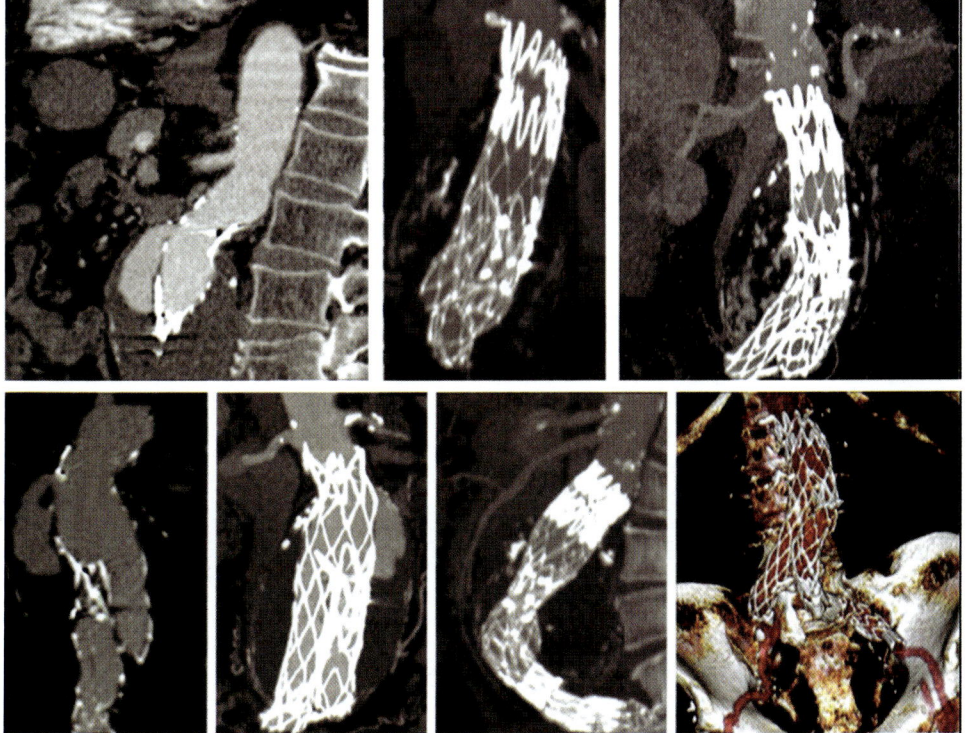

FIGURA 109.8 *Endoleak* tipo IA. Vazamento junto à fixação proximal da endoprótese aórtica tratado pelo implante de *cuff* proximal.

Dentre os fatores anatômicos mais comumente relacionados, são relatados:[24,25]

- Colo proximal pequeno (< 15 mm de extensão)
- Colo proximal largo (> 30 mm de diâmetro)
- Colo proximal angulado (> 60°)
- Calcificação ou trombos nas regiões de fixação da endoprótese
- Curvatura máxima ao longo do comprimento do saco aneurismático > 47 mm.

Apesar de ser descrita a resolução espontânea de alguns casos, considera-se que essa situação deva ser tratada sem atrasos nos pacientes aptos à abordagem cirúrgica, utilizando-se as diferentes técnicas endovasculares descritas.[23,26] Eventualmente, um ELTIA pode desaparecer após a reversão da heparina e não ser evidente na angio-TC de acompanhamento.[15]

As técnicas endovasculares relatadas incluem a utilização de endoprótese fenestrada, ramificada, chaminé, selamento endovascular, endoâncoras, técnicas de embolização, *cuff* e/ou *stents* Palmaz (Cordis®). A taxa de sucesso técnico variou de 90 a 100%, com mortalidade intraoperatória de 0% em recente metanálise.[27]

Quando não há evidência de migração da endoprótese, pode-se tentar inicialmente a angioplastia com balão para otimizar a sua aposição à parede aórtica. Também podem-se utilizar extensões ou *cuffs* proximais de endopróteses (Figura 109.8), quando possível, já que a área disponível para o seu implante pode estar adjacente à emergência das artérias renais ou de outros ramos importantes. Frente a essa limitação, o emprego de *cuffs* fenestrados ou da técnica de chaminé (ver Capítulo 20) parece ser uma alternativa aceitável.[20]

O uso de *stent* expansível por balão posicionado entre a endoprótese e a aorta com o objetivo de fornecer maior força radial para a região de fixação da endoprótese é outra abordagem possível. Estudo de Rajani et al. (2011) mostrou sucesso em todos os casos de vazamento proximal tratados com *stent* Palmaz (Cordis®).[28] Uma importante limitação ao uso dos *stents* expansíveis por balão são os colos largos, pois estes atendem a um diâmetro máximo de 25 mm, segundo as recomendações do fabricante.

Os *stents* aórticos autoexpansíveis também podem ser utilizados de modo similar ao *stent* Palmaz. O implante de *stent* aórtico autoexpansível em posição transrenal (E-XL-Jotec®) tem como objetivo remodelar o colo aórtico proximal, tratando ou prevenindo ELT1A, quando empregado como adjuvante ao EVAR. No nosso serviço, três casos foram tratados por essa técnica, com bons resultados (Figura 109.9).

Outra opção utilizada é a embolização do saco aneurismático, realizada com o objetivo de não viabilizar a comunicação direta entre o fluxo aórtico e o saco aneurismático. Apesar de ser descrita a abordagem percutânea transabdominal, é mais difundida a via arterial para a injeção de agentes embolizantes no interior do saco aneurismático (Figura 109.10), como *coils*, cianoacrilato e Onyx®.[20,29] Apesar da falta de dados de acompanhamento a longo prazo, a embolização envolve uma abordagem minimamente invasiva e pode ser executada em pacientes de alto risco como tratamento definitivo ou para ganhar tempo até obter uma endoprótese mais avançada.[20]

A utilização de endoâncoras para fixação pode ser um potencial adjuvante para prevenção e tratamento do ELT1A. Em recente revisão sistemática, Zahi et al. (2020) observaram sucesso técnico de 98,4 e 91,8% para os pacientes que foram submetidos às fixações primária e secundária com endoâncoras durante o EVAR, respectivamente.[30] As taxas de ELT1A e migração da prótese foram de 22,6 e 0%, respectivamente, após um acompanhamento médio de 10,7 meses. As evidências atuais carecem de acompanhamento a longo prazo de estudos robustos para recomendar o uso rotineiro de endoâncoras.[20,30]

Quando as opções endovasculares não forem resolutivas, pode-se realizar a cerclagem do colo proximal por cirurgia aberta, a qual cursa com elevada morbimortalidade.[23] Opção menos invasiva para esse procedimento é a cerclagem por videolaparoscopia, descrita de maneira pormenorizada em outro capítulo desta edição.

Endoleak tipo IB

O *endoleak* tipo IB (ELTIB) é relatado em 2,3% dos pacientes em um acompanhamento médio de 32 meses e está associado ao aumento do tamanho do saco aneurismático e à ruptura do aneurisma.[22]

As artérias ilíacas comuns ectásicas usadas como zona de vedação podem aumentar o risco de um ELTIB tardio, e os pacientes tratados com membros ilíacos ≥ 20 mm têm um risco 5 vezes maior para esse tipo de *endoleak*.[31]

Nos ELTIB, também podem ser utilizadas técnicas endovasculares similares às descritas anteriormente, como angioplastia com balão para melhor acomodação dos ramos da endoprótese, utilização de extensões ilíacas ou *stents* não revestidos, todas visando ao adequado selamento distal (Figura 109.11).

Endoleak tipo IC

O tratamento dos *endoleaks* tipo IC (ELTIC) requerem efetiva oclusão da artéria ilíaca comum excluída, podendo exigir ligadura cirúrgica, caso falhem as técnicas endovasculares.

Endoleak *tipo II*

O *endoleak* tipo II (ELTII) é definido como o enchimento do saco aneurismático por fluxo sanguíneo retrógrado, proveniente de ramos colaterais aórticos. É a complicação mais relatada após EVAR, evidenciada em 11,7% dos pacientes e correspondendo a quase metade de todos os tipos de *endoleaks*.[32] Sua incidência aos 6 meses é de 10 a 15%.[15] Os vasos mais comumente envolvidos nesse tipo de vazamento são a artéria mesentérica inferior (AMI) e as artérias lombares (ALs) (Figura 109.12). Os fatores predisponentes mais conhecidos para esse tipo de vazamento são a perviedade dos vários ramos colaterais da aorta e a idade avançada. Por outro lado, tabagismo ativo, neoplasias e índice tornozelo-braquial reduzido estariam relacionados com menor risco dessa complicação. Uma possível justificativa para correlacionar a doença arterial periférica (DAP) com a menor incidência desse tipo de *endoleak* é o fato dessa doença também acometer os ramos colaterais aórticos, proporcionando sua oclusão e consequente resolução espontânea do vazamento.[33] É classificado em tipo IIa, quando apenas um ramo colateral está envolvido, e em tipo IIb, quando dois ou mais ramos fornecem fluxo para o saco aneurismático.

São divididos em:

- Tipo II precoce: quando diagnosticado em menos de 30 dias pós-EVAR
- Tipo II tardio: quando diagnosticado entre 30 dias até 6 meses pós-EVAR
- Tipo II persistente: quando se mantém por mais de 6 meses pós-EVAR.

Dentre os principais fatores associados estão idade avançada, ALs e AMI patentes, tabagismo e diâmetro aumentado do aneurisma. Sexo, diabetes, hipertensão arterial sistêmica, anticoagulantes, antiplaquetários, hiperlipidemia, insuficiência renal crônica, tipos de endoprótese e doenças pulmonares obstrutivas crônicas não mostraram associação.[34]

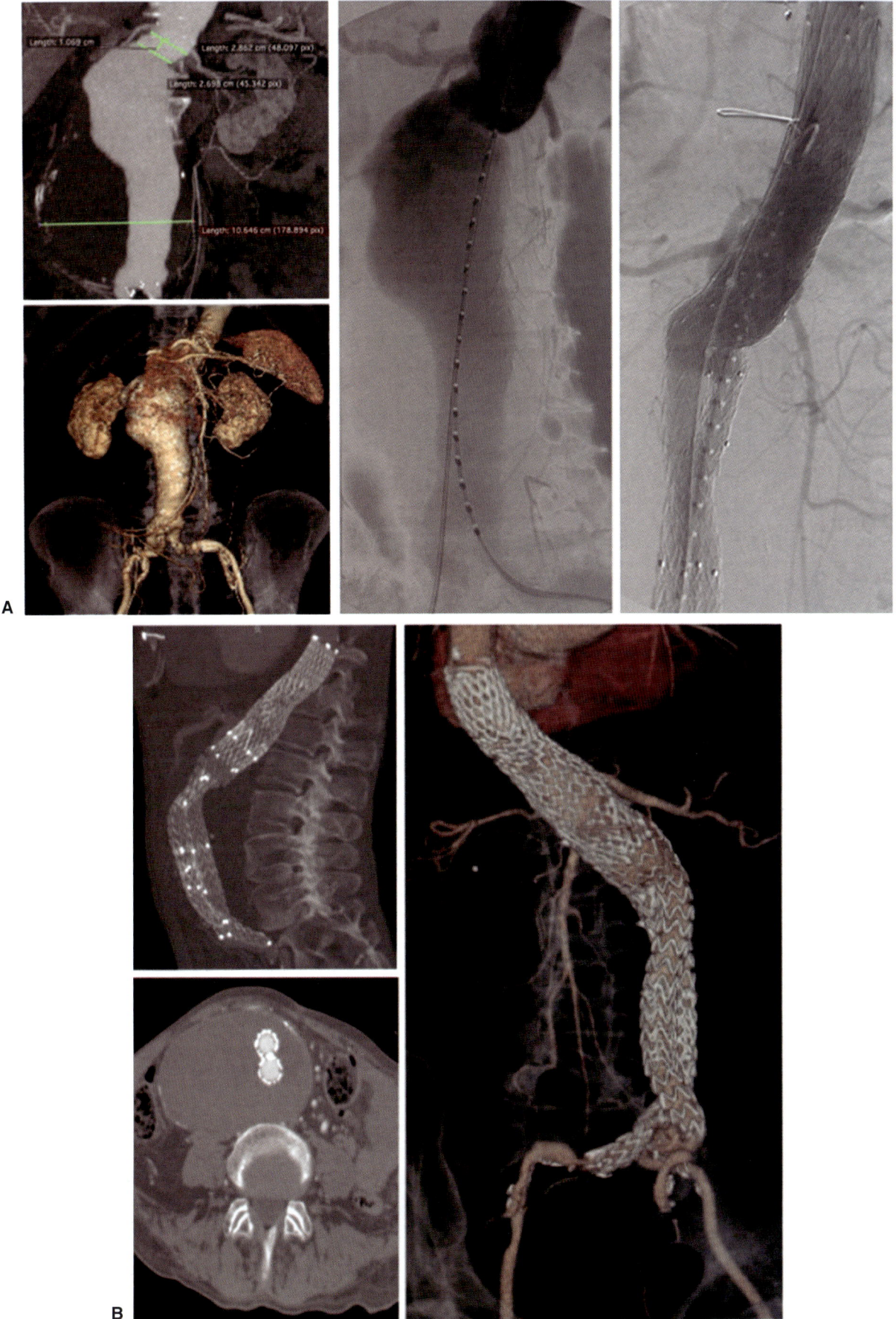

FIGURA 109.9 A. Remodelação do colo proximal de anatomia desfavorável com auxílio do implante de bare metal *stent* transrenal (E-XL-Jotec®): prevenção do *endoleak* tipo IA durante a correção endovascular do aneurisma de aorta em paciente com colo curto e cônico. **B.** Remodelação do colo proximal de anatomia desfavorável com o auxílio do implante de bare metal *stent* transrenal (E-XL-Jotec®): controle tardio de tratamento.

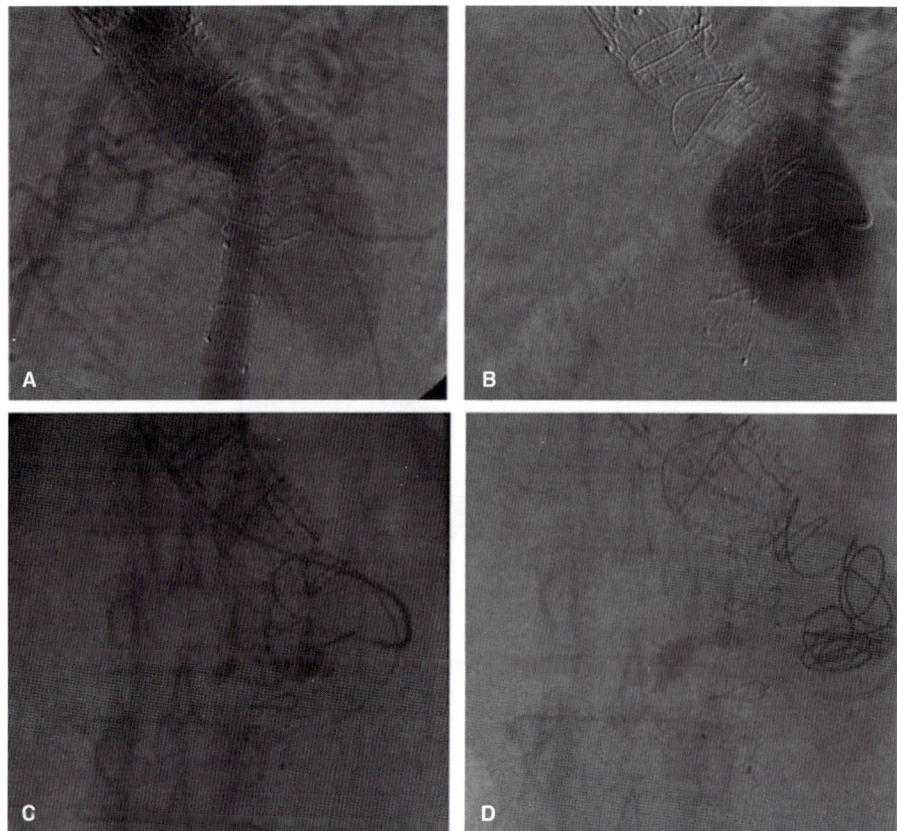

FIGURA 109.10 Correção do *endoleak* tipo IA. **A.** Aortografia identificando vazamento junto à fixação proximal da endoprótese e enchimento do saco aneurismático por contraste. **B.** Cateterismo seletivo do saco aneurismático pela região de selamento proximal. **C.** Injeção de agente embolizante no interior do saco aneurismático por microcateter. **D.** Embolização com *coils*.

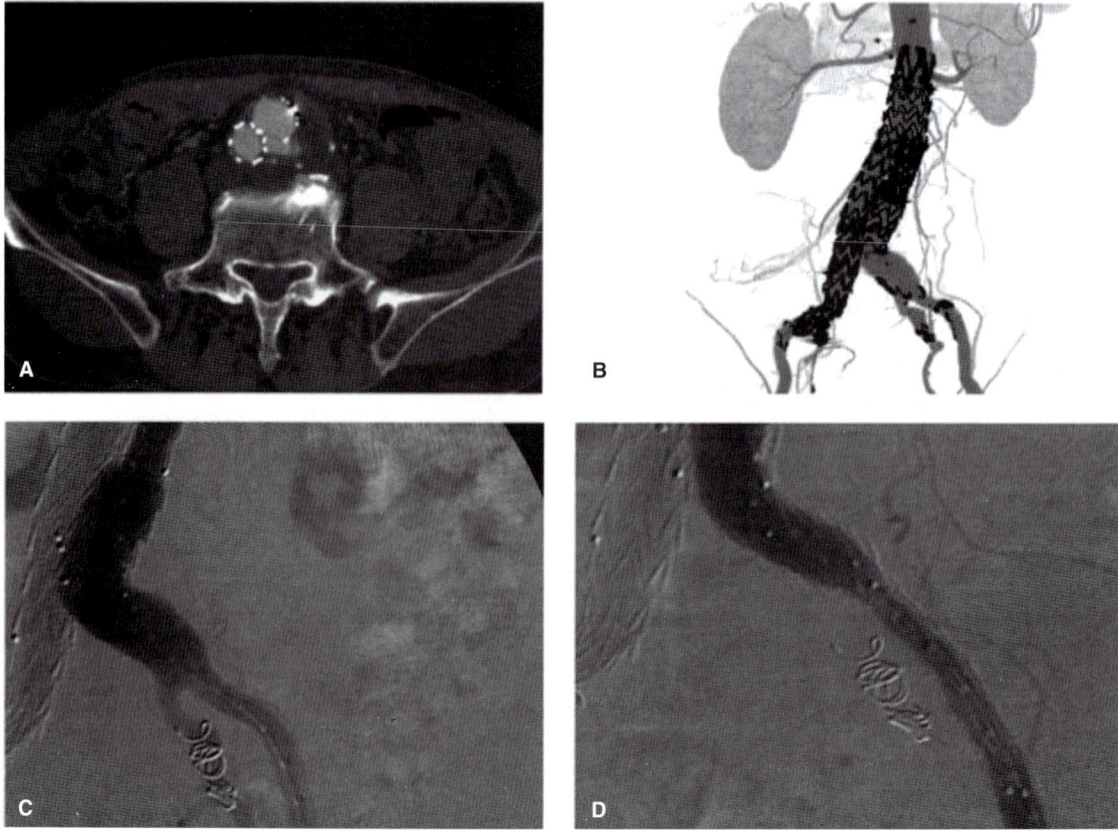

FIGURA 109.11 **A** e **B.** *Endoleak* tipo IB por degeneração de zona de fixação distal na artéria ilíaca comum esquerda. **C.** Tratamento do vazamento por embolização de artéria ilíaca interna. **D.** Implante de nova extensão ilíaca.

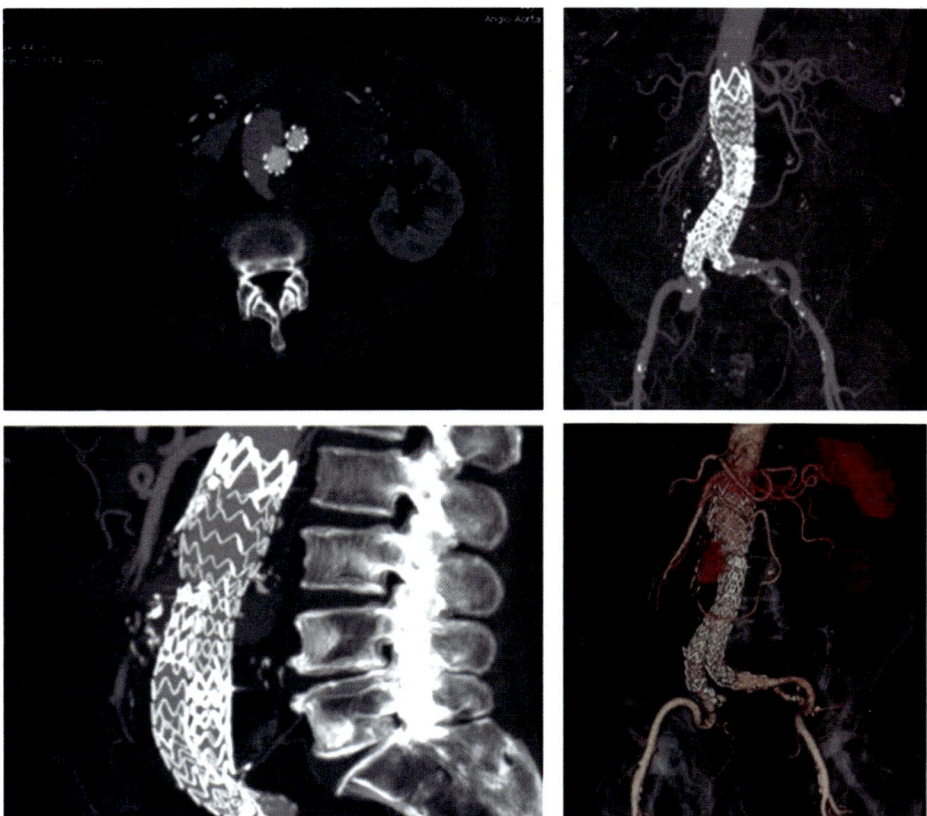

FIGURA 109.12 *Endoleak* tipo II. Identifica-se contraste no saco aneurismático por fluxo oriundo de ramos da artéria mesentérica superior, reenchendo a artéria mesentérica inferior.

Em metanálise que incluiu 2.783 pacientes, observou-se uma taxa de reintervenção de 22% e não houve evidência de que o ELTII, tratado ou não tratado, estivesse associado a pior sobrevida.[32] Outros estudos mais recentes também não encontraram diferença na sobrevida global entre os pacientes com ELTII presente ou ausente, além de que os que foram submetidos a uma intervenção secundária não tiveram melhor sobrevida. Essas evidências reforçam a necessidade de tratamento conservador do ELTII isolado e a importância de mais estudos prospectivos para determinar possíveis vantagens da intervenção.[35-37]

Muitas vezes, os ELTII resolvem-se espontaneamente e o risco de ruptura é baixo (< 1%).[16] Quando são identificados no momento do procedimento, o tratamento não é indicado, pois pelo menos 50% deles se resolverão espontaneamente.[15] Diretrizes atuais recomendam o tratamento conservador para ELTII, no entanto, se o saco aneurismático aumentar em mais de 10 mm, recomenda-se intervenção secundária, apesar do grau de recomendação com nível de evidência 2b,c.[16] Atualmente, entende-se que o ELTII com crescimento rápido do saco aneurismático ou falha no seu tratamento inicial podem esconder um ELTI ou ELTIII.[32,38]

São considerados pacientes com alto risco de ELTII aqueles com AMI patente > 3 mm, ALs > 2 mm ou um aneurisma do tipo aortoilíaco; uma opção para diminuir sua ocorrência é a embolização da AMI. Tal procedimento pode reduzir mais significativamente o saco aneurismático e/ou evitar seu crescimento.[39]

O tratamento do ELTII pode ser desafiador e são descritas diferentes vias de acesso para sua abordagem: transarterial, translombar, transabdominal, transcava ou transenxerto.[20] A embolização transarterial por acesso percutâneo é a técnica mais comumente utilizada, visando ao cateterismo ultrasseletivo do vaso responsável pelo *endoleak* (Figuras 109.13 e 109.14). Essa técnica é a mais empregada para vazamentos provenientes da AMI, pois possibilita

o acesso pelas vias colaterais de enchimento por ramos da artéria mesentérica superior ou da artéria ilíaca interna. Ainda por acesso percutâneo transbraquial ou transfemoral, é possível embolização direta do local de vazamento pelas zonas de ancoramento da endoprótese, técnica conhecida por embolização *Transealing*.[40] Outra abordagem utilizada é a embolização direta do saco aneurismático por acesso translombar, progredindo a agulha pelo retroperitônio no nível do local de vazamento, realizada sob fluoroscopia. Essa técnica apresenta uma taxa de sucesso clínico relativamente maior do que aquela que utiliza a via transarterial, porém sem diferença estatisticamente significativa, além de nenhuma diferença na taxa de complicações entre as duas abordagens.[41]

Ainda como alternativa menos invasiva, pode ser realizada a ligadura de colaterais por videolaparoscopia, descrita de maneira pormenorizada no Capítulo 84. A cirurgia aberta para a ligadura dos ramos colaterais reserva-se para casos de falha das técnicas menos invasivas.

Apesar de se aventar o comportamento dos ELT2 como um *nidus*, a embolização do *nidus* e dos vasos envolvidos não é superior à embolização apenas do *nidus* em termos de oclusão do *endoleak* e alteração do tamanho do saco, apesar de exigir maior tempo de procedimento e resultar em maior exposição do paciente à radiação.[42]

Endoleak *tipo III*

O *endoleak* tipo III (ELTIII) pode ser definido como vazamento secundário a alguma falência estrutural da endoprótese. É subclassificado nos tipos IIIA, se causado por desconexão de módulos, e IIIB, se por defeito de fabricação, sendo esse último subdividido de acordo com o tamanho do orifício (maior ou menor que 2 mm). A incidência é de 2,1% em até 4 anos após o EVAR, sendo 56% dos casos do tipo IIIA e 44% do tipo IIIB.[43] Quando utilizadas

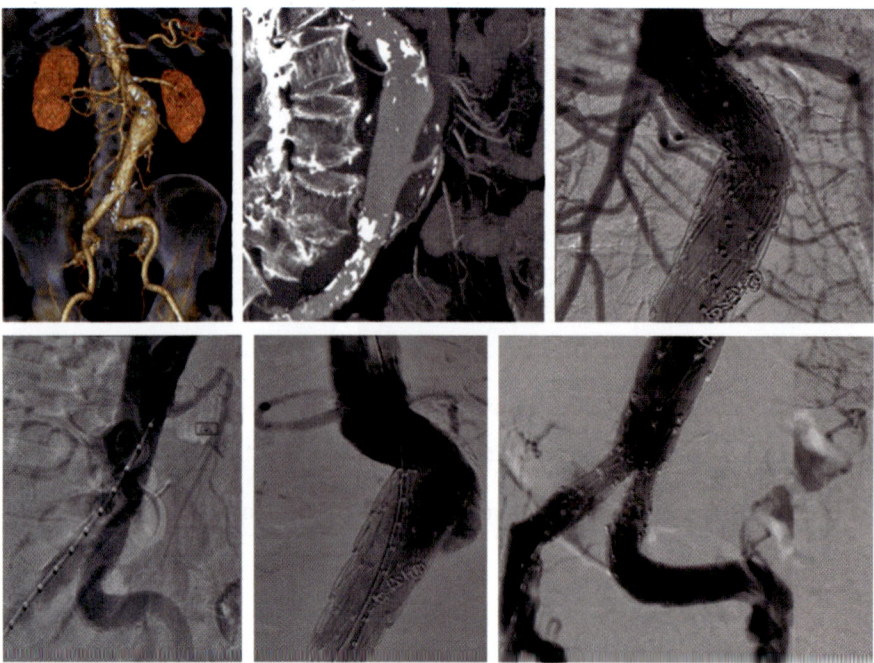

FIGURA 109.13 Embolização preventiva da artéria mesentérica inferior durante correção endovascular dos aneurismas de aorta abdominal.

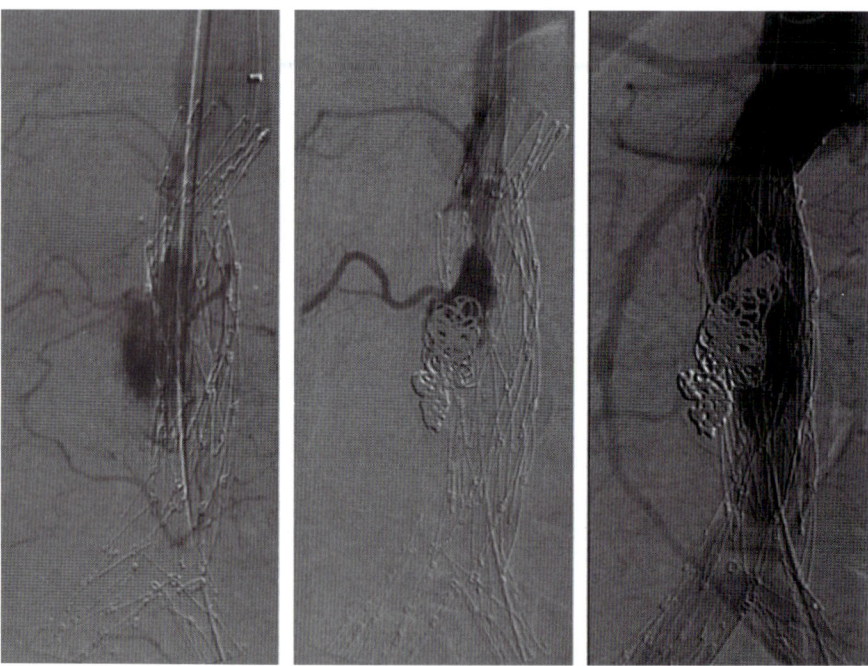

FIGURA 109.14 *Endoleak* tipo II por colaterais lombares. Tratamento por meio de cateterismo seletivo do saco aneurismático pela região de selamento proximal e embolização com *coils*.

endopróteses mais modernas, no entanto, a incidência pode ser reduzida para 1%, lembrando que o tempo de acompanhamento com esses tipos de material é menor. Quando ocorre esse tipo de vazamento, independentemente de sua causa, há instabilidade estrutural da endoprótese e pressurização direta do saco aneurismático, causando sua expansão e aumento significativo do risco de ruptura, devendo ser considerado como uma emergência.[44] É importante estar ciente de que há recorrência de 25%, e o acompanhamento a longo prazo é fundamental.[44]

São fatores de risco para seu aparecimento a utilização de endopróteses de primeira e segunda gerações (em comparação com as de terceira geração), as angulações excessivas do colo proximal ou

do eixo ilíaco, calcificação acentuada, a remodelação do saco aneurismático pós-EVAR, pequena superfície de sobreposição (*overlap*) entre os componentes e balonamento de acomodação com pressão excessiva.[43,44]

Esse tipo de *endoleak* deve ser corrigido preferencialmente por via endovascular. As opções mais utilizadas são implante de extensão ilíaca, *cuff* coaxial no sítio do vazamento (Figura 109.15), implante de nova endoprótese bifurcada e conversão para endoprótese monoilíaca, seguida por revascularização do membro contralateral por ponte femorofemoral cruzada. A conversão para cirurgia aberta é necessária apenas se as medidas endovasculares descritas não tiverem sido capazes de controlar o vazamento.[16,43-45]

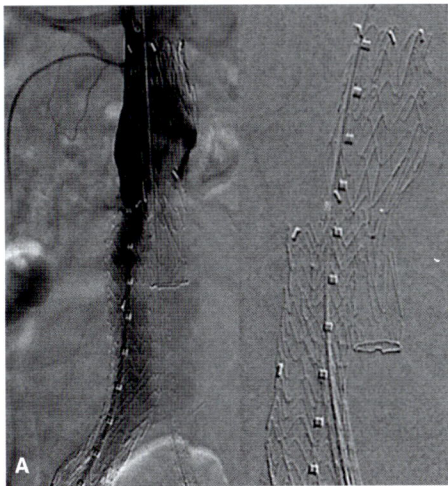
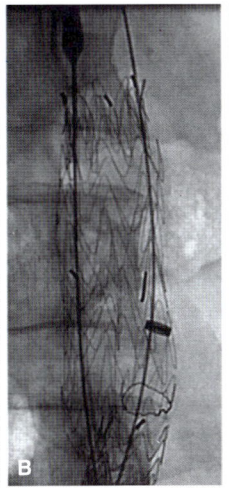
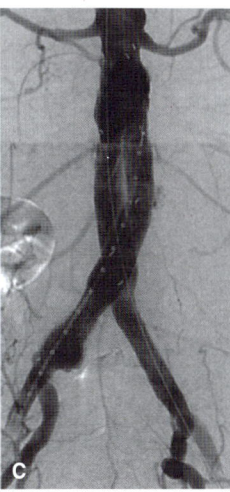

FIGURA 109.15 *Endoleak* tipo III por desconexão de componentes da endoprótese. **A.** Detecção por angiografia de extravasamento de contraste no saco aneurismático e desalinhamento da perna contralateral com o corpo principal. **B.** Cateterismo seletivo do corpo principal e implante de extensão ilíaca intermediária. **C.** Arteriografia de controle final sem vazamento.

Endoleak *tipo IV*

Esse tipo é muito raro na prática atualmente e relaciona-se com a porosidade do tecido de revestimento da endoprótese e o uso de terapia anticoagulante ou antiplaquetária. O vazamento dá-se através do tecido intacto e na extensa maioria dos casos resolve-se nos primeiros 30 dias de pós-operatório, sendo considerado de natureza benigna. Não se relaciona a aumento do risco de ruptura do aneurisma nem há indicação de intervenção, mas devem ser excluídos os demais tipos de *endoleaks* antes de definir esse diagnóstico.[15,16,20]

Endoleak *tipo V ou endotensão*

Esse *endoleak*, também conhecido por endotensão, pode ser definido como elevação da pressão intrassaco aneurismático pós-EVAR, sem qualquer evidência de perfusão direta do saco. Sua incidência é de 1,5 a 5% e todos os outros tipos de *endoleaks* precisam ser excluídos antes de um diagnóstico definitivo. Pode resultar em ruptura do aneurisma, embora isso seja extremamente raro, apenas em registros anedóticos na literatura. Sua patogênese é incerta, mas vários mecanismos possíveis têm sido sugeridos, incluindo o aumento da permeabilidade, resultando em transmissão direta de pressão através do enxerto para a parede aórtica, o uso de endoprótese de politetrafluoretileno, que pode inibir a organização do trombo, e a fibrinólise aumentada dentro do saco aneurismático.[16,20]

Os procedimentos secundários disponíveis para sua correção consistem na utilização de *cuffs* ou extensões, readequação do tratamento pela utilização de outra endoprótese coaxial ou cirurgia aberta.[46] A conversão para a cirurgia aberta parece ser necessária quando não se identifica a causa da endotensão, embora alguns autores indiquem essa abordagem apenas em pacientes com endotensão associada a sintomas abdominais.[46,47]

Migração

Associa-se a fatores relacionados com mecanismos de fixação do próprio material ou por degeneração arterial nas áreas de fixação. De modo geral, as endopróteses de aorta podem dispor de fixação ativa ou passiva. A fixação passiva ocorre por atrito e sobredimensionamento, e a fixação ativa dá-se por mecanismos de ancoragem, como ganchos (*hooks*) ou farpas (*barbs*) que prenderiam a endoprótese na parede aórtica. A fixação pela força radial contra a parede do colo proximal (fricção) recomendada é de 10 a 20%

maior que o diâmetro do vaso, o que corresponde entre 21 e 44% maior em área.[48] Também pode ocorrer degeneração da zona de fixação no colo proximal, o que será discutido em tópico adiante. Conceitualmente, considera-se migração o movimento > 10 mm em direção caudal da endoprótese em relação ao colo proximal e > 10 mm em direção cranial quando o referencial é a zona de ancoragem na artéria ilíaca. O problema dessa definição é que, em colos de pequena extensão, essa distância já se encontra no limite máximo de comprimento, e o diagnóstico ocorrerá após instaladas complicações mais sérias. Diante disso, atualmente, tende-se a considerar migrações maiores que 5 mm preocupantes clinicamente.[48,49]

Embora algumas das migrações mantenham a vedação do saco aneurismático e não apresentem importância clínica, outras podem comprometer as áreas de selamento proximal ou distal, promovendo pressurização do saco aneurismático (*endoleak*), além de poder predispor *kinking* na prótese e desconexão. A migração, portanto, não deve ser subestimada. A maioria das migrações, nos diferentes tipos de endopróteses, ocorre após o 13º mês do implante, com pico de aparecimento no 19º mês,[49,50] porém descreve-se ocorrência desde dias até 5 anos após EVAR.

Planejamento pré-operatório e escolha de materiais adequados podem minimizar sobremaneira essa complicação, porém diferentes fatores anatômicos que hoje não mais configuram contraindicação para o EVAR podem aumentar o risco dessa complicação, como: colo proximal muito angulado, colos cônicos, colos curtos, e colos com grandes quantidades de trombos ou calcificações.[49] Ainda quanto às características anatômicas, deve-se prezar por uma fixação segura junto à bifurcação ilíaca uma vez que, dessa maneira, há maior sustentação ao longo do eixo longitudinal da endoprótese[49,50] e a cobertura bilateral de toda ilíaca comum poderia contribuir com a estabilidade de fixação das endopróteses.

Em relação aos fatores relacionados com os dispositivos, descreve-se que o *design*, a pequena flexibilidade e o mecanismo de fixação passiva possam predispor risco de migração. Ademais, fadiga de componentes como ganchos, fratura de *stents* ou desprendimento do tecido do *stent* podem estar relacionados.

Degeneração do colo proximal

A dilatação da parede aórtica no colo proximal é uma grande ameaça ao sucesso técnico das variadas abordagens de cirurgia da aorta. Discute-se que talvez o colo proximal já tivesse alterações parietais degenerativas previamente à abordagem cirúrgica para correção do AAA, mas essas alterações não seriam identificáveis pelos métodos diagnósticos pré-operatórios habituais. Essas alterações degenerativas poderiam causar dilatação nos pós-operatórios, porém as intervenções diretas sobre a parede da aorta, peculiares a cada método terapêutico, poderiam apressar o aumento de diâmetro do colo proximal.[50,51]

Na abordagem endovascular, a dilatação poderia resultar em perda de atrito entre a prótese e a parede aórtica, ocasionando migração distal da prótese, promovendo extravasamento de sangue e pressurização do saco aneurismático (*endoleak* tipo IA), mantendo o risco de ruptura do AAA.[51]

Embora a maioria dos colos proximais permaneçam estáveis no pós-EVAR, aproximadamente 20 a 30% evoluem com algum grau de dilatação em 2 anos de acompanhamento pós-procedimento.[49] Esse fenômeno parece ser independente do tipo dispositivo usado, mas deve ser considerada a escolha do diâmetro do corpo proximal da endoprótese, sendo adequado *oversizing* entre 10 e 20%, como visto anteriormente. *Oversizing* de mais de 30% estaria associado a maior incidência de dilatação de colo proximal.

Oclusão de extensão ilíaca

A isquemia de membros inferiores pós-EVAR pode ocorrer como consequência de ateroembolização, trombose de vaso de deságue e, principalmente, de oclusão de extensão ilíaca de endoprótese. A oclusão de ramo ilíaco pós-EVAR é uma complicação tratável e deve ser prevenida (Figura 109.16).

Os fatores de risco para a oclusão de ramo ilíaco das endopróteses são idade mais jovem, obesidade, pequeno diâmetro do ramo ilíaco, extensão do ramo ilíaco para a artéria ilíaca externa e calibre da aorta distal.

A incidência dessa complicação é similar em muitos estudos, inclusive para endopróteses de diferentes constituições de malha metálica e revestimento tecidual (p. ex., Zenith®, Cook; Excluder®, Gore; e Endurant®, Medtronic). Em recente metanálise, Hammond et al.[52] estimam incidência de oclusão de ramo de 5,6%, mas se observa queda significativa ao longo do tempo, denotando que a nova geração de dispositivos vem reduzindo essa complicação. Os pacientes com oclusão de ramo ilíaco da endoprótese podem ser

assintomáticos, mas comumente apresentam claudicação ou dor isquêmica de membro. No estudo de Taudorf et al.,[53] metade dos pacientes que apresentam essa complicação exibiu sintomas de oclusão arterial aguda, e na metanálise de Hammond et al.,[52] 44% manifestaram sintomas agudos e 50% dos pacientes apresentaram isquemia crônica.

Descreve-se que a maioria dos casos ocorra nos primeiros 6 meses após o EVAR,[52] de modo que o diagnóstico precoce de *kinking* ou mal posicionamento das próteses ilíacas tornam possível prevenir sua oclusão por meio de procedimentos relativamente simples como angioplastia, com ou sem implante de *stent* adicional. A colocação de um *bare metal stent* adjuvante à EVAR, particularmente na área de sobreposição entre a endoprótese e o vaso nativo, pode prevenir acotovelamentos e angulações dos ramos ilíacos, fornecendo condições para um bom fluxo arterial e consequente melhora do escape (*outflow*), em casos selecionados.

Quanto ao tamanho da aorta distal, as recomendações de uso das indústrias de materiais preconizam que o diâmetro da bifurcação aórtica para acomodação dos ramos ilíacos seja de, pelo menos, 18 a 20 mm, pois diâmetros menores que estes poderiam provocar restrição de fluxo para o ramo ilíaco.

Diante do diagnóstico da trombose precoce do ramo ilíaco, pode-se realizar fibrinólise, seguida pela correção da lesão que produziu a oclusão; as taxas de sucesso da terapia fibrinolítica são menores após períodos prolongados de oclusão. A trombectomia mecânica, embora possa ser realizada parcimoniosamente, pode predispor desconexão ou dano ao material protético por tração de suas fixações e é desaconselhada pela maioria dos autores. Pode, ainda, ser indicada a confecção de *bypass* extra-anatômico (femorofemoral cruzado) para solucionar a isquemia de membro (Figura 109.16) e conduta expectante nos casos paucissintomáticos. Em revisão sistemática, observou-se que 61% dos pacientes foram abordados cirurgicamente, 17% foram tratados com cirurgia endovascular e 13% foram conduzidos de maneira conservadora.[52]

Problemas estruturais da endoprótese

As falhas dos materiais que compõem a estrutura das endopróteses aórticas podem ocorrer por fratura da estrutura metálica, quebra de suturas que sustentam os anéis metálicos no tecido ou erosões do tecido de revestimento.

As fraturas de *stents* acontecem por desgaste da estrutura metálica. Calcificações, tortuosidades, dobras ou angulações acentuadas tornam o *stent* suscetível a pequenos deslocamentos provocados pelo ciclo cardíaco, podendo contribuir para o desgaste do material. O metal fraturado, inevitavelmente, causaria lesões no tecido de revestimento, sendo um potencial causador de *endoleak* tipo III. Também há risco de desconexão entre o metal e o tecido, com aumento das forças de fricção entre eles, ocasionando potenciais vazamentos pelo tecido. Não se sabe ao certo o impacto dessas complicações, e a maioria dos pacientes permanece assintomática, no entanto, havendo *endoleaks*, podem ocorrer pressurização e aumento do saco aneurismático, predispondo a ruptura.

Os pacientes podem ser tratados por endoprótese coaxial ou extensões de endopróteses, contudo alguns podem requerer conversão para cirurgia aberta.

Desconexão de componentes

O desenho modular das endopróteses aórticas torna possível a separação de seus componentes. Essa complicação tem se tornado cada vez mais rara ao longo do tempo frente à evolução dos dispositivos

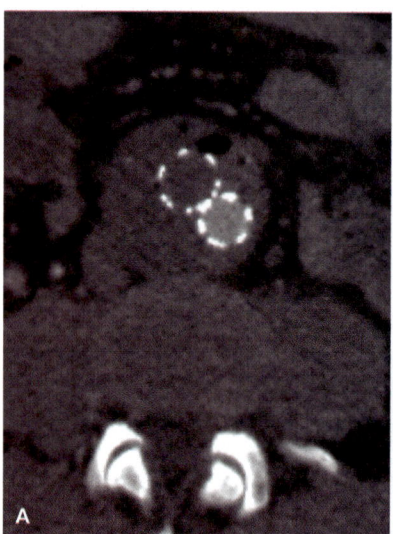
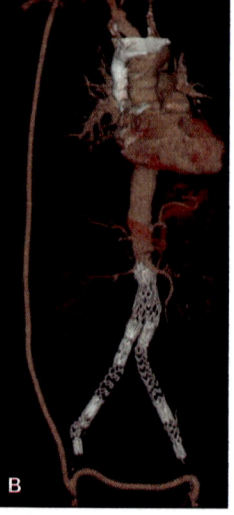

FIGURA 109.16 A. Angiotomografia evidenciando oclusão de ramo ilíaco direito da endoprótese. **B.** Oclusão bilateral de ramos ilíacos da endoprótese com necessidade de revascularização de membros inferiores por derivação extra-anatômica axilobifemoral.

e à experiência adquirida pelo cirurgião. A desconexão de componentes das endopróteses ocorre principalmente por sobreposição inadequada entre as próteses, mas também há maior risco de ocorrer com o aumento de indicação de EVAR para aneurismas de anatomia complexa nos casos que exijam grande quantidade de conexões modulares ou grande extensão de cobertura. Pode ocorrer também por forças extrínsecas exercidas sobre as endopróteses secundárias a modificações na anatomia do aneurisma aórtico e das estruturas adjacentes produzidas durante a remodelação do saco aneurismático.

Quando ocorre desconexão, desenvolve-se o *endoleak* tipo III (Figura 109.15) que, geralmente, pode ser tratado por via endovascular pelo implante de nova extensão entre as próteses desconectadas. O acompanhamento adequado com exames de imagem, particularmente a angio-TC, promove avaliação minuciosa da posição e da integridade dos componentes da endoprótese, auxiliando uma eventual reintervenção precoce antes mesmo da existência do vazamento.

Infecção da endoprótese

Trata-se de complicação séria, com elevada taxa de mortalidade. Sua incidência é relativamente baixa, variando entre 0,2 e 3%,[54-56] mas presume-se que essa complicação seja subdiagnosticada e, por isso, pouco relatada. A despeito do significativo avanço nos medicamentos antibióticos e nos cuidados pós-operatórios, a morbimortalidade dessa complicação mantém-se elevada, variando entre 25 e 100%,[56] dependendo da série analisada.

Pode desencadear sintomas desde dor abdominal ou dorsalgia até sepse, dependendo da virulência do agente envolvido. Cernohorsky et al.[57] relataram a ocorrência de infecção da endoprótese em 0,84% de 1.431 casos de EVAR estudados, com 75% dos pacientes apresentando febre e 75% queixando-se de dor abdominal, sendo outros sintomas o mal-estar geral e a perda ponderal.[57]

A pesquisa de rotina visando ao diagnóstico dessa complicação é desnecessária para os casos assintomáticos. Já nos pacientes com sintomas sugestivos, o diagnóstico pode ser confirmado na presença de gás periaórtico (Figura 109.17) ou periprótese após 7 semanas do implante,[58,59] coleções líquidas após 3 meses do implante,[59] por exemplo, em exames de angio-TC e tomografia computadorizada por emissão de pósitrons (PET-TC – pontos de captação).[59]

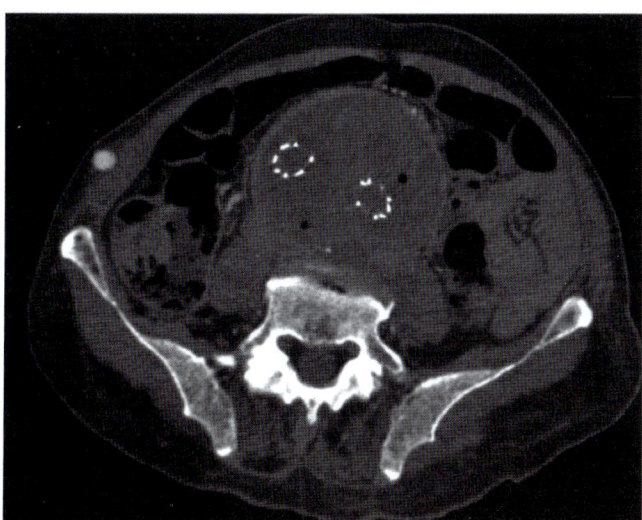

FIGURA 109.17 Angiotomografia evidenciando vacuolização tardia do saco aneurismático em paciente com diagnóstico presuntivo de infecção de endoprótese aórtica.

O tratamento conservador dessa complicação tem sido descrito com resultados variados na literatura. A opção por manter a endoprótese e tratar a infecção com antibióticos locais e sistêmicos é uma alternativa para evitar o tratamento cirúrgico e tem sido efetiva em casos limitados.[60] Pode, ainda, servir como tratamento inicial até a retirada da endoprótese em melhores situações clínicas.

Recentes dados da literatura provenientes de revisões sistemáticas e metanálises sugerem que o explante da endoprótese, seguido por cirurgia de reconstrução aórtica anatômica, *in line*, seja a técnica preferencial, utilizando-se como substituto arterial prótese de dácron embebida em solução bactericida/bacteriostática (rifampicina) ou neobifurcação aórtica com veia femoral ou aorta alógena crioperservada (cadáver).[61,62] A derivação extra-anatômica (axilofemoral) deve ser utilizada apenas em casos selecionados, pois cursa com piores resultados de morbimortalidade.[60-62] Desse modo, consideram-se como procedimentos curativos a remoção da endoprótese e medidas como drenagem do saco, desbridamento de tecidos periaórticos e antibioticoterapia adjuvantes.[59,60]

Fístula aortoentérica

Complicação bastante rara e sua verdadeira incidência pós-EVAR é desconhecida, apesar de ser ainda mais rara que a que se segue à cirurgia aberta convencional, haja vista não haver contato direto do material protético com as vísceras nem linha de sutura de anastomose.

A origem de uma fístula aortoentérica pós-EVAR pode estar relacionada com a erosão pela parede aneurismática, com a migração da endoprótese ou com *endoleaks*. A infecção da endoprótese ou a endotensão podem também ser fatores predisponentes.[59,60]

O diagnóstico depende da suspeição clínica e pode demorar para ser confirmado pela desconsideração de queixas de pequenos sangramentos intestinais autolimitados. Considera-se a angio-TC o exame de escolha para o diagnóstico inicial, pois pode identificar gás ou fluido periaórtico, tecido inflamatório periaórtico e extravasamento de contraste para o lúmen do intestino.[58,59] A endoscopia digestiva alta, embora com menor sensibilidade que a angio-TC, deve ser realizada para descartar outras causas ou falha na interpretação dos achados tomográficos. A arteriografia pode auxiliar no diagnóstico e definir o local de sangramento.

Em pacientes estáveis que apresentem essa complicação pós-EVAR, recomenda-se procedimento estagiado, que consiste, inicialmente, na confecção de enxerto extra-anatômico, seguido por excisão da endoprótese e desbridamento aórtico. Outra opção consiste em apenas retirar a endoprótese e realizar a reconstrução *in situ*, mas deve ser indicada apenas para pacientes selecionados. O reparo do intestino deve ser feito por sutura simples, embora enterectomias possam ser necessárias.

Ruptura

Muitos são os fatores relacionados com a ruptura pós-EVAR, sendo os principais os *endoleaks*, a migração da endoprótese e o tipo de endoprótese empregada. Como visto anteriormente, embora os vazamentos tipos I e III (Figura 109.18) sejam considerados os mais significativos na pressurização e no crescimento do saco aneurismático pós-EVAR, algumas rupturas vêm sendo atribuídas aos *endoleaks* tipo II, particularmente aos tipos II persistentes.[3] Outros fatores precipitantes seriam aneurismas de grande diâmetro pré-tratamento, áreas de selamento inadequadas, sexo feminino, infecção da endoprótese ou a ocorrência de fístula aortoentérica.[49,50]

A ruptura pode ocorrer em qualquer período pós-EVAR, desde o peroperatório até 5 anos após o procedimento, reforçando a necessidade de acompanhamento adequado com exame de imagem.[3,63]

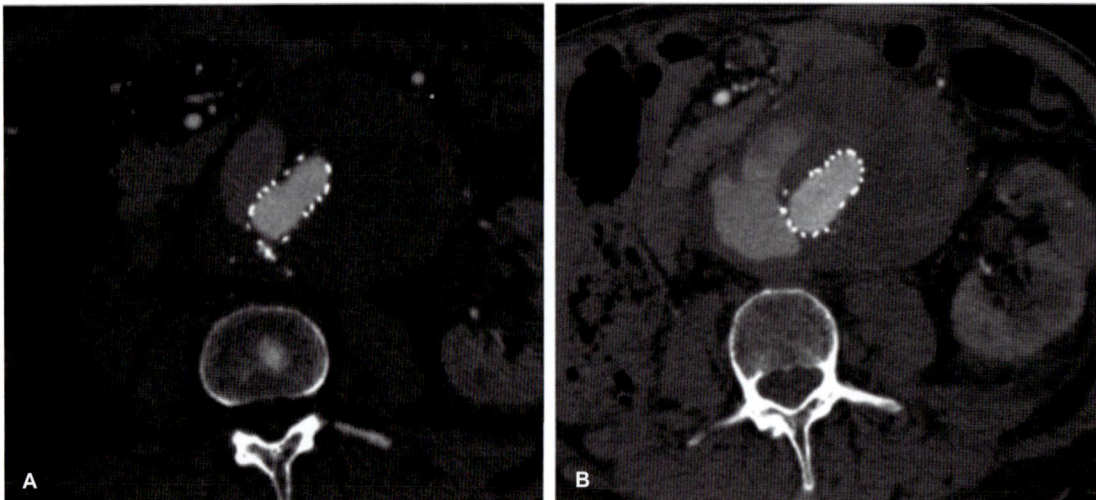

FIGURA 109.18 A. Angiotomografia mostrando *endoleak* tipo IA. **B.** Angiotomografia em corte na mesma topografia em evolução de 30 dias com boceladura do saco aneurismático, sugestiva de ruptura.

O tratamento dessa complicação relaciona-se com elevada morbimortalidade, embora seja menor que as taxas relatadas para a ruptura primária. As técnicas endovasculares são mais usadas para corrigir os fatores predisponentes de ruptura ou em casos de ruptura em pacientes estáveis hemodinamicamente. A cirurgia aberta deve ser preferida em casos de ruptura em pacientes instáveis hemodinamicamente ou quando não há material adequado disponível para o tratamento endovascular, sendo descritas as vias transperitoneal e retroperitoneal para a abordagem.[50] A remoção da endoprótese pode ser difícil, dependendo de sua incorporação, da presença de ganchos ou farpas e da inflamação periaórtica.[50]

Estratégias e periodicidade do acompanhamento pós-EVAR

A tendência atual em grande parte dos serviços que realizam EVAR é revisar os protocolos de acompanhamento frequentemente com base em TC sem contraste e MD, reservando a angio-TC para casos em que haja crescimento do saco aneurismático, *endoleak* tipo II persistente ou sinais sugestivos de migração da endoprótese.[63] Considerando-se que a maioria das complicações pode ocorrer no primeiro ano após o implante da endoprótese e que elas podem, via de regra, ser identificadas por métodos de imagem,[3] é evidente a importância do adequado monitoramento precoce dos casos.

O Ambulatório de Cirurgia Endovascular do Hospital das Clínicas da Faculdade de Medicina de Botucatu, da Universidade Estadual Paulista "Júlio de Mesquita Filho", preconiza a realização de MD e radiografia nos primeiros 6 meses do procedimento, seguida por angio-TC no primeiro ano pós-EVAR e novo MD acompanhado por radiografia 6 meses após a angio-TC. A partir do segundo ano, os exames são realizados anual e alternadamente entre si. Como preconizado, caso sejam identificados aumento do diâmetro do aneurisma, sinais de vazamentos ou alterações na estrutura metálica da endoprótese, a angio-TC é prontamente realizada para programação de uma eventual reintervenção.

As referências bibliográficas deste capítulo se encontram no Ambiente de aprendizagem do GEN.

110

Procedimentos Híbridos para o Tratamento dos Aneurismas do Arco Aórtico e da Aorta Toracoabdominal

Dhaniel Freitas ■ Victor Bilman ■ Yamume Tshomba ■
Germano Melissano ■ Roberto Chiesa

Resumo

Os procedimentos híbridos, que combinam técnicas abertas e endovasculares, representam uma alternativa menos invasiva em relação à cirurgia aberta ao oferecer tratamento a doentes antes considerados intratáveis. A combinação das técnicas pode ser a única alternativa para pacientes que não podem ser operados de maneira convencional e têm uma anatomia complexa que impede a cirurgia endovascular isolada. Neste capítulo, serão abordados os procedimentos híbridos para os aneurismas do arco aórtico (AArA) e da aorta toracoabdominal. Esse assunto não será esgotado aqui, pois é um tema muito vasto, que envolve uma combinação de técnicas passíveis de serem realizadas de diversas maneiras. O objetivo é apresentar os conceitos básicos e os detalhes técnicos relacionados com a segurança e a eficácia da cirurgia aórtica híbrida, com a qual ainda não há experiência a longo prazo suficiente para conclusões definitivas.

Palavras-chave: aneurisma do arco aórtico; aneurisma toracoabdominal; procedimento híbrido; aneurisma aórtico; procedimento de desramificação.

INTRODUÇÃO

A última década ampliou substancialmente as opções de tratamento para pacientes com patologia da aorta torácica envolvendo o arco aórtico. Tradicionalmente, o tratamento da doença do arco aórtico era um domínio da cirurgia cardíaca aberta. O advento dos procedimentos vasculares e endovasculares combinados abriu um novo campo, possibilitando o tratamento em pacientes previamente operados e em pacientes de maior risco. Como um salto tecnológico subsequente, as endopróteses de arco ramificado tornaram-se disponíveis e atualmente estão ganhando aceitação na comunidade. Além disso, a cirurgia aberta melhorou substancialmente, e o aumento do uso da canulação da artéria subclávia direita e da perfusão cerebral anterógrada seletiva (PCAS) em parada circulatória quente da parte inferior do corpo, junto ao monitoramento aprimorado da função dos órgãos, contribuiu significativamente para excelentes resultados nessas operações ainda importantes.[1]

Contudo, as taxas de insuficiência miocárdica, hemorragia e mortalidade ainda continuam elevadas. A mortalidade peroperatória associada à correção aberta dos AArA varia entre 3,9 e 9,3% em hospitais especializados e com muita experiência.[2-4]

A correção aberta de aneurismas da aorta toracoabdominal (AATA) também está relacionada com uma morbimortalidade operatória elevada, mesmo em serviços com infraestrutura adequada, em mãos experientes e grande volume de cirurgias/ano. Nesses centros, encontra-se taxa de mortalidade precoce variando entre 4,9 e mais de 20%,[5-8] atingindo valores maiores que 30% em 1 ano de acompanhamento.[9] Yong et al.[10] publicaram uma metanálise com 378 casos mostrando mortalidade precoce de 6,9% para os pacientes tratados pela técnica híbrida.

A correção exclusivamente endovascular dos AArA ou AATA necessita da utilização de endopróteses fenestradas ou ramificadas, que, em sua maioria, devem ser fabricadas sob medida (customizadas), com um tempo médio de confecção entre 60 e 90 dias (dependendo do país em que o material foi solicitado).[11-13] A *expertise* para implante dessas próteses depende de um longo treinamento do cirurgião e de estar em um centro que permita a realização de cirurgias complexas. Os custos ainda elevados e o pouco acesso para a população geral são questões pendentes a serem resolvidas, principalmente na realidade brasileira.

O uso das técnicas endovasculares, porém, não se restringe às endopróteses fenestradas ou ramificadas. A utilização das endopróteses convencionais "prontas para uso" (*off the shelf*) fez com que diversos autores desenvolvessem técnicas específicas, adaptando os materiais disponíveis, na tentativa de evitar uma cirurgia aberta e, ao mesmo tempo, não depender de próteses customizadas. Algumas dessas técnicas, conhecidas como "sanduíche"[14-17] ou "chaminé",[18,19] são a utilização de forma não padronizada (*off label*)[20-22] desses dispositivos. Em outras situações, o cirurgião pode utilizar as endopróteses convencionais disponíveis no mercado e realizar fenestrações ou ramificações no ato operatório, com o intuito de adaptar o material disponível à anatomia de cada aneurisma específico, sem ter de esperar a customização do material.

Alguns autores acreditam que essas adaptações nas endopróteses *off the shelf* podem atender às necessidades de 60 a 80% das variações anatômicas aórticas.[23-25] A grande diversidade de opções *off label* no tratamento endovascular, adaptando os materiais prontamente disponíveis à anatomia de cada caso, assim como seus resultados ainda precoces e não uniformes, deixam lacunas a respeito do futuro dessas utilizações não padronizadas das endopróteses na aorta.

DEFINIÇÕES DE PROCEDIMENTO HÍBRIDO (ARCO AÓRTICO E AORTA TORACOABDOMINAL)

Além das técnicas cirúrgicas totalmente abertas ou puramente endovasculares, há o procedimento híbrido, que combina a utilização de cirurgia aberta e endovascular, seja em tempo cirúrgico único, seja em dois estágios. A primeira descrição do procedimento híbrido na literatura foi em 1999, na qual o autor tratou um aneurisma toracoabdominal do tipo IV (segundo a classificação de Crawford), que envolvia todas as artérias viscerais.[26] Desde então, os procedimentos híbridos têm sido empregados em serviços que tratam aneurismas complexos da aorta, apesar de existirem poucas séries com mais de 30 casos na literatura, até o momento.[27]

O conceito da cirurgia híbrida está atrelado à adequação da anatomia de um aneurisma complexo ao implante de uma endoprótese, revascularizando os troncos supra-aórticos ou vasos viscerais/renais pela confecção de pontes (*bypass*) anatômicas ou extra-anatômicas. A cirurgia híbrida inclui desramificação anatômica ou extra-anatômica dos ramos do arco. A desramificação anatômica envolve esternotomia, transecção e reimplante dos três vasos supra-aórticos na aorta ascendente proximal, geralmente por meio de um enxerto trifurcado para um reparo de zona 0. Desramificação extra-anatômica envolve *bypass* carotídeo subclávio esquerdo para aterrissagem proximal na zona 2 do enxerto ou *bypass* da artéria carótida direita para a artéria carótida esquerda e para artéria subclávia esquerda (ASE) – carotídeo-carotídeo/carotídeo-subclávio, para aterrissagem proximal da zona 1. A implantação da endoprótese é obtida tanto de forma anterógrada quanto retrógrada. A artéria subclávia proximal é seccionada ou ocluída por meio endovascular para evitar vazamento interno.[28,29] Em alguns casos, já foram descritas pontes extra-anatômicas com origem na artéria femoral comum direita para a artéria axilar homolateral,[28] devido à necessidade de exclusão endovascular de todo o arco aórtico, sendo a aorta ascendente utilizada como colo proximal para fixação da endoprótese.

Nos AATA, a necessidade de revascularização do tronco celíaco, da artéria mesentérica superior e das artérias renais também depende da anatomia e da extensão do aneurisma, bem como da preferência do cirurgião e das condições clínicas de cada doente. Na sessão de descrição técnica, serão exemplificadas algumas possibilidades, sendo a aorta abdominal terminal e as artérias ilíacas comuns os vasos mais utilizados como origem para as pontes retrógradas para as artérias viscerais.

INDICAÇÕES (PROCEDIMENTOS AÓRTICOS HÍBRIDOS)

O objetivo da combinação das técnicas é oferecer uma solução para pacientes que apresentam limitações clínicas ou anatômicas ao tratamento aberto ou endovascular isolado. Os pacientes com alto risco clínico para a cirurgia aberta, ou com uma anatomia aórtica que impeça o tratamento endovascular isolado, são candidatos à cirurgia híbrida.[29] Além disso, alguns serviços com grande experiência com a técnica aberta indicam o procedimento híbrido de forma primária para a resolução de aneurismas complexos.[30]

As modalidades atualmente disponíveis para avaliação de risco peroperatório, como o risco previsto de mortalidade da Society of Thoracic Surgeons (STS PROM)[31] ou EuroSCORE I e II,[32] foram bem validadas para cirurgia cardíaca, mas não para doença aórtica e seus tratamentos cirúrgico e endovascular. Portanto, STS PROM e EuroSCORE são ferramentas inadequadas de previsão de risco para pacientes com patologias e procedimentos do arco aórtico.

Uma vez que os modelos de predição clínica (MPC) são indispensáveis para qualquer estratificação de risco em pacientes submetidos a procedimentos invasivos, sua não aplicabilidade nas patologias do arco aórtico dificulta as comparações de resultados de estudos prospectivos, análises de banco de dados, terapias e o desempenho de sistemas institucionais de saúde. Nesse campo, o desenvolvimento de um MPC dedicado e a pontuação de risco permanecem, portanto, uma necessidade não atendida.[31-33]

Doenças do arco aórtico de vários graus de complexidade que não envolvem o resto do sistema cardiovascular são a exceção e não a regra. Apesar da presença de várias doenças subjacentes que levam ao caminho comum final de formação de aneurisma/desenvolvimento da lesão, o algoritmo para diagnosticar doenças cardíacas e vasculares concomitantes deve ser padronizado em todos os pacientes avaliados para tratamento. Finalmente, o resultado desse algoritmo de diagnóstico também deve ter impacto na estratégia de tratamento final.

Cada paciente deve ser submetido à ecocardiografia transtorácica ou, se necessário, usar a via transesofágica. A angiografia coronária é recomendada em todos os pacientes que precisam de cirurgia aberta, enquanto o teste não invasivo pode ser considerado suficiente em casos selecionados programados para terapia endovascular na ausência de sintomas indicativos de doença arterial coronariana. Em candidatos ao tratamento endovascular com histórico médico de doença arterial coronariana, diagnósticos adicionais devem ser considerados para quantificar a gravidade da condição concomitante subjacente. Os ramos supra-aórticos devem ser avaliados pela ultrassonografia (USG), e há necessidade definitiva de avaliação do fluxo cruzado cerebral e da perviedade do círculo de Willis.[34] Finalmente, uma tomografia computadorizada (TC) deve avaliar a aorta inteira, incluindo os ramos de primeira ordem. A harmonização das modalidades diagnósticas mencionadas deve,

então, levar a uma recomendação de tratamento, seja cirurgia aberta, seja procedimentos vasculares e endovasculares combinados, seja abordagem endovascular completa, seja recomendação de tratamento conservador nos casos em que o risco remanescente de doenças concomitantes supere o benefício potencial do tratamento.

ANEURISMAS DO ARCO AÓRTICO

A descrição técnica para os procedimentos híbridos destinados ao arco aórtico necessita do entendimento prévio de como a aorta é didaticamente dividida em "zonas anatômicas de fixação proximal". A divisão da aorta torácica em zonas foi inicialmente proposta por Mitchell e Ishimaru,[34,35] e, desde então, vem sendo utilizada para classificar os aneurismas de acordo com o segmento da aorta sem doença para o ancoramento proximal das endopróteses. Dessa forma, o arco aórtico e a aorta descendente são divididos em cinco zonas, desde o segmento proximal (ascendente) até o segmento distal (descendente) (Figura 110.1):

- Zona 0: aorta ascendente até o fim do óstio do tronco braquiocefálico
- Zona 1: do segmento imediatamente distal ao óstio do tronco braquiocefálico até o segmento mais distal do óstio da carótida comum esquerda

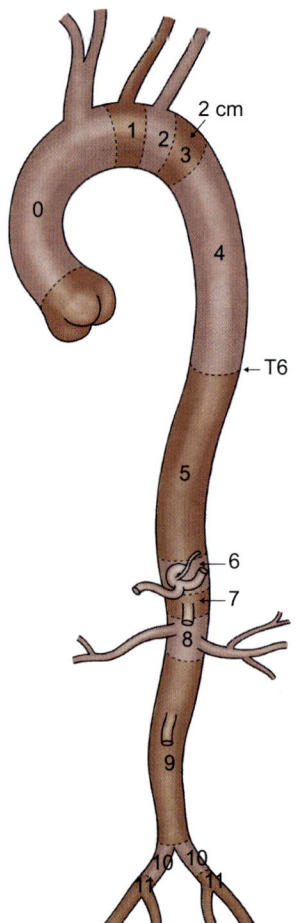

FIGURA 110.1 Esquema representando a divisão da aorta torácica em zonas, inicialmente proposta por Mitchell e Ishimaru, usado para classificar os aneurismas de acordo com a posição aórtica (segmento sem doença) para a fixação proximal das endopróteses. Dessa forma, o arco aórtico e a aorta descendente são divididos em cinco zonas (0 a 4), desde o segmento proximal (ascendente) até o segmento distal (descendente).

- Zona 2: segmento imediatamente distal ao óstio da carótida comum esquerda até o segmento mais distal do óstio da ASE
- Zona 3: do segmento imediatamente distal ao óstio da ASE até a altura da quarta vértebra torácica (arco aórtico distal ou início da aorta torácica descendente [ATD])
- Zona 4: abaixo do nível da quarta vértebra torácica.

Dessa maneira, um AArA classificado anatomicamente como na zona 0, por exemplo, apresenta apenas a aorta ascendente e o óstio do tronco braquiocefálico sem doença, sede para fixação proximal da prótese endovascular. Nesses casos, deve ser realizada a revascularização de todos os troncos supra-aórticos, incluindo a carótida comum direita (Figura 110.2).

TRATAMENTOS HÍBRIDOS DOS ANEURISMAS DO ARCO AÓRTICO

Frozen elephant trunk

O *frozen elephant trunk* (FET) combina os princípios da cirurgia de arco aberto e reparo endovascular da ATD. A extensão da substituição do arco na ATD por uma endoprótese separada foi introduzida clinicamente por Masaaki Kato, em outubro de 1994. No entanto, foi somente em novembro de 1996 que Kato et al. relataram sua experiência com essa técnica em dez pacientes.[36,37] A técnica tem sido usada na Europa desde 2001[38,39] e recebeu esse nome após o desenvolvimento de uma prótese vascular e de uma prótese de *stent* combinadas em uma entidade.[40]

Semelhante à técnica de *elephant trunk* (ET), uma endoprótese é introduzida através do arco aberto na ATD, permitindo a exclusão de doenças do arco distal em uma etapa. A parte proximal do enxerto é usada para substituição de arco nativo. O avanço para a ampla aplicação dessa técnica ocorreu em 2005, com o desenvolvimento da primeira prótese híbrida disponível comercialmente, a chamada Evita Open™.[40] O enxerto vascular, fabricado como um tubo, é invaginado em uma endoprótese de acordo com o princípio da técnica de ET modificada,[41] e todo o enxerto é entregue e implantado na ATD com um introdutor endovascular. O arsenal do FET é completado por um enxerto híbrido ramificado, denominado Thoraflex, que permite o reimplante dos vasos supra-aórticos separadamente usando três ramos vasculares pré-fabricados.[42] Um enxerto lateral permite a canulação direta para perfusão distal anterógrada durante a substituição do

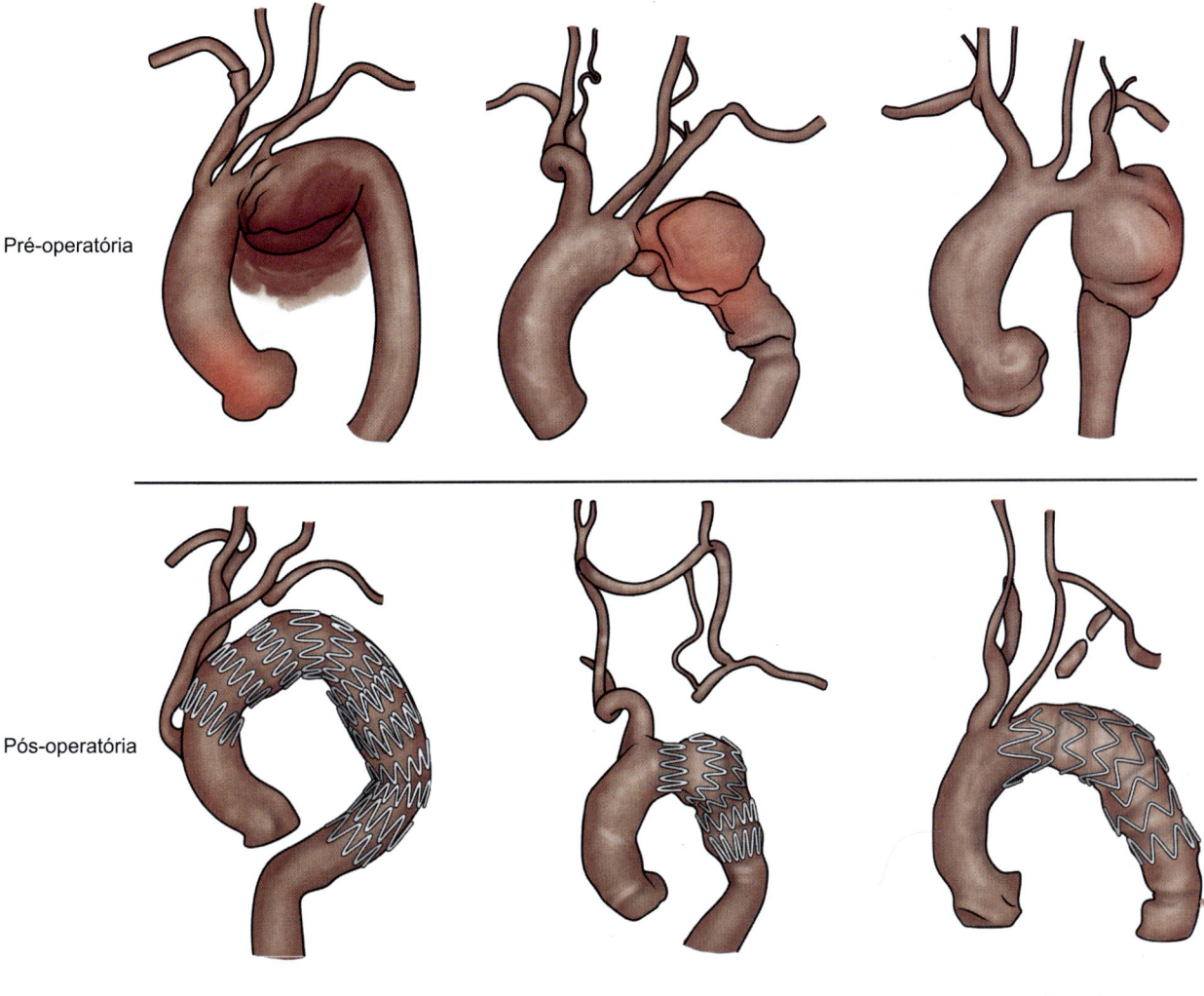

Pré-operatória

Pós-operatória

Zona 0   Zona 1   Zona 2

FIGURA 110.2 Tomografia computadorizada pré-operatória demonstra aneurismas do arco aórtico categorizados de acordo com a classificação de Ishimaru (zonas 0, 1 e 2). Em resumo, nos casos de zona 0, a zona de aterrissagem proximal envolve os orifícios da artéria inominada e uma revascularização profilática da aorta ascendente do tronco braquiocefálico e da artéria carótida comum esquerda é necessária. Nos casos de zona 1, a zona de pouso proximal envolve os orifícios da artéria carótida comum esquerda e sua revascularização profilática é necessária. Nos casos de zona 2, as zonas de aterrissagem proximal envolvem os orifícios da ASE e sua revascularização profilática deve ser avaliada.

arco.[43,44] O FET é potencialmente indicado para todas as doenças do arco aórtico, aneurisma e dissecção.[45,46] Diferentemente do reparo endovascular da aorta, a fixação do FET é realizada por sutura circunferencial, o que elimina o risco de *endoleak* proximal. O selamento endoluminal da linha de sutura cirúrgica pela endoprótese melhora a hemostasia e torna o FET ideal para fixar o tecido aórtico frágil. Essa combinação de sutura cirúrgica e selamento endovascular permite a exclusão duradoura da perfusão de lúmen falso anterógrado em dissecção aórtica aguda e crônica, bem como em cavidades aneurismáticas.

A técnica de FET pode ser usada como um modo de estagiar o tratamento quando a cura não é possível em uma única etapa, pois permite a liberação da endoprótese em uma porção mais distal da aorta torácica, o que facilita um segundo procedimento, seja por via endovascular, seja por via aberta.[47] No caso de um reparo toracoabdominal aberto, a capacidade da endoprótese de ser clampeada fornece acesso cirúrgico mais fácil para realizar a anastomose além do arco com menos necessidade de ressecção de costela e circulação extracorpórea (CEC).[48] Assim, o FET pode ser usado em AATA dos tipos I e II como um procedimento de primeiro estágio quando o selamento proximal primário não pode ser alcançado adequadamente por meios endovasculares. Nesse caso, o dimensionamento e a duração do FET devem ser planejados considerando as exigências do segundo procedimento endovascular, a fim de evitar descasamento excessivo e intervenção endovascular secundária multicomponente.

Técnicas sofisticadas de canulação e perfusão foram introduzidas para tornar a perfusão cerebral seletiva anterógrada tão segura quanto possível, para reduzir o tempo de CEC da parte inferior do corpo ao mínimo e para melhorar a proteção dos órgãos em geral. Considerando as propriedades de selamento da endoprótese, a fixação do FET na zona 2, em vez de na zona 3, facilita a anastomose distal e reduz a duração da parte inferior do corpo em parada circulatória.[49,50] A combinação de FET com desramificação da ASE minimiza a duração do reparo do arco e permite a perfusão de todos os três vasos do arco para proteção adicional do cérebro e da medula espinal. A implementação da perfusão distal seletiva durante o reparo do arco usando um enxerto lateral ou cânulas de balão como um *endoclamp* dentro do FET reduz os tempos de parada circulatória da parte inferior do corpo e, portanto, melhora a proteção dos órgãos distais. Além disso, a perfusão miocárdica seletiva durante o reparo do arco (conceito de batimento cardíaco) é usada para reduzir os tempos de parada cardioplégica e permitir procedimentos cirúrgicos proximais mais extensos.[51]

Na doença do tecido conjuntivo, o uso de endopróteses é controverso e basicamente desencorajado; em qualquer caso, é recomendável evitar o sobredimensionamento. Na ruptura da ATD, uma zona de pouso distal segura para selamento definitivo é um pré-requisito

para o tratamento com FET. O componente *thoracic endovascular aortic repair* (TEVAR) da prótese FET não pode ser igualmente interpretado como uma abordagem "TEVAR-sozinho" em pacientes com doença do tecido conjuntivo, porque há risco remanescente de dissecção retrógrada da aorta tipo A.[52,53] Recentemente, a European Association for Cardio-Thoracic Surgery (EACTS) formulou recomendações para o uso da técnica de FET (Quadro 110.1).[54]

Transposição (desramificação) dos vasos supra-aórticos e reparo endovascular da aorta torácica descendente – Recomendações da European Association for Cardio-Thoracic Surgery e da European Society for Vascular Surgery

Planejamento pré-operatório

Tanto a EACTS quanto a European Society for Vascular Surgery (ESVS) dizem que a viabilidade da intervenção endovascular, o dimensionamento das endopróteses e a estratégia de implante devem ser avaliados por meio da angiotomografia computadorizada contrastada e sempre quando possível com reconstruções multiplanares e 3D.

Os critérios de exclusão anatômicos utilizados são:

- Zona de aterrissagem proximal e distal (aorta nativa ou enxerto preexistente) com comprimento ≥ 25 mm, medido na curvatura interna
- Diâmetro < 38 mm, medido de acordo com as recomendações do fabricante (diâmetro interno/interno *versus* externo/externo)[55]
- A aplicação de tais dispositivos em pacientes afetados por doença do tecido conjuntivo é contraindicada, a menos que ambas as zonas de aterrissagem estejam dentro de um enxerto cirúrgico/endovascular anterior[56,57]
- Pelo menos um vaso de acesso adequado (> 7 mm) é necessário para a inserção bem-sucedida da endoprótese[58]
- A drenagem do líquido cefalorraquidiano (LCR) deve ser empregada em pacientes com risco aumentado (p. ex., cirurgia aórtica anterior, artérias hipogástricas/subclávias ocluídas).[59-62]

Procedimento cirúrgico convencional

Para a zona 0, a operação é realizada por meio de esternotomia mediana. O pericárdio é aberto e a aorta ascendente é exposta. O isolamento da artéria subclávia e da artéria carótida comum (ACC) direitas é realizado apenas em seu segmento proximal (imediatamente distal à bifurcação braquiocefálica).

A identificação da ACC esquerda proximal ocorre na metade esquerda da esternotomia, retraindo-se superiormente a veia inominada. Um enxerto em forma de "Y" pode ser confeccionado na

QUADRO 110.1	Recomendações quanto a indicação da utilização da técnica de *frozen elephant trunk* adaptada da European Association for Cardio-Thoracic Surgery e da European Society for Vascular Surgery.		
Recomendação		**Classe de recomendação**	**Nível de evidência**
A técnica de FET ou TEVAR para fechar o orifício de entrada principal deve ser considerada em pacientes com dissecção aórtica aguda tipo A com uma entrada primária no arco aórtico distal ou na metade proximal da aorta torácica descendente, para tratar a síndrome de mal perfusão associada ou para evitar seu desenvolvimento pós-operatório		Classe IIA	Nível C
A técnica de FET pode ser considerada para uso em pacientes submetidos à cirurgia para dissecção aguda de aorta tipo A para prevenir a formação de aneurisma de médio prazo na aorta a jusante		Classe NIB	Nível C
A técnica de FET deve ser considerada em pacientes com complicações agudas da dissecção aórtica tipo B quando intervenções endovasculares são contraindicadas[46,55-57]		Classe IIA	Nível C
A técnica de FET deve ser considerada em pacientes com doença aórtica torácica distal e toracoabdominal importante que, em um estágio posterior, serão ou poderão ser tratados por técnica cirúrgica ou endovascular		Classe IIA	Nível C

FET: *frozen elephant trunk*; TEVAR: *thoracic endovascular aortic repair*.

mesa cirúrgica, utilizando uma prótese de Dacron® reta, de 8 ou 10 mm, e outra de 6 mm de diâmetro, suturadas de forma terminolateral (Figura 110.3), assim como pode ser utilizado enxerto ramificado de fábrica (Figura 110.4).

Em seguida, são feitos a administração sistêmica de heparina não fracionada (70 UI/kg), o monitoramento eletroencefalográfico contínuo e a hipotensão arterial controlada. A anastomose proximal do enxerto é confeccionada de forma terminolateral contínua com a aorta ascendente, utilizando fio de polipropileno 4.0, sob clampeamento parcial lateral, por meio de arteriotomia longitudinal. O enxerto deve ser conduzido posteriormente à veia inominada. A ASE é pinçada distalmente e seccionada em seu segmento terminal, no qual é anastomosada ao braço esquerdo do enxerto em "Y" de forma terminoterminal, com sutura contínua de fio de polipropileno 5.0. A ACC esquerda é pinçada distalmente, seccionada, e uma prótese de Dacron® de 6 mm é anastomosada também de modo terminoterminal com polipropileno 5.0. No fim da revascularização supra-aórtica, os cotos da ASE e da ACC esquerda são suturados com polipropileno 4.0, com reforço de duas tiras de tecido teflonado para evitar sangramento por lesão da parede vascular.

Quando revascularizar a artéria subclávia esquerda nos aneurismas localizados nas zonas 0 e 1

As indicações para revascularização da ASE nos aneurismas localizados nas zonas 0 e 1 são:

- Circulação coronária fornecida pela ASE por meio da artéria torácica interna esquerda
- Artéria vertebral homolateral dominante (hipertrofia)
- Pacientes jovens
- Profissionais canhotos
- Alto risco para isquemia da medula espinal.

A revascularização da ASE pode ser realizada por meio de um *bypass* carotídeo-subclávio esquerdo com um enxerto de Dacron® ou por técnica de transposição da subclávia. Quando nos deparamos com uma ectasia da aorta ascendente que não permite o sobredimensionamento da endoprótese de pelo menos 10%, é possível realizar uma cerclagem (revestimento externo com uma tira de prótese de Dacron®), com a finalidade de diminuir o diâmetro da zona de fixação proximal (Figura 110.5).

Após o processo de revascularização completo, a anastomose proximal na aorta ascendente é circundada com um marcador radiopaco e grampos de metal, e o esterno é, então, fechado temporariamente. Os marcadores radiopacos servem para guiar a liberação precisa da endoprótese no local desejado.

Para a zona 1, duas incisões anterolaterais são realizadas paralelas à borda medial do músculo esternocleidomastóideo na base do pescoço. As ACC são expostas de forma usual, como em uma endarterectomia carotídea. Para a confecção de uma derivação carotídeo-carotídea, uma prótese anelada de politetrafluoretileno expandido (e-PTFE) de 6 ou 8 mm é tunelizada em posição subcutânea anterior. A anastomose na carótida comum direita (doadora) é feita de modo terminolateral com sutura contínua de polipropileno 5.0. A anastomose na ACC esquerda (receptora) é realizada de modo terminoterminal, com ligadura proximal, para evitar *endoleak* do tipo II. Em alguns casos, é possível realizar anastomose lateroterminal na carótida comum esquerda e, com a mesma prótese, revascularizar a ASE de forma terminolateral.

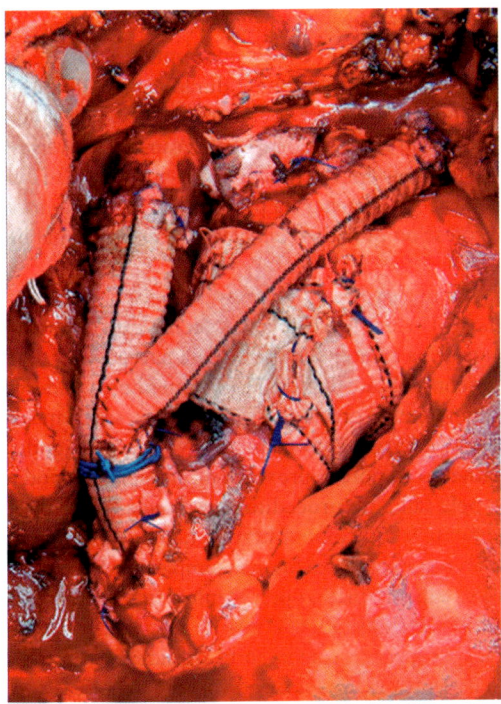

FIGURA 110.3 Enxerto em "Y" adaptado usando uma prótese em Dacron® é anastomosado de forma terminolateral à aorta ascendente; a anastomose proximal ao arco foi circundada com um marcador radiopaco, que serve para guiar a liberação precisa da endoprótese no local desejado e para facilitar uma possível cateterização em uma futura abordagem endovascular. (Fonte: acervo pessoal.)

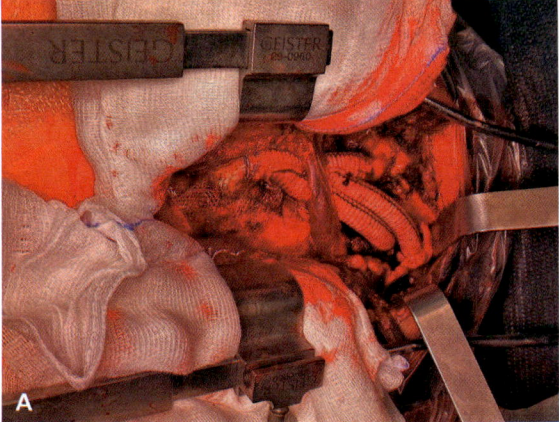
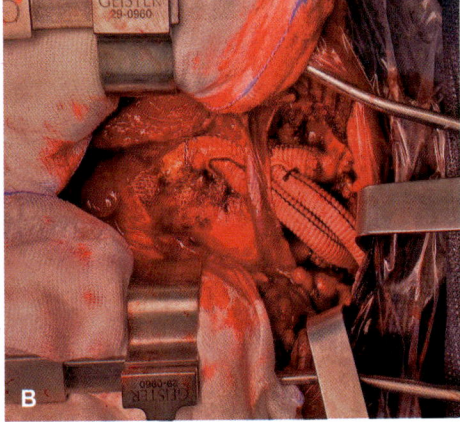

FIGURA 110.4 Fotos intraoperatórias de uma ponte trifurcada para o tratamento de um aneurisma considerado como zona 0. Foram utilizadas anastomoses terminoterminais para a subclávia direita, carótidas comuns direita e esquerda, respectivamente. (Fonte: acervo pessoal.)

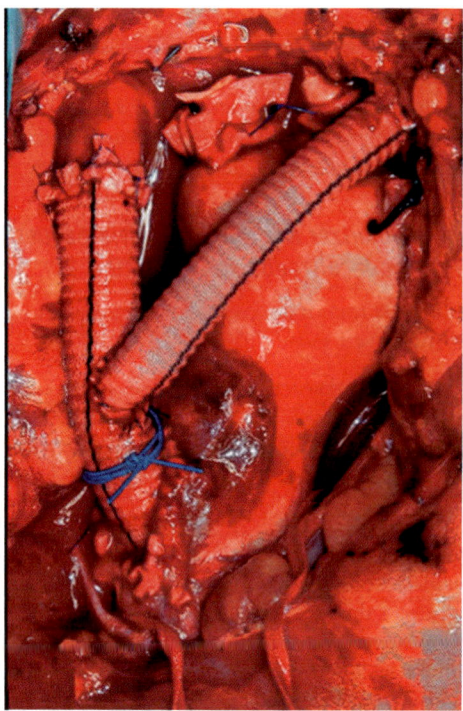

FIGURA 110.5 Foto intraoperatória de uma cerclagem (revestimento externo com uma tira de prótese de Dacron®) da aorta ascendente. O intuito é diminuir o diâmetro do colo proximal, permitindo o supradimensionamento adequado da endoprótese para a sua fixação; a anastomose proximal ao arco foi circundada com um marcador radiopaco, que serve para guiar a liberação precisa da endoprótese no local desejado e para facilitar um possível cateterismo em uma futura abordagem endovascular.

Para a zona 2, tratados no início da experiência, a ASE era revascularizada apenas em casos selecionados. Atualmente, optou-se por realizar rotineiramente, reservando cobertura de seu óstio, sem revascularização, para casos feitos em caráter de urgência. O coto proximal da ASE deve ser ligado ou ocluído com dispositivos oclusores, para evitar *endoleak* do tipo II. A oclusão endovascular da origem da artéria subclávia pode ser realizada por Amplatzer™ (St. Jude Medical) (Figura 110.6).

A revascularização ASE profilática antes do TEVAR tem por objetivo manter a perfusão cerebelar posterior, bem como manter o influxo superior na artéria espinal anterior e, portanto, a medula espinal. Há evidências convincentes de que a combinação de oclusão de ASE e cobertura extensa das artérias segmentares torácicas por TEVAR está associada a um risco aumentado de isquemia medular, que é significativamente menor quando a ASE é preservada.[63-69]

Procedimento endovascular

A artéria femoral comum é a via de acesso preferida para o implante das endopróteses. É cirurgicamente exposta e o dispositivo de entrega das endopróteses é posicionado na aorta ascendente, guiado por um fio-guia extrarrígido (extremidade distal curva) Lunderquist® Super Stiff (Cook Inc., Bloomington, IN, EUA).

A indução de hipotensão moderada controlada (pressão arterial sistólica < 80 mmHg) é realizada com o intuito de reduzir o risco de migração da endoprótese durante a sua liberação. Após o implante, uma angiografia de controle é realizada para garantir a completa exclusão do aneurisma, verificação de possíveis *endoleaks* e a perviedade de todos os troncos supra-aórticos. Um cuidadoso balonamento é feito apenas na presença de expansão incompleta da endoprótese ou quando o *endoleak* tipo I (proximal ou distal) é detectado.

Diversos modelos de endopróteses estão disponíveis no mercado (Cook, Gore, Bolton, Medtronic e Jotec), e a escolha entre eles é feita com base na anatomia da lesão e na navegabilidade, na força radial, na acomodação, no perfil e no tamanho da endoprótese.

O posicionamento preciso dessas endopróteses é uma das questões críticas para o sucesso técnico.[70] No cenário agudo, o mau posicionamento da porção proximal da endoprótese pode ser responsável pela falha do procedimento e pode ter consequências potencialmente fatais, como cobertura não intencional de um dos ramos do arco aórtico ou exclusão incompleta da lesão aórtica, deixando o saco aneurismático persistentemente pressurizado, com risco mantido de ruptura.[71] O implante preciso da endoprótese na aorta torácica, especialmente na aorta ascendente e no arco aórtico, é particularmente desafiador devido às características anatômicas especiais e à hemodinâmica única nessa região.[72] A implantação

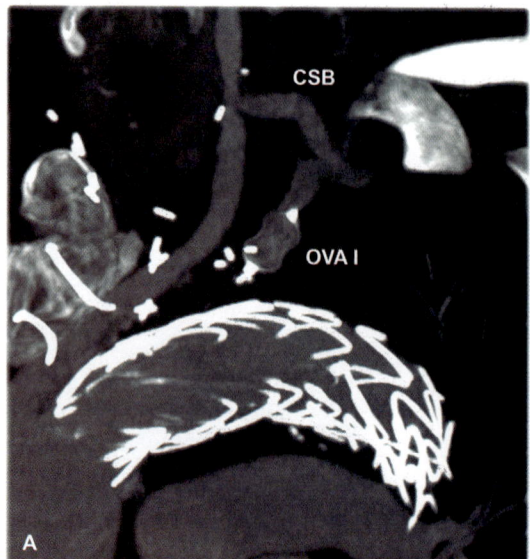
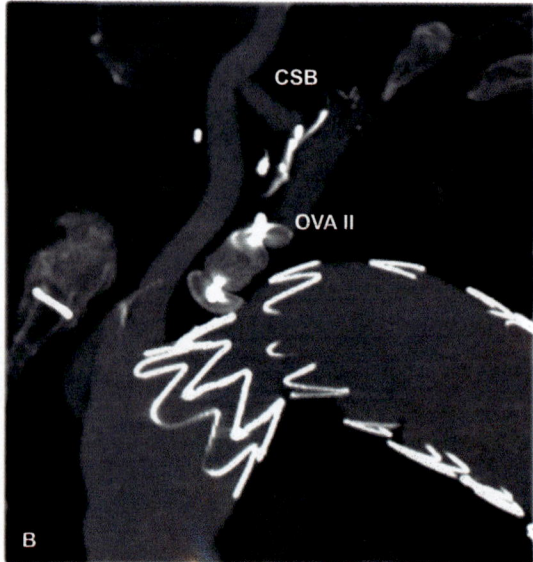

FIGURA 110.6 A. Implantação do oclusor vascular Amplatzer (OVA) I em artéria subclávia esquerda com diâmetro menor que 14 mm. **B.** Implantação de OVA II em artéria subclávia esquerda com diâmetro menor que 17 mm. CSB: *bypass* carotídeo-subclávio (do inglês *carotid-subclavian bypass*).

precisa da endoprótese nessas áreas pode ser extremamente difícil devido à pulsação e ao relevante fluxo aórtico, causando movimentos de vaivém; os gradientes de pressão que aumentam com a implantação do enxerto proximal resultam em um empurrão e/ou inclinação distalmente orientado da endoprótese (efeito biruta).[73]

A redução do débito cardíaco (DC) ajuda a reduzir o risco de migração distal durante o estágio inicial da implantação e o desalinhamento devido ao efeito biruta. As técnicas atualmente utilizadas para atingir a redução do DC incluem hipotensão induzida farmacologicamente, parada cardíaca transitória induzida por adenosina, estimulação ventricular rápida (*pacing*) e oclusão por balão da veia cava inferior.[74] A desvantagem da hipotensão induzida farmacologicamente ou parada cardíaca é a resposta à dose altamente individual, com a desvantagem adicional de que os efeitos não podem ser prolongados nem repetidos no caso de um problema técnico. Assim, essas técnicas forçam o cirurgião a aguardar o efeito e, em seguida, apressar-se nas manobras mais críticas do procedimento.[75]

A *Munich Valsalva implantation technique* (MuVIT) é um método alternativo para atingir a redução do DC durante a implantação da endoprótese com base em uma manobra de Valsalva modificada. Em paciente acordado, ocorrem alterações hemodinâmicas complexas após uma manobra de Valsalva padronizada, refletindo tanto o impacto mecânico do aumento da pressão intratorácica e intra-abdominal, quanto a ação do sistema nervoso autônomo (através das vias parassimpática e simpática), manifestadas por meio de mudanças na frequência cardíaca e na pressão arterial.[8,9] A MuVIT usa uma manobra de Valsalva modificada para reduzir o DC durante o implante de endoprótese na aorta torácica proximal e aórtica, eliminando a necessidade de intervenções farmacológicas, acessos vasculares adicionais e manipulação eletrofisiológica invasiva em casos selecionados.

Protocolo de acompanhamento

A EACTS e a ESVS orientam que os pacientes devem ser seguidos com exame clínico, radiografia simples e angiotomografias em 1, 6, 12 meses e anualmente. As arteriografias devem ser realizadas em casos selecionados (p. ex., *endoleak*).

Discussão

Das séries publicadas na literatura, poucas apresentam mais de dez casos com relação ao reparo híbrido dos aneurismas da aorta proximal (arco). Assim, várias questões persistem: o risco de acidente vascular encefálico (AVE) peroperatório, a segurança e a perviedade a longo prazo das pontes extra-anatômicas para os troncos supra-aórticos, a durabilidade e o risco de migração de endopróteses locadas no arco aórtico e o risco de dissecção tipo A retrógrada, especialmente no tratamento de dissecção do tipo B.

Os resultados de uma metanálise[34-38,40,41,43] demonstram taxas de complicações significativas. O Quadro 110.2 resume a morbimortalidade em 353 casos de cirurgias híbridas no território do arco aórtico. Dessa forma, percebe-se que, mesmo com a utilização limitada de técnicas invasivas, quando comparada com a cirurgia convencional, a cirurgia híbrida ainda apresenta complicações características das cirurgias aórticas de grande porte.

A resolução espontânea completa de grande parte dos *endoleaks* do tipo I durante os primeiros 6 meses foi observada em alguns estudos, com aceitáveis taxas de sucesso clínico a curto e médio prazos.[34,35]

Os *endoleaks* do tipo I podem ser notados após o correto posicionamento da endoprótese, com o comprimento adequado do colo proximal. Especula-se que a resolução espontânea dos *endoleaks* do tipo I poderia estar relacionada com a expansão da endoprótese com o decorrer do tempo. Mais dados e análises a longo prazo são necessários para esclarecer os mecanismos responsáveis por essa resolução espontânea.

O AVE é uma complicação frequentemente encontrada na literatura relacionada com o tratamento de doenças que envolvem o arco aórtico. A embolia arterial é considerada a principal causa de AVE pela maioria dos autores. A manipulação do arco aórtico com fios-guia, cateteres e introdutores é causa frequente de embolização em pacientes idosos e com doença aterosclerótica avançada na aorta. A utilização de fios rígidos, de introdutores pouco maleáveis e a manipulação excessiva no arco aórtico, muitas vezes necessária, podem causar o desprendimento de placas ou trombos para o lúmen aórtico. A doença cerebrovascular na população tratada é um fator isolado relacionado com o aumento das taxas de AVE. Alguns dispositivos têm *stents* livres (não recobertos) na extremidade proximal (*free-flow*), os quais podem eventualmente obstruir ou causar a embolização ao serem posicionados sobre o óstio dos vasos cerebrais.

As estratégias de prevenção do AVE na cirurgia híbrida do arco existem e devem ser utilizadas, até que um número suficiente de doentes seja tratado e se tenha um nível de evidência aceitável.[36]

QUADRO 110.2	Revisão sistemática e metanálise das complicações da cirurgia híbrida dos aneurismas do arco aórtico.										
Ano	Autor	n[δ]	Mortalidade	I. resp	IRA	Morbidade[δδδ]		AVE	Hemodiálise	Paraplegia	Reintervenção
						Bacteriemia	Traqueostomia				
2005	Kieffer et al.[37]	16	4 (25)	*	*	*	*	4 (25)	*	*	4 (25)
2006	Bergeron et al.[34]	25	2 (8)	*	*	*	*	2 (8)	*	*	0 (0)
	Czerny et al.[42]	11	0 (0)	*	*	*	*	0 (0)	*	*	0 (0)
	Saleh e Inglese[44]	16	1 (7)	*	*	4 (25)	4 (25)	0 (0)	*	*	*
2007	Chiesa et al.[65]	116	4 (3,5)	6 (5,2)	3 (2,6)	*	*	4 (3,5)	0 (0)	2 (1,7)	*
	Antona et al.[43]	33	7 (21)	4 (12)	6 (18)	13 (39)	13 (39)	4 (12)	*	2 (6)	*
2011	Ham et al.[29]	51	2 (3,9)	2 (3,9)	4 (7,8)	2 (3,9)	2 (3,9)	2 (3,9)	3 (5,8)	1 (2)	2 (3,9)
	Geisbüsch et al.[75]	47	4 (6,3)	2 (4,2)	1 (2,1)	8 (17)	8 (17)	2 (4,2)	5 (10,6)	3 (6,3)	*
2012	Vallejo et al.[76]	38	9 (23,7)	18 (47,4)	6 (15,8)	6 (15,8)	8 (21)	5 (13,1)	3 (7,9)	*	*
Σ 353[δδ]			10,6% (5,4 a 20)	9,9% (2,6 a 31)	7,9% (3,5 a 17)	19,3% (11,4 a 30,7)		7,9% (4,6 a 13,3)	8,3% (4,7 a 14,4)	3,9% (1,9 a 7,6)	7,1% (1,8 a 24,5)

*Não especificado. [δ]Valores de amostra de cada estudo – absolutos e percentuais (em parênteses), respectivamente. [δδ]Soma do n (amostral) e metanálise das variáveis com percentual e intervalo de confiança. Programa Meta Analyst Beta 3.13. Intervalo de confiança 95%. [δδδ]Outras morbidades, como necessidade de traqueostomia, bacteriemia etc. AVE: acidente vascular encefálico; I. resp: insuficiência respiratória; IRA: insuficiência renal aguda.

Os pacientes com trombose e aterosclerose parietal avançadas devem ser excluídos do tratamento endovascular do arco. O cirurgião deve escolher os materiais mais adequados para a cuidadosa manipulação endoluminal do arco, assim como os guias pré-moldados e introdutores hidrofílicos. A ligadura dos troncos supra-aórticos e/ou oclusão da subclávia esquerda com *plugs* e concomitante revascularização devem ser realizadas antes do implante da endoprótese. Essa última estratégia bloquearia eventuais êmbolos durante o posicionamento e a liberação da endoprótese no arco, mesmo que sejam realizados em um único tempo cirúrgico.

Zona 0 de ancoramento proximal

Kieffer et al.[75] relataram a primeira casuística com maiores números de casos nas zonas 0 e 1, nos quais empregaram uma endoprótese manufaturada. Taxas de mortalidade, morbidade peroperatória e conversão de 25, 62,5 e 12,5, respectivamente, foram observadas. Felice et al.[76] relataram resultados mais animadores usando endopróteses disponíveis comercialmente. Em sua casuística, em 26 pacientes de alto risco portadores de AArA zona 0, foram observados dois (7,7%) óbitos. Em metanálise realizada por Yong Zhan et al.,[10] as principais causas de óbito associadas aos procedimentos híbridos na zona 0 foram o AVE 3, a perfuração ventricular ou aórtica pelo fio-guia ou sistema introdutor e a ruptura ilíaca durante a passagem do dispositivo.

Uma questão controversa é o tempo entre a revascularização supra-aórtica e o procedimento endovascular. Alguns autores preferem realizar o procedimento em duas etapas,[50,51] com um intervalo variando de 1 a 3 semanas entre as cirurgias aberta e endovascular. Eles julgam que a cirurgia em um único tempo seria muito agressiva devido ao tempo prolongado de anestesia e pelo fato de o procedimento combinado ser muito invasivo. Outros autores[53] preferem realizar o procedimento em um único estágio, pelas seguintes razões: (1) uma única anestesia geral é empregada; (2) a cirurgia em único estágio não envolve um período de risco de ruptura entre a recuperação completa de esternotomia mediana e o procedimento endovascular; e (3) há a possibilidade de remodelação do colo aórtico proximal, quando necessário. Em casos de extrema gravidade, a revascularização totalmente endovascular dos troncos supra-aórticos pode ser realizada (*total endovascular debranching*).[19]

Zona 1 de ancoramento proximal

Segundo a definição utilizada na metanálise de Nicholas et al.,[77] o reparo híbrido do arco aórtico de zona 1 é aquele realizado sem o uso de CEC, esternotomia ou toracotomia. O TEVAR deve ser ancorado na zona 1 de acordo com a classificação de Ishimaru, preservando a origem da artéria inominada, com desvios extra-anatômicos usados para preservar o fluxo para as artérias carótidas comuns.

Uma preocupação ao realizar o tratamento endovascular na zona 1 é a durabilidade da revascularização extratorácica da ACC esquerda. Na verdade, a experiência adquirida com o tratamento da doença obstrutiva dos vasos supra-aórticos mostrou que, a longo prazo, a perviedade de reconstrução extratorácica foi mais curta do que a de reconstrução anatômica intratorácica.[78] As pontes devem ser acompanhadas regularmente por meio da ecografia vascular e/ou angiotomografias, visto a importância da manutenção de bom fluxo para a circulação cerebral.

Criado[79] propôs a interposição de um *stent* metálico convencional na origem da ACC esquerda, entre a endoprótese torácica implantada na zona 1 e a parede da aorta, para preservar a perviedade do vaso sem necessidade de revascularização cirúrgica. Essa técnica pode ser uma boa opção quando há a cobertura acidental parcial ou total do óstio da carótida comum esquerda. Geralmente, é realizada por meio de punção percutânea retrógrada da carótida esquerda, um *stent* não revestido balão-expansível (8 ou 9 mm de diâmetro) é implantado na ACC passando pelo óstio até o arco aórtico. No entanto, há algumas incertezas quanto à potencial interação prejudicial entre os dispositivos. O atrito entre a endoprótese e o *stent* não recoberto pode prejudicar a integridade de ambos, com a possibilidade de migração da primeira e *endoleak* tipo I ou obstrução da ACC esquerda a longo prazo.

Uma metanálise[80] em 2016 demonstrou uma mortalidade intra-hospitalar combinada de 5,3% com prevalência combinada de déficit neurológico permanente de 3,4% e isquemia irreversível da medula espinal de 0,6%. A metanálise relatou uma taxa de "morte tardia" de 9,4%, sem especificar o período de acompanhamento. Várias séries de casos fornecem taxas de sobrevida em 5 anos, que variam de 68 a 79,4%,[81,82] e 5 anos de liberdade de reoperação, de 82,8 e 90,4%.

Zona 2 de ancoramento proximal

Frequentemente, doenças da ATD envolvem também o segmento distal do arco aórtico. Dessa maneira, por haver necessidade de um comprimento do colo aórtico proximal de pelo menos 20 mm, há necessidade de cobertura da origem da ASE na maior parte desses casos.

A revascularização cirúrgica aberta da subclávia esquerda, seja por meio de pontes, seja por transposição carotídeo-subclávia, está associada à significativa morbimortalidade. Cinà et al.[83] analisaram mais de 1.000 casos de obstrução da artéria subclávia tratados com essas técnicas e relataram taxa de mortalidade de 1,2%, AVE de 6%, lesão neurológica periférica de 10,2 e 2,3% de quilotórax. Assim, inicialmente, alguns autores propuseram a cobertura intencional da subclávia esquerda com a endoprótese, reservando a sua revascularização para os pacientes que apresentassem sinais de isquemia do membro superior esquerdo no período peroperatório ou que apresentassem uma ponte de mamária esquerda para alguma coronária.[84-86]

Em uma metanálise[87] realizada em 2019, na qual foram incluídos 63 estudos, foi evidenciado que os pacientes submetidos à revascularização de ASE tiveram um risco significativamente reduzido de isquemia da medula (OR, 0,62; intervalo de confiança de 95% – IC95%, 0,41-0,92; $p = 0,02$; I2 = 0%), AVE (OR, 0,63; IC95%, 0,42-0,95; $p = 0,03$; I2 = 22%) e isquemia do membro superior esquerdo (OR, 0,18; IC95%, 0,09-0,36; $p < 0,00001$; I2 = 0%). No entanto, não foram encontradas diferenças significativas no risco de paraplegia (OR, 0,91; IC95%, 0,55-1,51; $p = 0,71$; I2 = 0%) e mortalidade em 30 dias (OR, 0,89; IC95%, 0,59-1,36; $p = 0,60$; I2 = 21%) entre os grupos de pacientes com e sem revascularização de ASE. Dessa maneira, recomenda-se que a revascularização da artéria subclávia seja realizada sempre que possível, a fim de reduzir complicações neurológicas, reservando a cobertura intencional sem revascularização nos casos de urgência.

Abordagens alternativas

Para o tratamento das patologias do arco aórtico, são as técnicas endovasculares que utilizam o enxerto de chaminé, a técnica de periscópio e sanduíche (resumidos como *stents* paralelos – EPs) e a fenestração *in situ*. EPs são *stents* revestidos ou não implantados em um ou mais vasos supra-aórticos paralelos à endoprótese do arco aórtico principal.[88] Isso permite a extensão da zona de selamento da endoprótese aórtica além da origem do respectivo vaso supra-aórtico. Um dos primeiros EPs relatados na literatura foi usado em 2003.[89] O primeiro EP usado no tratamento do arco aórtico foi relatado 2 anos depois.[90] O EP padrão é orientado proximalmente e permite o fluxo anterógrado até um ramo aórtico. O periscópio EP é orientado distalmente, e o fluxo sanguíneo é retrógrado. A técnica de sanduíche inclui uma endoprótese aórtica implantada primeiramente como uma zona de aterrissagem artificial para implantar os EPs. Após o implante de EP, outra endoprótese aórtica é implantada para excluir toda a patologia. Os EPs estão localizados entre as duas endopróteses aórticas. Além disso, EPs podem ser usados apenas para comprimir a borda do enxerto para garantir o fluxo para o vaso no qual o EP foi implantado. EPs são usados como um resgate quando os vasos-alvo são incidentalmente cobertos para permitir a colocação de endoprótese muito agressiva em caso de zonas de aterrissagem curtas 2 e 3.

Há várias vantagens das técnicas de EP em comparação com as endopróteses fenestradas ou ramificadas. Em primeiro lugar, EPs estão disponíveis em pronta entrega. As endopróteses fenestradas e ramificadas são, em sua maioria, customizadas e o tempo de fabricação é de 1 a 3 meses. Elas claramente não são uma opção em pacientes que necessitam de reparo emergente ou urgente do arco aórtico. Em segundo lugar, os EPs são menos caros do que as endopróteses fenestradas e ramificadas. Além disso, há uma grande experiência de EPs viscerais disponíveis na literatura com resultados aceitáveis, especialmente em pacientes que necessitam de reparo aórtico urgente.[91] No entanto, os artigos sobre EPs supra-aórticos são escassos. Os resultados dos EPs viscerais provavelmente não são representativos dos resultados esperados dos EPs supra-aórticos.

As técnicas de EP apresentam risco de *endoleak* do tipo I devido às chamadas calhas, que são canais entre o EP e a endoprótese aórtica principal. Essas calhas são, por definição, inevitáveis; no entanto, nem todas elas levam a *endoleaks* detectáveis em TC. Mesmo as lesões trombosadas podem permanecer sob pressão, se houver lacunas na zona de selamento. Podem levar à endotensão, que é definida como pressão dentro do saco aneurismático sem evidência de vazamento interno como causa. A endotensão aumenta o risco de ruptura do aneurisma.[92] As calhas causadas por EPs são especificamente relevantes se a patologia na curvatura externa for tratada como a maioria dos casos de dissecção aórtica tipo B, em que as calhas podem causar um vazamento interno tipo 1A. Se as patologias que afetam a curvatura interna forem tratadas, as calhas causadas por EPs na curvatura externa são menos propensas a causar um *endoleak* do tipo 1A.

Há vários relatos de EP no tratamento do arco aórtico ou um ATD proximal. A maior série multicêntrica inclui até 95 pacientes.[93] A taxa de mortalidade em 30 dias varia entre 0 e 29% (incluindo casos eletivos e de emergência).[94-96] A taxa geral de patência inicial de EP varia entre 92 e 100%.[93] O *endoleak* inicial do tipo I foi relatado em uma metanálise de 314 casos no nível de 11%

(intervalo de 0 a 44%).[97] Quarenta e cinco por cento dos vazamentos iniciais nesse relatório selaram espontaneamente. O acompanhamento nos relatórios disponíveis atualmente varia entre 1 e 30 meses.[95-99] Não há dados de acompanhamento a longo prazo para esses pacientes. O número de reintervenções é fornecido na maioria dos relatórios; no entanto, na maioria dos relatos, não há dados sobre o número de pacientes que necessitam de reparo do arco aórtico devido à falha dos EPs. Finalmente, e mais importante, na maioria dos relatórios, não há dados sobre a dinâmica do saco no acompanhamento.

A fenestração *in situ* de enxertos de *stent* padrão é outra opção para estender a zona de aterrissagem proximal, cobrindo os ramos supra-aórticos e realizando uma fenestração por meio de um acesso retrógrado *in vivo*.[100,101] As perfurações de enxerto podem ser realizadas por *laser* ou meios mecânicos. Essa técnica é nova e faltam dados a longo prazo em seres humanos. Atualmente, a fenestração *in situ* é um procedimento *off label* que pode ser usado apenas como uma técnica de resgate emergente ou no cenário de estudos investigacionais. Trabalhos recentes demonstram que as fenestrações *in situ* a *laser* e mecânicas causam danos substanciais a todos os tecidos de endoprótese disponíveis.[102]

A técnica de multicamadas (ou modulador de fluxo) foi recentemente defendida para o tratamento de várias patologias da aorta torácica e abdominal, incluindo o arco aórtico. O princípio da técnica é formado por um *stent* autoexpansível com multicamadas construídas com fios de liga de cobalto interligados em cinco camadas. Assim, o fluxo sanguíneo através do *stent* é laminado, reduzindo assim a turbulência no saco aneurismático, o que leva à trombose do saco. A evidência sobre os mecanismos e a eficácia permanecem atualmente conflitantes (Quadro 110.3).[103-107]

TRATAMENTO HÍBRIDO DOS ANEURISMAS DA AORTA TORACOABDOMINAL

O procedimento híbrido combinando reconstrução cirúrgica aberta da artéria visceral e exclusão de aneurisma endovascular foi relatado pela primeira vez por Quinones et al.[108] Sendo uma abordagem alternativa destinada a pacientes de alto risco para reparo aberto de AATA, o tratamento híbrido tem as seguintes vantagens:

- Evitar a carga aberta de toractomia
- Evitar o pinçamento aórtico para reduzir o tempo de isquemia visceral, que influencia no aparecimento de complicações graves, como o comprometimento renal
- Redução do risco de complicações neurológicas em condições hemodinamicamente estáveis, como paraplegia e/ou paraparesia.

QUADRO 110.3	Dez pontos descrevendo quando escolher que tipo de abordagem deve ser utilizado para cada tipo de tratamento (adaptado da European Association for Cardio-Thoracic Surgery e da European Society for Vascular Surgery).		
Fatores que favorecem uma ou outra abordagem		**Tratamento endovascular**	**Tratamento aberto**
Revascularização do miocárdio prévia com enxerto de IMA patente em risco de nova esternotomia		+	–
Função ventricular esquerda ou ventricular direita ruim		+	–
Função pulmonar ruim		+	–
Função hepática ruim		+	–
Distúrbio do tecido conjuntivo em pacientes com zonas de ancoragem em tecido nativo		–	+
Vasos de acesso (femorais e ilíacos) com diâmetro < 7 mm		–	+
Diâmetro da aorta ascendente nativa > 38 mm		–	+
Necessidade concomitante de reparo valvar e cardíaco		–	+
Válvula aórtica mecânica previamente substituída		–	+
Aorta ascendente protética curta ou torcida		–	+

+: encorajado; –: desencorajado; IMA: artéria mamária interna.

De 1999 a 2015, cerca de 1.000 pacientes com AATA foram tratados pelo método híbrido devido à dificuldade de reparo aberto e endovascular, conforme relatado em todo o mundo.[109-111] Além disso, o número de tratamentos híbridos para AATA tem crescido, e algumas experiências também foram relatadas no Japão e na China.[110,112-116]

A maioria dos pacientes de reparo híbrido foi submetida à reconstrução visceral retrógrada (RVR) da bifurcação aórtica ou artéria ilíaca comum (AIC)[109,110] às artérias viscerais, em que o local de entrada da RVR foi selecionado com base na integridade da aorta abdominal infrarrenal e da AIC. Para AATA tipos I/V, os cirurgiões vasculares podem selecionar a aorta abdominal infrarrenal ou AIC como o local de influxo retrógrado. No entanto, as AICs são indicadas para fornecer o influxo único de RVR por causa de toda a lesão da artéria aórtica infrarrenal com AATA tipos II/III/IV de Crawford.[117,118] Nosso último artigo revelou que uma hemodinâmica não fisiológica de RVR da aorta abdominal infrarrenal ou AIC irá induzir alguns riscos potenciais para a artéria hospedeira e os órgãos viscerais.[119] No entanto, os efeitos hemodinâmicos da RVR para AATA tipos II/III/IV de Crawford ainda são desconhecidos.

Revascularização visceral

As revascularizações dos ramos viscerais, na maioria dos casos, são realizadas por meio de pontes retrógradas por laparotomia mediana e acesso transperitoneal, porém também podem ser realizadas por ponte anterógrada com origem na aorta ascendente, por meio de esternotomia associada à laparotomia.

Quando o tempo de isquemia renal foi superior a 10 minutos, por dificuldades técnicas, orienta-se a realização de bólus de 300 mℓ de cristaloide (lactato de ringer a 4°C) associado a 70 mℓ de manitol a 18% e 500 mg de metilprednisolona pelo óstio da artéria renal por um cateter de perfusão e oclusão (Pruitt-Inahara 9F) (Figura 110.7).

Geralmente, utilizam-se enxertos viscerais que podem variar entre 6 e 8 mm, de Dacron® e PTFE. Para revascularizar o tronco celíaco, os enxertos podem ser alocados em posição retropancreática ou anterior ao pâncreas. Quanto ao tipo de anastomose, elas podem ser realizadas de maneira terminoterminal, geralmente preferida para as artérias mesentéricas superiores e as artérias renais.

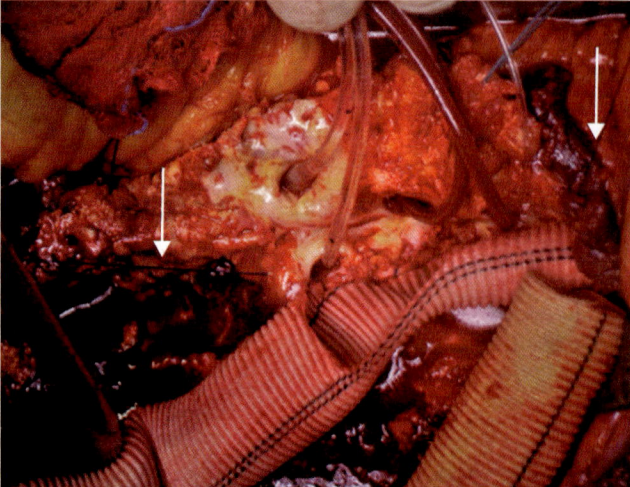

FIGURA 110.7 Imagem intraoperatória detalhando a perfusão dos vasos viscerais durante o reparo aberto do aneurisma da aorta toracoabdominal. As duas setas indicam os cateteres de oclusão-perfusão com balão Pruitt 9F que foram inseridos diretamente nas artérias renais para infusão contínua de solução cristaloide 4°C de um sistema de perfusão. (Fonte: acervo pessoal.)

Os vasos revascularizados geralmente são ligados proximalmente para evitar *endoleak* do tipo II; comumente, utilizam-se as artérias ilíacas comuns como vasos doadores.

Procedimento endovascular

Os acessos para inserção das endopróteses preferidos são as artérias femorais comuns, podendo também ser utilizado a AIC, a aorta ou o enxerto aórtico infrarrenal. Caso o diâmetro das artérias para acesso seja pequeno para a introdução dos dispositivos endovasculares, é possível utilizar enxertos tubulares de Dacron® (10 mm), anastomosado temporariamente, servindo como acesso (conduíte).[62]

O controle angiográfico sempre deve ser feito após o implante das endopróteses, para avaliar a exclusão completa do aneurisma e a perviedade das pontes viscerais. Atenção especial deve ser dirigida na busca de defeitos técnicos fluxo limitantes, como estenose e dissecção dos vasos viscerais ou torções e angulações dos enxertos.

Protocolo de acompanhamento

Os pacientes devem ser avaliados no acompanhamento com radiografia simples e angiotomografias em 1, 6, 12 meses e, após, anualmente. As arteriografias foram indicadas em casos selecionados (p. ex., vazamentos). O acompanhamento clínico foi realizado em intervalos regulares de 6 meses.

Discussão

Evitando-se a toracotomia com o tratamento híbrido do AATA, há diminuição das repercussões desse trauma cirúrgico, especialmente naqueles pacientes com toracotomia prévia, na presença de fibrose e aderências pleurais, em que uma nova toracotomia poderia estar associada a complicações pós-operatórias, como hemorragia grave, fístulas pleuropulmonares e falência respiratória.[120] O tratamento híbrido também tem vantagens em casos de cirurgia cardíaca anterior, em que as aderências pericárdicas ou da aorta proximal podem aumentar os desafios técnicos e os riscos de uma cirurgia aberta. Ao evitar o clampeamento da aorta torácica, o tratamento híbrido pode ser particularmente atraente em pacientes com alteração significativa da função cardíaca e/ou valvulopatia.[121]

Considerando séries de casos publicadas que descrevem a abordagem híbrida para AATAs, a taxa de mortalidade média foi relatada como 4,2 e 5,9% após o primeiro e segundo estágios de endoprótese.[122-129] Milewski et al.[130] mostraram uma redução na taxa de mortalidade de 40 para 11% usando uma estratégia de reparo híbrido. Porém, devido ao fato relatado por Kim et al.[122] em seu artigo, até 50% dos pacientes "não retornaram" para o reparo aberto de segundo estágio, com 30% das mortes causadas por ruptura do segmento aórtico não tratado.

Isquemia medular

Durante o tratamento híbrido do AATA, a ausência de clampeamento aórtico supracelíaco e a reduzida duração da isquemia visceral resultaram em maior estabilidade hemodinâmica peroperatória em comparação com a cirurgia convencional, com consequente redução do risco de isquemia medular.[118] Greenberg et al.[131] compararam o comprimento total da endoprótese com o aparecimento ou não de déficit neurológico, demonstrando uma associação significativa com paraplegia quando houve maior cobertura da aorta toracoabdominal.

Alessandro et al.[132] mostraram, em seu último trabalho com o tratamento de 22 pacientes de alto risco, incidência de 4,5% de isquemia medular após o tratamento híbrido estagiado do AATA e mortalidade inferior a 3%.

A drenagem do LCR ainda representa uma das medidas de maior importância na profilaxia da isquemia medular, seja no tratamento convencional, seja na cirurgia híbrida. Normalmente, o cateter para drenagem do liquor é utilizado por 72 horas. A pressão liquórica deve ser mantida entre 8 e 12 mmHg durante esse período.

Procedimento simultâneo ou em dois tempos

A escolha entre um procedimento simultâneo ou em duas etapas é outra questão muito debatida no tratamento híbrido do AATA, devendo ser levadas em consideração as condições clínicas e anatômicas de cada doente. A cirurgia em duas etapas, teoricamente, reduz as repercussões sistêmicas do trauma cirúrgico, o risco de coagulopatia relacionada com a trombose do saco aneurismático, diminui o tempo cirúrgico e minimiza o porte da cirurgia. O procedimento único ou simultâneo tem as vantagens de eliminar o risco de ruptura do AATA entre as duas intervenções, diminuir o risco anestésico, além de oferecer acesso cirúrgico adequado ao dispositivo endovascular, caso as artérias femorais tenham diâmetro inadequado.

Christian et al.[133] realizaram um estudo comparando o tratamento híbrido estagiado e de um único estágio, constatando risco de paraplegia ou paraparesia de 0 e 15% respectivamente, e de mortalidade hospitalar geral de 11,1%, em ambos os grupos. No entanto, entre os grupos, não houve diferenças estatisticamente significativas em AVE, nem sangramento pós-operatório, insuficiência renal ou insuficiência pulmonar.

Vaso doador para a ponte visceral

A respeito do local ideal para a anastomose proximal das pontes viscerais (artéria doadora), há considerações a serem feitas:

- Quando há um enxerto previamente colocado na aorta abdominal, esse pode ser a melhor opção, pois evita uma sutura na parede aórtica ou ilíaca aterosclerótica. No entanto, durante a fase endovascular, a origem dos enxertos viscerais na aorta não é facilmente visualizada na angiografia, especialmente com um aparelho portátil
- A AIC normalmente é a melhor opção como artéria doadora para as pontes viscerais, facilitando, também, o acesso para posterior implante da endoprótese.

Resultados das pontes viscerais

A obstrução a longo prazo e a posição mais segura para as pontes viscerais são outras questões preocupantes. A partir da revisão da literatura, seis séries de centro único com mais de dez reparos de AATA híbridos com uma variedade de indicações cirúrgicas e fatores de risco dos pacientes foram encontradas e analisadas; nessas séries, a oclusão média do enxerto visceral foi de 5,1%.[134-139]

Atualmente, prefere-se a via antepancreática para a vascularização da artéria hepática, visando reduzir o risco de lesão do pâncreas durante a tunelização posterior.

O controle angiográfico das pontes viscerais deve ser realizado rotineiramente, a fim de corrigir prontamente defeitos técnicos como dissecções, estenoses ou acotovelamentos. Em relação ao acompanhamento dos enxertos viscerais, devido à sua rota extra-anatômica, há o risco de erosão entérica tardia ou fístula. Dessa forma, os pacientes devem ser acompanhados regularmente, com angiotomografias em 1, 6, 12 meses e, posteriormente, anualmente. O acompanhamento clínico deve ser realizado em intervalos regulares de 6 meses.

CONSIDERAÇÕES FINAIS

As complicações típicas da cirurgia aberta de AATA convencional não foram eliminadas pelo reparo híbrido, e mortalidade e morbidade significativas foram relatadas até o momento. O destino das derivações viscerais e a incidência de *endoleak* e outras complicações relacionadas ao enxerto precisam ser avaliados cuidadosamente. Atualmente, o reparo híbrido do AATA deve ser limitado como uma alternativa à simples observação em pacientes impróprios para o tratamento convencional.

O uso de uma abordagem TEVAR primeiro em combinação com um reparo aberto em estágio é uma estratégia de tratamento segura e viável para o reparo de doença aórtica extensa. Uma abordagem híbrida em estágios para o reparo da aorta em pacientes com alto risco de substituição total da aorta pode limitar a morbidade.

As referências bibliográficas deste capítulo se encontram no Ambiente de aprendizagem do GEN.

111

Aneurismas Periféricos

Eduardo Loureiro de Araujo ▪ Rossi Murilo ▪ Carlos José de Brito

Resumo

Aneurismas arteriais periféricos são menos comuns do que os aneurismas aórticos, mas podem causar morbidade significativa e ocasionalmente levar à morte; no entanto, a complicação séria mais comum é a perda ou disfunção de órgão-alvo atingido. A localização mais frequente é na artéria subclávia direita. Os aneurismas verdadeiros que acometem o segmento proximal e o médio da artéria subclávia são, em geral, associados à aterosclerose. Outros tipos também foram descritos como traumático, micótico, associados à coarctação da aorta torácica e congênitos. O foco deste capítulo são os aneurismas periféricos verdadeiros, embora o diagnóstico e as técnicas utilizadas para tratá-los podem ser aplicados também no tratamento de falsos aneurismas.

Palavras-chave: aneurisma; aneurisma roto; artéria subclávia; artéria axilar.

ANEURISMAS ARTERIAIS DE MEMBROS SUPERIORES

Aneurismas de artéria subclávia

Os aneurismas de artérias subclávias são raros.[1-3] Hobson et al.[4] encontraram na literatura 195 aneurismas descritos no segmento subclavioaxilar, o que corresponde a apenas 1% de todos os aneurismas periféricos. Desses, 88% envolviam a artéria subclávia. Douglas et al.[5] confirmaram que os aneurismas verdadeiros de subclávia são extremamente raros, correspondendo a, aproximadamente, apenas 0,1% dos aneurismas periféricos. Sífilis, tuberculose e necrose cística da média,[3] e arterite de Takayasu[6] seriam causas pouco comuns. Outras causas mais frequentes citadas na literatura seriam: congênita,[7] síndrome de Marfan,[8] displasia fibromuscular,[9] síndrome de Behçet,[10] doença de von Recklinghausen,[11] traumas e síndrome do desfiladeiro.[12] Os aneurismas verdadeiros que acometem o segmento proximal e o médio da artéria subclávia são, em geral, ateroscleróticos (Figura 111.1), e os que se situam nessa artéria mais distalmente, comumente se estendendo para a artéria axilar, são consequência de síndromes compressivas do desfiladeiro toracocervical (Figura 111.2). Outros tipos também foram descritos como traumático, micótico, associados à coarctação da aorta torácica e congênitos.[13] É frequente a ocorrência de outros aneurismas no mesmo paciente, sendo mais comum o da aorta abdominal.[14-16]

A localização mais frequente é na artéria subclávia direita.[2] Bonardelli et al.[17] descreveram dois casos de aneurismas de artéria subclávia direita, um deles volumoso, consequentes à fibrodisplasia em sua porção proximal. Os dois eram assintomáticos e foram descobertos por exame de imagem. Vierhout et al.[18] realizaram um extenso levantamento da literatura, desde o primeiro caso descrito até setembro de 2009, e o dividiram em dois grupos: antes e depois de 1980. Identificaram 126 artigos como relevantes. Nesses artigos, foram descritos 394 casos de aneurismas de artéria subclávia em 381 pacientes. Quanto à localização, 39% situavam-se no segmento proximal; 25%, no segmento médio; e 24%, no distal (ver adiante a divisão em segmentos). A incidência e a etiologia dos aneurismas de artéria subclávia foram mudando com o passar dos anos. No Quadro 111.1 está resumida essa mudança.

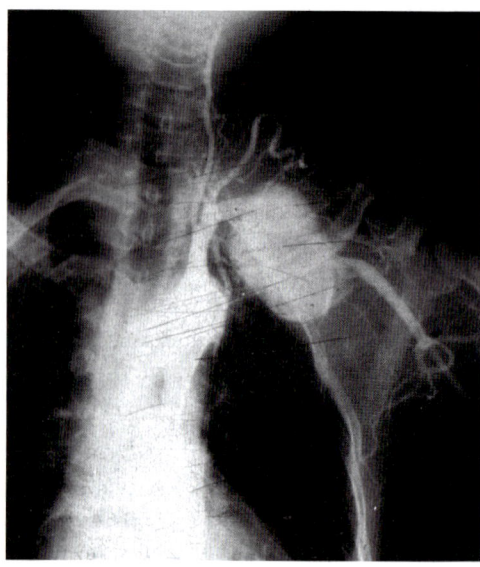

FIGURA 111.1 Arteriografia demonstrando grande aneurisma aterosclerótico da subclávia esquerda.

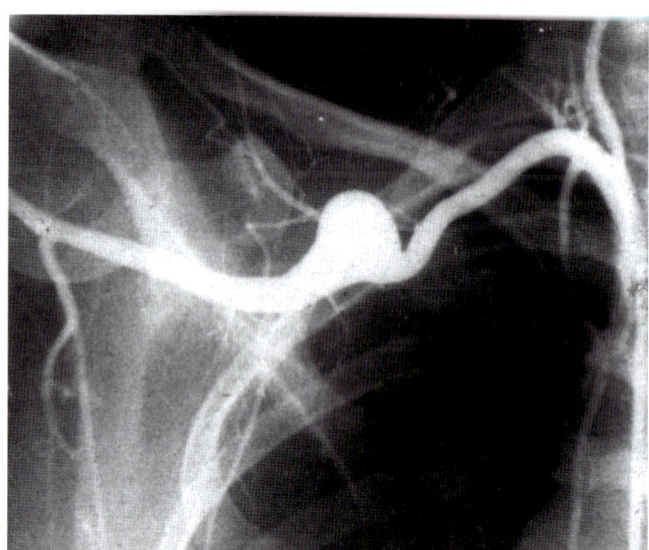

FIGURA 111.2 Arteriografia mostrando aneurisma de subclávia distal, por síndrome costoclavicular.

QUADRO 111.1	Alterações na incidência e na etiologia dos aneurismas de artéria subclávia.	
Etiologia	**Número de casos antes de 1980**	**Número de casos depois de 1980**
Trauma	5 (10%)	123 (37%)
Aterosclerose	12 (24%)	60 (18%)
Síndrome do desfiladeiro	12 (24%)	59 (18%)
Iatrogenia	0 (0%)	32 (10%)
Colagenoses	5 (10%)	24 (7%)
Micóticos	8 (16%)	13 (4%)
Causa desconhecida	3 (6%)	4 (1%)
Coarctação da aorta	2 (4%)	5 (1%)
Congênitos	1 (2%)	4 (1%)
Pós-radioterapia	0 (0%)	5 (1%)
HIV	0 (0%)	3 (1%)
Causa desconhecida	3 (6%)	4 (1%)
Total	**51**	**336**

HIV: vírus da imunodeficiência humana.

Diagnóstico

Os sintomas de aneurismas de artéria subclávia podem ser:

- Dor no pescoço, tórax e ombro, decorrente de expansão aguda ou ruptura
- Sintomas isquêmicos agudos e crônicos na extremidade superior, decorrentes de tromboembolismo
- Dor e disfunções neurológicas na extremidade superior, decorrentes de compressão do plexo braquial
- Rouquidão devido à compressão do nervo recorrente à direita
- Insuficiência respiratória por compressão traqueal
- Ataques isquêmicos transitórios cerebrais devido a tromboembolismo retrógrado na vertebral e carótida direita
- Hemoptise por erosão no ápice do pulmão
- Disfagia e diplopia.[19-21]

Pacientes assintomáticos podem notar uma massa pulsátil supraclavicular.[14] A ruptura do aneurisma não é frequente, mas, quando ocorre, representa uma grave complicação.[22]

Simples radiografias de tórax podem revelar massa no mediastino superior que, por vezes, é confundida com uma neoplasia. Um ecodoppler colorido pode ser usado para o diagnóstico, mas, para o planejamento cirúrgico, o melhor seria a angiotomografia ou arteriografia que inclua, preferencialmente, todos os ramos do arco aórtico.

Pelo pequeno número desses aneurismas descritos, sua evolução natural não está claramente definida. Como os casos relatados, muitas vezes, foram evidenciados pela ocorrência de complicações, e como essas são, frequentemente, importantes, a cirurgia, a princípio, deve ser indicada sempre que o diagnóstico for feito.

Tratamento

A própria presença de um aneurisma de artérias subclávia ou axilar já é uma indicação para a correção cirúrgica, uma vez que a história natural sugere que essas lesões causam tanto risco de vida quanto risco de acometimento do membro.[23-25]

Quanto ao tratamento cirúrgico, é útil dividir a artéria subclávia em três segmentos: proximal, médio e distal. A parte proximal estende-se desde a sua origem, o tronco braquiocefálico à direita e a aorta do lado esquerdo, até a borda medial do músculo escaleno. A porção média segue pela face dorsal do músculo escaleno anterior, e a distal se estende da borda lateral do escaleno anterior até a borda lateral da primeira costela.[26]

Nos aneurismas que comprometem o segmento inicial da artéria subclávia direita, o melhor acesso é a esternotomia mediana, com a possibilidade de estender a incisão para a região supraclavicular, se a extensão do aneurisma assim o exigir.

Quando a porção inicial da artéria subclávia esquerda está comprometida, o melhor acesso é a toracotomia esquerda, em geral combinada com uma incisão supraclavicular, embora o acesso também possa ser feito pela esternotomia mediana.

Os aneurismas do segmento médio da subclávia podem ser abordados pelo acesso supraclavicular, mas, quando se estendem para a axilar, outro acesso deve ser feito abaixo da clavícula.

Conforme o volume do aneurisma, ou qualquer tipo de dificuldade técnica encontrada, o cirurgião não deve hesitar na secção da clavícula, que pode ser reconstituída ao fim da cirurgia.

Quando se fizer necessária, a própria ressecção da parte média da clavícula pode ser realizada.

Uma opção factível e já descrita na literatura é o reimplante da artéria subclávia direita na artéria carótida comum direita por transposição (e ligadura de coto distal) por meio de incisão supraclavicular direita.[27]

Aneurismas da artéria subclávia distal, frequentemente com extensão para a primeira porção da artéria axilar, são geralmente associados a obstrução do desfiladeiro torácico, costela cervical e outras anormalidades ósseas que resultam em compressão arterial e dilatação pós-estenótica.[28]

Nos casos em que a circulação distal não está comprometida, os resultados são excelentes. Pairolero et al.[16] mostraram que, após um acompanhamento de cerca de 9 anos, todas as 18 reconstruções permaneciam pérvias. Esses bons resultados, entretanto, ocorreram apenas naqueles casos operados sem qualquer comprometimento da circulação distal. Nos casos que exibem lesões oclusivas distais, os resultados da revascularização, com frequência, são malsucedidos, o que mostra a grande vantagem de operar os aneurismas quando ainda não estão complicados.

Os aneurismas podem acometer também uma artéria subclávia direita aberrante que tem a sua origem no início da aorta descendente, próximo à artéria subclávia esquerda (Figura 111.3). Muitos pacientes com essa anomalia são assintomáticos, mas alguns se queixam de disfagia, denominada "disfagia lusória",[25] ou de problemas respiratórios. O acometimento dessa artéria aberrante por um aneurisma é raro, e, até 1985, apenas 32 casos haviam sido descritos.[25] Só em 1956, o primeiro aneurisma dessa artéria foi relatado por McCallen e Schaff, mas, em 1936, Kommerell já tinha descrito um divertículo da aorta que se situava na origem dessa artéria aberrante.[26]

Mais recentemente, Naz et al.[25] relataram sua série de dez pacientes, dos quais cinco foram de origem traumática, quatro estavam relacionados à síndrome do desfiladeiro torácico e apenas um era degenerativo.

A origem aberrante da artéria subclávia anômala ocorre em aproximadamente 0,5 a 1% da população, sendo a anomalia mais comum na croça da aorta. Essa artéria frequentemente se origina em um segmento da aorta distal à artéria subclávia esquerda e passa por trás do esôfago para o lado direito, raramente passando entre o esôfago e a traqueia.[29,30]

Atualmente, o uso de *stents* recobertos ou endopróteses está indicado em pacientes selecionados com aneurismas de artéria subclávia, mas resultados a longo prazo ainda não são conhecidos. O uso de *stents* recobertos ou endopróteses na artéria subclávia pode evitar um grande procedimento cirúrgico, especialmente em casos de pacientes de alto risco. Os *stents* recobertos têm sido usados no tratamento de aneurismas verdadeiros, falsos aneurismas de artéria subclávia e fístulas arteriovenosas de subclávia por trauma.

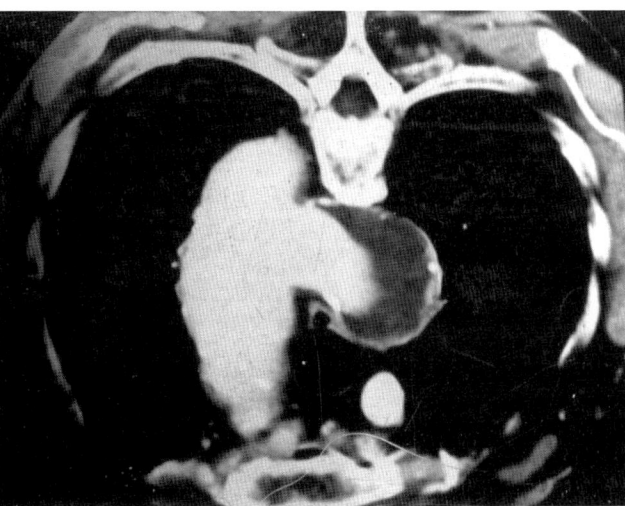

FIGURA 111.3 Grande aneurisma de subclávia direita anômala.

As limitações do uso de *stents* ou endopróteses incluem as zonas de fixação e o risco de cobrir a origem de ramos importantes como a carótida direita, a artéria vertebral e a artéria mamária interna. Há uma preocupação também em relação ao uso de endopróteses por sofrerem compressão na área do desfiladeiro torácico.

As complicações pelo uso da técnica endovascular que foram relatadas incluem o deslocamento e a fratura dos *stents*, além de compressão dos *stents*, falso aneurisma e estenose intrastents. A morbidade devido ao uso da técnica fechada por endovascular tem sido relatada em torno de 28%.[29]

Os tratamentos híbridos também têm sido descritos com bons resultados.[30,31] Esses são indicados nos casos em que não se quer abrir o tórax e a solução total por técnica endovascular também não se mostra adequada.

Aneurismas de artéria axilar

São pouco frequentes. Entre 1960 e 1980, somente 17 casos foram observados na Mayo Clinic.[16] A causa mais frequentemente descrita é o trauma, seja penetrante, em geral por projétil de arma de fogo ou faca, seja por procedimentos invasivos (Figura 111.4).

Outras possíveis causas são a aterosclerose, a infecção e os defeitos congênitos (Figura 111.5).[32] Os aneurismas por uso prolongado de muletas já foram relatados, podendo produzir embolização ou trombose, com a consequente síndrome isquêmica. A presença desses aneurismas deve ser suspeitada quando ocorrerem sintomas isquêmicos em pacientes com histórico de uso de muletas por longos períodos.[33] Os aneurismas por síndromes compressivas da artéria subclávia podem estender-se à artéria axilar (Figura 111.2).

Os sintomas isquêmicos por embolização chamam a atenção para a existência de aneurisma. O trauma que produziu o aneurisma pode ocasionar sintomas neurológicos por lesão concomitante do plexo braquial.

O diagnóstico do aneurisma de artéria axilar pode ser feito com facilidade por meio de ultrassonografia, arteriografia e, atualmente, angiorressonância ou angiotomografia.

Para a abordagem da artéria axilar, o paciente é colocado em decúbito dorsal, com um coxim elevando a implantação superior dos pelos axilares, com retração medial do músculo peitoral maior. O aneurisma é ressecado e a continuidade restabelecida, de preferência por enxerto venoso, podendo também ser usado o politetrafluoretileno (PTFE), mas com resultados inferiores.

O tratamento desse aneurisma também pode ser feito por técnica endovascular.[34]

O uso de *stents* recobertos ou endopróteses na artéria axilar tem sido utilizado mais frequentemente no trauma ou em falsos aneurismas. Embora existam relatos de casos individuais do uso de técnica endovascular para tratamento de aneurismas de artéria axilar, não há um número expressivo de casos publicados em uma revisão de literatura.[35]

Aneurismas de artéria braquial

Várias causas foram descritas para o aneurisma verdadeiro de artéria braquial, como infecção (micótico),[36,37] origem congênita,[38,39] displasia fibromuscular,[40] associação à doença de Behçet,[41] arterite e fístulas arteriovenosas congênitas.[38] Os pseudoaneurismas derivados de traumas[42] são, muitas vezes, iatrogênicos, por punção arterial acidental, durante a tentativa de punção venosa;[43-46] por punção arterial intencional;[47] ou, ainda, como complicação do uso de cateter[48] (Figura 111.6).

Mais recentemente, aneurismas de artéria braquial associados à criação de acesso arteriovenoso para hemodiálise têm sido relatados com mais frequência.[49]

Leon et al.,[50] em revisão da literatura entre 1950 e 2007, identificaram 68 artigos com 149 casos de aneurismas infectados em membros superiores. A artéria braquial foi a mais acometida. A maioria estava associada ao uso abusivo de drogas, procedimentos de cateterismo ou endocardite. Desde 1950, o trauma arterial (por uso abusivo de drogas e/ou cateterismo) se tornou a causa mais frequente. Os dependentes de substâncias intravenosas estão no único grupo de alto risco para aneurismas micóticos nos membros superiores, especialmente nas artérias axilar e braquial.

O tratamento do aneurisma de braquial pode ser realizado com anestesia local e anastomose primária ou uso de enxerto venoso autólogo, dependendo da extensão do acometimento arterial pelo aneurisma.

Enxertos de veias autógenas nas reconstruções de membros superiores são a melhor escolha por causa de melhores taxas de

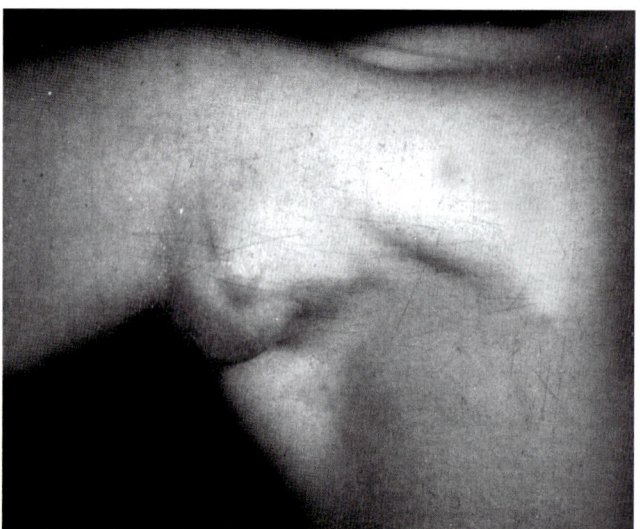

FIGURA 111.4 Pseudoaneurisma em criança, resultante de cateterismo em artéria axilar.

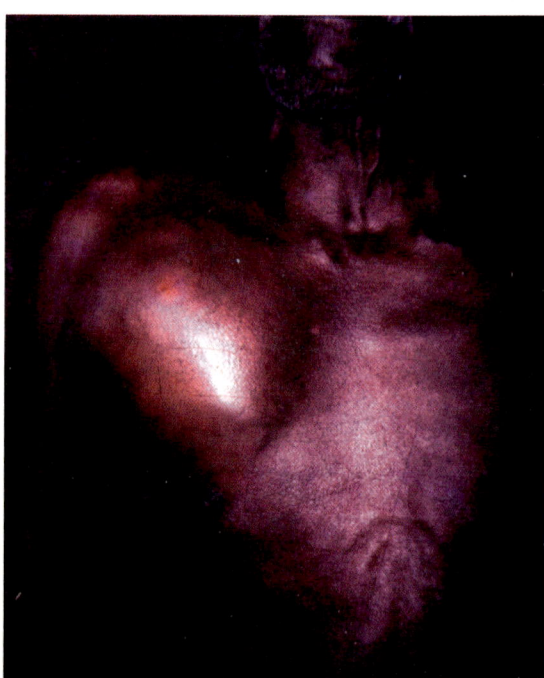

FIGURA 111.5 Grande aneurisma de artéria axilar direita com corrosão de várias costelas, de origem, provavelmente, sifilítica.

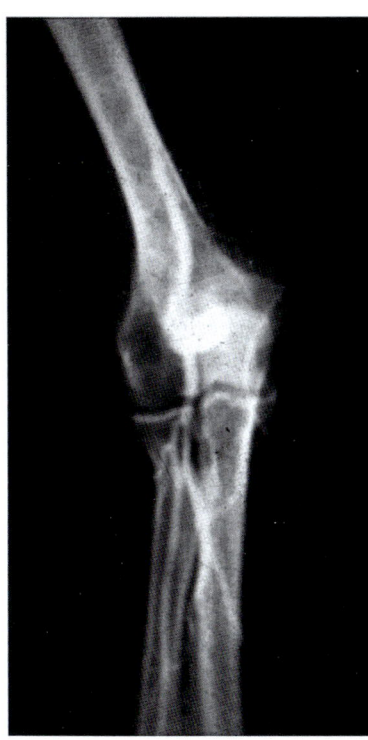

FIGURA 111.6 Arteriografia mostrando falso aneurisma por deiscência de sutura em local de cateterismo na braquial.

perviedade.[46] Ocasionalmente, um segmento da veia axilar ou braquial pode ser usado para reconstruir a artéria. No entanto, essa veia é extremamente fina e pode se tornar aneurismática com o tempo, e por essa razão, um segmento de veia safena é o enxerto de escolha.

Há poucos relatos sobre o uso de endopróteses para reparo de lesões traumáticas da artéria braquial – apenas dois relatos de caso descreveram seu uso no tratamento de aneurismas da artéria braquial.[51,52]

Aneurismas de artéria ulnar

Os aneurismas da artéria ulnar são pouco frequentes,[53] sendo os verdadeiros os mais raros e relacionados com aterosclerose,[54] infecção (micótico)[55] e origem congênita.[56] Os traumáticos são os mais comuns,[57,58] tendo sido descrito o trauma iatrogênico por punção arterial inadvertida em tentativa de punção venosa.[59]

Rothkopf et al.,[60] em revisão de 10 anos, encontraram, em nove homens, dez aneurismas de ulnar. Trauma fechado foi a causa em 70% dos casos; trauma penetrante, em 20%; e 10% não tinham história de trauma.

O aneurisma de ulnar mais relatado na literatura é aquele decorrente da síndrome do martelo hipotenar, que acomete a porção distal da artéria, logo após a sua emergência do canal de Guyon, formado lateralmente pelo osso pisiforme e pelo osso hamato. Nos 2 cm que se seguem, a artéria fica muito superficial e exposta a traumatismo, seguindo para penetrar sob a aponeurose palmar, na qual há proteção contra traumas. Por trás da artéria ulnar, fica o osso hamato, que, como uma bigorna, facilita o trauma sobre esse pequeno segmento.[61]

Os traumas repetidos podem ocasionar irregularidades, trombose ou aneurisma da ulnar.[62-66]

Essa síndrome, além dos traumas repetidos, mais comuns, pode ser ocasionada por um trauma único e intenso.[67] Em geral, a síndrome do martelo hipotenar, que pode ou não resultar em aneurisma, ocorre em pessoas que, por profissão ou esporte, sofrem traumas repetidos sobre a região hipotenar, normalmente na mão dominante, como carpinteiros, marceneiros, mecânicos, jogadores de golfe, voleibol, futebol, caratê, hóquei, levantadores de peso ou qualquer outro esporte que produza traumas sobre essa região.[53,66,67]

Um desses aneurismas foi descrito por um ortopedista como resultado de sua atividade cirúrgica, tendo resultado em embolização distal.[67] Ferris et al.[68] relataram 21 casos de síndrome hipotenar, todos do sexo masculino, e propuseram que nesses pacientes existia uma fibrodisplasia, como doença de base, além dos traumas repetidos na região palmar. Esses 21 casos foram identificados em 1.300 pacientes acompanhados, resultando em 1,6% a incidência da síndrome. A real incidência é difícil de identificar, já que vários casos são assintomáticos.

Podem ocorrer sintomas neurológicos, como parestesias, dormência, dor e sinais de insuficiência vascular, como frialdade, palidez nos dedos atingidos e fenômeno de Raynaud. O diagnóstico de oclusão ou aneurisma de artéria ulnar distal pode ser feito por arteriografia,[69] angiorressonância,[70] angiotomografia ou ecodoppler colorido (nesse caso, como diagnóstico inicial).[71]

A reconstituição da artéria pode ser feita com o uso da veia safena ou, como já foi descrito, com a artéria epigástrica.[72] A simples ressecção do segmento arterial envolvido também tem tido bom resultado. Esses aneurismas, quando diagnosticados, devem ser sempre ressecados, pela possibilidade que apresentam de embolização para as artérias digitais.

A trombólise por cateterismo arterial e infusão na região trombótica pode ser usada nos casos de oclusão aguda, com sintomas isquêmicos, por trombose do vaso ou de aneurisma.[73-74]

A síndrome e, mais ainda, os aneurismas são raros. Dethmers e Houpt,[75] em 29 casos, encontraram oclusão arterial em 25 pacientes e aneurismas em apenas dois. Marie et al.[76] identificaram 47 pacientes com a síndrome hipotenar (1,13%) em 4.148 encaminhados após diagnóstico de fenômeno de Raynaud.

Aneurismas de artéria radial

Os aneurismas da artéria radial são muito pouco frequentes, mas já foram descritas numerosas causas: aneurisma verdadeiro,[77] após fratura,[78] por trauma fechado,[79] por instrumento cortante,[80] por neurofibromatose,[81,82] micótico,[83] por cateterismo (Figura 111.7),[84-86] por punções múltiplas[87] e arterite granulomatosa.[88]

O acesso à artéria radial é muito simples, e essa artéria poderá ser reconstituída com anastomose direta ou por interposição de enxerto venoso ou mesmo ligadura, se a arcada palmar for completa, em casos especiais, como nos aneurismas por infecção.

ANEURISMAS ARTERIAIS DE MEMBROS INFERIORES

Aneurismas de artéria poplítea

Os aneurismas de poplítea (AP) verdadeiros são os mais comuns entre todos os aneurismas periféricos – representam de 70 a 80% do total.[89-94] No entanto, quando consideramos os AP, em termos absolutos, eles não são frequentes. Estima-se que menos de 0,1% da população em geral seja portadora de um AP, aumentando esse percentual para 1% quando só consideramos a idade entre 65 e 80 anos.[95] Dawson et al.,[96] revendo 29 séries contendo 1.673 pacientes com 2.445 AP, relataram que apenas quatro ou cinco pacientes seriam vistos a cada ano em um grande centro de cirurgia vascular.

O AP é muito mais frequente no sexo masculino (mais de 95%). Ravn et al.,[97] entre 717 cirurgias em 571 pacientes, relataram que apenas 5,8% dos casos eram em mulheres. Whitehouse et al.[98]

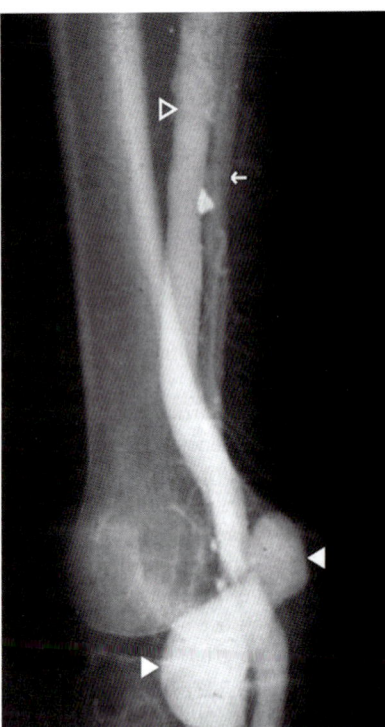

FIGURA 111.7 Falsos aneurismas (*pontas de seta sólidas*) associados a uma fístula arteriovenosa de artéria poplítea. Retorno venoso precoce (*seta superior pequena*). Artéria proximal dilatada (*ponta de seta vazada*).

identificaram AP em 59 homens e em apenas duas mulheres. Huang et al.[93] operaram 289 pacientes com AP, dos quais 281 eram homens (97%) e apenas oito (3%) eram mulheres. Uma característica marcante, portanto, dos AP é ter uma forte predileção pelo sexo masculino.

Em cerca de 50% dos casos, os AP são bilaterais e comumente têm outros aneurismas associados. Ravn et al.,[97] já citados, entre 717 AP em 571 pacientes, naqueles que apresentavam AP unilateral, encontraram 28,1% com aneurisma de aorta, 8,4% de ilíaca e 9,4% de femoral. Esses outros aneurismas eram mais frequentes quando o AP era bilateral.

Huang et al.,[99] já citados, entre 281 homens e oito mulheres operados de AP, observaram 133 (46%) aneurismas unilaterais e 156 (54%) bilaterais. Pelo menos um aneurisma não poplíteo estava presente em 192 pacientes (66%), sendo mais frequentes quando o AP era bilateral (79%). Entre os pacientes que tinham aneurisma na poplítea e na femoral, 74% também tinham na aorta abdominal. Aneurismas de aorta abdominal (AAA) estavam presentes em 157 pacientes (54%), com maior frequência nos pacientes que tinham AP bilateral em comparação aos que tinham AP unilateral – 65% (101/156) *versus* 42% (56/133), respectivamente.

Mesmo que, por ocasião do diagnóstico do AP, outros não sejam identificados, isso não significa que eles não possam se desenvolver no futuro. Por essa razão, é necessário que, periodicamente, faça-se uma pesquisa para localização de outros possíveis aneurismas. Dawson et al.,[100] seguindo 50 pacientes operados de AP pelo período médio de 5 anos, encontraram 23 novos aneurismas que se desenvolveram após a cirurgia em 16 pacientes, 32% do total: seis na aorta toracoabdominal, um na artéria femoral e seis na poplítea contralateral.

Etiopatogenia

Segundo Abdul-Hussien et al.,[101] há uma clara associação entre os AAA e os AP, dos pontos de vista epidemiológico e genético,

sugerindo que essas patologias tenham fundamentos em comum. Debasso et al.[102] mostraram que as características parietais da poplítea diferem de outras artérias periféricas e mostram algumas semelhanças com a aorta abdominal, indicando que o arranjo funcional dos componentes parietais é semelhante nas duas artérias. Portanto, como foi visto para a aorta abdominal, também aqui, os AP não devem mais ser chamados de ateroscleróticos, e sim de degenerativos. Sua patogenia, como para os AAA, também é complexa e multifatorial.

Da mesma forma que para os AAA, o diabetes não constitui fator de risco.[93,103] Embora os AP degenerativos sejam os mais frequentes, várias são as causas, algumas pouco comuns e outras até mesmo raras, que também respondem pelo aparecimento do AP. Os pseudoaneurismas traumáticos podem decorrer de traumas diretos, por projéteis ou instrumentos perfurocortantes[104] (Figura 111.7) ou por traumas fechados.[105]

A etiologia iatrogênica tem se tornado mais frequente pelos processos diagnósticos e terapêuticos mais agressivos. Já foram descritos pseudoaneurismas pós-embolectomia[106] e angioplastia,[107] por artroplastia do joelho,[108] por artroscopia para cistectomia na região poplítea,[109] pós-fratura de tíbia, com uso de fio de Kirchner[110] e até mesmo por acupuntura.[111] Os AP traumáticos, por vezes, têm o seu diagnóstico retardado pelo grande hematoma que se forma na região poplítea. Outras causas pouco frequentes podem ocorrer, como aneurismas micóticos,[112-114] por displasia fibromuscular,[115] em enxerto usado para correção de AP, por neurofibromatose,[116] por osteocondroma,[117,118] síndrome de Behçet[119] ou doença de Kawasaki[120] e síndrome de aprisionamento da artéria poplítea.[121]

Diagnóstico: exames clínico e de imagem

A posição profunda da artéria poplítea dificulta a sua palpação. Quando o AP é grande, é possível senti-lo como um tumor pulsátil e expansivo na região poplítea. Entretanto, se o aneurisma for pequeno, sente-se apenas uma pulsação mais evidente e de fácil percepção, o que também pode ocorrer quando se trata apenas de uma megartéria. Nesses casos, deve-se sempre solicitar um ecodoppler colorido para identificar um possível AP. Em caso de AP trombosado, um tumor firme e não pulsátil será percebido. Por vezes, o AP é denunciado por suas complicações, sejam embolizações, seja trombose do aneurisma.

Os AP são, em geral, assintomáticos quando identificados, e outros só são detectados quando há complicações – como consequência, há sinais e sintomas. Os mais frequentes incluem isquemia crônica e aguda, com claudicação, dor em repouso, ou lesões tróficas cutâneas (Figura 111.8). Os AP podem também ocasionar sintomas compressivos sobre a veia poplítea, com edema ou trombose na perna correspondente, e dor, caso afetem o nervo isquiático ou um de seus ramos. A ruptura do aneurisma é rara e constitui séria complicação com risco de perda do membro[95] (Figura 111.9).

Ravn e Björck,[122] em 743 pernas operadas em 571 pacientes, relataram isquemia aguda em 229 deles. Simples radiografias de joelho, às vezes realizadas por outras indicações, podem identificar um AP pela calcificação de suas paredes.

Como já visto, pela possível existência de um AP contralateral, ou em outras localizações, faz-se imperiosa essa pesquisa sempre que um AP for diagnosticado.

Na palpação, o diagnóstico diferencial deve ser feito com tumores benignos, como lipomas ou fibromas, e com cistos sinoviais (cisto de Baker) que possam ocorrer na região poplítea. Sempre devem ser identificados os pulsos nos pés, pois a falta parcial ou total significa quase certamente que já houve embolizações provenientes do aneurisma para o leito distal.

Sempre que um AP for diagnosticado ou suspeitado por um exame clínico, o detalhamento do diagnóstico ou sua confirmação devem ser feitos por um ecodoppler. Esse exame pode diferenciar o AP de outros tipos de tumor, como o cisto de Baker. Com bastante precisão, o exame diagnostica o tamanho real do aneurisma e os trombos intraluminares ou mesmo uma trombose total do aneurisma. Caso se decida não operar o aneurisma devido ao seu pequeno tamanho, o ecodoppler também é o melhor método para o acompanhamento, uma vez que não tem efeitos colaterais conhecidos, é de fácil acesso e de baixo custo (Figura 111.10). A angiorressonância e a angiotomografia também são métodos para diagnósticos excelentes e imprescindíveis devido a sua melhor qualidade de imagem, quando se resolve pelo tratamento, por cirurgia aberta ou endovascular (Figuras 111.11 e 111.12).

A arteriografia é um método ineficaz para saber o tamanho real do aneurisma e até mesmo para o seu diagnóstico, além de não visualizar coágulos intrassaculares (Figuras 111.13 e 111.14). Ela é importante para julgar a qualidade do leito de escoamento, entretanto as imagens de angiorressonância e angiotomografia estão ficando de tal qualidade que, na maior parte dos casos, é possível dispensar a arteriografia. Tal exame, quando feito no peroperatório, pode ser muito útil para ajudar o cirurgião em qualquer dúvida que possa haver quanto ao resultado técnico.

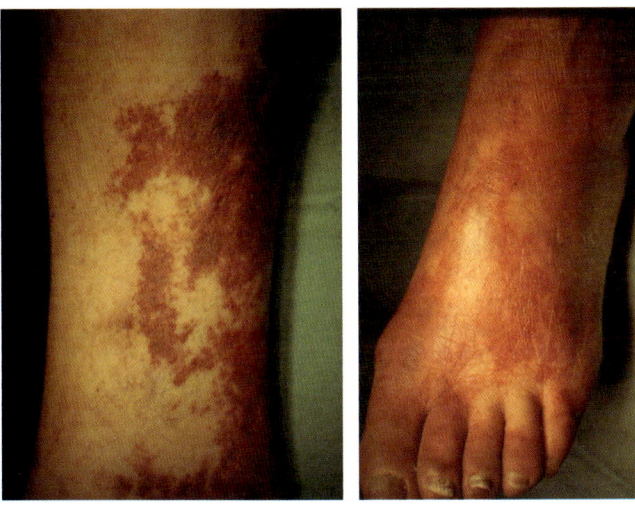

FIGURA 111.8 Lesões cutâneas por embolizações de aneurisma periférico.

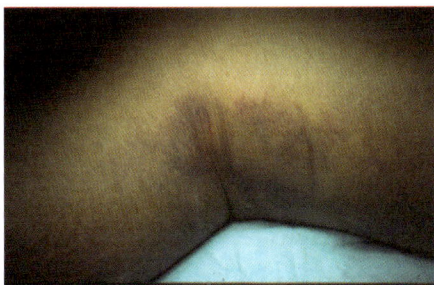

FIGURA 111.9 Hematoma resultante de pseudoaneurisma femoral roto.

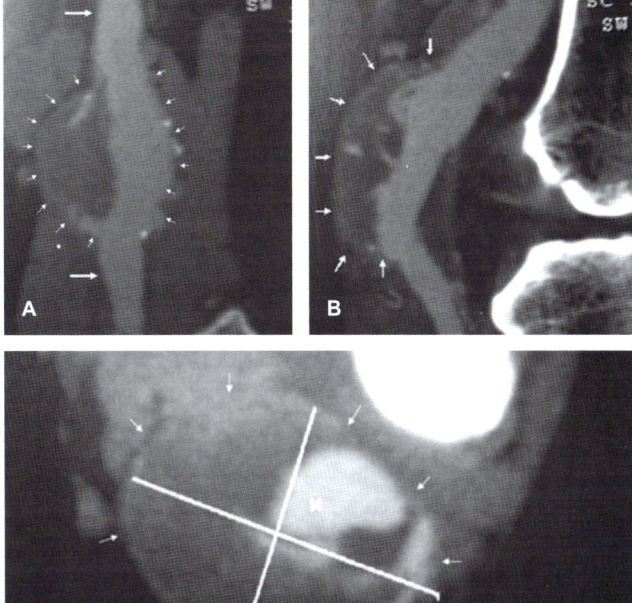

FIGURA 111.11 A. Aneurisma de poplítea em corte sagital anteroposterior. **B.** Aneurisma de poplítea com lúmen e trombos evidenciados em perfil. **C.** Corte transversal mostrando os diâmetros do saco aneurismático, lúmen e trombos.

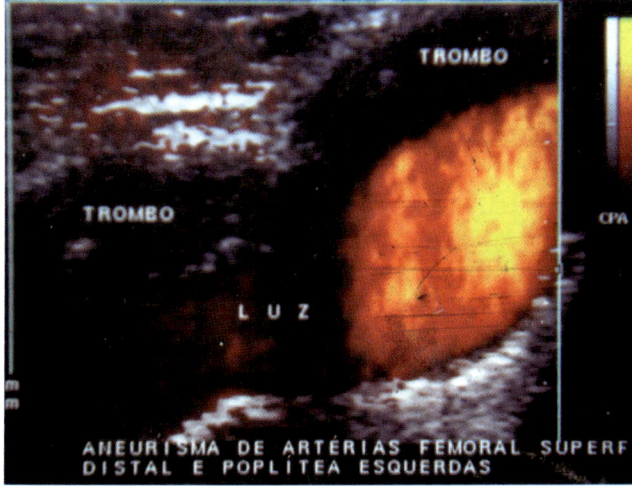

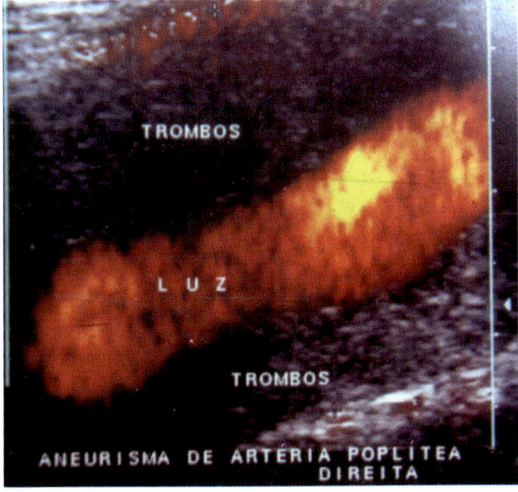

FIGURA 111.10 Ecodoppler colorido de um aneurisma periférico mostrando o lúmen e os trombos intrassaculares.

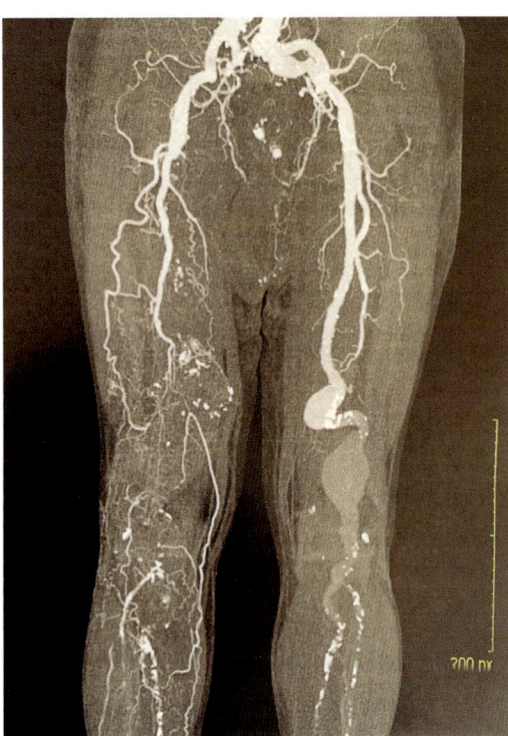

FIGURA 111.12 Angiotomografia computadorizada mostrando aneurisma de artéria poplítea parcialmente trombosado.

Tratamento

Indicações

Recentemente, a Society for Vascular Surgery (SVS) publicou as diretrizes com uma revisão da literatura mundial na tentativa de padronização do manuseio clínico e cirúrgico desses aneurismas (Quadro 111.2). Essas diretrizes se concentram em triagem de aneurisma de artéria poplítea (AAP), indicações para intervenção, escolha da estratégia de cirurgia, manejo de pacientes assintomáticos e sintomáticos de AAP (incluindo aqueles que apresentam isquemia aguda do membro) e acompanhamento de pacientes não tratados e tratados. Eles oferecem recomendações baseadas em evidências há muito esperadas para os médicos que cuidam desses pacientes.[123]

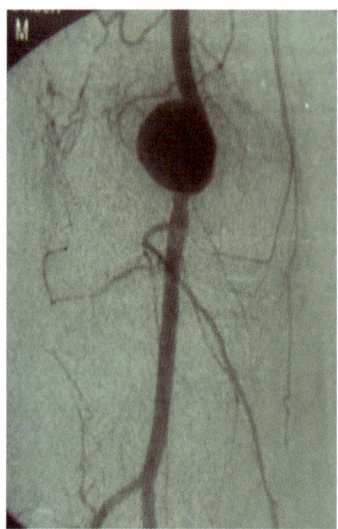

FIGURA 111.13 Arteriografia de aneurisma de artéria poplítea. Os coágulos intrassaculares encontrados na cirurgia não eram visualizados.

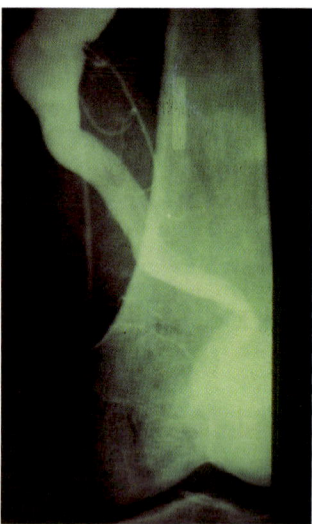

FIGURA 111.14 Angiotomografia computadorizada de volumoso aneurisma de poplítea com arteriomegalia.

QUADRO 111.2	Recomendações da Society for Vascular Surgery para aneurisma de artéria poplítea.

Recomendamos que os pacientes que apresentam AAP sejam rastreados para aneurismas contralaterais e um aneurisma de aorta abdominal.
Nível de recomendação: Nível 1 (forte); qualidade da evidência: B (moderada)[124,125]

Recomendamos que pacientes assintomáticos AAP ≥ 20 mm de diâmetro devem ser submetidos à cirurgia para reduzir o risco de complicações tromboembólicas e perda de membros.
Nível de recomendação: nível 1 (forte); grau de recomendação: B (moderada).

Para pacientes selecionados com maior risco clínico, a cirurgia pode ser adiada até que o AAP se torne ≥ 30 mm, especialmente na ausência de trombo.
Nível de recomendação: nível 2 (fraco); qualidade da evidência: C (baixa)[126]

Sugerimos que para pacientes com AAP < 20 mm, em presença de trombo e suspeita clínica de embolia ou evidência de imagem de escoamento distal ruim, a cirurgia deve ser considerada para prevenir tromboembolismo e complicações com possível perda de membros.
Nível de recomendação: nível 2 (fraco); qualidade da evidência: C (baixa)[127]

Para pacientes assintomáticos, com expectativa de vida ≥ 5 anos, sugerimos a cirurgia aberta do AAP, desde que tenha uma veia safena adequada. Para pacientes com expectativa de vida menor, e se a cirurgia for indicada, a técnica endovascular deve ser considerada.
Nível de recomendação: nível 2 (fraco); qualidade da evidência: C (baixa)[128,129]

Recomendamos que a intervenção para trombose e/ou complicações embólicas do AAP sejam estratificadas pela gravidade da isquemia aguda do membro na sua apresentação. Recomendamos que os pacientes com isquemia leve a moderada (Rutherford graus I e IIa) e com as artérias distais gravemente obstruídas sejam tratados com trombólise ou intervenção farmacomecânica para melhorar o *status* de escoamento, e a seguir seja feita a cirurgia definitiva para AAP. Recomendamos que os pacientes com isquemia de membro grave (Rutherford grau IIb) sejam submetidos à cirurgia aberta ou endovascular do AAP, com o uso de tromboembolectomia cirúrgica ou uso de técnica farmacomecânica para maximizar o resultado no escoamento distal. Para membros inviáveis (Rutherford grau III), está indicada a amputação.
Nível de recomendação: nível 1(forte); qualidade da evidência: B (moderada)

Recomendamos que os pacientes submetidos à cirurgia aberta ou por técnica endovascular devam ser acompanhados por exame clínico, ITB e ecodoppler aos 3, 6 e 12 meses durante o primeiro ano de pós-operatório e, se estiverem estáveis, acompanhados anualmente a partir de então. Além da avaliação da cirurgia pelo ecodoppler, o saco aneurismático também deve ser acompanhado para evidência de aumento por enchimento secundário.
Nível de recomendação: Nível 1 (forte); qualidade da evidência: B (moderada).

Se sintomas compressivos ou expansão sintomática do saco aneurismático forem observadas, sugerimos a descompressão cirúrgica do saco aneurismático.
Nível de recomendação: Nível 1 (forte); qualidade da evidência: C (baixa)

Sugerimos que pacientes com AAP assintomáticos que não sejam elencados para a cirurgia devam ser monitorados anualmente para alterações nos sintomas, exame de pulso, extensão do trombo, perviedade das artérias distais e diâmetro do aneurisma.
Nível de recomendação: nível 2 (fraco); qualidade da evidência: C (baixa)

AAP: aneurisma de artéria poplítea; ITB: índice tornozelo-braquial.

Na decisão a respeito do tratamento, diversas variáveis devem ser levadas em conta. Para os pacientes sintomáticos, o que fazer não envolve muitas dúvidas. O problema é quando operar aqueles pacientes cujos aneurismas são assintomáticos. A maioria dos AP, quando diagnosticados, é assintomática. Esses se tornam sintomáticos em uma incidência aproximada de 14% ao ano.[130] Os AP estão associados a um alto índice de complicações, como embolizações e trombose do aneurisma, que ameaçam a viabilidade do membro. Assim, todos aqueles sintomáticos devem, em princípio, ser operados. Cross e Galland[94] procuram identificar os AP com maior risco citando a sua própria experiência e de outros autores. O diâmetro, comparado ao da aorta abdominal, não parece ter o mesmo significado com relação ao risco de complicações. Embora haja uma concordância com relação à falta de benefícios em operar aneurismas menores que 2 cm, há uma controvérsia quanto àqueles entre 2 e 3 cm.

Como os segmentos proximal e distal da artéria poplítea são relativamente fixos, e como à medida que a artéria dilata também se alonga, o resultado é uma distorção. Nos AP assintomáticos, a distorção tende a ser menor com relação aos sintomáticos, e o mesmo acontece quando se compara os não trombosados com os trombosados. A distorção parece ser um melhor preditivo de trombose que a dilatação, isoladamente. A combinação da dilatação com a distorção é melhor como percepção de risco. É razoável pensar que à medida que o AP cresce, há maior risco da presença de trombos; entretanto, não há evidência para afirmar que os AP com trombos são de maior risco.

Dawson et al.,[131] acompanhando 42 pacientes assintomáticos com AP, concluíram que aqueles sem os pulsos no pé estavam particularmente em risco. Já Hingorani e Ascher[132] sugeriram que os AP menores que 3 cm de diâmetro, desde que em pacientes com risco cirúrgico aceitável, escoamento satisfatório e enxertos venosos adequados, deveriam ser considerados para tratamento. Eles têm essa conduta com base na experiência de que o tamanho, como dado isolado, não se correlaciona com os sintomas.

Técnica

O primeiro objetivo no tratamento dos AP é prevenir o tromboembolismo e a amputação. O segundo é impedir a expansão.[133] Pela sua simplicidade e menor trauma, desde que não haja a necessidade da secção de tendões, a técnica da ligadura proximal e distal do AP, seguida de *bypass*, é a mais utilizada (Figura 111.15). É preciso, entretanto, levar em consideração que aqui ocorre o mesmo problema que resulta da técnica endovascular: como as artérias geniculares mantêm o seu fluxo retrógrado, ocorre o equivalente a um *endoleak* do tipo II.

Os primeiros a descreverem esse tipo de complicação foram Flynn e Nicholas,[134] em dois casos que tiveram, pelo fluxo mantido no saco aneurismático, dilatação progressiva com sintomas por compressão de veia e nervo. Mehta et al.,[135] em 2004, relataram o acompanhamento de 26 AP operados, por exclusão, com ultrassonografia, angiotomografia, angiorressonância ou arteriografia, para detectar um possível fluxo remanescente dentro do aneurisma. O tempo médio de acompanhamento foi de 38 meses. Dez (38%) mantiveram fluxo através dos ramos geniculares, seis (23%) aumentaram em tamanho e três (12%) romperam. Mais recentemente (2010), Bellosta et al.[136] operaram 53 AP em 46 pacientes, pela técnica de exclusão. Com um *follow-up* médio de 35 meses, 75% (40) mostraram decréscimo em seu diâmetro transverso, 17% (9) mantiveram o seu diâmetro inalterado, enquanto 8% (4) aumentaram. Um paciente com grande aneurisma que aumentou em 50% foi submetido à endoaneurismorrafia por via posterior,

devido a sintomas compressivos. Não ocorreram rupturas. Assim, também Kirkpatrick et al.,[137] em seguimento médio de 48 meses em 36 AP, encontraram fluxo persistente no saco aneurismático em 12. Esse fluxo estava associado a dilatação e sintomas em seis desses pacientes. Funk et al.[138] dizem que, após exclusão e *bypass* do AP, o fluxo persistente é surpreendentemente comum, e que as complicações incluem expansão do aneurisma, sintomas compressivos e ruptura.

Pode-se concluir que, quando a técnica de exclusão e *bypass* for usada, é indispensável um acompanhamento com métodos de imagem para surpreender um aneurisma em expansão, que deve ser reoperado para exclusão dos ramos intrassaculares.

A técnica mais efetiva seria a endoaneurismorrafia seguida de reconstituição, de preferência usando veia safena. Segundo Huang et al.,[99] essa deve ser a cirurgia padrão-ouro. Revendo, em 2007, 289 pacientes operados na Mayo Clinic, ótimos resultados foram relatados com perviedade em 5 anos, respectivamente primária e secundária, de 85 e 94%, usando enxertos de safena interna. Com o uso de PTFE, os resultados foram bem inferiores, com perviedade primária e secundária de, respectivamente, 50 e 63% nesses 5 anos. Nos pacientes assintomáticos e com sintomas crônicos, nos quais a safena interna foi utilizada, não houve caso de perda de membro no período.

Lemonnier et al.[139] propuseram, como alternativa ao uso da safena, a utilização de femoral superficial homolateral, que seria substituída no segmento ressecado por uma prótese de PTFE ou poliéster. Operando 27 homens e duas mulheres, foram observados, em 3 anos, 92% de perviedade primária e 100% de perviedade secundária.

Para aneurismas menores que se restrinjam à região poplítea, a via de acesso posterior é uma ótima opção. Com aneurismas maiores que requeiram abordagem à femoral ou às artérias distais, a via medial continua sendo a adequada. A via posterior tem a vantagem de ser menos traumática, mas tem a desvantagem da posição, que dificulta a remoção da safena interna. Em casos adequados, as duas vias de acesso fornecem resultados semelhantes.[140]

Quando o AP apresentar-se em agudização por embolias ou trombose do aneurisma, a conduta vai depender das consequências da isquemia aguda. Se o membro estiver viável, e não havendo comprometimento sensorial ou motor, a situação deve ser estabilizada pelo uso de heparina, seguida pela intervenção cirúrgica. Caso haja trombose completa do aneurisma e artérias distais pérvias, basta a realização de um *bypass* contornando o aneurisma.

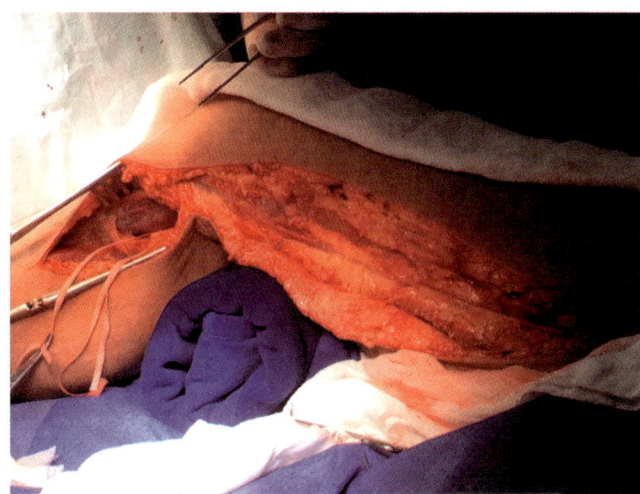

FIGURA 111.15 Incisão longitudinal e acesso vascular para correção cirúrgica do aneurisma de artéria poplítea.

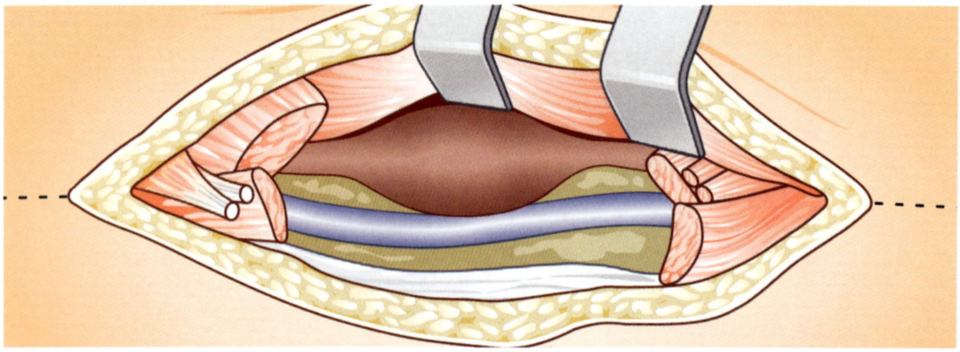

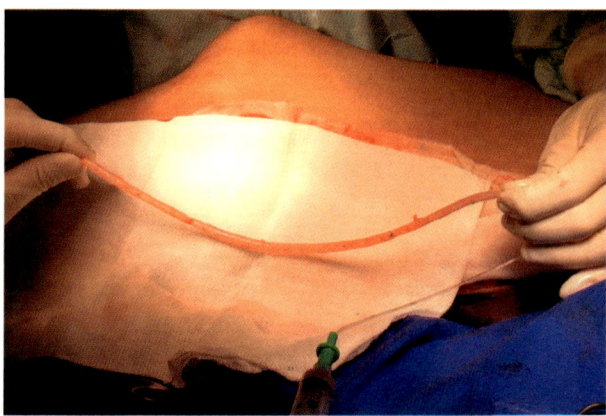

FIGURA 111.16 Acesso medial para aneurisma de poplítea, com secção do semitendinoso, semimembranoso, grácil e de cabeça medial do gastrocnêmio.

Não havendo artérias de escoamento, caso o membro não esteja em risco, pode-se, antes da cirurgia, tentar abrir esses vasos com o uso de trombolíticos.[141] Se o membro estiver em risco, já com comprometimento motor ou sensorial, a cirurgia deve ser imediata. Quando a arteriografia não mostra artérias distais pérvias, há necessidade de se proceder a uma tromboembolectomia com cateter de Fogarty, que pode ser combinada com fibrinólise local, seguida por um pequeno intervalo da reconstrução vascular.[142]

Ravn et al.,[122] usando o Swedish National Registry, identificaram 235 cirurgias entre 229 pacientes com isquemia aguda em um grupo de 743 AP operados em 593 pacientes. Nesse estudo, a terapia trombolítica foi usada em 100 pernas (43%), seguida de tratamento cirúrgico (grupo 1) O grupo 2, com 135 pernas, fez a cirurgia de imediato. Nesse último grupo, em 32 pernas, foi realizada trombólise intraoperatória. A trombólise como terapia inicial, seguida pela cirurgia, foi associada ao menor risco de amputação. É razoável concluir que a terapia trombolítica nesse grupo de pacientes é segura, desde que as conhecidas contraindicações sejam respeitadas: afirmação corroborada por Dorigo et al.[143] também chegaram à conclusão semelhante.

É provável que a trombólise dê bons resultados desde que aplicada em pacientes selecionados.

Técnica cirúrgica

Acesso medial

Usado na dissecção proximal e distal da artéria, com ligadura proximal e distal ao aneurisma e utilização de *bypass*. O paciente deve ficar em decúbito dorsal, joelho moderadamente fletido, com rotação externa, usando-se um coxim para manter a posição.

A artéria femoral superficial e o início da poplítea são isolados, com afastamento do músculo sartório medialmente. Quando a intenção é usar a safena interna, a incisão deve ser bem próxima dessa veia para evitar dissecção de retalho cutâneo, que pode redundar em necrose da pele. É necessário isolar a artéria de estruturas venosas e nervos. Uma fita de reparo deve ser passada nas partes proximal e distal da artéria isolada, para que esse segmento seja superficializado. Após isolar o segmento de safena, quando for o caso, segue-se para o isolamento da artéria distal ao aneurisma. A incisão cutânea é paralela à borda posterior da tíbia, iniciando-se atrás do côndilo medial do fêmur. Após abertura da pele, a safena interna é cuidadosamente isolada, evitando-se qualquer traumatismo. Após abertura do fáscia muscular, o gêmeo medial aparece, devendo ser afastado posteriormente. As estruturas venosas e os nervos devem ser respeitados de forma cuidadosa. A artéria será isolada e reparada com fitas para trazê-la a um plano mais superficial. Quando for necessária a exposição da bifurcação da poplítea, o músculo sóleo pode ser seccionado.

Após o isolamento desses dois segmentos arteriais, uma comunicação é feita entre os dois campos cirúrgicos, com dissecção romba. O isolamento da safena é completado e o segmento necessário é preparado, com os cuidados rotineiros. A artéria é ligada o mais próximo possível do aneurisma, proximal e distalmente. Realiza-se, então, um *bypass* com anastomoses terminolaterais ou terminoterminais, conforme as peculiaridades do caso.

A safena, quando possível, será sempre o enxerto preferido. Quando os calibres forem compatíveis, as anastomoses poderão ser terminoterminais. Havendo alguma desproporção nos diâmetros, as anastomoses terminolaterais serão preferidas. Quando a desproporção for muito significativa, uma prótese de PTFE pode ser utilizada, mas só nos casos em que a safena claramente se mostre inviável.

A exposição ampla do aneurisma na região poplítea é seguida de endoaneurismorrafia e reconstituição com enxerto, sempre de preferência o venoso (Figuras 111.16 e 111.17).

A incisão cutânea resulta da junção das duas incisões anteriormente descritas, sempre cuidando para preservar e não traumatizar a safena interna.

A total exposição da poplítea fica condicionada à secção dos músculos sartório, semitendinoso e reto interno. A secção, próxima à inserção muscular, é reparada em cada extremidade seccionada por fios de aparência diversa, para facilitar a reconstituição ao fim da cirurgia.

Huang et al.[99] usam, conforme a posição do aneurisma, uma abordagem pela parte proximal ou distal da incisão, retraindo a cabeça medial do músculo gastrocnêmio. Um campo exangue é obtido por um torniquete posicionado na coxa. O aneurisma é aberto, com evacuação dos trombos e sutura dos óstios das artérias geniculares, por dentro do aneurisma (Figura 111.18). A reconstituição deve ser feita preferencialmente com a veia safena; entretanto, havendo desproporção importante entre o orifício proximal e distal da artéria, uma prótese deverá ser utilizada (Figura 111.19). Se a linha articular for

FIGURA 111.17 Preparo da veia safena interna para realização de *bypass* para correção de aneurisma de artéria poplítea.

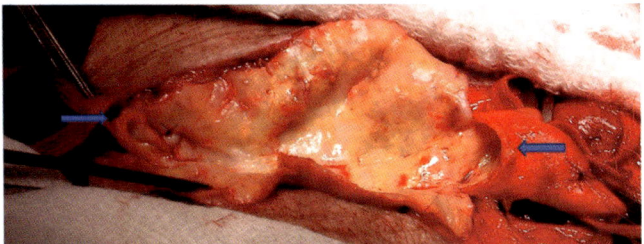

FIGURA 111.18 Aneurisma de poplítea aberto com hemostasia feita por dentro do saco aneurismático. As *setas* mostram os orifícios da artéria proximal à esquerda e distal à direita. Notar a secção só da parede anterior e lateral das artérias. Essa ampla exposição foi obtida por via medial com secção de tendões.

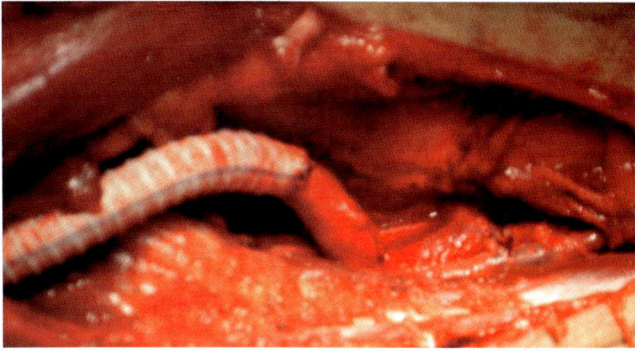

FIGURA 111.20 Toda vez que a prótese cruzar a articulação do joelho, ela deve ser anelada, a fim de impedir o acotovelamento quando a articulação for fletida.

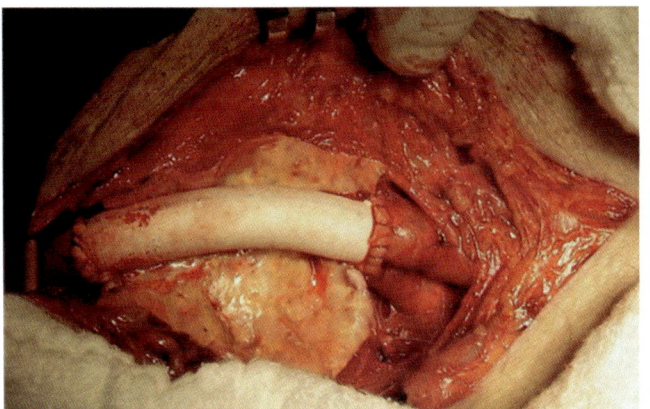

FIGURA 111.19 Prótese de politetrafluoretileno usada para reconstituição devido ao grande calibre das artérias. Observa-se a prótese colocada por dentro do saco aneurismático.

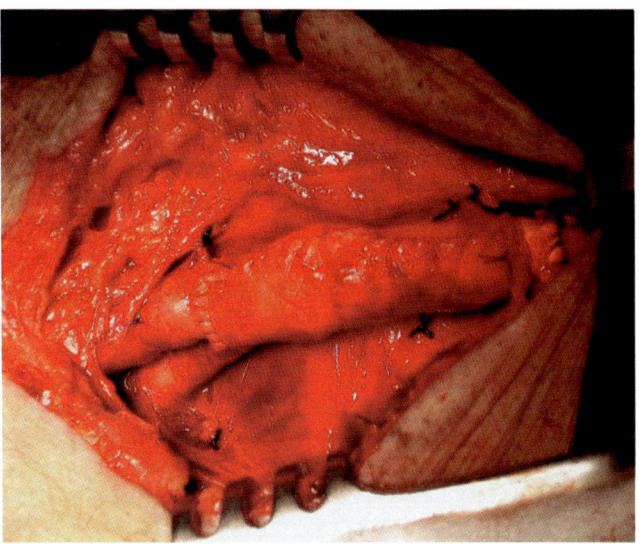

cruzada, a prótese deverá ser anelada (Figura 111.20). Em seguida, a parede anterior é suturada sobre o enxerto, com Gelfoam® ou similar, dentro do saco aneurismático para levar à trombose (Figura 111.21).

FIGURA 111.21 Fim da cirurgia com as paredes do saco aneurismático já suturadas de forma a encobrir totalmente a prótese.

Acesso posterior

Essa seria outra opção, bem pouco traumática, mas com alguns inconvenientes. A posição do paciente em decúbito ventral dificulta a remoção da safena para enxerto e a abordagem dos vasos proximais e distais, no caso de o AP ser muito extenso. Para aneurismas de pequena extensão, é uma boa escolha.

O paciente fica em decúbito ventral, com pequena flexão do joelho, mantido por um coxim por baixo da perna. A incisão é em "S", a partir da borda lateral dos tendões dos músculos semitendinoso e semimembranoso, até próximo à prega de flexão do joelho, em que a incisão passa a ser transversal e ligeiramente descendente, até a depressão formada entre os dois músculos gêmeos, seguindo longitudinalmente entre eles. Após incisão do fáscia, penetra-se o oco poplíteo, no qual os nervos e as veias devem ser cuidadosamente preservados, sem manobras traumáticas, até atingir a artéria em um plano mais profundo, junto ao osso. A artéria deve, então, ser reparada com fitas e superficializada. Nos casos indicados, a endoaneurismorrafia e a reconstituição da circulação podem ser feitas, sem secção de qualquer tendão ou músculo (para mais detalhes, ver no Capítulo 5) (Figura 111.22).

Resultados

Como visto anteriormente, os resultados são melhores para os aneurismas operados assintomáticos. Gouny et al.[144] operaram 52 AP em 35 pacientes. Dezenove estavam ocluídos e 33, patentes.

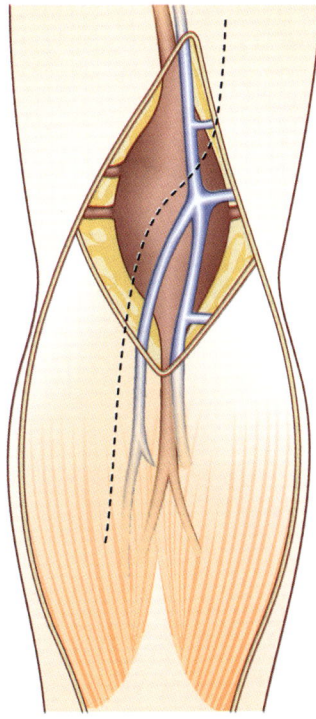

FIGURA 111.22 Via posterior com o traçado da incisão, não havendo necessidade de secção tendinosa ou muscular.

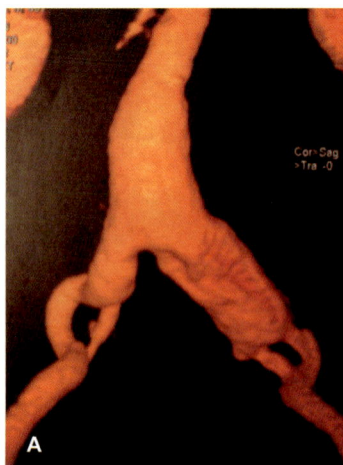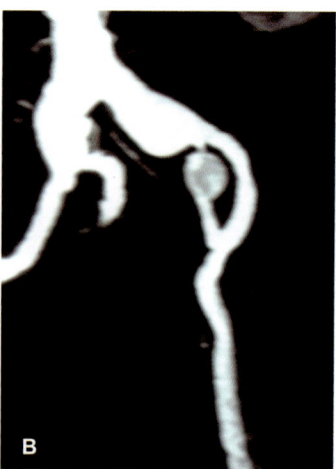

FIGURA 111.23 Angiotomografia computadorizada mostrando aneurisma de aorta abdominal, das duas artérias ilíacas comuns (**A**) e das artérias ilíacas internas direita e esquerda (**B**).

No primeiro grupo, o membro foi preservado em 72% dos casos; e no segundo grupo, em 100%. Michaels e Galland,[130] em revisão da literatura, concluíram que os resultados sugerem que a cirurgia eletiva em aneurismas assintomáticos produz os melhores resultados, com apenas 0,8%, em média, de perda de membro, comparado com 18,2% para os sintomáticos. A mortalidade média foi de 4,7% para os sintomáticos, contra 0,4% para os assintomáticos.

Lilly et al.,[145] em 48 AP operados em 35 pacientes, tiveram, em 5 anos, 91% de patência do enxerto nos operados assintomáticos e apenas 54% nos sintomáticos. Shortell et al.,[146] em 51 AP operados em 39 pacientes, mostraram que a patência do enxerto está relacionada com a cirurgia feita em fase assintomática ou sintomática. A perviedade cumulativa após 1 ano foi de 69% para os operados com problemas isquêmicos e de 100% para aqueles operados eletivamente. Todas as perdas de membro ocorreram no primeiro mês de pós-operatório em pacientes que foram operados em fase isquêmica e tiveram seus enxertos ocluídos. A perviedade do enxerto e a manutenção do membro foram as mesmas (94%) em 1 mês e 6 meses. A perviedade caiu para 67% em 6 anos, mas a preservação do membro continuou a mesma (94%). Em 10 anos, a diferença entre a perviedade do enxerto e a manutenção do membro continuou muito significativa, 47 e 94%, respectivamente.

Aneurismas de artéria ilíaca

Os aneurismas isolados das artérias ilíacas são pouco frequentes.[147] Os aneurismas de ilíacas (AI) em associação com os da aorta abdominal têm uma incidência de aproximadamente 10% (Figura 111.23), mas os isolados, de apenas 2%[148] (Figura 111.24). Brunkwall et al.,[149] em revisão de necropsias, encontraram 170 pacientes com aneurismas aortoilíacos e apenas sete com aneurisma isolado de ilíaca. McCready et al.,[150] no período de 12 anos, observaram 5.600 pacientes com AAA e apenas 50 com aneurisma isolado de ilíaca. Nos 50 pacientes, ocorreram 71 aneurismas, sendo 63 de ilíaca comum (AIC) (89%), sete de ilíaca interna (AII) (10%) (Figura 111.25) e apenas um de ilíaca externa (AIE). A média de idade foi de 69 anos, e 88% eram do sexo masculino. A etiologia é quase sempre a aterosclerose.

Richardson e Greenfield[151] encontraram, no período de 12 anos, 55 pacientes portadores de 72 AI, ficando excluídos aqueles associados a aneurismas da aorta abdominal. Dos 55 pacientes, apenas 18 tinham aneurismas isolados, dos quais seis foram de ilíaca comum, 12 de interna e nenhum de externa. Dos múltiplos, 42 foram da comum, dez da interna e dois da externa, com 84% dos pacientes do sexo masculino.

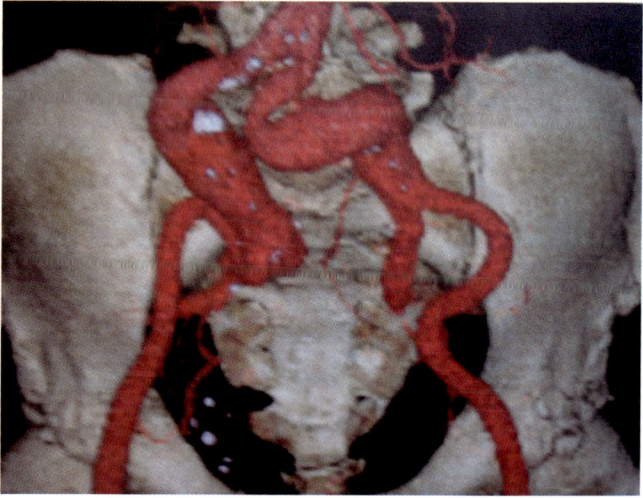

FIGURA 111.24 Angiotomografia mostrando aneurismas ateroscleróticos isolados das artérias ilíacas comuns.

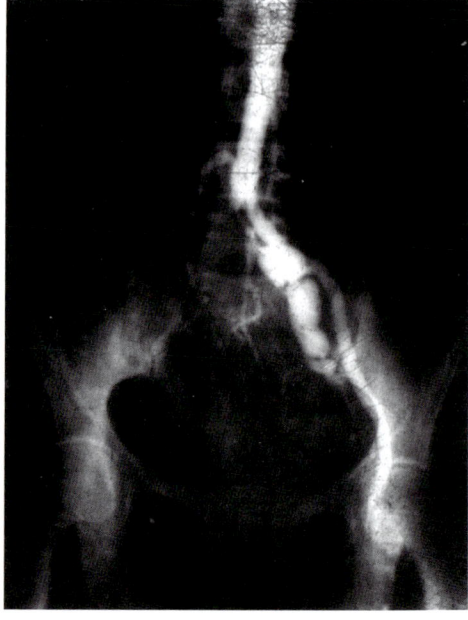

FIGURA 111.25 Aneurismas de artéria ilíaca interna esquerda, micóticos e pós-endocardite bacteriana, associados a aneurisma de femoral comum, também à esquerda.

Além dos aneurismas chamados "ateroscleróticos", já foram descritos AI por displasia fibromuscular,[152] micóticos[153] (Figuras 111.26 e 111.27) e inflamatórios,[154] e, em revisão da literatura específica para AII, a etiologia foi extremamente variada:[155] trauma penetrante, fratura pélvica, infecção, trauma iatrogênico durante troca de articulação do quadril e cirurgias pélvicas; em mulheres jovens, após parto, sobretudo com uso de fórceps e cesariana. Distúrbios do tecido conjuntivo da parede arterial, como síndrome de Marfan, síndrome de Ehlers-Danlos, displasia fibromuscular, arterite de Takayasu, doença de Kawasaki, doença de Behçet, necrose cística da média e dissecção espontânea, também foram descritas como causas.

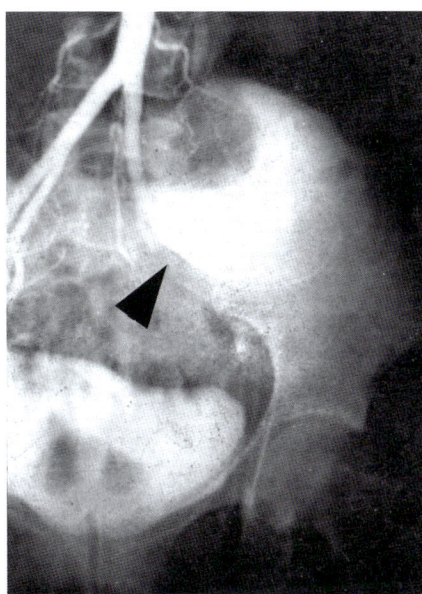

FIGURA 111.26 Arteriografia mostrando grande aneurisma micótico e pós-endocardite bacteriana situados na ilíaca primitiva esquerda em paciente do sexo feminino, com 19 anos.

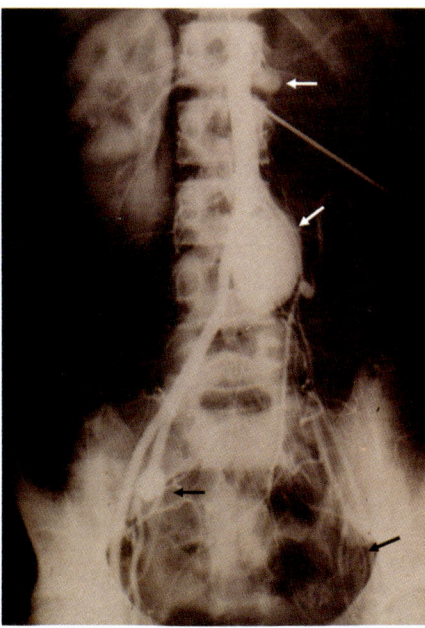

FIGURA 111.27 Aneurismas micóticos, pós-endocardite bacteriana, em paciente do sexo feminino, com 13 anos. *Seta branca oblíqua* mostra aneurisma na bifurcação aórtica; *seta branca horizontal*, na renal esquerda; e *seta preta horizontal*, na artéria ilíaca interna direita. *Seta preta oblíqua* mostra aneurisma de femoral comum.

Com as evidências limitadas sobre o comportamento dos aneurismas da artéria ilíaca isolados, não há um consenso de vigilância bem definido para o monitoramento desses aneurismas. As recomendações atuais da Sociedade Europeia de Cirurgia Vascular mencionam o acompanhamento dos aneurismas de artéria ilíaca de 2 a 2,9 cm a cada 3 anos e o acompanhamento anual de aneurisma de artéria ilíaca de 3 cm ou mais. No entanto, essas recomendações são extrapoladas dos dados de vigilância de AAA, que são mais abundantes. Há também uma falta de clareza em relação ao tamanho ideal para a cirurgia eletiva desses aneurismas. Esses aneurismas vêm sendo submetidos à correção efetivamente entre 3 e 4 cm.[156-159]

A extrema raridade da ocorrência de AIE não tem motivos conhecidos (Figura 111.28). Ao contrário dos aneurismas da aorta abdominal, que, na sua maioria, podem ser palpados em indivíduos sem obesidade, muitos AI são descobertos incidentalmente durante cirurgia, exame radiológico realizado por outras razões ou, ainda, apenas na necropsia. Dos 55 pacientes da série de Richardson e Greenfield,[160] 45% não tinham qualquer queixa, 33% apresentavam dor de aparecimento agudo, por expansão ou ruptura do aneurisma, e 9%, dor crônica, atribuída à compressão de nervos ou vísceras.

Diagnóstico clínico e por imagem

Atualmente, como é muito frequente a utilização de ultrassonografia, tomografia computadorizada (Figura 111.29) e ressonância magnética, solicitadas por diversos outros especialistas ou como exame de revisão periódica, aneurismas isolados de ilíaca de menor

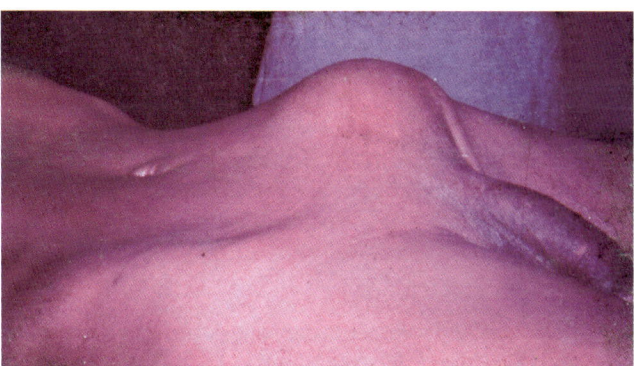

FIGURA 111.28 Grande aneurisma aterosclerótico, isolado, de ilíaca externa esquerda.

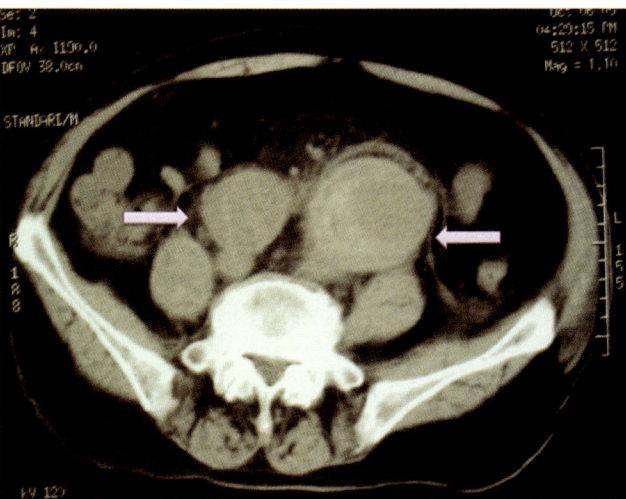

FIGURA 111.29 Tomografia solicitada por outras razões, mostrando aneurismas, no caso já volumosos, em ambas as ilíacas comuns.

tamanho têm sido detectados com maior frequência. O aneurisma mais difícil de ser detectado pelo exame clínico é o AII, pela posição profunda em que se situa essa artéria. A palpação é difícil e os sintomas mais comuns são compressivos. Podem ocorrer sintomas urinários (disúria, incontinência, hematúria, compressão ureteral, ruptura para a bexiga), retais (tenesmo, constipação intestinal, enterorragia, dor abdominal ou retal), neurológicos (dor no território do nervo femoral ou isquiático) ou venosos, como edema do membro inferior. O tumor pulsátil pode ser constatado, em grande número de casos, se for feito toque vaginal ou retal.[161]

Recentemente, foi descrito um caso de obstrução retal por aneurismas bilaterais de ilíacas internas.[162] Dix et al.[163] fizeram uma revisão da bibliografia para os AII reportando 94 casos de aneurismas ditos ateroscleróticos. Muitos eram assintomáticos até a ocorrência de ruptura. A ruptura para o retroperitônio pode ser contida por algum tempo, mas o intraperitoneal leva rapidamente ao óbito. Os sintomas incluíram dor abdominal (31,7%), sintomas urológicos (28,3%), como dificuldade de micção ou retenção urinária, cólica ureteral, hidronefrose, pielonefrite e insuficiência renal, por obstrução ureteral, hematúria intermitente e ruptura para a bexiga, ureter e região do escroto. Manifestações neurológicas variáveis, de acordo com o nervo comprometido, também foram observadas, além de massa pélvica na fossa ilíaca correspondente e sintomas gastrintestinais, como constipação intestinal, tenesmo, dor retal e sangramento. O toque retal mostrou-se muito importante no diagnóstico. Também foram encontrados relatos de edema no membro inferior, trombose venosa profunda, embolia pulmonar e até insuficiência cardíaca por comunicação arteriovenosa.

Devido ao grande risco de ruptura apresentado por esses aneurismas, e tendo em vista a elevada mortalidade dessa ruptura, em princípio a ressecção estará sempre indicada.[164-167] Minato et al.,[160] revendo 44 AI em 16 pacientes, observaram ruptura em 25% deles, com mortalidade de 50%. Além da ruptura para o retroperitônio ou cavidade peritoneal, ela pode ocorrer para o intestino delgado, o sigmoide, o reto ou para a veia ilíaca.[168-170]

Tratamento cirúrgico

A ressecção dos AI deve ser feita por meio de um acesso extraperitoneal baixo. Se houver aneurisma na ilíaca contralateral ou doença aórtica, o melhor é utilizar a incisão mediana transperitoneal. Nos AIC, a simples interposição de uma prótese deve ser feita pelo leito do aneurisma aberto. Na ilíaca interna, se o aneurisma for unilateral, a ligadura da artéria pode ser usada a fim de excluir o aneurisma. A ligadura somente proximal não é indicada, já que o aneurisma pode ser mantido pelo fluxo distal. Mesmo a ligadura das artérias eferente e aferente não constitui garantia total se os ramos colaterais também puderem manter o aneurisma. Quando apenas a ligadura for feita, é mandatório um seguimento do aneurisma por exames de imagem, para intervir se ele prosseguir em seu crescimento. O tratamento mais efetivo seria, portanto, além das duas ligaduras, proximal e distal, abrir o aneurisma e suturar todos os óstios de colaterais por dentro do saco. É claro que o tratamento ideal seria, nos casos de anatomia favorável, a reconstituição do fluxo pela artéria. Quando o AII for bilateral, deve-se sempre tentar a preservação do fluxo por um dos lados.

O tratamento dos aneurismas isolados da ilíaca comum é tecnicamente fácil, já que é uma artéria facilmente acessível pelas vias extraperitoneal e transperitoneal. A cirurgia tem morbidade e mortalidade mínimas, e é extremamente rara a ruptura com um diâmetro inferior a 3 cm. Em geral, é recomendada a ressecção de todos os aneurismas com mais de 3 cm em pacientes de bom risco.

Yamamoto et al.[166] examinaram retrospectivamente 26 casos operados, com 22 homens e quatro mulheres. Dos 26, 15 eram íntegros e 11 rotos. A sobrevida em 5 anos sem eventos cardiovasculares foi de 93,3% nos não rotos e de 100% nos rotos. No mesmo período, a evolução sem intervenções secundárias foi de 100% nos não rotos e 90% nos rotos. Essas informações demonstram os bons resultados obtidos na cirurgia aberta nos dois tipos de aneurisma.

Uma alternativa para a cirurgia aberta tem sido o uso de procedimentos endovasculares, tanto para aneurismas da ilíaca primitiva quanto para AII. É um procedimento atraente e promissor, devido à rápida evolução que essa tecnologia vem mostrando nos últimos anos. Maior número de casos e seguimentos mais longos são necessários para que se possa definir com mais clareza as indicações e os resultados desses procedimentos.[171-176]

Aneurismas da artéria isquiática persistente

Os aneurismas da glútea e da artéria isquiática persistente, ramos da ilíaca interna, exteriorizam-se como tumores pulsáteis na região glútea. São aneurismas raros, mas com etiopatogenia, diagnóstico e tratamento já bem definidos na literatura (Figura 111.30).[177,178]

A artéria isquiática é uma persistência da artéria axial do embrião, uma continuação da artéria ilíaca interna, que seria, no período embrionário, a principal fonte de suprimento arterial para o membro inferior, com o desenvolvimento posterior da artéria femoral como principal fonte da circulação arterial. Havendo uma falha na regressão da artéria axial ou no desenvolvimento do sistema femoral, a artéria axial pode persistir como a principal fonte do suprimento arterial para o membro correspondente.

Podem existir duas formas de persistência da artéria isquiática. Uma chamada "completa", na qual a artéria isquiática continua distalmente até se continuar com a artéria poplítea. E outra chamada "incompleta", na qual a artéria isquiática termina na coxa e o sistema femoral é o dominante. No tipo "completo", a ilíaca externa e a femoral comum são geralmente normais, mas a femoral superficial

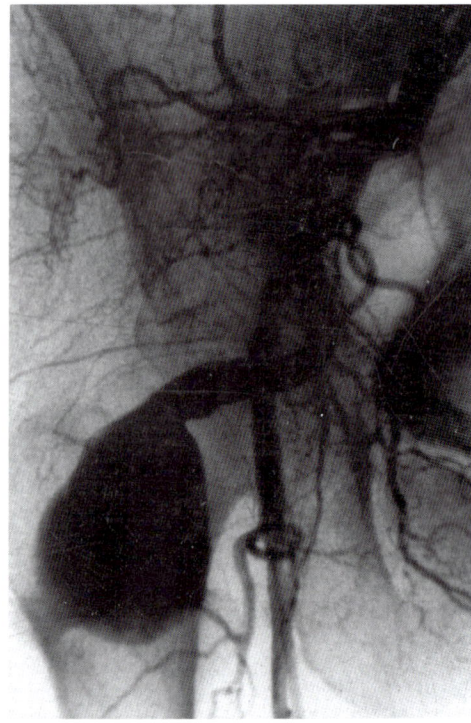

FIGURA 111.30 Arteriografia mostrando grande aneurisma em artéria isquiática persistente, que revela grande tumor pulsátil na região glútea.

é hipoplásica (Figura 111.31). A artéria isquiática persistente está presente em 2,5 a 4% de 10 mil pacientes em estudos angiográficos. Mesmo rara, ela é importante porque desenvolve aneurismas em 42% dos casos, metade dos quais evoluíram sem complicações. De 12 a 32% dos aneurismas são bilaterais.[174,175] Já foi descrito aneurisma traumático da isquiática persistente.[176]

O diagnóstico pode ser suspeitado clinicamente pela ausência de pulso femoral e pela presença de pulso poplíteo. A existência dessa anomalia, por vezes, é um simples achado de uma arteriografia feita com outros propósitos. Após certo tamanho, o aneurisma se exterioriza como um tumor pulsátil na região glútea. Os sintomas também podem ser isquêmicos, por embolização proveniente do aneurisma. A ruptura do aneurisma tem sido raramente relatada.

Martin et al.,[177] em 1986, identificaram na literatura 21 casos de aneurismas verdadeiros que ocorreram na artéria isquiática persistente e acrescentaram mais três. Observaram, também, uma discreta predominância feminina (58%). Dos aneurismas, 46% ocorreram no lado direito, 33% no lado esquerdo, 12% eram bilaterais e 9% de localização não especificada. Os sintomas mais comuns na admissão foram dor na perna ou no pé, massa dolorosa na nádega, ciática, claudicação, isquemia e uma massa pulsátil na região glútea. Cinco pacientes, os três descritos pelo autor e mais dois da literatura, foram submetidos à amputação acima do joelho.

No diagnóstico diferencial, deve-se considerar os aneurismas das artérias glúteas indistinguíveis dos da isquiática ao exame clínico. Nos casos em que a artéria isquiática representar a principal fonte de suprimento arterial, é necessário, após excluir o aneurisma, restabelecer a circulação por um *bypass* da própria isquiática para a poplítea ou por um *bypass* femoropoplíteo. Nos casos em que a isquiática não representar a artéria dominante, basta a exclusão do aneurisma, por endoaneurismorrafia ou por embolização por cateter.[179-181]

O tratamento por técnicas endovasculares[182,183] ou combinadas[184] tem sido relatado com maior frequência recentemente.

Aneurisma de artéria femoral comum

Aneurismas verdadeiros são menos comuns e costumam ser associados a aneurismas da artéria poplítea e aneurismas da aorta. Em qualquer artéria, um aneurisma é definido como uma dilatação fusiforme focal da artéria em 1,5 vez o diâmetro normal do vaso adjacente. O tamanho normal da artéria femoral comum em homens é aproximadamente 1 cm, e nas mulheres, 0,8 cm. A cirurgia está indicada para aneurismas com mais de 2,5 cm de diâmetro, e trabalhos de 2014 adotam 3,5 cm como uma indicação para a cirurgia (Figura 111.32).[185,186]

A sua causa, em geral, é indefinida. Eram chamados de ateroscleróticos, mas hoje sabe-se que a sua etiologia é mais complexa. É provável que muitos dos aspectos etiopatogênicos dos AAA sejam aplicados aos aneurismas de femoral. Outras possíveis causas são a doença de Behçet, arterites inflamatórias, infecção por salmonela, displasia ou aneurisma idiopático primário.[187-189]

Os falsos aneurismas são bem mais comuns que os verdadeiros, já que essa artéria é muito exposta a traumatismos por sua posição superficial e muito utilizada para procedimentos diagnósticos e terapêuticos. Os aneurismas anastomóticos também são mais frequentes em anastomoses na femoral comum.

Roth et al.[189] fizeram um estudo prospectivo de um número extremamente significativo de pacientes submetidos a cateterismo da femoral. Foram acompanhados 6.928 casos que sofreram procedimentos diagnósticos e 3.764 submetidos ao cateterismo cardíaco com fins terapêuticos. Diagnosticaram 80 pacientes com pseudoaneurismas (0,75%), que também foram descritos após procedimentos ortopédicos e fraturas nessa região.[190,191] Os aneurismas por traumatismos de causas diversas também ocorrem por essa artéria ser anatomicamente muito exposta.

Os aneurismas anastomóticos são particularmente frequentes nessa região.[192,193] Ylönen et al.[192] seguiram 178 pacientes submetidos a um *bypass* aortobifemoral e, após um seguimento médio de 5,2 anos, observaram 28 aneurismas anastomóticos em 19 pacientes. A incidência média desses aneurismas foi de 1,88% por ano, sendo maior nos fumantes e naqueles que tiveram infecções na incisão inguinal, provavelmente por terem alterado o mecanismo responsável pelo tecido de reparação do sítio da anastomose.

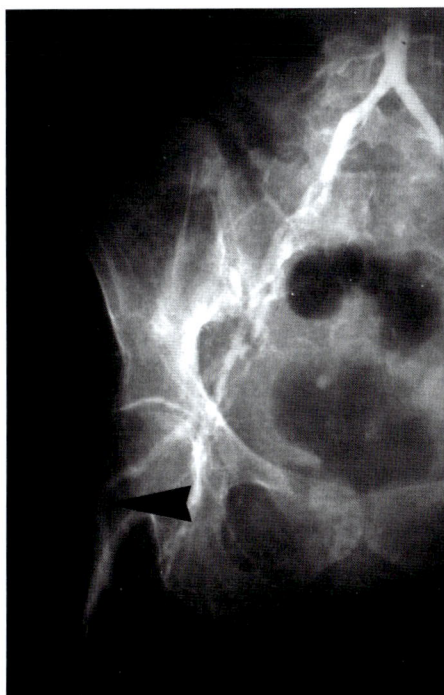

FIGURA 111.31 Arteriografia mostrando a persistência da artéria isquiática (*ponta de seta*), com hipoplasia da artéria femoral superficial, sem presença de aneurisma.

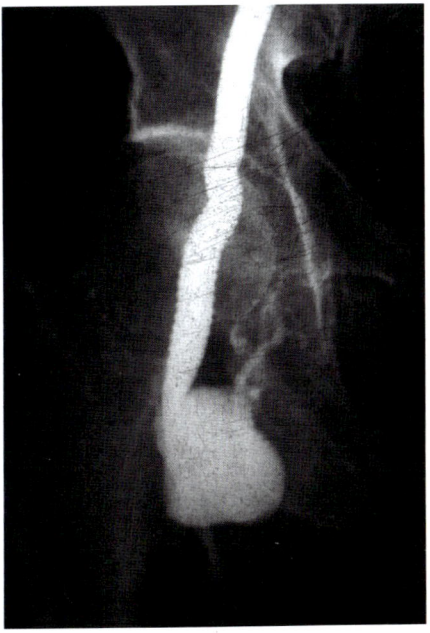

FIGURA 111.32 Falso aneurisma de boca anastomótica em região femoral mostrado em arteriografia.

Outros autores[194,195] também encontraram incidência significativa desses aneurismas, quando o seguimento foi feito a longo prazo. Quase metade dos aneurismas é assintomática quando detectados por métodos de imagem. Os aneurismas pequenos, de até 2 cm, podem ser apenas observados em sua evolução.[196]

As consequências dos aneurismas assintomáticos incluem trombose, embolização e, raramente, ruptura.[187,193,196] A indicação para o tratamento está relacionada com o aparecimento de complicações, o crescimento rápido e o tamanho do diâmetro. Também já foi descrito o aneurisma de femoral comum, causado por atividade profissional com ferramenta vibratória.[197]

Aneurismas de femoral comum são extremante mais frequentes nos homens. Sapienza et al.,[198] em 22 pacientes, observaram apenas um do sexo feminino. Cerca da metade desses aneurismas é bilateral e está associada com frequência a AAA[168] (Figura 111.33).

Cutler e Darling[199] encontraram aneurismas associados em 69% dos casos em 45 pacientes com aneurismas "ateroscleróticos" de femoral. Em cerca de metade dos pacientes havia AAA, 27% tinham AP e, dos que apresentavam aneurismas bilaterais, 76% tinham AAA associados.

Graham et al.,[200] em 100 pacientes com aneurismas "ateroscleróticos" de femoral, observaram que 72% eram bilaterais, 44% tinham AP e 85% apresentavam também um AAA.

Piffaretti et al.[201] identificaram 27 pacientes com um total de 35 aneurismas verdadeiros, dos quais 25 eram homens. Em 20 casos (57%), a artéria envolvida era a femoral comum; em nove (26%), a femoral superficial; e em seis (17%), a femoral profunda. Em sete pacientes (26%), o aneurisma era bilateral, e em 13 (48%), havia outros aneurismas, sendo mais de 20% diagnosticados em acompanhamento após a cirurgia.

Como nos AP, nos de femoral, as complicações isquêmicas são as mais comuns, sendo a ruptura menos frequente.[170,181] A evolução dos aneurismas não operados é desfavorável, tendo Cutler e Darling[199] observado, em seus 45 casos, 47% de complicações importantes, resultantes de embolização, trombose aguda ou ruptura.

O diagnóstico é geralmente facilitado pela posição superficial do aneurisma que se apresenta como um tumor pulsátil de fácil identificação pela inspeção ou palpação. Cerca de 40 a 45% dos pacientes são assintomáticos por ocasião do diagnóstico.[96,202] Pode existir dor local ou sintomas decorrentes de isquemia do membro inferior. A compressão de estruturas nervosas pode ocasionar dor na região inguinal ou na face anterior da coxa, ou irradiação distal com paresia de grupos musculares. A veia femoral também pode ser comprimida, com edema e outros sinais e sintomas de estase venosa (Figura 111.34). A embolização periférica pode ser assintomática, sendo detectada apenas na arteriografia, e ocasionar discretos sintomas isquêmicos, "dedo azul" ou até gangrena da extremidade.[203]

Feito o diagnóstico clínico, uma ultrassonografia ou um ecodoppler demonstra o tamanho real do aneurisma e detecta os coágulos intrassaculares. Tanto a angiotomografia como a angiorressonância fornecem ótimas imagens para o detalhamento do diagnóstico. Esses exames também devem ser usados para evidenciar a possível presença de um aneurisma de poplítea ou da aorta abdominal. A arteriografia não se aplica ao diagnóstico do tamanho do aneurisma ou de seu conteúdo em coágulos, sendo, entretanto, de importância para avaliar a situação das artérias da perna, muitas vezes comprometidas pelas embolizações.

A cirurgia estará indicada para todos os aneurismas sintomáticos ou que apresentem complicações. Nos assintomáticos, a maioria dos cirurgiões acha que os aneurismas acima de 2,5 cm de diâmetro devem ser operados, a menos que o paciente apresente um risco proibitivo.[203] A cirurgia é facilitada pela posição superficial da artéria.

Os aneurismas ateroscleróticos ou não específicos na femoral podem ser de dois tipos. No tipo 1, atingem apenas a femoral comum (Figura 111.35), sem comprometimento da bifurcação, e no tipo 2, englobam a bifurcação (Figura 111.36). Essa classificação tem implicações na terapêutica cirúrgica.

A técnica de ressecção é simples, com uma incisão acompanhando o trajeto da femoral, abertura da aponeurose com cuidado para não lesar a safena interna, isolamento mínimo dos vasos proximal e distal e dissecção mínima do aneurisma. Após heparinização sistêmica, procede-se ao clampeamento dos vasos e à abertura do aneurisma com hemostasia feita por dentro do saco aneurismático. A reconstituição vai depender do tipo do aneurisma, isto é, se ele abrange apenas a femoral comum ou se engloba a bifurcação femoral. No primeiro caso, a simples interposição de uma prótese será suficiente, enquanto no segundo caso, o cirurgião precisa atentar para o imperioso aproveitamento da femoral profunda. A técnica usual é a colocação de uma prótese, de Dacron® ou PTFE, da

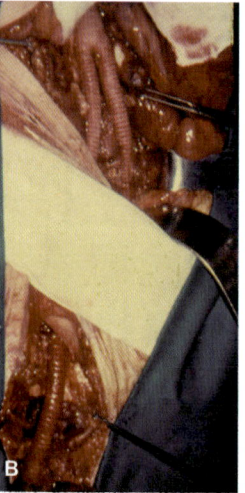

FIGURA 111.33 A. Exposição cirúrgica de grandes aneurismas de aorta e femoral comum direita. **B.** Correção cirúrgica.

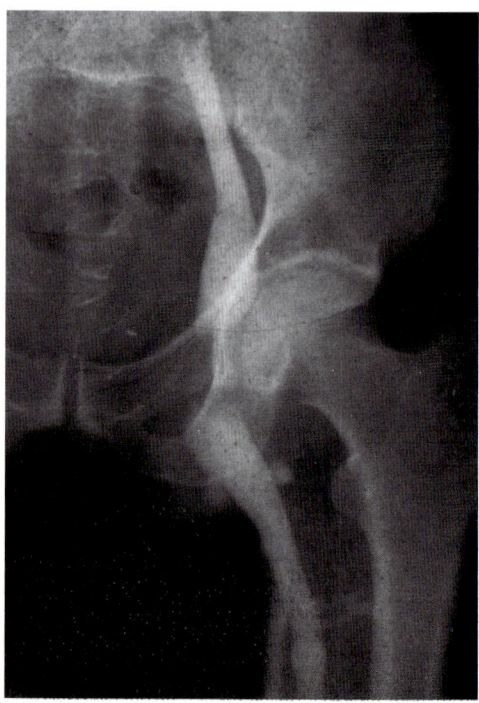

FIGURA 111.34 Compressão de veia femoral comum por aneurisma em artéria correspondente.

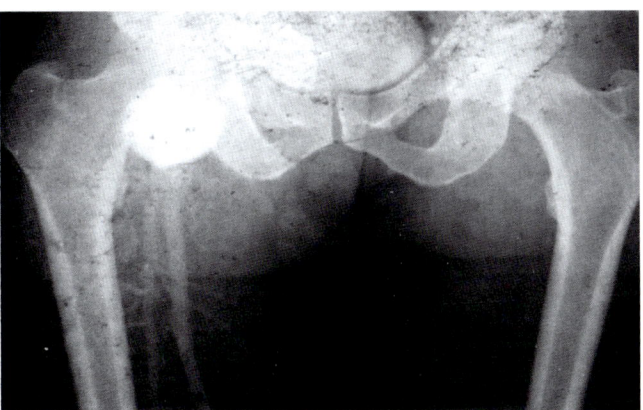

FIGURA 111.35 Arteriografia de aneurisma de femoral comum indo até a bifurcação, mas sem englobá-la.

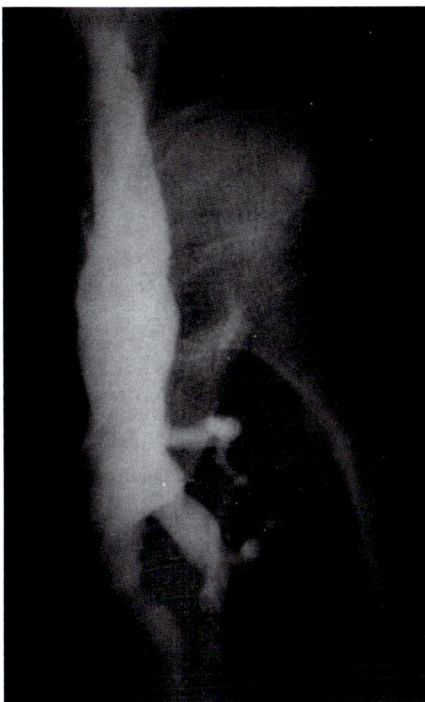

FIGURA 111.36 Arteriografia de aneurisma de femoral comum englobando a bifurcação.

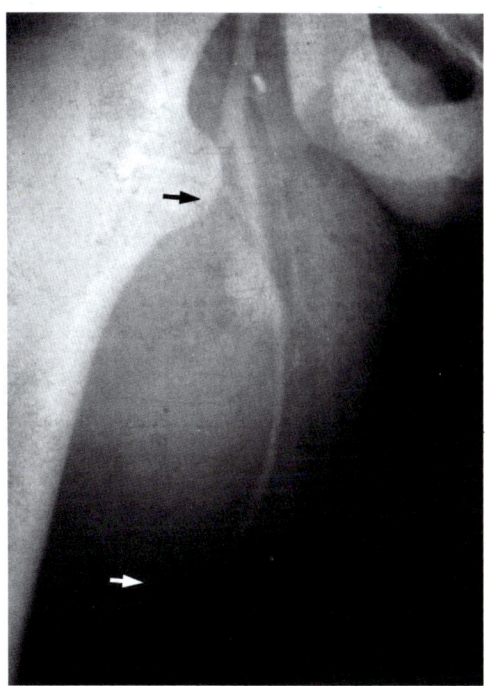

FIGURA 111.37 Arteriografia mostrando grande pseudoaneurisma de femoral profunda por projétil de arma de fogo. A *seta preta* mostra a femoral superficial comprimida, e a *branca*, o limite inferior do aneurisma.

femoral comum para a femoral superficial com anastomoses terminoterminais, sendo a femoral profunda implantada em anastomose terminolateral na prótese. Como a prótese plástica apresenta bons resultados nessa região, a conduta dos autores tem sido a de preservar a safena para um possível *bypass* no futuro.

Os pseudoaneurismas decorrentes de cateterização da femoral também podem ser tratados com sucesso, empregando-se a compressão sobre o saco aneurismático, guiada pela ultrassonografia com a consequente trombose do conteúdo do aneurisma.[204] Em 80 pacientes, Roth et al.[170] usaram a compressão guiada por ecodoppler em 86,3% dos casos e em 76,8% obtiveram a trombose do aneurisma.

O uso de endopróteses para o tratamento do aneurisma de femoral também foi descrito[205-207] e deve ser verificado no Capítulo 79.

Aneurismas de artéria femoral profunda

Dos casos publicados de aneurisma da femoral profunda (AFP), grande parte é falsa, resultante de vários tipos de trauma (Figura 111.37). Os aneurismas ditos ateroscleróticos são raros, correspondendo a 0,5 a 1% entre todos os aneurismas "ateroscleróticos" periféricos.[208] Em 1999, Aburahma e Tullman[209] encontraram 35 casos descritos na literatura e descreveram mais um. Muitos desses aneurismas estavam associados a outros em diversas localizações.

Flückiger et al.,[210] em 1996, encontraram 29 casos e acrescentaram mais dois. Desses 31 pacientes com 34 aneurismas verdadeiros, as complicações como ruptura, trombose e embolização estiveram presentes em mais de 50% dos casos e parecem ser mais frequentes que para a poplítea ou a femoral comum. A dilatação aguda e a ruptura ocorreram em 34,5% dos casos. É possível que casos de trombose no AFP não sejam detectados quando a superficial estiver patente, pela ausência de sintomas isquêmicos.

Nagy et al.[211] revisaram a literatura desde 1960 até 2001 e encontraram 51 pacientes e acrescentaram mais três. Com esses pacientes, ocorreram complicações como ruptura, embolização, trombose venosa profunda e isquemia do membro.[212] O edema por compressão venosa também pode ocorrer e o risco de ruptura é grande.[213]

Posner et al.,[213] revisando a literatura de língua inglesa, encontraram 46 casos, acrescentando mais um, mas descartaram quatro por insuficiência de informações. Os AFP foram muito mais comuns em homens (92%) do que em mulheres. Foram bilaterais em apenas 5%, em contraste com os outros aneurismas de femoral, que são bilaterais em sua maioria. Em 31 pacientes com informação disponível, 20 (65%) tinham pelo menos mais um aneurisma, 12 (39%) tinham um AAA e 15 (38%) tinham três ou mais aneurismas. A ruptura é uma ocorrência comum e foi relatada em 18 pacientes (44%). Os AFP tendem a ser maiores quando comparados aos outros aneurismas de femoral.

Como esses aneurismas têm uma situação profunda, eles podem ficar muito tempo despercebidos e só serem diagnosticados quando complicam. Talvez essa seja a razão de as complicações relacionadas com esses aneurismas serem tão frequentes.

Piffaretti et al.[201] observaram que os AFP tendem a ser diagnosticados quando já maiores, sendo sintomáticos com mais frequência e tendo alto índice de ruptura, o dobro do registrado para femoral comum.

O tratamento de escolha deve ser a ressecção do aneurisma com restauração da continuidade arterial. Entretanto, em alguns casos de aneurismas extensos ou rotos, a melhor solução pode ser a ligadura das artérias aferente e eferente, quando a femoral superficial estiver pérvia.[214-216] Em caso de oclusão dessa artéria, a ligadura da femoral profunda deverá ser complementada com um *bypass* distal, na femoral superficial.

O tratamento, em casos especiais, por embolização, deve ser verificado no Capítulo 86.

Aneurismas de artéria femoral superficial

Os aneurismas ateroscleróticos da femoral superficial (AAFS) são raros. Uma extensa revisão de toda a literatura realizada por Leon et al. identificaram 61 casos relatados de AAFS isolado. Foram mais comuns em homens idosos, predominantemente afetaram o lado direito e, na maioria das vezes, estavam localizados no terço médio da artéria. Quando diagnosticados, a maioria era sintomática, já que alcançaram um diâmetro relativamente grande antes que o diagnóstico fosse feito. A apresentação clínica mais comum foi dor localizada em associação com tumor pulsátil. Os AAFS se exteriorizaram mais vezes por ruptura do que por isquemia. Especialmente em seu segmento proximal, a femoral superficial, assim como a comum, também é exposta a traumas externos como projéteis de arma de fogo e instrumentos perfurocortantes (Figura 111.38).

As complicações foram a ruptura em 33% dos casos ou trombose e isquemia do membro em 19%. Em 69% dos casos, havia aneurismas em outras localizações, sendo 40% na aorta abdominal. Os autores recomendam tratamento cirúrgico para todos os aneurismas que apresentem complicações ou para os assintomáticos com 2,5 cm ou mais de diâmetro.

Jarrett et al.[216] observaram 13 artérias femorais superficiais, dos quais 11 (85%) foram em homens. Nove (69%) eram associados a aneurismas aórticos ou ilíacos, e sete (54%), a aneurismas de femoral ou poplítea. Seis pacientes (46%) tiveram isquemia distal e nenhum dos aneurismas estava roto. Sugerem que, pelo alto índice de complicações, a ressecção deva ser indicada e a procura por outros aneurismas é mandatória.

Rigdon e Monajjem,[217] em revisão da literatura, identificaram 17 aneurismas em 14 pacientes. Desses, 65% tiveram complicações, ruptura em 35%, trombose em 18% e embolia distal em 12%.

A manutenção do membro, entretanto, ocorreu em 94% dos casos. Os homens representaram 75% dos casos e a média de idade foi de 77 anos. Foi relatado um caso de AFS em uma menina de 1 ano.[218]

Embora tecnicamente sejam aneurismas fáceis de serem ressecados, com restabelecimento da circulação, os resultados das reconstruções a longo prazo não são tão bons como para a femoral comum, pois esses aneurismas estão frequentemente associados a megartérias ou múltiplas lesões oclusivas e estenóticas, que comprometem a médio e longo prazos o funcionamento do enxerto[180] (Figuras 111.39 e 111.40).

O aneurisma de femoral superficial também pode ser tratado por técnicas endoluminais, mas as suas indicações, e especialmente os resultados a longo prazo, não estão bem definidos.[219-222]

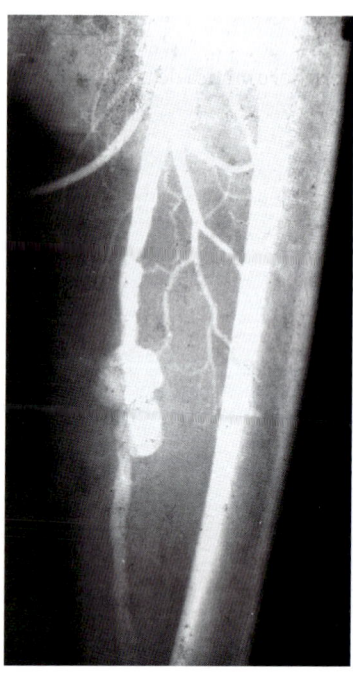

FIGURA 111.39 Arteriografia mostrando aneurisma de femoral superficial. Observar lesões estenóticas concomitantes.

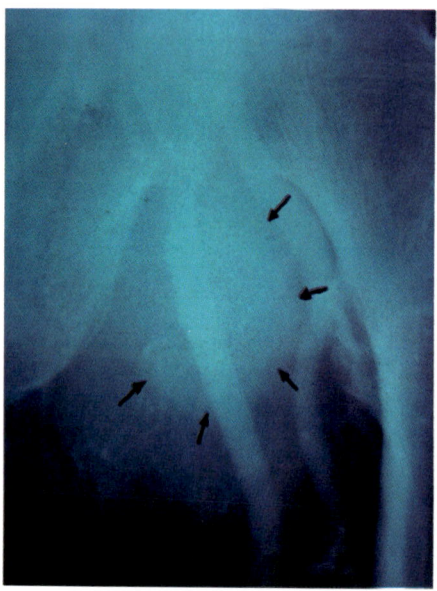

FIGURA 111.38 Angiotomografia computadorizada mostrando grande pseudoaneurisma de femoral superficial causado por punção inadvertida, deslocando a femoral profunda.

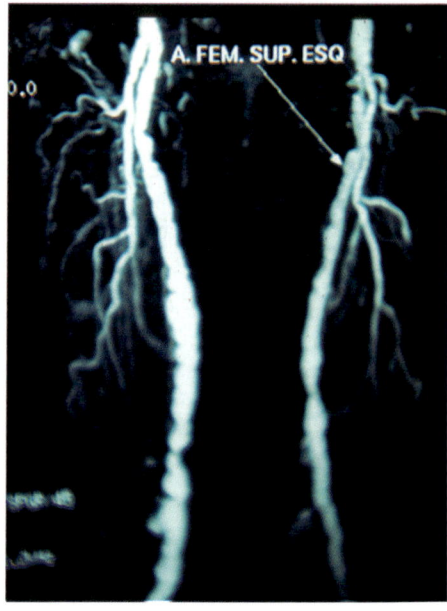

FIGURA 111.40 Arteriografia mostrando vários pequenos aneurismas e estenoses, associados a megartérias.

Aneurismas de artérias tibiais

Os aneurismas verdadeiros das tibiais são muito raros[222-226] e uma causa relatada que merece destaque é a neurofibromatose.[227] Marques et al.[228] descreveram um raro caso de aneurismas verdadeiros bilaterais de tibial posterior, ao nível maleolar. Os exames de imagem evidenciaram também um aneurisma de fibular esquerda trombosado, mas o exame histopatológico não esclareceu a etiologia. Hagspiel et al.,[229] em casos de síndrome de Ehlers-Danlos tipo IV, também descreveram aneurismas de tibiais posteriores bilaterais ao nível da perna.

A maioria desses aneurismas deriva de causas traumáticas e, geralmente, iatrogênicas. Já foram descritos após embolectomia femoral (tibial posterior),[230] após osteotomia da tíbia (tibial anterior),[231] por fixação externa de fratura[232] e por projétil de arma de fogo.[233]

Alguns casos têm sido descritos como consequência de atividades esportivas: beisebol e prática de taekwondo (espécie de caratê), com aneurismas na tibial anterior;[234] após jogo de futebol, na tibial anterior;[235] e por lesões traumáticas no tornozelo, todos comprometendo a tibial anterior (Figuras 111.41 a 111.43).[236]

O tratamento pode ser a simples ligadura, se as outras artérias estiverem patentes, e, em alguns casos, a reconstituição. Também é possível, em casos selecionados, a embolização ou injeção de trombina.

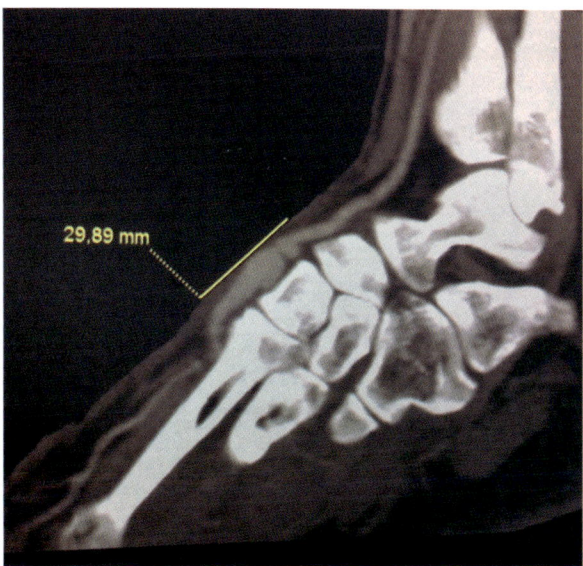

FIGURA 111.42 Angiotomografia computadorizada de aneurisma de artéria pediosa.

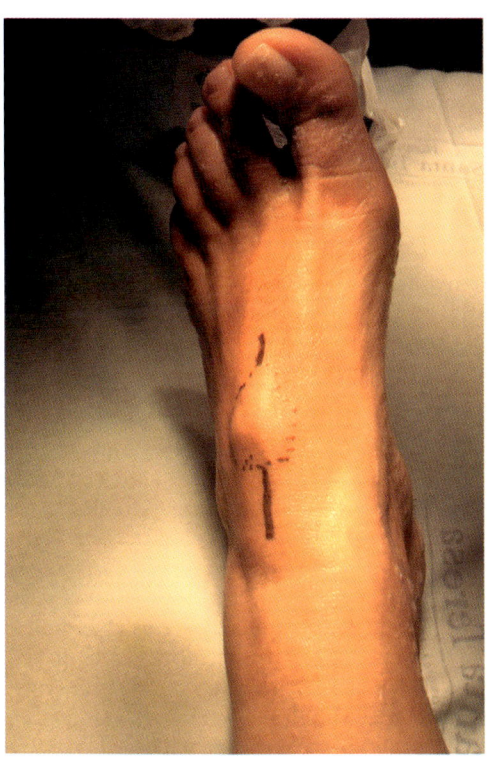

FIGURA 111.41 Aneurisma de artéria pediosa por trauma local.

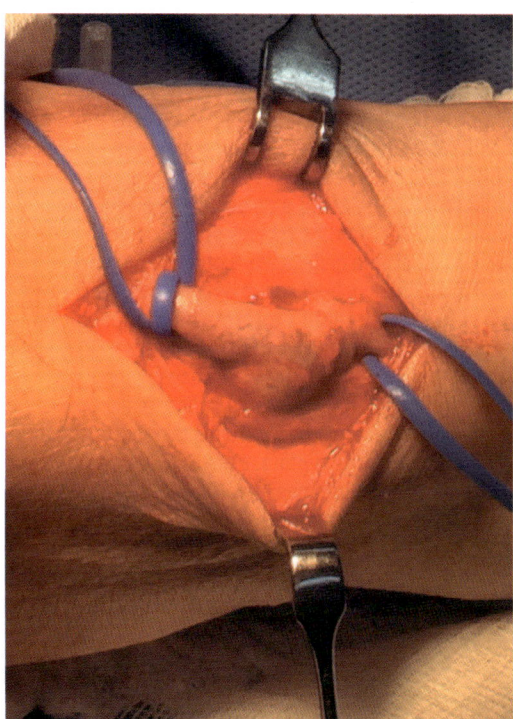

FIGURA 111.43 Detalhe do aneurisma de artéria pediosa durante a cirurgia.

As referências bibliográficas deste capítulo se encontram no Ambiente de aprendizagem do GEN.

Síndromes Aórticas

112

Aneurismas e Dissecções das Artérias Viscerais

Felipe Nasser ▪ Ricardo de Alvarenga Yoshida ▪ Marcela Juliano Silva

ANEURISMAS DAS ARTÉRIAS VISCERAIS

Resumo

O aneurisma das artérias viscerais (AAV) é uma condição rara, mas clinicamente importante. De todos os aneurismas intra-abdominais, apenas 5% afetam as artérias viscerais. O significado clínico do AAV está relacionado, principalmente, com o seu potencial de ruptura, o desafio no diagnóstico e o tratamento emergencial, uma vez ocorrida a ruptura.

Quase 1/4 dos AAVs relatados na literatura apresentou ruptura, e a taxa de mortalidade relatada é de pelo menos 10%, sendo possivelmente muito mais elevada. As mortes por reoperação após a ruptura de aneurismas de artéria celíaca e a ruptura de aneurismas de artéria esplênica em mulheres grávidas aproximam-se de 100%.

Devido ao uso crescente de formas sofisticadas de imagem intra-abdominal, incluindo a ressonância magnética (RM) e a angiotomografia, houve aumento do número de casos diagnosticados.

Embora um diâmetro maior pareça implicar maior probabilidade de ruptura, os pequenos aneurismas viscerais também podem romper-se. Devido ao seu potencial de ruptura, a maioria dos pseudoaneurismas de artérias viscerais, aneurismas micóticos, aneurismas maiores verdadeiros, merece intervenção cirúrgica. O tratamento pode ser geralmente realizado por abordagem cirúrgica aberta ou endovascular. O objetivo do tratamento é evitar a potencial ruptura, por meio de sua exclusão da circulação arterial, mantendo ao mesmo tempo a perfusão distal ou colateral necessária.

Palavras-chave: aneurisma; aneurisma dissecante; artéria esplênica; falso aneurisma; angiografia; procedimentos endovasculares.

INTRODUÇÃO

A formação de aneurismas pode ocorrer em diversos ramos viscerais da aorta abdominal.[1-4] Embora pouco frequentes, com incidência de cerca de 2 a 5% de todos os aneurismas, os AAVs representam alto risco de mortalidade quando se rompem, sendo, por isso, importante o conhecimento dessa doença vascular.

Mais de 3 mil AAVs já foram relatados na literatura; as artérias envolvidas, em ordem decrescente de frequência, são: esplênica (60%), hepática (20%), renal (15 a 22%), mesentérica superior (5,5%), tronco celíaco (4%), gástrica e gastroepiploica (4%), intestinais (jejunal, ileal e cólica) (3%), pancreática e pancreatoduodenal (2%), gastroduodenal (1,5%)[5,6] e mesentérica inferior (rara).[1-4]

A maioria dos AAVs tem etiologia degenerativa oriunda da fragilidade da camada média, com diminuição de fibras elásticas e células musculares lisas.[3] Outras etiologias menos frequentes são atribuídas a aterosclerose, displasia fibromuscular, vasculites, colagenoses, inflamação, infecção (micótico), pancreatite, traumas e iatrogênico (pseudoaneurismas viscerais).[2,3] Tabagismo, hipertensão, dislipidemia, idade, sexo feminino e hipertensão portal são considerados fatores de risco para AAV.[2-4]

A maioria dos casos é assintomática, sendo 40 a 80% deles descobertos como achados de exames de imagem solicitados por outras causas.[2] Dores abdominais, hipotensão, sangramentos intra-abdominais, retroperitoneais ou gastrintestinais podem estar relacionados com suas complicações, que são: trombose, embolia distal, infarto do órgão acometido e ruptura.[2-4] No entanto, os AAVs, muitas vezes, são descobertos apenas na necropsia. Isso enfatiza a necessidade da suspeita diagnóstica e da abordagem terapêutica mais agressiva. A taxa de mortalidade descrita para os aneurismas viscerais rotos varia de 21 a 100%, sendo pior o prognóstico para os aneurismas de tronco celíaco rotos.[7] Carr et al. descreveram em sua série uma mortalidade de 25% associada aos aneurismas viscerais rotos.[8]

Atualmente, nota-se um aumento no diagnóstico dos AAVs devido à disponibilidade de técnicas avançadas de diagnóstico por imagem. O uso mais rotineiro de ultrassonografia sofisticada, angiotomografia computadorizada com reconstruções em 3D, ressonância magnética (RM) e a própria angiografia digital permite o diagnóstico de várias lesões.

Há situações em que há maior tendência à ruptura, nas quais se indica o tratamento eletivo, entre elas:[9,10]

- Localização: artérias hepática (80%), pancreática (75%), mesentérica superior (38%) e esplênica (3 a 10%)
- Forma: aneurismas saculares > aneurismas fusiformes
- Etiologia: micóticos > degenerativos
- Tipo: pseudoaneurisma > aneurismas verdadeiros
- Tamanho: maior que 2 a 3 cm
- Aumento rápido de diâmetro
- Hipertensão arterial
- Sexo feminino em idade fértil
- Gravidez: especialmente os aneurismas esplênicos
- Hipertensão portal.

A abordagem terapêutica pode ser a cirúrgica convencional ou endovascular. Em geral, o tratamento endovascular é preferido para a maioria dos AAVs. No entanto, para se indicar o tratamento endovascular é necessário avaliar cuidadosamente a *localização do aneurisma* (ramo principal ou periférico – circulação terminal), a presença de *circulação colateral*, o *tipo do aneurisma* (pseudoaneurisma ou verdadeiro) e o *diâmetro normal* da artéria, sendo fundamentais exames de imagem de alta resolução com reconstrução em 3D.[2,11,12] A maioria das publicações existentes hoje é sobre o tratamento das artérias renais e esplênicas, e, mesmo após estudo com metanálise, ainda é difícil realizar comparações entre o tratamento endovascular e aberto pelo número relativamente pequeno de casos publicados com seguimento completo, demonstrando, por exemplo, uma mortalidade intra-hospitalar e tardia semelhante com ambos os tratamentos. O tempo de internação é menor no tratamento endovascular para ambos os territórios.[13]

As opções terapêuticas endovasculares incluem a *embolização arterial*, a *embolização do aneurisma* ou a *exclusão do aneurisma*. O arsenal de materiais que podem ser utilizados para esses tratamentos inclui: molas ou micromolas, *plug* vascular, *stents* não recobertos, *stents* recobertos, cola de fibrina, colas (cianoacrilato ou ONYX®), materiais particulados (microesferas de polímero) ou *stents* multicamadas. A decisão do melhor material a ser empregado dependerá das situações abordadas anteriormente (Figuras 112.1 a 112.7).

As contraindicações para o tratamento cirúrgico dos AAVs podem ser divididas em: contraindicações para tratamento cirúrgico

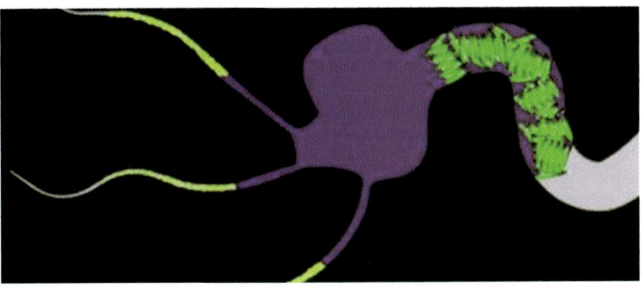

FIGURA 112.1 Embolização arterial com molas: quando o suprimento arterial distal pode ser sacrificado.

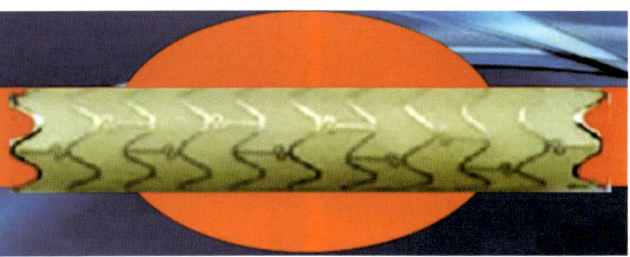

FIGURA 112.2 Exclusão do aneurisma com *stent* recoberto: aneurismas verdadeiros em artérias tronculares, quando o suprimento arterial distal não pode ser sacrificado.

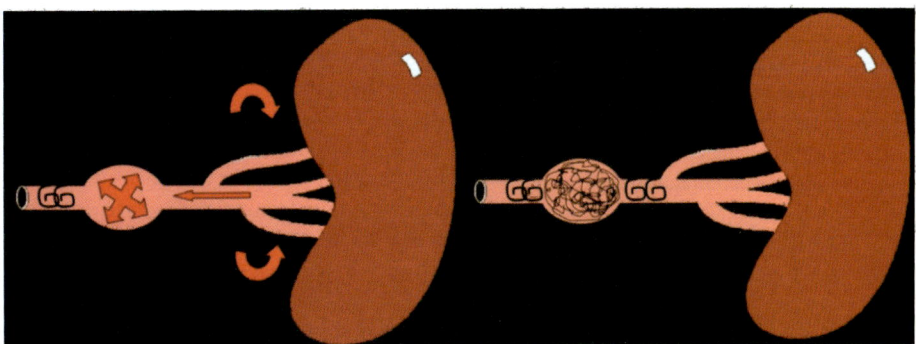

FIGURA 112.3 Embolização arterial com molas: aneurismas verdadeiros em artérias tronculares, quando o suprimento arterial distal não pode ser sacrificado, mantendo circulação colateral preservada.

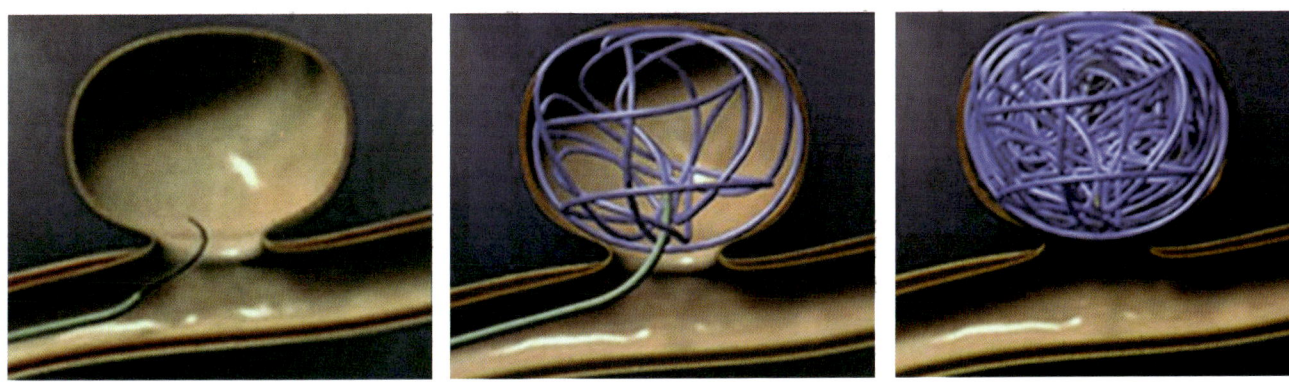

FIGURA 112.4 Embolização do aneurisma com molas: pseudoaneurismas com colo estreito, em artérias tronculares, quando o suprimento arterial distal não pode ser sacrificado.

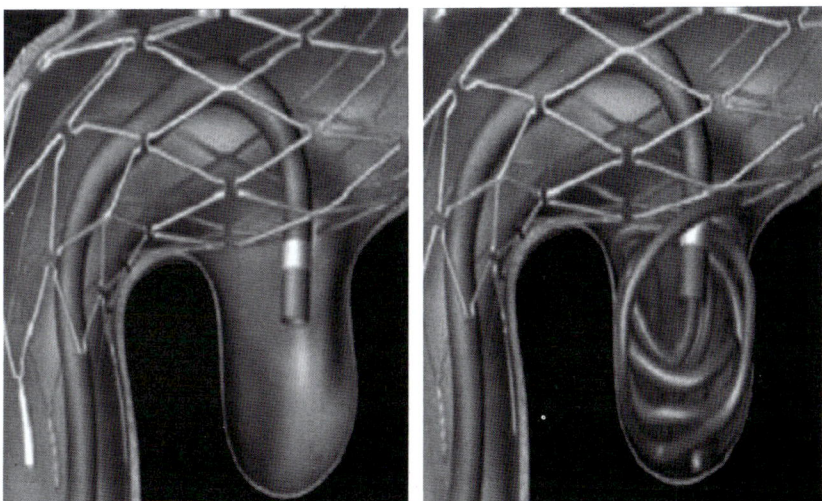

FIGURA 112.5 Embolização do aneurisma com molas + *stent* não recoberto: aneurismas saculares ou pseudoaneurismas com colo largo, em artérias tronculares, quando o suprimento arterial distal não pode ser sacrificado.

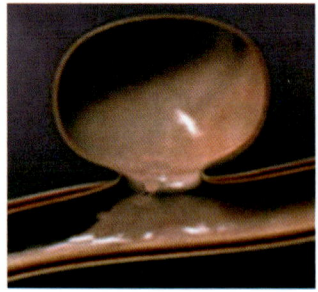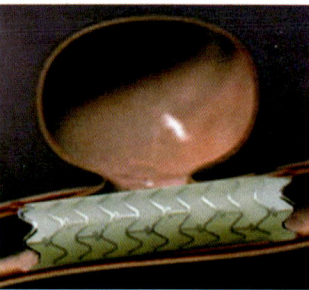

FIGURA 112.6 Exclusão do aneurisma *stent* recoberto: aneurismas saculares ou pseudoaneurismas com colo largo, em artérias tronculares, quando o suprimento arterial distal não pode ser sacrificado.

convencional (geralmente baseadas em comorbidades clínicas do paciente) ou contraindicações para o tratamento endovascular. Podem ser consideradas como contraindicações relativas ao tratamento endovascular a alergia ao contraste, a insuficiência renal grave, a anatomia desfavorável ou a dificuldade de acesso percutâneo ou seletivo.[1,11,12,14]

Em 2020, a Society for Vascular Surgery (SVS) publicou uma nova diretriz para o manejo dos aneurismas viscerais. O resumo de todas as recomendações apresentadas é encontrado no Quadro 112.1.[15]

ANEURISMAS DE ARTÉRIA ESPLÊNICA

Representam 60% de todos os aneurismas esplâncnicos, e mais de 1.800 casos já foram descritos na literatura.[1-4,16,17] A maioria deles foi descrita em mulheres, na proporção relativa aos homens de 4:1, particularmente em multíparas.[1-4] A maioria dos aneurismas esplênicos é sacular, pequeno (2 a 4 cm) e geralmente está localizado próximo às bifurcações arteriais, principalmente em seus segmentos médio e distal.[2,3,18] Normalmente, são isolados, em 20% dos casos podem ser múltiplos, 80% deles situavam-se no segmento distal da artéria e a maioria é calcificada.[2,3]

A etiologia é multifatorial, contudo o mecanismo patogênico mais comum é a degeneração das fibras elásticas da camada média, que pode ser resultante da exposição ao estrógeno,[3] sendo que 40% das mulheres com esses aneurismas são grandes multíparas, com seis ou mais gestações.[2,3,19] Outras situações que também podem contribuir para a degeneração da camada média e o aparecimento desses aneurismas são: a fibrodisplasia, que envolve mais caracteristicamente as artérias renais, no entanto concorrem com aneurismas esplênicos em uma frequência seis vezes maior do que a população em geral; e a hipertensão portal com esplenomegalia.[2-4] Outras causas bem menos frequentes são a aterosclerose, processos inflamatórios que afetam os tecidos adjacentes à artéria esplênica, especialmente a pancreatite com pseudocisto associado (Figura 112.8),

trauma abdominal penetrante ou não, lesões micóticas e periarterite nodosa, que geralmente levam à formação de pseudoaneurismas.[1] O risco de ruptura nos aneurismas esplênicos é em torno de 10%, contudo, em gestantes, são responsáveis por 20 a 50% dos aneurismas viscerais rotos.[3] A ruptura é um evento catastrófico, com taxa de mortalidade em torno de 36%.

Os aneurismas de esplênica são, quase sempre, assintomáticos ou apresentam sintomas vagos e não característicos. Uma dor súbita no quadrante superior esquerdo do abdome, podendo irradiar-se para o ombro esquerdo, pela irritação do diafragma, seguida de estado de choque, pode significar ruptura do aneurisma, devendo fazer parte do diagnóstico diferencial de abdome agudo com choque. A dor no quadrante inferior direito pode traduzir o escape do sangue pelo forame de Winslow, infiltrando na goteira parietocólica direita. Eventualmente, é possível a ocorrência de hemorragia para o peritônio livre, com grave quadro de choque.[1-3] Em cerca de 25% dos casos, a hemorragia dá-se para a retrocavidade dos epíplons, na qual fica contida por algum tempo. Quando o sangue escapa pelo forame de Winslow, a hemorragia estende-se para o peritônio livre, com piora do quadro de hipovolemia. Esse fenômeno chamado "dupla ruptura" dá ao cirurgião a oportunidade para intervir antes que a hemorragia fatal ocorra.[2,3,18] Quando a ruptura acontece durante a gestação, pode assemelhar-se a uma urgência obstétrica.[19] Ocasionalmente, um sangramento gastrintestinal intermitente pode significar a ruptura do aneurisma para o sistema digestório. As fístulas arteriovenosas representam complicação muito rara da ruptura do aneurisma e, quando ocorrem, levam a uma hipertensão portal secundária.[2,3]

O diagnóstico, com frequência, decorre de um achado de exame de imagem. Pode ser notado, em radiografias ou tomografias computadorizadas, com o aparecimento de uma calcificação arredondada sobre a projeção da artéria esplênica, em 90% dos casos.[1-4] Atualmente, o grande número de ultrassonografias, angiotomografias computadorizadas com reconstruções em 3D e RM, feitas por outras razões, surpreende esses aneurismas na fase assintomática.[1-4]

Cerca de 95% dos aneurismas detectados pela primeira vez durante a gestação vieram a romper. Quando a ruptura se dá durante a gravidez, a mortalidade materna é de aproximadamente 70% e a fetal chega a mais de 75%.[1-4] A incidência de ruptura durante a gestação provavelmente não é tão grande quanto as estatísticas parecem mostrar, já que esses aneurismas costumam se desenvolver após múltiplas gestações, acreditando-se que muitos deles permaneçam íntegros durante várias delas, ainda desconhecidos, até sobrevir a ruptura em gravidez subsequente. Nas pacientes grávidas ou em idade reprodutiva, a indicação para o tratamento cirúrgico é clara. Nos demais pacientes, os aneurismas devem ser operados naqueles que apresentem risco mínimo, em serviço cirúrgico

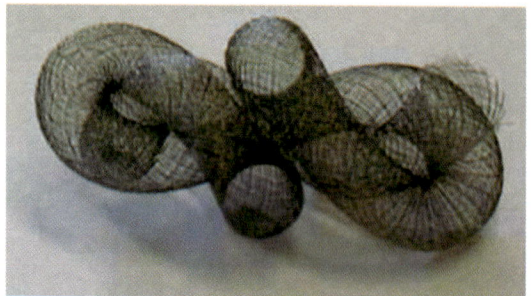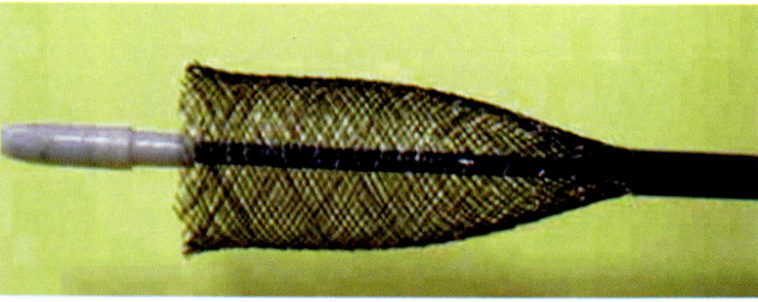

FIGURA 112.7 Exclusão do aneurisma *stent* multicamadas: aneurismas verdadeiros (fusiformes ou saculares) ou pseudoaneurismas com colo largo, em artérias tronculares, quando o suprimento arterial distal não pode ser sacrificado. Essa nova tecnologia visa manter o fluxo laminar da artéria, favorecendo a trombose espontânea do aneurisma, por meio do princípio *vortex velocity control*. Teoricamente, o princípio básico desse dispositivo é atrativo, mas ainda há necessidade de mais estudos para avaliar a sua eficácia a longo prazo.

QUADRO 112.1   Recomendações para manejo dos aneurismas viscerais segundo a diretriz da Society for Vascular Surgery.[15]

Localização	Diagnóstico	Alternativa	Indicação de tratamento	Opções terapêuticas	Triagem adicional	Seguimento
Artéria renal	Angiotomografia, com cortes de 1 mm (1B)	RM sem contraste ou angiografia por cateter (1C)	Sintomáticos (1B); Rotos (1B); Se > 3 cm (2C); Mulher em idade fértil (2B); Se HAS refratária ou estenose de artéria renal (2C)	Antiagregante plaquetário diário (2C); Correção aberta, se risco cirúrgico aceitável (2B); Endovascular, se tecnicamente viável em pacientes com maior risco cirúrgico (2B)	Em mulheres com aneurisma renal, realizar em uma ocasião pesquisa de displasia fibromuscular com história clínica + tomografia ou RM: território cerebrovascular, vasos mesentéricos e ilíacos (2C)	Se paciente for operado: exame de imagem antes da alta + seguimento com imagem a longo prazo (2C); Se tratamento conservador: imagem anual até duas imagens estáveis consecutivas e, a partir daí, a cada 2 a 3 anos (2C)
Artéria esplênica	Angio-TC, com cortes de 1 mm (1C)	RM sem contraste (1C) ou angiografia por cateter (1B)	Imediatamente, se roto (1A); Pseudoaneurisma, independentemente do tamanho (1B); Mulher em idade fértil, independentemente do tamanho (1B); Se ≥ 3 cm (1C)	Aneurisma roto identificado na laparotomia: ligadura com ou sem esplenectomia (1B); Se roto descoberto em exame de imagem: aberto ou endo baseado na anatomia e no status clínico (2B); Se tratamento eletivo e anatomia favorável: endovascular (2B); Se aneurisma distal, próximo ao hilo esplênico, favorece-se o tratamento com reparo aberto (2C)	Realizar triagem para outros aneurismas intratorácicos, intracranianos, abdominais e periféricos (2B)	Se em tratamento conservador/observação, TC ou USG anual (2B); Se foi tratado, avaliação periódica com angio-TC, angio-RM ou USG (2B)
Tronco celíaco	Angio-TC para diagnóstico inicial (2B)	Angio-RM (2B) ou angiografia por cateter (2C)	Roto (1A); Se pseudoaneurisma de qualquer tamanho (1B); Se > 2 cm, com crescimento documentado ou se sintomático (1C)	Se descoberto durante laparotomia, recomenda-se ligadura; se possível, documentar circulação colateral para fígado (2C); Se identificado em exame de imagem já estando roto: tratamento aberto ou endovascular, se favorável (1B); Para casos eletivos, anatomicamente viáveis, recomenda-se tratamento endovascular (2B); Para definir a necessidade de revascularização do tronco celíaco, recomenda-se avaliação da artéria mesentérica superior, gastroduodenal e colaterais por angio-TC ou arteriografia (2B)	Realizar triagem para outros aneurismas (2B)	Se em tratamento conservador, angio-TC anual (2B); Se tratado por técnica endovascular, avaliação periódica com angio-TC (2B)
Artérias gástrica, gastroepiploica, gastroduodenal, pancreatoduo-denal	Angio-TC para diagnóstico inicial (1B)	Angio-RM sem contraste (1C) ou angiografia por cateter para todos os casos rotos (1B) e para os eletivos para planejamento (1C)	Sempre, independentemente do tamanho (1B)	Embolização endovascular como terapia de primeira linha (1B)	TC de abdome para identificar outros aneurismas abdominais (arteriólise medial segmentar ou poliarterite nodosa); Realizar triagem única para outros aneurismas cervicais, intratorácicos e intracranianos (2B)	TC abdome a cada 12 a 24 meses para identificação precoce de outros aneurismas (2B); Avaliação com TC a cada 12 a 24 meses para avaliar remodelamento ou reperfusão do aneurisma (2B)
Artéria hepática	Angio-TC para diagnóstico inicial (1B)	Se for realizar tratamento, recomenda-se angiografia por cateter para planejamento (1B)	Pseudoaneurisma; Sintomáticos; Se paciente tem vasculite (1C); Se tiver hemoculturas positivas (1C); Se > 2 cm (1A) ou se crescimento > 0,5 cm por ano (1C)	Endovascular se anatomicamente favorável (1A); Se aneurisma extra-hepático, recomenda-se manutenção da circulação hepática com tratamento endovascular ou aberto (1A); Se tratamento endovascular, recomenda-se embolização da artéria afetada (1B); Se aneurisma grande, recomenda-se ressecção do segmento hepático (1C)	Realizar triagem para outros aneurismas intratorácicos, intracranianos, abdominais e periféricos (2B)	Para pacientes em tratamento conservador, recomenda-se TC de abdome ou angio-TC anual (2B)
Artéria mesentérica superior	Angio-TC para diagnóstico inicial (1B)	Se for realizar tratamento, recomenda-se angiografia por cateter para planejamento (1B)	Todos, independentemente do tamanho; Se pseudoaneurisma - imediato (1A); Se secundário à dissecção e assintomático, observação cuidadosa (2B)	Endovascular, se anatomicamente favorável (1B)	Realizar TC de abdome, uma única vez, para identificação de outros aneurismas concomitantes (2B)	Após o tratamento, avaliação anual com angio-TC (2B)

Angio-RM: angiorressonância magnética; angio-TC: angiotomografia computadorizada; HAS: hipertensão arterial sistêmica; RM: ressonância magnética; TC: tomografia computadorizada; USG: ultrassonografia.

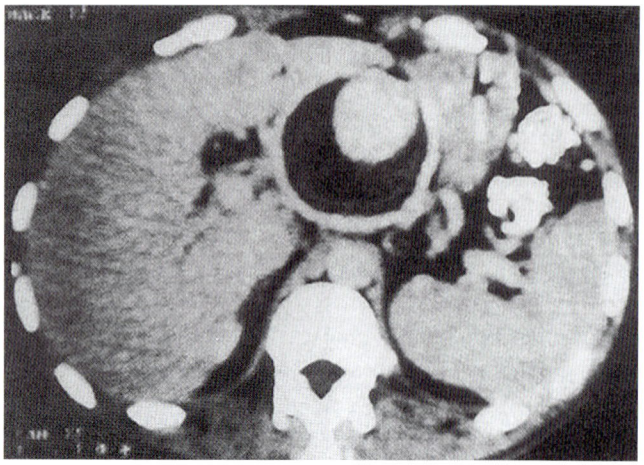

FIGURA 112.8 Corte transversal mostrando grande pseudoaneurisma de esplênica associado a pseudocisto do pâncreas.

ramos pérvios. No entanto, vacinas para meningococo, pneumococo e *Haemophilus influenzae* são frequentemente administradas em casos de embolização distal extensa.[1,3,4]

Se optado pelo tratamento convencional, a abordagem pode ser feita por incisão xifopúbica, transversa ou subcostal, sob anestesia geral. Os aneurismas que acometem o terço inicial da esplênica são tratados com uma endoaneurismorrafia, com anastomose termino-terminal ou com a simples ligadura da artéria proximal e distal, excluindo o aneurisma da circulação.[2,4,11,24] Aneurismas associados a pseudocistos pancreáticos são de tratamento mais difícil devido ao processo inflamatório em que estão inseridos e, nesses casos, o melhor é excluir o aneurisma por dentro do saco, sempre que possível com o controle prévio da artéria proximal. Quando o aneurisma

experiente, com expectativa de mortalidade de, no máximo, 0,5%, quando atingirem 3 cm de diâmetro ou quando sintomáticos.[1-4,15]

O tratamento pode ser realizado pela técnica endovascular, que é a preferência da maioria dos serviços atualmente – e a nossa também[18] – ou por meio da cirurgia aberta convencional. Quando optado pela técnica endovascular, a embolização do aneurisma com molas (Figura 112.4) ou cola (cianoacrilato ou ONYX®), utilizando *stents* não recobertos para os de colos largos (Figura 112.5), são as mais utilizadas e preferidas para o tratamento dos aneurismas nos segmentos médio e distal da artéria, que são a maioria (Figura 112.9). Quando esses aneurismas são localizados no segmento proximal da artéria, pode ser utilizada a técnica de exclusão do aneurisma com *stents* recobertos (Figuras 112.2 e 112.6). Se houver circulação colateral abundante pelas artérias pancreáticas, pode ser utilizada a técnica de embolização arterial com preservação da circulação colateral distal (Figuras 112.3 e 112.10).[1,3,4,20-23] Em casos rotos, em que não haja tempo hábil para melhor programação, a técnica de embolização arterial (Figura 112.1) pode ser empregada, com o intuito de estancar o sangramento, avaliando-se posteriormente a necessidade de esplenectomia, em casos em que a circulação colateral não seja suficiente para manter a perfusão do órgão. Quando localizados em artérias distais, podem ser tratados por embolização superseletiva dos respectivos ramos das artérias esplênicas com partículas, micromolas, trombina ou colas. Na maioria dos casos, é possível a embolização do ramo arterial envolvido, deixando outros

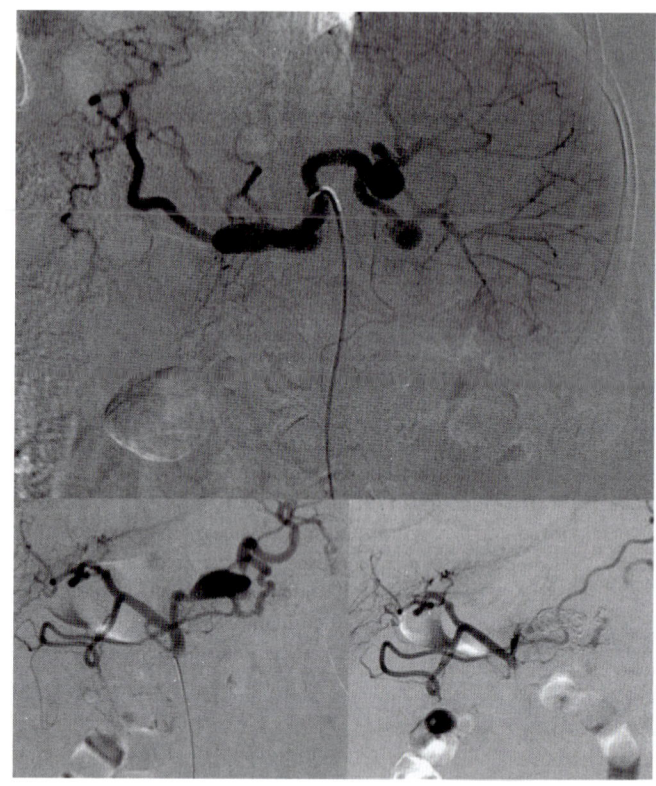

FIGURA 112.10 Aneurisma de artéria esplênica tratado por oclusão da artéria esplênica, por meio de embolização com molas fibradas e reenchimento colateral através das artérias gástricas curtas.

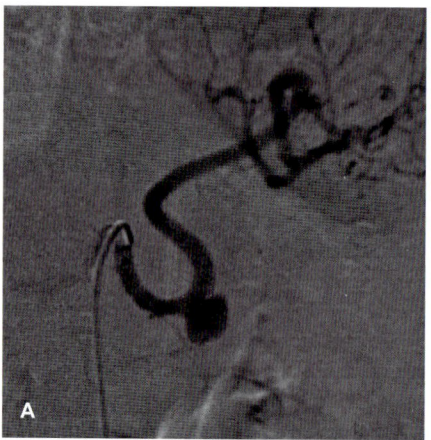
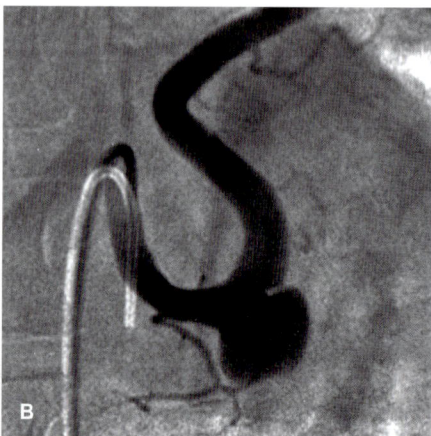
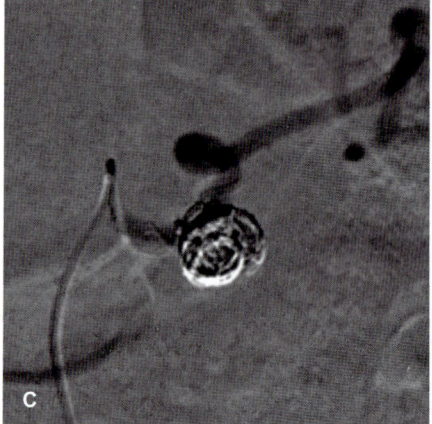

FIGURA 112.9 A. Angiografia seletiva da artéria esplênica mostrando aneurisma sacular em seu segmento proximal e com colo amplo. **B.** Maior aumento e detalhe da mesma imagem. **C.** Angiografia de controle mostrando exclusão do aneurisma com molas. O *stent* de suporte de nitinol tinha baixa radiopacidade e não apareceu na imagem angiográfica.

está associado a um pseudocisto, por vezes é necessária a drenagem interna ou externa do cisto e, em algumas situações, a ressecção do tecido pancreático comprometido. No passado, quando o aneurisma se localizava no hilo esplênico, uma esplenectomia era realizada. Hoje, sabendo-se da importância do baço com relação à imunologia, sempre que possível, faz-se simplesmente uma oclusão por sutura externa ou interna do aneurisma, sem esplenectomia ou realização de autotransplante.[2,11,24,25] Os procedimentos cirúrgicos convencionais podem ser feitos também com bons resultados e menor invasividade, usando-se a técnica da cirurgia videolaparoscópica.[18,26-28]

Concluindo, os aneurismas de artéria esplênica devem ser tratados, seguindo as indicações anteriores, prevenindo-se a ruptura e, sempre que possível, protegendo a viabilidade do órgão. A terapêutica endovascular é a forma de tratamento considerada preferível para esses casos, com as vantagens de ser um procedimento pouco invasivo, de apresentar solução definitiva e com possibilidade de preservação do órgão.

ANEURISMAS DE ARTÉRIA HEPÁTICA

Correspondem a 20% dos aneurismas que acometem as artérias viscerais.[1-4] Alterações ateroscleróticas são encontradas em 32% desses aneurismas; entretanto, a incidência relatada vem aumentando ao longo das últimas duas décadas, por conta dos pseudoaneurismas iatrogênicos, resultado de um aumento crescente de procedimentos invasivos do trato hepatobiliar (intervencionistas ou biopsias guiadas por tomografia), chegando a 50% dos casos.[1-4] Os aneurismas micóticos, a degeneração da camada média, semelhante e o trauma resultando em pseudoaneurismas ou aneurismas verdadeiros são os responsáveis pela etiologia dos demais casos. Outras causas, pouco descritas, são a periarterite nodosa,[29] o aneurisma congênito[30] e o decorrente de síndrome de vasculite granulomatosa de Wegener.[31] A inflamação periarterial que ocorre após uma colescistite ou pancreatite é uma causa relatada, mas incomum, de aneurisma da artéria hepática.[32]

Shanley et al.,[9] em uma revisão de 163 aneurismas hepáticos (AAH), encontraram as seguintes localizações: hepática comum (63%), hepática direita (28%) e hepática esquerda (4%). O homem é duas vezes mais afetado do que a mulher, e 50 a 66% desses aneurismas são extra-hepáticos, normalmente isolados e saculares, sendo a maioria deles assintomática e comumente associada à hipertensão arterial sistêmica.[1,3]

Nos pacientes com o aneurisma íntegro, a queixa mais comum é a dor no quadrante superior direito e no epigástrio, geralmente não relacionada à alimentação. Os aneurismas em expansão em geral causam dor abdominal importante na parte alta do abdome, muitas vezes com irradiação para as costas, assemelhando-se à dor que acompanha a pancreatite. A incidência de ruptura é de 20 a 80%, com taxa de mortalidade entre 21 e 35%.[1,3] A ruptura dá-se com igual frequência para a cavidade peritoneal e para os canais hepatobiliares, que, quando ocorre, apresenta o sinal característico de hemobilia.[2,3,33,34] Eventualmente, a ruptura pode ocorrer para o canal pancreático. A mortalidade consequente à ruptura continua muito alta, em torno de 35%.[2] Os aneurismas, quando volumosos, podem comprimir as vias biliares extra-hepáticas, produzindo icterícia. Pode se apresentar por meio da tríade de Quincke: dor epigástrica, sangramento gastrintestinal e icterícia obstrutiva.[1-4,34]

O diagnóstico do aneurisma pode ser feito por uma imagem de calcificação curvilínea sobre a projeção da artéria hepática, contudo, atualmente, o diagnóstico tem sido feito por angiotomografia computadorizada, a qual ainda fornece dados da arquitetura anatômica suficientes para programação cirúrgica, e por meio de imagens reconstruídas em 3D e MIP, identifica múltiplos aneurismas (20% dos casos) ou presença de fístula aortoportal e a perviedade da rede de colaterais.[1-4]

Devido à alta incidência de ruptura, com relatos revelando que 65% dos AAH se apresentam rotos, com taxa de mortalidade em torno de 21%, em princípio, os AAH devem ser tratados.[1-4,33] As indicações mais detalhadas constam no Quadro 112.1, sendo indicada em casos assintomáticos com diâmetro > 2,0 cm (ou crescimento > 0,5 cm ao ano), aneurismas sintomáticos ou pseudoaneurismas, independentemente das suas dimensões e micóticos.

O tratamento pode ser realizado pela técnica endovascular, que é a preferência da maioria dos serviços atualmente – e a nossa também – ou por meio da cirurgia aberta convencional, considerando sua localização (artéria hepática comum, artéria hepática própria ou intra-hepático) e a anatomia vascular regional.[1-4,33]

No tratamento endovascular, quando esses aneurismas são localizados no segmento proximal da artéria (artéria hepática comum), dependendo da anatomia, podem ser utilizadas a técnica de exclusão do aneurisma com *stents* recobertos (Figuras 112.2 e 112.6) ou embolização do aneurisma com molas (Figura 112.4) ou cola (cianoacrilato ou ONYX®), a qual é a preferível nesses casos. Se houver circulação colateral abundante, principalmente pelas artérias gastroduodenal e gástrica direita, pode ser utilizada a técnica de embolização arterial com preservação da circulação colateral distal (Figuras 112.3 e 112.11). Já nos casos em que se localizam mais distalmente, após a emergência da artéria gastroduodenal, a técnica mais utilizada é a embolização do aneurisma com molas (Figuras 112.4, 112.12 a

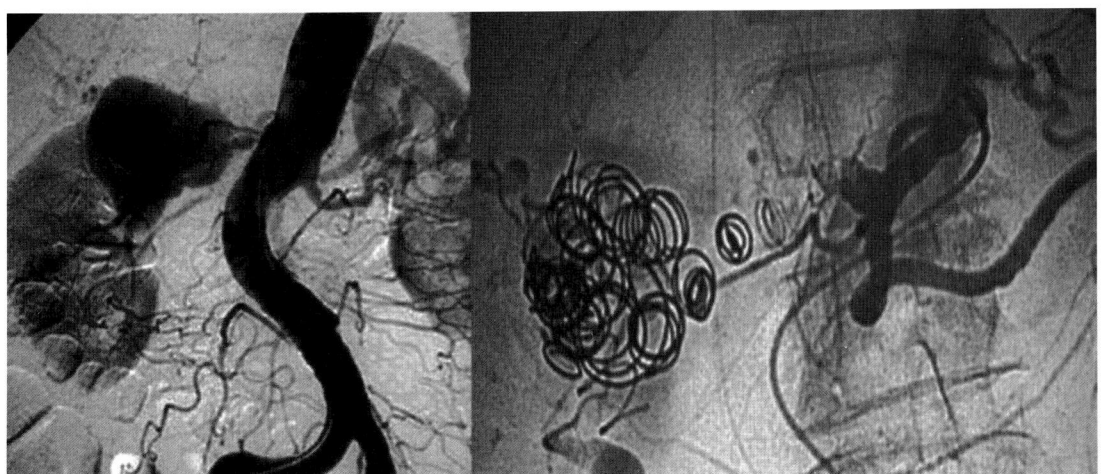

FIGURA 112.11 Aneurisma da artéria hepática própria, 6 cm, em expansão, tratada por embolização arterial com molas fibradas.

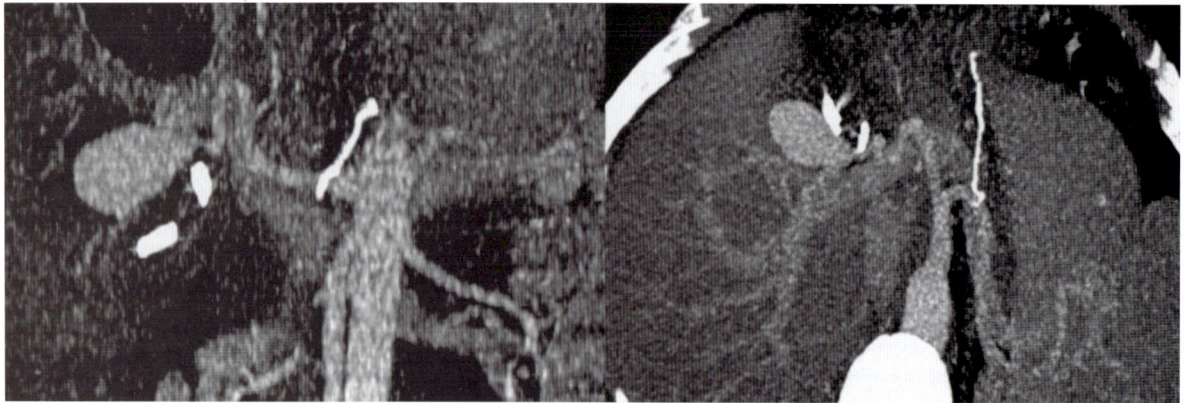

FIGURA 112.12 Angiotomografia – pseudoaneurisma em artéria hepática própria.

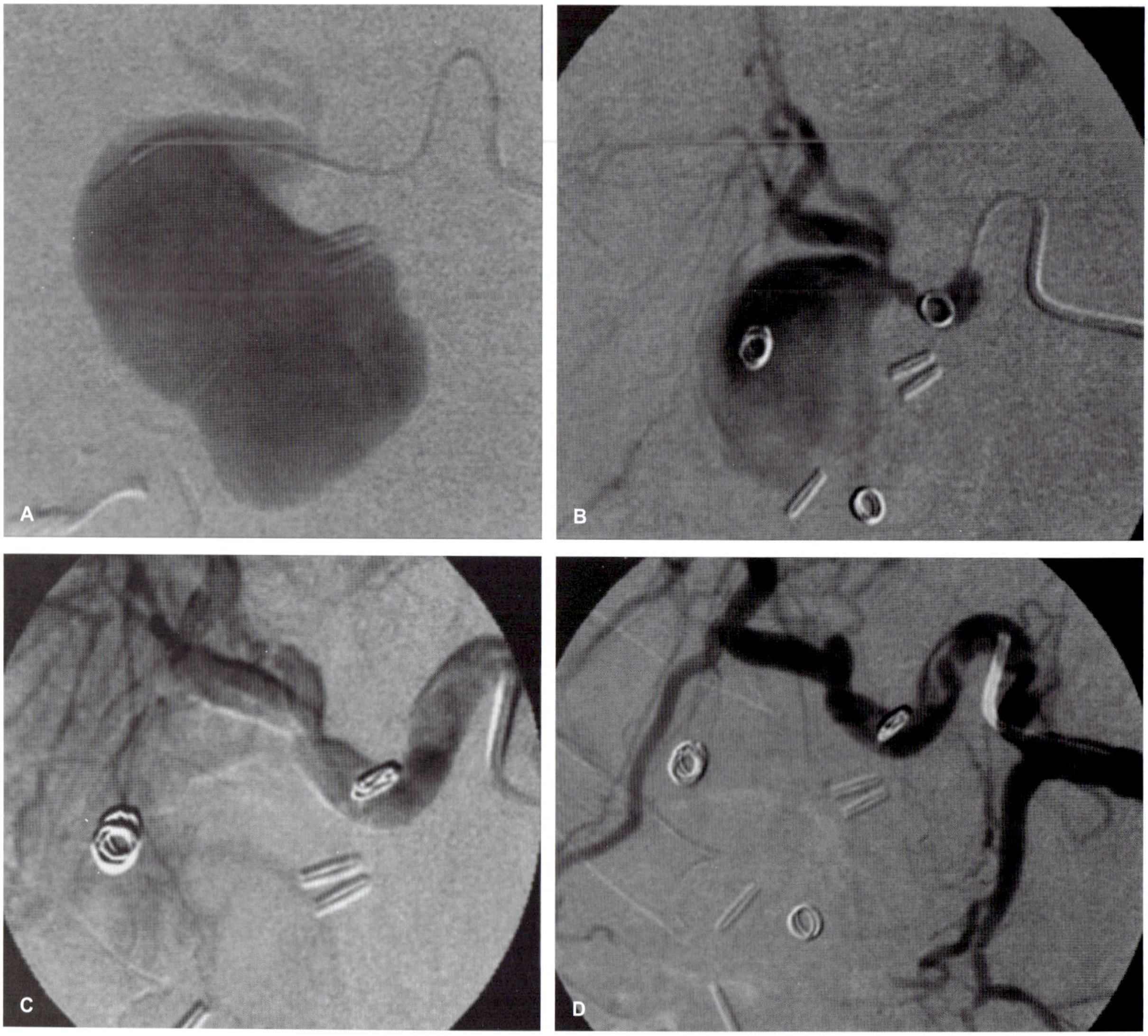

FIGURA 112.13 A. Angiografia intraoperatória – pseudoaneurisma de artéria hepática própria. **B.** Implante de "molas" de platina promovendo trombose parcial do pseudoaneurisma. **C.** Fechamento do colo saco aneurismático com "molas" de platina promovendo trombose completa do pseudoaneurisma. **D.** Angiografia de controle – oclusão completa do pseudoaneurisma, com fluxo sanguíneo preservado para artéria hepática.

112.14) ou cola (cianoacrilato ou ONYX®), utilizando *stents* não recobertos para os de colos largos (Figura 112.5). Quando localizados nos segmentos intra-hepáticos, a técnica de embolização arterial com molas (Figura 112.1) é a mais empregada, por se tratar, geralmente, de circulação terminal, com repercussão isquêmica mínima.[1-4,32,33,35] A embolização trans-hepática ficaria reservada para situações em que

o acesso convencional (via femoral, braquial ou axilar) fosse complicado ou quando o vaso a ser tratado não for acessível por meio das artérias tronculares.[32,36]

Quando a cirurgia convencional é preferida, nos AHH que acometem a artéria hepática comum, quase sempre podem ser simplesmente excluídos da circulação por ligaduras ou ressecados, sem

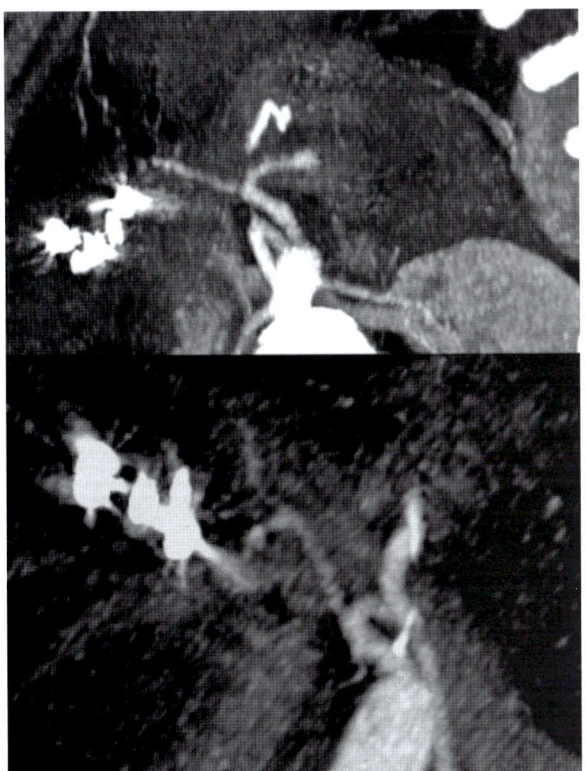

FIGURA 112.14 Angiotomografia de controle com 6 meses – exclusão completa do pseudoaneurisma com fluxo sanguíneo preservado para artéria hepática.

restauração da artéria, devido à circulação colateral nesse nível ser muito rica. Havendo alguma dúvida sobre a eficácia da circulação colateral, a continuidade arterial deve ser restabelecida com o uso ou não de enxerto, conforme o tipo e a extensão do aneurisma. Quando o aneurisma se situa na hepática própria, a circulação troncular deve ser sempre restaurada, devido ao risco de necrose hepática. O enxerto de veia autógena deve ser o preferido. Nos aneurismas intra-hepáticos, por vezes, uma hepatectomia parcial pode se fazer necessária.[2,11,24,37] No entanto, a cirurgia aberta carrega, em geral, maior invasividade, certa dificuldade de acesso e, consequentemente, maior morbimortalidade, na qual a mortalidade operatória pode chegar a 21% dos casos.[32]

Concluindo, os AHH devem ser tratados, seguindo as indicações anteriores, prevenindo-se a ruptura e, sempre que possível, protegendo a viabilidade do órgão. A terapêutica endovascular é a forma de tratamento considerada preferível para esses casos, com as vantagens de ser um procedimento pouco invasivo, de apresentar solução definitiva e com possibilidade de preservação do órgão.

ANEURISMAS DE ARTÉRIA RENAL

Aneurismas de artéria renal (AAR) são distintos dos outros AAVs, na medida em que têm baixo risco de ruptura e, consequentemente, menores taxas de mortalidade. Estão frequentemente associados com hipertensão arterial sistêmica, embora a relação de causa e efeito com ela não seja clara.[1-4]

As mulheres são mais propensas a esses aneurismas, com displasia fibromuscular sendo a etiologia mais comum. Vasculites, aterosclerose e o trauma são outras causas menos comuns. A maioria dos aneurismas é sacular e 75% localizam-se em bifurcação primária ou secundária, sendo a calcificação rara. Os aneurismas de localização intraparenquimatosa ocorrem em menos de 10% dos casos.[1-4]

Os aneurismas da renal podem ser verdadeiros, falsos ou consequentes a uma dissecção. Os pseudoaneurismas podem ser consequência de um trauma fechado ou aberto ou ainda resultantes de causas iatrogênicas. Os que resultam de dissecção espontânea, confinada à própria renal, são muito raros; entretanto, as dissecções espontâneas, causando pseudoaneurismas, acometem mais as renais do que qualquer outra artéria periférica. Para os aneurismas verdadeiros, as causas são numerosas, mas a doença fibromuscular e as de origem congênita são as mais comuns. Esses aneurismas são comumente devidos a processos degenerativos com enfraquecimento da lâmina elástica.[1-4] Outras causas são dilatação pós-estenótica, arterites e, raramente, doença de Ehlers-Danlos.[38] A aterosclerose, embora relatada como causa frequente, parece ser mais um evento secundário do que um processo primário.[1-4]

A maioria dos aneurismas de artéria renal é assintomática e detectada em estudos de imagem, como arteriografia (Figura 112.15), ultrassonografia, angiotomografia computadorizada (Figura 112.16) ou RM, feitos por outras razões. Mais raramente, uma simples radiografia de abdome ou uma angiotomografia podem denunciar a presença de um desses aneurismas, por uma calcificação arredondada sobre o trajeto da artéria renal (Figura 112.17). Os sintomas incluem os de ruptura, hipertensão, dor, infarto renal e hematúria. A compressão dos canais coletores, produzindo hidronefrose, é muito rara. O risco de ruptura é em torno de 10%, e a mortalidade é cerca de 10% para homens e mulheres não grávidas. A ruptura durante a gestação provoca uma mortalidade fetal de 85 e 45% com relação à mãe. Durante a gestação, o risco de haver ruptura é maior.[1-4]

O tratamento cirúrgico deve ser indicado para todos os doentes sintomáticos, na presença de hematúria, dores abdominais ou em flanco e hipertensos. Para os casos assintomáticos, a intervenção cirúrgica é recomendada para aneurismas maiores que 3 cm e/ou aneurismas que contêm trombo ou àqueles associados à estenose da artéria renal. Em mulheres em idade fértil, que desejam a gestação, a cirurgia deve ser realizada independentemente do tamanho do aneurisma. Os pseudoaneurismas, frequentemente associados com trauma, devem, em geral, ser tratados.[1,4,15]

A técnica cirúrgica, endovascular ou convencional, para o tratamento do AAR dependerá da localização do aneurisma, se envolve uma artéria periférica intrarrenal, uma artéria principal troncular ou se está localizado em uma bifurcação da artéria renal principal.[1,4]

A abordagem endovascular é geralmente a de escolha no tratamento dos AAR. Quando localizado em uma artéria renal terminal (intrarrenal), a embolização arterial com molas (Figura 112.1) é a técnica mais utilizada, embora as partículas e as colas (cianoacrilato ou ONYX®) possam ser usadas[1] (Figura 112.18). A utilização de microcateteres é fundamental para a embolização superseletiva, na tentativa de preservar, tanto quanto possível, o parênquima renal. AAR que se localizam na artéria principal, no hilo renal ou em ramos em primários da artéria principal, a preservação da artéria doadora é fundamental para a manutenção da função renal. Nos casos em que os aneurismas se localizam na artéria principal, se houver anatomia adequada, o tratamento pode ser feito por meio da exclusão do aneurisma com *stent* recoberto (Figura 112.2). Com pelo menos 5 mm (de preferência mais) de artéria renal normal, em ambos os colos, proximal e distal ao aneurisma, é necessária a exclusão dele com segurança. Outras opções, principalmente em casos de pseudoaneurismas, incluem a embolização do aneurisma com molas (Figura 112.4), utilizando *stents* não recobertos para os de colos largos (Figura 112.5) ou *stent* multicamadas de fluxo dirigido (Figura 112.7). Já os aneurismas localizados no hilo renal, no qual a principal artéria se divide em ramos, são verdadeiros desafios. Se o aneurisma tiver colo estreito, há a possibilidade de embolização com molas (Figura 112.4), com o cuidado para não ocluir

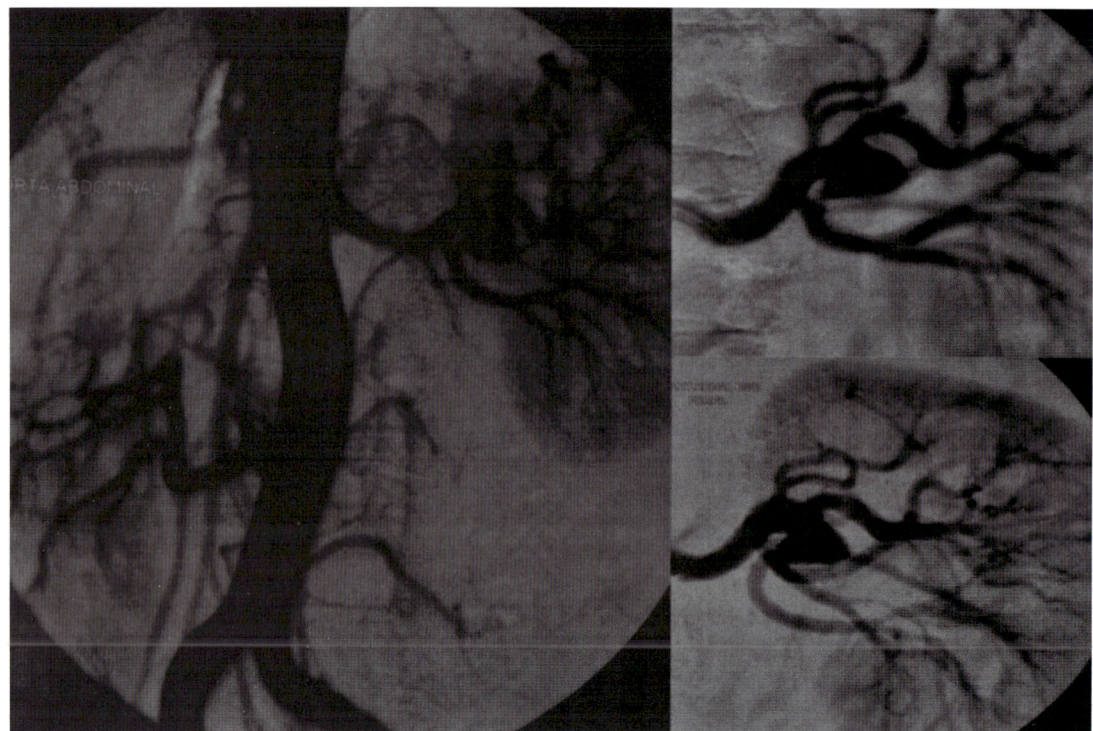

FIGURA 112.15 Angiografia mostrando aneurisma de artéria renal esquerda.

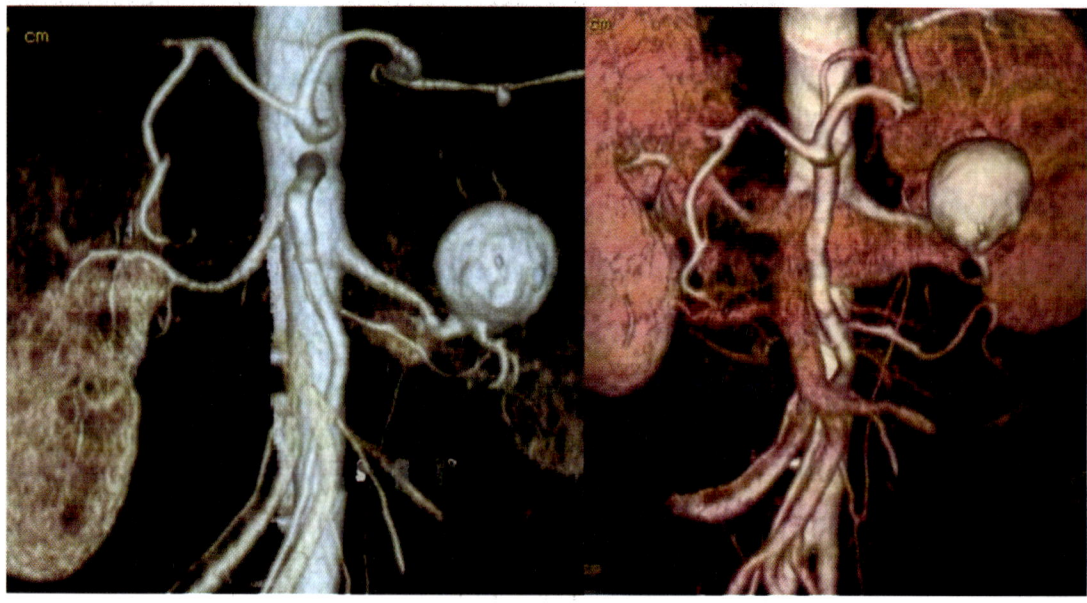

FIGURA 112.16 Angiotomografia mostrando aneurisma de artéria renal esquerda.

a artéria principal e permitir a preservação de todos os principais ramos das artérias renais. Se houver colo largo e envolver a origem de um ou mais ramos segmentares, a exclusão do aneurisma com o *stent* multicamadas (Figura 112.7) pode ser uma alternativa atrativa, pois, além da exclusão do aneurisma, haveria a manutenção dos ramos principais, evitando a exclusão deles.[1,39]

A terapêutica cirúrgica convencional deve ter sempre como objetivo a remoção do aneurisma, com preservação do rim e manutenção ou restauração de um fluxo arterial normal. No caso de ruptura, a nefrectomia representa quase sempre a única terapêutica adequada. Para os aneurismas localizados na artéria principal, a reconstrução *in situ* com enxertos venosos é o tratamento de escolha.[4,24] Para os aneurismas localizados além do tronco principal da artéria renal

e, por vezes, intraparenquimatosa, a aneurismectomia, em geral, é tecnicamente difícil. Em alguns casos mais complexos, o reparo só pode ser feito pela exteriorização do rim, mantido viável por uma solução de preservação renal, gelada e heparinizada. Após os reparos necessários, o rim seria reimplantado em sua posição original ou na fossa ilíaca.[4,11,24]

ANEURISMAS DE ARTÉRIA MESENTÉRICA SUPERIOR

É o quarto aneurisma, em frequência, entre os que acometem as artérias viscerais, correspondendo a 5,5% do total de casos. Homens e mulheres são igualmente afetados. Os aneurismas micóticos secundários à

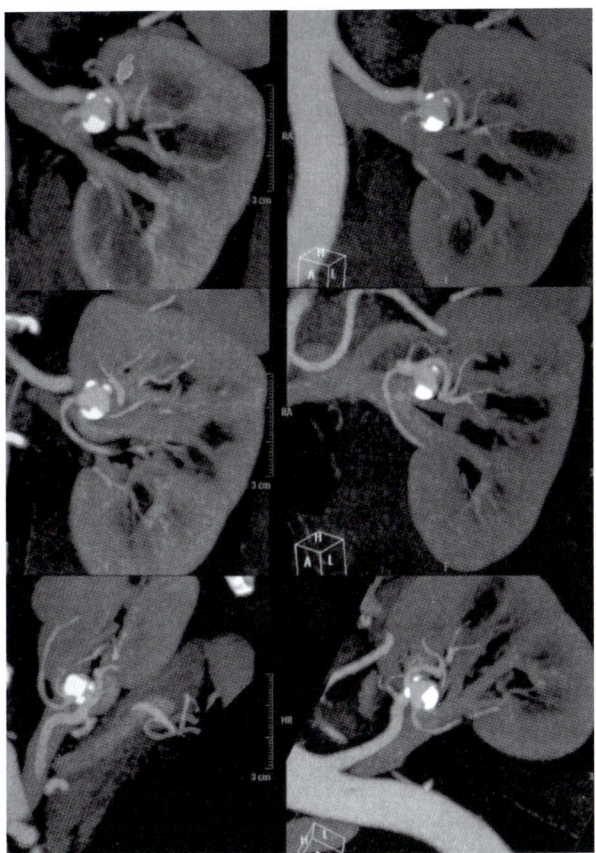

FIGURA 112.17 Angiotomografia mostrando aneurisma de artéria renal esquerda com calcificação arredondada.

endocardite bacteriana continuam sendo uma lesão comum na mesentérica superior.[1-4,40-42] Viciados em drogas injetáveis também podem desenvolver aneurismas micóticos.[3,42] Outras causas descritas são a degeneração da média, o trauma e a doença de Behçet.[43]

Os aneurismas de artéria mesentérica superior (AAMS) (Figura 112.19), ao contrário dos outros aneurismas viscerais, são frequentemente sintomáticos. Nesses pacientes, os sintomas variam de moderado desconforto abdominal até uma dor grave que pode sugerir uma angina intestinal. Em alguns pacientes, especialmente nos magros, uma massa pulsátil e mobilizável pode ser sentida. Esses sintomas podem ser causados por trombose ou embolia dessa artéria. Aproximadamente 38% dos AAMS apresentam-se rotos como primeira manifestação, com mortalidade alcançando 40 a 60% dos casos.[40]

Pelo risco de trombose ou embolia, ou, ainda, pela possibilidade de ruptura, esses aneurismas devem ser tratados independentemente do tamanho ou de outras características.[1-4,15,40] As indicações mais detalhadas constam no Quadro 112.1. O tratamento pode ser realizado pela técnica endovascular ou por meio da cirurgia aberta convencional.

Quando se opta pelo tratamento endovascular, a técnica de exclusão do aneurisma (Figura 112.2) é a mais utilizada. No entanto, essa técnica é inadequada quando há muitos ramos originados do aneurisma que, quando excluídos junto ao aneurisma, poderiam causar isquemia intestinal. Se o aneurisma for sacular, ou mesmo um pseudoaneurisma, a técnica de embolização do aneurisma com molas (Figura 112.4) ou cola (cianoacrilato ou ONYX®) é preferível, utilizando stents não recobertos para os de colos largos (Figura 112.5).[1-4,40] A utilização de stent multicamadas (Figura 112.7) é uma alternativa para o tratamento dos AAMS, garantindo tanto a trombose do aneurisma quanto a perfusão dos órgãos e a manutenção

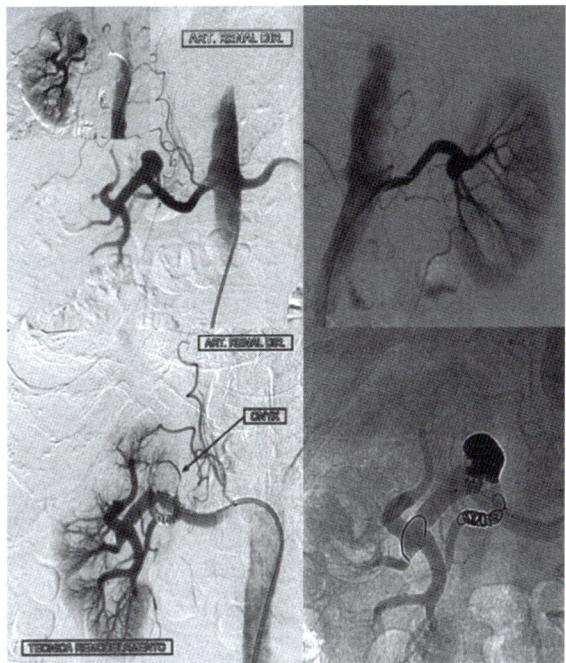

FIGURA 112.18 Embolização de aneurisma de artéria renal direita com cola (ONYX®).

de ramos tronculares. No entanto, esse dispositivo não é adequado para todos os aneurismas e requer curva de aprendizagem. Em indivíduos com baixo risco cirúrgico, a cirurgia garante um reparo definitivo e duradouro com uma perfusão de órgãos.[44]

Se o tratamento convencional for a opção, o acesso ao aneurisma pode ser feito por meio dele ou, então, por descolamento a partir da goteira parietocólica esquerda, levando as vísceras para a direita. A ligadura do aneurisma, sem reconstituição, pode ser usada naqueles casos em que lesões estenóticas já existentes tenham levado a um bom desenvolvimento da circulação colateral. A simples exclusão do aneurisma não resulta, em muitos casos, em isquemia significativa, devido à presença de circulação colateral existente através dos ramos da pancreaticoduodenal e cólica média. Quando a circulação colateral não se mostrar adequada, será necessária uma reconstrução, sendo tecnicamente mais simples a confecção de *bypass* aortomesentérico. Havendo qualquer risco de contaminação pela isquemia intestinal, o melhor seria usar um enxerto venoso ou arterial autógeno.[4,11,24]

AAMS verdadeiros são entidades incomuns, com alto risco de ruptura e mortalidade. Em comparação com a intervenção cirúrgica, o tratamento endovascular está associado a menor trauma e rápida recuperação, tornando-se cada vez mais uma alternativa promissora à intervenção cirúrgica.[11,24] O tratamento mais adequado dependerá das características da lesão e das condições do paciente.

ANEURISMAS DE TRONCO CELÍACO

Correspondem a 4% de todos os aneurismas viscerais; sua associação com aneurisma de aorta abdominal (AAA) é encontrada em 20% dos casos, e com outros aneurismas viscerais, em 80%. A incidência é a mesma para homens e mulheres.[1-4,45]

As alterações mais encontradas são compatíveis com aterosclerose, embora seja frequentemente impossível definir se o aneurisma representou um evento primário ou secundário. A degeneração da média arterial vem em segundo lugar. Outras causas citadas são a fibrodisplasia, a dilatação pós-estenótica, o trauma e o aneurisma micótico.[1-4,45]

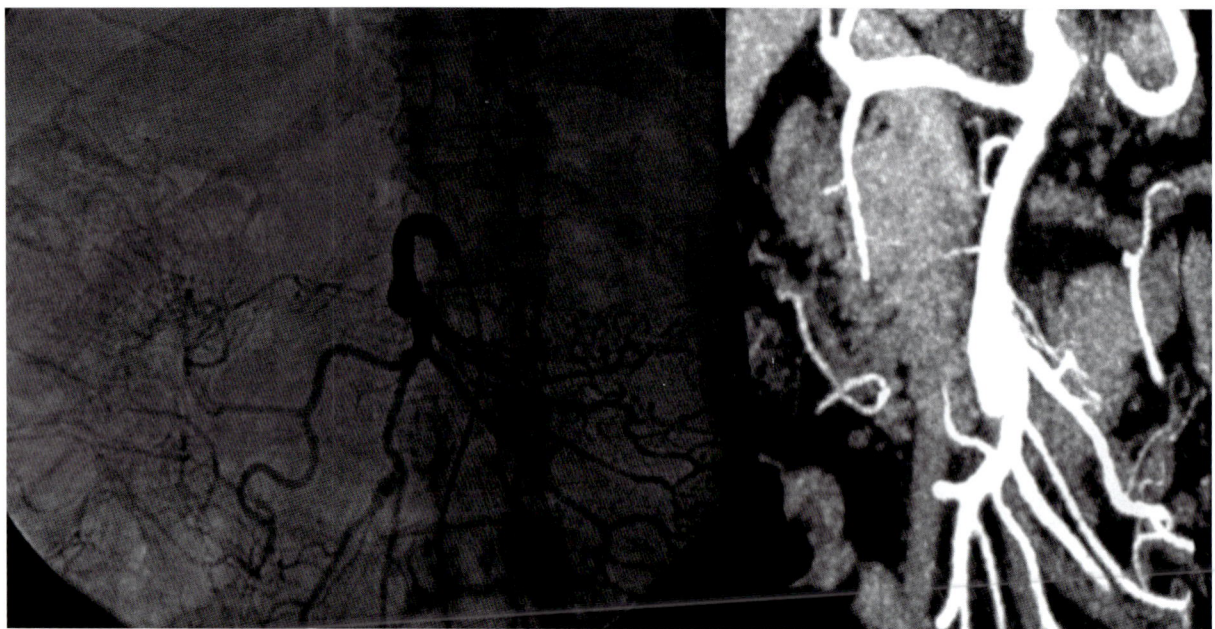

FIGURA 112.19 Angiografia e angiotomografia mostrando aneurisma de artéria mesentérica superior.

A dor abdominal é o sintoma mais frequente, podendo ser acompanhada de náuseas e vômitos. O sintoma pode lembrar o da angina abdominal. Uma massa palpável está presente em 29% dos casos. A maioria desses aneurismas é assintomática ou produz sintomas vagos e não característicos, sendo sua presença identificada incidentalmente por uma simples radiografia de abdome (calcificação), ultrassonografia, tomografia computadorizada ou arteriografia, realizados com outros objetivos. O risco de ruptura é em torno de 13%, no entanto a mortalidade por ruptura pode chegar a 100%.[1,2]

O maior risco desses aneurismas é a ruptura, quase sempre para a cavidade peritoneal, embora possa ocorrer também para o tubo digestivo. A mortalidade para os aneurismas tratados eletivamente é de 5,3%.[1,2,24] Os casos assintomáticos devem ser tratados quando > 2 cm ou com crescimento documentado. Nos casos de aneurismas sintomáticos ou pseudoaneurismas, há indicação de tratamento, independentemente do diâmetro. As indicações mais detalhadas constam no Quadro 112.1.

O tratamento endovascular pode ser empregado, avaliando-se cuidadosamente a circulação colateral, já que a técnica em geral empregada é a embolização arterial (Figura 112.1), ou seja, do tronco celíaco. Quando possível, a técnica de embolização do aneurisma é preferível, pois mantém a irrigação dos órgãos (Figura 112.20).[1,3,4] Ao se deparar com aneurismas gigantes no tronco celíaco, pode haver a necessidade de modificar a técnica: em vez de molas, podem ser utilizados dispositivos de oclusão tipo Amplatzer®, com ou sem embolização com molas da artéria esplênica, diminuindo-se a chance de retroalimentação.[45] A exclusão do aneurisma com o *stent* multicamadas (Figura 112.7) pode ser uma alternativa atrativa, pois, além da exclusão do aneurisma, haveria a manutenção dos ramos principais, evitando a exclusão deles e mantendo a viabilidade dos órgãos.[44,46]

Nos aneurismas volumosos e, especialmente, nos rotos, uma via toracoabdominal deve ser requerida. Na maioria dos aneurismas eletivos, a via abdominal é adequada. O melhor tratamento, nesses casos, seria a aneurismectomia seguida de reconstrução. A reconstituição pode ser feita em casos favoráveis, com reanastomose primária do tronco celíaco após aneurismectomia. Quando esse reparo primário não for factível, deve-se proceder a um *bypass*

aortocelíaco, usando-se enxerto venoso ou prótese. A origem do enxerto na aorta deve ser, de preferência, em sua porção supracelíaca. O uso de prótese é preferível nesses casos. A simples ligadura pode ser empregada com bons resultados, mas é necessário verificar a eficácia da circulação colateral antes de se decidir por essa técnica, para evitar, principalmente, isquemia hepática.[2,4,11,24]

Os aneurismas do tronco celíaco são raros, no entanto apresentam alto risco de ruptura e mortalidade. O tratamento endovascular é passível e está associado a menor trauma e rápida recuperação, tornando-se cada vez mais uma alternativa promissora à intervenção cirúrgica. O tratamento mais adequado dependerá das características da lesão, de sua localização, da qualidade da circulação colateral e das condições do paciente.

ANEURISMAS DE ARTÉRIAS GÁSTRICA E GASTROEPIPLOICA

Correspondem a 4% de todos os aneurismas viscerais. O aneurisma de artéria gástrica é dez vezes mais frequente do que o de gastroepiploica. Os homens são mais propensos com relação às mulheres (3:1), sendo mais frequente em idosos. A maioria deles é isolada, tendo origem em uma inflamação periarterial ou na degeneração da média, sendo a aterosclerose, quando existente, considerada mais um processo secundário. O risco de ruptura é de 90%; de forma geral, esses aneurismas são identificados já em situação de emergência, sendo a hemorragia para o trato gastrintestinal mais comum do que para o peritônio livre, levando a uma mortalidade de cerca de 70%.[2-4]

O tratamento, em princípio, está sempre indicado, pois, na maioria das vezes, o primeiro sintoma é a hemorragia, que leva a uma mortalidade muito alta. As indicações mais detalhadas constam no Quadro 112.1. Nos casos em que o tratamento endovascular for passível, a técnica de embolização arterial (Figura 112.1) é a utilizada.[3,15] O tratamento convencional é mais adequado para os aneurismas englobados na parede gástrica, que devem ser ressecados junto à parte envolvida do estômago. Se o aneurisma for extraparietal, a artéria envolvida deve ser simplesmente ligada e o aneurisma ressecado ou não. Em casos selecionados, esses aneurismas podem ser tratados por técnica laparoscópica.[2,11,24]

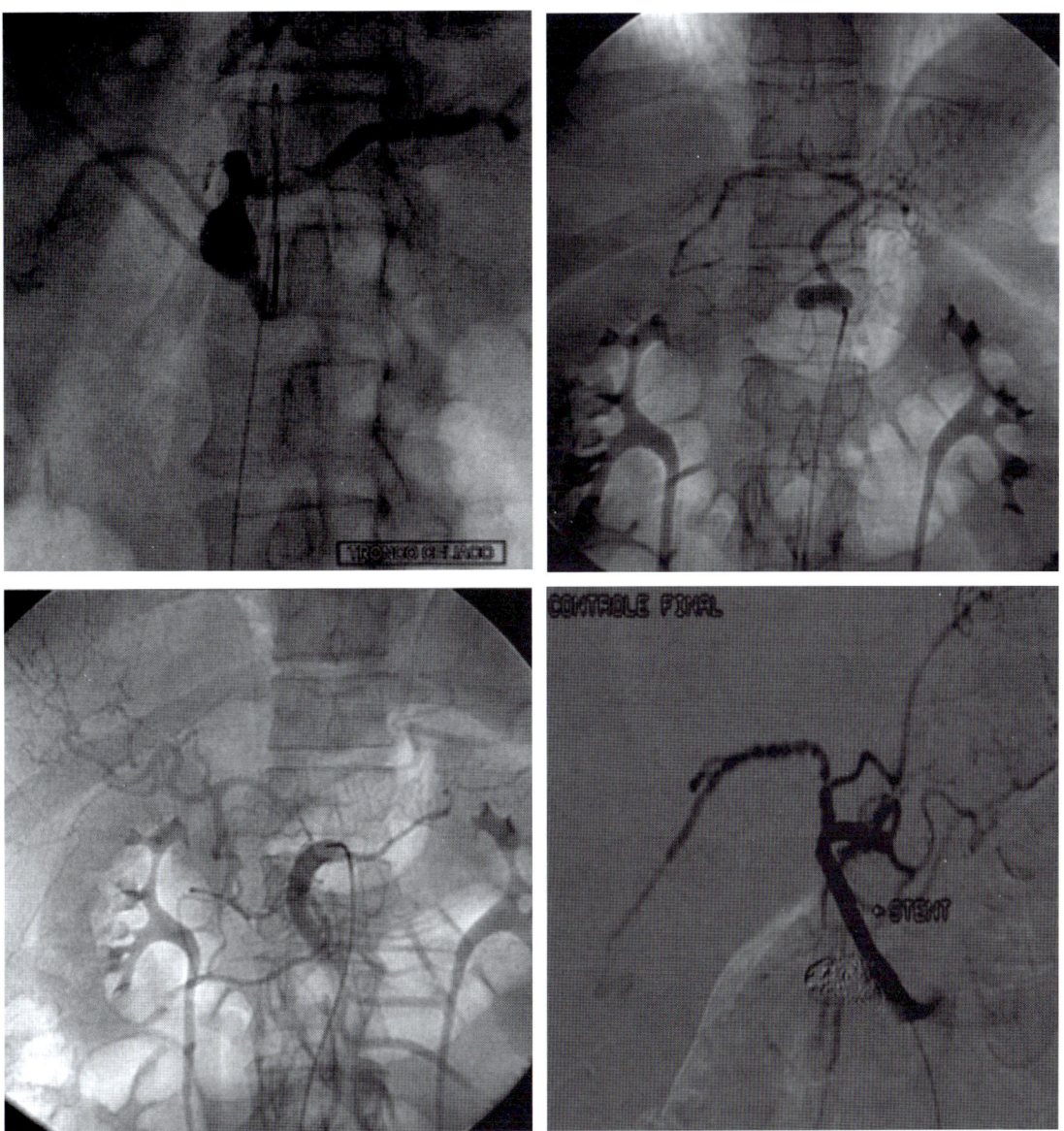

FIGURA 112.20 Aneurisma de tronco celíaco com oclusão da artéria hepática. Tratado por embolização do aneurisma, associado a implante de *stent* na artéria gástrica esquerda para preservação dela.

ANEURISMAS DE ARTÉRIAS INTESTINAIS (JEJUNAL, ILEAL E CÓLICA)

Correspondem a 3% de todos os aneurismas viscerais. Homens e mulheres são igualmente afetados. Aneurismas de ramos mesentéricos podem ser localizados nas artérias pancreatoduodenal, jejunais, ileais e cólicas.[2,4,47,48]

A etiologia desses aneurismas é pouco conhecida: a maioria parece ser devido a defeitos congênitos ou adquiridos da camada média. Alterações arterioscleróticas existem em cerca de 20% dessas lesões. No caso de distúrbios do tecido conjuntivo, 50% apresentam aneurismas múltiplos, muitas vezes na mesma região da circulação intestinal.[2,4,47,48] Vasculite, como periartrite nodosa, é outra causa conhecida de aneurismas múltiplos nos ramos mesentéricos. Esses aneurismas são raramente sintomáticos, a maioria deles é descoberta em operação quando há sangramento no mesentério. O tamanho desses aneurismas varia de alguns milímetros a 1 cm.[3,48]

Os aneurismas não rotos são, em geral, assintomáticos, só são descobertos quando uma arteriografia ou angiotomografia são feitas para esclarecimento de uma hemorragia gastrintestinal. Angiografia é o melhor método para diagnosticar e localizar essas lesões, permitindo a avaliação do fluxo sanguíneo colateral em caso de obstrução de grandes artérias viscerais.[4,48]

O tratamento cirúrgico profilático desses aneurismas, quando assintomáticos, é defendido, pois o risco de ruptura é desconhecido e a mortalidade, por ruptura, é de aproximadamente 20%.[4,48] A ruptura está geralmente associada a uma hemorragia intestinal, sendo muito incomum a ruptura para o peritônio livre e para dentro do mesentério. Em caso de ruptura, se o paciente estiver estável, a angiografia intraoperatória deve ser realizada.

As opções terapêuticas para o tratamento desses aneurismas por meio de cirurgia convencional incluem ligadura arterial, aneurismectomia e ressecção do intestino se o aporte de sangue intestinal estiver comprometido. A cirurgia é facilitada por uma localização prévia do aneurisma, por meio de arteriografia. No entanto, pela pequena dimensão desses vasos, a reanastomose ou interposição de enxertos é muito difícil. De fato, em revisão da literatura, não há casos descritos de reconstrução arterial.[47,48]

Uma alternativa terapêutica seria o tratamento endovascular, por meio de embolização arterial (Figura 112.1), mas há riscos de perfuração por necrose ou ruptura do aneurisma.[47,48]

ANEURISMAS DE ARTÉRIAS PANCREATODUODENAL E PANCREÁTICA

Os aneurismas de artérias pancreatoduodenal e pancreática representam 2% de todos os aneurismas viscerais. Os homens são mais afetados, em uma proporção de 4:1 com relação às mulheres. As causas estão relacionadas com infecção, trauma, pancreatite (aguda ou crônica), colagenoses e lesões iatrogênicas, principalmente por abordagens cirúrgicas que envolvem o pâncreas (gastroduodeno-pancreatectomias e pancreatectomias).[1-4,49] No entanto, o estresse hemodinâmico devido a estenose e/ou oclusão de uma artéria troncular visceral principal (tronco celíaco ou artéria mesentérica superior) tem sido relatado recentemente como a causa mais frequente desses aneurismas, sendo metade relacionada com estenoses do tronco celíaco devido a um estreitamento do ligamento arqueado mediano.[49]

A maioria desses pacientes queixa-se de dor epigástrica e desconforto. Isso pode estar associado a uma doença pancreática concomitante. A ruptura dos aneurismas pancreatoduodenais tem sido relatada em mais da metade dos casos publicados. A hemorragia pode ser para o estômago, o duodeno, as vias biliares ou o ducto pancreático. A ruptura para a cavidade peritoneal é menos frequente, correspondendo a aproximadamente 15% dos casos. A mortalidade, em caso de ruptura, é de 25%, e em casos de aneurismas verdadeiros, aproxima-se de 50%.[2-4,49]

A arteriografia é um método muito importante para orientar o cirurgião e fazer o diagnóstico. Uma arteriografia feita por outras razões pode surpreender um desses aneurismas. A angiotomografia computadorizada e a angiorressonância magnética também são úteis na identificação desses aneurismas e no diagnóstico da ruptura e da doença pancreática associada.[49]

O tratamento cirúrgico está sempre indicado, a não ser que as condições do paciente o impeçam. O tratamento endovascular é preferível nesses casos, sendo seguro e menos invasivo. As técnicas de embolização arterial (Figura 112.1) ou embolização do aneurisma com molas (Figura 112.4) são as mais utilizadas.[1,3,15,49]

O tratamento convencional fica reservado para casos em que o tratamento endovascular não é passível, pelas condições do paciente ou por anatomia desfavorável. A técnica mais utilizada é a endo-aneurismorrafia. Os pseudoaneurismas consequentes a processos de pancreatite são mais bem tratados com a ligadura da artéria por dentro do saco aneurismático, já que é muito difícil e arriscada a ligadura da artéria por fora do saco, pois isso exigiria uma dissecção em território acometido de importante processo inflamatório. Quando o aneurisma envolve pseudocistos pancreáticos, alguma forma de drenagem deve ser aventada. A escolha entre uma drenagem interna ou externa depende do achado operatório.[11,24]

ANEURISMA DE ARTÉRIA GASTRODUODENAL

O aneurisma da artéria gastroduodenal representa 1,5% de todos os aneurismas viscerais, retratando uma condição rara com incidência entre 0,01 a 0,2% em necropsias.[5,6] Os homens são mais afetados, em uma proporção de 4,5:1 com relação às mulheres. A condição mais comumente associada ao aneurisma gastroduodenal é pancreatite crônica. Outras afecções como cirrose hepática, fibrodisplasia e poliarterite nodosa também podem estar associadas. A etiologia não está bem definida; no entanto, o trauma, a hipertensão e a aterosclerose são considerados possíveis fatores de risco.[6]

A dor abdominal é o principal sintoma, que pode ocorrer na presença ou ausência de ruptura. Outros sintomas incluem hipotensão, obstrução gástrica, vômitos, diarreia e icterícia. A situação clínica mais grave é a hemorragia digestiva alta, que ocorre em cerca de 50% dos aneurismas rotos. Hemorragias retroperitoneais e intraperitoneais ocorrem com menos frequência. O risco de ruptura é elevado, em até 75% dos casos, com taxa de mortalidade de cerca de 20%. Assim, o diagnóstico precoce, com alto grau de suspeita, pode prevenir situações catastróficas, e seu tratamento está indicado independentemente de suas dimensões.[6] As indicações mais detalhadas constam no Quadro 112.1. Atualmente, estão disponíveis diversas modalidades de exames por imagem, de excelente qualidade: ultrassonografia, ultrassonografia endoscópica, angiotomografia computadorizada ou angiografia digital por subtração.[5,6] Dessa maneira, mais casos são diagnosticados em pacientes assintomáticos.

As abordagens terapêuticas dependem da apresentação clínica e, geralmente, são escolhidas de forma individualizada. O tratamento endovascular utilizando a técnica de embolização arterial (Figura 112.1) é o mais empregado, apesar do potencial risco de isquemia visceral e da embolização inadvertida, considerada como tratamento de escolha para pacientes hemodinamicamente estáveis.[1,5,6] A intervenção cirúrgica convencional por meio de ligadura arterial ou aneurismectomia é geralmente reservada para pacientes com sangramento ativo ou falha no tratamento endovascular.[5,11,24]

ANEURISMAS DE ARTÉRIA MESENTÉRICA INFERIOR

São muito raros. Até 2010, apenas 11 casos tinham sido relatados na literatura.[50]

Devido ao pequeno número de aneurismas observados, pouco se sabe sobre a sua evolução, mas, tendo em vista o pequeno risco da cirurgia e a evolução observada para os outros aneurismas viscerais, sua remoção deve ser indicada, desde que o estado do paciente seja compatível com o risco cirúrgico. De maneira geral, a mesentérica inferior pode ser ligada, desde que respeitada sua circulação colateral.[24,50] Atualmente, há um grande número de casos descrito na literatura sobre a embolização da artéria mesentérica inferior para o tratamento do *endoleak* do tipo IIA, no tratamento endovascular do aneurisma da aorta abdominal. Considerando que se trata de um procedimento minimamente invasivo, se extrapolarmos esses resultados para o tratamento do aneurisma da artéria mesentérica inferior, esta pode se tornar uma alternativa atraente.

Entretanto, se houver comprometimento da mesentérica superior ou qualquer dúvida, pelos dados disponíveis no momento sobre a eficácia da circulação colateral, a reconstrução arterial deverá ser realizada.

CONSIDERAÇÕES

Aneurismas e pseudoaneurismas das artérias viscerais são potencialmente letais. A chave para a melhor condução desses casos baseia-se na identificação precoce e no tratamento adequando das lesões, visando impedir suas complicações, principalmente sua ruptura. O tratamento eletivo está associado à menor morbimortalidade.

As técnicas endovasculares, normalmente as de escolha para os AAVs, permitem, na maioria das vezes, o tratamento de pacientes considerados clinicamente contraindicados para o reparo cirúrgico aberto. Além disso, essa técnica pode ser utilizada em conjunto com cirurgias convencionais, chamadas de procedimentos híbridos. Assim, diante da evolução tecnológica dos dispositivos endovasculares, lesões mais complexas, consideradas anteriormente de alta morbimortalidade para o tratamento convencional, podem, agora, ser tratadas com segurança, com menor invasividade, independentemente de seu tamanho ou localização, e, em geral, com taxas mais baixas de morbimortalidade.

DISSECÇÕES DAS ARTÉRIAS VISCERAIS

Resumo

A dissecção espontânea das artérias viscerais é evento raro que acomete frequentemente a artéria mesentérica superior, podendo também ocorrer no tronco celíaco, na artéria esplênica e na artéria mesentérica inferior. As artérias mais comumente acometidas por dissecção espontânea, excluída a aorta, são as artérias renais, coronárias, carótidas, vertebrais e, posteriormente, as artérias viscerais.[51,52] Os fatores de risco para sua ocorrência incluem doença aterosclerótica, hipertensão, displasia fibromuscular, situações de estresse, entre outros.[53-58] A exata etiologia da dissecção, entretanto, permanece indefinida.[53,59-61]

A dissecção arterial é definida como um plano de clivagem entre duas camadas da parede arterial devido a um dano da camada íntima ou lesão primária da "*vasa vasorum*", causando um hematoma intramural.[51,52]

O avanço das técnicas de imagem e a frequente utilização de exames complementares para esclarecimento da etiologia da dor abdominal alavancaram um aumento da incidência do diagnóstico das dissecções das artérias viscerais.

O sintoma mais frequente em pacientes com dissecção visceral é a dor abdominal; entretanto, eles podem se apresentar assintomáticos no momento do diagnóstico, podendo ou não haver referência prévia à dor em epigástrio.[51,52,62-67]

A melhor abordagem para os casos de dissecção espontânea das artérias viscerais ainda não está completamente estabelecida devido às variadas formas de apresentação clínica associadas ao pequeno número de relatos, dificultando uma conduta uniforme. O tratamento conservador,[68-70] a revascularização cirúrgica[71-73] e a terapia endovascular[74] são as três possíveis opções terapêuticas.

Palavras-chave: dissecação; aneurisma dissecante; angiografia; procedimentos endovasculares; artéria mesentérica superior.

DISSECÇÃO DA ARTÉRIA MESENTÉRICA SUPERIOR

A dissecção espontânea isolada da artéria mesentérica superior (DEIAMS) é uma causa rara de dor abdominal aguda e tem difícil diagnóstico.[75,76] Em estudo de 6.666 necropsias, a incidência foi de 0,06%.[77] No entanto, o avanço na tecnologia de imagem, particularmente da tomografia computadorizada multicanal (TC), possibilitou melhora na acuidade diagnóstica da DEIAMS.[75,78-80]

Etiologia e fatores de risco

A etiologia da DEIAMS ainda não foi totalmente esclarecida. Embora aterosclerose, displasia fibromuscular, necrose cística medial e doenças do tecido elástico (síndromes de Marfan e Ehlers-Danlos) possam ser possíveis causas desse evento raro, normalmente não são encontradas nos casos descritos na literatura.[75,79] A hipertensão arterial descontrolada, encontrada em aproximadamente 30% dos casos, pode ser um fator agravante no aparecimento dessa doença.[75,80] Alterações hemodinâmicas ocasionadas pela curvatura da origem da artéria mesentérica superior (AMS) podem ser, para Park et al., outra possibilidade etiológica.[81]

A história natural da doença também não é clara, porém, pode ocorrer: (1) progressão limitada da dissecção, com trombose do falso lúmen; (2) dissecção progressiva para ramos distais da AMS; (3) ruptura da artéria por meio da adventícia; (4) rápida expansão do falso lúmen, resultando no estreitamento ou obliteração do lúmen verdadeiro, que podem provocar isquemia e necrose intestinal; (5) degeneração aneurismática pela dissecção ou progressão da dissecção com hemorragia devido à ruptura da AMS.[75,79,80]

Quadro clínico

A maioria dos pacientes apresenta dor epigástrica aguda, considerada como causa da própria dissecção ou isquemia intestinal. Outros sintomas comuns são náuseas, vômitos, melena e distensão abdominal.[78] Em revisão sistemática e metanálise publicada por Karaolanis et al., dos 729 pacientes estudados, 608 apresentaram sintomas (83,4%), sendo a dor abdominal o sintoma mais comum, presente em 88,3% dos casos. Menos frequentemente, há a presença de náuseas, vômitos e hematoquezia (3%); em menor número, os pacientes manifestaram diarreia (2,3%) e parada e eliminação de flatos (0,5%).[82]

Diagnóstico

O diagnóstico na fase aguda tornou-se possível como resultado dos avanços e aumento do uso de técnicas de imagem angiotomográficas, como tomografia computadorizada multicanais (MDCT, do inglês *multidetector computed tomography*), reconstrução multiplanar (MPR) e reconstrução em 3D (Figura 112.21).[78] A angiotomografia é o método diagnóstico mais utilizado, pois mostra, separadamente, o falso lúmen e o lúmen verdadeiro, notando-se claramente o *flap* intimal. Cortes tomográficos axiais localizam áreas de alta intensidade, se houver um coágulo agudo no falso lúmen. Outras modalidades menos comumente utilizadas são a ultrassonografia e a angiorressonância.[82]

Na tentativa de estabelecer uma relação entre o tipo de dissecção (imagem TC e angiográfica) e a evolução clínica, Sakamoto e Yun criaram classificações (Figura 112.22) baseadas nos achados radiológicos.[76,78,83] Mais recentemente, Heo et al. classificaram o tipo I em A e B, em que o tipo B não tem a reentrada pérvia, porém apresenta deságue para a AMS pelo falso lúmen. Esses autores também correlacionaram o tipo II como o mais sintomático entre os tipos de dissecções da AMS.[84]

Na revisão publicada por Wang et al., foi utilizada uma classificação morfológica diferente, válida tanto para DEIAMS quanto para dissecção espontânea isolada do tronco celíaco (DEITC):[85]

- Tipo I: falso lúmen pérvio com entrada e reentrada. A estimativa de prevalência de DEIAMS foi de 14% (intervalo de confiança IC 95%, 0,08 a 0,20; I2 1⁄4 69,30%)
- Tipo II: falso lúmen pérvio, em forma de "fundo de saco", sem reentrada visível na angiotomografia computadorizada (angio-TC). A estimativa de prevalência combinada de DEIAMS foi de 13% (IC 95%, 0,08 a 0,18; I2 1⁄4 60,20%)
- Tipo III: falso lúmen trombosado com projeção semelhante à úlcera. A estimativa de prevalência de DEIAMS foi de 13% (IC 95% 0,05 a 0,23; I2 1⁄4 88,19%)
- Tipo IV: falso lúmen trombosado em forma de "fundo de saco", sem reentrada visível. A estimativa de prevalência combinada de DEIAMS foi de 40% (IC 95%, 0,32 a 0,49; I2 1⁄4 71,73%)
- Tipo V: dissecção com dilatação aneurismática e estenose do segmento distal. A estimativa de prevalência de DEIAMS foi de 1% (IC 95%, 0 a 0,03; I2 1⁄4 44,38%)
- Tipo VI: oclusão do tronco celíaco ou AMS. A estimativa de prevalência combinada de DEIAMS foi de 4% (IC 95%, 0,01 a 0,08; I2 1⁄4 59,21%).

Opções terapêuticas

Atualmente, não há consenso absoluto sobre as indicações para o tratamento conservador ou cirúrgico, endovascular ou convencional. Alguns autores defendem quatro alternativas para a abordagem terapêutica: (1) observação clínica; (2) tratamento conservador com ou sem terapia antitrombótica (antiagregante ou anticoagulante); (3) terapia endovascular; e (4) cirurgia aberta.[68,75,78-80,84-86]

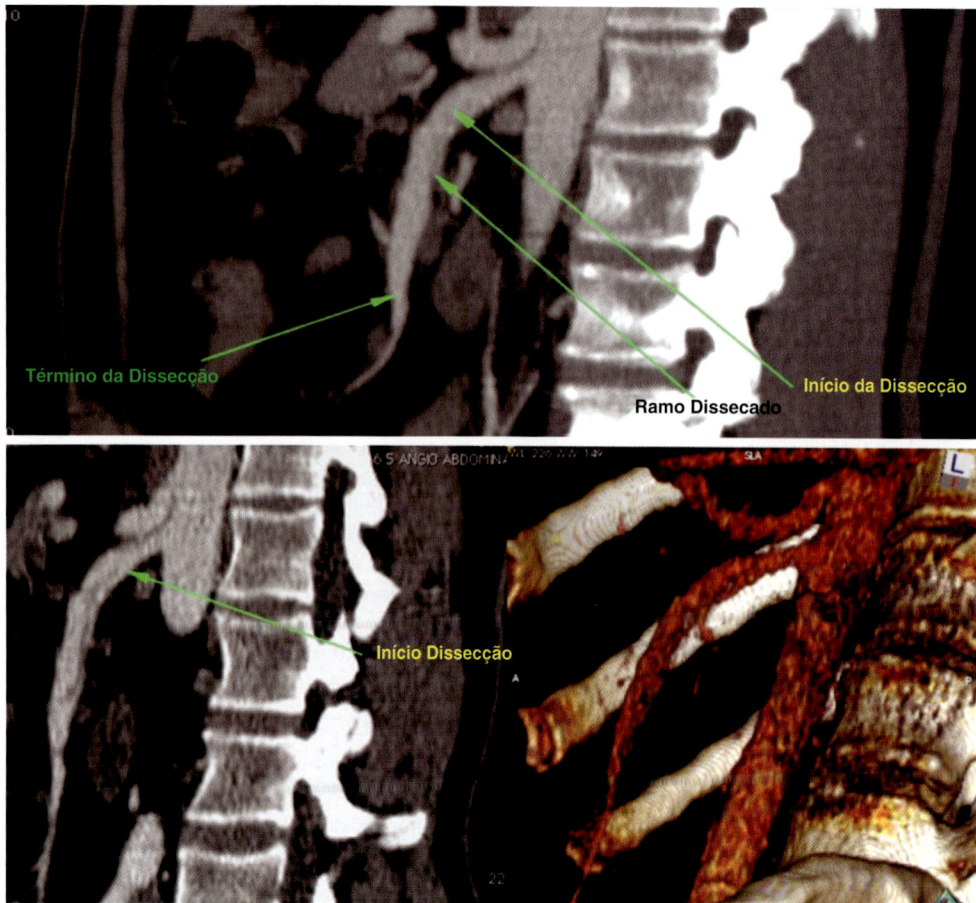

FIGURA 112.21 Dissecção espontânea isolada da artéria mesentérica superior iniciando-se a cerca de 1,7 cm de sua origem, estendendo-se por aproximadamente 6,5 cm, determinando discreta dilatação local de calibre máximo de 1,4 cm, redução de calibre do lúmen verdadeiro nas porções médio e distal, e fluxo sanguíneo presente em ambos os lumens, com reentrada em sua porção distal.

	Perviedade	Entrada/reentrada	Fluxo pela falsa luz
Ia	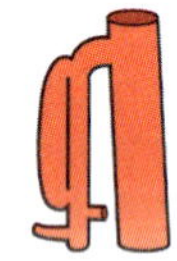 Luzes verdadeira e falsa pérvias	Entrada e saída pérvias	Presente: para o local de entrada
Ib	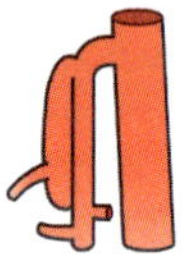 Luzes verdadeira e falsa pérvias	Entrada pérvia e sem saída	Presente: para a artéria mesentérica superior
IIa	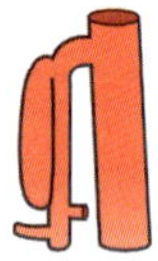 Luzes verdadeira e falsa pérvias	Entrada pérvia e sem saída	Ausente
IIb	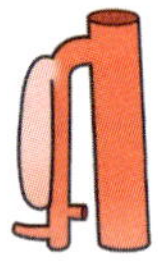 Luzes verdadeira pérvia e falsa trombosada	Sem entrada ou saída	Ausente
III	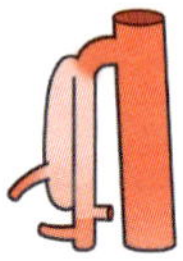 Luzes verdadeira e falsa trombosadas	Sem entrada ou saída	Ausente

FIGURA 112.22 Tipo I: lumens verdadeiro e falso com locais de entrada e reentrada; tipo II: lúmen verdadeiro pérvio, mas sem fluxo de reentrada do falso lúmen; tipo IIa: falso lúmen visível, mas nenhum local de reentrada visível (bolsa cega do falso lúmen); tipo IIb: trombose do falso lúmen, geralmente com estreitamento do lúmen verdadeiro; tipo III: oclusão da artéria mesentérica superior e do falso lúmen.[76,83]

Alguns algoritmos têm sido propostos com a finalidade de melhor conduzir esses casos.[75,78,86] Havendo necrose intestinal, ruptura arterial ou outra complicação, a cirurgia é mandatória; caso contrário, a observação clínica com ou sem terapia antitrombótica (antiagregante ou anticoagulante) parece ser a melhor escolha. O tratamento endovascular primário ou secundário ficaria reservado para casos com evolução desfavorável, e a cirurgia convencional, para os casos de falha no tratamento endovascular.[75,84,86] A Figura 112.23 demonstra o algoritmo proposto pelos autores[75] para o tratamento da DEIAMS.

A escolha de medicamentos antiplaquetários ou anticoagulantes ainda permanece controversa. Alguns autores consideram que o tratamento conservador deve ser seguido de anticoagulação. Essa opinião é reforçada pela experiência com o tratamento de dissecção espontânea da artéria carótida, em que a anticoagulação é eficaz na prevenção de formação de trombos.[78,79] Outros autores, no entanto, consideram que a anticoagulação poderia evitar a trombose e a obliteração do falso lúmen, aumentando a possiblidade de ruptura da AMS.[80,86] Na revisão de Wang et al., foi visto que, nos dois maiores estudos asiáticos, a terapia antiplaquetária ou anticoagulante não apresentaram benefícios em relação à evolução clínica e ao processo de remodelação após uma dissecção.[85] No entanto, na diretriz mais recente da European Society for Vascular Surgery (ESVS), recomenda-se terapia antiagregante ou anticoagulante até a resolução completa dos sintomas.[87] A comparação entre a terapia anticoagulante e a antiplaquetária também não revelou nenhuma diferença na trombose tardia dos vasos.[85] Portanto, com base nas evidências atuais, o tratamento clínico inclui: jejum, suporte nutricional parenteral, controle da dor e terapia anti-hipertensiva com vigilância rigorosa.[85]

Pacientes em fase aguda tratados com terapia conservadora devem ser monitorados de perto e serem submetidos a um acompanhamento tomográfico não superior a 7 dias. Nos casos sintomáticos, sem remissão em 7 dias, ou se houver progressão da dissecção, o tratamento cirúrgico deve ser considerado.[75,79] Em sua metanálise, Wang et al. verificaram que a terapia medicamentosa e observação clínica foi o tratamento mais realizado inicialmente, seja em pacientes sintomáticos, seja em pacientes assintomáticos. As indicações mais comuns para o tratamento endovascular precoce incluíram: persistência de sintomas, estenose grave do lúmen verdadeiro, isquemia de alças e degeneração aneurismática.[85] Na revisão de Karaolanis et al., a conversão do tratamento conservador para o cirúrgico foi, em média, de 12,25%, sendo menor para o tratamento cirúrgico convencional com relação ao endovascular. A média de pacientes que apresentou isquemia intestinal durante tentativa inicial de tratamento conservador foi de 3,75%.[82]

Park et al. notaram que a maioria das lesões DEIAMS apresentou melhora ou nenhuma mudança no seguimento de 20 meses por TC, com os pacientes livres de sintomas em avaliação clínica após tratamento conservador. Concluíram ainda que pacientes com AMS pérvia na entrada, porém sem reentrada (tipo II), tiveram maior chance de remodelação completa. Lesões tipo I mostraram uma propensão para manterem-se estáveis no seguimento radiológico. Ao contrário de lesões ateroscleróticas da AMS, há maior chance de recanalização após oclusão devido à DEIAMS.[80] A maioria dos pacientes sintomáticos analisados por Karaolanis et al. (93%) apresentou resolução espontânea dos sintomas, com seguimento sem complicações relacionadas ao quadro.[82]

Mais recentemente, Wang et al. publicaram uma nova proposta de algoritmo de estratégias para o tratamento das dissecções espontâneas de AMS e tronco celíaco, após analisarem 904 pacientes.[85]

A Figura 112.24 resume as opções de manejo propostas para dissecções de AMS.

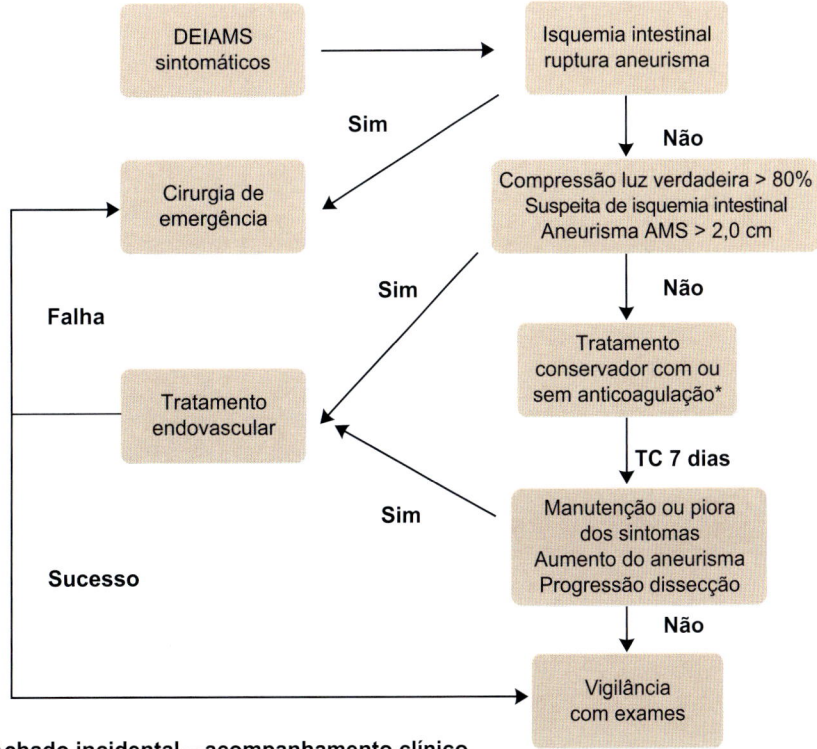

Achado incidental – acompanhamento clínico

FIGURA 112.23 Algoritmo proposto pelos autores para o tratamento da dissecção espontânea isolada da artéria mesentérica superior.[84] *Esse algoritmo foi elaborado seguindo as recomendações dos autores Min et al. e Cho et al.[68,79]

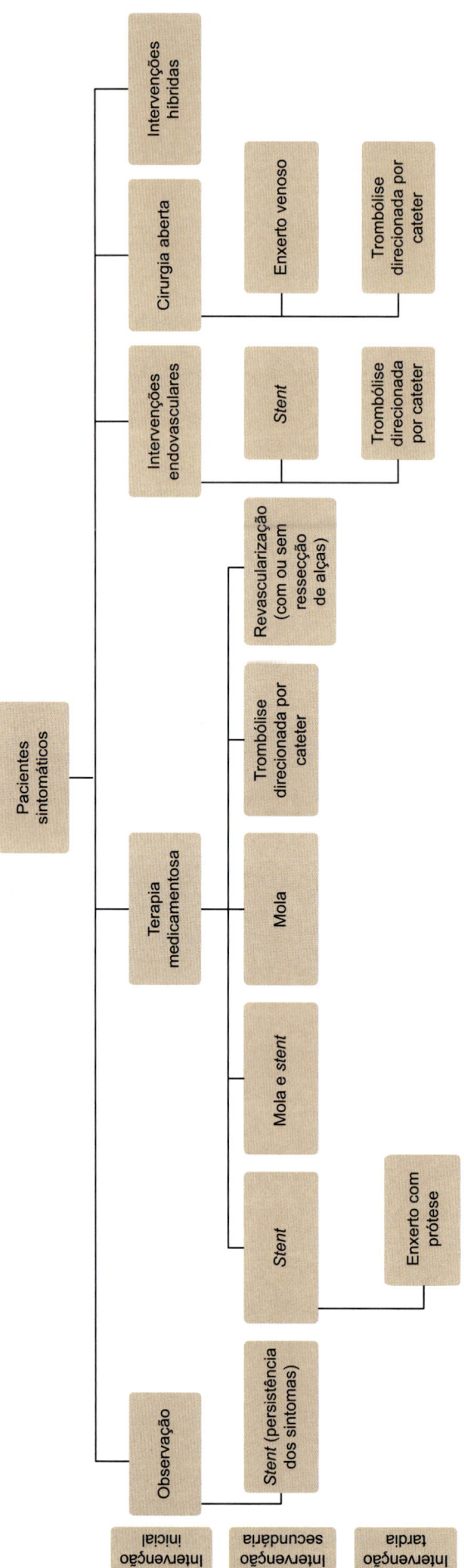

FIGURA 112.24 Opções de manejo propostas para dissecções de artéria mesentérica superior.

Considerando as formas de correção cirúrgica, no tratamento endovascular, o emprego de *stent* na AMS tem a finalidade de cobrir o descolamento intimal e impedir o fluxo de sangue para o falso lúmen, promovendo, então, a obliteração, por trombose, do lúmen falso. Esse *stent* deve sofrer mínimo encurtamento e ter boa flexibilidade, com ampla força radial para não migrar com o movimento contínuo da AMS. A utilização de *stents* autoexpansíveis é recomendada nesses casos, pois a sua força radial é suficiente para superar a pressão do falso lúmen, que geralmente é preenchido por trombo fresco e por se acomodar adequadamente ao diâmetro do lúmen verdadeiro.[75,79] Entretanto, pode haver dificuldade na localização correta dos orifícios de entrada e reentrada, além de ser comum a dissecção se estender até a porção distal da AMS, o que poderia dificultar a correção endovascular nesses casos. Além disso, pode haver risco de oclusão da AMS com colocação do *stent* e possível obstrução de ramos laterais ao segmento no qual este foi implantado. Embora o tratamento endovascular possa ser indicado, inclusive em pacientes sem isquemia mesentérica ou peritonite, os resultados a longo prazo devem ser melhor avaliados.[75,78]

Com relação ao tratamento cirúrgico convencional, inúmeros procedimentos têm sido descritos, incluindo trombectomia, endoaneurismorrafia, intimectomia, remendos, pontes venosas ou arteriais com próteses. Dada a invasividade desses procedimentos, a cirurgia aberta não parece ser justificada como primeira opção, sendo aplicada somente em casos de falha no procedimento endovascular.[75,76,86]

Tomografias devem ser realizadas sequencialmente, por tratamento conservador ou cirúrgico, em 1 mês, 6 meses e, depois, anualmente.[75,79,83]

Considerações

Não há consenso sobre o melhor tratamento de DEIAMS. Embora as indicações para a cirurgia ainda sejam controversas, deve-se reservar essa abordagem para pacientes sintomáticos, sendo a primeira escolha a terapêutica endovascular. Uma abordagem não operatória requer acompanhamento rigoroso por exames tomográficos, com foco nos sinais clínicos de isquemia mesentérica e do suprimento vascular da AMS, incluindo fluxo colateral da artéria celíaca e da artéria mesentérica inferior. Se não houver necrose intestinal ou complicações cuja indicação cirúrgica seja evidente, o tratamento conservador, com ou sem terapia antitrombótica, parece ser a melhor escolha.

DISSECÇÃO ESPONTÂNEA DO TRONCO CELÍACO

Dissecção espontânea do tronco celíaco é rara e deve ser considerada em pacientes com dor abdominal aguda. No entanto, tem sido relatada com maior frequência nos últimos anos.

Etiologia e fatores de risco

A exata etiologia da dissecção espontânea do tronco celíaco não foi definida até o momento, porém acredita-se que aterosclerose, hipertensão não controlada, gravidez, situações de estresse, displasia fibromuscular, necrose cística da média, além de outros distúrbios congênitos da parede vascular, como arterite de Takayasu, poliarterite nodosa e arterite de células gigantes, estejam relacionadas à sua ocorrência.[53-58] Na revisão publicada por Want et al., o fator de risco mais comum foi a hipertensão e o tabagismo.[85]

Quadro clínico

A dificuldade em estabelecer dados estatísticos fidedignos sobre a incidência das dissecções das artérias viscerais ocorre devido à variabilidade da sintomatologia, sendo a maioria desses pacientes oligossintomática ou assintomática. Quando presente, a dor abdominal é o sintoma mais frequente, embora inespecífica e sem localização precisa. Pode estar acompanhada de náuseas, vômitos, dor abdominal pós-prandial e, em casos de ruptura arterial, sintomatologia típica do abdome agudo hemorrágico somado ao choque hemodinâmico.[52]

Diagnóstico

O diagnóstico em pacientes sintomáticos é realizado por meio de exames de imagem, como ultrassonografia, angiotomografia ou angiorressonância nuclear magnética de abdome. A ultrassonografia de abdome é um exame que não utiliza contraste iodado, acessível à grande parcela da população e tem valor no diagnóstico e no seguimento dos pacientes, porém pode ter sua avaliação prejudicada devido a não realização do preparo intestinal e interposição de alças. A tomografia de abdome com contraste intravenoso é o melhor exame para diagnóstico e seguimento, já que, além de rápido e não invasivo, apresenta a melhor sensibilidade diagnóstica para a identificação das dissecções viscerais. A presença de delaminação intimal é patognomônica de dissecção na artéria avaliada. Outros achados sugestivos incluem a presença de aneurisma de tronco celíaco, trombo mural, estenose segmentar do tronco celíaco, além de infiltrado inflamatório inespecífico na gordura adjacente ao vaso acometido.[53,63]

A angiorressonância nuclear magnética de abdome não depende de contraste iodado, oferece sensibilidade similar à angiotomografia para lesões de ramos arteriais primários e possibilita a diferenciação de trombos recentes e crônicos; porém, exige maior tempo para a sua realização, com maiores custos e menor disponibilidade à população. A angiografia visceral é realizada após suspeita diagnóstica por outro método de imagem e tem como objetivos o planejamento terapêutico, a avaliação do fluxo arterial, além de determinar a extensão da dissecção para os ramos da artéria acometida. O estudo angiográfico da AMS é importante devido à circulação colateral através da artéria gastroduodenal e de ramos pancreatoduodenais, que pode garantir a perfusão de ramos intra-hepáticos originários do tronco celíaco.

Na revisão publicada por Wang et al., foi utilizada uma classificação morfológica válida tanto para DEIAMS quanto para DEITC:[85]

- Tipo I: falso lúmen pérvio com entrada e reentrada. A estimativa de prevalência da DEITC foi de 11% (IC 95%, 0,00 a 0,40)
- Tipo II: falso lúmen pérvio, em forma de "fundo de saco", sem reentrada visível na angio-TC. A estimativa de prevalência da DEITC foi de 10% (IC 95%, 0 a 0,31)
- Tipo III: falso lúmen trombosado com projeção semelhante à úlcera. A estimativa de prevalência da DEITC foi de 17% (IC 95%, 0,08 a 0,26)
- Tipo IV: falso lúmen trombosado em forma de "fundo de saco", sem reentrada visível. A estimativa de prevalência da DEITC foi de 24% (IC 95%, 0,08 a 0,46)
- Tipo V: dissecção com dilatação aneurismática e estenose do segmento distal. A estimativa de prevalência da DEITC foi de 36% (IC 95%, 0,23 a 0,51)
- Tipo VI: oclusão do tronco celíaco ou AMS. A estimativa de prevalência da DEITC foi de 5% (IC 95%, 0 a 0,15).

Opções terapêuticas

O tratamento clínico conservador é realizado por meio do reestabelecimento e da manutenção dos níveis pressóricos, suporte hemodinâmico, hidratação parenteral e, por vezes, jejum nos pacientes com dor abdominal pós-prandial para repouso intestinal. A terapia medicamentosa ainda não é consensual, podendo utilizar ou não os antiagregantes plaquetários, heparina parenteral ou anticoagulação oral, já que podem diminuir o risco de trombose secundária à dissecção. Na revisão sistemática de Wang et al., aproximadamente 12% dos pacientes sintomáticos tratados de maneira conservadora necessitaram de intervenção secundária durante o seguimento, porém em nenhum dos pacientes assintomáticos foi necessária intervenção cirúrgica no seguimento. Durante o seguimento, 64% dos pacientes com dissecção de tronco celíaco apresentaram remodelamento completo da lesão, e 12%, progressão morfológica da lesão.[85]

Nos casos em que se opta pelo tratamento cirúrgico, é possível a realização do tratamento cirúrgico convencional ou endovascular. As cirurgias convencionais são descritas para o tratamento das dissecções do tronco celíaco que estejam causando complicações isquêmicas ou hemorrágicas, principalmente em situações de urgência, e, geralmente, são acompanhadas de morbimortalidade significativa, além de período de recuperação prolongado. Em geral, a ressecção do segmento arterial acometido é realizada, seguida, preferivelmente, da revascularização dos ramos do tronco celíaco, embora a ligadura da origem dessas artérias também esteja descrita em casos de impossibilidade técnica ou gravidade do paciente. A aorta abdominal e a artéria renal são os principais sítios doadores para a revascularização dos ramos do tronco celíaco. Outra opção é a realização do reparo e fixação da íntima, seguido ou não de trombectomia do tronco celíaco, embora tais procedimentos se apoiem em poucos relatos de casos.[52,88] O aprimoramento dos materiais e a melhora das técnicas endovasculares tornaram esse método, para muitos, o tratamento de escolha nos casos de dissecção das artérias viscerais, incluindo o tronco celíaco, principalmente em pacientes de alto risco. A possibilidade de execução com anestesia local, o menor risco de íleo adinâmico, abscessos e a recuperação mais rápida são algumas das principais vantagens do emprego desse método. As espirais de platina, os agentes embolizantes líquidos, como cola (cianoacrilato) e ONYX®, e os *stents* metálicos são alguns dos materiais empregados. As molas são dispositivos destinados a causar trombose permanente do segmento tratado, podendo ser de liberação controlada para posicionamento preciso e seguro, e geralmente são empregadas para provocar a oclusão do falso lúmen da dissecção ou oclusão do vaso acometido. Agentes embolizantes líquidos, como a cola e o ONYX®, assim como as molas, também são destinados a provocar a trombose do falso lúmen. Os *stents* vasculares, recobertos ou não, exigem condições anatômicas favoráveis, como colo proximal e distal, além de calibre adequado, e se destinam a corrigir possíveis estenoses provocadas por compressão do falso lúmen, além de compactar as camadas dissecadas.

Considerações

A dissecção do tronco celíaco permanece como entidade rara, em que a indicação da melhor terapêutica depende da apresentação clínica, além de características específicas da lesão apresentadas em exames de imagem. O tratamento clínico continua indicado nos casos assintomáticos, não complicados e nos quais os métodos de imagem não caracterizam lesões sugestivas de gravidade. O tratamento cirúrgico convencional é indicado em pacientes instáveis devido à ruptura arterial e à hemorragia, à anatomia desfavorável ao tratamento endovascular ou naqueles com sinais de isquemia esplâncnica avançada, com necrose ou perfuração visceral. O tratamento endovascular é o método de escolha nos pacientes com

sintomas persistentes ou lesões significativas nos exames de imagem. O seguimento desses pacientes a longo prazo é necessário para a avaliação da eficácia dos métodos empregados.

DISSECÇÃO DAS ARTÉRIAS RENAIS

A dissecção espontânea isolada das artérias renais (DEIAR) é um evento raro, apresentando incidência estimada de 0,05%, com predileção por homens de meia-idade.[89] O acometimento bilateral é uma condição extremamente rara, supostamente responsável por 12 a 18% de todos os casos. A DEIAR foi descrita pela primeira vez em 1944, por Bumpus.[90]

Etiologia e fatores de risco

A etiologia da DEIAR ainda não foi definida com precisão, porém está associada a fatores como displasia fibromuscular, hipertensão maligna, aterosclerose grave, síndrome de Marfan, síndrome de Ehlers-Danlos, trauma e lesão iatrogênica.[89] A apresentação da DEIAR pode ser aguda ou crônica. No quadro agudo, a DEIAR tem maior probabilidade de ser espontânea do que devido a trauma ou iatrogenia. A DEIAR crônica é geralmente silenciosa ou funcional, e a displasia fibromuscular subjacente pode ser a causa mais frequente para a dissecção renal. DEIAR crônicas são normalmente encontradas durante a investigação de hipertensão renovascular ou condições gastrintestinais e geniturinárias que mimetizam DEIAR.[91]

Quadro clínico e diagnóstico diferencial

A maioria dos pacientes é oligossintomática ou assintomática, podendo apresentar resolução espontânea, subestimando a real incidência dessa doença.[91,92] Quando sintomáticos, os pacientes podem apresentar febre, hipertensão e hematúria; assim, o diagnóstico diferencial deve ser feito com hipertensão renovascular, cólica renal, pielonefrite, abscesso renal, tromboembolismo, infarto renal e trombose da veia renal.[91,93,94]

Diagnóstico

O diagnóstico em pacientes sintomáticos é realizado por meio de exames laboratoriais e de imagem, como ultrassonografia, angiotomografia ou angiorressonância nuclear magnética de abdome.[91] Os exames de sangue, muitas vezes, evidenciam leucocitose e alteração da função renal, enquanto o exame de urina pode evidenciar hematúria microscópica. A ultrassonografia de abdome é um exame não invasivo, que não utiliza contraste iodado, acessível à grande parcela da população, sendo viável rastreamento, apesar de ser examinador dependente. A tomografia de abdome com contraste intravenoso é o melhor exame para diagnóstico por ser rápido, não invasivo, apresentando boa sensibilidade diagnóstica. A angiorressonância nuclear magnética de abdome não depende de contraste iodado, oferecendo sensibilidade similar à angiotomografia. A angiografia renal é realizada após suspeita diagnóstica por outro método de imagem e tem como objetivos o planejamento terapêutico, a avaliação do fluxo arterial, além de determinar a extensão da dissecção, podendo ser utilizada no planejamento terapêutico.[91,93,95] A ultrassonografia intravascular (IVUS) também pode ajudar no delineamento de aterosclerose e displasia fibromuscular.[91]

Opções terapêuticas

A estratégia terapêutica para DEIAR deve basear-se nos resultados de exames incluindo provas de função renal e angiografia.[96] O tratamento clínico conservador é realizado por meio do reestabelecimento e da manutenção dos níveis pressóricos, suporte hemodinâmico e controle rigoroso da hipertensão arterial sistêmica.[91,93] Deve-se avaliar a utilização dos antiagregantes plaquetários, heparina parenteral e anticoagulação oral, uma vez que, sabidamente, diminuem o risco de trombose secundária à dissecção. O manejo cirúrgico é usado principalmente como terapia de resgate. A revascularização cirúrgica tem sido também descrita para o tratamento das DEIAR que estejam causando complicações isquêmicas ou hemorrágicas, principalmente em situações de urgência, quando o tratamento médico falha em controlar a pressão arterial, melhorar os sintomas, ou o paciente apresenta risco de insuficiência renal.[91,97] Revascularização deve ser considerada apenas em pacientes com oclusão total da artéria renal principal, hipertensão maligna, insuficiência renal, agravamento dos sintomas ou hipertensão renovascular refratária. A técnica endovascular deve ser considerada com a utilização de *stent* objetivando a fixação da área de delaminação, reservado, na maioria das vezes, para casos sintomáticos.[91,95,96]

CONSIDERAÇÕES FINAIS

Não há consenso sobre qual o melhor tratamento para DEIAR. Uma abordagem não cirúrgica requer seguimento próximo com angiotomografias seriadas, com foco nos sinais clínicos e do suprimento vascular, incluindo fluxo colateral das artérias relacionadas. Em casos cirúrgicos, a terapêutica endovascular parece ser a melhor escolha.

As referências bibliográficas deste capítulo se encontram no Ambiente de aprendizagem do GEN.

113

Dissecção Aórtica

Alexandre Anacleto ▪ Marcia Maria Morales ▪ João Carlos Anacleto

Resumo

A dissecção aguda aórtica (DAA), muitas vezes indevidamente denominada aneurisma dissecante, é a mais comum das entidades clínicas catastróficas agudas que podem acometer a aorta. A parede aórtica, composta de três camadas – túnica íntima, média e adventícia –, é uma estrutura rica em colágeno e elastina apta a resistir a altas oscilações de pressão. A dissecção consiste na separação dessas camadas que compõem a parede aórtica. A camada íntima é lacerada e o fluxo sanguíneo cria um novo canal, denominado falso lúmen. O diagnóstico em geral é feito por exames de imagem (tomografia e ressonância magnética). As indicações dos vários tipos de tratamento serão discutidas neste capítulo.

Palavras-chave: aneurisma dissecante; aorta; isquemia.

INTRODUÇÃO

A dissecção aguda aórtica (DAA), em termos de ocorrência, é uma vez e meia mais frequente que o aneurisma verdadeiro da aorta abdominal roto e, pelo menos, quatro vezes mais comum que o aneurisma verdadeiro torácico roto.[1]

Embora a dissecção aórtica seja conhecida há mais de 200 anos,[2] sua melhor compreensão se deu apenas nas últimas cinco décadas, quando a doença passou de uma simples curiosidade de necropsia para uma das entidades clínicas que mais desafiam a medicina contemporânea. Dada a sua importância, a partir de 1996, mais de 51 centros de tratamento, ensino e pesquisa em "doenças aórticas", nos EUA e na Europa, uniram-se para elaborar um Registro Internacional de Dissecção Aórtica (IRAD), o qual abrange, atualmente, dados prospectivos de aproximadamente 7.300 pacientes que foram tratados clinicamente ou por cirurgia (convencional ou endovascular) e acompanhados por mais de 20 anos.[3]

Os pioneiros da terapêutica cirúrgica moderna da dissecção aórtica foram DeBakey, Cooley e Creech, que propuseram, em 1955, excisão da laceração da íntima, sutura das camadas da aorta obliterando o falso lúmen, e reanastomose direta ou com interposição de prótese de Dacron®, para substituir o segmento aórtico excisado.[4] Após a publicação dos resultados pela escola de DeBakey, houve um enorme entusiasmo pela abordagem cirúrgica imediata da DAA, fosse ela do tipo I, II ou III, complicada ou não, com resultados pouco encorajadores.

Em 1964, na Universidade da Flórida, o cirurgião torácico M. W. Wheat, desanimado com os maus resultados obtidos por ele, associou-se ao farmacologista clínico R. S. Palmer, com o intuito de pesquisar uma abordagem terapêutica que melhorasse os resultados terapêuticos e o prognóstico dos pacientes com DAA. Nesse contexto, eles deram início à "terapêutica farmacológica intensiva", cujos resultados foram publicados no fim da década de 1960. Em 1969, o grupo de Wheat atualizou a sua experiência, mostrando sobrevida hospitalar de 86% entre pacientes com DAA, operados ou não e que foram submetidos ao tratamento farmacológico intensivo.[5]

Os avanços recentes nos tratamentos clínico e cirúrgico da dissecção aórtica mudaram radicalmente o prognóstico dos pacientes. Entretanto, para que eles sejam eficazes, há de se fazer um diagnóstico precoce e preciso. Sem dúvida, pouquíssimas doenças exigem tão pronto reconhecimento pelo médico e tão meticulosa terapia quanto a DAA.

EPIDEMIOLOGIA E CLASSIFICAÇÃO

Embora seja difícil de precisar a real incidência da DAA, seja pelo subdiagnóstico, seja pelos registros inadequados, a maior parte dos estudos atuais estima que ocorram aproximadamente três casos a cada 100 mil pessoas ao ano, ou seja, duas vezes menos frequente que o aneurisma da aorta sem ruptura.[6,7]

O sexo masculino é acometido com mais frequência, em uma proporção de quatro homens para uma mulher com idade média de 63 anos. A DAA do tipo A tende a ocorrer em pacientes mais jovens. Curiosamente, a maior parte das dissecções agudas acontece nos meses de inverno e no período da manhã.[3]

A hipertensão arterial sistêmica (HAS) está presente em 76,6% dos pacientes. Em quase todos os portadores de DAA do tipo B, a HAS é um fator de risco identificado. Nos pacientes jovens, abaixo dos 40 anos, a dissecção está mais associada à presença de doenças do tecido conectivo (síndrome de Marfan) e de valva aórtica bicúspide que à hipertensão arterial.[3]

As dissecções aórticas podem ser classificadas de acordo com o tempo de duração dos sintomas e quanto ao segmento da aorta acometida.

Convencionou se classificar em aguda quando o diagnóstico é feito até 14 dias após o início dos sintomas, e de crônica após a segunda semana. Essa classificação enfatiza o fato de o prognóstico ser melhor quando o paciente sobrevive à fase aguda da doença, motivo pelo qual é aceita universalmente.[7,8]

Estudos recentes, em que os pacientes foram diagnosticados e tratados com ferramentas mais modernas, propõem uma nova classificação considerando quatro períodos, desde o início do quadro clínico até o diagnóstico definitivo: período hiperagudo (até 24 horas da instalação dos sintomas), período agudo (2 a 7 dias), subagudo (8 a 30 dias) e crônico (acima de 30 dias). O que se observou foi uma redução progressiva da sobrevida ao longo dos quatro períodos. De forma prática, a classificação clássica respeitando os 14 dias ainda é a mais utilizada.[9]

Quanto ao segmento da aorta acometido, o primeiro e mais difundido sistema de classificação da dissecção aórtica foi proposto por DeBakey, Cooley e Creech, em 1955, e era baseado em critérios anatomocirúrgicos. Os autores definiram três tipos de dissecção aórtica, consoante o local da ruptura primária da íntima e a extensão da dissecção. Nos tipos I e II, a ruptura primária da íntima se localizava na aorta ascendente – no tipo II, a dissecção ficava confinada à aorta ascendente, e no tipo I, propagava-se através da aorta, podendo atingir a croça, a descendente e a abdominal. No tipo III, a ruptura primária estava localizada na aorta descendente, geralmente no istmo aórtico, logo após a origem da artéria subclávia esquerda, podendo se propagar proximal ou distalmente.[4]

Em 1970, Daily et al.,[10] da Universidade de Stanford, propuseram um sistema de classificação baseado em critérios clínicos, denominando a doença de tipo A quando ocorre comprometimento da aorta ascendente (podendo o arco e a aorta descendente estarem ou não comprometidos) e de tipo B quando a aorta ascendente não está comprometida (independentemente do local da ruptura primária da íntima). Tal sistema de classificação é muito mais racional, pois, do ponto de vista das complicações, do prognóstico e do tratamento, o que importa é o fato de a aorta ascendente estar ou não comprometida pelo processo de dissecção (Figura 113.1)

A ruptura da íntima pode acontecer em qualquer parte da aorta. Em 16% das vezes, o arco aórtico está envolvido e nenhuma das

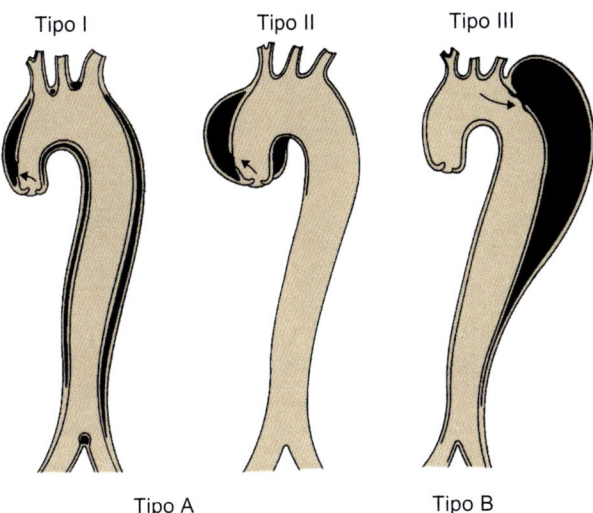

Tipo I   Tipo II   Tipo III

Tipo A
Proximal ou ascendente

Tipo B
Distal ou descendente

FIGURA 113.1 Classificação da dissecção aguda da aorta.

classificações citadas anteriormente consideram o acometimento isolado do arco ou ainda do arco e da aorta descendente. Atualmente, quando a dissecção está limitada ao arco ou iniciou-se na aorta descendente e, de forma retrógrada, disseca o arco e para antes da aorta ascendente, é classificada como não A não B.[11] A importância dessa distinção é em relação à conduta terapêutica, se cirúrgica ou conservadora.

Nos últimos anos, o estabelecimento de um consenso com relação aos sistemas de classificação anteriormente expostos permitiu que a incidência de cada tipo de lesão e os resultados clínicos de diferentes centros médicos pudessem ser comparados, principalmente, por meio de curvas atuariais de sobrevida. Cerca de 2/3 das dissecções aórticas são do tipo A *versus* frequência de 1/3 do tipo B. Há envolvimento da aorta ascendente em 65% dos casos, da aorta descendente em 20%, do arco aórtico em 10% e da aorta abdominal em 5%.[11]

HISTÓRIA NATURAL

A dissecção aórtica é uma moléstia altamente fatal, uma vez que mais de 90% dos pacientes não tratados morrem em 3 a 6 meses; 3% vão a óbito antes mesmo de receberem o primeiro atendimento médico; 13% morrem nas primeiras 12 horas; 49% morrem em 4 dias; e 74%, nas duas primeiras semanas. Nas primeiras 24 horas, morre, a cada hora, um em cada 100 pacientes.[2]

Cerca de 10% dos pacientes com dissecção aórtica caminham para a cura espontânea, seja pela trombose do falso lúmen (cura natural perfeita), seja pela ruptura secundária da íntima, com reentrada do falso canal no lúmen verdadeiro (cura natural imperfeita). Essa reentrada é identificada mais comumente na aorta abdominal ou nas artérias ilíacas (aorta em duplo cano de espingarda). A cura espontânea é mais comum nos pacientes com dissecção do tipo B. Ao contrário da laceração de entrada, encontrada em mais de 90% dos casos, a laceração de reentrada é identificada em menos de 10% das necropsias (Figura 113.2). Algumas vezes, a dissecção aórtica curada é encontrada em necropsia, sem que se tenha evidenciado quadro clínico anterior compatível; trata-se da dissecção aórtica clinicamente silenciosa, bastante rara.[12]

Outro aspecto importante seria o fato de as causas de morte não estarem diretamente relacionadas com a laceração da íntima em si, e sim à progressão do "hematoma dissecante" que vai determinar a ocorrência de complicações fatais.

FISIOPATOLOGIA

A dissecção aórtica é caracterizada, do ponto de vista fisiopatológico, por uma separação longitudinal da túnica média, que se estende paralelamente ao lúmen aórtico (Figura 113.3). Essa separação se inicia por uma ruptura ou laceração, inicialmente transversa, que envolve cerca de metade da circunferência aórtica, comprometendo, em espessura, toda a camada íntima e os 2/3 internos da camada média (Figura 113.4).[12]

A ruptura da íntima, que marca o início da dissecção, está localizada, em aproximadamente 67% dos casos, na aorta ascendente; em 22% no istmo aórtico, logo após a emergência da artéria subclávia esquerda; em 10% no arco aórtico; e em torno de 1% na aorta abdominal (Figura 113.5).[13]

Uma vez iniciado o processo de ruptura, a dissecção progride distal e/ou proximalmente, fato que vai determinar a morbimortalidade da doença.

A localização do canal de dissecção, chamado de falso lúmen, é a metade externa da túnica média da aorta. Como consequência, a parede externa do falso lúmen é muito fina, cerca de 1/4 da parede aórtica original. Em contrapartida, a parede entre o lúmen verdadeiro e o lúmen falso (*i. e.*, a parede interna do falso canal ou *flap*) corresponde a 3/4 da espessura original da aorta (Figura 113.6). Esse aspecto anatomopatológico explica a alta frequência de ruptura de falso lúmen, com consequente extravasamento do sangue para fora da aorta, como principal causa de morte, ao contrário da ruptura da parede interna do falso canal, com reentrada no lúmen verdadeiro, o que levaria à cura espontânea.

Após a laceração da íntima e uma vez iniciado o processo de dissecção da média, o que determina a extensão e a propagação da dissecção são dois tipos de forças que, atuando sobre a parede da aorta, determinam o início e a propagação do hematoma dissecante:

- As forças que se originam do coração, responsáveis pelo fluxo pulsátil, que Rushmer[14] denominou impulso cardíaco ou impulso ventricular, e que representam a relação entre a força de contração e a velocidade de ejeção do ventrículo esquerdo
- As forças determinadas pela pressão arterial sistêmica média, que agem na parede da aorta, principalmente durante a diástole.

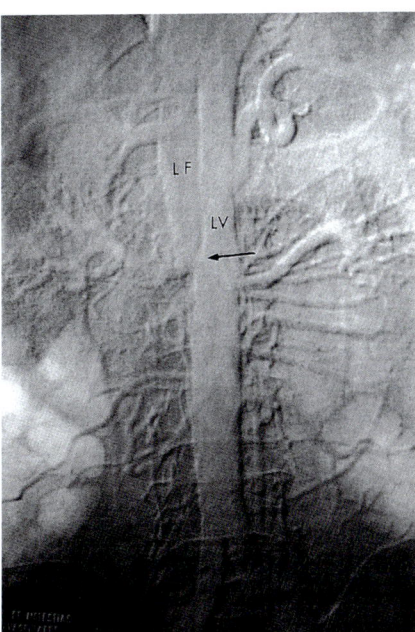

FIGURA 113.2 Aortografia de paciente com dissecção tipo B. Reentrada do lúmen falso (*LF*) no lúmen verdadeiro (*LV*) no nível da artéria renal direita (*seta*).

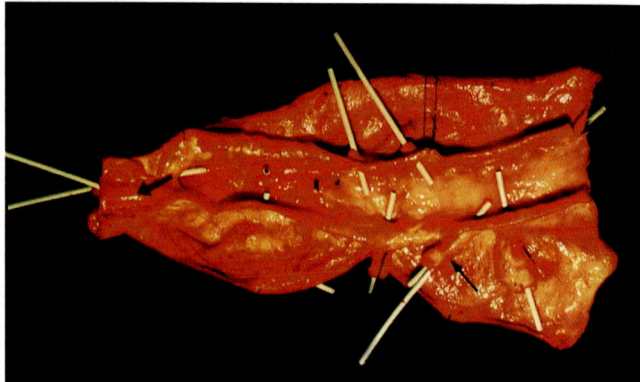

FIGURA 113.3 Peça de aorta abdominal dissecada. Os ramos aórticos abdominais emergem do lúmen verdadeiro, com exceção da artéria mesentérica superior (*seta fina*), que se comunica também com o lúmen falso. A artéria ilíaca esquerda emerge do lúmen verdadeiro (*seta espessa*), e a artéria ilíaca direita, do falso lúmen.

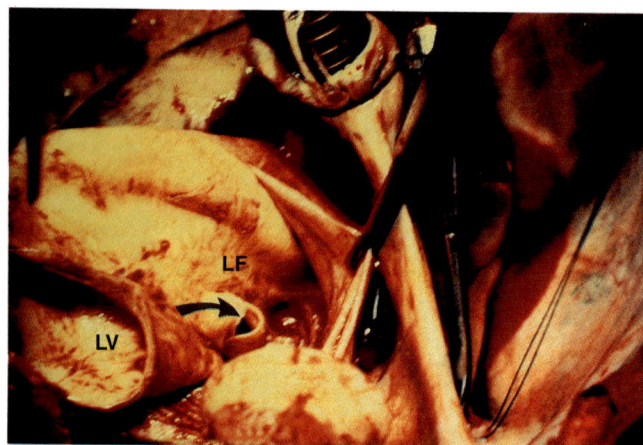

FIGURA 113.5 Fotografia intraoperatória. Paciente em circulação extracorpórea com secção transversal da raiz da aorta. A *seta* mostra a ruptura primária da íntima comunicando o lúmen verdadeiro (LV) com o lúmen falso(LF).

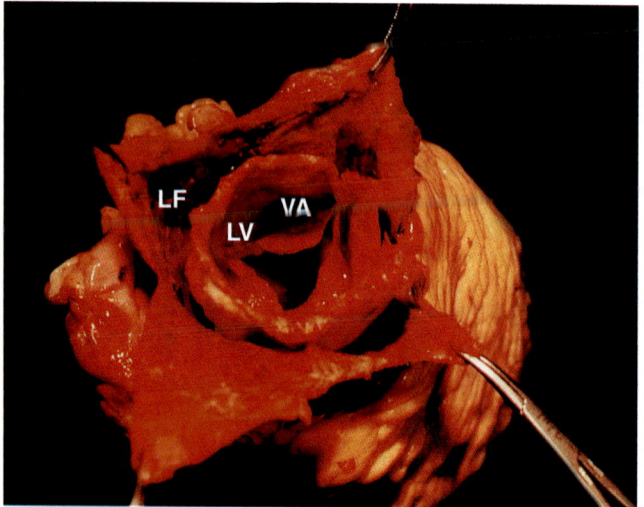

FIGURA 113.4 Aorta ascendente, seccionada transversalmente. A dissecção envolve toda a circunferência aórtica. LF: lúmen falso; LV: lúmen verdadeiro; VA: valva aórtica.

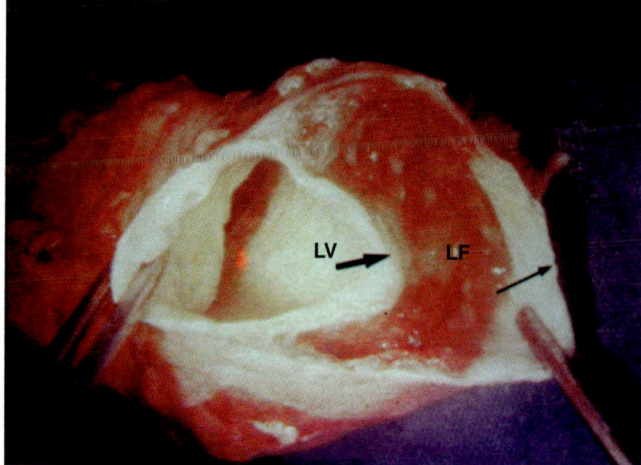

FIGURA 113.6 Aorta descendente, seccionada transversalmente. Dissecção de dois terços da circunferência aórtica. As *setas* chamam a atenção para a diferença de espessura das paredes interna (*seta espessa*) e externa (*seta fina*) do falso lúmen(LF). LV: lúmen verdadeiro.

Se o diagnóstico da DAA for precoce e se instituir, imediatamente, a terapêutica no sentido de impedir que essas duas forças continuem atuando sobre a parede da aorta, será possível, pelo menos do ponto de vista teórico, impedir que a dissecção se estenda e, consequentemente, que as complicações ocorram.

ETIOPATOGENIA

Compreender a patogênese da dissecção aórtica é essencial para o desenvolvimento de alternativas terapêuticas mais eficazes, já que apesar dos grandes progressos no diagnóstico e no tratamento, as taxas de mortalidade ainda permanecem excessivamente elevadas. Acredita-se que há uma sequência de eventos que, quando presentes, contribuem para o mecanismo de instalação de uma dissecção aórtica:[7]

- Predisposição genética
- Degeneração da camada média: a existência de genes específicos resulta em ativação de mecanismos de inflamação e de lesão da camada média com perda de células musculares lisas, culminando em uma parede aórtica enfraquecida
- Formação de aneurisma (especificamente nas dissecções tipo A): a parede aórtica enfraquecida dilata, um aneurisma se forma predispondo a maior estresse mecânico na parede aórtica

- Pico hipertensivo: em dado momento de esforço ou estresse, um pico hipertensivo leva a uma força extrema sobre a parede
- Dissecção aórtica: a aorta de parede enfraquecida disseca, com ou sem ruptura.

Os fatores de risco para DAA estão descritos no Quadro 113.1.[15]

Alterações degenerativas da túnica média

A alteração histopatológica mais relevante da parede de uma aorta dissecada é a degeneração da camada média, caracterizada pela perda de células musculares lisas e pela destruição da matriz extracelular. Estudos de microscopia eletrônica demonstraram presença de matriz celular escassa nos espaços interlamelares da camada média no ponto de laceração primária; fibrilas espirais e espessadas de colágeno são, frequentemente, acompanhadas de lamelas elásticas fragmentadas. A membrana basal das células musculares lisas encontra-se adelgaçada e até mesmo ausente. Por outro lado, a camada íntima permanece inalterada (Figura 113.7).

A análise molecular demonstrou infiltrado de macrófagos ativados na túnica média com liberação de metaloproteinases e citocinas pró-inflamatórias que exercem um efeito preponderantemente proteolítico e aceleram a degradação das fibras de colágeno e elastina.

| QUADRO 113.1 | Etiopatogenia e fatores de risco para a dissecção aórtica. |

- ■ Alterações degenerativas da túnica média
- ■ Hipertensão arterial sistêmica
- ■ Doença do tecido conjuntivo
  - • Síndrome de Marfan
  - • Síndrome de Loeys-Dietz
  - • Síndrome de Ehlers-Danlos vascular
- ■ Doenças vasculares hereditárias
  - • Valva aórtica bicúspide
  - • Coarctação de aorta
- ■ Doenças inflamatórias vasculares
  - • Doenças autoimunes
    - □ Arterite de células gigantes
    - □ Arterite de Takayasu
    - □ Doença de Behçet
  - • Infecção
    - □ Sífilis
    - □ Tuberculose
- ■ Trauma por desaceleração
- ■ Iatrogenias
  - • Instrumentação com cateteres
  - • Pinçamentos
  - • Aortoplastia
- ■ Uso de drogas
  - • Cocaína, anfetaminas, crack
- ■ Gestação

Em situações de normalidade, o estresse sobre a parede do vaso estimula as vias de produção de fatores capazes de destruir o tecido; no entanto, mecanismos protetores naturais também são recrutados a fim de estabelecer um equilíbrio. Quando esse balanço entra em falência, a destruição da parede aórtica torna-se excessiva, fragilizando a estrutura e vulnerabilizando a aorta às ações de outros fatores de risco. Embora os fatores destruidores teciduais sejam já bem estudados, os mecanismos protetores naturais permanecem desconhecidos, frustrando a implementação de medidas profiláticas.[16,17]

Hipertensão arterial sistêmica

A HAS, o fator de risco mais importante na patogênese da DAA, está presente em mais de 80% dos pacientes diagnosticados com a doença. Parece contribuir, de forma relevante, com os dois principais

fatores envolvidos na DAA: degeneração da parede e estresse mecânico. A HAS estimula a produção de citocinas pró-inflamatórias e metaloproteinases que levam à degradação excessiva da matriz celular da parede aórtica; do mesmo modo, a HAS é responsável pela redução do fluxo de sangue nos *vasa vasorum* que nutrem o 1/3 externo da camada média, causando um dano isquêmico que, ao final, resultará em redução da elasticidade da parede. O estresse mecânico atua sobre a parede como gatilho para a ruptura inicial da íntima e para a progressão da dissecção.[18]

Nos pacientes mais jovens, abaixo de 40 anos, a HAS é menos frequente (34%); nesses, a DAA está mais relacionada à presença de síndromes monogênicas e de valva aórtica bicúspide (59%).[15]

Doenças congênitas do tecido conjuntivo

As fibras elásticas, componentes do tecido conjuntivo, apresentam-se em menor número e incompletas nos pacientes portadores de doenças do tecido conjuntivo, o que resulta em formação de tecidos frágeis compondo a parede aórtica, os ossos e os pulmões. Até recentemente, mais de 20 genes foram identificados como predisponentes para patologias da aorta torácica sindrômicas ou familiais. Em geral, os traços têm herança autossômica dominante e são responsáveis pela doença em pacientes mais jovens.[7]

Com frequência, somente um gene encontra-se mutado, e essa mutação pode estar implicada em DAA associada ou não a uma síndrome. Os genes mutados têm penetrância variável de forma que a gravidade da doença difere, até em membros da mesma família.

A doença aórtica não sindrômica pode ser familial (20%) ou esporádica, a depender se mais de um membro da mesma família apresenta a doença. Os casos de DAA não sindrômicas são mais prevalentes, e entre os não sindrômicos, a maioria pertence a um grupo sem história familiar de doença da aorta, considerados portadores de mutações randômicas ou esporádicas. Ainda não há informações suficientes para que possamos compreender, em profundidade, as interações genéticas em questão.[19]

Entre as doenças sindrômicas consideradas como fatores de risco para a DAA, as mais frequentes são as síndromes de Marfan, de Ehlers-Danlos, de Turner e de Loeys-Dietz.[19]

Síndrome de Marfan

Responsável por 5% de todas as DAA. Nos pacientes com síndrome, estão presentes mutações no gene *FBN1*, codificador da fibrilina 1,

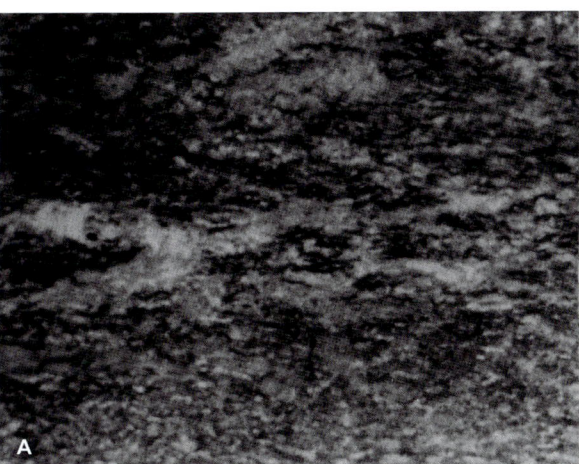
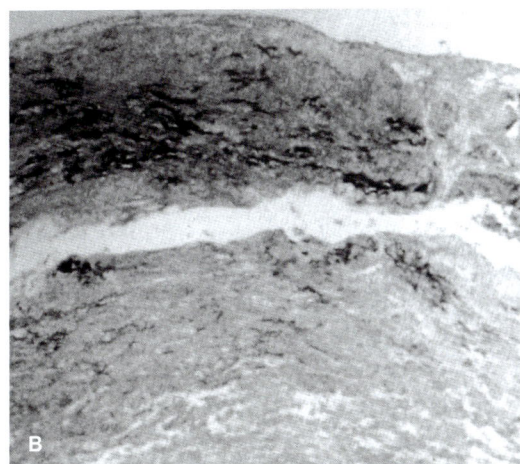

FIGURA 113.7 A. Aorta normal. Corte longitudinal evidenciando a camada média com fibras colágenas coradas em preto, apresentando distribuição uniforme e arranjadas paralelamente. **B.** Degeneração cística da média. Corte longitudinal de aorta demonstrando acentuada fragmentação e desorganização de fibras elásticas na camada média, com total desaparecimento destas em algumas áreas. Coloração para fibras elásticas; ampliação: 40×.

uma glicoproteína que compõe as microfibrilas; estas são componentes estruturais da matriz extracelular. As microfibrilas, junto à elastina, contribuem para a estabilidade e a elasticidade da parede aórtica. Essa herança autossômica dominante está associada a alterações ósseas, oculares e cardiovasculares. Clinicamente, os portadores de Marfan estão mais suscetíveis à DAA do tipo A, com risco anual de 13% em pacientes em que o diâmetro da aorta ascendente atingiu 5 cm. O risco de dissecção se correlaciona diretamente com o diâmetro da aorta, o que influencia a indicação cirúrgica para aneurismas de 4,5 a 5 cm, como medida profilática para DAA. A prevalência de DAA do tipo A entre os pacientes com Marfan acima de 60 anos é de aproximadamente 50%. Também com intuito de evitar a DAA, pacientes com Marfan e crescimento acelerado da aorta (> 0,26 cm ao ano) ou ainda em mulheres que pretendam engravidar, a cirurgia está indicada precocemente.[17,19]

Síndrome de Loeys-Dietz

Desordem de herança autossômica dominante ligada à mutação dos genes que codificam os receptores 1 e 2 do TGFB (do inglês *transforming growth factor*) TGFBR1, TGFBR2, TGFB2 e SMAD3. Esses pacientes apresentam risco de DAA e ruptura em idade muito precoce e em aortas de diâmetro normal, com um curso clínico mais grave que o observado nos portadores de Marfan. As complicações podem ocorrer mesmo na infância, reduzindo a expectativa de vida para 37 anos, em média. Algumas diretrizes recomendam troca da aorta com diâmetros de 4 a 4,2 cm.[17]

Síndrome de Ehlers-Danlos

O subtipo vascular é causado pela mutação COL3A1 e está associado a defeitos na síntese do procolágeno do tipo III. Nos portadores de Ehlers-Danlos, a aorta não é acometida com tanta frequência (25%). As artérias mais comumente afetadas por dissecção, aneurismas e rupturas são as artérias mesentérica superior, esplênica, renal e ilíaca. No entanto, a fragilidade da parede dos vasos é tão acentuada que a cirurgia somente deve ser realizada para tratar complicações potencialmente fatais.[18]

Doenças vasculares hereditárias
Valva aórtica bicúspide

Está presente em 9% de todas as dissecções em pacientes menores de 40 anos e em 2% de todas as DAA. A presença dessa malformação congênita, caracterizada pela presença de valva com dois folhetos, pode contribuir para a ocorrência de dissecção aórtica de duas formas: a presença de dois folhetos está associada com disfunção valvar, que modifica a hemodinâmica da valva gerando fluxo de padrão alterado, excêntrico, que exerce estresse mecânico sobre a parede da aorta ascendente, podendo causar uma dilatação e, por conseguinte, uma dissecção; também pode-se inferir que a presença de uma valva aórtica bicúspide decorreria de alguma alteração genética, complicada por degeneração do tecido conjuntivo, e, por isso, aumentaria o risco de causar dilatação da parede aórtica e dissecção.[20]

Coarctação da aorta

Estreitamento aórtico mais comumente localizado imediatamente ao óstio da artéria subclávia esquerda, que, quando não tratado precocemente, provoca elevação da pressão arterial nas extremidades superiores, o que tem como consequências a ocorrência de doença coronariana prematura, disfunção ventricular, doença cerebrovascular, dilatações e dissecções aórticas por volta da terceira ou quarta décadas de vida.

Doenças inflamatórias vasculares

As doenças inflamatórias da aorta com arterite de células gigantes, arterite de Takayasu e doença de Behçet foram previamente descritas como fator causal para dissecção aórtica. No entanto, esses eventos são raros, sendo a dissecção aórtica uma complicação que ocorreu em menos de 1% dos pacientes com doença inflamatória vascular.[21]

Gravidez

A gravidez é um evento em que o volume circulatório da mulher se eleva, podendo se associar à hipertensão arterial e ao estresse mecânico sobre a parede aórtica. A pré-eclâmpsia é a etiologia mais comum da dissecção aórtica periparto. No entanto, o que se observa nas gestantes que desenvolvem dissecção aórtica é a associação com doenças do tecido conjuntivo, especialmente as síndromes de Marfan e de Loeys-Dietz. Pacientes com dilatações da raiz da aorta pré-gestação devem ser avaliadas e aconselhadas a reparo cirúrgico antes de engravidar.

Trauma

O trauma torácico fechado é uma causa pouco frequente de DAA, mas sua taxa de mortalidade é excessiva. Ocorre devido a acidentes automobilísticos (86,7%) e queda de altura (3,3%); é a segunda causa de mortalidade no trauma, superada somente pelas hemorragias intracranianas. A dissecção aórtica resulta de uma desaceleração súbita, sendo o istmo aórtico, região da aorta entre o arco relativamente móvel e a aorta descendente fixa, o local mais frequente de ruptura primária da íntima. Estima-se que 80 a 85% da mortalidade pré-hospitalar após um trauma fechado seja por dissecção aórtica.

Sem tratamento apropriado, 88% dos pacientes com dissecção aórtica traumática evoluirão com óbito durante a primeira hora e 10% em 2 semanas.[22]

Iatrogenias

As iatrogenias são a causa traumática mais frequente de DAA, sendo cateterização cardíaca e cirurgia cardíaca os procedimentos mais comuns a provocar a lesão aórtica. O local mais afetado é a aorta ascendente. Uma metanálise recente sobre lesões iatrogênicas e dissecção de aorta mostrou que: a maior parte ocorre após revascularização miocárdica (60%); 12% durante cateterismo cardíaco; 11% durante cirurgia para troca valvar e 7% durante procedimentos endovasculares para colocação de endopróteses na aorta descendente.[23]

Uso de drogas

Os efeitos hemodinâmicos provocados pelo uso de cocaína e anfetaminas incluem aumento da pressão arterial e da frequência cardíaca por liberação excessiva de catecolaminas na corrente sanguínea. A parede aórtica sofre estresse mecânico promovido pelo pico hipertensivo, pela intensa vasoconstrição e pelo aumento do trabalho cardíaco. A associação de uso de drogas e DAA varia de 0,5 a 9,8% dos casos de DAA.[24]

QUADRO CLÍNICO E COMPLICAÇÕES

A DAA é uma doença potencialmente fatal, sendo o diagnóstico acurado e rápido, uma condição vital. Para que se faça o diagnóstico, é necessário um alto índice de suspeição clínica baseado nos sintomas e sinais identificados. É importante ressaltar que nem sempre a DAA se apresenta de forma típica, podendo mimetizar outros processos agudos, como infarto do miocárdio, isquemia cerebral (acidente vascular encefálico [AVE]), isquemia mesentérica, insuficiência renal ou isquemia de membros inferiores. Essa variedade de sinais e sintomas se deve ao comprometimento do fluxo pelos ramos da aorta dissecada. Por essa razão, é muito importante atentar-se aos diferentes quadros clínicos possíveis.

Sintomas e sinais
Dor

O sintoma mais comum, presente em mais de 90% dos casos, é a dor de início abrupto. No entanto, a DAA pode ocorrer sem dor, embora muito raramente (6%). A intensidade, o início catastrófico, a qualidade peculiar e a migração característica da dor são indícios importantes para se distinguir a DAA de outras emergências cardíacas ou torácicas iniciadas por dor no tórax, como infarto agudo do miocárdio, embolia pulmonar e pneumotórax hipertensivo.

A dor provocada por uma DAA caracteriza-se por ser súbita, de intensidade insuportável desde o início fazendo com que o paciente se torne agitado e se movimente no leito, procurando obter alívio. Essas características contrastam com a dor típica provocada por infarto do miocárdio, cuja intensidade tem aumento progressivo e o paciente procura se manter imóvel.

Na dissecção, a dor é descrita como "rasgando" ou "dilacerando", característica particularmente apropriada para se suspeitar de DAA. Ela tende a migrar do local de origem, seguindo o trajeto da dissecção, em 75% dos casos. Dessa forma, a dor referida na face anterior do tórax (subesternal ou precordial) é mais frequente nas dissecções do tipo A, e a dor referida especificamente na região interescapular é patognomônica do tipo B. Nas dissecções que envolvem o arco aórtico, a dor pode ser referida tanto no pescoço quanto na mandíbula.[7]

Sintomas neurológicos
Síncope

Geralmente, é precedida de dor retroesternal e está mais associada à dissecção aguda tipo A. Sua ocorrência reflete uma complicação grave relacionada a tamponamento cardíaco, ruptura do falso lúmen, oclusão de vasos cerebrais ou AVE. Também pode decorrer de manifestações vasovagais por distensão dos baroceptores localizados na parede aórtica.

A literatura mostra que aproximadamente 20% dos pacientes com dissecção aguda apresentam síncope, e que esses pacientes têm taxas maiores de mortalidade (34% de mortalidade hospitalar).[3]

Isquemia cerebral

A DAA deve sempre ser considerada um fator etiológico de AVE por envolvimento de ramos supra-aórticos. Nesses casos, manifestações neurológicas focais como hemiplegia ou monoplegia podem se associar à alteração de nível de consciência e síncope.

Ocorre como complicação em 10% das DAA do tipo A, com frequência devido ao envolvimento do arco aórtico. A presença de isquemia cerebral não deve ser uma contraindicação para a cirurgia, pois a recuperação da função cerebral ocorre em grande parte dos pacientes, após o procedimento.[25]

Isquemia medular

A instalação de paraparesia ou de paraplegia flácida nos membros inferiores decorre da isquemia medular aguda pela interrupção do fluxo sanguíneo pelas artérias intercostais, ocorrendo em 2 a 10% dos pacientes. Está claramente associada às DAA do tipo B.[3]

Sintomas e sinais cardiológicos
Insuficiência cardíaca aguda e tamponamento cardíaco

A insuficiência cardíaca aguda deve-se à regurgitação aórtica aguda grave causada por dissecção do anel valvar, com desabamento da cúspide não coronariana. O sopro diastólico, característico da regurgitação aórtica, é encontrado em cerca de 2/3 dos pacientes com DAA do tipo A.

O tamponamento cardíaco, identificado em 18% dos pacientes com DAA do tipo A, correlaciona-se com taxas de mortalidade altas, acima de 44%, e deve ser prontamente tratado com cirurgia.[26]

Alterações da pressão arterial

Variações de pressão arterial podem ocorrer no curso da DAA. A hipertensão arterial é mais prevalente nos pacientes com DAA do tipo B (mais de 70%), enquanto aproximadamente 30% dos pacientes com DAA do tipo A se apresentam hipertensos.

A hipotensão (pressão arterial sistólica < 90 mmHg) é considerada um dos sinais clínicos mais graves no atendimento emergencial. Ela está mais presente em pacientes com DAA do tipo A e, com frequência (55% dos casos), associada a alterações neurológicas, isquemia miocárdica, mesentérica, de membros inferiores ou morte. Algumas condições, como ruptura, tamponamento cardíaco, derrame pleural, dissecção do aparelho valvar aórtico, são prováveis causas de hipotensão e choque, e devem ser prontamente identificadas, tendo sua correção impacto claro na evolução dos pacientes. A mortalidade intra-hospitalar dos pacientes que se apresentam com choque é de 30,2%, enquanto a dos estáveis hemodinamicamente é de 23,9%, mas quando devidamente reanimados, a sobrevida após a alta hospitalar é a mesma.[27] Falsas medidas de pressão baixa nos membros superiores podem decorrer de dissecções dos troncos supra-aórticos com redução de fluxo, ou mesmo perda de pulso, nas artérias dos membros superiores.

Por vezes, a HAS pode se mostrar refratária ao tratamento clínico, especialmente na DAA do tipo B, sendo um preditor de mortalidade. A presença de dor ou hipertensão refratárias elevam o risco de óbito nas primeiras horas em quase quatro vezes e constituem-se em critérios de indicação de intervenção.[28]

Infarto do miocárdio e arritmia

O envolvimento dos óstios coronarianos pela dissecção, mais comumente da artéria coronária direita, pode causar arritmias e/ou infarto agudo do miocárdio. Também a dissecção da parede livre e/ou septo dos átrios e/ou ventrículos levam à formação de fístula aortoatrial ou aortoventricular direita e podem causar bloqueio atrioventricular parcial ou completo.

Síndrome de má perfusão tecidual

Seja dos membros superiores, seja dos membros inferiores, seja das artérias viscerais, não é raro a insuficiência arterial aguda periférica ocorrer entre pacientes com DAA. Ela pode simular uma embolia arterial; dessa forma, deve-se se suspeitar de DAA em todos os pacientes com insuficiência arterial aguda periférica, principalmente se não for diagnosticada uma fonte de êmbolos.

Alguns mecanismos estão envolvidos na oscilação de fluxo nas artérias periféricas (membros superiores, inferiores e viscerais), ramos da aorta dissecada:

- Obstrução dinâmica: a partir da ruptura inicial da íntima, o maior fluxo de sangue passa a circular pelo pertuito formado pelo falso lúmen e esse se expande, contido somente pela adventícia.

Em contrapartida, o que era o lúmen original da aorta, ou lúmen verdadeiro, colaba em graus variados. A depender da origem dos óstios das artérias periféricas, se do lúmen verdadeiro ou do lúmen falso, teremos redução de fluxo e perda de pulso. A obstrução dinâmica ocorre quando os óstios das artérias periféricas estão anatomicamente preservados e a redução do fluxo ocorre porque o *flap* aórtico oclui o determinado óstio de forma variável, a depender da pressão arterial, do débito cardíaco, da frequência cardíaca e da resistência periférica. Também estão implicados nessa hemodinâmica: o tamanho da ruptura inicial, a limitação da saída do sangue pelo falso lúmen (tamanho da reentrada) e o aumento do fluxo pelo lúmen verdadeiro, a depender da queda da resistência periférica

- Obstrução estática: a interrupção do fluxo pode acontecer de forma estática, independentemente das variações hemodinâmicas quando a dissecção progride pelos óstios, com ou sem trombose.

Insuficiência arterial aguda periférica

As alterações do fluxo arterial periférico, tanto a ausência quanto a diminuição ou a diferença de pressão arterial em membros, ocorrem na dissecção do tipo A, quando a artéria mais afetada costuma ser a subclávia esquerda e, menos frequentemente, o tronco braquiocefálico ou a carótida esquerda. Tais alterações ocorrem também no tipo B, em que as artérias atingidas são mais comumente as dos membros inferiores.

Quase metade dos pacientes com DAA do tipo A e 1/5 dos pacientes com tipo B apresentam perda de um ou mais pulsos periféricos.[29] Há uma nítida relação entre a perda de pulsos periféricos ao exame físico inicial com a mortalidade hospitalar. Quanto maior o número de pulsos ausentes, maior a mortalidade. O diagnóstico de um ou dois pulsos ausentes aumenta em 2,5 vezes o risco de óbito nos primeiros 5 dias.[30]

Insuficiência renal aguda

A insuficiência renal é um fator de mal prognóstico na DAA tanto do tipo A quanto do tipo B, presente em mais de 18% dos casos, elevando drasticamente a mortalidade hospitalar no tipo A para 50 *versus* 25% e no tipo B para 27 *versus* 9%. A presença de insuficiência renal também compromete a ação das drogas anti-hipertensivas, dificultando o controle da pressão arterial.[31]

Isquemia mesentérica aguda

Embora seja uma complicação mais rara (3,7% no tipo A e 7% no tipo B), quando ocorre é responsável por provocar as maiores taxas de mortalidade em uma DAA complicada. Mesmo com intervenção cirúrgica, endovascular ou cirúrgica/híbrida, as mortalidades atingem 73 e 42%, respectivamente.[3]

DIAGNÓSTICO

Laboratorial

Dependendo do volume de sangue sequestrado no falso lúmen, podem ocorrer anemia e leucocitose discretas. Elevação dos níveis de bilirrubinas e desidrogenase láctica ocorre, eventualmente, devido à hemólise dentro do falso lúmen. As enzimas (CPK, CPK-MB, AST e ALT, amilase e fosfatase) costumam se apresentar normais e, quando alteradas, podem significar comprometimento coronariano ou visceral abdominal. A creatinina pode estar elevada quando há comprometimento renal. As dosagens de dímero D estão frequentemente elevadas.[3]

Eletrocardiograma

O eletrocardiograma (ECG) é rotineiramente utilizado na sala de emergência nos pacientes que apresentam dor torácica. Em 30% das vezes, as alterações se devem a HAS, comprometimento do óstio coronariano ou doença coronariana preexistente. Nos registros de dissecções do tipo A do IRAD, alterações inespecíficas do segmento ST e da onda T estiveram presentes em 42% dos pacientes; alterações isquêmicas, em 15%; e evidência de infarto, em 5%. As alterações eletrocardiográficas devem ser avaliadas com cautela, pois alterações sugestivas de isquemia podem induzir a um diagnóstico inicial equivocado de isquemia coronariana, já que essa é uma doença mais prevalente, e retardar o diagnóstico de DAA.[32]

Radiografia simples de tórax

A radiografia simples de tórax faz parte dos protocolos de atendimento dos pacientes que se apresentam com dor torácica na sala de emergência. No entanto, é preciso ressaltar que, embora possa haver alterações características, ela não é capaz de fazer diagnóstico definitivo e tampouco deve retardá-lo. Tipicamente na DAA do tipo A, o mediastino pode estar alargado pelo contorno aórtico (> 20%). O derrame pleural pode estar presente.

Ecocardiografia

A ecocardiografia é muito útil como método de diagnóstico na dissecção aórtica, e quando as modalidades transtorácica (ETT) e transesofágica (ETE) são utilizadas, atinge-se 80% de sensibilidade e 95% de especificidade, embora mais recentemente o uso da ETE tenha diminuído a sua utilidade. O fato de a ETT ser um exame rápido, que não requer contraste ou radiação ionizante, de baixo custo e amplamente disponível faz com que seja utilizada como exame diagnóstico inicial em 25% dos pacientes, especialmente nos instáveis, quando a ecografia pode ser realizada em sala de emergência. É fato que a DAA é mais prontamente diagnosticada quando fazem parte dos exames iniciais a angiotomografia e a ecocardiografia, em detrimento de angiorressonância ou aortografia.[3]

Especialmente nas DAA do tipo A, o exame permite avaliar o ponto de ruptura primária da íntima, a trombose do falso lúmen, a regurgitação valvar aórtica e o derrame pericárdico; o *flap* intimal; e diferenciar o lúmen falso do verdadeiro (Figuras 113.8 a 113.10). Nas DAA do tipo B, a janela para aquisição de imagens fica prejudicada pela presença dos arcos costais e do pulmão.

O derrame pericárdico e a regurgitação aórtica, quando presentes, podem significar complicações graves e devem ser cuidadosamente considerados para tratamento cirúrgico imediato.

Angiotomografia computadorizada

A angiotomografia computadorizada (ATC) usando multidetectores é o exame de imagem de escolha para diagnóstico das síndromes torácicas agudas por ter alta sensibilidade e especificidade, tempo de aquisição de imagens muito rápido e ser útil não somente para o diagnóstico, mas também para programar e acompanhar o tratamento. Nos últimos 20 anos, a modalidade passou a ser usada em mais de 73% dos pacientes com DAA do tipo A.[29]

A escolha das modalidades de imagens mais apropriadas depende da estabilidade hemodinâmica dos pacientes e dos recursos locais. Na maioria das vezes, a associação de ATC e ETT são suficientes para diagnosticar e programar tratamento. As vantagens e as desvantagens dos métodos mais comumente disponíveis estão descritas no Quadro 113.2.[15]

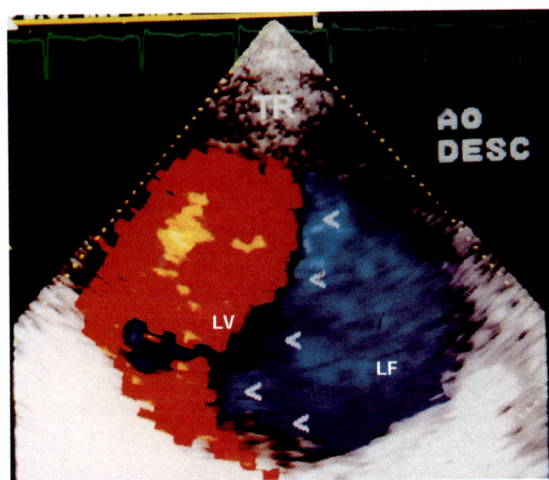

FIGURA 113.8 Ecodoppler colorido com ecocardiograma transesofágico. Secção transversal da aorta descendente com *flap* de dissecção da íntima (<); lumens com fluxo em direções opostas, lúmen verdadeiro (*LV*) e lúmen falso (*LF*), que se encontram parcialmente trombosados.

Os sinais tomográficos diretos sugestivos de dissecção aórtica, exemplificados nas Figuras 113.11 a 113.15, são: (1) identificação do *flap* intimal; (2) velocidade de fluxo diferente no lúmen verdadeiro e no falso lúmen; (3) demonstração nítida dos dois lumens, o falso e o verdadeiro; (4) aumento de calibre da aorta; e (5) deslocamento da calcificação da túnica íntima.

Como sinais indiretos de dissecção aórtica na ATC, tem-se a detecção de sangue na pleura (Figuras 113.15 a 113.17), no mediastino (Figura 113.16), no pericárdio, no retroperitônio ou em cavidade peritoneal livre.

A ATC, entretanto, apresenta desvantagens relacionadas com a radiação e a nefrotoxicidade do contraste. Além disso, ela tem algumas limitações como método diagnóstico no que se refere à detecção de regurgitação aórtica, no seu uso em pacientes instáveis (dar preferência para o ETT e/ou o ETE). A presença de artefatos na aquisição de imagens da aorta ascendente pode ser mitigada por meio de sincronização com o ECG.

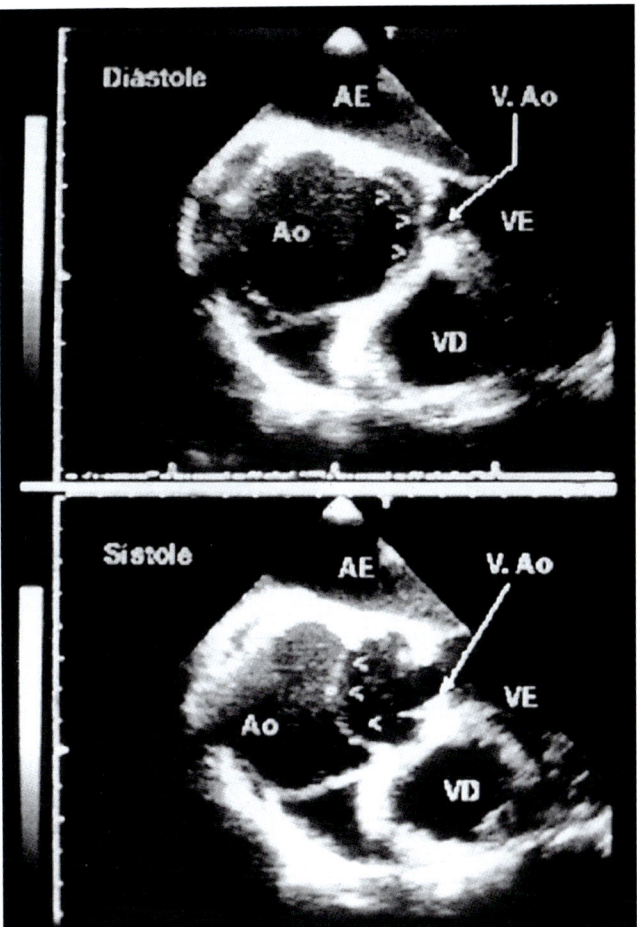

FIGURA 113.9 Mapeamento bidimensional com ecocardiograma transesofágico, no plano transverso, em dois momentos do ciclo cardíaco. Dilatação da aorta ascendente (*Ao*), com *flap* de dissecção da íntima abaulado para a direita (>), distorcendo os folhetos aórticos (*V.Ao*) na diástole e se deslocando para a esquerda (<), em direção à aorta ascendente (*Ao*), na sístole. AE: átrio esquerdo; V.Ao: valva aórtica; VD: ventrículo direito; VE: ventrículo esquerdo.

QUADRO 113.2	Comparação entre as técnicas de imagem para diagnóstico de dissecção aguda aórtica.	
Método diagnóstico	**Vantagens**	**Desvantagens**
ATC	■ Amplamente disponível ■ Aquisição rápida de imagem ■ Avalia a totalidade da aorta, seus ramos e órgãos adjacentes ■ Avalia eixo ilíaco femoral para acesso no tratamento endovascular	■ Exposição à radiação ionizante ■ Requer contraste iodado ■ Não fornece informações sobre hemodinâmica e função da aorta e do coração
RM	■ Produz imagens de alta resolução da aorta e da parede aórtica ■ Não utiliza contraste iodado e radiação ionizante, o que viabiliza para exame de acompanhamento ■ Fornece informações funcionais e biomecânicas	■ Longo tempo de aquisição de imagens ■ Não é recomendável para pacientes instáveis ■ Não está amplamente disponível nas emergências ■ Fornece pouca informação sobre o eixo ilíaco femoral, pois calcificações não são visualizadas
ETT	■ Portátil e acessível ■ Fornece informações rápidas sobre as funções cardíaca e valvar, a aorta ascendente e o pericárdio, sendo extremamente útil no diagnóstico diferencial das síndromes aórticas agudas	■ Fornece pouca informação sobre a aorta a partir do arco distal ■ Necessita ser combinado com outra modalidade de imagem para avaliar toda a aorta ■ Não se aplica para as DAA do tipo B
ETE	■ Apresenta alta acurácia para diagnóstico das patologias da aorta torácica ■ Fornece informações sobre a hemodinâmica e a função do coração e da aorta ■ Extremamente útil durante os procedimentos endovasculares, tanto para monitoramento quanto para auxiliar no posicionamento da endoprótese	■ Procedimento minimamente invasivo que requer sedação e é dependente do operador ■ Risco de descompensar durante o procedimento (melhor realizar em sala cirúrgica) ■ Não é capaz de avaliar a maior parte do arco aórtico, nem a aorta abdominal ■ Necessita ser combinado com outra modalidade de imagem para avaliar toda a aorta

ATC: angiotomografia computadorizada; ETE: ecocardiografia transesofágica; ETT: ecocardiografia transtorácica; RM: ressonância magnética. (Adaptado de Nienaber et al.[15])

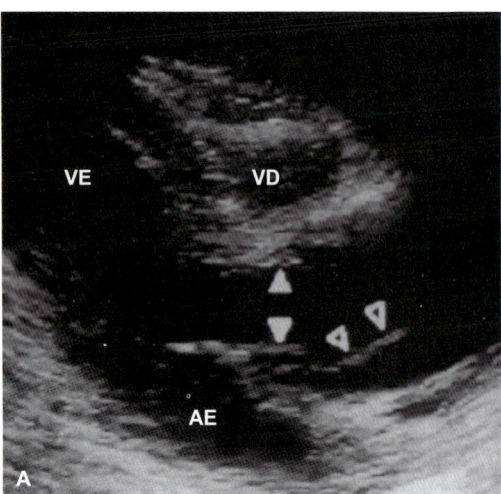
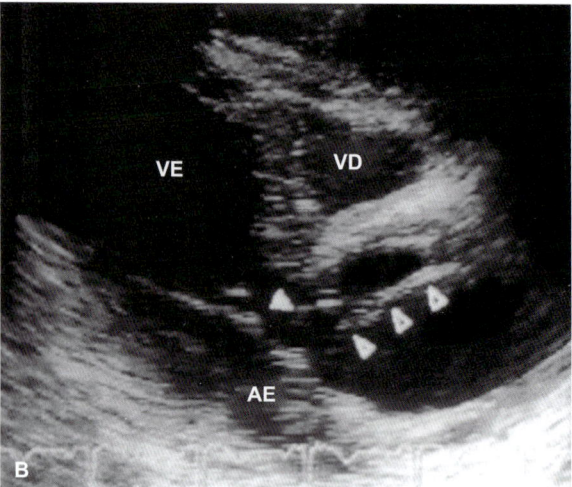

FIGURA 113.10 Mapeamento bidimensional com ecocardiograma transtorácico, em corte paraesternal esquerdo longitudinal, em dois momentos do ciclo cardíaco. *Flap* de dissecção (*setas vazadas*) na aorta ascendente movendo-se em direção aos folhetos aórticos (*setas preenchidas*) na diástole (**B**) e em direção da aorta ascendente na sístole (**A**). AE: átrio esquerdo; VD: ventrículo direito; VE: ventrículo esquerdo

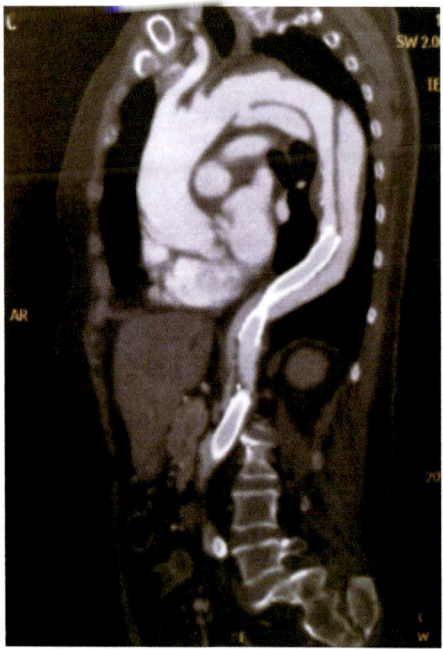

FIGURA 113.11 Angiotomografia computadorizada de aorta toracoabdominal, mostrando dissecção aguda tipo B com localização da entrada do falso lúmen na aorta descendente proximal e tratamento com *stent* para dilatação do lúmen verdadeiro.

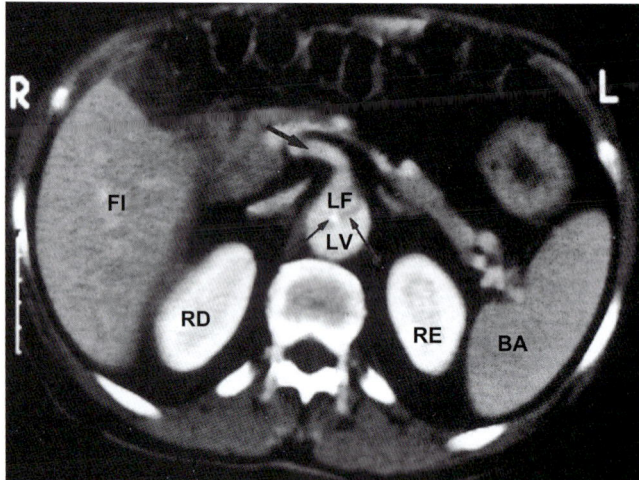

FIGURA 113.13 Tomografia computadorizada contrastada, corte axial. Dissecção da aorta abdominal; lúmen falso (*LF*); lúmen verdadeiro (*LV*). A *seta fina à esquerda* aponta para a calcificação da íntima, e *a da direita*, para o *flap* que separa os dois lumens; a *seta espessa* aponta a artéria mesentérica superior que emerge do falso lúmen. BA: baço; FI: fígado; RD: rim direito; RE: rim esquerdo.

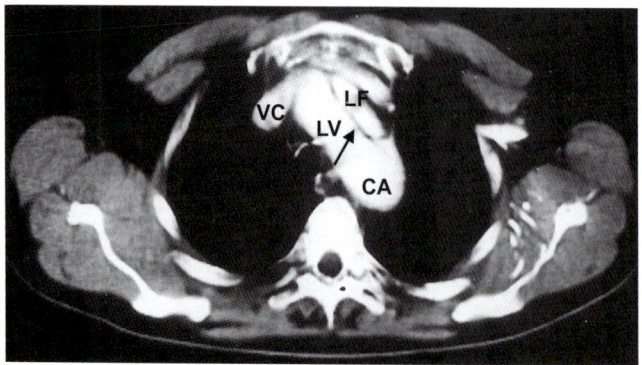

FIGURA 113.12 Tomografia computadorizada contrastada, corte axial. Dissecção não A não B. CA: croça da aorta; LF: lúmen falso; LV: lúmen verdadeiro; VC: veia cava superior. A *seta* aponta para o *flap*, separando os dois lumens.

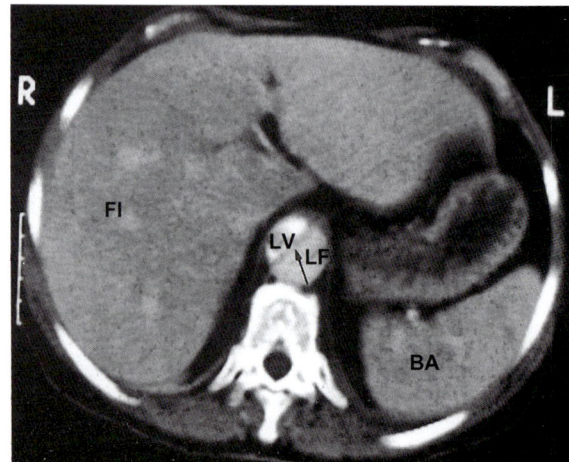

FIGURA 113.14 Tomografia computadorizada contrastada, corte axial. Dissecção da aorta abdominal; lúmen verdadeiro (*LV*); lúmen falso (*LF*) parcialmente trombosado; baço (*BA*); fígado (*FI*). A *seta* aponta para o *flap* que separa os dois lumens.

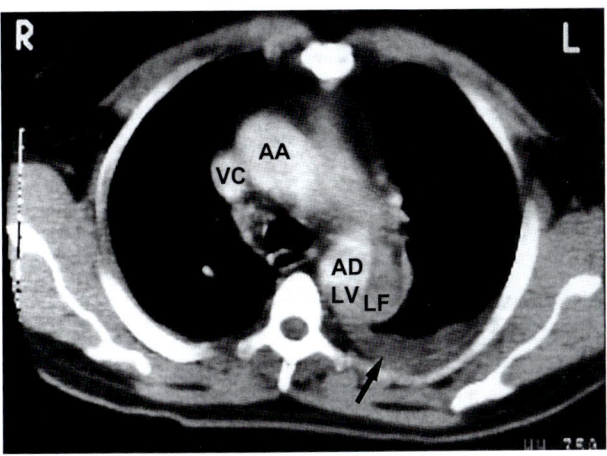

FIGURA 113.15 Tomografia computadorizada contrastada, corte axial. Dissecção aórtica do tipo B com ruptura do falso lúmen (*FL*) na cavidade pleural esquerda (*seta*); aorta descendente (*AD*); lúmen verdadeiro (*LV*); aorta ascendente (*AA*); veia cava superior (*VC*).

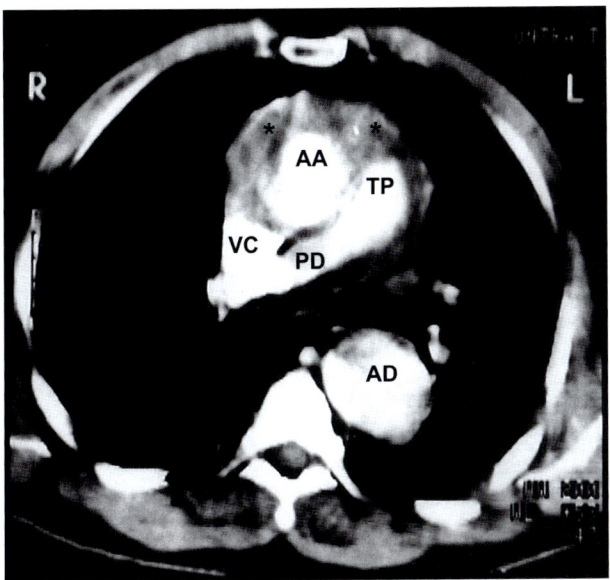

FIGURA 113.16 Tomografia computadorizada contrastada, corte axial. Dissecção aórtica tipo A com ruptura no mediastino (*asterisco*) e compressão da artéria pulmonar (*TP*). AA: aorta ascendente; AD: aorta descendente; PD: pulmonar direita; VC: veia cava superior.

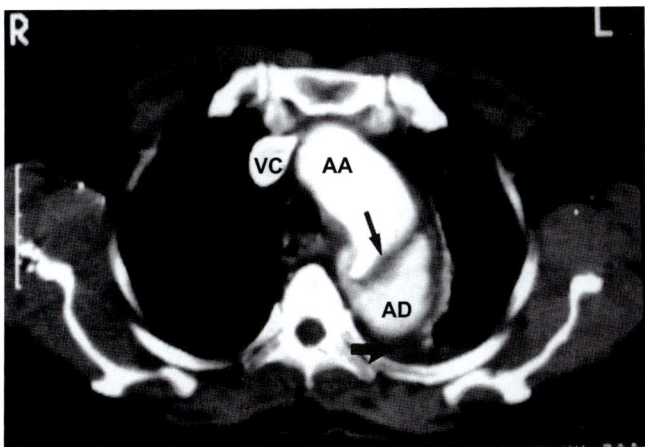

FIGURA 113.17 Tomografia computadorizada contrastada, corte axial. Dissecção aórtica tipo B; derrame pleural (*seta espessa*); flap da íntima (*seta fina*). AA: aorta ascendente; AD: aorta descendente; VC: veia cava superior.

Ressonância magnética e aortografia

Por exigir tempos longos de aquisição de imagem e apresentar restrições à presença de dispositivos metálicos como agulhas, marca-passo e aparelhos monitores, a ressonância magnética (RM) não é um exame que se adequa para o diagnóstico de DAA. Nos últimos anos, ela tem sido usada como exame inicial diagnóstico em apenas 4% dos pacientes. Da mesma forma, a aortografia caiu em desuso como exame diagnóstico e ficou restrita, atualmente, a 2% dos casos.[3]

TRATAMENTO

A terapêutica da DAA é direcionada no sentido de se evitar a progressão da dissecção, uma vez que as complicações fatais não ocorrem em virtude da ruptura da íntima, e sim devido ao curso subsequente tomado pelo "hematoma dissecante". Didaticamente, é possível considerar três etapas no tratamento da DAA: (1) tratamento inicial ou de emergência; (2) tratamento definitivo; e (3) tratamento de manutenção ou a longo prazo.

Tratamento inicial ou de emergência

Com base no quadro clínico e/ou nos resultados dos exames complementares, havendo forte suspeita ou diagnóstico de DAA, o paciente deverá ser imediatamente admitido em uma unidade de tratamento intensivo para que os seguintes sinais vitais possam ser monitorados: pressão arterial, frequência e ritmo cardíaco, pressão venosa central e débito urinário.

A inserção de cateter arterial, preferencialmente na artéria radial, permite o monitoramento contínuo da pressão arterial média e a coleta de amostras de sangue para gasometria sanguínea. A sondagem vesical de demora permite o controle do débito urinário. Nos casos mais graves, recomenda-se o monitoramento invasivo do débito cardíaco e/ou do índice cardíaco, resistência periférica e outros índices importantes utilizando plataformas de monitoramento.

O tratamento farmacológico inicial ou de emergência deve ser iniciado prontamente com os objetivos de:

- Controlar a dor
- Controlar a pressão arterial sistêmica
- Reduzir a força de ejeção do ventrículo esquerdo (dP/dT).

Durante o tratamento inicial ou de emergência, a possibilidade de progressão da dissecção e/ou ruptura do falso lúmen precisa ser conferida meticulosa e frequentemente, dedicando-se especial atenção aos pulsos periféricos, ao desenvolvimento de sopro de regurgitação aórtica, ao tamponamento cardíaco e ao acúmulo de líquido na cavidade pleural ou na cavidade abdominal. A avaliação exige um exame físico cuidadoso, complementado com radiografias seriadas de tórax, ecocardiograma e, eventualmente, com angiotomografia.

Controle da dor

Quase todos os pacientes com DAA apresentam dor, provavelmente secundária ao estiramento das fibras nervosas da adventícia, devido à pressão exercida pelo hematoma dissecante. O alívio da dor significa que a propagação da dissecção foi interrompida e serve como importante sinal para avaliar a eficácia da terapêutica. O controle adequado da dor deve ser obtido com uso de morfina intravenosa para reduzir a ansiedade e o estímulo simpático, mecanismos que também contribuem para elevação da pressão arterial.

Controle da pressão arterial sistêmica e redução de dP/dT

A pressão arterial sistólica deve ser reduzida a 100 a 120 mm/Hg (ou pressão arterial média de 60 a 70 mm/Hg) ou a níveis mais baixos, desde que compatíveis com a perfusão de órgãos vitais: coração, cérebro e rins. O débito urinário é um marcador de perfusão renal e deve ser mantido acima de 1 mℓ/kg/h.

Os betabloqueadores intravenosos são os fármacos de primeira linha para a redução da pressão arterial e do dP/dT. São alternativas para a terapia inicial: esmolol (dose de ataque de 0,5 mg/kg em 2 a 5 minutos seguida de infusão de 0,1 a 0,2 mg/kg/min); propranolol (0,05 a 0,15 mg/kg a cada 4 a 6 horas) ou labetalol (20 mg em bólus, seguidos de 20 a 80 mg a cada 10 minutos com dose total de 300 mg ou uma infusão de 0,5 a 2 mg/min). O betabloqueio efetivo é atingido quando a frequência cardíaca atinge 60 a 70 bpm.[33]

Os vasodilatadores direitos são utilizados em combinação com os betabloqueadores, e não isoladamente, para evitar que o estímulo simpático aumente a força de ejeção do ventrículo esquerdo e contribua para a progressão da dissecção. O nitroprussiato de sódio é o vasodilatador de escolha, com dose inicial de 0,25 mg/kg/min com ajuste para manter a pressão nos valores desejados. Os inibidores da enzima conversora de angiotensina são uma alternativa, bem como os bloqueadores de canal de cálcio (diltiazem e verapamil) em pacientes com contraindicação aos betabloqueadores. A hidralazina é um vasodilatador direto, no entanto deve ser evitada por ter um controle menos previsível da pressão e elevar o esforço mecânico sobre a parede aórtica.

Quando os pacientes se apresentarem normotensos ou hipotensos, deve-se fazer busca ativa e rápida para o diagnóstico de sangramento ou tamponamento cardíaco e infusão de volume para tratamento.

Tratamento definitivo

Uma vez instituída a terapêutica farmacológica intensiva e estabilizados os sinais vitais, deve-se seguir a sequência de exames para avaliação da aorta e programação de tratamento definitivo. Após o diagnóstico anatômico da dissecção, é importante e necessário decidir qual tipo de tratamento definitivo será instituído: a continuação do tratamento medicamentoso ou a realização da correção cirúrgica. A escolha dependerá, fundamentalmente, do tipo de dissecção, da idade, das condições gerais do paciente, das complicações existentes e da infraestrutura da equipe médica do hospital.

Tratamento definitivo da dissecção aguda da aorta tipo A

O tratamento exclusivamente clínico da DAA do tipo A se restringe a casos de exceção. Atualmente, mais de 90% dos pacientes com esse diagnóstico são operados em regime de emergência, o que conferiu, ao longo das últimas décadas, uma grande melhora da mortalidade hospitalar: de 31%, no início dos anos 1990, para 22%, em registros atuais, às custas de redução de mortalidade operatória (redução de 25 para 18%, no mesmo período).[3]

Em contrapartida, a mortalidade nos pacientes tratados sem cirurgia se manteve excessivamente elevada (acima de 60%)[3] ao longo dos anos, não somente pela história natural da doença quando não tratada de forma célere e definitiva, mas também pelo viés de ser o tratamento clínico isolado reservado para os pacientes em que as condições clínicas iniciais eram muito desfavoráveis para uma cirurgia.

A cirurgia para correção da DAA do tipo A prevê a ressecção e a substituição da aorta doente contento a ruptura inicial da íntima por uma prótese sintética de Dacron®. A via de acesso ocorre por esternotomia mediana. A canulação arterial é feita, preferencialmente, pela artéria femoral direita, tomando-se cuidado para que a cânula seja introduzida no lúmen verdadeiro. A canulação das veias cavas é realizada separadamente. O paciente deverá ser resfriado

à temperatura sistêmica (retal, timpânica, esofágica ou vesical) a 20 a 24°C. Depois da parada cardíaca, dá-se início à cardioplegia sanguínea retrógrada pelo seio coronariano e à abertura longitudinal da aorta ascendente, com a finalidade de inspecionar o local da ruptura da íntima, a extensão da ruptura, as condições da valva aórtica e os óstios coronarianos (Figura 113.18). Essas condições direcionarão, em princípio, a técnica e a tática a serem empregadas. O procedimento cirúrgico dependerá dos achados anatômicos intraoperatórios, como segue:

- Se a dissecção estiver limitada à aorta ascendente, sem comprometimento da valva aórtica, dos óstios coronarianos ou do arco aórtico, a técnica cirúrgica se resume em ressecar a aorta lesada e substituí-la por uma prótese sintética (Dacron®). A atenção do cirurgião deverá estar direcionada para a completa obliteração do falso lúmen distal, o que pode ser conseguido com o auxílio de cola biológica e reforço da sutura com feltro de Teflon® ou Dacron® (Figuras 113.19 a 113.21)
- Se a dissecção comprometer o aparelho valvar aórtico, todos os esforços devem ser feitos no sentido de preservar a valva do paciente. No entanto, ectasia anuloaórtica importante o síndrome de Marfan são duas situações que requerem a troca valvar por prótese metálica ou biológica, com subsequente troca da aorta ascendente por tubo de Dacron® (cirurgia de Wheat), como descrito anteriormente
- Se houver distorção importante do anel aórtico, com comprometimento dos óstios coronarianos, utilizam-se: (1) a técnica de Bentall De Bono (Figura 113.22) com sutura dos óstios coronarianos, à Carrel, na prótese valvulada, que antecipadamente substituiu a aorta ascendente; ou (2) a técnica de Cabrol (Figura 113.23), usando um tubo de Dacron® 8 mm para reimplantar os óstios coronarianos na prótese valvulada, previamente implantada, em substituição à aorta ascendente
- Se a ruptura intimal se prolongar distalmente, com comprometimento do arco aórtico, a temperatura do paciente é mantida entre 20 e 24°C e a perfusão cerebral é realizada de forma anterógrada para proteger o cérebro. Nos pacientes mais idosos, opta-se pela troca do hemiarco, enquanto nos pacientes com maior expectativa de vida, faz-se a substituição completa do arco aórtico, com revascularização dos troncos supra-aórticos.

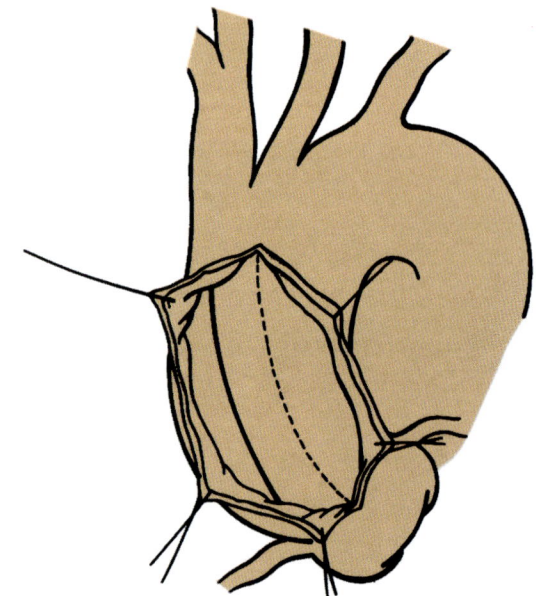

FIGURA 113.18 Desenho esquemático mostrando aorta ascendente com incisão longitudinal ampla do lúmen falso e o lúmen verdadeiro ainda não aberto.

A maioria dos pacientes é tratada com a substituição somente da aorta ascendente (59%). As ressecções mais extensas com troca da raiz da aorta e reparo do aparelho valvar são necessárias em 34% dos casos; a troca do hemiarco em 27% e de todo o arco aórtico em 12%.[3]

A mortalidade desses pacientes é mais influenciada pelas complicações da DAA e pelas comorbidades preexistentes que pela extensão da cirurgia. Os principais preditores independentes de mortalidade são: necessidade de troca valvar, manutenção da dor, isquemias de membro e mesentérica pré-operatórias, hipotensão, choque ou tamponamento cardíaco.[34]

A mortalidade também se eleva com a idade (38% para pacientes ≥ 70 anos e 26% < 70 anos); no entanto, a idade não deve ser, isoladamente, um critério para se contraindicar a cirurgia.[34]

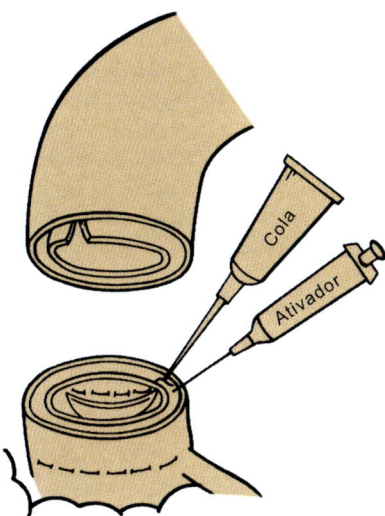

FIGURA 113.19 Tratamento do segmento proximal da aorta ascendente, junto à valva aórtica, com reforço e cola biológica.

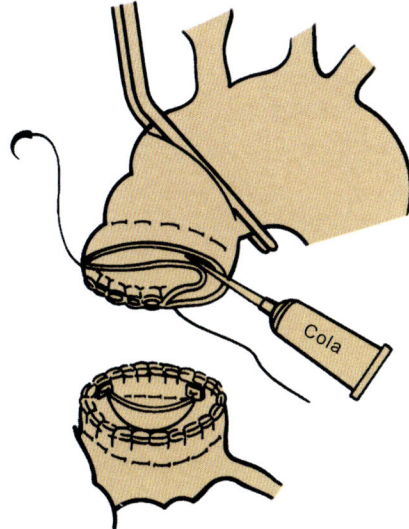

FIGURA 113.20 Segmento proximal da aorta ascendente mostrando o reforço contínuo unindo as camadas da aorta já coladas; tratamento do segmento distal com cola biológica e reforço nos mesmos moldes do coto proximal.

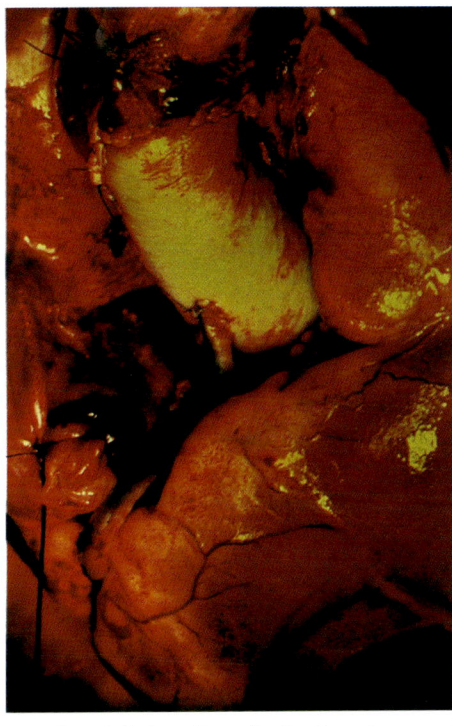

FIGURA 113.22 Foto cirúrgica: dissecção tipo A; aorta ascendente substituída por prótese valvulada de pericárdio bovino; ponte de safena aorto-coronária direita.

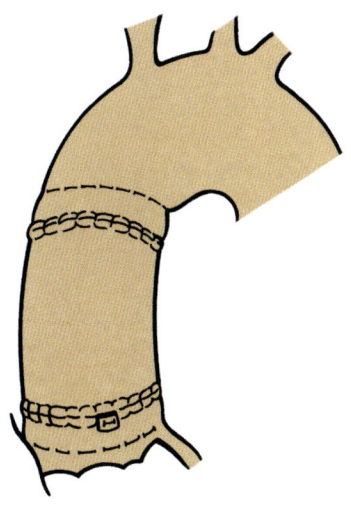

FIGURA 113.21 Reconstrução da continuidade da aorta ascendente com tubo protético de Dacron®.

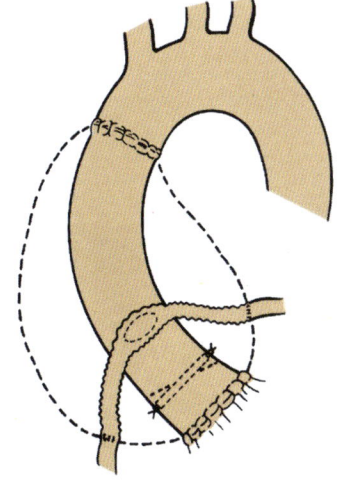

FIGURA 113.23 Técnica de Cabrol. Tubo de Dacron® de 8 mm anastomosado laterolateral no tubo que substitui a aorta ascendente e terminoterminal nos óstios coronarianos.

Tratamento definitivo da dissecção aguda da aorta tipo B

Diferentemente dos pacientes com DAA do tipo A, os pacientes com DAA do tipo B tendem a ser mais idosos, portadores de doença pulmonar crônica, com doença arteriosclerótica generalizada, comprometimentos cerebral, coronariano e periférico, frequentemente com função renal diminuída e, como já visto, a quase totalidade é portadora de HAS não tratada e de longa duração. Todos esses fatores aumentam o risco do tratamento cirúrgico. Por outro lado, na DAA do tipo B, as complicações, quando ocorrem, são mais tardias, menos frequentes e menos graves, de tal modo que o tratamento clínico definitivo tem se mostrado eficaz e prepondera em 63% dos pacientes.

A mortalidade hospitalar da DAA do tipo B aproxima-se de 13%, com a maioria dos óbitos dentro da primeira semana. Aproximadamente 1/3 dos pacientes sob tratamento clínico na fase aguda pode requerer intervenção por apresentarem complicações relacionadas à má perfusão de órgãos e de extremidades, à dilatação do falso lúmen, à dor incontrolável, à iminência de ruptura ou à ruptura. Nesses casos, o tratamento endovascular tem se consolidado nas últimas décadas e se tornou preferível em relação ao tratamento cirúrgico aberto para a maioria desses casos complicados, com mortalidade hospitalar significativamente mais baixa (10,6%) quando comparada a da cirurgia aberta (33,9%). Os principais preditores de mortalidade operatória foram a idade acima de 70 anos e a presença de instabilidade hemodinâmica pré-operatória.[35]

Todos os pacientes, tratados com ou sem intervenção na fase aguda, devem ser mantidos sob intenso tratamento clínico para controle de pressão arterial e monitoramento com exames de imagens regularmente (30 dias, 3 meses, 6 meses, 12 meses e anualmente) para identificar alterações que exijam mudança de estratégia.

Apesar do tratamento clínico adequado com uso de betabloqueadores e anti-hipertensivos, a dilatação aórtica pode ocorrer durante o acompanhamento a longo prazo em 20 a 30% dos pacientes, requerendo tratamento cirúrgico. O risco de progressão da dilatação e ruptura é maior nos primeiros 24 meses, e os protocolos de seguimento devem ser adequados de acordo com a evolução de cada paciente.

O tratamento endovascular na fase aguda dos pacientes não complicados, de forma profilática, não se mostrou adequado para evitar a dilatação na fase crônica, especialmente devido às complicações relacionadas às endopróteses a curto prazo, como dissecção aórtica retrógrada, migração de endopróteses, *endoleaks* e rupturas. Dessa forma, o tratamento conservador é a modalidade terapêutica de escolha para a maioria dos pacientes com DAA do tipo B.[36]

A correção endovascular da DAA do tipo B apresenta vantagens em comparação à cirurgia convencional atribuídas à rapidez de execução, à eliminação de complicações relacionadas com a circulação extracorpórea e ao pinçamento da parede aórtica friável, à menor perda de sangue, à diminuição da necessidade de anestesia geral, ao menor tempo de internação hospitalar e aos melhores resultados a curto prazo.

A técnica prevê que se cubra com uma endoprótese a laceração inicial da íntima na aorta descendente, com o objetivo de promover modificações hemodinâmicas e despressurização do falso lúmen, evitando, dessa forma, a expansão rápida e a ruptura e controlando a síndrome de má perfusão que motivou a intervenção.

Habitualmente realizada por um acesso cirúrgico à artéria femoral comum com liberação da endoprótese na região aórtica proximal, livre de dissecção, mesmo que para isso tenha que se revascularizar a artéria subclávia esquerda, frequente zona de liberação. A endoprótese não deve ser superdimensionada, recomendando-se a utilização, como referência, do diâmetro da aorta normal para a escolha do dispositivo, e evitando a dilatação por balão (Figura 113.24). A extensão da aorta a ser recoberta é variável de acordo com o contexto clínico. Nos pacientes com ruptura contida, a aorta deve ser recoberta desde a subclávia esquerda até acima do tronco celíaco para evitar a perfusão retrógrada do falso lúmen. Já nos pacientes com síndrome de má perfusão, cobrir a ruptura intimal inicial pode ser suficiente para melhorar a hemodinâmica do lúmen verdadeiro e reperfundir vísceras ou membros isquêmicos. Ainda nesses casos, quando o tratamento da ruptura inicial não foi suficiente para otimizar o fluxo, é possível utilizar um *stent* metálico, distalmente, para expandir o lúmen verdadeiro.

A correção endovascular da DAA do tipo B em registros atuais cursa com mortalidade em 30 dias de 9% e taxas de isquemia cerebral e paraplegia de 3,1 e 1,9%, respectivamente.[15]

A fenestração aórtica endovascular na fase aguda é uma técnica adjuvante quando o tratamento da laceração primária não foi eficiente para corrigir a síndrome de má perfusão.

A cirurgia aberta na fase aguda da DAA do tipo B é raramente realizada; no entanto, é preciso levar em consideração que, em situações de urgência e emergência em que o material adequado para a correção endovascular não está disponível, como ruptura

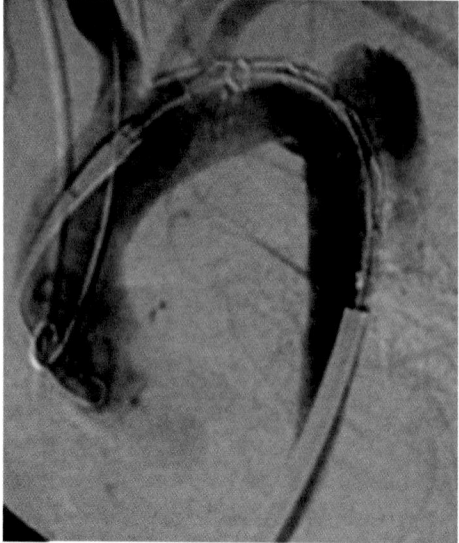
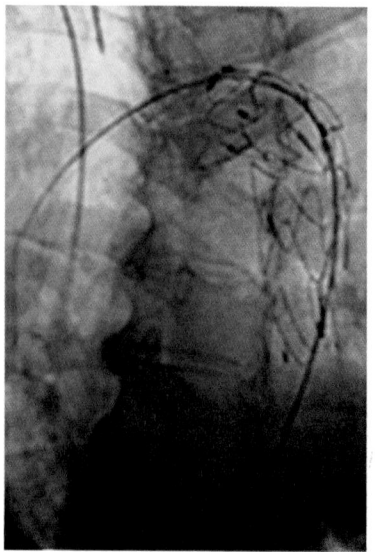
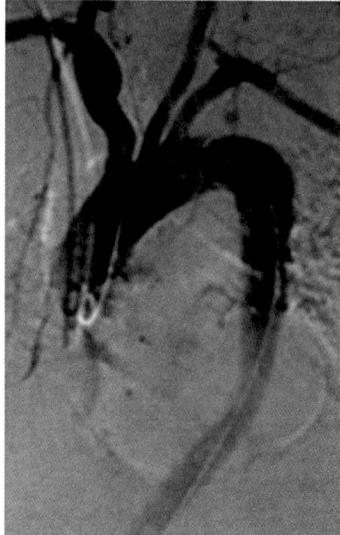

FIGURA 113.24 Tratamento endovascular da dissecção tipo B em paciente com ruptura do falso lúmen.

com instabilidade hemodinâmica, a cirurgia aberta é uma técnica para reduzir a mortalidade.

A técnica utilizada interpõe uma prótese tubular de Dacron®, por meio de toracotomia no quinto espaço intercostal esquerdo e suporte circulatório átrio femoral, para substituir o segmento aórtico com a laceração da íntima. A anastomose proximal é confeccionada no arco distal ou imediatamente abaixo da artéria subclávia esquerda. Distalmente, as camadas da aorta devem ser suturadas para a obliteração do falso lúmen (Figuras 113.25 a 113.29).

Na fase crônica da dissecção, cerca de 20% dos pacientes, tratados clinicamente ou com correção endovascular, apresentarão dilatação da aorta que exigirá cirurgia.

A técnica cirúrgica na fase crônica é a mesma utilizada no tratamento do aneurisma verdadeiro da aorta torácica e toracoabdominal. Sob anestesia geral e intubação endotraqueal seletiva, por toracotomia posterolateral esquerda no quinto espaço intercostal, com retirada da quinta costela, complementada com laparotomia longitudinal e rotação medial das vísceras e abertura parcial do diafragma, a aorta é exposta em toda a sua extensão, desde a artéria subclávia esquerda até a sua bifurcação. Usando-se *shunt* ativo átrio femoral esquerdo com bomba centrífuga, realiza-se a troca de toda a aorta acometida pela dissecção, reimplantando-se as artérias viscerais (tronco celíaco, mesentérica superior, renais direita e esquerda) e as artérias intercostais na prótese de Dacron®.

Esse procedimento exige o emprego de técnicas de proteção visceral e medular com a finalidade de diminuir a morbimortalidade. O risco-benefício da técnica endovascular com endoprótese para tratar a dissecção tipo B crônica permanece sob investigação, havendo controvérsias a respeito do momento certo para usar essa intervenção.

Tratamento definitivo da dissecção aguda da aorta tipo não A não B

A DAA não A não B, assim classificada quando a dissecção está limitada ao arco ou, ainda, iniciou-se na aorta descendente e, de forma retrógrada, disseca o arco e para antes da aorta ascendente, ocorre em até 16% de todos os casos de disseção. Nesses casos,

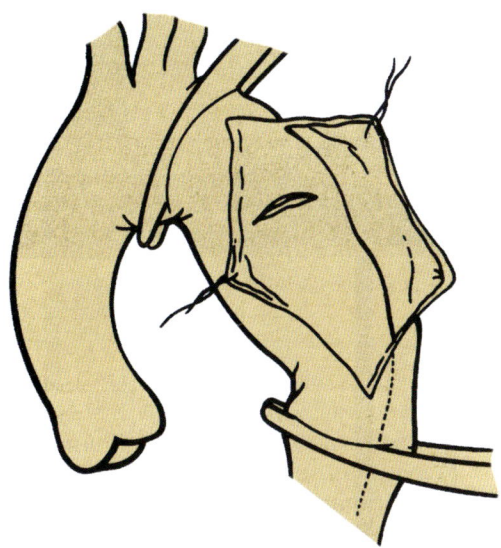

FIGURA 113.25 Desenho esquemático mostrando incisão longitudinal na aorta descendente interessando os dois lumens; vê-se, no fundo, a ruptura da íntima que se comunica com o lúmen verdadeiro.

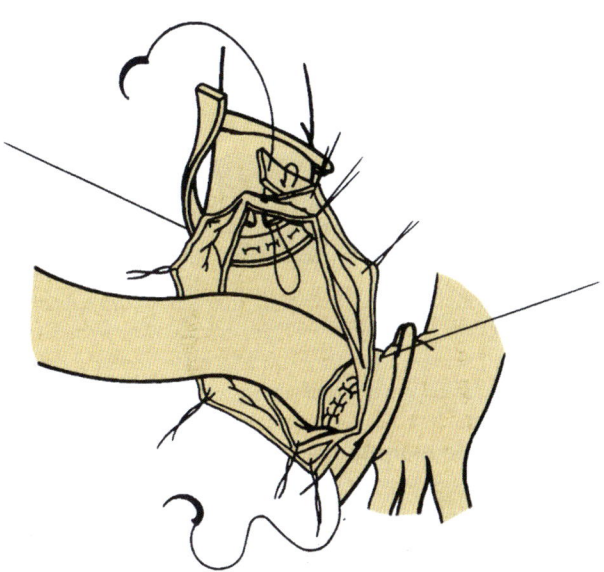

FIGURA 113.27 Desenho esquemático mostrando aorta descendente com incisão longitudinal interessando os lumens falso e verdadeiro, após sutura das camadas da aorta ressecada, anastomose proximal de tubo de Dacron®.

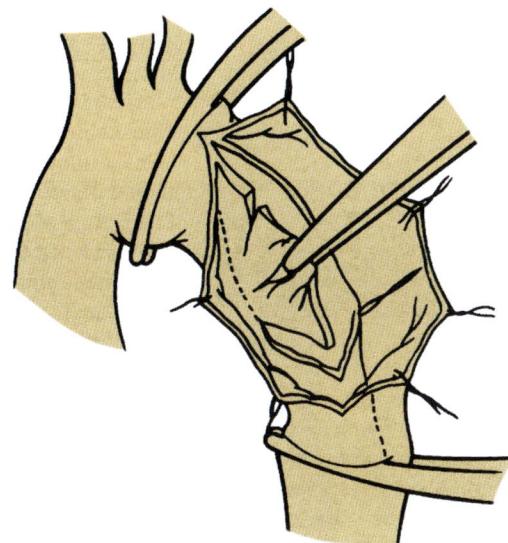

FIGURA 113.26 Desenho esquemático mostrando abertura do lúmen verdadeiro e ressecção dos bordos lesados.

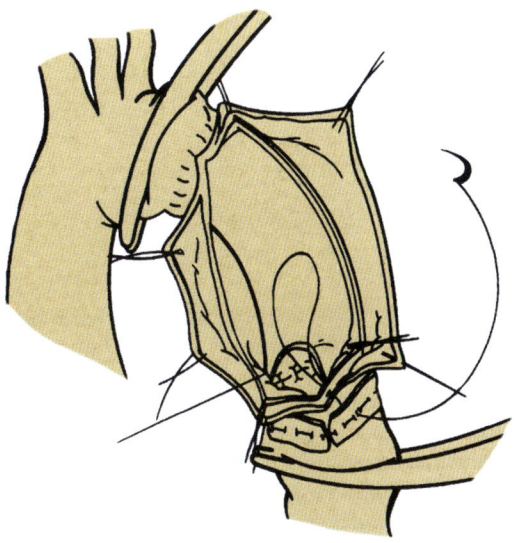

FIGURA 113.28 Desenho esquemático mostrando anastomose distal do tubo de Dacron® por dentro do lúmen verdadeiro; a anastomose proximal está completa.

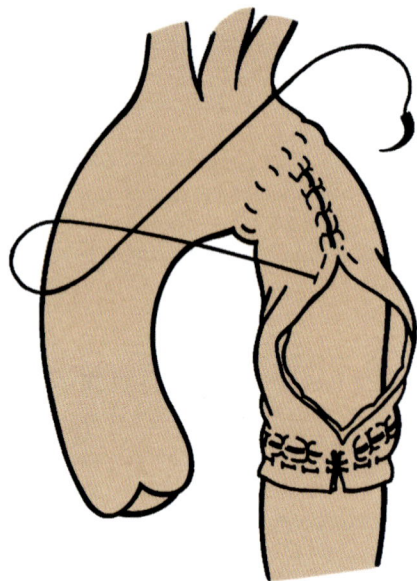

FIGURA 113.29 Desenho esquemático mostrando continuidade da aorta descendente restaurada, com tubo de Dacron® sendo recoberto com a parede da aorta.

há dúvida quanto a melhor conduta a ser adotada, mas sabe-se que o tratamento clínico na fase aguda apresenta taxas de mortalidade muito semelhantes às do tratamento híbrido (endoprótese mais revascularização dos troncos supra-aórticos), sendo, respectivamente, 8,8 e 9,1% nos registros mais atuais. A cirurgia aberta, nesses casos, com troca de todo o arco aórtico apresenta mortalidade de 30,8%. Essa técnica é utilizada quando a ruptura primária da íntima ocorre no arco aórtico.[3]

Tratamento de manutenção ou de longo prazo

Os pacientes que sofreram dissecção aórtica devem receber terapêutica farmacológica indefinidamente para controlar a pressão arterial e a frequência cardíaca, seja como continuidade do tratamento clínico, seja nos pacientes que receberam tratamento cirúrgico. A pressão arterial sistólica deverá ser mantida em níveis de 120 mmHg ou mais baixa, desde que haja boa função renal e frequência cardíaca em torno de 60 bpm, às custas da combinação do uso de betabloqueadores e agentes anti-hipertensivos.

As complicações tardias mais frequentes são: redissecção, dilatação da aorta e ruptura (Figura 113.30). Embora a maioria das dissecções agudas seja do tipo A (66%), as redissecções ocorrem preferencialmente no tipo B (53%). Dessa forma, deve-se dispensar controle rigoroso da pressão arterial nos pacientes tratados por DAA do tipo B.

Os pacientes tratados cirurgicamente também estão sujeitos às complicações relacionadas ou não ao primeiro procedimento e devem ser monitorados. Para todos os pacientes com diagnóstico de dissecção, recomenda-se exame clínico cuidadoso e ecocardiograma transtorácico a cada 3 meses durante o primeiro ano após a alta hospitalar, e a cada 6 meses nos anos subsequentes. A ATC deverá ser realizada uma vez por ano. Nos pacientes que permanecerem com função renal diminuída, o acompanhamento anual deverá ser feito com tomografia sem contraste. Pacientes jovens ou portadores de síndrome de Marfan devem ser acompanhados com intervalos mais curtos devido ao elevado risco de redissecção, dilatação da aorta ou insuficiência valvar aórtica.

A sobrevida da DAA do tipo A tratada com cirurgia é superior (90,5%/3 anos) a médio prazo quando comparada à sobrevida

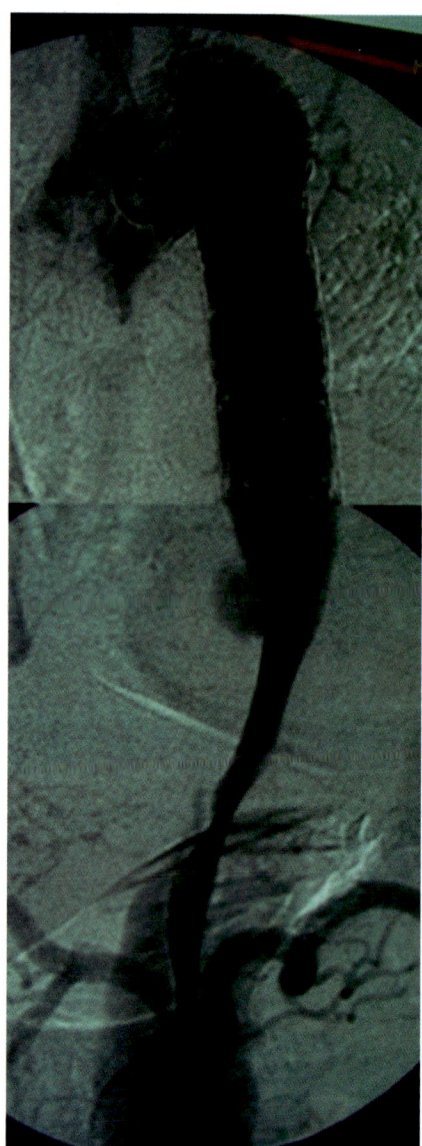

FIGURA 113.30 Tratamento endovascular da dissecção tipo B com perfuração da aorta abdominal pela endoprótese. Corrigido com nova endoprótese distalmente e um *stent* para dilatar o lúmen verdadeiro.

do tipo B tratada clinicamente (78%/3 anos).[37] São preditores de mortalidade após a alta hospitalar: as complicações durante a fase aguda (hipotensão e choque, insuficiência renal, derrame pleural) e as características clínicas preexistentes (histórico de aneurisma, aterosclerose e sexo feminino).[38]

Os pacientes com DAA do tipo B complicada tratados na fase aguda pela técnica endovascular, apresentaram, em 5 anos, mortalidade significativamente menor (16%) que os pacientes tratados clinicamente (29%).[36] Já para as DAA do tipo B não complicada, não podemos extrapolar esses resultados. Estudos randomizados até a atualidade, comparando a evolução a curto e longo prazos dos pacientes com DAA do tipo B não complicada corrigida por técnica endovascular com as tratadas clinicamente, não mostraram benefício na sobrevida.[39] Outra característica desfavorável é que apesar do tratamento endovascular na fase aguda, 21% dos pacientes com DAA do tipo B apresentarão dilatação da aorta na fase crônica.[40] Ainda são necessários estudos clínicos bem desenhados para que se defina a população de pacientes com DAA do tipo B que mais se beneficiaria de intervenção. A Figura 113.31 mostra a comparação das curvas de sobrevida a longo prazo (15 anos) de pacientes

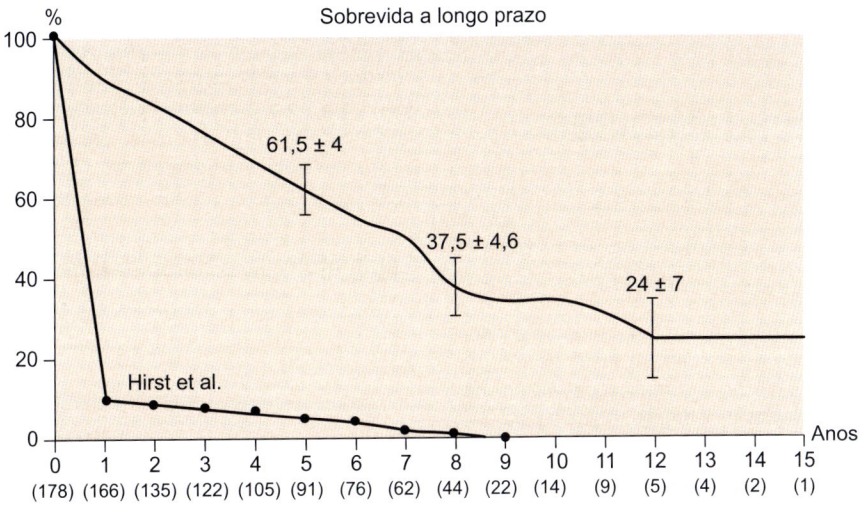

FIGURA 113.31 Curva atuarial de sobrevida de pacientes com dissecção aórtica aguda que receberam alta hospitalar (n = 178), independentemente do tipo de dissecção e do tratamento recebido, comparada com a curva atuarial de 425 pacientes não tratados da série de Hirst et al.

portadores de DAA tratados por quaisquer das modalidades (clínico, cirúrgico ou endovascular) com os 425 pacientes acompanhados, sem tratamento, por Hirst et al. 1973. A discrepância entre as curvas é uma evidência da grande evolução no entendimento da doença ao longo do tempo.[41]

CONSIDERAÇÕES FINAIS

Nas últimas décadas, algumas mudanças relevantes ocorreram na abordagem da DAA: o uso abrangente da tomografia com exame de primeira escolha para o diagnóstico, o aumento do número de cirurgias para tratar DAA do tipo A e o uso da técnica endovascular para tratar os pacientes com DAA do tipo B complicada. Essas mudanças, associadas a melhores cuidados pós-operatórios,

contribuíram para que a mortalidade global da DAA diminuísse significativamente. Ainda não há consenso sobre a melhor conduta nos pacientes com DAA do tipo B não complicada, se o tratamento clínico ou a correção endovascular. Mais tempo e estudos serão necessários para demonstrar se essa conduta trará redução de complicações relacionadas a dissecção e de mortalidade ao longo do tempo. Também são promissoras as avaliações genéticas e de biomarcadores com o intuito de identificar pacientes com alterações em seu exame que lhes confiram maior risco de dissecção para que possam ser tratados precocemente. Diagnóstico e tratamento precoces são peças-chave na boa condução das DAA.

As referências bibliográficas deste capítulo se encontram no Ambiente de aprendizagem do GEN.

114

Doenças Aórticas Atípicas

Ricardo de Alvarenga Yoshida ■ Rodrigo Gibin Jaldin ■ Winston Bonetti Yoshida

Resumo

Doenças aórticas atípicas (DAA) constituem um grupo de doenças aórticas agrupadas por terem como perfil comum: maior risco de ruptura, alta gravidade e maior frequência de complicações associadas. Dentro deste cenário, estão incluídas a síndrome aórtica aguda (SAA; dissecção clássica, hematoma intramural [HIM], úlcera aterosclerótica penetrante de aorta), o aneurisma sacular, o aneurisma micótico, o aneurisma inflamatório, "shaggy aorta", a síndrome da aorta hipoplásica, síndrome da aorta média, a síndrome do trombo mural em aorta não aneurismática/não aterosclerótica e a dissecção espontânea isolada da aorta abdominal.

Palavras-chave: aorta; aneurisma dissecante, aneurisma aórtico; hematoma; procedimentos endovasculares.

SÍNDROME AÓRTICA AGUDA

A terminologia "síndrome aguda da aorta" (SAA) é uma moderna definição utilizada para descrever uma variedade de doenças agudas da aorta, com características clínicas e morfológicas semelhantes.[1-4] Nestas, estão presentes: a dissecção aórtica, HIM, a úlcera penetrante aterosclerótica (UPA), além do trauma da aorta com laceração da íntima.[1-4]

As doenças que compõe a SAA são distintas, com diferentes mecanismos fisiopatológicos e diversos achados radiológicos. O denominador comum da SAA é ruptura da camada média da aorta com extravasamento de sangue entre suas camadas, geralmente entre a média e a adventícia, resultando em sua delaminação (dissecção), ou ruptura transmural (ruptura UPA, HIM ou trauma). Na maioria dos casos (90%), o rompimento da camada íntima está presente, sendo este o sítio de entrada para progressão do sangue entre as camadas da parede aórtica.[1-3]

A SAA também compartilha um sistema de classificação comum. A classificação de Stanford, que originalmente foi descrita para as dissecções da aorta (DA), pode, também, ser aplicada para a SAA, de acordo com a sua localização, sendo: Tipo A – doenças que afetam a aorta ascendente e o arco aórtico; Tipo B para doenças que afetam a aorta descendente, distalmente à origem da artéria subclávia esquerda.[1-3,5,6]

A relação causal que liga estas três condições são: a presença de uma úlcera pode precipitar tanto uma hemorragia intramural ou uma dissecção clássica, condição que geralmente ocorre em uma aorta com alto grau de comprometimento aterosclerótico; ou um HIM, que, por sua vez, pode precipitar uma dissecção.[1,2,7-10] A UPA geralmente atravessa a camada íntima em direção à camada média.[10]

Os principais sintomas e sinais clínicos caraterísticos desta síndrome são a dor torácica ("dor aórtica") e história de hipertensão grave subjacente, respectivamente. A dor torácica é descrita como uma dor aguda e súbita, podendo vir acompanhada de precordialgia, simulando síndromes coronarianas.[1-3,6]

Embora a SAA tenha uma incidência anual relativamente menor em comparação com a síndrome coronariana aguda (SCA) (0,5 vs. 3,0 por 100 mil), a taxa de mortalidade global é excessivamente alta para as SAAs (26%).[2,11] No entanto, apesar das SCAs não constituírem as SAAs, precisam ser consideradas nesses casos.[2]

O advento e o constante aprimoramento das técnicas e dispositivos endovasculares têm ampliado as indicações do tratamento cirúrgico desses pacientes, pois muitos deles eram pobres candidatos à cirurgia convencional e o tratamento clínico conservador isoladamente era muitas vezes insuficiente. O objetivo deste capítulo é fornecer uma visão geral sobre a SAA, diagnóstico e tratamento. A dissecção aórtica será abordada no Capítulo 119.

Epidemiologia e fisiopatologia

A incidência estimada de 2,6 a 3,5/100.000/ano, com 2/3 acometendo pacientes do sexo masculino, com idade média de 60 anos.[1-3,6,12]

Historicamente, a SAA era atribuída a sífilis; hoje, os fatores são diversos. O fator de risco mais comum da SAA é a hipertensão arterial (75% dos pacientes). Outros fatores relacionados são: tabagismo, trauma torácico, doenças do tecido conjuntivo, síndromes autoimunes, infecções (sífilis e tuberculose), iatrogênicos, entre outros.[1,2]

Os fatores genéticos devem ser considerados nas SAAs principalmente em pacientes jovens. São geralmente autossômicos dominantes, com particular prevalência para a dissecção da aorta e aneurisma torácico; 20% dos pacientes têm uma doença genética subjacente provocando alteração do tecido conjuntivo (síndrome de Marfan; síndrome de Turner; ou síndrome de Ehlers-Danlos, especialmente tipo IV), ou contração do músculo liso (patognomônico de síndrome de Loeys-Dietz).[1,13] As mutações mais comuns parecem estar tanto no gene fibrilina (FBN1) ou o receptor TGF 2 gene (TGFBR2) nas síndromes de Marfan e Loeys-Dietz, respectivamente.[1,13,14] A mutação genética não sindrômica mais comum associada com aneurismas torácicos e dissecções aórticas está no gene da actina (SMC, ACTA2), encontrado em cerca de 1/6 dos pacientes.[1,14]

SAAs ocorrem quando um rompimento, laceração ou uma úlcera na parede aórtica permite que o sangue deixe o lúmen arterial e penetre na camada média ou por ruptura da "vasa vasorum" dentro da camada média, provocando uma resposta inflamatória pela presença de sangue dentro da parede arterial, com consequente dilatação local e/ou ruptura. Na presença da aterosclerose, a resposta inflamatória provocada pelo trombo na camada média propicia apoptose de células musculares lisas (CML) e degeneração do tecido elástico, podendo inclusive causar necrose parietal, o que potencializa o risco de ruptura.[6,10] A resposta inflamatória pode ser exacerbada nas SAAs na presença de distúrbios inflamatórios autoimunes, como poliarterite nodosa, síndrome de Takayasu ou Doença de Behçet.[1-3,5,9,12,14]

Sinais, sintomas e diagnóstico clínico

Pacientes com SAAs muitas vezes apresentam-se de forma semelhante, independentemente da condição subjacente. A dor é o sintoma mais comum, independente da idade, sexo ou outras comorbidades.[1,6,8,9] Classicamente é descrita como lancinante, em pontadas e intermitente. A localização da dor e dos sintomas associados refletem o sítio de ruptura inicial da íntima. A dor que se irradia para o pescoço, garganta e ou mandíbula pode indicar o envolvimento da aorta ascendente, principalmente quando associada a murmúrio de regurgitação aórtica, diferença na palpação de pulsos nos membros superiores ou sinais de tamponamento cardíaco; por outro lado, a dor nas costas ou no abdome sugere o envolvimento da aorta descendente.[1,2,6,8,9]

Dor de origem aórtica pode muitas vezes ser confundida com síndromes coronarianas agudas. Enzimas cardíacas, troponina e alterações no eletrocardiograma (ECG) podem ser de fundamental importância para o diagnóstico diferencial dessas síndromes, mas apenas a ausência de elevação dímero D e alterações no ECG são considerados específicos para descartar SAAs. O D-dímero, quando elevado acima de 500 mg/ℓ, parece correlacionar-se com a gravidade da SAA, mas não é adequado para distinguir SAA de outras síndromes que envolvem a dor torácica aguda.[1,15,16]

Diagnóstico por exames de imagem

Os principais exames por imagem solicitados para elucidação diagnóstica para as SAAs são: ecocardiograma transtorácico (ETT), ecocardiograma transesofágico (ETE), angiotomografia computadorizada (angio-TC) multicanais, angiorressonância (angio-RM) e angiografia (angio).[5,12] Para os pacientes estáveis, quaisquer das modalidades acima poderão contribuir para o diagnóstico, dependendo da disposição e da habilidade do examinador. Para pacientes impossibilitados de serem transportados, as técnicas ecocardiográficas como ETT e ETE associadas ao Doppler colorido são a primeira escolha, pois, ao contrário da angio-TC e da angio-RM, os equipamentos de ultrassonografia vascular modernos (ETT e ETE) são móveis e especialmente práticos na realização de exames à beira do leito, os quais, para um planejamento estratégico, fornecem informações de prognóstico, como derrame pericárdico, regurgitação aórtica aguda e obstrução coronária proximal.[1,5,8,12]

Contudo, não são completos, por não abrangerem os segmentos toracoabdominal e abdominal da aorta, além de serem pobres em definições anatômicas para planejar intervenções endovasculares. O ultrassom intravascular pode ser uma ferramenta útil em procedimentos endovasculares, mas tem pouco valor para o diagnóstico primário.[1,5,8,12]

A angio-TC possui mais acurácia diagnóstica na definição de parâmetros anatômicos. Atualmente, com sua alta tecnologia e poder de resolução (dependente da quantidade de canais), a angio-TC permite rápida aquisição de imagens de toda aorta em cortes axiais, podendo serem reconstruídas em projeção de intensidade máxima (MIP, do inglês *maximum intensity projection*) e 3D, desde que haja infusão de contraste, substituindo a angiografia diagnóstica invasiva, principalmente para vasos de grande e médio portes. A alta definição permite diferenciar HIM de úlcera aterosclerótica penetrante (UAP) ou DA, além de mostrar detalhes morfológicos da inflamação da parede aórtica, oferecendo uma melhor compreensão da doença. No entanto, exige transporte do paciente para um centro de diagnóstico, devendo o paciente encontrar-se em condições hemodinâmicas estáveis.[1,12]

A angio-RM garante imagens de alta resolução, também com reconstruções tridimensionais, possibilitando também aquisição em fase tardia, proporcionando avaliação de troncos venosos, sem uso adicional de contraste. No entanto, não tem lugar no diagnóstico em regime de urgência, sendo mais útil no seguimento do paciente.[1,12,17]

Tratamento clínico

O tratamento clínico para paciente com SAA é baseado na ação anti-hipertensiva farmacológica rigorosa e monitoramento intensivo (UTI). Nos cuidados de UTI, com monitoramento rigoroso da pressão arterial (PA), frequência cardíaca e controle da dor. O objetivo principal é reduzir o estresse de cisalhamento (*shear stress*) na parede aórtica, com intuito de limitar a progressão da lesão subjacente. As medidas gerais para alcançar esse objetivo incluem uma frequência cardíaca < 60 bpm e pressão arterial sistólica < 100 a 120 mmHg ou pressão arterial média < 60 a 76 mmHg. O emprego de betabloqueadores são fundamentais neste cenário.[1,2,5,9] Muitas

vezes, são necessários medicações derivadas de opioides para analgesia, prescritos com intuito de atenuar a liberação de catecolaminas através de bloqueio simpático, para alívio da dor, prevenindo taquicardia e hipertensão resultante.[1,2,5,6,9]

No entanto, o tratamento clínico ideal após a alta não está bem definido. Parece que, seguindo o mesmo regime de controle rigoroso da PA, utilizado durante o tratamento agudo, teria um benefício continuado a longo prazo. Vários estudos defendem o uso de betabloqueadores,[2,18] controle rigoroso da frequência cardíaca[2,19] e anti-hipertensivos como inibidores da enzima conversora da angiotensina,[2,20] que teria uma ação direta no remodelamento vascular.[2,6,8,9]

Finalmente, é importante ressaltar que o tratamento médico isolado não interrompe o curso natural da doença e, um número significativo de pacientes, que sobrevivem a fase aguda, vão sofrer degeneração tardia em 1 a 5 anos.[2,21,22]

Dissecção aórtica

A síndrome aórtica mais comum é dissecção aórtica. Por definição, há um rompimento localizado da camada íntima, que é comumente precedido por um processo degenerativo da parede aórtica ou necrose cística da camada média.[1,2,5,8,9,23,24] O sangue, através do óstio de entrada, percorre a camada íntima ou média, separando-as da adventícia, criando um septo entre elas, formando a falsa luz. A propagação da dissecção pode ser anterógrada ou retrógrada a partir do óstio de entrada, podendo envolver ramos colaterais, e causando complicações, como tamponamento cardíaco, insuficiência aórtica ou síndromes isquêmicas viscerais ou de membros inferiores.[1,5,8,9,17,24]

Estudos populacionais sugerem que a incidência de dissecção aguda varia de 2 a 3,5 casos por 100 mil pessoas-ano.[1,8,25] Uma análise de 464 pacientes do registro IRAD[8] relatou uma idade média de 63 anos, com predomínio significativo do sexo masculino (65%).[1,8] A incidência da dissecção aórtica parece estar aumentando ao longo do tempo e, sem relação com aumento da idade da população, sendo observadas taxas de mortalidade causadas por dissecção aórtica complicada duas a três vezes maiores do que em pacientes com aneurisma da aorta abdominal roto, sem mencionar um número desconhecido de pacientes que morrem antes do diagnóstico estabelecido.[1,24,26] Com relação a dissecção aórtica traumática, os acidentes automobilísticos ou traumas com desaceleração (20%).[1,24] Mais detalhes estão descritos no Capítulo 119.

Hematoma intramural

HIM é definido como presença de sangue dentro da parede arterial causado, provavelmente, por ruptura espontânea do *vasa vasorum* na camada média da aorta, sem rompimento da camada íntima, ou como resultado de UPA. Embora inicialmente se pensasse que HIM, por definição, ocorriam sem ruptura na íntima arterial, alguns estudos sugeriram que ocorrem pequenas rupturas da íntima, que são indetectáveis por estudos de imagem clássicos.[6,27,28] Este hematoma é inicialmente confinado à camada íntima, que, com sua progressão, penetra a lâmina elástica interna e provoca descolamento (delaminação) da camada média, o que resulta na formação do hematoma, chamado HIM secundário. Esses eventos formam um espaço intraparietal contendo sangue, sem descontinuidade da camada íntima, causando enfraquecimento da parede aórtica, o que pode levar a dissecção aórtica clássica.[1,8,12,29] Outro mecanismo sugerido estaria atrelado a aterosclerose. De forma semelhante ao que ocorre em placas ateroscleróticas instáveis em artérias coronárias e carótidas, ocorreria na aorta uma neovascularização patológica, com um aumento da *vasa vasorum*, associado a um processo inflamatório, o que provocaria o sangramento desses vasos e a formação de HIM. UAP funciona de maneira semelhante a ulceração de uma placa de ateroma da aorta, podendo ser uma causa para formação de HIM, apesar de pouco frequente.[1,7,8,10,29]

No registro IRAD,[8] o HIM representou 6,3% dos pacientes, enquanto a dissecção aguda foi identificada em 93,7%. HIM e DA do tipo A ocorreram em 64 (3,5%) e 1.744 (96,5%) dos pacientes, respectivamente; do tipo B, 90 (12,1%) e 651 (87,9%), respectivamente e; o arco aórtico foi acometido em 24 (8,5%) e 257 (91,5%), respectivamente.[11] Em contraste com DA clássica, a qual acomete, principalmente, a aorta ascendente (73% tipo A e 27% tipo B), o HIM acomete, preferencialmente, a aorta descendente (42% tipo A e 58% tipo B).

HIM agudo corresponde a 5 a 20% das SAAs, havendo regressão espontânea em 10% dos casos e progressão para dissecção aórtica clássica em 28 a 47%, com risco de ruptura relacionado em 20 a 45%.[1,7,8,29,30] Os fatores preditivos de progressão da doença e mortalidade incluem: idade avançada, dor recorrente ou persistente, a presença concomitante de UAP, o envolvimento da aorta ascendente e do diâmetro da aorta máximo > 50 mm, aumento progressivo do diâmetro aórtico, aumento da espessura da parede aórtica (> 11 mm), derrame pleural recorrente e difícil controle da pressão arterial.[2,7,29,30] Embora o alargamento do diâmetro da aorta seja o principal determinante do estresse da parede, a presença de HIM por si só também aumenta o estresse na parede da aorta. Portanto, a presença de HIM em uma aorta já dilatada carrega um risco maior de ruptura e progressão para dissecção. Os fatores prognósticos de resolução espontânea incluem: diâmetros da aorta aórtica < 45 mm e espessura de hematoma < 10 mm, com base em estudos retrospectivos, mas não foram reproduzidos em outros.[1,2,7,11,27,29]

O registro IRAD,[11] pela sua natureza multicêntrica, permitiu uma visão ampla desta condição que, até o presente momento, era documentada apenas em pequenas séries. Segundo o IRAD, o HIM representou apenas 6,3% dos pacientes deste registro e o quadro clínico, bem como o período de internação hospitalar e a evolução em seguimento de 1 ano não diferiu significativamente da DA clássica. No entanto, diferenças no reconhecimento de HIM entre os centros nos EUA e Europa podem ter mascarado a real situação no reconhecimento desta condição.[11] Haris et al.,[11] em estudo com 178 pacientes mostraram que os pacientes portadores de HIM seriam geralmente idosos, com sintomas clínicos, dados demográficos e históricos aparentemente indistinguíveis quando comparados com pacientes com DA.[11,31,32] Pacientes com HIM seriam menos propensos a desenvolver insuficiência aórtica, síndromes isquêmicas de membros ou envolvimento coronariano. Devido à proximidade de HIM à camada adventícia, haveria maior propensão em desenvolver derrames periaórticos ou pericárdicos e com maior tendência para a ruptura.[11,31,32]

O HIM pode ser considerado como um precursor da dissecção aórtica, originado a partir da ruptura de *vasa vasorum* na camada média, que, causando processo inflamatório e apoptose, permitiria, em alguns casos, a formação de um orifício na parede aórtica, que se comportaria como óstio de entrada para dissecção aórtica secundária (Figura 114.1). A progressão para DA clássica ocorre em 20 a 45% dos casos, enquanto em 10 a 30% pode haver regressão ou reabsorção.[1,7,12,33-36] Os demais pacientes podem evoluir para dilatação aneurismática da aorta.[32] Mais de 2/3 dos casos (70%) de HIM estão localizados na aorta descendente e, na sua maioria, associados com a hipertensão arterial.[1,37,38] No registro IRAD[11] de 1.010 pacientes com DAA, 58 (5,7%) pacientes apresentavam previamente HIM e, nesses casos, houve maior propensão do acometimento da aorta descendente (60,3 vs. 35,3%, p < 0,0001). Houve também uma associação entre o aumento da mortalidade hospitalar e a proximidade de HIM com a valva aórtica, independentemente do tratamento clínico ou cirúrgico instituído.[1,8,11,35,37]

Sintomas e classificação

A dor torácica é o sintoma mais comum. A precordialgia estaria mais relacionada com comprometimento da aorta ascendente, enquanto a dor nas costas, com aorta descendente.[1,6,27,35,36] No entanto, o diagnóstico de HIM não deve ser feito por achados clínicos, mas sim por exames de imagem, sendo a angio-TC o mais apropriado.[6,12,27,37] Infarto do miocárdio com elevação do segmento ST ocorre em 3,3% dos pacientes com HIM, relacionado com artéria coronária direta. Os possíveis mecanismos de infarto do miocárdio nestes casos podem ser semelhantes aos da dissecção aguda do tipo A, compressão da artéria coronária; tipo B, dissecção retrógrada; tipo C, descolamento da artéria coronária, provocando trombose.[11,29]

Por causa das semelhanças anatômicas com DA, a classificação de Stanford[21] também pode ser aplicada para o HIM.[7,12,17,29] Devido às complicações potencialmente fatais de HIM tipo A, estes

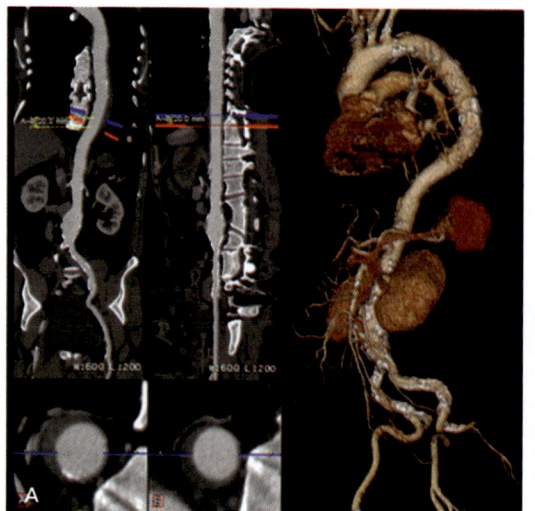
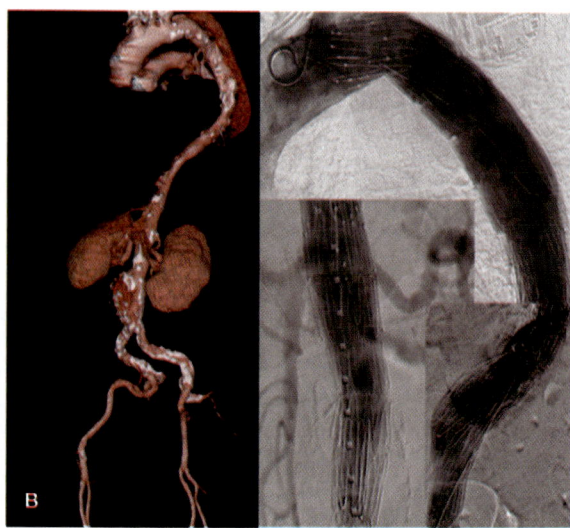

FIGURA 114.1 A. Hematoma intramural em acompanhamento clínico. **B.** Após 4 meses do diagnóstico tornou-se sintomático, havendo concomitante transformação para doença aórtica clássica. Foi tratado com implante de endoprótese, com sucesso. Nota-se aneurisma de aorta abdominal, que foi corrigido por técnica endovascular no mesmo ato cirúrgico.

geralmente são tratados cirurgicamente, principalmente quando associados a ruptura, tamponamento cardíaco, insuficiência valvar e má perfusão de órgãos. Já os HIMs do tipo B muitas vezes são conduzidos de forma conservadora, com tratamento anti-hipertensivo agressivo. Esses doentes devem ser cuidadosamente acompanhados durante os primeiros 30 dias do diagnóstico, devendo haver atenção especial entre o terceiro e, especialmente, o oitavo dia do início dos sintomas, período este em que a transformação para DA clássica é mais frequente.[11,33]

Diagnóstico por imagem

Quando há suspeita de HIM, o diagnóstico deve ser confirmado rapidamente para se instituir o tratamento adequado. Detalhes sobre a localização de HIM e suas complicações, juntamente com o tamanho da raiz da aorta, podem ser obtidos através de métodos de imagem não invasivos, como a ecocardiografia (transtorácica e transesofágica), angio-TC e angio-RM.[5,6,12,17,27,29]

Os critérios ecocardiográficos para o diagnóstico de HIM incluem: espessura de parede aórtica > 5 mm; zona ecolucente crescente na parede da aorta, levando a compressão do lúmen aórtico.[6,12,27,29] A zona ecolucente está descrita como presente em 70 a 80% dos pacientes, mas há uma sobreposição considerável com espessamento da parede por aterosclerose. Além disso, a ecolucência não está presente em todos os pacientes com HIM. A continuidade da camada íntima ou a presença de um *flap* intimal podem ajudar a distinguir HIM DA de UAP. No entanto, a falsa luz trombosada de uma DA, com a camada íntima calcificada ou placa aterosclerótica na parede da aorta, podem dificultar o diagnóstico de HIM.[12,29]

A angio-TC é o exame mais empregado para diagnóstico, classificação anatômica e programação terapêutica. O HIM é caracterizado por um espessamento suave e de alta atenuação em forma de meia-lua de parte da parede aórtica > 5 mm de diâmetro e que se estende de forma longitudinal e não espiral. A presença de crescente hiperatenuação dentro da parede aórtica na aquisição tomográfica sem contraste, é o sinal patognomônico de HIM (Figura 114.2). A fase com contraste usada isoladamente, muitas vezes pode confundir HIM com trombo aterosclerótico. Ao contrário da DA, a luz da aorta no HIM é raramente comprometida e não há *flap* intimal ou realce da parede da aorta na fase tomográfica com contraste. A sensibilidade angio-TC em identificar HIM usando a combinação das fases sem contraste e com contraste é 96%.[6,12,27,39]

No entanto, há estudos recentes que consideram a angio-RM o exame que fornece mais detalhes para o diagnóstico de HIM.[17,29] Na ecocardiografia e angio-TC, artefatos podem causar densidades lineares e sombras dentro do lúmen da aorta, mimetizando HIM ou DA. Dessa maneira, a angio-RM teria a vantagem de ter um hipersinal e alta resolução de contraste, com a capacidade de caracterizar a parede vascular melhor do que a ecocardiografia e a angio-TC.

No entanto, ela não deve ser usada como uma modalidade de primeira escolha. Em situações de urgência ou em pacientes graves, o estudo com angio-RM demanda mais tempo para obter dados do que a angio-TC. Contudo, se ecocardiografia ou angio-TC forem inconclusivas, a angio-RM deve ser usada como teste confirmatório. Os maiores benefícios da angio-RM são: detecção de presença de meta-hemoglobina que produz um sinal mais claro (nítido) nas imagens em T1, e a não exposição à radiação.[12,17,29,39]

Tratamento

Tanto para HIM tipo A quanto para HIM tipo B, em tratamento clínico, deve-se considerar o tratamento cirúrgico quando houver complicações, como: progressão do hematoma, evolução para DA, dilatação luminal, úlcera penetrante, dor persistente, síncope ou estado mental alterado sugestivos de má perfusão cerebral, paraparesia sugestiva de má perfusão da medula espinal, instabilidade hemodinâmica e/ou hipotensão persistente, sinais de isquemia coronariana. O reconhecimento da SCA em pacientes com HIM é importante, pois a intervenção coronária primária e a terapia trombolítica estão contraindicadas nesses doentes.[1,2,5,7,8,12,23,29,31,40]

Hematoma intramural tipo A

Em geral, as indicações do tratamento cirúrgico para HIM seguem em paralelo às da DAA.[1,2,7,11,33,40] Devido a elevada morbimortalidade (36 a 75%) dos pacientes com HIM tipo A (aorta ascendente e arco aórtico), tanto agudo quanto crônico, quando tratados clinicamente, a cirurgia deve ser indicada em casos agudos e crônicos, complicados ou não complicados.[1,29,41] A mortalidade cirúrgica de HIM tipo A não difere significativamente da DA clássica.[11] Em casos selecionados, abordagens híbridas (endovascular e convencional) devem ser consideradas.[1,42]

Uma metanálise com 143 pacientes mostrou que, em pacientes com lesões acometendo a aorta ascendente, a mortalidade foi mais baixa com o tratamento cirúrgico do que com tratamento clínico.[43] Dessa maneira, para HIM agudo envolvendo a aorta ascendente é recomendado o tratamento cirúrgico, devido à inaceitável mortalidade com o tratamento clínico, situação esta sustentada pelo registro IRAD.[1,8,11] No entanto, alguns centros da Ásia obtiveram resultados semelhantes com o tratamento clínico em relação ao cirúrgico, instituindo-o de forma primária.[11,33,44] Uma vez que a maioria dos centros do IRAD está na América do Norte e Europa, não há como correlacionar os dados do IRAD com esses centros na Ásia, com a finalidade de tentar compreender se o HIM tipo A na Ásia difere dos centros do registro IRAD. A mortalidade geral desta condição poderia ser reduzida se houvesse uma estratégia reprodutível de se estratificar e identificar subgrupos de HIM que pudessem apresentar baixo risco para complicações com tratamento clínico.[11,44]

Hematoma intramural tipo B

Por outro lado, para o HIM tipo B (aorta descendente) poderá ser instituído, inicialmente, o tratamento clínico e, posteriormente, o cirúrgico, notadamente nos casos complicados, tanto para casos agudos quanto crônicos.[1,11,23,25,34,44] Em contraste, o HIM tipo B parece ter um prognóstico um pouco mais benigno do que os casos de DA do tipo B, pois, na verdade, esses pacientes compõem um grupo em que a regressão é mais frequentemente encontrada.[11,19,31,34,36,38]

Os pacientes com HIM tipo B geralmente respondem à terapêutica clínica inicial, evitando-se assim a abordagem cirúrgica convencional ou endovascular em regime de urgência. O tratamento cirúrgico para o HIM tipo B agudo é geralmente reservado para

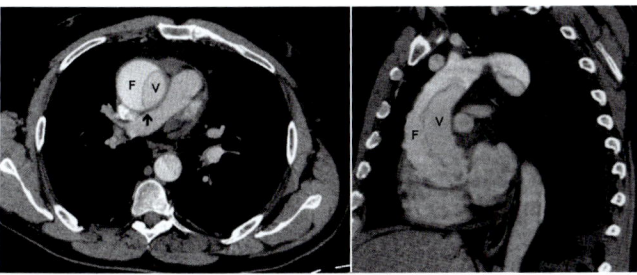

FIGURA 114.2 Hiperatenuação dentro da parede aórtica na aquisição tomográfica sem contraste (*seta preta*). F: luz falsa (hematoma intramural); V: luz verdadeira.

casos em que há degeneração aneurismática da aorta, dor persistente/intratável, hipertensão descontrolada, ou síndrome isquêmica visceral ou de membros, transformação para DA, dissecção progressiva, dissecção retrógrada (síncope ou estado mental alterado sugestivos de má perfusão cerebral), paraparesia sugestivo de má perfusão da medula espinal, instabilidade hemodinâmica e/ou hipotensão persistente (ruptura contida ou roto) ou hipertensão descontrolada.[1,7,11,19,31,33,34,36,41] Situações de risco adicionais que podem indicar tratamento cirúrgico de HIM tipo B incluem um diâmetro aórtico > 50 mm, espessura de hematoma > 11 mm, ou derrame pleural ou pericárdico.[1,2,11,33,34,36,45]

Em resumo, até obtermos estudos que elaborem diretrizes mais precisas, a reparação aórtica imediata para casos de HIM agudo que envolvam a aorta ascendente deve ser a primeira escolha.[1,2,11,33,34,40,46]

Para o HIM tipo B, o tratamento clínico agressivo inicial deve ser a primeira escolha, reservando o tratamento cirúrgico para os casos que evoluem com complicações ou situações com riscos adicionais.[1,2,11,23,25,34] Os casos HIM envolvendo o arco aórtico e os vasos da base permanecem sem consenso, mas devem seguir as mesmas recomendações do tipo A.[1,11,34,42,47,48]

Tratamento cirúrgico convencional ou endovascular para hematoma intramural tipo A

Os detalhes técnicos sobre o tratamento cirúrgico convencional ou endovascular são similares aos de DAA. Mais detalhes podem ser obtidos em outros capítulos deste livro (ver Capítulos 110 e 113).

A modalidade cirúrgica convencional mais aplicada para o tratamento de pacientes com HIM tipo A é realizada através de esternotomia mediana, sob heparinização plena, circulação extracorpórea com hipotermia profunda e perfusão cerebral retrógrada. O uso de Doppler intracraniano é recomendado para monitorar a função cerebral e determinar o tempo cirúrgico para iniciar a parada circulatória. Após a exposição da aorta, realiza-se a evacuação de todo hematoma da falsa luz, com posterior obliteração da mesma.[1,11,33,48] A mortalidade geral dessa cirurgia é em média de 8%.[33,48] Na presença de dilatação aneurismática há necessidade de reconstrução aórtica, o que aumenta a morbimortalidade.[1,11,33,48]

O tratamento endovascular de HIM tipo A é eficaz, tem baixa morbimortalidade, e pode ser considerado em casos selecionados, principalmente para pacientes com alto risco cirúrgico, em lesões localizadas no istmo aórtico ou em casos de HIM relacionados com trauma.[1,2,33,41,45,49] O objetivo principal do tratamento endovascular de HIM tipo A é cobrir a descontinuidade intimal evitando, dessa forma, a progressão do hematoma dentro da parede da aorta, ruptura para o pericárdio, evolução para DA ou formação aneurismática. Em casos de HIM em que não há lesão da camada íntima, o implante de endoprótese não está indicado, pois não há lesão-alvo a ser tratada.[2,41,45] Em pacientes com lesão intimal localizada no istmo aórtico, especialmente para os pobres candidatos ao procedimento cirúrgico aberto convencional, ou para o HIM traumático, o tratamento endovascular parece ser o mais apropriado, sendo considerado como o tratamento de escolha nesses casos.[41] Um dos parâmetros que deve ser considerado para o sucesso desse tratamento é a presença de um colo proximal > 10 mm, pois colos menores estão associados ao *endoleak* tipo I em 20% dos casos, principalmente quando associados a úlceras largas cobertas parcialmente pela endoprótese ou há degeneração aneurismática a despeito do tratamento.[41,49]

Devem ser considerados como tipo A o acometimento do arco aórtico isoladamente, ou quando ocorre por extensão anterógrada da aorta ascendente ou retrógrada da aorta descendente, respeitando-se assim as mesmas indicações de tratamento.[1,11,42,47,48] A divisão do acometimento do arco aórtico em zonas anatômicas

e de acordo com sua extensão, proposta pela classificação por Ishimaru e Mitchell,[50] norteia melhor a abordagem cirúrgica (ver Capítulo 110):

- Zona 0: aorta ascendente até o fim do óstio do tronco braquiocefálico
- Zona 1: do segmento imediatamente distal ao óstio do tronco braquiocefálico até o segmento mais distal do óstio da carótida comum esquerda
- Zona 2: segmento imediatamente distal ao óstio da carótida comum esquerda até o segmento mais distal do óstio da artéria subclávia esquerda
- Zona 3: do segmento imediatamente distal ao óstio da artéria subclávia esquerda até a altura da quarta vértebra torácica (arco aórtico distal ou início da aorta torácica descendente)
- Zona 4: abaixo do nível da quarta vértebra torácica.

As técnicas cirúrgicas utilizadas para reconstrução do arco aórtico são:

- Derivação única ou múltipla dos vasos supraórticos ou transposições, com interposição de enxerto vascular no arco aórtico.
- Cirurgias híbridas, com derivação dos troncos supraórticos e interposição de endoprótese no arco aórtico.
- Técnicas endovasculares com endopróteses fenestradas ou ramificadas.
- Técnicas endovasculares de chaminé ou sanduíche.

A abordagem cirúrgica do arco aórtico, independentemente da técnica empregada, não é isenta de riscos. A substituição do arco aórtico por cirurgia convencional (item 1), está relacionada com mortalidade operatória que varia de 0,9 a 9,3%.[47,48,51] No entanto, de acordo com dados do "National Inpatient Sample Database"[52,53] e o "Medicare Provider Analysis and Review",[54] a mortalidade operatória é mais elevada, chegando a 15 a 20%.[47,48]

Depois do advento das técnicas endovasculares, uma variedade de técnicas foi desenvolvida (itens 2 a 4) para minimizar o trauma cirúrgico aberto e melhorar as taxas de mortalidade relacionadas com o tratamento cirúrgico das doenças que acometem o arco aórtico, com resultados no mínimo semelhantes ao convencional.[11,42,45,47,48,55,56] Esta variabilidade de técnicas permite adaptar e otimizar o procedimento endovascular para a anatomia de cada paciente. A recente disponibilidade de endopróteses ramificadas[57] ou fenestradas[58-61] (item 3), ou mesmo as técnicas endovasculares de chaminé[56,62-64] ou sanduíche[65] (item 4), permitiram a revascularização parcial ou total dos troncos supra-aórticos, minimizando a invasividade do tratamento cirúrgico aberto convencional, sendo uma atraente e válida alternativa para diminuir a mortalidade desses casos, principalmente em casos de alto risco cirúrgico.[47,48,56,62]

No entanto, a complexidade técnica e dificuldade no posicionamento e alinhamento durante a implantação das endopróteses ramificadas (especialmente as de corpo único) ou fenestradas customizadas, o tempo necessário para sua customização, a não disponibilidade desses dispositivos em alguns centros, são fatores limitantes para essas abordagens cirúrgicas. A técnica da chaminé para o tratamento de doenças do arco aórtico tem a vantagem de poder utilizar os dispositivos disponíveis na maioria dos centros especializados (*off-the-shelf*).[56] A experiência com a técnica chaminé nas aortas abdominal e toracoabdominal mostrou que vazamentos (*endoleaks*) tipo I podem ser evitados quando as ramificações que correm em paralelo com a endoprótese principal são sobrepostas pelo menos em 7 cm de extensão, com superdimensionamento (*oversizing*) rotineiro de 20%.[56,66-68] Super dimensionamentos (*oversizing*) podem levar a risco elevado de formação de dobras (*gutter*), aumentando a possibilidade de vazamentos.[66,67]

Dessa maneira, a derivação total ou parcial do arco aórtico utilizando a técnica de chaminé, pode ampliar e simplificar a aplicação das técnicas endovasculares para o tratamento de doenças que acometem o arco aórtico.[56] De qualquer modo, serão necessários mais estudos e melhorias dos dispositivos, antes que esta técnica promissora possa ser amplamente utilizada.[56] Recentes inovações tecnológicas com endopróteses ramificadas e fenestradas prontas para uso (*off-the-shelf*) estão em estudos.

Técnicas híbridas, com derivação cirúrgica dos troncos supra-aorticos, são a abordagem cirúrgica mais comumente empregada para doenças do arco aórtico atualmente. Comparado com cirurgia aberta, as abordagens híbridas podem diminuir a morbimortalidade, evitando a circulação extracorpórea e o clampeamento total arterial.[42,47,48,56] Entretanto, a morbimortalidade, especialmente para zonas 0 e 1, ainda são significativamente elevadas.[42,47,48] Mais detalhes podem ser vistos no Capítulo 110.

O tratamento de doenças envolvendo o arco aórtico ainda é extremamente desafiador, devendo a escolha da melhor abordagem cirúrgica ser individualizada, levando-se em consideração a anatomia da lesão e as condições clínicas do paciente.

Tratamento cirúrgico convencional ou endovascular para hematoma intramural tipo B

As indicações atuais para o tratamento endovascular (TEVAR) de HIM do tipo B estão relacionadas com a progressão da doença, em situações de risco (conforme descrito acima), desenvolvimento de complicações (conforme descrito acima), evolução para a DA, ruptura, em pacientes não responsivos ao tratamento anti-hipertensivo ou que apresentem dor intratável.[1,7,9,11,19,23,25,34,36,41,53,54] Uma observação clínica interessante não é suportada pela literatura atual, é que a maioria dos pacientes com HIM e dor refratária tem remissão completa desses sintomas após TEVAR.[7,36,53]

Vários fatores tornam o tratamento endovascular preferível para o tratamento dos HIMs.[1,2,7,11,36,45] Pacientes com HIM tendem a ser mais idosos e com comorbidades mais relevantes do que pacientes portadores de outras SAAs. Além disso, a natureza mais focal de HIM em comparação com a DA permite a cobertura da total da aorta acometida em um percentual maior de casos.[2,7,11,41,45]

Em geral, as endopróteses longas com um comprimento entre 20 cm e 25 cm são preferidas, com a finalidade de cobrir locais distintos de descontinuidade da camada íntima. No entanto, é recomendável o emprego da extensão mais curta possível (100 a 170 mm), o suficiente para cobrir, com segurança, locais distintos de descontinuidade da camada íntima, minimizando, dessa forma, o risco de paraplegia.[2,7,41,45,69] Há apenas um relato de caso descrito na literatura de paraplegia permanente após o tratamento endovascular de HIM.[70]

Imagens de alta resolução usando angio-TC multicanais, com reconstruções em reconstrução multiplanar (MPR, do inglês *multiplanar reconstruction*) e MIP são primordiais para o planejamento cirúrgico endovascular, a fim de detectar lesões intimais discretas, que alimentam o hematoma.[12,17,39,71] Como essas lesões são frequentemente localizadas no arco aórtico distal, deve-se tomar cuidado para implantar a porção proximal da endoprótese dentro do arco aórtico, cobrindo possíveis locais de ulceração ou descontinuidade intimal. Em alguns casos, pode ser necessária a cobertura intencional do óstio da artéria subclávia esquerda, exigindo, dessa forma, avaliação prévia cuidadosa das artérias cerebrais e vertebrais ou a presença de pontes mamárias, antes do procedimento. Em casos em que a artéria subclávia não possa ser simplesmente coberta, deve-se realizar sua derivação através de pontes carotídeo-subclávia ou transposição carotídeo-subclávia.[7,41,42,45,47] Outras alternativas seriam

procedimentos endovasculares com técnica de "chaminé"[41,56,62-64] ou endopróteses fenestradas[41,59,61] ou ramificadas.[41,57]

As cirurgias convencionais, atualmente, ficam reservadas para casos de ruptura, com paciente instável, em que não há tempo hábil de se programar um tratamento endovascular, já que trazem consigo uma significativa maior de morbimortalidade.[1,11,43,44,53,58]

Úlcera aterosclerótica penetrante de aorta

A UAP da aorta consiste em ulcera de uma placa aterosclerótica, que permite o avanço do fluxo de sangue através da camada íntima, podendo evoluir para complicações como a formação de HIM, degeneração aneurismática sacular ou formação de pseudoaneurisma adventicial, e ruptura da aorta.[6,27,72] Descrita pela primeira vez por Shennan em 1934, caracteriza-se por apresentar placas ateromatosas que ulceram e desorganizam a lâmina elástica interna, penetrando profundamente por meio da íntima até a camada média da aorta.[73] Em revisão sistemática, a UAP representou de 2,3 a 7,6% dos pacientes diagnosticados com SAA.[10] Nathan et al.[74] relataram a maior série até o momento com 388 UAP em 315 pacientes. As UAPs foram mais frequentemente encontradas na aorta torácica descendente em 62%, na aorta abdominal em 31% e no arco aórtico em 7%.[6,10,27]

Sintomas e classificação

O típico paciente portador de UAP é aquele idoso > 65 anos, hipertenso e com aterosclerose difusa que se apresenta com dor torácica ou dorsal, mas sem sinais de insuficiência aórtica ou má perfusão. Assim como no segmento torácico, a UAP da aorta infrarrenal ocorre em pacientes idosos, com doença aterosclerótica difusa e avançada. De maneira menos comum, manifesta-se por embolização distal.[6,27,75]

As manifestações clínicas para as UAPs variam desde pacientes completamente assintomáticos que descobrem a lesão incidentalmente durante exame de imagem até choque hemorrágico por ruptura aórtica. São comuns queixas como dor abdominal ou dorsal crônica, isquemia de membro por embolização distal.[6,27]

A UAP corresponde a uma lesão aterosclerótica ulcerada, que penetra a lâmina elástica interna, levando à formação de hematoma no interior da camada média da parede aórtica. Esta lesão pode desencadear uma dissecção localizada, associada ou não a algum grau de hematoma na parede, que pode estender-se até a adventícia formando um pseudoaneurisma ou pode romper para o hemotórax direito ou esquerdo. Aparentemente, as úlceras penetrantes da aorta torácica tendem a ter pior evolução do que as outras variantes das síndromes aórticas agudas, com risco de ruptura estimado entre 20 e 50%. Aumento do diâmetro e profundidade da úlcera e aumento de derrame pleural estão associados à doença progressiva.[7]

Alguns critérios são descritos como parâmetros anatômicos relacionados ao risco de ruptura:[6,7]

- Ulcerações com diâmetro > 20 mm, particularmente as > 25 mm
- Ulcerações com profundidade > 10 mm, particularmente as > 30 mm.

Diagnóstico

O diagnóstico se faz principalmente por angio-TC, identificando-se, mais comumente, úlcera aórtica isolada ou associada a HIM. Essa associação é muito menos frequente em úlceras localizadas em aorta abdominal.[76] Alguns autores preconizam a angiorressonância como o método de escolha para a UAP, pois fornece informações anatômicas e funcionais mais detalhadas, diminuindo sua acurácia na presença de calcificação parietal.[77]

Tratamento

O tratamento conservador pode ser uma alternativa para pacientes com doença assintomática ou para aqueles sem condições clínicas operatórias. Contudo, deve haver um seguimento tomográfico seriado avaliando a estabilidade da lesão. Isso porque, os mesmos estudos que sugerem o tratamento conservador para pacientes assintomáticos, levam em consideração que os pacientes que se tornam sintomáticos possuem pior prognóstico e maior risco de desenvolver complicações.[10]

A doença sintomática é a principal indicação para o tratamento cirúrgico, uma vez que o risco de ruptura de UAP (Figura 114.3) seria muito maior do que a dissecção tipo B (40% contra 4%).[77] Além dos sintomas, a hipertensão arterial concomitante, principalmente se não controlada, parece ser um fator agravante para a necessidade de intervenção cirúrgica.[74]

Tanto o reparo cirúrgico aberto quanto o tratamento endovascular estão descritos como alternativas cirúrgicas para o tratamento de UAP, com efetivos resultados, principalmente para o segmento da aorta torácica.[10,72,73,75] Embora não esteja bem definida a indicação do tratamento endovascular das UPAs aorta abdominal, estas estão cada vez mais relatadas na literatura.[70-00] Em recente revisão sistemática, 70% dos pacientes com UPA no segmento abdominal foram tratados pela técnica endovascular e 30% tratados por cirurgia aberta convencional através de interposição de enxerto no segmento acometido, sem diferença significativa em relação à taxa de mortalidade entre as técnicas.[8] Entretanto, o tratamento endovascular parece ser mais adequado para o tratamento dessas lesões, por se tratar de doença localizada, sendo que, suas principais limitações seriam uma anatomia desfavorável ou úlcera acometendo os vasos viscerais. Não obstante, a constante evolução de endopróteses ramificadas e fenestradas é indicativa de grande potencial para solucionar essa situação.[81]

No segmento torácico, o TEVAR já é bem estabelecido, com caráter menos invasivo, evitando a toracotomia ampla, uso de circulação corpórea, ventilação mecânica prolongada e clampeamento da aorta para ressecção do segmento aórtico acometido e interposição de enxerto.[72,75] A mortalidade precoce após TEVAR para UAP é descrita entre 0 e 11%. As taxas de sobrevivência a médio prazo de 1, 3 e 5 anos são descritas em 85, 75 e 60% respectivamente.[10] Em alguns casos, pode ser necessária a cobertura intencional do óstio da artéria subclávia esquerda, exigindo, dessa forma, avaliação prévia cuidadosa das artérias cerebrais e vertebrais ou a presença de pontes mamárias, antes do procedimento. Em casos em que a artéria subclávia não possa ser simplesmente coberta, deve-se realizar sua derivação através de pontes carotídeo-subclávia ou transposição carotídeo-subclávia.[7,41,42,45,47] Outra alternativa seriam procedimentos endovasculares com técnica de "chaminé"[41,56,62-64] ou endopróteses fenestradas[41,59,61] ou ramificadas.[41,57]

Concluindo, na Figura 114.4 os autores propõem um algoritmo para a condução dos casos de SAAs.

ANEURISMAS SACULAR, MICÓTICO E INFLAMATÓRIO

O aneurisma é uma dilatação localizada de um vaso sanguíneo com mais de 50% do seu diâmetro normal presumido.[82,83] Cerca de 80 % dos aneurismas de aorta abdominal (AAA) são localizados abaixo das artérias renais.[82,83]

As principais complicações dos AAAs são: ruptura, embolização, trombose, fistulização, compressão de estruturas vizinhas, notadamente os ureteres e veias de grande calibre ou óbito em decorrência da ruptura. Nos EUA, a ruptura do aneurisma é a décima causa de morte em pacientes acima de 55 anos, dos quais 30 a 40% morrem antes mesmo de chegarem ao hospital.[84] Cerca de 40 mil operações de correção do aneurisma são feitos nos EUA por ano, mas, mesmo assim, a taxa de ruptura continua constante, porque muitos AAAs não são tratados em tempo.[84]

Em geral, recomenda-se a cirurgia para casos de AAA com pelo menos 5,0 cm de diâmetro máximo, pois em acompanhamento feito por Choksy et al.,[85] a mortalidade em pacientes com AAA com diâmetro menor que 5 cm foi similar à mortalidade da cirurgia convencional. No entanto, outros autores observaram, em estudos de necropsia, mortalidade de 9,5% nos aneurismas com 4,0 cm ou menos.[86] Esta aparente contradição se deve ao fato de que, além do diâmetro, vários outros fatores podem influenciar na ruptura, como hipertensão arterial, doença pulmonar obstrutiva crônica, amputação em nível de coxa e morfologia do aneurisma.[87] Dentro desse contexto, o diâmetro do aneurisma como critério de indicação de correção cirúrgica é baseado na Lei de Laplace, que é definida pela relação linear entre o diâmetro do lúmen e o estresse da parede, em geometrias cilíndricas. A Lei de Laplace, no entanto, não consegue ser precisa em geometrias (anatomias) mais complexas e, também, não leva em consideração situações específicas de cada paciente como a composição da parede aórtica ou sua degeneração, que estão associados com a formação do AAA.[88] Um método promissor para uma avaliação mais específica do risco de ruptura encontra-se na determinação dos fatores biomecânicos de estresse e resistência da parede.

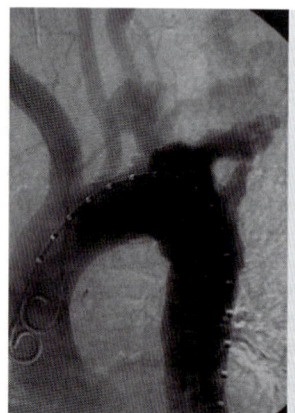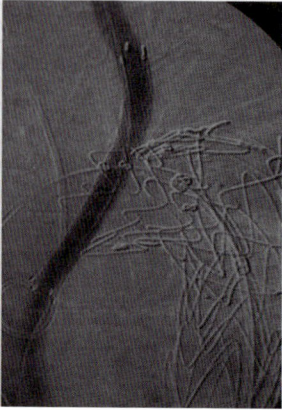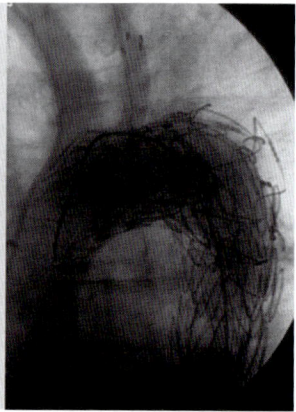

FIGURA 114.3 Úlcera penetrante de aorta descendente nas proximidades da emergência da artéria subclávia esquerda com ruptura para o mediastino, submetida a tratamento endovascular na Faculdade de Medicina de Botucatu – UNESP, por implante de endoprótese torácica e revascularização da artéria subclávia esquerda pela técnica de chaminé.

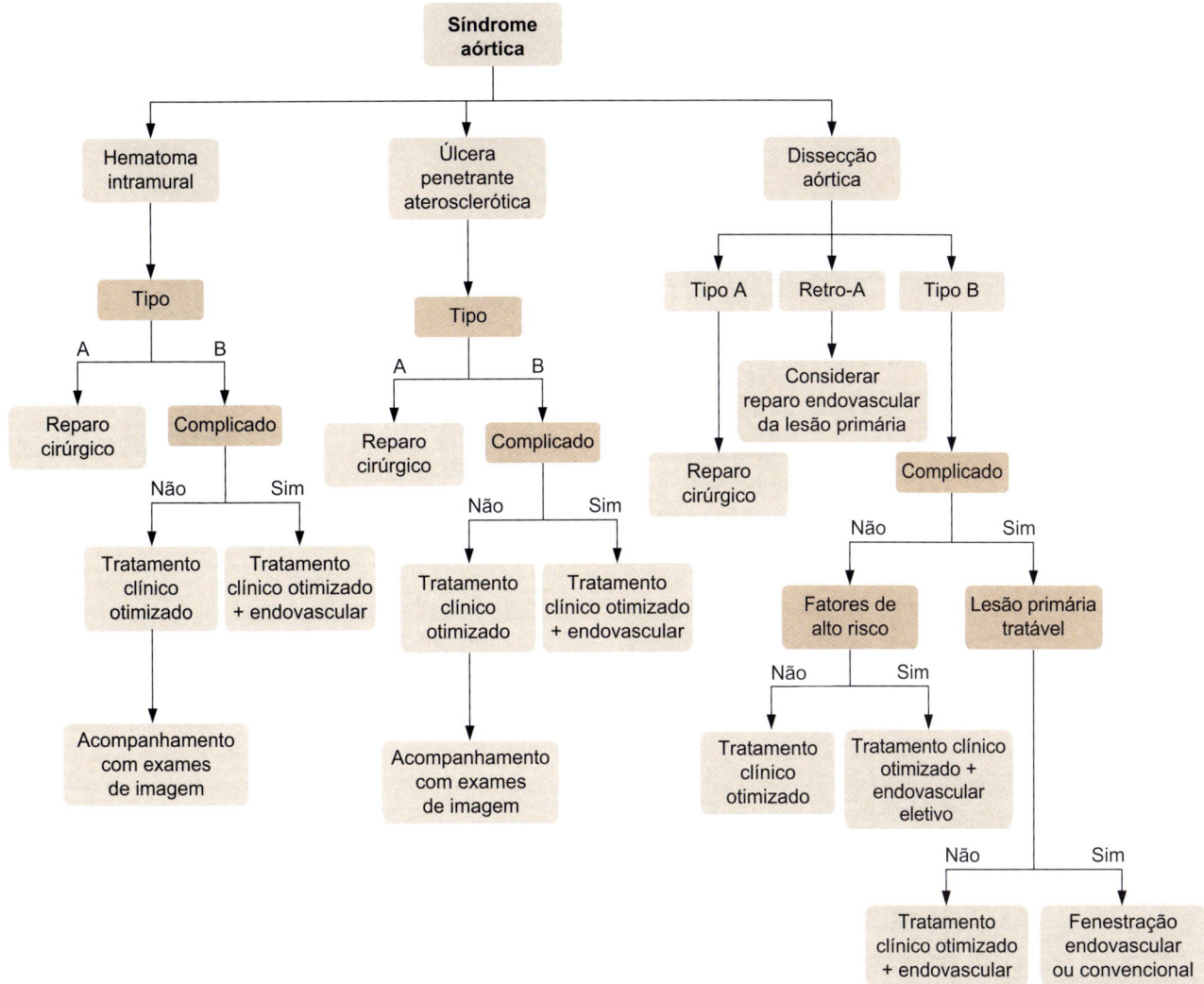

FIGURA 114.4 Algoritmo adaptado para tratamento da síndrome aórtica aguda (SAA). Tratamento clínico otimizado: monitoramento em UTI, controle rigoroso da dor, pressão sistólica entre 100 e 120 mmHg, frequência cardíaca < 60 bpm, uso de betabloqueador (salvo contraindicações); fatores de alto risco para dissecção: falso lúmen > 22 mm no istmo aórtico; retro-A (dissecção retrógrada tipo A): dissecção iniciada em óstio de entrada localizado na aorta descendente, com extensão retrógrada para o arco aórtico; SSAs complicadas: hipertensão refratária, dor intratável, ruptura ou ruptura contida, isquemia visceral, medular e/ou periférica (membros superiores e/ou inferiores). (Adaptada de Patel et al.[2])

Conhecimentos de mecânica básica indicam que a ruptura ocorre quando o estresse excede a resistência da parede. A maioria desses estudos concentra-se no cálculo do estresse da parede por meio de análise de elementos finitos (EF), que levam em consideração a presença de trombos (ILT, do inglês, *intraluminal thrombus*), calcificações, anisotropia da parede, entre outros, aprimorando os resultados dessa análise computacional.[88-90] Há outros estudos que consideram, além do diâmetro máximo, índices geométricos em reconstruções tridimensionais, para aumentar fatores preditivos de ruptura.[91] Diante desses estudos, a análise do maior diâmetro transverso do aneurisma deve ser levada em consideração em conjunto com outras informações morfológicas e estruturais da parede aórtica, como preditores de risco de ruptura e indicação de tratamento[88] (Figura 114.5).

As indicações clássicas para cirurgia do aneurisma são ruptura, aneurisma sintomático ou com expansão acelerada, aneurisma assintomático maior que 5 cm de diâmetro transverso.[84]

Além dessas situações denominadas *gerais*, existem situações especiais, em que as indicações de cirurgia devem ser analisadas de forma diferenciada, independente do seu diâmetro.[92] São os casos de aneurismas *complicados*, como os associados com embolias e

tromboses distais e formação de fístulas. Incluem-se, também, neste grupo especial, os aneurismas *atípicos*, como aneurismas saculares,[82,92-97] inflamatórios, micóticos,[98,99] entre outros.

Aneurisma sacular

Os aneurismas saculares são definidos como dilatação focal ou assimétrica da parede aórtica em que uma porção da circunferência da aorta seja considerada normal. Aneurismas saculares não são comuns e quando presentes são mais frequentemente encontrados na aorta torácica e abdominal suprarrenal.[99]

Etiopatogenia

A etiologia dos aneurismas saculares tem sido atribuída a qualquer tipo de infecção focal da parede aórtica (recente ou antiga), principalmente em decorrência da sífilis, degenerativa aterosclerótica ou secundária a úlcera penetrante ou HIM.[83,99] Pode ser classificado em quatro grupos, de acordo com sua localização: A – arco aórtico; B – aorta torácica descendente; C – aorta toracoabdominal e D – aorta infrarrenal, podendo se apresentar de várias formas, como pode ser visto nas Figuras 114.6 a 114.9.[99]

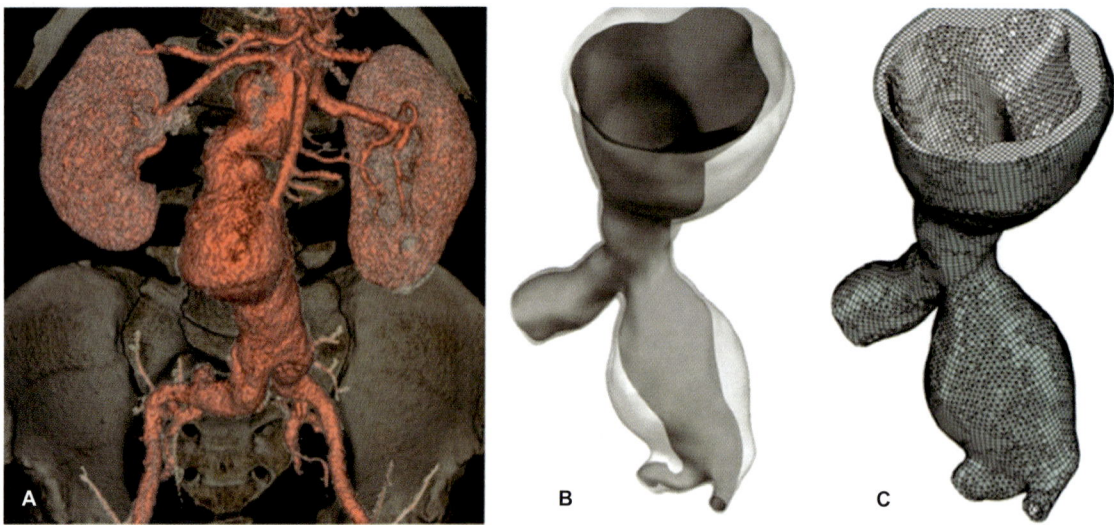

FIGURA 114.5 A. Típico aneurisma de aorta abdominal assimétrico. **B.** Geometria reconstruída a partir de dados da angiotomografia computadorizada. **C.** Geometria reconstruída mostrando *intraluminal thrombus* (*branco*) e elementos finitos (*cinza*).

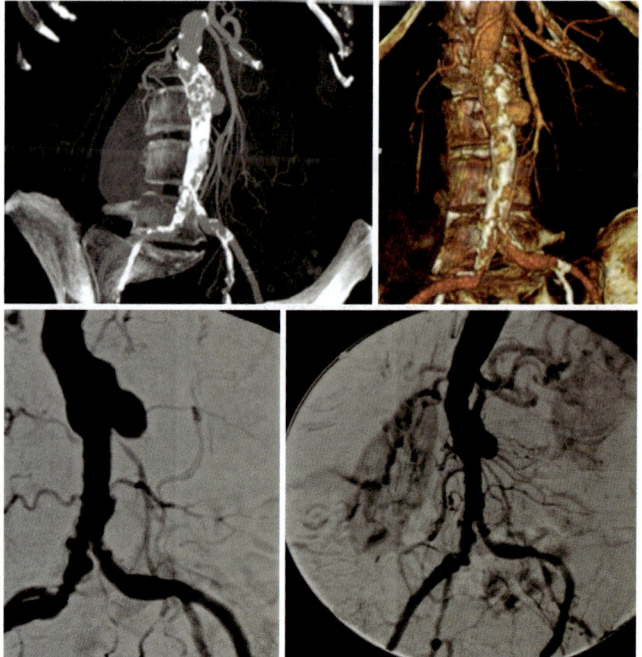

FIGURA 114.6 Exemplo de aneurisma sacular de colo estreito.

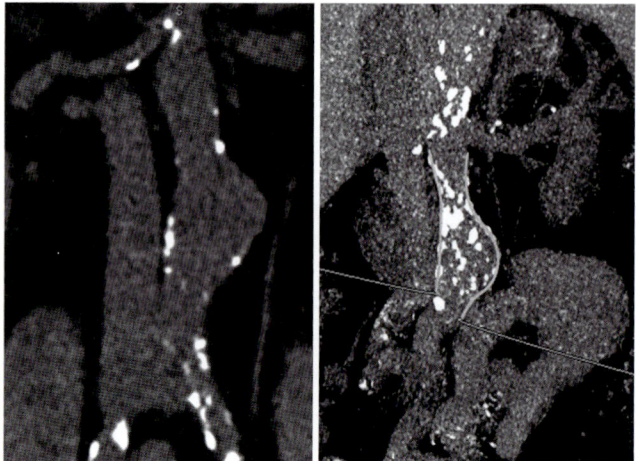

FIGURA 114.7 Exemplo de aneurisma sacular de colo largo (séssil) de 3,7 cm.

Alguns estudos foram feitos no sentido de se avaliar o comportamento dos aneurismas saculares aórticos, comparados com os aneurismas fusiformes, com relação ao risco de ruptura. Taylor-Kalman et al.[99] concluíram que a assimetria seria tão importante quanto o diâmetro na determinação da tensão na parede e no risco de ruptura. Filinger et al.[100] demonstraram a influência maior da geometria (assimetria) sobre diâmetro do aneurisma avaliado isoladamente.

Nathan et al.[101] compararam aneurismas fusiformes com saculares, através de estudos computacionais de elemento finito, a partir de 34 imagens tomográficas de aneurismas fusiformes e saculares de aorta, e verificaram que o diâmetro médio dos 17 aneurismas fusiformes foi significativamente maior que os 17 saculares (6,0 ± 1,5 cm × 4,4 ± 1,8 cm, respectivamente) e o pico médio de estresse de parede vascular foi de 0,33 ± 0,15 Mpa e de 0,30 ± 0,14 Mpa, respectivamente. Calculando-se o estresse na parede aórtica normatizado (pico de estresse/raio máximo do aneurisma) verificou-se que este foi maior nos aneurismas saculares que nos fusiformes (0,16 ± 0,09 MPa/cm *vs.* 0,11 ± 0,03 MPa/cm, respectivamente – $p = 0,035$). Estes resultados demonstraram que a assimetria do formato proporcionada pelo aneurisma sacular aumentaria o potencial de ruptura em relação a aneurismas fusiformes de mesmo diâmetro e que a correção cirúrgica dos mesmos, teoricamente, deveria ser feita com aneurismas saculares de diâmetros menores. Concluíram, portanto, que o estresse na parede dos aneurismas saculares era maior que dos fusiformes. Vorp et al.,[90] em modelos computacionais tridimensionais de aneurismas aórticos (Programa Pro-Engineer v. 16.0; Parametric Technology Waltham, Mass) verificaram que a assimetria no seu formato (com dilatação maior em alguma de suas faces), poderia aumentar significativamente o estresse físico da parede aórtica e isto deveria ser levado em consideração nas indicações da correção cirúrgica. Neste estudo, o diâmetro máximo do aneurisma fusiforme e a dilatação excêntrica sacular tiveram substancial influência na distribuição do estresse físico na parede vascular dentro do aneurisma. O pico de estresse aumentou de forma não linear com aumento do diâmetro ou aumento da assimetria, indicando que o potencial de ruptura ocorreu dependente não só do diâmetro máximo, mas como do seu formato. Concluíram, então, que tanto o diâmetro, como a forma abaulada e assimétrica do AAA seriam fatores de risco similares para ruptura do saco aneurismático.

Dessa forma, prevalece entre os cirurgiões a impressão clínica geral de que o formato sacular dos aneurismas seria um fator de risco adicional para ruptura, além de predispor a embolização distal com mais frequência que os aneurismas fusiformes.[82,84,93,96,99,101-103,104]

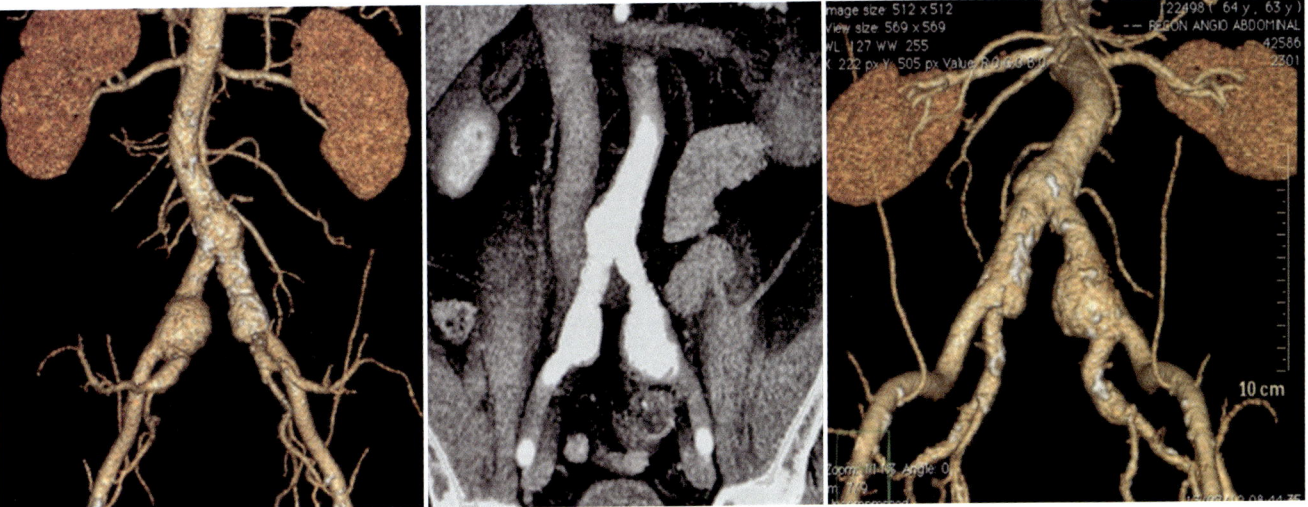

FIGURA 114.8 Exemplo de polianeurisma sacular, com dimensões de 4,6 cm na artéria ilíaca comum direita (acometendo bifurcação ilíaca), 3,4 cm em artéria ilíaca comum esquerda e 3,1 cm em aorta distal.

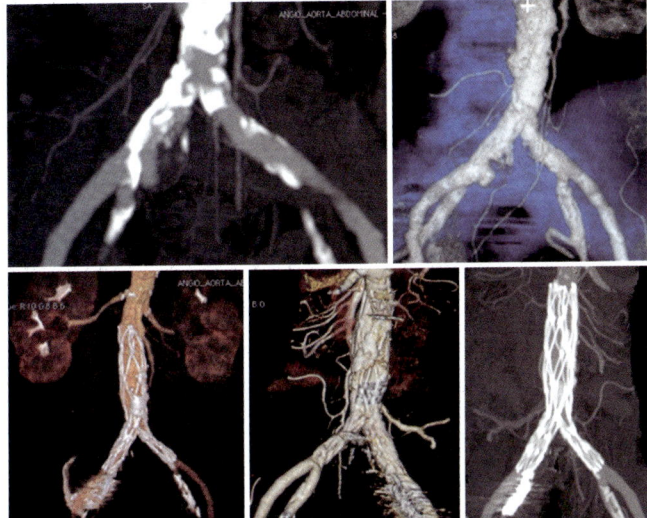

FIGURA 114.9 Tratamento endovascular com endoprótese de aneurisma sacular de artéria ilíaca comum direita com colo largo, acometendo a bifurcação ilíaca, com sinais de "ulceração" em seu interior, não havendo colo proximal na artéria ilíaca comum adequado para ancorar uma endoprótese tubular. Foi utilizada endoprótese unimodular com perna contralateral pré-canulada (Powerlink – Endologix[RM]). Seguimento de 4 anos com angiotomografia computadorizada.

Sintomas

Em estudo realizado por Taylor-Kalman et al.,[99] 60% dos pacientes apresentavam sintomas (dor torácica, rouquidão, hemoptise, dor abdominal – dependentes da localização) e 40% eram assintomáticos, sendo descobertos ao acaso por achado em exames de imagem solicitados por causas não relacionadas. Neste mesmo estudo, somente 1% dos aneurismas eram saculares.[99]

Tratamento do aneurisma sacular

Indicações

Apesar do primeiro relato de reparação bem-sucedida do aneurisma abdominal fusiforme ter sido publicado há mais de cinco décadas, ainda não há um consenso em relação às indicações eletivas da correção cirúrgica do aneurisma sacular, bem como da sua verdadeira história natural e da sua relação com o risco de ruptura ou complicações. A maioria dos cirurgiões vasculares considera o aneurisma sacular da aorta uma entidade separada, com uma evolução mais perigosa do que a configuração fusiforme típica, considerando que a dilatação assimétrica ou a protuberância focal representem uma área de extremo afilamento na parede da aorta, com maior tendência à ruptura.[99] Devido ao aneurisma sacular ser pouco comum, dificilmente haverá um estudo prospectivo a longo prazo avaliando a incidência de ruptura dependendo de diâmetro, como houve para os demais tipos anatômicos de aneurismas.

Tratamento endovascular

Com o grande desenvolvimento dos procedimentos endovasculares para tratamento de aneurismas, a cirurgia hoje em dia pode ser feita com considerável menor morbimortalidade que a cirurgia convencional, e com resultados melhores em especial nos aneurismas menores que 5 cm de diâmetro.[105] Portanto, a indicação de cirurgia endovascular ou não cirurgia nesses casos são ambas condutas aceitáveis e fica ao escrutínio do cirurgião sugerir ou não a intervenção aos pacientes, considerando o potencial risco de ruptura e complicações apontados pelos trabalhos. Em nossa Instituição, temos optado pelo tratamento cirúrgico, por via endovascular sempre que possível, independentemente de suas dimensões, em face do potencial risco de ruptura e complicações, seguindo as recomendações do Joint Council of the Society for Vascular Surgery and the International Society for Cardiovascular Surgery[106] e do *guideline* da Society for Vascular Surgery (SVS),[107] com baixo nível de evidência.

Para o tratamento endovascular dos aneurismas saculares, a escolha da endoprótese é fundamental para alcançar um bom resultado. A anatomia do aneurisma sacular (colo curto ou largo – séssil), sua localização (A, B, C ou D), associações com outros aneurismas saculares em locais diferentes na própria aorta ou nas ilíacas e o diâmetro da aorta normal determinarão o tipo de endoprótese a ser escolhida.

Para os aneurismas saculares localizados no segmento A as endopróteses tubulares são as mais indicadas, mas dependendo de sua localização no arco aórtico, será necessária a realização de procedimentos cirúrgicos adicionais, como: transposições carotídeo-subclávia, pontes carotídeo-carotídea ou mesmo cirurgias híbridas com toracotomia e clampeamento lateral da aorta ascendente para confecção de pontes para os troncos supra-aórticos. Estas opções dependerão diretamente do sítio de ancoramento da endoprótese no colo proximal. Estes procedimentos cirúrgicos adicionais, principalmente as cirurgias híbridas no arco aórtico, acarretam, no entanto, maior morbimortalidade ao procedimento. A recente disponibilidade de endopróteses ramificadas[57] ou fenestradas,[58-61] ou mesmo as técnicas endovasculares de chaminé,[56,62-64] ou sanduíche,[65] facilitaram a revascularização parcial ou total dos troncos supra-aórticos, e minimizaram a invasividade do procedimento, sendo uma atraente e válida alternativa para casos de alto risco cirúrgico[47,48,56,62] (ver seção sobre o tratamento cirúrgico convencional ou endovascular para HIM tipo A, neste capítulo). Já no segmento B, as endopróteses tubulares torácicas são normalmente as mais recomendadas. Para o grupo C, endopróteses fenestradas *customizadas* são as que melhor se adequam a esta situação. Dependendo da localização do aneurisma neste território, pode ser necessária a associação com endopróteses bifurcadas. Com relação aos aneurismas localizados no grupo D, as endopróteses bifurcadas são as mais recomendadas (unimodulares com perna contralateral pré-canulada, bimodulares, trimodulares, com ramificações para hipogástricas etc.)[99] (Figuras 114.1 a 114.3).

As endopróteses unimodulares com ramo (perna) contralateral pré-canulado (Powerlink AFX – Endologix[R]) normalmente são as que mais se adequam ao tratamento endovascular dos aneurismas saculares do grupo D (Figura 114.10) pois, devido ao ramo (perna) contralateral ser pré-canulado, não haveria necessidade de haver um diâmetro mínimo (em média de 18 mm a 22 mm) na aorta distal para abertura e cateterismo do ramo (perna) contralateral,[4] como ocorre nas endopróteses bimodulares (Excluder – Gore[R], Endurant – Medtronick[R] etc.) ou trimodulares (Zenith – COOK[R]). Por outro lado, as endopróteses unimodulares (Powerlink AFX – Endologix[R]) necessitam que as artérias ilíacas comuns apresentem extensões maiores que 30 mm, enquanto as endopróteses bimodulares e trimodulares são melhores ajustáveis em extensões diversas.[102] Além disso, quando houver a necessidade de se preservar as artérias hipogástricas,

há opções de endopróteses ramificadas (Z-BIS – COOK[R]), respeitando as indicações do fabricante, ou utilizar a técnica de endopróteses paralelas (Figura 114.11) ou sanduíche[108,109] (mais detalhes no Capítulo 108). Há também opção do uso do *stent* multicamadas, cuja tecnologia visa manter o fluxo laminar da artéria, favorecendo a trombose espontânea do aneurisma, através do princípio *Vortex Velocity Control*. Teoricamente, o princípio básico deste dispositivo é atrativo, mas ainda há necessidade de mais estudos para avaliar sua eficácia a longo prazo[110-112] (Figura 114.12).

Aneurismas micóticos

Os aneurismas micóticos da aorta são raros, correspondendo a 0,5 a 1,3% de todos os aneurismas deste segmento.[113,114] Podem ser classificados como:

- Primários, quando um processo infeccioso desencadeia a degeneração da parede aórtica, levando a consequente dilatação de uma aorta previamente normal
- Secundários, quando ocorre infecção de um aneurisma preexistente.

Apesar do termo *micótico*, a maioria dos aneurismas aórticos infecciosos são causados por bactérias.[115] Os meios para contaminação da parede arterial podem ser oriundos de embolização séptica para o "*vasa vasorum*" ou infecção por contiguidade (Quadro 114.1). Como predisponentes destacam-se idade, imunossupressão, endocardite, septicemia, uso de drogas intravenosas e etilismo, conforme pode ser visto na Quadro 114.2.[113-115] As bactérias comumente envolvidas são: *Staphylococcus aureus*, *Streptococcus* spp., Salmonella (35 a 40% dos aneurismas infectados), Enterococos, *Listeria monocytogenes*, *Treponema pallidum* e, mais raramente, fungos (Candida e *Cryptococcus*)[115,116] (Quadro 114.3).

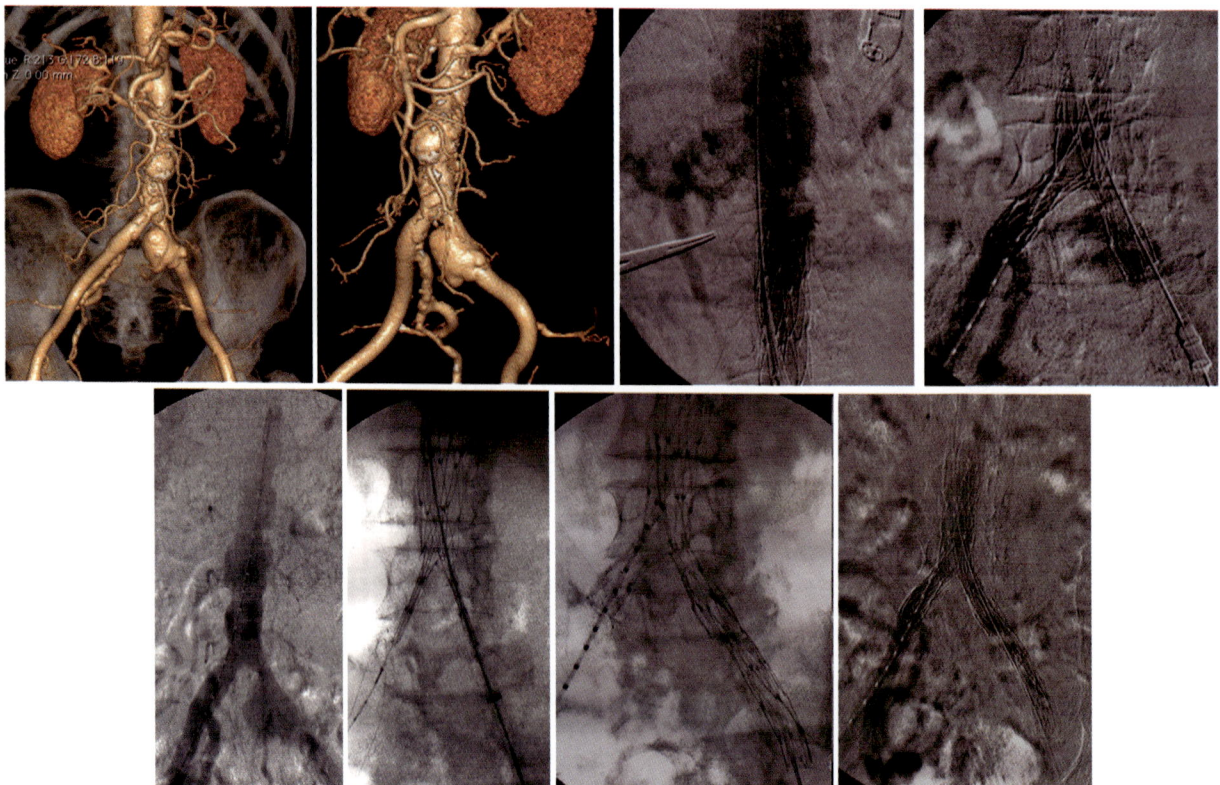

FIGURA 114.10 Tratamento endovascular com endoprótese de polianeurisma sacular de aorta abdominal em seu terço médio e artéria ilíaca comum esquerda, acometendo a bifurcação ilíaca, com sinais de "ulceração" em seu interior. Foi utilizada endoprótese unimodular com perna contralateral pré-canulada (Powerlink – Endologix®), com extensão para artéria ilíaca externa esquerda, já que a artéria hipogástrica já se encontrava previamente ocluída.

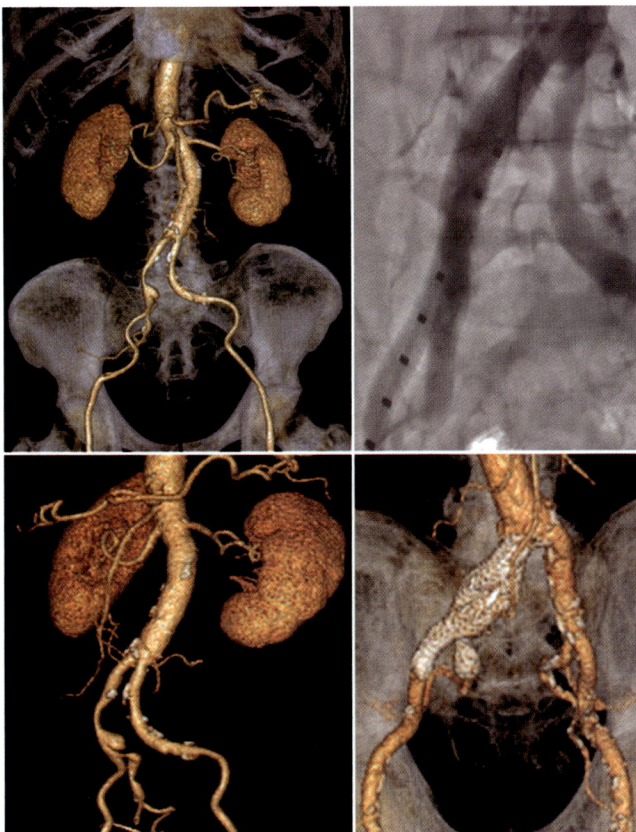

FIGURA 114.11 Técnica endovascular de endopróteses paralelas para tratamento de aneurisma sacular de terço distal ilíaca comum direita, acometendo a bifurcação ilíaca, com sinais de "ulceração" em seu interior. Foram utilizados dois "*stents*" revestidos VIABAHN® (GORE) implantados paralelamente, direcionados para as artérias ilíacas externa e interna, por acessos femorais direito e esquerdo, respectivamente.

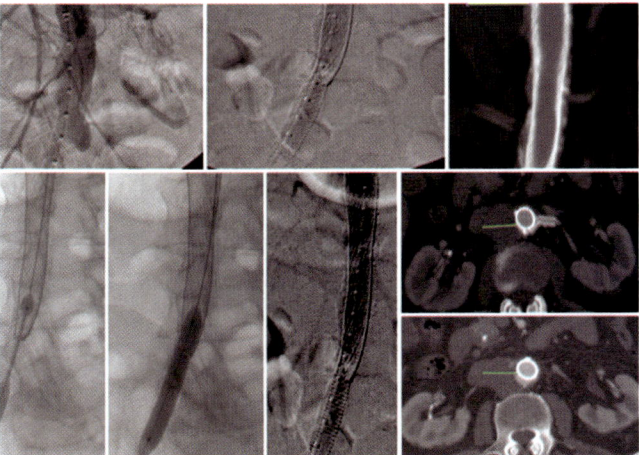

FIGURA 114.12 Aneurisma sacular justarrenal, submetido ao tratamento endovascular na Faculdade de Medicina de Botucatu – Unesp, por implante de Multilayer® *stent*, com bom resultado imediato. A linha *verde* mostra o aneurisma sacular sem fluxo em seu interior (trombosado), após 2 meses de tratamento.[112]

Os aneurismas aórticos infectados costumam apresentar evolução instável e estão relacionados a altas taxas de mortalidade, variando entre 10 e 60% na literatura[113-117]. Alguns fatores contribuem de forma significativa para esta elevada mortalidade, como: infecção periaórtica difusa, sexo feminino, infecção por *Staphylococcus aureus*, ruptura do aneurisma e acometimento aórtico em topografia suprarrenal.[113-116]

QUADRO 114.1	Sítios de infecção primária relacionados ao aneurisma micótico.

Sepse
Endocardite
Pneumonia
Osteomielite
Pioartrite
Amigdalite
Tuberculose em atividade
Pericardite
Prostatite
Diverticulite
Abscesso intra-abdominal
Infecção do trato urinário por *Klebsiella*
Abscesso hepático

QUADRO 114.2	Principais fatores predisponentes ao aneurisma micótico.

Fatores de risco cardiovascular	Hipertensão arterial
	Hiperlipidemia
	Antecedente de AVE/AIT
	Diabetes melito
	Doença coronariana
	Tabagismo ativo ou pregresso
Imunossupressão	Diabetes melito
	Uso de corticosteroides
	AIDS
	Etilismo crônico
	Quimioterapia
	Drogas imunossupressoras pós-transplante
Outros	Insuficiência renal crônica
	Hemodiálise
	Mieloma
	Cirurgia recente

AIDS: síndrome de imunodeficiência adquirida; AIT: ataque isquêmico transitório; AVE: acidente vascular encefálico.

QUADRO 114.3	Bactérias envolvidas na etiologia do aneurisma micótico.

Salmonella spp.
Staphylococcus aureus
Streptococcus pneumoniae
Escherichia coli
Streptococcus viridans
Streptococcus pyogenes
Staphylococcus coagulase-negativa
Bacteroides fragilis
Campylobacter jejuni
Enterobacter spp.
Pseudomonas aeruginosa
Acinetobacter spp.
Listeria monocytogenes
Pseudodiphteroid bacillus
Mycobacterium tuberculosis
Klebsiella spp.
Clostridium spp.

Sintomas e diagnóstico

A apresentação clínica mais comum é a dor abdominal associada a massa pulsátil expansiva, na vigência de febre, mal-estar geral e leucocitose. Quando associados a infecção intestinal (colite), cirurgia cardíaca, procedimentos de implante de cateteres venosos ou marca-passos, o grau de suspeição diagnóstica aumenta (Quadro 114.4).[114]

O diagnóstico pode ser alcançado por exames de imagem, reforçado por hemoculturas positivas ou ainda isolamento de microrganismo em fragmentos do aneurisma colhidos no intraoperatório.[117] O mapeamento dúplex de aorta, angio-TC e angio-RM são as modalidades de imagens mais utilizadas para o diagnóstico. Os achados tomográficos que sugerem aneurisma de origem micótica são: localização atípica, morfologia sacular de contornos irregulares, ausência de calcificações parietais significativas, rápida velocidade de crescimento em aortas previamente normais, a presença de tecido periaórtico não captante, que pode corresponder a tecidos adjacentes infectados ou sangue de uma possível ruptura contida. Mais raramente, porém patognomônico, seria a detecção de gás na parede aórtica.[118] Achados associados descritos são infartos esplênicos, coleções para-aórticas, osteomielite de vértebras adjacentes e adenopatias regionais.[118] Alguns critérios para nortear o diagnóstico dos aneurismas micóticos estão descritos na Quadro 114.5.

Tratamento

A estratégia de tratamento deve seguir com o diagnóstico tomográfico precoce e localização do aneurisma, definição da extensão da infecção e a virulência do agente patogênico envolvido. Apesar de ser uma condição grave, a abordagem cirúrgica deve ser rapidamente indicada, com o emprego de antibióticos parenterais prolongados, os quais fornecem resultados satisfatórios. Quanto mais precoce a abordagem cirúrgica (drenagem, desbridamento e revascularização), mais precoce a confirmação diagnóstica, prevenindo assim a ruptura do aneurisma e estabelecendo o controle da sepse, quando associada. A antibioticoterapia deve ser mantida por pelo menos 6 semanas para erradicar o agente infeccioso e prevenir infecção recorrente. Deverá ser determinada pelo resultado de hemocultura e/ou cultura de tecido e sua duração dependerá de parâmetros clínicos, de imagem e hematológicos. A antibioticoterapia de forma isolada não deve ser aplicada, pois está relacionada com alta taxa de mortalidade e elevado risco de ruptura do aneurisma.[117]

QUADRO 114.4	Principais sinais e sintomas relacionados ao diagnóstico clínico dos aneurismas micóticos.

Dor abdominal
Dor lombar/dorsal
Febre
Emagrecimento
Sintomas gastrintestinais (vômito, diarreia, íleo adinâmico)
Queda do estado geral
Choque
Massa abdominal pulsátil
Melena
Disúria
Anemia
Hematomas nos membros inferiores
Taquicardia

QUADRO 114.5	Critérios para o diagnóstico do aneurisma micótico.

1. Cultura positiva da parede aórtica ou hemocultura positiva com sinais de infecção da parede aórtica
2. Sinais e sintomas de infecção (febre, dor abdominal, dorsalgia, leucocitose, neutrofilia, PCR elevado)
3. Achados sugestivos na angiotomografia computadorizada (aneurisma sacular excêntrico ou com irregularidades; pseudoaneurisma; infecção em tecido adjacente; comprometimento de espaços intervertebrais; abscesso de psoas)
4. Achados intraoperatórios de processo inflamatório ou presença de coleção purulenta

PCR: proteína C reativa.

A cirurgia convencional é o padrão-ouro para o tratamento dos aneurismas infectados, embora esteja associada a alta mortalidade operatória, entre 20 e 40%, causada em geral pela sepse.[119-121] O prognóstico parece ser melhor nos aneurismas infectados localizados na aorta infrarrenal em relação aos suprarrenais.[122] A abordagem cirúrgica direta permite ressecção do aneurisma infectado e desbridamento dos tecidos adjacentes, bem como o uso de *flaps* musculares ou de omento para cobrir o tecido aórtico remanescente. Para a revascularização, podem ser utilizadas derivações anatômicas com anastomoses diretas ou extra-anatômicas.[121,123] As derivações extra-anatômicas são preferidas para evitar contato da prótese com o sítio da infecção (p. ex., derivação axilo-bifemoral). Contudo, ainda associam-se a altas taxas de complicações como ruptura de anastomoses (20%), amputação de membro (20 a 29%), reinfecção (20%) e morbimortalidade cardiovascular. Mesmo nas derivações extra-anatômicas, recomenda-se ligadura aórtica proximal e distal ao aneurisma e ressecção do segmento acometido.[117,120-123] As anastomoses diretas *in situ* podem ser realizadas reforçando as anastomoses para prevenir a ruptura, sendo realizadas após desbridamento cuidadoso dos tecidos infectados.[115,116,124] Também é descrito o uso de substitutos homólogos criopreservados.[125,126] O uso *in situ* de material sintético, autólogos ou criopreservados, apresentou resultados promissores, sugerindo ser factível o uso desses substitutos arteriais adjacentes a tecidos supostamente infectados.[125-130]

O tratamento endovascular tem sido considerado como alternativa terapêutica cirúrgica para pacientes de alto risco para cirurgia convencional ou por dificuldades anatômicas, com bons resultados iniciais e a médio prazo nas séries publicadas na literatura.[131-135] Kan et al.[134] realizaram uma revisão sistemática para melhor avaliar os desfechos do tratamento endovascular de aneurismas micóticos, encontrando taxas de sobrevida até 30 dias de pós-operatório de aproximadamente 89% e em 2 anos de aproximadamente 80%. Ainda neste estudo, pôde-se determinar que fatores como idade maior ou igual a 65 anos, ruptura do aneurisma (incluindo aqueles com fístula aorto-entérica ou aorto-brônquica) e cirurgia realizada em vigência de febre foram importantes parâmetros relacionados com a persistência da infecção no pós-operatório em pacientes tratados com a técnica endovascular. O reparo endovascular apresenta piores resultados na vigência de fístulas, pois, com este, não se realiza a exérese do material infectado e o fechamento adequado da fístula, com adequado tratamento das faces de comunicação. Sugere-se, dessa forma, que o tratamento endovascular em caso de presença de fístulas possa ser uma ponte para o reparo definitivo da fístula, permitindo, inicialmente, estabilizar hemodinamicamente o paciente para posterior reintervenção.[136]

Embora factível e com resultados iniciais animadores, ainda são necessários mais estudos para definir o real papel da correção endovascular dos aneurismas micóticos. Além disso, a literatura carece de dados sobre a durabilidade a longo prazo dessa opção de tratamento. Uma vez que se opte pelo tratamento endovascular, deve-se associar antibioticoterapia estendida, seguimento próximo do paciente e com possibilidade de revisão cirúrgica aberta em alguns casos. A Figura 114.13 propõe um fluxograma para condução dessa afecção.

Aneurisma inflamatório da aorta abdominal

Aneurismas de aorta abdominal inflamatórios (AAAI) caracterizam-se por apresentarem uma capa fibrótica nacarada, com parede aneurismática aórtica espessa, intensa reação fibrótica perianeurismática e aderências extensas com as estruturas vizinhas, correspondendo a uma variante clínico-patológica dos aneurismas degenerativos da aorta abdominal.[137] Aproximadamente 3 a 10%

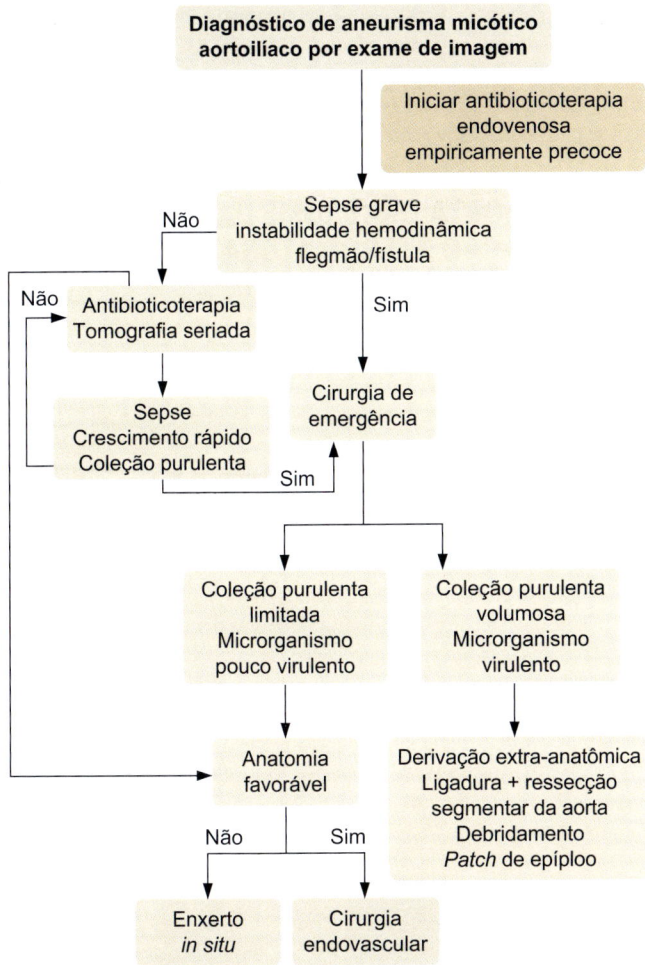

FIGURA 114.13 Fluxograma para o tratamento de pacientes com aneurisma micótico aorto-ilíaco. (Adaptada de Woon et al.[121])

dos AAAs tem essas características inflamatórias.[138] As estruturas adjacentes que normalmente estão acometidas pelo processo inflamatório são: a quarta porção do duodeno, a veia cava inferior, a veia renal esquerda e os ureteres, em ordem decrescente de frequência.[139] O exame anatomopatológico mostra processo fibrótico da camada média, destruição das fibras elásticas e depósito de cálcio, além de infiltrado inflamatório adventicial, preferencialmente às custas de linfócitos.[140] Com a evolução da doença, pode haver fusão entre as camadas média e adventícia, formando uma capa fibrótica única. Pouco se sabe sobre a etiologia desta variante dos AAA, sendo aventadas diversas hipóteses que incluem: comprometimento dos linfáticos periaórticos, infecção por citomegalovírus, alterações imunológicas, tabagismo e predisposição familiar. Tradicionalmente, são tratados por meio de cirurgia convencional aberta.[139,141] Devido aos riscos de lesões ureterais, duodenais, veia cava ou outras estruturas vizinhas com a cirurgia aberta, o tratamento endovascular pode ser uma opção atrativa.[138,141-146] Entretanto, ainda não existe consenso sobre qual seria a melhor opção terapêutica.

Sintomas e diagnóstico

O quadro clínico clássico do AAAI inclui dor abdominal e/ou lombar, associada a emagrecimento e aumento da atividade inflamatória sistêmica, caracterizada pelo aumento na velocidade de hemossedimentação (VHS) e proteína C reativa (PCR).

Portanto, diferentemente do que se encontra nos aneurismas degenerativos, em que a maioria dos pacientes são assintomáticos, estima-se que mais de 2/3 dos AAAI sejam sintomáticos. A dor abdominal pode sinalizar situações emergenciais como ruptura ou iminência de ruptura[137,139]. Menos frequentemente pode ser identificado sinais de insuficiência renal pós-renal, por envolvimento dos ureteres pelo processo fibrótico.[137]

A ultrassonografia vascular pode ser útil no diagnóstico pela evidência de aneurisma aórtico envolto por halo hipoecogênico, mas o exame mais elucidativo para o diagnóstico é a angio-TC, pois além de identificar halo fibrótico de espessura variável na parede anterolateral da aorta, permite avaliar as estruturas vizinhas que podem estar acometidas, além de fornecer substratos anatômicos para programação terapêutica[137,139,144] (Figura 114.14).

Tratamento

O tratamento convencional aberto do AAAI predominou como principal tratamento desta afecção até recentemente. Porém, o tratamento convencional dos AAAI apresenta dificuldade técnica adicional ao tratamento dos AAA em geral, devido as aderências que envolvem as estruturas vizinhas, algumas vezes intransponíveis por acesso transperitoneal. Na cirurgia convencional, a abordagem retroperitoneal tem a vantagem de expor a face da aorta menos comprometida pelo processo inflamatório, além de se evitar a ligadura da veia renal[137,139,141,144]. Para poupar dissecções extensas dos colos proximal e distal, o uso de balões intra-aórticos pode ser um facilitador, evitando-se assim o descolamento do duodeno e da veia cava, em geral envolvidos no processo fibrótico, prevenindo-se sangramentos associados.[137] Quando há aderências importantes nos ureteres, promovendo obstrução ou estenose, por vezes é necessário se fazer cateterismo prévio dos mesmos ou nefrostomia associada[137,139,141,144].

O tratamento endovascular dos AAA (EVAR), passou a ser usado alternativamente ao reparo cirúrgico aberto nos AAAI por ser menos invasivo, não havendo necessidade de dissecções e descolamentos, exposição e preparo dos colos proximal e distal, envolvidos pelo processo inflamatório[138,143,145-148] (Figura 114.15). Hinchlife et a.[147] verificaram que 14 (4%) dos 350 AAAs tratados eram AAAI, sendo todos tratados com sucesso por via endovascular, não havendo piora do processo inflamatório nesses casos. Lange et al.,[142] em revisão dos 52 casos de AAAI do registro Eurostar (1,4% dos casos), observaram que 12 casos haviam hidronefrose associada. Neste registro, comparando-se os resultados do tratamento endovascular dos AAA e AAAI, houve maior ocorrência de estenoses nos ramos das endopróteses nos casos de AAAI. A mortalidade e a taxa de conversão foram similares entre os dois tipos de aneurismas tratados[142]. Em seguimento a longo prazo de AAAI tratados por técnica endovascular por Puchner et al.,[143] estes verificaram que houve redução do saco aneurismático e da extensão da fibrose periaórtica. Em revisão sistemática realizada por Paravastu et al.,[141] considerando somente estudos sobre o tratamento convencional ou endovascular dos AAAIs, foram encontrados 56 artigos, comparando os resultados da técnica convencional (35 artigos) e endovascular (21 artigos), observando taxa de mortalidade operatória média de 6% *versus* 2%, persistência do processo inflamatório em 1% *versus* 4%, respectivamente. A presença de hidronefrose associada esteve presente em 49 pacientes operados convencionalmente e 29 por técnica endovascular, havendo regressão da hidronefrose em 69 e 38% e piora em 6 e 21%, respectivamente. Após 1 ano, a mortalidade foi de 14% para os pacientes operados pela técnica convencional e 2% por EVAR. Diante desses resultados, os autores concluíram que a cirurgia endovascular é menos invasiva, com menor mortalidade operatória, sendo uma alternativa mais adequada em pacientes de alto risco. Já a cirurgia convencional seria mais apropriada para pacientes com hidronefrose associada.[141]

Mais recentemente, foi publicado um estudo clínico retrospectivo com 69 pacientes tratados convencionalmente e 59 com EVAR, comparando os resultados das duas técnicas. O diâmetro do aneurisma diminuiu em 70% nos pacientes do grupo EVAR. Cerca de 37% dos pacientes operados convencionalmente tiveram complicações maiores incluindo infarto do miocárdio, insuficiência renal, amputação de extremidade, sepse e ventilação mecânica prolongada. Os autores concluíram que o EVAR seria a primeira opção para tratamento do AAAI. Entretanto, deve-se considerar a limitação de evidência proporcionado por esse tipo de estudo retrospectivo.[144]

Um aspecto importante a considerar é a eventual progressão do processo inflamatório de acordo com o tipo de tratamento.[141,142] Estudo de revisão de Van Bommel et al.[149] mostrou que a regressão da fibrose seria mais proeminente após cirurgia convencional que no tratamento endovascular.

Somente um autor sugeriu uso de cirurgia híbrida para tratamento do AAAI.

Concluindo, os bons resultados apresentados na literatura sugerem que o EVAR é uma alternativa atraente e factível para AAAI, especialmente para casos com boa anatomia, abdome hostil pelo extenso processo inflamatório ou risco cirúrgico alto. A cirurgia convencional seria mais apropriada para pacientes com hidronefrose associada. Contudo, faltam estudos prospectivos randomizados para conclusões mais definitivas.

SHAGGY AORTA (SÍNDROME DA EMBOLIZAÇÃO ATEROMATOSA)

A síndrome conhecida por *shaggy* aorta caracteriza-se pela embolização de trombos existentes na parede de uma aorta difusamente acometida por doença aterosclerótica para artérias periféricas ou artérias viscerais[152-155] (Figura 114.16). Essa relação entre embolia arterial e doença aterosclerótica da aorta, também conhecida como síndrome da embolização ateromatosa (SEA), está bem descrita e cursa com morbidade e mortalidade significativas.[150-155] É caracterizada por microembolização recorrente de múltiplos trombos com conteúdo ateromatoso, a partir de lesões ateromatosas ulceradas ao longo da aorta.[154-156]

O material embólico inclui trombos murais, material fibrinoide e cristais de colesterol, podendo impactar em diversos leitos arteriais distais e causar isquemia. A embolização a partir da aorta deve ser diferenciada de causas mais comuns de embolização distal: causas cardíacas (80%), aneurismas arteriais aorto-ilíacos, femorais, poplíteos ou de artéria subclávia (5 a 10%), ou a partir de placas ateroscleróticas do eixo ilíaco-femoropoplíteo, que causa isquemia focal caracterizando a clássica "síndrome do dedo azul"[155-158] (Figura 114.17).

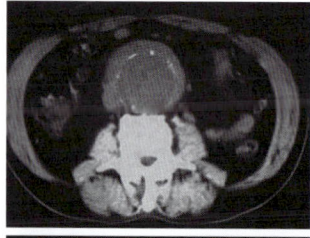
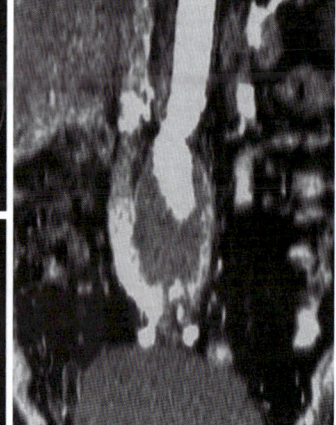

FIGURA 114.14 Tomografia computadorizada sem e com contraste evidenciando parede aórtica espessada, caracterizada por halo de tecido claro em torno da parede calcificada nas regiões parietais anterior e laterais da aorta, poupando a parede posterior, sem qualquer extravasamento de contraste. Paciente de 55 anos, tabagista de longa data (cinco cigarros de palha/dia há ± 50 anos), hipertenso, apresentando queixa de dor abdominal periumbilical há 2 meses, de evolução lenta e progressiva. Por apresentar massa abdominal pulsátil ao exame físico, foi encaminhado ao Hospital das Clínicas da Faculdade de Medicina de Botucatu – UNESP, onde foi diagnosticado Aneurisma de Aorta Abdominal Inflamatório.

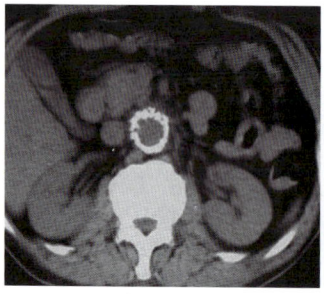
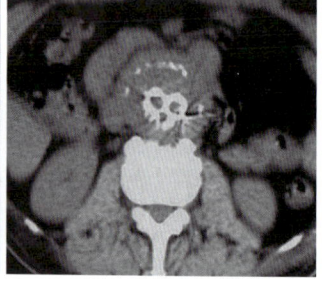

FIGURA 114.15 Tomografia computadorizada do mesmo paciente da figura anterior, controle tardio (12 meses) de correção endovascular do aneurisma inflamatório, com manutenção do halo inflamatório periaórtico.

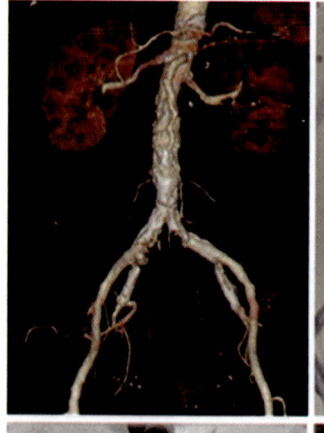
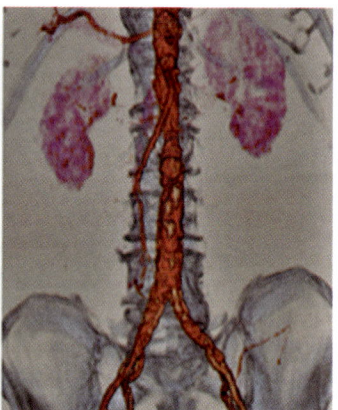
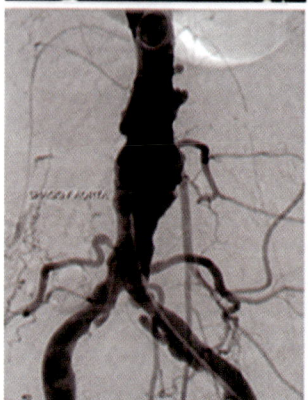
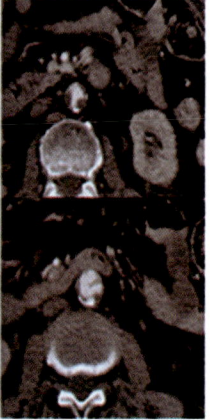

FIGURA 114.16 Angiotomografia computadorizada com reconstrução em 3D e em cortes axiais e aortografia – exemplo típico de *shaggy* aorta, com parede espiculada e bastante irregular, associada a imagens sugestivas de úlceras e trombos murais calcificados, difusamente acometida por doença aterosclerótica.

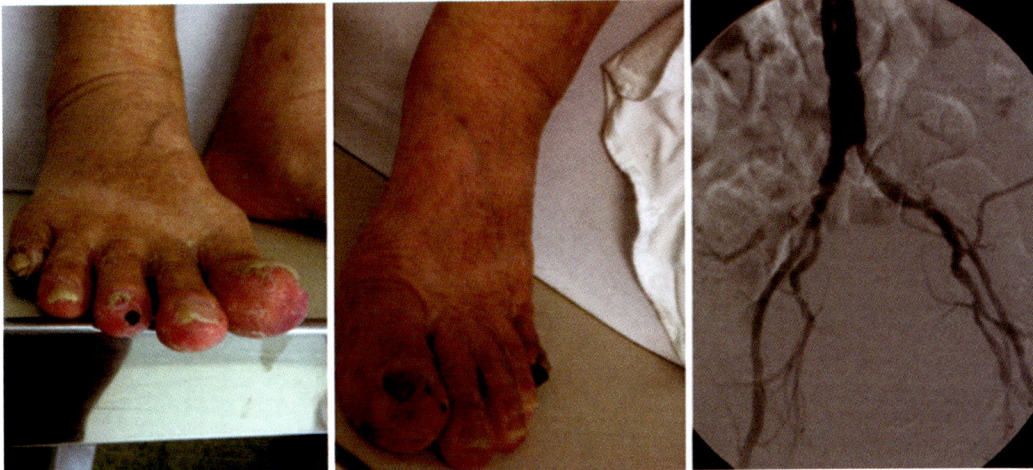

FIGURA 114.17 Paciente de 77 anos encaminhado para a Faculdade de Medicina de Botucatu – UNESP por necrose de pododáctilos sugestiva de embolização distal. Realizada aortografia abdominal, identificando-se aorta de contornos bastante irregulares.

Sintomas e diagnóstico

O espectro clínico desta síndrome inclui embolização periférica isolada, embolização visceral isolada e/ou a associação de ambas. Os achados que podem sugerir embolização visceral são insuficiência renal com progressiva piora da função real, pancreatite ou infarto intestinal. Descreve-se ainda achados incidentais de infartos esplênicos em exame de imagem. Tanto a angiografia quanto a angio-TC são úteis para confirmar o diagnóstico, através da identificação de parede aórtica espiculada e bastante irregular, associada a imagens sugestivas de úlceras e trombos murais, o que justificaria a utilização do termo *shaggy* (equivalente em português a "desgrenhada", "peluda") para defini-la[157-159] (Figura 114.16).

Tratamento

As opções de tratamento incluem o medicamentoso com anticoagulação, cirúrgico convencional ou endovascular, visando tratar os sintomas e prevenir novos episódios de embolização. Entretanto, não está bem estabelecido na literatura qual a melhor conduta terapêutica nesta situação.[156,159]

Aparentemente, nem a anticoagulação isolada, nem mesmo a tromboembolectomia aórtica seriam totalmente eficazes em prevenir a embolização recorrente, visto que, em ambos tratamentos, as lesões ateroscleróticas da parede aórtica não são tratadas, podendo servir de nicho para formação de novos trombos e debris, focos de novas embolizações.[160] Ademais, existe ainda um receio de que a anticoagulação isolada pudesse predispor a embolização recorrente.[161-163]

O tratamento cirúrgico mais aceito na literatura seria a derivação extra-anatômica axilobifemoral, com ligadura da artéria ilíaca externa distal por apresentar menor morbimortalidade e prevenir efetivamente a embolização arterial para os membros inferiores.[157,158]

O tratamento endovascular vem ganhando cada vez mais espaço, visto que, além da baixa invasividade, ainda previne efetivamente novos episódios de embolização através da exclusão dos focos de embolização por revestimento da parede aórtica com endopróteses.[109,156,159,164] Devido ao acometimento difuso da aorta, em algumas situações, há a possibilidade de implante simultâneo de endopróteses na aorta torácica e abdominal. No entanto, essa combinação pode estar associada a risco de isquemia medular em torno de 3 e 12% e deve ser evitada sempre que não for absolutamente necessária, particularmente quando realizada em tempo único.[159,165] O implante estagiado dos segmentos aórticos torácico e abdominal

com endopróteses, com intervalo de 1 semana, iniciando-se pela correção do segmento torácico, pode ser uma solução.[159] Outro desafio é a precisa identificação angiográfica intraoperatória da localização do trombo a ser coberto. Para isso, a ultrassonografia intravascular (IVUS) parece ser muito útil.[159,166]

Dessa maneira, a terapêutica endovascular, através do implante de endopróteses, está cada vez mais sendo utilizada como método de escolha para o tratamento da SEA por ser efetiva e pouco invasiva, com baixas taxas de complicação em relação à cirurgia convencional, apesar de mais estudos serem necessários para maior avaliação a longo prazo nesse tipo de aplicação.

SÍNDROME DA AORTA HIPOPLÁSICA

A síndrome da aorta hipoplásica ou síndrome da pequena aorta (*small aorta syndrome*) ou ainda esteno-oclusão aortoilíaca caracteriza-se por afilamento da aorta distal em mulheres jovens, mais frequentemente de baixa estatura, descrita pela primeira vez em 1848 por Quain.[167] Sua etiologia não está bem esclarecida, mas já foi associada a trauma, radioterapia, rubéola congênita, fatores inflamatórios, menopausa precoce e fatores hormonais.[168-171] Há autores que questionam sua etiologia como uma entidade nosológica independente.[172] Considera-se que o pequeno diâmetro do segmento aortoilíaco neste grupo de pacientes provocaria alterações hemodinâmicas no fluxo arterial, o que provocaria o aparecimento de ateromatose precoce da bifurcação aórtica.[173] Entre os fatores associados à esta condição, destacam-se: tabagismo inveterado, dislipidemia e história familiar de doença cardiovascular. A idade de início dos sintomas seria em torno da quinta década de vida.[171] O exemplo clássico deste grupo seria um paciente do sexo feminino, em torno de 50 anos, com antecedente pessoal de tabagismo inveterado, que apresenta doença aorto-ilíaca localizada.[170] Independentemente de tratar-se ou não de doença com características peculiares, sabe-se que o pequeno diâmetro da bifurcação aórtica predispõe o aparecimento de doença aterosclerótica[173-175] (Figura 114.18).

Sintomas e diagnóstico

A maior parte dos pacientes apresenta queixa típica de claudicação intermitente em nádegas, coxas e panturrilhas, frequentemente bilateral. A apresentação clínica marcante é a isquemia crônica de membros inferiores, associada à hipertensão arterial.

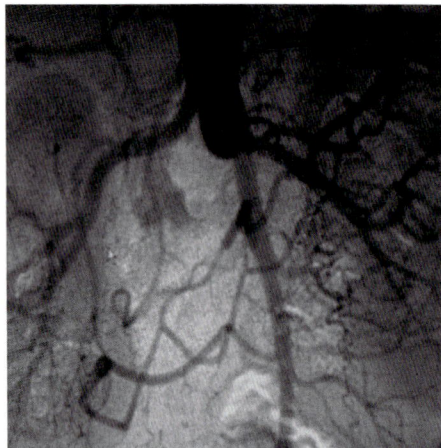
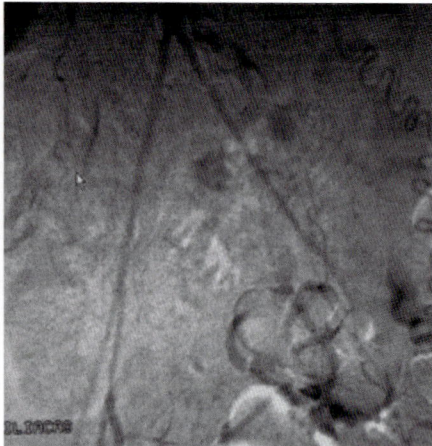

FIGURA 114.18 Esteno-oclusão aortoilíaca ou síndrome da aorta hipoplásica. Paciente de 52 anos, com antecedente de tabagismo, submetida à estudo arteriográfico por necrose de artelho. Nota-se os achados arteriográficos clássicos descritos para a síndrome: aorta infrarrenal, ilíacas e femorais de pequeno diâmetro, bifurcação aórtica em nível mais alto que o habitual e doença obstrutiva aortoilíaca.

Pode-se observar, menos frequentemente, dor isquêmica no repouso e isquemia crítica de membro.[168-170]

Os achados arteriográficos frequentes incluem: aorta infrarrenal, ilíacas e femorais de pequeno calibre, bifurcação aórtica alta e doença aterosclerótica aortoilíaca, preferencialmente na aorta distal ou junto à bifurcação. Descreve-se ainda aspectos anatômicos encontrados concomitantes às lesões aortoilíacas: bifurcação aórtica em nível mais alto que o habitual (L3 e L4), em ângulo agudo e trajeto retilíneo das artérias ilíacas desde a bifurcação aórtica até a bifurcação femoral.[174,176] A angio-TC é útil na determinação do diâmetro aórtico, permitindo, também, avaliação das características morfológicas da parede aórtica e do lúmen arterial.[175] O mapeamento dúplex também pode ser útil para avaliar características da luz e o diâmetro do eixo aortoilíaco.[169,173]

Tratamento

O tratamento deve ser avaliado cuidadosamente caso a caso e não difere daquele proposto para a doença aterosclerótica aortoilíaca. Inclui as opções cirúrgica aberta convencional, terapêutica endovascular e tratamento medicamentoso. O tratamento cirúrgico é o mais frequentemente indicado e pode ser feito por reconstruções diretas ou por derivações anatômicas ou extra-anatômicas, ou mesmo endarterectomia aortoilíaca, com arterioplastia com remendo e, até, em casos muito selecionados, simpatectomia lombar.

As reconstruções arteriais mais utilizadas são as derivações aorto-bifemorais e associam-se a baixas taxas de perviedade quando comparadas àquelas realizadas em vasos de tamanho habitual.[173]

O tratamento endovascular através de, principalmente, angioplastia transluminal, com colocação de *stent* seletivo, tem ganhado cada vez mais espaço nos últimos anos como alternativa ao tratamento cirúrgico, mas cursa com altas taxas de reestenose e possibilidade de revascularização cirúrgica durante o seguimento[171,177] (Figura 114.19).

O tratamento clínico/medicamentoso deve privilegiar o controle dos fatores de risco relacionados à doença aterosclerótica de maneira geral.[171]

SÍNDROME DA AORTA MÉDIA

A síndrome da aorta média é uma condição incomum caracterizada pelo estreitamento (coarctação) que acomete a porção proximal da aorta abdominal ou o segmento distal da aorta torácica.[178,179] Constitui entre 0,5 a 2% dos casos de coarctação aórtica toracoabdominal.[180] Acomete preferencialmente crianças e adultos jovens, particularmente do sexo feminino, associado a hipertensão arterial e fibroplasia subendotelial, sem infiltrado inflamatório.[178,180-183] Pode ocorrer de modo secundário à vasculite causada por arterite de takayasu ou da neurofibromatose[179,180,182] (Quadro 114.6).

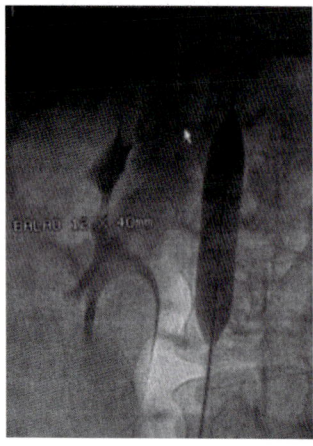
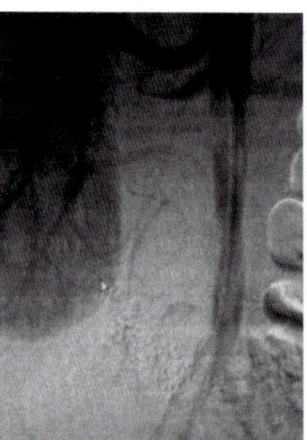
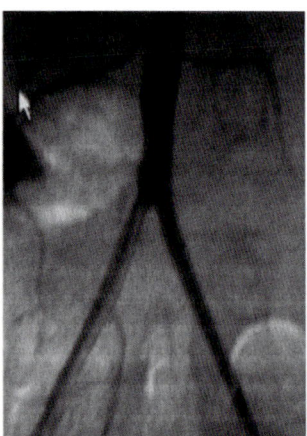

FIGURA 114.19 Tratamento endovascular por angioplastia com balão para a Esteno-oclusão aortoilíaca ou síndrome da aorta hipoplásica na mesma paciente da figura anterior.

QUADRO 114.6	Principais etiologias da síndrome da aorta média.	
Idiopático		61%
Secundário		39%
Doenças Inflamatórias (p. ex., arterite de Takayasu)		26%
Aterosclerose		5%
Síndromes genéticas (neurofibromatose e síndrome de Williams)		7%
Outras causas		1%

QUADRO 114.7	Fatores envolvidos na presença de trombos em aortas macroscopicamente normais, não aneurismáticas e não ateroscleróticas.[191]
Fator desencadeante	
Trombocitemia essencial	
Deficiência de proteínas C ou S	
Síndrome do anticorpo antifosfolípede	
Trombocitopenia induzida pela heparina	
Iatrogênica (manipulação/balão intra-aórtico)	
Tumores da parede aórtica	
Neoplasias e quimioterapia	
Fator V de Leiden	
Disfibrinogenemia familiar	
Deficiência de antitrombina	
Lesão térmica da aorta por trauma por projétil de arma de fogo	
Abuso de drogas ilícitas	
Dosagem de fator VIII elevada	
Aspergiloma	
Doença reumática	
Inibidor do ativador do plasminogênio (PAI-1) em homozigose	

Sintomas e diagnóstico

Suspeita-se do diagnóstico em jovens, portadores de hipertensão arterial e claudicação de membros inferiores, com redução ou ausência de pulsos femorais. A ecografia vascular com Doppler pode orientar o diagnóstico através do achado de onda espectral *tardus parvus* na aorta distal (Figura 114.20).

O diagnóstico é confirmado por angio-TC, angio-RM ou arteriografia convencional, revelando localização e extensão da doença. Pode-se encontrar estenoses ostiais nas artérias viscerais e renais, associadas[184] (Figura 114.21).

Tratamento

O tratamento cirúrgico tem indicação quando há hipertensão arterial grave, não controlada por medicação anti-hipertensiva.[184] Há necessidade de se aguardar um período para controle dos parâmetros de atividade inflamatória, quando presentes.

O tratamento cirúrgico convencional é recomendado para os pacientes sintomáticos, realizado por derivações ou ressecção do segmento acometido, com interposição de prótese. São descritas diversas opções para o tratamento cirúrgico, contudo a endarterectomia deve ser evitada. A técnica mais utilizada é a derivação aortoaórtica com prótese de Dacron, com bons resultados de perviedade a longo prazo, proporcionando redução dos níveis de pressão arterial e melhora nas funções cardíaca e renal.[179,185]

O tratamento endovascular é promissor, porém há poucas publicações descrevendo seu uso e, até o momento, não há dados disponíveis de seguimento a longo prazo, sendo ainda controversa sua eficácia e durabilidade.[186] Quando indicado, a utilização de *stent* recoberto expansível por balão é a melhor escolha.[187,188]

TROMBO MURAL EM AORTA NÃO ANEURISMÁTICA E NÃO ATEROSCLERÓTICA

A presença de trombos intraluminais móveis na aorta, particularmente na aorta descendente, na ausência de doença aterosclerótica significativa ou doença aneurismática é uma situação incomum, mas que pode cursar com desfechos catastróficos decorrentes de embolização visceral e periférica. Não se sabe ao certo a verdadeira incidência de trombos murais em aortas não aneurismática e não aterosclerótica (ANANA), mas, possivelmente, é maior do que se estima e, atualmente, é mais diagnosticada pela maior qualidade dos exames de imagem vascular.[189] Em revisão da literatura publicada por Choukroun et al.,[190] pode-se encontrar por volta de mais de 50 casos até 2002, incluindo pequenas séries de casos.[191-195] Na maioria dos casos, o trombo localizava-se na aorta descendente, mas também pode ser encontrado no arco aórtico e na aorta abdominal.[190,196] Não se sabe ao certo a etiologia da formação deste trombo, mas sugere-se correlação com malignidade, hipercoagulabilidade, hiper-homocisteinemia, anticorpo antifosfolípido e disfunção endotelial.[197-203] O Quadro 114.7 resume os principais fatores desencadeantes. A formação desses trombos aórticos, complicados com embolização distal, podem estar relacionados com alguns tipos de sarcomas aórticos.[204-206]

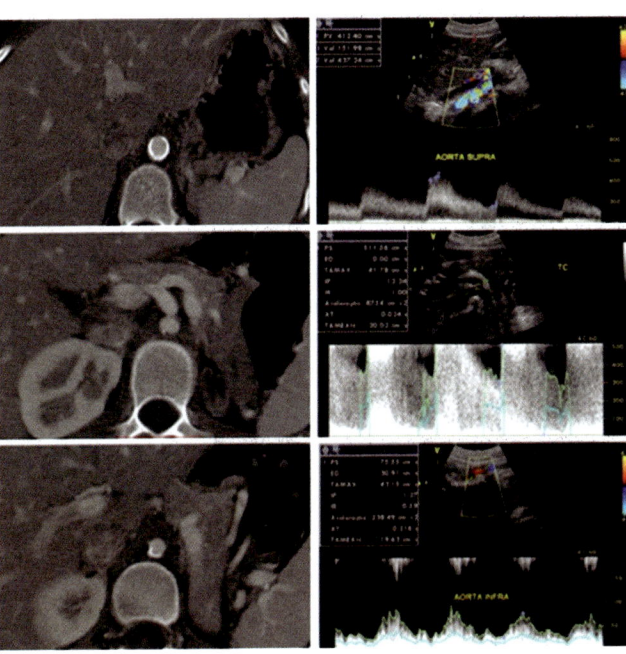

FIGURA 114.20 Correlação entre angiotomografia computadorizada e a ecografia vascular, evidenciando estenose aórtica grave e acometimento do tronco celíaco da mesma paciente da figura anterior.

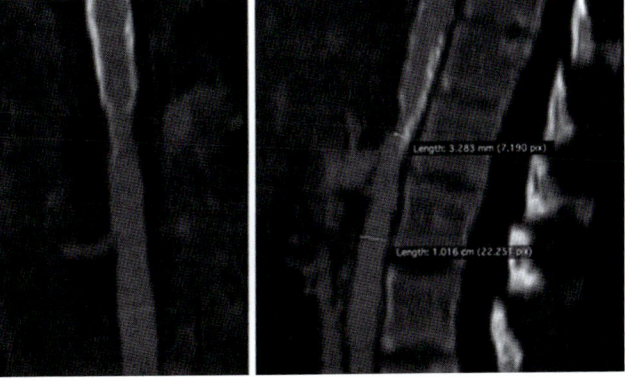

FIGURA 114.21 Síndrome da aorta média. Angiotomografia computadorizada de paciente de 22 anos, portadora de arterite de Takayasu, hipertensa, em seguimento pela equipe de cirurgia vascular da Faculdade de Medicina de Botucatu – UNESP. Nota-se intenso processo inflamatório e calcificação na porção supracelíaca da aorta abdominal, gerando estenose aórtica grave.

Sintomas e diagnóstico

Apesar de rara, a presença de trombos murais em aortas macroscopicamente normais pode ser uma situação subdiagnosticada e deve ser suspeitada em pacientes com embolização arterial periférica ou embolização visceral, quando não se encontra outro foco. Nesses pacientes, o diagnóstico pode ser feito através de angio-TC, a qual permite avaliação ampla das câmaras cardíacas e da aorta total[189,190] (Figura 114.22).

O protocolo de rastreamento de foco de embolização distal deve incluir a realização de eletrocardiograma, ETE, angio-TC ou angio-RM e mapeamento dúplex arterial dos vasos proximais ao local acometido pela embolização.[189]

Tratamento

Como se trata de doença rara, não se dispõe de estudos clínicos randomizados, metanálises ou revisões sistemáticas que norteiem o seu tratamento. Atualmente, aceita-se que a anticoagulação a longo prazo, ou mesmo indeterminado, seja o tratamento de escolha.[196]

Condutas mais invasivas devem ser reservadas para aqueles pacientes com alto risco de recorrência, com contraindicação à anticoagulação ou falha terapêutica. Algumas séries recentes defendem a exclusão dos trombos utilizando-se a técnica endovascular com implante de endopróteses, principalmente para aorta descendente, porém ainda não está claro seu real benefício.[159,193]

Como estratégias para o adequado tratamento desta afecção deve-se abranger os seguintes aspectos: anticoagulação, exclusão do trombo por cobertura do segmento aórtico acometido ou tromboembolectomia cirúrgica para prevenção de embolização distal.[207] A anticoagulação deve ser feita com heparina não fracionada, corrigida pelo tempo de tromboplastina parcial ativada (TTPa). Fatores relacionados ao paciente ou à morfologia do trombo podem direcionar para a necessidade de tratamentos complementares.[189,190]

A transição para a anticoagulação oral é ainda controversa, pois há possibilidade de lise de lesões pedunculadas e embolização maciça.[208,209] No entanto, outras séries demonstram que esta opção é segura e eficaz.[159,196] O tempo recomendado para manutenção da anticoagulação é variável, sendo o período necessário para a resolução do trombo ou mesmo por tempo indeterminado, ou até perene.[204,205,210]

Choukroun et al.[190] sugerem que o tratamento cirúrgico deva ser realizado em casos que não houve resolução do trombo após 2 semanas de anticoagulação com heparina não fracionada, em seguimento com ecografia transesofágica, nos casos de trombo

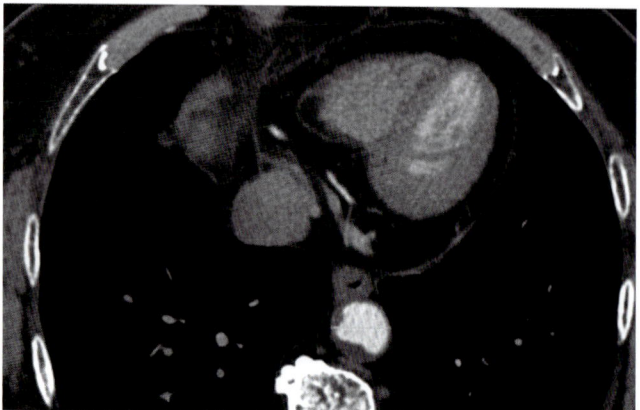

FIGURA 114.22 Angiotomografia computadorizada evidenciando trombo mural em aorta de diâmetros normais e com ateromatose parietal mínima, em paciente com antecedente de embolização para membro inferior.

em aorta descendente. Quando se trata de trombo séssil, móvel ou com episódio recorrente de embolização, apesar de anticoagulação efetiva, recomenda-se a realização do tratamento endovascular para fixar o trombo entre a parede aórtica e a endoprótese, excluindo-o da circulação.[189] Não há necessidade de se realizar superdimensionamento (*oversizing*) exagerado da endoprótese, sendo 5 a 10%, suficiente.[189,190]

O tratamento cirúrgico aberto é reservado para os pacientes em que a terapêutica endovascular não seja factível. Inclui-se desde trombectomia aórtica até sua ressecção segmentar, em caso de pacientes portadores de neoplasia acometendo a aorta. A trombectomia cirúrgica também pode ser indicada em casos que o trombo localiza-se na porção aórtica subjacente aos vasos viscerais.[189,190]

Como conclusão, deve se ter em mente que, independentemente da proposta terapêutica a ser adotada, a presença de trombo mural em aorta aparentemente saudável é certamente um marcador de doença subjacente a qual deve ser investigada.[208]

DISSECÇÃO ESPONTÂNEA ISOLADA DA AORTA INFRARRENAL

A dissecção espontânea da aorta abdominal infrarrenal (DEAAI) é uma afecção rara, particularmente quando comparada às DAs torácicas,[211,212] correspondendo a 1 a 4% de todas as DAs,[4,213-215] em frequência de 1,3% de todos os casos relatados ao International Registry of Acute Aortic Dissection (IRAD).[215] Jonker et al.[216] encontraram apenas 73 casos relatados até 2009, em revisão da literatura.

As etiologias da DEAAI podem ser classificadas como iatrogênicas, traumáticas (Figura 114.23) ou espontâneas.[4,211,212,217] A aterosclerose tem sido frequentemente observada nas cirurgias da DEAAI, mas seu real papel como causa da dissecção ainda é controverso.[218] Isso pode ser devido a parede da aorta abdominal ser menos vascularizada e possuir menos fibras elásticas que a aorta torácica, tornando-a mais "rígida", predispondo à alterações degenerativas, como ateromatose e aneurisma, porém protegendo-a de dissecções. O mecanismo envolvido na DEAAI está relacionado com a fragilidade da parede aórtica decorrente da diferença entre a composição de sua camada média e de seus ramos viscerais, causando dificuldade de manutenção estrutural frente a presença de um orifício de entrada. Entretanto, dada a raridade desta situação, não se conseguiu estabelecer uma alteração histológica específica associada a DEAAI.[213] O orifício de entrada nas DEAAIs ocorre, mais frequentemente, entre a artéria renal e a artéria mesentérica inferior, e, em aproximadamente metade dos casos, a extensão distal da dissecção restringe-se ao segmento aórtico.[217] Na outra metade pode haver envolvimento iliacofemoral, desenvolvendo isquemia aguda distal por impedimento mecânico à perfusão das extremidades inferiores.[218]

A história natural e o comportamento das DEAAIs ainda é incerto. Pode haver degeneração aneurismática em 30 a 44% dos casos.[212,215,217] Quando há expansão aguda da aorta é imperativa a intervenção cirúrgica com intuito de prevenir a ruptura.[219,220] Esta é relatada como um fenômeno relativamente frequente, entre 10 e 17% das DEAAIs,[221] apresentando-se com choque hemorrágico 67% dos casos e taxa de mortalidade relacionada de aproximadamente 8%.[212]

Sintomas e diagnóstico

Diante da raridade das DEAAIs, não há critérios diagnósticos bem estabelecidos ou protocolos para orientar seu tratamento. A maior parte dos pacientes apresenta dor abdominal ou isquemia

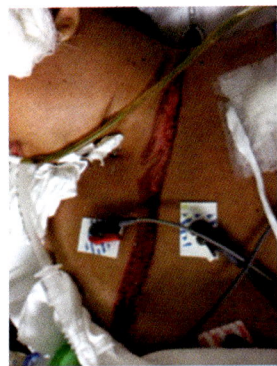
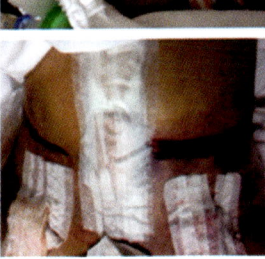
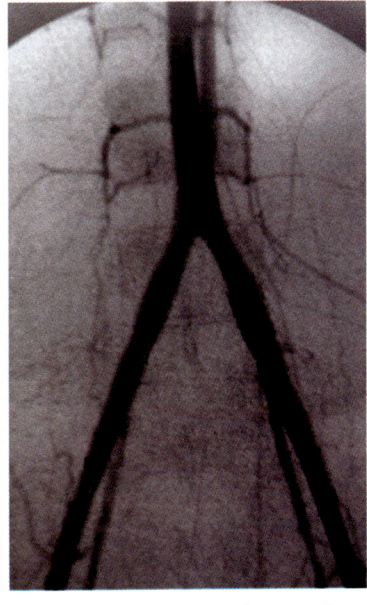

FIGURA 114.23 Dissecção traumática de aorta abdominal em paciente jovem, do sexo feminino, vítima de acidente automobilístico de alta energia, que teve como mecanismo de lesão aórtica a desaceleração súbita. Notar as impressões cutâneas provocadas pelo cinto de segurança.

dos membros inferiores; a minoria dos pacientes é assintomática. As DEAAIs podem ser classificadas clinicamente em três grupos:[215,218,221]

- Assintomáticos: diagnóstico realizado por exames de imagem, respondendo por cerca de 25% dos casos
- Sintomáticos: apresentam-se com quadro doloroso abdominal ou lombar em 49 a 69% dos casos
- Isquemia dos membros inferiores: devido a oclusão arterial aguda ou crônica (claudicação intermitente), sendo extremante rara a associação desta última à DEAAI.[212]

A maioria dos pacientes com DEAAI encontra-se na sexta década de vida e compartilha os mesmos fatores de risco de pacientes portadores de dissecção da aorta torácica, sendo a hipertensão arterial descrita em até 80% dos casos.[213,216] A angio-TC, utilizada atualmente com maior liberalidade na investigação da dor abdominal, pode ter papel importante na sua identificação, definição diagnóstica e programação terapêutica nas DEAAIs.[213]

Tratamento

Até o presente momento, não se dispõe de protocolos quanto as estratégias terapêuticas para DEAAI e muitos dos conceitos adotados seguem os princípios do tratamento das DAs torácicas tipo B. As indicações clássicas para o tratamento cirúrgico das DEAAIs são: ruptura aórtica, isquemia dos membros inferiores, dor intratável, evolução para aneurisma e degeneração da falsa luz.[212]

Em metanálise feita por Jonker et al.,[216] 50% dos pacientes foram tratados por cirurgia aberta convencional, 20% foram tratados por técnica endovascular e 30% receberam tratamento conservador,[222,223] sendo que esta proporção foi similar em outras revisões da literatura.[212,222]

Pacientes assintomáticos, que não apresentem dilatação concomitante da aorta, poderiam ser tratados de modo conservador através de medicações anti-hipertensivas e seguimento cuidadoso. Deve-se monitorar o paciente clinicamente quanto a possibilidade de tornar-se sintomático, atentando-se para sinais precoces do risco de ruptura, comprometimento de funções viscerais ou isquemia de membros. Na presença destes sinais e sintomas, o tratamento cirúrgico não deve ser postergado.[213]

Se o paciente apresentar dor abdominal persistente ou acometimento simultâneo da aorta suprarrenal, deve ser proposto o tratamento cirúrgico, no intuito de prevenir complicações graves e letais.[219]

Historicamente, a cirurgia aberta convencional é descrita como a principal modalidade terapêutica, com bons resultados a longo prazo, particularmente naqueles com risco operatório reduzido, sendo a substituição da aorta e/ou do segmento ilíaco por prótese de Dacron tubular ou bifurcada, a técnica mais empregada.[213,215,220]

O tratamento endovascular, considerado menos invasivo, é associado a menores taxas de mortalidade e de complicações perioperatórias, pois evita tanto o clampeamento aórtico, quanto a necessidade de suturar a parede aórtica, costumeiramente bastante friável.[4,224] Além de permitir a cobertura do orifício de entrada da falsa luz, a força radial promovida pela endoprótese implantada ao longo da lâmina de dissecção, pode contribuir para o remodelamento aórtico, comprimindo a falsa luz, favorecendo efetivamente sua trombose.[4,213,219,224]

Se houver um segmento de aorta infrarrenal livre de doença suficiente para ancoramento seguro do colo proximal da endoprótese, bem como anatomia aórtica favorável, deve-se dar preferência ao emprego de endopróteses com fixação infrarrenal, ou seja, sem *free flow*. O tratamento endovascular permanece um desafio nos casos agudos, em função do pequeno calibre da aorta abdominal, da extensão da dissecção para as ilíacas e da compressão da luz verdadeira pela falsa luz.[213,215,219] Nesses casos, as endopróteses unimodulares com ramo (perna) contralateral pré-canulada e fixação anatômica (Powerlink AFX – Endologix®) normalmente são as mais adequadas, pois devido ao ramo (perna) contralateral ser pré-canulado, não haveria necessidade de haver um diâmetro mínimo (em média de 18 mm a 22 mm) na aorta distal para abertura e cateterismo da perna contralateral,[4] como ocorre nas endopróteses bimodulares (Excluder – Gore®, Endurant – Medtronick® etc.) ou trimodulares (Zenith – COOK®). Por outro lado, as endopróteses unimodulares (Powerlink AFX – Endologix®) necessitam que as artérias ilíacas comuns apresentem extensões maiores que 30 mm, enquanto as endopróteses bimodulares e trimodulares são melhores ajustáveis.

Concluindo, a escolha da melhor terapêutica vai depender da presença de sintomas e/ou complicações relacionadas com DEAAI e das condições clínicas do paciente.

As referências bibliográficas deste capítulo se encontram no Ambiente de aprendizagem do GEN.

115

Tratamento Endovascular do Aneurisma da Aorta Torácica

Álvaro Razuk ▪ Fernando Pinho Esteves

Resumo

Atualmente, a cirurgia endovascular é o padrão-ouro para o tratamento do aneurisma de aorta torácica descendente e consagrou-se como um grande avanço da especialidade, apresentando impacto dramático na morbimortalidade desse grupo de pacientes. No decorrer das últimas duas décadas, um procedimento que consistia em grande acesso cirúrgico (toracotomia e/ou esternotomia), pinçamento aórtico com a necessidade de circulação extracorpórea (CEC) em algumas situações, grandes perdas sanguíneas e período de internação hospitalar prolongado deu lugar a outro que é realizado, na maior parte das vezes, com inguinotomia unilateral, punção de outro sítio arterial – em geral, femoral contralateral –, sem pinçamento aórtico e sem necessidade de CEC, com baixa estimativa de perda sanguínea e taxas de complicações bem menores.

A correção endovascular do aneurisma consiste em técnica cirúrgica caracterizada pelo implante de endopróteses no interior da aorta, diminuindo a pressão e excluindo funcionalmente o segmento doente da circulação, o que previne sua principal complicação: a ruptura. Endopróteses consistem em estruturas tubulares constituídas de ligas metálicas (aço, nitinol ou Elgiloy®), revestidas por tecido impermeável (poliéster ou politetrafluoretileno expandido) e implantadas com fios-guia específicos, com uso de fluoroscopia e acesso femoral. Detalhes do procedimento e materiais serão objeto deste capítulo.

Palavras-chave: aneurisma torácico; procedimentos endovasculares; ruptura.

INTRODUÇÃO

O primeiro procedimento endovascular descrito foi realizado em 1987 pelo cirurgião ucraniano Nicholay Volodos. Ele realizou a primeira correção endovascular de aneurisma torácico de sucesso: um pseudoaneurisma pós-traumático de aorta torácica descendente, com boa evolução no pós-operatório. Na época, usou um dispositivo de fabricação própria, considerado o primeiro feito sob medida (*homemade device*).[1,2]

Anatomia cirúrgica e radiológica

A compreensão da anatomia da aorta torácica representa uma etapa fundamental para a interpretação dos exames de imagem, o entendimento da doença aneurismática e o planejamento do procedimento cirúrgico. A aorta torácica é dividida em quatro segmentos, apresentados a seguir (Figura 115.1):[3-6]

- Raiz da aorta: estrutura fibromuscular de transição do ventrículo esquerdo para a parede arterial propriamente dita da aorta, contendo o aparelho valvar aórtico. É constituída de três válvulas sigmóideas aórticas (cúspides e ânulos fibrosos), seios de Valsalva, triângulos intervalares e junção sinotubular, que demarca o limite superior dos seios de Valsalva e o início da aorta ascendente. Do ponto de vista macroscópico, não se observa nenhum limite anatômico de transição entre a parede ventricular e a parede da aorta. Todavia, admite-se que seu limite inferior seja o ânulo aórtico, região de inserção das válvulas semilunares, e que seu limite superior seja a junção sinotubular, nos seios de Valsalva[3-6]

- Aorta ascendente: segmento tubular compreendido entre a junção sinotubular e a origem do tronco braquiocefálico. Seu diâmetro médio é de 30 mm, apresentando variações de acordo com sexo e idade[3-6] (Figura 115.2)

- Arco aórtico: compreende o segmento que se estende da origem do tronco braquiocefálico até o istmo aórtico, região entre a origem da artéria subclávia esquerda e o ligamento arterioso. Destaca-se um joelho anterior ao nível de sua continuidade com a aorta ascendente e um joelho posterior ao nível de sua continuidade com a aorta torácica descendente. Em sua configuração habitual, que ocorre em cerca de 65% dos casos, originam-se o tronco braquiocefálico, a artéria carótida comum esquerda e a artéria subclávia esquerda. Suas principais variações são tronco bovino (15 a 22%) e origem da vertebral esquerda no arco aórtico (6%). Seu diâmetro médio é de 28 mm, apresentando variações de acordo com sexo e idade[3-6] (Figura 115.3)

- Aorta torácica descendente: compreende o segmento que vai do istmo ao diafragma. Seu diâmetro médio é de 25 mm, apresentando variações de acordo com sexo e idade[3-6] (Figura 115.4)

CONCEITOS GERAIS

A doença cardiovascular é a principal causa de mortalidade da era moderna. As doenças da aorta torácica (DAT) respondem por uma parcela significativa desses óbitos, destacando-se como mais frequentes os aneurismas e as dissecções. Acredita-se que, em conjunto com os aneurismas da aorta abdominal, sejam a 12ª causa mais frequente de óbito nos países do ocidente, responsáveis por 15 mil a 30 mil óbitos por ano nos EUA. Na cidade de São Paulo, no período de janeiro de 1998 a dezembro de 2007, uma análise retrospectiva realizada por Dias et al.[7] dos dados do Sistema Único de Saúde (SUS) para os códigos de DAT do registro de internações, de procedimentos e dos óbitos, a partir do Código Internacional de Doenças (CID-10), registrados na Secretaria de Saúde Estadual, revelou os seguintes resultados:

- Dos 9.465 óbitos por DAT, 5.500 eram homens (58,1%) e 3.965, mulheres (41,9%); 6.721 ocorreram por dissecções (71%) e 2.744, por aneurismas, sendo 86,3% diagnosticados no Instituto Médico-Legal (IML)

- Foram 6.109 internações, 67,9% do sexo masculino, com 21,2% evoluindo a óbito (69% homens), com proporções semelhantes de dissecção e aneurisma entre os sexos, respectivamente, 54 e 46%, mas com mortalidade distinta

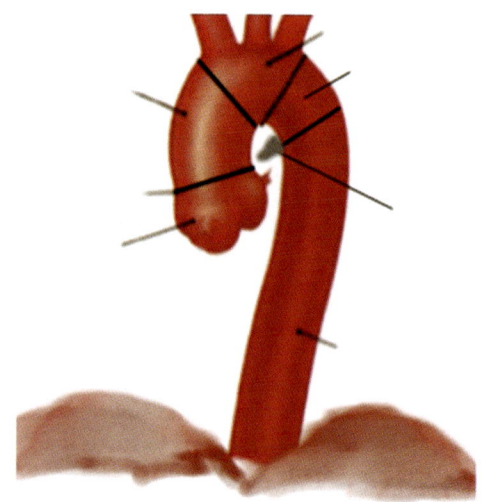

FIGURA 115.1 Anatomia da aorta torácica.

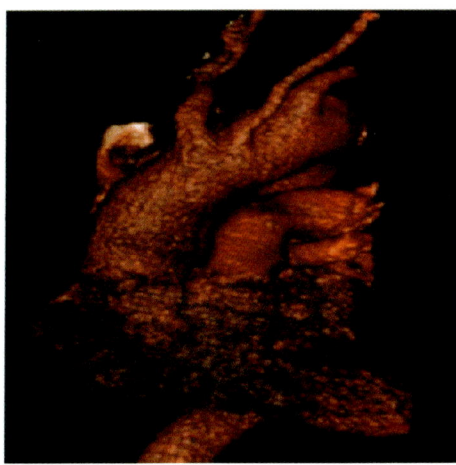

FIGURA 115.2 Reconstrução 3D de angiotomografia destacando o segmento ascendente da aorta torácica e o tronco da artéria pulmonar.

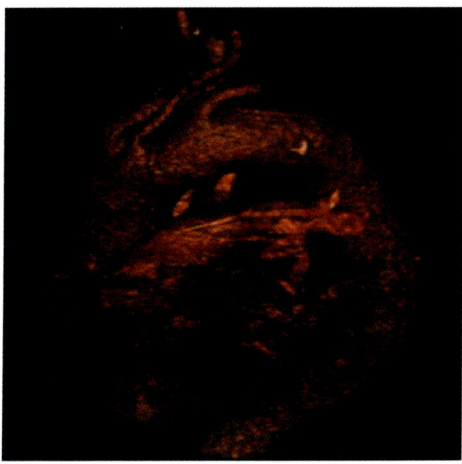

FIGURA 115.3 Reconstrução 3D de angiotomografia da aorta torácica. Observe a aorta ascendente, o arco aórtico com troncos supra-aórticos de distribuição habitual e a aorta torácica.

- A taxa de óbitos em homens com DAT é superior à de mulheres (OR = 1,5). A distribuição etária para óbitos e internações foi semelhante, com predomínio na sexta década
- Foram 3.572 operações (58% das internações), com mortalidade de 20,3% (os pacientes mantidos em tratamento medicamentoso apresentaram mortalidade de 22,6%; $P = 0,047$).[7]

Em 1991, o Subcommittee on Reporting Standards for Arterial Aneurysms definiu aneurisma como uma dilatação segmentar e permanente acima de 50% do diâmetro esperado para determinado vaso, caracterizando faixas de diâmetros considerados normais para os diferentes territórios arteriais, de acordo com o sexo. Dilatação segmentar inferior a 50% foi denominada ectasia; e dilatação difusa e inferior a 50%, denominada arteriomegalia[8] (Quadro 115.1).

Apesar de ser bem caracterizada em estudos de imagem como angiotomografia e angiorressonância, há poucos estudos definindo claramente diâmetros objetivos para caracterização do aneurisma de aorta torácica. As variações de diâmetro dos vasos estão associadas, sobretudo, a fatores como idade, sexo e, em menor grau, área de superfície corporal.[9-11] Coady et al. consideraram um diâmetro arbitrário de 35 mm como definição de aneurisma da aorta torácica,[12,13] podendo gerar controvérsias em algumas situações pela generalização. Um estudo publicado por Hannuksela et al.,[14] na Suécia, descreve a avaliação tomográfica de 77 pacientes, com limites superiores da aorta torácica ascendente e descendente definidos, respectivamente,

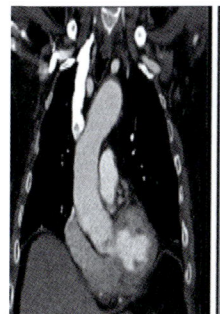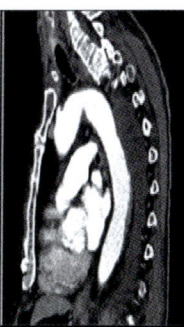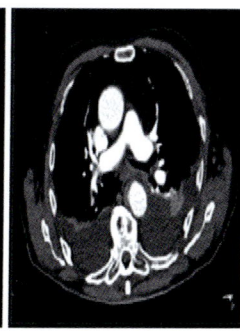

FIGURA 115.4 Imagens de reconstrução multiplanar obtidas por angiotomografia torácica. *Imagem à esquerda com corte coronal*, destacando ventrículo esquerdo, raiz da aorta, junção sinotubular e aorta ascendente. *Imagem central com corte sagital*, evidenciando o arco aórtico e a aorta torácica descendente. *Imagem à direita com corte axial*, evidenciando a aorta ascendente, o tronco da artéria pulmonar ao nível da sua bifurcação e a aorta torácica descendente, além de derrame pleural bilateral.

como D (mm) = 31 mm + 0,16 × idade (anos) e D (mm) = 21 mm + 0,16 × idade (anos), sem fator de correção para o sexo.

Em 2008, Wanhainen et al. definiram as variações de diâmetro em homens e mulheres septuagenários usando a ressonância nuclear magnética de corpo inteiro em estudo de coorte de base populacional, com uma amostra de 231 pacientes.[15,16] A conclusão dos valores ideais de diâmetro e relação dos diversos segmentos da aorta com seu segmento suprarrenal (segmento com menor variação de diâmetro na amostra) está demonstrada no Quadro 115.2.

O aneurisma de aorta torácica tem prevalência de cerca de 10 casos/10 mil habitantes e se distribui da seguinte maneira entre seus diversos segmentos: 50 a 60% na aorta ascendente, 30 a 40% na aorta torácica descendente e 10% no arco aórtico, destacando-se que aproximadamente 10% são toracoabdominais. Nos EUA, o reparo cirúrgico isolado da aorta torácica corresponde a mais ou menos 3% dos reparos de aneurismas nos diversos segmentos corporais, ao passo que o reparo dos aneurismas toracoabdominais é ainda menos frequente, correspondendo a apenas 0,7%. Sua ocorrência é observada, em especial, em pacientes do sexo masculino (2:1 a 4:1), raça branca, em torno da sexta década de vida. Sua principal etiologia é degenerativa (ou aterosclerótica), destacando-se também as dissecções aórticas. Um dado importante é a associação com aneurisma de aorta abdominal em até 10 a 20% dos casos, sempre justificando um estudo completo da aorta.[17-19]

A história natural do aneurisma de aorta torácica consiste em crescimento progressivo e ruptura, com alta morbimortalidade. Szilagyi et al.[20] relacionaram o aumento de diâmetro com maior taxa de expansão do aneurisma e risco de ruptura, correlacionando um aumento de risco de 19,5 para 43% para um aumento de diâmetro superior a 6 cm. Coady et al.[21] realizaram estudos evolutivos consistentes, caracterizando o diâmetro como o mais relevante fator independente de risco para complicações.

Com base em 721 pacientes com aneurisma de aorta descendente (AAD), os autores acompanharam a evolução de 304 casos assintomáticos, com diâmetro mínimo de 3,5 cm, e demonstraram que a incidência de desfechos associados – ruptura, dissecção ou óbito – foi de 15,6% para aneurismas com diâmetro igual ou superior a 6 cm e de apenas 3,9% para diâmetros entre 4,0 e 4,9 cm ($P = 0,004$).

Ao analisar isoladamente o desfecho "ruptura", a razão de chances aumentou 27 vezes quando o diâmetro alcançou 6 cm, em relação a casos com 4,0 cm ou menos ($P = 0,002$). Outro dado relevante foi a comparação das curvas de sobrevida em 5 anos, observando-se que, para os pacientes com diâmetro maior de 6 cm, foi de somente 56%, enquanto, para os pacientes operados eletivamente, a sobrevida

QUADRO 115.1 Diâmetros representativos de artérias normais em adultos.

Vaso	Intervalos das médias de diâmetro descritos (cm)	Intervalos de desvio-padrão descritos (cm)	Sexo	Método de imagem
Raiz da aorta	3,50 a 3,72	0,38	Feminino	TC
	3,63 a 3,91	0,38	Masculino	
Aorta torácica ascendente	2,86	–	Feminino/masculino	Radiografia torácica
Aorta torácica descendente – segmento médio	2,45 a 2,64	0,31	Feminino	TC
	2,43 a 2,69	0,31	Masculino	
Aorta torácica descendente – segmento inferior	2,40 a 2,44	0,27 a 0,32	Feminino	TC
	2,43 a 2,69	0,27 a 0,40	Masculino	TC, arteriografia
Aorta abdominal supracelíaca	2,10 a 2,31	0,27	Feminino	TC
	2,50 a 2,72	0,24 a 0,35	Masculino	
Aorta abdominal suprarrenal	1,86 a 1,88	0,09 a 0,21	Feminino	TC
	1,98 a 2,27	0,19 a 0,23	Masculino	
Aorta abdominal infrarrenal	1,66 a 2,16	0,22 a 0,32	Feminino	TC, arteriografia
	1,99 a 2,39	0,30 a 0,39	Masculino	
Aorta abdominal infrarrenal	1,19 a 1,87	0,09 a 0,34	Feminino	US, TC, arteriografia
	1,41 a 2,05	0,04 a 0,37	Masculino	

TC: tomografia computadorizada; US: ultrassonografia. (Adaptado de Johnston et al.[8])

QUADRO 115.2 Valores sugeridos (diâmetros e razões) entre aorta normal e aneurisma para os segmentos ascendente, descendente e infrarrenal de homens e mulheres com idade média de 70 anos.

Segmento da aorta	Homens		Mulheres	
	Diâmetro* (cm)	Razão**	Diâmetro* (cm)	Razão**
Ascendente	4,7	1,8	4,2	1,7
Descendente	3,7	1,5	3,3	1,3
Infrarrenal	3,0***	1,1	2,7	1,0

*Diâmetro médio + 2 DP (desvio-padrão). **Média de razão para o diâmetro da aorta suprarrenal + 2 DP. ***Três indivíduos (desvios extremos) com diâmetro infrarrenal superior a 4 cm e razão para a aorta suprarrenal superior a 1,4 foram excluídos. (Adaptado de Wanhainen et al.[15])

estimada nesse período foi de 85% ($P = 0,003$), semelhante à encontrada na população normal, com mesma idade média. Esses achados, associados à mortalidade operatória de 11% apresentada pelo grupo, têm levado os autores a arbitrarem em 6 cm o parâmetro de indicação cirúrgica para AAD, conduta considerada consensual pelos especialistas.[20-27]

A sintomatologia clínica é ausente na maioria dos aneurismas, de modo que 75% dos pacientes são assintomáticos. O tratamento é indicado nos casos sintomáticos (dor, ruptura, dissecção, sintomas compressivos) ou nos assintomáticos com diâmetro superior a 6 cm (5,5 cm nos pacientes com doenças genéticas relacionadas com síntese de colágeno), bem como nos casos em que é evidenciado aumento da taxa de crescimento do aneurisma superior a 0,5 cm em 6 meses ou 1 cm em 1 ano por método de imagem[27-31] (Quadro 115.3).

QUADRO 115.3 Indicações de tratamento cirúrgico no aneurisma de aorta torácica descendente e toracoabdominal.

- Diâmetro transverso no menor eixo superior a 6 cm (nos pacientes com aneurismas relacionados com doenças do colágeno, como síndrome de Marfan e de Ehlers-Danlos, considerar diâmetro de 5,5 cm)
- Taxa de crescimento superior a 0,5 cm em 6 meses ou 1 cm em 1 ano
- Sintomas compressivos relacionados com o aneurisma
- Dor relacionada com o aneurisma
- Ruptura
- Tromboembolismo
- Aneurisma sacular
- Pseudoaneurismas de etiologia traumática
- Dissecção aguda com diâmetro superior a 5 cm

TRATAMENTO ENDOVASCULAR

O tratamento endovascular do aneurisma torácico existe há pelo menos 3 décadas, caso se considere o registro de patente da endoprótese fabricada pelo próprio Nicholay Volodos, na União Soviética, em 22 de maio de 1984 (ver Capítulo 78). Em 1987, foi registrado o primeiro relato de tratamento endovascular realizado pelo próprio Volodos,[1-2] todavia esse fato histórico teve pouca divulgação na época em razão da situação política e econômica vivenciada no período.

Em 1991, a publicação inicial de Parodi et al. demonstrou a viabilidade do uso de endoprótese no segmento infrarrenal.[32] A partir de 1994, Dake et al. ampliaram o conceito para o segmento torácico, usando dispositivos autoexpansíveis caracterizados por um exoesqueleto de aço e revestimento com Dacron® Woven.[33] Vários estudos referentes ao surgimento das endopróteses fabricadas pela indústria começaram a ser publicados, com resultados encorajadores. Ao contrário do tratamento endovascular do segmento infrarrenal, em que grandes estudos multicêntricos foram realizados com nível de evidência significativo, destacando-se os estudos DREAM, OVER e EVAR, as análises do tratamento endovascular do segmento torácico envolveram uma amostragem bem menor e, em sua maior parte, foram patrocinadas pela própria empresa ligada à endoprótese. Até o momento, não há grandes estudos randomizados desse segmento específico, sendo esse, portanto, o nível de evidência disponível.[34-38]

Os resultados desses estudos mostraram: (1) uma vantagem na mortalidade precoce em relação ao tratamento convencional superior à encontrada no segmento infrarrenal (1,5 a 3,1% TEVAR *vs.* 5,7 a 11,7% cirurgia aberta); (2) procedimento seguro e eficaz, com baixo índice de mortes relacionadas com aorta, como ruptura, dissecção, infecção de endoprótese, oclusão de prótese etc., chegando ao percentual de 97,1% dos pacientes livres de complicação em um período de 5 anos nos estudos VALOR I e GORE-TAG; (3) baixa taxa de reintervenção, em especial ao comparar os estudos mais recentes, em que se constata o uso de tecnologia mais moderna, com os iniciais (VALOR I, 9% em 12 meses e no VALOR II, 2,6% no mesmo período); (4) taxas de complicação neurológicas em patamares semelhantes ao tratamento convencional, destacando-se a paraplegia (2 a 3% de paraplegia e 5 a 7% de acidente vascular encefálico (AVE) no período de 30 dias).

Nos Quadros 115.4 e 115.5, estão representados alguns dos estudos de maior relevância clínica para o tratamento endovascular da aorta torácica. De maneira geral, os artigos pioneiros (Quadro 115.4) representam ensaios clínicos de fases II/III, com o objetivo de avaliar a segurança do método e os critérios de indicação por meio do uso da primeira geração dos dispositivos. Os artigos mais recentes representam ensaios clínicos de fase IV, com o objetivo de avaliar os resultados dos dispositivos mais modernos nas diversas doenças da aorta, tentando simular situações do cotidiano vivenciadas pelo cirurgião endovascular[39] (Quadro 115.5).

Critérios anatômicos

Os requisitos anatômicos para a indicação do procedimento endovascular do segmento torácico são:

- Colo proximal (região de fixação do segmento inicial do dispositivo, após a origem da artéria subclávia esquerda)
  - Comprimento superior a 20 mm
  - Diâmetro superior a 16 mm e inferior a 42 mm
  - Trombo mural inferior a 50% da circunferência do vaso
  - Calcificação inferior a 50% da circunferência do vaso
  - Morfologia preferencialmente tubular ou cone invertido

- Pouca angulação ao nível do joelho posterior do arco aórtico (de preferência, superior a 60°)
- Colo distal (região de fixação do fim do dispositivo)
  - Comprimento superior a 20 mm
  - Diâmetro inferior a 42 mm
- Ilíacas externas com diâmetro superior a 8 mm.

Materiais endovasculares

Endopróteses

Hoje, existem várias endopróteses no mercado. Aquelas que apresentam maior nível de evidência científica e que são aprovadas para uso nos EUA, pela Food and Drug Administration (FDA), e mais usadas no Brasil são: (1) Valiant®, da Medtronic; (2) Zenith TX2 Pro-Form®, da Cook; (3) cTAG®, da Gore; e (4) Relay®, da Bolton (ver Capítulo 78).

Valiant Captivia® (Medtronic)

Endoprótese tubular composta de malha autoexpansível de nitinol suturada em prótese de politetrafluoretileno expandido (ePTFE), com fio não absorvível. Marcas radiopacas são suturadas em cada componente para facilitar a visualização e auxiliar a liberação precisa do dispositivo, estando disponível em cinco configurações:

- Configuração de extremidade *FeeFlo* (reta ou cônica)
- Configuração de extremidade *Closed Web* (reta ou cônica)
- Configuração extremidade distal *Bare Springs*.

O sistema de entrega Captivia®[52] se caracteriza por uma bainha descartável, com uma manopla integrada, para viabilizar uma liberação controlada do dispositivo. Está disponível em duas configurações (Figuras 115.5 e 115.6):

QUADRO 115.4 Ensaios clínicos de fases II/III usando endoprótese única, sobretudo nos aneurismas torácicos.[39-46]

Estudo	Ano	N	Mortalidade em 30 dias	AVE 30 dias	Paraplegia 30 dias	Endoleak (EL) 30 dias	Migração do stent	Livre de reintervenção	Livre de morte relacionada com a aorta	Livre de morte por qualquer causa	Tempo de acompanhamento
GORE TAG	1999-2001	140	2/140 (1,5%)	N/A	N/A	4,9%	0,7%	96,4%	97,1%	68%	60 meses
VALOR I	2003-2005	195	4/195 (2,1%)	7/195 (7%)	17/195 (8,7%)	23%	2,3%	81,5%	97,1%	58,5%	60 meses
TX2	2004-2006	160	3/160 (1,9%)	9/160 (5,7%)	9/160 5,7%)	5%	2,8%	93,6%	100%	91,6%	12 meses
VALOR II	2006-2009	160	5/160 (3,1%)	4/160 (2,5%)	4/160 (2,5%)	16,5%	2,9%	97,4%	100%	87,4%	12 meses

AVE: acidente vascular encefálico; N/A: não avaliado.

QUADRO 115.5 Ensaios clínicos de fase IV com tratamento endovascular para todas as indicações.[47-51]

Estudo	Ano	N	Mortalidade em 30 dias	AVE 30 dias	Paraplegia 30 dias	Endoleak (EL) 30 dias	Migração do stent	Livre de reintervenção	Livre de morte relacionada com a aorta	Livre de morte por qualquer causa	Tempo de acompanhamento
TX1/TX2	2001-2007	160	11/160 (6,9%)	5/160 (3,1%)	5/160 (3,1%)	9,4%	2,5%	65%	N/A	70%	60 meses
GORE TAG *Emergency Study*	2005-2009	Dissecção (19)	3/19 (16%)	4/19 (21%)	0	11%	0	84,2%	84,5%	79%	12 meses
		Trauma (20)	2/20 (10%)	4/20 (20%)	1/20 (5%)	5%	0	80%			
		Aneurisma roto (20)	3/20 (15%)	1/20 (5%)	3/20 (15%)	15%	0	85%			
RESTORE	2005-2009	304	19/304 (7,2%)	9/160 (5,7%)	14/304 (4,5%)	4,5%	1/304 (0,3%)	–	96%	78,5%	24 meses
CAPTIVIA	2010-2013	100	4/100 (4%)	4/160 (2,5%)	1/100 (1%)	16,7%	0	100%	96%	96%	30 dias

AVE: acidente vascular encefálico; N/A: não avaliado. (Adaptado de O'Patterson et al.[39])

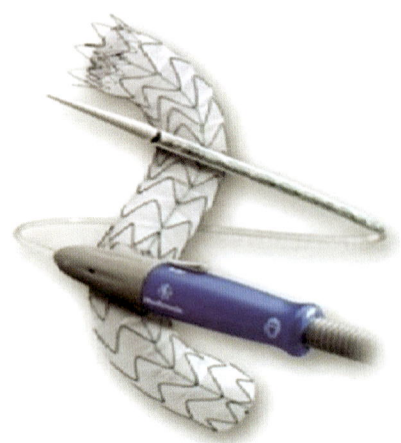

FIGURA 115.5 Endoprótese Valiant Captivia®, Medtronic. (Imagens retiradas do *site* oficial da Medtronic.)

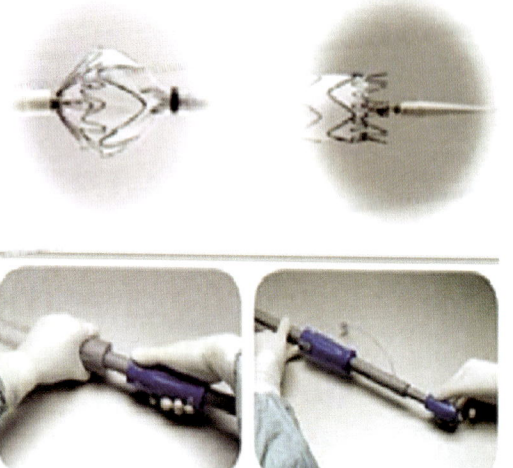

FIGURA 115.6 Detalhe do sistema Captivia® de liberação controlada do dispositivo. *Stent* livre proximal – *FeeFlo* – inicialmente fechado (*imagem à esquerda*) e posterior liberação (*imagem à direita*). (Imagens retiradas do *site* oficial da Medtronic.)

- *FeeFlo*: aumento do controle proximal de liberação usando mecanismo de captura da ponta, promovendo a liberação da endoprótese em duas fases: liberação inicial com o *stent* livre proximal fechado e liberação do *stent* livre proximal (Figura 115.7)
- *Closed Web*: liberação da endoprótese em apenas uma etapa. Não há *stent* livre proximal, sendo todo o dispositivo coberto pela malha (Figura 115.7).

A endoprótese está disponível nos diâmetros de 22 a 46 mm e em comprimentos variados, de 100 mm, 150 mm e 200 mm. É recomendada para colo proximal e distal preservado com pelo menos 15 mm de comprimento e diâmetros de 18 a 44 mm, para aneurisma, e de 20 a 44 mm, para dissecções. A depender da configuração disponível no perfil 22F, 24F ou 25F, vem com sistema de entrega constituído de cateter com revestimento hidrofílico (Figura 115.8).

CTAG® e CTAG® com Active Control System (W.L. Gore & Associates, Flagstaff, AZ)

Endopróteses compostas por um tubo simétrico de ePTFE reforçado externamente com uma camada ultrafina constituída de ePTFE e propileno etileno fluorado (PEF), além de ePTFE/PEF. O exoesqueleto é constituído por *stents* de nitinol conectados à prótese por meio de película adesiva de ePTFE/FEP, sem suturas, minimizando o risco de *endoleak* tipo IV, apresentando boa conformabilidade.

Elas apresentam duas marcas radiopacas circulares de ouro em suas margens proximal e distal, facilitando a visualização no início e no término do revestimento da endoprótese durante a fluoroscopia (Figura 115.9). Outro detalhe do dispositivo são dois *cuffs* de ePTFE sobre o primeiro e o último *stent* de nitinol, com a finalidade de melhorar a aposição à parede da aorta e reduzir a possibilidade de *endoleak* tipo I.

O primeiro *stent* da cTAG®[53] é parcialmente descoberto, possibilitando um melhor aproveitamento do colo proximal, com ancoramento da região descoberta do dispositivo pelo óstio da artéria subclávia esquerda (Figura 115.9 A e B). Ele apresenta boa navegabilidade por ser montado sobre um cateter flexível. Uma característica peculiar do dispositivo é que ele fica constrito dentro de um envelope de ePTFE (Figura 115.9 C), sendo liberado em uma única etapa, sem possibilidade de reposicionamento, tendo como desvantagem situações com anatomia desfavorável do colo proximal em que se exige maior precisão durante a liberação do dispositivo. A abertura da endoprótese se faz do centro para as extremidades, reduzindo o risco de migração do dispositivo durante sua liberação (efeito *windsock*).

Disponível nos diâmetros 21 a 45 mm e comprimento 100 mm, 150 mm e 200 mm. O perfil do dispositivo varia de 18 a 24F, sendo compatível com o introdutor DrySeal® (Figura 115.10).

No caso da CTAG® com Active Control System,[54] temos a incorporação de um novo sistema de liberação, o qual permite a expansão da prótese em dois estágios por parte do utilizador, sendo composto por um cateter multilúmen, duas mangas de expansão suturadas e um manípulo integrado que permite executar a liberação por passos.

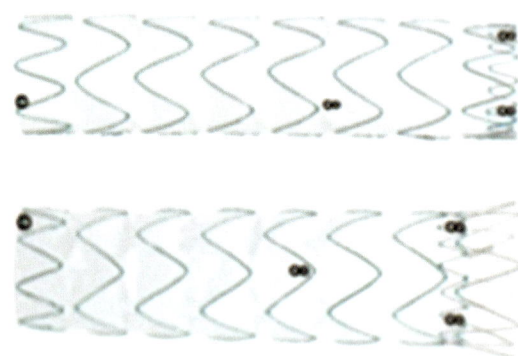

FIGURA 115.7 Duas configurações disponíveis do sistema de entrega Captivia®. Imagem superior com configuração *Closed Web* e imagem inferior com *FeeFlo*. (Imagens retiradas do *site* oficial da Medtronic.)

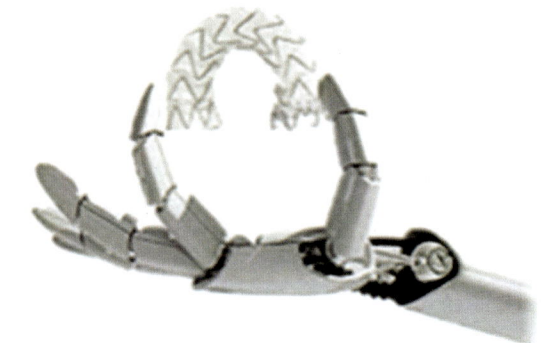

FIGURA 115.8 Sistema Captivia®. (Imagens retiradas do *site* oficial da Medtronic.)

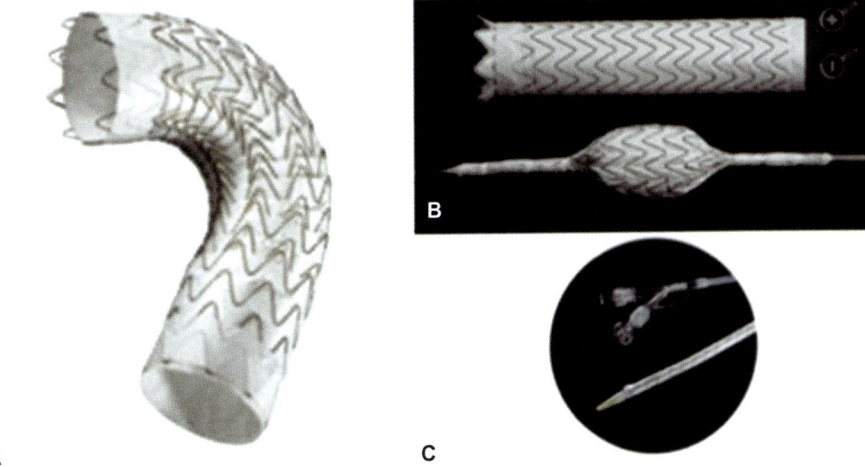

FIGURA 115.9 Endoprótese cTAG® (GORE). Observe a diferença no *stent* proximal parcialmente descoberto (**A**) em relação ao modelo antigo da TAG® – *Closed Web* (**B**). Em **C**, detalhe das extremidades do cateter – dispositivo de liberação e envelope de contenção da endoprótese. (Imagens retiradas do *site* oficial da Gore.)

A remoção do manípulo primário abre a prótese em diâmetro intermédio, que corresponde a mais ou menos metade do diâmetro nominal do dispositivo. O acionamento do botão de controle de angulação permite angular mais a extremidade proximal da prótese com *stent*, melhorando sua aposição na parede aórtica. Por fim, o acionamento do manípulo de expansão secundária solta a manga secundária, da ponta posterior à ponta anterior, liberando a expansão completa do dispositivo (Figura 115.11).

Zenith TX2® e Zenith Alpha™ (Cook Medical, Indianapolis, IN)

A Zenith TX2 ProForm®[55] é uma endoprótese bimodular composta de um componente proximal e distal. É constituída de tecido de poliéster suturado a *stents* autoexpansíveis de aço Cook-Z® com fio não absorvível, prolene monofilamentar e poliéster trançado. O dispositivo

é montado no sistema de entrega Z-Trak Plus® da Cook, com revestimento hidrofílico e perfil variável de 20F e 22F (Figura 115.12).

O componente ProForm® é constituído pelos mesmos componentes da endoprótese, com a diferença de que o *stent* é suturado internamente ao tecido de poliéster, com ganchos de fixação que o atravessam, constrito por uma sutura em bolsa de poliéster na transição para o segundo *stent* e solto ao fim da liberação da endoprótese (Figura 115.13). Todas essas características foram desenvolvidas para promover melhor ancoramento e acomodação ao colo proximal, reduzindo a possibilidade de *endoleak* tipo I.

O *stent* distal do segundo componente apresenta *stent* livre com ganchos para prevenir migração do dispositivo. De acordo com especificações da Cook, é recomendado para colos com comprimento de pelo menos 25 mm e diâmetro compreendido entre 24 e 38 mm. Apesar de ser bimodular, em muitas situações o componente proximal isolado é suficiente para o tratamento efetivo do aneurisma, dependendo da sua extensão.

O sistema de entrega é constituído pela bainha Flexor®, valvulada, com revestimento hidrofílico, resistente a acotovelamento, promovendo boa navegabilidade em trajetos tortuosos. O dispositivo é liberado de modo controlado, com manobra de *pull-back*, sendo possível manter a bainha após a retirada do dispositivo (Figura 115.14).

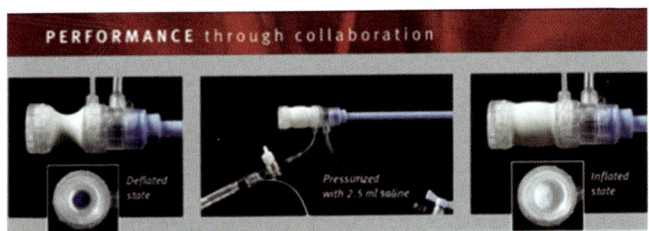

FIGURA 115.10 Introdutor valvulado DrySeal® (Gore). Introdutor desinsuflado no lado esquerdo e após insuflação da válvula com 2,5 cc de soro fisiológico na imagem do lado direito. (Imagens retiradas do *site* oficial da Gore.)

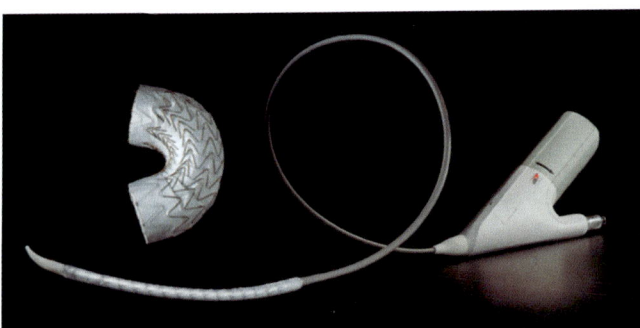

FIGURA 115.11 Endoprótese cTAG® (Gore) com Active Control System. Detalhe para a angulação da ponta do cateter acompanhando a curvatura aórtica. (Imagens retiradas do *site* oficial da Gore.)

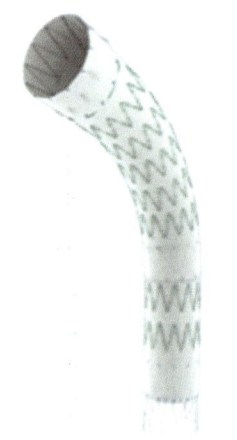
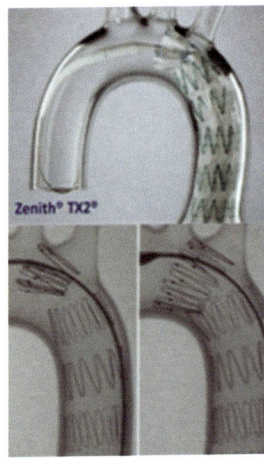

FIGURA 115.12 Endoprótese Zenith TX2 Proform® (Cook). (Imagens retiradas do *site* oficial da Cook.)

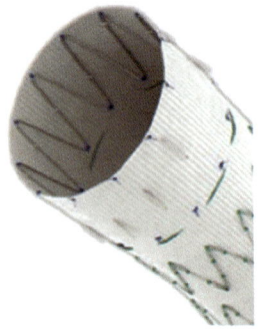

FIGURA 115.13 Endoprótese Zenith TX2 ProForm® (Cook). Detalhes do *stent* proximal – observe o *stent* fixado internamente ao tecido e a presença dos ganchos atravessando-o, além da sutura circular de poliéster de constrição na transição com o segundo *stent*. A partir desse ponto, o *stent* passa a ser fixado externamente. (Imagens retiradas do *site* oficial da Cook.)

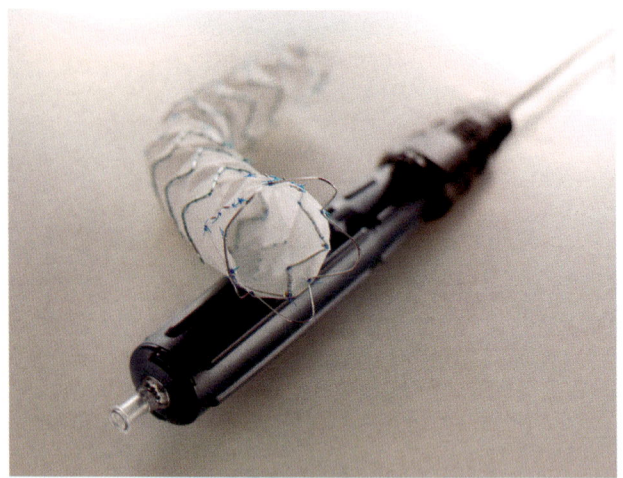

FIGURA 115.15 Endoprótese Zenith Alpha® (Cook) e seu sistema de liberação. (Imagens retiradas do *site* oficial da Cook.)

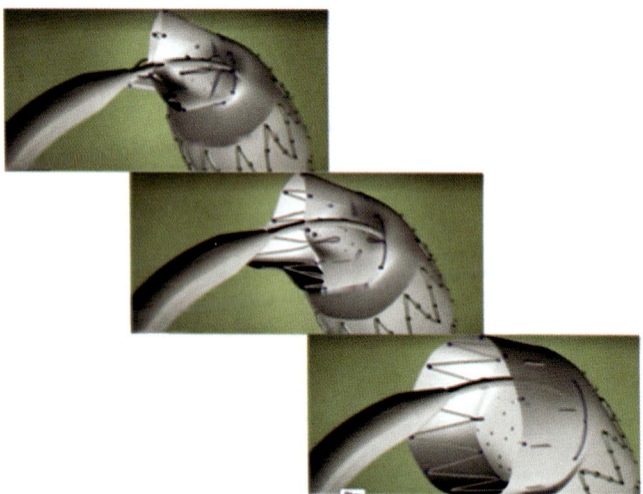

FIGURA 115.14 Imagens sequenciais demonstrando a abertura progressiva do *stent* proximal revestido (ProForm®). (Imagens retiradas do *site* oficial da Cook.)

A Zenith Alpha®,[56] por sua vez, é uma endoprótese constituída de tecido de poliéster suturado a Z-*stents* de nitinol independentes com fios de prolene monofilamentar e poliéster trançado. Apresenta perfil mais baixo da bainha Flexor®, variando de 16F a 20F. Também tem configuração bimodular, com *stents* livres proximal e distal em cada componente, respectivamente. É recomendada para colos com comprimento de pelo menos 20 mm e diâmetro compreendido entre 20 e 42 mm, apresentando o componente ProForm® em sua extremidade nos diâmetros de 40 a 46 mm (Figura 115.15).

Relay Plus® (Bolton)

A endoprótese Relay Plus®[55] é constituída por *stent* de nitinol autoexpansível com Duralloy® suturado em malha de poliéster com fio não absorvível – poliéster trançado. O Duralloy® é um revestimento ultrafino de cromo resultante do processo de galvanização do *stent*, promovendo maior estabilidade estrutural, redução de atrito e resistência do material. Está disponível com configuração de *stent* proximal livre (configuração SAFEX) e revestido (configuração NBS, *non bare stent*), apresentando fio longitudinal curvo de nitinol denominado *spiral support strut*, o qual é destinado a promover suporte colunar à curvatura maior do dispositivo. Ele tem marcas radiopacas de platina/irídio, ajudando a delimitar o início do segmento revestido e o posicionamento do dispositivo pela radioscopia. A extremidade distal do dispositivo apresenta configuração única de *stent* revestido (Figuras 115.16 e 115.17).

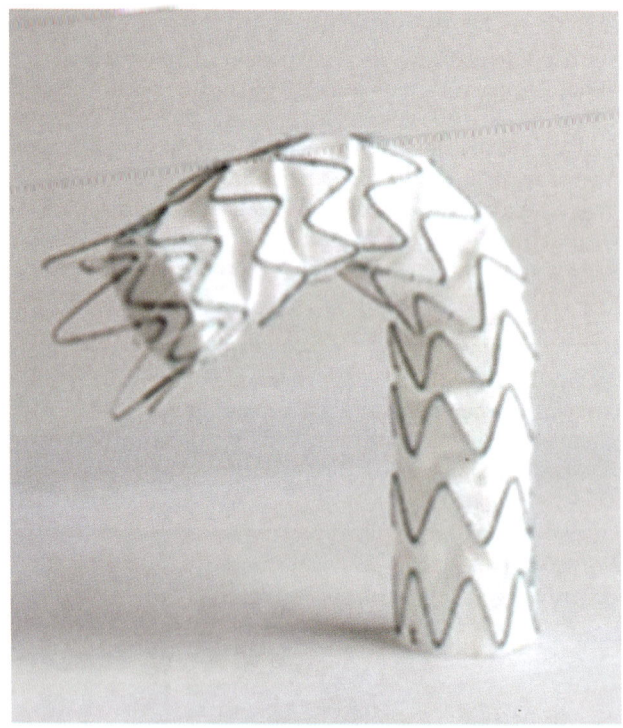

FIGURA 115.16 Endoprótese Relay Plus® (Bolton) com configuração de *stent* livre proximal – SAFEX. (Imagens retiradas do *site* oficial da Relay Bolton.)

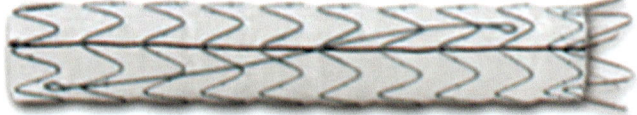

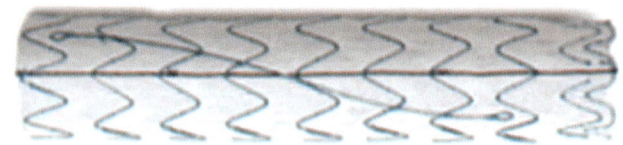

FIGURA 115.17 Duas configurações disponíveis da endoprótese Relay®. Na parte superior, configuração SAFEX com *stent* livre proximal e, na inferior, configuração NBS com *stent* proximal revestido. (Imagens retiradas do *site* oficial da Relay Bolton.)

O sistema de entrega é denominado Relay Plus Transport Delivery System®, constituído de um sistema triaxial composto pelo hipo-tubo, cateter interno de nitinol que reveste a endoprótese (*NiTi inner catheter*) em uma bainha externa de 60 cm (*outer primary sheet*), sendo conectado a uma manopla que promove a liberação controlada do dispositivo. Esse sistema possibilita melhor navegabilidade em aortas tortuosas, de modo que a bainha externa, em geral, acaba ao nível do segmento inferior da aorta torácica descendente, e, a partir daí, o cateter interno contendo a endoprótese é avançado até o nível desejado de liberação do dispositivo, sendo liberado com manobra *pull-back* (Figura 115.18).

Ele apresenta disponibilidade em diâmetros de 22 a 46 mm e comprimento de 100 mm, 150 mm, 200 mm e 250 mm. Pode ser reto ou cônico, com decréscimo de 4 mm ao longo do dispositivo. Tem perfil variável, com diâmetros da endoprótese disponível em acréscimos unitários de 22F a 26F. Segundo a fabricante, é recomendado o comprimento de colo proximal de 15 mm para dispositivos de diâmetro 22 a 28 mm; 20 mm, para dispositivos de diâmetro 30 a 38 mm; e 25 mm, para dispositivo de 40 a 46 mm.

Técnica operatória

A técnica operatória consiste no seguinte passo a passo:

- Paciente em decúbito dorsal horizontal
- Assepsia, antissepsia e colocação de campos operatórios
- Inguinotomia oblíqua unilateral cerca de 2 cm acima da prega inguinal e dissecção da artéria femoral comum, cujo lado deve ser definido pela análise dos vasos ilíacos na angiotomografia
- Punção retrógrada bilateral da artéria femoral com técnica de Seldinger e colocação de introdutor valvulado 5F
- Anticoagulação sistêmica com 5 mil UI de heparina não fracionada
- Aortografia com cateter *pig tail* centimetrado 5F para confirmação de medidas pré-operatórias (Figura 115.19)
- Posicionamento de fio-guia extrarrígido Lunderquist®, protegido por cateter em aorta ascendente, pelo lado definido para passagem do dispositivo
- Retirada do introdutor e implante do dispositivo em segmento justassubclávio da aorta torácica
- Nos casos em que há necessidade de mais de um dispositivo, deve-se realizar *overlap* de 5 cm, se forem do mesmo diâmetro, ou de 3 cm, se forem de diâmetros diferentes
- Balonamento para acomodação com balão complacente
- Aortografia controle para avaliar perviedade dos ramos em posicionamento proximal e distal ao implante do dispositivo e para avaliar *endoleaks*
- Sutura da artéria femoral com prolene 5.0 e síntese por planos
- Curativo.

SITUAÇÕES ESPECIAIS

Zona de ancoramento proximal

De acordo com dados da literatura,[56-63] até 30% dos casos selecionados para tratamento endovascular de aorta torácica apresentarão problemas relacionados com zona de ancoramento proximal. Isso é caracterizado por falta de comprimento satisfatório de colo proximal, observando-se curta distância ou envolvimento dos troncos supra-aórticos e sendo genericamente categorizado como doença complexa da aorta torácica. Nessas situações, a alternativa mais utilizada são as cirurgias híbridas, sendo realizada a revascularização dos troncos supra-aórticos com técnicas anatômicas ou extra-anatômicas, com o objetivo de fazer um ancoramento

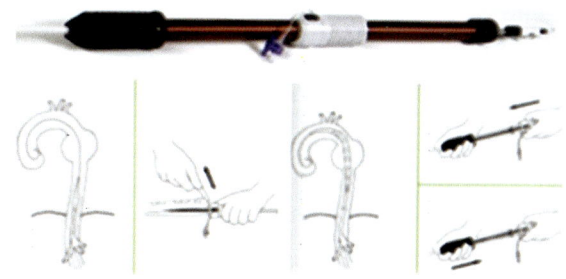

FIGURA 115.18 Sistema de entrega Relay Plus Transport®. *Figura à esquerda* demonstrando a bainha externa posicionada no nível do segmento inferior da aorta torácica descendente. *Figura à direita* demonstrando a progressão do cateter interno com a endoprótese até o nível desejado de liberação justaposta à artéria subclávia esquerda. (Imagens retiradas do *site* oficial da Relay Bolton.)

proximal da endoprótese em um segmento aórtico livre de doença com comprimento satisfatório (≥ 2 cm).

Em março de 2001, foi realizado o Primeiro Fórum Internacional sobre Tratamento Endovascular da Aorta Torácica, em Tóquio. Um resumo das discussões foi publicado em 2002, destacando-se a classificação anatômica proposta por Ishimaru, com a finalidade de guiar os procedimentos necessários para obter uma zona de ancoramento proximal satisfatória nos casos de aneurismas complexos (Figura 115.20).

Nessa situação, há uma variedade de maneiras de revascularizar os troncos supra-aórticos, a depender do acometimento do arco pela doença e do número de vasos que devem ser revascularizados. O manejo da artéria subclávia esquerda é um dos assuntos de maior relevância nesse contexto, sendo o propósito evitar as duas principais complicações relacionadas com sua oclusão: isquemia medular e isquemia vertebrobasilar.

Há duas possibilidades de manejo quanto à revascularização da artéria subclávia esquerda: mandatória ou seletiva. Até o momento,

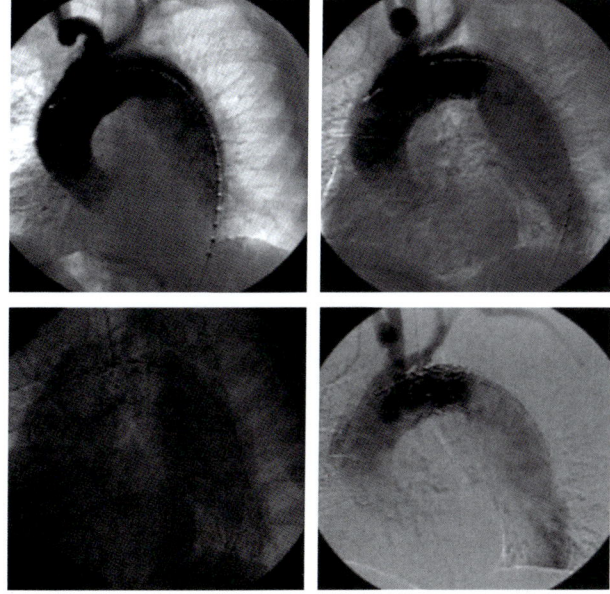

FIGURA 115.19 Fotos de procedimento endovascular realizado na sala de hemodinâmica da Santa Casa de São Paulo. Nas imagens superiores, observa-se aortografia com cateter *pig tail* centimetrado 5F para confirmação das medidas pré-operatórias. Nas duas imagens inferiores, observam-se a prótese completamente liberada e aortografia de controle sem evidência de *endoleak,* com perviedade dos troncos supra-aórticos.

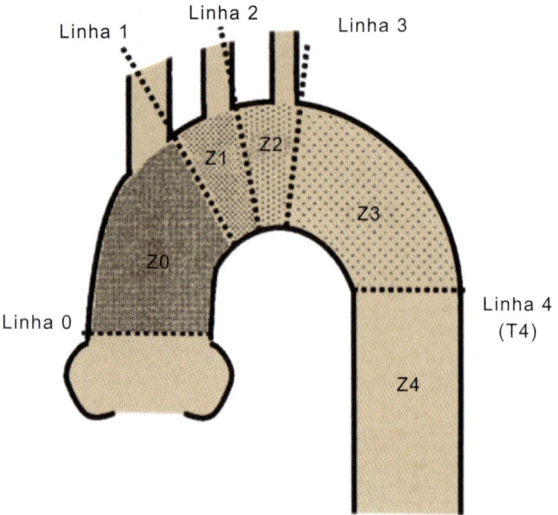

FIGURA 115.20 Mapa anatômico de cada zona de ancoramento distribuídas por linhas justapostas às bordas distais dos troncos supra-aórticos. A posição da endoprótese é classificada de acordo com esse sistema. (Adaptada de Mitchell et al.[64])

não há estudos randomizados comprovando a melhor abordagem, sendo um assunto com contradições. As recomendações da Society for Vascular Surgery (SVS) são:

- Revascularização de rotina da subclávia esquerda em cirurgias eletivas quando há o planejamento de ocluí-la durante a cirurgia
- Revascularização nas seguintes situações:
  - Oclusão ou hipoplasia da artéria vertebral direita
  - Oclusão das artérias ilíacas internas
  - Cobertura extensa da aorta torácica (> 20 cm)
  - Isquemia de membro superior esquerdo
  - Fístula arteriovenosa no membro superior esquerdo
  - Enxerto coronariano com a artéria torácica interna esquerda
  - Artéria vertebral esquerda terminando na artéria cerebelar posteroinferior
- Tratamento expectante nas situações de emergência.

Técnicas endovasculares alternativas têm sido propostas para a preservação dos troncos supra-aórticos sem a necessidade de enxertos de revascularização. Nesse contexto, temos as endopróteses ramificadas e fenestradas para arco aórtico (customizadas ou adaptadas em bancada) além das fenestrações *in situ*.

Para as fenestrações em bancada, utilizam-se endopróteses tubulares para território de aorta torácica descendente (Valiant® e Zenith®, principalmente). Após cuidadosa revisão das imagens de angiotomografia, faz-se a medição do diâmetro e posiciona-se os ramos na curvatura do arco aórtico, para reprodução na confecção das fenestras. No ato operatório, a endoprótese tubular escolhida é parcialmente liberada em bancada e os orifícios são confeccionados, respeitando o diâmetro e o posicionamento da anatomia do paciente. Na sequência, ela é recolhida novamente ao dispositivo, já preparada para introdução no paciente. A liberação da prótese se faz buscando o alinhamento correto das fenestras com os ramos, posteriormente protegendo-os com *stents* revestidos.[65,66]

Outra opção para preservação dos troncos supra-aórticos são as fenestrações *in situ*. Nessa técnica, as fenestrações são feitas após a liberação da endoprótese utilizando *laser*, radiofrequencia ou perfuração com agulha, com experiências descrevendo até o emprego da extremidade rígida do fio-guia. Por meio de acesso retrógrado (carotídeo ou em artérias dos membros superiores), faz-se perfuração da malha da endoprótese com o dispositivo escolhido, dilatação do orifício com balões de angioplastia e implante de *stent* revestido. Uma recente revisão avaliou os resultados das experiências iniciais com essa técnica, encontrando taxas de sucesso técnico de 94%, AVE pós-procedimento de 6% e incidência de *endoleak* de 2%, esta significativamente menor do que a das técnicas com emprego de *stents* paralelos[66-68] (Figura 115.21).

Um estudo multicêntrico recente avaliou a eficácia de endoprótese ramificada (William Cook Europe, Bjaeverskov, Denmark) para cobertura completa do arco aórtico. Nessa experiência, os dispositivos foram customizados para cada paciente apresentando dois ramos anterógrados (para tronco braquiocefálico e artéria carótida comum esquerda) e um ramo retrógrado (para artéria subclávia esquerda), todos acoplados a fenestras externas do tipo *diamond-shape*, para facilitar a cateterização (Figura 115.21). Os autores reportam sucesso técnico imediato nos 39 casos, com mortalidade em 30 dias de 5%[69] (Figura 115.22).

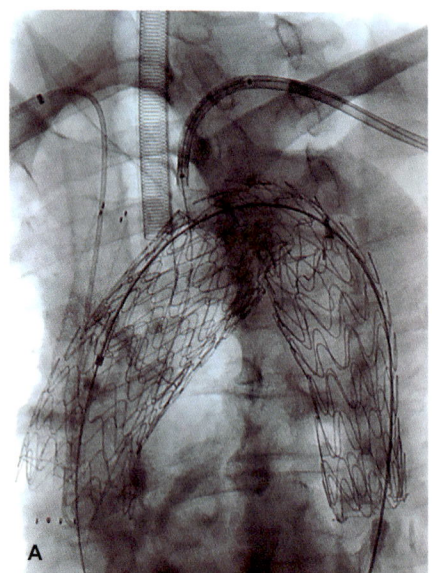

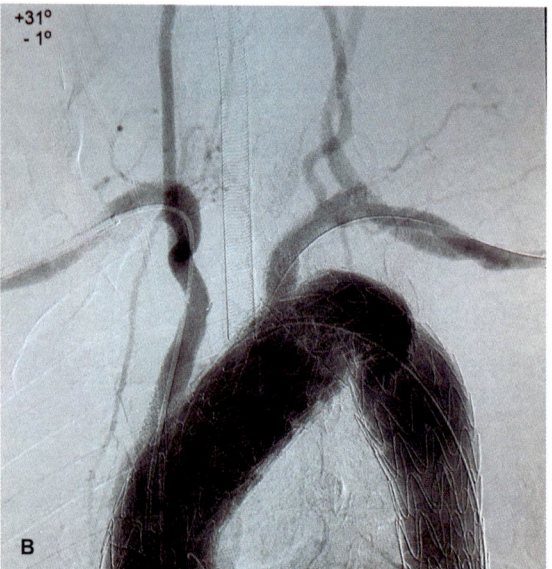

FIGURA 115.21 Fenestração com *laser* de óstio da artéria subclávia esquerda. *Detalhe*: paciente previamente submetido à correção endovascular de dissecção tipo A, com oclusão de artéria carótida comum esquerda e enxerto subclávio carotídeo evoluindo com posterior dilatação do arco aórtico. **A.** Passagem do fio-guia após fenestração com *laser*. **B.** Resultado final após liberação de *stent* revestido balão-expansível. (Fonte: acervo pessoal do Dr. Alvaro Razuk.)

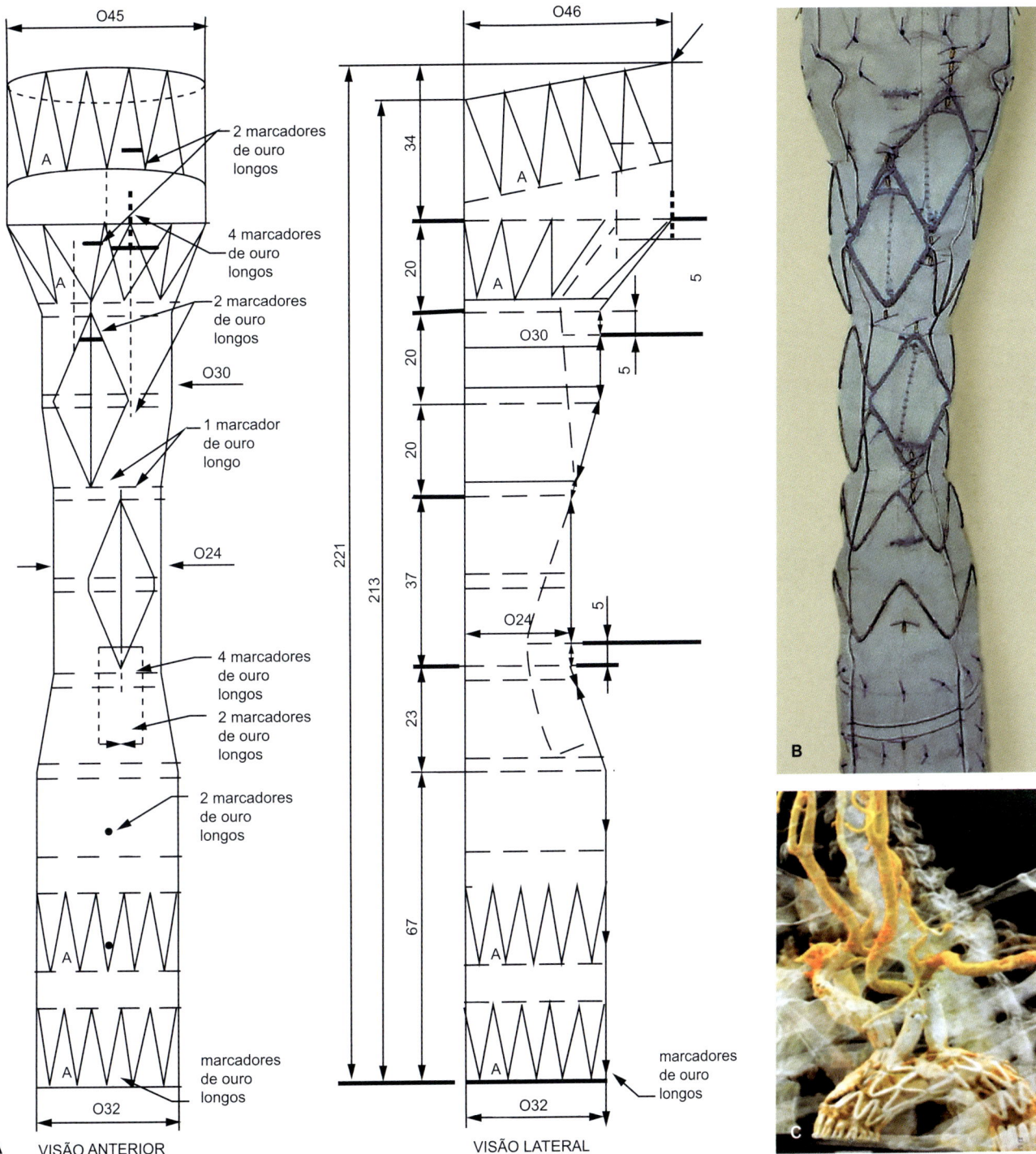

FIGURA 115.22 Endoprótese ramificada de arco aórtico (William Cook Europe, Bjaeverskov, Denmark). **A.** Projeto customizado de acordo com anatomia do paciente. **B.** Endoprótese finalizada antes da montagem no dispositivo de liberação, detalhe para as fenestrações *diamond-shape*, que facilitam a cateterização. **C.** Controle angiotomográfico com preservação de todos os troncos supra-aórticos. (Fonte: acervo pessoal do Dr. Alvaro Razuk.)

Zona de ancoramento distal

O colo distal representa outro território de manejo complicado em aneurismas torácicos extensos que comprometem o segmento abdominal da aorta torácica descendente.[70-75] Cerca de 15% dos aneurismas torácicos apresentam um colo distal inadequado. Quanto maior o comprometimento dos ramos viscerais, mais complexas as soluções para o tratamento endovascular. Algumas técnicas endovasculares, como chaminé e periscópio, são recursos usados para o tratamento dessas situações. O manejo do tronco celíaco é uma das discussões pertinentes nesse contexto

Apesar de ainda dispor de nível de evidência significativo, dados da literatura possibilitam avaliar como segura a oclusão do tronco celíaco, desde que haja uma artéria mesentérica superior preservada (a principal via de colateralização é pela arcada pancreatoduodenal, por meio da artéria gastroduodenal e dos ramos pancreaticoduodenais).

Segundo Mehta et al.,[73] o risco de complicação por isquemia visceral foi de 6%, e o de morte, de 3%, relacionados com oclusão do tronco celíaco. A mortalidade geralmente está relacionada com falência hepática secundária à isquemia. Apesar de não haver consenso na literatura, deve-se evitar a oclusão do tronco celíaco nas seguintes situações:

- Disfunção hepática prévia
- Trombose de veia porta
- Oclusão da artéria mesentérica superior
- Troncos celíacos com variações anatômicas, por reduzirem a possibilidade de compensação pelos ramos colaterais, e, principalmente, na variação caracterizada como tronco celíaco-mesentérico (origem conjunta da artéria mesentérica superior com o tronco celíaco).

Acesso vascular

No tratamento endovascular da aorta torácica (TEVAR), o planejamento pré-operatório referente ao acesso vascular e o domínio das técnicas para abordagem de acessos inadequados são vitais para o sucesso do procedimento. Complicações associadas ao acesso vascular durante o TEVAR constituem uma das principais causas de morbidade e mortalidade desses pacientes. Em grande parte, isso se deve ao perfil elevado dos dispositivos, variando de 22 a 26F entre as diferentes empresas.[76-82]

Uma das técnicas mais tradicionais é a confecção de um conduíte externo de Dacron® 10 mm na artéria ilíaca comum para acesso dos dispositivos. Em geral, o acesso é realizado por via extraperitoneal, possibilitando a realização adequada do procedimento.

Uma tentativa de resolução endovascular desse problema deve constar dos passos sequenciais descritos a seguir. Inicialmente, se houver dificuldade para a subida do dispositivo, recomenda-se sua retirada e a tentativa de dilatação progressiva com cateteres dilatadores até atingir um perfil semelhante ao do dispositivo em questão, caso haja disponibilidade. O passo seguinte seria fazer uma angioplastia com balões de 6 a 8 mm para a artéria ilíaca externa e com balões de 8 a 10 mm para a ilíaca comum.

Na impossiblidade de progressão dos dispositivos após esses recursos, é recomendável endoconduíte. Com base na técnica *paving and cracking* descrita por Hinchliffe et al. em 2007, esse procedimento consiste no uso de endoprótese revestindo todo o eixo ilíaco (normalmente, opta-se pelo diâmetro de 12 mm) com posterior dilatação com balões compatíveis com o perfil das endopróteses torácicas, sendo, em geral, 8 a 10 mm na ilíaca externa e 10 a 12 mm na ilíaca comum (Figuras 115.23 e 115.24).

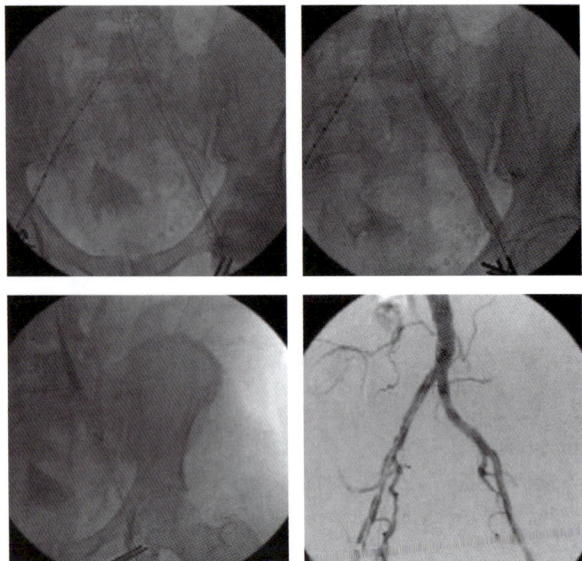

FIGURA 115.23 Endoconduíte realizado no Serviço de Hemodinâmica da Santa Casa de São Paulo, em procedimento de tratamento endovascular da aorta torácica. Foi usada uma endoprótese ilíaca Gore Excluder® 12 × 140 mm, além de um balão 12 mm na ilíaca comum e 10 mm na ilíaca externa. Na sequência (da esquerda para a direita e de cima para baixo), liberação da endoprótese, balonamento, retirada do cateter de entrega da endoprótese torácica e aortografia de controle sem sinais de extravasamento.

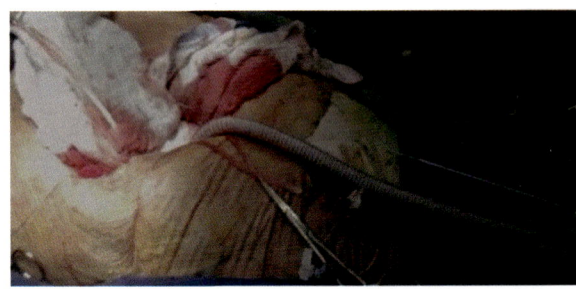

FIGURA 115.24 Conduíte de Dacron® 10 mm realizado em tratamento endovascular da aorta torácica no Serviço de Hemodinâmica da Santa Casa de São Paulo.

As referências bibliográficas deste capítulo se encontram no Ambiente de aprendizagem do GEN.

Isquemia Cerebral

116 📝

Isquemia Cerebral de Origem Extracraniana

Roberto Sacilotto ■ Marcus Vinícius Martins Cury ■ Marcos Roberto Godoy ■ Christiano Pecego ■ Renato Manzioni

Resumo

A doença cerebrovascular é a segunda maior causa de morte natural nos EUA e na Europa. No Brasil, a isquemia cerebral é uma das principais causas de morbimortalidade, e a aterosclerose é a causa mais frequente de ataque isquêmico transitório (AIT) e acidente vascular encefálico (AVE). A isquemia cerebral decorrente do território carotídeo ocorre em cerca de 25% dos casos; porém, além da aterosclerose, outras causas podem ser responsáveis por isquemia cerebral, entre elas arterites, displasia fibromuscular, acotovelamento da artéria carótida, dissecção, aneurisma, embolias de fonte cardiogênica, tumores de pescoço e radioterapia cervical. A prevenção primária tem por objetivo reduzir o impacto clínico das estenoses, prevenindo o AIT e o AVE. Já a prevenção secundária foca a prevenção da recorrência desses eventos isquêmicos. Desse modo, é de suma importância que o cirurgião vascular esteja familiarizado com as modalidades diagnósticas e terapêuticas dessa condição em sua prática clínica.

Palavras-chave: doenças das artérias carótidas; estenose das carótidas; isquemia cerebral.

ETIOPATOGENIA

As principais causas de isquemia cerebral são: território carotídeo, geralmente por tromboembolismo (25%); vasos cerebrais (25%); êmbolos cardíacos (20%); outras causas (5%); e causas desconhecidas, apesar da investigação clínica (25%).

A aterosclerose é a causa mais frequente de AIT e AVE em doentes com lesões de artérias extracranianas. Trata-se de processo degenerativo da parede arterial que se inicia com a formação da placa de ateroma e que, na evolução, leva ao estreitamento progressivo do lúmen do vaso. Em sua localização extracraniana, o ponto comumente atingido pela doença é a bifurcação carotídea, seguida pelas artérias carótida comum, subclávia e vertebral.

A isquemia cerebral decorre não só do estreitamento provocado pela placa aterosclerótica, mas também por acidentes intraplacas causados por ruptura da íntima, exposição das camadas subjacentes e aderência de elementos figurados do sangue, principalmente plaquetas. Esse processo desencadeia a formação de trombos murais e a possibilidade de microembolização cerebral. Outras vezes, a hemorragia no interior da placa desloca a íntima para dentro do lúmen do vaso, estreitando-a ou mesmo ocluindo-a completamente.

A isquemia cerebral decorrente do território carotídeo ocorre em cerca de 25% dos casos. Além da aterosclerose, outras causas também são responsáveis por quadros de insuficiência vascular cerebral de origem extracraniana. Entre elas, é possível relacionar as arterites, a displasia fibromuscular, o acotovelamento da artéria carótida, a dissecção espontânea, o aneurisma e as embolias de origem cardíaca.

As causas da isquemia vertebrobasilar são similares àquelas que afetam a circulação anterior, incluindo as embolizações cardíacas, o ateroembolismo de grandes vasos e a doença de pequenos vasos cerebrais. As estenoses ocorrem mais frequentemente na origem das artérias vertebrais, mas podem ocorrer também na porção distal das artérias vertebrais e basilares, levando ao ateroembolismo e à isquemia no território posterior.

QUADRO CLÍNICO

As manifestações clínicas de insuficiência vascular cerebral variam desde episódios de ligeira disfunção cerebral com rápida recuperação até quadros de acentuado comprometimento de funções cerebrais, que deixam sequelas definitivas ou culminam com o óbito. Levando em consideração o período de duração dos sintomas, o tempo de demora para o estabelecimento definitivo do quadro clínico e a recuperação, é possível classificá-lo em dois grupos: AIT e AVE.

Ataque isquêmico transitório

Os AIT são episódios curtos de perda de funções cerebrais localizadas em territórios como o hemisfério direito, o hemisfério esquerdo ou o território vertebrobasilar. São episódios que duram menos que 24 horas, habitualmente 2 a 15 minutos. Sintomas fugazes com duração de poucos segundos não caracterizam o AIT.

A insuficiência vascular cerebral que ocorre no território das artérias carótidas manifesta-se clinicamente por alterações sensitivas ou motoras no dimídio contralateral, distúrbios visuais homolaterais e disfasia ou afasia quando o hemisfério afetado é o dominante. As manifestações sensitivas são descritas como adormecimento ou "formigamento" e diminuição ou ausência de sensibilidade. As manifestações motoras são variáveis e vão desde um ligeiro cansaço ou fraqueza até parestesias ou paralisias. O distúrbio visual mais importante é a amaurose fugaz, mas alguns doentes relatam hemianopsia homolateral. É comum ocorrer amaurose fugaz sem outros sintomas, e, ocasionalmente, alguns doentes podem apresentar somente episódios de afasia.

Amaurose fugaz refere-se à perda transitória da visão em um olho. Ocasionalmente, a perda de visão pode ser permanente devido ao infarto da retina. Os pacientes com infarto retiniano ainda são candidatos à revascularização para prevenir o AVE hemisférico. Como diagnóstico diferencial, destaca-se a síndrome de isquemia ocular, a qual está correlacionada a sintomas clínicos secundários à hipoperfusão crônica.

A maioria dos pacientes com AIT apresenta sintomas motores. Sintomas sensitivos inespecíficos que envolvem somente uma extremidade ou um lado da face são difíceis de interpretar como sendo de isquemia cerebral. Nas situações em que não ocorre déficit motor, perda visual ou afasia, o diagnóstico de AIT é improvável e o paciente deve ser avaliado por um neurologista.[1]

AIT em "crescendo" se refere a múltiplos episódios de AIT em curto período. Não há um número bem estabelecido, mas consideram-se três episódios em até 7 dias.

As imagens de ressonância magnética (RM) cerebral mostram que, em muitos casos de AIT, evidencia-se infarto cerebral agudo, particularmente nos pacientes que referem os sintomas com duração de algumas horas. Outro aspecto seria o do infarto silencioso, que é definido como imagem ou evidência neuropatológica de infarto cerebral sem história de disfunção aguda neurológica atribuída à lesão.

Acidente vascular encefálico

Denominado também de AVE, é um termo genérico para designar situações clínicas que incluem infarto, hemorragia cerebral e hemorragia subaracnóidea.

O infarto cerebral é comumente associado à doença oclusiva vascular extracraniana. Os pacientes geralmente apresentam história clínica que inclui um ou mais fatores de risco, como hipertensão, diabetes, obesidade e doença cardíaca. As três maiores categorias clínicas incluem o infarto de origens aterosclerótica, cardioembólica e lacunar. O infarto aterosclerótico é devido à doença que compromete áreas cerebrais irrigadas por artérias extra ou intracranianas. Em estudo angiográfico, Blaisdell et al.[2] identificaram predominância de aterosclerose nas artérias extracranianas (relação extra/intra de 2:1), sendo a bifurcação carotídea o principal sítio de aterosclerose (38%). Apesar disso, o infarto cerebral aterosclerótico corresponde somente a 25 a 30% das causas de AVE.

Os pacientes que sofrem AVE por embolia de origem cardíaca apresentam quadro clínico de início súbito com déficit focal.

O infarto lacunar é um termo anatomopatológico, mas comumente usado para designar discretas lesões cerebrais que resultam do comprometimento de artérias situadas profundamente no parênquima cerebral e que suprem as substâncias branca e cinzenta do cérebro. É conceito de parte dos neurologistas que o infarto lacunar é mais devido à oclusão de uma artéria perfurante profunda do que a um tromboembolismo de origem carotídea.[1]

AVE em evolução se refere a déficits neurológicos flutuantes, sem retorno ao normal ou progressiva piora neurológica. Nesses casos, uma rápida avaliação quanto a origem extracraniana, seguida de intervenção, deve ser considerada.

Quando as artérias vertebrais são comprometidas, a isquemia afeta áreas cerebrais posteriores, cerebelo e tronco do encéfalo. Os principais sintomas incluem: lipotimia, ataxia, vertigens, tonturas e zumbidos. As manifestações sensitivas, motoras ou visuais costumam ser bilaterais ou alternantes. Entre os sintomas oculares, a diplopia é o sintoma mais frequente, porém a disfunção de nervos cranianos pode levar ao nistagmo. Encontram-se, também, sintomas sensitivos ou motores da face, disfasia e disartria.[3] Outros sintomas menos frequentes são: tonturas, convulsões, sonolência e deterioração mental.

Ocasionalmente, os sintomas relatados pelos pacientes não permitem diferenciar nitidamente a insuficiência vascular vertebrobasilar da carotídea, devido à presença de anastomoses arteriais entre os dois sistemas. O perfeito funcionamento dessa circulação de suplência explica, também, a ausência de sintomas em alguns casos de oclusão da carótida interna extracraniana.

Demência e doença carotídea

Tem havido dúvidas quanto à associação causal entre déficit cognitivo e estenose de carótida. O declínio cognitivo pode ser resultado de microembolização cerebral silenciosa com desenvolvimento de infartos, aumento do depósito de substância branca subcortical e/ou hipoperfusão crônica, especialmente em pacientes com baixa reserva cerebral. O estudo Manchester evidencia que as estenoses carotídeas > 70% estavam presentes em somente 2% dos pacientes com demência secundária à microembolização cerebral. Esses dados suportam ser improvável a hipótese de embolização silenciosa proveniente de estenose assintomática de carótida como causa de demência. As maiores evidências são de que a hipoperfusão crônica está associada à diminuição da reserva cerebral e ao déficit cognitivo. A evolução das estenoses carotídeas associada à inadequada colateralização pelo polígono de Willis pode levar a quadros de demência.[4]

EXAMES COMPLEMENTARES

Avaliação de lesão cerebral

Diante do paciente portador de isquemia cerebral, seja transitório, seja permanente, é indispensável a avaliação do parênquima cerebral, dimensionando a extensão da área isquêmica. Dependendo do tempo de evolução da sintomatologia e da disponibilidade de equipamentos, o paciente deve ser submetido à tomografia computadorizada (TC) ou à RM de crânio.

A TC é o método de imagem mais utilizado no diagnóstico da isquemia cerebral. Sua função é excluir hemorragia parenquimatosa ou lesões que simulam AVE, como tumores e hematomas subdurais. Na avaliação do AVE, pode haver erro no diagnóstico entre 10 e 30% quando o exame é realizado nas primeiras 24 horas.[5]

Pela RM, obtêm-se informações morfológicas e vasculares do sistema nervoso central (SNC) de forma não invasiva e com elevada sensibilidade, sendo possível detectar alterações logo após o evento isquêmico inicial. Além disso, é um exame superior à TC na identificação de hemorragia parenquimatosa, constituindo-se em ferramenta fundamental na indicação e no acompanhamento do tratamento fibrinolítico no AVE isquêmico.[6] A obtenção de imagens de difusão pela RM permite o diagnóstico precoce de isquemia cerebral; além disso, a sua combinação com as imagens de perfusão permite identificar áreas de penumbra.[7] A RM é mais sensível que a TC no diagnóstico de infartos da circulação posterior, principalmente o tronco cerebral e o cerebelo.

Avaliação etiológica da isquemia cerebral

Ultrassonografia Doppler de carótidas e vertebrais

De modo geral, no diagnóstico etiológico do quadro isquêmico cerebral, a ultrassonografia Doppler (USD) de artérias carótidas e vertebrais é o exame inicial a ser solicitado.[8] As vantagens desse exame incluem: não invasividade, baixo custo, reprodutibilidade e alta sensibilidade (0,89, intervalo de confiança [IC] 95% 0,85 a 0,92) e especificidade (0,84, IC 95% 0,77 a 0,89).[8] A USD permite avaliar a morfologia das lesões e a sua repercussão hemodinâmica. No modo B, a placa aterosclerótica é avaliada qualitativamente quanto a áreas hipoecogênicas que apresentam correlação com conteúdo lipídico e/ou hemático. Além disso, a partir da combinação da análise pelos modos color e Doppler, é possível inferir o grau de estenose (Figura 116.1).

No contexto diagnóstico da aterosclerose carotídea, é relevante a identificação das estenoses maiores que 50%, especialmente as maiores que 70 ou 80%, uma vez que esses pacientes podem ser candidatos à intervenção cirúrgica ou endovascular. Entre os critérios para avaliação das estenoses, destaca-se a velocidade de pico sistólico (VPS) no local da estenose.

Em 2002, em San Francisco, ocorreu uma reunião da Sociedade de Radiologia em Ultrassonografia (SRU) com o intuito de oferecer uma normativa para o diagnóstico de estenose da artéria carótida interna (ACI). O painel de consenso gerado por essa reunião foi publicado no ano de 2003, tornando-se referência até os dias atuais.[9] O principal parâmetro de análise é a VPS, sendo os parâmetros secundários o índice sistólico (IS) e a velocidade diastólica final (VDF). O IS é calculado pela relação de VPS entre o sítio estenótico na ACI e a porção pré-estenótica no segmento distal da artéria carótida comum (ACC).

O ponto de corte recomendado pelo painel da SRU para predição de estenose angiográfica superior a 50% foi VPS ≥ 125 cm/s e IS ≥ 2, e para estenoses superiores a 70%, VPS ≥ 230 cm/s e IS ≥ 4.

Em 2009, no Reino Unido, foi publicado outro documento com critérios diagnósticos das estenoses da ACI, compilando os critérios

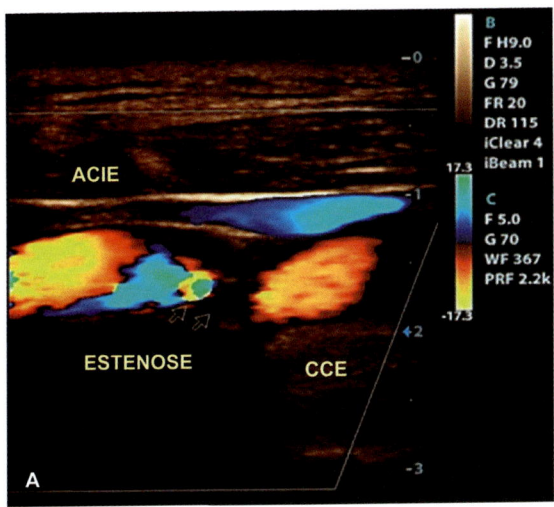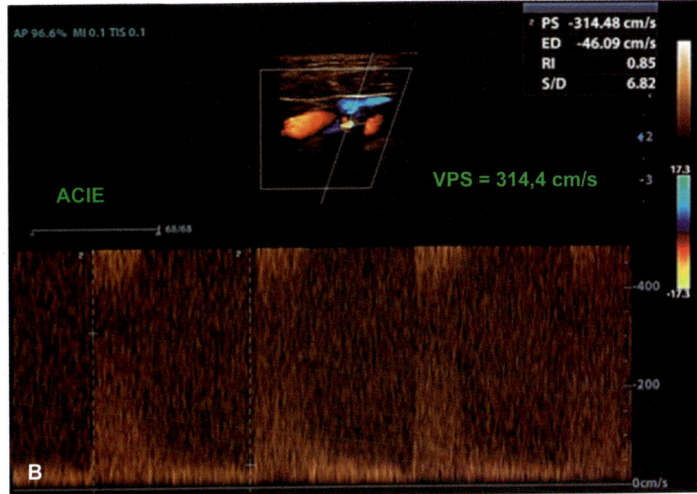

FIGURA 116.1 Estenose da artéria carótida interna pela ultrassonografia Doppler. **A.** Estenose da artéria carótida interna com turbilhonamento de fluxo ao modo *color* (*setas*). **B.** Análise espectral e velocidade de pico sistólico (VPS) no ponto de maior turbilhonamento de fluxo, inferindo estenose ≥ 70% (VPS = 314,4 cm/s). ACIE: artéria carótida interna esquerda; CCE: carótida comum esquerda.

do consenso norte-americano para estenoses, acrescidos do índice de St. Mary's (ISM), o qual estima diferentes graus de estenose a partir do grau de estenose superior a 50%.[10] O panorama desses dois consensos é apresentado no Quadro 116.1.

O consenso americano de 2003 e as recomendações do Reino Unido de 2009 foram uma tentativa de uniformizar os padrões de velocidade e categorização dos graus de estenose, sendo atualmente os mais utilizados na prática do dia a dia nos laboratórios de ultrassonografia.

A identificação de estenoses críticas (≥ 70 %) exibe boa acurácia pela USD, porém, para a identificação de estenoses entre 50 e 69%, há um desempenho inferior. Uma metanálise publicada em 2006, com 41 estudos, comparou a USD, a angiotomografia e a RM com a arteriografia no diagnóstico das estenoses carotídeas e mostrou que, para estenoses entre 70 e 99%, a sensibilidade e a especificidade da USD foram de 89 e 84%, respectivamente. Contudo, para estenoses intermediárias (entre 50 e 69%), a sensibilidade foi de apenas 36%, apesar de uma especificidade de 91%.[11] Em estudo comparativo entre os critérios de velocidade da USD e a lesão estratificada pela angiografia utilizando critérios NASCET, Sabeti et al.[12] mostraram que, no diagnóstico de estenoses entre 70 e 99%, o grau de estenose apresentou concordância com a angiografia em 96% dos casos (kappa = 0,85), porém somente para estenoses < 70%, esse grau de concordância foi de apenas 45% (kappa = 0,26).

Com o objetivo de validar os critérios publicados pela SRU, AbuRahma et al.[13] realizaram um estudo para testar a acurácia desses critérios. Utilizando os critérios de VPS, VDF e IS, os autores

compararam os resultados obtidos nas angiografias de 376 artérias carótidas de 197 pacientes. A melhor correlação estatística entre as estenoses aferidas pela USD e a arteriografia (teste de Pearson) foi obtida com a medida de VPS (r = 0,81), seguida da medida de VDF (r = 0,70) e do IS (r = 0,57). Houve boa concordância para o diagnóstico de estenose crítica (≥ 70 %), com sensibilidade, especificidade e acurácia de 99, 86 e 95%, respectivamente. Entretanto, para estenoses ≥ 50%, quando foi utilizado o critério da VPS > 125 cm/s, os valores de sensibilidade, especificidade e acurácia foram de 93, 68 e 85%, respectivamente. Além disso, os autores relataram que com o aumento da VPS de 125 para 140 cm/s na detecção de estenoses ≥ 50%, ocorreu aumento na sensibilidade, na especificidade e na acurácia para 94, 91 e 92%, respectivamente. Dessa maneira, a conclusão do estudo foi que os critérios do painel de consenso da SRU são acurados para a detecção de estenoses ≥ 70%, porém, para a detecção de estenoses ≥ 50%, há melhor acurácia se for utilizado o valor da VPS ≥ 140 cm/s, recomendando que seja utilizado esse parâmetro na rotina diagnóstica.

A avaliação das artérias vertebrais também faz parte da USD dos vasos extracranianos. A artéria vertebral pode ser dividida anatomicamente em cinco segmentos distintos, conforme o Quadro 116.2. O aspecto mais importante no exame da artéria vertebral é identificar a presença de fluxo anterógrado. A presença de fluxo retrógrado costuma ser um forte indicativo da chamada síndrome de roubo da artéria subclávia.

A maioria das estenoses localizadas nas artérias vertebrais está situada nos segmentos V0 e V4, sendo esse último não acessível à USD.

QUADRO 116.1	Critérios diagnósticos de velocidade para estenose da artéria carótida interna.		
Grau de estenose (%)	VPS ACI (cm/s)	IS: VPS ACI/VPS ACC	ISM: VPS ACI/VDF ACC
< 50	< 125[9]	< 2[9]	< 8[10]
50 a 69	≥ 125[9]	≥ 2[9]	8 a 10[10]
60 a 69	–	–	11 a 13[10]
70 a 79	≥ 230[9]	≥ 4[9]	14 a 21[10]
80 a 89	–	–	22 a 29[10]
> 90	≥ 400[10]	≥ 5[10]	≥ 30[10]
Suboclusão	Velocidades altas ou baixas	Variável	Variável
Oclusão	Sem fluxo	Não aplicável	Não aplicável

ACC: artéria carótida comum; ACI: artéria carótida interna; IS: índice sistólico; ISM: índice de St. Mary's; VDF: velocidade diastólica final; VPS: velocidade de pico sistólico.

QUADRO 116.2	Segmentos anatômicos da artéria vertebral.
Segmento	**Localização**
V0	Óstio da artéria vertebral, junto à artéria subclávia
V1	Entre o óstio e o forame do processo transverso vertebral de C6
V2	Segmentos intraforaminais dos processos transversos vertebrais
V3	Entre o forame do processo transverso vertebral de C1 e o forame magno
V4	Segmento intracraniano até a artéria basilar

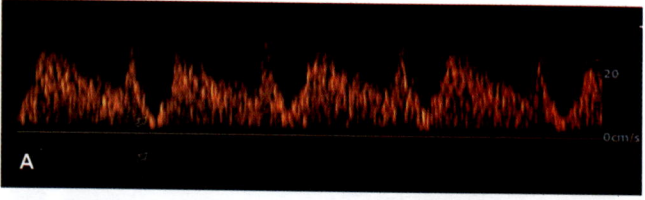

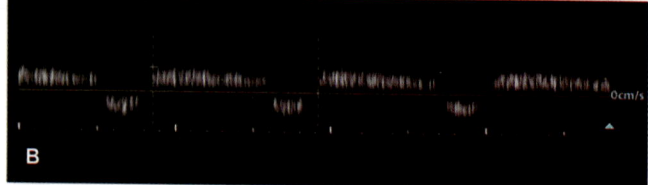

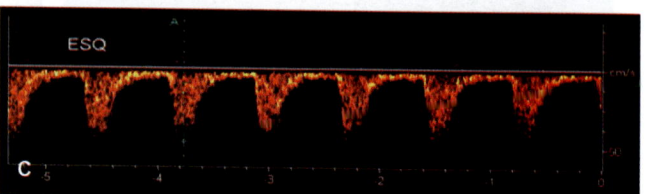

FIGURA 116.2 Roubo de fluxo e curvas espectrais (artéria vertebral). **A.** Roubo tipo I, com desaceleração sistólica (*setas*). **B.** Roubo tipo II, com inversão da fase sistólica do fluxo. **C.** Roubo tipo III, com inversão completa da curva espectral (inversão do sentido de fluxo), mais frequentemente associado à oclusão da artéria subclávia ipsilateral. ESQ: esquerda.

Não há critérios de velocidade bem estabelecidos para graduar estenoses vertebrais. Valores de VPS abaixo de 10 cm/s ou acima de 100 cm/s podem indicar estenoses, geralmente em V0. Na presença de oclusão carotídea, a VPS na artéria vertebral pode ser muito elevada, não por haver estenose local, mas por hiperfluxo compensatório para o cérebro.

No Quadro 116.3, adaptado do estudo de Hua et al.,[14] encontram-se valores de corte para a definição dos graus de estenose proximal da artéria vertebral. A VPS na origem do vaso é o parâmetro de maior especificidade (> 90%) para a quantificação de estenose vertebral proximal, quando comparada aos demais critérios espectrais, como índice de velocidade máxima (IVV) e VDF.

A presença de estenose hemodinamicamente significativa ou oclusão do tronco braquiocefálico ou de segmento proximal da artéria subclávia (direita ou esquerda) pode provocar efeito de "roubo" de fluxo da artéria vertebral para suprir a artéria subclávia acometida.[15] Nesse grupo de pacientes, a indicação do exame normalmente ocorre devido a sintomas que geralmente se caracterizam por episódios de tontura efêmera. Em geral, o tipo de roubo correlaciona-se com graus progressivamente mais graves de estenose da artéria subclávia.

A morfologia da curva espectral e a direção da onda de fluxo na artéria vertebral ipsilateral, em repouso ou após manobra de provocação de hiperemia reativa (compressão do membro superior ipsilateral com manguito de pressão insuflado), permitem avaliar o efeito de "roubo". A primeira alteração ocorre durante a fase sistólica, com desaceleração do fluxo (roubo tipo I); quando a estenose da artéria subclávia ipsilateral progride para graus mais severos, ocorre a inversão da fase sistólica da curva espectral na artéria vertebral (roubo parcial, tipo II). Finalmente, quando há suboclusão ou oclusão da artéria subclávia, ocorre inversão completa do sentido do fluxo na artéria vertebral, com curva espectral apresentando-se invertida (Figura 116.2).[15]

Angiorressonância, angiotomografia e angiografia com subtração digital

A angiografia por RM é obtida por meio da reconstrução de imagens derivadas de informações do fluxo sanguíneo e não diretamente da parede do vaso. Em 20% dos casos, aparecem artefatos que podem prejudicar a análise da bifurcação carotídea. Alguns doentes não podem ser estudados por ter claustrofobia ou por usar próteses metálicas. A angiorressonância é mais sensível em áreas de fluxo laminar perpendicular ao plano da imagem, podendo sobrestimar lesões com fluxo turbulento ou naqueles em que há tortuosidade dos vasos.[16] Além disso, para análise dos vasos intracranianos, apresenta qualidade superior à tomografia (Figura 116.3).

A angiotomografia com reconstrução 3D fornece informações importantes quanto a morfologia do arco aórtico, bem como permite quantificar o grau de estenose carotídea. Os programas de processamento de imagens permitem avaliar com clareza algumas características das placas, incluindo presença de ulcerações (Figura 116.4). Contudo, além do uso do contraste iodado, incluindo seus efeitos colaterais, a reconstrução tomográfica pode gerar artefatos de imagem, por vezes equivocadamente interpretados como estenoses (Figura 116.5).

A angiografia digital é o método considerado padrão-ouro no diagnóstico etiológico dos eventos cerebrais de origem aterosclerótica. Sua principal vantagem é a visibilização dos troncos supra-aórticos, das artérias carótidas, das artérias vertebrais e dos vasos intracranianos. Permite avaliar a conformação anatômica do arco aórtico e a bifurcação carotídea, bem como alterações e irregularidades da placa aterosclerótica, como as ulcerações.

Como se trata de método invasivo, a angiografia oferece risco de déficit neurológico, que varia de 1 a 4% em doentes sintomáticos. Outro inconveniente é o fato de não oferecer informações a respeito da repercussão hemodinâmica das lesões observadas.[17]

QUADRO 116.3	Valores de corte para velocidades nas estenoses proximais das artérias vertebrais.[14]		
	Estenose ≤ 50%	**Estenose ≥ 50 a 69%**	**Estenose 70 a 99%**
VPS	≥ 85 cm/s	≥ 140 cm/s	≥ 210 cm/s
IVV*	≥ 1,3	≥ 2,1	≥ 4
VDF	≥ 27 cm/s	≥ 35 cm/s	≥ 55 cm/s

*Índice de velocidade máxima (IVV) = velocidade de pico sistólico (VPS) no ponto da estenose/VPS no forame intervertebral (segmento V2). VDF: velocidade diastólica final.

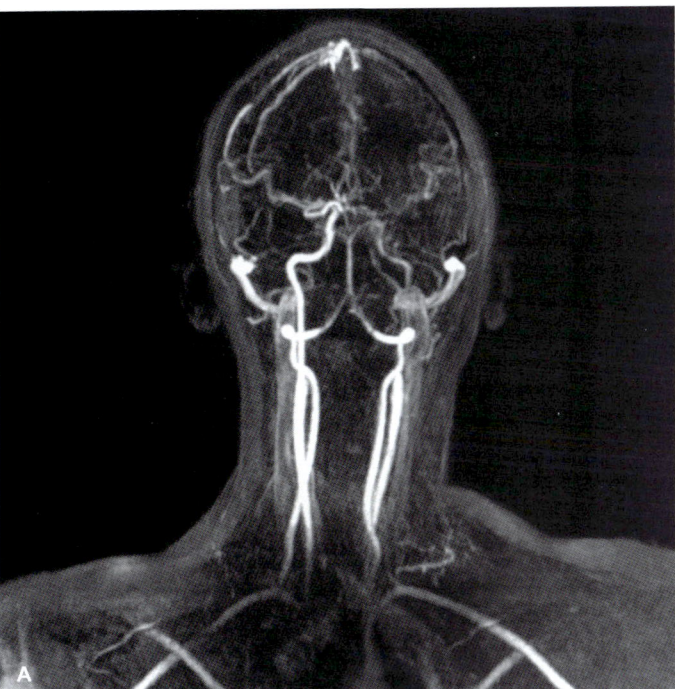
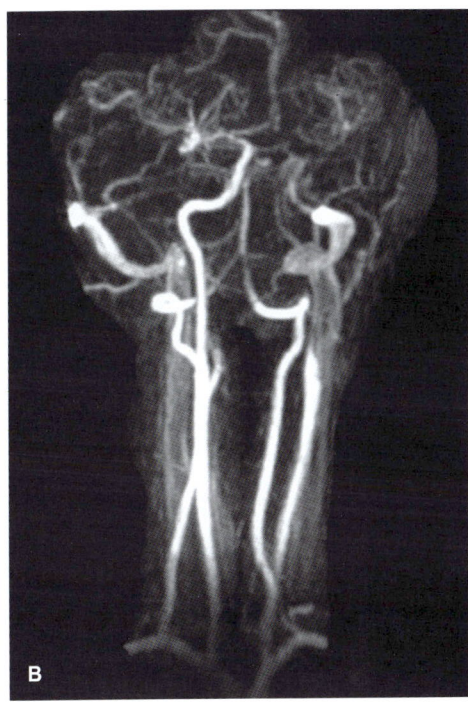

FIGURA 116.3 Angiorressonância de arco aórtico, cervical e vasos intracranianos. **A.** Vasos cervicais e intracranianos. Notar a má contrastação da carótida interna esquerda cervical/intrapetrosa, associada à compensação pela circulação posterior e pela carótida contralateral. **B.** Na reconstrução da carótida esquerda, nota-se o afilamento na carótida interna esquerda, secundário à dissecção aguda.

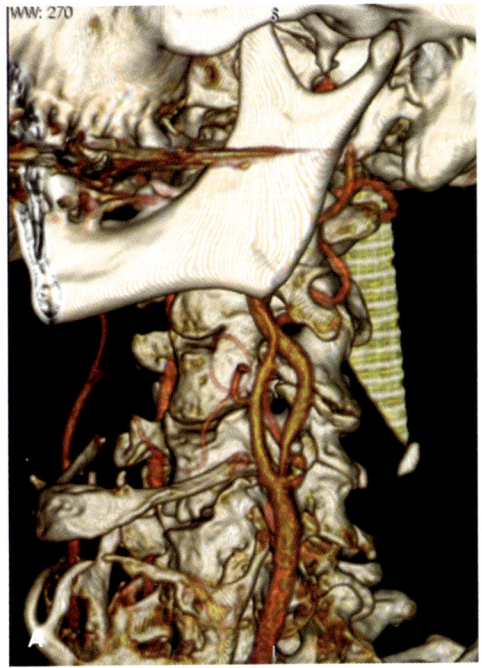
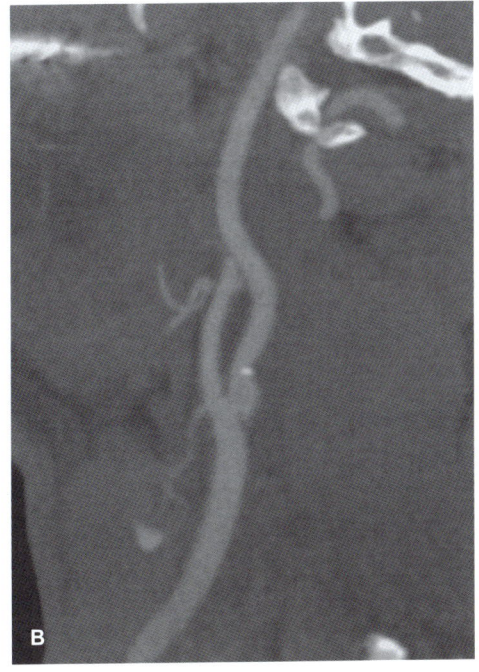

FIGURA 116.4 Angiotomografia com reconstrução 3D. **A.** A reconstrução 3D permite avaliar a relação da bifurcação carotídea com as estruturas ósseas. **B.** Observar que nessa reconstrução *maximum intensity projection* (MIP) é possível identificar uma estenose > 70% na origem da carótida interna esquerda, associada à úlcera local.

O acesso às múltiplas modalidades diagnósticas é fundamental na decisão terapêutica. Desse modo, as principais indicações para realização de angiografia incluem:

- Discrepância entre história clínica, exame físico, *duplex scan* e tomografia cerebral
- Sintomas vertebrobasilares
- Dúvidas no *duplex* com relação à porção distal da ACI, incluindo dúvidas quanto a presença ou não de oclusão

- Sintomas cerebrais focais e estenose da artéria carótida menor que 50% ao *duplex*, mas com suspeita de placa ulcerada (Figura 116.6).[18-20]

De modo geral, as diretrizes internacionais, principalmente o *guideline* Europeu, estabelecem que a USD deve ser o exame inicial para a avaliação das artérias carótidas e vertebrais. Na detecção de estenose > 70%, a decisão sobre a intervenção deve ser complementada com um segundo exame de USD e/ou exame

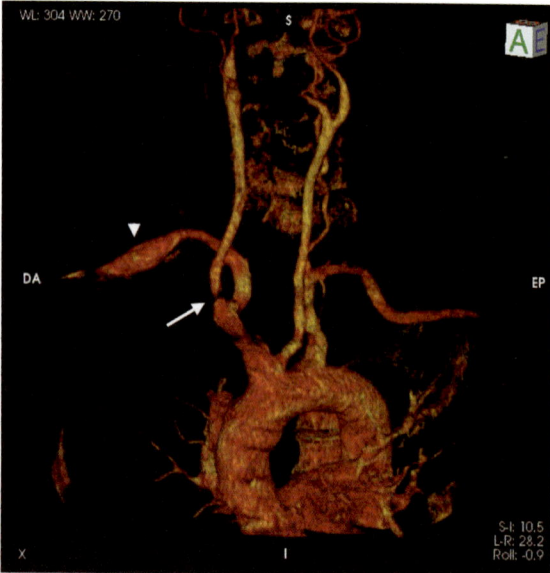

FIGURA 116.5 Angiotomografia com reconstrução 3D. Notar a morfologia do arco aórtico (arco tipo I), associado a tronco bovino. Nota-se artefato na origem da carótida comum direita, o qual pode ser equivocadamente interpretado como estenose (*seta*). Além disso, há imagem compatível com aneurisma da artéria subclávia direita (*ponta de seta*). DA: dilatação aneurismática; EP: esquerda do paciente.

contrastado, os quais incluem: angiorressonância ou angiotomografia, especialmente quando se considera intervenção endovascular. Além disso, nesse tópico, quando se considera o diagnóstico de insuficiência vertebrobasilar, a avaliação apenas por Doppler é insuficiente, recomendando-se exame de imagem complementar.[21]

TRATAMENTO CLÍNICO

Em pacientes com quadro isquêmico cerebral, deve-se considerar uma terapêutica clínica ampla, conceituada de terapêutica médica ideal (BMT, do inglês *best medical therapy*), que segue as seguintes determinações:

- Mudança de estilo de vida, incluindo abstinência do tabagismo e prática de atividades físicas
- Antiagregante plaquetário
- Controle da hipertensão arterial sistêmica, incluindo uso de betabloqueadores
- Controle do diabetes melito
- Uso de estatinas.[22]

Esse tratamento, ideal na prevenção de eventos cardiovasculares, é de difícil adesão por parte dos pacientes, e o intervalo entre o início do tratamento e os benefícios deve ser considerado. Alguns estudos demonstram que a frequência de AVE hemorrágico diminui já no primeiro ano de tratamento com anti-hipertensivos, porém a redução da taxa de AVE isquêmico só é conseguida após 2 anos de tratamento medicamentoso.[23] Da mesma forma, no Heart Protection Study[24] foi observado que a redução de AVE se torna significante somente após o segundo ano de uso de estatina, mas a maioria dos pacientes a utiliza por prazo médio de 6 meses.

A terapêutica antiagregante plaquetária é amplamente usada na prevenção do AVE isquêmico, notadamente nos pacientes que apresentaram AIT ou AVE de pequena repercussão clínica. Os antiagregantes mais utilizados são o ácido acetilsalicílico (AAS), o clopidogrel e a ticlopidina. Esses últimos inibem a ação da adenosina difosfato na agregação plaquetária, mas não inibem a ciclo-oxigenase, nem a produção de tromboxano e de prostaciclinas pelas células endoteliais, como ocorre com o AAS. As evidências sugerem que baixas doses de AAS (75 a 100 mg) são efetivas na redução de

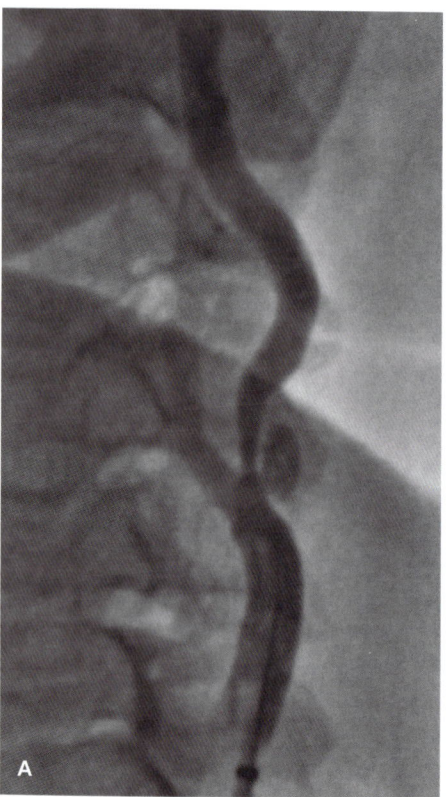
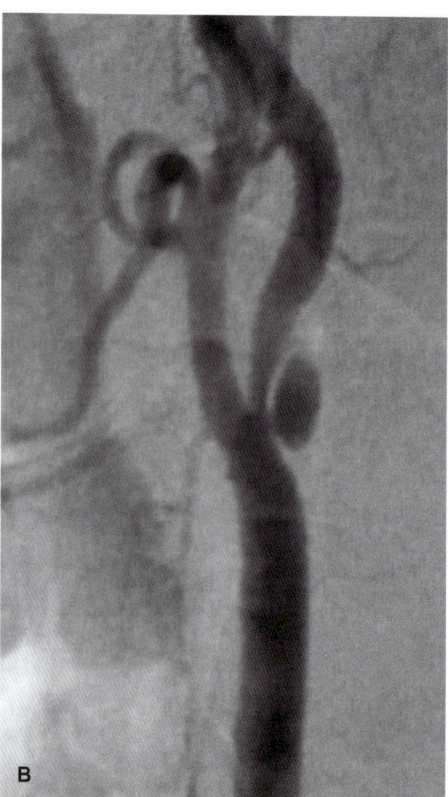

FIGURA 116.6 Angiografia digital. **A.** Angiografia em modo cine. **B.** Angiografia por subtração digital. Notar a correlação da imagem angiográfica com a reconstrução tomográfica em 3D (mesma lesão da Figura 116.4 B).

eventos cardiovasculares e óbitos. Essa dose foi usada em todos os pacientes no estudo do *European Carotid Surgery Trial* (ECST).[25,26]

O CAPRIE,[27] estudo duplo-cego e randomizado, analisou a utilização do clopidogrel (75 mg) *versus* AAS (325 mg) em pacientes com risco de eventos isquêmicos. Inicialmente, cerca de 19.200 pacientes foram recrutados, sendo, pelo menos, 6.300 avaliados em cada grupo. Com uma média de seguimento de 1,9 ano, o uso de clopidogrel foi mais eficaz na redução de eventos cardiovasculares conjugados, ou seja, AVE ou infarto agudo do miocárdio (IAM) ou morte de origem cardiovascular. Dessa forma, comparativamente ao AAS, o uso do clopidogrel foi superior, reduzindo o risco relativo de evento cardiovascular em 9,4%. Diante dos resultados do CAPRIE, o estudo MATCH[28] elaborou a hipótese de que a terapia antiplaquetária dupla poderia ser superior à monoterapia. Para confirmar isso, um estudo duplo-cego, placebo-controlado com 7.599 pacientes com evento cerebrovascular recente, foi realizado. Em ambos os grupos, os pacientes já utilizavam clopidogrel 75 mg/dia; no grupo tratamento, foi adicionado AAS 75 mg/dia, ao passo que, no grupo-controle, associou-se o placebo. Com um seguimento de 18 meses, foi identificada redução do risco relativo de evento cerebrovascular de apenas 1%, além de aumento de sangramento maior de 1,3%. Diante disso, os autores concluíram não haver benefício da dupla antiagregação plaquetária na redução de novos eventos cerebrovasculares.

Quanto ao uso das estatinas na doença cerebrovascular, na análise *post-hoc* dos pacientes do estudo *Asymptomatic Carotid Surgery Trial* (ACST-1), o risco de morte e AVE em 10 anos foi de 13,4% no grupo BMT contra 7,6% no grupo pós-endarterectomia. No mesmo estudo, quando a estatina não foi administrada, o risco de morte e AVE aumentou para 24,1% no BMT e para 17,4% após a endarterectomia de carótida, sugerindo que as estatinas reduzem o risco de AVE a longo prazo.[29] Esses achados foram corroborados por uma revisão Cochrane de 2013 que demonstrou entre 18 estudos randomizados, envolvendo 56.934 pacientes, que o uso de estatinas foi associado à redução significativa de morte por qualquer causa, a eventos cardiovasculares maiores e à necessidade de revascularização arterial.[30]

Em resumo, a otimização da terapêutica médica tem avançado e tem sido vista como complemento ao procedimento cirúrgico. Se os medicamentos não são utilizados por período longo, o tratamento não confere benefícios. O benefício da cirurgia é imediato, enquanto o do tratamento clínico necessita de um lapso de tempo maior.[21]

TRATAMENTO CIRÚRGICO

Pacientes sintomáticos

Na década de 1980, foram iniciados dois grandes estudos randomizados, com o objetivo de comparar os tratamentos clínico e cirúrgico em pacientes sintomáticos na prevenção do AVE tardio.

O estudo *North American Symptomatic Carotid Endarterectomy Trial* (NASCET)[31] envolveu 106 centros médicos dos EUA e do Canadá entre 1987 e 1996, e 2.885 pacientes foram randomizados. Todos os doentes eram sintomáticos e haviam apresentado AIT ou amaurose fugaz há menos de 6 meses. Todos foram submetidos à angiografia e estratificados em dois grupos, de acordo com o grau de estenose: 30 a 69% e 70 a 99%. A medida da estenose foi estabelecida de acordo com o diâmetro da carótida interna no local livre de doença, acima da estenose. A randomização incluía um grupo de tratamento clínico e outro de tratamento cirúrgico (endarterectomia de carótida) com tratamento clínico adjuvante. Nos 659 pacientes avaliados, com estenose de carótida superior a 70%, randomizados entre tratamento clínico ou cirúrgico, a taxa cumulativa de

AVE em 2 anos foi de 26% para os 331 pacientes em tratamento clínico e de 9% para os 328 pacientes cirúrgicos (redução do risco absoluto de 17 ± 3,5%; *p* < 0,001). A endarterectomia de carótida foi ainda benéfica quando se somaram os casos de AVE e óbito relacionados à cirurgia. Nos pacientes que apresentaram estenose moderada de 30 a 69%, foi observada redução do risco de AVE no grupo cirúrgico, que, no entanto, não atingiu significância estatística. Os autores advertem que os cirurgiões foram selecionados e seus resultados confirmaram alto nível de experiência com taxas de AVE e óbito operatório de cerca de 2,1%. Os benefícios da endarterectomia de carótida diminuem quando a taxa de complicações aumenta, e próximo de 10%, o benefício pode não existir.

Em notável coincidência, os resultados do ECST[32] foram publicados quase no mesmo ano. O estudo foi multicêntrico, envolvendo 100 centros em 14 países, desenvolvido entre 1981 e 1994, englobando pacientes que tinham apresentado AVE com recuperação parcial, AIT ou amaurose fugaz. Em 10 anos, 2.518 pacientes foram randomizados e acompanhados por 3 anos. No estudo, foram incluídos pacientes com estenoses leves, moderadas e graves, e a medida da estenose foi feita a partir de uma estimativa do diâmetro do bulbo. Nos 374 pacientes com estenoses leves, de 0 a 29% houve pequeno risco de AVE ipsilateral com tratamento clínico. Para pacientes com estenose moderada (30 a 69%), os resultados foram inconclusivos. Nos 778 doentes com estenose acentuada (70 a 99%), a cirurgia mostrou grande benefício. A taxa global de AVE e óbito precoce foi de 7,5%, porém, no seguimento de 3 anos, a taxa de AVE foi de 2,8% para o grupo cirúrgico e de 17% para o grupo clínico. Esses resultados determinaram uma redução de 6 vezes na taxa de AVE para o grupo cirúrgico (*p* < 0,0001).

A conclusão desse estudo foi semelhante à obtida no NASCET, que recomendou endarterectomia de carótida em pacientes sintomáticos com estenose acima de 70% na bifurcação carotídea. No entanto, é fundamental considerar que a estimativa de estenose carotídea é realizada por diferentes critérios; assim, para um mesmo paciente, o grau de estenose é maior pelo ECST do que pelo NASCET (Figura 116.7).

De acordo com os resultados desses dois principais estudos, resumidamente, as indicações para endarterectomia carotídea em pacientes sintomáticos são: estenose superior a 70% na bifurcação carotídea em pacientes que apresentaram AIT, amaurose fugaz, AVE com boa recuperação ou AVE em evolução com sintomas progressivos. A cirurgia pode também ser indicada em pacientes sintomáticos que apresentam estenose maior que 50% e evidências

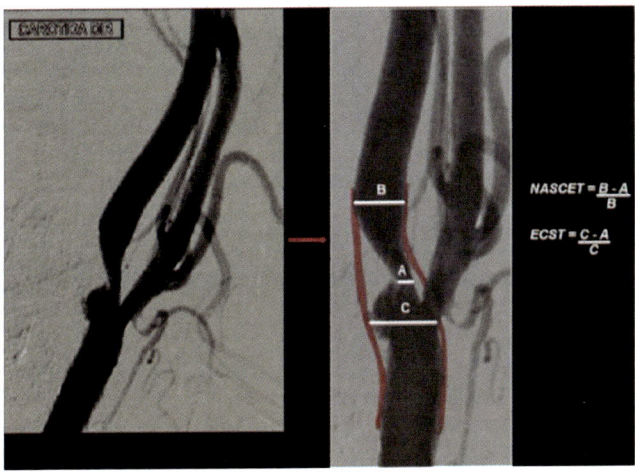

FIGURA 116.7 Angiografia digital. Estenose na bifurcação carotídea direita, sendo realizada uma estimativa do tamanho do bulbo. Nesse exemplo, a estenose é de 70% por critérios NASCET e de 85% pelo critério ECST.

de placa ulcerada na bifurcação carotídea. Ambos os estudos mostraram que a presença de placas irregulares e/ou com ulcerações aumentaram o risco de AVE ipsilateral tardio em pacientes tratados clinicamente.[31,32]

Paralelamente à endarterectomia, o tratamento das estenoses da ACC pela técnica de angioplastia percutânea teve grande impulso nos últimos anos. O seu uso crescente pode ser explicado pelo aumento do interesse global nas técnicas endovasculares e pela perspectiva de uma terapêutica de baixa invasividade e de rápida recuperação, o que atrai tanto médicos quanto pacientes.

Baseado em conceitos e evidências, o órgão norte-americano de regulamentação de drogas e alimentos (Food and Drug Administration [FDA]) considera a indicação de angioplastia carotídea restrita a pacientes sintomáticos e com elevado risco operatório. Outras indicações aceitáveis seriam portadores de pescoço hostil, reestenose pós-endarterectomia e doença carotídea por displasia fibromuscular.

As primeiras investigações comparativas entre endarterectomia e angioplastia de carótidas (AC) foram realizadas entre o fim da década de 1990 e o ano 2001,[33,34] e evidenciavam a superioridade da cirurgia convencional quanto aos índices de morbimortalidade no período peroperatório. Porém, as técnicas endovasculares utilizadas na época eram substancialmente mais simples, caracterizadas pela ausência de dispositivo de proteção cerebral e pela falta de consenso quanto ao uso ou não de *stents* após a angioplastia com cateter-balão. Em um seguimento de apenas 30 dias, Brooks et al.[34,35] realizaram estudos tanto em pacientes sintomáticos quanto assintomáticos, evidenciando resultados similares entre os tratamentos cirúrgico e endovascular.

Apenas com a publicação do estudo CAVATAS[36] é que os resultados de morbimortalidade das angioplastias carotídeas passaram a ser comparáveis aos da cirurgia convencional quanto à incidência de AVE maior. No entanto, o grupo submetido a tratamento endovascular apresentou maior número de AVE menor, com a vantagem de não ocorrer nenhuma lesão de pares cranianos. No seguimento de 5 anos, a continuidade do estudo CAVATAS[37] não demonstrou diferença estatística entre os grupos quanto a incidência de AVE maior.

Outro importante estudo sobre angioplastia carotídea foi o *Stenting and Angioplasty with Protection in Patients at High Risk for Endarterectomy* (SAPPHIRE),[38] publicado em 2004. Trata-se de um estudo multicêntrico randomizado, no qual 334 portadores de estenose carotídea sintomática superior a 50% ou assintomática superior a 80% (a maioria dos casos) foram randomizados entre endarterectomia ou AC com dispositivo de proteção cerebral. Os resultados mostraram incidências semelhantes de AVE ou morte nos primeiros 30 dias e em 1 ano, porém com maior risco de IAM no grupo cirúrgico no mesmo período. Assim, os autores do estudo concluíram que a AC se mostrava superior em pacientes com risco cirúrgico elevado. Somente com a publicação do SAPPHIRE que a FDA aprovou a angioplastia carotídea com *stent*.

Em 2005, a investigação denominada *Carotid Revascularization Using Endarterectomy or Stenting Systems* (CaRESS)[39] foi publicada, na qual 397 pacientes sintomáticos com estenose > 50% ou assintomáticos (estenose > 75%) foram submetidos à angioplastia (N = 154) ou endarterectomia (N = 243) carotídea. O CaRESS foi um estudo multicêntrico, porém não randomizado, e os critérios de indicação para AC ou endarterectomia eram baseados na opção do médico e do paciente. Tal característica, segundo os autores, refletia de forma mais realista as decisões clínicas tomadas no dia a dia. Seus resultados na primeira fase demonstraram que a incidência de morte, AVE e IAM em 30 dias e em 1 ano era semelhante nos pacientes submetidos às duas técnicas.

O EVA-3S[40] (2006) reacendeu discussões sobre o valor da AC como método terapêutico em pacientes sintomáticos. Os autores apresentaram dados evidenciando clara superioridade da endarterectomia sobre a AC quanto à incidência de complicações (AVE e morte) em 1 mês e 6 meses. Houve a necessidade de interrupção do EVA-3S ante a discrepância de resultados entre os dois métodos terapêuticos. É importante observar que as angioplastias iniciais incluídas no EVA-3S foram realizadas sem dispositivos de proteção cerebral, e apresentaram alta incidência de AVE (20%), contribuindo fortemente para os resultados negativos finais do grupo submetido à angioplastia. Porém, a incidência de AVE peroperatória observada persistiu alta (7,9%) mesmo após a inclusão e a obrigatoriedade do uso de dispositivos de proteção cerebral. Embora grupos médicos com pouca experiência em angioplastia carotídea tenham sido incluídos nesse estudo, os autores demonstraram que não houve discrepâncias na incidência de complicações quando comparados a grupos com maior experiência. Outra característica valorizada no EVA-3S foi a ausência de conflitos de interesse, pois o estudo obteve financiamento público integral, sem envolvimento dos fornecedores de dispositivos e insumos endovasculares.

Em 2010, foi concluído o *International Carotid Stenting Study* (ICSS).[41] Trata-se de estudo internacional, multicêntrico, randomizado e controlado, no qual a análise dos desfechos foi realizada por profissionais não envolvidos nas intervenções cirúrgicas (análise cega). Um total de 1.713 pacientes foram randomizados para tratamento por endarterectomia ou angioplastia, e os principais desfechos analisados foram as incidências de isquemia cerebral pós-operatória, isquemia coronariana e óbito. Ao término de 120 dias de acompanhamento, a incidência de desfechos clínicos não satisfatórios (AVE, IAM ou óbito) foi de 8,5% para o grupo de angioplastias comparado com 5,2% para o grupo de endarterectomia (72 × 44 eventos; $p = 0,006$). As vantagens do tratamento endovascular foram somente quanto à incidência de lesões de nervos cranianos e hematomas. Na avaliação a curto prazo, a endarterectomia apresenta vantagens sobre a angioplastia, porém o estudo ainda aguarda a conclusão do acompanhamento de 36 meses.

Na avaliação dos estudos randomizados sobre o tratamento cirúrgico *versus* endovascular, havia falta de seguimento a longo prazo. O estudo CREST, publicado em 2010,[42] veio com a promessa de suprir essa falta. O seu desenho assemelha-se aos estudos prévios, ou seja, também foi multicêntrico e randomizado (endarterectomia × AC), porém sua principal diferença esteve na fonte do financiamento, a qual foi predominante pelo National Institutes of Health. Todas as angioplastias foram realizadas com o uso de um único tipo de *stent* (RX Acculink® – Abbott) e, preferencialmente, com filtro RX Accunet® – Abbott. Após análise de 2.502 pacientes randomizados, foi identificada maior incidência de AVE peroperatório após angioplastia carotídea (AVE 4,1 × 2,3%; $p = 0,012$). Além disso, no seguimento de 4 anos, a incidência de evento cerebral (AVE maior ou menor) foi maior no grupo de angioplastias (10,2 × 7,9%; $p = 0,03$). Outra constatação foi que pacientes mais idosos (idade superior a 70 anos) apresentaram melhores resultados com a endarterectomia, enquanto para pacientes mais jovens os melhores resultados foram com a AC. A única vantagem da angioplastia foi na incidência de IAM (1,1 × 2,3%; $p = 0,032$), e a principal conclusão foi que ambos os métodos são adequados na prevenção de acidentes vasculares cerebrais.

Quando considerado o grupo de pacientes sintomáticos, o *guideline* europeu estabelece em uma de suas diretrizes que:

- A endarterectomia é recomendada para pacientes sintomáticos com estenose de 70 a 99% dentro de um período de até 6 meses dos sintomas: evidência classe IA

- A endarterectomia pode ser considerada em pacientes sintomáticos com estenose intermediária de 50 a 69% dentro de um período de até 6 meses dos sintomas: evidência classe IIA
- Pacientes sintomáticos com idade > 70 anos e estenose de 50 a 99% devem ser preferencialmente tratados por endarterectomia em um período de até 6 meses dos sintomas
- Em pacientes sintomáticos com idade < 70 anos, a angioplastia pode ser considerada como uma alternativa à endarterectomia, desde que o serviço que realiza esse método tenha uma taxa de AVE peroperatório < 6%.[21]

Pacientes assintomáticos

Em pacientes assintomáticos, três estudos randomizados foram realizados na década de 1990 com a finalidade de avaliar se a endarterectomia de carótida reduz o risco de AVE: *VA Affairs Cooperative Study Group* (VA), *Asymptomatic Carotid Atherosclerosis Study* (ACAS) e *Asymptomatic Carotid Surgery Trial -1* (ACST-1).

O estudo ACAS[43] foi um estudo multicêntrico realizado nos EUA e no Canadá entre dezembro de 1987 e 1993. Foram seguidos 1.662 doentes com estenose carotídea superior a 60% randomizados em dois grupos: 834 receberam tratamento clínico (AAS 325 mg/dia e controle dos fatores de risco) e 825 foram submetidos à endarterectomia de carótida. Ao fim de 32 meses, a taxa cumulativa de AVE, no grupo submetido a tratamento clínico, foi de 11%, e no grupo cirúrgico, de 5,1%, incluindo as complicações cirúrgicas imediatas (*p* < 0,05). Adicionalmente, o estudo ACAS concluiu que pacientes com idade inferior a 80 anos e estenose > 60% seriam beneficiados com endarterectomia desde que realizada por cirurgiões com taxas combinadas de AVE e/ou mortalidade operatória inferiores a 3%.

No estudo VA, 444 pacientes foram randomizados e a taxa integrada de eventos cerebrovasculares, incluindo AVE, amaurose fugaz e AIT, em um seguimento de 4 anos foi de 8% para endarterectomia contra 22% para tratamento clínico otimizado. No entanto, ao avaliar isoladamente o risco de AVE, não foi encontrada diferença significativa entre os dois grupos.[44]

O ACST-1 foi o mais longevo dos estudos em pacientes assintomáticos, sendo um dos trabalhos mais citados e elogiados. Esse estudo foi realizado na Europa com 3.120 pacientes comparando a endarterectomia com o BMT. De forma diferente dos *trials* realizados com pacientes sintomáticos, o ACST-1 não evidenciou uma relação entre grau de estenose e eficácia da indicação cirúrgica. No seguimento de 5 anos, os resultados mostraram eficácia na redução de AVE nos pacientes submetidos à endarterectomia quando comparados ao BMT (6,9 *vs.* 10,9%, respectivamente, *p* = 0,0001).[45] Além disso, para o período de 10 anos, também houve redução do risco de AVE (cirurgia = 13,4% *vs.* BMT = 17,9%, *p* = 0,0009).[29]

Ao longo dos últimos anos, a abordagem cirúrgica em pacientes assintomáticos foi extremamente criticada por alguns grupos.[22,46] A estabilização da placa carotídea, especialmente com a associação de antiagregantes e hipolipemiantes, reduz a taxa anual de AVE para valores inferiores a 1%.[46] A polêmica sobre esse tema ainda é maior quando se considera o tratamento endovascular desses pacientes. Para preencher essa lacuna da falta de evidências robustas quanto ao tratamento cirúrgico de pacientes assintomáticos, foi idealizado um novo estudo que comparasse as modalidades de intervenção cirúrgica. O ACST-2, publicado em 2021, trata-se de um estudo randomizado e multicêntrico, incluindo dois centros brasileiros, projetado para avaliar os resultados da endarterectomia *versus* angioplastia em pacientes com estenose assintomática da artéria carótida. Em um período de aproximadamente 3 anos,

3.625 pacientes foram alocados para um dos grupos em uma proporção 1:1. Interessantemente no recrutamento dos pacientes, o preceito básico para a inclusão do indivíduo era a possibilidade de ele ser elegível a ambos os métodos, ou seja, não ocorriam limitações anatômicas para a escolha entre a angioplastia e a endarterectomia. Os resultados publicados revelaram uma taxa global de AVE e óbito peroperatório de apenas 1%, sem diferenças entre os grupos. Aos 5 anos, as estimativas de sobrevida livre de evento cerebrovascular para a endarterectomia e a angioplastia foram de 4,5 *versus* 5,3%, respectivamente (*p* = 0,33).[47] Diante disso, os autores concluíram não haver diferenças significativas entre as modalidades de tratamento.

SITUAÇÕES ESPECIAIS
Evento cerebrovascular recente

Uma dúvida sempre questionada é relacionada ao tempo em que a cirurgia deve ser adiada após AVE completo. No NASCET, uma análise randomizada foi feita em 100 pacientes com estenose grave e que haviam apresentado AVE. Os pacientes tratados clinicamente apresentaram 4,9% de recorrência do AVE em 30 dias. Embora os pacientes que fizeram a cirurgia com mais de 30 dias pós-AVE foram provavelmente os que tiveram tomografia craniana anormal, não houve diferença significativa no risco de AVE pós-operatório entre os pacientes operados com menos de 30 dias (4,8%) e os operados com mais de 30 dias (5,2%).[48]

Na indicação do tratamento precoce, a principal preocupação diz respeito ao risco de transformação hemorrágica. Em uma coorte retrospectiva, Rantner et al.[49] avaliaram 104 pacientes com AVE submetidos à endarterectomia. As conclusões desse grupo foram que a cirurgia realizada em tempo inferior a 4 semanas não aumentou o risco de eventos neurológicos, incluindo transformação hemorrágica e/ou óbito. Além disso, o retardo na realização do tratamento cirúrgico esteve associado ao desenvolvimento de novos eventos neurológicos.

A cirurgia com menos de 4 semanas deve ser preferencialmente considerada em pacientes que apresentaram rápida recuperação, com pequena imagem de infarto ao estudo tomográfico. Ao contrário, nos pacientes com grandes infartos cerebrais e com déficits neurológicos significantes, a cirurgia deve ser adiada por 6 a 8 semanas.

Pacientes de alto risco

Outra situação de discussão diz respeito à denominação "paciente de alto risco para endarterectomia". De modo geral, o grupo de pacientes rotulados com essa designação apresenta uma ou mais das seguintes condições: idade > 80 anos, pescoço previamente irradiado, oclusão da carótida contralateral, reestenose pós-endarterectomia e estenose carotídea anatomicamente alta.[50] Uma análise do banco de dados da Society of Vascular Surgery (SVS), especificamente com esse grupo de pacientes, identificou que nos desfechos integrados de AVE peroperatório e/ou morte e/ou IAM, não houve diferenças estatisticamente significativas entre os resultados da angioplastia *versus* endarterectomia. Apesar disso, os autores concluíram que a endarterectomia parece ser mais segura que a angioplastia nas populações de "alto risco", ao passo que o benefício da angioplastia se restringe aos casos de reestenose e pescoço irradiado.[51] Em outro estudo, Gates et al.[52] avaliaram os dados obtidos de 3.098 endarterectomias realizadas em 20 centros norte-americanos. Os autores realizaram uma análise multivariada com o grupo de pacientes intitulados de "alto risco para endarterectomia", identificando que a reestenose pós-endarterectomia e a irradiação cervical prévia não foram fatores associados a maior risco de AVE, morte e/ou IAM. A falta de um consenso em relação a esse quesito faz com que a decisão quanto a melhor terapêutica seja individualizada, não havendo forte evidência que determine a superioridade da angioplastia sobre a endarterectomia ou vice-versa. Dessa forma, o *guideline* europeu estabelece a angioplastia como uma alternativa ao tratamento cirúrgico nos pacientes de "alto risco".[21]

Doença coronariana concomitante

A incidência de estenose carotídea significante em pacientes que irão ser submetidos à revascularização miocárdica varia de 2,8 a 22%,[53] e a associação de cardiopatia isquêmica em pacientes que serão submetidos à revascularização carotídea se situa entre 28 e 40%.[54] Apesar dessas altas taxas, o risco coronariano pós-operatório na cirurgia de carótida é de 1,5%, podendo chegar a 3% nos pacientes com sintomas cardiológicos prévios, e a incidência de AVE em pacientes submetidos à cirurgia coronária com estenose carotídea assintomática também é baixa, cerca de 2,5%.[55]

O tratamento dos doentes com cardiopatia isquêmica grave e estenose carotídea significativa apresenta algumas controvérsias. Quando há lesões carotídeas importantes, o risco de AVE nas revascularizações miocárdicas está aumentado. Por sua vez, o infarto do miocárdio é a complicação mais frequente e grave da cirurgia de carótida.

Em uma metanálise, Naylor et al.[56] avaliaram 97 estudos, englobando 8.972 cirurgias não combinadas ou combinadas. O risco combinado de morte, AVE ou infarto do miocárdio foi de 10 a 12% em ambas as intervenções (*p* = não significativo). A conclusão dos autores é que a indicação cirúrgica deve ser individualizada de acordo com o risco cirúrgico de cada paciente.

Apesar disso, a cirurgia simultânea pode ser considerada nos pacientes com angina instável com lesões coronarianas importantes, associada à acentuada estenose carotídea > 70%, especialmente com placas ulceradas ou lesões carotídeas graves bilaterais. Por outro lado, pacientes com doença carotídea significativa e doença coronariana assintomática são candidatos à endarterectomia carotídea previamente à revascularização miocárdica, ao passo que pacientes coronariopatas graves com doença carotídea moderada devem ser submetidos, prioritariamente, à revascularização miocárdica.[57]

ENDARTERECTOMIA CAROTÍDEA – CONSIDERAÇÕES TÉCNICAS

Anestesia

O estudo GALA[58] foi o maior estudo clínico avaliando os resultados do uso de anestesia geral (AG) *versus* anestesia local (AL) para endarterectomia. Um total de 3.526 pacientes foram randomizados em 95 centros, e as principais variáveis de desfecho foram: IAM, AVE e óbito ao término de 12 meses de acompanhamento. O principal resultado foi que não houve diferença na incidência dos principais desfechos clínicos desfavoráveis (AL = 4,5% *vs.* AG = 4,8%; *p* > 0,05). Adicionalmente, o estudo demonstrou que nos pacientes com oclusão da carótida contralateral, o emprego da AL esteve associado à menor incidência de AVE intraoperatório.

Em uma revisão sistemática, Rerkasem et al.[59] identificaram 47 estudos avaliando os resultados da endarterectomia sob AG *versus* AL. Em seis estudos randomizados, a única vantagem da cirurgia sob AL foi a menor incidência de hematoma cervical. Nos outros 41 estudos (não randomizados), o emprego da AL demonstrou benefícios na redução de AVE, IAM, complicações pulmonares e óbito em 30 dias.

Técnica operatória

A incisão normalmente é realizada na borda medial do músculo esternocleidomastóideo, procedendo-se a abertura do músculo platisma. Após a abertura da fáscia cervical, a bainha carotídea é acessada e as artérias carótida comum, externa e interna são cuidadosamente expostas. Procede-se o reparo delas com fitas cardíacas ou *vessel loop*. Durante a dissecção, deve-se identificar os nervos vago e a alça do hipoglosso. É obrigatória a ligadura da veia tireolinguofacial, permitindo a dissecção da carótida interna.

Antes do clampeamento, solicita-se a administração intravenosa de 5 mil UI de heparina não fracionada. Outro cuidado antes do clampeamento e durante a endarterectomia é a elevação da pressão arterial a níveis 20% acima da pressão habitual do paciente, a fim de manter o fluxo sanguíneo para o hemisfério ipsilateral através das comunicantes. Em alguns casos, recomenda-se a infiltração do *glomus* carotídeo com lidocaína a 1%, evitando-se bradicardia e hipotensão durante a dissecção das artérias carótidas.

Uma vez obtida uma boa exposição da bifurcação carotídea, realiza-se o pinçamento da carótida interna, posteriormente da carótida comum e externa com *clamp* vascular ou com a fita de reparo. A arteriotomia é realizada a partir da carótida comum em direção à interna com bisturi nº 11, seguido de tesoura de Potz. Inicia-se a endarterectomia conseguindo-se plano de clivagem junto à lâmina elástica externa. A placa aterosclerótica é dissecada da carótida comum, da bifurcação, da carótida externa e da porção inicial da interna. Pequenos "debris" da placa devem ser removidos e o leito submetido à retirada da placa deve ser irrigado com solução com heparina. A fixação da íntima ou mesmo de placa residual é mandatória. Para tanto, utilizam-se pontos separados de fio polipropileno 7.0. A arteriorrafia é realizada preferencialmente com implante de remendo de Dacron®, politetrafluoretileno (PTFE), pericárdio bovino ou veia autógena (p. ex., veia safena magna), utilizando fio de polipropileno 6.0. Ao término da arteriorrafia, o fluxo sanguíneo deve ser liberado inicialmente para a artéria carótida externa e só depois de alguns segundos para a carótida interna, evitando-se, assim, que microtrombos ou pequenos fragmentos de parede possam se alojar em vasos intracranianos.

A incisão cirúrgica é fechada anatomicamente por planos. Antes do término da sutura do músculo platisma, é recomendável a colocação de dreno a vácuo ou *Blake*.

Na técnica de endarterectomia por eversão, a dissecção segue a mesma técnica descrita anteriormente, com exceção da dissecção da carótida interna, que deve ser ampla, liberando eventuais traves fibrosas envolvendo a artéria. Habitualmente, a carótida interna é seccionada em sua origem e a arteriotomia é prolongada em direção à comum. A endarterectomia é iniciada na comum e externa, e a placa da interna é retirada por eversão. A arteriorrafia é feita primariamente, e caso a carótida interna esteja redundante, como nos acotovelamentos e alongamentos de carótida interna, secciona-se um segmento de 5 a 10 mm, antes da arteriorrafia.

O estudo *Eversion Carotid Endarterectomy versus Standard Trial* (EVEREST)[60] foi desenhado para avaliar a evolução dos pacientes submetidos ao procedimento por eversão. A média do período de seguimento foi de 33 meses; foi encontrada uma taxa de reestenose de 2,8% no grupo eversão e de 5,5% no grupo padrão (*p* = 0,02). Porém, não houve diferença significativa no risco cumulativo de AVE ipsilateral entre as duas técnicas (eversão 3,9% *versus* padrão 2,2% – *p* = 0,2).

Quanto a realização de sutura primária *versus* arteriorrafia com remendo, em análise multivariada, o estudo ACAS[43] evidenciou que o uso do remendo foi fator estatisticamente relevante na redução da taxa de reestenose pós-endarterectomia. Em revisão sistemática, Bond et al.[61] analisaram a utilização do remendo *versus* sutura primária na endarterectomia de carótida, reportando que as evidências sugerem que a interposição do remendo reduz o risco de oclusão arterial peroperatória e reestenose, o que leva a um decréscimo nos riscos combinados de AVE e óbito. Uma análise de subgrupo do estudo EVEREST avaliou 419 cirurgias com fechamento primário e 256 procedimentos utilizando remendo. Em 33 meses, as taxas de reestenose para o uso do remendo e o fechamento primário foram de 1,5 e 7,9%, respectivamente. Contudo, as estimativas de AVE ipsilateral foram semelhantes entre os grupos (1,2 *vs.* 2,6%).[60]

Uso de *shunt*

Moore et al.[62] relatam três principais mecanismos responsáveis pelas complicações neurológicas peroperatórias. Esses incluem a embolização cerebral que ocorre antes, durante e após a endarterectomia; a síndrome de hiperperfusão; e a isquemia cerebral associada à privação do fluxo cerebral durante o pinçamento das carótidas.

A embolização é a de maior prevalência e pode ser precipitada pela mobilização da bifurcação carotídea durante a dissecção ou liberação de microtrombos/debris de placas após a restauração do fluxo sanguíneo. Adicionalmente, pode ocorrer trombose local por erros técnicos, incluindo a remoção inadequada da placa ou formação de *flap* de íntima.

Talvez o mecanismo menos frequente como causa de isquemia cerebral peroperatória seja a isquemia durante o pinçamento arterial, que pode ser minimizada com uso de *shunt*. Para avaliação da eficácia do uso de *shunt*, dois estudos foram conduzidos comparando o seu emprego rotineiro ou não.[63,64] Em um total de 590 pacientes operados, não houve benefício do uso rotineiro de *shunt*. Em outra casuística, com 131 pacientes, Fletcher et al.[65] combinaram o uso de *shunt* com eletroencefalograma intraoperatório. Os autores concluíram que não houve benefício na adoção dessa medida.

A utilização do *shunt* também pode induzir a complicações que levam à maior probabilidade de trombose da área submetida à endarterectomia, como consequência da adequada visibilização da porção final da placa na carótida interna e da necessidade de se ampliar a arteriotomia para a colocação dele. Por outro lado, o uso rotineiro desse dispositivo diminui a taxa de erro em sua colocação e permite tempo maior para a realização do procedimento.

Concluindo, o uso rotineiro ou seletivo do *shunt* depende da experiência do cirurgião e da disponibilidade da instituição, porém o seu uso rotineiro não apresenta benefícios claros na redução de isquemia cerebral transoperatória. Uma minoria de doentes não tolera o pinçamento durante a endarterectomia. As condições mais comuns para a indicação de uso do *shunt* são: oclusão da artéria carótida contralateral; circulação colateral pouco eficiente, definida por pressão retrógrada da artéria carótida interna inferior a 50 mmHg; e infarto cerebral prévio.[21]

ENDARTERECTOMIA DE CARÓTIDA – COMPLICAÇÕES PÓS-OPERATÓRIAS IMEDIATAS

Trombose aguda da carótida interna

A microembolização cerebral é, sem dúvida, o principal fator envolvido no AVE peroperatório, porém a trombose aguda da artéria carótida interna pode ocorrer nas primeiras 24 horas pós-cirurgia. A hipótese é feita nos pacientes que se recuperaram bem da anestesia, sem déficits neurológicos, e que, após algumas horas, desenvolvem quadro isquêmico cerebral.

Nos casos de trombose da artéria carótida interna, alguns autores[66,67] defendem a reexploração imediata assim que feito o diagnóstico. Koslow et al.[66] relataram resultados satisfatórios, com melhora do quadro neurológico em doentes submetidos à reoperação.

Síndrome de hiperperfusão

Trata-se de uma síndrome caracterizada por cefaleia ipsilateral, hipertensão arterial, queda do nível de consciência e déficits neurológicos focais. Pode evoluir para edema cerebral, hemorragia intracerebral/subaracnoide e morte. A fisiopatologia ainda não é bem conhecida, mas acredita-se que haja prejuízo da autorregulação vascular intracraniana como resultado da disfunção endotelial mediada pela geração de radicais livres. A maioria dos estudos mostra incidência de 0 a 3% após a endarterectomia e é geralmente observada em pacientes com reserva cerebrovascular diminuída, como naqueles com oclusão de uma das artérias carótidas e estenose crítica da contralateral. Sua prevenção e seu tratamento são fundamentados no controle rigoroso da hipertensão arterial.[68]

Lesão de pares cranianos

Embora as lesões de nervos pares cranianos tenham pouco impacto nos resultados imediatos pós-endarterectomia de carótida, elas produzem incapacidade temporária e grande preocupação para o paciente e sua família.

No NASCET, foi observada lesão de nervos cranianos em 8,6% dos casos, sendo 3,7% lesão de nervo hipoglosso, 2,5% do vago e 2,2% do ramo mandibular do facial.[31]

O nervo hipoglosso passa pouco acima da bifurcação carotídea, lança um ramo descendente e seu trajeto é dissecado em sentido cranial, que pode chegar à alça do hipoglosso, cuja lesão determina alteração motora de metade da língua com posterior atrofia dela.

O nervo vago normalmente se situa posteriormente à ACC, mas pode, em determinados casos, localizar-se anteriormente à carótida, e sua lesão produz regurgitações alimentares, com broncoaspiração e pneumonia de repetição. Esse quadro grave é conhecido como síndrome de Avelis.

O ramo mandibular do nervo facial passa abaixo do ângulo da mandíbula e pode ser lesado pelos afastadores durante a dissecção da artéria carótida, causando parestesia e paralisia temporária da hemiface correspondente, com desvio da comissura labial.

O nervo laríngeo superior situa-se posteriormente à artéria carótida externa e interna e só é lesado quando se mobiliza extensamente a artéria tireóidea superior. A lesão produz dificuldade para pronunciar notas de timbre alto e leva à fatigabilidade da voz.[69]

VIGILÂNCIA PÓS-OPERATÓRIA E COMPLICAÇÕES TARDIAS

A USD é o exame-padrão para a vigilância pós-operatória das intervenções carotídeas para a detecção de reestenoses, seja após endarterectomia ou angioplastia. A reestenose que ocorre até 24 meses é atribuída à hiperplasia neointimal, e após esse período, ocorre pela progressão da doença aterosclerótica.[70] Stoney et al.[71] acreditam que as características das lesões na reestenose estejam relacionadas com o tempo de evolução pós-operatória. A recorrência de estenose pós-endarterectomia entre 4 e 6 semanas está relacionada à lesão aterosclerótica residual ou erro técnico, enquanto a reestenose secundária à hiperplasia miointimal normalmente ocorre entre 3 e 6 meses até 2 anos; a reestenose tardia após esse período normalmente tem origem aterosclerótica. Não é raro, entretanto, observar lesões com componente misto, fibrótico e aterosclerótico.[71] Os fatores de risco associados com a reestenose incluem tabagismo, hipertensão arterial sistêmica, sexo feminino, diabetes, estenose residual e fechamento primário.

No estudo ACAS,[43] a incidência de reestenose pós-endarterectomia, definida como redução de 60% do diâmetro, foi de 7,6% em um seguimento de 3 a 18 meses. Em um estudo de pacientes submetidos à angioplastia carotídea em um seguimento de 1 a 74 meses, 22 de 122 pacientes (18%) apresentaram reestenose ≥ 40%. Todos os pacientes com reestenose encontravam-se assintomáticos e foram diagnosticados na vigilância de rotina com USD. Em apenas cinco casos houve progressão para estenose ≥ 80%, totalizando uma estimativa de reestenose de 6,4% em 5 anos.[72]

No estudo CREST,[42] não houve diferença na taxa de reestenose entre 1.086 pacientes submetidos à angioplastia e 1.105 pacientes submetidos à endarterectomia aos 2 e 4 anos de seguimento. A presença de reestenose, definida como a redução de diâmetro ≥ 70% diagnosticada pela VPS ≥ 300 cm/s ou oclusão, ocorreu em 120 pacientes (58 no grupo angioplastia e 62 no grupo endarterectomia). Aos 4 anos, após ajuste para idade, gênero e sintomas, a estimativa de frequência de reestenose pós-angioplastia e pós-endarterectomia foi de 6,7 e 6,2%, respectivamente (taxa de risco [HR, do inglês *hazart ratio*] 0,94; IC 95% 0,66 a 1,33; p = 0,71).

No estudo EVA-3S,[40] envolvendo 507 pacientes, randomizados para angioplastia ou endarterectomia, as taxas de reestenose ≥ 50% foram mais altas após angioplastia (12,5%) quando comparada à endarterectomia (5%). Ao considerar apenas as reestenoses ≥ 70%, os resultados foram equivalentes entre os grupos (endo = 3,3% vs. aberto = 2,8%). Foram relatados resultados similares com baixas taxas de reestenose pós-angioplastia nos estudos SAPPHIRE[73] e SPACE,[74] atingindo 2,8% aos 3 anos e 10,5% aos 5 anos.

Em uma metanálise publicada em 2017, Kumar et al.[75] analisaram 11 ensaios clínicos randomizados em relação às taxas de reestenose > 70% ou oclusão envolvendo dados de vigilância com USD, sendo sete ensaios clínicos randomizados pós-endarterectomia (2.839 pacientes) e quatro pós-angioplastia (1.964 pacientes). Após cirurgia aberta, aproximadamente 6% dos pacientes desenvolveram reestenose ou oclusão em um seguimento médio de 47 meses, enquanto no grupo de pacientes submetidos ao tratamento endovascular, a reestenose ocorreu em aproximadamente 10% dos pacientes com seguimento médio de 60 meses. Quanto à ocorrência de AVE, não houve associação significativa entre reestenose > 70% e AVE ipsilateral no grupo angioplastia: apenas 1/125 pacientes (0,8%) apresentando reestenose > 70% em 50 meses de seguimento sofreu um AVE ipsilateral, comparado com 37/1.839 pacientes (2%) com reestenose < 70% (p = 0,83). Em contraste, a reestenose > 70% após endarterectomia esteve associada a um alto risco de AVE: 7/135 pacientes (5,2%) sofreram AVE em um seguimento médio de 37 meses comparados com 40/2.704 pacientes (1,2%) com reestenose < 70% (p < 0,0001).

O significado clínico da reestenose pós-intervenção carotídea ainda é motivo de debate, e devido à sua baixa incidência e à escassez de ensaios clínicos com seguimento desses pacientes a longo prazo, há poucas evidências para indicar qual a melhor abordagem. A incidência de reestenose sintomática após endarterectomia é baixa, variando entre 0 e 8%.[76]

Assim como no exame pré-operatório, a estimativa de estenose pós-intervenção se baseia nas medidas da VPS, da VDF e do índice sistólico (IS). A avaliação multiparamétrica, combinando os critérios de velocidade, análise ao modo B e avaliação do modo cores (Figura 116.8), pode, com segurança, caracterizar estenoses significativas.[77,78]

O Quadro 116.4 apresenta os parâmetros de quantificação da estenose carotídea pós-endarterectomia e pós-implante de *stent*. Em todos os estudos, a sensibilidade e a especificidade foram maiores para a VPS, seguidas do IS.[77-81]

QUADRO 116.4	Graduação de estenose carotídea com ultrassonografia Doppler pós-intervenção.[77,78]		
% Estenose	**VPS (cm/s)**	**VDF (cm/s)**	**IS**
≥ 50	EC ≥ 213	EC ≥ 60	EC ≥ 2,25
	ACS ≥ 224	ACS ≥ 88	ACS ≥ 3,4
≥ 70	EC ≥ 274	EC ≥ 80	EC ≥ 3,35
	ACS ≥ 325	ACS ≥ 119	ACS ≥ 4,5

ACS: angioplastia carotídea com *stent*; EC: endarterectomia; IS: índice sistólico; VDF: velocidade diastólica final; VPS: velocidade de pico sistólico.

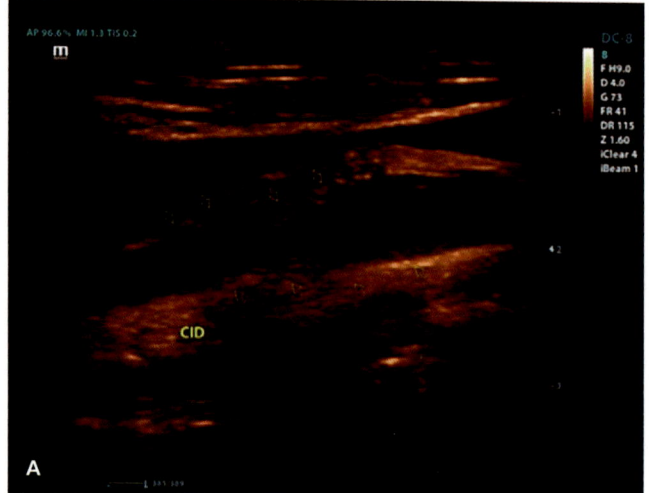
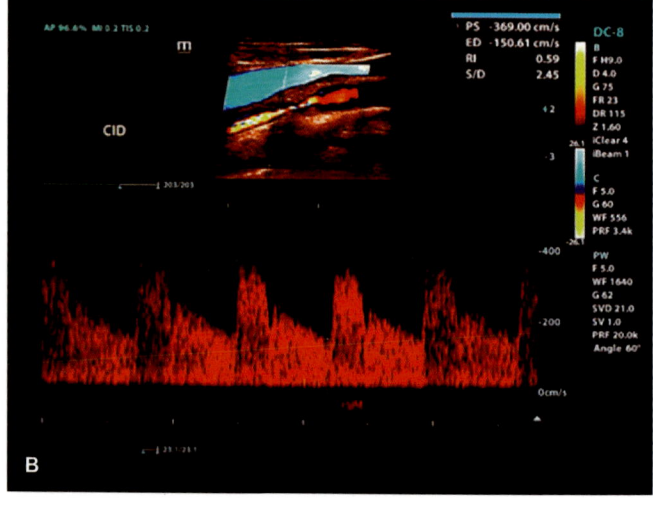

FIGURA 116.8 Vigilância pós-endarterectomia. **A.** Hiperplasia difusa ao modo B, associado à redução do lúmen arterial. **B.** Análise espectral compatível com estenose ≥ 70% (VPS = 369 cm/s; VDF = 150 cm/s). CID:carótida interna direita.

ISQUEMIA DE ORIGEM VERTEBROBASILAR

Evidências recentes sugerem que as estenoses vertebrobasilares estão associadas com taxas elevadas de recorrência precoce de AVE, com risco similar e, muitas vezes, maiores que a doença carotídea. Autores sugerem que o risco de recorrência em 90 dias é de 7% nas estenoses de artérias vertebrais e 33% naqueles pacientes com estenose intracraniana de artérias vertebrais e basilares. No entanto, nos estudos randomizados, a média de tempo para a intervenção geralmente é mais prolongada.[82]

Cirurgia aberta

O acesso à artéria vertebral é mais difícil que o da carótida, e essa é a principal razão para a cirurgia ser menos realizada. A abordagem das lesões na origem da artéria vertebral inclui a transposição ipsilateral para a carótida comum, o reimplante da artéria vertebral e a derivação com veia safena a partir da artéria subclávia. A experiência mundial na reconstrução da artéria vertebral distal é limitada.

Tratamento endovascular *versus* tratamento clínico otimizado

Poucos dados estão disponíveis em relação ao tratamento endovascular de lesões extracranianas da artéria vertebral. Uma revisão sistemática envolvendo 1.000 pacientes submetidos a *stent* em artéria vertebral extracraniana registrou uma taxa de AVE de 1,1%, porém a taxa de reestenose é de 25 a 30%.[83] A reestenose intrastent depende da tortuosidade do vaso, do diâmetro, do diabetes melito, do tabagismo e de estenoses longas. Em metanálise, a prevalência de estenose intrastent chega a até 45%, refletindo a heterogenicidade dos resultados.[84] Contudo, o uso de *stents* eluidores de medicamentos já foi associado à menor ocorrência de reestenose.[85]

O estudo randomizado VAST, envolvendo 115 pacientes sintomáticos com estenoses > 50% extra e intracranianas, comparou o tratamento endovascular com *stent* com o BMT. No seguimento de 3 anos, os autores não identificaram diferença significativa em relação à prevenção de AVE, levando à interrupção do estudo.[86] Outras revisões sistemáticas e quatro outros estudos randomizados também não encontraram diferença significativa entre o tratamento endovascular + BMT com o BMT somente.[87]

Segundo as recomendações do *guideline* europeu de 2017, pacientes com sintomas do território vertebrobasilar, apesar do tratamento clínico otimizado, com estenose de 50 a 99% na porção extracraniana da artéria vertebral, podem ser considerados para revascularização (classe IIIb; nível B).[21] Pacientes com suposto diagnóstico de vertigem posicional atribuído à compressão da artéria vertebral com os movimentos da cabeça devem ser comprovados com tomografia, ressonância ou angiografia, com o posicionamento da cabeça simulando o evento neurológico.

As referências bibliográficas deste capítulo se encontram no Ambiente de aprendizagem do GEN.

117 📝

Tratamento Endovascular da Doença Oclusiva Carotídea

Armando C. Lobato

Resumo

A disseminação do tratamento endovascular nas últimas décadas trouxe grandes avanços no tratamento da doença carotídea, permitindo uma abordagem menos invasiva. Paralelamente, surgiu um extenso debate acerca dos benefícios, dos riscos e dos custos dessa modalidade terapêutica, como será visto ao longo deste capítulo. Independentemente disso, é possível afirmar que, atualmente, o tratamento endovascular nas doenças carotídeas é efetivo e seguro, quando bem indicado e realizado dentro dos critérios necessários, e, sem dúvida, deve compor o arsenal do cirurgião vascular.

Palavras-chave: artérias carótidas; endarterectomia de carótidas; estenose das carótidas.

INTRODUÇÃO

A primeira angioplastia carotídea foi realizada por Mathias, em 1977, para o tratamento de displasia fibromuscular. Em 1980, Mathias e Kerber trataram lesões aterotrombóticas carotídeas: o primeiro, de lesões da bifurcação, e o segundo, da carótida comum proximal à endarterectomia.[1,2]

O primeiro dispositivo de proteção cerebral (DPC) antiembólica foi utilizado por Theron em 1987. Ele utilizou um balão oclusor distal, obstruindo o fluxo na artéria carótida interna (ACI) e permitindo a aspiração por cateter-guia de eventuais detritos gerados pela angioplastia luminal. Em 1990, Theron descreveu um cateter coaxial triplo, permitindo a realização de intervenções protegidas no sistema carotídeo.[3] Apesar da eficiência e do pioneirismo de Theron, sua técnica ainda apresentava limitações, como a falta de fio-guia no eixo do balão e o fato de o balão de proteção ter que ser removido para se introduzir um segundo balão ou um *stent*, ficando o cérebro sem proteção antiembólica durante esse período.[4] Com o intuito de resolver esses problemas, foi desenvolvido o sistema de oclusão distal PercuSurge GuardWire® (Medtronic – Santa Rosa, CA, EUA), que permitia, através de um cateter-guia, a passagem de fio-guia com balão oclusor distal e, sobre esse fio-guia, poderia ser introduzido um cateter-balão ou *stent*. Assim, todo o tratamento era realizado com o cérebro sob proteção antiembólica. Entretanto, por ocluir o fluxo cerebral, esse dispositivo não era bem tolerado por aqueles pacientes com polígono de Willis não bem desenvolvido, além de desencadear importante espasmo da delicada carótida interna.[4] Essas limitações favoreceram o desenvolvimento dos filtros de proteção cerebral, dispositivos que permitiam proteger o cérebro contra embolias, sem, contudo, ocluir o fluxo cerebral do lado a ser tratado. Vários foram os dispositivos criados, entre os quais é possível citar: AngioGuard® (Cordis, Miami Lakes, FJ, EUA), Emboshield® (Abbott), Filter EZ® (Boston – Nattick, MA, EUA) e Spider® (Medtronic – Santa Rosa, CA, EUA).[4]

Kachel, em 1996, propôs um dispositivo alternativo de oclusão proximal do fluxo carotídeo para proteção antiembólica. Seu dispositivo consistia em um sistema coaxial duplo que ocluía a parte superior da artéria carótida comum (ACC). Entretanto, esse método apresentava uma limitação: não prevenia a embolização

cerebral via fluxo retrógrado da artéria carótida externa (ACE) patente.[5] Parodi desenvolveu um dispositivo que permitia a inversão do fluxo sanguíneo na ACI, por meio da oclusão com balão da ACE e da ACC e da criação de uma fístula entre a artéria femoral (sítio de punção) e a veia femoral contralateral, em que um filtro entreposto no sistema tem a finalidade de capturar os detritos. Esse sistema foi produzido com o nome de Gore Flow Reversal® (Gore & Associates, Flagstaff, AZ, EUA).[6] Tal dispositivo teve a sua comercialização interrompida mundialmente em 2013. Um sistema de conceito similar desenvolvido foi o Mo.Ma® (Medtronic – Santa Rosa, CA, EUA), que interrompe totalmente o fluxo na ACI por meio da oclusão com balão da ACE e da ACC. Entretanto, não há realização de *shunt* com a veia femoral contralateral, não ocorrendo inversão do fluxo na artéria interna. Há necessidade de aspiração dos detritos pelo sistema antes da liberação do fluxo cerebral. No Quadro 117.1, menciona-se uma série de doenças carotídeas nas quais o tratamento endovascular pode ser indicado.

ANATOMIA

Anatomia do arco aórtico

O arco aórtico, também chamado de croça ou cajado da aorta, tem início atrás da metade direita do manúbrio esternal, ao nível da borda superior da 2ª cartilagem costal esquerda e término ao nível da borda inferior da 4ª vértebra torácica, o que corresponde à extremidade esternal da 2ª cartilagem costal esquerda. Situa-se totalmente no mediastino superior. Tem diâmetro de aproximadamente 28 mm (após a emergência dos seus três ramos passa a ter 23 mm). Entre os seus dois extremos, assume a forma de uma longa curva de direção posterior e sinistra, o que faz com que a aorta assuma sua localização topográfica habitual, à esquerda da coluna vertebral. Por isso, a arteriografia do arco aórtico é melhor realizada em incidência oblíqua anterior esquerda, com angulação entre 30 e 45°.[7,8]

O arco aórtico tem os seguintes ramos (Figura 117.1):[7,8]
- Tronco braquiocefálico
  - Primeiro ramo do arco aórtico
  - Ligeiramente cônico
  - Diâmetro = 8 a 13 mm
  - Comprimento = 5 a 7 cm
  - Trajeto:
    - Nasce da convexidade do arco aórtico, à altura do ponto central do manúbrio
    - Dirige-se para cima, para trás e para a direita, até a raiz do pescoço
    - Termina à altura da parte superior da articulação esternoclavicular direita, pela divisão em seus dois ramos terminais – subclávia e carótida comum direitas

QUADRO 117.1	Principais doenças carotídeas nas quais o tratamento endovascular pode ser considerado.

- Doença obstrutiva carotídea aterosclerótica
- Reestenose carotídea
- Hiperplasia intimal
- Recidiva de doença aterosclerótica pós-endarterectomia
- Displasia fibromuscular
- Vasculites (doença de Takayasu)
- Dissecção carotídea
- Compressão extrínseca
- Estenose actínica
- Trauma

- Artéria carótida esquerda
  - Segundo ramo do arco aórtico
  - Trajeto torácico ligeiramente oblíquo para cima e para fora
  - Diâmetro ostial médio = 8 mm
- Artéria subclávia esquerda
  - Nasce no arco aórtico, atrás da origem da carótida comum ipsilateral, acompanhando-a paralela e verticalmente até a base do pescoço
  - Diâmetro ostial médio = 10 mm.

Uma etapa fundamental durante o planejamento de intervenção carotídea percutânea é a determinação do tipo de arco aórtico. A classificação é baseada no ângulo de curvatura por meio do qual se originam os grandes vasos. O critério exato utilizado para determinar o tipo de arco é baseado usando-se o diâmetro proximal da ACC esquerda como diâmetro de referência (Figura 117.2). Assim, anatomicamente, o arco aórtico pode ser dividido em três categorias:

- Tipo I: todos os grandes vasos se originam dentro de 1 cm de referência a partir do ápice do arco aórtico

- Tipo II: todos os grandes vasos se originam dentro de 2 cm de referência a partir do ápice do arco aórtico
- Tipo III: todos os grandes vasos se originam dentro de 3 cm de referência a partir do ápice do arco aórtico.

Outra forma de se classificar os tipos de arco aórtico é traçando uma linha imaginária no topo do arco aórtico (na origem da artéria subclávia esquerda) e outra na parte inferior do arco aórtico (no ponto de junção do arco e da aorta descendente). Assim, teríamos:

- Tipo I: as origens dos grandes vasos são ao nível da linha superior do arco
- Tipo II: os grandes vasos surgem entre a linha superior do arco e a linha inferior do arco
- Tipo III: os grandes vasos surgem abaixo da linha inferior do arco[9]
- Certos autores designam mais um tipo de arco aórtico, o tipo IV – quando há angulação do arco depois da subclávia.[10]

Há diversas variações anatômicas do arco aórtico, em geral envolvendo o padrão de ramificação dos grandes vasos (Figura 117.3).

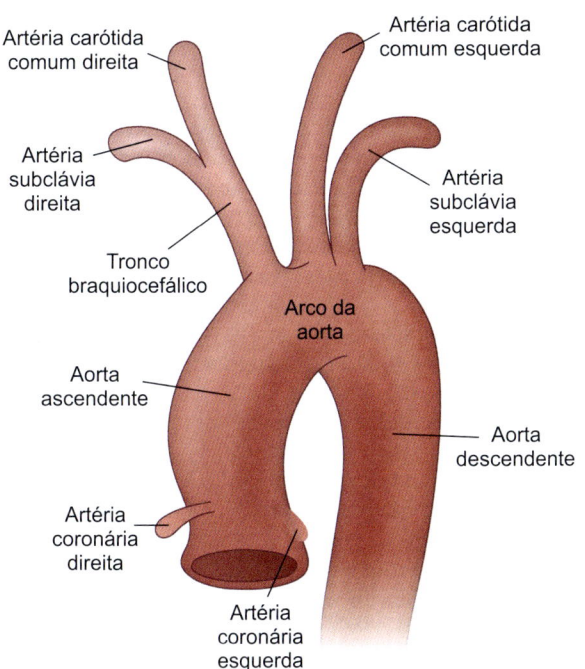

FIGURA 117.1 Anatomia do arco aórtico e de seus ramos.

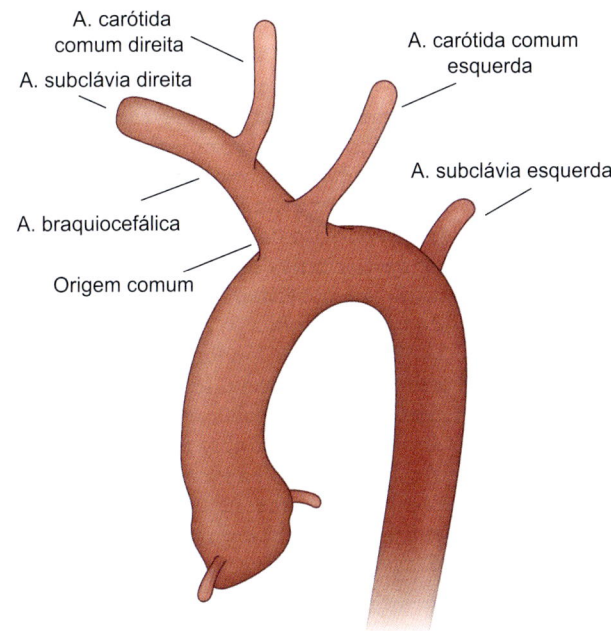

FIGURA 117.3 Arco aórtico "bovino", variação anatômica mais comum do arco aórtico.

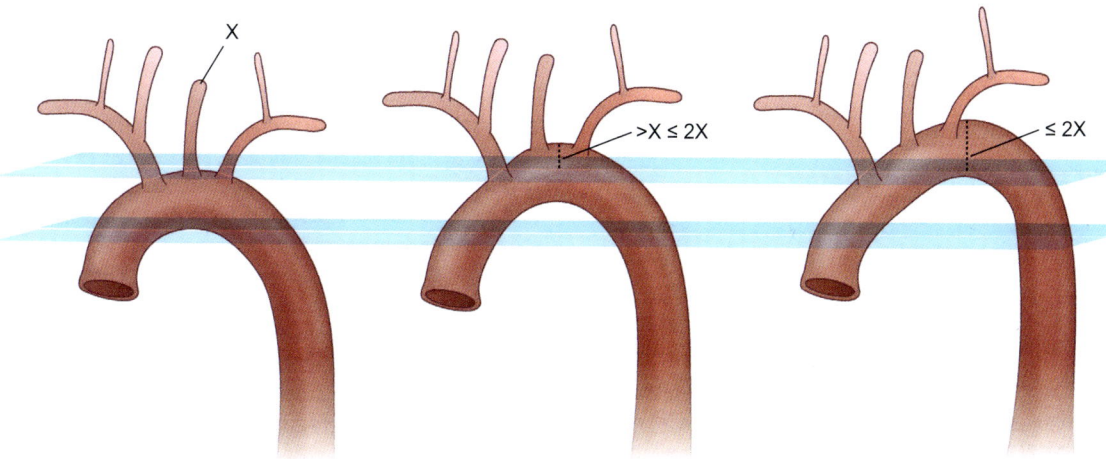

Tipo I Tipo II Tipo III

FIGURA 117.2 Tipos de arco aórtico, de acordo com a angulação da emergência dos troncos supra-aórticos.

A variação mais comum é a carótida comum esquerda originar-se do tronco braquiocefálico, sendo denominada arco bovino. Outras variações incluem a origem direta da artéria vertebral esquerda no arco aórtico entre a carótida comum esquerda e a artéria subclávia esquerda, além da artéria subclávia direita aberrante, originando-se distal à artéria subclávia direita. As anomalias, como arco aórtico duplo, arco aórtico direito, arco aórtico interrompido, arco cervical e outras, são raras e geralmente associadas a anomalias cardíacas.[7,8]

Anatomia da artéria carótida comum

As artérias carótidas são divididas anatomicamente em ACC, ACI e ACE.

As ACC têm origem distinta de cada lado: a ACC direita nasce da bifurcação do tronco braquiocefálico e a ACC esquerda nasce diretamente do arco aórtico. Ambas terminam de forma igual, dividindo-se em ACE e ACI, e não oferecem ramos colaterais.[7,8]

Anatomia da bifurcação carotídea

A bifurcação carotídea, de forma diversa do que acontece na maioria das artérias, não ocorre pela simples dicotomização, formando um ângulo agudo. Pelo contrário, a artéria se alarga em forma bulbar antes de se dividir, e essa estrutura peculiar recebe o nome de bulbo carotídeo. Sabe-se que a parede arterial do bulbo tem camada média fina, com poucas fibras musculares, e camada adventícia espessa, sendo, assim, essa região da parede mais fina do que a da ACC que a originou. Essa região é rica em fibras elásticas, receptores e fibras sensitivas do nervo glossofaríngeo.

A altura da bifurcação carotídea é tradicionalmente descrita no bordo superior da cartilagem tireoide, que corresponde ao disco intervertebral C3-C4 (± 90% dos casos).

O corpúsculo carotídeo, localizado na face posterior do bulbo carotídeo, é o único barorreceptor anatomicamente reconhecido no corpo humano. Este recebe aferentes viscerais gerais do nervo glossofaríngeo, que têm origem no núcleo do trato solitário (desse núcleo, as informações oriundas do corpúsculo carotídeo são transmitidas ao centro vasomotor da formação reticular que coordena a resposta eferente por meio de fibras que se comunicam com os neurônios pré-ganglionares do núcleo dorsal do vago, gerando respostas parassimpáticas, e por meio de fibras reticuloespinais que se dirigem aos neurônios pré-ganglionares da coluna lateral, gerando respostas simpáticas). A elevação da pressão arterial (PA) ou a compressão do bulbo pode resultar em bradicardia, hipotensão, isquemia cerebral e síncope. O reflexo de seio de Hering é a distensão do bulbo carotídeo levando à elevação da PA, que, por via reflexa, origina uma diminuição da frequência cardíaca (FC), vasodilatação e, consequentemente, queda da PA. Esse reflexo é de fundamental conhecimento durante os procedimentos de angioplastia carotídea.[7,8]

Anatomia da artéria carótida externa

Após a bifurcação carotídea, a ACE se coloca em posição medial, enquanto a ACI se situa em posição lateral. A ACE oferece seis ramos colaterais e se estende até o colo do côndilo mandibular, no qual se divide em artéria temporal superficial e artéria maxilar. A ACE oferece os seguintes ramos colaterais:

- Ramos que nascem em sucessão no seu bordo medial e têm trajeto medial:
  - Artéria tireóidea superior – sua identificação é importante durante o implante de dispositivos de proteção antiembólica (DPAE) cerebral

- Artéria lingual
- Artéria facial
- Ramos que nascem de sua face posterior e têm trajeto lateral:
  - Artéria occipital
  - Artéria auricular posterior
- Ramo que nasce em sua face lateral e tem trajeto ascendente:
  - Artéria faríngea ascendente.[7,8]

No tratamento endovascular da doença carotídea, é importante o conhecimento de vias colaterais existentes entre a ACE e a ACI. Entre essas vias, é possível citar a irrigação da artéria oftálmica, primeiro ramo da ACI, por ramos da temporal superficial, facial e maxilar interna por meio das artérias supraorbitária, supratroclear e angular.

Vale ressaltar ainda a existência de comunicações entre as artérias occipital e faríngea ascendente com a artéria vertebral.

Anatomia da artéria carótida interna

A ACI se dirige ao encéfalo e termina se dividindo nas artérias cerebrais anterior e média. Nesse trajeto, pode ser dividida em quatro porções: cervical, petrosa, cavernosa e cerebral.

Na porção cervical, a ACI não dá origem a nenhum ramo.

A ACI penetra, então, no canal carotídeo (porção petrosa), no qual, após curto trajeto vertical, inflete-se anteriormente e, voltando a se verticalizar, emerge no crânio por meio do forame lácero. A ACI, após a sua passagem pelo canal carotídeo, muda consideravelmente a sua estrutura histológica, reduzindo a adventícia e afinando a média, e passa a oferecer ramos: artéria timpânica e artéria do canal pterigóideo. Vale ressaltar que a doença aterosclerótica é relativamente frequente nessa porção petrosa.

A ACI, em seguida, penetra no seio cavernoso (porção cavernosa), no qual faz duas curvas sucessivas, tomando a forma de um "S", também chamado de sifão carotídeo. Nessa porção, oferece os seguintes ramos: artéria do seio cavernoso, artéria hipofisal anterior e artéria meníngea.

A ACI perfura então a dura-máter e exterioriza-se anterolateralmente à sela túrcica, constituindo, assim, a sua porção cerebral. Ramos dessa porção: artéria oftálmica, artéria cerebral anterior, artéria cerebral média, artéria comunicante posterior e artéria coroideia anterior.[7,8]

Anatomia do polígono de Willis

O círculo arterial do cérebro ou polígono de Willis é uma anastomose arterial de forma poligonal situada na base do cérebro, onde circunda o quiasma óptico e o túber cinéreo, relacionando-se ainda com a fossa interpeduncular e a substância perfurada anterior. É formado pelas porções proximais das artérias cerebrais anterior, média e posterior, pela artéria comunicante anterior e pelas artérias comunicantes posteriores.

A artéria comunicante anterior é pequena e une as duas artérias cerebrais anteriores adiante do quiasma óptico. As artérias comunicantes posteriores unem de cada lado as ACI com as artérias cerebrais posteriores correspondentes. Desse modo, elas anastomosam o sistema carotídeo interno ao sistema vertebral. Entretanto, essa anastomose é apenas potencial, pois, em condições normais, não há passagem de sangue do sistema vertebral para o carotídeo interno e vice-versa. Do mesmo modo, praticamente não há troca de sangue entre as metades esquerda e direita do círculo arterial.

Contudo, em certos casos, o polígono de Willis permite a manutenção de um fluxo sanguíneo adequado em todo o cérebro, em caso de obstrução de uma ou mais das quatro artérias que irrigam o cérebro.[11]

Anatomia das artérias cerebrais

A artéria cerebral anterior é um dos ramos da bifurcação da ACI e é dividida em cinco segmentos: A1 a A5.

A artéria cerebral média é o principal ramo da ACI. Tem um ramo, as artérias lenticuloestriadas, que irrigam a perna posterior da cápsula interna e parte da cabeça e corpo do caudado e globo pálido. É dividida em quatro segmentos: M1 a M4.

A artéria cerebral posterior, ramo da bifurcação da artéria basilar, é dividida em três porções: P1, P2 e P3. O segmento P1 se estende da bifurcação da artéria basilar à origem da artéria comunicante posterior. Se o segmento P1 apresenta atresia, a maior parte do fluxo da artéria cerebral posterior é via circulação anterior, através da artéria comunicante posterior; essa artéria cerebral posterior é referida como sendo de origem fetal. Aproximadamente 20 a 30% da população tem artéria cerebral posterior de origem fetal, o que pode resultar em um acidente vascular encefálico (AVE) na circulação posterior a partir de uma doença oclusiva da circulação anterior.[9,11]

DOENÇA OBSTRUTIVA CAROTÍDEA ATEROSCLERÓTICA

Epidemiologia

O AVE é a segunda maior causa de morte e a principal causa de incapacidade no mundo.[12,13] Com base nas informações do Departamento de Informática do Sistema Único de Saúde (Datasus), de 2005 a 2009, registraram-se, no Brasil, cerca de 170 mil internações por AVE/ano, com percentual de óbitos em torno de 17%. Em 2009, o AVE representou 1,5% das 11.509.485 internações hospitalares registradas no Sistema Único de Saúde (SUS). Aproximadamente 1/3 dos pacientes com AVE morre em 30 dias e 1/3 continua com incapacidade permanente.[14]

A prevalência do AVE aumenta com a idade: 14,7% para pacientes com idade superior a 80 anos e 0,4% abaixo de 40 anos. A prevalência entre homens e mulheres é quase semelhante: 2,7 e 2,5%, respectivamente.[15]

O AVE mais frequente é o de etiologia isquêmica, responsável por 85% dos casos, sendo os hemorrágicos responsáveis pelos 15% restantes. Três quartos dos AVE isquêmicos (AVE-I) envolvem a circulação carotídea anterior e 1/4 envolve a circulação vertebro-basilar posterior.[14]

Em geral, 20 a 30% de todos os AVE são causados por estenose arterial carotídea extracraniana, enquanto a aterosclerose intracraniana contribui com grosseiramente 5 a 10% dos AVE.[14]

Embora incomum, uma pequena proporção de pacientes com estenose carotídea extracraniana tem envolvimento concomitante intracraniano. Em uma série de 100 pacientes consecutivos com doença carotídea extracraniana grave, considerados para endarterectomia carotídea, a angiografia cerebral intraoperatória demonstrou doença intracraniana significativa em 15% dos pacientes. No estudo NASCET de pacientes sintomáticos com doença carotídea extracraniana, a doença intracraniana moderada foi encontrada em 33% dos pacientes.[14]

O risco de AVE é altamente dependente do grau de estenose carotídea e da presença de sintomas.[14]

Etiologia

Os AVE-I, de acordo com a etiologia, podem ser assim classificados:

- Aterosclerose extracraniana
- Aterosclerose intracraniana
- Lacunar
- Cardioembólico
- Miscelânea
- Criptogênico.

O AVE de origem aterosclerótica extracraniana tem como locais mais frequentes de lesão: (1º) bifurcação carotídea; (2º) ACC; (3º) artéria subclávia; e (4º) artéria vertebral.

Entre as lesões obstrutivas das artérias carótidas responsáveis pela doença cerebrovascular de origem extracraniana, 90% ocorrem devido à aterosclerose. Os 10% restantes estão divididos entre: acotovelamento (*kinking*), displasia fibromuscular, compressões extrínsecas, oclusões traumáticas, arterite de Takayasu, dissecção arterial, aneurisma carotídeo, radiação do pescoço e outras mais raras.

Fatores de risco

Os principais fatores de risco para AVE estão citados no Quadro 117.2.

O ataque isquêmico transitório (AIT) prévio representa o principal fator de risco para AVE. A prevalência de AIT é de 2,7% para homens e 1,6% para mulheres entre 65 e 69 anos; e 3,6% para homens e 4,1% para mulheres entre 75 e 79 anos. O risco de AVE em 90 dias após um AIT varia entre 3 e 17,3%, com o maior risco ocorrendo nos primeiros 30 dias.[15]

Patogenia

A doença isquêmica cerebrovascular de origem extracraniana tem como causa mais frequente a embolização e não a obstrução ao fluxo, como ocorre na maioria dos outros órgãos. A placa carotídea pode causar AIT/AVE por dois mecanismos, conforme relatado a seguir.

Embolização cerebral

Os sintomas neurológicos, que serão discutidos posteriormente, devem-se à instabilidade da placa de ateroma, por necrose ou hemorragia intraplaca, que ocasiona a ruptura do endotélio que envolve o ateroma, levando à exposição da camada subendotelial, com subsequente liberação de massa ateromatosa na corrente sanguínea, formação de trombos plaquetários ou hemáticos locais. Essas formações, em geral, desprendem-se da lesão carotídea como êmbolos e impactam na circulação cerebral, podendo causar lesão neurológica. Essa característica da placa ateromatosa carotídea é um dos principais fatores a ser levado em consideração no tratamento endovascular das carótidas. Ao contrário de outros órgãos frequentemente tratados por esse método, como o coração, no qual todo o órgão tem uma única função, no encéfalo cada segmento tem uma função específica, podendo ser gravemente lesionado se atingido por material tromboembólico.

Na maioria dos pacientes, as placas de ateromas das artérias carótidas se desenvolvem na bifurcação carotídea (bulbo), devido à alteração abrupta do fluxo que acontece nessa localização. Outros sítios de localização preferencial das placas de ateroma carotídea são o óstio da carótida comum, sobretudo à esquerda, no arco aórtico e no segmento intrapetroso da carótida interna. O crescimento da

QUADRO 117.2	Principais fatores de risco para ocorrência de acidente vascular encefálico.

- Estenose intracraniana
- Embolia – estenose carotídea
- Embolia – placa aórtica
- Redução do fluxo carotídeo
- Embolia, fibrilação atrial
- Doença vascular
- Embolia trombo mural ventrículo esquerdo

placa de ateroma, em geral, ocorre de modo silencioso e imprevisível. Não existe um fator conhecido de previsão do crescimento. As características morfológicas das placas têm um importante peso na escolha da terapêutica ideal para cada caso.

As características da placa também podem afetar no risco subsequente de AVE. Por exemplo, placas hipoecogênicas detectadas por ultrassonografia (USG) de alta resolução estão associadas com alto risco de AVE. Presumivelmente, essas placas têm alto conteúdo lipídico e são mais propensas à ruptura, com consequente trombose e embolização. As placas ulceradas também são conhecidas por serem mais instáveis e de alto risco para evento neurológico.[14]

As placas moles ecolucentes estão mais associadas à presença de sintomas que as placas calcificadas.[15]

Hipoperfusão cerebral

É o mecanismo menos frequente devido à autorregulação do fluxo sanguíneo cerebral.

O AIT por hipoperfusão ou hemodinâmico é visto apenas em pacientes com doença grave multivascular, como oclusão de um ou mais vasos extracranianos e estenoses dos vasos restantes. Nesses casos, os mecanismos de autorregulação cerebral podem falhar durante episódios de hipotensão, resultando em isquemia global (síncope/lipotimia) ou em eventos mais focais (se o fluxo for insuficiente mais focalmente).

Os AITs hemodinâmicos são mais frequentes na doença vertebrobasilar do que na doença carotídea (p. ex., síndrome do roubo da artéria subclávia).[15]

Quadro clínico

Assintomático

A maioria dos indivíduos com doença carotídea apresenta-se neurologicamente assintomática. É importante, porém, recordar que em várias publicações a respeito do tema, cerca de 50% dos indivíduos assintomáticos portadores de estenose carotídea evoluem para AVE-I sem sintomas neurológicos transitórios prévios.[16] Decorridos 6 meses do(s) último(s) episódio(s) de isquemia transitória, consideram-se os pacientes também como assintomáticos.

A doença carotídea pode ser suspeitada pela ausculta de sopro cervical em consulta de rotina, na avaliação de alterações neurológicas inespecíficas. A maioria dos casos, atualmente, é detectada em exames de USG vascular, com ecodoppler colorido, durante investigação de rotina e *check-ups*. Exames como a tomografia computadorizada e a ressonância magnética (RM) costumam ser negativos na avaliação precoce, podendo, eventualmente, serem detectadas pequenas áreas isquêmicas nos estudos de difusão.

Sintomático

Os quadros de isquemia vascular cerebral podem ser divididos conforme a seguir.

Ataque isquêmico transitório/acidente vascular encefálico

O AIT é definido como sinais e sintomas de isquemia cerebral que surgem subitamente, em um grau variável de intensidade, podendo persistir desde segundos a até, no máximo, 24 horas, e que desaparecem completamente após esse período (habitualmente duram de 2 a 15 minutos).

O déficit neurológico de involução rápida (RIND, do inglês *rapid involution neurologic deficit*) é definido como quadro de déficit neurológico de aparecimento súbito, que tem como característica marcante uma resolução lenta, mas progressiva, ao longo de 7 dias

(duração de 24 horas a 7 dias). A sintomatologia depende do local do encéfalo atingido e, em geral, há lesão isquêmica demonstrável precocemente na RM de difusão. A RM magnética geralmente mostra áreas isquêmicas no estudo por difusão. A tomografia computadorizada só costuma evidenciar essas lesões a partir do 5º dia.

O AVE é definido como a ocorrência de sinais e sintomas de isquemia cerebral que se instalam subitamente, com duração de mais de 24 horas, e deixam, no indivíduo, sequelas neurológicas de intensidade variável.

O AVE menor é definido como um déficit neurológico com escala NIHSS < 4 pontos, sem hemianopsia ou afasia, ou como déficit neurológico com resolução completa em 30 dias (para alguns autores, < 7 dias).

O AVE maior é definido como um déficit neurológico com escala NIHSS ≥ 4 pontos, ou com presença de hemianopsia ou afasia, ou como déficit neurológico que persiste após 30 dias (para alguns autores, > 7 dias).

O infarto lacunar é um termo anatomopatológico, mas comumente usado para designar discretas lesões cerebrais que resultam do comprometimento de pequenas artérias situadas profundamente no parênquima cerebral e que suprem as substâncias branca e cinzenta do cérebro.

O AVE em evolução é definido como uma instabilidade neurológica com déficit progressivo, intermediado com períodos de melhora e piora, que pode levar horas ou dias.

A insuficiência vascular cerebral de origem carotídea leva a manifestações neurológicas por alterações isquêmicas nas artérias da retina e dos hemisférios cerebrais (frontal/parietal/temporal) ipsilaterais à lesão, com repercussões sensitivas e motoras no dimidio contralateral, exceto os distúrbios visuais, que são homolaterais. Há disfasia ou afasia quando o hemisfério afetado é o dominante.

Os sinais e sintomas relacionados à doença obstrutiva carotídea são:

- Embolia
  - Amaurose unilateral/hemianopsia unilateral
  - Deterioração visual crônica mais insidiosa pode estar associada com estenose crítica ou oclusão da ACI ipsilateral (síndrome isquêmica ocular crônica)
  - Síndrome isquêmica ocular crônica: perda da visão transitória associada à exposição de luz brilhante (*bright light amaurosis*)/perda gradual da acuidade visual/dor ocular
  - Disartria/disfasia/afasia (se o lado afetado for o dominante)
  - Monoparesia ou hemiparesia no lado contralateral à lesão carotídea
  - Déficit sensorial dimidiado: parestesias no lado contralateral à lesão carotídea
- Hipoperfusão
  - *Bright light amaurosis*
  - Lipotimia/pré-síncope associada com os sintomas anteriores

Os sinais e sintomas geralmente não relacionados à doença obstrutiva carotídea são:

- Inconsciência (incluindo síncope)
- Atividade tônico-clônica
- Marcha de déficit sensorial
- Tontura (isolada)
- Vertigem (isolada)
- Incontinência vesical ou intestinal
- Perda da visão com alteração da consciência
- Sintomas focais com enxaqueca
- Escotomas cintilantes
- Confusão (isolada)
- Amnésia (isolada).

A insuficiência vascular cerebral de origem vertebrobasilar leva a manifestações neurológicas por alterações isquêmicas nos hemisférios cerebrais posteriores, no cerebelo e no tronco cerebral, produzindo sintomas como: ataxia, perda de equilíbrio, tonturas, nistagno, distúrbios visuais bilaterais, diplopia, vômitos, disfasia, zumbido e perda da consciência. As manifestações motoras, sensitivas ou visuais costumam ser bilaterais ou alternantes.

Isquemia global

Pode ocorrer em pacientes com estenoses ou oclusões de múltiplos vasos extracranianos. Os sintomas possíveis são:

- Redução da acuidade mental
- Pré-síncope/síncope ortostática
- Sintomas do tipo vertebrobasilares: ataxia/vertigens/tonturas
- Perda bilateral da visão.

Em pacientes com doença vascular mais localizada ou com lesões embólicas, esses sintomas não são geralmente associados à doença carotídea.

Infarto lacunar

É controverso o papel da aterosclerose carotídea na patogênese dos infartos lacunares. Tradicionalmente, esses pequenos infartos localizados na cápsula interna ou nos núcleos da base, que são irrigados pelos vasos lenticuloestriados (ramos da ACI), sempre foram associados à doença de pequenos vasos, como a lipo-hialinose relacionada primariamente à hipertensão arterial.

Entretanto, estudos recentes sugerem que podem ser causados por embolização para os vasos lenticuloestriados a partir de doença carotídea extracraniana. Assim, pacientes com infarto lacunar devem realizar investigação para doença carotídea extracraniana.

Declínio cognitivo

Não há dúvida que múltiplos infartos cerebrais podem causar demência. O papel da doença carotídea como causa de demência e na redução cognitiva, assim como uma possível melhora com o tratamento da doença carotídea, permanece altamente controverso.

Não há nenhum estudo correlacionando, de forma convincente, a estenose carotídea ao declínio cognitivo. Embora alguns cirurgiões possam apontar alguns casos nos quais a endarterectomia parece ter resultado em melhora cognitiva e comportamental, nenhum grande ensaio clínico demonstrou, de forma convincente, efeito benéfico consistente. Entretanto, muitos estudos recentes têm correlacionado estenose carotídea ao declínio cognitivo.

Alguns dados sugerem que, em pacientes selecionados, a endarterectomia pode melhorar a função cognitiva.[15]

Investigação diagnóstica complementar

Ecodoppler colorido

Após a avaliação do quadro clínico do paciente e a suspeita da presença de lesão estenótica carotídea, deve-se iniciar uma investigação com métodos de imagem, para avaliar as características e o grau de estenose da placa carotídea.[17]

O primeiro exame a ser solicitado para essa avaliação é o ecodoppler colorido das artérias carótidas. Trata-se de um exame não invasivo, de baixo custo e disponível na maioria dos centros, que permite a avaliação de estenose carotídea com sensibilidade e especificidade. Entretanto, é um exame operador dependente, não evidencia satisfatoriamente a origem da ACC e do segmento da ACI médio-distal. Há fatores que limitam a confiabilidade do diagnóstico,

como calcificações extensas, tortuosidade arterial, bifurcação alta e pescoço curto em indivíduos com obesidade.

Na maioria dos casos, o exame de ecodoppler colorido das artérias carótidas é suficiente para confirmar o diagnóstico e a sua gravidade, pelos critérios anatômicos locais e pela alteração do padrão de fluxo (medida do pico de velocidade sistólica, da velocidade diastólica final e da relação da velocidade sistólica na ACI e na ACC). Fornece elementos importantes na avaliação da doença carotídea, como o grau de estenose ocasionado pela placa de ateroma, as alterações da velocidade do fluxo sanguíneo, as características da lesão, a altura da bifurcação carotídea e a extensão da placa para a ACI. Aparelhos mais modernos, de alta resolução, permitem inclusive analisar a constituição da placa ateromatosa.[18] O conhecimento da morfologia e da constituição da placa carotídea tem o potencial de influenciar na indicação do método de tratamento, na escolha entre cirurgia e angioplastia + *stent* e na seleção dos DPAE.

Todo paciente candidato a tratamento endovascular idealmente deve realizar um estudo complementar com angiotomografia computadorizada (ATC) ou angiorressonância magnética (ARM) de crânio e cervical para melhor estudo da anatomia do arco aórtico, estudo da anatomia das carótidas (identificar tortuosidades/lesões obstrutivas intracranianas) e avaliar o estado da circulação cerebral (perviedade do polígono de Willis, presença de lesões obstrutivas e aneurismáticas intracranianas), todos dados relevantes para o planejamento cirúrgico. Na indisponibilidade desses exames, uma alternativa é a arteriografia carotídea e cerebral.

O Quadro 117.3 relaciona as características das placas de ateroma carotídeas com os achados evidenciados pelo estudo com ecodoppler.

Angiotomografia computadorizada

A ATC apresentou notáveis avanços recentemente, com o advento dos tomógrafos de múltiplos detectores, permitindo reconstruções de grande detalhamento e precisão.

Entre as suas vantagens, é possível citar o fato de não ser examinador dependente, permitir analisar a morfologia da placa (calcificação/trombos), ter melhor resolução de imagens das artérias do arco aórtico, cervicais e intracranianas (com visualização em 3D, visão rotacional em qualquer plano ou ângulo) e ser muito útil na programação de tratamentos endovasculares, já que as medidas dos diâmetros são bem fidedignas.

Como desvantagens, há a utilização de contraste iodado, o emprego de importante dose de radiação e o uso limitado em pacientes com insuficiência renal crônica (IRC).

A ATC apresenta uma acurácia de 95%, sensibilidade de 100%, especificidade de 63% e correlação com arteriografia de 96%, para o diagnóstico de estenose carotídea.[19]

Vale ressaltar que o ecodoppler e a ARM falham na diferenciação entre estenose muito grave e oclusão carotídea devido ao baixo fluxo sanguíneo em estenoses muito graves. Em casos de dúvida, a ATC pode ser realizada antes da arteriografia para o diagnóstico.

Angiorressonância magnética

Para uma análise adequada da anatomia do arco, das artérias carótidas e da circulação intracraniana, podemos indicar a ARM.

QUADRO 117.3 Algumas características da placa de ateroma identificadas ao ecodoppler.

- Placa com maior risco embólico = ecolucente/heterogênea/não calcificada
- Hemorragia intraplaca = área anecoica ou hipoecoica/heterogênea
- Placa fibrótica = ecogênea/homogênea
- Quanto mais gordura na placa, mais ecolucente

Esse exame não tem o objetivo principal de elucidar o diagnóstico e de quantificar o grau de estenose, visto que tende a superestimar o grau da lesão obstrutiva, e sim estudar a anatomia extra e intracraniana, que auxilia o planejamento terapêutico, além de confirmar o diagnóstico.

Uma das principais vantagens é não requerer a necessidade de meio de contraste iodado. Entre as desvantagens, estão o alto custo e o fato de ser um exame em que as aquisições demoram vários minutos em imobilidade, o que muitos pacientes não toleram.

Recentemente, com o uso de imagens de ARM de maior resolução na avaliação carotídea, tem sido possível caracterizar o aspecto dos diferentes componentes de uma possível placa de ateroma (cálcio, núcleo lipídico, capa fibrosa ou conteúdo hemorrágico). Sabe-se que o fator mais decisivo na determinação da vulnerabilidade da placa carotídea é sua composição e não o grau de estenose que provoca (placa vulnerável tem maior centro necrótico, maior concentração de lipídios, capa fibrosa fina, sinais de ruptura da superfície e presença de hemorragia intraplaca).

A ARM apresenta sensibilidade global de 75% e especificidade global de 88%, e parece ser mais efetiva para determinar estenoses de 70 a 99% com sensibilidade e especificidade de 99%. Entretanto, não parece ser apropriada para selecionar pacientes para tratamento quando a estenose é inferior a 70%.[19]

Entre suas contraindicações, temos: implantes metálicos, marca-passo cardíaco, desfibriladores implantáveis, neuroestimuladores (cerebrais/espinais), próteses auditivas, clipes de aneurismas cerebrais (tipo *Poppen-Blaylock* – demais clipes metálicos permitem o exame) e claustrofobia.[19]

Vale ressaltar que as valvas cardíacas protéticas e os anéis de anuloplastia não contraindicam o exame.

Arteriografia cerebral

O estudo arteriográfico dos troncos supra-aórticos, carótidas e vertebrais, continua sendo o padrão-ouro no diagnóstico das lesões obstrutivas e para o planejamento cirúrgico da doença cerebrovascular.[20] Entretanto, atualmente é realizado com mais frequência como uma etapa da terapêutica endovascular.

As vantagens sobre outros exames de imagem não invasivos são:[20]

- Permite avaliar com alta resolução toda a circulação cerebrovascular
- Permite caracterizar o polígono de Willis
- Permite visualização detalhada das características da placa (ulceração, extensão, calcificação e trombo)
- Não gera artefato de metal.

Suas desvantagens são:[20]

- Realização de punção arterial, com necessidade de repouso após o procedimento e com risco de complicações no sítio de punção
- Uso de radiação ionizante em altas doses
- Uso de contraste
- Tempo do exame (> 20 minutos)
- Visualização apenas do lúmen vascular, mostrando as áreas de estenose como falha de enchimento (entretanto, não é possível determinar o tamanho real do vaso)
- Baixa sensibilidade para pequenas úlceras, especialmente na bifurcação carotídea.

Entre suas indicações, é possível citar:[20]

- Discrepância entre história clínica, exame físico, ecodoppler e ATC
- Sintomas vertebrobasilares
- Suspeita de doença proximal na emergência das artérias da croça da aorta

- Dúvidas no ecodoppler em relação à porção distal da ACI
- Sintomas cerebrais focais e estenose de ACI < 50% ao ecoDoppler, mas com suspeita de placa ulcerada
- Suspeita de oclusão da ACI ao ecoDoppler.

Como problemas relacionados à arteriografia, é possível mencionar:[31]

- Risco de complicações neurológicas (ACAS = 1,2%/NASCET = 0,6%)
- Risco de AIT = 0,5%
- Risco de AVE menor = 0,5%
- Risco de AVE maior = 0,8%
- Risco de morte = 0,3%
- Risco de complicações da via de acesso = 1% (hematoma/pseudoaneurismas/fístulas arteriovenosas (FAV)/sangramento retroperitoneal)
- Risco de embolizações distais
- Risco de alergia ao contraste e/ou nefropatia induzida pelo contraste.

Ressonância magnética de difusão-perfusão

Em todos os pacientes com planejamento terapêutico e/ou doença sintomática, deve ser realizado estudo de imagem do parênquima cerebral, sendo dada preferência à RM, devido à precocidade com que revela alterações isquêmicas. O estudo do parênquima cerebral é imprescindível para afastar a presença de lesões isquêmicas insuspeitadas

Doppler transcraniano

O Doppler transcraniano (DTC) é um método que permite aferir a velocidade na artéria cerebral anterior (ACA), artéria cerebral média (ACM) e artéria cerebral posterior (ACP). A artéria responsável por um AVE pode ser detectada pelo DTC com sensibilidade e especificidade de aproximadamente 90%.[19]

Suas vantagens são:[19]

- Exame não invasivo e simples
- Baixo custo
- Permite aferir a velocidade e a direção das principais artérias da base do crânio
- Permite avaliar o efeito hemodinâmico de uma estenose pela medida do aumento proporcional da velocidade na ACM após a administração intravenosa de acetazolamida (vasodilatador cerebral)
- Único método de imagem capaz de diagnosticar a embolização *in vivo*.

Suas desvantagens são:[19]

- Necessita de janela acústica adequada (15% dos pacientes apresentam janela insuficiente)
- É examinador dependente
- Fornece apenas o gráfico do fluxo dos grandes vasos intracranianos proximais.

Os achados no DTC de estenose na ACI extracraniana são:[19]

- Fluxo reverso na artéria oftálmica
- Presença de padrões de fluxo colateral via artérias comunicante anterior ou posterior
- Ausência de fluxo na artéria oftálmica
- Ausência de fluxo no sifão carotídeo
- ACM com velocidade de fluxo e pulsatilidade reduzidas.

Tal método permite detectar os chamados HITS (do inglês *high intensity transient signals*), que são os sinais de microembolia cerebral. Os aparelhos mais recentes de multifrequência permitem, inclusive, diferenciar entre embolia sólida (reflete mais a USG com frequência maior) e embolia gasosa (reflete mais a USG com frequência menor).[19] A embolização é mais frequente na ACM ipsilateral à estenose carótida sintomática.[19]

Classificação

A doença obstrutiva carotídea pode ser classificada em:

- Estenose grau 0 (ou *leve*) = 0 a 29%
- Estenose grau I (ou *moderada*) = 30 a 69%
- Estenose grau II (ou *grave*) = 70 a 99%
- Estenose grau III = oclusão.

Pela maior aceitação, recomendamos a utilização do método NASCET para verificar o grau de estenose carotídea no estudo angiográfico.

Tratamento clínico e cirúrgico

O tratamento do paciente portador de doença obstrutiva carotídea envolve sempre medidas de controle da doença aterotrombótica. Engloba mudança de hábitos, exercício físico regular, controle de peso, orientação dietética, controle da hiperglicemia, controle da hipertensão, uso de medicamentos antiagregantes e de estatinas, além de investigação de aterotrombose em outros locais, independentemente se a terapêutica será somente farmacológica, cirúrgica ou endovascular.[21]

Os medicamentos antiagregantes têm seu efeito comprovado na redução dos eventos trombóticos, devendo ser utilizados em todos os pacientes com doença aterosclerótica da artéria carótida, respeitando as contraindicações pontuais em alguns pacientes, com avaliação do binômio risco-benefício.

As estatinas não deverão ser utilizadas apenas nos pacientes portadores de dislipidemia ativa, pois há estudos que demonstram estabilização das placas de ateroma e até mesmo regressão de placa.

A presença de doença aterotrombótica da artéria carótida não é um evento localizado, e sim parte de uma doença sistêmica. Esta deve ser avaliada e estadiada, pois há risco de doença coronariana assintomática grave, por exemplo. A doença aterotrombótica provavelmente estará presente em maior ou menor gravidade nas artérias intracranianas, coronárias, renais, na aorta e nos membros inferiores. Esses locais devem ser investigados e eventualmente tratados antes, concomitantemente ou após o tratamento da estenose carotídea.

A decisão entre angioplastia e endarterectomia é multifatorial: depende do estágio clínico da doença, do estado clínico do paciente, da anatomia patológica, da experiência do operador, da disponibilidade de equipamentos, do nível de atendimento hospitalar e, finalmente, da cobertura dos custos. Os critérios de indicação de intervir diretamente variam inicialmente se se trata de paciente sintomático ou indivíduo assintomático:[7,8,22-27]

- Sintomáticos
  - AIT ou amaurose fugaz ipsilateral ou AVE (com recuperação total ou parcial ou em evolução) associado à estenose carotídea > 70%
  - Estenose carotídea ≥ 50% associada à oclusão carotídea contralateral
  - Estenose carotídea ≥ 50% com placa complexa ou ulcerada na bifurcação carotídea
  - Presença de trombo flutuante aderido à placa de ateroma na bifurcação carotídea
  - Estenose carotídea ≥ 50% com sintomas persistentes, apesar de tratamento farmacológico adequado

- Assintomáticos
  - Estenose carotídea ≥ 80% em pacientes com boa condição clínica e razoável expectativa de vida
  - Estenose carotídea ≥ 70% em pacientes com placa vulnerável
  - Estenose carotídea ≥ 70% em pacientes que serão submetidos à cirurgia de grande porte, como revascularização miocárdica ou aneurisma de aorta (cirurgia aberta)
  - Estenose carotídea ≥ 60% associada à oclusão carotídea contralateral

- Considerações importantes quando se pretende indicar uma cirurgia de carótida
  - Em um mesmo setor vascular, as lesões proximais devem ser corrigidas antes das distais
  - Existindo múltiplas lesões, deve-se operar inicialmente as que estão relacionadas aos sintomas
  - Em pacientes assintomáticos com estenose carotídea bilateral, tratar primeiro o lado com a estenose mais grave
  - Em pacientes assintomáticos, caso as lesões se apresentem aproximadamente iguais em ambos os lados, prefere-se intervir primeiro na lesão que corresponde ao hemisfério não dominante
  - Havendo comprometimento concomitante da artéria carótida e da artéria vertebral, tratar primeiro a lesão carotídea, o que pode ser suficiente para o desaparecimento dos sintomas do paciente.

O resultado do tratamento cirúrgico deve atingir a mesma eficácia dos resultados dos grandes ensaios clínicos de tratamento cirúrgico da carótida: uma taxa de AVE e morte peroperatória < 6% nos indivíduos sintomáticos e < 3% nos assintomáticos. Caso os resultados cirúrgicos se encontrem fora dessa faixa, a endarterectomia carotídea não apresenta benefício.[28] Na verdade, atualmente, resultados muito melhores podem e devem ser obtidos.

Tratamento endovascular – bifurcação carotídea
Indicações do tratamento endovascular

Após os resultados de diversos estudos, foi estabelecido que a endarterectomia carotídea continua sendo o tratamento cirúrgico padrão para as estenoses ateroscleróticas carotídeas. O tratamento endovascular atualmente está indicado nas situações em que o indivíduo apresenta comorbidades clínicas/cirúrgicas ou anatômicas de alto risco para uma endarterectomia carotídea.

Assim, são considerados candidatos à terapia endovascular pacientes que apresentam os seguintes critérios:[23,29-35]

- Comorbidades clínicas/cirúrgicas
  - Idade < 75 anos
  - Fração de ejeção ventricular esquerda (FEVE) < 30%
  - Insuficiência cardíaca congestiva (ICC) classe III/IV (NYHA)
  - Doença pulmonar obstrutiva crônica (DPOC) com VEF1 < 30% do previsto ou PO_2 de repouso < 60 mmHg ou Ht basal > 50% ou dependente de oxigenoterapia
  - Insuficiência renal crônica dialítica
  - Diabetes melito descontrolado
  - Doença arterial coronariana com presença de ≥ 2 vasos com estenoses ≥ 70%
  - Infarto agudo do miocárido recente (< 30 dias)
  - Angina instável
  - Oclusão carotídea contralateral
  - Insuficiência hepática com tempo de protrombina alargado
  - Participante de lista de transplante dos órgãos (coração/pulmão/fígado/rins etc.) ou estar sendo avaliado para entrar na lista
  - Pacientes nos quais antiagregantes tienopiridínicos não podem ser suspensos (clopidogrel/ticlopidina/ticagrelor etc.)

- Comorbidades anatômicas
  - Reestenose pós-endarterectomia carotídea
  - Estenose carotídea em pacientes com pescoço hostil
    - Pós-radioterapia cervical
    - Pós-cirurgia radical do pescoço
    - Presença de traqueostomia ou laringectomia
  - Lesões cirúrgicas inacessíveis (lesões altas na ACI cervical ou abaixo da clavícula na ACC)
  - Imobilidade da coluna cervical
  - Paralisia contralateral do nervo laríngeo recorrente
  - Tratamento em múltiplos territórios.

Entre as contraindicações para o tratamento endovascular, é possível citar:[36]

- Absolutas:
  - Oclusão total da ACI
  - Impossibilidade de acesso vascular
  - Sepse ativa
- Relativas:
  - Placa carotídea intensamente calcificada
  - Trombo intraluminal na ACI ou na bifurcação carotídea (passível de tratamento com uso de DPAE com oclusão proximal)
  - Arco aórtico tipo III e IV com difícil cateterização
  - Presença de doença aterosclerótica grave no arco aórtico com placas friáveis (passível de acesso cervical direto)
  - ACI distal com tortuosidade grave
  - Estenose crítica com "sinal do barbante"
  - Intolerância ou impossibilidade de antiagregação plena.

É possível ainda incluir como contraindicação a presença de placas moles (com alto conteúdo lipídico), que podem se fragmentar durante a passagem de guias, filtros ou cateteres, além de poderem extrudar por meio do *stent*, favorecendo a embolização após a retirada do filtro.

Uma das grandes vantagens do tratamento endovascular é a possibilidade de tratar lesões em segmentos diversos da árvore arterial, no mesmo procedimento. Isso é particularmente efetivo nos troncos supra-aórticos, nos quais lesões concomitantes são encontradas. O risco da síndrome de hiperperfusão cerebral inibe o tratamento simultâneo de ambas as carótidas, mas lesões de carótida e de subclávia, e até de vertebrais, podem ser tratadas no mesmo ato. Também lesões de outros territórios podem ser tratadas no mesmo ato em casos excepcionais, como estenoses renais, coronárias e até aneurismas da aorta. O limite de contraste iodado deve ser rigorosamente observado.

Finalmente, há que ser considerada a preferência do paciente, que, se não conflitar com uma contraindicação formal, pode ser respeitada.

Preparo pré-operatório

O preparo pré-operatório inclui:

- Avaliação cardiovascular completa
- Exame vascular minucioso
- Ecocardiograma
- Avaliação do risco cirúrgico com cardiologista
- Antiagregação plaquetária
  - Ácido acetilsalicílico (AAS): deve ser iniciado antes do procedimento e mantido indefinidamente na dose de 100 a 200 mg/dia
  - Clopidogrel: deve ser iniciado antes do procedimento e mantido por pelo menos 6 meses após o procedimento na dose de 75 mg/dia
  - Se o paciente não faz uso, idealmente, deve iniciar ambos pelo menos 7 dias antes do procedimento[37]
    - Fazer dose de ataque do AAS = 200 mg e do clopidogrel = 300 mg
- Iniciar medidas de nefroproteção
  - Iniciar hidratação venosa no dia do procedimento
  - Suspender diuréticos na manhã do procedimento
  - Suspender hipoglicemiantes orais pelo menos 72 horas antes do procedimento
- Exame neurológico
  - Avaliar: fala/motricidade/sensibilidade/visão/cognição – importante para comparações pós-operatórias
  - Evitar sedar o paciente antes, durante e depois do procedimento para não interferir na avaliação neurológica.

Procedimento padrão de angioplastia carotídea com implante de stent

Todas as técnicas de angioplastia carotídea com implante de *stent* (ACS) podem ser realizadas sob anestesia local ou narcose. A decisão de diferentes técnicas anestesiológicas depende da experiência e da preferência do intervencionista e das condições clínicas e psicológicas do paciente. Na nossa opinião, o procedimento deve ser realizado sob anestesia local com leve sedação, que não interfira nas funções cognitivas e motoras dos pacientes, na maioria dos casos. A realização do procedimento sob anestesia local não minimiza o risco dele, o que, às vezes, é assim encarada pelo paciente e seus familiares. Os cuidados com o controle da coagulação e hipertensão, assim como de uma sedação confortável, mantendo o paciente desperto ou despertável, são atribuições e responsabilidades do anestesiologista, que demandam atenção permanente nesse contexto.

Entre as principais etapas de um procedimento de ACS, estão:

- Anestesia local com paciente acordado
- Punção ecoguiada da artéria femoral comum com agulha 18 G, sempre tentando realizar uma punção única e da parede arterial anterior
- Introdução de bainha 5F pela técnica de Seldinger
- Heparinização sistêmica do paciente, mantendo o tempo de coagulação ativado (TCA) entre 250 e 350 segundos
- Progressão de cateter diagnóstico H1 ou JB1 precedido de fio-guia hidrofílico 0,035″ × 260 cm até o arco aórtico. Nesse momento, devemos decidir se realizamos o cateterismo direto da artéria-alvo ou se será realizado estudo angiográfico do arco aórtico (neste caso, será necessário trocar o cateter anterior por um cateter *pigtail* e obter a aortografia com 20 mℓ de contraste por 3 segundos a 800 psi, para identificar os óstios e os trajetos dos troncos supra-aórticos). Arco-C deve ser posicionado em oblíqua anterior esquerda (OAE) com angulação entre 30 e 40°
- Cateterização seletiva da artéria-alvo com fio-guia hidrofílico 0,035″ × 260 cm sob cateter diagnóstico a ser escolhido de acordo com o tipo de arco aórtico:
  - Tipo I: cateteres H1, VERT ou JB1
  - Tipo II: cateteres JB2 ou Sim 2
  - Tipo III: cateteres VTK, Sim 2 ou Sim 3
- Arteriografia seletiva das carótidas extra e intracranianas, com injeção manual de contraste iodado. Inicialmente, realiza-se o estudo angiográfico cervical e intracraniano, idealmente em anteroposterior e perfil. Em seguida, o centro da imagem é posicionado na bifurcação e o eixo ampola/intensificador deve ser posicionado em ângulo que permita a melhor demonstração da bifurcação carotídea, buscando o posicionamento ideal para maior abertura dela e visualização da ACE (1º vaso-alvo) e da ACI
- Se ainda não tiver sido selecionado, decidir, nesse momento, qual dispositivo de proteção cerebral (DPC) empregar (Figura 117.4)

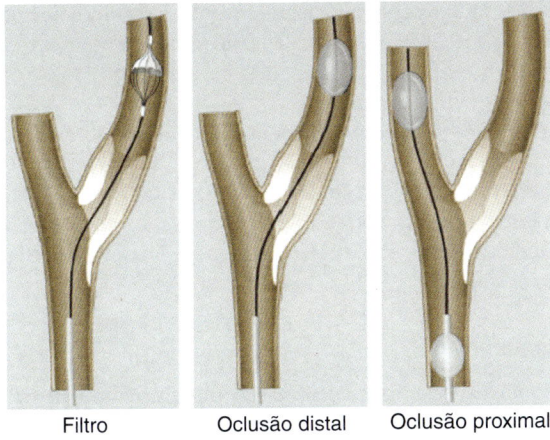

Filtro   Oclusão distal   Oclusão proximal

FIGURA 117.4 Mecanismos esquemáticos dos dispositivos de proteção cerebral (DPC).

- Cateterização seletiva da ACE com fio-guia hidrofílico e cateter VERT ou JB1. Caso a ACE esteja ocluída, impedindo o posicionamento do fio-guia rígido em um de seus ramos e dificultando a subida e o posicionamento da bainha longa, como alternativa técnica podemos enrolar toda a ponta flexível (*floppy*) de um guia Amplatz® reto, até formar vários círculos de cerca de 15 mm de diâmetro; essa ponta multicircular é estacionada proximal à bifurcação carotídea e aí "ancorada"; a bainha/cateter guia é, então, cuidadosamente introduzida na ACC
- Troca por fio-guia extrarrígido e progressão de bainha longa até as proximidades da bifurcação carotídea (cerca de 2 cm pré-bifurcação). As bainhas mais utilizadas são as Shuttle®, Destination®, Raabe® e Flexor® de 90 cm, todas 6 F
- Caso se tenha optado por um DPC proximal (Mo.Ma®), este deve ser implantado nesse momento. Caso se decida pela utilização de um filtro, o próximo passo é a ultrapassagem da lesão com o sistema de proteção cerebral, colocando-o em posição distal à lesão
- Nossa preferência é o implante de *stent* carotídeo de dupla camada, com o intuito de evitar a extrusão da placa na malha do *stent* (geralmente 8 × 30 mm ou 8 × 40 mm) e, em seguida, pós-dilatar a estenose imediatamente após o implante do *stent* até o tamanho nominal da ACI (geralmente utilizando um balão de angioplastia 5 × 20 de troca rápida); vale lembrar que, nesse momento, devido à estimulação do seio carotídeo pela insuflação do cateter-balão, pode ocorrer bradicardia e assistolia, devendo ser administrado de 0,75 a 1 mg de atropina 3 a 5 minutos antes da dilatação. Evitar administrar a atropina caso o paciente se apresente hipertenso ou taquicárdico. Além da esperada taquicardia, a administração de atropina pode levar à hipertensão significativa. Se for persistente, pode ser controlada com infusão de nitroglicerina ou de betabloqueadores de ação rápida
- Realizam-se aspirações pela bainha de possíveis detritos
- Realiza-se angiografia de controle (essa etapa só é possível se utilizado um filtro de proteção cerebral)
- Havendo um adequado resultado angiográfico e sem alterações neurológicas, procede-se a retirada do DPC
- Retirada da bainha femoral
- Selamento arterial femoral por oclusor (p. ex., Angioseal®, Proglide®, StarClose® etc.) ou por técnica de compressão manual local. Preferencialmente, utilizamos um sistema de selamento arterial percutâneo e não revertemos a heparina com protamina
- Realizamos a pré-dilatação da estenose com balão de angioplastia, após implante do DPC, somente se a lesão for muito crítica, dilatando, a seguir, o *stent* até o calibre nominal da carótida

interna. Há outros grupos que preferem pré-dilatar a artéria imediatamente após o implante do DPC até o tamanho nominal da ACI, geralmente com um balão de 5 mm × 2 cm, de troca rápida, antes de implantar o *stent*. Nessa técnica, o *stent* será somente liberado e não pós-dilatado.

Cuidados pós-operatórios

Durante o procedimento, são atribuições do anestesiologista os cuidados com o controle da coagulação e da PA, bem como de uma sedação confortável, mantendo o paciente desperto ou despertável.

Os pacientes submetidos a tratamento endovascular da carótida devem ser mantidos em ambiente de terapia intensiva pelo menos por 24 horas. A maioria das complicações pós-tratamento ocorre precocemente e demanda intervenção imediata.[38]

Os exames neurológicos seriados no pós-operatório são fundamentais para permitir um resgate dentro de uma janela terapêutica de 3 horas. É muito importante não sedar o paciente no pós-operatório para não atrapalhar a avaliação neurológica.

Não utilizamos heparina no pós-operatório imediato desses pacientes, a não ser em situações especiais.

O paciente deve ter a sua PA monitorada, visando manter uma pressão arterial média (PAM) entre 80 e 100 mmHg. Deve-se evitar a hipertensão, pelo risco de evolução com síndrome de hiperperfusão cerebral e hemorragia intracraniana, bem como a hipotensão, pelo risco de trombose do *stent*. Nos casos de hipertensão, é recomendado o controle com nitroglicerina e/ou nitroprussiato de sódio e, assim que puder, ser restabelecida a via oral, o retorno dos medicamentos usuais do paciente. Nos casos de hipotensão, é recomendada a reposição volêmica, bem como a administração de norepinefrina. Observamos com frequência o fato de que muitos pacientes evoluem com hipotensão no pós-operatório após o implante de *stent* de nitinol.

Todos os pacientes submetidos a tratamento endovascular da carótida devem ser mantidos com prevenção secundária para doença aterotrombótica por toda a sua vida. Antiagregantes plaquetários devem ser iniciados antes do procedimento (preferencialmente, pelo menos, 1 semana antes, ou se não foi usado, na véspera). Clopidogrel, na dose de 75 mg/dia, é mantido de 1 a 6 meses, e AAS, em dose que varia de 100 a 200 mg, indefinidamente. Estatinas são rotineiramente prescritas e os níveis de lipídios sanguíneos controlados.

O fumo deve ser abolido. Enfermidades associadas, sobretudo a hipertensão, assim como diabetes e outras manifestações da aterotrombose, coronariopatia e disfunção renal, devem ser cuidadosamente tratadas.

Além da imagem final de controle intraoperatória, os pacientes são submetidos a controles periódicos. Trinta dias após o procedimento, é realizado exame físico e ecodoppler colorido dos vasos tratados. Realizamos controles com ecodoppler semestrais e, se houver evidências de recorrência da doença, a ATC permite uma adequada avaliação da árvore arterial tratada. Arteriografia com tal finalidade é raramente indicada. Estudos radiográficos simples permitem avaliar a integridade dos *stent*s.

COMPLICAÇÕES DO TRATAMENTO ENDOVASCULAR

Complicações intraoperatórias e imediatas

Bradiarritmias

A bradiarritmia pode ocorrer durante a insuflação do cateter-balão (tanto na pré quanto na pós-dilatação). Resulta da estimulação do corpo carotídeo, o que leva à liberação de sinais por via aferente pelo nervo glossofaríngeo para a via eferente via nervo vago, tendo como consequência ações cronotrópicas e inotrópicas negativas.

Essa via eferente também age no sistema simpático espinal, causando vasodilatação (com consequente hipotensão). A hipotensão e a bradicardia ocorrem com frequência durante a ACS. Lee e Yadav relataram a ocorrência de bradicardia significativa em 71% dos casos durante a dilatação do bulbo carotídeo com balão.[29] Pode evoluir para uma resposta vagal importante, com consequente hipotensão grave e até assistolia. Geralmente, os episódios de bradicardia são autolimitados e resolvem dentro de poucos minutos após a desinsuflação do balão. Quando necessário, o tratamento da bradicardia consiste na administração imediata de atropina, sendo o marca-passo transcutâneo reservado para casos mais graves. A hipotensão é tratada com a administração venosa de cristaloides, podendo ser necessário o uso de aminas vasoconstritoras em casos persistentes.

A profilaxia é realizada com a administração de atropina 0,75 a 1 mg –, minutos antes da dilatação do bulbo carotídeo com balão.[39]

Ruptura arterial

Complicação rara (< 1%) associada ao uso de balão de diâmetro inadequado ou quando a artéria é muito calcificada.[37] Nesses casos, a conduta é manter o balão que causou a ruptura insuflado sob baixa pressão, com o objetivo de tamponar o sangramento, e implantar um *stent* revestido. Caso não disponha de *stent* revestido, a conduta recomendada é a cirurgia aberta, devendo o paciente ser convertido para anestesia geral, sem reverter a heparina, para evitar a trombose da ACI distal.

Dissecção arterial

A dissecção arterial pode ocorrer em qualquer etapa do procedimento, podendo ser causada pela manipulação de fios-guia e cateteres, bem como pela angioplastia com balão fora da área de implantação do *stent*. Sua incidência é descrita em < 1% dos casos.[37] O tratamento consiste em implantar um *stent* para revestir toda a área dissecada. Nos casos de dissecção muito extensa, pode-se cobrir o orifício de entrada proximal e observar, pois normalmente a lâmina de íntima colapsa. Caso contrário, fixar também o ponto final da dissecção com outro *stent*. Na impossibilidade de solução via endovascular, converter para cirurgia aberta sob anestesia geral, sempre sem reverter a heparinização.

Trombose da artéria carótida interna

Pode ocorrer durante a tentativa de passar um DPC ou um *stent* por meio de uma estenose carotídea crítica (suboclusão carotídea).

Trombose aguda do stent

Trombose aguda do *stent* é rara e geralmente decorrente de anticoagulação insuficiente. O controle da coagulação com TCA é importante, devendo ser mantido acima de 300 segundos durante o procedimento. Nunca ocorreu em nossa experiência. O tratamento consta de:

- Anticoagulação adequada
- Implante de cateter de resgate neurológico; todavia, se não tiver nada disponível nesse momento, é possível, como manobra de exceção, avançar cuidadosamente a bainha/cateter guia dentro do *stent* e aspirar a maior quantidade de trombo possível
- Implantar cateter multiperfurado 5F de 125 cm de comprimento, com área de perfurações de 7 cm, e realizar a técnica de *pulse spray*. Nessa catástrofe, há poucas contraindicações ao uso de trombolíticos. Com a diluição de 50 mg/50 mℓ de rt-PA,

infundem-se 5 mℓ inicialmente, em pulsos, seguidos de injeções de 2 mℓ/min, sempre controlando a eficácia. Podem ser injetados até 50 mℓ, se necessário, mas normalmente a lise é efetiva com doses muito menores
- Os trombos podem ser fragmentados com manobras delicadas com guia 0,014
- Ocorrendo embolização distal, instala-se um micro cateter 3F na circulação intracerebral e mantém-se a infusão. Deixar o trombolítico agir e controlar a ansiedade do operador é o mais importante.

Espasmo arterial

Evento possível durante o procedimento, principalmente na ACI. Pode ser visto como uma oclusão da ACI. Como causas, tem-se a manipulação de fios-guia nesse local ou mais comumente pelo implante do DPC. O tratamento é a infusão local de nitroglicerina.

Complicações cardíacas

Assim como na endarterectomia carotídea, um dos eventos mais associados à mortalidade na ACS é a doença cardíaca. Esse é um dado que a revascularização endovascular da carótida tem a seu favor, pois alguns estudos randomizados comparando endarterectomia com revascularização endovascular demonstraram menor incidência de eventos cardiológicos.[8,9] No estudo CREST, a taxa de infarto peroperatório após a ACS foi de 1,1%.[10]

Complicações neurológicas
Acidente vascular encefálico

O AVE é a complicação mais temida durante e após um procedimento endovascular carotídeo. Entre as causas, é possível citar: embolização (de placa carotídea ou do arco aórtico), trombose da ACI ou hipoperfusão cerebral intraoperatória. Os exames neurológicos são fundamentais no pós-operatório para permitir um resgate dentro de uma janela terapêutica de 3 a 6 horas. Estudo sobre a experiência global em CAS feito por Wholey evidenciou, em 30 dias, em levantamento de 12.392 procedimentos, uma taxa combinada de AVE (maior e menor) e morte de 3,98%, uma taxa de AIT de 3,07%, uma taxa de AVE menor de 2,14%, uma taxa de AVE maior de 1,2% e uma taxa de morte de 0,64%. Nesse estudo, a maioria dos casos foi sem uso de DPC (sem DPC = 6.753 *vs.* com DPC = 4.221).[38]

Os fatores de risco para AVE na ACS são:[39,41]

- Anatomia complexa do arco aórtico (tipo do arco e presença de trombos murais)
- Anatomia complexa da carótida (tortuosidades e acotovelamentos, sobretudo)
- Calcificação do vaso e/ou da lesão
- Trombos intraluminares
- Paciente sintomático (risco 2,5 vezes maior em relação aos assintomáticos)
- Idade avançada (acima dos 75 a 80 anos)
- Lesões extensas (> 10 mm)
- Presenças de múltiplas estenoses
- *String sign*
- Falência do DPC.

Embolização cerebral distal

A microembolização ocorre virtualmente em todos os estágios da ACS, podendo ser documentada por DTC intraoperatório.

Segundo Mubarak e Ohki, a maioria dos episódios de microembolização durante o procedimento ocorre no momento da angioplastia e do implante do *stent*.[42,43]

Geralmente, há uma tolerância cerebral a partículas de pequeno diâmetro e a maioria dos pacientes com embolização distal não manifesta déficits neurológicos significativos. A quantidade e o tamanho das partículas embolizadas apresentam relação com a incidência de déficits neurológicos e infartos cerebrais. Não há nenhuma característica da placa ou do procedimento que possa com segurança total prever a formação de detritos. Assim, o uso rotineiro de DPC é recomendado em todos os procedimentos de ACS, sendo crucial para prevenir essas embolizações distais; nos estudos, demonstrou reduzir o risco de AVE ou morte em 2 a 3 vezes durante a ACS.[27,32] É importante também aspirar a coluna de sangue estagnada pelo DPC antes da retirada deste.

Vale ressaltar que a ACM é a artéria-alvo da maioria dos casos de embolização distal, visto que recebe a maior parte do fluxo da ACI.

Embora muitos casos de embolização ocorram durante o procedimento, eventos embólicos tardios podem acontecer minutos, horas e até dias após o procedimento. Esses eventos representam aproximadamente 2/3 do total de eventos que ocorrem após o procedimento.[44] Isso ocorre devido ao mecanismo de extrusão de partículas de ateroma pela malha do *stent* (efeito do "ralador de queijo") e geralmente se manifestam como AIT e não necessitam de intervenção. Alguns podem se apresentar com AVE menor e/ou sinais de embolização retiniana. Pacientes que apresentam déficits maiores necessitam de tomografia computadorizada (TC) de crânio, angiografia cerebral e, possivelmente, intervenção mecânica.[39-41,44]

A conduta no paciente com embolização cerebral distal consiste em:[39,41,45]

- Arteriografia intracraniana sem sinais de oclusão – realizar hidratação venosa e controle da PA. Controlar a anticoagulação
- Arteriografia intracraniana com oclusão dos segmentos M1 e M2 da ACM – opções terapêuticas são:
  - Fragmentação do êmbolo com fio-guia
  - Angioplastia com balão
  - Captura do êmbolo com *snare* e dispositivos de embolectomia cerebral
  - Trombólise (avaliar o risco *vs.* benefício de evolução com AVE hemorrágico)
- Arteriografia intracraniana com oclusão dos segmentos M3 e M4 da ACM – não é necessária nenhuma intervenção, e geralmente está associada com bom prognóstico.

Embolização retiniana

Ocorre pela embolização de detritos diretamente para a artéria oftálmica ou mesmo por ramos anastomóticos entre a ACE e a ACI, via artéria oftálmica. É descrita com o uso de DPC com filtros (quando ocorre o fenômeno de *slow flow*). Menos da metade dos casos é sintomática. Os sintomas podem ser transitórios ou definitivos (no caso de êmbolos grandes e que causam oclusão da artéria central da retina). Nesses casos, é fundamental a avaliação imediata por um oftalmologista para exame da retina.

Embora o tratamento de oclusão da artéria retiniana central seja geralmente insatisfatório, várias opções terapêuticas podem ser tentadas:

- Massagem ocular para deslocar os êmbolos para arteríolas menores
- Redução da pressão ocular com acetazolamida ou paracentese da câmara anterior
- Oxigenação hiperbárica
- Heparina ou rt-PA intravenoso.[39]

Hipoperfusão cerebral intraoperatória

Durante várias etapas da ACS pode ocorrer obstrução transitória do fluxo cerebral, como angioplastia com balão e uso de DPC com balão oclusor. O mesmo pode ocorrer com o uso de filtros de proteção cerebral se ocorre o fenômeno de *no flow*. A maioria dos pacientes tolera bem episódios curtos de isquemia cerebral, a menos que o polígono de Willis não seja completo ou haja estenose grave da carótida contralateral. Quando de sua ocorrência, na maioria das vezes, não há como retroceder no procedimento. Reperfundir o cérebro é a ordem, mas o procedimento deve ser continuado com maior presteza possível, sem desrespeitar as etapas que privilegiam a técnica minuciosa indispensável. O anestesista deve elevar a PA sistêmica a níveis que otimizem a circulação colateral.[41]

Síndrome de hiperperfusão cerebral

Pode ocorrer após a revascularização carotídea, quase sempre em pacientes com estenose crítica que apresentam elevação da PA no pós-operatório. Está associada com a redução do mecanismo de autorregulação do fluxo cerebral com o processo de isquemia cerebral crônica, e a fisiodoença consiste na evolução da reperfusão com a formação de edema cerebral, que pode evoluir com AVE hemorrágico.

Em estudo da Cleveland Clinic com 450 procedimentos de ACS, foi observada uma taxa de síndrome de hiperperfusão de 1,1% e de AVE hemorrágico de 0,67%.[39]

Entre os fatores de risco para a síndrome, estão:

- Estenose > 90%
- Hipertensão arterial sistêmica (HAS) não controlada subjacente
- Estenose carotídea contralateral grave
- Déficit de circulação cerebral colateral
- Isquemia cerebral ou AVE recente.

Pode ocorrer desde o pós-operatório imediato até o 5º dia pós-operatório. Geralmente, é transitória. O quadro clínico inclui: cefaleia ipsilateral, vômito, hipertensão, confusão mental, convulsão, déficit neurológico focal, torpor e coma. Na sua suspeita, deve-se solicitar imediatamente exames complementares, como TC ou RM de crânio, para pesquisar edema e/ou hemorragia. O DTC também pode ser solicitado, sendo os achados a presença de aumento da velocidade de fluxo ipsilateral na ACM e o aumento do índice de pulsatilidade na ACM.[39]

O tratamento consiste em:

- Reconhecimento precoce da síndrome
- Medidas de suporte
- Controle da hipertensão
- Controle das crises convulsivas
- Alguns autores recomendam suspender os antiagregantes até a estabilização do quadro.[39]

Complicações da cateterização carotídea

Vários fatores podem dificultar a cateterização carotídea: presença de arco aórtico tipos III e IV, presença de ateromatose significativa do arco aórtico e presença de estenose carotídea ostial. A maior parte das complicações relacionadas ao cateterismo nas artérias pré-cerebrais se deve à má seleção de casos.

A formatação de cateteres de curva reversa (*Simmons* – SIM) para a cateterização de arcos tipo III pode levar ao deslocamento de placas de ateroma do arco aórtico, tendo como consequências embolização cerebral ou embolização distal (visceral/membros).

A cateterização na presença de estenose carotídea ostial pode ter como consequência a embolização cerebral ou dissecção arterial.

Complicações com dispositivo de proteção cerebral

Várias complicações podem ocorrer relacionadas ao uso dos DPC:

- Embolização cerebral durante o cruzamento da lesão
- Posicionamento inadequado do filtro, com passagem de detritos entre o filtro e a parede
- Passagem de detritos de diâmetro inferior aos poros dos filtros
- Lesão da parede arterial pelo dispositivo com dissecção e/ou embolização distal
- Risco de isquemia cerebral pelo balão de oclusão
- Risco de isquemia pelo filtro completamente cheio (fenômeno *no flow*).

Durante a angiografia de controle, após o implante do *stent*, antes da retirada do filtro, eventualmente podem ocorrer os fenômenos conhecidos como *slow flow* e *no flow*, isto é, alentecimento ou ausência do fluxo na ACI por obstrução do filtro por detritos embólicos.[41] Nesse caso, aspiram-se 60 mℓ de sangue visando retirar os detritos em suspensão e, em seguida, retira-se o filtro. A forma mais segura de se retirar o filtro, nesse caso, é passando um cateter guia por dentro da bainha para recolher o filtro. Retirar rapidamente o filtro, mas com precisão, cuidando para evitar embolização. No total, 71,4% dos eventos de *slow flow* ocorrem no período de pós-dilatação após o implante do *stent*. O risco de AVE em 30 dias é muito maior nesses pacientes que apresentaram *slow flow* (9% *vs.* 1,7%), apesar do uso do DPC.[39]

Complicações da insuficiência renal aguda induzida pelo contraste iodado

Vários fatores, como volume de contraste usado, função renal reduzida e desidratação, entre outros, podem levar à insuficiência renal aguda induzida pelo contraste iodado (IRAICI). Os pacientes devem receber hidratação prévia. Deve-se infundir soro fisiológico, iniciando 2 horas antes do procedimento. Contrastes não iônicos e iso-osmolares devem ser rotina. O volume de contraste iodado empregado deve ser minimizado ao máximo, sem prejudicar a qualidade das imagens. Com esses cuidados, a IRAICI tem sido rara nesse contexto, em nossa casuística.[41]

Complicações do sítio de punção arterial

Sua incidência descrita na literatura varia de 0,7 a 9%.[37,46] Inclui: sangramento, hematoma local, hematoma retroperitoneal, pseudoaneurisma, fístula arteriovenosa, dissecção, trombose e embolização distal.[6]

A formação de hematoma inguinal e, eventualmente, pseudoaneurismas no local de punção arterial é mais frequente em pacientes hipertensos, agravados pelo necessário uso de antiagregantes plaquetários. Essa complicação diminuiu de incidência com o uso rotineiro de dispositivos de oclusão do local de punção. É importante a observação do local de punção no pós-operatório imediato, para identificação de aumento de volume na região.

Complicações tardias

Complicações tardias relacionadas ao *stent* incluem: mal posicionamento, fratura, deformação (mais frequente antigamente com *stents* expansíveis por balão), desconexão e migração.

A conduta, nesses casos, pode ser o implante de um segundo *stent* dentro do primeiro ou a substituição por enxerto de veia safena interna.

Reestenose

É definida como uma obstrução intrastent, comprometendo mais de 50% do diâmetro da carótida. Vale ressaltar que a estenose residual até 30% é aceitável após uma ACS (a placa é compactada, mas não eliminada). Por essa razão, é achado mais comum na ACS do que na endarterectomia carotídea (EC). A verdadeira reestenose intrastent, causada por hiperplasia miointimal, é mais frequente nos primeiros 12 meses. Sua incidência na literatura varia de 3 a 5%.[37] No estudo de Wholey com 12.392 procedimentos, a taxa de reestenose em 1 ano foi de 2,7%, e em 4 anos, 5,6%.[38]

O tratamento está indicado em todos os pacientes sintomáticos e nos assintomáticos com estenose > 80%. A conduta consiste na realização de angioplastia com balão, sempre usando um DPC. Nas estenoses recorrentes, deve-se considerar a realização de cirurgia aberta. Recentemente, têm sido utilizados balões farmacológicos no tratamento das reestenoses carotídeas intrastent, mas os resultados a longo prazo ainda são desconhecidos.

As referências bibliográficas deste capítulo se encontram no Ambiente de aprendizagem do GEN.

118

Lesões Obstrutivas do Tronco Braquiocefálico

Adamastor Humberto Pereira ■ Alexandre Araújo Pereira

Resumo

A aterosclerose é a causa mais comum de estenose/oclusão do tronco braquiocefálico (TB), também chamado de artéria inominada (AI) na maioria das publicações em inglês. As lesões causadas por irradiação ou processos inflamatórios autoimunes, como a arterite de Takayasu, são causas menos frequentes. Apesar dos avanços obtidos com a cirurgia convencional ao longo dos últimos 50 anos, a cirurgia endovascular ou híbrida (abordagem cirúrgica convencional e endovascular concomitantes) evoluiu de maneira considerável nas últimas décadas. Neste capítulo, serão abordadas as principais técnicas para diagnóstico e tratamento.

Palavras-chave: tronco braquiocefálico; angioplastia; doença arterial periférica; arterite; aterosclerose.

INTRODUÇÃO

São escassas as publicações de grandes séries de pacientes submetidos à cirurgia convencional nas duas últimas décadas para uma comparação atualizada. Essa falta de informação pode limitar o entendimento e a evolução do processo patológico, especialmente no que se refere à história natural dessas lesões, com novos tratamentos, e ao resultado a longo prazo das intervenções.

Não há estudos randomizados que incluam um grande número de pacientes para comparação dos resultados entre cirurgias aberta e endovascular.

APRESENTAÇÃO CLÍNICA E INDICAÇÃO DO TRATAMENTO

As manifestações clínicas das lesões obstrutivas do tronco braquiocefálico (TB) são similares às dos demais territórios arteriais extracranianos (ver Capítulo 116). Em resumo, variam desde ligeira disfunção cerebral até quadros com sequelas graves e óbito. Ataques isquêmicos transitórios (AIT) e acidentes vasculares encefálicos (AVE) dominam o quadro clínico. No território carotídeo, há manifestações de déficits motores no domínio contralateral, alterações visuais homolaterais e disfasias, afasias ou disartrias no lado dominante. No território vertebral, predominam ataxias, vertigens, tonturas e zumbidos.

As lesões do TB que necessitam de tratamento representam menos de 2% de todas as lesões dos troncos supra-aórticos.[1]

As indicações para o tratamento incluem AIT, AVE – com recuperação completa ou parcial –, síndrome do roubo da subclávia sintomática e isquemia do membro superior direito (grau de recomendação IIa e nível de evidência C pelas diretrizes do American College of Cardiology – 2011).[2]

Não há evidência científica para a indicação do tratamento em pacientes assintomáticos (classe III e nível de evidência C), exceto em casos raros nos quais a artéria mamária é necessária para a revascularização miocárdica (nível de evidência C).[2]

CLASSIFICAÇÃO ANATÔMICA DAS LESÕES

Segundo as diretrizes da Society of Interventional Radiology,[3] a classificação anatômica das lesões da AI é dividida em quatro categorias:

- Categoria 1: estenoses com menos de 3 cm de comprimento e que não envolvam as artérias carótida comum ou subclávia
- Categoria 2: estenoses isoladas com mais de 3 cm de comprimento que não envolvam as artérias carótida, subclávia ou vertebral. Nessa categoria, estão inclusas as lesões do TB, que precisam ser tratadas para permitir a derivação cervical, e o tratamento de lesões localizadas em derivação prévia, nas quais o risco de embolização é considerado baixo
- Categoria 3: oclusões segmentares de menos de 5 cm de comprimento que envolvam a origem das artérias carótida comum ou subclávia
- Categoria 4: oclusões do TB maiores que 5 cm de comprimento que envolvam a origem das artérias carótida ou vertebral direita

TRATAMENTO CONVENCIONAL

As técnicas abertas para tratamento das lesões do TB incluem as derivações cruzadas "em colar" (subclávio-subclávia, axilo-axilar e carotídeo-carotídea), aquelas a partir da aorta ascendente e as endarterectomias. A derivação cervical mais utilizada é a carotídeo-carotídea; a anastomose distal na carótida direita pode ser terminolateral, nos casos de oclusão do TB (quando os sintomas são de diminuição global do fluxo cerebral), ou terminoterminal (quando há estenose e o quadro dominante é de microembolização cerebral). Essa última opção não é acompanhada da abolição dos sintomas da circulação posterior quando há síndrome do roubo da subclávia. Nesses casos, há necessidade de uma derivação adicional carotídeo-subclávia e ligadura da subclávia proximal à emergência da vertebral. O emprego de *shunts* para proteção cerebral durante tais procedimentos é controverso, mas acrescenta segurança ao procedimento (Figura 118.1). Em metanálise envolvendo mais de 2 mil pacientes, a mortalidade precoce foi de 3%, com 16% de morbidade geral e, destes, somente 2% relacionados com AVE.[4]

As derivações a partir da aorta ascendente são indicadas quando há lesões estenóticas e/ou oclusivas múltiplas dos troncos supra-aórticos.[4,5] A técnica considerada padrão, utilizando uma prótese bifurcada, vem sendo substituída por derivação com prótese reta de 10 ou 12 mm para a AI, e anastomose de um braço lateral para a artéria carótida esquerda (Figura 118.2). Nessa variante técnica, evita-se a compressão do enxerto no fechamento da esternotomia, como pode ocorrer quando se usam próteses bifurcadas. O procedimento pode ser realizado por meio de esternotomia parcial ou mediana convencional.[5,6] A revisão da literatura de grandes séries clínicas demonstra baixos índices de morbimortalidade com a utilização dessas técnicas.[7-15] Assim, os grupos com maior experiência preferem as derivações a partir da aorta ascendente em detrimento da endarterectomia.[11,13] As duas maiores séries históricas, incluindo 246 pacientes,[7,10] relataram perviedade da derivação entre 94 e 98,4% em 5 anos e entre 88 e 96,3% em 10 anos. As mortalidades peroperatória e por AVE foram, respectivamente, de 8 e 5%.

TRATAMENTO ENDOVASCULAR

As recomendações para o tratamento endovascular dos troncos supra-aórticos estão divididas em quatro categorias, segundo as diretrizes da Society of Interventional Radiology:[3]

- Categoria I: lesões em que o tratamento endovascular é o procedimento de escolha. O tratamento resulta em alto grau de sucesso técnico, promovendo abolição dos sintomas ou normalização dos gradientes pressóricos

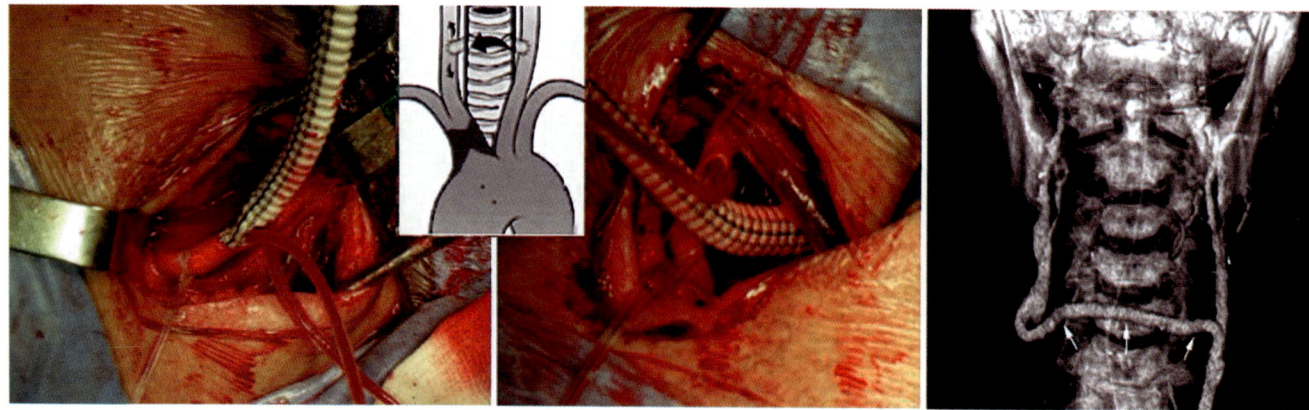

FIGURA 118.1 Derivação extra-anatômica em paciente com oclusão do tronco braquiocefálico. Após abordagem cervical de ambas as carótidas comuns e proteção cerebral com *shunts*, realiza-se a derivação carotídeo-carotídea. A anastomose terminoterminal na carótida direita, associada à derivação carotídeo-subclávia, está indicada quando o quadro clínico é de microembolização cerebral ou há manifestações de síndrome do roubo da subclávia.

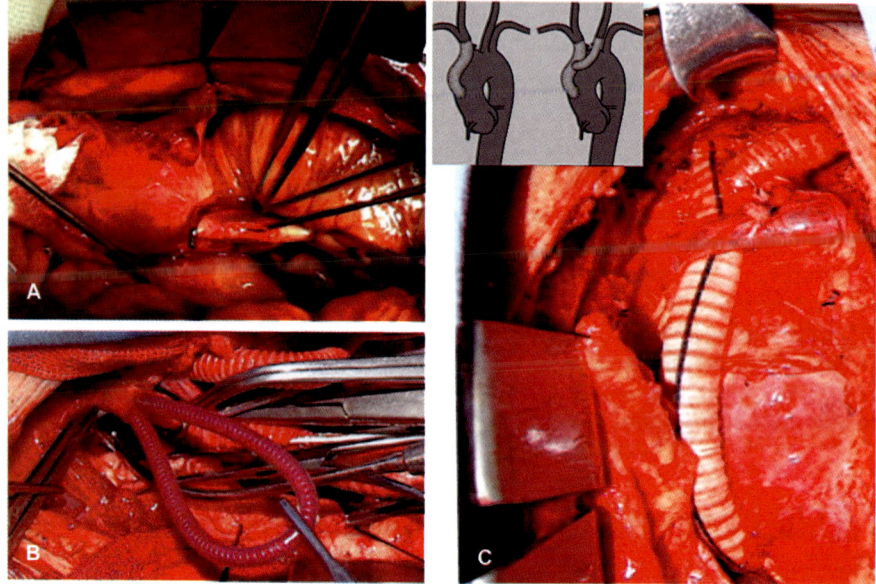

FIGURA 118.2 Quando há lesões múltiplas e graves dos troncos supra-aórticos, a derivação a partir da aorta ascendente pode ser realizada. Nesse caso, a reconstrução envolveu derivações para o tronco braquiocefálico e a carótida comum esquerda.

- Categoria II: lesões anatomicamente adequadas para tratamento endovascular. Nessa categoria, estão incluídas as lesões que foram anteriormente tratadas por métodos endovasculares, sem sucesso, e que ainda podem ser tratadas por derivações
- Categoria III: lesões em que podem ser empregadas a técnica endovascular, com moderada chance de sucesso técnico a longo prazo, em pacientes que apresentem comorbidades graves ou quando existam situações anatômicas desfavoráveis para cirurgia aberta, como pescoço irradiado e cirurgia prévia
- Categoria IV: lesões extensas e em vários segmentos, nos quais o tratamento endovascular tem aplicação muito limitada. Em pacientes selecionados, com alto risco cirúrgico, o tratamento endovascular pode ser considerado.

Os fatores que mais interferem na perviedade a longo prazo das reconstruções endovasculares são a distribuição anatômica e a gravidade das lesões. As lesões curtas e concêntricas de grandes artérias, como a inominada, têm melhores resultados que as lesões calcificadas e localizadas na origem dos vasos de menor calibre ou bifurcações.

Por extrapolação das diretrizes da American Heart Association (AHA) para doença carotídea em geral, o controle dos fatores de risco parece se associar à melhor perviedade a longo prazo.

Técnicas endovasculares

Dependendo das condições anatômicas do arco aórtico ou das vias de acesso (artérias braquial e femoral), variadas técnicas podem ser empregadas: anterógradas, retrógradas ou híbridas.

As lesões obstrutivas do TB representam um desafio ao tratamento endovascular devido ao seu grande diâmetro, ao pequeno comprimento e ao fato de a artéria ser a origem dos vasos que irão irrigar a circulação cerebral posterior (sistema vertebrobasilar) e anterior (sistema carotídeo – artérias carótida interna, cerebral média e anterior).

O tratamento endovascular tem alto sucesso técnico, baixa incidência de complicações e alta perviedade a longo prazo. Em revisão da literatura, foi encontrada taxa de sucesso técnico de 96,6 a 100%, sem relatos de óbitos. A perviedade primária a longo prazo foi de 93%, e a secundária, 98%, com 4% de AIT e um AVE maior. No entanto, com exceção da série de Hüttl et al., que incluiu 89 pacientes, as demais coletaram menos de 13 casos. Apesar de incomuns, as reestenoses e a embolização cerebral são complicações relacionadas com angioplastia/*stent*, mesmo com os dispositivos mais recentes.[6,16-30]

O implante de *stent* é mandatório nas lesões muito calcificadas e excêntricas, que estão associadas a trombos exuberantes e maior chance de dissecção durante as angioplastias. Da mesma forma que

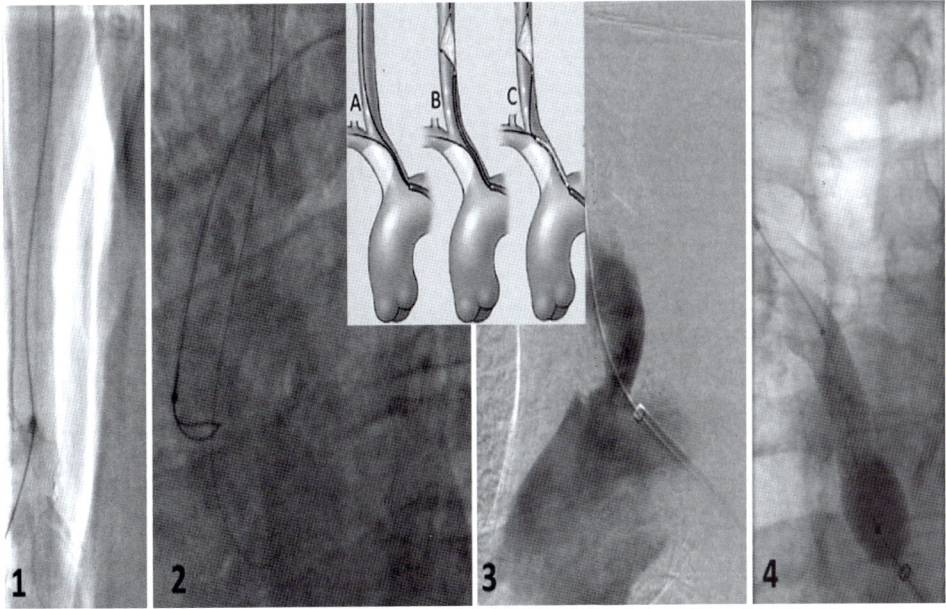

FIGURA 118.3 Detalhes angiográficos durante o implante de *stent* em lesão do tronco braquiocefálico. Após punção da artéria radial direita, a guia é avançada até a aorta ascendente (*1*); em seguida, por via femoral, essa guia é recuperada por meio de cateter-laço (*2*). As etapas a seguir incluem a passagem da bainha (*3*) e a liberação do *stent* expansível por balão (*4*). O desenho (no detalhe) mostra as etapas A, B e C para a proteção cerebral com filtro. Quando se pretende também a proteção da vertebral direita, um cateter balão pode ser insuflado no segmento proximal da artéria subclávia.

ocorre em outros setores do território vascular, está indicado também na falha da angioplastia, como resultado subótimo pós-angioplastia (estenose residual > 30%/gradiente de pressão intra-arterial > 10 mmHg), e/ou nas complicações da angioplastia (reestenose imediata, dissecção arterial e trombose aguda).[17] Não há estudos com os novos balões com fármacos antiproliferativos ou que comparem a simples angioplastia com o uso sistemático de *stent*. Os *stents* expansíveis por balão são os preferidos devido à sua maior precisão na liberação. Ainda há controvérsias sobre o implante de *stents* revestidos nessa localização, mas o seu uso parece lógico nos casos de lesões complexas com ulceração e/ou calcificações extensas. Na maior parte dos pacientes, a angiotomografia ou, menos comumente, a angiorressonância são os exames de imagem indicados como estudo pré-operatório.

Acesso femoral

O acesso femoral é o preferível pela maior parte dos autores, já que o acesso braquial está mais relacionado com complicações, principalmente devido ao maior risco de oclusão e/ou restrição ao fluxo causada pelos dispositivos endovasculares. Com o advento de dispositivos de baixo perfil, a trombose da artéria braquial tem se tornado menos frequente.

O procedimento se inicia por punção de uma femoral e introdução de bainha 5F para a passagem de cateter *pigtail* até a aorta ascendente, para confirmar a localização, a extensão e a gravidade da lesão. O próximo passo é a troca por cateter-guia ou bainha longa 6F ou 7F. O cruzamento da lesão deve ser feito com fio-guia 0,018 mm extrassuporte, com ponta flexível e angulada, ou 0,035 mm hidrofílico rígido (*stiff*) com ponta angulada (Figuras 118.3 e 118.4), sustentados pelo cateter-guia ou bainha longa e guiados por cateter angiográfico. Raramente os fios-guia 0,014 mm são utilizados. O *stent* deve ser posicionado de maneira que alguns poucos milímetros fiquem protraídos para o lúmen da aorta ascendente.

O tratamento das lesões do TB pelo acesso femoral pode ser mais trabalhoso em casos de arco aórtico dos tipos II ou III, em arcos bovinos ou quando a estenose é crítica, excêntrica e localizada em

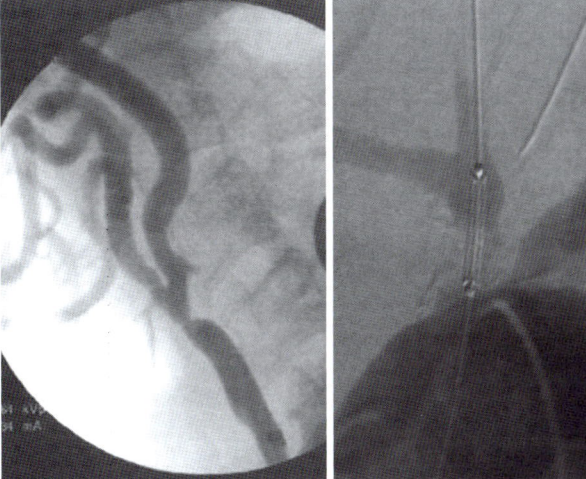

FIGURA 118.4 Quando há lesões associadas da bifurcação carotídea (*esquerda*) e estenose/oclusão do tronco braquiocefálico, a técnica híbrida pode ser empregada. Após dissecção da bifurcação carotídea e carótida comum, a punção retrógrada e o implante do *stent* (*direita*) são realizados. Um cateter *pigtail* introduzido via femoral é utilizado para a arteriografia. O procedimento é concluído com endarterectomia da carótida ou angioplastia sob proteção cerebral.

região ostial. Nesses casos, as repetidas tentativas de cateterismo seletivo do TB podem resultar em embolia cerebral, sendo o acesso braquial ou híbrido os mais indicados.

Acesso por membro superior e acesso combinado

O acesso por membro superior pode ser realizado por punção das artérias axilar, braquial, radial e ulnar (Figura 118.5). A escolha do vaso depende do seu calibre e das calcificações parietais.

Para o acesso de membro superior, utiliza-se uma bainha longa 6F, sendo posicionada na AI distal à lesão ou mesmo na artéria subclávia, junto à bifurcação do TB, fornecendo, dessa forma, maior suporte e facilitando o cruzamento das lesões com fio-guia. Normalmente,

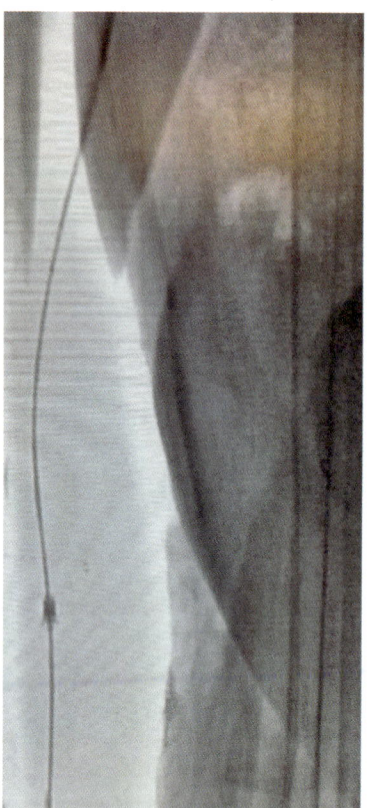

FIGURA 118.5 Acesso ulnar.

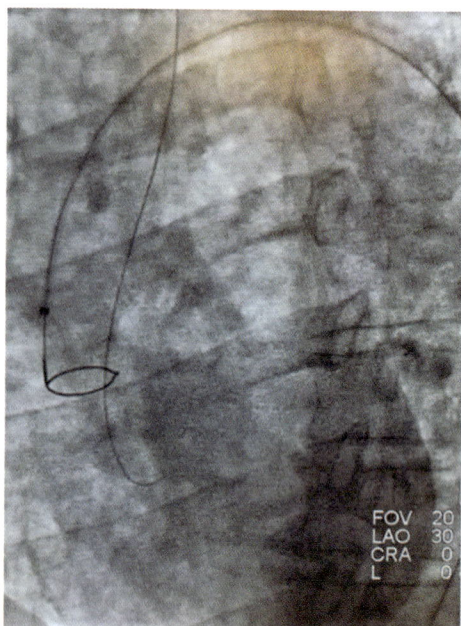

FIGURA 118.6 Técnica do "varal".

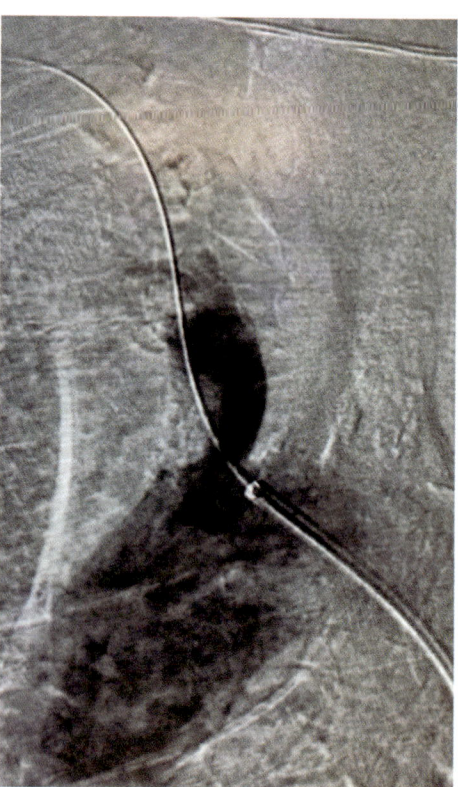

FIGURA 118.7 Introdutor longo.

associa-se um acesso femoral com bainha 5F para introdução de cateter *pigtail* até a aorta ascendente, com a finalidade de se obterem imagens pré, trans e pós-operatórias, fornecendo maior segurança para o implante adequado do *stent* na localização desejada.

O acesso combinado membro superior-inferior tem a vantagem de permitir a utilização de uma bainha 5F na artéria do membro superior, o que diminui a incidência de complicações relacionadas com esse acesso. Após o cruzamento da lesão via superior, o fio-guia é avançado até a aorta descendente, na qual é laçado por uma alça (*snare*) introduzida a partir de acesso femoral, manobra conhecida como técnica do "varal" (Figura 118.6). Com a inversão do acesso, o próximo passo é semelhante ao descrito para acesso femoral, avançando uma bainha longa 6F ou 7F por ele, sustentada pelo fio-guia exteriorizado pelos dois acessos, até a proximidade da lesão para o seu tratamento. Durante essa manobra, é importante não estirar demasiadamente o fio-guia para que não provoque lesão na origem do TB. Quando houver dificuldade em cruzar a lesão com os dispositivos de tratamento (balões ou *stents*), o fio-guia pode ser estirado (técnica do "varal") para facilitar a progressão dos dispositivos no cruzamento da lesão. No entanto, é necessário, durante a manobra, proteger o fio-guia com um cateter angiográfico introduzido pelo acesso superior. Tão logo a ponta do cateter-balão ou do sistema de entrega do *stent* toque a ponta do cateter angiográfico, realiza-se a progressão do primeiro, concomitantemente com a regressão do segundo, protegendo assim o óstio do TB; essa manobra evita possíveis complicações, como lesão endotelial, dissecção e ruptura arterial. Podem ser realizadas punção de introdutor femoral para cateterismo seletivo concomitante da carótida direita e colocação de filtro de proteção cerebral (Figura 118.7). Em geral, são utilizados *stents* expansíveis por balão revestidos e, quando necessário, realiza-se *flairing* da porção aórtica do *stent*, para sua melhor adaptação à parede do vaso (Figura 118.8). Concomitantemente à desinflação do balão, avança-se o introdutor para a realização da imagem de controle (Figura 118.9).

Proteção cerebral

Hüttl et al. relataram 2% de AVE posterior, ocasionado por embolização durante o procedimento, no tratamento de lesões localizadas na origem da subclávia ou TB.[19]

Mesmo não sendo um evento comum, a embolização para as artérias vertebrais é motivo de preocupação. Kashyap et al.[31] propuseram um método simples para diminuir esse risco: o primeiro passo é insuflar manguitos comuns acima da pressão sistólica em ambos os braços, aumentando temporariamente o fluxo anterógrado pelas vertebrais. Durante o posicionamento do balão ou *stent*

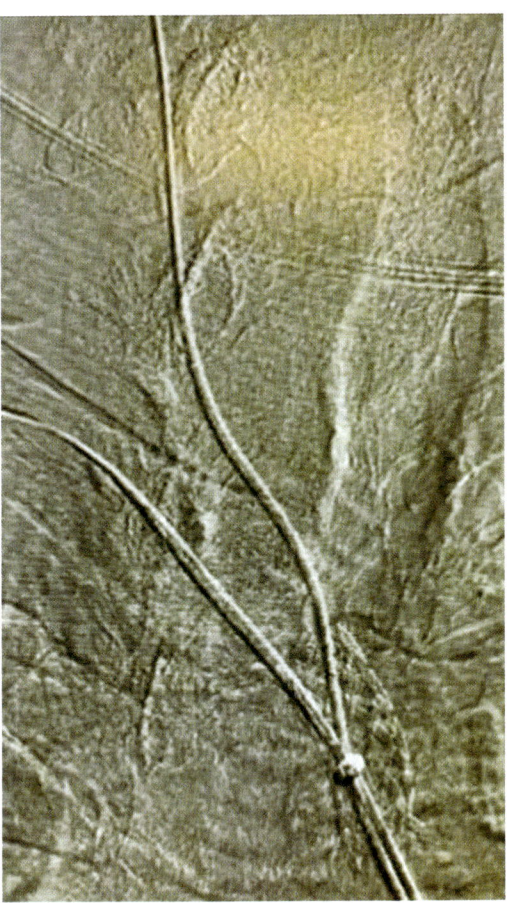

FIGURA 118.8 *Flairing*.

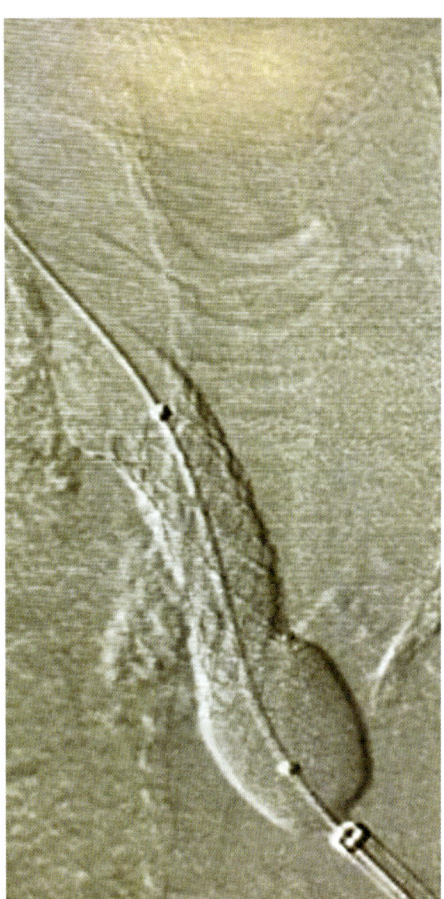

FIGURA 118.9 Imagem de controle.

na lesão, o manguito do braço direito é desinflado, aumentando o fluxo retrógrado pela vertebral direita, diminuindo, dessa forma, o risco de embolização. No entanto, não há dados suficientes na literatura que permitam avaliar a eficiência da técnica.[31]

A complicação mais temida, por outro lado, relaciona-se com a embolização para o território da artéria cerebral média. Há poucos relatos na literatura da utilização de sistemas de proteção cerebral com o intuito de diminuir esse risco. Recentemente, três técnicas engenhosas foram descritas, utilizando dispositivos de proteção cerebral durante angioplastia/*stent* do TB. Ryer e Oderich[32] descreveram a utilização de dispositivo de proteção cerebral pela técnica do "duplo-guia": um fio-guia de 0,018 mm é introduzido pela artéria radial direita e, após atravessar a lesão do TB, é capturado por um laço (*snare*), introduzido pelo acesso femoral, e exteriorizado (técnica do "varal"). Em seguida, uma bainha hidrofílica 8F é avançada, via femoral, até a proximidade da lesão e, por dentro dessa bainha, guiado pelo primeiro fio, um cateter angiográfico é introduzido, cruzando a lesão. Outro fio-guia, agora de 0,014 mm, é introduzido pela bainha femoral (*buddy wire*) e posicionado na artéria carótida comum. Ele serve de suporte para a navegação do filtro de proteção cerebral, que será posicionado na artéria carótida comum. O sistema de entrega do *stent*, de 0,035 mm, é então avançado sobre as duas guias[33] pelo acesso femoral (Figura 118.10).

No mesmo periódico, Guimarães et al.[34] descreveram um refinamento dessa técnica. Sobre o fio-guia 0,018 mm introduzido por acesso braquial com bainha 6F, um cateter-balão oclusor é avançado até a origem da artéria subclávia direita, com dupla finalidade: proteger o fio-guia durante a navegação do *stent* e, quando inflado, direcionar o fluxo para a carótida (com filtro), impedindo a embolização para a vertebral.[34]

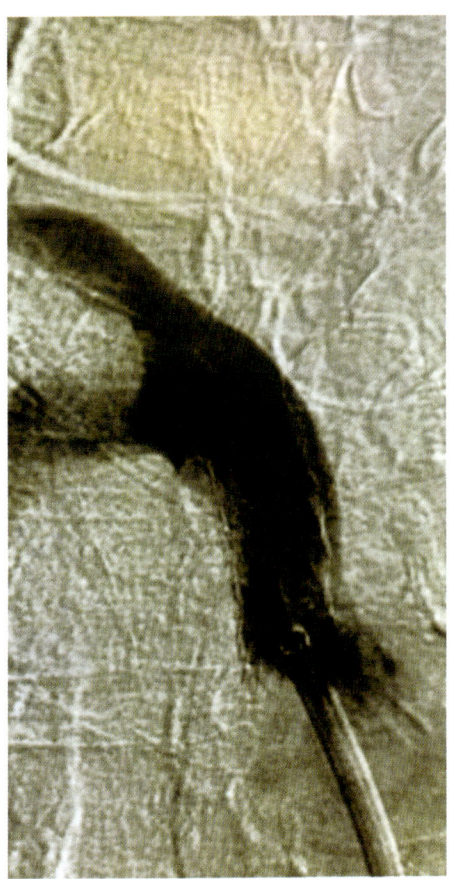

FIGURA 118.10 *Buddy wire* em carótida.

Finalmente, outro refinamento mais recente utiliza a introdução de dois filtros por via braquial: um posicionado na artéria vertebral e outro na carótida interna à direita.[33]

Complicações do tratamento endovascular

As complicações mais frequentes relacionadas com o tratamento endovascular do TB são a embolização cerebral (anterior e/ou posterior), a trombose do sítio tratado, relacionado com a manipulação do arco aórtico ou da lesão-alvo, e as lesões vasculares nos acessos femoral e/ou braquial. A reestenose/oclusão após o tratamento endovascular dos troncos supra-aórticos parece ser incomum e raramente está associada à fratura do *stent*, mas não há estudos que contemplem exclusivamente o TB (Figura 118.11).[17,35,36]

Uma complicação rara, mas não menos grave, correspondendo a menos de 1% dos casos, é a ruptura arterial do TB durante a angioplastia ou implante do *stent*. Seu tratamento pode ser realizado por métodos endovasculares que variam desde a simples insuflação de cateter-balão no local da ruptura, para estancar o sangramento associado à reversão da heparina, até o implante de *stents* revestidos.[37]

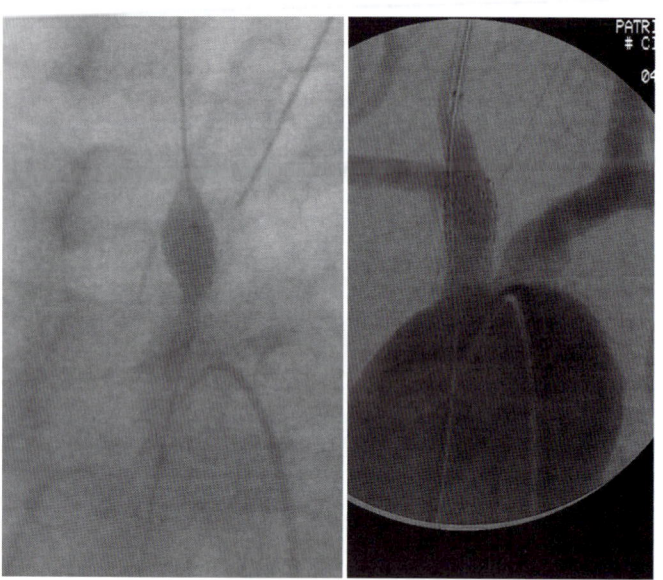

FIGURA 118.11 Mesmo paciente da figura anterior. *À esquerda*, observa-se o *stent* expansível por balão sendo insuflado. *À direita*, observa-se, na arteriografia pós-implante, o bom posicionamento do *stent* que deve protrair alguns milímetros no lúmen aórtico.

TRATAMENTO HÍBRIDO

Os raros casos de associação entre lesões localizadas na bifurcação carotídea direita com indicação de endarterectomia e lesão grave do TB constituem indicação clássica para essa técnica. Nesses casos, o procedimento se inicia com a dissecção aberta da artéria carótida comum e de sua bifurcação. A seguir, a artéria carótida comum proximal à lesão da bifurcação é puncionada retrogradamente, e uma bainha curta 6F é avançada. Um cateter *pigtail* 5F, introduzido até a aorta ascendente por abordagem femoral, permite o *roadmap* da lesão-alvo na AI e a arteriografia de controle. Sob heparinização sistêmica, a artéria carótida comum, distal ao ponto de punção, é pinçada e a lesão do TB cruzada com fio-guia 0,035. Após o implante do *stent* na posição desejada, a torneirinha da bainha 6F é aberta para expelir possíveis fragmentos antes de se proceder à endarterectomia da bifurcação e à liberação do fluxo para a artéria carótida distal.[38] O uso de *shunt* seletivo ou sistemático fica a critério do cirurgião.

Uma metanálise recente, incluindo 13 estudos e 133 pacientes, identificou 48 pacientes com lesões associadas do TB e bifurcação carotídea direita. Os demais 85 pacientes apresentavam lesões associadas da bifurcação carotídea com origem da carótida comum esquerda. Cerca de 83% dos pacientes eram sintomáticos. O sucesso técnico nesses 133 pacientes foi de 97%, com 0,7% de mortalidade e 1,5% de AVE. Em 50 dos 133 pacientes, não foram utilizados *stents*. Após seguimento médio de 12 a 36 meses, cinco pacientes apresentaram sintomas de isquemia cerebral e 17 evoluíram para óbito por diferentes causas. Dez pacientes apresentaram reestenose do TB, e sete destes haviam sido submetidos à angioplastia sem o uso de *stents*.[39]

CONSIDERAÇÕES FINAIS

Com o progressivo avanço das técnicas e de materiais endovasculares mais eficazes e seguros, o tratamento aberto das lesões do TB perdeu espaço, por ser mais invasivo, com maior índice de morbimortalidade e AVE pós-operatório. As derivações a partir da aorta ascendente ficam reservadas para os raros casos de insucesso do tratamento endovascular. Por outro lado, o domínio dessas técnicas cirúrgicas abertas deve fazer parte do arsenal técnico do cirurgião vascular, para sua aplicação como método alternativo nas cirurgias híbridas para tratamento dos aneurismas e pseudoaneurismas que envolvem o arco aórtico (ver Capítulo 115) .

As referências bibliográficas deste capítulo se encontram no Ambiente de aprendizagem do GEN.

Isquemia Visceral

119

Tratamento Endovascular da Isquemia Intestinal Crônica

Guilherme B. Barbosa Lima ■ Giulianna B. Marcondes ■ Emanuel R. Tenorio ■ Gustavo S. Oderich

Resumo

A isquemia intestinal (ou mesentérica) crônica (IMC) é responsável por menos de uma internação hospitalar por 100 mil habitantes nos EUA e por menos de 2% das internações por sintomas gastrintestinais. Em pacientes com diagnóstico de doença aterosclerótica, a prevalência varia de 8 a 70%. O sintoma típico é a claudicação intestinal pós-prandial. A angioplastia mesentérica com *stent* foi universalmente difundida, tornando-se o tratamento cirúrgico mais realizado na IMC. Este capítulo revisa as indicações, as técnicas e os resultados do tratamento endovascular da IMC.

Palavras-chave: isquemia; intestinos; procedimentos endovasculares.

INTRODUÇÃO

A correlação dos sintomas de isquemia mesentérica com os critérios clínicos e anatômicos da doença foi originalmente descrita por Chienne, em 1869, e por Councilman, em 1894.[1,2] Em 1918, Goodman foi o primeiro a associar os sintomas de dor pós-prandial àqueles de angina do tórax, e, em 1936, Dunphy descreveu a associação da dor abdominal recorrente ao infarto intestinal devido à doença arterial oclusiva mesentérica.[3] Neste trabalho, 60% dos pacientes que morreram de infarto mesentérico apresentavam história de dor abdominal recorrente, que precedia o evento fatal em semanas, meses ou anos. Desde então, o termo *angina intestinal* foi cunhado para descrever o sintoma clássico de dor que ocorre após as refeições, que é também o principal sintoma da isquemia mesentérica crônica (IMC).

Estimativas atuais indicam que a IMC é responsável por menos de uma internação hospitalar por 100 mil habitantes nos EUA e por menos de 2% das internações por sintomas gastrintestinais.[4] A incidência da doença pode chegar a 9,2 por 100 mil habitantes em um estudo holandês recente.[5] Em pacientes com diagnóstico de doença aterosclerótica, a prevalência varia de 8 a 70% e uma estenose maior que 50% em mais de uma artéria mesentérica pode ser visto em 15% dos pacientes. Especificamente, em pacientes com aneurisma da aorta abdominal e doença arterial periférica, uma estenose significante ou oclusão de pelo menos uma artéria mesentérica pode ser encontrada em torno de 40% e 25 a 29%, respectivamente.[6]

A primeira endarterectomia de artéria mesentérica foi relatada em 1958 por Shaw e Maynard, e desde essa data, as técnicas de revascularização mesentérica apresentaram uma enorme evolução.[7] Os avanços ocorridos nos exames de imagem, nas terapias medicamentosas e nas técnicas cirúrgicas resultaram em melhores resultados no tratamento dessa doença. A angioplastia de artéria mesentérica foi descrita com sucesso por Furrer et al. e Uflacker et al., em 1980,[8,9] e nessa última década, a angioplastia mesentérica com *stent* foi universalmente difundida, tornando-se o tratamento cirúrgico mais realizado na IMC, reservando a cirurgia de revascularização mesentérica para os casos em que a cirurgia endovascular não seja anatomicamente possível ou que não tenha sido eficaz.[10] A diretriz atual da Society for Vascular Surgery recomenda o tratamento endovascular como primeira opção para pacientes com IMC em lesões passíveis dessa modalidade terapêutica, com nível moderado de evidência.[11]

Este capítulo revisa as indicações, as técnicas e os resultados do tratamento endovascular da IMC.

FISIOPATOLOGIA

Sob condições normais, aproximadamente 20% do débito cardíaco é orientado às artérias viscerais. O fluxo sanguíneo do trato gastrintestinal aumenta logo após a ingestão alimentar,[12] permanecendo elevado em níveis até 150% do normal (2.000 mℓ/min) por 3 a 6 horas.[13] Essa resposta hiperdinâmica pós-prandial é mediada por alterações cardiovasculares que acompanham a ingestão e a digestão dos alimentos. Essas alterações iniciam-se antes mesmo das refeições e aumentam, consideravelmente, com a presença de alimentos no estômago e intestino, incluindo aumento no débito e frequência cardíaca. A vasodilatação mesentérica inicia 3 a 5 minutos após o alimento alcançar o intestino, atingindo dilatação máxima após 30 a 90 minutos, permanecendo de 4 a 6 horas. A latência dessas respostas depende do tipo e da quantidade de alimento ingerido. Gordura saturada ou proteína produzem resposta mais pronunciada e sustentada.[14]

A resposta hiperêmica mesentérica pós-prandial está restrita aos órgãos nos quais ocorre a digestão, mas não é igual em todo o território mesentérico. Por exemplo, um aumento no fluxo sanguíneo na artéria mesentérica superior (AMS), desencadeado pela presença de alimento no intestino delgado, está associado a pouca ou nenhuma alteração no fluxo sanguíneo no estômago, pâncreas e cólon. Moneta et al. demonstraram aumento na velocidade diastólica final na AMS com alteração fugaz no tronco celíaco, provavelmente em decorrência da relativa baixa resistência das circulações hepática e esplênica. Além disso, os fluxos venosos portal e hepático aumentam.[15] Na parede intestinal, a distribuição do fluxo sanguíneo é voltada à mucosa, em detrimento da submucosa e muscular.[16]

Pacientes com isquemia mesentérica não apresentam resposta hiperêmica eficaz que supra a demanda de oxigênio necessária para os processos metabólicos da digestão que inclui secreção, absorção e aumento da atividade peristáltica.[17] Análogo ao paciente com cardiopatia isquêmica, no qual a angina precordial ocorre como resultado do fornecimento insuficiente de oxigênio em relação à demanda exigida, a angina intestinal resulta do desequilíbrio entre o fornecimento e a demanda de oxigênio e outros metabólitos. Em nível celular e tissular, a deficiência no metabolismo da adenosina trifosfato (ATP) afeta a mucosa, a camada muscular intestinal e os nervos viscerais, causando falência da maioria dos trajetos de transporte da mucosa intestinal e contratura da camada muscular decorrente de relaxamento inadequado. Isso resulta em má absorção e dor abdominal.[18,19]

A circulação mesentérica é rica em circulação colateral entre os três territórios das artérias viscerais (tronco celíaco, AMS e artéria mesentérica inferior [AMI]) e as artérias ilíacas internas (Figura 119.1). O fluxo sanguíneo depende da localização de estenoses significativas que alteram o gradiente de pressão e que, por sua vez, define a direção do fluxo sanguíneo. As artérias gastroduodenal e pancreaticoduodenal fornecem uma circulação colateral

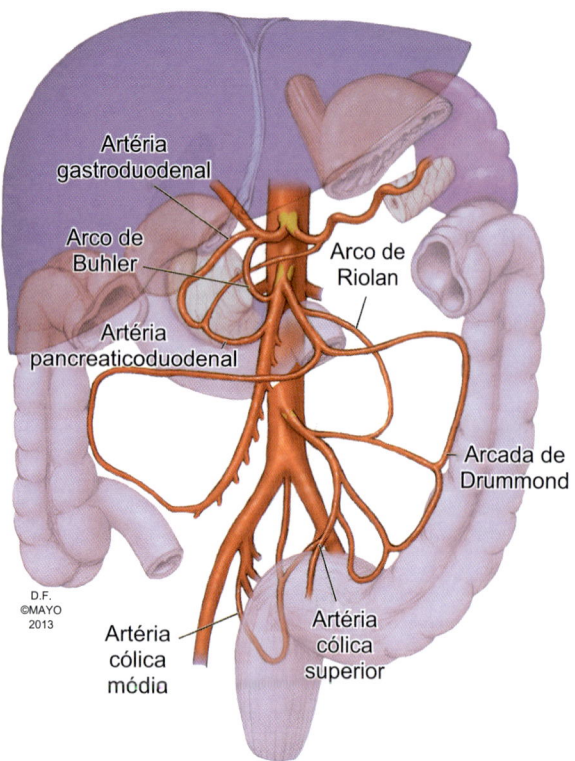

Artéria
gastroduodenal

Arco de
Buhler

Arco de
Riolan

Artéria
pancreaticoduodenal

Arcada de
Drummond

D.F.
©MAYO
2013

Artéria
cólica
média

Artéria
cólica
superior

FIGURA 119.1 Circulação arterial mesentérica e vias colaterais em pacientes com doença oclusiva grave. Pode ser percebido o acometimento importante do tronco celíaco, da artéria mesentérica superior e da artéria mesentérica inferior. Vias de colateralização comuns incluem o arco de Riolan, entre a artéria cólica esquerda (artéria mesentérica inferior) e a artéria cólica média (artéria mesentérica superior). O tronco celíaco e a artéria mesentérica superior apresentam colateralização pela arcada pancreaticoduodenal (arco de Buhler) e pelas artérias gastroduodenais.

entre o tronco celíaco e a AMS. A artéria marginal de Drummond e o arco de Riolan conectam a artéria cólica esquerda (ramo da AMI) com a artéria cólica média (ramo da AMS). Finalmente, as artérias hipogástricas proveem circulação colateral através de ramos hemorroidários.

Em função da extensiva rede colateral, a maioria dos pacientes com sintomas de IMC apresenta estenose significativa ou oclusão de pelo menos duas das três artérias mesentéricas, todavia, isso não é uma regra.[20,21]

A significância clínica da isquemia relaciona-se não apenas com a gravidade das lesões, mas também com a eficácia da circulação colateral, a presença de sintomas agudos e presença de roubo arterial. Aproximadamente 5 a 10% dos pacientes com IMC apresentam doença em um único vaso, ocorrendo principalmente na AMS ou em pacientes com rede colateral insuficiente.[22,23]

ETIOLOGIA

A causa mais comum de IMC é a doença aterosclerótica, responsável por mais de 90% dos casos na maioria das séries. A doença aterosclerótica geralmente afeta o óstio ou 2 a 3 cm proximais das artérias viscerais (tronco celíaco, AMS e AMI) e, frequentemente, estão associadas a placas no óstio da artéria renal. A prevalência de doença aterosclerótica mesentérica varia de 6 a 10% em estudos de necropsia, a 14 a 24% em pacientes submetidos à aortografia para investigação de doença coronária ou periférica. Tipicamente, os estudos de imagem demonstram estigmas de doença aterosclerótica (placas calcificadas, *debris* de ateromatose) em múltiplos leitos

vasculares, especialmente nas artérias coronárias, carótidas, renais e no segmento aortoilíaco.

Lesões não ateroscleróticas também podem acometer as artérias viscerais, especialmente em pacientes mais jovens. Diversas doenças merecem citação, incluindo vasculites (arterite de células gigantes, doença de Takayasu e poliarterite nodosa), lúpus eritematoso sistêmico, doença de Buerger, dissecções espontâneas, displasia fibromuscular, neurofibromatose, arterite actínica e arteriopatia induzida por cocaína ou *ergot*. Coarctação da aorta abdominal e síndrome da aorta média também podem se apresentar com sintomas de IMC. Comparado com IMC de origem aterosclerótica, pacientes com IMC de origem não aterosclerótica (p. ex., vasculites) são mais jovens na apresentação clínica inicial (65 anos *vs.* 38 anos, respectivamente). Além disso, esses pacientes não apresentam os clássicos fatores de risco cardiovascular de hipertensão, hiperlipidemia, diabetes e tabagismo relacionados a doença aterosclerótica.[24]

HISTÓRIA NATURAL

A história natural da isquemia intestinal devido doença nas artérias viscerais ainda não está completamente elucidada. Em geral, lesões assintomáticas apresentam curso benigno, não sendo justificada a revascularização profilática. Todavia, a observação de que 15 a 50% dos pacientes com gangrena intestinal apresentam trombos de lesões preexistentes, sem antecedentes de sinais ou sintomas de alerta, sugere que estas lesões não são ausentes de risco.[25,26] A probabilidade de progressão dos sintomas parece depender da extensão da doença. Wilson et al.[27] publicaram uma coorte prospectiva com 553 pacientes idosos que foram investigados com ecodoppler colorido em busca de doença de artéria mesentérica. A prevalência de estenose ou oclusão foi de 18%. Após um acompanhamento de 7 anos, nenhum dos pacientes desenvolveu sintomas de isquemia mesentérica, mas a maioria apresentava doença de uma única artéria, sendo 14% estenose de AMS, e nenhum apresentou envolvimento de todas as artérias intestinais. Thomas et al. revisaram 980 aortografias e encontraram 60 pacientes (6%) com doença da artéria mesentérica significativa, e desses, 15 apresentavam envolvimento das três artérias.[6] Durante o acompanhamento de 2,6 anos, quatro pacientes (27%) desenvolveram sintomas. Três foram revascularizados com sucesso, mas um paciente faleceu de isquemia mesentérica aguda (IMA).

A história natural dos pacientes com sintomas de IMA é ainda menos entendida, e a revascularização geralmente é recomendada. Não há nenhum estudo de coorte com um braço considerando tratamento médico ou conservador. É universalmente difundido que, na presença de sintomas de isquemia crônica, pelo risco de progressão da doença para caquexia e gangrena intestinal, a revascularização deve ser indicada.

AVALIAÇÃO DIAGNÓSTICA

O diagnóstico de IMC é sugerido pela história clínica e confirmado por um ou mais exames de imagem, como ecodoppler colorido, angiotomografia computadorizada (angio-TC) de abdome, aortografia ou angiorressonância magnética (angio-RM) de forma alternativa. Tonometria endoscópica de 24 horas ou tonometria por exercício, se disponíveis em centros com protocolos estabelecidos, são úteis na avaliação diagnóstica, em particular em pacientes com sintomas atípicos, doença univascular ou síndrome do ligamento arqueado (SLA). Tendo em vista as raras alterações encontradas em exames endoscópicos, tem sido estudado, com bons resultados, o uso concomitante de fluxometria por *laser* Doppler (*laser doppler flowmetry*) e espectroscopia por luz visível (*visible light spectroscopy*) durante o exame para aumentar a detecção de IMC.[28]

APRESENTAÇÃO CLÍNICA

A doença ocorre mais frequentemente em mulheres (3 a 4:1), com idade média de 65 anos, variando de 40 a 90 anos.[10,22,29] Nas lesões não ateroscleróticas, a relação mulher/homem é de 1:1 ou 1:2 para coarctação e neurofibromatose e, 5:1 para vasculites. A maioria dos pacientes encontra-se na 3ª ou 4ª décadas de vida.[24,30,31]

A clássica sintomatologia de IMC inclui dor abdominal pósprandial, perda de peso e medo de se alimentar, justamente por desencadear um quadro álgico importante. Esta tríade de sintomas está presente em até 50 a 60% dos pacientes. A dor abdominal típica é mesoabdominal ou epigástrica e se inicia 20 a 30 minutos após a refeição, podendo persistir por horas. Em geral, é descrita como uma dor em cólica ou do tipo desconforto difuso, que pode variar de intensidade de acordo com o volume e o tipo de alimento ingerido. Volumosas refeições, ricas em gordura, por exemplo, resultam em quadros álgicos mais intensos. Em alguns casos, há pacientes que podem tolerar certos tipos de alimentos, o que acarreta mudança no padrão alimentar no intuito de evitar alimentos que desencadeiem os sintomas. Esse fato pode levar a situações nas quais os pacientes tornam-se assintomáticos pelo uso de estratégias para contornar ou aliviar a dor. A perda de peso não intencional, podendo progredir para desnutrição e caquexia, muitas vezes presente no momento do diagnóstico. É, portanto, uma condição limitante com forte impacto na qualidade de vida dos pacientes.

O exame físico não é específico, não revelando nenhum achado patognomônico, porém sinais de perda de peso recente podem sugerir o diagnóstico. Muitos pacientes se apresentam emagrecidos no início do quadro, podendo progredir para caquexia, proporcional ao atraso na demora do diagnóstico. Nesses casos, os sinais de malnutrição são nítidos, com perda de massa muscular e abdome escavado. A dor pode estar presente e ser desencadeada pela palpação. O achado de dor desproporcional ao exame físico deve levantar a suspeita de isquemia mesentérica. Sopro abdominal pode ser notado em 50% dos casos, diferindo do sopro da compressão do ligamento arqueado, por ser desencadeado por expiração profunda e elevação do diafragma. Um exame físico vascular completo pode demonstrar índice tornozelo-braço diminuído e sopro em outros leitos vasculares, como carótidas, artérias subclávias e ilíacas. Na ausência de sintomas agudos, os exames laboratoriais não são específicos, mas podem demonstrar desnutrição (diminuição de níveis séricos de albumina, transferrina e pré-albumina), elevação dos marcadores inflamatórios em casos de vasculites, e elevação de lactato-L e D-dímero após refeições.[32] Todavia, lactato-L não é recomendado para diagnosticar ou descartar IMA.[23]

Em alguns casos, o quadro clínico pode ser menos específico, sem o clássico componente pós-prandial, e com dor abdominal vaga, náuseas, vômitos e mudança do hábito intestinal. Nesses casos, o diagnóstico pode ser difícil, e, se disponível, a tonometria gástrica de 24 horas pode ser útil.[33-40] Aproximadamente 10% dos pacientes têm como apresentação inicial ulcerações difusas no estômago e duodeno proximal, alterações de função hepática ou áreas isquêmicas no duodeno e cólon.

Fatores de risco cardiovascular são comuns nesses indivíduos.[22,41,42] História prévia de tabagismo, hipertensão arterial sistêmica (HAS) e hiperlipidemia podem ser encontradas em mais de 60 a 70% dos pacientes. Consequentemente, outras manifestações de doença cardiovascular também costumam estar presentes. Doença arterial coronariana é encontrada em 50 a 70% dos pacientes; doença cerebrovascular, em 20 a 45%; e doença arterial periférica, em 20 a 35%. Hipertensão de difícil controle e nefropatia isquêmica por doença das artérias renais são patologias comumente encontradas em associação à isquemia mesentérica.[43] Enfim, elementos já citados como sexo feminino, perda de peso, doença cardiovascular, e comprometimento estenótico ou oclusivo do tronco celíaco e AMS são considerados fatores que aumentam o risco de IMC.[44]

DIAGNÓSTICO POR IMAGEM

Pacientes com IMC podem sofrer atraso no diagnóstico por uma extensiva investigação para afastar outras causas de dor abdominal crônica ou perda de peso. O diagnóstico diferencial inclui doenças inflamatórias, infecciosas ou neoplasias. A investigação inclui endoscopia digestiva alta, colonoscopia, além de tomografia computadorizada, as quais geralmente sugerem o diagnóstico, por demonstrar sinais de doença das artérias mesentéricas. Ressonância magnética (RM) pode ser uma alternativa à angio-TC, que é o exame de imagem de escolha.[23] Se há suspeita de IMC no exame clínico, o ecodoppler colorido é o exame mais comumente utilizado como *screening*.[11] Porém, um segundo exame de imagem para avaliação das artérias mesentéricas é recomendado antes da intervenção por diversos motivos. Como dor abdominal e perda de peso não intencional são apresentações comuns de diversas doenças, como câncer, doença inflamatória intestinal e infecções, imagens com cortes transversos do abdome e da pelve, como a angio-TC helicoidal e a angio-RM são importantes na exclusão de outros diagnósticos. Espessamento da parede arterial, lesões longas e suaves intercaladas com artéria normal, sugerem causas não ateroscleróticas. Detalhes anatômicos sobre as lesões mesentéricas, incluindo o número de vasos afetados e as características da lesão (diâmetro, comprimento, presença de estenose ou oclusão, calcificação, trombo ou lesões sequenciais) são fatores importantes que afetam a seleção da terapêutica cirúrgica mais adequada, convencional ou endovascular, para cada paciente.[45] Atualmente, a arteriografia mesentérica raramente é necessária para confirmação diagnóstica e tipicamente não acrescenta detalhes anatômicos no planejamento do procedimento, sendo utilizada em conjunto com a intervenção endovascular. Exceções são os pacientes com exames de imagens subótimos e naqueles com calcificação extensa, vasos finos ou múltiplos *stents* causando artefatos metálicos.

INDICAÇÕES E ESTRATÉGIAS DE TRATAMENTO

Não há espaço para tratamento conservador com nutrição parenteral e terapia medicamentosa nos pacientes com doença arterial mesentérica sintomática. Os atrasos na revascularização definitiva ou uso apenas de nutrição parenteral foram associados a deterioração clínica, infarto intestinal e risco de sepse relacionada com o cateter.[11,23,46,47] Além de alterar o prognóstico, o tratamento cirúrgico também é relacionado a uma melhora importante na qualidade de vida dos pacientes.[48]

Indicações de revascularização

A revascularização endovascular tem as mesmas indicações da cirurgia aberta. O objetivo do tratamento é aliviar sintomas, restabelecer o peso normal, melhorar a qualidade de vida e prevenir ou tratar o infarto mesentérico, em conjunto da ressecção intestinal, quando necessário, em casos de doença descompensada. A indicação de revascularização profilática em paciente assintomático permanece um assunto controverso. Segundo Thomas et al., há indicação para revascularização profilática em pacientes com doença grave nos três vasos viscerais, particularmente aqueles pacientes com dificuldades de acessar cuidados médicos ou que vivem em áreas remotas ou longe de cuidados médicos de alta complexidade.[6] Há indicação de revascularização profilática para pacientes assintomáticos com estenose grave da AMS associada a uma AMI vicariante que necessita ser sacrificada na correção de aneurismas da aorta, por exemplo.[49] A revascularização em pacientes assintomáticos é também recomendada em pacientes com doença grave acometendo os três vasos viscerais, que serão submetidos à cirurgia aórtica aberta por outra indicação. Todavia, de forma geral, a abordagem sugerida para casos assintomáticos é o acompanhamento próximo e orientação sobre sintomas de isquemia mesentérica (p. ex., distensão abdominal, diarreia, dor atípica).[11] É interessante ressaltar que pacientes com comprometimento nutricional foram associados a uma pior sobrevida em 3 anos por Allain et al.[50] Portanto, tratar esses pacientes de forma precoce, antes de haver perda importante de peso e déficit nutricional, parece ajudar no prognóstico.

Revascularização aberta *versus* endovascular

A escolha pela estratégia de tratamento deve ser baseada em uma avaliação holística que inclua os exames de imagem pré-operatórios com análise da anatomia, o *status* clínico e fatores de risco do paciente.[11] Apesar da falta de ensaios clínicos randomizados, existe uma tendência ao tratamento endovascular, que é empregado em aproximadamente 70% dos pacientes com IMC.[10,22,51] Esse direcionamento é explicado por uma menor taxa de morbidade, menor tempo de internação e de convalescença, com índices de mortalidade similares ao tratamento aberto.[22,52,53] O tratamento aberto, por sua vez, oferece melhores taxas de perviedade a longo prazo, menores taxas de reintervenção e maior tempo livre de recorrência dos sintomas.[10,22,42,52,54-66] Lejay et al. relataram 86 pacientes tratados por via aberta com uma perviedade primária de 88% em 5 anos, chegando a 84% em 10 anos.[67] Todavia, fica reservado, atualmente, para falha no tratamento endovascular, pacientes com lesões não passíveis de tratamento endovascular e pacientes jovens com lesões complexas de origem não aterosclerótica.[23]

Explorando alguns desses estudos, Saedon et al. publicaram uma revisão sistemática com 4.255 pacientes tratados com técnica endovascular e 3.110 com correção aberta. Apesar da heterogeneidade dos estudos, não houve diferença de morbidade e mortalidade perioperatória entre os grupos, além da perviedade da revascularização ter sido maior no grupo aberto.[65] Todavia, mais recentemente, Alahdab et al. publicaram uma nova revisão sistemática com 100 estudos e 18.726 pacientes (10.679 tratados por via endovascular e 8.047 tratados por via aberta).[66] Mais uma vez, há heterogenicidade dos estudos incluídos, sendo 22 estudos comparativos e 78 estudos não comparativos; no entanto, essa é a revisão mais abrangente sobre o tema. Nessa revisão sistemática, houve um aumento, com significância estatística, da morbidade intra-hospitalar relacionado com a correção aberta. Houve, também, uma tendência de aumento na mortalidade com 30 dias no grupo aberto, porém sem significância estatística. A recorrência de sintomas, contudo, foi menor para o grupo de cirurgia aberta, corroborando com estudos prévios, demonstrando maior perviedade primária para a revascularização aberta.[53,66]

Casos ideais para o tratamento endovascular incluem lesões curtas, com estenose focal ou oclusão com pouca calcificação ou trombo. A perviedade do segmento proximal do vaso a ser tratado (*stump*) também facilita o emprego da técnica endovascular.[68] Na maioria dos centros, incluindo o nosso, angioplastia e implante de *stent* constituem atualmente o tratamento de escolha para os pacientes com IMC, independentemente do risco cirúrgico, desde que apresentem condições anatômicas. Nesse contexto, a AMS é o alvo primário da revascularização, portanto, a anatomia desse vaso é fator determinante na seleção da técnica.[23] Para o tronco celíaco, o tratamento endovascular acarreta maior taxa de reestenose,[69] e não

deve ser realizado em caso de compressão do ligamento arqueado, a não ser que este seja previamente liberado cirurgicamente.

A dificuldade técnica do tratamento endovascular é maior quando há calcificação extrínseca grave, oclusões longas, vasos finos e em lesões sequenciais que afetam ramos. Apesar dessas restrições técnicas não contraindicarem o tratamento endovascular, quando os resultados são subótimos, podem ser esperadas taxas maiores de complicações como embolização distal, dissecções e reestenose.[70,71] Por isso, nesses pacientes, recomenda-se o procedimento aberto. O tratamento endovascular também está indicado em pacientes com elevado risco cirúrgico por caquexia, como "ponte" para um procedimento aberto, quando necessário. Nos pacientes com lesões não ateroscleróticas, como vasculites, neurofibromatose ou síndrome da aorta média, a primeira escolha deve ser o tratamento aberto.[24,30] O tratamento aberto também é preferível em pacientes com falha no tratamento endovascular ou com múltiplas reestenoses intrastent.[11]

TÉCNICA
Avaliação pré-procedimento

O planejamento terapêutico deve se basear na análise do risco cirúrgico, estado nutricional e características anatômicas que influenciam a estratégia de reparo. Sem postergar o tratamento, o paciente deve estar com tratamento otimizado de suas comorbidades e de preferência com estado nutricional adequado.[11] Nesses pacientes, cessação do tabagismo, uso de ácido acetilsalicílico (AAS), betabloqueadores e tratamento para hiperlipidemia são elementos fundamentais.

A revascularização endovascular das artérias mesentéricas apresenta um risco significativo. Em revisões sistemáticas, a mortalidade em 30 dias foi de 6% (0 a 21%), maior que a mortalidade de procedimentos endovasculares que envolvem a aorta, as artérias renais e carótidas. Mesmo que os procedimentos, na maioria das vezes, sejam realizados com anestesia local, os pacientes devem ser submetidos à avaliação cardiovascular e nutricional pré-operatória para avaliar eventuais fatores de risco. Porém, não se deve postergar o tratamento. Pacientes com deterioração progressiva do estado geral devem ser internados, heparinizados para evitar trombose secundária e tratados em regime de urgência, entre 24 e 48 horas. Pacientes com alergia a contraste iodado devem receber corticoide antes do procedimento e, aqueles com níveis séricos de creatinina entre 1,5 e 2,0 mg/dℓ devem receber hidratação intravenosa e N-acetilcisteína oral, iniciando, se possível, 1 dia antes do procedimento.

A revisão cuidadosa dos exames de imagens pré-operatórios é a chave para o sucesso do procedimento endovascular. A abordagem selecionada deve levar em consideração a angulação do vaso, a quantidade de cálcio e trombo e a presença de colaterais importantes ou alterações anatômicas (como uma artéria hepática com origem na AMS) no segmento da artéria a ser tratada.

Angiografia mesentérica diagnóstica

Na maioria dos casos, a angiografia diagnóstica é realizada no momento do tratamento, por via femoral ou braquial. Para os procedimentos puramente diagnósticos, o acesso femoral costuma ser a escolha. O acesso é estabelecido por meio de punção ecoguiada, fio-guia 0,035″ e pela introdução de uma bainha de 5F. Um cateter diagnóstico é posicionado ao nível de T12 sobre um fio-guia 0,035″. Heparinização intravenosa 40 UI/kg é recomendada antes da cateterização seletiva das artérias viscerais. O uso de contraste hiposmolar minimiza eventuais desconfortos abdominais no momento das injeções seletivas. A escolha do cateter diagnóstico depende do sítio de acesso, do ângulo da origem do vaso visceral e da preferência pessoal. O cateter com angulação de 45° (p. ex., MPA) é o ideal para cateterismo seletivo via artéria braquial e cateteres com ponta reversa (p. ex., SOS ou Simmons) ou com curvas de ângulo agudo (p. ex., Cobra 2) são recomendados para procedimentos realizados por acesso femoral. Em caso de acesso braquial, os autores preferem pela exposição da artéria braquial com uma pequena incisão de 1 a 2 cm, sob anestesia local, para evitar complicações locais.

O estudo completo dos vasos viscerais inclui um aortografia nas incidências anteroposterior e lateral com o intuito de definir localização, gravidade e extensão do envolvimento das artérias viscerais e identificar lesões concomitantes na aorta, artérias renais e ilíacas. A projeção lateral é a ideal para exibir as partes proximais do tronco celíaco e da AMS; a origem da AMI é melhor visualizada em uma incidência oblíqua anterior direita com 15°. Angiografias seletivas são necessárias na avaliação da gravidade das lesões, para identificação de estenoses ou obstruções sequenciais e padrão da circulação colateral. Em pacientes em que há dúvidas sobre a gravidade das lesões, gradientes de pressão podem ser mensurados por medida de pressão arterial invasiva, pelas técnicas de *pullback* ou de medida simultânea de pressão.[72]

Angioplastia e implante de *stent* das estenoses mesentéricas

O objetivo primordial do tratamento endovascular é restabelecer fluxo anterógrado em pelo menos uma das três artérias viscerais, preferencialmente a AMS.[11] Os primeiros relatos de sucesso no tratamento endovascular foram com angioplastia simples, porém o remodelamento elástico e a reestenose limitaram sua utilidade nas lesões ostiais.[61,73-82] Embora não haja estudo prospectivo comparando angioplastia simples com implante de *stent*, a maioria dos centros é favorável à última, haja vista que as lesões são semelhantes às das artérias renais.[69,83-97] O *guideline* da Sociedade Europeia (ESVS) recomenda, com nível de evidência IC, o implante primário de *stent* em vez de angioplastia simples com balão.[23]

Sabe-se também que as intervenções no tronco celíaco não acarretam alívio durável dos sintomas, com altas taxas de recorrência e com risco potencial de compressão do *stent* pelo ligamento arqueado. Embora não existam comparações randomizadas no tratamento do tronco celíaco e da AMS, estudos retrospectivos sugerem que o tratamento isolado do tronco celíaco é associado a elevadas taxas de recidiva em 1 ano.[69]

O tratamento simultâneo de dois vasos também é controverso. Dois estudos retrospectivos demonstraram uma tendência, não estatisticamente significativa, de menor recorrência de sintomas com o tratamento de dois vasos.[89,92] Malgor et al., na Mayo Clinic, relataram taxas de recorrência de sintomas em 2 anos semelhantes nos pacientes tratados com implante de *stent* na AMS (78%) quando comparados com o tratamento com *stents* da AMS e do tronco celíaco (60%), na presença de lesões simultâneas nas duas artérias.[69] O tratamento de dois vasos, simultaneamente, é preconizado em pacientes com isquemia gástrica grave, sem uma rede de colaterais eficiente entre os dois vasos proximais. Todavia, não há nenhuma evidência de benefício no tratamento rotineiro do tronco celíaco e da AMS em termos de alívio dos sintomas e durabilidade, e um segundo tratamento pode acarretar maiores riscos e maior taxa de complicações.

O tratamento isolado do tronco celíaco, em lesões simultâneas do tronco celíaco e da AMS, pode ser considerado nos pacientes de alto risco, quando a revascularização da AMS não for possível ou quando tenha elevada chance de insucesso, seja por calcificação excessiva, seja por longos segmentos de oclusão. Nesses casos, angioplastia com *stent* do tronco celíaco pode ser usada como "ponte" para uma cirurgia aberta ou para uma revascularização retrógrada da AMS.[98] A angioplastia da AMI acarreta elevado risco de ruptura, dissecção ou embolização, e, salvo casos excepcionais, não é recomendada.

Nos pacientes com angulação significativa na origem dos vasos viscerais, a artéria braquial é mais indicada para o acesso, sendo a preferência desde que possível. Essa via oferece excelente suporte para sistemas de baixo perfil e facilita o implante preciso do *stent* em ângulos agudos (Figura 119.2). Apresenta, porém, maiores taxas de complicações de punção, que podem ser reduzidas com o

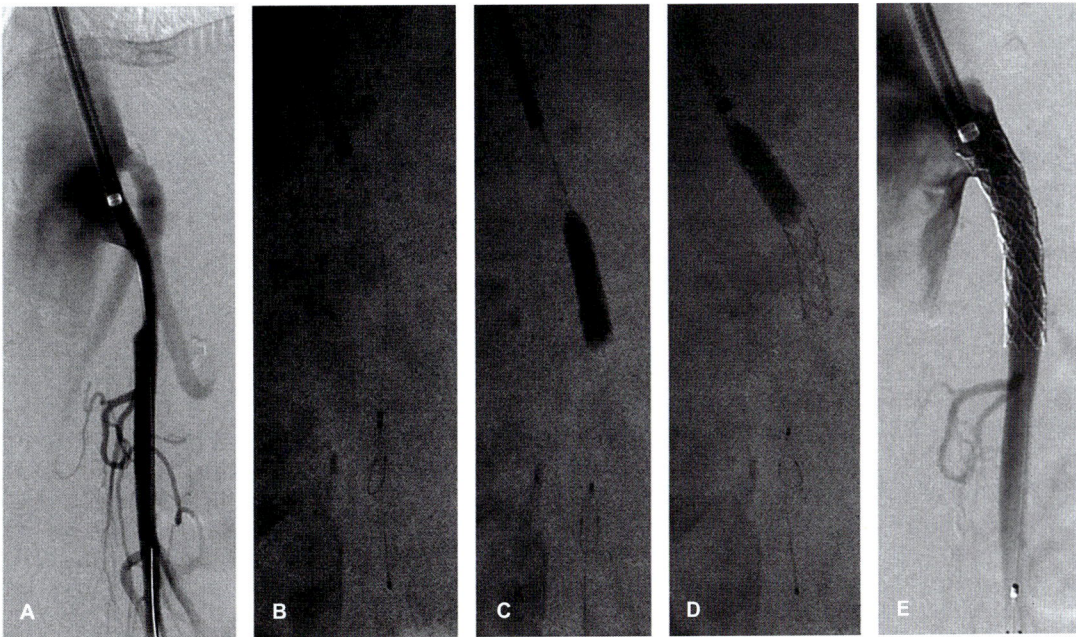

FIGURA 119.2 Angioplastia da artéria mesentérica superior utilizando a artéria braquial como acesso. Um cateter MPA de 6 ou 7 Fr é posicionado na aorta torácica descendente. **A.** Cateterização seletiva com o cateter de preferência do cirurgião e angiografia demonstrando a área de estenose e os ramos distais à estenose. **B.** Implante distal à lesão de um filtro para evitar embolização distal. **C** e **D.** Implante de *stent* expansível por balão seguido de *"flare"*. **E.** Angiografia de controle com resolução da estenose e sem sinais de embolização distal.

acesso direito da artéria, através de incisão de 1 a 2 cm sob anestesia local para sua exposição e reparo. Menos frequentemente, o acesso radial é escolhido.

Acesso percutâneo é obtido por punção ecoguiada e um *kit* de micropunção de 0,018″. Heparinização sistêmica completa (80 unidades/kg) é administrada antes da manipulação com cateteres, com objetivo de atingir um tempo de coagulação ativado > 250 s. Uma bainha hidrofílica de 6F ou 7F é posicionada na aorta descendente acima da origem do tronco celíaco. O cateter MPA 5F é o mais recomendando para cateterismo seletivo por acesso braquial, enquanto no femoral são utilizados os cateteres SOS ou VS1 de 5F. A lesão pode ser cruzada com fio-guia 0,035″ com ponta delicada, trocado por um fio de intervenção após confirmação de se estar na luz verdadeira. Prefere-se o uso de fios-guia rígidos de baixo perfil (0,014″ ou 0,018″) para a maioria das intervenções. É importante visualizar a ponta do fio-guia, que deve ser posicionado no tronco principal da AMS, e não nos ramos jejunais, impedindo perfurações ou dissecções inadvertidas (Figura 119.3). O uso de *stents* revestidos tem sido preferido, sendo inclusive essa a recomendação dos *guidelines* do SVS (americano) e ESVS (europeu) em função de estudos recentes que demonstram perviedade superior em comparação com *stents* não revestidos.[11,23,99] Existe atualmente um estudo randomizado (NCT02428582) em andamento para avaliação de *stents* revestidos *versus* não revestidos para o tratamento da IMC em 84 pacientes. O estudo tem conclusão prevista para o fim de 2021.[100]

Em casos selecionados de oclusões, lesões longas (> 30 mm de comprimento), calcificação grave, trombos, sintomas agudos ou subagudos, sugere-se o uso de sistema de proteção antiembólica com filtros 0,014″ com 320 cm de comprimento (Spider RX®, Covidean Plymouth, MN) (Figura 119.4). Mendes et al. da Mayo Clinic, publicaram resultados com 65 pacientes tratados com filtro de um total de 179 pacientes. A indicação do uso de filtro foi

calcificação grave em 34%, trombose aguda em 28% e oclusão em 25%. Não houve lesões secundárias ao uso do filtro nessa série. Debris macroscópicos foram visualizados em 1/3 dos pacientes que utilizaram o filtro. Quatro pacientes (6%) do grupo com filtro tiveram embolização distal tratados com aspiração.[101]

Alternativamente ao uso de filtro, Brown et al. descreveram o uso temporário de balão de oclusão e aspiração com sistema GuardWire® (Medtronic, Minneapolis, MN).[70] Quando um *stent* 0,035″ é selecionado, a técnica com dois fios-guia combinando o fio-guia 0,014″ do sistema de proteção com um 0,018″ como *buddy wire*, o *stent* é introduzido pelos dois fios-guia para melhor suporte e para facilitar a captura do filtro ao fim do procedimento. Pré-dilatação é recomendada em lesões estreitas, oclusões, calcificação grave e para adequar o diâmetro dos *stents* (Figura 119.5). *Stent* balão-expansível variando de 5 a 8 mm é empregado em > 95% das lesões, tornando possível um implante preciso com maior força radial. Este é posicionado sob a proteção da bainha e deve cobrir um pouco mais que a totalidade da lesão-alvo com extensão para a luz da aorta, cobrindo a origem do vaso-alvo. O balonamento da sua parte proximal, criando um *flare*, previne a falha do posicionamento no óstio, facilita a cateterização em caso de reintervenção, além de ter sido associado a melhor perviedade primária da AMS (Figura 119.6).[102]

Angiografia de controle é necessária após a retirada cuidadosa do sistema de proteção embólica, quando usado, incluindo uma imagem com visão magnificada do *stent* para avaliação do seu posicionamento na origem da artéria e uma visão panorâmica, de preferência com vasodilatador, para avaliação de embolização distal, dissecção, trombos ou perfurações. Essas complicações ocorrem em 5 a 10% dos casos e são causas de morbimortalidade quando não prontamente identificadas.[70]

Técnicas adjuvantes

Algumas técnicas adjuvantes podem ser utilizadas para melhorar os resultados da angioplastia das artérias viscerais em pacientes com lesões complexas, mas é importante salientar que essas manobras são limitadas a relatos de caso. Lesões agudas ou subagudas relacionadas com trombo recente ou acidente de placa, a administração local de rt-PA por 20 a 30 minutos, antes do implante do *stent*, pode melhorar o resultado técnico. Em lesões excêntricas e calcificadas, aterectomia percutânea foi empregada em casos selecionados.[103] É importante ter conhecimento das limitações de técnicas quando aplicadas *off-label* nas artérias viscerais.

COMPLICAÇÕES PÓS-OPERATÓRIAS

As principais causas de óbito após angioplastia das artérias viscerais são eventos cardíacos, sangramento gastrintestinal e isquemia intestinal. Esta última é tipicamente associada a complicações transoperatórias provocadas por embolização distal, trombose e dissecção.

Embolização distal ocorre em 8% dos pacientes tratados sem sistema de proteção distal, com taxas superiores em pacientes com sintomas subagudos, oclusões, lesões longas (> 30 mm) e calcificação intensa.[104] Por isso, nesses casos é importante considerar o uso de sistemas de proteção antiembólicos. As complicações mais comuns são problemas relacionados com o acesso (2 a 15%), insuficiência renal em 5 a 12%, isquemia intestinal aguda e sangramento intestinal, ambos ocorrendo entre 1 e 5%. Complicações respiratórias ocorrem em 3% dos casos.

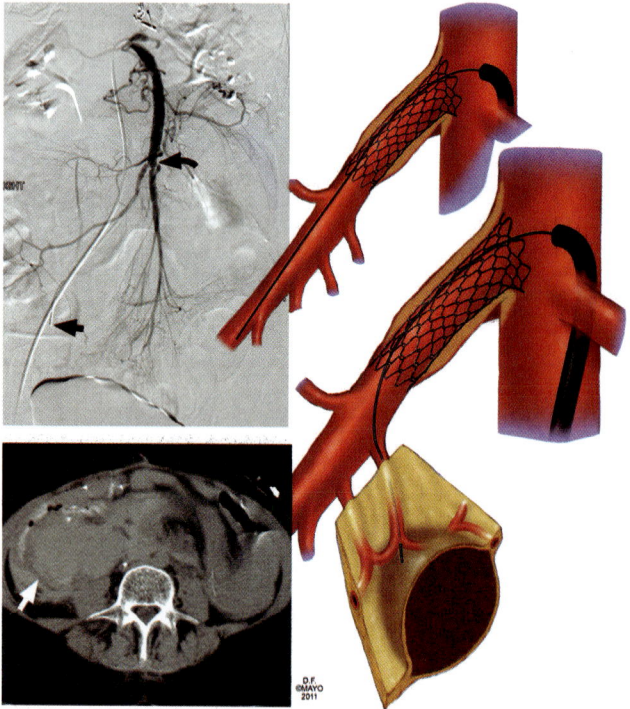

FIGURA 119.3 A extremidade distal do fio-guia deve ser visualizada durante a intervenção. O fio-guia deve ser posicionado no tronco principal da artéria mesentérica superior (*seta curva preta*) e não nos ramos jejunais (*seta reta preta*), que são mais suscetíveis a perfurações e resultam em hematomas mesentéricos (*seta branca*).

CUIDADOS PÓS-OPERATÓRIOS

Os cuidados pós-operatórios após intervenções das artérias viscerais comparam-se aos outros procedimentos endovasculares periféricos. Dor abdominal após o procedimento não é usual e demanda

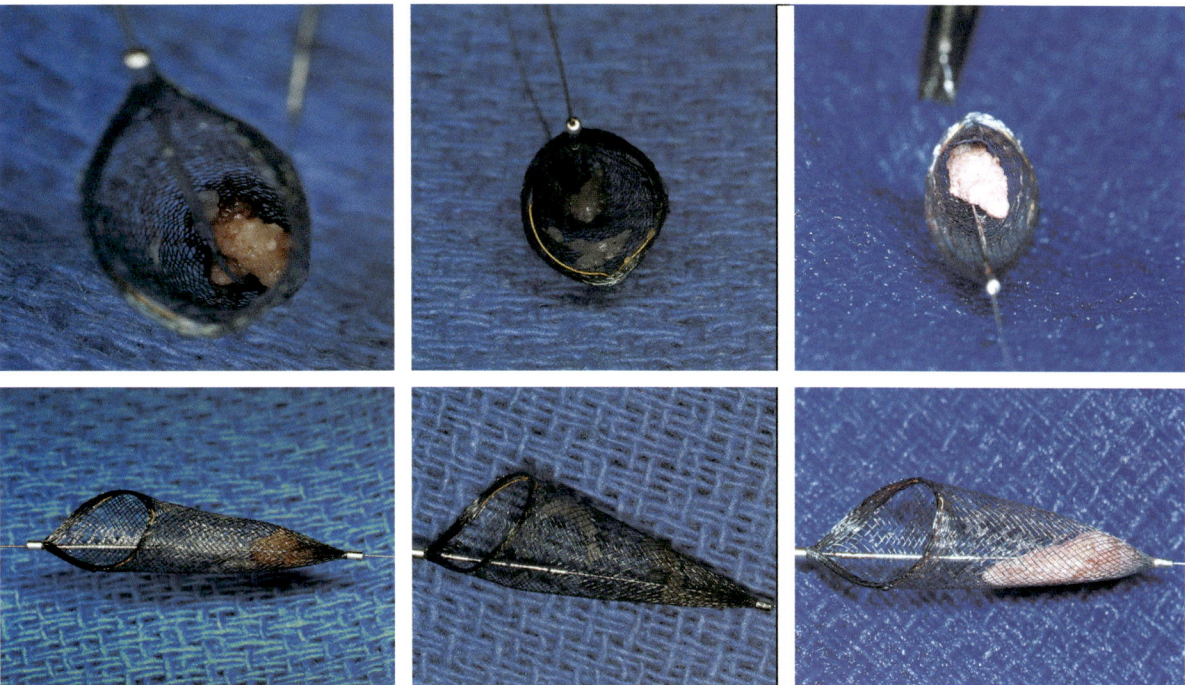

FIGURA 119.4 Visão macroscópica de um sistema de proteção antiembólica (filtro), utilizado durante angioplastia mesentérica. O filtro pode desempenhar função importante evitando embolizações distais.

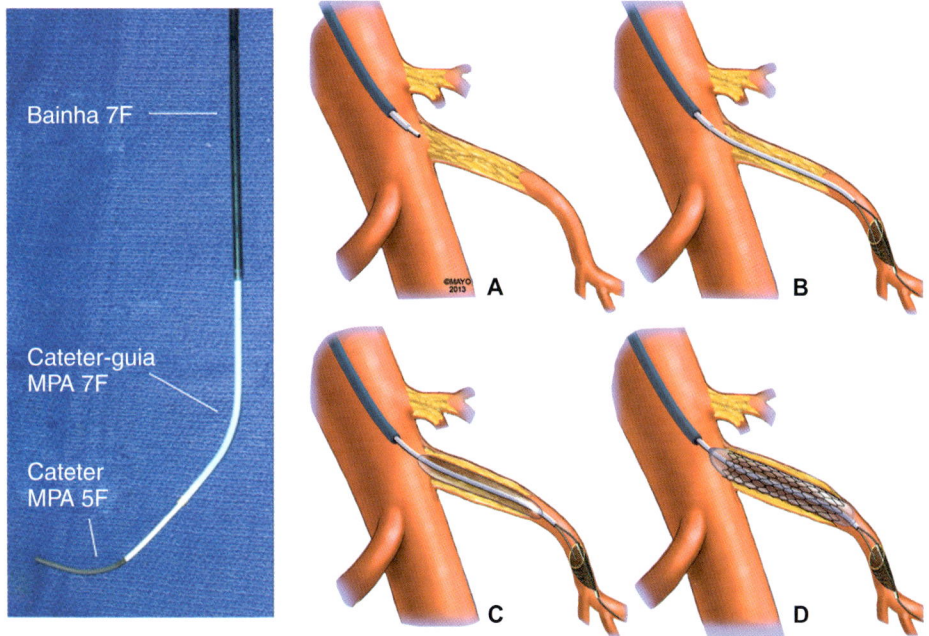

FIGURA 119.5 Técnica de revascularização com implante primário de *stent* da artéria mesentérica superior. Um suporte mais rígido é obtido com a combinação de um introdutor hidrofílico 7F de 90 cm, um cateter-guia MPA 7F de 100 cm e um cateter MPA 5F de 125 cm. **A.** O sistema é ancorado na origem da lesão. **B.** A lesão é cruzada com fio-guia e cateter, seguido pelo posicionamento de um filtro no tronco principal da artéria. **C.** A lesão é tratada com pré-balonamento. **D.** Seguido de implante do *stent*. Ao fim, o filtro é removido e é realizada uma arteriografia de controle.

investigação para afastar trombose, embolização ou hematoma mesentérico secundário à perfuração de ramo jejunal (Figura 119.3). Normalmente, os pacientes podem iniciar dieta entre 6 e 8 horas após o procedimento. Terapia antiplaquetária com AAS tipicamente é iniciada antes do procedimento e mantida indefinidamente. Dupla antiagregação plaquetária pode ser utilizada, apesar de ainda não haver consenso.[105] Quando optado, clopidogrel é iniciado no dia da intervenção na dose de ataque de 300 mg, continuada por 6 a 8 semanas, juntamente com AAS (dupla antiagregação. Os

autores recomendam a realização de ecodoppler colorido antes da alta ou nos primeiros dias após o procedimento, servindo como base para futuras comparações. Velocidade elevada nesse exame indica necessidade de revisão mais detalhada com angio-TC ou angiografia, com o intuito de avaliar se toda extensão da lesão foi efetivamente tratada. O acompanhamento inclui exame clínico e ecodoppler semestral no 1º ano e anual a partir do 2º ano. Outros centros optam por um seguimento mais detalhado com ecodoppler em 1 mês, a cada 6 meses por 2 anos, e anualmente após 2 anos.

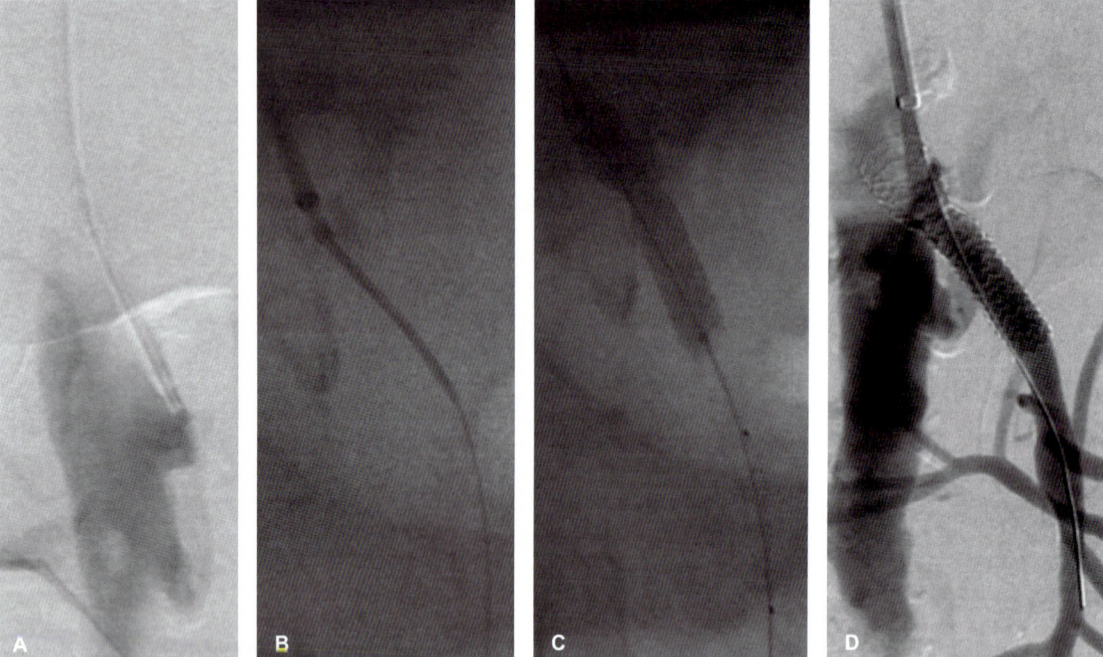

FIGURA 119.6 Técnica de revascularização com implante primário de *stent* na artéria mesentérica superior. Um introdutor hidrofílico 7F de 90 cm, um cateter-guia MPA 7F de 100 cm e um cateter MPA 5F de 125 cm são utilizados como sistema coaxia, para um melhor suporte. **A.** O sistema é locado na origem da lesão e é realizada uma arteriografia. **B.** A lesão é cruzada e é alocado um filtro distal à lesão. **C.** Implante de *stent* expansível por balão e visualização do filtro em posição distal. **D.** Arteriografia de controle com resolução da oclusão e ausência de embolização ou dissecção. É possível ver que o baloniamento da região proximal do *stent* criou um *flare* que previne a falha do posicionamento no óstio, facilita o cateterismo em caso de reintervenção, além de ter sido associado a uma melhor patência primária da artéria.

REVASCULARIZAÇÃO RETRÓGRADA HÍBRIDA

Pode ser realizado um procedimento híbrido para a revascularização visceral. A exposição do vaso a ser tratado é feita cirurgicamente por laparotomia mediana, e a abordagem endovascular, por punção retrógrada sob a visão direta do trajeto do vaso para o tratamento da lesão ostial, conforme descrito por Milner et al.[106,107] Essa técnica evita a necessidade de dissecções extensas, safenectomia ou uso de material protético. Pode ser empregada em pacientes com lesão aortoilíaca e sem local efetivo para a anastomose proximal ou em pacientes com IMA, gangrena intestinal e contaminação da cavidade abdominal. Fica restrita, de maneira geral, a casos de insucesso na angioplastia via aorta ou quando a revascularização aberta não é uma opção.[23]

A AMS é dissecada, e os ramos jejunais são isolados com *vessel-loops* e clampeados antes da manipulação para evitar embolização distal. Acesso retrógrado à AMS pode ser obtido com *kit* de micropunção 0,018″, que é trocado por sistema 0,035″ com bainhas de 6F ou 7F. Após a angiografia retrógrada, a lesão é vencida e tratada com angioplastia e implante de *stent*. Antes de restabelecer o fluxo anterógrado, deve-se aspirar a bainha para prevenir embolização distal, e o sítio de punção é rafiado com pontos separados ou contínuo longitudinalmente, com emprego de remendo (*patch*) dependendo da gravidade da doença e do diâmetro do vaso (Figura 119.7).

Oderich et al. relataram em um estudo multicêntrico, 54 pacientes tratados com técnica híbrida e angioplastia retrógrada com *stent* para IMC descompensada e isquemia intestinal aguda. O sucesso técnico foi de 98%. A mortalidade em 30 dias foi de 45% para isquemia aguda e 10% para IMC descompensada. O índice de perviedade primário e secundário foi de 76 e 90%, respectivamente, com 2 anos de seguimento.[108] Portanto, é uma técnica viável em casos selecionados, principalmente quando há necessidade de laparotomia ou quando a angioplastia percutânea não é uma opção ou houve falha técnica.

RESULTADOS

É inegável que nos últimos anos houve um aumento exponencial na proporção de revascularizações endovasculares em relação à cirurgia convencional para IMC. No entanto, a revascularização aberta mantém-se importante em inúmeras situações, de acordo com Zetterval et al.[109]

A melhora dos sintomas é notada imediatamente após a revascularização, mas não é incomum que pacientes apresentem distensão abdominal moderado ou diarreia. Dor abdominal persistente sugere distúrbios de motilidade, síndrome do cólon irritável ou revascularização inadequada, que devem ser investigados.

Com base na revisão de centros de referência e em revisões sistemáticas, a revascularização endovascular está associada a menor morbidade, tempo de internação e de convalescença. Contudo, a perviedade da correção aberta é superior. No Quadro 119.1, resumimos as principais revisões sistemáticas comparando as duas técnicas.[41,57,65,66] Nos Quadros 119.2 e 119.3 estão enumeradas diversas séries com resultados da correção endovascular e aberta.[22,25,42,55,56,58,60,62,67,68,84,86,89,92-94,96,102,110-130]

A taxa de morbidade e tempo de internação têm uma média de 11% e 3 dias com técnica endovascular, e 33% e 14 dias com cirurgia aberta, respectivamente.[52] A mortalidade é similar nas 2 técnicas, com mortalidade em 30 dias variando de 0 a 24% na cirurgia aberta e 0 a 11% na cirurgia endovascular. O grupo da Mayo Clinic avaliou os resultados de 229 pacientes tratados para IMC usando critérios de estratificação de riscos[22] e encontraram mortalidade geral similar entre os procedimentos aberto (2,7%) e endovascular (2,4%).[10,59]

O resultado de uma metanálise sugere que angioplastia simples apresenta taxas inferiores de sucesso técnico (78%) quando comparada com o implante de *stents* (94%).[59] O tratamento endovascular é associado a elevadas taxas de reestenose, entre 7 e 58%

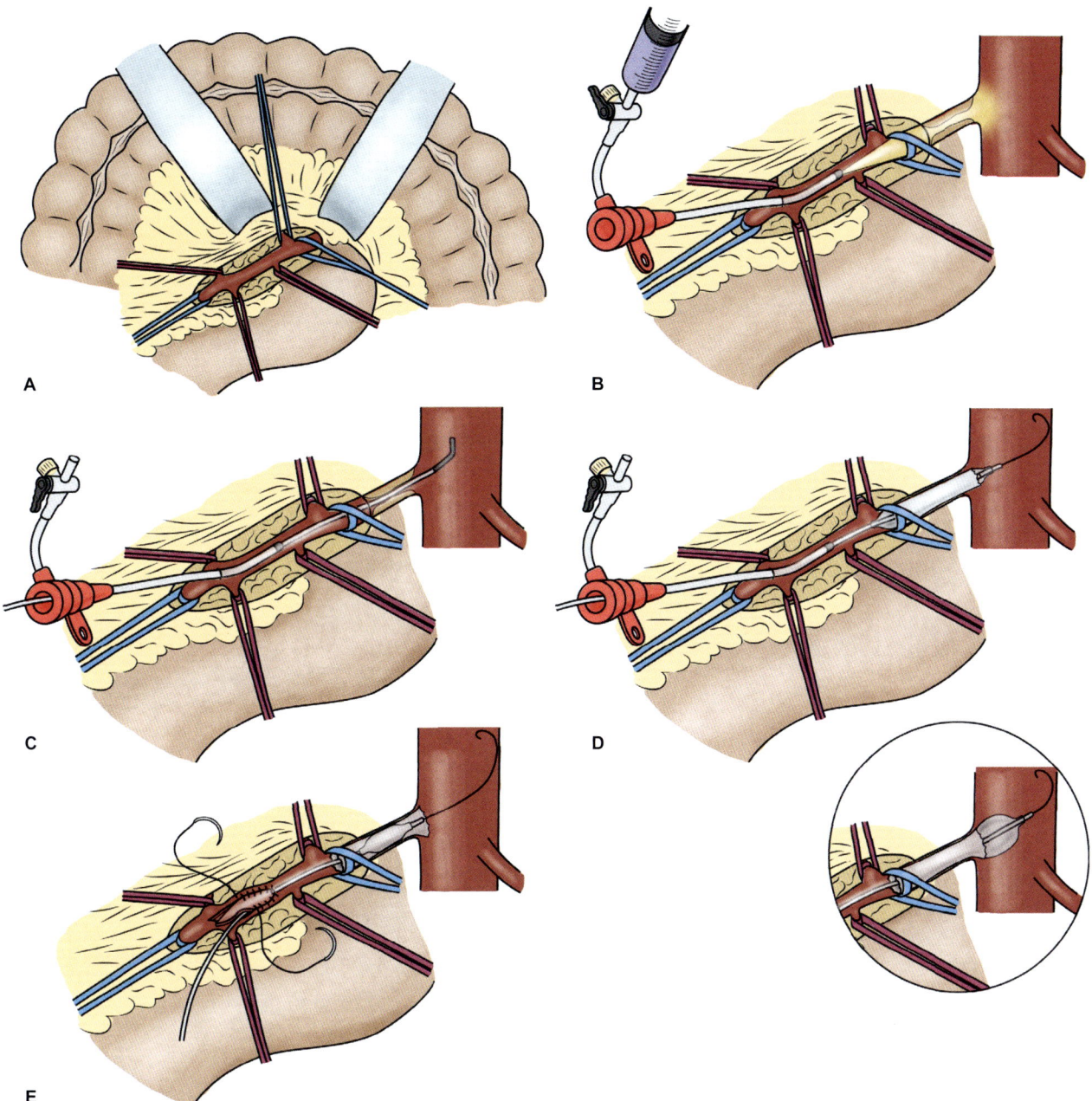

FIGURA 119.7 Técnica de revascularização retrógrada híbrida. **A.** A artéria mesentérica superior é dissecada, e os ramos jejunais são isolados com *vessel loops* e ocluídos antes da manipulação para evitar embolização distal. **B.** Acesso retrógrado à AMS pode ser obtido com *kit* de micropunção 0,018", que é trocado por sistema 0,035" com bainhas de 6F ou 7F. **C** e **D.** Uma angiografia retrógrada é obtida e a lesão é vencida e tratada com angioplastia e implante de *stent*. **E.** Antes de restabelecer fluxo anterógrado, a bainha é aspirada para prevenir embolização, e o sítio de punção é suturado com pontos separados ou aberto longitudinalmente e reparado com um *patch*, como na ilustração.

dos pacientes, diferentemente dos resultados da revascularização aberta (Quadro 119.1). Relatos atuais de angioplastia com implante de *stent* indicam taxas de reestenose de 40%, com metade necessitando de reintervenção.[71] A perviedade primária em 3 anos para implante de *stents* não revestidos é de 52% (variando de 30 a 81%). Oderich et al. relataram um estudo não randomizado comparando o uso de *stents* revestidos e não revestidos em 225 pacientes tratados para IMC,[99] com perviedade primária de 92 +/- 6% para os *stents* revestidos, sendo similar aos resultados da cirurgia aberta. Além disso, os *stents* revestidos apresentaram menores taxas de reestenose, recorrência de sintomas e de reintervenções, com melhores taxas de perviedade, sugerindo seu uso em lesões primárias. Preditores independentes de reestenose foram o uso de *stent* não revestido, tabagismo, idade avançada e sexo feminino. Como

citado anteriormente, há um projeto prospectivo randomizado em andamento que trará uma contribuição importante nessa área.[100]

Erben et al. publicaram em 2018 um estudo com inclusão de 15.475 pacientes de uma base de dados americana (*National Inpatient Sample* [NIS]). Destes, 10.920 foram tratados por técnica endovascular e 4.555 por correção aberta. O grupo endovascular apresentou mais comorbidades associadas, mas, mesmo assim, menor mortalidade (2,4% *vs.* 8,7%, $p < 0,0001$). Também tiveram menor tempo de internação hospitalar (6 *vs.* 14 dias, $p < 0,0001$) e menor custo de hospitalização ($ 21,686 *vs.* $ 42,974, $p < 0,0001$). Após regressão logística uni e multivariada, o grupo endovascular se manteve com significativa menor taxa de mortalidade, menor tempo de internação e custo hospitalar. Esse é um estudo muito interessante, pois consegue trazer uma perspectiva

QUADRO 119.1	Resultados de revisões sistemáticas comparando correção aberta (aberta) e endovascular (endo) para isquemia intestinal crônica.		
Autor (ano)	Estudos	Pacientes total (endo, aberta)	Resultados
Gupta (2010)[57]	n/r	1.939 (776, 1.163)	Aberta com maior perviedade e maior sobrevivência livre de sintomas aos 5 anos; endo associado a menos complicações perioperatórias; sem diferença de mortalidade
Pecoraro (2013)[41]	43	1.795 (786, 1.009)	Endo com menor morbidade e mortalidade perioperatória. Aberta com maior sucesso técnico e melhor perviedade primária e secundária
Saedon (2015)[65]	12	7.365 (4.255, 3.110)	Similar mortalidade e morbidade perioperatória entre as duas técnicas com maior perviedade da cirurgia aberta
Alahdab (2018)[66]	100	18.726 (10.679; 8.047)	Aberta com maior risco de complicações intra-hospitalares, porém sem aumento estatisticamente significativo na mortalidade e com menor recorrência. Sobrevida em 3 anos similar entre as duas

n/r: não registrado(a).

QUADRO 119.2	Resultados dos estudos contemporâneos (em percentuais) sobre angioplastia e implante de *stent* na isquemia mesentérica crônica.						
Autor (ano)	n/vasos	Sucesso técnico	Mortalidade	Morbidade	Recorrência	Reestenose	Perviedade primária
Kasirajan (2001)[42]	28/32	100	11	18	34	27	73 (3 anos)
Van Wanroij (2004)[110]	27/33	93	0	11	n/r	15	81 (19 meses)
Brown (2005)[84]	14/18	93	0	0	39	57	n/r
Schaefer (2006)[94]	19/23	96	11	n/r	29 (2 anos)	40	61 (2 anos)
Silva (2006)[89]	59/79	97	2	n/r	17	29 (14 meses)	71 (14 meses)
Biebl (2007)[56]	23/40	n/r	0	4	26	25 (2 anos)	n/r
Atkins (2007)[55]	31/42	100	3,2	13	23	32	58 (15 meses)
Sarac (2008)[93]	65/87	n/r	7,7	31	n/r	n/r	65 (1 ano)
Lee (2008)[111]	31/41	98	14	6	44	20	69 (7 anos)
Oderich (2009)[22]	83/105	95	?4	18	31	37	41 (5 anos)
Indes (2009)[58]*	347	n/r	11	Sem dado acumulado	n/r	n/r	n/r
Dias (2009)[112]	43/49	98	5	n/r	12	n/r	n/r
Fioole (2010)[86]	51/60	93	0	4	32	n/r	60 (2 anos)
Peck (2010)[92]	49/66	100	2	16	29	29	64 (3 anos)
Schoch (2011)[96]**	107/130	100	0	7	47	83	67 (1 ano)
Turba (2012)[113]	166/221	94	3	10	19,2	46	TC = 68 AMS = 77 (3 anos)
AbuRahma (2013)[114]	83/105	97	2	2	41	51	19 (5 anos)
Tallarita (2013)[115]	156/173	n/r	2,6	n/r	21	21	79
Grilli (2014)[116]	47/62	87	2	7	17	58	n/r
Barret (2015)[117]***	43/n/r	95	0	18,6	37	n/r	n/r
Zacharias (2016)[118]	116/143	n/r	5,2	n/r	23	n/r	74 (3 anos)
Arya (2016)[119]	26/26	n/r	0	19,2	26	n/r	64 (1 ano)
Haben (2020)[102]	150/189	100	n/r	4,5	21%	n/r	69 (3 anos)
Menges (2020)[120]	41/45	88	0	10	n/r	27	73 (2 anos)
Barnes (2020)[121]	61/71	n/r	n/r	n/r	32	26	86[δ]
Altintas (2021)[68]	178	94	1,7	14	8	7,3	n/r

AMS: artéria mesentérica superior; n/r: não registrado(a); TC: tronco celíaco. *Não especifica uso de *stents*. **29 vasos foram tratados sem *stent*. ***10 pacientes tratados sem *stent*. [δ]Não fica claro se é a patência primária.

econômica, mostrando que apesar da cirurgia endovascular, muitas vezes, necessitar de materiais com custo mais elevado, o menor tempo de internação hospitalar e complicações compensou o custo final.[131] Um fator limitante é o fato de ser um estudo retrospectivo de uma base de dados, não nos fornecendo perviedade primária, seguimento em curto e médio prazos, taxas de recorrência e reestenose. Possivelmente, a maior necessidade de reintervenção no grupo endovascular poderia aumentar o custo global de tratamento desses pacientes. Contudo, Hogendoorn et al. através de um modelo simulando uma coorte hipotética de 10 mil pacientes, demonstraram resultados que sugerem melhor custo-benefício do tratamento endovascular, mesmo com maior número de reintervenções.[132]

Um fator relevante que é necessário considerar seria o maior risco cirúrgico no grupo de pacientes com intervenção endovascular, que são, em geral, mais idosos e portadores de mais comorbidades. Justamente, idade avançada ou a presença de doença cardíaca, pulmonar ou renal avançadas foram associadas a um pior prognóstico para sobrevida a longo prazo.[22,115] Em uma coorte de 343 pacientes, Tallarita et al. relataram uma sobrevida em 5 anos similar entre o tratamento aberto (57%) e endovascular (60%), utilizando um escore de propensão (*propensity matched scores*).[115] A curva de sobrevida livre de mortes relacionadas com artéria mesentérica foi de 91% para correção aberta e 93% para correção endovascular em 5 anos. Fatores de predição independentes de qualquer causa de mortalidade foram idade acima de 80 anos, doença renal crônica estágios IV e

QUADRO 119.3	Resultados dos estudos contemporâneos (em percentuais) sobre revascularização cirúrgica na isquemia mesentérica crônica.						
Autor (ano)	n/vasos	Sucesso técnico	Mortalidade	Morbidade	Recorrência	Reestenose	Perviedade primária
Foley (2000)[122]	28/28	100	3	n/r	14	14	79 (5 anos-patência assistida)
Leke (2002)[123]	17/25	100	6	41	0	0	100 (34 meses)
Cho (2002)[124]	25/41	100	0	n/r	21	n/r	57 (5 anos)
Park (2002)[25]	98/179	100	5	21	8	41	n/r
Illuminati (2004)[125]	11	100	0	54	10	9	90 (3 anos)
Brown (2005)[84]	33/51	100	9	30	9	0	92
Sivamurthy (2006)[62]	41/46	100	24	46	41	17	83
Biebl (2007)[56]	26/48	100	8	42	11	8	n/r
Kruger (2007)[126]	39/67	100	2,5	12	5	n/r	92 (5 anos)
Atkins (2007)[55]	49/88	100	2	4	22	37	90 (1 ano)
Mell (2008)[127]	80/120	100	3,8	26	14	25	n/r
Oderich (2009)[22]	146/265	100	2,6	36	11	7	88 (5 anos)
Indes (2009)[58]	280	n/r	20	Sem dado acumulado	n/r	n/r	n/r
Rawat (2010)[60]	40/52	n/r	13	32	28	28	69 (5 anos)
Tallarita (2013)[115]	187/327	95	2,7	n/r	14	14	86
Lejay (2015)[67]	86/123	100	3,5	13,9	16 a 31*	–	88 (5 anos)
Zacharias (2016)[118]	45/72	100	11	n/r	n/r	9	91 (3 anos)
Arya (2016)[119]	55/55	n/r	0	18,1	26	n/r	92 (1 ano)
Wagenhäuser (2017)[128]	100/151	–	–	–	–	–	71 (1 ano)
Menges (2020)[120]	22/24	100	4,5	32	n/r	18	82 (2 anos)
Huerta (2020)[129]	41	n/r	10	34	5	5	95
Crawford (2021)[130]**	72	–	4	53	17 (3 anos)	17	91 (3 anos)

n/r: não registrado(a). *A depender da modalidade de tratamento. **39% dos pacientes tiveram revascularização prévia.

V, diabetes e uso domiciliar de oxigênio. Por sua vez, diabetes (OR 4,2; CI 1,7 a 10,5; $p = 0,005$) e doença renal crônica estágios IV e V (OR 3,4; CI 3,3 a 345; $p = 0,003$) foram considerados fatores preditivos independentes para mortalidade de causa mesentérica. Por fim, neste mesmo estudo as causas mais comuns de morte tardia foram eventos cardíacos, câncer, complicações respiratórias e complicações relacionadas a artéria mesentérica.[115]

REINTERVENÇÃO E READMISSÃO APÓS REVASCULARIZAÇÃO MESENTÉRICA

Esse é um tópico importante para IMC, tendo em vista a frequência com que reintervenções e reinternações hospitalares ocorrem após tratamento dessa doença. Lima et al., em estudo que incluiu 4.671 pacientes a partir de base de dados americana chamada *Nationwide Readmissions Database* (NRD), observaram que um em cada cinco pacientes necessitou de reinternação em até 30 dias após revascularização mesentérica. Os principais fatores preditores independentes de readmissão hospitalares foram: cirurgia primária não eletiva e transferência para instituições de baixa complexidade para cuidados mais prolongados. Não houve diferença de readmissão entre correção aberta e endovascular.[133] A principal causa de readmissão foram eventos cardio e cerebrovasculares (27%), de acordo com o entendimento da aterosclerose como uma doença sistêmica e que precisa ser abordada de maneira holística.

Reintervenção para estenoses intrastent

É fundamental um seguimento adequado dos pacientes tratados. De modo geral, recomenda-se retorno com ultrassonografia com Doppler em 1 mês, a cada 6 meses por 2 anos e anualmente após 2 anos. Os pacientes devem ser informados sobre a possibilidade de recorrência e seus sintomas, para que retornem o mais breve possível. Em caso de suspeita de estenoses intrastent a tomografia computadorizada é indicada para melhor avaliação. Caso o paciente apresente reestenose assintomática, uma decisão conjunta com o paciente deve ser tomada, levando em consideração risco-benefício de uma nova intervenção. Pacientes sintomáticos, no entanto, devem ser tratados de maneira mais liberal e, nesses casos, assim como em lesões primárias, a opção endovascular deve ser a primeira escolha, deixando a opção convencional para lesões não passíveis de revascularização endovascular.[11] Terapia antiplaquetária é um adjunto importante no seguimento desses pacientes, podendo ser considerada dupla antiagregação plaquetária por 3 a 12 meses.[23]

Técnicas inovadoras para regaste do tratamento endovascular primário foram tentadas para tratar as reestenoses intrastent, entre elas: *cutting balloons*, balões farmacológicos, crioplastia, novo implante de *stents*, sejam liberadores de fármacos ou convencionais e dispositivos de aterectomia.[86,92] Até o momento, nenhuma dessas abordagens provou ser superior à angioplastia.

Apesar das altas taxas de reestenose, como mencionado anteriormente, não há consenso sobre reintervenções. Tallarita et al. relataram eventos de 30 pacientes tratados por estenose intrastent[71] e o tipo e a localização da reestenose foram avaliados com angiografia, sendo que a hiperplasia miointimal no segmento tratado representou 43%, enquanto 57% apresentaram estenoses proximais ou distais ao limite do *stent*. É importante ressaltar que em 43% dos pacientes, a área de reestenose coincidiu com imperfeições técnicas observadas na angiografia de controle da primeira intervenção, enfatizando a necessidade de se atentar aos detalhes técnicos na revascularização endovascular. Além disso, algumas reestenoses observadas no acompanhamento podem representar lesões não tratadas previamente e não lesões hiperplasia.

Reintervenção após revascularização aberta

Ainda que esteja associada a maior perviedade primária que nos procedimentos endovasculares,[65,66] a revascularização aberta também necessita de acompanhamento com exames de imagem. O ultrassom com Doppler é um excelente exame de seguimento desses pacientes, capaz de diagnosticar estenoses discretas de maneira precoce.[11] Em caso de dúvida, a angio-TC deve ser indicada, pois pode não apenas elucidar o diagnóstico, mas também auxiliar no planejamento cirúrgico. Existe uma falta de dados a respeito de resultados de intervenções secundárias após falha do tratamento aberto. Kanamori et al. relataram 47 pacientes com reintervenção após cirurgia aberta, sendo correção aberta em 28 pacientes e endovascular em 19 pacientes. Destes, 38 se apresentaram com IMC e 9 com IMA. Complicações precoces foram mais prevalentes no grupo de correção aberta (68% *vs.* 16%, $p < 0,001$), assim como maior tempo de internação hospitalar (18 dias *vs.* 3,5 dias, $p < 0,001$). A sobrevida em 5 anos e sobrevivência livre de reintervenções (87% *vs.* 71%, $p = 0,34$) e perviedade primária (61% *vs.* 77%, $p = 0,34$), para correção aberta e endovascular, respectivamente, sendo entre os grupos.[134]

As referências bibliográficas deste capítulo se encontram no Ambiente de aprendizagem do GEN.

120

Hipertensão Renovascular

Nelson de Luccia ▪ Marcello Romiti ▪ Anaí Espinelli de Souza Durazzo ▪ Karina Rosa Schneidwind ▪ Tayrine Mazotti de Moraes ▪ Lucas Ruiter Kanamori

Resumo

A hipertensão renovascular é causada pela estenose da artéria renal e constitui um diagnóstico diferencial importante dos pacientes hipertensos graves e de início súbito. A reversibilidade do processo patológico por meio da revascularização da artéria renal é bem demonstrada, além dos benefícios em preservação da funcionalidade renal e prolongamento da vida.

As principais causas de estenose da artéria renal envolvem a aterosclerose, a fibrodisplasia (principalmente da camada média) e as arterites primárias, como a arterite de Takayasu. Independentemente da etiologia da estenose, esta é responsável pela ativação do sistema renina-angiotensina, que pode levar à hipertensão tanto pela vasoconstrição quanto pela hipervolemia secundária ao aumento da absorção de sódio e água, determinado pela aldosterona. Quando a doença arterial é unilateral, o rim contralateral saudável tende a compensar o excesso na absorção de sódio e água. Contudo, quando o rim contralateral também sofre acometimento vascular ou apresenta outras doenças que levam à perda de função, a hipervolemia também contribui para o desenvolvimento da hipertensão.

O quadro clínico é semelhante ao do paciente com hipertensão clássica, exceto pelo seu caráter súbito, associado a uma piora aguda de função renal em razão do uso de inibidores da enzima conversora de angiotensina ou de bloqueadores do receptor de angiotensina.

O diagnóstico pode ser confirmado, anatomicamente, por exames de imagens como *duplex scan*, angiotomografia, angiorressonância ou arteriografia. De maneira funcional, pode ser confirmado pelo teste do captopril, que evidencia a hiper-reatividade do sistema renina-angiotensina.

A angioplastia tem papel cada vez mais importante, assim como a cirurgia aberta, com as derivações aortorrenais, esplenorrenais e até autotransplante renal, e deve ser considerada. O objetivo do tratamento é reduzir a pressão arterial diastólica para menos de 90 mmHg, ou promover uma queda de 15 mmHg. Embora haja suposto benefício na melhora de função renal e na sobrevida desses pacientes, o benefício mais evidente é o controle pressórico.

Palavras-chave: hipertensão renal; aterosclerose; displasia fibromuscular; doenças vasculares; procedimentos cirúrgicos vasculares.

INTRODUÇÃO

A hipertensão renovascular é causada por estenose da artéria renal ou de seus ramos, constituindo a forma mais comum de hipertensão secundária. Conquanto não mais do que 1% da população de adultos hipertensos apresente hipertensão renovascular, a prevalência é muito mais elevada naqueles com início súbito de hipertensão grave, levando à maior incidência de lesão de órgãos-alvo do que a hipertensão essencial, porém é passível de cura ou melhora por tratamento cirúrgico ou endovascular.[1]

A relação de causa e efeito entre lesão arterial e hipertensão, bem como a reversibilidade do processo, foi determinada, de modo experimental, por Goldblatt et al. (1934).[2] O mecanismo fisiopatológico da hipertensão renovascular é mediado pelo sistema hormonal renina-angiotensina-aldosterona, envolvido na regulação fisiológica da pressão arterial e do volume circulante.

Clinicamente, a hipertensão renovascular se caracteriza por dificuldades no diagnóstico clínico e na seleção da modalidade terapêutica, visando à normalização da pressão arterial, à conservação do parênquima e da função renal e, em última instância, ao prolongamento da vida.

A terapêutica cirúrgica da hipertensão renovascular iniciou-se com a nefrectomia e firmou-se com o sucesso da endarterectomia praticada por Freeman et al. (1954). Essas e outras técnicas, como a revascularização da artéria renal por via aberta ou endovascular, comprovaram a possibilidade de reversão do estado hipertensivo.[3,4]

EPIDEMIOLOGIA

A prevalência da hipertensão renovascular é baixa na população não selecionada de hipertensos, tendo sido estimada em 0,12% em um estudo.[5] Entretanto, em amostras selecionadas por diferentes critérios, a taxa de prevalência supera 20%.[6,7]

Ao contrário do imaginado no passado, a doença arterial renovascular assume mais importância do que a hipertensão renovascular, pois a progressão da lesão vascular põe em risco a função renal e a viabilidade dos rins.[8]

Entre os pacientes com diagnóstico de aterosclerose de carótidas e de vasos periféricos, a prevalência de estenose de artéria renal é maior.[9] No entanto, em vista da prevalência relativamente baixa de lesão arterial renal, não se recomenda o rastreamento universal da população de doentes com hipertensão, prevalecendo uma ação seletiva.[10-14] Além disso, não há um exame universalmente aceito para o rastreamento de estenose de artéria renal.[15]

ETIOLOGIA DA DOENÇA RENOVASCULAR

As lesões estenosantes das artérias renais decorrem, geralmente, de aterosclerose ou de displasia fibromuscular, cujas prevalências variam conforme a população considerada. No Brasil, a arterite primária da aorta também é uma importante causa de doença renovascular (Quadro 120.1).[16,17]

A aterosclerose da artéria renal é mais comum em homens brancos e idosos, estando fortemente associada à aterosclerose difusa. As lesões se localizam no terço proximal da artéria renal, sob a forma de placa de ateroma, lesão que ocupa internamente o contorno arterial, de modo excêntrico, e cujo limite aórtico é impreciso, enquanto o do lado renal é bem definido. Apresentam-se em uma ou em ambas as artérias renais, e em uma ou mais artérias de um mesmo rim, nos casos de multiplicidade arterial. Elas têm agravamento progressivo em 50% dos casos, podendo ocorrer estenose bilateral (25%) ou oclusão total (15%), com ou sem infarto maciço.[18]

Nem todos os doentes evoluem para insuficiência renal, em razão das diferentes taxas de progressão, e a óbito, por causa não renal, mas a progressão da doença depende do grau inicial de estenose.[6,19,20] Ao mesmo tempo, podem estar presentes lesões extrarrenais, em razão da hipertensão de longa duração, como aneurisma ou obstrução aortoilíaca, obstruções femorais, carotídeas, coronárias e outras.

Há uma grande variedade de lesões fibromusculares, encontradas com maior frequência entre mulheres jovens. Essas lesões costumam provocar liberação de renina sem perda de volume de parênquima renal ou de taxa de filtração glomerular, exceto quando associadas à dissecção ou trombose de artéria renal.[21]

A displasia fibromuscular acomete em especial as artérias renais, embora tenha sido encontrada também no território carotídeo e em outras localizações menos frequentes. A prevalência dessa doença é provavelmente maior do que 1%, cifra estimada entre indivíduos hipertensos, pois muitos casos permanecem sem diagnóstico na ausência ou no desconhecimento da hipertensão.[22]

QUADRO 120.1	Etiologia da doença renovascular.			
Causa	Incidência (%)	Idade (anos)	Localização da lesão na artéria renal	História natural
Aterosclerose	60 a 70	> 50	Proximal	Progressão em 50% dos pacientes, em geral para oclusão
Displasia fibromuscular	25	–	–	–
Intimal	1 a 2	0 a 25	Terço médio e/ou ramos	Progressão na maioria dos casos; dissecção e/ou trombose é comum
Medial	70	–	–	–
Fibroplasia da média	60 a 70	25 a 50	Terço distal e/ou ramos com aneurismas murais	Progressão em 33% dos casos; dissecção e/ou trombose é rara
Hiperplasia da média	15 a 25	Adolescentes e adultos de 35 a 45	Estenoses longas, não se acompanhadas de aneurisma	Tendência à progressão com trombose
Fibroplasia perimedial	15 a 20	Mulheres de 15 a 30	Estenoses longas, não se acompanhadas de aneurisma	Tendência à progressão com trombose
Adventicial	1	15 a 30	Terço médio a distal ou ramos	Progressão na maioria dos casos; dissecção e/ou trombose é comum
Outras causas	5	–	–	–

Young-berg et al. (1977) relataram diferentes tipos de lesões anatomopatológicas englobadas sob a denominação comum de displasia fibromuscular, mas com diferentes implicações clínicas e patológicas, conforme sugerido por Harrison e McCormack (1971).[23-25]

A fibroplasia da íntima é rara (1 a 2%), atinge crianças e adultos jovens, e a proliferação fibrosa se localiza internamente à lâmina elástica interna, sendo pouco extensa. Ela tem evolução progressiva, podendo ser bilateral e predispor à dissecção parietal.

A displasia fibromuscular da média se apresenta de várias formas. A mais comum é a fibroplasia com aneurismas murais (60 a 70%), afetando os terços médio e distal da artéria, além de seus ramos. Ela toma o aspecto angiográfico de colar de pérolas, correspondendo ao achado histológico de espessamentos fibromusculares, alternados com destruição focal da musculatura e da lâmina elástica interna, com adelgaçamento parietal e formação de aneurisma (Figura 120.1). Atinge principalmente mulheres de 25 a 50 anos e é bilateral em cerca de 60% dos casos. São raras a ruptura e a evolução progressiva de estenose com trombose arterial.[22]

A hiperplasia da média é representada pelo espessamento muscular e fibroso dessa camada, ocorre em 15 a 25% dos casos como estenoses longas, não sendo acompanhada de aneurismas. Atinge adolescentes e adultos do sexo masculino, de 35 a 45 anos, e tem caráter progressivo.

A fibroplasia perimedial atinge mulheres de 15 a 30 anos, ocorre em 15 a 25% dos casos de displasia medial e tem aparência de pequenas contas, sem formação de aneurismas. Histologicamente, o processo fibroso é mais extenso, substituindo a lâmina elástica externa e exibindo tendência à progressão com trombose. A dissecção da média acontece em 5 a 10% dos casos de displasia fibromuscular da média, localizada nas túnicas mais externas.

A fibroplasia adventicial é rara, ocorrendo em 1% dos casos, e mal definida histologicamente. Como um todo, a displasia

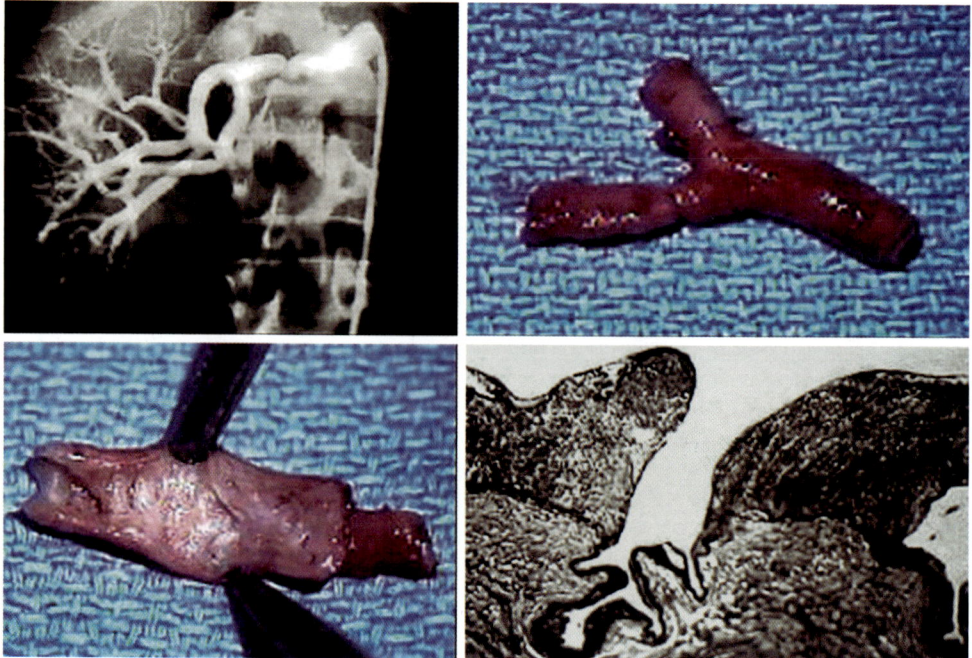

FIGURA 120.1 Arteriografia típica da displasia fibromuscular, no alto à *esquerda*; à *direita*, aspecto macroscópico externo da lesão constritiva e interno após aberta a artéria, embaixo, à *esquerda*, notando-se a projeção de traves fibrosas na luz do vaso; embaixo, à *direita*, anatomopatológico típico da displasia, em que se observam projeções pela proliferação da média e criptas que correspondem às áreas de formação de aneurismas.

fibromuscular progride aos poucos e raramente leva à insuficiência renal crônica (IRC).[22]

A arterite primária da aorta ou de Takayasu é de etiologia desconhecida, mas relacionada com mecanismos imunológicos ligados a processos infecciosos. Entre eles, predomina a tuberculose, mas nenhuma relação causal foi definitivamente estabelecida com qualquer agente infeccioso ou distúrbio imunológico.[16] As formas toracoabdominal e abdominal podem acompanhar estenose ou oclusão completa das artérias renais, acometendo sobretudo jovens e tendo aspecto angiográfico típico, com estenose tubular da aorta.

Em alguns casos, predominam alterações dos ramos da aorta abdominal, sendo discreta a lesão aórtica, e com frequência coexistem lesões dos troncos supra-aórticos. Na maioria dos casos, não há caráter progressivo representando as lesões arteriais apenas cicatrizes de surtos inflamatórios. Em 530 pacientes de uma série cirúrgica da China, metade dos quais com hipertensão renovascular, a sobrevida em 10 anos foi de 91%.[17]

De grande importância clínica é a hipertensão renovascular após homotransplante renal por erro de técnica, progressão de aterosclerose ou mecanismo imunológico. A prevalência dessa complicação varia, tendo Sankari et al. (1996) relatado incidência de 0,3% com doador relacionado, 2% com doador cadáver e 13% com doador cadavérico com menos de 5 anos.[26]

Hipoplasia da aorta abdominal e das renais também pode levar à hipertensão renovascular.[27] Traumatismos e compressões extrínsecas são causas infrequentes desse tipo de hipertensão, tendo sido relatados apenas ocasionalmente.

PATOGENIA

Não obstante a arteriopatia, a estenose da artéria renal diminui a pressão de perfusão renal e produz a hipertensão arterial com a ativação do sistema hormonal renina-angiotensina-aldosterona.[28,29] Redução da pressão de perfusão renal em 50% leva à imediata e persistente elevação da secreção de renina pelo rim isquêmico e à supressão dessa secreção pelo rim contralateral. A renina é uma enzima gerada no aparelho justaglomerular e liberada no sangue na arteríola aferente. Ela age sobre o angiotensinogênio produzido pelo fígado, transformando-o em angiotensina I, decapeptídeo que, na passagem pelo leito vascular pulmonar, se transforma no octapeptídeo angiotensina II.

A angiotensina II exibe acentuada atividade vasoconstritora e promove a liberação de aldosterona pelas adrenais. A reabsorção tubular de sódio e água é promovida por ação da aldosterona com aumento da volemia, o qual, associado ao efeito vasoconstritor da angiotensina II e da própria aldosterona, leva à elevação da pressão de perfusão renal, que é o mecanismo de *feedback* do sistema.

Os estados hipertensivos podem acompanhar ou não hiper-reninemia, avaliada do modo mais simples pela atividade periférica da renina relacionada à excreção urinária de sódio em 24 horas. Entre os estados hiper-reninêmicos, estão a hipertensão renovascular e a hipertensão arterial maligna, enquanto, entre as situações de renina periférica normal, estão a hipertensão essencial benigna e o hiperaldosteronismo primário.[8,29]

Há duas formas de hipertensão renovascular humanas: renina-dependente e volume-dependente. A estenose unilateral da artéria renal com normalidade vascular do rim contralateral corresponde à forma renina-dependente. O sódio e a água reabsorvidos em excesso no rim acometido são excretados pelo rim normal, evitando hipervolemia e mantendo o estado hiper-reninêmico. Na forma volume-dependente, o rim contralateral não tem função normal nem compensa a reabsorção excessiva de sódio e água. Como consequência, instala-se hipervolemia, que acarreta a inibição por

feedback da produção de renina. Nesse tipo volume-dependente, a hiper-reninemia latente só aparece depois da correção da volemia por restrição salina ouadministração de diurético.[8,29]

Numerosas séries de pacientes operados para tratamento de hipertensão renovascular mostraram que, embora a hipertensão arterial pudesse ser curada, muitos permaneciam com a pressão arterial elevada. Ao mesmo tempo, a difusão do uso de exames de imagem revelou estenoses de artérias renais em pacientes normotensos. Assim, tornaram-se necessários métodos que permitissem estabelecer a relação de causa e efeito, prevendo, por consequência, o resultado da terapêutica cirúrgica, meta atingida de maneira imperfeita pela exploração do sistema renina-angiotensina-aldosterona.[8,29]

QUADRO CLÍNICO

Simon et al. (1972), em estudo cooperativo multicêntrico, não encontraram características clínicas verdadeiramente distintivas entre 175 pacientes com hipertensão renovascular e 339 outros com hipertensão essencial.[30] O Quadro 120.2 mostra as diferenças mais importantes. Recentemente, um modelo matemático, usando nove variáveis clínicas como preditores, verificou 72% de sensibilidade e 90% de especificidade.[12]

Em cerca de 7% dos pacientes com estenose de artéria renal, observa-se edema agudo pulmonar antes do diagnóstico da hipertensão renovascular. Lesão aguda do rim ou declínio rápido da função renal, seguido de tratamento com inibidores de enzima conversora de angiotensina ou bloqueadores de receptor de angiotensina, também pode ser sugestivo de estenose de artéria renal uni ou bilateral.[31]

O Quadro 120.2 mostra características clínicas, exame físico e achados laboratoriais mais comuns relacionados com a hipertensão renovascular. Quanto maior o número dessas características presentes, maior a chance do diagnóstico de hipertensão renovascular.

DIAGNÓSTICO

As características listadas no Quadro 120.3, encontradas em 5 a 10% de todos os hipertensos, indica a necessidade de pesquisa de hipertensão renovascular.

No diagnóstico da hipertensão renovascular, são empregados, inicialmente, o *duplex scan* e o renograma radioisotópico sensibilizado pelo captopril. Embora se possa indicar angioplastia ou cirurgia com base na ressonância magnética e tomografia em espiral em substituição à arteriografia,[32] esse exame ainda é o mais recomendado no diagnóstico da arteriopatia renal. Os testes de função renal separada, empregando cateterismo ureteral, estão abandonados.[12] O mesmo se dá com a determinação da atividade de renina das veias renais.[28,29]

O *duplex scan* integra imagem ultrassonográfica e análise espectral do fluxo arterial, sendo mais acessível e menos dispendioso do que a ressonância magnética e o radionefrograma.[33] Taylor et al. relataram alta eficácia no diagnóstico de lesão arterial renal.[34] Antonica et al. observaram que o método é inaplicável em 11% dos casos, mas calcularam eficiência de 96% nos demais.[35] Entretanto, essa medida varia bastante em diferentes centros, e a inaplicabilidade atinge até 17%.[33,36] Por ser não invasivo, o *duplex scan* ocupa lugar de destaque na sequência propedêutica da hipertensão renovascular, mas não deve ser considerado substituto da arteriografia, e sim uma técnica orientadora do seu uso.

O teste do captopril visa demonstrar a hiperatividade do sistema hormonal renina-angiotensina-aldosterona. Ela consta na avaliação da atividade de renina no sangue venoso periférico antes e depois da administração oral do medicamento. Em estudo retrospectivo,

QUADRO 120.2	Características clínicas: diferenças entre hipertensão essencial e renovascular por displasia fibromuscular e aterosclerose.		
Características	**Hipertensão essencial**	**Hipertensão renovascular**	
		Displasia fibromuscular	**Aterosclerose**
História			
Idade inicial			
■ < 20 anos	12%	14%	–
■ < 50 anos	7%	5%	46%
Sexo feminino	40%	81%	34%
Raça negra	29%	10%	7%
Arteriopatia extrarrenal	10%	6%	20%
Exame físico			
Obesos	38%	11%	17%
Magros	6%	30%	13%
Fundoscopia positiva	12%	10%	26%
Sopro abdominal	7%	57%	41%

QUADRO 120.3	Características clínicas, exame físico e achados laboratoriais relacionados com a hipertensão renovascular.
História	Início da hipertensão antes dos 30 ou após os 50 anos
	Início abrupto da hipertensão
	Hipertensão grave ou resistente
	Sintomas de doença aterosclerótica em outras localidades
	História familiar negativa para hipertensão
	Tabagismo
	Piora da função renal com a inibição da enzima de conversão da angiotensina
	Edema agudo de pulmão recorrente
Exame físico	Sopros abdominais
	Outros sopros
	Alterações de fundoscopia
Laboratório	Aldosteronismo secundário
	Elevação da renina plasmática
	Hipopotassemia
	Hiponatremia
	Proteinúria
	Elevação da creatinina sérica
	Diferença maior do que 1,5 cm das dimensões renais

Muller et al. analisaram os resultados do teste do captopril de forma bem padronizada. De acordo com os autores, a taxa de resultados falso-positivos foi de 5%, enquanto a de falso-negativos foi reduzida a zero, com precisão de 95%.[37]

Em estudos prospectivos, tais resultados foram corroborados por Fredrickson et al.,[38] porém refutados por Postma et al.[39] No entanto, os últimos adotaram sistematização menos rígida, o que pode explicar as conclusões diferentes. O captopril também foi utilizado para sensibilizar a comparação da atividade de renina das veias renais. De fato, Vaughan et al. relataram variação da média da relação entre o lado afetado e o normal de 2,2:1, sem o uso do captopril, para 2,9:1, na comparação sensibilizada.[40]

No renograma pós-captopril, a queda da filtração glomerular é a base das alterações verificadas em relação ao pré-teste. Na revisão de Davidson e Wilcox, para diagnóstico de estenose de artéria renal, a sensibilidade e a especificidade variaram, respectivamente, entre 83 e 94% e 85 e 97%, em quatro estudos com ácido dietilenotriamina pentacético (DTPA), e entre 50 e 83% e 85 e 100%, em dois estudos com ortoiodo-hipurato.[41]

Na mesma revisão, no que tange ao diagnóstico de hipertensão renovascular, em cinco estudos com DTPA, a sensibilidade e a especificidade variaram entre 83 e 91% e 50 e 100%, respectivamente. Em sete estudos com ortoiodo-hipurato, as respectivas características operacionais do teste estiveram entre 47 e 96% e 42 e 100%. O uso do captopril durante radionefrograma não melhorou sensivelmente as características operacionais desse exame radioisotópico, de modo que sua utilidade permanece questionável.[42]

Apesar de a cintilografia com captopril ser bastante disponível e simples de ser aplicada, existem resultados muito heterogêneos na literatura. Algumas variações podem ser resultado do uso de diferentes isótopos, características dos pacientes – por exemplo, a precisão é diminuída em pacientes negros ou nos que fazem uso de antagonistas do cálcio.

Além disso, estenose de artéria renal bilateral, uropatia obstrutiva e aumento da creatinina sérica (> 2,0 mg/dℓ) reduz a eficácia da cintilografia com captopril quando se utiliza DTPA, o isótopo mais comum.[43]

Imagens obtidas com ressonância magnética e tomografia em espiral em substituição à arteriografia fornecem informação não quantitativa sobre a morfologia da aorta e das renais, complementando informação quantitativa oferecida com radionefrograma e ultrassonografia.[32,44]

A arteriografia ainda é o método padrão-ouro no diagnóstico anatômico da lesão arterial renal, isto é, na detecção, na qualificação e na quantificação da estenose.[11] Sua importância se estende ao diagnóstico da própria hipertensão renovascular, no caso das doenças renovasculares não ateroscleróticas, em que o diagnóstico anatômico quase equivale ao diagnóstico funcional.

A arteriografia deve oferecer demonstração completa das artérias renais, desde a origem até os ramos de primeira e segunda ordens, bem como de variações referentes à multiplicidade e ao padrão de ramificação. Além da aorta abdominal e das ilíacas, os ramos do tronco celíaco e a mesentérica superior devem ser todos bem demonstrados, com obtenção de imagens seletivas e superseletivas. O tratamento endovascular pode, eventualmente, ser feito na mesma sessão radiológica, conforme recomendado por Maxwell.[45] Já a arteriografia por subtração digital por via venosa tem menor risco local, mas é pouco usada porque as imagens obtidas são de qualidade inferior e o desdobramento das imagens das diferentes artérias pode ser difícil ou impossível.

É importante considerar o diagnóstico de hipertensão renovascular em relação à doença renovascular presente. Nos casos de aterosclerose, há superposição frequente de hipertensão essencial, ao passo que, nos doentes com displasia fibromuscular ou arterite, jovens em sua maioria, se dá o contrário. Nestes, a relação de causa e efeito entre lesão arterial e hipertensão arterial é quase certa, enquanto acontece o contrário com a aterosclerose.

A indicação de tratamento intervencionista, com angioplastia ou cirurgia, deve ser sempre feita na presença de lesão significante, com expectativa elevada de sucesso quanto às cifras tensionais nos casos de displasia ou de arterite, com a finalidade de melhorar ou prevenir agravamento de função renal, preservar parênquima e impedir infarto maciço por trombose terminal. Nessas condições, tem perdido importância a questão da valorização funcional das lesões arteriais renais.

Com o aprimoramento da tomografia e o aumento do número de cortes, além das reconstruções a partir de programas de computador específicos, imagens comparáveis ou de qualidade superior às das arteriografias têm sido obtidas (Figura 120.2). Esses exames necessitam de quantidade de contraste considerável; portanto, seu planejamento deve levar em conta a função renal do paciente.

TRATAMENTO FARMACOLÓGICO

Terapia medicamentosa agressiva em geral proporciona tratamento adequado para a maioria dos pacientes e deve ser implementada antes de qualquer consideração de procedimento cirúrgico. Os objetivos incluem controle da pressão arterial e prevenção do declínio da função renal.[43]

A administração de anti-hipertensivos, em particular os inibidores da enzima de conversão, tem efeito benéfico na sobrevida de doentes com hipertensão renovascular e doença arterial renal unilateral, sem afetar a função renal.[46] Entretanto, pode haver aumento da medicação requerida e grau leve de disfunção renal.[47]

Na vigência do tratamento com inibidores da enzima de conversão, aumento de 20% na creatinina sérica revelou sensibilidade de 100% e especificidade de 70% no diagnóstico de estenose arterial renal bilateral.[48] Nessa situação, o efeito sobre as cifras tensionais é menor, cai a filtração glomerular e é alta a incidência de insuficiência renal terminal e óbito.[49,50]

DILATAÇÃO ARTERIAL RENAL PERCUTÂNEA

A dilatação arterial renal percutânea, a partir do sucesso inicial relatado por Gruntzig et al. (1978) e Millan et al. (1979), reduziu a necessidade de cirurgia e ofereceu oportunidade terapêutica a maior número de pacientes, que, por qualquer razão, não fossem bons candidatos à cirurgia.[5,51] Com o emprego de *stents*, o alcance dessa modalidade terapêutica, sem ter atingido seus limites, aumentou (Figura 120.3).[52]

O sucesso da dilatação arterial renal percutânea foi, já de início, maior nos casos de displasia fibromuscular (Figuras 120.4 e 120.5).[5,53] Essa noção se confirmou ao longo do tempo. Tegtemeyer et al. relataram 85 dilatações em 66 doentes seguidos até por 121 meses, estimando o sucesso anatômico em 10 anos em 87%, observando cura ou melhora do estado hipertensivo em 98% dos casos e melhora da função renal em 86%.[54] Cluzel et al. relataram 68% de cura em longo prazo em 20 doentes com 25 lesões de ramos.[55] Parece, portanto, ser a modalidade terapêutica preferencial nessa doença.

Nos casos de aterosclerose, quando em geral a placa proveniente da aorta se estende até a artéria renal, os resultados são menos satisfatórios graças ao recuo elástico que pode acontecer após dilatação com balão (*recoil*), o que pode ser melhorado com a utilização de *stents*. Mas, ainda assim, a maioria dos pacientes obtém benefício.[53,56,57] A evolução em longo prazo é ainda pouco conhecida, e a discordância de opiniões entre intervencionistas, cirurgiões e outros especialistas é maior.

Sos reviu sete publicações cujas casuísticas somaram 252 doentes submetidos à dilatação percutânea de ateromas unilaterais. Em relação ao estado hipertensivo, a taxa de cura variou de 15 a 47%; a de melhora, de 50 a 60%; e a de falha, de 2 a 48%. A taxa de creatinina plasmática, usada para avaliar a função renal, variou, em média, de 3,1 a 1,9 mg% no intervalo de 2 anos, considerados 26 doentes com sucesso anatômico e funcional (cura/melhora da hipertensão). Por outro lado, a creatinina se elevou em 39 doentes em que houve insucesso técnico ou funcional.[58]

Em contraposição à revisão de Sos, Ramsay e Waller, pesquisadores sem envolvimento nos procedimentos intervencionistas ou cirúrgicos, analisando 10 publicações relativas a 391 doentes cuja dilatação de ateroma renal foi considerada bem-sucedida, relataram taxa de cura em 9 a 29%; de melhora, em 29 a 75%; e de falha, em 0 a 54%.[59] Ramsay e Waller concluíram que a variabilidade de resultados em sua revisão se deveu à heterogeneidade dos

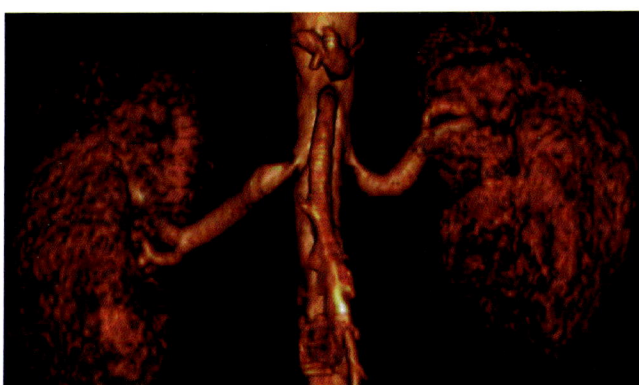

FIGURA 120.2 Angiotomografia gerada em tomógrafo de 64 cortes por centímetro. Observa-se estenose renal bilateral, típica da causada pela arterioesclerose obliterante, determinando leões ostiais das renais na emergência da aorta.

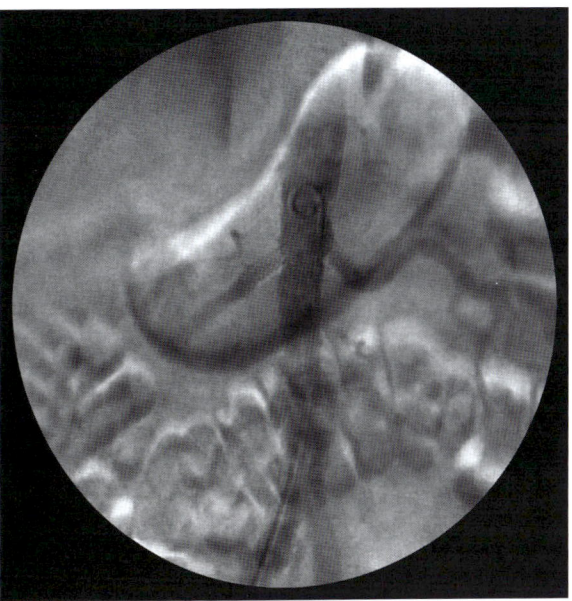

FIGURA 120.3 Mesmo caso apresentado na angiotomografia da Figura 120.2 submetido à angioplastia bilateral com colocação de *stents*. Observa-se projeção dos *stents* para o lúmen da aorta, recomendável nesses casos de lesões ostiais.

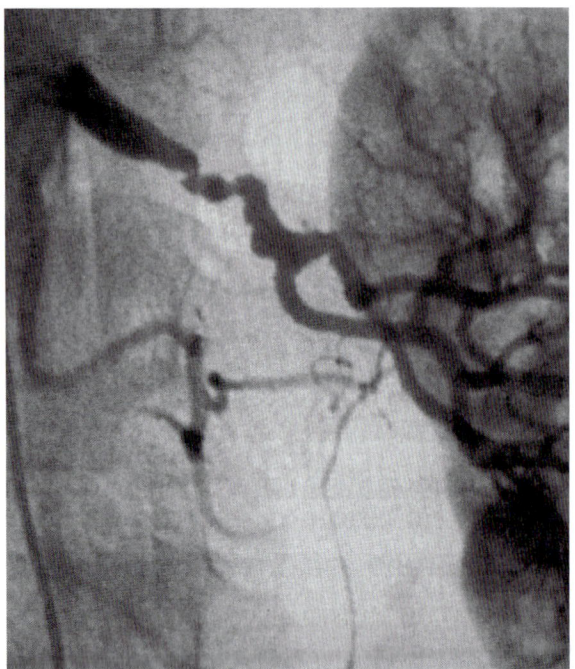

FIGURA 120.4 Aspecto arteriográfico de lesão de artéria renal esquerda típica de displasia fibromuscular.

critérios adotados para caracterizar "melhora", diferentes em todas as dez publicações analisadas.[59]

Os casos menos favoráveis à terapia endovascular são os de arterite. Em série de 33 doentes, obteve-se sucesso clínico e técnico em 14 (42%), com reestenose em seis deles em seguimento médio de 8 meses.[60] Esse resultado é importante por supor elevada a prevalência da doença no Brasil e reais as limitações anatomo-cirúrgicas geradas pela fibrose que se segue ao processo inflamatório.[61,62] Também não são mais favoráveis os resultados obtidos em estenose pós-transplante, embora seja a técnica de escolha em casos selecionados.[26,63]

Por fim, há discordância quanto ao grau de dificuldade técnica na reconstrução arterial renal subsequente às falhas da arterioplastia transluminar percutânea.[64-66]

INDICAÇÃO CIRÚRGICA

A indicação cirúrgica é representada pela hipertensão arterial de controle farmacológico difícil ou impossível e pela insuficiência renal renovascular. Entretanto, algumas variáveis influenciam na tomada de decisão.

Em crianças e adultos jovens ou de meia-idade com função renal normal, grupos de expectativa de vida elevada, há maior probabilidade de complicações cardiovasculares em órgãos-alvo. A prevalência de hipertensão essencial nesses grupos é baixa, reforçando a suspeita de mecanismo renovascular. Os resultados cirúrgicos são melhores em crianças e adultos jovens ou de meia-idade, em geral com displasia fibromuscular ou arterite, e menos animadores em pacientes idosos, nos quais é elevada a prevalência de hipertensão essencial e de arteriopatia difusa, sendo também maior a mortalidade operatória e menor a expectativa de vida.

A intenção de prevenir a oclusão completa da artéria renal e conservar parênquima funcionante é um forte argumento em favor da cirurgia, além do objetivo primário de reverter o estado hipertensivo. Dean et al. (1979) relataram melhora da função renal após restauração arterial em casos de rins com depuração de creatinina muito diminuída.[67] Vários autores corroboraram esses resultados em maior ou menor grau.[68-71]

A extensão da lesão arterial é útil na previsão do resultado cirúrgico. Os progressos de técnica permitiram a reconstrução de ramos de segunda ordem da artéria troncular com muito sucesso.[61,72,73] Apesar de limitações ocasionais, a indicação de tratamento endovascular ou cirúrgico é ampla, e todo paciente com provável hipertensão renovascular deve ser assim tratado.

TÉCNICAS CIRÚRGICAS

No passado, foram empregadas a nefrectomia, a nefrectomia parcial e até a ligadura de artérias polares. Todavia, o tratamento cirúrgico fundamental da hipertensão renovascular é a reconstrução arterial. É grande a variedade de situações anatômicas que acompanham as estenoses arteriais renais quanto a extensão, tipo, bilateralidade, etiologia da lesão, presença de obstruções ou de aneurismas aortoilíacos e de lesões de outras artérias viscerais. Como consequência, algumas técnicas têm indicações mais amplas, enquanto outras são adequadas a situações bem definidas, mas infrequentes.

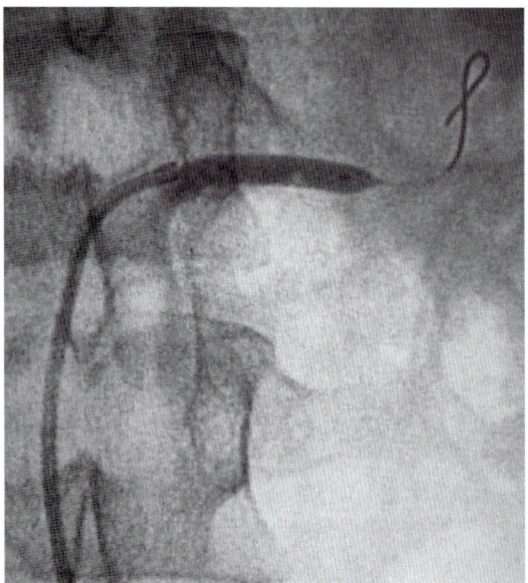
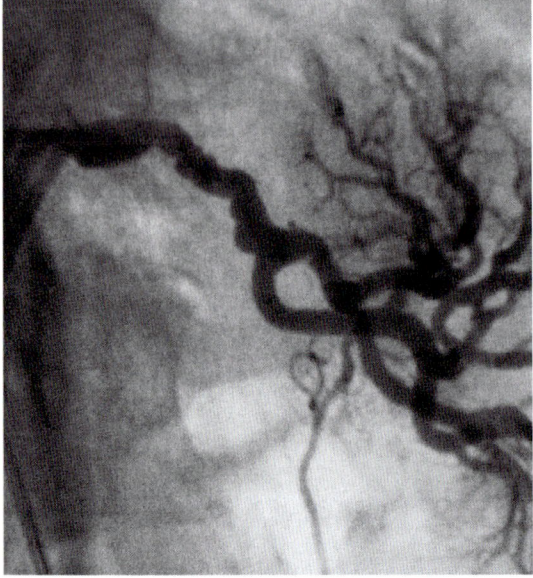

FIGURA 120.5 Mesmo caso da Figura 120.4. Angioplastia à *esquerda* e resultado pós-operatório à *direita*.

A derivação aortorrenal é o método de uso mais comum. Com modificações apropriadas, pode ser empregada mesmo na presença de doença aortoilíaca e em lesões bilaterais. O substituto vascular empregado com maior frequência é a veia safena magna (Figura 120.6).[74-76] Ekelund et al. (1978) descreveram alterações tardias do tipo estenose, obstrução ou dilatação em grande casuística de enxertos aortorrenais, contudo continuaram dando preferência ao método.[77]

O uso da safena é restringido por inadequações ocasionais, como remoção em cirurgia de varizes, variações de calibre e flebites antigas. Entretanto, em doentes com menos de 25 anos, a dilatação em longo prazo pode ser regra, segundo observações mais recentes.[78]

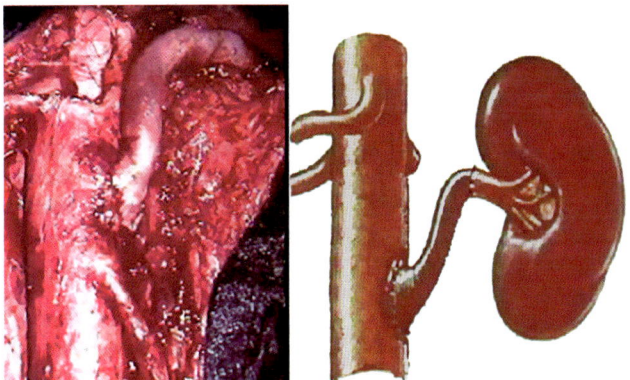

FIGURA 120.6 Enxerto aortorrenal feito com a veia safena.

As próteses vasculares não são a primeira escolha, em virtude do risco de infecção, de erosão de vísceras digestivas e de tendência à trombose precoce, mas podem ser o substituto mais adequado quando há aneurisma ou obstrução aortoilíaca.[74,79]

As artérias autógenas são os substitutos vasculares ideais, sobretudo em crianças, pois permitem o crescimento ao nível de anastomose e oferecem comprovadamente os melhores resultados em longo prazo. Destaca-se a ilíaca interna, de calibre e comprimento adequados para derivação aortorrenal (Figura 120.7).[80-82]

Nos pacientes mais idosos e nos ateroscleróticos, o acometimento frequente da artéria ilíaca interna restringe seu emprego, ainda que, mesmo em jovens com displasia fibromuscular, alterações ateroscleróticas possam ser encontradas nessas artérias.[80,83] Como alternativa para casos específicos, podemos utilizar a artéria ilíaca externa para revascularizar as duas artérias renais de uma criança. A escolha pela artéria ilíaca externa como opção à hipogástrica se dá em razão de sua maior extensão e da possibilidade de usar apenas um segmento para revascularizar as duas artérias renais (Figura 120.8).

Com base no plano de clivagem na parede arterial, a endarterectomia é empregada no tratamento das lesões ateroscleróticas, permanecendo seu uso atual como técnica única ou complementar a derivações aortorrenais, autotransplantes e reconstruções aortoilíacas associadas. Pode ser feita por via transrenal, mas é de especial valor a via transaórtica de Wylie, a qual requer pouco tempo de isquemia renal total, permite corrigir estenoses bilaterais por aortotomia única e é útil nos casos de lesão aórtica a ser corrigida concomitantemente (Figura 120.9).[82,84,85]

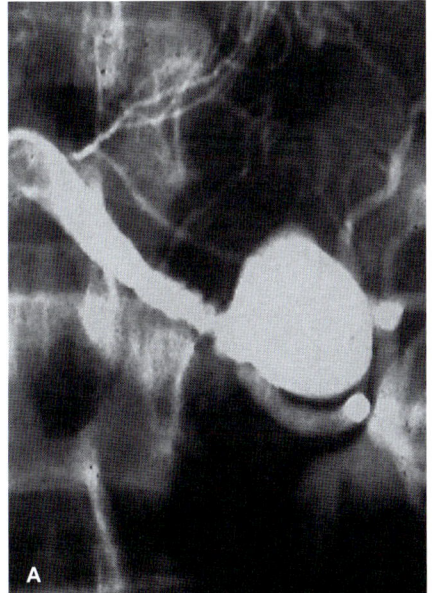

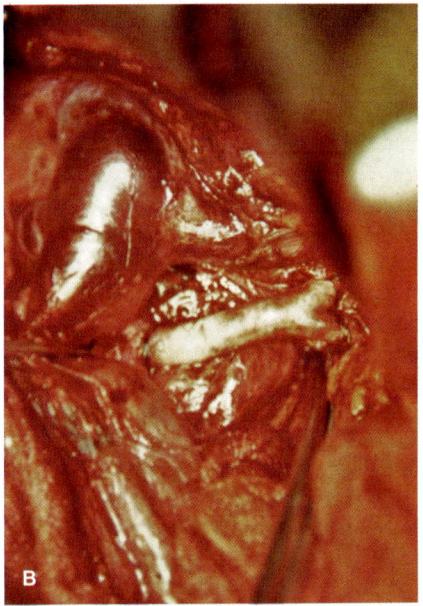

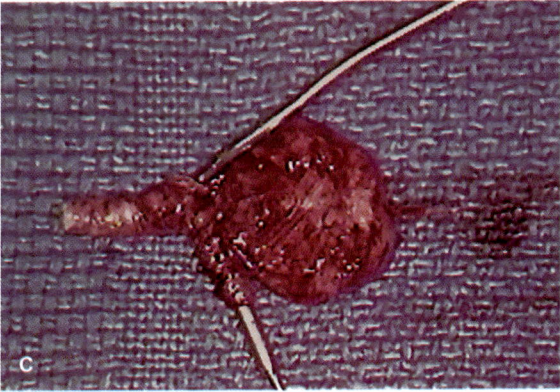

FIGURA 120.7 **A.** Aneurisma de artéria renal com aspecto típico de displasia fibromuscular. **B.** Reconstrução com a artéria hipogástrica. **C.** Espécime removido.

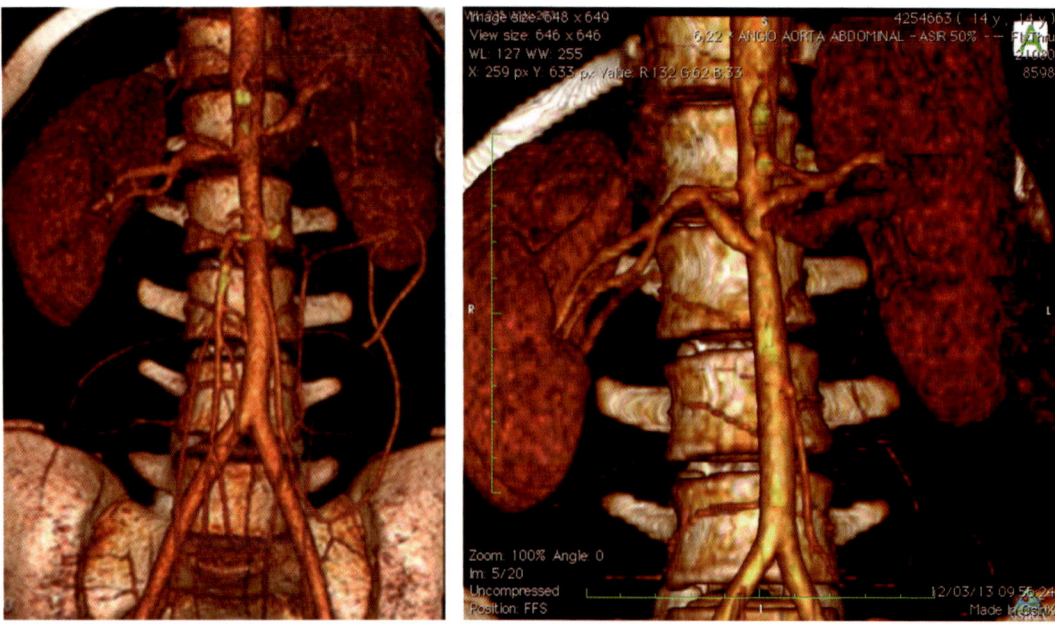

FIGURA 120.8 Reconstrução de angiotomografia mostrando enxerto aortorrenal bilateral feito com artéria ilíaca externa unilateral, a qual foi substituída por enxerto com a veia safena magna.

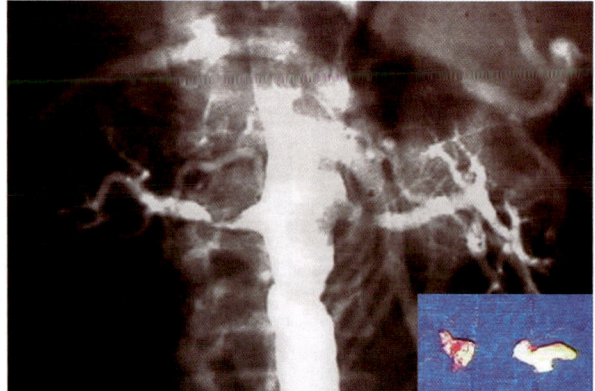

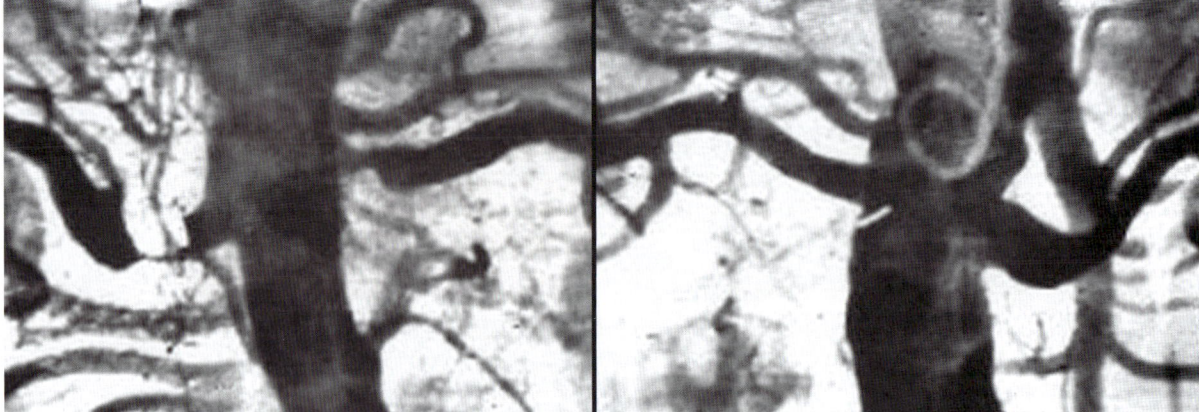

FIGURA 120.9 Endarterectomia renal bilateral transaórtica.

O uso da derivação arterial direta esplenorrenal é antigo.[86] Essa técnica, adotada em especial do lado esquerdo, requer dissecção às vezes laboriosa e traumatizante para pâncreas e baço. É obrigatória a demonstração arteriográfica de normalidade do tronco celíaco, pois a taxa de prevalência de estenose significativa nessa artéria é superior a 50% (Figura 120.10).[87] As derivações hepatorrenal, mesentericorrenal e esplenorrenal com substitutos vasculares, imitando a derivação arterial esplenorrenal,

também são úteis (Figura 120.11).[88-93] Ainda que, em geral, possam ser substituídas por outra técnica, o uso dessas variantes se consolidou, e os resultados obtidos são equivalentes aos da derivação aortorrenal.[94]

Em série recente de 146 reconstruções de artéria renal, foram empregadas em 45 (31%) ocasiões.[95] Relatos de cirurgiões vasculares de renome são raros e atêm-se a situações de dificuldade técnica bem definida.[32,56]

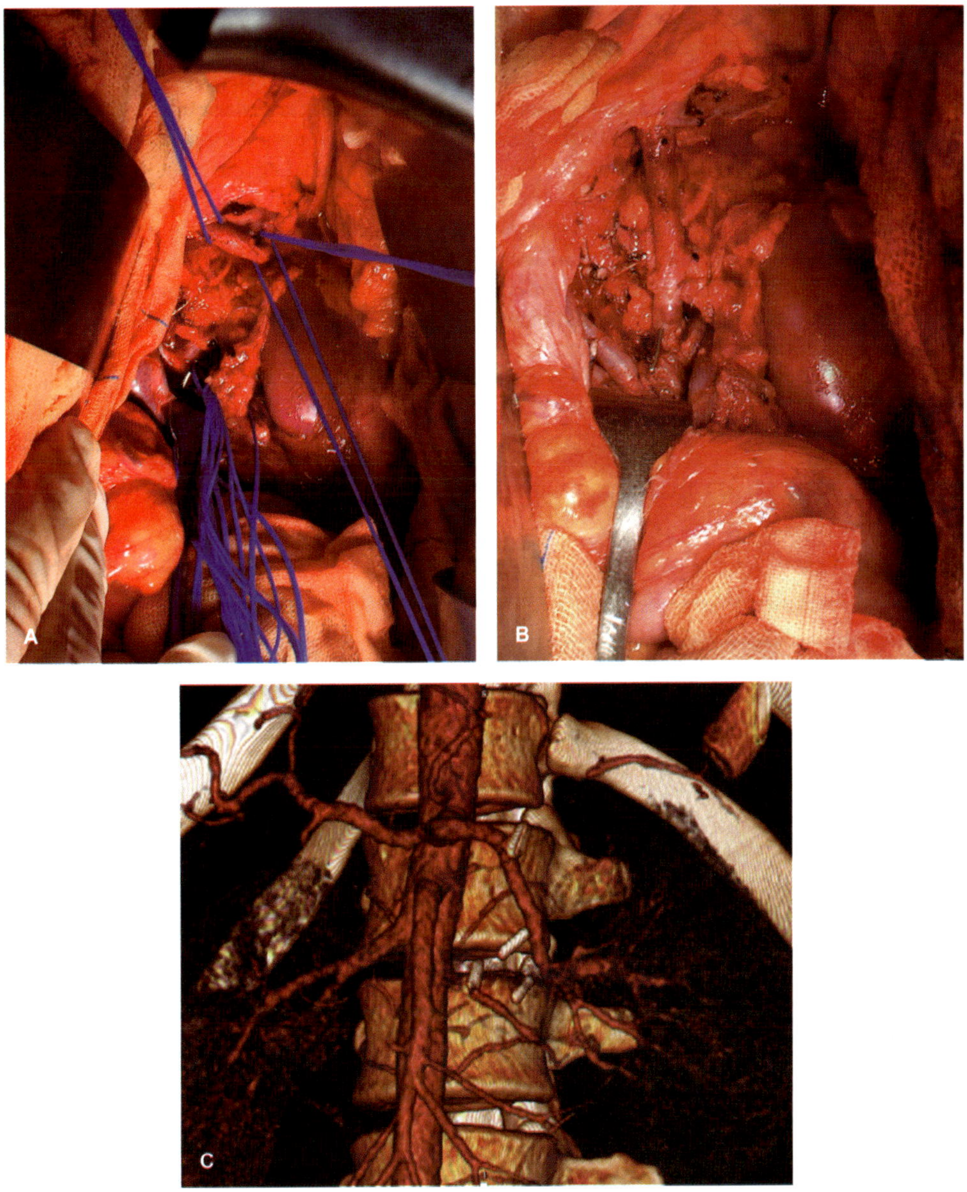

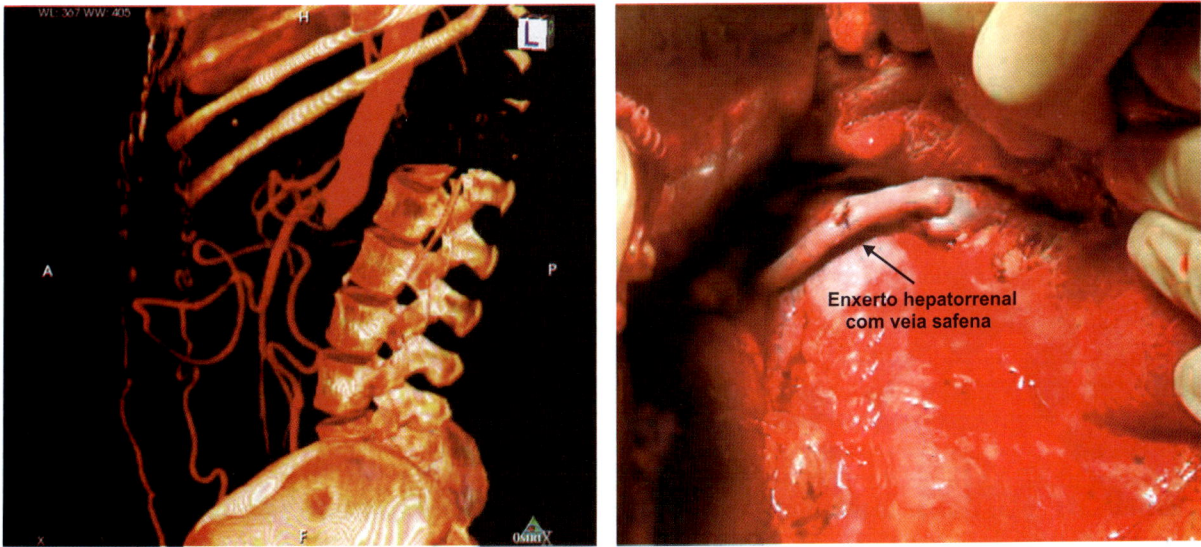

FIGURA 120.10 Enxerto esplenorrenal. **A** e **B.** Aspectos cirúrgicos. **C.** Controle tomográfico.

FIGURA 120.11 Enxerto hepatorrenal. Realizado descolamento do cólon ascendente e do duodeno, e observa-se a artéria renal após retração caudal da veia renal e da artéria hepática.

A arterioplasia com remendo de Dacron® ou de veia é utilizada, preferencialmente, por poucos cirurgiões, malgrado tenha os méritos de simplicidade e rapidez.[96] É mais adequada em circunstâncias especiais, entre as quais a estenose de linha de sutura em receptores de homotransplante renal, pois trata-se de uma situação cirúrgica problemática e com risco de perda do rim transplantado.

O autotransplante renal tem sido empregado por grupos experientes em homotransplante, sendo prática incomum entre cirurgiões vasculares.[97] Fundamenta-se na raridade da perda do transplante de rim por erro técnico e no excelente campo operatório oferecido à reconstrução arterial. O uso de hipotermia e a melhor possibilidade de correção de lesões de ramos e de polares são vantagens adicionais.[61,98,99] Sua melhor indicação é na arterite, uma vez que, em aterosclerose, é frequente o acometimento do território ilíaco, enquanto, na displasia fibromuscular do tronco principal, seu uso configura exagero.

Como desvantagens não encontradas na mesma intensidade com outras técnicas, o manuseio necessário para a liberação renal pode levar à necrose tubular aguda, e a abolição da circulação colateral é quase completa, tendo em vista que as colaterais com ramos adrenais e capsulares são perdidas sistematicamente. O insucesso técnico, ainda que raro, é irreversível e leva à perda do rim afetado. Dados esses fatos, é necessário ser prudente com o autotransplante em lesões bilaterais em dois tempos, para evitar insuficiência renal aguda.

Em homens com lesões bilaterais, a artéria ilíaca interna deve ser poupada em pelo menos um lado, haja vista que é alta a incidência de impotência quando o fluxo é interrompido em ambos os eixos ilíacos internos. Reconstruções com perfusão renal *ex vivo* são utilizadas em casos complexos de aneurismas de artérias renais (Figura 120.12). Em casos raros, como nos de fístula arteriovenosa levando à hipertensão renovascular, o tratamento pode ser feito com o rim em bancada, tratando a lesão através de incisão em sua borda dorsal, com ligadura da fístula e posterior reimplante renal (Figura 120.13).

A dilatação de ramos da artéria renal pode ser feita como medida complementar durante o ato cirúrgico.[75] Entretanto, são preferíveis a remoção do rim e a restauração dos ramos de artéria renal com

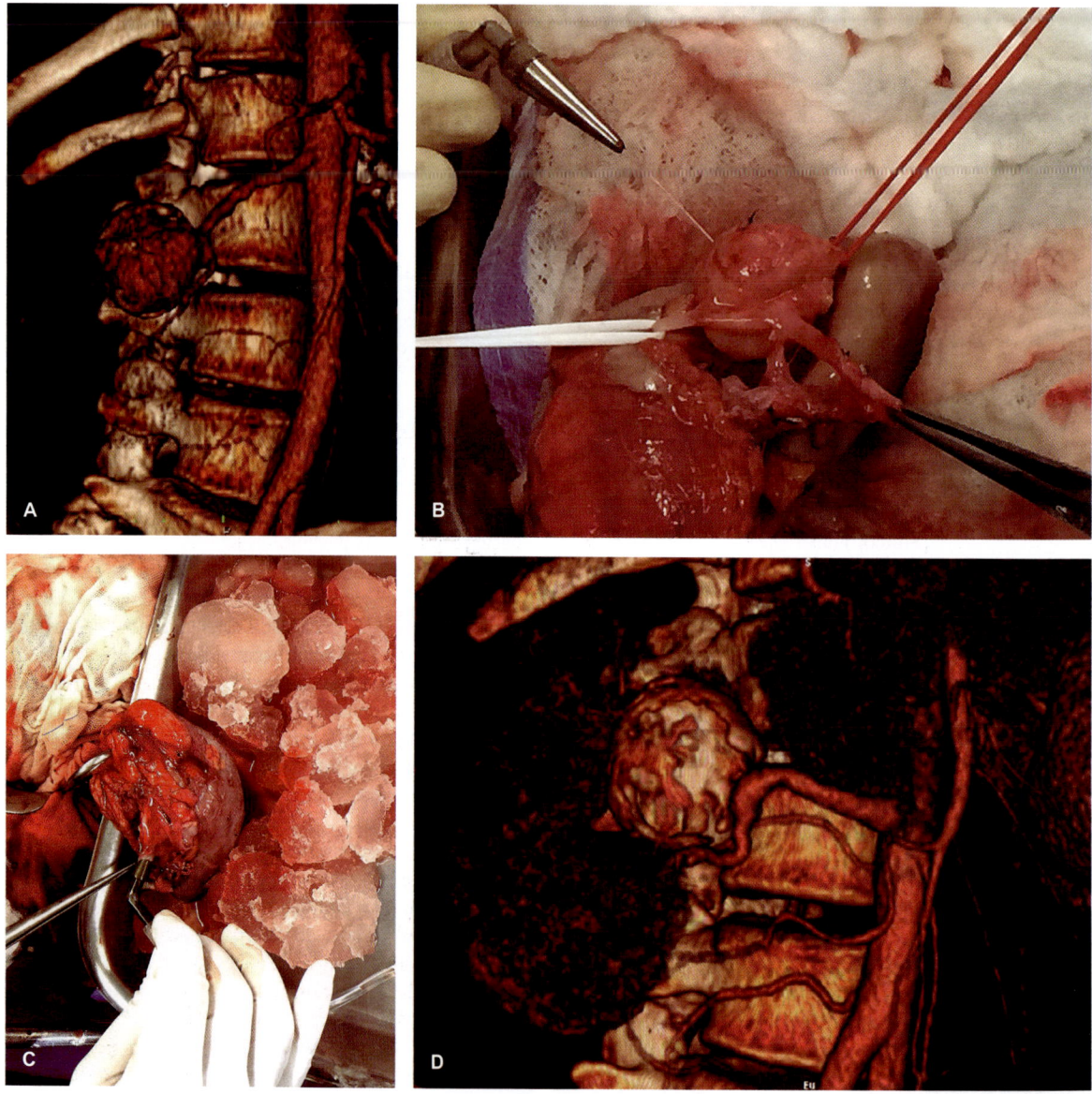

FIGURA 120.12 A. Reconstrução de artéria renal em caso de aneurisma intra-hilar. **B e C.** Perfusão renal *ex vivo* para permitir a reconstrução renal com artéria hipogástrica sob hipotermia. **D.** Rim reimplantado. Observam-se permanência da capa de cálcio do aneurisma e boa perfusão do parênquima remanescente.

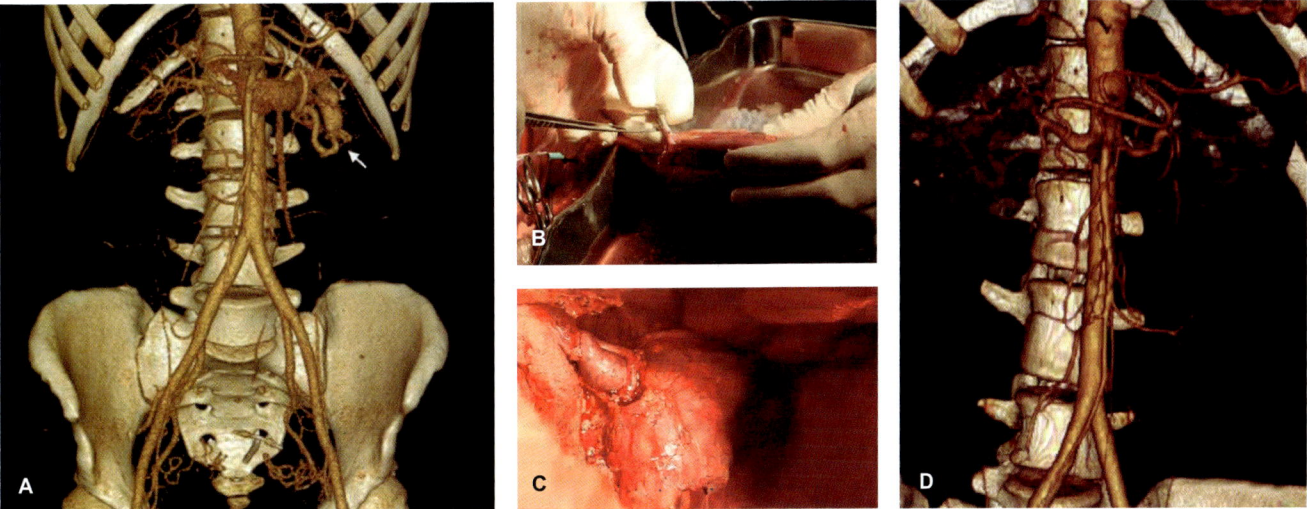

FIGURA 120.13 A. Angiotomografia pré-operatória em caso de fístula arteriovenosa intraparenquimatosa. **B.** Perfusão gelada com solução de Collins. **C.** Rim reimplantado. **D.** Angiotomografia de controle.

ramos da hipogástrica com técnica microcirúrgica, sob proteção de hipotermia.[61,97,98]

Em pacientes com lesão aórtica infrarrenal, a restauração das artérias renais tem sido feita com prótese de Dacron® desde a prótese aortoilíaca, e as dificuldades técnicas são maiores do que na reconstrução renal isolada. Em pacientes portadores de aneurisma toracoabdominal, as estenoses das renais podem ser tratadas por via intrassacular por endarterectomia e reimplante com remendo de Carrell na prótese de substituição aórtica, conforme preconizado por Crawford et al. (1974).[100]

RESULTADOS QUANTO A CIFRAS TENSIONAIS

O objetivo primário do tratamento cirúrgico é a cura ou a melhora da hipertensão arterial. Os pacientes curados são os que exibem pressão diastólica igual ou inferior a 90 mmHg sem medicação ou restrição dietética, conforme aceito unanimemente. Pacientes com pressão igual ou inferior a 90 mmHg sob efeito de medicação hipotensora mínima, ou com queda de pelo menos 15 mmHg na pressão diastólica maior do que 110 mmHg, são considerados melhorados. Os que não preenchem tais requisitos são considerados insucessos. Há muitas variações quanto a esses critérios. De longa data, sabe-se que o tratamento cirúrgico da hipertensão renovascular é bem-sucedido na maioria dos casos, em particular nas doenças não ateroscleróticas.

Analisando várias técnicas aplicadas tanto à displasia fibromuscular quanto à aterosclerose, Kauffman (1979) observou cura em 19 casos e melhora em cinco, de 24 pacientes submetidos à nefrectomia no período de 1972 a 1977. Em pacientes submetidos à derivação aortorrenal, observou melhores resultados com o uso de artéria hipogástrica: 27 curas e duas melhoras entre 31. Em pacientes submetidos a autotransplante, também obteve bons resultados: 17 curas e duas melhoras entre 21.[101]

Stanley e Fry (1977) obtiveram, em 27 pacientes pediátricos, cura em 24, melhora em dois e insucesso em um. Em 132 pacientes com displasia fibromuscular, os mesmos autores obtiveram cura em 76, melhora em 51 e insucesso em cinco. Em 54 pacientes com aterosclerose restrita às renais, obtiveram cura em 17, melhora em 32 e insucesso em cinco. Em 51 pacientes com aterosclerose extrarrenal concomitante, eles obtiveram cura em 13, melhora em 24 e insucesso em 14.[76]

Olcott e Wylie (1979) observaram, em 117 pacientes portadores de estenose renal por aterosclerose, 38% de cura, 31% de melhora e 31% de insucesso, em seguimento de até 15 anos. Em 45 pacientes com displasia fibromuscular, houve 49% de curas, 42% de melhoras e 9% de insucessos.[102]

Dean e Foster (1977) relataram os resultados de 78 pacientes seguidos por 1 a 12 anos, com idade superior a 50 anos, 13 dos quais submetidos à nefrectomia, 58 à restauração por derivação aortorrenal e sete à endarterectomia. Dos pacientes sobreviventes, 36% foram curados, 50% melhoraram e 13% se mantiveram inalterados. Destes, um era do grupo de nefrectomia e três apenas tinham derivação funcionante.[103]

Prajapati et al. (2013) avaliaram 86 pacientes submetidos à angioplastia com ou sem *stent* para tratamento de hipertensão renovascular, tendo em sua maioria aterosclerose como etiologia. Eles chegaram à conclusão de que a angioplastia pode ser considerada uma intervenção efetiva no que diz respeito à melhora do controle da pressão arterial com mínimo efeito na função renal. Observaram também que sexo masculino, níveis basais muito elevados de pressão arterial e baixa taxa de filtração glomerular são fatores associados à pior resposta da pressão arterial após angioplastia com sucesso.

RESULTADOS QUANTO À RECONSTRUÇÃO ARTERIAL

Ekelund et al. (1978) encontraram, em arteriografias de 93 pacientes submetidos a derivações aortorrenais com veia safena, 30 dilatações, 29 estenoses, nove oclusões e dois aneurismas.[77] As dilatações e as estenoses não causaram deterioração funcional ou hipertensão. Em cinco casos de reimplantação de artéria renal na aorta, todos eram normais. Em 19 pacientes com derivação com Dacron®, houve quatro oclusões, seis estenoses e nove normais. Em 13 pacientes submetidos à endarterectomia, ocorreram uma estenose e uma dilatação.[77]

A única série de derivações aortorrenais com artéria hipogástrica revelou resultados anatômicos quase perfeitos, em população de doentes com displasia fibromuscular.[81] Kauffman (1974) relatou excelentes resultados tardios com derivações com prótese de Dacron® em 15 pacientes acompanhados de 6 a 10 anos, sendo 13 portadores de displasia fibromuscular e dois, de aterosclerose.[79]

RESULTADOS QUANTO À PRESERVAÇÃO DO RIM

A taxa de nefrectomias consequentes a reconstruções arteriais renais malsucedidas era inicialmente alta, em torno de 9% na experiência da Universidade de Michigan e de 6% na de Vanderbilt.[74,76] Ela se tornou mais baixa.[79,104] No entanto, em crianças e nos casos de arterite, pode ser mais alta.[105,106] Em longo prazo, a necessidade de nefrectomia secundária chegou a 31/72 casos na casuística da Universidade de Michigan, o que é uma taxa bem elevada.[107]

RESULTADOS QUANTO À FUNÇÃO RENAL

A potencialidade da reconstrução arterial renal em melhorar a função renal em casos bem selecionados foi demonstrada por Dean et al.[67] Houve aumento significativo da média do depuramento de creatinina de 16 rins com menos de 20 mℓ/min de depuramento pré-operatório. Porém, em outros nove casos com depuramento pré-operatório médio de 21 a 30 mℓ/min, houve pouca alteração. A eficiência da reconstrução arterial renal em melhorar a função renal em circunstâncias específicas estimulou a ampliação do seu uso a doentes mais idosos, com aterosclerose difusa, mas a expectativa não foi confirmada.[108]

De modo geral, o sucesso quanto à melhoria da função renal é bem menos frequente do que o relativo ao controle das cifras tensionais. Entretanto, mesmo sob o último aspecto, é rara a ocorrência de cura, predominando a melhoria.[108-110]

No caso particular da oclusão completa crônica da artéria renal, não há acordo sobre o valor preditivo de variáveis pré-operatórias que indiquem o sucesso, quer da recuperação funcional, quer do controle da cifra tensional.[68,69] Apesar disso, dá-se importância à quantidade de massa renal residual, à bilateralidade da lesão e à demonstração arteriográfica de reenchimento da bifurcação da artéria renal por circulação colateral.[67,109,111]

Nos casos de arterite primária da aorta, ocorrendo progressão muito lenta da estenose até obstrução completa, todavia, há oportunidade para o desenvolvimento eficiente de circulação colateral, o que possibilita a manutenção estrutural e funcional do rim como em nenhum outro caso de lesão renovascular.[107,112]

RESULTADOS QUANTO À SOBREVIDA

O controle das cifras tensionais por meio da reconstrução arterial renal determina uma redução da incidência de eventos cardiovasculares fatais e não fatais, aumentando a sobrevida dos doentes.[113,114] No caso da displasia fibromuscular, a sobrevida dos doentes operados é maior do que a dos não operados. Recentemente, em casuística de autores da Dinamarca, de doentes seguidos até 15 anos, verificou-se que, após ajuste para sexo e idade, a redução da sobrevida dos doentes operados foi pouco inferior à da população geral. Tal sucesso decorre do benefício sobre as cifras tensionais e da ausência de arteriopatia sistêmica.[113] No mesmo estudo, no caso da aterosclerose da artéria renal, a sobrevida ajustada por sexo e idade foi menor do que na população geral, com taxas de mortalidade anual estimadas em 1,1% na população geral, 4% nas reconstruções unilaterais e 5,4% após as intervenções bilaterais.

Em outra publicação, também recente e de origem europeia, a mortalidade anual foi estimada em 1,1% na população geral e em 3,2% nos doentes operados. A mortalidade específica cardiovascular anual foi de 1,2%, quando a doença se restringia às artérias renais, e de 2,6%, quando existia arteriopatia extrarrenal. Ainda em relação à mortalidade cardiovascular, ela foi de 1,4% ao ano, quando havia alívio das cifras tensionais, e de 4,9% ao ano, em caso contrário.[114]

Está se confirmando, portanto, que a reconstrução arterial renal bem-sucedida no controle das cifras tensionais propicia aos doentes com função renal normal sobrevida próxima à estimada para a população geral. O mesmo não ocorre nos casos de insucesso técnico nem quando há insuficiência renal, ainda que moderada. No momento atual, a reconstrução arterial renal se firma como método terapêutico eficiente na promoção da qualidade e da duração da vida de parcela ponderável da população de doentes com hipertensão ou uremia renovascular.

As referências bibliográficas deste capítulo se encontram no Ambiente de aprendizagem do GEN.

121

Tratamento Endovascular da Hipertensão Renovascular

Ana Terezinha Guillaumon ■ Daniel Emílio Dalledone Siqueira

Resumo

A estenose das artérias renais é uma doença multifatorial, com acometimento unilateral ou bilateral, que apresenta diversos graus de estenose, sendo considerada crítica acima de 60%. A doença renovascular aterosclerótica é a principal causa de hipertensão arterial secundária, seguida de displasia fibromuscular. Pode-se apresentar clinicamente como hipertensão arterial e nefropatia isquêmica. Ela representa 5 a 15% dos adultos que se tornam dialíticos a cada ano, elevando significativamente os índices de morbimortalidade.

A história natural da doença demonstra taxas de progressão de 4 a 12% ao ano. O diagnóstico precoce com exames laboratoriais e imaginológicos é fundamental. A correta seleção dos doentes e a indicação das medidas terapêuticas adequadas são essenciais. O tratamento clínico rigoroso é indicado em todos os doentes, a despeito do grau de estenose. Entre as opções de tratamento intervencionista, na atualidade, as técnicas endovasculares representam a melhor opção com menores índices de mortalidade em comparação a cirurgia aberta.

Palavras-chave: hipertensão renovascular; estenose de artéria renal; aterosclerose; displasia fibromuscular; angioplastia de artéria renal; nefropatia.

INTRODUÇÃO

A doença vascular das artérias renais pode ser definida como multifatorial, podendo ser unilateral ou bilateral, com diversas etiologias e graus variados de estenose.[1,2] Pode se apresentar clinicamente como hipertensão renovascular e nefropatia isquêmica com perda progressiva da função glomerular. Diversos autores consideram a estenose crítica da artéria renal aquela maior que 60%.[3] Entre as possíveis causas, temos aterosclerose, displasia fibromuscular, arterites, dissecção, trauma, síndromes congênitas de hipoplasia da aorta e artérias renais.

A doença renovascular se associa a um maior risco cardiovascular, com elevação significativa da morbimortalidade.[4-7] Entre as complicações cardiológicas mais comuns, temos edema agudo de pulmão, angina e insuficiência cardíaca. O diagnóstico precoce e a instauração de medidas terapêuticas imediatas são fundamentais.[2]

CONSIDERAÇÕES HISTÓRICAS

Ao longo dos anos, diversos autores se dedicaram ao estudo da doença renal. Inicialmente, em 1836, Richard Bright, no Guy's Hospital de Londres, descreveu achados sugestivos de correlação entre hipertensão arterial sistêmica e doença renal parenquimatosa.[8] Nas necropsias realizadas por ele, observou que pacientes com alterações no parênquima renal apresentavam aumento das câmaras cardíacas.

Baseando-se nesses estudos, em 1871, Traube descreveu, de maneira especulativa, que havia um processo mecânico no qual o coração fazia mais força para o sangue circular nas porções distais do sistema vascular, fator determinante para hipertrofia miocárdica.[9] Alguns autores, na tentativa de reproduzirem os achados de Bright, realizaram estudos experimentais em animais, a exemplo

de Growitz, em 1879, que realizou oclusão em uma das artérias renais ou nefrectomia unilateral desencadeando hipertrofia cardíaca.[10]

Outros autores, a exemplo de Lewinski e Katzenstein, respectivamente, em 1880 e 1905, demonstraram, após manipulação das artérias renais, gerando estenose ou oclusão, achados de hipertensão arterial e hipertrofia cardíaca.[11,12]

O marco inicial na elucidação da hipertensão renovascular, todavia, ocorreu em 1898, com Tigerstedt e Bergman, que descreveram, após estudos experimentais em coelhos, uma substância que atuava no controle pressórico chamada "renina".[13,14]

Em 1934, Harry Goldblatt, com estudos em cães, levou os créditos pela publicação da relação causal entre doença renovascular e hipertensão arterial.[15] Ele demonstrou que a constrição das artérias renais era o evento inicial, desencadeando hipertensão arterial, seguida de atrofia renal e hipertrofia cardíaca.

Estudos subsequentes, da década de 1960, ampliaram o conhecimento das relações do sistema angiotensina-aldosterona, bem como demonstraram o importante papel do rim na regulação do balanço hidreletrolítico e controle vasomotor. Tais mecanismos estão intimamente relacionados com o controle da pressão arterial.

EPIDEMIOLOGIA

A real prevalência da estenose de artéria renal ainda é controversa. Faltam estudos populacionais dirigidos para identificação correlacionando raça, idade e sexo. Estima-se que 30 a 40% dos pacientes ateroscleróticos apresentem algum grau de estenose de artéria renal.[16] Em estudos de Harding et al.,[17] a estenose da artéria renal apresenta prevalência entre 1 e 5%, porém se supõe que tal estatística esteja subestimada, considerando o aumento progressivo de pacientes diagnosticados e tratados atualmente.[1] A doença renovascular é a principal causa de hipertensão arterial secundária.

Pesquisas populacionais demonstram uma prevalência maior que 7% em pessoas acima de 65 anos.[1] Estima-se que seja responsável por 1% dos casos de hipertensão leve a moderada e por 10 a 40% dos casos de hipertensão aguda, grave ou refratária.[18] Um estudo com 870 indivíduos em uma população, utilizando ultrassom Doppler, independentemente de hipertensão e insuficiência renal, com 65 anos ou mais, identificou uma prevalência de estenose crítica em 7%. Desses casos, 12% apresentavam estenose de artéria renal bilateral e 12%, oclusão arterial.[19]

Pacientes com doença no território aortoilíaco apresentam prevalência de 48% de estenose das artérias renais acima de 50%, sendo 31% dos casos unilateral e 20% dos casos bilateral.[20,21] Doentes com aterosclerose em outros territórios apresentam concomitância de 15 a 45% das artérias renais.[17,22-30] Associada à doença coronariana em 15 a 22%,[28] Harding demonstrou, em seu estudo, uma correlação direta entre o grau de estenose da artéria renal e a gravidade da lesão coronariana identificada na arteriografia.[17]

Estudos de necropsias realizadas de maneira aleatória, em óbitos por outras causas, demonstram prevalências que variam de 4 a 50%, sendo 40% desses doentes sem história clínica de hipertensão arterial sistêmica.[20] Em estudo post mortem feito por Schartz e White, em 1964, com indivíduos de várias idades, foi encontrada prevalência de estenose crítica de 6% em indivíduos abaixo de 55 anos e 40% em indivíduos acima de 75 anos.[31] Entre os achados anatômicos do estudo, foi identificado como principal sítio de lesão o terço proximal da artéria renal.[32]

ETIOLOGIA

Entre as principais etiologias associadas à hipertensão renovascular e à doença oclusiva das artérias renais, temos a aterosclerose e a displasia fibromuscular.

A aterosclerose é mais frequente, representando cerca de 70 a 80% dos casos, acometendo mais homens acima dos 40 anos e gerando estenoses, em geral nos segmentos proximais das artérias renais.[33] Porém, pode ocasionar lesão desde a emergência da artéria renal, com placas de ateroma que se estendem até os vasos segmentares e intraparenquimatosos.[32,33] Pode levar à morte em torno de 16% dos pacientes ao ano, muitas vezes por doença cardiovascular.[34-36]

A displasia fibromuscular representa 20 a 25% dos casos, ocorre em menor frequência, acomete mais mulheres com menos de 50 anos e envolve os segmentos mais distais das artérias renais e os segmentos intraparenquimatosos.[16,37] Apresenta aspecto morfológico de um "colar de pérolas" na artéria renal e em seus ramos, secundário aos sucessivos segmentos de estenose e dilatação desta.[19]

No estudo anatomopatológico do vaso, apresenta comprometimento das camadas íntima, média e adventícia da parede, sendo mais frequente o comprometimento da camada média.[18]

HISTÓRIA NATURAL

A história natural da doença vascular renal não é completamente elucidada, porém ocorre uma estenose progressiva com redução gradual do fluxo arterial.[38,39] Essa limitação na perfusão arterial no rim leva à perda da função glomerular em variados graus. Sabe-se que essa perda da função renal pode ser dependente do grau de estenose, porém ainda faltam estudos elucidativos correlacionando os dois fatores.

Estudos demonstraram que cerca de 10% das lesões críticas progridem para oclusão completa.[40-42] Segundo estimativas, a doença aterosclerótica renovascular leva à falência renal em 5 a 15% dos adultos que se tornam dialíticos a cada ano.[43] Desse total, apenas 56% têm sobrevida maior que 2 anos.[43]

A evolução da estenose da artéria renal vai depender de sua etiologia. A displasia fibromuscular, embora seja fator etiológico de difícil controle, raramente evolui com oclusão da artéria. Já a aterosclerose, que é uma doença degenerativa, tende a evoluir com oclusão da artéria, perda da função e do próprio órgão. Alguns autores afirmam que uma estenose menor que 60% apresenta piora dentro de 1 ano em 20% dos pacientes.[44-46] Já nas estenoses superiores a 60%, a progressão da doença leva à oclusão em 5% dos pacientes em 1 ano e 11%, em 2 anos.[44-46]

FATORES DE RISCO

Entre os fatores de risco independentes para doença vascular renal, temos aumento da idade, hipertensão arterial sistólica e decréscimo dos níveis de colesterol HDL (*high density lipoprotein*). A hipertensão arterial essencial em negros é mais frequente, fato que poderia sugerir maior incidência de estenose de artéria renal nesse grupo racial. Todavia, a frequência da doença renovascular entre a população negra e branca é semelhante.[19] Além disso, tabagismo, sexo feminino e descontrole da pressão arterial são fatores diretamente relacionados com a progressão da estenose das artérias renais.[40]

O diabetes deve ser rigorosamente controlado nos pacientes com doença renovascular, considerando que pode levar à progressão da doença aterosclerótica. Além disso, o descontrole glicêmico pode levar a danos renais diretos, causando perda da função renal.

Os pacientes portadores de estenose de artérias renais, de origem aterosclerótica, devem ser encorajados a cessar o tabagismo, implementar dieta saudável e realizar atividades físicas regulares. Como medidas adjuvantes, é essencial o controle da hipertensão arterial sistêmica e da dislipidemia.

ANATOMIA DOS RINS

Os rins são um par de órgãos retroperitoneais, localizados paralelamente à coluna vertebral, sobrepostos ao músculo psoas maior. O rim direito é mais caudal que o contralateral, devido à localização do fígado. Em geral, em posição ortostática, encontram-se ao nível da primeira e da quarta vértebra lombar. Pode haver uma variação na posição durante o ciclo respiratório. No decúbito dorsal, os rins podem se localizar ao nível da 12ª vértebra torácica até a terceira vértebra lombar. A artéria renal direita, em adultos, tem trajeto de cerca de 5 cm, enquanto a artéria renal esquerda tem cerca de 7 cm.[47] O tamanho normal dos rins varia de 11 a 13 cm de comprimento, com o rim esquerdo maior e mais longo. Os rins representam, em média, 0,4% do peso corporal total.

Na borda superior, os rins mantêm relação com a glândula suprarrenal. Na borda posterior, com os músculos diafragma, psoas maior e quadrado lombar, os ramos do plexo lombar, o 12º arco costal e a borda lateral do eretor da espinha. Na borda anterior, estão recobertos pelo peritônio; no lado direito, há relação direta com a borda posterior do fígado e o intestino delgado, enquanto o lado esquerdo mantém contato com o estômago, o baço e o intestino delgado.

Os rins se dividem em córtex e medula. Na face medial dos rins, há uma fissura vertical denominada hilo renal. Nessa fissura, ocorre a passagem de vasos renais, nervos e ureter.

Do ponto de vista vascular, as artérias renais se originam na aorta. Estão localizadas abaixo da artéria mesentérica superior, ao nível da primeira e da segunda vértebras lombares. As artérias renais são únicas em 65% da população e múltiplas em até 35%. A maior parte dos estudos reporta uma frequência de 15% de multiplicidade arterial renal.[48]

As artérias renais nas proximidades do hilo renal se dividem em dois, três ou quatro ramos terminais. Na maioria dos indivíduos, elas passam anteriormente à pelve renal. A artéria renal se subdivide distalmente em artérias segmentares, interlobares e arqueadas.

Além disso, das artérias renais se originam uma ou mais artérias suprarrenais inferiores, um ramo para o ureter e ramos para o retroperitônio. As veias renais drenam para a veia cava inferior. A drenagem venosa renal do lado esquerdo, ao contrário da veia renal direita, recebe tributárias, como veia frênica, veia suprarrenal, veia gonadal esquerda, entre outras.

VARIAÇÕES ANATÔMICAS DAS ARTÉRIAS RENAIS

As variações na anatomia das artérias renais não interferem na função renal. Todavia, essas possíveis alterações anatômicas devem ser diferenciadas de anomalias ou malformações vasculares, as quais podem provocar distúrbios funcionais locais e sistêmicos.

Morfologias adversas do pedículo vascular renal estão presentes em 33% dos homens e 20% das mulheres, podendo haver variações relacionadas com as etnias.[49]

O rim pode ser irrigado por artérias renais supranumerárias, originárias da aorta ou das artérias ilíacas, desde os níveis de T11 até L4.[50] Essas variações anatômicas identificadas nas artérias que irrigam os rins podem ser chamadas de artérias acessórias ou polares. Ela variam de duas até seis artérias, de acordo com o território suprido.[51] Podem ser denominadas artéria polar superior, hilar e polar inferior.

FISIOLOGIA DO SISTEMA SANGUÍNEO RENAL

O fluxo sanguíneo renal representa cerca de 20% do total do débito cardíaco. Em um indivíduo de 70 kg, do sexo masculino, representa em torno de 1.200 mℓ/min. O fluxo sanguíneo renal é a diferença entre as pressões hidrostáticas na artéria renal e a veia renal dividida pela resistência vascular renal total. A pressão na artéria renal é semelhante à pressão arterial sistêmica, com diferença mínima. Porém, a pressão venosa renal é de 3 a 4 mmHg. A resistência vascular total é controlada por sistema nervoso simpático, hormônios, autacoides e mecanismos regulatórios locais.

FISIOLOGIA DO SISTEMA RENINA-ANGIOTENSINA-ALDOSTERONA

O eixo endócrino, regulatório do sistema renina-angiotensina-aldosterona, tem como finalidade manter a estabilidade hemodinâmica (Figura 121.1).

Fisiopatologia da estenose das artérias renais

Duas formas de hipertensão podem ser produzidas com a doença renovascular: a renina dependente e o volume dependente. O mecanismo fisiopatológico básico da estenose renal decorre de redução do gradiente pressórico renal, secundário à lesão arterial, gerando hipoperfusão das arteríolas aferentes. Isso desencadeia uma ativação do sistema renina-angiotensina-aldosterona com vasoconstrição das arteríolas eferentes.[52]

Na sequência, há estímulo nas suprarrenais, com liberação de aldosterona e hormônio antidiurético. Há espoliação glomerular de potássio, com retenção de sódio e água, gerando um quadro hipertensivo dependente de angiotensina II, que, por sua vez, gera natriurese pressórica no rim contralateral. Porém, se houver lesão estenótica bilateral, ocorrerá ativação do sistema renina-angiotensina-aldosterona com expansão volêmica e quadro hipertensivo.[52] Esse aumento pressórico leva a um *feedback* negativo sobre o sistema renina-angiotensina-aldosterona.

A gênese do dano renal permanente se associa ao fato de que o sistema regulatório pressórico desencadeia vasoconstrição, aumento da produção de endotelina, estresse oxidativo, liberação de radicais livres, deposição de matriz extracelular, aceleração da aterosclerose, remodelamento da parede arterial e glomeruloesclerose.[4]

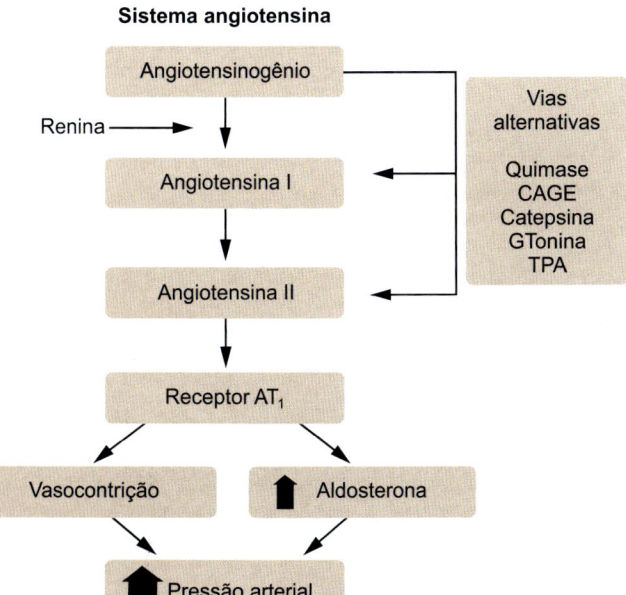

Sistema angiotensina

FIGURA 121.1 Demonstração resumida do mecanismo de ação do sistema renina-angiotensina-aldosterona. AT: receptor da angiotensina II do tipo A1; CAGE: *chymostatin-sensitive angiotensin II-generating enzyme*; TPA: *tissue-type plasminogen activator*.

Rastreamento populacional

O rastreamento populacional em pacientes com estenose de artérias renais deve ser realizado conforme as recomendações do American College of Cardiology e da American Heart Association ACC/AHA Guidelines:

- Classe I: início de hipertensão arterial sistêmica antes dos 30 anos (nível de evidência B); início de hipertensão arterial sistêmica grave após os 55 anos (nível de evidência B); hipertensão acelerada (definida como piora súbita e persistente da hipertensão arterial sistêmica previamente controlada), hipertensão resistente (definida como a incapacidade de controle pressórico arterial em pacientes com tratamento apropriado com três drogas, sendo uma delas diurética [nível de evidência C]); azotemia nova ou piora da função renal após administração de inibidor da enzima conversora do angiotensinogênio ou de agente bloqueador do receptor da angiotensina (nível de evidência B); atrofia renal inexplicada ou diferença de tamanho > 1,5 cm (nível de evidência B); edema pulmonar súbito e inexplicado, especialmente em pacientes com azotemia (nível de evidência B)
- Classe IIa: estudos diagnósticos para identificação de estenose de artérias renais clinicamente significativa são razoáveis em pacientes com falência renal inexplicada, incluindo pacientes em início de hemodiálise ou transplantados renais (nível de evidência B)
- Classe IIb: estudo angiográfico para identificação de estenose de artéria renal significativa pode ser razoável em pacientes com doença coronariana de múltiplos vasos e sem evidências clínicas ou doença vascular periférica no momento da arteriografia (nível de evidência B). Estudo diagnóstico para identificação de estenose de artéria clinicamente significativa pode ser razoável em pacientes com insuficiência cardíaca congestiva ou angina refratária a tratamento (nível de evidência C).

APRESENTAÇÃO CLÍNICA

Nem todo paciente com estenose de artéria renal manifesta hipertensão arterial. A estenose associada à hipertensão arterial sistêmica representa uma tendência de maior gravidade da doença hipertensiva, com refratariedade às medidas clínicas medicamentosas, em comparação com a hipertensão essencial. Tal situação clínica foi demonstrada em inúmeros estudos, com maior destaque para o de Cherr et al., publicado em 2002, que avaliou 500 pacientes submetidos a tratamento cirúrgico para doença renovascular, identificando uma pressão arterial sistólica média de 200 mmHg, com uso de 2,6 medicamentos anti-hipertensivos.[53]

A hipertensão renovascular, em comparação com a essencial, apresenta evolução clínica significativamente maior para perda da função renal, hipertrofia ventricular, elevação da creatinina e proteinúria.[54]

A associação de estenose de artéria renal e complicações cardiovasculares representa maior risco de mortalidade. Conlon et al. demonstraram que a expectativa de vida em pacientes com estenose de artérias renais maior que 50% é de 4 anos a menos.[55]

MÉTODOS DIAGNÓSTICOS

Laboratoriais

Não existem exames laboratoriais específicos para o diagnóstico de estenose das artérias renais que determinem a gravidade da doença de maneira precisa. Doentes com disfunção renal, de origem vascular, podem apresentar elevação progressiva dos níveis de ureia e creatinina conforme grau de gravidade da lesão.

Além disso, pode ocorrer elevação dos níveis séricos dos eletrólitos sódio e potássio.[56] Recomenda-se *clearance* de creatinina na urina de 24 horas. Porém, é preciso estar ciente de que a dosagem de creatinina sérica, tão utilizada na prática clínica para indicação de terapêuticas, demonstra ser pouco confiável quando a doença renal é unilateral. Há uma compensação da filtração glomerular para o rim contralateral à estenose, gerando uma hiperfiltração, mascarando um quadro de perda da função renal.[2,52]

Alguns trabalhos têm pesquisado a dosagem da aldosterona e a atividade da renina plasmática. Eles sugerem o cálculo da relação desses dois fatores, pois os valores são significativamente elevados quando comparados com os obtidos em pacientes com hipertensão essencial.[57] Na prática clínica contemporânea, tem sido muito pouco utilizada essa análise laboratorial, considerando que se recomenda a dosagem da renina sérica coletada da veia renal.

Outros exames

Entre os exames que indiretamente podem demonstrar alterações relacionadas com a estenose de artéria renal e hipertensão arterial secundária, temos:

- Ecocardiograma: pode demonstrar hipertrofia ventricular esquerda com comprometimento do relaxamento diastólico
- Eletrocardiograma (ECG): pode demonstrar padrão com aumento de voltagem, condizente com hipertrofia da parede ventricular esquerda. O ECG deve ser feito obrigatoriamente, para indicar presença ou associação de uma doença miocárdica hipertrófica, bem como doença isquêmica cardíaca, uma vez que a hipertensão de origem cardiológica pode resultar em nefrosclerose arteriolar renal, com depressão da função do órgão.

Imagem

Considerando a doença renal e suas eventuais complicações, o método de imagem ideal deve ser não invasivo, reprodutível, rápido, com boa resolução, eficiência, baixo custo e sem riscos aos pacientes. Entre os métodos disponíveis atualmente, temos:

- Ultrassom Doppler: é a técnica de *screening* mais usada por diversos serviços. Apresenta como vantagem o fato de ser minimamente invasiva, já que não utiliza radiação ionizante nem contraste iodado. Trata-se de um processo examinador dependente, que exige treinamento técnico específico do operador. Estudos demonstram que sua eficiência pode variar de 60 a 90%, a depender da experiência do profissional que o realiza.[48] O tempo do exame pode durar de 15 a 60 minutos. Os fatores que podem afetar a insonação e, consequentemente, a qualidade das imagens são: obesidade, janela abdominal com interposição gasosa, doença renal avançada com resistência intraparenquimatosa excessiva, entre outros. Apresenta mais de 90% de eficácia para detecção de estenose,[48,58-60] tendo sensibilidade de 75% e especificidade de 89,6%, com valor preditivo positivo de 60% e valor preditivo negativo de 94,6%. Como critérios para diagnóstico ultrassonográfico com Doppler, temos: estenose menor que 60% – pico de velocidade sistólica (PVS) menor que 180 cm/s, índice aortorrenal (IAR) menor que 3,5 e índice renorrenal (IRR) menor que 2,7, além de estenose maior que 60% –, PVS maior que 180 cm/s, IAR maior que 3,5 e IRR maior ou igual a 2,7
- Angiotomografia computadorizada de aorta e artérias renais: apresenta ampla resolutividade espacial. Os aparelhos evoluíram nos últimos anos, permitindo processamento adequado das imagens, bem como reconstruções com maior qualidade e delineamento topográfico. Permite avaliação de outras estruturas intra-abdominais, características do parênquima renal

e mensuração do tamanho renal.[61] É um procedimento tecnicamente reprodutível. Como desvantagens, apresenta uso de grande quantidade de radiação ionizante e de contraste iodado intravenoso, o que aumenta a chance de piora da função renal, com sobrecarga do órgão, podendo desencadear insuficiência renal aguda. Não é recomendado o uso em doentes com estenose de artérias renais e disfunção renal em graus mais avançados. Apresenta sensibilidade de 94% e especificidade de 93%, com valor preditivo positivo de 71% e valor preditivo negativo de 99%

- Angiorressonância magnética de aorta e artérias renais: apresenta como principais limitações o tempo prolongado de exame, artefatos relacionados com o movimento e claustrofobia do aparelho. Além disso, o campo magnético pode ser afetado por metais, gerando distorções nas estruturas adjacentes e prejudicando a correta avaliação. Outro limitador é a presença de corpos estranhos, a exemplo de marca-passo e próteses metálicas, que podem se movimentar ou sofrer danos estruturais em decorrência da energia eletromagnética.[62] As lesões estenóticas das artérias renais podem estar superestimadas, ou seja, magnificadas, gerando possíveis equívocos na avaliação do exame. Por esse motivo, devem ser avaliadas e interpretadas com cuidado.[63] Como vantagem, apresentam um valor preditivo negativo confiável, significando que a ausência de lesões estenóticas excluem de fato a presença da doença nas artérias renais. A sensibilidade é de 90%, com especificidade de 94,1%, valor preditivo positivo de 75% e valor preditivo negativo de 98%
- Cintilografia renal: é um exame dinâmico que permite a administração de substância radioativa, chamada radiofármaco. Pode ser realizada com ácido dimercaptossuccínico de tecnécio-99m (DMSA-99mTc), ácido dietilenotriamina pentacético de tecnécio-99m (DTPA-99mTc), tecnécio-99m mercaptoacetiltriglicina (MAG3-99mTc), entre outros. Esse método avalia a filtração glomerular de cada rim, de maneira comparativa. O principal objetivo do estudo radiosotópico dos rins é a identificação da hipertensão renovascular.[64] A cintilografia renal pode ser estática (ácido dimercaptosuccínico de tecnécio-99m [DMSA]) ou dinâmica (ácido dimercaptosuccínico de tecnécio-99m [DTPA]). A primeira avalia a função tubular e o córtex renal, ao passo que a segunda avalia a função glomerular e as vias excretoras urinárias. Pode ser realizada com captopril, no intuito de verificar a influência do sistema renina-angiotensina na perfusão renal.[64,65] O DTPA e o DMSA, juntos, apresentam boa sensibilidade na avaliação anatômica e funcional, auxiliando na decisão terapêutica
- Arteriografia com subtração digital das artérias renais: é considerada o padrão-ouro no diagnóstico da doença estenótica das artérias renais. Apresenta como desvantagem o fato de ser um método invasivo, que utiliza radiação ionizante e com altos custos. Deve ser obrigatoriamente realizada com acesso arterial, podendo gerar complicações decorrentes da punção. Esse exame pode resultar em piora da função renal pelo fato de utilizar contrastes iodados. Pode ocorrer nefropatia induzida por contraste, a qual pode ser prevenida com medidas como hidratação vigorosa e uso de pequenas quantidades de contraste iodado. Outra possibilidade, atualmente disponível, é a utilização de dióxido de carbono (CO_2) como meio de contraste. Apresenta como vantagem a possibilidade de um tratamento simultâneo, no mesmo ato da realização do exame. Tem sensibilidade e especificidade de 99% no diagnóstico de estenose de artéria renal.

Indicações de tratamento intervencionista

O tratamento médico cirúrgico é indicado conforme critérios clínicos, anatômicos e fisiológicos, avaliando o doente de maneira global e objetiva. Entre os critérios, temos:[66]

- Indicações clínicas: hipertensão grave, hipertensão refratária ao tratamento medicamentoso, hipertensão de início recente, disfunção renal progressiva, edema pulmonar agudo recorrente[66]
- Indicações anatômicas: estenose ostial ou proximal ≥ 70%, estenose ostial ou proximal > 50 a 70% com repercussão hemodinâmica, dilatação pós-estenótica, presença de circulação colateral, rim de tamanho reduzido (diferença de comprimento renal absoluto ≥ 1,5 cm, documentada diminuição do comprimento renal ≥ 1 cm). Observação: em rins com comprimento longitudinal menor que 8 cm, é contraindicado a revascularização[66]
- Indicações fisiológicas: gradiente pressórico transestenótico (pico de pressão arterial sistólico ≥ 10%, pressão arterial média ≥ 5%). Observação: gradiente aferido por mecanismo endovascular inserido entre a artéria renal distal e aorta.[66]

TRATAMENTO

Clínico-medicamentoso

O alvo terapêutico da pressão arterial sistólica e diastólica dos pacientes com hipertensão renovascular é o mesmo dos pacientes com hipertensão essencial. Não há distinção relacionada com a etiologia da hipertensão arterial sistêmica.

É consenso na literatura médica que todos os pacientes com diagnóstico de estenose de artérias renais, associados à hipertensão renovascular, devem ser tratados de maneira agressiva, objetivando o controle pressórico.[67] Há indicação de serem submetidos à terapia medicamentosa intensiva, de maneira semelhante às demais doenças arteriais de origem aterosclerótica, como as estenoses não críticas de artéria renal, em que há maior risco de eventos adversos e complicações cardiovasculares.[68,69]

Os pacientes devem, obrigatoriamente, realizar um controle pressórico rigoroso e monitoramento da função renal periódica.[67] Recomenda-se a mensuração anual do tamanho renal por métodos não invasivos, a exemplo da ultrassonografia com Doppler.[70] Devem ser monitorados as velocidades e os índices nos locais de estenose e outros segmentos, a fim de identificar possíveis progressões das lesões.[70]

Não existem estudos randomizados e controlados com o intuito de comparar a eficácia de classes específicas de anti-hipertensivos em doentes com hipertensão secundária de origem renovascular. Tal situação se deve ao fato de que, frequentemente, os pacientes necessitam de grande quantidade de drogas anti-hipertensivas e associação de diversas classes, impossibilitando estudos específicos. As classes de drogas de escolha para o controle da hipertensão renovascular devem ser os bloqueadores de receptores da angiotensina (BRAs) e os inibidores da enzima conversora da angiotensina (IECAs).[71,72] É comum, na prática clínica, a necessidade da associação de vários medicamentos para obter um controle eficaz.

Sabe-se que os pacientes com estenose bilateral grave podem ter maior descompensação da função renal, relacionada com o uso de BRAs e IECAs. Nesses casos de descontrole pressórico ou piora da função renal, são recomendadas outras classes de anti-hipertensivos, como diuréticos, betabloqueadores, bloqueadores de canal de cálcio, hidralazina e clonidina. Entre os diuréticos de escolha, temos os de alça e os tiazídicos. Nos pacientes com estenose bilateral, observa-se hipervolemia maior, em comparação com a unilateral, sendo recomendado o uso de diuréticos com maior frequência.[2] É preciso lembrar que a associação de espironolactona em doentes com insuficiência renal e uso contínuo de IECAs pode elevar a incidência de hiperpotassemia.[73]

Nos casos em que houver piora da função renal devidamente documentada, recomenda-se suspender BRAs e IECAs. É essencial que, após instauração das medidas clínicas terapêuticas para hipertensão renovascular, haja uma vigilância assistida periódica da função glomerular.

Na doença renal aterosclerótica, há benefício no uso de hipolipemiantes, a exemplo das estatinas. Estudos demonstram que há redução da estenose das artérias renais associada ao uso desses medicamentos.[74] O sucesso dessa medida terapêutica comprova a correlação da fisiopatologia da aterogênese com elementos endocrinológicos. Ademais, o uso das estatinas é recomendado no *best medical therapy* em doenças vasculares arteriais em território carotídeo, coronariano, aorto-ilíaco, membros inferiores, entre outros.

Cirúrgico

Aberto

A cirurgia aberta para a revascularização das artérias renais na hipertensão renovascular e na nefropatia isquêmica tem sido cada vez menos utilizada em razão das opções menos invasivas vinculadas ao tratamento endovascular. Por vários anos, foi considerado o tratamento padrão-ouro, com excelentes resultados em longo prazo.[75] Apresenta perviedade de 97% em acompanhamento clínico de 3 anos e melhora clínica de 85%.[53,76]

O risco de morbidade relacionado com cirurgia aberta gira em torno de 7 a 24%, em serviços com ampla experiência nessa modalidade de tratamento.[53,75] A mortalidade é de aproximadamente 1% para reconstruções unilaterais, 3% para bilaterais, e apresenta aumento significativo para os casos de reconstrução aórtica associada.[53,77] Essas estatísticas desencorajaram os profissionais em sua utilização, mesmo que os casos selecionados tenham sido os mais graves em algumas casuísticas.[2]

A nefrectomia, outra opção terapêutica de cirurgia aberta, apesar de ter sido muito utilizada no século passado, hoje é restrita. Sua indicação é reservada a uma minoria de casos em que não há critérios elegíveis de reconstrução das artérias renais, há nefropatia isquêmica avançada e há hipertensão sem controle clínico adequado após ampla otimização terapêutica.[78]

Endovascular

O advento da angioplastia percutânea intraluminal, introduzida por Grüntzig na década de 1970, veio beneficiar a terapêutica para preservação da fisiologia renal. A cirurgia endovascular representa um avanço significativo como modalidade terapêutica menos invasiva no tratamento da estenose de artéria renal de etiologia aterosclerótica ou displasia fibromuscular. Nos últimos anos, houve um crescimento exponencial no número de pacientes tratados por técnicas endovasculares, em diversas doenças no território arterial, como angioplastias de artérias renais (Figuras 121.2 e 121.3). Dos pacientes submetidos ao tratamento endovascular na atualidade, 91 a 98% dos casos são de etiologia aterosclerótica.[79,80]

Novos dispositivos de acesso e intraluminares foram desenvolvidos, associados à avaliação clínica e técnica mais precisa, colaborando para a expansão e a aplicabilidade da cirurgia endovascular renal. Essa evolução dos dispositivos e dos processos significa uma nova era na abordagem da doença renal obstrutiva, com formas menos agressivas e mais efetivas de tratamento, permeando o caminho para o tratamento da hipertensão renovascular.

As técnicas endovasculares apresentam menores taxas de morbimortalidade, bem como menor tempo de internamento e recuperação do doente. Também apresenta custos hospitalares menores, em comparação com a cirurgia aberta de revascularização renal.[81,82]

O Nationwide Inpatient Sample (NIS), base de dados de internamentos hospitalares, longitudinal, desenvolvido pela Healthcare

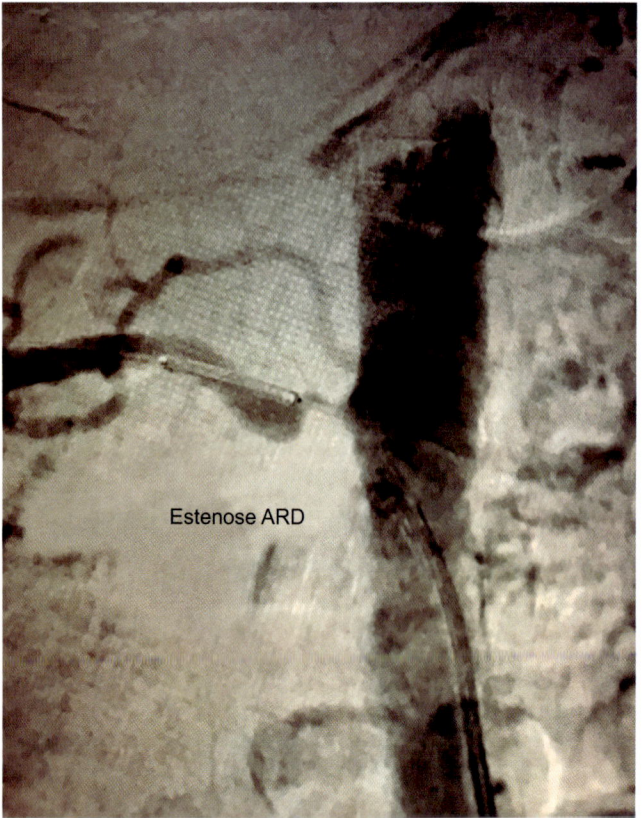

FIGURA 121.2 Demonstração do aspecto arteriográfico com estenose ostial, ou seja, no terço proximal da artéria renal direita (ARD).

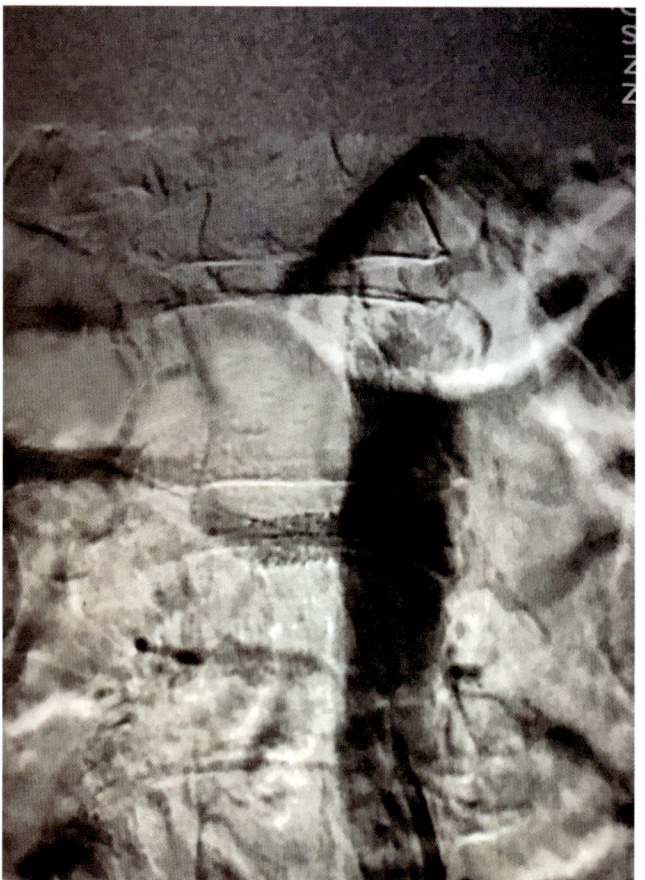

FIGURA 121.3 Demonstração do aspecto arteriográfico pós-operatório, por meio de angioplastia com *stent*, na artéria renal direita.

Cost and Utilization Project (HCUP), demonstrou as variações relacionadas com o tratamento cirúrgico aberto e endovascular ao longo dos anos. De 1988 a 2009, foram realizadas 308.549 angioplastias com ou sem *stent*, além de 33.147 cirurgias abertas. De 1988 a 2006, as cirurgias endovasculares apresentavam incidência de 1,9 e 13,7 procedimentos para cada 100 mil adultos, respectivamente.[83] Com relação às cirurgias abertas, nesse mesmo período, passaram de 1,3 procedimento para cada 100 mil adultos, em 1988, 0,3 para cada 100 mil adultos, em 2009,[83,84] demonstrando um avanço significativo dos procedimentos endovasculares nas últimas 2 décadas.

Inúmeros estudos clínicos foram delineados nos últimos anos, no intuito de apresentar as conclusões sobre qual é o melhor tratamento nas estenoses de artérias renais. Conforme descrito antes, vários trabalhos compararam tratamento aberto com endovascular. Mais recentemente, avaliaram o tratamento endovascular e o medicamentoso.

O estudo STAR (*stent placement and blood pressure and lipid-lowering for the prevention of progression of renal dysfunction caused by atherosclerotic ostial stenosis of the renal artery*),[85] o ASTRAL (*angioplasty and stenting for renal artery lesions*)[86] e o CORAL (*cardiovascular outcomes in renal atherosclerotic lesions*)[1] compararam a terapia medicamentosa otimizada com a terapia endovascular. No entanto, os critérios adotados de seleção dos pacientes e de indicação dos procedimentos resultaram em críticas no meio científico, impactando diretamente nas conclusões. A terapia medicamentosa é recomendada em todos os pacientes com doença hipertensiva renovascular, independentemente da indicação cirúrgica.

Os resultados da angioplastia de artéria renal são comparáveis com os da cirurgia aberta. Uma metanálise demonstrou que os resultados da angioplastia no controle da doença hipertensiva renovascular são semelhantes aos da cirurgia aberta,[82] porém inferiores em demonstrar controle da disfunção renal, havendo piora da doença. Entre os fatores associados a isso, considera-se que, durante os procedimentos endovasculares, podem ocorrer microembolizações de placas ateromatosas no parênquima renal. Isso justificaria a perda, em graus variados, da função do parênquima renal. Alguns estudos sugerem o uso de filtros de proteção para as microembolizações renais, contudo ainda precisam ser definidos os critérios de utilização e os reais benefícios.

Na doença aterosclerótica das artérias renais, recomenda-se angioplastia com *stent*. Entretanto, alguns autores defendem que, na angioplastia das artérias renais principais e nas lesões estenóticas ostiais, deve ser implantado *stent*, ao passo que, nas lesões não ostiais, deve ser feita angioplastia com balão. Os resultados em longo prazo da angioplastia com *stent* demonstram ser superiores, em particular para lesões no terço proximal da artéria renal. Os índices de reestenose em 6 meses são 14% para angioplastia com *stent* e 48% para angioplastia sem *stent*.[87]

A reestenose é considerada a principal falha após correção endovascular bem-sucedida para estenose de artéria renal. Uma metanálise demonstrou taxa de reestenose de 26% e 17% para angioplastia e angioplastia com *stent*, respectivamente.[82] Entre os principais fatores associados a maior incidência de reestenose, temos: pequeno calibre da artéria renal, estenose residual após revascularização renal e outros procedimentos por estenose no sítio de tratamento.[82] O principal mecanismo fisiopatológico envolvido na reestenose é a hiperplasia médio-intimal.

Na angioplastia com *stent* na doença aterosclerótica, são definidos como critérios de sucesso do procedimento o fato de o *stent* recobrir completamente a lesão, a estenose residual pós-procedimento ser de até 30% e a diferença de pico sistólico pré e pós-lesão ser de até 10 mmHg. Ao avaliar a pressão arterial, considera-se sucesso quando há controle da pressão com menos medicamentos ou doses menores.

Na displasia fibromuscular, preconiza-se como tratamento endo-vascular a angioplastia com balão. A colocação de *stent* deve ser muito criteriosa, tendo em vista que alguns estudos demonstraram maiores índices de reestenose.[88] Consideram-se procedimentos cirúrgicos abertos apenas para casos com anatomia complexa. Hoje, aconselham-se sucessivas intervenções endovasculares, quando necessárias, com o auxílio de balão de angioplastia.

AVALIAÇÕES PÓS-OPERATÓRIAS

É recomendada no pós-operatório, mais especificamente no período intra-hospitalar, a dosagem de eletrólitos (sódio e potássio), ureia e creatinina. Aconselha-se o *clearance* de creatinina na urina de 24 horas.

No Centro de Referência de Alta Complexidade em Cirurgia Endovascular do Hospital de Clínicas da Universidade Estadual de Campinas (Unicamp), no pós-operatório, quando foram analisa-dos os eletrólitos, verificou-se diminuição significativa de ureia e potássio. Observou-se também que a creatinina e o sódio apresen-taram diminuição, porém sem significado estatístico, dados estes concordantes com a literatura.[89] Houve redução do *clearance* de creatinina, atribuindo a melhora à redução da sobrecarga renal, e não à melhora da função, como aventado por Cherr et al.[53]

ACOMPANHAMENTO CLÍNICO

A experiência do nosso serviço no Centro de Referência de Alta Complexidade em Cirurgia Endovascular do Hospital de Clínicas da Universidade Estadual de Campinas (Unicamp) tem mostrado que o acompanhamento do paciente deve ser feito por pelo menos 24 meses após o procedimento, pois, após esse período, a chance de apresentar reestenose é reduzida. Adotamos como protocolo de controle pós-operatório o Ecodoppler de artérias renais nos 1º, 3º, 6º, 12º e 24º meses. Após esse período, recomendam-se vigilância anual das artérias renais, bem como exames de sangue (eletrólitos, ureia, creatinina) e de urina.

Caso haja qualquer alteração clínica ou funcional sugestiva de reestenose, associada a um aumento da pressão arterial e/ou a uma diminuição da função renal, procede-se a uma investigação ima-ginológica mais pormenorizada.

Em nosso serviço, no acompanhamento dos pacientes pelo período de 40 meses, pôde ser avaliado o sucesso do tratamento sob dois aspectos: artéria pérvia e redução da pressão arterial – 88,70% dos pacientes apresentaram artéria pérvia primariamente e 96,77%, secundariamente. Em relação à pressão arterial, obser-vou-se que 88,70% dos pacientes apresentaram redução. Assim, pode-se afirmar que os pacientes tratados pela cirurgia endovas-cular com hipertensão renovascular apresentam bom prognós-tico no controle da pressão arterial e conservam a função renal.

O mecanismo relacionado com o evento de controle fisiopa-tológico não está totalmente explicado,[90,91] embora alguns traba-lhos apresentem como resultado a diminuição da pressão arterial e a melhora da função renal em casos selecionados, postergando a necessidade de hemodiálise.[53,92]

COMPLICAÇÕES NO PÓS-OPERATÓRIO

A mortalidade imediata no pós-operatório tem como média global 2%.[93] As complicações mais precoces que podem ocorrer na cirurgia endovascular renal podem ser classificadas de acordo com sua pro-babilidade de ocorrência em menores (maior probabilidade) e maio-res (menor probabilidade). Entre as menores, estão sangramento no local de acesso ou formação de pseudoaneurisma, em torno de 5% dos casos; lesões de íntima que podem ocorrer por trauma causado pelo cateter-guia ou pelo fio-guia durante a cateterização seletiva, bem como pelo próprio balão de angioplastia, quebrando a placa e lesando a íntima – nesses casos, em geral, a colocação de um *stent* resolve o problema –; deterioração da função renal, mesmo sem lesões em artérias intrarrenais; hematoma perirrenal pela lesão intraparenqui-matosa ou perfuração renal com o fio-guia, tendo sido encontrada nos dados de literatura uma variação entre 6 e 36% dos casos.[90,94]

As maiores complicações observadas são: embolização renal ou em membros por trombo ou placa de ateroma, com variação entre 1 e 8%; trombose da artéria renal; perfuração da artéria renal durante a insuflação do balão de angioplastia, tendo ocorrência mais comum em mãos inexperientes; embolização do *stent* e infecção. Em relação à embolização renal, há autores que preconizam a utili-zação de filtros, pois, durante o procedimento de angioplastia e colocação de *stent*, pode ocorrer embolização maciça ou fragmen-tada, tendo como consequência nefropatia isquêmica e deteriora-ção da função renal.[95]

As complicações tardias mais comuns são as reestenoses, sobre-tudo em pacientes com displasia fibromuscular – cerca de 10% dos casos –, porém elas respondem bem a uma nova angioplastia por balão. Nas doenças ateroscleróticas, quando não se utilizou *stent*, a reestenose ocorreu em aproximadamente 2,7% dos casos.[90,94] Ambas as situações foram resolvidas com um novo procedimento endovascular (angioplastia) e colocação de *stent*.

CONSIDERAÇÕES FINAIS

O correto diagnóstico da doença renovascular, com identificação da etiologia e de suas morbidades, é fundamental para o trata-mento adequado e precoce.[96] Entre as apresentações da doença, temos hipertensão crônica grave refratária ao manejo farmacoló-gico, hipertensão associada a distúrbios cardiovasculares (p. ex., insuficiência cardíaca congestiva) e emergências hipertensivas (p. ex., edema pulmonar, encefalopatia hipertensiva, infarto do miocárdio e insuficiência renal aguda). Essas apresentações clíni-cas demandam condutas terapêuticas específicas.

Em suma, a seleção dos pacientes para o tratamento da estenose da artéria renal está embasada em alterações ou repercussões clí-nicas, acrescida dos dados dos exames laboratoriais e de imagem. Na experiência dos autores do presente capítulo, os resultados da angioplastia na doença estenótica renal em curto, médio e longo prazos estão diretamente associados a uma rigorosa seleção e a protocolos específicos.

As referências bibliográficas deste capítulo se encontram no Ambiente de aprendizagem do GEN.

Outras Arteriopatias

122

Síndrome do Aprisionamento Poplíteo

Marcelo José de Almeida ■ Ludvig Hafner ■ Vito Castiglia

Resumo

A síndrome do aprisionamento da artéria poplítea (SAAP) é uma doença caracterizada pela compressão extrínseca dessa artéria causada pelo desvio de seu trajeto anatômico habitual ou por estruturas musculotendinosas da fossa poplítea. Os sintomas clínicos surgem quando os indivíduos realizam esforços físicos. Distinguem-se dois tipos de SAAP: a clássica, na qual distúrbios do desenvolvimento embrionário provocam anomalias da artéria poplítea, ou de estruturas adjacentes, que ocasionam a compressão; e a funcional, na qual apenas a hipertrofia muscular está envolvida na possível causa do encarceramento. O diagnóstico, em ambos os tipos, é feito pela detecção de oclusão ou estenose significativa da artéria poplítea às manobras de dorsiflexão e hiperextensão ativa dos pés, utilizando o mapeamento dúplex, seguido de exames de imagem, como a tomografia, a angiorressonância e a arteriografia digital. Em pacientes sem lesões arteriais trombóticas, o tratamento se restringe à retirada dos elementos que comprimem a artéria poplítea.

Palavras-chave: síndrome do aprisionamento; artéria poplítea; mapeamento dúplex; diagnóstico.

INTRODUÇÃO

A síndrome do aprisionamento da artéria poplítea (SAAP) é uma doença caracterizada pela compressão extrínseca da artéria poplítea. Atualmente, distinguem-se a forma congênita, também denominada clássica ou anatômica, caracterizada por distúrbios no desenvolvimento embrionário da artéria poplítea, que resulta em desvios arteriais ou de componentes musculotendinosos, que ocasionam a compressão da artéria; e a forma funcional, em que não se identificam anomalias morfológicas da fossa poplítea. Nesse caso, a compressão identificada é ocasionada por hipertrofia muscular.[1,2]

Atualmente, o aprisionamento poplíteo vem sendo mais relatado, e esse fato pode ser explicado pelo maior conhecimento da doença e pelo aprimoramento dos métodos investigativos de imagem. É importante causa de claudicação intermitente em indivíduos jovens, sadios e que praticam esportes regularmente. A forma anatômica, quando não tratada, pode evoluir para trombose arterial, e o tipo funcional pode resultar em incapacitação para a prática esportiva. Assim, verifica-se a importância da identificação e do diagnóstico da SAAP.[3]

EPIDEMIOLOGIA

Com relação à SAAP, dissecções na fossa poplítea realizadas por Gibson et al.[4] e Paulo[5] em 86 e em 30 cadáveres, respectivamente, estimaram a incidência em torno de 3,4%. Bouhoutsos e Daskalakis[6] verificaram sua presença em 33 pacientes entre 20 mil soldados do Hospital 401 do Exército de Atenas, na Grécia, o que representa incidência de 0,165%; a identificação da doença em irmãos e gêmeos homozigóticos sugeriu que presença de fatores genéticos poderia estar relacionada a esse tipo de alteração.[7-10]

A partir da primeira descrição de SAAP funcional em 1985,[11] vários relatos se seguiram, sugerindo que essa forma seria mais comum que a anatômica de encarceramento poplíteo. No entanto, sua incidência exata ainda não foi estimada. Não foram identificadas diferenças entre homens e mulheres. Almeida e Yoshida[12] realizaram estudos com Doppler, índice tornozelo-braquial e mapeamento dúplex (MD) da fossa poplítea em repouso e com manobras de dorsiflexão do pé em grupos de atletas e não atletas de jovens do sexo masculino e identificaram alterações em torno de 14,2%, sem diferenças entre os grupos. As frequências desses testes positivos foram menores quando comparadas aos estudos de Erdoes et al. (53%)[13] e Hoffman et al. (88%).[14] De qualquer modo, a compressão poplítea parece se assemelhar às alterações de compressão dos vasos subclávios pela cintura escapular na síndrome do desfiladeiro, em que o feixe vasculonervoso se apresenta delimitado por estruturas musculares e tendinosas em espaço restrito, e a hipertrofia dessas estruturas poderia levar à compressões extrínsecas do feixe. Cumpre ressaltar que essas alterações, na maioria das vezes, não ocasionam sintomas. A execução de atividade física regular promoveria a hipertrofia muscular, e isso seria um disparador de sintomas na SAAP funcional.

A veia poplítea também pode estar aprisionada. Há descrições de aneurismas venosos associados ao aprisionamento e de trombose venosa profunda relacionadas à compressão extrínseca da veia. A maioria das descrições relata compressão conjunta da veia e da artéria poplítea, mas o aprisionamento isolado da veia poplítea também é relatado na literatura. Vários autores assinalaram que a veia poplítea esteve envolvida isoladamente ou em associação com a artéria poplítea em 8 a 30% dos casos.[15-18]

CLASSIFICAÇÃO

Inúmeras classificações para SAAP foram sugeridas por diferentes autores. As modificações propostas ao longo do tempo receberam influência do número de relato de casos, dos novos tipos de anomalias identificados e do enfoque dado pelos autores, ao estudarem o tema.

A classificação mais utilizada consiste na modificação da proposta por Delaney e Gonzales, em 1971.[19] Em 2005, o *Popliteal Vascular Entrapment Forum* estabeleceu um consenso na classificação anatômica dos diversos tipos de SAAP,[20] mas a maioria dos autores considera o tipo VI e o tipo F como mesmo tipo de aprisionamento[21,22] (Figura 122.1).

Segue a descrição dos tipos de aprisionamento:

■ Tipo I: a cabeça medial do músculo gastrocnêmio (CMMG) tem posicionamento anatômico normal (face superior e posterior do côndilo medial do fêmur); a artéria poplítea apresenta desvio medial, passa sob a face anterior do músculo gastrocnêmio medial e, contorna essa artéria medial e posteriormente, para retornar ao seu trajeto habitual. Trata-se da primeira descrição da literatura realizada pelo estudante Stuart, em 1879[23]

■ Tipo II: a artéria é deslocada medialmente, mas a CMMG tem origem variável na metáfise femoral ou na área intercondiliana. A artéria se forma prematuramente e dificulta parcialmente a migração do músculo gastrocnêmio (MG). Assim, a artéria poplítea passa medial e anteriormente à CMMG, mas seu trajeto é mais vertical que o do tipo I, não mostrando desvio medial exagerado

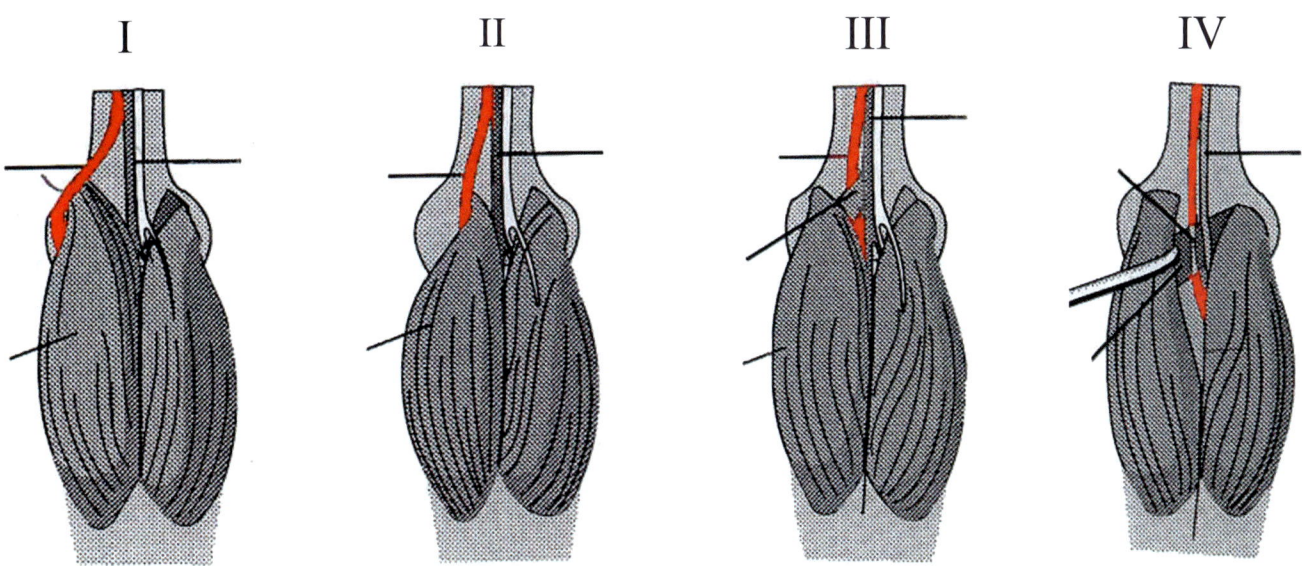

FIGURA 122.1 Classificação da síndrome do aprisionamento da artéria poplítea. Na ilustração, vemos os tipos de síndrome do aprisionamento da artéria poplítea. O tipo V refere-se a qualquer tipo de aprisionamento com encarceramento simultâneo da veia poplítea, e o tipo VI, ao aprisionamento funcional (sem alterações anatômicas). Para melhor compreensão dessa classificação, é preciso relembrar que a anatomia da fossa poplítea tem formato de losango, e é delimitada superior e medialmente pelo músculo semimembranoso, superolateralmente pelo músculo bíceps femoral, inferomedialmente pela cabeça medial do músculo gastrocnêmio (CMMG) e inferolateralmente pelo músculo plantar e pela cabeça lateral do músculo gastrocnêmio (MG). Esses músculos formam a moldura para o feixe vasculonervoso poplíteo. O nervo tibial é a estrutura mais superficial e lateral, sendo que, medialmente a ele, está a veia poplítea e, mais profunda e medialmente, encontra-se a artéria poplítea (Figura 122.2).

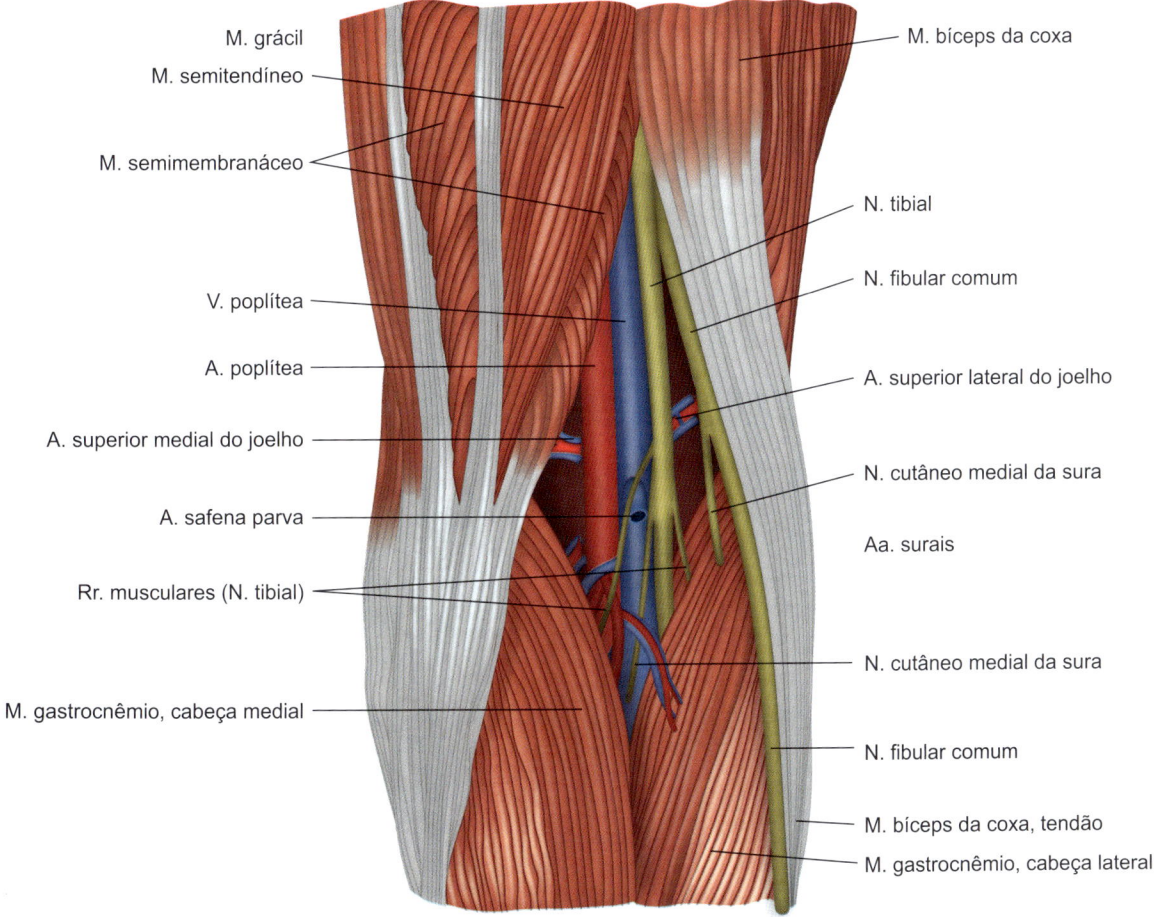

Vasos e nervos da fossa poplítea direita, após a
remoção das fácias lata e da perna. Vista posterior.

FIGURA 122.2 Anatomia da fossa poplítea.

- Tipo III: um fascículo acessório da CMMG (podendo ter aspecto tendinoso, muscular ou misto e espessura e largura variáveis) origina-se de um dos dois côndilos femorais e aprisiona a artéria poplítea, desviando-a discretamente de seu trajeto normal e separando-a da veia poplítea[24] (Figura 122.3). Esse tipo de aprisionamento aparece quando restos embriológicos do MG permanecem posteriormente à artéria poplítea ou a artéria se desenvolve dentro de sua massa muscular. Ocasionalmente, uma origem dupla do MG pode circundar e comprimir a artéria poplítea[2]

- Tipo IV: a artéria poplítea tem trajeto anterior em relação ao normal, posicionada entre a tíbia e o músculo poplíteo, sendo comprimida por esse último e podendo ou não estar desviada. O mecanismo desse tipo de aprisionamento é diferente daquele que origina os aprisionamentos dos tipos I ao III, ocorrendo pela persistência da artéria axial com a artéria poplítea distal madura[25]

- Tipo V: qualquer alteração anatômica em que exista compressão simultânea da veia poplítea. Essa apresentação ocorre aproximadamente em 10 a 15% dos casos de aprisionamentos poplíteos[26]

- Tipo VI ou F: a artéria poplítea é comprimida sem que anomalia embriológica alguma esteja presente. Essa eventualidade recebeu o nome de SAAP funcional e pode ser devida à hipertrofia de um dos seguintes músculos: gastrocnêmio, solear, plantar ou semimembranoso. Tais músculos podem causar compressão vascular, às vezes diagnosticada em atletas.[27-29]

ETIOPATOGENIA

Na SAAP congênita (I a V), identificam-se alterações do desenvolvimento embrionário que ocasionam a compressão da artéria poplítea. Para melhor compreensão dessas alterações, é importante entender a formação embrionária do membro inferior. Para mais detalhes, ver Capítulo 1.

A formação do sistema arterial do membro inferior inicia-se a partir de uma única artéria axial, originada da quinta artéria segmentar.[30] Com o desenvolvimento do embrião, ocorre regressão da artéria axial e crescimento simultâneo da artéria ilíaca primitiva.

A partir da segunda semana de desenvolvimento embrionário, a artéria ilíaca primitiva substitui gradativamente a vascularização do membro inferior, originando as artérias femoral profunda e superficial e as tibiais. Com o feto na nona semana, apenas parte da artéria poplítea, a artéria fibular e um pequeno ramo para o nervo isquiático permanecem como vestígios da artéria axial.[31-34] Identifica-se a formação do desenvolvimento embriológico nas Figuras 122.3 e 122.4.

O aprisionamento do tipo IV é explicado pela persistência da artéria poplítea primitiva, que permanece anteriorizada e é aprisionada pelo músculo poplíteo.

Os aprisionamentos dos tipos I, II e III podem ser explicados da seguinte forma: por volta da sexta semana, o MG primitivo, localizado lateralmente, divide-se no gastrocnêmio lateral, que permanece inserido nessa região, e o medial, que migra até sua inserção definitiva no côndilo medial do fêmur; em condições normais, a migração muscular ocorre antes que a artéria poplítea se desenvolva. Assim, essa artéria estaria localizada à frente do MG. Um atraso na migração da porção medial do gastrocnêmio ou uma formação precoce da artéria poplítea definitiva provocariam a captura da artéria poplítea durante o cruzamento do MG da região lateral para medial, originando os aprisionamentos dos tipos I e II. O tipo III é explicado pela presença de bandas anômalas, fibrosas ou musculares, durante a migração.[4,35] O aprisionamento do tipo V é explicado pela presença de uma adventícia comum entre veia e artéria; dessa maneira, o aprisionamento arterial ocorre em conjunto com o venoso. O encarceramento venoso isolado é raro, e as anormalidades descritas incluem a presença de faixas musculares anômalas do semimembranoso ou da cabeça do gastrocnêmio medial.

No aprisionamento do tipo VI, não há anomalias. A hipertrofia muscular parece ser o fator determinante de compressão.

FISIOPATOLOGIA

A compressão da artéria poplítea por um fator constritor (musculatura normal ou anormalmente situada, bandas fibrosas, tendões etc.) durante o trabalho muscular resulta em redução do

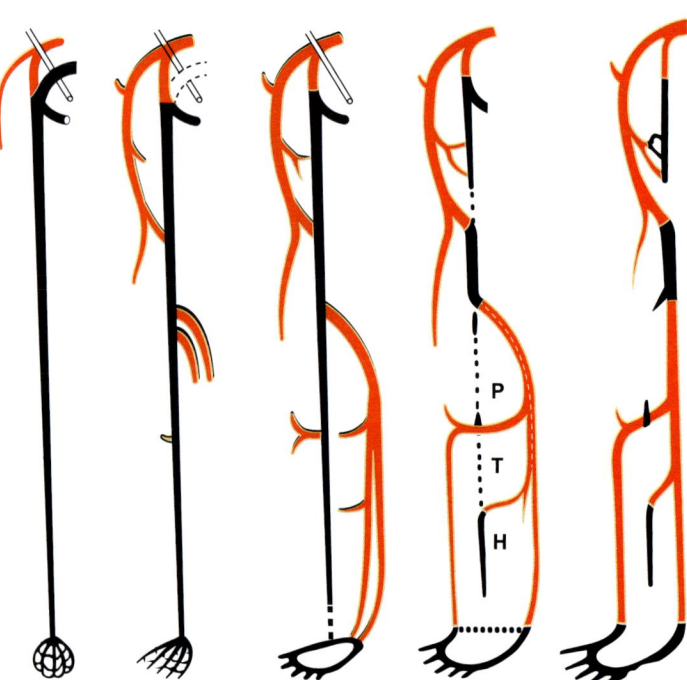

FIGURA 122.3 Migração do músculo gastrocnêmio medial durante o período embrionário e desenvolvimento da artéria poplítea proximal (originada do plexo femoral), a artéria poplítea média (vestígio da artéria axial) e a artéria poplítea distal (formada pela junção com a artéria tibial).

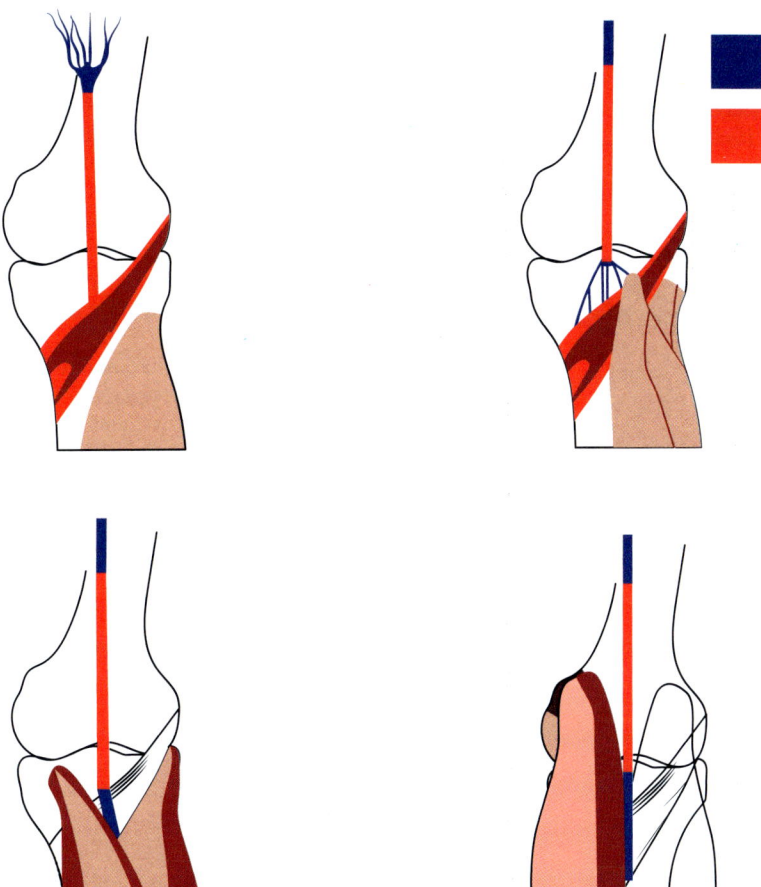

FIGURA 122.4 Desenvolvimento embriológico do sistema arterial do membro inferior. Na fossa poplítea, a artéria poplítea proximal apresenta continuidade com o plexo femoral superficial. A artéria poplítea embrionária, derivada da artéria axial e localizada à frente do músculo poplíteo, regride, sendo substituída pela artéria poplítea definitiva, originada do novo eixo de desenvolvimento arterial, formado pela artéria ilíaca externa e femoral superficial. Por volta da sétima semana, a artéria poplítea localiza-se atrás do músculo poplíteo.

fluxo sanguíneo para os músculos da perna e aparecimento de claudicação intermitente. A diminuição do aporte sanguíneo para os nervos ou a compressão deles por estruturas anormais que habitam a fossa poplítea ocasionam os sintomas neurológicos, como parestesias e hipoestesias.

A redução do suprimento sanguíneo durante as contrações musculares provoca o roubo de sangue da periferia para os músculos e ocasiona os fenômenos da palidez e diminuição da temperatura da pele do terço distal da perna e do pé afetados. Com o repouso, esses sintomas e sinais desaparecem.

A compressão arterial eventualmente pode levar à estenose da artéria, que inicialmente é reversível. O ato de andar acarreta microtraumas repetidos e danos na parede arterial, estenose e, finalmente, trombose, que pode ou não embolizar.[36] Essa área localizada de trombose situa-se mais comumente no segmento P3 (da linha articular do joelho até a emergência da artéria tibial posterior) e, frequentemente, há extensa rede de colaterais.[37] A turbulência local pode causar dilatação pós-estenótica ou mesmo aneurismas. Se a obliteração da luz da artéria poplítea for gradativa, o desenvolvimento da circulação colateral poderá compensar a redução do fluxo sanguíneo para a perna. Nessas condições, os sintomas de isquemia aguda aparecem quando uma ou mais das colaterais importantes se ocluírem. A obstrução aguda também pode ocorrer por ruptura da íntima e por consequente trombose local. Também já se observou a formação de aneurismas na veia poplítea aprisionada.[15-17]

A fisiopatologia do aprisionamento funcional, demonstrada por exames de ressonância magnética (RM), é a seguinte: durante as contrações simultâneas do músculo plantar e da CMMG, o feixe neurovascular da fossa poplítea é forçado contra o côndilo femoral, lateral e proximalmente, e de encontro ao ângulo lateral da alça fibrosa do músculo solear, distalmente.[29] A compressão lateral da artéria poplítea contra o côndilo femoral resulta em sua oclusão temporária durante a deambulação. Os sintomas de claudicação intermitente associados ao encarceramento funcional podem ser causados pela compressão do nervo poplíteo. O nervo é a estrutura mais superficial e lateral do feixe neurovascular e pode ser traumatizado durante as contrações musculares, causando claudicação neuromuscular. Esse mecanismo poderia também explicar as parestesias intermitentes que ocorrem nos casos funcionais.

ANATOMIA PATOLÓGICA

Na SAAP, as alterações anatomopatológicas da artéria poplítea são semelhantes a qualquer forma de compressão arterial extrínseca. As lesões são ocasionadas pelo traumatismo repetitivo da artéria determinado por estruturas adjacentes ao vaso. Inicialmente, são observadas alterações reversíveis, identificadas como fibrose de adventícia. A persistência do fator patológico acarreta lesão progressiva da camada média, com ruptura da lâmina elástica externa e, finalmente, trombose por degeneração da íntima.

O diagnóstico precoce é fundamental, pois permite que o tratamento ocorra antes da trombose arterial. O procedimento cirúrgico se restringe à retirada dos elementos que encarceram a artéria poplítea, sem a necessidade de enxertos arteriais.[35,38]

DIAGNÓSTICO

Sintomatologia

Deve-se considerar a existência da SAAP anatômica ou funcional em todo paciente, em geral mais jovem, que apresente claudicação intermitente – dor que pode ocorrer no pé ou nos músculos da panturrilha.[39-41] Em mais de 10% dos casos, a primeira manifestação da doença é um quadro de isquemia aguda ou crítica do membro afetado, e em 2% deles houve aparecimento de episódio agudo seguido de instalação de claudicação intermitente. Também ocorrem queixas de amortecimento e parestesias nos pés em pacientes com pulsos distais palpáveis.[42]

Quando há envolvimento da veia poplítea no aprisionamento, sintomas como cãibras na panturrilha ao se levantar da posição sentada, cansaço na perna após ortostatismo prolongado, edema de membro inferior, tromboses venosas profundas e palidez após os exercícios também são relatados.[43-45] O Quadro 122.1 enumera os tipos de sintomas de pacientes com SAAP.

Exame físico

O diagnóstico de encarceramento poplíteo, tanto na forma anatômica quanto na funcional, deve ser considerado em modo paciente jovem que apresentar claudicação intermitente. De modo mais raro, o retardo no diagnóstico leva à identificação de SAAP em indivíduos mais velhos. Os pacientes com SAAP frequentemente não apresentam doenças associadas, como diabetes ou aterosclerose obliterante periférica, executam atividades físicas regulares e normalmente não são tabagistas.[46-48]

Os pacientes sem complicações trombóticas apresentam todos os pulsos normais ao repouso e com os membros inferiores em posição neutra. Os pulsos dos pés podem desaparecer ao serem examinados após o exercício. Pode-se, ocasionalmente, auscultar sopro na artéria poplítea e palpar tumor pulsátil na fossa poplítea.

Os pacientes devem ser examinados com os pés em posição neutra e em dorsiflexão e hiperextensão ativa e passiva dos pés, com o joelho estendido. Deve-se avaliar qualquer posição em que o paciente relate sintomas.[49]

Exames complementares

Avaliações com índice tornozelo-braquial e mapeamento dúplex

O aparecimento de exames não invasivos e sua utilização em indivíduos com suspeita de SAAP possibilitou que o diagnóstico do aprisionamento poplíteo passasse a ser realizado em fase mais precoce da doença.[50,51] Utiliza-se o Doppler de onda contínua da artéria tibial posterior como exame de triagem: ao repouso, não apresenta anormalidades, na presença de encarceramento poplíteo ao se realizar dorsiflexão ou hiperextensão dos pés, são identificadas alterações da curva Doppler, com perda do padrão trifásico e surgimento de curva monofásica com amplitude diminuída.[52]

Mais recentemente, o MD tornou possível a visualização dinâmica da artéria poplítea.[53] O exame para diagnóstico de SAAP deve ser direcionado para pesquisa dessa doença. Deve ser realizado com o paciente em decúbito ventral e a fossa poplítea em repouso, com ligeira flexão em apoio da perna. A avaliação seguinte da artéria poplítea deverá ocorrer com manobras de dorsiflexão e hiperextensão plantar ativa, com o joelho em extensão. No modo B, a artéria poplítea deve ser avaliada em toda sua extensão, analisando cortes longitudinais e transversais. O Doppler colorido permite identificar turbilhonamentos ou interrupções de fluxo. A análise da curva espectral Doppler permite identificar a curva e as medidas de velocidades. Devem-se analisar as estruturas anatômicas adjacentes da fossa poplítea, com o objetivo de se identificarem anomalias associadas ao fator causal do encarceramento[54,55] (Figura 122.5).

Arteriografia

A angiografia digital é exame importante para investigação da SAAP.[56,57] Independentemente da modalidade tecnológica e da técnica empregada, deve ser realizada nas posições anteroposterior e lateral da perna, bilateralmente, com a perna em repouso e posição neutra, e em dorsiflexão passiva e em flexão plantar ativa do pé,[58] com o paciente colaborando e consciente. Os achados característicos são: desvio medial da artéria poplítea, com ou sem sinais de estenose, compressão extrínseca (estenose) dessa artéria às manobras musculares, ou mesmo a interrupção abrupta da substância de contraste, indicando oclusão da artéria (Figura 122.6).

Em alguns indivíduos, as veias aprisionadas sofrem alterações permanentes, como estenoses, aneurismas ou oclusões, e podem apresentar sinais e sintomas resultantes da estase venosa.[59] Essa pode ser a causa da trombose "espontânea" da veia poplítea. Nesses casos, a flebografia tem valor diagnóstico.

Tomografia e ressonância magnética

Alder e Zwicker, em 1979,[60] demonstraram que a SAAP pode ser diagnosticada por meio da tomografia computadorizada com precisão. A vantagem do método advém da demonstração simultânea da posição do vaso e das estruturas adjacentes.[61]

A SAAP pode ser diagnosticada também pela RM e pela angiografia por ressonância magnética (ARM).[55,56] As imagens obtidas por meio da RM e da ARM demonstram a anatomia vascular e a variação nas estruturas musculares da fossa poplítea, revelando a causa do aprisionamento. Os fatores limitantes para a utilização

QUADRO 122.1 Distribuição dos sintomas principais encontrados em 980 membros acometidos pela SAAP (dados da literatura).		
Sintomas	Quantidade	Percentual (%)
Assintomáticos	83	8,4
Claudicação intermitente	586	59,8
Claudicação aos esportes	59	6,02
Isquemia aguda/crítica	111	11,33
Episódio agudo em função de claudicação intermitente	17	1,73
Esfriamento do pé	10	1,02
Lesão trófica/necrose	5	0,51
Venosos	106	10,82
Neurológicos isolados	3	0,31
Totais	**980**	**100**

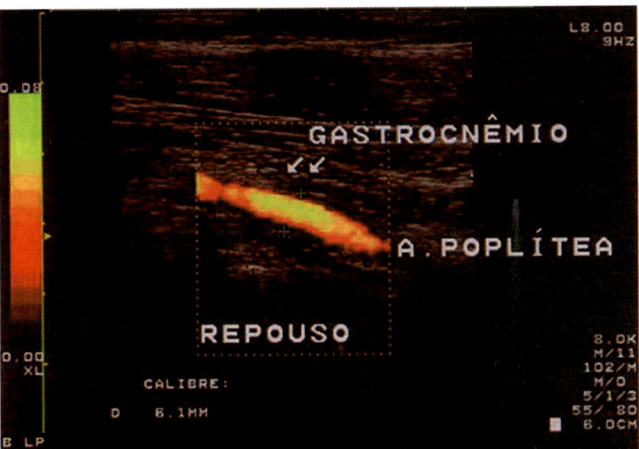
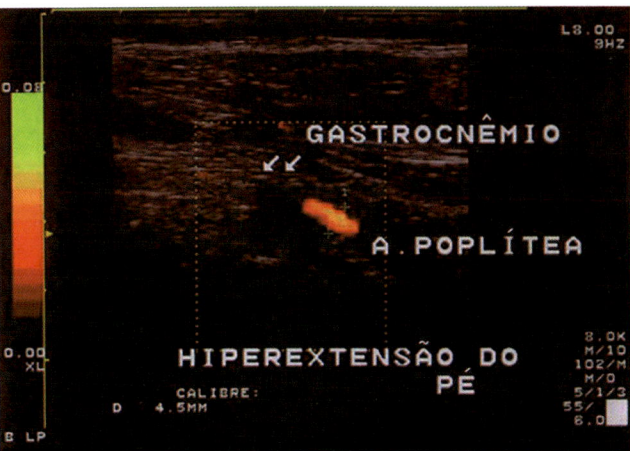

FIGURA 122.5 Exame de dúplex *scan* em paciente com síndrome do aprisionamento da artéria poplítea funcional. Observam-se a diferença ao repouso e a manobra de hiperextensão do pé.

dos métodos diagnósticos de RM são: a disponibilidade do equipamento, o tempo mais longo para a aquisição de imagens, além do repouso e das manobras que precisam ser realizadas com o pé. Assim, nem todos os pacientes conseguem realizar esse teste.

DIAGNÓSTICO DIFERENCIAL

O jovem atleta que desenvolve claudicação intermitente unilateral durante exercício intenso; pacientes de meia-idade com claudicação intermitente unilateral, oclusão da artéria poplítea ou com aneurismas poplíteos unilaterais, e indivíduos jovens com trombose venosa profunda ou com síndrome pós-flebítica devem ser analisados considerando a possibilidade de apresentar aprisionamento dos vasos poplíteos.

O diagnóstico diferencial deve ser feito com a aterosclerose obliterante periférica, tromboangiite obliterante, embolia arterial, doença cística da artéria poplítea, compressão extrínseca tumoral e outras alterações identificadas em jovens atletas, como síndrome compartimental crônica, periostites, fraturas de estresse, tendinites e distensões musculares.[62,63]

O diagnóstico e o tratamento da SAAP devem ser realizados o mais precocemente possível, a fim de se evitarem complicações como a trombose arterial poplítea.[64] Apesar de pouco frequentes, há relatos de dez amputações de membros em virtude da SAAP.[65-70]

Finalmente, deve se analisar que indivíduos normais e assintomáticos podem apresentar testes com oclusão posicional da artéria poplítea identificados pelo MD ou pela RM. Em casos de aprisionamento funcional assintomático, a compressão não parece ocasionar lesão patológica. Essas compressões em indivíduos assintomáticos e sem alterações anatômicas associadas (tipo VI) não devem ser tratadas.[12-14]

TRATAMENTO

O tratamento da SAAP é cirúrgico, devendo ser indicado e realizado tão precocemente quanto possível, inclusive no membro contralateral assintomático, enquanto as alterações da parede arterial ainda são mínimas ou inexistentes.

As finalidades do tratamento são eliminar o fator responsável pelo aprisionamento e compressão vascular e a reconstrução arterial, quando necessária.

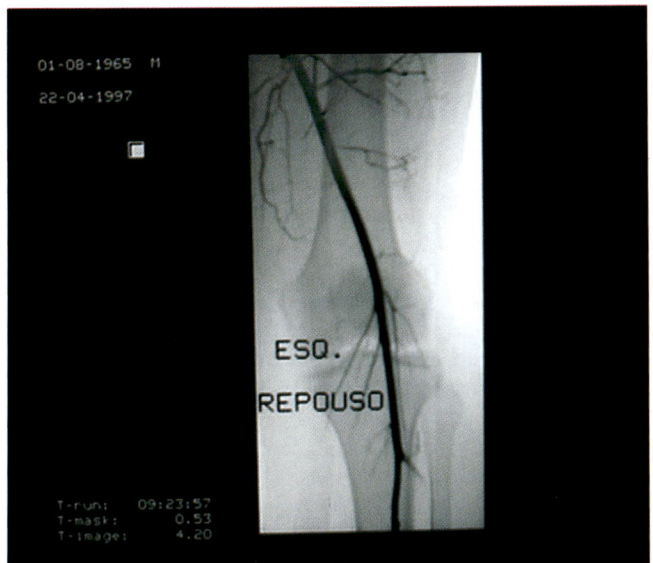
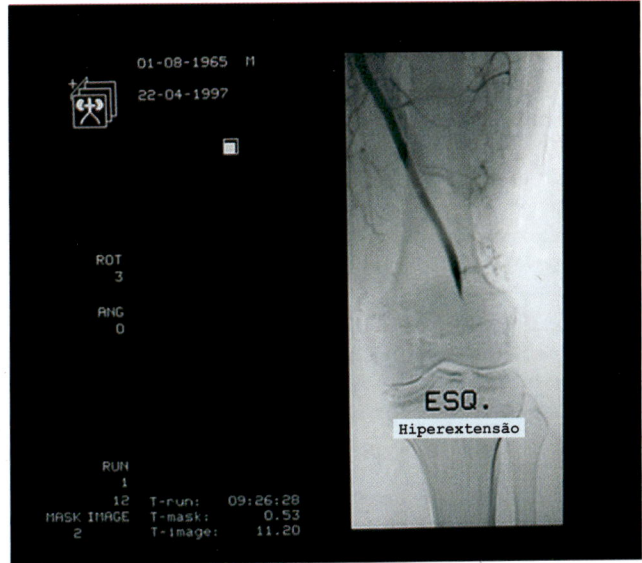

FIGURA 122.6 Arteriografia ao repouso e após manobra de hiperextensão do pé. Paciente de 36 anos com quadro de síndrome do aprisionamento da artéria poplítea funcional. Frequentemente, nota-se desenvolvimento de extensa circulação colateral. É possível identificar aneurismas e dilatações pós-estenóticas. Fonte: arquivo pessoal do autor.

Dessa maneira, a supressão do elemento aprisionador pode ser miotomia da CMMG e a liberação das bridas e da fibrose periarterial que envolvem a artéria. Pode incluir a miotomia parcial do MG hipertrofiado, a secção de algum fascículo acessório, a miectomia de parte da CMMG, a exérese do músculo plantar e a excisão parcial do músculo semimembranoso ou do músculo poplíteo.

A maioria dos autores indica a exploração da fossa poplítea por via posterior, com a incisão em "S" ou em "baioneta" (Figura 122.7). Essa última via de acesso fornece a exposição adequada e a possibilidade de diagnóstico e tratamento de todas as complicações associadas, desde aneurismas até a trombose do segmento médio da artéria poplítea. Pela via posterior, é possível identificar as diferentes anomalias, que vão desde a inserção anormal da CMMG aos fascículos musculares acessórios e aos vários tipos de bandas ou faixas fibrosas. Deve-se explorar cuidadosamente o feixe vasculonervoso poplíteo e toda a fossa, a fim de excluir a presença de qualquer fator estenosante adicional. Além disso, a via posterior permite, quando possível, que se utilize um segmento mais curto de veia safena para enxertia em interposição, evitando outra incisão. Para pacientes que apresentam oclusão da artéria poplítea, a via de acesso medial é uma opção, pois permite se obter a veia safena interna proximal, caso seja necessário um conduto com calibre maior. Além disso, é muito mais fácil expor a artéria poplítea distal, ou as artérias tibiais, caso se necessite de revascularização mais distal, como nos casos de dilatações pós-estenóticas extensas ou nas oclusões das artérias tibiais secundárias ao tromboembolismo da artéria poplítea aprisionada.

Sob raquianestesia ou anestesia geral, o paciente é posicionado em decúbito ventral horizontal, com o joelho da extremidade a ser operada em flexão de 10 a 15°. Realiza-se a antissepsia da pele de toda a extremidade, da região inguinal até o pé; incisa-se a pele em "S" ou em "baioneta" (Figura 122.7). O ramo horizontal da incisão deverá coincidir com a prega horizontal da pele da fossa poplítea; o ramo vertical cranial ou superior estará na face posteromedial do terço inferior da coxa (com altura de até 10 a 12 cm), e o ramo vertical podálico ou inferior será incisado na face posterolateral do terço superior da perna (medindo aproximadamente 8 cm de altura). As junções entre os ramos verticais e o horizontal devem, preferencialmente, ser curvas e não em ângulos retos em ponta, para evitar o sofrimento isquêmico dos bordos. A incisão deve atingir o tecido celular subcutâneo e expor a fáscia superficial da fossa poplítea, que deve ser aberta, seguindo a incisão da pele. Nessa fase, toma-se cuidado para não lesar o nervo safeno externo, que está situado imediatamente abaixo da fáscia. Sob o ramo vertical posterolateral da incisão fascial, encontram-se os nervos safenoperoneiro e o ciático poplíteo externo, que se localizam sobre a face posterior da porção lateral do MG e devem ser identificados e protegidos de traumatismos.

Em primeiro lugar, identifica-se o nervo tibial (ou ciático poplíteo interno), que é a estrutura mais central e superficial do feixe vasculonervoso poplíteo. A veia poplítea deverá ser encontrada e identificada profundamente entre as duas cabeças do MG, a não ser que também esteja sendo comprimida e aprisionada. A artéria poderá não estar presente em sua posição normal e deverá ser identificada no alto da fossa poplítea, na saída do canal dos adutores. Dissecando-se a artéria poplítea a partir desse ponto e prosseguindo-se em sentido podal, será possível verificar seu trajeto e as estruturas que concorrem para seu desvio e/ou compressão. A secção da musculatura ou da banda fibrosa compressora será iniciada no ponto em que a artéria passar abaixo da CMMG ou do fascículo acessório lateral desse músculo, ou do músculo poplíteo. A secção muscular deverá ser completa e total e toda a artéria poplítea será mobilizada e liberada. Se a artéria estiver apenas comprimida, sem estar ocluída, com bom pulso, e se não houver alterações secundárias fibróticas de sua parede, a cirurgia estará terminada com sua liberação. A CMMG poderá ser deixada seccionada ou, então, suturada ao côndilo medial do fêmur, medialmente ao curso, agora corrigido, da artéria poplítea.

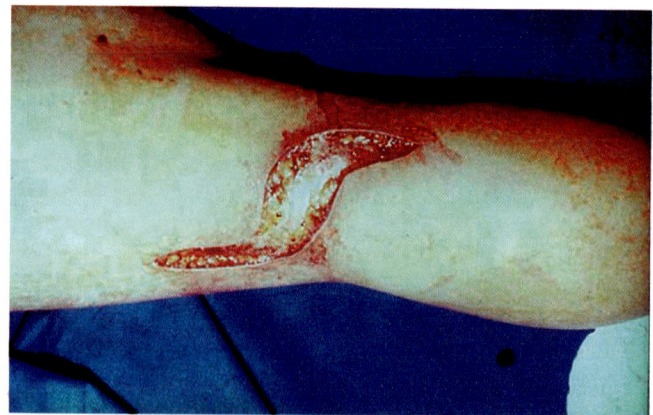

FIGURA 122.7 Acesso posterior em "baioneta". (Fonte: arquivo pessoal do autor.)

Após cuidadosa revisão da hemostasia, fecha-se a ferida, habitualmente sem deixar dreno, aproximando a fáscia superficial com pontos separados de náilon 3.0. O tecido celular subcutâneo será unido com pontos simples, separados, de categute simples nos 2.0 ou 3.0, e a pele será suturada com pontos separados de Donatti, com náilon 4.0. Deve-se cuidar da ferida cirúrgica com curativo seco: gazes estéreis e enfaixamento (não compressivo) com faixas de crepe de 12 ou 15 cm de largura.

A movimentação ativa dos membros inferiores e a realização de exercícios leves a partir do momento em que cessar o bloqueio motor da anestesia devem ser encorajadas; o paciente iniciará a deambulação a partir do segundo ou do terceiro dia de pós-operatório.

Quando necessário, o tipo de reconstrução arterial dependerá do achado cirúrgico e da preferência do cirurgião, respeitadas as indicações e técnicas da cirurgia vascular. Podem ser utilizadas: trombectomia simples, tromboendarterectomia, plastia arterial com remendo venoso autólogo (que poderá ser associada às duas primeiras técnicas), interposição de enxerto venoso em continuidade ou em ponte, próteses e mesmo a artéria femoral superficial,[71] entre outros procedimentos.

O tratamento endovascular com angioplastia da artéria poplítea com ou sem implante de *stent* é relatado na literatura em situações clínicas para resgate da isquemia aguda.[72,73] Na maioria das vezes, não está indicado, pois permanecerá o elemento causal de compressão arterial extrínseca que ocasionará nova trombose.[74-76]

Causey et al.[77] advogaram o uso do dúplex intraoperatório para determinar exatamente a extensão da ressecção/secção do MG, pois, além de confirmar a liberação do fator constritor, haveria ocasiões nas quais se descobririam alterações da íntima da artéria, mesmo no aprisionamento funcional, que podem seguir os estágios descritos na anatomia patológica, inclusive com oclusão total da artéria.

Qualquer uma das complicações das reconstruções vasculares pode ocorrer. No pós-operatório imediato e recente, elas incluem hematomas, infecções da ferida cirúrgica, deiscências e oclusões precoces de enxertos. Essas oclusões, nesse estágio, podem ser tratadas por trombectomia ou trombólise. A oclusão de enxertos também poderá ser tardia, quando frequentemente necessitará de nova operação, dessa vez mais extensa. Há relatos de amputações de membros e de amputações menores, devido a trombose de enxertos.[78,79]

Finalmente, destaca-se a necessidade de o cirurgião vascular estar atento ao diagnóstico de SAAP quando se avaliam pacientes com dores em membros inferiores e que não se enquadram em causas mais comuns de doenças obstrutivas periféricas. A investigação e o tratamento precoce fazem diferença na preservação do membro inferior e, consequentemente, na qualidade de vida do paciente.

As referências bibliográficas deste capítulo se encontram no Ambiente de aprendizagem do GEN.

123
Displasia Fibromuscular

Marcia Maria Morales ▪ Alexandre Anacleto ▪ João Carlos Anacleto

Resumo

A displasia fibromuscular (DFM) é uma doença idiopática, não aterosclerótica e não inflamatória que acomete a parede das artérias, caracterizada por proliferação celular anormal e distorção da arquitetura. É uma doença arterial sistêmica associada à ocorrência de estenoses, aneurismas, dissecções e tortuosidades arteriais. As artérias envolvidas com mais frequência são as renais, as carótidas extracranianas e as artérias vertebrais, embora a doença possa se manifestar em todas as artérias de médio calibre e em vários vasos simultaneamente. Neste capítulo, discorreremos sobre o diagnóstico e o tratamento dessa doença.

Palavras-chave: displasia fibromuscular; isquemia; estenose; procedimentos endovasculares.

INTRODUÇÃO

A DFM é uma doença idiopática, não aterosclerótica e não inflamatória que acomete a parede das artérias, caracterizada por proliferação celular anormal e distorção da arquitetura. Até recentemente, os registros caracterizavam as manifestações da DFM como estenoses e pequenas dilatações focais ou multifocais em artérias de médio calibre e, mais raramente, de pequeno calibre.[1] Hoje, é possível considerar a DFM como uma doença arterial sistêmica associada à ocorrência de estenoses, aneurismas, dissecções e tortuosidades arteriais.[2] Não acomete veias, nem vasos linfáticos. As artérias envolvidas com mais frequência são as renais, as carótidas extracranianas e as artérias vertebrais, embora a doença possa se manifestar em todas as artérias de médio calibre e em vários vasos simultaneamente.[3]

A DFM foi descrita, pela primeira vez, por Leadbetter e Burkland,[4] em 1938, quando os autores estabeleceram uma correlação clara entre a presença de uma artéria renal parcialmente ocluída por uma massa de tecido muscular liso e a ocorrência de hipertensão arterial sistêmica (HAS) grave em um menino de 5 anos, que ficou curado da hipertensão após a nefrectomia. No entanto, o termo *hiperplasia fibromuscular* somente foi introduzido em 1958, por McCormack et al.,[5] com base nos achados histopatológicos comuns para quatro casos de pacientes com hipertensão renovascular. Mais tarde, em 1962, Hunter et al.,[6] ao analisarem em 23 pacientes os parâmetros histológicos e angiográficos que acompanham a DFM, concluíram que as lesões microscópicas da doença se apresentavam sob formas histopatológicas distintas, e seus sinais arteriográficos, apesar de variados, poderiam ser patognomônicos. Esses autores, em conjunto com outros, propuseram a denominação DFM em substituição à hiperplasia fibromuscular[6-8] e correlacionaram os achados clínicos e angiográficos. Em 1964, Palubinskas e Ripley[9] descreveram com mais detalhes as características angiográficas da DFM no território carotídeo.

Mas o maior avanço do conhecimento sobre a fisiopatologia e a história natural da DFM ocorreu a partir dos anos 2010, quando registros e estudos colaborativos multicêntricos[10-13] compilaram dados que possibilitaram melhor delinear as características dessa doença e culminaram com a publicação, em 2019, do Primeiro Consenso Internacional para diagnóstico e tratamento da DFM.[2]

EPIDEMIOLOGIA

A prevalência da DFM na população geral não foi estabelecida com exatidão; entre outros motivos, porque a doença costuma ser assintomática ou descoberta acidentalmente,[14] mas dados mais recentes, especialmente analisando séries de doadores para transplante renal, ilustram que a DFM é mais comum do que se admitia. Estima-se que aproximadamente 4% das mulheres adultas entre 20 e 60 anos sejam portadoras de DFM,[15] e que 80 a 90% dos casos de DFM ocorram em mulheres.[10] Embora raramente aconteça, o quadro, no sexo masculino, tende a ser mais grave, com evolução mais agressiva e com maior frequência de aneurismas e dissecções.[16] A preferência por grupos étnicos ou raciais não está estabelecida. O Quadro 123.1 descreve os dados demográficos e as comorbidades mais frequentemente associadas à DFM.[3]

A DFM renal permanece como a forma mais comum, com a maior série de casos já publicada de 1 mil pacientes mostrando envolvimento da artéria renal em 58% dos casos; das carótidas e vertebrais em 32%; e de outros vasos, como as ilíacas e as artérias intracranianas, em 10%.[17,18] Ambas as artérias renais aparecem com displasia em até 35% dos pacientes.[19] O Quadro 123.2 mostra a distribuição da DFM por artéria.[3]

Analisando alguns dados obtidos do Registro Público Norte-americano para DFM de 477 pacientes com DFM, podemos extrair informações relevantes: 91% dos pacientes com DFM são mulheres de meia-idade, com histórico familiar de tabagismo (53,5%), aneurisma (23,5%) e morte súbita (19,8%); e a prevalência e o diagnóstico de DFM das artérias carótidas extracranianas aumentaram significativamente (251/338 casos) nos últimos anos, igualando-se, em número de casos, à DFM das artérias renais (294/369 casos). Esse registro, até 2018, incluiu aproximadamente 2 mil pacientes.

O quadro clínico, quando presente, depende do vaso acometido e pode ser inespecífico. O diagnóstico de DFM costuma ser retardado por 4 a 9 anos desde o aparecimento do primeiro sintoma ou sinal.[3] Isso se deve à concepção de DFM como doença rara e não incluída no leque de diagnóstico diferencial durante a investigação. Esse atraso no diagnóstico pode ser potencialmente deletério e implicar em riscos de sequelas secundárias à HAS não tratada, isquemias cerebrais, dissecções e ruptura de aneurismas.

QUADRO 123.1	Dados demográficos e comorbidades.	
Característica		**n (%)**
Idade do paciente		55,7 ± 13,1 (média ± erro-padrão)
Idade de aparição do primeiro sintoma		47,2 ± 14,6
Idade na qual a displasia fibromuscular foi diagnosticada		51,9 ± 13,4
Gênero	Mulheres	406/447 (91)
	Homens	41/447 (9)
Etnia	Caucasiano	395/414 (95,4)
	Negro	9/414 (2,2)
	Hispânico	6/414 (1,5)
	Asiático	2/414 (0,5)
	Outros	2/414 (0,5)
Hipertensos		322/447 (72)
Tabagistas		147/395 (37,2)
Histórico de terapia hormonal		204/293 (42,1)
Dor de cabeça	Diariamente	45/360 (12,5)
	Semanalmente	47/360 (13,1)
	Esporádica	116/360 (60)

Fonte: FDMSA/EUA.[3]

QUADRO 123.2	Distribuição da displasia fibromuscular.
Localização	**n (%)**
Artéria renal	294/369 (79,9)
Artéria carótida extracraniana	251/338 (74,3)
Artéria carótida intracraniana	35/206 (17)
Artéria vertebral	82/224 (36,6)
Artéria mesentérica	52/198 (26,3)
Artérias subclávias, axilares e braquiais	42/70 (66)
Artérias dos membros inferiores	10/63 (15,9)

Fonte: FMDSA/EUA.[3]

CLASSIFICAÇÃO HISTOPATOLÓGICA

Com a finalidade de estabelecer uma terminologia uniforme para as estenoses não ateroscleróticas das artérias renais, na década de 1970, propôs-se uma classificação histopatológica considerando o local do desarranjo estrutural da parede arterial.[20,21] Três tipos de DFM foram definidos: fibroplasia intimal, DFM medial e fibroplasia periadventicial. A DFM medial, por sua vez, compreenderia três subtipos: fibroplasia medial, displasia perimedial e hiperplasia medial. A principal vantagem dessa classificação histopatológica era a de correlacionar os achados microscópicos com os angiográficos.[17,22] Atualmente, essa classificação histopatológica perdeu sua aplicabilidade clínica, muito em decorrência da preferência pelo tratamento endovascular e da impossibilidade de aquisição de material para histologia. Embora ela possa ser substituída por uma classificação mais moderna e prática com base nos achados de imagem,[2] serão descritas, a seguir, as suas principais características.

Fibroplasia intimal

A fibroplasia intimal está histologicamente caracterizada pela deposição circunferencial de material fibroso e moderadamente celularizado na camada íntima da parede arterial. A lâmina elástica interna, frequentemente fragmentada, é sempre identificada. As camadas média e adventícia estão, na maioria das vezes, íntegras ou conservadas.[21]

Em pacientes jovens, a fibroplasia intimal que acomete a artéria renal é angiograficamente identificada como uma estenose tubular e longa; já em pacientes mais velhos, ela se apresenta como estenoses focais e lisas, sendo praticamente impossível distingui-la da hiperplasia medial. Estima-se que menos de 10% das lesões fibrodisplásicas diagnosticadas sejam do tipo fibroplasia intimal,[19] o que a qualifica como o segundo tipo histológico mais frequente de DFM. Aparentemente, homens e mulheres são igualmente acometidos, sendo as crianças e os adultos jovens os mais atingidos pela doença.[20,21]

Displasia fibromuscular medial

A DFM medial é a variante histológica mais comum, sendo classificada em três subtipos, nos quais as estenoses podem ser focais, multifocais ou tubulares, com ou sem aneurismas. Estima-se que nove em cada dez casos de DFM sejam do tipo medial, que corresponde a cerca de 70 a 95% de todas as lesões fibrodisplásicas e a 85% das lesões renovasculares descritas na literatura.[17,23,24] A fibrodisplasia pode se limitar à porção externa da camada média ou acometê-la completamente. O tecido muscular liso periférico é substituído por um tecido conjuntivo fibroso compacto. A porção interna da camada média apresenta acúmulo moderado de colágeno, o qual separa, de modo desorganizado, as células musculares lisas.

A camada íntima e a lâmina elástica interna não são afetadas; porém, a continuidade com a lâmina elástica externa costuma ser perdida. A arquitetura da adventícia permanece intacta, e, comumente, ocorre fragmentação da lâmina elástica interna e fibrose subintimal, sendo esses eventos secundários à fibrodisplasia medial avançada.[19]

Arteriograficamente, todas as fibroplasias mediais apresentam-se com o aspecto clássico de "colar de contas", no qual cada "conta" excede o diâmetro da artéria proximal não afetada pela doença. Pontes de espessamento fibromuscular multifocais, intercaladas com áreas de adelgaçamento da parede arterial, respondem pelo aspecto de "colar de contas". Em geral, a doença acomete os 2/3 distais das artérias renais (Figura 123.1), estendendo-se para os ramos segmentares, as artérias carótidas internas, no nível de C1 e C2 (Figura 123.2), o segmento proximal da carótida comum, as artérias ilíacas (Figura 123.3) e as axilares.[25]

Casos de fibroplasia medial com aneurismas murais geralmente são encontrados em mulheres entre 25 e 50 anos, sendo bilateral o comprometimento das artérias renais em 60% das vezes. Uma pequena porcentagem de pacientes com fibroplasia medial desenvolve macroaneurismas com risco significativo de ruptura.[26]

O segundo subtipo de DFM medial a ser descrito é a fibroplasia perimedial. Em registros antigos, representava 15 a 25% dos casos, mas atualmente representa menos de 1% das DFM dos adultos.

Histologicamente, caracteriza-se pelo acúmulo de tecido elástico entre as camadas média e adventícia da parede arterial. A lâmina elástica interna e as fibrilas elásticas dentro da média são normais, o que não é comum nos outros tipos de DFM.[21]

As características arteriográficas da fibroplasia perimedial incluem estenoses focais e, ocasionalmente, múltiplas constrições envolvendo a porção média da artéria renal. O aspecto em "colar de contas" também é observado; entretanto, as "contas" são menos numerosas e de diâmetro menor que o da artéria proximal não afetada.[27]

Clinicamente, esse tipo de lesão caracteriza-se por uma tríade: estenose da artéria renal direita, intensa circulação colateral e HAS, e afeta preferencialmente meninas entre 5 e 15 anos, podendo evoluir para falência renal, quando não tratada. É importante ressaltar que a displasia perimedial e a fibroplasia medial (anteriormente descrita) podem coexistir em um mesmo segmento arterial.

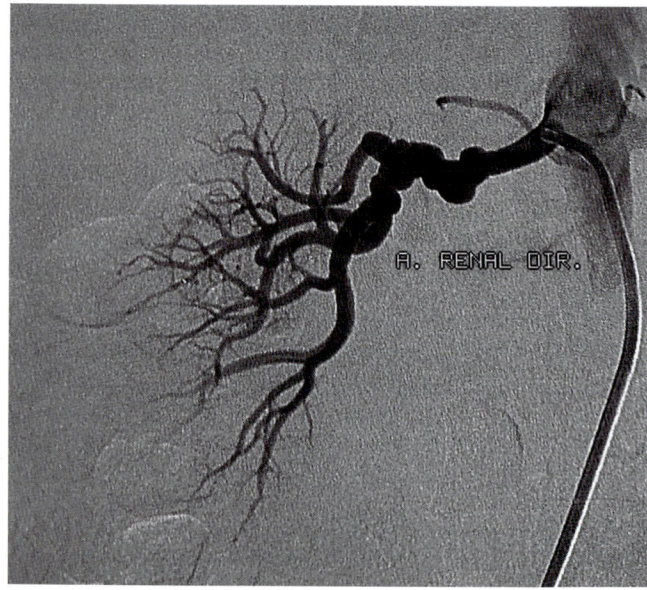

FIGURA 123.1 Angiografia por subtração digital mostrando lesões em "colar de contas" acometendo os 2/3 distais da artéria renal direita e se estendendo para os ramos segmentares.

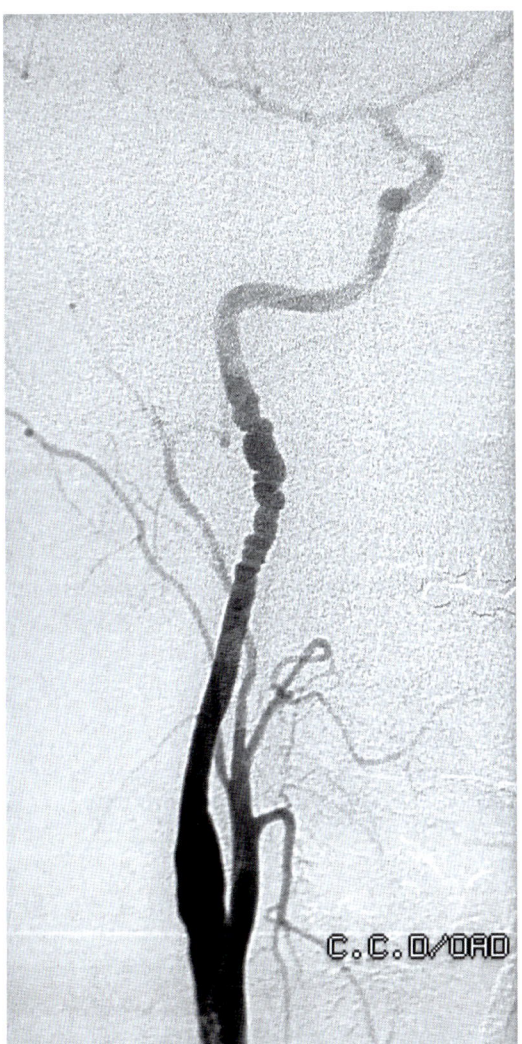

FIGURA 123.2 Angiografia por subtração digital da bifurcação carotídea direita mostrando lesões em "colar de contas" no nível de C1 e C2.

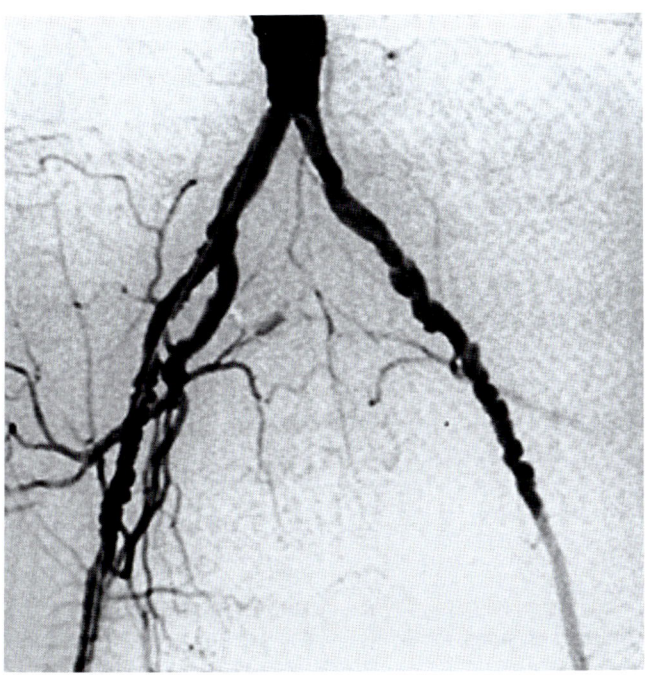

FIGURA 123.3 Angiografia por subtração digital das artérias ilíacas com lesões por displasia fibromuscular.

O terceiro subtipo é a hiperplasia medial, que corresponde à variante menos frequente e que se caracteriza por um excesso de musculatura lisa da camada média sem fibrose associada, sem depósito significativo de colágeno e com integridade das outras camadas e da lâmina elástica, causando estenose concêntrica focal e, em geral, subtotal, tubular e lisa.

Fibroplasia periadventicial

E, por fim, a forma adventicial ou periarterial, em que a deposição de colágeno ocorre notadamente na adventícia e se estende para os tecidos periarteriais com infiltração focal de linfócitos comumente detectada.

Outro tipo histológico relacionado são as "webs intraluminares fibrosas". Elas têm sido classificadas como DFM atípicas, acometendo, de maneira predominante, pacientes negros e afro-caribenhos. Poucos estudos apresentaram avaliação de espécimes histológicos, cuja descrição inclui presença de hiperplasia intimal. Não fica claro que essa variante se relaciona à DFM típica. As "webs" dificilmente são detectadas pela angiografia, implicando em dificuldade diagnóstica de lesões hemodinamicamente significativas. Quando se suspeita de uma "web", a ultrassonografia intravascular (IVUS) auxilia e pode confirmar o diagnóstico.[28] Devemos interpretar os achados de imagem sugestivos de "web" com cautela, pois, aparentemente, essa pode ser uma entidade muito distinta da DFM aqui discutida. O Quadro 123.3 resume a classificação histopatológica da DFM.[11]

CLASSIFICAÇÃO ANGIOGRÁFICA

As duas classificações angiográficas, estabelecidas em 2014 pelo Consenso Europeu sobre DFM,[12] e minimamente modificadas pela American Heart Association (AHA),[11] pela praticidade e objetividade, foram adotadas como linguagem uniforme e reprodutível, em substituição à classificação histopatológica quando se trata de DFM. Atualmente, o diagnóstico de DFM é feito quase que exclusivamente por exames radiológicos. A obtenção de espécimes cirúrgicos durante a realização de pontes para revascularização é muito rara. O objetivo da classificação radiológica é estabelecer padrão para estudos clínicos futuros.

Dessa forma, passamos a adotar, conforme recomendação,[2] dois tipos angiográficos: DFM focal – aquela que ocorre em qualquer parte de uma artéria – e DFM multifocal – na qual há alternância entre áreas de estenose e dilatação (caracteristicamente chamada de lesão em "colar de contas"), e em que as lesões se localizam nas porções média e distal do vaso.[29] Esse padrão morfológico é comum nas artérias renais e nas carótidas displásicas, mas pode ocorrer em quaisquer artérias do corpo.

QUADRO 123.3	Classificação histopatológica da displasia fibromuscular e correlação com angiografia.	
Histologia	**Angiografia**	
Harrison e McCormack (1971)	Consenso Europeu 2012	AHA 2014
Displasia fibromuscular medial (> 90%)	Multifocal	Multifocal
Fibroplasia medial (60 a 70%)		
Fibroplasia perimedial (15 a 25%)		
Hiperplasia medial (5 a 15%)		
Fibroplasia intimal (1 a 2%)	Unifocal (< 1 cm)	Focal
	Tubular (≥ 1 cm)	
Adventicial (< 1%)	–	–

AHA: American Heart Association. (Adaptado de Olin et al.[11])

QUADRO 123.4	Classificação angiográfica da displasia fibromuscular segundo a American Heart Association 2014.	
	Multifocal	**Focal**
Características angiográficas	■ Alternância entre dilatação e estenose ("colar de contas") ■ Áreas de dilatação com diâmetro maior que a artéria normal ■ Ocorre nas porções média e distal das artérias (renal, carótida, vertebral) ■ Pode ocorrer em qualquer artéria do corpo**	■ Estenose focal concêntrica ou estenose tubular*
Histologia típica	Fibroplasia medial (mais comum) Fibroplasia perimedial (rara)***	Fibroplasia intimal (mais comum) Fibroplasia adventicial (periarterial) rara Hiperplasia medial (rara)
Achados associados	Aneurismas, dissecções, tortuosidade de artérias de médio calibre. Lesões focais e multifocais podem coexistir no mesmo paciente	

*Lesões podem ocorrer em qualquer segmento arterial e não somente nos segmentos médio e distal. **Não há casos de displasia fibromuscular na aorta patologicamente bem documentada. ***Forma rara de displasia fibromuscular que ocorre em meninas de 5 a 15 anos. Aspecto em "colar de contas", com "contas" menores e menos numerosas. (Adaptado de Olin et al.[11])

No Quadro 123.4, podemos verificar a correspondência dos achados angiográficos com a descrição histopatológica.[11]

Embora a DFM seja uma doença primariamente estenótica, há uma associação frequente de aneurismas, dissecções e tortuosidades arteriais. A presença de curva em S na artéria carótida interna foi identificada em 32% dos pacientes com DFM renal.[30] No entanto, para se fazer diagnóstico de DFM, esses achados, isoladamente, não são patognomônicos e devem estar associados, pelo menos, a uma lesão displásica, focal ou multifocal.

HISTÓRIA NATURAL

A história natural (ou progressão) da DFM, tanto do ponto de vista clínico quanto angiográfico, tem sido acompanhada por vários autores.[31,32] No entanto, ainda não se conseguiu delinear um ritmo de evolução da doença. Meanay et al.,[27] após avaliarem pacientes com doença renovascular causada por aterosclerose ou por DFM, por um período de 6 meses a 10 anos, comparando a evolução de lesões, concluíram que a doença progrediu em 36% dos casos com aterosclerose e em apenas 16% com DFM. Porém, no registro de Kincaid et al.,[6] a DFM se mostrou, especialmente no tipo DFM focal, propensa a uma progressão mais relevante, levando a estenoses mais graves e oclusão das artérias renais.

Do ponto de vista clínico, a progressão da DFM parece ser mais pronunciada no território renal que no cerebrovascular, provavelmente pela alta incidência de HAS na doença renovascular.

Essas informações ganham relevância à medida que a DFM acomete de forma preferencial os pacientes jovens potencialmente sujeitos a um período mais longo de hipertensão que poderia ser corrigida a fim de evitar suas complicações, especialmente a perda da função renal.

FATORES ETIOLÓGICOS

Assim como para todas as doenças de causa desconhecida, várias hipóteses foram propostas para a etiopatogenia da DFM. Provavelmente, uma variedade de fatores genéticos e ambientais participam da gênese das DFM.[33]

Fatores genéticos

A DFM pode ser esporádica ou familial. A herança autossômica dominante é mais vista nos casos de membros de uma mesma família;[33,18] no entanto, nos registros atuais, esses correspondem a uma minoria de pacientes (1,9 a 7,3%).[3,10] Essa análise pode ser dificultada pela penetrância incompleta do gene, além do subdiagnóstico nos pacientes que não apresentam manifestações clínicas. É provável que uma base complexa de genes esteja associada à ocorrência de DFM. A compreensão do papel dos genes envolvidos nos

permitirá identificar indivíduos sob risco e desenvolver terapêuticas específicas. Atualmente, não há indicação para testes genéticos específicos em parentes de primeiro grau de portadores de DFM. Somente devem ser avaliados, de forma clínica e com exames de imagens, aqueles que apresentarem sintomas sugestivos da doença, que serão descritos posteriormente (Quadro 123.5).[2,3]

Fatores ambientais

Exposição a hormônio feminino

A exposição tanto endógena quanto exógena a hormônios sexuais femininos tem sido associada à presença de DFM, embora não se tenha identificado o exato papel dessas substâncias. Devido à

QUADRO 123.5	Sinais e sintomas presentes nos pacientes do Registro Norte-americano de displasia fibromuscular segundo a American Heart Association.
Sinais e sintomas	**Percentual de pacientes (%)**
HAS	63,8
Cefaleia	52,4
Cefaleia atual	30,2
História de cefaleia	38,7
Tinido pulsátil	27,5
Tontura	26
Sopro cervical	22,2
Dor cervical	22,2
Tinido	18,8
Dor torácica/dispneia	16,1
Dor abdominal/flanco	15,7
Aneurisma	14,1
Dissecção cervical	12,1
Sopro epigástrico	9,4
AIT hemisférico	8,7
Dor abdominal pós-prandial	7,8
Acidente vascular encefálico	6,9
Claudicação	5,2
Amaurose fugaz	5,2
Perda de peso	5,2
Síndrome de Horner	4,7
Dissecção da artéria renal	3,1
Uremia	2,0
Infarto miocárdico	1,8
Isquemia mesentérica	1,3
Nenhum sintoma	5,6

AIT: acidente isquêmico transitório; HAS: hipertensão arterial sistêmica. (Adaptado de Olin et al.[3])

nítida preponderância da doença do sexo feminino em franca atividade hormonal, algumas inferências podem ser feitas em relação ao papel dos hormônios: durante a gravidez, as fibras elásticas perdem a sua corrugação normal, ocorrendo hipertrofia e hiperplasia das células musculares lisas; os contraceptivos orais podem causar hiperplasia intimal; e *in vitro*, as células musculares lisas e os fibroblastos sintetizam mais colágenos quando expostos à ação de hormônios estrogênicos.[34-36]

Uma publicação recente de caso-controle analisou pacientes que foram submetidos à cirurgia para DFM renal e identificou um desbalanço entre receptores de estrógeno e progesterona, com intensa expressão de receptores de progesterona no núcleo das células musculares lisas nas arteriais renais doentes, o que não foi visto no grupo-controle. Esse achado sugere que a progesterona pode ter um papel relevante na ocorrência da DFM.[37]

Fator mecânico

O estiramento repetido da artéria renal devido à mobilidade do rim também foi um fator implicado no surgimento da DFM, embora os dados disponíveis atualmente não comprovem uma associação importante entre fator mecânico e DFM.[38] O que se sabe é que os segmentos arteriais mais acometidos pela DFM com renal esquerda, porção média e distal da artéria carótida interna e as ilíacas externas podem estar suscetíveis a fatores específicos ainda desconhecidos.

Tabagismo

O tabagismo não é considerado um pré-requisito para o desenvolvimento da DFM, no entanto sua incidência entre pacientes com DFM renovascular é muito alta. A associação entre tabagismo atual ou algum tabagismo e DFM tem *odds ratio* (OR) = 2,5 a 4,5 e OR = 1,8 a 4, respectivamente.[39] Entretanto, não está clara a importância desse fator na patogenia da doença.[40] Como já mencionado, há evidências de uma associação da aterosclerose e do tabagismo com a progressão da DFM renovascular – mais de 50% dos pacientes com diagnóstico de DFM são tabagistas.[3]

Fator isquêmico

Os *vasa vasorum* das artérias musculares, invariavelmente, originam-se dos ramos que delas emergem. As artérias renais, carótidas extracranianas e ilíacas externas, frequentemente acometidas pela DFM, têm, relativamente, menor número de ramos que outras artérias do mesmo calibre, com consequente escassez de *vasa vasorum*, o que as torna mais suscetíveis à isquemia mural.[21]

Estudos experimentais mostraram que a oclusão dos *vasa vasorum* causa aumento de tecido conjuntivo (matriz extracelular) e de miofibroblastos na camada média das artérias, principalmente em sua porção mais periférica.[31,41] Artérias renais com fibroplasia perimedial, investigadas por microscopia eletrônica, apresentaram fibras colágenas densas, algumas delas em continuidade com células musculares lisas. Estas, em situações de hipoxia, podem atuar como células mesenquimatosas multipotentes capazes de sintetizar colágenos e elastina.

Com base nos conhecimentos citados, concluiu-se que a isquemia da parede arterial, particularmente da camada média, devido à oclusão morfológica ou funcional dos *vasa vasorum*, poderia ser o evento primário na patogenia da DFM.[41]

Outros fatores

Estudos mais recentes mostraram que a secreção de fator de crescimento transformador beta (TGF-β, *transforming growth factor*)

1 e 2 e a sua concentração no plasma estão aumentadas nos portadores de DFM.[42] Da mesma forma, sugeriu-se que o acúmulo de lisofosfatidilcolina, um mediador lipídico pró-inflamatório e pró-apoptótico no território visceral, poderia predispor a ocorrência de aneurisma nos portadores de DFM.[43] São áreas para estudos futuros.

QUADRO CLÍNICO E DIAGNÓSTICO

As manifestações clínicas da DFM dependem da artéria envolvida, do grau de oclusão e da presença ou ausência de circulação colateral. Ocasionalmente, os pacientes podem ser assintomáticos ou apresentar sintomas e sinais de doença arterial oclusiva como hipertensão renovascular, ataque isquêmico transitório ou *ictus* cerebral isquêmico, insuficiência arterial visceral e/ou insuficiência arterial periférica.[44] No Registro Americano, a maior parte dos pacientes apresentava ao menos um sintoma, somente 5,6% eram verdadeiramente assintomáticos. Essa alta prevalência de sintomas pode ser resultado de um viés de seleção dos pacientes que eram referenciados para o Registro.[3]

Com frequência, a DFM é diagnosticada durante um exame por imagem (ecodoppler, angiotomografia computadorizada, ressonância magnética [RM] ou angiografia) realizado por outras causas. O exame definitivo para o diagnóstico de DFM é o histopatológico. Todavia, os exames radiológicos oferecem alto grau de acurácia. O aspecto angiográfico clássico de "colar de contas", por exemplo, é patognomônico de DFM medial.[44]

Por questões didáticas, serão discutidos separadamente o quadro clínico e o diagnóstico dos diferentes tipos de DFM, ou seja, das artérias renais, das carótidas, das artérias viscerais, das artérias dos membros superiores, das artérias dos membros inferiores e, finalmente, das artérias coronárias, pulmonares e da aorta.

No Quadro 123.5, é possível analisar os sinais e sintomas presentes nos portadores de DFM incluídos no Registro Americano.[3]

Displasia fibromuscular renal

A prevalência da DFM na população geral é desconhecida, tanto pelo seu caráter, muitas vezes, silencioso quanto pela frequência de diagnóstico incidental. Estima-se que ocorra em 3 a 4% dos candidatos a doadores para transplante renal.[45] Entre os pacientes com hipertensão renovascular, essa incidência está em torno de 6%; entre os portadores de DFM, as artérias renais estão acometidas em 75% das vezes. A DFM renal ocorre, preferencialmente, em mulheres brancas, de meia-idade, hipertensas e com histórico familiar de hipertensão. Mais de 90% dessas pacientes apresentam DFM em sua forma multifocal. O fenótipo dos pacientes que apresentam a forma focal é, em geral, diferente. São pacientes mais jovens, abaixo de 30 anos e com níveis pressóricos mais altos ao diagnóstico. Não há, nessa forma, um predomínio tão evidente do sexo feminino.

Entre os sintomas clínicos apresentados pelos portadores de DFM renal, a HAS é o mais frequente. Adicionalmente, podemos identificar, ao exame físico, a presença de sopro epigástrico ou em flanco. A dor em flanco pode ocorrer, mas é mais frequente quando se associam dissecções e aneurismas da artéria renal (Quadro 123.5). Mesmo quando a artéria renal é a única acometida pela DFM, a cefaleia é uma queixa muito comum.[3]

Estenoses de artérias renais decorrentes de DFM podem estar associadas a todos os estágios de hipertensão, porém são mais comumente detectadas em hipertensos em estágios 1 e 2.[17] Entre os principais impactos clínicos associados à estenose da artéria renal, destaca-se a hipertensão renovascular e suas consequências. A hipoperfusão renal ativa o sistema renina-angiotensina-aldosterona provocando HAS ou, ainda, agravando a HAS essencial preexistente. Ainda como consequência da HAS secundária à DFM, o ventrículo esquerdo sujeito a um regime de elevada pós-carga e à ação da aldosterona pode desenvolver hipertrofia e falência ventricular, elevando substancialmente a morbimortalidade da doença.

A deterioração da função renal é uma manifestação rara entre os adultos portadores de DFM, embora possa ocorrer em casos de lesão renal bilateral ou ainda lesão em rim único funcional.

Aneurismas e dissecções podem se associar com pouca frequência e, quando promovem infartos renais, podem levar a disfunção renal crônica, porém raramente a estágios terminais.[46]

Alguns critérios clínicos, descritos no Quadro 123.6,[12] foram propostos para que, na vigência deles, faça-se a suspeição de DFM renal e proceda à investigação diagnóstica.

Exames para diagnóstico da displasia fibromuscular renal

Ecodoppler

O ecodoppler das artérias renais é um exame que exige habilidade do examinador, bem como características favoráveis do paciente examinado (obesidade e presença de gás no intestino ou impossibilidade de apneia prejudicam o exame). Pode ser o exame eleito para triagem, desde que o serviço de ecografia vascular seja experiente. Alguns achados sugerem DFM como elevação de velocidades, turbulências, tortuosidade no segmento médio distal da artéria renal. O aspecto em "colar de contas" pode ser visualizado, mas não habitualmente. Vale ressaltar que os critérios ecográficos usados para diagnóstico de estenose renal causada por lesão aterosclerótica não são aplicáveis para a DFM.[47] Devido às características descritas, a utilidade do ecodoppler no diagnóstico é limitada e pode ser maior no seguimento de pacientes tratados por angioplastia, com ou sem colocação de *stent*, para identificar reestenoses.

Angiotomografia e angiorressonância

Uma vez feita a suspeição clínica de DFM, o exame diagnóstico inicial deve primar por um método não invasivo de imagem. É consenso que a primeira escolha é a angiotomografia computadorizada, por ter melhor resolução espacial em um tempo de aquisição de imagens curto e identificar e diferenciar lesões provocadas por aterosclerose (Figura 123.4). Em uma revisão de 21 pacientes hipertensos com DFM comprovada por angiografia por cateter, a angiotomografia computadorizada identificou 100% das lesões diagnosticadas pela arteriografia.[48]

A angiorressonância magnética pode ser uma alternativa quando a angiotomografia computadorizada estiver contraindicada, com sensibilidade em torno de 97% e especificidade de 93%.[49] Ela apresenta maior tempo de aquisição de imagem e menor resolução espacial quando comparada à angiotomografia computadorizada, além de estar contraindicada em pacientes com taxa de filtração renal menor que 30 mℓ/min/1,73 m^2, sob risco de provocar fibrose sistêmica nefrogênica. Em pacientes em que a angiotomografia

computadorizada ou angiorressonância magnética não tenham sido conclusivas, mas a suspeição clínica é alta, deve-se considerar uma angiografia por cateter. Embora, do ponto de vista de imagem, a angiografia por cateter mantenha o título de exame padrão-ouro para identificar lesão decorrente de DFM, ela somente é realizada se necessária para a tomada de conduta. No tipo multifocal, muitas vezes é difícil avaliar a repercussão hemodinâmica das lesões pelos métodos de imagem sugeridos. Uma alternativa é medir por meio de cateter o gradiente de pressão transestenose. IVUS e tomografia de coerência óptica podem auxiliar no diagnóstico de estenoses cujo tratamento invasivo deva ser realizado.

Angiografia por cateter

A angiografia por cateter continua sendo o padrão-ouro para o diagnóstico da DFM renal, por sua capacidade de resolução espacial excelente (< 0,1 mm). É capaz de identificar lesões nos menores ramos arteriais, mas a sua maior vantagem é a medida do gradiente de pressão nas lesões multifocais. O cálculo da porcentagem de estenose pelo método visual nas DFM multifocais que promovem imagens em "colar de contas" é impreciso. A medida do gradiente pressórico por cateter entre o local da lesão e a artéria livre de estenose de até 10 mmHg é considerada normal. Acima disso, passa-se a ter uma estenose hemodinamicamente significativa. No entanto, o Primeiro Consenso Internacional sobre diagnóstico e tratamento da DFM,[2] publicado recentemente, recomenda que pacientes sintomáticos, ou que apresentem os critérios necessários para se proceder a uma investigação, já discutidos neste capítulo, sejam submetidos a uma angiotomografia computadorizada como modalidade inicial diagnóstica de escolha. Do ponto de vista prático, a angiografia é feita no paciente que se pretende tratar. O exame confirmando o diagnóstico de estenose hemodinamicamente significativa (gradiente > 10 mmHg) e o tratamento podem ser feitos no mesmo ato, o que representa uma vantagem do método.

Em todos os casos em que se tenha uma forte suspeita clínica sem confirmação pelos métodos de imagem menos invasivos, deve-se proceder à angiografia por cateter para diagnóstico definitivo e possível intervenção terapêutica.

Displasia fibromuscular cerebrovascular

O primeiro caso de DFM de artéria carótida, histologicamente comprovado, foi publicado em 1965 por Connett e Lansche.[50] Em 1971, Houser et al. publicaram uma série de 52 pacientes com DFM

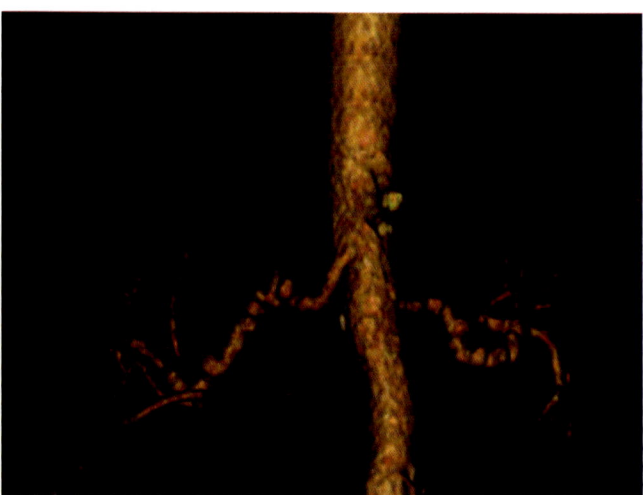

FIGURA 123.4 Angiotomografia com reconstrução tridimensional mostrando lesões "em colar de contas" por displasia fibromuscular nas artérias renais.

QUADRO 123.6	Sinais clínicos de displasia fibromuscular (DFM) renal.

- HAS em pacientes abaixo de 30 anos, especialmente do sexo feminino
- HAS acelerada-maligna ou grau 3 acima de 180 × 110 mmHg
- HAS resistente ao tratamento com três medicamentos (incluindo um diurético) em doses otimizadas
- Rim pequeno unilateral sem causa urológica identificada
- Sopro abdominal sem evidência de doença aterosclerótica ou seus fatores de risco
- Suspeita de dissecção de artéria renal ou infarto renal
- Presença de DFM em ao menos outro território vascular

HAS: hipertensão arterial sistêmica. (Adaptado de Persu et al.[12])

das artérias cerebrais (carótida interna, vertebrais occipital, cerebral média e carótida externa), abordando aspectos clínicos, arteriográficos e patológicos da doença.[51] Em registros mais antigos, a frequência da DFM cerebrovascular era bem mais baixa quando comparada à DFM renal. No entanto, em decorrência da realização sistemática de exames de imagem de outros leitos vasculares na presença de uma lesão displásica, os registros mais modernos mostram taxas muito semelhantes de lesões renais e cerebrovasculares.[10,52] Entre os portadores de doença cerebrovascular, 15 a 20% apresentam DFM.[53]

As manifestações clínicas são muito variadas e inespecíficas, e 5,6% dos pacientes são assintomáticos com achados incidentais em exames de imagem.[2] O sintoma mais comum em até 60% dos pacientes é a cefaleia, e em torno de 50% das vezes com características de enxaqueca. Uma parcela menor dos pacientes (12%) pode relatar cefaleia diária, necessitando de analgésicos. Na população geral, 25% das mulheres apresentam enxaqueca ao longo da vida; no entanto, somente uma pequena parcela será diagnosticada com DFM em exames de imagem, pois os vasos cervicais não sistematicamente são investigados.[54]

O tinido pulsátil é uma queixa em quase 30% dos pacientes, bem como a dor cervical, o tinido não pulsátil e a tontura. Geralmente, a tontura não é acompanhada de vertigem, e síncopes são incomuns.[55] O sopro cervical isolado mostrou-se um sinal inicial da doença em 22% dos casos e deve ser avaliado.

Entre as situações mais temidas decorrentes da DFM cerebrovascular, estão os eventos isquêmicos provocados por estenoses graves e dissecção arterial com embolização distal, hipoperfusão cerebral, além de tromboses e rupturas de aneurismas. Os eventos ocorrem com gravidade e frequências variadas: os *ictus* transitórios em 13,4%, amaurose fugaz em 5,2%, os acidentes vasculares cerebrais em 9,8%, as dissecções de artérias cervicais em 12,1%, além das hemorragias subaracnoides em 1,1%.[11]

A associação entre DFM e aneurismas das artérias cerebrais (carótidas, vertebrais, cerebrais e basilar) é de aproximadamente 7%.[1]

A dissecção de artérias cervicais é uma entidade claramente relacionada com a presença de DFM. Em 15 a 20% dos pacientes com dissecção espontânea de artérias carótidas ou vertebrais, a DFM está presente. Da mesma forma, a dissecção de artérias cervicais pode ser a primeira manifestação de DFM em 12% dos casos. O quadro clínico característico da dissecção das artérias cervicais abrange cefaleia intensa, dor cervical, paralisias de pares cranianos (síndrome de Horner) e eventos isquêmicos.

Os sinais e sintomas mais importantes da DFM cerebrovascular estão descritos no Quadro 123.7.[12]

QUADRO 123.7	Sinais clínicos de displasia fibromuscular cerebrovascular.
Sintomas ou sinais cardinais	Enxaqueca crônica* ou intensa, especialmente na presença de outros sinais
	Tinido pulsátil (sensação de batidas dentro do ouvido)
	Sopro cervical ao exame físico
	AVE, AIT, amaurose fugaz
	Dor cervical/cabeça unilateral ou déficit neurológico focal (p. ex., síndrome de Horner) sugerindo dissecção de artéria cervical
Sintomas possíveis	■ Cefaleias (não crônica/não enxaqueca) ■ Tinido não pulsátil ■ Tonturas

*Enxaqueca crônica é definida como cefaleia que ocorre 15 ou mais dias no mês por mais de 3 meses, e em ao menos 8 dias/mês ela tem características de enxaqueca.[56]
AIT: acidente isquêmico transitório; AVE: acidente vascular encefálico. (Adaptado de Persu et al.[12])

Em relação aos exames diagnósticos, não há dados validados que nos permitam usar métodos não invasivos com segurança. A angiografia por cateter ainda permanece como padrão-ouro, embora, na maioria dos centros, tenham sido adotadas outras estratégias diagnósticas usando ecodoppler, angiotomografia computadorizada e angiorressonância magnética, e reservada a angiografia por cateter para casos complicados e que necessitem de intervenção.

Exames para diagnóstico da displasia fibromuscular cerebrovascular

Ecodoppler

Por ser um método não invasivo e muito acessível, a ultrassonografia com Doppler é amplamente usada no diagnóstico das doenças carotídeas. Não há critérios validados de ecografia para o diagnóstico de DFM, e os critérios descritos para as estenoses promovidas por aterosclerose não são válidos, dada a falta de semelhança estrutural entre os tipos de lesão. No entanto, alguns achados como aceleração de velocidade (velocidade de pico sistólico acima de 250 cm/s e velocidade diastólica final acima de 100 cm/s), anormalidades de fluxo, turbulências, especialmente quando localizadas na porção média e distal da artéria carótida interna (local geralmente livre de aterosclerose) fazem a suspeição de DFM. Em alguns casos, a imagem de "colar de contas" pode ser identificada. Em pacientes idosos, nos quais os achados de aterosclerose se sobrepõem às lesões displásicas, o diagnóstico pode exigir um exame mais acurado. As tortuosidades, os alongamentos e as redundâncias da carótida interna distal não são específicos de DFM, mas encontrados com bastante frequência em até 34% dos pacientes.[30] A presença de tortuosidade em S da carótida interna em paciente abaixo de 70 anos é um sinal de alerta para a possibilidade de DFM.

O diagnóstico da DFM das artérias vertebrais fica muito prejudicado pela sombra acústica dos corpos vertebrais. Da mesma maneira, a limitação ocorre na avaliação dos vasos na base do crânio e intracranianos. Por esse motivo, o ecodoppler, em centros com volume alto de pacientes, pode ser usado como modalidade inicial e complementado por outra modalidade de imagem, por exemplo, a angiotomografia computadorizada e a angiorressonância magnética.

O ecodoppler também é uma ferramenta útil no seguimento dos pacientes com DFM. Embora a DFM medial, que é o tipo mais comum, não tenha um caráter progressivo, o acompanhamento desses pacientes pode ser feito a cada 6 a 12 meses com o auxílio da ecografia vascular.[11]

Angiotomografia

Não há dados suficientes para se recomendar uma modalidade diagnóstica em detrimento de outra; no entanto, a sabida limitação do ecodoppler faz com que a maioria dos centros adote a angiotomografia computadorizada ou a RM como modalidade inicial diagnóstica de escolha. A angiotomografia computadorizada (Figura 123.5) permite avaliação detalhada das circulações extra e intracraniana, com capacidade para identificar dissecções, aneurismas e aterosclerose associada. Pode haver limitação na detecção de aneurismas intracranianos pequenos (menores que 3 mm), que seriam mais bem avaliados pela angiografia por cateter. Entretanto, como esses aneurismas geralmente não são tratados, a detecção a partir de 5 mm de diâmetro é satisfatória, exceto no caso de hemorragia subaracnoide, em que a angiografia deve ser realizada a fim de não negligenciar a presença de pequenos aneurismas.[57] A excelente acurácia (acima de 97%)[58] e a correlação da angiotomografia computadorizada com a angiografia por cateter nas lesões por aterosclerose nos fazem inferir que ela possa ser usada com segurança em casos de DFM cerebrovascular.

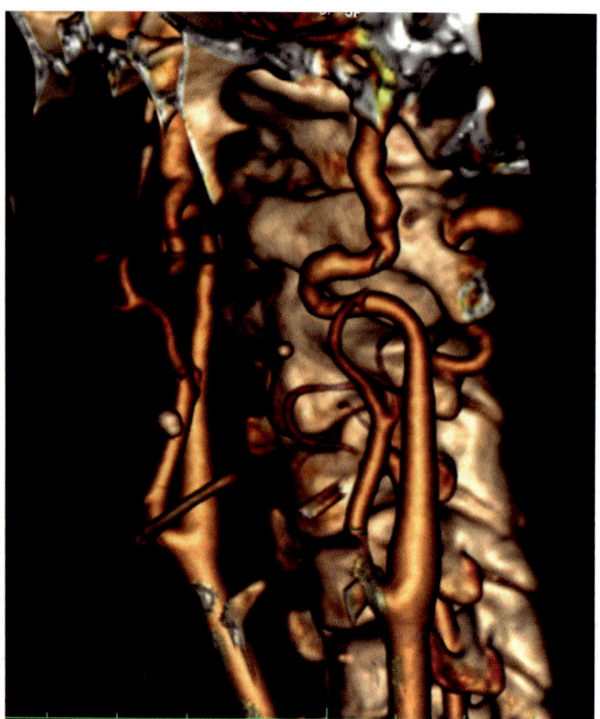

FIGURA 123.5 Angiotomografia com reconstrução tridimensional das artérias carótidas internas cervicais. Presença de tortuosidade tipo *"kinking"* em ambas as carótidas internas e irregularidades parietais características de displasia fibromuscular.

É consenso que, independentemente do sítio inicial de diagnóstico da DFM, esses pacientes devem ser avaliados, ao menos uma vez, em busca de aneurismas intracranianos, com angiotomografia computadorizada ou angiorressonância magnética. No Registro Norte-americano de DFM, 12,9% das mulheres tinham aneurismas intracranianos e boa parte deles em uma localização de alto risco de ruptura (circulação posterior) e com diâmetros maiores.[3]

Para a angiorressonância magnética, também não há dados de sensibilidade específicos para DFM. Vantagens relacionadas à não necessidade de radiação e de contraste iodado são alegadas em pacientes muito jovens que precisam ser acompanhados.

Angiografia por cateter

Apesar da grande evolução dos exames de imagem não invasivos, o título de padrão-ouro no diagnóstico da DFM cerebrovascular ainda pertence à angiografia por cateter, por sua capacidade em diagnosticar e qualificar as lesões displásicas. Apesar disso, hoje, dificilmente há necessidade de utilizar uma angiografia por cateter para confirmar diagnóstico, exceto quando o paciente é sintomático e se programa alguma intervenção, ou, ainda, quando se quer estudar melhor um aneurisma intracraniano.

De acordo com Osborn e Anderson,[59] a DFM cerebrovascular extracraniana manifesta-se, angiograficamente, de três formas: "colar de contas" (80 a 90%) que corresponde, na classificação mais moderna, à forma multifocal; estenose segmentar tubular uni ou multifocal (6 a 12%), que corresponde à forma focal; e, por último, estreitamentos, não circunferenciais isolados, em forma de bolsa (4 a 6%),[18] que poderiam refletir uma dissecção arterial prévia com formação de um pseudoaneurisma.

Fica claro que a angiografia por cateter, embora seja qualificada como padrão-ouro, perdeu, em grande parte, a sua aplicabilidade como exame diagnóstico de rotina.

Displasia fibromuscular de artérias viscerais

Esse tipo de DFM ocorre, em maior frequência, no tronco celíaco (Figura 123.6) e nas artérias mesentéricas superior e inferior;[60] e, em menor frequência, nas artérias hepática e esplênica.[61] Quase sempre, traduz-se por achados eventuais de angiografias abdominais realizadas por outras causas. Os registros Francês (ARCADIA) e Norte-americano de DFM mostraram 19,3 e 17,5% de envolvimento das artérias viscerais, respectivamente.[10,62]

O aspecto angiográfico característico em "colar de contas" é mais raro em artérias viscerais que em cerebrais ou renais. Os aspectos mais comuns da DFM visceral são as estenoses tubulares e as formas aneurismáticas. Esse território é mais suscetível à ocorrência de dissecções e formações de aneurisma.[61]

Geralmente, os pacientes com DFM visceral são assintomáticos, pois a doença tende a se restringir a uma artéria visceral e é crônica, havendo tempo para desenvolver uma circulação colateral, embora raros pacientes possam apresentar isquemia mesentérica.[17]

Displasia fibromuscular das artérias subclávias, axilares e braquiais

A DFM pode acometer as artérias dos membros superiores, preferencialmente a artéria braquial, embora haja relatos de doença nas artérias subclávia, axilar, radial e ulnar. O tipo multifocal é o mais comum, sendo a maioria dos pacientes assintomática e com acometimento bilateral. Quando os sintomas ocorrem, refletem isquemia de mão ou dedos provocada por tromboembolismo ou dissecção. Raramente estão presentes fenômenos vasomotores (fenômeno de Raynaud e parestesias) ou aneurismas. Dois sinais que podem ser encontrados com frequência no exame físico desses pacientes é a assimetria de pulsos entre os membros e a presença de sopro na fossa cubital.

No Registro Norte-americano, 15,9% dos pacientes submetidos a exame de imagem dos membros superiores apresentavam DFM.

O ecodoppler tem grande valor no diagnóstico das DFM braquial pela facilidade para a aquisição das imagens, embora a angiografia por cateter permaneça, assim como para outros sítios de DFM, como padrão-ouro.

Displasia fibromuscular das artérias dos membros inferiores

A DFM dos vasos que irrigam as extremidades inferiores, na maioria das vezes, acomete a ilíaca externa, tem um padrão multifocal e

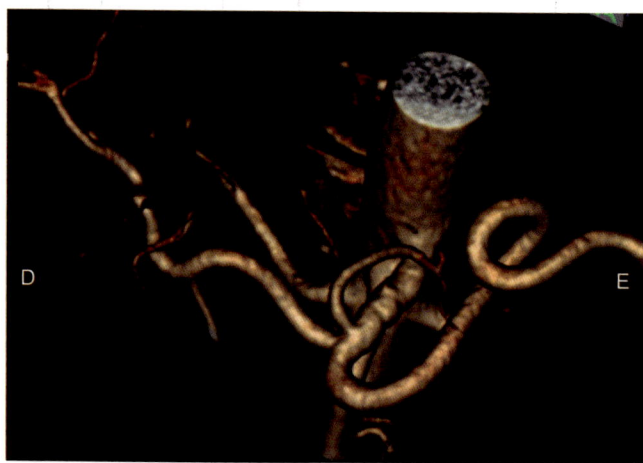

FIGURA 123.6 Angiotomografia com reconstrução tridimensional do tronco celíaco e irregularidades na parede do vaso compatíveis com displasia fibromuscular. D: direita; E: esquerda.

é bilateral. As lesões abaixo do ligamento inguinal são incomuns. A ocorrência de DFM nas ilíacas nos grandes registros mundiais de DFM variou de 14 a 60%.[10] A maioria dos pacientes é assintomática e o diagnóstico é feito incidentalmente durante realização de exames de imagem.

O quadro clínico da DFM das artérias ilíacas, femorais ou poplíteas, quando presente, pode ser confundido com o da aterosclerose, com graus variados de isquemia de membros inferiores. A dissecção espontânea pode complicar a DFM das artérias ilíacas.

O tratamento invasivo somente está indicado para pacientes com DFM das artérias dos membros inferiores se houver persistência e/ou progressão dos sintomas. O diagnóstico de certeza é feito por meio da angiografia por cateter, lembrando-se sempre de examinar outras artérias comumente envolvidas pela doença. O diagnóstico diferencial deve ser feito com outras doenças degenerativas ou inflamatórias que provocam o mesmo quadro clínico.

Displasia fibromuscular das artérias coronárias e pulmonares

A DFM coronariana pode se manifestar como síndrome coronariana aguda em pacientes portadores de DFM em outros leitos vasculares. Essa ocorrência é rara e, na maior parte das vezes, devido à dissecção envolvendo principalmente a artéria descendente anterior em seu terço médio e distal. O diagnóstico da lesão coronariana não é tão evidente, pois o aspecto de "colar de contas", patognomônico para a maioria das lesões displásicas, não é um achado comum. Os achados mais frequentes são estenoses focais não relacionadas a aterosclerose, dissecções e tortuosidade extrema das coronárias.[63,64]

Displasia fibromuscular sistêmica

A maior parte dos pacientes com diagnóstico de DFM apresenta caráter multivascular para suas lesões, ou seja, 66,3% dos pacientes irão apresentar mais de um território vascular acometido.[10] A associação de aneurismas e dissecções às lesões displásicas acontece em 18% dos pacientes. Os locais mais comuns de ocorrência de aneurismas são de maneira decrescente às artérias renais, às artérias carótidas (intra e extracranianas), às artérias celíacas e às artérias cerebrais. Merece menção o fato de haver, no Registro Norte-americano de DFM, uma incidência maior que o esperado para aquela população (sexo feminino com idade em torno dos 50 anos) de aneurisma de aorta.

Esse comportamento gerou, em forma de consenso, a recomendação de que se faça avaliação por exames de imagem (angiotomografia computadorizada ou angiorressonância magnética), do cérebro até a pelve, em todos os portadores de DFM, independentemente do território inicialmente envolvido. A busca ativa por lesões coronarianas somente está recomendada nos pacientes sintomáticos.[2]

DIAGNÓSTICO DIFERENCIAL

O diagnóstico diferencial da DFM é muito amplo e inclui muitas outras patologias arteriais, além de artefatos dos exames de imagem. Será de fundamental importância o reconhecimento dos padrões de imagem típicos focais e multifocais associados à presença de achados frequentes, como dissecções e aneurismas.[2]

Ondulações promovidas pelos cateteres

A princípio, é necessário se atentar para não cometer um equívoco diagnóstico e rotular o paciente com uma doença que ele não tem.

Os cateteres, quando inseridos nas artérias para angiografias, podem, junto ao contraste iodado, induzir à formação de ondulações em sua parede. Essas ondulações regulares que não promovem estenoses e rapidamente revertem com infusão de vasodilatador e com a retirada do cateter, podem ser facilmente confundidas com lesões promovidas por DFM.

Aterosclerose

A principal característica que distingue as lesões displásicas das provocadas pela aterosclerose é a sua localização. A última prima por acometer porções ostiais dos vasos, enquanto a DFM, caracteristicamente, afeta as porções medial e distal deles. A faixa etária, que, no passado, foi um diferencial entre as duas doenças, hoje perdeu a notoriedade, já que a DFM é diagnosticada em todos os grupos etários, bem como a concomitância das duas patologias.

Vasculites

O caráter inflamatório das vasculites, especialmente as de grandes vasos, como a arterite de Takayasu e a arterite de células gigantes, provoca espessamentos e edema na parede arterial, que podem ser vistos nos exames de imagem. As estenoses geradas por processos inflamatórios geralmente são longas e regulares. No quadro agudo, as vasculites são acompanhadas de provas de atividade inflamatórias, como velocidade de hemossedimentação e proteína C reativa alteradas. No entanto, a associação de aneurismas e dissecções pode estar presente, confundindo os diagnósticos.

Mediólise arterial segmentar

A mediólise arterial segmentar (MAS) e sua relação com a DFM, pela escassez de registros histopatológicos, ainda não são bem compreendidas. Embora as alterações histopatológicas (degeneração vacuolar das células musculares lisas da camada média) sejam bem distintas das provocadas pela DFM, do ponto de vista angiográfico, as duas doenças são indistinguíveis. A MAS caracteriza-se também por dissecção espontânea, formação de aneurismas, o que dificulta o diagnóstico diferencial com a DFM. Ela apresenta similaridades com a necrose médio-cística, mas ainda não se sabe se há relação entre ambas.[65]

O Quadro 123.8 mostra os principais diagnósticos diferenciais da DFM.[2]

TRATAMENTO

Tratamento clínico

Antiagregação plaquetária

Embora não haja estudos especificamente desenhados com grupo placebo-controle comparando o uso de antiagregantes plaquetários nos pacientes com DFM, é razoável, entendendo a fisiopatologia da doença, que se recomente o uso de antiagregação plaquetária nos pacientes tanto sintomáticos quanto assintomáticos. A presença de irregularidades parietais, "webs" intraluminares e áreas de estenose e dilatação funciona como um nicho para a agregação plaquetária.[1] Os eventos trombóticos e tromboembólicos podem surgir mesmo sem que haja aneurismas ou dissecções. Pesando risco/benefício e desde que não haja uma contraindicação para o uso de antiagregação plaquetária (p. ex., hemorragia subaracnoide prévia, aneurismas gigantes intracranianos), é consenso que a antiagregação plaquetária, mais comumente em forma de ácido acetilsalicílico 75 a 100 mg, está recomendada para todos os portadores de DFM com o intuito de prevenir eventos tromboembólicos.[2]

QUADRO 123.8	Diagnóstico diferencial da displasia fibromuscular (DFM).
Doença	**Quadro clínico/achados de imagem**
Entidades que se confunde com DFM multifocal	
Mediólise arterial sistêmica[66]	■ Não inflamatória, não aterosclerótica ■ Dissecção, aneurisma, ruptura em artérias viscerais ■ Padrão arteriográfico semelhante à DFM multifocal ■ Degeneração vacuolar da camada média
Espasmo arterial/ondulações/artefatos[67]	■ Induzidos por medicamentos simpatomiméticos ■ Presença de cateteres/contraste iodado ■ Transitórios e regulares
Entidades que se confundem com DFM focal	
Aterosclerose	■ Pacientes com fatores de risco cardiovascular (HAS, DM, cigarro, idade, dislipidemia, obesidade ■ Lesões predominantemente ostiais ■ Calcificações
Vasculite de grandes vasos (Takayasu e células gigantes)[68]	■ Febre, emagrecimento, provas inflamatórias positivas ■ Edema e espessamento na parede arterial ■ Estenose focal ou tubular, aneurisma da aorta e seus ramos em sua origem
Síndrome de Dunbar (ligamento arqueado)[69]	■ Compressão do tronco celíaco e do gânglio neural por banda fibrosa da cruz diafragmática, o ligamento arqueado ■ Geralmente assintomática ■ Isquemia intestinal crônica ■ Estenose focal do tronco celíaco ou da artéria mesentérica superior
Síndrome de Williams[70]	■ Síndrome rara associada ao gene *ELN* ■ "Fácies de Elfo" ■ Estenoses renais, síndrome da aorta média
Neurofibromatose tipo 1[71]	■ Autossômica dominante associada ao gene *NF1* ■ Manchas café com leite e neurofibromas ■ Estenose na artéria renal e nas artérias intracranianas
Síndrome de Alagille[72]	■ Autossômica dominante (JAG 1, NOTCH2) ■ Fronte grande, olhos fundos, queixo pontiagudo ■ Aneurismas carotídeos e aórticos ■ estenoses intracranianas
Doenças hereditárias do tecido conjuntivo associadas a dissecção e aneurismas	
Síndrome de Loeys Dietz[73]	■ Úvula bífida e defeitos craniofaciais ■ Tortuosidade arterial extrema ■ Aneurismas, dissecções ■ Genes *TGFBR1, 2 SMAD3* e *TGFB2*
Síndrome Ehlers-Danlos tipo IV[74]	■ Pele translúcida, acrogeria ■ Dissecção, aneurisma, "colar de contas" ■ Gene *COL3AI*
Dissecção arterial espontânea	■ Jovens sem fator de risco cardiovascular ■ Achado incidental ■ Vários leitos vasculares (carótida, vertebral, coronária, renal, visceral) ■ Sem evidência das outras patologias descritas ■ História familiar de aneurisma, dissecção e morte súbita ■ Tortuosidades arteriais

DM: diabetes melito; HAS: hipertensão arterial sistêmica. (Adaptado de Gornik et al.[2])

Grande parte dos pacientes apresentam quadros de dissecções arteriais ao longo da vida. Quando o evento é no território cerebrovascular, conforme *guideline* publicado em 2011[75] para o tratamento das doenças das carótidas e vertebrais, o tratamento se inicia com heparina (não fracionada ou de baixo peso molecular), seguido por anticoagulação oral com varfarina por 3 a 6 meses, e, posteriormente, mantém-se o ácido acetilsalicílico. Essa é uma recomendação classe IIA que recentemente está sendo revisada.[75] A análise de um dos braços do estudo multicêntrico em andamento CADISS (The Cervical Artery Dissection in Stroke Study),[76] que compara antiagregação e anticoagulação na isquemia cerebral aguda por dissecção, mostrou que não há diferença nas taxas de recorrência de isquemia cerebral quando se compara pacientes tratados com anticoagulação (1,8%) com os tratados com antiagregação plaquetária (2,6%).[77]

Para outros territórios, como renais e viscerais, não há recomendações específicas, e a tendência é a adoção das mesmas práticas.

Tratamento da hipertensão arterial

Não há um valor ideal específico de pressão arterial para os portadores de DFM. Deve-se primar pelo controle pressórico seguindo as recomendações gerais para controle da pressão arterial.[78] A maior parte dos pacientes com diagnóstico de DFM recebe alguma classe de anti-hipertensivos devido à hipertensão essencial ou, ainda, a um componente renovascular. Todos as classes de anti-hipertensivos podem ser utilizadas, no entanto os inibidores da enzima conversora de angiotensina (IECA), bem como os bloqueadores de receptor da angiotensina (BRA), são mais recomendados.[78] Deve-se monitorar cuidadosamente a função renal dos pacientes que receberem IECA ou BRA. A insuficiência renal, nesses casos, ocorre de forma rara, mas em pacientes com lesões hemodinamicamente significativas em ambas as artérias renais e em uso concomitante de diurético, há probabilidade de deterioração aguda da função renal. Os betabloqueadores também apresentam um efeito protetor e, da mesma forma que os bloqueadores de canal de cálcio e os BRA, podem auxiliar no tratamento da cefaleia, uma queixa frequente entre esses pacientes.

Considerações gerais

O uso de estatinas não está recomendado indiscriminadamente para os portadores de DFM, exceto se houver dislipidemia ou aterosclerose associada.[79]

Devemos encorajar a interrupção do tabagismo, já que esse hábito se correlaciona com a maior prevalência de aneurismas e eventos adversos nessa população.[80]

Há ressalvas quanto ao uso de hormônio feminino em forma de contraceptivos ou terapia de reposição. Como ainda não se elucidou o papel dessas substâncias na gênese e na evolução da DFM, é prudente que se esclareça esses pontos para que o paciente, junto ao seu médico, considere a sua interrupção.

A prática de exercícios físicos de grande impacto, lutas corporais e treinos pesados deve ser evitada, bem como os movimentos bruscos (montanha-russa, *bungee jump*), de hiperextensão cervical e manobras de quiropraxia, sob risco de facilitar uma dissecção arterial.[81]

Tratamento da displasia fibromuscular renal

Ao tratarmos um paciente com DFM renovascular, a intenção é, na maioria das vezes, normalizar a pressão arterial sistêmica. O tratamento da hipertensão associada à DFM renovascular envolve a revascularização e o uso de medicamentos anti-hipertensivos, e o seu sucesso depende do grau de estenose, da etiologia da doença, da idade do paciente e da duração da hipertensão.

Diferentemente da doença aterosclerótica renovascular, na DFM a preservação da função renal raramente é a decisão primária para o tratamento. A revascularização tem sido indicada para pacientes com estenoses hemodinamicamente significativas da artéria renal de hipertensão acelerada/maligna e de hipertensão com intolerância à medicação.

Os estudos acerca da revascularização na estenose da artéria renal apresentam inúmeras carências. De modo geral, a hipertensão tem sido classificada como curada, melhorada e inalterada; porém, as comparações entre os estudos ainda apresentam limitações em função de diferenças de tratamento farmacológico, técnicas de aferimento de pressão e critérios de aperfeiçoamento.[2] Estima-se que o tratamento das estenoses associadas à DFM acarrete cura da hipertensão em 40% e melhora em 51% dos pacientes.[82] Os resultados para estenoses ateroscleróticas não são tão bons.

A relevância hemodinâmica da estenose sempre é considerada um fator de decisão para os tratamentos cirúrgico ou endovascular.

A revascularização renal, por angioplastia transluminal percutânea ou por cirurgia, na presença de DFM, deve ser considerada quando o paciente apresentar os seguintes critérios:

- HAS resistente, mesmo em uso de três ou mais medicamentos anti-hipertensivos, incluindo diuréticos
- Hipertensão de curta duração, com o objetivo de cura
- Dissecção da artéria renal em casos selecionados
- Correção de aneurisma de artéria renal
- Preservação da função renal, especialmente na população pediátrica com DFM perimedial ou fibroplasia intimal.

A DFM, em sua forma mais comum – a medial –, até onde se conhece sobre a sua história natural, apresenta um curso evolutivo benigno. A progressão do grau de estenose, apesar de ser difícil de quantificar, não é um evento comum. A piora progressiva da função renal e a diminuição do tamanho renal são achados incomuns na DFM da vida adulta, no entanto são um alerta para a necessidade de intervenção. A revascularização da artéria renal com DFM em sua forma medial não está indicada, exceto nos casos de hipertensão renovascular e disfunção renal.

Hipertensão é um achado muito comum nos pacientes com DFM, e fazer o diagnóstico diferencial entre HAS essencial e HAS renovascular nem sempre é simples. Assim que se define a necessidade de intervenção para tratar a HAS renovascular, quanto mais jovem o paciente e quanto mais curto o período em que ele permaneceu hipertenso, maior a chance de bons resultados e de cura da HAS.[82]

Nos hipertensos de longa data, que estejam refratários ao tratamento medicamentoso, seja por ineficiência deste, seja por intolerância aos efeitos colaterais, seja por perda de massa e deterioração da função renal, a revascularização é recomendada.[83]

A angioplastia transluminal percutânea renal (Figura 123.7) é o procedimento de primeira escolha para esses pacientes por oferecer vantagens significativas sobre o procedimento cirúrgico convencional: menos invasiva, mais barata, com menor morbidade, com menor tempo de recuperação e, ainda, poder ser feita sem internação hospitalar, em alguns casos.

A via preferencial para a angioplastia transluminal percutânea é a femoral, embora já se proponha o acesso radial. A princípio, realiza-se a injeção de contraste para avaliar o óstio renal, o tronco principal e seus ramos. Como já relatado, o grau de estenose deve ser analisado considerando o gradiente pressórico por meio da lesão maior que 10% (pressão na artéria renal distal/pressão na aorta < 0,9) e não o seu aspecto na imagem. IVUS e tomografia de coerência óptica podem auxiliar na decisão de tratamento e no controle. Um fio-guia ou uma bainha (0,014 a 0,035) são utilizados para dar suporte ao balão de angioplastia, com atenção especial para não avançar o fio para dentro do parênquima renal, causando perfurações. O tamanho do balão a ser utilizado corresponde maximamente ao diâmetro do vaso normal. É possível iniciar o procedimento com balão menor e progredir gradativamente. É recomendável evitar o uso de balões maiores ou hiperinsuflados sob risco de provocar dor, dissecção ou ruptura. O controle de sucesso do procedimento deve ser feito não somente pela imagem angiográfica, mas também pela obtenção de gradiente pressórico adequado. Raramente os *stents* são necessários – eles são reservados para tratar lesões que não responderam à angioplastia transluminal percutânea (Figura 123.8) ou complicações da angioplastia transluminal percutânea, como dissecções ou rupturas, para dissecção primária e aneurismas.[84] O uso de heparinização sistêmica durante a angioplastia transluminal percutânea, mantendo tempo de coagulação ativada em torno de 200 segundos, é recomendável para evitar a formação de trombos durante a angioplastia. Após o procedimento, a antiagregação plaquetária é mantida com ácido acetilsalicílico.

As taxas de sucesso de controle pressórico após angioplastia transluminal percutânea renal são muito diferentes entre as séries publicadas.[82] O que se sabe é que pacientes com mais de 50 anos, mais de 8 anos com HAS e portadores de glicemia de jejum acima de 110 mg/dℓ respondem de maneira pior.[84]

Trinquart et al.[82] publicaram uma revisão com metanálise dos riscos e dos benefícios da revascularização de artérias renais com estenoses por DFM. Os autores avaliaram, sistematicamente, os desfechos de 47 estudos nos quais os pacientes foram tratados com angioplastia transluminal percutânea (1.616 casos) e de 23 estudos envolvendo a cirurgia convencional (1.014 pacientes). Aproximadamente 46% dos pacientes tratados com angioplastia transluminal percutânea foram curados da hipertensão (intervalo de confiança de 95% – IC 95%: 40 a 52) *versus* 58% dos casos tratados com cirurgia convencional (IC 95%: 53 a 62). A probabilidade de "ser curado" diminuiu com a idade do paciente (*odds ratio* associada a um aumento de 10

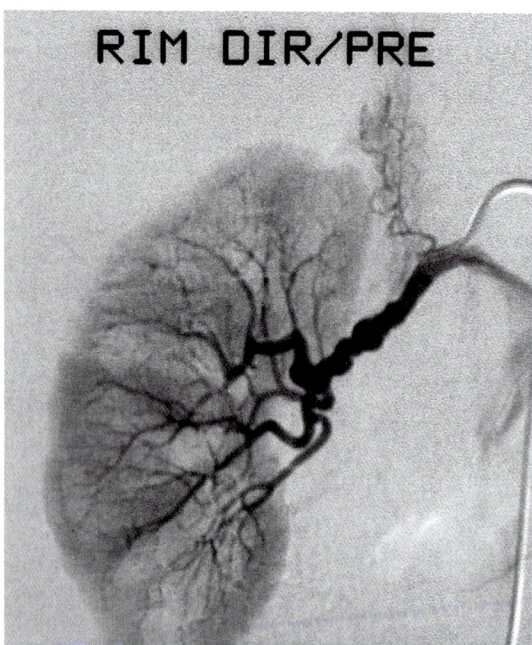

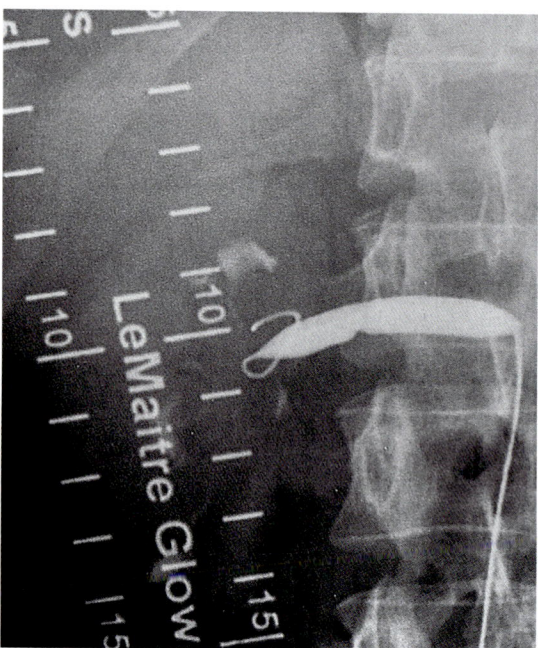

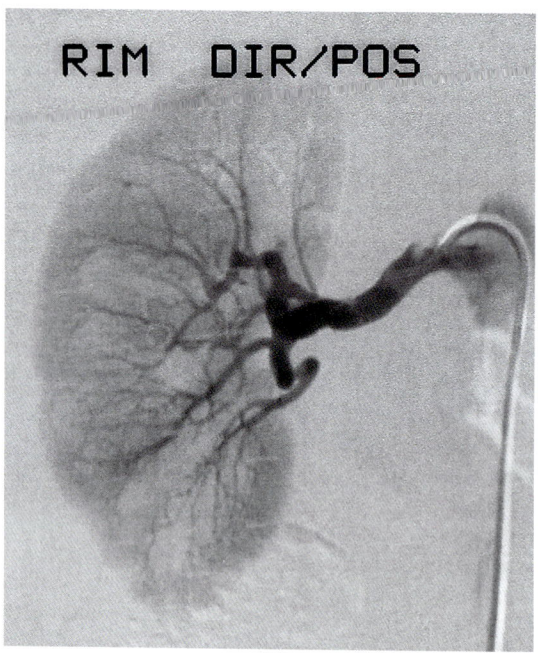

FIGURA 123.7 Tratamento de lesão por displasia fibromuscular renal direita com angioplastia percutânea com balão.

anos na média da idade: 0,48; IC 95%: 0,39 a 0,59) e o tempo médio de hipertensão (*odds ratio* associada a um aumento de 5 anos na média do tempo de hipertensão: 0,39; IC 95%: 0,23 a 0,67). O risco combinado de complicações perioperatórias foi de 12% no grupo angioplastia transluminal percutânea *versus* 17% no grupo cirúrgico. Ainda de acordo com essa revisão sistemática, se for definido cura como pressão arterial menor que 140 × 90 mmHg sem uso de medicamentos; a porcentagem de cura cai a 35,8%.[82]

As lesões focais tendem a ter taxas de sucesso menores que as lesões multifocais; no entanto, as taxas de controle pressórico aparentemente não são piores.

As taxas de complicação e mortalidade são baixas para a angioplastia transluminal percutânea renal, respectivamente 6,3 e 0,9%. São mais frequentes as complicações menores como hematomas, mas podem ocorrer hemorragias, dissecções, migração de *stent*, embolias e trombose.[82]

O tratamento cirúrgico aberto com revascularização da artéria renal troncular ou de seus ramos fica reservado a casos selecionados de artérias renais muito finas (menores que 4 mm de diâmetro) ou de seus ramos, às reestenoses e às lesões muito longas (fibroplasia intimal ou perimedial).

O enxerto aortorrenal com veia safena autóloga invertida é o mais utilizado para as reconstruções em adultos. Em crianças, dá-se preferência para as artérias hipogástricas como substituto ou ainda para o reimplante direto da artéria renal na aorta, a fim de evitar degeneração aneurismática da safena com o passar dos anos.[85] Os enxertos não anatômicos são uma valiosa alternativa, especialmente em pacientes com risco elevado para pinçamento aórtico. Artérias ilíacas e hepáticas são as doadoras preferenciais. A artéria esplênica é uma alternativa para a revascularização renal esquerda, mas não na população pediátrica ou na presença de estenoses no tronco celíaco.

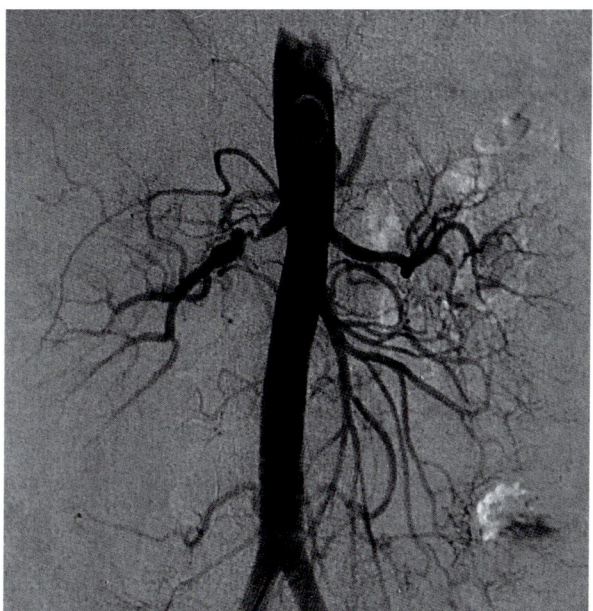
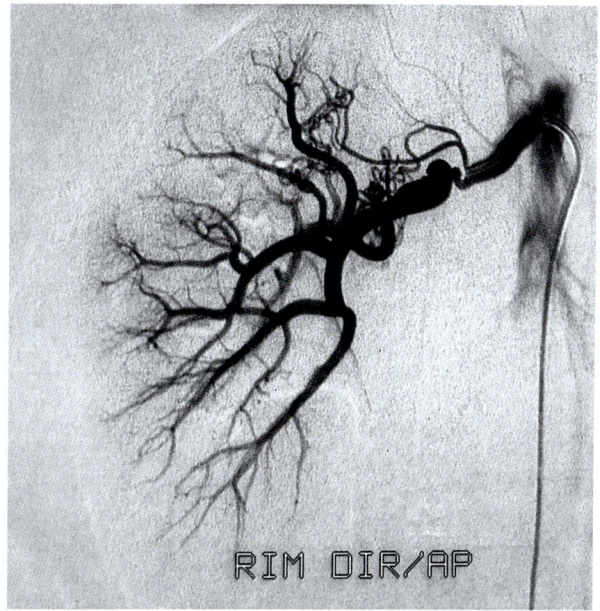

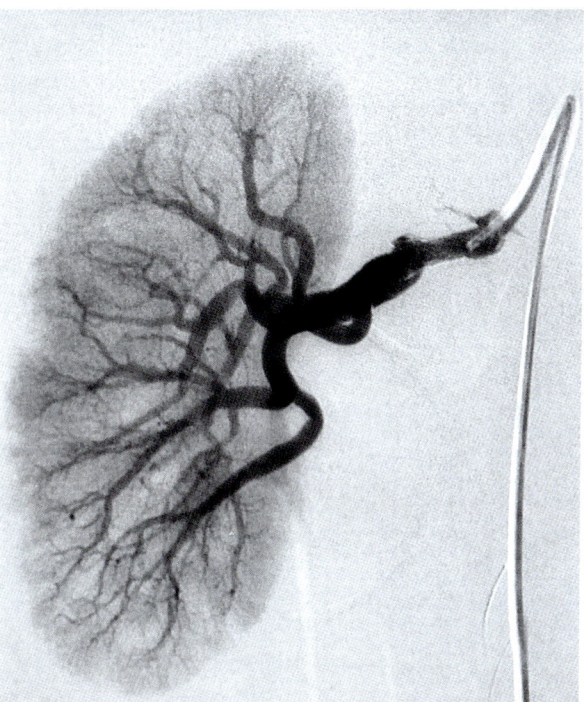

FIGURA 123.8 Tratamento com *stent* de lesão tubular por displasia fibromuscular não responsiva à angioplastia.

Atualmente, a nefrectomia só é indicada quando a revascularização cirúrgica é tecnicamente impossível de ser realizada ou, então, falhou.

Quando se compara os resultados das duas técnicas, tem-se taxa de cura de hipertensão de 36% para angioplastia transluminal percutânea e de 54% para a cirurgia aberta, e taxa de complicações maiores de 6% para angioplastia transluminal percutânea e de 15% para a cirurgia aberta. É importante ressaltar que, analisando os desfechos combinados, os resultados da cirurgia aberta são equivalentes aos da angioplastia transluminal percutânea e com taxas de mortalidade baixíssimas.[82,86]

É recomendável, após a revascularização renal independente da técnica adotada, manter seguimento com ecodoppler no pós-operatório. Um exame inicial é feito no primeiro retorno e a cada 6 meses por 2 anos. Em uma metanálise, 18% dos pacientes apresentaram reestenose com necessidade de novo tratamento.[82]

As artérias renais displásicas também podem ser sítios de aneurismas, especialmente na forma multifocal. Não há dados específicos obtidos por estudos em pacientes com DFM, a respeito do diâmetro de indicação para correção desses aneurismas. Adotam-se as mesmas recomendações para os aneurismas de outra etiologia. Geralmente, o tratamento é proposto quando eles atingem 2 cm de diâmetro ou mais.[87] Para mulheres em idade reprodutiva ou que estejam planejando uma gestação, considera-se a intervenção com diâmetros ainda menores, dado o risco de ruptura no período gestacional.[88] Esse conceito é também válido para os aneurismas em artérias esplênica e hepática. As técnicas cirúrgicas para tratamento desses aneurismas incluem uso de *stents* recobertos, embolizações com molas ou, ainda, cirurgia aberta, com ressecção do aneurisma e/ou enxerto.

Tratamento da displasia fibromuscular cerebrovascular

A história natural da DFM cerebrovascular mostra que se trata de uma doença de progressão lenta e, relativamente, benigna. Assim, a escolha da modalidade de tratamento depende da presença de sintomas clínicos e da extensão da lesão arterial.[31]

Nos pacientes assintomáticos, o tratamento conservador com antiagregantes plaquetários é o mais apropriado, com o objetivo de minimizar o risco de eventos tromboembólicos.

No *guideline* fundamentado em opiniões de várias sociedades que representam os especialistas no tratamento da doença cerebrovascular, a revascularização para portadores de DFM nas artérias carótidas e vertebrais extracranianas não é recomendada para pacientes assintomáticos (recomendação classe III), independentemente do grau de estenose do vaso. A angioplastia, com ou sem *stent*, é recomendada (classe II) em pacientes com sintomas isquêmicos ipsilaterais hemisféricos ou retinianos, especialmente para aqueles que apresentaram recorrência de evento isquêmico mesmo em uso otimizado de tratamento clínico com antiagregação plaquetária. Nesses casos, a angioplastia transluminal percutânea é realizada, reservando o uso de *stent* somente para lesões que não responderam adequadamente à angioplastia transluminal percutânea, por *recoil* ou dissecção.

Assim como na artéria renal, a estimativa do grau de estenose e da localização da lesão a ser tratada é um desafio, e somente o aspecto angiográfico pode não ser adequado. A IVUS pode ser uma ferramenta auxiliar.

Outro fator que merece atenção: devido ao envolvimento típico da carótida interna distal, pode ser impossível o uso de filtro de proteção cerebral para o procedimento, pela ausência de território livre de doença para posicioná-lo (ao menos 2 cm) e pela dificuldade de navegar no segmento petroso da carótida interna. Os sistemas de proteção de fluxo reverso podem ser uma alternativa, embora não haja evidências claras de melhora de resultados com o uso de proteção cerebral.

Em casos de dissecção que evolui com pseudoaneurisma, a intervenção também se faz necessária nos casos de lesões sintomáticas (cefaleia, tinido pulsátil, dor cervical) ou em franca expansão.

Soluções como *stents* recobertos, *stents* autoexpansíveis não revestidos com ou sem embolização do aneurisma apresentam baixas taxas de complicação.[89]

Com o avanço tecnológico dos dispositivos endovasculares e os bons resultados do procedimento, a cirurgia convencional ocupa pouco espaço no tratamento moderno da DFM cerebrovascular.[90]

Tratamento da displasia fibromuscular das artérias viscerais, subclávias e ilíacas

Assim como para a DFM renovascular e a cerebrovascular, os pacientes com diagnóstico firmado de DFM de artérias viscerais ou de membros inferiores ou superiores devem ser acompanhados clinicamente e somente receber tratamento cirúrgico caso se tornem sintomáticos ou apresentem complicações, como aneurismas ou dissecções arteriais.

CONSIDERAÇÕES FINAIS

Novas pesquisas são necessárias para que se possa conhecer melhor a história natural, a patogênese, o diagnóstico e o tratamento da DFM. Ainda não se conhece bem seus determinantes biológicos e genéticos. Também não há informações suficientes sobre o papel dos hormônios sexuais endógenos ou exógenos e sua contribuição para a patogênese da DFM. Da mesma forma, estabelecer um algoritmo mais eficiente de exames de imagens validados e com custo operacional efetivo para diagnóstico e tratamento ainda se faz necessário. São vários campos de pesquisa que, dada a baixa prevalência da DFM, dependem de estratégias de pesquisa, de investimento e da colaboração de várias organizações científicas ao redor do mundo.

AGRADECIMENTOS

Agradecemos ao Serviço de Radiologia Intervencionista INTER RAD, ao doutor Crescêncio Cêntola, por gentilmente nos ceder as imagens radiológicas expostas neste capítulo.

As referências bibliográficas deste capítulo se encontram no Ambiente de aprendizagem do GEN.

124

Arteriopatias Vasomotoras

Fernanda Penza Cunha Adami de Sá ■ Ana Letícia de Matos Milhomens ■ Juliana de Miranda Vieira ■ Marcos Arêas Marques

Resumo

As arteriopatias vasomotoras ou angiopatias funcionais são condições patológicas caracterizadas pela exacerbação na resposta vasomotora fisiológica da circulação periférica a determinados estímulos. É importante a distinção entre as principais arteriopatias vasomotoras, entre elas: fenômeno de Raynaud (FR), acrocianose (AC), livedo reticular (LRet), eritromelalgia (EM) e eritema pernio (EP) – uma vez que seu prognóstico e tratamento diferem entre elas. Neste capítulo, abordaremos as principais alterações de cada uma delas e o tratamento.

Palavras-chave: doença de Raynaud; eritromelalgia; eritema pernio; livedo reticular.

INTRODUÇÃO

A musculatura lisa vascular é responsável pelo tônus do vaso e tem capacidade de responder simultaneamente à diversos agentes moduladores, que promovem vasodilatação ou constrição, fazendo com que os vasos sanguíneos, especialmente ao nível da microcirculação, estejam em permanente atividade.[1-3] A exteriorização desse distúrbio dá-se mais comumente pela mudança da cor e/ou temperatura da pele das extremidades.

Os mecanismos etiopatogênicos das arteriopatias vasomotoras são múltiplos e complexos, podendo haver componentes neurossimpáticos, hormonais, humorais, reológicos, metabólicos locais e, especialmente, endoteliais.[1,4,5]

Um ou mais distúrbios dos mecanismos moduladores e/ou o desarranjo dos receptores dos vasos podem alterar a resposta vasomotora, levando às contrações excessivas nas chamadas angiopatias espásticas ou vasoconstritivas e/ou dilatações prolongadas, nas angiopatias vasodilatadoras ou atônicas.[1,5]

Os distúrbios vasomotores podem ocorrer na ausência de doença causal orgânica (angiopatias primárias, essenciais ou idiopáticas) ou estar associados a uma doença orgânica local ou sistêmica (angiopatias secundárias).[4,5] A avaliação da causa subjacente aos distúrbios vasoespásticos é desafiadora devido ao início geralmente gradual e tênue dos sintomas. Nem todas as condições associadas ao vasoespasmo digital são benignas, e algumas estão relacionadas a condições sistêmicas que podem exigir tratamento urgente. Embora o vasospasmo implique em uma constrição reversível do vaso, as alterações isquêmicas vistas em algumas dessas condições podem ser tanto episódicas quanto persistentes, com ataques de natureza mais grave, dependendo de sua etiologia.[1-3] É importante a distinção entre as principais arteriopatias vasomotoras, entre elas: fenômeno de Raynaud (FR), acrocianose (AC), livedo reticular (LRet), eritromelalgia (EM) e eritema pernio (EP) – uma vez que seu prognóstico e tratamento diferem entre si.

FENÔMENO DE RAYNAUD

O FR foi inicialmente descrito pelo médico francês Maurice Raynaud (1834-1881) e caracteriza-se por episódios reversíveis de vasospasmo de extremidades, associados a alterações sequenciais típicas de coloração.[2,3] O FR é causado por uma constrição desregulada das arteríolas pré-capilares, que levam a mudanças na coloração da pele, edema e parestesia, e, geralmente, afeta os dedos das mãos e dos pés, mas também pode afetar outros locais, como nariz, orelhas, língua e mamilos.

Estudos de base populacional, em diversos grupos étnicos, estimaram sua prevalência, variando de 3 a 20% dependendo da localização geográfica e do clima local.[4-6] Localidades de clima frio estão associadas a maior prevalência do FR. Na população geral, a prevalência de FR é de 3 a 5%, com a idade média, na Europa, de 47,2 anos e, nos EUA, de 53,5 anos. Os sintomas habitualmente se iniciam antes da quarta década de vida, e o início dos sintomas em idade mais tardia é um alerta para causas secundárias do FR. Mais de um terço dos indivíduos com FR refere história familiar positiva, tornando a anamnese cuidadosa muito útil, além de poder caracterizar a intensidade do quadro, fatores desencadeantes individuais e se há correlação com outras doenças.

O FR representa uma resposta vascular exagerada à temperatura fria ou estresse emocional e se manifesta clinicamente por mudanças de cor sequenciais e bem demarcadas da pele das extremidades. As alterações de coloração são classicamente descritas em três fases sucessivas – palidez (isquêmica), cianose (estase venosa e desoxigenação) e rubor (hiperemia reativa) –, mas, atualmente, reconhece-se que também podem ser unifásicas ou bifásicas.[1,6]

Fisiopatologia

Uma das respostas fisiológicas normais à temperatura fria é a redução do fluxo sanguíneo para a pele, reduzindo, assim, a perda de calor corporal e preservando a temperatura central.[5] Esse fluxo sanguíneo é regulado por um sistema interativo complexo envolvendo sinais neurais, hormônios circulantes e mediadores liberados por células circulantes e vasos sanguíneos. Acredita-se que a vasoconstrição anormal das artérias digitais e arteríolas cutâneas ocorra devido a uma alteração local nas respostas vasculares e seja a base da forma primária desse distúrbio.[2-5]

Classificação

São inúmeras as causas que levam ao aparecimento do FR, que pode ser classificado, quanto à sua etiologia, em primário (FRp) ou secundário (FRs). O FR é dito primário, também chamado de idiopático, essencial ou denominado como doença de Raynaud, quando, mesmo após investigação clínica, não apresenta causa definida ou não se consegue determiná-la. Já o FRs está associado a alguma doença subjacente.[1]

O FRp representa cerca de 80% dos casos de FR, e os critérios de suspeição incluem manifestações iniciais nas segunda e terceiras décadas de vida, ataques episódicos bifásicos ou trifásicos de extremidades, pulsos periféricos amplos e simétricos, ausência de microcicatrizes, de úlceras ou de gangrenas digitais, capilaroscopia periungueal normal, velocidade de hemossedimentação normal (< 20 mm/hora) e ausência de anticorpos fator antinuclear (FAN) (títulos < 1:100). O FRs é aquele associado a outras doenças e mais frequente na terceira e quarta décadas de vida.[5-7] Ambas as formas são mais comuns em mulheres do que em homens, em uma proporção 2:1.[1,7]

No FRp, não há alterações estruturais na parede dos vasos, porém, no FRs, essa modificação estrutural pode ocorrer, especialmente em doenças autoimunes do tecido conectivo (Quadro 124.1).

São necessários esclarecimentos sobre algumas definições. Os termos *doença e síndrome* de Raynaud (SR) foram cunhados para diferenciar os dois principais subconjuntos etiológicos do FR. A doença de Raynaud define a condição em que não há distúrbio associado ou

QUADRO 124.1   Condições associadas ao fenômeno de Raynaud.

Causas do FR	Etiologia subjacente	Achados clínicos/exames complementares
Doença dos grandes vasos (geralmente sintomas unilaterais)	Compressivo (costela cervical), neurogênico (desfiladeiro cervicotoracobraquial), vasculite de grandes vasos, tromboangiite obliterante, aterosclerose	Exame clínico cuidadoso dos pulsos periféricos Imagem dos grandes vasos (angiotomografia ou angiorressonância)
Ocupacional	Síndrome mão-braço-vibração (dedo branco vibratório)	História ocupacional detalhada (p. ex., uso de ferramentas vibratórias)
Doenças reumatológicas autoimunes	Esclerose sistêmica, lúpus eritematoso sistêmico, síndrome de Sjögren, doença mista do colágeno/síndromes de sobreposição, doença indiferenciada do tecido conjuntivo, miopatias inflamatórias idiopáticas, vasculites	Anamnese e exame físico Investigações direcionadas, conforme indicado pela avaliação clínica (autoanticorpos e capilaroscopia ungueal)
Medicamentos/produtos químicos	Anfetaminas, betabloqueadores, bleomicina, cisplatina, clonidina, ciclosporina, interferona, metisergida, cloreto de polivinil	Histórico de uso de medicamentos e exposição a produtos químicos
Doença vasoclusiva	Doença da crioaglutinina, crioglobulinemia, criofibrinogenemia, paraproteinemia, malignidade (paraneoplásico)	Avaliação clínica e investigações direcionadas a qualquer causa suspeita de doença vasoclusiva
Outras causas e associações	Síndrome do túnel do carpo, queimadura por frio, hipotireoidismo, síndrome POEMS, síndrome da fibromialgia	Avaliação clínica e investigação para identificar associações (estudos de condução neural para síndrome do túnel do carpo)

FR: fenômeno de Raynaud; POEMS: polineuropatia, organomegalia, endocrinopatia, gamopatia monoclonal e alterações cutâneas. (Adaptado de Pauling et al.[1])

subjacente ao fenômeno, e a Síndrome de Raynaud (SR), aquela em que existe essa causa associada. Mas na prática, a utilização desses termos não traria vantagens. A doença de Raynaud é usada como sinônimo de FRp, porém pode gerar confusão ao associar o fenômeno a uma condição patológica com o uso da palavra doença, podendo estigmatizar e gerar ansiedade, além de levar a possíveis uso de medicações desnecessárias.

Quando o FR está associado a outros distúrbios, é, de fato, uma síndrome, pois associa vários sinais e sintomas e pode estar relacionado a muitas etiologias. A SR pode ocorrer com muitas outras condições e assume o prognóstico delas, não da própria SR.

Como não há valor adicional no uso desses termos, foi proposto, pela European Society for Vascular Medicine (ESVM), em diretriz de 2017,[1] evitar qualquer outra denominação que não seja FRp ou FRs.

Fisiopatologia

O tônus vascular é controlado por uma interação complexa entre células endoteliais, musculatura lisa da parede vascular, mediadores químicos e estimulação neuronal. Ele é o resultado de um delicado equilíbrio entre os fatores vasodilatadores e vasoconstritores. Uma perturbação desse equilíbrio pode ser observada em indivíduos saudáveis após a exposição a estresse térmico (frio ou calor), mecânico (vibração) ou emocional, resultando em vasoconstrição e/ou vasodilatação de pequenos vasos periféricos.[5,6]

Deve-se ter em mente que, para manter um tônus vascular equilibrado, é importante a integridade funcional e estrutural dos nervos periféricos (autonômicos e somáticos), das células parietais e dos elementos celulares da microcirculação.[6,7] Qualquer causa que induza alterações funcionais ou estruturais em qualquer um desses níveis pode predispor a uma vasoconstrição anormal e, portanto, ao FR.

As anastomoses arteriolovenulares (AAVs) têm inervação simpática densa e são ativadas para contrair e reduzir o fluxo sanguíneo da pele com a liberação simpática de norepinefrina, a partir de estímulos centrais ou periféricos. A distribuição das AAVs, mais numerosas nos dedos que em outras áreas do corpo, determina a diminuição do fluxo sanguíneo em resposta ao frio.[7]

A patogênese exata do FR ainda é desconhecida,[1,4] mas admite-se que um desequilíbrio entre vasoconstrição e vasodilatação, com favorecimento da vasoconstrição, seja o evento central na fisiopatologia do FR.[5-7] Na exposição ao frio, os pacientes com FR têm queda mais acentuada no fluxo sanguíneo digital, em comparação com indivíduos normais, devido a uma resposta exagerada na vasoconstrição. Embora a patogênese do FR seja complexa, as anormalidades, tanto da parede dos vasos sanguíneos quanto de mecanismos de controle neural e fatores intravasculares, são conhecidas.[2,3] Nos casos de FRp, ocorrem somente alterações funcionais.

Já nos casos de FRs relacionados às doenças do espectro da esclerose sistêmica (ES), também estão presentes alterações estruturais da parede vascular, como proliferação e fibrose intimal das pequenas artérias e arteríolas, o que resulta em diminuição do lúmen dos vasos, com redução progressiva do fluxo sanguíneo, tornando os eventos vasoespásticos mais intensos e frequentes.[4] A lesão e a ativação endoteliais, principalmente quando secundárias à ES, causam desequilíbrio entre a produção de substâncias vasoconstritoras e vasodilatadoras, com aumento da produção de endotelina-1 (potente vasoconstritor) e diminuição da produção de óxido nítrico (ON) e prostaciclina (vasodilatadores).[5,7] Ao nível da microcirculação, as alterações mais marcantes são a perda e a dilatação capilar, que levam a distorção significativa de sua arquitetura. Tais alterações podem causar isquemia digital, úlceras isquêmicas e reabsorção óssea e cutânea de extremidades.[8-12]

Quadro clínico

A gravidade clínica do FR varia amplamente, indo desde um desconforto leve na extremidade acometida até sinais e sintomas intensos, que causam grande impacto na qualidade de vida. A alteração da coloração ocorre em determinada sequência de duas ou três cores, propiciando a classificação quanto à forma de apresentação do FR em bifásico ou trifásico, respectivamente (Figura 124.1).

O FR trifásico possui três fases que surgem em ordem cronológica e se apresentam, à ectoscopia, como palidez, cianose e rubor na extremidade afetada e cujo processo fisiopatológico está descrito a seguir:

- Primeira fase: com o estímulo nervoso, as arteríolas se contraem imediatamente, enquanto as vênulas demoram um pouco mais, iniciando a palidez
- Segunda fase: após algum tempo, o espasmo arteriolar cessa, mas o espasmo venular persiste, devido a uma maior lentidão da resposta neuromotora das veias. O sangue que chega ao local permanece o tempo suficiente para haver o consumo de oxi-hemoglobina e causar o aparecimento da cianose
- Terceira fase: ao cessar o espasmo venular, todo o território microvascular entra em regime de hiperemia reativa, justificando o rubor e o calor da pele.

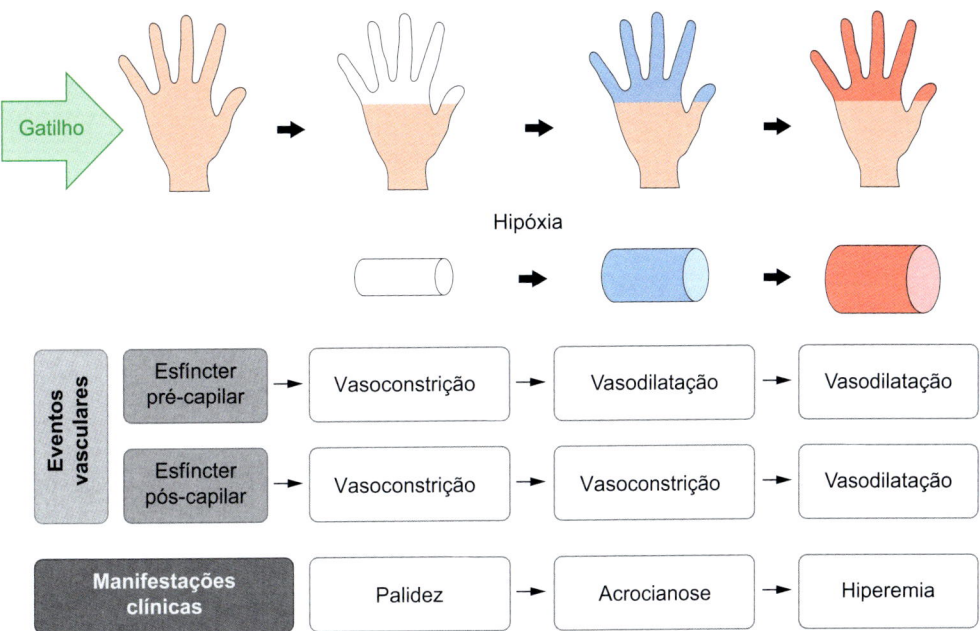

FIGURA 124.1 Processo em fases: correlação entre manifestações clínicas e eventos vasomotores do fenômeno de Raynaud. O fenômeno de Raynaud trifásico tem início com uma fase de vasoconstrição dos esfíncteres pré-capilares das artérias e arteríolas digitais que determina a palidez acentuada inicial (fase isquêmica). A hipóxia e o acumulo de catabólitos, ocasiona relaxamento dos esfíncteres pré-capilares e vasodilatação reacional, determinando um hiperfluxo de sangue em áreas isquêmicas com rápida dessaturação da hemoglobina ocasionando cianose (fase cianótica). Após a remoção desses catabólitos, com a dilatação do esfíncter pré e pós-capilar, induz-se a uma hiperemia reativa, muitas vezes dolorosa (fase de eritema). (Fonte: Prete et al.[7])

Nas formas bifásicas do FR, a delimitação das fases é menos precisa, com constrição e relaxamento das arteríolas e das vênulas prejudicadas pelas lesões neurovasculares provocadas, na maioria das vezes, por doença do tecido conjuntivo, podendo haver palidez e cianose ou, mais raramente, palidez e rubor. Como a cianose e o rubor nem sempre estão presentes, deve-se lembrar que a palidez, por si só, pode permitir o diagnóstico de FR.

As mudanças de cor começam na ponta de um ou mais dedos e se espalham distalmente pelas falanges. A demarcação das alterações de cor geralmente é evidente e circunferencial. A parestesia e a dor, quando presentes, geralmente são pouco intensas e acompanham a fase isquêmica do FR. Nos climas quentes, raramente o FR produz lesões tróficas e, quando ocorrem, geralmente são derivadas da doença de base associada.[5]

Apesar do FR envolver mais frequentemente os quirodáctilos, até 5% dos pacientes têm sintomas iniciais nos pés.[4,5] De maneira menos comum, o FR pode acometer nariz e lobos das orelhas e, mais raramente, a língua. Cada episódio de FR dura, em média, 20 minutos, embora possa persistir por horas. No FRp, encontram-se características diferentes do FRs, como acometimento simétrico, história familiar, idade < 30, episódios menos intensos e frequentes, ausência ou baixos títulos de anticorpos antinucleares e ausência de outros achados patológicos. No FRs, os episódios são caracteristicamente intensos, frequentes, recorrentes, dolorosos, assimétricos e associados a alterações vasculares histopatológicas. Tais alterações são determinantes do aparecimento de ulcerações acrais, originando cicatrizes digitais ou necrose e gangrena (Figura 124.2). Pode ocorrer reabsorção óssea acral, autoamputação de falanges e infecção com osteomielite em casos graves. As úlceras digitais se tornarão crônicas (duração maior que 6 meses) em 32% dos pacientes, e 33% dos casos necessitarão de abordagem cirúrgica. Algumas características clínicas, como a esclerodactilia e cicatrizes pontilhadas sobre a polpa do dedo (*pitting*), podem sugerir maior probabilidade de progressão para doenças do tecido conjuntivo e cumprir critérios diagnósticos para ES, segundo a classificação de 2013 do American College of Rheumatology/European Alliance of Associations for Rheumatology (ACR-EULAR).[1,6]

Diagnóstico

O diagnóstico do FR é clínico, sendo, na maioria das vezes, feito pela história de crises vasoespásticas das mãos, despertadas pelo trauma, frio e/ou emoção e atenuadas pelo calor. Tais crises geralmente têm início abrupto e são de curta duração. Na anamnese, deve ser investigado o momento de início do FR (se houve algum fator desencadeante), sua evolução, frequência, duração, além da presença de comorbidades, uso de medicamentos ou substâncias vasoconstritoras e a atividade laboral (exposição a máquinas vibratórias, frio ou a produtos químicos), além da história familiar de FR.[2,3]

O FR pode ser reproduzido pelo teste provocativo de imersão das mãos na água fria. A não ser nas formas avançadas ou nas formas secundárias à ES, o FR é caracteristicamente, intermitente e sazonal, todavia, nas formas bifásicas, pode haver persistência do tom cianótico nos intervalos das crises, simulando a AC.[4]

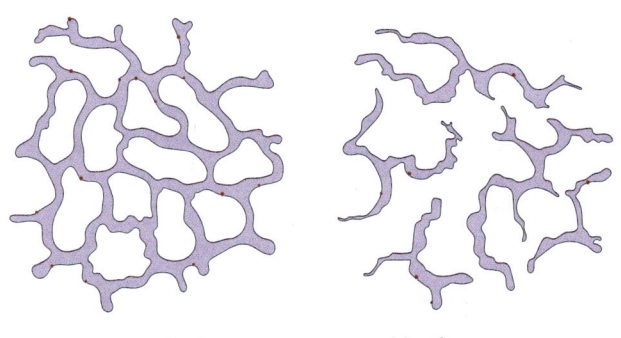

Livedo reticular   Livedo racemoso

FIGURA 124.2 Paciente com esclerodermia cutânea limitada apresentando ulcerações e necroses em pontas digitais. (Fonte: arquivo pessoal.)

A videocapilaroscopia é um exame complementar não invasivo e de fácil execução, que avalia a microcirculação em leito periungueal e é de grande valia para elucidação diagnóstica na suspeita de ES (83 a 97% de sensibilidade e 89 a 98% de especificidade), além de ser útil no controle evolutivo desses pacientes.[7] É recomendável que, no acompanhamento do paciente com FRp, este seja examinado pelo menos uma vez ao ano, para avaliar o surgimento de achados sugestivos de doenças associadas ao FRs.

Alguns autores propuseram abordagens para classificação e diagnóstico de FR, como pode ser visto no Quadro 124.2.[1,5] Elas se baseiam no autorrelato do paciente, eventualmente usando gráficos coloridos e focam em um episódio vasoespástico típico do FR, com alterações da coloração digital desencadeadas pela exposição ao frio.

O exame físico deve incluir, além da inspeção, com pesquisa de lesões tróficas e outros sinais de doenças secundárias (calcinose, telangiectasias, *pitting* digital, esclerodactilia e espessamento da pele), a mensuração da pressão arterial sistêmica em ambos os braços e a palpação das artérias subclávias, braquiais, radiais e ulnares. A presença de pulsos radiais ou ulnares palpáveis não significa que essas artérias estejam pérvias em toda extensão, pois o local mais comum de bloqueio da artéria ulnar é na eminência hipotenar. Assim, o teste de Allen deve ser realizado em todos os pacientes com suspeita de FR, para detectar a presença de oclusão da artéria ulnar (ou radial por analogia) e testar a integridade do arco palmar.

Tratamento

As opções de tratamento do FR são variáveis e dependentes da gravidade dos sintomas e da causa subjacente, sendo necessário uma abordagem multidisciplinar, incluindo o controle da doença de base, intervenções não farmacológicas (que devem ser adotadas por todos os pacientes) e farmacológicas.[4-7]

QUADRO 124.2	Diversas abordagens e critérios para diagnóstico e classificação do fenômeno de Raynaud.
Critérios de classificação com base na avaliação clínica (Brennan et al.)[13]	Negativo: ausência de episódios de mudança de cor (palidez, cianose, eritema) ou sintomas (parestesia, dormência) na exposição ao frio Possível: episódios de alterações unifásicas (palidez, cianose, eritema) e/ou parestesia ou dormência Definido: episódios repetitivos de cor bifásica (pelo menos dois de palidez, cianose, eritema), em ambientes frios ou normais Forte: episódios repetitivos de cor bifásica (pelo menos dois de palidez, cianose, eritema), além de parestesia ou dormência, ocorrendo em ambientes frios e normais
Com base em perguntas de rastreio (Wigley)[14]	1. Seus dedos são extremamente sensíveis ao frio? 2. Seus dedos mudam de cor quando expostos a temperaturas frias? 3. Eles ficam brancos, azuis ou ambos? O diagnóstico do FR é confirmado por uma resposta positiva das três questões Se positivo para o diagnóstico do FR, outros critérios para a distinção de FRp *versus* FRs são então avaliados
Critérios para o diagnóstico de FRp (LeRoy and Medsger)[15]	Ataques vasoespásticos precipitados por frio ou estresse emocional Ataques simétricos envolvendo as duas mãos Ausência de necrose ou gangrena Sem história ou exame físico sugestivos de causa secundária Capilaroscopia normal Taxa normal de sedimentação de eritrócitos (VHS) Achados sorológicos negativos, particularmente em teste negativo para anticorpos antinucleares
Esquema de classificação baseado em tabelas de cores e questionário (Maricq and Weinrich)[16]	Questionário a) Seus dedos são sensíveis ao frio? b) Seus dedos têm mudanças incomuns de cor? Se "Sim", eles se tornam brancos, azuis, vermelhos ou roxos? Negativo: sem palidez de mão em fotografia ou definida em escala de cores Possível: palidez de mão em fotografia e/ou escala de cores, mas insuficiente para definir Definido Pelo menos três dos seguintes: 1. Palidez em fotografia 2. Palidez por escala de cores 3. Sim para a pergunta (a) 4. Sim para a pergunta (b)
Abordagem em três etapas para o diagnóstico de FR (Maverakis et al.)[17]	Etapa 1) Faça a pergunta de triagem Seus dedos são extraordinariamente sensíveis ao frio? Sim, continue na etapa 2 Etapa 2) Avaliar as alterações de cores Ocorrência de mudanças bifásicas de cor durante os episódios vasoespásticos (branco e azul)? Sim, continue na etapa 3 Etapa 3) Verificar a presença dos seguintes critérios (a) Os episódios são desencadeados por outras coisas, que não o frio (p. ex., estresses emocionais) (b) Os episódios envolvem as duas mãos, mesmo que o envolvimento seja assíncrono e/ou assimétrico (c) Os episódios estão associados a dormência e/ou parestesias (d) As mudanças de cor observadas são geralmente caracterizadas por uma borda bem demarcada entre pele afetada e não afetada (e) As fotografias fornecidas pelo paciente apoiam fortemente o diagnóstico de FR (f) Às vezes, os episódios ocorrem em outros locais do corpo (p. ex., nariz, orelhas, pés e aréolas) (g) Ocorrência de alterações trifásicas da cor durante os episódios vasoespásticos (branco, azul e vermelho). Se três ou mais critérios (a-g) estiverem presentes, o paciente tem FR

FR: fenômeno de Raynaud; FRp: fenômeno de Raynaud primário; FRs: fenômeno de Raynaud secundário; VHS: velocidade de hemossedimentação. (Adaptado de Maverakis et al.[17] e Pauling et al.[1])

Medidas e cuidados gerais

As medidas não farmacológicas incluem educação do paciente para evitar os gatilhos, como exposição ao frio com uso de roupas, luvas e calçados apropriados para manter a temperatura corporal; e abolir o uso de fármacos vasoconstritores, além da cessação do tabagismo, que deve ser fortemente desencorajado. Estratégias visando reduzir a excitação psíquica também são úteis. As intervenções farmacológicas estão indicadas quando a abordagem não farmacológica é ineficaz na redução dos sinais e sintomas. Todos os pacientes que apresentam o FR com frequência, intensidade e duração progressivamente maiores e, principalmente, evoluindo para ulcerações digitais, devem receber tratamento medicamentoso (Figura 124.3).

Tratamento medicamentoso em distúrbios ou crises espásticas de repetição

Diversas classes de medicamentos têm sido usadas, mas ainda existe uma lacuna de estudos randomizados e controlados que indiquem uma terapia medicamentosa específica.[6] Independentemente do agente farmacológico empregado, a recomendação é iniciar o tratamento com baixas doses e aumentar gradualmente, enquanto se monitora tanto a resposta terapêutica quanto os efeitos colaterais que eventualmente possam surgir.

A classe de medicamento mais comumente usada no início do tratamento do FR é a dos bloqueadores de canal de cálcio (BCC), preferencialmente nifedipino. Uma metanálise concluiu que o uso de bloqueadores do canal de cálcio, no FR primário, pode reduzir significativamente tanto o número de crises semanais, quanto a gravidade dos sinais e sintomas. Por vezes, podem ocorrer efeitos colaterais do uso dos BCC, como cefaleia, tontura, náuseas, palpitações e edema perimaleolar.

Estudos com antagonistas dos receptores adrenérgicos alfa (prazosina) demonstraram redução na gravidade das crises vasoespásticas, tanto em subgrupos de FRp quanto de FRs. Todavia, seu uso pode ser limitado por efeitos colaterais, como fadiga, tontura e cefaleia. Nos casos em que BCC ou antagonistas do receptor adrenérgico alfa não podem ser usados devido aos efeitos colaterais ou se mostram ineficazes, pode-se utilizar um inibidor da fosfodiesterase 5 (citrato de sildenafila), que, segundo estudos recentes, apresenta boa resposta, sobretudo, nos portadores de ES, com significativa redução de úlceras digitais. O citrato de sildenafila pode ser considerado droga de primeira escolha no tratamento do FRs. Agentes hemorreológicos, como a pentoxifilina e o buflomedil, além de vasodilatadores, como o cilostazol, também podem ser associados, em casos de descompensação isquêmica.

A bosentana, um antagonista do receptor da endotelina, tem sido usada para tratar casos de refratariedade no FRs e úlceras digitais nos pacientes com ES. Estudos com o uso intravenoso de análogo sintético da prostaciclina PGI2 (iloprost) e da prostaglandina PGE3 (alprostadil alfadex) têm demonstrado redução na frequência, na duração e na gravidade das crises, além de promover a cicatrização das úlceras no FRs.

Intervenções cirúrgicas e bloqueios nervosos

O bloqueio anestésico dos nervos mistos ou simpáticos pode ser realizado nos casos de dor intensa e refratária à analgesia e/ou de lesões isquêmicas digitais.

A simpatectomia periarterial digital pode ser considerada em casos em que há isquemia crítica digital ou ulceração refratária, apesar de terapia vasodilatadora agressiva. Já a simpatectomia dos membros superiores por toracoscopia, na atualidade, não tem papel definido, uma vez que estudos retrospectivos com pacientes

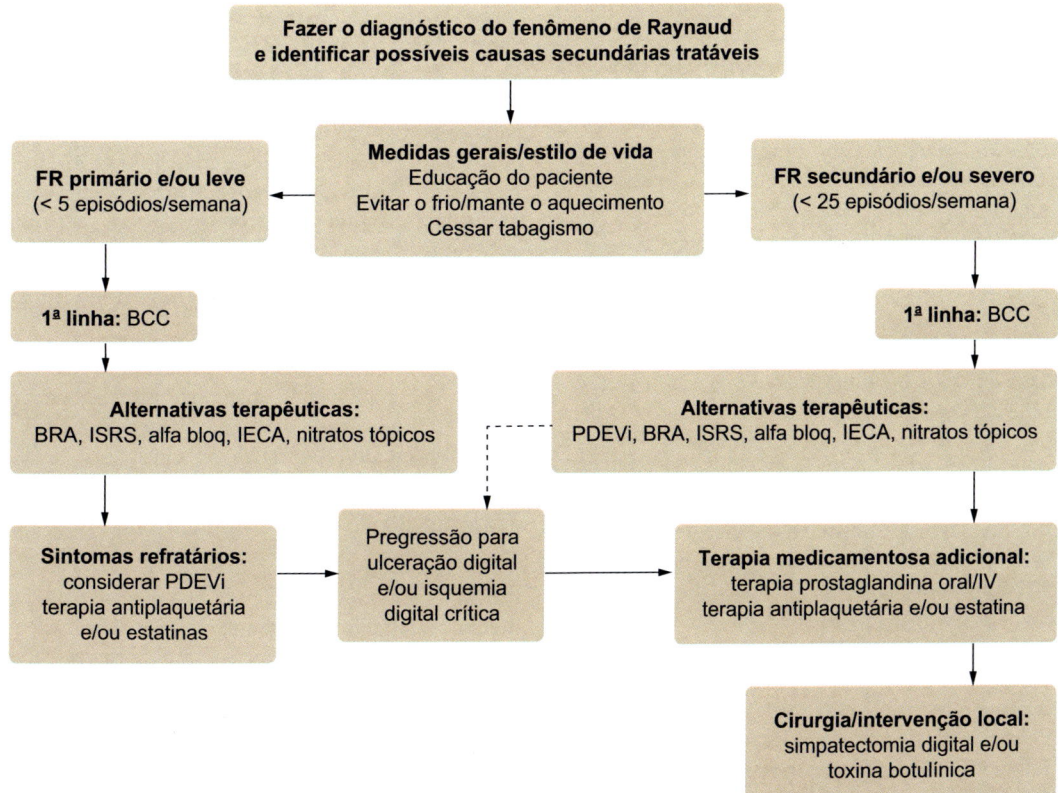

FIGURA 124.3 Abordagem prática do fenômeno de Raynaud. alfa bloq: bloqueadores dos receptores alfa-adrenérgicos; BCC: bloqueador do canal de cálcio; BRA: bloqueadores de receptores da angiotensina; FR: fenômeno de Raynaud; IECA: inibidores da enzima conversora de angiotensina; ISRS: inibidor seletivo do receptor de serotonina; IV: via intravenosa; PDEVi: inibidores da fosfodiesterase tipo 5. (Adaptada de Pauling et al.[1])

portadores de FRp e FRs que foram submetidos a essa intervenção demonstraram resposta positiva inicial em 77% dos casos, todavia, com recorrência dos sintomas em 60% dos pacientes, em um prazo médio de 5 meses.

O acompanhamento regular desses pacientes a cada 3 a 6 meses, para avaliação tanto da resposta terapêutica quanto dos efeitos colaterais da terapia, é primordial.

ACROCIANOSE

A AC, originalmente descrita por Crocq, em 1896, é um distúrbio vasomotor caracterizado pela descoloração fixa azulada das extremidades, acometendo predominantemente os dedos das mãos e pés, podendo se estender para punhos e tornozelos e, raramente, face, geralmente de forma simétrica e persistente.[4] A descoloração azulada é relativamente persistente, menos episódica e não está associada com desconforto, quando comparada ao FR. Pode ser intensificada com a exposição ao frio e estresse emocional.

A AC é rara, especialmente nas regiões de clima quente, e pode ser idiopática (primária) ou associada a uma variedade de desordens sistêmicas (secundária). A forma primária afeta predominantemente mulheres jovens, é benigna e tem prognóstico favorável; na forma secundária, qualquer faixa etária pode ser afetada e seu prognóstico depende da doença de base associada.[3] As causas de AC secundárias estão relacionadas no Quadro 124.3.

Fisiopatologia

Os mecanismos fisiopatológicos da AC primária ainda não são bem estabelecidos, mas envolvem a desregulação do tônus arteriolar e o desequilíbrio no sistema nervoso autônomo e na resposta aos mediadores vasoconstritores circulantes.[5] A anormalidade fundamental na AC é um vasospasmo persistente de arteríolas cutâneas, que levam à dilatação venular compensatória nos leitos vasculares pós-capilares. A hipoxia causada por vasoconstrição pré-capilar aumenta a liberação de mediadores vasodilatadores que levam a uma dilatação pós-capilar e a um possível *shunt* arteriovenoso do plexo subpapilar. Outros potenciais mediadores da vasoconstrição alterada na AC incluem epinefrina, norepinefrina, serotonina e endotelina 1. Outros possíveis mecanismos incluem disfunção reológica (eritrócitos inflexíveis), maior adesividade plaquetária e viscosidade plasmática aumentada.[4,5]

Quadro clínico

A forma primária da AC é caracterizada como uma coloração persistentemente azulada, indolor e simétrica dos dedos das mãos, dos pés ou das porções distais dos membros, na segunda ou terceira décadas de vida e, mais, frequentemente, em mulheres, do que em homens.[3,4] A incidência diminui com a idade. Pode haver relato de frialdade, mas tipicamente não há dor ou lesão tecidual. Se houver dor, gangrena ou ulceração, outro diagnóstico deve ser considerado. Mais raramente, outras partes do corpo também podem ser acometidas, como ponta do nariz, orelhas, lábio e mamilos. Também podem ocorrer hiperidrose palmo-plantar e edema digital, especialmente no verão. As mudanças de cor geralmente são persistentes e agravadas pela exposição ao frio ou pela pendência de membros, mas melhoram com o calor e a elevação. Ao ser realizada a digitopressão na pele acrocianótica, ocorre um branqueamento, com retorno lento e irregular do sangue, da periferia em direção ao centro, descrito como "sinal de Crocq", uma característica da AC. Os pulsos distais são normais na forma primária e não há ulcerações. A forma secundária é ocasionalmente dolorosa e pode ter distribuição simétrica ou assimétrica. Pulsos distais podem ou

não ser palpáveis, e podem ocorrer ulcerações distais, dependendo da doença de base associada.

As mudanças de cor persistentes da AC devem ser diferenciadas das alterações paroxísticas de cor do FR; neste, há intermitência ou acentuação em crises. Além do mais, a AC atinge toda a mão, com hiperidrose, tumefação e ausência de dor e de distúrbios tróficos. A palidez digital ocorre apenas no FR.

Diagnóstico

O diagnóstico da AC é eminentemente clínico, sem necessidade de exames laboratoriais ou de imagem. Devem ser obtidos anamnese e exame físico cuidadosos, a fim de avaliar doenças subjacentes como causas potenciais da alteração de cor.[2,3] Na AC primária, os pulsos arteriais e a oximetria de pulso são normais. A elevação de membro cianótico acima do nível do coração produz palidez, sugerindo que não há obstrução venosa. Já a AC secundária pode ocorrer associada à anorexia nervosa, doença do tecido conjuntivo (ES, lúpus eritematoso sistêmico [LES], artrite reumatoide, doença mista do tecido conjuntivo e síndrome do anticorpo antifosfolipídio [SAF]), doença oclusiva arterial (aterosclerose e embolia séptica), coagulopatia (coagulação intravascular disseminada e trombocitopenia induzida por heparina), malignidade (linfoma), infecção (hepatite C) e crioglobulinemia. Além disso, uma cuidadosa revisão nas medicações e toxinas associadas à AC (antidepressivos tricíclicos, interferona alfa e beta, anfotericina B, arsênico e nitrito). A toxicidade por arsênico crônica, acompanhada por AC, é conhecida como "doença do pé-preto", uma condição grave que pode levar à gangrena e à amputação de membros. Quando existir a suspeita de uma causa secundária para a AC, testes laboratoriais e de imagem, similares aos já descritos da abordagem do FRs, podem ser solicitados.

Tratamento

A AC primária é uma condição benigna que, em geral, apenas requer medidas conservadoras, como evitar exposição ao frio e usar vestimentas, visando manter temperatura corporal adequada, além de abolir o tabagismo. Evidências fracas sugerem benefício dos bloqueadores adrenérgicos e dos canais de cálcio.[4,18] O uso tópico de minoxidil ou ácido nicotínico tem sido relatado em alguns ensaios clínicos, com algum efeito, mas com respostas variadas. Há ainda relatos de que o uso da bromocriptina pode aliviar a AC, mas pode causar FR. O bloqueio de nervos simpáticos e a simpatectomia podem ser empregados em casos graves, mas raramente são apropriados para a AC primária. A AC secundária é mais efetivamente mitigada pelo tratamento da doença de base.

LIVEDO RETICULAR

O LRet é um achado de exame físico, caracterizado por uma alteração da coloração da pele com manchas avermelhadas ou violáceas em padrão reticular, que dão aspecto "rendado" às áreas que atinge, sendo mais comumente observado nos membros inferiores, mas também pode afetar o abdome, o tórax e os membros superiores.[19]

Quadro clínico e classificação

Com exceção de uma sensação subjetiva de frio, dor e dormência, a maioria dos pacientes é assintomática.[20] O aspecto é reticular, rendado ou mosqueado da pele, com uma trama de tons que variam entre o avermelhado ao azulado ou violeta, com poucos centímetros de diâmetro, alternados com pele de cor normal ou pálida.[2,3] Os LRet podem ser classificados em dois tipos: o primário, em que o padrão rendado compreende círculos completos (ininterruptos), e o secundário ou racemoso, que tem um padrão rendado incompleto (quebrado) (Figura 124.4). Ambos são descritos a seguir.

Livedo reticular primário ou cutis marmorata

É a forma fisiológica e benigna, com distribuição simétrica, indolor, geralmente limitada às extremidades. Raramente associa-se a outras anormalidades cutâneas (lesões tróficas ou alterações histopatológicas dos vasos da pele).[20] É comum na infância e em mulheres saudáveis da segunda a quinta décadas de vida, sendo frequentemente reversível. Pode ser agravado pela exposição ao frio e dissipar-se com o aquecimento. É intensificado no declive e amenizado no aclive e pode ser associado à discreta diminuição da temperatura local.

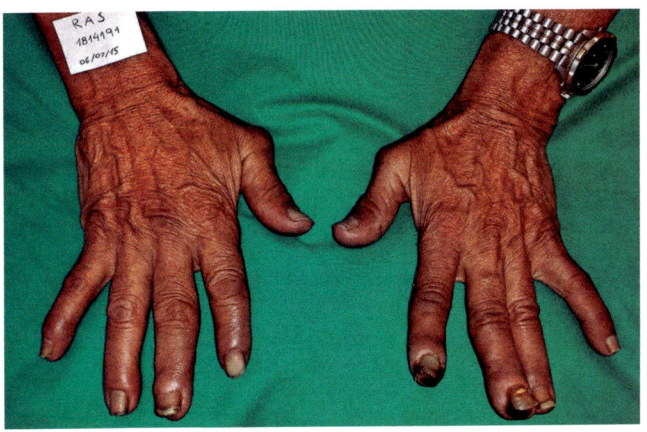

FIGURA 124.4 Representação dos padrões de livedo: reticular, *à esquerda*, e reticular secundário, *à direita*.

Livedo reticular secundário ou livedo racemoso

Livedo racemoso (LRac) é uma condição permanente, fixa e sempre patológica, associada a alguma doença subjacente.[19] Apresenta distribuição assimétrica do aspecto "rendado" irregular, com envolvimento difuso de extremidades, tronco, nádegas e/ou face. É considerado uma dermopatia isquêmica, podendo ser doloroso e com manifestações cutâneas concomitantes, incluindo púrpura, nódulos, máculas, ulcerações e/ou cicatrizes do tipo atrofia branca. São várias as causas associadas ao LRet secundário ou LRac e algumas delas estão listadas no Quadro 124.4.

Existe forte correlação entre SAF e LRet secundário, sendo esta sua principal manifestação cutânea, e suas definições estão presentes

QUADRO 124.4	Condições associadas ao livedo reticular.		
Congênita	**Hematológica/hipercoagulabilidade**	**Autoimune**	**Neoplasias**
Cutis marmorata telangectásica congênita/vasculite transplacentária transitória	SAF Síndrome de Sneddon Crioglobulinemia Criofibrinogenemia Mieloma múltiplo Aglutinina fria Policitemia vera Trombocitemia essencial Deficiência de proteína C, S ou AT Trombose venosa profunda CIVD Púrpura trombocitopênica trombótica Síndrome hemolítico urêmica Calcifilaxia, êmbolos sépticos	Vasculite de pequenos vasos Vasculite de vasos médios: ■ Poliarterite nodosa ■ Vasculite reumatoide ■ Granulomatose de Wegener ■ Poliarterite nodosa ■ Poliangiite microscópica ■ Vasculite nodular ■ TAO Vasculite de grandes vasos Arterite de Takayasu Arterite temporal	Carcinoma de células renais Câncer de mama inflamatório Leucemia linfocítica aguda Micose fungoide Linfoma angiotrófico
Neurológicas	**Medicações**	**Infecções**	**Doenças do tecido conjuntivo**
Reflexo distrofia simpática AVE Esclerose múltipla Encefalite Poliomielite Doença de Parkinson Lesão cerebral	Amantadina Minociclina Difenidramina + piritildiona Gencitabina Trombolíticos Interferona beta Interação eritromicina/lovastatina Catecolaminas Bismuto Quinidina Arsfenamina	Hepatite C Pneumonia por micoplasma Brucelose *Coxiella burnetii* Parvovírus B19 Tuberculose Meningococcemia Estreptococcemia Rickettsia Febre reumática Febre do tifo Infecção viral Sífilis Endocardite	Dermatomiosite LES Esclerose sistêmica Doença de Still Doença de Sjögren Síndrome de Sharp

AT: antitrombina; AVE: acidente vascular encefálico; CIVD: coagulação intravascular disseminada; LES: lúpus eritematoso sistêmico; SAF: síndrome do anticorpo antifosfolipídio; TAO: tromboangiite obliterante. (Adaptado de Sajjan et al.[21])

nos critérios de classificação revisados para SAF.[19,20] Está presente em aproximadamente 25% dos pacientes com SAF e em até 70% dos pacientes com LES associado à SAF.

Fisiopatologia

A fisiopatologia do LRet não está claramente definida, mas sabe-se que, em todas as formas, a alteração cutânea característica resulta de alterações microvasculares cutânea, incluindo o plexo venoso subpapilar.[19] Os segmentos pálidos da pele correspondem à constrição arteriolar e os cianóticos, às vênulas em espasmo, que se distribuem em forma de malhas, alternando com segmentos de pele rósea de vasos dérmicos com motricidade e fluxo normais.[20]

O vasospasmo arteriolar fisiológico produz a descoloração cutânea mosqueada e reversível do LRet primário. Acredita-se que as alterações dos vasos cutâneos ocorram devido a uma instabilidade neurossimpática constitucional, com perturbação da inervação dos nervos motores perivasais.[4] Já no LRac, o vasospasmo arteriolar prolongado ou outra condição sistêmica (como trombose e/ou hiperviscosidade, inflamação ou doença embólica) podem causar alterações no plexo venoso, que podem levar ao aspecto "rendado" da pele, com achados histopatológicos que indicam a possibilidade de um processo inflamatório e/ou imunológico envolvido na sua patogênese.[19,20]

Diagnóstico

O diagnóstico do LRet primário (*cutis marmorata*) é baseado em seu quadro clínico, sendo fundamentais anamnese e exame físico minuciosos, compreendendo a localização, a duração e a forma do LRet, além de fatores de exacerbação e alívio, presença de outros achados cutâneos associados, estigmas de doenças do tecido conjuntivo e outras causas secundárias.[19] Não há anormalidades laboratoriais características. Como o LRac é sempre patológico, diante do quadro típico, testes sorológicos devem ser direcionados para identificar a doença de base baseados na anamnese, exame físico e fatores de risco.[4] Todavia, todos os pacientes que apresentem LRac devem ser investigados para SAF. A biopsia de pele não é necessária para o diagnóstico do LRet, mas biopsias por *punch* de uma área central esbranquiçada ou de área periférica azulada podem ser úteis na diferenciação com vasculite.[21]

Tratamento

Nos casos de LRet primário, evitar exposição ao frio e elevação do membro acometido normalmente são suficientes no controle, uma vez que a discromia é benigna e quase sempre constitui mero problema estético.[20,21] Vasodilatadores podem ser utilizados, caso o paciente seja significativamente afetado pela aparência estética, e é aconselhável seu acompanhamento, até que seja excluída uma origem secundária do LRet. O tratamento do LRac deve ser direcionado à etiologia subjacente.[21] Pacientes com LRac e SAF complicados com trombose devem ser tratados com anticoagulante. Todavia, até o momento não há evidências de como devem ser tratados pacientes com LRac e SAF, sem história de trombose.

ERITROMELALGIA

A EM, também conhecida como eritermalgia, eritromelia, eritralgia ou doença de Mitchell, é um distúrbio vasomotor microvascular da pele caracterizado pela tríade clássica de dor, eritema e calor nas porções distais das extremidades.[2-4] É uma doença com incidência variável, porém rara (1,3 caso/100 mil pessoas), sendo o sexo feminino ligeiramente mais acometido do que o masculino.[22]

Classificação e fisiopatologia

A EM é classificada em primária ou secundária. A forma primária é de herança autossômica dominante e está relacionada às mutações dentro do gânglio nociceptor da bainha dorsal e dos gânglios neurais dos neurônios simpáticos.[4] O aumento das respostas aos pequenos estímulos diminui o limiar de impulsos simples e estímulos de alta frequência dos impulsos nos neurônios sensoriais da dor. Sinais e sintomas parecem depender do maior fluxo sanguíneo microvascular da derme proveniente da vasodilatação arteriolar despertada pelo calor.[2,3] A EM secundária está associada a alguma doença de base, geralmente síndromes mieloproliferativas, como policitemia vera ou trombocitose essencial. Outras causas estão listadas no Quadro 124.5. As diferenças entre a EM primária e secundária estão descritas no Quadro 124.6.

Quadro clínico e diagnóstico

A apresentação clássica é caracterizada por vermelhidão acral paroxística, calor e dor em queimação, frequentemente associada a edema.[3,4] Os pés e pododáctilos estão envolvidos na maioria dos casos, enquanto as mãos e quirodáctilos são afetados em cerca de

QUADRO 124.5	Causas da eritromelalgia secundária.
Doenças hematológicas	
Policitemia vera, trombocitopenia idiopática, leucemia e macrocitose sistêmica	
Erupções medicamentosas	
Contraste de iodo, bloqueadores dos canais de cálcio e bromocriptina	
Distúrbios do tecido conjuntivo	
Lúpus eritematoso sistêmico, artrite reumatoide, síndrome de Sjögren e vasculites	
Neoplasias	
Carcinoma de cólon ou de mama, linfoma subcutâneo de células T tipo paniculite, astrocitoma, timoma e síndromes paraneoplásicas	
Doenças metabólicas	
Diabetes melito (tipos 1 e 2), hipercolesterolemia e gota	
Doenças infecciosas	
Influenza, HIV, infecções bacterianas e sífilis	
Distúrbios musculoesqueléticos e neuropatias	
Ciática, síndrome do túnel do carpo, traumas, queimaduras, neurofibromatose, esclerose múltipla e neuropatia de pequenas fibras	
Outros	
Aterosclerose, tromboembolismo, êmbolos de colesterol, intoxicação por cogumelos, líquen escleroso e envenenamento por mercúrio	

Adaptado de Mann et al.[22]

QUADRO 124.6	Diferenças entre eritromelalgias primária e secundária.	
	Primária	**Secundária**
Gene envolvido	Gene *SCN9A*	Nenhum identificado
Associação de doenças	Não aplicável	Múltiplas
Distribuição	Simétrica mais provável	Assimétrica mais provável
Idade de início	Mais jovem	Mais avançada
Tratamento	Direcionado (mexiletina, novos moduladores seletivos de Na 1)	Tratamento da doença de base

Adaptado de Mann et al.[22]

25% dos casos. O acometimento de cabeça e pescoço é raro – 2% dos casos. A EM é frequentemente bilateral e simétrica, embora possam ocorrer apresentações unilaterais. Fatores exacerbantes incluem calor ambiente, deambulação, exercício físico, pendência prolongada de membros, uso de calçados e luvas e ingestão de álcool. O episódio típico de EM é intermitente, com duração de minutos a horas ou até dias. Em casos raros, as manifestações assumem um curso crônico. A EM pode ser complicada por ulcerações em casos de síndrome mieloproliferativa e/ou imersão prolongada em água fria para alívio dos sintomas. Não há exame diagnóstico para a EM, porém existem critérios diagnósticos estabelecidos (Quadro 124.7).

O diagnóstico diferencial inclui celulite, erisipela, osteomielite, dermatites, síndrome do complexo da dor regional, LES, neuropatias periféricas, insuficiência arterial ou venosa e crises de gota.

Tratamento

O tratamento é difícil e deve ter abordagem multidisciplinar, incluindo o controle da doença de base, intervenções não farmacológicas e farmacológicas.[22] As medidas não farmacológicas incluem educação do paciente para evitar os gatilhos, elevação periódica dos membros e exposição de curta duração em água fria. Farmacoterapia tópica (lidocaína, cetamina, amitriptilina, gabapentina e diclofenaco isoladamente ou em formulações compostas) e sistêmica (ácido acetilsalicílico [AAS], gabapentina, pregabalina, amitriptilina, carbamazepina, glicocorticoides e mexiliteno) são normalmente necessárias.[9] O AAS é comumente usado para EM associada à síndrome mieloproliferativa. Procedimentos cirúrgicos, incluindo simpatectomia e bloqueio dos nervos simpáticos, podem ser usados como alternativas, em casos de dor intratável. Atualmente, estudos estão sendo feitos com inibidores dos canais de sódio, orais e tópicos, para averiguar a eficácia no tratamento.[4,22]

ERITEMA PERNIO

O EP ou perniose é uma desordem inflamatória cutânea que compreende edema localizado e eritema causado pela exposição ao frio, umidade e a condições não relacionadas ao frio.[8] Existem diversos outros nomes não usados na literatura para descrever essa condição, como pernio, pernio-*like*, *chilblains* ou paniculite do frio. O acometimento principal ocorre nas extremidades, como mãos, pés, orelhas e face. Na sua forma primária, o EP não está associado a uma doença subjacente, já sua forma secundária está associada a alguma outra condição clínica.[5]

Quadro clínico

A apresentação inicial do EP é a instalação aguda de lesões do tipo máculas vermelho-arroxeadas, pápulas ou placas, que aparecem em uma ou mais partes do corpo expostas ao frio, sobretudo em extremidades. As lesões podem variar em tamanho, forma, cor e número e são associadas a prurido, queimação e dor.[5] As lesões agudas normalmente são autolimitadas, uma vez que a exposição ao frio cessa. Apesar de pouco frequentes, podem ocorrer complicações do EP agudo como rachaduras, ulcerações e infecções secundárias.

O EP crônico pode ocorrer quando há exposição repetida e prolongada ao frio ou o paciente apresenta períodos recorrentes de EP agudo. As lesões crônicas podem estar associadas a úlceras, cicatrizes, atrofia e descoloração permanente. Os adultos tendem a ter formas mais graves de EP e, se não tratadas, podem desenvolver doença oclusiva microvascular. Por outro lado, as crianças podem apresentar quadros de EP agudo por períodos recorrentes.

Em sua forma secundária, o EP pode estar associado a diversas condições que incluem anorexia nervosa, FR, AC, macroglobulinemia, disproteinemia, leucemia, crioglobulinemia, LES, SAF, doença arterial periférica, EM e síndrome dolorosa complexa regional. É importante ressaltar que o FR e a AC podem coexistir com EP e causar perniose secundária ou se manifestar clinicamente após diagnóstico inicial de EP.[1-5]

Epidemiologia

O EP tem ocorrência sazonal e maior prevalência em regiões de clima frio ou está relacionado à exposição ocupacional, à umidade e ao frio, mas vem tornando-se cada vez menos frequente, devido ao desenvolvimento de sistemas de calefação em residências e locais de trabalho. Pode acometer ambos os sexos e em faixas etárias variadas, todavia, em algumas séries de casos publicados, há predominância pelo sexo feminino, com média de idade entre 30 e 40 anos, sendo observada associação frequente com tabagismo.[5]

Fisiopatologia

A patogênese do EP ainda é desconhecida, mas sabe-se que a suscetibilidade individual à exposição ao frio desempenha seu papel no seu desenvolvimento. Além disso, a umidade em baixas temperaturas e a exposição persistente ao frio constituem importante fator que promove a perda de calor da pele. Em resposta a essas condições, ocorrem vasoconstrição arteriolar cutânea, hipoxemia, relaxamento venular e aumento da viscosidade sanguínea, com reação inflamatória subsequente no tecido afetado, podendo levar à isquemia.[5]

Diagnóstico

O diagnóstico do EP é clínico e deve ser baseado no reconhecimento das lesões e na correlação cronológica entre o início dos sinais e sintomas e a exposição ao frio. Exames laboratoriais ou de imagem não são necessários, a menos que exista suspeita de causa secundária. Biopsias não são necessárias, mas podem ser realizadas para confirmação diagnóstica. As características histopatológicas do EP incluem edema da papila dérmica, infiltrado perivascular por linfócitos e células mononucleares, espessamento e edema da parede vascular, necrose gordurosa e reação inflamatória crônica.[5]

O diagnóstico diferencial inclui uma variedade de doenças, mas se faz necessário especialmente com uma condição denominada *chilblain*, associada ao LES, e implicações relacionadas à herança genética. Outra consideração é que, com a pandemia da doença pelo coronavírus 2019 (covid-19), foram publicados diversos relatos de uma alteração de coloração cutânea, que foi denominada "dedos da covid", que tem aparência similar à do EP e pode ocorrer em decorrência de uma resposta imune exagerada.

Tratamento

O foco primário do tratamento é a prevenção, sendo fundamental evitar ambientes frios e úmidos, tanto na prevenção, quanto na recorrência do EP. O uso de agentes como a nitroglicerina tópica e a pentoxifilina oral têm sido relatados em alguns estudos, com resultados variados, podendo reduzir a gravidade dos sintomas e a duração das lesões.[5]

QUADRO 124.7	Critérios diagnósticos de eritromelalgia propostos por Thompson.
Dor em queimação nas extremidades	
Dor agravada pelo aquecimento	
Dor aliviada pelo resfriamento	
Eritema da pele afetada	
Aumento da temperatura da pele afetada	

As referências bibliográficas deste capítulo se encontram no Ambiente de aprendizagem do GEN.

125

Ergotismo

Rodrigo Gibin Jaldin ■ Winston Bonetti Yoshida

Resumo

O ergotismo é uma rara condição de vasospasmo agudo que acomete classicamente mulheres jovens e de meia-idade que fazem uso de medicações para o tratamento da migrânea compostas de alcaloides do *ergot*. Os alcaloides do *ergot*, por sua vez, são metabólitos secundários produzidos por espécies de fungo *Claviceps*, cujos efeitos tóxicos para o organismo configuram uma micotoxicose. Sua toxicidade ocorre a partir da interação com neurotransmissores, como a serotonina e a dopamina, sendo capaz de produzir vasoconstrição diretamente e bloqueio alfa-adrenérgico nas artérias periféricas, levando à isquemia de membros. O diagnóstico e o tratamento adequado dessa condição clínica dependem altamente da suspeição médica, sendo o objetivo deste capítulo fornecer elementos para o diagnóstico e o tratamento precoces, a fim de evitar complicações potencialmente graves.

Palavras-chave: alcaloides de *Claviceps*; ergotismo; *Claviceps*; alcaloides hidrogenados do *ergot*.

FARMACOLOGIA

Os alcaloides do *ergot*, com numerosas outras substâncias, são extraídos do fungo *Claviceps purpurea*, que parasita o centeio e outros cereais.[1] Os esporos desse fungo germinam nos ovários do centeio, produzindo hifas, que formam um tecido denso que, aos poucos, consome toda a substância do grão e endurece, formando um corpo purpúreo, denominado esclerócio, que é o esporão do centeio.[2] As substâncias dele derivadas e seu uso médico (Figura 125.1) estão relacionados com o ácido lisérgico.[3]

Essas substâncias estão divididas em dois grandes grupos:[2,3] (1) os derivados aminados, representados por dietilamina do ácido lisérgico (LSD), ergonovina, metilergonovina, metisergida etc.; e (2) os alcaloides com aminoácido, representados pela ergotamina, pela ergosina, pelo grupo de ergotoxina (ergocornina, ergocristina e ergocriptina) e pela bromocriptina. A hidrogenização de uma das duplas ligações do LSD dá origem aos compostos hidrogenados, como a di-hidroergotamina e a di-hidroergotoxina (Hydergine®), entre outros.[3]

As propriedades farmacológicas dos alcaloides do esporão do centeio são variadas e complexas, sendo algumas ações totalmente desvinculadas e outras até mesmo antagônicas.[2]

Os efeitos dos alcaloides do *ergot* são resultantes de suas ações como agonistas e/ou antagonistas parciais nos receptores adrenérgicos, dopaminérgicos e triptaminérgicos.[4] A ação resultante depende do agente, da posologia, da espécie, do tecido e das condições experimentais ou fisiológicas.[4]

Assim, a ergonovina, por exemplo, apresenta ação agonista e antagonista parcial dos receptores triptaminérgicos no sistema nervoso central e tem ação antagonista seletiva dos receptores triptaminérgicos dos músculos lisos. Nos vasos sanguíneos, é antagonista fraco dos receptores dopaminérgicos e agonistas parcial dos receptores alfa-adrenérgicos. Por outro lado, a ergotamina é antagonista não seletiva dos receptores triptaminérgicos, não tem ação demonstrável nos receptores dopaminérgicos e tem ação agonista e antagonista parcial nos receptores alfa-adrenérgicos dos vasos sanguíneos e de vários músculos lisos.[4]

Os efeitos agonistas costumam ocorrer em concentrações menores do que aquelas necessárias para produzir o efeito antagonista. Baixas concentrações dos alcaloides do *ergot* costumam reforçar a ação dos agonistas adrenérgicos clássicos, como a epinefrina.[5]

De maneira geral, os derivados aminados do LSD são antagonistas potentes e seletivos da 5-hidroxitriptamina (serotonina), enquanto os derivados aminoácidos costumam ser menos efetivos e mostram afinidade pelos receptores alfa-adrenérgicos e triptaminérgicos. Por outro lado, os derivados desidrogenados têm ações agonistas menores e menos intensas que os alcaloides originais.[5]

No sistema vascular, os alcaloides aminados naturais, como a ergotamina, contraem as artérias e veias, sendo mais eficazes nos vasos de capacitância que nos de resistência. Essa ação se deve à estimulação dos receptores alfa-adrenérgicos. Os derivados desidrogenados do grupo da ergotoxina são pouco ativos nesse sentido e, por sua ação nos centros cardiovasculares no bulbo, provocam hipotensão.[5]

Com a ergotamina, a excitação e a inibição de receptores alfa-adrenérgicos, dopaminérgicos e receptores de serotonina resultam em um efeito clínico comumente caracterizado por vasoconstrição periférica, de artérias e veias; aumento da resistência vascular periférica e elevação da pressão arterial.[6]

O alcaloide mais frequentemente associado a intoxicações é o tartarato de ergotamina. A metisergida e, mais recentemente, a di-hidroergotamina também têm sido responsáveis por vários casos de ergotismo. A metilergobasina nunca foi associada à isquemia, porque seus efeitos uterotônicos ocorrem com doses muito menores do que as necessárias para causar vasospasmo,[7] e o maleato de ergonovina exerce pouco ou nenhum efeito vasoconstritor.[1] A bromoergocriptina foi apontada como suspeita em um caso de ergotismo.[1]

A absorção dos alcaloides com aminoácidos, como a ergotamina, é lenta por via oral, mas, por motivos não esclarecidos, quando ministrados simultaneamente com cafeína,[8,9] essa absorção aumenta substancialmente. A metabolização da ergotamina é feita no fígado, sendo de 2 horas sua meia-vida plasmática.[2]

A dose letal tóxica de ergotamina é bastante variável, podendo ocorrer com administração oral de 26 mg por período de vários dias ou após injeções únicas de apenas 0,5 a 1,5 mg.[2] A dose máxima recomendada de ergotamina é de 4 a 6 mg em 1 dia e 10 mg em 1 semana, devendo-se evitar sua prescrição em paciente com problemas hepáticos.[1]

FATORES PREDISPONENTES

São conhecidos vários fatores sensibilizantes que podem explicar por que determinados pacientes apresentam ergotismo com doses pequenas de derivados do *ergot*. São apontados: período pós-parto, estado infeccioso, insuficiência vascular ou coronariana prévia, síndrome de Raynaud, tromboflebites, hipertensão arterial, tireotoxicose, desnutrição, insuficiência renal ou hepática e tabagismo.[1]

Deve-se considerar também o problema da interação medicamentosa. Troleandomicina,[10] eritromicina,[11,12] doxiciclina,[13] tetraciclina,[14] propranolol,[15,16] cafeína,[8,9] ampicilina[17] e anovulatórios[7] podem potencializar a ação dos alcaloides do *ergot*.

Tem sido chamada também a atenção para a interação medicamentosa dos alcaloides do *ergot* com os macrolídeos,[18] em especial a claritromicina,[19,20] que associada a doses muito pequenas de ergotamina, provocou isquemia de língua em um paciente.[19,21] Outra interação apontada na literatura é com a medicação ritonavir (usada no combate à AIDS),[22-27] que, assim como os macrolídeos, é um inibidor potente das isoenzimas do citocromo P450. Os alcaloides do *ergot* são metabolizados no fígado por um subgrupo das enzimas do citocromo P450 conhecido por isoenzimas CYP3A4.

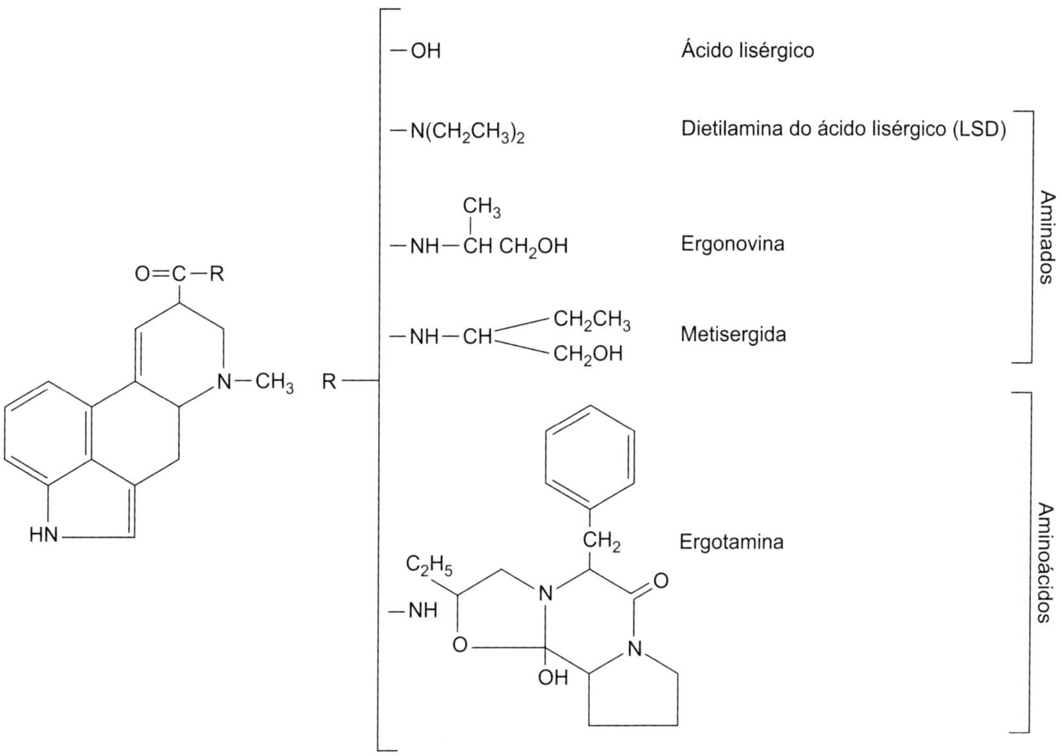

FIGURA 125.1 Alguns alcaloides derivados do ácido lisérgico. (Adaptada de Bevan et al.,[5] Brunton e Knollmann[7] e Peroutka.[2])

Os componentes que também são metabolizados por essa via enzimática, como eritromicina, teofilina, carbamazepina e ciclosporina, podem alterar o metabolismo dos derivados do *ergot*, resultando em concentração sérica maior que o normal.[24]

QUADRO CLÍNICO

Aproximadamente 60 a 70% dos pacientes com ergotismo têm isquemia bilateral dos membros inferiores. Embora raramente, só uma ou todas as extremidades podem ser afetadas,[28] especialmente dos membros superiores.[29-32] Têm sido relatados também casos de acometimento coronariano, renal, carotídeo, cerebral, ocular, gástrico e mesentérico.[33-39]

Na intoxicação pelo *ergot*, há antecedente de ingestão crônica de derivados do *ergot* (Quadro 125.1), frequentemente por automedicação, para enxaqueca, que, em geral, passa despercebida.[40,41]

As manifestações mais frequentes são de isquemia aguda de extremidades inferiores, geralmente bilateral, caracterizada por esfriamento, palidez com dor e parestesias, além de imobilidade, podendo ser mais proeminente em um dos lados.[28] Menos frequentemente, o quadro clínico pode simular oclusão arterial crônica, com claudicação intermitente,[41] ou simular vasculites.[42]

Ao exame físico, constata-se palidez com esfriamento das extremidades envolvidas, podendo chegar à cianose ou mesmo à necrose distal. Os pulsos arteriais distais estão ausentes e, ao Doppler, existe dificuldade ou impossibilidade de registro das pressões periféricas.

Independentemente do acometimento de outros territórios vasculares, pode haver manifestações digestivas (dor abdominal, diarreia, vômitos) e neurológicas, com convulsões e coma. Havendo envolvimento de vasos coronários, renais, mesentéricos e carotídeos, manifestações características podem ocorrer, dependentes da isquemia dos respectivos territórios.

O diagnóstico diferencial se faz necessário, particularmente com a doença aterosclerótica oclusiva, e fenômenos tromboembólicos, bem como com situações que apresentam sintomas vasoespásticos

semelhantes ao ergotismo, como arterites, displasia fibromuscular e fenômeno de Raynaud. A suspeita diagnóstica aumenta se o paciente não tiver antecedentes de estados de hipercoagulabilidade, cardiopatia, disfunção hepática e/ou renal, tireotoxicose, aterosclerose ou patologia associada a vasculites.[41,43]

MÉTODOS DIAGNÓSTICOS

Arteriografia

Os achados angiográficos no ergotismo foram revistos por Bagby e Cooper[44] e permanecem válidos até hoje. Caracteristicamente, a intoxicação pelo *ergot* promove estreitamento da luz vascular, conferindo-lhe aspecto filiforme, como um fio de linha de costura, frequentemente mais acentuada distalmente, podendo chegar a ocluir totalmente o vaso. O espasmo pode ter início nas artérias ilíacas, mas é mais comum e importante nas artérias femorais, femorais profundas, poplíteas e distais. O espasmo pode ser focal, mas costuma ser difuso, conferindo aos vasos o aspecto semelhante ao da hiperplasia fibromuscular. Pode ocorrer a formação de circulação colateral, principalmente em pacientes com ingestão crônica dessa

QUADRO 125.1	Medicamentos disponíveis no mercado brasileiro, contendo em sua fórmula ergotamina.
Medicamentos (nomes comerciais)	**Laboratório**
Cefalium	Aché
Cefaliv	Aché
Enxak	Cazi Quimica
Gynergene	Novartis
Migrane	Sigma Pharma
Ormigrein	Organon
Parcel	Novartis
Tonopan	Novartis

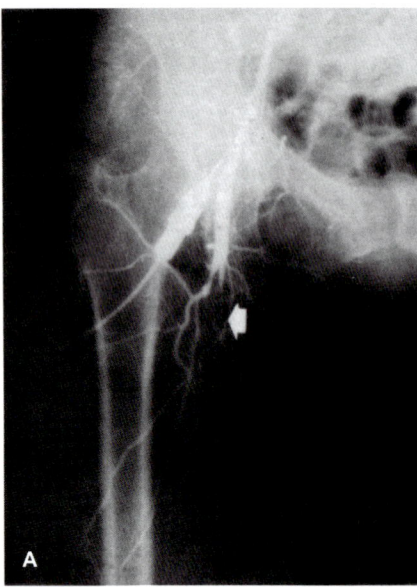
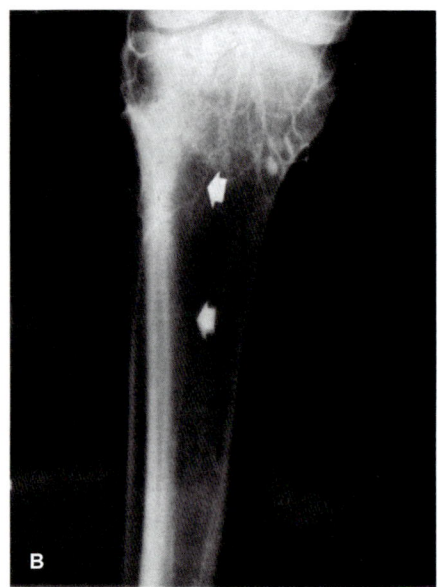

FIGURA 125.2 Arteriografia por punção femoral de paciente com ergotismo, mostrando artéria femoral comum de aspecto normal e afilamento em fio de linha nas artérias femoral superficial (**A**) e poplítea e distais (**B**). Trata-se de paciente do sexo feminino, com 53 anos, a qual fazia ingestão crônica de Ormigrein® para tratamento de enxaqueca, associado, ultimamente, ao uso de Somalium®, antidistônico com ergotamina em sua fórmula. Chegou ao hospital com quadro de isquemia de membros inferiores, mais intensa à direita, com diminuição de pulsos femorais, ausência dos pulsos distais e índice de pressão tornozelo-braquial de 0,2 à *direita* e 0,5 à *esquerda*.

substância, a qual tende a desaparecer após sua suspensão. Embora ainda mais raro, já foi descrito achado arteriográfico de dissecção arterial de ilíacas externas bilateralmente associada a toxicidade crônica dos alcaloides do *ergot*.[45] O desenvolvimento de trombose associada também é raro (Figuras 125.2 e 125.3).

Mapeamento dúplex

Embora existam poucos casos discutidos com tal uso, o mapeamento dúplex possivelmente equivale-se à arteriografia no diagnóstico dos casos de ergotismo, pois torna possível identificar as características da parede arterial, a redução de fluxo nas artérias acometidas, a identificação de fenômeno vasoespástico durante o exame e a identificação de trombose associada. Além disso, por ser método não invasivo, não induz vasospasmo pela punção arterial ou por cateter intravascular, como pode ocorrer durante a arteriografia.[46,47]

TRATAMENTO

A conduta no ergotismo consiste inicialmente na suspensão da substância e, se necessário, no combate ao vasospasmo. No entanto, deve-se ressaltar que tanto a simpatectomia como o bloqueio simpático ou peridural[48] não parecem ter ação nesse combate, assim como a administração de hidralazina e de papaverina.[49]

O fármaco mais frequentemente usado para tratamento da intoxicação por *ergot* é o nitroprussiato de sódio.[50-53] Essa substância tem ação vasodilatadora direta sobre a musculatura lisa dos vasos, com a vantagem de ser extremamente rápida nos casos mais agudos. As doses recomendadas são de 0,5 a 3,0 mg/kg/minuto, até retorno clínico normal, que, na literatura, pode variar de menos de 1 a 46 horas.[10,50,51]

Numerosas substâncias vasodilatadoras têm sido empregadas no tratamento do ergotismo, mas geralmente com base em relatos de caso isolados, sem confirmação calcada em ensaio experimental ou clínico. Têm sido apresentados bons resultados com buflomedil,[43] nifedipino[10,40,54-56] e prostaglandina,[9] embora não se saiba se os pacientes assim tratados não teriam evoluído da mesma maneira só com a suspensão do *ergot*. Experimentalmente, a nifedipina

não parece ter apresentado efeito em voluntários após dose de 0,5 mg/70 kg de ergotamina por via intravenosa.[57]

Também têm sido relatados na literatura casos tratados com sucesso por meio de dilatação arterial cirúrgica com cateter de Fogarty[33] ou de angioplastia com cateter de Grüntzig.[30] Embora esse modo de tratar seja realmente efetivo no combate ao vasospasmo, talvez devesse ser considerado como última alternativa em casos rebeldes ao tratamento clínico.

Tratamento endovascular

Seguindo os princípios terapêuticos para os casos refratários, as medidas clínicas propostas anteriormente e baseadas na dilatação arterial, a abordagem endovascular desses pacientes parece promissora.

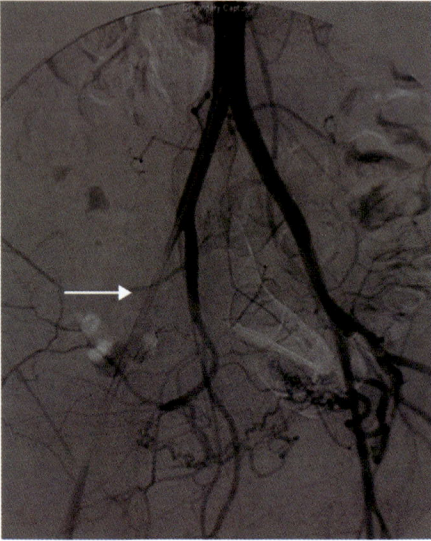

FIGURA 125.3 Arteriografia por subtração digital evidenciando intenso espasmo arterial na ilíaca externa direita (*seta branca*) induzido por cateter angiográfico em paciente usuária de alcaloide do *ergot*, com dor isquêmica no repouso.

Raval et al.[58] descreveram um caso de vasospasmo intenso associado ao uso de derivado do *ergot* em paciente do sexo feminino com 19 anos, tratada pelas medicações convencionais associadas à angioplastia percutânea transluminal com balão de 4 mm para a artéria femoral superficial e 3 mm para as artérias tibiais, obtendo importante melhora angiográfica e rápida melhora clínica, caracterizada por melhor perfusão distal, aparecimento de pulsos distais palpáveis, aquecimento dos pés e controle álgico. Além da heparinização sistêmica intraoperatória, no pós-procedimento, os autores mantiveram infusão de papaverina 30 mg/hora por cateter de *pig tail* posicionado na bifurcação aórtica por 48 horas e, posteriormente, apenas antiagregação plaquetária.

Molkara et al.[45] realizaram implante de *stent* cobrindo as áreas de dissecção espontânea das artérias ilíacas externas, com melhora clínica significativa, e advogam que o tratamento endovascular deva ser considerado para pacientes que mantenham sintomas, apesar do tratamento conservador.

Embora o tratamento endovascular dessas lesões pareça promissor, ainda tem caráter inicial e não é consensual. Brancaccio et al.[6] consideram que a realização de angioplastia na vigência de vasospasmo deve ser evitada, uma vez que poderia predispor a lesão intimal e levar a trombose e piora da isquemia.

Maior número de casos e mais acompanhamentos dos pacientes tratados a longo prazo são necessários para poder determinar o verdadeiro papel da abordagem endovascular no tratamento dessas lesões.

CONSIDERAÇÕES FINAIS

Apesar de ser uma causa rara de isquemia periférica, em torno de 0,01% dos pacientes que recebem derivados do *ergot* podem apresentar sintomas de toxicidade, sendo essencial a identificação dos efeitos adversos de medicações e interações medicamentosas.[21] Em resumo, o tratamento do ergotismo deve ser iniciado com a suspensão dos alcaloides do *ergot* o que, por si só, pode reverter o quadro isquêmico do paciente. Caso isso não ocorra, o mais consensual na literatura seria o uso de nitroprussiato de sódio, conforme esquema mencionado, ou de nitroglicerina, na dose de 50 mg (10 mℓ de nitrato de glicerina a 0,5% em etanol) diluída em 500 mℓ de glicose a 5%, em infusão contínua.[1,59] O uso de nifedipina, buflomedil, papaverina, tolazolina, reserpina e de outros vasodilatadores ainda requer mais estudos para confirmação de sua eficácia. As dilatações arteriais por angioplastia poderão ser reservadas aos casos resistentes ao tratamento clínico.

Há referências na literatura à administração de heparina ou dextrana, com o objetivo de impedir a formação de trombos nos vasos espásticos.[10] Entretanto, considerando-se que essa complicação é rara, talvez o risco de sangramento venha a sobrepujar os eventuais benefícios dessas substâncias nesses casos.

Finalmente, vale atentar para o fato de que essa doença, por ser rara, frequentemente leva a erros de diagnóstico. Para evitar tais erros, é fundamental pesquisar os antecedentes pessoais quanto ao uso de medicação com alcaloides do *ergot* em todos os pacientes com quadro de oclusão arterial, o que por si só basta para levantar essa suspeita. O quadro angiográfico, por outro lado, é bastante característico, fornecendo imagens em fio de linha, as quais raramente aparecem em outras doenças arteriais. Ademais, o diagnóstico e o tratamento precoces são necessários a fim de evitar complicações irreversíveis.[43,60]

As referências bibliográficas deste capítulo se encontram no Ambiente de aprendizagem do GEN.

Doenças Venosas

Tromboembolismo Venoso

126
Trombose Venosa Superficial

Marcone Lima Sobreira ■ Sidnei Lastória ■ Paula Angeleli Bueno de Camargo

Resumo

A trombose venosa superficial (TVS) é de ocorrência comum tanto em ambiente ambulatorial, quanto intrahospitalar e sua apresentação clínica facilita a supeita. Entretanto, sua natureza potencialmente benigna é questionável, frente à frequente e crescente associação com outros eventos tromboembólicos como trombose venosa profunda (TVP) e embolia pulmonar (EP), o que pode suscitar uma investigação diagnóstica ampla para instituição terapêutica.

Palavras-chave: trombose venosa superficial; flebite; veias; inflamação.

INTRODUÇÃO

Trombose venosa superficial (TVS) é uma condição bastante comum, em que há trombose de veia superficial e reação inflamatória da parede venosa e dos tecidos vizinhos em grau variável. De modo geral, tem evolução benigna e complicações relativamente pouco frequentes; entretanto, pode ser potencialmente grave se complicada por trombose venosa profunda (TVP) e/ou embolia pulmonar (EP). Em alguns casos, pode causar incapacidade funcional significativa do membro afetado, em função da dor, obrigando o paciente a limitar suas atividades.

Ao contrário da pletora de dados disponíveis na literatura sobre TVP, poucos são os autores que se ocupam com as TVS em seus diferentes aspectos, e, apesar da importância crescente, tem merecido pouca atenção, mesmo em livros de texto.

O diagnóstico correto e precoce bem como o tratamento adequado são importantes para impedir a propagação de trombose para o sistema venoso profundo e eventual EP.

INCIDÊNCIA

É difícil avaliar a real incidência de TVS na população, embora seja referida como afecção bastante frequente, variando de 3 a 11% na população geral.[1]

É mais comum nos membros inferiores, acometendo em 60 a 80% dos casos a safena magna, em 10 a 20% a safena parva ou outras veias do membro, ocorrendo bilateralmente em 5 a 10%. Pode ocorrer ainda em veias da parede torácica, do pescoço, do pênis ou dos membros superiores.[2]

Coon et al. estimaram, para os EUA, uma incidência de 123 mil pessoas por ano afetadas por TVS, das quais 96 mil eram mulheres.[3]

Lofgren observou que 14,6% dos pacientes submetidos à cirurgia de varizes tinham história pregressa de TVS. Ele encontrou 4% de TVS no ato cirúrgico, em 394 pacientes submetidos à cirurgia de varizes.[4]

Entre nós, von Ristow et al. constataram sinais de TVS pregressa em 16% de 2.009 pacientes submetidos à intervenção cirúrgica para tratamento de varizes dos membros inferiores.[5]

Aaro e Jurgens, em estudo retrospectivo incluindo 32.337 gestantes, encontraram 52 casos de TVS durante a gestação e 341 no puerpério, frequentemente associados a veias varicosas.[6]

Como complicação de cateterismo venoso, a TVS tem sido referida frequentemente,[7-9] tendo Kobayasi et al. realizado estudo prospectivo em nosso meio, para avaliação de complicações do cateterismo venoso, e encontrado TVS em 51,5% dos casos.[10]

ETIOPATOGENIA

De modo geral, as TVS estão associadas a um ou mais componentes da tríade de Virchow: lesão endotelial, estase venosa e alterações dos constituintes sanguíneos.

A TVS pode ocorrer, às vezes, sem nenhuma causa óbvia aparente, em indivíduos jovens, aparentemente sãos. Nesses casos, pode estar associada a um estado primário de hipercoagulabilidade devido a defeitos específicos nos constituintes da coagulação, fibrinólise ou de ambos. É o que pode acontecer nos casos de: deficiências de antitrombina III,[11] cofator II da heparina,[12,13] proteína C[14] e proteína S,[15] fator XII,[16] mutações do fator V-G1691A,[17] protrombina-G20210A,[18] defeitos no sistema fibrinolítico e do ativador tecidual do plasminogênio, plasminogênio anormal,[19] anticoagulante lúpico e síndrome do anticorpo anticardiolipina.[20] Na maioria das vezes, porém, está associada a alterações secundárias de coagulação e/ou à fibrinólise, como acontece nos casos de neoplasia, gravidez, uso de contraceptivos, ou a condições que propiciam estase venosa, como varizes, imobilização, pós-operatório ou em terapia intravenosa por cateter, soluções irritantes, fármacos, drogas ilícitas, infecções por cateter intravenoso, disfunções endoteliais, como doenças de Behçet, Mondor e Buerger. Muitos casos de TVS, porém, ocorrem após agressão química e/ou mecânica por injeções ou infusões intravenosas de diferentes soluções, com objetivos diagnósticos ou terapêuticos. Nesse caso, é uma TVS iatrogênica, localizada em um pequeno segmento de veia próxima ao local da injeção, mas que, frequentemente, estende-se proximal e/ou distalmente, dolorosa e que atrapalha a recuperação de paciente clínico ou em pós-operatório.

A reação inflamatória da parede venosa e das adjacências costuma ser geralmente intensa. A EP é relativamente pouco frequente, mas pode surgir se o trombo se estender proximalmente, atingindo o sistema venoso profundo. Às vezes, o quadro clínico ocorre dias após a retirada do equipamento de infusão.

A resposta da parede venosa a esse tipo de agressão depende, entre outros fatores, provavelmente do traumatismo provocado pela própria punção, da agressão por cateter no interior da veia, da natureza das soluções e da sensibilidade do endotélio venoso às soluções injetadas e que parece variar entre os indivíduos.[21]

As soluções hipertônicas ou ácidas predispõem à trombose venosa, enquanto a sua neutralidade reduz esse risco.[22] Hastbacka et al. relataram frequência maior de trombose venosa com o uso de solução de glicose a 10% em relação à solução de glicose a 5%.[23] Entretanto, Elfving et al. não confirmaram essa diferença, atribuindo à acidez da solução (pH 3,0 a 4,5) a responsabilidade pela trombose venosa, uma vez que a elevação do pH para 6,8, com o uso de tampão fosfato, reduziu a incidência de 20 para 1%.[24] Também TVSe e Lee[25] destacam o papel do pH da solução na trombose venosa, ao utilizarem soluções de glicose com pH entre 4,4 e 4,7.

A duração da infusão parece ser fator importante na gênese da TVS, tendo Carter[26] observado que a incidência diminuiu de 52 para 5%, quando as infusões eram realizadas em menos de 8 horas. Hastbacka et al. verificaram também uma incidência duas vezes maior quando a duração da infusão passava de 2 para 4 horas.[23]

O local da injeção venosa parece também influenciar a frequência de TVS. Encontra-se relatado que, após uma injeção simples de barbiturato, a frequência de TVS foi mais alta em veias do dorso da mão (40%) do que na fossa cubital (9%).[27] Em nosso meio, também é frequente a trombose venosa provocada pelo uso intravenoso da anfotericina B para tratamento da paracoccidioidomicose e outras doenças.[28]

Alguns fatores contribuem para a trombose venosa de infusão por cateter; entre eles, o pH, a duração da infusão, o tamanho do cateter, a composição da solução, a presença de bactérias e o tipo de cateter.[7,8,22,28-31] Swanson relatou incidência geral de trombose venosa da ordem de 28%, citando como fatores contribuintes o calibre dos cateteres e a duração da infusão.[31] Collins et al. destacaram o papel da contaminação bacteriana dos cateteres de polietileno, referindo 39% de trombose venosa .[32] Nejad[33] verificou a influência da composição do cateter na formação dos trombos, fator esse confirmado por Welch et al., que observaram ser o cateter de Silastic® o menos trombogênico.[34]

A injeção de meios de contraste em veias superficiais para a realização de flebografias pode acompanhar-se de TVS dolorosa,[35-40] embora o uso de irrigação das veias com soro heparinizado durante o exame possivelmente reduza a sua frequência.[41-43]

Também merece referência a TVS causada pela injeção intravenosa de drogas ilícitas.[44,45] Não se conhece a incidência em nosso meio, talvez pelo fato de os usuários não procurarem os serviços médicos, na tentativa de esconderem a condição de dependência química.

A TVS em veias varicosas (também chamada de varicotrombose venosa superficial) constitui ocorrência frequente, principalmente em veias do sistema da safena interna, abaixo do joelho. É frequente o relato de pequenos traumas como desencadeantes do processo; porém, em muitos pacientes, o início da TVS não está relacionado a nenhuma causa básica aparente. A TVS pode desenvolver-se em veias varicosas após cirurgias, partos ou em associação com doenças sistêmicas. Pode ser localizada ou extensa, atingindo inclusive a croça da safena, e com reação inflamatória da parede e reação perivenosa de moderada a intensa.

A TVS séptica ou supurativa constitui outra complicação da terapia intravenosa ou do uso abusivo de medicamentos por essa via. É mais comum em decorrência de cateterismo venoso prolongado, principalmente em grandes queimados e em pacientes imunodeprimidos.[7,46,47] Nem sempre os sinais locais de TVS estão presentes, porém a infecção desse cateter pode ser fonte oculta de septicemia, pneumonia e endocardite bacteriana. A causa da trombose venosa séptica não está totalmente clara, tendo alguns autores sugerido que o cateter intravenoso agiria como irritante químico da parede, reduzindo a resistência local à infecção e servindo também como condutor de bactérias da pele para a veia.[48-51] Outros sugerem a possível contaminação ao tempo da inserção do cateter,[52] contaminação a partir da solução infundida e participação do tipo de cateter.[53,54] A trombose venosa supurativa é complicação grave e potencialmente letal.[9,10,48]

Entre as tromboses venosas sépticas, vale ressaltar a síndrome de Lemierre, que se caracteriza pela TVS séptica da veia jugular interna concomitante à infecção da orofaringe, podendo evoluir com metástases, principalmente para território pulmonar, mas, também, para fígado e baço. Outras causas, relacionadas ao seu aparecimento, são cateterismo venoso central e infecção de outros sítios cervicais. O agente etiológico mais prevalente é o anaeróbio gram-negativo *Fusobacterium necrophorum*.[55-57]

A TVS recorrente pode ocorrer, às vezes, em indivíduos jovens, aparentemente sãos e sem nenhuma causa manifesta.[58] Outras vezes, TVS ou TVP, ou ambas, podem constituir-se em manifestações

clínicas iniciais de neoplasias viscerais inaparentes, particularmente de pâncreas, mas também de pulmão, ovário, próstata, estômago e cólon, o que poderia se dever a um eventual estado de hipercoagulabilidade.[21,58,59] Fatores pró-coagulantes foram identificados em leucemia linfocítica aguda e em colangiocarcinoma. Podem também fazer parte do quadro de doenças sistêmicas já evidentes ou em curso, como neoplasias malignas[60] ou lúpus eritematoso sistêmico[20,61] e hemopatias.[62]

A relação neoplasia maligna-TVS ainda não está bem definida, havendo necessidade de mais estudos, principalmente do tipo coorte. Em um estudo de revisão, avaliando alterações vasculares que precederam o diagnóstico de malignidade, essa associação mostrou-se fraca.[63] Em um outro estudo, que inclui 106 membros com TVS, a incidência de malignidade foi de 13%,[64] enquanto outro estudo maior, porém também retrospectivo, mostrou incidência de 18% de doença maligna.[65]

Na tromboangiite obliterante, descreve-se uma TVS migratória, patognomônica da afecção, presente em uma porcentagem variável de casos, podendo preceder o comprometimento arterial ou ser concomitante a ele.[59,66-70]

Descreve-se ainda uma TVS idiopática rara, conhecida como doença de Mondor,[53] que afeta veias superficiais da parede anterolateral do tórax, mais frequentemente em mulheres. Na maior parte dos casos, a etiologia é desconhecida, embora possa ser associada a causas benignas, incluindo trauma local, uso de contraceptivos, deficiência hereditária de proteína C e presença de anticorpos anticardiolipina.[71-73] Neoplasias malignas de mama estavam presentes em apenas cinco de 101 casos relatados e revisados por Farrow,[71] e raramente a TVS de Mondor foi associada a metástases em linfonodos axilares.[74]

A relação entre contraceptivos orais, gravidez e TVS tem sido demonstrada em mulheres, particularmente naquelas com deficiência de proteína C ativada.[75]

ANATOMIA PATOLÓGICA

O aspecto anatomopatológico varia de acordo com o tipo de TVS.

Na TVS química, o trombo é aderente e a organização é quase sempre completa, resultando em uma estrutura retraída com considerável fibrose. Há reação inflamatória asséptica da parede venosa em grau variável e com alterações histopatológicas afetando todas as camadas. Todos os tipos de células inflamatórias podem ser vistos ao lado de congestão de capilares intra e extravasculares. Em muitos casos, parte considerável do trombo sofre lise com restauração parcial do lúmen (Figura 126.1).

Alguns autores sugerem que o trombo na TVS se apresenta, pelo menos em sua fase inicial, com predominância de conteúdo leucocitário (flogístico), podendo comprometer os territórios perivasculares, explicando assim a caracterização de seu quadro clínico, como também a menor friabilidade e a maior consistência do trombo[76] (Figura 126.1).

O distúrbio de fluxo consequente à obstrução venosa é perfeitamente compensado pela rede colateral normalmente abundante.

QUADRO CLÍNICO

O quadro clínico é de início geralmente agudo, persistindo por 1 a 3 semanas. Os sintomas e os sinais costumam ser apenas locais, e o paciente refere dor de intensidade variável e vermelhidão em áreas correspondentes a trajetos de veias superficiais, podendo agravar-se a dor com a movimentação do membro. À inspeção, a pele que recobre a veia afetada apresenta-se eritematosa ou mesmo cianótica, podendo tornar-se acastanhada com a involução da TVS.

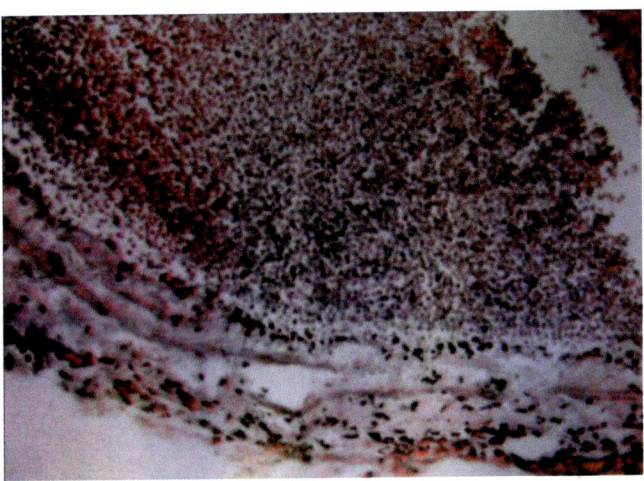

FIGURA 126.1 Fotomicrografia. Aspecto histológico da veia trombosada 6 horas após a indução de trombose venosa superficial química. O endotélio está ausente; observa-se acúmulo de leucócitos. A camada média está necrótica e há infiltrado leucocitário na adventícia.

À palpação, notam-se cordão endurecido, doloroso e um aumento de temperatura ao longo do trajeto venoso (Figura 126.2). A movimentação do membro durante o exame pode exacerbar a dor. O edema, quando presente, costuma ser regional, superficial, acometendo a pele e o tecido celular subcutâneo, e é consequência da reação inflamatória venosa e dos tecidos perivenosos. Eventualmente, pode haver edema discreto na extremidade, quando a lesão for muito extensa, atingindo, por exemplo, ambas as safenas, ou se o paciente desenvolver deambulação excessiva nessa fase aguda. A extensão da trombose é muito variável, atingindo desde pequenos segmentos até, por exemplo, toda a veia safena interna e suas tributárias. O envolvimento da safena externa pode simular um quadro de trombose profunda da panturrilha, principalmente pelo local da dor e pelo sinal de Homans, frequentemente positivo nesses casos. A flexão do joelho pode estar limitada pela dor, quando a TVS atinge a veia safena interna.

Na varicotrombose venosa superficial, a reação inflamatória costuma ser mais intensa nos pacientes mais jovens, enquanto nos idosos, com veias já fibrosadas, a reação pode ser menos acentuada, bem como a dor e a vermelhidão[62] (Figura 126.3).

A evolução é benigna, ocorrendo regressão da reação inflamatória em um período de 7 a 18 dias, transformando-se a veia, em seguida, em cordão duro e indolor, que vai desaparecendo lentamente na maioria das vezes, ao cabo de 2 ou 3 meses, pela recanalização.

Tem sido referida por muitos autores como um processo benigno, com baixo risco de EP – fato, entretanto, contestado por outros,[62,77-79]

que encontraram vários casos de EP a partir de TVS via TVP. Tanto a propagação de processo trombótico para o sistema venoso profundo quanto a concomitância de TVP têm sido referidas em uma frequência de 4 a 32% dos casos de TVS.[77,78,80-87] Outros autores têm relatado essa associação em 11 a 44% dos casos,[88,89] embora Bounameaux e Reber-Wassem,[90] em estudo bem-conduzido, tenham encontrado essa associação em 5,6% dos casos. Esses autores acham que não há necessidade de *screening* sistemático para TVP em pacientes com TVS, a menos que outros fatores de risco estejam presentes (p. ex., imobilização, câncer ou trombofilia) ou que a TVS tenha atingido a parte proximal da safena interna. Entretanto, outros autores chamam a atenção para a importância do diagnóstico com o ecodoppler.[91,92]

Verlato et al.[93] estudaram pacientes com TVS em safena interna que atingia a coxa, realizando sistematicamente ecodoppler colorido, cintilografia pulmonar e radiografia de tórax. Verificaram uma inesperada alta taxa de EP (33,3%), embora apenas um paciente apresentasse sintomas clínicos de EP. Unno et al.[94] estudaram 51 pacientes com TVS entre 710 selecionados para tratamento de varizes e encontraram 7,8% de EP. Alguns autores chamam a atenção para o fato de que a TVS que atinge a coxa talvez não seja uma entidade tão benigna como se pensou no passado. Não está claro se a associação TVS-EP depende da extensão da trombose para o sistema venoso profundo ou se resulta de embolização diretamente do sistema superficial ou de hipercoagulabilidade.

Embora a fleboextração e/ou a ligadura de croça sejam bastante usadas principalmente nos casos de trombose venosas que se estendem até a coxa, é importante o diagnóstico de extensão desse processo, uma vez que trabalhos recentes têm mostrado até 40% de envolvimento do sistema venoso profundo em caso de trombose venosa que atinge a junção safenofemoral (JSF) e, portanto, com indicação de anticoagulação.[95] Blumemberg et al.[96] verificaram, em pacientes com trombose venosa de safena interna, a extensão da trombose para a veia femoral comum em 8,6% dos casos; 10% desses sofreram EP. Em estudo prospectivo realizado em nosso serviço, acompanhamos 60 pacientes com TVS de membros inferiores e que foram submetidos a exame clínico, mapeamento dúplex venoso de membro inferior e cintilografia pulmonar. Verificamos 28,53% de cintilografias pulmonares com alta probabilidade de EP, concomitância de TVP em 23,4% dos casos e extensão da trombose para o sistema venoso profundo em 8,5%; 11 pacientes apresentaram quadro clínico sugestivo de EP, e oito, de TVP.[97]

No caso de TVS supurativa, o paciente costuma ter evolução febril, sendo a septicemia o sinal clínico mais comum. Têm valor a presença ou antecedente de veia cateterizada ou, ainda, o abuso de fármacos ou drogas ilícitas administradas por via intravenosa. Eventualmente, pode haver endocardite bacteriana ou embolia séptica pulmonar.

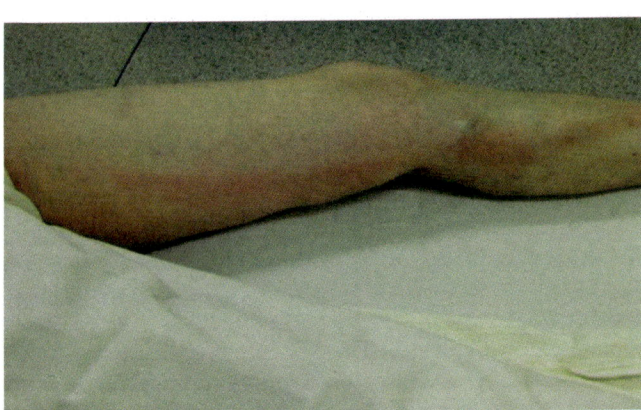

FIGURA 126.2 Trombose venosa superficial em safena magna.

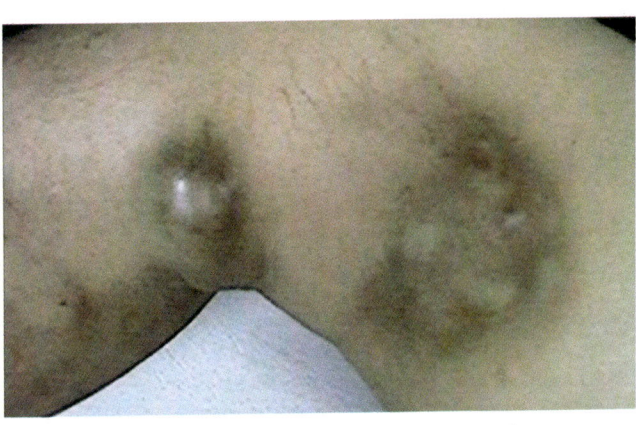

FIGURA 126.3 Varicotrombose venosa superficial em safena magna.

O exame físico do segmento venoso é variável e podem ser observados dor, eritema, edema, abscesso, cordão endurecido e adenopatia regional. Eventualmente, observa-se supuração no local de introdução do cateter venoso.

DIAGNÓSTICO

O diagnóstico é essencialmente clínico, com base na história e em um cuidadoso exame físico. Em geral, há história clínica de infusão intravenosa ou de paciente portador de varizes nos membros inferiores. O diagnóstico é facilitado em virtude da localização subcutânea da veia, que a torna acessível ao exame direto.

A dopplerometria confirma a ausência de fluxo nessa veia e pode auxiliar no diagnóstico de eventual TVP associada. O diagnóstico de TVS é presumível quando nenhum sinal venoso espontâneo ou aumentado é ouvido no segmento afetado, em comparação com o contralateral.

O ecodoppler é de grande utilidade, permitindo confirmar o diagnóstico, avaliar a extensão da trombose e a existência ou não de TVP associada, assim como acompanhar a evolução do processo trombótico[59,89,98-100] (Figura 126.4). Considerando a probabilidade de TVP assintomática e concomitante, alguns autores sugerem que o mapeamento dúplex deva ser feito rotineiramente, sempre que possível,[89,91,95,100-102] embora essa conduta possa ser discutível.[90] Flebografia não é necessária para confirmação diagnóstica, podendo, porém, ser indicada quando há suspeita de TVP associada. O diagnóstico de TVS supurativa nem sempre é fácil, mas deve ser cogitado diante de pacientes com veia cateterizada ou usuários de drogas injetáveis e que apresentam evolução febril aparentemente inexplicada. As culturas de material local ou hemoculturas costumam ser positivas na maior parte dos casos. Diante da suspeita diagnóstica de TVS supurativa, a exploração cirúrgica do segmento venoso afetado poderá confirmar esse diagnóstico.

A utilização do ecodoppler tem se mostrado de grande utilidade para a confirmação diagnóstica de TVS, determinando sua extensão, proximidade e/ou potencial envolvimento do sistema venoso profundo (Figura 126.4).

É importante ressaltar que, em casos de TVS de veia não varicosa, sem história de infusão medicamentosa ou de traumatismo, deve-se examinar minuciosamente o paciente à procura de eventual neoplasia, discrasias sanguíneas, doença vascular periférica e trombofilias, visto a possível associação de TVS a estados de hipercoagulabilidade.

DIAGNÓSTICO DIFERENCIAL

Ocasionalmente, deve ser feito o diagnóstico diferencial entre TVS, linfangite e outras lesões nodulares de pele e subcutâneo, como eritema nodoso, vasculite nodular, sarcoidose e sarcoma de Kaposi. A maioria dessas lesões persiste como nódulo, por tempo mais longo do que a TVS, tendendo a ser de forma circular ou globular, localizada e não linear ao longo de veia superficial. Em casos duvidosos, poderá haver necessidade de biopsia.[103]

A linfangite primária ou a secundária constitui um diagnóstico diferencial importante, principalmente na ausência de veias varicosas. Na prática clínica, as mais importantes e frequentes são as de natureza estreptocócica, já que o *Streptococcus* tem notável poder invasivo a partir de soluções de continuidade da pele, como fissuras interdigitais de natureza micótica, áreas de dermatite, úlceras, entre outras.

De modo geral, diferentemente das TVS, ocorrem nas linfangites manifestações sistêmicas, como inapetência, mal-estar geral, seguindo-se febre (39 a 40°C) e calafrios antes mesmo de aparecerem os sintomas e sinais locais. A partir da porta de entrada, há reação inflamatória dos vasos linfáticos, com aparecimento de eritema, aumento da temperatura, textura semelhante à de casca de laranja e terminando nos linfonodos regionais, que se apresentam aumentados de volume e muito dolorosos. A rede linfática superficial que acompanha a safena, quando inflamada, pode mimetizar um quadro de TVS. Há edema regional doloroso espontaneamente e à palpação. Pode surgir celulite associada, em extensão variável, com eventual formação de bolhas e placas de necrose. Na maioria das vezes, esse quadro tem início agudo e evolução mais rápida do que a TVS (ver Capítulo 154).

O exame com Doppler (ondas contínuas) tem se mostrado de grande utilidade no diagnóstico diferencial, quando se verifica a presença de som com características normais ou até aumentadas.[46,104]

No eritema nodoso, ocorrem lesões nodulares, com frequências simétricas, localizadas preferencialmente na face anterior dos membros inferiores e, eventualmente, em outras áreas. São nódulos duros, de cor vermelho-violácea, dolorosos à palpação e com sinais inflamatórios. Regridem em 2 a 3 semanas, podendo deixar pigmentação residual ou depressão atrófica.[27,105] Podem ser acompanhados de quadro geral febril e com dores articulares.

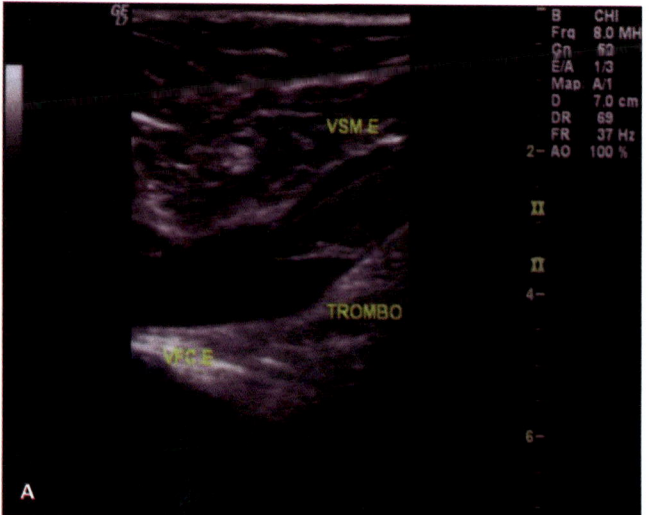

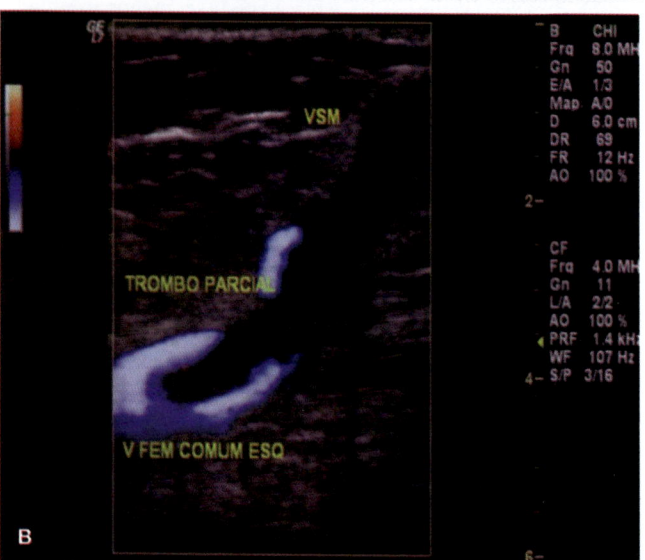

FIGURA 126.4 Mapeamento dúplex de trombose venosa superficial mostrando imagem de trombo parcial na veia safena magna e trombose na veia femoral comum. **A.** Modo B: imagem hiperecogênica do trombo em veia safena magna (VSM) mergulhando em veia femoral comum (VFC). **B.** Imagem em *power* Doppler mostrando o fluxo parcial peritrombo (*em azul*).

A sarcoidose, em sua forma aguda, caracteriza-se por quadro de eritema nodoso, febre, adenopatia hilar, poliartrite e uveíte anterior aguda. Na fase crônica, pode haver lesões papulosas ou placas infiltrativas vermelho-violáceas, acometendo, preferencialmente, face, tronco e membros, ao lado de quadro geral de hepatoesplenomegalia, adenopatia generalizada, infiltração e fibroses pulmonares, lesões císticas em ossos e uveíte anterior.[27]

O sarcoma de Kaposi é uma neoplasia maligna considerada originária de células da parede vascular ou do sistema reticuloendotelial e que tem ganhado destaque, atualmente, em virtude da síndrome da imunodeficiência adquirida (AIDS). É caracterizado por manchas vermelho-cianóticas ou purpúricas, que evoluem para nódulos ou placas nodulares, com localização habitual em pés e pernas e, eventualmente, braços ou outras áreas.[27]

Na vasculite nodular, há placas vermelho-nodulares, preferencialmente no terço inferior das pernas, e eventualmente nos braços. A evolução dos nódulos é lenta na maioria dos casos, acompanhando-se de reações inflamatórias, podendo haver ulcerações desses nódulos.[27,105] A presença de grandes placas enduradas sugere mais o diagnóstico de paniculite nodular não supurativa do que de trombose venosa .[21]

TRATAMENTO

O tratamento depende da etiologia da TVS, de sua extensão, da intensidade da sintomatologia, do estado geral do paciente e da existência ou não de TVP concomitante e/ou EP.

O médico deve procurar identificar os possíveis fatores da TVS e, sempre que possível, tratar a doença subjacente à TVS.

É importante informar adequadamente ao doente sobre a moléstia, a fim de obter a colaboração desejada para o tratamento prescrito.

A princípio, adotamos o tratamento clínico para as TVS localizadas, pouco extensas e que, quando situadas nas safenas, não tenham atingido as proximidades das croças.

Tratamento clínico

O tratamento clínico compreende:

- Compressão elástica do membro, quando possível, auxiliando no alívio da dor e facilitando a deambulação[106]
- Deambulação livre desde o início, devendo ser estimulada e intercalada com períodos de repouso com os membros elevados. O repouso absoluto deve ser contraindicado, pois pode contribuir para a extensão da trombose ao longo da veia acometida e para a eventual propagação para o sistema venoso profundo
- Elevação da extremidade (posição de Trendelenburg, se a TVS ocorrer no membro inferior) durante o repouso, principalmente nos casos de TVS extensas
- Calor local, sob a forma de compressas úmidas, várias vezes ao dia, tem efeito anti-inflamatório, favorecendo involução mais rápida do processo e aliviando o desconforto[53,58,107]
- Anti-inflamatórios e analgésicos, indicados quando a dor é importante e a cada 4 a 6 horas até o alívio acentuado da dor, o que costuma acontecer ao cabo de alguns dias. Em TVS pós-infusão por cateter, o diclofenaco, usado sistêmica ou topicamente, mostrou-se superior a placebo no alívio dos sintomas, sendo recomendados graus 2B e 1B, respectivamente, nesses casos[108-110]
- Pomadas à base de heparina ou heparinoides, embora sejam usadas,[111] ainda não têm o seu real benefício demonstrado nesses casos. Em trombose venosa experimental, não verificamos diferenças nas evoluções clínicas e anatomopatológicas entre casos tratados com essas pomadas e placebo.[112] Um estudo sobre trombose venosa espontânea ou consequente a infusões

venosas por cateter, incluindo 68 pacientes que foram randomizados para tratamentos locais com Hirudoid® creme, piroxicam gel e placebo, não mostrou diferenças entre os três grupos.[110] Também não podemos afastar eventual fator psicológico, benéfico, advindo do uso dessas pomadas

- Anticoagulação: os anticoagulantes podem ser indicados para tratamento de TVS, extensas e disseminadas, nos casos de TVP concomitante, nos casos resistentes ao tratamento prescrito e com evolução para TVP e/ou com suspeita de EP. Nos casos de TVS ascendente em pacientes idosos ou imobilizados, a anticoagulação pode ser boa alternativa. Inclui heparina não fracionada, heparinas de baixo peso molecular, antivitamina K e, mais recentemente, pentassacarídeos, conforme ilustrado em atualização recente da 9ª edição do *guideline* de terapia antitrombótica para tromboembolismo venoso. Outros estudos, com resultados preliminares, também apontam para a possibilidade de uso dos inibidores diretos do fator Xa como alternativa terapêutica.[113] Considerando que a heparina de baixo peso molecular (HBPM) se mostrou tão efetiva e segura quanto a heparina não fracionada (HNF) no tratamento da TVP, ela parece ser alternativa bastante razoável. A duração do tratamento anticoagulante, bem como o melhor anticoagulante, ainda não estão bem determinados.

A recomendação à partir da 7ª Conferência sobre Terapia Antitrombótica e Trombolítica sugere dosagem intermediária de HNF ou HBPM, por pelo menos 1 mês, no tratamento da TVS espontânea, recomendação essa de grau 2B, embora a relação risco-benefício dessa estratégia não esteja bem-estabelecida.[109] Um estudo realizado pelo Vesalio Investigators Group, duplo-cego, randomizado, comparou duas doses de HBPM (nadroparina) prescrita por 1 mês em 164 pacientes com trombose venosa de safena magna, concluindo não haver diferença entre a dose profilática e a terapêutica, na observação de 3 meses.[114] A HNF em doses altas foi comparada com aquela em doses baixas em um estudo randomizado que incluiu 60 pacientes. Observou-se diferença estatisticamente significante em favor da HNF em doses altas,[115] embora, nesse estudo, existam várias falhas metodológicas. Um outro estudo comparou a HBPM (enoxaparina), em doses profilática e terapêutica, e um grupo-controle com meia elástica apenas.[116] Após 10 dias de tratamento, observou-se diferença significante em favor dos três grupos tratados com medicamentos em relação ao controle, considerando a extensão da TVS e a ocorrência de tromboembolia. Os autores sugerem ainda que a HBPM é superior ao anti-inflamatório e que deveria ser mantida por pelo menos 1 mês em doses profiláticas. Um trabalho de revisão sistemática,[117] incluindo 24 estudos e 2.469 pacientes, mostrou várias falhas metodológicas nesses estudos, não permitindo recomendações precisas em relação ao melhor tratamento para TVS dos membros, à duração do tratamento e ao valor de associações terapêuticas. Os autores, entretanto, sugerem que a HBPM em doses intermediárias estaria indicada nos casos de TVS.

Antibióticos não estão indicados, exceto se houver comprometimento infeccioso real ou nos casos em que se acompanham linfangites ou úlceras com celulite. Chama-se a atenção para esse item, porque é prática comum em nosso meio a prescrição de antibióticos nos casos de TVS, como se fossem processos sépticos e não, simplesmente, inflamatórios.

Quanto aos pentassacarídeos, há, no estudo CALISTO – o maior *trial* realizado para anticoagulação na TVS –, a conclusão de que o uso dessa classe de medicamentos foi efetivo para o tratamento da TVS.[118] No referido estudo, 3.002 pacientes com TVS sintomática e isolada foram randomizados, recebendo placebo ou a dose de 2,5 mg/dia de fondaparinux por 45 dias, sendo esta a dose e a duração do tratamento preconizadas para essa medicação.

Resultados ainda preliminares apontam a possibilidade do uso de rivaroxabana (inibidor direto do fator Xa – DOAC) também como uma alternativa para o tratamento da TVS. O estudo SURPRISE, no qual 472 pacientes foram randomizados, comparou o uso de rivaroxabana, na dose de 10 mg/dia, e fondaparinux, na dose de 2,5 mg/dia, por 45 dias; a rivaroxabana não se mostrou inferior a fondaparinux para a prevenção de TVP, EP ou extensão e/ou recorrência de TVS.[113] No entanto, taxas moderadamente maiores de sangramento podem ocorrer com o uso desse DOAC.

Tratamento intervencionista

Inclui retirada de equipamentos e cateteres de infusão, trombectomia, ligadura venosa, fleboextração e associações.

Nas TVS supurativas por cateter, o tratamento inclui a pronta remoção do cateter intravenoso e a prescrição de antibióticos baseada em antibiograma. Se não houver resposta satisfatória e as condições clínicas do paciente continuarem se deteriorando, ou se persistir septicemia, estará indicada a remoção cirúrgica dos segmentos venosos comprometidos.[9,47,81,119]

Nos casos de TVS em veias varicosas com dor importante e persistente, alguns autores preferem realizar a trombectomia ou mesmo a remoção da veia trombosada, seguida pelo enfaixamento compressivo do membro.[53,79,120]

Quando a trombose atinge as safenas nas proximidades de suas croças, há o risco de TVP e eventual EP, estando, nesses casos, indicada, de urgência, a ligadura da croça, o que pode ser feito com anestesia local. Deve-se salientar que, frequentemente, o trombo estende-se além do limite dos sinais inflamatórios,[84,87,121] e, por essa razão, pode ser indicada a ligadura da croça da safena interna, quando a TVS atinge o terço médio da coxa, principalmente nos indivíduos jovens, ativos ou no puerpério. Para esse procedimento, é necessária uma cuidadosa exposição da JSF, de maneira a não provocar embolização; realização de venotomia da safena com remoção do trombo que eventualmente esteja se estendendo à femoral; e, em seguida, proceder à ligadura da safena interna. Nos pacientes idosos ou imobilizados, a anticoagulação é uma boa alternativa.

Alguns autores, em casos de varicotrombose venosa superficial, ao realizarem a ligadura da croça, indicam a fleboextração concomitante, sugerindo que há regressão mais rápida do quadro inflamatório e diminuição das recidivas pela instituição do tratamento definitivo.[59,78,79,84] Nesses casos, a recomendação tem nível de evidência 1B. Se houver reação inflamatória importante e extensa, o tratamento cirúrgico não deve ser indicado.

Alguns estudos procuraram avaliar, comparativamente, o tratamento anticoagulante com a ligadura da JSF, não mostrando diferenças entre os dois tratamentos quanto à ocorrência de eventos tromboembólicos.

Um estudo realizado em portadores de varizes de membros inferiores e com TVS comparou seis grupos de tratamento:[122] um grupo tratado com HNF em dose profilática; um grupo com HBPM, em dose profilática; um grupo com varfarina; um grupo submetido à ligadura simples da JSF; um grupo submetido à ligadura mais fleboextração; e um grupo tratado apenas com compressão elástica. Apesar de falhas metodológicas nesse estudo, os autores sugerem a superioridade do tratamento cirúrgico para a TVS.

Em nossa instituição, realizamos, sistematicamente, ecodoppler em todos os pacientes com suspeita de TVS para a sua confirmação diagnóstica e para a pesquisa de TVP. Ao se confirmar a associação com TVP, a anticoagulação é instituída (Figura 126.5). Caso a TVS ocorra isoladamente, isto é, sem comprometimento do sistema venoso profundo, é necessário estabelecer se o episódio ocorre em veias varicosas ou em veias não varicosas (Figura 126.5):

- Veias varicosas: a extensão da TVS e o envolvimento do sistema venoso profundo determinam o tipo de tratamento que será instituído. Se houver envolvimento do sistema venoso profundo, a anticoagulação é a opção de escolha. Caso somente as croças estejam comprometidas, opta-se por anticoagulação por um período curto (2 a 5 dias). Após esse intervalo, faz-se a reavaliação clínica e repete-se o ecodoppler: se não houve progressão do quadro, indica-se tratamento cirúrgico (safenectomia e retirada de trajetos); do contrário, anticoagulação. Caso não haja comprometimento dos troncos safenos nem do sistema venoso profundo, opta-se por tratamento clínico (compressa morna, anti-inflamatório não hormonal [AINH], repouso em Trendelenburg) com reavaliação em 1 semana ou se houver piora do quadro. Havendo evolução do quadro, opta-se por anticoagulação por um período variável (dependendo da resposta clínica)
- Veias não varicosas: a escolha do tratamento vai depender do nível da TVS e da presença de fatores desencadeantes (trauma, injeções intravenosas). Caso o processo trombótico esteja limitado à perna e ao terço inferior de coxa, orienta-se tratamento

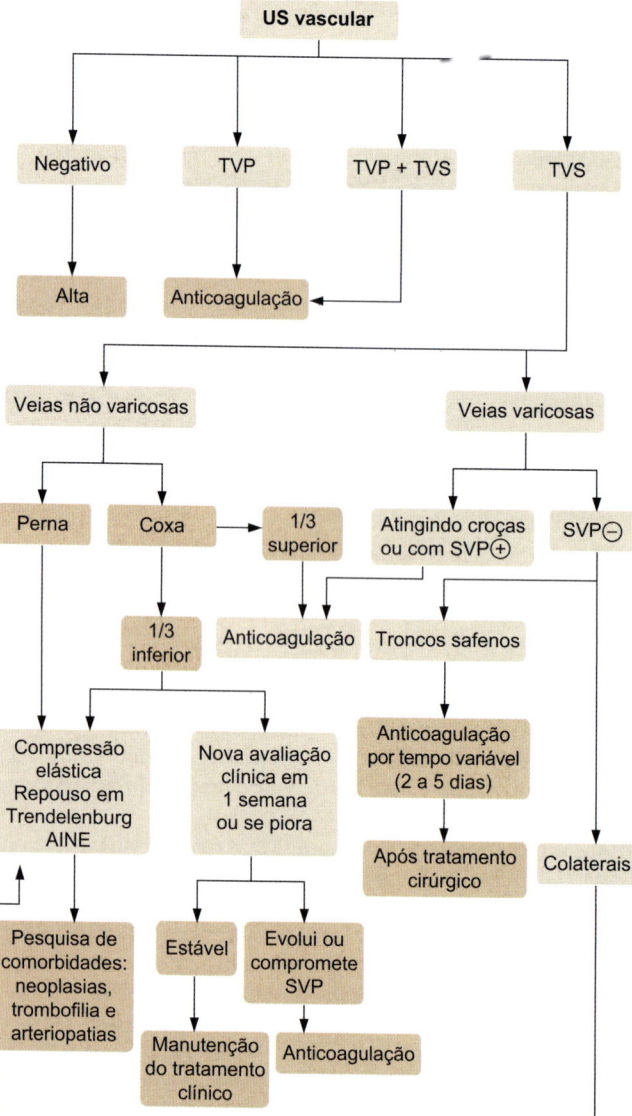

FIGURA 126.5 Representação gráfica de conduta em casos de trombose venosa superficial (TVS) no Hospital das Clínicas/Faculdade de Medicina de Botucatu – Universidade Estadual Paulista. AINE: anti-inflamatórios não esteroides; SVP: sistema venoso profundo; TVP: trombose venosa profunda; US: ultrassonografia.

clínico (compressa morna, AINH, repouso em Trendelenburg) com reavaliação em 1 semana ou se houver piora do quadro. Se o quadro se mantiver estável, opta-se pela manutenção do tratamento. Caso haja progressão do quadro ou se o processo trombótico atingir o terço superior de coxa (e/ou se ocorreu sem fator desencadeante), opta-se pelo tratamento anticoagulante pelo período mínimo de 6 semanas. Na ausência de fatores desencadeantes – independentemente do nível –, torna-se obrigatória a investigação de comorbidades, como neoplasias, trombofilias ou arteriopatias.

PROGNÓSTICO

O prognóstico dos pacientes com TVS depende da etiologia, da extensão do processo tromboflebítico e da eventual extensão da trombose para o sistema venoso profundo. A maioria dos pacientes evolui bem, com regressão do quadro inflamatório em um período de 1 a 3 semanas. A veia transforma-se em um cordão duro e indolor, que vai regredindo conforme a recanalização, em 2 a 3 meses, restando, às vezes, hiperpigmentação residual. A progressão para o sistema venoso profundo tem sido referida com certa frequência, o que, segundo alguns autores, justificaria acompanhamento cuidadoso e, eventualmente, com ecodoppler seriado. A ocorrência de EP, em casos de TVS atingindo a coxa, parece não ser desprezível, levantando dúvidas sobre o caráter benigno da TVS nesses casos.

Em casos de recorrência, recomenda-se a pesquisa de trombofilia, incluindo proteínas C e S, antitrombina III, resistência à proteína C ativada, entre outras. Tal pesquisa, embora de custo alto, justifica-se em mulheres jovens, principalmente quando estão tomando contraceptivo oral e desenvolvem TVS.

As referências bibliográficas deste capítulo se encontram no Ambiente de aprendizagem do GEN.

127

Trombose Venosa Profunda dos Membros Inferiores: Incidência, Patogenia, Patologia, Fisiopatologia e Diagnóstico

Francisco Humberto de Abreu Maffei ■ Hamilton Almeida Rollo

Resumo

A trombose venosa profunda (TVP) dos membros inferiores é uma doença frequente, principalmente como complicação de outras afecções cirúrgicas ou clínicas, mas pode ocorrer espontaneamente em pessoas aparentemente hígidas, e foi estimada em 5,04/10 mil pessoas/ano. É uma doença multifatorial, e os principais fatores de risco são: idade avançada, imobilização, câncer, doenças inflamatórias, infecção e trombofilias hereditárias ou adquiridas. Na etiopatogenia, são fatores importantes a estase sanguínea, a lesão intimal e a hipercoagulabilidade. Na fisiopatologia, três mecanismos são considerados: obstrução venosa, inflamação da veia e dos tecidos perivenosos, e desprendimento total ou parcial do trombo, levando à complicação mais grave na fase aguda, a embolia pulmonar (EP). A complicação tardia em grande número de pacientes é a insuficiência venosa crônica (IVC), chamada, nesse caso, síndrome pós-trombótica (SPT). No diagnóstico, as diretrizes atuais recomendam nos pacientes com sintomas e sinais sugestivos da TVP a associação do modelo de predição clínica de Wells et al. com dímero D e ultrassonografia (US).

Palavras-chave: trombose venosa profunda; fatores de risco; diagnóstico; ultrassonografia.

INTRODUÇÃO

A trombose venosa profunda (TVP) dos membros inferiores é uma doença que se caracteriza pela formação aguda de trombos em veias profundas desses membros.

O quadro clínico local depende, em grande parte, da extensão da trombose e das veias atingidas, podendo ser acompanhada de manifestações sistêmicas. Embora esse quadro possa causar desconforto às vezes importante para o paciente, mais importantes são as complicações, sendo a mais temida a embolia pulmonar (EP). Nos EUA e na Europa, foi estimada uma incidência anual de tromboembolismo venoso (TEV), incluindo TVP e EP, de um a três casos por 1 mil habitantes/ano, sendo a terceira doença cardiovascular mais comum,[1] responsável por 300 mil a 600 mil internações por ano e por mortalidade anual por EP de 50 mil pessoas.[2,3]

Em nosso meio, o TEV também parece ser comum: Castro Silva[4] calculou 28 mil internações por ano pelo Sistema Único de Saúde (SUS) em consequência ao TEV, com 4.247 desses pacientes chegando ao óbito.

Encontramos EP em 19,1% das necropsias de pacientes falecidos no Hospital das Clínicas da Faculdade de Medicina de Botucatu (HCFMB) – Unesp, sendo a causa do óbito em 3,7% desses pacientes.[5] Yoo et al.,[6] estudando 4.813 necropsias nesse mesmo serviço entre 1979 e 1998, encontraram frequência menor de EP (10,6%), porém equivalente em termos de mortalidade. Outros autores brasileiros encontraram incidência menor de EP em revisão de necropsias, porém mortalidade próxima à encontrada no HCFMB.[7,8] Esses dados são similares aos verificados na literatura internacional, embora pareça estar ocorrendo diminuição dessa incidência com o passar dos anos.[9]

Outra complicação da TVP, não mortal, mas causadora de grandes problemas socioeconômicos, é a insuficiência venosa crônica (IVC), nesse caso também chamada de síndrome pós-trombótica (SPT). Estima-se que, após o episódio inicial de TVP, em torno de 50% dos pacientes desenvolvam SPT, sendo grave em 1/5 desses casos.[10] A prevalência de úlcera de estase tem variado nos diversos países de 0,18 a 3,9%.[11,12] Para nosso meio, estima-se uma prevalência em cerca de 1,5%,[13] e que 60% dessas alterações sejam devidas à TVP prévia.[14] A EP e a SPT serão mais bem detalhadas nos Capítulos 136 e 149.

Em geral, a TVP dos membros inferiores é dividida em proximal e distal.

É proximal quando atinge as veias poplítea, femoral ou ilíaca, com ou sem trombose nas veias da perna; e é distal quando atinge apenas as veias da perna. Essa diferenciação entre TVP proximal e TVP distal tem importância prática, pois já se comprovou que a probabilidade de uma EP grave ser causada por uma TVP distal é baixa. Entretanto, é importante também fazer o diagnóstico da TVP distal e tratá-la precocemente, pois 6 a 31% das TVP distais podem evoluir para uma TVP proximal.[15,16]

INCIDÊNCIA DE TROMBOSE VENOSA PROFUNDA

A TVP é uma doença muito frequente, especialmente como complicação de outras afecções cirúrgicas ou clínicas. Ocorre, entretanto, também espontaneamente em pessoas aparentemente hígidas. A incidência média da TVP 1º episódio na população geral foi de 5,04/10 mil pessoas/ano, segundo revisão sistemática feita por Fowkes et al., em 2003.[17] A partir de dados de internação nos três hospitais da cidade de Botucatu, que internavam pacientes com TVP, estimou-se uma frequência de TVP diagnosticada clinicamente e confirmada por flebografia ou ultrassonografia (US) em 60 casos por 100 mil habitantes/ano. Nos EUA, Silverstein et al.,[18] com base em dados de Olmsted County, Minnesota, estimaram 48 casos de 1º episódio de TVP por 100 mil habitantes/ano e 69 por 100 mil habitantes/ano de EP associados ou não a TVP, perfazendo 117 casos de TEV por 100 mil/ano. Em trabalho mais recente, Naess et al.,[19] em estudo populacional em uma cidade da Noruega, encontraram uma incidência um pouco maior: 93 casos de 1º episódio de TVP por 100 mil habitantes e 50 casos de EP/100 mil habitantes, estimando uma incidência de TEV de 143 por 100 mil habitantes/ano. Silverstein et al.[18] encontraram uma incidência um pouco maior em homens do que em mulheres, na razão de 1,2:1. Já Naess et al.[19] encontraram a mesma razão de 1,2:1, porém com incidência maior em mulheres.

Cerca de 70% dos casos atendidos no HCFMB ocorreram como complicação de outra doença clínica, no pós-operatório, no trauma, na imobilização de membro ou no pós-parto. Excluindo todos os fatores conhecidos, inclusive anticoncepcionais orais (ACO), Figueiredo, em nosso meio, também encontrou, ainda, 10% sem causa desencadeante.[20]

A incidência de TVP em pacientes internados é de estimativa mais fácil. Estudos iniciais mostraram, entretanto, uma discrepância entre os dados obtidos pelo exame clínico e os dados verificados em necropsias, sugerindo a existência de casos assintomáticos da doença.[21] Essa existência foi confirmada com o desenvolvimento de técnicas diagnósticas *in vivo*, mais sensíveis e menos invasivas, como o teste do fibrinogênio marcado (TFM), e com o uso extensivo da flebografia, que tornaram possível, de um lado, o acompanhamento diário dos pacientes, detectando o trombo ainda no início de formação, e, de outro lado, a confirmação diagnóstica da existência do trombo.

Essa incidência varia de acordo com a afecção desencadeante da TVP (Quadro 127.1), mas tem variado um pouco de país para país e, principalmente, em diferentes continentes.

Incidência menor foi encontrada em populações de origem oriental,[2] sendo levantada hipótese de que essa diferença se deveu a fatores genéticos.[22] Entretanto, trabalhos mais recentes têm mostrado em populações orientais incidência similar à dos países ocidentais.[23,24]

No Brasil, estudos realizados antes do uso extensivo de profilaxia indicam que a incidência de TVP em pacientes internados é tão alta quanto na Europa. No HCFMB, foi encontrada uma frequência de 22,8% de TVP em pacientes de mais de 40 anos submetidos à cirurgia abdominal, sendo o diagnóstico realizado pelo TFM e confirmado por meio de flebografia.[25] Em pacientes submetidos à cirurgia ortopédica de quadril, Schneider et al.,[26] no Hospital do Servidor Público Estadual, em São Paulo, usando o mesmo método, encontraram uma frequência de TVP de 41%; enquanto Molla et al. encontraram 33% de TVP.[27] Silvestre et al.,[28] na Universidade Estadual de Londrina, valendo-se da flebografia, encontraram incidência de 62,5% de TVP em pacientes com fratura de fêmur ou de quadril, sendo 23,1% já antes do ato cirúrgico.

Como será discutido mais adiante, os dados do Quadro 127.1 correspondem a trombos formados, em sua maioria, nas veias da perna, detectados por métodos altamente sensíveis, com a maioria não provocando sintomas clínicos: desses, 5 a 30% se estendem para veias mais proximais, dos quais 50% provocam sintomas.[15,16]

FATORES DE RISCO

A TVP é considerada uma doença multicausal ou multifatorial na qual fatores genéticos interagem entre si e com fatores ambientais, levando ao desencadeamento da doença.[29,30] Isso explica por que algumas pessoas têm a doença sem que nenhum fator externo possa ser determinado, ou se encontram apenas fatores muito discretos,[31] mesmo em idade muito jovem (portadores de homozigose ou de mais de um gene de trombofilia), enquanto outras pessoas, mesmo colocadas em situação de alto risco de TVP, não a desenvolvem ou a desenvolvem em fase tardia da vida.

Atualmente, está clara a existência de alterações genéticas que podem levar a situações de hipercoagulabilidade, facilitando o desenvolvimento de TVP e aparecendo em famílias com tendência à trombose, como: alterações em genes de fatores da coagulação, como o fator V de Leiden[32,33] e a protrombina 20210;[34] aumento de fator VIII[35] e de fator XI;[36] diminuição de anticoagulantes naturais, como antitrombina,[37-39] proteína C,[40] proteína S;[41] e de atividade fibrinolítica.[42] Outro fator também ligado ao desenvolvimento de TVP é a hiper-homocisteinemia, que pode ser adquirida, mas também com possível componente genético.[43,44]

Também há fatores adquiridos de hipercoagulabilidade; assim, em muitos pacientes com TVP aparentemente idiopática, verificou-se, posteriormente, o desenvolvimento de doença neoplásica, sendo possível que a TVP tenha aparecido como fenômeno paraneoplásico, antes da manifestação clínica da própria neoplasia. A TVP também pode aparecer como alteração inicial de uma arterite ou doença do colágeno; nesses casos, é possível encontrar o chamado anticoagulante lúpico e/ou um anticorpo anticardiolipina no sangue, que pode aparecer também isoladamente, sendo, então, denominada síndrome antifosfolipídica (ver Capítulo 129).[45,46]

Em pacientes hospitalizados, foi possível, de início pelo estudo anatomopatológico em necropsias e, depois, principalmente com o auxílio do TFM, determinar uma série de fatores de risco para o desenvolvimento de TVP. Os principais, conhecidos no momento, para o desenvolvimento de TVP são apresentados no Quadro 127.2. Eles agem, em geral, de maneira cumulativa, aumentando o risco de TEV com o número de fatores presentes.[47,48]

Idade

A TVP é mais comum após os 40 anos, havendo aumento exponencial com a idade;[17,18,49,50] assim, entre 25 e 35 anos, a incidência de TEV é de cerca de 30 casos/100 mil pessoas/ano, e dos 70 aos 79 anos, essa incidência chega a 300 a 500 casos/100 mil pessoas/ano.[51] Da mesma maneira, a frequência de EP, tanto no diagnóstico *in vivo* quanto em necropsias, aumenta com a idade.[4,51,52]

Uma hipótese levantada para explicar esse fato foi a de que a diminuição da resistência da parede venosa, com a idade, poderia propiciar a dilatação da veia, e, consequentemente, a diminuição da velocidade do fluxo sanguíneo, facilitando o desenvolvimento da trombose. Além disso, foi encontrada menor atividade fibrinolítica nas veias da perna em indivíduos de mais de 65 anos, podendo ser um fator a mais para esse desenvolvimento.[15]

Embora rara, a TVP e a EP existem em crianças e adolescentes, e a possibilidade de seu diagnóstico deve ser lembrada sempre que surgirem sintomas da doença, devendo-se realizar confirmação diagnóstica e tratamento em caso positivo. Em uma revisão

QUADRO 127.1	Incidência de trombose venosa diagnosticada pelo teste de fibrinogênio marcado com iodo 125 e/ou flebografia em pacientes cirúrgicos e clínicos.	
Tipos de pacientes	**Incidência (%)**	**Referências**
Cirúrgicos		
Abdominal	10 a 42	2, 14, 23
Torácica	26 a 65	2
Histerectomia abdominal	23	52
Histerectomia vaginal	9	52
Prostatectomia transvesical	24 a 47	66
Prostatectomia transuretral	6,8	66
Quadril	33 a 75	2, 19, 24, 25, 58, 66
Parto	3	84, 86, 88, 89
Otorrinolaringológica	11	72
Clínicos		
Infarto do miocárdio	19 a 38	81, 82
Acidente vascular encefálico	60	51

QUADRO 127.2	Fatores de risco para tromboembolismo venoso.
Idade	Tempo de operação
Trombofilias	Anestesia geral
Cirurgia	Gravidade da doença
Traumatismo	Anticorpo antifosfolipídio
Gravidez e puerpério	Vasculites (p. ex., síndrome de Behçet)
Imobilidade ou paralisia	
Trombose venosa profunda ou embolia pulmonar prévias	Quimioterapia
Câncer	Varizes
	Obesidade
Anticoncepcionais orais	Infarto do miocárdio
Reposição hormonal	Síndrome nefrótica
Insuficiência cardíaca	Doenças inflamatórias intestinais
Acidente vascular encefálico	Policitemia vera
Infecção	Isquemia arterial

de casos de TVP atendidos no HCFMB entre 1975 e 2005, foram encontrados 54 crianças ou adolescentes que tiveram suspeita clínica de TVP em membros inferiores confirmada por flebografia ou US, o que possibilitou a realização de tratamento precoce e adequado.[53]

Imobilização

O tempo de imobilização no leito é um fator clínico também importante. Gibbs,[54] já em 1957, encontrou, em necropsias, 15% de TVP em pacientes acamados até 1 semana, chegando a 80% de incidência após esse tempo. Sevitt e Gallagher,[55] em trabalho hoje clássico, encontraram, em politraumatizados, 35% de TVP com até 1 semana de imobilização e 80% após esse prazo. Usando TFM, Warlow et al.[56] mostraram, em pacientes com acidente vascular encefálico, ser muito mais comum a TVP no membro paralisado (63%) do que no membro oposto (7%). Trabalhos com maior número de pacientes estudados mostram que confinamento no leito ou na poltrona por prazo maior que 3 dias aumentava a incidência de TEV.[57-59]

É provável também que a imobilização mais longa de pacientes submetidos a histerectomia ou prostatectomia abdominais contribua para maior incidência de TVP nesses pacientes do que nos submetidos à histerectomia vaginal e à ressecção endoscópica da próstata.[57]

Tromboembolismo venoso prévio

A ocorrência prévia de TVP aumenta de 3 a 4 vezes o risco de TVP em pacientes submetidos à cirurgia.[60,61] Se a história prévia inclui EP, o risco de uma nova TVP é de 100%. Samama,[61] em um estudo caso-controle com 636 pacientes e 635 controles, encontrou história prévia de TVP ou EP como principal fator de risco primário de TVP. Esse aumento poderia ocorrer pela existência de alguma predisposição do indivíduo ao tromboembolismo, como trombofilia ou neoplasia maligna, ou por fatores locais, como obstrução venosa ou alteração da parede venosa no local da TVP prévia.

Obesidade

A obesidade parece ser um fator de risco para o desenvolvimento de TVP em pacientes acamados,[62] possivelmente devido à dificuldade de mobilização do paciente e, talvez, a uma diminuição da atividade fibrinolítica que ocorreria em obesos. Lowe et al.[63] demonstraram, em estudo prospectivo multicêntrico, ser a obesidade um fator de risco independente para o desenvolvimento de TVP em pacientes submetidos à prótese de quadril. O trabalho de Abdullahi et al.[64] mostrou uma razão de risco de TVP acima de dois em pacientes com índice de massa corpórea (IMC) maior que 30. Também foi demonstrado que o aumento de peso em pacientes com obesidade aumenta o risco de TVP.[65] Nem todos os autores, entretanto, encontraram relação entre obesidade e TVP, principalmente em pacientes de ambulatório.[66,67]

Varizes

No acompanhamento com TFM de pacientes operados, foi encontrada TVP 2 vezes mais frequente em portadores de varizes do que em não portadores.[62] Em estudo flebográfico, Lowe et al.[63] também relataram que as varizes são fator de risco para TVP, pelo menos em pacientes submetidos à cirurgia eletiva de quadril. Entretanto, alguns autores põem em dúvida essa relação.[68] Heit et al.,[66] em estudo populacional, encontraram que o risco de TEV relacionado com as varizes diminui com a idade (razão de chances de 4,2 aos 45 anos e de 0,9 aos 75 anos).

Duração e porte da operação

Há algumas indicações já antigas de que, quanto maior a operação a que foi submetido um paciente, maior o risco de TVP.[60] Kakkar et al.,[62] entretanto, só encontraram significância quanto ao porte da operação em pacientes idosos.

Anestesia

O tipo de anestesia usado durante o ato cirúrgico também parece influir no risco de desenvolvimento de TVP, sendo esta mais frequente em pacientes submetidos à anestesia geral do que à peridural ou raquidiana.[69] Isso ocorre até mesmo em pacientes de alto risco, como os submetidos à cirurgia de quadril.[70,71]

Infecção

A infecção em pacientes cirúrgicos estudados pelo TFM também constitui fator de risco para o desenvolvimento de TVP.[62] Em um grupo de 250 pacientes, Figueiredo[20] encontrou 14,5% de episódios de TVP relacionados com processo infeccioso. Trabalhos estudando a profilaxia em pacientes clínicos mostraram aumento de TVP associado à infecção pulmonar.[72] Em necropsias, no HCFMB, Yoo et al.[6] encontraram associação entre EP e pneumonia e sepse. Em trabalho anterior nesse mesmo hospital, foi encontrada alta incidência de EP em pacientes falecidos com moléstias infecciosas,[5] sendo possível que, em nosso meio, esse tipo de moléstia seja um fator de risco no desenvolvimento do TEV. Revisão sistemática feita durante a pandemia de covid-19, que avaliou estudos sobre incidência em pacientes hospitalizados, encontrou incidência de 14% de TVP, 12% de EP e 26% de TEV.[73]

Câncer

A neoplasia maligna é responsável por aproximadamente 20% dos casos de TEV que ocorrem na comunidade.[66] Pacientes com câncer têm 4 a 7 vezes mais risco de desenvolver TEV do que os sem câncer. Parece também aumentar o risco de incidência de TVP em cerca de 4 vezes e em cerca de 6 vezes nos casos tratados com quimioterapia,[74,75] principalmente em pacientes submetidos a condições desencadeantes de TVP, como cirurgia, imobilização, fratura de quadril etc.[61,75] Cerca de 50% dos pacientes com câncer e 90% dos pacientes com metástase apresentam anormalidade de um ou mais exames de coagulação, principalmente aumento dos fatores de coagulação, em muitos casos de fibrinólise e de marcadores de ativação da coagulação, como dímero D e fragmento 1+2 da protrombina. Certos tumores produzem ou induzem a formação de fatores pró-coagulantes que poderiam ser responsáveis pelo aumento da incidência do TEV; substâncias como fator tissular e ativadores diretos de fatores, especialmente do fator X, já foram isolados a partir de células tumorais.[76] Em pacientes com certos tipos de neoplasia, também foi descrita diminuição de atividade fibrinolítica.[77] Compressão ou infiltração tumoral, levando à redução do fluxo sanguíneo venoso, também pode ser um fator trombogênico.[74]

As neoplasias mais frequentes associadas à TVP são de mama, cólon e pulmão, refletindo a frequência na população, mas quando ajustadas para a prevalência da doença, as mais frequentemente associadas à TVP são os tumores sólidos, incluindo o de pâncreas, ovário, estômago e cérebro.[78] Em ensaio clínico para teste de tratamento antitrombótico, os tumores mais associados à TVP no homem foram os de próstata, cólon, pulmão e cérebro, e na mulher, de mama, pulmão e ovário.[79]

Em alguns casos, o câncer é diagnosticado após um episódio de TVP, sendo mais comum esse diagnóstico em pacientes com TVP aparentemente idiopática do que nos casos com fator desencadeante.[78] Estudos do tipo coorte mostraram que cerca de 10% dos pacientes com TVP, considerado idiopáticos, têm o diagnóstico de câncer nos 5 a 10 anos seguintes à trombose, e em 75% dos casos esse diagnóstico é feito no primeiro ano após a trombose.[80] Esses fatos mostram a importância de se pesquisar câncer em pacientes com TVP, principalmente aqueles com TVP idiopática.[81]

Quimioterapia

Além da neoplasia em si, o próprio tratamento, especialmente o quimioterápico, pode estar implicado no aumento do risco trombótico. À semelhança dos dados da literatura,[80,82] tem-se verificado, com alguma frequência, o desenvolvimento de TVP em tratamento quimioterápico para neoplasias mieloproliferativas e para tumores de próstata e de mama. Nesses dois últimos, também em vigência de tratamento supressor hormonal, inclusive por tamoxifeno e raloxifeno.[82,83] Como possível mecanismo trombogênico, tem sido referida a diminuição de inibidores fisiológicos da coagulação, como proteína C e S e de antitrombina.[84,85] A liberação de fatores trombogênicos, como fator tissular, pelas células destruídas também tem sido considerada responsável por essa ação.[82] Nota-se, entretanto, ser difícil diferenciar o efeito trombogênico dos fármacos do causado pela própria doença neoplásica.

Insuficiência cardíaca

A insuficiência cardíaca parece ser um fator importante para o desenvolvimento de TVP e EP.[86] Pacientes com infarto do miocárdio e insuficiência cardíaca apresentam 2 ou 3 vezes mais TVP diagnosticada pelo TFM do que os sem insuficiência.[61,87] Essa maior frequência é resultado do aumento da pressão venosa central, da diminuição da velocidade de circulação sanguínea, da diminuição de mobilidade do paciente e, talvez, da hipoxia tecidual.[86]

Gravidade da doença

A gravidade da doença também parece influenciar a incidência de TVP.[88] Cade,[89] em trabalho já antigo, usando TFM, encontrou, em pacientes graves internados em unidade de terapia intensiva, cerca de 3 vezes mais TVP (29%) do que em pacientes clínicos controle, internados em enfermarias de hospital (10%).

Gravidez e puerpério

A diminuição da morte materna por hemorragia, septicemia e eclâmpsia chamou a atenção para o TEV como importante causa de morbidade e mortalidade durante a gravidez. Embora sua importância já seja reconhecida há muitos anos, sua real incidência não é conhecida, sendo estimada em 9 a 69 casos por 100 mil mulheres/ano.[90] Parece não haver diferença de incidência de TVP nos diferentes trimestres da gravidez, sendo muito mais comum do lado esquerdo.[91,92] Estase sanguínea por compressão uterina e alterações na reologia e na hemostasia têm sido levantadas como responsáveis por essa complicação.[21,92] As mulheres portadoras de trombofilia hereditária ou adquirida têm risco de TVP muito aumentado durante a gravidez.[91,93] Outros fatores como idade, pré-eclâmpsia, repouso prolongado, varizes, tromboflebite superficial e tabagismo foram apontados.[91]

Após o parto, a incidência de TVP é muito maior que durante a gravidez.[94] Fatores que possivelmente influem nesse aumento de frequência incluem diminuição de atividade fibrinolítica no último trimestre de gravidez e no início do trabalho de parto, liberação de tromboplastina tecidual no momento da separação placentária e estase venosa por contração uterina e vasodilatação.[91] O risco de TVP é maior após cesárea do que após parto normal.[95]

Anticoncepcionais

Desde os fins da década de 1960, chama-se a atenção para a possibilidade de que os estrógenos, particularmente os usados como ACO, poderiam ser um fator de risco para o desenvolvimento de TVP e EP. Estudos mostraram aumento na incidência de tromboembolismo em mulheres após o advento dos anticoncepcionais.[96,97] Posteriormente, estudos retrospectivos comparando grupos de pacientes com TVP com grupos-controle mostraram incidência maior de TVP nas mulheres que tomaram anticoncepcionais.[98] Esses estudos, além de retrospectivos, tinham como ponto negativo o fato de o diagnóstico de TVP ter sido feito clinicamente. Estudos prospectivos com grande número de pacientes mostraram resultados conflitantes.[99,100] Metanálises incluindo estudos controlados ou de acompanhamento e estudos populacionais recentes confirmaram o papel dos ACO no desenvolvimento da TVP e da EP, aumentando de 3 a 6 vezes o risco de TEV.[101-104]

Aumento de incidência de TVP e EP foi mostrado tanto em mulheres tomando estrógeno para supressão de lactação quanto em homens tratados com estrógeno com o intuito de diminuir a incidência de doenças cardiovasculares de origem aterosclerótica.

Várias alterações que poderiam contribuir para o desenvolvimento do TEV foram descritas, quer em pacientes, quer experimentalmente, com o uso de estrógenos: aumento dos níveis sanguíneos de fatores de coagulação como o II, VII, IX, X, redução dos níveis de antitrombina, resistência secundária à proteína C, depleção do ativador do plasminogênio das paredes vasculares e aumento de complexos solúveis de monômeros de fibrina no plasma. Além disso, alterações na viscosidade sanguínea e de parede vascular foram descritas com o uso de estrógeno.[105-108] Parece, entretanto, que seu desenvolvimento está mais ligado ao uso de doses altas de estrógenos. Vários trabalhos sugeriram que doses baixas desse hormônio, como as usadas atualmente em vários ACO, possam acarretar menor risco a suas usuárias.[107] Ao longo dos anos, foram empregadas três gerações de ACO: a primeira, em que se administraram doses de estrógeno maiores que 50 mg, hoje consideradas mais trombogênicas; uma segunda, com doses de 30 mg, associadas a uma progestina, o levonorgestrel, aparentemente menos trombogênica; e, finalmente, uma terceira, em que também se usaram doses de 30 mg de estrógeno, porém com progestinas diferentes das da segunda geração (desogestrel, gestodene e norgestimato), com as quais se esperava diminuir os efeitos colaterais metabólicos androgênicos, sem aumento do risco trombótico. Verificou-se, entretanto, posteriormente, que esses ACO de terceira geração apresentavam um risco cerca de 3 vezes maior de TEV que os de segunda geração, fato similar ao ocorrido com a drospirenona.[104,105,109] Os anticoncepcionais ministrados por via transdérmica e por dispositivo intrauterino, e compostos apenas de progesterona parecem ser menos trombogênicos e poderiam ser usados em mulheres com maior risco de TEV.[110]

Mais recentemente, tem sido demonstrado o importante papel da interação de fatores na TVP, com o aumento da incidência de TVP em mulheres que tomam ACO e são portadoras de trombofilia.[108] Vandenbroucke et al.,[110] comparando 155 mulheres tomando ACO de segunda geração com 169 controles, encontraram um risco aumentado de 4 vezes nas que tomavam o anticoncepcional. Encontraram também que, nas que não tomavam ACO, mas eram portadoras de fator V de Leiden, o risco de TVP era 8 vezes maior: quando a mulher era portadora do fator V de Leiden e tomava ACO, esse risco aumentava para 30 vezes, mostrando não só um efeito aditivo nessa associação, mas um efeito potencializador. Um problema é o aconselhamento dessas mulheres, pois na gravidez e no puerpério o risco de trombose venosa é maior que com o uso de contraceptivo. A indicação de anticoncepcionais somente à base de progesterona parece ser, no momento, a melhor indicação.[111,112]

Reposição hormonal

Outro uso de estrógenos que tem se tornado rotina em mulheres pós-menopausa ou pós-ooforectomia é o tratamento de reposição hormonal. Os estudos iniciais não mostraram relação entre esse tipo de tratamento e a TVP, porém trabalhos posteriores, incluindo dois grandes estudos prospectivos com um total de 18.500 mulheres, mostraram a existência de aumento, tanto de TVP quanto de EP, em mulheres usando essa terapia.[113-116] Nesse caso, os hormônios usados por via transdérmica também parecem oferecer menor risco,[111] assim como a tibolona.[117]

Grupos sanguíneos

A hipótese de que pacientes do grupo sanguíneo O eram menos suscetíveis à TVP foi levantada a partir de estudo retrospectivo de pacientes em tratamento anticoagulante para essa doença e depois confirmada por estudos multicêntricos, também retrospectivos, comparando mulheres jovens com TVP com grupo-controle.[118]

Posteriormente, vários outros trabalhos, também em mulheres jovens, confirmaram esses achados e sugeriram serem as do grupo sanguíneo A mais suscetíveis à TVP.[119] Não se tem uma explicação para esse fato, entretanto pode haver alguma relação com o aumento de fator VIII, que também parece ser um fator de risco ou marcador de TVP.[120] Em pacientes de mais de 40 anos submetidos à cirurgia geral e estudados com TFM, tal diferença de suscetibilidade não foi verificada, sendo de 28% a incidência encontrada em pacientes do grupo A e de 30% em pacientes do grupo O.[62] Esses dados mostram que é possível haver influência dos grupos sanguíneos na propensão ao desenvolvimento de TVP; tal influência, porém, talvez se restrinja a determinados grupos etários.

Outras doenças associadas

Policitemia vera ou secundária, possivelmente por aumento de viscosidade sanguínea, e trombocitemia essencial e leucemia mieloide crônica têm sido descritas como fator de aumento na incidência de tromboses venosas, inclusive viscerais, e de tromboses arteriais, parecendo, inclusive, existir uma relação direta entre o hematócrito e a incidência de episódios trombóticos.[121]

O lúpus eritematoso pode levar a tromboses venosas recorrentes, tanto profundas quanto superficiais, às vezes associadas a anticoagulante lúpico circulante.[122]

As doenças autoimunes e alguns dos medicamentos usados para o seu tratamento estão associados com aumento da incidência de TEV.[123]

Outras doenças, como hiper-homocisteinemia e hemoglobinúria paroxística noturna, também têm sido associadas a um risco aumentado de TVP, assim como certas vasculites, como a doença de Behçet e doenças inflamatórias como as que acometem os intestinos (Capítulo 129).[124-127]

Etnia

Embora inicialmente tenha sido levantada a hipótese de diferença na incidência de TVP e de EP entre diferentes etnias, com base em dados epidemiológicos de incidência em diferentes países, esses dados têm sido muito contraditórios.

Estudos têm mostrado menor incidência de algumas alterações genéticas, como fator V de Leiden e protrombina G20210A em populações negras de origem africana, ameríndios e asiáticos.[128,129] Em negros do Caribe, foi encontrada incidência menor de TVP do que em populações brancas de outros países.[130] No entanto, dados mais recentes contestam esses achados, indicando haver, pelo menos em populações afrodescendentes da América do Norte, uma frequência de TEV 30 a 60% maior que em americanos de origem europeia e 3 vezes maior que em americanos de origem asiática.[131]

PATOLOGIA E PATOGENIA

Mecanismo de formação do trombo

Os trombos venosos podem ter tamanhos que variam de poucos milímetros a uma grande extensão, ocluindo todo o lúmen dos principais troncos venosos.

Esses trombos podem desenvolver-se após uma agressão direta à parede venosa, como traumas, cateterismo ou injeção venosa, ou podem desenvolver-se, sem qualquer lesão venosa aparente, em um indivíduo normal ou em pacientes submetidos a cirurgia, imobilidade ou repouso prolongado, pós-parto etc.

Já em 1856, Virchow[132] indicava, principalmente a partir do estudo de necropsias de pacientes falecidos com tuberculose, que, para o desenvolvimento da trombose, são importantes a lesão da parede vascular, a alteração no fluxo sanguíneo e a alteração de componentes do próprio sangue, o que se descreveu como um aumento da fibrina circulante. É bastante antiga também a ideia de que esses fatores podem exercer diferentes graus de influência, sendo possível que, às vezes, ajam isoladamente ou em associação com um dos outros dois fatores. Assim, nos casos de trauma venoso direto, cateterismo etc., o fator da lesão endotelial é, sem dúvida, a causa básica. Já nas tromboses espontâneas ou desencadeadas por imobilidade etc., embora os três fatores possivelmente participem, parecem ser de fundamental importância a estase venosa e a alteração sanguínea, à qual vários autores dão o nome geral de hipercoagulabilidade.

Lesão de parede venosa

O endotélio normal é uma superfície não trombogênica sobre a qual não aderem plaquetas, leucócitos, nem ocorre ativação de proteínas coagulantes. Entre os fatores conhecidos que poderiam explicar esse comportamento, encontram-se: repulsão eletromagnética da superfície negativamente carregada, produção pelo endotélio de prostaciclina (prostaglandina I_2) e óxido nítrico (EDRF), e a ecto-ADPase de superfície, CD39, agentes inibidores da ativação das plaquetas e antiagregantes plaquetários, produção de substâncias heparina-símile, trombomodulina e ativadores da fibrinólise.[133,134] Quando há uma lesão endotelial com exposição do subendotélio, plaquetas e glóbulos brancos rapidamente se acumulam sobre este, havendo também ativação dos mecanismos de coagulação. As plaquetas liberando difosfato de adenosina (ADP) e tromboxano A2 arregimentam e promovem a agregação de novas plaquetas. Forma-se trombina, que contribui para a agregação de novas plaquetas e para a formação de fibrina, que dará consistência ao trombo, apreendendo os elementos celulares. Essa formação ocorre por dois mecanismos:

- Liberação local de fator tissular da própria parede lesada, de leucócitos acumulados no local da lesão, de micropartículas geradas nos leucócitos induzidas pela P-selectina, liberada pelo próprio endotélio ou pelas plaquetas,[135] ativando fatores VII e, subsequentemente, fatores IX e X, que, na presença dos cofatores VIII e V, promovem rápida formação da trombina. Esse é considerado, hoje, o principal mecanismo da coagulação "*in vivo*"[136]
- Ativação do fator XII por contato com o colágeno e com outros tecidos subendoteliais e agregação plaquetária levando a alterações de membrana que facilitam a coagulação sanguínea em sua superfície.

Esse tipo de reação ocorre nos casos de agressão direta da parede venosa e possivelmente também é um componente importante da trombose venosa após fraturas, cirurgias ortopédicas e cirurgias pélvicas, urológicas e ginecológicas, ocorrendo agressão endotelial por traumatismo local, ocasionado por manobras cirúrgicas. É possível que esse componente traumático seja o motivo da pouca eficácia da heparina não fracionada em minidoses em casos de TVP em cirurgia ortopédica.[137,138]

Foi também levantada a hipótese de que imunocomplexos, endotoxinas e outras substâncias liberadas durante determinadas moléstias ou mesmo durante operação cirúrgica contribuam para o desenvolvimento da trombose por sua ação sobre o endotélio.[134] Stewart et al.,[139] em trabalho já antigo, demonstraram alterações endoteliais e depósito de leucócitos sobre o endotélio de veias jugulares de cães submetidos à cirurgia abdominal e sugeriram que substâncias liberadas no local da cirurgia poderiam ser responsáveis pelo aumento de permeabilidade e migração de leucócitos no endotélio de veias distantes, contribuindo para o desenvolvimento da TVP pós-operatória. Outra hipótese foi a lesão venosa por pressão externa sobre as veias da perna em pacientes que ficam acamados ou sentados por longo período.

O endotélio pode estar funcionalmente alterado ou ativado ou estimulado, sem que haja, pelo menos no início, lesão morfológica. Essa disfunção pode levar à diminuição na produção de substâncias vasoativas e inibidoras de agregação plaquetária, como prostaciclina e óxido nítrico, e de glicosaminoglicanos, e ao aumento na secreção de vasoconstritores, agregantes plaquetários, P-selectina etc.[135] (ver Capítulos 3 e 6). As células endoteliais ativadas pela própria trombina, pela histamina ou por outras substâncias podem se afastar umas das outras, possibilitando a passagem de leucócitos e proteínas. Além disso, essas células ativadas podem sintetizar e expor selectinas (também liberadas por plaquetas e outros leucócitos) que medeiam a atração, o rolamento e a ativação de leucócitos, os quais produzem outras moléculas de adesão e fator tecidual. O endotélio ativado produz, ainda, como outras células, citocinas que aumentam a resposta inflamatória e a lesão dos tecidos.[134,136,140]

Estase

Desde a época de Virchow, a estase passou a ser considerada o principal fator predisponente da trombose venosa. Se a coexistência de hipercoagulabilidade é indispensável para o desenvolvimento dela, é um fato ainda controverso.

A relação entre estase e TVP dos membros inferiores foi suspeitada principalmente pela associação encontrada entre tempo de repouso e incidência de TVP, em trabalhos clínicos e anatomopatológicos.[141] Foi encontrada também queda da velocidade de fluxo em indivíduos em decúbito dorsal, verificada tanto pela diminuição de depuração de contraste radiológico quanto de substâncias marcadas com isótopos radioativos. Esse retardo de depuração aparecia principalmente em locais correspondentes às válvulas venosas e dilatações venosas nas veias da panturrilha.[142]

Tanto a diminuição da velocidade de fluxo quanto do volume de fluxo que se incluem no termo geral de estase sanguínea podem ter papel importante no desenvolvimento da trombose.

A diminuição da velocidade de fluxo pode dever-se a:

- Queda no débito cardíaco durante o repouso
- Relaxamento muscular durante o repouso, durante anestesia e em paralisias
- Não acionamento da bomba venosa periférica, isto é, dos músculos da panturrilha que auxiliam na impulsão do sangue para o coração.

Essa diminuição de fluxo leva ao aumento da quantidade de sangue nas veias, dilatando-as passivamente, o que diminui ainda mais a velocidade do sangue em seu interior. A diminuição do volume de fluxo, já que todo o sangue que chega ao membro tem de voltar, depende basicamente do débito cardíaco e da circulação arterial, que pode diminuir por uma doença miocárdica, pela ação de anestésicos ou, ainda, quando há obstrução do fluxo arterial para o membro.

Os mecanismos pelos quais a estase poderia levar à trombogênese são, ainda segundo Sevitt:[141]

- Distúrbio do fluxo laminar, levando à formação de redemoinhos e acúmulo de sangue em dilatações venosas e seios valvulares
- Depósito de hemácias, plaquetas e leucócitos nesses locais
- Aumento da concentração de fatores de coagulação ativados, localmente ou a distância, nos seios valvulares e nas dilatações venosas
- Aumento da concentração local de ADP liberado pelas hemácias e pelos leucócitos
- Prevenção da chegada ao local e/ou destruição de fatores anticoagulantes e antiagregantes
- Hipoxia do endotélio.

Sevitt,[141] levando em conta esses mecanismos e com base no estudo da localização e das características de trombos iniciais encontrados em veias durante necropsias, propôs a seguinte hipótese para a trombogênese nos casos de pacientes acamados, cirúrgicos etc., a qual parece ser válida até os dias de hoje (Figura 127.1).

A diminuição de fluxo no interior das veias levaria a uma perturbação do fluxo laminar, criando redemoinhos nos seios valvulares e em dilatações venosas da panturrilha, como os seios venosos intramusculares. Esses redemoinhos levariam ao acúmulo local de hemácias, plaquetas e leucócitos. Em uma fase inicial, esse acúmulo celular poderia ser removido pelo aumento de fluxo venoso. Se isso não ocorresse, a estabilidade desses depósitos seria garantida pela formação de uma rede de fibrina, que prenderia esses elementos.

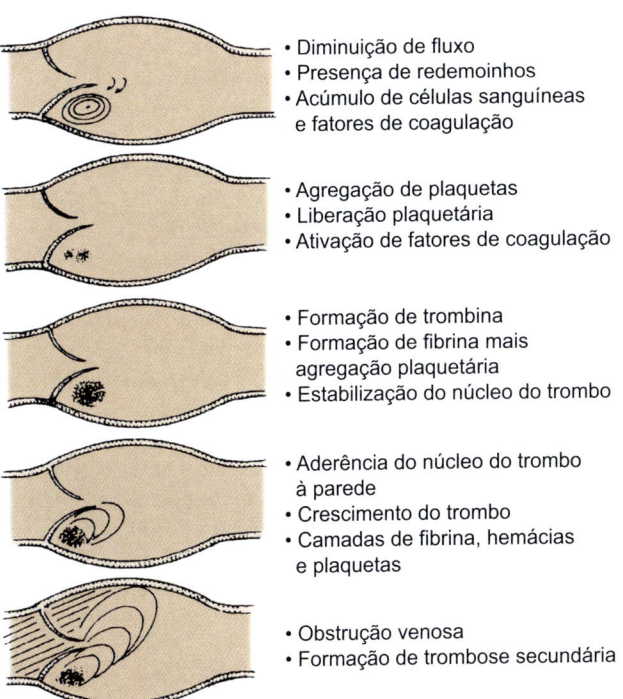

• Diminuição de fluxo
• Presença de redemoinhos
• Acúmulo de células sanguíneas e fatores de coagulação

• Agregação de plaquetas
• Liberação plaquetária
• Ativação de fatores de coagulação

• Formação de trombina
• Formação de fibrina mais agregação plaquetária
• Estabilização do núcleo do trombo

• Aderência do núcleo do trombo à parede
• Crescimento do trombo
• Camadas de fibrina, hemácias e plaquetas

• Obstrução venosa
• Formação de trombose secundária

FIGURA 127.1 Hipótese para explicar a formação de trombos nas veias profundas dos membros inferiores em pacientes em repouso, segundo Sevitt, 1973.

A fibrina, por sua vez, se formaria pela ação da trombina, também formada localmente. Essa trombina promoveria nova agregação plaquetária que, por sua vez, levaria à formação de mais trombina pela presença do fator plaquetário III, que facilita a interação e a ativação dos diversos fatores de coagulação. Esses fatores também permaneceriam no local por causa da estase. É possível que o início da ativação do sistema intrínseco da coagulação ocorra localmente pela ativação de fator XII por fosfatídeos presentes nas membranas das hemácias e dos leucócitos.

Um mecanismo alternativo seria o de ocorrer inicialmente agregação plaquetária desencadeada pela ação de ADP liberado por hemácias e leucócitos, seguida de nova agregação, pela liberação de mais ADP e tromboxana A2 pelas próprias plaquetas e a ativação do sistema de coagulação pela liberação e ação de fatores plaquetários.

A possibilidade da existência permanente de dois tipos de redemoinhos nos seios valvulares, um mais externo, em que as hemácias realizariam espirais, podendo voltar para a corrente principal, e outro na região mais profunda do seio, em que o fluxo é muito baixo, promovendo a agregação das hemácias e plaquetas e, talvez, lesão do endotélio por anoxia, dando origem à formação de trombo, foi levantada por Karino e Motomiya.[142] Esses autores usaram um modelo de veia safena isolada de cão, tornada transparente, em que foi estudado o comportamento de partículas e hemácias por meio de cinemicrografia. A diminuição da velocidade de fluxo tornaria mais difícil a remoção de partículas e fatores acumulados no interior desses redemoinhos.

De qualquer maneira, seriam formados o núcleo do trombo e seu crescimento ocorreria pela sucessiva deposição de mais camadas de fibrina e deposição de agregados plaquetários, hemácias, leucócitos e micropartículas.

A partir desse ninho inicial microscópico, que, aos poucos, passaria a ser visível, aumentam o comprimento e o diâmetro do trombo pela adição longitudinal e circunferencial de camadas. Esse crescimento se dá na direção da corrente sanguínea. O trombo adere, então, à parede em seu ponto de origem, flutuando o restante (a cauda) quase livre no lúmen, o que explica seu fácil desprendimento. A contração do trombo, espremendo o soro, transforma-o em uma estrutura firme e auxilia a prevenir o bloqueio venoso. Por outro lado, esse soro rico em trombina poderia favorecer a formação de mais fibrina e deposição de mais plaquetas.

No início, a aderência do trombo à parede é fibrinosa, mas logo ocorre uma invasão endotélio-fibrocítica a partir da íntima. A qualquer momento, o trombo pode parar de crescer, mas também pode ocorrer lise do trombo em formação por ativação local de plasmina, entrando em jogo, portanto, o balanço coagulação-fibrinólise. Essa fibrinólise local pode ser iniciada tanto pela liberação local de ativador tecidual do plasminogênio e de ativador do plasminogênio do tipo uroquinase, quanto pela ativação intrínseca iniciada pela própria ativação do fator XII. Deve-se, entretanto, lembrar que o estresse cirúrgico, o traumatismo etc. diminuem a atividade fibrinolítica, inclusive pelo aumento de inibidores da fibrinólise como o PAI-1 e o PAI-2 (do inglês *plasminogen activator inhibitor*), sendo este um fator que pode possibilitar a continuidade e o crescimento do trombo.[143]

A deposição sucessiva de camadas no trombo não aderente dá a ele uma aparência laminada, pela presença de linhas granulares e circunferenciais, conhecidas como *linhas de Zahn*. A coloração dessas camadas depende da quantidade relativa de hemácias, glóbulos brancos ou plaquetas existentes nelas, podendo ser mais róseas ou mais esbranquiçadas.

Com o crescimento do trombo e a oclusão da veia pode ocorrer a formação de trombose secundária, agora em direção retrógrada que se estende, em geral, até a primeira tributária importante. Esse trombo secundário pode, entretanto, crescer progressivamente, ocluindo todo o tronco venoso.

Hipercoagulabilidade sanguínea

Essa alteração, um dos ramos da chamada tríade de Virchow, que, na realidade, chamou a atenção para o aumento de fibrina no sangue,[132] recebe hoje o nome de *trombofilia*, classificada como *primária*, se de origem genética, e *secundária*, quando ocorre em virtude de algum outro estado fisiológico ou patológico (ver Capítulos 128 e 129). Ela inclui:

- Alterações genéticas que podem provocar ou facilitar o desenvolvimento de trombose, como:
  - Aumento de fatores de coagulação, como fator VIII e XI
  - Mutações em fatores de coagulação, como o fator V de Leiden (FVR506Q), que aumenta a resistência do fator V à ação da proteína C, e a mutação do gene da protrombina G20210A
  - Diminuição de inibidores da coagulação, como antitrombina, proteína C, proteína S etc.
- Aumento de fatores que promovem a coagulação e que podem se encontrar elevados em determinados estados fisiológicos, patológicos e terapêuticos, como em gravidez e câncer, e com o uso de esteroides etc.[144,145]
- Diminuição de anticoagulantes circulantes em estados fisiológicos e patológicos, por exemplo. Alterações hepáticas, ou por uso de medicamentos como estrógenos, antivitaminas K (no início do tratamento anticoagulante) e quimioterápicos[146]
- Diminuição da atividade fibrinolítica, como ocorre, por exemplo, no pós-operatório imediato.[147,148]

Trabalhos experimentais indicam a possibilidade de indução de trombose venosa pela produção de estase e injeção de soro ou fatores ativados da coagulação.[149] Além disso, alterações plaquetárias e de viscosidade sanguínea têm sido apontadas como possíveis fatores desencadeadores ou agravantes.[21]

Provavelmente, os três fatores – estase, hipercoagulabilidade e lesão tecidual – agiriam contemporaneamente, talvez sinergicamente, variando, em cada caso, o grau de participação deles.

Local de origem do trombo

O problema do local de origem dos trombos venosos nos membros inferiores vem sendo levantado desde os tempos de Virchow, que concluiu ter início no segmento iliofemoral; essa interpretação, entretanto, pode ter sido levantada pelo fato de que, naquela época, nas necropsias, as dissecações vasculares restringiam-se aos vasos da coxa.

Essa visão foi mantida até a década de 1930, quando começou a tomar corpo a teoria de que as tromboses iniciavam na perna, pois os sintomas clínicos da TVP iniciavam-se, em geral, na panturrilha. Essa ideia foi reforçada pelos clássicos estudos flebográficos de Bauer.[150] Posteriormente, Sevitt,[141] com base em estudos próprios e de outros autores, concluiu que os vários tipos de trombose poderiam ser explicados pelo fato de que o trombo poderia se iniciar em diferentes veias nos membros inferiores, propondo seis pontos primários de origem: veia ilíaca, veia femoral comum, veia femoral profunda, veia poplítea, veia tibial posterior e veias intramusculares da perna, principalmente soleares. Concluiu, também, que esses trombos poderiam aparecer simultaneamente em várias veias, sendo os trombos nas pernas comumente os mais precoces, podendo, posteriormente, formarem-se trombos no segmento iliofemoral. Esses vários trombos poderiam propagar-se proximal ou distalmente, dando origem aos múltiplos tipos de trombose encontrados na clínica ou em necropsias.

A maioria dos trabalhos realizados posteriormente com auxílio de flebografia e do TFM indicou as veias musculares ou tronculares da perna como a origem mais frequente do trombo.

Esses trombos poderiam estender-se para as regiões femoral e ilíaca, havendo possibilidade também da formação de trombos simultâneos, como propôs Sevitt.[15,55,137]

Stamatakis et al.[137] encontraram, em um total de 535 membros de pacientes submetidos à cirurgia de quadril, em que foi demonstrada a presença de trombo, 92% na perna isoladamente ou em continuidade com trombos nas veias mais proximais. Em apenas 8%, o trombo originava-se em veias proximais sem concomitância de trombos em veias da perna. Entretanto, há evidências de que, nos casos de tromboses ocorridas após cirurgia ortopédica de quadril e após operações pélvicas, ocorra uma maior porcentagem de trombos iniciando-se no segmento iliofemoral.

Lado de desenvolvimento da trombose venosa profunda

A TVP parece ser mais comum no membro inferior esquerdo do que no direito.[151] Em estudo realizado no HCFMB, tal fato se confirmou: dos 188 casos estudados, 113 localizavam-se no membro inferior esquerdo, e 75, no membro inferior direito.[152] A obstrução parcial do fluxo sanguíneo por compressão da veia ilíaca esquerda, pela artéria ilíaca direita, tem sido responsabilizada por essa maior incidência de TVP à esquerda. Em alguns casos, há, nesse local, uma constrição fibrosa causada por compressão arterial, suficiente para ocluir mais de 2/3 do lúmen venoso[153] (ver Capítulo 152).

A TVP ocorre bilateralmente com alguma frequência. Em pacientes submetidos à cirurgia abdominal, Kakkar, utilizando o TFM, encontrou 33,9% de trombose bilateral.[154] Como o achado clínico da TVP bilateral é bem mais raro, é possível que, embora ela ocorra em muitos casos, seja subclínica em um dos membros, talvez por iniciar-se mais tardiamente e seu desenvolvimento ser tolhido pelo tratamento instituído, visando à trombose sintomática no outro membro. Posteriormente, foi mostrada maior frequência de TVP bilateral nos pacientes com câncer.[75]

FISIOPATOLOGIA DA TROMBOSE VENOSA PROFUNDA

O trombo venoso produz alterações locais e gerais, basicamente, por três mecanismos: obstrução venosa, inflamação da veia e dos tecidos perivenosos, e desprendimento total ou parcial do trombo.

Alterações hemodinâmicas

Usando a pletismografia associada à oclusão venosa por manguito inflável, uma série de autores tentou quantificar a extensão do processo obstrutivo pela medida do fluxo venoso máximo, sendo essa medida inversamente proporcional à resistência imposta ao fluxo sanguíneo pela trombose.

Por esse método, foi mostrado que, tanto nos casos de trombose iliofemoral quanto femoropoplítea ou de veias da perna, o fluxo venoso estava diminuído quando comparado ao normal, parecendo que o grau de obstrução do fluxo venoso estaria mais relacionado com a extensão da trombose do que com a sua localização.[155] Outra alteração causada ao fluxo, pela presença do trombo, é o desaparecimento da oscilação normal da velocidade do fluxo venoso durante a respiração, causada pela diminuição dessa velocidade durante a inspiração. Essa alteração é bem detectada tanto por exame pletismográfico quanto pelo Doppler ultrassom (ver Capítulos 35 e 36).

Nos casos de obstrução venosa mais extensa, o fluxo nas veias envolvidas pode cair muito, chegando a não ser detectado com o auxílio do Doppler ultrassom. Por outro lado, o fluxo nas veias não envolvidas, que atuam como via colateral, tende a aumentar muito, podendo apresentar pulsações de origem cardíaca.

O fluxo arterial pode apresentar-se normal ou, curiosamente, aumentado em tromboses não muito extensas.[155] Nos casos muito graves, como a chamada *flegmasia cerúlea*, esse fluxo pode estar muito diminuído por bloqueio dos capilares e das arteríolas, chegando a determinar gangrena do membro.[156]

A pressão venosa aumenta em consequência da trombose venosa, aumento esse dependente do local e da extensão do trombo, da posição do membro envolvido em relação ao átrio direito e da atividade muscular. Husni et al.[157] encontraram a pressão venosa em média 2,5 vezes mais alta em pacientes com trombose (22,5 ± 9,3 cm de soro fisiológico) do que em indivíduos normais (9 ± 1,8) quando em decúbito dorsal horizontal. Na posição ortostática, encontraram pressão praticamente igual nos indivíduos com trombose (126 ± 4,6) e em normais (121 ± 10). Durante a deambulação, entretanto, nos indivíduos com trombose praticamente não há queda de pressão venosa, ao contrário dos normais, nos quais essa queda é acentuada (47,8 ± 12).

O aumento da pressão venosa é responsável pela maioria das alterações fisiológicas locais; assim, esse aumento, levando ao aumento da pressão venular e capilar, é responsável pelo acúmulo de líquido no meio intersticial (ver Capítulos 5 e 7). O aparecimento do edema depende do grau de pressão venosa alcançado: em pressão de 8,5 a 18,4 mmHg, o edema raramente se forma, mas com pressão maior que 50 mmHg, o edema está sempre presente.[155]

O grau de pressão em decúbito dorsal varia com o local do trombo. DeWeese e Rogoff[158] verificaram ser a pressão venosa baixa quando veias da perna são atingidas (8,5 a 18,4 mmHg) e mais alta na obstrução iliofemoral (32 a 83 mmHg). Encontraram, também, pequeno edema em 70% dos pacientes com TVP da perna, 86% com TVP de veia femoral e 100% com TVP iliofemoral, sendo, nesses, o edema muito mais importante. O sistema linfático também tem importância no desenvolvimento do edema: se houver obstrução linfática prévia ou pelo próprio processo inflamatório secundário à trombose, o edema ocorrerá com pressão venosa mais baixa do que em sua ausência. Isso porque os linfáticos funcionam como válvula de segurança, removendo proteínas filtradas e prevenindo o acúmulo de líquidos em presença de pequenas elevações de pressão. Deve-se, também, chamar a atenção para o fato de que o próprio aumento da pressão tecidual aumenta o fluxo linfático.[159]

A obstrução venosa, levando ao aumento da pressão venosa, ocasiona distensão da parede da veia, fato que colabora na fisiopatologia da dor nos casos de TVP. A distensão de veias não envolvidas na trombose, quer superficiais, quer profundas, deve-se ao aumento de fluxo nessas veias, que passam a atuar como circulação colateral.

Inflamação

Como já foi referido, em casos de trombose venosa desencadeada por trauma físico, químico ou por infecção, a lesão endotelial e o processo inflamatório da parede são os desencadeantes da trombose. Nos casos de TVP espontânea ou secundária ao repouso, pós-cirurgia etc., o processo inflamatório tende a surgir secundariamente à presença do trombo. Esse processo pode ser tanto discreto, com lesões focais do endotélio e agrupamentos esparsos de leucócitos, quanto inflamatório intenso, com lesão endotelial, edema e infiltrado leucocitário, tanto da parede venosa quanto do tecido perivascular.[21] Leucinas, prostaglandinas, cininas e enzimas proteolíticas liberadas de leucócitos, plaquetas e da própria parede vascular podem contribuir para o aumento do processo inflamatório, para a extensão do trombo e para o desenvolvimento de sintomas clínicos. É possível que alguns sintomas gerais referidos no início do quadro de TVP, como mal-estar, febre e taquicardia, devam-se também à liberação dessas substâncias para a corrente sanguínea.

EVOLUÇÃO DA TROMBOSE VENOSA PROFUNDA E SUAS COMPLICAÇÕES

A evolução e o aparecimento de complicações na TVP dos membros inferiores dependem da extensão e da localização do trombo.

Trombos pequenos que atingem apenas veias da perna (trombose distal), sintomáticos ou não, em geral não tendem a provocar EP e parecem provocar, tardiamente, SPT menos frequente e menos grave. Sua extensão para os segmentos mais proximais pode ocorrer em 5 a 30% dos casos, segundo diferentes autores. O risco de recorrência, se não tratada, é de cerca de 29%.[160] Lohr et al.[161] encontraram no acompanhamento de pacientes com trombose pós-operatória em panturrilha, 15% de extensão proximal e incidência de 5% de mapeamento pulmonar com sinais de alta probabilidade de EP.

A trombose venosa que atinge as regiões poplítea, femoral e, principalmente, iliofemoral, ou nesse segmento isoladamente (trombose proximal), tende, mais frequentemente, a provocar EP, com presença estimada em 46%, dos quais 4% são fatais, se não tratada.[162,163] A recorrência nesses casos de TVP proximal é estimada em 49% em pacientes não tratados por tempo longo com vitamina K.[161]

Também com maior frequência, a trombose proximal é responsável por quadros de SPT mais graves, encontrada por Bauer e Rosemberg 10 anos após o episódio de trombose, em 80% de pacientes não tratados.[163] Brandjes et al.[14] encontraram 47% de sinais e sintomas de SPT em 98 pacientes que não usaram meias elásticas 5 anos após um episódio de TVP proximal; nos que a usaram, essa incidência foi de 20%. Kahn et al. encontraram 27% de SPT e 4% de SPT grave, 2,5 anos após trombose proximal idiopática.[164] Em trabalho multicêntrico posterior, essa autora et al. não encontraram, após 2 anos, diferença na frequência de SPT entre pacientes que usaram meias elásticas ou meias placebo,[165] sendo hoje esse uso não recomendado nos *guidelines* mais recentes com essa finalidade, embora indicado para eventual melhora dos sintomas.[166]

Estudos com pletismografia de impedância mostraram que a obstrução do fluxo venoso é melhorada, seja por recanalização, seja por formação de circulação colateral, em 30% após 3 semanas e em até 70% após 3 meses.[167] Prandoni et al.[168] encontraram na US veias que consideraram normais (diâmetro menor que 2 a 3 mm à compressão com o *probe*) em 39% dos pacientes após 6 meses do primeiro episódio de trombose proximal tratados com anticoagulantes, em 58% após 12 meses, em 69% após 24 meses e em 78% após 36 meses. E embora tenham levantado a hipótese de que nos casos de veias recanalizadas haja menor incidência de recorrência, não fizeram correlação com a frequência de alterações valvulares ou de SPT.

A evolução local do trombo depende do tratamento empregado e da resposta do próprio organismo. Quando empregado tratamento fibrinolítico sistêmico, principalmente nas tromboses de veias proximais, uma porcentagem pequena, em cerca de 12%, sofre lise total, aproximadamente 60% sofre lise parcial e no restante não há alteração;[169] a recanalização total sobe para mais de 80% quando utilizado o tratamento fármaco-mecânico.[170] Com o tratamento anticoagulante, apenas raros casos evoluem para lise total ou mesmo parcial do trombo. Dos trombos não lisados precocemente, grande parte tende a recanalizar-se, em geral tardiamente, mas frequentemente com lesão parietal e valvular. Markel et al.[171] encontraram incompetência valvular em 17% dos pacientes 3 semanas após o episódio de TVP, em 37% após 1 mês e em 69% após 1 ano, contra 6% em um grupo-controle.

Essa recanalização se faz nos trombos semioclusivos, pela contração do trombo durante a organização fibrocelular, auxiliando a restauração do lúmen. Nos casos de trombose totalmente oclusiva, essa recanalização se dá possivelmente pela formação de fendas múltiplas entre o trombo e a íntima, que se recobrem por endotélio migrado das zonas adjacentes, sendo o maior fator limitante a esse processo a aderência fibrosa do trombo à íntima. Auxiliam na formação e na ampliação dessas fendas: a fragmentação do trombo após invasão celular; a fibrinólise local pela ativação do plasminogênio a partir de ativador liberado pelo endotélio e a contração do trombo durante a invasão fibrocelular. Essas fendas podem coalescer, afastando o trombo da parede venosa. O amolecimento central de partes do trombo pela ação da isquemia e de polimorfonucleares pode também auxiliar nessa recanalização. Além disso, a migração de brotos endoteliais para o interior do trombo poderia auxiliar a atividade fibrinolítica e a fragmentação do trombo. Os produtos desse processo seriam espessamento intimal não obstrutivo da veia, projeções fibrosas e nódulos ou bandeletas projetando-se para o interior do lúmen.[172]

DIAGNÓSTICO

Diagnóstico clínico

É muito importante pensar na possibilidade de TVP em todo paciente que se apresentar com queixas de membros inferiores e examiná-lo atentamente. É também fundamental realizar um exame detalhado, se possível diário, em todos os pacientes acamados, pós-cirurgia, pós-parto, traumas, viagens longas etc., à procura de sinais e sintomas de TVP. Sua suspeita deve levar imediatamente à realização de exames auxiliares para, se confirmada a TVP, iniciar-se o tratamento o mais cedo possível, com a finalidade de impedir o crescimento do trombo, evitando ou diminuindo suas complicações, ou, em alguns casos, de retirar ou destruir o trombo.

Na impossibilidade da realização desses exames auxiliares, o tratamento deve ser iniciado apenas com base no exame clínico.

O exame clínico isoladamente é, entretanto, pouco confiável, pois ao se recorrer a métodos como flebografia ou TFM, 50% ou mais dos casos com TVP confirmada não apresentam sinais clínicos.[15,164] Entretanto, é preciso lembrar que quanto mais extensa, mais grave é a trombose e mais frequente é o aparecimento de sintomas ou sinais. De outro lado, em 30 a 50% dos casos que apresentam sinais ou sintomas sugestivos de TVP, esta não é confirmada por exame ultrassonográfico ou flebográfico, sendo decorrentes de outras afecções, como infecções extensas de subcutâneo em fase inicial, ruptura muscular, miosites, fadiga muscular, hematoma muscular, ruptura de cisto de Baker e alterações articulares do joelho ou tornozelo.[173]

Anamnese

Na anamnese, os sintomas de TVP podem ser relatados na história da moléstia atual quando for a principal queixa do paciente ou também podem aparecer no interrogatório sobre diversos aparelhos (ISDA) como moléstia secundária, especialmente nos pacientes com maior predisposição à moléstia.

É importante iniciar-se a história da doença referindo as condições em que os sintomas se desenvolveram: se surgiram quando o paciente estava bem, desempenhando suas atividades normais – a assim chamada *trombose espontânea* ou *sem causa desencadeante* – ou se estava em situação de risco, como repouso, pós-operatório, puerpério, trauma, fraturas, viagens prolongadas, uso de estrógenos etc. O conhecimento dessa situação ajuda no raciocínio clínico e terapêutico: por exemplo, o tratamento anticoagulante deve ser mantido por tempo mais longo se a trombose for espontânea, sem causa desencadeante.

O sintoma mais comum da TVP dos membros inferiores é a dor, que, no já citado estudo prospectivo no HCFMB, apareceu em 86,7% dos pacientes (Quadro 127.3). A dor é causada por distensão da própria veia, processo inflamatório vascular e perivascular e por edema muscular que expande o volume dos músculos no interior da fáscia muscular pouco distensível, ocasionando pressão sobre terminações nervosas. A dor pode ser constante, mesmo em repouso, ou surgir quando o paciente anda ou movimenta a perna.

Nos quadros mais graves de obstrução femoroilíaca, a dor costuma ser intensa, chegando a ser excruciante, como nos casos de flegmasia cerúlea. Foram encontrados alguns casos em que o primeiro sintoma do paciente era uma dor intensa na região ilíaca, que pode ser confundida com qualquer outra afecção da região e que é seguida, apenas dias depois, pelos demais sintomas de TVP. São quadros que aparentemente se iniciam no próprio segmento iliofemoral.

Outra queixa importante dos pacientes é o aparecimento de edema. As causas do edema já foram discutidas anteriormente neste capítulo e nos Capítulos 5 e 7. Nos pacientes em repouso, o edema pode não ser percebido, mas surge quando começam a se sentar ou a andar, por causa do aumento da pressão hidrostática. Deve-se sempre suspeitar fortemente de TVP quando um paciente apresenta edema em um só membro ou quando, embora exista edema bilateral, ele já seja, ou se torne maior, em um dos membros. Raramente o paciente refere aumento do número e do calibre de veias superficiais.

Têm sido descritos sintomas como edema pubiano e de genitália externa, disúria, retenção ou incontinência urinária, meteorismo, tenesmo e dor à defecação, como sintomas de trombose de veias hipogástricas e de plexos pélvicos, que podem eventualmente se estender para a veia ilíaca comum e externa, resultando nos sinais de TVP de membro.

São referidos febre, taquicardia e mal-estar como podendo ser o primeiro sinal de TVP. Nos pacientes com TVP espontânea, entretanto, nunca se encontra esse tipo de queixa, iniciando-se os sintomas sempre nos membros. Nos pacientes já acamados, é difícil estabelecer se um quadro febril em pós-operatório, por exemplo, provém da TVP ou de qualquer outra alteração. Deve-se, entretanto, pensar em TVP e EP em pacientes acamados que desenvolvem febre ou mal-estar sem outra causa aparente.

Nos antecedentes, deve-se interrogar a respeito de outras moléstias recentes ou atuais, principalmente trombose venosa, EP ou tromboflebites anteriores, neoplasias, moléstias cardiovasculares, infecciosas, hematológicas, vasculites, repouso e/ou operação ou parto recente, traumatismo e fraturas. Uso de medicamentos em geral e, principalmente, de estrógenos com finalidade anticoncepcional, terapêutica ou de reposição hormonal pós-menopausa e viagens muito longas.

Nos antecedentes familiares, é muito importante perguntar a respeito de outras pessoas da família com quadros de TEV, pela possibilidade, nesses casos, da existência de trombofilia de origem genética.

Exame físico dos membros

Esse exame deve ser realizado cuidadosamente em todos os pacientes com queixas nos membros inferiores e diariamente nos pacientes acamados por qualquer causa, mesmo que não refiram qualquer sintoma.

Devem ser pesquisados à inspeção os aspectos apresentados a seguir:

- Trajetos venosos superficiais visíveis (veias que funcionam como colaterais): encontrados em 48,5% dos pacientes tratados no HCFMB. Essas veias, quando na face anterior do pé e da perna, são referidas por alguns autores como sinal de Pratt ou veias sentinelas de Pratt
- Cianose: encontrada em 17,3% dos pacientes por nós estudados no HCFMB, sendo intensa nos casos mais graves, tendendo à flegmasia cerúlea (Figura 127.2)
- Palidez: ocorre em alguns casos de trombose iliofemoral, ocasionada por vasospasmo
- Edema subcutâneo: presente em 86,7% dos casos estudados no HCFMB. O edema pode ser verificado à simples inspeção ou pela compressão digital da pele, verificando a formação do chamado godê ou cacifo (depressão causada pela compressão digital no tecido edemaciado) (Figura 127.3). O aumento da circunferência da perna, medido 10 cm abaixo da tuberosidade tibial, maior que 3 cm com relação ao membro contralateral foi sugerido por Wells et al.[174] como um dos sinais de alta probabilidade no diagnóstico de TVP. No acompanhamento de pacientes acamados, pode-se fazer precocemente o diagnóstico de edema pela medida diária da circunferência da perna
- Edema muscular: reconhecível pelo aumento da consistência da musculatura à palpação suave e pela menor mobilidade da panturrilha quando balançada manualmente, estando as pernas semifletidas. Esse edema foi verificado em 86,7% dos pacientes examinados no HCFMB
- Dor à palpação muscular: tem fisiopatologia semelhante à dor espontânea, já referida. É verificada pela palpação firme, mas delicada, das massas musculares. Nas panturrilhas, essa palpação

QUADRO 127.3	Alterações em 188 pacientes com trombose venosa profunda dos membros inferiores confirmadas por flebografia.
Alterações	**Frequência (%)**
Dor	86,7
Edema	86,7
Aumento da consistência muscular	86,7
Dor à palpação muscular	69,7
Dor no trajeto venoso	63,3
Sinal de Homans	61,7
Dilatação das veias superficiais	48,6
Cianose	17,5

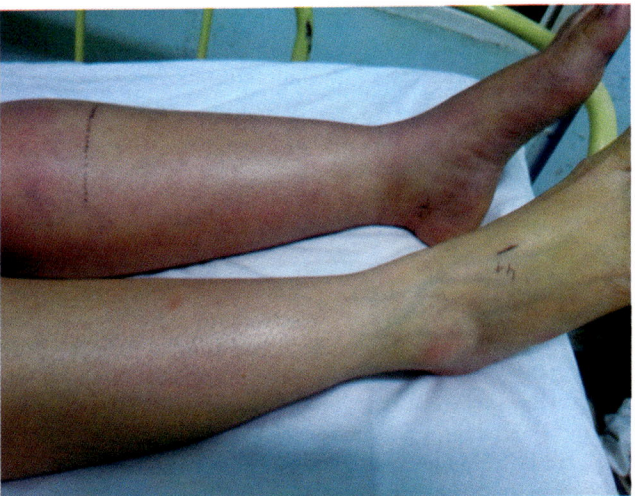

FIGURA 127.2 Flegmasia cerúlea. Notam-se intenso edema e cianose no membro inferior esquerdo.

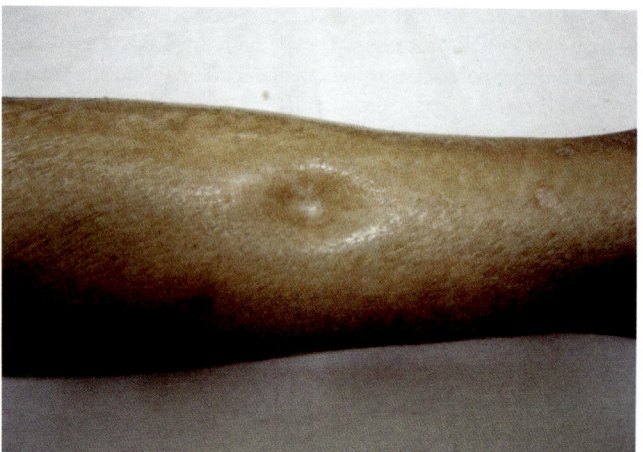

FIGURA 127.3 Trombose venosa profunda em membro inferior. Edema, mostrando o godê formado por compressão digital.

deve ser feita entre o polegar e os demais dedos da mão e pela compressão da musculatura contra o plano ósseo (sinal de Moses). Na casuística do HCFMB, esse sinal manifestou-se em 69,7% dos casos

- Dor à palpação dos trajetos venosos: em geral, é mais tardia e dependente do processo inflamatório venoso e perivenoso. Essa dor apareceu em 63,3% dos casos pesquisados no HCFMB.

Várias manobras para pesquisar esses sinais foram descritas por diferentes autores e, em geral, levam seus nomes. Achamos dispensável descrevê-las, pois pouco contribuem para o diagnóstico da doença.

Por hábito, ainda se usa o mais famoso deles, o sinal de Homans, que consiste na dorsiflexão passiva do pé, com a perna estendida: com a palma de uma das mãos, o examinador pressiona a planta do pé, de maneira a fleti-lo, e com a outra mantém a perna em posição. Ao mesmo tempo, observa a reação do paciente e se indaga sobre a dor na panturrilha. Nos casos do HCFMB, esse sinal foi positivo em 61,7% dos casos, o que talvez justifique a continuação de seu uso, devendo, entretanto, ser avaliado junto a outros sinais da doença. A dor é provocada pela distensão dos músculos edemaciados e das veias inflamadas.

Há dois quadros clínicos que, por sua maior gravidade, costumam ser referidos à parte, com nomes próprios já tradicionais:

- Flegmasia alba *dolens* (inflamação branca dolorosa): refere-se ao quadro que costuma ser encontrado na trombose do segmento venoso femoroilíaco: caracteriza-se por dor e edema intensos em todo o membro e, eventualmente, palidez, pela presença de vasospasmo, com diminuição, às vezes, dos pulsos distais
- Flegmasia cerúlea *dolens* (inflamação azulada dolorosa): deve-se à obstrução total ou quase total das veias da extremidade com trombose do segmento femoroilíaco, das veias que normalmente atuam como colaterais e, frequentemente, das veias poplíteas e da perna. Em aproximadamente metade dos pacientes, esse quadro parece ser evolução da flegmasia alba.[175] Forma-se rapidamente edema intenso e o membro torna-se cianótico, frio e tenso; a dor é excruciante. Os dedos do pé e a perna podem ficar escuros e ocorrer a formação de bolhas contendo líquido sero-hemorrágico. Brockman e Vasko,[176] verificando pulsos distais ausentes em 83% dos casos por eles estudados, encontraram gangrena em 55% deles. Aproximadamente 1/3 de seus pacientes entraram em choque e, em 22%, ocorreu EP. O óbito ocorreu em 32% dos pacientes. A causa desse quadro é, possivelmente, uma insuficiência circulatória total do membro, por estagnação.[155,175]

Índices de predição clínica para diagnóstico da trombose venosa profunda

Alguns autores[174,177,178] publicaram artigos nos quais propõem valorizar mais os sintomas e os sinais no diagnóstico da TVP, procurando combinar a clínica com os dados conhecidos sobre a incidência e os fatores de risco da TVP. Essa combinação pode ajudar a melhorar a habilidade de se predizer o diagnóstico da TVP em determinado paciente.

Esses índices são, em geral, derivados de modelos matemáticos de análise multivariada, que são simplificados para uso pelos clínicos em pacientes individuais. Índices acurados de predição clínica, para diagnóstico da TVP, poderiam melhorar a estimativa do pré-teste de probabilidade de TVP em pacientes individuais com sintomas nos membros. Também ajudariam na escolha e na interpretação dos testes diagnósticos, na subsequente decisão em relação ao tratamento e tornariam possível o uso racional e o custo efetivo desses testes diagnósticos.

Em 1995, Wells et al.[174] propuseram e testaram um modelo clínico para predição de TVP, que se mostrou adequado para determinar a probabilidade da doença. Para facilitar o uso na prática clínica, esse modelo foi modificado e, em 1997, foi publicado o resultado de sua aplicação em 593 pacientes com suspeita clínica de TVP usando a US modo B com teste diagnóstico.[179] Foram considerados importantes na estimativa da probabilidade de TVP os sintomas e os sinais, os fatores de risco e a presença ou ausência de diagnósticos diferenciais ou alternativos de TVP, como ruptura muscular. A cada uma das nove características clínicas que se mostram independentemente preditivas de TVP foi dado um valor unitário positivo e, se houvesse diagnóstico alternativo para TVP, um valor negativo de –2. A soma das características que o paciente apresentava determinou um escore para cada paciente que os categorizava como baixo, moderado ou alto risco para TVP (Quadro 127.4).

Esses autores mostraram que combinar as probabilidades clínicas com os resultados dos exames auxiliares diagnósticos não invasivos, no caso a US modo B, é clinicamente útil. Caso a probabilidade clínica seja baixa e o resultado da US, negativo, o médico pode excluir TVP. Se a probabilidade clínica for alta e o resultado da US for positivo para TVP, o médico pode confirmar a doença. Se a US for negativa, procura-se outra alteração que possa simular um quadro de TVP, e se não encontrada, o paciente deve ser acompanhado com US, sendo a US repetida após 24 horas ou 1 semana.

Em 2003, Wells et al.[180] fizeram nova modificação no modelo com o intuito de aperfeiçoá-lo e simplificá-lo. Foi incluído entre os fatores de risco o antecedente de TVP comprovado por teste

QUADRO 127.4	Diagnóstico clínico de trombose venosa profunda. Modelo clínico por meio de pré-teste de probabilidade para trombose venosa profunda.
Características clínicas	**Escore**
Câncer em atividade	1
Paresia, paralisia ou gesso nos membros inferiores	1
Imobilização (> 3 dias) ou cirurgia maior recente (até 4 semanas)	1
Aumento da sensibilidade ao longo das veias profundas	1
Edema em toda a perna	1
Edema de panturrilha > 3 cm em relação à perna normal	1
Edema com cacifo mais intenso na perna afetada	1
Veias colaterais superficiais	1
Diagnóstico alternativo mais provável do que trombose venosa profunda	–2

Escore: alta probabilidade, ≥ 3; moderada probabilidade, de 1 a 2; baixa probabilidade, ≤ 0. (Fonte: Wells et al.[168])

diagnóstico objetivo e, para simplificá-lo, os pacientes são classificados, quanto à probabilidade de apresentarem TVP, em dois grupos: *TVP não provável*, quando o escore for menor que 2; e *TVP provável*, quando o escore for igual ou maior que 2 (Quadro 127.5). No HCFMB, esse modelo foi testado em 489 pacientes e sua utilidade foi confirmada.[181]

Métodos auxiliares de diagnóstico

Entre os métodos auxiliares de diagnóstico, a flebografia tem sido considerada o padrão-ouro (*gold standard*). Entretanto, é um método invasivo e mais recentemente tem sido progressivamente substituído por métodos não invasivos, especialmente pelo mapeamento dúplex (dúplex *scan*, ou ecodoppler).

Métodos não invasivos

Dos métodos não invasivos para o diagnóstico da TVP, é possível citar o Doppler ultrassom (velocímetro Doppler), os métodos pletismográficos e a US em tempo real, que pode estar associada ao velocímetro Doppler (mapeamento dúplex ou dúplex *scan* e o dúplex *scan a cores*). A US em tempo real ou de imagem é o método mais usado na atualidade para o diagnóstico da TVP.

Os princípios, as técnicas e a interpretação dos métodos não invasivos encontram-se nos Capítulos 35 e 36. Neste capítulo, serão tratados somente a indicação e os resultados das técnicas mais comumente empregadas nos diagnósticos de TVP.

Ultrassonografia de imagem em tempo real (modo B)

Nos últimos anos, a US firmou-se como método de escolha para a confirmação diagnóstica da TVP, especialmente em nível proximal. Contribuiu para isso o fato de que os equipamentos de US são de uso universal, estando presentes na maioria dos hospitais, e promovem diagnóstico não invasivo, praticamente sem contraindicações ou efeitos deletérios conhecidos. Assim, desde a década de 1990, o uso da flebografia para diagnóstico da TVP sintomática diminuiu progressivamente. Entretanto, para que se tenham bons resultados com esse método, o examinador deve ser muito bem treinado, conhecer a anatomia das veias e entender a fisiopatologia da TVP. Desse modo, como outros métodos diagnósticos, a US é um teste diagnóstico que depende do examinador e há a necessidade de se desenvolverem habilidades para a sua execução.

A US proporciona imagem bidimensional dos tecidos e das estruturas anatômicas pelo uso de ondas sonoras de alta frequência emitidas por um transdutor. Os computadores de alta velocidade possibilitam a obtenção de imagens em tempo real, dinâmicas, reproduzindo os movimentos dos tecidos, que podem ser visualizados nos monitores dos equipamentos. Dessa maneira, obtém-se a visualização das veias, dos tecidos vizinhos, bem como a imagem dos trombos no interior delas e, mais importante, a imagem da veia possibilita, desde que se faça uma compressão suave dos tecidos com o *probe*, a avaliação da compressibilidade venosa (ver Capítulos 17 e 36).

O teste da compressibilidade venosa é o critério mais confiável e simples para a verificação da TVP em fase aguda, de modo que a não compressibilidade venosa é indicativo de um trombo intraluminar. Esse critério tem sido o mais usado para o diagnóstico da TVP, com sensibilidade de 96% e especificidade de 98% em nível proximal, quando comparado à flebografia.[182] No diagnóstico das tromboses nas veias da perna, entretanto, é um método muito menos preciso, caindo muito sua exatidão[178,183] (no Capítulo 36 e nos dados históricos, esses aspectos são mais bem avaliados). Porém, os equipamentos mais recentes que codificam o fluxo em cores e têm outros avanços tecnológicos, como harmônica de tecidos e *power* Doppler, melhoram a acurácia do diagnóstico da TVP distal.[184,185]

Doppler ultrassom

O Doppler ultrassom (Doppler de onda contínua) foi o método auxiliar mais usado pelos angiologistas e cirurgiões vasculares na rotina diagnóstica de doenças vasculares, sendo também usado para o diagnóstico de TVP.[186] Entretanto, atualmente tem sido pouco utilizado na prática clínica, sendo substituído pela US de imagem e, por isso, hoje, tem mais interesse histórico (ver dados históricos).

Métodos pletismográficos

A pletismografia de impedância foi usada mais frequentemente em países da Europa e, principalmente no Canadá, para o diagnóstico da TVP sintomática. No Brasil, foi utilizada em poucos serviços e substituída pela US de imagem (ver Histórico, no Ambiente de aprendizagem do GEN).

Métodos semi-invasivos e invasivos

Entre os métodos semi-invasivos que necessitam da injeção intravenosa de contraste, é possível citar: tomografia computadorizada e ressonância magnética, métodos radioisotópicos (TFM, flebografia radioisotópica) e testes sanguíneos.

QUADRO 127.5	Escore clínico para diagnóstico de trombose venosa profunda (TVP) dos membros inferiores.				
Características clínicas		**Escore**	**Pontos**	**Diagnóstico diferencial de TVP**	**Presença***
Câncer em atividade		1	–	Tromboflebite superficial	–
Paresia, paralisia ou imobilização com gesso nos MMII		1	–	Celulite	–
Imobilização (> 3 dias) ou cirurgia maior (até 4 semanas)		1	–	Ruptura muscular ou tendínea	–
Aumento da sensibilidade ao longo das veias do SVP		1	–	Cãibras	–
Edema em todo o membro		1	–	Alterações do joelho ou tornozelo	–
Edema de panturrilha (> 3 cm) em relação à perna normal		1	–	Cisto de Baker	–
Edema depressível (cacifo) maior na perna afetada (unilateral)		1	–	Alterações linfáticas	–
Veias colaterais superficiais (não varicosas)		1	–	–	–
Trombose venosa profunda pregressa documentada		1	–	–	–
Diagnóstico diferencial mais provável		–2	–	–	–
		Total	–	–	–

*Qualquer diagnóstico diferencial subtrai dois pontos. TPV não provável: < 2; TPV provável: ≥ 2; MMII: membros inferiores; SVP: sistema venoso profundo. (Fonte: Wells et al.[170])

Tomografia computadorizada e ressonância magnética

Apesar de ainda terem pouca aplicabilidade no diagnóstico da TVP nos membros inferiores na prática diária, podem auxiliar no diagnóstico de trombose das veias cava inferior, superior e seus ramos, nas quais têm demonstrado boa sensibilidade e especificidade.[187,188] O desenvolvimento de novos aparelhos, como o da tomografia helicoidal (ver Capítulo 41), e o aperfeiçoamento e a diminuição dos custos da ressonância podem no futuro ter seu emprego mais rotineiro no diagnóstico de TVP.[189]

Métodos radioisotópicos

Fibrinogênio marcado com I-125 e flebografia radioisotópica

Atualmente, o método do fibrinogênio marcado com I-125 está fora de uso, mesmo na pesquisa clínica, dado o risco de contaminação do fibrinogênio por vírus, especialmente o da imunodeficiência adquirida. A flebografia radioisotópica também é um método apenas de valor histórico. Esses métodos podem ser vistos com mais detalhes nos dados históricos.

Testes sanguíneos

Os testes sanguíneos para o diagnóstico de TVP seriam o ideal, pois, de maneira simples, ou seja, por meio da retirada de uma amostra de sangue e da análise de seus componentes, seria possível verificar um trombo em formação.

Várias proteínas têm sido descritas por estarem em concentração aumentada em pacientes com TVP, como: produtos de degradação do fibrinogênio e fibrina, complexos trombina-antitrombina, inibidores da ativação do plasminogênio, dímeros liberados pela degradação da fibrina (dímero D) e fragmentos da protrombina (fragmentos F1 + 2), que são peptídeos liberados durante a formação da trombina[47] e substâncias liberadas durante a ativação plaquetária como fator plaquetário 4 e b-trombomodulina. Entretanto, esses testes sanguíneos que refletem a ativação da coagulação ou da fibrinólise em sua maioria têm sensibilidade ou especificidade limitadas para o diagnóstico da TVP e requerem procedimentos laboratoriais complexos, limitando, desse modo, o seu uso na rotina diária.[190]

Desses testes, o empregado de rotina no momento da elaboração deste capítulo é a determinação do dímero D (*D-dimer*). Os estudos usando a técnica ELISA (do inglês *enzime-linked immunosorbent assay*) para dímero D têm mostrado que esse teste pode ser usado para excluir o diagnóstico da TVP e mesmo da EP, quando der resultados normais, pois tem alta sensibilidade, embora apresente baixa especificidade.[191,192] Lensing et al.,[193] já em 1999, demonstraram que a associação de US e medida de dímero D é um meio eficiente de diagnóstico, com menos de 1% de falso-negativos. Estudos têm demonstrado que o dímero D negativo também possibilita a exclusão de TVP recorrente.[194,195]

Métodos invasivos

Flebografia

A flebografia é um método invasivo e foi considerada referência para o diagnóstico de TVP nas últimas décadas. Como todos os novos métodos auxiliares de diagnóstico para essa doença foram comparados à flebografia, esta é considerada o padrão-ouro. Quando tecnicamente bem executada, por um experiente radiologista ou angiologista, ela possibilita a completa visualização do sistema venoso, mostrando a ausência de TVP (sistema venoso normal) ou revelando nitidamente trombos nas veias dos membros inferiores. Assim, é um teste objetivo que não só confirma a presença ou ausência da trombose, mas também fornece informações a respeito do local e da extensão da TVP, do mesmo modo que a US de imagem. Essas informações são importantes para se planejar melhor o tratamento da doença.[173,196,197]

As várias técnicas desenvolvidas e descritas na literatura para a execução da flebografia para o diagnóstico da TVP e os critérios diagnósticos estão descritos em detalhes no Capítulo 40.

Estratégia para o diagnóstico da trombose venosa profunda

Atualmente, há um consenso mundial de que somente o diagnóstico clínico não é suficiente para o diagnóstico de certeza da TVP e que se deve realizar um exame auxiliar que demonstre direta ou indiretamente a presença do trombo. Isso se deve ao fato referido anteriormente, ou seja, pela pouca confiabilidade do exame clínico e pelos riscos do tratamento anticoagulante. Desse modo, emprega-se como conduta diagnóstica, nos casos com suspeita clínica de TVP, a realização de exames auxiliares de diagnóstico para a confirmação de TVP.

Pensando no diagnóstico da TVP com os métodos auxiliares e na dependência dos recursos existentes em cada hospital, seria possível usar um dos seguintes exames enumerados por ordem decrescente de confiabilidade: mapeamento dúplex em escala colorida, mapeamento dúplex em escala cinza e US modo B. Se o quadro clínico for sugestivo e o exame realizado indicar TVP, deve-se iniciar o tratamento. Sendo o exame negativo e a suspeita clínica, alta ou moderada, este deve ser repetido 24 horas após e, se necessário, depois de 1 semana, se o exame for feito com US modo B. Se for realizado com mapeamento dúplex em escala colorida, com recursos tecnológicos (*power* Doppler, harmônica de tecidos e *B-Flow*) e por um examinador capacitado, avaliando todas as veias do membro inferior, desde a perna até as ilíacas, pode-se excluir o diagnóstico de TVP (ver Capítulo 36).

Esses exames não precisam ser realizados de imediato se o paciente procurar o hospital em horários em que eles não estejam disponíveis. Em caso de suspeita clínica, pode-se iniciar o tratamento anticoagulante, realizando-se o exame tão logo quanto possível: a continuidade do tratamento é então decidida de acordo com o resultado do exame.

Na estratégia diagnóstica da TVP dos membros inferiores para a suspeita clínica dela, tem sido proposta a associação do modelo de predição clínica de Wells et al. com os exames auxiliares de diagnóstico, como dímero D, US modo B ou mapeamento dúplex em cores.[16,48,49,180,198,199] Essa estratégia tem sido testada por diversos autores.[200,201] Foi demonstrado que o uso desse modelo clínico junto ao dímero D e à US modo B ou ao mapeamento dúplex em cores simplifica o diagnóstico da TVP, diminuindo o número de US ou mapeamentos dúplex realizados, sem comprometer a segurança dos pacientes. Por exemplo: após se aplicar o teste de Wells et al.[180] em um paciente com suspeita clínica de TVP, se ele for classificado como não provável para TVP e o dímero D for negativo, pode-se excluir a TVP sem necessidade de realizar a US ou o mapeamento dúplex. Essa estratégia tem recomendação de grau 1B, segundo a 9ª edição das *American College of Chest Physicians Evidence-Based Clinical Practice Guidelines*.[202] Entretanto, se não se quiser usar o modelo de Wells et al., o examinador pode, com base em sua experiência pessoal, determinar se o diagnóstico da TVP é provável ou não provável.

Com base no referido anteriormente, é possível usar, na estratégia diagnóstica da TVP, o que é mostrado nos algoritmos das Figuras 127.4 e 127.5. Na Figura 127.4, o algoritmo é feito com o modelo clínico ou não e mapeamento dúplex, e na Figura 127.5, o algoritmo mostra a abordagem diagnóstica quando se pode dispor, além do mapeamento dúplex, do dímero D.

As referências bibliográficas deste capítulo se encontram no Ambiente de aprendizagem do GEN.

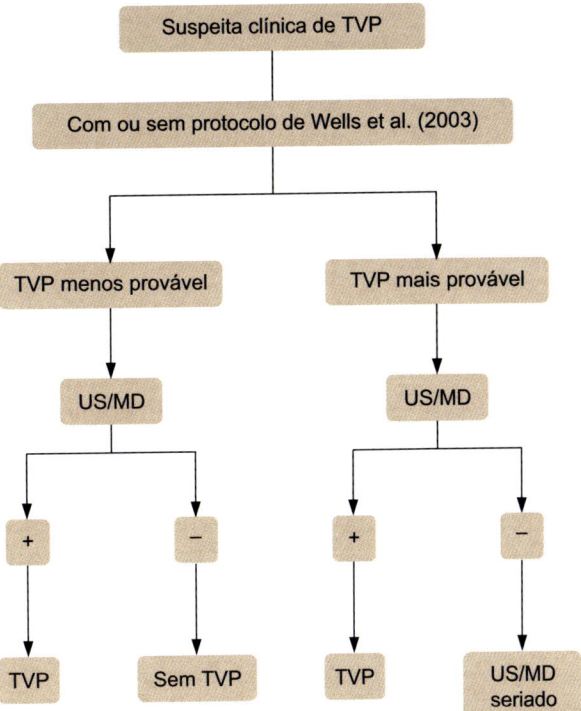

FIGURA 127.4 Algoritmo para abordagem diagnóstica para trombose venosa profunda (TVP), utilizando a ultrassonografia de imagem ou o mapeamento dúplex (US/MD), com ou sem o modelo de Wells et al. (2003).

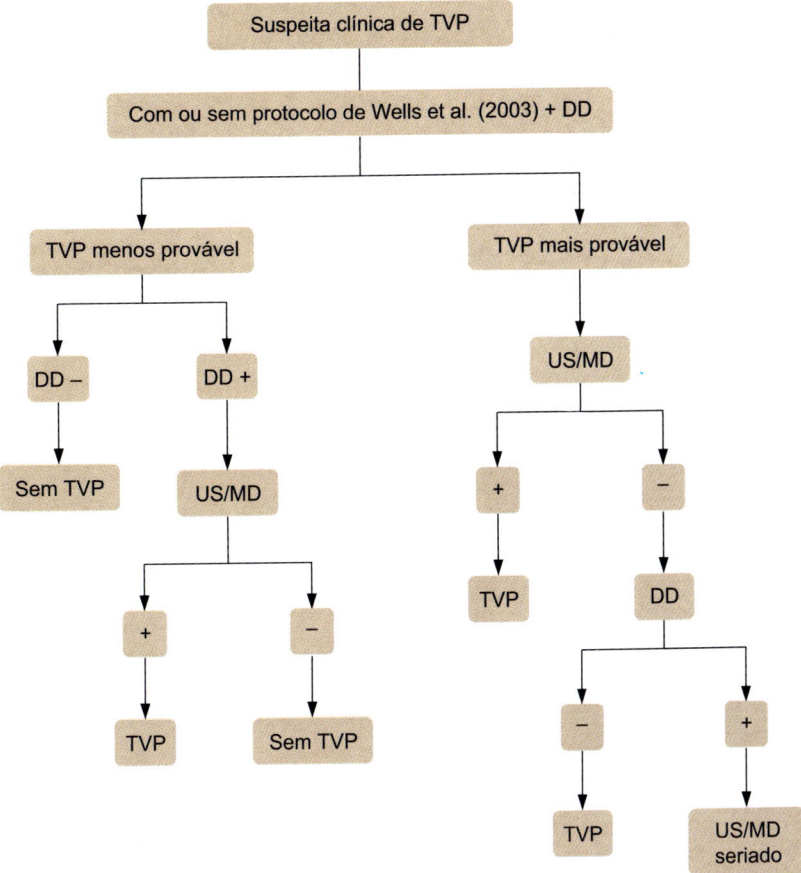

FIGURA 127.5 Algoritmo para abordagem diagnóstica para trombose venosa profunda (TVP), utilizando o dímero D (DD), a ultrassonografia de imagem ou o mapeamento dúplex (US/MD), com ou sem o modelo de Wells et al. (2003).

128

Trombofilias Hereditárias

Adilson Ferraz Paschoa ■ Alcides José Araújo Ribeiro ■
Joyce Maria Annichino-Bizzacchi ■ Marcos Arêas Marques

Resumo

As trombofilias hereditárias figuram entre as causas de tromboembolismo venoso (TEV), reforçando o conceito de doença multifatorial. O fator V de Leiden e a mutação G20210A do fator II são os mais prevalentes na nossa população e apresentam menor risco em heterozigose. Todavia, as mutações em homozigose ou os defeitos genéticos combinados determinam aumento expressivo do risco de TEV, independentemente de outros fatores associados. As deficiências dos anticoagulantes naturais – antitrombina (AT), proteína C (PC) e proteína S (PS) – são de ocorrência mais rara, mas podem ter maior impacto clínico, especialmente a deficiência de AT. A investigação das trombofilias genéticas deve ser seletiva e, de modo geral, não deve ser realizada na fase aguda do TEV ou durante o tratamento anticoagulante. A identificação das mutações ligadas ao metabolismo da homocisteína carece de importância, se o nível sérico da homocisteína for normal. A pesquisa de trombofilias hereditárias pode ser útil em algumas circunstâncias, mas raramente modifica o manejo dos pacientes.

Palavras-chave: trombofilia; transtornos da coagulação hereditários; fatores de coagulação; deficiência de antitrombina; deficiência de proteína C; deficiência de proteína S.

INTRODUÇÃO

As trombofilias hereditárias são alterações de natureza genética que influenciam na hemostasia, podendo elevar o risco de fenômenos trombóticos tanto venosos quanto arteriais. De modo geral, a presença de uma mutação genética modifica a ação de uma proteína envolvida no processo de coagulação; essa mudança pode refletir tanto uma perda de função, no caso de deficiência dos inibidores naturais da coagulação (antitrombina [AT], proteína C [PC] e proteína S [PS]), quanto o ganho de função, encontrado na mutação do fator V, conhecida como fator V de Leiden, e na mutação G20210A do gene da protrombina. Deve-se ressaltar que o tromboembolismo venoso (TEV) é uma doença multifatorial, de modo que as trombofilias podem participar do risco de um dado paciente, sem que sejam responsáveis exclusivamente pela patogenia (Quadro 128.1).[1-3]

A tendência familiar para a doença tromboembólica foi reconhecida há muitas décadas.[4] O termo *trombofilia* foi aplicado pela primeira vez em 1937, quando Nygaard e Brown descreveram a oclusão súbita de grandes artérias acompanhadas, algumas vezes, de TEV.[5] No entanto, o primeiro relato consistente de uma trombofilia de causa genética foi descrito por Egeberg em 1965, que identificou a deficiência de AT provocando trombose em vários indivíduos jovens de uma família norueguesa.[6] A partir dessa descoberta, passaram-se mais 15 anos até que as deficiências de PC e de PS fossem identificadas como causas hereditárias de TEV.[7,8] Várias mutações foram identificadas como causa de deficiência dos anticoagulantes naturais. Essa pluralidade interfere na identificação da alteração genética específica, o que tem importância prática, uma vez que essas modificações são identificadas por ensaios que avaliam a função dessas proteínas no plasma.[2,3,9]

No início dos anos 1990, foram identificadas duas mutações que dependem de alteração genética específica: o fator V de Leiden, que causa resistência à proteína C ativada (RPCA) e a alteração do gene da protrombina que cursa com elevação do nível de protrombina.[10-12] Ambas são identificadas por análise genética; portanto, uma vez diagnosticadas, não há dúvida em relação aos resultados. Outras variantes associadas com risco menor de TEV também foram identificadas, como a elevação sérica dos fatores da coagulação (F) VIII, IX e XI e do inibidor da fibrinólise ativado pela trombina (TAFI).[13] Embora essas alterações possam refletir, em parte, uma modificação genética, podem também estar relacionadas ao avanço da idade, a doenças inflamatórias e ao próprio TEV, de modo que não são sistematicamente investigadas. A prevalência de trombofilias genéticas e mistas na população geral e em pacientes com TEV pode ser consultada no Quadro 128.2, e os resultados epidemiológicos dos estudos brasileiros estão no Quadro 128.3.

Pacientes com determinados perfis de trombofilia genética têm predisposição aumentada para ocorrência de eventos trombóticos. A depender do tipo de trombofilia, a manifestação clínica pode ocorrer em indivíduos mais jovens, mas não é obrigatória. Dentro do conceito de doença multifatorial, situações de risco como ciclo gravídico-puerperal, uso de estrógenos, imobilidade, câncer, traumas, cirurgias e doenças clínicas, entre outras causas, podem potencializar o efeito da alteração genética até então silente, mesmo em pacientes com idade superior a 50 anos. É importante ressaltar que

QUADRO 128.1	Fatores de risco para tromboembolismo venoso.	
Hereditários	**Adquiridos**	**Mistos**
Deficiência de AT	Idade	HHCT
Deficiência de PC	Imobilização	↑ FVIII, IX e XI
Deficiência de PS	Cirurgias	↑ Fibrinogênio
Fator V de Leiden	Câncer	–
Fator II G20210A	Gestação/puerpério	–
–	COC/TRH	–
–	SAF	–

AT: antitrombina; COC: contraceptivos orais combinados; HHCT: hiper-homocisteinemia; PC: proteína C; PS: proteína S; SAF: síndrome do anticorpo antifosfolipídeo; TRH: terapia de reposição hormonal.[1]

QUADRO 128.2	Prevalência de trombofilias genéticas e mistas.	
Trombofilia	**População geral (%)**	**Pacientes com TEV**
Deficiência de AT	0,02	1 a 3
Deficiência de PC	0,2 a 0,4	3 a 5
Deficiência de PS	0,03 a 0,13	1 a 5
Fator V de Leiden	1 a 15	10 a 50
FII G20210A	2 a 5	6 a 18
HHCT	~5	~10
Elevação de FVIII	11	25
Elevação de FIX	3	7,5
Elevação de FXI	10	19

FVIII > 150 UI/dℓ; FIX > 150 UI/dℓ; FXI > 120 UI/dℓ. AT: antitrombina; HHCT: hiper-homocisteinemia; PC: proteína C; PS: proteína S; TEV: tromboembolismo venoso.[9,13]

QUADRO 128.3	Trombofilias genéticas: estudos epidemiológicos brasileiros em pacientes com tromboembolismo venoso.		
Referência	**Fator V de Leiden (%)**	**FIIG 20210A (%)**	**Anticoagulantes naturais (%)**
Arruda	20	4,3	–
Franco	8,5	5,3	12
Morelli	6,4	8,5	19,5
Paschoa	15,5	4,7	12

em até 1/3 dos casos uma história familiar de TEV pode ser identificada, o que fortalece o conceito de uma boa anamnese para a suspeita dessas condições.[1-3,14] Por outro lado, vale ressaltar que pode ocorrer uma história familiar de TEV sem que nenhuma das trombofilias conhecidas seja diagnosticada. Isso evidencia que apesar de todos os avanços, há traços hereditários sem um fator causal definido, o que pode influenciar nas orientações ao paciente.

Os angiologistas e cirurgiões vasculares estão na linha de frente do atendimento dos pacientes com TEV nos consultórios e hospitais. Embora não estejam afeitos à complexidade dos fenômenos envolvidos com a trombose e a hemostasia, é importante que tenham o conhecimento que permita a condução adequada dos pacientes, sem deixar de lado a necessidade de um enfoque multidisciplinar em determinadas situações mais desafiadoras, especialmente aos colegas hematologistas que se dedicam a esse assunto.

Durante a ativação do sistema de coagulação, proteases séricas pró-coagulantes são geradas sequencialmente para a formação de um coágulo estável de fibrina. A atividade dessas proteínas é modulada por outras proteínas denominadas anticoagulantes naturais ou inibidores fisiológicos da coagulação. Evidentemente, um defeito na expressão dessas proteínas reguladoras causa um desequilíbrio a favor do risco trombótico.[9] Por terem sido as primeiras alterações descritas, serão destacadas a seguir.

DEFICIÊNCIA DE ANTITROMBINA

A AT é o principal inibidor da trombina e do fator Xa, mas também exibe efeitos inibitórios em outros fatores de coagulação. Adicionalmente, a AT acelera a dissociação do complexo FVII ativado com o fator tecidual, impedindo a sua religação. Na deficiência de AT, homens e mulheres são igualmente afetados, e a deficiência heterozigótica é o genótipo conhecido, uma vez que o homozigótico é extremamente raro e, possivelmente, incompatível com a vida.[6,15]

O diagnóstico e a classificação da deficiência de AT podem ser efetuados mediante a determinação plasmática da atividade e das concentrações do antígeno, por meio de métodos funcionais e imunológicos, respectivamente. A deficiência de AT é dividida em dois tipos: tipo I, que é uma deficiência quantitativa determinada por redução do nível sérico de antígeno e da atividade funcional, e tipo II, que reflete uma deficiência qualitativa caracterizada por uma AT variante no plasma, que mantém os níveis antigênicos normais, mas apresenta a atividade diminuída.

A deficiência de AT é a trombofilia genética mais rara, com a prevalência na população geral variando de 0,2/1.000 a 11/1.000 em diferentes estudos. Essas diferenças expressivas devem refletir amostras aleatórias e de famílias sabidamente trombofílicas, cujos dados serão sempre divergentes. No estudo LETS (*Leiden Thrombophilia Study*), a deficiência de AT foi associada ao aumento do risco trombótico absoluto da ordem de cinco vezes. Os diferentes estudos permitem concluir que a deficiência de AT é uma causa incomum, mas bem estabelecida, de trombofilia genética, cuja expressão em heterozigose deve elevar o risco trombótico entre cinco e 10 vezes.[2,3,9,14,15]

DEFICIÊNCIAS DE PROTEÍNAS C E S

As proteínas C e S, em conjunto com a AT, são os inibidores fisiológicos da coagulação. A PC é ativada pela trombina, após se ligar ao receptor presente na célula endotelial. A PC ativada cliva e inativa os FVa e FVIIIa, inibindo, por essa via, a formação do coágulo de fibrina. A PS é um cofator não enzimático da PC ativada, que participa diretamente de sua função. Também tem um papel inibitório direto sobre os complexos tenase e protrombinase. Ambas as

deficiências são caracterizadas por bases moleculares muito heterogêneas, podendo ser decorrentes de diferentes mutações. Quando estas provocam uma "perda de função", estabelece-se a correlação com aumento do risco de TEV.[16,17]

A deficiência de PC é classificada em tipo I, quando há baixas concentrações plasmáticas do antígeno e da atividade funcional (deficiência quantitativa), e tipo II, com baixos níveis de atividade funcional e níveis antigênicos normais (deficiência qualitativa). O diagnóstico e a classificação da deficiência de PC dependem de métodos funcionais e imunológicos.[16]

A PS circula na forma livre em cerca de 40%, e os 60% restantes associada à proteína C4b-BP. A designação "PS total" é o conjunto da forma livre e associada. A deficiência de PS pode ser classificada em tipo I (deficiência quantitativa com redução da PS total e livre), tipo II (deficiência qualitativa, caracterizada por atividade diminuída e níveis antigênicos normais de PS total e livre) e tipo III (níveis normais de PS total e baixos níveis de PS livre).[17]

A deficiência de PC ou PS em heterozigose está associada ao aumento de risco de TEV em diversas populações. Do mesmo modo que na deficiência de AT, a prevalência e o risco trombótico dessas alterações proteicas variam em diferentes estudos. As amostras originárias de estudos familiares sempre mostram maior frequência que os estudos caso-controle. Estima-se que as deficiências de PC e PS apresentem risco trombótico semelhante, aproximadamente 10 vezes maior do que em não portadores dessas deficiências. A homozigose é raramente encontrada e está associada a um fenótipo clínico grave: a *purpura fulminans* neonatal, caracterizada por quadro de trombose maciça logo após o nascimento, embora formas menos graves de homozigose de PC de início tardio tenham sido descritas.

Quando se analisam as deficiências dos anticoagulantes naturais em conjunto, observa-se que os múltiplos defeitos genéticos que podem estar envolvidos inviabilizam a possibilidade do diagnóstico molecular acometendo um gene específico. Portanto, na prática clínica, a identificação laboratorial é dependente da determinação plasmática da atividade e das concentrações do antígeno por métodos funcionais e imunológicos, respectivamente. Em conjunto, as deficiências de AT, PC e PS estão presentes em 5 a 15% da associação com casos de TEV, sendo, portanto, raras, especialmente quando avaliadas na população geral.[9] O conceito de trombofilia genética até os anos 1980, de associação em apenas 15% dos casos de TEV, dizia respeito a esse período de identificação das deficiências dos inibidores fisiológicos da coagulação, até a descoberta da RPCA descrita em 1993.

RESISTÊNCIA À PROTEÍNA C ATIVADA E FATOR V DE LEIDEN

A identificação limitada de casos associados a defeitos genéticos mudou com a descrição de uma anormalidade muito mais prevalente em pacientes portadores de TEV. A partir de um ensaio modificado de tempo de tromboplastina parcial ativado (TTPa), Dalhback et al. observaram que a adição de PC ativada ao plasma de alguns pacientes com TEV não resultava no esperado aumento do tempo de coagulação, fenômeno descrito como RPCA. Esse mesmo estudo demonstrou que a RPCA era de natureza hereditária, e a associação com TEV em investigações subsequentes mostrou uma prevalência de 20 a 50%.[11]

A RPCA hereditária depende, na maior parte dos casos, de uma mutação no gene do FV, que provoca a substituição do aminoácido arginina (R) por glutamina (Q) na posição 506 da proteína. A PC ativada reconhece esse sítio como um ponto de clivagem e atua sobre ele, provocando uma inativação mais lenta na molécula do FV ativado. Essa mutação pontual representa um "ganho de função", que modifica o equilíbrio hemostático em direção à coagulação. Essa alteração ficou conhecida como fator V de Leiden.[10] A heterozigose para o fator V de Leiden aumenta o risco de TEV entre três a oito vezes. Nos raros casos de homozigose, o risco pode aumentar cerca de 80 vezes.[18] De modo geral, nos indivíduos heterozigotos para o fator V de Leiden, a ocorrência anual de TEV é baixa, mesmo para situações reconhecidas de risco, como o uso de estrógenos e gravidez.[19] Do mesmo modo, não está claro que o fator V de Leiden em heterozigose esteja associado ao aumento do risco de recorrência.

Apesar da miscigenação inequívoca de nossa população, o Fator V de Leiden é a mutação genética mais prevalente nos caucasianos e a mais encontrada no Brasil, como observado em alguns estudos realizados em nosso meio, variando de 6 a 20% nos pacientes com TEV.[20-23] O Fator V de Leiden é muito mais raro em negros africanos e asiáticos. A identificação inesperada nesses grupos étnicos pode ser fruto da mistura de raças anteriormente mencionada. A persistência da mutação na cadeia da evolução e a alta prevalência em populações caucasianas sugere que o Fator V de Leiden pode ter representado uma vantagem seletiva no passado, reduzindo a ocorrência de hemorragia em situações ligadas à vida primitiva, como o parto sem assistência e acidentes naturais. Por outro lado, com o surgimento de fatores de risco ligados à vida moderna, como cirurgias, uso de contraceptivos orais combinados, terapia de reposição hormonal, obesidade, sedentarismo e envelhecimento da população, entre outros, há um efeito sinérgico de aumento do risco de TEV, quando o Fator V de Leiden está presente. Esse fato foi particularmente demonstrado pela interação do Fator V de Leiden com contraceptivos orais combinados, com elevação significativa do risco relativo, embora a incidência ainda seja baixa em números absolutos (Quadro 128.4).[24] Esse tipo de sinergia ou modificação de efeito também pode ser verificado com outras trombofilias genéticas e todas as causas elencadas anteriormente.

Outras mutações do FV foram identificadas, como o FV Hong Kong e o FV Cambridge, mas, aparentemente, não são consideradas fatores de risco para o TEV.[25] Também pode haver a RPCA na ausência do Fator V de Leiden e, do mesmo modo, pode elevar o risco trombótico. Por isso, paralelamente à identificação da mutação por análise gênica, o teste da RPCA pode ser realizado. Cerca de 5 a 10% dos casos de RPCA são identificados na ausência do Fator V de Leiden e são decorrentes de causas adquiridas.[9] Como veremos mais adiante, a identificação genética não sofre influência do TEV ou das medicações anticoagulantes, podendo ser encontrada na fase aguda do TEV, embora não leve à mudança na condução clínica.

Não há dúvida de que a descrição da RPCA e a do Fator V de Leiden foram marcos importantes na confirmação da participação genética em um contingente significativo de pacientes com TEV. É possível que os eventos trombóticos sejam uma condição natural do envelhecimento extremo, por conta da falência de outros mecanismos que interferem na trombose e na hemostasia; todavia, o "ganho de função" determinado pelo genótipo do Fator V de Leiden pode antecipar a ocorrência do TEV em situações inesperadas, seja pelo aparecimento espontâneo, seja pela associação a fatores de risco aparentemente de menor impacto, como uma viagem prolongada ou mesmo a aplicação de um imobilizador no membro após um entorse de tornozelo ou pequena fratura.

POLIMORFISMO G20210A NO GENE DA PROTROMBINA

Em 1996, foi descrita uma transição G para A na posição do nucleotídeo 20210 do FII da coagulação. Essa alteração genética acomete uma região de não transcrição, mas ocasiona elevação dos níveis plasmáticos da protrombina e risco aumentado de TEV.[12] A mutação é encontrada em 1 a 3% da população geral e em 6 a 18% dos pacientes com TEV.[2,3,9,14] Em heterozigose, essa mutação aumenta o risco de eventos trombóticos de duas a cinco vezes. Pode ser considerada mais "benigna" do que o fator V de Leiden no que tange à ocorrência do TEV; todavia, pode estar presente em pacientes com TEV de maior impacto, como tromboses venosas profundas (TVPs) proximais e embolias pulmonares (EP) mais graves. A presença da mutação em homozigose é rara, mas, quando ocorre, o risco de complicações trombóticas aumenta consideravelmente, do mesmo modo que a associação com o Fator V de Leiden, atuando de modo sinérgico para maior ocorrência de TEV.

Acompanhando as peculiaridades do fator V de Leiden, a mutação do gene da protrombina G20210A é um defeito único, que pode ser confirmado por determinação genética; assim, a detecção da mutação não sofre a influência do TEV e tampouco das medicações anticoagulantes, podendo ser investigada mesmo após um episódio agudo. Há uma predominância clara de prevalência nas populações de origem caucasiana e, se existe, deve ser rara em outras etnias, lembrando que a miscigenação de nossa população pode favorecer a presença do genótipo em indivíduos mestiços.

A mutação G20210A cursa com hiperprotrombinemia, sendo esse o provável mecanismo que determina um aumento na geração de trombina e, consequentemente, a elevação do risco trombótico. Essa alteração genética tem baixo impacto em relação à recorrência do TEV. Todavia, como será visto mais à frente, toda trombofilia diagnosticada pode ser considerada importante diante da doença consumada. Contudo, não se deve afastar do conceito de doença multifatorial, representando a trombofilia apenas um elo na cadeia de eventos que determinaram a ocorrência de um episódio de TEV. Evidentemente, nos pacientes com TEV não provocado ou associado a riscos aparentemente de menor impacto (p. ex., uma viagem de maior duração), a presença de uma alteração genética passa a ter maior importância. Em nosso meio, a mutação G20210A no gene da protrombina é a segunda trombofilia hereditária mais prevalente, e a sua identificação deve fazer parte do painel de pesquisa, quando for indicado.

HIPER-HOMOCISTEINEMIA

A hiper-homocisteinemia (HHCT), caracterizada pela elevação anormal das concentrações séricas de homocisteína, é um fator de risco para o TEV da ordem de duas a quatro vezes em relação à população geral.[2,3,9,14] A HHCT pode estar relacionada a alterações genéticas e adquiridas, e, por essa razão, é considerada uma trombofilia mista. A HHCT pode ser classificada de acordo com o seu nível sérico de homocisteína em leve (16 a 24 umol/ℓ), moderada (25 a 100 umol/ℓ) e grave (acima de 100 umol/ℓ). A HHCT é diagnosticada laboratorialmente em jejum ou após teste de sobrecarga com metionina – este raramente utilizado em nosso meio.

QUADRO 128.4	Efeito sinérgico entre o fator V de Leiden e o uso de contraceptivos orais combinados para o risco de tromboembolismo venoso.			
Fator V de Leiden	**COC**	**Risco relativo**	**Incidência de TEV***	
–	–	1,0	0,8	
–	+	3,7	3,0	
+	–	6,9	5,7	
+	+	34,7	28,5	

*Incidência de TEV por 10 mil mulheres por ano. (–): ausente; (+): presente; COC: contraceptivos orais combinados; TEV: tromboembolismo venoso.[24]

As causas adquiridas são as mais comuns e decorrentes de deficiências nutricionais de vitaminas B12 e B6 e folato, idade avançada, deficiência do fator intrínseco (anemia perniciosa), alcoolismo, vegetarianismo estrito, insuficiência renal crônica e administração de medicações antifólicas. As causas genéticas e sua importância na ocorrência do TEV, especialmente nos portadores assintomáticos, são muito controversas. Os defeitos mais prevalentes estão nos genes das enzimas metilenotetra-hidrofolato redutase (MTHFR) e cistationina β-sintetase (CBS), ambas envolvidas no metabolismo da homocisteína. Numerosas mutações foram identificadas, mas a maior parte delas é rara e se expressa clinicamente apenas em homozigose. Quando cursam com HHCT grave, podem provocar homocistinúria, deficiências neurológicas, retardo psicomotor, convulsões, anormalidades esqueléticas, obstrução arterial precoce e TEV. No entanto, duas mutações que afetam o gene da MTHFR e uma relacionada ao gene da CBS merecem discussão especial, pois a sua identificação em pacientes assintomáticos causa muita apreensão, particularmente em especialistas de áreas correlatas.

A mutação MTHFR 677 C–T em heterozigose tem alta prevalência na população geral e não está relacionada a eventos trombóticos. Quando em homozigose, a atividade enzimática está reduzida e pode ser traduzida por HHCT leve a moderada; todavia, a sua participação como fator de risco genético independente para o TEV não foi confirmada na maior parte dos estudos. Morelli et al. investigaram a prevalência de HHCT em 91 pacientes com TEV comparados a 91 controles pareados e a relação com o genótipo 677T da MTHFR. A HHCT foi detectada em 16,5% dos pacientes contra 3,3% dos controles, determinando uma *odds ratio* de 5,8 (intervalo de confiança de 95% – IC 95%: 1,6 a 20,7).[26] Nesse estudo, a prevalência da mutação não foi estatisticamente diferente entre os dois grupos, embora estivesse associada à HHCT. Do ponto de vista prático, se não há dúvida que a HHCT pode ser fator de risco para a formação de trombos no sistema arterial e/ou venoso, a mutação da MTHFR sem essa expressão fenotípica não tem valor na prática clínica. A outra mutação, MTHFR 1298A, isoladamente, também não altera os níveis séricos de homocisteína, mas pode contribuir para a elevação plasmática, quando associada à MTHFR 677T. Mais uma vez, ressalta-se que o elemento de destaque é a HHCT e não a presença isolada de qualquer mutação. A alteração CBS 844ins68 em heterozigose não determina alteração da homocisteína sérica, mas pode contribuir, quando associada à MTHFR 677T.

Pelo que foi exposto anteriormente, a conduta mais assertiva diante de um paciente com TEV, em que se suspeite de HHCT, é a dosagem plasmática de homocisteína e não a pesquisa de mutações que cursam, na maior parte das vezes, com o fenótipo normal.

AUMENTO DOS NÍVEIS PLASMÁTICOS DOS FATORES DE COAGULAÇÃO

O FVIII costuma ser o mais envolvido em estados pró-trombóticos, e a variação nas concentrações plasmáticas pode ser fruto de fatores hereditários e adquiridos. Há associação de elevação plasmática do FVIII com genes que codificam os grupos sanguíneos ABO e o fator de von Willebrand, e, ainda, fatores genéticos desconhecidos que influenciam o aumento em determinados grupos familiares.[13] Entre as causas adquiridas, destaca-se a inflamação, pois o FVIII se comporta como uma proteína que tem a concentração aumentada na fase aguda desses processos. Assim, na fase aguda do TEV, a elevação dos níveis plasmáticos do FVIII deve ser interpretada com cautela.

Outros fatores também foram associados ao risco aumentado de TEV. Entre eles, destacam-se a hiperfibrinogenemia e a elevação dos níveis plasmáticos do FIX e do FXI.[13] Todos aumentam o

risco de TEV entre duas e três vezes, independentemente de outras variáveis; todavia, a inclusão sistemática da determinação dos níveis séricos dessas proteínas não faz parte do painel habitual de pesquisa das trombofilias de natureza genética. Causas mais raras, como as disfibrinogenemias, as deficiências de plasminogênio e do cofator II da heparina podem ser lembradas diante de situações injustificáveis, mas certamente estarão dentro do escopo mais específico de estudiosos da trombose e da hemostasia.[13]

INTERAÇÃO DE TROMBOFILIAS GENÉTICAS E FATORES DE RISCO

Como mencionado anteriormente, as trombofilias genéticas não costumam ser a única causa responsável por um episódio de TEV. O evento pode não ter uma causa aparente (não provocado), mas, de modo geral, identifica-se a associação de outros fatores, que podem ser classificados de acordo com o seu impacto e sua duração. Essas categorias de risco podem influenciar a decisão de estender a anticoagulação em casos selecionados. Merecem atenção especial os defeitos genéticos em homozigose e os heterozigóticos combinados. Embora sejam raros, resultam em amplificação do risco de TEV. Por exemplo, o sujeito que tem a mutação heterozigótica do fator V de Leiden em conjunto da mutação heterozigótica G20210A da protrombina, terá o risco de TEV aumentado em relação àqueles que apresentam as mutações isoladamente.[27-29] Se, por um lado, a evolução do conhecimento tornou mais consistente o prolongamento da anticoagulação nos pacientes que mantêm riscos associados ou aumentados, por outro lado, ainda se discute sobre a indicação de profilaxia farmacológica primária para indivíduos trombofílicos assintomáticos. Talvez o diagnóstico dos assintomáticos possa contribuir para a decisão de profilaxia primária, quando expostos a risco aumentado de TEV, como na gestação, em cirurgias, entre outras situações especiais.

IMPACTO CLÍNICO DAS TROMBOFILIAS

Em virtude do risco diferenciado entre as diversas mutações, há uma tendência de classificar as trombofilias como de maior ou menor impacto. As diretrizes publicadas não são convergentes em razão das incertezas dos dados obtidos das trombofilias mais raras, que, pelo menor número de pacientes acompanhados, geram intervalos de confiança muito alargados. Em relação aos defeitos mais prevalentes, essa observação se torna mais fácil; por exemplo, para cada 128 indivíduos com Fator V de Leiden em heterozigose, haverá um com o defeito em homozigose, cujo risco de TEV é bem mais expressivo.[30]

INVESTIGAÇÃO LABORATORIAL DAS TROMBOFILIAS

Na abordagem desse tema, há três questões principais que devem ser discutidas: como e quando investigar e quem deve ser investigado.[31] O Quadro 128.5 mostra os métodos empregados para o diagnóstico das trombofilias hereditárias. O diagnóstico das deficiências de AT, PC e PS é determinado pela quantificação da concentração plasmática dessas proteínas por meio de métodos funcionais e imunológicos. Na prática, observa-se que a identificação da deficiência dos inibidores naturais da coagulação é mais sujeita a distorções, de modo que os resultados devem ser interpretados com cautela e à luz do raciocínio clínico. O encontro de uma deficiência por conta de uma investigação inoportuna ou pela coleta sob variáveis que interferem nos resultados, por exemplo, medicações anticoagulantes, gestação e a própria TVP na fase aguda, pode estigmatizar

QUADRO 128.5	Diagnóstico laboratorial das trombofilias hereditárias.
Trombofilia	**Método**
Deficiência de AT	Dosagem plasmática (funcional)
Deficiência de PC	Dosagem plasmática (funcional)
Deficiência de PS	Dosagem plasmática (funcional)
Fator V de Leiden	Reação em cadeia da polimerase
FII G20210A	Reação em cadeia da polimerase
Hiper-homocisteinemia	Dosagem plasmática (EFTM ou HPLC)

AT: antitrombina; EFTM: espectrofotometria de massa; HPLC: cromatografia líquida de alta eficiência; PC: proteína C; PS: proteína S.[32,33]

um dado indivíduo como trombofílico. Esse rótulo é difícil de ser removido, além de expô-lo à profilaxia desnecessária do TEV em diversas situações e alterar condutas, por exemplo, na anticoncepção e na gestação.[32-34] Além disso, é importante avaliar a qualidade do laboratório e, havendo dúvida, repetir a investigação.

A RPCA é uma prova que pode ser utilizada em nosso meio. Depende de um TTPa modificado que, do mesmo modo, pode ter interferência dos fatores anteriormente mencionados. Desse modo, a identificação do Fator V de Leiden é realizada por métodos genéticos, do mesmo modo que a mutação G20210A do gene da protrombina. A análise gênica pode ser realizada na fase aguda do TEV, pois não sofre interferências; todavia, é importante ressaltar que o diagnóstico de qualquer trombofilia genética não interfere no tratamento do TEV na fase aguda. A HHCT é determinada pela concentração sérica da homocisteína por meio da técnica de espectrofotometria de massa ou de cromatografia líquida de alta eficiência (HPLC). Pelo exposto anteriormente, não é recomendada a pesquisa habitual das mutações da MTHFR e da CBS, uma vez que ambas não podem ser consideradas fatores de risco, se não houver a concomitância de HHCT. Embora a dosagem plasmática de fatores de coagulação possa estar associada ao aumento de risco de TEV, a dosagem rotineira desses fatores não faz parte da prática clínica.

A investigação das diversas trombofilias deve respeitar o tempo suficiente para que não tenha influência de fatores externos. Como mencionado anteriormente, as medicações anticoagulantes e a própria modificação da concentração plasmática das proteínas envolvidas no TEV agudo podem modificar os resultados. Portanto, não se deve fazer qualquer pesquisa hereditária na fase aguda do TEV (exceto Fator V de Leiden e mutação G20210A do gene da protrombina – análise gênica) e na vigência das medicações anticoagulantes.[32,33] As heparinas não fracionadas (HNFs) e as heparinas de baixo peso molecular (HBPMs), os inibidores da vitamina K (AVKs) e os inibidores orais diretos da coagulação (DOACs) têm um tempo diferente de metabolização, de modo que a interferência pode ser mais ou menos prolongada. Particularmente, os AVKs têm a meia-vida mais longa, de modo que se aconselha a pesquisa 2 a 4 semanas após a suspensão da medicação. Em relação aos DOACs, não há estudo disponível; todavia, considerando-se a meia-vida curta dessas medicações, a pesquisa pode ser mais precoce e 1 semana de intervalo após a interrupção deve ser suficiente, se a função renal for normal. Merecem atenção especial os pacientes com TEV recorrente ou que experimentaram situações clínicas mais graves; nesses casos, a suspensão do anticoagulante pode aumentar o risco de novo evento e o resultado da pesquisa não deverá modificar a conduta de manter o paciente anticoagulado.[35,36]

Decidir qual é o candidato à pesquisa talvez seja a tarefa mais difícil. No entanto, de um modo simplista, a importância pode ser relativizada pela simples questão: o que a pesquisa poderá agregar de benefício ao indivíduo sujeito à investigação? Para responder a essa pergunta, há de se considerar a utilidade da pesquisa em si, que

traria os aspectos positivos contra o prejuízo associado à investigação. A pesquisa pode ser útil para o paciente que se satisfaz com a identificação do defeito biológico e, desse modo, conscientizá-lo da necessidade de profilaxia em situações de risco. A extensão da pesquisa a parentes de primeiro grau, especialmente do sexo feminino, pode ser útil se eles forem expostos à administração de estrógenos ou risco de gravidez. Em contrapartida, um resultado negativo pode motivar um médico menos experiente a suspender o anticoagulante em pacientes com história de recorrência ou administrá-lo diante de situações desnecessárias e, desse modo, favorecer a ocorrência de sangramento. Outros pontos prejudiciais estão no aumento de custos para a saúde, na má interpretação de resultados gerada pela falta de conhecimento suficiente, na má qualidade dos ensaios ou coleta de exames em tempo inadequado, na ansiedade e no risco de estigmatizar o paciente de forma negativa, impactando no estilo de vida e em suas escolhas, como opções de lazer ou recusa da maternidade.[30] É importante ressaltar que a presença de uma trombofilia hereditária não afeta a sobrevida de pacientes com história pregressa de TEV e não há evidências que contribuam para o desenvolvimento de síndrome pós-trombótica em relação aos não portadores.[37,38] Essas contradições estão resumidas no Quadro 128.6. Para fins de melhor compreensão, essas principais questões serão comentadas a seguir.

PESQUISA DE TROMBOFILIA APÓS TROMBOEMBOLISMO VENOSO PROVOCADO

Quando o TEV está associado a um fator de risco de maior impacto, como a artroplastia total de quadril e joelho, cirurgias para abordar traumatismos complexos e mesmo outras cirurgias de menor porte, a taxa de recorrência é muito baixa e não difere entre pacientes trombofílicos e não trombofílicos. A orientação, nesses casos, é não estender a profilaxia secundária além de 3 meses, independentemente da concorrência de uma causa genética. Portanto, não se recomenda pesquisar trombofilia após um episódio de TEV provocado por fator de risco maior transitório.[30,39]

QUADRO 128.6	Razões para investigar e não investigar as trombofilias genéticas.	
Razões para investigar	**Razões para não investigar**
Estimular a prevenção primária quando a pesquisa genética for positiva	As medidas de profilaxia primária em situações de risco devem ser adotadas independentemente do resultado da pesquisa
Em caso de exame positivo, não se deve usar contraceptivo oral combinado	Quando há história familiar, a pesquisa negativa pode dar a falsa impressão de segurança
Utilizar a profilaxia primária em situações de alto risco, como gravidez e após procedimentos cirúrgicos	A profilaxia desnecessária pode colocar o paciente em risco de sangramento e gravidez indesejada pela proibição do uso de métodos contraceptivos mais eficazes
O paciente se assegura da causa do TEV e se sente acolhido pela atitude do médico que faz a solicitação	Alto custo da pesquisa
O médico sente que ofereceu algo a mais para o paciente em relação à compreensão da doença	Estigmatizar o paciente como trombofílico a partir de resultados falso-positivos, por falhas nos resultados laboratoriais, especialmente no que diz respeito aos testes funcionais
	Aspectos psicológicos negativos e criar preexistência por alterações genéticas em contratos de seguro saúde e de vida
	A história pessoal e familiar tem maior impacto na decisão de anticoagular o paciente do que o resultado da investigação genética, haja visto que inúmeras pesquisas se mostram negativas apesar dos casos de recorrência do TEV

TEV: tromboembolismo venoso.[30]

PESQUISA DE TROMBOFILIA APÓS EPISÓDIO DE TROMBOEMBOLISMO VENOSO NÃO PROVOCADO

O risco de recorrência após suspensão do anticoagulante em pacientes que tiveram TEV não provocado é da ordem de 30% em 5 anos.[40] A nona edição da diretriz de profilaxia e tratamento do TEV do Colégio Americano de Pneumologia (9ª ACCP) recomenda a profilaxia secundária por tempo indefinido para esses pacientes, ao menos que haja um risco grave de hemorragia associado.[41] Essa recomendação é apoiada por discussão mais recente e independe do diagnóstico de trombofilia.[42] Contudo, é importante ressaltar que uma porcentagem maior de pacientes não terá recorrência e a anticoagulação agrega um risco anual de complicações hemorrágicas, seja por alguma característica própria que se modifica ao longo dos anos, seja por uma situação de trauma inerente à vida civil, por exemplo, um acidente automobilístico. Dados obtidos por meio do registro MEGA não demonstraram diferença de recorrência entre pacientes trombofílicos e não trombofílicos nessa condição.[39] Pela menor prevalência, havia poucos indivíduos com deficiência de anticoagulantes naturais, bem como pacientes homozigóticos ou com deficiências combinadas, mas isso reflete a raridade desses casos na população geral. A maior segurança dos DOACs em relação aos AVKs poderá influenciar na decisão de estender a profilaxia secundária a esses pacientes.[43]

Assim, parece que a pesquisa de trombofilia em casos de TEV não provocado é de utilidade duvidosa. Sendo positiva, pode estimular a manutenção da anticoagulação; no entanto, se negativa, pode influenciar a suspensão desse medicamento para pacientes com alto risco de recorrência.[30] Vale ressaltar que os modelos de predição de recorrência validados não levam em conta a pesquisa de trombofilias e consideram outras variáveis para decisão, como sexo masculino, dímero D após o período inicial de 3 meses de tratamento e a presença de trombose residual no Doppler ultrassom.[44,45] Considerar que a pesquisa deve ter por objetivo uma mudança de conduta, caso contrário, não deve ser realizada. Portanto, a investigação de trombofilia após um episódio de TEV não provocado não é obrigatória.

PESQUISA DE TROMBOFILIA EM FAMILIARES ASSINTOMÁTICOS DE PACIENTES COM TROMBOEMBOLISMO VENOSO OU PORTADORES DE DEFEITO GENÉTICO

A pesquisa de trombofilia em familiares assintomáticos de pacientes com TEV é uma possibilidade levantada por aqueles que defendem uma procura mais insistente com o objetivo de aplicar medidas de profilaxia primária em situações de risco. De fato, um estudo em quase 2.500 indivíduos aparentados de pacientes com TEV demonstrou que portadores de defeitos genéticos hereditários apresentam maior risco de TEV, que varia com o tipo de trombofilia.[46] Contudo, independentemente do resultado laboratorial, a história familiar de TEV já aponta para o aumento de risco e faz parte de modelos de estratificação, como o escore de Caprini.[47-49] Portanto, uma pesquisa negativa tem pouco significado e pode representar um fator de falsa segurança, quando a importância da anamnese deve prevalecer.

Esse tema é motivo de controvérsia e não há convergência de ideias para uma conduta única. Recomenda-se a discussão com o paciente e a extensão da pesquisa deve ser consentida pelo familiar assintomático sempre que possível. Tal reflexão se aplica a todos os assuntos já mencionados. Alguns pais sentem-se mais seguros quando a investigação é realizada em seus filhos. A não detecção no descendente de determinado defeito genético já diagnosticado no paciente deve representar um fator de tranquilidade quanto ao risco futuro de eventos trombóticos. Resumindo, não há indicação formal para a pesquisa de trombofilia em familiares de pacientes com história de TEV. A conduta deve ser discutida caso a caso e, de preferência, com o consentimento do indivíduo a ser pesquisado. Deve-se ressaltar que a maior parte dos sujeitos portadores de trombofilia genética continuarão assintomáticos ao longo da vida, de modo que a identificação do defeito pode gerar um estigma de "doença" nem sempre verdadeiro, podendo comprometer a saúde mental,[50] além de interferir no trabalho e no contrato de várias modalidades de seguro pessoal. As orientações mais pertinentes no manejo das trombofilias genéticas estão resumidas no Quadro 128.7.

Outros temas importantes a serem discutidos dizem respeito a situações referentes às mulheres. Tanto o uso de contraceptivos orais combinados, com diversas formulações contendo estrógenos, quanto o ciclo gravídico-puerperal são preocupações quando se tem uma história pessoal ou familiar de eventos tromboembólicos ou, ainda, o diagnóstico de um defeito genético.[51-53] Nesse campo, serão encontradas várias inadequações de conduta, que geralmente são subsidiadas por resultados mal interpretados e exagero na indicação de profilaxia primária. Esses aspectos serão discutidos no capítulo dedicado à trombose na gestação.

PROFILAXIA PRIMÁRIA E SECUNDÁRIA NO CENÁRIO DAS TROMBOFILIAS GENÉTICAS

De modo geral, a profilaxia primária e o tratamento do TEV não diferem nos pacientes com trombofilia genética em relação aos não trombofílicos – esses assuntos serão discutidos no capítulo específico. Em relação ao tratamento na fase aguda, a administração de heparinas (HNF e HBPM) ou fondaparinux deve ser insuficiente para anticoagular pacientes com deficiência de AT, uma vez que o sítio de ligação dessas moléculas depende da ligação com a AT. Em estudo realizado *in vitro*, observou-se que o prolongamento do tempo de protrombina e de TTPa medidos em plasma de ratos heterozigotos para deficiência de AT era atenuado na presença de HNF, enoxaparina e fondaparinux. Em contrapartida, a administração da edoxabana, um inibidor direto do FXa, demonstrou o efeito anticoagulante esperado.[54]

O emprego dos DOACs em pacientes com trombofilia genética tem ganhado interesse por causa de sua eficácia e, especialmente, pelo perfil de segurança superior à varfarina, que é muito útil para a anticoagulação por tempo prolongado. Os DOACs foram avaliados em uma metanálise que incluiu oito estudos com 2.133 pacientes. Os autores concluíram que as melhores evidências apontam

QUADRO 128.7	Atribuições dos especialistas em relação à pesquisa de trombofilia.

- Discutir com o interessado os prós e os contras da pesquisa (Quadro 128.5)
- Não suspender irresponsavelmente o método contraceptivo sem oferecer uma alternativa segura, uma vez que, comparavelmente, uma gravidez deve oferecer um risco maior que o contraceptivo oral combinado
- A falta de acesso do paciente para a investigação laboratorial não deve modificar as orientações de segurança diante de situações de risco
- Embora possa ter alguma utilidade, a pesquisa em familiares diretos de pacientes com história de TEV tem benefício duvidoso, uma vez que o fator de risco estará presente independentemente do resultado da investigação
- O seguimento de pacientes após um episódio de TEV raramente será modificado a partir da testagem positiva para uma trombofilia genética

TEV: tromboembolismo venoso.

para a eficácia e a segurança do uso dos DOACs nas trombofilias de menor risco e mais prevalentes (Fator V de Leiden e mutação G20210A no gene da protrombina em heterozigose). No entanto, para as trombofilias raras (deficiência de AT, PC e PS), não há dados disponíveis para essa afirmação. Ressaltam que diante dessas incertezas, a natureza do evento tromboembólico (arterial ou venoso, provocado ou não provocado, recorrente etc.), o custo, o impacto na qualidade de vida e a preferência do paciente devem ser levados em consideração para a tomada de decisão.[55]

CONSIDERAÇÕES FINAIS

A identificação das trombofilias hereditárias em um período de 30 anos revolucionou o conhecimento acerca do TEV no fim do século passado. É como se desse sentido à intuição de Virchow, que divulgara a sua famosa tríade incluindo a hipercoagulabilidade como um dos pilares na patogênese da trombose. Tal novidade tornou-se uma panaceia, e se, por um lado, a pesquisa desenfreada dessas mutações estabeleceu uma epidemiologia diferenciada por padrões étnicos, por outro lado, levou à investigação desenfreada, sem considerar a qualidade dos exames, o tempo correto da pesquisa e, sobretudo, o benefício clínico desse tipo de intervenção. Isso tem sido questionado nos últimos 15 anos, e, embora ainda se encontrem distorções em algumas especialidades, hoje já existem publicações suficientes para recomendar a investigação mais seletiva. Como quase tudo em ciência, estamos distantes de uma verdade absoluta e, por esse motivo, surgem novas publicações que trazem informações importantes. Recentemente, Zambelli et al.,[56] utilizando dados coletados do estudo MEGA, encontraram, para qualquer tipo de cirurgia ortopédica, um aumento de risco de TEV de 13 vezes em um período de 1 ano nos pacientes com fator V de Leiden, aumento da concentração sérica do FVIII e portadores de grupos sanguíneos não O. Visto isso, o conceito de trombofilias fracas e fortes torna-se duvidoso, e a presença de mutações genéticas não pode ser negligenciada.

Ao lado dos conhecimentos existentes, espera-se que os progressos da genética assessorados pela bioinformática possam revelar outros polimorfismos com interferência no risco de TEV e cuja identificação traga benefícios à prática clínica.

As referências bibliográficas deste capítulo se encontram no Ambiente de aprendizagem do GEN.

129

Trombofilias Adquiridas

Daniel Dias Ribeiro ■ Ana Flávia Leonardi Tibúrcio Ribeiro

Resumo

O termo *trombofilia adquirida* significa a tendência ao desenvolvimento de trombose em decorrência de algum fator predisponente adquirido, relacionado a componentes da hemostasia (endotélio, plaquetas, fatores pró e anticoagulantes, fatores pró e antifibrinolíticos) de forma direta ou não. A presença desses fatores tem como principal consequência o aumento do risco, especialmente para primeiro evento de tromboembolismo venoso (TEV). As trombofilias identificadas por meio de exames laboratoriais podem estar presentes em até 50% dos pacientes com trombose venosa. Neste capítulo, serão discutidos os principais fatores adquiridos.

Palavras-chave: trombose venosa profunda; trombofilia; tromboembolismo venoso; câncer.

INTRODUÇÃO

O sistema hemostático é responsável por manter o sangue fluido no intravascular e permitir que este, quando exposto a estímulos adequados (lesão endotelial), forme o coágulo. Após a cicatrização do endotélio, esse coágulo formado deve ser quebrado. Assim, para que esse equilíbrio seja mantido, necessitam-se de níveis adequados de fatores pró e anticoagulantes, de quantidade e função plaquetária normais, do endotélio íntegro e do sistema fibrinolítico funcionando corretamente. Alterações em qualquer ponto do sistema hemostático podem levar à tendência ao sangramento excessivo (distúrbios hemorrágicos) ou à formação de coágulos/trombo. O termo *trombofilia*, do grego *thrómbos* e *philos*, deve ser entendido como uma tendência a desenvolver trombose na presença de algum fator predisponente, seja congênito, seja adquirido, relacionado a algum dos componentes da hemostasia (endotélio, plaquetas, fatores pró e anticoagulantes, fatores pró e antifibrinolíticos) de forma direta ou não.[1] A presença desses fatores tem como principal consequência o aumento do risco, especialmente para primeiro evento, de tromboembolismo venoso (TEV).

O TEV é uma doença multifatorial, o que significa que pessoas portadoras do fator V de Leiden em heterozigose podem, por exemplo, passar toda a vida sem serem acometidas. Porém, ao serem expostas a um fator de risco adquirido (p. ex., cirurgia), podem desenvolver trombose. Nos EUA, a taxa de incidência estimada do TEV é de 1,92 para cada mil pessoas/ano e é responsável por 1% das admissões hospitalares. O ônus global da doença é similar, variando de 0,75 a 2,69 para cada mil indivíduos/ano.[2]

Uma vez que as trombofilias identificadas por meio de exames laboratoriais podem estar presentes em até 50% dos pacientes com trombose venosa,[3] a pesquisa dessas passou a fazer parte da avaliação de certo grupo de pacientes (especialmente dos jovens com eventos não provocados), após o primeiro evento trombótico. A presença de uma trombofilia, não necessariamente, significa que o portador desta irá desenvolver trombose em algum momento de sua vida. Cada uma das trombofilias está associada a maior ou menor risco de o portador apresentar o evento trombótico. Os potenciais benefícios do diagnóstico laboratorial de trombofilia são a oportunidade para elucidar o fator associado à ocorrência da trombose e a possibilidade de orientar e acompanhar pessoas assintomáticas da família afetada (quando na presença de trombofilia congênita).

Por outro lado, há desvantagens na realização de testes para trombofilia. A maioria das trombofilias hereditárias associa-se a um baixo risco de recorrência após um primeiro episódio de trombose venosa, sendo, portanto, extremamente questionável a pesquisa dessas após um evento tromboembólico, quando o intuito é definir o tempo de tratamento/anticoagulação.[4-6] No entanto, na prática clínica, esses testes são solicitados indiscriminadamente após o primeiro evento de trombose venosa. Já nas tromboses venosas idiopáticas, a presença das trombofilias como marcadores ou fatores de risco para recorrência é bem menos estudada e pode ser útil na avaliação entre o risco e o benefício de se manter uma anticoagulação por tempo indeterminado.

A seguir, serão descritas algumas situações específicas nas quais, por alguma alteração em uma das diversas interações existentes no sistema hemostático, ocorre um desequilíbrio entre pró e anticoagulantes e/ou entre pró e antifibrinolíticos, que acabam por aumentar o risco de desenvolver eventos tromboembólicos.

CÂNCER

Desde a observação de Armand Trousseau em 1865, sugerindo a possível associação entre neoplasia e TEV, numerosos estudos vêm sendo publicados com o intuito de tentar elucidar esse tópico desafiador.[7] Uma dupla associação entre TEV e neoplasias tem sido observada. O TEV é uma complicação possível e frequente nos pacientes com câncer, representando causa importante de morbimortalidade, uma vez que pacientes com câncer têm 4 a 7 vezes maior risco de apresentar um desfecho desfavorável.[8] Por outro lado, o TEV, especialmente eventos idiopáticos, pode ser considerado como epifenômeno de uma neoplasia oculta. Essa afirmativa é baseada na maior incidência de neoplasia em pacientes que apresentaram eventos trombóticos idiopáticos quando comparados aos que apresentaram eventos provocados.[9] O risco de TEV nos pacientes com neoplasia é considerado elevado, entretanto sua incidência pode variar entre os pacientes, o tipo de neoplasia e, ainda, no mesmo indivíduo, em relação às diferentes fases da doença e tratamento.[10] Aproximadamente 20% de todos os casos de TEV ocorrem em portadores de neoplasia.[11] O TEV é a principal causa direta de morte em pacientes com neoplasia, sendo o tromboembolismo pulmonar (TEP) três vezes mais frequente quando comparado aos que não têm câncer.[12] Como a expectativa de vida de várias neoplasias malignas vem aumentando com a utilização de terapias paciente e tumor específicas, estratégias para diminuir o fardo dos pacientes com necessidade do uso de anticoagulantes são necessárias, uma vez que esses apresentam uma incidência de recorrência da trombose e de sangramento maior.[13,14]

A utilização de recursos financeiros do sistema de saúde norte-americano em pacientes com tumores sólidos e TEV é significativamente maior quando comparados aos pacientes com neoplasia maligna, mas sem TEV, refletido por um aumento significativo no número de internações, maior utilização dos serviços médicos e medicamentos quando os pacientes estão em tratamento ambulatorial.[15]

Como exposto previamente, trata-se de uma complicação associada ao câncer, muito prevalente e com aumento de custos e morbimortalidade; portanto, a possibilidade de predizer quais desses irão apresentar evento tromboembólico é de extrema importância. Atualmente, a identificação desses indivíduos que apresentam risco aumentado de TEV tem como base fatores clínicos, biomarcadores e ferramentas preditoras de risco (escores de risco). Quanto mais refinada essa estratificação de risco, mais efetiva será a tromboprofilaxia. Vários biomarcadores foram identificados como possíveis preditores do TEV, por exemplo, aumento do número de leucócitos e plaquetas, redução da hemoglobina pré-quimioterapia, elevação do dímero D, fator tecidual, P-selectina solúvel, fragmento 1 + 2 da protrombina, fator VIII e do potencial de geração de trombina. Todos esses fatores estiveram associados ao aumento no risco de TEV em pacientes com câncer.[16] Recentemente, o escore de risco de Khorana foi desenvolvido e validado em coortes diferentes; este é capaz de classificar os pacientes com câncer em baixo risco, risco intermediário e alto risco de desenvolver TEV.[17]

Etiopatogenia

Vários fatores de risco para TEV associado ao câncer foram descritos, alguns relacionados ao paciente, outros à neoplasia e alguns ao tipo de tratamento instituído.

Os fatores relacionados à doença, como local acometido, tipo histológico e estadiamento, estão associados a maior ou menor frequência de trombose. Tumores originários do pâncreas, do estômago, do cérebro, dos rins, do útero, dos pulmões e dos ovários se associam à incidência maior de TEV.[16,18] Vários estudos vêm demonstrando que o risco de TEV é mais elevado no período imediatamente após o diagnóstico do câncer.[16] Em linhas gerais, tumores agressivos com grande potencial metastático e estadiamento avançado são os que apresentam elevado potencial trombogênico.[19] As células tumorais são capazes de produzir substâncias pró-coagulantes, como fator tecidual, micropartículas e citocinas inflamatórias; muitas vezes, a quantidade e a qualidade dessas substâncias estão relacionadas ao tipo histológico do tumor.[20,21] Algumas mutações específicas associadas à neoplasia maligna também predispõem a trombose (p. ex., JAK 2).[22]

A opção terapêutica aplicável também se correlaciona à incidência de trombose. Os procedimentos cirúrgicos aumentam o risco de TEV não somente nos pacientes não oncológicos.[23] O mesmo pode ser dito sobre vários tratamentos com quimioterapia sistêmica,[24] estando a cisplatina especialmente associada à maior incidência de TEV.[25] Medicamentos imunomoduladores, como talidomida e lenalidomida, especialmente quando associados ao uso de corticoide ou outros quimioterápicos para tratamento do mieloma múltiplo, podem aumentar o risco de TEV.[26] Agentes antiangiogênicos e inibidores orais da tirosinoquinase estão associados às tromboses arteriais.[16] A terapêutica de suporte para o câncer, como fatores de crescimento hematopoético (eritropoetina e GM-CSF), cateteres centrais e até mesmo hemocomponentes, está relacionada ao aumento no risco de trombose[16] (Quadro 129.1).

QUADRO 129.1	Fatores de risco para tromboembolismo venoso em pacientes com câncer.
Relacionados com o paciente	Idade avançada
	Comorbidades
	Trombose venosa prévia
	Trombofilia hereditária
Relacionados com o tumor	Tipo do tumor
	■ Risco muito alto: gástrico, pancreático, cerebral e no ovário
	■ Risco alto: pulmonar, hematológico, renal, ginecológico e na bexiga
	Estadiamento
	Tipo histológico do tumor
	Localização do tumor (compressão mecânica)
Relacionados com o tratamento	Tipo de quimioterápico utilizado (p. ex., cisplatina)
	Terapia hormonal
	Transfusão de hemocomponentes e/ou uso de eritropoetina
	Cirurgia
	Radioterapia
	Presença de cateter central

Adaptado de Kraaijpoel e Carrier.[48]

Tratamento e seguimento

Como a prevenção é extremamente importante nos pacientes oncológicos, parte da sessão denominada "tratamento" será dedicada à tromboprofilaxia.

A indicação da tromboprofilaxia nos pacientes com câncer deve ser considerada em três situações: pós-operatório, hospitalização por motivos clínicos e em indivíduos em tratamento ambulatorial.

Por se tratar de uma "doença" multifatorial, o risco de TEV está aumentado nos pacientes que são submetidos a cirurgias oncológicas. Vários estudos foram avaliados em metanálise na qual diferentes esquemas de uso de heparina foram comparados ao placebo. A incidência de TEV foi menor nos pacientes que receberam a heparina e o risco de sangramento não foi maior nos que a utilizaram. Além disso, não houve diferença entre os tipos de heparina utilizados, embora os consensos sugiram o uso da heparina de baixo peso molecular (HBPM) em detrimento da heparina não fracionada (HNF).[27,28] A recomendação atual para pacientes submetidos a cirurgias oncológicas abdominais ou pélvicas é de se estender a tromboprofilaxia farmacológica por 4 semanas no pós-operatório. O uso estendido, quando comparado ao uso somente durante o período de internação, esteve associado à diminuição na incidência de fenômenos tromboembólicos (risco relativo 0,44; intervalo de confiança (IC) 95% 0,28 a 0,70), sem aumento no risco de sangramento.[29] Os mesmos resultados foram evidenciados em metanálise realizada por Rasmussen et al. pela Cochrane (risco relativo 0,22; IC95%: 0,06 a 0,80).[30] Entretanto, os estudos incluídos não eram exclusivos de pacientes com câncer, e o desfecho primário foi a presença de trombo em exames de imagem realizados em pacientes assintomáticos e poucos foram os eventos com manifestações clínicas. Por outro lado, há limitação de dados na literatura quando se avalia a indicação da tromboprofilaxia em pacientes com câncer e procedimentos cirúrgicos de baixo risco para trombose.[31]

Embora a maioria dos pacientes oncológicos hospitalizados se beneficie da tromboprofilaxia farmacológica durante as internações clínicas, não há estudos específicos sobre a incidência de TEV nesse grupo de pacientes. Três grandes ensaios clínicos para a avaliação de tromboprofilaxia em pacientes hospitalizados por motivos clínicos incluíram 5 a 15% de pacientes com câncer. É evidente o benefício de se usar a tromboprofilaxia nessa população, mas não foi possível definir essa indicação nos pacientes com neoplasia devido à ausência de poder das análises de subgrupo.[32-34] Em metanálise realizada comparando a eficácia e a segurança das HBPMs, das HNFs e do placebo, em pacientes clínicos hospitalizados, dos quais 6,7% apresentavam câncer prévio ou em atividade, uma menor incidência de TEV foi encontrada nos pacientes que receberam HBPM quando comparados aos que receberam placebo (risco relativo 0,60; IC95%: 0,47 a 0,75). Diferença que não se repetiu quando a HBPM foi comparada à HNF (risco relativo 0,92; IC95%: 0,56 a 1,52).[35]

Como a maior parte dos pacientes com tumores sólidos é tratada ambulatorialmente, esse constitui um grupo de extrema relevância. Estudos recentes demonstraram que há diminuição na incidência de TEV nos pacientes que receberam profilaxia quando comparados aos que receberam placebo, porém a baixa taxa de eventos e uma tendência ao aumento no risco de sangramento impediram a ampla utilização desses achados na prática clínica.[16,36,37] Portanto, nenhum dos consensos atuais recomenda o uso de tromboprofilaxia primária de rotina em pacientes com câncer em tratamento ambulatorial. Entretanto, todos sugerem que essa deve ser considerada em pacientes seletos que se enquadram no grupo de muito alto risco para trombose.[31] Alguns escores de risco para trombose em pacientes oncológicos ambulatoriais já foram descritos e validados (escore de Khorana, Vienna, Protecht e Conko). Apesar de serem capazes de estratificar os pacientes quanto ao risco de trombose (primeiro evento), todos têm um valor preditivo positivo baixo, o que faz com que muitos pacientes tenham que receber profilaxia para evitar uma quantidade relativamente pequena de trombose.[38] Por esse motivo, a decisão quanto à profilaxia tem que ser individualizada.

Historicamente, as HBPMs são os medicamentos de escolha para tratamento nos portadores de TEV associado ao câncer, por demostrarem menor risco de recorrência de trombose quando comparados aos antagonistas de vitamina K (AVKs).[39,40] No entanto, as terapias parenterais são desconfortáveis, financeiramente dispendiosas e o tratamento com AVK requer monitoramento constante, trazendo piora da qualidade de vida. A introdução dos anticoagulantes orais diretos (ACODs) ou alvo-específicos vem modificando a maneira como o TEV é abordado. A possibilidade de terapia única, sem utilização de "ponte" com medicamentos parenterais, a não necessidade de monitoramento e ajuste de dose, a não interferência com alimentação e a interação com poucos fármacos, são os pontos positivos desse grupo de medicamentos.[19,41] Assim, é natural que esses passem a ser estudados no tratamento do TEV associado ao câncer. Recentemente, resultados de dois estudos randomizados comparando os ACODs às HBPMs foram publicados.[42,43]

O estudo Hokusai-VTE Cancer randomizou 1.050 pacientes com trombose associada ao câncer para receber edoxabana ou dalteparina.[42] Trata-se de um estudo aberto, com cegamento para desfechos, de não inferioridade, que incluiu pacientes com TEV incidental e sintomático. A edoxabana foi administrada na dose de 60 mg de 24 em 24 horas após um tratamento inicial de, pelo menos, 5 dias com HBPM em doses terapêuticas. A dalteparina foi utilizada na dose de 200 unidades por quilo de peso de 24 em 24 horas no primeiro mês, seguida por 150 unidades por quilo de peso de 24 em 24 horas, por, no mínimo, 6 meses. A edoxabana se mostrou não inferior à dalteparina quando o desfecho composto primário (recorrência de trombose e sangramento maior) foi avaliado. Os desfechos ocorreram em 67 (12,8%) dos 522 pacientes em uso de edoxabana e em 71 (13,5%) dos 524 pacientes em uso de dalteparina nos 12 meses subsequentes à randomização (risco relativo 0,97; IC95%: 0,70 a 1,36; p = 0,006 para não inferioridade). Comparado à dalteparina, o risco absoluto de recorrência de trombose foi 3,4% menor (HR, 0,71; IC95%: 0,48 a 1,06; p = 0,09) nos pacientes que receberam edoxabana, entretanto, o risco absoluto de sangramento foi 2,9% maior (HR, 1,77; IC95%: 1,03 a 3,04; p = 0,04) nesse mesmo grupo. A discrepância relatada nos episódios hemorrágicos maiores deveu-se, principalmente, a um aumento de sangramento gastrintestinal em pacientes com câncer no sistema gastrintestinal. As complicações hemorrágicas aconteceram em todos os tipos de câncer gástrico, ressecados ou não.

O estudo SELECT-D trata-se de um estudo piloto no qual 406 pacientes com câncer e TEV agudo foram randomizados para receber rivaroxabana ou dalteparina, por um período de 6 meses.[43] Aos 6 meses, a incidência cumulativa de recorrência de TEV foi de 4% com rivaroxabana e 11% com dalteparina (HR, 0,43; IC95%: 0,19 a 0,99). Já a incidência cumulativa de sangramento maior foi de 6% no grupo da rivaroxabana e de 4% no grupo da dalteparina (HR, 1,83; IC95%: 0,68 a 4,96), diferença especialmente importante nos pacientes com câncer esofágico e gástrico (36 × 11%, respectivamente).

Revisão sistemática e metanálise utilizando esses dois estudos evidenciou menor recorrência de TEV nos pacientes usando anticoagulantes orais alvo específico (HR, 0,65; IC95%: 0,42 a 1,01), à custa de aumento na incidência de sangramento maior (HR, 1,74; IC95%: 1,05 a 2,88).[44]

Definir a duração da anticoagulação é outra questão desafiadora, mesmo nos pacientes com TEV sem associação com o câncer. A anticoagulação deve ser mantida enquanto o risco de recorrência da trombose for maior que o risco de sangramento associado ao uso do anticoagulante. Se consideramos o câncer como fator desencadeante do fenômeno tromboembólico, é coerente pensar que, enquanto existe atividade da doença, o risco de recorrência do TEV permanece elevado. O grande problema é que mesmo quando consideramos o câncer como o principal desencadeante para TEV, vários fatores são diferentes entre os pacientes. Por se tratar de uma doença multifatorial, quanto maior o número de fatores de risco associados, maior a chance de TEV. Sabe-se também que, quanto maior o estímulo para a ocorrência do TEV, menor o risco de recorrência. Assim, o risco de recorrência é diferente entre os pacientes com TEV associado ao câncer. Por exemplo, paciente idoso com câncer de próstata que evolui com TEV após prostatectomia radical, no qual a tromboprofilaxia não foi realizada no pós-operatório, com certeza apresenta risco de recorrência menor que paciente jovem com tumor de ovário que evolui com TEV, mesmo antes do início da quimioterapia. Isso se deve ao fato de que o primeiro paciente apresentava diversos desencadeantes, enquanto a segunda, apenas o câncer. Classificação, estadiamento e prognóstico da neoplasia no momento de avaliar a suspensão da anticoagulação também devem ser considerados. Deve-se estudar, no momento da possível suspensão da anticoagulação, se o tumor está localizado, com baixa atividade e com resposta à quimioterapia, já que o risco de recorrência do TEV será menor quando comparado a um paciente com doença em plena evolução, com metástases e sem resposta à quimioterapia. Quando a estratificação do risco de sangramento associado ao uso dos anticoagulantes é incluída na equação, a avaliação fica ainda mais laboriosa, tornando difícil a existência de consensos específicos. Dessa maneira, por mais que hajam diretrizes, a estimativa da duração da anticoagulação deve ser individualizada.

A maioria dos consensos recomenda, no mínimo, 3 a 6 meses de tratamento e sugere a extensão da anticoagulação se o câncer ainda está em atividade. Essas recomendações são baseadas em opiniões de especialistas, uma vez que a maioria dos estudos controlados de boa qualidade acompanhou os pacientes por no máximo 12 meses. Dados de três coortes sugerem que a extensão da anticoagulação pode ser benéfica em grupo específico de pacientes. O estudo prospectivo DELTACAN estimou a segurança e a eficácia da dalteparina em pacientes com TEV associado ao câncer por um período de 12 meses. Demonstrou que a incidência de recorrência do TEV e dos sangramentos maiores se manteve similar quando os 6 meses iniciais de tratamento foram comparados ao período de extensão (após os 6 meses iniciais).[45] Similarmente, o estudo TiCAT, que avaliou a segurança e a eficácia da tinzaparina em 247 pacientes com TEV associado ao câncer, reportou ausência de diferença significativa na recorrência do TEV ou sangramentos clinicamente relevantes entre os meses 1 a 6 versus 7 a 12 de tratamento.[46] Outro dado da literatura que ajuda a fortalecer a conduta da extensão do tratamento é de coorte retrospectiva que demonstrou que após a suspensão da anticoagulação (por no mínimo 6 meses), a incidência de recorrência foi maior nos pacientes com câncer em atividade quando comparados aos considerados curados (19 em 100 pacientes/ano × 3,2 em 100 pacientes/ano, respectivamente).[47]

Pontos críticos e considerações

Quando avaliados em conjunto, edoxabana e rivaroxabana parecem ser boa alternativa para o tratamento do TEV nos pacientes com câncer.[48] Entretanto, alguns aspectos devem ser ponderados.

A preferência do paciente deve ser o aspecto mais importante a ser avaliado no processo. O atributo mais importante do ponto de vista do paciente está relacionado a possíveis atrasos ou interações medicamentosas com o tratamento do câncer. A segurança e a eficácia são obviamente dois pontos a serem abordados e discutidos com os pacientes, assim como a via de administração. A maioria dos pacientes relata que a via oral é mais conveniente, entretanto a utilização da via subcutânea é bem aceita pelos pacientes no contexto do tratamento do câncer.[49]

A interação entre medicamentos deve ser analisada, já que a eficácia de ambos os tratamentos pode ser prejudicada. Potentes inibidores ou indutores da glicoproteína p ou da CYP3A4 sabidamente interferem no metabolismo dos ACODs, trazendo como consequência potenciais alterações nos perfis de segurança e eficácia. Como a magnitude dessas interações não são conhecidas, é aconselhável que a HBPM seja o medicamento de escolha quando há o tratamento concomitante com um desses fármacos. A edoxabana deve ser utilizada na dose de 30 mg/dia nos pacientes que estão em uso de inibidores potentes da glicoproteína p.[50]

Independentemente do anticoagulante utilizado, a incidência de sangramento associado é maior nos pacientes com câncer. Não há, até o momento, ferramentas capazes de predizer o risco de sangramento nesse grupo de pacientes. Entretanto, nos pacientes com câncer do sistema gastrintestinal, a frequência de sangramentos maiores parece ser relevante nos pacientes utilizando ACODs. Além da localização do tumor, outros aspectos podem ser úteis nessa estratificação e definição de qual medicamento utilizar: idade do paciente, passado de sangramento do sistema gastrintestinal, presença de anemia e/ou plaquetopenia e função renal.[48]

O processo de escolha do anticoagulante deve ser compartilhado com o paciente e os familiares; os ACODs devem ser propostos para os pacientes com baixo risco de sangramento e ausência de interações medicamentosas. Embora os AVKs ainda sejam amplamente prescritos para tratamento do TEV em pacientes com câncer, seu uso deve ser desencorajado, principalmente nos três primeiros meses após o quadro agudo. A varfarina deve permanecer restrita aos pacientes com contraindicação para o uso da HBPM ou dos ACODs, (p. ex., *clearence* de creatinina abaixo de 30 mℓ/min/m²), quando esses não estão disponíveis, quando não são viáveis do ponto de vista econômico ou aos pacientes que já vinham em uso de AVKs de forma estável.

A decisão sobre a duração do tratamento também deve ser dividida com os pacientes, mas, em linhas gerais, enquanto há atividade do câncer, deve existir anticoagulação, desde que o risco de sangramento não seja muito elevado.

GESTAÇÃO

Estima-se que 5 a 12 mulheres em cada 10 mil gestações (da concepção ao momento do parto) irão apresentar um evento de trombose venosa – números de 7 a 10 vezes maior quando comparadas a controles (mulheres não grávidas), pareadas por idade.[51] A incidência dos eventos é igualmente distribuída nos três trimestres da gestação. A trombose de membros inferiores é três vezes mais frequente que o TEP nas gestantes. Em contraste com as não gestantes, nas quais a incidência da trombose de membros inferiores é igual nos dois membros, as gestantes apresentam o evento trombótico 85% das vezes no membro inferior esquerdo.[52] O mecanismo que explica essa predileção é a compressão da veia ilíaca esquerda pela artéria ilíaca direita e pelo útero gravídico. Além disso, a trombose de veias pélvicas isoladas é aproximadamente 10 vezes mais frequente nas grávidas, quando comparadas às não grávidas. Lussana et al.,[53] em estudo de revisão, chegaram a números muito semelhantes de

incidência de eventos tromboembólicos no pós-parto (até 6 semanas pós-parto): de três a sete eventos por 10 mil partos – 15 a 35 vezes mais frequente quando comparado a mulheres pareadas por idade, fora do período pós-parto.

A mortalidade por TEV na gestante vem diminuindo nos países desenvolvidos, chegando a 0,79/100 mil maternidades no Reino Unido; entretanto, algum grau de insuficiência venosa vai estar presente nos 5 anos que se seguem à trombose em 70% dessas mulheres (alta morbidade). Esse tema será abordado no Capítulo 134.

DOENÇAS INFECCIOSAS

O TEV tem sido reconhecido como uma complicação comum de doenças infecciosas agudas, com uma razão da taxa de incidência de duas a três na maioria dos estudos. O risco é maior nas primeiras 2 semanas após o início da infecção, diminuindo depois disso.[54] Após o ajuste para fatores de risco de TEV, a razão da taxa de incidência de TEV em pacientes hospitalizados com infecção foi de 3,3 (IC95%: 2,9 a 3,8) para todas as infecções, e a mais alta, ou seja, 4,9 (IC95%: 4,1 a 5,9), para infecção do sistema respiratório.[54] Além disso, em um estudo caso-controle de base populacional, os indivíduos com pneumonia prévia tiveram cinco vezes mais risco de ter um TEV (*odds ratio* – OR 5,0; IC95%: 3,9 a 6,3) do que indivíduos sem pneumonia, e o risco de TEP foi maior (OR 8,1; IC95%: 6,2 a 10,6). Esse efeito foi atenuado após ajuste para imobilização, mas foi exacerbado com a presença do fator V de Leiden (OR 17,8; IC95%: 5,5 a 57,7).[55] Nesta seção, serão descritos alguns exemplos de vírus pandêmicos (H1N1, citomegalovírus – CMV, HIV, covid-19) e infecções bacterianas sistêmicas que estão associados a um aumento no risco de trombose venosa.

Etiopatogenia

Conforme descrito por Engelmann e Massber em 2013:

> [...]a imunotrombose designa uma resposta imune inata induzida pela formação de trombos no interior dos vasos sanguíneos, em particular nos microvasos. A imunotrombose é suportada por células imunes e por moléculas específicas relacionadas à trombose e gera uma estrutura intravascular que facilita o reconhecimento, a contenção e a destruição de patógenos, protegendo assim a integridade do hospedeiro sem induzir grandes danos colaterais ao hospedeiro. No entanto, se não controlada, a imunotrombose é um importante processo biológico que promove desregulação na hemostasia e, consequentemente, predispõe eventos trombóticos.[56]

Como podemos ver, pelo menos desde 2013, o termo *imunotrombose* tem sido utilizado para explicar a trombose microvascular que ocorre durante situações de inflamação intensa. Compreender os papéis da microtrombose pulmonar na lesão e no reparo endotelial pulmonar induzida por sepse pode abrir caminho para o desenvolvimento de novos tratamentos para pacientes com síndrome do desconforto respiratório agudo induzida por sepse. Foi sugerido que a microtrombose pulmonar transitória, local e modesta poderia melhorar os resultados da sepse, evitando a disseminação de bactérias na circulação.[57] Por outro lado, o endotélio pulmonar ativado é hiperpermeável, inflamatório e pró-coagulante, e tem sido sugerido que a formação de trombo na microvasculatura pulmonar após sepse resulta em isquemia do tecido e subsequente dano ao órgão.[58] Portanto, se formos capazes de modular essa ativação, teremos chance de melhorar os desfechos desses pacientes.

Os mesmos desequilíbrios que temos observado há anos agora são descritos em pacientes com covid-19. Vivemos atualmente um momento de viés de seleção: quase todos os pacientes de nossas unidades de terapia intensiva (UTIs) estão contaminados pelo SARS-CoV-2, com síndrome do desconforto respiratório agudo, e muitos deles passando por uma tempestade de citocinas. Acreditamos que seja esperado que muitos deles tenham eventos cardiovasculares, trombose venosa, embolia pulmonar e trombose microvascular ou imunotrombose como consequência desse processo grave de infecção/inflamação.

Algumas diferenças foram descritas na resposta imunomediada em pacientes com covid-19. Foram observados níveis extremamente elevados de dímero D sem prolongamento do tempo de protrombina ou diminuição das plaquetas.[59] Embora, até hoje, não haja evidências fortes de que a covid-19 deva ser tratada de forma diferente de qualquer processo de infecção que causa resposta inflamatória grave, é necessário um ensaio clínico para avaliar se há algum benefício no uso de doses profiláticas ou terapêuticas mais elevadas de anticoagulantes em comparação com a tromboprofilaxia usual, evitando, assim, o viés de imortalidade e os fatores de confusão por indicação observada nos estudos publicados até agora. Dois ensaios clínicos, um publicado e outro divulgado, mas ainda não revisado, resultaram em desfechos diferentes, não concordantes, no que diz respeito aos benefícios da anticoagulação plena *versus* a dose profilática de heparina. Os critérios de inclusão dos estudos foram diferentes, o que provavelmente pode ser uma das causas da discrepância dos resultados encontrados.[60,61]

Covid-19 e tromboembolismo venoso

A infecção causada pelo SARS-CoV-2 conhecida como covid-19 é uma entidade nova na qual a maior parte do conhecimento científico está sendo gerada por meio de estudos observacionais. É importante lembrar que esses estudos podem não representar a verdade por conterem erros sistemáticos não tratados de forma adequada.

Cui et al. encontraram, no início da pandemia em 2020, uma incidência de trombose venosa de membros inferiores de 25% (20/81) em pacientes com covid-19 e pneumonia grave na UTI. Não há informações sobre os sintomas ou motivos pelos quais os pacientes foram submetidos à ultrassonografia de membros inferiores. Também não havia informações sobre embolia pulmonar e, no momento da publicação, alguns pacientes ainda estavam sendo tratados no hospital.[62] Cento e oitenta e quatro pacientes com pneumonia comprovada por covid-19, que foram admitidos na UTI de três hospitais universitários holandeses, a incidência do desfecho composto de TEV e trombose arterial foi avaliada por Klok et al. A incidência cumulativa do desfecho composto, bem como as complicações trombóticas venosas e arteriais separadamente, foram calculadas. Vinte e cinco (13,6%) pacientes apresentaram embolia pulmonar, dos quais sete (3,8%) foram casos de embolia pulmonar limitada às artérias subsegmentares e três (1,6%) apresentaram-se como trombose venosa profunda (TVP), apesar da tromboprofilaxia com dose-padrão. Há algumas limitações neste estudo: 139 (76%) pacientes ainda estavam na UTI no momento da análise dos dados; o viés de imortalidade pode estar presente, uma vez que os pacientes têm que estar vivos para serem transferidos para a UTI; a morte é um risco competitivo; e não há informações sobre os sintomas do TEV.[63]

Em um estudo de coorte de centro único, Middeldorp et al. investigaram a incidência de TEV objetivamente confirmado em 198 pacientes hospitalizados com covid-19. Setenta e quatro (37%) pacientes foram internados na UTI. Apesar de receberem profilaxia para trombose de rotina, 33 (17%) pacientes tiveram diagnóstico de trombose venosa e 22 (11%) apresentaram eventos sintomáticos. Embolia pulmonar com ou sem TVP foi diagnosticada em

11 (5,6%) pacientes; TVP proximal, em 13 (6,6%); TVP distal, em oito (4,0%); e TVP de extremidade superior, em um (0,5%). A proporção de pacientes com TEV foi maior nas UTIs (29 de 74; 39%) do que nas enfermarias gerais (4 de 124; 3,2%). Algumas limitações foram esclarecidas no artigo: é um estudo de centro único e com tamanho de amostra modesto; alguns pacientes vieram de outros hospitais, portanto o viés de imortalidade pode estar presente; apesar de usar um modelo de risco competitivo para mitigar a influência da morte, uma grande diferença entre a proporção crua de pacientes com TEV e a estimativa de incidência cumulativa do modelo de sobrevida ainda estão presentes; e, finalmente, os pacientes na UTI foram avaliados por ultrassonografia de compressão a cada 5 dias, aumentando a chance de encontrar TVP assintomática.[64]

Uma coorte prospectiva de pacientes com síndrome do desconforto respiratório agudo de covid-19 foi comparada a uma coorte histórica de pacientes sem covid-19, mas com síndrome do desconforto respiratório agudo de outra etiologia. Os desfechos primários foram qualquer evento trombótico (TVP, embolia pulmonar, infarto do miocárdio, isquemia mesentérica, isquemia dos membros inferiores, ataque isquêmico cerebral). Os *odds ratios* ajustados foram semelhantes aos calculados com a análise do escore de propensão para ambos os eventos – OR 2,7 (1,1 a 6,6), $p = 0,028$ para complicações tromboembólicas e OR 9,3 (2,2 a 40), $p = 0,003$ para embolia pulmonar. A principal limitação desse estudo é que 1/3 dos pacientes com covid-19 fizeram uma angiografia pulmonar por causa de agravamento respiratório ou aumento significativo de dímeros D; não há informações sobre o número de pacientes sem covid-19 que foram investigados. Além disso, não houve uma avaliação sistemática padronizada de eventos tromboembólicos, o que é uma limitação importante do estudo – claramente, a diferença entre os dois grupos foi causada pela incidência de embolia pulmonar (11,7 × 2,1%).[65]

Sem dúvida, a incidência de eventos tromboembólicos está aumentada em pacientes internados nas enfermarias e nas UTIs, eventos esses que aconteceram a despeito da realização de tromboprofilaxia nos pacientes com covid-19. Entretanto, ainda não existem dados que constatam que os pacientes com covid-19 apresentam uma incidência maior de tromboembolismo, quando comparados com pacientes com a mesma gravidade de doença (resposta inflamatória), porém causada por agentes etiológicos diferentes.

Influenza A e tromboembolismo venoso

Durante a pandemia de influenza A (H1N1), em 2009, a insuficiência respiratória hipoxêmica grave causada por pneumonia resultou em aumento da necessidade de leitos de UTI. Portanto, alguns relatórios mostraram aumento na incidência de trombose venosa nesses pacientes – a incidência variou perto de 20%. Apesar da tromboprofilaxia, alguns autores também descreveram eventos arteriais e aumento de anticorpos contra cardiolipinas. A presença de trombose vascular foi associada ao aumento da mortalidade (30% *versus* 8%).[65,66] A associação entre infecção por influenza e doença cardíaca foi descrita pela primeira vez por Bourne e Wedgwood em 1959.[67] A observação clínica de um aumento nas admissões hospitalares por infarto agudo do miocárdio durante um surto de influenza foi descrita por Bainton et al.[68] A hipótese de que a infecção por influenza representava um possível gatilho para infarto agudo do miocárdio foi, de fato, observada. As mortes por doença isquêmica do coração aumentaram em todas as idades, principalmente nas faixas etárias mais jovens.[68] Um OR ajustado de 2,10 (IC95%: 1,38 a 3,21) para infarto agudo do miocárdio e de 1,92 (IC95%: 1,24 a 2,97) para acidente vascular encefálico (AVE) foi observado em um banco de dados primário. Um total de 11.155 casos de infarto do miocárdio e 9.208 acidentes vasculares cerebrais foram observados em até 7 dias após infecção respiratória recente.[69] Guan et al. também observaram risco aumentado de infarto agudo do miocárdio associado à presença de anticorpos imunoglobulina (Ig) G para o vírus influenza A (OR ajustado 7,5; IC95%: 1,3 a 43,0) e vírus influenza B (OR ajustado 27,3; IC95%: 6,6 a 113,8), mesmo após o ajuste para potenciais fatores de confusão em um estudo de caso-controle.[70]

Citomegalovírus, HIV e tromboembolismo venoso

A propensão para eventos trombóticos foi relatada para infecção por CMV em nove pacientes imunocompetentes israelenses com eventos trombóticos associados ao CMV, dois dos quais apresentaram trombose arterial.[71] Outro dado interessante nessa associação de trombose e CMV foi descrita em pacientes submetidos a transplantes. No transplante ortotrópico de fígado, a trombose precoce e tardia da artéria hepática, bem como a vasculopatia do aloenxerto em receptores de transplante cardíaco, têm sido associadas à infecção por CMV.[72,73]

A síndrome da imunodeficiência adquirida (AIDS), uma conhecida pandemia mundial, apresenta um número estimado de mortes pelo Programa Conjunto das Nações Unidas, em 2016, de 1 milhão de pessoas.[74] Certamente, alguns desses óbitos estão relacionados ao TEV. Em pacientes com infecção pelo HIV, biomarcadores inflamatórios circulantes, incluindo citocinas interleucina (IL)-1β, IL-2, IL-6, IL-8, IL-10 e IL-12 (p70), fator de necrose tumoral alfa (TNF-α) e outros biomarcadores pró-inflamatórios, estão aumentados.[75] Não é de surpreender que indivíduos HIV positivos tenham um risco aumentado de complicações cardiovasculares e doença tromboembólica venosa. Vululi et al. encontraram uma prevalência de TVP de 9,1% (35 de 384 participantes) em pacientes ambulatoriais com HIV em tratamento antirretroviral; a contagem de CD4 diminuída, a imobilização e o tratamento antirretroviral de segunda linha estiveram associados a risco aumentado de eventos tromboembólicos.[76] Louw et al. encontraram uma prevalência mais alta de teste HIV positivo entre pacientes com menos de 65 anos com TVP não provocada em pacientes ambulatoriais consecutivos encaminhados ao Hospital Geral de Joanesburgo, na África do Sul.[77] A análise dos dados da National Hospital Discharge Survey, uma pesquisa nacional de probabilidade anual de desfechos após as altas hospitalares de curta permanência nos 50 estados e no Distrito de Colúmbia, de 1996 a 2004, mostrou um risco aumentado ajustado para idade de embolia pulmonar em indivíduos HIV positivos, em oposição a indivíduos HIV negativos (OR 1,43; IC95%: 1,39 a 1,46).[78]

Sepse grave, choque séptico e tromboembolismo venoso

Uma coorte multicêntrica prospectiva estudou 113 pacientes consecutivamente internados na UTI com sepse grave e choque séptico em três hospitais. Antes da alta da UTI, os pacientes foram submetidos a uma ultrassonografia de compressão e acompanhados clinicamente para avaliar a possibilidade de TEV. Todos os pacientes receberam a tromboprofilaxia conforme as recomendações das diretrizes atuais. O desfecho primário de TEV agudo de qualquer tipo ocorreu em 42 pacientes (37,2%; IC95%: 28,3 a 46,8), e a maioria deles (76%, 32 de 42) apresentava TVP sintomática quando a ultrassonografia foi realizada. Dezesseis (14,2%) pacientes tiveram TVP proximal da extremidade superior; 13 (11,5%), TVP proximal da extremidade inferior; 11 (9,7%), TVP distal sintomática; 9 (4,4%), TVP distal assintomática; e 4 (3,4%), embolia pulmonar sintomática. Após análise multivariada, constatou-se que a presença de um cateter venoso central e a duração da ventilação mecânica foram preditores de TEV.[79] Na discussão do estudo descrito anteriormente, os autores escreveram as seguintes sentenças:

Além disso, nossos achados destacam que as estratégias de profilaxia para o TEV atualmente recomendadas podem não ser tão eficazes na sepse grave e choque séptico em comparação com populações criticamente doentes não infecciosas. Assim, ensaios clínicos para estudar especificamente a tromboprofilaxia em pacientes com sepse grave e choque séptico são necessários para melhorar a prevenção do TEV em síndromes sépticas.

Assim, é possível concluir que a resposta inflamatória causada por qualquer agente infeccioso pode ser tão massiva que provavelmente a tromboprofilaxia padrão não seja boa o suficiente para proteger os pacientes de eventos tromboembólicos.[79]

A partir das informações descritas, é de se esperar que talvez o importante seja o tamanho/intensidade da resposta inflamatória e não o agente etiológico de forma isolada.

SÍNDROME DO ANTICORPO ANTIFOSFOLIPÍDIO

A síndrome do anticorpo antifosfolipídio (SAAF) é uma doença autoimune sistêmica caracterizada por trombose arterial e/ou venosa ou complicações obstétricas, além da evidência laboratorial de elevados títulos de anticorpos antifosfolipídios de maneira persistente.

A SAAF pode ser classificada como primária, quando ocorre isoladamente, ou secundária, quando associada a outras condições clínicas, mais frequentemente doenças do tecido conjuntivo, como lúpus eritematoso sistêmico.

Os anticorpos antifosfolipídios incluem uma família de anticorpos autoimunes que reconhecem e se ligam a complexos de proteínas plasmáticas associadas a fosfolipídios de membrana de células endoteliais, monócitos e plaquetas. As duas principais proteínas plasmáticas que funcionam como alvos antigênicos nos complexos reconhecidos pelos anticorpos antifosfolipídios são a beta-2-glicoproteína I (beta-2-GPI) e a protrombina (fator II da coagulação). Outras proteínas que podem se ligar a fosfolipídios e formar o complexo-alvo dos anticorpos antifosfolipídios incluem: apolipoproteína H, proteína C, proteína S, anexina V, fator X, cininogênio de alto peso molecular, fator XI e o componente proteico do sulfato de heparina. A diversidade desses potenciais complexos proteína/fosfolipídios provavelmente responde por uma das mais importantes características da SAAF: sua heterogeneidade de manifestações clínicas e laboratoriais.

O conhecimento disponível atualmente sobre como o anticorpo antifosfolipídio pode induzir um fenótipo pró-coagulante e causar proliferação e diferenciação celular anormais em placenta, ainda não é capaz de elucidar todos os mecanismos de ação por meio dos quais essa alteração ocorre. O fato de o anticorpo antifosfolipídio estar persistentemente presente sugere que o estado pró-coagulante induzido por esses anticorpos desencadeie trombose na presença de um outro fator iniciador do processo, como inflamação e trauma (*second hit*). Possivelmente, a inflamação serve como um elo necessário entre fenótipo pró-coagulante e trombose, além de importante mediador de lesão placentária. Os anticorpos antifosfolipídios promovem um estado pró-coagulante com a ativação de plaquetas, das células endoteliais e dos monócitos, em conjunto com o bloqueio do sistema de anticoagulantes naturais e fibrinolítico.[80]

É importante destacar que, além dos eventos trombóticos, outros mecanismos estão envolvidos nas complicações obstétricas. O anticorpo antifosfolipídio atua diretamente sobre o trofoblasto e sobre os tecidos materno e fetal da placenta, ocasionando placentação defeituosa. Sobre o trofoblasto, o anticorpo antifosfolipídio pode promover lesão celular direta, induzir apoptose, inibir a proliferação e a formação sincicial e diminuir a produção de gonadotrofina coriônica.

Como em quase todas as trombofilias, na SAAF, os eventos trombóticos venosos são mais frequentes que os arteriais. A TVP de membros inferiores é a manifestação mais comum. No território arterial, podem ocorrer oclusões de artérias viscerais e periféricas, sendo os acidentes vasculares cerebrais uma complicação frequente. Aproximadamente 20% dos pacientes com acidente vascular cerebral isquêmico, com menos de 50 anos e ausência de outros fatores de risco apresentam positividade em pesquisa de anticorpo antifosfolipídio. Nos casos em que ocorre um segundo evento, há notável repetição do acometimento no mesmo território (*i. e.*, trombose venosa recorre após manifestação de trombose venosa, e trombose arterial recorre após trombose arterial). Esse é um dos fatos que fomenta a hipótese de que a SAAF é, na verdade, composta de várias "doenças" diferentes, entretanto, à luz do conhecimento atual, identificá-las separadamente ainda não é possível. Vale ressaltar que a trombose de pequenos vasos de qualquer órgão e tecido é um critério clínico, embora trombose venosa superficial não seja incluída como tal.

Completando os critérios clínicos para o diagnóstico da SAAF, há as complicações obstétricas, descritas em Sapporo:

- Três ou mais abortamentos espontâneos consecutivos antes da 10ª semana de gestação (sem outra causa identificável)
- Uma ou mais mortes fetais inexplicáveis de feto morfologicamente normal após a 10ª semana de gestação
- Um ou mais partos prematuros de fetos morfologicamente normais antes da 34ª semana de gestação devido à pré-eclâmpsia, à eclâmpsia ou à insuficiência placentária.[81]

Cerca de 10 a 15% das mulheres com história de perda fetal recorrente têm diagnóstico de SAAF. Estudos prospectivos apontam que, entre as gestantes com altos títulos de anticorpo antifosfolipídio, até 50% desenvolvem pré-eclâmpsia e mais de 10% têm retardo de crescimento do feto em relação à idade gestacional.

Algumas outras alterações clínicas e laboratoriais também estão associadas à presença de anticorpos antifosfolipídios, mas não são incluídas como critério para o diagnóstico de SAAF. A trombocitopenia (contagem de plaquetas menor que $100 \times 10^6/d\ell$) é encontrada em 20 a 45% dos pacientes com SAAF, sendo mais comum quando há associação com lúpus eritematoso sistêmico. Supõe-se que seja mediada por mecanismos imunológicos, sendo os anticorpos antifosfolipídios direcionados contra glicoproteínas de membrana de plaquetas. Também fazem parte do quadro clínico o livedo reticular, presente em 25% dos pacientes com SAAF, e as alterações em valvas cardíacas, principalmente mitral, seguida pela aórtica.

Importante mencionar a existência de uma forma grave de SAAF, denominada "catastrófica". Essa é uma variante rara da síndrome antifosfolipídio. É caracterizada por trombose em múltiplos órgãos e uma tempestade de citocinas que se desenvolvem em um curto período, com evidência histopatológica de múltiplas microtromboses e confirmação laboratorial de altos títulos de anticorpos antifosfolipídios.[82] Com uma mortalidade maior que 50%, a insuficiência renal, a retinopatia, o acidente vascular cerebral isquêmico, a osteonecrose, a necrose de pele, o infarto agudo do miocárdio, a coagulação intravascular disseminada e as citopenias imunes são alterações clínicas frequentemente encontradas.

O diagnóstico laboratorial do quadro de SAAF baseia-se no prolongamento de um teste de coagulação dependente de fosfolipídios, o qual não apresenta correção após mistura com plasma normal. Tem-se a confirmação da presença desse quando ocorre a correção do teste após acréscimo de fosfolipídio na reação. Há, desse modo, evidência da presença de um inibidor, denominado anticoagulante lúpico (AL), denominação usada porque o anticorpo foi detectado pela primeira vez em 1948, em pacientes com lúpus eritematoso sistêmico. Assim, a detecção de anticorpos do tipo AL é feita por meio de testes de coagulação, como tempo do veneno da víbora de Russell diluído (dRVVT, *dilute Russell viper venom time*), TTPa (tempo de tromboplastina parcial ativada), entre outros.[83] O dRVVT é considerado o mais sensível para pesquisa de AL, e o TTPa, um bom teste de triagem, apesar de sua sensibilidade em pacientes portadores da SAAF ser em torno de 30 a 40%, o que pode resultar em valores normais. A sensibilidade do TTPa pode aumentar com o uso de reagentes específicos (ativadores da via intrínseca com baixas concentrações de fosfolipídios) para a investigação do AL. Recomenda-se a disponibilidade de pelo menos dois testes com diferentes princípios para a detecção de AL. No diagnóstico laboratorial da SAAF, a pesquisa de anticorpo anticardiolipina (ACA) IgG e IgM, feita por ELISA (método imunoenzimático), sendo a cardiolipina uma fonte de fosfolipídio, também deve ser avaliada. Deve-se atentar à detecção de IgM, uma vez que é comum a ocorrência de falso-positivos, ou seja, níveis baixos do anticorpo, principalmente na presença de fator reumatoide e crioglobulinas. Embora haja dados que sugiram que a presença do isótipo IgA possa se associar a manifestações específicas (geralmente, o ACA IgA é observado em pacientes que apresentam doença do colágeno, trombocitopenia, vasculite e úlceras na pele), o nível de evidência para associação com subgrupos clínicos deriva de estudos retrospectivos, e poucas populações foram investigadas. Vale ressaltar que o achado de anticorpo ACA IgA não constitui critério laboratorial para SAAF; assim, sua pesquisa de rotina ainda não é recomendada na investigação diagnóstica da síndrome. Em 2006, durante a revisão dos critérios diagnósticos, o diagnóstico de SAAF em Sapporo, o anticorpo anti-beta-2 GPI (IgG e IgM), passou a ser considerado um critério laboratorial.[81] Esse anticorpo apresenta maior especificidade para SAAF do que os ACA, embora os dois apresentem limitações para detecção laboratorial. Por isso, também é considerada critério diagnóstico a detecção de títulos de anti-beta-2 GPI acima do percentil 99, devendo-se considerar a possibilidade de falso-positividade no caso do anticorpo IgM na presença de fator reumatoide e crioglobulina.

A pesquisa de anticorpo antifosfolipídio (AL, ACA IgG/IgM, anti-beta-2 GPI IgG/IgM) é recomendada em pacientes jovens com trombose venosa ou arterial espontâneas, em pacientes com trombose venosa em sítios incomuns e em pacientes com complicações gestacionais relacionadas à insuficiência placentária. Também pode ser investigado nos pacientes jovens com TEV que tenham algum fator desencadeante transitório menor e em casos de perdas gestacionais antes da 12ª semana de gestação recorrentes e sem causa aparente. A pesquisa de AL também pode ser realizada em pacientes que apresentam o TTPa prolongado que não corrige após o ensaio de mistura.[83]

Com raras exceções (ensaios genéticos/moleculares realizados por reação da cadeia da polimerase), nenhum teste para o diagnóstico de trombofilia deve ser realizado na fase aguda dos eventos clínicos.[83] A interpretação dos resultados da pesquisa de AL nos pacientes em uso de anticoagulantes deve ser realizada de forma criteriosa. Diferentes terapias antitrombóticas apresentam diferentes efeitos sobre os testes laboratoriais. A HNF prolonga o TTPa, e, de maneira geral, o ensaio de mistura não corrige o teste. Nesse caso, pode ser realizado o teste de tempo de trombina, que será prolongado em amostras de plasma com heparina e normal com AL. O uso dos AVKs leva a um prolongamento do dRVVT e, em menor intensidade, do TTPa. O teste da mistura deve corrigir o prolongamento se o AVK estiver presente sozinho, mas o teste confirmatório realizado somente com excesso de fosfolipídio pode permanecer prolongado. O inibidor direto da trombina (dabigatrana) e os inibidores diretos do fator X ativado (rivaroxabana, apixabana e edoxabana) podem gerar resultados falso-positivos para AL, principalmente no dRVVT, uma vez que se comportam como inibidores da coagulação. O diagnóstico da SAAF é firmado quando há um dos critérios clínicos, além da presença de algum dos exames laboratoriais, descritos anteriormente, alterados em dois momentos consecutivos com intervalo mínimo de 12 semanas.

O tratamento do evento agudo de trombose nos pacientes com SAAF não se difere dos demais. Baseando-se na administração de doses terapêuticas de heparina por, no mínimo, 5 dias associada ao uso de AVK.

A eficácia do inibidor direto da trombina e dos inibidores do fator X ativado no tratamento dos eventos trombóticos na SAAF ainda precisa ser mais bem estudada. A evidência de maior incidência de eventos trombóticos arteriais recorrentes em pacientes com SAAF triplo positivos anticoagulados com a rivaroxabana fez com que a maioria dos *guidelines* recomendasse contra o uso dessa, de modo geral, na SAAF.[84]

O "alvo" da anticoagulação com varfarina deve ser suficiente para manter a razão normatizada internacional (RNI) entre 2 e 3. Embora haja dados derivados de estudos retrospectivos apontando para a necessidade de níveis mais intensos de anticoagulação para prevenção de trombose durante o tratamento dos pacientes com SAAF, a faixa terapêutica anteriormente mencionada é a usada na maior parte dos centros, reservando-se o alvo de RNI acima de 3 para casos em que houve documentação de recorrência da trombose com RNI na faixa entre 2 e 3. A duração do tratamento anticoagulante sempre é uma definição difícil. Nos eventos venosos, sugere-se anticoagulação por tempo indeterminado; enquanto o risco trombótico for maior que o risco hemorrágico, o paciente deve permanecer anticoagulado. Caso o evento trombótico tenha sido desencadeado por um fator transitório menor e o perfil de anticorpo antifosfolipídio seja de baixo risco (positividade de ACA ou anti-beta-2 GPI isoladamente), a duração da anticoagulação pode ser reavaliada.

No tratamento dos eventos trombóticos arteriais, há uma dificuldade maior em se ter um consenso. Entre as possíveis linhas de tratamento, estão: anticoagulação por tempo indeterminado e intensidade maior, ou seja, RNI maior que 3 (entre 3 e 4); anticoagulação por tempo indeterminado com RNI no "alvo" habitual (entre 2 e 3) associada ao ácido acetilsalicílico (AAS) ou o AAS isolado após 3 a 6 meses de tratamento com AVK e AAS.

As pacientes não gestantes com diagnóstico de SAAF decorrente apenas de complicações obstétricas devem fazer uso de AAS em baixa dose durante a gestação subsequente associada a doses profiláticas de HBPM. É importante salientar que o AAS já é iniciado quando a paciente tem intenção de engravidar, e a heparina, ao diagnóstico de gravidez. Nas pacientes com SAAF e passado de evento trombótico (logo, já vinham em uso de anticoagulante), recorre-se, durante a gestação, à associação de AAS em dose baixa e heparina na dose terapêutica.

HEMOGLOBINÚRIA PAROXÍSTICA NOTURNA

A hemoglobinúria paroxística noturna (HPN) caracteriza-se por ser uma doença rara, clonal, adquirida da célula-tronco hematopoética. Nesta, as células hematopoéticas adquirem uma ou mais mutações somáticas no gene *PIG-A* (fosfatidilinositol-glicano classe-A), localizado no braço curto do cromossomo X. Esse gene é responsável pela síntese da proteína GPI (glicosilfosfatidilinositol), âncora de vários antígenos de superfície, entre eles os reguladores dos sistemas complementos CD55 (DAF, do inglês *decay-accelerating factor*) e CD59 (MIRL:HPN). Aproximadamente 40% dos pacientes apresentam episódio trombótico, preferencialmente em sistema venoso. Esses eventos podem preceder diagnóstico de HPN. A HPN deve ser obrigatoriamente pensada como etiologia da trombose em pacientes com eventos em sítios esplâncnicos. O risco de trombose é maior em pacientes em franca hemólise e que apresentem clone HPN em mais de 50% dos granulócitos. A patogênese da trombose na HPN, ainda não completamente conhecida, é extremamente complexa.

Muito provavelmente toda a tríade descrita por Virchow está presente na HPN. Tem-se estase venosa, ativação de pró-coagulantes e antifibrinolíticos, além de inibição de anticoagulantes e ativadores dos fibrinolíticos e ativação/lesão de endotélio. Atualmente, a maior parte dos estudos se concentram em três possíveis mecanismos fisiopatológicos: (1) interferência na fibrinólise; (2) hipercoagulabilidade; e (3) hiperativação plaquetária.[85-88]

A redução na fibrinólise poderia ser explicada pela diminuição, na membrana celular, do receptor do ativador de plasminogênio do tipo uroquinase (u-PAR), que é uma proteína ligada à GPI. Níveis de u-PAR solúveis são mais elevados em pacientes com HPN.

O estado de hipercoagulabilidade pode existir pela ativação da cascata da coagulação decorrente da liberação de micropartículas plaquetárias com atividade de conversão da protrombina em trombina e de clivagem do FXa. A hemólise também pode resultar na liberação de substâncias das hemácias com atividade de tromboplastina.

Finalmente, as plaquetas formadas pelo clone HPN, quando expostas ao complexo C5b-9 do complemento ativado, poderiam ser ativadas mais facilmente, o que explicaria a expressão aumentada de marcadores de ativação na superfície dessas plaquetas. A diminuição de óxido nítrico (em decorrência da captação pela hemoglobina livre) provoca agregação e adesão plaquetárias, facilitando a formação de trombos.

Todos os pacientes com anemia hemolítica crônica adquirida e teste de Coombs negativo, especialmente aqueles com hemoglobinúria, devem ser investigados para HPN. O diagnóstico de HPN é feito por citometria de fluxo, usando anticorpos monoclonais que demonstram a diminuição de proteínas de membrana ancoradas em GPI (principalmente CD55 e CD59) em hemácias e granulócitos de pacientes com a doença. A sensibilidade do método é alta, possibilitando a detecção de clones muitos pequenos (de aproximadamente 0,1% das células estudadas).

O tratamento da HPN depende de sua apresentação clínica, variando de observação da evolução com acompanhamento clínico regular ao transplante de medula óssea.

O eculizumabe é um anticorpo monoclonal humanizado inibidor do complemento (porção C5a e C5b-9) que vem sendo indicado para pacientes com HPN que apresentam hemólise com ou sem pancitopenia moderada e para aqueles com evento trombótico.[89,90] A tendencia atual é indicar o tratamento em pacientes com alta atividade da doença: lactado desidrogenase 1,5 vez acima do limite superior da normalidade, além de um dos seguintes sintomas: fadiga, anemia, disfagia, dispneia, dor abdominal, disfunção erétil e/ou hemoglobinúria.

Fenômenos trombóticos agudos na HPN devem ser tratados com heparinização plena por, no mínimo, 5 dias, associada à anticoagulação oral com varfarina, mantendo-se o RNI entre 2 e 3. Em algumas situações, há necessidade de ser realizada terapia trombolítica.

A duração ideal da anticoagulação nesses pacientes ainda precisa ser determinada. Em princípio, uma vez iniciada, a anticoagulação oral deve ser mantida por tempo indeterminado, ou seja, enquanto o risco de recorrência for maior que o risco de sangramento. Alguns autores têm demonstrado ausência de recorrência de trombose após descontinuação do anticoagulante oral em pacientes nos quais é mantido o uso de eculizumabe.[91,92]

Alguns autores indicam a anticoagulação plena (tromboprofilaxia primária) após o diagnóstico de HPN, em pacientes com clone superior a 50%, caso não haja contraindicação e a contagem de plaquetas seja superior a $50 \times 10^9/mm^3$. Por outro lado, pacientes em uso de eculizumabe parecem estar protegidos de eventos trombóticos, sendo demonstrada uma redução absoluta de 85% do índice de trombose com a introdução desse medicamento.

NEOPLASIAS MIELOPROLIFERATIVAS

As neoplasias mieloproliferativas (NMP) fazem parte de um grupo heterogêneo de neoplasias hematológicas caracterizadas por proliferação clonal excessiva de células progenitoras da medula óssea.[93,94]

A leucemia mieloide crônica (LMC) apresenta o rearranjo BCR-ABL, que a diferencia das outras três entidades que compõem o grupo: mielofibrose, policitemia vera (PV) e trombocitemia essencial (TE).

A mutação da proteína tirosinoquinase Janus quinase 2 (JAK2) é um importante marcador para o diagnóstico de PV, mielofibrose e TE. Está presente em 95% dos casos de PV, em 55% das TE e em até 50% das mielofibroses. A substituição de uma valina por uma fenilalanina no códon 617 resulta em ganho de função da enzima. Como a JAK2 está envolvida em vias de sinalização intracitoplasmáticas dos receptores de citocinas, nota-se uma proliferação celular independente da presença de citocinas. Outras alterações gênicas foram descobertas recentemente e estão associadas à PV e à TE, como mutações nos genes *ETE2*, *MPL* e *IDH1/IDH2*.

A LMC evolui inevitavelmente para a forma blástica, entretanto apresenta manifestações tromboembólicas com menor frequência. Já a mielofibrose progride para falência da medula óssea ou transformação blástica, podendo apresentar manifestação tromboembólica especialmente nos vasos esplâncnicos após a esplenectomia. PV e TE são as mais comuns do grupo, frequentemente se associam à trombose venosa ou arterial, o que resulta em aumento de morbimortalidade nesses pacientes.[95]

A incidência de eventos tromboembólicos varia muito entre os estudos, oscilando de 12 a 39% na PV e de 11 a 25% na TE.[96] A prevalência de trombose ao diagnóstico varia de 34 a 39% em PV e 10 a 29% em TE, e a ocorrência de trombose durante a evolução da doença varia de 8 a 19% em PV e de 8 a 31% em TE.[97]

Os eventos oclusivos arteriais são responsáveis por até 70% das tromboses relacionadas às NMP, acometendo coronárias, sistema nervoso central e vasos periféricos. Já as tromboses venosas, que totalizam 1/3 dos eventos na PV, são representadas por TVP de membros inferiores, embolia pulmonar, trombose dos vasos esplâncnicos (hepática, porta, mesentérica) e cerebrais.[98] As causas mais comuns de trombose venosa esplâncnica são as NMP, responsáveis por 50% dos casos de síndrome de Budd-Chiari e 25% das tromboses de veia porta. Portanto, é fundamental considerar o diagnóstico de NMP nos casos de trombose em sítio não usual, especialmente dos vasos esplâncnicos, sendo recomendada a pesquisa de mutação de JAK2. A possibilidade da existência de sangramentos digestivos e do hiperesplenismo nos pacientes com trombose esplâncnica pode mascarar as alterações laboratoriais esperadas, como elevação de hemoglobina/hematócrito, leucocitose e trombocitose. No grupo de pacientes com TVP ou embolia pulmonar, por sua vez, não é recomendada a pesquisa da mutação, a não ser que haja sinais clínicos ou laboratoriais sugestivos dessa patologia.

A microcirculação também pode ser acometida, sendo frequentes as seguintes manifestações: eritromelalgia, acidente vascular isquêmico transitório, alteração transitória da acuidade visual e auditiva, cefaleia recorrente e parestesias periféricas. A eritromelalgia ocorre mais frequentemente na TE e se caracteriza por eritema e dor nas extremidades, podendo evoluir para quadro isquêmico grave e até gangrena. No exame anatomopatológico das áreas acometidas, são descritos o espessamento da camada íntima das arteríolas e a microtrombose. Habitualmente, a resposta ao AAS é muito boa, com reversão do quadro clínico.

Como nas demais entidades descritas anteriormente, a patogênese do desequilíbrio da hemostasia que leva à predisposição de formação de trombos é complexa e multifatorial. Alterações quantitativas e qualitativas de plaquetas, hemácias e leucócitos, além de alterações moleculares das células endoteliais, são observadas. O aumento da produção de micropartículas pró-coagulantes provenientes de plaquetas ativadas e células endoteliais, além do surgimento da resistência à proteína C ativada, contribuem para o desequilíbrio hemostático pró-coagulante.[99,100] A leucocitose parece ser um preditor mais importante de trombose que o número de plaquetas ou o nível de hemoglobina ou hematócrito. Além disso, tem sido demonstrada uma associação entre a mutação da enzima JAK2 com a expressão de marcadores de ativação da coagulação e o risco aumentado de trombose.

O tratamento de PV e TE tem como objetivo principal prevenir eventos trombóticos que aumentam a morbimortalidade dos pacientes. Idade acima de 60 anos e história de evento trombótico prévio são os fatores de risco usados para classificação dos pacientes em baixo (ausência dos fatores) ou alto (presença de pelo menos um dos fatores) risco de trombose. Entretanto, a presença da mutação JAK2 V617F em homozigose também parece estar relacionada com maior risco de eventos trombóticos quando comparada com a mutação em heterozigose, principalmente em pacientes com TE, podendo ser considerada no momento da estratificação de risco.[101] Medidas preventivas relacionadas ao controle de doenças cardiovasculares em geral, ou seja, evitar tabagismo, manter atividade física, manter peso corporal adequado, controlar os níveis de pressão arterial, de colesterol e de triglicerídeos séricos, devem fazer parte do tratamento/prevenção. O controle da leucocitose, da eritrocitose e da trombocitose com substâncias citorredutoras (hidroxiureia, interferona alfa e anagrelide) está indicado nos pacientes de alto risco. O hematócrito deve ser controlado, ou seja, mantido abaixo de 45%, com auxílio da sangria terapêutica, se necessário, as plaquetas devem ficar abaixo de 400.000/$\mu\ell$, e os leucócitos, abaixo de 10.000/$\mu\ell$, nos pacientes com PV.[102] Nos pacientes com diagnóstico de TE, o AAS em baixa dose (100 mg/dia) deve ser introduzido, exceto se a contagem de plaquetas for maior que 1.500.000/$\mu\ell$, uma vez que, nesse caso, deve-se, primeiramente, afastar o diagnóstico de doença de von Willebrand adquirida. Quando a contagem de plaquetas estiver entre 1.000.000 e 1.500.000/$\mu\ell$, os pacientes de baixo risco que não apresentarem a mutação da JAK2 ou fatores de risco cardiovasculares poderão ser apenas observados clinicamente. Como a geração acelerada das plaquetas pode reduzir a duração da inibição da ciclo-oxigenase-1, o uso de AAS em duas tomadas ao dia (12 em 12 horas) vem sendo estudado.[103] Na PV, o AAS deve ser prescrito para todos os pacientes, exceto aos que apresentarem trombocitose acentuada com doença de von Willebrand adquirida.

O tratamento inicial da TVP ou embolia pulmonar nos pacientes com NMP não se difere do tratamento de eventos tromboembólicos venosos de maneira geral: heparina (de preferência a de baixo peso molecular) associada à varfarina, objetivando RNI entre 2 e 3. A duração do tratamento anticoagulante é de 3 a 6 meses, exceto para as tromboses venosas esplâncnicas, cuja recomendação é de anticoagulação perene.[104] A recomendação de anticoagulação por tempo indeterminado é uma opção, uma vez que a neoplasia mieloproliferativa permanece no paciente independentemente do tratamento citorredutor, exceto nos casos em que houve comprovadamente um fator adquirido transitório importante, como cirurgia.[105] A HBPM isoladamente é uma opção para o tratamento de evento trombótico venoso, uma vez que essa, possivelmente, seja superior à varfarina em pacientes com câncer. Os inibidores diretos da trombina e do anti-X ativado parecem ser tratamentos promissores, mas ainda são necessários estudos que comprovem a sua eficácia e segurança nesses pacientes.

As referências bibliográficas deste capítulo se encontram no Ambiente de aprendizagem do GEN.

130

Tratamento Anticoagulante da Trombose Venosa Profunda

Francisco Humberto de Abreu Maffei ■ Marcos Arêas Marques ■ Hamilton Almeida Rollo

Resumo

O tratamento com anticoagulantes (ACs) das tromboses venosas profundas (TVPs) é considerado universalmente obrigatório para todos os doentes, exceto nos casos de contraindicação ao seu uso e naqueles em que existe trombo pequeno isolado em veias da perna que eventualmente pode ser acompanhado com exames não invasivos e, em caso de extensão do trombo, imediatamente submetido ao tratamento AC. Esse tratamento, durante mais de meio século, foi feito com heparina não fracionada (HNF) ou heparina de baixo peso molecular (HBPM) na fase inicial, seguida de uma antivitamina K (AVK). Mais recentemente, com o desenvolvimento dos anticoagulantes orais diretos (ACODs), esses ACs passaram a ser de primeira escolha para a maioria dos eventos, ficando o tratamento tradicional reservado a casos especiais e à contraindicação dos ACODs. O presente capítulo expõe as características de cada um dos medicamentos, sua utilização e contraindicações no tratamento da TVP.

Palavras-chave: trombose venosa profunda; tratamento medicamentoso; heparina de baixo peso molecular; fondaparinux; anticoagulantes orais de ação direta.

INTRODUÇÃO

O tratamento anticoagulante (AC) da trombose venosa profunda (TVP) é utilizado desde a quinta década do século passado[1] e se manteve, por mais de meio século, como essencial e limitado quase exclusivamente ao uso da heparina não fracionada (HNF) e seus derivados, das heparinas de baixo peso molecular (HBPMs) e do fondaparinux, na fase inicial, e de um antagonista da vitamina K (AVK) para tratamento prolongado. Apenas nos últimos anos, com o desenvolvimento dos anticoagulantes orais diretos (ACODs) – *direct oral anticoagulants* (DOACs) nas publicações em língua inglesa –, houve uma modificação nesse tratamento: o uso dos ACODs passou a ser indicado como primeira escolha para a maioria dos casos, apenas limitado por eventuais contraindicações[2-4] (grau de recomendação 2B pela Diretriz de Profilaxia e Tratamento do Tromboembolismo Venoso do American College of Chest Physicians [ACCP][2]).

Em nosso meio, no momento da elaboração deste capítulo, a falta de recursos econômicos tem levado muitos pacientes a optarem pelas AVKs devido ao seu preço menor, apesar de seus maiores inconvenientes. Há, entretanto, a possibilidade de ocorrer o barateamento dos ACODs com o surgimento de biossimilares ou medicamentos genéricos.

O tratamento AC da TVP tem como finalidade evitar a extensão do trombo em formação e a ocorrência de novos eventos trombóticos, diminuindo o risco de tromboembolismo pulmonar (TEP) e prevenindo o desenvolvimento ou, pelo menos, diminuindo a gravidade da complicação tardia da TVP, a síndrome pós-trombótica (SPT). Além disso, esse tratamento pode aliviar os sintomas agudos da doença pela ação anti-inflamatória de alguns dos fármacos utilizados.

Quanto mais cedo for iniciado esse tratamento, maiores são as chances de se evitar essas complicações; isso exige que o diagnóstico seja feito o mais precocemente possível. Em casos selecionados, na fase inicial, pode ser indicada, além da anticoagulação, a lise ou a retirada do trombo visando à desobstrução venosa (ver Capítulos 131 e 132).

A tendência atual é dividir o tratamento da TVP em três fases: tratamento inicial, correspondendo aos primeiros 5 a 10 dias e, dependendo da medicação, até 21 dias, como no caso da rivaroxabana; tratamento prolongado[2] ou primário,[4] correspondendo aos 3 a 6 meses seguintes, sendo, no mínimo, 3 meses (grau de recomendação do ACCP 1B); e tratamento estendido[2] ou secundário,[4] cuja duração depende da análise de cada caso. O tratamento AC é obrigatório para todos os pacientes com TVP, a não ser que haja contraindicação para o seu uso, ou seja, um caso de trombo isolado em veias da perna com poucos sintomas e baixo risco de extensão, que eventualmente pode ser acompanhado com exames de imagem e, em caso de extensão do trombo, imediatamente submetido ao tratamento AC.[2,3]

As duas primeiras fases de tratamento (até 3 a 6 meses) correspondem ao tratamento do evento agudo, e a suspensão precoce do AC (em menos de 3 meses) pode acarretar recidiva, na maioria das vezes ocorrendo no mesmo local do trombo original e precocemente após essa suspensão. Depois desse período, o tratamento visa não mais à fase aguda da trombose, mas à profilaxia de recorrência tardia, por uma tendência ao tromboembolismo, que pode ocorrer em outras veias e é mais tardio com relação ao momento da suspensão do AC.[2-5]

Na fase inicial de tratamento, pode ser usado um AC injetável (HNF, HBPM ou fondaparinux), por 5 a 10 dias, junto a uma AVK por via oral, que é mantida nas fases seguintes[2-4] ou seguida por um ACOD como a dabigatrana ou a edoxabana, que necessitam desse tratamento inicial. Outros ACODs, como a rivaroxabana e a apixabana, foram desenvolvidos sem a utilização de ACs parenterais na fase inicial, porém com doses iniciais mais altas, seguidas por doses menores de manutenção.[6] Esses diferentes esquemas terapêuticos encontram-se representados na Figura 130.1.

É nessa fase inicial, também, que, em casos muito graves, como a flegmasia cerúlea dolorosa (*phlegmasia cerulea dolens*), ou em casos selecionados de flegmasia alba dolorosa (*phlegmasia alba dolens*), com comprometimento iliofemoral, indicam-se o tratamento pela fibrinólise por cateterismo com instilação local de fibrinolítico, o tratamento fármaco-mecânico ou, ainda, a trombectomia cirúrgica convencional.

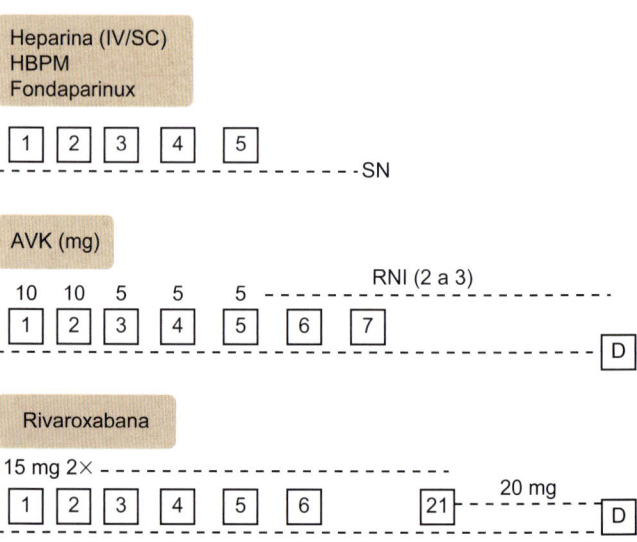

FIGURA 130.1 Representação esquemática do tratamento anticoagulante da trombose venosa profunda dos membros inferiores. AVK: antagonista da vitamina K; HBPM: heparina de baixo peso molecular; IV: intravenosa; RNI: razão de normalização internacional; SC: subcutânea.

Com base nessas evidências da literatura e na experiência do Serviço de Cirurgia Vascular e Endovascular da Faculdade de Medicina de Botucatu (FMB), da Universidade Estadual Paulista (Unesp), tem sido usada uma sistemática na indicação do tratamento para TVP dos membros inferiores, que tem sofrido alterações e adaptações, mas se mostrado satisfatória ao longo dos anos. Essa sistemática atualizada encontra-se esquematizada na Figura 130.2.

Como pode ser verificado, essas indicações baseiam-se não só no quadro clínico do paciente, mas também nos achados ultrassonográficos ou radiológicos. Como foi comentado nos Capítulos 36 e 127, é de fundamental importância a confirmação do diagnóstico clínico de TVP por ultrassonografia, flebografia, angiotomografia ou outro método objetivo. Com esses exames, evita-se o tratamento desnecessário de, pelo menos, 30% dos pacientes que apresentam sintomas decorrentes de outras doenças, mas que podem falsamente sugerir TVP.[7,8] Evitar o tratamento desnecessário não só diminui os custos, como também diminui a morbidade e a mortalidade eventualmente causadas pelo próprio tratamento, já que, como será discutido posteriormente, os medicamentos disponíveis no momento trazem consigo um risco não desprezível de complicações, principalmente hemorrágicas.

Quando, entretanto, não há possibilidade ou há retardo na realização de exames auxiliares, o paciente com diagnóstico clínico provável deve ser tratado como portador de TVP, utilizando-se um dos medicamentos indicados. Após realizado o exame, julga-se a necessidade ou não de continuar o tratamento, de acordo com o resultado.

Nos casos de flegmasia cerúlea dolorosa, se o quadro ainda não for muito grave, pode-se tentar o tratamento clínico (repouso, elevação dos pés da cama e anticoagulação); entretanto, se não houver rápida melhora dentro de algumas horas, deve ser indicado o tratamento fármaco-mecânico ou a trombectomia cirúrgica.[2,3,7]

Na flegmasia alba dolorosa, o tratamento fibrinolítico por cateterismo, com instilação do fibrinolítico diretamente no trombo, é indicado em pacientes que apresentam oclusão iliofemoral recente com menos de 14 dias de evolução, e não idosos, com boa perspectiva de vida e baixo risco hemorrágico. É uma boa indicação para pacientes jovens com trombose iliofemoral nos quais não se observa rápida regressão do edema após os primeiros dias de tratamento AC.

Se necessário, tanto nos casos de flegmasia alba quanto nos de flegmasia cerúlea, no mesmo ato de desobstrução venosa, deve ser realizada a angioplastia com ou sem colocação de *stents* em regiões estenosadas da veia, por exemplo, na síndrome de May-Thurner (ou Cockett).[7-9]

O presente capítulo expõe as características de cada um dos medicamentos, sua utilização e contraindicações no tratamento da TVP, dando ênfase às tromboses das veias dos membros inferiores; entretanto, essas características e esquemas de tratamento são similares aos utilizados em tromboses em outras veias do organismo e em diferentes situações, como no caso de pacientes com covid-19.

TRATAMENTO COM OS DIFERENTES ANTICOAGULANTES

Heparina não fracionada

O tratamento AC parenteral deve ser iniciado com HNF intravenosa ou subcutânea, com HBPM ou fondaparinux subcutâneo, que têm ação imediata, tornando o sangue hipo ou incoagulável pouco depois de sua administração. As características bioquímicas e farmacológicas dessas substâncias encontram-se detalhadas no Capítulo 48.

No tratamento da TVP estabelecida, a dosagem de HNF deve ser alta, variando de 30 mil a 40 mil unidades internacionais (UI) diárias ou mais, dependendo dos exames laboratoriais. Não se justifica, para o tratamento inicial da TVP, de acordo com os conhecimentos atuais, o uso de doses menores de HNF ou de outros ACs injetáveis, empregados na profilaxia do tromboembolismo venoso (TEV), não sendo correto o seu uso como substituto das doses de tratamento em indivíduos com alto risco de sangramento. Também não se justifica o início do tratamento AC somente com AVK, o que pode aumentar a frequência de retromboses.[10]

Heparina não fracionada intravenosa

O tratamento deve ser iniciado com dose de 5 mil UI ou de 80 UI/kg de peso, em *bólus*, junto à infusão contínua intravenosa de HNF, na dose de 10 mil a 15 mil UI em 250 a 500 mℓ de soro glicosado a 5%, a cada 8 horas (total de 30 mil a 45 mil UI em 24 horas). Essa dose depende da idade, do peso e do risco hemorrágico do paciente ou calculando-se a dose de 18 a 20 UI/kg/h. Essa dosagem, depois, é corrigida pelo tempo de tromboplastina parcial ativada (TTPa), determinado 6 a 12 horas após o início do tratamento e, em seguida, diariamente, sendo o TTPa mantido entre 1,5 e 2,5 vezes o tempo normal (correspondendo à heparinemia de aproximadamente 0,3 a 0,7 UI/mℓ, pelo teste de antifator Xa).[11,12]

Parece ser importante não permitir que o TTPa fique abaixo de 1,5 vez o normal, especialmente no início do tratamento, pois há trabalhos que sugerem maior frequência de retrombose quando isso ocorre. Esse valor corresponde a 0,3 UI/mℓ pelo teste de antifator Xa.[9,13]

Doses maiores são usadas se o paciente tiver obesidade. Se o paciente for muito idoso e, especialmente, se tiver peso baixo, ou apresentar maior risco de hemorragia, deve-se iniciar o tratamento com doses menores (p. ex., 16 UI/kg/h).

Em caso de flegmasia cerúlea dolorosa, ao se tentar inicialmente o tratamento clínico, inicia-se com uma dose direta IV de 10 mil UI e com uma dose de manutenção maior (2 mil UI/h) nas 24 horas seguintes, mantendo depois o TTPa entre duas e três vezes, se houver boa resposta clínica. Caso essa resposta não ocorra em poucas horas após o início do tratamento com a HNF, a trombólise fármaco-mecânica ou a trombectomia cirúrgica é indicada. Também se recorre a essa alta dose inicial quando há TEP massivo.

A correção da dosagem de HNF pode ser feita de maneira empírica, com base na experiência adquirida, registrando-se raras complicações com esse tratamento. Em um levantamento de pacientes anticoagulados realizado na enfermaria de cirurgia vascular da FMB-Unesp, em 110 casos de TVP, não foi encontrado nenhum episódio de sangramento ou retrombose, com esse tipo de correção.[14]

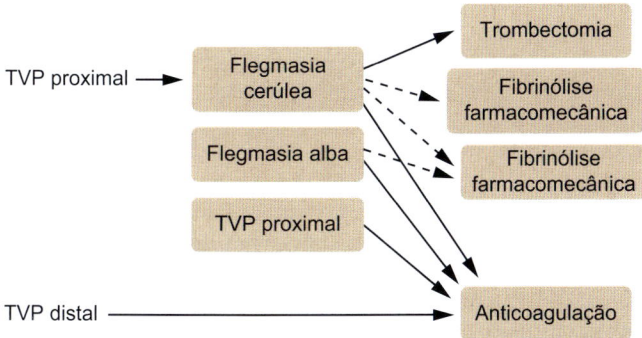

FIGURA 130.2 Sistemática de tratamento da trombose venosa profunda (TVP) dos membros inferiores, adotada pelo Serviço de Cirurgia Vascular da Faculdade de Medicina de Botucatu, da Universidade Estadual Paulista.

Essa também tem sido a conduta dos demais serviços que realizam tratamento AC de rotina. Mais recentemente, foram publicados vários métodos de padronização desse tratamento, sendo propostos nomogramas para ajuste das doses de HNF que podem auxiliar principalmente médicos com pouca experiência em anticoagulação.[15-18] O nomograma, proposto por Raschke et al.[15] com base no peso do paciente, é apresentado no Quadro 130.1. Em ensaio clínico controlado, comparando seu nomograma com o método empírico de controle da HNF, esses autores observaram apenas um caso de hemorragia e menor recorrência de TEV nos pacientes em que o nomograma foi aplicado. No grupo-controle, entretanto, a dose de HNF utilizada nas primeiras 24 horas (1.000 UI/h) é, hoje, considerada insuficiente. Posteriormente, esses resultados foram confirmados por outros autores e testados em uso rotineiro.[16-18] Há autores que referem encontrar dificuldade em transportar o uso de nomogramas para a prática diária.[19]

A HNF mantém-se inalterada por 6 horas, independentemente das condições em que se encontra. Em solução fisiológica e frasco de plástico, pode ser mantida por até 24 horas; em soro glicosado, sua ação sofre pequena diminuição após esse intervalo de tempo. Não devem ser colocadas outras medicações no mesmo veículo da HNF.[20,21] Há muitos anos, verificamos bons resultados com o uso de HNF em soro glicosado a 5%, em frasco de plástico, administrada durante 8 horas, o que pode ser verificado pela estabilidade do TTPa.

A bomba de infusão facilita a administração contínua de HNF, tornando-a mais segura. Quando tal equipamento não está disponível, é possível usar equipos de microgotas e marcação dos níveis horários a serem alcançados em uma tira de fita adesiva colada no frasco de soro. Se necessário, esse controle pode ser auxiliado pelo próprio paciente ou por um familiar. Antes de se dispor de bombas de infusão, essa técnica era melhor para promover controle adequado da heparinização.[21]

O controle laboratorial da HNF é feito, em geral, pelo TTPa, e, em situações especiais, pela sua dosagem plasmática. O intervalo terapêutico para o tratamento do TEV pelo TTPa, como foi referido, é de 1,5 a 2,5 vezes o valor normal.[9] Como pode haver variação tanto nos reagentes do TTPa quanto nos aparelhos usados, quando o teste é realizado em aparelhos automáticos, tem sido recomendada a calibração do intervalo terapêutico do TTPa de cada reagente para o equivalente intervalo terapêutico de heparinemia determinado pelo antifator Xa[12,22] (ver Capítulo 47). A determinação do antifator Xa por substrato cromogênico é, hoje, o teste mais usado para medida da heparinemia. A validade dessas medidas no controle do tratamento das tromboses foi determinada experimentalmente e em trabalhos clínicos.[12] No entanto, esses testes não estão disponíveis em todos os hospitais e são mais onerosos.

Nos casos em que há dificuldade em se conseguir aumento do TTPa, mesmo com doses altas de HNF, por exemplo, 40 mil UI ou mais (a chamada resistência à heparina), tem sido proposta a dosagem dos níveis plasmáticos da heparina: se esses níveis forem menores do que 0,3 UI/mℓ medido por antifator Xa, essa dificuldade possivelmente se deve a erro de administração, desaparecimento rápido da heparina da circulação ou presença de inibidores da heparina, devendo ser corrigida a administração ou a dosagem. Se esses níveis forem maiores do que 0,3 UI/mℓ, os valores do TTPa podem ser decorrentes de fatores como: aumento de fator VIII (que diminui o TTPa normal) ou administração de outras substâncias, como a nitroglicerina, que diminui, possivelmente *in vitro*, a ação da heparina sobre o TTPa, e a dose deve ser mantida.[23]

Outra alternativa no uso da HNF é sua administração intravenosa intermitente, hoje pouco recomendada.[23] Consiste na injeção intravenosa a cada 4 horas, sendo o controle laboratorial realizado imediatamente antes da próxima dose, usando o resultado para correção da dose anterior, não permitindo que o TTPa caia abaixo de 1,5 ou fique acima de três vezes o valor normal. Embora a proteção à retrombose pareça ser semelhante à obtida com administração de HNF contínua, há trabalhos prospectivos mostrando incidência significativamente maior de sangramento quando a HNF é usada de modo intermitente.[24] Nos casos com restrição de líquidos, dá-se preferência, atualmente, ao uso subcutâneo da própria HNF ou de HBPM.

Atualmente, a administração da HNF intravenosa está reservada ao tratamento de TEV para os casos mais graves, nos quais é preciso alcançar um rápido estado de anticoagulação, quando se prevê a necessidade de suspensão rápida do tratamento, como nos casos em que há probabilidade de intervenção cirúrgica, ou aos casos de grande risco de sangramento, nos quais é possível ter facilidade de controle por um método corriqueiro, como o TTPa, e uma completa reversão pela protamina, se necessário.

Heparinas de baixo peso molecular

As HBPMs, ou heparinas de baixa massa molecular, são, atualmente, a primeira escolha para tratamento parenteral na fase inicial da TVP, sendo inclusive recomendadas preferencialmente sobre a HNF.[2,6] Os primeiros trabalhos sobre tratamento de TVP comparando HBPM com HNF foram publicados no início da década de 1990. Posteriormente, mais de 30 trabalhos foram publicados comparando esses dois tipos de heparina em pacientes hospitalizados, e várias revisões e metanálises foram feitas avaliando parte desses trabalhos. Em todos esses trabalhos, as HBPMs mostraram-se iguais ou superiores à HNF quanto à incidência de recorrência de trombose, hemorragia e mortalidade.[25-29] As primeiras metanálises realizadas, incluindo apenas pacientes hospitalizados, mostraram tendência ou diferença significativa a favor das HBPMs quanto a esses itens.[30-32] Em metanálises mais recentes, essas diferenças não foram constatadas, comportando-se os dois tipos de heparina de maneira similar. A diferença que se manteve constante foi uma menor mortalidade, resultante, principalmente, de menor mortalidade nos pacientes com câncer.[10] Bons resultados foram verificados também em pacientes com TVP proximal associada à TEP, objetivamente comprovada, com uma das HBPMs.[32]

As doses recomendadas a partir desses ensaios clínicos são doses de tratamento, maiores que as usadas em profilaxia, ajustadas apenas quanto ao peso dos pacientes. Apenas para crianças, pacientes com insuficiência renal (IR), com obesidade ou mulheres grávidas tem sido recomendada a correção das doses pela mensuração da heparinemia pelo nível de antifator Xa, que deve ser medido 4 horas após uma injeção e mantido entre 0,6 e 1 UI/mℓ quando

QUADRO 130.1	Nomograma proposto por Raschke et al.[18] para correção das doses de heparina não fracionada.
TTPa	**Dose de heparina intravenosa**
Dose inicial de heparina	80 UI/kg em novo *bólus* e depois 18 UI/kg/h
TTPa < 35 s (< 1,2 × o controle)	80 UI/kg em novo *bólus* e acrescentar 4 UI/kg/h
TTPa 35 a 45 s (1,2 a 1,5 × o controle)	40 UI/kg em novo *bólus* e acrescentar 2 UI/kg/h
TTPa 46 a 70 s (1,5 a 2,3 × o controle)	Sem mudanças
TTPa 71 a 90 s (2,3 a 3,0 × o controle)	Reduzir em 2 UI/kg/h
TTPa > 90 s (> 3,0 × o controle)	Interromper por 1 hora e reduzir em 3 UI/kg/h quando reiniciar

TTPa: tempo de tromboplastina parcial ativada.

se administram duas injeções diárias. Não há recomendação de dosagem de atividade antifator Xa de rotina nos demais pacientes tratados para TVP.[23]

Essas doses são administradas 2 vezes/dia, e trabalhos posteriores mostraram que podem ser também administradas uma só vez ao dia, com resultados semelhantes.[7,33,34]

Esses resultados, associados às vantagens da maior biodisponibilidade, ao uso de dose corrigida, na maioria dos casos, apenas pelo peso do paciente, e à não necessidade de controle laboratorial, levaram muitos autores e consensos a sugerirem uso preferencial com relação à HNF.[2,7,10]

Várias HBPMs (p. ex., enoxaparina, fraxiparina, dalteparina e tinzaparina), com diferença em suas massas moleculares, foram usadas nos estudos referidos e continuam sendo utilizadas em diferentes países. Embora o efeito clínico dessas diferentes HBPMs pareça ser similar – o que justifica, inclusive, a realização de metanálises –, deve-se ter em mente que essas substâncias diferem entre si quanto à estrutura química, à relação de inibição do FXa e do FIIa, à meia-vida etc. Assim, elas não devem ser intercambiadas durante o uso, e as doses a serem usadas devem ser as padronizadas nos diferentes ensaios clínicos e indicadas pelos fabricantes.

No Brasil, no momento da elaboração deste capítulo, apenas a enoxaparina estava sendo comercializada, tanto a marca de referência (Clexane®) quanto medicamentos biossimilares e genéricos (Heparinox®, Ghemaxan®, Versa® e Cutenox®) – alguns desses, em trabalhos comparativos, mostraram a mesma eficácia e segurança tanto na profilaxia quanto no tratamento da TVP, embora o número de casos estudados fosse pequeno.[35,36]

Posologia da enoxaparina

A dose diária de enoxaparina, definida a partir de diferentes estudos, para o tratamento do TEV é de 1 mg/kg de peso do paciente, administrada 2 vezes/dia, ou de 1,5 mℓ/kg, administrada uma vez ao dia. Em situações mais complicadas, como casos de recidiva do TEV, é recomendada a utilização do esquema de duas doses diárias.

Como as HBPMs são principalmente excretadas por via renal, idosos e pacientes com IR leve ou moderada, embora não necessitem, inicialmente, de correção das doses, devem ter um acompanhamento mais rigoroso. Para pacientes com IR grave (*clearance* de creatinina < 30 mℓ/min), as doses recomendadas são de 1 mg/kg 1 vez/dia.

Tratamento domiciliar da trombose venosa profunda

Vários estudos mostraram a possibilidade do tratamento total ou parcialmente domiciliar de pacientes com TVP (cerca de 1/3 assintomática) com HBPM, sendo os resultados similares quando comparados a pacientes internados tratados com HNF contínua por via intravenosa, em termos de retrombose e de hemorragias.[37-40] Esse tipo de tratamento mostrou-se inclusive mais econômico que o hospitalar, apesar do maior preço da HBPM.[41-44] É preciso ter em mente, entretanto, que, para o tratamento domiciliar, os pacientes devem ser muito bem selecionados: apenas 30 a 60% dos pacientes recrutados para esses ensaios clínicos preenchiam os critérios de inclusão e exclusão fixados previamente. Esses critérios já estão sendo expandidos por alguns autores.[45] Deve-se excluir de tal tratamento domiciliar: pacientes com maior risco potencial para complicações; com outras afecções capazes de interferir no tratamento ou que indiquem hospitalização; com baixa confiabilidade no que tange à adesão ao tratamento; com dificuldade geográfica para procurar o hospital ou se comunicar com o médico em caso de urgência; e com dificuldade econômica de seguir o tratamento.

Em metanálises em que foram incluídos tanto os trabalhos com pacientes hospitalizados quanto os tratados em domicílio, não foi encontrada diferença na frequência de retrombose ou sangramento, porém foi confirmado o achado das metanálises anteriores quanto a menor mortalidade entre os pacientes tratados com as HBPMs. Não foi também encontrada diferença de resultados entre os pacientes tratados com uma ou duas doses diárias de HBPM.[32,33]

As HBPMs são mais convenientes pela facilidade de aplicação, pela não necessidade de controle laboratorial e correção frequente de dose, sendo mais cômodas para o paciente e para a equipe de enfermagem. Além disso, as HBPMs frequentemente provocam menos complicações, como trombocitopenia induzida por heparina (TIH)[46] e osteoporose. Essas qualidades levaram as HBPMs a serem consideradas de primeira escolha no tratamento parenteral inicial da TVP para a maioria dos pacientes, em vários países.[6,11] As HBPMs têm um preço mais alto que a HNF; entretanto, a diminuição dos custos dos serviços de enfermagem, de equipamentos, como bombas de infusão e insumos, e de exames laboratoriais pode compensar, pelo menos em parte, esse preço para os pacientes internados.

Como referido, o uso das HBPMs possibilita, também, de maneira mais simples e segura, o tratamento inicial domiciliar da TVP, o que melhora a qualidade de vida dos pacientes, o que também ocorre com os ACODs. Embora esse tratamento domiciliar leve a uma diminuição de custos, pelo menor tempo de internação do paciente, como o preço das HBPMs e dos ACODs é ainda alto, nem sempre é adotado em nosso meio, por motivos socioeconômicos, principalmente quando esse custo recai sobre o paciente.

Tanto a HNF quanto as HBPMs não atravessam a barreira placentária, sendo, dessa maneira, os medicamentos de escolha no tratamento da TVP em grávidas. Também não passam para o leite materno, podendo ser usadas durante a amamentação.[47-49]

O trabalho de Lee et al., de 2003,[50] sacramentou o uso da dalteparina para pacientes com trombose associada ao câncer (TAC) durante o tratamento prolongado de 6 meses, que diminui a recorrência em relação ao tratamento cumarínico (nível de evidência 2B). Em nosso Ambulatório de Anticoagulação, não temos adotado essa prática, que, por motivos econômicos, é proibitiva para a maioria de nossos pacientes liados ao Sistema Único de Saúde (SUS), além de um eventual incômodo de injeções subcutâneas no abdome por período prolongado. Para esses pacientes, atualmente, utiliza-se a varfarina e programa-se um retorno para seguimento mais frequente e cuidadoso, visando diminuir as eventuais complicações. A tendência atual, como será referido em tópico próprio, é o uso dos ACODs para esse tratamento em pacientes selecionados.

Fondaparinux

O fondaparinux (Arixtra®) é um pentassacarídeo sintético da heparina e se constitui na menor unidade dessa substância que se liga à antitrombina, sendo um inibidor indireto do fator Xa. A validade de seu uso no tratamento inicial da TVP e do TEP foi determinada nos estudos Matisse DVT e Matisse PE,[51,52] em que o fondaparinux foi comparado à enoxaparina e à HNF, respectivamente, mostrando-se similar tanto em termos de eficácia quanto de segurança, sendo considerado equivalente à HNF e à HBPM no tratamento inicial tanto da TVP quanto do TEP.[2,53]

O fondaparinux é administrado em injeções subcutâneas 1 vez/dia, em três dosagens: 5 mg para pacientes pesando menos de 50 kg; 7,5 mg para pacientes com peso acima de 50 kg; e 10 mg para pacientes com peso acima de 100 kg, sem realização de controle laboratorial.[53] Não deve ser usado em pacientes com menos de 18 anos, para os quais não foi testado, nem deve ser indicado para pacientes grávidas ou amamentando. Como a sua excreção ocorre exclusivamente pelo rim, não deve também ser administrado em pacientes com taxa de filtração glomerular (TFG) menor que 30 mℓ/min.[54] O seu maior problema é não ter um agente reversor específico em caso de complicação hemorrágica, quando a medicação deve ser suspensa, e, em casos graves, se necessário, faz-se uso do fator VIIa recombinante (rFVIIA), que parece ser a melhor alternativa, até o momento, para reverter o sangramento causado pelo fondaparinux, apesar de não existirem evidências claras para o seu uso. Se o rFVIIA não estiver disponível, pode-se tentar o concentrado de complexo protrombínico ativado que se mostrou útil em modelos animais, mas para o qual há pouca experiência em seres humanos.[55]

COMPLICAÇÕES DA HEPARINOTERAPIA

Ver Capítulo 47.

Hemorragia

A heparina intravenosa em doses terapêuticas é acompanhada de um risco constante de hemorragia, cuja incidência tem variado entre 0 e 13% dos casos, ou até mais, dependendo do tipo de levantamento feito e dos critérios usados, sendo a incidência mais alta encontrada em casos com alteração prévia da coagulação, associação com outras substâncias que interfiram na hemostasia e outras doenças com maior risco potencial de hemorragia.[10,56,57] O sangramento é um fenômeno dose relacionado, ocorrendo mais comumente em mulheres, pacientes graves e naqueles que recebem ácido acetilsalicílico (AAS) ou outras substâncias antiplaquetárias durante a heparinoterapia. Há também um maior risco em pacientes com IR e em alcoólatras. São considerados pacientes com alto risco de sangramento aqueles com operação recente, com trombocitopenia, uremia, história prévia de tendência hemorrágica, com acidente vascular encefálico (AVE) ou neurocirurgia recente, até 4 a 6 semanas, após injeção intramuscular e em tratamento com substâncias que interfiram na função plaquetária.[6,56] Chama-se a atenção para a maior tendência de hemorragia em mulheres com mais de 60 anos, fato descrito há muitos anos por diferentes autores.[57] As complicações hemorrágicas espontâneas da HNF podem ser desde hemorragias discretas, como equimoses e hematúria microscópica, até mais graves, como hemorragia retroperitoneal ou subdural. Tendem a ocorrer mais frequentemente com o passar do tempo de uso da HNF, parecendo sua maior frequência ocorrer em torno do 7º dia de uso.[56] Punções arteriais, peridurais, raquidianas, intramusculares, toracocenteses, operações e biopsias durante a heparinoterapia também estão associadas ao maior risco de hemorragia. Recomenda-se, nesses casos, suspendê-la temporariamente, levando-se o TTPa para baixo de 1,5, no momento do procedimento. As HBPMs, em dose de tratamento, não devem ser administradas nas 24 horas anteriores a um procedimento potencialmente hemorrágico.

Nas hemorragias discretas, a simples suspensão temporária ou a diminuição da dose controlada pelo TTPa é, em geral, suficiente para interromper o processo. No caso de hemorragias graves, além da suspensão da substância, sua ação poderá ser revertida pela injeção lenta de sulfato ou cloridrato de protamina, na proporção de 1 mg para cada 100 UI de HNF. Como a meia-vida da HNF no sangue é em torno de 60 minutos, se um paciente estiver tomando heparina intravenosa contínua na dose de X UI/h, deve-se injetar, após esse tempo, protamina na quantidade correspondente a X mais X/2, correspondente à hora anterior de infusão, mais X/4 da hora anterior à pregressa etc. Após a injeção subcutânea, deve-se injetar 50% da dose de protamina, sendo, às vezes, necessária a repetição da dose, pela liberação progressiva da HNF do subcutâneo, ou a infusão contínua de protamina. O efeito neutralizante pode ser avaliado pela realização do TTPa.[11] Doses maiores de protamina devem ser evitadas, pois, em doses altas, essa substância pode agir no sentido oposto, aumentando o sangramento, por interação com plaquetas e proteínas plasmáticas.[56] A protamina deve ser usada com cuidado, diluída e em injeções lentas (mais de 10 minutos), pois pode causar hipotensão, bradicardia e dispneia. Hipersensibilidade pode ocorrer principalmente se o paciente tiver tomado protamina anteriormente, por exemplo, em insulina NPH (*neutral protamine Hagedorn*), quando a incidência é de cerca de 1%, tiver alergia a peixe ou, se homem, for vasectomizado.[11,56] A protamina não deve ser usada durante a gravidez, a não ser em casos extremos, pois não se sabe se tem efeito teratogênico.

As HBPMs também podem causar hemorragia de maneira dose-dependente e têm os mesmos fatores de risco já descritos para a HNF. Ainda não está claro se nas doses terapêuticas elas são ou não menos hemorrágicas que a HNF, havendo trabalhos que indicam essa qualidade, enquanto outros não encontraram diferença entre os dois tipos de heparina.[32-34] Quando ocorre sangramento, a protamina tem efeito neutralizante apenas parcial nas HBPMs.[58,59] Mesmo assim, é possível tentar a reversão da anticoagulação, com uma dose de 1 mg por 100 UI antifator Xa, nas primeiras 8 horas após a injeção de HBPM. Se o sangramento persistir, uma segunda dose de 0,5 mg por 100 UI antifator Xa pode ser tentada. Caso tenham se passado mais de 8 horas da injeção da HBPM, uma dose menor pode ser usada.[10]

Complicações não hemorrágicas
Reações do tipo alérgico

Reações do tipo urticariforme, broncospasmo e até mesmo choque anafilático podem ocorrer, embora esses tipos de reações sejam raros. Em alguns pacientes, observa-se reação urticariforme local, em torno do ponto de administração de heparina subcutânea, tendo sido, inclusive, descritos casos em que essas reações chegam à necrose de pele. A troca de preparado heparínico tem sido sugerida, com bons resultados nesses casos.[11]

Trombocitopenia induzida por heparina

Dois tipos de TIH têm sido descritos:

- Precoce: aparece nas primeiras 24 a 48 horas, é discreta e sem significado clínico, devendo apenas ser acompanhada cuidadosamente
- Tardia: aparece principalmente entre o quinto e o 10º dia de heparinização, consistindo em plaquetopenia progressiva, em geral abaixo de 150 mil plaquetas e, principalmente, queda de mais de 50% no número de plaquetas com relação à contagem anterior. É referida uma frequência de cerca de 1 a 6% nos pacientes tratados com HNF e de 0 a 0,9% em pacientes tratados com HBPM. Cerca de 33 a 50% desses casos cursam com o aparecimento de tromboses, principalmente venosas, podendo ocorrer também em artérias, levando à amputação de membros.[46,60] Quadro hemorrágico também foi descrito, mas é raro.[60,61] Essa complicação parece ser menos frequente com as HBPMs.[61]

A TIH tardia é imunologicamente mediada, havendo desenvolvimento de anticorpos tipo IgG específicos para o complexo heparina-fator 4 plaquetário, unindo-se a ele para a formação de imunocomplexos. Esses imunocomplexos reagem com o receptor FcgRIIA das plaquetas e os ativa, levando à agregação com formação de micropartículas e liberando mais fator 4 plaquetário, promovendo assim mais ativação plaquetária e geração de trombina. Além disso, as proteínas liberadas pelas plaquetas ativadas ligam-se ao sulfato de heparana das células endoteliais, formando complexos antigênicos locais, aos quais os anticorpos se ligam, ativando as células endoteliais e os monócitos e liberando fator tissular, o que facilita ainda mais a geração de trombina, levando ao desenvolvimento de tromboses.[62,63] Há também uma associação entre o desenvolvimento de resistência à heparina e a presença de plaquetopenia.

Atualmente, tem sido recomendada, pela maioria dos autores, a contagem de plaquetas antes e, se possível, diariamente, ou pelo menos a cada 2 dias, durante a heparinoterapia. Constatada com segurança a plaquetopenia, a suspensão da heparina deve ser imediata e, se possível, deve-se confirmar o quadro pela detecção laboratorial de anticorpos da TIH; nos casos em que uma AVK já foi iniciada, a heparina deve ser descontinuada. A literatura internacional recomenda, se houver trombose, o início imediato de tratamento por outros AC que não interajam com esses anticorpos, como lepirudina, bivalirudina, danaparoide sódico, argatrobana e, talvez, fondaparinux.[46,61] Outra recomendação seria apenas aguardar o efeito da AVK, usada atualmente desde o início do tratamento. Não se deve iniciar o tratamento com varfarina isoladamente se o quadro de TIH já estiver instalado, pelo risco de gangrena associada à varfarina. As HBPMs, embora pareçam provocar esse quadro com menos frequência, não devem ser administradas em pacientes que já desenvolveram a TIH, pois apresentam reação cruzada com os anticorpos induzidos pela HNF, podendo ser desastroso o seu uso nessas condições.[61] Embora em raros casos possa também produzir TIH,[60] pode-se usar o fondaparinux para substituir as heparinas. A utilização dos ACODs tem sido recentemente recomendada e parecem ter um potencial importante no tratamento da TIH.[64]

Osteoporose

Outra complicação rara, porém igualmente importante, da heparinoterapia, é a osteoporose, de causa pouco conhecida, tendo sido sugerida uma ação inibidora da heparina sobre a formação de 1,25 di-hidroxivitamina D1, além da osteopenia causada pela ligação da heparina aos osteoblastos, que liberariam fatores ativadores dos osteoclastos.[65] Pode ocorrer em tratamentos prolongados com doses acima de 15 mil UI, administradas por qualquer via, podendo levar a fraturas espontâneas, especialmente durante gravidez.[66] As HBPMs também afetam o metabolismo ósseo, parecendo provocar menos osteoporose que a HNF.[67]

Outros efeitos colaterais

Outros efeitos colaterais de possível ocorrência durante a heparinoterapia são alopecia transitória, febre, dor em queimação nos pés e aumento dos níveis séricos de transaminase. A causa dessas alterações é obscura e sua ocorrência é rara.[68]

Antagonistas da vitamina K

Antagonistas da vitamina K ou, simplesmente, as AVKs, atualmente comercializadas no Brasil, usadas como AC orais no tratamento a longo prazo da TVP e do TEP, pertencem ao grupo das cumarinas: são a varfarina sódica (3-acetonil-benzila)-4-(hidroxicumarina) (varfarina sódica – Marevan®, Coumadin®) e a femprocumona 3-(1'-fenil-propil)-4-(hidroxicumarina) (Marcoumar®). Detalhes sobre a bioquímica e a farmacologia desses medicamentos encontram-se no Capítulo 50.

A maioria dos autores prefere a varfarina, por ter boa biodisponibilidade e tempo de ação médio, com vida média de cerca de 36 a 43 horas e duração de ação de 2 a 5 dias, iniciando-se de 14 a 24 horas após a primeira dose. Esse tempo de ação promove melhor controle do tratamento com essa substância. A femprocumona é uma medicação de ação mais retardada e prolongada, com uma vida média de 5 dias, iniciando a sua ação após 48 a 72 horas e mantendo o seu efeito de 7 a 14 dias, o que a torna de manuseio menos flexível, apresentando complicações hemorrágicas mais frequentes.[68,69]

O retardo para o início da ação das AVKs deve-se ao tempo requerido para o desaparecimento da circulação dos fatores de coagulação já formados. A ação desses medicamentos não interfere nesses fatores, e sim em sua formação, inibindo a gamacarboxilação dependente de vitamina K, de múltiplos resíduos de ácido glutâmico, das cadeias de polipeptídios de proteínas que são prefatores da coagulação. Essas proteínas, sem essa carboxilação, perdem a capacidade de se ligarem ao cálcio e interagirem com os outros fatores ativados da coagulação nas superfícies fosfolipídicas, diminuindo a geração de trombina. Os fatores que sofrem essa interferência são o FVII, FIX, FX e a protrombina (FII): o fator de vida média mais curta é o FVII (em torno de 6 horas) e o de vida média mais longa é o FII (em torno de 48 horas), havendo evidências de que o FII e, talvez, o FX sejam mais importantes para o efeito antitrombótico das AVKs do que os FVII e FIX. Dessa maneira, o fato de estar o tempo de protrombina (TP) de Quick prolongado 24 horas após a ingestão do medicamento pode refletir apenas na diminuição do FVII, estando a concentração plasmática dos demais fatores, mais importantes em termos antitrombóticos, ainda elevada.[68]

Esse é um dos motivos da necessidade de manter um AC injetável, nos primeiros dias de tratamento, junto às AVKs para garantir a proteção do paciente. O outro motivo é que, além de interferir na produção dos referidos fatores de coagulação, as AVKs bloqueiam também a produção dos inibidores da coagulação: a proteína C e a proteína S, que também são dependentes de vitamina K.[68] Dessa maneira, o paciente não só estaria desprotegido, mas também ficaria em um estado de hipercoagulabilidade no início do tratamento, especialmente se forem usadas doses mais altas de AVK, aumentando as chances de recorrência da TVP. Assim, a HNF, a HBPM ou o fondaparinux devem ser mantidos por, pelo menos, 5 dias, sendo suspensos se a razão de normatização internacional (RNI, do inglês *International Normalized Ratio*) já tiver atingido a faixa terapêutica (2 a 3) e se mantido por, pelo menos, 24 horas[69] (Figura 130.2).

Várias outras proteínas produzidas no organismo necessitam de vitamina K para a sua produção, com destaque para a osteocalcina e a proteína Gla da matriz óssea, em cuja carboxilação as AVKs também agem, inibindo a carboxilação. Esse efeito é possivelmente o responsável pelas malformações ósseas e cartilaginosas que podem ocorrer no feto de mulheres tratadas com essas substâncias, no primeiro trimestre da gravidez.[70,71] As AVKs não parecem, entretanto, ter efeito sobre o metabolismo ósseo em crianças maiores e em adultos.[68,70]

As respostas às doses de AVK podem variar muito entre indivíduos normais e mais ainda entre pacientes e em um mesmo indivíduo. Essa variação obriga a um controle laboratorial frequente e bem-feito para correção das doses da medicação, de maneira a mantê-la nos níveis desejados de tratamento.

O controle laboratorial das AVKs é imprescindível para se conseguir um bom efeito terapêutico e evitar superdosagem da medicação, que aumenta o risco de sangramento, e de subdosagem, que aumenta o risco de recorrência do TEV. O método usado universalmente para esse controle é o TP, expresso em RNI, sendo recomendado, para realização do teste, um laboratório de confiança e que use uma tromboplastina comercial com um índice de sensibilidade internacional (ISI) próximo de 1. A RNI é a razão de TP (paciente/normal) feita com uma tromboplastina calibrada, expressa como se houvesse sido determinada com uso da tromboplastina padrão internacional. Para o tratamento de TVP com ou sem TEP, deve-se manter a RNI entre 2 e 3, mesmo nos tratamentos prolongados,[6,11,72] ou em pacientes com síndrome antifosfolipídica (SAF),[73] parecendo não se justificar o uso de faixas terapêuticas maiores ou menores que essa.[2] Apenas em pacientes com recorrência da trombose com RNI dentro da faixa terapêutica indica-se um nível mais alto de anticoagulação, entre 3 e 4, que, entretanto, pode levar ao aumento do risco de hemorragia.[73]

A necessidade de controle laboratorial e de reajuste frequente nas doses das AVKs decorre do fato de muitos fatores interferirem na resposta do paciente a essas substâncias. Esses fatores podem ser intrínsecos, isto é, dependentes do próprio paciente, como resistência hereditária à AVK (rara), alterações do metabolismo hepático, não aderência ao tratamento etc., ou extrínsecos, como dieta e interação com outros medicamentos.[68,69]

Alimentos no trato intestinal podem diminuir a absorção das AVKs. Alterações no regime alimentar com aumento do consumo de vegetais ricos em vitamina K (p. ex., dietas para emagrecimento) também podem diminuir o efeito das AVKs. Recomenda-se a manutenção de uma dieta geral, sem exclusão de vegetais ou outros alimentos ricos em vitamina K (e em outras vitaminas e sais minerais), insistindo que seja mantida uma dieta uniforme, incluindo diariamente a mesma quantidade de cada tipo de alimento. Outros alimentos ou frutas, como o maracujá, podem aumentar o tempo de coagulação, devendo-se evitar a ingestão excessiva de qualquer alimento ou suco que tenham essas frutas em sua composição.[74]

De grande importância é o uso concomitante de outros medicamentos. Quanto maior o número desses medicamentos, mais difícil o controle das AVKs. Interagem com as AVKs, potencializando sua ação: anti-inflamatórios não esteroides, antibióticos, diuréticos, agentes hipoglicemiantes orais, agentes anti-hiperlipêmicos, antidepressivos, hormônio tireoidiano, quimioterápicos para câncer, esteroides anabolizantes, anestésicos, laxativos etc. Tendem a inibir sua ação: antiepilépticos, barbitúricos, medicações contendo vitamina K, infusão de sangue e plasma etc. Outras substâncias, como o álcool, podem ter os dois efeitos: em excesso ocasional, potencializam a ação AC; nos alcoólatras crônicos, o álcool tende a inibi-la, a menos que ocorra insuficiência hepática.[75] De qualquer maneira, é recomendado que, sempre que for introduzir um novo fármaco na medicação de um paciente tomando AVK, faça o monitoramento mais frequente da RNI, corrigindo a dosagem da AVK, se necessário.

Um fator primordial para o bom resultado no tratamento com AVK é o acompanhamento adequado dos pacientes. Os pacientes devem receber atendimento individualizado e cuidadoso, não só para a verificação de eventuais alterações causadas pelos AC, mas também para orientação contínua e repetitiva sobre a importância da tomada correta do medicamento e os cuidados a observar, principalmente o de não se automedicarem e informar a outros médicos que eventualmente os atendam, que estão sendo tratados com AVK.

Para países como o Brasil, nos quais o atendimento é cada vez mais despersonalizado e o médico que atende o paciente muda a cada consulta, ocasionando piora da relação médico-paciente com diminuição da confiança por parte do paciente, é muito importante a criação de ambulatórios especiais para o acompanhamento de pacientes tratados com AC. Tais ambulatórios devem funcionar de maneira que o paciente possa ter o seu sangue coletado para o exame e seja atendido logo após a sua realização – sempre que possível, sob a orientação do mesmo médico.[76,77] É necessário também que, no caso de pessoas de nível socioeconômico mais baixo e principalmente habitantes de zona rural, o medicamento seja doado ou vendido no próprio ambulatório ou hospital, na quantidade

suficiente para manter o tratamento até o próximo controle. Dessa maneira, e usando esse tipo de ambulatório, tem sido possível realizar tratamento completo e satisfatório em cerca de 60 a 75% dos pacientes com TVP tratados no Ambulatório de Anticoagulação do Hospital das Clínicas da FMB-Unesp, com complicação hemorrágica grave de 1,9 por 100 pacientes/ano.[78]

A correção da dose de varfarina é, de modo geral, realizada com base na variação da RNI, de acordo com a experiência do médico. Estão sendo criados programas de computação para auxiliar nessa correção, que, após testados, podem ser incluídos na prática clínica. Trabalhos comparando o método tradicional com o computadorizado mostraram resultados iguais ou melhores com esse último.[79]

Estão disponíveis também no mercado aparelhos para determinação domiciliar da RNI pelo próprio paciente ou acompanhante (tipo *point of care*), usando uma gota de sangue da ponta dos dedos. Resultados iniciais têm mostrado boa correlação com a dosagem habitual no plasma e têm facilitado a dinâmica dos ambulatórios de anticoagulação, possibilitando, inclusive, para pacientes selecionados, a sua realização na própria casa e a correção da dose pelo médico por telefone ou internet.[80,81]

O tratamento dos pacientes internados pode ser iniciado com 10 mg de varfarina e mantido por 2 dias, seguido de 5 mg/dia, até obter o grau desejado de hipocoagulação, ajustando-se a dose, a partir do 3º dia, pelo TP, de maneira a manter a RNI de duas a três.

Os trabalhos de Harrison et al.[82] e de Crowther et al.[83] sugeriram ser vantajoso iniciar o tratamento com 5 mg, corrigindo-se a dosagem logo nos primeiros dias. A principal vantagem desse método seria a de ocorrer baixa inicial menor de proteínas C e S, diminuindo o risco de um momento de hipercoagulabilidade inicial. Sua indicação mais importante seria, portanto, nos casos em que se inicia o tratamento AC com a varfarina isoladamente, sem uso de heparina concomitante, como no caso de tratamento ambulatorial de fibrilação atrial. Nos casos de TEV em que sempre se inicia o tratamento com HNF, HBPM ou fondaparinux, essa vantagem desaparece. No Serviço de Cirurgia Vascular e Endovascular da FMB-Unesp, essa dosagem inicial mostrou-se de mais difícil controle e obrigou a determinação de um tempo de internação mais prolongado dos pacientes em relação àqueles tratados com dose inicial de 10 mg de um grupo de controle histórico, talvez pela necessidade de criação de uma nova rotina. Não houve diferença na incidência de sangramento, nem na recorrência de TVP entre os dois tipos de tratamento.[84] Resultado similar foi encontrado também por Kovaks et al.,[85] comparando essas duas dosagens no tratamento doméstico da TVP. Em pacientes muito idosos, ou com maior risco de sangramento, doses ainda mais baixas que 5 mg podem ser usadas no início da terapia com AVK.[68]

Complicações do tratamento com antagonistas da vitamina K

As complicações mais comuns das AVK são as hemorragias, de pequenas equimoses a hemorragias graves, como as subdurais. Na presença de qualquer dessas manifestações, deve-se proceder ao TP e ao TTPa. Nas hemorragias discretas, como hematúrias microscópicas, pequenos sangramentos nasais, gengivais etc., se os valores de RNI estiverem acima dos recomendados, mas abaixo de cinco, basta diminuir a dosagem da medicação ou mesmo suspendê-la por um ou mais dias, realizando TP com maior frequência e reintroduzindo-a depois em doses menores, suficientes para reconduzir os valores dos testes ao nível adequado. Estando a RNI acima de cinco até nove, é conveniente reverter parcialmente o efeito AC com o uso de vitamina K1 (Kanakion®) nas doses de 1 a 2,5 mg via oral ou 5 mg, caso se queira uma reversão mais rápida. Se a

RNI estiver acima de nove, mas sem grande sangramento, deve-se suspender o AC e administrar 5 a 10 mg de vitamina K, monitorando diariamente a RNI: em 24 a 48 horas, será verificada redução a níveis adequados de anticoagulação, reiniciando-se, como nos casos anteriores, a AVK em doses menores.[68]

Nas hemorragias graves, além da suspensão da AVK, doses maiores de vitamina K1, de 10 mg intramuscular ou intravenosa, podem ser usadas, associadas à reposição de fatores, o que pode ser obtido, por exemplo, por meio de plasma fresco congelado (10 a 20 mℓ/kg), concentrado de complexo protrombínico (25 a 50 U/kg)[86] ou FVIIr.[76] Se necessário, a vitamina K deve ser repetida. A vitamina K via intravenosa deve ser usada apenas em último caso, diluindo-se o preparado e injetando-se muito lentamente, pois é uma substância oleosa; há também relatos de casos de morte por choque anafilático. Quando doses altas de vitamina K são empregadas, frequentemente, não se conseguem alcançar novos níveis terapêuticos com o uso de AVK antes de certo intervalo de tempo, que pode durar até várias semanas.[68]

Nos casos de hemorragia, principalmente se a RNI estiver dentro ou próximo da faixa terapêutica, é importante que se suspeite da presença de lesões (p. ex., de origem neoplásica) responsáveis pelo sangramento, apenas evidenciado pela anticoagulação. É, então, necessário diagnosticá-las, não sendo suficiente satisfazer-se com a simples responsabilização das AVKs.

Outras complicações mais raras dizem respeito principalmente a reações de hipersensibilidade: incluem alterações da pele, diarreia, hepatite, neutropenia e plaquetopenia. Lesões necróticas da pele e do subcutâneo, que atingem membros e eventualmente mamas, às vezes de maneira bastante extensa, podem surgir principalmente no início do tratamento, sendo indicada a sua suspensão imediata. Essa complicação tem sido associada à deficiência de proteína C ou proteína S.[68]

Nos casos de contraindicação ou grande dificuldade no controle da AVK, a primeira indicação atual seria um ACOD.[2,3] Outra alternativa seria o uso da heparina SC em injeções a cada 12 horas, sendo a dose a ser utilizada corrigida pelo TTPa, de maneira a mantê-lo entre 1,5 e 2 vezes o normal, determinado 4 a 6 horas após a injeção.[87] Atualmente, tem sido dada preferência ao uso das HBPMs, nas doses de tratamento, que têm a vantagem de não necessitarem de correção da dose e se mostraram, em ensaios randomizados, tão efetivas quanto a AVK e ligadas a menos episódios hemorrágicos.[88]

Anticoagulantes orais diretos

Com o surgimento dos ACODs, a partir de 2009, dois deles (rivaroxabana e apixabana) com proposta de monoterapia, ou seja, sem a obrigatoriedade de AC parenteral inicial, houve um grande estímulo para o tratamento ambulatorial do TEV. Além do conforto que isso representa para o paciente, alguns estudos estimam que o tratamento domiciliar pode proporcionar uma economia de 500 a 2.500 dólares por paciente. Portanto, atualmente, o tratamento do TEV em ambiente hospitalar fica restrito a pacientes com TVP iliofemoral com flegmasia alba ou cerúlea dolorosa, TEP com instabilidade hemodinâmica, alto risco de sangramento com uso de anticoagulação ou outras comorbidades que necessitem de tratamento em regime hospitalar[89] – ou, ainda, em nosso meio, por motivos socioeconômicos.

As características e as posologias de cada ACOD estão detalhadas no Quadro 130.2.

Populações especiais de pacientes

Trombose associada ao câncer

Desde a publicação do trabalho de Lee et al., em 2003,[50] a dalteparina passou a ser considerada a alternativa mais eficaz no tratamento da trombose associada ao cancer; todavia, a administração desconfortável de uma medicação parenteral de alto custo por tempo prolongado era acompanhada por redução de aderência ao tratamento. O estudo HOKUSAI CANCER[90] avaliou um desfecho primário composto de eficácia (recorrência do TEV) e segurança (sangramento maior) em pacientes que receberam edoxabana na dose de 60 mg, 1 vez/dia, (ou 30 mg, 1 vez/dia, nos casos de TFG abaixo de 50 mℓ/min, peso corporal inferior a 60 kg ou com uso concomitante de inibidores da glicoproteína P) por um período de 6 a 12 meses para o tratamento da TAC. Esse ensaio clínico demonstrou que a edoxabana atingiu o objetivo de não inferioridade, reduzindo a recorrência da TAC (7,9 × 11,3%) quando comparada à dalteparina, porém às custas de um aumento de sangramento maior (6,9 × 4,0%), especialmente nos pacientes com neoplasias dos tratos gastrintestinal superior (TGI) e geniturinário (TGU).

O estudo SELECT D[91] avaliou a rivaroxabana no tratamento da TAC por 6 meses, comparando-a à dalteparina. Esse estudo demonstrou que a rivaroxabana foi superior à dalteparina no desfecho primário de eficácia (recorrência do TEV – 4 × 11%), à custa de aumento de sangramento maior (6 × 4%) e sangramento não maior clinicamente relevante (13 × 4%). No entanto, a maioria dos sangramentos maiores no grupo da rivaroxabana ocorreu no TGI ou no TGU, e não houve sangramento no sistema nervoso central.

O estudo CARAVAGGIO[92] avaliou os desfechos primários de eficácia (TVP proximal ou TEP recorrente sintomático, fatal ou

QUADRO 130.2	Posologia dos anticoagulantes orais diretos no tratamento do tromboembolismo venoso.					
Anticoagulantes orais diretos	Monoterapia	Fase inicial		Fase de manutenção (mínimo 3 meses)	Ajuste da dose de manutenção de acordo com a função renal	Observações
		Duração	Dose			
Dabigatrana	Não	HNF, HBPM ou fondaparinux por, no mínimo, 5 dias	–	150 mg (12/12 h)	Contraindicada com TFG < 30 mℓ/min	–
Rivaroxabana	Sim	21 dias	15 mg (12/12 h)	20 mg, 1 vez/dia	Redução da dose para 15 mg, 1 vez/dia, com TFG entre 15 e 50 mℓ/min Contraindicada com TFG < 15 mℓ/min	Deve ser ingerida com alimentos
Apixabana	Sim	7 dias	10 mg (12/12 h)	5 mg (12/12 h)	Contraindicada com TFG < 15 mℓ/min	–
Edoxabana	Não	HNF, HBPM ou fondaparinux por, no mínimo, 5 dias	–	60 mg, 1 vez/dia	Redução da dose para 30 mg, 1 vez/dia, com TFG entre 15 e 50 mℓ/min Contraindicada com TFG < 15 mℓ/min	Ajuste de dose para 30 mg, 1 vez/dia, em pacientes com peso < 60 kg ou em uso concomitante de inibidor potente da Pgp

HBPM: heparina de baixo peso molecular; HNF: heparina não fracionada; Pgp: glicoproteína P; TFG: taxa de filtração glomerular.

incidental) e segurança (sangramento maior ou com necessidade de intervenção) da apixabana no tratamento da TAC. Esse estudo demonstrou que, quando comparada à dalteparina, a apixabana reduziu a recorrência do TEV (5,6 × 7,9%) sem provocar aumento do sangramento maior, incluindo os de TGI e TGU.

Portanto, desde 2019, diretrizes internacionais já sugerem o uso preferencial dos ACODs no tratamento da TAC, exceto nos casos de tumores do TGI e do TGU, quando as HBPMs ainda são os medicamentos de escolha[93] – a mais recente atualização das diretrizes do ACCP classifica essa escolha como de forte recomendação e evidência moderada.[3]

Insuficiência renal

Os ACODs devem ser usados com cautela na população de pacientes com IR. A dabigatrana, especialmente, e os inibidores do fator Xa, em menor escala, são excretados pelos rins, de forma que é esperado o seu acúmulo sérico nesse perfil de paciente, o que pode se traduzir em efeito AC acentuado e risco de hemorragia. Portanto, recomenda-se mensuração de função renal basal antes do início da anticoagulação e seu monitoramento regular, uma vez que pode haver declínio da função glomerular, gradual ou mais abrupto, desencadeado por afecções agudas ou interação com drogas nefrotóxicas.[94]

A dabigatrana é contraindicada em pacientes com TFG inferior a 30 mℓ/min. A rivaroxabana e a edoxabana devem ter as suas doses ajustadas quando a TFG está entre 15 e 50 mℓ/min e estão contraindicadas com a TFG menor que 15 mℓ/min. A apixabana também está contraindicada quando a TFG está abaixo de 15 mℓ/min (Figura 130.3). É importante ressaltar que a redução de dose se aplica ao tratamento da fase prolongada, mas não deve ser utilizada no tratamento da fase aguda do TEV, diante do risco de retrombose.[94]

Pacientes com obesidade

Devido à falta de ensaios clínicos robustos dedicados para a população de pacientes com obesidade (índice de massa corpórea [IMC] > 30 kg/m^2), o Comitê Científico de Padronização da Sociedade Internacional de Trombose e Hemostasia (ISTH), em 2016, sugeriu contra o uso de ACOD em pacientes com peso absoluto maior que 120 kg ou IMC igual ou acima de 40 kg/m^2, e a favor da terapia AC clássica com medicamento parenteral e AVK.[95]

Gestantes e lactantes

Os ACODs são moléculas de baixa massa molecular que atravessam a barreira placentária e são excretados no leite materno. Desse modo, até o momento, por falta de dados sobre eficácia e segurança nesse perfil de paciente, os ACODs são formalmente contraindicados no ciclo gravídico puerperal.[96]

Síndrome do anticorpo antifosfolípídio

Tradicionalmente, o tratamento do TEV na SAF é feito de forma convencional, com AC parenteral na fase aguda seguido de AVK por tempo indeterminado para profilaxia secundária. Com o surgimento dos ACODs em 2009, alguns estudos foram elaborados para avaliação da eficácia e da segurança deles no tratamento agudo e a longo prazo dos eventos tromboembólicos da SAF. O estudo TRAPS,[97] publicado em 2018, que comparou o uso da rivaroxabana (20 mg, 1 vez/dia) com varfarina (RNI alvo 2,5) em pacientes com SAF de alto risco (triplo positivo), foi interrompido antes do previsto devido à maior incidência de eventos isquêmicos, AVE isquêmico e infarto agudo do miocárdio (12% vs. 0%) e sangramento maior (7% vs. 3%) nos pacientes que usaram rivaroxabana.

A partir da publicação desses resultados, a Agência Europeia de Medicina (EMA) e a Liga Europeia Contra o Reumatismo (EULAR) contraindicam o uso de ACOD em pacientes com SAF que sejam triplo positivos ou tenham histórico de eventos tromboembólicos arteriais. Porém, até o momento, não há estudos robustos que determinem contra ou a favor do uso de ACOD em pacientes com SAF não triplo positivo ou que se manifestaram com TEV isoladamente. Portanto, somente ensaios clínicos randomizados em pacientes portadores de SAF com perfis específicos de anticorpos antifosfolípídios e com cada um dos ACODs, poderão avaliar de forma mais definitiva essas questões.[98]

Fármacos que interferem na função plaquetária
Ácido acetilsalicílico

Embora não ajam diretamente sobre os fatores da coagulação, os inibidores da função plaquetária e principalmente o AAS têm sido utilizados tanto na profilaxia quanto no tratamento da TVP. Entretanto, não havia estudos sobre o emprego do AAS em qualquer fase do tratamento do TEV até o trabalho de Becattini et al.,[99] que, em estudo multicêntrico duplo-cego controlado, avaliaram pacientes que haviam tido um episódio de TEV não provocado e que haviam sido tratados por 6 a 18 meses com AVK, randomizando para continuação do tratamento com 100 mg de AAS ou placebo por mais 2 anos. Após a mediana de 23,9 meses de tratamento, a incidência de recorrência de TEV foi, nos pacientes tratados com AAS (n = 205), de 5,9%, e nos pacientes tratados com placebo (n = 197), de 11,7%, havendo um caso de sangramento maior em cada grupo.

Em estudo similar, o AAS, também na dose de 100 mg/dia, por 4 anos, administrado após tratamento AC para pacientes com um

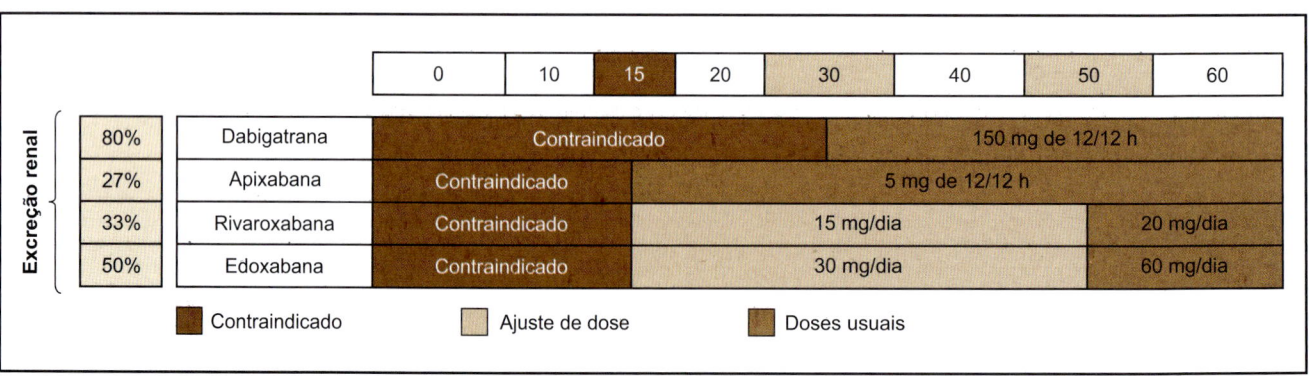

FIGURA 130.3 Posologia dos anticoagulantes orais diretos de acordo com a taxa de filtração glomerular.

primeiro episódio de TEV, embora tenha diminuído a incidência de eventos cardiovasculares como um todo, não diminuiu a incidência de recorrência do TEV.[100]

Outros estudos precisam ser feitos para confirmar essa ação, pois, embora menos hemorrágico, o AAS parece ser menos eficiente que os AC usados na mesma situação. Os consensos, entretanto, têm sugerido que, pelo menos para pacientes com risco de recorrência de TVP, mas que sejam considerados problemáticos para o tratamento AC estendido, ou por preferência do próprio paciente, o AAS seja uma alternativa para prolongamento do tratamento.[2,53]

Mais recentemente, o estudo EINSTEIN CHOICE[101] comparou a rivaroxabana em duas doses (10 ou 20 mg, 1 vez/dia) ao AAS 100 mg (dose única diária) na extensão do tratamento do TEV e demonstrou a superioridade de ambas as doses de rivaroxabana no desfecho primário de eficácia (recorrência do TEV), com redução do risco relativo de 66% para a dose de 20 mg e de 74% para a dose de 10 mg. Em relação à segurança, ambas as doses demonstraram não inferioridade para sangramento maior em relação ao AAS.[101]

TEMPO DE TRATAMENTO ANTICOAGULANTE

Tempo de uso dos anticoagulantes na fase inicial

Heparinas e antivitamina K

A conduta atualmente mais usada e que se baseia em evidências fornecidas por trabalhos controlados[2,34] é a de se manter o tratamento com HNF, HBPM ou fondaparinux por, no mínimo, 5 dias, iniciando a AVK junto a essas medicações e suspendendo o AC injetável quando a RNI alcançar 2 (Figura 130.1). Essa conduta não só propicia resultados iguais aos das condutas anteriores de manter a heparinização por 10 dias, o que pode diminuir as complicações da HNF, que tendem a ser maiores após 5 dias de uso, como também diminui os custos hospitalares nos casos de pacientes internados para tratamento.

Anticoagulantes orais diretos

No caso do tratamento com os ACODs, a necessidade de uma fase inicial com AC injetável depende da maneira que os estudos iniciais foram feitos: com a dabigatrana e a edoxabana, o tratamento inicial é feito com HBPM por 5 a 10 dias, seguido pelo ACOD. O uso da apixabana e a rivaroxabana dispensa a fase inicial com AC parenteral, sendo utilizadas doses maiores do ACOD durante 10 dias, no caso da apixabana, e 21 dias, para a rivaroxabana.[6]

Tempo de uso dos anticoagulantes na fase prolongada ou primária

A maioria dos pacientes com TVP deve ser tratada por um período mínimo de 3 meses de anticoagulação.[2-4] Constituem exceção os que têm contraindicação para o uso de AC e um grupo menor de pacientes com trombose distal isolada (p. ex., trombos menores que 5 cm) em veias da perna, que podem ser tratados apenas sintomaticamente, repetindo-se a ultrassonografia a cada 3 a 7 dias por 2 semanas após a consulta inicial, para verificação de uma eventual extensão do trombo.[2,3,102]

Fatores que levam à extensão do tratamento

A duração da terapia AC após episódio de TEV sempre foi um grande desafio, porém, de forma prática, pode-se dizer que a anticoagulação deve permanecer até o momento em que o risco de sangramento supere o risco de recidiva. Mesmo assim, essa decisão pode não ser tão simples, pois inúmeras variáveis devem ser consideradas, e a decisão da extensão pode, e deve ser, compartilhada com o paciente ou seus familiares sempre que possível.

Há evidências de que a existência ou não de fatores transitórios desencadeantes, condição também denominada TVP provocada ou não provocada, e a extensão do trombo são importantes para se determinar a duração do tratamento AC. Estudos na Europa mostraram que após 10 anos da suspensão do tratamento AC, a incidência de recidiva em pacientes com TVP proximal sem causa desencadeante é de 52,5%, contra 22,5% em pacientes com TEV provocado.[103] Há também evidências de que pacientes que tiveram TVP após cirurgia teriam menor frequência de recidiva (1% em 5 anos) do que os que tiveram TEV por causas não cirúrgicas, como uso de anticoncepcionais orais ou terapia de reposição hormonal, gravidez etc. (3% em 5 anos). Entretanto, não se sabe se esses pacientes se beneficiariam de tratamentos mais longos (6 a 12 meses). Desse modo, de acordo com os conhecimentos atuais, para pacientes com qualquer causa desencadeante e pacientes com trombose distal, com ou sem causa desencadeante, 3 meses de tratamento são suficientes.[2,3,104,105]

Os casos de TVP não provocada devem ser tratados por tempo indefinido, que deve ser determinado individualmente, levando em conta o balanço entre os fatores de risco para recorrência e para sangramento[2-4] (Quadro 130.3). Pacientes que apresentaram mais de um episódio de TEV não provocado devem ser tratados indefinidamente,[2-4] e o diagnóstico de câncer ativo ou trombofilias genéticas ou adquiridas, como homozigose para fator V de Leiden ou gene 20210 da protrombina, deficiência de proteína C ou S ou associação dessas alterações ou anticorpo antifosfolipídio reforçam essa necessidade.

Tem sido propostos marcadores que tornem possível saber quais os pacientes com maior risco de recorrência de TEV e que se beneficiariam de tratamento mais longo com AC. O teste que tem se mostrado mais consistente é a dosagem do dímero D (DD). Vários trabalhos indicam que, se dosado pelo menos 1 mês após a suspensão do AC oral, pode ter valor preditivo de recorrência, quando em nível superior a 500 ng/mℓ, embora devam ser levados em conta fatores como a idade do paciente.[105-107] Por outro lado, foi mostrado também que, em homens com um primeiro episódio não provocado de TVP, o DD negativo 1 mês após suspensão do AC pode não ser indicativo de ausência de recorrência, apontando não ser justificada, para esses pacientes, a suspensão do AC.[108]

QUADRO 130.3	Fatores de risco de hemorragia a serem considerados na indicação para extensão do tratamento anticoagulante.
Idade maior que 65 anos	
Sangramento prévio	
Cirurgia recente	
Quedas frequentes	
Câncer	
Câncer metastático	
Insuficiência renal	
Insuficiência hepática	
Trombocitopenia	
AVE prévio	
Diabetes	
Terapia antiplaquetária	
Anemias	
Controle anticoagulante problemático	
Alcoolismo	
Comorbidades e capacidade funcional diminuída	

AVE: acidente vascular encefálico. (Adaptado de Kearon et al.[6])

O aumento do FVIII, após a suspensão da anticoagulação, também mostrou, em alguns trabalhos, ser um marcador de recorrência do TEV.[109]

A ultrassonografia das veias trombosadas também foi estudada como marcador para a necessidade de se manter a anticoagulação. Em vários trabalhos, a presença de trombo residual foi relacionada com um aumento de recorrência do TEV,[110,111] sendo curioso que quase metade das recorrências ocorreu no membro contralateral, sugerindo ser a persistência do trombo mais um marcador da ativação do sistema hemostático do que de um efeito mecânico local. Esse valor da ultrassonografia não foi, entretanto, confirmado em trabalhos mais recentes.[112,113]

As diretrizes do ACCP propõem que:[2,6]

1. Pacientes com TVP provocada por cirurgia ou por causa não cirúrgica sejam tratados por anticoagulação por 3 meses (grau de recomendação 1B)
2. Pacientes com TVP não provocada sejam tratados por pelo menos 3 meses (grau 1B) e, após esse tempo, sejam avaliados sobre o risco/benefício de se manter uma terapia estendida. Se esses pacientes tiverem um risco baixo ou moderado de sangramento, é sugerida a terapia estendida (grau 2B). Do contrário, se o paciente tiver alto risco de sangramento, a recomendação é de apenas 3 meses de tratamento AC (1B)
3. Em TVP não provocada em veias distais da perna, a sugestão é de 3 meses de tratamento apenas (grau 1B)
4. Para pacientes com um segundo episódio de TVP no membro inferior, é sugerida terapia AC estendida para aqueles com baixo (grau 1B) e moderado (grau 2B) risco de hemorragia. Nos pacientes com alto risco hemorrágico, a sugestão é de apenas 3 meses de tratamento AC (grau 2B)
5. Em pacientes com TVP e câncer ativo, a sugestão é de tratamento AC estendido, tanto se o risco de sangramento não for alto (grau1B) quanto com risco hemorrágico alto (grau 2B)
6. Todos os pacientes submetidos a tratamento AC estendido devem ser reavaliados periodicamente sobre conveniência ou não de continuarem a terapia AC.

Em conclusão, cada paciente deve ser criteriosamente avaliado e, com base em suas características individuais, considerando-se o risco de recorrência e de sangramento, e nas evidências obtidas a partir de ensaios clínicos, deve-se orientar o melhor tratamento possível.[114]

Tratamento estendido do tromboembolismo venoso

Até recentemente, as AVKs eram as medicações AC de escolha para extensão da profilaxia secundária em pacientes com TEV. No entanto, estudos mais recentes apontam que os ACODs são preferíveis às AVKs nesse cenário. A justificativa não está na eficácia e sim na segurança, uma vez que essas medicações têm demonstrado menor risco de sangramento.[89]

A rivaroxabana, na dose de 20 mg, 1 vez/dia (estudo EINSTEIN-EXTENSION);[115] a apixabana, nas doses de 2,5 ou 5 mg, 2 vezes/dia (estudo AMPLIFY-EXTENSION);[116] e a dabigatrana, na dose de 150 mg, 2 vezes/dia (estudo RE-SONATE[117]), foram comparadas ao placebo com o intuito de avaliar desfechos de eficácia e segurança a longo prazo em pacientes que haviam completado tempo inicialmente proposto – 6 a 12 meses – de anticoagulação após um episódio de TEV. Os estudos citados demonstraram que esses ACODs reduziram o risco relativo de recorrência de TEV (82, 67, 64 e 92%, respectivamente), com modesto aumento do sangramento maior.

A dabigatrana também foi comparada à varfarina (estudo RE-MEDY[117]) em desfechos de eficácia e segurança na profilaxia secundária a longo prazo do TEV. Esse estudo demonstrou a não inferioridade da dabigatrana em relação à varfarina na recorrência do TEV, porém com uma redução relativa de risco de 48% no desfecho primário de segurança (sangramento maior).

O estudo EINSTEIN CHOICE, citado com mais detalhes anteriormente, comparou a rivaroxabana em duas doses (10 ou 20 mg, 1 vez/dia) ao AAS 100 mg (dose única diária) na extensão do tratamento do TEV e demonstrou a superioridade de ambas as doses de rivaroxabana no desfecho primário de eficácia (recorrência do TEV) e a não inferioridade em desfecho primário de segurança (sangramento maior) em ambas as doses.[118]

Diante dos bons resultados, especialmente em relação à segurança, e da praticidade no manuseio dos ACODs, cada vez mais um maior contingente de pacientes se beneficiará da profilaxia secundária estendida do TEV. Porém, cabe ressaltar que ainda faltam dados de eficácia e segurança após 1 ano de extensão com esses ACs.

Portanto, a extensão da profilaxia secundária ainda é um assunto controverso, pois se, por um lado, a redução da recorrência é inequívoca, por outro, os sangramentos, especialmente os maiores, serão sempre uma preocupação. Assim, novos estudos e estratégias deverão definir quais os perfis de pacientes que deverão se beneficiar da extensão da anticoagulação.

CONTRAINDICAÇÕES AO TRATAMENTO ANTICOAGULANTE

Nos casos em que há contraindicação para o tratamento AC, a conduta a ser tomada depende do grau de gravidade do TEV e do próprio estado do paciente.

Constituem contraindicações para a anticoagulação: moléstias hemorrágicas; pacientes com sangramento ativo (úlcera gastroduodenal, varizes de esôfago etc.); primeiros dias após grandes cirurgias, especialmente naquelas em que foram realizados grandes descolamentos; neurocirurgias e AVE não hemorrágico até 4 a 6 semanas, sendo seu uso posterior dependente da gravidade do caso; IR etc. Nesses casos, quando a trombose é extensa, atingindo a região iliofemoral, principalmente se há também suspeita de TEP, a indicação é a interrupção da veia cava (ver Capítulo 139).

Nos casos de TVP distal, especialmente em pacientes que possam deambular, pode ser tentada apenas movimentação e compressão elástica no membro atingido, com rigoroso acompanhamento clínico e por ultrassonografia, optando-se por interrupção da veia cava se houver crescimento do trombo ou TEP.[53]

MEDIDAS TERAPÊUTICAS ASSOCIADAS

Como coadjuvante do tratamento AC, faz parte da rotina, no início do tratamento, a colocação do paciente em repouso, principalmente aqueles com flegmasia e/ou dor intensa, em posição de Trendelenburg (com os pés da cama elevados de 15 a 20 cm). Durante esse período, deve-se insistir que o paciente movimente os membros para melhoria do fluxo venoso, fazendo com que ele deambule tão logo os sintomas o permitam, em geral 24 a 72 horas após a internação. A boa tolerância e a ausência de TEP como complicação da deambulação foram demonstradas em ensaios clínicos controlados, confirmando a experiência clínica de muitos serviços.[119] Pacientes com edema pequeno e pouca dor podem ser tratados desde o início com compressão elástica e deambulação, como sugeriram Partsch e Blatter.[120] Essa mobilização precoce tornou-se mais simples com o uso dos ACODs e, no caso de indicação de tratamento parenteral, pela via subcutânea, seja com HBPM, seja com HNF, seja com fondaparinux.

O enfaixamento compressivo do membro é usado em várias unidades de tratamento de TVP e teria a função de diminuir a dilatação dos vasos superficiais e forçar o fluxo pelas colaterais profundas e pelos próprios vasos atingidos, facilitando a circulação do sangue e, talvez, a lise do trombo com recanalização da veia. Não há, entretanto, qualquer trabalho demonstrando que esse enfaixamento cumpra realmente tais funções. No Serviço de Cirurgia Vascular e Endocasvular da FMB-Unesp, essa medida foi adotada por algum tempo, mas depois abandonada por não parecer trazer maiores benefícios.

Não é recomendada, de rotina, qualquer outra medicação para esses pacientes, mantendo-se apenas as eventualmente usadas para outras moléstias concomitantes. Não devem ser prescritos anti-inflamatórios não esteroides. Algumas horas após internação e início da anticoagulação, quer pela diminuição da congestão do membro e melhora do fluxo venoso pela posição e pelo repouso, quer por uma possível ação anti-inflamatória dos medicamentos,[121] os sintomas melhoram na maioria dos casos, e as dores provocadas pela movimentação e por manobras desaparecem após 2 a 4 dias. Assim, o uso dessas substâncias é desnecessário, se é que elas possam ter alguma ação sobre o processo inflamatório da trombose. Experimentalmente, não se verifica qualquer ação da fenilbutazona na evolução da tromboflebite experimental em cobaias.[122] Essas substâncias têm, ainda, efeitos colaterais importantes, como irritação gástrica e inibição da medula óssea, além de aumentarem muito os riscos de sangramento, quer durante o tratamento com heparina, quer durante o tratamento com AVK.[75]

Após a alta hospitalar, é prescrito o uso de meias elásticas de compressão de 30 a 40 mmHg, que podem ser apenas até o joelho e colocadas diariamente logo ao se levantar da cama. Essa medida visa evitar a formação de edema, que, em geral, aparece quando o paciente volta às suas atividades normais, e as demais alterações decorrentes de hipertensão venosa crônica, que acontecem com frequência. Três ensaios clínicos e duas metanálises demonstraram menor incidência SPT em pacientes que usaram meias elásticas por pelo menos 2 anos após a fase aguda de TVP, do que nos pacientes do grupo-controle.[123-127] Mais recentemente, o estudo canadense SOX,[128] multicêntrico, prospectivo, controlado, duplo-cego, após 2 anos de acompanhamento de cerca de 800 pacientes, não conseguiu demonstrar uma proteção ao desenvolvimento de SPT, pondo em dúvida a eficácia do uso das meias elásticas com essa finalidade. Entretanto, esse uso, para pacientes que se adaptam bem às meias, deve ser continuado, não só por uma eventual prevenção de futura SPT, mas pelo próprio bem-estar dos pacientes, diminuindo os sintomas, principalmente para os que mantêm um edema residual – porém, não há consenso nessa indicação.[2,3,53]

As referências bibliográficas deste capítulo se encontram no Ambiente de aprendizagem do GEN.

131

Tratamento Fibrinolítico da Trombose Venosa Profunda Aguda

Calogero Presti ▪ Ivan Benaduce Casella

Resumo

A terapia fibrinolítica (ou trombolítica) dos eventos trombóticos vasculares em diversos órgãos e sistemas já existe há mais de meio século, e uma de suas primeiras indicações foi no tratamento do tromboembolismo venoso (TEV). Mais recentemente, o desenvolvimento das técnicas de terapia trombolítica seletiva por cateter possibilitou avanços terapêuticos e resultante aumento do sucesso técnico e da eficácia na prevenção de sequelas pós-trombóticas mais graves em pacientes selecionados. O presente capítulo discute as indicações e as técnicas de trombólise seletiva por cateter, isolada ou associada aos métodos farmacomecânicos ou de trombectomia aspirativa. Também foram revisados as diretrizes e os resultados de ensaios clínicos randomizados sobre a terapia trombolítica seletiva, assim como a incidência de complicações e contraindicações ao método.

Palavras-chave: trombose venosa; tromboembolia venosa, terapia trombolítica; trombectomia.

INTRODUÇÃO

A terapia fibrinolítica (ou trombolítica) dos eventos trombóticos vasculares em diversos órgãos e sistemas já existe há mais de meio século, e uma de suas primeiras indicações foi no tratamento do tromboembolismo venoso (TEV).

FIBRINOLÍTICOS

Os fibrinolíticos pertencem a uma classe de medicamentos capaz de degradar a fibrina e, dessa maneira, desfazer o trombo. O mecanismo farmacológico básico é a ativação do plasminogênio em plasmina, que é uma potente enzima trombolítica. A fibrinólise aplicada nas síndromes cardiovasculares agudas alterou o curso natural da trombose venosa profunda (TVP), do tromboembolismo pulmonar, do infarto agudo do miocárdio e do acidente vascular cerebral isquêmico agudo. Atualmente, no Brasil, há três medicamentos fibrinolíticos de gerações distintas disponíveis para uso clínico: a estreptoquinase, a alteplase e a tenecteplase, sendo a última de altíssima afinidade pela plasmina. A grande limitação de seu uso relaciona-se às complicações hemorrágicas que, embora sejam raras, podem ser fatais e, portanto, devem ser identificadas e tratadas precocemente.

Os relatos iniciais de fibrinólise em TVP eram caracterizados pela infusão sistêmica de estreptoquinase, com resultados iniciais pouco estimulantes, por revelarem baixos índices de efetividade e incidência alta de complicações. Com o advento de agentes fibrinolíticos mais efetivos e seguros, bem como das técnicas intervencionistas de infusão farmacológica superseletiva e da trombectomia farmacomecânica, a trombólise venosa passou a ser uma alternativa eficaz e segura em casos selecionados de TVP aguda.

SISTEMA FIBRINOLÍTICO

O sistema fibrinolítico consiste em um sistema de cascatas proteicas de ação proteolítica, cujo efeito final mais conhecido é a degradação enzimática dos depósitos de fibrina intravasculares.[1] A degradação da fibrina tem como ponto-chave o plasminogênio, proenzima ativada à plasmina por proteólise limitada. Os ativadores do plasminogênio (de origem intrínseca, extrínseca ou exógena) e os inibidores que neutralizam a plasmina ou bloqueiam a ativação do plasminogênio formam um sistema complexo não totalmente compreendido, que é responsável pelo equilíbrio hemostático (Figura 131.1). A deficiência específica de inibidores como a antiplasmina e o inibidor do ativador do plasminogênio tecidual tipo 1 (PAI-1) podem levar a estados hiperfibrinolíticos com tendência aumentada a eventos hemorrágicos. No entanto, estados de deficiência do sistema fibrinolítico são mais frequentes e têm sido cada vez mais relacionados com eventos clínicos de natureza trombótica. Isacsson e Nilson[2] encontraram evidências de atividade fibrinolítica reduzida em 30 a 40% dos pacientes com TEV. Killewich et al.[3] associam a progressão da formação de trombos em TVP crônicas a uma ação deficiente do ativador do plasminogênio tecidual endógeno (t-PA).

Os fibrinolíticos são moléculas que convertem o plasminogênio em plasmina, cuja potente ação lítica sobre a malha de fibrina é capaz de desfazer o trombo.[4] A fibrinólise é fisiologicamente

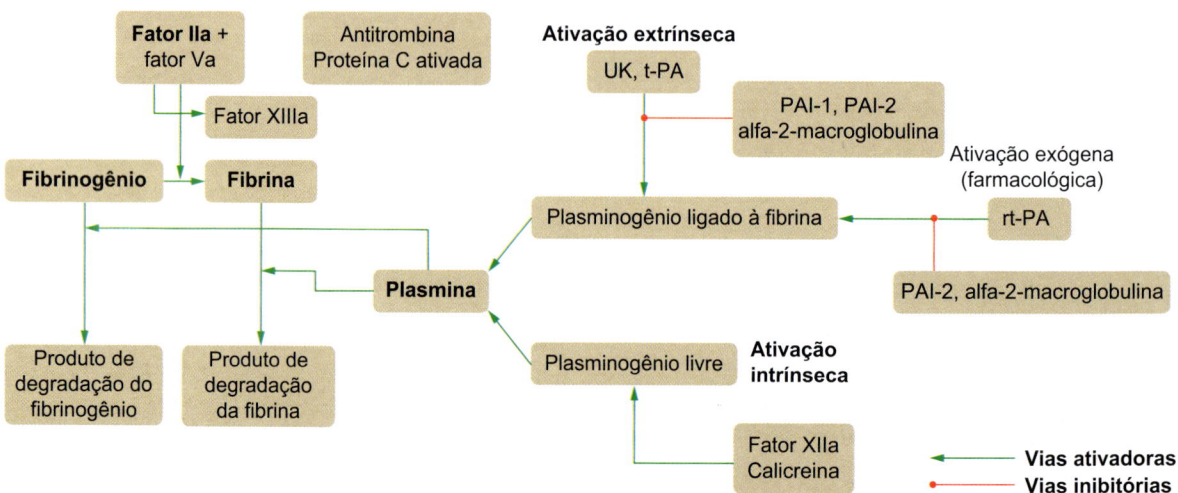

FIGURA 131.1 Sessão final da cascata da coagulação, formação do trombo de fibrina e fibrinólise. PAI: inibidor do ativador de plasminogênio tecidual; rt-PA: ativador recombinante do plasminogênio tecidual; t-PA: ativador do plasminogênio tecidual; UK: uroquinase.

autolimitada pelo inibidor do ativador do plasminogênio (PAI-1) e alfa-2-antiplasmina, permitindo uma ação lítica reservada ao local da formação do trombo. O endotélio vascular sintetiza continuamente dois fibrinolíticos, o ativador do plasminogênio tecidual (t-PA) e a uroquinase, responsáveis pelo processo de fibrinólise endógena.

Ativação do sistema fibrinolítico

O plasminogênio é uma glicoproteína de síntese hepática com cadeia de 88 mil a 92 mil dáltons, contendo 790 ou 791 aminoácidos, 24 pontes dissulfidrílicas e cinco estruturas homólogas em forma de laço ou *kringles*. O aminoácido N-terminal do plasminogênio humano é o ácido glutâmico (Glu-plasminogênio), e os primeiros 76 aminoácidos constituem uma sequência denominada peptídio de ativação, e são liberados por cisão pela plasmina pré-formada, produzindo um fibrinogênio menor com lisina na posição terminal (Lys-plasminogênio). A liberação do peptídio de ativação aumenta a ligação do plasminogênio aos grupos lisina da fibrina.

Dos cinco *kringles* da molécula do plasminogênio, os quatro primeiros contêm um sítio de alta afinidade e vários sítios de baixa afinidade de ligação com resíduos da lisina presentes na fibrina.

A porção carboxiterminal do fibrinogênio também contém um centro enzimático ativo que representa o maior sítio enzimático de interação com a alfa-2-antiplasmina, inibindo a sua ligação com a fibrina e sua atividade de protease. Esse efeito é ainda maior quando os *kringles* estão acessíveis para reação, indicando que o efeito inibidor fisiológico também interage com essas alças.

A ativação do plasminogênio ocorre pela quebra da ligação arginina-valina, produzindo uma molécula de duas cadeias ligadas por pontes dissulfídricas. A cadeia leve ou B, de 25 mil a 26 mil dáltons, tem sítio serina ativo, semelhante à tripsina, e a cadeia pesada ou A, de 77 mil a 85 mil dáltons (formas Lys-77 e Glu-2), tem em sua estrutura os cinco *kringles*.

A plasmina atua com endopeptidase, agindo como serinaprotease, hidrolisando ligações lisina-arginina presentes em proteínas. Essas ligações são frequentes nos fatores de coagulação, o que faz com que a plasmina seja capaz, também, de hidrolisar fibrina, fibrinogênio, fatores V e VIII, além de outras proteínas.

A ativação intrínseca do plasminogênio ocorre por vias envolvendo o fator XII, pré-calicreína, cininogênio de alto peso molecular e outros componentes. A plasmina e a calicreína são ativadores do fator XII, produzindo um mecanismo de retroalimentação positiva.

A ativação extrínseca é realizada por substâncias existentes em muitos órgãos, tecidos e secreções, como a uroquinase, que parecem idênticas aos secretados pelo endotélio. Já foram isolados de útero humano, ovários e coração porcinos, líquido de perfusão pós-morte e sobrenadante de culturas de células.

A uroquinase é uma proteinase do tipo tripsina, que difere dos ativadores tecidual e vascular nas características antigênicas e em sua especificidade enzimática, especialmente à ativação do plasminogênio associado à fibrina. A uroquinase foi isolada de urina humana e de cultura de células renais de embrião humano e é produzida em pequena quantidade pelo endotélio.

A fibrinólise exógena (terapêutica) ocorre por infusão de medicamentos ativadores do plasminogênio que foram produzidos com base no conceito de trombólise seletiva, que é o processo de ativação do plasminogênio localizado e restrito à fibrina. A Figura 131.1 ilustra as vias de ativação da fibrinólise.

Mecanismos de inibição da fibrinólise

Dois tipos de inibidores são descritos: os que inibem a plasmina (antiplasminas) e aqueles que inibem a ativação do plasminogênio (anti-ativadores). O inibidor fisiológico da plasmina plasmática é a alfa-2-antiplasmina, que se liga à plasmina, formando um complexo sem atividade de protease. O papel e os mecanismos dos antiativadores da ativação intrínseca do plasminogênio não são bem conhecidos. Os inibidores da ativação exógena são constituídos dos anticorpos antiestreptoquinase, provavelmente originados a partir de infecções prévias pelo estreptococo beta-hemolítico. O mecanismo de inibição da uroquinase no sangue é pouco conhecido e ocorre por inibição lenta pela influência da alfa-2-macroglobulina, da alfa-1-antitripsina, da antitrombina III e da alfa-2-antiplasmina.

A presença de inibidores dos ativadores extrínsecos do plasminogênio foi confirmada em estudos na década de 1980. O PAI-1 origina-se de vários tecidos, como endotélio vascular, células musculares lisas dos vasos, fígado, no plasma e nas plaquetas. O PAI-1 neutraliza o t-PA, formando um complexo à taxa constante, sendo o principal mecanismo responsável pelo desaparecimento do t-PA no sangue.

Fármacos fibrinolíticos

Desde a descrição farmacológica da estreptoquinase, há uma contínua pesquisa de novos fibrinolíticos visando desenvolver substâncias que apresentem maior especificidade ao trombo, lise efetiva e rápida, além de baixo risco de complicações hemorrágicas. Os fibrinolíticos mais usados e suas principais características farmacológicas[5-8] estão classificados no Quadro 131.1. A estreptoquinase apresenta resultados clínicos menos efetivos quando comparados aos do ativador tecidual recombinante do plasminogênio (rt-PA) e da uroquinase. Seu poder antigênico e o efeito variável em diferentes pacientes também são fatores limitantes, e devem-se, como já referido, respectivamente, ao fato de ela ser uma substância estranha ao organismo e à presença de anticorpos antiestreptoquinase em título variável relacionado com exposição anterior à substância ou aos antígenos bacterianos do estreptococos.[5,6]

A uroquinase e o rt-PA têm se apresentado como substâncias de ação eficaz, com pouco risco de reações alérgicas e de efeito mais previsível. Recentemente, novos fármacos sintetizados a partir da molécula original do t-PA, como a reteplase e a tenecteplase, tornaram-se disponíveis para uso, porém com pouca experiência clínica de fibrinólise de extremidades relatada em literatura.

QUADRO 131.1	Fibrinolíticos e suas características.		
Fibrinolítico	**Origem**	**Meia-vida (min)**	**Seletividade à fibrina ligada ao trombo**
Estreptoquinase	Bacteriana	23	+
Uroquinase	Humana	16	++
Alteplase (rt-PA)	Humana recombinante	6 a 8	+++
Reteplase	Humana recombinante	13 a 16	+++
Tenecteplase	Humana recombinante	20 a 24	++++

TERAPIA FIBRINOLÍTICA DA TROMBOSE VENOSA PROFUNDA

Indicações

O uso da trombólise seletiva por cateter no tratamento da TVP aguda é um procedimento de exceção, em geral reservado aos pacientes com trombose extensa, repercussões clínicas relevantes e que apresentam baixo risco de sangramentos. A diretriz de tratamento de TEV do American College of Chest Physicians recomenda a anticoagulação terapêutica como a terapia de escolha no tratamento do TEV, devendo a terapia fibrinolítica ficar restrita aos casos mais graves, anteriormente descritos.[9]

Mesmo que o paciente se encaixe no perfil clínico a ser considerado para a terapia trombolítica, o risco de sangramento deve ser acuradamente avaliado. Embora não existam métodos com acurácia absoluta para excluir um evento de sangramento grave, algumas características estão mais frequentemente associadas a eventos hemorrágicos, e estão relacionadas no Quadro 131.2.

Técnica do procedimento – Aspectos gerais

Geralmente, o procedimento é conduzido sob anestesia local ou, em casos específicos, sob anestesia geral. A anestesia por bloqueio medular é estritamente contraindicada pelo risco de sangramento associado ao uso de fibrinolíticos.

O acesso vascular é obtido por meio de punção venosa guiada por ultrassom, minimizando assim o risco de acidentes de punção e sangramentos.

A veia poplítea ipsilateral ao processo trombótico costuma ser o sítio mais comumente utilizado, tendo como alternativas a veia femoral e as veias tibiais posteriores. Outros sítios menos usuais são a veia femoral contralateral ou a veia jugular interna. A punção ou dissecção da veia safena parva deve ser evitada, uma vez que a junção safenopoplítea pode ser tortuosa ou mesmo ausente.

Após o acesso e a obtenção de imagens flebográficas iniciais, insere-se um cateter multiperfurado dedicado para tal procedimento, iniciando-se a infusão da solução fibrinolítica e o encaminhamento para unidade de terapia intensiva ou similar. É importante atentar para a presença de duplicidade de veias femorais, devendo o cateter ser inserido na veia dominante.[10]

O paciente deve ser mantido em ambiente de terapia intensiva ou semi-intensiva para a detecção precoce de possíveis eventos hemorrágicos.

Fibrinólise seletiva por cateter com infusão contínua de fibrinolítico

Essa foi a primeira técnica de fibrinólise seletiva por cateter descrita, consistindo na inserção de um cateter multiperfurado preferencialmente em toda a extensão das veias trombóticas, seguido da infusão contínua de solução de soro fisiológico (SF) e fibrinolítico. Tal técnica é realizada em diversos estágios, consistindo na inserção inicial do cateter em centro cirúrgico/radiológico, seguida da infusão contínua do fibrinolítico em ambiente de terapia intensiva.

Em geral, a cada cerca de 12 a 18 horas o paciente é reconduzido ao ambiente de intervenção (centro cirúrgico ou de intervenção radiológica) no qual uma angiografia de controle é realizada visando avaliar o progresso da trombólise e eventual necessidade de reposicionamento do cateter ou correção de estenoses ou síndromes compressivas venosas associadas.

Atualmente, a alteplase (rt-PA) é o fibrinolítico mais utilizado em nosso meio. As doses de fibrinolíticos foram determinadas empiricamente e validadas por meio da experiência individual de diversos pesquisadores.[11-13] Embora não haja um consenso definitivo, em geral opta-se pela dose de manutenção de 1 mg/h de alteplase, com bólus (inicial, apenas) de 3 a 5 mg.[14]

O uso concomitante de heparina não fracionada por via intravenosa sistêmica é recomendado. Em geral, utiliza-se a dose inicial de 12 mil unidades, com ajustes frequentes mediados pelo exame de tempo de tromboplastina parcial ativada (TTPa), que deve ser mantido próximo de 60 segundos. Não é recomendada a infusão de heparina na mesma via ou em vias próximas (p. ex., pelo introdutor do cateter de fibrinólise) ao ponto de infusão do fibrinolítico.

A frequente necessidade de reavaliações/reconduções ao ambiente de intervenção torna tal técnica um procedimento desgastante tanto para o paciente quanto para a equipe médica, o que tem gerado crescente interesse pela técnica da fibrinólise farmacomecânica (Figura 131.2).

Fibrinólise farmacomecânica seletiva por cateter associada a trombectomia mecânica percutânea

Essa técnica representa uma abordagem mista do processo trombótico, combinando o método de trombectomia aspirativa com a injeção sob pressão do agente fibrinolítico em pulsos (*pulse spray*), eventualmente permitindo efetuar a remoção completa do coágulo e a correção de estenoses venosas, quando presentes, em um único ato.[15]

Embora diversos dispositivos já tenham sido descritos na literatura médica, o sistema AngioJet® (Boston Scientific, EUA) é o mais utilizado no Brasil. Tal sistema é utilizado em dois modos, em geral de maneira alternada:

- Trombectomia por aspiração: o cateter emite jatos pulsados de SF, paralelos ao corpo do cateter, ao mesmo tempo em que os aspira. Tal processo explora o princípio físico de Venturi, com os jatos de soro em alta velocidade criando áreas de pressão hidrostática inferior ao do lúmen vascular, promovendo, assim, a aspiração do conteúdo trombótico deste. O método aspirativo tem o inconveniente de promover hemólise e consequente hemoglobinúria, com risco de insuficiência renal aguda. A quantidade de hemácias hemolisadas é, em linhas gerais, diretamente proporcional ao número de pulsos. Assim, há a recomendação empírica de, dentro do possível, limitar o procedimento a 240 a 480 pulsos
- Injeção de fibrinolítico: no modo *pulse spray*, o cateter injeta uma solução de fibrinolítico diluída em SF sob alta pressão no lúmen venoso, promovendo assim a ruptura dos trombos maiores e, ao mesmo tempo, maior contato entre a solução e os trombos.

QUADRO 131.2 | Condições clínicas associadas a maior risco de eventos hemorrágicos.

- Diátese hemorrágica
- História recente de sangramento importante
- Retinopatia hemorrágica
- História recente (10 dias) de parto, massagem cardíaca externa traumática, punção de vaso não compressível, cirurgia maior ou trauma significante
- Hipertensão arterial grave não controlada
- Endocardite ou pericardite bacteriana
- Doença hepática grave, incluindo insuficiência hepática, cirrose, hepatite ativa, hipertensão portal (varizes de esôfago)
- Diagnóstico documentado de doença ulcerativa gastrintestinal nos últimos 3 meses, varizes esofágicas, aneurismas arteriais, malformações arteriovenosas
- Neoplasias com risco de sangramento
- Pancreatite aguda
- História de acidente vascular cerebral, neoplasia, malformação ou aneurisma intracranianos, cirurgia intracraniana ou espinal

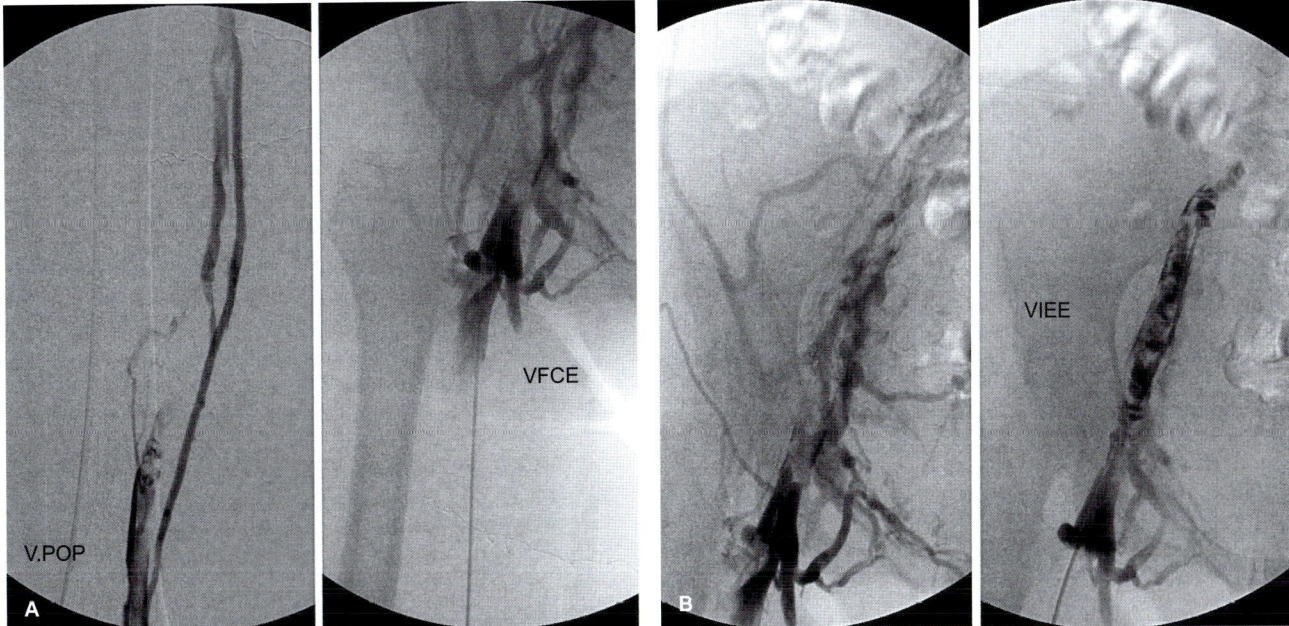

FIGURA 131.2 A. Trombose venosa profunda de membro inferior esquerdo (MIE) há 30 dias, sem melhora com anticoagulação oral. Imagem inicial, em decúbito ventral, evidenciando trombose extensa das veias poplítea, femorais e ilíacas. **B.** Após 15 horas de trombólise por infusão contínua de alteplase (total de 18 mg), observa-se a presença de poucos trombos residuais e oclusão extensa de veia ilíaca comum esquerda, tratada com implante de *stent* autoexpansível. VFCE: veia femoral comum esquerda; VIEE: veia ilíaca externa esquerda; V. POP: veia poplítea.

O uso alternado dos dois modos, em geral, proporciona a remoção de grandes volumes trombóticos, permitindo a conclusão abreviada do procedimento. Em casos nos quais não é possível remover uma quantidade satisfatória de trombos no ato da intervenção ou o número de pulsos excede o recomendável, é possível, a critério clínico, persistir o tratamento apenas com a infusão passiva contínua de baixas doses de fibrinolítico.

Apesar de suas vantagens e pontos atrativos, há riscos de complicações clínicas intrinsecamente ligadas a essa técnica, sendo a hemólise e a consequente hemoglobinúria a mais relevante (Figura 131.3).

Complicações da terapia fibrinolítica

Embolia pulmonar

Grossman e McPherson,[16] em uma revisão de 263 casos de tratamento da TVP por fibrinólise seletiva, encontraram documentados apenas dois casos (0,7%) de tromboembolismo pulmonar com manifestações clínicas, e que não foram fatais. Os autores citam que os relatos de tromboembolismo pulmonar (TEP) no tratamento com heparinoterapia variam de 0 a 56%, com média de 7,9% de casos não fatais. Devido às baixas estatísticas de TEP relacionadas

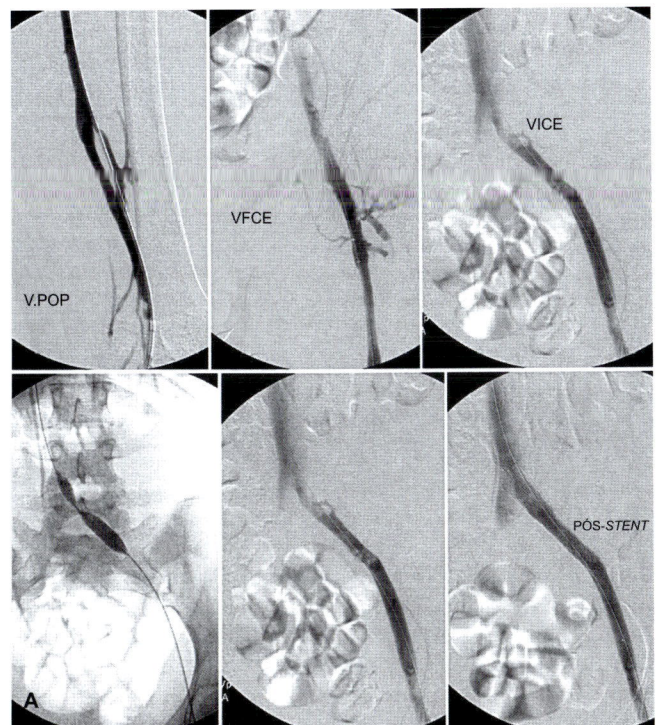

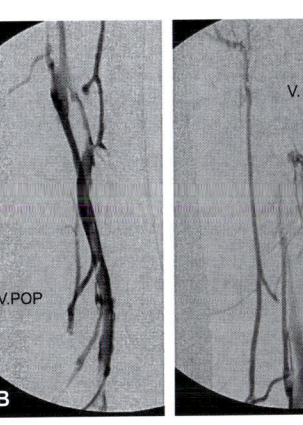

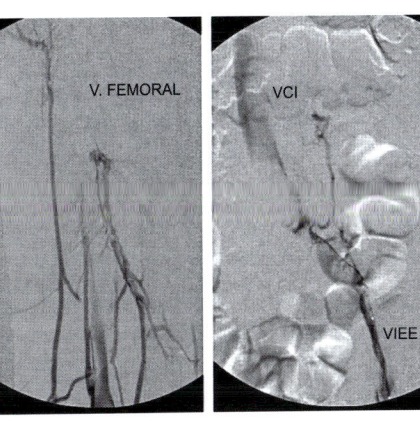

FIGURA 131.3 A. Trombose venosa profunda de membro inferior esquerdo (MIE) há 2 dias, com edema exuberante e discreta cianose. Imagem inicial evidenciando trombose extensa das veias poplítea, femorais e ilíacas. **B.** Trombólise farmacomecânica com cateter AngioJet®, com remoção trombótica integral após 90 minutos de procedimento (141 pulsos de aspiração, 8,7 mg de alteplase). Observa-se estenose proximal de veia ilíaca comum esquerda, tratada com implante de *stent* autoexpansível de perfil oblíquo. VCI: veia cava inferior; VFCE: veia femoral comum esquerda; VICE: veia ilíaca comum esquerda; VIEE: veia ilíaca externa esquerda; V. POP: veia poplítea.

ao método, o uso de filtro de veia cava inferior para profilaxia de embolização relacionada à passagem do cateter ou à infusão de fibrinolítico foi, de maneira geral, abandonado. No mesmo relato, os autores ainda descrevem somente um óbito por isquemia miocárdica aguda decorrente de oclusão de derivação para revascularização miocárdica.

Lesão renal aguda por hemólise e hemoglobinúria

Shen et al.[17] observaram que uma queda do hematócrito superior a 14% após a trombólise farmacomecânica com AngioJet® foi indicativa de risco de lesão renal aguda por hemoglobinúria.

Salem et al.,[18] estudando eventos de lesão renal aguda pós-terapia trombolítica seletiva por cateter, identificaram como fatores de risco para tal evento a presença de trombose bilateral, o uso "agressivo" do cateter AngioJet® e perdas sanguíneas expressivas no intraoperatório. Porém, a maioria dos casos evoluiu de forma benigna, e nenhum paciente necessitou de terapia hemodialítica perene.

Eventos hemorrágicos

Ouriel et al.,[19] estudando 144 pacientes submetidos a fibrinólise arterial ou venosa seletiva com rt-PA, evidenciaram aparecimento de hematoma em 43% dos casos – 6,9% necessitaram de algum tipo de intervenção local. Evidenciaram ainda episódios de hemorragia subaracnóidea, infarto agudo do miocárdio e insuficiência renal aguda em 2,7, 1,4 e 4,2% dos casos, respectivamente. Porém, é importante ressaltar que essas séries de casos utilizaram doses de rt-PA razoavelmente superiores às utilizadas atualmente. Supõe-se ainda que a incidência de hematomas referida seja predominante nos casos arteriais.

Monitoramento laboratorial da fibrinólise seletiva por cateter

Durante o tratamento fibrinolítico, o monitoramento de alguns parâmetros laboratoriais ajuda na prevenção ou na detecção precoce de algumas complicações.

A função renal deve ser avaliada regularmente, tanto pelo uso de contraste iodado quanto pela eventual hemoglobinúria e lesão renal aguda decorrentes da trombólise farmacomecânica. A dosagem repetida da hemoglobina sérica/hematócrito sérico é útil na detecção de perdas sanguíneas ocultas. O TTPa, conforme já mencionado, é essencial para a titulação da dose de heparina. A dosagem do fibrinogênio sérico ainda é vista como o parâmetro laboratorial para avaliar o impacto sistêmico da terapia trombolítica na hemostasia. A maioria das séries de casos determina como seguro o limite de 100 mg/dℓ na concentração sérica do fibrinogênio, abaixo do qual a terapia deve ser suspensa, ou ao menos temporariamente interrompida. No entanto, diversas pesquisas têm falhado em demonstrar a acurácia do fibrinogênio sérico como preditivo de sangramentos.[20,21] Hirsch e Goldhaber[22] evidenciaram a sensibilidade e a especificidade de 44 e 67%, respectivamente, para a identificação de possíveis candidatos a complicações hemorrágicas pelo uso de fibrinolíticos.

Resultados de eficácia e segurança da terapia trombolítica seletiva por cateter: Evidências científicas

As evidências científicas iniciais acerca da terapia trombolítica seletiva por cateter foram naturalmente escassas, produzidas inicialmente por séries de casos ou pequenos estudos comparativos.

Apenas mais tardiamente, foram realizados ensaios clínicos randomizados comparando a terapia trombolítica seletiva por cateter com o tratamento padrão (anticoagulação terapêutica sistêmica).

À Okrent[23] devemos o trabalho pioneiro nessa área, quando relatou um caso de TVP de membro inferior tratado por infusão seletiva de uroquinase (150 mil U/h), por meio de cateter introduzido pela veia braquial, associado a angioplastia de veia ilíaca comum pela presença de estenose venosa residual, com sucesso.

Semba e Dake[24] relataram 27 casos de TVP de membros inferiores (agudos e crônicos) tratados com infusão seletiva de uroquinase (dose média de 4,9 milhões de U), obtendo fibrinólise efetiva em 25 casos (92%). Emmanuelli et al.[25] relataram 25 casos de fibrinólise seletiva utilizando estreptoquinase ou uroquinase, com 68% de sucesso técnico. Em um registro multicêntrico, Mewissen[26] descreveu 312 casos de fibrinólise seletiva com uroquinase (associada ao uso de angioplastia e *stents* em 31% dos casos) com remoção de mais de 50% do coágulo em 83% dos casos.

Experiências iniciais com o uso de rt-PA na dose de 0,05 mg/kg/h (com tratamento adicional por *stent* em nove casos e trombectomia hidrodinâmica em três) demonstraram restauração do fluxo anterógrado em 79% dos pacientes, com tempo médio de fibrinólise de 30 horas.[11]

Já uma série de casos[27] com o uso de doses peso independentes de rt-PA (0,25 a 2 mg/h, média de 1 mg/h) demonstrou 87,5% de sucesso terapêutico e tempo médio de lise de 24,1 horas.

Casella e Presti publicaram sua experiência inicial de 18 casos de trombólise seletiva com rt-PA, com sucesso técnico em 77%. Nos pacientes em que a terapia fibrinolítica foi bem-sucedida e não houve retrombose, a incidência de síndrome pós-trombótica e refluxo venoso foi estatisticamente menor.[28]

O primeiro ensaio clínico prospectivo e comparativo entre a terapia trombolítica e a anticoagulação foi publicado em 2002.[29] Com uma casuística de 35 pacientes avaliados após 6 meses, os autores observaram melhores resultados de perviedade e de competência valvular venosa nos pacientes tratados pela terapia fibrinolítica.

O estudo CAVENT (2012)[30] foi um ensaio clínico prospectivo não cego de múltiplos centros da Noruega, nos quais 209 pacientes com trombose iliacofemoral em seu primeiro episódio e com até 21 dias de história clínica foram randomizados para receber anticoagulação terapêutica isolada ou anticoagulação mais trombólise seletiva por cateter por infusão passiva de alteplase associada ou não a eventual correção endovascular de estenoses venosas. Os objetivos primários foram a presença de perviedade iliacofemoral em 6 meses e a incidência de síndrome pós-trombótica em 24 meses.

Os pacientes tratados por trombólise seletiva por cateter apresentaram melhores resultados de perviedade do eixo venoso iliacofemoral em 6 meses (65,9% *vs.* 47,4% no grupo de anticoagulação isolada, *p* = 0,012) e menor incidência de síndrome pós-trombótica (SPT) em 24 meses (41,1% *vs.* 55,6%, *p* = 0,047). Oito pacientes submetidos à fibrinólise apresentaram sangramentos maiores ou clinicamente relevantes, enquanto os pacientes sob anticoagulação não apresentaram sangramentos dessa magnitude. Os autores concluíram que a trombólise seletiva por cateter é uma terapia aceitável em pacientes com trombose venosa extensa e baixo risco de sangramento.

Já o estudo ATTRACT (2017)[31] foi um ensaio clínico prospectivo e multicêntrico no qual 692 pacientes com TVP aguda proximal foram randomizados para receber anticoagulação terapêutica isolada ou anticoagulação mais trombólise seletiva por cateter sob diversas técnicas (infusão passiva ou *pulse spray*, associadas ou não a aspiração ou maceração do trombo e eventual correção endovascular de estenoses venosas). O objetivo primário foi avaliar a incidência de síndrome pós-trombótica em 6 e 24 meses.

Pacientes submetidos à trombólise por cateter apresentaram 27% menos eventos de SPT moderada/grave ($p = 0,04$) que o grupo-controle, porém sem diferenças estatísticas entre os grupos quando todos os estágios de SPT foram considerados. Por outro lado, a terapia trombolítica resultou em um aumento de 6,2 vezes nos eventos de sangramento maior nos primeiros 10 dias ($p = 0,049$), mas sem diferenças nesse parâmetro no seguimento total de 24 meses. Os autores interpretaram tais achados como evidência de que a terapia trombolítica foi de pouco benefício clínico e resultou em maior risco de sangramento.

CONSIDERAÇÕES FINAIS

Apesar dos avanços técnicos e da expressiva evolução da experiência médica na terapia fibrinolítica seletiva da TVP, esta continua sendo uma conduta excepcional, restrita a pacientes com eventos trombóticos extensos, boa expectativa de vida e baixo risco de sangramento. As novas técnicas e dispositivos abrem perspectivas de procedimentos mais rápidos e efetivos, cujo impacto na prevenção da síndrome pós-trombótica ainda não foi completamente mensurado.

As referências bibliográficas deste capítulo se encontram no Ambiente de aprendizagem do GEN.

132

Trombectomia Venosa – Cirurgia Aberta

Hamilton Almeida Rollo

Resumo

A trombectomia venosa visa desobstruir a veia trombosada, aliviando os sintomas agudos, preservando as válvulas e prevenindo a síndrome pós-trombótica (SPT). A trombectomia por cirurgia aberta tem sido usada no tratamento da trombose aguda iliofemoral desde as décadas de 1930 e 1940. Na América do Norte, foi muito realizada em 1960. Entretanto, no fim dessa década, a avaliação dos resultados tardios não se mostrou eficaz na manutenção da perviedade e na prevenção da SPT. Assim, sua indicação passou a ser para casos selecionados e quando havia ameaça de gangrena venosa ou à vida. Em 2016, foi feita uma revisão sistemática pela Cochrane, a qual não encontrou estudos controlados e randomizados que mostrassem a eficácia da trombectomia em prevenir a SPT. Por essa razão, ela ainda pode ser indicada para flegmasia cerúlea *dolens* quando há risco de perda do membro ou da vida.

Palavras-chave: trombose venosa profunda; cirurgia; veia iliofemoral; fístula arteriovenosa.

INTRODUÇÃO

O tratamento cirúrgico da trombose venosa profunda (TVP) pode ser realizado com finalidade curativa, visando desobstruir a veia com a retirada do trombo – trombectomia venosa –, ou preventiva, para impedir que fragmentos do trombo venoso atinjam a árvore arterial pulmonar – interrupção da veia cava inferior. Este último procedimento cirúrgico é realizado nos casos em que há contraindicações ou complicações hemorrágicas com o uso de anticoagulantes, impedindo seu emprego no tratamento clínico ou como coadjuvante do tratamento cirúrgico, ou, ainda, quando, havendo tratamento clínico bem conduzido, ocorrerem episódios de embolia pulmonar.

Neste capítulo, será discutida apenas a trombectomia venosa por cirurgia aberta, enquanto a por cirurgia endovascular está detalhada nos Capítulos 82 e 150. A interrupção da veia cava será apresentada com detalhes no Capítulo 139.

INDICAÇÃO

Destacam-se como vantagens da trombectomia, em relação ao tratamento clínico, a resolução imediata da obstrução venosa com normalização da drenagem sanguínea do membro, o alívio mais rápido da dor, a prevenção da embolia pulmonar e a preservação das válvulas venosas, que leva a menor morbidade por diminuir o risco da SPT.[1]

Segundo a maioria dos autores, a principal indicação da trombectomia venosa é para casos de flegmasia cerúlea *dolens*, pois, nos pacientes com esse quadro, existem possibilidade de gangrena no membro afetado e ameaça à vida, em consequência da obstrução venosa maciça. Nos demais casos de trombose nos membros inferiores, indica-se a trombectomia, após análise de cada paciente, quando a trombose está localizada na região iliofemoral, é de instalação recente (história de menos de 7 dias) e aparente à flebografia, ou quando o ultrassom revela sinais sugestivos do trombo flutuante ou recente (Figuras 132.1 e 132.2).

Nas tromboses que atingem as veias da perna ou até a veia poplítea, os resultados tardios da trombectomia não são melhores do que os obtidos quando se trata com anticoagulantes, de modo que não é indicada a cirurgia. Nas tromboses com duração superior a 7 dias, os trombos já estão aderindo à íntima em consequência do processo de organização, o que torna difícil a retirada cirúrgica sem lesar a camada interna das veias e as válvulas. Isso favorece a retrombose e a disfunção valvular. Consideramos também, na indicação da trombectomia, o estado geral dos pacientes e a idade, recomendando a cirurgia para os não muito idosos, com boa expectativa de vida e estado geral, no mínimo, regular.

Para esses, outros autores[2,3] sugerem o tratamento com substâncias fibrinolíticas, caso se disponha delas. No que diz respeito à fibrinólise, a técnica do cateter no trombo e em pacientes com história de TVP com menos de 14 dias de evolução tem mostrado resultados melhores do que em fibrinólise sistêmica[4] (ver Capítulo 131).

Comerota e Aziz[1] reforçaram a importância de remover os trombos nas tromboses iliofemorais, uma vez que a desobstrução das veias proximais diminui a hipertensão venosa, o que preserva a função das válvulas distais. Alguns autores propõem combinar o tratamento fibrinolítico local com a trombectomia, sendo a fibrinólise para as veias distais, a fim de preservar as válvulas, e a trombectomia para as veias proximais.[5] A 9ª conferência da *Evidence-Based Clinical Practice Guidelines on Antithrombotic Therapy and Prevention of Thrombosis* (ACCP)[6] recomendou a remoção dos trombos para as tromboses proximais (iliofemoral).

A trombectomia venosa deverá ser considerada (grau 2C) se os seguintes critérios forem contemplados: TVP iliofemoral, sintomas

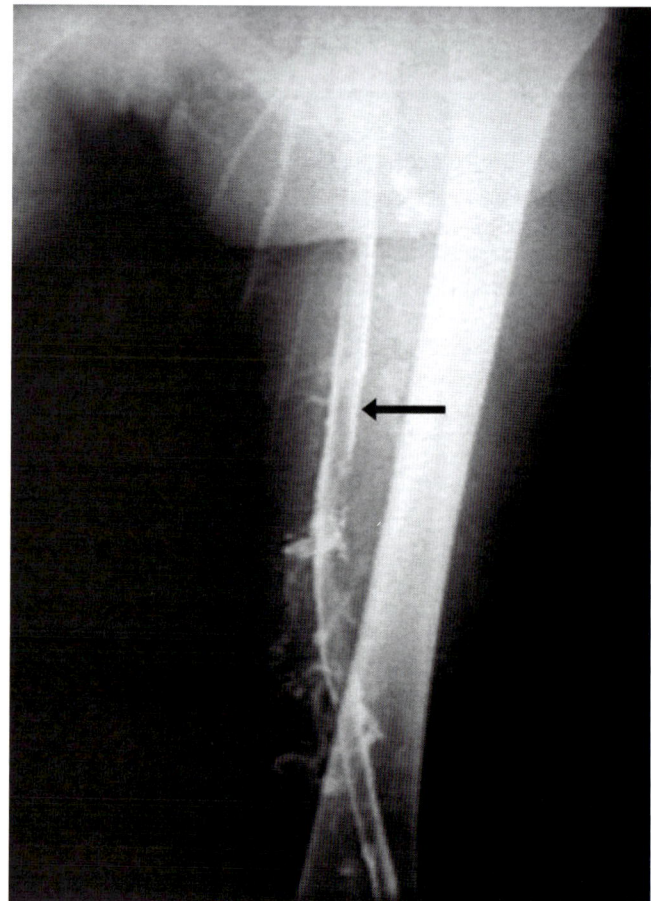

FIGURA 132.1 Flebografia da região da coxa esquerda. Nota-se trombo flutuante na veia femoral (*seta*).

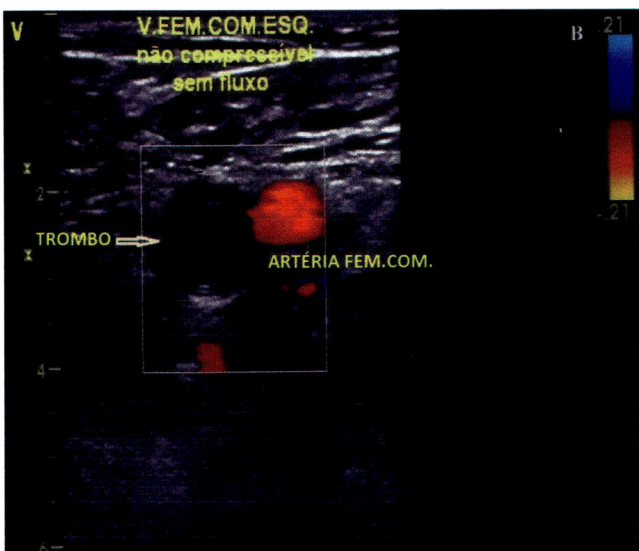

FIGURA 132.2 Imagem de ultrassonografia em cores (corte transversal) nos níveis da veia e da artéria femoral comum esquerda. Trombo recente na veia femoral (aspecto ecográfico predominantemente hipoecoico e aumento do diâmetro da veia). A artéria femoral está codificada em *vermelho*, e a veia, sem fluxo.

de menos de 7 dias, pacientes com expectativa de vida boa, com qualidade de vida e equipe cirúrgica com habilidade e experiência. Esses critérios também são considerados em nosso serviço, como relatamos antes. Entretanto, a ACCP propõe como primeira escolha, nos casos de TVP iliofemoral, a fibrinólise por cateter, em vez da trombectomia.

Nos casos de trombose axilar subclávia, não indicamos a trombectomia de rotina, pois o tratamento com anticoagulantes tem mostrado bons resultados na maioria dos casos, opinião também de outros autores[7] e recomendação grau 2C da 9ª ACCP.[6] Os *guidelines* da 10ª conferência da ACCP-2016,[8] apesar de substanciais novas evidências em alguns aspectos do tratamento do TEV, em relação à TVP iliofemoral, não indicaram alterações nas recomendações da 9ª conferência.

Uma revisão sistemática publicada pela Cochrane e realizada por Robertson et al. em 2016 não encontrou estudos com ensaios controlados e randomizados que avaliassem os resultados da trombectomia para TVP iliofemoral quanto a perviedade, preservação das válvulas e prevenção da SPT.[9] Assim, os autores recomendam a trombectomia quando houver ameaça da perda do membro ou à vida.

TÉCNICA CIRÚRGICA

Anestesia

Sempre que possível, realiza-se a trombectomia sob anestesia peridural, que permite executar a técnica cirúrgica com maior tranquilidade e manter o paciente acordado. Isso também permite proceder à manobra de Valsalva durante a passagem do cateter de Fogarty em direção proximal. A realização voluntária dessa manobra pelo paciente impede ou diminui a chance de embolia pulmonar, ajuda na retirada do trombo e, consequentemente, possibilita uma trombectomia sem auxílio do cateter oclusor da veia cava inferior.

Outros cirurgiões, entretanto, preferem realizar a trombectomia sob anestesia geral, pois consideram que ela pode ter duração prolongada, sendo muitas vezes necessária uma angiografia intraoperatória.[10] A anestesia geral torna possível a cirurgia em melhores condições, de modo que a manobra de Valsalva seria substituída por pressão positiva expiratória final do respirador durante a passagem do cateter de Fogarty em direção proximal.[3]

Não se pode esquecer que a trombectomia poderá ser feita sob anestesia local quando não for possível se valer de outros tipos de anestesia.[11,12] É necessária uma previsão de sangue para transfusão, haja vista que, durante a trombectomia, poderá haver perda sanguínea importante.

Técnica

A veia femoral acometida é dissecada por meio de incisão na região inguinal, e seus ramos (femoral superficial, safena interna e femoral profunda) são isolados e reparados. Após heparinização sistêmica (5 mil UI-IV), a veia femoral comum é aberta por venotomia longitudinal ou oblíqua, pela qual se retiram os trombos do local. A seguir, é feita a passagem do cateter de Fogarty proximalmente através do trombo até atingir a veia cava inferior, enquanto o paciente realiza a manobra de Valsalva. Na sequência, o balão é insuflado, o cateter é tracionado e retirado, realizando-se, por fim, a trombectomia (Figura 132.3).

Esse procedimento deve ser repetido até obter bom refluxo de sangue. Uma flebografia intraoperatória deve ser realizada, para verificar a total perviedade das veias femoral, ilíaca e cava, uma vez que apenas o refluxo intenso de sangue não é sinal garantido da remoção total dos trombos.

Não temos colocado balão oclusor na veia cava inferior através da veia femoral contralateral, como proposto por alguns cirurgiões, a fim de evitar uma possível embolia durante a trombectomia proximal.[13,14] Temos a impressão, com base nos casos tratados por nós, de que manobras cuidadosas substituem essa oclusão. Beebe[15] aponta que a maioria dos autores, inclusive o próprio Fogarty, abandonou tal técnica, o que se confirma quando são analisados outros trabalhos publicados.[16-18]

Após a desobstrução proximal, procede-se a uma trombectomia das veias femoral profunda, superficial e poplítea. Os trombos distais são mais bem removidos por compressão manual e elástica do membro. Realiza-se o enfaixamento compressivo de todo o membro com faixa de Esmarch, iniciando pela região do pé, mantendo o membro elevado. Somente nos casos em que essa manobra não promove a saída dos trombos é que se utiliza o cateter de Fogarty em posição distal, com muito cuidado. Isso é feito para evitar a lesão das válvulas, uma vez que o principal objetivo da trombectomia é sua preservação.

É importante a remoção completa dos trombos. Quando a trombectomia estiver concluída, deve-se fechar a venotomia com uma sutura contínua, com o auxílio de um fio de prolene 6.0. Após revisão cuidadosa de hemostasia, a sutura da incisão deve ser realizada por planos, deixando-se drenagem com aspiração contínua.

Quando não se consegue a desobstrução proximal satisfatória (ilíaca), dependendo do achado da flebografia nessa região, pode-se optar por uma derivação venosa da veia femoral acometida até o lado contralateral (tipo Palma).[19] Outra opção é utilizar técnicas endovasculares, como a venoplastia com colocação de *stent*, com o intuito de recanalizar ou corrigir eventuais estenoses da veia ilíaca comum.[3,20]

Para prevenir a retrombose após a trombectomia e, consequentemente, preservar a perviedade e as válvulas venosas, deve-se manter o paciente anticoagulado. Para tanto, é usada a heparinização sistêmica, seguida por anticoagulantes orais (ver Capítulo 130). Alguns autores têm utilizado, com bons resultados, de uma fístula

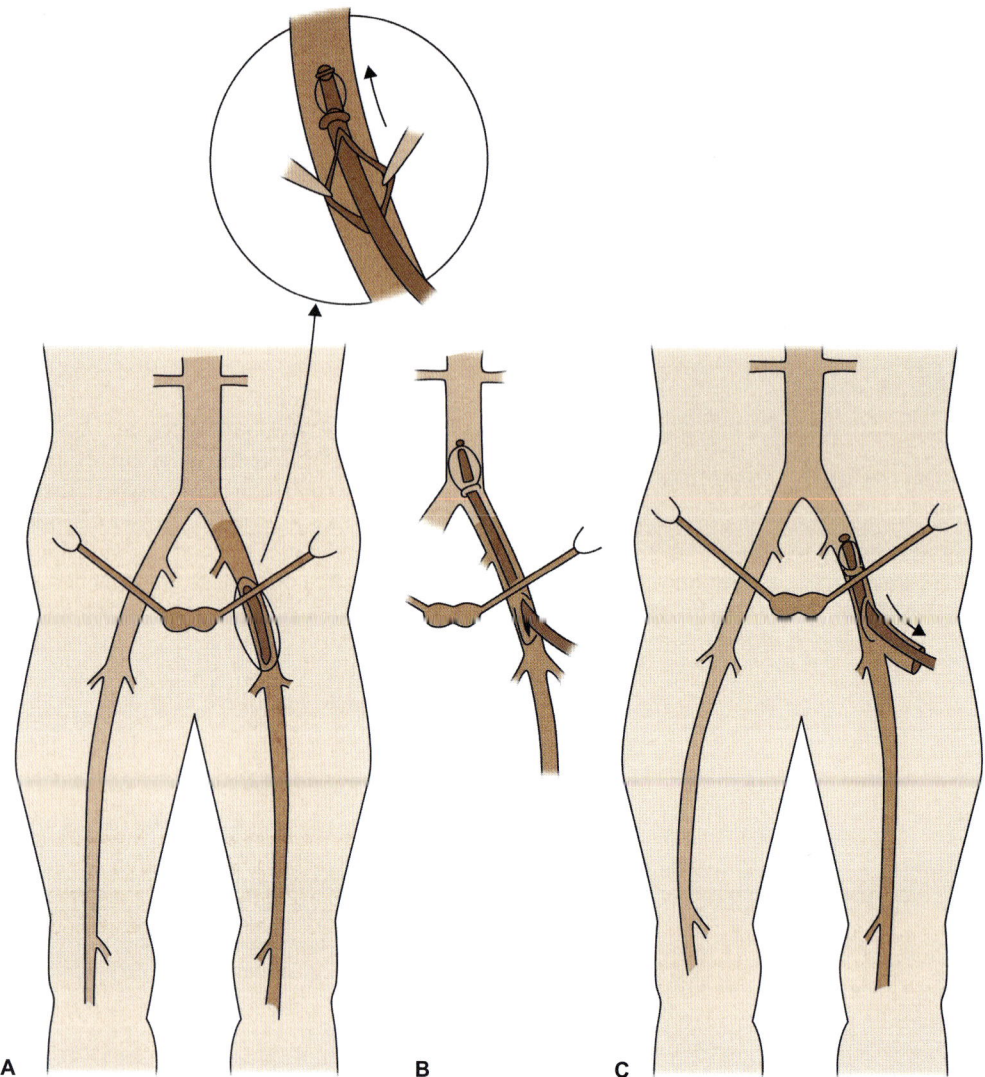

FIGURA 132.3 Técnica de trombectomia com o cateter de Fogarty. **A.** Incisão na região inguinal para dissecação da veia femoral comum. No *detalhe*, notam-se a veia femoral comum aberta por venotomia longitudinal e o cateter de Fogarty sendo introduzido em direção proximal. **B.** Insuflação do balão do cateter na porção inferior da veia cava, após ter ultrapassado o trombo da veia ilíaca. **C.** Cateter de Fogarty está sendo tracionado em posição distal com o balão insuflado, o que promove a saída dos trombos.

arteriovenosa (FAV) temporária para manter a perviedade venosa pós-trombectomia.[21,22-25] Temos usado a FAV temporária com base nos mesmos critérios de Horsch e Pichlmaier (1979),[26] que indicam sua construção quando a flebografia intraoperatória mostra irregularidade na luz venosa, provocada por trombos murais que não puderam ser removidos ou quando há estenose por compressão extrínseca. Estudos experimentais realizados por nós sugerem que esse procedimento é efetivo.[27]

Nos casos em que a trombectomia foi feita em trombose bem recente e se conseguiu uma remoção completa dos trombos, confirmada pela flebografia intraoperatória, não temos empregado a FAV temporária como coadjuvante para prevenção de retrombose. Os resultados tardios nesses pacientes têm sido bons em nossa experiência.

COMPLICAÇÕES

A ocorrência de embolia pulmonar no intra e no pós-operatório é de incidência baixa[11,15-17,20,28,29] e não tem sido observada em nosso serviço. É frequente haver formação de hematomas na incisão cirúrgica em consequência da heparinização no pós-operatório imediato. Como já citamos, a fim de minorar os hematomas, deve-se proceder a uma hemostasia cuidadosa durante o ato operatório e deixar a incisão cirúrgica com boa drenagem.

A retrombose é de frequência baixa, desde que se consiga boa remoção dos trombos e se mantenha o doente anticoagulado de maneira adequada no pós-operatório.

As referências bibliográficas deste capítulo se encontram no Ambiente de aprendizagem do GEN.

133

Trombose Venosa Profunda de Membros Superiores

Ricardo de Alvarenga Yoshida ■ Winston Bonetti Yoshida

Resumo

As tromboses venosas de membros superiores podem ser menos frequentes que as de membros inferiores, provavelmente em razão do fluxo sanguíneo maior e de uma menor estase. Cerca de 4 a 10% das tromboses venosas ocorrem nos membros superiores, frequência que vem aumentando por conta do uso de cateteres, marca-passos e desfibriladores, os principais gatilhos para a doença secundária. Quando não se encontra a causa, elas são chamadas de primária, idiopática ou não provocada. Ambas são tratadas de forma similar às tromboses venosas de membros inferiores, procurando-se também, sempre que possível, remover os fatores de risco.

Palavras-chave: trombose venosa profunda de membros superiores; tromboembolia; embolia pulmonar; anticoagulantes.

INTRODUÇÃO

A trombose venosa profunda primária dos membros superiores foi primeiramente descrita por Paget (1875) e por von Schroetter (1884), sendo considerada, a princípio, uma doença rara e benigna. Da mesma maneira que as tromboses venosas de membros inferiores, as oclusões de veias umeral, axilar, subclávia ou braquiocefálica (ver Capítulo 15) podem ocorrer tanto em indivíduos jovens e ativos,[1] aparentemente sadios, quanto em doentes com alguma predisposição local ou sistêmica para trombose.[2]

Estimava-se que 4 a 10% de todas as tromboses venosas profundas (TVPs) acometiam as grandes veias de drenagem das extremidades superiores.[2-5] Entretanto, essa tendência tem aumentado[2,4,6] com o uso crescente de cateteres venosos centrais (CVCs)[2,7,8] e de marca-passos,[2,8] tornando-se mais comum e, ao mesmo tempo, menos benigna.[2,3,5,9,10]

Em nossa instituição, entre 1996 e 1999, foram internados 196 pacientes com TVP, dos quais 14 (7,14%) eram dos membros superiores.[11] Embora a trombose venosa profunda dos membros superiores (TVPMS) seja, de fato, menos frequente que a dos membros inferiores, suas complicações imediatas também são importantes.[2,4,12-14]

A embolia pulmonar (EP), complicação imediata mais grave, pode ser encontrada em 4 a 26% dos casos,[5,10,12,15] podendo chegar a até 36%, frequência similar à da TVP de membros inferiores (TVPMI).[3,9] Em revisão de 998 necropsias consecutivas realizadas no Departamento de Patologia da Faculdade de Medicina de Botucatu, entre 1969 e 1976, foram encontrados 166 casos de tromboembolismo pulmonar (16,6%), dos quais 7,9% tiveram sua origem em veias dos membros superiores.[16] Em estudo mais recente desta instituição, observaram-se 8% de EP em casos de TVPMS.[17]

Se o doente não apresentar EP ou sobreviva a esta, sintomas residuais na extremidade acometida podem persistir, sendo os principais: edema, eritema, dor, hiperpigmentação, sensação de peso, fadiga e espessamento da pele.[18]

Elman e Kahn[2] examinaram sete estudos clínicos avaliando incidência, fatores de risco e presença da síndrome pós-trombótica (SPT) após TVPMS, bem como seu efeito sobre a qualidade de vida. Os autores relataram incidência de SPT entre 7 e 46%, com base nos questionários de qualidade de vida PCS e SF36. O prejuízo funcional é significativo sobretudo quando o membro superior dominante é acometido.[5]

Prandoni et al.,[19] em estudo prospectivo com 53 pacientes portadores de TVPMS – sendo seis associados a cateteres –, tratados com terapia anticoagulante por 3 meses, acompanhados por uma média de 36 meses, observaram SPT em 24,5%, sendo apenas 1,8% de forma grave. Em nossa instituição, observou-se que, dos pacientes tratados exclusivamente com anticoagulantes, 77% permaneceram assintomáticos, 15% tiveram sintomas residuais leves e 2,5% tiveram sintomas graves.[17]

Hingorani et al.,[20] em estudo retrospectivo com 170 pacientes portadores de TVPMS – 110 associados a cateteres, tratados também de forma convencional e seguidos por tempo médio de 13 meses –, descobriram que 7% deles desenvolveram SPT. Em revisão sistemática da literatura, foi observado em 62 estudos, incluindo 3.550 pacientes, que a frequência de SPT e de recorrência foi de 19,4% (intervalo de confiança [IC] 95% de 11,3 a 27,6) e 7,5% (95%, intervalo de confiança de 4,1 a 10,9), respectivamente.[21] Esses dados demonstram a importância da TVPMS, bem como a necessidade de diagnóstico e tratamento adequado precoces no sentido de evitar ou minimizar suas complicações.

ETIOLOGIA

A TVPMS, assim como a trombose venosa dos membros inferiores (ver Capítulo 127), é uma doença multifatorial e pode estar associada a doenças malignas, trombofilia, policitemia, insuficiência cardíaca, inatividade (repouso), uso de hormônios (estrógenos) etc. Localmente, traumas, cateterismos, punções (Intracath®), marca-passos, injeções de medicação irritante, invasão tumoral, infecções e inflamações podem lesar a íntima venosa, constituindo-se em importantes agentes etiológicos dessa doença. A utilização de acessos venosos permanentes (Ports)[6,8] para tratamento de câncer e cateteres duplo lúmen para hemodiálise[7] (ver Capítulo 87) são importantes agentes causais e preditores de TVPMS. Além disso, alguns tipos de medicamentos e fluidos infundidos podem ser altamente tóxicos para o endotélio, como quimioterápicos, glicose hipertônica, alimentos parenterais, contrastes hiperosmolares, entre outros.[7]

Há, essencialmente, dois grupos de pacientes que desenvolvem TVPMS, com base na sua fisiopatologia: aqueles que parecem se desenvolver sem um fator etiológico aparente (TVP primária) e aqueles com fatores de risco evidentes, adquiridos ou hereditários (TVP secundária ou provocada).[3,8,13,22]

A TVPMS primária é uma entidade rara que acomete aproximadamente 20 a 30% dos pacientes com TVPMS.[5,6,8,13,22] Esse tipo de trombose ocorre geralmente de forma espontânea e costuma acometer indivíduos mais jovens após estresse físico intenso que envolva hiperabdução dos membros superiores, como natação, levantamento de peso,[23] remo e lutas.[5] Tal fenômeno é conhecido como síndrome de Paget von Schroetter (SPS), ou trombose de esforço.[2,6,8,24-26]

Nesses casos, vários fatores poderiam ser responsáveis pelo desenvolvimento do trombo: o aumento temporário da coagulabilidade, provocado pelo estresse do exercício; as lesões intimais microscópicas, causadas por exercícios repetidos, que ativam a cascata de coagulação e a estase venosa, em consequência da compressão venosa provocada pelas contrações musculares com o exercício.[6,24,26]

Em nosso serviço, tivemos a oportunidade de tratar um jovem paciente praticante de lutas orientais no qual a TVPMS foi possivelmente desencadeada não só pelos fatores acima apontados, mas também por traumas repetidos na região axilar, com dois bastonetes de madeira ligados por corrente, cujas manobras terminavam sempre com forte pancada do instrumento nessa região (Figura 133.1).

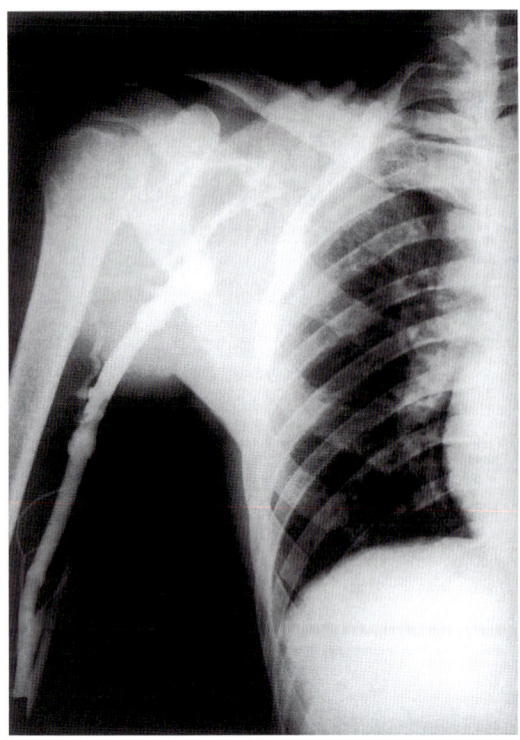

FIGURA 133.1 Flebografia mostrando trombose venosa axilar após esforço físico exagerado.

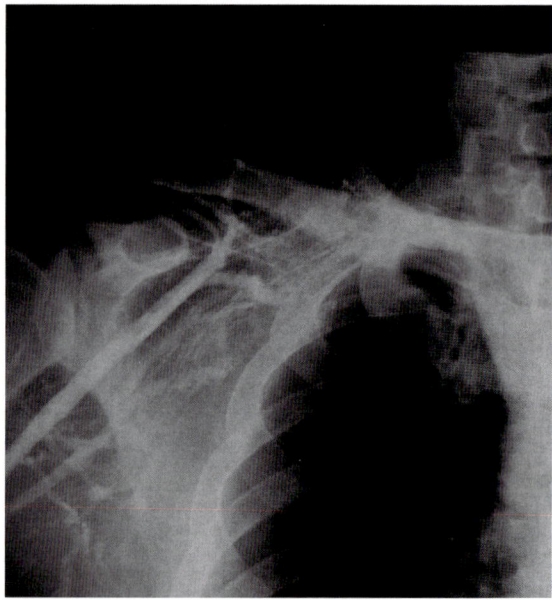

FIGURA 133.2 Flebografia mostrando estreitamento anatômico em região clavicular, apresentando trombose venosa axilossubclávia.

A TVPMS primária pode também estar associada a estreitamentos anatômicos como a síndrome do desfiladeiro torácico, que se caracteriza pela compressão do feixe neuromuscular (plexo braquial, artéria e veia subclávia) (ver Capítulo 166), ou patológicos (primeira costela, costela cervical, bandas fibromusculares congênitas, calos de fraturas de clavícula ou neoplasias)[3,27,28] (Figura 133.2). Embora essa disfunção possa ser inicialmente intermitente, traumas repetidos nesses vasos podem resultar em fibrose perivascular, a qual pode causar uma compressão permanente.[6,27-29]

A TVPMS secundária corresponde à maioria dos casos, acometendo cerca de 80% dos pacientes, ainda que 33 a 60% deles sejam assintomáticos.[2,6,22] A incidência de TVPMS clinicamente aparente em pacientes com CVCs varia entre 0,3 e 28,3%.[22] Ela é mais prevalente em pacientes graves, maiores de 50 anos e mulheres. CVCs, em especial aqueles utilizados para infusão de quimioterápicos, hemodiálise, monitoramento hemodinâmico invasivo, nutrição parenteral prolongada ou marca-passos, são as principais causas.[3,8,30] Eles são responsáveis por mais de 50% das TVPMS secundárias,[3] e os marca-passos têm prevalência de 8,2% de TVP, revelada em revisão sistemática da literatura.[30] Menos frequentemente, a TVPMS pode se originar de cateterismo de veias periféricas, pela propagação de tromboflebite de veias superficiais ou associada ao uso abusivo de drogas injetáveis, principalmente a cocaína.[8]

A TVPMS secundária relacionada com CVCs (TVPMS-CVC) é uma doença multifatorial.[7] O risco de desenvolvê-la é resultado da interação entre características dos pacientes, fatores de risco hereditários ou adquiridos e presença do CVC.[7] Algumas características importantes dos CVCs podem aumentar o risco de trombose, como o tipo e o material, o trauma vascular causado e a permanência dele. Com relação aos fatores de risco hereditários, em um estudo com 252 pacientes, o fator V de Leiden e a mutação do gene da protrombina G20210A aumentaram o risco geral da TVPMS-CVC em quase três vezes.[7] Já para os fatores de risco adquiridos, o câncer produziu aumentos temporários da coagulabilidade e da contagem de plaquetas, os quais, na presença do CVC, foram associados a

um risco aumentado de trombose. Os extremos de idade também foram relacionados a maior risco de TVPMS-CVC.[7]

TVPMS espontâneas podem estar relacionadas com neoplasias em 25 a 63% dos casos.[3,22,31,32] No estudo realizado em nossa instituição, também encontramos frequências similares – 15,4% dos pacientes com TVPMS espontâneas eram, na verdade, portadores de neoplasia.[17] Assim, nas TVPMS que se desenvolvem espontaneamente, é necessário investigar neoplasias.[32] Contraceptivos orais podem ser considerados um fator de risco para TVPMS (mais de 14%), porém mais estudos são necessários para sua confirmação.[3,9,33]

Em registro de 150 pacientes com TVPMS,[34] a prevalência de pelo menos um tipo de trombofilia foi de 34,2% nas TVPMS, em geral, e 39,2% nas TVPMS não referentes a cateteres venosos. Martinelli et al.[35] observaram, em TVPMS primárias, uma razão de chance de 6,2 (95%, intervalo de confiança de 2,5 a 15,7) para o fator V de Leiden; de 5,0 (95%, intervalo de confiança de 2,0 a 12,0) para protrombina G20210A; e 4,9 (95%, intervalo de confiança de 1,1 a 22,0) para deficiência de proteínas anticoagulantes.

QUADRO CLÍNICO

O quadro clínico, em geral, tem início com o aparecimento abrupto de edema não inflamatório de uma das extremidades superiores, espontaneamente, ou em pacientes com os antecedentes apontados antes.[36] Em certas ocasiões, esse sintoma pode ser precedido por dor em queimação profunda na região clavicular, causada pela reação inflamatória venosa desencadeada por trombo no seu lúmen. O edema pode produzir sensação de peso ou desconforto na extremidade acometida, que piora com o membro pendente ou com sua movimentação, limitando sua utilização, e melhora com repouso em elevação.[3,4,6,13,14,19] Alterações da cor da extremidade, como palidez ou cianose, não são frequentes. Concomitantemente ao edema, ou em seguida a ele, costuma surgir uma rede de veias colaterais superficiais, em geral evidente e dilatada por tempo prolongado (Figura 133.3).

Em nossa instituição, observamos que o edema foi o sintoma mais frequente, encontrado em 86,5% dos casos, seguido de dor no braço (51,9%) e no antebraço (46,1%), justificada pelo fato de o padrão obstrutivo nas TVPMS ser também mais frequente.[17]

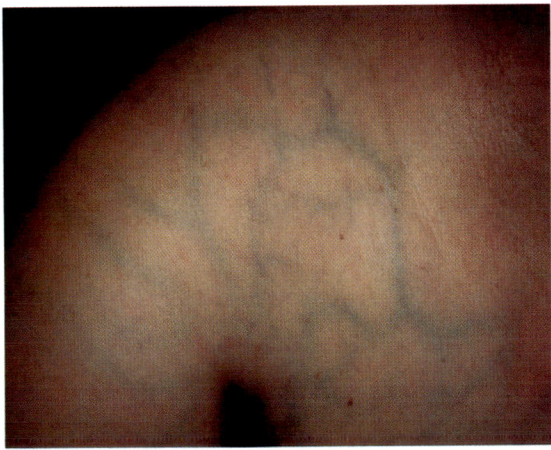

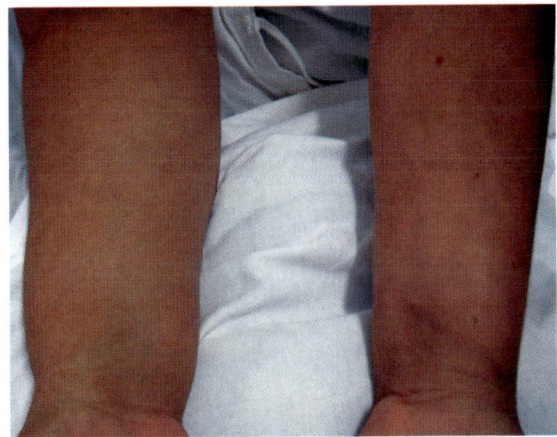

FIGURA 133.3 Edema de membro superior, apagamento da fossa supraclavicular e circulação colateral evidente em paciente com trombose venosa axilar.

A TVPMS pode causar complicações graves, como EP, insuficiência venosa crônica (IVC) e síndrome da veia cava superior (VCS), principalmente quando relacionada com neoplasias ou CVC (ver Capítulo 153). Portanto, diante de suspeita clínica de EP, caracterizada por dispneia, tosse, escarro hemoptoico e dor torácica, deve-se confirmar a hipótese diagnóstica com cintilografia pulmonar de ventilação e perfusão, ou por meio de tomografia.[4,6] Como comentado, a EP não é rara na TVPMS, e seus sinais e sintomas (ver Capítulo 137) podem surgir durante manifestações clínicas na extremidade superior ou antes delas.[9,12,17]

Trabalhos recentes estimam a persistência de sintomas residuais entre 13 e 74% dos pacientes tratados de modo conservador.[2,4,14]

A frequência de SPT, definida por dor, sensação de peso e cansaço persistentes, parestesia, limitação funcional ou prurido, bem como sinais de edema crônico, sensibilidade, endurecimento da pele, dilatação venosa, vermelhidão ou descoloração da pele, ocorre em torno de 15% dos casos nas TVPMS primárias[2,3,19] e de 4 a 50% para as TVPMS secundárias.[7] Em nossa instituição,[17] verificou-se 17,5% de persistência de sintomas a longo prazo, sendo que 15% foram discretos e 2,5%, limitantes, semelhante aos dados encontrados por Burihan et al.[37] e Prandoni et al.[19] em pacientes tratados apenas com anticoagulantes (Quadro 133.1).

A TVPMS, além de poder causar complicações graves, pode estar associada a doenças graves. Assim, Hingorani et al.[10] demonstraram, em sua série de 546 casos, que a mortalidade em pacientes portadores de TVPMS foi expressiva, relacionada sobretudo às moléstias de base, como disfunções múltiplas de órgãos, e menos a complicações diretas da TVPMS, como a EP. Dessa forma, os autores sugeriram que essa doença seria um marcador de gravidade, já que estaria associada a enfermidades de alta morbimortalidade (29,6% dos casos). Em nosso estudo, a mortalidade precoce também foi elevada: 23% dos casos.[17]

Tardiamente, os sintomas podem regredir com o passar do tempo, embora sintomas residuais possam persistir indefinidamente. Ao contrário dos membros inferiores, os sintomas residuais das TVPMS estão relacionados com trombos residuais e estenoses, em vez do refluxo.[38] Assim, não obstante as TVPMI, as dermatites e as úlceras de estase são extremamente raras nas TVPMS.

Pacientes com síndrome do desfiladeiro torácico podem apresentar dor irradiada para o quarto e o quinto dedos da mão em face medial de braço e antebraço, por lesão do plexo braquial (ver Capítulo 166).

DIAGNÓSTICO

Assim como na TVPMI, o diagnóstico clínico não costuma ser acurado; há sintomatologia clínica sugestiva em menos de 50% dos casos.[3] Em estudo feito em 58 pacientes consecutivos com suspeita clínica de TVPMS, somente em 47% ela foi confirmada pela flebografia.[9] Desse modo, torna-se indispensável a investigação diagnóstica com exames de imagem. Logo, os sintomas, os sinais e os fatores de risco devem ser usados em conjunto para determinar a probabilidade clínica de o indivíduo apresentar a afecção.[4,39,40] Assim, a suspeita clínica de TVPMS deve ser sempre levantada quando há dor e edema súbito dos membros superiores, em especial nos casos em que as situações de risco já apontadas estão presentes. Outros achados que corroboram a suspeita seriam o desenvolvimento de circulação colateral visível e a dor exacerbando-se pela

QUADRO 133.1	Comparação dos resultados de vários autores no tratamento da TVPMS.				
			Sintomas residuais		
Autores	Tratamento	Assintomático	Discretos	Limitação
Burihan et al. n = 52	Anticoagulante	40%	34%	–
Yoshida et al. n = 52	Anticoagulante	77%	15%	2,5%
Prandoni et al. n = 53	Anticoagulante	73,7%	24,5%	1,8%
Vik et al. n = 30	rtPA local	62%	21%	–
Kreienberg et al. n = 23	Uroquinase local + descompressão + angioplastia/stent	74%	26%	–
Valeriani et al. Revisão sistemática	Anticoagulantes	–	3% recorrência	3 a 4% sangramento

compressão e pelo movimento muscular.[4,40] A combinação de dor e edema melhoram a sensibilidade e a especificidade – 50 e 85% em pacientes com cateter venoso central e 57 e 57% em pacientes sem cateter venoso central, respectivamente.[40]

Em nossa instituição,[17] observamos a predominância do edema (86,5%) como principal sintoma, sendo a dor e/ou o edema verificado em cerca de 50% dos casos. Burihan et al.[37] observaram dor e edema em 98 e 63% dos casos, respectivamente, e circulação colateral proeminente em 71%. Essas frequências foram similares às observadas por outros autores em suas séries de casos.[4,20,40]

Mais raramente, pacientes com TVPMS apresentam sintomas e sinais isolados de EP. A suspeita de TVPMS deve ser levantada já com a história do doente. Ao exame físico, a diferença de diâmetro, o empastamento muscular, o sinal de godê ou cacifo podem revelar edema. Se o paciente não tiver obesidade e o edema não for muito pronunciado, pode ser visualizada uma rede de colaterais venosas superficiais no pescoço, no ombro ou no braço (Figura 133.3).

A compressão da massa muscular ou dos trajetos venosos profundos, da mesma forma que na TVPMI, pode ser dolorosa, em virtude, respectivamente, do edema muscular e da reação inflamatória venosa.

Em revisão sistemática da literatura, observaram-se sensibilidade e especificidade do dímero D, respectivamente, para esse diagnóstico de 0,96 (intervalo de confiança [IC] 95%; 0,87 a 0,99) e 0,47 (IC 95%; 0,43 a 0,52). Para o dúplex *scan*, observaram-se 0,87 (IC 95%; 0,73 a 0,94) e 0,85 (IC 95%; 0,72 a 0,93).[41]

A técnica do mapeamento dúplex, com imagem em tempo real e análise espectral, é mais acurada do que a ultrassonografia com Doppler de onda contínua para o exame da perviedade de veias da extremidade superior.[40] Atualmente é o método inicial de escolha, por ser totalmente não invasivo e eficaz, de modo que tem substituído a flebografia no diagnóstico da TVPMS (Figuras 133.4 e 133.5).

A sensibilidade e a especificidade desse método é de 97 e 96%, respectivamente, para ultrassonografia com compressão; 84 e 94%, respectivamente, para a ultrassonografia com Doppler colorido; e 91 e 93%, respectivamente, para a ultrassonografia com Doppler colorido e compressão.[3,6,40] As limitações são a necessidade de um examinador bastante experiente e a inacessibilidade ao feixe de ultrassom das veias que transitam sob estruturas ósseas, porém somente em curto segmento da veia subclávia. Nas veias acessíveis ao exame, procede-se a: (a) visibilização da luz venosa, com demonstração de fluxo sanguíneo pelo Doppler pulsátil ou pela imagem colorida da velocidade de fluxo; (b) análise espectral e caracterização do fluxo sanguíneo; (c) manobras de compressão venosa, ou seja, nos casos de trombos, a veia sofre pouca ou nenhuma deformidade à compressão; (d) manobras de inspiração profunda e expiração, ou seja, nos casos de trombos, não há variação fásica de fluxo sanguíneo com a respiração.[42,43]

Outros métodos diagnósticos não invasivos podem ser úteis. A ressonância magnética (RM) é específica para oclusões completas do eixo venoso axilosubclávio, mas tem pouca sensibilidade para trombos não oclusivos e segmentos oclusivos curtos.[38] A sensibilidade estimada é de 71% para a técnica de TOF (*time of flight*) e 50% para a do gadolínio. As especificidades correspondentes foram de 89 e 80%.[40]

A angiotomografia venosa pode ser usada também no diagnóstico da TVPMS, contudo não costuma ser empregada, a menos que haja suspeita de compressão extrínseca como causa de TVPMS.[4] Ela tem a capacidade de detectar trombos centrais, especialmente nas veias inominadas e VCS. Também pode ser útil no diagnóstico de EP coexistente, e há boa correlação da venografia com a subtração digital. Com o advento da angiotomografia computadorizada

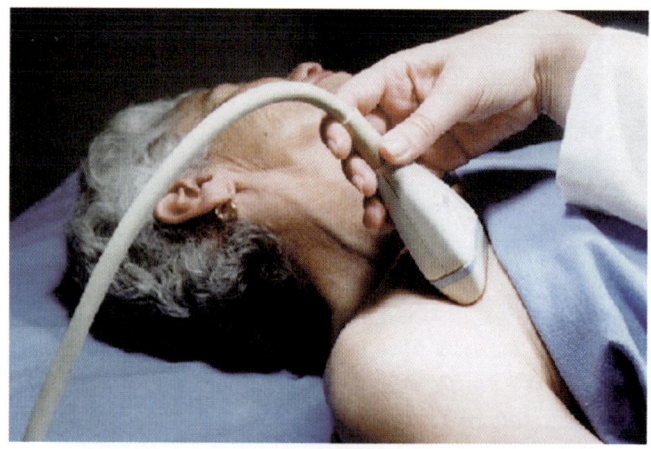

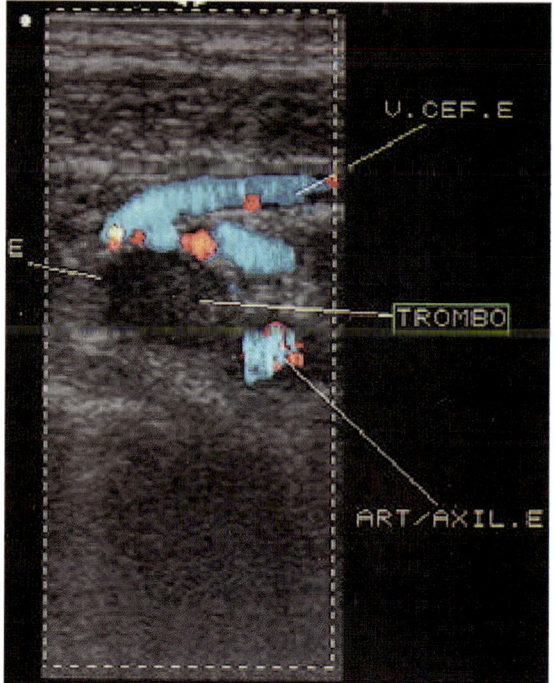

FIGURA 133.4 Exame da veia axilar pelo mapeamento dúplex e imagem correspondente, mostrando oclusão total do vaso.

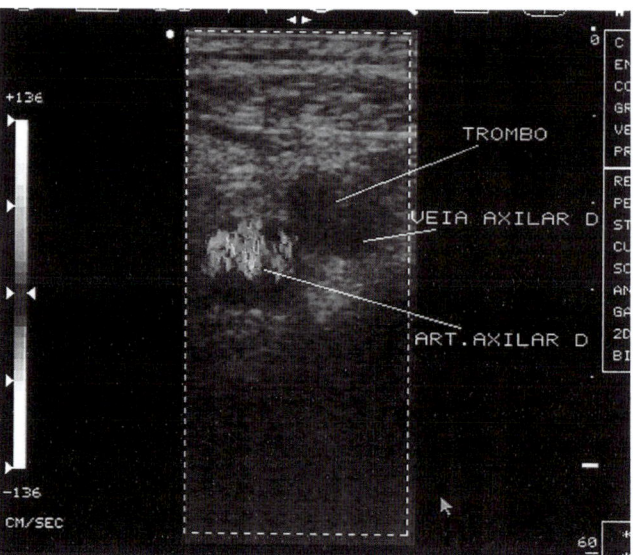

FIGURA 133.5 Mapeamento dúplex da veia axilar, mostrando oclusão completa do vaso.

multicanais, em que cortes coronal e sagital são possíveis, bem como a reconstrução 3D, a angiotomografia pode desempenhar um papel mais importante no diagnóstico da TVPMS.[4]

O papel do teste do dímero D no diagnóstico de TVP é mencionado na literatura há mais de duas décadas. No entanto, não foi possível encontrar nenhum estudo randomizado ou não randomizado sobre sua eficácia para o diagnóstico de TVPMS. Assumiu-se, então, que não haveria diferença quantitativa ou qualitativa na concentração do dímero D para os casos de TVPMS ou TVPMI. Em combinação com alta suspeita clínica de TVPMS, a precisão dos dímeros D para auxiliar no diagnóstico de TVPMS e EP é muito encorajadora.[4] Estima-se uma sensibilidade de 100% e especificidade de 14%.[40]

A flebografia ainda é considerada o padrão-ouro para diagnóstico de TVPMS. Além da confirmação diagnóstica, ela permite distinguir os pacientes com oclusão venosa trombótica parcial dos enfermos com compressão extrínseca venosa não trombótica, ou localizar uma possível fonte de êmbolos para o pulmão em pacientes com sintomas pulmonares isoladamente.[4] Além disso, fornece informações sobre a extensão e a aderência do trombo na parede venosa, as quais são importantes na eleição dos tratamentos. Por essa razão, permanece com padrão-ouro para confirmação diagnóstica de TVPMS,[3,6] porém apresenta inúmeras desvantagens, incluindo ser um exame invasivo, provocar alergia ou trombose relacionadas com o contraste,[44] além de ser incômoda ao paciente, principalmente se for preciso realizar exames seriados.[3,6]

A flebografia em nosso serviço é feita por punção de uma veia do dorso da mão ou do antebraço (nesse caso, preferencialmente a veia basílica) e injeção de 20 mℓ de contraste diluído, sem garrote (ver Capítulo 40), acompanhada por angiografia com subtração digital. Uma primeira angiografia é feita com a extremidade na posição anatômica. Nos casos com suspeita de compressão venosa, após nova injeção, outra angiografia é realizada englobando as regiões de braço e ombro, com o membro elevado, em abdução, acima dos ombros. Nos casos de suspeita de TVPMS em pacientes com CVC, a injeção de contraste pode ser oferecida pelo próprio cateter, após recuo dele até próximo ao ponto de entrada da veia (Figuras 133.6 a 133.12).

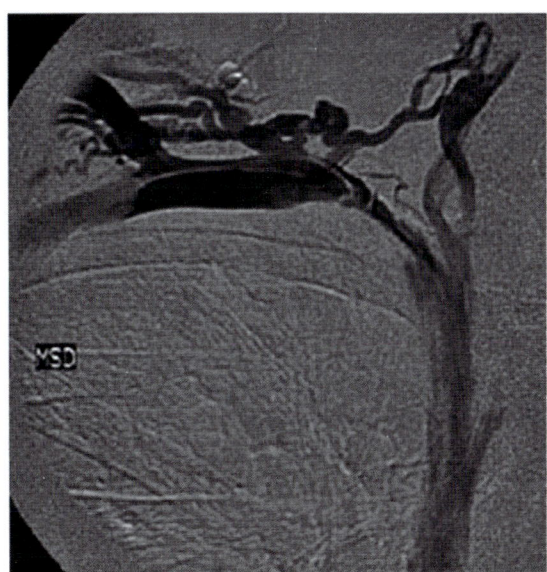

FIGURA 133.7 Imagem flebográfica mostrando estenose na junção jugular-subclávia, com exuberante circulação colateral, em paciente com cateterismo venoso central prolongado.

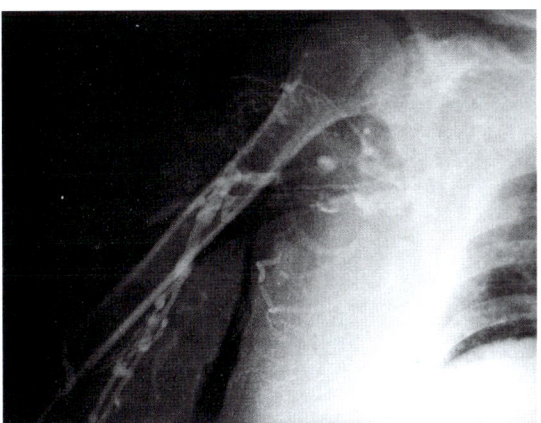

FIGURA 133.8 Flebografia mostrando oclusão venosa umeroaxilar.

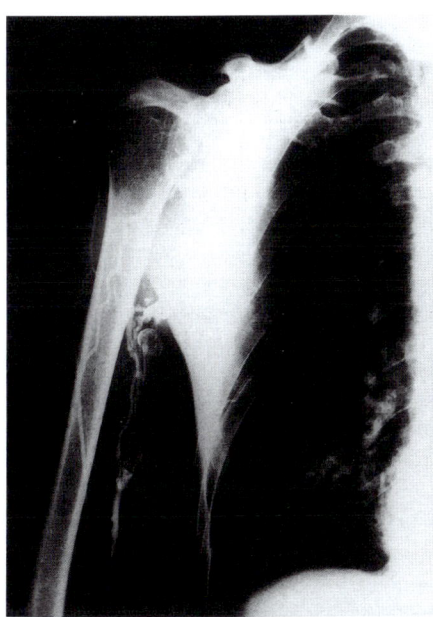

FIGURA 133.6 Flebografia mostrando trombose venosa do setor umeroaxilar após cateterismo para hidratação parenteral.

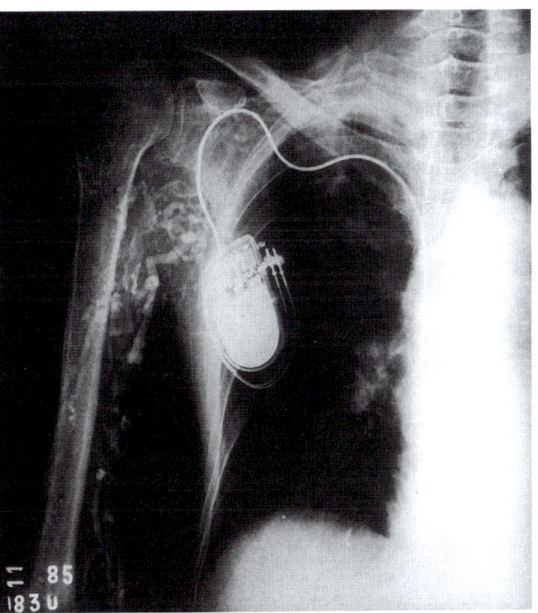

FIGURA 133.9 Flebografia mostrando trombos recentes na junção venosa umeroaxilar e oclusão subclávia em paciente com marca-passo.

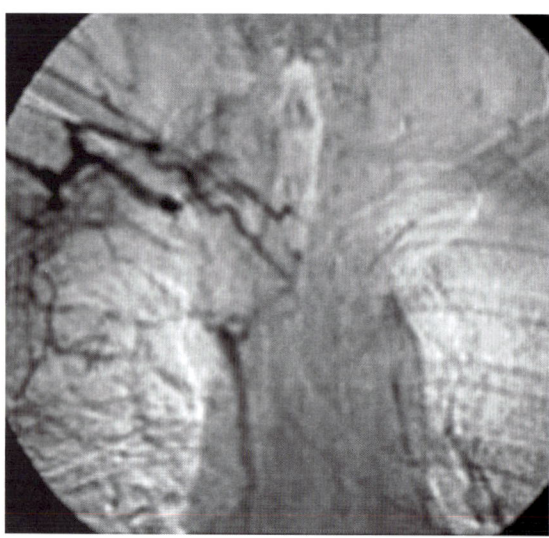

FIGURA 133.10 Flebografia mostrando oclusão antiga de tronco braquio-cefálico direito após cateterismo prolongado com cateter de duplo lúmen para hemodiálise.

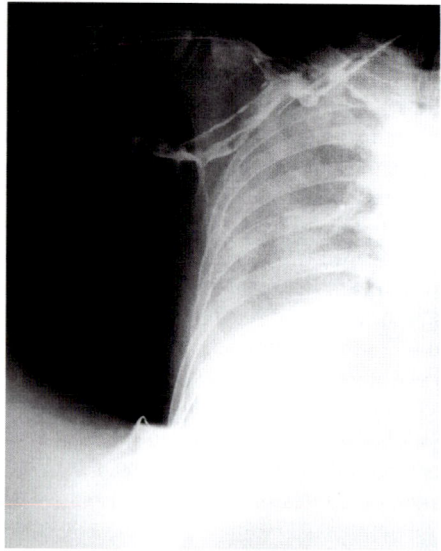

FIGURA 133.12 Flebografia mostrando trombo recente em veia axilar direita.

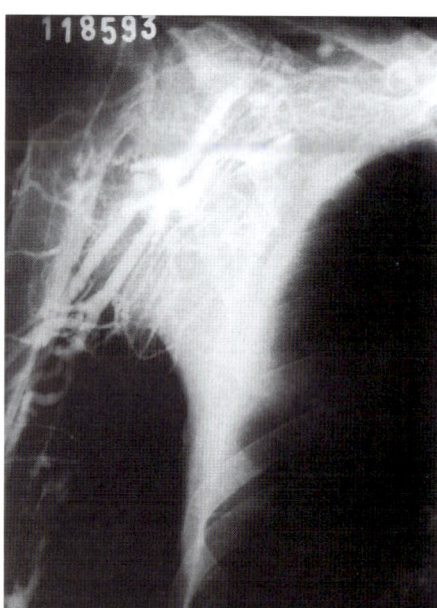

FIGURA 133.11 Flebografia mostrando trombose venosa de veia subclávia, com oclusão total desse vaso.

Di Nisio et al.,[40] contudo, em sua revisão sistemática, consideraram inconclusiva a acurácia de todos os exames diagnósticos para TVPMS. Eles sugeriram que a ultrassonografia com Doppler colorido deveria ser o método inicial de escolha para diagnóstico de TVPMS, considerando a venografia nos casos de um resultado não conclusivo com a ultrassonografia, ou em pacientes com alta suspeita clínica e com ultrassom inicial normal.

TRATAMENTO

O tratamento da TVPMS deve ser introduzido precocemente no sentido de evitar a EP e reduzir as complicações tardias, como edema residual, SPT, síndrome de VCS e limitações aos movimentos dos membros superiores.

Muitas opções terapêuticas têm sido propostas para o tratamento da TVPMS: elevação dos membros, analgésicos, anticoagulantes (heparina isolada ou seguida de anticoagulante oral), trombólise

local ou sistêmica (ativador do plasminogênio tecidual recombinante [r-tPA]) ou vários tipos de intervenções cirúrgicas (trombectomia, angioplastia e *stent*).

O tratamento mais utilizado para TVPMSs primárias ou secundárias é a anticoagulação isolada,[3,6,9,20,45-50] que tem sido preferência em nossa instituição.[17] Uma revisão sistemática da literatura mostrou 3% de recorrência e 3 a 4% de sangramento com a anticoagulação.[51] Observamos, com essa abordagem terapêutica, que 77% permaneceram assintomáticos; 15%, com sintomas discretos; e 2,5%, com sintomas limitantes.[17] O American College of Chest Physicians (ACCP)[52-54] e a American Society of Hematology[55] sugerem que a anticoagulação deva seguir as seguintes recomendações:

- Em pacientes com TVPMS que envolva as veias axilar ou mais proximais, recomenda-se tratamento anticoagulante, com duração mínima de 3 meses (grau 1B)
- Em pacientes com TVPMS que envolva as veias axilar ou mais proximais, recomenda-se tratamento anticoagulante isolado, em vez de terapia trombolítica (grau 2C)
- Em pacientes com TVPMS que são submetidos à terapia trombolítica, recomenda-se a mesma duração do tratamento anticoagulante (mínimo de 3 meses) (grau 1B)
- Em pacientes com TVPMS que fazem uso de cateter venoso central, recomenda-se não o remover se ele for funcional ou se houver necessidade de uso posterior, desde que esteja pérvio (grau 2C), mantendo o paciente anticoagulado enquanto permanecer com o cateter (grau 1C, câncer/grau 2C – ausência de câncer)[55]
- Em pacientes com TVPMS que fazem uso de cateter venoso central e este tenha sido removido por qualquer motivo, recomenda-se tratamento anticoagulante, com duração mínima de 3 meses (grau 1C, câncer/grau 2C – ausência de câncer)
- Em pacientes com TVPMS que envolva as veias axilar ou mais proximais e são portadores de doença neoplásica, recomenda-se tratamento anticoagulante com duração mínima de 3 meses (grau 1B). Para membros inferiores, são recomendados os anticoagulantes orais diretos (apixabana, rivaroxabana e edoxabana) em relação às heparinas de baixo peso molecular (HBPM).[54] Embora não haja estudo nem recomendação específica, pode-se extrapolar para TVPMS
- Em pacientes com síndrome do anticorpo antifosfolipídio, as antivitaminas K são recomendadas em relação aos anticoagulantes orais diretos[54]

- Em pacientes com câncer, recomenda-se, nos primeiros 3 meses, o uso de apixabana, edoxabana ou rivaroxabana. Na ausência ou na impossibilidade delas, recomenda-se a HBPM sobre heparina não fracionada (HNF) e fondaparinux. Ambos os anticoagulantes diretos devem ser usados com cautela pelo risco de sangramento gastrintestinal. Se houver insuficiência renal, deve-se considerar a HNF nos primeiros dias e antagonista da vitamina K (AVK) nos 3 meses. Caso haja trombose induzida pela heparina (HIT), deve ser considerado o fondaparinux.[55] Se houver câncer ativo, recomenda-se terapia estendida (> 6 meses)[55]
- A duração do tratamento na fase aguda deve ser de 3 meses, desde que não haja contraindicação. Ao fim do tratamento, deve-se avaliar a necessidade de terapia estendida[54]
- A terapia estendida para TVPMI, e extrapolada arbitrariamente para TVPMS, deve ser reservada a pacientes com tromboembolismo venoso na ausência de causa provocativa (não provocado), ou com fator de risco persistente.[54] Se for usado apixabana ou rivaroxabana, recomendam-se doses reduzidas desses medicamentos.[54]

Quando se opta pelo emprego da HNF, temos utilizado o esquema de tratamento semelhante ao da TVP dos MMII (ver Capítulo 130).

A HBPM é um dos medicamentos tradicionais para tratamento anticoagulante das TVPMS, segundo orientações do ACCP[50,53] (grau 2C). A dose recomendada é de 1 mg/kg/peso 9 = (nona edição), 12/12 horas, por via subcutânea (para mais detalhes sobre as doses de HBPM, ver Capítulo 130).

O fondaparinux também é considerado o fármaco de escolha para tratamento anticoagulante das TVPMSs, segundo orientações do ACCP 9[50,53] (grau 2C), na dose de 7,5 mg, por via subcutânea, 1 vez/dia.

Em relação aos anticoagulantes diretos, já foram testados em TVPMI com sucesso (ver vantagens e limitações no Capítulo 50) e estão sendo recomendados para tratamento do tromboembolismo venoso.[54] Por extrapolação, podem ser recomendados para tratamento da TVPMS, embora nenhum estudo específico tenha sido feito.

Como medidas auxiliares, são indicados o repouso no leito e a elevação do membro acometido com travesseiros, em posição confortável, sem abdução. A abdução da extremidade pode causar dificuldade de retorno venoso, particularmente nos doentes em que a compressão venosa exerceu papel importante na gênese da TVPMS. Nos casos em que a primeira manifestação da TVPMS for EP, tão logo esta seja confirmada por exames complementares, deve ser iniciada a terapêutica anticoagulante apropriada.

A colocação percutânea de filtro na VCS é um método seguro e eficaz para prevenir sintomas de EP secundária à TVPMS para pacientes nos quais a anticoagulação terapêutica e trombólise falharam ou estão contraindicados.[4,56] Há inúmeros relatos de taxa de perviedade de até 100% em filtros implantados na VCS, com seguimento a longo prazo.[4] Em revisão sistemática da literatura, observaram-se 209 filtros em 21 artigos, com 3,8% de complicações. Em outros 28 artigos, compilaram-se 3.747 casos de TVPMS com 5,6% de EP e 0,7% de mortalidade, mas faltam estudos de qualidade para melhor avaliar a eficácia de segurança dos filtros nessa situação[56] (ver Capítulo 139).

Nos casos de trombofilia, seguimos as mesmas diretrizes para TVPMI[34] (ver Capítulos 128 e 129).

A terapêutica anticoagulante impede o crescimento do trombo no interior da veia e previne a EP.[57] Entretanto, como já comentado, não parece impedir em todos os casos complicações tardias na extremidade superior, como persistência do edema e desconforto, que limitam a função da extremidade especialmente naqueles doentes em que ela é muito importante (músicos, atletas, trabalhadores braçais etc.). Esses problemas tardios são mais frequentes nos doentes com evidências de compressão venosa, a qual poderia comprometer também o retorno por colaterais.

No tratamento da TVPMS provocada, muitos estudos têm enfatizado a importância em erradicar a compressão venosa.[6,8,27] Assim, alguns autores sugerem a realização concomitante de trombectomia ou trombólise local, junto com a operação de descompressão venosa (ressecção de primeira costela, secção de músculos ou secção de bandas fibrosas etc.), já que, nos casos de SPS (Paget), se o mecanismo de compressão permanecer após o término da anticoagulação, a retrombose é esperada.[27,28]

Segundo os autores, não há razão para submeter os pacientes aos riscos da trombólise se a cirurgia de descompressão não for realizada. Em uma revisão sistemática de 11 séries, incluindo 262 pacientes com TVPMS tratados por trombólise local, Sajid et al.[4] relataram 62 pacientes com sintomas residuais e 18 retromboses. No entanto, a descompressão do desfiladeiro torácico por meio de intervenção cirúrgica convencional é complicada e deve ser realizada apenas por cirurgiões experientes.

Alguns autores defendem a trombólise local e a anticoagulação, com a cirurgia descompressiva realizada posteriormente naqueles pacientes que apresentavam sintomas persistentes.[27] Isso pode reduzir o número de ressecções de costelas em 20 a 30%, mas acarreta um risco de retrombose e perda da perviedade da veia principal, que poderiam comprometer o resultado.[27] A cirurgia descompressiva pode ser realizada por via aberta convencional (acesso transaxilar ou supraclavicular) ou por técnica videotoracoscópica[27] (ver Capítulo 166).

A trombectomia só pode ser feita nos doentes com história clínica com menos de 5 dias de evolução ou imagem flebográfica de trombo recente, não aderido. A trombectomia isolada, sem a operação de descompressão venosa, não tem oferecido bons resultados devido ao alto índice de retrombose. Essa técnica tem sido reservada para casos refratários[8] ou para falha no tratamento trombolítico.[38]

O tratamento fibrinolítico local ou sistêmico tem sido tradicionalmente utilizado para as TVPMS primárias,[3,50,58,59] apesar da trombólise sistêmica estar quase abandonada em razão de complicações hemorrágicas maiores, em comparação com trombólise local (ver Capítulo 131). Pacientes jovens são candidatos melhores à trombólise, pois podem apresentar maior morbidade a longo prazo quando tratados exclusivamente com anticoagulantes.[6,50,60] Os pacientes com síndrome da VCS sintomática (ver Capítulo 153) também são excelentes candidatos para essa terapêutica.[8]

Não há estudos controlados comparando os diferentes tipos de agentes trombolíticos. O rtPA tem sido o trombolítico de escolha no tratamento da TVPMS.[8] Trata-se de um fraco agente ativador do plasminogênio, porém com alta afinidade pela fibrina, e, quando ligado a ela, sua ação enzimática aumenta consideravelmente. Além disso, a menos que ligado à fibrina, sua meia-vida é de aproximadamente 5 minutos, minimizando seus efeitos colaterais.[61] Pormenores do modo de ação, controle, dose, contraindicações e complicações dessas drogas se encontram no Capítulo 52.

Os fibrinolíticos atuam de forma mais eficiente em trombos recentes (história com menos de 15 dias de duração ou imagem flebográfica ou ultrassonográfica de trombo recente) e, preferencialmente, naqueles localizados em veias mais calibrosas. Resultados melhores são alcançados quando o fibrinolítico é instilado diretamente, in situ, sobre o trombo,[61,62] ou por meio da técnica da pulverização, ambos utilizando cateteres multiperfurados.[61] Nesses casos, a lise do trombo pode ser conseguida com doses menores de fibrinolíticos (ver Capítulo 52), minimizando suas complicações.[63] Nela, usa-se o rtPA (alteplase) nas doses 1 a 2 mg/hora, por pelo menos 8 horas, com duração média de 24 a 72 horas, repetindo a venografia a cada 12 horas, se houver piora clínica. O cateter é colocado na posição intratrombo, atravessando a lesão obstrutiva com fio-guia, sendo feita uma infusão contínua do fibrinolítico na seguinte diluição:

- Bólus alteplase (frasco com 50 mg/50 mℓ):
  - Aspirar 20 mℓ (20 mg)
  - 20 mℓ (rtPA) + 40 mℓ (SF 0,9%) = 60 mℓ solução
  - 60 mℓ ÷ 3 seringas: 20 mℓ/seringa
  - Cada seringa pode-se injetar em 10 a 20 minutos
- Manutenção:
  - Diluir os 30 mℓ (30 mg) que sobraram do frasco em 270 mℓ de SF 0,9%
  - 300 mℓ de solução: 30 mg rtPA
  - 10 mℓ: 1 mg rtPA
  - Volume da infusão: 1 a 2 mg/hora.

Na técnica de pulverização (*pulse-spray*), utiliza-se 0,3 mg/kg de rtPA (alteplase) em 75 mℓ de solução fisiológica injetada, a 2,5 mℓ/pulso, a cada 30 segundos, por 15 minutos. Para trombos mais extensos, aumenta-se a dose para 0,6 mℓ/kg em 150 mℓ de solução fisiológica, injetada a 5 mℓ/pulso, e dose máxima de 50 mg de rtPA (alteplase), seguido de anticoagulação por 3 meses. Alguns autores propõem acesso do mesmo lado da veia basílica, sendo a oclusão venosa atravessada pelo fio-guia e por um cateter *pulse-spray* (multiperfurado), com injeção de doses iniciais de rtPA em torno de 1,4 a 3,3 mg, não ultrapassando 24 a 30 horas de tratamento.[38] Há ainda autores que têm utilizado o *angiojet*, melhorando a eficácia da técnica do *pulse-spray*.

Em nossa instituição, temos utilizado a técnica do fibrinolítico *in situ*, e o agente fibrinolítico mais empregado é a tenecteplase (rtPA mutante). Deve-se utilizar a diluição de 0,0125 mg/mℓ, adicionando 5 mg de tenecteplase em 400 mℓ de soro fisiológico (não deve ser empregado soro glicosado), com taxa de infusão de 25 a 50 mℓ/hora, por no máximo 15 horas (dose máxima de 3,75 mg), por meio de um cateter multiperfurado intratrombo. Não há necessidade de bólus, que permanece ativo por 24 horas. Durante e após a infusão, deve-se utilizar HNF sistêmica em dose terapêutica, já que o fibrinolítico não tem a capacidade de evitar a formação de novos trombos (Figura 133.13).

O emprego de balões, *stents* e endopróteses vem crescendo com os avanços tecnológicos desses materiais. Estudos recentes, entretanto, demonstram que, quando usados isoladamente, os índices de retrombose são elevados, em torno de 60%.[38] Porém, nos casos de TVPMS primária, quando associados à cirurgia de descompressão[38] e/ou fibrinólise, esses índices melhoram consideravelmente.[59]

A compressão mecânica leva ao fracasso quase universal de *stents* intravasculares[27] (ver Capítulo 168). Quando utilizados, dá-se preferência aos *stents* autoexpansíveis, por serem mais longos e se adaptarem melhor à anatomia distorcida causada pela doença, além da necessidade de realizar *oversizing* de pelo menos 30%, sobretudo em veias[27,28] (Figura 133.14). Tratar segmentos venosos, que sofreram trombólise, somente por venoplastia percutânea cria uma superfície altamente trombogênica e conduz à retrombose precoce, com ou sem a cirurgia descompressiva.[27,28]

Há relatos sobre o emprego do *cutting balloon* quando ocorre falha da angioplastia com cateter-balão convencional.[64] Uma revisão sistemática da literatura mostrou que a cirurgia de descompressão feita antes ou depois de 2 semanas da trombólise provocou sangramento de 7 × 5%, recorrência de 7 × 11% e livre de sintomas em 89 × 90%, respectivamente.[65]

Para os casos crônicos, com sintomas residuais incapacitantes, envolvendo segmentos venosos longos, maiores que 7 cm ou após falha no tratamento endovascular, deve-se cogitar venoplastia cirúrgica. Para estenoses em segmentos mais curtos, podem-se utilizar

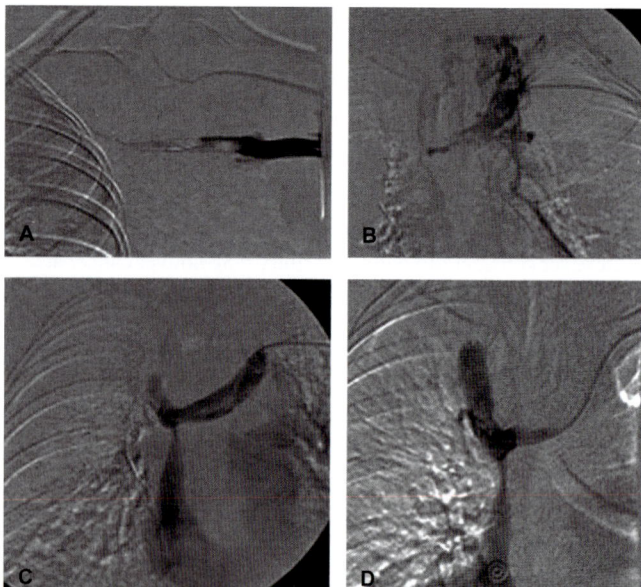

FIGURA 133.13 A e B. Paciente portador de síndrome da veia cava superior, com oclusão áxilo-subclávia-jugular bilateral e veia cava superior. **C e D.** Mesmo paciente após 15 horas de infusão contínua de tenecteplase e heparina sistêmica. Nota-se a recanalização áxilo-subclávia-jugular bilateral e da veia cava superior.

remendos venosos.[28,38] Já para obstruções curtas, recomenda-se a substituição do segmento venoso ocluído por derivação com veia safena, associada à fístula arteriovenosa temporária.[38]

Poucas opções estão disponíveis para o tratamento de segmentos mais longos obstruídos. As opções mais apropriadas seriam a substituição de todo o segmento obstruído por enxerto venoso ou usar um remendo venoso longo, seguido do implante de *stent*.[28,38] Essas opções, no entanto, só são bem-sucedidas se o influxo de sangue oriundo do braço for adequado, o que significa que a veia axilar deve ser pelo menos de 1 cm de diâmetro; caso contrário, qualquer dessas técnicas cirúrgicas falhará.[28,38] Além disso, o implante do *stent* deve ser precedido da cirurgia de descompressão venosa.[28,38]

A chave para o sucesso no tratamento da SPS (Paget) é a seleção cuidadosa dos pacientes. A abordagem conservadora por meio da anticoagulação é recomendada nos seguintes casos:[27,28]

- Evento isolado envolvendo atividade incomum extenuante
- Membro não dominante afetado
- Idade avançada
- História prolongada (mais de 2 semanas com persistente edema)
- Melhora rápida com tratamento anticoagulante
- Ausência de fatores sistêmicos (trombofilia) que predisponham à TVPMS.

Quando o paciente apresentar uma história incomum, com TVPMS que provoque edema persistente que não regride com tratamento anticoagulante, recomenda-se uma trombólise local seguida de reintrodução do tratamento anticoagulante, após a dissolução do trombo.[27,28] Venografia ou dúplex *scan* deve ser realizado para verificar se a veia é comprimida. Se não for, deve-se manter o tratamento anticoagulante por 3 meses.[27,28] Já nos pacientes que apresentarem compressão e necessitarem do membro acometido para suas atividades laborativas, recomenda-se a cirurgia descompressiva.[27,28] Os seguintes critérios são usados para ajudar nessa decisão:

- Pacientes jovens
- Membro dominante afetado
- Necessidade de uso extenuante do membro afetado

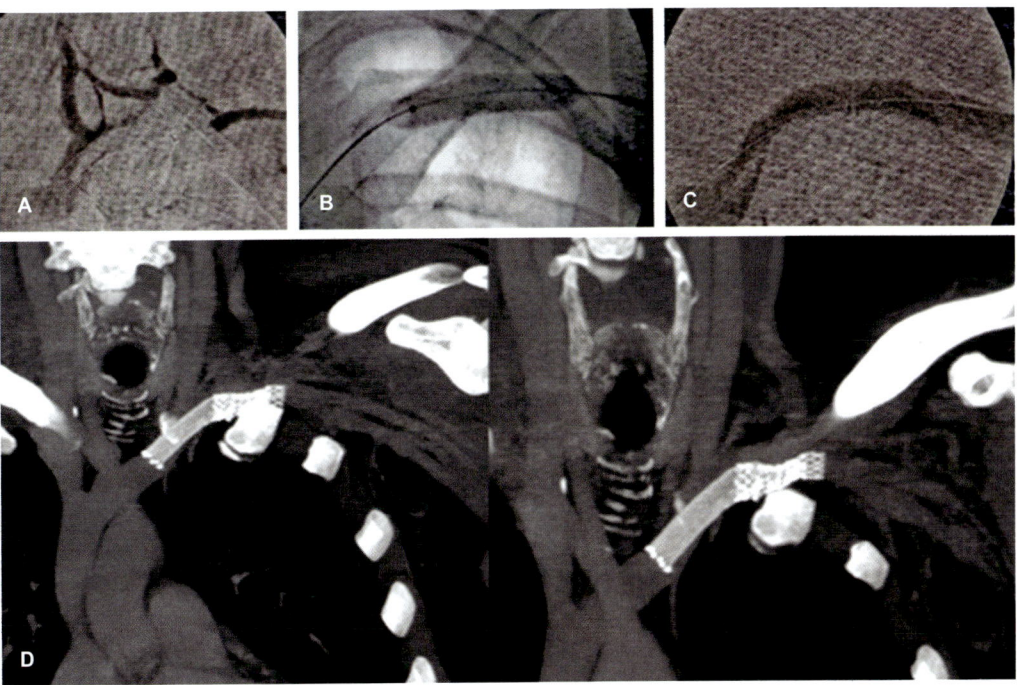

FIGURA 133.14 A. Paciente anteriormente tratado com angioplastia e colocação de *stent*, em outro serviço, evoluindo com reoclusão de veia subclávia. **B** e **C**. Realização de nova angioplastia e implante de outro *stent* com sucesso, sendo feito, dessa vez, um *oversizing* maior que o anterior, notando desaparecimento da circulação colateral. **D.** Seguimento de 4 anos – angiotomografia com reconstrução em MIP 3D, notando perviedade da veia subclávia e ausência de circulação colateral (paciente encontra-se anticoagulado).

- Recusando-se a aceitar a chance de 30% de restrição nas atividades
- Trombo com menos de 2 semanas de duração
- Aceitar os riscos da trombólise e da cirurgia descompressiva, seguida ou não por venoplastia convencional ou endovascular (angioplastia percutânea, com ou sem implante de *stents*.

Nos casos de TVPMS secundárias, o tratamento anticoagulante é normalmente a primeira escolha. A remoção do CVC dependerá da necessidade de seu uso como acesso vascular.[7,50,66] Se estiverem funcionando bem, recomenda-se que os pacientes sejam anticoagulados e que os CVCs não sejam retirados.[55] Quando eles forem removidos e ainda persistirem edema, dor ou outro desconforto, o que é menos frequente, a flebografia deverá ser realizada para investigar uma possível causa compressiva externa.[7,66]

Com relação à trombólise, deve-se ponderar a relação risco-benefício para cada caso.[50] A cirurgia endovascular ficaria reservada a situações de complementação à trombólise e para estenoses curtas. Nas estenoses subclávias e axilares curtas (< 2 cm), a angioplastia com balão tem proporcionado bons resultados.[38] Seigel et al.[67] demonstraram 64% de sucesso a curto prazo em angioplastias com balão em pacientes com estenose residual, após terapia trombolítica. Porém, o emprego de *stents* nessas situações não parece proporcionar bons resultados, devendo ser reservado para falha da angioplastia, empregando-se, nesse caso, preferencialmente, os *stents* autoexpansíveis, pelos mesmos motivos apontados para as primárias.[7,38] Para o tratamento de estenoses longas ou obstruções venosas, as técnicas cirúrgicas descritas para as TVPMS primárias parecem a melhor opção.[27,28,38]

A profilaxia medicamentosa na prevenção da TVPMS-CVC só tem claros benefícios em pacientes portadores de neoplasia.[7] Nos pacientes em uso de CVC, que não são portadores de doença neoplásica, não há consenso sobre o uso de anticoagulantes como forma de profilaxia.[7,66]

Para profilaxia de trombose venosa em pacientes com covid-19, a American Society of Hematology recomendou profilaxia com anticoagulantes.[68-70]

CONSIDERAÇÕES FINAIS

Em resumo, a conduta recomendada pelo ACCP,[50,53,54] tanto para TVPMS primárias quanto secundárias, é o tratamento anticoagulante. Entretanto, em casos selecionados, como em pacientes jovens acometidos com TVPMS primárias, que necessitem do membro superior para desenvolver atividades laborais, uma abordagem híbrida por meio de trombólise *in situ*, seguida de cirurgia descompressiva precoce (quando necessária) e anticoagulação, parece ser uma alternativa mais adequada.

Da mesma forma, o tratamento endovascular apresenta resultados promissores nos casos de TVPMS secundárias com sintomas residuais após o tratamento instituído (fibrinolítico e ou anticoagulante).

As referências bibliográficas deste capítulo se encontram no Ambiente de aprendizagem do GEN.

134

Trombose Venosa Profunda na Gravidez e no Puerpério

Joyce Maria Annichino-Bizzacchi ■ Adilson Ferraz Paschoa ■ Marcos Arêas Marques ■ André Luiz Malavasi

Resumo

O tromboembolismo venoso (TEV) é uma das causas mais importantes de morbimortalidade no período gravídico-puerperal. O maior risco ocorre no último trimestre e no puerpério, e o mais comum é a trombose proximal de membro inferior esquerdo. O TEV é multifatorial, e alterações fisiológicas da gestação, trombofilias, história pessoal ou familiar de TEV, idade superior a 35 anos, varizes, obesidade, hipertensão arterial, doenças autoimunes e gemelaridade aumentam esse risco. O diagnóstico é feito pelo ecodoppler colorido (EDC) de membros e pela cintilografia pulmonar ou tomografia do tórax. A heparina de baixo peso molecular (HBPM) é o medicamento de escolha para profilaxia e tratamento, sendo evitados o fondaparinux, os antagonistas da vitamina K (AVKs) e os anticoagulantes orais diretos (DOACs). Os DOACs não devem ser utilizados na amamentação. As anestesias neuroaxiais devem ser realizadas após 24 horas da dose subcutânea de heparina, ou 4 a 6 horas da intravenosa. Neste capítulo, serão abordadas condutas baseadas em diretrizes da área.

Palavras-chave: trombose venosa profunda; embolia pulmonar; tromboembolismo venoso; anticoagulação; tromboprofilaxia venosa.

INTRODUÇÃO

A ocorrência de tromboembolismo venoso (TEV) na gestação é um dos fatores que mais contribui para a morbimortalidade no ciclo gravídico-puerperal, com efeitos adversos tanto para a mãe quanto para o feto. Com a melhora do tratamento de complicações antes consideradas como as mais frequentes, como pré-eclâmpsia, infecção, hemorragia, a embolia pulmonar (EP) tornou-se uma importante causa de mortalidade materna nos últimos anos.[1-5]

O risco de TEV de uma gestante é 5 a 6 vezes maior em relação a mulheres não grávidas da mesma faixa etária, com incidência de 1 a 2/1.000 gestações, e um risco absoluto baixo de 1,23 mulheres/ano. O risco de TEV é maior no terceiro trimestre da gestação e no puerpério, mas pelo puerpério ser mais curto, o risco diário de TEV após o parto é mais elevado.[1-5]

Cerca de 80% dos casos de TEV na gestação são de trombose venosa profunda (TVP), e quando comparados às não gestantes, acometem principalmente o membro inferior esquerdo (85% *versus* 55%) e o segmento iliofemoral (72% *versus* 9%).[5] Também é importante ressaltar que as mulheres com TEV relacionada à gestação tem maior risco de desenvolvimento de síndrome pós-trombótica, uma complicação com elevado impacto na qualidade de vida das pacientes.[5,6]

O TEV é uma doença multifatorial, decorrente da interação de fatores hereditários e adquiridos, e a própria gestação é considerada um fator de risco adquirido e associada a alterações fisiológicas que favorecem a coagulação. Assim, a identificação de gestantes sob risco elevado de TEV ou mesmo o diagnóstico preciso de TEV na gestação tem grande impacto na prevenção e tratamento adequados.

FISIOPATOLOGIA

Durante a gestação, ocorrem alterações decorrentes de fatores anatômicos, hormonais e hematológicos. Todas essas alterações podem se encaixar na tríade de Virchow, predispondo a um quadro de TEV.

No primeiro trimestre, por ação da progesterona, há aumento da distensão venosa, resultando em estase venosa. A anatomia normal de posicionamento da artéria ilíaca comum direita sobre a veia ilíaca comum esquerda, sobre a quinta vértebra lombar, também contribui para a estase, além do aumento do útero gravídico, que provoca a compressão localizada da veia ilíaca comum.[3,7]

As alterações fisiológicas da coagulação na gestação, como o aumento dos fatores de coagulação VII, VIII, X e fibrinogênio, diminuição da proteína S e aumento do inibidor do ativador do plasminogênio 1 e 2, provocam um estado momentâneo de hipercoagulabilidade.[7]

Além disso, a presença de outros fatores de risco para o TEV, como trombofilias hereditárias e/ou adquiridas, história pessoal ou familiar de TEV, idade superior a 35 anos, presença de varizes em membros inferiores, sobrepeso ou obesidade (índice de massa corporal [IMC] > 30 kg/m^2), hipertensão arterial sistêmica, doenças autoimunes, doença falciforme e gemelaridade, podem aumentar, de forma sinérgica ou aditiva, o risco de TEV.[8-15]

Várias complicações obstétricas, incluindo parto cesárea ou com fórceps, hemorragia, pré-eclâmpsia, retardo de crescimento intrauterino e sepse, também estão associadas a um risco aumentado de TEV.[1-3,6]

DIAGNÓSTICO

Um dos problemas na prática clínica é que muitos dos sintomas relacionados com TVP e/ou EP, como dispneia, taquipneia, taquicardia e edema de membros inferiores, podem ocorrer frequentemente em uma gestação normal. O escore de Wells, um modelo de avaliação de risco útil no diagnóstico de TVP ou EP, ainda não está validado para uso em pacientes gestantes.

É essencial a confirmação por método objetivo, sendo importante citar que é muito menor a confirmação do diagnóstico de TVP e EP na gestante em relação às mulheres não gestantes. Apenas 10 e 5% das pacientes gestantes com sinais clínicos de TVP e EP, respectivamente, têm a sua confirmação objetiva.

Uma das preocupações quanto aos métodos empregados para o diagnóstico de TEV durante a gestação é que podem expor a paciente e o feto à radiação ionizante. Estudos epidemiológicos demonstraram que a exposição a doses inferiores a 5 rad (50 mil mGy) não está associada ao aumento da incidência de neoplasias ou hipotireoidismo na infância, ou a câncer de mama para a gestante. De modo geral, esses exames são realizados com radiação muito inferior a 5 rad. A gestante com suspeita de EP pode, e deve, realizar tomografia computadorizada com contraste iodado ou cintilografia perfusão/ventilação.[16,17]

Diagnóstico de trombose venosa profunda

O ecodoppler colorido (EDC) apresenta sensibilidade de 97% e especificidade de 94% para o diagnóstico da TVP sintomática de membros inferiores. Apesar de não apresentar nenhum risco para a mãe e o feto, o diagnóstico de TVP distal exige um exame mais qualificado. Tal fato é importante, pois as TVPs de veias tibiais, fibulares e do plexo solear (veias musculares da perna) representam aproximadamente 20% das TVPs sintomáticas. A confirmação ultrassonográfica de trombose de veia ilíaca isolada também pode ser dificultada pelo aumento do útero e pela interposição de gases. Como essas tromboses apresentam um risco muito elevado de EP, é importante seu reconhecimento nos casos em que esse exame está normal. Nessa situação, a ressonância magnética é o exame de escolha pelo seu elevado grau de sensibilidade e especificidade.[18-20]

Algumas diretrizes salientam que gestantes com clínica sugestiva de TVP e um primeiro EDC negativo (incluindo a veia ilíaca) devem fazer exames seriados a cada 2 dias para exclusão desse diagnóstico, visto que a repetição do exame pode revelar o diagnóstico de TVP em até 24% dos casos.[10-12]

Diagnóstico de embolia pulmonar

Diante da suspeita clínica de EP, é importante a sua confirmação por método objetivo. Como os resultados falso-negativos de EP são muito semelhantes pela cintilografia de ventilação-perfusão e pela angiotomografia de tórax, o primeiro é o método de eleição, apesar de menos disponível, pois é mais seguro quanto a irradiação para a gestante, e apesar de maior irradiação para o feto, não atinge níveis de risco. A quantidade de irradiação depende do isótopo utilizado, mas todos são seguros na gestação, e pode-se indicar apenas o teste com perfusão, que diminui ainda mais a exposição à radiação. Diante de um exame normal, a EP pode ser excluída com segurança. Diante de um exame não conclusivo, a EP deve ser investigada pela angiotomografia de tórax.[18-20] Nesse sentido, esse método é interessante, uma vez que possibilita melhor visualização e diagnóstico diferencial com outras patologias.

A utilidade do dímero D (DD) para exclusão de EP em gestantes é incerta. Como a maior parte das EP é originada de um trombo dos membros inferiores, inicialmente pode ser indicado o EDC. Caso seja estabelecido o diagnóstico de TVP, e não haja sinais de EP com instabilidade hemodinâmica, o tratamento anticoagulante é indicado, independentemente do diagnóstico de EP. Essa conduta é mais simples; posteriormente, após o parto, um exame de investigação do tórax poderá ser solicitado.

Dímero D na gestação

O DD é um teste com alto valor preditivo negativo no diagnóstico da TVP e da EP, mas é discutível a sua utilização durante a gestação. Esse teste mensura os produtos de degradação da fibrina insolúvel, que são produzidos durante a fibrinólise de um coágulo. Como na gestação há aumento na geração de fibrina, mesmo na ausência de TEV, os valores de DD podem estar aumentados. No segundo e no terceiro trimestre, 25 e 50% das gestantes apresentam aumento de DD, respectivamente. Outras condições patológicas na gestação, como parto prematuro, pré-eclâmpsia e placenta prévia, também aumentam o DD.[21,22]

Uma preocupação é que 4% dos TEVs podem não ser diagnosticados em gestantes com DD normal e alta suspeita clínica. O uso do DD somente tem relevância quando normal em uma gestante com baixa suspeita clínica de TEV. Por outro lado, uma gestante com DD aumentado e alta probabilidade de TEV deve realizar outros exames diagnósticos.

TRATAMENTO DO TROMBOEMBOLISMO VENOSO

Não há estudos clínicos randomizados para definição do tratamento e da profilaxia do TEV na gestação e no puerpério, e as orientações advêm das diretrizes, havendo algumas diferenças entre elas.

O tratamento do TEV na gestação é diverso do das mulheres não gestantes, pois o uso do fondaparinux, dos antagonistas da vitamina K (AVK) e dos anticoagulantes orais diretos (DOACs) são contraindicados. Após o diagnóstico, a anticoagulação deve ser iniciada, preferencialmente com heparina de baixo peso molecular (HBPM).[9-14] No puerpério, a HBPM pode ser trocada por um AVK, caso haja preferência pelo tratamento oral, ressaltando-se que isso exigirá o controle laboratorial por meio da razão de normatização internacional (RNI). Vale pontuar que há uma grande variação interindividual quanto a atingir o alvo terapêutico em relação à RNI; portanto, de preferência, sempre que possível, deve-se manter a HBPM também no puerpério.[9-14]

Outra particularidade do tratamento do TEV na gestação é o tempo de anticoagulação. A maioria das mulheres não grávidas fará a anticoagulação por um período de 3 a 6 meses, a não ser que haja situações que necessitem de um tempo mais prolongado. Na gestação, após o diagnóstico, a anticoagulação deve ser mantida durante todo o período gestacional, mesmo que ultrapasse os 6 meses. Além disso, após o parto, a anticoagulação se estenderá por no mínimo mais 6 semanas, período definido como puerpério imediato, por ser uma fase de risco muito elevado para a recorrência do TEV.

Quanto ao tratamento domiciliar do TEV para pacientes gestantes, não há estudos específicos. Talvez os resultados positivos descritos na população geral possam ter o mesmo potencial nas gestantes de baixo risco, e o tratamento deve ser empregado na prática clínica com avaliação cuidadosa, individualizada e compartilhada entre médico e paciente.[9-10]

Heparina de baixo peso molecular e não fracionada

A HBPM tem mais vantagens em relação à heparina não fracionada (HNF), como efeito terapêutico previsível e menor incidência de complicações, como a trombocitopenia induzida pela heparina (TIH) e a osteopenia, além de uma posologia mais confortável.

Por outro lado, as desvantagens incluem maior meia-vida e inabilidade de reversão farmacológica, importantes para o trabalho de parto e a anestesia neuroaxial.[9-14] Contudo, pela larga experiência com o uso da HBPM, não se sugere a troca para a HNF. Inclusive, o uso do sulfato de protamina como antídoto para a HNF não está sempre disponível nos serviços, e poucos têm habilidade nesse manejo.[9-14]

As gestantes podem necessitar de doses mais elevadas de heparina para alcançar os níveis terapêuticos em decorrência do aumento de proteínas que se ligam à heparina no plasma, do aumento do volume plasmático, do aumento da taxa de filtração glomerular e do aumento da degradação da heparina pela placenta.[23,24] As doses de HNF e de HBPM, segundo o American College of Obstetricians and Gynecologists (ACOG),[9] estão apresentadas no Quadro 134.1.

Parece não haver indicação de controle da heparinização com HBPM pela atividade anti-Xa, uma vez que não há relação entre seus valores e o risco hemorrágico ou trombótico na gestação, e há grande variabilidade laboratorial.[10,12,13] A diretriz britânica indica o controle com a atividade anti-Xa apenas nos casos extremos de peso, com disfunção renal moderada a grave ou TEV recorrente.[13]

O controle da ação da HNF é realizado com o tempo de tromboplastina parcial ativada (TTPa), mantendo a relação paciente/controle entre 1,5 e 2,5. Deve-se ressaltar que, na gestação, o aumento de FVIII, fibrinogênio e das proteínas ligantes pode tornar esse teste laboratorial inadequado, com resistência aparente. O TTPa deverá ser realizado após 6 horas da injeção subcutânea de HNF.[9]

O risco hemorrágico da heparinização na gestação não é diferente do da não gestante. Além disso, ambas as heparinas não

QUADRO 134.1	Dose das heparinas para o tratamento do tromboembolismo venoso na gestação, segundo o American College of Obstetricians and Gynecologists.[9]

Heparina não fracionada	Dalteparina	Enoxaparina
150 a 200 UI/kg a cada 12 h*	100 UI/kg a cada 12 h	1 mg/kg a cada 12 h
	150 UI/kg a cada 24 h	1,5 mg/kg a cada 24 h

*Pelo TTPa, após 6 horas.

ultrapassam a barreira placentária e, portanto, não estão associadas a sangramento fetal ou teratogenicidade.[9-14] Hemorragia na junção uteroplacentária pode ocorrer, sendo uma complicação rara, mas grave.

A relação da osteoporose com o tempo de utilização da heparina é particularmente importante na gestação, pois muitas pacientes utilizarão doses elevadas por períodos superiores a 6 meses. Ainda é importante ressaltar que a osteoporose não é totalmente reversível e está associada ao risco elevado de fraturas.[25]

O tratamento indicado da TIH é o danaparoide, mas esse não está disponível no mercado brasileiro. O fondaparinux tem sido indicado excepcionalmente nessa situação, mas não há estudos delineados para análise da eficácia e da segurança desse medicamento na gestação.[26]

Como as HBPM são excretadas pelos rins, quando o *clearance* de creatinina é inferior a 30 mℓ/min, deve-se utilizar a HNF para o tratamento do TEV, fazendo-se o controle pelo TTPa.[27]

Fondaparinux

Como o fondaparinux ultrapassa a barreira placentária em pequenas quantidades, e os dados na literatura são muito limitados, o seu uso está restrito para aquelas gestantes que têm contraindicação formal ao uso de heparinas.[28]

Antagonistas da vitamina K

Os AVKs atravessam a barreira placentária e estão associados a perda fetal, sangramento fetal, teratogênese (anormalidades ósseas do sistema nervoso central e oftalmológicas).[29] Assim, os AVKs não devem ser empregados para o tratamento do TEV na gestação.[9-14]

As pacientes que utilizam os AVKs continuamente antes da gestação devem ser aconselhadas quanto a métodos contraceptivos seguros e, caso pretendam engravidar, devem realizar testes diagnósticos de gravidez frequentemente para que a varfarina seja suspensa em até 6 semanas de gestação. Apesar de os estudos descreverem que há segurança com o uso da varfarina nas seis primeiras semanas da gestação, seu uso entre a sexta e a 12ª semana é absolutamente proscrito, pela sua teratogenicidade.[30] A troca da varfarina por heparina antes da gravidez deve ser bem avaliada, pois a paciente pode demorar a engravidar, aumentando muito o tempo de utilização de heparina e, consequentemente, dos efeitos colaterais, como a osteoporose.

Inibidores orais diretos da trombina e do FXa

Os inibidores orais diretos da trombina (dabigatrana) e do FXa (apixabana, edoxabana e rivaroxabana), devido às suas baixas massas moleculares, atravessam a barreira placentária, e seus efeitos na reprodução humana não são conhecidos e, portanto, não são indicados na gestação.[9-14] Além disso, o potencial de sangramento fetal não está definido.

Parto e anticoagulação

Caso ocorra atonia uterina, o uso de anticoagulantes não tem relação com a hemorragia. Por outro lado, o sangramento devido a lacerações vaginais, episiotomia e cesariana tem influência direta da anticoagulação. Assim, todo cuidado para minimizar traumas e o uso de medicamentos, quando necessário, para tratamento do sangramento por atonia uterina devem ser feitos.

Alguns estudos mostram que tanto o risco muito elevado de TVP ou EP próximo ao parto quanto o risco hemorrágico podem ser melhor controlados por meio de um parto planejado induzido ou cesariana, que permite a suspensão da anticoagulação com segurança e reduz o tempo que a parturiente ficará sem a medicação anticoagulante.[31,32]

Quando o risco de TEV é ainda maior, isto é, quando o episódio trombótico ocorreu 2 semanas antes do parto, a HNF intravenosa deve ser instituída, pois permite um controle mais adequado da anticoagulação, prevenindo tanto o sangramento quanto a recorrência do TEV. A HNF intravenosa deve ser suspensa 4 a 6 horas antes do parto.[9,31,32]

As anestesias neuroaxiais, peridural ou raquianestesia, não devem ser realizadas durante os picos de ação da heparina. Portanto, somente devem ser realizadas após 24 horas da última administração subcutânea de HBPM ou HNF. A HNF intravenosa deve ser suspensa 4 a 6 horas antes do bloqueio neuroaxial. A remoção do cateter peridural deve ser feita 2 horas antes da próxima dose da heparina.[33,34]

Pós-parto

A heparina deve ser reiniciada após 8 a 12 horas do parto, e caso a paciente opte pela troca pelo AVK, este pode ser iniciado no mesmo dia que a heparina. Quando os níveis terapêuticos de AVK forem alcançados, isto é, RNI entre 2 e 3, a heparina poderá ser suspensa, mantendo-se o AVK. Tanto a heparina quanto o AVK serão mantidos no mínimo por 6 semanas, ou até que se completem no mínimo 3 meses de tratamento.

Caso o TEV ocorra no período puerperal, o tratamento com heparina é seguido em horas pelo AVK, que será mantido por 3 a 6 meses, mantendo-se a RNI entre 2 e 3. Caso a paciente não esteja amamentando, é possível indicar o uso de um DOAC no período puerperal.

Amamentação

As heparinas e os AVKs não oferecem nenhum risco durante a amamentação. A HNF não é secretada no leite materno, e a HBPM pode ser detectada em baixas doses, mas devido à sua baixa biodisponibilidade oral, não consiste em risco hemorrágico para o lactente. Os AVKs têm grande ligação com proteínas plasmáticas e não são secretados em quantidade elevada no leite materno, podendo ser utilizados com segurança durante esse período.[9-14,35] Não há relatos sobre a secreção de fondaparinux no leite materno. Já os DOACs são contraindicados, pois foi demonstrado que esses anticoagulantes são excretados no leite, e podem ter efeito deletério para o lactente.[9-14]

Trombolítico

A experiência com o uso de trombolíticos na gestação é muito restrita, indicada somente para pacientes com EP maciça e instabilidade hemodinâmica com risco de vida.[9-12] Os agentes que podem ser utilizados são o ativador tissular do plasminogênio recombinante e a estreptoquinase, pois não ultrapassam a barreira placentária.

Alguns relatos de caso e algumas revisões definem a trombólise como uma terapia segura na gestação, com mortalidade muito baixa (1%), bem como com baixo índice de perda fetal (6%) e parto prematuro (6%). O sangramento é semelhante em gestantes e não gestantes.[36,37] Deve-se ressaltar que o tratamento fibrinolítico na gestante é de caráter de exceção.

Filtro de veia cava

O uso de filtro de veia cava na gestação, apesar de limitado a relatos de casos ou pequenas séries de pacientes, foi bem-sucedido, e sua indicação é semelhante à das mulheres não gestantes: TEV com contraindicação de anticoagulação e ocorrência de EP apesar de anticoagulação em níveis terapêuticos.[38] O filtro de veia cava pode ter indicação pelas situações anteriormente mencionadas, se a TVP for de localização proximal. Os filtros removíveis podem ser indicados por ocasião do parto em pacientes de altíssimo risco, quando se vislumbra a possibilidade de restabelecimento da anticoagulação no período puerperal.

Embolectomia

A embolectomia é o tratamento de escolha para a EP maciça na qual outros tratamentos não foram efetivos, com risco de morte muito elevado. Assim, está indicada para prevenir o óbito em pacientes que estejam hemodinamicamente instáveis, apesar do uso de anticoagulantes, trombolíticos e vasopressores. Sobre o emprego dessa terapia em gestantes, a literatura descreve alta taxa de perda fetal.[39]

PROFILAXIA DE TROMBOEMBOLISMO VENOSO NA GESTAÇÃO E NO PUERPÉRIO

O risco de TEV na gestação pode ser classificado de acordo com o antecedente pessoal e/ou familiar de TEV e o diagnóstico pessoal e/ou familiar de trombofilias. Também são considerados os fatores de risco presentes quando da gestação.

As trombofilias podem ser definidas como alterações da hemostasia, hereditárias ou adquiridas, que predispõem ao TEV. As alterações fisiológicas da coagulação e da fibrinólise que ocorrem na gestação podem ter efeito sinérgico ou aditivo ao risco de TEV das trombofilias. Isso pode, em parte, justificar o desenvolvimento de um episódio de TEV pela primeira vez durante a gestação.[40,41] Importante ressaltar que a mutação da metilenotetra-hidrofolato redutase (MTHFR) não é considerada uma trombofilia, não deve ser pesquisada, e muito menos tratada. Sua ocorrência deve ser ignorada.[13]

As trombofilias são detectadas em 20 a 50% das mulheres que apresentam TEV no ciclo gravídico-puerperal. Esse tema será abordado em detalhes em capítulo específico deste livro; portanto, aqui apenas será descrita a profilaxia de TEV diante desse diagnóstico.

As pacientes classificadas como alto risco e antecedente de TEV geralmente já estarão sob anticoagulação contínua, e foi discutido anteriormente como proceder nesses casos.

Nenhum estudo avaliou o risco de TEV na gestação em mulheres na presença de anticorpos antifosfolipídios. Importante citar que apenas a detecção desses anticorpos, sem antecedente de TEV ou de comorbidades obstétricas, exclui o diagnóstico de síndrome antifosfolipídio, e não há indicação de anticoagulação profilática na gestação ou no puerpério.

A seguir, é apresentada uma classificação do risco de TEV na gestação:

- Risco alto: antecedente de TEV com deficiência de antitrombina (AT), homozigose para fator V de Leiden (FVL), homozigose para mutação G20210A no gene da protrombina, ou trombofilias combinadas
- Risco moderado: antecedente de TEV com trombofilias hereditárias, exceto as classificadas como alto risco; antecedente de TEV com anticoncepção ou gestação; antecedente de TEV espontâneo; importante história familiar de TEV; trombofilias de alto risco sem antecedente de TEV
- Risco baixo: antecedente de TEV com fator de risco adquirido sem trombofilias; fraco antecedente familiar de TEV; com diagnóstico pessoal de trombofilias, exceto as classificadas como alto risco, e sem antecedente de TEV.

Quando avaliamos as diretrizes e a indicação de profilaxia do TEV, observa-se diferenças nas condutas, que refletem as diferenças na classificação de risco definida pelos autores. O Quadro 134.2 mostra resumidamente a tromboprofilaxia indicada de acordo com as mais importantes diretrizes.[9-14]

Pelo baixo risco de TEV entre 6 e 12 semanas, discute-se a validade de extensão da anticoagulação.[42]

Heparina para profilaxia de tromboembolismo venoso na gestação

A dose de HNF ou de HBPM padrão ou intermediária tem variações, de acordo com as diferentes diretrizes. O Quadro 134.3 mostra as doses recomendadas pela ACOG.[9]

Para as pacientes sob uso profilático de HBPM, não há estudos que definam se a evolução natural da gestação para parto normal ou cesariana é a mais indicada. Normalmente, as pacientes que querem acesso à analgesia dão preferência para indução do parto.

QUADRO 134.2	Indicação de tromboprofilaxia no ciclo gravídico-puerperal, de acordo com as diretrizes.					
	ACOG	**ASH**	**ACCP**	**SOGC**	**RANZCOC**	**RCOG**
TEV espontâneo FR hormonal	Gest: profilaxia Puerp: profilaxia	Gest: profilaxia Puerp: profilaxia	Gest: profilaxia Puerp: profilaxia	Gest: profilaxia Puerp: profilaxia	Gest: profilaxia Puerp: profilaxia	Gest: profilaxia Puerp: profilaxia
FR transitório ou maior	Gest: vigilância Puerp: profilaxia com FR adicional	Gest: vigilância Puerp: profilaxia	Gest: vigilância Puerp: profilaxia	–	Gest: vigilância Puerp: profilaxia	Gest: considerar profilaxia, exceto FR cirurgia – vigilância Puerp: profilaxia
Múltipla	Gest: profilaxia Puerp: profilaxia	–	Gest: profilaxia Puerp: profilaxia	Gest: profilaxia Puerp: profilaxia	Gest: profilaxia Puerp: profilaxia	–
Assintomática Trombofilia < HF negativa	Gest: vigilância Puerp: profilaxia com FR adicional	Gest: vigilância Puerp: vigilância	Gest: vigilância Puerp: vigilância	–	–	Gest: + 2 FR profilaxia 28º sem Puerp: com + 2 FR 10 dias profilaxia
Assintomática Trombofilia > HF negativa	Gest: profilaxia Puerp: profilaxia	Gest: vigilância Puerp: AT – vigilância FV Leiden homo e protrombina hetero – profilaxia	Gest: vigilância Puerp: profilaxia ou terapia	Gest: profilaxia Puerp: profilaxia	–	Gest: considerar profilaxia Puerp: profilaxia
Assintomática Trombofilia < HF positiva	Gest: vigilância Puerp: profilaxia	Gest: AT profilaxia Puerp: profilaxia, exceto Leiden e protrombina hetero	Gest: vigilância Puerp: profilaxia	–	Gest: vigilância Puerp: profilaxia com FR adicional	Puerp: profilaxia
Trombofilia < 1 episódio TEV	Gest: profilaxia Puerp: profilaxia	–	Gest: profilaxia Puerp: profilaxia	Gest: profilaxia Puerp: profilaxia	–	

ACCP: American College of Chest Physicians; ACOG: American College of Obstetricians and Gynecologists; ASH: American Society of Hematology; AT: antitrombina; FR: fator de risco; Gest: gestação; HF: história familiar; hetero: heterozigoto; homo: homozigoto; Puerp: puerpério; RANZCOG: Royal Australian and New Zealand College of Obstetricians and Gynaecologists; RCOG: Royal College of Obstetricians and Gynaecologists; sem: semana; SOGC: Society of Obstetricians and Gynaecologists of Canada; TEV: tromboembolismo venoso.

QUADRO 134.3	Doses profiláticas das heparinas na gestação, segundo o American College of Obstetricians and Gynecologists.[9]		
	HNF	**HBPM padrão**	**HBPM intermediária**
1º trimestre	5.000 a 7.500 UI, 12/12 h	Enoxaparina 40 mg/dia	Enoxaparina 40 mg, 12/12 h
2º trimestre	7.500 a 10.000 UI, 12/12 h	Dalteparina 5.000 UI/dia	Dalteparina 5.000 UI, 12/12 h
3º trimestre	10.000 UI, 12/12 h		

HBPM: heparina de baixo peso molecular; HNF: heparina não fracionada.

As pacientes devem ser orientadas a suspender a próxima dose de heparina, caso considerem que estão entrando em trabalho de parto, para terem acesso à anestesia neuroaxial. Da mesma maneira, aquelas gestações que sugiram fortemente a evolução para cesariana terão uma programação de suspensão da heparina para o parto.[9-14]

O intervalo de 12 horas entre a dose profilática de HBPM e a anestesia neuroaxial é adequado. O intervalo de suspensão da dose intermediária não está definido, podendo variar entre 12 e 24 horas.

Com doses de HNF subcutânea entre 7.500 e 10 mil UI, recomenda-se a suspensão 12 horas antes do bloqueio.[33-35]

Não há estudos que demonstrem superioridade na prevenção de TEV ou maior sangramento na comparação da dose intermediária e da dose-padrão profilática, e não se pode descartar que, em determinadas situações, a dose intermediária seja a mais adequada. Um estudo randomizado multicêntrico com a inclusão de mil gestantes com antecedentes de TEV está em andamento e poderá definir a melhor conduta.[43,44]

Trombose de veia ovariana

A trombose da veia ovariana (TVO) na gestação é rara, mas seu diagnóstico e tratamento rápidos são críticos para diminuir a morbidade materna. A TVO ocorre em 0,05 a 0,18% dos partos, geralmente no puerpério, e, em 90% dos casos, ocorre à direita.[45] Os fatores que mais contribuem para essa localização são o fluxo anterógrado na veia ovariana direita após o parto, a dextrorrotação uterina e a diminuição do fluxo sanguíneo no pós-parto.

O quadro clínico típico da TVO caracteriza-se por febre nas primeiras 48 a 96 horas do pós-parto, dor na região inferior do abdome e palpação de um cordão doloroso nessa região. O diagnóstico diferencial mais importante é com infecção puerperal, e a falha na melhora clínica apesar do uso de antibióticos é um alerta para se suspeitar do seu diagnóstico. Outros diagnósticos diferenciais são apendicite, pielonefrite, hematoma ligamentar, torção anexial ou abscesso tubo-ovariano.

O diagnóstico de TVO é realizado por métodos de imagem, preferencialmente tomografia computadorizada ou ressonância magnética. O tratamento baseia-se no uso de antibióticos e na anticoagulação com heparina, e suas complicações incluem sepse, extensão da trombose para a veia cava inferior e a veia renal e EP.

As referências bibliográficas deste capítulo se encontram no Ambiente de aprendizagem do GEN.

135

Trombose Venosa Profunda em Crianças e Adolescentes

Caroline Kazue Matida ■ Francisco Humberto de Abreu Maffei

Resumo

O desenvolvimento de pesquisas e registros internacionais contribuiu para a melhor compreensão da epidemiologia, da etiologia, do diagnóstico, do tratamento e evolução da trombose venosa em crianças e adolescentes. Embora não seja comum nessa faixa etária, pode dar origem a complicações importantes, como a embolia pulmonar (EP) e a síndrome pós-trombótica (SPT). Neste capítulo, serão abordados dados de incidência, fisiopatologia e tratamento específico.

Palavras-chave: trombose venosa profunda; tromboembolismo venoso; anticoagulantes; síndrome pós-trombótica.

INTRODUÇÃO

A importância do estudo da trombose venosa profunda (TVP) em crianças e adolescentes reside no risco imediato de tromboembolismo pulmonar e no impacto dessa doença sobre a qualidade de vida dessa população, tendo em vista sua longa expectativa de vida e a morbidade associada a essa afecção.[1] Com o passar dos anos, e a síndrome pós-trombótica (SPT) assim como sua recorrência podem deixar sequelas, que vão desde dor crônica nos membros e edema até úlceras de difícil cicatrização.

A TVP em crianças traz inúmeros desafios de manejo e vem sendo melhor estudada nos últimos anos. Até então, seu diagnóstico e tratamento eram fundamentados em experiências individuais,[2] pequenas séries de casos ou extrapolados das recomendações para adultos.[3-7] No entanto, há evidências de que essa extrapolação, em algumas circunstâncias, é inapropriada.[8-10] O desenvolvimento de pesquisas e registros internacionais contribuiu para a melhor compreensão da epidemiologia, da etiologia, do diagnóstico, do tratamento e da evolução dessa doença.[11-17]

EPIDEMIOLOGIA

O tromboembolismo venoso (TEV), tanto o espontâneo como o desencadeado por situações consideradas de risco em adultos, é raro em crianças, mesmo quando portadoras de trombofilia hereditária.[4]

A incidência da TVP em crianças tem aumentado com os avanços tecnológicos no tratamento de doenças graves, com a possibilidade de realização de cirurgias mais complexas e com os politraumatismos.[17-19] Nas unidades de terapia intensiva (UTIs) e no tratamento de neoplasias, o cateterismo de veias centrais é frequente, também favorecendo o seu aparecimento.[20,21]

A incidência anual do TEV durante a infância varia entre 0,07 e 0,14 caso por 10 mil crianças, ou 5,3 por 10 mil internações hospitalares e 24 por 10 mil internações em UTI neonatal.[12,15,21] Um estudo mais recente da população pediátrica na Dinamarca encontrou 2,1 casos por 100 mil pessoas/ano.[22] Há dois picos de incidência: o maior nos recém-nascidos e um segundo na adolescência. Adolescentes do sexo feminino têm duas vezes mais TVP que do sexo masculino, frequentemente associada ao uso de anticoncepcionais orais, à gravidez ou ao puerpério.[23,24] A embolia pulmonar (EP) objetivamente confirmada ocorre em 16 a 20% das crianças com TEV.[9]

No Hospital de Clínicas da Faculdade de Medicina de Botucatu (HC-FMB), da Universidade Estadual Paulista (Unesp), foi encontrada frequência de 5% de EP em necropsias de crianças.[25] De 1971 a 2006, foram tratadas, nesse serviço, 57 crianças com diagnóstico de TVP nos membros inferiores (MMII), com idades ao diagnóstico variando entre 45 dias e 18 anos (média de 12,8 anos).

FISIOPATOLOGIA

A fisiopatologia da TVP em crianças também envolve a clássica tríade de Virchow: lesão da parede vascular (geralmente após cateterização venosa), hipercoagulabilidade (trombofilia, desidratação, inflamação, síndrome nefrótica, quimioterapia) e estase (imobilidade, paralisia).[26]

A baixa incidência de TEV na infância tem sido atribuída à natureza tromboprotetora do sistema hemostático nessa faixa etária,[27] devido à menor capacidade na geração de trombina,[28,29] à presença de anticoagulantes naturais circulantes (maior capacidade da alfa 2 macroglobulina de inibir a trombina)[30,31] e a um maior potencial antitrombótico do endotélio vascular.[24]

Importante causa de TVP em crianças e recém-nascidos é o cateterismo de veias centrais, cuja fisiopatologia inclui: lesão ao endotélio vascular, diminuição da passagem do fluxo sanguíneo, infusão de substâncias danosas ao endotélio e material trombogênico na confecção do cateter.[7,10]

FATORES ASSOCIADOS

O TEV idiopático é raro na infância, sendo frequente a associação às doenças de base ou fatores de risco. Mais de 90% das crianças com TEV terão dois ou mais fatores associados (Quadro 135.1).[24]

Entre os fatores adquiridos, o cateterismo de veia central é o mais importante, responsável por 50% dos casos de TVP em crianças e 90% dos casos de TVP em recém-nascidos.[12,15] É importante salientar que o risco de trombose é maior quando são cateterizadas as veias femoral e subclávia. Portanto, se houver necessidade de acesso venoso central, e desde que possível, seu posicionamento deve ser preferencialmente nas veias jugular ou braquial.[32]

Em crianças e adolescentes, outros fatores adquiridos incluem: neoplasia maligna,[33,34] trauma, cirurgia, síndrome nefrótica,[35] infecção grave, lúpus eritematoso sistêmico,[36-39] terapia hormonal e puerpério. Em recém-nascidos, os fatores adicionais são: hipoxia, infecção, policitemia, sepse, cardiopatia congênita e desidratação.

Os fatores hereditários incluem: mutação do fator V (fator V de Leiden), mutação do gene da protrombina, deficiência de antitrombina III, deficiência de proteína C e deficiência de proteína S.[24,40,41]

QUADRO 135.1	Fatores associados[24] à trombose venosa profunda em crianças e adolescentes.	
Adquiridos	**Genéticos**	
Cateter venoso central – mais comum	Mutação do fator V de Leiden	
Infecção	Mutação do gene da protrombina	
Imobilização	Deficiência de antitrombina III	
Cirurgia	Deficiência de proteína C	
Neoplasia	Deficiência de proteína S	
Hormônios, gravidez	Hiper-homocisteinemia	
Síndrome nefrótica		
LES/SAAF		

Mais de 90% dos casos têm dois ou mais fatores de risco associados. LES: lúpus eritematoso sistêmico; SAAF: síndrome do anticorpo antifosfolípido.

A prevalência do fator V de Leiden é de até 5% na população geral, sendo maior entre caucasianos.[5] A mutação do gene da protrombina é a segunda trombofilia mais frequente associada ao TEV. Sua prevalência é de aproximadamente 2% na população caucasiana e de 4 a 5% nos mediterrâneos.[42] A prevalência da deficiência de antitrombina III é de 1 a 3%.[24,42] Outras condições potencialmente trombogênicas, como hiper-homocisteinemia e níveis elevados dos fatores VII, VIII, IX, XI e lipoproteína (a), ainda não foram estabelecidas na população pediátrica.[24]

Nas crianças com TVP de MMII acompanhadas em nosso serviço, identificamos fatores clínicos desencadeantes em 84,2% dos casos. Dos sete pacientes em que não foram encontrados fatores clínicos desencadeantes, seis apresentavam algum tipo de trombofilia.

DIAGNÓSTICO

O primeiro passo indispensável para o diagnóstico clínico da TVP e da EP, tanto em recém-nascidos quanto em crianças e adolescentes, é lembrar que essas afecções podem ocorrer nessas faixas etárias.[5]

Deve-se suspeitar de TVP sempre que ocorrer edema unilateral, acompanhado ou não de dor e aparecimento de circulação colateral visível no membro acometido. Em casos mais raros, com trombose de veia cava, ocorre edema bilateral acompanhado de circulação colateral visível no abdome. Em alguns casos, especialmente em crianças maiores e adolescentes, o primeiro sintoma é a dor, que deve ser valorizada pelo médico.[43]

Os sinais e sintomas de EP são os mesmos que ocorrem em adultos: dispneia, dor pleurítica, tosse, taquicardia, hemoptise e cianose.[4]

Os antecedentes pessoais auxiliam no diagnóstico: história recente de trauma, cirurgia, neoplasia e, em adolescentes do sexo feminino, o início do uso de anticoncepcional oral, gravidez ou puerpério. A presença de edema em membro com cateter intravenoso ou o aparecimento de circulação colateral local são sinais de suspeita forte de trombose na veia cateterizada. A história familiar de TEV, embora pouco frequente, ajuda no diagnóstico.

Feita a suspeita clínica de TVP, e considerando-se os inconvenientes e o risco do tratamento anticoagulante – indispensável a esses pacientes –, a confirmação diagnóstica é fundamental. Essa confirmação é feita por ultrassonografia vascular com Doppler colorido, que permite o estudo dos MMII e dos membros superiores (MMSS), sendo essencial uma boa experiência do ultrassonografista no diagnóstico venoso. Nos casos em que não se consiga realizar a ultrassonografia ou quando seus resultados não forem conclusivos, a flebografia deverá ser realizada. A angiotomografia é indicada para estudo das veias torácicas, abdominais e pélvicas.[44] A confirmação da EP é feita pela cintilografia pulmonar de ventilação/perfusão ou por angiotomografia, geralmente associada à pesquisa de TVP periférica, com o uso da ultrassonografia. Em casos duvidosos e com grande suspeita clínica, está indicada a realização de arteriografia pulmonar.[4,12,45]

Para o diagnóstico de TVP em MMSS, a ultrassonografia é menos sensível que a flebografia, devendo esta ser realizada quando, frente a uma forte suspeita clínica, aquela se mostrar normal ou duvidosa.[46]

As dosagens de dímero D e fator VIII podem ser úteis para monitorar o tratamento.[46,47]

TRATAMENTO

Tratamento anticoagulante

Há particularidades no tratamento do TEV em crianças devido a diferenças no sistema hemostático e na farmacologia nas diferentes faixas etárias. Além disso, geralmente os acessos vasculares são limitados nas crianças, doses específicas não estão disponíveis no mercado farmacêutico e variações dietéticas (principalmente no leite materno e nas fórmulas lácteas, que têm doses variáveis de vitamina K) podem interferir na dosagem dos medicamentos.[48]

Na maioria dos casos, salvo em crianças com risco hemorrágico, o tratamento é iniciado com heparina não fracionada (HNF) ou com heparina de baixo peso molecular (HBPM) e é mantido com antivitamina K (AVK). Em alguns casos particulares, é possível utilizar fibrinolíticos, ser indicada trombectomia venosa ou colocação de filtro de veia cava.

Tratamento com heparina não fracionada

A HNF permanece sendo comumente utilizada em crianças. Entre as suas vantagens, é possível destacar a meia-vida curta, a facilidade de acesso, a reversibilidade de ação e a possibilidade de ajuste rápido de dose.

A infusão inicial de um bólus intravenoso de 75 a 100 UI/kg tem sido desencorajada, pois, apesar de 90% das crianças atingirem níveis terapêuticos 4 a 6 horas após essa dosagem, o tempo de tromboplastina parcial ativada (TTPa) tende a se manter excessivamente prolongado.[49]

Por motivos não bem determinados, as crianças menores (com menos de 2 meses ou menos de 5 kg) necessitam de doses maiores de heparina do que as crianças maiores[50,51] (28 UI/kg/hora, IV).[48] Esse fato deve ser considerado ao se iniciar o tratamento. Em crianças maiores que 1 ano, recomenda-se dose inicial de 20 UI/kg/hora. Adolescentes podem receber a dose inicial semelhante ao adulto, 18 UI/kg/hora. As doses devem ser corrigidas de maneira a manter o TTPa na faixa de 1,5 a 2,5 vezes o normal. Alguns autores recomendam padronizar o TTPa de modo que essa faixa equivalha a um nível de antifator X ativado (a-FXa) entre 0,35 e 0,7.[48] Esse exame deve ser, posteriormente, repetido a cada 6 a 12 horas, até que se consiga uma estabilização, sendo então repetido diariamente. Junto à heparina, ou 1 dia após, pode ser iniciado o tratamento com varfarina, sendo a heparina ministrada por 5 a 10 dias e suspensa quando o tempo de protrombina (TP), expresso em razão de normatização internacional (RNI), tiver atingido o nível de 2 a 3 por, no mínimo, 2 dias consecutivos.[49]

Andrew et al. testaram em crianças um protocolo utilizado em adultos, obtendo bons resultados.[51] Além disso, o seu uso facilita a prescrição do tratamento heparínico por residentes e médicos menos afeitos ao controle da anticoagulação. O Quadro 135.2 mostra esse nomograma adaptado por Monagle et al., visando à obtenção mais rápida dos níveis de anticoagulação desejados.[49]

A heparina tem como principal complicação a hemorragia. No entanto, quando administrada cuidadosamente em crianças, o risco de hemorragias maiores é baixo, com frequência entre 0 e 2%.[50,51]

QUADRO 135.2	Nomograma para a infusão de heparina de acordo com o monitoramento do tempo de tromboplastina parcial ativada e dos níveis de antifator X ativado.			
TTPa	**Anti-Xa (UI/m/)**	**Bólus (U/kg)**	**Espera (min)**	**Alteração da dose (%)**
< 50	< 0,1	50	–	20
50 a 59	0,1 a 0,34	–	–	10
60 a 85	0,35 a 0,70	–	–	–
86 a 95	0,71 a 0,89	–	–	10
96 a 120	0,9 a 1,2	–	30	10
> 120	> 1,2	–	60	15

TTPa: tempo de tromboplastina parcial ativada. (Adaptado de Monagle et al.[49])

Em caso de sangramentos, a administração de heparina deve ser descontinuada, e se a reversão imediata for necessária, o sulfato de protamina rapidamente neutraliza a ação da HNF.[48]

Outra complicação da heparina é a trombocitopenia induzida pela heparina (TIH), descrita em crianças tanto no uso terapêutico quanto profilático da HNF, porém sua frequência não é conhecida.[50] Tal fato torna obrigatória a contagem de plaquetas pelo menos a cada 2 dias, quando a heparina for administrada.[52] A osteoporose é outra complicação que pode aparecer em crianças, quando a heparina for utilizada por tempo prolongado.[50]

Tratamento com heparina de baixo peso molecular

As HBPM tornaram-se rapidamente os anticoagulantes de escolha em muitos pacientes pediátricos, tanto para profilaxia quanto para tratamento do TEV.[53] As vantagens potenciais das HBPM são: menor necessidade de monitoramento (importante em pacientes cujo acesso venoso é difícil ou inexistente); menor interferência com outros medicamentos e com a dieta, como ocorre com a varfarina; menor risco de TIH; e o provável risco reduzido de osteoporose com o seu uso prolongado. Também no caso das HBPM, a dose parece ser dependente da idade. As crianças menores, especialmente as com menos de 5 kg, necessitam de doses maiores.[50] As doses iniciais preconizadas para o uso da enoxaparina e da dalteparina (aprovadas no Brasil) em crianças com função renal normal encontram-se no Quadro 135.3. Lembramos que, como nos adultos, a dose de HBPM deve ser adequada para a função renal do indivíduo.

Diversos autores[50,52,54] propuseram a determinação individual das doses de HBPM, utilizando a determinação do a-FXa, que deveria ser mantido entre 0,5 e 1,0 UI/mℓ, em amostras colhidas 4 a 6 horas seguidas da injeção subcutânea do medicamento. As justificativas para a necessidade de monitoramento das doses de HBPM em crianças foram seu crescimento e seu ganho de peso, que necessitaram de um novo cálculo das doses empregadas, a fim de assegurar níveis ótimos de a-FXa. Inclusive, foi proposto um nomograma para controle das doses administradas para cada criança (Quadro 135.4). Punzalan et al., utilizando 1 mg/kg de enoxaparina a cada

QUADRO 135.3	Doses terapêuticas e profiláticas subcutâneas de enoxaparina e dalteparina de acordo com a idade.	
	Tratamento	**Profilaxia**
Enoxaparina		
≤ 2 meses	1,50 mg/kg, 2 vezes/dia	1,5 mg/kg, 1 vez/dia
> 2 meses	1 mg/kg, 2 vezes/dia	1 mg/kg, 1 vez/dia
Dalteparina		
≤ 2 meses	150 U/kg, 2 vezes/dia	150 U/kg, 1 vez/dia
> 2 meses	100 U/kg, 2 vezes/dia	100 U/kg, 1 vez/dia

Adaptado de Monagle et al.[49]

12 horas, referiram ter obtido níveis terapêuticos de HBPM na maioria das crianças, mas preconizaram um monitoramento cuidadoso da atividade a-FXa do plasma no início do tratamento e ajuste da dose para obtenção de nível terapêutico, principalmente em recém-nascidos.[55]

Em crianças com câncer, tem sido recomendado o tratamento com HBPM.[56,57]

Nos casos tratados no HC-FMB-Unesp, em função da dificuldade com as vias de acesso, utilizamos doses fixas de enoxaparina com bons resultados e com a vantagem de diminuir o número de punções venosas.

Taxas de sangramentos maiores com o uso de HBPM em crianças estáveis são muito baixas; no entanto, há relatos de até 19% de sangramentos em pacientes críticos.[58]

Tratamento com antivitamina K

A medicação oral mais utilizada e com maior experiência em crianças é a varfarina.[59]

Como os recém-nascidos têm deficiência de fatores de coagulação e de vitamina K, levando a um retardo na geração de trombina, a prescrição de AVK deve ser evitada em crianças de até 1 mês, pelo maior risco de sangramento. Nesses casos, deve-se manter o tratamento anticoagulante somente com HNF ou HBPM. A partir de 1 mês, há uma relação inversa dose-dependente com a idade: as crianças menores precisam de doses mais altas que as crianças maiores e os adolescentes. A dose inicial é de 0,1 a 0,2 mg/kg, com dose inicial máxima de 5 mg, tendo como alvo a RNI de 2,5 podendo variar entre 2 e 3, na maioria dos casos. Durante o início do tratamento, o monitoramento da RNI deve ser diário. Após um controle inicial da dose de varfarina, esse monitoramento pode ser realizado a cada 2 semanas. Apenas 10 a 20% das crianças permanecerão estáveis a ponto de mensurarem a RNI apenas uma vez ao mês.[59] Deve-se considerar também que o leite materno é pobre em vitamina K, o que torna as crianças alimentadas apenas com esse leite mais sensíveis aos AVKs. Por outro lado, as fórmulas lácteas comercializadas são suplementadas com vitamina K, e essa suplementação varia conforme o produto.[48]

Se disponível, o monitoramento do tratamento com AVK pode ser feito com dispositivos do tipo *point-of-care*, cujos resultados se mostraram similares ao TP realizado em sangue de punção venosa.[48] Essa técnica é menos traumática para a criança e evita as punções repetidas nas veias delicadas, principalmente em crianças menores.[60] Visando facilitar o monitoramento do tratamento com AVK, foi proposto um nomograma para correção tanto da dose inicial quanto da dose de manutenção do medicamento, que se tem mostrado bastante útil (Quadro 135.5).[49]

A principal complicação do tratamento anticoagulante com AVK é o sangramento, casos graves que podem ocorrer em até 0,5% por paciente/ano.[60] Trinta por cento das adolescentes meninas em uso de AVKs podem apresentar menorragia e devem ter o

QUADRO 135.4	Nomograma para ajuste da dose de heparina de baixo peso molecular em crianças.			
a-FXa (UI/mℓ)	**Suspender dose**	**Mudar dose**	**Repetir a-FXa**	
< 0,35	Não	+25%	4 h após dose	
0,36 a 0,49	Não	+10%	4 h após dose	
0,50 a 1	Não	Não	Dia seguinte → 1 sem → mensal	
1,10 a 1,50	Não	–	Antes da próxima dose	
1,60 a 2	3 h	–30%	Antes da próxima dose → 4 h após	
> 2	Até a-FXa 0,5 UI/mℓ	–40%	Antes da próxima dose, se 0,50 a 1 UI/mℓ, repetir após 12 h	

a-FXa: antifator X ativado. (Adaptado de Massicotte et al.[54])

QUADRO 135.5	Ajustes da dose de varfarina de acordo com a razão de normatização internacional (RNI) no início e na manutenção da terapia.

Dia 1 = RNI basal 1 a 1,30: dose 0,1 a 0,2 mg/kg (máximo 5 mg)

Dias 2 a 4

RNI	Ação
1,10 a 1,30	Repetir dose inicial
1,40 a 1,90	50% da dose inicial
2 a 3	50% da dose inicial
3,10 a 3,50	25% da dose inicial
> 3,50	Suspender até RNI < 3,50 Reintroduzir com dose 50% menor
Correção da dose de manutenção de acordo com a RNI	
1,10 a 1,40	Aumentar 20% da dose
1,40 a 1,90	Aumentar 10% da dose
2 a 3	Sem alteração
3,10 a 3,50	Reduzir 10% da dose
> 3,50	Suspender até RNI < 3,50 Reiniciar com dose 20% menor

Adaptado de Monagle et al.[49]

hematócrito monitorado. Além disso, grande parcela das meninas que inicia o uso de AVKs na adolescência desenvolve transtornos ansiosos ou depressivos; um suporte psicológico é importante.[59] Protocolos de educação em saúde envolvendo o paciente e a família são o principal fator associado à redução de sangramentos em crianças em uso de AVK.[61]

Outros efeitos colaterais, como calcificação traqueal e queda de cabelo, foram descritos.[62] O aparecimento de osteopenia com o uso prolongado de varfarina – maior que 1 ano – foi relatado em inúmeros estudos; um monitoramento rotineiro da densidade óssea deve ser feito nessas crianças.[63]

Na presença de RNI excessivamente prolongada (> 8) sem sangramento significativo, é possível usar vitamina K para reverter os excessos de anticoagulação (30 μg/kg).[64] Na presença de sangramento significativo, reversão imediata deve ser realizada utilizando-se plasma fresco congelado, concentrados de complexo protrombínico ou fator VIIa recombinante.[48]

O tempo de tratamento anticoagulante depende do fator desencadeante, da extensão da trombose e da persistência de fatores de risco. Nos casos desencadeados por situação superada (i. e., cirurgia ou doença clínica), o tempo previsto é de 3 meses, podendo ser prolongado, dependendo da gravidade do quadro e da presença de EP. Nos casos sem uma causa desencadeante e de associação com EP, o tratamento é mantido por 6 meses; e nos casos em que o fator desencadeante se mantém, o tratamento é mantido enquanto durar a causa.[38]

Aproximadamente 2 meses após a suspensão da anticoagulação, exceto nas crianças nas quais a TVP foi desencadeada por cateter e/ou nas crianças portadoras de neoplasias, as demais devem ser investigadas para trombofilia. Para crianças com deficiência de antitrombina III, proteína C, proteína S, homozigóticas para fator V de Leiden ou protrombina 20210, anticorpos anticardiolipina ou portadoras de associação de alterações, podem ser candidatas à manutenção perene de anticoagulação. Esse uso se torna mais importante se a trombose for espontânea, associada à EP, ou em se tratando de uma recidiva.

Anticoagulantes orais diretos

Os anticoagulantes orais diretos (DOACs, do inglês *direct oral anticoagulants*), dabigatrana, rivaroxabana, apixabana, e a edoxabana, por sua maior facilidade de administração, estão sendo cada vez mais utilizados em adultos para o tratamento e a profilaxia do tromboembolismo venoso. Para crianças e adolescentes, porém, seu uso não está ainda totalmente estabelecido. No momento da elaboração do presente capítulo, apenas com a dabigatrana e a rivaroxabana foram concluídos estudos multicêntricos de fase 3, que demonstraram ser, sua eficácia e segurança, similar aos controles tratados com os anticoagulantes tradicionais. Nesses estudos foram utilizadas doses ajustadas de acordo com diferentes faixas etárias e/ou peso das crianças.[65,66] Com o resultado desses estudos, esses dois anticoagulantes foram aprovados para uso em crianças e adolescentes pelas agências reguladoras da União Europeia e dos EUA. Faltam ainda dados de estudos de fase IV, após essa liberação, para confirmar o real valor desse tratamento. Um problema a ser ainda resolvido diz respeito à reversão do efeito anticoagulante em casos de hemorragia.[67,68]

Tratamento fibrinolítico

Os ativadores do plasminogênio estimulam a fibrinólise e aceleram a dissolução do trombo, podendo ser usados em crianças em casos graves, com risco de morte ou de perda de membro ou órgão.[69] A maior desvantagem em seu uso é o risco de sangramento, que é maior quando utilizado sistemicamente em vez de localmente, e aumenta com doses maiores. Melhores resultados, com menores taxas de complicação, foram relatados quando a indicação é minuciosa e o monitoramento do paciente é intensificado.[70]

O ativador tecidual do plasminogênio (t-PA) tornou-se o agente de escolha em pacientes pediátricos por várias razões: melhor lise de coágulo *in vitro*, especificidade pela fibrina e baixa imunogenicidade.[44,71] No entanto, ainda não há uniformidade quanto às doses recomendadas, sendo as doses usuais de t-PA preconizadas para trombólise de cateteres venosos centrais expostas no Quadro 135.6, e para trombólise sistêmica ou local, no Quadro 135.7.[72]

Para redução do risco de sangramento, é importante o monitoramento do fibrinogênio sérico, cujo limite inferior aceitável é de 1 g/ℓ. Além disso, a plaquetometria maior que 100 mil durante a trombólise também é recomendada.[48]

Albisetti et al. realizaram revisão bibliográfica e calcularam incidência de hemorragias menores em 26% e maiores em 17% das crianças que foram tratadas com t-PA.[72] Sangramentos menores (em ferimentos ou local de punção) podem ser contidos por meio de compressão local e suporte clínico. Nos casos de sangramentos maiores, deve-se suspender a infusão do trombolítico e administrar crioprecipitado (na dose de 5 a 10 mℓ/kg) associado ou não a antifibrinolítico ou outros hemoderivados, conforme a necessidade clínica.[48]

QUADRO 135.6	Dose de ativador do plasminogênio tecidual para trombólise de cateter venoso central.			
t-PA	Dose	Cateter	Port-A-Cath®	Tempo
< 10 kg	0,5 mg/mℓ	1 mℓ/lúmen	Máx. 2 mℓ	0,5 a 2 h
> 10 kg	1 mg/mℓ	Máx. 2 mℓ/lúmen	Máx. 2 mℓ	0,5 a 2 h

t-PA: ativador do plasminogênio tecidual. (Adaptado de Albisetti.[72])

QUADRO 135.7	Dose média de ativador do plasminogênio tecidual para trombólise em recém-nascidos e crianças.	
t-PA	**Bólus**	**Infusão**
Uso sistêmico	0,2 mg	0,4 mg/kg/h
Cateterismo seletivo	0,5 mg	0,08 mg/kg/h

t-PA: ativador do plasminogênio tecidual. (Adaptado de Albisetti.[72])

O uso de fibrinolíticos para TVP oclusiva de MMII, com o intuito de reduzir a incidência futura de SPT, ainda precisa ser melhor estudado.[71,73-75]

Tratamento cirúrgico

Trombectomia

A trombectomia pode ser indicada para crianças, utilizando-se a mesma técnica empregada em adultos. A principal indicação seria a existência de flegmasia cerúlea com risco eminente de perda do membro. Nesses casos, deve-se evitar ao máximo a perda sanguínea, tendo em vista o sangramento abundante que pode ocorrer durante essa cirurgia e os problemas acarretados pela politransfusão. Deve-se também pensar na possibilidade de manter a anticoagulação perene, a fim de evitar recorrência da TVP, com perda dos benefícios da cirurgia.

No HC-FMB-Unesp, foram operadas uma criança e uma adolescente, na época com 9 e 17 anos, obtendo-se bom resultado inicial, mas com recorrência após 3 e 13 anos, respectivamente. No segundo episódio de TVP, as pacientes foram tratadas clinicamente com anticoagulantes, ambas evoluindo tardiamente para SPT.

Filtro de veia cava

As indicações para colocação de filtro na veia cava são as mesmas preconizadas para adultos: pacientes com TVP proximal e/ou EP com contraindicação para o uso de anticoagulantes; EP, mesmo na vigência de anticoagulação adequada; trombose estendendo-se para a veia cava; profilaticamente, em pacientes com risco muito alto de EP e contraindicação para profilaxia farmacológica;[76] e, também profilaticamente, antes de trombólise endovascular para tratamento de TVP de MMII.[77]

Quando da indicação de colocar o filtro de veia cava, deve-se atentar para o calibre da veia da criança.[78,79] Os filtros comerciais têm seu uso limitado a determinados diâmetros. Além disso, o aumento do diâmetro da veia cava com o crescimento da criança deve ser estimado para que não ocorra embolização futura. Esse último problema pode ser solucionado com o uso de filtros temporários. Nesse caso, há recomendação da retirada do filtro o mais breve possível, desde que não haja trombo aderido ao filtro e que a contraindicação para os anticoagulantes não mais exista.[38,48]

Em crianças menores, caso a interrupção da veia cava seja imperativa e não existam filtros disponíveis, deve-se pensar na realização de ligadura ou plicatura cirúrgica. Em adolescentes com veia cava já bem desenvolvida, a colocação de um filtro de cava não apresenta problemas especiais.

Cahn et al. referiram boa evolução em 15 crianças e adolescentes, de 8 a 18 anos, nas quais foi colocado um filtro de Greenfield. Após um período de 19 meses a 16 anos, não foram verificados EP, trombose de veia cava inferior, sinais significativos de SPT ou migração do filtro, concluindo os autores que o uso desse filtro em crianças era tão seguro e eficaz quanto em adultos.[80]

Kukreja et al. relataram a colocação de filtros de veia cava em 35 crianças com idade média de 15,5 anos e tempo médio de seguimento de 29,3 meses. Não houve dificuldade técnica para a colocação dos filtros. Dezenove pacientes foram candidatos à retirada dos filtros após um tempo médio de 42 dias. Em quinze deles, a retirada ocorreu sem dificuldades, em dois casos houve insucesso e em dois pacientes houve complicações (um caso de estenose resolvido com angioplastia e um caso de perfuração contida da veia cava). Não foram observados trombose de veia cava inferior (VCI), tromboembolismo pulmonar (TEP), fraturas ou embolização dos filtros que não foram retirados.[77]

No HC-FMB-Unesp, foram colocados filtros de Greenfield em duas adolescentes que, na época, tinham 15 e 16 anos. Ambas apresentavam TVP de MMII e sangramento ativo que contraindicou a anticoagulação.

Tratamento da trombose venosa associada a cateterismo venoso central

Caso o cateter não seja mais necessário ou não esteja mais funcionando, recomenda-se a anticoagulação, quando possível, por pelo menos 3 a 5 dias antes da remoção do cateter. Caso o cateter ainda seja necessário e esteja funcionando, recomenda-se a anticoagulação por 3 meses. Se o cateter não puder ser retirado após o período de tratamento, a profilaxia deve ser realizada com AVK (mantendo-se RNI entre 1,5 e 1,9) ou HBPM (mantendo-se o a-FXa entre 0,1 e 0,3 U/mℓ) até que o cateter possa ser retirado. Se ocorrer retrombose na vigência de profilaxia, deve-se reiniciar o tratamento e mantê-lo por, pelo menos, mais 3 meses que seguem o diagnóstico da retrombose.[48]

PROFILAXIA

Para profilaxia de trombose em crianças com cateter venoso central, recomenda-se lavá-lo periodicamente com solução salina, solução contendo heparina ou uroquinase.[48] Quanto ao uso profilático sistêmico de anticoagulantes nas crianças com cateteres, recomenda-se apenas nos casos de nutrição parenteral total por longos períodos, não se recomendando uso de profilaxia sistêmica para cateterismo de curta ou média permanência.[48]

Anticoagulação profilática deve ser realizada em crianças com trombofilias hereditárias que se exponham a outro fator de risco adquirido, como trauma, cirurgia, infecção grave ou presença de cateter venoso central. A dose recomendada de HBPM, nesses casos, é a metade da utilizada no tratamento.[24] A profilaxia primária em crianças com trombofilia[81] e neoplasia maligna é controversa.[48,82]

Na tentativa de identificar crianças com predisposição ao desenvolvimento de TEV durante internação hospitalar, Sharathkumar et al. publicaram uma ferramenta (Peds-Clot clinical Decision Rule [PCDR]) para estratificação de risco que engloba os seguintes fatores: infecção sistêmica, cateterismo central, admissão direta em UTI, hospitalização maior que 7 dias, imobilização maior que 3 dias e uso de anticoncepcional oral. A presença de três ou mais fatores indicou alto risco para TEV na infância, com sensibilidade de 70% e especificidade de 80%.[78] Mais recentemente, Walker et al. criaram e validaram um modelo de predição de TEV para crianças internadas, baseado em um estudo de coorte de grande número de pacientes, tendo selecionado onze variáveis preditivas, sendo as mais fortemente associadas: história anterior de trombose, cateterismo central e cardiopatias, seguidas por doenças infecciosas, idade, câncer e procedimentos cirúrgicos e diferentes alterações laboratoriais.[83,84]

O uso de anticoncepcionais orais combinados deve ser evitado em adolescentes com mutação do fator V de Leiden, deficiência de antitrombina III e demais trombofilias.[85]

Consensos orientam a triagem laboratorial de trombofilias, congênitas e adquiridas, quando houver história pessoal de TVP, presença de TVP espontânea, recidiva de TVP, história familiar de TEV ou na presença de trombose venosa em sítios incomuns (cerebral, abdome ou MMSS).[86,87]

EVOLUÇÃO

Por meio do Registro Canadense de Trombose Venosa, Andrew et al. avaliaram 356 crianças com diagnóstico de TEV de diversos territórios, acompanhadas durante um período de 2 semanas a 6 anos, encontrando uma mortalidade total de 16%, sendo 2,25% dos óbitos secundários ao TEV. Houve retrombose no mesmo local ou um segundo episódio de trombose em 8,1% das crianças. Cinquenta crianças (12,4%) apresentaram sinais de SPT.[12]

O risco de recorrência do TEV parece ser maior entre os portadores de trombofilias.[88] Níveis plasmáticos elevados de fator VIII e dímero D no diagnóstico e a persistência de níveis elevados de pelo menos um desses fatores após o tratamento anticoagulante, são marcadores de má evolução clínica em crianças com trombose e sugerem manutenção do tratamento anticoagulante.[47] A SPT é uma complicação importante do TEV em crianças.[89] Pelo menos 1/3 dos pacientes desenvolvem essa síndrome, e sua incidência pode chegar a 60%.[14]

No HC-FMB-Unesp, dos 56 pacientes diagnosticados com TVP de MMII na infância, nove foram a óbito e 34 foram reavaliados posteriormente (tempo médio de seguimento de 9,2 anos). Cinco pacientes apresentaram recorrência (três casos de retrombose e dois casos de trombose no membro contralateral). Dor crônica nos MMII foi referida por 53% dos pacientes reavaliados; e edema em 33,3% dos pacientes reexaminados. Três pacientes apresentaram úlceras flebopáticas.

Pode-se afirmar que, embora raro, o TEV ocorre em crianças, com morbimortalidade importante. É indispensável que todo médico que atenda crianças ou adolescentes tenha o conhecimento dessa doença, pense nesse diagnóstico diante de sinais ou sintomas sugestivos e, pelo menos, saiba encaminhar a criança a um especialista, o mais rápido possível, cabendo a este saber confirmar o diagnóstico e orientar o tratamento.

Outro ponto importante é o conhecimento da existência de predisposição familiar para o TEV (trombofilia). A existência de história familiar de trombose justifica a pesquisa de alterações trombofílicas e deve alertar para a eventual necessidade de profilaxia em situações de risco, além de balizar a prescrição de estrógenos para adolescentes.

As referências bibliográficas deste capítulo se encontram no Ambiente de aprendizagem do GEN.

136

Tromboembolia Pulmonar: Incidência, Etiopatologia e Fisiopatologia

Rodrigo Bruno Biagioni

Resumo

A embolia pulmonar, também denominada tromboembolia pulmonar, ocorre quando um trombo, ou parte dele, originado de uma trombose venosa profunda, se desprende da veia e se aloja na circulação pulmonar. É a terceira maior causa de morte cardiovascular e a maior causa de morte hospitalar prevenível.

Em 2020, a incidência de tromboembolismo venoso no Brasil foi de 18,4 casos por 100 mil habitantes, e a mortalidade foi de 19,8%. A formação do trombo é decorrente de um desbalanço entre a relação dos mecanismos de trombose e fibrinólise. Inúmeras causas adquiridas e hereditárias estão associadas ao tromboembolismo venoso.

A gravidade da embolia está relacionada com o tamanho do trombo desprendido e da área do pulmão que deixa de ser perfundida. Na circulação pulmonar, o trombo promove hipertensão pulmonar e falência do ventrículo direito. Além disso, mediadores inflamatórios promovem vasoconstrição e agravam ainda mais o quadro de hipertensão pulmonar.

Palavras-chave: embolia pulmonar; tromboembolismo pulmonar; tromboembolia pulmonar.

DEFINIÇÃO

A embolia pulmonar (EP) ocorre quando um trombo, ou parte dele, originado de uma trombose venosa profunda (TVP), se desprende da veia e progride pelo coração direito para, posteriormente, alojar-se na circulação pulmonar.[1]

EPIDEMIOLOGIA

A EP é a terceira maior causa de morte cardiovascular nos países ocidentais – as doenças que a antecedem são o infarto e o acidente vascular encefálico[2,3] e a maior causa de morte hospitalar prevenível.[2,3]

Nos EUA, a incidência de EP é de 100 a 200 casos por 100 mil habitantes.[3,4] No Brasil, a morbidade é mensurada de maneira diferente dos EUA, portanto, não é possível comparar as incidências. O tromboembolismo venoso (TEV) inclui os casos de TVP e EP. Segundo dados do Departamento de Informática do Sistema Único de Saúde (Datasus) de 2009 a 2020, essa incidência aumentou de 2009 a 2011, e manteve-se estável até 2017; porém, a partir de 2017, apresentou aumento importante, chegando a 21,5 casos por 100 mil habitantes em 2019. Em 2020, a incidência foi menor: 18,4 casos por 100 mil habitantes. A incidência isolada de EP, por sua vez, aumentou gradual e lentamente no país (de 2,5, em 2009, para 4,5 casos por 100 mil habitantes em 2020)[5] (Figura 136.1).

O EP nos EUA tem maior incidência em homens.[6] Porém, de acordo com o Datasus, de 2009 a 2020, a incidência da morbidade em mulheres foi maior, alcançando 61,2%.[5] Isso corrobora outros trabalhos publicados com grande casuística.[7,8] Esses dados do Datasus apontaram que brancos e negros apresentaram incidência semelhante de EP entre 2009 e 2020, enquanto asiáticos e indígenas, menor incidência.[5] Esses resultados foram similares aos encontrados nos EUA, onde asiáticos, indígenas americanos e a população nativa do Alasca apresentaram menor incidência de EP.[3] No mesmo registro Datasus, a incidência de TEV aumentou geometricamente dos 15 anos em diante, até atingir um platô entre 40 e 69 anos[5] (Figura 136.2).

A mortalidade decorrente de EP de pacientes internados no SUS no período de janeiro de 2009 a dezembro de 2020 foi de 19,8%, especialmente nos homens (20,8% *vs.* 19,19%). Ela também foi maior nos estados do Nordeste e menor nos estados do Sul (Figura 136.3).[5] A mortalidade foi maior em indivíduos asiáticos (20,7%) e menor em indígenas (10,8%), mas não houve diferença entre brancos, negros e pardos (18,5, 18,4 e 19,2%, respectivamente).[5]

Quanto à idade, a taxa de mortalidade foi decrescente até os 30 anos. Após essa idade, aumentou de maneira linear, atingindo até 38,5% dos pacientes com mais de 80 anos (Figura 136.4).

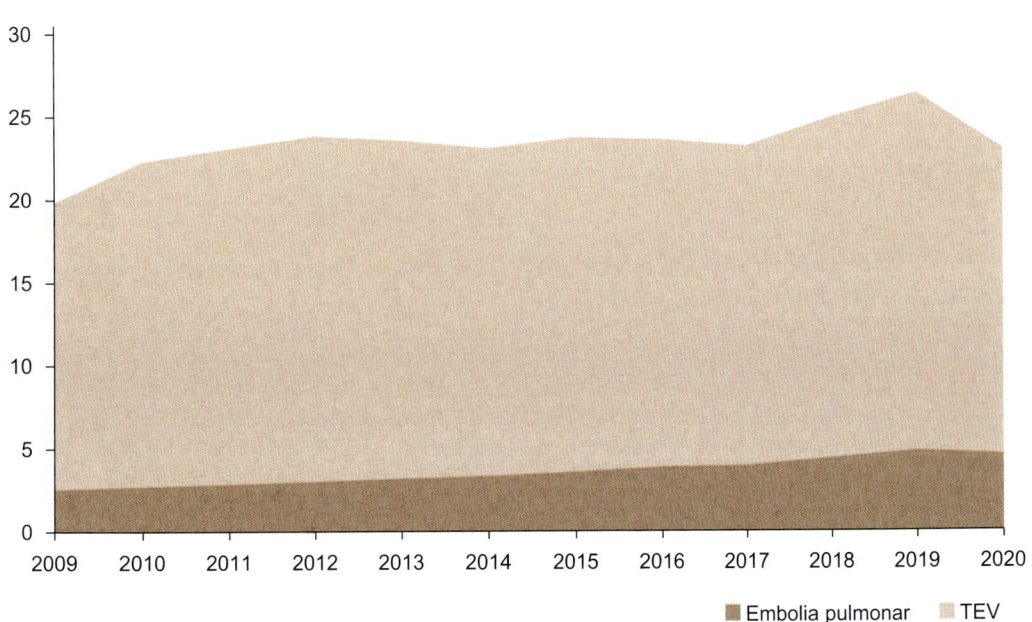

FIGURA 136.1 Incidência de tromboembolismo venoso no Brasil no período de 2009 a 2020. (Fonte: Datasus, 2009-2020.)

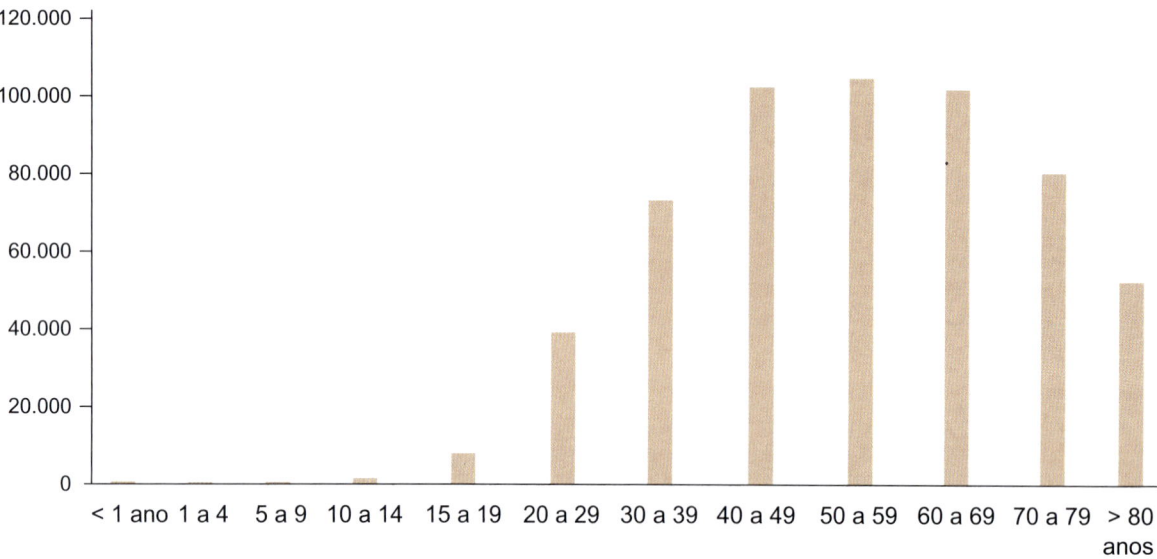

FIGURA 136.2 Número de casos de tromboembolismo venoso, segundo a faixa etária no Brasil. (Fonte: Datasus, 2009-2020.)

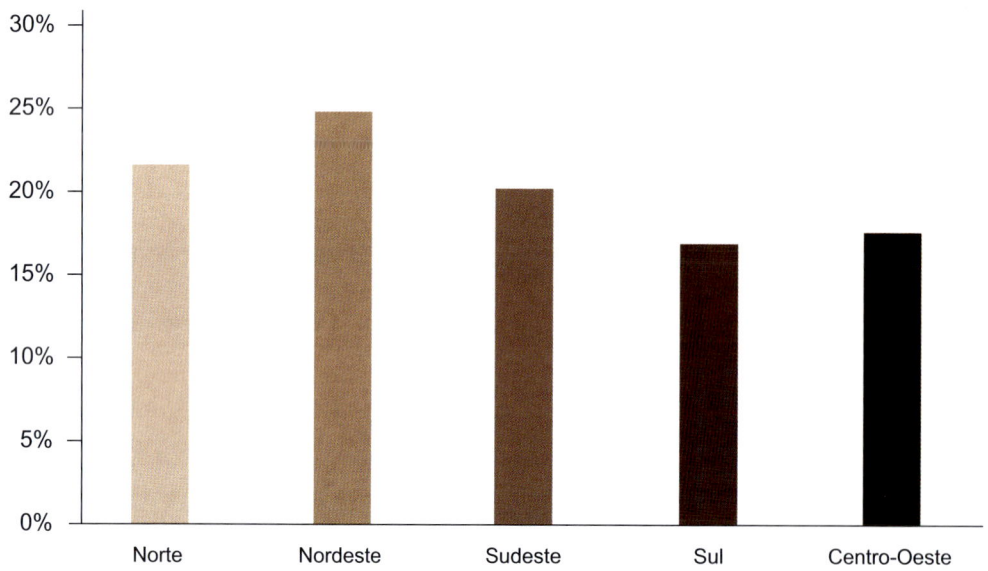

FIGURA 136.3 Mortalidade por embolia pulmonar por faixa etária (CID 10: I26). (Fonte: Datasus, 2009-2020.)

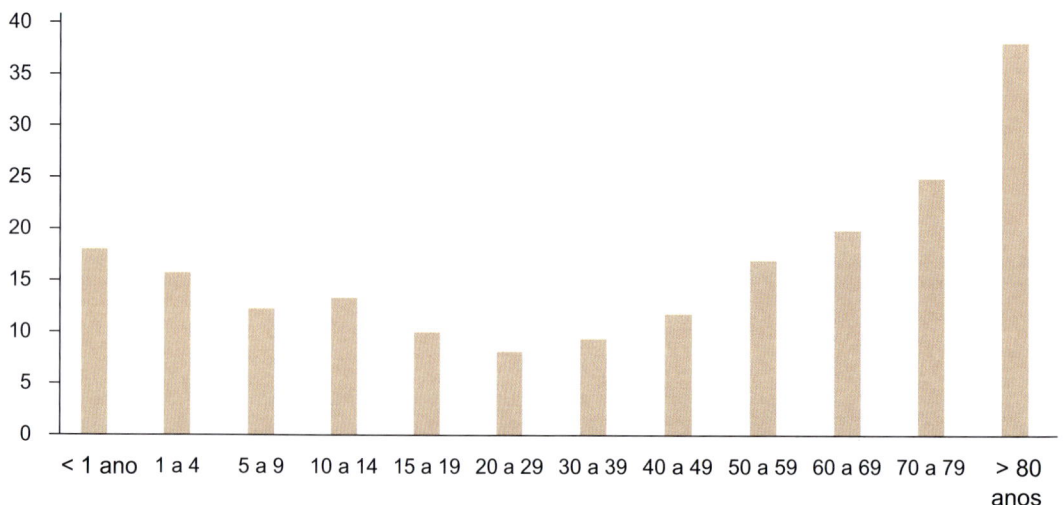

FIGURA 136.4 Mortalidade como causa de embolia pulmonar nos pacientes internados no Sistema Único de Saúde de 2009 a 2020 (CID 10: I26). (Fonte: Datasus, 2009-2020.)

A mortalidade bruta por EP no Brasil caiu de 24,5 para 22,2/ milhão de habitantes no período de 1987 a 2010.[9] Porém, após o período de 2019 a 2020, a mortalidade devido à EP aumentou de 24,6 para 34,7 por 1 milhão de habitantes.[5] Um pico de mortalidade pôde ser observado em 2016, quando foram registradas 35,9 mortes por 1 milhão de habitantes[5] (Figura 136.5). A média de permanência de internação por EP no Brasil (2009 a 2020) foi de 9,5 dias por internação,[5] ou seja, maior que do infarto e do acidente vascular encefálico.[5]

ETIOPATOGENIA

A EP é causada pelo deslocamento de trombos das extremidades para o pulmão. Embora mais raramente, outros materiais, como gordura, tumor, líquido amniótico ou ar também podem resultar em embolia e obstrução.[10-12] Ela também pode ser iatrogênica, decorrente da embolização de matérias endovasculares e cateteres.[13] Outra condição é a "embalia", quando há a embolização de projétil de arma de fogo para a circulação pulmonar, após sua penetração em uma veia.[14]

Mais de 50% dos pacientes com trombose de veias proximais (ilíacas, femoral e poplítea) apresentam EP concomitante. Além disso, é maior o potencial para EP mais graves pelo volume de trombos que apresentam.[1,3,15] Porém, estudos recentes demonstram que TVPs distais também têm potencial para embolização e progressão proximal.[16-18]

Entre 20 e 50% dos pacientes que apresentam EP não apresentam evidência de TVP dos membros superiores e inferiores.[3,19] Acredita-se que isso ocorra porque todo o material trombótico formado nas veias tenha sido desprendido e alojado no pulmão, ou devido a formação de trombos em veias abdominais, jugulares ou trombos intracardíacos. O estudo de Palareti et al., de 2019, apontou que os pacientes do sexo feminino apresentaram mais frequentemente EP sem evidência de TVP, além dos casos com história de câncer, insuficiência cardíaca e mais velhos.[19]

A formação do trombo é decorrente de um desbalanço entre a relação dos mecanismos de trombose e fibrinólise. Tem como fatores promotores de instabilidade desse sistema a hipercoagulabilidade, a estase venosa e o trauma. O trombo venoso é formado por fibrina, hemácias e plaquetas.[3]

Os fatores de risco podem ser classificados entre adquiridos e hereditários. Os adquiridos podem ser divididos entre os não provocados e os provocados. Os fatores de riscos provocados promovem aumento no risco de embolia momentâneo, persistem por determinado tempo e retornam depois para seu basal. O fator de risco não provocado, por sua vez, mantém continuamente o risco de um novo evento elevado. Essa distinção entre os fatores provocado e não provocado é importante para determinar o tempo da anticoagulação[3,20] (Quadro 136.1).

O TEV é responsável por 3 a 15% das mortes maternas no mundo.[21,22] Acredita-se que o risco de TVP aumente linearmente durante o curso da gravidez, intensificando-se após a 28ª semana da gravidez e mantendo-se ainda alto até 6 semanas do puerpério.[21] Durante a gravidez, há aumento da estase venosa, devido ao aumento do volume sanguíneo e a compressão do útero. Nas gestantes, a TVP acontece com mais frequência na pelve, se comparadas com a população geral.[23,24] Além disso, devido a compressão do útero sobre a artéria ilíaca comum direita e, consequentemente, na veia ilíaca comum esquerda, 90% das TVPs em gestantes acontecem do lado esquerdo (na população geral é em torno de 55%).[23,24] Durante a gestação, há aumento dos fatores de coagulação V, VII, VIII, X, XII e do fator de von Willebrand.[25]

QUADRO 136.1	Fatores de riscos adquiridos e hereditários relacionados à trombose e à embolia pulmonar.	
Adquiridos		**Hereditários**
Não provocados	**Provocados**	
Idade	Cirurgia e trauma	Fator V de Leiden
Insuficiência venosa	Câncer	Mutação gene protrombina
Obesidade	Imobilidade prolongada	Deficiência de antitrombina
Doença reumatológica	Uso de estrogênio	Deficiência de proteína C
TEV prévio	Gravidez	Deficiência de proteína S
SAF	Cateter central implantado	Hiper-homocisteinemia
Insuficiência cardíaca	Tabagismo	–
Doença inflamatória intestinal	–	–

SAF: síndrome antifosfolipídio; TEV: tromboembolismo venoso.

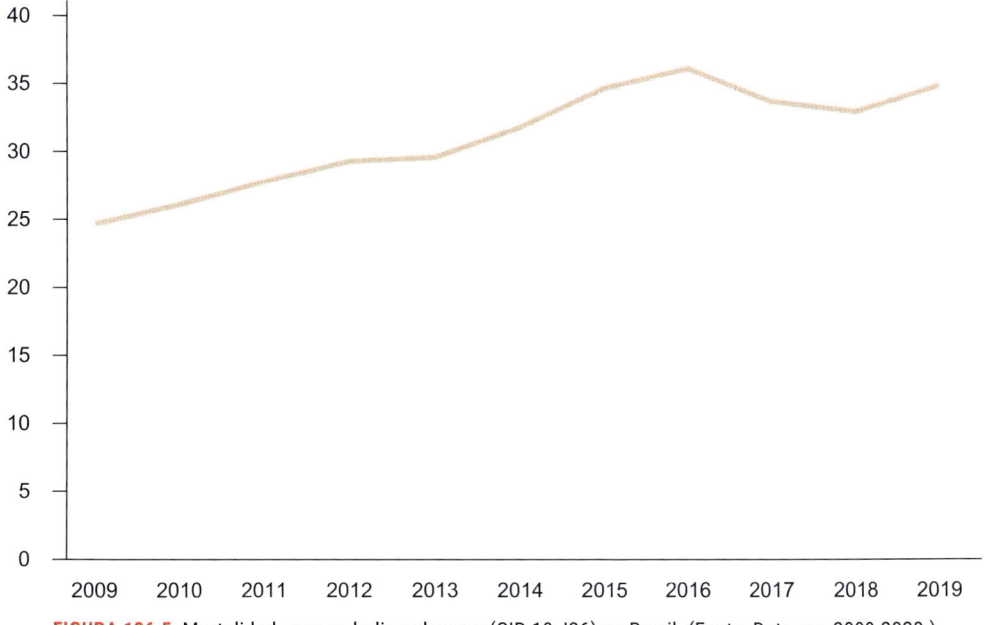

FIGURA 136.5 Mortalidade por embolia pulmonar (CID 10: I26) no Brasil. (Fonte: Datasus, 2009-2020.)

Além disso, há uma diminuição nas proteínas C e S.[21,25] A embolização do líquido amniótico, denominada embolia amniótica (EA), ocorre principalmente durante o trabalho de parto ou no pós-parto imediato. Acontece de 1,7 a 6,6% dos partos,[11] e, apesar de rara, apresenta alta mortalidade (11 a 66%).[11] Além do fator obstrutivo da embolização desse líquido impedindo a troca gasosa, pacientes com EA comumente apresentam sinais neurológicos e coagulopatia. Isso acontece devido à ativação de mecanismos imunológicos e hormonais associados à liberação de substâncias vasoativas e pró-coagulantes após o contato de antígenos fetais na circulação venosa materna.[11,26]

A síndrome de embolia gordurosa (SEG) acontece após traumas e fraturas de ossos longos.[12] Embolias de gordura acontecem em até 95% das fraturas. Considera-se SEG a embolização associada a sintomas. Os sintomas dessa síndrome foram classicamente descritos como uma tríade formada por dispneia (hipoxia), alterações neurológicas e manifestações cutâneas. A hipoxia está geralmente presente em 95% dos casos, a confusão mental, em 60%, e as petéquias, em 33%.[12] A SEG acontece em 1 a 2% dos traumas, 4,8 a 75% das fraturas bilaterais do fêmur e 11% dos pacientes após fixação do haste intramedular.[27,28]

A embolia aérea (EA) é causada especialmente por procedimentos iatrogênicos. Essa rara condição pode ocorrer após implante de acessos, trauma, barotrauma, cirurgia cardíaca ou vascular e neurocirurgia, dentre outros.[13] A EA é uma condição potencialmente evitável e estima-se sua incidência em 2,65 para cada 100 mil internações.[10,13]

FISIOPATOLOGIA

O trombo que se desprende para o coração direito pode se fragmentar até se alojar na circulação pulmonar. A região de embolização (tronco da pulmonar, artérias pulmonares, lobares, segmentares, subsegmentares) depende do diâmetro do trombo e do grau da fragmentação. Trombos maiores alojam-se em veias mais calibrosas e geralmente determinam maiores consequências clínicas. A embolia "a cavaleiro" é a oclusão da bifurcação das artérias pulmonares.[3,4,29] Pequenos trombos são reabsorvidos espontaneamente e geralmente causam nenhum ou poucos sintomas, enquanto embolias maciças aumentam a pressão pulmonar causando aumento da pós-carga, dilatação

do ventrículo direito (VD), insuficiência da valva tricúspide e posterior falência do VD: *cor pulmonale*.[3,4,29,30]

O VD é uma estrutura fina que, em seu estado normal, bombeia sob baixas pressão e resistência para o pulmão. O VD falha pelo aumento repentino da pressão pulmonar, mas também pela diminuição da contração, devido à isquemia miocárdica e ao aumento da pré-carga.[31] Além do fator mecânico, trombos liberam mediadores inflamatórios (como o tromboxano A2 e a histamina), que aumentam a resistência e, consequentemente, ainda mais a hipertensão pulmonar. Como na TVP, após a fase mais aguda, o trombo na EP se organiza, podendo ser totalmente reabsorvido ou manter uma área de oclusão ou estenose residual.[29]

A troca gasosa também está comprometida na EP. Isso acontece devido ao distúrbio entre a relação ventilação e a perfusão (V/Q), ao *shunt* intracardíaco e ao aumento do espaço morto pulmonar. O distúrbio V/Q é o principal mecanismo de hipoxemia: o oxigênio chega nos alvéolos, mas não chega sangue para a troca gasosa.[30] Com o aumento da pressão no VD, pode haver passagem do sangue venoso para a circulação sistêmica, devido a um forame oval patente. Nesse caso, há uma profunda hipoxia, mesmo com suplementação de oxigênio. Finalmente, o espaço morto aumenta, porque o pulmão continua ventilado, apesar da perfusão diminuída, contribuindo para o aumento do gradiente alvéolo-arterial. Posteriormente, com a combinação desses processos, a hipoxia se intensifica cada vez mais, associada à instabilidade hemodinâmica e, finalmente, ao colapso cardiopulmonar[30] (Figura 136.6).

Em alguns casos, o infarto pulmonar pode se instalar em casos de embolia extensa. É raro acontecer em pacientes com condições cardiovasculares e respiratórias normais, mas é comum quando há comprometimento prévio da oxigenação tissular ocasionado por doença de vias respiratórias ou circulação colateral sistêmica insuficiente. A taxa de incidência é de 10 a 30% dos pacientes com EP.[32]

A mortalidade da EP varia de 5 a 30%.[33] Dentre as mortes por EP, 70% acontecem na primeira hora,[34] principalmente por causa da obstrução maciça do fluxo sanguíneo pulmonar e dos fenômenos vasomotores que, associados a uma possível doença cardiopulmonar prévia, impedem a recuperação cardíaca nesses momentos iniciais.[34]

Considerando a classificação de gravidade, a EP pode ser de baixo risco, submaciça ou maciça.[34] É maciça quando há hipertensão

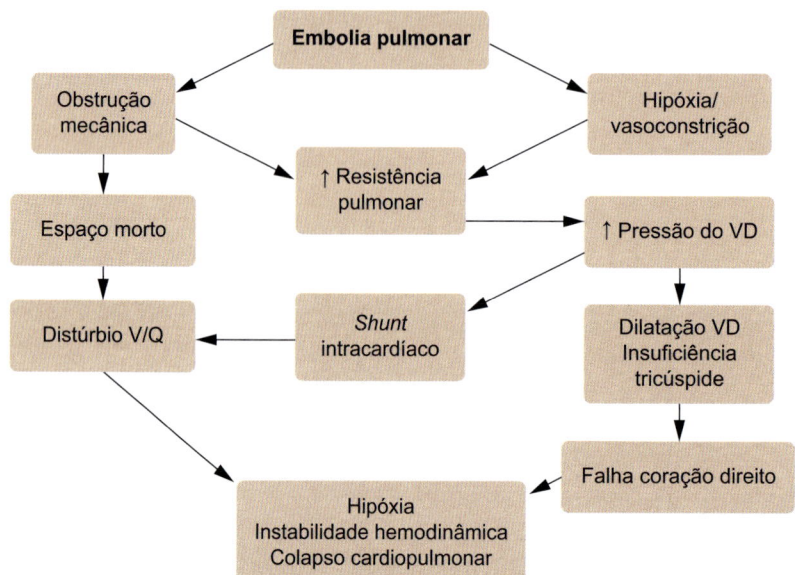

FIGURA 136.6 Fisiopatologia da embolia pulmonar. VD: ventrículo direito; V/Q: ventilação/perfusão.

pulmonar e instabilidade hemodinâmica. Corresponde a aproximadamente 4,5 a 10% dos casos, sendo responsável por mais de 50% da mortalidade.[33-35] Geralmente, nesses casos, há oclusão de mais de 50% da artéria pulmonar ou de duas ou mais artérias lobares.[34] A presença de alto risco ou embolia maciça com instabilidade hemodinâmica aumenta o risco para mais de 50%, mesmo com o uso de anticoagulação plena.[36]

Os pacientes com quadro de EP submaciça apresentam-se estáveis hemodinamicamente (pressão arterial sistólica > 90 mmHg), mas têm sinais de disfunção cardíaca direita, com lesão do músculo cardíaco evidenciada pelo ecocardiograma ou por aumento de biomarcadores.[34] Achados comuns no ecocardiograma incluem disfunção sistólica do VD, dilatação do VD, ou relação do diâmetro entre o VD e o ventrículo esquerdo (VE) > 0,9. Achados laboratoriais incluem peptídeo natriurético cerebral (BNP, *brain natriuretic peptide*) > 90 pg/mℓ e troponina T > 0,1 ng/mℓ.[34,37] A hipertensão pulmonar pode ser confirmada pelo ecocardiograma e aumenta o risco de morte para 5 a 15%.[38]

Ao contrário dos casos maciços e submaciços, a mortalidade nos casos de baixo risco é de menos de 1%, com sobrevida de 1 ano acima de 95%.[38]

As referências bibliográficas deste capítulo se encontram no Ambiente de aprendizagem do GEN.

137

Tromboembolia Pulmonar: Diagnóstico e Tratamento Clínico

Hugo Hyung Bok Yoo ▪ Fabio Kendi Yamauchi ▪ Diane Rezende Batista ▪ Vanessa Carvalho do Lago

Resumo

A incidência de tromboembolia pulmonar (TEP) aumentou nos últimos anos, provavelmente devido ao maior conhecimento da doença e as maiores disponibilidade e sensibilidade das técnicas de imagem. Vários marcadores biológicos de tromboembolia pulmonar, como dímero D, troponinas e peptídeos natriuréticos, são estudados em associação com a probabilidade pré-teste e com outros exames sofisticados, para melhorar a acurácia diagnóstica, reduzir custo hospitalar e identificar grupos de pacientes de risco para evolução desfavorável. Novos anticoagulantes orais proporcionaram novo cenário de tratamento, mais prático, seguro e eficaz, tanto na fase aguda quanto na de tratamento a longo prazo.

Assim, neste capítulo, são apresentados os estudos mais importantes sobre o diagnóstico e o tratamento da tromboembolia pulmonar, alguns dos principais biomarcadores e suas possíveis associações com dados clínicos e resultados de exames sofisticados para exclusão da tromboembolia pulmonar e identificação dos pacientes com alto risco de mortalidade por tromboembolia pulmonar.

Palavras-chave: tromboembolia pulmonar; diagnóstico; tratamento.

INTRODUÇÃO

O tromboembolismo venoso (TEV), que se apresenta clinicamente como trombose venosa profunda (TVP) ou tromboembolia pulmonar (TEP), é a terceira síndrome cardiovascular aguda mais frequente no mundo. Segundo estimativas, a TEP pode causar até 300 mil mortes por ano nos EUA, sendo importante causa de mortalidade cardiovascular. A incidência de TEP aumentou nos últimos anos, provavelmente devido ao maior conhecimento da doença e as maiores disponibilidade e sensibilidade das técnicas de imagem.[1,2]

Cerca de 10 a 15% dos pacientes com TEP aguda apresentam choque ou instabilidade hemodinâmica na avaliação inicial. A mortalidade pode chegar a 50% nesses pacientes, decorrente da insuficiência cardíaca aguda descompensada com ou sem infarto do ventrículo direito (VD). Por outro lado, cerca de 30% dos pacientes com TEP aguda são assintomáticos ou apresentam sintomas leves no momento do diagnóstico.[1]

Neste capítulo, são discutidos os aspectos para diagnóstico e tratamento de TEP.

DIAGNÓSTICO

O diagnóstico de TEP inicia-se com a suspeita clínica, com base na associação entre os fatores de risco de TEV e o quadro clínico, seguida da realização de exames de diagnóstico.

Suspeita clínica

Fatores de risco

Os fatores predisponentes para o TEV envolvem tanto fatores de risco intrínsecos do paciente, que geralmente são permanentes, quanto os

de risco relacionados ao ambiente, geralmente temporários. Uma vez que os fatores de risco são categorizados, é importante avaliar o risco de recorrência e, por consequência, o tempo de anticoagulação.[2]

No Quadro 137.1, são listados os fatores de risco da TEV. Politrauma, fratura de quadril ou paralisia de membro inferior por causa de lesão da medula espinal são fortes fatores para desenvolvimento de TEV.[3] Câncer de pâncreas, neoplasias hematológicas, câncer de pulmão, câncer gástrico e câncer de sistema nervoso central representam maior risco para TEV quando comparados a outros tipos de câncer. Os anticoncepcionais orais combinados (associação de estrogênio e progesterona) estão associados ao aumento de duas a seis vezes maior de TEV. Em geral, o risco de TEV permanece baixo na maioria das mais de 100 milhões de usuárias de anticoncepcionais orais combinados no mundo. No entanto, fatores de risco associados podem aumentar essa taxa. Dispositivos intrauterinos de liberação de hormônio e algumas pílulas somente de progesterona (usadas em doses anticoncepcionais) não parecem estar associados à elevação significativa de risco de TEV.[2] Em mulheres pós-menopausa e em uso de terapia de reposição hormonal (TRH), o risco de evento tromboembólico depende da formulação utilizada, sendo maior em TRH oral de estrogênio-progestina, especialmente formulações contendo acetato de medroxiprogesterona.[4]

A TEV é uma das doenças cardiovasculares, tendo em comum os mesmos fatores de risco, como tabagismo, obesidade, hipercolesterolemia, hipertensão arterial e diabetes. Infarto do miocárdio e insuficiência cardíaca aumentam o risco de TEP. Da mesma maneira,

QUADRO 137.1	Fatores de risco para tromboembolismo venoso.
Fatores de risco fortes	Fratura de membro inferior
	Hospitalização por insuficiência cardíaca ou fibrilação atrial/*flutter* (nos últimos 3 meses)
	Substituição de quadril ou joelho
	Trauma grave
	Infarto do miocárdio (nos últimos 3 meses)
	TEV anterior
	Lesão da medula espinal
Fatores de risco moderados	Cirurgia artroscópica do joelho
	Doenças autoimunes
	Transfusão de sangue
	Cateter venoso central
	Cateteres intravenosos e eletrodos
	Quimioterapia
	Insuficiência cardíaca congestiva ou insuficiência respiratória
	Agentes estimuladores da eritropoese
	Terapia de reposição hormonal (depende da formulação)
	Fertilização *in vitro*
	Terapia anticoncepcional oral
	Período pós-parto
	Infecção (especificamente pneumonia, infecção do trato urinário e HIV)
	Doença inflamatória intestinal
	Câncer (risco alto na doença metastática)
	AVE paralítico
	Trombose de veia superficial
	Trombofilia
Fatores de risco fracos	Repouso na cama > 3 dias
	Diabetes melito
	Hipertensão arterial
	Imobilidade devido ao sentar (p. ex., viagens prolongadas em carro ou avião)
	Idade avançada
	Cirurgia laparoscópica (p. ex., colecistectomia)
	Obesidade
	Gravidez
	Varizes

AVE: acidente vascular encefálico; HIV: vírus da imunodeficiência humana; TEV: tromboembolismo venoso. (Adaptado de Konstantinides et al.[2])

pacientes com TEV têm risco aumentado para infarto do miocárdio, acidente vascular cerebral e embolização arterial periférica. Em 40% dos pacientes com TEP, nenhum fator de risco é encontrado.[2]

Quadro clínico

Os sinais e sintomas da TEP aguda são inespecíficos. Há suspeita clínica de TEP quando o paciente apresenta dispneia súbita, dor torácica ventilatório-dependente, pré-síncope, síncope ou hemoptise. A dispneia pode se manifestar de maneira aguda e grave, na TEP central, e de forma leve ou de caráter transitório, na TEP periférica. Em pacientes com insuficiência cardíaca ou doença pulmonar prévia, a piora da dispneia pode ser o único indicativo de TEP. A dor torácica geralmente é causada pela irritação pleural, devido ao infarto pulmonar. Na isquemia de VD, a dor pode ter caráter típico de angina, sendo diagnóstico diferencial de síndrome coronariana aguda ou de dissecção aórtica. Na maioria dos casos em que há síncope, há instabilidade hemodinâmica e disfunção do VD associadas, e, geralmente, indica TEP central ou extensa, com baixa reserva hemodinâmica. Em cerca de 40% dos quadros leves, a taquicardia sinusal pode ser a única alteração cardíaca encontrada. Arritmias cardíacas, principalmente as atriais, estão associadas ao evento tromboembólico pulmonar. Além disso, a hipoxemia e a hipocapnia também são achados frequentes. Em alguns casos, a TEP pode ser assintomática e encontrada acidentalmente na investigação diagnóstica de outras doenças.[2]

Avaliação de probabilidade clínica (pré-teste)

Com o intuito de minimizar as indicações desnecessárias dos exames invasivos para o diagnóstico de TEP, foram elaborados escores de probabilidade pré-teste, isto é, a combinação de achados clínicos com fatores predisponentes capazes de predizer a probabilidade de TEP antes de exames específicos. Atualmente, os escores mais utilizados são o de Genebra revisado (Quadro 137.2) e o de Wells (Quadro 137.3), que podem direcionar o algoritmo diagnóstico e melhorar a interpretação dos resultados obtidos.[2,5]

QUADRO 137.2	Regra de predição clínica de Genebra revisada para embolia pulmonar.			
Itens			**Pontuação**	
			Versão original	Versão simplificada
TEP ou TVP prévia			3	1
Frequência cardíaca	75 a 94 bpm		3	1
	≥ 95 bpm		5	2
Cirurgia ou fratura no último mês			2	2
Hemoptise			2	1
Câncer ativo			2	1
Dor em membros inferiores, unilateral			3	1
Dor à palpação ou edema unilateral de membros inferiores			4	1
Idade > 65 anos			1	1
Probabilidade clínica				
Pontuação de três níveis				
Baixo			0 a 3	0 a 1
Intermediário			4 a 10	2 a 4
Alto			≥ 11	≥ 5
Pontuação de dois níveis				
TEP improvável			0 a 5	0 a 2
TEP provável			≥ 6	≥ 3

bpm: batimentos por minuto; TEP: tromboembolia pulmonar; TVP: trombose venosa profunda. (Adaptado de Konstantinides et al.[2])

QUADRO 137.3	Escores de Wells, original e simplificado, para tromboembolia pulmonar.		
Itens		Versão original	Versão simplificada
TEP ou TVP prévia		1,5	1
Frequência cardíaca > 100 bpm		1,5	1
Imobilização ou cirurgia nas últimas 4 semanas		1,5	1
Hemoptise		1	1
Câncer ativo		1	1
Sinais clínicos de TVP		3	1
Diagnóstico alternativo menos provável que tromboembolia pulmonar		3	1
Probabilidade clínica			
Pontuação de três níveis			
Baixo		0 a 1	N/A
Intermediário		2 a 6	N/A
Alto		≥ 7	N/A
Pontuação de dois níveis			
TEP improvável		0 a 5	0 a 1
TEP provável		≥ 5	≥ 2

bpm: batimentos por minuto; N/A: não aplicável; TEP: tromboembolia pulmonar; TVP: trombose venosa profunda. (Adaptado de Konstantinides et al.[2])

O escore de Wells utiliza a combinação de sete variáveis obtidas por meio de história clínica e exame físico. As variáveis são pontuadas com diferentes pesos, e a probabilidade clínica é categorizada em baixa, intermediária ou alta.[5]

Douma et al. propuseram a simplificação do escore de Wells, pontuando igualmente as variáveis. O uso desse modelo não alterou a acurácia da predição clínica na comparação ao escore de Wells original.[6]

O escore de Genebra original foi revisado e simplificado, pois incluía variáveis como gasometria arterial e radiografia de tórax, que limitavam sua aplicação rotineira de forma rápida, principalmente em sala de emergência. O escore simplificado pode ser utilizado de maneira similar ao escore de Wells, sem perder a acurácia da probabilidade clínica.[7]

Os escores pré-teste para TEP utilizados na atualidade contemplam variáveis detectáveis pela simples anamnese e pelo exame físico. Independentemente do escore utilizado, espera-se que a taxa de TEP confirmada seja de 10% na categoria probabilidade baixa, 30% na probabilidade intermediária e 65% na probabilidade alta. Para a classificação de dois níveis, espera-se que a taxa de TEP confirmada seja de aproximadamente 12% na categoria de TEP improvável e de 30% na categoria de EP provável.[2]

Se a suspeita de TEP for baixa, com base na avaliação geral, e outros diagnósticos forem viáveis, o uso dos critérios de exclusão de TEP (escore *Pulmonary Embolism Rule-out Criteria* [PERC]; Quadro 137.4) pode ajudar a determinar se investigações adicionais são necessárias.[8] O escore PERC ajuda a selecionar aqueles pacientes cuja probabilidade de ter TEP é tão baixa que nem mesmo a investigação diagnóstica deva ser iniciada.[2] O escore PERC é negativo quando todos os critérios estão ausentes; caso contrário, ele não pode ser utilizado para descartar a doença.[8]

Estudo diagnóstico inicial

Após o estabelecimento da probabilidade clínica (pré-teste) de TEP, inicia-se a fase de estudos iniciais para diagnóstico de TEP.

Para diagnóstico efetivo, sinais e sintomas sempre devem ser integrados à interpretação de resultados dos exames laboratoriais, incluindo eletrocardiografia (ECG), radiografia simples de tórax e biomarcadores séricos. A análise inicial apurada pode, por vezes, dispensar outros exames, mais dispendiosos e pouco disponíveis no âmbito hospitalar, como tomografia computadorizada (TC), cintilografia pulmonar, angiorressonância magnética e angiografia pulmonar.[2]

A radiografia de tórax geralmente apresenta alterações inespecíficas para TEP, porém é útil para exclusão de outras causas de dispneia e dor torácica. As alterações radiológicas mais comuns em TEP maciça incluem aumento da área cardíaca, abaulamento da artéria pulmonar descendente direita (sinal de Palla) e oligoemia

QUADRO 137.4	Critérios de exclusão de embolia pulmonar (escore PERC [*Pulmonary Embolism Rule-out Criteria*]).

Idade ≥ 50 anos

Frequência cardíaca ≥ 100

Saturação de oxigênio em ar ambiente ≤ 94%

Tromboembolismo pulmonar ou trombose venosa profunda prévia

Cirurgia ou trauma nas últimas 4 semanas, necessitando de anestesia geral

Hemoptise

Uso de estrogênio

Edema unilateral da perna

PERC negativo se todos os critérios estiverem ausentes

Adaptado de McCormack et al.[6]

do pulmão embolizado (sinal de Westermark). Na TEP submaciça, a densidade periférica em forma de cunha pode indicar área de infarto pulmonar (cone ou corcova de Hampton).[9] Alterações eletrocardiográficas decorrentes da tensão no VD, como inversão de ondas T nas derivações V1 a V4, bloqueio completo ou incompleto de ramo direito e padrão S1Q3T3, geralmente são encontrados em casos mais graves de TEP.[2]

Biomarcadores

Dímero D

Os níveis de dímero D (DD) encontram-se elevados na trombose aguda, devido à ativação da coagulação e da fibrinólise. Devido ao seu valor preditivo negativo alto, o nível de DD normal torna improvável o diagnóstico de TEV. Em contrapartida, níveis elevados de DD não são suficientes para confirmar o diagnóstico de TEP, haja vista que níveis elevados podem ser encontrados em pacientes com atividade inflamatória exacerbada, como no câncer, em infecções graves ou doenças inflamatórias e durante a gravidez.[2] DD normal, associado a um pré-teste com probabilidade baixa, pode excluir um evento suspeito de TEP.[10] A especificidade do DD na suspeita de TEP diminui em pacientes com mais de 80 anos.[7] Além disso, a avaliação da probabilidade clínica pré-teste, associada ao valor de DD ajustado para a idade, quando comparado com um valor fixo de 500 µg/ℓ, foi capaz de determinar um maior número de pacientes em que a TEP pode ser descartada.[11] Dessa maneira, sugere-se o uso ajustado para a idade, em pessoas com mais de 50 anos.[2,8]

Troponinas cardíacas

As troponinas (Tp) cardíacas são marcadores sensíveis e específicos de lesão aguda de miócitos, refletindo necrose miocárdica microscópica. Embora o aumento em sua concentração tenha um papel importante na estratificação de risco para pacientes com infarto agudo do miocárdio, síndromes coronarianas agudas e em pacientes críticos, sua ocorrência tem sido cada vez mais descrita em outras condições, dentre elas na TEP aguda.[12,13]

Os valores de referência que marcam a elevação de TpI ou T dependem do ensaio utilizado. As Tp cardíacas identificam aqueles pacientes normotensos e do grupo intermediário com alto risco de morte e complicações na fase aguda da TEP.[2,14] Em uma metanálise, níveis elevados de Tp na EP aguda foram associados à mortalidade a curto prazo e a eventos adversos, mesmo naqueles hemodinamicamente estáveis.[1]

Para avaliação da estratificação de risco da TEP aguda, a combinação entre TpT de alta sensibilidade e *Pulmonary Embolism Severity Index* simplificado (sPESI) pode gerar informações prognósticas e identificar possíveis candidatos ao tratamento ambulatorial. Concentrações de TpT de alta sensibilidade menores que 14 pg/mℓ apresentaram valor preditivo negativo alto em excluir complicações hospitalares.[15]

Peptídeo natriurético cerebral

O peptídeo natriurético cerebral (BNP, *brain natriuretic peptide*) é um hormônio liberado em resposta ao estiramento do miócito e, consequentemente, constitui um marcador de disfunção ventricular. É sintetizado como pró-hormônio inativo (pró-BNP), que se divide no hormônio ativo BNP e no fragmento N-terminal inativo (NT-proBNP). Estudos sugerem boa correlação entre altos níveis de BNP ou NT-proBNP com a disfunção ventricular direita encontrada na ecocardiografia,[9] sugerindo maior comprometimento hemodinâmico e gravidade da disfunção de VD.[2]

NT-proBNP deve ser avaliado em associação com escore clínico e exame de imagem, para detecção de disfunção de VD. Objetivando aumentar a especificidade de complicações na TEP aguda, valores de até 600 pg/mℓ são aceitáveis.[2,16] Entretanto, concentrações aumentadas isoladas de BNP ou NT-proBNP não justificam a realização de tratamentos mais invasivos.[7]

Estudos de imagem

Cintilografia de ventilação-perfusão

O exame de cintilografia de ventilação-perfusão pulmonar consiste em um teste diagnóstico na suspeita de TEP. O objetivo da varredura de ventilação é aumentar a especificidade. Na TEP aguda, espera-se que a ventilação seja normal em segmentos hipoperfundidos. Por utilizar baixa radiação e preservar o meio de contraste, esse exame pode ser utilizado para pacientes com radiografia de tórax normal, jovens, mulheres grávidas, portadores de insuficiência renal grave ou com antecedentes de anafilaxia induzida por contraste.[2,17]

Os resultados desse método diagnóstico podem ser classificados em três tipos: varredura normal (exclui TEP), varredura de alta probabilidade (considera o diagnóstico de TEP na maioria dos casos) e varredura inconclusiva. Estudos clínicos sugerem que é seguro suspender a anticoagulação em varreduras normais. A análise do estudo PIOPED II sugere que o valor preditivo positivo em uma varredura de alta probabilidade poderia confirmar TEP, porém outras fontes sugerem que o resultado não é o suficiente para o diagnóstico em pacientes com baixa probabilidade clínica. Já o resultado como varredura inconclusiva é frequentemente encontrado, e são recomendados outros testes diagnósticos. Dessa forma, exames como a angiotomografia (angio-TC) de tórax podem apresentar maior sensibilidade para o diagnóstico, reservando a cintilografia de ventilação-perfusão para casos selecionados.[18]

Angiotomografia de tórax

A angio-TC é o método de escolha entre os exames de imagem, pois permite visualizar o leito vascular das artérias pulmonares até os níveis subsegmentares. O estudo PIOPED II observou sensibilidade de 83% e especificidade de 96% no diagnóstico de TEP. Em pacientes com probabilidade clínica intermediária/alta, o valor preditivo positivo do exame foi de 92 a 96%.[18] Contudo, em pacientes com baixa probabilidade clínica, o valor preditivo positivo foi de 58%. Dessa maneira, devem-se considerar mais testes quando há discordância entre o quadro clínico e o resultado da angio-TC. Vários estudos sugerem que, em pacientes com probabilidade clínica baixa ou intermediária de TEP, a angio-TC pode ser um teste de imagem suficiente para exclusão da doença.[2,18]

Outros fatores que tornam a angio-TC um exame recomendável são: o tempo de aquisição curto, a disponibilidade em 24 horas na maioria dos centros, sua excelente precisão, a validação forte em estudos prospectivos de resultados de gestão, as baixas taxas de resultados inconclusivos (3 a 5%) e a capacidade de fornecer diagnósticos alternativos se a TEP for excluída.[2]

Entre as limitações de uso do método estão a exposição à radiação e ao contraste iodado (uso limitado em alergia ao iodo e hipertireoidismo; contraindicado em insuficiência renal grave e risco em mulheres grávidas e amamentando) e a tendência ao uso excessivo, devido à fácil acessibilidade.[2,18]

Arteriografia pulmonar

A arteriografia pulmonar já foi considerada o exame padrão-ouro para diagnóstico ou exclusão de TEP, sendo atualmente menos utilizada, pois a angio-TC apresenta acurácia semelhante, sendo um exame menos invasivo.[2]

O exame apresenta resultado baseado na visualização de falha de enchimento vascular ou amputação de um ramo arterial pulmonar. Apesar da possibilidade de visualização de trombos pequenos (1 a 2 mm) em artérias subsegmentares, o exame depende da avaliação de um radiologista experiente. Essa variabilidade técnica pode levar à variabilidade de resultados conflitantes. Além disso, devido a sua característica invasiva, está sujeito a riscos, com complicações respiratórias e hemodinâmicas, e não proporciona a possibilidade de diagnósticos diferenciais, em caso de exclusão de TEP. Por outro lado, apresenta como vantagem taxas mais baixas de testes inconclusivos (< 3%) e alta precisão, de acordo com os dados disponíveis.[2,17,19]

Ultrassonografia de membros inferiores

A TVP de membros inferiores é uma das principais causas de TEP. Quando não é possível a realização de exames para avaliação da circulação pulmonar, é recomendada a realização de ultrassonografia de membros inferiores e, em caso positivo, é realizado o mesmo tratamento, consistindo em anticoagulação.[2]

A ultrassonografia de membros inferiores tem sensibilidade de 90% e especificidade de aproximadamente 95% para TVP sintomática proximal e apresenta resultado positivo para TVP em 30 a 50% dos pacientes com TEP.[2] Os pacientes com suspeita clínica de TEP, confirmada de maneira indireta pela presença de TVP proximal, devem ser submetidos à classificação de gravidade e risco de morte precoce por TEP.[2]

A ultrassonografia de membros inferiores pode ser limitada a quatro pontos (virilha bilateral e fossa poplítea). O único critério diagnóstico aceito é a compressibilidade incompleta da veia, indicando a presença de um coágulo. As medições de fluxo não são consideradas confiáveis.[18]

Em pacientes com instabilidade hemodinâmica e suspeita de TEP, a combinação de ultrassonografia de membros inferiores e ecocardiograma apresentando disfunção de VD pode aumentar ainda a especificidade para o diagnóstico de TEP. Nesse mesmo contexto, um ecocardiograma normal e uma ultrassonografia de membros inferiores sem sinais de TVP apresentaram valor preditivo negativo alto (96%) para TEP.[2,20]

Angiografia por ressonância magnética

De acordo com o estudo IRM-EP, a ressonância magnética (RM) apresenta alta sensibilidade e especificidade para TEP proximal, mas a sensibilidade se torna limitada para TEP distal, apresentando até 30% de resultados inconclusivos para TEP.[19]

Um resultado de RM positivo para TEP pode ajudar na tomada de decisão clínica em relação a um paciente, contudo esse exame não deve ser utilizado como teste único e independente para excluir TEP.[2,19]

Atualmente, o ganho de sensibilidade para TEP proximal se deve a melhorias técnicas dos equipamentos, o que permite otimizar resolução espacial e a possibilidade de avaliar não só artérias pulmonares, mas também a perfusão do parênquima pulmonar.[2,9]

Uma das vantagens do uso da RM é evitar a exposição do paciente à radiação ionizante, o que pode ser útil durante a gravidez e em pacientes jovens. No entanto, pacientes com doença renal crônica apresentam contraindicações ao exame pelo uso de gadolínio. Outro fator relevante é o alto custo do procedimento.[19]

O estudo IRM-EP foi comparado ao estudo PIOPED III, e ambos mostraram especificidade e alta sensibilidade da RM para TEP proximal, mas, para acometimento segmentar e subsegmentar, a utilização mostrou ser limitada.[17,18]

Dessa maneira, sugere-se que a RM não deve ser usada como teste independente, porém pode ser utilizada em combinação com outros testes não invasivos.[2]

Tomografia computadorizada por emissão de fóton único

Esse método diagnóstico consiste na associação de cintilografia ventilação/perfusão e tomografia computadorizada por emissão de fóton único (SPECT). Na posição supina, o paciente inala gás tecnécio e, após, macroagregado de albumina (Tc-99m MAA) por via endovenosa para estudo de perfusão. Em seguida, é realizada a tomografia de perfusão. Dessa forma, é possível aprimorar imagens pulmonares e melhorar a análise do padrão de perfusão segmentar e subsegmentar.[20]

De acordo com Bajc et al., esse método de imagem apresenta alta sensibilidade e permite quantificar a extensão da TEP, o que pode ser utilizado para selecionar potenciais pacientes para tratamento domiciliar.[20] Vários estudos sugerem que a utilização do SPECT pode diminuir a proporção de exames não diagnósticos para cerca de 0 a 5%, porém esses estudos ainda são limitados, devido a seu desenho retrospectivo ou pelo uso do SPECT como exame de referência.[2,20]

Ecocardiografia

Sabe-se que a TEP pode causar disfunções no VD detectáveis pela ecocardiografia. Devido à arquitetura distinta do VD, não há um parâmetro isolado em ecocardiografia que determine, com precisão e rapidez, sua disfunção ou mesmo seu tamanho.[2]

Em relação à TEP, a ecocardiografia possui valor preditivo negativo em torno de 40 a 50%. Dessa forma, não é possível excluir TEP com um exame de ecocardiografia normal. O achado de sobrecarga de VD, além de TEP, pode ser secundário a outras doenças cardíacas ou respiratórias. Contudo, mais de 25% dos pacientes com TEP apresentam dilatação de VD, fazendo com que a ecocardiografia seja importante na estratificação de risco em evento agudo. Nessa situação, de 12 a 20% dos pacientes podem apresentar a associação de tempo de ejeção pulmonar acelerado (medido na via de saída do VD < 60 ms), com gradiente sistólico da valva tricúspide < 60 mmHg (sinal '60/60') ou a hipocinesia dos segmentos mediobasal da parede livre do VD (sinal de McConnell), que são sugestivos de TEP.[2]

Os sinais de sobrecarga de pressão do VD ajudam a diferenciar TEP aguda de hipocinesia ou acinesia de parede livre de VD, secundária a infarto de VD, que pode mimetizar o sinal de McConnell.[2]

Em cerca de 10% dos pacientes, a ecocardiografia pode apresentar achados incidentais, como disfunção sistólica do VE e valvulopatias. A diminuição da excursão sistólica do anel tricúspide (TAPSE, do inglês *tricuspid annular plane systolic excursion*) em direção ao ápice também pode estar presente na TEP. Em pacientes hemodinamicamente estáveis, a ecocardiografia não é um exame obrigatório de investigação de TEP, porém pode fornecer informações para diagnósticos diferenciais de dispneia aguda e estratificação de risco. Por outro lado, nos casos de instabilidade hemodinâmica, a ecocardiografia sem sinais de sobrecarga de VD praticamente exclui a TEP como causa da instabilidade, podendo ainda ajudar em diagnósticos diferenciais, como tamponamento pericárdico, disfunção valvar aguda, disfunção total ou regional de VE, dissecção aórtica ou hipovolemia.[2]

Nos casos de instabilidade hemodinâmica com alta probabilidade de TEP e sinais de sobrecarga de VD (incluindo sinais específicos, como o de McConnell ou trombo em câmaras cardíacas direitas), sem a possibilidade de angio-TC de tórax e excluindo outras causas de falência de VD, é justificado o tratamento de reperfusão para TEP.[2]

Em alguns pacientes com TEP aguda, a ecocardiografia pode mostrar aumento da espessura da parede do VD ou aumento da velocidade do jato da insuficiência tricúspide acima dos valores compatíveis com sobrecarga aguda de VD (> 3,8 m/s ou gradiente sistólico de pico da valva tricúspide > 60 mmHg), fazendo com que a hipertensão pulmonar secundária a TEP seja um diagnóstico a ser considerado.[2]

Combinação de testes diagnósticos

Suspeita de tromboembolia pulmonar com instabilidade hemodinâmica

A estratégia para diagnóstico demonstrada na Figura 137.1 para pacientes hemodinamicamente instáveis, cujos diagnósticos diferenciais incluiriam tamponamento cardíaco, síndrome coronariana aguda, dissecção de aorta, disfunção valvar e hipovolemia, mostra que o uso de ecocardiografia transtorácica à beira leito é indicado para identificar disfunção aguda de VD e sua provável etiologia. A ecocardiografia transesofágica permite a visualização de trombos na artéria pulmonar e seus ramos principais, especialmente em pacientes com disfunção de VD.[2]

A ultrassonografia de membros inferiores à beira leito pode detectar TVP proximal, mas deve ser buscada a confirmação do diagnóstico de TEP por angio-TC assim que o paciente estiver estabilizado.[2]

Para pacientes admitidos no setor de hemodinâmica por suspeita de síndrome coronariana aguda, a angiografia pulmonar pode ser realizada caso o infarto agudo do miocárdio seja descartado e a TEP seja um diagnóstico provável, especialmente se o tratamento percutâneo com cateter for uma opção.[2]

Suspeita de tromboembolia pulmonar sem instabilidade hemodinâmica

A Figura 137.2 apresenta o algoritmo diagnóstico para pacientes sem instabilidade hemodinâmica e mostra que a dosagem de DD pode excluir o diagnóstico de TEP em aproximadamente 30% dos pacientes ambulatoriais, porém não deve ser dosado em pacientes com alta probabilidade clínica para TEP, devido ao baixo valor preditivo negativo nesses casos. Em pacientes hospitalizados, também não é indicada a dosagem de DD, pois o número de testes para se obter um resultado negativo relevante clinicamente é alto.[2]

A angio-TC é um teste de primeira linha em pacientes com alta probabilidade de TEP. Quando há contraindicação à realização da angio-TC, pode-se realizar a cintilografia V/Q. A varredura da cintilografia V/Q é maior em pacientes com radiografia de tórax normal e, nesse caso, o exame também pode ser considerado de primeira linha.[2]

O número de resultados inconclusivos de cintilografia V/Q pode ser diminuído quando o paciente apresenta baixa probabilidade clínica para TEP e o valor preditivo negativo aumenta com a exclusão de TVP pela ultrassonografia de membros inferiores. Caso a cintilografia V/Q apresente alta probabilidade de TEP, porém com baixa probabilidade clínica, deve-se considerar a realização de outros testes diagnósticos.[2]

TRATAMENTO
Estratificação de risco

A classificação de risco de morte precoce (intra-hospitalar ou nos primeiros 30 dias) encontra-se resumida no Quadro 137.5.

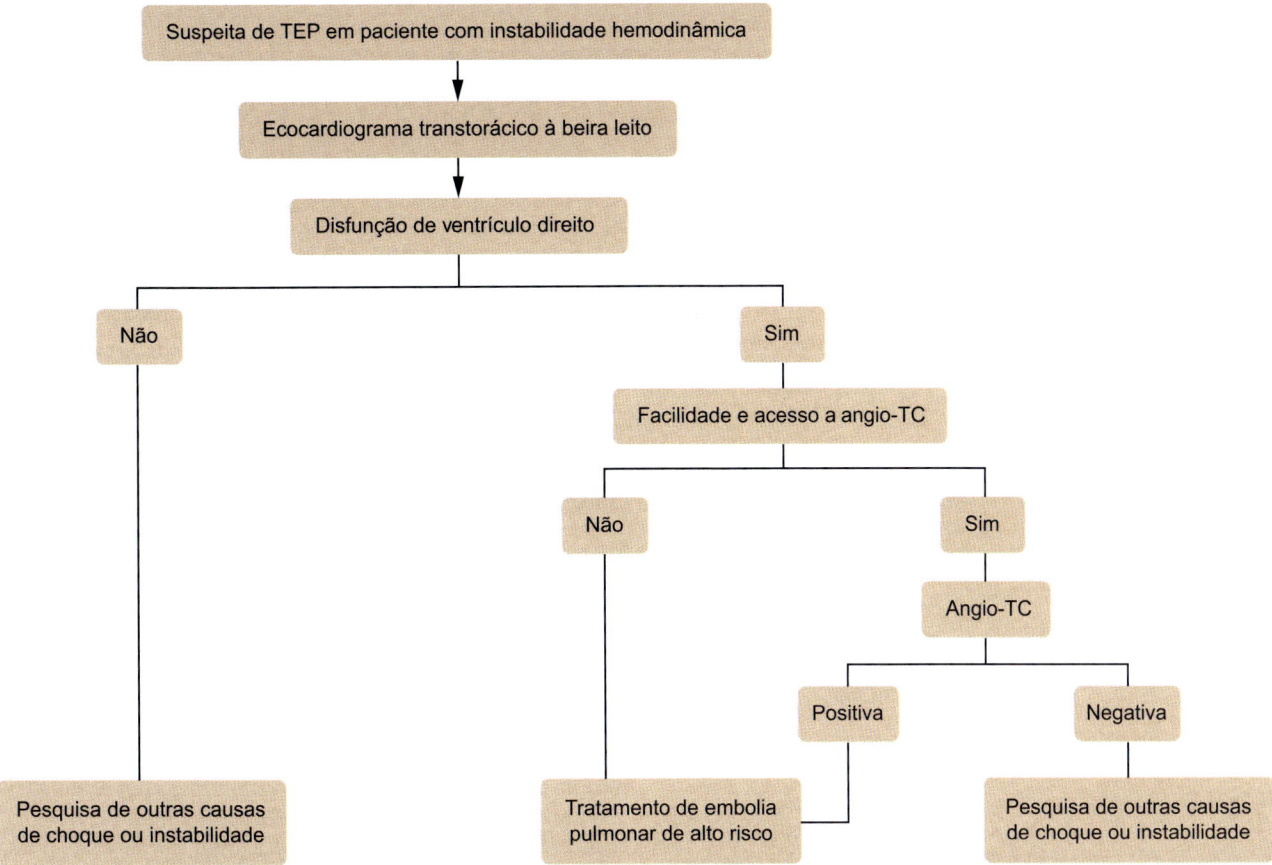

FIGURA 137.1 Algoritmo diagnóstico para pacientes com classificação de alto risco para tromboembolia pulmonar com instabilidade hemodinâmica. angio-TC: angiotomografia computadorizada; TEP: tromboembolia pulmonar. (Adaptada de Konstantinides et al.[2])

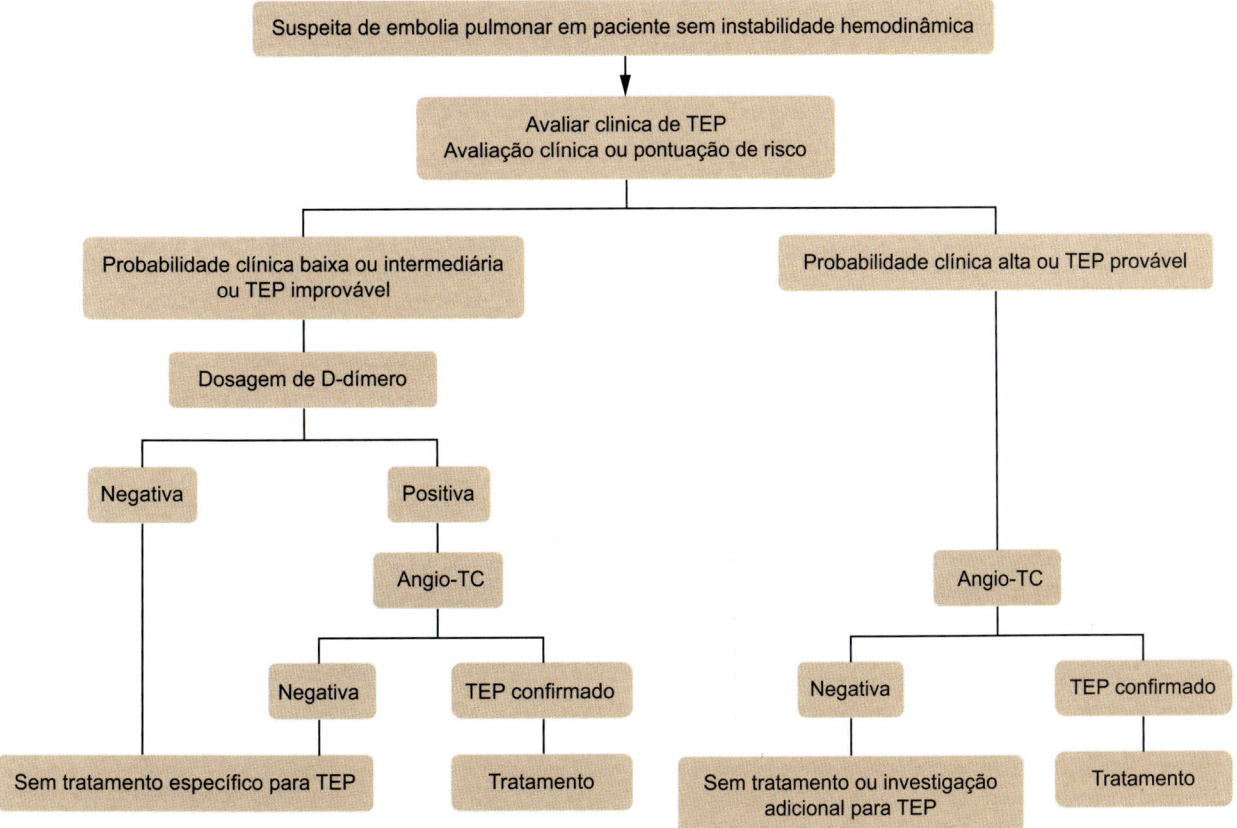

FIGURA 137.2 Algoritmo diagnóstico para pacientes com suspeita de tromboembolia pulmonar sem instabilidade hemodinâmica. Angio-TC: angiotomografia computadorizada; TEP: tromboembolia pulmonar. (Adaptada de Konstantinides et al.[2])

QUADRO 137.5	Classificação da gravidade da tromboembolia pulmonar e risco de mortalidade precoce (intra-hospitalar ou nos próximos 30 dias).				
Risco de mortalidade precoce		**Indicadores de risco**			
		Instabilidade hemodinâmica	Parâmetros clínicos de gravidade e/ou comorbidades: PESI classe III-IV ou sPESI ≥ 1	Disfunção de VD em ecocardiograma transtorácico ou em angio-TC	Níveis elevados de troponina cardíaca
Alto		+	(+)*	+	(+)
Intermediário	Intermediário – Alto	–	+**	+	+
	Intermediário – Baixo	–	+**	Um (ou nenhum) positivo	
Baixo		–	–	–	Avaliação opcional; se avaliado, negativo

*Instabilidade hemodinâmica associada à tromboembolia pulmonar confirmada por angiotomografia computadorizada e/ou evidências de disfunções de ventrículo direito em ecocardiograma são o suficiente para classificar o paciente como de alto risco. Nesses casos, não são necessários cálculo do *Pulmonary Embolism Severity Index* e dosagem de biomarcadores cardíacos. **Sinais de disfunção de ventrículo direito em ecocardiograma ou elevação de biomarcadores podem estar presentes apenas de *Pulmonary Embolism Severity Index* I-II ou simplificado igual a zero. Esses pacientes devem ser classificados em risco intermediário/alto até melhor investigação dessa discrepância. (Adaptado de Konstantinides et al.[2])

A avaliação de risco para pacientes com alta probabilidade de TEP em sala de emergência pode seguir o algoritmo para pacientes com instabilidade hemodinâmica, sem a necessidade de dosagem de biomarcadores laboratoriais.[2,12]

Para pacientes hemodinamicamente estáveis, é necessária a estratificação de risco para decisão de alta precoce ou internação hospitalar. Os parâmetros para essa avaliação também são mostrados na Figura 137.3, sendo possível classificar em risco intermediário (alto ou baixo) e baixo.[2]

O PESI ou sPESI é o escore clínico mais utilizado. PESI classe I-II ou sPESI de zero é preditor confiável de baixo risco.[2]

Pacientes com risco intermediário que apresentam sinais de disfunção de VD e aumento de Tp cardíaca são classificados como risco intermediário-alto, sendo necessário o monitoramento sob risco de instabilidade hemodinâmica. Já os pacientes com VD sem alterações e biomarcadores normais são classificados como risco intermediário-baixo.[2]

Medidas gerais

Na fase aguda da TEP, além do monitoramento dos sinais vitais e repouso do paciente, é importante o tratamento de eventual hipoxemia, consequente ao distúrbio ventilação/perfusão. É indicada oxigenoterapia suplementar quando a saturação de oxigênio estiver abaixo de 90%.[2]

Pacientes com sinais de falência de VD podem apresentar hipotensão arterial, que pode ser agravada no procedimento de intubação orotraqueal. Dessa maneira, o procedimento deve ser realizado apenas se o paciente não tolerar ventilação não invasiva ou cateter de alto fluxo. No caso de intubação orotraqueal, o aumento da pressão intratorácica pode diminuir o retorno venoso e piorar o débito cardíaco devido à falha de VD em pacientes com TEP de alto risco.[2]

Nos casos de hipotensão, pode-se tentar uma expansão volêmica cautelosa, com até 500 mℓ de fluido. Contudo, a expansão de volume tem o potencial de distender o VD, agravando o quadro. Dessa forma, o uso de drogas vasoativas é recomendado. A norepinefrina pode melhorar a hemodinâmica sistêmica nos casos de choque cardiogênico. A dobutamina pode ser utilizada em pacientes com baixo índice cardíaco; porém, pode agravar o distúrbio V/Q, redistribuindo o fluxo dos vasos obstruídos para os desobstruídos.[2]

Além de medidas específicas para a TEP, devem-se controlar comorbidades que o paciente possa ter, como diabetes melito e insuficiência cardíaca. Atentar também para complicações da anticoagulação e intercorrências, como febre e alterações radiológicas, como condensações e derrame pleural, que teriam como diagnóstico diferencial processos infecciosos. Contudo, a antibioticoterapia profilática não é recomendada.[2]

Anticoagulação

Em pacientes com probabilidade clínica alta ou intermediária, a anticoagulação deve ser iniciada mesmo antes da confirmação diagnóstica. Essa medida reduz substancialmente a mortalidade nesse grupo de pacientes. Geralmente, são utilizadas heparina de baixo peso molecular (HBPM) ou fondaparinux via parenteral subcutânea, que demonstraram superioridade em relação à heparina não fracionada (HNF) e menor risco de induzir sangramentos e trombocitopenia. Já nos pacientes com baixa probabilidade clínica de TEP, o início da anticoagulação é recomendado apenas após a confirmação do diagnóstico.[2]

Para pacientes com instabilidade hemodinâmica, devem-se realizar abordagens mais agressivas, como trombólise ou fragmentação mecânica do trombo. Caso existam falhas desses procedimentos, deve-se considerar a embolectomia de emergência[2] (ver Capítulo 140).

Em casos de recorrência de TEP em vigência de anticoagulação ou o tratamento farmacológico for contraindicado, pode-se considerar o uso de filtro de veia cava[2] (ver Capítulo 141).

Heparina não fracionada

O tratamento inicial para TEP com HNF consiste em dose inicial em bólus de 5 mil a 10 mil U, seguida por infusão contínua de 1.250 U/h em bomba de infusão, com objetivo de manter o tempo de tromboplastina parcial ativado (TTPa) de 60 a 80 s ou 1,5 a 2,5 vezes maior que o controle normal (coletar TTPa de controle antes de iniciar o tratamento). Após o início da infusão, repetir o exame a cada 4 a 6 horas para ajuste. Pode-se também programar a infusão da HNF em relação ao peso do paciente. Recomenda-se o uso de 80 U/kg em bólus, seguido de 18 U/kg/hora em infusão contínua.[2]

Atualmente, o uso de HNF é restrito aos pacientes com instabilidade hemodinâmica ou em iminência de descompensação, em que o paciente será submetido a tratamento de reperfusão primária. Ao suspender a infusão contínua, seu efeito decai rapidamente. A HNF é recomendada nos casos de insuficiência renal grave com *clearance* de creatinina ≤ 30 mℓ/min ou obesidade grave.[2]

Em casos de hemorragia, a protamina é o antídoto utilizado (1 mg de protamina neutraliza 100 U de HNF. A dose máxima de protamina que pode ser utilizada é de 50 mg em infusão única).[2]

Heparina de baixo peso molecular

Seu efeito anticoagulante se dá pela ativação da antitrombina III. A HBPM possui melhor biodisponibilidade que a HNF. A dose é ajustada de acordo com o peso corporal do paciente e não requer controle laboratorial. Apresenta menor risco de sangramento e trombocitopenia em relação à HNF.[2]

Devido à metabolização renal da HBPM, caso seja utilizada em pacientes com *clearance* de creatinina entre 15 e 30 mℓ/min, deve-se realizar ajuste de dose.[2]

Fondaparinux

Trata-se de um pentassacarídeo sintético com atividade anti-Xa. Tem eficácia semelhante à HNF por via endovenosa.[2]

É administrado em dose fixa diária de 5 mg para pacientes com menos de 50 kg, 7,5 mg para pacientes com peso entre 50 e 100 kg e 10 mg para pacientes com peso < 100 kg. Não requer ajuste laboratorial, porém, devido ao seu metabolismo renal, é contraindicado em pacientes com insuficiência renal grave. Assim como a HBPM, não induz à trombocitopenia.[2]

Varfarina

A varfarina, antagonista de vitamina K, caso utilizada, deve ser introduzida simultaneamente à anticoagulação parenteral. Tanto a HNF quanto a HBPM devem ser mantidas por 5 dias e somente serem suspensas quando a Razão Normalizada Internacional (RNI) estiver entre 2,0 e 3,0 por 2 dias consecutivos.[2]

Pode ser iniciada em dose de 10 mg/dia para pacientes mais jovens (abaixo de 60 anos) e com 5 mg para pacientes mais velhos.[2]

Pacientes em acompanhamento regular em serviços estruturados de anticoagulação aparentemente mantêm-se mais tempo dentro da faixa terapêutica de RNI, em comparação àqueles que fazem acompanhamento com médicos generalistas. Da mesma maneira, pacientes selecionados e adequadamente treinados para o automonitoramento de RNI estão associados ao menor número de eventos tromboembólicos, em comparação com tratamento usual.[2]

Anticoagulantes diretos

Os anticoagulantes diretos (DOACs, *direct oral anticoagulants*) são moléculas que inibem diretamente um fator de coagulação ativado (ver Capítulo 50). A dabigatrana é um inibidor da trombina. Já a apixabana, a rivaroxabana e a edoxabana são inibidores do fator Xa.[2]

Podem ser administrados em dose fixa, sem necessidade de monitoramento laboratorial, e apresentam menor interação medicamentosa ou alimentar em relação à varfarina.

Estudos realizados com pacientes com insuficiência renal leve a moderada (*clearance* de creatinina entre 30 e 60 mℓ/min) demonstraram que não houve necessidade de redução da dose de rivaroxabana, dabigatrana e apixabana.[2]

Pacientes com *clearance* de creatinina menor que 25 mℓ/min foram excluídos de ensaios com apixabana, e pacientes com *clearance* de creatinina menor que 30 mℓ/min foram excluídos das investigações com rivaroxabana, edoxabana e dabigatrana.[2]

Também não foi demonstrada inferioridade do uso dos anticoagulantes diretos (DOACs) comparados à HBPM ou a antagonistas de vitamina K, em relação à recorrência de TEV ou de sangramentos importantes.[2]

SITUAÇÕES ESPECIAIS

Gestação

A ocorrência de TEP em gestantes é uma das principais causas de morte materna. O risco para eventos trombóticos é maior durante a gestação, com pico de eventos no puerpério. Alguns fatores adicionais somam-se ao risco de TEV durante a gestação, sendo eles TEV anterior, obesidade, comorbidades médicas, natimorto, pré-eclâmpsia, hemorragia pós-parto e cesariana.[2]

Diagnóstico de tromboembolia pulmonar na gestante

Alguns sintomas comuns de TEP podem ocorrer em gestações normais sendo, portanto, um desafio diagnóstico. Níveis de DD estão em geral elevados em gestantes, tendo então pouco valor diagnóstico. Em relação aos exames de imagem, tanto a cintilografia ventilação/perfusão quanto a angio-TC emitem dosagens de radiação incapazes de causar alguma complicação ao feto.[2] A Figura 137.3 propõe um fluxograma para o diagnóstico de TEP em gestantes.

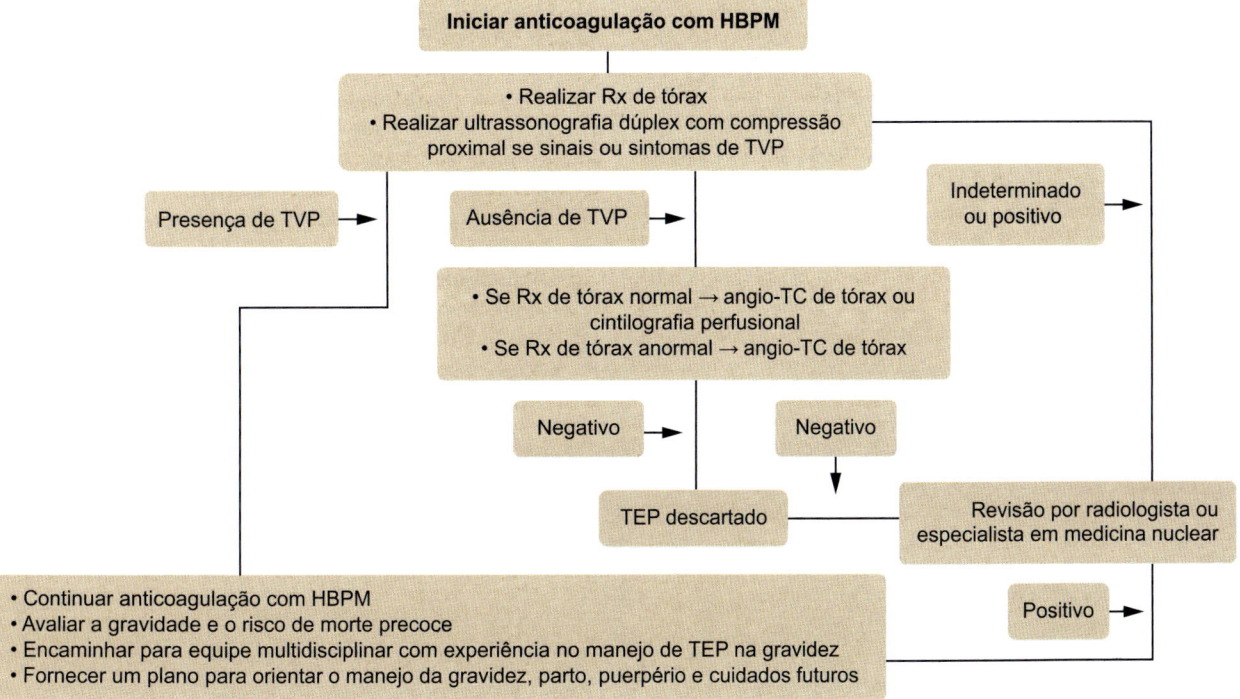

FIGURA 137.3 Suspeita de tromboembolia pulmonar na gestante. Angio-TC: angiotomografia computadorizada; HBPM: heparina de baixo peso molecular; TEP: tromboembolia pulmonar; TVP: trombose venosa profunda. (Adaptada de Konstantinides et al.[2])

Tratamento de tromboembolia pulmonar na gravidez

A anticoagulação em gestantes deve ser realizada com heparinas, pois elas não atravessam a barreira placentária. É permitido o uso tanto de HNF quanto HBPM, com preferência pela segunda, por possuir farmacocinética mais previsível e um perfil de risco mais favorável.[2]

Apesar de não haver evidências claras de que o uso dos DOACs em gestantes esteja associado à embriopatia e à toxicidade fetal, todos os DOACs atravessam a barreira placentária e são transferidos para o leite materno, estando contraindicados, tanto na gestação como durante a lactação. Antagonistas da vitamina K estão associados a malformações quando usados durante o primeiro trimestre da gravidez. No terceiro trimestre, podem induzir hemorragia fetal e neonatal, bem como descolamento prematuro da placenta.[8] O fondaparinux pode ser considerado, se houver resposta adversa à HBPM, contudo ainda faltam dados que comprovem baixa passagem transplacentária.[21]

O tratamento deve se estender por período ≥ 6 semanas após o parto, tendo duração total mínima de 3 meses. HBPM e varfarina podem ser administradas em lactantes, sendo contraindicado o uso de DOACs nessa população.[2]

A ocorrência de TEP de alto risco em gestantes é rara, porém com grande potencial para evolução desfavorável. Em casos indicados, a trombólise ou a trombectomia podem ser realizadas, obtendo-se geralmente bons resultados. Contudo, faltam estudos com validade estatística. A trombólise não deve ser realizada no período periparto, exceto em casos de TEP com risco de vida. Idealmente, deve-se usar a HNF em gestantes com TEP de alto risco.[2]

Câncer

Pacientes com câncer apresentam o risco de recorrência de TEP significativamente maior do que outras populações, sendo um grupo de pacientes que requer especial atenção.[2,22]

As recomendações para tratamento de pacientes com câncer e TEP se modificaram ao longo dos últimos anos. Uma metanálise mostrou que o tratamento com HBPM oferece risco relativo de 40% de redução na recorrência de TEV em comparação com varfarina em pacientes com câncer.[23] Entretanto, essas medicações apresentam custos elevados e desconforto na administração pelos pacientes. Além disso, a taxa absoluta de TEV recorrente durante o tratamento com HBPM permanece alta (7 a 9%) em comparação com a observada em pacientes sem câncer com TEV em tratamento convencional.[2]

Vários ensaios clínicos mais recentes demonstraram a não inferioridade do tratamento com DOACs em comparação com heparinas.[24-26] Assim, DOACs parecem ser boas alternativas ao uso de HBPM em TEP associado ao câncer, uma vez que tornam o tratamento mais fácil e acessível aos pacientes, tanto por sua facilidade de administração quanto pelo custo, quando comparados com HBPM.[2] Deve-se atentar, porém, que a maioria dos estudos

mostrou risco maior de sangramento, especialmente gastrintestinal e geniturinário.[27] Portanto, pacientes com essas neoplasias devem ser orientados a manter o tratamento com HBPM por tempo ≥ 3 a 6 meses. Já em pacientes com outros sítios neoplásicos, a escolha do melhor anticoagulante fica a critério do médico e dos pacientes.[2]

Pacientes com câncer têm alto risco de recorrência de TEV, portanto, devem manter anticoagulação indefinida após o primeiro episódio com reavaliações periódicas. Uma vez que o câncer esteja curado, o risco de recorrência reduz, e a anticoagulação pode ser interrompida, no entanto, a determinação de câncer curado ainda é um desafio.[2]

Vários estudos relataram que uma proporção de pacientes que apresentam TEP sem identificação do fator de risco associado desenvolvem câncer no primeiro ano após o diagnóstico.[28] Apesar disso, a investigação invasiva não é necessária, pois, com base em evidências mais recentes, ela pode se restringir a anamnese detalhada, exame físico, exames laboratoriais básicos e radiografia de tórax, caso o paciente não tenha feito outro exame de imagem torácico.[29]

Insuficiência renal

Em pacientes com insuficiência renal grave com *clearance* de creatinina ≤ 30 mℓ/min em internação hospitalar é recomendado o uso de HNF, devido ao menor risco de sangramentos. A dose deve ser ajustada a partir do valor do TTPa. Caso a opção seja por HBPM em pacientes com *clearance* entre 15 e 30 mℓ/min, um esquema de dosagem adaptado deve ser realizado. Pacientes com insuficiência renal grave em regime de anticoagulação domiciliar devem preferencialmente receber terapia com antivitamina K (AVK).[2]

Em relação aos DOACs, estudos recentes propõem doses corrigidas para níveis de depuração de creatinina. Contudo, esses ajustes foram baseados em simulações farmacocinéticas e em poucos estudos clínicos. Seu uso pode estar associado a risco aumentado de recorrência de TEV e sangramentos. Novos estudos devem determinar a melhor conduta a ser tomada nesses casos.[22]

O Quadro 137.6 mostra os ajustes e contraindicações dos DOACs em pacientes com insuficiência renal.

Anticoagulação na covid-19

No fim de 2019, um novo coronavírus foi identificado na província de Wuhan, na China. O vírus identificado se disseminou em nível mundial, sendo que, em março de 2020, a doença foi elevada à categoria de pandemia.[30]

A doença grave, causada pelo coronavírus da síndrome respiratória aguda grave 2 (SARS-CoV-2), evolui, muitas vezes, para síndrome respiratória aguda grave (SRAG). Observou-se também grande potencial desses pacientes para evoluir com coagulopatias, como coagulação intravascular disseminada (CIVD) e eventos trombóticos.[30]

A ocorrência de fenômenos trombóticos nesses pacientes foi um forte preditor de mortalidade em uma revisão realizada por Tang et al.

QUADRO 137.6	Anticoagulantes orais.	
Nome	Mecanismo de ação	Considerações para disfunção renal
Varfarina	Antagonista da vitamina K	Nenhuma
Dabigatrana	Inibidor dor direto de trombina	Evitar em pacientes com CrCl ≤ 30 mℓ/min
Rivaroxabana	Inibidor do fator Xa	Evitar em pacientes com CrCl ≤ 15 mℓ/min
Apixacana	Inibidor do fator Xa	Sem estudo em pacientes com CrCl ≤ 30 mℓ/min
Edoxabana	Inibidor do fator Xa	Reduzir dose para 30 mg/1 vez/dia para CrCl 15 a 50 mℓ/min
		Evitar em pacientes com CrCl ≤ 15 mℓ/min

CrCl: *clearance* de creatinina calculado pela fórmula de Cockcroft-Gault. (Adaptado de Konstantinides et al.[2])

Nesses pacientes, níveis elevados de DD também foram fatores associados a mau prognóstico.[31] A incidência de TEV em pacientes com covid-19 pode ser maior do que em pacientes com condições clínicas semelhantes não causadas por covid-19.[30]

Pacientes com covid-19 apresentam todos os componentes da tríade de Virchow: hipercoagulabilidade, lesão endotelial e estase do fluxo sanguíneo. A hipercoagulabilidade é desencadeada pelo intenso aumento de citocinas inflamatórias, como interleucina (IL) 2, IL-7, fator estimulador de colônia de granulócitos, IP10, MCP1, MIP1A e fator de necrose tumoral alfa. Um processo intenso de lesão endotelial é acionado, o que pode ser demonstrado pelo fator de von Willebrand (VWF) e pelo fator VIII significativamente elevados nesses pacientes. A estase sanguínea pulmonar ocorre por múltiplos fatores associados à SRAG, como ventilação mecânica com pressão positiva expirada final (PEEP) elevada e restrição hídrica. Todos esses fatores levam à maior tendência de microtromboses nos capilares pulmonares.[30]

É importante salientar que, por se tratar de uma doença relativamente recente, novas recomendações devem surgir nos próximos anos. Em geral, a abordagem não difere de outros pacientes com SRAG.[30]

Todos os pacientes hospitalizados com covid-19, nas formas moderadas ou graves da doença, devem receber dose diária de anticoagulantes parenterais em dose profilática. Apesar do risco elevado de fenômenos trombóticos, não há evidências que recomendem terapia com doses elevadas ou mesmo terapêuticas, especialmente pelo potencial risco de sangramento nesses pacientes.[30]

O mais recomendado é o uso de HBPM ou fondaparinux, evitando-se, quando possível, o uso de HNF, devido à dificuldade de manejo, com aumento da exposição da equipe ao vírus. O uso de DOACs deve ser evitado nesses pacientes devido à potencial deterioração clínica elevada. Além disso, em pacientes graves, especialmente em ventilação mecânica, seu uso está proscrito, devido à possibilidade de instabilidade hemodinâmica, à evolução para insuficiência renal com aumento do risco de sangramento e à interação com outras medicações administradas. Profilaxia estendida após alta hospitalar não é recomendada.[30]

O uso de antiagregantes plaquetários também é contraindicado no tratamento de pacientes com covid-19, em qualquer forma da doença, como forma de profilaxia. O uso de dispositivos mecânicos para prevenção de TEV apenas é recomendado para pacientes que apresentem algum tipo de contraindicação ao uso de anticoagulantes.[30]

Não é recomendada a pesquisa de TVP de rotina, com exames de ultrassonografia seriada. A ultrassonografia de membros só deve ser realizada sem sinais clínicos sugestivos de TEV.[30]

Em pacientes com covid-19 hospitalizados e com diagnóstico confirmado de TEP ou TVP, o tratamento preconizado é o mesmo, sendo indicada terapia com HBPM ou fondaparinux em dose ajustada, de acordo com o peso dos pacientes. Em pacientes estáveis e sem possíveis interações medicamentosas, o tratamento com DOACs ou AVK pode ser realizado após anticoagulação inicial com terapia parental.[30]

Em pacientes ambulatoriais com diagnóstico de covid-19, a terapia com DOACs pode ser usada como terapêutica inicial, quando for optado por apixabana ou rivaroxabana. Já quando utilizada dabigatrana ou edoxabana, é necessário que o tratamento inicial seja com terapia parenteral. Pode-se também usar AVK, sempre com sobreposição à terapia parenteral, até que se atinja o nível terapêutico. O tempo de anticoagulação de pacientes com covid e TEP confirmado deve ser de, no mínimo, 3 meses.[30]

Para pacientes com covid-19 e TEP aguda, com sinais de choque obstrutivo (alto risco) e sem contraindicações, a terapia trombolítica é recomendada. Da mesma maneira, em pacientes com covid-19 e TEP aguda pertencentes ao grupo de risco intermediário alto, que evoluem com deterioração cardiopulmonar, pode-se considerar a trombólise sistêmica, na ausência de contraindicação absoluta.[30]

A trombólise ou mesmo a trombectomia estão contraindicadas em pacientes sem diagnóstico de TEP confirmado, com exceção em caso de parada cardiorrespiratória em que a principal etiologia presumida é a TEP e sem condição clínica de realizar exames de imagem.[30]

DURAÇÃO DO TRATAMENTO

Todos os pacientes com TEP devem receber pelo menos 3 a 6 meses de anticoagulação, sendo esse período chamado de tratamento primário.[2,22] Essa fase corresponde ao intervalo de maior risco de recorrência. O que determinará se esses pacientes devem manter ou não a anticoagulação é basicamente a possibilidade de identificação de um fator de risco e sua reversibilidade. O grupo de pacientes em que não é possível identificar um fator de risco associado ou esse fator não pode ser identificado é beneficiado por tratamento estendido além do período de 3 a 6 meses (prevenção secundária), uma vez que apresentam alto risco de recorrência de TEV estimado de 30% em 5 anos.[22,27]

O Quadro 137.7 mostra os principais fatores de riscos reversíveis e não reversíveis para TEP.

Para pacientes cujo evento corresponde ao primeiro fenômeno trombótico da vida e está associado a um fator de risco reversível, a anticoagulação deve ser suspensa após o período de 3 a 6 meses. Em pacientes com recorrência de TEV sem fator de risco reversível ou sem causa identificada (pelo menos um episódio anterior de TEP ou TVP), o tratamento com anticoagulante deve ter duração indefinida.[2]

Em pacientes com síndrome do anticorpo antifosfolípídio (SAAF), o tratamento deve ser realizado com AVK por período indefinido. Essa recomendação baseia-se em um estudo randomizado

QUADRO 137.7	Fatores de risco para tromboembolismo venoso.	
Fatores transitórios cirúrgicos	**Fatores transitórios não cirúrgicos**	**Fatores não transitórios**
Cirurgia	Terapia estrogênica	Câncer
Trauma	Gravidez	Idade avançada
	Lesões em pernas	Obesidade
	Viagem aérea > 8 h	Doenças crônicas
	Doenças agudas	TEV prévio
		Trombofilias genéticas
		Trombofilias adquiridas
		Doenças crônicas: síndrome nefrótica, vasculite, doença inflamatória intestinal

TEV: tromboembolismo venoso. (Adaptado de Renner e Barnes.[22])

em que nos pacientes de alto risco com SAAF, a rivaroxabana foi associada a um aumento da taxa de eventos tromboembólicos e hemorrágicos maiores em comparação com a varfarina.[32]

Pacientes em seu primeiro episódio de TEV em que não seja possível identificar um fator de risco devem ser avaliados para receber anticoagulação estendida por tempo indeterminado. A mesma recomendação vale para pacientes que apresentam fator de risco identificável, porém sem reversão possível.[2]

Pacientes candidatos à anticoagulação estendida, não associada a câncer, podem receber dose reduzida de DOACs após 6 meses de anticoagulação com a dose habitual. Como exemplo, apixabana 2,5 mg ou rivaroxabana 10 mg.[2]

O tempo de anticoagulação deve levar em conta a presença de fatores de risco não reversíveis. O Quadro 137.8 mostra os principais fatores de risco de recorrência de TEP nesses pacientes.

Pacientes com formas de trombofilia hereditária como deficiência de antitrombina, proteína C ou proteína S, pacientes com fator V de Leiden homozigoto ou mutação de protrombina G20210A homozigótica são frequentemente candidatos para tratamento anticoagulante indefinido após o primeiro episódio de TEP ocorrendo na ausência de um fator de risco reversível principal. A pesquisa de trombofilias também é indicada em pacientes jovens com TEV (idade menor que 50 anos) e na ausência de outro fator de risco, principalmente quando há história familiar positiva para TEV.[2]

Outro ponto importante ao se levar em consideração a anticoagulação estendida é o risco de sangramento. Idealmente, esses pacientes deveriam receber DOACs, uma vez que metanálise com foco nos primeiros 3 a 12 meses de tratamento com anticoagulante mostrou redução de 40% no risco de sangramento maior com DOACs em comparação com AVK.[33]

Todos os pacientes devem receber a avaliação de risco de sangramento, especialmente quando proposto tratamento estendido. Essa avaliação pode ser feita por julgamento clínico ou utilizando escores preditores A avaliação do risco-benefício deve ser realizada de forma periódica, para determinar a manutenção ou não da anticoagulação, a classe do anticoagulante, sua dose ou mesmo alternativas terapêuticas, como AAS.[2]

Alguns pacientes apresentam risco elevado de sangramento. A avaliação desse risco foi proposta em alguns escores mostrados no Quadro 137.9. Pacientes que não toleram anticoagulação oral, como, por exemplo, os com escore HAS-BLED elevado, o ácido acetilsalicílico (AAS) pode ser considerado para profilaxia de TEP. Terapia prolongada com AAS após o término da anticoagulação foi associada a uma redução de 30 a 35% no risco de recorrência em comparação com o placebo.[2,34]

TROMBÓLISE

A terapia trombolítica bem indicada reduz a mortalidade e o risco de TEP recorrente, como mostrado na metanálise de Marti et al.[35] Isso ocorre devido à melhora rápida do quadro de obstrução vascular com redução na pressão da artéria pulmonar e da resistência vascular pulmonar. A trombólise pode ser realizada em até 14 dias após o início dos sintomas; entretanto, seu maior benefício é observado quando realizado em até 48 horas do evento inicial.[36] Os principais trombolíticos e suas doses são descritos no Quadro 137.10.

Em relação ao regime de escolha, é preferível o uso de alteplase em altas doses em curto período (100 mg em 2 horas do que infusões prolongadas dos demais trombolíticos, como estreptoquinase e uroquinase). Essa estratégia reduz o risco de sangramentos.[1,7]

De maneira geral, pacientes classificados como risco intermediário não devem receber tratamento de reperfusão. Pacientes que se enquadram no grupo de risco intermediário alto (sem instabilidade hemodinâmica, porém com sinais de disfunção do VD na ecocardiografia ou angio TC de tórax, associados à elevação de Tp ou BNP) devem ser monitorados, devido ao grande potencial para descompensação hemodinâmica.[1] Medidas de reperfusão devem ser realizadas apenas se ocorrer evolução desses pacientes para colapso circulatório. Nesses casos, deve ser realizada infusão de trombolíticos, como preconizado anteriormente ou como alternativa à embolectomia cirúrgica ou ao tratamento direcionado por cateter percutâneo.[2] Terapias de reperfusão em pacientes com risco intermediário alto estiveram associadas à redução na mortalidade geral em 50 a 60% dos pacientes em metanálises recentes, porém com aumento do risco de sangramento geral e intracraniano. Por isso, seu uso ainda é restrito aos pacientes que evoluem com choque circulatório.[35,37]

QUADRO 137.8 Risco de recorrência de tromboembolia pulmonar a longo prazo.	
Risco estimado	**Exemplos**
Baixo (< 3% por ano)	Cirurgia com anestesia geral por mais de > 30 min
	Restrição ao leito em hospital (apenas uso de toalete) por ≥ 3 dias durante tratamento de doença aguda ou exacerbação de doença crônica
	Trauma com fratura
Intermediário (3 a 8% por ano)	Pequena cirurgia (anestesia geral < 30 min)
	Internação hospitalar por menos de 3 dias devido a doença aguda
	Terapia estrogênica ou anticoncepcional
	Gravidez e puerpério
	Restrição ao leito em hospital por ≥ 3 dias devido a doença aguda
	Lesão em perna, sem fratura associada a redução de mobilidade ≥ 3 dias
	Voo de longa distância
	Doença inflamatória intestinal
	Doença autoimune ativa
	Sem identificação de fator de risco
Alto (> 8% por ano)	Câncer ativo
	Um ou mais episódios anteriores de TEV na ausência de um fator transitório ou reversível importante
	Síndrome do anticorpo antifosfolípido

TEV: tromboembolismo venoso. (Adaptado de Konstantinides et al.[2])

QUADRO 137.9	Modelos de preditores para risco de sangramento.		
Modelo preditor	Parâmetros	Pontos	Risco de sangramento
OBRI	Idade ≥ 65 anos	1	0: baixo
	Histórico de acidente vascular cerebral	1	1 a 2: intermediário
	História de sangramento gastrintestinal	1	3 a 4: alto
	Infarto agudo do miocárdio recente, insuficiência renal, diabetes ou anemia	1	–
Kuijer	Idade ≥ 60	1,6	–
	Sexo feminino	1,3	–
	Câncer	2,2	–
RIETE	Idade > 75 anos	1	0 a 2: baixo
	Sangramento recente	2	≥ 3: alto
	Câncer	1	–
	Creatinina > 1,2 mg/dℓ	1,5	–
	Anemia	1,5	–
	TEP como evento índice	1	–
HAS-BLED	Hipertensão arterial não controlada	1	–
	Função renal anormal	1	–
	Histórico de acidente vascular cerebral	1	–
	Predisposição ou histórico de sangramento	1	–
	Labilidade de RNI (tempo em alvo terapêutico < 60%)	1	–
	Idade > 65 anos	1	–
	Uso de drogas ilícitas ou álcool	1	–
VTE-BLEED	Câncer	1,5	–
	Homem com pressão arterial não controlada	2	≥ 2: alto
	Anemia	1	–
	História de sangramento gastrintestinal	1,5	–
	Idade ≥ 60 anos	1,5	–
	Insuficiência renal (CrCl 30 a 60 mℓ/min)	1,5	–

CrCl: *clearance* de creatinina; TEP: tromboembolia pulmonar; RNI: Razão Normalizada Internacional. (Adaptado de Konstantinides et al.[2])

QUADRO 137.10	Trombolíticos, doses e contraindicações.	
Molécula	Regime	Contraindicações e trombólises
Alteplase (rt-PA)	100 mg em 2 h 0,6 mg/kg em 15 min (dose máxima 50 mg)*	**Absolutas:** História de acidente vascular encefálico hemorrágico ou de origem desconhecida Acidente vascular encefálico isquêmico nos últimos 6 meses Neoplasia do sistema nervoso central
Estreptoquinase	250 mil UI como dose de ataque ao longo de 30 min, seguidos de 100 mil UI/hora ao longo de 12 a 24 h Regime acelerado: 1,5 milhão de UI em 2 h	Trauma grave, cirurgia ou traumatismo cranioencefálico nas 3 semanas anteriores Discrasia sanguínea Sangramento ativo
Uroquinase	4.400 UI/kg como dose de ataque ao longo de 10 min, seguidos de 4.400 UI/kg/h ao longo de 12 a 24 h Regime acelerado: 3 milhões de UI em 2 h	**Relativas:** Ataque isquêmico transitório nos últimos 6 meses Anticoagulação atual Gravidez ou primeira semana pós-parto Sítios de punção não compressíveis Reanimação cardiopulmonar Hipertensão refratária (pressão arterial sistólica > 180 mmHg) Doença hepática avançada Endocardite infecciosa Úlcera péptica ativa

*Esse é o regime acelerado para rt-PA em tromboembolia pulmonar; não é aprovado oficialmente, mas, às vezes, é usado em instabilidade extrema, como parada cardíaca. (Adaptado de Konstantinides et al.[2])

Durante a terapia de reperfusão, pode-se manter o uso de HNF. HBPM pode ser utilizada nesses pacientes, desde que o choque hemodinâmico tenha se resolvido. Não há estudo com fondaparinux nesses pacientes, devendo-se, portanto, ser evitado. O uso de DOACS deve ser adiado pelo menos até 24 horas após a reperfusão.[1]

LOCAL DE TRATAMENTO E CRITÉRIOS DE ALTA

Pacientes com TEP de alto risco devem receber terapia de reperfusão primária ou fragmentação do trombo, com internação idealmente em ambiente de terapia intensiva. Pacientes classificados como risco intermediário e, portanto, sem comprometimento hemodinâmico, porém em associação com, pelo menos, um indicador de risco elevado relacionado à TEP, ou com condições agravantes ou comorbidades, devem ser hospitalizados.[2] Pacientes com risco intermediário alto devem ser monitorados rigorosamente nos primeiros dias, devido a risco de evolução para colapso circulatório.[38]

Pacientes classificados como de baixo risco, sem comorbidades graves ou condições que possam agravar o quadro e que tenham

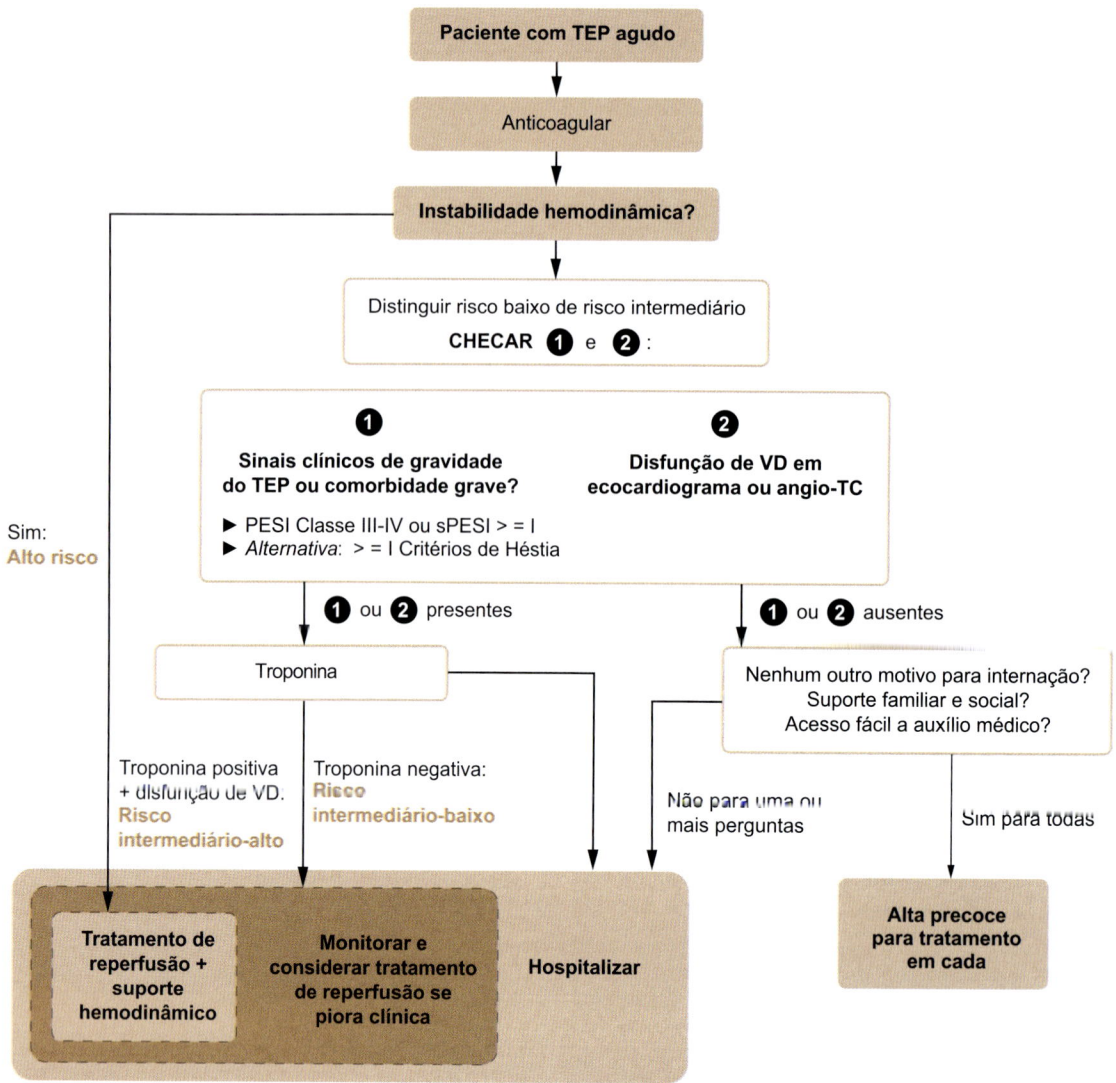

FIGURA 137.4 Algoritmo de definição para local de tratamento dos pacientes com tromboembolia pulmonar (TEP). Angio-TC: angiotomografia computadorizada; PESI: *Pulmonary Embolism Severity Index*; VD: ventrículo direito. (Adaptada de Konstantinides et al.[2])

condições de realizar tratamento ambulatorial (incluindo fator adesão medicamentosa) podem receber alta precoce e realizar tratamento domiciliar com anticoagulantes.[2]

Para avaliação dessa viabilidade de tratamento domiciliar, alguns escores, como Héstia, PESI e sPESI, foram propostos, sendo os dois últimos já descritos aqui. O Quadro 137.11 descreve os critérios de Héstia para exclusão de possível alta hospitalar.

As evidências atuais indicam que tanto os critérios de Héstia, quanto o uso dos escores de PESI ou sPESI (esses dois últimos associados à avaliação da viabilidade de alta precoce e tratamento domiciliar), são bons preditores para identificar com segurança pacientes que podem receber alta hospitalar precoce com tratamento ambulatorial.[2]

Entretanto, levando-se em consideração o potencial desastroso de classificação errônea de um paciente em grupo de baixo risco, é aconselhável excluir a disfunção do VD e trombo cardíaco direito, se a alta imediata ou precoce (dentro das primeiras 24 a 48 horas) for planejada, por meio de ecocardiografia ou angio-TC de tórax.[39]

A Figura 137.4 descreve um algoritmo de definição para local de tratamento does pacientes com TEP.

As referências bibliográficas deste capítulo se encontram no Ambiente de aprendizagem do GEN.

QUADRO 137.11	Critérios de Héstia.
Critério/pergunta	
O paciente está hemodinamicamente instável?*	
É necessária a trombólise ou a embolectomia?	
Sangramento ativo ou alto risco de sangramento?†	
Fornecimento de oxigênio superior a 24 h para manter a saturação de oxigênio > 90%?	
TEP foi diagnosticado durante o tratamento anticoagulante?	
Dor intensa necessitando medicação intravenosa para dor por mais de 24 h?	
Razão médica ou social para o tratamento no hospital por > 24 h (infecção, malignidade, e nenhum sistema de suporte)?	
O paciente tem CrCl < 30 mℓ/minuto?‡	
O paciente tem insuficiência hepática grave?§	
A paciente está grávida?	
O paciente tem história documentada de trombocitopenia induzida por heparina?	

Critérios de exclusão de Héstia para tratamento ambulatorial de embolia pulmonar. Se a resposta a uma ou mais das perguntas for "sim", o paciente não pode ser tratado em casa. *Incluir os seguintes critérios: pressão arterial sistólica < 100 mmHg com frequência cardíaca > 100 bpm; condição que requer internação em unidade; †sangramento gastrintestinal nos 14 dias, acidente vascular encefálico recente (< 4 semanas), cirurgia recente (< 2 semanas), distúrbio de sangramento ou trombocitopenia (contagem de plaquetas < 75.000/ℓ) ou hipertensão não controlada (pressão arterial sistólica > 180 mmHg ou pressão arterial diastólica > 110 mmHg); ‡ CrCl calculado de acordo com a fórmula de Crockroft-Gault; § deixado a critério do médico. CrCl: *clearance* de creatinina; RNI: Razão Normalizada Internacional; TEP: tromboembolia pulmonar. (Adaptado de Konstantinides et al.[2])

138

Tratamento Endovascular da Tromboembolia Pulmonar

Carlos Gustavo Coutinho Abath ■ Marco Antônio Cassiano Perez Rivera ■ Romero Marques ■ Marília de Brito Abath

Resumo

A embolia pulmonar aguda é uma causa significativa de mortalidade e morbidade, devido a consequente aumento da resistência vascular pulmonar, sobrecarga de ventrículo direito e diminuição das trocas gasosas. O tratamento deve ser baseado em uma estratificação prognóstica do risco. A partir disso, a embolia pulmonar pode ser classificada em maciça (alto risco), submaciça (risco intermediário) e de baixo risco. Apesar da inexistência de evidência científica de nível 1, a terapia endovascular por fibrinólise intratrombo e/ou trombectomia mecânica parece ser uma alternativa segura e eficaz para reduzir a morbimortalidade da embolia pulmonar maciça, e, em casos selecionados de embolia submaciça, evitar possível hipertensão pulmonar crônica. Diagnóstico precoce e intervenção imediata devem ser instituídos e facilitados por grupos de trabalho multidisciplinar, como *Pulmonary Embolism Response Teams* (PERT), em nível hospitalar, registrando-se os dados em plataformas digitais, para geração de novas evidências científicas.

Palavras-chave: embolia pulmonar; tromboembolia pulmonar; tromboembolismo pulmonar; trombectomia; fibrinólise; endovascular.

INTRODUÇÃO

A tromboembolia pulmonar (TEP) é uma condição patológica grave, potencialmente fatal, com incidência global anual de 100 a 200 por 100 mil habitantes[1,2] e mortalidade de 15% em 3 meses.[3] A taxa de mortalidade é ainda mais elevada na vigência de instabilidade hemodinâmica e choque, chegando a 58%,[4] geralmente devido à insuficiência ventricular direita.[5] A maioria dos óbitos ocorre na primeira hora após o evento, sendo uma das principais causas de morte súbita em pacientes hospitalizados.[3] Dos pacientes que sobrevivem, alguns apresentam recorrência da tromboembolia, e outros desenvolvem hipertensão arterial pulmonar. A principal causa da embolia pulmonar é o tromboembolismo venoso, proveniente dos membros inferiores.[3,6]

Embora a anticoagulação plena, por períodos variáveis, seja o tratamento padrão no manuseio da embolia pulmonar aguda, o interesse crescente no tema nos 5 últimos anos vem modificando a conduta na TEP, principalmente em suas formas mais graves. Nesse novo cenário, terapias mais agressivas, como a fibrinólise sistêmica, e terapias intervencionistas por cateter vêm sendo cada vez mais utilizadas. Entretanto, o tratamento endovascular das embolias pulmonares agudas não é ainda apoiado em evidências científicas de nível 1. Assim, sua utilização é ainda controversa e variável de acordo com realidades hospitalares diversas.[7,8] Neste capítulo, são discutidos aspectos clínicos e fisiopatológicos da embolia pulmonar aguda, abordando várias modalidades terapêuticas, baseadas na estratificação de risco, com ênfase nas terapias endovasculares e revisão das evidências científicas disponíveis.

FISIOPATOLOGIA

A embolia pulmonar aguda interfere tanto na hemodinâmica da circulação quanto nas trocas gasosas. A insuficiência ventricular direita por sobrecarga é considerada a causa primária do óbito na embolia pulmonar grave.

A pressão arterial pulmonar só aumenta quando mais de 30 a 50% da área do leito vascular pulmonar encontra-se obstruída. A embolia pulmonar também induz vasoconstrição, mediada pela liberação de tromboxano A2 e serotonina, contribuindo para o aumento da resistência vascular pulmonar. Estes dois fatores, obstrução mecânica e vasoconstrição, levam ao aumento abrupto da resistência vascular pulmonar, resultando na dilatação do ventrículo direito (VD), com alteração de sua força contrátil. Esse mecanismo compensatório, associado à vasoconstrição sistêmica, aumenta a pressão arterial pulmonar, melhorando a perfusão no leito vascular obstruído. Contudo, essa adaptação é temporária e limitada, pois o VD apresenta paredes finas, não sendo capaz de gerar uma pressão arterial média acima de 40 mmHg de forma sustentada. Isso leva a desvio do septo interventricular para a esquerda; dessincronização dos ventrículos; redução do débito cardíaco; hipotensão arterial sistêmica e instabilidade hemodinâmica.

A insuficiência respiratória no embolismo pulmonar é resultante principalmente de distúrbios hemodinâmicos. Zonas de dissociação ventilação-perfusão, nas áreas de fluxo reduzido pela oclusão vascular, associadas a baixo débito cardíaco, acarretam dessaturação do sangue venoso. Pequenos êmbolos distais podem também criar áreas de hemorragia alveolar, afetando as trocas gasosas.[9]

DIAGNÓSTICO

A maioria das embolias pulmonares é clinicamente silenciosa. A apresentação clínica depende da gravidade do tromboembolismo, variando desde uma ausência de sintomas até o colapso cardiovascular.[10] As queixas mais frequentes, de acordo com o estudo PIOPED II, são: dispneia, dor pleurítica, tosse, hemoptise, dor e edema na panturrilha.[11] Ao exame físico, a maioria apresenta taquipneia e taquicardia, febre e distensão da jugular. À ausculta, podem ser identificados estertores ou diminuição do murmúrio vesicular e acentuação do componente pulmonar da segunda bulha cardíaca. Pacientes com embolia pulmonar maciça podem se apresentar com insuficiência ventricular direita aguda e colapso cardiovascular.[12,13]

Como os pacientes com embolia pulmonar apresentam dissociação de ventilação-perfusão, a hipoxemia leva à hiperventilação, com consequente alcalose respiratória, o que se traduz na análise da gasometria do sangue arterial. Ao eletrocardiograma (ECG), observam-se alterações inespecíficas do segmento ST ou das ondas T.

Atualmente, o exame por imagem mais importante no diagnóstico da embolia pulmonar é a angiotomografia computadorizada (angio-TC), complementada pela ecocardiografia, que auxilia na avaliação da repercussão na função ventricular. Cintilografia por ventilação/perfusão e ressonância magnética representam alternativas diagnósticas para mulheres grávidas e pacientes com contraindicações ao uso de contraste iodado. A angiografia pulmonar por cateter fica reservada quase exclusivamente àqueles casos com indicação de tratamento endovascular.[6,14]

ESTRATIFICAÇÃO DE RISCO

A estratificação da embolia pulmonar é fundamental para orientação da estratégia terapêutica. De acordo com critérios definidos pela American Heart Association (AHA) e pela European Society of Cardiology (ESC), a TEP pode ser classificada como:[7,15,16]

- Maciça (AHA) ou de alto risco (ESC): pacientes hemodinamicamente instáveis, com pressão arterial sistólica < 90 mmHg por mais de 15 minutos ou necessidade de vasopressores. Corresponde aproximadamente a 5% dos casos, porém, com alta mortalidade hospitalar em 30 dias (superior a 50%)[8]

- Submaciça (AHA) ou de risco intermediário (ESC): pacientes com sobrecarga de VD, demonstrada por ecocardiografia, tomografia computadorizada ou elevação de marcadores biológicos, como troponinas ou hormônio natriurético cerebral. A ESC ainda subestratifica o risco intermediário em alto e baixo, baseando-se no índice de Gravidade da Embolia Pulmonar simplificado (sPESI, do inglês *simplified Pulmonary Embolism Severity Index*) (Quadro 138.1). Pacientes com ambas as apresentações, sobrecarga cardíaca e lesão cardíaca, e pontuação ≥ 1 são definidos como de alto risco intermediário. Já os que possuem apenas ou sobrecarga cardíaca, ou lesão cardíaca, ou mesmo nenhuma delas, são classificados como de baixo risco intermediário, desde que tenham pontuação ≥ 1. O grupo de pacientes com embolia submaciça representa 35 a 55% do total, com taxa de mortalidade, em 90 dias, de 2 a 15%, quando tratado apenas com anticoagulação[8]
- Baixo risco (AHA e ECS): pacientes hemodinamicamente estáveis, pressão arterial sistólica > 90 mmHg, sem disfunção ventricular ou lesão miocárdica. A maioria dos pacientes está nessa categoria, com excelente prognóstico.

Esse algoritmo de estratificação não faz menção à carga de trombos, nem à sua localização. Trombos localizados centralmente nas artérias pulmonares principais correlacionam-se com disfunção ventricular e alta taxa de mortalidade.[17]

Outro critério prático para a caracterização da TEP maciça é a avaliação quantitativa do envolvimento da circulação pulmonar pelo processo embólico. Quando um envolvimento de mais de 50% foi identificado,[18] a embolia é muito grave, com 85% de mortalidade dentro das primeiras 6 horas.[19] Pode-se também utilizar o índice de gravidade de Miller[14,20] para realizar tal quantificação (Figura 138.1).

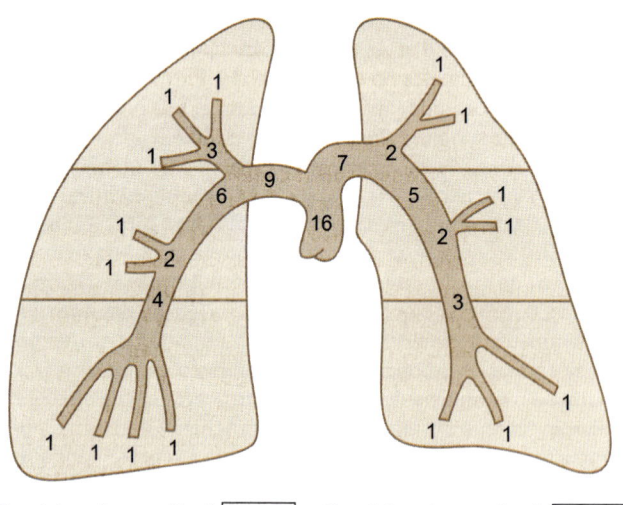

Envolvimento	0 a 9		Envolvimento	0 a 7	
Redução de fluxo	0 a 9		Redução de fluxo	0 a 9	
Total direita	0 a 18		Total esquerda	0 a 18	

Total direita + esquerda ☐

FIGURA 138.1 Esquema dos segmentos arteriais pulmonares usado para quantificar a gravidade da tromboembolia pulmonar. Esse escore considera os principais ramos arteriais pulmonares e suas subdivisões, pontuando, segundo o esquema, a soma dos ramos acometidos de cada lado (*envolvimento*), com pontuação máxima de 9 à direita e 7 à esquerda. Esse valor será somado a um segundo número, referente ao grau de *redução de fluxo*, em que se dividem os campos pulmonares em três terços (superior, médio e inferior) à direita e à esquerda, e se atribuem três pontos para ausência de fluxo, dois para redução significativa, um para redução leve e zero se o fluxo estiver preservado, para cada uma das seis zonas. O escore de Miller pode variar, dessa forma, de 0 a 34. (Adaptada de Miller et al.[18])

QUADRO 138.1	**PESI simplificado.**
Parâmetro	**Pontuação**
Idade > 80 anos	1
História de câncer	1
História de doença cardiopulmonar crônica	1
Frequência cardíaca > 110 bpm	1
Pressão arterial sistólica < 100 mmHg	1
Saturação de O_2 < 90%	1

A tomografia computadorizada também fornece importantes subsídios para a caracterização de uma TEP grave, como:

- Razão dos diâmetros do VD/ventrículo esquerdo (VE) > 1,5
- Abaulamento do septo interventricular para a esquerda
- Veias cava superior/ázigos dilatadas
- Diâmetro da artéria pulmonar > 30 mm
- Refluxo de meio de contraste para a veia cava inferior.

CONCEITO PERT

As mais recentes diretrizes, de diversas sociedades relacionadas ao tema, recomendam a adição da fibrinólise sistêmica ao tratamento padrão com anticoagulantes, nas embolias pulmonares maciças.[7] Contudo, as recomendações para o uso adjunto de procedimentos e tratamentos na embolia pulmonar submaciça são menos específicas. As diretrizes e os consensos de especialistas não mencionam a utilização de alternativas avançadas de tratamento endovascular, em circunstâncias de potencial efeito benéfico. Para preencher essa lacuna e tentar estabelecer fluxos de tratamento mais eficazes e adequados à prática clínica, vários hospitais têm introduzido o conceito PERT (*Pulmonary Embolism Response Teams*, ou Time de Resposta à Embolia Pulmonar) e incentivado o trabalho multidisciplinar. A função do PERT é responder prontamente a situação emergencial de embolia pulmonar maciça, por meio de avaliação rápida do paciente, implementando-se, de imediato, um plano terapêutico, envolvendo várias especialidades, com intercomunicação por plataformas digitais, onde são registrados todos os dados significativos, inclusive a nível de seguimento. Esses dados coletados são posteriormente analisados, na tentativa de se conhecer o algoritmo de ação mais seguro e eficaz para cada paciente.

TRATAMENTO DA EMBOLIA PULMONAR AGUDA COM BASE NA ESTRATIFICAÇÃO DE RISCO

Embolia pulmonar maciça

Na embolia pulmonar maciça, é obrigatória a adoção imediata de cuidados médicos hierarquizados para manutenção da vida, seguida de anticoagulação ou heparinização plena. Alternativamente, a terapia trombolítica sistêmica pode ser instituída, com infusão intravenosa de alteplase (rt-PA) a uma dose de 100 mg em 2 horas. No entanto, essa conduta está associada a várias contraindicações absolutas e relativas, além de necessitar de tempo mínimo de infusão de 2 horas. Para uma situação de emergência, na qual há mortalidade de até 58%, sendo 11% na primeira hora, tal infusão prolongada representa um fator limitante.[21] Além disso, mesmo em pacientes sem restrições ao uso de fibrinolíticos, há risco de 20% de hemorragias maiores e de 3 a 5% de acidentes vasculares encefálicos hemorrágicos.[3,22] Ainda assim, em pacientes com embolia maciça, os benefícios da terapia trombolítica sistêmica são superiores aos do tratamento com anticoagulação e heparinização convencionais. Em um grande estudo retrospectivo com pacientes portadores de embolia maciça, 30% foram submetidos à terapia trombolítica sistêmica, resultando em mortalidade de 15%. Em contraposição, registrou-se o percentual de 47%[23] para os demais pacientes, tratados de maneira convencional com anticoagulação plena. A trombectomia cirúrgica, com registro de mortalidade de 19%,[24] também não representa alternativa aceitável na maioria dos centros médicos.

Na tentativa de aperfeiçoar a terapia fibrinolítica, diminuindo as taxas de complicações, foram idealizadas técnicas endovasculares, por meio de cateterismo seletivo das artérias pulmonares, permitindo o acesso direto aos trombos. Dessa maneira, seria possível infundir menores doses de medicamentos fibrinolíticos no interior dos trombos, aumentando a eficácia da lise, por proporcionar maior concentração local do fármaco, reduzindo-se os efeitos colaterais sistêmicos. Outra grande vantagem foi a realização concomitante de técnicas de trombectomia mecânica, obtendo-se um efeito sinérgico potencializado. Revisão sistemática com metanálise, incluindo 594 pacientes com tromboembolia maciça tratados com terapia por cateter, mostrou incidência de 2,4% de complicações maiores, com um caso (0,2%) de acidente vascular encefálico hemorrágico (AVEH).[25] O fato de apenas 4% dos pacientes terem recebido terapia trombolítica sistêmica antes do procedimento por cateter, instituído por ausência de resposta clínica em relação à primeira tentativa, pode explicar a redução das complicações. Ainda nesse estudo, o sucesso clínico, traduzido por estabilização da hemodinâmica, resolução da hipoxia e sobrevida até a alta hospitalar, foi atingido em 86,5% dos casos com a terapia intervencionista.[25] Esses resultados são expressivos quando comparados com taxas históricas de sobrevida (77%) e complicações hemorrágicas maiores em pacientes submetidos à trombólise sistêmica, relatadas no International Cooperative Pulmonary Embolism Registry.[1,3]

Com base nesses resultados e na experiência do grupo, adota-se aqui o tratamento endovascular imediato como terapia de eleição para a embolia pulmonar maciça, sucedendo ou em concomitância com medidas gerais de manutenção da vida.

Embolia pulmonar submaciça

Pacientes com embolia pulmonar submaciça geralmente se apresentam mais estáveis e normotensos, porém com evidências de sobrecarga cardíaca direita tendendo a evoluir, risco elevado para eventos adversos e mortalidade entre 5 e 10%.[26] Apesar da anticoagulação, há elevado risco de desenvolvimento de TEP crônica, com consequente hipertensão arterial pulmonar. Dados da literatura sugerem que uma abordagem mais agressiva da embolia pulmonar submaciça, com uso de fibrinolíticos, associa-se à evolução mais favorável durante a permanência hospitalar. No estudo ULTIMA foi realizada uma série retrospectiva que mostrou que a trombólise farmacomecânica (TFM) é segura e efetiva, revertendo a disfunção ventricular direita em 24 horas, com resultado mantido em 90 dias e sem os riscos hemorrágicos associados à terapia lítica sistêmica.[27]

Assim, o tratamento endovascular também encontra aplicação em casos seletos de TEP submaciça.

Embolia pulmonar de baixo risco

O tratamento recomendado é, na maioria dos casos, anticoagulação em nível ambulatorial.

JUSTIFICATIVAS PARA O TRATAMENTO ENDOVASCULAR

O tratamento só com anticoagulação não dissolve o trombo, apenas impede sua propagação. Pacientes graves, com embolia pulmonar maciça e comprometimento hemodinâmico, necessitam de medidas mais rápidas e enérgicas para o restabelecimento do fluxo pulmonar e manutenção da vida. Trombólise sistêmica, terapias endovasculares ou trombectomia cirúrgica devem ser utilizadas, dependendo do quadro do paciente e da disponibilidade local desses recursos.

O tratamento endovascular por meio de cateteres tem propiciado rápido acesso aos trombos no interior da árvore arterial pulmonar, visando à sua fragmentação e à dissolução, promovendo o aumento da perfusão pulmonar e a facilitação das trocas gasosas, além de queda da pressão arterial pulmonar e diminuição da sobrecarga cardíaca direita. Como a área de secção transversal da rede capilar distal é muito maior que a área de secção das artérias pulmonares centrais, a simples quebra do trombo central, com migração distal dos fragmentos, aumenta significativamente a superfície de trocas gasosas nos alvéolos (Figura 138.2).[24,25]

Outro princípio da trombólise mecânica é aumentar a superfície de contato entre o trombo e a medicação fibrinolítica, potencializando sua ação. Quando há oclusão total na artéria pulmonar, e a droga trombolítica é infundida antes do ponto de obstrução, ocorre um efeito de vórtex imediatamente proximal ao trombo (Figura 138.3), impedindo a ação eficaz do trombolítico sobre o coágulo, com refluxo e desvio do fármaco para a árvore arterial normal, como demonstrado *in vitro* e *in vivo* pelos trabalhos de Schmitz-Rode et al.[28]

Infundindo-se o medicamento fibrinolítico no interior do trombo, aumenta-se a eficácia da lise, em função de maior concentração local, reduzindo, consequentemente, os efeitos colaterais, ao se ter menor concentração do fibrinolítico na circulação sistêmica.

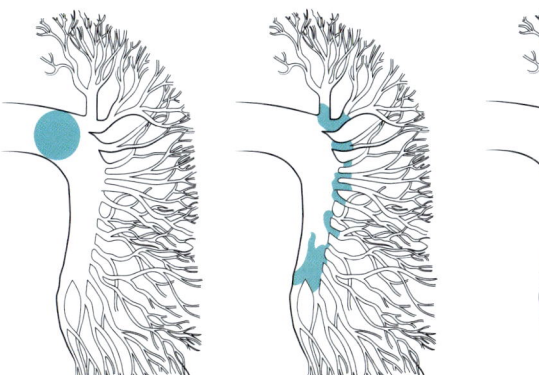
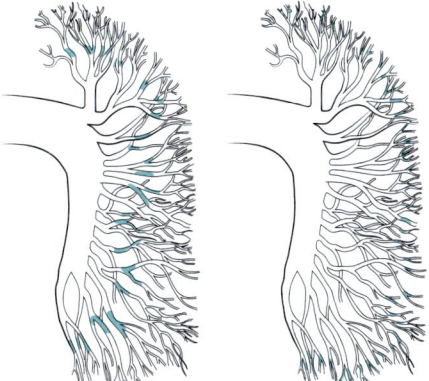

FIGURA 138.2 Fragmentação mecânica de um trombo oclusivo em artéria central com migração distal periférica. A área seccional central é significativamente menor que a soma das áreas seccionais periféricas.

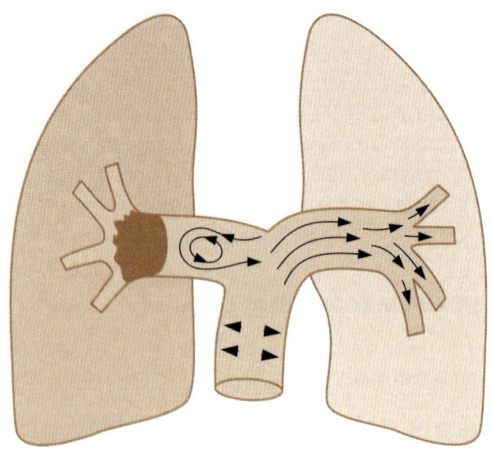

FIGURA 138.3 Desenho esquemático do fluxo arterial pulmonar mostrando a formação do vórtex proximal ao nível da obstrução. O vórtex redireciona o fluxo sanguíneo para a artéria pulmonar não ocluída.

Em pacientes com embolia pulmonar submaciça, o objetivo primário do tratamento endovascular é acelerar a resolução dos sintomas, evitando a progressão para um quadro mais grave e evitando-se, ainda, o desenvolvimento de hipertensão pulmonar crônica. Entretanto, não há evidência científica nível 1 que indique aumento da sobrevida nestes pacientes submetidos a técnicas endovasculares, em relação à anticoagulação convencional.[7,29,30]

TÉCNICAS INTERVENCIONISTAS

As técnicas intervencionistas são feitas por meio do cateterismo do sistema arterial pulmonar, por punção percutânea das veias femorais comuns ou jugulares internas. Elas incluem basicamente três modalidades terapêuticas: infusão de trombolítico pelo cateter, trombectomia mecânica e associação de trombectomia mecânica com trombólise química.

Trombólise farmacológica direcionada por cateter

Essa abordagem é muitas vezes realizada em pacientes com TEP maciça e submaciça que apresentam contraindicações relativas ao uso de trombolítico sistêmico em altas doses, pelo risco de complicações hemorrágicas.[31] A dose de rt-PA usada nessa técnica é 25 a 50% mais baixa que a dose administrada sistemicamente.[8]

A técnica é mais efetiva quando o agente lítico é liberado diretamente no interior do trombo por meio de cateteres multiperfurados, como Uni-Fuse™ (AngioDynamics Inc, Latham, Nova Iorque, EUA) e Cragg-McNamara™ (Medtronic, Dublin, Irlanda). Há também um cateter especial com duplo lúmen (EKOS Corp, EUA), que realiza a trombólise assistida por ultrassonografia (USAT). Um dos lumens aloja um filamento emissor de ultrassom em alta frequência, enquanto a outra luz é usada para a infusão do fibrinolítico. As ondas sonoras desagregam o trombo, acelerando o processo de lise.[2,8,14,32] Diversos protocolos são usados para a administração dos agentes fibrinolíticos. Em geral, são liberados em infusão contínua, precedida ou não por uma injeção em bólus, de 5 a 10 mg de rt-PA, a depender do estado hemodinâmico do paciente. A infusão, quando realizada, faz-se com dose de 0,5 a 4,0 mg/h de rt-PA até o limite de 24 horas.[15] Apesar da vantagem teórica potencial do uso de trombólise assistida por ultrassom, em relação à fibrinólise convencional por cateter, não há suficiente evidência científica que suporte essa suposta superioridade.

Existem três estudos prospectivos, utilizando EKOS e TPA, demonstrando rápida restauração da função ventricular. Embora

não tenham sido relatadas hemorragias intracranianas fatais, registraram-se 10% de sangramentos extracranianos com necessidade de transfusão em uma das séries.[8] No presente momento, não há evidência científica robusta que comprove superioridade da terapia lítica por cateter em relação à terapia sistêmica, apesar do sucesso clínico demonstrado em embolias maciças e submaciças publicado em metanálises e revisões sistemáticas. O risco de sangramentos menores nesses estudos foi de 6 a 8% e de 3 a 6% para hemorragias maiores. A mortalidade em embolias maciças variou de 4 a 10%, contrastando com a mortalidade de 50% em pacientes não tratados.[8]

Trombectomia mecânica

O objetivo dessa técnica é eliminar, reduzir ou fragmentar a carga de trombos nas artérias pulmonares, diminuindo rapidamente a sobrecarga do VD, sem a necessidade do uso de trombolíticos. Para tal, são empregados cateteres de sucção e outros dispositivos para fragmentar e remover os coágulos. Na embolia pulmonar maciça, a trombectomia mecânica pode ser usada como terapia única, quando há contraindicação aos trombolíticos. No entanto, o mais frequente é seu emprego em associação com a infusão de trombolíticos, para obtenção de um efeito sinérgico potencializado. Para programação da trombectomia mecânica, é importante a aquisição de imagens angiográficas pulmonares de qualidade, para avaliar a quantidade e a localização dos trombos e possibilitar a escolha do dispositivo de trombectomia mais adequado ao caso.

Fragmentação do trombo

Tem como finalidade reduzir a resistência vascular, pela quebra de trombos oclusivos em artérias pulmonares principais, transformando-os em fragmentos menores que migram distalmente para um leito de maior capacitância. Isso pode ser conseguido com a rotação manual do cateter *pigtail* (Figura 138.4)[33] ou com insuflação de um cateter-balão de angioplastia periférica (Figura 138.5).[34]

A desvantagem dessa técnica é o risco de deterioração hemodinâmica com a macroembolização distal de um trombo proximal não oclusivo.[34] Essas técnicas são, em geral, realizadas em associação a outras manobras mecânicas ou trombólise farmacológica convencional direcionada por cateter (TDC).[25,33]

Trombectomia reolítica

Funciona com um jato de soro fisiológico sob alta pressão no interior de um dispositivo chamado AngioJet®, gerando um gradiente de pressão pelo princípio de Bernoulli, o que leva à remoção de fragmentos do trombo.[35] O dispositivo também permite a injeção local de agentes trombolíticos pela técnica *power pulse-spray*. Uma intercorrência frequente com o uso desse dispositivo é a bradicardia, possivelmente causada por liberação transitória de bradicinina, adenosina e potássio, devido à hemólise. Tipicamente, ocorre em trombectomias com disparos prolongados (mais de 20 segundos), o que pode levar a bloqueio cardíaco e assistolia.[36] Para diminuir os riscos, recomenda-se que os diversos disparos sejam limitados a 5 segundos.[37] A hemoglobinúria também é resultado da hemólise, como evento autolimitado.[38] Devido a essas complicações e à ausência de evidências científicas mais robustas, deve-se usar esse dispositivo com cautela.[8,32]

Trombectomia aspirativa

A sucção de trombos por meio de cateteres-guia de grosso calibre e ampla luz ocorre pela aplicação manual de pressão negativa aplicada

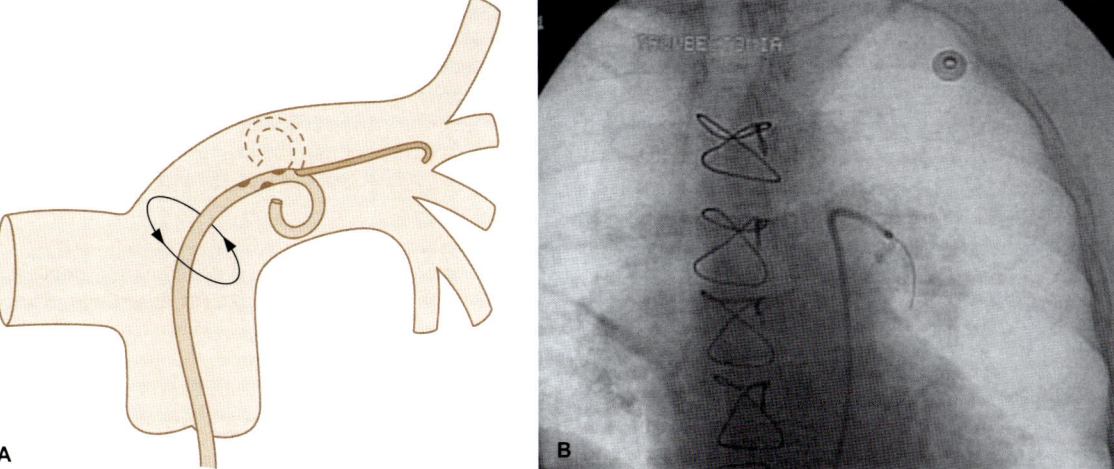

FIGURA 138.4 Cateter *pigtail*. Movimento manual de rotação para fragmentação mecânica do trombo. Esquema (**A**) e fragmentação (**B**) de trombo na artéria pulmonar esquerda.

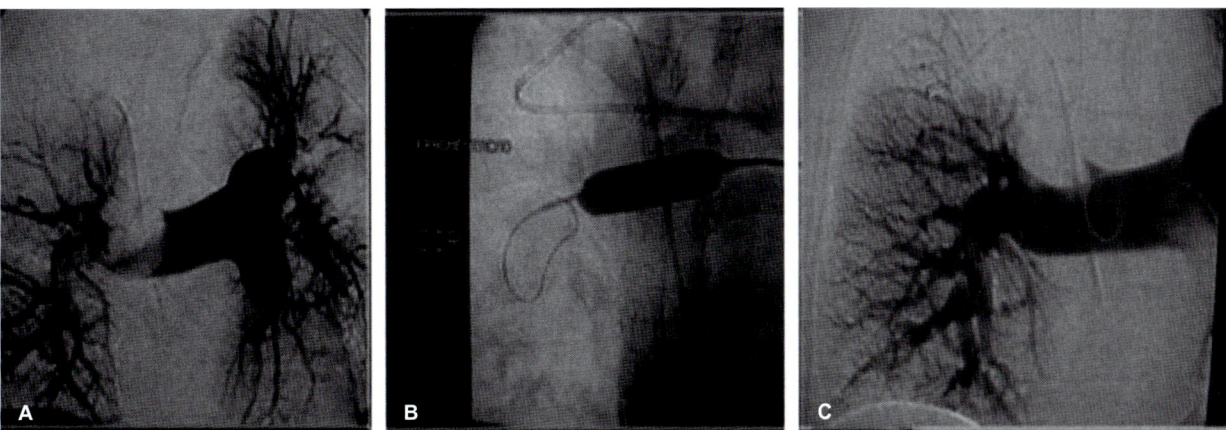

FIGURA 138.5 A. Volumoso trombo suboclusivo no tronco da artéria pulmonar direita. **B.** Insuflação de cateter-balão de angioplastia. **C.** Maceração do trombo com significativa melhora do fluxo para os lobos médio e inferior direito.

a uma seringa conectada aos cateteres. Alternativamente, bainhas calibrosas podem ser utilizadas, desde que as válvulas hemostáticas possam ser removidas, permitindo a retirada completa dos trombos.

O primeiro dispositivo desenvolvido especificamente para essa técnica foi o cateter de Greenfield,[39] não mais disponível no mercado. Atualmente, os principais representantes dessa categoria são o cateter de trombectomia Indigo® (Penumbra Inc., Califórnia, EUA) e o dispositivo FlowTriever® (Inari Medical Inc., Tampa, Flórida, EUA).

O sistema Flow-Triever® consiste em um cateter-guia calibroso e flexível de 20 F, que navega sobre um guia 0,035 até o coágulo. A aspiração é feita por aplicação manual de vácuo, através de uma seringa de 60 mℓ. Acompanha o sistema discos de nitinol autoexpansíveis, com a finalidade de liberar os trombos aderidos à parede do vaso, potencializando o efeito aspirativo.[8] O estudo multicêntrico prospectivo FLARE, envolvendo 106 pacientes com embolia pulmonar submaciça, mostrou que o sistema FlowTriever® é eficaz e seguro, com taxa de complicação hemorrágica de 1% e apenas um óbito em 30 dias, não relacionado ao procedimento.[40] Outro estudo retrospectivo, em pacientes com embolia pulmonar maciça e submaciça tratados com FlowTriever®, também demonstrou significativa redução da pressão arterial média pulmonar e melhora na saturação de oxigênio, com um índice de complicações maiores de 5%, sem óbitos.[41]

O sistema de trombectomia Indigo® é composto de uma bomba de sucção geradora de vácuo, aplicado a um cateter-guia de aspiração de 8 e 12 F. Um fio-guia com extremidade abaulada facilita a remoção do coágulo. O inconveniente do sistema é a perda sanguínea não controlável durante o processo aspirativo. O estudo prospectivo EXTRACT-PE, recentemente liberado, demonstrou redução favorável da relação das pressões arteriais VD/VE.[42]

Trombectomia rotacional

Realizada por um cateter Aspirex® S (Strub Medical, Alemanha), que tem no seu eixo central uma espiral protegida, de alta rotação, criando uma pressão negativa, a partir de uma abertura em forma de "L" na sua extremidade distal, resultando em maceração e posterior aspiração do trombo.[43] Pode ser utilizada em combinação com outras técnicas de fragmentação mecânica do trombo.[44]

Um outro tipo de sistema de trombectomia rotacional é o cateter Cleaner™ (Argon Medical Devices, Texas, EUA), que consiste em uma cesta giratória acoplada a um guia, que quebra e fragmenta o coágulo.[8]

Trombólise farmacomecânica

A TFM é definida como a combinação de TDC e técnicas de intervenção mecânica por cateter. A combinação de fragmentação de trombo ou técnicas aspirativas com TDC pode ser particularmente útil em pacientes com instabilidade hemodinâmica, para acelerar a redução da carga de trombo, diminuindo de forma mais rápida a sobrecarga ventricular direita (Figura 138.6). Outra TFM é a técnica

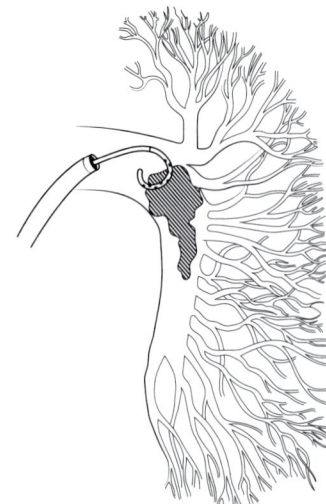

A

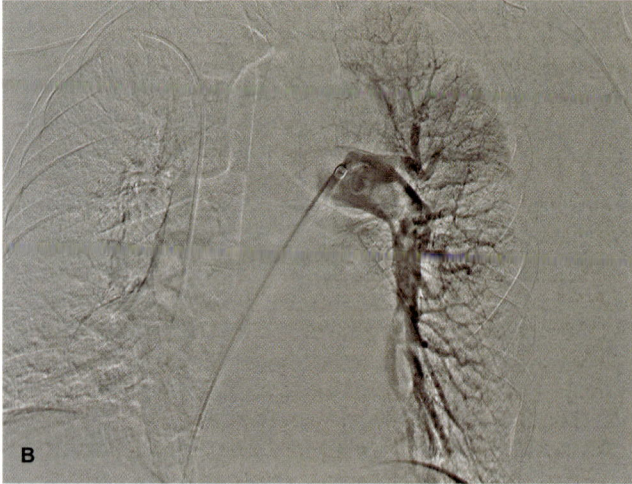

B

FIGURA 138.6 A. Esquema. **B.** Angiografia pulmonar. Grande trombo em artéria pulmonar central à esquerda. Notar a combinação de bainha longa e calibrosa, com cateter *pigtail* coaxial em seu interior para fragmentação, aspiração e infusão de alteplase.

de *pulse-spray* para administração intratrombo de baixas doses de agentes trombolíticos, seguida de trombectomia mecânica por um dos sistemas disponíveis para esse fim.

Embora a intervenção mecânica associada à fibrinólise química seja potencialmente mais efetiva, diversos trabalhos têm demonstrado melhora imediata nos parâmetros hemodinâmicos apenas com a fragmentação dos trombos[45] ou a combinação de fragmentação com trombectomia rotacional ou aspirativa.[44] Da mesma maneira, não há evidências inquestionáveis de que a TFM seja superior à fibrinólise química isolada.[46]

Portanto, apesar de ainda não haver evidência científica de nível 1, vários estudos sugerem que a combinação de trombectomia mecânica com fibrinólise intratrombo parece ser a técnica mais rápida e eficaz na resolução do tromboembolismo pulmonar maciço.

PROTOCOLO DE TRATAMENTO ENDOVASCULAR DA TROMBOEMBOLIA PULMONAR MACIÇA E SUBMACIÇA

O desenvolvimento de um programa de tratamento endovascular do tromboembolismo pulmonar exige, como pré-requisito fundamental, a existência de uma equipe de cirurgia endovascular e radiologia intervencionista, incluindo anestesista capacitado

e disponível 24 horas por dia, já que se trata de condição clínica com risco iminente de morte, que deve ser corrigida em caráter emergencial. Deve-se, ainda, dispor de sala de angiografia digital pronta para receber o paciente, equipada com todos os materiais, medicamentos e dispositivos necessários ao tratamento proposto. É essencial também um trabalho entrosado e multidisciplinar com as equipes médicas da emergência e unidades de terapia intensiva do hospital. Esse conceito vem sendo aprimorado e formalizado em vários centros hospitalares mundiais com a criação dos PERTs, visando ao rápido diagnóstico da embolia pulmonar e ao estabelecimento imediato, em decisão multidisciplinar, de um fluxo de condutas terapêuticas.

Ao longo do tempo, a ANGIORAD, grupo de radiologia intervencionista do Recife, vem modificando seu protocolo de atendimento à TEP, de acordo com os novos avanços tecnológicos e evidências científicas, cujos detalhes técnicos são expostos a seguir.

1. A suspeição clínica de TEP maciça ou submaciça é geralmente feita pelas equipes de plantão no setor de emergência ou nas unidades de terapia intensiva. Nesse momento, a equipe de radiologia intervencionista é acionada, realizando-se os preparativos para receber o paciente. Ainda no setor de origem, são feitas as manobras de reanimação cardiopulmonar e medidas genéricas de manutenção da vida. Caso o paciente se encontre suficientemente estável, são feitos exames complementares laboratoriais e de imagem para confirmação diagnóstica e estratificação da TEP, como tomografia computadorizada *multislice* e ecocardiograma. Por outro lado, se o paciente estiver em choque e com instabilidade hemodinâmica, ele é conduzido imediatamente para a sala de angiografia digital, com intubação endotraqueal e ventilação assistida, baseando-se apenas na clínica e exames de laboratório. Recentemente, foi instalado no Real Hospital Português do Recife o primeiro aparelho híbrido da América do Sul (Canon Alphenix/4D, Canon Medical Systems do Brasil Ltda., Brasil), com tomografia computadorizada de 128 canais e angiografia digital integrados na mesma sala (Figura 138.7). Dessa maneira, todos os pacientes com diagnóstico clinicolaboratorial e ecográfico de embolia pulmonar maciça e submaciça devem ser encaminhados para essa sala, onde é feita uma angio-TC pulmonar. Caso o diagnóstico seja confirmado, e dependendo da estratificação de risco, é feita trombólise dirigida por cateter e/ou trombectomia mecânica, sem remover o paciente da mesa, otimizando a instituição imediata da terapia intervencionista (Figura 138.8).

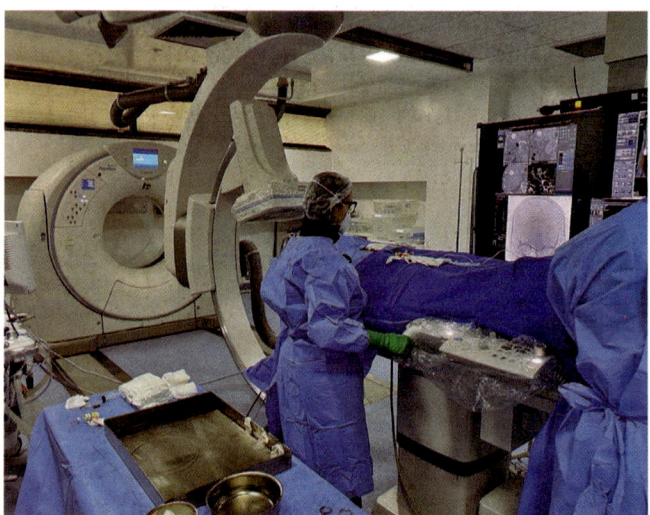

FIGURA 138.7 Sala equipada com aparelho híbrido (Canon Alphenix/4D, Canon Medical Systems do Brasil Ltda., Brasil), com tomografia computadorizada de 128 canais e angiografia digital integradas.

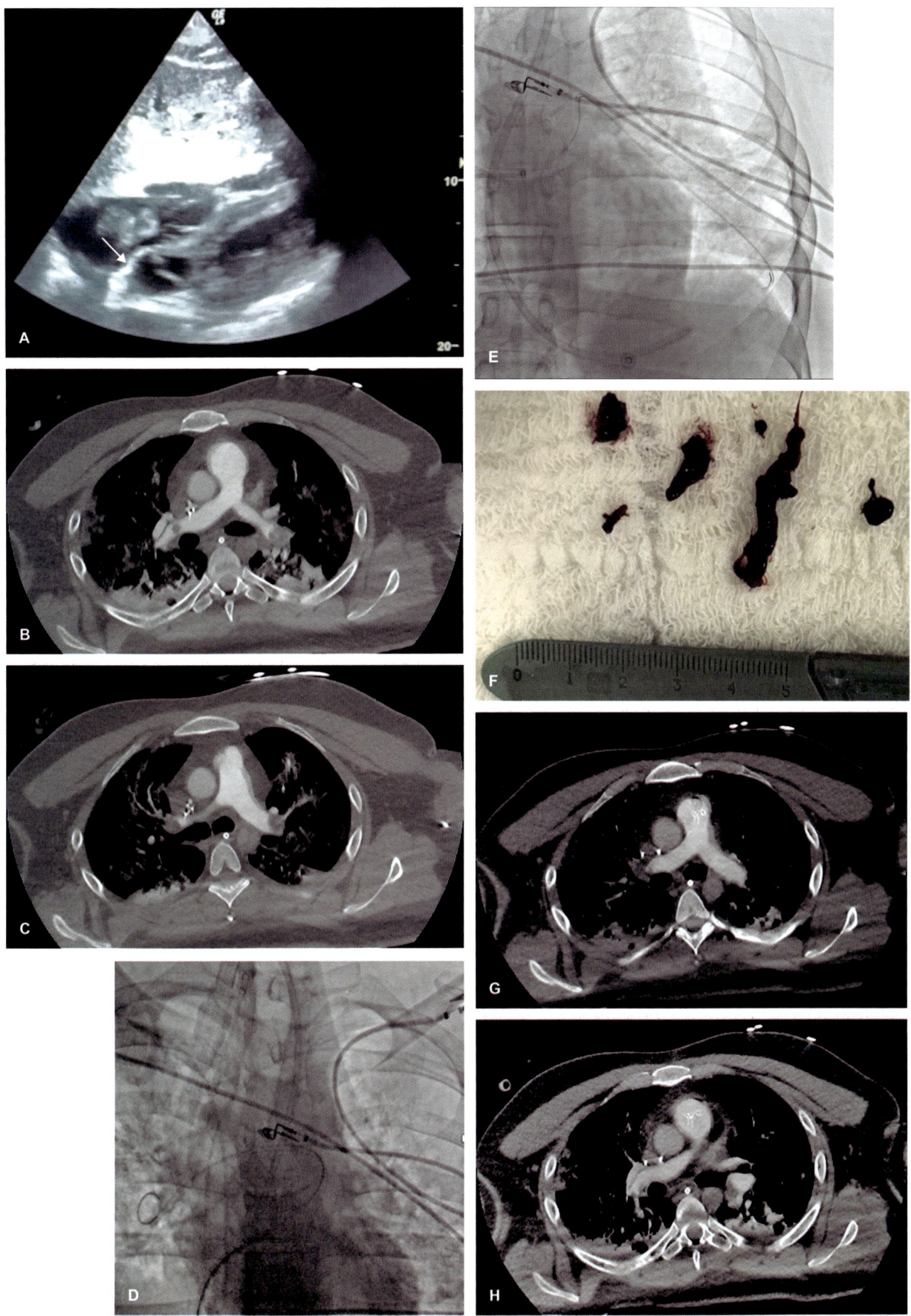

FIGURA 138.8 Paciente com quadro de infecção grave, evoluindo com tromboembolia pulmonar maciça. **A.** Ecografia na sala de hemodinâmica mostra trombo flutuante em átrio direito (seta). **B** e **C.** Angiotomografia computadorizada antes do procedimento, feita em sala híbrida (angiógrafo + 4D-TC), com trombos em ramos arteriais pulmonares principais bilateralmente. **D.** Fragmentação do trombo com cateter *pigtail*. **E** e **F.** Aspiração de coágulos. **G** e **H.** Angiotomografia computadorizada imediata, pós-procedimento, com diminuição significativa da carga trombótica.

2. Se o paciente chega em ventilação espontânea, porém muito dispneico, é preferível realizar a arteriografia sem subtração digital ou considerar anestesia geral.

3. Manter heparinização (tempo de coagulação ativado [TCA]: 260 a 350 segundos).

4. Ao se realizar o cateterismo direito, devem ser obtidos os seguintes parâmetros:
   - Medidas invasivas das pressões em átrio e ventrículos direitos e no tronco da artéria pulmonar
   - Gasometria na artéria pulmonar principal (saturação de oxigênio venoso misto) para cálculo do débito cardíaco
   - Pressão arterial sistêmica e gasometria arterial.

5. Caso a pressão no interior do tronco da pulmonar esteja muito elevada (acima de 50 mmHg), deve-se injetar uma quantidade mínima de contraste não iônico (em torno de 10 mℓ em cada artéria pulmonar principal), suficiente apenas para o diagnóstico da TEP maciça. Quantidades maiores de contraste podem agravar a *cor pulmonale* agudo direito, levando à parada cardíaca.

6. Para minimizar os riscos de perfuração de artéria pulmonar, deve-se objetivar a desobstrução dos troncos principais, evitando-se abordar mecanicamente ramos segmentares.

7. Uma vez diagnosticada a oclusão, ultrapassa-se com fio-guia longo e um cateter diagnóstico para, em seguida, confirmar sua posição em um ramo descendente. Sobre esse mesmo fio-guia, introduzir o dispositivo de escolha, através de uma bainha calibrosa e longa o suficiente.

8. Como o perfil mais comum é o de pacientes referendados que se apresentam em caráter de emergência, muitas vezes de madrugada, com TEP maciça e hemodinamicamente instáveis, opta-se por usar técnicas mecânicas de fragmentação com materiais de baixo custo e facilmente disponíveis, como um cateter *pigtail* 6 ou 7 F rígido e balões de angioplastia periférica (10 ou 12 mm de diâmetro). A aspiração dos trombos, por cateter-guia calibroso e de luz ampla, também é uma técnica coadjuvante bastante útil. Caso não haja contraindicação absoluta, associam-se bólus intratrombo, tipo *pulse-spray*, de 20 mg de rt-PA, com infusão de até 80 mg adicionais (total: 100 mg), a intervalos repetidos, ainda na sala de hemodinâmica, pelo próprio cateter *pigtail*. Em pacientes estáveis, com embolia submaciça, eventualmente se faz uma infusão mais prolongada dos 80 mg adicionais, por meio de bomba de infusão contínua na UTI (Figura 138.9).

9. Devido ao alto custo, à pouca disponibilidade e à falta de evidências científicas que justifiquem seu uso rotineiro, os dispositivos específicos de trombectomia mecânica só são utilizados de forma seletiva.

10. Repetir o passo 4 para avaliar eficácia do procedimento.

Apesar de não ser uma indicação consensual, sempre se implanta um filtro de veia cava inferior ao fim do procedimento, mesmo sem evidência de TVP em membros inferiores. Tal atitude é justificada pela baixa morbidade decorrente do procedimento e pelas consequências catastróficas de um possível novo episódio de TEP em um paciente grave, sem reserva cardíaca direita e/ou pulmonar. Em pacientes que sobrevivem ao evento inicial de TEP maciça, a recorrência de novo episódio de embolia é o principal motivo de óbito. Na série de Carson et al.[47] de 399 pacientes com TEP, 90% das mortes estavam relacionadas com suspeita clínica de TEP recorrente. A maioria dos pacientes que foi a óbito por TEP recorrente nessa série tinha como fatores clínicos agravantes câncer, insuficiência cardíaca congestiva ou doenças pulmonares crônicas.[47] Pelo menos nesse grupo de pacientes, o implante de um filtro de veia cava deve ser mandatório.

COMPLICAÇÕES

As complicações relacionadas com o acesso venoso, como hematoma no local da punção, são potencializadas pelo uso de fibrinolíticos, mas geralmente são conduzidas clinicamente, exceto quando há punção inadvertida da artéria femoral, com formação de volumoso hematoma que necessite de correção cirúrgica.

O uso de contraste iodado, especialmente em pacientes graves, pode precipitar ou agravar uma insuficiência renal preexistente.

As complicações hemorrágicas estão diretamente relacionadas com o uso de fármacos fibrinolíticos e respectiva dose, estimando-se sangramentos maiores em 2,4% dos casos e 0,2% de AVCH.[38]

As complicações decorrentes da trombólise mecânica dependem da técnica e do dispositivo utilizados, sendo relatados bradicardia; bloqueio atrioventricular graus II e III; hemólise e hematúria (particularmente com AngioJet®); perfuração arterial pulmonar com hemoptise; e colapso hemodinâmico após a fragmentação de grandes êmbolos que ocluíam parcialmente os troncos pulmonares proximais, com migração maciça distal, especialmente se não forem associadas técnicas de trombectomia ou fibrinólise.

RESPOSTA AO TRATAMENTO ENDOVASCULAR

Devido à variedade de técnicas utilizadas no tratamento endovascular e ao pequeno número de pacientes tratados, geralmente em caráter de emergência, torna-se difícil uma análise científica mais rigorosa dos resultados das diferentes modalidades intervencionistas. Não há, ainda, evidência de que uma técnica seja superior à outra. Provavelmente, a associação de fibrinólise por cateter a uma técnica endovascular de trombectomia e/ou trombólise mecânica seja o mais adequado, do ponto de vista teórico.

Genericamente, a resposta ao tratamento endovascular pode ser prevista, considerando-se as características dos trombos, que podem ser divididos em três grupos:

- Tipo I: trombos frescos por embolia recente respondem bem ao tratamento endovascular, seja mecânico, químico ou combinação de ambos. Os pacientes evoluem com melhora clínica e dos parâmetros hemodinâmicos e de oxigenação
- Tipo II: trombos antigos, mais organizados, que embolizaram recentemente, respondem menos eficientemente à terapia endovascular. No entanto, ainda que permaneçam trombos residuais, em moderada quantidade, é provável que os pacientes apresentem melhora hemodinâmica
- Tipo III: TEP crônica com trombos antigos, aderidos e organizados, com descompensação clínica por novo episódio. Esses habitualmente não apresentam boa resposta clínica ao tratamento endovascular, devendo ser considerada a trombectomia cirúrgica.

CONSIDERAÇÕES FINAIS

Os dados da literatura, apesar de escassos, sugerem que os métodos modernos de terapia dirigida por cateter para o tratamento da TEP maciça são relativamente seguros e altamente efetivos. Embora nenhum estudo controlado prospectivo e randomizado exista, a taxa estimada global de complicações hemorrágicas maiores dessa modalidade terapêutica aparenta ser inferior às taxas conhecidas para a trombólise sistêmica.

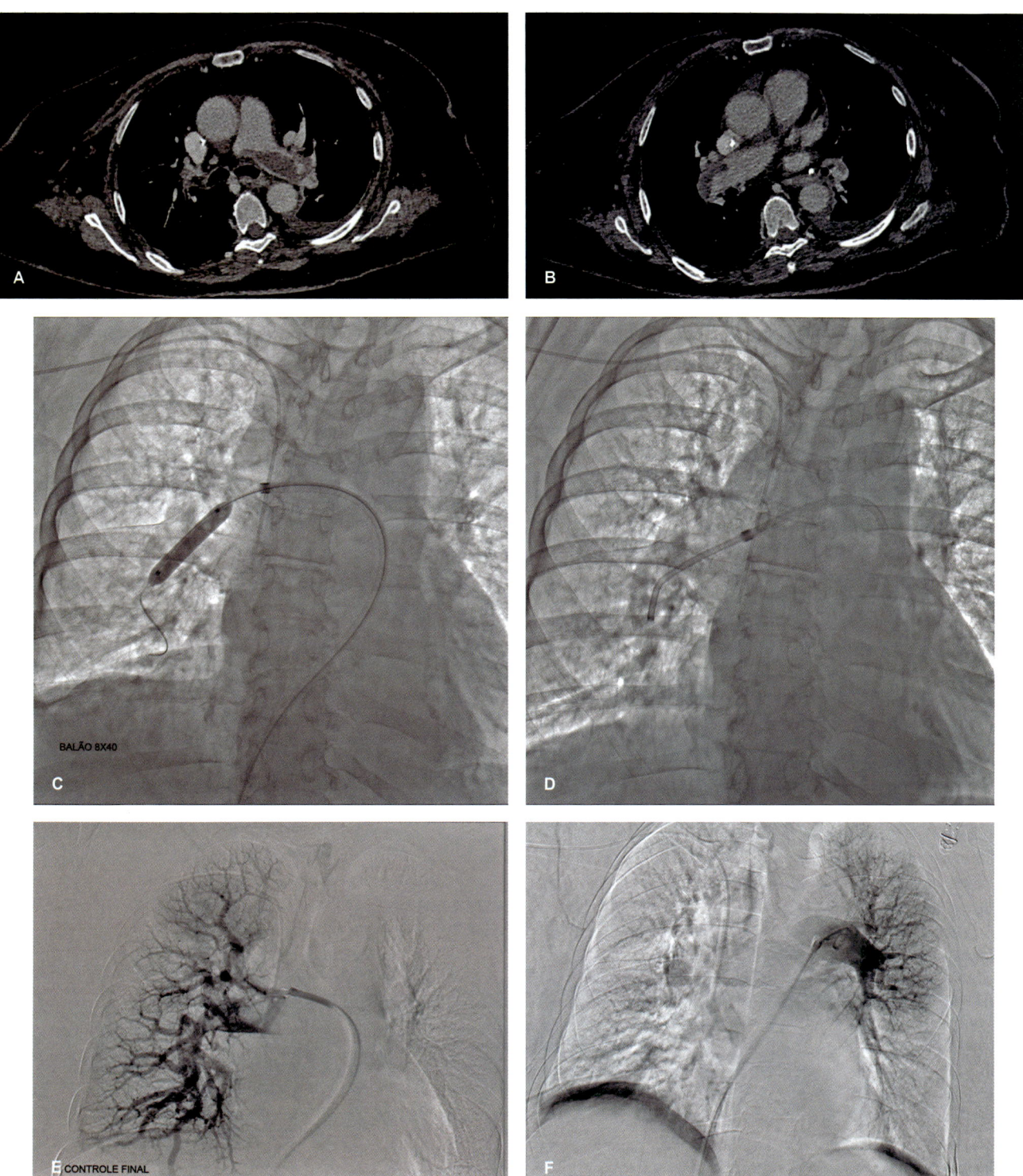

FIGURA 138.9 A e **B.** Cortes axiais de tomografia computadorizada com contraste, realizada imediatamente antes do procedimento, em sala híbrida (angiógrafo + 4DCT), mostrando volumoso trombo em ramos arteriais pulmonares principais, direito e esquerdo, e ramos lobares. **C** e **D.** Trombectomia mecânica com fragmentação por balão de angioplastia e aspiração, com sistema Indigo® (Penumbra Inc., Califórnia, EUA) à direita. **E** e **F.** Controle angiográfico final à direita e à esquerda.

A terapia por cateter é uma alternativa viável quando há contraindicações à trombólise sistêmica, ou quando não há tempo para infundir um trombolítico intravenoso, e ainda quando não há resposta clínica ao trombolítico venoso padrão. Centros com experiência adequada já adotam as técnicas intervencionistas como o tratamento de primeira linha para pacientes com TEP maciça, com resultados superiores aos da terapia lítica sistêmica. Mesmo nas embolias submaciças, é possível se empregar com sucesso o tratamento endovascular, evitando-se o desenvolvimento de uma hipertensão arterial pulmonar crônica.

As referências bibliográficas deste capítulo se encontram no Ambiente de aprendizagem do GEN.

139

Procedimentos de Interrupção Venosa na Trombose Venosa Profunda e Embolia Pulmonar

Matheus Bertanha ■ Rafael Elias Farres Pimenta ■ Ricardo de Alvarenga Yoshida ■ Hamilton Almeida Rollo

Resumo

O tromboembolismo venoso é uma causa significativa de morbimortalidade para a população, e a embolia pulmonar é sua manifestação mais grave. Os pacientes acometidos podem apresentar condições que impedem o tratamento anticoagulante e, dessa forma, ficam desprotegidos. Assim, os dispositivos de interrupção venosa, conhecidos como filtros de veia cava, podem ser uma alternativa de proteção contra embolia pulmonar, de modo definitivo ou temporário. Neste capítulo, serão abordadas as principais razões para o uso de filtro de veia cava e suas particularidades, discutindo-se suas indicações, resultados e características de cada tipo de filtro disponível.

Palavras-chave: filtros de veia cava; embolia e trombose; trombose venosa; embolia pulmonar; veia cava inferior; veia cava superior.

INTRODUÇÃO

A embolia pulmonar (EP) persiste como causa importante de morbidade e mortalidade, sendo considerada a principal causa de morte hospitalar evitável,[1] apesar de todos os esforços desenvolvidos nos últimos anos para aperfeiçoar a profilaxia, o diagnóstico precoce e o tratamento da trombose venosa profunda (TVP).

Estima-se que o tromboembolismo venoso (TEV) acomete aproximadamente uma a cada 1.000 pessoas, com incidência anual de 600 mil casos de EP com manifestações clinicamente significativas e é a responsável direta ou de forma coadjuvante por aproximadamente 140 mil a 200 mil mortes por ano nos EUA.[2-4]

As taxas de incidência de TVP foram estimadas entre 88 e 112 casos para cada 100 mil por ano, com o aumento progressivo com a idade. As taxas de TEV recorrente variam de 20 a 36% durante os 10 anos após um evento inicial.[5-7]

A incidência de EP em necropsias tem variado de 0,6 a 69,3%, dependendo do método empregado na pesquisa de êmbolos. Em nosso hospital, encontraram-se 19,3% de EP em 998 necropsias consecutivas realizadas entre 1969 e 1976.[8] Mais recentemente, dados do Sistema Único de Saúde (SUS) brasileiro entre 2015 e 2019 referem que o número de internações por EP no Brasil foi de 42.411, concentrando-se na região Sudeste (54,7%), entretanto, a região com a maior taxa de letalidade hospitalar foi o Nordeste (25,38%).[9] Quanto ao sexo, observa-se prevalência maior de internações e de óbitos nas mulheres, contudo, em comparação, a taxa de letalidade hospitalar dos homens é superior em 1,77%.[9] Constata-se que a etnia branca é a mais acometida, sobretudo as mulheres.[9]

É notória a correlação entre os fatores geográficos e o desenvolvimento do tromboembolismo pulmonar (TEP), visto que as regiões com menor Índice de Desenvolvimento Humano (IDH) do Brasil (Norte e Nordeste) lideram o *ranking* no que se refere à letalidade hospitalar. Por isso, é necessária a implementação de ferramentas que estimulem a prevenção da EP e seus fatores de risco, visando diminuir a taxa de letalidade e incidência em todo o Brasil.[9]

INDICAÇÕES DOS PROCEDIMENTOS DE INTERRUPÇÃO VENOSA

A anticoagulação sistêmica continua sendo o tratamento padrão do TEV. A terapêutica anticoagulante (AC) é indicada em todas as circunstâncias, seja isoladamente, seja como coadjuvante de tratamento cirúrgico ou de fibrinolíticos (ver Capítulos 130 e 131). Entretanto, existem pacientes ou situações em que os ACs não podem ser usados, acarretando alto risco de desenvolvimento de EP e podendo evoluir com desfecho fatal em até 25% dos pacientes. Em pacientes nessa situação, quando a TVP atinge os setores mais proximais, iliofemoropoplíteo ou veia cava, estão indicados os procedimentos de interrupção venosa com implante de filtro de veia cava (FVC) para se evitar a EP. A retomada da anticoagulação deve ocorrer assim que o fator que contraindique a anticoagulação deixe de existir, porque, embora os FVC sejam eficazes na prevenção da EP, eles não são eficazes na prevenção e no tratamento da TVP. Nas TVPs distais isoladas, sem sintomas graves ou fatores de risco para progressão, sem EP, a indicação é discutível, podendo-se adotar conduta expectante na dependência de fatores de risco para progressão do trombo. Nesses casos, deve-se realizar o acompanhamento por ultrassonografia com Doppler seriada semanalmente por 2 semanas e também a qualquer momento em que ocorra piora clínica.[10] Portanto, as indicações mais comuns de implante de FVC disponíveis na literatura são:[10-14]

■ Pacientes com contraindicação ao uso de AC para o tratamento do TEV (p. ex., doenças hemorrágicas, cirurgias ou traumas cranioencefálicos, metástases cerebrais, hemorragias intracranianas, acidentes vasculares cerebrais recentes até 3 a 8 semanas), hematúria, até 7 a 10 dias de cirurgias de grande porte ou com descolamentos extensos, úlcera péptica ativa com sangramento, varizes de esôfago, plaquetopenia importante (< 50.000 plaquetas/ℓ), distúrbios de coagulação graves, hematomas retroperitoneais ou pélvicos, traumas oculares, traumatismos de órgãos sólidos abdominais e associação com outras doenças clinicamente relevantes
■ Pacientes em que há dificuldade no controle dos ACs ou que apresentam complicações hemorrágicas graves decorrentes do seu uso
■ Em casos de falha da anticoagulação, em que há ocorrência de EP ou progressão da TVP em vigência de AC adequado ou incapacidade de alcançar e manter níveis adequados de anticoagulação.

Em certas situações de excepcionalidade, o implante do FVC pode ser considerado, sendo que essa modalidade de indicação é chamada de "estendida", porém, devido a várias falhas metodológicas nesses artigos, principalmente em relação ao seguimento, não adequação de delineamento, não é possível que sejam realizadas recomendações baseadas em evidência a respeito desses casos.

Trombo iliocaval livre e flutuante é uma situação rara comumente proposta como indicação de FVC. Alguns autores relataram risco alto de EP (60%) em casos de TVP iliofemoral tratados com anticoagulação e exames de imagem mostrando trombo flutuante. Entretanto, Pacouret et al.[15] não observaram diferenças significativas na incidência de EP entre os pacientes anticoagulados, com ou sem trombo flutuante. Há necessidade de pesquisas mais robustas, que se possa concluir se o FVC é superior ou não ao tratamento com AC nessas condições.[12]

Tais indicações são controversas e menos aceitas na literatura, uma vez que não existem estudos prospectivos e controlados em número suficiente para dar suporte mais consistente a elas. Segundo Grassi,[16] a facilidade de inserção do filtro não pode levar a uma situação em que a tecnologia seja o principal motivo para se indicar sua colocação. As indicações devem ser baseadas, exclusivamente, em firmes critérios médicos.

Ainda, podem ser consideradas indicações, de forma expandida, para o uso de FVC:

- Baixa adesão ao tratamento AC carcinoma renal com extensão para a veia renal
- Realização de trombólise em associação com trombectomia TVP associada à reserva cardiopulmonar limitada ou doença pulmonar obstrutiva crônica (DPOC)
- EP recorrente complicada com hipertensão pulmonar, TVP comprovada em pacientes oncológicos, grandes queimados ou gestantes.

De acordo com o American College of Chest Physicians (ACCP),[14] o uso de FVC deve seguir recomendações básicas:

- Não deve ser utilizado como complementação ao tratamento AC
- Nos casos de anticoagulação estendida para TVP e que completaram a fase aguda de tratamento AC, mas que desenvolvem contraindicação à AC, não se deve implantar um FVC, exceto em raras ocasiões
- TEV recorrente em pacientes recebendo anticoagulação (com possível falha na anticoagulação) não devem receber FVC, com algumas exceções, abordando-se primeiramente as possíveis razões da falha da anticoagulação
- EP em pacientes recebendo terapias avançadas (trombólise direcionada por cateter e trombólise fármaco-mecânica) deve ser cuidadosamente avaliada, e o FVC pode ser implantado em casos selecionados
- Pacientes com TVP recebendo tratamento com terapias avançadas (p. ex., fibrinólise direcionada por cateter) devem receber FVC somente em casos específicos
- Cirurgias maiores e politraumatizados sem evidência de TEV não devem receber FVC profilático; a favor do uso de AC após inserção do filtro assim que a contraindicação do AC cessar
- O FVC não constitui, por si só, indicação de manutenção de anticoagulação.

Em nosso hospital,[17] o implante de FVC predomina nas seguintes situações:

- Contraindicação dos ACs (69,7%)
- Complicação dos ACs (17,1%)
- Quadro sugestivo de EP na vigência de AC bem controlado (10,5%)
- Outros (2,7%).

É preciso ressaltar que a necessidade de interrupção venosa, por qualquer dos motivos citados, é eventualidade rara, sendo imprescindível em menos de 10% dos pacientes com TVP, na maioria dos grandes hospitais americanos.

As limitações técnicas e clínicas para o implante de FVC são incomuns e frequentemente restritas a pacientes com coagulopatia grave com predisposição a sangramentos maciços, com trombos oclusivos em todas as veias de acesso venoso,[16] com veia cava cronicamente ocluída ou com compressão extrínseca e limitações relacionadas ao pequeno ou grande diâmetro da veia cava inferior (VCI). Pacientes com quadros de bacteriemia ou infecção grave não tratada constituem casos de contraindicação relativa, devendo-se pesar o risco de infecção do filtro *versus* EP.

Alguns autores indicam que, para a maioria dos pacientes com EP aguda e contraindicação para anticoagulação, seja considerado o implante de um FVC. Em determinadas circunstâncias, como uma EP pequena ou clinicamente insignificante com mínima ou nenhuma TVP residual e contraindicação a curto prazo para anticoagulação, pode ser razoável não colocar um FVC. O monitoramento de recorrência ou extensão de coágulo de membros inferiores e EP é recomendado nesses pacientes.

Da mesma maneira, se um paciente concluiu uma parte substancial do tratamento AC esperado e desenvolve uma contraindicação para a anticoagulação contínua, os riscos e os benefícios da colocação do FVC devem ser cuidadosamente considerados pesando-se o risco de TEV recorrente *versus* riscos da colocação do filtro. Vale lembrar que o risco de TVP recorrente após 1 ano do implante do filtro foi significativamente maior do que em pacientes em que o filtro não foi implantado.[10]

TÉCNICAS GERAIS DE IMPLANTAÇÃO DOS FILTROS DE VEIA CAVA

Exames pré-implante do filtro

O dimensionamento adequado e a identificação de variações anatômicas devem fazer parte do planejamento pré-operatório, alcançados com a realização de exames de imagem, como angiotomografia[18] ou cavografia pré-implante, a fim de aumentar a segurança da técnica de implante. Por meio deles, é possível avaliar o comprimento e o diâmetro da VCI infrarrenal, a localização e o número de veias renais, além de identificar anomalias anatômicas[19] (p. ex., VCI dupla), doença intrínseca (trombo) e compressão extrínseca. Porém, em pacientes que tenham alguma contraindicação ao contraste ou impossibilidade de transporte em decorrência de instabilidades clínicas, outros métodos de imagem podem auxiliar nesse sentido, como ultrassonografia dúplex transabdominal, a qual pode ser usada à beira-leito em pacientes hemodinamicamente instáveis e já foi inclusive empregada para guiar o implante do filtro. Em casos de visualização inadequada, pode-se considerar o emprego da ultrassonografia intravascular (IVUS) (ver Capítulo 39).[20] O vértice superior do dispositivo deve ser posicionado imediatamente abaixo da veia renal mais baixa, de acordo com as recomendações dos fabricantes. Em situações especiais, outros sítios podem ser preferidos para o implante do dispositivo, como a posição suprarrenal.[21]

Técnica de implante via jugular

No caso da aplicação pela veia jugular (nem todos os dispositivos apresentam essa opção de forma direta), deve-se proceder à anestesia local, no pescoço, na anatomia da veia jugular interna (Figura 139.1), que se localiza para punção entre os feixes esternal e clavicular do músculo esternocleidomastóideo (acesso anterior) ou sua borda lateral no ponto de intersecção com a veia jugular externa (acesso posterior). A seguir, insere-se o fio-guia teflonado em "J", que pode ou não ser fornecido junto com o *kit*, a depender do fabricante. Este deve ser introduzido sob visão radioscópica, a fim de se evitarem trajetos inapropriados até chegar na VCI infrarrenal. Em seguida, após a dilatação do acesso venoso por meio de cateteres dilatadores de calibre crescente, quando necessário, uma bainha longa (que normalmente acompanha o *kit* de FVC) é introduzida na veia sobre o fio-guia, até que sua extremidade seja posicionada na VCI abaixo das veias renais (Figura 139.2 A). Após a inserção do aplicador até a confluência das veias ilíacas, o fio-guia e o dilatador do cateter-guia são retirados, sendo realizada uma cavografia para assegurar que ele esteja realmente na VCI e seja possível observar o óstio das veias renais (Figura 139.2 B). Deve-se atentar ao comprimento do filtro e à distância mínima abaixo das veias renais que são recomendadas para sua liberação precisa e segura. Atentar também para a posição de inserção do dispositivo no cateter de liberação, conforme indicação do fabricante para cada dispositivo. Realiza-se a introdução do aplicador do FVC, o qual deve ser mantido travado para evitar liberação inadvertida e deve, também, ser irrigado constantemente com solução salina

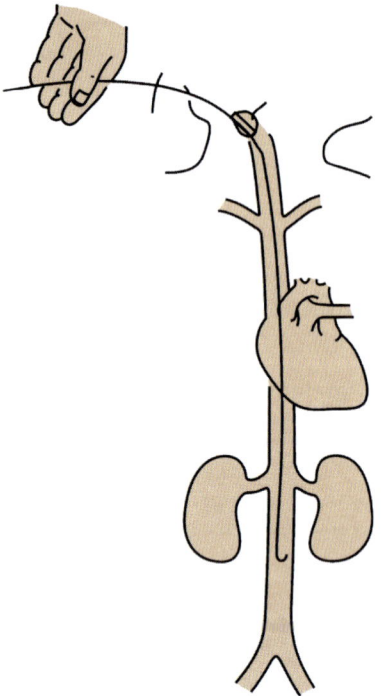

FIGURA 139.1 Passagem do fio-guia para aplicação de filtro por via jugular.

heparinizada, a fim de impedir a formação de coágulos. O aplicador deve ser, então, reposicionado na VCI, de modo que o término do filtro seja calculado para que fique com o ápice ao nível da veia renal mais baixa, geralmente entre L_2/L_3. Finalmente, o aplicador é destravado, e o filtro é lentamente liberado, atentando-se para manter o eixo longitudinal do filtro retificado em relação à VCI (Figura 139.2 C), normalmente por *pullback*.

Técnica de implante via femoral

No caso de aplicação por via femoral, basicamente utiliza-se a mesma técnica descrita para o implante via jugular. Certamente, esse acesso é bastante simples, e o implante é bem seguro, geralmente por *pullback*. Deve-se atentar para a perviedade da veia de acesso, o que pode ser checado com Doppler ultrassonografia ou flebografia pela punção, com a finalidade de impedir embolia no momento da manipulação dos dispositivos durante o procedimento. A cavografia através do acesso com posicionamento baixo do cateter é fundamental para a identificação do óstio da veia renal mais baixa e para evitar o implante sobre um trombo em veia cava. Deve-se atentar para as indicações

do fabricante para o correto posicionamento e averiguar o diâmetro da VCI infrarrenal para atender às especificações quanto ao diâmetro mínimo e máximo tolerado para cada filtro.

FILTROS DE VEIA CAVA INFERIOR

Os FVC são utilizados em até 13% dos pacientes com TEV.[22,23] Os filtros podem ser colocados e, em algumas situações, a depender das características do dispositivo, ser retirados por meio de técnicas endovasculares. No entanto, a maioria das diretrizes recomenda que o filtro seja mantido apenas durante o período em que o AC é contraindicado.[24] No estudo *Prevention of Recurrent Pulmonary Embolism by Vena Cava Interruption* (PREPIC),[25] a inserção de um filtro permanente de veia cava foi associada a uma redução significativa no risco de EP recorrente e a aumento significativo no risco de TVP, sem diferença significativa para o risco de morte. Uma revisão sistemática e metanálise de trabalhos publicados sobre a eficácia e a segurança dos FVCs incluiu 11 estudos, com o total de 2.055 pacientes que receberam um filtro *versus* 2.149 controles.[26] A colocação do FVC foi associada a diminuição de 50% na incidência de EP e ao aumento de aproximadamente 70% no risco de TVP ao longo do tempo, indicando que não há evidência científica suficiente para comprovar que o uso de FVC seja efetivo, uma vez que, nem a mortalidade por todas as causas nem a mortalidade relacionada à EP diferiram entre os pacientes com ou sem colocação de filtro.[26]

A Food and Drug Administration (FDA) dos EUA emitiu alertas relacionados a efeitos adversos dos FVC, recomendando a remoção destes quando as indicações permitirem, mas apenas 30% dos filtros colocados podem ser removidos durante a vida do paciente.[23] Aproximadamente dois terços dos filtros recuperáveis não são recuperados, embora mais de 85% deles fossem inicialmente destinados ao uso temporário.[23] As principais razões para os filtros serem deixados de forma permanente incluem morte, necessidade de proteção contínua contra EP, falha na recuperação, perda de seguimento, descontinuação dos cuidados e da supervisão médica.[27]

Uma revisão sistemática com metanálise para uso de FVC em pacientes com EP maciça ou submaciça concluiu que, apesar da baixa qualidade e limitada evidência, o implante de FVC reduziu a taxa de mortalidade para esses pacientes, sugerindo potencial benefício clínico nesse cenário.[28]

Design do filtro

Os filtros podem ser classificados como permanentes, removíveis, temporários e conversíveis.[3] Os filtros permanentes são implantados e não têm possibilidade de remoção (p. ex., de Greenfield,

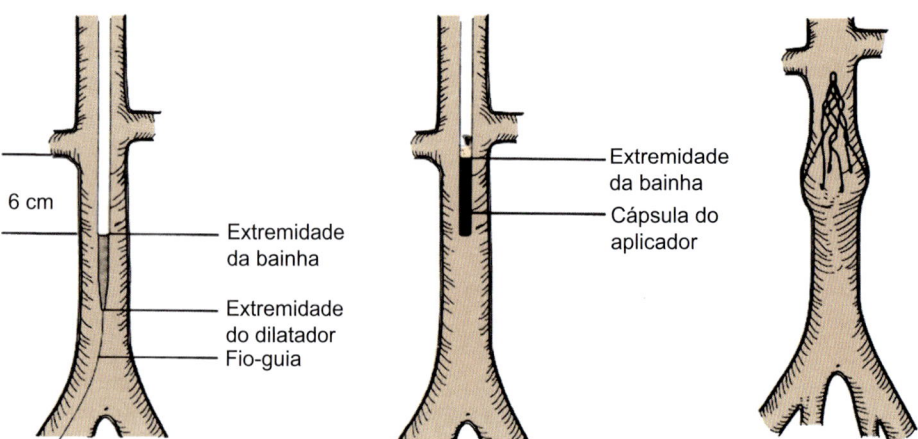

FIGURA 139.2 Liberação do filtro por via jugular.

VenaTech™, de Simon Nitinol®, "ninho de pássaro", de Braile etc.). Os filtros removíveis podem ser removidos dentro do tempo específico designado por cada empresa ou ficar permanentemente na veia cava (p. ex., OptEase®, tulipa de Günther, Ella, ALN). Os filtros temporários têm um desenho específico para ser obrigatoriamente removidos e não podem ser utilizados de forma definitiva (p. ex., Tempo Filter). O implante de filtro temporário pode estar associado à maior incidência de complicações, incluindo trombose de VCI; deslocamento do filtro; infecção relacionada ao cateter venoso; perfuração; pneumotórax e TEP maciço no momento da extração. Assim, sua escolha deve ser criteriosamente avaliada[29] (Quadro 139.1). O filtro conversível (p. ex., VenaTech Convertible) funciona normalmente como um filtro permanente, com elementos que permitem sua fixação na parede da veia cava, sendo possível causar uma mudança de estrutura, caso não seja mais necessária sua proteção antiembólica, tornando-o uma estrutura desmontada e aderida à parede da veia cava.

Tipos de filtros

Vale lembrar que a disponibilidade de FVC no Brasil é bastante dependente das empresas comerciais importadoras e de seus registros na Agência Nacional de Vigilância Sanitária (Anvisa). Dessa maneira, descrevemos os filtros que já foram disponibilizados para uso no Brasil.

Filtro de Greenfield

O filtro de Greenfield foi criado em 1973[30] e alcançou grande popularidade, sendo considerado o filtro mais extensivamente avaliado e revisado. Consiste em uma gaiola cônica de aço inoxidável que aprisiona o êmbolo, permitindo a passagem do fluxo sanguíneo periféricamente (Figura 139.3). Seu desenho possibilita que, mesmo após 70% de seu cone preenchido por trombo, ainda existam 50% de área para a passagem de sangue.[15] Esse filtro parece manter mais frequentemente a veia cava infrarrenal pérvia. Índices de 95 a 98% de veias cavas pérvias foram registrados por vários autores em seguimento a longo prazo, de 23 a 100 meses.[31,32] Porém, taxas entre 4 e 8,6% de recorrência de EP foram identificadas em alguns estudos de seguimento a longo prazo, demonstrando provável associação com a natureza trombogênica do aço inoxidável.[33,34] Revisões de várias séries clínicas mostraram mortalidade em torno de 0,4 e 4% de EP recorrente com o uso desse filtro.[31]

Esse filtro não está mais disponível para uso, tendo sido substituído por dispositivos menos calibrosos, que podem ser introduzidos por acessos de menor diâmetro.[35] A nova versão, em titânio, ainda não está disponível no Brasil.

Filtro "ninho de pássaro"

O filtro "ninho de pássaro", criado por Roehm et al., em 1984,[36] tem a vantagem de poder ser colocado em praticamente qualquer diâmetro de VCI, chegando a até 40 mm (Figura 139.4). É composto de 25 cm de fios (0,18 mm de diâmetro) entrelaçados de aço inoxidável e que terminam em formato de "Z", como um implante do tipo *stent*, acomodados em introdutor com perfil 12 F. Existe apenas na versão que não permite recuperação (permanente). A primeira geração desse filtro, experimentada em 440 pacientes, mostrou índice de oclusão de VCI em 19% e de EP recorrente em 33 a 67%.[37] Além disso, em cinco casos, houve migração do filtro para o átrio direito, e, em um caso, para a artéria pulmonar.[16] Em função disso, seu desenho foi modificado, e sua segunda geração, avaliada em 211 pacientes, mostrou melhora nos índices anteriores, que caíram para 1,4% de oclusão e 0,5% de EP, sem registro de

---

QUADRO 139.1	**Características dos filtros de veia cava.**			
Filtro	**Introdutor**	**Sítio de inserção**	**Compatibilidade RM**	**Diâmetro máximo da VCI (mm)**
Greenfield (aço inoxidável)	12F	VJI/VFC *Kits* separados	Não	28
Günther Tulip	7F	VJI/VFC *Kits* separados	Sim	30
Celect	7/8,5F	VJI/VFC *Kits* separados	Sim	30
Ninho de pássaro	12F	VJI/VFC *Kits* separados	Não	40
Simon (Nitinol®)	7F	VJI/VFC *Kits* separados	Sim	28
VenaTech™ LP	7F	VJI/VFC *Kit* único	Sim	28
VenaTech™ Convertible	7F	VJI/VFC *Kit* único	Sim	32
TrapEase®	6F	VJI/VFC *Kit* único	Sim	30
OptEase®	6F	VFC	Sim	30
Ella	7F	VJI/VFC *Kit* único	Não	35
G2®X	10F/7F	VJI/VFC *Kits* separados	Sim	28
ALN	7F	VJI/VFC *Kit* único	Não	32
Option® Elite	5F	VJI/VFC	Sim	30
Denali®	8,4F	VJI/VFC	Sim	28
Braile	7F	VJI/VFC *Kit* único	Não	28

RM: ressonância magnética; VCI: veia cava inferior; VFC: veia femoral comum; VJI: veia jugular interna.

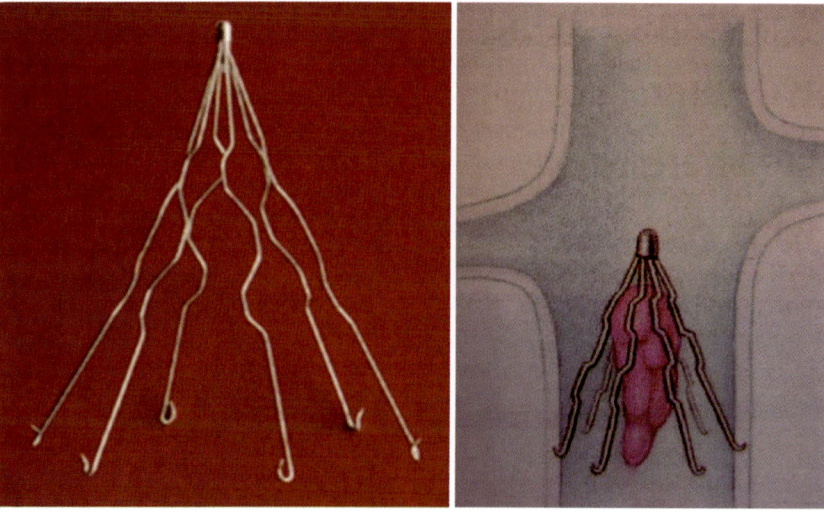

FIGURA 139.3 Filtro de Greenfield e captura de êmbolos centralizada.

migração para o átrio cardíaco. Entretanto, em 40 pacientes nos quais se fez cavografia, observou-se maior número de oclusões de VCI (19%).[37] Foram registrados dois casos de migração cranial desse filtro sem atingir o átrio[38] e um caso de perfuração da cava com pseudoaneurisma da aorta.[39] As vantagens desse filtro estão relacionadas à possível captura de êmbolos menores e à não necessidade de centralização.[40] Mais estudos são necessários para se verificar se esse filtro é vantajoso em relação a outros filtros. O perfil 12 F do aplicador constitui limitação. Devido à sua composição em aço inoxidável, apresenta incompatibilidade com ressonância magnética (RM).

Filtro Günther tulip

O filtro Günther Tulip, ou tulipa de Günther, apresenta um gancho em seu ápice, para a futura retirada no uso temporário.[40] Foi idealizado para aplicação por via percutânea, utilizando-se aplicador calibre 7F. Esse filtro é feito de liga metálica de cromo-níquel-cobalto (Elgiloy®), compatível com RM, com quatro hastes de fios de 0,4 mm e alças de fios mais finos que deslizam nas hastes principais.[41] Somente um estudo foi feito como filtro permanente e com versão antiga de aço inoxidável. Os autores observaram frequência de EP recorrente em 4% dos casos, migração em 4%, inclinação do filtro em 4% (com perfuração assintomática de veia cava em 2,7%), obstrução total de veia cava em 6,7% e parcial em 4%, em um total de 75 pacientes. Outro estudo foi feito primariamente como filtro temporário, no qual se observou inclinação em 16% dos casos.

O acompanhamento a longo prazo foi feito em um subgrupo no qual se optou por mantê-lo permanente ou foi impossível de recapturar. Nesse subgrupo, a única complicação foi inclinação e migração em 22% dos casos[40] (Figura 139.5).

Filtro Celect™

O filtro Celect™, aprovado pela FDA em 2008, compartilha um projeto semelhante com o filtro de tulipa de Günther, feito de Elgiloy®. Quatro hastes primárias servem como pernas de ancoragem, com oito hastes secundárias independentes que fornecem capacidade de captar coágulos adicionais. Essa configuração serve para centralizar o filtro, impedir sua inclinação e permitir sua remoção, sem que qualquer um dos suportes sejam incorporados à parede.[42] O implante é feito por introdutor 7 F por acesso femoral ou jugular e acomoda-se em uma VCI com diâmetro máximo de 30 mm, na versão atual. É também compatível com RM (Figura 139.6).

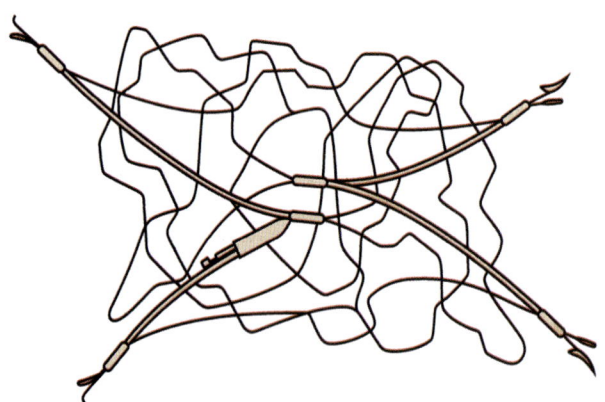

FIGURA 139.4 Desenho esquemático do filtro "ninho de pássaro".

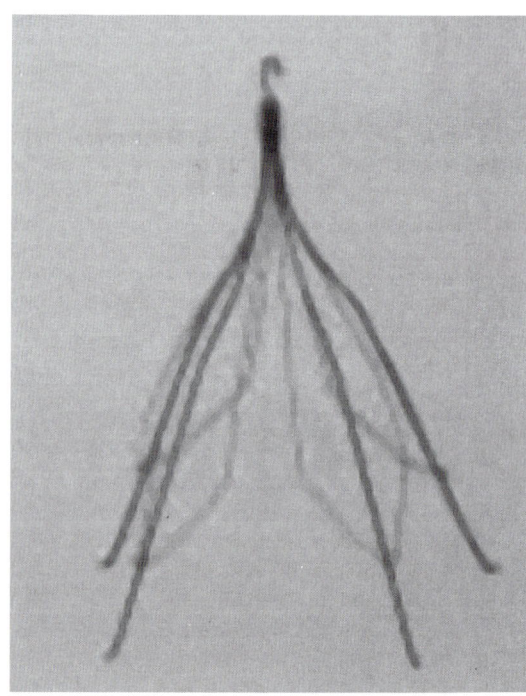

FIGURA 139.5 Filtro Günther Tulip.

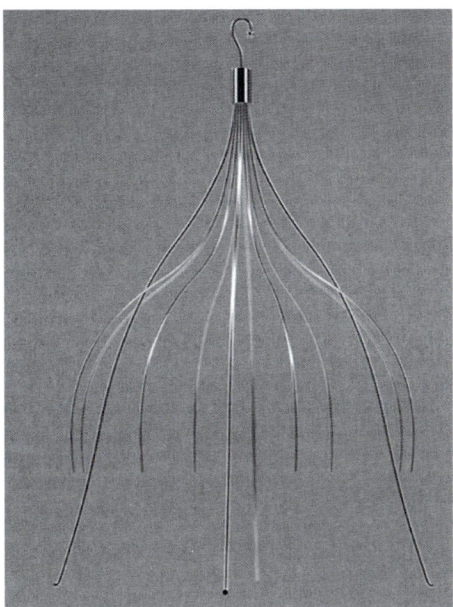

FIGURA 139.6 Filtro Celect™.

Filtro de Simon nitinol®

O filtro de Simon nitinol® é feito de uma liga metálica composta de níquel e titânio, denominada nitinol, que apresenta memória térmica de forma e compatibilidade com RM. Quando aquecida a 500°C, a forma em que se encontra é memorizada. Esfriando-se em água gelada, o material fica maleável e pode ser retificado sem perda da memória da forma aquecida. O reaquecimento a temperaturas intermediárias (30°C) faz o material assumir rapidamente a forma original aquecida, tornando-se rígido e forte como aço inoxidável. Nesse momento, por esse mecanismo, ele pode saltar e, por isso, sua liberação deve ser lenta. O filtro de Simon nitinol® é composto de uma cúpula de alças entrelaçadas, de onde partem seis hastes, formando um cone. É introduzido por via percutânea por bainha 7 F por acesso jugular ou femoral, sendo um filtro permanente que pode se acomodar em uma veia com até 28 mm (Figura 139.7).

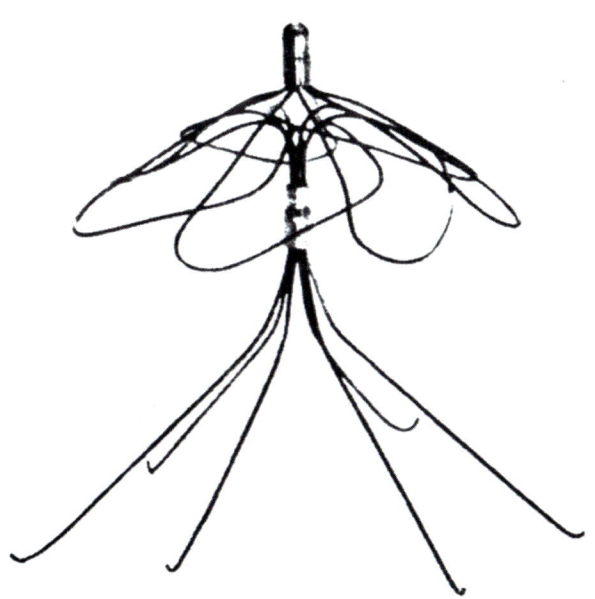

FIGURA 139.7 Filtro de Simon nitinol®.

Resultados do Simon nitinol®

Em estudo com 44 pacientes, verificou-se oclusão precoce de VCI em 18%, com EP recorrente em menos de 1% dos casos. Em uma série multicêntrica de 224 pacientes, foram seguidos 102 casos, dos quais 65 puderam ser observados por 6 meses, com resultado de 4% de EP recorrente e 1% de óbito. Houve também 20% de oclusão de veia cava nessa série e três óbitos associados à trombose maciça de VCI pelo filtro.[15,43,44] A frequência de oclusão de veia cava nessa série pareceu ser alta, sugerindo que o material ou o desenho do filtro pudessem ser trombogênicos,[44] mas é necessário comparar esse aspecto com o de outros filtros, para se obterem conclusões definitivas.[43] Em outra série de 114 casos, 38 pacientes foram seguidos, prospectivamente, com imagens e o restante, retrospectivamente, só clinicamente.[45] Houve 4,4% de EP recorrente e 3,5% de oclusão de veia cava. Embora não tenha sido registrada migração, ocorreram 65% de casos com posicionamento inclinado, penetração da veia cava em 95% dos pacientes e 16% de fraturas da estrutura, ou seja, frequências bastante expressivas de problemas. Em outra série, com 117 casos, existiram fraturas na estrutura em 2,9% dos casos e posicionamento inclinado em 19%.[46] Como vantagem, esse filtro tem capacidade de interceptar êmbolos menores em comparação com outros filtros.[47]

Filtro VenaTech™ LP

O filtro VenaTech™ LP é uma evolução do filtro LGM criado originalmente na França e, posteriormente, comercializado nos EUA, com o nome de VenaTech™.[48] Originalmente, ele apresentava seis hastes em cone, na forma de trilhos e com ganchos com farpas para fixação e manutenção da posição centralizada. Esse filtro foi feito de Phynox®, uma liga metálica com propriedades similares às do Elgiloy® e apresenta compatibilidade com a realização de RM.[40]

O filtro VenaTech™ LP é constituído de quatro hastes duplas de Phynox®, todas com prolongamentos para centralizar sua posição na veia cava. O filtro fica alojado em introdutor com perfil 7F, com recomendação de que seja permanente.[48] Espículas de fixação ficam posicionadas nas hastes para evitar migração. Apresenta 43 mm de altura e diâmetro máximo de 28 mm. O perfil reduzido e a facilidade de aplicação são os pontos fortes desse filtro (Figura 139.8).

O filtro VenaTech™ Convertible consiste em um FVC autoexpansível constituído do mesmo modo que o VenaTech™ LP e foi concebido para a implantação permanente na VCI infrarrenal. A função de filtração de coágulos do VenaTech™ Convertible pode ser desativada, convertendo o filtro em uma estrutura aberta. Isso é efetuado pelo desbloqueio percutâneo do mecanismo, que assegura sua fixação, e pela remoção da cabeça do filtro. As projeções do VenaTech™ Convertible abrem-se e apoiam-se na parede da veia sofrendo processo de endotelização (Figura 139.9).

Resultados do filtro de veia cava VenaTech™

Os resultados iniciais de um estudo multicêntrico com 100 pacientes[49] mostraram 8% de posicionamento inclinado do filtro, 5% de falhas na abertura dele, 2% de EP recorrente e 8% de trombose de VCI durante 1 ano de seguimento. Migração foi verificada em 13% dos casos. Estudos retrospectivos a longo prazo apresentaram oclusão de veia cava em 37% dos casos.[50] Em estudo prospectivo do mesmo grupo,[51] com 142 pacientes, demonstrou-se frequência progressiva de oclusão de veia cava, chegando a 33,2% em 9 anos. Nos pacientes anticoagulados, a taxa de oclusão foi de 20%. Já foi relatado também um caso de fratura espontânea do filtro.[52] Um dos principais problemas com esse filtro é a abertura incompleta ocasional, especialmente quando colocados por abordagem jugular, o que

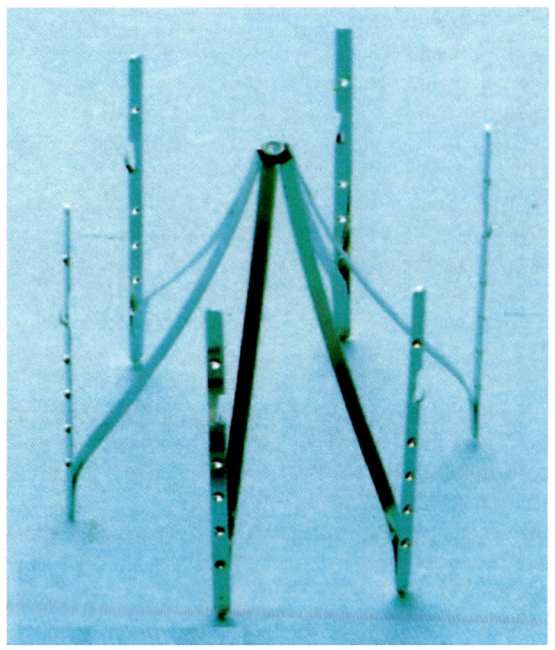

FIGURA 139.8 Filtro VenaTech™ LP.

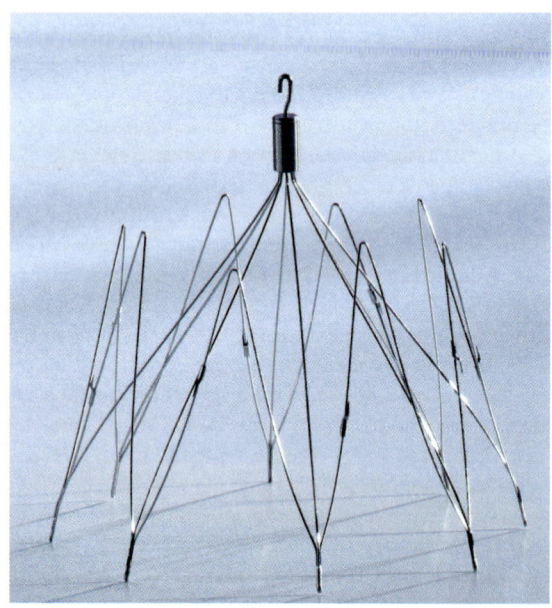

FIGURA 139.9 Filtro VenaTech™ Convertible.

resulta em menor captação de coágulos e maiores taxas de trombose filtro, diminuição da permeabilidade da VCI e EP recorrente.[53]

Um estudo coorte prospectivo, com taxa de mortalidade estimada de quase 21%, secundário a prognósticos graves dos pacientes, avaliou o sucesso de inserção, segurança e adequação do filtro VenaTech™ LP, com evidências em 90 dias de segmento de ausência de eventos adversos relacionados ao dispositivo ou TEV sintomático.[54]

Quanto ao filtro conversível alguns estudos demonstraram uma baixa taxa de eventos adversos quando convertidos após 6 meses, como 1,3% de perfurações da VCI maior que 3 mm do lúmen da cava.[55] Nos indivíduos do filtro não convertidos, houve uma taxa de 14,3% de trombose completa ou quase completa da VCI, demonstrando alto risco desta complicação.[55] Estudo prévio mostrou um caso de migração para o átrio direito no acompanhamento de 7 dias, o que exigiu remoção cirúrgica, mas manteve boa taxa de conversão, com prazo médio de 130,7 dias (intervalo, 15 a 391 dias).[56]

Filtro TrapEase®

O filtro TrapEase® é constituído de duas cestas cônicas opostas feitas com fios de liga de níquel-titânio (nitinol), o que o torna compatível com RM. Nas transições entre porções retas e inclinadas dos fios, foram colocadas espículas para fixação na veia cava, sendo indicado para diâmetros de até 30 mm. Dois estudos clínicos foram feitos com esse filtro, sendo um prospectivo pequeno (n = 565)[57] e outro retrospectivo (n = 5.189),[58] mostrando pouca frequência de migração e poucas complicações. Entretanto, os relatórios da FDA sobre trombose de veia cava foram preocupantes, mas ainda sem distinção entre trombose local ou aprisionamento de êmbolos[40] (Figura 139.10).

Resultados do TrapEasy

Em estudo feito com 751 pacientes, verificou-se 7,5% de EP, 3% de fratura da estrutura, trombos dentro do filtro em 25,2%, além do filtro em 1,5% e oclusão de veia cava em 0,7%.[59] Um estudo mais recente demonstrou um alto índice de fraturas (50%) após 4 anos de seguimento, embora sem nenhum evento que pudesse levar à morte. Outros relatos apontaram complicações potencialmente fatais, como tamponamento cardíaco e taquicardia ventricular causada pela ruptura e embolização do material.[60] O modelo variante que apresenta possibilidade de recuperação, ou seja, temporário ou definitivo, o filtro OptEase® foi desenhado com um gancho em um dos ápices para permitir a repescagem no caso de uso não permanente. A trombose de veia cava parece ser mais frequente com esse desenho.[61,62] Um estudo multicêntrico indicou sucesso

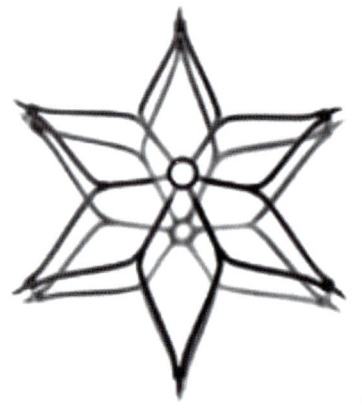

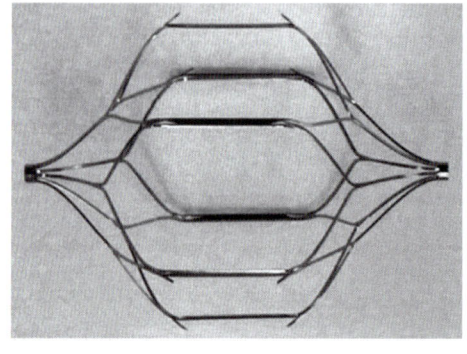

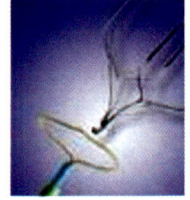

TrapEase®   OptEase®

FIGURA 139.10 Representação esquemática e fotográfica do filtro TrapEase® e captura OptEase®.

na recuperação do filtro em todos os pacientes, sem evidências de EP sintomática ou trombose de veia cava, porém estudos a longo prazo são necessários para avaliar a eficácia deste filtro.[63]

Filtro Ella

Trata-se de filtro produzido na República Tcheca e comercializado no Brasil. Segundo o fabricante, é constituído de aço inoxidável, o que implica incompatibilidade com RM, aplicável através de bainha 7 F e recuperável em até 12 dias após seu implante, sendo indicado para veias cavas entre 18 mm e 35 mm de diâmetro. Apresenta dois níveis de filtração autocentrantes. Não encontramos nenhum estudo experimental ou clínico com o uso desse filtro (Figura 139.11).

Filtro G2®X

O filtro G2®X (Bard) foi aprovado pela FDA em 2005 para ser utilizado como um permanente e, depois, aprovado como um filtro temporário em 2008, com relato pelo produtor de retirada após tempo médio de 60 dias de seu implante.[64] Esse filtro é constituído de 12 fios de nitinol que se juntam na extremidade apical, sendo seis fios superiores curtos, com função estabilizadora mantendo contato com a parede da cava, e os restantes sendo fios mais longos que apresentam ganchos em suas pontas para uma maior ancoragem. É compatível com RM e é introduzido por bainha 7 F, por acesso femoral, ou 10 F, por acesso jugular. Em um estudo retrospectivo, Kim et al. demonstraram taxa de 6,5% (5/77) de recorrência de EP sintomático[65] (Figura 139.12).

Filtro ALN

O filtro ALN é de origem francesa (ALN Implants Chirurgicaux, Ghisonaccia, França), feito de aço inoxidável 316 L, o que implica incompatibilidade com RM; foi desenhado para ser usado como removível, indicado para veia cava de até 28 mm de diâmetro e tem introdutor de 7 F. É composto de seis hastes curtas com ganchos em suas extremidades livres destinadas à fixação e três hastes longas, com comprimentos diferentes, para centralização (Figura 139.13). A experiência com esse filtro ainda é limitada. Entretanto, houve 22% de insucesso na tentativa de retirada desse filtro, sendo pior com tempos mais longos de permanência (50% de insucesso acima

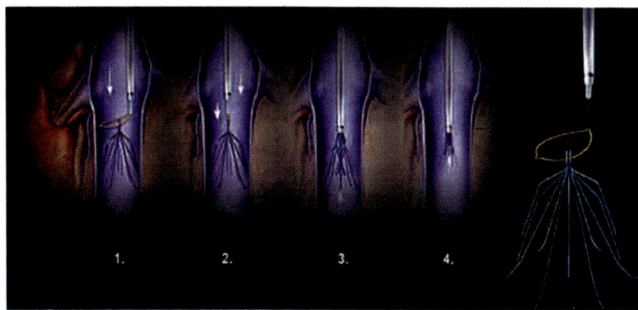

FIGURA 139.12 Representação esquemática Filtro G2®X e captura.

de 3 meses).[66] Foram registradas migrações para o coração (3%) e recorrências de TEV (7%).[66] Em outra série de casos com 220 pacientes, houve 98,2% de sucesso no implante, com 11,8% de complicações. A remoção foi tentada em 25,3% dos casos, em períodos que variaram de 6 a 352 dias, sendo recentemente referido pelo fabricante a extensão para até 24 meses.[67]

Filtro Option® Elite

O filtro de veia cava Option® Elite é feito de nitinol em peça única, permitindo compatibilidade com RM; tem um sistema de seis pernas com ancoragem que prometem facilitar o momento da retirada. Apresenta ainda liberação para entrega via acesso jugular/femoral e antecubital/poplíteo, apresentando bainha de entrega de 70 e 100 cm, respectivamente, com introdutor 5 F. É indicado para cavas de até 30 mm de diâmetro, sendo possível sua recaptura, o que pode ser feito em até 175 dias após o implante, utilizando-se a veia jugular para acesso (Figura 139.14).

Resultados do Option® Elite

Um estudo prospectivo sobre o filtro Option® Elite demonstrou sucesso técnico na colocação em 100% dos casos, mas apenas 88% apresentaram evolução clínica bem-sucedida. As falhas clínicas foram uma combinação de 13 eventos em 12 pacientes, incluindo taxa de 8% de EP recorrente, 3% de trombose de cava sintomática e migração do filtro em 2%. TVP recorreu em 18%

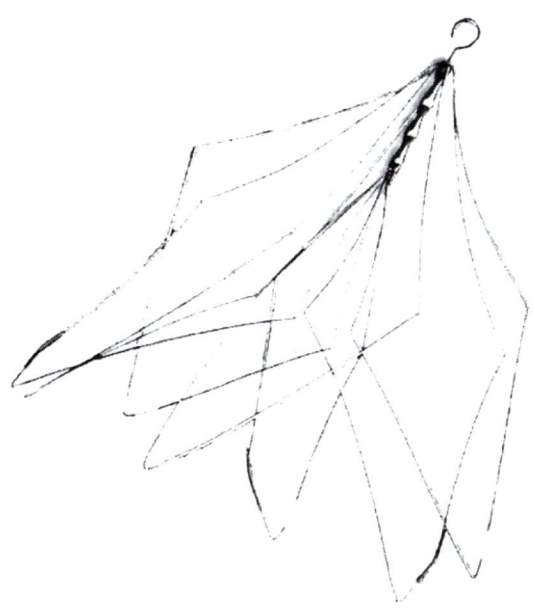

FIGURA 139.11 Filtro Ella.

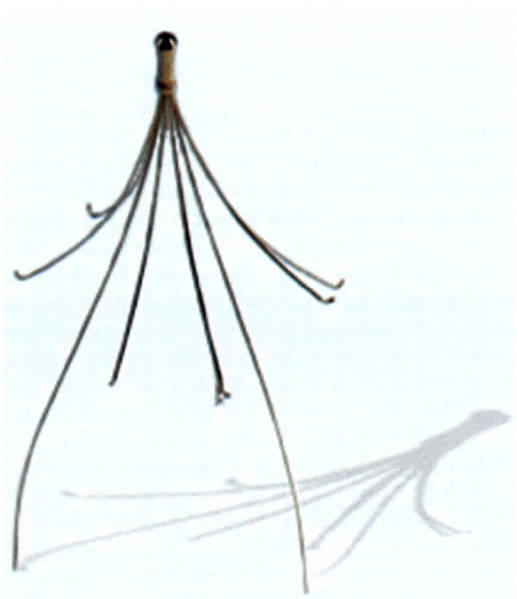

FIGURA 139.13 Filtro ALN.

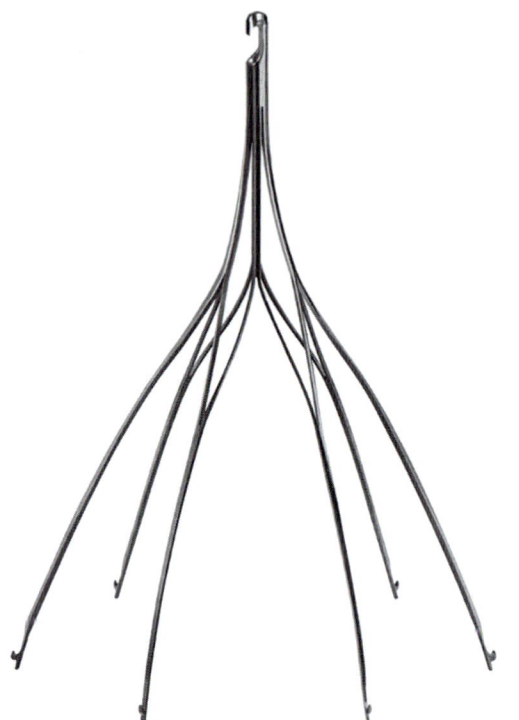

FIGURA 139.14 Filtro Option® Elite.

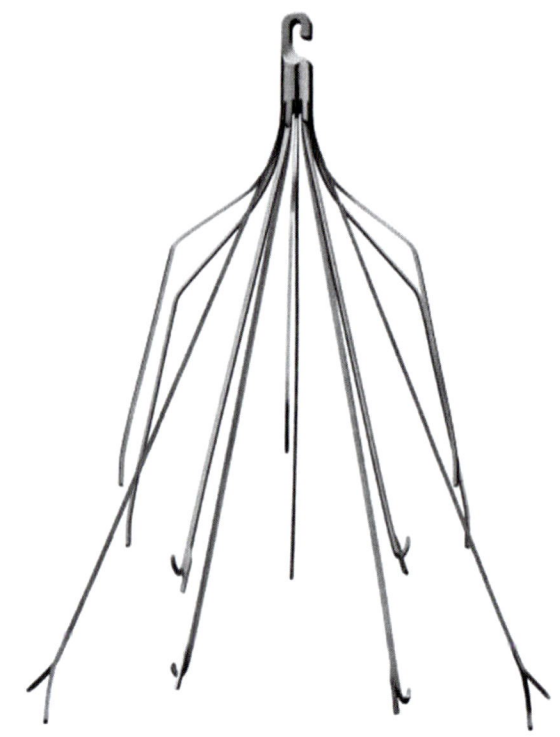

FIGURA 139.15 Filtro de Denali®.

dos pacientes. A recuperação foi tentada em 39% dos pacientes e bem-sucedida em 92,3%, sendo o tempo médio de permanência de 67,1 dias (intervalo: 1 a 175 dias). No momento da recuperação, a inclinação do filtro foi observada em 7,7%.[68]

Filtro Denali®

O filtro Denali® é um filtro cônico composto de 12 hastes cortadas a *laser* de uma única peça de nitinol, com memória térmica da forma, divididos em seis braços para o filtro superior e seis braços para o inferior, fornecendo dois níveis de filtração. Apresenta âncoras de fixação cranial e caudal localizadas na base dos seis braços do filtro inferior que são projetadas para resistir à migração superior e inferior, fornecer pontos para incorporação na parede da cava, caso o filtro seja deixado permanentemente, bem como funcionarem como limitadores de penetração. O comprimento do filtro é de 50 mm, e o diâmetro máximo da veia cava indicado é de 28 mm (Figura 139.15).

O sistema de entrega é embalado em *kits* de acesso jugular e femoral. Ambos os sistemas jugular e femoral têm um diâmetro interno de 8,4 F e destinam-se ao uso com um fio-guia de 0,035 polegada.

Quando não há mais indicação de permanência, o filtro pode ser removido por abordagem apical. O Bard Snare Retrieval Kit (Bard Peripheral Vascular, Inc.) é recomendado pelo fabricante e consiste em um laço de 20 mm colocado por meio de um sistema de bainha dupla, consistindo em uma bainha de acesso 11 F e uma bainha de recuperação 9 F. O tempo médio de recuperação com sucesso foi de 165 dias, com variação de 5 a 632 dias.[69]

Resultados do filtro Denali®

Em estudo prospectivo com 200 pacientes, 160 dos quais com pelo menos 6 meses de acompanhamento ou recuperação do filtro, a colocação do filtro foi tecnicamente bem-sucedida em 99,5% dos casos. A única falha técnica foi um filtro que foi introduzido, mas não pôde ser implantado. Seis pacientes (3%) apresentaram EP recorrente (um dos quais também teve oclusão da cava). TVP nova ou agravada foi relatado em 12,8%, e a penetração do filtro na parede da cava ocorreu em 2,5% dos casos. Não houve migração do filtro, fratura, embolização ou inclinação relatada. A recuperação foi tentada em 111 pacientes com tempo médio de permanência de 165 dias e foi tecnicamente bem-sucedida em 97,3%. É importante notar que 39,8% das recuperações ocorreram após o filtro estar instalado por mais de 6 meses. Dos três filtros que não puderam ser recuperados, o gancho não pôde ser engatado em dois, enquanto no terceiro o gancho foi engatado, mas o filtro não pôde ser colapsado devido ao trombo da VCI. Houve um caso de lesão da íntima com estreitamento da cava após a recuperação que não necessitou de intervenção.[69]

Filtros feitos no Brasil

Em nosso meio, é produzido e comercializado o filtro de Braile (Figura 139.16), sobre o qual aparentemente existem apenas estudos de filtração *in vitro*.[70] Trata-se de um filtro em aço inoxidável, com perfil 7 F, mas com comprimento total de 7 cm depois de liberado. Faltam ainda estudos experimentais *in vivo* ou estudos clínicos com esse filtro para melhor avaliação do seu comportamento na veia cava, bem como de sua eficiência e segurança na prevenção de EP, mas existem relatos da ocorrência de algumas complicações relacionadas a esse filtro, como migração para o átrio direito (Figura 139.17).[71]

ESTUDOS COMPARATIVOS ENTRE OS FILTROS DE VEIA CAVA

Em estudo comparativo *in vitro* com os filtros de Mobin-Uddin, Kimray-Greenfield, Amplatz, tulipa de Günther, Simon nitinol® e Roehm, verificou-se que os filtros de Roehm e Simon nitinol® causaram menor turbulência, havendo turbulência moderada com os filtros de Greenfield e tulipa de Günther. O filtro de Greenfield capturou 0 a 10% de pequenos coágulos e 60 a 100% de grandes

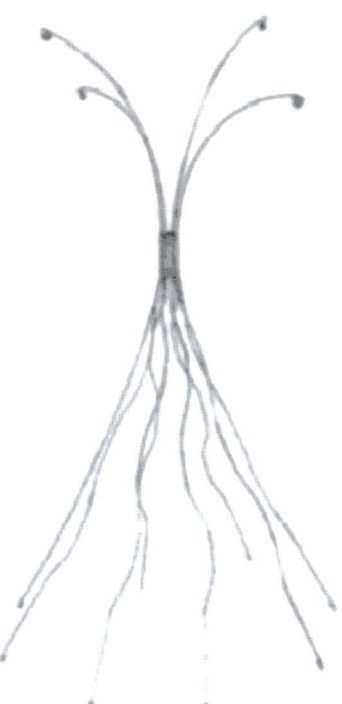

FIGURA 139.16 Filtro de Braile.

coágulos, enquanto os demais filtros capturaram, respectivamente, 80 a 100% e 100%.[72] Assim, embora o filtro de Greenfield com relação a esses parâmetros seja inferior aos demais, na prática clínica, apresentava mais ampla utilização e resultados clínicos mais favoráveis. Em posição suprarrenal, o filtro de Greenfield era eficiente com manutenção da VCI pérvia.[16]

Em estudo comparativo de sete filtros (Amplatz, Roehm-Bird's Nest I e II, Kimray-Greenfield, Simon nitinol®, Greenfield titânio e Greenfield titânio com ganchos modificados) feito por Ferris et al.,[73] verificou-se que os filtros mais recentes pareceram prevenir a EP de modo similar ao dos filtros mais antigos, sem aumentar os índices de complicações. Entretanto, os filtros de Greenfield determinaram maior índice de veia cava pérvia do que os demais filtros, embora a migração daqueles fosse mais frequente. Recomendam-se

cuidados nas primeiras semanas após colocação dos filtros, até que a fibrina e a proliferação endotelial estabilizem os filtros, e a chance de migração diminua.

Em uma revisão de série de casos, Streiff[74,75] mostra junção de dados em relação a cinco filtros de veia cava, conforme Quadro 139.2.[76]

FILTROS DE VEIA CAVA EM POSIÇÃO SUPRARRENAL

Quando a VCI infrarrenal está ocluída por trombo ou tem alguma anomalia, o filtro pode ser colocado, opcionalmente, em VCI suprarrenal[77-79] ou em ambas as veias ilíacas, quando a veia cava for muito calibrosa.[80] A colocação do filtro serve para evitar a EP, mas não tem qualquer efeito sobre a TVP. Assim, desde que não haja mais contraindicação, os ACs podem ser mantidos nos pacientes que receberam filtro.[81,82] Em comparação com os filtros infrarrenais, os suprarrenais parecem se associar com maior frequência à EP e à insuficiência venosa, havendo, porém, necessidade ainda de maior experiência com os suprarrenais.

As indicações de implante de FVC suprarrenal são incomuns e podem ser consideradas nas seguintes situações:

- Trombose de VCI infrarrenal
- Presença de um FVC infrarrenal mal posicionado
- VCI infrarrenal duplicada
- Trombose das veias renais
- Trombose de veia ovariana
- Tumores renais invadindo a veia cava
- Anomalias anatômicas em VCI infrarrenal (implante baixo das veias renais, estreitamento ou compressão de VCI infrarrenal)
- Durante a gravidez, especialmente no terceiro trimestre.[21,83,84]

FILTROS DE VEIA CAVA INFERIOR DUPLA

A incidência de VCI dupla é de 0,2 a 3,0%.[85] Sintomas são raros, mas a TVP foi observada em seis casos na literatura. A etiologia da duplicação consiste em falha na regressão da veia supracardinal esquerda (ver Capítulo 1). Na presença de TVP de membros inferiores e com indicação de filtro, pode-se colocar filtro nas duas veias cavas[86] ou embolizar a anastomose entre ambas as veias e colocar o filtro em uma delas.[85] Outra alternativa é posicionar o filtro em veia cava suprarrenal (Figura 139.18).[19,87]

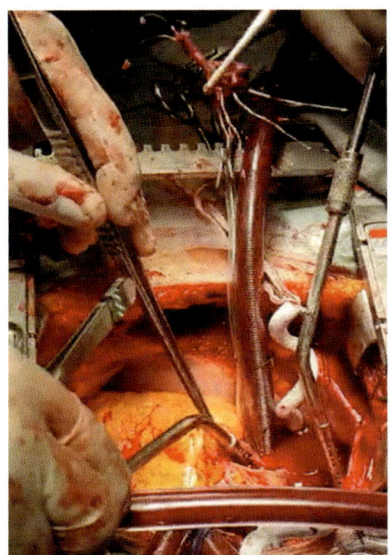
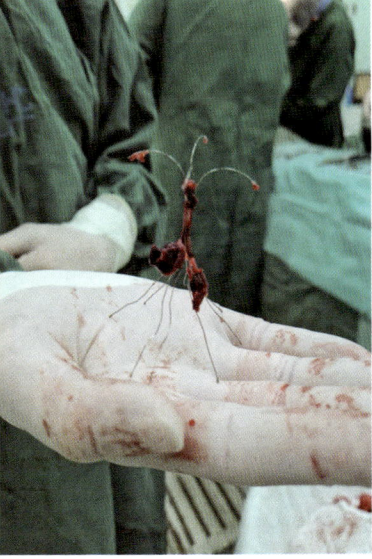

FIGURA 139.17 Filtro Braile removido cirurgicamente no serviço após migração para o átrio direito, por meio de esternotomia.

QUADRO 139.2	Compilação de dados sobre cinco tipos de filtros de veia cava.				
Filtro	Migração	EP	TVP	TCI	SPT
Greenfield (aço inoxidável)	5,3	3,5	5,9	3,5	19,0
Greenfield (titânio)	5,3	3,4	22,7	4,4	14,4
Greenfield percutâneo	5,3	2,7	7,8	3,0	–
Ninho de pássaro	5,3	3,4	6,0	2,8	14,0
Simon nitinol®	2,2	3,3	8,9	5,2	12,9
VenaTech™	8,3	3,6	32,0	9,5	41,0
TrapEase®	–	–	–	3,1	–

Frequência em porcentagem de embolia pulmonar. EP: embolia pulmonar; SPT: síndrome pós-trombótica; TCI: trombose de cava inferior; TVP: trombose venosa profunda. Estudo retrospectivo mostra dados obtidos do banco de dados MAUDE (US Food and Drug Administration Manufacturer and User Facility Device Experience) para os anos 2009 a 2012, constatando que as complicações estavam significativamente relacionadas com o uso de FVC removíveis quando comparadas com FVC permanentes.[76] Ocorreram variações bastante significativas e relacionadas às marcas dos filtros, sendo que a fratura foi mais comumente relatada para os dispositivos removíveis da Bard (27,1%), a penetração da VCI foi mais comumente relatada para o Celect (29,9%) e as falhas de posicionamento foram mais comuns para OptEase® (30,8%) e tulipa de Günther Tulip (45%).[76] Modificado de Streiff.[74,75]

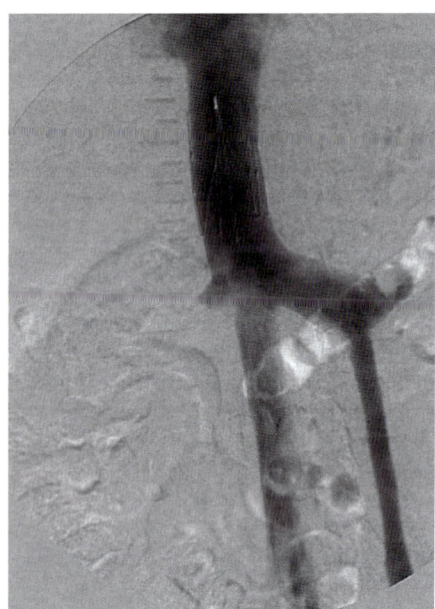

FIGURA 139.18 Cavografia evidenciando filtro VenaTech™ LP suprarrenal, na junção de veia cava infrarrenal dupla.

FILTROS DE VEIA CAVA SUPERIOR

O implante de FVC superior, embora controverso, é apontado como método terapêutico alternativo nos casos em que não se pode realizar a anticoagulação ou fibrinólise em pacientes portadores de TVP em membros superiores. Embora o risco de EP devido à TVP de membros superiores seja de aproximadamente 5 a 10% na maioria das séries, existem relatos de incidência de até 28% e vários casos de EP fatal.[39,88-92] Ainda é pequena a experiência com filtros implantados em cava superior e tal experiência é formada a partir de relatos de casos isolados ou de pequenas séries que, entretanto, mostram que esses filtros são seguros e eficazes na prevenção de EP.[87,93-97] A técnica de implantação é dificultada pelo fato da veia cava superior (VCS) ser mais curta que a inferior, necessitando de maior precisão para correta implantação. Há necessidade, portanto, de mais trabalhos controlados, para uma avaliação melhor desse procedimento, pois ele não está isento de complicações como, por exemplo, erosão da cava e aorta,[98] pneumotórax, migração do filtro para o átrio, perfuração ou oclusão da VCS,[99] fixação inadequada e/ou seletiva para a veia inominada, devendo essa técnica ficar restrita para casos excepcionais e em centros especializados.[100,101]

A posição do filtro pretendida para a fixação do filtro é exatamente na confluência das veias inominadas e é definida por venografia. O comprimento do filtro implantado deve ser levado em consideração, para evitar a protrusão estendida no átrio direito. As medidas da VCS são baseadas em tomografia computadorizada pré-procedimento, venografia ou ultrassom intravascular, e a colocação de filtro em uma VCS com diâmetro maior que 28 mm não é recomendada.

FILTROS TEMPORÁRIOS

Considerando-se que muitos pacientes têm contraindicação apenas temporária à anticoagulação, seria interessante o desenvolvimento de dispositivos também temporários que pudessem ser retirados algum tempo após sua colocação. Vários tipos de filtros têm esse perfil, e alguns são exclusivamente temporários, como Antheor, Neuhaus e o Tempo (Figura 139.19), ao passo que outros são filtros permanentes que podem ser removidos posteriormente, também chamados de removíveis (OptEase®, tulipa de Günther, ELLA, G2®X, Denali®, Option® Elite e ALN), conforme exemplificado na Figura 139.12, que ilustra o passo a passo da retirada do filtro G2®X com uso do sistema de remoção por posicionamento de cateter laço sobre o gancho do filtro, seguido de progressão dele para fechar o laço e avanço da bainha para o vértice do filtro, recolhendo o filtro na bainha.[102] Aqueles implantados com a intenção de recuperação subsequente podem ser deixados permanentemente no lugar por outras razões (necessidade contínua de filtração, trombo no filtro e incapacidade de recuperar o filtro).

As taxas de recuperação do filtro variam amplamente entre os dispositivos e os centros médicos. Em estudo retrospectivo[103] feito com 33 pacientes com filtros Neuhaus e Antheor, observou-se captura de trombos em quatro pacientes, os quais receberam trombolíticos. Destes, três apresentaram lise do êmbolo e um teve que ser submetido a filtro permanente e retirada do êmbolo por venotomia no sítio de entrada do sistema de captura. Nesse estudo, registrou-se deslocamento do filtro em quatro casos (12,1%), fratura do cateter em três (9,1%) e infecção do cateter em um (3,0%); a migração do filtro para o coração pode ser fatal.[104] Alguns grupos preferem remover o êmbolo impactado no filtro pelo sítio de entrada de cateter, sem fibrinólise,[105] embora haja um risco potencial de embolismo pulmonar.

Em geral, o período de permanência do filtro temporário, considerado seguro e efetivo para sua remoção, tem sido considerado de até 6 semanas. Porém, mais recentemente, vem sendo apresentado como potencialmente arriscada sua remoção quando superior a esse período.[106]

Já o tulipa de Günther é um filtro de cava modelo temporário que deve ser retirado em até 10 dias após sua implantação.

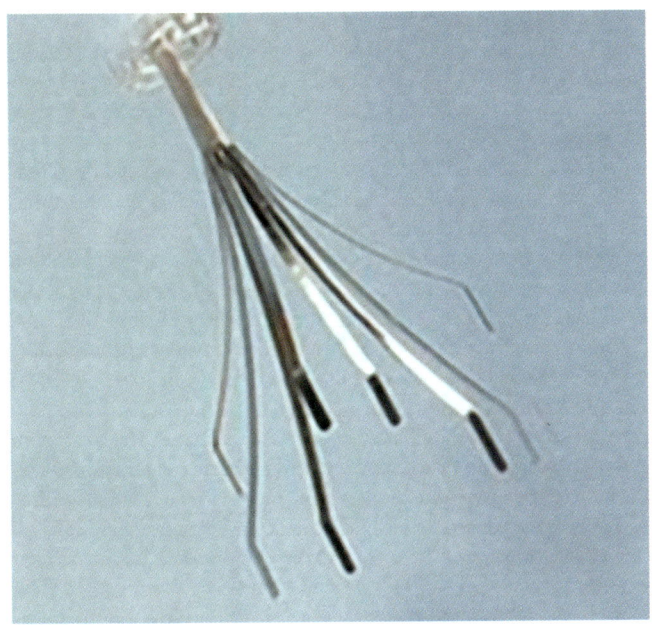

Bons resultados foram obtidos em alguns pequenos estudos, em que esse filtro foi retirado em até 12 dias.[106,107] Em trabalho comparativo com os filtros de Cook, Angiocor e Antheor associados à fibrinólise, este último mostrou-se mais adequado nessa situação.[108] A experiência ainda é pequena com esses dispositivos; entretanto, eles poderão constituir opção muito útil em casos selecionados.

Um estudo de revisão sistemática com metanálise apresentou resultados que não evidenciaram diferença significativa nas taxas de EP, mortalidade relacionada à EP ou mortalidade por todas as causas, tanto nos pacientes que receberam FVC recuperáveis *versus* não recuperáveis. Entretanto, percebe-se um número muito pequeno de publicações que abordam um assunto tão comum, não permitindo chegar a uma conclusão satisfatória a esse respeito, porém com evidente maior taxa de complicações.[76,109,110]

FILTROS NA GRAVIDEZ

Existem alguns relatos de implante de filtros permanentes ou temporários durante o período gestacional.[111-115] As indicações seriam as mesmas para implante fora desse período. Aparentemente, haveria preferência para implante suprarrenal devido à compressão da porção infrarrenal da veia cava por um aumento especialmente no terceiro trimestre e por filtros removíveis. Entretanto, deve-se considerar o risco relativo à irradiação e ao uso de contraste (ver Capítulo 30), potencialmente prejudiciais ao feto. A aplicação por meio de ultrassom pode ser uma alternativa, desde que a gravidez não prejudique a qualidade da imagem.

FILTROS PROFILÁTICOS NO TRAUMA

O trauma é conhecido por ser um dos fatores de risco mais significativos para TEV, sendo que um estudo prospectivo relatou taxas de TVP de até 58% nos casos de trauma grave sem profilaxia,[116] embora outros estudos apresentem taxas mais baixas.[117] As diretrizes recomendam a profilaxia de TEV com heparina de baixo peso molecular no trauma.[118,119] Alguns autores têm sugerido que o implante de FVC deva ser considerado como terapia de primeira linha para o TEV em pacientes politraumatizados ortopédicos para profilaxia de EP.[120-122]

Gachabayov et al.[123] realizaram uma revisão sistemática com metanálise sobre o uso de FVC profilático em pacientes politraumatizados e encontraram que a taxa de EP foi de 0,9% (11/1.183) nos casos-controle e 0,6% (240/39.417) nos pacientes com FVC, sem diferença estatística. A taxa de TVP foi de 1,7% (653/38.807) nos casos-controle e 8,4% (77/915) nos com FVC, sem diferença estatística. O estudo incluiu apenas dois ensaios clínicos randomizados, e analisando-se separadamente os resultados desses estudos, houve diferença significativa na proteção com EP. Essa metanálise aponta para que o uso de FVC pode estar associado a uma redução de EP ao custo de aumento nas taxas de TVP.

Entretanto, as recomendações do ACCP[13,14] e, mais recentemente, as da Society of Interventional Radiology (SIR)[10] são contrárias ao uso rotineiro de FVC como profilaxia primária em pacientes politraumatizados, em pacientes submetidos a cirurgias ortopédicas e que tenham contraindicação à profilaxia antitrombótica mecânica e medicamentosa.

FILTROS NO MANEJO DO TROMBOEMBOLISMO VENOSO EM PACIENTES COM CÂNCER

Alguns autores ainda têm sugerido que o implante de FVC deva ser considerado como terapia de primeira linha para o TEV em pacientes com câncer.[124]

O TEV é a segunda causa de morte em pacientes com câncer.[125] Esses pacientes apresentam alto risco de recorrência de TEV e sangramento durante a terapia AC. O grupo de trabalho da *International Initiative on Thrombosis and Cancer* (ITAC-CME), em conjunto com as diretrizes de prática clínica da Iniciativa Internacional de Trombose e Câncer de 2019, apresentou o uso de FVC como opção a ser considerada para os pacientes oncológicos, porém observa-se que esse grupo de pacientes apresenta maior risco de TEV recorrente, sem aumento de sobrevida estatisticamente significativa. Recomenda-se avaliação periódica das contraindicações para anticoagulação; e que a anticoagulação seja retomada assim que se perceba um quadro clínico seguro.[126] Uma metanálise avaliou o papel dos FVC nos cuidados do paciente oncológico relacionados ao TEV e concluíram que o FVC não mostrou benefícios na prevenção de TEV recorrente na população com câncer.[127]

FILTROS NA INFÂNCIA

Em crianças com peso corporal maior que 10 kg e que se apresentem com quadro de TEV das extremidades inferiores e uma contraindicação à anticoagulação, sugere-se a colocação de um filtro de VCI removíveis, e sua posterior remoção o mais rapidamente possível. Em crianças que receberem um filtro de VCI, recomenda-se anticoagulação adequada para TEV, assim que a contraindicação para a anticoagulação for resolvida (ver Capítulo 135).[101]

OUTROS GRUPOS ESPECÍFICOS

Em revisão sistemática com metanálise, observou-se que o uso de FVC profilático apresentou maiores taxas de mortalidade. Essa técnica aumenta o risco de TVP, sem trazer melhorias para o risco de EP. Dessa maneira, conclui-se que o uso rotineiro e profilático de FVC para pacientes pré-operatórios de cirurgia bariátrica deve ser descontinuado.[128]

Pacientes que serão submetidos a uma cirurgia maior têm risco significativamente aumentado de TEV, mas o papel do FVC eletivamente implantado não está bem estabelecido. Alguns estudos menores têm observado que o implante de FVC pode prevenir eventos embólicos fatais no pós-operatório de artroplastia de quadril, mas, devido ao risco de complicações tardias, sugere-se que sejam implantados filtros removíveis e que estes sejam removidos imediatamente após a diminuição do risco de TEV. Não há estudo com evidência suficiente que garanta a segurança do uso rotineiro de FVC nesses pacientes, portanto, não há uma recomendação para essa prática.[129-132]

Em cirurgias maiores sem TEV aguda confirmada, a diretriz da Society of Interventional Radiology Clinical Practice não recomenda o uso profilático rotineiro de FVC.[133]

ANTICOAGULAÇÃO

Alguns autores recomendam a anticoagulação de rotina após a colocação de um FVC. Entretanto, uma revisão sistemática com metanálise apontou que os FVC podem ser implantados em pacientes que não podem receber anticoagulação após seu implante, sem colocá-los em risco significativamente maior de desenvolver TEV recorrente.[134]

Até 1998, os estudos clínicos sobre FVC eram quase sempre retrospectivos e não randomizados, porém, nesse ano, Decousus et al.[81] publicaram o primeiro trabalho prospectivo e randomizado sobre o uso de FVC na prevenção de EP. O estudo com desenho fatorial dois por dois envolvia 400 pacientes distribuídos ao acaso para receberem FVC ou não filtro e enoxaparina ou heparina não fracionada. Assim, independentemente de indicação de filtro, os pacientes randomizados para o grupo com filtro receberam o filtro, e todos esses pacientes receberam ACs associados.

O grupo no qual se implantou o FVC somado à anticoagulação teve, inicialmente, uma incidência de EP significativamente menor do que o grupo que recebeu anticoagulação apenas. Após 2 anos, a diferença entre esses dois grupos não se mostrou significante (3,4% vs. 6,3%), e o grupo com filtro apresentou incidência de TVP recorrente significativamente maior em relação ao grupo com anticoagulação (20,8% vs. 11,6%). Não foi observada diferença na mortalidade. A associação entre anticoagulação e FVC parece oferecer maior proteção contra a EP do que a anticoagulação isolada. Entretanto, essa proteção adicional parece ser somente a curto prazo, não diminuindo a mortalidade geral, além do fato de que os pacientes que receberam filtro tiveram maior recorrência de TVP. Como 94% dos pacientes do estudo receberam ACs por pelo menos 3 meses, os resultados desse estudo não podem ser generalizados para os pacientes que recebem um FVC, mas não são anticoagulados. Também não se pode recomendar o uso sistemático de filtro para prevenção de EP nessa população de alto risco. Em seguimento de 8 anos desse mesmo estudo, mostrou que houve redução do risco de EP, mas, em contrapartida, ocorreu aumento do risco de recorrência de TVP e sem efeito global sobre a sobrevida em pacientes submetidos à inserção permanente de FVC. O que se pode concluir é que os filtros aumentam o risco de TVP recorrente, reduzem o risco de EP, não aumentam o risco de síndrome pós-trombótica e não alteram a mortalidade.[135,136] Portanto, não existe evidência para que os pacientes com filtro sejam anticoagulados perenemente,[12] sendo também a mesma recomendação da nona edição do ACCP e da SIR.[21,101]

COMPLICAÇÕES GERAIS

Complicações graves associadas com FVC são raras e podem ocorrer tanto no período periprocedimento quanto a longo prazo. Complicações periprocedimento podem, em grande parte, ser evitadas pelo acompanhamento de cada etapa de implante do FVC

com imagens radioscópicas e usando os preceitos técnicos de uso sugeridos na literatura e pelos fabricantes. As complicações tardias do implante de FVC são responsáveis pelas maiores taxas de morbidade e mortalidade, incluindo embolização, penetração através da parede e trombose de veia cava.

A embolização do FVC ou de suas hastes pode impactar no coração ou nas artérias pulmonares e, potencialmente, induzir arritmias fatais ou trombose local (Figura 139.20).

Embora a maioria dos casos seja assintomática, a penetração em áreas adjacentes e estruturas, como duodeno, aorta ou corpos vertebrais, pode ocorrer. A perfuração duodenal causada por FVC é uma complicação rara, que frequentemente requer extensa propedêutica e apresenta bons resultados e baixa taxa de complicações nos casos em que o procedimento cirúrgico convencional foi realizado para retirada do filtro ou de hastes ofensivas.[135] Existe correlação com o tempo decorrido da implantação e o risco de penetração. O tratamento para a perfuração intestinal pelo filtro envolve sua remoção aberta e o reparo da lesão do intestino e da parede da cava ou com dispositivos endovasculares com auxílio de *laser*, como, por exemplo, o 308-nm XeCl *excimer laser system*.

O desenvolvimento de trombo no nível do filtro é outra complicação que pode levar à oclusão completa da VCI, resultando em complicações que incluem flegmasia, TVP recorrente e síndrome pós-trombótica.

Complicações como essas, além de infecção, infecção de origem desconhecida que não melhora com tratamento, associadas a filtros não removíveis ou cronicamente implantados, podem exigir procedimentos complexos.[133]

Dentre as complicações, podemos destacar os dados obtidos de uma revisão sistemática de 16 séries de casos que relatou os seguintes riscos agrupados após implante de filtro: embolia pulmonar (0,6%); TVP (9,3%); trombose do sítio de inserção (2%); oclusão de VCI ou

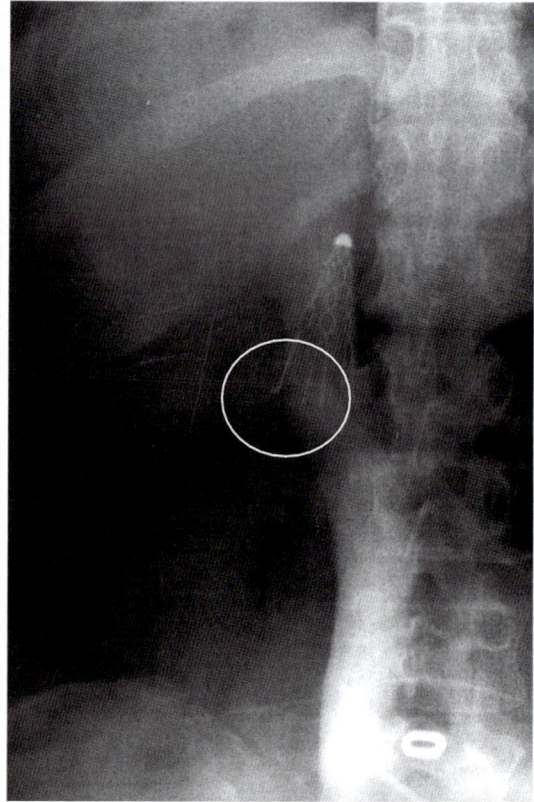

FIGURA 139.20 Inclinação do filtro de Greenfield, com possibilidade de perfuração da veia cava.

trombose (1,6%); complicações na colocação (1,4%); migração do filtro (0,4%);[136] penetração do filtro na parede venosa (0 a 41%);[137] fratura (2 a 10%); embolia recorrente (0,5 a 6%)[2] e morte (0,12%).[138] Uma revisão sistemática em pacientes vítimas de traumatismo abrangendo sete estudos não randomizados, que foram pareados para o tipo de lesão, idade, sexo, gravidade da lesão e risco de TVP, relatou taxas de EP 79% menor nos pacientes que receberam filtro preventivo, em comparação com indivíduos-controle históricos.[139] Entretanto, levando-se em consideração as possíveis e frequentes complicações relacionadas ao uso rotineiro de filtro de VCI nos pacientes vítimas de traumatismo, embora provavelmente possa reduzir o risco de EP a curto prazo, os benefícios a longo prazo ainda não são claros e não se deve utilizá-lo indiscriminadamente. Mesmo com o advento dos filtros recuperáveis, que podem ser removidos e, com isso, reduzir o potencial de complicações a longo prazo, muitas vezes eles não são removidos, e seu benefício não é atingido.[136]

Em um estudo experimental realizado pelos autores, em que o filtro de Greenfield foi implantado em VCI de ovelhas, observou-se que, quando há inclinação do filtro na veia cava, este fica com a extremidade aderida e incorporada à parede da veia cava, perdendo, parcialmente, suas propriedades de filtração (Figura 139.21).[58]

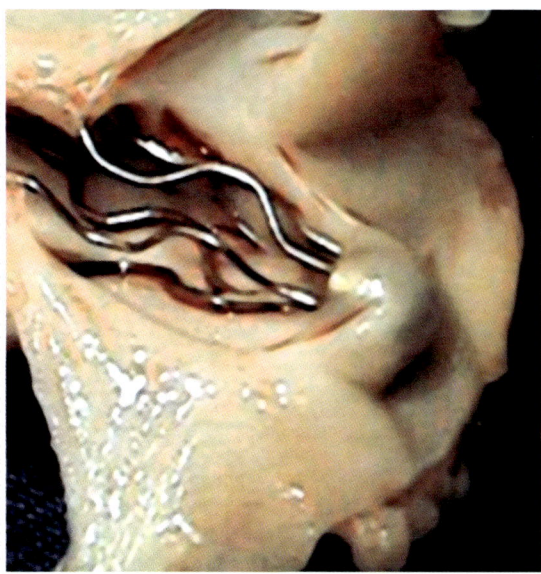

FIGURA 139.21 Estudo experimental em carneiros, mostrando o filtro de Greenfield inclinado e aderido à parede da veia cava.

CONSIDERAÇÕES FINAIS

A pesquisa contínua de novos filtros demonstra que ainda se está à procura de um FVC que apresente todas as características de um filtro ideal, quais sejam: boa biocompatibilidade; estabilidade; resistência à corrosão; retenção efetiva de êmbolos; aderência segura à parede da veia sem migração; manutenção da perviedade da veia cava apesar da retenção de êmbolo; introdução e retirada por via percutânea por meio de cateter de pequeno calibre; facilidade de liberação sem inclinação; ausência de obstáculos ao fluxo sanguíneo; e ausência de trombogenicidade. Além disso, devem-se acrescentar a compatibilidade com diagnóstico pela ressonância magnética (material não ferromagnético) e o baixo custo.[16]

Essas características ideais não foram alcançadas plenamente por qualquer dos filtros descritos e em uso até o momento. A melhor maneira de avaliar esses filtros é a realização de estudos controlados, prospectivos e ao acaso, comparando os diversos tipos à disposição – estudos estes que, até o momento, não foram realizados.[37] Os dados disponíveis até o momento não permitem dizer se algum filtro é superior a outro.[12]

Apesar disso, parece não restar dúvida de que a aplicação de filtros parece ser atualmente o mais seguro e eficiente procedimento de interrupção de veia cava.

As referências bibliográficas deste capítulo se encontram no Ambiente de aprendizagem do GEN.

140

Profilaxia de Tromboembolismo Venoso em Pacientes Cirúrgicos

Selma Regina de Oliveira Raymundo ▪ Ricardo de Alvarenga Yoshida ▪ Winston Bonetti Yoshida

Resumo

O tromboembolismo venoso (trombose venosa profunda [TVP] e embolia pulmonar [EP]) é uma doença muito frequente em pacientes hospitalizados e na pós-alta, acarretando complicações crônicas importantes, com altos custos à saúde pública e inabilidade aos pacientes. É uma das principais causas de morbimortalidade em todo o mundo. Muitos estudos científicos e diretrizes internacionais baseadas em evidências apresentam recomendações para a prevenção do tromboembolismo venoso, e esforços estão sendo feitos na tentativa de diminuir sua incidência, embora ela permaneça bastante alta. Neste capítulo, aborda-se a necessidade da profilaxia em situações de risco moderado e alto, conforme a estratificação dos fatores e as orientações de como fazê-la nas diversas especialidades cirúrgicas, visando principalmente à nona edição da Diretriz de Terapia e Profilaxia Antitrombótica Baseada em Evidências da Prática Clínica do American College of Chest Physicians (ACCP), de 2012, a American Society of Hematology (ASH) e outros consensos atuais.

Palavras-chave: profilaxia; tromboembolismo venoso; fatores predisponentes; cirurgia.

INTRODUÇÃO

O tromboembolismo venoso (TEV) é uma frequente complicação em pacientes hospitalizados, contribuindo para o aumento do período de internação. Constitui a principal causa de morte hospitalar prevenível nos EUA e em todo o mundo.[1-3] TEV adquirido no hospital ocorre durante o período de hospitalização ou até 3 meses depois e acomete mais de 30% dos pacientes com alta opitalar nos EUA.[4,5]

Muitos estudos científicos apresentam recomendações para a prevenção de TEV e um dos mais citados é o nono consenso do American College of Chest Physicians (ACCP), de 2012.[6-8] Outros consensos recentes, complementados por revisões sistemáticas e metanálises posteriores, além de estudos, apresentações e diretrizes internacionais atuais também são considerados.[9-13] A terapia antitrombótica foi atualizada em 2016, mas nenhuma mudança na avaliação de risco ou profilaxia se efetivou.[14]

A falta de conhecimento do paciente sobre o risco de TEV associado com a hospitalização é alta, o que foi constatado em uma grande pesquisa global[15] e, posteriormente, em outras enquetes conduzidas em alguns países.[16]

Em 2008, a *U. S. Surgeon General* emitiu um apelo à ação (*call to action*) para reduzir a ocorrência de TEV e identificar as razões para sua continuidade, como também para averiguar as lacunas chaves no conhecimento dessa doença.[17] Essa ação cresceu a partir de uma cúpula realizada, em 2017, pela American Heart Association (AHA) Arteriosclerosis, Thrombosis and Vascular Biology/Peripheral Vascular Disease Scientific Seasons, em que vários especialistas discutiram múltiplas questões e tópicos sobre as doenças vasculares. O objetivo era reduzir TEV adquirido em hospitais em 20% até 2030.[18] Apesar de vários estudos e diretrizes recomendarem profilaxia

para TEV com anticoagulantes para cirurgia maior e pacientes clínicos agudamente doentes hospitalizados,[6,8,19] existem poucos dados atuais sobre tendências na incidência de TVP e tromboembolia pulmonar (TEP), e os poucos estudos avaliados apresentam resultados conflitantes.[20,21] Na tentativa de resolver essas lacunas, Heit et al.,[22] utilizando recursos do *Rochester Epidemiology Project* (REP), realizaram um estudo coorte de todos os moradores de Olmsted County, em Minnesota, para estimar a ocorrência de TVP e/ou TEP sintomático e a prevalência dos fatores de risco de TEV e, ainda, o risco atribuível à população para cada fator de risco. Observaram que: (1) a incidência de TEV de 1981 a 2010 não mudou significativamente; (2) quase 80% dos eventos de TEV ocorridos foram atribuídos aos principais fatores de risco conhecidos; (3) um terço dos eventos de TEV idiopáticos foi imputado à obesidade; (4) o aumento na predominância da obesidade, do câncer e das cirurgias foi responsável, em parte, pela persistente incidência de TEV; (5) o crescimento do risco atribuído à população cirúrgica sugere que esforços simultâneos para prevenir TEV podem ter sido insuficientes.

Neste capítulo, serão abordadas três questões básicas: o porquê de se fazer a profilaxia, quando e como realizá-la em pacientes cirúrgicos e, também, o estado atual das novas terapêuticas profiláticas, particularmente os anticoagulantes orais diretos (DOACs, *direct oral anticoagulants*), dispositivos e esquemas de profilaxia.[23,24]

POR QUE FAZER A PROFILAXIA EM PACIENTES CIRÚRGICOS?

O TEV consiste em uma das principais causas de morbidade e mortalidade cardiovasculares em todo o mundo, com infarto agudo do miocárdio (IAM) e acidente vascular cerebral (AVC).[14] Aproximadamente 2/3 dos pacientes com TEV apresentam somente TVP, enquanto cerca de um terço apresenta EP como a primeira manifestação, sendo a causa primária de mortalidade relacionada ao TEV.[13] A maioria das estimativas mostra incidência anual nos EUA de TEV clinicamente validada (objetivamente diagnosticada), em adultos, de 1 a 2/1.000 ao ano,[1,22,25] havendo aumento exponencial com a idade, de 1/1.000 em adultos jovens, de 1/100 em mais idosos,[26] e 30 a 40% de todos os eventos de TEV em pacientes hospitalizados são relatados em pacientes cirúrgicos.[27] Observou-se ligeira redução ao longo do tempo (incidência de 1,6/1.000 em 2013 *versus* 1,8/1.000 em 1998).[28]

A TVP dos membros inferiores, principal fonte de êmbolos pulmonares, ocorre na população entre 0,2 e 0,7 caso por 1.000 habitantes/ano e, em Botucatu (SP), foi estimada incidência em 0,6 caso/1.000 habitantes/ano.[29] A prevalência de EP obtida em necropsias mostrou-se similar nos dados da literatura internacional, variando de 4 a 19%, sendo causa de óbito em 3,7 a 5%.[29]

A síndrome pós-trombótica (SPT) ocorre em 30 a 50% dos pacientes após TVP proximal,[30,31] podendo provocar sintomas dolorosos significativos e ser extremamente debilitante.[30] A hipertensão pulmonar tromboembólica crônica (HPTEC) manifesta-se em até 3,8% dos pacientes que tiveram EP no período de 2 anos.[32]

Os componentes da tríade de Virchow são: alterações da estase venosa, alterações nos constituintes sanguíneos e lesão endotelial. Nos pacientes cirúrgicos, os principais fatores predisponentes são imobilização, trauma, malignidades, histórico prévio de TEV e cirurgias. Adicionadas ao tipo de procedimento e duração, algumas particularidades do paciente, como idade avançada, comorbidades, complicações infecciosas, presença de varizes, obesidade, desidratação, puerpério e terapia hormonal, têm papel maior no risco pós-cirúrgico. Acrescente-se, ainda, a trombofilia resultante de fatores genéticos ou adquiridos que favoreçam a coagulação do sangue intravascular.[12]

QUADRO 140.1	Estratificação de risco para tromboembolismo venoso (TEV) em pacientes cirúrgicos e chance de desenvolvimento em cada grupo.	
Estratificação de risco de TEV	Características	Chance de desenvolver TEV (%)
Risco baixo	Cirurgias em pacientes < 40 anos, sem outros fatores de risco	0,5 a 1,5%
	Cirurgias menores (< 30 min e sem necessidade de repouso prolongado)	
	Pacientes > 40 anos, sem outros fatores de risco	
	Trauma menor	
Risco moderado	Cirurgia maior (abdominopélvica) em pacientes de 40 a 60 anos sem fatores de risco adicionais	3%
	Procedimentos artroscópicos de membros inferiores	
	Imobilização por gesso	
	Cirurgia geral em pacientes > 60 anos	
	Cirurgia geral em pacientes de 40 a 60 anos com fatores de risco adicionais	
Risco alto	Cirurgia maior para tratamento de neoplasia	6%
	Cirurgias ortopédicas maiores (quadril e joelho)	
	Cirurgias maiores cardiotorácicas ou pélvicas	
	Cirurgia maior em pacientes com história de TEV prévio ou de trombofilia	
	Traumas múltiplos ou graves de coluna, vértebras, pélvis, quadril ou membros inferiores	

As intervenções cirúrgicas são algumas das principais situações de risco para o desenvolvimento de TEV, desde a cirurgia geral até cirurgias especializadas de vários setores, destacando-se as ortopédicas, especialmente as que envolvem quadril e joelho, pois a incidência de TEV é aí mais expressiva.

Taxas gerais de TEV provocadas por procedimentos cirúrgicos correspondem a 20% de todos os TEV. Dados baseados no American College of Surgeons National Surgical Quality Improvement Program estimam as taxas de TEV entre 0,5 e 1,6%.[33,34] Incidência alta de 2 a 3% é observada após cirurgia neurológica, ortopédica, oncológica, traumas e cirurgias de emergência.[35] Interrupções ou ausência nas prescrições de farmacoprofilaxia de TEV em pacientes cirúrgicos mostraram estar associadas ao risco aumentado de duas a três vezes e 35 a 56% dos eventos verificados após a alta.[36]

Diagnóstico preciso é importante para avaliar o sucesso dos esforços na prevenção de TEV, mas é desafiador, devido a características clínicas inespecíficas e testes falso-positivos e falso-negativos. Avaliação clínica e testes objetivos são necessários, uma vez que a TVP pode ser assintomática e sem manifestações clínicas significativas em cerca de 50% dos casos, podendo ser a EP o primeiro sintoma. Por outro lado, em 50% dos pacientes com sintomas de TVP não há confirmação do diagnóstico.

Escores de risco em casos suspeitos de TEV incorporam avaliação clínica de probabilidade pré-teste da doença. Embora existam vários sistemas de escore, o de Wells TVP, Wells EP e o Geneva EP são os mais usados e melhor validados.[37-40] Entretanto, a probabilidade pré-teste apenas não exclui e geralmente não pode descartar com segurança o TEV. Dessa maneira, o diagnóstico de confirmação precisa ser feito por meio de exames de imagens, como ultrassonografia vascular, angiotomografia, cintilografia de ventilação/perfusão, angiorressonância magnética e ecocardiografia.

A ultrassonografia vascular é o método mais utilizado para diagnóstico de TVP, por ser não invasivo e ter acurácia semelhante à flebografia (padrão-ouro).[41]

Empregando métodos objetivos de diagnóstico, a incidência de TVP confirmada em pacientes submetidas a cirurgia geral tem sido estimada em 15 a 40% e, em cirurgia ortopédica de grande porte, entre 40 e 60%, inclusive no Brasil.[29]

O TEV é, sem dúvida, bastante frequente e grave, sendo a profilaxia fundamental porque previne complicações agudas e crônicas. Evidências de vários ensaios clínicos randomizados nas últimas três décadas demonstram que o uso apropriado de tromboprofilaxia em pacientes clínicos e cirúrgicos de alto risco hospitalizados é seguro, efetivo clinicamente e custo-efetivo na redução do TEV.[6,7,42,43] Todavia, apesar dos estudos e publicações de numerosos consensos alicerçados em evidência, a tromboprofilaxia permanece ainda subutilizada ou mal aplicada.[44,45]

QUANDO FAZER A PROFILAXIA?

A profilaxia geral (deambulação precoce, movimentos de flexão/extensão dos pés e hidratação adequada) deve ser implementada em todos os pacientes submetidos a um tratamento cirúrgico. Além disso, nos pacientes com maior risco de desenvolvimento de TEV (risco moderado ou alto), necessita-se aplicar uma profilaxia farmacológica. Atualmente, a classificação de risco de TEV em pacientes cirúrgicos é dividida em risco alto, moderado e baixo (Quadro 140.1), dependendo do tipo e porte da cirurgia, posição adotada durante a cirurgia, sua duração, período de imobilização, presença de câncer, extensão do trauma (partes moles, ossos etc.) e presença de fatores de risco predisponentes (Quadro 140.2).

QUADRO 140.2	Fatores predisponentes adicionais para o risco de tromboembolismo venoso (TEV).	
Fatores predisponentes		Peso relativo
Trombofilia		Alto
História prévia de TEV		
Doenças malignas		
Medicamentos (tratamento de tuberculose, talidomida, quimioterápicos)		
Infecção pelo HIV		
Doenças autoimunes/inflamatórias intestinais		
Idade avançada (> 60 anos)		Moderado
Insuficiência cardíaca congestiva		
Obesidade (IMC > 30 kg/m²)		
Uso de estrogênios		
Gravidez e puerpério		
Síndrome nefrótica		Baixo
Veias varicosas		

HIV: vírus da imunodeficiência humana; IMC: índice de massa corporal. (Adaptado de Jacobson et al.[9])

Em 2012, a nona edição da Diretriz de Terapia e Profilaxia Antitrombótica Baseada em Evidências da Prática Clínica do ACCP, assim como a American Society of Hematology (ASH), usando um painel de especialistas, revisaram as evidências dos estudos, criaram condutas mais gerais e estabeleceram recomendações. O ACCP advogou estratégias de prevenção baseadas em escores de estratificação de riscos de TEV para orientar as decisões médicas, ao prescreverem tromboprofilaxia.

Para pacientes cirúrgicos não ortopédicos, os modelos de avaliação do risco de TEV adotados foram os de Rogers e o de Caprini, nas suas versões adaptadas para contemplar novas variáveis e serem mais abrangentes e precisos.[6,46,47] O *Caprini DVT Risk Score* de 2005 (escore de Caprini) (Quadro 140.3) incorpora 40 fatores de risco individuais para identificar pacientes cirúrgicos que serão, ou não, beneficiados com profilaxia medicamentosa.

Desde então, outros modelos têm sido avaliados, incluindo o International Medical Prevention Registry on Venous Thromboembolism (IMPROVE).[48] Aplicativos para telefones celulares, como PECTEV, podem ajudar nessa estratificação. O sumário das recomendações do ACCP de 2012 encontra-se no Quadro 140.4.

A ASH, em colaboração com o *McMaster GRADE Centre*, publicou recentemente orientações para prevenção, diagnóstico e tratamento de TEV. Algumas sugestões contra o uso de profilaxia em certas situações, como colecistectomia laparoscópica, a não ser na presença de fatores de risco fortes, como história prévia de TEV, trombofilia ou neoplasia, geraram controvérsias.[49] Por outro lado, existem recomendações mais amplas sobre a profilaxia combinada farmacológica e mecânica e sobre a profilaxia estendida após cirurgias de grande porte por 3 semanas (de 19 a 42 dias), principalmente em cirurgias oncológicas grandes.

O National Institute for Health and Care Excellence 2018 recomenda, ainda, modelos para estratificar os riscos de TEV e sangramento dos pacientes e descreve intervenções para reduzir a incidência de TEV no hospital no período de 90 dias após a admissão.

Devido à cirurgia ortopédica sem profilaxia apresentar risco muito elevado de TEV, a estratificação de risco para profilaxia pode ser dividida entre pacientes não ortopédicos (cirurgias gerais, abdominopélvica, bariátrica, vascular, plástica/reconstrutora, urológica, torácica, cardíaca etc.)[6,12] e pacientes submetidos a procedimentos cirúrgicos ortopédicos de grande porte (quadril e joelho), que são fatores independentes de risco de TEV.[8]

COMO FAZER A PROFILAXIA E POR QUANTO TEMPO?

Como fazer?

Os métodos profiláticos dividem-se em: químicos (anticoagulantes) e mecânicos (meias elásticas de compressão graduada [MECG]) (Figura 140.1); dispositivos de compressão pneumática intermitente (CPI) de perna e/ou de coxa (Figura 140.2) e de compressão plantar; e dispositivos de dorsiflexão plantar.) Nesse tópico, serão abordados o início da profilaxia e seu tempo de manutenção.

Os anticoagulantes disponíveis e aprovados pela Agência Nacional de Vigilância Sanitária (Anvisa), assim como suas posologias, encontram-se no Quadro 140.5. Detalhes sobre a farmacologia dos anticoagulantes estão em outros capítulos específicos deste livro (ver Capítulos 47 a 50). A profilaxia medicamentosa é mais eficiente e prática, mas está relacionada com risco de sangramento ou hemorragia, que precisa ser considerado na decisão terapêutica de cada paciente. Quando os anticoagulantes são contraindicados ou o risco de sangramento se sobrepõe, os métodos mecânicos são uma alternativa. O filtro de veia cava não deve ser usado na profilaxia primária.

QUADRO 140.3	Avaliação de risco no escore de Caprini para pacientes cirúrgicos.
Cada fator de risco representa 1 ponto	▪ Idade 41 a 60 anos ▪ Cirurgia menor programada ▪ História de cirurgia maior prévia (< 1 mês) ▪ Veias varicosas ▪ História de doença inflamatória intestinal ▪ Inchaço das pernas (atual) ▪ Obesidade (IMC > 25 kg/m²) ▪ Infarto agudo do miocárdio ▪ Insuficiência cardíaca congestiva (< 1 mês) ▪ Septicemia (< 1 mês) ▪ Doença pulmonar grave incluindo pneumonia (< 1 mês) ▪ Doença pulmonar obstrutiva crônica ▪ Paciente clínico atualmente restrito ao leito ▪ Outros fatores de risco
Para mulheres somente (cada fator 1 ponto)	▪ Contraceptivos orais ou terapia de reposição ▪ Gravidez ou pós-parto (< 1 mês) ▪ História de natimorto não explicado, abortos espontâneos recorrentes (> 3), nascimento prematuro com toxemia ou bebê com crescimento restrito
Cada fator de risco representa 2 pontos	▪ Idade 60 a 74 anos ▪ Cirurgia artroscópica ▪ Câncer (ativo ou prévio) ▪ Cirurgia maior (> 45 minutos) ▪ Cirurgia laparoscópica (> 45 minutos) ▪ Paciente restrito ao leito (> 72 horas) ▪ Imobilização com gesso (< 1 mês) ▪ Acesso venoso central
Cada fator de risco representa 3 pontos	▪ Idade > 75 anos ▪ História prévia de TVP/EP ▪ História familiar de trombose ▪ Fator V de Leiden positivo ▪ Protrombina 20210A positivo ▪ Homocisteína sérica elevada ▪ Anticoagulante lúpico positivo ▪ Anticorpos anticardiolipinas elevados ▪ Trombocitopenia induzida por heparina ▪ Outras trombofilias congênitas ou adquiridas
Cada fator de risco representa 5 pontos	▪ Artroplastia de membros inferiores eletiva. Se sim, qual? ▪ Fraturas quadril, pelve ou perna (< 1 mês) ▪ Acidente vascular encefálico (< 1 mês) ▪ Trauma múltiplo (< 1 mês) ▪ Lesão aguda da medula espinal (paralisia) (< 1 mês)

Total escore de fatores de risco _____

EP: embolia pulmonar; IMC: índice de massa corporal; TVP: trombose venosa profunda. (Adaptado de https://venousdiseasecom/caprini-dvt-risk-assessment/ e Henke et al.[18])

QUADRO 140.4	Resumo das principais recomendações do American College of Chest Physicians de 2012.

▪ Para pacientes de baixo risco para TEV, profilaxia não é recomendada
▪ Para pacientes de alto e moderado risco, profilaxia farmacológica ou mecânica é recomendada sobre nenhuma profilaxia
▪ Para pacientes com alto risco de sangramento, profilaxia farmacológica não é recomendada. Esses pacientes devem receber profilaxia mecânica, que poderá ser substituída por farmacológica se o risco de TEV persistir e o risco de sangramento diminuir

Duração da profilaxia recomendada pela diretriz

▪ Pacientes clínicos devem receber profilaxia farmacológica durante 6 a 21 dias ou até alta hospitalar, o que vier primeiro
▪ Pacientes clínicos não devem receber profilaxia estendida além do período da imobilização do paciente ou estadia em hospital por curto tempo
▪ Pacientes cirúrgicos submetidos a cirurgia maior devem receber profilaxia farmacológica durante 10 a 14 dias
▪ Pacientes cirúrgicos de alto risco de TEV, como submetidos a cirurgia abdominal ou pélvica para câncer devem receber profilaxia estendida (4 semanas)
▪ Pacientes submetidos a cirurgia ortopédica devem receber tromboprofilaxia por um mínimo de 10 a 14 dias
▪ Profilaxia estendida (até 35 dias) é sugerida para pacientes submetidos a cirurgia ortopédica maior

TEV: tromboembolismo venoso. (Adaptado de Henke et al.[18])

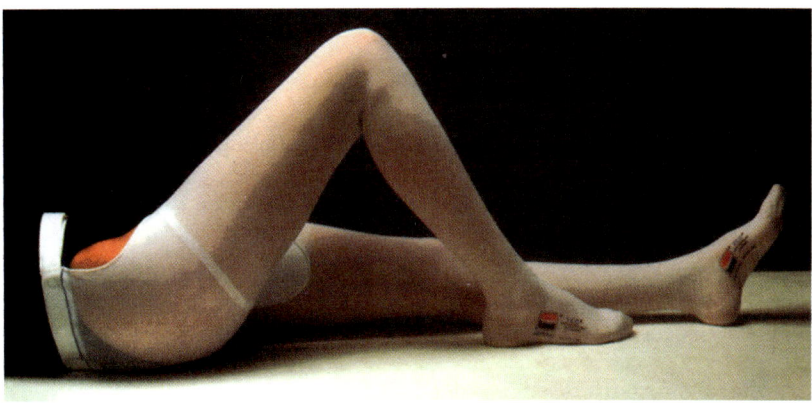

FIGURA 140.1 Meias elásticas de compressão graduada utilizadas para profilaxia de tromboembolismo venoso em pacientes cirúrgicos.

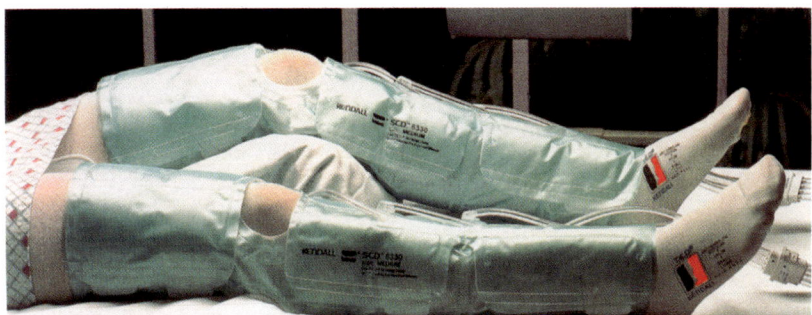

FIGURA 140.2 Dispositivo de compressão pneumática intermitente.

QUADRO 140.5	Medicações anticoagulantes disponíveis no mercado brasileiro para profilaxia.			
Anticoagulantes	**Dose menor**	**Dose maior**	**Situações especiais**	**Recomendações**
Heparina não fracionada SC	5.000 UI a cada 12 h	5.000 UI a cada 8 h	–	–
Enoxaparina SC	20 mg	40 mg	–	Cirurgias em geral
Fondaparinux SC	2,5 mg/dia; iniciar após a cirurgia		–	Só validados para profilaxias de cirurgias ortopédicas de grande porte
Rivaroxabana VO	10 mg; iniciar 6 h após a cirurgia		–	
Dabigatrana VO	110 mg/dia; 1 a 4 h antes da cirurgia		–	
	220 mg/dia após a cirurgia			
	75 mg; 1 a 4 h antes da cirurgia		Insuficiência renal	
	150 mg/dia após a cirurgia		Uso de amiodarona	
			Idosos	
Apixabana VO	2,5 mg; 2 vezes/dia; 12 h após a cirurgia		–	

SC: subcutâneo; VO: via oral.

Desde a publicação da nona edição da diretriz do ACCP, novos estudos surgiram com os anticoagulantes orais, como é o caso dos antagonistas diretos da trombina (fator II) ou do fator Xa, e foram incorporados como recomendações na publicação de 2016 (décima edição do ACCP).[14] Houve também novas discussões em diretrizes sobre a opção do uso de antiplaquetários e anticoagulantes orais na profilaxia de TEV após cirurgias ortopédicas de grande porte, considerando-se a relação custo-eficácia na prevenção de eventos sintomáticos e no risco de sangramento, mas ainda com ponderações entre os especialistas.[50]

As orientações de profilaxia de TEV do National Institute for Health and Care Excellence (NICE)[51] são as seguintes:

- Todo paciente necessita receber profilaxia mecânica na admissão hospitalar
- Deve-se adicionar profilaxia química desde que haja baixo risco de sangramento. Opções: fondaparinux, heparina de baixo peso molecular (HBPM) ou heparina não fracionada (HNF)

- A profilaxia necessita ser estendida pelo período mínimo de 5 a 7 dias ou até que a mobilidade não seja mais significativamente reduzida
- A extensão da profilaxia até 28 dias no período pós-operatório deve ser feita em pacientes submetidos a cirurgia abdominal ou pélvica devido à neoplasia.

Segundo o documento da International Union of Angiology (IUA), os pacientes de risco moderado de TEV (cirurgia geral maior em pacientes de 40 a 60 anos sem outros fatores de risco, pacientes maiores de 60 anos ou qualquer cirurgia em pacientes de 40 a 60 anos com antecedentes de TVP ou EP) devem receber profilaxia química com HBPM ou HNF. Nos pacientes de alto risco (maiores de 60 anos, cirurgia maior, pacientes de 40 a 60 anos com neoplasia ou outro fator de risco de TEV, inclusive trombofilia), a profilaxia deve ser feita com HBPM ou fondaparinux. É preciso considerar a extensão da profilaxia até 30 dias do pós-operatório no caso de pacientes submetidas a cirurgia abdominal ou pélvica associada à neoplasia com HBPM. Nos pacientes bariátricos, a profilaxia deve ser realizada com HBPM na mais alta posologia e pode ser associada ao uso de MECG e CPI.[12]

A Figura 140.3 mostra o fluxograma de decisão terapêutica proposto pelos autores deste capítulo para cada situação de risco, extraído das diretrizes da Sociedade Brasileira de Angiologia e de Cirurgia Vascular (SBACV), de 2005,[10] e do ACCP, de 2012.[6]

Podem-se resumir as recomendações gerais dos consensos desta maneira:[6,9,10,12,53]

- Baixo risco: para pacientes com idade inferior a 40 anos submetidos a cirurgia geral ou abdominopélvica com risco baixo,

o ACCP, em 2012, recomendou que nenhuma profilaxia farmacológica ou mecânica fosse usada (grau 1 B), somente deambulação precoce e mobilização no leito (grau 2 C)[52]

- Risco moderado: para pacientes com idade entre 40 e 60 anos submetidos a cirurgias maiores e sem fatores de risco adicionais ou submetidos a procedimentos cirúrgicos de baixo porte com fatores adicionais e sem riscos de sangramento, recomenda-se HNF ou HBPM em doses menores, indicadas pelos fabricantes, ou fondaparinux (Quadro 140.5). As HBPM e o fondaparinux são preferíveis à HNF pela conveniência de uma única injeção e por terem menor frequência de trombocitopenia induzida por

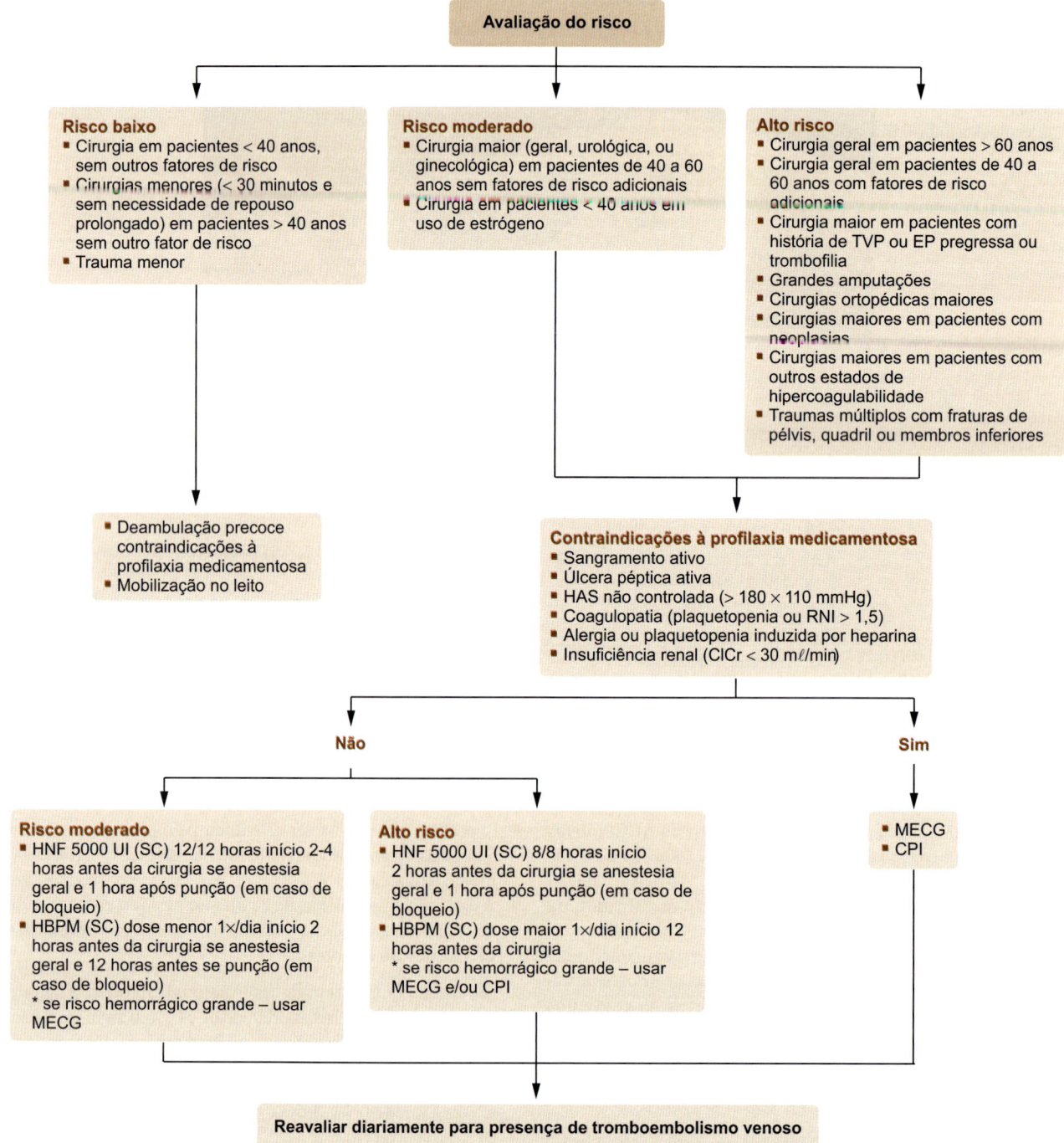

FIGURA 140.3 Fluxograma de decisão terapêutica. ClCr: *clearance* de creatinina; EP: embolia pulmonar; HAS: hipertensão arterial sistêmica; HBPM: heparina de baixo peso molecular; HNF: heparina não fracionada; MECG: meias elásticas de compressão graduada; RNI: Razão Normalizada Internacional; SC: subcutânea; TVP: trombose venosa profunda. (Adaptada do grupo de elaboração de normas de orientação clínica para a prevenção, o diagnóstico e o tratamento da trombose venosa profunda da Sociedade Brasileira de Angiologia e Cirurgia Vascular[10] e do American College of Chest Physicians 2012.[6,8])

heparina (TIH). Nos pacientes com alto risco de sangramento maior, o ACCP, em 2012, sugeriu profilaxia mecânica, preferencialmente com CPI (grau 2 C).[52]

■ Alto risco: em pacientes com idade superior a 60 anos, submetidos a cirurgias de grande porte sem risco adicional, pacientes com idade entre 40 e 60 anos submetidos a cirurgias de menor porte, mas com risco adicional, ou submetidos a cirurgias ortopédicas maiores (quadril ou joelho), com ou sem fatores adicionais e sem risco alto para sangramento maior, o ACCP, em 2012, recomendou profilaxia farmacológica com HBPM (grau 1 B) ou HNF (grau 1 B). Sugeriu que MECG ou CPI poderiam ser adicionadas à profilaxia farmacológica (grau 2 C).[52] Em pacientes com alto risco de sangramento maior, indicou o uso de profilaxia mecânica preferencialmente com CPI até que esse risco diminuísse, e a profilaxia farmacológica pudesse ser iniciada (grau 2 C). As doses de HNF e HBPM devem ser as maiores (Quadro 140.5) e o fondaparinux na dose fixa de 2,5 mg/dia subcutâneo, seja no risco moderado ou no alto. Para cirurgia geral, gastrenterológica, ginecológica e abdominopélvica em pacientes com alto risco para TEV, em que HBPM e HNF são contraindicadas ou indisponíveis, e que não são de alto risco para complicações hemorrágicas, o consenso do ACCP de 2012 sugeriu, como alternativa, o uso de ácido acetilsalicílico (AAS; 160 mg/dia), fondaparinux (2,5 mg/dia SC) ou profilaxia mecânica, de preferência com CPI (todos grau 2 C) sobre nenhuma profilaxia.[6,52]

Para pacientes externos, incluindo ambulatoriais e aqueles com alta recente do hospital, o ACCP, em 2012, recomendou profilaxia farmacológica apenas para pacientes com tumores sólidos com fatores de risco adicionais para TEV e com baixo risco de sangramento.[6]

Para procedimentos ortopédicos de grande porte, envolvendo os territórios do joelho ou quadril, recomendam-se enoxaparina, como primeira escolha, fondaparinux ou HNF, ou os anticoagulantes orais: dabigatrana,[24] rivaroxabana,[24] e apixabana[53] ou varfarina (posologias relacionadas no Quadro 140.5). A CPI é sugerida, adicionalmente, nesses pacientes.[8,9] Em procedimentos ortopédicos de grande porte, incluindo-se as fraturas de quadril, as mesmas recomendações de medicamentos de profilaxia, com duração mínima de 10 a 14 dias, devem ser seguidas.[8,52]

Por quanto tempo?

O risco de TEV é maior nas primeiras 4 semanas depois da cirurgia, e esse risco existe mesmo em casos de cirurgia ambulatorial, quando o paciente retorna a suas atividades habituais em menos de 24 horas. No entanto, a magnitude do risco varia de acordo com o tipo de cirurgia, com maior potencial nas cirurgias ortopédicas (principalmente artroplastia de quadril e joelho) e nas associadas a neoplasias. Existe um aumento exponencial do risco de TEV nas primeiras 12 semanas após a cirurgia, atingindo seu ápice na terceira semana (aumento de mais de 100 vezes), persistindo até o fim do primeiro ano pós-operatório.[54]

Na maioria dos estudos encontrados na literatura, a duração para a profilaxia do TEV em pacientes cirúrgicos (exceto em cirurgias ortopédicas) varia entre 5 e 7 dias. Estudos randomizados demonstraram que a profilaxia estendida de 1 semana para 1 mês reduz TVP assintomática em 50 a 70% dos casos.[55] Em cirurgias abdominais e/ou pélvicas associadas a neoplasias, a extensão da profilaxia até 30 dias do pós-operatório deve ser considerada.[12] O ACCP, em 2012, também defendeu a ideia da extensão da anticoagulação profilática com HBPM nesses casos, desde que os pacientes tenham baixo risco de sangramento.[52] Nas demais situações em que o risco for alto (em torno de 6%), a HBPM deve ser utilizada até que a mobilidade do paciente retorne à normalidade.[6]

Não existem estudos sobre a profilaxia prolongada após cirurgia vascular, sendo necessárias mais pesquisas para determinar a duração ideal da profilaxia prolongada e se a mortalidade é influenciada.[55]

A profilaxia estendida por período maior que 7 dias deve ser considerada se o paciente desenvolver complicações durante a internação, como infecções, se a mobilização estiver prejudicada pela intervenção cirúrgica ou em casos de quimioterapia ambulatorial.[11] Nos pacientes bariátricos, a profilaxia necessita ser feita com HBPM na mais alta posologia e pode estar associada ao uso de MECG e de CPI.[12] Esses pacientes também devem ser avaliados para o risco elevado de TEV pós-alta e ser considerada a hipótese da profilaxia estendida.[55]

PROFILAXIA EM SITUAÇÕES ESPECIAIS

Bloqueios raquimedulares e peridurais

Os anticoagulantes aprovados nos últimos anos foram liberados com avisos sobre risco de hematoma espinal e muitos têm descrições sobre os intervalos entre a descontinuidade do anticoagulante e o procedimento cirúrgico ou bloqueio neuroaxial e o tempo para instalação ou manipulação de cateteres epidurais, após a administração dos anticoagulantes.[56]

De maneira semelhante, comunicação referente à segurança de medicamentos feita pela Food and Drug Administration (FDA) recomendou o intervalo de 4 horas entre a remoção do cateter e a dose subsequente da administração de HBPM.[57]

Entre as recomendações atuais, destacam-se as da American Society of Regional Anesthesia and Pain Medicine:[58,59]

■ No caso da enoxaparina, a colocação ou remoção de um cateter neuroaxial deve ser realizada, pelo menos, 12 horas após a administração de dose profilática, e uma nova dose deverá ser ministrada não antes de 4 horas depois da remoção do cateter em espaço epidural, sendo postergada por, no mínimo, 24 horas se houver sangue na agulha de raquianestesia ou no cateter de peridural

■ Orienta-se a não administração concomitante de medicamentos antiplaquetários ou anticoagulantes orais em combinação com HBPM

■ Em caso de profilaxia com HBPM em dose dupla diária (30 mg em duas vezes), recomenda-se que a primeira dose seja ministrada no dia seguinte, e não antes de 12 horas após a colocação de agulha/cateter, independentemente da técnica anestésica, e apenas com hemostasia cirúrgica adequada. Os cateteres epidurais devem ser removidos antes do início da tromboprofilaxia com HBPM e sua administração necessita ser retardada por 4 horas após a remoção do cateter

■ Na profilaxia diária única (40 mg, 1 vez/dia), é recomendável que a primeira dose de HBPM no pós-operatório seja ministrada ao menos 12 horas depois da colocação de agulha/cateter. A segunda dose pós-operatória não pode ocorrer antes de 24 horas após a primeira dose. Nenhuma medicação adicional para hemostasia deve ser ministrada. Deve-se remover o cateter 12 horas após a última dose de HBPM. A administração subsequente deve acontecer, pelo menos, 4 horas depois da remoção do cateter

■ No caso de HNF (menos de 15 mil UI ao dia), indica-se que o tempo antes da manipulação ou remoção do cateter/punção seja de, no mínimo, 4 a 6 horas e sua administração 1 hora após a remoção do cateter

■ Para o fondaparinux, que tem ação mais prolongada, recomenda-se não remover o cateter de peridural antes de 36 horas após sua última dose. Para os DOACs, o cateter de peridural pode ser removido somente após 22 a 26 horas da última dose. Depois da remoção, a nova dose de DOACs deve ser ministrada após 6 horas, para a rivaroxabana, e 1 hora, para a dabigatrana.[7,9,12,55]

Tromboembolismo venoso em cirurgia para obesidade mórbida (cirurgia bariátrica)

As taxas de TEV depois da cirurgia bariátrica são de 0,3 a 2,2%, e a taxa de EP é de 1%, apesar da profilaxia.[60] No *International Bariatric Surgery Registry*, a EP foi a causa mais comum de mortalidade (30%) e um achado comum à necropsia, e a TVP, importante complicação, evidenciando que o risco estimado de TEV dos pacientes submetidos a procedimentos bariátricos é alto (6%), embora menor em cirurgias laparoscópicas do que abertas, mostrando a necessidade de profilaxia (Quadro 140.2).[6] Entretanto, apesar do consenso de que a profilaxia é primordial, a posologia ainda é controversa. Estudos sugerem que a profilaxia com HBPM em dose mais elevada, ministrada a cada 12 horas (enoxaparina 40 mg ou 30 mg a cada 12 horas, por via subcutânea), é mais eficaz e igualmente segura.[61,62]

A diretriz europeia de 2017 recomenda a adequação à estratificação de risco dos pacientes bariátricos:

- Para pacientes de baixo risco, sugere-se o uso de CPI ou de tromboprofilaxia durante e após o procedimento (grau 2 C)
- Para pacientes de alto risco com, pelo menos, um fator de risco adicional (IMC > 55 kg/m², idade > 55 anos, história prévia de TEV, varizes, apneia obstrutiva do sono ou síndrome de obesidade e hipoventilação, hipercoagulabilidade e hipertensão pulmonar), indica-se a associação de tromboprofilaxia com CPI (grau 1 C), em doses de 30 a 40 mg, por via subcutânea, a cada 12 horas, conforme o IMC (grau 2 B), ou até 60 mg, a cada 12 horas, em pacientes de mais alto risco (grau 2 B), estendida no pós-operatório por 10 a 15 dias (grau 1 C).[63]

Tromboembolismo venoso em pacientes cirúrgicos com câncer

O TEV ocorre em 0,3, 2 e 6,7% dos pacientes hospitalizados com câncer na estratificação de baixo, moderado e alto risco, respectivamente, e permanece com taxas elevadas até 30 dias após o diagnóstico. O câncer como fator isolado eleva o risco de TEV até sete vezes mais em comparação a pacientes sem câncer. Da totalidade dos casos de TEV, 20% ocorrem em pacientes com câncer, e a incidência anual pode chegar a um para cada 200 pacientes com a neoplasia.[14] Aproximadamente 15% dos pacientes com câncer vão desenvolver TEV sintomático e, em 50% dos pacientes, serão encontrados TEV na necropsia.[20]

O estudo ENOXACAN II[64] demonstrou claramente o benefício da profilaxia estendida por 4 semanas com redução de 60% no risco de TEV em pacientes submetidos a cirurgia maior abdominal oncológica, incluindo cirurgias gastrenterológicas, ginecológicas e urológicas. Utilizando-se enoxaparina na dose de 40 mg ao dia por via subcutânea, houve incidência de 12% de TVP em pacientes tratados por 6 a 10 dias *versus* 4,8% em pacientes tratados por cerca de 30 dias, sem aumento significativo do risco de hemorragia. Diversos estudos confirmaram a necessidade de profilaxia de TEV com HBPM durante 4 semanas no período pós-operatório de cirurgia oncológica.[6,11]

Para pacientes de alto risco de TEV submetidos a cirurgia abdominal ou pélvica para câncer que não de alto risco para complicações de sangramento maior, ACCP recomenda profilaxia farmacológica de duração estendida (4 semanas) com HBPM em vez do período usual de 7 a 10 dias (grau 1 B).[6] Ressalta que pacientes referindo dificuldades financeiras para obtenção da medicação para profilaxia estendida podem preferir a duração menor.[6]

A rápida adoção global de DOACs no manejo de TEV em pacientes com câncer é uma tendência emergente de tratamento que precisa ser abordada com base no nível atual das evidências.[65]

Tromboembolismo venoso em pacientes submetidos a cirurgia vascular

Os estudos de profilaxia com pacientes submetidos a cirurgias vascular e endovascular são poucos, heterogêneos, com casuística limitada e resultados inconclusivos.[6] As recomendações de profilaxia em cirurgias vascular e endovascular acompanham as de procedimentos de cirurgia geral. Uma consideração inclui a relativa contraindicação para profilaxia mecânica em alguns pacientes submetidos a enxerto de membro inferior.

Numerosos estudos observacionais que avaliaram o risco de TEV em pacientes submetidos a cirurgia vascular são limitados por amostras pequenas e informação incompleta. Pela idade avançada dos pacientes e pela alta complexidade das cirurgias arteriais (convencional ou endovascular), esses pacientes seriam estratificados como alto risco.[6,12]

Dados do *British Million Women Study* mostraram que o risco de TEV sintomático em pacientes internados cirúrgicos em 12 semanas é quase tão alto em cirurgia vascular (1 em 115) quanto naqueles com cirurgia por câncer (1 em 85).[66] Um outro estudo, que utilizou dados do *California Discharge Data Set,* relatou que o risco de TEV sintomático de pacientes submetidos a cirurgias vasculares, em geral, foi de aproximadamente 1,7% dentro de 3 meses. O risco se mostrou um pouco menor para pacientes submetidos a amputação abaixo do joelho e fístulas arteriovenosas (0,5 a 0,9%), sendo mais baixo para endarterectomia de carótida (0,2%).[6]

Estudo realizado no Brasil constatou que a incidência de TVP em pacientes submetidos a amputações e que não receberam profilaxia foi de 25,8%, semelhante a pacientes em pós-operatório de cirurgia geral, também sem profilaxia.[67] Lastória et al.[68] verificaram que o uso de profilaxia com HNF (5 mil UI a cada 8 horas, por via subcutânea) e HBPM (enoxaparina 40 mg ao dia, por via subcutânea) em pacientes amputados reduziu a incidência de TVP em 11,76 e 9,75%, respectivamente, justificando a profilaxia nesses casos.

Nas cirurgias convencionais para o tratamento de varizes, a incidência de TVP sem profilaxia encontrada foi de 5,3%, não sendo descritos casos de EP.[69] Em outro estudo, comparando a cirurgia convencional com as cirurgias ablativas, por meio de espuma de polidocanol ou com *laser*, a incidência foi de 0,54, 0,19 e 0,47%, respectivamente.[70] Aguiar et al.[71] publicaram recentemente um estudo em que foi analisada a prevalência de TEV após escleroterapia com espuma guiada com ultrassonografia com Doppler e verificaram que TEV ocorreu em 0,49% (EP em 0,3%) em um tempo médio de 44,0 ± 42,2 dias e que sexo masculino, história pessoal ou familiar de tromboflebite ou TVP prévia e veias varicosas de grande calibre estavam significativamente associados ao TEV.

O ACCP, em 2012, não recomendou uso rotineiro de profilaxia farmacológica quando não há fatores de risco adicionais (grau 2 B),[6] e o NICE indica profilaxia com HBPM por 7 dias quando o tempo de anestesia for superior a 90 minutos, e o risco de TEV for maior que o risco de sangramento.[51]

Tromboembolismo venoso em pacientes submetidos a cirurgia urológica

Dois pequenos estudos randomizados, envolvendo 153 pacientes submetidos a procedimentos urológicos abertos, compararam o uso de CPI com pacientes controles. Houve redução de TVP de 14,9 para 6,3%. O emprego de HNF em doses profiláticas menores foi eficaz na redução de TVP assintomática em oito estudos randomizados em que os grupos-controle não obtiveram profilaxia. A incidência global da TVP foi reduzida de 39 para 16%.[55]

Um outro estudo com pacientes submetidos a prostatectomia radical não encontrou diferença no número de linfoceles pélvicas ou perda de sangue entre aqueles que receberam HNF em doses profiláticas menores e os que não tiveram profilaxia medicamentosa.[55]

As recomendações e sugestões do ACCP, em 2012,[6] seguem as mesmas utilizadas para pacientes submetidos a cirurgia geral gastrintestinal e abdominopélvica:

- Em risco muito baixo para TEV, o ACCP recomenda deambulação precoce e não usar profilaxia específica farmacológica (grau 1 B) ou mecânica (grau 2 C)
- Para os pacientes de risco baixo, sugere profilaxia mecânica, preferencialmente com CPI sobre nenhuma profilaxia
- Se os pacientes são de moderado risco para TEV e não de alto risco para sangramento, sugere HBPM (grau 2 B), HNF (grau 2 B) ou profilaxia mecânica de preferência com CPI sobre nenhuma profilaxia. Se o paciente for de alto risco para sangramento, sugere profilaxia mecânica prioritariamente com CPI sobre nenhuma profilaxia (grau 2 C)
- Para os pacientes de alto risco de TEV e não alto risco de sangramentos maiores, recomenda profilaxia farmacológica com HBPM (grau 1 B) ou HNF (grau 1 B) sobre nenhuma profilaxia. Sugere que profilaxia mecânica com MECG ou CPI deveria ser adicionada à profilaxia farmacológica. Se o paciente for de alto risco para sangramento, sugere profilaxia mecânica preferencialmente com CPI sobre nenhuma profilaxia, até que esse risco diminua e a profilaxia farmacológica possa ser iniciada (grau 2 C)
- No caso de pacientes de alto risco de TEV, cirurgia para câncer e sem risco alto de sangramento, recomenda profilaxia farmacológica com duração estendida (4 semanas) com HBPM sobre profilaxia com duração limitada (grau 1 B).

Tromboembolismo venoso em pacientes submetidos a cirurgia plástica

O TEV sintomático em cirurgia de contorno corporal após procedimento bariátrico foi de 7,7%; em abdominoplastia, de 15%; e, em reconstrução mamária, de 2,9%.[72] No estudo de Hatef et al., pacientes que apresentavam mais que quatro fatores de risco eram considerados com risco significativo para TEV. Enoxaparina diminuiu muito esse risco em pacientes submetidos a abdominoplastia.[72]

Os riscos observados de TEV sintomático estratificados pelo escore de Caprini, em cirurgia plástica reconstrutora, foram de 0,6% (escore de 3 a 4), 1,3% (escore de 5 a 6), 2,7% (escore de 7 a 8) e 11,3% (escore > 8). Esses escores em pacientes submetidos a cirurgias plástica e reconstrutora correspondem a riscos mais baixos de TEV que seriam esperados em pacientes submetidos a cirurgia geral ou abdominopélvica.[73]

Como não houve ensaios randomizados controlados de tromboprofilaxia em cirurgias plástica e reconstrutora, o ACCP, em 2012, aplicou evidências indiretas sobre os riscos relativos de ensaios em pacientes submetidos a cirurgia geral e demais cirurgias.[6] Para pacientes de alto risco de TEV sem alto risco para sangramento há evidência de alta qualidade, ao se comparar com não profilaxia, de que HNF proporcionará de uma a oito menos mortes por EP, além de evidência de grau moderado de que profilaxia com HBPM pode resultar em seis vezes menos mortes por EP.[6] Há também evidência de qualidade moderada que ambas HNF e HBPM evitarão substancialmente mais eventos de TEV não fatais do que causarão sangramento maior não fatal. Em síntese, pode-se dizer que especialistas do ACCP favorecem HNF ou HBPM sobre profilaxia mecânica no grupo de pacientes submetidos a cirurgia plástica.

O grande receio dos cirurgiões plásticos é com relação aos sangramentos, pois podem ocorrer entre 0,5 e 1,8% dos pacientes em uso de profilaxia medicamentosa.[6]

Tromboembolismo venoso em pacientes submetidos a cirurgias cardíaca e torácica

O risco de TEV em cirurgia cardíaca é incerto. Dados de registros relativamente precisos do *California Patient Discharge Data Set* (EUA) mostraram que o risco de TEV no pós-operatório (91 dias) de cirurgias de troca valvar e revascularização miocárdica foram, respectivamente, 0,5 e 1,1%.[74] De maneira similar, registros de altas de hospitais do estado de Nova Iorque demonstraram que 0,8% dos pacientes foram readmitidos em 30 dias com TEV sintomático.[6] Estase venosa, inflamação e ativação da coagulação estão presentes em quase todos os procedimentos cirúrgicos dessas especialidades, mas esses fatores são minimizados por mobilização precoce, hidratação e uso de anticoagulantes, ácido acetilsalicílico e outros medicamentos antiplaquetários.

Revisão sistemática da literatura identificou seis estudos em cirurgia cardíaca e mostrou um risco mediano de sangramento maior de 4,7% (média, 3,1 a 5,9%) com uso de anticoagulantes, sendo classificados muitos dos pacientes de cirurgia cardíaca como de alto risco para sangramento relacionado à profilaxia anticoagulante.[75]

Em geral, a cirurgia cardíaca, por si só, pode ser considerada de risco moderado para TEV. Nos casos de fatores predisponentes adicionais (Quadro 140.2), da mesma forma que os pacientes submetidos a cirurgias vasculares arteriais, o risco poderá ser considerado alto.

Devido ao risco de sangramentos, as sugestões do ACCP, em 2012, foram de profilaxia mecânica, de preferência CPI (grau 2 C), ou profilaxia farmacológica (grau 2 C), para pacientes submetidos a cirurgias cardíacas sem complicações, e profilaxia farmacológica com HNF ou HBPM adicionada à profilaxia mecânica com CPI (grau 2 C) aos pacientes com internação prolongada por complicações não hemorrágicas.[6] DOACs podem ser alternativa para antagonistas da vitamina K em pacientes com troca valvar.[76]

A diretriz europeia de 2017, nesses casos, sugere adequação às recomendações, conforme a estratificação do risco. Para pacientes submetidos a cirurgia cardíaca com um ou mais fatores de risco (idade > 70 anos, transfusão de mais de 4 unidades de concentrado de hemácias ou de plasma fresco congelado ou crioprecipitado, ventilação mecânica por mais de 24 horas e complicação pós-operatória como insuficiência renal aguda, infecção/sepse, complicação neurológica) e considerados de alto risco de TEV, sugere-se associação à CPI, assim que a hemostasia for alcançada (grau 2 C).[77]

Apenas dois pequenos ensaios foram realizados sobre profilaxia de TEV em cirurgia torácica: um comparando HNF 5.000 UI (2 vezes/dia) com HNF 7.500 UI (2 vezes/dia) e o outro comparando nadroparina em dose fixa com dose ajustada ao peso. Especialistas do ACCP, em 2012, acreditavam que evidências sobre riscos relativos de pacientes submetidos a cirurgia geral ou abdominopélvica possam ser aplicadas a pacientes submetidos a cirurgia torácica e consideram muitos desses pacientes como, ao menos, de moderado risco para TEV.[6] As recomendações do ACCP, em 2012, foram: (1) profilaxia farmacológica com HBPM (grau 2 B) ou HNF (grau 2 B) ou CPI aplicada de forma ideal (grau 2 C) *versus* nenhuma profilaxia para pacientes com risco moderado de TEV, sem risco elevado de sangramento; (2) para pacientes de alto risco de TEV e sem risco elevado de sangramento, tromboprofilaxia farmacológica com HBPM (grau 1 B) ou HNF (grau 1 B) *versus* nenhuma. Há ainda a sugestão de que profilaxia mecânica (MECG ou CPI) deveria ser adicionada à profilaxia farmacológica; (3) para pacientes com alto risco de sangramento, a opção recomendável é de profilaxia mecânica (de preferência com CPI) *versus* nenhuma profilaxia até que o risco de sangramento diminua, quando, então, deve ser iniciada a profilaxia farmacológica (grau 2 C).[6]

A diretriz europeia,[68] nesses casos, sugere adequação às recomendações conforme a estratificação do risco: aos pacientes submetidos a cirurgia torácica, sem câncer, com baixo risco de TEV sugere-se profilaxia mecânica com CPI (grau 2 C) e, aos pacientes de alto risco, com câncer primário ou metastático, sugere-se a associação de tromboprofilaxia com CPI (grau 2 C).[71]

Tromboembolismo venoso em pacientes submetidos a neurocirurgia

Uma metanálise resumiu os resultados de três ensaios randomizados controlados de profilaxia mecânica e farmacológica de TEV após neurocirurgias, incluindo craniotomia e cirurgia espinal, e mostrou que HBPM reduziu o risco de qualquer TEV (até mesmo TVP assintomática) em 46%.[78] Em outra metanálise foram realizadas várias comparações de profilaxia versus nenhuma em pacientes com neurocirurgias, e dois estudos evidenciaram que CPI reduziu o risco de TVP assintomática em 59% e de EP em 63%.[79] Da mesma maneira que em outras situações cirúrgicas, a presença de fatores de risco adicionais (Quadro 140.2) aumenta o risco de TEV nesses casos. Por outro lado, o risco de hemorragia intracraniana foi estimado em cerca de 1,1% (95% de intervalo de confiança de 0,9 a 1,4%) quando realizada profilaxia.[80] O ACCP, em 2012, indicou profilaxia mecânica, de preferência com CPI (grau 2 C) ou profilaxia farmacológica (grau 2 C) versus nenhuma profilaxia para craniotomias em geral e, para pacientes de alto risco de TEV (cirurgia de câncer), sugeriu adição de profilaxia farmacológica ao uso de profilaxia mecânica (com CPI), quando a hemostasia adequada estiver estabelecida e o risco de sangramento diminuir (grau 2 C).[6]

Tromboembolismo venoso em pacientes submetidos a cirurgia de coluna

Metanálise de seis estudos sobre profilaxia em cirurgia de coluna mostrou redução de 59% na incidência de TEV nesse tipo de cirurgia.[79] Os fatores de risco independentes para TEV nesses casos incluem acessos múltiplos (cervical, torácico e lombar) ou isolados, via anterior (retroperitônio) ou posterior, idade e câncer. O sangramento com profilaxia medicamentosa não foi frequente (0,5%), mas as consequências dos hematomas foram importantes.[6]

As recomendações do ACCP, em 2012, foram de profilaxia mecânica de preferência com CPI (grau 2 C) ou de profilaxia farmacológica com HNF ou HBPM (grau 2 C) versus nenhuma profilaxia. Para pacientes com alto risco de TEV (inclusive cirurgia de câncer ou com abordagens anterior e posterior), sugere-se a adição de profilaxia farmacológica associada à profilaxia mecânica (com CPI), quando a hemostasia adequada estiver estabelecida e o risco de sangramento diminuir (grau 2 C).[6]

Tromboembolismo venoso em politraumas submetidos a cirurgia

Nesse item estão incluídos: traumatismo cranioencefálico, lesão da medula espinal aguda e cirurgia traumática da medula.

Numerosos estudos examinaram o risco de TEV em trauma misto e encontraram uma variação de > 1% a 7,6%,[81] sendo provavelmente mais alto entre pacientes com trauma espinal (2,2%, apesar da profilaxia), lesão da medula espinal aguda (5 a 6%) ou lesão cranioencefálica traumática (3 a 5%) entre aqueles que receberam profilaxia farmacológica no período de 24 a 48 horas; por outro lado, o risco de TEV foi maior que 15% quando se ultrapassaram 48 horas.[82] Baseado nos resultados desses estudos, em geral, a incidência de TEV foi estimada em 3 a 5%, aumentando de 8 a

10% em casos de maior gravidade, principalmente entre pacientes com lesão cerebral ou da medula e entre os que necessitam de cirurgia espinal, sendo o risco de sangramento em torno de 5%.[6] Idade avançada e lesões venosas, nervosas e ósseas associadas também podem ampliar a incidência de TEV.

O trauma configura uma situação de alto risco de TEV e graves consequências de sangramento devido a lesões e intervenções cirúrgicas múltiplas, fraturas, imobilização e ativação da cascata da coagulação. Desse modo, o ACCP, em 2012,[6] recomendou: (1) para pacientes com politraumatismo, o uso de HNF (grau 2 C), HBPM (grau 2 C) ou profilaxia mecânica preferencialmente com CPI (grau 2 C) versus nenhuma profilaxia; (2) para pacientes vítimas de politraumatismo com risco alto de TEV, adição de profilaxia mecânica à profilaxia farmacológica (grau 2 C) quando não houver contraindicação devido a lesões dos membros inferiores; (3) para pacientes com trauma maior em que HNF e HBPM são contraindicadas, a utilização de profilaxia mecânica, de preferência com CPI versus nenhuma profilaxia (grau 2 C), quando não houver contraindicação devido a lesões dos membros inferiores, e adicionar profilaxia farmacológica com HNF ou HBPM, quando o risco de sangramento diminuir ou a contraindicação de heparina for resolvida; (4) para pacientes com politraumatismos, não usar filtro de veia cava para prevenção primária de TEV (grau 2 C); (5) não realizar vigilância periódica com ultrassonografia vascular com Doppler (grau 2 C).[6]

Uma metanálise publicada em 2016 observou que, nos pacientes com traumatismo cranioencefálico de moderado a grave, a implementação de protocolo com início da tromboprofilaxia nas primeiras 72 horas após o trauma promoveu maior efetividade na prevenção de TEV versus início tardio se não ocorrer progressão da hemorragia em 24 horas após a admissão. Quanto à segurança, não se verificou diferença em relação ao momento do início da profilaxia.[83]

Tromboembolismo venoso em pacientes submetidos a cirurgia videolaparoscópica

Não existe, até o momento, estudo clínico comparativo randomizado específico para profilaxia de TEV em pacientes submetidos a cirurgias videolaparoscópicas.

As recomendações da International Union of Angiology[12] para cirurgia videolaparoscópica são: para pacientes sem fatores de risco adicionais, usar apenas MECG; pacientes com fatores de risco adicionais, utilizar profilaxia farmacológica com HBPM, fondaparinux, HNF ou MECG e CPI (grau de evidência fraca).

O ACCP, em 2012,[6] por sua vez, recomendou: não realizar profilaxia medicamentosa de rotina nos pacientes, exceto se houver tempo de mobilização grande, cirurgias longas ou posição de Trendelemburg reversa prolongada; usar profilaxia medicamentosa para médio ou alto risco mediante a presença de fatores de risco adicionais; utilizar CPI ou MECG para pacientes de baixo risco.

Tromboembolismo venoso em cesarianas

Durante a gestação, o risco de TEV aumenta de cinco a dez vezes, podendo chegar a 35 vezes no puerpério, quando comparado ao de mulheres não gestantes da mesma idade.[84] Após esse período, a frequência diminui rapidamente, porém um risco residual permanece por até 12 semanas depois do parto.[85] A TVP de membros inferiores é responsável por 75 a 80% dos episódios de TEV na gestação, aproximadamente 2/3 ocorrendo no período antenatal e distribuindo-se igualmente nos três trimestres. Entretanto, de 43 a 60% dos episódios de EP ocorrem nas primeiras 6 semanas do puerpério.[86]

Os fatores de risco mais importantes são: história prévia de TEV, presença de trombofilias, imobilidade, sobrepeso e obesidade, hemorragia pós-parto, idade > 35 anos, parto por cesariana, parto por cesariana de emergência e cirurgias associadas, comorbidades associadas, como doença intestinal inflamatória, infecção do trato urinário, lúpus eritematoso sistêmico, cardiopatias, hipertensão arterial sistêmica induzida pela gestação ou pré-eclâmpsia.[87]

Embora o risco de TEV associado à cesariana isoladamente seja baixo, sua ocorrência será significativa quando existir relação com outros fatores de risco, sendo conveniente indicar, então, a tromboprofilaxia. A estratificação de risco é baseada na avaliação individual de cada paciente e precisa ser realizada em todas as mulheres com intenção de engravidar ou logo que engravidam. Recomenda-se repetir a estratificação ao longo do pré-natal, diante do surgimento de novos fatores de risco.

O American College of Obstetricians and Gynecologists (ACOG) orienta CPI antes da cesariana se a paciente não fizer uso de tromboprofilaxia.[88] A Society of Obstetricians and Gynaecologists of Canada (SOGC), por sua vez, recomenda que a tromboprofilaxia deve ser mantida, no mínimo, por 6 semanas pós-parto em mulheres com fatores de risco persistentes; já as mulheres com fatores transitórios no anteparto e intraparto devem receber profilaxia farmacológica até a alta hospitalar ou até 2 semanas depois do parto.[89] Indica, ainda, profilaxia farmacológica no pós-parto diante das seguintes situações: TEV prévio, trombofilia de alto risco (síndrome do anticorpo antifosfolipídio, deficiência de antitrombina, homozigose do fator V de Leiden ou mutação do gene *G20210A* da protrombina ou trombofilias combinadas), restrição ao leito antes do parto por 7 ou mais dias, sangramento maior que 1 ℓ no periparto ou pós-parto, transfusão de hemoderivados, cirurgia pós-parto e infecção no periparto ou no pós-parto.[89]

O ACCP recomenda deambulação precoce na ausência de fatores de risco adicionais e, no caso de um fator de risco maior ou de dois ou mais menores (um menor se houver cesariana de emergência), sugere profilaxia com HBPM após o parto enquanto a paciente permanecer no hospital. Se houver contraindicação à profilaxia farmacológica, usar a mecânica com MECG ou CPI. Em pacientes de alto risco com fatores que persistem no puerpério, indica a associação de HBPM à MECG e/ou CPI, devendo a tromboprofilaxia ser estendida até 6 semanas após a alta hospitalar.[90]

Tromboembolismo venoso em pacientes submetidos a cirurgia ortopédica de grande porte

Apresentam risco particularmente elevado de TEV, com complicação no pós-operatório, os pacientes submetidos a cirurgias ortopédicas de grande porte, como as que envolvem quadril e joelho (artroplastias do quadril ou joelho) e o reparo cirúrgico de fratura do quadril.[8,23,24]

Baseado em vários estudos, estimou-se que a taxa de TEV sintomático é cerca de metade da taxa observada no período pós-operatório imediato (1,5%; TVP sintomática, 1%; EP, 0,5%) e se deduziu um risco basal não tratado de 35 dias para TEV sintomático de 4,3%.[6]

Sem profilaxia, a incidência de TVP comprovada por flebografia e sintomática, em até 2 semanas após a cirurgia, varia de 40 a 60% e de 5 a 36%, respectivamente. A EP ocorre de 0,9 a 28% em artroplastias do quadril, podendo chegar a 1,5 a 10% em artroplastias do joelho.[7,8,16,52]

Foram estimadas taxas médias contemporâneas de profilaxia com HBPM para TVP sintomática de 0,8% e, para EP, de 0,35%, calculando-se a média das taxas de eventos com HBPM de estudos que envolveram mais de 16 mil pacientes.[6] Os investigadores identificaram 0,7% de eventos TEV durante hospitalização inicial para pacientes que recebiam profilaxia, sugerindo que a taxa de TEV sintomático de 1,15% definida por especialistas do ACCP, em 2012, não foi tão baixa.

Se o efeito da HBPM é similar em TEV assintomática e sintomática, então, a melhor evidência indica que HBPM reduz o risco

de TVP em 50 a 60% e de EP em cerca de 2/3, estimando o risco absoluto de sangramento entre 1 e 2%.[91] Baseando-se nessa estimativa, as taxas de não profilaxia são de aproximadamente 1,8% para TVP sintomática e 1% para EP para os primeiros 7 a 14 dias.[6]

O ACCP, em 2012,[8] recomenda aos pacientes submetidos a cirurgias ortopédicas de grande porte (artroplastia total de quadril [ATQ], artroplastia total de joelho [ATJ] ou cirurgia de fratura de quadril [CFQ]):

- Uso de profilaxia farmacológica por um período mínimo de 10 a 14 dias *versus* nenhuma profilaxia, com uma das opções: HBPM, fondaparinux, apixabana, dabigatrana, rivaroxabana, baixa dose de HNF, varfarina com ajuste de dose, ácido acetilsalicílico (todos grau 1 B), ou, então, profilaxia mecânica com CPI (grau 1 C),[8] com a recomendação de apenas CPIs portáteis com bateria, capazes de fornecer tempo de uso diário para pacientes hospitalizados ou ambulatoriais e que a adesão seja até 18 horas por dia. Ressalva: um dos avaliadores destacou firmemente que a utilização isolada de AAS não deve constar como uma das opções. Todavia, novos estudos vêm comparando regimes diferentes de DOACs e AAS em pacientes selecionados e submetidos a cirurgia ortopédica de grande porte e mostram relativa eficácia e segurança[92]
- Aos pacientes que recebem HBPM como tromboprofilaxia, o início da profilaxia 12 horas, ou mais, antes ou após cirurgia, e não dentro de 4 horas, ou menos, antes ou depois da cirurgia (grau 1 B)[8]
- Independentemente do uso concomitante de CPI ou da duração do tratamento, a utilização de HBPM de preferência a outros agentes. Recomenda como alternativas: fondaparinux, apixabana, dabigatrana, rivaroxabana, HNF (todas grau 2 B), varfarina com ajuste de dose ou ácido acetilsalicílico (ambos grau 2 C). Se a profilaxia for iniciada no pré-operatório, recomenda o uso de HBPM ≥ 12 horas antes da cirurgia[8]
- Extensão da profilaxia por até 35 dias após a cirurgia *versus* apenas 10 a 14 dias (grau 2 B)[8]
- Uso da combinação de profilaxia farmacológica e mecânica com CPI durante a hospitalização (grau 2 C)[8]
- Para os pacientes com alto risco de sangramento, profilaxia mecânica com CPI ou nenhuma profilaxia *versus* o uso de profilaxia farmacológica (grau 2 C). Recomenda, ainda, somente a utilização de CPIs portáteis com bateria e esforço para aumentar a adesão até 18 horas por dia. Os pacientes que preferem evitar a inconveniência do uso de CPI e não se importam com o aumento absoluto do risco discreto de complicações hemorrágicas relacionadas à profilaxia farmacológica quando somente um fator de risco de sangramento estiver presente (uso contínuo de terapia antiplaquetária), provavelmente escolherão a tromboprofilaxia farmacológica *versus* CPI[8]
- Aos pacientes que recusam, ou não são colaborativos com injeções ou de CPI, recomenda o uso de apixabana ou dabigatrana (como alternativa, rivaroxabana ou varfarina em dose ajustada ou, ainda, ácido acetilsalicílico se apixabana ou dabigatrana não estiverem disponíveis) *versus* outras formas de profilaxia (todas grau 1 B)[8]
- Não indica implante de FVC como profilaxia primária *versus* nenhuma profilaxia em pacientes com um risco de sangramento aumentado ou contraindicações das profilaxias farmacológica e mecânica (grau 2 C)[8]
- Não recomenda ultrassonografia vascular com Doppler na triagem de TVP antes da alta hospitalar (grau 1 B).[8]

Aos pacientes com fraturas isoladas dos membros inferiores distais ao joelho que necessitam de imobilização, o ACCP sugere nenhuma profilaxia *versus* tromboprofilaxia farmacológica. Aos pacientes submetidos a artroscopia de joelho sem história prévia de TEV, indica nenhuma profilaxia farmacológica *versus* profilaxia (grau 2 B).[8]

Yoshida et al.,[24] em revisão sistemática com novos anticoagulantes em profilaxia em cirurgia ortopédica de grande porte, revelaram que os resultados de eficácia primária foram a favor do fondaparinux em comparação com a enoxaparina, mas à custa de um aumento de sangramento. Houve tendência de superioridade da rivaroxabana com relação à eficácia primária. Os demais anticoagulantes estudados tiveram eficácia primária não inferior à enoxaparina. A TVP sintomática foi menos frequente com a série de estudos da rivaroxabana. A dabigatrana demonstrou menor frequência de elevação de ALT em relação à enoxaparina. A apixabana e a bemiparina foram similares à enoxaparina nos desfechos estudados, mas os resultados foram baseados apenas em um estudo de cada um.

As recomendações da diretriz europeia são:[50]

- Ácido acetilsalicílico como opção de profilaxia de TEV após ATQ, ATJ E CFQ (grau 1 B)
- Uso de ácido acetilsalicílico em pacientes submetidos a cirurgia de grande porte sem outros fatores de risco adicionais de TEV (grau 2 C)
- Utilização de ácido acetilsalicílico com cirurgia ortopédica de grande porte em pacientes com alto risco de sangramento (grau 2 C), e em pacientes em programa de alta precoce (grau 2 C), usar em combinação com CPI (grau 1 C)
- Uso de ácido acetilsalicílico após cirurgias ortopédicas de baixo risco em pacientes sem alto fator de risco de TEV (grau 2 C)
- Não profilaxia farmacológica após procedimentos ortopédicos de baixo risco em pacientes sem alto risco de TEV (artroscopia de joelho (grau 1 C)
- Alerta que a escolha dos pacientes adequados, da dose e da duração do uso de ácido acetilsalicílico ainda não tem recomendações específicas.[50]

CONSIDERAÇÕES FINAIS

O TEV (TVP e TEP) é uma frequente complicação em pacientes hospitalizados, contribuindo para o aumento do tempo de permanência e uma das principais causas de morte que pode ser evitada com profilaxia em situações de risco. Taxas gerais de TEV provocada por procedimentos cirúrgicos representam de 30 a 40% do total. Suas principais complicações acarretam grandes limitações aos pacientes e custos muito altos à saúde pública.

O diagnóstico da TVP é pouco acurado somente com o exame clínico e sua confirmação se faz necessária por métodos de imagem, sendo a ultrassonografia vascular o método mais utilizado, entretanto, o rastreamento diário dessa complicação por meio de exames de imagem não é indicado. A avaliação do risco pode ser feita por meio de escores de estratificação do risco e, na presença de risco moderado ou alto, os métodos farmacológicos e/ou mecânicos se impõem.

O uso de anticoagulantes deve ser balanceado com o risco de sangramento inerente à utilização dessas medicações. Vários fármacos anticoagulantes estão disponíveis no mundo e no Brasil para profilaxia e/ou tratamento do TEV; são eles: HNF, HBPM, fondaparinux, varfarina e os DOACs (rivaroxabana, dabigatrana, apixabana e edoxabana). Métodos mecânicos podem auxiliar ou substituir os anticoagulantes nos casos de risco elevado de sangramento.

Apesar de todos os esforços na tentativa de aumentar a aderência à profilaxia de acordo com as diretrizes em pacientes hospitalizados e pós-alta, a incidência de TEV ainda permanece alta. Diante das orientações e protocolos institucionais, cabe ao cirurgião a decisão do uso apropriado da profilaxia dessa grave complicação diante dos fatores de risco de cada paciente associados ao procedimento cirúrgico.

As referências bibliográficas deste capítulo se encontram no Ambiente de aprendizagem do GEN.

141

Profilaxia do Tromboembolismo Venoso no Paciente Clínico

Ana Thereza C. Rocha ■ Edison Ferreira de Paiva

Resumo

Todo paciente clínico hospitalizado deve ser avaliado de maneira padronizada quanto ao risco de tromboembolismo venoso (TEV), utilizando-se escores de avaliação ou algoritmos. A profilaxia farmacológica não deve ser iniciada naqueles com baixo risco de TEV. Em contrapartida, a profilaxia é recomendada para pacientes clínicos hospitalizados com alto risco: com 40 anos ou mais, quadro agudo, perda da mobilidade induzida pela condição aguda e que apresentem pelo menos um fator de risco adicional para TEV. Pacientes com menos de 40 anos, mas com fatores de risco importantes, podem também se beneficiar da profilaxia. Podem-se utilizar heparina de baixo peso molecular, por via subcutânea, 1 vez/dia (enoxaparina 40 mg, dalteparina 5.000 UI ou nadroparina 3.800 UI, ou 5.700 UI, respectivamente para pacientes com até 70 kg ou mais), fondaparinux 2,5 mg ou heparina não fracionada 5.000 UI a cada 8 ou 12 horas, sendo razoável utilizar profilaxia por 6 a 21 dias, até que a mobilidade plena seja restaurada ou até a alta, seja o que vier primeiro. Durante a internação e por ocasião da alta, todo paciente deve ser periodicamente reavaliado quanto ao aparecimento de novas indicações ou contraindicações à profilaxia. Para aqueles avaliados com muito alto risco de TEV e baixo risco de sangramento, ponderar a extensão da profilaxia de TEV pós-alta, terminando o curso com a heparina em uso hospitalar prévio ou, possivelmente, troca para rivaroxabana 10 mg/dia durante até 39 dias.

Palavras-chave: tromboembolismo venoso; trombose venosa profunda; profilaxia; profilaxia do tromboembolismo venoso; pacientes clínicos.

INTRODUÇÃO

O termo tromboembolismo venoso (TEV) inclui a trombose venosa profunda (TVP) e a tromboembolia pulmonar (TEP), complicações frequentes em pacientes internados. Nos EUA, estima-se que a incidência de TEV seja de aproximadamente 1.350.000 casos por ano, e apenas 1/3 desses casos são detectados clinicamente.[1] A incidência relativa dos eventos varia dependendo do tipo de estudo, sendo que TVP é duas vezes mais frequente que TEP, quando os dados não se baseiam em estudos de necropsia, e as incidências de TVP e de TEP são de 45 e 55%, respectivamente, de acordo com estudos desse tipo.[2] A mortalidade após 30 dias chega a cerca de 6% após um episódio de TVP e 12% após TEP.[2]

Embora os casos de TEV hospitalares possam ser prevenidos, a TEP continua sendo uma das principais causas de morte hospitalar, sendo responsável por cerca de 10% dos óbitos,[3] pelo menos em parte, pelo fato de as práticas da avaliação sistemática do risco e do uso adequado de profilaxia ainda não serem uma rotina na maioria dos serviços em todo o mundo. Nos últimos 15 anos, estudos mostram importante subutilização e inadequação da profilaxia de TEV em hospitais de cidades brasileiras e de todo o mundo, particularmente devido a diversas barreiras à implementação adequada das medidas preventivas.[4] No estudo ENDORSE,[5] foram avaliados 68.183 pacientes internados em 358 hospitais de 32 países, sendo 55% dos pacientes clínicos. De acordo com os critérios do American College of Chest Physicians (ACCP),[6] 52% dos pacientes avaliados tinham risco de desenvolver TEV, e as cinco razões mais frequentes para internação foram doenças cardiovasculares (34%), infecção respiratória (31%), insuficiência cardíaca (IC) classes III ou IV (21%), segundo a New York Heart Association (NYHA), doença respiratória grave exacerbada (19%) e infecções não respiratórias (15%). No entanto, a adequação do uso de profilaxia para todos os pacientes foi de apenas 50% e < 40% entre os pacientes clínicos. No Brasil, dentre os 1.295 pacientes avaliados no estudo ENDORSE,[7] 46% estavam em risco pelos critérios do ACCP, e a adequação da profilaxia no Brasil foi de 59% nos pacientes clínicos (de alguma forma melhor que a média mundial que, no entanto, oscilou entre 0,2 a 92%), embora a ferramenta de avaliação de risco de TEV mais comumente usada em hospitais brasileiros seja o algoritmo da diretriz brasileira para profilaxia em pacientes clínicos.[8]

As maiores incidências de TEP fatal, em estudos de necropsia, têm sido encontradas em pacientes clínicos e em portadores de neoplasia, não em pacientes cirúrgicos. O Quadro 141.1 apresenta alguns desses dados. No estudo de Maffei et al.[9] realizado no Hospital das Clínicas da Faculdade de Medicina de Botucatu da Universidade Estadual Paulista "Júlio de Mesquita Filho", das 998 necropsias realizadas, 70,4% dos pacientes vinham de enfermarias clínicas e dos 29,6% de casos cirúrgicos; 68,2% tiveram cirurgias abdominais. Foram detectados 16,6% de casos de TEP, 3,7% de TEP fatais, 70,5% foram bilaterais e houve 7 casos (4,2%) de embolias a cavaleiro. No estudo de Golin et al.,[10] entre 16.466 necropsias realizadas em um período de 23 anos (1972 a 1995), foi detectado TEP em 4,7% do total, sendo que 3,2% dos casos de TEP foram considerados como TEP fatal. O Quadro 141.2 ressalta as doenças associadas a complicações tromboembólicas encontradas nos estudos de Maffei et al. e Golin et al.[6,7] Um terceiro estudo de necropsias, de Lindblad et al.,[3] utilizando técnica detalhada e padronizada, em um período de 30 anos (1957 a 1987) mostrou incidência relativamente estável de cerca de 34 a 35% de TEV, de 21 a 26% de TEP e de 6 a 9% de TEP fatal (Quadro 141.1). As maiores incidências de TEV foram encontradas em pacientes clínicos com moléstias infecciosas e oncológicas.

QUADRO 141.1	Incidência de tromboembolismo venoso em estudos de necropsia.					
Autor	Anos	Mortes (n)	Necropsias n (%)	TEV n (%)	TEP n (%)	TEP fatal n (%)
Lindblad et al.[3]	1957	782	767 (98,0)	263 (34,3)	162 (21,0)	68 (8,9)
	1964	1134	1117 (98,5)	350 (31,3)	250 (22,4)	93 (8,3)
	1975	1469	1412 (96,1)	496 (35,1)	345 (24,4)	83 (5,9)
	1987	1293	994 (76,9)	345 (34,7)	260 (26,1)	93 (9,4)
Maffei et al.[9]	1969-76	–	998	–	166 (16,6)	38 (3,7)
Golin et al.[10]	1972-95	40.998	16.466 (40,2)	–	782 (4,7)	533 (3,2)

TEV: tromboembolismo venoso; TEP: tromboembolia pulmonar.

Com a pandemia de covid-19 percebeu-se o potencial trombogênico dessa patologia, confirmado por estudos de necropsias minimamente invasivas em pesquisas brasileiras,[11] que mostraram a presença de microtrombos em arteríolas pulmonares tanto em áreas com dano alveolar difuso quanto em áreas mais preservadas em relação à pneumonia de pacientes falecidos pelo vírus. De acordo com a revisão sistemática, a incidência global de TEV, com eventos macroscópicos, em pacientes hospitalizados com covid-19, foi de 17%, sendo de 12,1% de TEV e de 7,1% de TEP.[12] As incidências foram maiores em pacientes em unidades de terapia intensiva e quando métodos de triagem para eventos trombóticos eram usados. Com o uso sistemático de profilaxia com anticoagulantes, houve incidência global de sangramento grave de 3,9%, chegando a até 21% quando doses intermediárias a altas de heparinas eram usadas. Dessa maneira, houve ampla variação quanto à avaliação de risco e no tipo de profilaxia de TEV usada em pacientes com covid-19 hospitalizados.[13] Diversos estudos clínicos realizados de modo controlado e randomizado passaram a avaliar o tipo de medicação, a dose e o contexto da profilaxia no hospital e pós-alta, enquanto sociedades de especialidade, como a Sociedade Brasileira de Trombose e Hemostasia, promoveram guias interinos e práticos baseados nas evidências clínicas disponíveis até então.[14]

AVALIAÇÃO DO RISCO DE TROMBOEMBOLISMO VENOSO E DE SANGRAMENTO

Existem inúmeros estudos demonstrando que vários fatores de risco presentes em pacientes clínicos podem aumentar o risco de TEV, uma vez que estejam hospitalizados, muitos deles derivados dos grupos-controle em estudos comparativos com heparina[15] (Quadro 141.3). O Quadro 141.4 apresenta a frequência média de TEV encontrada nesses estudos.

A decisão principal a ser tomada é se o paciente precisa ou não da profilaxia medicamentosa contra TEV. Porém, decisões sobre seu uso em pacientes clínicos devem considerar sistematicamente a avaliação de fatores de risco para trombose e para sangramento, assim como o contexto clínico, tentando incorporar ainda os valores e as preferências dos pacientes quanto às terapias. Na nona edição da diretriz para prevenção de TEV do ACCP,[16] há a sugestão de um modelo de escore para avaliação do risco de TEV em pacientes clínicos, que pode ajudar a guiar as recomendações sobre uso de profilaxia, o escore de Pádua.[17] Ele avalia 11 características dos pacientes para as quais são atribuídos pontos conforme o Quadro 141.5.

Com escore ≥ 4 o paciente é classificado como em alto risco de TEV, e < 4 como em baixo risco de TEV. Assim, deve ser considerada a presença de um ou mais fatores de risco apresentados pelo paciente para os quais exista evidência suficiente de que eles aumentem o risco de TEV significativamente.

Vale ressaltar que uma outra forma de avaliação do risco, sem contagem de pontos, é por meio do algoritmo (Figura 141.1) da Diretriz Brasileira para Profilaxia de Tromboembolismo Venoso no Paciente Clínico do Projeto Diretrizes da Associação Médica Brasileira,[18] pois considera-se que os pacientes clínicos com 40 anos ou mais, com mobilidade reduzida e pelo menos um fator de risco de TEV devem receber profilaxia farmacológica se não houver contraindicação. A lista de condições é baseada em uma revisão sistemática dos fatores de risco associados a TEV e que, quando presentes, aumentam o risco de o paciente clínico desenvolver episódios tromboembólicos de modo equivalente a pacientes cirúrgicos com risco moderado a alto.[15] O filtro inicial sugere avaliar se os pacientes estão hospitalizados por doenças clínicas, se há redução

QUADRO 141.2	Doenças associadas a tromboembolismo venoso em estudos de necropsia.	
Doença associada	**Autor**	
	Maffei et al.[9] (%)	**Golin et al.[10] (%)**
Cardiovascular	43,3	65,0
Infecção	15,7	27,0
Neoplasia	15,7	18,0
Doença pulmonar obstrutiva crônica	4,2	17,0

QUADRO 141.3	Fatores de risco para tromboembolismo venoso em pacientes clínicos internados.	
Fatores do paciente	**Doenças**
História prévia de TEV	Malignidade
Idade ≥ 40 anos	Insuficiência cardíaca
Imobilidade	Infarto agudo do miocárdio
Insuficiência venosa	Paralisia de membros inferiores
Obesidade	Infecção
Trombofilia	Doença inflamatória intestinal
Gravidez	Doença renal crônica/síndrome nefrótica
Terapia estrogênica	Policitemia

TEV: tromboembolismo venoso.

QUADRO 141.4	Frequencia de trombose venosa profunda em pacientes clínicos hospitalizados.*	
Condição	**TVP (%)**
Acidente vascular encefálico	28 a 75
IC classe funcional III ou IV	15 a 71
IAM	10 a 63
Síndrome nefrótica	14 a 43
Internação em UTI	25 a 31
Doença reumatológica ativa	10 a 30
Doença respiratória grave	9 a 29
Infecção	7 a 16

*Frequência baseada em estudos com testes objetivos de triagem para trombose venosa profunda em pacientes que não estavam recebendo profilaxia. IAM: infarto agudo do miocárdio; IC: insuficiência cardíaca; TVP: trombose venosa profunda; UTI: unidade de terapia intensiva.

QUADRO 141.5	Proposta de avaliação de risco em pacientes clínicos pelo escore de Pádua.[17]	
Características dos pacientes	**Escore**
Câncer em atividade*	3
História prévia de TEV (excluindo trombose venosa superficial)	3
Mobilidade reduzida**	3
Trombofilia conhecida***	3
Trauma ou cirurgia recente (último mês)	2
Idade avançada (≥ 70 anos)	1
Insuficiência cardíaca e/ou respiratória	1
Infecções e/ou doenças reumatológicas	1
Infarto agudo do miocárdio ou acidente vascular encefálico	1
Obesidade (IMC ≥ 30)	1
Terapia hormonal atual	1

*Pacientes com metástases locais ou distantes e/ou em tratamento com quimioterapia ou radioterapia nos últimos 6 meses. **Probabilidade de redução da mobilidade por limitações causadas pela doença ou tratamento, ou por indicação médica, por pelo menos 3 dias. ***Portadores de deficiência de antitrombina III, proteína C, proteína S, fator V de Leiden, mutação do gene *G20210A* da protrombina ou síndrome antifosfolipídio. IMC: índice de massa corporal; TEV: tromboembolismo venoso.

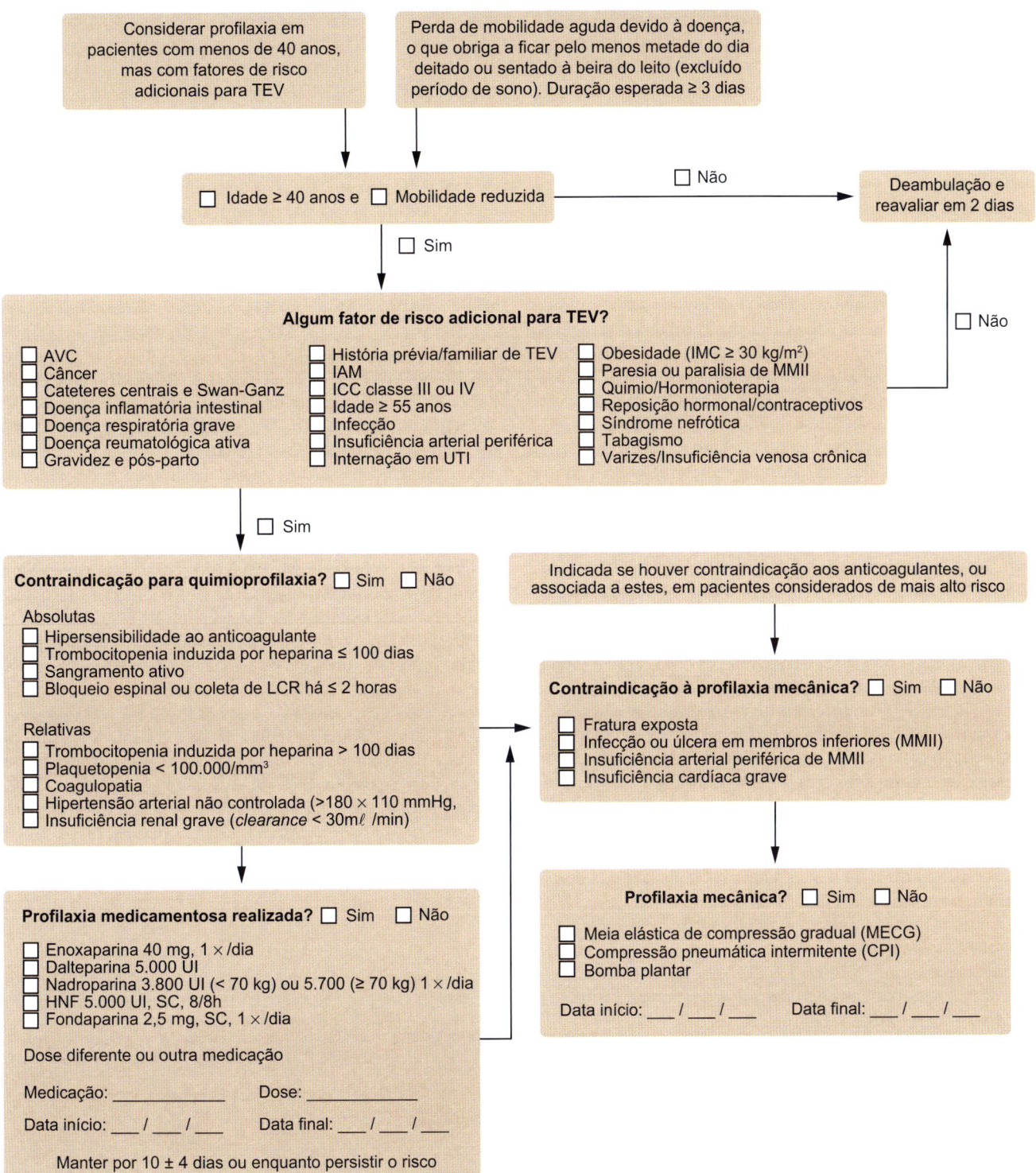

FIGURA 141.1 Algoritmo para profilaxia de tromboembolismo venoso em pacientes clínicos internados.

da mobilidade causada pela doença, terapia ou prescrição médica e a idade do paciente. Deve ser considerado como em risco potencial todo paciente com pelo menos 40 anos e que tenha, devido à doença que motivou a internação, perda aguda da mobilidade. A maioria dos estudos com pacientes clínicos tem idade de 40 anos como critério de inclusão, mas é claro que pacientes com menos de 40 anos, mas com outros fatores de risco, podem desenvolver TEV, ficando a critério do médico responsável a decisão de instituir ou não a profilaxia. Se o paciente tiver risco de TEV, mas apresentar contraindicações para a profilaxia farmacológica, como fatores de

risco para sangramento, a profilaxia mecânica é, então, indicada como alternativa.

Um ponto crítico é a definição de mobilidade reduzida.[19] É difícil definir a partir de que perda da mobilidade e de quanto tempo de imobilidade passa a existir um risco maior para o desenvolvimento de TEV. A presença de outros fatores de risco exerce influência, fazendo com que uma pequena alteração da mobilidade possa, por exemplo, colocar um paciente com neoplasia em risco, enquanto alguém limitado devido a outra condição menos associada a TEV talvez não apresente aumento significativo no risco. Por outro lado, sabe-se que não é necessária a imobilização completa e prolongada, como a restrição total ao leito por mais de 1 semana, para que os pacientes passem a ter uma chance aumentada de apresentar TVP ou TEP. No estudo epidemiológico caso-controle SIRIUS, com 1.272 pacientes ambulatoriais, de Samama,[20] tanto a permanência em pé por mais de 6 horas por dia quanto a imobilização representada por confinamento ao leito ou poltrona foram associados a risco aumentado de TEV (*odds ratio* [OR] 1,9; intervalo de confiança [IC] de 95%, 1,1-3,1 e OR 5,6; IC95%, 2,3-13,7, respectivamente). Do mesmo modo, Leibson et al.[21] mostraram que confinamento em hospital ou casa de repouso aumentava o risco de TEV (OR 8,0; IC95%, 4,5-14,2). Uma prova da incerteza quanto à definição do que seria uma diminuição na mobilidade pode ser encontrada na heterogeneidade dos critérios de inclusão em diversos estudos. No estudo MEDENOX,[22] a duração da mobilidade de, no máximo, 3 dias foi considerada critério de inclusão, ou seja, foram excluídos os pacientes com perda de mobilidade mais prolongada, o que poderia já ter propiciado o desenvolvimento de TEV. Deve-se ressaltar que, com esse critério, era possível que a redução da mobilidade tivesse aparecido no próprio dia da internação. No estudo EXCLAIM,[23] sobre a extensão de profilaxia em pacientes clínicos por 4 semanas além do período inicial de 6 a 14 dias, o critério de inclusão foi de perda recente da mobilidade, com expectativa de manutenção por pelo menos 3 dias. Entretanto, para avaliar o principal desfecho do estudo, incidência de TEV, houve a necessidade de classificação do grau de mobilidade como nível 1 (imobilidade total no leito) ou nível 2 (imobilidade parcial, podendo andar até o sanitário), caso existissem outros fatores de risco para TEV associados, como câncer em atividade, idade ≥ 75 anos e história prévia de TEV. Sugere-se, portanto, considerar o paciente que, por qualquer motivo, passe a maior parte do tempo deitado ou sentado à beira do leito como tendo mobilidade reduzida. O motivo pelo qual o paciente apresenta perda da mobilidade é bastante variável, desde a simples necessidade de se manter um acesso venoso para medicação ou de se administrar oxigênio contínuo, até limitação do movimento por astenia intensa, artralgia, dores secundárias a uma neoplasia primária ou metastática, ou ainda dispneia que se manifeste ou se agrave aos mínimos esforços.

Em estudos sobre a profilaxia de TEV em pacientes clínicos e avaliação do risco quanto à necessidade de extensão pós-alta vem sendo usado o escore IMPROVE VTE,[24] que avalia 11 características dos pacientes para as quais são atribuídos pontos conforme o Quadro 141.6; escores ≥ 2 indicam alto risco de TEV.

A adição do biomarcador de risco de trombose, dímero D ao escore IMPROVE VTE, tem sido testado em populações de pacientes clínicos em risco mais alto e possivelmente continuado pós-alta hospitalar.[25] O IMPROVE DD tem sido validado em populações de pacientes clínicos possivelmente candidatos para profilaxia estendida pós-alta hospitalar, caso tenham baixo risco de sangramento,[26] e pacientes com covid-19.[27,28] De acordo com a diretriz para o manejo do TEV da American Society of Hematology (ASH),[29] de 2018, para profilaxia de pacientes clínicos hospitalizados e não hospitalizados, sugere-se considerar algum escore para avaliação do risco de TEV em pacientes clínicos que seja validado, como o escore de Pádua ≥ 4, o IMPROVE VTE ≥ 2, ou mesmo o IMPROVE DD, com a adição do biomarcador dímero D ≥ 2 vezes o limite superior da normalidade para melhorar a identificação de pacientes em muito alto risco de TEV.

A avaliação do risco de sangramento em pacientes clínicos hospitalizados é outro ponto crítico. O risco em geral está associado à presença de algumas variáveis, principalmente relacionadas a uma razão de chance (RC) ≥ 3.[24] Baseado nisso, podemos calcular o escore IM, que confere aumento gradual do risco de sangramento com o aumento da pontuação do escore, tornando-se exponencial quando o escore é ≥ 7, conforme Quadro 141.7.[30,31] Deve-se notar que vários desses fatores são simultaneamente de risco para trombose e sangramento, como idade avançada, neoplasia, internamento em unidade de terapia intensiva, entre outros. Os fatores de risco mais significativos para sangramento são: sangramento gastrintestinal por úlcera péptica ativa, história de sangramento nos últimos 3 meses antes da admissão, contagem de plaquetas < 50.000/dℓ seguida de idade > 85 anos, insuficiência hepática grave, insuficiência renal grave e internação em unidade de terapia intensiva. Nos estudos de profilaxia farmacológica estendida de TEV, considera-se ainda os seguintes fatores como contraindicações, sangramento nos últimos 3 meses, úlcera gastrintestinal ativa, câncer ativo, cirurgia recente, bronquiectasias, terapia antiplaquetária dupla e disfunção renal grave com *clearance* de creatinina ≤ 30 mℓ/minuto.

Pacientes com AVE são provavelmente o grupo de pacientes clínicos com maior risco de TEV, devendo-se exercer cautela apenas no momento da introdução da profilaxia farmacológica. Aqueles com suspeita de AVE isquêmico (AVEi) devem ter o diagnóstico confirmado com algum método de imagem, tomografia computadorizada ou ressonância magnética, antes que a profilaxia seja introduzida. Nos pacientes com AVE hemorrágico (AVEh), a profilaxia com heparina pode ser introduzida após 2 a 4 dias do início

QUADRO 141.6	Escore IMPROVE VTE de avaliação de risco de tromboembolismo venoso em pacientes clínicos.[7]
Características dos pacientes	**Escore**
História prévia de TEV*	3
Paresia ou paralisia de MMII atual**	2
Trombofilia conhecida*	2
História de câncer***	2
Estadia em unidade de terapia intensiva	1
Imobilidade completa ≥ 1 dia§	1
Idade ≥ 60 anos	1

MMII: membros inferiores; TEV: tromboembolismo venoso. *Portadores de condições adquiridas ou congênitas que aumentam a coagulabilidade (exemplos: deficiência de antitrombina III, proteína C, proteína S, fator V de Leiden, mutação do gene *G20210A* da protrombina ou síndrome antifosfolipídio). **Pacientes nos quais as pernas caem no leito em menos de 5 segundos apesar de algum esforço para mantê-las contra a gravidade (baseado na escala do National Institutes of Health [NIH] para acidente vascular encefálico [AVE]). ***Câncer com metástases locais ou distantes e/ou em tratamento com quimioterapia ou radioterapia nos últimos 6 meses. §imobilização representada por confinamento ao leito ou cadeira, com ou sem possibilidade de deambulação ao sanitário.

QUADRO 141.7	Escore IMPROVE para sangramento em pacientes clínicos hospitalizados.[30,31]
Fatores de risco para sangramento	**RC (IC95%)**
Úlcera gastroduodenal ativa	4,15 (2,21 a 7,77)
Sangramento até 3 meses antes da hospitalização	3,64 (2,21 a 5,99)
Contagem de plaquetas ≤ 50.000/mℓ	3,37 (1,84 a 6,18)
Idade ≥ 85 anos (*vs.* < 40 anos)	2,96 (1,43 a 6,15)
Insuficiência hepática (RNI ≥ 1,5)	2,18 (1,10 a 4,33)
Insuficiência renal grave (ClCr 30 mℓ/minuto)	2,14 (1,44 a 3,20)
Internação em UTI ou UCO	2,10 (1,42 a 3,10)
Cateter venoso central	1,85 (1,18 a 2,90)
Doença reumatológica	1,78 (1,09 a 2,89)
Câncer em atividade	1,78 (1,20 a 2,63)
Sexo masculino	1,48 (1,10 a 1,99)

Escore ≥ 7 sugere alto risco de sangramento. ClCr: *clearance* de creatinina; RC: razão de chance; RNI: razão normatizada internacional; UCO: unidade coronariana; UTI: unidade de terapia intensiva.

do evento, desde que sejam confirmadas tanto a estabilidade clínica como a radiológica, por meio de método de imagem.[32]

Caso não preencha esses critérios iniciais de risco de TEV, o paciente é considerado, a princípio, como em baixo risco, mas precisa ser reavaliado periodicamente durante a hospitalização para verificar o surgimento de novos fatores de risco, perda da mobilidade e contraindicações para profilaxia farmacológica. Os que preencherem os critérios iniciais e tiverem fatores de risco adicionais para o desenvolvimento de TEV precisam ser considerados para o uso de profilaxia farmacológica ou mecânica, no caso de presença de fatores de risco para sangramento.

TROMBOPROFILAXIA

Tromboprofilaxia farmacológica

O grande número de condições clínicas e a variabilidade nas características individuais tornam difícil criar uma recomendação única que seja adequada para todos os pacientes, ou mesmo definir a superioridade de um regime particular de heparina sobre outros. Os pacientes devem, portanto, ser sistematicamente avaliados quanto ao risco de TEV e as possíveis contraindicações para profilaxia farmacológica, assim como também deve ser feita uma estimativa sobre o tempo adequado de manutenção da profilaxia.

Cinco importantes estudos randomizados controlados avaliaram a profilaxia em pacientes clínicos como um grupo.[22,33-35] Juntos, eles incluíram aproximadamente 9 mil pacientes, com médias de idade entre 68 e 74 anos. As doenças e as condições listadas neles como fatores de risco são apresentadas no Quadro 141.8. Os principais diagnósticos de internação foram IC, doença respiratória, infecções e doenças inflamatórias. Os principais fatores de risco foram obesidade, varizes, câncer, doença reumática ativa e TEV prévio. Enoxaparina,[22,33] nadroparina,[34] dalteparina,[35] heparina não fracionada (HNF)[33,34] e fondaparinux[36] em doses profiláticas altas mostraram-se efetivas e seguras nos estudos.

Uma ressalva quanto à escolha do anticoagulante é que resultados compilados da análise de múltiplos estudos sugerem que sangramentos graves são relativamente menos frequentes com heparina de baixo peso molecular (HBPM) do que com HNF (risco relativo [RR] 0,48; IC95%, 0,24-0,99), mas a redução do risco absoluto de sangramento é pequena (menos 5; IC95%, menos 0 a 7 eventos por 1.000 pacientes tratados). A evidência é consistente com um efeito semelhante das HBPM *versus* a HNF na redução de trombose em pacientes clínicos com quadro agudo.[37]

Quanto à comparação entre HNF 2 ou 3 vezes/dia, não existirem ensaios clínicos controlados e randomizados (ECCR) para comparação direta dos dois regimes sobre maior efeito protetor e diferença em sangramento com o uso de HNF a cada 8 horas.[37] Entretanto, dois ECCR em pacientes clínicos de altíssimo risco que comparam HNF a cada 12 horas com doses profiláticas altas de HBPM mostram menor eficácia da dose mais baixa de HNF. O estudo PREVAIL[38] avaliou, em 1.762 pacientes com AVEi, as doses profiláticas de enoxaparina 40 mg/dia *versus* HNF 5.000 UI a cada 12 horas, mostrando redução do RR de TEV proximal em 53% (4,5% *vs.* 9,6%; $p = 0,0003$), sem aumentar significativamente o risco de sangramento grave intra e extracraniano (1,3% *vs.* 0,7%; $p = 0,2$). Um segundo estudo, PROTECT,[39] um ECCR multicêntrico em 64 unidades de terapia intensiva no Canadá, Austrália, Brasil, Arábia Saudita, EUA e Reino Unido, avaliando 3.764 pacientes criticamente enfermos (75% clínicos, não ortopédicos e não politraumatizados) com dalteparina (5.000 UI 1 vez/dia) *vs.* HNF 5.000 UI a cada 12 horas, mostrou que não houve diferença na incidência de qualquer TEV (8,2% *vs.* 9,9%, *hazard*

QUADRO 141.8	Doenças e fatores de risco mais frequentes em quatro estudos sobre profilaxia de tromboembolismo venoso (TEV) em pacientes clínicos internados.
Doença/fator de risco	**Percentual (%)**
Insuficiência cardíaca congestiva	30 a 52
Doença respiratória	24 a 53
Infecção	20 a 54
Obesidade	27 a 53
Varizes	22 a 27
Câncer	4,6 a 20
Doença reumatológica ativa	7,6 a 11
TEV prévio	3,4 a 8,4
Estrogênio	1,4 a 1,8
Doença inflamatória intestinal	0,5 a 0,8

TEV: tromboembolismo venoso.

ratio [HR] 0,87, IC95%, 0,69-1,10), porém, com o uso de dalteparina, houve redução do risco de TEP (1,3% *versus* 2,3%; HR 0,51; IC95%, 0,30-0,88) sem aumento no risco de sangramento grave (5,5% *vs.* 5,6%; HR 1,0; IC95%, 0,75-1,34) e com redução do risco de trombocitopenia induzida por heparina (HIT) (0,3% *vs.* 0,6%; $p = 0,046$).

Algumas condições representam contraindicações relativas ou absolutas ao uso de heparina e devem ter seu risco avaliado contra os potenciais benefícios da profilaxia. São contraindicações absolutas: sangramento ativo, alergia ou trombocitopenia tipo II induzida por heparina há menos de 100 dias. São contraindicações relativas: trombocitopenia por outros motivos (contagem de plaquetas entre < 50 a 75.000/mℓ), a depender de sua causa, e população como pacientes oncológicos,[40] com coagulopatias, incluindo insuficiência hepática grave, cirurgia recente, especialmente craniana e ocular, punção lombar há menos de 24 horas, hipertensão grave não controlada, úlcera péptica ativa sem sangramento e insuficiência renal com *clearance* de creatinina (ClCr) < 30 mℓ/min.

Em pacientes com insuficiência renal grave (ClCr < 30 mℓ/min), a preferência é por utilização de HNF, por ela depender menos de eliminação renal que as HBPM. Outra vantagem é a possibilidade de monitoramento com tempo de tromboplastina parcial ativado (TTPa), que não deveria se alterar quando se utilizam doses profiláticas de HNF. Sua alteração indicará uma correção na dose (a cada 8 horas para a cada 12 horas). Em pacientes com insuficiência renal moderada (CrCl 30 a 50 mℓ/min) e leve (CrCl 50 a 80 mℓ/min), nenhum ajuste de dose é recomendado para o uso das HBPM. Em pacientes com CrCl entre 15 e 30 mℓ/min, caso se opte pela utilização de enoxaparina, sugere-se correção da dose para a metade da dose profilática usual (Quadro 141.9) e possivelmente regular a atividade do fator anti-Xa. As HBPM não são indicadas para pacientes com ClCr < 15 mℓ/min em tratamento de substituição renal. O Quadro 141.10 mostra precauções de uso dos anticoagulantes em pacientes com insuficiência renal, de acordo com a European Medicines Agency (EMEA).

QUADRO 141.9	Ajustes de dose de enoxaparina para profilaxia de pacientes clínicos com/sem insuficiência renal (IR).	
Dose para pacientes adultos sem IR ou com IR moderada (ClCr 30 a 50 mℓ/min) ou leve (ClCr 50 a 80 mℓ/min)		**Dose para pacientes adultos com IR grave (ClCr < 30 mℓ/min)**
40 mg/dia – risco alto de TEV		30 ou 20 mg/dia (a depender da disponibilidade da dose)

ClCr: *clearance* de creatinina; TEV: tromboembolismo venoso.

QUADRO 141.10	Precauções de uso dos anticoagulantes de acordo com a European Medicines Agency.
Anticoagulantes	**ClCr (mℓ/minuto)**
Enoxaparina 40 mg	0 a 30: precaução no uso
	30 a 60: sem restrição
Fondaparinux 2,5 mg	0 a 20: contraindicado
	20 a 50: pode reduzir a dose para 1,5 mg
	50 a 60: sem restrição
HNF 5.000 UI	0 a 60: sem restrição
Dabigatrana	0 a 30: contraindicado
	30 a 50: precaução no uso
	50 a 60: sem restrição
Rivaroxabana	1 a 20: contraindicado
	20 a 50: precaução no uso
	50 a 60: sem restrição

ClCr: *clearance* de creatinina; HNF: heparina não fracionada.

Quanto ao tempo adequado pelo qual a profilaxia de TEV deve ser mantida, é uma crença comum entre os médicos que, assim que o paciente for capaz de deambular, o risco de TEV termina, e a profilaxia pode ser suspensa. Entretanto, não há suporte na literatura para essa conduta e, em todos os estudos que incluíram pacientes clínicos hospitalizados com fatores de risco para TEV, a profilaxia foi mantida por, pelo menos, 6 a 21 dias, com HBPM, HNF ou fondaparina.

No estudo PREVENT,[36] os autores são específicos sobre o fato de os pacientes terem recebido a medicação (dalteparina ou placebo) por 14 dias, mesmo quando recebiam alta antes desse período. Além disso, no estudo MEDENOX[22] e no estudo PREVENT, os pacientes foram reavaliados até várias semanas após o término do período proposto de profilaxia e, ainda assim, foram detectados entre 1,0 e 1,5% de episódios sintomáticos adicionais de TEV. Em estudo realizado na comunidade de Worcester,[41] nos EUA, mostrou-se que aproximadamente três a cada quatro episódios de TVP e TEP ocorrem em pacientes ambulatoriais, os quais têm frequentemente em comum o fato de terem sido hospitalizados nos 3 meses antecedentes. Assim, especula-se que a não adequação da profilaxia de TEV durante a internação, pela falta de uso, pelo regime utilizado ou pelo tempo inadequado de manutenção, seja responsável pelos episódios de TEV ocorrendo fora do hospital. Daí a importância de reavaliar o risco de TEV do paciente no momento da alta hospitalar e promover a extensão pós-alta naqueles considerados de alto risco de TEV e relativamente baixo risco de sangramento.

A eficácia e a segurança da extensão da profilaxia de TEV por até 4 a 5 semanas já são estabelecidas para pacientes submetidos a cirurgia ortopédica de grande porte e para pacientes oncológicos submetidos a procedimentos cirúrgicos pélvicos e abdominais. Para pacientes clínicos com quadro agudo, o estudo EXCLAIM[23] avaliou a profilaxia de TEV com enoxaparina 40 mg/dia ou placebo, por 4 semanas, além do período de 6 a 14 dias, em 4.995 pacientes com os diagnósticos de IC classe funcional III/IV, insuficiência respiratória aguda, AVEi e infecção sem sepse ou câncer. Os pacientes precisavam apresentar imobilidade total ou perda importante da mobilidade associada à história prévia de TEV, idade $\geq$ 75 anos ou câncer. Demonstrou-se redução significativa dos episódios de TEV, TVP proximal e TEV sintomático com um número necessário para tratar (NNT) de 65 e raros sangramentos graves (0,6% *vs.* 0,15%), embora mais frequentes com enoxaparina que com placebo (RR 2,51; IC95%, 1,21-5,22). No entanto, a interpretação desses dados, valorizando principalmente os eventos sintomáticos e a segurança, mostra que a extensão da duração da profilaxia com enoxaparina levou a menos seis TVP proximais sintomáticas por

1.000 pacientes tratados (IC95%, 3-7), com custo de cinco sangramentos graves por 1.000 pacientes tratados (IC95%, 1-14). Cabe, então, ao médico ponderar esses resultados na decisão de prolongar a profilaxia, em discussão com o paciente e sua família, no momento da alta hospitalar.

Os anticoagulantes orais diretos (DOACs, direct oral anticoagulants) do fator Xa, como a rivaroxabana e a apixabana, foram testados na profilaxia de pacientes clínicos hospitalizados, mas não foram incorporados às recomendações das diretrizes com base nos estudos disponíveis testando essas medicações no hospital e pós-alta. No estudo MAGELLAN,[42] a rivaroxabana foi comparada à enoxaparina em 6.024 pacientes clínicos com quadro agudo e com mobilidade reduzida por 6 a 14 dias e, depois, comparada com placebo por mais 4 semanas. Para o desfecho de eficácia em 10 dias, a rivaroxabana se mostrou não inferior (2,7% *vs.* 2,7%; *p* = 0,0025 para não inferioridade). Já na profilaxia estendida por 35 dias, a rivaroxabana foi superior à enoxaparina/placebo seguida por placebo (4,4% *vs.* 5,7%; *p* = 0,0211). Entretanto, na avaliação da segurança, houve significativamente mais sangramentos clinicamente relevantes tanto em 10 dias (2,8% *vs.* 1,2%; *p* < 0,0001), quanto em 35 dias (4,1% *vs.* 1,7%; *p* < 0,0001), mostrando que a rivaroxabana não é uma opção vantajosa como profilaxia de TEV usual ou estendida em pacientes clínicos de modo geral.

Já o estudo ADOPT[43] avaliou a apixabana em 6.528 pacientes com quadro agudo, com IC, insuficiência respiratória ou outro transtorno clínico e pelo menos um fator de risco adicional para TEV, randomizando-os para enoxaparina 40 mg, por via subcutânea, 1 vez/dia durante 6 a 14 dias, ou apixabana 2,5 mg, via oral, 2 vezes/dia, durante 30 dias. O desfecho primário eficaz foi um composto aos 30 dias de morte relacionada com TEV, TEP, TVP sintomática ou TVP proximal assintomática (detectada por ultrassonografia), não diferindo entre os dois grupos (RR com apixabana 0,87; *p* = 0,44). Todavia, a ocorrência de hemorragia grave foi duas vezes e meia mais provável no grupo apixabana (0,47% *vs.* 0,19%), com RR 2,58, *p* = 0,04 aos 30 dias. Assim, o estudo ADOPT também não forneceu evidência que justificasse a profilaxia estendida com apixabana em pacientes clínicos após a alta hospitalar.

O estudo APEX[44] avaliou betrixabana, DOACs não disponível no Brasil, entre pacientes clínicos hospitalizados de mais alto risco de TEV baseado na elevação do dímero D, quando excluídos vários fatores de risco para sangramento, mostrando redução dos eventos sem aumentar risco de sangramento na extensão da profilaxia farmacológica de TEV pós-alta hospitalar em pacientes clínicos.

O estudo MARINER[26] voltou a estudar a rivaroxabana com a dose de 10 mg/dia (e 7,5 mg se ClCr < 50 mℓ/min) por até 39 dias para profilaxia estendida de TEV *versus* a enoxaparina 40 mg/dia até a alta hospitalar em 12.024 pacientes com perfil semelhantes aos do estudo APEX, ou seja, com alto risco de TEV pelo escore IMPROVE VTE de $\geq$ 4 ou 2 ou 3, mais nível dímero D duas vezes o limite superior da normalidade, e com baixo risco de sangramento. Foram excluídos assim pacientes com sangramento nos últimos 3 meses, úlcera gastrintestinal ativa, câncer ativo, cirurgia recente, bronquiectasias ou cavitações pulmonares, terapia antiplaquetária dupla ou ClCr $\leq$ 30 mℓ/min. Não houve benefício no desfecho primário combinado de eficácia (TEV sintomático e morte relacionada ao TEV), apenas na redução de TEV sintomático, embora com eventos muito raros (0,18 *vs.* 0,42; HR 0,44; IC95%, 0,22-0,89). Por outro lado, este estudo não mostrou aumento de sangramento grave. A seguir uma análise da subpopulação do estudo MAGELLAN (80% da população total), com os critérios do estudo MARINER, mostrou que a proteção contra TEV foi mantida, e não houve aumento de sangramento grave. Assim, a análise de risco-benefício se mostrou favorável à rivaroxabana.[45]

Com base nos dados do estudo APEX e na subpopulação do estudo MAGELLAN com baixo risco de sangramento, a agência americana Food Drug Administration (FDA) aprovou, em setembro de 2020, a indicação da profilaxia estendida com a betrixabana, por até 42 dias, e com a dose de rivaroxabana de 10 mg/dia, por até 39 dias, pelo benefício clínico discreto, mas significativo, na redução de eventos e mortalidade global, com a extensão da profilaxia de TEV, apenas quando são excluídos da análise pacientes com alguns dos cinco fatores de risco importantes para sangramento como: câncer em atividade, bronquiectasias ou cavitação pulmonar, úlcera gastroduodenal ativa, história de sangramento nos últimos 3 meses ou uso de terapia antiplaquetária dual. Importante ressaltar que essa indicação, no momento, não está aprovada no Brasil; exclui pacientes com câncer ativo e não foi, por hora, incorporada às diretrizes de profilaxia. Assim, recomenda-se que, havendo indicação para profilaxia de TEV em paciente clínico hospitalizado, esta seja mantida por, pelo menos, 6 a 21 dias. Após esse período, cabe ao médico pesar o risco-benefício e a decisão de continuar ou não a profilaxia, dependendo da persistência da condição clínica e dos fatores de risco de trombose e sangramento.

Tromboprofilaxia mecânica

Métodos mecânicos de tromboprofilaxia incluem meias elásticas de compressão gradual (MECG), dispositivos mecânicos de compressão pneumática intermitente (CPI) ou bombas de compressão plantares (BP). A evidência sobre a eficácia dos métodos mecânicos em pacientes clínicos é escassa, derivando principalmente das recomendações dos estudos em pacientes cirúrgicos. Essas técnicas têm a grande vantagem de não aumentar o risco de sangramento, embora, em geral, não seja tão eficiente quanto a profilaxia farmacológica.[33] De modo geral, a indicação é para pacientes agudamente enfermos e hospitalizados, que tenham sangramento ativo ou risco alto de sangramento.[29,37]

Um estudo em pacientes com AVEi mostrou que a adição de CPI a HNF 5.000 UI a cada 12 horas reduziu a incidência de TEV em 40% quando comparada à HNF apenas.[46] No entanto, muita atenção deve ser prestada à aderência de seu uso e às próprias contraindicações para os métodos mecânicos de profilaxia de TEV (Quadro 141.11). Essa observação deriva principalmente dos resultados do estudo CLOTS 1, no qual 2.518 pacientes com AVEI há 1 semana e com mobilidade reduzida receberam, ou não, MECG no nível da coxa (meias 7/8). Demonstrou-se que as MECG não foram efetivas para

QUADRO 141.11	Contraindicações à profilaxia mecânica.

- Dermatite importante em MMII
- Úlceras ou escaras de decúbito em MMII
- Cirurgia de revascularização de MMII
- Fratura com imobilizador de MMII
- Infecção/celulite em MMII
- Insuficiência arterial periférica de MMII
- Insuficiência cardíaca grave

MMII: membros inferiores.

a prevenção de TVP proximal (10% *vs.* 10,5%) e aumentaram significativamente o risco de bolhas, úlceras e necrose de pele (5,1% *vs.* 1,3%; HR 4,18; IC95%, 2,40-7,27) e isquemia ou amputação do membro (5,1% *vs.* 1,3%; HR 4,18; IC95%, 2,40-7,27).[47]

Há mais estudos comparando profilaxia combinada de métodos farmacológicos e métodos mecânicos com MECG que com CPI ou BP. Em um estudo comparando CPI de pernas e coxas com BP em pacientes sofrendo traumatismo (não envolvendo os membros inferiores), a incidência de TVP foi significativamente inferior com CPI (6,5%) que com BP (21%), além de serem menos frequentes os episódios bilaterais de TVP com CPI.[47] Assim, é preferível o uso de CPI de pernas e coxas ao uso de BP.

Importante ressaltar a necessidade de monitoramento ativo quando se optar por essa modalidade de profilaxia. Recomenda-se o uso de dispositivos de CPI portáteis, à base de baterias e que possam registrar o tempo de uso no paciente. Todo esforço deve ser feito para manter os dispositivos de CPI pelo menos 18 horas por dia. Quando se optar por MECG, a pressão no nível dos tornozelos deve ser entre 18 e 23 mmHg, o que é menor que para meias com fins terapêuticos para síndrome pós-trombótica (30 a 40 mmHg); as MECG podem ser de 3/4 ou 7/8 e a compressão em apenas um membro não deve ser a única forma de profilaxia.

Recomendações para tromboprofilaxia

No Quadro 141.12, são apresentadas algumas recomendações baseadas na nona edição da diretriz para profilaxia de TEV em pacientes clínicos do ACCP[37] e na diretriz para o manejo do TEV da ASH,[29] de 2018, para profilaxia de pacientes clínicos hospitalizados e não hospitalizados.

As referências bibliográficas deste capítulo se encontram no Ambiente de aprendizagem do GEN.

QUADRO 141.12	Recomendações baseadas na nona edição da diretriz para profilaxia de tromboembolismo venoso em pacientes clínicos do American College of Chest Physicians[37] e na diretriz para o manejo do tromboembolismo venoso da American Society of Hematology.[29]		
Pacientes clínicos	**ACCP 9**		**ASH**
Avaliação do risco de TEV	É sugerido um modelo de escore para avaliação do risco de TEV em pacientes clínicos, que pode ajudar a guiar as recomendações sobre uso de profilaxia, com o escore de Pádua ≥ 4 para pacientes de alto risco		É sugerido considerar algum escore para avaliação do risco de TEV em pacientes clínicos, que seja validado, com o escore de Pádua ≥ 4, o IMPROVE VTE ≥ 2, ou mesmo o IMPROVE DD com a adição do biomarcador dímero D ≥ 2 vezes o limite superior da normalidade para melhorar a identificação de pacientes em muito alto risco de TEV
Avaliação do risco de sangramento	O risco de sangramento em pacientes clínicos hospitalizados está associado a algumas variáveis, principalmente quando fatores com RC ≥ 3 estão presentes, como, por exemplo, úlcera gastroduodenal ativa, sangramento nos últimos 3 meses antes da hospitalização e contagem de plaquetas ≤ 50.000/ℓ. Outros fatores importantes são idade acima de 85 anos, insuficiência hepática grave, insuficiência renal grave e internamento em UTI		É sugerido considerar ainda o risco de sangramento, embora não existam escores validados com esse propósito e mencione o escore IMPROVE de sangramento: com escore ≥ 7 como indicativo de alto risco de sangramento

(continua)

QUADRO 141.12	Recomendações baseadas na nona edição da diretriz para profilaxia de tromboembolismo venoso em pacientes clínicos do American College of Chest Physicians[37] e na diretriz para o manejo do tromboembolismo venoso da American Society of Hematology.[29] (Continuação)		
Pacientes clínicos	**ACCP 9**	**ASH**	
Para pacientes agudamente enfermos e hospitalizados com alto risco de TEV	Recomenda-se tromboprofilaxia farmacológica com HBPM, HNF (a cada 12 ou 8 h) ou fondaparina (grau 1B) Para pacientes com AVEi e restrição da mobilidade, sugere-se o uso de doses profiláticas subcutâneas de HNF ou HBPM, havendo preferência de HBPM *versus* HNF (grau 2B); sugere-se não usar MECG (grau 2B). Não há recomendações sobre o uso de DOACs	Sugere-se tromboprofilaxia farmacológica como HNF, HBPM, ou fondaparina *versus* nenhuma profilaxia parenteral. Preferência por HBPM (baixa certeza), ou fondaparina (muito baixa certeza) *versus* HNF e sobre profilaxia mecânica Recomenda-se HBPM *versus* DOACs intra-hospitalar Recomenda-se HBPM intra-hospitalar *versus* extensão na alta hospitalar com DOACs Para pacientes com AVEi, segue-se a mesma sugestão Para pacientes criticamente enfermos em UTI, recomenda-se o uso de HNF ou HBPM, *versus* nenhuma profilaxia parenteral. Sugere-se tromboprofilaxia farmacológica apenas *versus* profilaxia combinada com farmacológica	
Para pacientes agudamente enfermos e hospitalizados com baixo risco de TEV	Recomenda-se contra o uso de tromboprofilaxia farmacológica ou mecânica (grau 1B)	Não há recomendações específicas, exceto por indicações de tromboprofilaxia apenas para pacientes em alto risco	
Para pacientes agudamente enfermos e hospitalizados, mas que tenham sangramento ativo ou risco alto de sangramento	Recomenda-se contra o uso de tromboprofilaxia farmacológica (grau 1B); sugere-se o uso otimizado de profilaxia mecânica com MECG ou CPI (grau 2C) *versus* nenhuma profilaxia. Se o risco de sangramento diminui e o risco de TEV persiste, sugere-se substituir a profilaxia mecânica pela profilaxia farmacológica (grau 2C)	Sugere-se profilaxia mecânica *versus* nenhuma profilaxia, com CPI ou MECG	
Duração da profilaxia de TEV em pacientes agudamente enfermos e hospitalizados	Recomenda-se tromboprofilaxia por tempo usual de 6 a 14 dias durante a hospitalização Sugere-se contra a extensão de tromboprofilaxia farmacológica, além do período de imobilização ou do período agudo de hospitalização de forma sistemática (grau 2B) É razoável utilizar profilaxia por 21 dias, ou até que a mobilidade plena seja restaurada, ou até à alta, seja o que vier primeiro, para pacientes reavaliados e considerados em alto risco de TEV	Recomenda-se tromboprofilaxia durante a hospitalização *versus* intra-hospitalar e estendida Para pacientes criticamente enfermos em UTI, recomenda-se tromboprofilaxia durante a hospitalização *versus* intra-hospitalar e estendida	
Para pacientes cronicamente enfermos com condições clínicas que podem necessitar de internamentos em unidades de cuidados crônicos	Para pacientes imobilizados, em assistência domiciliar (*homecare*) ou residentes em asilos/cuidados crônicos, sugere-se contra o uso rotineiro de tromboprofilaxia (grau 2C)	Sugere-se contra o uso de tromboprofilaxia a não ser que o paciente apresente mudança do seu estado clínico com adoecimento agudo, passando a ser avaliado como agudamente enfermo	
Para indivíduos viajando por longas distâncias (> 4 h)	Sugere-se contra o uso de profilaxia de TEV com ácido acetilsalicílico ou anticoagulante para prevenir TEV (grau 2C) Para indivíduos com alto risco de TEV, como história prévia de TEV, cirurgia recente, trauma, gravidez/puerpério, câncer ativo, uso de hormônios, idade avançada, obesidade importante ou trombofilia conhecida, sugere-se deambulação frequente, exercícios para panturrilhas ou sentar em assento do corredor (grau 2C) e uso de meias elásticas de compressão bem ajustadas e abaixo do joelho com pressão de 15 a 30 mmHg no tornozelo durante a viagem (grau 2C) Decisões sobre o uso de tromboprofilaxia farmacológica para indivíduos em viagens com duração ≥ 6 h devem ser feitas individualmente, considerando o risco particularmente alto de TEV, potenciais efeitos adversos e custo *versus* o benefício possível	Sugere-se contra o uso de profilaxia de TEV com meias elásticas de compressão, HBPM ou ácido acetilsalicílico Para indivíduos em situações de alto risco de TEV, como cirurgia recente, história prévia de TEV, puerpério, câncer ativo, combinação de fatores de risco, incluindo uso de hormônios, obesidade ou gestação, sugerem-se meias elásticas de compressão ou dose profilática de HBPM antes da viagem > 4 h Para indivíduos com muito alto risco de TEV, como, por exemplo, cirurgia recente, história prévia de TEV, puerpério, câncer ativo, ou mais de dois fatores de risco, incluindo os citados acima, como uso de hormônios, obesidade ou gestação, e quando HBPM ou meias elásticas de compressão não podem ser usadas (exemplos: falta de recursos ou aversão), sugere-se ácido acetilsalicílico *versus* não usar profilaxia	
Para pacientes ambulatoriais com fatores de risco para TEV	Para pacientes ambulatoriais com câncer sem qualquer risco adicional para TEV, sugere-se contra o uso rotineiro de profilaxia com HBPM ou HNF (grau 2B) e recomenda-se contra o uso de AVK (grau 1B) Para pacientes ambulatoriais com tumores sólidos, que têm fatores de risco adicionais para TEV (exemplos: fatores de risco adicionais para TEV em pacientes ambulatoriais com câncer incluem história prévia de TEV, imobilização, terapia hormonal, inibidores da angiogênese, talidomida e lenalidomida) e baixo risco de sangramento, sugere-se o uso profilático de HBPM ou HNF *versus* nenhuma profilaxia (grau 2B)	Sugere-se contra uso de tromboprofilaxia em pacientes ambulatoriais com fatores de risco menores para TEV, como, por exemplo, imobilidade, traumas leves, adoecimento ou infecção	

142

Tromboses Venosas de Sítio Inusitado

Marcone Lima Sobreira ■ Rodrigo Gibin Jaldin ■ Winston Bonetti Yoshida

Resumo

As tromboses venosas que acometem locais não habituais são raras e apresentam manifestações clínicas heterogêneas, características fisiopatológicas e clínicas peculiares que são diretamente relacionadas com as características do órgão ou sistema em que o processo trombótico ocorreu. Didaticamente, pode-se dividir essa doença conforme o sítio de acometimento: intra-abdominais (ou esplâncnicas) e extra-abdominais. Estados de hipercoagulabilidade e lesão vascular têm papel mais importante nas tromboses de locais incomuns do que naquelas que acometem os membros inferiores. O tratamento para essas situações, tal qual nas demais tromboses venosas, em geral, é feito por anticoagulação sistêmica. Neste capítulo, serão discutidas peculiaridades das tromboses venosas nesses locais, o diagnóstico, o tratamento e as recomendações de diretrizes.

Palavras-chave: trombose venosa; oclusão de veia retiniana; trombose venosa mesentérica; veia porta; circulação esplâncnica.

INTRODUÇÃO

Os fatores desencadeantes e as manifestações clínicas das tromboses venosas em sítios inusitados (TVSI) são diferentes do tromboembolismo venoso de membros inferiores ou da embolia pulmonar. A história natural desse grupo de doenças é muito pouco conhecida e sua incidência/prevalência, pouco conhecida (ou subdiagnosticada). Estudo recente realizado em população de alto risco, constituída por pacientes em unidade de terapia intensiva (UTI), mostrou que, apesar da profilaxia tromboembólica, 2,2% dos pacientes desenvolveram um episódio trombótico fora das extremidades e não relacionado com cateteres, sugerindo que fatores potenciais (desencadeantes) em geral desconhecidos podem estar relacionados com o surgimento desse grupo de doenças.[1] Desse modo, estados de hipercoagulabilidade e lesão vascular parecem ter papel mais importante nas tromboses de locais incomuns do que naquelas que acometem os membros inferiores. As trombofilias congênitas ou adquiridas por meio de interações complexas com a parede vascular podem alterar o balanço hemostático e predispor a trombose em locais específicos e incomuns. Os estados de hipercoagulabilidade associados a tromboses em locais incomuns estão descritos no Quadro 142.1. Com a pandemia de covid-19, em 2020, surgiram poucos casos de trombose de veias esplâncnicas. Em revisão sistemática, foram encontrados seis casos, cujos sintomas foram vômitos, dor abdominal, diarreia, falta de ar e alterações mentais.[2] Nenhum caso tinha trombofilia hereditária. Os autores atribuíram as TVSI esplâncnicas à tempestade de citocinas, causando aumento do fator VIII, fibrinogênio e microvesículas pró-trombóticas oriundas de plaquetas, neutrófilos e monócitos.[2]

As TVSI podem ser divididas didaticamente em dois grupos: esplâncnicas ou intra-abdominais,[3] que ocorrem em cava inferior, mesentérica, esplênica, porta, hepática (incluindo síndrome de Budd-Chiari) e renal; extra-abdominais, que se localizam em cava superior, cerebral, retiniana, tromboflebite pélvica puerperal, de membros superiores (esta última detalhada no Capítulo 133).

TROMBOSES ESPLÂNCNICAS OU INTRA-ABDOMINAIS

As tromboses intra-abdominais ou de veias esplâncnicas acometem entre 0,7 a 2,7 pessoas/100 mil habitantes por ano.[4,5] Em estudo de tomografias feitas por outras causas, encontrou-se prevalência de 1,7% (intervalo de confiança de 1,3 a 2,3).[6] Os fatores de risco são multivariados e dependem de idade, local da trombose e área geográfica. Assim, distúrbios hematológicos, doenças autoimunes e hormonioterapias são mais comuns na síndrome de Budd-Chiari (SBC), enquanto cirrose hepática, câncer abdominal, doenças inflamatórias e cirurgias abdominais são fatores de risco mais importantes para as demais situações.[7] Revisão sistemática mostrou que a incidência de tromboses venosas esplâncnicas após cirurgia abdominal é uma complicação relevante.[8] O diagnóstico, em geral, pode ser feito com a ultrassonografia, com sensibilidade de 90%.[9,10] Embora não existam estudos com evidência científica, em geral o tratamento anticoagulante é recomendado por 3 meses, podendo ser estendido para os casos com fatores de risco permanente.[7] Para SBC, esse tratamento deve ser perene.[7,11-14]

Trombose da veia cava inferior

Tem sintomatologia variada e pode transcorrer desde assintomática até cursar com edema bilateral de membros inferiores, flegmasia cerúlea dolens[15] e tromboembolismo pulmonar.[16] Com o passar do tempo, pode dar origem ao aparecimento de intensa rede de veias colaterais visíveis no abdome e tórax. Está associada, em grande parte dos casos, a neoplasias de retroperitônio (em especial, neoplasia renal) e estados de hipercoagulabilidade. Nos casos de neoplasia renal associada com trombose de veia cava, é proposto tratamento cirúrgico aberto,[17] com ressecção do tumor e do trombo. Segundo o MAISTHRO (MAin-ISar-THROmbosis), levantamento publicado em 2008,[18] a trombose de veia cava inferior compromete aproximadamente 3% da população com evento tromboembólico, predominantemente mulheres jovens (< 45 anos) e, na esmagadora maioria (> 90%), encontra-se confinada ao segmento infrarrenal. Além disso, anomalias da veia cava inferior,[19,20] compressão externa e presença de anticoagulante lúpico contribuem para o desenvolvimento da trombose nesse local.[18] Em algumas situações, pode estar associada à presença de filtro de veia cava inferior,[15,16,21] com prevalência aproximada de 2,7%.[9] Ageno et al.[7] propuseram tratamento anticoagulante para as tromboses de veias esplâncnicas.

Trombose da veia mesentérica

De maneira semelhante à trombose de veia cava inferior, a trombose de veia mesentérica é uma doença incomum, mas é potencialmente letal, associada com isquemia e infarto intestinal.[22] Cerca de 80%

QUADRO 142.1	Estados pró-trombóticos associados a tromboses de sítio inusitado.	
Congênitos	**Adquiridos**	
Deficiência de antitrombina III	Neoplasia	
Deficiência de proteína C	Doenças mieloproliferativas	
	■ Policitemia vera rubra	
	■ Trombocitemia essencial	
Deficiência de proteína S	Síndrome do anticorpo antifosfolipídio	
Mutação do fator V de Leiden	Trombocitopenia induzida pela heparina	
Mutação do gene *G20210A* da protrombina	Hemoglobinúria paroxística noturna	
Hiper-homocisteinemia	Doença inflamatória intestinal	

dos pacientes têm dor abdominal aguda em cólica, com intensidade desproporcional em relação aos achados do exame físico, distensão abdominal acompanhada de mal-estar, sudorese, vômitos e diarreia.[14,23] As doenças associadas mais frequentes são: câncer, processos inflamatórios e causas idiopáticas.[22] Em grande parte das situações, sua ocorrência se deve à presença de alterações trombofílicas, notadamente deficiência de antitrombina III, proteína C e proteína S.[24] Outras causas potenciais, como neoplasias (principalmente as mieloproliferativas), uso de anticoncepcionais e inflamação, também podem ser desencadeantes.[25] A tomografia computadorizada é o exame mais usado para confirmar o diagnóstico.[4,14]

Em revisão sistemática, Valeriani et al.[3] levantaram 7.969 casos de 97 artigos com registro de casos de tromboses venosas esplâncnicas. Destes, 23,8% eram casos de trombose de veia mesentérica. Embora seja menos frequente que a trombose arterial mesentérica, constitui o terceiro local mais comum de trombose venosa, estando atrás apenas dos membros e dos pulmões.[26] Revisão sistemática sobre o tratamento anticoagulante em trombose de veias esplâncnicas mostrou insuficiência de estudos com maior evidência para alguma recomendação.[13] Apesar disso, baseado na experiência de *experts* ele é recomendado nas diretrizes,[11,27] desde que o risco de sangramento seja baixo. Ageno et al.[7] fazem uma proposta detalhada de tratamento anticoagulante para cada tipo de situação.

Trombose da veia esplênica

Na revisão sistemática de Valeriani et al.,[7] trombose venosa esplênica foi registrada em 12,7% dos casos. A obstrução isolada da veia esplênica resulta geralmente em hipertensão portal esquerda e formação de varizes no fundo gástrico. Doenças pancreáticas e, mais raramente, doenças renais são a principal etiologia da trombose de veia esplênica.[28]

O diagnóstico deve ser considerado quando há varizes esofágicas ou de fundo gástrico e função hepática normal,[28] mas pode ser difícil, sendo necessária a arteriografia seletiva da artéria esplênica.[29] O início do quadro clínico costuma ser lento e insidioso, o que dificulta o diagnóstico precoce. Algumas vezes, ela pode ser descoberta durante a investigação de dor abdominal crônica, esplenomegalia ou plaquetopenia, por exemplo. Pode estar associada a uma série de alterações trombofílicas (congênitas ou adquiridas) e cirurgias abdominais. A esplenectomia costuma ser o tratamento de escolha, para conter o sangramento das varizes.[28]

Trombose da veia porta

Refere-se tanto ao comprometimento da veia porta propriamente dita, quanto dos ramos intra-hepáticos. Ocorre com forte associação com neoplasias e cirrose hepática, com prevalência variando de 16 a 35% dos casos de cirrose.[30] É a principal complicação de pacientes com cirrose hepática.[31] Como decorrência da trombose da veia porta, o fígado perde grande parte de seu suprimento sanguíneo, com consequente desenvolvimento de colateralização dentro de poucas semanas.[30] Entretanto, apesar do bloqueio de fluxo sanguíneo, o órgão mantém sua função normal graças à dilatação e ao aumento do volume de fluxo pela artéria hepática.[32]

As manifestações clínicas mais comuns são dor abdominal e náuseas.[14] Uma parte dos pacientes pode permanecer assintomática, embora, em algumas situações, esplenomegalia indolor, ascite, esplenomegalia, eritema palmar e varizes esofágicas possam se manifestar.[14]

Pancreatite, neoplasia do pâncreas e cirurgia abdominal têm sido descritos como desencadeantes em potencial.[30] Revisão sistemática mostrou que as principais alterações trombofílicas hereditárias

associadas com trombose portal foram fator V de Leiden e mutação da protrombina *G2010A* em pacientes com cirrose.[33]

Revisões sistemáticas mostraram que o tratamento anticoagulante promoveu recanalização portal em pacientes sem neoplasias, e inclusive, com diminuição do sangramento.[34-36] Outra revisão sistemática mostrou que os novos anticoagulantes orais diretos (DOACS, *direct oral anticoagulants*), foram eficazes e seguros, constituindo-se em alternativas para heparina e antivitamina K (AVK).[37]

Trombose da veia hepática

Também conhecida como síndrome de Budd-Chiari, refere-se à obstrução da drenagem venosa da veia hepática, desde o nível das veias intra-hepáticas até a desembocadura da veia cava inferior no átrio direito.[25] A SBC é considerada primária, quando decorrente de trombose, e secundária, quando surge consequente à compressão extrínseca.[25]

A causa principal se origina de alterações trombofílicas, em especial a síndrome do anticorpo antifosfolipídio (SAF) e a hemoglobinúria paroxística noturna. Também pode surgir concomitantemente a doenças mieloproliferativas, em especial a policitemia vera.[38]

Sua apresentação clínica é variável, podendo ser dividida em fulminante, subaguda, aguda e crônica.[7,25] A forma fulminante é rara e associada com necrose hepatocelular e encefalopatia hepática. A forma aguda apresenta ascite e necrose hepática sem formação de veias colaterais.[7] A forma crônica apresenta hipertensão portal e cirrose hepática. Cerca de 15% dos pacientes com SBC são assintomáticos.[7] Podem ser detectados também hepatoesplenomegalia, ascite, dor abdominal e, mais raramente, icterícia e elevação de enzimas hepáticas.[7]

As opções de tratamento são anticoagulantes, trombólise, recanalização percutânea, *shunt* portossistêmico cirúrgico e transplante de fígado.[39]

Trombose de veia renal

A síndrome nefrótica é o fator causal principal,[40] seguida dos tumores malignos.[41] Somado a isso, a hipercoagulabilidade inerente da condição potencializa o desenvolvimento de trombose na veia renal (TVR). Em algumas séries, a TVR está associada à trombose venosa em outros sítios, como a embolia pulmonar. Em pacientes nefróticos, a nefropatia mais comum associada é a nefropatia membranosa, seguida de glomerulonefrite membranoproliferativa.[42] Outras potenciais causas são tumores malignos renais, compressão extrínseca, infecções, trauma e complicações pós-transplante renal.[40] Alterações trombofílicas, como deficiência de antitrombina III, deficiência de proteína S e SAF são encontradas mais comumente nesses pacientes, especialmente a SAF relacionada com trombose recorrente de veia renal em aproximadamente 20% dos pacientes.[12,13]

A prevalência em adultos é difícil de estabelecer por que a TVR é, em geral, assintomática. Nos casos de síndrome nefrótica e nefropatia membranosa, a prevalência varia de 5 a 60%.[43] Nos casos de transplante renal, a TVR varia de 1 a 4,2%.[44] Cerca de 2/3 dos pacientes tem acometimento bilateral.[40] A tríade clássica, fomada por dor aguda em flanco, hematúria e rápida deterioração da função renal, é vista apenas em 10 a 20% dos pacientes.

Em pacientes com transplante renal a manifestação é de anúria. Em neonatos e crianças, há hematúria, massa no flanco, desidratação e oligo/anúria. As TVR à esquerda podem ocasionar congestão pélvica nas mulheres e edema testicular doloroso nos homens.[40]

O diagnóstico pode ser confirmado com ultrassonografia com Doppler, tomografia computadorizada ou ressonância magnética. O tratamento básico deve ser dirigido para a causa de base. Embora sem evidência científica, o tratamento anticoagulante é o mais recomendado e usado.[40]

TROMBOSES EXTRA-ABDOMINAIS

Trombose de veia cava superior

Essa oclusão venosa causa a chamada síndrome da veia cava superior,[45] que ocorre por compressões extrínsecas ou invasões de massas tumorais e trombose. Neoplasias são a causa mais comum nas tromboses que acometem esse sítio.[45] Em um levantamento retrospectivo, Rice et al.[46] identificaram o carcinoma broncogênico como principal fator causal em 60% dos casos. Cateteres e outros equipamentos médicos responderam por 30 a 40% dos casos. Linfoma estava presente em 8% dos casos. Entre as causas não neoplásicas, foi relatado cateter intravenoso em aproximadamente 28% dos casos (22/78), seguido de fibrose de mediastino em 7,7% (6/78).[46] A veia cava superior drena aproximadamente 1/3 do sangue de retorno ao coração. Os sintomas podem ser classificados em neurológicos, laringotraqueais, faciais e torácicos,[45,47] os quais pioram na posição deitada (supino). O quadro clínico mais comum é de edema de face e/ou pescoço, edema de membros superiores, dispneia, tosse e circulação colateral no tórax.[48] Na presença de circulação colateral, os sintomas costumam ser discretos. Kishi et al.[49] propuseram um escore diagnóstico baseado em sinais e sintomas, que foi usado para indicar tratamento. O método de imagem mais indicado para confirmar o diagnóstico é a angiotomografia.[50] A escolha do tratamento depende do grau da obstrução[51] e da sua etiologia (p. ex., quimioterapia, radioterapia, cirurgia e *stent*).[48] Os casos não tumorais podem ser anticoagulados.[45,52]

Trombose de veias cerebrais

O termo se refere ao comprometimento de quaisquer veias cerebrais, notadamente os seios venosos: sagital superior e laterais. É uma ocorrência rara, entretanto grave, sendo estimada como causa de 0,5 a 2,0% de todos os acidentes vasculares encefálicos (AVEs).[53,54] Mulheres na terceira década de vida[16] são os pacientes mais comuns, com razão de 3:1 em relação aos pacientes do sexo masculino, especialmente em usuárias de anticoncepcionais orais e no período puerperal.[55,56] Infecções (orelha interna e osteomielite de crânio) são outras prováveis causas associadas ao desenvolvimento de trombose nesse sítio, mas sua frequência vem diminuindo provavelmente devido à antibioticoterapia ser cada vez mais comum.[57]

A associação a alterações trombofílicas (tanto congênitas quanto adquiridas) é comum, especialmente a mutação do gene da protrombina *G20210A*, a hiper-homocisteinemia[58] e o fator V de Leiden.[57] É importante ressaltar que a associação dessas alterações a outros fatores de risco, como o uso de anticoncepcionais orais (ACOs), aumenta sobremaneira o risco do surgimento dessa doença, sendo estimado, por exemplo, que a associação de ACO com *G20210A* aumenta em quase 150 vezes a chance de uma paciente desenvolver trombose de veias cerebrais.[55]

O quadro clínico mais comumente encontrado é cefaleia (76 a 90% dos casos), edema de papila, febre, convulsão e confusão mental, desmaios e edema papilar. O dímero D pode ser útil no diagnóstico, mas ainda são necessários mais estudos para se confirmar sua eficácia.[59] A tomografia mostra sinais indiretos, como edema cerebral, isquemia, estase venosa ou hemorragia. Outro exame bastante usado é a ressonância magnética.[60] Ambos os exames podem ser negativos em cerca de 30% dos casos.[57] O tratamento é feito, em geral, por meio de anticoagulantes.[53]

Trombose de veia retiniana

A prevalência de trombose de veia retiniana varia de 0,4 a 4,6%.[61] Pode comprometer tanto a veia central da retina quanto uma tributária da veia central da retina, o que é mais comum.[62] Constitui a segunda afecção mais frequente da retina, após a retinopatia diabética.[61] A trombose ocorre principalmente em pontos de cruzamento de vênulas com arteríolas, que dividem uma adventícia comum, e a compressão da parede dessas vênulas por arteríolas rígidas pode resultar em lesão de endotélio e consequente desenvolvimento de trombose.[63] Os fatores de risco incluem glaucoma hiperopia, aterosclerose, hipertensão arterial, obesidade, tabagismo e idade > 65 anos.[64-66] Entretanto, alterações trombofílicas também estão relacionadas com o desenvolvimento de trombose nesse sítio, sendo a SAF a trombofilia mais prevalente em algumas séries da literatura, variando sua frequência de 43 a 50% da população doente, conforme metanálise.[67] Outras alterações trombofílicas, como fator V de Leiden, hiper-homocisteinemia e mutação do gene da protrombina *G20210A*, apresentaram dados controversos,[68] não sendo possível postular uma correlação.[65] Os principais sintomas são visão borrada, moscas volantes, defeitos ou perdas visuais, sendo edema macular e neovascularização as principais complicações.[61] Embora sem consenso, tem sido preconizado o tratamento com heparina de baixo peso molecular (HBPM) e varfarina.[61]

Trombose das veias ovarianas

Também conhecida como tromboflebite pélvica puerperal, é um tipo raro de tromboembolismo venoso cujos fatores de risco mais frequentes são gravidez, ACOs, tumores malignos, cirurgias recentes e infecções pélvicas.[69,70] A forma idiopática é muito rara.[71] A veia ovariana direita é a mais frequentemente envolvida (70 a 80%).[69] Ocorre mais comumente no período puerperal (do 7º ao 13º dia de puerpério) e pode se apresentar clinicamente com um quadro febril de origem desconhecida, massa dolorosa à palpação na margem lateral do músculo reto abdominal e leucocitose.[26] É rara, sendo sua incidência estimada em torno de 0,01%.[72] O diagnóstico é confirmado pelo mapeamento dúplex (primeira linha de diagnóstico), tomografia ou ressonância magnética.[69,72,73] De acordo com o consenso da Society of Obstetricians and Gynaecologists of Canada (SOGC), são recomendados para tratamento os anticoagulantes, associados a antibióticos conforme o caso.[74]

FATORES DE RISCO E DESENCADEANTES DAS TROMBOSES VENOSAS EM SÍTIOS INUSITADOS

A incidência de TVSI não está ainda bem definida e varia muito de acordo com as fontes de dados, local dessa trombose e fatores de risco associados.[75] No Quadro 142.1, são apresentados, de forma resumida, os principais fatores pró-trombóticos relacionados com as TVSI.[75]

Outra causa comumente associada ao desenvolvimento dessas tromboses em sítios atípicos (especialmente as de veia porta e de veia esplênica) é a mutação genética Janus quinase 2 (JAK2 V617F), encontrada em larga parcela de pacientes portadores de doenças mieloproliferativas e aceita como marcador molecular de algumas neoplasias mieloproliferativas.[75] Câncer, infecções e doenças inflamatórias podem também desencadear TVSI.[75] As principais trombofilias associadas às TVSI estão nos Quadros 142.2 e 142.3.

Deve-se considerar também que outros fatores da tríade de Virchow podem ser responsáveis pela TVSI. Deve-se lembrar sempre de que situações concomitantes potencializam exponencialmente a chance de desenvolvimento do evento trombótico e precisam ser consideradas quando da investigação e da programação terapêutica.

DIAGNÓSTICO

Certamente, a heterogeneidade do quadro clínico, que pode aparecer no decurso das tromboses venosas de sítios atípicos, é uma das grandes dificuldades de manejo diagnóstico e, consequentemente, terapêutico. A existência de poucos estudos bem delineados dificulta o conhecimento da história natural dessas patologias, impossibilitando o diagnóstico precoce e, consequentemente, a instituição terapêutica mais adequada para cada caso. O impacto clínico do quadro depende do órgão afetado, da repercussão local e da evolução (complicação) para uma repercussão sistêmica (Quadro 142.4). Isso se refere principalmente às tromboses intra-abdominais, nas quais os sintomas clínicos inespecíficos podem aparecer no transcorrer de quaisquer sítios das tromboses intra-abdominais. O desconhecimento da história natural da doença pode ser uma das principais causas de se fazer o diagnóstico tardiamente, o que pode trazer sérios prejuízos para o paciente.

No caso das tromboses extra-abdominais, o diagnóstico presuntivo é facilitado/estimulado pelo fato de a sintomatologia ser um pouco mais específica em relação ao sítio: ocular, cerebral e trombose pélvica puerperal (a sintomatologia de cada uma foi explicitada anteriormente).

Ainda, na complementação diagnóstica, pode-se utilizar a propedêutica armada por meio de exames de imagem, em especial, a ecografia vascular, a angiotomografia computadorizada (angio-TC), a angiorressonância magnética (angio-RM) e a angiografia (Quadro 142.4).

É importante lembrar-se de que a ocorrência desses episódios de tromboses venosas em locais não usuais, em especial as citadas no escopo deste capítulo, costuma acompanhar doenças mieloproliferativas (policitemia vera, trombocitose essencial e hemoglobinúria paroxística noturna) e alterações trombofílicas, justificando a pesquisa dessas alterações durante a investigação diagnóstica.

Em suma, durante a investigação diagnóstica, é relevante saber:

- Sintomatologia múltipla, inespecífica: o desconhecimento ou a não lembrança é uma *barreira ao diagnóstico*
- Valorizar antecedentes pessoais, em especial a ocorrência de episódios tromboembólicos
- Se houver condição trombofílica já conhecida, deve-se valorizar a sintomatologia
- Trombofilias com alto potencial trombogênico, em especial SAF, deficiência de proteína C, deficiência de proteína S e deficiência de antitrombina III

QUADRO 142.2	Correlação da ocorrência de alterações trombofílicas com aumento do risco de ocorrência de tromboses intra-abdominais.[33,59,76]
Fator V de Leiden	Síndrome de Budd-Chiari (11 vezes), trombose de veia mesentérica (6 vezes), trombose de veia porta (3 vezes)
Proteínas C e S	Síndrome de Budd-Chiari (7 vezes), trombose de veia porta (4 a 5 vezes)
Antitrombina III	Trombose de veia porta (4 a 5 vezes)
Mutação no gene *G20210A*	Trombose de veia porta (8 vezes), trombose de veia mesentérica (7 vezes)
Mutação nos genes *MTHFR* e *C677T*	Trombose de veia mesentérica (4 a 5 vezes)

QUADRO 142.3	Correlação da ocorrência de alterações trombofílicas a aumento do risco de ocorrência de tromboses cerebrais.[43,55,58,77]
Fator V de Leiden	Aumento de 2 a 5 vezes
Proteínas C e S	Aumento de 2,5 vezes
Mutação no gene *G20210A*	Aumento de 21 a 27 vezes
Anticoncepcionais orais	Aumento de 6 a 27 vezes

QUADRO 142.4	Resumo do diagnóstico e tratamento das tromboses venosas em sítios inusitados.					
Local	Sintomas básicos	Diagnóstico		Tratamento		Situações especiais
		Primeira linha	Segunda linha	Primeira linha	Segunda linha	
Cerebral (TVC)	Cefaleia, AVE, hipertensão intracraniana e hemorragia em jovens e pessoas de meia-idade	RM	Tomografia	Anticoagulantes (casos sem sangramentos)	Trombolíticos (TVC extensa)	Cirurgias descompressivas
Retina (TVR)	Visão borrada, moscas volantes, defeitos ou perdas visuais, edema macular em idosos	Fundo de olho (hemorragias, exsudatos, vasos tortuosos, edema macular etc.)	Angiografia por fluorescência e tomografia por coerência óptica	Tratar fatores de risco; investigar trombofilia, anticoagulantes	Foto coagulação	Drogas intraoculares Cirurgia
Cava superior	Edema de face, pescoço e MMSS, dispneia, tosse, colaterais venosas no tórax	Tomografia	Flebografia	Anticoagulantes	Trombolíticos	*Stents*, quimioterapia ou radioterapia
Mesentérica	Dor abdominal aguda em cólica, com intensidade desproporcional em relação aos achados do exame físico, distensão abdominal acompanhada de mal-estar, sudorese, vômitos e diarreia	Tomografia	RM	Anticoagulantes (avaliar risco de sangramento)	Tratar varizes de esôfago	Betabloqueadores
Esplênica	Varizes gástricas, dor abdominal, sangramento esplenomegalia, trombocitopenia	Ultrassonografia com Doppler	Tomografia, RM	Esplenectomia (sangramentos)	Seguimento	–
Hepática	Dor abdominal, ascite, hepatomegalia (Budd-Chiari)	Ultrassonografia com Doppler	Tomografia, RM	Anticoagulantes	*Shunt* portossistêmico	Transplante
Porta	Dor, febre, náuseas, sangramentos de varizes, ascites e hiperesplenismo	Ultrassonografia com Doppler	Tomografia e RM	Anticoagulantes (pacientes sem contraindicação)	Endovascular	–
Renal (TVR)	Dor aguda em flanco, hematúria e rápida deterioração da função renal. TVR esquerda, congestão pélvica ou edema testicular	Ultrassonografia com Doppler	Tomografia, RM	Anticoagulantes	Trombectomia	Biopsia renal (etiologia)

AVE: acidente vascular encefálico; MMSS: membros superiores; RM: ressonância magnética; TVC: trombose de veias cerebrais; TVR: trombose na veia renal.

- Mutações do fator V de Leiden e do gene da protrombina *G20210A*, em especial, quando em homozigose.

Utilizar, sempre que possível, a propedêutica armada por meio de exames de imagens, principalmente ecografia vascular, angio-TC, angio-RM e angiografia (Quadro 142.4).

TRATAMENTO

- De maneira geral, o foco do tratamento da TVSI deve ter os seguintes objetivos: Tratar/corrigir a condição patológica (subclínica ou não)
- Aliviar a congestão venosa no órgão-alvo
- Preservar a função do órgão-alvo.

Em revisão sistemática da literatura, Valeriani et al.[3] mostraram que o tratamento anticoagulante melhora a recanalização nas tromboses venosas esplâncnicas e reduz a progressão da trombose, sem aumentar o risco de sangramento.

Os fatos de não se conhecer a história natural desse grupo de doenças e de não existirem grandes séries (multicêntricas) na literatura prejudica a existência de orientações baseadas em documentos de consenso. A taxa de recorrência desses eventos também é desconhecida, dificultando a padronização terapêutica.[78]

Entretanto, de maneira geral, a tendência – entre as mais diferentes séries e autores – tem sido a utilização de medicamentos anticoagulantes convencionais, como a heparina não fracionada (HNF), a HBPM e o AVK, notadamente a varfarina, para a abordagem terapêutica dessas tromboses. Em relação aos novos anticoagulantes, não existe, no momento, evidência suficiente para se recomendar de regra o uso de fármacos como fondaparinux, rivaroxabana, dabigatrana, apixabana ou edoxabana, entre outros que possam ser lançados. O tempo de duração ideal da anticoagulação, assim como a necessidade de um esquema de profilaxia secundária estendida, não está definido, mas recomenda-se, em geral, 3 meses de tratamento inicial.[7,79] Outras opções citadas na abordagem terapêutica dessas doenças são a utilização de fibrinolíticos e a cirurgia.

- As recomendações dos consensos e diretrizes são regidas pelo grau de evidência (identificados por números) + nível da evidência (identificado por letras) de acordo com o sistema GRADE:[80] graus de recomendação:
  - Grau I: evidência de, no mínimo, um estudo adequadamente randomizado e controlado
  - Grau II: evidência de, no mínimo, um estudo bem desenhado sem randomização, de estudos de coorte ou caso-controle, preferencialmente de mais de um centro, de múltiplas séries ou, ainda, de resultados de estudos não controlados
  - Grau III: evidências de opiniões de "autoridades" respeitadas, com base em suas experiências clínicas, estudos descritivos ou relatos de "comitês" de *experts*
- Níveis de evidência:
  - A: boa evidência para apoiar uma recomendação para uso
  - B: evidência moderada para apoiar uma recomendação para uso
  - C: evidência fraca para apoiar uma recomendação contra o uso.

Recomendações do American College of Chest Physicians[27]

Tromboses de veias porta, mesentérica e/ou esplênica

Em casos sintomáticos, é melhor anticoagular que não anticoagular (1B).

Em casos assintomáticos, achado incidental, é melhor não anticoagular que anticoagular (2C).

Trombose de veia hepática

Em casos sintomáticos, é melhor anticoagular do que não anticoagular (2C).

Em casos assintomáticos, achado incidental, é melhor não anticoagular que anticoagular (2C).

Recomendações do British Committee for Standards in Haematology[81]

Intra-abdominais

Veias porta, hepática, esplênica e mesentérica

Investigar doenças mieloproliferativas e mutação JAK2 (1A).

Na presença de doença mieloproliferativa ou de hemoglobinúria paroxística noturna, a anticoagulação por tempo indeterminado deve ser considerada (2C).

Presença de alteração trombofílica congênita não deve alterar o manejo no tratamento do episódio trombótico (2C).

Na trombose de veia porta, sem cirrose, anticoagulação é recomendada (1C), mas a duração ideal para o tratamento não é consensual. Entretanto, em situações nas quais o risco de sangramento é alto, ultrapassando os benefícios do tratamento, a decisão de se instituir o tratamento anticoagulante deve ser individualizada (2C).

Na trombose mesentérica – sem peritonite – o paciente pode ser tratado conservadoramente com anticoagulação (1B). Não há evidência suficiente que oriente a duração ideal do tratamento.

Trombose de veia renal

Não há necessidade de investigação de alterações trombofílicas de rotina (2C).

Considerar etiologia e risco de sangramento na indicação de tratamento anticoagulante (2C).

Extra-abdominais

Trombose de veias cerebrais

HBPM por pelo menos 7 dias durante a fase aguda (2C).

Varfarina pelo mínimo de 3 meses (2C).

Trombólise somente em casos graves, muito extensos com risco de morte ou que não responderam ao tratamento anticoagulante padrão (2C).

Se fator de risco persistente ou natureza idiopática, considerar profilaxia estendida (2C).

Trombose de veias retinianas

Não há necessidade de investigação de alterações trombofílicas de rotina (1B).

Considerar HBPM por 1 a 6 meses (2B).

Tratamento com antiagregante plaquetário ou varfarina não é recomendado (2C).

Trombose de veia ovariana (tromboflebite pélvica puerperal)

Anticoagulação convencional por 3 a 6 meses (1C).

Se assintomática (diagnóstico incidental), não requer anticoagulação, exceto no caso de se tratar de extensão para veia cava inferior ou ocorrência de embolia pulmonar (2C).

É necessário individualizar o tratamento para o paciente, devendo-se levar em consideração o risco de sangramento diante do tratamento sugerido. Situações como neoplasias (doenças mieloproliferativas) e alterações trombofílicas, especialmente associação de trombofilias ou nos casos das trombofilias mais agressivas (SAF, deficiência de proteína C, deficiência de proteína S, mutação em homozigose ou dupla associação em heterozigose), devem ser ponderadas.[82]

CONSIDERAÇÕES FINAIS

Com o avanço no setor de diagnóstico por imagem, assim como na pesquisa das trombofilias, acredita-se que o diagnóstico e, consequentemente, o tratamento das tromboses venosas raras serão cada vez mais frequentes, sendo necessário bom conhecimento dessas doenças, assim como da melhor forma de abordagem. Até o momento, a abordagem tem sido baseada mais na opinião de especialistas e menos em estudos clínicos randomizados e multicêntricos, fazendo-se necessário o desenho de ensaios, com o intuito de adquirir mais evidências que norteiem a abordagem dessas doenças que, embora raras, podem trazer grande impacto na saúde do indivíduo.

As referências bibliográficas deste capítulo se encontram no Ambiente de aprendizagem do GEN.

Insuficiência Venosa Crônica

143

Varizes dos Membros Inferiores: Epidemiologia, Patologia, Etiopatogenia e Fisiopatologia

Francisco Humberto de Abreu Maffei ■ Paulo Roberto Mattos da Silveira

Resumo

As varizes dos membros inferiores podem ser definidas como veias superficiais dilatadas, alongadas e tortuosas, sendo uma afecção muito prevalente, principalmente nas populações de origem caucasiana. Foram descritos vários fatores etiológicos e etiopatogênicos para essas alterações venosas, não havendo consenso sobre a importância de cada um deles no desenvolvimento ou agravamento dessa afecção, considerada por muitos uma doença multifatorial. Neste capítulo, são apresentadas e discutidas a epidemiologia, a patologia, a etiopatogenia e a fisiopatologia das varizes dos membros inferiores, com base nos dados da literatura nacional e internacional.

Palavras-chave: varizes; doença venosa crônica; insuficiência venosa crônica; membros inferiores.

INTRODUÇÃO

As varizes ou veias varicosas podem ser conceituadas como veias dilatadas, alongadas e tortuosas.[1-3] Vários autores acham importante associar a essa definição o conceito de alteração funcional. Veias varicosas podem ser encontradas em membros inferiores, pelve, plexo espermático, esôfago etc.

Neste capítulo, nos ateremos às varizes dos membros inferiores, designadas na classificação clínica da doença venosa (CEAP) como CEAP 2, entre as atualmente denominadas doenças venosas crônicas (DVC). Nessa classificação, as varizes são definidas como: "veias subcutâneas dilatadas, com diâmetro igual ou superior a 3 mm, na posição em pé. Podem envolver as veias safenas, suas tributárias ou veias superficiais não safenas nas pernas. As veias varicosas são em geral dilatadas, mas uma veia safena tubular com refluxo demonstrado pode ser classificada como veia varicosa"[4-6] (Figura 143.1).

Os autores mais antigos incluíam, sob o título geral de varizes de membros inferiores, pequenas veias dilatadas na região poplítea, também denominadas varizes reticulares de grau I e vasos intradérmicos dilatados, as telangiectasias, atualmente classificadas como CEAP 1.[4,6,7] Como essas afecções se diferenciam das veias subcutâneas em suas características, faremos referências a elas em itens separados no fim deste capítulo.

PREVALÊNCIA

Conhecidas desde a antiguidade, citadas já em 1550 a.C., no Egito (Papiro de Ebers), e por Hipócrates (460-377 a.C.), as varizes constituem a mais comum de todas as alterações vasculares.[8]

Em estudo epidemiológico realizado em indivíduos de mais de 15 anos, atendidos no Centro de Saúde Escola de Botucatu para exames de rotina ou por qualquer queixa de doença, excluídas mulheres gestantes, encontramos prevalência de varizes de 47,6%, sendo 37,9% em homens e 50,9% em mulheres. A prevalência de varizes intensas ou moderadas, de maior significado clínico, foi de 21,2%. Como a população examinada no Centro de Saúde Escola diferia um pouco da população do Município de Botucatu em relação à distribuição por sexo e idade, foi feita correção para esses fatores, estimando-se, então, a prevalência de varizes para a população de mesmo nível socioeconômico desse município em 37,9%, sendo 30% entre homens e 45% entre mulheres.[3] Cabral,[9] em estudo realizado em três ambulatórios do Sistema Único de Saúde (SUS) de Belo Horizonte (MG), encontrou prevalência de 50% de casos de insuficiência venosa crônica (IVC), incluindo varizes, segundo classificação CEAP de 2 a 6, sendo 57,5% em mulheres e 34,4% em homens, também acima de 15 anos.

Trabalhos desenvolvidos em outros países, com a finalidade de determinar a prevalência de varizes, mostraram resultados variáveis. Dados similares aos nossos, após ajuste para idade, foram encontrados em populações da Dinamarca,[1] Alemanha,[10] Egito,[11] Cuba,[12] Escócia[13] e França.[14] Outros estudos epidemiológicos em países ocidentais mostraram prevalências mais baixas, mas ainda importantes, em torno de 20% em mulheres e 5 a 10% em homens.[15-17] Estudos já antigos de populações mais primitivas na África e certas ilhas do Pacífico Sul mostraram prevalências muito baixas, de 2 a 7%.[18-20]

Parte da discrepância entre os dados apontados pode ser devida à técnica empregada na coleta desses dados[21,22] e às características dessas próprias populações, como idade, por exemplo. Existem, entretanto, diferenças geográficas, cujas causas são bastante discutidas e têm levado alguns autores, nelas baseados, a especularem sobre a etiologia das varizes.

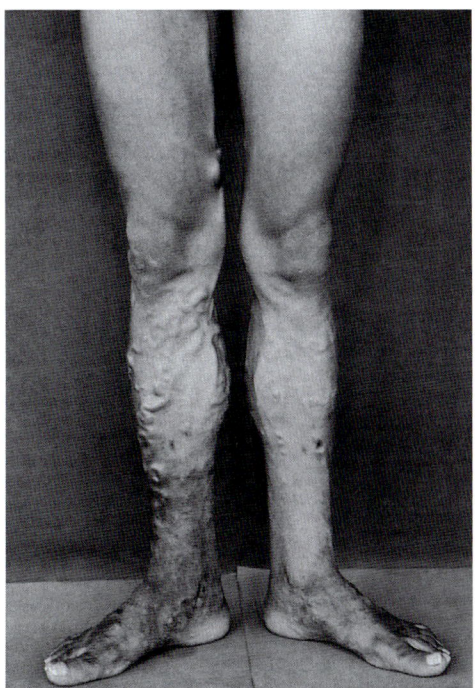

FIGURA 143.1 Varizes de membros inferiores. Classificação CEAP 2 no membro inferior esquerdo e CEAP 4 no membro inferior direito.

A prevalência de varizes em mulheres foi maior do que em homens na maioria dos trabalhos epidemiológicos citados e nos que enfocaram diretamente os fatores de risco para doença varicosa.[10,13,23] Nos trabalhos brasileiros citados,[3,8] assim como no trabalho de Scuderi et al.,[24] essa prevalência foi igualmente maior em mulheres, sendo a diferença estatisticamente significante. Estudo realizado na Escócia, entretanto, mostrou prevalência de varizes maior em homens, não havendo explicação para esse achado, que se manteve mesmo com ajuste para outras condições de estilo de vida.[13] Da mesma maneira, em estudo do tipo coorte realizado em 24 cidades italianas, as varizes tronculares foram encontradas mais comumente em homens.[25] Os estudos epidemiológicos mostraram que as varizes são bilaterais na maioria dos casos e, quando unilaterais, não existe diferença na frequência de varizes entre os dois membros.[3,16] Em nosso trabalho, encontramos varizes bilaterais em 75,3% dos casos e unilaterais em 24,7%, sendo 13% no membro inferior direito (MID) e 11,7% no membro inferior esquerdo (MIE).[3]

ETIOPATOGENIA E FISIOPATOLOGIA

Atualmente, tende-se a considerar as varizes não como uma doença, mas como um quadro clínico, que inclui diferentes afecções, as quais podem ser classificadas, de acordo com a classificação CEAP,[4,6] como:

- Varizes congênitas: aplasia ou hipoplasia das veias profundas. Fístulas arteriovenosas congênitas, síndromes de Klippel-Trénaunay e de Ehlers-Danlos[2,6,9]
- Varizes primárias ou essenciais: são as que têm origem em alterações do próprio sistema venoso superficial dos membros inferiores, sendo possível que, mesmo estas, apresentem diferentes etiopatogenias, genéticas ou adquiridas, em diferentes doentes
- Varizes secundárias: assim chamadas por serem as veias varicosas uma consequência dos aumentos de fluxo e de pressão sanguínea no interior das veias superficiais, secundários a alterações no sistema venoso profundo ou à presença de fístula arteriovenosa. As alterações do sistema profundo, por sua vez, podem ser:
  - Pós-trombóticas: obstrução por trombose não recanalizada, ou insuficiência valvular profunda por recanalização de trombose prévia, com destruição das válvulas
  - Pós-traumáticas: pela formação de fístula arteriovenosa.

VARIZES PRIMÁRIAS

Etiopatogenia

Baseados em dados epidemiológicos e no estudo de doentes com varizes e modelos animais, inúmeros fatores etiopatogênicos e etiológicos têm sido aventados, sendo mesmo considerada uma patogênese multifatorial. Entretanto, é bem possível que muitos deles existam apenas como fatores desencadeantes ou agravantes das varizes, enquanto outros podem não passar de meras especulações teóricas.[3,26-28]

Os vários mecanismos etiopatogênicos e fisiopatológicos citados não são excludentes entre si e poderiam aparecer como causa única ou coadjuvante em cada caso de varizes.

Incompetência valvular primária

Foi o primeiro mecanismo postulado para explicar as varizes e vem desde o século 19. Já em 1846, Brodie[29] demonstrou o refluxo pela veia safena magna; no fim desse século, Tredelemburg, em 1891, sugeriu que as válvulas protegiam a parede venosa, abaixo delas, da pressão sanguínea e que as varizes teriam origem quando a válvula

mais superior da veia safena magna tornava-se insuficiente e que sua ligadura, prevenindo o fluxo retrógrado, corrigiria as varizes da própria safena e de suas tributárias.[30] No início do século XX, aceitava-se a ideia de que o indivíduo já nascia com menos válvulas do que o normal ou sofria atrofia das válvulas com a idade.[31] Nessa época, também foi proposta a teoria da incompetência valvular descendente, em que a incompetência da válvula da junção safeno-femoral ou no terço médio da coxa levaria à incompetência das válvulas distais, pelo aumento da pressão a jusante.[32]

Tanto estudos anatômicos como a utilização de métodos não invasivos mostraram que não só portadores de varizes, mas também familiares de varicosos, podem apresentar ausência ou disfunção de válvulas no segmento femoroilíaco.[31,33] Entretanto, essa disfunção foi observada também em indivíduos normais e sem história familiar de varizes, parecendo, pois, que a presença ou ausência de tais válvulas, por si só, não influenciam no aparecimento das varizes distais.[34,35]

Essa teoria, portanto, é hoje menos aceita; a própria falha da operação de Trendelemburg (ligadura da veia safena magna em sua junção à veia femoral) na cura das varizes e o não desenvolvimento de varizes em veias devalvuladas para uso como enxerto na árvore arterial, submetidas a altos níveis de pressão, tendem a pô-la em xeque. Existem também evidências flebográficas e ultrassonográficas de que a safena distal e as veias tributárias podem se tornar varicosas antes do aparecimento de qualquer incompetência na veia safena magna, principalmente na junção safenofemoral.[36-38]

Alterações descritas nas válvulas da veia safena em pacientes com varizes primárias podem ser tanto causa como consequência de refluxo entre suas cúspides. A tendência da maioria dos autores é supor que a insuficiência valvular segue, e não precede, as alterações na parede venosa.[39] Entretanto, Van Cleef et al.,[40] utilizando angioscopia venosa, encontraram, em indivíduos jovens com varizes, lesões precoces de cúspides valvares que, segundo esses autores, não poderiam ser explicadas pela doença da parede venosa, classificando-os como portadores de varizes com origem nas alterações valvulares.

Ono et al.,[41] em estudo histológico e imunocitoquímico de válvulas de veias safenas magnas varicosas de pacientes com refluxo demonstrado por ultrassonografia, encontraram ausência ou encurtamento de folhetos valvares, com degeneração de colágeno e infiltração das valvas e paredes venosas por monócitos/macrófagos, acima e abaixo do endotélio. Esses autores sugeriram que essa infiltração poderia ser provocada por alteração na dinâmica dos fluidos nos seios valvares e ativação celular e que poderia ser importante na gênese da disfunção venosa primária. A presença de células inflamatórias, principalmente mastócitos e macrófagos/monócitos nas veias varicosas, foi também confirmada por outros autores,[42] tendo Kakkos et al.[43] encontrado maior infiltração de mastócitos nas veias de pacientes com história familiar de varizes. Trabalhos experimentais mostraram alterações semelhantes em veia e valvas venosas de ratos submetidos a regime de hipertensão 3 semanas após criação de fístula arteriovenosa.[44,45] Esses resultados sugerem ser esse processo inflamatório mais um efeito secundário a uma hipertensão venosa desencadeada por outras causas e por alteração da força de cisalhamento sobre a superfície interna das veias,[46,47] do que causador de disfunção venosa primária. De qualquer maneira, esse mecanismo pode ser importante no agravamento e na manutenção da lesão venosa, contribuindo para a progressão da DVC.

Enfraquecimento da parede venosa

Muitos autores, e nós nos incluímos entre estes, tendem a aceitar a lesão primária da parede venosa, com perda de seu tônus seguida por aumento de distensibilidade, como o mecanismo inicial ou um dos principais mecanismos no desenvolvimento das varizes.[25,47] As veias têm importante papel de reservatório sanguíneo, cuja capacidade depende da venodilatação e da venoconstrição e, portanto, das variações do tônus venoso. Os principais constituintes da parede venosa, as camadas musculares, a matriz de colágeno e o tecido elástico interagem para manter esse tônus. A camada muscular é responsável pela contratilidade venosa, e a interação de tecido elástico, músculo e colágeno dá resistência à parede, impedindo a distensão excessiva[27] (ver Capítulo 8).

O estudo histológico de veias safenas varicosas comparadas com veias não varicosas mostrou, na maioria das vezes, segmentos hipertróficos alternados com segmentos atróficos mais adelgaçados e segmentos de aparência normal, sendo a hipertrofia devida ao espessamento tanto da camada íntima como da camada média.[26,48-50] O desarranjo da parede venosa com separação das células musculares na túnica média (Figura 143.2) parece ser a principal característica das varizes, sendo esse processo iniciado, possivelmente, por modificações nas células musculares, que mostram evidências de alterações metabólicas intensas, levando à sua hipertrofia[50] e à desregulação da apoptose.[51-53] Essas alterações ocorrem ao mesmo tempo em que existe invasão do espaço intercelular por colágeno e tecido elástico e seriam possibilitadas por defeito genético[49] (Figura 143.3). A maior deposição de matriz intra e interfeixes musculares responde pela perda do tônus da parede venosa.

Estudos histológicos e histoquímicos mostraram fragmentação das fibras elásticas, diminuição do conteúdo de elastina e aumento de colágeno, principalmente do colágeno I, tanto nos segmentos dilatados quanto nos normais em veias varicosas[48,50,54-56] (Figura 143.4). A diminuição de atividade proteolítica, provocada pelo aumento de inibidor de metaloproteinase-1 e diminuição de metaloproteinase-2,

foi encontrada em veias varicosas não dilatadas, sendo levantada a hipótese de que alterações enzimáticas possam ser responsáveis pelas modificações estruturais observadas.[57] Resultado diferente foi encontrado por outros autores que detectaram maior quantidade de metaloproteinase-1 em veia safena varicosa em relação a veias normais, embora sem aumento de expressão de mRNA, relacionando esse aumento ao remodelamento de proteínas da matriz extracelular.[58] Aumento de enzimas lisossomais foi descrito em pacientes com varizes primárias e poderia estar ligado às fases iniciais de alterações do tecido conectivo da matriz extracelular.[47,59] Entretanto, como esse aumento foi encontrado também em casos de varizes secundárias, existe dúvida de se ele estaria ou não ligado ao desenvolvimento geral do processo patológico.[47] A ação de radicais livres do oxigênio, originários de leucócitos infiltrados na parede venosa, também foi levantada como um componente no processo de lesão parietal.[33,60]

Outro mecanismo aventado como participante no desenvolvimento das varizes é a lesão endotelial, com redução da facilitação da venoconstrição causada pela norepinefrina e mediada pelo endotélio, levando à perda de tônus e à dilatação local da veia[47] (Figuras 143.5 e 143.6). A falta de resposta venoconstritora à fenilefrina (agonista do receptor alfa-adrenérgico) e à aescina também foi encontrada em veias varicosas.[61] A perda do tônus venoso e o aumento da distensibilidade poderiam levar à dilatação local, formando uma dilatação varicosa isolada, ou se estender, atingindo uma válvula. Ocorreria, nesses vasos, secundariamente à dilatação venosa, o afastamento dos folhetos valvares, tornando as válvulas funcionalmente insuficientes. De acordo com a teoria mais em voga, a válvula mais superior, ficando insuficiente, submeteria o segmento e a válvula venosa imediatamente inferiores a um aumento da pressão hidrostática,

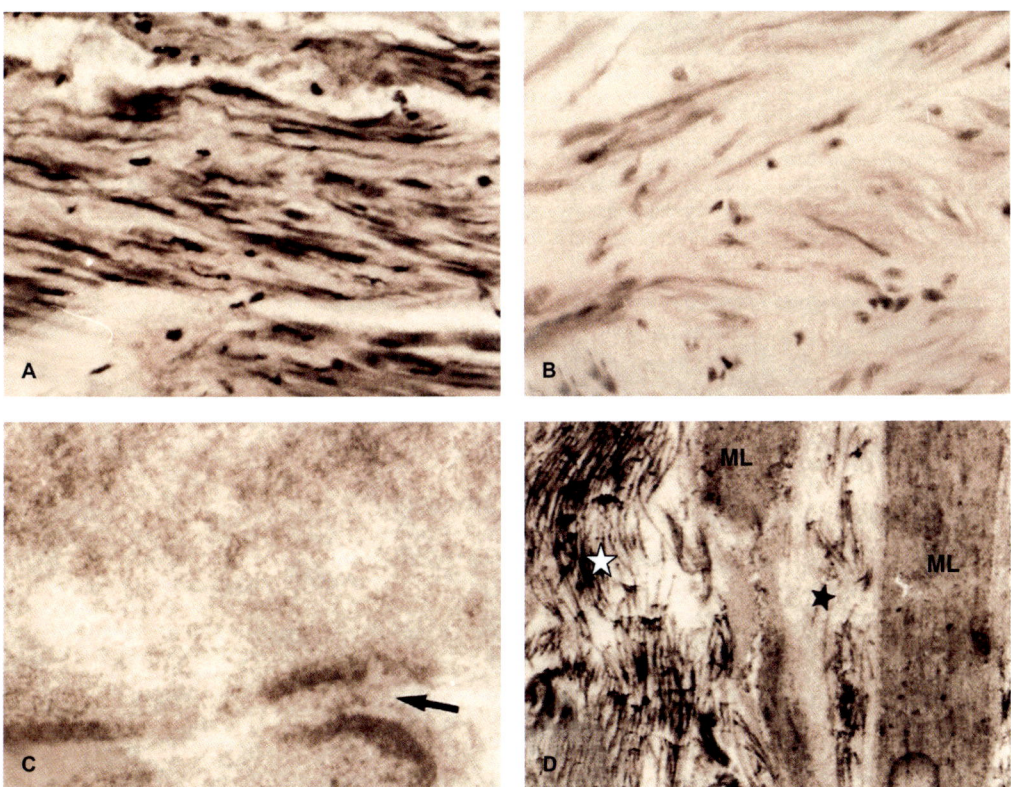

FIGURA 143.2 Túnica média de veia safena normal e varicosa. **A.** *Safena normal*: fotomicrografia mostra as células musculares lisas orientadas lado a lado, formando feixes circulares (380×). **B.** *Safena varicosa*: fotomicrografia mostra as células musculares lisas com diversas orientações e entremeadas por abundante matriz extracelular (380×). **C.** *Safena normal*: a seta indica uma junção entre duas células musculares lisas (70.000×). **D.** Observa-se abundante matriz extracelular entre as células musculares lisas, composta de material amorfo filamentar (estrela preta) e feixes de fibras colágenas (estrela branca) por entre os feixes musculares (8.100×).

tornando-a insuficiente, e assim subsequentemente. No caso da veia safena magna, todas as válvulas, eventualmente, poderiam tornar-se insuficientes, criando uma coluna contínua de sangue do coração aos pés. Essa insuficiência valvular, que está invariavelmente ligada à presença de varizes extensas, tem sido responsabilizada pelas anormalidades fisiológicas observadas.[62]

Outra teoria, ligada à lesão endotelial e usada para explicar as alterações da parede nas veias varicosas, foi proposta por Michiels et al.[63-65] Esses autores, baseados em testes *in vitro*, levantaram a hipótese de que a estase sanguínea, levando à isquemia do endotélio,

provocaria a liberação pela célula endotelial de mediadores inflamatórios e fatores de crescimento. Os mediadores inflamatórios recrutariam e ativariam neutrófilos que, infiltrando a parede venosa, provocariam lesão de componentes da matriz extracelular. Os fatores de crescimento levariam à migração, à proliferação e à diferenciação das células musculares lisas para fenótipo sintetizador, determinando a formação de espessamento na camada íntima.

Estudos histológicos realizados com safenas magnas normais e varicosas comprovam, especialmente nessas últimas, a variabilidade desse espessamento, de leve a acentuado, com possibilidade

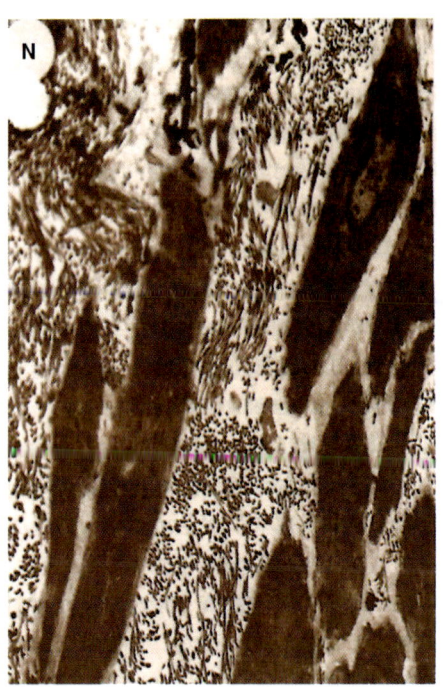
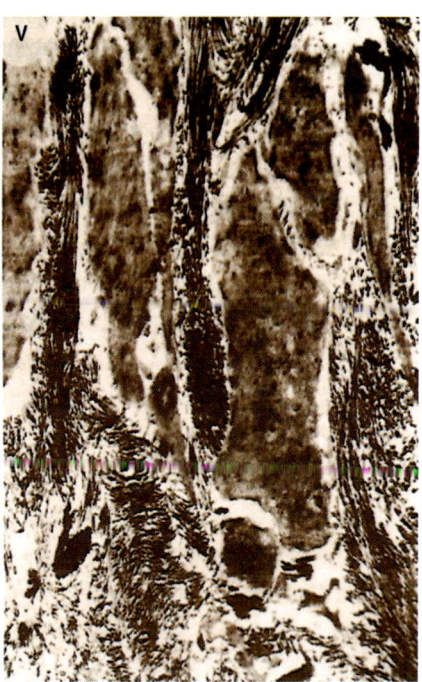

FIGURA 143.3 Alterações da túnica média em veia varicosa. *À esquerda*: porção da túnica média de safena normal, mostrando dois feixes musculares lisos, separados por matriz extracelular composta principalmente de fibrilas colágenas e esparsas fibras elaunínicas (componentes da matriz extracelular). Eletromicrografia preparada pelo protocolo de fixação SG/OsO4 e contrastada com citrato de chumbo e acetato de uranila (4.700×). *À direita*: porção da túnica média de safena varicosa, na qual as células musculares lisas apresentam-se com aspecto anormal, envoltas por abundante matriz extracelular, composta de feixes irregulares e orientados em diversas direções, separando e individualizando as células e algumas fibras elásticas. Eletromicrografia preparada pelo protocolo de fixação VRG/OsO4 e contrastada com citrato de chumbo e acetato de uranila (4.700×).

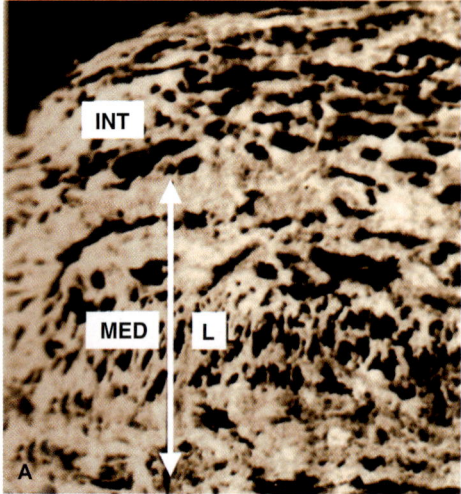
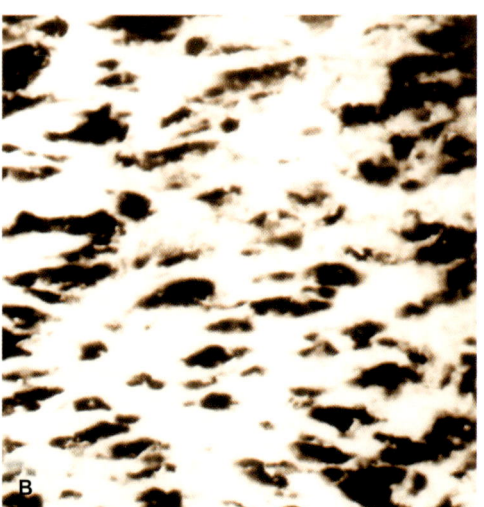

FIGURA 143.4 Imunomarcação de colágeno tipo I na parede de veia varicosa. **A.** Aspecto imuno-histoquímico da parede de veia safena varicosa com espessamento intimal e presença de feixe muscular longitudinal na túnica média. O colágeno tipo I está presente (porções claras das fotos) nos densos feixes que separam a túnica íntima da túnica média, distribuindo-se difusamente por entre as células da camada subendotelial e em torno das células musculares lisas da túnica média (porções escuras das fotos) (150×). **B.** Detalhe da túnica média mostrando intensa positividade ao colágeno tipo I por entre as células musculares lisas (375×).

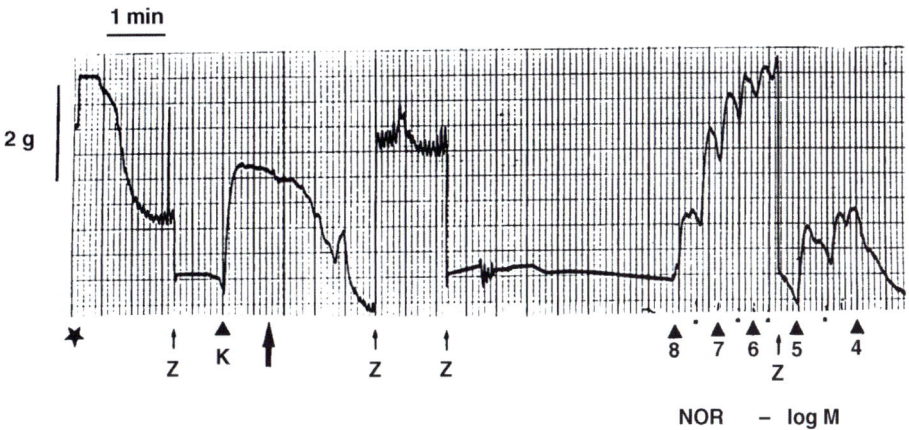

FIGURA 143.5 Venomotricidade em veia não varicosa. Traçado do polígrafo mostra resposta contrátil do músculo liso de veia safena magna normal, quando estimulado pela solução de cloreto de potássio e pela norepinefrina.

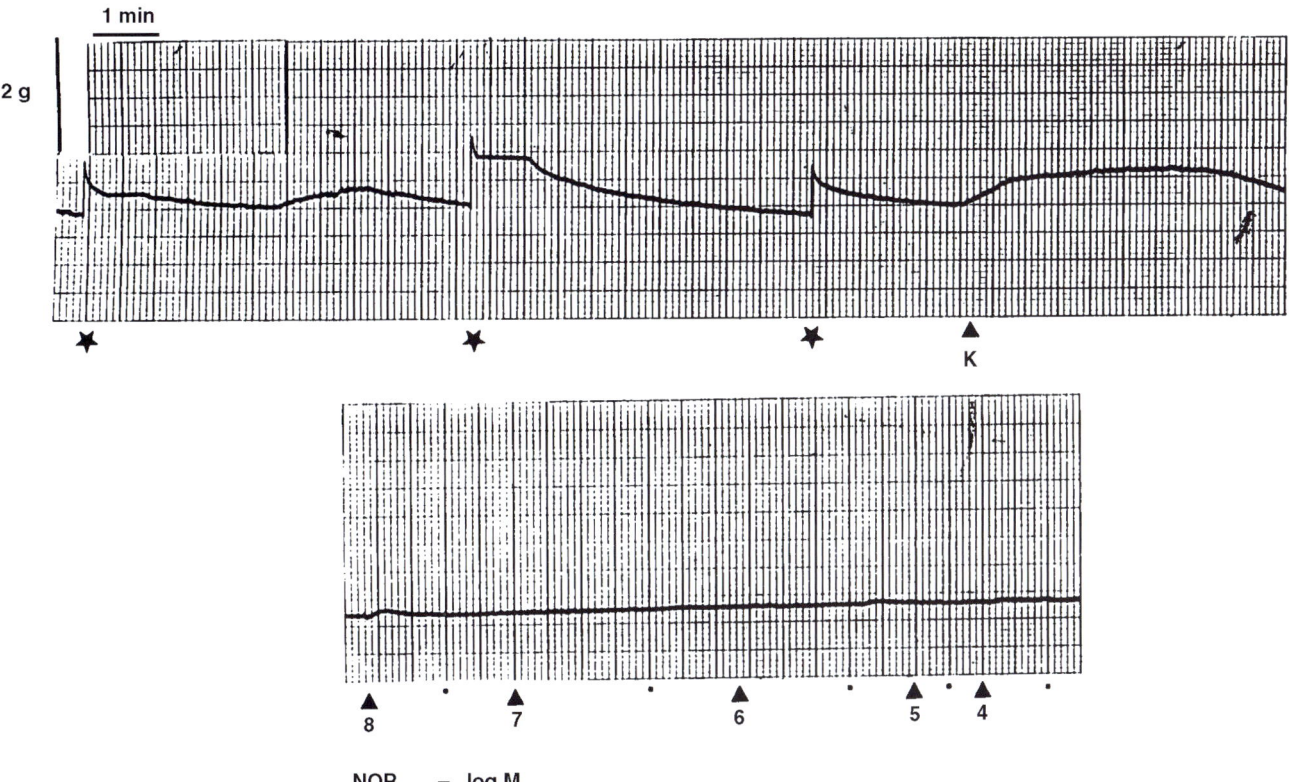

FIGURA 143.6 Venomotricidade em veia varicosa. Traçado do polígrafo mostra ausência de resposta contrátil do músculo liso de veia safena magna varicosa, quando estimulado pela solução de KCl e pela norepinefrina.

de haver formação de coxim subendotelial (Figura 143.7). Nesses espessamentos acentuados, são encontradas células musculares lisas típicas, já formando feixes, células com halo perinuclear claro (HC) – possivelmente uma variante de célula muscular lisa, com aparelho contrátil modificado (Figura 143.8) – fibroblastos e aumento da matriz extracelular (especialmente por conta de fibras colágenas) (Figura 143.9), caracterizando o conjunto como um processo de hiperplasia intimal com fibrose.

A ocorrência de células musculares lisas na túnica íntima, de forma isolada, já era admitida pelos histologistas, porém um aumento do seu número, ainda que isoladas, pode ser encontrado em espessamentos intimais leves. Já nos espessamentos acentuados, as células musculares são numerosas e agrupadas, principalmente nos coxins. Segundo Leu,[66] a proliferação celular e a fibrose, que compõem o processo hiperplásico, constituem manifestações degenerativas

mais comuns quanto a veias superficiais da perna, sendo secundárias a uma elevação gradual da pressão venosa, podendo acometer indivíduos de todas as idades (sem haver correlação entre faixa etária e gravidade das lesões) e com uma mesma taxa de incidência em veias varicosas e não varicosas (Figura 143.10).

Outros autores demonstraram também a expressão de laminina e de molécula de adesão vascular-1 (VCAM-1) e molécula de adesão intercelular-1 (ICAM-1) nas paredes das veias varicosas.[67]

Esse papel de alteração da parede venosa com a ativação endotelial pela força de cisalhamento e pela hipoxia e consequente inflamação tem sido cada vez mais enfatizado, parecendo ser esse mecanismo de grande importância no desenvolvimento das varizes, sendo também responsável pela facilitação do desenvolvimento de trombose venosa em pacientes portadores de varizes.[27,46]

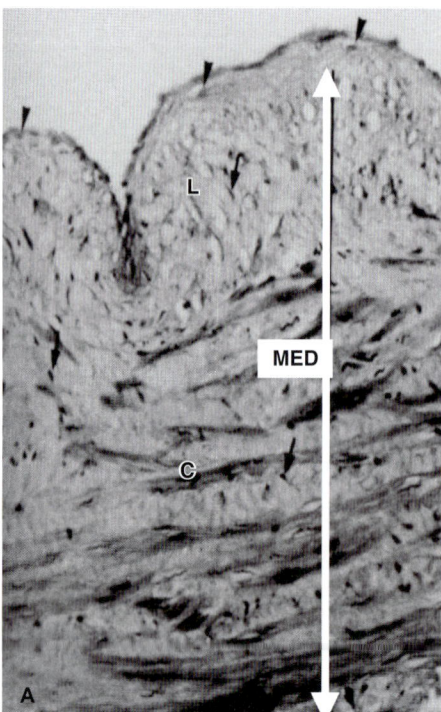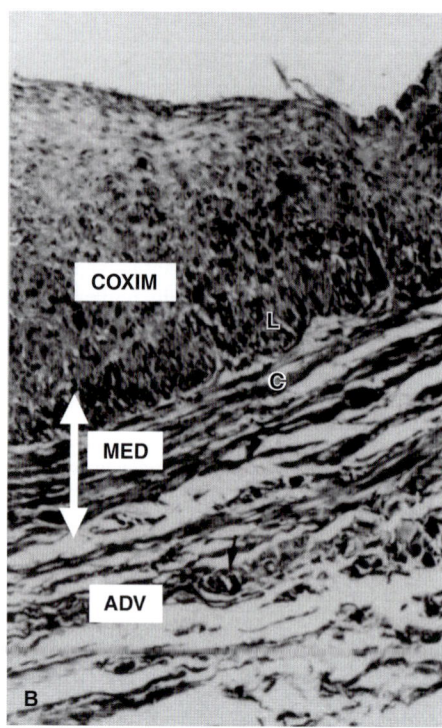

FIGURA 143.7 Túnica íntima de veia safena varicosa. **A.** Íntima levemente espessada, apresentando revestimento endotelial com citoplasma proeminente e algumas células musculares lisas na camada subendotelial (*setas* apontando para os núcleos dessas células) (190×). **B.** Íntima com variação de espessura, havendo formação de um coxim, exibindo densos feixes de colágeno na camada endotelial, entremeados por algumas células musculares lisas; no coxim, numerosos feixes de células musculares lisas isoladas, envoltos por abundante matriz extracelular. Coloração pela hematoxilina-eosina (95×).

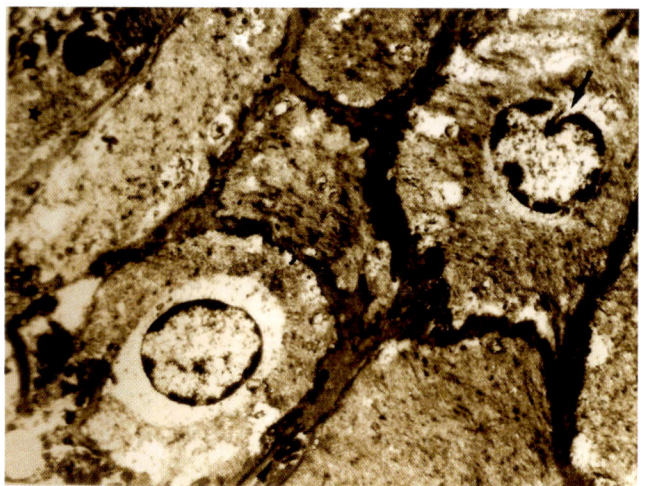

FIGURA 143.8 Célula com halo perinuclear claro: aspecto ultraestrutural. Conjunto de células musculares lisas cortadas transversalmente, apresentando duas células com citoplasma perinuclear elétron-lúcido (*mais claro*). A célula da direita mostra endentações no núcleo (*seta*) e cromatina densa arranjada principalmente na periferia. Eletromicrografia preparada pelo protocolo de fixação SG/OsO4 e contrastada com citrato de chumbo e acetato de uranila (×7.400).

Anastomoses arteriovenosas

O papel das anasmotoses arteriovenosas na gênese das varizes primárias, levantado inicialmente por Piulachs et al.,[68] é ainda bastante obscuro, havendo autores que enfatizam sua participação e outros que a põem em dúvida.[69-72] Deixando de lado os casos de fístulas arteriovenosas congênitas evidentes, inclusive demonstráveis arteriograficamente, há casos de varizes primárias em que sua existência é bastante sugestiva, pelo encontro de sangramento arterial a partir de veias varicosas durante cirurgia. Alguns dos casos nos quais verificamos esse achado operatório eram de indivíduos jovens, com varizes precoces e recidiva após cirurgia, aparentemente realizada dentro de padrões técnicos corretos. Em alguns desses casos, encontramos também aumento de pressão parcial de oxigênio (PO_2) no sangue de veias varicosas, quando comparado ao sangue venoso de membro superior. Segundo Scott et al.,[71] entretanto, esse aumento poderia se dar por outros mecanismos fisiológicos de controle da circulação, como dilatação dos capilares sob a ação da hipertensão venosa, não necessariamente pela presença de fístulas arteriovenosas anatômicas. Foi também proposto que as fístulas arteriovenosas poderiam ser consequência, não causa, da hipertensão venosa.[72]

Microtrombose das perfurantes

Fegan e Kline,[73] baseados em suas observações clínicas, levantaram uma hipótese bastante engenhosa para a etiologia das varizes, a qual, se não pode ser invocada para a maioria dos casos, pode talvez justificar o aparecimento de varizes em determinados doentes. Esses autores propuseram que as varizes primárias teriam origem na insuficiência valvular de veias perfurantes, decorrentes da lesão de suas válvulas por tromboses ocasionadas por traumas locais. Essas tromboses passariam despercebidas pelos doentes ou seus sintomas seriam mascarados pelos outros sintomas ocasionados pelo próprio trauma. A dilatação das veias superficiais ocorreria secundariamente à hipertensão e ao aumento do fluxo transmitidos pelas veias perfurantes insuficientes a cada contração muscular. A insuficiência valvular do sistema superficial também ocorreria secundariamente, por afastamento das cúspides valvares, como nos casos de varizes secundárias, promovendo sua dilatação no sentido distoproximal. Tem sido aventado mecanismo semelhante para varizes na face posterior da perna em idosos, por destruição

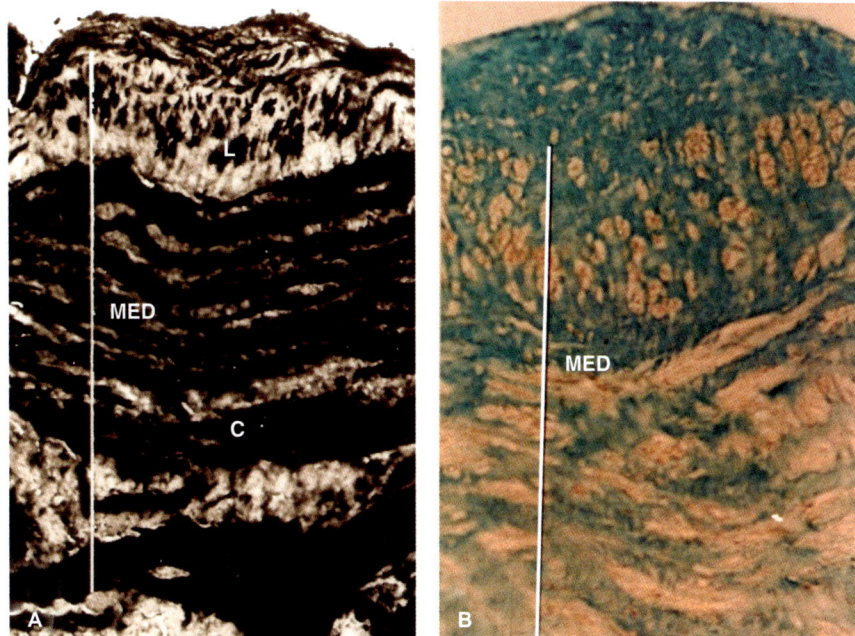

FIGURA 143.9 Túnica íntima de safena varicosa. **A.** Espessamento acentuado da túnica íntima (190×). Coloração pelo tricrômico de Gomori. **B.** Alciano-filia intensa na camada subendotelial e fraca junto às células musculares da íntima e feixes longitudinais internos, caracterizando o aumento da matriz extracelular na hipertrofia intimal (190×). Coloração pelo alcian blue pH 1,5.

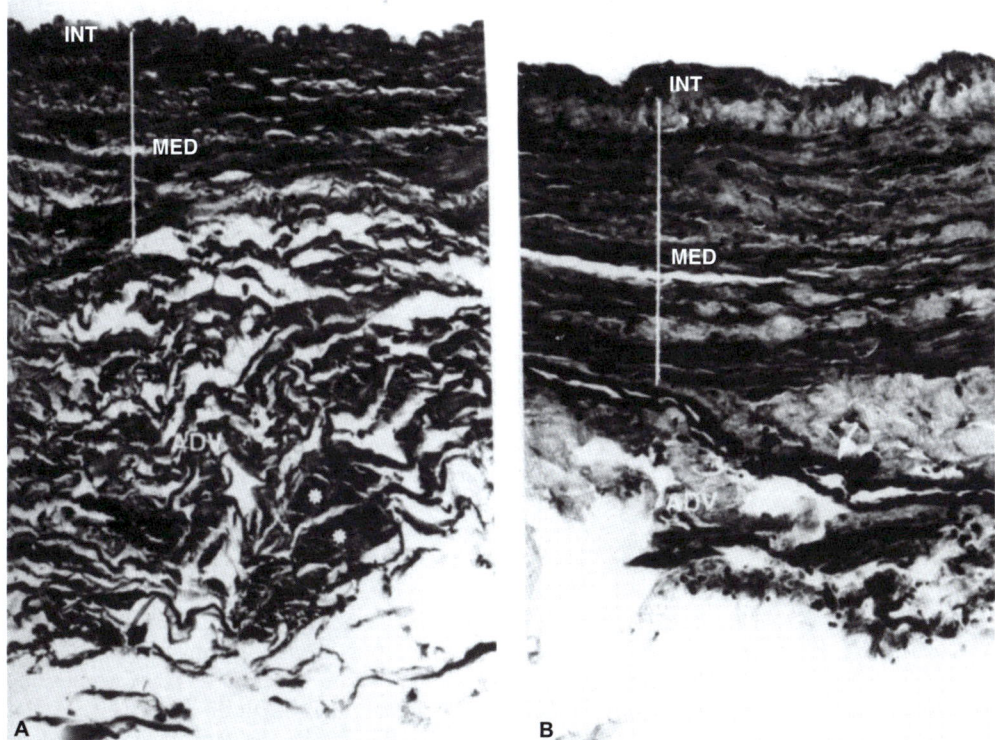

FIGURA 143.10 A. Safena normal de parede delgada, apresentando túnica íntima composta de revestimento endotelial e tênue tecido conjuntivo suben-dotelial. **B.** Veia safena normal com túnica íntima levemente espessada.

de válvulas nas veias musculares, com sua consequente dilatação e transmissão de hipertensão para as veias superficiais.

Parece-nos que essas teorias não são excludentes, podendo os vários mecanismos descritos aparecerem, tanto conjunta como iso-ladamente, em indivíduos varicosos. A participação, em diversos graus de intensidade, desses mecanismos, agravados pelos fatores de risco, levaria a quadros clínicos aparentemente diferentes entre si, destacando-se:

- Varizes em mulheres jovens, que se iniciam nas primeiras ges-tações, tendendo a agravar-se a cada nova gravidez, atingindo frequentemente o sistema safeno e seus ramos acessórios, per-furantes e, com frequência, também ramos com origem na veia hipogástrica
- Varizes em indivíduos idosos, localizadas principalmente na face posterior da região poplítea ou perna, em geral sem dilatação do tronco de veia safena magna, com algumas perfurantes insuficientes

■ Varizes de aparecimento precoce, especialmente em jovens do sexo masculino com grande dilatação de safenas, grande número de perfurantes insuficientes, frequentemente com saída de sangue arterializado durante a operação ou a punção das veias varicosas.

Fatores desencadeantes ou agravantes das varizes primárias

No passado, baseados na diferença que tem sido encontrada entre as frequências de varizes nos povos primitivos e civilizados, muitos autores consideravam as varizes uma doença adquirida em consequência de hábitos antinaturais adotados pelo homem civilizado.[1,74,75] Atualmente, quando esses fatores em geral são considerados como não causas, mas apenas desencadeantes ou agravantes das varizes em indivíduos já predispostos, devem ser eles analisados sob essa ótica.

Atualmente, os principais fatores de risco identificados para veias varicosas foram idade, sexo e história familiar, sendo índice de massa corporal (IMC), altura,[6] posição de trabalho e outros, também levantados, considerados fatores desencadeantes ou agravantes.[26,76]

Hereditariedade

Grande número de autores, quer em livros de texto, quer em trabalhos isolados, referem o fator familiar e hereditário como um dos principais na etiologia das varizes, e mesmo autores que se posicionam contra a importância desse fator reconhecem que a constituição genética poderia tornar alguns indivíduos ou famílias mais propensos a desenvolver varizes.[21,26,77]

Dúvidas quanto à validade dos trabalhos epidemiológicos, visando esclarecer esse ponto, devem-se ao fato de serem as veias varicosas tão comuns que cada paciente sempre pode apresentar uma história familiar. De outro lado, os portadores de varizes tenderiam a preocupar-se mais com varizes em outras pessoas da família do que os não portadores, podendo esse dado viciar um inquérito familiar sobre sua existência. Mesmo com essas ressalvas, o fato de a quase unanimidade dos trabalhos epidemiológicos que exploram esse fator ter mostrado número significativamente maior de varicosos em familiares de portadores de varizes do que nos não portadores sugere fortemente sua importância.[1,3,6,9,14,76-80]

Matousek e Prerovsky[78] estudaram o problema da hereditariedade nas varizes primárias, analisando dados de sua incidência em familiares de primeira ordem de 830 varicosos e 402 não portadores de varizes. Baseados em seus achados e assumindo a hipótese de as varizes se comportarem como uma herança poligênica, estimaram sua hereditariedade ao redor de 50%. Sugeriram, a partir desses dados, que, se a mãe for afetada, a chance de os filhos serem afetados é maior; porém, se o pai for afetado, a condição nos filhos possivelmente seria mais grave. Esses autores formularam também uma hipótese para explicar a herança poligênica das varizes primárias, que poderia explicar a maioria dos casos encontrados na prática clínica. Supõem, esses autores, que um certo número de genes determinaria a resistência das paredes venosas contra a pressão sanguínea, sendo seu efeito modificado por fatores do próprio indivíduo e do meio ambiente. Isto é, se o indivíduo herdasse determinados genes que definissem ser pequena a resistência das paredes de suas veias à pressão do sangue, na presença de outros fatores, como idade (pelo tempo de ação dessa pressão), gestações (se for mulher) etc., ele teria maior chance de desenvolver varizes. Esses fatores interfeririam também na intensidade e/ou na precocidade de seu aparecimento. Favorecendo essa teoria, foi mostrada maior distensibilidade da parede de veias varicosas e de veias aparentemente normais dos membros superior e inferior de pacientes com varizes.[80-82]

Cornu-Thenard et al.,[83] estudando prospectivamente 67 pacientes e seus parentes e 67 controles e parentes, perfazendo 402 indivíduos, encontraram um risco altamente significante de 90% de desenvolver varizes em uma pessoa se ambos os progenitores tivessem varizes, 62% se a mãe fosse a portadora e 25% se o pai fosse o portador.

Fiebig et al.,[76] estudando grande número de pacientes e familiares de primeiro grau, na Alemanha, encontraram alta hereditariedade na DVC em todos seus graus e particularmente nas varizes, sugerindo importante componente genético na etiologia dessas doenças. Na Suécia, Zöller et al.[84] estudando os registros de 39.396 pacientes tratados de varizes em hospital, encontraram aumento de tratamento similar em descendentes, entretanto encontraram também aumento de tratamento de esposos(as), sugerindo também a contribuição de um fator não hereditário.

Nos últimos anos, numerosos trabalhos têm sido realizados na área de genética de populações sendo demonstradas alterações de diferentes genes, que estariam ligados ao desenvolvimento de varizes em certos indivíduos.[6,85-87] Entre os genes estudados, parece ser importante o *FOXC2*, um elemento regulador.[26] Recentemente, foi demonstrado um polimorfismo desse gene, cujo aumento, reduzindo a ação de um microRNA, o miR-199-5p, possivelmente seja responsável pelo aumento e pela migração de células musculares lisas na parede das veias varicosas.[88]

Idade

Varizes em crianças de até 14 anos são extremamente raras e, quando presentes, em geral fazem parte de alterações congênitas, como fístulas arteriovenosas. Em um estudo de 345 crianças de 5 a 14 anos examinadas em escolas de uma pequena vila do Município de São Manuel (SP), nenhum caso de veia subcutânea varicosa foi encontrado, sendo verificados apenas quatro casos de varizes reticulares de primeiro grau.[89] Dados similares foram encontrados por Schultz-Ehrenburg et al.[90] que, ao examinarem 518 crianças de 10 a 12 anos, não encontraram varizes tronculares visíveis. Nessas mesmas crianças reexaminadas mais tarde, entre 14 e 16 anos, esses autores encontraram 3,7% de varicosidades visíveis, sendo 1,8% de varizes tronculares.

A partir da puberdade, existe aumento progressivo da frequência de varizes com a idade, chegando a atingir mais de 70% das pessoas acima de 70 anos.[3,14,24,91,92]

A maioria dos estudos epidemiológicos demonstrou também essa relação entre prevalência de varizes e idade, diferentemente do que se verifica nos Serviços de Angiologia, em que a maior prevalência se dá entre 30 e 50 anos. Esse dado, entretanto, não corresponde à frequência da afecção em si, mas à idade de maior procura de tratamento.[93,94] O aumento progressivo da prevalência de varizes com a idade sugere que, pelo menos em grande parte dos casos, elas possam constituir um processo degenerativo da veia, que pode surgir com o avançar da idade na raça humana. Por fatores variados, como os discutidos neste capítulo, considerados causadores ou desencadeantes das varizes, elas poderiam aparecer mais precocemente, sendo esse aparecimento precoce mais importante em determinadas populações. Se esse é um processo degenerativo primário da própria parede venosa ou de suas válvulas, dependente de fatores hereditários, como foi citado, ou se ocorreria secundariamente à pressão existente sobre as paredes das veias dos membros inferiores devido à posição ortostática do homem, é uma questão ainda em aberto,[80] embora pessoalmente sejamos mais favoráveis à primeira hipótese. Também a diminuição do tônus e do tecido celular subcutâneo, reduzindo o suporte por essas estruturas às veias superficiais, tem sido fator apontado.[45,67]

É interessante chamar a atenção para o fato de que, na população por nós estudada,[3] a prevalência de varizes entre os grupos etários de menor idade foi sempre maior do que a verificada em outros trabalhos realizados em outros países. Isso sugere que o desenvolvimento de varizes em nosso meio, pelo menos para populações semelhantes à examinada por nós, possa ocorrer em fases mais precoces da vida. Fatores como gravidez em idade jovem, na época do estudo, tipo de trabalho na lavoura em fase inicial da vida e temperatura ambiente alta talvez possam contribuir para tal fato.

Gênero

A maioria dos estudos epidemiológicos mostrou que as veias varicosas afligem consideravelmente mais as mulheres do que os homens, variando a proporção de varizes homem/mulher de 1:2 até a 1:4.[3,24,29,95,96] Como pode ser visto na Figura 143.11, em nosso levantamento em todos os grupos etários a prevalência de varizes nos homens foi menor do que nas mulheres, e essa diferença foi significante no grupo entre 40 e 49 anos. Esses resultados sugerem a existência de um fator, possivelmente hormonal, responsável por essa diferença em todas as idades, agravado pela gravidez, o que explica essa diferença maior no fim do período fértil feminino.[97,98]

Etnia

O fator étnico no desenvolvimento de varizes tem sido frequentemente levantado e, também com frequência, descartado. Estudos epidemiológicos realizados em populações negras na África mostraram, sistematicamente, baixa prevalência de varizes e referem que, nos negros africanos, em populações árabes, indianas e asiáticas, veias varicosas, como as que conhecemos no Ocidente, não existem como problema.[69,74,75,99] Criqui et al., em estudo na população de San Diego, nos EUA, também encontraram frequência menor de varizes em afro-americanos,[96] e Abramson et al. referiram ter encontrado menor prevalência de varizes em habitantes de Jerusalém nascidos na África do Norte do que nos nascidos em países ocidentais.[16] A maioria dos autores, entretanto, preferiu levar mais em conta diferenças culturais entre os diversos povos do que a questão racial.[74,100]

Em nosso estudo, verificamos serem as varizes significativamente mais frequentes entre os de origem caucasiana do que entre os afrodescendentes, sugerindo também existência de um fator étnico.[3] Cabral encontrou a etnia como marcador significante em algumas das classes CEAP, não o sendo para a classe 2 isolada.[9]

Nossa opinião atual é de que esse fator étnico deve existir, ligado a fatores genéticos, já comentados ou talvez os acompanhando. Novos estudos, entretanto, precisam ser feitos para esclarecer esse aspecto.

Número de gestações

É de conhecimento comum e já antigo que as veias dilatadas surgem com grande frequência já no início da gravidez, possivelmente pela ação estrogênica sobre o tônus venoso,[1,24,27,77,80,101] e tendem a aumentar no decorrer da gestação, possivelmente pelo aumento da pressão venosa consequente à compressão uterina. Em certo número de mulheres, e especialmente nas primeiras gestações, essas varizes tendem a desaparecer após o parto.[27,101] Em outras mulheres, entretanto, possivelmente na dependência de um fator hereditário, essas varizes mantêm-se ou regridem parcialmente após o parto, aumentando em gestações subsequentes. Na população por nós estudada, em que o número de gestações era grande (na época, verificamos média de 4,1 gestações por mulher), encontramos relação significante entre número de gestações e varizes, que se manteve a mesma quando foi excluído o fator idade,[3] relação encontrada também por Scuderi et al.[24]

A influência do número de gestações na frequência de varizes, entretanto, foi posta em dúvida por outros autores, baseados em levantamentos epidemiológicos ou em levantamentos de casos tratados.[9,92] Nas mulheres estudadas por esses autores, entretanto, o número de gestações era pequeno, sendo possível que, nessas condições, esse fator seja menos importante. Barros Júnior et al., estudando 352 mulheres grávidas, encontraram 20,5% de varizes (CEAP 2), não havendo relação entre número de gestações e presença de varizes quando os dados foram corrigidos pelo fator idade.[102]

Obesidade

A obesidade também tem sido levantada como um fator desencadeante das varizes, pela maior compressão abdominal sobre a veia cava inferior e ilíacas. Vários autores encontraram média ponderal mais elevada do que o normal, tanto em homens como em mulheres varicosas.[27,103] Mas nem em todos os grupos etários estudados, essa relação positiva foi encontrada.[12] No estudo de Edimburgo, essa relação foi verificada apenas em mulheres.[13] Seidel et al. estudando pacientes sintomáticos não encontraram diferença na prevalência de varizes em pacientes com e sem obesidade.[104]

Postura predominante de trabalho

O papel da postura durante o trabalho, como fator etiológico das varizes, embora já discutido há muito tempo, é ainda bastante controverso. Enquanto grande número de autores cita ortostatismo no trabalho como condição importante para seu desenvolvimento, outros põem em dúvida tal fator. Borschberg,[105] após examinar a fundo vários trabalhos sobre o assunto, concluiu que, "de acordo com opinião disseminada, as veias varicosas podem ser olhadas, pelo menos em parte, como moléstia ocupacional e, assim, como consequência direta ou indireta da civilização. Entretanto, dados estatísticos testados e confiáveis raramente são apresentados para sustentar essa hipótese".

Vários trabalhos mostraram prevalência significativamente maior de varizes entre as pessoas que trabalhavam a maior parte do tempo em pé.[11,16,90,106,107] Cabral, em Belo Horizonte,[98] também relatou o número de horas em pé como fator preditivo de risco para as classes CEAP 2, 3 e 4, o que também foi encontrado em

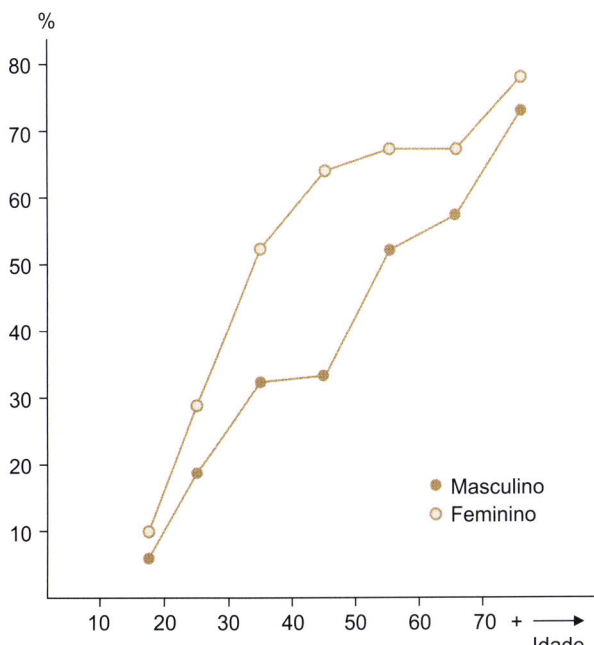

FIGURA 143.11 Prevalência de varizes segundo idade e sexo.[3]

● Masculino
○ Feminino

Idade

trabalhadores em gráfica em Recife, por Berenguer et al.[108] Tüchsen et al.,[109] em um estudo tipo coorte de 1,6 milhão de dinamarqueses de 20 a 56 anos, encontraram associação entre trabalho em pé e hospitalização para cirurgia de varizes, tanto em homens como em mulheres. Na França, Carpentier et al.,[14] estudando 2 mil indivíduos, consideraram como fator de risco a posição sentada ou em pé durante muito tempo. Kroeger et al.[10] encontraram como fator de risco em mulheres a posição sentada no trabalho, além do uso de contraceptivos orais.

Outros autores registraram pequena predominância de varizes nos que trabalhavam em pé, porém sem diferença significante com as demais posturas.[95] Em nosso estudo, não encontramos diferença de prevalência de varizes entre indivíduos que trabalhavam a maior parte do tempo em pé, sentados ou andando. É interessante notar que 68,9% das pessoas por nós examinadas referiam trabalhar a maior parte do tempo em pé.[3] Assim, se esse estudo tivesse sido feito apenas em pessoas internadas para tratamento de varizes, é possível que a maioria referisse trabalhar em pé, o que poderia dar a falsa impressão de que esse era um fator importante para o desenvolvimento das varizes; no entanto, tal dado poderia apenas representar a porcentagem total de indivíduos da população que trabalhavam em pé. De outro lado, a maioria dos homens examinados por nós era formada por lavradores, e a maioria das mulheres se dedicava a afazeres domésticos. Embora trabalhassem muito tempo em pé, é possível que não tivessem uma atividade totalmente estática, deambulando, agachando-se ou levantando-se com frequência, diferindo, portanto, sua atividade da de barbeiro, porteiro, dentista etc., profissões tradicionalmente citadas como exemplo de ortostatismo.[96]

Em nosso estudo, encontramos forte tendência de ser a IVC grave mais comum nos indivíduos que trabalhavam a maior parte do tempo em pé ou sentados, do que naqueles que trabalhavam andando, sugerindo que a deambulação constante preveniria o agravamento de complicação do quadro varicoso,[3] achado esse também referido por outros autores.[107]

Profissões que exigem constante levantamento ou tração de pesos, levando à contração dos músculos abdominais, também foram referidas como associadas à presença de veias varicosas, tanto em homens quanto em mulheres.[16,74]

Dieta e constipação intestinal

Com base nas diferenças de prevalência de varizes entre povos de hábitos ocidentais e povos de hábitos chamados primitivos, vários autores levantaram a hipótese de que o uso, pelos primeiros, de dietas contendo carboidratos refinados e menos fibras, levando à constipação intestinal, seria um fator de aparecimento de varizes. Sua ação se faria quer pelo aumento de constrição abdominal durante as evacuações, com consequente aumento da pressão intra-abdominal que seria transmitida às veias dos membros inferiores, quer pelo peso do cólon sobre as veias ilíacas.[74] Relação positiva entre constipação intestinal e varizes foi encontrada em estudo realizado por Novo et al., na Sicília,[109,110] e por Jawien, na Polônia.[23] A ocorrência mais comum de varizes foi encontrada em pacientes com diverticulite, doença também relacionada à dieta constipante.[111] Outros estudos, entretanto, não confirmaram essa associação,[106] levando alguns autores a considerarem esses dados insuficientes para análise, ou até que devam ser vistos com certo ceticismo.[22,77,112]

Fisiopatologia

No indivíduo normal, o fluxo de todas as veias profundas ou superficiais faz-se sempre em direção cranial, e, nas perfurantes da perna, no sentido do sistema superficial para o profundo.

Quando o indivíduo está em posição ortostática, a pressão é a de uma coluna líquida da altura da distância da aurícula direita até o pé. Ao executar movimentos de marcha, há uma queda progressiva de pressão. Ao parar o movimento, ocorre um retorno lento à pressão inicial.

Quando existe insuficiência valvular nas veias superficiais, há alteração de toda a fisiologia do sistema. Já em 1891, Trendelenburg[30] teorizou a existência de uma "circulação particular" nos membros inferiores dos doentes com varizes, propondo a existência de um fluxo sanguíneo retrógrado na veia safena magna durante o exercício. Essa teoria foi depois confirmada e complementada por vários autores, usando medidas diretas de pressão e fluxo ou métodos não invasivos. Assim, mostrou-se que, em pacientes varicosos, durante o repouso em decúbito dorsal, o fluxo da veia safena magna ao nível da coxa é muito pequeno com direção cranial[113] ou de vaivém, acompanhando a respiração.[114] Na posição ereta, em repouso, esse fluxo é zero ou discretamente retrógrado. Quando há contração da musculatura, o fluxo na veia safena se faz em sentido cranial, em decúbito dorsal ou em posição ereta. Durante o relaxamento da musculatura, o fluxo se faz retrogradamente, aumentando progressivamente se o paciente fizer movimentos de deambulação, parado. A pressão na veia safena ao nível do pé atinge seu máximo durante a contração muscular e o mínimo com a musculatura relaxada, quando o pé se levanta do chão. Nesse momento, o fluxo retrógrado é máximo.[114]

Nas veias perfurantes insuficientes, foi demonstrado não haver fluxo quando o paciente varicoso está parado e relaxado. Durante a ambulação, há um fluxo bidirecional: do sistema superficial para o profundo, durante o relaxamento dos músculos da perna, e vice-versa, durante a contração, sendo a resultante final dirigida para o sistema profundo.[114-116]

Essa "circulação particular" retrógrada pela veia safena pode tornar-se muito grande, chegando a atingir 1/5 a 1/4 do fluxo sanguíneo da veia femoral durante a deambulação. Esse volume de sangue, após ter chegado até a junção safenofemoral, volta às perfurantes distais, devendo ser bombeado novamente pela musculatura.[114,115] Quando parado em pé, a pressão venosa ao nível do tornozelo no varicoso é igual à do indivíduo normal;[1] entretanto, durante a ambulação, essa pressão cai menos do que no indivíduo normal. Assim, medindo a pressão venosa no tornozelo em indivíduos normais e com insuficiência valvular de safena, Pollack et al.[117] encontraram queda média de pressão de 64 mmHg nos normais e de 37 mmHg nos varicosos. Verificaram também um retorno muito mais rápido à pressão inicial após parada dos varicosos do que nos normais (média de 2,8 e 31 segundos, respectivamente). Também, as quedas de pressão ocasionadas por pequenos movimentos no indivíduo normal parado e em pé possivelmente não ocorram nos varicosos; assim, estes teriam um certo aumento constante de pressão venosa ao nível do tornozelo durante todo o período diário de atividade.[62]

Outro efeito da deficiência valvular nos varicosos é a falta de esvaziamento das veias superficiais durante o exercício, como ocorre nos normais. A sobrecarga constante de fluxo e pressão nas veias superficiais leva-as à dilatação, ao alongamento e à tortuosidade, especialmente se já houver aumento da distensibilidade. O tronco da safena magna está, em geral, discretamente alongado com pontos de maior dilatação junto às suas válvulas, menos comumente se apresenta muito tortuoso ou sinuoso, ao contrário das tributárias das duas safenas que, em geral, apresentam-se bastante sinuosas. Essa sinuosidade, frequentemente, dá-se também em profundidade, assumindo a veia uma forma helicoidal. Essas anormalidades são, provavelmente, provocadas por alterações no fluxo sanguíneo venoso. Assim, em veias varicosas com níveis altos de fluxo retrógrado, pode aparecer turbulência que, aumentando a força de cisalhamento sobre o endotélio venoso e criando vibrações na parede, pode enfraquecê-la ainda mais, contribuindo para formar grandes varicosidades.[62,73] O desvio de sangue de uma veia com trombo-flebite para outra veia paralela, o desvio de sangue circulando no sentido retrógrado contra a parede venosa através de uma válvula insuficiente ou a entrada lateral de sangue por um perfurante insuficiente, criando uma pressão lateral contra a parede venosa, com o tempo, acabariam por alterar a configuração da veia, tornando-a sinuosa[118] (Figura 143.12).

Fisiopatologia das complicações

As veias varicosas são frequentemente sede de tromboflebites desencadeadas, o mais das vezes, por traumas locais sobre vasos, em que a velocidade de fluxo é baixa e, em certos momentos, zero. Ocorre, com frequência, em gestantes. Outra complicação comum das varizes é a hemorragia, que pode ser espontânea, principalmente em indivíduos idosos, em geral em local de perfurantes insuficientes, ou por traumatismo, sobre veias dilatadas na região do tornozelo. Pode também haver hemorragia para o subcutâneo, com a formação de equimoses localizadas, frequentemente provocadas por pequenos traumas.

Com o passar do tempo, em geral em varizes de longa duração, o aumento da pressão venular e capilar, levando a aumento de líquido intersticial no subcutâneo (edema), passagem de hemácias que acabam se lisando e liberando hemoglobina, e acúmulo de grandes moléculas proteicas, e aprisionamento de leucócitos e plaquetas, em alguns doentes, pode determinar o quadro conhecido como de IVC. Esse quadro é constituído de uma combinação de mais de uma das seguintes alterações, ou de todas elas: edema, lipodermatosclerose, *atrophie blanche*, dermite ocre, eczema de estase, úlcera venosa (classificação CEAP de 3 a 6). A fisiopatologia, o diagnóstico e o tratamento dessa afecção serão discutidos nos Capítulos 33, 149 e 150). Chamamos aqui a atenção para a alta frequência de úlceras venosas por nós encontrada em varicosos, frequentemente desencadeadas por trauma. A ausência de tratamento e o pouco cuidado com varicosos em nossa população de nível socioeconômico baixo aumentam essa frequência.[3] Cabral, em Belo Horizonte, também encontrou alta prevalência (2,6%) de úlceras venosas cicatrizadas ou abertas (classificação CEAP 5 e 6).[8]

É interessante salientar, aqui, que o quadro de IVC é muito mais comum e grave quando acompanha varizes secundárias, do que quando surge como consequência de varizes primárias.

VARIZES SECUNDÁRIAS

Nas varizes secundárias, a dilatação, o alongamento e a tortuosidade das veias se devem ao aumento de fluxo e da pressão, ocasionado pela ausência ou obstrução do sistema venoso profundo, insuficiência valvular desse sistema, principalmente secundária à trombose (síndrome pós-trombótica) e fístulas arteriovenosas congênitas ou adquiridas. É interessante notar que nem sempre há, na síndrome pós-trombótica, o aparecimento de varizes muito intensas e, às vezes, mesmo ocorrendo lesões valvulares importantes no sistema profundo, não existe aparecimento dessa síndrome. Myers[119] levantou a hipótese de que a obstrução ou a insuficiência valvular do sistema profundo agiria como um fator desencadeante das varizes em um doente já com fraqueza hereditária das paredes venosas. Assim, o substrato para o desenvolvimento das varizes secundárias seria o mesmo das primárias, diferindo apenas os fatores desencadeantes.

VARIZES RETICULARES DA REGIÃO POPLÍTEA

Também chamadas de varizes reticulares de primeiro grau[6] ou veias reticulares (classificação CEAP 1)[4] ou veias subdérmicas, são pequenas veias superficiais dilatadas, que aparecem, principalmente, na região poplítea e frequentemente acompanham varizes intensas, mas podem aparecer isoladamente e assim se manter. Muitas vezes, seu aparecimento precede o aparecimento de varizes subcutâneas.

A classificação CEAP define as veias reticulares como: "veias subdérmicas dilatadas azuladas, em geral com diâmetro de 1 mm a menos de 3 mm".[4]

Muitos autores não as separaram das veias varicosas, incluindo-as em levantamentos e estudos de prevalência.[102] Em nosso trabalho sobre prevalência de varizes, como outros autores,[11] não as incluímos. Sua inclusão teria aumentado de muito a prevalência de varizes por nós observada.[3]

Veia safena

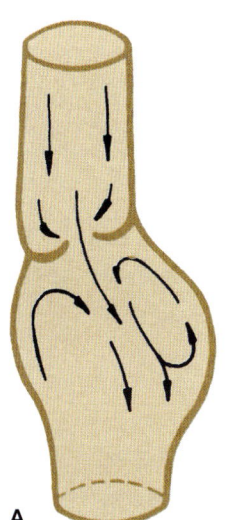
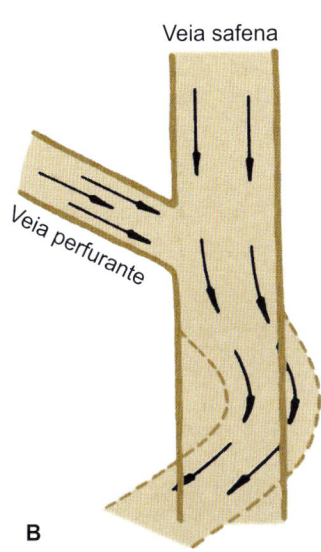
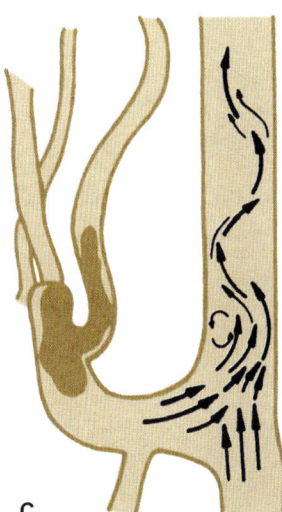

A   **B**   **C**

FIGURA 143.12 Possíveis mecanismos de formação e sinuosidade das veias varicosas. **A.** Impacto do sangue contra a parede venosa pela circulação retrógrada por válvula insuficiente. **B.** Impacto do sangue causado pela entrada lateral de sangue por uma comunicante insuficiente. **C.** Desvio do sangue de uma veia com tromboflebite para uma veia paralela. (Adaptada de Nylander.[118])

TELANGIECTASIAS

As telangiectasias dos membros inferiores, também chamadas de microvarizes, são vasos intradérmicos dilatados. São definidas na classificação CEAP[4] como "confluência de vênulas intradérmicas dilatadas com menos de 1 mm de calibre" e classificadas também como CEAP 1. Embora sejam consideradas indistintamente das varizes por muitos autores,[75,110] achamos que devem ser consideradas à parte, pois diferem quanto a prevalência, etiologia e fisiopatologia, opinião encontrada também nos trabalhos mais recentes, após a implantação da classificação CEAP.[4,24,120]

Estudando 128 pessoas atendidas no Centro de Saúde Escola de Botucatu, encontramos prevalência de 82% de telangiectasias, e, na maioria dos casos, o próprio portador não havia tomado conhecimento de sua existência, sendo um achado de exame físico minucioso. Chiesa et al. encontraram dados semelhantes na Itália (70%).[25] Essa alta prevalência de telangiectasias nos leva a considerar essa afecção, em si, não uma doença, mas uma característica da raça humana. Em nossa opinião, as telangiectasias passam a constituir-se em uma doença ou pelo menos um "desarranjo venoso crônico"[5] quando se tornam muito extensas e/ou passam a representar para o portador e, principalmente, portadora, problema estético, que pode se tornar importante a ponto de causar transtornos psíquicos.

Ganham também importância quando passam a ser sintomáticas, como em pequeno número de pacientes, especialmente mulheres, que se queixam de dor ou queimação na região afetada, frequentemente mais intensa durante o período menstrual.

As telangiectasias são capilares, vênulas e/ou anastomoses arteriovenosas intradérmicas que se dilatam, fazendo sua drenagem indiferentemente para veias do sistema superficial ou profundo.[120] Aparecem, com mais frequência, na face externa ou interna da coxa, podendo ou não estar associadas a outras alterações venosas. A causa de seu desenvolvimento não é bem conhecida. Parece haver um fator hormonal envolvido, possivelmente estrogênico, sendo mais comum em mulheres. As telangiectasias tornam-se sintomáticas durante as menstruações e parecem aumentar ou ser desencadeadas por gravidez e pelo uso de anticoncepcionais orais. Relação consistente entre telangiectasias e refluxo no sistema venoso superficial ou profundo não foi observada em estudos com mapeamento dúplex.[114,121]

O estudo histológico de pele com telangiectasias demonstrou sua localização intradérmica, sendo constituída de vênulas, de vasos de parede espessada e sem membrana elástica interna (anastomoses arteriovenosas) e arteríolas.[120]

As referências bibliográficas deste capítulo se encontram no Ambiente de aprendizagem do GEN.

144

Tratamento Cirúrgico Convencional das Varizes em Membros Inferiores

Matheus Bertanha ▪ Carlos Eduardo Lucio Pinheiro Filho ▪ Hamilton Almeida Rollo ▪ Sidnei Lastória

Resumo

As varizes dos membros inferiores têm diferentes etiologias, e seu tratamento condicionado à gravidade do quadro clínico e à condição do paciente. O tratamento das varizes tem como objetivos aliviar a sintomatologia; tratar e prevenir complicações; prevenir recorrências e proporcionar satisfação cosmética. Nos últimos anos, ocorreu o surgimento de tratamentos de técnicas minimamente invasivas (térmicas e não térmicas), mas o tratamento cirúrgico convencional ainda se mantém como uma opção segura e com bom custo-benefício para o tratamento das varizes e será objeto deste capítulo.

Palavras-chave: varizes; insuficiência venosa; veia safena; procedimentos cirúrgicos vasculares.

INTRODUÇÃO

As varizes dos membros inferiores (MMII) têm diferentes etiologias, e seu tratamento condicionado à gravidade do quadro clínico provocado pela insuficiência venosa crônica (IVC) e à condição geral do paciente. É importante que se estabeleça um diagnóstico etiológico preciso, para indicação do tratamento mais apropriado ao caso.

O tratamento das varizes tem como objetivos aliviar a sintomatologia; tratar e prevenir complicações; prevenir recorrências e proporcionar satisfação cosmética com um mínimo de efeitos colaterais.

Na história natural das varizes de MMII, há evidências de que, se elas não forem tratadas, continuarão a se dilatar, afetando outras veias.[1,2] Por outro lado, há observações de que, em determinadas condições, pode ocorrer certo grau de regressão do quadro de varizes, como após gestação,[3] depois de simples ligadura e secção da junção safenofemoral (JSF)[4] e após uso prolongado de meia elástica.[5]

Os pacientes portadores de varizes dos MMII têm pior qualidade de vida comparados à população geral e costumam melhorar com o tratamento cirúrgico das veias insuficientes.[6]

O tratamento pode ser indicado quando o paciente é sintomático (dor, desconforto, peso, cãibras, edema), apresenta alterações de pele decorrentes da hipertensão venosa crônica e complicações, como hemorragia ou tromboflebite, e por questões estéticas.[7]

Deve-se esclarecer ao paciente a natureza evolutiva da doença, chamando atenção para o fato de que o tratamento nem sempre é curativo e o paciente necessita de reavaliações periódicas. É importante conscientizá-lo a respeito das orientações a serem seguidas, incluindo mudanças de hábitos de vida, com paciência e perseverança, para alcançar bons resultados.

TRATAMENTO CLÍNICO

O tratamento clínico das varizes dos MMII inclui algumas medidas gerais, como praticar regularmente atividade física, evitar longos períodos em ortostase, fazer terapia compressiva (elástica e inelástica) (ver Capítulo 60) e usar medicações venotônicas (ver Capítulo 55).

TRATAMENTO CIRÚRGICO

Nem todos os pacientes com varizes necessitam de tratamento cirúrgico. Muitos são assintomáticos e permanecem assim a maior parte de suas vidas, apesar de, às vezes, serem portadores de varizes volumosas. Entretanto, aqueles com sintomatologia importante (dor, edema, cãibras e fadiga importante), com alterações de pele decorrentes da hipertensão venosa crônica ou complicações, como varicorragia ou tromboflebite de repetição, têm indicação cirúrgica.

Outra indicação cirúrgica seria a queixa estética relacionada às varizes. Cada caso deve merecer atenção médica individualizada para escolha da opção terapêutica, respeitando-se a vontade do paciente. Foi evidenciado que o tratamento cirúrgico para varizes CEAP (acrônimo a partir de *Clinical-Etiology-Anatomy-Pathophysiology*) C2 e C3, com melhora estética, sintomatológica e da qualidade de vida, é superior ao tratamento clínico, com grau de recomendação IB pelas diretrizes da European Society for Vascular Surgery (ESVS).[8] Além disso, há evidência de que ele também é superior ao clínico isolado para insuficiência venosa avançada (CEAP C6), com melhora do fechamento de úlceras de etiologia venosa e redução da sua recidiva.[9]

No tratamento cirúrgico das varizes primárias dos MMII, procura-se extirpar todas as veias varicosas e eliminar os pontos de refluxo do sistema profundo para o superficial, ou seja, nas crossas das safenas magna e parva e nas veias perfurantes insuficientes, conforme mapeamento por meio do ecodoppler venoso (EDV). Já nas varizes secundárias, há necessidade de estudo cuidadoso do sistema venoso profundo, estando a indicação de cirurgia de varizes na dependência da perviedade desse sistema. Nos casos de síndrome pós-trombótica, a cirurgia adequada pode ser realizada eletivamente e com boa recanalização do sistema venoso profundo. Quando há formação de fístula arteriovenosa, o tratamento cirúrgico das varizes deve ser indicado após a correção da fístula. Se existirem múltiplas fístulas, como acontece em algumas angiodisplasias, é praticamente impossível a completa eliminação dessas comunicações, e a indicação de tratamento cirúrgico fica muito restrita, tendo em vista que os resultados da cirurgia de varizes costumam ser precários, devido à não resolução de sua etiologia.

Contraindicações da cirurgia de varizes

São contraindicações para cirurgia de varizes:

- Úlcera de estase ativa e infectada
- Varizes em membro isquêmico
- Hipo ou agenesia de sistema venoso profundo
- Infecção sistêmica
- Doença grave associada
- Diátese hemorrágica
- Gravidez
- Idade avançada (relativa).

Avaliação pré-operatória

É de fundamental importância uma avaliação clínica geral, procurando-se inclusive diagnosticar eventuais afecções neurológicas e/ou ortopédicas associadas, que, se não forem devidamente tratadas, prejudicarão os resultados da cirurgia, pela persistência de sintomatologia decorrente dessas afecções, e que se confunde ou se superpõe à das varizes.

Devem-se tratar todas as complicações cutâneas presentes, incluindo eventuais micoses interdigitais.

Após a realização de exames laboratoriais de rotina, de acordo com os achados clínicos, deve-se indicar a cirurgia quando o peso do paciente estiver pelo menos próximo do ideal.

É imprescindível a realização do EDV no pré-operatório do paciente com varizes dos MMII, pois isso permite que se faça o planejamento da técnica cirúrgica a ser utilizada. O EDV possibilita avaliar as alterações dos sistemas venosos superficial e profundo, tanto anatômicas como funcionais, identificando sua exata localização.[10,11] Esse exame também permite verificar a presença ou não de refluxo nas veias safenas magna e parva; identifica a origem desses refluxos e sua extensão no território dessas veias; identifica as veias perfurantes insuficientes e sua localização; avalia alterações morfológicas, refluxo ou obstrução do sistema venoso profundo, possibilitando o diagnóstico de trombose venosa profunda pregressa (parcialmente recanalizada ou não recanalizada). Ainda auxilia na identificação das causas das varizes recidivantes e varizes de localização anômala.[10,11]

Cuidados pré-operatórios

Se o paciente estiver em uso de medicamentos antiplaquetários, recomenda-se a suspensão deles pelo menos 1 semana antes da cirurgia.

Embora não existam evidências de que as varizes primárias possam ser fator de risco independente para trombose venosa profunda, é provável que mulheres que tomam anticoncepcionais ou fazem terapia de reposição hormonal, ao serem submetidas a cirurgia de varizes, tenham risco aumentado de tromboembolismo venoso (TEV). Recomenda-se, nesses casos, a descontinuidade dessa terapia 1 mês antes e 1 mês depois da cirurgia.[12,13]

Preparo pré-operatório

Um bom planejamento da operação deve ser feito com antecedência, incluindo preparo pré-operatório, anestésico, intra e pós-operatório. O paciente deve ser devidamente esclarecido sobre a cirurgia, a anestesia, suas implicações e as possíveis complicações, além dos cuidados pós-operatórios.

No dia da cirurgia, o paciente deverá lavar, com água e sabonete, todo o membro a ser operado. A seguir, ele deverá permanecer em posição ortostática por, pelo menos, 10 minutos, para proceder-se à marcação cuidadosa de todos os trajetos venosos varicosos com tinta indelével. A extensão da varicosidade é avaliada por palpação, percussão, aparelhos transiluminadores cutâneos e com o ultrassom portátil, assinalando-se, de maneira especial, as perfurantes insuficientes (Figura 144.1).

No dia da cirurgia, devem-se realizar a tricotomia e a antissepsia do membro com clorexidina 2% antes de o paciente ser encaminhado à sala de cirurgia.

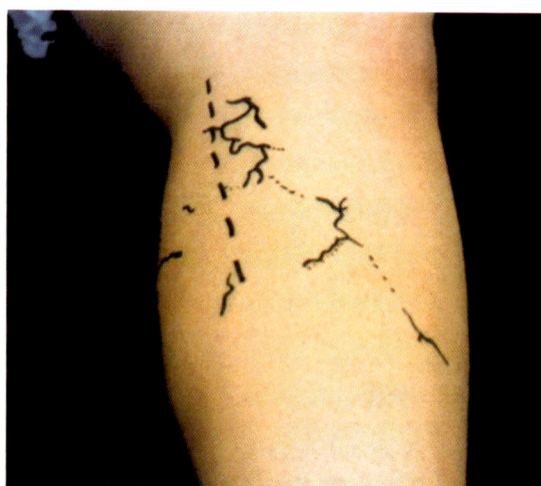

FIGURA 144.1 Detalhes da marcação de trajetos venosos varicosos a serem operados cirurgicamente.

O uso de antibioticoprofilaxia se mostrou eficaz na redução da taxa de infecção do sítio cirúrgico, mesmo se tratando de cirurgia limpa.[14]

ANESTESIA

A cirurgia de varizes pode ser realizada sob anestesia geral, regional ou local, de acordo com as condições gerais do paciente, do tipo de cirurgia e com a vontade do paciente. Nos casos de safenectomia com múltiplos trajetos varicosos, damos preferência ao bloqueio peridural que, em geral, é bem aceito pelo paciente; confortável para a equipe cirúrgica; permite analgesia contínua e recuperação tranquila e possibilita alimentação e deambulação precoces. Reservamos a anestesia local para pequenos procedimentos, como retirada de trajetos venosos pequenos e pouco numerosos e/ou ligadura de perfurantes e ligadura da JSF sem fleboextração, em pacientes selecionados.

TIPOS DE CIRURGIA

Os tipos de cirurgia são:

- Ligadura da veia safena magna (VSM) na crossa
- Fleboextração da safena magna: total ou parcial
- Ligadura da crossa da safena parva
- Fleboextração da safena parva
- Retirada de trajetos varicosos
- Ligadura de perfurantes insuficientes
- Ligadura subaponeurótica de perfurantes insuficientes: Linton e Felder
- Ligadura videoassistida de perfurantes: obliteração de safena por radiofrequência, *laser* e ecoescleroterapia; associação de cirurgias
- Preservação de safena interna.

Técnica operatória

Safenectomia (safena magna)

- Paciente em decúbito dorsal e mesa cirúrgica em posição de Trendelenburg (inclinação discreta)
- Incisão de pele na prega inguinal, de 3 a 5 cm de extensão, medial e a partir do ponto de palpação do pulso da artéria femoral (Figura 144.2)
- Dissecção dos planos subjacentes, procurando-se cuidadosamente evitar lesões linfáticas. Identificação e dissecção da safena magna, reparando-se essa veia com cadarço ou fio de algodão 2.0, de modo a permitir identificação, ligadura e secção dos seus principais ramos, que são as veias safena acessória medial, pudenda externa, epigástrica superficial e circunflexa ilíaca superficial. Atenção redobrada deve ser dada ao sistema venoso dessa região, que apresenta grande quantidade de variações anatômicas. Deve-se fazer identificação da veia femoral para se evitar a sua ligadura inadvertida
- Secção da VSM após aprisionamento dela entre pinças hemostáticas e ligadura da magna, rasante à veia femoral, com cuidado para não provocar estenose ou lesão. Prefere-se utilizar uma ligadura simples com fio de algodão 2.0 e uma ligadura de reforço transfixante com fio de polipropileno 3.0 (Figura 144.3)
- Incisão transversa de 1 a 2 cm, localizada anteriormente ao maleolar medial, sobre o trajeto da safena magna. Dissecção, isolamento dessa veia e secção entre pinças hemostáticas, procedendo-se à ligadura do coto distal. O nervo safeno fica adjacente à VSM, devendo-se ter o cuidado de não o lesar nessa topografia. A introdução do fleboextrator é pelo coto

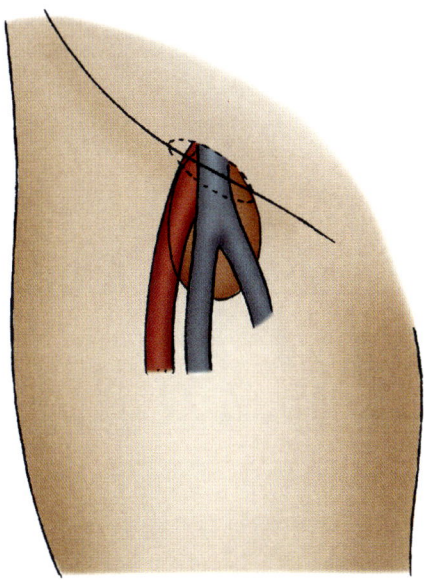

FIGURA 144.2 Incisão inguinal para dissecção da crossa da veia safena magna e suas tributárias.

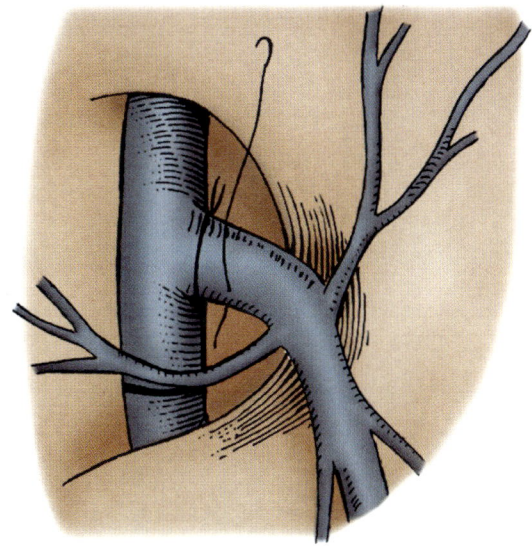

FIGURA 144.3 Ligadura cirúrgica com ponto duplo, simples e transfixante na crossa da veia safena magna.

proximal, acompanhando-se sua progressão por palpação do trajeto da safena, previamente marcado, até sua saída no coto da safena na região inguinal

- Fixação do fleboextrator à safena, de acordo com o dispositivo disponível e adequado ao caso. Fleboextração no sentido craniopodálico, com hemostasia por compressão manual sobre compressas colocadas sobre o trajeto da safena por pelo menos 10 minutos

- Exérese das veias varicosas colaterais por meio de incisões escalonadas, obedecendo às linhas de força da pele, do menor tamanho possível, realizadas com bisturi de lâmina 11. Quando se tem grande preocupação estética, as veias varicosas de menor calibre, não aderidas ao subcutâneo, podem ser retiradas pela técnica da agulha de crochê, por meio de microperfurações feitas com agulhas descartáveis nº 40/12, 40/10 ou mesmo 27/9. As veias são "pescadas" e exteriorizadas com as agulhas de crochê, de preferência, 0,60 e 0,75 mm, pinçadas com Halstead ou pinças Petean, tracionadas e removidas pelas microincisões

- Dissecção e ligadura das veias perfurantes insuficientes, previamente marcadas

- Revisão de hemostasia e síntese da incisão inguinal por planos, e de pele com fio não absorvível monofilamentar 4.0, mais comumente utilizando-se o náilon

- Limpeza das incisões com soro fisiológico

- Utilização de malha tubular e compressas envolvendo o membro inferior

- Realização de enfaixamento semicompressivo do membro, utilizando-se ataduras de crepe ou meias compressivas, designadas especialmente para utilização em pós-operatório imediato.

Considerações sobre a técnica operatória da safenectomia da VSM

Alguns autores propõem a fleboextração invaginante ou invertida da VSM, pois essa técnica produziria menos hematomas, dor e lesões menos frequentes do nervo safeno e em outras estruturas vizinhas.[15,16]

Um número variável de tributárias da safena, bem como variações na desembocadura da VSM na veia femoral, é relativamente comum. Além disso, tortuosidades e dilatações saculares nos ramos da safena podem criar dificuldades adicionais na dissecção da crossa.

A artéria pudenda externa normalmente passa por trás da safena interna, porém, em até 30% dos casos, passa anteriormente à safena, condição que predispõe à sua lesão.

Cuidados especiais devem ser tomados quando realizada a ligadura da safena à veia femoral, de modo que seja rasante, sem estenosar a femoral e sem que o coto safênico seja longo. Em estudo clínico randomizado realizado por Winterborn et al.,[17] foram comparadas diferentes técnicas de ligadura da crossa da VSM: ligadura realizada com ponto transfixante com fio de ácido poliglicólico 3,0 deixando mínimo coto de VSM e ligadura posicionando um clampe na crossa da VSM rente à veia femoral e rafiando com fio de polipropileno 4.0. Não houve diferença estatisticamente significante quanto à recorrência entre os grupos em 2 anos de seguimento.

Outro estudo, realizado por Casoni et al.,[18] demostrou resultado superior da safenectomia total com preservação dos ramos da crossa por meio de incisão localizada 2 a 3 cm distal à região inguinal quando comparada à técnica de safenectomia padrão com relação à recorrência de varizes (16,4% vs. 32,2%).

A Society for Vascular Surgery (SVS), em 2011,[19] recomendou a realização da safenectomia com ligadura rasante à JSF e ligadura de suas tributárias na crossa, a despeito de tais estudos, como foi previamente descrito.

Alguns trabalhos evidenciaram redução na recidiva de varizes por neovascularização na região inguinal, realizando algumas técnicas, como sutura com fio não absorvível no coto da VSM, não deixando endotélio do coto exposto, fechamento da fáscia cribriforme sobre o coto da veia safena ou interposição de *patch* de politetrafluoretileno expandido (ePTFE) sobre o coto.[8] Em nosso serviço, realizamos rotineiramente a sutura da fáscia sobre o coto da VSM com fio de poliglactina 3,0.

Safenectomia (safena parva)

- Paciente em decúbito ventral

- Incisão de 1 cm, obedecendo às linhas de força da pele, na região retromaleolar externa. Identificação da safena parva, isolando-a do nervo sural. Incisão transversal de 3 a 5 cm na fossa poplítea (a marcação prévia com caneta indelével, utilizando ultrassom portátil, é de grande auxílio para incisão precisa), dissecção dos planos subjacentes, até fáscia profunda, que pode ser incisada no mesmo sentido da pele ou no vertical (Figura 144.4). Secção da

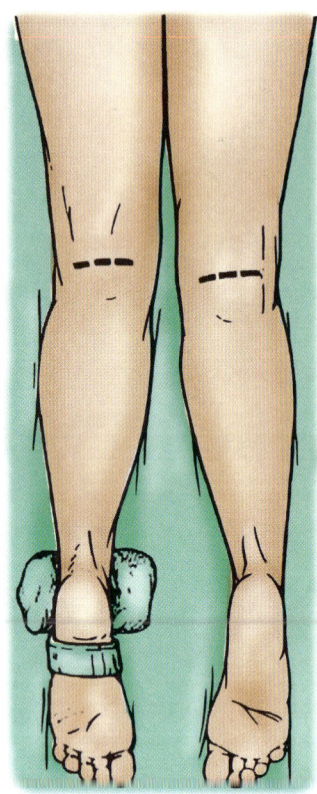

FIGURA 144.4 Local de incisão na região posterior do joelho para dissecção da crossa da veia safena parva.

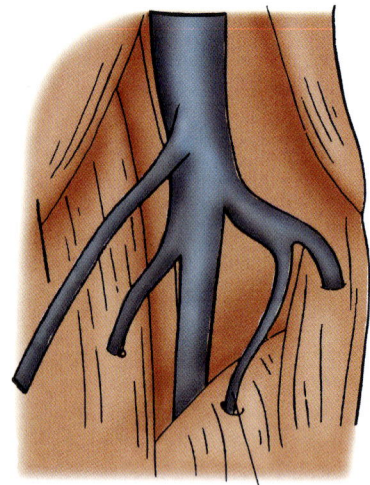

FIGURA 144.5 Crossa da veia safena parva e suas tributárias.

safena parva em perna distal, entre pinças hemostáticas e ligadura do coto distal. Introdução do fleboextrator pelo coto proximal da safena no tornozelo e progressão dele até prega poplítea, ao nível da incisão, o que facilitará a identificação e dissecção da junção safenopoplítea (JSP)

- Pinçamento e secção da safena parva junto à JSP, depois de ligadura cuidadosa do coto proximal
- Exérese escalonada de varicosidades em panturrilha, ligadura de veias perfurantes
- Exposição do fleboextrator pelo coto distal. Ligadura dos ramos colaterais e fleboextração do tronco da safena parva sob compressão manual do trajeto dessa veia, por 5 a 10 minutos
- Revisão de hemostasia, limpeza com soro fisiológico e sutura das incisões
- Curativo e enfaixamento compressivo utilizando compressas e atadura de crepe.

Considerações sobre a técnica de safenectomia da veia safena parva

A safena parva não deve ser ligada antes que o cirurgião identifique claramente a JSP. As variações de sua desembocadura são mais frequentes do que as da VSM, e, em certa porcentagem de casos, esta não termina no sistema profundo, continuando seu trajeto pela coxa medial, como veia de Giacomini e safena acessória medial. Sua terminação pode ser alta, na veia femoral (30% dos casos), média na poplítea (60% dos casos) ou baixa (10% dos casos) em veias musculares, ou mesmo terminar na VSM.

Também há variações de suas tributárias na fossa poplítea, além de estar relacionada anatomicamente com os nervos motores e os nervos tibial e fíbular (Figura 144.5). A lesão inadvertida desses nervos pode ocasionar dificuldades para a marcha, enquanto a lesão da veia poplítea pode ser desastrosa. É preferível deixar um coto um pouco mais

longo da veia safena parva que lesar a veia poplítea na tentativa de uma ligadura mais rasante. Deve-se atentar, entretanto, para o fato de não se deixarem tributárias pérvias, que poderiam predispor à recidiva, e seu tratamento se torna extremamente difícil, em decorrência da fibrose pós-cirúrgica.[20] A lesão do nervo sural (sensitivo) também pode acontecer durante a dissecção na fossa poplítea, na dissecção distal ou mesmo durante a fleboextração. Considerando-se que, durante a dissecção da fossa poplítea, todo o feixe vasculonervoso tem risco potencial de lesão, vários cirurgiões ponderam que a safena parva não deve ser retirada, apenas ligada.[21]

Cuidado especial deve ser tomado em relação às veias gastrocnêmicas e de Giacomini que, se insuficientes, devem ser ligadas. As recidivas por ligaduras incorretas na JSP ocorrem em 15% dos casos.

A presença de refluxo no território safeno poplíteo apresenta relação de 1:3 quando comparada com a incidência de refluxo safeno femoral, confirmada sempre no EDV. Rivlin et al.[22] sustentam que a fleboextração da safena parva não é necessária, apresentando taxas de recidiva de apenas 8%, após 6 a 10 anos de pós-operatório, quando realiza apenas sua ligadura proximal e de suas tributárias insuficientes, diminuindo o risco de lesões dos nervos relacionadas à fleboextração. A desvantagem desse tratamento é a possibilidade de surgirem perfurantes insuficientes e transferir refluxo novamente para os territórios preservados, cujo tratamento pode ser corrigido ambulatorialmente, com anestesia local.

Considerações sobre a ligadura de veias perfurantes insuficientes

As veias perfurantes insuficientes, previamente marcadas, por palpação, ecodoppler colorido (ECD) ou flebografia, devem ser isoladas, ligadas e seccionadas. Falhas na ligadura dessas veias predispõem à recorrência das varizes, apesar de procedimentos tecnicamente perfeitos em relação às safenas. Nos portadores da síndrome da insuficiência venosa crônica, com alterações importantes de pele e subcutâneo, como lipodermatosclerose e úlceras, torna-se difícil a ligadura extrafascial das perfurantes mediais da perna, havendo, inclusive, problemas de cicatrização das incisões nessas áreas alteradas.

Essas ligaduras podem ser feitas por via subaponeurótica, podendo-se utilizar diferentes técnicas, como as operações propostas por Linton e Felder e as técnicas menos invasivas, como a cirurgia endoscópica subfascial para o tratamento de veias perfurantes (SEPS, *subfascial endoscopic perforator Surgery*) e técnicas que utilizam a ablação térmica.[23-27] Datam de 1972 as primeiras tentativas de ligadura de veias perfurantes por via subaponeurótica, por meio de pequenas incisões feitas longe da área de dermatofibrose, utilizando-se um laringoscópio[28] para sua visualização.

A partir de 1985, começaram a surgir trabalhos a respeito da dissecção e ligadura subfascial de veias perfurantes insuficientes, utilizando endoscópios,[29] havendo hoje vários equipamentos especiais à disposição do cirurgião vascular para essa técnica. É feita uma pequena incisão próxima do bordo posterointerno da tíbia, aprofundada até o plano subaponeurótico e, após tunelização digital, é introduzido o endoscópio, que é dirigido em direção ao tornozelo. As perfurantes são identificadas, dissecadas e, depois de colocação de clipes, seccionadas. Nos últimos anos, muitas variações técnicas têm sido introduzidas, facilitando o procedimento.[30] Essa técnica propicia a cicatrização de úlceras venosas decorrentes da insuficiência venosa de perfurantes e/ou prevenindo recorrências dessas úlceras e proporcionando um menor tempo de internação.[31]

Poucas são as complicações desse procedimento, incluindo-se infecção da ferida cirúrgica, tromboflebite superficial, celulite e neuralgia no trajeto safeno,[32] embora existam relatos esporádicos de complicações mais graves.[33]

Os resultados a longo prazo da ligadura videoendoscópica de perfurantes parecem ser comparáveis aos da cirurgia aberta (operação de Linton).[34] Não foi encontrado benefício clínico em ensaio realizado com apenas 1 ano de seguimento em pacientes submetidos à SEPS mais safenectomia quando comparados à safenectomia total sem ligadura de veias perfurantes insuficientes.[35] Uma metanálise reuniu três ensaios que comparavam os resultados da cirurgia de Linton com SEPS para o tratamento de veias perfurantes insuficientes em pacientes com IVC, sendo que o grupo tratado por SEPS apresentou vantagem significativa relacionada à menor taxa de infecção de ferida operatória, menor recorrência da úlcera e alta hospitalar precoce.[36]

TRATAMENTO CIRÚRGICO COM PRESERVAÇÃO DA VSM

A veia safena magna (VSM) é reconhecidamente o melhor substituto arterial nas revascularizações infrainguinais das extremidades inferiores,[37] sendo que a artéria mamária ainda é a melhor opção para o cirurgião cardíaco na realização das revascularizações coronarianas.[38,39] Também pode ser usada como derivação nas obstruções do sistema venoso profundo (cirurgia tipo Palma),[40] como substituto arterial ou venoso nos traumas vasculares das extremidades em nível femoropoplíteo e braquioaxilar[41] e, também, como acesso venoso para hemodiálise. Assim, na cirurgia para o tratamento das varizes primárias dos MMII, sempre que possível, a preservação da VSM é recomendável e, nos últimos anos, técnicas para cirurgia das varizes primárias com preservação da safena têm sido propostas.[42-47] Para que essas técnicas possam ser aplicadas, necessita-se de métodos diagnósticos adequados, que permitam a avaliação dos pacientes varicosos e identifiquem as anormalidades anatômicas e funcionais dos sistemas venosos profundo e superficial. O EDV possibilita caracterizar nos pacientes com varizes a normalidade ou não do sistema venoso profundo e os pontos de refluxo das veias profundas para as superficiais (safenofemoral, safenopoplítea e das veias perfurantes, bem como a distribuição anatômica das alterações varicosas no sistema superficial.[48-50] Possibilita, também, avaliar os diâmetros das safenas e se elas são retilíneas ou tortuosas. Desse modo, o EDV permite um estudo apropriado da fisiopatologia da doença varicosa, e uma intervenção cirúrgica racional pode ser planejada para alterações específicas, evitando-se a exérese desnecessária da VSM e preservando-a para eventual uso no futuro.

As principais técnicas para cirurgia de varizes com preservação da VSM que têm sido propostas e com resultados iniciais publicados na literatura são:

- Ligadura da JSF sem ligadura das veias tributárias da crossa[42,51]
- Ligadura e secção da JSF (crossectomia) + ligadura das tributárias da crossa[43,46]
- Valvoplastia das valvas ostial e subostial da VSM, sem ligadura da JSF[47,52]
- Colocação de *cuff* (manguito) de PTFE ou Teflon® envolvendo as valvas ostial e subostial, sem ligadura da JSF.[43,45,46,51]

Das técnicas de preservação da VSM e sem ligadura das tributárias da crossa, a chamada CHIVA (cura hemodinâmica da insuficiência venosa em ambulatório) tem sido frequentemente realizada, principalmente na Europa (França, Itália e Espanha). Essa técnica foi idealizada por Franceschi, em 1988,[42] e, basicamente, consiste na ligadura da VSM com refluxo rente à veia femoral. Para manter a reentrada do sangue no sistema venoso profundo, evita-se fazer ligadura das veias tributárias da crossa e das veias perfurantes insuficientes que se conectam à VSM. Para fracionar a coluna de pressão sanguínea, outras ligaduras no tronco da VSM com refluxo são feitas, de forma escalonada, imediatamente distais à conexão da perfurante insuficiente. Faz-se, também, a interrupção dos *shunts* venovenosos que se ligam à VSM. Os autores que propõem essa técnica têm referido resultados favoráveis.[42,51-55] Ensaio clínico randomizado e controlado com 150 pacientes apresentando varizes com EDV revelando insuficiência tanto da JSF como da VSM mostrou taxa de recorrência de varizes significativamente menor no grupo tratado com a técnica CHIVA quando comparado à cirurgia convencional em 10 anos de seguimento (CHIVA 18% *vs.* safenectomia 35%; *p* < 0,04).[56] Publicações anteriores a essa,[55,57] com tempo de seguimento mais curto, de 3 anos, não demonstraram diferença entre as duas técnicas. Esse estudo mostrou também um padrão de recorrência típico da técnica CHIVA, em que o EDV revela refluxo da VSM em segmento proximal da coxa drenando para tributária varicosa.[56] A Society for Vascular Surgery[19] indica essa técnica em casos selecionados e realizada por cirurgião vascular treinado nessa técnica. Hammarsten et al.[43] propõem a técnica da ligadura e a secção da JSF (crossectomia) com ligadura e das tributárias da crossa. Esses autores ligam e seccionam todas as perfurantes insuficientes, e as veias varicosas são extirpadas por microincisões. Os resultados desses autores foram bons, sendo a safena magna preservada em 78% dos membros estudados. Entretanto, outros autores[46,58-60] não obtiveram os mesmos resultados de Hammarsten et al.[43] Desde o início da década de noventa (1993), no Serviço de Cirurgia Vascular do Hospital das Clínicas da Faculdade de Medicina de Botucatu da Universidade Estadual Paulista "Júlio de Mesquita Filho" (Unesp), tem-se utilizado técnica cirúrgica para preservação da VSM nos pacientes com varizes primárias dos MMII e previamente estudados com o EDV. Se esse exame mostra que a safena magna está insuficiente, alguns critérios são adotados, visando à indicação ou não de sua preservação. Desse modo, temos indicado a preservação da VSM nos pacientes com varizes primárias de intensidade discreta ou moderada. Se utilizarmos a classificação de gravidade clínica do CEAP,[61] são os casos até a classificação CEAP C3, ou seja, sem sinais de insuficiência venosa grave, como hiperpigmentação, lipodermatosclerose, eczema de estase ou úlcera. Além disso, também utilizamos os dados obtidos pelo EDV, cujos critérios são: presença de refluxo na JSF, estendendo-se para o tronco da VSM; maior diâmetro da VSM inferior a 1,0 cm na coxa média; safena retilínea; e sistema venoso profundo de aspecto e distribuição anatômica normais e com válvulas competentes. É interessante destacar que, nos pacientes com varizes primárias e com a VSM com dilatação segmentar ou em maior extensão, sem comprometimento da JSF, onde o refluxo se transmite por perfurantes insuficientes ou por transferência do território da veia safena parva insuficiente, a VSM pode também ser preservada, desconectando-se apenas esses pontos de refluxo.

A técnica que temos utilizado para preservação da VSM é sua ligadura ao nível da JSF, poupando-se as veias tributárias da crossa. A ligadura da junção da safena na veia femoral é realizada com ponto duplo, ou seja, uma ligadura rasante à veia femoral com fio não absorvível monofilamentar 3.0 e uma ligadura transfixante imediatamente distal a ela com fio não absorvível multifilamentar de algodão 2.0, sem seccionar a VSM. As veias perfurantes insuficientes que se conectam à VSM são ligadas e seccionadas, e as veias varicosas que se ligam à safena são ligadas e extirpadas. As outras veias varicosas e perfurantes insuficientes não relacionadas à VSM são tratadas de acordo com a técnica habitual para cirurgia de varizes: as veias varicosas são extirpadas por meio de microincisões escalonadas, utilizando-se agulhas de crochê e as perfurantes, ligadas e seccionadas.

Em 1996, publicamos os resultados iniciais da técnica de preservação da VSM aplicada em 22 membros de 18 pacientes com varizes primárias operados no Hospital das Clínicas da Faculdade de Medicina de Botucatu da Unesp e seguidos por até 2 anos.[62] Os resultados preliminares foram bons na maioria dos pacientes avaliados (77,78%). Em 18 membros (90%), a VSM foi preservada em toda sua extensão. Em dois membros (10%), houve como complicação perioperatória (tempo menor ou igual a 30 dias) tromboflebite da VSM na região da coxa, com preservação de 50% da extensão total da VSM. Os diâmetros da VSM magna foram medidos no pré e no pós-operatório e, como resultados (em 19 membros; 95%), houve diminuição significativa dos diâmetros da VSM no seguimento pós-operatório; em apenas um membro (5%) os diâmetros ficaram inalterados.

Em 2006, a reavaliação dos pacientes submetidos a essa técnica (seguimento de até 12 anos; dados não publicados) apresentou como resultados: 67 pacientes, dos quais 77 MMII foram operados e 43 membros (55,8%) foram seguidos por 5 ou mais anos. Desses 43 membros, a recidiva de varizes foi mais frequente em nível de perna, porém com índice não superior à cirurgia convencional e, na maioria dos membros, não relacionada à safena magna, mas às perfurantes insuficientes de aparecimento posterior à cirurgia. Apresentaram boa evolução clínica em 63% dos pacientes. No total dos 43 membros operados, em 39 (91%) a VSM estava pérvia, sem sinais de tromboflebite e, portanto, adequada para eventual uso como substituto arterial. Em 82% dos pacientes, houve redução do diâmetro da VSM, o que se manteve ao longo do tempo. Diante dos bons resultados que se têm conseguido na cirurgia de varizes primárias com a técnica para preservação da safena magna, continuamos a indicar sua preservação sempre que indicada e possível, com consentimento do paciente, não se esquecendo de que os pacientes varicosos devem ser bem avaliados no pré-operatório, pois o objetivo principal do tratamento cirúrgico desses pacientes é evitar a IVC, além dos resultados estéticos, que também são importantes.

Finalmente, existem técnicas que preservam a VSM sem fazer a ligadura da JSF, mas corrigindo a insuficiência desta por alguma técnica de valvoplastia e permitindo a normalização do retorno venoso pela VSM, sem bloqueio ao nível da junção. Parece uma alternativa mais fisiológica para tratamento dessa alteração, e é necessário que haja uma avaliação com ecodoppler da JSF, para se considerar que ela ainda pode ser corrigida para voltar a funcionar, impedindo o refluxo. Têm sido propostas duas técnicas para correção da disfunção valvar: em uma delas, faz-se a valvoplastia externa da valva ostial na JSF, por meio de sutura longitudinal ou plicatura, para reduzir a luz da veia ao nível da valva para 60 a 70%, permitindo que as cúspides se fechem por completo e restaurem a competência da valva.[63] Na outra, a valvoplastia externa da JSF é feita pela colocação de *cuff* (manguito) de PTFE ou Teflon® nos locais das valvas, para diminuir

o lúmen e torná-las competentes.[44,46,48,64,65] Um ensaio clínico multicêntrico controlado testando dispositivo para valvuloplastias da JSF foi realizado na Europa e apresentou resultados favoráveis.[66]

O uso de torniquete foi avaliado em cirurgia de varizes em uma metanálise e evidenciou redução significativa de sangramento no intraoperatório.[67] Além disso, um dos estudos incluídos nesta metanálise mostrou redução dos hematomas no pós-operatório com o uso desta técnica.[67] Porém, efeitos adversos, como lesão arterial ou nervosa, não podem ser observados devido ao pequeno número de pacientes incluídos no estudo. Dessa forma, recomendamos a realização da técnica cirúrgica convencional (sem o uso de torniquete), com equipe cirúrgica bem treinada, realizando técnicas de hemostasia (compressão local/ligaduras), para evitar perda sanguínea no intraoperatório e reduzir hematomas.

PÓS-OPERATÓRIO

Terminada a operação de varizes, o paciente deverá ficar acamado em posição de Trendelenburg. Após a recuperação anestésica, deve-se estimular a movimentação ativa do membro com flexões de perna e pé, conforme a possibilidade do doente. Essas medidas têm o objetivo de diminuir a probabilidade de ocorrência de trombose venosa e embolia pulmonar (EP). No primeiro dia pós-operatório, o paciente deverá andar cerca de 5 minutos a cada 2 horas, repousando em posição de Trendelenburg na maior parte do tempo. Deverá aumentar gradativamente as atividades e a deambulação, evitando ficar em pé parado ou mesmo sentado por tempo prolongado, nas 2 primeiras semanas. A partir da terceira semana, o paciente poderá voltar às atividades normais, de maneira gradativa. O paciente deverá também receber medicação analgésica/anti-inflamatória.

Uma revisão sistemática com metanálise, realizada por Haykal et al.,[68] revelou que o uso de anticoagulante profilático (sem especificar o período de uso) no pós-operatório reduz significativamente eventos tromboembólicos, seja usando heparina não fracionada (HNF) ou heparina de baixo peso molecular (HBPM), sem aumento significativo do risco de sangramento quando comparado a placebo em cirurgias venosas. Entretanto, esse achado deve ser interpretado com cautela, uma vez que o resultado foi predominantemente impulsionado pelo efeito de um único estudo que incluiu uma grande população de pacientes com cirurgias de varizes e mostrou redução significativa de eventos de TEV quando HBPM e HNF foram comparadas ao placebo, devendo-se ponderar riscos e benefícios para essa indicação.

Uma revisão sistemática com metanálise realizada por Huang et al.[69] mostrou que não há benefício adicional no uso prolongado de compressão (meia ou faixa elástica por 1 mês) após cirurgia de varizes em relação à dor no pós-operatório, à incidência de complicações, ao tempo de ausência no trabalho e ao edema da perna, quando comparado a apenas compressão por 7 dias de pós-operatório. Metanálise evidenciou que o uso de meias compressivas após 3 a 6 semanas de cirurgia de varizes com safenectomia não teve benefício quanto à melhora da dor, ao edema e ao retorno às atividades laborais.[69] Porém, ainda se recomenda o uso de meias compressivas no pós-operatório inicial, principalmente para melhora dos sintomas de dor e edema associado ao procedimento.

Quando a cirurgia é realizada sob anestesia local, o paciente recebe alta no dia da cirurgia. Se submetido a bloqueio epidural ou anestesia geral, geralmente tem condições de alta hospitalar após a completa recuperação anestésica. Quando se realiza cirurgia para ligadura subfascial de perfurantes, a alta costuma ser prescrita em 3 a 7 dias, tempo esse que pode ser encurtado quando se realiza a ligadura videoendoscópica das perfurantes.

Deve-se enfatizar a importância de retornos periódicos para avaliação de eventuais recidivas e tratamento precoce destas, tendo em vista o caráter evolutivo da doença, com possíveis recorrências. Quando há pontos a serem retirados, isso deve ser feito, em geral, no sétimo dia pós-operatório. O paciente deve retornar para reavaliação cirúrgica de 7 a 14 dias após o procedimento, verificando-se estado das cicatrizes, presença de edema, equimoses, hematomas e flebites e oferecendo-lhe tratamentos conforme a necessidade. Geralmente, após 30 dias da cirurgia, deve ser realizada nova avaliação, e devem ser feitas instruções que reforçam as orientações gerais de manejo da doença venosa crônica, principalmente incentivando o paciente a: retorno às suas atividades habituais, controle do peso e de hábitos alimentares saudáveis e prática regular de atividades físicas adequadas para cada condição física.

Uma terceira consulta pós-operatória pode ser realizada em período apropriado, geralmente após 3 meses do procedimento cirúrgico, visando identificar problemas ainda não solucionados e, se houver trajetos varicosos residuais, indicar seu tratamento com anestesia local ou por meio de métodos alternativos, como escleroterapia ou *laser*. Telangiectasias residuais podem ser tratadas com esclerosantes a partir desse momento.

Indica-se que sejam realizados retornos periódicos, pelo menos mais um, com 6 a 12 meses de pós-operatório, quando se pode avaliar melhor o resultado estético e funcional. O paciente recebe alta com a orientação de retornar, se surgirem novas veias varicosas de qualquer calibre, e deve ser estimulado a ter hábitos de vida salutares, visando diminuir a probabilidade de recidivas.[70]

COMPLICAÇÕES DA CIRURGIA DE VARIZES

Algumas possíveis complicações das cirurgias convencionais de varizes são:

- Hemorragia
- Linforragia-linfocele
- Trombose venosa profunda-EP
- Infecção
- Linfedema
- Lesão de veias profundas
- Lesões arteriais
- Lesões de nervos
- Queloides
- Recorrência
- Tromboflebite.

Considerando-se que as cirurgias de varizes são bem comuns, as complicações graves são relativamente muito baixas. No Reino Unido, ocorrem em média 34 ações legais por ano após cirurgias de varizes, sendo 2% por lesões da artéria femoral e 7% por lesões de grandes veias.[71]

Entre as complicações gerais, é muito rara a ocorrência de pneumonia hospitalar. A infecção das incisões também é pouco frequente e, quando acontece, geralmente decorre de hematomas residuais ao longo do trajeto de fleboextração.

TEV com EP potencialmente fatal é a mais séria complicação que pode ocorrer após a realização do tratamento cirúrgico para varizes. Campbell e Ridler[72] verificaram junto a cirurgiões vasculares que a profilaxia medicamentosa era empregada rotineiramente por apenas 12% deles, enquanto 71% a usavam seletivamente em casos de alto risco. Em estudos retrospectivos, a taxa de TVE variou de 0,15 a 1%.[73] Porém estudos prospectivos revelaram que a taxa de trombose venosa profunda era maior: 3 a 5,3%.[74,75] Van Rij et al.[74] mostraram em seu estudo que 90% das TVPs diagnosticadas nos pós-operatórios estavam limitadas a veias da perna, e apenas 40% delas eram sintomáticas. O risco de desenvolver TVP após cirurgia de varizes aumenta quando o procedimento é realizado

bilateralmente.[75,76] O risco de EP após a cirurgia de varizes variou de 0,39 a 0,6%.[17,77,78] As incidências de trombose venosa profunda e EP parecem também ser muito baixas, tendo Keith e Smead[78] relatado incidência de TVP em 0,6%, enquanto Lofgren et al.[77] estimaram em 0,39% o risco de EP pós-cirurgia de varizes.

As lesões arteriais são raras, embora existam relatos esporádicos de lesões de artérias femoral e poplítea, incluindo ligaduras inadvertidas,[79] geralmente em decorrência de inexperiência do cirurgião.[13,80]

Lesões de grandes veias podem surgir acompanhadas de hemorragias importantes, principalmente das veias femoral e poplítea. Também ligaduras inadvertidas delas podem ocorrer durante os procedimentos de dissecção e ligadura das crossas das safenas interna e externa. Fleboextração inadvertida de veia femoral superficial pode acontecer.[79] Portanto, a dissecção venosa deve ser realizada com cautela para evitar lesões inadvertidas.

Hemorragia pode ocorrer em virtude de escape de ligadura, desinserção de ramos venosos ou ao longo do túnel da fleboextração da VSM.

Lesão de nervos é relativamente frequente, sendo bem conhecida a lesão do nervo safeno interno, quando há fleboextração da VSM até o maléolo.[81-83] A incidência de lesão no nervo safeno variou de 23 a 58% em estudos mais recentes. Flu et al.[84] realizaram safenectomia total em 69 pacientes e tiveram taxa de apenas 3% de parestesia (dois pacientes) em 3 meses de seguimento, explicando que essa pequena taxa foi devido à dissecção cuidadosa do nervo safeno ao nível do maléolo. A SVS sugere que a safenectomia até o nível do joelho reduz a frequência de lesão deste nervo.[19]

Linfocele e *fístula linfática* são raras em uma primeira cirurgia, mas representam um problema em uma segunda exploração da JSF, quando é mais frequente a lesão de linfáticos.

Linfedema pode surgir transitoriamente após a cirurgia de varizes ou mais tardiamente e de maneira duradoura. Provavelmente, ocorre em decorrência de deficiência linfática prévia, congênita ou adquirida, acrescida de lesão de canalículos linfáticos, principalmente durante a fleboextração.

Varizes recorrentes são varizes que não existiam no momento do primeiro tratamento e seriam decorrentes da não correção da anormalidade venosa básica. Cirurgias incompletas, tecnicamente inadequadas, não ligadura de perfurantes insuficientes ou mesmo o aparecimento de novas perfurantes em função de anormalidades do SNP podem dar origem à recidiva.

Alguns autores verificaram, também, que pacientes com varizes recorrentes têm prevalência e número maiores de perfurantes insuficientes do que pacientes com varizes primárias.[85] As causas mais comuns de recidiva a partir da JSF são: coto longo de safena interna, não ligadura de tributárias da safena, ligadura de ramo quando a safena tem terminação dupla ou ela é dupla, ligadura de safena sem fleboextração e reconexão com tributárias, inclusive por neovascularização.

Alguns trabalhos compararam a incidência de recidivas em pacientes submetidos à ligadura da JSF com a daqueles submetidos à ligadura mais fleboextração da safena, concluindo que ocorria menos recidiva quando se associava a fleboextração.[59,86-89] Keith e Smead[78] verificaram que cirurgias tecnicamente falhas foram responsáveis pela maioria das recidivas da JSF, enquanto outros observaram recorrência de veias varicosas a partir de novas colaterais (neovascularização), apesar de a cirurgia inicial ter sido bem realizada.[21,90,91]

Já as recidivas a partir da JSP são menos frequentes, porém mais difíceis de serem tratadas. Envolvem as veias gastrocnêmicas que não foram ligadas na cirurgia inicial e/ou comunicantes musculares que se conectam às tributárias da safena parva.

Varizes residuais são veias varicosas que não foram tratadas por ocasião da cirurgia, seja porque não foram encontradas no intraoperatório seja por não diagnóstico no pré-operatório ou, ainda, porque foram deixadas sem tratamento deliberadamente. Em algumas ocasiões, a incompetência da JSP não diagnosticada pode se tornar manifesta após ligadura da JSF, como varizes residuais.

As varizes podem se associar a algumas condições, às vezes complexas e que podem dificultar o tratamento delas, como acontece nos casos de malformações vasculares, síndrome pós-trombótica, IVC com úlcera e mesmo em casos de varizes vulvares ou da gravidez (Figura 144.6).

VARIZES DA GRAVIDEZ

Durante a gravidez, novas veias varicosas podem aparecer ou as já existentes podem aumentar. Aproximadamente 20% das gestantes desenvolvem veias varicosas ao longo da gestação.[92]

Podem apresentar desenvolvimento anárquico, não relacionado às grandes veias superficiais, como no pé e tornozelo. Costumam regredir depois do parto; porém, com gestações subsequentes, costumam regredir menos.[93]

O tratamento geralmente é expectante, devendo-se aguardar o término da gestação para reavaliar o caso. O uso de meia elástica pode ser útil no controle da sintomatologia e como profilaxia.

MALFORMAÇÕES VASCULARES CONGÊNITAS

Varizes dos MMII podem estar associadas a várias malformações vasculares congênitas, fazendo parte da síndrome ou consequentes a fístulas arteriovenosas, sendo consideradas etiologicamente como secundárias. O tratamento dessas varizes é complexo, exigindo conhecimento da fisiopatologia de cada caso e experiência com essas entidades. As síndromes que mais comumente apresentam varizes são as angio-ósteo-hipertróficas, como as de Klippel-Trenaunay, Parkes-Weber e Maffucci. Mais detalhes poderão ser observados no Capítulo 161.

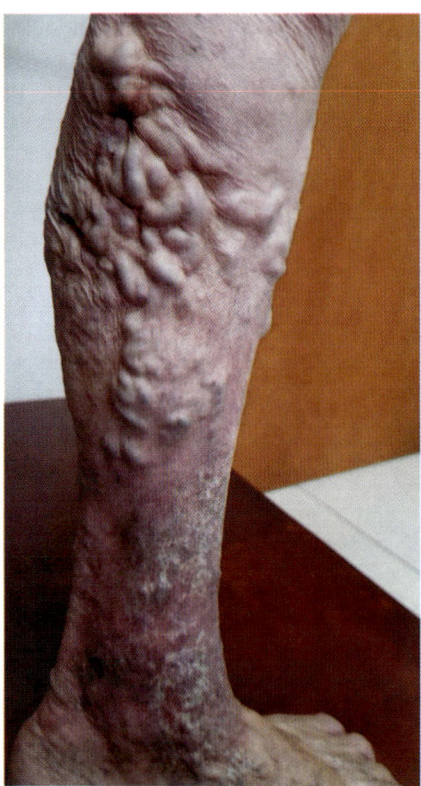

FIGURA 144.6 Membro inferior acometido por insuficiência venosa crônica primária de longa duração.

VARIZES E ÚLCERAS VENOSAS

Data-se de longa data a relação entre veias varicosas e úlcera, e Homans,[94] já em 1916, separava as úlceras que se curavam pela remoção das veias varicosas daquelas "intratáveis" – as pós-flebíticas.[95]

Hoje, está claro que as úlceras venosas podem ou não estar associadas às varizes, variando a incidência de varizes que coexistem com úlcera venosa de 30 a 67%.[96-98] A maioria dos pacientes com úlcera venosa e varizes tem insuficiência das safenas e/ou do SNP.[96-99] É importante uma avaliação cuidadosa desses pacientes pelo EDV, procurando-se identificar os pontos de refluxo nos sistemas superficial e profundo, com o objetivo de se instituir tratamento adequado ao caso. A quantificação do refluxo venoso total poderia, teoricamente, identificar aqueles pacientes com insuficiência do sistema venoso superficial e úlcera e que se beneficiariam da cirurgia. Entretanto, ainda não há estudos em números suficientes que mostrem que a correção do refluxo superficial, quando associada ao refluxo profundo, reduz a recorrência de úlcera venosa cicatrizada.[19] Mais detalhes podem ser observados nos Capítulos 33 e 151.

VARIZES PÉLVICAS E VULVARES

Somente a partir do advento da radiologia vascular, foi possível uma melhor compreensão desse tipo de varizes, principalmente com a publicação do trabalho de Guilhm e Baux.[100] Novas informações foram acrescentadas com a descrição da síndrome da congestão pélvica, por Craig e Hobbs,[101] e a introdução e amplo uso da laparoscopia. Craig e Hobbs apresentam a associação entre essa síndrome e varizes vulvares. Alguns autores sugerem que essas varizes se originam pelo refluxo a partir da ilíaca interna.[102-104]

Ashour et al.[105] encontraram refluxo venoso como causa de varizes vulvoperineais e posteriores da coxa em 92% de pacientes submetidas a venografia, sendo o refluxo da veia ovariana esquerda responsável por 60% dos casos. Os casos foram tratados com embolização e complementação cirúrgica, quando necessário, com melhora dos sintomas, o que levou os autores a concluírem que a venografia é possível, efetiva e segura como métodos diagnóstico e terapêutico nesses casos.

Cords et al.[106] já descreveram que a embolização venosa promove alívio imediato e de duração variável nas mulheres com sintomas típicos de síndrome de congestão pélvica e insuficiência de veia ovariana ou veias ovariana e hipogástrica, podendo substituir ou complementar a cirurgia convencional.

Lechter[107] propõe ressecção bilateral da veia gonadal e ligadura das comunicantes com a veia uterina (via retroperitoneal), varicectomia das veias vulvares e retirada dos trajetos varicosos que eventualmente se estendam pela face interna da coxa e perna.

Dixon e Mitchel[92] propõem, para erradicação das varizes vulvares, as ligaduras das veias: pudenda interna; obturatriz; veias do ligamento redondo e das tributárias superiores da safena interna. Alguns propõem apenas a ligadura dos locais de conexão dos sistemas superficial-profundo, demonstrados por varicografia.

Em 2002, Scultetus et al.[108] avaliaram e trataram 57 pacientes do sexo feminino com sintomas de congestão pélvica, tendo observado que, no refluxo isolado da veia hipogástrica, o melhor tratamento era a embolização dela, enquanto sua associação com ressecção da veia gonadal estava associada aos casos de refluxos hipogástrico e gonadal e a sintomas graves. A excisão da veia gonadal produz melhores resultados do que a sua embolização. A escleroterapia é recomendada depois do controle do refluxo intrapélvico (ver Capítulo 153).

As referências bibliográficas deste capítulo se encontram no Ambiente de aprendizagem do GEN.

145

Termoablação por *Laser* Endovenoso

Rodrigo Kikuchi ■ Elias Arcenio Neto ■ Walter Jr. Boim de Araújo

Resumo

Logo após a invenção do *laser*, em 1960, sua atuação foi ganhando terreno na área médica. Inicialmente muito mais utilizado sobre a pele, uma vez que é o órgão mais facilmente exposto à irradiação luminosa. Atualmente, o *laser* pode ser utilizado em uma gama enorme de tratamentos médicos, tanto na faixa terapêutica quanto preventiva. As possíveis vantagens do uso do *laser* seriam um período menor de convalescença, possibilidade de tratamento ambulatorial, redução de custos financeiros e sociais, menor agressividade e alta resolutividade. Essas características, típicas de técnicas endovasculares quando comparadas com técnicas abertas, levou a termoablação por *laser* a ser ampla e rapidamente difundida pelo mundo, atingindo o *status* de primeira opção no tratamento das varizes para várias sociedades médicas do hemisfério Norte.

Palavras-chave: *laser*; doença venosa crônica; veia safena; termoablação.

INTRODUÇÃO

É desnecessário citar a importância da doença venosa na prevalência das doenças vasculares e seus impactos sociais e econômicos.[1,2]

Boa parte das complicações e da gravidade da doença varicosa pode ser atribuída à insuficiência troncular das veias safenas. Para seu tratamento, a cirurgia chamada *stripping* de veia safena, proposta desde o início do século passado, foi não só o padrão-ouro de tratamento, mas também uma das poucas opções para tal. Para o tratamento das tributárias dilatadas, a opção era a flebectomia. Já para a resolução das veias perfurantes insuficientes, a resposta seria a ligadura.[3,4]

Especificamente para a doença varicosa, o *laser* mostra-se em constante evolução e, hoje, possibilita o tratamento das veias insuficientes não com sua avulsão, mas com a ablação térmica.[5]

Na diretriz de prática clínica da European Society for Vascular Surgery (ESVS) de 2015, por exemplo, a termoablação intravenosa foi recomendada com maior nível de evidência(lA) tanto em preferência a cirurgia quanto a escleroterapia com espuma.[6]

TÉCNICA

Anestesia

O procedimento é realizado em ambiente ambulatorial sob anestesia local tumescente. O bloqueio femoral e a ampliação da anestesia local para a realização de flebectomias no mesmo tempo também podem ser utilizados. A raquianestesia é muito comum no Brasil e raramente é utilizada nos EUA e na Europa, onde o chamado tratamento fora do hospital é extremamente valorizado e aceito pela sociedade. Muito disso se deve ao costume brasileiro de associar extensas flebectomias à cirurgia de varizes em um único tempo operatório.

A descrição inicial da técnica utiliza a anestesia local tumescente.[5] Esse tipo de anestesia foi citado por Klein, em 1987, para a realização de lipoaspiração, descrevendo a injeção de grande volume de solução anestésica em baixas concentrações associada a vasoconstritor e bicarbonato de sódio, até o local se tornar firme e tenso.[7] Para a termoablação por *laser*, a anestesia tumescente possui outros objetivos, além da anestesia em si: a redução do calibre venoso e a proteção dos tecidos perivenosos ao dano térmico.[8]

Pode parecer surpreendente, mas concentrações tão baixas quanto lidocaína a 0,1% são suficientes para a anestesia do compartimento safênico e a utilização da solução tamponada com bicarbonato está relacionada com menos dor durante o procedimento e ao fim do primeiro dia. Essa diferença já não é observada para o dia seguinte.[9]

A lidocaína é o agente anestésico mais comumente utilizado, mas outras possibilidades são a prilocaína, a bupivacaína e a ropivacaína. A dose máxima recomendada da lidocaína é de 3 mg/kg de peso sem a adição de vasoconstritor até 7 mg/kg de peso, quando há a adição de vasoconstritor.[10] Esse é um limite prudente, mesmo com descrições de doses muito mais elevadas terem sido utilizadas sem maiores complicações.[11] Vale lembrar que a dose máxima preconizada de epinefrina para essa situação é de 0,07 mg/kg.[10]

O uso dessa solução anestésica a baixa temperatura parece ser benéfico também, com a adição de bicarbonato. Há relatos de menos dor no intraoperatório e menor uso de analgésicos. Além disso, parece haver também menos equimose, endurações e parestesias temporárias com o uso das soluções a 4°C quando comparadas com a temperatura ambiente.[12,13]

Essa solução deve ser infiltrada guiada por ultrassom diretamente no compartimento safênico, para que haja melhor compressão venosa e menor lesão neurológica.[5] Deve-se lembrar que, após a tumescência, a visualização ultrassonográfica da fibra é dificultada, por isso recomenda-se a realização da infiltração de distal para proximal. Dessa maneira, será possível a confirmação da posição da fibra antes da última infiltração.

O bloqueio do nervo femoral também é uma anestesia possível de se utilizar com sucesso para a realização da termoablação da safena por *laser*. Dentre seus benefícios estaria que, após o bloqueio do nervo femoral, o paciente não sentiria mais as punções da realização da tumescência no trajeto da veia safena. Yilmaz et al., ao utilizarem o bloqueio femoral ou ciático para a termoablação, obtiveram um índice de dor não maior do que 5 pela escala analógica de dor durante o procedimento, sendo a maioria entre 0 e 2.[14] Essa anestesia consegue atuar por toda face medial da coxa e perna, com pequena extensão para face anterior.

Para a realização do bloqueio de nervo femoral, o anestésico utilizado é a lidocaína a 1% sem vasocontritor; o volume anestésico é de cerca de 20 mℓ, mas nossa experiência mostra que é possível obter um bom bloqueio sensitivo com 12 mℓ. A vantagem do menor volume é o menor bloqueio motor. Nossa preferência é utilizar uma agulha 22 G, guiada por ultrassonografia com o membro inferior em leve abdução e rotação externa.

Passagem da fibra

O acesso venoso se dá por meio de punção da veia safena guiada por ultrassonografia e passagem de um introdutor de perfil adequado à fibra que será utilizada.

A punção pode ser realizada com a imagem no mesmo plano da agulha, no sentido longitudinal da veia (punção em plano), ou com a imagem de corte do transdutor, no sentido transversal da veia e fora do plano da agulha (fora de plano). A escolha é da preferência do médico assistente do procedimento.

O local de punção deve ser escolhido a partir de duas variáveis avaliadas previamente com o uso do ultrassom: anatomia da veia a ser tratada e extensão desejada do tratamento. Em geral, é realizada no terço proximal de perna, onde a punção não é tecnicamente difícil. O risco de lesão de nervo é mínimo. Após conseguir o acesso venoso e fixar sua via de acesso (introdutor ou jelco), a fibra escolhida é introduzida. Sob visualização do ultrassom, ela é posicionada a 2 cm da junção safeno-femoral, ou quando se visualiza a veia epigástrica, posicioná-la imediatamente abaixo de seu ponto de drenagem.

Tipos de fibra

Existem acessíveis no mercado basicamente três tipos de fibras: fibra nua (*bare-tip*), fibra recoberta (protegida) e fibra radial (que pode ter feixe único ou duplo).

A fibra nua (*bare-tip*) direciona um feixe único de *laser* para a frente a partir de sua ponta. A fibra protegida também possui emissão frontal, mas com algumas características que a torna mais eficiente: (1) um polimento deixa a terminação romba e aumenta o ângulo de emissão do *laser*; (2) uma proteção na extremidade que impede o contato direto da ponta da fibra com a parede venosa.

A fibra radial direciona um feixe único de *laser* em toda a circunferência da ponta da fibra (360°). Isso diminui a densidade energética da emissão, diminuindo a carbonização da fibra. A fibra radial dupla apresenta-se com feixe duplo de *laser* também direcionado para toda a circunferência da ponta da fibra (360°), reduzindo ainda mais a densidade energética do feixe.

Ablação

Tanto a velocidade de tração de 2 a 5 mm/segundo quanto a potência selecionada para o *laser* dependem de algumas variáveis, como comprimento de onda, quantidade de energia a ser entregue, modo de entrega e tipo de fibra.

A busca pela energia ideal a ser utilizada para a termoablação intravenosa passou por diversas etapas. Inicialmente, somente o ajuste da potência era levado em consideração, ignorando-se outras variáveis, como velocidade de tração e energia total. Vale lembrar que, nesse período inicial, o *laser* utilizado era basicamente o diodo de 810 nm.

Foi em 2005 que o termo "densidade de energia endovenosa linear por centímetro linear de veia" (LEED, do inglês *linear endovenous energy density*) começou a ser utilizado.[15] Essa unidade se tornou referência para os médicos realizarem os cálculos de entrega de energia.

Por meio disso chegou-se a valores que vão de 60 a 80 J/cm linear de veia, em média, em diversos estudos. Contudo, variações desde 20 até mais de 100 J/cm foram descritas. Nejm Jr. et al.[16] compararam dois grupos de pacientes com varizes das extremidades inferiores (classe CEAP C2-C6) submetidos a termoablação da veia safena magna (VSM) insuficiente na coxa com 7 ou 15 W de potência, de acordo com o grupo, visando à LEED de 20 a 40 e 80 a 100 J/cm, respectivamente. Os pacientes foram acompanhados com ecografia vascular de controle em 3 a 5 dias, 1, 6 e 12 meses pós-operatório. Eles concluíram que não houve diferença nas taxas de complicações e na taxa de oclusão da VSM em 12 meses de seguimento ecográfico; porém destacaram a necessidade de um ensaio clínico randomizado e controlado maior, com um número adequado de pacientes para determinar as configurações de energia apropriadas para fornecer melhores taxas de oclusão da VSM com menores riscos de complicações relacionadas a entrega do calor.[16]

Ainda não se encontrou exatamente qual a relação de LEED com o calibre da veia. Além disso, fatores como velocidade de fluxo, histologia da parede venosa e quantidade de veias tributárias podem influenciar a quantidade de energia necessária.

Isso ocorre porque essa unidade de medida não leva em consideração a área de tratamento (o que poderia tornar o calibre relevante).

Uma tentativa de usar outra medida e levar em consideração o calibre da veia é adotar a equivalência de fluência intravenosa (EFE). Essa unidade é obtida por meio da divisão da LEED pela circunferência da veia. Uma EFE > 20 J/cm² seria o recomendado para se obter a oclusão venosa.[17]

A LEED tornou-se popular pela facilidade de cálculo e uso, porém é alvo de várias críticas. Por exemplo: quando se diz que o recomendado é utilizar LEED de 40 J/cm para o tratamento de uma veia, como isso é obtido? Se a energia total é dada pela fórmula:

$$E = P \times t, \text{ em que } E = \text{energia em J; } P = \text{potência (W) e } t = \text{tempo (s)}$$

Então,

$$\text{LEED} = \text{E/cm linear de veia} = P \times t/\text{cm linear de veia}$$

Portanto, para se obterem 40 J/cm, pode-se utilizar uma tração de 2 mm/s, a uma potência de 8 W, ou uma tração de 1 mm/s, a uma potência de 4 W. Ou ainda, se exagerarmos, poderiam ser 8.000 W a 200 cm/s, e, ainda assim, seriam 40 J/cm.

Certamente, essas formas de entrega não podem ter os mesmos resultados.

Por isso, enquanto não há alguma forma mais palpável de análise de entrega de energia, a sugestão é que, além da LEED, seja conhecida também a potência e/ou a taxa de tração para que as mesmas condições possam ser reprodutíveis.

MECANISMO DE AÇÃO

O mecanismo de ação exato do *laser* endovascular ainda não está totalmente esclarecido e, por isso, há diversas controvérsias em sua metodologia de uso. Inicialmente, acreditava-se que a simples presença do *laser* no interior da veia já seria suficiente para produzir temperatura suficiente para atingir o dano térmico irreversível.[5]

Talvez por isso, mesmo com diferentes comprimentos de onda, os resultados de oclusão tenham se mantido ao longo do tempo. No entanto, notam-se diferentes observações quanto a outros dados clínicos, como efeitos indesejados menores (dor, parestesia, equimose) como uso de diferentes comprimentos de onda.[18] Outro ponto de controvérsia é a diferença de energia necessária para diferentes comprimentos de onda. Assim, se bastava ter um *laser* no interior da veia, por que essa diferença na quantidade de energia é exigida? Essas dúvidas levam a uma discussão entre médicos e físicos sobre termos e condutas adotadas na prática médica.[19]

Atualmente, são considerados os seguintes possíveis mecanismos de ação para o *laser* intravenoso: contato direto entre a ponta da fibra e a parede da veia; interações térmicas entre *laser*, parede venosa e sangue; efeito térmico das bolhas aquecidas; carbonização de sangue na ponta da fibra com superaquecimento local; e resposta inflamatória tardia.

Contato direto entre a ponta da fibra e a parede da veia[20]

Mecanismo conforme descrito na patente original da ideia. Seria pela ação direta do *laser* na parede da veia, pelo disparo intraluminal. Por pensar dessa forma, independentemente do comprimento de onda, há a descrição de que poderiam ser utilizados *lasers* de comprimento de onda de 532 a 1.064 nm (aqui ainda não há citação de comprimentos de onda maiores). Nesse conceito, não há uma interação térmica seletiva entre o *laser* e a parede da veia e, como o contato íntimo entre a fibra e a veia é necessário, é vital o esvaziamento de sangue da veia. Isso seria conseguido com solução tumescente e o Trendelenburg.

Interações térmicas entre o *laser*, parede venosa e sangue

Nessa teoria, ocorre uma interação térmica entre o *laser* e um elemento (parede ou sangue), com consequente geração de calor. O efeito final seria o aquecimento da parede da veia até a temperatura de dano térmico irreversível. Para que isso ocorra, podem existir duas formas:

- A parede da veia absorve o *laser* emitido pela ponta da fibra, que sofre *scattering* no sangue, e essa energia absorvida se dispersa em forma de calor localmente na parede da veia. Acreditar nessa possibilidade de ação justificaria uma superioridade de comprimentos de onda de água afins, como o 1.470 nm[21]

- O sangue ao redor da ponta do cateter absorve o *laser*, e o calor é dispersado logo ali, no próprio sangue. Uma onda de calor é gerada no sangue e atinge a parede venosa, aquecendo-a suficientemente para causar um dano térmico irreversível. Esse seria o mecanismo predominante, mas não único, se levarmos em conta modelos matemáticos ópticos-térmicos.[22]

Efeito de bolhas de ar aquecidas sobre a parede da veia

Nessa hipótese, bolhas de ar extremamente aquecidas seriam geradas pela absorção do *laser* pelo sangue. Ao chegar na parede venosa, essas bolhas seriam capazes de causar lesão do endotélio até a camada média.[23]

Essas bolhas seriam conduzidas pelo vaso sanguíneo da mesma forma que funciona uma tubulação de calor de alta condutividade térmica, o chamado *heat pipe*.[24] Vale lembrar que a lesão poderia ocorrer de forma não homogênea pela parede circunferencial do vaso, uma vez que as bolhas tendem a "subir" e andar na parte superior do lúmen venoso.

Carbonização de sangue na ponta da fibra com superaquecimento local[25,26]

Com a fibra toda envolta por sangue, ocorre uma carbonização local, que fica grudada na ponta da fibra. Com essa camada negra, a absorção local do *laser* fica extremamente alta, o que poderia gerar temperaturas de 1.200°C. Esse calor extremo seguiria pelo sangue, aquecendo-o e atingindo a parede venosa. Isso culminaria com o dano térmico irreversível e colapso da veia.

Como a cor preta absorve bem todos os comprimentos de onda, esse mecanismo também explicaria por que existem bons resultados com os mais variados comprimentos de onda.

Resposta inflamatória tardia[27]

Essa teoria não é baseada em uma interação térmica com a parede venosa, mas sim em uma resposta inflamatória secundária a um trombo térmico intravascular. Esse trombo seria gerado pela absorção do *laser* pelo sangue, mas não haveria condução de calor suficiente para um dano ao endotélio ou à camada média. Porém, esse trombo agiria como um "corpo estranho" e promoveria a liberação de uma série de mediadores celulares, com a atração de células cicatriciais (fibroblastos, macrófagos, entre outras). Seria por meio dessa resposta imunológica que culminariam a fibrose e a oclusão venosa.

Todos os cinco mecanismos encontram explicações isoladas, mas nenhum deles mostra alguma superioridade conclusiva sobre o outro. Talvez todos os mecanismos atuem e, por isso, na realidade, temos um tratamento com diversas opções de ação. Isso explicaria por que estudos clínicos mantêm uma alta taxa de oclusão com diferentes comprimentos de onda, energia, potência, velocidade de tração, tipos de fibra e diâmetros de veia.[19]

CUIDADOS PÓS-OPERATÓRIOS E SEGUIMENTO

Os cuidados são simples, com analgesia e retorno precoce às atividades do dia a dia.[28,29]

Não há consenso quanto aos cuidados pós-operatórios imediatos. Cabe a cada equipe determinar a prescrição da analgesia e definir o tempo de repouso adequado para cada paciente. Em geral, indicam-se anti-inflamatórios por 3 dias e afastamento das atividades por 48 horas.

Não é indicada profilaxia farmacológica como rotina no pós-operatório. Orientam-se apenas deambulação precoce e uso de compressão elástica durante período de repouso. Os fatores de risco para trombose seguem os mesmos descritos por outros autores. Escores de risco para trombose, como o de Caprini, podem ser utilizados para avaliar o risco de cada paciente e selecionar os casos em que a profilaxia medicamentosa é necessária.

Compressão elástica

Apesar de existirem poucos estudos sobre o uso de meias elásticas no pós-operatório da ablação com *laser* endovenoso, seu uso costuma ser rotineiro e recomendado.

O período de uso varia bastante, sendo de 1 a 6 semanas.[30] O uso pelo menos por 7 dias parece ser benéfico, se comparado a um período menor. Analisando o uso de meia elástica 7/8 de 35 mmHg por 2 dias e 7 dias no pós-operatório de termoablação, observou-se menos dor e melhor condição física no grupo que a usou por 7 dias. Em relação a edema, função social ou oclusão, não houve diferença para nenhuma das situações.[31]

Apesar disso, não há recomendação formal sobre regime e intensidade de compressão, assim como não há evidência de seu uso modificar o resultado a médio ou longo prazo quanto à taxa de oclusão ou recorrência.[32] Portanto, a recomendação do uso de meia elástica 7/8 por 7 dias de compressão 20 a 30 mmHg após a termoablação de veia safena traz benefício ao reduzir efeitos como edema e incômodos nos estágios iniciais da recuperação e não traria benefícios a longo prazo.

Seguimento ecográfico

Recomenda-se um primeiro controle em 3 a 7 dias para avaliar a presença de trombose venosa profunda (TVP) e/ou trombose induzida pelo calor (TICE ou EHIT, do inglês *endothermal heat-induced thrombosis*).[33,34]

Existe um questionamento estatístico sobre o controle precoce para a detecção de TICE nos dias 3 a 5 pós-operatório. Segundo essa análise existiria um índice considerável de falso-positivo e, consequentemente, tratamentos desnecessários.[35] Essa análise encontrou fundamento clínico quando é citado o índice de embolia secundária a TICE de menos de 0,01%.[36] Grande parte da TICE 2 regride espontaneamente. Essa ecografia precoce seria, então, mais uma avaliação dispendiosa e desnecessária.

Após esse controle de 3 a 7 dias, um outro controle ultrassonográfico deve ser feito no dia 30 após o procedimento, pois as principais complicações podem ser observadas nesse período.

Recanalização, quando presente, ocorre nos primeiros 12 meses. Após esse período, o mais comum é que ocorra a reabsorção total da veia. Por isso, costumam-se realizar exames de controles periódicos no primeiro ano de pós-operatório (3, 6 e 12 meses).

COMPLICAÇÕES

Dentre as complicações descritas no pós-operatório do *laser* endovenoso, podemos citar queimadura, lesão de nervo, TVP e dor; raramente ocorrem fístula arteriovenosa,[37,38] quebra da fibra[39] e casos de infecção e abscessos.[40]

Trombose venosa profunda e trombose induzida pelo calor

Casos de TVP após ablação com *laser* endovenoso acometem mais comumente veias musculares da perna (gastrocnemias e soleares),[33] com ocorrência descrita de 0 a 5,7%.[41] O tratamento da TVP pós-*laser* endovenoso deve seguir as recomendações usuais de anticoagulação plena, mantida por 3 meses.

No seguimento pós-operatório precoce (3 dias), pode-se detectar a extensão do trombo da junção safenofemoral para o interior da veia femoral, também denominada TICE. Esse tipo de trombose pode ser observado em 0 a 16% dos casos, e o risco de tromboembolismo pulmonar ainda é incerto.[33,34,41] Ainda não há consenso para o manejo da TICE. Em geral, anticoagulação e antiagregação plaquetária são as medidas mais adotadas.[33-41] Outros tratamentos como a ligadura cirúrgica e o implante de filtros de veia cava foram descritos, ambos sem benefícios.[33]

A anticoagulação plena é indicada nos casos de TICE III e IV. Na TICE III é mantida até a regressão para TICE I e, na IV, por 3 meses. Nos casos de TICE I, controle semanal com ultrassonografia, associado à antiagregação plaquetária, é suficiente. Em TICE II, pode-se apenas fazer a antiagregação ou anticoagulação e acompanhar, até observar a regressão para TICE I.[41-43]

Veias calibrosas, múltiplas flebectomias e sexo masculino parecem ser fatores associados a maior incidência de TICE no pós-operatório.[43]

Embora não seja indicada a profilaxia farmacológica como rotina no pós-operatório da termoablação intravenosa, alguns estudos têm sido conduzidos para avaliar a possibilidade da utilização de profilaxia farmacológica dos novos anticoagulantes (NOACs) na prevenção de TICE. Uthoff et al. avaliaram a segurança observando eventos de hemorragia menor e maior com a utilização de rivaroxabana para profilaxia TICE em terapia a *laser* endovenosa (EVLT, do inglês *endovenous laser therapy*) com e sem flebectomias concomitantes. Concluíram que a administração de rivaroxabana na dose de 10 mg/dia durante 10 dias poderia ser uma opção segura e eficaz e sugeriram também a possibilidade do uso durante 5 dias com a mesma eficácia. No entanto, fazem-se necessários estudos prospectivos randomizados em larga escala para confirmar o real risco-benefício, bem como comparar os diferentes esquemas de profilaxia que poderiam ser utilizados.[44]

Como medidas de prevenção do TICE, a orientação inclui apenas deambulação precoce e uso de compressão elástica. Os fatores de risco para trombose seguem os mesmos descritos por outros autores. Escores de risco para trombose, como o de Caprini, podem ser utilizados para avaliar o risco de cada paciente e selecionar os casos em que a profilaxia medicamentosa é necessária.

Lesão neurológica periférica

A proximidade anatômica entre o nervo e a veia a ser tratada (safena magna ou parva) determina o risco de lesão neurológica, observada em 1,3 a 11% dos casos. Esse tipo de lesão ocorre preferencialmente após o tratamento da veia safena parva ou do segmento médio e distal da safena magna, quando não se utiliza tumescência.[45,46]

Diante disso, algumas medidas podem minimizar esse tipo de complicação: punção mais proximal possível (para inserção da fibra e ablação)[47] e menor dose de energia em áreas de maior risco e grande volume de tumescência. Guiando o procedimento com o ultrassom, é possível visualizar o nervo e usar a tumescência para afastá-lo da veia a ser tratada.

As lesões neurológicas periféricas pós-termoablação, em geral, têm sintomas leves e que costumam se resolver espontaneamente em 3 a 6 meses.

Queimadura de pele

O calor gerado pela termoablação de uma veia pode dissipar-se e atingir a pele, causando queimaduras. Isso pode ocorrer em situações específicas, como durante o tratamento de veias epifasciais ou quando a veia tratada tem uma tributária direta próxima à pele.[49]

Em grandes casuísticas, queimaduras da pele são observadas em índices entre 0,14 e 1,32%.[48] Entretanto, muitos autores não observam essa rara complicação. Para prevenir tal ocorrência recomenda-se o uso de tumescência, e, também, deve-se evitar a termoablação de veias muito superficiais e calibrosas. Deve-se ficar atento quando a veia tratada tem tributárias calibrosas, pois essas podem "roubar" o calor de dentro da veia em tratamento, desviando-o para a superfície ou para áreas sem tumescência (efeito radiador).

Dor e equimose

Dor e equimose são efeitos indesejados inerentes ao procedimento, podendo variar sua intensidade – tanto que os autores são discordantes em classificar qual equimose seria complicação, o que se traduz em um índice relatado de 2,5 a 100%.[48,49]

Independentemente de serem consideradas complicação ou não, a técnica tem evoluído, visando também minimizar esses efeitos indesejados: novos tipos de fibras, diferentes comprimentos de onda.

Fístulas arteriovenosas

Existem raros relatos dessa complicação na literatura.[33,38] O mecanismo para a formação de fístulas arteriovenosas é incerto, mas existem algumas hipóteses: a lesão concomitante de artéria e veia, durante a tumescência e a transmissão de energia térmica para uma artéria vizinha.[50]

Embora haja o relato de um caso com fístula de alto fluxo e sintomas de insuficiência cardíaca de alto débito,[37] a maior parte dos casos descritos na literatura é de achados ultrassonográficos precoces (até 30 dias), em pacientes assintomáticos.[37,38,50]

Nos casos assintomáticos, o tratamento foi conservador, sem maiores consequências observadas até o momento.[38,50] No entanto, em casos como descrito por de Araujo et al., pode haver necessidade de intervenção. Os autores relataram o caso de uma paciente submetida à termoablação da veia safena acessória lateral e que evoluiu no acompanhamento ecográfico com a identificação de fístula arteriovenosa (FAV) entre um segmento da veia safena acessória lateral e a artéria femoral superficial. Optaram inicialmente pela realização de duas tentativas de compressão com transdutor linear (sem sucesso) e, alternativamente, fez-se necessário o tratamento cirúrgico da FAV, que evoluiu sem intercorrência.[51]

Para tentar evitar essa complicação, mais uma vez, o procedimento guiado por ultrassonografia, com uso abundante de solução tumescente, está recomendada.[49]

TERMOABLAÇÃO POR *LASER* DE OUTRAS VEIAS

Termoablação de veia safena parva

O uso do *laser* endovascular no tratamento de insuficiência de veia safena parva é uma técnica segura e eficiente, podendo ser realizado mesmo com o receio de proximidade do nervo. Os resultados observados com o uso do *laser* em veia safena parva frequentemente são superiores ao da cirurgia.[52-54] Nessa região, o ato cirúrgico é dificultado pela grande variação anatômica da junção safeno-poplítea, tanto em forma quanto localização. Sem o uso de ultrassom para localizar e avaliar a junção safenopoplítea, é frequente a abordagem operatória em locais incorretos. Observa-se a abolição do refluxo em 96,2% dos casos, com o uso do *laser* endovascular, e em 71,7%, com cirurgia.[54]

A punção para o acesso da veia safena parva deve ser realizada no ponto mais proximal possível em relação ao segmento que se deseja tratar. Punções mais distais estão relacionadas com maior índice de lesão neurológica, mesmo sem a realização da ablação até esse segmento.[47] Por outro lado, o tratamento somente de segmentos próximos da junção safeno-poplítea mantém a presença do refluxo distal.[54]

O ponto proximal do início da termoablação é no nível da fáscia, no limite da porção superficial da veia safena parva. Quando esse nível de tratamento foi respeitado, não foram observados casos de TVP.[55]

Segue o procedimento, com a realização da anestesia tumescente e da termoablação, mantendo o mesmo raciocínio utilizado para a VSM.

A ocorrência de parestesia após o procedimento pode chegar a 7,5% nas primeiras 6 semanas. É leve e regride espontaneamente. É um índice muito abaixo do observado quando há o *stripping* da veia safena parva, quando essa complicação atinge 26,4% dos casos.[54]

Portanto, não há motivo para não realizar a termoablação em veia safena parva, mas devem ser respeitados os limites da técnica. O *laser* se mostrou com índices mínimos de complicação e resultados de abolição de refluxo melhores e mais duradouros que as técnicas cirúrgicas, como a ligadura da junção safeno-poplítea, com ou sem *stripping* da veia.[53,54]

Termoablação de veias perfurantes

A hipótese de tratar as veias perfurantes como uso do *laser* transdérmico iniciou-se há alguns anos, após a técnica para a VSM.[56,57] O acesso da veia para a realização da termoablação é um dos fatores de dificuldade para a solidificação da técnica. Sua execução exige destreza e prática no manejo do ultrassom para a punção venosa.

Além dessa primeira dificuldade, a hemodinâmica usual das veias perfurantes, com a proximidade com o sistema venoso profundo e da bomba muscular, faz com que o índice de oclusão das veias perfurantes não seja tão alto quanto o observado em veias axiais e pode variar de 71 a 95,6%.[58,59]

O tratamento da perfurante pode ser realizado com a ablação da veia de drenagem no subcutâneo, conforme descrito por Uchino.[56] Essa opção é mais utilizada quando o colo da veia perfurante é muito curto, mas requer que a veia de drenagem possua pelo menos um segmento retilíneo.

Outra forma é pela punção direta da veia com passagem da fibra óptica diretamente da perfurante.[58,60] A quantidade de energia é extremamente variável, e é realizado o controle de oclusão com o ultrassom intraoperatório. Toda a extensão possível de tratamento da veia perfurante deve ser realizada, sendo a fáscia muscular o limite profundo. Em geral, os segmentos passíveis de tratamento não ultrapassam 2 cm.[60]

Termoablação de veias tributárias

Embora o *laser* esteja associado ao receio de queimaduras, com cuidado e seguindo as normas de segurança, é possível realizar também a termoablação de veias tão superficiais quanto tributárias varicosas.[61,62]

Para a técnica, podem ser utilizados um jelco para punção, fio hidrofílico e introdutor longo 5 F. Dessa forma, consegue-se uma melhor progressão da fibra em veias tortuosas. Em 78 pacientes tratados, conseguiu-se o tratamento de tributárias com punção única em 58% das vezes, duas punções em 36% e três punções em 7%. O índice de oclusão foi de 83%.[61]

Outra forma de abordagem é pela passagem direta da fibra pelo jelco e progressão direta pela veia. Nesse caso, dificilmente se consegue realizar a termoablação em segmentos longos. Comparativamente com a flebectomia para tributárias, o uso do *laser* intravenoso para esse tipo de veias mostrou mesma taxa de equimose, dor e tributárias residuais. Ou seja, não é pela falta de incisões e manipulação que há menos dor, mas também não há mais veias residuais pelo fato de realizar a termoablação por segmentos de tributárias.[62]

Veia de Giacomini

O tratamento com *laser* da veia de Giacomini não é muito divulgado e, muitas vezes, suscita dúvida de sua factibilidade, por apresentar segmentos subfasciais.

Mesmo o termo "veia de Giacomini insuficiente" pode ser discutível, uma vez que sua manifestação clínica está sempre associada a refluxo de outras veias (VSM, parva ou perfurantes).[63] A veia de Giacomini está presente em 70% dos membros, mas sua presença não está relacionada à intensidade, à progressão, à extensão e nem à localização de insuficiência venosa crônica. Uma demonstração clara de que a veia de Giacomini é apenas uma veia de passagem, não uma veia de origem do refluxo é a descrição do refluxo paradoxal feito por Theivacumar.[64] Nessa situação particular, tanto a veia safena parva (VSP) quanto a VSM estão competentes. Há um refluxo da junção safeno-poplítea para a veia de Giacomini, que pode levar à varicosidade em região posterior de coxa ou até segmentar de VSM. Nós observamos o mesmo efeito após termoablação de veia safena parva, com posterior refluxo ascendente na veia de Giacomini.

Quando há necessidade de tratamento da veia de Giacomini, ele pode ser realizado, com sucesso, com o *laser* endovascular. Isso está demonstrado com Park et al.[65] e Atasoy et al.[66] Ambos tiveram sucesso em todos os casos realizados utilizando um LEED entre 60 e 80 J/cm.[65,66]

Diante da necessidade de tratamento, não há por que não utilizar o *laser* endovascular para a termoablação da veia de Giacomini. A técnica permanece a mesma, com anestesia local tumescente por punção anterógrada ou retrógrada.[64-66]

CONTROVÉRSIAS A SEREM AVALIADAS
Comprimentos de onda

Desde o início do uso de *laser* para a termoablação venosa, vários comprimentos de onda foram utilizados. A busca por um comprimento de onda ideal ainda segue e, estranhamente, sem um rumo definido.

Ensaios clínicos com diversos comprimentos de onda, do 810 nm ao 1.470 nm, apresentam sempre taxas de oclusão acima de 90%.[18,67-69] O que se observa, também por ensaios clínicos, é que ocorre menor incidência de dor, queimação, uso de analgésicos e parestesias transitórias com comprimentos de onda maiores.[18,68]

Atualmente, um comprimento de onda com um pico de absorção pela água (em torno de 1.900 nm) tem sido testado e teorizado como melhor. Araujo et al. avaliaram as alterações histológicas e imuno-histoquímicas na VSM após termoablação intravenosa a *laser* em modelo *ex-vivo* para diferentes comprimentos de onda (1.470 *vs.* 1.940 nm) e diferentes valores de LEED (50 *vs.* 100 J/cm) e concluíram que o comprimento de onda 1.940 nm com densidade de energia intravenosa linear de 100 J/cm foi excessivamente destrutivo para as camadas íntima e média, causando alta taxa de danos térmicos de alto grau; ainda, os achados corroboram a possibilidade de se utilizarem LEED menores com dispositivos de 1940 nm para alcançar uma oclusão com menos danos térmicos de alto grau para as camadas íntima e média, bem como para evitar danos à adventícia e tecidos perivenosos. Entretanto, embora esses experimentos *ex-vivo* pareçam promissores, várias limitações devem ser consideradas, e os autores sugeriram que devem ser realizados ensaios clínicos randomizados com a análise dos efeitos de diferentes comprimentos de onda e LEED, especialmente em veias de grande diâmetro.[69]

Estudos com modelos matemáticos mais recentes demonstram diferença projetada de apenas 10°C de calor gerado na parede da veia com a mesma potência para 810 nm e 1.470 nm.[22] Nessa mesma simulação, com a mesma entrega de energia, a temperatura de parede da veia seria maior com comprimentos de onda de 1.900 nm somente em calibres menores que 1 mm. Nas outras situações, teoricamente teríamos que entregar maiores energias para chegarmos à mesma temperatura que os 1.470 nm.[22]

Ainda são estudos preliminares, mas os dados apresentados por Pinto et al.[70] em estudo clínico demonstraram maior recanalização em 1 ano, com 1.920 nm em comparação com 1.470 nm. No entanto, nesse estudo, houve diferença na quantidade de energia entregue (LEED de 24,7 J/cm *vs.* 17,8 J/cm) em veias de calibre médio de 6 mm.

Na realidade, o manejo de sucesso do *laser* endovenoso parece não estar relacionado com o comprimento de onda. Certamente, a definição de qual comprimento de onda pode ser mais benéfico virá com mais esclarecimentos quanto aos mecanismos de ação. Por enquanto, o comprimento de onda mais utilizado e com menores efeitos indesejados menores é o de 1.470 nm.

Uso da tumescência com bloqueio raquimedular

Dentre as funções da tumescência, está a própria anestesia. Entretanto, no Brasil e na América Latina, devido a uma combinação de fatores, grande parte dos procedimentos são realizados sob raquianestesia. A necessidade anestésica promovida pela solução tumescente se torna desnecessária. Ficam, no entanto, as questões da proteção dos tecidos adjacentes e a aproximação da parede da veia para a ação direta do *laser*.

Como não sabemos ainda qual o mecanismo de ação é mais importante, ou se, a depender do comprimento de onda ou tipo de fibra, há a predominância de uma ação sobre a outra, é difícil determinar se realmente o tratamento sem tumescência seria o ideal. O que não se pode negar são os bons resultados que são obtidos por grupos brasileiros com a termoablação sem o uso da tumescência.[71] No entanto, não há estudo randomizado que comprove seu benefício. Chama a atenção que, em geral, essa técnica é utilizada preferencialmente com o *laser* de comprimento de onda de 1.470 nm e com fibra de emissão radial. As justificativas teóricas para essa possibilidade acabam em contradição. Por exemplo: justifica-se que o 1.470 nm é muito absorvido pela parede venosa, mas sem a tumescência; aproximando a parede da veia, como esse *laser* chega até seu alvo? Além disso, vimos que há absorção desse comprimento de onda pelo sangue. Então, seria o calor conduzido até a parede por convecção?

Erzinger et al. realizaram um estudo prospectivo em que foram analisados três grupos de pacientes submetidos a termoablação da VSM em coxa, utilizando comprimento de onda de 1.470 nm. No Grupo 1, utilizaram fibra convencional e tumescência; no grupo 2, fibra convencional sem tumescência; e, no grupo 3, fibra dupla radial sem tumescência. Os autores obtiveram taxas de obliterações similares entre os grupos, sem diferença estatística. Nos grupos sem tumescência, ocorreu maior número de parestesias no trajeto da VSM na coxa no sétimo dia do que no grupo com tumescência, mas somente com significância estatística na comparação com o grupo da fibra convencional. Ocorreram hematomas em todos os grupos, sendo mais frequentes no Grupo 1 (73,33%). Os autores concluíram que a realização da tumescência mostrou-se útil na prevenção de lesões neurológicas menores, mas não influenciou a ocorrência de hematomas e a taxa de oclusão da VSM na coxa em até 30 dias de sua termoablação.[72]

Portanto, embora os resultados do tratamento sem o uso da tumescência sejam relatos com bons resultados e baixas complicações, não há, por enquanto, um ensaio clínico ou explicação teórica sólida que possam justificar não utilizar a tumescência de forma rotineira.

Limites de calibre

Um dos mais frequentes questionamentos é sobre até que calibre de veia é possível realizar o tratamento com *laser* endovenoso. Também é um dos temas mais controversos. Em geral, as veias mais calibrosas também são as mais possíveis de falhar ou de recanalizar. Além disso, é no segmento da junção safeno-femoral que se encontram os maiores riscos de TVP, embolia pulmonar ou recorrência de varizes.[41,73]

No entanto, como o *laser* é uma ferramenta que permite maior entrega de energia em locais onde há necessidade, essas limitações têm sido questionadas como uso de maiores descargas de energia.

Alguns autores afirmam que é possível tratar qualquer calibre de veia, e assim o fazem. Outros colocam como um limite onde, quando se ultrapassam veias de 10 mm ou existe um grande número de tributárias tronculares, o sucesso terapêutico cai drasticamente.[73]

Estudo interessante com veias de grande calibre foi realizado por Starodubtsev et al.[74] com um *laser* 1.560 nm e fibra de 600 micra *bare-tip*. Os pacientes foram randomizados em três grupos com veias safenas variando de 15 a 34 mm (calibre médio de 22 mm). No primeiro grupo, foram realizadas crossectomia e termoablação, utilizando 90 J/cm de LEED; no segundo, sem crossectomia e 90 J/cm de LEED; já no terceiro, também sem crossectomia, porém elevou-se a densidade energética para 100 J/cm em veias de 15 a 20 mm e para 150 J/cm para veias de 20 a 30 mm. Após 1 ano de seguimento, somente no segundo grupo houve falha, com recanalização de 13,3% das veias. Ou seja, aumentando-se a energia não houve necessidade de crossectomia para manter a oclusão em 1 ano de seguimento.

Não houve diferença em relação a complicações relacionadas ao tronco safênico ou recanalização. No entanto, a qualidade de vida e a presença de linforreias só foram notadas no grupo de crossectomia.

Em um segundo estudo, Atasoy et al.[75] analisaram 44 pacientes com veias maiores que 15 mm, com calibre médio de 16 mm (máximo de 26 mm). Utilizando um *laser* de 1.470 nm fibra de 600 micra *bare-tip*, o autor teve como objetivo a entrega de 150 J/cm em veias menores que 20 mm e 195 J/cm em veias maiores que 20 mm. Ao término de 1 ano, 100% das safenas tratadas mantinham-se ocluídas, sem a observação de complicações maiores.

Ainda são pesquisas iniciais, mas aparentemente pode-se tratar com *laser* endovenosos mesmo veias de calibre muito grande, utilizando tumescência e entrega de maior quantidade de energia. Entretanto, seus limites e orientações estão ainda por vir, principalmente em veias maiores que 15 mm.

Ablação em veia safena em segmento de perna

Devido à proximidade anatômica do nervo safeno com a VSM abaixo do joelho, o receio de lesão térmica é uma constante, quando se aventa a possibilidade de tratamento de veias safenas abaixo do joelho com o uso de *laser*. Devemos, no entanto, lembrar de duas situações: ao se realizar o *stripping*, a mesma proximidade anatômica ocasiona a lesão neurológica; e nem sempre o segmento de perna possui a necessidade de tratamento.

Em uma avaliação histopatológica realizada em veias safenas abaixo do joelho submetidas a termoablação com *laser* 810 nm e potências de 10 a 12 W, mesmo com a ocorrência de perfurações venosas, não exisitiam alterações no nervo safeno.[76]

Theivacumar et al., em estudos clínicos, verificaram que, quando a veia safena abaixo do joelho possui um refluxo residual mais longo que 1 segundo após o tratamento do segmento de coxa, os pacientes permanecem com mais sintomas e varicosidades, com maior necessidade de escleroterapia posterior.[77]

Esse mesmo grupo realizou um ensaio clínico randomizado ainda mais interessante. Os pacientes foram divididos em três grupos: submetidos a termoablação com *laser* acima do joelho; submetidos a termoablação com *laser* até o terço médio da perna; e submetidos a termoablação com *laser* acima do joelho e escleroterapia com espuma no segmento distal. O resultado mostrou que o grupo que teve a extensão da termoablação até o terço médio da perna apresentou menor necessidade de escleroterapia pós-cirúrgica e maior nível de satisfação que os outros grupos. Apesar da realização da termoablação abaixo do joelho, não houve maior associacão com parestesias.[78]

Estudo conduzido por Gifford et al. demonstrou a eficácia de oclusão e segurança da ablação intravenosa do segmento da VSM abaixo do joelho, com taxa de neuralgia do nervo safeno de 4%, evidenciando resultados semelhantes aos encontrados após a ablação da VSM acima do joelho somente. Concluíram que a intervenção do segmento da VSM incompetente e sintomática deve ser realizada e considerada quando outras fontes dos sintomas não podem ser confirmadas, tendo resultados da ablação e clínicos excelentes a curto prazo.[79]

O temor para a realização de termoablação em segmento de VSM abaixo do joelho é justificável, mas, caso seja necessária, pode ser feita com benefícios e sem maiores complicações.

CONSIDERAÇÕES FINAIS

As técnicas intravenosas se tornaram métodos de escolha nos últimos anos, sendo recomendação de grande parte das sociedades de especialidade. Dentre elas, as termoablativas, como o *laser* e a radiofrequência, seriam a primeira escolha.

O *laser*, devido às suas características de técnica, apresenta versatilidade maior que a radiofrequência. Veias de grande calibre, tributárias, perfurantes, veias safena parva e Giacomini estão dentro das possibilidades terapêuticas do *laser* endovenoso.

Até se forem considerados os custos, é o *laser* endovenoso que, em um prazo de 5 anos, possui as maiores possibilidades de ser mais custo-efetivo.[80] Isso porque a escleroterapia com espuma, embora inicialmente mais barata, necessita de repetições de tratamento em um prazo mais curto.

Ainda existem respostas a serem obtidas, e novas perguntas a serem feitas, mas o *laser* endovenoso já é uma realidade para o tratamento da insuficiência venosa superficial.

As referências bibliográficas deste capítulo se encontram no Ambiente de aprendizagem do GEN.

146

Termoablação por Radiofrequência no Tratamento das Varizes dos Membros Inferiores

Igor Rafael Sincos ■ Felipe Coelho Neto ■ Fernando Thomazinho ■ Rodrigo Gomes de Oliveira

Resumo

A termoablação intravenosa por radiofrequência faz parte da grande revolução promovida pelas técnicas minimamente invasivas para o tratamento das varizes dos membros inferiores. Aliada a resultados excelentes, ela permitiu a migração do tratamento de varizes para o ambiente ambulatorial, diminuindo morbidade, custos e tempo de recuperação e oferecendo melhor qualidade de vida para os pacientes.

Palavras-chave: varizes; veia safena magna; termoablação; refluxo; insuficiência venosa crônica.

RADIOFREQUÊNCIA

A radiofrequência é uma forma de energia não ionizante com espectro eletromagnético na ordem de quilo-hertz, para que exerça atividade tecidual. São ondas elétricas e magnéticas que, ao entrarem em contato com o tecido, provocam a vibração e a fricção dos átomos, produzindo energia térmica (aquecimento Joule ou ôhmico). As ondas eletromagnéticas de alta frequência agem nas moléculas com carga, especificamente nas proteínas. De acordo com a lei de Joule, quanto maior a resistência elétrica do tecido, maior a produção térmica, como descrito pela fórmula $Q = I^2.R.t$.

A termoablação por radiofrequência promove a contração do colágeno da parede da veia, por meio da desnaturação da matriz de colágeno, seguido de fechamento fibrótico do lúmen do vaso, decorrente da lesão e inflamação da parede venosa.[1,2]

Os mecanismos secundários envolvidos no fechamento venoso incluem o desnudamento endotelial e o edema dos elementos da parede do vaso, assim como o processo inflamatório decorrente do gradiente de temperatura criado durante o tratamento, desde a camada íntima até a adventícia do vaso. A lesão total ao

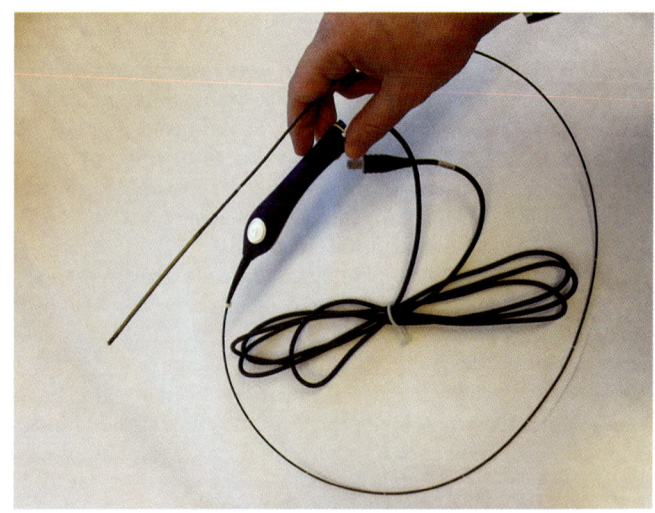

FIGURA146.1 Cateter do sistema ClosureFast, Medtronic®.

colágeno da parede venosa e a consequente fibrose da veia tratada são determinadas pelo gradiente de temperatura entre a íntima e a adventícia e pelo tempo de exposição da energia junto à parede venosa.[2-5]

Em 2006, um novo modelo de dispositivo foi introduzido com o intuito de otimizar a entrega de energia e a velocidade de tração: o ClosureFast (Covidien, EUA). O cateter apresenta em sua extremidade um elemento térmico de 7 cm de comprimento, desenhado de forma a navegar com facilidade pela veia e evitar a formação de coágulo na ponta (Figura 146.1). O cateter apresenta lúmen para navegação em fio-guia 0,025″, especialmente útil no tratamento de veias tortuosas, e dispõe de marcações de 6,5 cm, que indicam a distância de tração do cateter a cada ciclo. A retirada (*pullback*) é segmentar e deve ser realizada a cada ciclo de 20 segundos, diferentemente de seu antecessor, que necessitava de tração contínua.

O cateter é equipado com um sistema eficaz de controle de temperatura, por meio de um termostato presente no elemento térmico, e permite a verificação da energia liberada pelo gerador RFG2. Todos esses parâmetros podem ser visualizados em tempo real no monitor do gerador, conforme demonstrado na Figura 146.2. A potência do aparelho varia de 15 a 40 W ajustados automaticamente pelo gerador, a fim de manter a temperatura de 120°C durante todo o ciclo de 20 segundos. Dessa maneira, permite a entrega da energia concentrada na parede venosa, limitando o risco da lesão dos tecidos adjacentes.

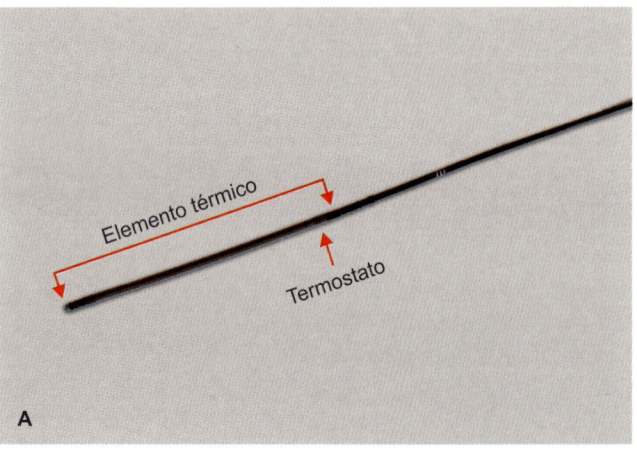

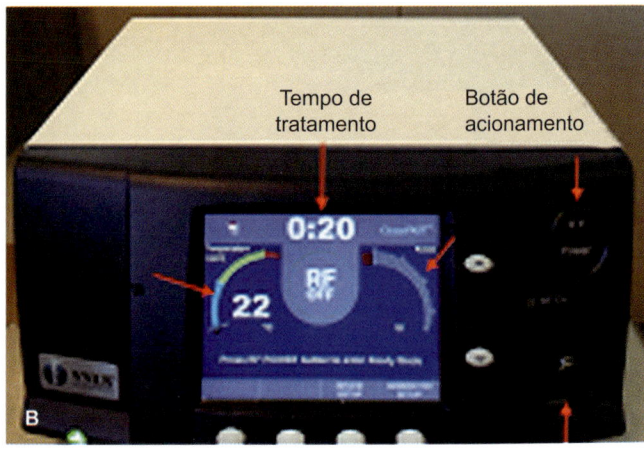

FIGURA146.2 A. Termostato do cateter. **B.** Gerador com controle térmico do sistema.

As indicações para termoablação intravenosa por radiofrequência respeitam o mesmo raciocínio clínico utilizado para a decisão pelo tratamento do refluxo da veia safena por meio da safenectomia clássica. É utilizada para o tratamento do refluxo troncular de veias safenas, documentado pela ultrassonografia com Doppler colorido. Constituem contraindicações absolutas à utilização do dispositivo: presença de trombo luminal que impossibilite o avanço do cateter e pacientes portadores de marca-passo. As contraindicações relativas são proximidade entre a pele e a veia a ser tratada, veias muito tortuosas e veias com calibres maiores que 12 a 14 mm. De acordo com a evolução técnica e a familiaridade do cirurgião com o dispositivo, as contraindicações relativas podem ser contornadas com a utilização de fios-guia, tumescência apropriada e juízo clínico apurado.

TÉCNICA OPERATÓRIA

O tipo de anestesia é definido de acordo com a rotina da equipe médica, podendo ser local, regional, bloqueio espinal ou geral. A anestesia local pode ser realizada ao se injetar a solução tumescente com anestésico, que, nessa circunstância, atende a três objetivos:

1. Anestesia propriamente para o procedimento.
2. Proteção dos tecidos adjacentes.
3. Aumento do contato da veia com o dispositivo de entrega de energia.

A anestesia tumescente é amplamente realizada nos EUA e na Europa e consiste na infusão guiada por ultrassom da solução de Klein (lidocaína, epinefrina, bicarbonato de sódio e soro fisiológico) ao redor da veia safena (dentro do compartimento safeno).

Assim, a composição da solução anestésica por nós praticada é:

- Solução fisiológica 0,9%: 1.000 mℓ
- Lidocaína 2% sem vasocontritor: 40 mℓ
- Bicarbonato de sódio 8,4%: 10 mℓ
- Epinefrina: 1 mℓ
- Solu-Medrol® 125 mcg (opcional).

Com o paciente em decúbito dorsal e rotação lateral delicada do membro a ser tratado, procede-se à punção da veia safena magna imediatamente abaixo do ponto que se deseja promover o fechamento, com auxílio de visão ecográfica. A veia pode ser puncionada em corte transversal ou longitudinal, de acordo com a experiência e a preferência do cirurgião. Um garrote na coxa e o posicionamento do paciente em proclive são manobras que facilitam a distensão da veia e, consequentemente, facilitam a punção.

A Figura 146.3 ilustra imagens ecográficas das punções em plano (longitudinal) e fora de plano (transversal), respectivamente.

Obtida a punção, instala-se um introdutor 7F, e o cateter é avançado até a distância de 2 cm da junção safenofemoral (JSF). O cateter apresenta um anel móvel de segurança, que permite aferir a extensão do cateter externamente ao membro, desde o local da punção até próximo à JSF, com o objetivo de garantir que o cateter não seja posicionado no sistema venoso profundo inadvertidamente. O anel de segurança está destacado na Figura 146.4. Com auxílio do ultrassom, posiciona-se a ponta do cateter a 2 cm da JSF. A Figura 146.5 mostra em modelo como deve ser realizado o posicionamento do cateter próximo à JSF. É importante visualizar a veia epigástrica nesses 2 cm iniciais, para evitar a oclusão dela. A Figura 146.6 ilustra a perviedade da veia epigástrica superficial.

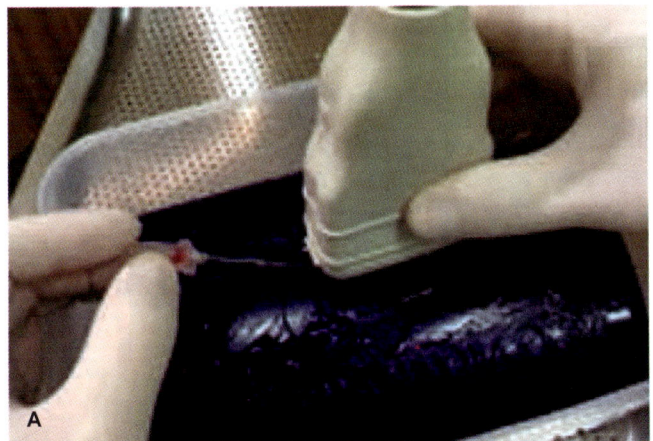
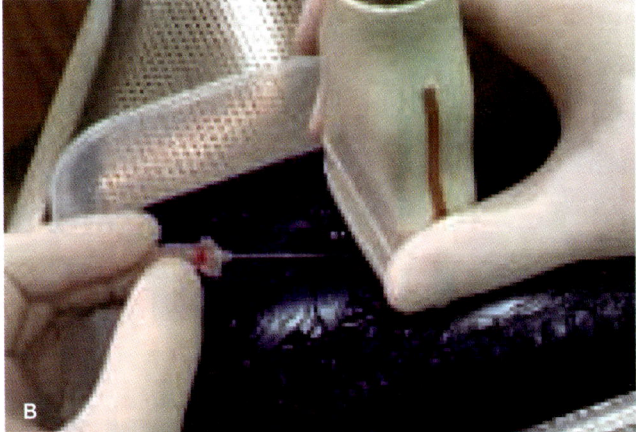
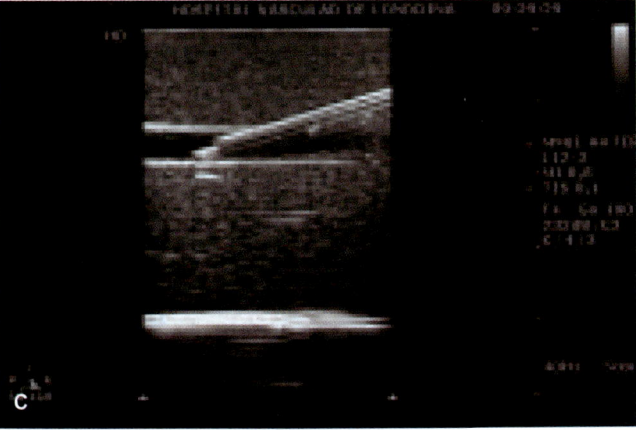
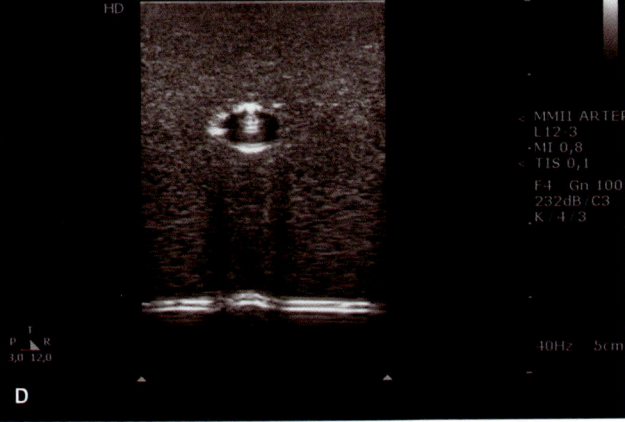

FIGURA146.3 A. Punção em plano. **B.** Punção fora de plano. **C** e **D.** Imagens das punções em plano e fora de plano, respectivamente.

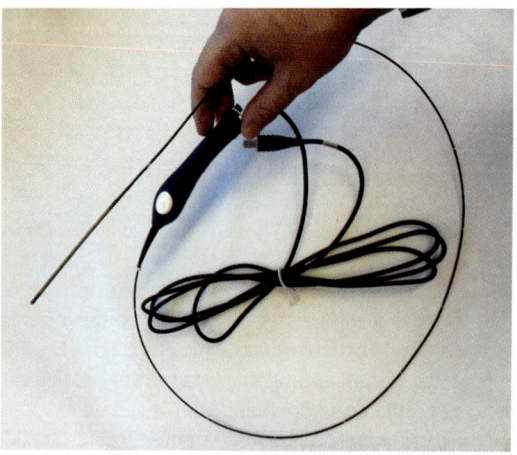

FIGURA 146.4 Anel de segurança para o adequado posicionamento do cateter próximo à junção safenofemoral ou safenopoplítea.

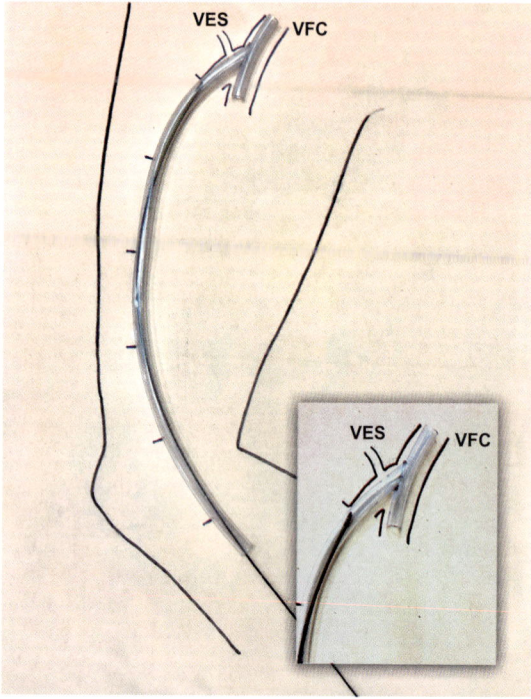

FIGURA 146.5 Modelo ilustrativo do posicionamento do cateter a 2 cm da junção safenofemoral. VES: veia epigástrica superior; VFC: veia femoral comum.

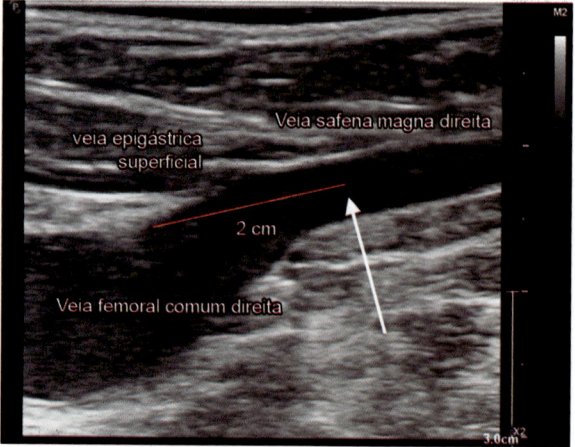

FIGURA 146.6 Imagem ecográfica evidenciando a veia epigástrica superficial e a ilustração determinando o sítio de início da termoablação da safena.

Após o posicionamento da ponta do cateter na JSF, sugere-se recuar o introdutor até a marcação mais próxima do corpo do cateter, para que ciclos sejam sincronizados com as marcas, manobra que garante segurança para a realização da termoablação. A Figura 146.7 demonstra o passo a passo da tração do introdutor até a última marca, facilitando os ciclos de ablação.

Nesse momento, procede-se à realização da tumescência perivenosa com solução fisiológica (com anestésico nos casos em que se opta pela anestesia local) guiada por ultrassonografia. Preconiza-se de 300 a 400 mℓ de tumescência para o tratamento de segmento de veia safena em coxa (cerca de 10 mℓ/cm), obedecendo o sentido podocefálico das injeções. A tumescência deve ser realizada dentro do compartimento safeno, para que haja efetiva compactação do cateter à veia, aumente a impedância tecidual e permita a adequada entrega de energia na parede da veia. A Figura 146.8 ilustra a tumescência perivenosa dentro do compartimento safeno. É imperativo checar a posição do cateter por meio da ultrassonografia antes de realizar a tumescência próxima à JSF, pois, após a injeção da solução, pode haver dificuldade em fazê-lo, em razão das alterações anatômicas promovidas pela tumescência. A Figura 146.9 demonstra o adequado posicionamento da ponta do cateter a cerca de 2 cm da JSF.

Com o cateter corretamente posicionado e a tumescência devidamente confeccionada, deve-se solicitar que a posição de Trendelenburg seja adotada, com o objetivo de aumentar a superfície de contato da veia com o cateter, ao se promover a diminuição do volume de sangue dentro da veia. Assim, após a confirmação da tríade composta de tumescência (*1*), Trendelenburg (*2*) e compressão (*3*), o tratamento é iniciado por acionamento do botão de disparo localizado na manopla do cateter, ilustrado na Figura 146.10.

A geração atual de cateteres entrega energia por um período determinado e fixo de 20 segundos por ciclo, em toda extensão do elemento térmico de 7 cm na ponta do cateter. Após o ciclo de 20 segundos, procede-se à tração do cateter, respeitando as marcas de 6,5 cm que constam no corpo dele, permitindo que haja uma sobreposição de 0,5 cm entre os segmentos tratados. O primeiro segmento a ser tratado, próximo à JSF, deve receber dois disparos consecutivos de 20 segundos, para garantia de adequado fechamento da veia nesse trecho. Os demais segmentos são tratados com um ciclo de 20 segundos, porém, em regiões de dilatações localizadas, drenagem de tributárias calibrosas ou perfurantes, podem-se

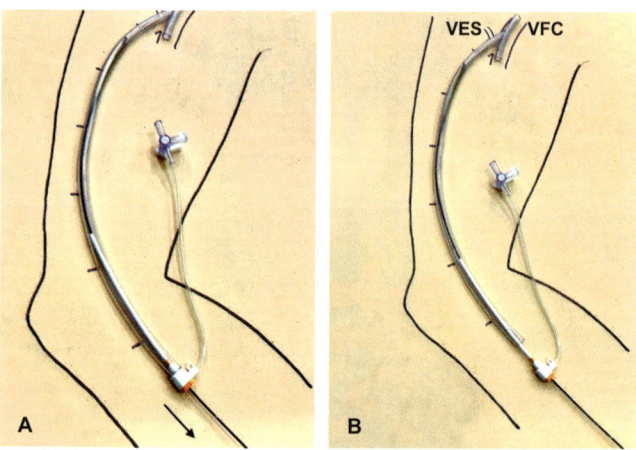

FIGURA 146.7 Passo a passo do recuo do introdutor até a última marca, para iniciar o processo de ablação, facilitando e tornando o processo mais preciso. **A.** O cateter não apresenta marca alinhada com o introdutor, para que seja possível iniciar o procedimento de ablação. **B.** A imagem ilustra a tração do cateter até a próxima marca, e, assim, é possível iniciar o procedimento de ablação com o cateter e o introdutor alinhados. Dessa maneira, as sucessivas trações do cateter sempre respeitarão as marcas no corpo do cateter. VES: veia epigástrica superior; VFC: veia femoral comum.

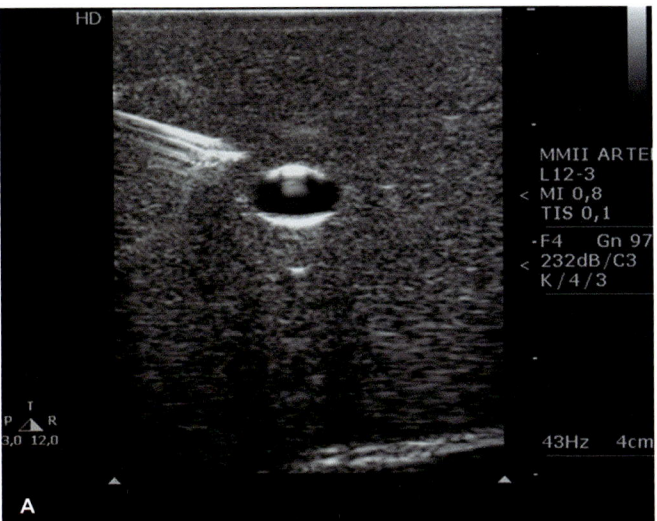
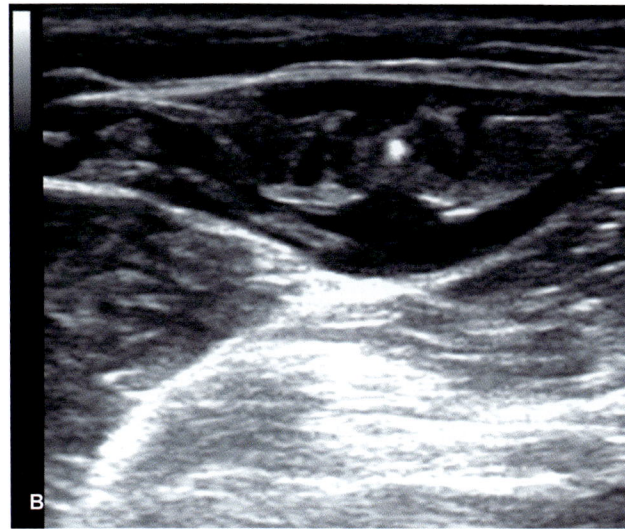

FIGURA 146.8 Tumescência perivenosa. **A.** Sugestão de punção que facilita a confecção da tumescência. **B.** Tumescência dentro do compartimento safeno.

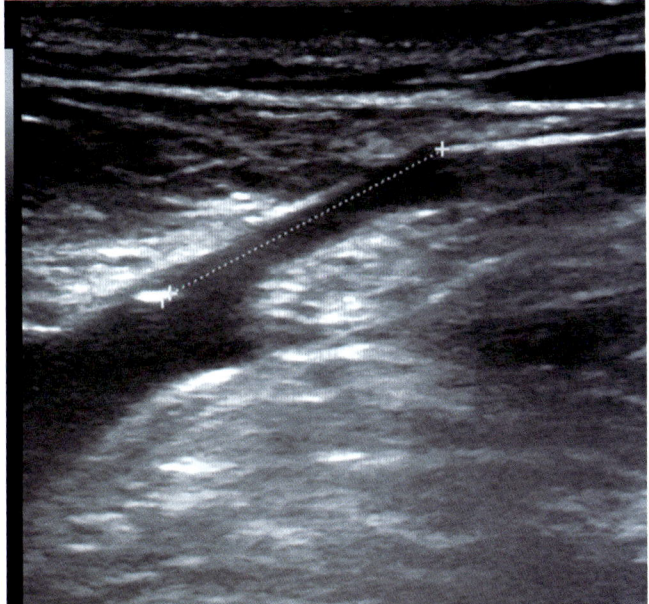

FIGURA 146.9 Posicionamento do cateter a 2 cm da junção safenofemoral.

realizar dois ciclos nesses segmentos, a critério do cirurgião. A Figura 146.11 ilustra segmento de veia safena aneurismática, submetido a dois ciclos de disparo para promoção de fechamento adequado. Na tela do gerador, pode-se observar tanto a quantidade de energia (medida em Joules) necessária para atingir a temperatura de 120°C, quanto a temperatura alcançada, captada pelo termostato localizado na ponta do cateter.

Durante todo o ciclo de disparo de energia, deve-se realizar a compressão venosa com o transdutor do ultrassom e, concomitantemente, com a mão, para que toda a extensão do elemento térmico seja comprimida, conforme ilustrado na Figura 146.12. O segmento final de ablação apresenta detalhe técnico que merece especial atenção. No corpo do cateter existe uma marcação de 11 cm que informa que há somente mais um ciclo antes que o elemento térmico fique posicionado dentro do introdutor. Assim, deve-se realizar a tração do introdutor, mantendo-se o cateter fixo, para que seja possível mais um último ciclo. A Figura 146.13 demonstra o passo a passo da ablação do segmento final e ilustra como se deve proceder à tração do introdutor e, assim, permitir um ciclo final. Ao término da ablação de todo o segmento proposto para o tratamento, realiza-se a compressão do leito venoso por 5 minutos. Ao fim, é realizada a varredura do sistema venoso profundo com ultrassom, para confirmação de sua perviedade e ausência de trombos.

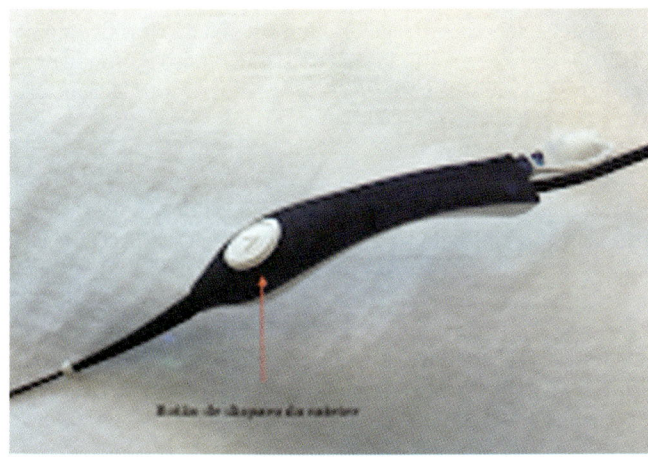

FIGURA 146.10 Botão acionador dos disparos localizado na manopla do cateter.

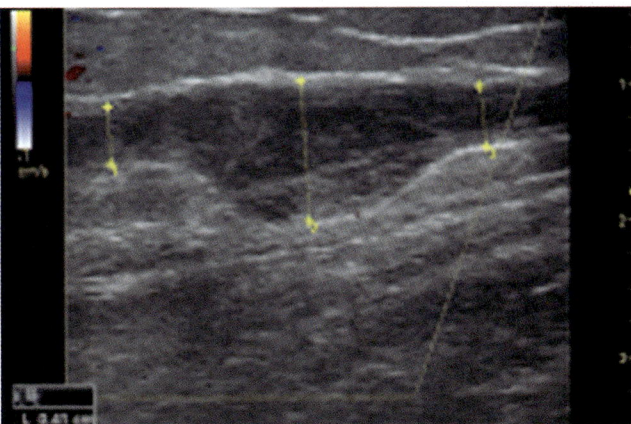

FIGURA 146.11 Segmento de veia safena aneurismática, tratado por meio de termoablação por radiofrequência. Foram realizados dois ciclos de 20 segundos nesse segmento.

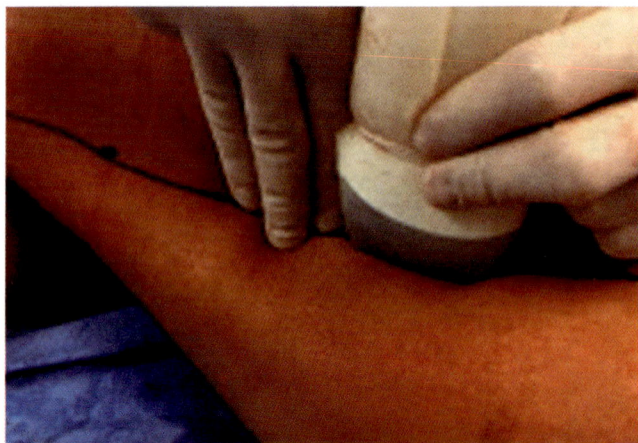

FIGURA 146.12 Compressão do trajeto venoso com a sonda do ultrassom e, concomitantemente, com a mão, para que haja contato de toda extensão do elemento térmico com a veia.

O diâmetro máximo da safena passível de tratamento com radio-frequência foi definido inicialmente como 12 mm de diâmetro, devido à necessidade de contato do cateter com a parede da veia para um resultado efetivo. No entanto, alguns autores relatam sucesso no tratamento de trechos venosos com mais de 12 mm, associando o uso de tumescência generosa para promover a adequada coaptação do segmento venoso dilatado e o emprego de dois ciclos de disparo consecutivos no mesmo segmento.[6-9]

DISCUSSÃO

A primeira década do século 21 experimentou grande avanço nas técnicas para tratamento do refluxo troncular das veias safenas, particularmente nas técnicas minimamente invasivas.

Com o aprimoramento do cateter e a gradativa experiência com o método, houve impacto positivo nos resultados pós-operatórios dos pacientes submetidos à termoablação intravenosa por radiofre-quência, como hematomas, infecção, dor, equimoses e retorno pre-coce às atividades cotidianas.[6,7]

Os resultados das técnicas endovasculares minimamente inva-sivas descritos na literatura sistematicamente ratificaram taxas de oclusão venosa com resultados clínicos semelhantes à cirurgia convencional em até 5 anos de acompanhamento, com taxas mais baixas de complicações.[10,11] Um estudo realizado para análise da utilização da radiofrequência em pacientes idosos mostrou segu-rança e efetividade dos resultados.[10]

As publicações da experiência mundial com a termoablação intravenosa geraram uma massa de informações que permitiu, em 2012, que o American Venous Forum (AVF) publicasse suas diretrizes nas quais consta que a indicação para ablação térmica da veia safena apresenta recomendação 1 com nível de evidência B, enquanto a safenectomia até o nível do joelho apresenta reco-mendação 2 com nível de evidência B.[11]

Nessa mesma diretriz, a safenectomia até o tornozelo passa a não ser recomendada. Desde então, novas experiências e mais informações foram publicadas sobre a termoablação intravenosa.

Em uma série de mil casos tratados com o método e o segui-mento ultrassonográfico médio de 9 meses, ficou demonstrada remissão dos sintomas em 86% dos pacientes, e não houve relato de trombose venosa.[12] Esse mesmo estudo chama a atenção para um evento potencialmente grave, denominado propagação do trombo em direção ao sistema venoso profundo (EHIT, do inglês *endothermal heat-induced thrombosis*).

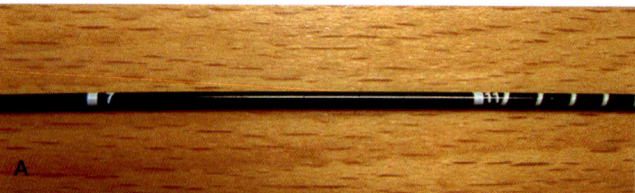

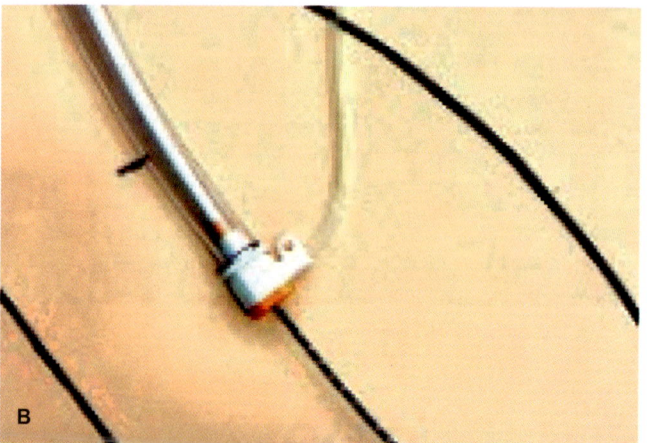

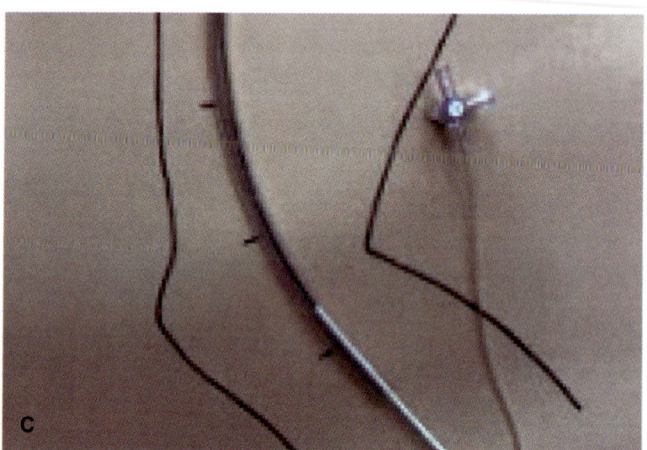

FIGURA 146.13 Passo a passo da ablação do segmento final. **A.** É possível visualizar a marca de 11 cm, que corresponde à distância exata até o início do elemento térmico. **B.** Ao identificar a marca de 11 cm, devem-se recuar o introdutor, mantendo-se o cateter imóvel e, assim, realizar o último ciclo de ablação, como pode ser visualizado em **C.**

Harlander-Lock et al.[13] propuseram um algoritmo para trata-mento desse fenômeno, seguindo um sistema de classificação do EHIT. Os casos de protrusão para o sistema venoso profundo ocu-pando mais de 50% da luz da veia são tratados com anticoagulação plena obrigatoriamente.

Nessa proposta terapêutica, os casos de menor gravidade têm o tratamento definido de acordo com a escolha individual do ciru-rgião assistente. O termo EHIT foi introduzido por Kabnick[14] e hoje é amplamente utilizado para documentação e classificação dessa complicação. Esse fenômeno surgiu em decorrência do advento das técnicas minimamente invasivas, e a International Union of Phlebology (UIP), com intenção de normatizar a documentação ecográfica, publicou um consenso[15] para o estudo ultrassonográ-fico pós-tratamento de varizes, propondo uma classificação para os achados tanto da JSF quanto das veias safenas, buscando uma homogeneidade nas descrições pós-operatórias.

Sufian et al.,[16] estudando a incidência e os possíveis fatores de risco para o desenvolvimento de EHIT pós-termoablação por radiofrequência, identificaram incidência global de 3% e os seguintes fatores de risco: sexo masculino, múltiplas flebectomias associadas e veias de diâmetros venosos aumentados (JSF 10,2 mm e JSP 8,0 mm). Outro estudo também identificou diâmetro aumentado como fator de risco para EHIT.[17]

Os autores publicaram seus resultados da observação prospectiva de 3 anos de pacientes submetidos à termoablação intravenosa por radiofrequência, comparados com pacientes submetidos a safenectomia cirúrgica clássica. Houve menor tempo de internação e retorno precoce às atividades cotidianas no grupo radiofrequência com significância estatística. Todavia, não houve diferença estatisticamente significativa nos escores de qualidade de vida ao longo do seguimento, quando comparados os grupos.[18] O seguimento de mais longo prazo disponível na literatura descreve os resultados após 5 anos de tratamento.[19]

A taxa de oclusão venosa imediata foi de 100 e de 92% aos 5 anos de seguimento, com taxa livre de refluxo de 95%, e a melhora dos índices de qualidade de vida se mantiveram ao longo do tempo.

A experiência com o método permitiu a ampliação da indicação para safenas de maior calibre. Calcagno et al.[20] publicaram série de 338 safenas tratadas com termoablação por radiofrequência, divididas em dois grupos: 246 no grupo A (média de diâmetro da safena de 8 ± 2 mm) e 96 no grupo B (média 17 ± 4 mm). A taxa de oclusão para o grupo de safenas com média de 17 mm foi de 100% em 6 meses.

Estudo que comparou a termoablação por radiofrequência com a fleboextração convencional em safenas maiores que 14 mm mostrou taxa de oclusão de 95% e menos dor no pós-operatório.[21] Esses achados são ratificados por outro estudo que registrou taxas de oclusão acima de 97% de safenas tratadas com o método que apresentava diâmetros maiores que 12 a 14 mm.[22]

Termoablação de veias perfurantes com radiofrequência

Há mais de 100 anos, Gay[23] estabeleceu uma associação entre úlcera venosa e perfurantes incompetentes. A presença de perfurantes incompetentes está associada a quadros clínicos mais avançados da doença e taxas de cicatrização inferiores após tratamento intervencionista, quando comparada com pacientes que apresentavam refluxo axial de safenas isoladamente.[24]

É fundamental a definição adequada do papel da perfurante no quadro apresentado de varizes dos membros inferiores. Como descrito por Labropoulos et al.,[25] as perfurantes podem ser ascendentes, aquelas que são causadoras de varizes, e as perfurantes descendentes, que são as perfurantes de reentrada, responsáveis pela drenagem do refluxo das varizes para o sistema venoso profundo. Em grande parte dos estudos, o refluxo nas veias perfurantes está associado ao refluxo do sistema venoso superficial.[25-28] A origem definitiva do refluxo nas veias perfurantes ainda é incerta. Autores reforçam a possibilidade de destruição valvar em decorrência da contração da musculatura,[29-31] e outros advogam que o volume de fluxo para reentrada no sistema venoso profundo seja responsável pela dilatação e, consequentemente, pelo refluxo das veias perfurantes de reentrada.[32]

O diâmetro das veias perfurantes aumenta gradativamente com a progressão da doença, e a causa desse fenômeno continua incerta.[25] Essa observação leva à necessidade de se verificar a progressão da doença, pois trata-se de doença crônica e degenerativa, em que a presença de novas perfurantes incompetentes é uma constante e pode mudar a forma de abordagem terapêutica.

A Figura 146.14 ilustra situações em que veias perfurantes incompetentes são responsáveis pela formação das varizes.

A ablação percutânea de perfurantes é indicada geralmente para pacientes com doença avançada, particularmente para pacientes com úlceras recidivantes.[23] Não estão disponíveis estudos clínicos prospectivos e randomizados que comprovem a eficácia e a necessidade do tratamento percutâneo das veias perfurantes em pacientes com varizes simples. As diretrizes do AVF[11] recomendam o tratamento de perfurantes incompetentes em pacientes com insuficiência venosa avançada (CEAP 5 e 6), sistema venoso profundo sem obstrução e com perfurantes dilatadas (≥ 3,5 mm) que tenham refluxo (≥ 500 ms) e sejam localizadas na região da perna afetada pela úlcera (grau de indicação 2B). A diretriz recomenda o não tratamento de perfurantes em pacientes com varizes não complicadas – CEAP 2 (grau de indicação 1B).

O cateter ClosureRFS Stylet™ consiste em um dispositivo dedicado para o tratamento de perfurantes aprovado pelos órgãos reguladores. É composto de uma haste rígida de calibre 6 F e 12 cm de comprimento (Figura 146.15). Apresenta um formato anatômico para empunhadura e um cabo que deve ser conectado ao gerador RFG2. A haste é demarcada em centímetros para o planejamento da ablação e proteção da pele. Pelo lúmen pode-se introduzir uma agulha removível 21 G para punção direta, ou pode-se utilizar um guia 0,035″.

A energia é liberada por dois eletrodos bipolares localizados na ponta do cateter. O gerador, que é o mesmo utilizado para o ClosureFast para safenas, controla a quantidade de energia por meio de um sensor localizado no cateter, que fornece dados sobre

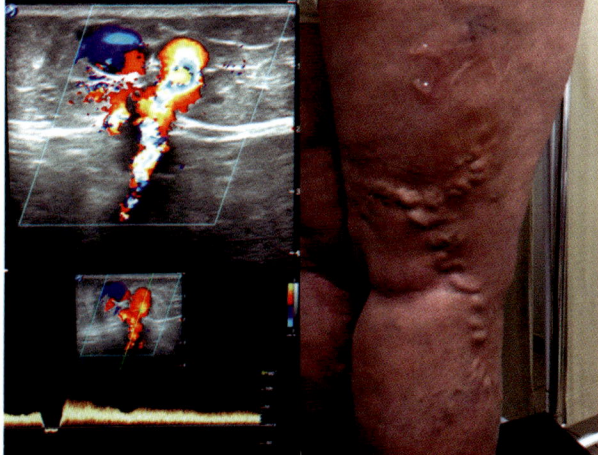
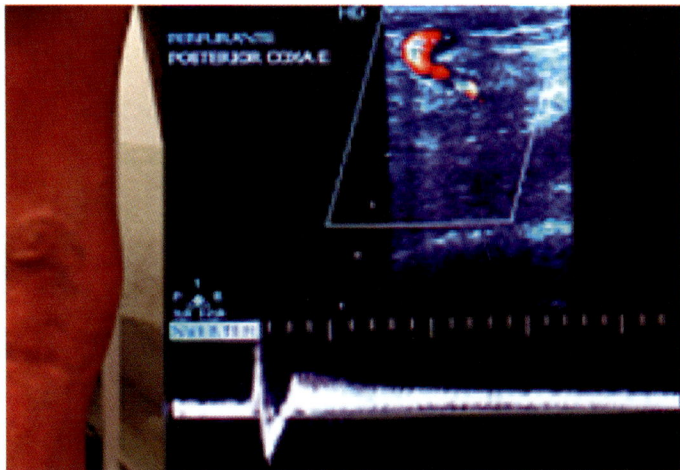

FIGURA 146.14 Perfurantes associadas a varizes, nas quais o tratamento é imperativo, sob o risco de se observar a recidiva precoce em razão da manutenção da origem do refluxo das veias perfurantes incompetentes.

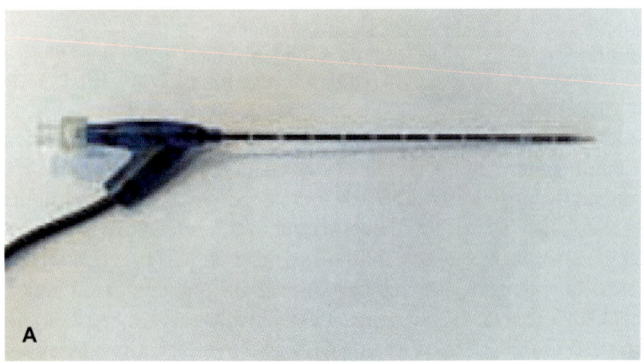
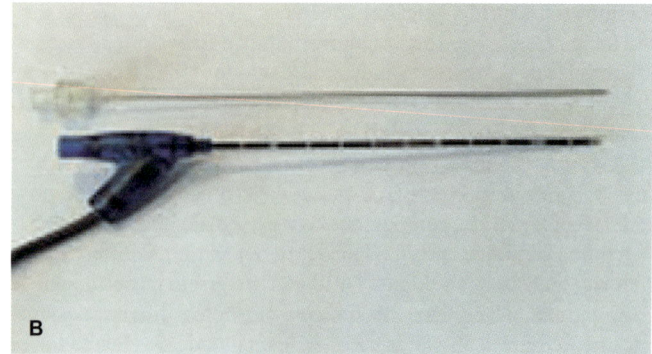

FIGURA 146.15 **A.** Cateter ClosureRFS Stylet™ (Medtronic®). **B.** Stylet separado do cateter ClosureRFS™.

a temperatura e a impedância tecidual. O acesso venoso pode ser por punção direta, com uma agulha acoplada ao cateter, ou introduzido sobre um guia hidrofílico 0,035. A veia a ser tratada deve ser visualizada de forma longitudinal, e o ponto de punção orientado a partir da extremidade do transdutor. A Figura 146.16 ilustra o acesso à veia perfurante incompetente, foco da ablação.

A confirmação do posicionamento adequado do cateter depende de três fatores:

- Visualização do cateter dentro da veia
- Refluxo de sangue pela parte distal da agulha
- Indicação da queda da impedância no gerador (< 400 Ohms).

O local de tratamento é definido como o ponto onde a perfurante atravessa a fáscia em direção ao sistema venoso superficial, ilustrada na Figura 146.17. O cateter deve ficar ao menos 0,5 cm de distância do sistema venoso profundo para diminuir o risco de lesão térmica desse sistema. O mais preciso indicador de posicionamento é o refluxo de sangue, mas a queda de impedância abaixo de 400 Ohms confirma com segurança que os dois eletrodos estão intravasculares.

Antes do início da ablação, 2 a 4 mℓ de solução tumescente devem ser administrados ao redor do vaso, e o paciente deve ser posicionado em Trendelenburg. Um assistente pressiona o botão no gerador, e o tratamento é iniciado. Deve-se manter uma discreta compressão com o transdutor.

A temperatura-alvo da ablação de perfurantes é de 85°C e deve ser atingida em 10 a 15 segundos. A impedância cai para 100 a 350 Ohms, indicando um tratamento efetivo endovascular. A potência geralmente não passa de 3 Watts. A técnica de tratamento pode ser realizada de duas formas: focal com retração (*pullback*) ou multifocal. A técnica de *pullback* é a preferida e deve ser realizada com posicionamento do dispositivo "deslizando" pela veia perfurante. A energia deve ser aplicada na parede da veia durante quatro ciclos de 1 minuto: o cateter deve ser posicionado em cada um dos ângulos da veia, entregando energia durante 1 minuto nas posições de 3, 6, 9 e 12 horas. Durante o procedimento, o cirurgião deve movimentar suavemente o cateter para evitar que este fique aderido na parede da veia, pois isso eleva a impedância, e o gerador bloqueia automaticamente a entrega de energia, exigindo o reposicionamento e o reinício dos ciclos.

Após os quatro ciclos, deve-se retirar lentamente o cateter, mantendo a ablação da veia no trajeto por meio da fáscia por mais 1 minuto. Para que essa técnica seja efetiva, é indicado que exista ao menos 1 cm de veia a ser tratada durante a tração. Caso não seja possível esse *pullback* de 1 cm, indicamos um novo ciclo de 4 minutos alguns milímetros acima do primeiro.

A técnica multifocal é indicada quando não é possível um acesso da perfurante "deslizando" o cateter de forma intravascular até o ponto do tratamento, devido à tortuosidade e à localização pré-tibial ou próxima ao maléolo. Deve ser realizada com múltiplas punções

e realização de ciclos de 4 minutos. Há indicação para apenas dois ciclos de 4 minutos, para diminuir o risco de lesão de pele, parestesia ou trombose venosa profunda no pós-operatório. Consiste em técnica com curva de aprendizado mais longa e com maior grau de dificuldade devido ao espasmo da veia após o primeiro ciclo, e que dificulta a confirmação do posicionamento intravascular para os ciclos posteriores. A Figura 146.18 demonstra caso submetido à termoablação por radiofrequência de perfurante nutridora de úlcera crônica. Observa-se fechamento completo da perfurante e cicatrização da úlcera com terapia compressiva complementar. Na Figura 146.19, observa-se exatamente o segmento interfascial ocluído, após quatro ciclos de 1 minuto em cada quadrante, e tração percorrendo 1 cm liberando energia por mais 1 minuto.

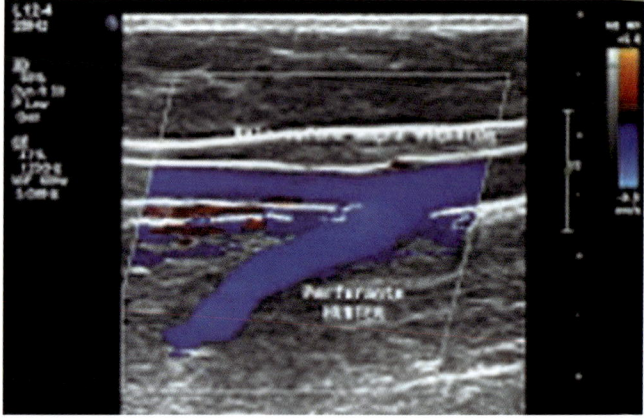

FIGURA 146.16 Ilustração da punção da veia perfurante incompetente.

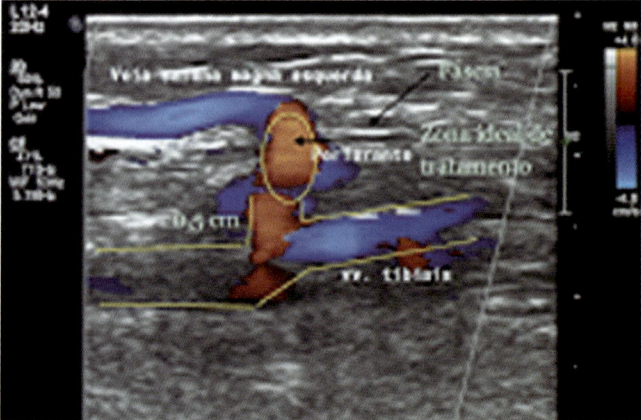

FIGURA 146.17 Ilustração evidenciando o local de tratamento por punção direta, definido como o ponto onde a perfurante atravessa a fáscia em direção ao sistema venoso superficial.

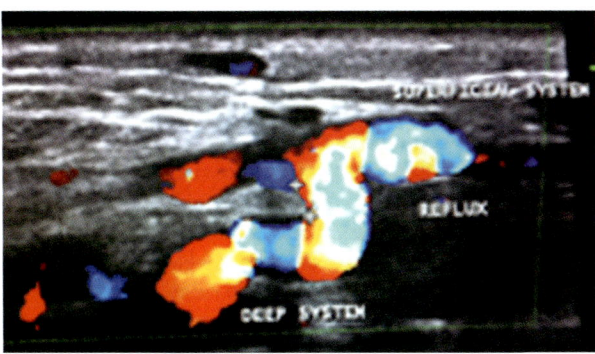

FIGURA 146.18 Perfurante incompetente submetida à termoablação por radiofrequência.

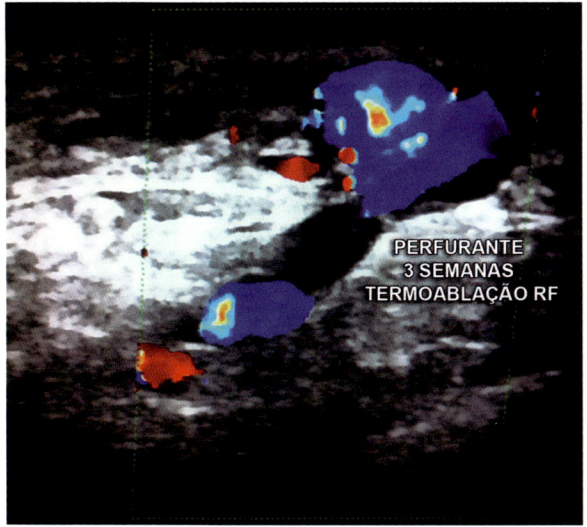

FIGURA 146.19 Ablação de perfurante incompetente por radiofrequência.

CONSIDERAÇÕES FINAIS

Após um longo período de estagnação na evolução das técnicas cirúrgicas para o tratamento do refluxo das veias safenas, nos últimos 20 anos, novas opções terapêuticas surgiram e se consolidaram, como o *laser* intravenoso, a radiofrequência, a escleroterapia ecoguiada com espuma e, mais recentemente, as técnicas não térmicas e não tumescentes. Essas técnicas minimamente invasivas apresentam altas taxas de sucesso para oclusão da safena e baixas taxas de complicações, promovendo melhora dos sintomas e impacto positivo na qualidade de vida dos pacientes.

A experiência adquirida ao longo dos anos dos cirurgiões permitiu a expansão das indicações, e safenas de maior calibre, mais tortuosas e mais desafiadoras são cada vez mais tratadas com as novas técnicas. Diretrizes internacionais posicionam as técnicas minimamente invasivas como padrão-ouro para o tratamento do refluxo axial da veia safena.[29]

Novos estudos com seguimento mais longo poderão ratificar se a taxa de oclusão da safena se mantém ao longo do tempo, bem como a análise dos custos inerentes ao procedimento comparados com a redução do tempo de recuperação pós-operatória promovida pelas técnicas poderá determinar se as técnicas minimamente invasivas podem, de fato, substituir a safenectomia cirúrgica em todos os cenários clínicos. O cirurgião vascular que se dedica ao tratamento de varizes atualmente conta com arsenal terapêutico amplo e deve ser capaz de decidir pela melhor técnica adaptada a cada caso.

Ter amplo domínio das várias técnicas se faz imprescindível na prática cotidiana do cirurgião vascular e permite oferecer a melhor opção de tratamento, individualizando cada caso, em prol da qualidade de vida e baseado na apresentação clínica de cada paciente.

As referências bibliográficas deste capítulo se encontram no Ambiente de aprendizagem do GEN.

147

Escleroterapia com Espuma na Doença Varicosa

Marcondes Figueiredo

Resumo

A escleroterapia com espuma é um tratamento minimamente invasivo das varizes dos membros inferiores. A atual evidência indica que a eficácia é tão alta quanto a cirurgia e as ablações térmicas das veias safenas e colaterais. No Brasil, nas últimas duas décadas, popularizou-se muito, pois dispensa internação, não necessita de repouso durante a recuperação e tem baixo custo. Porém, exige domínio da ultrassonografia vascular e é um método que auxilia no diagnóstico, sendo imprescindível tanto durante o tratamento quanto no acompanhamento do paciente para estabelecer o sucesso ou não dessa técnica. Duas das complicações maiores são a embolia pulmonar e os acidentes isquêmicos cerebrais, mas, felizmente, ambos são muito raros. Entre as complicações menores, estão as hipercromias e as tromboflebites superficiais, que, na sua maioria, têm pouca repercussão clínica. Esse é um método que cresceu muito entre os angiologistas e veio para ficar. Deve ser indicado com muito critério, pois a doença varicosa pode se mostrar de muitas maneiras, e esta técnica não se aplica a todas.

Palavras-chave: escleroterapia; bandagens compressivas, meias de compressão; polidocanol; veias varicosas; ultrassonografia.

REVISÕES SISTEMÁTICAS E DIRETRIZES SOBRE A ESCLEROTERAPIA COM ESPUMA EM VARIZES TRONCULARES

A primeira revisão sistemática que surgiu sobre a escleroterapia com espuma guiada por ultrassonografia (EEGU) em varizes tronculares[1] foi em 2007, quando foram avaliados 69 artigos científicos. Nessa revisão, foi pesquisada a eficácia do tratamento, com taxa de oclusão das veias tratadas entre 60 e 98%. Na época, a grande preocupação eram os eventos adversos menores e maiores. Nos artigos levantados nessa revisão sistemática, os efeitos adversos mais frequentes foram tromboflebite e *matting*/hipercromia. Os eventos maiores (trombose venosa profunda e necroses) pós-injeção foram felizmente raros. Eventos mais temidos, como os cerebrais, infarto do miocárdio, cefaleia e distúrbios visuais, foram atribuídos à presença de forame oval patente (FOP). Apesar da grande revisão, os dados eram insuficientes para determinar o volume, a melhor concentração e o método de produção da espuma a utilizar. Isso persiste até os dias de hoje.

Cinco anos mais tarde, em outra revisão sistemática,[2] também com metanálise, baseada na avaliação de 78 artigos selecionados, a taxa de oclusão foi de 85% após escleroterapia com espuma, e os sintomas melhoraram em 90% dos pacientes. Em relação às complicações, foram poucos os eventos menores e ainda menor a frequência de eventos maiores.

Os eventos cerebrais foram muito raros com o uso de espuma de polidocanol. Em estudo observacional prospectivo e multicêntrico,[3] foi avaliada uma série de 1.025 casos, com apenas um caso de acidente vascular cerebral. Na trombose venosa profunda, a incidência foi em torno de 1%. Concluíram que a escleroterapia com espuma foi associada a baixo risco de complicações quando comparada com outras técnicas de tratamento das varizes dos membros inferiores, principalmente quando se refere a eventos maiores.

Em 2016, nova revisão sistemática[4] surgiu com artigos comparando as técnicas. Foram avaliadas técnicas de endolaser, cirurgia convencional e escleroterapia com espuma em veia safena. Os artigos mostraram que a recanalização do tronco da safena parva em 1 ano foi menor com uso de endolaser em comparação com a cirurgia convencional. Já a comparação de efetividade da escleroterapia com espuma com a cirurgia convencional mostrou-se inconclusiva.

Outra recente revisão sistemática com metanálise[5] comparou a escleroterapia líquida e com espuma e sua efetividade ou não no tratamento das varizes dos membros inferiores. Embora a escleroterapia com espuma tivesse complicações maiores, seu resultado clínico foi melhor que a escleroterapia líquida. Os autores da revisão sugeriram mais ensaios clínicos de alto padrão, tentando aquilatar melhor suas complicações.

Finalmente surgiu, em 2019, a diretriz europeia[6] para tratamento de varizes tronculares. Nela, as grandes vantagens da EEGU foram a simplicidade e o baixo custo. Entretanto, esse método mostrou-se menos eficiente que a cirurgia convencional e o endolaser a longo prazo. Por outro lado, deve-se considerar que os pacientes podem ter repetido seu tratamento com espuma, superando esse problema. Complicações graves foram raras, como distúrbios visuais e acidente vascular. A maneira de preparo da espuma mais utilizada foi o método de Tessari, com duas seringas conectadas a uma torneira de três vias, sendo que em uma é colocado o líquido polidocanol e na outra o ar ambiente, agitando-se as duas até se obter uma espuma densa. No mercado dos EUA, há equipamentos aprovados pela Food and Drug Administration (FDA), para produção de espuma, produzidos pela BTG International Ltd.; os quais utilizam mistura de oxigênio e dióxido de carbono e superam a variabilidade de consistência da espuma produzida pelas mãos dos médicos. Nessa diretriz, foram citados vários estudos clínicos comparativos entre cirurgia, endolaser/radiofrequência (RF) e EEGU em pacientes com varizes tronculares (Quadro 147.1).

PROPRIEDADES, TÉCNICA, MECANISMO DE AÇÃO E MANEJO DA ESPUMA À BASE DE POLIDOCANOL

A técnica da espuma é atraente, pois tem características inigualáveis: é líquida para passar por uma agulha, consistente para preencher o interior do vaso tratado e é visível à ultrassonografia (US). Com isso, sua ação terapêutica é bem mais abrangente que o esclerosante em forma de líquido, porque pequenos volumes atingem grandes espaços no interior da veia a ser tratada.

A escleroterapia com espuma no Brasil é feita em geral com o polidocanol, um esclerosante tipo detergente, descoberto na Alemanha, em 1966. Ele atua alterando a tensão superficial da superfície das células endoteliais, causando desnaturação de proteínas e morte celular. Esses agentes têm uma porção hidrófoba e outra hidrófila. A porção hidrófoba une-se às células da parede venosa, e a hidrófila atrai água para dentro da célula, produzindo rápida hiperidratação (maceração celular).[7]

Após ocorrer esse trauma na parede da célula endotelial, há uma agregação plaquetária na parede do vaso. A rede de plaquetas, os debris celulares e a fibrina ocluem o vaso. Em estágio posterior, a veia obliterada é substituída por um cordão fibroso. Esse cordão é gradualmente decomposto e absorvido pelo corpo, assim, a veia varicosa é eliminada, como ocorre na cirurgia.

Uma técnica de preparo da espuma[8] consagrou-se com o método desenvolvido por Lorenzo Tessari no início dos anos 2000, conhecida no mundo todo como "técnica de Tessari". A técnica de Tessari consiste em duas seringas descartáveis, uma de 3 mℓ, que usa o

QUADRO 147.1	Técnicas de tratamento empregadas (coluna vertical) e estudos com os respectivos tempos de acompanhamento da oclusão do tronco da veia safena magna pós-tratamento observados pela ultrassonografia vascular (coluna horizontal). Fica bem evidente que a taxa de oclusão dos troncos com cirurgia e a ablação térmica tiveram resultados melhores que a espuma guiada por ultrassonografia (EEGU).			
	Rasmussen et al.[7] 5 anos de seguimento	Brittenden[8] 6 meses de seguimento	Magna Trial[9] 5 anos de seguimento	Venermo et al.[10] 1 ano de seguimento
Cirurgia	94%	78%	77%	97%
Endolaser	94%	82%	85%	97%
RF	94%	–	–	–
EEGU	70%	43%	22%	51%

RF: radiofrequência.

polidocanol, e outra de 5 mℓ, na qual está o ar ambiente. Elas são ligadas por uma torneira de três vias. Há variações nos tamanhos das seringas utilizadas. São feitos 20 movimentos duplos e, em seguida, fecha-se levemente a torneira para dificultar a passagem entre as duas seringas. Repetem-se mais dez movimentos duplos. Isso é feito com o objetivo de se obter uma espuma mais uniforme com bolhas em torno de 150 µm. Tradicionalmente, o volume de ar ambiente e o volume de líquido são de 4:1, seja qual for a concentração do polidocanol. Foi feita uma variação da técnica tradicional observada em laboratório, via microscópio, e notou-se que, com a técnica 4:1, nas concentrações menores de polidocanol (0,25, 0,5 e 1%), as bolhas ficam mais heterogêneas. Foi aí que reduzimos a quantidade de ar ambiente – 1:1 (0,25 e 0,5%), 2:1 (1%) e mantivemos 4:1 (3%) –; conseguindo, assim, bolhas mais homogêneas e com tamanho médio de 150 µm (Figura 147.1).

Como opção de esclerosantes com espuma, existe o Varisolve®, espuma de polidocanol, produzida pela BTG Internacional,[9] a qual foi aprovada pela Food and Drug Administration (FDA), nos EUA. Ainda não está disponível no Brasil (até o fechamento deste capítulo).

Um novo sistema automatizado e idealizado por Enric Roche,[10] lançado em 2020, consiste em um dispositivo que agita a espuma com gás fisiológico ou ar ambiente. Obtém-se com ele espuma com as bolhas com vida média mais longa (acima de 2 minutos) e em torno de 100 µm. O dispositivo regula o tempo e a velocidade de agitação e tem a opção de utilizar polidocanol ou tetradecil sulfato. Ainda necessita de estudos mais robustos para uso universal.

A técnica de Tessari é a mais utilizada em todo o mundo por sua praticidade, facilidade no seu preparo e seu baixo custo. Para que outro método venha a superá-la, a técnica tem que ser muito acessível e prática e mostrar melhores resultados.

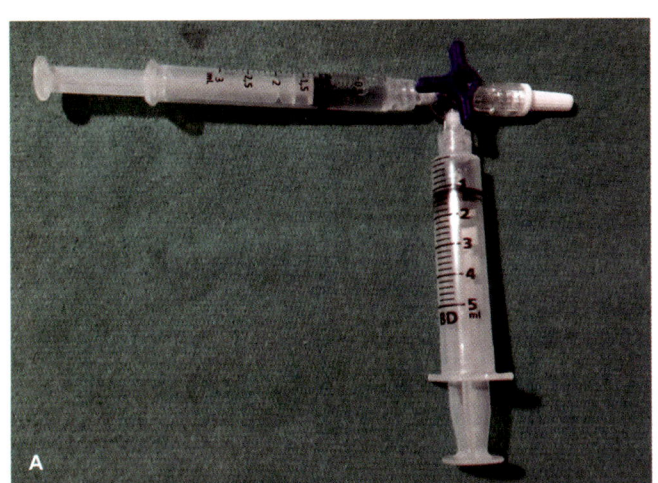
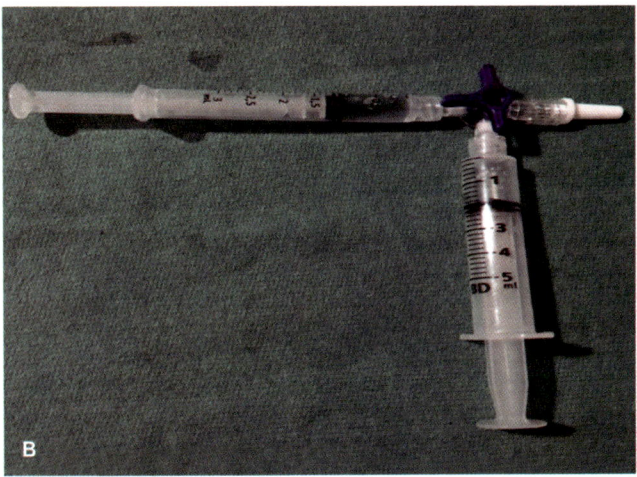
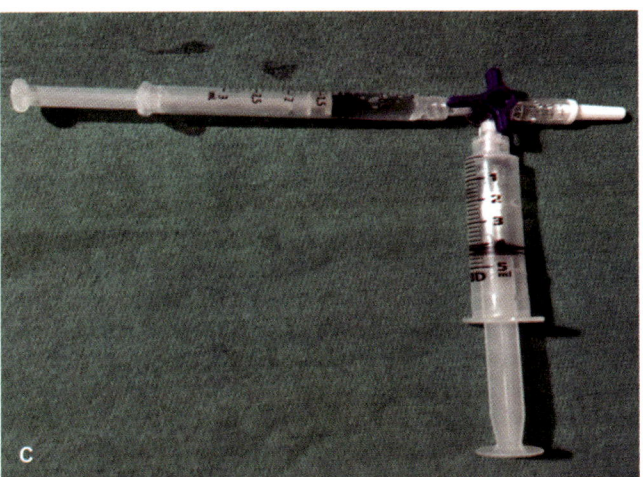

FIGURA 147.1 Técnica de Tessari modificada para obtenção de uma espuma mais homogênea.

PAPEL DO ULTRASSOM NO PROCEDIMENTO

Pode-se afirmar que o US é o coadjuvante mais importante no contexto da escleroterapia e a espuma, a atriz principal. O US é utilizado em todas as abordagens, desde o diagnóstico, durante o tratamento, no seguimento e nas revisões do tratamento, quando necessário.

O US vascular na escleroterapia com espuma em pacientes com classificação clínica, etiológica, anatômica e fisiopatológica (CEAP) C2 a C6 é fundamental e indispensável. No diagnóstico, avaliam-se o calibre e a presença de refluxo na montagem da cartografia venosa. É importante, no momento da punção da colateral ou do tronco da safena com o seu melhor posicionamento, observar o calibre da veia a ser puncionada, para saber em que posição o paciente deve ficar: em ortostatismo (veia mais dilatada) ou decúbito (Figura 147.2).

No tratamento, logo após a injeção da espuma, é possível visualizar com US a espuma no interior da veia tratada, observando o espasmo provocado pela terapêutica. Importante também é notar o sistema venoso profundo durante esse período pós-injeção. Uma avaliação com US deve ser feita entre 7 e 10 dias após o procedimento para pesquisa de tromboembolismo venoso.

Para acompanhamento tardio, o US tem que se relacionar com a clínica. É muito frequente encontrar um tronco de veia safena, por exemplo, com pontos de refluxo, mas com paciente bem, sem queixas no membro, sendo que, nesses casos, é feito apenas acompanhamento ambulatorial. De outra maneira, havendo um refluxo significativo associado a uma clínica exuberante no paciente, o US ajuda a detectar os pontos importantes de refluxo e orienta o operador sobre quais os melhores pontos de punção para a revisão do tratamento. Quanto aos critérios ultrassonográficos para avaliar o resultado do tratamento, tem-se o de Yamaki et al.:[11] oclusão total, recanalização parcial sem refluxo, recanalização parcial com refluxo e recanalização completa. Os dois primeiros sugerem bons resultados e os dois últimos, resultados ruins. O outro critério de avaliação ultrassonográfica foi o do consenso europeu sobre escleroterapia com espuma,[12] com três graus: grau 2, desaparecimento da veia tratada (cordão fibroso) ou completa oclusão; grau 1, incompressibilidade e oclusão parcial com refluxo menor que 1 segundo; e grau 0, sem alteração no diâmetro, refluxo > 1 segundo.

Na prática do dia a dia, os dois critérios citados são pouco utilizados nos laudos das ultrassonografias venosas. É descrita apenas a presença ou não de refluxo ou se tem ou não compressibilidade.

EXECUÇÃO DA ESCLEROTERAPIA COM ESPUMA À BASE DE POLIDOCANOL

São orientações gerais para a realização do procedimento:

- O paciente tem que estar em pleno gozo de sua saúde, sem qualquer processo infeccioso, doença arterial periférica ou diabetes descompensada, por exemplo
- O consultório precisa ter um aparelho de ultrassonografia vascular e material de reanimação cardiorrespiratória
- O acesso à veia a ser tratada pode ser direto no tronco safeno, respeitando a distância do óstio safeno femoral e poplíteo. Se for punção direta, usar Abocath longo 20 ou agulha hipodérmica 25, ambos guiados pelo US; para punção indireta, usar dispositivo de infusão intravenosa número 25, conhecido como *butterfly*
- Para tratamento de tronco de veia safena magna ou parva, inicialmente trata-se um membro por vez e incluem-se os custos em um pacote de 3 meses; se houver necessidade de complementação com novas aplicações nesse período, fica incluído no pacote
- O volume máximo de espuma injetado por sessão é de 8 a 10 mℓ
- Após o acesso venoso, elevar o membro inferior a ser tratado, para esvaziar o sangue da veia safena e colaterais. O objetivo é a melhor atuação da espuma
- Após a injeção da espuma, o paciente deve permanecer deitado em repouso por pelo menos 20 a 30 minutos
- O enfaixamento com ataduras inelásticas ou de curto estiramento dia e noite deve ser feito por um período de 5 a 7 dias, sendo retirado 1 a 2 vezes/dia, para banho e higiene
- Não há restrição alimentar, nem antes e nem depois do procedimento. Também não há repouso; liberam-se atividade física com esforço apenas após 15 dias
- O seguimento após o procedimento tem retorno obrigatório até 10 dias para ultrassonografia pesquisando trombose venosa profunda e avaliação da necessidade de drenagem de trombos em varizes tronculares mais próximas da pele. O seguimento a longo prazo seria a cada 6 a 12 meses, com visitas para se avaliarem o quadro clínico e ultrassonografia venosa
- Nova intervenção com injeção de espuma no mesmo local, sempre com intervalo mínimo de 30 dias da última
- A relação entre volume de espuma e concentração de polidocanol é dada segundo o segmento tratado (Quadro 147.2).

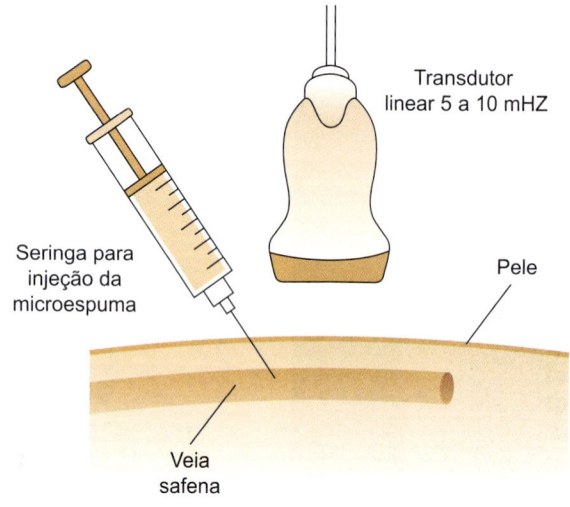

Punção longitudinal

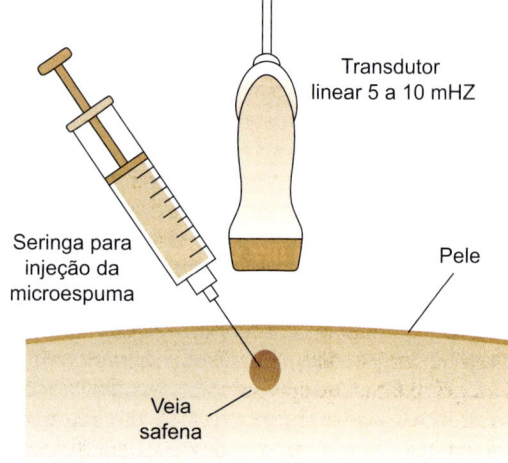

Punção transversal

FIGURA 147.2 Maneiras de puncionar com o ultrassom.

QUADRO 147.2	Relação dos tipos de varizes com a concentração do polidocanol e a quantidade de gás usada.		
Tipos de varizes a tratar	**Concentração de polidocanol (%)**	**Relação ar ambiente *versus* olidocanol (seringas de 5 e 3 mℓ)**	
Veia reticular (< 3 mm)	0,25	1 × 1	
Varizes colaterais (> 3 mm)	0,5 a 1	2 × 1	
Tronculares (safenas)	3	4 × 1	

De acordo com o consenso europeu,[12] a escleroterapia associada a espuma tem contraindicações absolutas e relativas.

- Contraindicação absoluta:
  - Alergia ao polidocanol
  - Doença sistêmica grave
  - Trombose venosa superficial ou profunda recente
  - Infecção sistêmica ou localizada na perna a tratar
  - Imobilização no leito
  - Doença arterial periférica (índice tornozelo-braquial [ITB] < 0,8)
  - Gestação
- Contraindicações relativas:
  - Edema nos membros inferiores
  - Pé diabético descompensado
  - Trombofilia
  - Asma brônquica
  - FOP.

CEAP C1: TELANGIECTASIAS E VARIZES RETICULARES

Tradicionalmente no Brasil, a escleroterapia das telangiectasias é realizada com esclerosante líquido. Em artigo de pesquisa sobre escleroterapia no Brasil, a glicose 75% é a mais usada, com registros de 35,92% dos angiologistas e cirurgiões vasculares.[13]

Não usamos polidocanol com espuma em telangiectasias, mas o utilizamos na forma líquida associada à glicose hipertônica nas telangiectasias resistentes, e as que fazem volume na pele, a glicose 75%.

Na avaliação da anatomia das telangiectasias, 71,2% ligam-se a veias reticulares,[14] surgindo as veias nutrícias, também conhecidas como microvarizes hipertensivas ou combinadas, que são aquelas que, quando pressionadas instantaneamente, desaparecem, mas voltam a surgir imediatamente após descompressão. Esse tipo de telangiectasia indica flebectomia com anestesia local,[15] mas a escleroterapia com espuma pode resolver em alguns casos selecionados. É descrita a seguir a atuação nas varizes reticulares:

- A escleroterapia utilizando a espuma de polidocanol em varizes reticulares tem apresentado bons resultados, sempre considerando injetar volume suficiente para preencher a varicosidade
- Usar baixas concentrações (0,125 ou 0,25% de polidocanol)
- Aplicar sempre uma compressão excêntrica no trajeto da veia tratada
- Drenar da veia que foi tratada em até 7 a 10 dias se necessário e conversar muito com o paciente sobre a possibilidade de complicações.

A técnica que usamos é a de Tessari, sendo preparada com 1 mℓ de polidocanol 0,25% em seringa de 3 e 1 mℓ de ar em outra de 5 mℓ, conectadas a uma torneira de três vias. A espuma que é injetada no interior da veia com seringa de 3 mℓ e uma agulha 27 G ½, apenas o suficiente para a veia reticular desaparecer. Em seguida, aplicamos o rolo de algodão no trajeto da veia tratada, com

compressão excêntrica e enfaixamento com atadura inelástica, que deve permanecer por, pelo menos, 48 a 72 horas.

O retorno ao consultório é em até 7 a 10 dias, para avaliar a possibilidade de drenar o trombo que ocasionalmente se forma no trajeto da veia reticular tratada, o qual, se não drenado, pode colaborar com a hipercromia pós-escleroterapia.[16] Outra complicação, felizmente pouco comum, mas assustadora para o paciente, é o *matting*.

CEAP C2 E C3: VARIZES TRONCULARES SEM E COM EDEMA

Nesses dois tipos de CEAP, a indicação da escleroterapia com espuma é seletiva, devendo ponderar bem os casos. A flebite química e a hipercromia são complicações pertinentes. A indicação tem sido feita em algumas situações:

- Pacientes que não querem, em hipótese nenhuma, o tratamento cirúrgico
- Contraindicação da cirurgia por uma doença relevante
- Varizes residuais (pós-cirúrgicas), varizes recidivadas (crossa neosafena) e varizes isquiáticas ou femoropoplíteas.

As varizes residuais são aquelas observadas até 30 dias após tratamento cirúrgico, com excelente indicação da escleroterapia com espuma. Deve-se proceder à injeção de pequena quantidade de espuma em concentrações baixas (entre 0,5 e 1% de polidocanol).

Nas varizes recidivadas de óstio da veia safena interna, a escleroterapia com espuma evita uma nova abordagem cirúrgica, devido à dificuldade técnica de abordagem. Nesses casos, injeta-se a espuma de polidocanol 1 a 3% em uma colateral da coxa, próximo ao óstio, acompanhado pelo US vascular.

Em varizes isquiáticas, é uma das melhores indicações da escleroterapia com espuma, pois a intervenção cirúrgica é quase impossível, dada a proximidade da veia com o nervo. Injeta-se uma quantidade pequena de espuma (entre 4 e 6 m) e nas concentrações de 1 ou 2% de polidocanol.

Independentemente do local da injeção da espuma, após o procedimento, observa-se o espasmo das veias que foram tratadas com o US; caso haja espuma em veias profundas (p. ex., veia poplítea), o paciente é orientado a fazer flexão e dorsiflexão plantar, auxiliando na drenagem e na dispersão daquela espuma. Em seguida, realiza-se enfaixamento com atadura de curto estiramento (12 cm de largura), que deve permanecer de 3 a 7 dias, sendo retirada para banho ou higiene da perna. A compressão inelástica, a qual realiza a contenção sem comprometer o afluxo arterial, é a melhor indicação, pois o paciente pode dormir com o enfaixamento. Após esse procedimento, o paciente deve usar meia elástica 3/4 ou 7/8 de 30 a 40 mmHg durante o dia por um período mínimo de 3 meses. O acompanhamento, a longo prazo, é feito a cada 6 meses ou 1 ano, com avaliação clínica e ultrassonográfica da doença varicosa.

No pós-procedimento, o paciente fica liberado para atividades leves e moderadas, sem necessidade de repouso, devendo apenas evitar atividade física intensa e exposição prolongada ao sol por um período de 15 a 30 dias.

A primeira revisão deve ser realizada após 7 a 10 dias, para avaliar qualquer intercorrência, como tromboflebite química, um fenômeno frequente que ocorre no trajeto da veia, causando dor, edema e hiperemia local. Essa reação inflamatória local pode ser tratada com anti-inflamatório tópico e oral e, quando ocorre em colaterais superficiais, deve ser tratada por drenagem, com punção direta ou por ordenha.

Uma nova injeção de espuma na mesma veia só será realizada 30 dias após a anterior, com avaliação clínica e ultrassonográfica prévia.

CEAP C4, C5 E C6: INSUFICIÊNCIA VENOSA CRÔNICA AVANÇADA

Nessa fase da doença é que se observa a melhor indicação para uso da escleroterapia com espuma. Há alterações, como dermatofibrose, dermatite ocre, varizes aderentes à pele de difícil retirada cirúrgica, para as quais é mais indicada a escleroterapia associada a espuma. A espuma vai aonde o bisturi não consegue chegar.[17,18]

São utilizadas duas técnicas de abordagem para esse perfil de paciente: punção direta ou indireta de tronco safeno, no consultório, com injeção de 8 a 10 mℓ de espuma à base de polidocanol 3%, paciente em decúbito dorsal e membro a ser tratado elevado, usando injeção guiada e enfaixamento inelástico 5 a 7 dias, com retorno até 7 a 10 dias e acompanhamento em 3, 6 e 12 meses; a escleroterapia associada a cirurgia.

A escleroterapia não deve substituir a cirurgia no tratamento das varizes dos membros inferiores, mas aumentar o número de opções de tratamento dessa doença crônica. A escleroterapia utilizando a espuma de polidocanol pode estar associada à cirurgia tradicional de varizes de duas maneiras.

Escleroterapia no pós-operatório tardio ao tratamento cirúrgico convencional

Após o paciente estar restabelecido do pós-operatório (30 dias), seria indicada a punção direta ou indireta com *Butterfly* em locais onde não foi realizada retirada cirúrgica. Nesses casos, a espuma complementa o tratamento cirúrgico. Isso seria realizado em casos bem selecionados. Lembrando que não se faz injeção de espuma em pacientes submetidos a raquianestesia pelo risco de tromboembolismo venoso, pois, normalmente, o paciente fica em repouso pelo menos 7 a 15 dias. O procedimento de escleroterapia com espuma de polidocanol é ambulatorial.

Crossectomia associada à escleroterapia com espuma[17]

A escleroterapia com espuma de polidocanol nesses casos evita uma intervenção cirúrgica com raquianestesia e internação em pacientes, a maioria idosos, com muitas comorbidades, sendo as mais comuns diabetes melito, hipertensão arterial e artropatias. O procedimento com anestesia local dispensa internação e o tradicional repouso. É muito atrativo para esse perfil de paciente, que outrora dispunha apenas de bota de Unna ou curativos diários, permanecendo com a úlcera aberta por anos.

A crossectomia associada à escleroterapia com espuma de polidocanol foi desenvolvida como uma técnica alternativa para pacientes idosos, pacientes com úlcera venosa crônica, portadores de úlcera cicatrizada ou em situações onde há iminência de desenvolvê-la, casos em que o diâmetro da veia safena interna próximo à junção safenofemoral for excessivamente calibrosa, geralmente com calibre igual ou maior que o da veia femoral comum na região do óstio safeno, não sendo possível estimar um valor absoluto, mas necessariamente o sistema venoso profundo deve ser normal. Isso vale também para veia safena parva.

O procedimento é realizado em ambiente hospitalar, com paciente monitorado, mas com anestesia local (20 mℓ de lidocaína a 2%, sem epinefrina, diluídos em 30 mℓ de água destilada). Após incisão na prega inguinal ou oco poplíteo, o óstio da veia safena magna e parva é dissecado e realiza-se a ligadura de todas as colaterais. Após a ligadura proximal do óstio, o coto distal é reparado e o membro, elevado, com o objetivo de esvaziar as veias superficiais. Uma sonda número 8 é inserida no sentido craniocaudal da veia safena magna até o nível

do joelho/veia safena parva, até o terço médio da panturrilha, sendo injetado soro fisiológico, com o intuito de lavar a veia, e retirado o sangue de seu interior. A espuma à base de polidocanol a 3% é produzida utilizando a técnica de Tessari, na proporção de 4 mℓ de ar com 1 mℓ de polidocanol. Para o tronco da veia safena interna, a espuma é injetada duas vezes, dando um total de 8 a 10 mℓ de espuma e, na veia safena parva, 1 mℓ de polidocanol com 4 mℓ de ar uma só vez, totalizando 5 mℓ de espuma. A sonda é retirada, e o coto da veia é ligado. O subcutâneo é aproximado, e a pele é suturada com fio de mononáilon 5-0. Em seguida, o membro é enfaixado com atadura inelástica e mantido assim por 7 dias. O paciente deixa o hospital deambulando 2 horas após o procedimento e deve ser capaz de retornar à sua rotina, embora a atividade física fique restrita por um período de 30 dias. Um retorno ao consultório é programado entre 7 e 10 dias após o procedimento, para remoção dos pontos da sutura e US vascular de rotina, com o objetivo de descartar tromboembolismo venoso. Em caso de colaterais varicosas, elas são tratadas posteriormente. Inicialmente, dá-se preferência ao tratamento do tronco (veia safena magna ou parva). A técnica está no vídeo *Tratamento especializado de úlcera de venosa dos membros inferiores*, de Marcondes Figueiredo (https://youtu.be/KVmzpiNyXro).

No caso das perfurantes, a maioria dessas veias desaparece depois da esclerose do tronco safeno ou se torna de reentrada, mas, naquelas que, porventura, persistirem, deve-se injetar, em veia colateral justa perfurante, espuma à base de polidocanol a 1%, na quantidade máxima de 2 a 3 mℓ.

Os pacientes também recebem instruções para cuidados da ferida: rigorosa higiene com sabonete líquido, de preferência neutro, no chuveiro, higienizando as partes adjacentes à úlcera, mantendo o pé e unhas livres de sujidade; podem também aplicar uma gaze umedecida com solução antisséptica de poli-hexanida, deixando-a por 3 a 5 minutos sobre o leito da úlcera, promovendo uma limpeza mais profunda. Finalmente, deve-se aplicar uma solução em forma de gel de poli-hexanida e cobrir com gazes limpas.

Bandagens inelásticas ou de curto estiramento são usadas por 7 a 10 dias e, após, meia de compressão elástica específica (Ulcer Comfort Comfortline, Venosan, Abreu e Lima, Brasil) com 35 a 45 mmHg, ou meia de 20 a 30 ou 30 a 40 mmHg abaixo do joelho é prescrita. Os pacientes são advertidos a usar indefinidamente meia elástica após a cicatrização das úlceras, pois a evidência científica do uso de meia elástica na recidiva de úlcera é 1B[19] (20 a 30 ou 30 a 40 mmHg).

Há vários motivos para a indicação de crossectomia associada à escleroterapia com espuma de polidocanol. Primeiramente, a escolha de um diâmetro calibroso para safena interna, próximo à junção safenofemoral, o que é explicado, em parte, pela dificuldade de produzir um efeito em uma parede venosa endurecida e calibrosa apenas com a aplicação da espuma, para a qual seriam necessários volumes maiores que 10 mℓ de espuma, do que habitualmente é feito no tronco de veia safena. Um outro motivo é o fato de a ligadura junto ao óstio safenofemoral diminuir a passagem da espuma para o sistema venoso profundo.[17] Outra vantagem é a possibilidade de lavar a veia safena com a sonda, o que aumenta a efetividade da espuma na parede da veia a ser tratada, sem os elementos figurados do sangue.

Acreditava-se que o sucesso do tratamento nesse tipo de paciente poderia ser alcançado apenas com a completa oclusão da veia tratada. Entretanto, com o passar do tempo, observa-se que, quando havia melhora clínica de alguns pacientes, mesmo na presença de algum grau de refluxo visualizado pelo US vascular, a úlcera permanecia cicatrizada ou o paciente sem queixas. Atualmente, opta-se pela conduta expectante para esse tipo de paciente com refluxo pós-tratamento, ou seja, manutenção do uso da meia elástica e retornos frequentes ao consultório. No entanto, a escleroterapia deve apenas ser repetida em casos de refluxo significativo com piora clínica ou reabertura da úlcera venosa.

É claro que todo tratamento proposto para esse tipo de paciente com doença venosa é paliativo, haja vista que não há cura para a doença venosa crônica, sendo importante dizer isso para o paciente durante a abordagem pré-tratamento. Entretanto, dentre todas as alternativas disponíveis para o paciente com insuficiência venosa crônica avançada, a crossectomia com espuma foi tecnicamente simples, com baixo custo, além de dispensar o repouso e suprir as necessidades de um grupo específico de pacientes, principalmente, aqueles idosos com comorbidades.

A experiência do autor deste capítulo foi publicada em estudo prospectivo[17] com um grupo de 35 pacientes portadores de CEAP C6 em acompanhamento tardio de 45 a 68 meses, em que todos se submeteram à mesma técnica de crossectomia com espuma e uso da compressão (ataduras inelásticas e/ou meias elásticas), sendo avaliados os escores clínicos (dor, edema, dermatofibrose, pigmentação e inflamação) e alterações ultrassonográficas, usando os critérios de Yamaki et al.[11]

Esse estudo concluiu que mais de 70% das safenas apresentam refluxo após 48 a 67 meses após tratamento. As úlceras recidivaram entre 30 e 40% em torno de 48 meses após tratamento em média,

sendo necessárias novas aplicações no tronco de veias safenas ou colaterais quando ocorrer reabertura da úlcera ou piora clínica.

No Quadro 147.3, são apresentados três estudos que se referem a recorrência de úlceras de origem venosa. Em 4 anos, a recidiva da úlcera foi idêntica no estudo Eschar[20] e em Figueiredo et al.,[17] mas à medida que o tempo passa, como demonstrado no estudo de Figueiredo et al., de 2015 (dados não publicados), em seguimento de 5 a 10 anos, a recidiva aumentou para 51% dos casos.

Seguem dois exemplos de crossectomia associada a espuma com acompanhamento tardio. O caso clínico da Figura 147.3 mostra paciente com acompanhamento de 7 anos com recidiva da

QUADRO 147.3   Recorrência da úlcera venosa.

- Eschar (4 anos)
  1. Apenas meia elástica: 56%
  2. Cirurgia e meia elástica: 31%
- Figueiredo et al., 2012 (4 anos)
  1. Crossectomia com espuma: 30%
- Figueiredo et al., 2015 (5 a 10 anos)
  2. Crossectomia com espuma: 51%

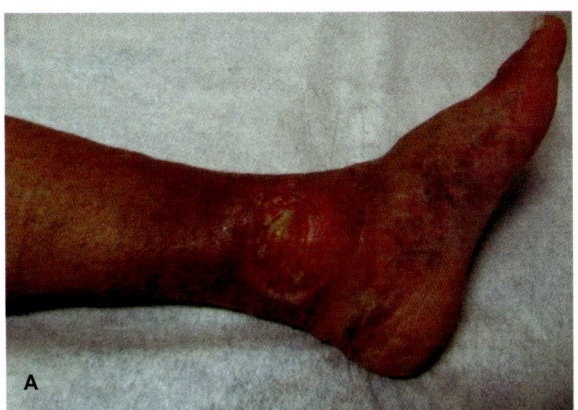

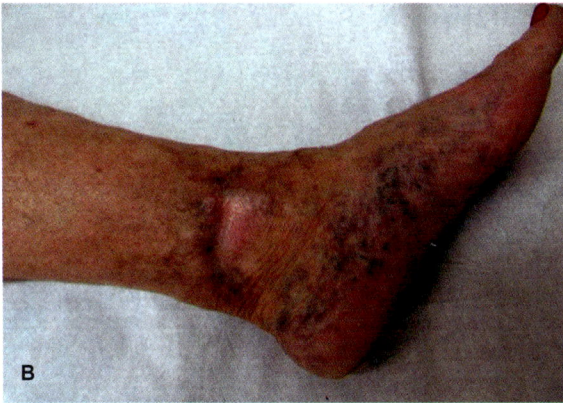

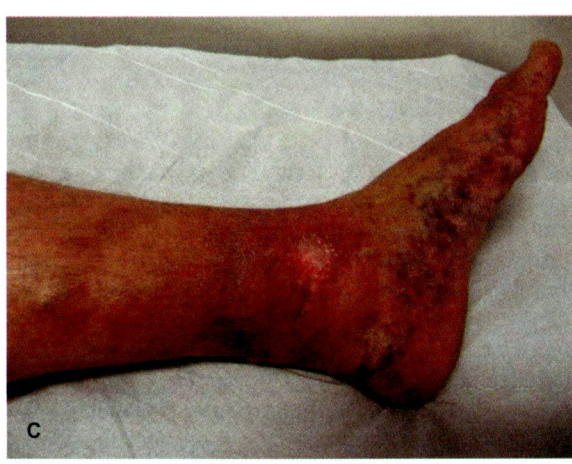

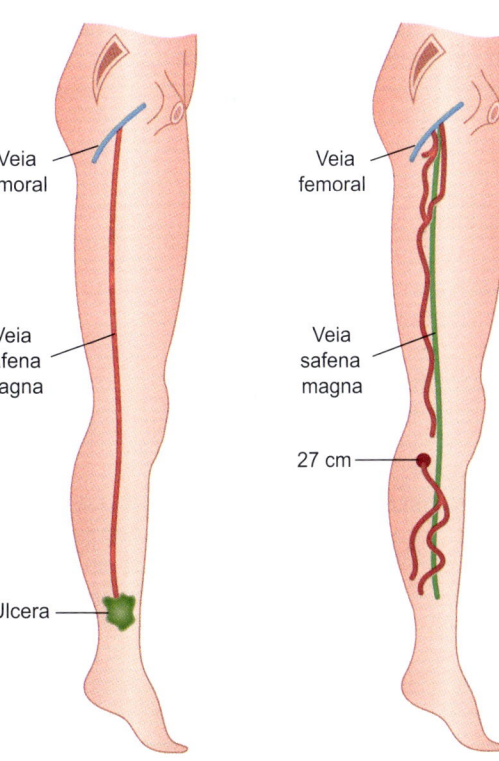

FIGURA 147.3 Exemplo de crossectomia associada a espuma com acompanhamento tardio. Fotografias da úlcera. **A.** Pré-tratamento. **B.** Pós-tratamento com 3 anos. **C.** Pós-tratamento com 7 anos. **D.** Evidência de recidiva tardia da úlcera. **E.** Cartografia vascular pré-tratamento e pós-tratamento tardio.

Veia femoral

Veia safena magna

Úlcera

Pré-tratamento 2011

Veia femoral

Veia safena magna

27 cm

Úlcera aberta 2018

úlcera e refluxo confirmado à ultrassonografia. No caso clínico da Figura 147.4, foi feita a crossectomia associada à espuma com anestesia local, e a úlcera não cicatrizou. Após 2 anos, foi injetada espuma de polidocanol a 3% em colateral de perna, que melhorou a cicatrização, mas a úlcera persistiu aberta. Esses casos mostram que nem sempre as úlceras cicatrizam completamente.

Complicações

Didaticamente, as complicações seão divididas em menores e maiores. Dentre as complicações menores, temos distúrbios visuais; tosse; dor torácica; flebite; extravasamento local de espuma; *matting* e hiperpigmentação; dentre as maiores estão tromboses venosas sintomáticas, infarto agudo do miocárdio, embolia pulmonar e as complicações neurológicas, como acidente vascular cerebral (felizmente são muito raras).

Uma das mais frequentes e preocupantes é a hiperpigmentação,[21] muito comum em pacientes portadores de varizes reticulares que se submetem a esse tratamento. Ela pode ocorrer por vários fatores e tem incidência estimada de 10 a 30% dos casos. Na maioria das vezes, a pigmentação desaparece espontaneamente entre 6 meses e 1 ano, sendo que apenas 1 a 2% permanecem por mais de 1 ano. Tem como mecanismo o extravasamento de células vermelhas do sangue por meio do trauma do vaso e da consequente inflamação, contribuindo para a ineficaz digestão da hemossiderina. Na prática do dia a dia, é frequente a hipercromia desaparecer como refere a literatura. A Figura 147.5 apresenta um caso de hipercromia com mais de 1 ano.

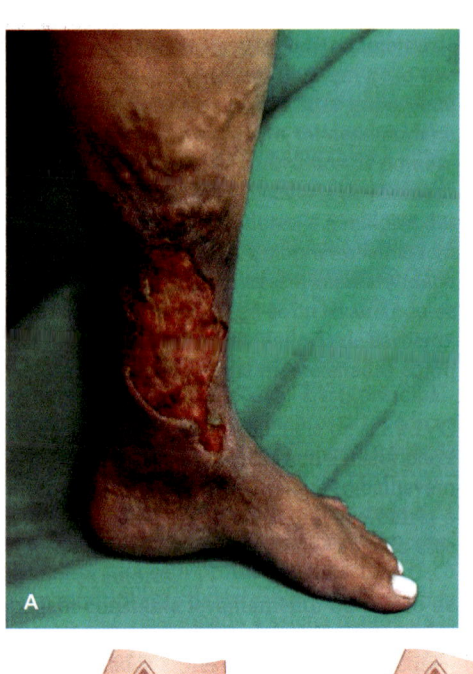
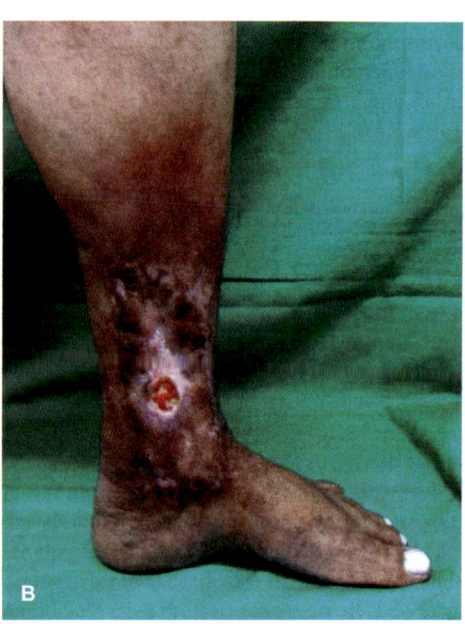

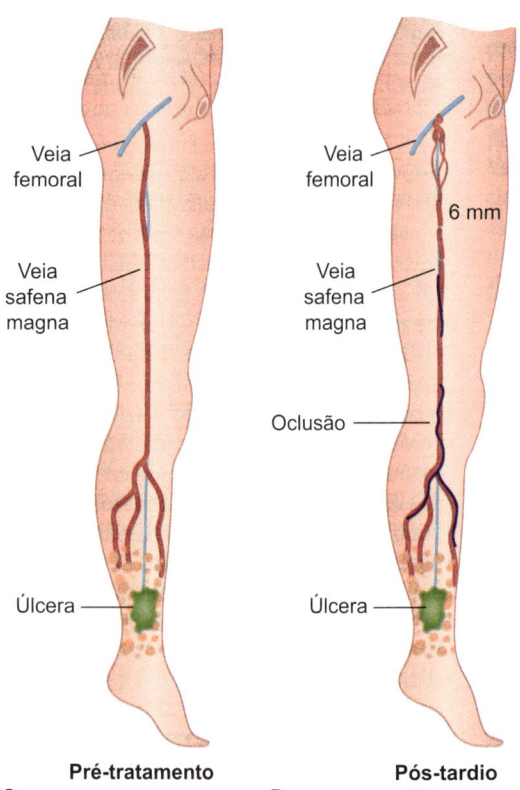

FIGURA 147.4 Exemplo de crossectomia associada a espuma com acompanhamento tardio. Fotografias da úlcera. **A.** Pré-tratamento. **B.** Pós-tratamento com 10 anos. Evidência de recidiva tardia da úlcera. **C.** Cartografia vascular pré-tratamento. **D.** Cartografia vascular pós-tratamento tardio.

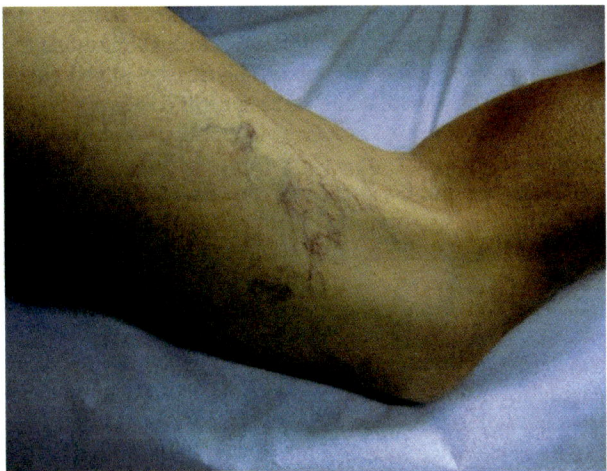
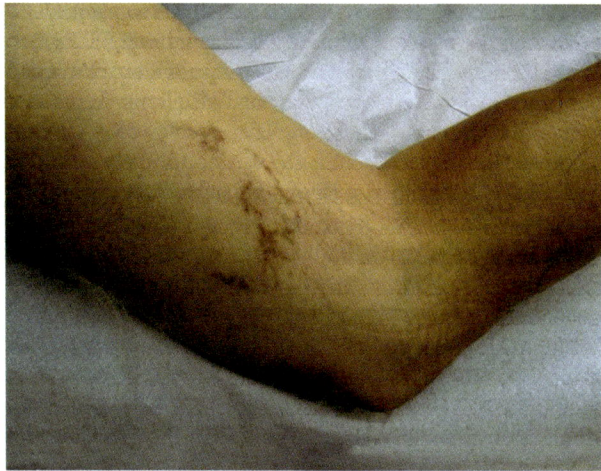
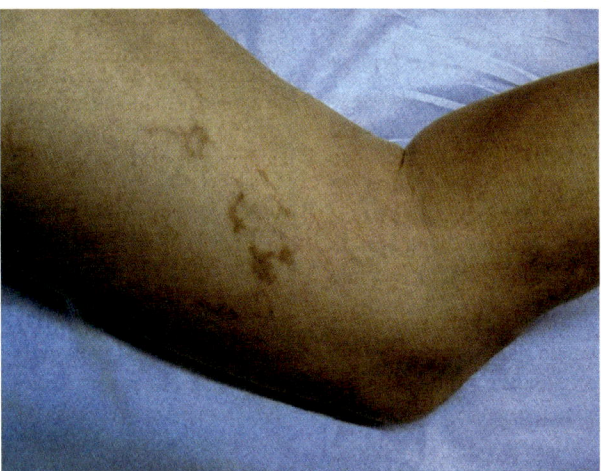

FIGURA 147.5 Escleroterapia com espuma de polidocanol 0,25% com mais de 1 ano de evolução. Hipercromia persistente.

Outra complicação menor, que assusta os pacientes e tira o sono do médico, é o *matting*.[22] Com incidência de 15 a 24%, consiste na proliferação de pequenos vasos < 0,2 mm, que podem surgir depois de uma escleroterapia ou de flebectomias. Os locais mais frequentes são as regiões medial do tornozelo e lateral de coxas. As razões para seu desenvolvimento são múltiplas, como injeção de esclerosantes com muita pressão, obesidade, uso de estrógeno, história familiar, entre outras. Já tivemos vários casos de *matting* e, atualmente, conduzimos da seguinte maneira: inicialmente, acalmamos o paciente, pois ele retornou entre 7 e 15 dias apavorado ao consultório para diminuir seus microvasos e, de repente, eles aumentaram. Convencemos o paciente de que aquilo era temporário e a intervenção só seria feita após 60 dias. Passado esse período, iniciamos a injeção de glicose 75% (Figura 147.6).

Uma complicação rara é a úlcera por extravasamento. Ela pode ocorrer por injeção arterial. Tivemos uma experiência terrível com uma paciente. Inadvertidamente, injetamos uma concentração de polidocanol a 3% em uma variz pré-tibial. A úlcera demorou 13 meses para cicatrizar, pois tem característica isquêmica (Figura 147.7).

As flebites pós-escleroterapia utilizando a espuma na literatura[23,24] foram as complicações mais frequentes.[18] Ocorrem em varizes tronculares superficiais ou reticulares, onde eventualmente não foi feita uma adequada compressão. Incomodam o paciente e, na maioria dos casos, precisam ser drenadas, de preferência entre 7 e 10 dias. Tivemos, em raros casos, uma reação inflamatória intensa no membro tratado, com hiperemia, hipertermia e dor, com muito desconforto e necessidade de uso de corticoide injetável e analgésicos (Figura 147.8).

Na nossa visão, a trombose venosa profunda é uma complicação subdiagnosticada, pois deve ocorrer com mais frequência em veias soleares e gemelares e evolui sem tratamento. Em estudo retrospectivo[23] de 10 anos (2004 a 2014), com 2.616 pacientes, houve incidência de 0,49% do tromboembolismo venoso. Em artigo de revisão,[24] a prevalência foi de 1 a 3%. Felizmente, a ocorrência de tromboembolismo venoso na escleroterapia associado a espuma é muito baixa. O uso de ataduras inelásticas e a deambulação precoce auxiliam na prevenção do tromboembolismo venoso. É necessário sempre aplicar a escala de Caprini em todos os pacientes que irão se submeter à escleroterapia de tronco de safena ou de colaterais.

Complicações menores, como distúrbios visuais, tosse, dor no peito, são relatadas nas grandes revisões, mas ainda não observamos nos nossos casos.

As complicações neurológicas[25] são muito graves e temidas. Estão relatadas na literatura ataque isquêmico transitório e acidente cerebrovascular. Em sua maioria, são relatos de casos e, felizmente, transitórios; em geral, são portadores de FOP.

Tivemos recentemente o nosso primeiro caso de ataque isquêmico transitório após uma injeção de 5 mℓ de espuma de polidocanol a 3% em uma neossafena no membro inferior esquerdo de paciente hígida, 57 anos, do sexo feminino; 20 minutos após, ela teve desvio labial fugaz (segundo relato da enfermagem), acompanhado de mal-estar e parestesia do membro superior, pior na mão, que cessou em 30 minutos. Alguns dias depois, o exame cliniconeurológico e a angiorressonância magnética eram normais. Foi confirmado FOP com ecocardiograma transesofágico e angiotomografia coronária (Figura 147.9). O desgaste da complicação é enorme para o paciente

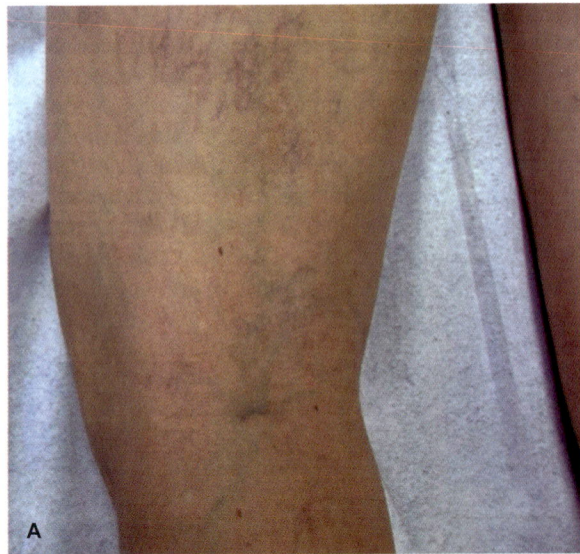

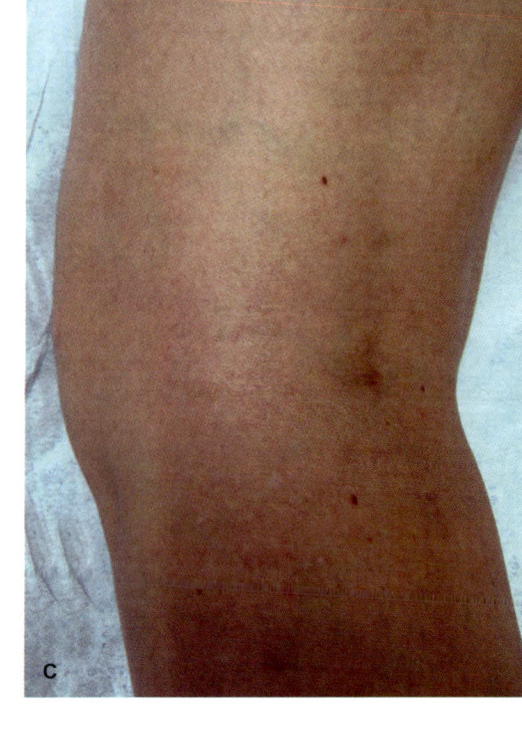

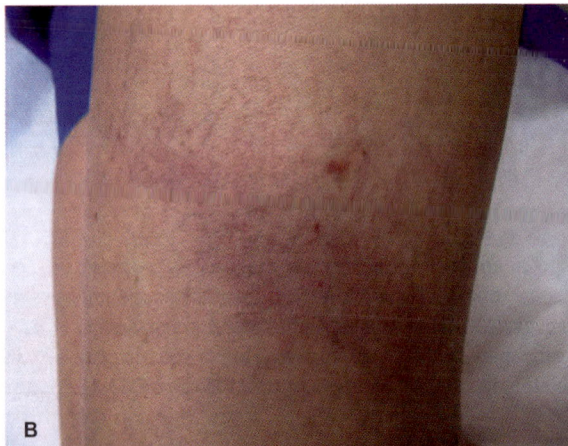

FIGURA 147.6 Presença de *matting* 7 dias após escleroterapia. **A.** Fotografias pré-tratamento. **B.** Fotografias pós-tratamento após 7 dias. **C.** Fotografias pós-tratamento tardio com evolução favorável do *matting*.

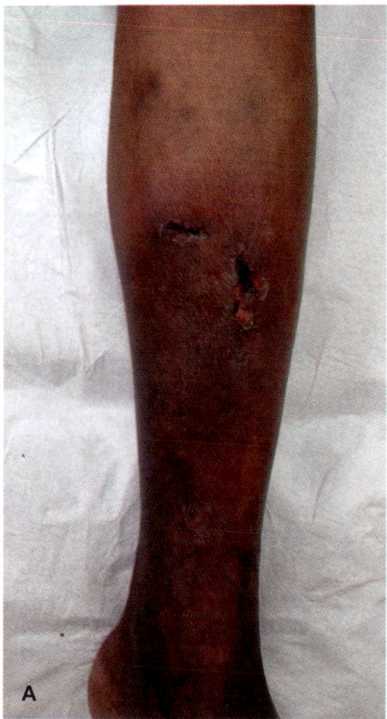

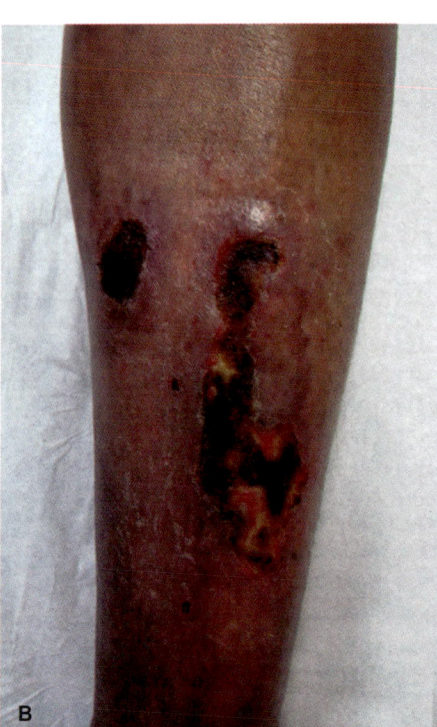

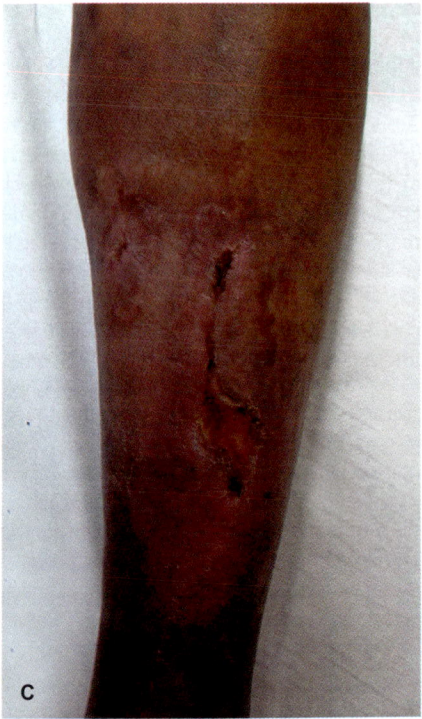

FIGURA 147.7 Úlcera pós-escleroterapia em três estágios. Sua duração foi de 13 meses. **A.** Úlcera em retorno precoce pós-escleroterapia com espuma de polidocanol 3%. **B.** Úlcera após 1 ano da escleroterapia. **C.** Cicatrização parcial após 13 meses da escleroterapia.

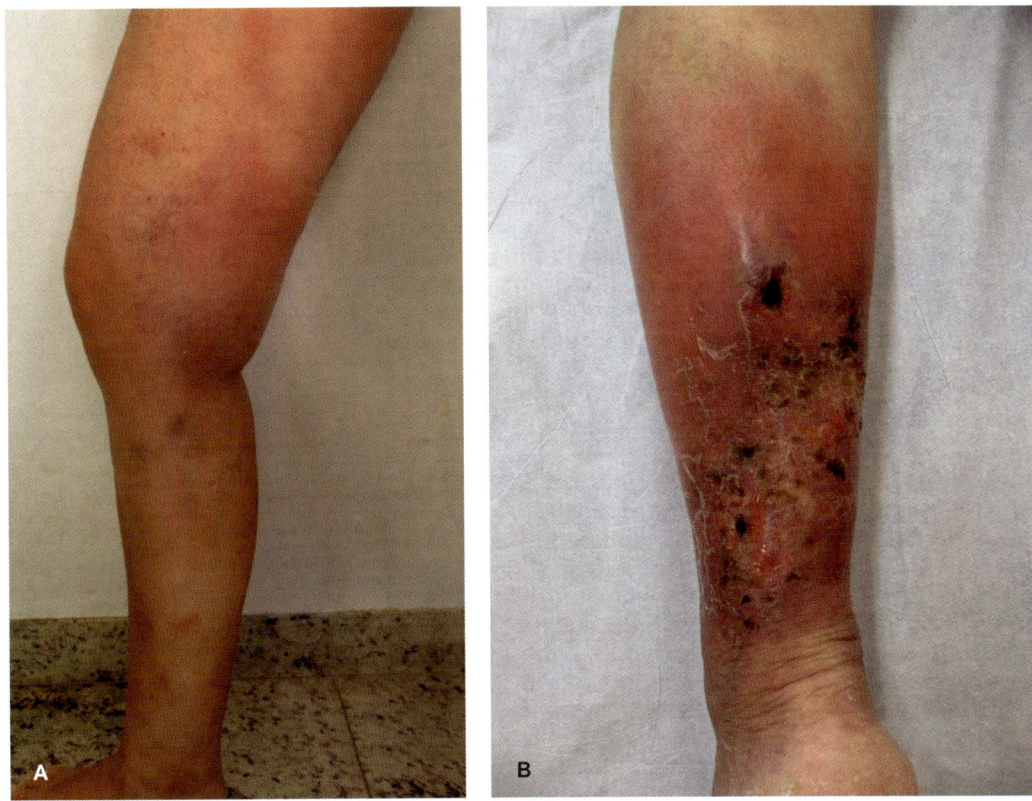

FIGURA 147.8 Reação inflamatória pós-espuma em tronco de veia safena magna. Dois exemplos de reação inflamatória.

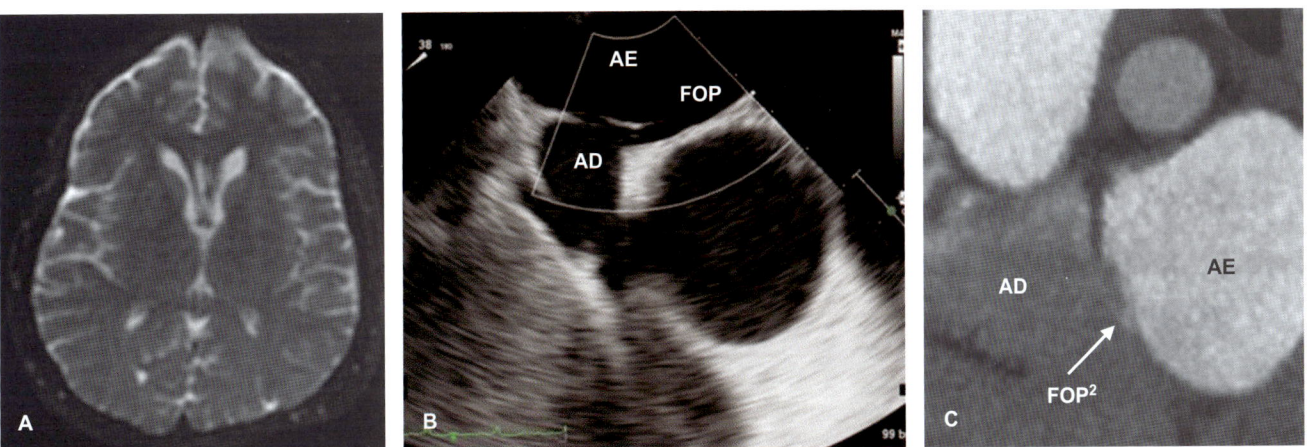

FIGURA 147.9 Exames realizados após procedimento de escleroterapia com espuma. **A.** Angioressonância magnética (angio-RM) normal. **B.** Ecotransesofágico. **C.** Angiotomografia computadorizada (angio-TC) coronariana mostrando o forame oval patente (FOP). AD: átrio direito; AE: átrio esquerdo; FOP: forame oval patente.

e para o médico. São importantes, em momentos como esse, um Termo de Consentimento Esclarecido e um bom seguro médico.

Ao considerar o tratamento de veias varicosas, condição comumente percebida como benigna, há um enorme tumulto relacionado às principais possíveis complicações neurológicas potencialmente fatais. No entanto, a literatura atual destaca pouca frequência, quando considera-se as milhões de injeções de escleroterapia aplicadas até a publicação deste livro. No entanto, precauções devem ser exercidas, particularmente em pacientes com um conhecido FOP e, talvez, naqueles que sofrem de enxaqueca.

Complicações existem em todos os procedimentos. Precisamos estar sempre preparados para elas. Lembre-se: se você não está tendo nenhuma complicação com esse método, alguém está tratando delas.

As referências bibliográficas deste capítulo se encontram no Ambiente de aprendizagem do GEN.

148

Pequenas Varizes e Telangiectasias: Histórico, Diagnóstico, Classificação e Tratamento

Kasuo Miyake ■ Marcelo Grill

Resumo

Pequenas varizes e telangiectasias representam o espectro mais estético da doença venosa, mas, mesmo quando não acompanhadas de um quadro mais complexo associado, por si só impactam na qualidade de vida dos portadores e devem ser encaradas como parte da doença. Por meio da documentação fotográfica, do uso da realidade aumentada e da ultrassonografia com Doppler colorido, o flebologista moderno é capaz de fazer um diagnóstico mais adequado da origem, da extensão e da gravidade da doença, propondo um tratamento mais adequado e individualizado, além de documentar adequadamente a evolução do quadro. O Escore 9-1 é uma classificação independente do CEAP e que sumariza os achados semiológicos dessas ferramentas. A escola Miyake orienta para o tratamento de dentro para fora, ou seja, dos pontos de origem dos refluxos em direção às pequenas veias superficiais. Para isso, o cirurgião vascular pode lançar mão da flebectomia, escleroterapia, *laser*, CLaCS, entre outros.

Palavras-chave: telangiectasias; varizes; ClaCS; *laser*; veia nutrícia; ultrassom; realidade aumentada; estética.

INTRODUÇÃO

O culto à beleza acompanha o ser humano desde a Antiguidade. Perucas, maquiagens, roupas e acessórios sempre tiveram papel importante no arsenal da vaidade. Recentemente, a aparência do corpo tem adquirido importância crescente na cultura mundial. Mesmo em países frios, mulheres expõem as pernas em noites geladas. Até mesmo os homens, antes avessos a tratamentos de cunho estético, têm procurado tratamentos de varizes não somente para solucionar problemas funcionais.

O objetivo da medicina é tratar a doença, mas o problema estético afeta a qualidade de vida e pode levar a afastamento social, obesidade e depressão. Vale lembrar alguns pontos de alta relevância, como a segurança e o conforto no tratamento e a tendência atual da desospitalização e centralização dos tratamentos. Ganham os pacientes, com menor possibilidade de complicações e mais agilidade no tratamento; ganham os médicos, com menos horas de deslocamento e mais flexibilidade de agenda; e ganham também os provedores de saúde coletiva, pois, nos casos em que a flebologia estética se sobrepõe à insuficiência venosa crônica, o custo total do tratamento é menor.

A flebologia praticada atualmente trata pequenas veias varicosas e telangiectasias com resultados encorajadores, com a disponibilidade de novos equipamentos e técnicas, tanto para auxílio diagnóstico como para terapêutica.

Neste capítulo, descreve-se principalmente o protocolo da Clínica Miyake, que se baseia na "escola Hiroshi Miyake" e na sequência dada por Kasuo Miyake, a partir de 1990. Hiroshi Miyake formou-se na Faculdade de Medicina da Universidade de São Paulo em 1962 e, curiosamente, foi colega de quarto de Francisco Maffei, na Casa do Estudante. Hiroshi focou seus estudos no tratamento das varizes dos membros inferiores desde a residência médica. Na época, o paciente ficava internado por pelo menos 2 dias e era orientado a ficar 30 dias de repouso. As incisões seguiam a máxima "grandes incisões, grandes cirurgiões", e as suturas eram feitas com fio de algodão 3.0. Quando Hiroshi começou a diminuir as incisões e usar fios de náilon "de cirurgia plástica", o fato foi considerado um desperdício e uma "frescura"; chegaram a ameaçá-lo de expulsão do Serviço. Atualmente, vemos uma verdadeira transformação na flebologia e grande aumento na possibilidade e na previsibilidade do resultado do tratamento.

A partir de 1995, com o desenvolvimento de novos métodos de escleroterapia térmica por luz, o tratamento das telangiectasias ganhou nova opção terapêutica. Como os resultados eram, na maioria das vezes, parciais, a associação da lesão térmica seguida de lesão osmolar foi o embrião da técnica CLaCS (do inglês *cryo-laser & cryo-sclerotherapy*).

Já no terceiro milênio, a ultrassonografia vascular (UV) ficou melhor, portátil e mais acessível. Em 2003, a Clínica Miyake adquiriu o primeiro aparelho de UV e, naquela época, ao ver a checagem da marcação de perna com UV, o Professor Hiroshi Miyake, com mais de 40 anos de experiência no assunto, disse a seguinte frase: "Puxa vida, Kasuo, estamos começando a aprender a operar as varizes". Descontando-se a modéstia ímpar do Professor Hiroshi, notamos uma realidade que mostra que a UV nas mãos do cirurgião vascular é um marco no resultado funcional e estético no tratamento das varizes. Em 2005, com a invenção da realidade aumentada (RA) para localização de veias no subcutâneo, o VeinViewer™, a localização de veias "invisíveis" foi facilitada. Tais veias subcutâneas são geralmente muito profundas para a visão a olho nu e muito superficiais para o mapeamento com UV.[1] As pequenas varizes ou veias reticulares, quando localizadas abaixo das telangiectasias, são denominadas veias nutrícias e quase sempre responsáveis por falhas no tratamento. Ao mesmo tempo, a associação de técnicas de escleroterapia física e química – CLaCS – conferiu maior eficiência à terapêutica, possibilitando a realização em veias com calibres maiores com sucesso, minimizando a necessidade de procedimentos cirúrgicos ou o uso de detergentes.[1] Vale lembrar o aspecto focal da técnica CLaCS: o volume injetado é mínimo e segue a lesão térmica. Essa característica evita a lesão inadvertida de válvulas/veias normais a jusante, o que pode causar *matting*.

DIAGNÓSTICO

Fotografia

Tão importante quanto o diagnóstico e a terapêutica, é a documentação. Da mesma maneira que, atualmente, não se trata uma safena sem a realização de uma UV, não se pode iniciar um tratamento de telangiectasias sem antes documentá-la. A forma mais precisa de fazer a documentação das telangiectasias é a fotografia.

O mesmo já aconteceu na cirurgia plástica. Imagine uma mulher submetendo-se a uma plástica de mama, face ou lipoaspiração sem a realização de fotografias pré-operatórias. A situação é exatamente a mesma, pois precisamos fotografar todas as áreas: as tratadas e as não tratadas.

Além disso, as exigências legais que se amontoam sobre a prática médica são justificativas suficientes para que se mantenham registros de boa qualidade e de quaisquer naturezas.

O consentimento informado é obrigatório (Art. 46 do código de ética médica) e é prudente lavrá-lo em termo escrito para integrar o prontuário. Tal texto deve ser abrangente e expressar com clareza todas as possíveis complicações, inclusive usando a palavra "morte", quando aplicável. Além do prontuário detalhado, o uso de material fotográfico é fundamental para acompanhar o tratamento e demonstrar seu resultado. A facilidade de documentação digital atualmente tornou inescusável o atendimento sem fotos. A imagem é instantânea, e ficam dispensadas revelação e ampliação, assim, não se avolumam papéis.

Fotos devem ser tiradas no primeiro atendimento, antes de qualquer intervenção, durante ou ao término do tratamento. Se houver necessidade de comparação, novas fotos devem ser feitas, buscando-se ao máximo o mesmo enquadramento, posição, ângulo e iluminação das iniciais.

A comparação deve ser feita somente entre fotos, nunca entre uma foto e a área no corpo. Isso se deve à perda de resolução e ao limite de dimensões na fotografia, se confrontada ao olho humano. Assim, preservado o critério de observação, validamos a comparação.

Não raro, os pacientes se esquecem da aparência inicial das áreas que motivaram o atendimento. Ao longo do tratamento, também é frequente a mudança do grau de exigência, e, então, insatisfeitos, eles precisam de um elemento objetivo de "antes" e "depois".

Sobre dois casos reais

Uma paciente com escore 6, de acordo com a Figura 148.1: telangiectasias complexas sem conexão com refluxo axial, fez uma sessão de CLaCS. Ligou 3 semanas após queixando-se de que as veias ainda estavam presentes. Enfurecida, solicitava o reembolso do valor gasto. Fotos foram tiradas e comparadas às iniciais, apontando o desaparecimento total de uma área de telangiectasia complexa. Notamos também, por meio das fotos pós-ClaCS mostrando as fitas adesivas coladas na pele, que as "veias presentes" eram vizinhas da área de telangiectasia complexa e ainda não tinham sido tratadas. A expectativa, aliada à ansiedade de ter as pernas livres de varizes, fizeram surgir uma noção precoce de frustração – que se demonstrou infundada (Figura 148.2). A paciente seguiu no tratamento com CLaCS e desistiu da ideia de reembolso por falha no tratamento.

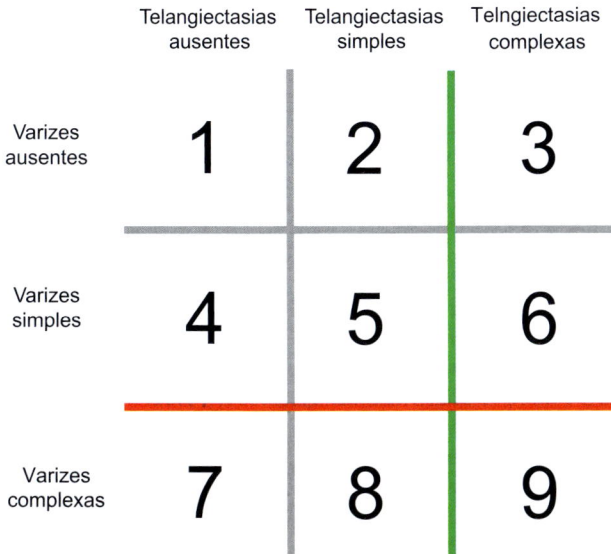

FIGURA 148.1 Escore 9-1: a *linha vermelha* representa o aparelho de ultrassonografia vascular, que define se existe refluxo em safenas/perfurantes, ou não. A *linha verde*, por sua vez, representa idealmente a realidade aumentada, definindo a presença de nutrícias ou não. Quando não há ultrassonografia vascular ou realidade aumentada, testes com garrote, palpação, iluminação, transiluminação e falha no tratamento podem ser um recurso para auxiliar a classificação do paciente/da lesão.

Outra paciente com escore 6, que já vinha se submetendo a tratamento, após duas sessões disse ter notado o surgimento de outros vasos. Insinuava ainda que o *laser* os tinha causado. Novas fotos foram feitas e comparadas às iniciais, demonstrando que tais vasos estavam presentes desde antes. Compreendemos então que os vasos que chamaram sua atenção, ganharam destaque tão somente pelo desaparecimento dos outros, antes, muito mais evidentes. É importante salientar que qualquer técnica de tratamento de veias está sujeita a *matting*. A fotodocumentação do antes e do depois ajuda a confirmar se as telangiectasias eram preexistentes ou podem ser consideradas *matting*.[2]

Como fotografar e comparar as fotos pré e pós-tratamento

Já investimos muito em equipamentos fotográficos e *software* complicados desenvolvidos especificamente para a medicina. Além de ter custo altíssimo, ficamos reféns do *software* e da assistência técnica precária e desinteressada. Felizmente, a tecnologia evoluiu muito e já podemos utilizar câmeras e *flashes* de uso amador para capturar e comparar imagens.

Protocolo de fotografia da Clínica Miyake

- Câmera *digital single-lens reflex* (DSLR), que é uma câmera fotográfica que troca as lentes, e a imagem que vemos passa por dentro da lente que vai fotografar
- *Flash* externo com a possibilidade de girá-lo 180°, a fim de direcioná-lo para o teto da sala (que deve ser branco)
- Dois dispositivos (tela + computador ou tablets)
- Maca e máquina sempre na mesma altura
- Sempre iniciar com as fotos panorâmicas (Pan)
- Padronizar distância e abertura da lente
- Padronizar posições dos pacientes. Alguns truques ajudam a fazer com que as pernas fiquem na mesma posição da foto prévia: manter o quadril sempre paralelo à maca, quando as pernas estiverem esticadas, o afastamento dos pés deve ter a distância de um palmo. Quando alguma perna estiver dobrada, o respectivo joelho deve estar no ângulo de 90°
- Sempre fotografar perpendicular à superfície desejada.

Comece tirando a foto Pan, que é executada em *zoom out*. Incluir o pé e a cintura. Depois, documente os detalhes. Atente para a(s) veia(s) que mais incomoda(m) o paciente; telangiectasias combinadas (idealmente fotografadas com e sem RA) e áreas internas e externas dos pés. Muitas vezes, a câmera não consegue buscar o foco automaticamente. Isso ocorre geralmente em coxa, quando não há telangiectasias ou elas são muito finas. O foco automático se torna mais difícil também se a câmera não está muito estática e/ou se a luz do ambiente é ruim. Ainda, quanto mais luz tiver a lente (maior diâmetro e maior preço em exponencial) melhor será a fotografia e menor será a dificuldade de foco automático. Quando estamos usando a RA, a máquina encontra o foco rapidamente. Dispondo da RA e quando há dificuldade de foco, um truque é iluminar com a RA, travar o foco, tirar a RA e fotografar. Outras opções são: colocar algum objeto plano junto à pele para travar o foco ou passar o foco para o "M" e focar manualmente. Tiradas as fotos de um lado do corpo, passe para o outro lado, tire a foto Pan em *zoom out* e inicie a documentação contralateral. Na sequência, o paciente vira de bruços, e o protocolo se repete. Na Clínica Miyake tiram-se 20 a 50 fotos por paciente. Ao fim da sessão, tire as quatro fotos Pan com os adesivos das áreas tratadas.

A refoto é a parte que exige maior treinamento, pois é fundamental acessar as fotos pré-tratamento para se estudar o enquadramento e os mesmos ângulos. Com o tempo, percebemos a proporção da

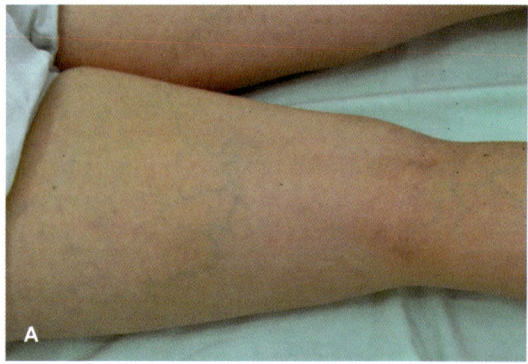

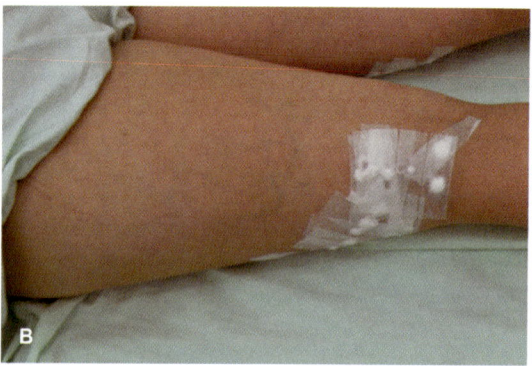

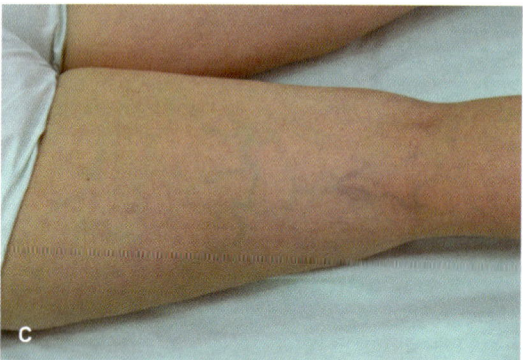

FIGURA 148.2 **A.** Fotodocumentação no dia que a paciente retornou, queixando-se da falta de resultado. **B.** Fotodocumentação da área tratada no dia da primeira consulta. **C.** Aspecto da perna antes do tratamento. Notamos a telangiectasia complexa em coxa posterior distal.

área do corpo em relação à lateral do visor, o que consta em cada ângulo do visor e etc. Feita a refoto, podemos examinar as fotos em ambos os dispositivos e, com o paciente, avaliar a resposta ao tratamento (Figura 148.3).

A fotografia não somente protege a relação médico-paciente como também ajuda a melhorar nossa técnica. Só com um parâmetro objetivo é que podemos saber o quanto nossa técnica realmente está funcionando.

Existem *software* e *hardware* que fazem o *ghost effect* onde a foto prévia fica semitransparente. Tal recurso pode ajudar, mas também exige treino para posicionar o paciente em cima da imagem. Esse recurso é o que chamamos de RA (*video see through*, algo como interagir o real com o virtual pelo vídeo), e demanda que as fotos sejam feitas com *tablet* ou *smartphone*.

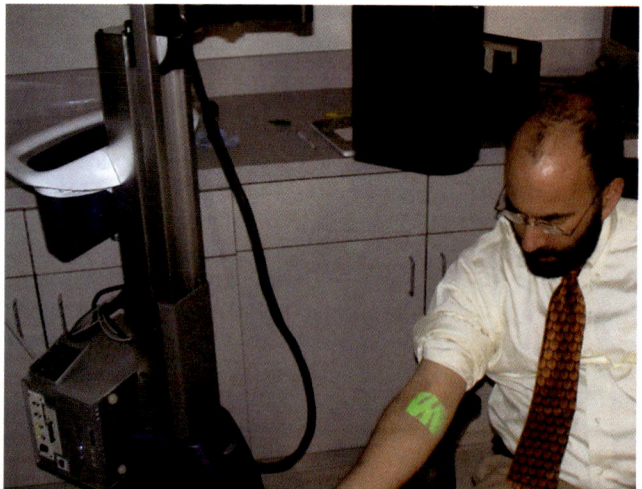

FIGURA 148.3 Exemplo de como a refoto pode ser carregada no *tablet* e obtermos o antes e o depois, com possibilidade de *zoom* e alta qualidade.

Realidade aumentada

A escola Hiroshi Miyake entende que as veias nutrícias são responsáveis pelo insucesso no tratamento das telangiectasias. Após Takayanagui inventar o uso das agulhas de crochê para a remoção de segmentos venosos,[3] Hiroshi relatou o "tratamento cirúrgico" das telangiectasias. A técnica descrevia a retirada das veias nutrícias, na qual elas eram localizadas por visualização direta de algum segmento e tração minuciosa das mesmas. Após a pesca de algum ramo com agulhas de crochê, seguimos tracionando com muito cuidado e fazendo mini-incisões escalonadas, até a completa retirada das nutrícias abaixo de áreas de agrupamentos de telangiectasias. No fim de 2004 e início de 2005, iniciou-se uma parceria entre a Clínica Miyake e o inventor de um novo aparelho "mapeador de veias subcutâneas", o Professor Herbert Zeman (Figura 148.4). Tratava-se de um protótipo que filmava a pele em infravermelho, processava a imagem em uma fração de segundos e projetava sobre a pele em luz verde. Por usar a pele como tela de projeção e misturar a imagem real com a virtual, pertence à categoria denominada "realidade aumentada" espacial.[4] Esse aparelho foi denominado VeinViewer™.

Criada para auxiliar em punções para acesso venoso em membros superiores, o uso da RA na flebologia para identificar as veias nutrícias foi idealizado por Kasuo Miyake e também ficou conhecida como o primeiro uso de RA no diagnóstico e no tratamento médico.[5] Foi realizado, então, um estudo inédito sobre RA em tratamento médico, que concluiu que as veias nutrícias eram vistas com facilidade e com prevalência muito maior do que a esperada. Desde então, passamos a utilizar RA para o diagnóstico de todos os pacientes tratados na Clínica Miyake.

Ultrassonografia com Doppler colorido

A ultrassonografia com Doppler colorido é a única ferramenta de propedêutica armada não invasiva que consegue revelar a morfologia dos vasos e a hemodinâmica da circulação em tempo real,

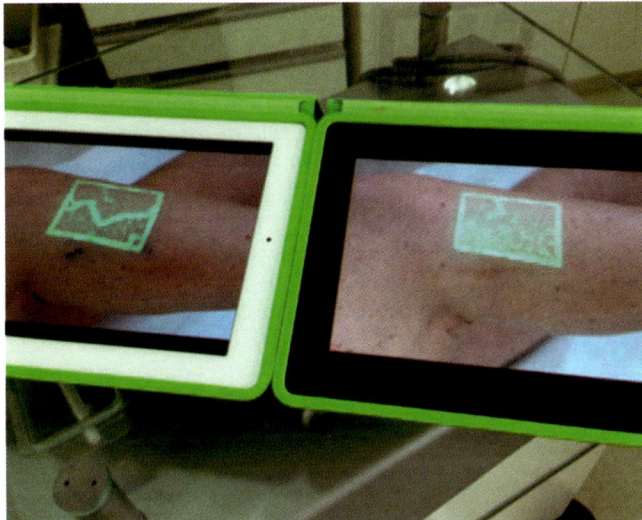

FIGURA 148.4 Professor Herbert Zeman demonstra o VeinViewer™ em abril de 2005, em Memphis, Tennessee, EUA. O equipamento filma em infravermelho, processa as imagens e projeta continuamente um filme da imagem das veias sobre a pele. O aparelho e o paciente devem estar estáticos, pois a imagem tem um atraso de uma fração de segundos. A imagem fica exatamente em cima das respectivas veias, pois a câmera está a 90° do projetor e ambos usam o mesmo caminho óptico por meio de um *hot mirror* – como os existentes em câmeras *single-lens reflex* (SLR).

QUADRO 148.1	Classificação clínica do CEAP.[6]
Classificação CEAP	**C de "clínico"**
C0	Sem vasos
C1	Telangiectasias e veias reticulares
C2	Varizes assintomáticas
C3	Edema
C4	Pigmentação, eczema e dermatoesclerose
C5	Úlcera cicatrizada
C6	Úlcera aberta

o que faz dela o método diagnóstico de eleição para todo o espectro de doenças venosas dos membros inferiores.

Para as pequenas varizes, isso não é diferente. O simples exame clínico consegue revelar, com a precisão necessária para indicar ou não um procedimento invasivo, se aquele vaso está ou não relacionado com um refluxo troncular.

Ainda, é a ultrassonografia que guia a termoablação, a escleroterapia e, até mesmo, a flebectomia de veias mais profundas que 5 mm, em que nem mesmo com a visão amplificada com a RA podemos enxergar.

São essas características que fazem com que o domínio dessa ferramenta seja essencial para o médico que queira se dedicar para o tratamento de varizes, desde o diagnóstico diferencial entre telangiectasias relacionadas ou não a uma veia perfurante, por exemplo, até a identificação de pontos de escape com habituais, como varizes pélvicas ou malformações vasculares.

CLASSIFICAÇÃO DAS LESÕES VENOSAS SUPERFICIAIS

Atualmente, as possibilidades de tratamento das varizes e telangiectasias são numerosas. No entanto, o sucesso depende não apenas do domínio da técnica, mas principalmente do diagnóstico e da classificação precisa.

A doença venosa crônica tem sido classificada por diversos sistemas. Essas classificações são de fundamental importância para permitir que os pesquisadores comuniquem seu diagnóstico e tratamento. O sistema mais usado é o de classificação clínica, etiológica, anatômica e fisiopatológica (CEAP, do inglês *clinical-etiology-anatomy-pathophysiology*). O Quadro 148.1 mostra a representação da letra C na classificação CEAP simplificada. Lembramos que um paciente classificado como C0 pode ter refluxo em safenas magnas compensado por bombeamento eficiente das panturrilhas e ótima qualidade de vida. O mesmo pode ocorrer com C1, com um refluxo de safena magna, conectado a uma tributária, que mantém a pressão nas nutrícias de um tufo de telangiectasias complexas resistentes

à escleroterapia química ou térmica ou por CLaCS. Notemos, na classificação CEAP, que o estadiamento é feito baseado na ectoscopia, não na ultrassonografia ou pelo uso da RA. Por ser a classificação mais utilizada e ter a ectoscopia como base, acreditamos que esse fato reforça ainda mais a importância da fotodocumentação na flebologia.

O diagnóstico com RA, somado à experiência do uso da UV em todos os pacientes, nos levava a duas perguntas decisivas para o sucesso terapêutico:

1. Existem varizes e elas estão relacionadas a refluxo em safenas e/ou perfurantes (varizes simples [VS] ou conectadas a refluxo axial e, portanto, complexas)?
2. Existem telangiectasias e elas estão associadas a veias nutrícias (telangiectasias simples ou complexas)?

A partir dessas perguntas foi desenvolvido, por Kasuo Miyake, com o auxílio do colega radiologista John Davidson, o escore 9-1 (Figura 148.1).[7]

Varizes complexas

As varizes complexas (VC) apresentam-se como veias superficiais, dilatadas e tortuosas, com refluxo venoso consequente a disfunções de safenas e/ou perfurantes, podendo ou não estar associadas a sintomas (edema, peso, cansaço e queimação).

Varizes simples

As varizes simples (VS) são as que, apesar de visíveis, não estão associadas a refluxos nas safenas e/ou perfurantes. Têm calibres variados, desde pequenos segmentos de veias mais calibrosas até veias reticulares, que apresentam um calibre menor e são de localização dérmica. Podem ou não estar associadas a sintomas (edema, peso, cansaço e queimação).

Telangiectasias complexas

Geralmente, apresentam-se como aglomerados, sob a forma de veias dérmicas e de fino calibre associadas a veias nutrícias,[a] que formam vias de drenagem incompetentes para o sistema superficial e/ou profundo, aumentando a pressão das telangiectasias e dificultando o tratamento.[3,8,9] Podem ou não estar associadas a sintomas (edema, peso, cansaço e queimação).

- Há três maneiras de inferir a presença da veia nutrícia: visualização a olho nu e/ou por meio transiluminação e/ou RA
- Teste da descompressão: comprimir e descomprimir subitamente a telangiectasia e observar a velocidade de reenchimento. Reenchimento rápido, geralmente menor do que 1 segundo,

---

[a]O termo *veia nutrícia* é doravante preferido em substituição ao termo *veia matriz*. Essa designação busca se aproximar dos seus equivalentes em espanhol (*nutricia*), francês (*nouricierre*) e inglês (*feeder vein*).

indica a presença de pelo menos uma veia nutrícia falha no tratamento: se uma área responde menos do que as outras e não foi diagnosticada a presença de veias nutrícias, sugerimos um novo exame com ultrassonografia e RA.

Telangiectasias simples

Apresentam-se geralmente isoladas, com localização dérmica e de fino calibre, sem associação a uma veia nutrícia. Há autores que as classificam de acordo com o formato: linear, arborizada, aracniforme ou papular.[10] Porém, eles não discriminam se formatos arborizados ou aracniformes estão associados a veias nutrícias. O importante, no entanto, para definição do tratamento é unicamente distingui-las das telangiectasias combinadas.

A classificação aqui proposta tem o intuito de guiar as indicações dos tratamentos, guiando o paciente para o escore 1 (sem varizes e sem telangiectasias), mas não tem o intuito de substituir o CEAP, que é voltado para estudos focados em sintomas – tanto que, de forma geral, usamos apenas o "C" do CEAP para classificar os pacientes.[11]

O exame clínico auxiliado pela UV (linha vermelha na Figura 148.1) e a RA (linha verde na Figura 148.1) facilitam e aumentam a precisão na identificação do escore. O escore pode ser dado para o paciente como um todo, indicando ou não a necessidade de safenectomia ou termoablação intravenosa (escores 9, 8 e 7) ou para uma lesão localizada. Exemplo: paciente do sexo feminino, com refluxo em safena e presença de nutrícias é escore 9. Porém, se o refluxo de safena não está diretamente relacionado com as nutrícias, o bombeamento de panturrilhas é bom e não há sintomas, uma lesão em lateral de coxa pode ser considerada escore 6. Ainda, nessa mesma paciente, uma telangiectasia em nariz é escore 2 (telangiectasias simples).

DISCUSSÃO SOBRE O ESCORE 9-1

- Escore 9: pode ser atribuído a um paciente CEAP1 até um CEAP6, desde que a UV detecte refluxo em algum segmento de safena e/ou alguma veia perfurante (Figura 148.5)
- Escore 8: é um dos mais raros, pois, quando há refluxo, geralmente há nutrícias. Porém, existem casos de pacientes com refluxo em safenas e raras telangiectasias

- Escore 7: pacientes com refluxos nas safenas, varizes e sem telangiectasias. Comum em homens. Quando não há varizes ou telangiectasias aparentes e há sintomas, pacientes com escore 7 podem ser erroneamente taxados como portadores da "síndrome da perna cansada". Outro diagnóstico dado erroneamente é o de "varizes internas"
- Escore 6: mais comum. A prevalência de veias reticulares em áreas com agrupamentos de telangiectasias é de 100%, enquanto a prevalência das mesmas veias em áreas sem telangiectasias e consideradas normais pelas pacientes é de 26% ($p < 0,0001$)[12] (Figuras 148.6 e 148.7)
- Escore 5: semelhante ao escore 8, porém em vez de refluxo em safenas, há presença de pequenas varizes. Importante lembrar que as telangiectasias não estão próximas e/ou conectadas às pequenas varizes
- Escore 4: presença de pequenas varizes e sem telangiectasias. Comum em adolescentes com veias reticulares em cavos poplíteos e coxa posterior. Tais casos eram geralmente tratados com flebectomia por agulha de crochê para evitar a pigmentação ocasionada por escleroterapia. Atualmente, tratamos com a técnica CLaCS e é um típico exemplo de excelente resposta
- Escore 3: representa pequenos agrupamentos de telangiectasias, onde as nutrícias são veias de calibre muito pequeno (não consideradas veias reticulares) e alta pressão. Ocorrem em face e tronco. Conhecidos também como "*spiders*"
- Escore 2: é a telangiectasia simples. A falha no tratamento é uma das formas de diagnosticar a telangiectasia complexa. Dessa maneira, é muito comum uma lesão escore 6 receber a classificação escore 2
- Escore 1: sem veias antiestéticas aparentes e sem refluxos.

INDICAÇÃO SEGUINDO O ESCORE 9-1
Escore 9-7

O Quadro 148.2 ilustra indicações de tratamentos, de acordo com a complexidade da lesão. O refluxo troncular eleva a pressão venosa nas varizes. Quando o paciente tem sintomatologia associada, a indicação do tratamento do(s) refluxo(s) é clara. No nosso grupo,

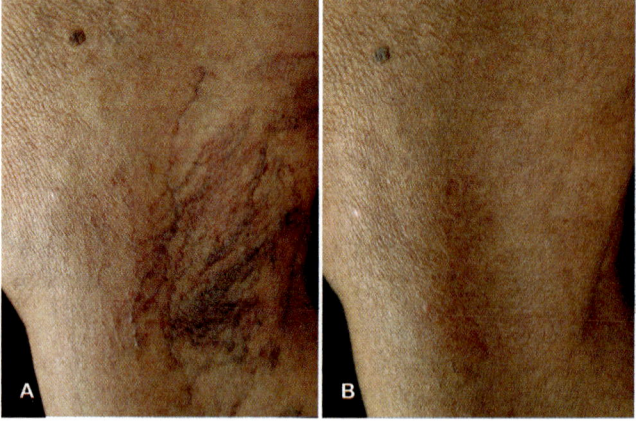

FIGURA 148.5 A. Paciente com história de inúmeras tentativas de tratamento sem sucesso e ausência de dor ou edema. Presença de telangiectasias, veias nutrícias à realidade aumentada e refluxo longo em safenas à ultrassonografia vascular. Nessas condições, recebe o escore 9. **B.** Após tratamento de safenas e ressecção de colaterais, CLaCS guiado por realidade aumentada em nutrícias e telangiectasias, recebe o escore 1. Quando novas telangiectasias aparecem, o escore é 2 e se, com os anos, aparece uma nova telangiectasia complexa, o escore volta para 6.

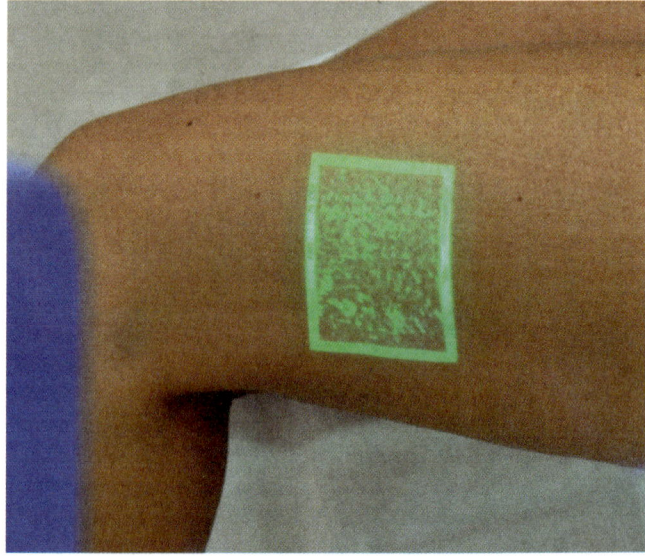

FIGURA 148.6 Paciente com queixas de veias na face e 100% satisfeito com a aparência das pernas. Ao avaliarmos, notamos a ausência de veias visíveis a olho nu e ao mapeamento com realidade aumentada.

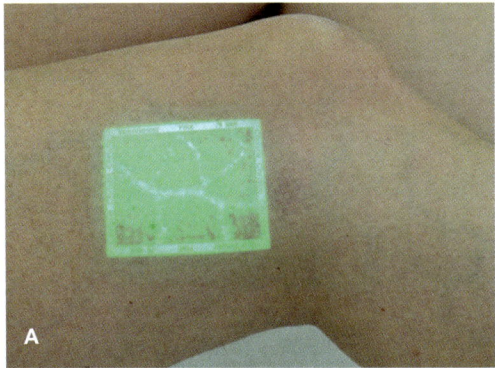
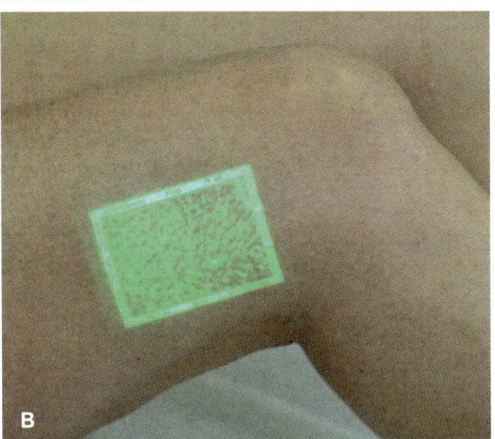
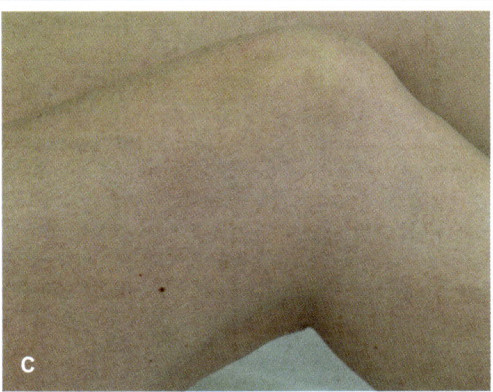

QUADRO 148.2	Indicação de tratamento segundo o escore 9-1.		
	Sem telangiectasias	Telangiectasias simples	Telangiectasias complexas
Sem varizes	1	2	3
Varizes simples	4	5	6
Varizes complexas	7	8	9

FIGURA 148.7 A. Avaliação pré-tratamento. **B.** Resultado após 2 sessões de CLaCS (6 semanas). **C.** Fotodocumentação da mesma data da foto B, porém sem a realidade aumentada. Notamos que, além de alcançarmos a resolução total da telangiectasia complexa, a região de joelho lateral inferior aparenta menos idade, por ter menos veias reticulares visíveis a olho nu.

o tratamento de escolha para refluxo em safenas, desde janeiro de 2010, é o *laser* 1.470 nm com fibra radial. A escolha do *laser* intravenoso já faz parte do protocolo de inúmeras equipes, mas ainda há serviços que usam safenectomia, radiofrequência, espuma ecoguiada e ténicas não térmicas, não tumescentes (NTNT). De qualquer modo, feito o tratamento do refluxo axial (de magnas e/ou perfurantes), o escore cai para 6 ou menos.

Quando a sintomatologia é leve ou esporádica, ou quando há refluxo; porém, não há sintomas, e há dúvida na preservação ou não da safena, um exame diagnóstico de grande valia é a fotopletismografia. A fotopletismografia é um exame que avalia o bombeamento venoso resultante das contrações musculares na panturrilha e o tempo de enchimento capilar (TEC), que pode ser mais curto secundariamente ao refluxo em safena(s) e/ou perfurante(s). O TEC diminuído tem correlação com o aumento da pressão venosa ambulatorial e pode auxiliar a identificar pacientes que terão benefício

hemodinâmico do tratamento das safenas. Difere da pletismografia a ar por ser de mais fácil execução, ter menor custo e ser mais rápido, e, com um garrote, simulamos a retirada de safena(s) e/ou perfurante(s). Atualmente, não temos mais representantes desses aparelhos no Brasil, o que dificulta o acesso a esse exame.

Escore 6-3

Para escore 6 ou inferior, indicamos CLaCS primariamente. Eventualmente, fazemos flebectomia em veias com diâmetro da luz maior que 1,5 mm. Entre 2005 e 2015, o parâmetro definido de forma empírica era 1,8 mm, porém, mais recentemente, diminuímos para 1,5 mm, mas esse número não é preciso, pois podemos flebectomizar uma veia de 1,0 mm, que tem refluxo contínuo ou se conecta diretamente com uma veia de refluxo contínuo, ou "clacsar" um segmento de veia de pressão baixa e que atinge mais de 2,0 mm. Quando a equipe da Clínica Miyake tratava escores 7+ no hospital e sob bloqueio locorregional, a quantidade de veias flebectomizadas era maior. Atualmente, dispomos de centro cirúrgico na Clínica Miyake e realizamos os procedimentos apenas com anestesia local, com ou sem sedação associada. Ter a flebosuíte dentro do centro cirúrgico nos permitiu associar o CLaCS à termoablação e diminuir sensivelmente a quantidade de flebectomia.

Para quem não utiliza o *laser* intravenoso ou o *laser* transdérmico, indicamos a flebectomia combinada com a escleroterapia com glicose – arsenal utilizado por Hiroshi Miyake por décadas. Não indicamos esclerosantes detergentes (em forma de espuma ou não), devido ao alto índice de complicações como a pigmentação em 20 a 30% dos casos e complicações maiores, como TVP e óbito por anafilaxia (a maioria não publicada).

ESCORE 2

É muito mais raro do que se imagina (quase sempre há uma nutrícia escondida quando se avalia com RA e, portanto, é escore 6, não 2). Responde facilmente a glicose 50 ou 75%. Mesmo assim, optamos por CLaCS, para obter o resultado mais rapidamente. Outros serviços usam somente o *laser* transdérmico ou esclerosantes.

DESCRIÇÃO DAS TÉCNICAS DE TRATAMENTO DE PEQUENAS VARIZES (ESCORE 2-6)

Flebectomia

A flebectomia é o procedimento cirúrgico para retirada de pequenas varizes. Essa é a melhor nomenclatura, pois se equipara à literatura internacional (*phlebectomy*). No Brasil, era conhecido por "micro" ou técnica da agulha de crochê, ou minicirurgia por agulha de crochê.

A remoção cirúrgica com técnica da agulha de crochê é o tratamento consagrado para varizes nos membros inferiores. Devido a sua simplicidade e eficiência, essa técnica pode ser empregada, tanto em uma cirurgia de varizes de grande porte, como em cirurgias ambulatoriais realizadas com anestesia local.[3]

Nas telangiectasias combinadas, a remoção cirúrgica das veias nutrícias é essencial para se obter bom resultado, e a remoção cirúrgica era o tratamento de escolha para esse fim.[13]

Marcação venosa (ou mapeamento)

Momento crucial do tratamento cirúrgico, é recomendável que a marcação prévia das varizes seja realizada fora do centro cirúrgico, com uso de UV e RA. O mapeamento na sala cirúrgica não é recomendado, já que aumenta o tempo de sala e acentua a ansiedade do paciente, além da iluminação ser inadequada, prejudicando o procedimento. A marcação deve ser feita com o paciente inicialmente em decúbito e, após, em posição ortostática. Em decúbito, a pele sede para os lados, e a iluminação incide perpendicularmente, facilitando a visualização de veias pouco aparentes. Utilizamos tintas do tipo "marcador permanente", também resistentes a antissépticos, inclusive aqueles de base alcoólica. Recomendamos marcar apenas os pontos onde se tem certeza da presença do vaso ou, em casos mais complicados, os pontos onde se acredita existir o vaso. É desaconselhada a marcação com traço contínuo, pois, como as veias frequentemente não são visíveis em toda sua extensão, o desenho sobre as varizes não é fidedigno.

Quando a visualização é difícil, a palpação é imprescindível. Depressões focais geralmente representam a localização de uma veia. A palpação de um orifício na fáscia pode indicar o local de uma veia perfurante. As veias perfurantes são demarcadas ainda com um círculo e um traço cruzando o círculo, indicando o sentido da incisão. Com o uso da RA, a marcação de perna torna-se mais rápida e precisa. Não depende tanto de palpação ou boa iluminação da sala.

Podemos ainda obter mais precisão com a marcação por pontos ou pequenos traços (veias mais calibrosas), ou ainda com canetas de diferentes calibre ou cores. Nesse caso uma marca em cor variada pode indicar calibre diferente ou dúvida na localização do vaso.

Se disponível, a UV é outra arma da qual se dispõe para a marcação correta das varizes nos membros inferiores. É um método de imagem e documentação. Entre outros objetivos, ajuda a localizar veias nutrícias mais profundas e aponta os casos de duplicação da safena. Segmentos residuais de safena não removidos durante a flebectomia podem representar falha do tratamento e/ou sofrer trombose.

A já citada RA será, com o tempo, considerada um marco revolucionário no mapeamento das varizes e aumenta a precisão do tratamento.[12]

Anestesia

A anestesia local em uma cirurgia ambulatorial de varizes pode ser realizada em dois tempos, para minimizar o desconforto do paciente.[14] Uma vez demarcados os vasos a serem eliminados, iniciamos o primeiro tempo da anestesia local subcutânea na primeira marca de caneta. O segundo botão anestésico só é feito na quarta marca, e seguimos assim, anestesiando uma e pulando duas marcas. Finalizado esse processo, o médico passa à escovação das mãos e antissepsia local. O segundo tempo – praticamente indolor – é iniciado 10 minutos após, complementando-se a anestesia por via subcutânea a partir dos pontos previamente anestesiados. Esse método permite que, no primeiro tempo, sejam aplicadas de 30 a 40% das injeções, e, no segundo, com o local pouco sensível, complementamos a anestesia, atenuando a dor.

Na Clínica Miyake, a anestesia local de escolha é a lidocaína, por sua segurança e extensa experiência no uso. Não adicionamos vasoconstritor e nem bicarbonato. A apresentação comercial mais comum com diluição a 2% pode ser diluída na proporção uma parte de anestésico para duas partes de soro fisiológico e, mesmo assim, um pequeno volume de solução é suficiente para fazer os botões da pré-anestesia, ou mesmo para realizar todo o procedimento, se a quantidade de flebectomia não for grande. Em casos mais extensos ou quando vamos realizar a termoablação com *laser* concomitante, a solução é diluída na proporção de uma parte de anestésico a 1% para 40 partes de soro fisiológico, resultando em uma solução de praticamente 0,1%.

A adição de vasoconstritor (epinefrina ou outro) prolonga o efeito da anestesia, por reduzir a taxa de absorção vascular e a subsequente metabolização da anestesia local. A vasoconstrição diminui o sangramento local, proporcionando um campo cirúrgico mais limpo. Por outro lado, o uso de grande quantidade da solução pode causar ansiedade, taquicardia e mal-estar em pacientes mais sensíveis. Outra complicação rara, mas descrita, é a necrose de pele secundária ao uso da associação de anestesia local com vasopressor.

Técnica da agulha de crochê

Paciente em decúbito, com anestesia local, bloqueio regional ou anestesia geral. Realizadas a antissepsia e a colocação de campos cirúrgicos estéreis, iniciamos o procedimento, com incisões de aproximadamente 1 mm, com bisturi lâmina 11, no sentido das linhas de força da pele (geralmente perpendicular ao eixo longitudinal da perna), perfurações com agulha 12 G ou bisturi oftalmológico 15. Com treino, ao introduzir a agulha de crochê 0,6 mm ou 0,75 mm, percebemos a veia na ponta do instrumento. É macia e elástica, ao contrário das traves do subcutâneo, que são duras e ásperas. Nervos parecem ora veias, ora traves, e, se soltos, retraem-se mais lentamente do que as veias, por serem menos elásticos. Em caso de dúvida, devemos soltar a estrutura, a fim de observar a retração ou abortar sua extração. Em caso de dúvida, sugerimos deixá-la e, se realmente for uma veia, esclerosá-la posteriormente. Minimize a possibilidade de lesar nervos.

O ideal é que as veias varicosas sejam exteriorizadas, pinçadas e tracionadas com auxílio de pinça mosquito por incisões escalonadas em 1 a 2 cm, até um segmento de veia normal que, possuindo calibre superior a 2 a 3 mm, deverá ser ligado.

O melhor resultado estético é obtido, independentemente do tipo de incisão, com a mínima manipulação das bordas. Veias de maior calibre necessitam de acessos maiores. Incisões de 2 mm, quando bem-cuidadas, marcam menos do que perfurações com agulha 12 G com bordas muito manipuladas.

Escleroterapia intraoperatória

Deve ser realizada com glicose 50 ou 75% e em pequenos volumes. Na eventual passagem do esclerosante para o sistema venoso profundo, pela supressão da dor e dos reflexos na anestesia, aumenta consideravelmente o risco de trombose venosa profunda. Por esse motivo, evite injetar em veias perfurantes, ou próximo delas. Os pés são particularmente suscetíveis ao edema. Após o procedimento, devemos massagear a região da panturrilha.

Escleroterapia e multiperfuração do vaso

Algumas telangiectasias muito dilatadas ou varizes de pequeno calibre, difíceis de serem extirpadas cirurgicamente, quando submetidas à escleroterapia, evoluem quase sempre formando trombos. Nesses casos, durante a cirurgia, minutos após a injeção do esclerosante, procedemos à drenagem imediata do coágulo, por meio de múltiplas miniperfurações ao longo do trajeto do vaso, com agulha 12 G. Ao fim, fazemos o curativo compressivo de proteção.[15] A multiperfuração também pode ser feita após a escleroterapia intraoperatória em telangiectasias finas.

Teste da desconexão

O teste da desconexão (TD) foi desenvolvido como um indicador preditivo para o tratamento cirúrgico das telangiectasias combinadas.[16] Retiradas as veias nutrícias, são removidos eventuais pequenos coágulos das perfurações de flebectomia. Infundimos, então, solução esclerosante nas telangiectasias, para observar extravasamento ou não pelos orifícios. Se houver extravasamento, deduzimos que a desconexão foi efetiva (TD+). Se não houver, a solução pode ter se infiltrado no subcutâneo ou sido drenada por outras veias nutrícias.

Sutura

As mini-incisões feitas com bisturi de lâmina 11 ou com agulha 12 G são extremamente reduzidas, geralmente prescindem de sutura. Veias mais calibrosas requerem incisões maiores e, havendo necessidade de aproximação das bordas, procedemos à sutura com pontos simples de fio monofilamento 6-0. Quando, após a retirada da veia, as bordas permanecem afastadas, pode ser prudente suturar com um ponto simples (6-0). Esse tipo de sutura serve apenas para coaptação das bordas, devendo ser retirado em 48 a 72 horas.

Curativo

Pequenas tiras de fita adesiva estéreis devem ser coladas sobre as perfurações ou incisões, sem tentativa de aproximação de bordas. A tentativa de aproximação das bordas com o uso de fita adesiva estéril com segmento maior que 1 cm pode levar à isquemia da derme e à lesão bolhosa – frequentemente confundida com processo alérgico. Os membros devem ser envoltos em compressas contidas por algodão ortopédico, e, sobre ele, realizamos compressão com duas ataduras de crepe. O paciente permanece com o curativo compressivo por 6 a 12 horas, e as fitas adesivas são removidas cerca de 7 dias após.

Cuidados pós-operatórios

A marcação das veias auxiliada por UV e RA aumenta a assertividade na "pesca" das veias e na ligadura/termoablação de perfurantes. Esses cuidados abreviam o repouso pós-operatório. A cirurgia ambulatorial das varizes pode retirar uma quantidade limitada de veias, restrita geralmente pela dose de anestésico local. Nessa situação, recomendamos o repouso relativo até o dia seguinte cedo. Podemos liberar para a posição ortostática preferencialmente quando o paciente dispõe de meia de compressão de boa qualidade (comprimindo de forma regressiva dos pés ao joelho, não formando garrote nos joelhos). Não se deve molhar as fitas adesivas nas primeiras 48 horas, as quais devem ser protegidas com filme de PVC (o mesmo usado para cobrir alimentos), enrolado de baixo para cima, e com fita crepe, passada na extremidade proximal, de forma a vedar eventuais entrada de água. O paciente deverá permanecer afastado de atividades física dos membros inferiores por 1 semana. A área operada não poderá ser exposta diretamente ao sol, sob pena de discromias, pelo período de 1 a 3 meses, ou até que desapareçam as equimoses e as marcas das perfurações e incisões.

Meias de compressão

Atualmente, as meias de compressão têm elasticidade de melhor qualidade, melhor respirabilidade, melhor durabilidade da compressão e são mais bonitas. Há modelos que chegam a ter 18 possibilidades de formatos de pernas. Vale lembrar que, se o formato da meia não for proporcional ao formato da perna, a compressão será alterada, e o gradiente de pressão pode se inverter. Outro ponto esquecido é que o sangue ajuda a regular a temperatura dos tecidos, e uma meia que esquenta, principalmente em climas quentes, pode piorar o quadro, pois causará vasodilatação e, consequentemente, mais edema. Ao receitar meias, faça uma reavaliação do paciente e veja se a meia adquirida tem qualidade, está sendo bem calçada e se proporciona conforto e não garroteamento.

Complicações da flebectomia

Pigmentação

Pacientes com pele tipos IV e V, como das raças amarela e negra, tendem a desenvolver hiperpigmentação nos locais das perfurações.[17]

Queloide

Pacientes com cicatriz queloideana em outras áreas do corpo merecem especial atenção e cuidado redobrado. Por outro lado, mesmo os pacientes portadores de queloides raramente os desenvolvem nas pernas. Ainda assim, se a derme for traumatizada durante a extração do vaso, o risco existe.

Tufos de telangiectasias secundárias

Nos locais das perfurações, surgem manchas escuras semelhantes a equimoses traumáticas. Ocorrem algum tempo após a lesão da parede do vaso, durante tentativa mal-sucedida de extraí-lo.

Ao se remover um segmento de veia, fazemos necessário que a extração seja executada em todo seu trajeto, até o ponto em que a veia pareça normal. Caso contrário, havendo ainda refluxo na região do coto, em pouco tempo, esses tufos surgirão. Outra situação causadora é a persistência de um pequeno segmento venoso de difícil extração pela associação a uma veia perfurante.

Lesão de nervos

Nervos subcutâneos podem ser lesados ou até mesmo extirpados acidentalmente durante o procedimento. As principais áreas de risco são as regiões junto à porção proximal da fíbula (nervo fibular) e ao terço distal posterior da perna (nervo sural). A lesão inadvertida do nervo fibular leva ao pé caído. Em situações como essa, devemos procurar um neurocirurgião ou ortopedista especializado em microcirurgia. A lesão do nervo sural, que percorre o terço distal da perna ao lado da veia safena externa, provoca grande desconforto, apesar de ser apenas sensitivo. Outros pequenos nervos sensitivos, quando atingidos, também podem causar desconforto ao paciente e até originar neurinomas.

ESCLEROTERAPIA SIMPLES

Os agentes esclerosantes são injetados no vaso com o objetivo de lesar o endotélio. A lesão endotelial expõe fibras colágenas subendoteliais, causando agregação plaquetária e liberação de fatores quimiotáticos. Ocorre, então, trombose do vaso; o coágulo formado leva à proliferação de fibrócitos e à subsequente organização fibrótica.[4,18-22]

Um esclerosante ideal seria específico às veias varicosas e não danificaria válvulas e veias normais. Seria indolor à injeção, livre de complicações e provocaria máxima reação endotelial e contratura da veia. Após a terapia, o vaso sofreria colapso, sem que ocorresse formação de trombos. Enquanto ainda se busca o esclerosante ideal, na prática, observamos que, quanto maior o trombo, maior a inflamação. O trombo preso dentro de uma veia pode levar meses para desaparecer, sempre tendendo à hiperpigmentação se não aspirado/drenado.

Técnica

Paciente em decúbito. É mais confortável para ele e para o escleroterapeuta. Embora os vasos calibrosos fiquem menos túrgidos e mais difíceis de visualizar, o refluxo diminui e resulta, com vantagem, em menos equimose. Além disso, a iluminação vinda do teto é a mais comum, incide perpendicularmente nas áreas a tratar, diminuindo também eventuais sombras. Também é importante considerar a força da gravidade sobre a pele flácida como agente modificador da transparência cutânea e do relevo.

A iluminação deve ser multifocal, partindo do teto. A seringa mais indicada é a de 3 mℓ, de plástico e descartável, com êmbolo de baixo atrito à parede interna da seringa. As agulhas devem ter calibre 27G e 30G (27G′ 1/2″ e 30G′″ 1/2″; 1 polegada corresponde a 2,54 cm).

A técnica descrita por Hiroshi Miyake para punção das telangiectasias visa simplificar os movimentos para minimizar a manipulação da pele e, consequentemente, causar menos dor. O primeiro passo é retirar a capa protetora da agulha, sem tocar no bisel dela. Qualquer toque, por menor que seja, danifica o fio do bisel e prejudica a eficiência da agulha. A agulha não é dobrada, como preconizam alguns médicos. Encostamos a ponta da agulha diretamente acima da telangiectasia, não antes dela. A seringa é posicionada de forma que encoste a extremidade na pele. Para efetuar a punção, a seringa é deslocada suavemente em direção à telangiectasia, seguindo o eixo da seringa e sem fazer movimento de báscula. Como o bisel está apontado para cima, a agulha penetra com facilidade e notamos o refluxo do sangue para o bisel (Figura 148.8).

O esclerosante deve ser injetado lentamente, exercendo-se o mínimo de pressão. Quando a telangiectasia é ramificada, devem ser injetadas pequenas quantidades do esclerosante em pontos diferentes. Assim, a substância será mais bem distribuída, enquanto também é evitada a hiperpressão que ocorre quando se quer atingir toda a rede de uma só vez. Ademais, a aplicação de grande quantidade em um único ponto pode levar o esclerosante, por refluxo, ao sistema arteriolocapilar, provocando necrose isquêmica.[23]

Ao término de cada punção, para evitar vazamento do esclerosante, uma bolinha de algodão presa a uma tira de fita adesiva deve ser colocada sobre o ponto de perfuração.

Os adesivos podem ser removidos entre 1 e 2 horas após a sessão, e o paciente pode ser liberado para suas atividades habituais. O intervalo entre as sessões varia de 1 a 3 semanas.

Caso não haja melhora, reconsiderar a classificação, rechecar veias com refluxo por UV e voltar a procurar veias nutrícias com RA.

Apesar da aplicação de atadura compressiva representar uma crença comum, ela não é recomendada. A pressão necessária para colapsar esses vasos tratados é próxima à arterial.[24] Outrossim, trocamos a incerteza do benefício pela certeza do desconforto, sem contar o gasto de tempo e material de curativo.

Se listado o uso de esclerosantes alergênicos (todos os outros que não a glicose), a sala de aplicação deve possuir obrigatoriamente aparelhagem de eletrocardioversão, materiais e drogas correlatos, bem como pessoal com treinamento específico de reanimação cardiopulmonar.

Glicose hipertônica (glicose 75%)

A glicose hipertônica (50 ou 75%) (*dextrose*, do inglês) faz parte da categoria de agentes esclerosantes osmolares. Causa desidratação das células endoteliais por osmose, levando à sua destruição. A glicose hipertônica foi introduzida por Kausch[25] em 1917. Ainda é o esclerosante mais empregado em nosso meio, por ser eficiente, de baixo custo e praticamente isento de complicações graves, como alergias, reações sistêmicas e necroses. A glicose 75% é o agente esclerosante mais viscoso, chegando sua injeção com agulha 30 G′ ½″ a ser extremamente lenta, característica que impede a alta pressão intraluminal. Preconizamos seu uso com a agulha 27 G. Injetada em telangiectasias simples, é suficientemente potente, proporcionando ótimo resultado estético, dificilmente provocando hiperpigmentação.

> Em um congresso brasileiro antes dos anos 1990, perguntaram à Hiroshi Miyake qual era o esclerosante que ele recomendava. Ele respondeu: "Eu recomendo a glicose 75%, principalmente para os iniciantes na escleroterapia. Com o passar do tempo, podemos optar por outros agentes esclerosantes. Eu ainda estou na glicose 75%" (riso geral).

Drenagem de trombos pós-escleroterapia

Vasos mais calibrosos que 1 mm podem abrigar trombos após o tratamento, aparentando manchas escuras bem delineadas e, muitas vezes, dolorosas. É importante prevenir os pacientes sobre a possibilidade de ocorrência dessas situações.

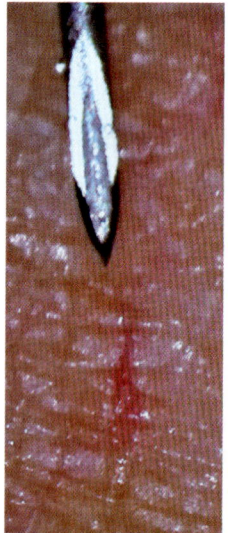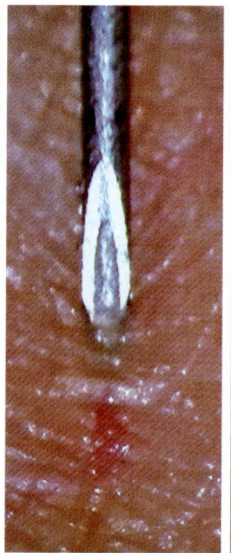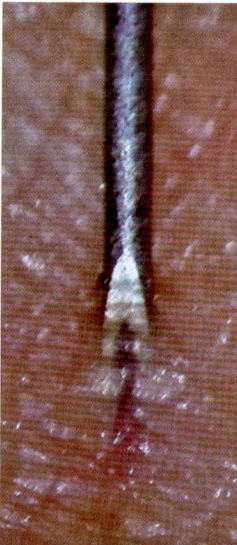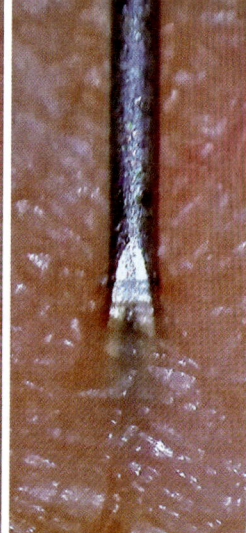

FIGURA 148.8 Sequência de fotos mostrando uma agulha 27 G ½ entrando em uma telangiectasia. Fotos capturadas por microscópio oftalmológico Zeiss.

Quando o paciente retorna com trombos pós-escleroterápicos, a drenagem dos coágulos formados é praticamente obrigatória. Dependendo do limiar de dor do paciente, podemos drenar o coágulo por microincisões com lâmina 11, punções com agulha 12 G ou, como se prefere, aspirá-lo com uma seringa de 3 mℓ e agulha 26 ou 27 G. Nesse último caso, é necessário colocar 1 a 2 mℓ de glicose na seringa, para impedir a presença de ar dentro da agulha e do bico da seringa, formando uma coluna hidrostática efetiva para exercer a pressão negativa. Para coágulos diminutos, a perfuração simples com agulha é geralmente efetiva. Há também a opção de fazer uma anestesia local antes de executar a drenagem.

Dor na escleroterapia química

A dor constitui importante fator negativo do tratamento. É provocada principalmente por:

- Punção: às vezes quase imperceptível nos vasos superficiais, a dor é mais intensa nos vasos profundos e em região de pés, face interna de joelhos e cavos poplíteos
- Injeção: o ardor é habitualmente causado pela ação irritante da substância esclerosante sobre o vaso. Quando o esclerosante atinge os vasos profundos, produz sensação de cãibra
- Extravasamento: responsável por dor intensa, principalmente quando utilizada a glicose. De fácil constatação em vasos superficiais, o extravasamento é mais difícil de identificar em vasos profundos. Embora a dor incomode muito, é rara a ocorrência de necrose por esse processo. Caso aconteça, é sempre de pequena monta.

Métodos para diminuir a dor às punções

O limiar doloroso é individual e extremamente variável. Alguns pacientes toleram sessões prolongadas com facilidade, enquanto outros não suportam nem uma dezena de picadas. A experiência aconselha os seguintes cuidados:

- Trocar frequentemente a agulha (a cada cinco punções em média, pela perda do fio do bisel)
- Apoiar a mão, evitando mobilização da agulha
- Interromper a injeção assim que identificado extravasamento em um vaso e não insistir em repuncioná-lo
- Usar anestésico tópico: um ou mais anestésicos locais em alta dosagem (lidocaína e prilocaína) é aplicado sobre a pele no local das telangiectasias. Cerca de 60 minutos depois, a dor da picada pode ser reduzida. Vale alertar que o uso deve ser restrito a áreas pequenas, pelo risco de toxicidade. Além disso, a vasoconstrição prejudica a visualização dos vasos mais finos e esse método é restrito a pequenas áreas.[25]
- Fazer o resfriamento local: a hipotermia reduz a sensibilidade da pele às punções. Podemos utilizar pequenas bolsas de gelo ou gel resfriado sobre a região a ser tratada, imediatamente antes da aplicação.[26] Também pode provocar vasoconstrição, dificultando a injeção. Outra opção é o resfriamento do líquido esclerosante. Pode ser obtido resfriando o medicamento, a seringa, a agulha ou todos eles. Originalmente, foi inventado um invólucro resfriado por dióxido de carbono que "vestia" a seringa, e a temperatura baixa minimizava a dor, além de provocar lesão térmica no endotélio. A principal desvantagem desse dispositivo era o difícil manuseio da seringa.[27] Seguiram-se outras modalidades, com a montagem de lotes de seringas resfriadas. Se, em geladeiras elétricas, a temperatura pode chegar a −12°C, já em isopor com gelo seco, chega a até −80°C. Porém, as pequenas seringas ganham 1°C por segundo do ambiente e muito mais ao

contato com as mãos, por isso a recomendação de um isolante térmico.[28] Em 2002, passamos a utilizar, originalmente desenvolvido para uso em fisioterapia, um aparelho (Cryo 6®; Zimmer Elektromedizin, Neu-Ulm, Alemanha), que sopra ar resfriado a até −20°C em alto fluxo sobre a pele. Isso abaixa a temperatura da agulha e da pele, diminuindo, por consequência, a sensação dolorosa do paciente e aumentando a tolerância e a aderência ao tratamento, com bons resultados.[29]

Na literatura, são citadas técnicas de atenuação da dor com injeção de anestésicos intravenosos. É necessário ressaltar, no entanto, que, quando se associa alguma droga ao arsenal terapêutico, aumentamos a incidência de complicações, que vão de fenômenos alérgicos, ou neurológicos, à cardiotoxicidade.[30]

Há também descrições de uso de pequenas bolas de borracha para serem apertadas e vibradores encostados na pele próximo aos locais de punção e *laser*. O uso deles confunde a percepção de dor; porém, o resultado ocorre apenas em alguns pacientes, parecendo ser um efeito psicológico.

Complicações da escleroterapia química

Necroses cutâneas nos locais das injeções

Admitíamos que o mecanismo das necroses cutâneas nos locais das injeções fosse o extravasamento do líquido esclerosante. Foi demonstrado experimentalmente que 0,5 mℓ de substâncias esclerosantes injetadas fora dos vasos, na derme ou no subcutâneo, podem provocar ulcerações mínimas. No entanto, esclerosantes de potência média, injetados com pressão excessiva, podem promover seu refluxo para o sistema capilar e até arteriolocapilar, levando a necroses isquêmicas extensas.[31-33]

Agentes esclerosantes detergentes são mais potentes e mais fluidos do que a glicose 75%. Quando os detergentes são injetados em veias menores (de menor fluxo) e em alta pressão, causam um fluxo que excede a capacidade de vazão da telangiectasia, provocando refluxo retrógrado para o sistema arteriolocapilar e capilar. Outro fato a ser considerado é que, quando se punciona uma veia de pequeno calibre, a agulha praticamente canula o vaso. Assim, por não se saber ali o sentido do fluxo, sempre se corre o risco de injeção retrógrada direta.

Necroses cutâneas nos locais de injeções são relativamente frequentes quando se utiliza um esclerosante potente de baixa viscosidade. Essa complicação não ocorre quando o esclerosante é injetado em um vaso rico em colaterais, por onde ocorre a fuga da substância. Contrariamente, nos vasos de fino calibre, com poucas colaterais, mesmo sob leve pressão, o risco de o esclerosante refluir para o capilar é enorme, com consequente dano tissular.

Hiperpigmentação

A degradação da hemoglobina do sangue extravasado ou do trombo recém-formado leva à deposição local de hemossiderina, daí a importância da drenagem desses trombos pós-escleroterapia.[34]

Embolização e infarto

Na escleroterapia por glicose 75% não há risco de embolização, já que a técnica é feita sem ar dentro da seringa. Na década de 1940, Orbach[35] descreveu uma técnica em que deixávamos uma bolha de ar no gargalo da seringa. A técnica de Orbach pode ter inspirado a criação da escleroterapia por espuma. Tal técnica é feita com detergentes e facilita o deslizamento do êmbolo no início da injeção e melhora a percepção do correto posicionamento da agulha dentro do vaso. Quando esse procedimento é repetido numerosas vezes em uma mesma sessão, podem ocorrer, embora raramente, escotomas seguidos de enxaqueca. Um dos mecanismos mais prováveis recebe o nome de embolismo paradoxal. Se houver persistência do forame oval, anomalia presente em 20 a 30% da população adulta, pode ocorrer a passagem dos microêmbolos de ar para a circulação arterial sistêmica (portanto, às carótidas e oftálmicas), quando a pressão atrial direita excede a pressão atrial esquerda.[23,37-40]

Reações alérgicas e óbito

A glicose 75% é um esclerosante suficientemente potente para tratar telangiectasias simples e não expõe o paciente a risco de reações alérgicas e óbito. Tal discussão é raramente vista em textos sobre escleroterapia por detergentes e espuma. Sempre que se injeta um agente esclerosante detergente, corremos o risco de sobrevir alguma reação anafilática e em graus imprevisíveis. Tal complicação é rara, porém são poucas as descrições dos cuidados e do treinamento periódico que as equipes que usam esclerosantes detergentes teriam que ter. Quando se usam agentes esclerosantes detergentes, torna-se mandatória a assinatura de Termo de consentimento (Art. 46 do Código de Ética Médica), que deve ser abrangente e expressar com clareza a possível complicação alérgica, inclusive aplicando a palavra "morte". Encontramos na literatura publicações de casos fatais.[41-43]

CLaCS GUIADA POR REALIDADE AUMENTADA

Tratamento escleroterápico por meio físico térmico (fototermólise)

A escleroterapia térmica baseia-se na teoria da fototermólise seletiva,[17,44-47] na qual o sangue apresenta maior coeficiente de absorção da luz do que a pele, em determinados comprimentos de onda. Desse modo, uma quantidade certa de luz pode apenas aquecer a pele até uma temperatura tolerável enquanto, sob, as mesmas condições, o vaso é aquecido à lesão térmica. O *laser* transdérmico é indicado para peles de tipos I a V, segundo a classificação de Fitzpatrick (Quadro 148.3).[48] Em pele tipo V, devem ser usados 20 a 40% de energia a menos. Quando a pele já estiver testada, podemos passar o *laser* mais de uma vez no mesmo local. Mais uma vez, a RA vai ser de fundamental importância para avaliar o efeito do *laser*. A lesão de pele pode aparecer apenas horas depois da aplicação. Dessa maneira, para equipamentos de luz pulsada ou *lasers* que não sejam ND:YAG 1.064 nm de pulso longo e *spotsize* grande, recomendamos que, na primeira sessão, o *laser* seja passado apenas uma vez. Pele tipo II bronzeada pode ser mais sujeita à lesão do que a pele tipo IV sem bronzeamento algum.

O advento das técnicas de escleroterapia por luz e os métodos de diagnóstico por imagem têm expandido as possibilidades de tratamento ambulatorial das varizes. Disse o escritor e aviador francês Saint-Exupéry que a máquina não resolve nossos problemas, mas nos faz mergulhar mais profundamente no assunto. Em outras palavras, o tratamento das varizes não foi meramente simplificado

QUADRO 148.3	Classificação de Fitzpatrick.
Tipos de pele	**Descrição**
Tipo I	Pele muito clara, sempre queima, nunca bronzeia
Tipo II	Pele clara, sempre queima e algumas vezes bronzeia
Tipo III	Pele menos clara, algumas vezes queima e sempre bronzeia
Tipo IV	Pele morena clara raramente queima e sempre bronzeia
Tipo V	Pele morena escura, nunca queima e sempre bronzeia
Tipo VI	Pele negra, nunca queima e sempre bronzeia

pelo instrumental hoje disponível. Ao contrário, as exigências de conhecimento técnico só aumentaram. Física, eletrônica, informática, e quantas mais, hoje participam do cotidiano do médico como nunca antes. Isso tudo em prol de resultados melhores, tratamentos mais confortáveis e atendimentos mais seguros.

Na escleroterapia, as respostas ao tratamento têm grande variação entre indivíduos e a quantificação dos resultados *in vivo* é difícil e/ou subjetiva. Diante de tais circunstâncias, a escolha da técnica ideal de escleroterapia é decisão delicada. Ainda assim, importa apontar que, em vez de tentar dominar uma única modalidade de escleroterapia para aplicação geral, a associação de mais de um método, como *laser* e escleroterapia química, tem maior chance de sucesso terapêutico e em menor tempo.

"Indicação invertida": o surgimento do CLaCS

No início, a combinação de *laser* e escleroterapia (ainda sem a RA) foi apelidada de "indicação invertida". Assim era chamada por ser intencionalmente proposta sobre casos em que prevalecia habitualmente uma indicação de flebectomia.

A origem dessa indicação remonta de 1999, atendendo às exigências dos próprios pacientes. Naquela época, seguindo a escola de Hiroshi Miyake, sempre que notávamos agrupamentos de telangiectasias e/ou presença de veias nutrícias, indicávamos a flebectomia. Frequentemente, os pacientes reclamavam e solicitavam algo mais rápido e menos invasivo. Com o consentimento do paciente, sugeríamos a possibilidade de tratar usando a combinação de *laser* e escleroterapia, porém ressaltávamos que não acreditávamos na obtenção de bom resultado e que não seria possível devolver o custo dos disparos de *laser*. Mesmo com todo esse pessimismo, os pacientes acreditavam e assumiam o gasto e o risco do insucesso. Surpreendentemente, o resultado se mostrava muito melhor do que imaginávamos, e as fotos comprovavam que já era possível evitar a microcirurgia de varizes e o uso de agentes esclerosantes mais potentes. Dessa forma, as pacientes foram nos forçando a fazer sessões de CLaCS cada vez maiores.

O CLaCS guiado por RA é a técnica que nosso serviço usa para o tratamento de telangiectasias simples, complexas e pequenas varizes. O número de adeptos do CLaCS guiado por RA tem aumentado à medida que a RA obteve registro da Agência Nacional de Vigilância Sanitária (Anvisa), e os equipamentos ficaram disponíveis para venda. O preço dos emissores de *laser* transdérmico também baixou, facilitando ainda mais a aquisição deles. Com o CLaCS, é possível reduzir a indicação de flebectomias em pacientes com escores 6 a 4. Em estudo entre 2002 e 2005, foram analisados 423 pacientes com indicação de tratamento cirúrgico para varizes de pequeno calibre e telangiectasias combinadas. Todos foram submetidos à associação de escleroterapia química e física (Cryo-*laser* com Cryo-glicose); foram obtidos 85% de melhora e, aos 15% restantes, foi indicada complementação com tratamento cirúrgico.

O ar gelado ou um emissor de *laser* com ponteira resfriada é recomendado, pois, além da analgesia térmica por ar resfriado a -20°C, aumentamos a segurança do procedimento, já que a temperatura inicial da pele abaixa em 10 a 30°C em questão de segundos.

O CLaCS segue o princípio *primum non nocere*. Calculamos que com a tendência natural do barateamento, da miniaturização e da melhora da tecnologia, em breve muitos serviços optarão por obter maior eficácia no tratamento usando a associação de técnicas e tecnologias (CLaCS) em vez de detergentes e espumas em casos iminentemente estéticos. Atualmente, por mais que o preço para aquisição dos equipamentos e a necessidade de treinamento pareça um empecilho, nada supera o custo de uma complicação grave, como uma anafilaxia ou embolia.[11]

- Técnica CLaCS guiada por RA se divide em algumas etapas, que podem ser feitas em diferentes formas: Fototermólise guiada por RA
- Avaliação do efeito da fototermólise por meio de RA
- Escleroterapia por glicose 75% guiada por RA.

A sinergia das técnicas causa o efeito denominado "efeito triplo" ou "1+1=3". O *laser* causa lesão do endotélio e/ou edema da túnica média. Isso pode causar colapso imediato da veia ou o efeito só é observado após alguns minutos e aparece de forma segmentar. Dessa forma, quando a escleroterapia por glicose é realizada, a RA nos guia para os pontos onde a veia ainda está aberta. Assim, a glicose fica presa no local e causa lesão osmolar por mais tempo. Importante observar que, quando o efeito de contração da veia é muito evidente e rápido, devemos reservar algum local para que a etapa da glicose seja feita. As veias reticulares da face, por estarem acima do coração e mais próximas à epiderme comparativamente às veias das pernas, respondem ao *laser* transdérmico ou à glicose 75% quando feitos isoladamente.

A ação do *laser* sobre o vaso é focal. Já o esclerosante percorre a vasculatura e, por isso, sua ação é dita regional. Assim, ambas as técnicas têm vantagens e desvantagens. A associação de técnicas já foi descrita por Goldman em 1993.

A injeção de esclerosantes em um vaso tratado por *laser* a poucos instantes encontra fluxo local alterado (mais lento) e irritação endotelial. Dessa forma, a ação do químico tende a se prolongar naquele vaso, potencializando o efeito desejado. Daí se percebe a grande sinergia dos dois métodos.[49,50]

Notemos que é possível fazer o CLaCS sem a RA, porém o resultado pode ser prejudicado. Não recomendamos que a escleroterapia seja feita antes do *laser* pelos seguintes motivos: a ponteira do *laser* não é esterilizada e a escleroterapia perfura a pele; o *laser* é absorvido pelo cromóforo que é o sangue; a escleroterapia pode causar extravasamento de sangue, o que leva a fototermólise para fora do vaso; e perdemos o efeito de contração do vaso que ajuda a potencializar o efeito da glicose.

Regulagem do *laser* transdérmico

O *laser* transdérmico mais utilizado no mundo é o Nd:YAG 1.064 nm. Foi inventado em 1998 e, até hoje, é o mais eficaz e seguro para o tratamento de telangiectasias e pequenas varizes subcutâneas.

Na escolha de um aparelho emissor de *laser*, o primeiro passo é selecionar um que dispare em pulso longo (maior que 15 milissegundos) e *spotsize* grande (maior que 2 a 3 mm de diâmetro). O *spotsize* que utilizamos em praticamente 100% dos disparos é o de 6 mm. Quanto maior o *spotsize*, maior a capacidade de penetração, e esse fato é geralmente confundido com o foco. Apesar de o *spotsize* conseguir penetrar mais profundamente, 100% da energia atravessa a superfície da pele e, se nela existirem vasos (cromóforos; alvos), eles absorverão a energia luminosa que se transformará em calor. Fabricantes de equipamentos gostam de mostrar a multiplicidade de tamanhos de *spotsize* como mais uma das vantagens de seus aparelhos e também fica mais fácil atingir potências altas com *spotsize* pequenos. Vale lembrar que essa potência aparente não se traduz em eficácia, mas em risco de queimadura, pois a energia é focada em um ponto em vez de utilizar mais área de pele para penetrar. A regra geral seria *spotsize* menor para vasos menores, porém tratamos telangiectasias com *spotsize* de 6 mm e, dependendo do caso, notamos coagulação ou contração imediata da telangiectasia.

Quando injetamos um agente esclerosante, temos a falsa impressão de que a veia está desaparecendo imediatamente. As pacientes adoram observar tal fato. Da mesma forma, quando disparamos o

laser, esperamos o desaparecimento completo. Tal desaparecimento às vezes acontece com telangiectasias (notadamente as em nariz de homens) ou em pequenas varizes de até 2 a 3 mm de diâmetro. Porém, com a experiência e, principalmente, com o acompanhamento pela RA, notamos que, na maioria das vezes, o efeito não é imediato. Controlando-se a ansiedade (do médico e do paciente) e aguardando-se de 5 a 15 minutos, notamos alteração. Por esse motivo e o fato de que 100 J/cm² é uma fluência relativamente alta e que causa muita dor, temos preferido usar 50 a 70 J/cm² com múltiplas passagens. Assim, temos menos dor e a possibilidade de retornar e disparar mais uma ou duas vezes na mesma veia com segurança. Há muitos emissores de *laser* Nd:YAG 1.064 nm de pulso longo e *spotsize* grande, mas, de modo geral, a fluência não varia entre os aparelhos modernos, pois todos são calibrados e projetados para emitir a energia selecionada. Prefira usar menos energia, passar mais vezes e controlar o efeito pela RA.

O terceiro parâmetro fundamental para regularmos o *laser* é o tempo de relaxamento térmico (TRT). TRT é o tempo que a estrutura demora para baixar 50% da temperatura atingida. O TRT tem relação com a capacidade de dano térmico. De modo geral, se a duração de pulso é maior que o TRT da estrutura, ela será danificada por calor. Estimamos que o TRT da pele seja 10 milissegundos, e o TRT dos vasos deve ser proporcional ao diâmetro. Há diversas fórmulas que estimam o TRT de vasos, mas mais recentemente, corroborando conclusões feitas em estudos internos (Clínica Miyake, 1999 a 2002) de desenvolvimentos de parâmetros, em que o TRT não varia de acordo com tais fórmulas e, por esse motivo, o mantemos em 15 milissegundos – por ser efetivo e agilizar o tratamento.[51]

Seguem, portanto, os parâmetros utilizados em praticamente 100% dos disparos na Clínica Miyake nos últimos 10 anos:

- Telangiectasias e veias reticulares e nutrícias: 50 a 70 J/cm², 15 milissegundos, 6 mm
- Telangiectasias e veias reticulares e nutrícias sob sedação: 80 a 110 J/cm², 15 milissegundos, 6 mm
- Telangiectasias e veias reticulares em face: 80 a 100 J/cm², 15 milissegundos, 6 mm.

Glicose 75% pós-*laser*

Após o *laser*, injetamos glicose 75% onde a veia ainda está aberta. Se a reação de contratura é muito intensa durante a aplicação do *laser*, deixamos um segmento sem tratamento para permitir a injeção de glicose 75%. Caso a reação seja intermediária e progressiva, é aconselhável fazer uma área com o *laser* e o complemento com glicose 75% na sequência. Caso a reação não seja tão importante, podemos fazer toda a sessão de *laser* em 360° em pernas e coxas e só então iniciar a sessão de escleroterapia por injeção. Com o passar dos anos, evitamos essa última opção, pois perdemos a noção de onde o *laser* foi feito e áreas podem ficar apenas com uma técnica: *laser* ou glicose.

Tamanho da sessão de CLaCS

Com a análise fotográfica das sessões ao longo dos anos e por se tratar de uma técnica que utiliza "luz, ar gelado e açúcar", os pacientes mostraram predileção por minimizarem os números de sessões, e o número de disparos de CLaCS em uma sessão foi crescendo. Em 1995, ainda com a luz intensa pulsada (LIP) combinada com a glicose, tínhamos três tamanhos de sessão: pequena (até 100 disparos), média (até 150 disparos) e grande (até 200 disparos). Hoje, há sessões que já passam de mil disparos. Sob sedação, já fizemos sessões de mais de 4 mil disparos. É uma cirurgia de colaterais feita sem cortes.

Tempo entre sessões

O tempo entre sessões também vem alterando com o passar dos anos e o aumento do trânsito nas cidades. Agredir muito e em um intervalo curto leva à pigmentação. O CLaCS agride a veia, mas temos que dar tempo para o organismo absorver as veias danificadas. Em geral, o intervalo entre sessões é de 30 dias.

Cuidados pós-CLaCS

Orientamos retirar os adesivos em 2 horas. Não restringimos a atividade física ou ao sol. Paciente com pequenas varizes (até 3 mm), tratadas com CLaCS e submetidas a exercício físico rigoroso podem ter o reenchimento da veia com sangue, e isso levar a um coágulo que deverá ser aspirado. Porém, tais pacientes (geralmente mulheres muito ativas) são praticantes inveteradas de exercício e dificilmente teremos êxito em afastá-los da atividade física. Acho mais prático orientar para agendar um retorno para aspiração, caso ocorra a formação de coágulo. Lembro também que, nesses casos, o tratamento pode não ter tido o efeito desejado, e a veia não edemaciou/contraiu o suficiente após a aplicação do *laser*. Em caso de coágulo, recomendamos a reavaliação com UV para determinar a profundidade e o diâmetro dele. A UV pode ajudar a guiar a aspiração e, eventualmente, indicar a retirada do segmento venoso com flebectomia. Estudos específicos randomizados duplos-cegos e prospectivos devem ser desenvolvidos no assunto, para que possamos ter conclusões mais objetivas.

Tratamento de telangiectasias e veias reticulares na face

De modo geral, a resposta ao tratamento é melhor e mais rápida do que nas pernas, porém os pacientes são muito menos tolerantes às intercorrências e complicações, obviamente pela exposição diária e quase absoluta do rosto.

As veias antiestéticas na face se comunicam com veias mais profundas, e elas não possuem válvulas. Se o tratamento for feito com agentes esclerosantes, há risco de atingirmos o seio cavernoso ou veias do triângulo perigoso da face.[52] Vale lembrar também que a resposta é melhor, pois a pressão venosa é menor. A face está acima do coração na maior parte do dia e, quando estamos deitados, está no mesmo nível. Outra característica importante é o fato de que é muito mais fácil esconder equimoses causadas por punções venosas quando elas estão localizadas nas pernas. Esses motivos, somados à segurança dos emissores modernos de *laser*, fazem escolher o *laser* como a única opção para tratamento de telangiectasias e veias reticulares na face.

Na face, a pele é mais delgada (maior permeabilidade fototérmica), mais gordurosa (melhor dissipação térmica), e a pressão venosa é mais baixa. É fundamental proteger os olhos com óculos metálicos especiais sob o risco de cegueira e descolamento de retina. Quando as veias estão sobre as maxilas, projetadas sobre a arcada dentária, também são necessários protetores de dentes intrabucais, pois o *laser* 1.064 nm tem penetração profunda, e a dissipação térmica pode provocar forte dor nos dentes.

Os *lasers* mais modernos proporcionam o desaparecimento dos vasos sem causar qualquer tipo de lesão visível na pele. Mesmo os de gerações anteriores tratam o rosto com sucesso.

Estes autores desaconselham o uso de esclerosantes injetáveis e reputam como método ideal apenas o uso de *cryo-laser* (CLa), pela eficácia e segurança (Figura 148.9). O resfriamento da pele deve ser cauteloso, pois o frio e o vento geram incômodo em maior número de terminais nervosos sensitivos. Recomendamos diminuir a velocidade do vento pela metade e proteger nariz e ouvido. O uso da RA também ajuda a localizar colaterais e nutrícias.

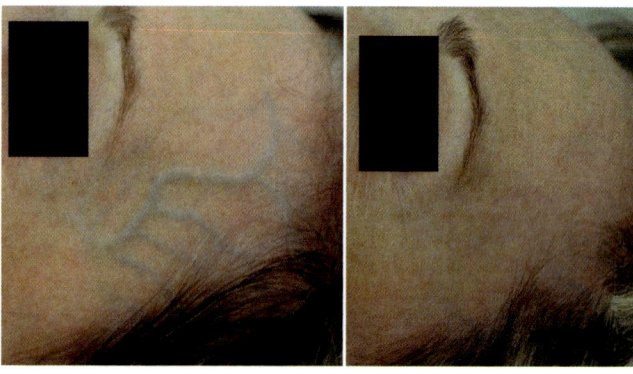

FIGURA 148.9 Antes e depois de veias reticulares de 0,5 mm e 1,5 mm tratadas com quatro sessões de *laser* 1.064 nm, resfriamento de pele e guiado por realidade aumentada.

RESULTADOS

Este capítulo demonstra alternativas modernas e pouco invasivas à flebectomia e ao uso de esclerosantes (que podem causar complicações, como úlceras, embolia ou reações anafiláticas).

O resultado que se busca é a eliminação das pequenas varizes e telangiectasias, sem complicações e iatrogenias, e com bom índice de satisfação estética. É praticamente impossível afirmar que se está obtendo um bom resultado se não há fotodocumentação pré-tratamento, pós aplicação (mostrando áreas onde foi tratado) e pós-tratamento.

DISCUSSÃO

Muitos escleroterapeutas, pouco satisfeitos com os resultados obtidos em alguns de seus tratamentos, vão à procura de um esclerosante mais potente. Recorrem à espumas, mudam a proporção na mistura dos esclerosantes ou, ainda, a quantidade de injeção e a frequência das aplicações. O resultado pode ser flebite de uma colateral importante, hiperpigmentação ou, ainda, ulceração por necrose isquêmica. Na realidade, a falha principal está no erro de apreciação (avaliação diagnóstica/classificação).

Telangiectasias que não respondem ao tratamento esclerosante com glicose hipertônica geralmente possuem veias nutrícias associadas. O bom resultado deverá ser obtido com a eliminação delas, o que nem sempre é fácil de ser conseguido, pois algumas telangiectasias de fino calibre, como, por exemplo, na face interna de joelhos, são muito resistentes ao tratamento, e, em muitos casos, não se encontra veia nutrícia. A reavaliação com RA e UV pode ajudar. Em alguns casos, a flebectomia ou mesmo o tratamento de uma safena com refluxo entre 500 e 1.000 milissegundos pode ser a solução.

Portanto, é sempre sábio esclarecer o paciente, logo na primeira consulta, sobre as áreas mais difíceis e alertá-lo para as limitações de cada método. Dessa maneira, um tratamento de telangiectasia com 80% de clareamento pode ser considerado malsucedido caso tenha sido prometido o desaparecimento de 100% das lesões.

O enfaixamento compressivo pós-escleroterápico, ainda hoje usado por alguns especialistas, teve enorme aplicação no começo do século XX, quando as varizes de grande porte eram tratadas com esclerosantes. O intuito era fazer com que a compressão da parede do vaso diminuísse sua luz, facilitando o colapso e reduzindo o tamanho do trombo. Recentemente, estudos mais apurados mostraram que, para produzir o mesmo efeito em telangiectasias, a pressão necessária é quase insuportável.[32] Com a atual evolução da técnica cirúrgica, a escleroterapia praticamente se restringiu às telangiectasias simples que, mesmo tratadas sem compressão pós-escleroterápica, dificilmente levam à formação de trombos.

Assim, podemos eventualmente utilizar esse recurso compressivo, porém, talvez, o incômodo seja maior que o benefício.

O repouso ou o uso de meias de compressão podem ser recomendados após sessões extensas em vasos abaixo do terço distal da perna e no pé.

Muitos especialistas proíbem a exposição ao sol por alguns dias. É válido quando se utiliza um esclerosante muito potente ou quando o paciente apresenta tendência a hiperpigmentação. Caso contrário, em pessoas normais, com uso de glicose 75%, podemos permitir, já no dia seguinte, banhos de sol.

Como comentário final, podemos afirmar que, enquanto a escleroterapia tradicional atinge o máximo de seu aprimoramento após séculos de existência, a escleroterapia com luz, com praticamente duas décadas de evolução, já atingiu um grau de eficiência comparável ao da escleroterapia química. A fototermólise ainda tem custo operacional elevado; no entanto, já são de notar as vantagens como rapidez e praticidade.

CONSIDERAÇÕES FINAIS

Nos últimos 20 anos, observamos o surgimento de uma verdadeira "indústria" de processos contra médicos. Isso levou os médicos a valorizar e temer as raras complicações às que submetiam parte de seus pacientes.

Quanto menor a veia, maior a chance de úlcera pós-escleroterapia, e que mesmo uma pequena úlcera pode originar um processo de responsabilidade civil por erro médico. Por esse motivo, recomendamos que o esclerosante utilizado seja a glicose 75%. Não há motivo pelo qual correr risco de úlceras e óbito. É melhor que o paciente retorne com a veia subtratada ou não tratada do que retornar com uma iatrogenia.

Ainda que não se tenha encontrado a faixa de segurança adequada para aplicações mais difundidas, é necessário reconhecer que o uso da espuma como esclerosante pode ser validado em algumas situações específicas, por exemplo, nos hemangiomas venosos e em pacientes de alto risco cirúrgico com hipertensão venosa crônica.

Entendemos que trabalhos devam ser realizado a fim de comparar as diferenças entre alguns tratamentos, considerando riscos, benefícios e custos. Vale lembrar que a maioria dos trabalhos que estudaram resultados nos tratamentos de telangiectasias não usaram a RA (e, muitas vezes, nem a UV), como fatores de inclusão e exclusão e, dessa maneira, devem ser refeitos.

Ensinamentos importantes do Professor Hiroshi Miyake

- Ouça atentamente e acredite no que o paciente diz
- A glicose hipertônica é suficientemente potente para tratar telangiectasias simples
- Quando uma telangiectasia não responde ao tratamento, é porque existe uma veia nutrícia e, portanto, tratamos de uma telangiectasia complexa
- Em vez de utilizar esclerosantes detergentes e submeter os pacientes a risco de úlcera, anafilaxia ou morte, trate todas as veias reticulares (nutrícias) que estão abaixo das telangiectasias. Transforme as telangiectasias complexas em simples
- Na ausência da RA, boa luz e palpação minuciosa permitem a localização de pelo menos uma veia nutrícia. Pode estar logo abaixo ou ao menos próximo da telangiectasia. Marque-a com um ponto. Na flebectomia, quando "pescar" a veia nutrícia, tracione como se você estivesse pescando um grande peixe com linha fina. Nas bifurcações, seccione os ramos e desarme a telangiectasia complexa, como se fosse uma bomba-relógio
- Faça a perfuração da pele ou a mini-incisão proporcional ao tamanho da veia e da agulha de crochê. Isso preserva os bordos

e evita pigmentação. Se os bordos ficarem afastados, dê pontos simples com náilon 6.0 e retire no terceiro dia de pós-operatório, para não deixar marcas
- Pague todos os impostos
- Não engane o convênio.

Atualmente adicionamos:

- Siga as regras da Anvisa. Elas foram criadas para ajudar aos médicos e pacientes, embora, muitas vezes, a princípio, você acredite que são apenas para dificultar sua vida
- Indique o que há de melhor para seus pacientes e não alguma marca que te oferece passagens ou favorecimentos.

Conclusão

No tratamento de pequenas varizes e telangiectasias devemos empregar técnicas que contemplem os seguintes quesitos:

- "Primum non nocere": sem úlcera, sem iatrogenia, sem morte
- Documentação fotográfica: mandatória
- Escore 9-1: UV e RA classificando o paciente antes e durante o tratamento. Quando o paciente chega ao escore 1, vai para o retorno de manutenção. Idealmente uma sessão pequena, ano a ano, no outono
- Fórmula tradicional: a fleboextração, marcação com boa iluminação e palpação minuciosa, utilização da técnica da agulha de crochê, e a escleroterapia com glicose 75%. Caso a veia não responda à glicose, procurar alguma nutrícia que não foi retirada. Efetivo, seguro e, por isso, historicamente consagradas; porém demandam muito tempo, o está cada vez mais caro. Os serviços começam a mesclar o tradicional com novas tecnologias, até que o tradicional vire a exceção
- Tecnologias existentes: UV, fotopletismografia, RA, fotografia digital, *laser* 1.064 nm de pulso longo e *spotsize* grande, resfriadores de pele e CLaCS. Os benefícios agregados pela modernização são evidentes e não devem ser dispensados. Invista no atendimento de seus pacientes. Comece pela fotografia, siga com a ultrassonografia e vá investindo
- Tendência: menos sessões, menos retornos, menos perda de tempo (para paciente e médico), centralização (paciente chega, já faz exames, fotografa e trata), menos hospitalizações, menor necessidade de apoios terapêuticos multiprofissionais
- Evolução do custo e benefício: CLaCS evita flebectomias e diminui o custo total do tratamento. Além disso, a recuperação mais curta se traduz em menor cessação de lucros para o paciente e demais envolvidos
- Convênio: deve se destinar a problemas funcionais. Como podemos nos queixar do convênio se ainda há muita flebectomia de cinco a dez segmentos venosos feitos com internação hospitalar e bloqueio lombar? Quem paga os custos de internação e a perda de tempo de pacientes e equipe médica?

Agradecimentos de Kasuo Miyake

A Hiroshi Miyake, pai e mestre-mor, autor deste capítulo na primeira edição e criador de muitas técnicas e definições utilizadas até hoje.

A John Robert Pires Davidson, médico radiologista e perito legal, pela coordenação, orientação e revisão na montagem e na redação da versão prévia deste capítulo (quarta edição). Escrever a quarta edição durante uma madrugada me ajudou a criar o Escore 9-1, por meio de análise dos dados obtidos pelo uso rotineiro da UV e da RA como ferramentas semiológicas na flebologia.

Aos colegas que passaram pela Clínica Miyake ao longo das décadas, como assistentes e/ou alunos, e contribuíram de diversas formas para a evolução da flebologia.

As referências bibliográficas deste capítulo se encontram no Ambiente de aprendizagem do GEN.

149

Insuficiência Venosa Crônica: Conceito, Prevalência, Etiopatogenia e Fisiopatologia

Francisco Humberto de Abreu Maffei ■ Maria Elisabeth Rennó de Castro Santos

Resumo

A denominação "insuficiência venosa crônica" (IVC) refere-se a um conjunto de alterações que ocorrem na pele e no tecido subcutâneo, principalmente dos membros inferiores, resultantes de hipertensão venosa de longa duração causada, na maioria das vezes, por insuficiência valvular e/ou obstrução venosa. Essas alterações incluem: edema, lipodermatoesclerose, *atrophie blanche*, dermite ocre, eczema e úlcera de origem venosa. A IVC tem prevalência alta em todo o mundo, podendo cursar, em sua forma mais grave, com úlcera aberta ou cicatrizada, em até 3% da população. Neste capítulo são apresentadas e discutidas sua prevalência, sua etiopatogenia e sua fisiopatologia, com enfoque nas alterações hemodinâmicas e celulares.

Palavras-chave. insuficiência venosa crônica; hipertensão venosa crônica; úlcera venosa; síndrome pós-trombótica.

CONCEITO

Insuficiência venosa crônica (IVC) é o conjunto de alterações que ocorrem na pele e no tecido subcutâneo, principalmente dos membros inferiores, resultantes de hipertensão venosa de longa duração, causada por insuficiência valvular e/ou obstrução venosa. Outras causas mais raras são fístula arteriovenosa e falha da bomba muscular da panturrilha, por obesidade ou imobilidade do tornozelo.[1] São estas alterações: edema, lipodermatoesclerose (dermatoesclerose ou hipodermite), *atrophie blanche* (atrofia branca), hiperpigmentação ou dermite ocre, eczema venoso e úlcera venosa (Figura 149.1). As varizes podem fazer parte do quadro ou ser sua causa; entretanto, quando não são acompanhadas de alterações da pele, não se incluem na IVC.[1] Frequentemente, essas alterações são precedidas de/ou acompanham forte dor (em peso) nas pernas ao se manter o paciente em posição ortostática. Essa dor pode, em alguns casos, aumentar durante o caminhar, caracterizando um quadro denominado por alguns autores "claudicação venosa".

A IVC faz parte das alterações atualmente designadas com o nome genérico de *doença venosa crônica*, incluindo as classes C3 a C6 da classificação CEAP (ver Capítulo 33). Alguns autores não incluem o edema na IVC, definindo-a como CEAP C4 a C6.[1] Preferimos incluí-lo e manter o nome "insuficiência venosa crônica", porque enfeixa um conjunto de sintomas e sinais que aparecem em sequência ou conjuntamente e com bases fisiopatológicas comuns.

A IVC pode ser uma consequência de: trombose venosa profunda (TVP) pregressa, também chamada *síndrome pós-trombótica* (SPT) – o nome "síndrome pós-flebítica" não é mais considerado adequado, pois a inflamação, embora faça parte de sua fisiopatologia, não é hoje considerada causa primária das tromboses na maioria dos casos; varizes primárias ou essenciais de longa duração; hipoplasia ou displasia das veias ou das válvulas venosas do sistema profundo; compressão extrínseca, como na síndrome de Cockett ou May-Thurner; fístulas arteriovenosas; e casos de falha da bomba muscular.[2]

Hipócrates (460 a 377 a.C.) já associava as úlceras de perna às veias dilatadas e afirmava não ser bom para seus portadores ficar muito tempo em pé. O estudo dessa afecção e as propostas de tratamento acompanharam depois toda a história da medicina, sendo objeto de reflexão de seus maiores expoentes ao longo dos séculos. De grande importância no conhecimento dessa afecção foram as contribuições de Wiseman, em 1676, que verificou poder ser a insuficiência valvular consequência da dilatação venosa e considerou a úlcera de perna resultado direto de um defeito circulatório, chamando-a de úlcera varicosa; de Gay e de Spender que, independentemente em publicações em 1868, chamaram a atenção para a associação da úlcera de perna com trombose venosa; e de Holmans, que mostrou, em 1917, ser comum a recanalização venosa com destruição de válvulas após TVP e que as úlceras de perna seguiam e poderiam estar intimamente relacionadas com essa alteração.[3]

A IVC é uma afecção bastante comum, e, embora de mortalidade baixa, mas existente em casos graves,[4] apresenta morbidade importante, levando à piora da qualidade de vida dos pacientes[5,6] acompanhada de impacto socioeconômico muito grande, inclusive em nosso país.[7,9] Foi estimada a perda de 500 mil dias de trabalho por ano na Inglaterra e no País de Gales[10] e de 2 milhões de dias nos EUA[11] por causa de úlcera venosa, tendo sido também estimada a ocorrência de aposentadoria precoce de 12,5% de trabalhadores portadores dessa afecção.[8]

PREVALÊNCIA

Tem sido referido que aproximadamente 2% da população sofre de úlcera venosa aberta ou cicatrizada,[10,12-14] podendo chegar essa incidência a até 5% em pacientes de mais de 65 anos.[10] A úlcera venosa é um problema mundial. A Europa tem até 2,2 milhões de pessoas afetadas e nos EUA são referidas mais de 6 milhões de pessoas apresentando úlcera venosa.[14] Com o tratamento adequado, obtém-se

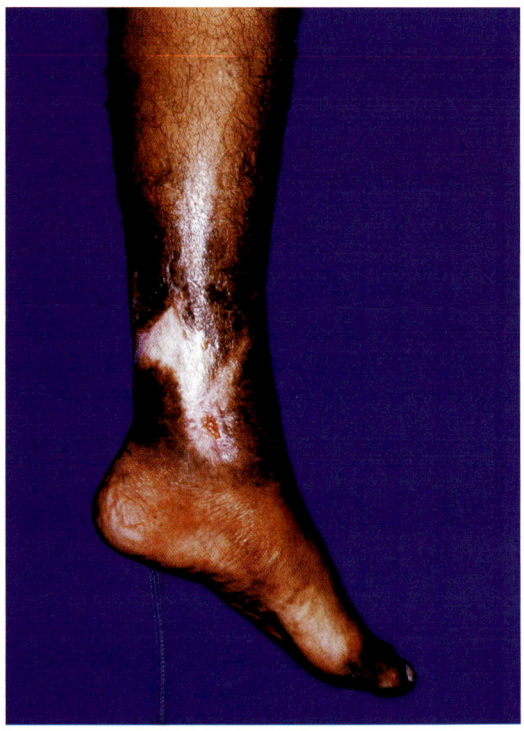

FIGURA 149.1 Membro inferior com alterações devido à insuficiência venosa crônica: edema, dermite ocre, úlcera cicatrizada em sua maior extensão, com pequena região ainda aberta (classificação CEAP 6).

taxas de cicatrização de até 76% em 16 semanas, mas as taxas de recorrência também são altas, chegando de 50 a 70% em 6 meses.[14]

Em nosso meio, estimamos para a população do município de Botucatu, no estado de São Paulo, prevalência de 1,5% dessa forma mais grave de IVC. Essa estimativa foi feita com base nos achados de um estudo de prevalência de doenças venosas crônicas em pessoas atendidas por outras doenças que não afecções nos membros inferiores no Centro de Saúde Escola Unidade Auxiliar da Faculdade de Medicina de Botucatu.[15] Mais recentemente, Cabral,[16] em levantamento em três postos do Sistema Único de Saúde (SUS), em Belo Horizonte (MG), encontrou prevalência de 2,6% de úlceras abertas ou cicatrizadas (classes CEAP C5 e C6).

A carga global de cuidados e tratamentos da doença venosa crônica é enorme, consumindo aproximadamente 2% dos orçamentos nacionais de saúde, prevendo-se que continuará a aumentar à medida que a população de idosos cresce e a prevalência da obesidade aumenta. No Reino Unido, a proporção de adultos com mais de 85 anos deve dobrar para 4,5% nos próximos 25 anos.[17]

ETIOPATOGENIA

Os quadros mais graves aparecem na SPT, sendo alta sua incidência nesses casos. Bauer,[18] acompanhando 99 casos de TVP, verificou edema em todos já 1 ano após o quadro agudo; após 5 anos, 72 apresentavam dermatoesclerose e 20, úlcera de estase; e, após 15 a 20 anos, 91 apresentavam dermatoesclerose e 70, úlceras. Strandness et al.,[19] acompanhando – por um período médio de 39 meses – pacientes com TVP diagnosticada por flebografia ou flebografia isotópica, encontraram edema e/ou dor em 67% deles, hiperpigmentação em 15% e úlcera em 3%. Janssen et al.,[20] acompanhando 81 doentes com TVP confirmada por flebografia por um período médio de 10 anos, encontraram 42% deles com alterações leves (classes CEAP C1 a C3), 31% com alterações moderadas (classe C4) e apenas 2% com alterações graves (classes CEAP C5 e C6). Brandjes et al.,[21] acompanhando doentes com TVP proximal, por média de 76 meses, encontraram 47% de pacientes que não usaram meias elásticas. Em trabalho semelhante, Prandoni et al.[22] encontraram 40% de pacientes com SPT. Em ambos os estudos, essa incidência caiu pela metade nos pacientes que usaram meias elásticas regularmente.

Parece que a incidência e a gravidade da IVC dependem de vários fatores associados, sendo um deles a localização da trombose. Assim, Browse et al.,[2] acompanhando a evolução de 130 membros estudados flebograficamente em 67 pacientes, por 6 a 10 anos, encontraram 13% de IVC em membros sem trombose, 20% em membros com pequenos trombos e 40% em membros com trombose extensa. Mesmo os pacientes com trombose assintomática diagnosticada em pós-operatório por fibrinogênio marcado apresentaram maior número de alterações de IVC do que os que não tiveram esse diagnóstico, principalmente peso nas pernas ou "pernas inquietas", edema discreto e veias varicosas.[23,24] Outro fator que parece ser importante é o tempo de recanalização das veias atingidas, pois uma recanalização precoce é importante para manter a integridade das válvulas, tendo consequentemente menos refluxo.[25]

Atualmente, são considerados fatores que indicam maior risco de desenvolvimento da SPT: a localização proximal da TVP, a ocorrência anterior de TVP ipsilateral, a doença venosa preexistente, a obesidade (índice de massa corporal maior que 30), a idade avançada e a qualidade e o tipo de anticoagulação oral instituída nos três primeiros meses de tratamento. Revisão sistemática realizada sugeriu que o uso de monoterapia com as heparinas de baixo peso molecular (HBPM) para o tratamento da TVP pode levar a taxas mais baixas de SPT do que o tratamento com HBPM por 5 a 7 dias,

seguido de antagonistas da vitamina K.[26] O uso dos anticoagulantes orais diretos também vem sendo associado com uma redução na incidência de SPT;[27] no entanto, ainda são necessários grandes estudos multicêntricos com critérios validados para diagnosticar a SPT para confirmar a eficácia da terapia com uso estendido das HBPM em pacientes com alto risco para SPT e, também, para avaliar a eficácia dos anticoagulantes orais diretos na prevenção de SPT.

A incidência de IVC grave como consequência de varizes de longa duração também pode ocorrer. Kistner et al.,[28] estudando 102 extremidades em 73 pacientes com doença venosa crônica, encontraram úlcera venosa em 7% dos casos com varizes primárias e 44% com SPT. Por outro lado, nos pacientes com úlcera, 43% dos casos deviam-se à insuficiência venosa primária e 57% à SPT.

Mesmo que a incidência dessa complicação nos casos de varizes seja baixa, a alta prevalência de varizes, chegando a atingir 60% de pessoas com mais de 60 anos,[16] faz com que a frequência da IVC como complicação das varizes seja alta em números absolutos.

A IVC pode ocorrer também no membro superior por TVP pregressa (ver Capítulo 133) ou por fístulas arteriovenosas e em outras regiões do organismo, principalmente como decorrência destas. Como são eventualidades menos comuns, no presente capítulo, discutiremos basicamente a IVC dos membros inferiores por alterações venosas. A fisiopatologia discutida aqui pode ser, em parte, aplicada às fístulas arteriovenosas (ver Capítulos 13 e 133).

FISIOPATOLOGIA

As alterações da IVC, de origem puramente venosa, devem-se basicamente ao regime de pressão aumentada nos capilares, em especial durante a deambulação. Esse aumento de pressão é dependente de duas alterações hemodinâmicas: da obstrução venosa e da insuficiência valvular venosa, ou de uma combinação delas.

Muitas das veias, sede de trombose, tendem a recanalizar-se com o decorrer do tempo. Entretanto, certo grau de obstrução residual frequentemente permanece. Seis meses após um segmento de veia ser ocluído por um trombo, há chance de cerca de 40% de que se mantenha ocluída e de 60% de estar totalmente desobstruída; nesse caso, tem 50% de chance de ser insuficiente.[2,29] Quando os segmentos obstruídos não são extensos, a circulação colateral pode suprir adequadamente o retorno venoso, mantendo uma resistência baixa ao fluxo sanguíneo. Entretanto, caso essa resistência se mantenha alta, a pressão capilar também tenderá a permanecer alta, principalmente durante o exercício.

Até que ponto o aumento de resistência por veias não recanalizadas tem papel importante no desenvolvimento de SPT é ainda um assunto controverso. Sakaguchi et al.,[30] utilizando pletismografia segmentar no estudo de pacientes com SPT, encontraram 30% dos pacientes exclusivamente com obstrução do fluxo venoso, 24% apresentando apenas insuficiência valvular e 27% com obstrução e insuficiência (19% dos casos foram indeterminados). No entanto, outros autores que também utilizaram a pletismografia não encontraram obstrução venosa como fator importante na SPT, embora a maioria tenha encontrado resistência discretamente maior nos pacientes com essa afecção do que em indivíduos saudáveis. Trabalhos utilizando novas tecnologias voltaram a chamar a atenção para a importância da obstrução venosa na IVC.[31] Prandoni et al. constataram que a SPT se desenvolveu com maior frequência em pacientes com obstrução venosa persistente nos primeiros 6 meses após um episódio de TVP aguda (risco relativo [RR] de 1,6; intervalo de confiança [IC] de 95%, 1,0 a 2,4), um resultado que foi replicado pelo mesmo grupo em um segundo estudo.[32,33]

O papel da insuficiência valvular nos casos de SPT foi bem demonstrado já nos trabalhos de Bauer.[18] Estudos utilizando métodos não invasivos para a medida do fluxo retrógrado pelas veias dos membros inferiores mostraram, em sua maioria, aumento significante desse fluxo em indivíduos com SPT quando comparados com os saudáveis.[19,34]

Em 83 pacientes CEAP C5 e C6, Danielsson et al.,[35] utilizando mapeamento dúplex, mostraram ausência de refluxo em somente um paciente. Os demais apresentavam algum tipo de refluxo, sendo 10% apenas no sistema superficial e 53% nos três sistemas venosos (superficial, profundo e perfurantes). Desses refluxos, 77% atingiam desde a região inguinal até abaixo do joelho.

A insuficiência valvular pode ser causada após TVP pela fragmentação e/ou aderência das válvulas à parede venosa durante o processo de resolução do trombo e recanalização venosa. Válvulas de veias não atingidas pela trombose também podem se tornar funcionalmente insuficientes ao se dilatarem as veias, por estarem servindo de circulação colateral.[36] No caso das varizes, como já foi discutido no Capítulo 143, essa insuficiência valvular se dá por agenesia ou alteração congênita das próprias válvulas, devido à dilatação da parede venosa por diminuição da resistência dessa parede ou por remodelamento estrutural da parede e das válvulas venosas, que seria provocado por processo inflamatório, envolvendo a interação leucócitos-endotélio, e que seria desencadeado por alterações de fluxo e da força de cisalhamento junto à parede venosa.[1,37]

Se o desenvolvimento de SPT é predominantemente consequência da obstrução, do refluxo valvular venoso ou ambos, isso ainda é motivo de controvérsia, o que pode refletir, em parte, a capacidade limitada de quantificar a obstrução venosa e o refluxo.[38]

O conhecimento da fisiologia e da fisiopatologia das alterações de pressão e fluxo do sangue nos membros inferiores, na IVC, já vem de muitos anos e tem sido confirmado mais recentemente com a utilização de novos métodos não invasivos. Durante repouso em posição supina, a pressão em veias dos pés, nos casos de varizes primárias, é igual à dos indivíduos saudáveis. Na SPT, essa pressão pode se apresentar discretamente elevada.[39-41] Frequentemente, nesses casos, a pressão mantém-se mais alta, enquanto existe obstrução com pouca circulação colateral, tendendo a baixar com o desenvolvimento dessa circulação.[39,41]

Na posição ortostática e em repouso, a pressão no nível das veias do pé, tanto nos casos de varizes primárias como nos de SPT, tende a ser similar à do indivíduo normal e aproximadamente igual à de uma coluna líquida com a altura da aurícula direita até o pé.[41]

De acordo com uma série de trabalhos de medida de pressão no nível do tornozelo, iniciados por Smirk, em 1936,[42,43] e Pollo Wood, em 1949,[44] nas pessoas saudáveis durante a deambulação, essa pressão sofre uma queda importante, que seria, em média, de 64 mmHg (média de 87 mmHg nos indivíduos parados para 23 mmHg durante deambulação). Nos indivíduos com varizes, essa queda é bem menor (em média 37 mmHg), sendo menor ainda nos casos de SPT, variando os resultados encontrados pelos diversos autores entre 9 e 52 mmHg.[44-48] Essa variação depende, em parte, das condições em que foi feita a medida,[45] mas também da extensão do comprometimento venoso: quanto mais extenso for o segmento atingido pela trombose prévia, menor será a queda da pressão venosa.[49] Parece que, nas tromboses extensas sem recanalização, a queda de pressão pode ser muito menor do que nas recanalizadas com insuficiência valvular, podendo haver mesmo um aumento de pressão com relação ao repouso.[50,51]

Durante cada passo, existe uma oscilação da pressão venosa no nível do tornozelo, entre um valor alto, durante a contração ou sístole muscular, e baixo, durante o relaxamento ou diástole muscular. Nos casos de SPT, a amplitude dessa oscilação é muito maior do que nas pessoas saudáveis ou nos portadores de varizes primárias, principalmente à custa de um grande aumento na pressão durante a sístole muscular. Em alguns casos, essa pressão sistólica pode ser superior à pressão em repouso na posição ortostática.[45,48]

A medida simultânea de pressão em veias do sistema venoso superficial e profundo mostrou na SPT grande aumento de pressão na veia tibial posterior durante a contração muscular, devido à insuficiência valvular profunda, sendo essa pressão mais alta do que na veia safena. Esse fato explica o fluxo do sistema venoso profundo para o superficial, quando há insuficiência valvular das veias perfurantes, o que sempre ocorre pela dilatação dessas veias também submetidas a regime de alta pressão. Quando existem trombose e recanalização nas veias perfurantes, o desenvolvimento da IVC é muito mais rápido.[2,52-54] Nos membros com SPT, o gradiente de pressão entre as veias profundas e superficiais durante a sístole muscular é menor do que nos indivíduos saudáveis.[45] Há evidências de que os casos mais graves são associados a uma combinação de refluxo sanguíneo superficial e profundo.[20,54,55]

Nos casos de varizes primárias, em que a hipertensão no sistema venoso superficial se dá principalmente à custa de insuficiência valvular da veia safena, há grande redução nessa pressão quando, por meio de um garrote, o fluxo retrógrado é obstruído por essa veia. Nos casos de SPT, esse garroteamento quase não altera a pressão nas veias superficiais, que se mantém alta pela insuficiência das válvulas do sistema profundo e das perfurantes.[56]

Nas IVC por varizes primárias, possivelmente há somação de pressões na região do tornozelo devido à insuficiência da safena e das veias perfurantes. Dodd e Cockett[43] justificaram por essa somação o rápido desenvolvimento de IVC em pacientes com varizes de longa duração, em que o desenvolvimento de insuficiência valvular das perfurantes viria agravar a hipertensão prévia consequente à insuficiência da safena.

Outro fato importante é o retorno da pressão venosa aos níveis de repouso após cessação do movimento, o que, nas pessoas saudáveis, demora em média 7 a 33 segundos. Em pacientes com varizes e SPT, esse retorno é muito mais rápido, sendo mais curto nos casos de SPT (1 a 1,6 segundo) do que nos casos de varizes (2,8 a 8,8 segundos)[45,48,55] (Figuras 149.2 e 149.3).

As variações de volume sanguíneo no membro acompanham de perto as variações pressóricas, e esse fato tem possibilitado o uso de métodos não invasivos para o estudo e o diagnóstico das alterações na IVC, como a pletismografia,[40,56] a volumetria de pé[45,57] e a fotopletismografia.[34]

No indivíduo normal na posição ortostática, mesmo pequenos movimentos com os membros inferiores, causam diminuição da pressão das veias do pé e da perna. Essa diminuição não ocorre ou é mínima nos casos de varizes e de SPT, o que significa que esses pacientes apresentam um regime de hipertensão venosa ao

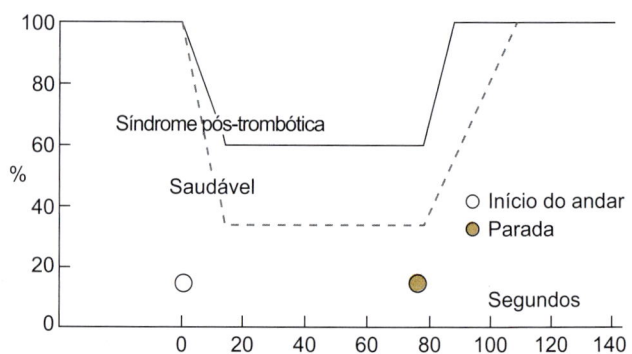

FIGURA 149.2 Gráfico comparativo da pressão venosa média antes, durante e após marcha em pessoas saudáveis e pacientes com síndrome pós-trombótica. (Adaptada de Decamp et al.[50])

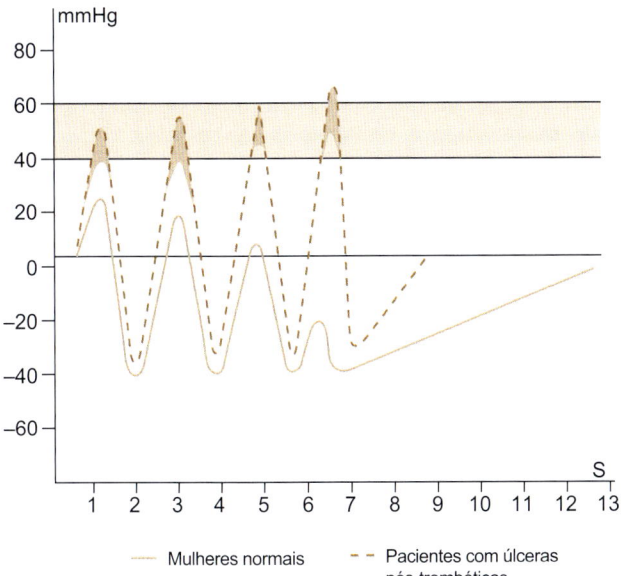

FIGURA 149.3 Pressão média em veia superficial do tornozelo antes, durante e após exercício muscular em mulheres saudáveis e mulheres com úlcera pós-trombótica. (Adaptada de Arnoldi e Linderholm.[46])

longo de todo o dia. É essa hipertensão constante nas veias, vênulas e capilares das extremidades que causa as alterações típicas da síndrome da IVC.

Outro aspecto da fisiopatologia da IVC, o funcionamento da bomba muscular, levou Browse[2] a chamá-la de "síndrome da falha da bomba da panturrilha". A contração muscular da panturrilha, bem como da coxa e do pé, levando ao aumento de pressão no compartimento fascial, força o sangue a sair do interior da musculatura e do sistema venoso profundo, sendo dirigido ao coração, pela presença das válvulas. A imobilidade por lesão neuromuscular ou da articulação do tornozelo[58] impede esse mecanismo, mantendo a pressão alta mesmo durante a marcha, o que favorece a IVC. Isoladamente, esse mecanismo é de ocorrência rara, mas, com frequência, constitui fator somatório de piora à lesão valvular ou obstrução venosa.[48,59,60]

Alterações estruturais da parede venosa ocorrem em consequência da hipertensão venosa de longa duração e das alterações do fluxo observadas. Áreas de hiperplasia da íntima com aumento do conteúdo de colágeno se intercalam com áreas de atrofia com menor número de células musculares lisas, alternadas com segmentos normais da parede venosa.[1] As células musculares lisas também apresentam modificações significativas, como rearranjo, proliferação e migração para a íntima, vacuolização e fagocitose. Elas perdem sua diferenciação, deixando de ter a capacidade contrátil e se tornando células de síntese. A apoptose descoordenada das células musculares lisas é achado frequente.[61-63]

Edema

O aumento da pressão hidrostática capilar como consequência da hipertensão venosa constante, mesmo durante a deambulação, leva ao aparecimento do edema que, nos casos de IVC, tende a limitar-se à perna, sendo, em geral, pouco importante nos pés. O mecanismo íntimo de formação do edema está descrito com mais detalhes nos Capítulos 5 e 7.

Não há praticamente diferença entre a pressão venosa no membro dos indivíduos saudáveis, varicosos ou com SPT, quando em repouso em posição supina ou ortostática. Em posição supina, a pressão venosa, em geral, não leva à formação de edema, já que ela raramente atinge o limite de 11 a 15 mmHg, que é a pressão na qual o edema começa a se formar.[64] Na posição ortostática e em total imobilidade, em que essa pressão atinge níveis de 80 a 90 mmHg, o edema se forma, sendo pouco diferente nos três grupos de indivíduos. Normalmente, entretanto, e na maior parte dos varicosos em fase inicial, a movimentação faz com que haja a queda de pressão já discutida, impedindo a formação de edema, o que não ocorre em certos casos de varizes de longa duração e de SPT, em que o próprio movimento pode aumentar a saída de líquido dos capilares.[65-67]

Outros dois mecanismos que aumentam a formação de edema nos casos de IVC são: a elevação da pressão osmótica tecidual, que ocorre pelo aumento da saída de proteínas dos capilares, ocasionado pela hipertensão, que leva à distensão da parede capilar com dilatação dos poros interendoteliais,[68,69] ampliando a permeabilidade capilar com acúmulo intersticial de proteínas, como albumina, fibrinogênio e fibronectina,[2,70,71] e o bloqueio dos linfáticos locais que, na fase inicial do edema, sofrem aumento de fluxo para facilitar a retirada do excesso de líquido e de proteínas intersticiais.[71-74]

Controvérsias a respeito da formação do edema ainda persistem. O papel do glicocálix no transporte de macromoléculas e líquidos através do endotélio vem sendo cada vez mais demonstrado. A importância da drenagem pelos linfáticos é ressaltada em diversos estudos, que desempenham o papel principal para se estabelecer um balanço zero entre as forças de drenagem e reabsorção.[75,76]

Nos casos de IVC, os processos de erisipela (linfangite reticular), podendo ocasionar fibrose de canalículos linfáticos, contribuem para a piora progressiva do edema, por supressão desse mecanismo.

De modo geral, o edema precede os demais sinais de IVC, o que, segundo alguns autores, sugeriria que o aumento de pressão tecidual resultante do acúmulo do líquido de edema fosse um dos principais fatores no desenvolvimento das demais complicações.[77] Parece, entretanto, que essas complicações surgiriam independentemente do edema, em consequência do próprio aumento da pressão hidrostática capilar.

Hiperpigmentação ou dermite ocre

Pela hipertensão capilar, pode haver ruptura do capilar ou abertura de espaços intercelulares, possibilitando a passagem de hemácias que podem ser vistas, na microscopia eletrônica, atravessando esses espaços.[78] Uma vez no subcutâneo, essas hemácias se desintegram e a hemoglobina sofre degradação à hemossiderina, que dá a cor castanho-azulada aos tecidos (Figura 149.1). Essa degradação aumenta também os níveis de ferritina e ferro iônico nos tecidos,[79,80] que podem causar estresse oxidativo e ativação de metaloproteinases da matriz, que podem exacerbar a lesão tecidual e retardar a cicatrização.[81]

Pode haver, também, a deposição local de melanina, provavelmente por irritação ou pela escarificação da pele.[82] Petéquias e púrpura também podem aparecer na região do tornozelo, por aumento da fragilidade capilar (angiodermite purpúrica), e poderiam constituir-se nas alterações iniciais que levam ao quadro mais extenso de dermite ocre.

Eczema de estase

Surge, em geral, na região de hiperpigmentação ou de intensa congestão em torno de úlceras ou cicatrizes. Há a hipótese de que poderia constituir uma reação autoimune contra proteínas extravasadas e degradadas no subcutâneo ou contra bactérias infectantes. Frequentemente, é desencadeada por alergia local a pomadas, pós secantes ou antissépticos e pela própria borracha ou tecido das meias e faixas elásticas.[43]

Celulite ou erisipela

Embora não faça parte da classificação clínica CEAP, a erisipela é uma complicação frequente da IVC. O edema de longa duração rico em proteínas é com frequência sede de infecção, principalmente por germes gram-positivos, em geral estreptococos beta-hemolíticos e estafilococos, que penetram a pele pela própria úlcera venosa por meio de pequenas escoriações, ferimentos, picadas de inseto etc., levando à infecção de pele e do tecido celular subcutâneo (celulite) e da vasta rede linfática subcutânea (erisipela ou linfangite reticular – ver Capítulo 154). Pode atingir grandes extensões da perna, com dor intensa e hiperemia pelo processo inflamatório, sendo normalmente acompanhada de sintomas gerais e febre alta. Essas crises de celulite e erisipela frequentemente levam à piora do quadro por aumento da obstrução linfática.

Lipodermatoesclerose e atrofia branca

A lipodermatoesclerose (dermatoesclerose, hipodermite, celulite endurecida, enduração) pode aparecer insidiosamente, tornando-se a pele progressivamente lisa, endurecida e escurecida, às vezes mais esbranquiçada, no caso, denominada "atrofia branca" (*atrophie blanche*), incluída recentemente na classificação CEAP (C4b), espessando-se e endurecendo também o subcutâneo, às vezes levando a uma retração da pele, ficando a perna em forma de bombacha ou de garrafa. Essa retração agrava mais o retorno venoso e linfático.[2,83]

A lipodermatoesclerose pode ser iniciada pelo aparecimento de placas avermelhadas dolorosas e de temperatura pouco aumentada, as quais desaparecem depois ou deixam em seu lugar uma zona endurecida e pigmentada, tendo sido sugerido que essas fases agudas correspondem a crises de necrose de tecido adiposo da derme.[43]

É sobre essa zona endurecida ou, em parte dos casos, especialmente em indivíduos do sexo masculino, sobre uma pele ligeiramente espessada e rica em pequenos vasos dilatados, "coroa flebectásica" (*ankle flare* dos autores ingleses) na região do maléolo interno ou externo, que se forma a úlcera de estase, tendo sido incluída na revisão CEAP de 2020 como classe clínica 4C.[43,84-86]

Úlcera de estase

Como já referido no Capítulo 33, a úlcera, quando espontânea, costuma surgir principalmente pouco acima dos maléolos, em especial os internos, sobre veias perfurantes insuficientes. Quando desencadeada por traumatismos, pode aparecer em outras posições, como na face anterior e lateral da perna e, às vezes, no pé.[16]

Fisiopatologia da lipodermatoesclerose e da úlcera de estase

Papel da microcirculação

A fisiopatologia da lipodermatoesclerose e da úlcera de estase ainda apresenta desafios para sua exata compreensão. Vários mecanismos foram propostos como a origem isquêmica devido à própria hipertensão ortostática, levando à estase venular e capilar, provocando isquemia tecidual, com consequente necrose do tecido gorduroso e à sua substituição por tecido fibrótico. Haveria ainda diminuição do trofismo e da regeneração das camadas superficiais da pele, levando à úlcera.[87]

Arnoldi e Linderholm[46] ao encontrarem úlceras apenas em pacientes que apresentavam pressão venosa 40 a 60 mmHg acima da pressão de repouso, no membro em movimento, postularam que a presença dessas úlceras estaria ligada à alta pressão nos vasos superficiais do tornozelo durante a sístole muscular.[43,88]

Em estudos histológicos de biopsias cirúrgicas em casos de IVC, Grahan et al.[79] encontraram, com frequência, alterações vasculares atingindo artérias e veias cutâneas, principalmente nas bordas de úlceras, caracterizadas por espessamento fibromuscular concêntrico e espessamento intimal. Esses autores sugeriram que a hipertensão venosa de longa duração, afetando a hemodinâmica nos capilares cutâneos, eventualmente seria a causa dessas alterações vasculares.

Dodd e Cockett[43] explicam a necrose do tecido gorduroso e a isquemia dos tecidos da área submetida à hipertensão venosa pela trombose ou pelo retardo de fluxo em vênulas terminais que drenam os lóbulos gordurosos do subcutâneo, ocasionados pelo aumento de pressão nas veias colaterais da derme. Na opinião desses autores, o fator fundamental para essa hipertensão seria a insuficiência das veias perfurantes da região do tornozelo.

Browse e Burnand,[2] partindo do ponto de vista de que não haveria isquemia nos tecidos alterados pela via intravenosa (o que poderia ser inferido apenas levando-se em conta o sangramento intenso que ocorre ao corte das bordas de uma úlcera de estase e a granulação franca existente no fundo dessa úlcera), propuseram, após uma série de estudos clínicos e experimentais, uma teoria para explicar a lipodermatoesclerose e a úlcera de estase. Esses fenômenos seriam provocados por uma anoxia tecidual, sem que houvesse diminuição do sangue circulante na microcirculação. Achavam esses autores que o regime de hipertensão venosa causado pela ausência de redução de pressão das veias superficiais do tornozelo durante a deambulação levaria à proliferação de múltiplos pequenos capilares com poros intercelulares alargados, os quais possibilitariam a passagem de grandes moléculas proteicas para o espaço extravascular. Entre essas moléculas, estaria o fibrinogênio que, em contato com fatores teciduais, seria convertido em fibrina, que, associada à diminuição da ação fibrinolítica local e sistêmica, levaria à deposição de fibrina, formando manguitos em torno dos capilares dérmicos, que funcionariam como uma barreira às trocas de oxigênio e de outros metabólitos entre o sangue e os tecidos, levando à necrose e à ulceração. Essa barreira funcional explicaria, segundo os autores, a alta taxa de oxigênio encontrada no sangue venoso de pernas com IVC, que é justificada, por outros autores, pela abertura de anastomoses arteriovenosas.[87,88] Estudos realizados com tomografia de emissão de pósitrons em pacientes com lipodermatoesclerose e úlcera venosa mostraram que essas áreas têm aumento de fluxo sanguíneo, mas redução na utilização de oxigênio.[89] Esse aumento local da quantidade de oxigênio na pele de pacientes com IVC foi também, posteriormente, demonstrado por outros métodos.[90]

Recentemente, entretanto, a ideia de proliferação capilar foi abandonada. Sabe-se hoje que mudanças hemodinâmicas das veias dos membros inferiores levam a uma microangiopatia venosa, cujas alterações incluem alongamento, dilatação e tortuosidade do leito capilar, espessamento da membrana basal e formação de halo pericapilar.[48]

Browse et al.[2] mantiveram, entretanto, a opinião de haver aumento na quantidade de fibrinogênio, de outros fatores da coagulação e de outras proteínas no espaço intersticial ao redor dos capilares, e que uma barreira dessas proteínas à passagem de oxigênio poderia ser um dos fatores para causar a isquemia tecidual, o que não foi confirmado por outros estudos. Recentemente, foi descrita a captação de fator de crescimento pela fibrina e outras macromoléculas, o que o tornaria indisponível para auxiliar na cicatrização.[48]

Os achados histológicos de Grahan et al.,[79] embora em alguns aspectos concordem com os de Browse et al.,[2] discordam em outros: por exemplo, nos estudos histoquímicos, foi encontrada substância fibrinoide com aparência edematosa envolvendo as proliferações endoteliocapilares, que mostrou ser constituída basicamente de ácido hialurônico. Foi também demonstrada a existência de colágeno IV espessando a membrana basal dos capilares.[67,91] Outros autores contestam o papel desses manguitos na gênese da lipodermatoesclerose, inclusive sugerindo serem tais manguitos uma resposta secundária ao processo inflamatório local.[81,88] Evidências mais recentes, entretanto, sugerem que a formação dos manguitos, ou bainhas de fibrina, constitui uma tentativa de se manter a arquitetura vascular em resposta a um aumento da carga mecânica. As análises imuno-histoquímicas têm demonstrado o fator transformador do crescimento beta 1 (TGF-β1) e a alfa-2-macroglobulina nos interstícios do manguito. Tem sido sugerido que essas moléculas "presas" estariam anormalmente distribuídas na derme, ocasionando alteração da remodelação dos tecidos e fibrose.[92]

A teoria aceita atualmente como sendo a responsável pelas alterações da IVC é a da inflamação crônica.[1]

Essa inflamação ocorreria a partir do acúmulo de leucócitos nas vênulas da derme por adesão, durante o tempo em que o membro está pendente, e que é mais intenso e duradouro nos pacientes com IVC, bloqueando a microcirculação, havendo também a ativação e a migração desses leucócitos por meio do endotélio.[93,94] Estudos morfométricos e imuno-histoquímicos de biopsia de pele em membros com IVC mostraram grandes quantidades de macrófagos, mastócitos e linfócitos.[95,96] Esse fenômeno é contemporâneo também ao aprisionamento de plaquetas no membro.[97,98] Foi também verificada a diminuição desse acúmulo de células no membro pendente com uso de compressão externa.[95] Foram demonstrados ainda, por citometria de fluxo, aumento da agregação e ativação de plaquetas e monócitos, bem como aumento da expressão de CD11b e L-selectina por monócitos em pacientes com IVC.[98,99] Foi assim levantada a hipótese de que um longo período de repetidos episódios de acúmulo e ativação de leucócitos nas pernas pendentes de pacientes com IVC causaria lesão endotelial e tecidual, levando às alterações típicas da doença venosa crônica.

O aumento da ativação e da adesão leucocitária apresenta caráter sistêmico, o que foi demonstrado pela análise da produção de radicais livres e da medida da capacidade dos neutrófilos de formarem pseudópodes, sendo constatada maior ativação dos leucócitos no plasma de portadores da doença venosa crônica quando comparado com o plasma de controles normais. O fator plasmático responsável por essa ativação ainda não foi identificado.[100]

Em estudo da morfometria dos leucócitos, determinou-se que na lipodermatoesclerose e nas úlceras já cicatrizadas havia um número significativamente maior de mastócitos ao redor das arteríolas e vênulas pós-capilares, enquanto nas úlceras ativas o predomínio era de macrófagos, com a presença da bainha de fibrina ao redor. Os fibroblastos foram as células mais abundantes, demonstrando assim a localização das células inflamatórias e seu papel como reguladores da inflamação.[97]

A degradação das proteínas da matriz extracelular é causada por uma variedade de enzimas proteolíticas incluindo as metaloproteases da matriz (MMP), que são endopeptidases zinco-dependentes e apresentam inibidores teciduais (TIMP).[101-103] Em estudo mais antigo, comparando o exsudato de lesões agudas com o de úlceras venosas, constataram-se níveis dez vezes maiores das MMP-2 e MMP-9 (gelatinases) com maior atividade enzimática.[104] Atividade 116 vezes maior da colagenase MMP-1 também foi demonstrada na úlcera venosa, e essa atividade se encontra menor nas úlceras que cicatrizam em até 2 semanas.[105] A origem exata das MMP no exsudato das úlceras venosas ainda é discutida; no entanto, a demonstração de sua inibição pela doxiciclina sugere os fibroblastos como seus principais produtores, mas com a possibilidade de que células mononucleares, queratinócitos e células endoteliais estejam também envolvidos no processo.[106] Desequilíbrio entre as MMP e seus inibidores TIMP foi observado na doença venosa, juntamente da ruptura do colágeno e da perda da elastina.[64]

As células endoteliais participam ativamente da remodelação da parede venosa, da reação inflamatória e da regulação do tônus venoso. Em regime de hipertensão venosa, as células endoteliais são ativadas e liberam os vários tipos de mediadores inflamatórios e de fatores de crescimento. Há um aumento da expressão pelo endotélio de marcadores da inflamação, como a molécula de adesão celular vascular 1 (VCAM-1), a molécula de adesão intercelular 1 (ICAM-1) e o fator de von Willebrand.[62,107,108] O LFA-1 (do inglês *leukocyte function-associated antigen*) e o VLA-4 (do inglês *very late activation antigen*) também foram encontrados elevados nos leucócitos em úlcera venosa crônica.[109] Os leucócitos aderidos e ativados liberariam enzimas proteolíticas e radicais livres de oxigênio que levariam à lesão tecidual e à morte celular.[110-112] Outro papel dos leucócitos seria o aumento da produção de proteínas nos fibroblastos, propiciando ou aumentando a fibrose dérmica. Esse aumento se faria pela ação de TGF-β1, uma citocina fibrogenética liberada pelos leucócitos ativados.[101]

Além disso, um número significativamente maior de mastócitos, macrófagos e monócitos foi observado em comparação com veias normais. Leucócitos ativados podem também liberar grandes quantidades de ânions superóxidos e de proteases, sendo capazes de degradar a matriz extracelular.

A liberação de fatores de crescimento, incluindo o fator de crescimento de fibroblastos TGF-β1 e o fator de crescimento derivado de plaquetas (PDGF), pode ser o mecanismo responsável pela proliferação das células musculares lisas, sua migração e desdiferenciação.[62] O TGF-β1 é também relacionado com a fibrose da derme. Em estudo analisando a pele do terço inferior da perna de portadores da doença venosa crônica, constatou-se que essa região apresentava níveis significativamente mais elevados de TGF-β1 em comparação com a pele da região da coxa dos mesmos pacientes.[101] O TGF-β1 localiza-se nos leucócitos, nos fibroblastos e nas fibras de colágeno. Pappas et al. propuseram que os leucócitos ativados migrariam para fora do vaso e liberariam TGF-β1, estimulando a produção de colágeno pelos fibroblastos dérmicos, ocasionando a fibrose da derme.[101]

A remodelação tecidual e a deposição de matriz são processos controlados pelas MMPs e seus inibidores teciduais. O TGF-β1 é um potente indutor do inibidor tecidual 1 (TIMP-1) e inibidor da MMP-1. Vários estudos têm demonstrado que a produção prolongada e contínua de TGF-β1 provoca fibrose tecidual, estimulando a produção da matriz extracelular e inibindo sua degradação por meio dos seus efeitos sobre as MMPs e TIMP. Nos exsudados de úlceras ativas, observam-se o aumento da atividade das MMPs e a expressão diminuída de TIMP-1 nos queratinócitos. Essas observações sugerem que a proteólise excessiva pode ser responsável pela baixa taxa de cicatrização observada nas úlceras venosas.[113]

Fibroblastos de pacientes com úlceras venosas apresentam grave inibição da resposta proliferativa ao TGF-β1 e exibem características fenotípicas de senescência celular, incluindo o crescimento lento e a morfologia alterada, com marcadores bioquímicos, expressos em células senescentes.[62]

Acreditava-se que a hiperpigmentação da pele seria a principal consequência da migração e da degradação das hemácias no interstício, com a hemossiderina liberada sendo englobada pelos macrófagos. Estudos recentes, no entanto, demonstram que os produtos de degradação das hemácias são quimioatrativos aos leucócitos por meio da ativação da ICAM-1, constituindo o estímulo inicial para a reação inflamatória.[114,115] Além disso, o acúmulo de ferritina e de íons ferro nos tecidos parece ocasionar estresse oxidativo, ativação das MMPs e alterações do microambiente, exacerbando os danos teciduais e retardando a cicatrização.[116] Coerente com esse conceito, a hemocromatose devido à mutação C282Y (um defeito genético comum do metabolismo do ferro) ocasiona risco cerca de sete vezes maior de ulceração nos pacientes com doença venosa crônica[116] (Quadro 149.1).

QUADRO 149.1	Leucócitos, hemácias e fibroblastos – mecanismos de ativação e participação na gênese das alterações tróficas da insuficiência venosa crônica.		
	Mecanismo de ativação	**Consequências**	**Resultados**
Leucócitos	Cisalhamento do fluxo ↓ Alterações do glicocálix e do endotélio	Ativação, adesão, migração dos leucócitos para o interstício	Liberação de proteases e ROS Liberação de TGF-β1 (estímulo aos fibroblastos) Degradação da matriz extracelular
Hemácias	Aumento da permeabilidade capilar ↓ Migração para o interstício e degradação	Liberação de ICAM-1 com ativação dos leucócitos Presença de hemossiderina ferritina e íons ferro no interstício	Início da reação inflamatória Hiperpigmentação da pele Estresse oxidativo e ativação das MMPs com danos teciduais e retardo da cicatrização
Fibroblastos	Liberação do TGF-β1 pelos leucócitos	Aumento da produção de colágeno Alterações em células musculares lisas da parede venosa	Fibrose dérmica Enfraquecimento da parede com dilatação da veia

ICAM-1: molécula de adesão intercelular 1; MMPs: metaloproteinases da matriz extracelular; ROS: espécies reativas de oxigênio; TGF-β1: fator transformador do crescimento beta 1.

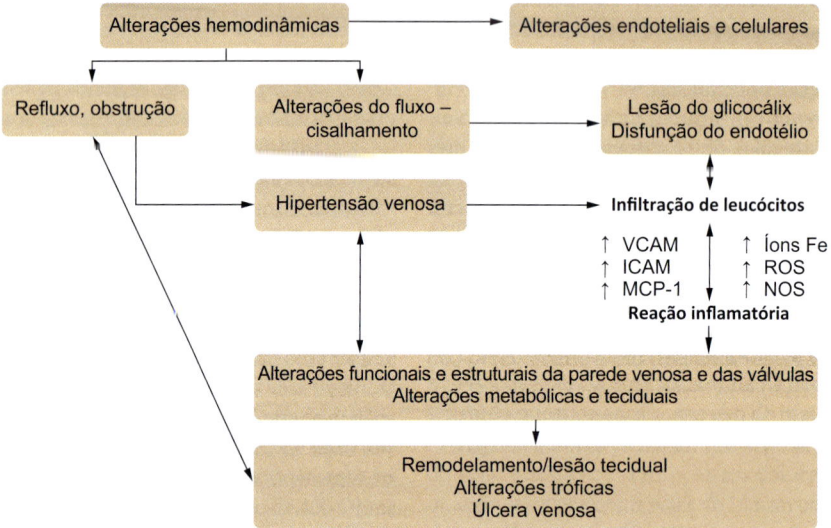

FIGURA 149.4 Mecanismos fisiopatológicos da doença venosa crônica. ICAM: molécula de adesão intercelular; MCP-1: proteína quimiotática de monócitos 1; NOS: espécies reativas de nitrogênio; ROS: espécies reativas de oxigênio; VCAM: molécula de adesão celular vascular.

O papel que os linfócitos representam nos estágios avançados da doença venosa crônica ainda não está estabelecido. Sabemos que linfócitos Th1 acompanham os macrófagos e são os responsáveis pela citotoxicidade em doenças autoimunes (p. ex., artrite reumatoide), sendo também responsáveis pelas lesões da leishmaniose cutânea e da síndrome de Stevens-Johnson.[117] A partir dessa constatação, há a hipótese de que, na presença de acúmulo de íons ferro, os mecanismos de apoptose sejam bloqueados, ocorrendo a proliferação dos linfócitos T.[117]

Em estudo recente, Bryan et al.[118] constataram níveis elevados de P-selectina (uma molécula de adesão celular encontrada nos grânulos das plaquetas e nos corpos de Weibel-Palade das células endoteliais) nos pacientes com doença venosa crônica avançada, postulando que a P-selectina constitui um marcador de risco para a doença venosa crônica em seus estágios mais graves.

A hipertensão venosa se reflete na microcirculação por meio das alterações das forças mecânicas atuantes e das respostas tanto do glicocálix quanto do endotélio venoso. O refluxo e o estresse de cisalhamento aumentado levam às alterações no glicocálix ocasionando a ativação de leucócitos e moléculas de adesão.

Em resumo: a microcirculação é composta de uma rede de capilares, vênulas pós-capilares, interstício e linfáticos que respondem às alterações do fluxo e à lesão do glicocálix por meio de vias inflamatórias superexpressas e sobrerreguladas como as citocinas, quimiocinas, MMPs, radicais livres de ferro e espécies reativas de oxigênio e nitrogênio. Leucócitos e MMPs têm envolvimento direto com as alterações observadas nas estruturas venosas. Na disfunção do endotélio e na lesão do glicocálix, a ativação de quimiocinas, como, por exemplo, a proteína quimiotática de monócitos 1 (MCP-1), de moléculas de adesão, como a ICAM-1, a VCAM-1 e as selectinas, proporciona a migração de leucócitos para dentro da parede venosa e da válvula e, eventualmente, para o interstício. Além disso, o estresse oxidativo (espécies reativas de oxigênio e nitrogênio), e a ativação dos íons ferro levam à uma maior expressão e ativação leucocitária (macrófagos, mastócitos e linfócitos T). Uma variedade de citocinas é expressa por leucócitos, tanto direta como indiretamente, levando a um ambiente pró-inflamatório e inflamatório contínuo além da ativação proteolítica de MMPs, que demonstraram causar relaxamento do músculo liso endotelial, dilatação da parede venosa, degradação proteolítica. Alterações metabólicas celulares (células endoteliais, células musculares lisas e fibroblastos) ocasionam perda de integridade da parede venosa e das válvulas[14] (Figura 149.4).

A compreensão clara das vias inflamatórias permite melhor entendimento da fisiopatologia da IVC, constituindo base para a pesquisa de potenciais-alvo de tratamento.

No momento, apesar dos muitos estudos e avanços no conhecimento das alterações ocorridas na microcirculação na IVC, ainda não elucidamos todos os mecanismos envolvidos na gênese das lesões dérmicas na IVC.

As referências bibliográficas deste capítulo se encontram no Ambiente de aprendizagem do GEN.

150

Opções de Tratamentos Endovasculares da Síndrome Pós-Trombótica na Trombose Venosa Cronificada dos Membros Inferiores

Francisco Osse ▪ Fabio H. Rossi

Resumo

A síndrome pós-trombótica, evolução natural e gradual ao longo de meses e anos da trombose venosa profunda aguda primária dos membros inferiores, resulta em alterações variadas da função circulatória venosa regional e da qualidade de vida dos pacientes, desde sinais e sintomas leves de insuficiência venosa crônica até os casos mais graves de úlcera venosa, com comprometimento funcional do membro acometido de forma grave e de difícil tratamento. No passado, o tratamento convencional trouxe poucos resultados para o alívio e a recuperação dessas condições. Recentemente, a introdução de métodos e técnicas endovasculares de recanalização e reconstrução venosa dos segmentos vasculares obstruídos, senão corrigindo totalmente os fatores obstrução/refluxo, ofereceu a essa população a oportunidade de recuperação da circulação e função venosa axial. Com isso, houve alívio dos sintomas, permitindo o retorno à vida normal e ao convívio social e profissional dentro de padrões aceitáveis. Este capítulo dedica-se à apresentação dessas técnicas, metodologias e resultados.

Palavras-chave: trombose venosa; flebotrombose; trombose venosa profunda.

INTRODUÇÃO

A trombose venosa profunda (TVP) dos membros inferiores (MMII) é reconhecida como a principal causa da embolia pulmonar (EP) e evolução para sua apresentação clínica localizada, a médio e longo prazos, que é a síndrome pós-trombótica (SPT) dos MMII.

É considerada um problema vascular grave, afetando aproximadamente 1,5% da população mundial, sendo a terceira causa mais frequente de óbitos por doenças cardiovasculares e suas complicações, atrás apenas do infarto agudo do miocárdio e dos acidentes vasculares cerebrais.[1]

A SPT é a complicação com maior incidência na população de pacientes com história de TVP prévia. Ocorre a partir de 6 meses até 10 anos após o primeiro episódio da trombose, em 60% dos casos, mesmo com tratamento anticoagulante e compressão elástica adequados, aqui denominados como "tratamento conservador".[2]

Mesmo com todos os avanços obtidos no desenvolvimento de novos medicamentos anticoagulantes, eles agem apenas na prevenção da formação e propagação de novos coágulos, não sua dissolução, remoção e liberação do fluxo sanguíneo intravascular.[3]

Em veias de grande calibre, ao contrário do que ocorre nas artérias, a restauração do fluxo sanguíneo será comprometida pela grande diferença entre o volume e a extensão de coágulos formados *versus* a capacidade do organismo de dissolvê-los por meio de seu sistema fibrinolítico intrínseco, mesmo com a ação conjunta dos anticoagulantes.[4] Esta relação tempo × volume × extensão × recanalização determina o grau e a gravidade da SPT.[5]

A anticoagulação não elimina a fonte de embolização pulmonar, não previne a lesão valvular subsequente nem alivia os distúrbios hemodinâmicos associados à obstrução troncular venosa.[6] O tratamento conservador também não considera três fatores importantes no desenvolvimento da SPT: a localização e extensão dos segmentos venosos envolvidos; a presença de alterações anatômicas nas veias trombosadas; e a existência de maior ou menor circulação colateral, sendo estas frequentemente as causadoras da trombose venosa.[7] O sistema venoso é o que apresenta a maior variação anatômica de todos os órgãos e sistemas corporais.[8]

A SPT é, então, uma doença complexa, pois frequentemente é o resultado de mais de um episódio de trombose venosa, com obstrução axial e fluxo sanguíneo colateral inadequado, por recanalização incompleta ou por inexistência de um sistema de anastomoses venosas suficiente para reestabelecer o equilíbrio entre influxo e efluxo no membro afetado (Figura 150.1).[9]

A percepção, pelo cirurgião vascular, no primeiro atendimento e, depois, no acompanhamento, de que uma ultrassonografia (USG) com Doppler colorido venoso de que "sinais de recanalização parcial" dos segmentos antes comprometidos seria indicativo de boa evolução clínica deve ser considerada com muito cuidado, em relação real ao quadro clínico do paciente. A somatória dos diversos segmentos apenas parcialmente recanalizados é tão insuficiente, do ponto de vista hemodinâmico, quanto uma obstrução total, pois as suboclusões impedem o retorno do fluxo sanguíneo venoso normal.[10] Isso contribui decisivamente para a hipertensão venosa e evolução clínica desfavorável da SPT, exatamente como ocorre na doença arterial ateromatosa difusa.

Os principais objetivos do tratamento endovascular da TVP na sua fase aguda são a imediata restauração do fluxo sanguíneo venoso troncular normal, com mínima ou nenhuma lesão endotelial ou da parede do vaso (fleboesclerose), evitando a destruição valvular, a redução dos riscos de EP e a recorrência da TVP e oferecendo imediato alívio dos sintomas.

Na SPT, as alterações ao longo do tempo incluem a substituição de grande parte dos coágulos, do endotélio e das válvulas por uma cicatriz fibrótica em toda a extensão das veias comprometidas, com trajetos tortuosos e ricos em microcanais venosos entre as sinequias intraluminais, pelo processo incompleto de recanalização intrínseco e pelo desenvolvimento de circulação colateral variável.[11] Nesse cenário, os principais objetivos do tratamento endovascular são a desobstrução e a reconstrução do segmento vascular, restaurando um fluxo venoso troncular/axial *o mais próximo possível* do normal, diminuindo a estase e a hipertensão venosa e, portanto, a evolução clínica e a gravidade da SPT.

O PROBLEMA

A trombose venosa nos MMII deve ser avaliada em toda sua extensão, o que determina a necessidade de estudos hemodinâmicos e anatômicos completos, desde a veia cava inferior até os segmentos distais infrageniculares, incluindo, eventualmente, até os sistemas anastomóticos pediosos.

A USG com Doppler colorido venoso como costuma ser realizada atualmente, estudando somente o sistema venoso apenas a partir da região inguinal (veia femoral comum), sendo insuficiente e incompleta na maior parte dos pacientes, principalmente naqueles com sintomatologia envolvendo a porção proximal do membro afetado (coxas) ou sinais de dilatações venosas nas regiões inguinal, pélvica, perineal ou parede abdominal. Em nossa opinião, a angiotomografia (angio-TC) deve ser considerada obrigatória para complementar o estudo nesses casos, mas, se indisponível, no mínimo é indispensável realizar uma USG com Doppler colorido transvaginal com orientações ao médico que realizará o exame.[12]

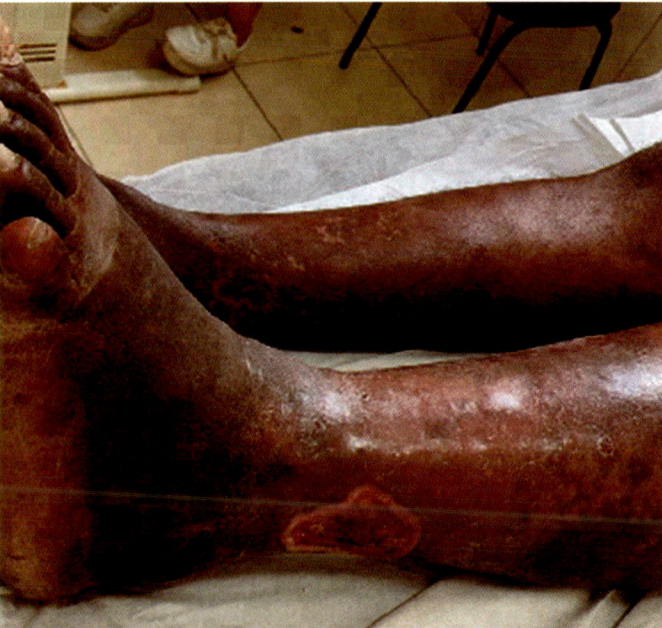

FIGURA 150.1 Apresentação clínica de síndrome pós-trombótica grave.

Divide-se a TVP dos MMII pelos segmentos: veia cava inferior ou ilíaco-cava; iliacofemoral; femoropoplíteo e infrapoplíteo ou distal. Essa divisão tem relação direta com as indicações de reconstrução endovascular, as técnicas e estratégias a serem utilizadas, os resultados obtidos a curto, médio e longo prazos e as complicações que podem ocorrer.[13]

OCLUSÕES DA VEIA CAVA INFERIOR OU ILÍACO-CAVA

As tromboses venosas envolvendo segmentos ou toda a veia cava inferior não são frequentes, estimando-se entre 1 e 5% de todas as tromboses venosas infradiafragmáticas e/ou dos MMII.[14]

Grande parcela ocorre por oclusão proximal das veias ilíacas com propagação proximal, mas também pode ser causada por neoplasias intra-abdominais de diversas origens (as mais comuns: carcinoma renal, miomas, tumores ósseos etc.), fibrose retroperitoneal, aneurisma da aorta abdominal, traumas, cirurgias, radioterapia e, até mesmo – e não incomumente –, pelo implante de um filtro de veia cava.[15] Essas tromboses, embora envolvam uma veia de grande calibre, podem permanecer ocultas e assintomáticas por longos períodos, pois geralmente se observa o desenvolvimento de grande rede de veias colaterais retroperitoneais e na parede abdominal para compensar o volume sanguíneo que deveria formar o fluxo normal da veia cava inferior.[16]

Quando sintomáticas, produzem edema de grandes proporções nos MMII e claudicação venosa.[17]

Características clínicas importantes desse tipo de trombose são a dor constante na região inguinal ou lombar; o edema, geralmente bilateral, que não melhora com a elevação dos membros; o aparecimento de circulação colateral na parede abdominal e o desenvolvimento dos sinais e sintomas clássicos da SPT em uma velocidade e intensidade muito maiores que o habitual.[18]

O tratamento endovascular dos segmentos determina alívio sintomático muito rápido, seguro e eficiente. O importante é a seleção criteriosa dos pacientes considerando suas condições clínicas e os riscos geralmente relacionados com a doença subjacente (Figura 150.2).[19]

Oclusão iliacofemoral

As obstruções venosas do segmento iliacofemoral são, atualmente, as mais conhecidas e estudadas, pois, além de um diagnóstico cada vez mais frequente, apresentam os melhores resultados no tratamento endovascular. As principais causas das tromboses iliacofemorais são:[20]

- Síndrome da compressão da veia ilíaca (May-Thurner/Cockett)
- Hipercoagulabilidade
- TVP prévia
- Iatrogênica (cateteres, filtro de veia cava etc.)
- Neoplasias
- Gestação e período periparto
- Trauma e imobilidade
- Cirurgias
- Doenças retroperitoneais.

A síndrome de May-Thurner/Cockett (SMTC) (Figura 150.3), reconhecida como fator causal importante na etiopatogenia das tromboses nesses segmentos, foi, por muito tempo, pouco diagnosticada, por ser difícil o diagnóstico anatômico, se houver trombose associada. Em nossa experiência, a observância de variáveis de padrão, velocidade e volume de fluxo sanguíneo na USG com Doppler colorido tornou possível a melhora da acurácia do método de investigação e um maior número de diagnósticos.[21]

A compressão da veia ilíaca comum esquerda pela artéria ilíaca comum direita, uma alteração anatômica de origem genética, é encontrada em aproximadamente 24% das tomografias e ressonâncias de abdome e pelve, o que equivale à prevalência da alteração encontrada previamente por May e Thurner, em 1957, enquanto estudavam necropsias de 430 cadáveres.[22] Apesar da alta incidência, observa-se relação direta de apenas 2 a 3% entre SMTC e todos os casos de trombose dos MMII, embora 55,9% das TVPs ocorram no membro inferior esquerdo, sugerindo a falha no diagnóstico exatamente por um estudo diagnóstico incompleto do sistema venoso em seus segmentos pélvico-abdominais.[23]

Efetivamente, grande parcela das pessoas portadoras da SMTC não apresentará qualquer tipo de sintomatologia ou complicações, porque o grau de compressão é variável e, apenas naquelas em que

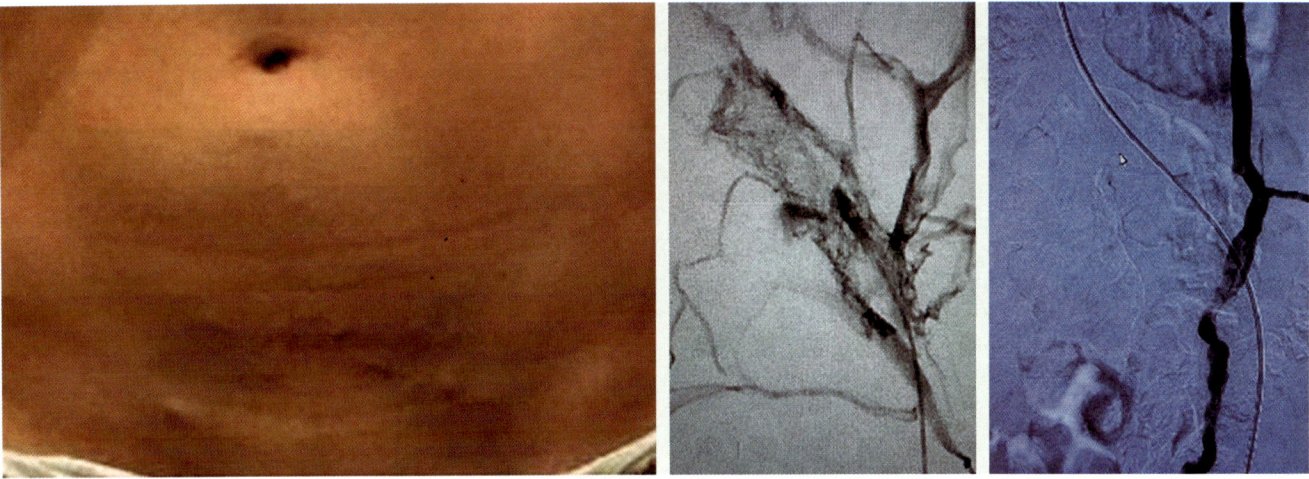

FIGURA 150.2 Apresentação clínica de circulação contralateral por oclusão da veia cava inferior (VCI) e angiografia intraoperatória de oclusão da VCI compensada por circulação colateral.

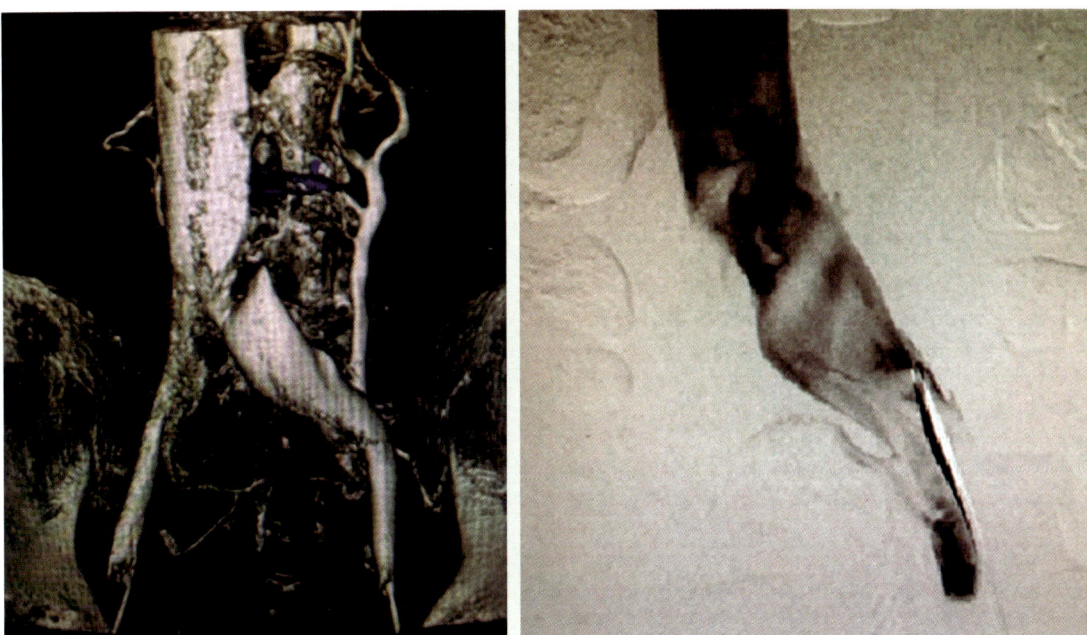

FIGURA 150.3 Angiotomografia venosa e venografia da síndrome de May-Thurner.

o gradiente de pressão proximal/distal for superior a 5 mmHg, serão encontrados sintomas de trombose venosa, como hiperplasia, sinequias intravasculares e estase venosa suficientes para gerar sinais e suspeita clínica.[20]

Nos pacientes portadores de SPT cuja causa seja a SMTC, as evidências clínicas e angiográficas por si só demonstram a significância da compressão na gênese do problema, e tratar esses pacientes com os métodos conservadores significa expô-los ao risco de recorrência da TVP, EP e SPT, encontrada em 28% deles.[24]

O tipo sanguíneo também é importante na avaliação dos pacientes com SPT. Em revisão dos dados dos pacientes atendidos com SPT grave (C5 e C6), encontrou-se incidência de tipo sanguíneo A+ muito significativa ($p < 0,001$), correspondendo a 76% de todos os pacientes avaliados. O estudo das causas dessa alta frequência encontrou níveis de fator VIII da coagulação aumentados nas dosagens sanguíneas desses pacientes. Também se observou maior incidência de outras formas de trombofilia, normalmente com mais de uma alteração. A conclusão do trabalho sugeriu que pacientes com TVP dos MMII que procurarem atendimento médico e apresentarem tipo sanguíneo

A+ devem ser tratados com técnicas mais agressivas de revascularização (endovasculares) e não apenas o tratamento conservador, pois pertencem a um grupo especial de pessoas que provavelmente desenvolverão as formas mais graves da SPT no futuro.[25]

Oclusão femoropoplítea

A trombose venosa do segmento femoropoplíteo é a mais frequente na prática clínica diária. Pode ser o resultado de um fator desencadeante local, normalmente a partir do canal dos músculos adutores da coxa, mas também a extensão caudal de uma trombose ilíaco-femoral ou cranial por trombose iniciada nas veias tibiais ou poplítea infragenicular, sendo esta a apresentação mais comum.[26] Produz sintomatologia na panturrilha, mas se diferencia das tromboses distais por também gerar sinais e sintomas na porção distal da coxa, o que facilita seu diagnóstico diferencial, quando isolada. A trombose localizada normalmente se estende da veia poplítea até a região de confluência na veia femoral comum com a veia femoral profunda e junção safenofemoral. Na SPT, observam-se o rápido desenvolvimento de circulação colateral na rede venosa da veia femoral profunda e a transformação fibrótica permeada de sinais angiográficos de recanalização incompleta no trajeto da veia femoral.[27] Quando a circulação colateral compensatória é rica e eficiente, o paciente pode ser assintomático. Estudos mostram altos índices de compensação hemodinâmica nas tromboses desse segmento e, por isso, a indicação de algum procedimento invasivo de recanalização só existe quando os sinais e sintomas da SPT são importantes e graves. Muitos pacientes são tratados exclusivamente pela trombose desse segmento, não sendo avaliados para a presença de compressão ilíaca proximal (SMTC), o que explica os casos de recorrência de trombose.[28] A importância dessa avaliação reside no fato de que, quando a circulação colateral pela veia femoral profunda é eficiente, o tratamento da obstrução ilíaco-femoral libera o fluxo sanguíneo local e resulta em rápido alívio dos sintomas, além de prevenir o aparecimento das formas mais graves da SPT.

Oclusão infrapoplítea ou distal

O sistema venoso profundo (SVP) infrapoplíteo é formado pelas veias tibiais anteriores, tibiais posteriores e fibulares, assim como sua rede de veias perfurantes e colaterais. Elas estão localizadas no espaço intramuscular e possuem grande quantidade de válvulas. Tudo isso porque tal estrutura constitui a "bomba venosa" da panturrilha, responsável pela propulsão do sangue no seu retorno dos MMII para o coração, em movimento antigravitacional. Essas veias terminam na veia poplítea, que cruza a articulação genicular e continua pela veia femoral.[29]

As tromboses nesses segmentos são frequentes e podem ser resultado de fatores locais (traumas, imobilização e flebites) ou por extensão distal das tromboses femoropoplíteas.[30]

As veias poplíteas são, em sua maioria, duplicadas até acima da articulação, tendo um ramo drenando as veias tibiais anteriores e outro, as tibiais posteriores e fibulares.[31]

Grande parte das TVPs nesse segmento evoluem satisfatoriamente, com recanalização completa e restituição do fluxo axial normal.[32] Isso porque a ação da musculatura contra as veias na deambulação e no funcionamento da bomba venosa produz maceração e fragmentação dos coágulos, os quais são dissolvidos pela ação fibrinolítica endógena. No entanto, quando o processo de recanalização é incompleto ou ineficaz, a lesão valvular e o funcionamento da bomba são comprometidos, e a SPT evolui com sintomas importantes.

AVALIAÇÃO PRÉ-OPERATÓRIA

Existem basicamente três condições para um paciente procurar uma nova avaliação médica para encontrar alternativas para o tratamento de sua SPT. A primeira, e mais frequente, quando fez o diagnóstico precoce da TVP, foi tratado com os métodos convencionais e conservadores, mas apresentou evolução desfavorável e piora gradual – às vezes grave dos sintomas –, com evidente queda de sua qualidade de vida; a segunda quando, apesar de o tratamento convencional ter melhorado seus sintomas, cursa com novo episódio de trombose e recidiva de seus sinais e sintomas da SPT; e a terceira, quando apresentou quadro clínico de TVP não diagnosticado e não houve tratamento adequado da doença, com evolução natural para o quadro clínico típico de SPT.[33]

Em qualquer um dos casos, o tempo de evolução normalmente já superou o limite arbitrário dos 15 a 21 dias que separam a TVP aguda de sua fase subaguda e crônica (SPT). Habitualmente, esses pacientes procuram novas soluções para seu problema a partir do início dos sintomas clássicos da SPT, que começam a aparecer

depois de, pelo menos, 6 meses do último episódio de TVP, mas podem chegar a mais de 20 anos.

Pacientes hospitalizados normalmente precisam de atenção para quadros agudos de TVP, mas, em muitos casos, acontece a retrombose, desencadeada por um trauma ou uma cirurgia, e o cirurgião vascular deve estar atento a isso, pois a estratégia para o tratamento endovascular muda completamente.[34]

No período de avaliação dos pacientes, antes da internação, é importante estabelecer uma relação de comprometimento mútuo, pois sendo todo o procedimento um processo às vezes demorado e cansativo, o grau de motivação e perseverança tanto do paciente, quanto de toda a equipe envolvida e da família, tem relação direta nos índices de sucesso do tratamento proposto.

A avaliação começa com a revisão de toda a história anterior referente à SPT, sempre extensa e permeada por diversos exames realizados ao longo de meses e anos. A cronologia dos fatos é extremamente importante, inclusive para se diagnosticarem, eventualmente, episódios de retrombose que passaram despercebidos aos olhos de diversos especialistas que atenderam o paciente apenas por um curto período de tempo.

A construção do quadro geral da doença do paciente se completa com a classificação CEAP e *Venous Clinical Severity Score* (VCSS).[35] O estabelecimento do nível T zero (T0) do paciente deve ser completado com a resposta a um questionário de qualidade de vida, medida dos perímetros tornozelo/panturrilha/coxa. Toda a documentação servirá para o acompanhamento posterior do caso e sua evolução pós-procedimentos.

Especificamente para o protocolo de procedimentos endovasculares, é fundamental obter os seguintes exames e avaliações:

- Avaliação clínica completa com risco cirúrgico
- Avaliação hematológica completa para hipercoagulabilidade e exames para investigar trombofilia hereditária, em pacientes em que a trombose tenha ocorrido precocemente, sobretudo quando não provocada e existir histórico familiar
- Avaliação pneumológica se existir história prévia de EP
- Avaliação nefrológica se existir insuficiência renal (IR) presente ou limítrofe
- Angio-TC *multislice* com cortes finos com fase arterial, venosa e parenquimatosa, de abdome, pelve e MMII
- Tomografia cerebral (nos casos em que é indicado o uso de agente trombolítico)
- Ecocardiograma e eletrocardiograma
- Exames laboratoriais: hemograma completo; coagulograma completo; tipagem sanguínea; fibrinogênio sérico; ureia e creatinina séricos + função renal específica, se necessário.

A angio-TC venosa é o primeiro e único exame de imagem para a avaliação do grau de comprometimento da doença obstrutiva venosa. Serve para a completa visualização de todas as veias do membro comprometido até a veia cava inferior, para o estudo e a programação de todas as estratégias endovasculares que serão utilizadas, assim como também servirá como o "mapa" a ser utilizado durante o procedimento de reconstrução venosa.[36] Às vezes é difícil, mas não impossível, solicitar, para o exame, a injeção do contraste por punção venosa pediosa no pé do membro comprometido, o que oferece imagens com detalhes e qualidade incomparáveis para o cirurgião.

A USG com Doppler será utilizada apenas nos pós-procedimentos imediatos e após a alta hospitalar, quando indicada.

PROCEDIMENTOS

Quando a estreptoquinase (SK) foi introduzida no mercado, nos anos 1970, a dissolução enzimática do trombo, efetiva, segura e menos traumática que a trombectomia cirúrgica, trouxe novo interesse no tratamento das oclusões arteriais e venosas. Embora efetiva, o uso desse fármaco foi associado a graves complicações hemorrágicas, muitas vezes pela utilização via acessos abertos e infusão sistêmica de altas doses. Embora mais eficaz que a heparina no objetivo principal de liberar o fluxo sanguíneo no segmento obstruído, foi acompanhada de um aumento quase três vezes maior de episódios de sangramento grave *versus* índices de lise completa, em apenas 9% dos pacientes tratados.

Em 1983, Greenwood publicou o caso de um paciente com síndrome de Budd-Chiari tratado com uroquinase (Abbott, Ilinóis, EUA) por meio de um cateter na VCI com infusão local da medicação. Observou-se aumento importante do fluxo sanguíneo na veia cava e resolução completa dos sintomas de dor, ascite e edema.

O tratamento com trombolíticos na TVP aguda foi primeiramente publicado na Europa nos anos 1970 e 1980, mas as complicações relacionadas com o uso sistêmico de SK e heparina anularam, parcialmente, os benefícios da fibrinólise, o que reduziu a adoção generalizada desse tipo de tratamento.

Nos EUA, modificações técnicas importantes foram feitas para reduzir a incidência de hemorragias graves. A uroquinase (UK) tornou-se a medicação de escolha e as técnicas de fibrinólise dirigida por cateter foram utilizadas com grande sucesso.

Entre 1980 e 1999, a trombólise periférica foi amplamente utilizada com UK. Esse agente era o preferido, em vez da SK, pela margem de segurança que oferecia para complicações.[37] A UK foi retirada do mercado em 1999 e agentes alternativos, ativadores tissulares do plasminogênio (TPA) como alteplase e reteplase, passaram a ser utilizados nas intervenções periféricas.

Desde o início da realização dos procedimentos endovasculares venosos, um fundamento tem sido repetidamente colocado como principal fator de sucesso para esse tipo de tratamento: considerar o membro afetado pela trombose venosa como um sistema funcional inteiro e completo, nunca separando segmentos venosos para procedimentos isolados.

A manutenção da perviedade e do fluxo sanguíneo em um sistema de baixa pressão e baixa velocidade, como é o venoso, depende da oferta adequada de influxo (*inflow*) e da capacidade de vazão por efluxo (*outflow*), sem qualquer obstrução ou resistência.[38]

O entendimento de toda a situação envolvendo a localização e a extensão das áreas de obstrução venosa, os objetivos do tratamento endovascular e a reconstrução de um sistema venoso axial pérvio pode ser melhor visualizado por meio da lei de Hagen-Poiseuille, descrita para o estudo do movimento de fluidos em um sistema tubular de condução:

$$Q = \frac{P\pi r^4 \Delta}{8l\eta}$$

Em que:

- Q = fluxo sanguíneo venoso na veia tratada
- DP = influxo/efluxo, ou a diferença das pressões na entrada e na saída da veia
- r = raio da veia tratada, que é determinada pela angioplastia e o *stent*
- η = viscosidade do sangue, determinada pela anticoagulação
- L = extensão da lesão tratada.

A observação desses cinco aspectos principais no planejamento e na execução do procedimento, com atenção a outras variáveis específicas de cada paciente e sua condição orgânica pré, intra e pós-procedimento, é fundamental para o resultado do tratamento. O conhecimento das diversas técnicas e dos materiais disponíveis, em associação ao contínuo treinamento pessoal e das equipes envolvidas nos cuidados do paciente durante a internação, aumenta

muito a possibilidade de restauração efetiva, segura e permanente da circulação venosa por veias axiais de calibre ideal, prevenindo recorrências e melhorando a evolução da SPT.

Nos casos agudos, de trombose no território cavo-ilíaco-femoral, com poucos dias de evolução, indicamos o uso de trombectomia por cateter, associada ou não a uso de agente trombolítico, em sessão e punção única, realizada pela via jugular.[39] Como o objetivo do capítulo é o tratamento da trombose crônica, não descreveremos aqui essa técnica. Para a trombose crônica, o corpo principal dos procedimentos terapêuticos, é formado por técnicas que podem ser utilizadas em conjunto ou separadamente, mas em uma sequência lógica de obtenção de vias de recanalização do vaso obstruído. São elas:

- Trombólise fluxo-dirigida
- Trombólise dirigida por cateter
- Angioplastia transluminal
- Implante de próteses (*stents*)
- Controle laboratorial e cuidados de unidade de terapia intensiva (UTI).

Trombólise fluxo-dirigida

A grande importância e indicação para a trombólise fluxo-dirigida está em seu objetivo: garantir o máximo de fluxo sanguíneo vindo dos segmentos mais distais do SVP, a partir exatamente da bomba venosa da panturrilha (*inflow*). Utilizando a técnica de *washout*, ou seja, "lavar" todas as veias de todos os calibres da região com grandes volumes de solução salina contendo baixas concentrações de fibrinolítico, consegue-se adicionar o máximo de veias pérvias ao sistema, aumentando o volume de sangue injetado no SVP e garantindo, assim, o fluxo sanguíneo adequado nos segmentos recanalizados.

Pode ser também utilizada isoladamente nas tromboses venosas infrapoplíteas, tanto para recanalização de veias agudamente ocluídas, quanto nos casos crônicos, para aumento das vias de escoamento sanguíneo e alívio de sintomas.

Marcam-se, com uma caneta de tinta permanente, os locais de medição no tornozelo, na panturrilha e na coxa, para controle do procedimento. As medições de controle são obtidas a cada 24 horas, durante a infusão do fibrinolítico.

Um acesso venoso superficial é obtido em veia dorsal do pé do membro comprometido, utilizando-se cateter flexível de longa permanência, com fixação adequada e segura para duração de pelo menos 5 dias de infusão (Stayfix®).

Realiza-se uma flebografia ascendente e, sob fluoroscopia, segue-se atenciosamente o padrão do fluxo venoso nas regiões do tornozelo e da panturrilha, para os sistemas superficial e profundo, desde o pé até a veia cava inferior.

Identifica-se também o trajeto da veia safena interna e fazem-se marcas permanentes nas regiões do maléolo medial e genicular (ponto J) onde serão colocados os torniquetes. Colocam-se, então, os torniquetes para obtenção de imagens contrastadas do SVP.

Estuda-se o padrão do fluxo sanguíneo venoso no SVP e as áreas de direcionamento do fluxo sanguíneo para o sistema venoso superficial (SVS), pois essas áreas representam os pontos de oclusão e desvio do fluxo sanguíneo. O conhecimento da anatomia e de suas variações locais é importante para a progressão de guias e cateteres posteriormente.

Conecta-se à punção pediosa um sistema extensor, com uma torneira de duas vias, os quais irão facilitar as injeções de contraste durante o seguimento do procedimento e evitar a perda do acesso por manipulação.

O agente trombolítico (ativador do plasminogênio tissular [rt-PA]) será diluído em solução fisiológica normal (0,9%). O princípio técnico de *washout* deve ser sempre considerado no momento da escolha do volume a ser infundido, levando-se em conta sua relação com a concentração do fármaco. É preferível ter um volume suficiente (se não houver contraindicação a volume para o paciente), infundido pelo cateter em um sistema que já é caracterizado pela estase.

Atualmente, a fórmula mais utilizada pela nossa equipe é:

SF 0,9% a 1.000 mℓ

rt-PA – 10 mg

Infusão de 1 mg/h = 100 mℓ/h

Inicia-se a infusão da heparina na mesma via do agente trombolítico. Isso leva à infusão de altas concentrações de heparina nos locais de trombose.

Como a área de oclusão é a via de maior resistência, infusões sistêmicas de heparina (HNF) são menos efetivas para inibir a formação de trombos na extremidade afetada. Portanto, é importante ministrar a heparina com o fibrinolítico no local da trombose. Inicia-se o procedimento com um bólus intravenoso sistêmico de 5 mil UI de HNF, seguido de infusão contínua na mesma via do agente trombolítico, iniciando-se com 800 a 1.000 UI/h, até os controles laboratoriais mostrarem um tempo de tromboplastina parcial ativado (TTPa) estável (60' < TTPa < 90'). Observa-se que, conforme o fluxo venoso melhora pela lise, as doses de heparina necessárias para os mesmos valores do TTPa diminuem e devem ser corrigidas. O paciente deve retornar para flebografias de controle a cada 24 horas após o início da infusão.

A infusão fluxo-dirigida precisa de mais tempo de tratamento que as infusões por cateter. A melhora nos sintomas pode ocorrer em horas, mas a lise de trombos subagudos ou crônicos, os quais formam um "substrato" para a formação de novos trombos, pode demorar. Como não se deseja infundir o agente trombolítico além do necessário para se obter o resultado desejado, a melhora clínica

e as imagens de controle são os parâmetros fundamentais a serem considerados para finalizar a infusão (Figura 150.4). Uma flebografia "perfeita", com 100% de lise, não é o objetivo do tratamento, por se tratar de TVP crônica. Portanto, se na angiografia de controle o fluxo sanguíneo venoso aumentou significativamente, o tratamento é considerado um sucesso, e a infusão do trombolítico é descontinuada.

Esse processo é dinâmico e reflete a remoção de uma "massa crítica" de trombos que causaram suficiente obstrução para diminuir o influxo sanguíneo nos segmentos mais proximais que serão tratados.

Com a meia elástica, pode-se utilizar uma bomba de compressão sequencial nas pernas para ajudar na mobilização do líquido retido. Embora o edema possa começar a diminuir, o acúmulo de fluidos pela própria infusão das medicações pode determinar alteração nas medidas das circunferências em um ritmo mais lento.

Trombólise cateter-dirigida

Nas tromboses venosas crônicas, a primeira etapa do tratamento endovascular, cuja característica é a infusão intratrombos de fármacos trombolíticos, tem finalidade diferente da existente na trombose venosa aguda.

O objetivo principal é a obtenção de um trajeto intravascular na região de oclusão com fibroses e sinequias, conectando as duas regiões de veias normais proximal e distal, mais que a lise de coágulos frescos e recuperação de uma veia normal.

Uma vez obtido esse fino e tortuoso trajeto, todas as etapas posteriores, mais importantes nesse tipo de trombose, estarão garantidas, possibilitando um procedimento seguro e eficaz.

Com o paciente em posição dorsal na mesa de angiografia, realiza-se uma flebografia completa do membro afetado, desde a região pediosa até a veia cava inferior, para decisão do local ideal para o acesso venoso.

Os principais pontos de punção são: veia poplítea supra ou infra-articular, veia femoral comum ipsilateral e veia jugular interna direita.

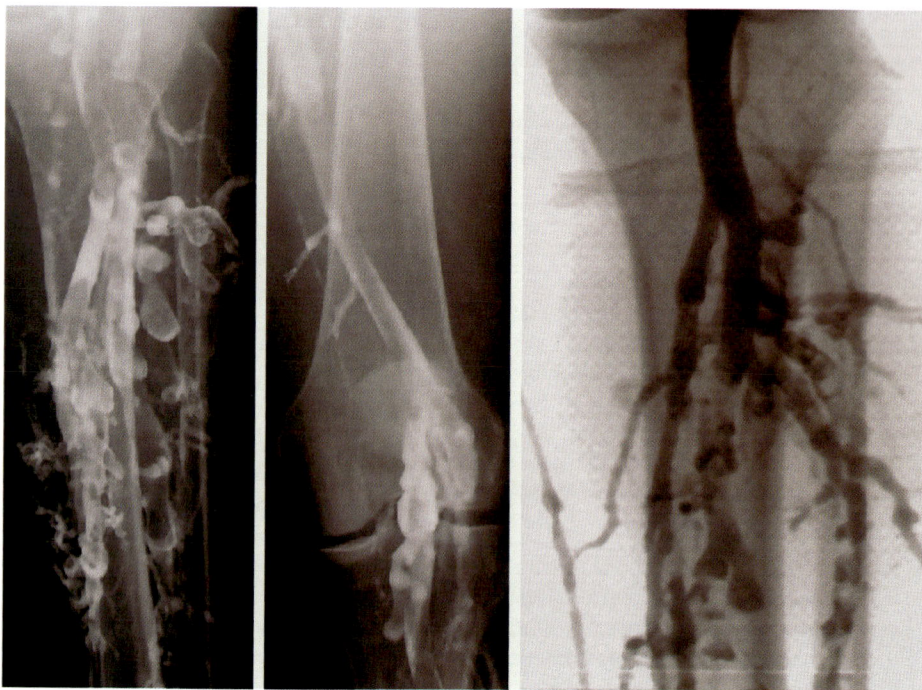

FIGURA 150.4 Angiografia intraoperatória pré-infusão fluxo-dirigida de medicamento trombolítico em veias da panturrilha para obtenção de influxo sanguíneo adequado.

Após a flebografia, o paciente é posicionado para a punção e acesso venoso. Para a punção da veia poplítea, o paciente deve ser colocado em posição ventral. Todos os pacientes devem ser monitorados. Se necessário, pode-se utilizar sedação leve para maior conforto do paciente e da equipe médica ou, até mesmo, anestesia geral.

Com o auxílio de equipamento de ultrassonografia adequado, estuda-se a região da punção e se localizam as estruturas vasculares e os feixes nervosos. A veia normalmente é maior que a artéria. A artéria apresenta pulsatilidade e é facilmente identificável à USG.[40] É importante, para todo o tratamento, que essas punções sejam realizadas em uma única tentativa, guiadas por USG, sem punção inadvertida da artéria e utilizando a técnica de punção da parede venosa anterior não transfixante. Esses cuidados evitarão sangramento na região por causa da ação dos medicamentos trombolíticos e anticoagulantes, com formação de hematomas. Uma punção arterial significa a postergação do tratamento por, no mínimo, 15 dias.

Utiliza-se para a punção o *kit* MPIS (Micropuncture® Cook Medical Inc., Bloomington, IN, EUA), cuja agulha, fio-guia e sistema coaxial de dilatadores permitem passar de uma punção 0,018 a um dilatador com luz para fio-guia 0,035, sem necessidade de troca de material (Figura 150.5).

Após acesso da luz venosa, troca-se o sistema de punção por um introdutor hemostático valvulado 6 F de 5,5 a 11 cm. Pelo acesso lateral do introdutor, um bólus de heparina (5.000 UI) é injetado e, depois, faz-se infusão contínua de 800 a 1.000 UI/h. Esses volumes serão reavaliados a partir dos controles laboratoriais.

Uma flebografia ascendente é obtida para melhor observação do padrão do fluxo sanguíneo, vias colaterais e características da trombose (localização, extensão, sinais de recanalização etc.).

Utilizando-se um cateter angiográfico do tipo MP, DAV ou reto, o fio-guia é introduzido no trombo, até a localização mais distal possível, sem aplicar qualquer força ou qualquer manobra que possa resultar em perfuração da parede venosa. Posiciona-se o cateter no local de maior contato possível com o trombo e inicia-se a injeção do trombolítico. Após 24 horas, os coágulos mais recentes do trombo estarão dissolvidos, e a progressão do fio-guia será facilitada.

Um cateter especial é utilizado para infusão do trombolítico dentro do trombo. Existem diversos tipos que possibilitam diferentes extensões de infusão (5, 10, 20 e 30 cm) e diferentes comprimentos de cateteres. Os mais conhecidos são: Mewissen (Boston Scientific, Marlborough, Massachusetts, EUA), AngioDynamics (Angiodynamics, Latham, Nova York, EUA), EDM (Mallinckrodt, Reino Unido) e MCIS (Cook Medical). Deve-se utilizar o cateter com a área de infusão igual ou menor que a área "intratrombo", para obter a maior quantidade e extensão de lise possível.

A medicação diluída infundida irá para a região do cateter com menor resistência, e uma região de infusão fora do coágulo significará um volume de trombolítico desviado para a circulação sistêmica, em vez de ser "injetado" contra a pressão e maior resistência do trombo.

Uma vez com os cateteres localizados na posição de infusão do fármaco, o introdutor é fixado para evitar mobilização do cateter e, depois, todo o conjunto com curativo na pele é associado à bandagem de proteção, a fim de evitar manipulação indevida. Não são usados, em hipótese alguma, pontos cirúrgicos na pele, pois serão locais com aumento importante da possibilidade de sangramento e formação de hematoma local.

O princípio de *washout* deve ser novamente seguido (volumes altos e baixas doses de trombolítico, "lavando" o trombo por longos períodos).

Para melhor controle de todos os medicamentos sendo infundidos ao mesmo tempo, colocam-se etiquetas em todas as vias de infusão e rótulos nas bombas de infusão.

O paciente deve ser acompanhado na UTI ou na unidade semi-intensiva. Cuidado especial deve ser tomado na hora de transferi-lo da mesa para a maca de transporte e, depois, da maca para o leito, evitando-se a mobilização dos cateteres, que podem ter alteração de sua posição inicial.

O controle laboratorial nesse início de tratamento deve ser realizado a cada 6 horas, colhendo-se por venopunção dedicada (membro superior [MS]): hemoglobina/hematócrito (Hb/Ht), plaquetas, fibrinogênio e TP/TTPa.

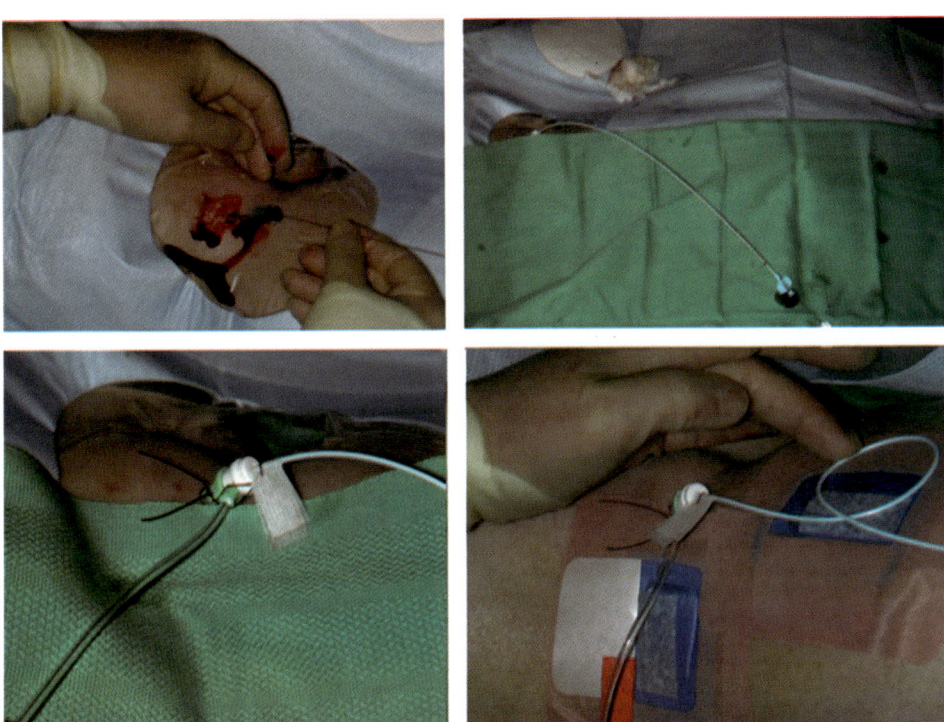

FIGURA 150.5 Etapas da punção venosa guiada por ultrassom: introdução e fixação externa do cateter de infusão.

Se o paciente estiver também em regime de trombólise por punção pediosa (fluxo-dirigida), o aspecto final de equipos de soros e controles do paciente no leito será de:

- Uma bomba de infusão de rt-PA no pé
- Uma ou duas bombas de infusão de rt-PA via cateter
- Uma ou duas bombas de infusão de heparina via introdutor
- Uma via de infusão/coleta de amostras em MS
- Um sistema de compressão sequencial nos MMII
- Um sistema de sondagem vesical de demora
- Monitoramento de dados vitais/cardiopulmonares.

O paciente deverá retornar à sala de angiografia em 24 horas, para controle.

Os curativos devem ser cuidadosamente retirados e os sistemas de introdutores e cateteres, preparados com antissepsia e assepsia adequadas para manipulação. Os cateteres são utilizados para injeção de contraste e identificação da extensão de lise obtida (Figura 150.6).

Flebografias mostrando lise incompleta, parcial ou mesmo ausência de lise indicam nova manipulação do sistema cateter-guia a fim de progredir mais, dentro do trombo. Com a nova posição do cateter, reinicia-se a injeção dos medicamentos por outras 24 horas.

Nas reconstruções venosas de tromboses venosas crônicas, o recurso do *roadmap* é importante para visualização segura da via axial, evitando-se a colocação dos cateteres em veias colaterais, uma vez que estas dilataram e substituíram funcionalmente as veias tronculares, o que ocorre mais frequentemente durante o tratamento de tromboses femoropoplíteas.

Angioplastia transluminal e implante de endopróteses (*stents*)

Recomenda-se a anestesia geral com monitoramento contínuo no procedimento de angioplastias pré-implante de *stents* e angioplastias pós-implante, pois a manipulação junto aos feixes nervosos retroperitoneais na região sacral pode ser dolorosa. Com o paciente anestesiado e preparado, efetua-se a troca dos introdutores dos cateteres de infusão por vias mais calibrosas (7 a 11 F), permitindo a passagem segura de cateteres-balão e *stents* sem lesões da parede venosa.

Ainda pelo cateter de infusão, um fio-guia *superstiff* longo (Amplatz, Boston Scientific, ou Roadrunner®, Cook Medical) com 260 ou 300 cm de comprimento é introduzido e localizado distalmente, já em território venoso normal, para os procedimentos de angioplastia e implante dos *stents*.

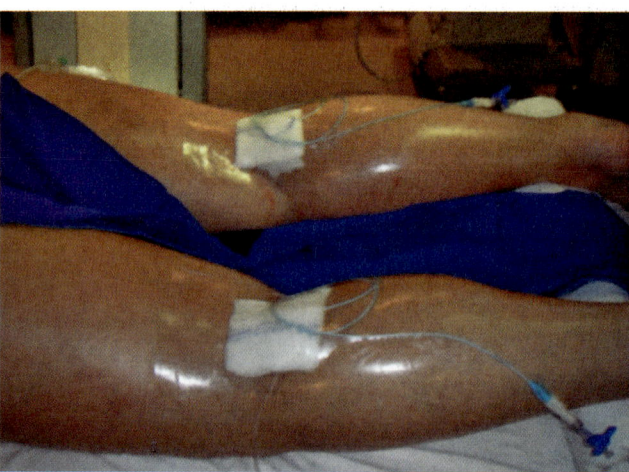

FIGURA 150.6 Aspecto final de punção bilateral de veias poplíteas com introdução bilateral de cateteres de infusão em oclusão venosa crônica de VCI e veias de membros inferiores.

O cateter de infusão é retirado e o sistema está pronto para a fase mais importante do tratamento endovascular das tromboses venosas crônicas.

Ao contrário do sistema arterial, o aumento do calibre venoso segue a direção distal > proximal, ou panturrilha > coxa > pelve > abdome. Nesse sentido, inicia-se o processo de angioplastia nas punções poplíteas com balões de menor calibre (10 mm) e balões maiores na região das veias ilíacas comum e externa (diâmetros de 12 a 18 mm), dependendo da constituição do paciente e da medida dessas veias no membro normal contralateral.[41]

Uma vez realizadas as angioplastias e obtido um canal satisfatório, inicia-se o implante dos *stents*, que obedecerão aos calibres previamente estipulados para o segmento venoso tratado. Os *stents* devem ser do tipo autoexpansível, considerando-se o diâmetro ideal do *stent* de 2 a 3 mm acima do maior diâmetro medido pela ultrassonografia intravascular (IVUS). Importante salientar, nessa fase do procedimento, a importância da realização de estudo com a IVUS do segmento a ser tratado: a USG com Doppler colorido venoso, a flebografia e a angio-TC venosa são exames diagnósticos bastante eficientes e confiáveis para a indicação e programação dos procedimentos endovasculares, mas apresentam baixa correspondência com os diâmetros e as lesões residuais intraluminais, durante e após os procedimentos de reconstrução venosa. O melhor e, hoje, insubstituível método de estudo do lúmen venoso, da extensão das lesões, da escolha dos diâmetros e comprimentos dos *stents* e da avaliação dos resultados do tratamento passa necessariamente pela realização da IVUS pré, intra e pós-operatória.

Sob controle fluoroscópico, o primeiro *stent* escolhido após a IVUS é levado até a região distal da recanalização e liberado, assegurando-se pelo menos 1 cm de prótese dentro da luz vascular normal (*fleur configuration*). A liberação subsequente dos *stents* utiliza a técnica de telescopagem, deixando pelo menos 2,0 cm de sobreposição até encontrar a zona do influxo normal, onde também deixará 1 cm de *stent* em veia normal.

Ao fim do implante, a flebografia de controle já deve mostrar o fluxo venoso preferencial pelo trajeto recanalizado, com redução significativa ou até mesmo desaparecimento das vias colaterais.

Uma nova sequência de angioplastias sobre os *stents* liberados reforça a expansão total e o posicionamento seguro contra a parede venosa (Figura 150.7).

O paciente deve retornar para a UTI ainda com os introdutores em posição, até que uma ultrassonografia vascular de controle nos primeiros pós-operatórios confirme a perviedade do segmento tratado. Durante esse período, o paciente deverá receber a heparina via introdutores. Os controles laboratoriais ainda são necessários e se estenderão durante a transição da heparina intravenosa para o anticoagulante oral. O paciente deve usar meias elásticas, após a alta hospitalar, por períodos que podem variar de acordo com a sua recuperação, com os exames de controle pós-procedimento e, também, com as avaliações clínicas tardias (Figuras 150.8 e 150.9).

Controle laboratorial e cuidados de unidade de terapia intensiva

O maior risco dos procedimentos endovasculares de recanalização das tromboses venosas reside na utilização individual ou concomitante de medicamentos que agem diretamente no sistema de coagulação, aumentando o risco de sangramentos menores e/ou graves.

A evolução dessas técnicas, utilizando cateteres com infusão local intratrombos, o recurso de *washout* e os sistemas de trombectomia mecânica reduziram muito a incidência dessas complicações.

Mesmo assim, o controle laboratorial e clínico de pacientes no ambiente de UTI tem como principal objetivo a prevenção total desses eventos, sendo fundamental para o sucesso do tratamento.

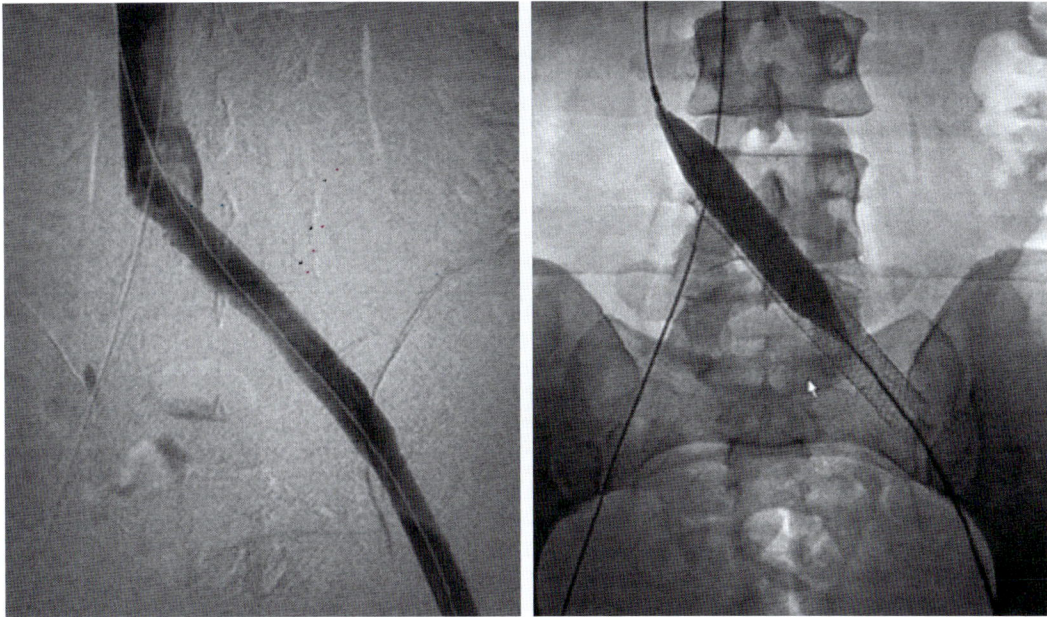

FIGURA 150.7 *Stent* venoso implantado e angioplastia pós-liberação.

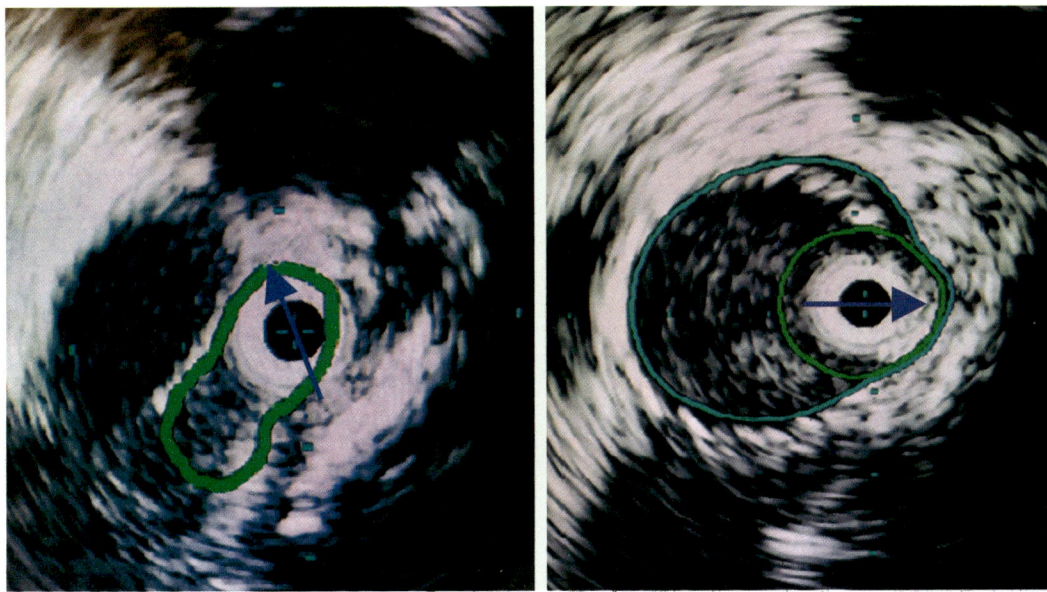

FIGURA 150.8 Ultrassonografia intravascular de controle pós-implante de *stent* em veia ilíaca comum esquerda.

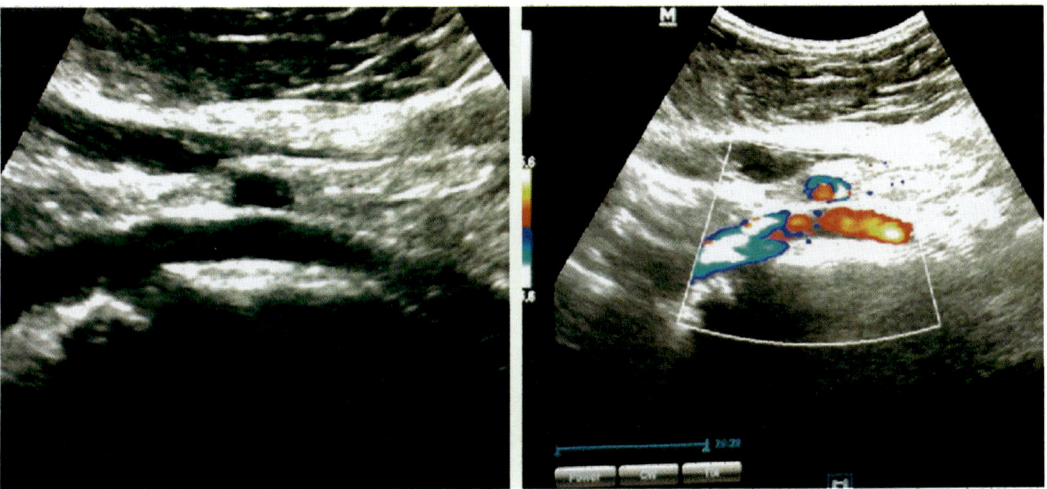

FIGURA 150.9 Ultrassonografia com Doppler de fluxo venoso livre em *stent* de veia ilíaca comum esquerda.

O primeiro grande passo para o sucesso do tratamento em um serviço avançado de cirurgia vascular e endovascular está na integração com as equipes de médicos e enfermeiras da UTI do hospital. Reuniões para apresentação e discussão dos protocolos determinam uma perfeita compreensão dos envolvidos sobre todos os passos do procedimento e a antecipação de possíveis eventos adversos. Considera-se essa integração tão importante quanto o domínio das técnicas endovasculares para a realização do procedimento.

Todo e qualquer sinal de sangramento, externo ou clínico, deve ser identificado e informado às equipes médicas; daí a importância do envolvimento da equipe de enfermagem. Outra situação comum de complicações está na coleta de exames laboratoriais. Mesmo com acessos venosos dedicados, é comum observar punções venosas e até mesmo arteriais em outros locais para obtenção de amostras de sangue. Isso deve ser evitado, e as reuniões entre as equipes sempre favorecem a redução desses erros.

Todos os exames laboratoriais são utilizados em comparação com os exames de sangue pré-operatórios e entre si, durante os procedimentos, construindo-se tabelas e gráficos de acompanhamento.

Os exames laboratoriais de controle são realizados a cada 6 horas de intervalo, ou em caráter de urgência, caso sejam observados sinais de sangramento ativo.

Existem basicamente três exames laboratoriais fundamentais no controle da infusão das medicações trombolíticas e anticoagulantes:

- Fibrinogênio: é o indicador da ação dos trombolíticos. É uma glicoproteína que atua por ação direta da trombina na formação da fibrina. É produzido no fígado, e seus níveis plasmáticos indicam tendência a possíveis eventos hemorrágicos. A infusão de medicamentos trombolíticos produz, normalmente, redução dos níveis de fibrinogênio por consumo periférico. São considerados níveis normais de fibrinogênio entre 150 e 400 mg/dℓ. A redução do nível de fibrinogênio abaixo de 150 mg/dℓ é indicação para redução da infusão das medicações trombolíticas. Normalmente, não existe necessidade para interrupção total da infusão. Novo controle laboratorial a cada 4 horas determina a curva de recuperação aos níveis normais e retomada da infusão inicial
- TTPa: é o indicador da ação da heparina, avaliando a via intrínseca da coagulação por meio da medição do tempo necessário para a formação de um coágulo de fibrina. São considerados valores de referência: 25 a 36 segundos (o que corresponde a 1,5 a 2,5 vezes o normal). Como o objetivo do uso da heparina durante e após o procedimento é manter o paciente anticoagulado para evitar oclusão trombótica dos segmentos tratados, os controles laboratoriais buscam a obtenção de níveis de TTPa entre 60 e 90 segundos até a transição final com os anticoagulantes orais (varfarina) controlados pela Razão Normalizada Internacional (RNI; entre 2 e 3)
- Hb/Ht: é o indicador laboratorial de sangramentos ocultos, não identificados clinicamente. Uma redução dos níveis normais é esperada devido à hemodiluição, pois os pacientes serão hiperhidratados durante o período de infusão dos medicamentos pela técnica de *washout*. Descontados os volumes infundidos, toda e qualquer queda superior a 15% do Hb/Ht inicial é indicativa de sangramento e deve obrigatoriamente ser investigada. Outra orientação para uma avaliação mais minuciosa é a queda > 0,75 a 1,0 g de hemoglobina.

COMPLICAÇÕES

Quando um paciente com SPT é corretamente avaliado no período pré-procedimento e todos os fatores de risco são adequadamente avaliados, a possibilidade de ocorrência de complicações é minimizada.

Nessas circunstâncias, a incidência de complicações menores e maiores somadas não ultrapassam os 4% (maiores = 1% e menores = 3%).[42] Mesmo assim, existe a possibilidade de elas acontecerem, devendo ser antecipadas o máximo possível pelo cirurgião vascular, ao realizar o procedimento, por meio de exames laboratoriais em intervalos curtos e uma constante observação clínica do paciente em ambiente de terapia intensiva.

O grande risco está, na maioria das vezes, exatamente na utilização concomitante de medicamentos trombolíticos e anticoagulantes em doses elevadas e por períodos relativamente longos de infusão intravascular.

Também importa muito a experiência do médico na realização de procedimentos endovasculares, observando e reconhecendo todas as diferenças que existem entre um procedimento arterial e um venoso, relacionadas com a anatomia e a fisiologia completamente diversas entre os dois lados da circulação. "Pensar arterial", nesses procedimentos, é caminhar fatalmente em direção ao insucesso e às complicações.

As complicações menores são aquelas que não determinam alterações significativas do estado geral do paciente, mas interferem no andamento normal, até mesmo ao ponto de interrupção do procedimento. O sangramento no local da punção para o acesso venoso é a complicação mais comum, ocorrendo em até 6% dos casos. Hematomas intracavitários e intramusculares somam 0,3%, sendo o mais comum no espaço retroperitoneal, principalmente quando existe manipulação ilíaco-cava. Os sangramentos intramusculares devem ser imediatamente tratados, pelo risco de formação de grandes hematomas e lesão neurológica com desenvolvimento de polineuropatia periférica de difícil tratamento.

Embolização distal ou proximal por manipulação dentro dos coágulos de fios-guia e cateteres, ou mesmo pela ação dos fármacos trombolíticos, pode ser observada em até 5% dos casos tratados, incluindo os procedimentos para TVP aguda.[43] No caso dos procedimentos para TVP crônica, essa complicação é muito menos frequente pelo fato de não se estar trabalhando em veias de maior calibre preenchidas por grandes volumes de coágulos frescos, mas sim em veias com luz muito reduzida pela fibrose e consequente retração da luz vascular. A EP é diagnosticada em 0,1% de todos os casos.[44] Uma possível explicação para essa baixa frequência está na presença sistêmica de altas doses de trombolíticos e anticoagulantes, que protegem a vasculatura pulmonar, dissolvendo eventuais coágulos em associação à produção local intrínseca da mesma substância.

A retrombose pode ocorrer quando os trombolíticos e anticoagulantes precisam ser reduzidos em suas doses ideais pela presença de complicações ou quando a recanalização endovascular não contemplou o princípio de manutenção de um fluxo sanguíneo adequado, a partir de uma região de influxo normal para outra de fluxo também normal. Essa regra, quando não seguida corretamente, resulta invariavelmente no insucesso do procedimento, imediatamente ou nos primeiros 30 dias de pós-operatório. Após esse intervalo, as retromboses estão mais comumente relacionadas com anticoagulação inadequada.[45]

As complicações maiores são aquelas que levam à necessidade de transfusão sanguínea, distúrbios hemodinâmicos importantes e óbito. Como regra, elas determinam um período de internação muito superior ao previsto. As complicações a se evitar são os sangramentos no SNC, que podem ser intracranianos, e/ou formação de hematomas peridurais, com graves sequelas neurológicas, observados em 0,5% dos casos.[46] Complicações cardíacas também foram encontradas em 0,2% dos procedimentos e incluem o infarto agudo do miocárdio e o tamponamento cardíaco por efusão sanguínea no espaço pericárdico. A mortalidade total relacionada com esses procedimentos é de 0,8% (Figura 150.10).

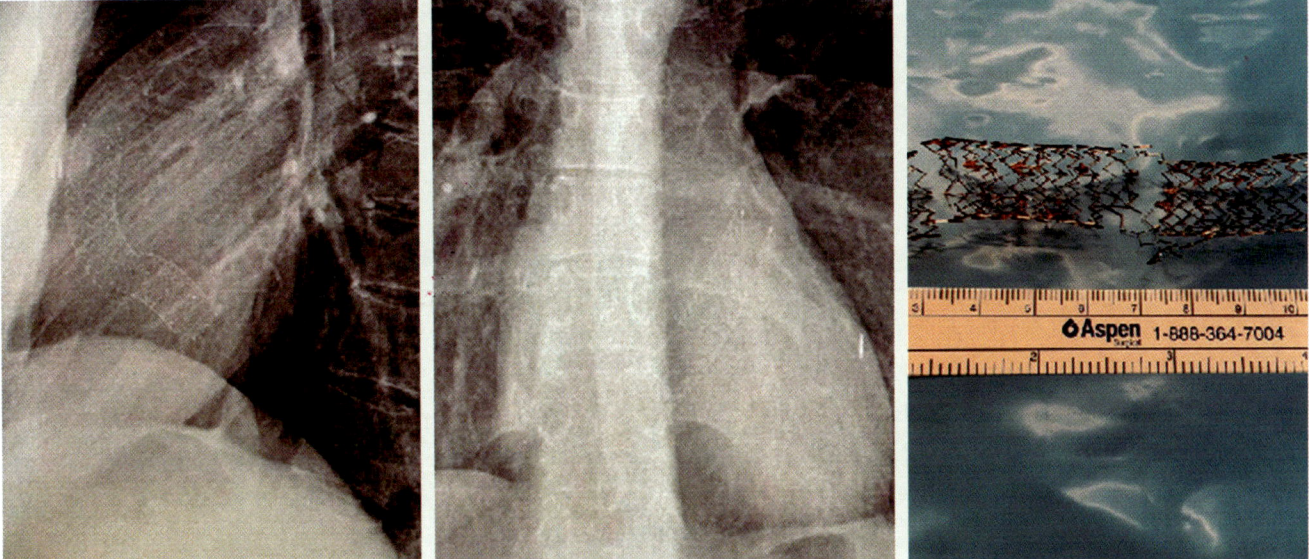

FIGURA 150.10 Radiografia de tórax mostrando *stent* migrado para ventrículo direito e aspecto do *stent* pós-retirada cirúrgica.

EVIDÊNCIAS E RECOMENDAÇÕES

Existe apenas um estudo randomizado que foi publicado por nosso grupo. Nele, pacientes atendidos no Sistema Único de Saúde (SUS), portadores de insuficiência venosa crônica (IVC) avançada (CEAP C3-4), hipersintomáticos, com tratamento prévio sem resposta, foram submetidos a ecodoppler venoso colorido, angio-TC, venografia com medidas de pressão e IVUS – esse único considerado o método padrão-ouro. Os pacientes em que foi verificada a presença pela IVUS de obstrução no eixo cavo-ilíaco-femoral superior a 50%, foram randomizados para tratamento clínico optimizado ou o mesmo tratamento acrescido de angioplastia e *stent*. Os pacientes foram acompanhados por um mínimo de 6 meses, e a resposta clínica foi avaliada por meio da melhora da Escala Visual Analógica da dor, do VCSS, do formulário de qualidade de vida *Short Form Health Survey – 36 Itens* (SF-36), do índice de cicatrização da ferida, da integridade e perviedade do *stent* e da ocorrência de complicações. Houve vantagem em todos os itens avaliados para os pacientes submetidos ao implante do *stent*.[47]

Em 2014, a *Society for Vascular Surgery* e o *American Venous Forum* publicaram suas recomendações práticas para o manejo de pacientes portadores de úlceras varicosas. Nessa publicação, os autores recomendam que em pacientes com obstrução crônica no segmento de veia cava inferior, ou veia ilíaca, com ou sem doença de refluxo venoso profundo de extremidades, que está associada a alterações cutâneas crônicas (C4b), úlcera venosa curada (C5), ou úlcera venosa ativa (C6), sejam realizadas a angioplastia venosa e a recanalização do *stent*, além da terapia de compressão padrão para auxiliar na cicatrização da úlcera venosa e prevenir a sua recorrência (grau 1; nível de evidência – C).[46]

A American Society of Hematology recomenda a angioplastia venosa, com balão e implante de *stent*, para tratamento de obstruções não trombóticas e pós-trombóticas ilíacas e femorais, em pacientes com dor nas extremidades inferiores ou edema afetando a qualidade de vida, que não seja atenuado pela elastocompressão, e para pacientes na iminência ou ulceração ativa venosa (grau 1; nível de evidência B).

Preconizam, com o mesmo grau de recomendação, esse tratamento para os pacientes portadores de TVP aguda ou crônica agudizada, submetidos a trombólise ou trombectomia farmacomecânica. Para os pacientes portadores de dor pélvica crônica e síndrome de congestão pélvica grave, com comprometimento da qualidade de vida, sem causas ginecológicas identificadas, o grau de recomendação é 1; evidência de nível C.[48]

Recentemente, a European Society for Vascular Surgery publicou suas diretrizes para a prática clínica sobre o tratamento da trombose venosa. Nelas, recomenda-se que, em pacientes selecionados, com trombose ilíaco-femoral sintomática, a estratégia de remoção precoce do trombo, seguida de angioplastia e colocação de *stent*, na presença de compressão venosa, deve ser considerada.[38] Nesses pacientes não é infrequente a presença de compressões e obstruções crônicas, e até mesmo sinais evidentes de trombose venosa prévia, em que não houve suspeita clínica, e o diagnóstico não foi feito anteriormente.

A Sociedade Brasileira de Angiologia e Cirurgia Vascular, em seu Projeto Diretrizes para o diagnóstico e tratamento da insuficiência venosa crônica, considera que é amplamente aceito o tratamento pela dilatação percutânea com balão, seguida do posicionamento de um *stent* auto expansível, em pacientes sintomáticos portadores de IVC avançada, sem resposta ao tratamento clínico, e considera:

Uma vez optado pelo implante de um *stent*, o ultrassom endovascular (IVUS) parece ser mais preciso na caracterização da morfologia e extensão da lesão venosa ilíaca e visualiza melhor detalhes como o diâmetro da luz e a presença de lesões intraluminais, como as trabeculações. Também é importante que a extremidade proximal e distal do *stent* inclua um segmento venoso saudável, e como a lesão verdadeira frequentemente excede a extensão determinada na flebografia, o IVUS é útil na escolha do melhor *stent*.[49]

As referências bibliográficas deste capítulo se encontram no Ambiente de aprendizagem do GEN.

151

Síndrome da Congestão Venosa Pélvica

José Maria Gómez Pérez ▪ Felipe Carvalhinho Vieira ▪
Javier Leal Monedero ▪ Mariana Assad Gómez ▪ Ariadne Basseti
Soares Hilel ▪ Marcio Mattos Vieira

Resumo

Na mulher, a dor pélvica crônica pode associar-se à síndrome da congestão venosa pélvica (SCVP), detectável por alguns métodos de imagem, como ultrassonografia (USG), tomografia computadorizada (TC) e ressonância magnética (RM), varicografia vulvar e flebografia transuterina. Por apresentar sintomas variados, muitas vezes pode ser confundida com outros diagnósticos, que levam a um tratamento inadequado sem resolução da dor. Cabe aos que se propõem a tratar a SCVP, o conhecimento detalhado da anatomia venosa dessa região e de suas possíveis variações. Sabe-se que essa doença é mais comum em mulheres multíparas em idade fértil e os sintomas se instalam durante ou após a gestação, podendo ser causados por fatores hereditários, anatômicos, hormonais e relacionados com a gravidez. O tratamento consiste em terapia clínica, como hormonioterapia e psicoterapia; e intervencionista, como histerectomia e ooforectomia, ligadura retroperitoneal ou ligadura laparoscópica da veia ovariana, embolização e/ou escleroterapia, dentre outras.

Palavras-chave: síndrome da congestão venosa pélvica; flebografia; hormonioterapia; ligadura.

INTRODUÇÃO

A dor pélvica crônica afeta cerca de 10 milhões de mulheres em todo o mundo, e destas, 7 milhões permanecem sem tratamento adequado apesar dos recursos diagnósticos e terapêuticos disponíveis. Dentre as possíveis etiologias para a dor pélvica crônica, destaca-se a SCVP, definida como dor pélvica crônica na mulher, posicional, por mais de 6 meses, relacionada com a congestão das veias pélvicas, visível por flebografia seletiva da veia ovariana ou por outros métodos de imagem.[1-3]

A dificuldade em diagnosticar essa síndrome deve-se, em grande parte, ao fato dela apresentar sintomatologia variada, podendo ser confundida com muitas outras enfermidades. Assim, sua abordagem inicial costuma ser conturbada e com uma série de exames inconclusivos e tratamentos ineficazes.[4] Trata-se, portanto, de uma importante causa de sofrimento físico e psicológico, afetando negativamente a qualidade de vida, os relacionamentos pessoais e a produtividade das pacientes acometidas.[5]

ANATOMIA VENOSA PÉLVICA FEMININA

A anatomia venosa pélvica feminina é sede de muitas variações, tanto no que diz respeito à quantidade e à presença de válvulas quanto ao número de veias, troncos principais e tributários. Um estudo anatômico de 200 pelves mostrou que as estruturas vasculares clássicas não são verificadas em 20% dos casos.[6]

Cabe aos que se propõem a tratar a SCVP, o conhecimento detalhado da anatomia venosa dessa região e de suas possíveis variações.

Veia ilíaca externa

Essa veia é continuação da veia femoral comum, iniciando-se após o ligamento inguinal e terminando no nível da articulação sacroilíaca, quando se junta à veia ilíaca interna ou hipogástrica.[7]

Suas principais tributárias são a veia epigástrica inferior, a veia circunflexa ilíaca profunda e as veias púbicas (Figura 151.1).[7]

Em estudo de 42 cadáveres humanos, LePage et al. encontraram válvula única bicúspide em 26% das veias ilíacas externas estudadas, e elas eram quase 3 vezes mais comuns à direita (39,6%) do que à esquerda (14,6%), fato que pode favorecer maior incidência de varizes no membro inferior esquerdo.[8]

Veia ilíaca interna

Também denominada veia hipogástrica, inicia-se próximo da borda superior do forame isquiático maior e prolonga-se superiormente, mantendo íntima relação com a artéria ilíaca interna que lhe é lateral. Termina quando se junta com a veia ilíaca externa na formação da veia ilíaca comum.[9] Em 27% dos cadáveres estudados por LePage et al., o sistema venoso ilíaco interno era formado por dois troncos completamente separados, fato de grande importância na abordagem terapêutica do refluxo patológico desse segmento.[8]

As tributárias da veia ilíaca interna dividem-se em parietais e viscerais. As tributárias parietais são as veias glútea superior e inferior, isquiática, lombar ascendente, pudenda interna, sacral lateral e obturatória.[7,8]

As tributárias viscerais originam-se de vários plexos venosos que tem ampla intercomunicação. Os principais plexos venosos viscerais da pelve feminina são: vesical, vaginal, uterino, ovariano e retal (Figura 151.2).[7,8]

Quanto às válvulas, no já mencionado trabalho de LePage et al., encontrou-se a bicúspide em 10,1% das veias hipogástricas analisadas e em 9,1% das 485 tributárias dissecadas.[8]

Veia ovariana

Inicia-se no plexo ovariano e assume trajeto ascendente retroperitoneal, anteriormente ao músculo psoas maior. A veia ovariana direita termina na veia cava inferior em 91,2% dos casos e na veia renal direita em 8,8%. A veia ovariana esquerda constantemente desemboca na veia renal esquerda. Foram encontradas válvulas em 13 a 15% das veias ovarianas esquerdas e em 6% das direitas, no entanto, quando presentes, 43% delas eram incompetentes à esquerda e 35 a 41% eram incompetentes à direita.[7,11,12]

Um questionamento a ser considerado: se aproximadamente 90% dos indivíduos não apresentam válvulas em seu sistema venoso ilíaco interno, por que não são constatadas maiores quantidades de varizes pélvicas e/ou de sintomas de congestão pélvica? Como abordado adiante, tudo indica que é necessária a interação do refluxo com distúrbios do colágeno decorrentes de fatores genéticos, além de influências hormonais, para que haja a formação das varizes pélvicas.[11,8]

EPIDEMIOLOGIA

A dor pélvica crônica é causa comum de consultas ginecológicas (Quadro 151.1) e sua prevalência mundial estimada varia de 5,7 a 26,6%, porém essas informações são subnotificadas, pois muitas mulheres não procuram ajuda (aceitam os sintomas como algo inerente ao sexo feminino) e, além disso, as definições de dor pélvica patológica variam, tornando difícil a avaliação dos dados existentes.[13-15]

Em um estudo realizado nos EUA com 5.263 mulheres entre 18 e 50 anos, constatou-se que 15% delas apresentavam dor pélvica.[16] Sabe-se que cerca de 1/3 dessas pacientes permaneciam sem diagnóstico após uma avaliação ginecológica de rotina e que, dentre essas, aproximadamente 30% apresentavam insuficiência venosa pélvica.[17]

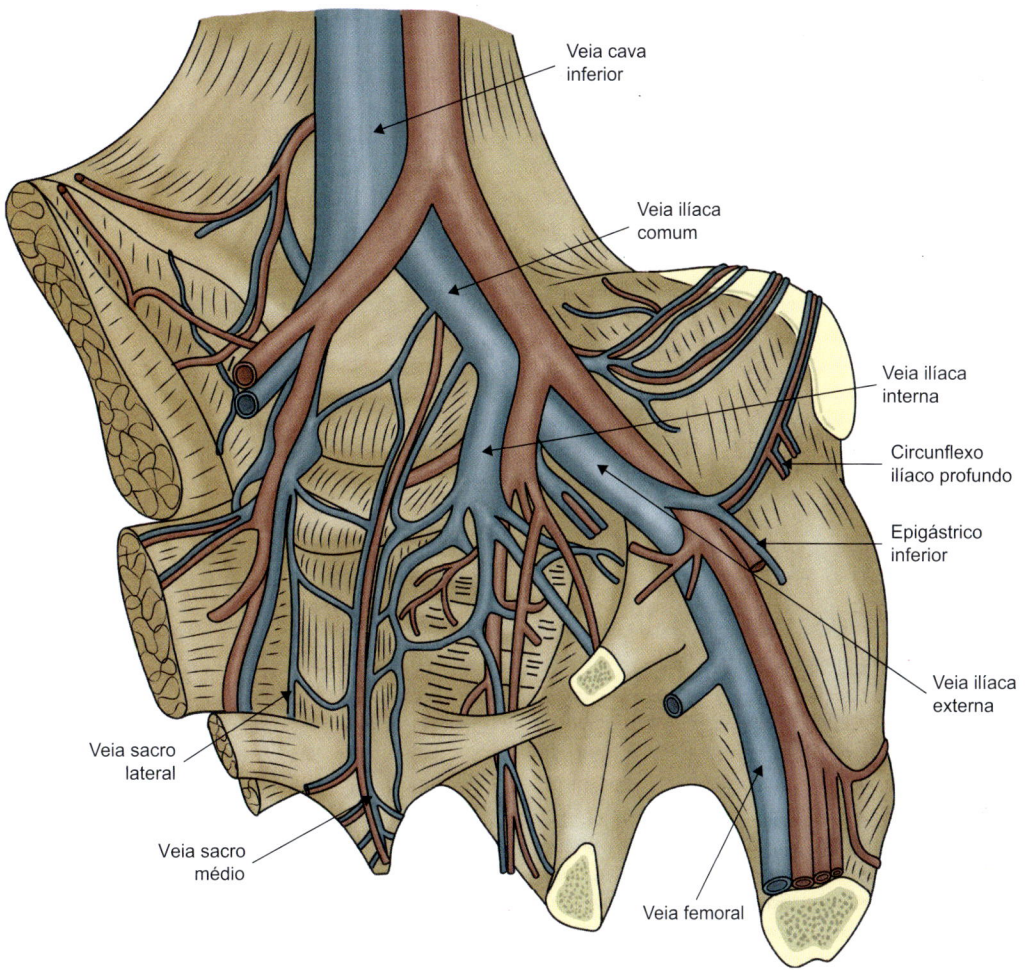

FIGURA 151.1 Veias ilíacas e suas relações com as artérias ilíacas.[7]

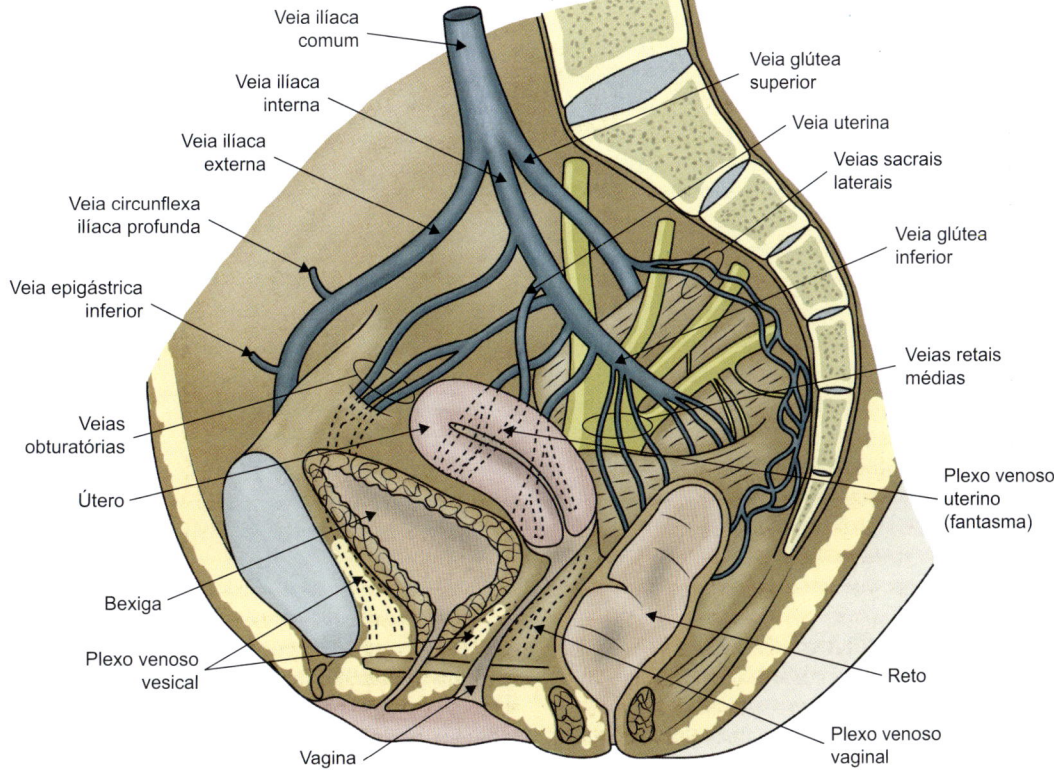

FIGURA 151.2 Tributárias da veia hipogástrica.[10]

QUADRO 151.1	Causas de dor pélvica crônica em mulheres.
Infecciosas	Doença inflamatória pélvica
Urológicas	Cistite
	Litíase
Intestinais	Colite ulcerativa
	Doença de Crohn
	Diverticulite
	Síndrome do cólon irritável
Ortopédicas	Estenose dos canais sacrais
	Espondilolistese
	Lesões discais
Ginecológicas	Tumores ovarianos
	Endometriose
	Prolapsos
	Fibrose uterina
Vasculares	Congestão venosa pélvica

Além disso, a dor pélvica crônica causa redução média de 14,8 horas de trabalho por mês e perdas financeiras que chegam a 14 bilhões de dólares por ano.[18]

Estima-se, com base em estudos de angiografia pré-operatória de mulheres saudáveis candidatas à doação renal, que a prevalência de refluxo ovariano e de varizes pélvicas na população feminina geral situe-se entre 10 e 38%.[17]

Um outro estudo que usou a venografia pélvica transuterina demonstrou congestão venosa pélvica grave em 38 de 45 mulheres que não apresentaram causa para o quadro de dor pélvica crônica ao exame laparoscópico.[3] A SCVP é mais comum em mulheres multíparas em idade fértil e seus sintomas se instalam durante ou após a gestação.[19,20]

ETIOLOGIA

Vários fatores promovem a formação das varizes pélvicas e, consequentemente, da SCVP. Entre eles, há os hereditários, os anatômicos, os hormonais e aqueles relacionados com a gravidez.

Em relação à hereditariedade, caracterizam-se ausência de válvulas, anomalias de número, diâmetro, posição e drenagem das veias gonadais, e debilidade parietal das veias pélvicas.[21]

Conforme já exposto, cerca de 90% das mulheres normais não apresentam válvulas nas veias ovarianas ou no sistema venoso hipogástrico. No entanto, a ausência de válvulas isoladamente não estimula a formação de varizes pélvicas. Esta ausência somente será importante quando associada a outros fatores de risco.[21,8]

Dentre os fatores hereditários para o surgimento de varizes, a debilidade parietal venosa é sem dúvida o de maior importância. Em estudos sobre a microestrutura da parede da veia safena magna de pacientes varicosos, encontraram núcleos picnóticos em células endoteliais vacuolizadas, adelgaçamento e desorganização da camada muscular lisa, degeneração fibrosa da média, edema e diminuição quantitativa das fibras colágenas. Essas alterações estruturais tornam as veias propensas à dilatação, especialmente quando associadas ao refluxo.[22]

Como fatores anatômicos, foram detectadas as síndromes de quebra-nozes e de May-Thurner, e a veia renal esquerda retroaórtica.[23,24] A síndrome de quebra-nozes é decorrente da compressão extrínseca da veia renal esquerda pela artéria mesentérica superior tendo a aorta como anteparo (Figura 151.3).[25] Essa compressão é causa ocasional de sangramento ureteral esquerdo por aumento da

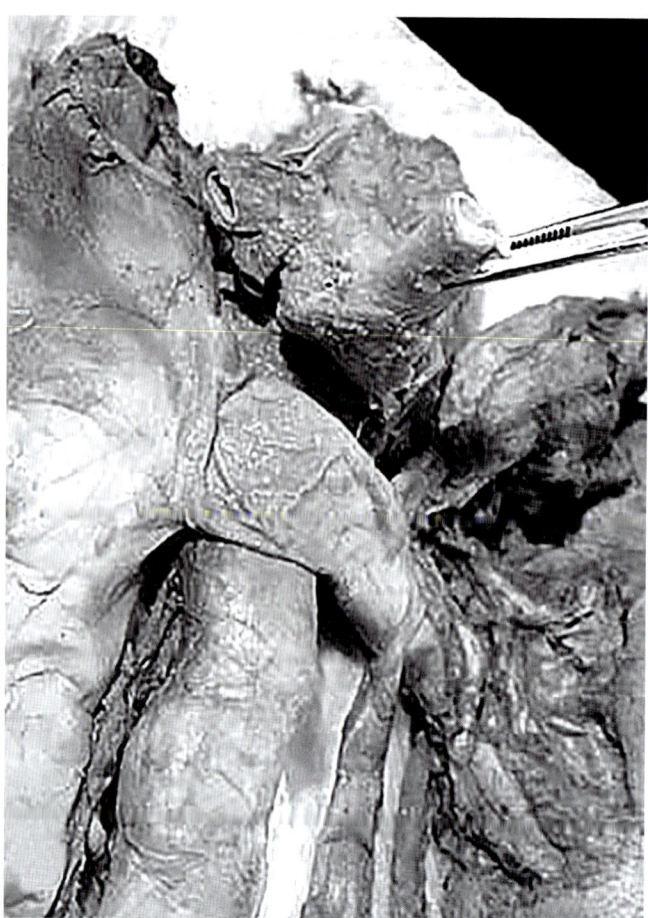

FIGURA 151.3 Espécime de cadáver humano mostrando a compressão da veia renal esquerda pela artéria mesentérica superior.[28]

pressão venosa renal e tem sido relacionada como causa de hipertensão e refluxo na veia ovariana esquerda, o que pode justificar a maior incidência de varizes pélvicas desse lado.[26,27]

A síndrome de May-Thurner ou de Cockett é ocasionada pela compressão da veia ilíaca esquerda pela artéria ilíaca direita (Figura 151.4), que dificulta a drenagem e provoca a hipertensão nos sistemas venosos uterovesical e do membro inferior esquerdo, podendo promover o surgimento de varizes nessas topografias.[27,28]

Recentemente Koc et al.[23] relataram dois casos de evidência da veia renal esquerda retroaórtica, uma variação anatômica rara, associada à congestão venosa pélvica (Figura 151.5).

Sabe-se que as veias pélvicas sofrem influência dos hormônios sexuais femininos, ainda que não se conheçam exatamente os mecanismos fisiopatológicos envolvidos. Há ainda muitas controvérsias entre os autores, no entanto alguns aspectos podem ser analisados.

A constatação de que a SCVP afeta principalmente mulheres em idade fértil (período pré-menopausa) indica uma possível relação desta síndrome com a atividade hormonal ovariana.[2] A circulação ovariana humana sofre alterações na menarca, durante o ciclo menstrual, na gravidez, e na menopausa. Essas diferentes fases hormonais da mulher alteram tanto o tamanho quanto o volume de fluxo de artérias e veias ovarianas e uterinas (Figura 151.6).[12,29]

Durante o ciclo menstrual normal, as veias ovarianas são expostas a concentrações de estrona e estradiol até 100 vezes maior do que a concentração periférica desses mesmos hormônios. Em ratos, já foi demonstrado que as veias uterinas e ovarianas, ao contrário das veias femorais ou ilíacas, aumentam o diâmetro em resposta à administração de estradiol ou de testosterona.[12] Em outro estudo, 102 mulheres com clínica de dor pélvica crônica foram randomizadas em dois

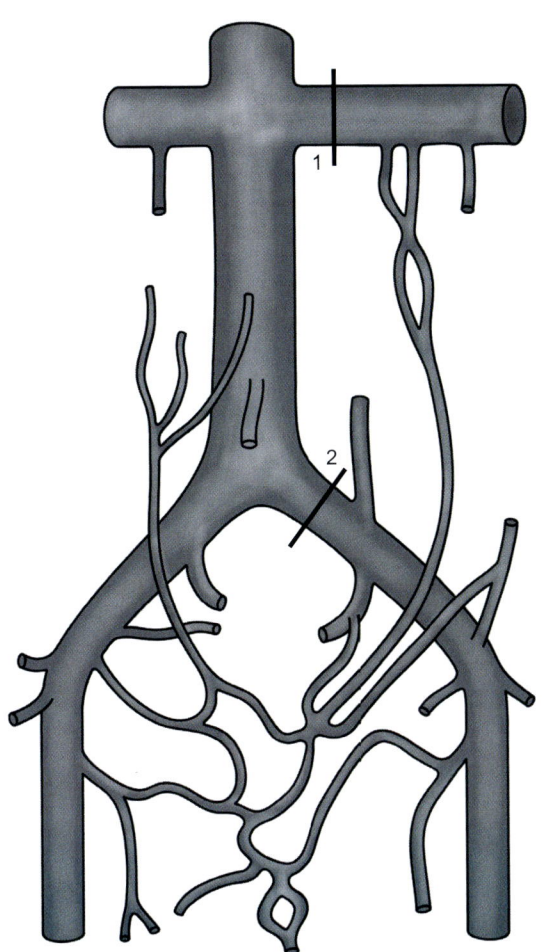

FIGURA 151.4 Locais de compressão venosa nas síndromes de quebra-nozes (*1*) e de May-Thurner (*2*).[6]

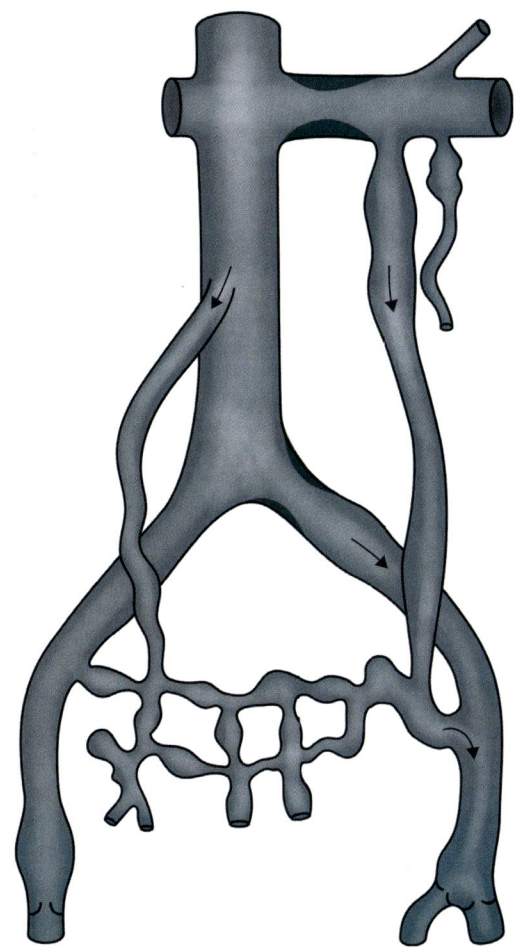

FIGURA 151.6 Esquema da hemodinâmica na insuficiência venosa gonadal feminina.[6]

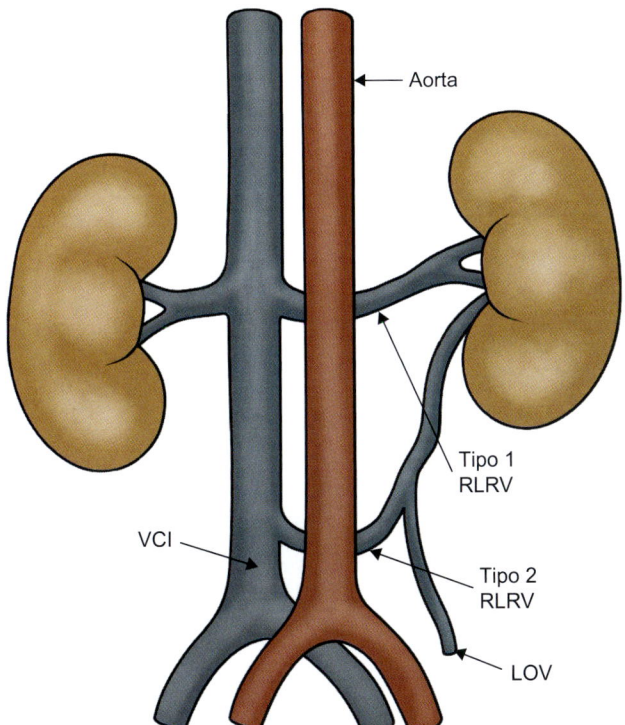

FIGURA 151.5 Esquema representando veia renal esquerda duplicada e retroaórtica. LOV: veia ovariana esquerda; RLRV: veia renal esquerda retroaórtica; VCI: veia cava inferior.[23]

grupos: um recebendo hormonioterapia com medroxiprogesterona, e outro recebendo placebo. Constatou-se uma queda significativa na clínica de dor no grupo que recebeu a medroxiprogesterona.[26] Esses fatos apontam para uma importante influência dos níveis de estrogênio e progesterona na fisiopatologia das varizes pélvicas.

Com relação ao período gravídico, sabe-se que as veias ovarianas aumentam sua capacidade em até 60 vezes por meio de dilatação e permanecem meses assim após o parto. Esse fato associado a outros fatores de risco, como debilidade congênita da parede venosa, pode provocar dilatação permanente das veias pélvicas e refluxo venoso. Em decorrência disso, é mais frequente a dilatação varicosa das veias ovarianas e pélvicas em mulheres multíparas.[2]

Ainda durante a gestação, há aumento de até 3 vezes na pressão venosa da pelve e dos membros inferiores em virtude da compressão que o útero gravídico exerce sobre a veia cava inferior, o que é agravado pela posição ortostática e imóvel, e está relacionado com a maior incidência de varizes e edema de membros inferiores, varicosidades pélvicas e hemorroidas na mulher grávida.[6]

FISIOPATOLOGIA

Tendo em vista os fatores expostos, podem-se agora explorar os mecanismos que resultam na SCVP.

Por predisposição embriogenética (ausência de válvulas, debilidade da parede venosa e anomalias venosas) ou anatômica (síndromes de quebra-nozes, de May-Thurner e veia renal esquerda retroaórtica), a secreção hormonal agindo na parede venosa e a gestação aumentando o fluxo e a pressão venosos atuariam como desencadeadores desse processo, dilatando as veias ovarianas (particularmente à esquerda) e pélvicas, que não regrediriam após o parto, sendo então perpetuadas pela secreção hormonal e pelo ortostatismo.[6,23]

Em situação normal, o fluxo sanguíneo pela veia renal esquerda é de 1.200 mℓ/min. O que representa 20% do débito cardíaco. Quando há refluxo pela veia ovariana, esta provoca débito retrógrado de 500 a 600 mℓ/min em direção à pelve, resultando em congestão venosa pélvica e refluxo na direção das veias vulvares e dos membros inferiores, e até em varizes nessas áreas. Essas varicosidades são frequentemente diagnosticadas como primárias e, se tratadas como tal, seu percentual recidivante é alto.[6,12,27]

A fisiopatologia da dor associada à congestão venosa pélvica ainda não está completamente elucidada. A inervação da pelve é complexa, formada por plexos nervosos que envolvem os órgãos e que apresentam íntima relação anatômica com os plexos venosos. Sabe-se que as veias reagem a aumentos na sua pressão interna com atividade miogênica intrínseca, resultando em movimentos semelhantes à peristalse.[12] Essa atividade miogênica é desencadeada pela liberação de agentes vasoativos pelo endotélio, e muitos deles correspondem a mediadores da inflamação. Presume-se que essa periflebite, própria da congestão venosa, próxima aos plexos nervosos pélvicos, explicaria a sensação dolorosa da congestão venosa pélvica.[12,30,31]

QUADRO CLÍNICO

A SCVP apresenta sintomatologia variada, podendo ser confundida com quantidade significativa de outros diagnósticos. Inicialmente, a paciente com a dor pode procurar um urologista (queixa de disúria e hematúria), um ginecologista (queixa de desconforto pélvico e dispareunia) ou um angiologista (varizes vulvares e de membros inferiores). Assim, sua abordagem inicial costuma ser conturbada e com uma série de exames inconclusivos e tratamentos ineficazes.[32]

Como toda síndrome, seu diagnóstico se apoia na identificação, por anamnese e exame físico, do conjunto de sinais e sintomas que a caracterizam. Só após essa visão panorâmica, o médico poderá seguir para uma propedêutica armada conclusiva e efetiva, e ainda delinear a terapêutica adequada.

O quadro clássico abrange dor pélvica crônica, com duração superior a 6 meses, que piora em posição ortostática, no período menstrual, durante a gravidez e o coito (dispareunia). A sensação é de queimação em hipogástrio de variada intensidade. A dispareunia pode resultar em ansiedade, fragilidade e problemas conjugais. Outro sintoma álgico frequente é a disúria, caracterizada por urgência urinária, mas sem aumento da frequência miccional.[1,12,28,33,34]

Ao exame físico, poderá haver varizes vulvares que se estendem pela face medial da coxa (Figuras 151.7 e 151.8) e que, eventualmente, atingem o sistema da veia safena magna por meio da veia pudenda externa superficial. A insuficiência nesse caso poderá atingir a veia safena parva através da veia de Giacomini.[6,33-37]

Poderão ser relatadas varizes em nádegas e em face posterior da coxa, decorrentes de refluxo através das veias glúteas e das veias isquiáticas, e as tributárias dessas últimas formam varizes em 1/3 inferior da face posterior da coxa e em região posterogenicular (Figura 151.8), fato que causa confusão com as varizes do sistema da veia safena parva.[16,32,33,36]

A síndrome de quebra-nozes também pode ser causa de hipertensão venosa pélvica. Sua principal manifestação é a hematúria, porém pode haver sintomas próprios da congestão venosa pélvica, como: disúria, dispareunia, dismenorreia, varizes vulvares e varizes secundárias de membros inferiores.[28,38]

O Quadro 151.2 apresenta um resumo dos sinais e sintomas mais encontrados na SCVP.

QUADRO 151.2	Sinais e sintomas da síndrome da congestão venosa pélvica.[34,35]

- Dor pélvica por mais de 6 meses sem evidência de doença inflamatória
- Dor pélvica que piora durante menstruação, coito e em ortostase
- Ocorrência da síndrome após várias gestações
- Varizes vulvares e de membros inferiores
- Irritação vesical (urgência sem aumento da frequência urinária)
- Sensação de peso perineal
- Útero retrovertido (comum)
- Hematúria microscópica associada a dor em flanco esquerdo (síndrome de quebra-nozes)
- Ansiedade e depressão

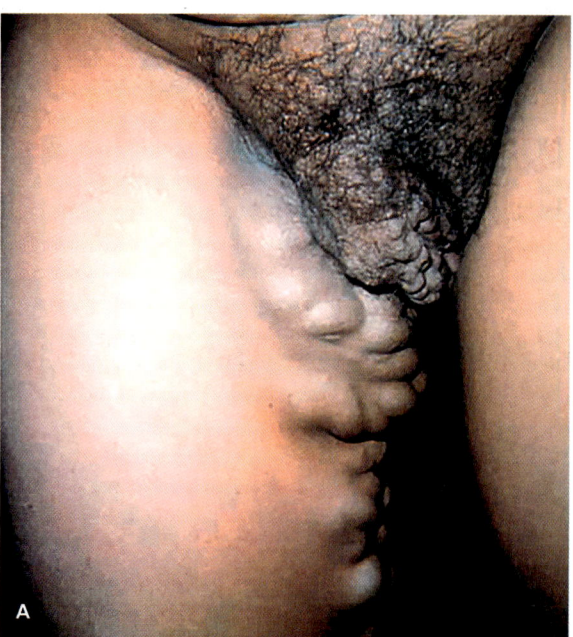
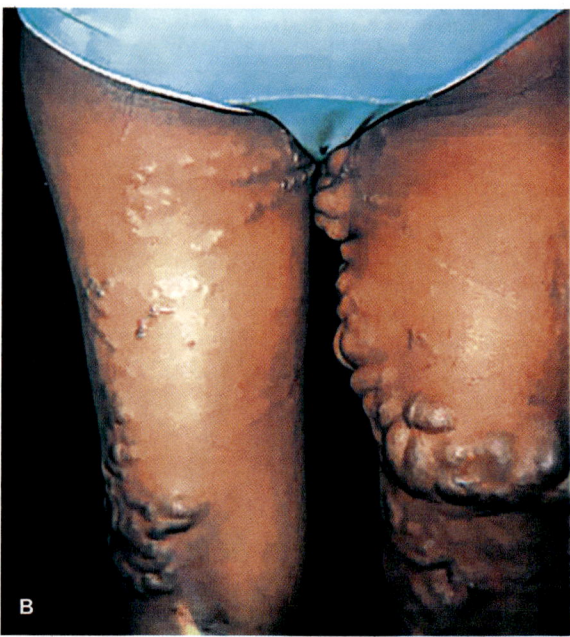

FIGURA 151.7 Visão anterior (**A**) e posterior (**B**) de paciente portadora de varizes vulvares deformantes e com sistema de safena magna competente.[16]

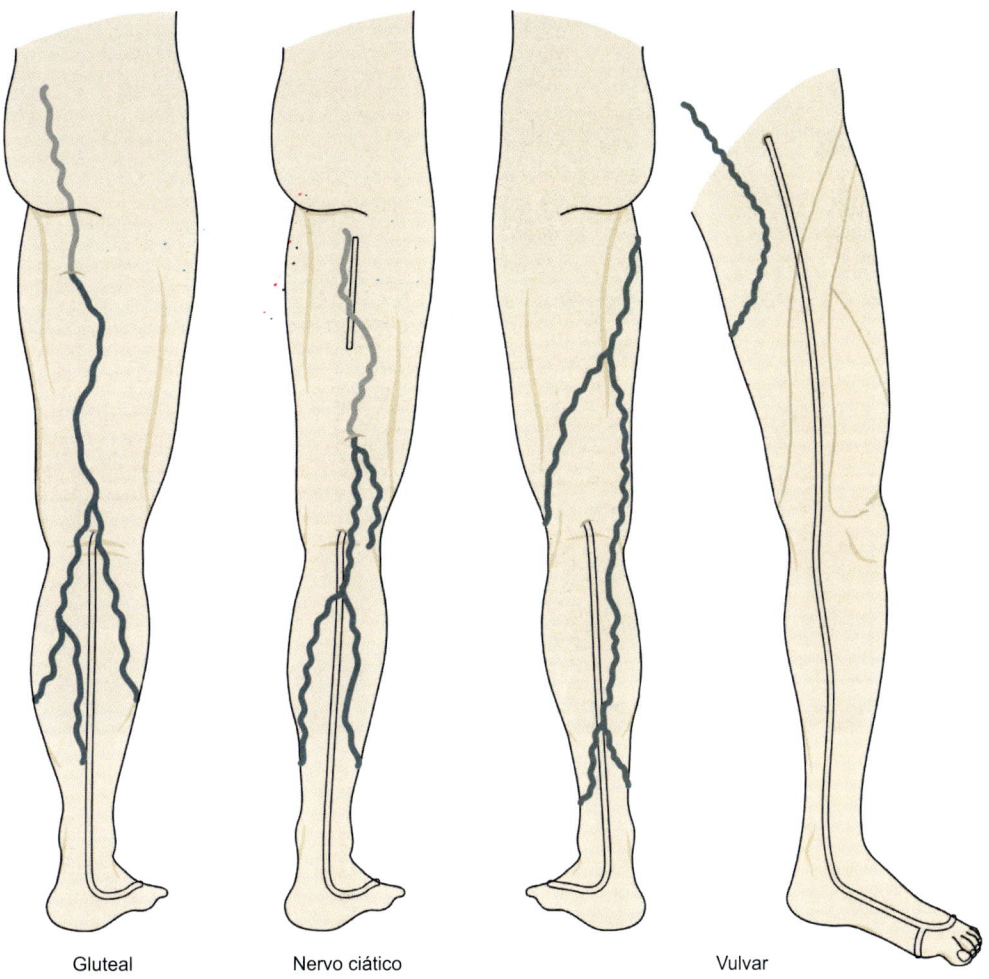

Gluteal   Nervo ciático   Vulvar

FIGURA 151.8 Varizes de membro inferior relacionadas com a congestão venosa pélvica.[28]

PROPEDÊUTICA ARMADA

Quando a história clínica sugerir congestão venosa pélvica ou se o exame físico revelar varizes atípicas (vulvares, em 1/3 superior da face interna da coxa e/ou em nádegas e em face posterior da coxa), há necessidade de se realizar exames complementares que visem à identificação de possíveis varizes pélvicas. Dá-se preferência, inicialmente, à realização de rastreamentos menos invasivos, como USG, TC e RM. Quando é planejada uma intervenção, prossegue-se à realização da flebografia.[28,32,34,35]

Como a maioria dos exames de imagem para identificação de varizes pélvicas é realizada com a paciente em posição supina, essas varizes podem não ser aparentes, levando a resultados falso-negativos. O resultado da laparoscopia também pode ser falso-negativo, uma vez que esse exame é realizado com injeção de CO_2 pressurizado e em posição supina, agravado ainda pelo fato de as varizes encontrarem-se no retroperitôneo.[31]

É importante que se saiba a data da última menstruação, pois a maioria dessas pacientes é jovem e estão em idade reprodutiva, o que torna a gravidez algo possível. É também recomendável que as doses de radiação ionizante sejam mantidas no mínimo necessário, evitando-se assim danos aos folículos ovarianos da paciente.[39]

Ultrassonografia

Exame não invasivo, relativamente barato e seguro, sendo, por isso, utilizado para triagem das pacientes com história suspeita de congestão venosa pélvica. Apresenta ainda a vantagem de poder excluir outras doenças pélvicas que cursam com dor abdominal. Existem duas possíveis abordagens para o exame pélvico: a transabdominal e a transvaginal.[2]

A abordagem transabdominal é realizada para a visualização das veias ovariana, cava inferior e renal esquerda. Para a realização desse exame, a paciente deverá ser previamente preparada no dia anterior com dieta de poucos resíduos e laxativos.[2]

Utiliza-se transdutor convexo de 2 a 4 MHz, que é colocado transversalmente no quadrante superior esquerdo do abdome, identifica-se nessa topografia a veia renal esquerda e a veia ovariana esquerda, que é sua tributária. No lado direito, coloca-se o transdutor no meio do abdome, identifica-se a veia cava inferior e, após isso, conduz-se o transdutor para a direita até que seja visualizada a veia ovariana direita.[2]

O exame das veias ovarianas consiste na aferição de seu diâmetro nas visualizações longitudinal e transversa, associada à avaliação de refluxo utilizando-se o *Duplex Scanner* (Figura 151.9). Um diâmetro maior do que 5 mm é tido como valor de corte para o diagnóstico de veia ovariana varicosa, o que proporciona um valor preditivo positivo maior que 70%.[2,34,40]

Em um estudo realizado por Park et al.,[2] a veia ovariana esquerda foi visualizada em 31 de 32 pacientes sabidamente com congestão venosa pélvica (confirmada por flebografia retrógrada da veia ovariana). A média das medidas de diâmetro foi de 0,79 + 0,23 cm nos portadores de varizes pélvicas e de 0,49 + 0,15 cm no grupo-controle de pacientes sem congestão venosa, sendo essa diferença estatisticamente significativa. A Figura 151.10 ilustra esses resultados.

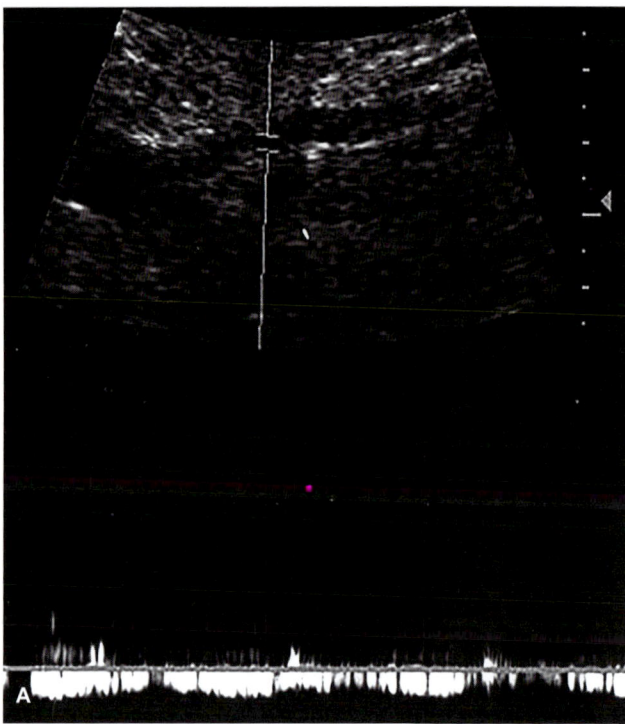
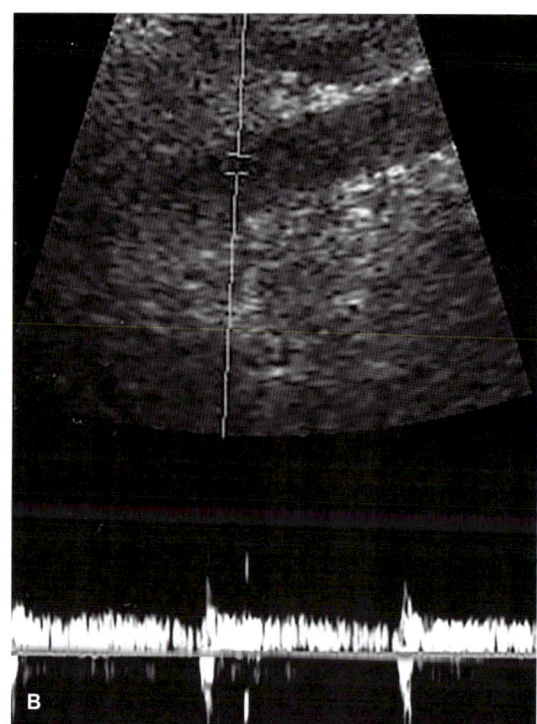

FIGURA 151.9 Ultrassonografia com Doppler de veia ovariana esquerda com fluxo normal caudocranial (**A**) e com fluxo caudal reverso (**B**).[2]

O exame transvaginal tem por finalidade a identificação de varizes pélvicas. É realizado utilizando-se transdutor intracavitário de 5 a 9 MHz, e a paciente é instruída a ingerir 500 mℓ de água 2 horas antes do exame e a não urinar até o fim dele. Avaliam-se o diâmetro máximo dos plexos venosos pélvicos, a evidência de cruzamentos venosos no miométrio, a variação do fluxo venoso ao *Duplex Scan* durante a manobra de Valsalva, o diâmetro uterino e se a paciente apresenta ou não ovários policísticos.[2,34,40]

A aparência ultrassonográfica normal dos plexos venosos pélvicos é de uma ou duas estruturas tubulares com diâmetro menor que 5 mm, já as veias varicosas apresentam-se como estruturas tubulares dilatadas e múltiplas (Figura 151.11), com diâmetro maior que 5 mm ao redor do ovário e do útero.[2]

Evidências recentes valorizam a variação do sinal Doppler durante a manobra de Valsalva para o diagnóstico de congestão venosa pélvica (Figura 151.12), similarmente ao mesmo método usado para diagnóstico da varicocele masculina.[2]

Durante estudo já mencionado, Park et al., por meio da USG, constataram no grupo com varizes pélvicas um diâmetro médio para as veias pélvicas de 0,68 + 0,21 cm à esquerda e de 0,64 + 0,24 cm à direita, já no grupo-controle o diâmetro médio foi de 0,42 + 0,19 cm à esquerda e de 0,35 + 0,14 cm à direita.[58]

Dessas informações, conclui-se que a USG é um valioso instrumento de triagem selecionando as pacientes com dor pélvica crônica que se beneficiarão com a flebografia ovariana seletiva, contudo, em uma quantidade significativa de pacientes, as varizes não são evidenciadas à USG, sendo confirmadas posteriormente por outros métodos diagnósticos. Por essa razão, deve-se prosseguir com as investigações no caso de a clínica ser bastante sugestiva, mesmo com resultado negativo à USG.[34,41]

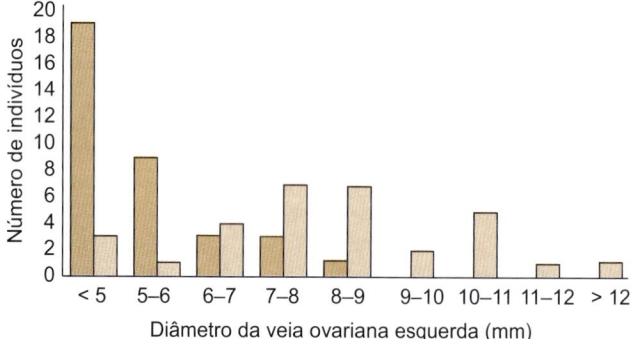

FIGURA 151.10 Na ultrassonografia, mensuração dos diâmetros da veia ovariana em pacientes com congestão venosa pélvica (*barras mais claras*) e no grupo-controle (*barras mais escuras*).[2]

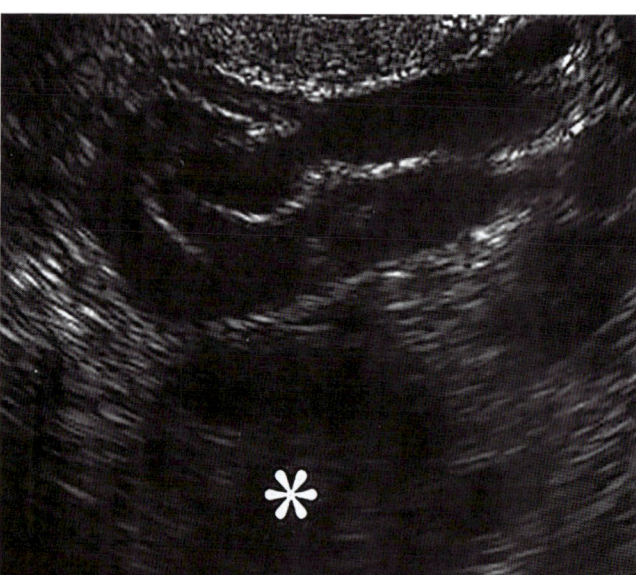

FIGURA 151.11 Ultrassonografia transvaginal mostrando varizes ao redor do ovário esquerdo (*asterisco*) e refluxo à manobra de Valsalva também em variz ovariana.[2]

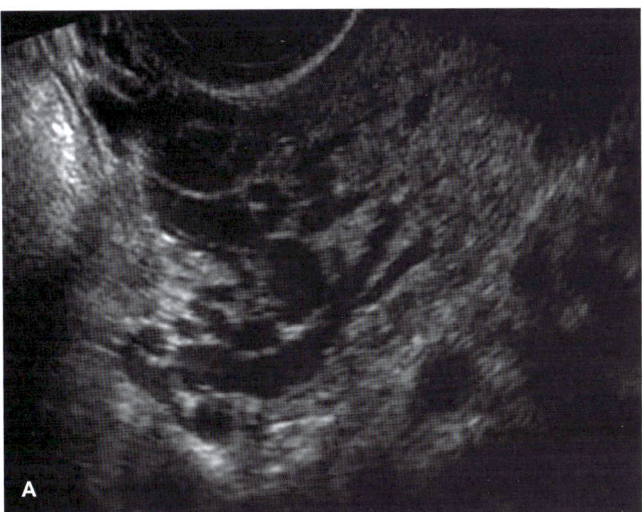

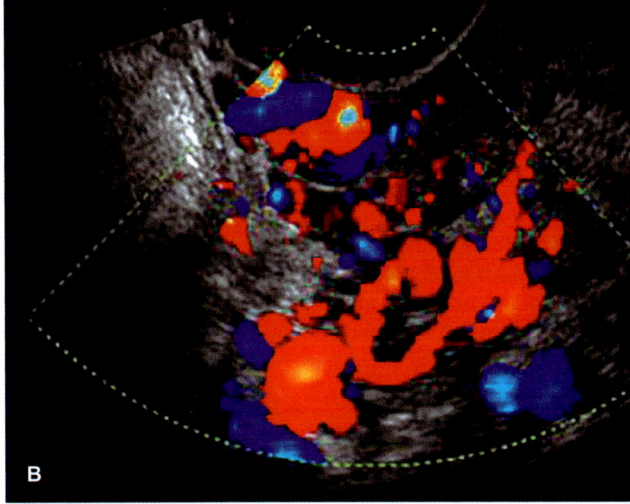

FIGURA 151.12 Ultrassonografia transvaginal mostrando varizes ao redor de anexos direitos no modo B (**A**) e com Doppler colorido (**B**) após manobra de Valsalva.[2]

Tomografia computadorizada e ressonância magnética

Ambos os métodos podem ser usados como modalidades não invasivas de diagnóstico da congestão venosa pélvica. São também considerados os melhores métodos não invasivos de triagem dos casos suspeitos de síndrome de quebra-nozes (Figura 151.13), possibilitando selecionar candidatos para medidas invasivas do gradiente pressórico renocaval.[26,28,41]

As varizes pélvicas aparecem à TC como estruturas tubulares periuterinas, que se estendem lateralmente acompanhando o ligamento redondo do útero, atingindo a parede lateral da pelve e/ou se comunicando com o plexo venoso vaginal (Figura 151.14). Diferenciam-se de adenopatias pélvicas ou de massas perianexais por apresentarem enchimento por meio de contraste e por serem estruturas tubulares.[26,41,42]

O fluxo retrógrado pelas veias ovarianas pode ser determinado pela TC contrastada quando realizada na fase arterial (Figura 151.15). Durante essa fase, o contraste será visualizado somente no sistema arterial e nas veias renais, sendo evidenciado nas veias ovarianas apenas se houver refluxo pelas mesmas.[41,42]

Ao exame de RM, as varizes pélvicas surgem como estruturas tubulares, com sinal hiperintenso em T2 à semelhança dos demais

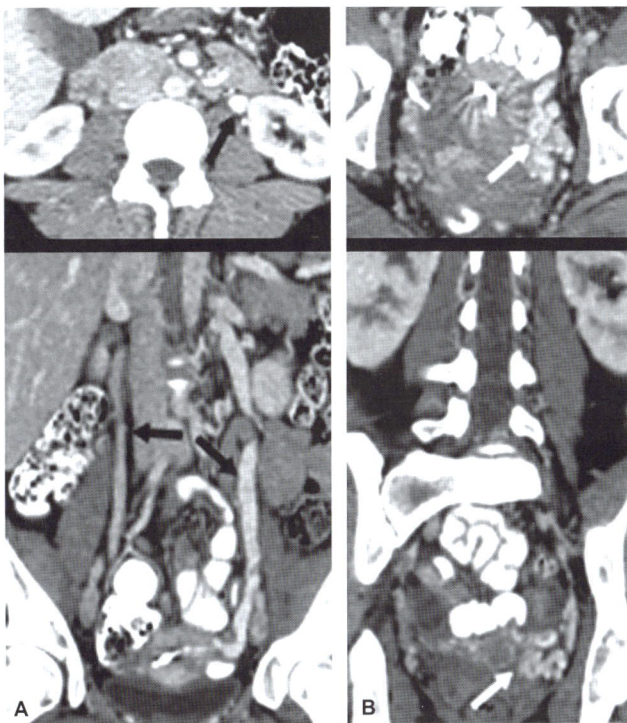

FIGURA 151.14 Imagens de tomografia computadorizada nos planos axial (**A**) e coronal (**B**) mostrando achados clássicos na síndrome da congestão venosa pélvica: veias ovarianas dilatadas (*setas pretas*) e vasos pélvicos dilatados e tortuosos (*setas brancas*).[1]

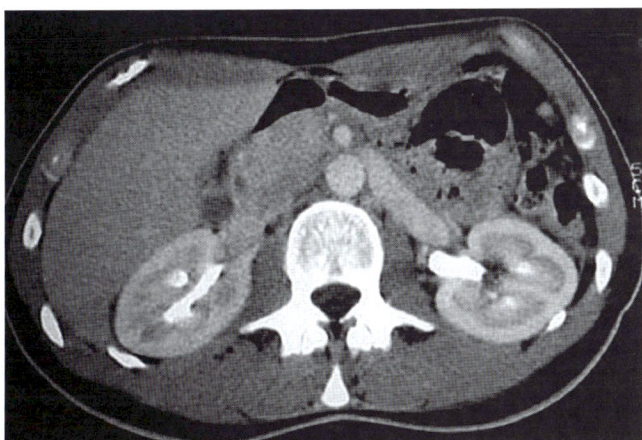

FIGURA 151.13 Ressonância magnética mostrando a compressão da veia renal esquerda (dilatada) pela artéria mesentérica superior. Note as varizes perirrenais.[28]

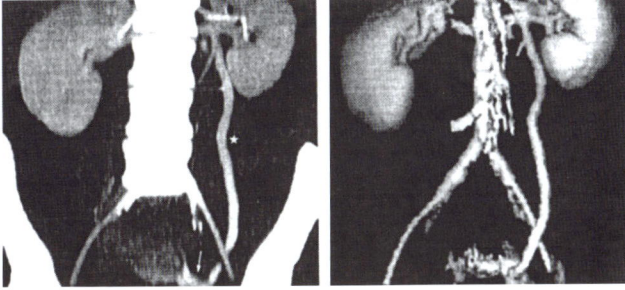

FIGURA 151.15 Angiotomografia: note enchimento precoce da veia ovariana esquerda (*asterisco*) e varizes periuterinas (*seta*). À direita, reconstrução em três dimensões.[45]

vasos sanguíneos (Figura 151.16) e com distribuição anatômica similar aos achados tomográficos anteriormente descritos.[26,41,43] Trata-se de um exame complementar não invasivo, livre de radiação ionizante e com boa resolução espacial e temporal, podendo inclusive estimar quantitativamente o refluxo ovariano.[41,43,44]

Ainda é controverso o valor de corte para o diâmetro a partir do qual a veia pode ser considerada varicosa. O limite superior da normalidade da veia ovariana é de 5 mm; valores acima de 8 mm são claramente anormais. Os critérios diagnósticos pela RM e TC, estabelecidos pelo *American Venous Forum*, para diagnóstico de varizes pélvicas, incluem: quatro ou mais veias parauterinas tortuosas, diâmetro das veias parauterinas > 4 mm, diâmetro da veia ovariana > 8 mm.[26,39,42]

Varicografia vulvar

Método simples de estudo radiológico, em que se injeta contraste em uma veia vulvar varicosa por meio de punção percutânea ou de dissecação da mesma (Figura 151.17). Ressalta-se que a punção apresenta maior chance de perda do acesso e extravasamento do contraste para o subcutâneo.[40]

Em um estudo realizado por Craig et al.,[47] 12 pacientes portadoras de varizes vulvares foram submetidas à varicografia vulvar (Figura 151.18). Em apenas 5 delas, foram evidenciadas varizes pélvicas, e em 4 pacientes do grupo sem identificação de varizes pélvicas por esse exame as mesmas foram demonstradas por outros métodos.

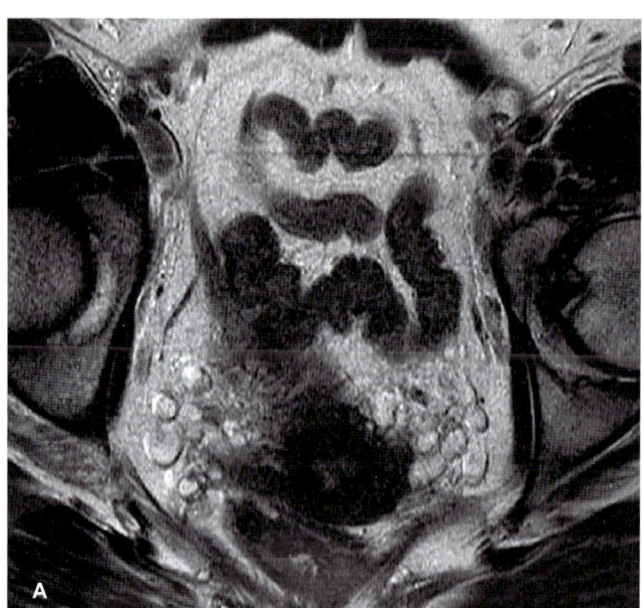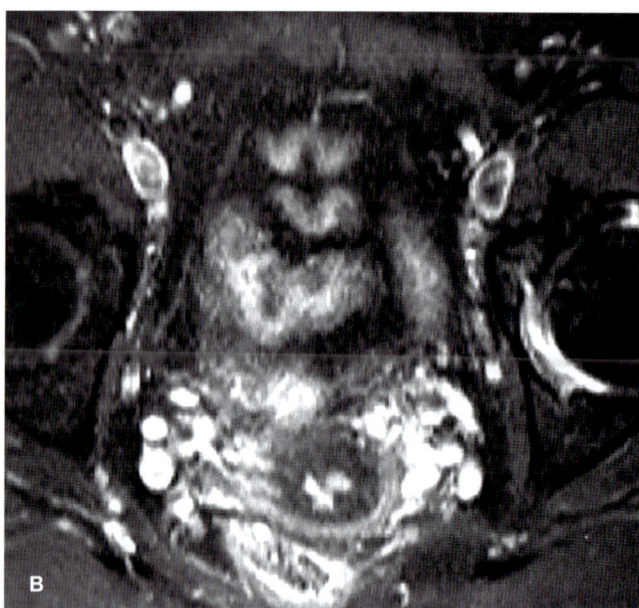

FIGURA 151.16 Ressonância magnética da pelve mostrando varizes no modo T2 (**A**) e no modo T1 com gadolínio (**B**).[46]

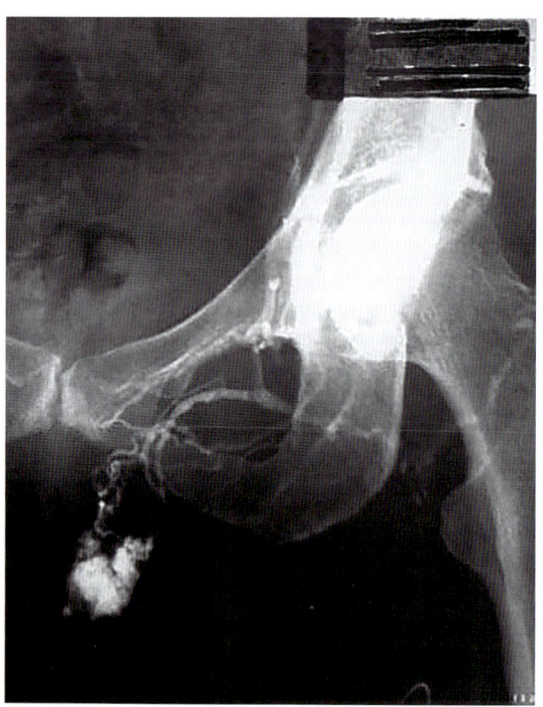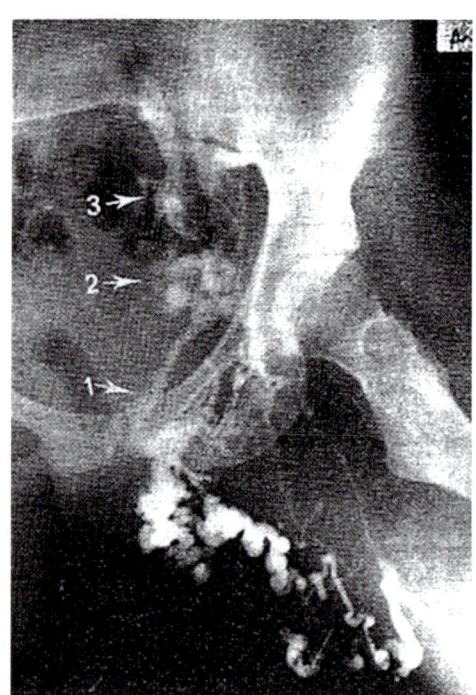

FIGURA 151.17 Varicografia vulvar mostrando comunicação das mesmas com tributárias da veia hipogástrica por meio da veia obturatória.[16]

FIGURA 151.18 Varicografia vulvar mostrando enchimento da veia pudenda (*1*), varizes uterovaginais (*2*) e veia ilíaca interna (*3*).[47]

Atualmente, esse método é pouco usado para diagnóstico de varizes pélvicas, em virtude dos avanços nas técnicas de exames não invasivos citados previamente.

Flebografia transuterina

Essa técnica foi inicialmente descrita por Heinen et al., em 1925, e consiste na injeção de contraste diretamente no miométrio do fundo uterino por meio de agulha especial.[34]

A paciente é posicionada em litotomia e submetida à assepsia rigorosa. Introduz-se através da cérvice uterina uma cânula especial com agulha de 19 G com 2 a 4 mm em sua ponta e por meio da qual é realizada a punção do miométrio do fundo uterino. Nele, injetam-se 3 mℓ de hialuronidase, seguidos de 20 mℓ de meio de contraste (Figura 151.19). São obtidas imagens radiológicas imediatas com 20 a 40 segundos após a aplicação do contraste.[20,40]

Em 1984, Beard et al.[20] realizaram um estudo no qual 45 mulheres portadoras de dor pélvica crônica foram submetidas à flebografia transuterina. Em 84% dos casos, foi evidenciado algum grau de congestão venosa pélvica.

Como no caso da varicografia vulvar, a flebografia transuterina é mencionada neste capítulo por sua importância histórica no estudo da dor pélvica crônica. Atualmente, não se justifica seu emprego, pois, além de ser substituível pelos métodos não invasivos descritos anteriormente, trata-se de exame desconfortável e com risco não desprazível de perfuração uterina.

Angiocintilografia

Em 1998, um grupo da Universidade de Michigan relatou o uso de hemácias marcadas com tecnécio-99m na realização de angiocintilografia em duas mulheres como forma de diagnóstico de congestão venosa pélvica. Essas pacientes foram submetidas ao tratamento emboloterápico percutâneo com sucesso.

Apesar de parecer um exame promissor como método não invasivo de diagnóstico, ele necessita de mais estudos para que se possa confirmar sua utilidade.

Flebografia ovariana seletiva

Trata-se de técnica cara e demorada em comparação com os demais exames citados anteriormente; no entanto, ela fornece mais dados anatômicos (Figura 151.20), demonstrando bem os plexos uterino

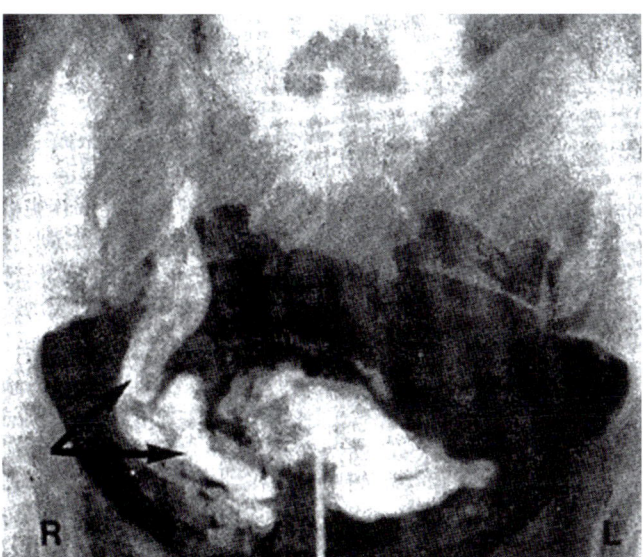

FIGURA 151.19 Venograma transuterino mostrando congestão do plexo venoso ovariano direito (*setas*).

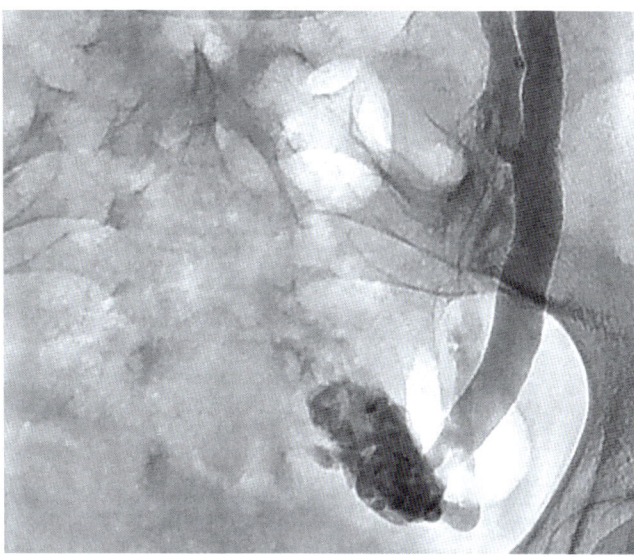

FIGURA 151.20 Flebografia seletiva mostrando varizes pélvicas (*esquerda*) e veia ovariana esquerda dilatada em uma mesma paciente.

e ovariano, e suas possíveis comunicações com as veias do ligamento redondo e com as varizes vulvares e de membros inferiores.[40]

O diagnóstico é estabelecido quando se detecta uma veia ovariana com diâmetro > 6 mm, retenção do meio de contraste nos plexos venosos pélvicos por mais de 20 segundos, opacificação da veia ilíaca interna ipsilateral ou contralateral e/ou opacificação de varizes vulvares e de membros inferiores.[39,48]

Nos casos em que se confirma o diagnóstico de síndrome de quebra-nozes por outros métodos de imagem como a USG ou a TC, deverá ser comprovado esse diagnóstico previamente ao tratamento. Procede-se, então, à medida do gradiente pressórico renocaval por meio do cateterismo seletivo, sendo considerado anormal valores maiores que 1 mmHg. Depois disso, realiza-se uma flebografia da veia renal para a visualização do ponto de compressão desta pela artéria mesentérica superior (Figura 151.21). O estudo prossegue com a flebografia seletiva ovariana e pélvica.[28]

De modo semelhante à síndrome de quebra-nozes, na síndrome de May-Thurner procede-se à confirmação diagnóstica por medidas do gradiente pressórico iliocaval previamente ao estudo flebográfico da compressão da veia ilíaca esquerda pela artéria ilíaca direita e de possíveis resíduos de trombose venosa prévia (Figura 151.22), prosseguindo-se, então, com o estudo do sistema venoso pélvico.[28]

Em geral, a flebografia seletiva é realizada como primeiro passo do tratamento endovascular das pacientes que evidenciaram varizes pélvicas por meio de outros métodos de imagem menos invasivos. Dessa maneira, diminui-se o uso de contraste reduzindo-se o risco de insuficiência renal e de reações alérgicas. Por esse motivo, os aspectos técnicos da realização da flebografia seletiva ovariana serão discutidos juntamente com o referido tratamento.

TRATAMENTO

O tratamento da SCVP é dividido em terapia clínica e terapia intervencionista. Entende-se por terapia clínica a hormonioterapia e as terapias adjuvantes, como a psicoterapia. Esses tratamentos são considerados sintomáticos, uma vez que não atuam diretamente na causa das varizes pélvicas.[51]

No contexto intervencionista, têm-se a ligadura retroperitoneal das veias ovarianas, a ligadura laparoscópica das veias ovarianas, a histerectomia com ooforectomia bilateral e a embolização percutânea das veias ovarianas e pélvicas.[52]

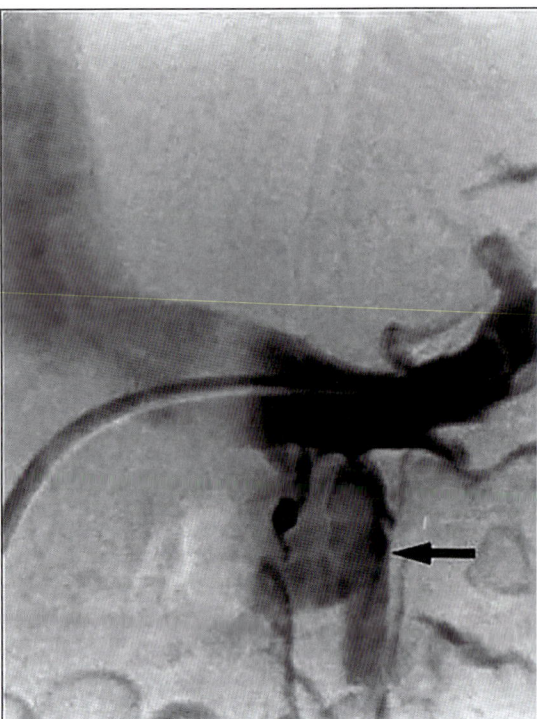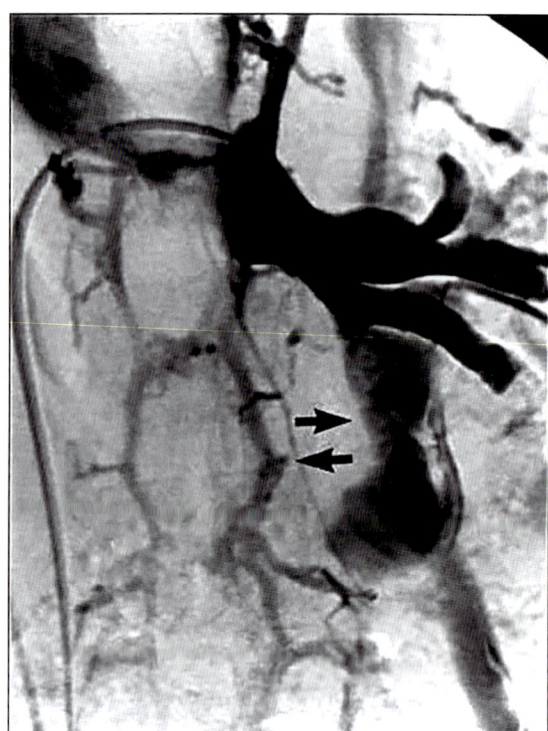

FIGURA 151.21 Flebografia seletiva mostrando a impressão do ponto de compressão da veia renal pela artéria mesentérica superior, colateralização por veias lombares e refluxo em veia ovariana dilatada (*setas*).[49]

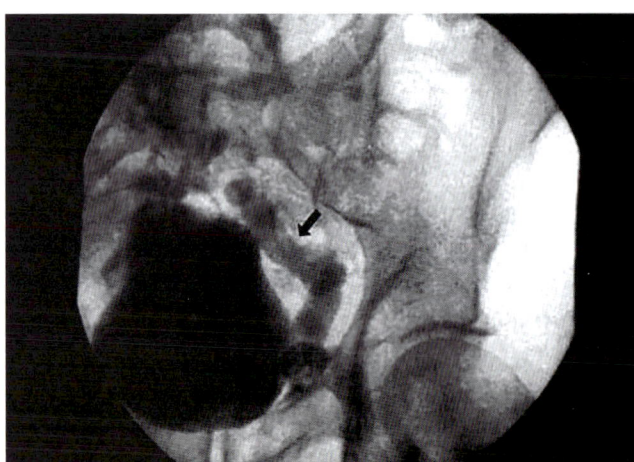

FIGURA 151.22 Flebografia de veia ilíaca esquerda mostrando imagem negativa de trombo.[50]

Histerectomia e ooforectomia

Por muito tempo, essa associação foi uma opção terapêutica para os casos intratáveis de dor pélvica crônica associada à congestão venosa pélvica.[53]

Em 1991, Beard et al.[53] publicaram um estudo prospectivo com 36 mulheres com SCVP nas quais não houve resposta ao tratamento medicamentoso. Essas pacientes foram submetidas à histerectomia com ooforectomia bilateral, seguida de reposição hormonal. Houve alívio completo da dor em 23 pacientes, e em 12 houve manutenção da dor, mas com menor intensidade; apenas em uma delas essa dor continuava a limitar suas atividades.[53]

Apesar de ser uma forma efetiva de tratamento, atualmente ela só é realizada nos casos em que há indicação de histerectomia e/ou ooforectomia por outras patologias ovarianas e/ou uterinas concomitantes com as varizes pélvicas.

Ligadura retroperitoneal da veia ovariana

A ligadura da veia ovariana na SCVP é justificada partindo-se do princípio de que o fluxo retrógrado por essa veia é um dos principais fatores no desencadeamento da mesma.

Em 1987, Lechter et al.[34] realizaram um estudo no qual preconizavam a ligadura e a ressecção da veia ovariana associadas à ligadura de veias comunicantes entre o plexo venoso ovariano e uterino, além da varicectomia de membros inferiores. Eles relataram excelentes resultados em 32 mulheres submetidas a esse procedimento.

O procedimento exige internação hospitalar de pequena permanência, uma vez que é realizado por via retroperitoneal. A paciente é colocada na posição supina, com um coxim em dorso para melhor exposição do retroperitônio. Realiza-se, então, uma incisão transversa partindo-se da projeção da espinha ilíaca superior até a borda lateral do músculo reto abdominal (Figura 151.23). Nas pacientes magras, uma incisão com 7 cm de extensão é o suficiente para uma adequada exposição da veia ovariana.[16,34]

Depois disso, o peritônio é gentilmente rebatido medialmente por meio de manobras digitais até a visualização do músculo psoas. A veia ovariana é identificada como um vaso azulado e de trajeto longitudinal, firmemente embebido na gordura retroperitoneal (Figura 151.24). Ela poderá estar muito dilatada e ser até confundida, no lado direito, com a veia cava inferior. A veia é cuidadosamente dissecada com a precaução de não se abrir o peritônio. O ureter, que geralmente está medial e posterior à veia ovariana, deverá ser identificado e reparado evitando-se sua lesão ou ligadura.[16,34]

A veia ovariana é esqueletizada, ligada e seccionada o mais próximo possível da veia renal à esquerda e/ou da veia cava inferior à direita. Em sua porção mais inferior, ela recebe de três a sete veias tributárias originadas do plexo ovariano; essas veias devem ser dissecadas e ligadas separadamente. Ao fim do procedimento, deverá ter sido ressecado um segmento de 7,5 a 10 cm de veia ovariana.[16,34]

Scultetus et al.[16] realizaram um estudo, publicado em 2002, comparando a ligadura da veia ovariana com sua embolização.

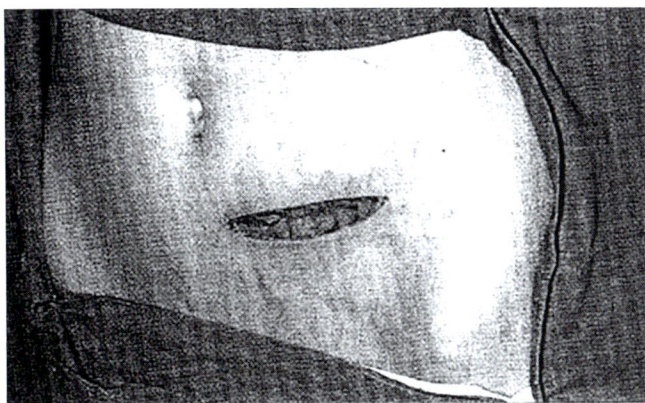

FIGURA 151.23 Incisão para exposição da veia ovariana esquerda.[54]

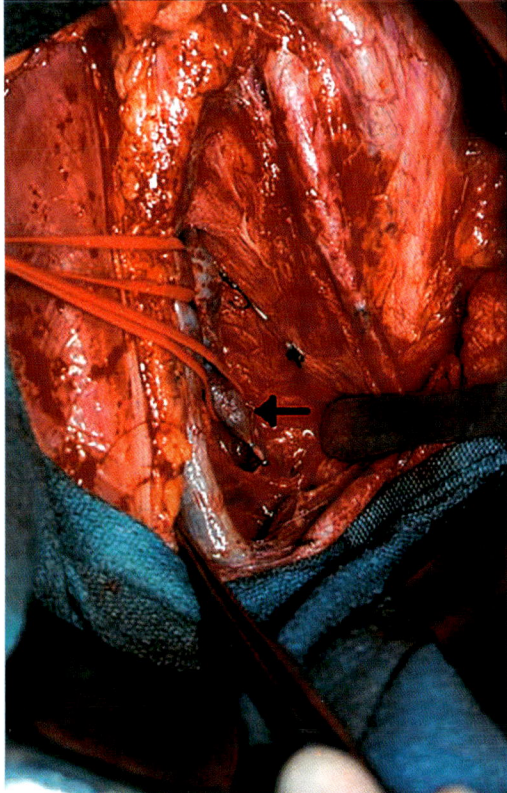

FIGURA 151.24 Veia ovariana esquerda reparada (*seta*).[16]

Nesse estudo, 12 pacientes foram submetidas à ligadura com 83,4% de excelentes resultados e sete foram embolizadas com 42,9% de excelentes resultados.

Ainda no mesmo estudo, eles realizaram a interrupção das veias tributárias das veias hipogástricas nas pacientes com sintomas graves, o que os levou a obter excelentes resultados em 83% delas. Esse fato é condizente com a prerrogativa postulada por vários autores como Belardi, Viacava e Lucertini,[21] de que o refluxo pela veia hipogástrica pode ser o responsável pelos sintomas em pacientes sem grandes alterações hemodinâmicas das veias ovarianas.[16]

Outros autores descreveram resultados semelhantes por meio da ligadura retroperitoneal das veias ovarianas: Rundqvist et al.[54] relataram cura ou melhora significativa em 11 de 15 pacientes, obtiveram 95% de alívio dos sintomas a longo prazo com uma média de 12,6 anos de acompanhamento; e Richardson et al. relataram uma série com 67 pacientes tratadas por ligadura da veia ovariana obtendo 87% de resultados moderados a excelentes.[16,53]

Apesar de a ligadura retroperitoneal apresentar muito bons resultados na melhora dos sintomas da SCVP, ela acarreta uma série de problemas cosméticos, necessita de anestesia geral, apresenta morbidade significativa e implica internação de 2 a 5 dias.[5] Além disso, torna-se cada vez mais óbvio que a identificação do ponto exato das vias de refluxo é mais precisa em ambiente de fluoroscopia. Por esses motivos, a ligadura retroperitoneal perdeu seu espaço para a embolização percutânea da veia ovariana.[5]

Ligadura laparoscópica da veia ovariana

Existem poucos relatos de ligadura laparoscópica das veias ovarianas na literatura. Seus defensores relatam menor período de internação e menos problemas cosméticos; no entanto, ela não promove redução de morbidade e de custos em relação à via retroperitoneal.[39]

A técnica exige anestesia geral e consiste na passagem de trocarte de 10 mm por incisão infraumbilical para a óptica e o insuflador (Figura 151.25), procede-se, então, ao pneumoperitônio, realiza-se a passagem de um trocarte de 10 mm na fossa ilíaca direita e outro de 5 mm na fossa ilíaca esquerda.[55,56]

Abre-se o peritônio no nível da borda superior da pelve, dando acesso à veia ovariana e suas tributárias no retroperitônio. Elas são então identificadas, isoladas, clampeadas e seccionadas. Poderá ser usada também a pinça de cautério bipolar LigaSure® durante a secção dessas veias (Figura 151.26). Durante esse processo, deve-se identificar o ureter cuidadosamente para que ele possa ser isolado da veia ovariana, evitando-se assim lesões iatrogênicas do mesmo.[55,56]

Em 1996, foram relatados dois casos bem-sucedidos de ligadura laparoscópica das veias ovarianas. Igualmente Grabham et al.[54] relataram em 1997 outros dois casos com bons resultados. Em 2005, Hernandes et al. publicaram um estudo em que 28 mulheres com congestão venosa pélvica foram submetidas à ligadura laparoscópica com LigaSure®. Dessas pacientes, 26 apresentaram melhora significativa dos sintomas com 6 meses de acompanhamento.[55,56]

Atualmente, é uma técnica terapêutica realizada em bem poucos centros médicos, uma vez que os objetivos que a justificam (melhores resultados estéticos e menor morbidade) foram alcançados e amplamente superados pelas técnicas de embolização percutânea.

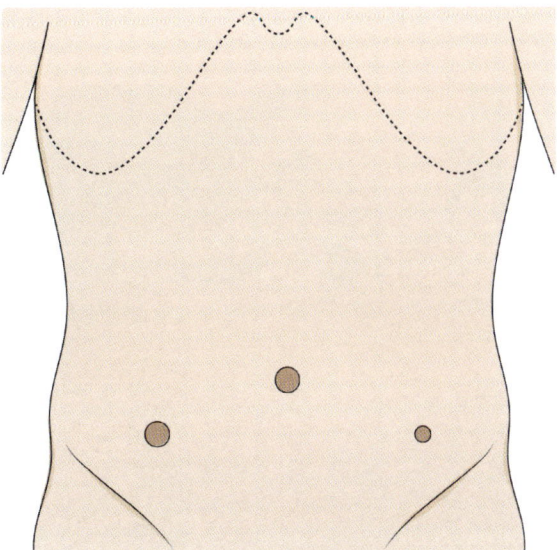

FIGURA 151.25 Posicionamento dos trocartes na ligadura laparoscópica das veias ovarianas.[55]

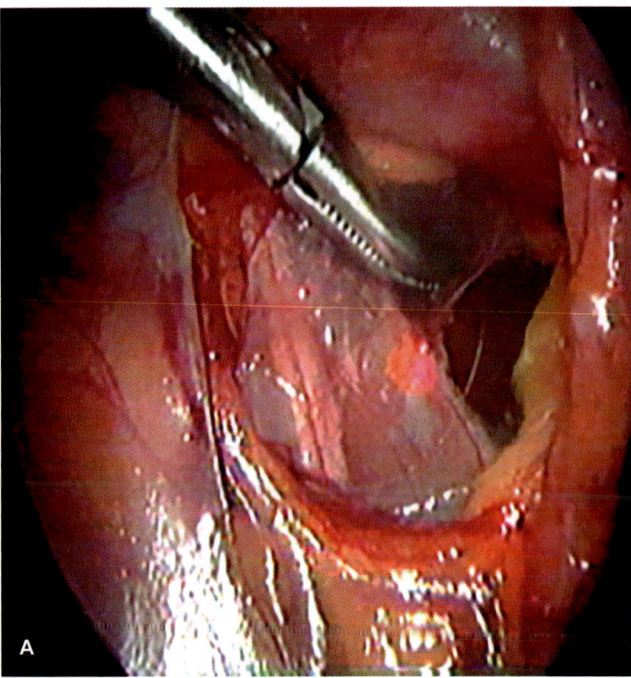 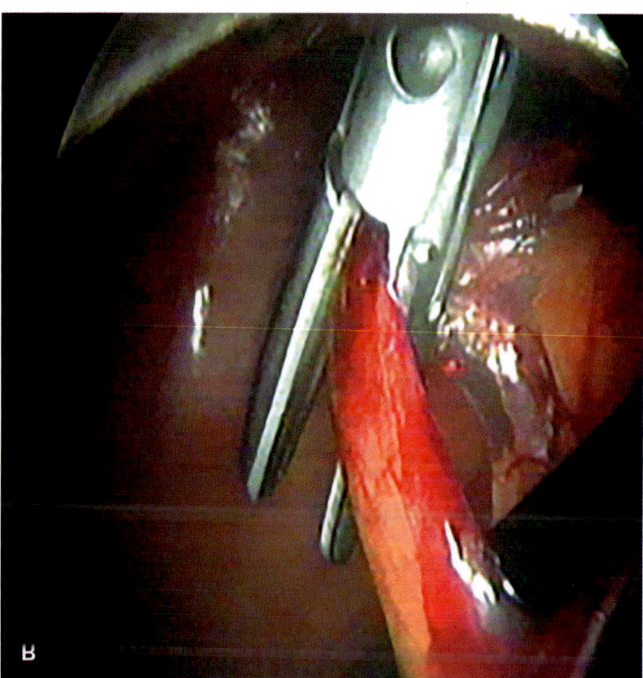

FIGURA 151.26 Dissecção da veia ovariana por laparoscopia (**A**) e secção da mesma usando LigaSure® (**B**).[56]

Tratamento da síndrome de quebra-nozes

A síndrome de quebra-nozes pode ser tratada por diferentes tipos de intervenções cirúrgicas. Dentre as possíveis formas de tratamento têm-se: o *bypass* da veia renal esquerda para veia cava inferior com prótese de politetrafluoretileno (PTFE) ou veia safena autóloga (passando anteriormente à artéria mesentérica superior); o autotransplante renal para a fossa ilíaca esquerda; a transposição da veia renal esquerda; o uso de *stent* externo de PTFE envolvendo a veia renal esquerda no ponto de compressão; o uso de *stent* interno por via endovascular e a transposição da artéria mesentérica superior.[25,57,58]

Em relação aos tratamentos cirúrgicos convencionais, a transposição da veia renal esquerda (Figura 151.27) é o método de primeira escolha, uma vez que, quando comparada ao *bypass*, ela apresenta uma anastomose a menos, se comparada ao autotransplante renal é de menor monta com menor tempo de isquemia renal, e considerando-se o risco de erosão e deslocamento dos *stents* externos ela é mais segura a longo prazo. A transposição da veia renal esquerda

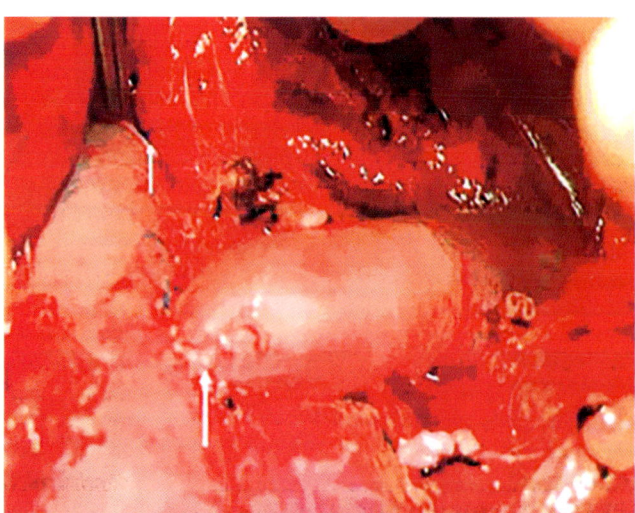

FIGURA 151.27 Transposição da veia renal esquerda.[60]

pode ainda ser executada por via laparoscópica.[59] A transposição da artéria mesentérica superior proposta por Thompson et al. foi logo abandonada devido ao fato de que a cirurgia sobre a veia renal apresenta baixa morbidade e a cirurgia sobre a artéria mesentérica superior pode ter complicações catastróficas.[25,28,50,60]

Até 2013, todos os *stents* endovasculares no mercado eram desenhados conforme diâmetro, extensão e complacência arteriais, sem compatibilidade direta com a anatomia venosa. Ainda hoje, nenhum *stent* é registrado para o tratamento de estenose renal e o seu uso é considerado *off-label*.[3] Atualmente, o tratamento endovascular com o uso de *stent* na veia renal esquerda no ponto da compressão da mesma pela artéria mesentérica superior é indicado por alguns autores como primeira opção, principalmente em pacientes com sintomas intensos e sem resposta ao tratamento clínico após 24 meses, com bons resultados e baixos índices de complicações.[61,62]

Esse tratamento foi primeiramente realizado por Neste et al., em 1996, e consiste na colocação de *stent* Palmaz® (expansível por balão) 14 × 40 mm ou *stent* autoexpansível 14 × 40 mm no ponto de compressão.[25,28,63,64]

Conforme descrito por Hartung et al. (Figuras 151.28 e 151.29), a técnica consiste na realização de acesso por punção da veia femoral comum esquerda e passagem de bainha de 7 Fr. Após o estabelecimento do acesso, procede-se à cateterismo seletivo da veia renal esquerda e angiografia por meio de cateter-guia RDC (Cordis, Jonhson & Jonhson, Miami). Uma vez confirmado o estreitamento, administram-se 5 mil UI de heparina intravenosa em bólus e substitui-se a bainha de 7 Fr por uma de 11 Fr. Nesse momento, realiza-se a troca do fio-guia Terumo (Tokyo, Japão) por um fio-guia Amplatz Super Stiff (Boston Scientific). Inicia-se, então, a abordagem com uma pré-dilatação com balão de angioplastia de 15 mm de diâmetro (Maxi LD, Cordis, Jonhson & Jonhson), seguida da liberação de *stent* autoexpansível (Wallstent, Boston Scientific-Schneider, Minneapolis).[62]

Tratamento da síndrome de May-Thurner

Inicialmente descrita por Cockett e Thomas em 1965, a compressão extrínseca da veia ilíaca comum esquerda está comumente associada à trombose nesse segmento venoso. Naquela ocasião, foram

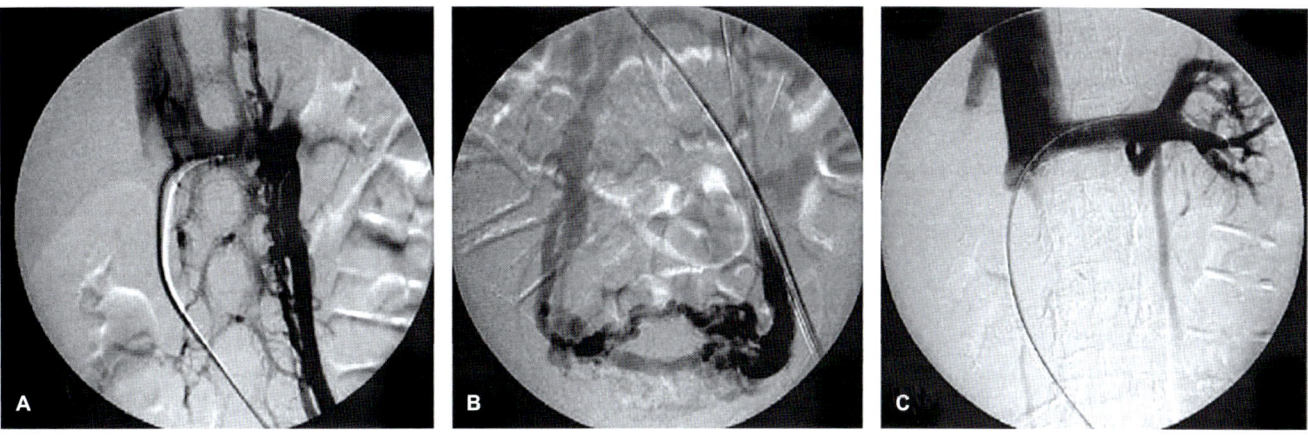

FIGURA 151.28 A. Estenose de veia renal esquerda com colaterais. **B.** Varizes pélvicas. **C.** Resultado pós-angioplastia com colocação de *stent*.[62]

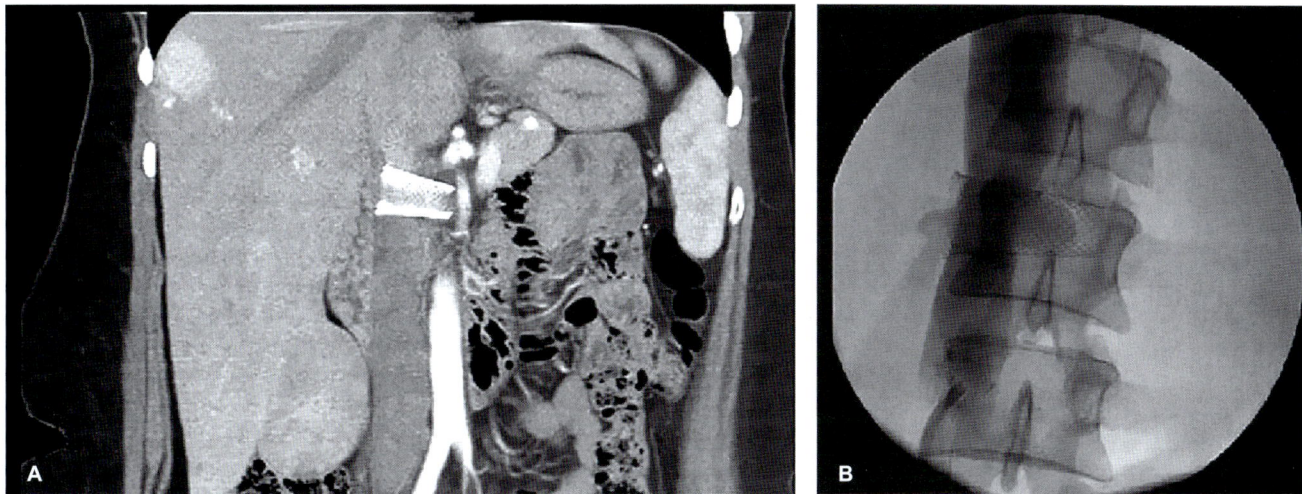

FIGURA 151.29 Visão do *stent* após 3 meses. **A.** Tomografia computadorizada. **B.** angiografia.[62]

propostas, para seu tratamento, a reconstrução venosa direta e a cirurgia de Palma-Dale com 75 a 85% de sucesso.[6]

O tratamento endovascular da síndrome de May-Thurner exige o acesso venoso femoral bilateral simultâneo e o sistema de introdução de 12 Fr, o *stent* a ser utilizado geralmente é o Palmaz® de 15 × 40 mm a 18 × 40 mm (Figura 151.30). Nos casos em que houver trombose com oclusão da veia ilíaca comum, antes da dilatação e/ou colocação de *stent*, procede-se à trombólise, utilizando-se o cateter de infusão Meweissen de 5 Fr. Por meio desse cateter, infundem-se 200 mil UI de uroquinase em bólus, seguidas de 4 mil UI/min, por 4 horas, quando se passa para a dose de manutenção de 2 mil UI/min. O paciente deverá ser mantido em unidade de terapia intensiva (UTI) sob rigorosa vigilância.[6,43]

Atualmente, a técnica endovascular de trombólise seletiva seguida de dilatação por balão com colocação de *stent* vem sendo amplamente empregada na síndrome de May-Thurner com excelentes resultados.[65]

Hormonioterapia

Estudos atuais sugerem que o estrogênio teria um efeito dilatador venoso e que a indução de estados hipoestrogênicos promoveria diminuição do diâmetro venoso com resolução dos sintomas da SCVP.[66]

A supressão da função ovariana é obtida com o uso de acetato de medroxiprogesterona, 30 mg/dia, durante 6 meses. Esse esquema de tratamento oferece melhora dos sintomas, especialmente da

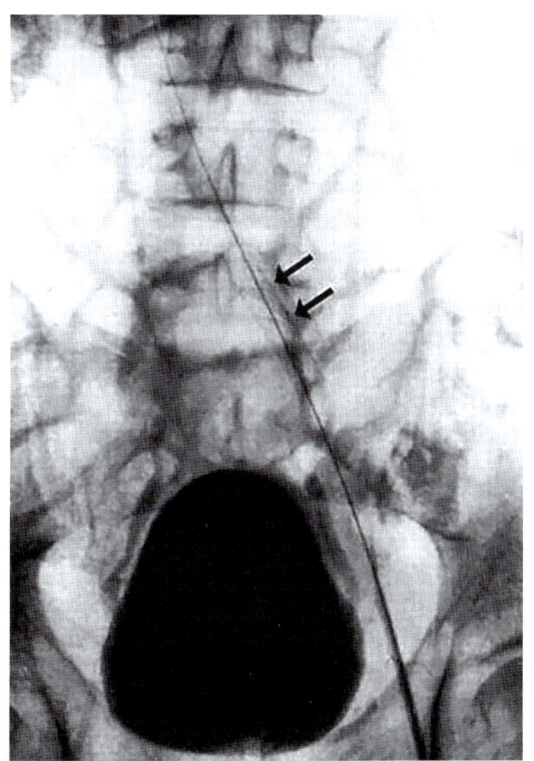

FIGURA 151.30 *Stent* intravascular Palmaz® em veia ilíaca comum esquerda.[65]

dor, no entanto, há regressão do quadro com sua interrupção. Alternativamente, há o uso de acetato de goserelina (análogo do hormônio liberador de gonadotrofina [GnRH]) na dose de 3,6 mg/mês, por 6 meses, que em alguns estudos mostrou alívio dos sintomas por até 1 ano após a interrupção de seu uso.[12]

A hormonioterapia é considerada tratamento sintomático, pois não age diretamente na causa dos sintomas. Ocorre recorrência da sintomatologia em quase 100% dos casos em um tempo variável após a interrupção do esquema terapêutico.[12]

CONSIDERAÇÕES FINAIS

A varicocele túbulo-ovariano foi primeiramente descrita por Richet, em 1857, mas somente a partir da década de 1950 foi estudada com mais afinco, sendo feitas as primeiras correlações entre as varizes pélvicas e a dor pélvica crônica.

A anatomia venosa pélvica feminina é sede de muitas variações. Tendo em vista que a descrição anatômica clássica não se cumpre em 20% dos casos, cabe ao médico que se propõe a tratar a SCVP o conhecimento detalhado da anatomia venosa dessa região e de suas possíveis variações.

No tocante à etiologia, vários fatores relacionam-se com a formação das varizes pélvicas e, consequentemente, com a SCVP. Entre eles há os fatores embrionários, anatômicos, hormonais e aqueles relacionados com a gravidez. Ao que tudo indica, esses fatores atuariam em conjunto desencadeando o processo de dilatação das veias ovarianas e pélvicas, as quais em pacientes predispostas tornam-se varicosas e insuficientes.

Apesar de atualmente se dispor de métodos diagnósticos eficazes na determinação da SCVP, a inespecificidade dos sintomas pode induzir o profissional a solicitar exames ineficazes, causando mais confusão do que esclarecimento. Por isso, é de vital importância história e exame físico habilidosamente coletados.

Quando a história clínica sugerir congestão venosa pélvica ou se o exame físico revelar varizes atípicas, devem-se realizar exames complementares que visem à identificação de possíveis varizes pélvicas. Inicia-se com a realização de exames menos invasivos para que seja feita uma triagem e, só então, se houver indicação, prossegue-se para exames mais invasivos.

A USG com Doppler endovaginal geralmente é o exame de triagem inicial por ser amplamente disponível e de baixo custo em relação aos demais exames não invasivos. Contudo, em um número significativo de pacientes, as varizes não são vistas à USG apesar de estarem presentes. Por essa razão, deve-se prosseguir com as investigações em pacientes com clínica sugestiva, mesmo com resultado negativo à USG.

Tanto a TC como a RM podem ser usadas como modalidades não invasivas de diagnóstico da congestão venosa pélvica; no entanto, são exames mais dispendiosos e, em alguns casos, não estão disponíveis. São consideradas os melhores métodos não invasivos de triagem nos casos suspeitos de síndrome de quebra-nozes, possibilitando selecionar os pacientes que devem ser submetidos à medida invasiva do gradiente pressórico renocaval.

A varicografia vulvar e a flebografia transuterina atualmente são pouco usadas no diagnóstico de varizes pélvicas. A angiocintilografia é um exame promissor, no entanto ela carece de estudos para que possa ser considerada como parte do arsenal propedêutico.

A flebografia ovariana seletiva ainda é o exame fundamental na SCVP. Ela fornece dados anatômicos fundamentais ao tratamento e, por ser um exame dinâmico, ela demonstra bem os pontos de fuga para veias extrapélvicas. Além disso, ela identifica alterações sugestivas das síndromes de May-Thurner e de quebra-nozes, que são confirmadas ou não no mesmo ato por medidas intravasculares dos gradientes pressóricos renocaval e iliocaval. Além disso, a flebografia seletiva é o primeiro passo do tratamento endovascular.

A hormonioterapia e as terapias adjuvantes como a psicoterapia são tratamentos sintomáticos, uma vez que não atuam diretamente na causa das varizes pélvicas.

A histerectomia com ooforectomia bilateral é uma forma efetiva de tratamento; no entanto, ela só é realizada nos casos em que há indicação de histerectomia e/ou ooforectomia por outras patologias ovarianas e/ou uterinas concomitantes com as varizes pélvicas.

A ligadura retroperitoneal das veias ovarianas apresenta muito bons resultados na melhora dos sintomas da SCVP; porém ela vem abrindo espaço cada vez maior para a embolização percutânea da veia ovariana. Isso se deve aos problemas estéticos que ela acarreta, a sua necessidade de anestesia geral, ao fato de apresentar uma morbidade significativa e por implicar internação mais prolongada. A técnica de ligadura laparoscópica das veias ovarianas é realizada em bem poucos centros médicos atualmente.

A embolização e/ou esclerose percutânea das veias ovarianas e ilíacas internas foi inicialmente encarada como uma alternativa ao tratamento cirúrgico; entretanto, atualmente, os autores a recomendam como tratamento de primeira escolha. A técnica ideal para sua realização ainda é objeto de investigação e debate, não há consenso entre os autores, desde seus aspectos fundamentais, como o acesso venoso mais adequado, até a estratégia de embolização e os materiais a serem empregados.

Ao que tudo indica a tendência atual é a particularização da conduta endovascular a ser adotada em conformidade com as anomalias encontradas em cada caso, uma vez que a literatura ainda carece de trabalhos randomizados e prospectivos para que se possa ter certeza da melhor estratégia.

Com relação à síndrome de quebra-nozes, atualmente vem ganhando destaque o tratamento endovascular com o uso de *stent* na veia renal esquerda no ponto da compressão da mesma pela artéria mesentérica superior; no entanto, tal conduta também carece de estudos para sua melhor avaliação. Assim, a transposição da veia renal esquerda ainda é empregada em muitos centros médicos. No caso da síndrome de May-Thurner, a técnica endovascular de trombólise seletiva seguida de dilatação por balão com colocação de *stent* vem sendo amplamente empregada e com excelentes resultados.

Tendo em vista o exposto, conclui-se que a SCVP é uma patologia relativamente comum, porém de diagnóstico pouco evidente, de propedêutica e terapêutica caras, e que exige alto grau de conhecimento e treinamento técnico por parte do médico que se propõe a tratá-la. Em nosso meio, são poucas as pacientes portadoras de congestão venosa pélvica que têm acesso aos recursos disponíveis para seu tratamento. Esse fato justifica a realização de estudos que visem a alternativas mais baratas e tão seguras e eficazes quanto as que atualmente estão em uso.

As referências bibliográficas deste capítulo se encontram no Ambiente de aprendizagem do GEN.

152

Síndrome de May-Thurner ou Síndrome de Cockett – Compressão da Veia Ilíaca Esquerda pela Artéria Ilíaca Direita

João Luiz Sandri ■ Giuliano de Almeida Sandri ■ Pietro de Almeida Sandri

Resumo

A compressão da veia ilíaca comum esquerda pela artéria ilíaca comum direita (AICD) provoca uma obstrução completa ou parcial ao fluxo sanguíneo e é conhecida como síndrome de May-Thurner, síndrome de Cockett ou síndrome de compressão da veia ilíaca comum esquerda (SCVICE), também caracterizada por lesões não tromboticas de veias ilíacas (LNTVI). É uma ocorrência frequente em pacientes com sintomas venosos do membro inferior esquerdo (MIE), que variam desde varizes, trombose venosa profunda (TVP) e manifestações clínicas de insuficiência venosa crônica (IVC). Neste capítulo, serão abordados incidência, etiopatogenia e tratamento dessa doença.

Palavras-chave: síndrome de May-Thurner; trombose venosa; veia ilíaca; procedimentos endovasculares; *stent*.

INTRODUÇÃO

As intervenções minimamente invasivas revolucionaram o tratamento das doenças venosas nas últimas décadas. Com o desenvolvimento do tratamento endovascular no sistema venoso e o avanço de técnicas e materiais específicos, o conhecimento e as possibilidades desse tratamento tornaram-se mais reconhecidos e divulgados. O diagnóstico da SCVICE integra atualmente o elenco de causas de IVC, principalmente nos pacientes com sintomas de doença venosa no MIE, e é parte dessa evolução de tratamento no sistema venoso.

FISIOPATOLOGIA

Normalmente, a veia ilíaca comum esquerda (VICE) tem uma direção transversal em relação a AICD ao longo desta e caudalmente no nível da quinta vértebra lombar. Os elementos anatômicos envolvidos nessa síndrome são a VICE, a AICD e, consequentemente, a bifurcação da aorta e da veia cava inferior (VCI) e a quinta vértebra lombar.[1]

Dissecções, modelos de inclusão em cadáveres, aortografias e flebografias simultâneas indicam que a artéria ilíaca direita cruza a veia ilíaca esquerda na sua junção com a veia ilíaca comum direita em aproximadamente 3/4 das pessoas, ligeiramente acima desse ponto em 1/5 das pessoas e abaixo dessa localização nos poucos restantes.[1-3] A compressão é acentuada pela hiperlordose lombossacra e geralmente diminui ou desaparece na posição semissentada, fatos estudados com o ecodoppler atualmente.[2,3] Ocasionalmente, uma compressão da veia ilíaca esquerda pode acontecer pela aorta devido a uma bifurcação baixa ou por uma artéria ilíaca tortuosa. Além disso, a veia cava pode ser comprimida pela artéria ilíaca direita no caso de uma bifurcação aórtica alta.[4] Vários outros tipos de compressões por tumores, cistos e aneurismas da região pélvica foram relatados.[4]

A compressão pulsátil crônica da VICE entre a AICD, que a cruza por cima, e o corpo da última vértebra lombar L5, pode induzir a proliferação intimal observada no interior das veias com deposição de elastina e colágeno, e fibrose intimal, desenvolvendo teias intraluminais, canais e os esporões no interior de veias.[5] Devido ao aprisionamento da veia, as alterações intimais foram apontadas por May e Thurner como uma causa não infrequente da TVP iliofemoral do lado esquerdo, ainda que assintomáticas. Com base em 430 necropsias, os autores sugeriram que o trauma crônico estimularia a formação de adesões e septos em 22% dos casos estudados.[2] Esse mecanismo já havia sido descrito previamente por DiDio em sua tese de doutoramento.[5]

Todas as lesões encontradas no interior da veia ilíaca esquerda acarretam um maior ou menor grau de obstrução ao fluxo da saída venosa do MIE, o que foi descrito como *venous outflow obstruction*, juntamente com outros tipos de obstruções venosas na saída venosa dos membros inferiores. Isso ocasiona um aumento da pressão venosa, com estase e graus variados de desenvolvimento de IVC conforme a lesão e o tempo de evolução no membro inferior.[6-9]

Em um trabalho recente em que foram estudados 28 cadáveres, Mitsuoka et al. encontraram a ocorrência de esporões (*spurs*) em 6 deles (21%).[10] Também havia variações na distribuição de VICE e artérias no nível de suas interseções. Em 19 cadáveres, a AICD cruzava a VICE, inteira ou parcialmente, e em 9 cadáveres atravessava a VCI; eles observaram que existiam esporões em 3 de 19 cadáveres (33%). Também relataram que a localização dos esporões não era completamente consistente com o local de cruzamento da AICD. Essas observações sugerem outra causa de formações dessas estruturas no interior da VICE, que seria a pulsação crônica da artéria ilíaca direita, produzindo os esporões. Há uma classificação dessas lesões com base na tomografia computadorizada.[10]

A obstrução ao fluxo da VICE direciona o sangue para o segmento da veia ilíaca direita, por meio de colaterais do sistema das veias hipogástricas ou para veias lombares no retroperitônio, elemento considerado como diagnóstico para a síndrome de compressão da veia ilíaca comum, uma vez que é a prova hemodinâmica dessa oclusão. Tal obstrução da saída venosa é descrita por muitos autores como uma contribuição subestimada para o desenvolvimento de doenças venosas crônicas.[8-10]

Como descrito em vários trabalhos, é um fator reconhecido de aumento da incidência de TVP no MIE, citado inclusive por Verhaeghe, como uma das causas anatômicas de trombofilia.[11]

May e Thurner mostraram que três possíveis sequelas podem advir de uma trombose venosa ilíaca: recanalização completa, incompleta com circulação colateral adequada ou incompleta com circulação colateral inadequada, ressalvando-se que a recanalização completa era aparentemente incomum, o que também se sabe hoje, por estudos da evolução da trombose venosa iliofemoral.[6] Em estudo da anatomia da TVP, Ouriel mostrou uma incidência maior de TVP proximal no lado esquerdo na razão de 2,41:1, e a incidência de TVP infrainguinal obedeceu, também, a maior incidência do lado esquerdo, mas em razão de 1,3:1, e relacionou essa ocorrência presumivelmente como resultado de alterações não diagnosticadas da veia ilíaca esquerda.[12,13]

A fisiopatologia foi recentemente abordada em uma revisão por Esposito et al., que mostraram como a compressão mecânica e as pulsações crônicas podem resultar em dano endotelial em alguns indivíduos e predispor a TVP. Também evidenciaram a histologia das adesões e dos septos (*spurs*), seus vários tipos e seus mecanismos de formação, e suas implicações no desenvolvimento de sintomas e até um quadro de TVP.[14]

QUADRO CLÍNICO

O diagnóstico clínico da SCVICE deve ser considerado em todos os pacientes com sintomas venosos no MIE, mas foram relatados outros pontos de compressão venosa que podem acometer inclusive a veia ilíaca comum direita.

Edema, varizes unilaterais, aumento injustificado do diâmetro do membro, edema da raiz da coxa, dor e sensação de peso surgindo com atividades físicas, como caminhadas e corridas, tromboses venosas no MIE, e, sobretudo, as sequelas de uma trombose venosa iliofemoral, são sintomas clássicos do quadro clínico da síndrome. As duas síndromes (May-Thurner e Cockett) descrevem os mesmos quadros clínicos e a mesma fisiopatologia que, por sua definição, é também denominada síndrome de compressão da veia ilíaca esquerda (SCVICE), mas todas essas denominações são usadas na literatura e na prática clínica.

Os sintomas podem ser súbitos com sinais de obstrução venosa ou de longa duração, com sinais de congestão venosa da extremidade, refratária ao tratamento conservador. Podem ser, ainda, uma sequela, com história definida ou não, de TVP, em estágio mais avançado, de uma síndrome pós-trombótica, por vezes com ulceração.[14]

Uma história de edema persistente ou intermitente no MIE de uma mulher entre a 2ª e a 4ª década de vida, sem causa óbvia, é altamente sugestiva da síndrome, e essa possibilidade deve ser investigada.[5,7,9-11,13,14]

Todas as manifestações no MIE que interfiram no desenvolvimento das atividades diárias do paciente devem ser objeto de observação e associação ao diagnóstico de SCVICE; portanto, a identificação dessa síndrome baseia-se em alto índice de suspeição clínica.

A síndrome é diagnosticada em 2 a 5% dos pacientes submetidos à avaliação geral de doenças venosas das extremidades inferiores.[14-16] Essa condição clínica é mais comumente notada em mulheres do que em homens, na proporção 2:1, cujos sintomas mais evidentes são dor na perna esquerda e edema, e em 22 a 32% na população geral assintomática de acordo com dados de necropsias e estudos de imagem.[14,16]

Já foram descritas várias situações decorrentes dessa síndrome, como os sintomas no MIE e a TVP iliofemoral esquerda, e situações incomuns, entre as quais se destaca a possibilidade de ruptura espontânea da veia da região pélvica esquerda com hematoma retroperitoneal, já relatada por vários autores.[17] Meissner et al. fazem também uma análise dos pacientes com dores pélvicas crônicas, situações que, muitas vezes, envolvem o diagnóstico associado de doenças venosas pélvicas, como varizes pélvicas, abordadas em outro capítulo, e definem também as manifestações clínicas relacionadas com a associação dessas patologias em um mesmo paciente, e nessa circunstância deve-se avaliar o melhor tratamento. Esses autores propõem uma classificação fundamentada em sintomas–varizes–fisiopatologia (SVP) e relacionada com a classificação CEAP (que se baseia na clínica, etiologia, anatomia e fisiopatologia) já conhecida e abordada em outro capítulo, e definem os sintomas decorrentes da associação dessas patologias, acrescentando uma subclassificação, que não cabe inserir aqui. Esse trabalho é muito importante para se avançar na compreensão das doenças venosas pélvicas.[16]

DIAGNÓSTICO

A primeira investigação é realizada com o ecodoppler colorido (EDC) venoso, pelo qual será avaliado todo o sistema venoso do MIE e, também, o eixo venoso ilíaco. O EDC apresenta vantagens sobre outros exames diagnósticos: não invasivo, barato e de fácil repetição.[18] A avaliação direta pelo EDC nesse segmento é de difícil visualização e interpretação. Todas as condições identificadas de obstruções e refluxos em todos os segmentos são importantes. O refluxo com história de trombose venosa prévia denota dano valvular.

Medidas de fluxo das veias femorais são importantes, mas não são fidedignas, assim como a identificação visual do eixo venoso ilíaco e sua relação com a artéria ilíaca direita (Figura 152.1). Elas podem fornecer informações, mas o resultado negativo diante de sintomas altamente sugestivos da síndrome não afasta o diagnóstico. Em decorrência dessa dificuldade de visualização direta da compressão, Barros et al. descreveram alguns sinais indiretos da ultrassonografia (USG) com Doppler que auxiliam o diagnóstico dessa condição clínica: (1) volume de fluxo na veia ilíaca comum direita 40% maior que o do fluxo da VICE; (2) índice entre o pico de velocidade das veias femoral comum esquerda e direita inferior a 0,9.[19] Miranda e Carvalho descrevem os seguintes dados no ECD: redução de diâmetro da VICE (> 50%) no local de cruzamento com a AICD; imagens ecogênicas (debris) intraluminais na VICE; aumento focal de velocidades e turbilhonamento do fluxo na VICE identificados pelo mapeamento em cores do fluxo; índice entre a velocidade obtida no local de compressão venosa e a velocidade na VICE pré-cruzamento com a AICD > 2,5; e diminuição

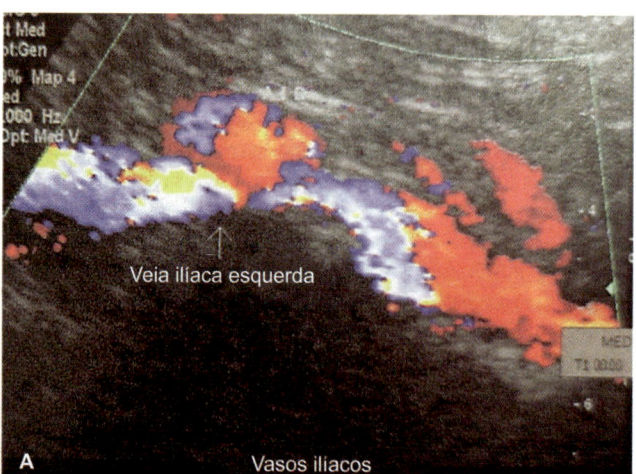
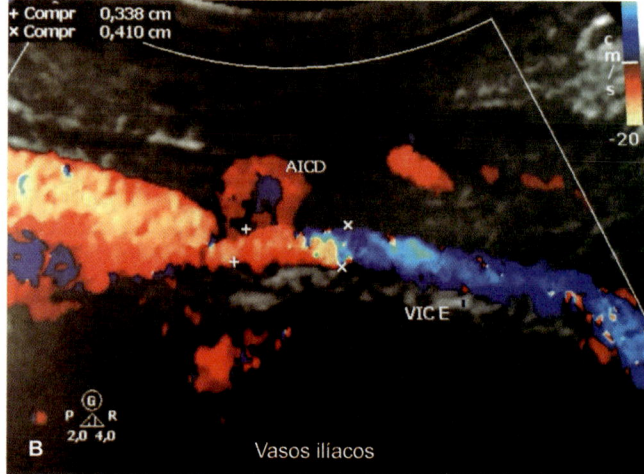

FIGURA 152.1 A. Ecodoppler colorido mostrando nítida compressão da artéria ilíaca comum direita sobre a veia ilíaca comum esquerda (VICE) com material visualizado dentro da veia. **B.** VICE de calibre fino em toda a sua extensão, também com material em seu interior, provável sequela de trombose venosa profunda antiga. AICD: artéria ilíaca comum direita.

ou perda da fasicidade do fluxo na VICE pré-cruzamento com a AICD.[20] Metzger et al. definiram como medida ótima para detecção de estenoses ilíacas importantes a velocidade igual ou maior que 2,5, comparando resultados de EDC com os da ultrassonografia intravascular (IVUS).[18-21]

A angiotomografia abdominal mostra a compressão da veia ilíaca esquerda pela artéria no nível de L5. Essa verificação realizada pelos aparelhos mais modernos, de 128 e 256 canais (MDTC *scanners*), com a reconstrução tridimensional, produzem imagens que facilitam o diagnóstico e o planejamento do tratamento (Figuras 152.2 a 152.6). A angiotomografia venosa foi comparada com a IVUS, em estudo feito por Rossi, e mostrou ser um excelente método de triagem e seleção de pacientes sintomáticos quando comparado com a IVUS. Rossi propõe uma classificação tomográfica que auxilia

na definição e na condução do tratamento, aliás com a técnica de seu uso muito bem descrita em seu trabalho.[21,22]

A angiorressonância magnética tem sido pouco utilizada por alguns autores, não mostrando vantagens, e poucos estudos mostraram a capacidade diagnóstica do método.[9,10,21,22]

O exame mais utilizado, mesmo com a introdução da IVUS, é a flebografia por punção femoral direta, pela técnica de Seldinger, que pode ser somente do lado esquerdo ou bilateral, ou bilateral com uma só punção. Nesse caso, usa-se um introdutor de 6 Fr, ou maior, coloca-se um cateter *pigtail* e cruza-se a bifurcação através da veia ilíaca direita, estacionando-o na bifurcação ilíaca ou na veia ilíaca externa; nesse momento, aplica-se a injeção de contraste simultaneamente pelo cateter e pela porta lateral do introdutor, como demonstrado na Figura 152.7. A flebografia, primeiro

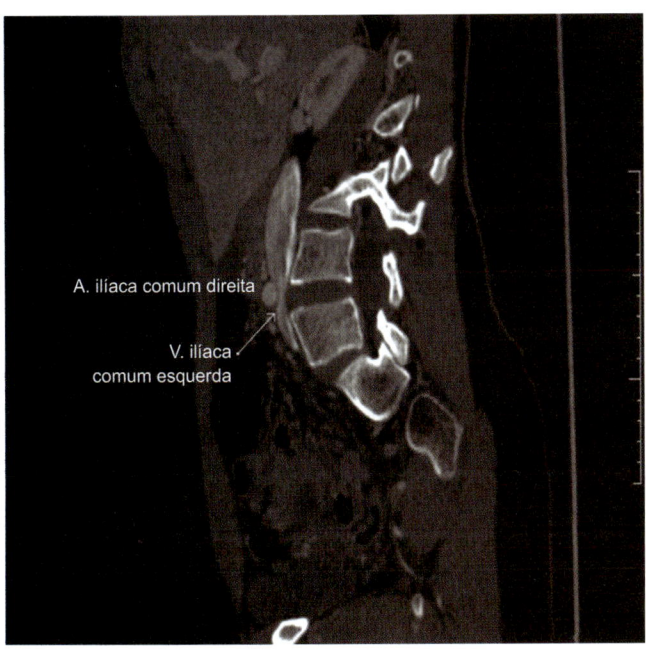

FIGURA 152.2 Corte sagital mostrando a compressão na junção da L4 e L5.

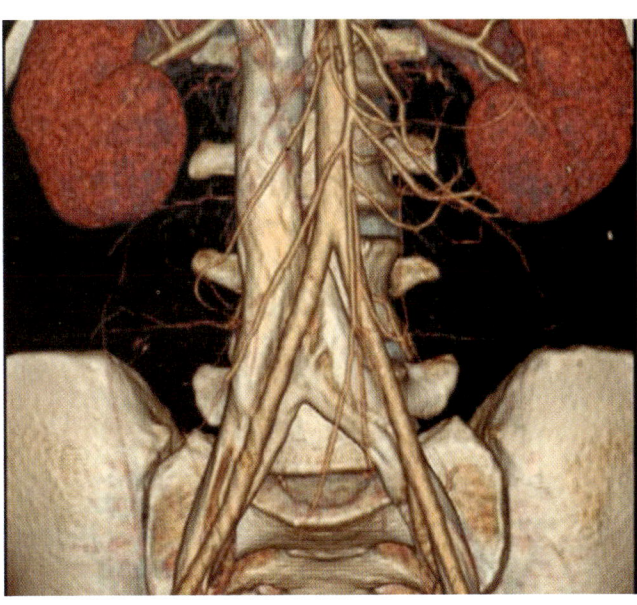

FIGURA 152.4 Angiotomografia com reconstrução tridimensional mostrando compressão e achatamento da veia ilíaca esquerda (*pancaking*), com lesões intravenosas bem evidentes.

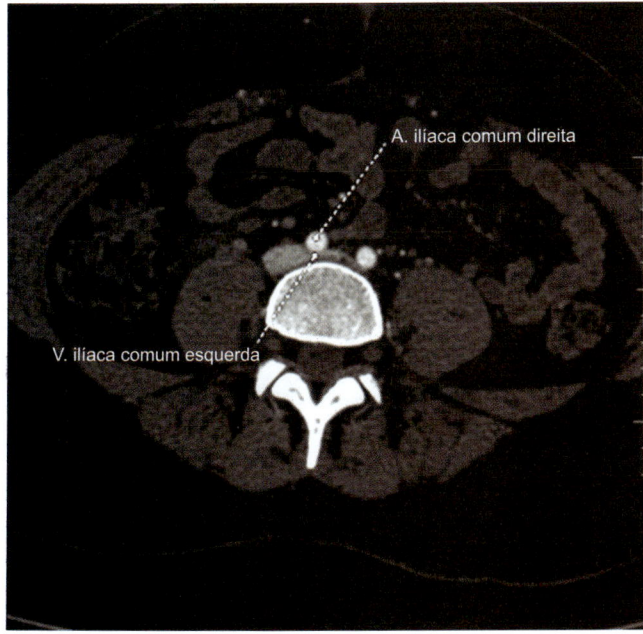

FIGURA 152.3 Corte transversal mostrando a compressão da artéria ilíaca direita sobre a veia ilíaca esquerda.

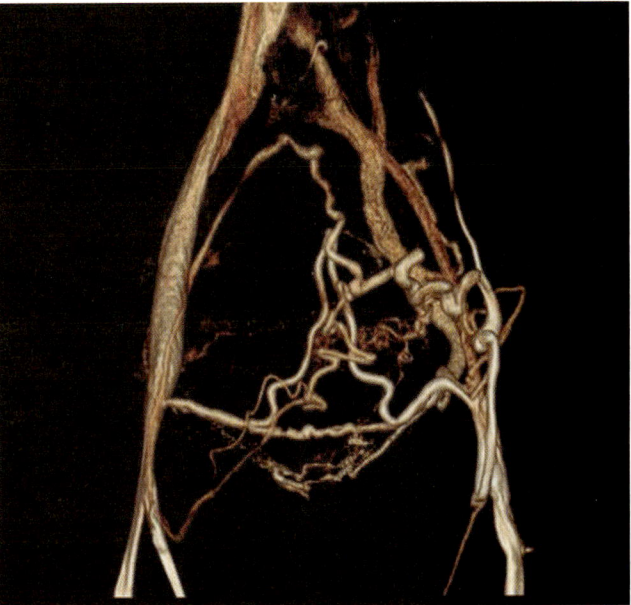

FIGURA 152.5 Angiotomografia mostrando lesões nas veias ilíaca comum esquerda e ilíaca externa, com grande rede de colateralização para o lado direito, sequela de trombose venosa profunda iliofemoral em lado esquerdo.

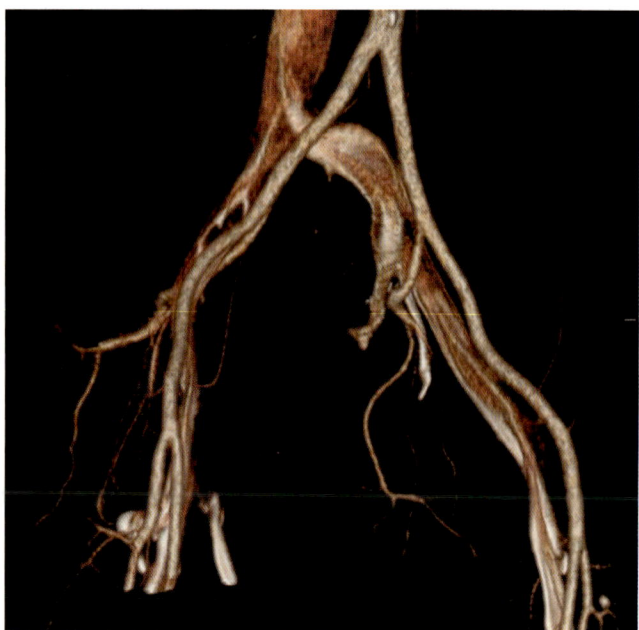

FIGURA 152.6 Angiotomografia mostrando grave compressão da saída da veia ilíaca comum esquerda.

estágio do tratamento, processa informações diretas e objetivas do fluxo do segmento ilíaco comum esquerdo, define a bifurcação da VCI e mostra as alterações, alvo do estudo, da veia ilíaca esquerda. O maior indicativo de obstrução ao fluxo é a circulação colateral da veia ilíaca externa ou comum esquerda, para o segmento da veia ilíaca direita, por meio de colaterais das veias hipogástricas esquerdas, dado angiográfico (Figuras 152.7 B e 152.8 A) considerado diagnóstico para a SCVICE. A obstrução pode ser completa, como nos casos em que houve uma trombose venosa, ou incompleta, com obstrução ao fluxo (Figuras 152.7 e 152.8).

A propósito do chamado *bull's Eee*, essa é a denominação do achado descrito na Figura 152.7 B, que é a falha central, formada pelo volume da lesão no interior da veia ilíaca comum.

Raju utiliza como métodos diagnósticos pré-procedimento uma completa avaliação com EDC, estudos venosos funcionais (pressão venosa ambulatorial e pletismografia a ar) e flebografia transfemoral, qualificando essa última como de baixa sensibilidade para definir a estenose ilíaca, e emprega a IVUS para confirmação e identificação de lesões tratáveis e o dimensionamento dos *stents* (Figura 152.9). A IVUS é considerada fundamental para o tratamento com uso de *stents* pela maioria dos autores.[23,25-27]

Em um grupo de trabalho do American Vein & Lymphatic Society que analisava doenças pélvicas, Meissner et al. mostraram que nas veias ilíacas comum ou externa há redução de 50% ou mais no diâmetro demonstrado por IVUS ou por flebografia multiplanar, associada a sintomas pélvicos ou da extremidade inferior, e são critérios válidos utilizados. Essa definição derivou dos termos comumente usadas na literatura, mas deve ser anotado que não existe nenhum método validado atualmente para definir clínica ou hemodinamicamente as estenoses venosas significativas.[16] É importante que não seja considerada a estenose anatômica, sem que sejam avaliados os sintomas do paciente.[16] Williams descreve que a síndrome também pode ocorrer em outras localizações, como a veia ilíaca comum direita e a VCI, mas geralmente são assintomáticas.[25] Se houver evidência de doença venosa crônica em imagens não invasivas ou alta suspeita clínica, indica-se exame angiográfico e IVUS com possível angioplastia e *stent*. Esses autores ressaltam também a baixa sensibilidade da flebografia (50%) em detectar lesões venosas e que a IVUS, com sensibilidade de pelo menos 80%, apresenta outras vantagens sobre a flebografia. A IVUS é a ferramenta preferida para os procedimentos de diagnóstico e tratamento dessas lesões obstrutivas não trombóticas (Figura 152.10).[25]

Rossi et al. descreveram bem o uso e a experiência com a IVUS, e mostraram uma sensibilidade de 100% e especificidade de 22%. Vários estudos atestam a superioridade da IVUS em relação à flebografia.[21,26-27]

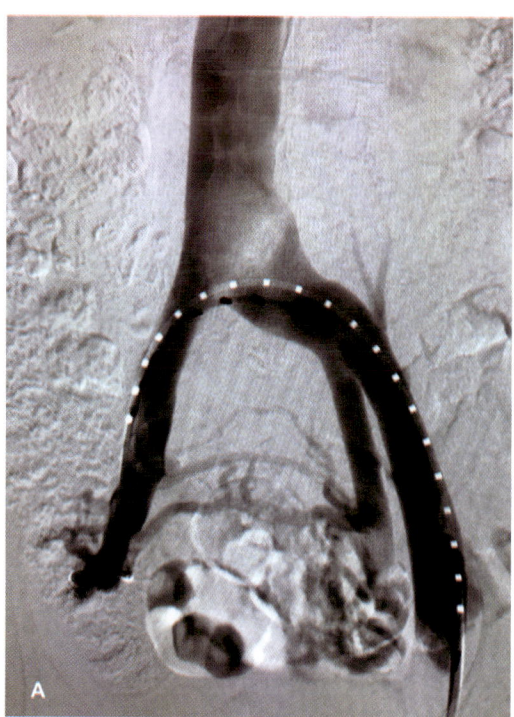
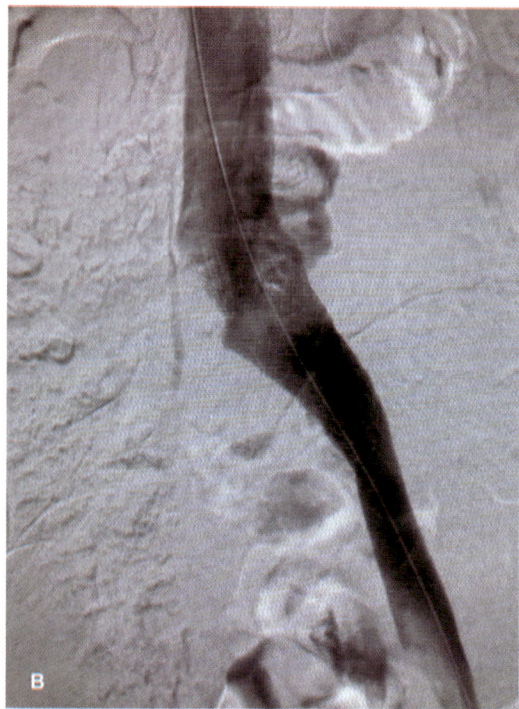

FIGURA 152.7 A. Flebografia simultânea pelo cateter *pigtail* (extremidade na veia ilíaca direita) e pela porta lateral do introdutor na veia femoral comum esquerda. **B.** Lesão na veia ilíaca comum esquerda, denominada *bull's eye,* com circulação colateral que desaparece imediatamente após a implantação do *stent* e a correção da obstrução.

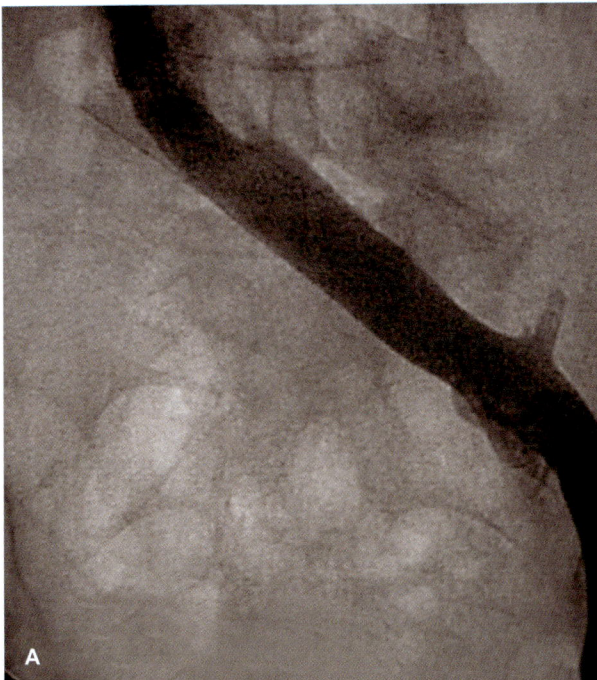
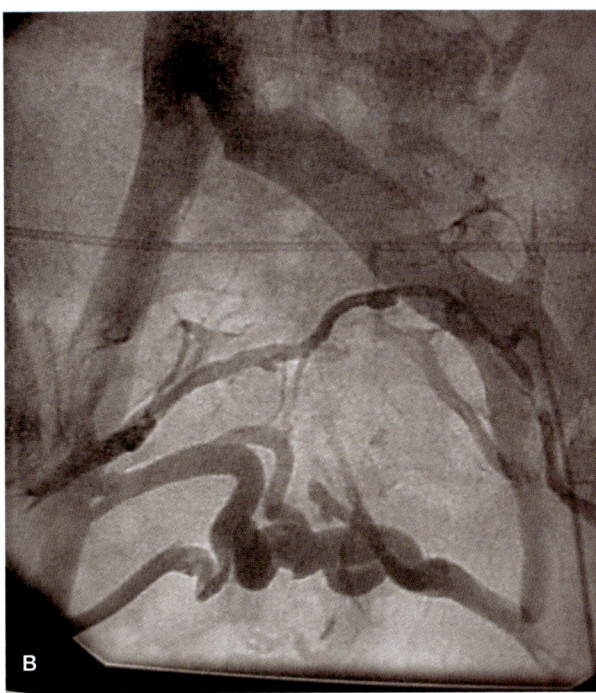

FIGURA 152.8 A. Lesão na saída da veia ilíaca esquerda e a rede colateral no sentido esquerda-direita. **B.** Após a correção da saída venosa, o desaparecimento total da circulação colateral.

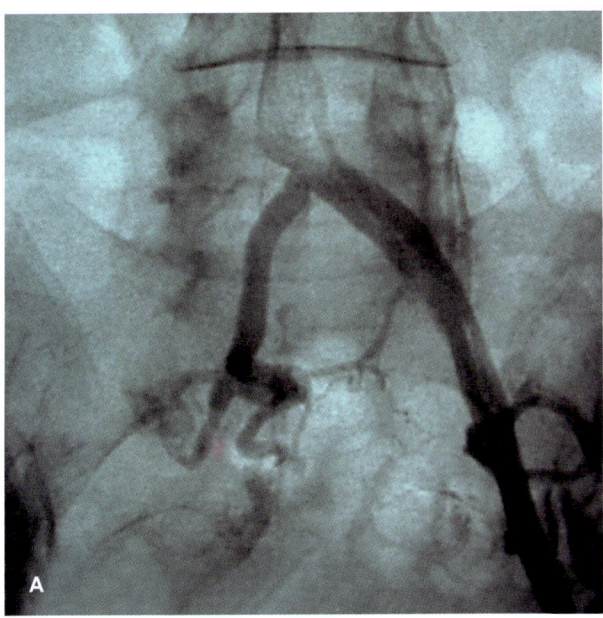
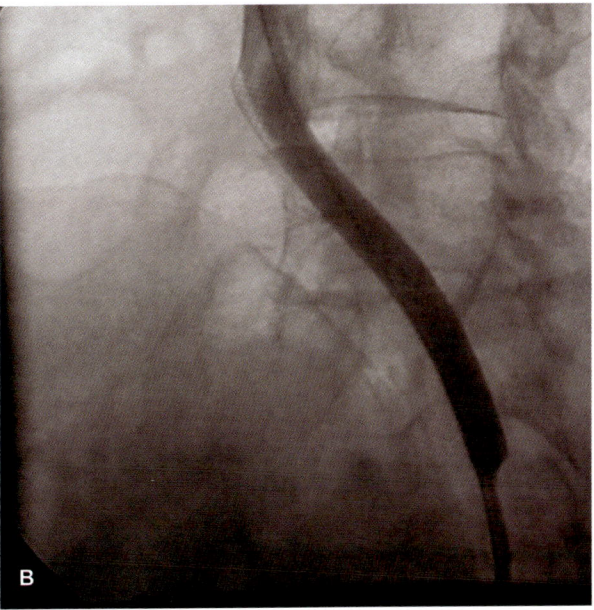

FIGURA 152.9 A. Obstrução completa da veia ilíaca comum esquerda. **B.** Recanalização imediata após desaparecimento da circulação colateral.

Neglén, reconhecendo a flebografia como de baixa acurácia para determinar o grau de estenose, usa determinados critérios para indicar a investigação com IVUS em pacientes com lesões ilíacas suspeitas.[27] Os critérios utilizados são: estenose de 25% ou mais detectada em flebografia ascendente ou femoral comum prévia, visualização de colaterais pélvicas com ou sem visualização de oclusão ilíaca e teste com diferença de pressão braço/perna ≥ 4 mmHg. Com esses critérios para investigação por meio da IVUS, encontraram-se veias normais em 13% dos membros investigados.[23,24,27]

Raju defende que a IVUS surgiu como o *gold standard* para o diagnóstico da estenose de veia ilíaca e a orientação do tratamento com *stent*.[23,24,27] Trata-se de método auxiliar importante, mas não imprescindível, e agrega um alto custo, prolonga o tempo

de intervenção desnecessariamente em casos selecionados em que a flebografia define satisfatoriamente, e não está disponível em todos os serviços.[25,28-30]

Ascher comparou os achados da flebografia aos da IVUS e propôs uma classificação venográfica que pode ser usada para tratar mais de 2/3 dos pacientes, sem lançar mão da IVUS, e cita o alto custo do cateter, que deve ser analisado com mais atenção, em nossa realidade.[28] O autor também definiu um tipo de lesão frequentemente observado no interior da veia ilíaca esquerda como falha de contraste – o *bull's eye sign* ou sinal do olho-de-boi, uma incorreção dentro de veia ilíaca comum, mostrado na Figura 152.7. Atualmente, a flebografia e a IVUS são exames que integram o tratamento da SCVICE.[28-30]

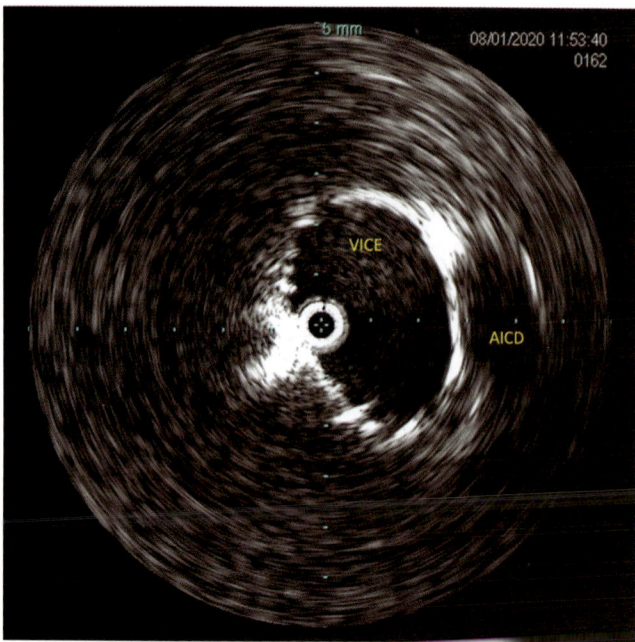

FIGURA 152.10 Ultrassonografia intravascular em uso em um caso de May-Thurner. A experiência vem com a aplicação do método. AICD: artéria ilíaca comum direita; VICE: veia ilíaca comum esquerda.

Ascer lembra também que faz parte da rotina laboratorial a pesquisa de trombofilia, sobretudo os fatores V de Leiden, proteínas C e S constatadas em, respectivamente, 39 e 29% dos casos na revisão sistemática de Kaltenmeier.[28-32]

Considerado importante estudo para os serviços que não tem a IVUS disponibilizada, Rollo compara o tratamento guiado pela flebografia, possível em pacientes com a síndrome de May-Thurner, associado a excelente perviedade primária em 1 ano, com significativa redução de sintomas e do escore CEAP. Tratando os pacientes na base de achados flebográficos fisiologicamente relevantes, ao contrário de apenas em imagens da IVUS, resulta em excelente perviedade e resultados clínicos, mas pode ocorrer subtratamento de alguns pacientes que poderiam se beneficiar do implante de *stent*.[30]

INDICAÇÕES DE TRATAMENTO

Todo paciente com sintomas que o atrapalhem em suas atividades ou que apresente sinais evidentes de IVC deve ser considerado para tratamento.[14,16,23,27-30]

Os pacientes com poucos sintomas são acompanhados clinicamente, e aqueles com manifestações importantes no MIE que atrapalham suas atividades são esclarecidos e o tratamento é indicado.

Outra possibilidade ocorre no tratamento endovascular de uma trombose venosa iliofemoral extensa com fibrinólise intratrombo, ou trombólise farmacomecânica. Se identificado um fator causal,

uma lesão na VICE, indica-se o tratamento, angioplastia e implante de *stent*, de preferência juntos.[10,14,16,22-25,27,28-30]

Um relato de caso em que Simon et al. discutiram o problema, foi realizada uma intervenção cirúrgica em uma jovem de 15 anos para evitar complicações futuras com uma gravidez, mas houve persistência dos sintomas.[31] A maioria dos trabalhos que se referem a tratamento de síndrome de May-Thurner em pacientes adolescentes e pediátricos trata de adolescentes na faixa de 17 a 20 anos incompletos (idade máxima para se considerar paciente pediátrico), e quase todos com quadro de trombose venosa profunda iliofemoral esquerda (TVPIFE), submetidos a fibrinólise por cateter e farmacomecânica, com resultados compatíveis com a literatura de pacientes adultos. Esses estudos não se referem a pacientes adolescentes eletivos. Devem-se tomar as precauções do desenvolvimento, inclusive a proibição do uso de anticoncepcionais e o rastreamento de trombofilia.[32-34]

Um questionamento pertinente, e objeto de preocupação quando se trata de pacientes do sexo feminino e jovens, é se em uma gestação o *stent* não sofrerá compressão pelo útero gravídico.

Hartung et al. apresentaram uma série de 62 pacientes observadas em idade gestacional, com oito gestações em seis pacientes, e em quatro dessas houve compressão dos *stents*, sem comprometer a estrutura do mesmo e sem trombose venosa, estando todas medicadas com heparina de baixo peso molecular (HBPM) durante a gestação e o pós-parto.[35,36]

Mas um fato importante estimulou o *American Venous Forum* (AVF), por meio de seu Comitê de Ética em colaboração com outras sociedades médicas afins, estimulado por diferentes publicações com aplicações impróprias de procedimentos venosos, a desenvolver critérios apropriados para doenças venosas crônicas das extremidades inferiores, para fornecer maior clareza e precisão às indicações de vários procedimentos venosos. Por esse motivo, no Quadro 152.1 consta um resumo sobre a primeira linha de tratamento dedicada às doenças obstrutivas da veia ilíaca e da VCI.[37]

Nesse consenso, no Quadro 152.1 constam as indicações ou não de tratamento da veia ilíaca ou de doenças obstrutivas da VCI como primeira linha de tratamento. O item 1 do Quadro 152.1 define que uma área com redução > 50% (avaliada pela IVUS) ou com oclusão, sem refluxo de troncos venosos superficiais, deve ser corrigida com *stent*, como primeira linha de tratamento adequado para pacientes sintomáticos com classificação CEAP 4 a 6, ou seja, com sintomas evidentes. O limite de 50% de área de redução não foi provado por dados consistentes, para ser um ótimo nível de tratamento. No item 2 do Quadro 152.1, recomenda-se tratar pacientes com edema (C3) cujos resultados são menos previsíveis, porém definem que o tratamento pode ser adequado, com ou sem refluxos, considerando que o edema pode ser multifatorial, e associado a outras causas não venosas, que não se beneficiariam do tratamento com *stent*, mas de acordo com o comitê que edema unilateral é um potente indicativo de resposta favorável. O item 3 do mesmo quadro será discutido a seguir nas contraindicações ao tratamento.[37]

QUADRO 152.1	Critérios do *American Venous Forum*, com base na classificação CEAP (clínica, etiologia, anatomia e fisiopatologia), para colocação de *stent* em veia ilíaca ou veia cava inferior, como primeira linha de tratamento.
Item/procedimento	**Recomendação**
1. Indicação de *stent* em veia ilíaca ou VCI para doença obstrutiva, sem refluxo de tronco superficial, como tratamento de primeira escolha em pacientes sintomáticos com alterações de pele ou subcutâneas, úlceras ativas ou cicatrizadas (CEAP 4 a 6)	Apropriada
2. *Stent* em veia ilíaca ou VCI para doença obstrutiva, com ou sem refluxo de tronco superficial, como indicação de primeira linha em pacientes com edema devido à doença venosa (CEAP 3)	Pode ser apropriado
3. *Stent* em veia ilíaca ou VCI para doença obstrutiva em paciente assintomático por compressão de veia ilíaca, tal como compressão por May-Thurner, por achado incidental por imagem ou por telangiectasia (CEAP 1)	Nunca apropriado

VCI: veia cava inferior.

CONTRAINDICAÇÕES

A única contraindicação relativa ao tratamento é a faixa etária inferior a 18 anos, sem desenvolvimento pôndero-estatural pleno. Como o quadro clínico pode ser definido em idade de crescimento pediátrico, e há pouca experiência nesse sentido na literatura, deve haver cautela de se aguardar o crescimento e o desenvolvimento pleno dos pacientes até a idade de 18 a 20 anos, para, então, submetê-los a tratamento com dispositivos de tamanho adequado, se for necessário, e não resolver de imediato um problema criando outro para o futuro. A maioria desses poucos casos de adolescentes sintomáticos relatados na literatura ocorreu por quadros agudos de TVPIFE, que tem outra conotação clínica.[31-34]

É conhecida a alta prevalência de lesões não trombóticas na veia ilíaca que podem ter sintomas mínimos em determinado momento e tardiamente serem causa de doença venosa crônica.[38,39] Há pacientes em observação que apresentaram sintomas menores e pouco importantes, mas foram diagnosticados como portadores da síndrome, e outros que se submeteram a tratamento fibrinolítico, ao término do qual foram identificadas alterações intraluminares na VICE, mas não foram tratados de imediato, e se mantiveram assintomáticos. Muitos pacientes recusam o tratamento por não apresentarem sintomas no momento. Esses pacientes assintomáticos, mas que já sofreram TVP, devem ser esclarecidos da possibilidade de recorrência. Atualmente, todos os pacientes submetidos à trombólise, se diagnosticados com lesões ilíacas, são submetidos à angioplastia venosa com *stent* na sequência do tratamento, na mesma sessão, com resultados semelhantes aos da literatura.[32,34-36,48]

Como a prevalência da doença venosa proximal – principalmente de lesões obstrutivas não trombóticas – é maior em mulheres jovens em idade fértil, existe uma preocupação crescente com o comportamento dos *stents* no segmento pélvico e na gestação. Hartung avaliou 62 pacientes em idade fértil submetidas à angioplastia com *stent* de segmento iliocaval das quais sete entraram em gestação com *stents* pérvios. A única oclusão durante a gravidez ocorreu em uma paciente com *stent* balão expansível, que foi esmagado pelo útero crescente. As demais pacientes possuíam *stent* autoexpansível, receberam enoxaparina profilática e fizeram *duplex scan* de vigilância em vários períodos da gestação. Quatro pacientes tiveram o diagnóstico de compressão e repercussão hemodinâmica sobre o *stent* e passaram a receber enoxaparina terapêutica. Nenhuma das pacientes com *stent* autoexpansível apresentou trombose ou volta dos sintomas de compressão após o término da gestação. Apesar da pequena quantidade, o uso de *stents* autoexpansíveis parece ser seguro, porém devem ser utilizados criteriosamente em mulheres jovens que planejam ter filhos.[35]

A gravidez não afeta negativamente o resultado dos *stents* em posição iliocaval implantados em casos de TVPIFE ou síndrome de May-Thurner. Em um estudo com 310 mulheres tratadas em idade fértil, Dasari et al. tiveram 12 pacientes grávidas, inclusive uma delas com TVPIFE durante a gestação, submetida a fibrinólise e implante de *stent*.[36] Essas pacientes devem receber acompanhamento clínico com mais atenção e realizar EDC durante e após a gestação. Todas fizeram uso profilático de HBPM durante a gestação sem complicações.[36] Essa conduta e o acompanhamento já foram discutidos anteriormente.[35,36]

No item 3 do Quadro 152.1, que trata das lesões de veias ilíacas em pacientes assintomáticos, como as compressões ilíacas por May-Thurner, por achados incidentais por exames de imagem, ou telangiectasias (classificação CEAP 1), o tratamento nunca é indicado.[37] A indicação de tratamento endovascular deve ser somente para casos sintomáticos, em que se considera a "anatomia May-Thurner", ou variação em que existe uma compressão, achado incidental, e o paciente é assintomático.[37,41,42]

Pacientes sem sintomas, mesmo já tendo sofrido TVP, não são casos de indicação de tratamento; devem apenas ser esclarecidos e acompanhados, e esse é o ponto mais polêmico da SCVICE.[16,41,42]

Muitos autores discutem quem e como devem ser tratados, à luz dos conhecimentos atuais e das técnicas atuais, enquanto aguardam estudos que forneçam respostas mais robustas.[27,41,42]

Independentemente das circunstâncias, esse tratamento é utilizado em pacientes mais jovens cuja gravidez é sempre uma possibilidade. É essencial que as consequências dessa condição sejam consideradas. Já existem publicações específicas com conduta estabelecida.[16,37]

Tratamento cirúrgico

O tratamento cirúrgico de lesões venosas crônicas evoluiu mais lentamente que no segmento arterial, e poucos serviços de cirurgia vascular desenvolveram habilidades e experiência nesse segmento.[18,19,42,44]

A cirurgia venosa reconstrutora apresentou avanços relacionados com as obstruções venosas ilíacas e sequelas de TVP, principalmente com a descrição de Palma e Esperon da primeira derivação femorofemoral cruzada para a obstrução ilíaca em 1958, vindo a ser conhecida como cirurgia de Palma.[4-12-15] Posteriormente, os estudos da síndrome estimularam o avanço do tratamento das compressões ocasionadas pela artéria ilíaca direita sobre a veia ilíaca esquerda, realizando-se cirurgias de transposição da artéria para trás da veia, ou transferindo a origem da artéria ilíaca direita para local mais abaixo, mediante uma neobifurcação.

Várias tentativas de tratamento e soluções variadas foram propostas, como envolver a veia ilíaca esquerda com tubo de politetrafluoretileno (PTFE) anelado, na tentativa de evitar a compressão arterial.[2-4,15]

Apesar de avanços realizados na cirurgia reconstrutora venosa nas duas últimas décadas, essas cirurgias ainda são indicadas para as complicações das oclusões venosas crônicas nas quais a intervenção endovascular é contraindicada ou houve falha[45]. Assim, não se aplica ao tratamento inicial da SCVICE, mas na falha ou nas complicações do tratamento.

Tratamento endovascular

A anestesia pode ser local com pequena sedação, mas pode-se realizar anestesia de maior porte, geral, com intubação, o que é preferível quando em oclusões venosas agudas, que não é o escopo deste capítulo, se utiliza o acesso poplíteo guiado por USG, com o paciente em decúbito ventral.

O acesso em casos eletivos de SCVICE é realizado por meio de cateterização seletiva e flebografia do sistema venoso iliocaval, pela veia femoral comum ou superficial ipsilateral retrógrada, ou femoral contralateral retrógrada; portanto, com preparo adequado para todas essas possibilidades, lembrando-se da possibilidade de acesso jugular direito em caso de necessidade. Muitos autores descrevem o acesso obtido a 6 cm do local mais periférico da doença no membro inferior, geralmente na metade da coxa. Se houver doença na veia femoral, realiza-se o acesso via poplítea guiado por USG.[30]

É realizada a punção da veia femoral comum esquerda e colocado introdutor de 6 Fr, que posteriormente será trocado por um de tamanho compatível com o *stent* escolhido. É regra básica observar-se a compatibilidade do sistema introdutor e os dispositivos que serão empregados. A punção deve ser guiada por USG preferencialmente.[30] Realiza-se a anticoagulação de rotina com a heparina não fracionada, mantendo-se o tempo de coagulação ativado entre 250 e 300 segundos.

Na maioria dos estudos, relata-se o emprego de *stent* autoexpansível, Wallstent® Boston Scientific, o mais usado ainda, pelos tamanhos e comprimentos disponíveis, além da facilidade de manejo.[26-30] É um *stent* de malha trançada de uma liga de cromo, cobalto e níquel, denominada Elgiloy®. Na maioria das vezes, o diâmetro escolhido é 14 a 16 mm, o que corresponde ao tamanho médio dos vasos ilíacos normais, mas como a veia ilíaca esquerda tem tamanho geralmente maior que a direita, podem ser usados calibres maiores, de 18 a 22 mm, e comprimentos de 40 a 90 mm na maioria das vezes. Atualmente, já existem *stents* de nitinol desenvolvidos para uso exclusivamente venoso nesse segmento – conhecidos como *stents* dedicados a veias.[46-52] O desenvolvimento de uma nova geração de *stents* de nitinol impulsionado pelo aumento do reconhecimento das doenças venosas centrais e suas possibilidades de tratamento endovascular estimulou a criação de *stents* inovadores, disponíveis no mercado, que competem com o Wallstent®, *stent* de aço, e seus maiores calibres, de mais de 14 a 20 mm disponíveis há muito tempo, e durante muitos anos o único para essa indicação.[43,46-49]

Assim surgiu a aposta de vários produtos de nitinol, como o Zilver® Vena™ da Cook, de calibre maior; o *stent* E-XL da Jotec; Vici Venous Stent® da Veniti (com *recall* mundial do fabricante em 2021); o Sinus Venous da Optimed, o Sinus Obliquus da Optimed (com um desenho oblíquo em sua extremidade proximal acompanhando a anatomia da bifurcação da VCI para se evitar o excesso de metal adentrando a cava inferior e obstruindo a veia ilíaca contralateral) e, mais recentemente, o *stent* Venovo® Bard/BD. Todos com calibres maiores e comprimentos mais longos, manufaturados especificamente para acomodar a anatomia venosa, e alguns ainda em estudos clínicos para aprovação.[46-48]

Nesse contexto inovador, também deve ser lembrada a mudança de técnica de Raju et al. que introduziram uma combinação de Wallstent® com o *Z-stent* na bifurcação ilíaca, para se evitar complicações trombóticas dos procedimentos, mas não é ainda utilizada em nosso meio, devido à indisponibilidade do *Z-stent*.[49]

Então, segue-se o questionamento: quais são as características ideais de um *stent* venoso?

O *stent* venoso ideal deve ter a sua liberação fácil e sem encurtamento; ter uma alta resistência contra compressão; ser compatível com ressonância magnética; ser resistente a formação de trombos e aderência de plaquetas; ter diâmetros variados de 10 a 20 mm e comprimentos de 40 a 100 mm. Idealmente, deve tolerar curvaturas leves sem protrusão metálica de sua estrutura de células e deve ser flexível, porque a anatomia da veia ilíaca faz uma curva na pelve.[46,48] Algumas características desejadas para todos os *stents*, como liberação precisa, boa visibilidade, baixo perfil do sistema de liberação e manutenção do calibre do diâmetro-alvo pretendido, além de ser resistente a fraturas, fato já relatado sobre os *stents* de nitinol (Ni [níquel] ti [titânio] nol [*Navy Ordinance Laboratory*]).

Realizada a punção e usado o introdutor adequado (iniciamos com introdutor de 6 Fr) procede-se ao estudo angiográfico pela porta lateral do introdutor. Pode ser feita punção venosa do lado direito para injeção simultânea para melhor localização da junção com a VCI, muito útil quando se trata um segmento ocluído da VICE e se necessita de um guia também do lado direito. A técnica descrita anteriormente de colocação de cateter *pigtail*, cruzando a bifurcação da cava e posicionando-se na veia ilíaca direita também é muito útil e menos invasiva.

Se houver necessidade de medidas, pode-se inserir um cateter *pigtail* centimetrado, após negociação da passagem de guia hidrofílico de 0,035″. Geralmente, o guia hidrofílico *stiff* de troca (260 cm) é suficiente. Com o cateter colocado na área a ser estudada, apenas para as medidas, insere-se o cateter *pigtail*, mas a injeção é aplicada pela porta lateral do introdutor, e não pelo cateter, pois a sua extremidade estará na veia cava. Nesse ponto, é possível utilizar guias centimetrados que facilitarão a avaliação das medidas necessárias.

Nesse momento, pode-se utilizar a IVUS, cuja imagem mostrará o ponto de maior compressão, e orientar a escolha do tamanho do *stent* e o local mais adequado para implantá-lo. Essa escolha, segundo Rollo, é uma combinação da IVUS e da flebografia. Como já foi dito, o uso da IVUS ajuda no procedimento, mas não é um dispositivo imprescindível; quem a tem disponível deve usar.[30,50]

No momento de introduzir o balão de angioplastia e o *stent*, pode ser escolha do cirurgião trocar o guia por um mais rígido, tipo Amplatz Super Stiff™, de 260 cm.

Decidido o tamanho do *stent* a ser empregado, uma angioplastia com cateter-balão de calibre compatível é realizada e nesse momento o paciente geralmente relata dor lombar.[51-52] Por isso, pode-se optar por uma sedação mais intensa ou até por anestesia com bloqueio.[51,52] O *stent* é introduzido e deverá ficar sempre cerca de 1 cm dentro da VCI. No início de sua experiência, Raju descreveu tromboses venosas em maior número devido à introdução econômica (subavaliada) na VCI. Esse problema foi resolvido com a introdução do *stent* dentro da VCI.[23,24,27]

O truque aqui, quando se utiliza o Wallstent®, é levar o dispositivo bem alto na VCI e lentamente abrir o *stent* até cerca de 1/3 ou 1/2 do seu comprimento; então traz-se todo o dispositivo para a posição desejada dentro da VCI, e a partir daí lentamente se completa a liberação do *stent* (Figura 152.11). Esse *stent* pode ser reencapsulado, se o objetivo for reposicioná-lo, quando até 2/3 de seu comprimento foi liberado. Com a introdução dos *stents* de nitinol, estes não têm a possibilidade de serem reencapados e a sua liberação deve ser primariamente no local exatamente determinado.[47-49]

Para a retirada do conjunto de liberação, devem ser realizados movimentos sempre delicados, pois movimentos para cima, em direção ao fluxo venoso, podem deslocar cranialmente o *stent* (Wallstent®). Isso já aconteceu em nossa experiência, sendo necessário o emprego de um segundo *stent*. A vantagem de se utilizar um *stent* autoexpansível e longo (60 a 90 mm) é que o seu deslocamento toca a parede da VCI e não emboliza, como pode ocorrer com *stents* expansíveis por balão e de comprimentos mais curtos. Os *stents* de nitinol pela natureza de seu desenho não apresentam o problema de deslocamento, exceto se for escolhido diâmetro subavaliado, menor do que o necessário.[47-49]

Agora, o *stent* poderá ser dilatado com um cateter-balão compatível com o seu diâmetro, e para isso pode-se usar um balão do tipo XXL®, Boston Scientific, disponível nos calibres de 12 a 18 mm, e 20 mm ou 40 mm de comprimento, ou o ATLAS® Bard, não complacente e muito utilizado pela sua resistência. Nesse momento, o paciente também costuma comunicar dor, que pode desaparecer ou continuar por mais algumas horas ou dias, sempre referida na região sacral ou adjacências. A dor lombar é normal nesse procedimento e pode ser antecipada ao paciente pré-operatoriamente.[49,50]

Faz-se o controle angiográfico, pela porta lateral do introdutor, quando se observa o desaparecimento da circulação colateral, observada na primeira flebografia, como demonstrado na Figura 152.12, e o procedimento é terminado com a retirada do introdutor. Uma leve compressão durante 10 minutos e curativo levemente compressivo é suficiente para se obter hemostasia do local da punção. Rossi mostra a sua técnica em um trabalho que denominou o "caminho das pedras" no diagnóstico e no tratamento da síndrome obstrutiva venosa crônica (Figura 152.13).[26]

Essa técnica está descrita em várias publicações de Raju et al. e vários autores.[16,31,33,34,42,44]

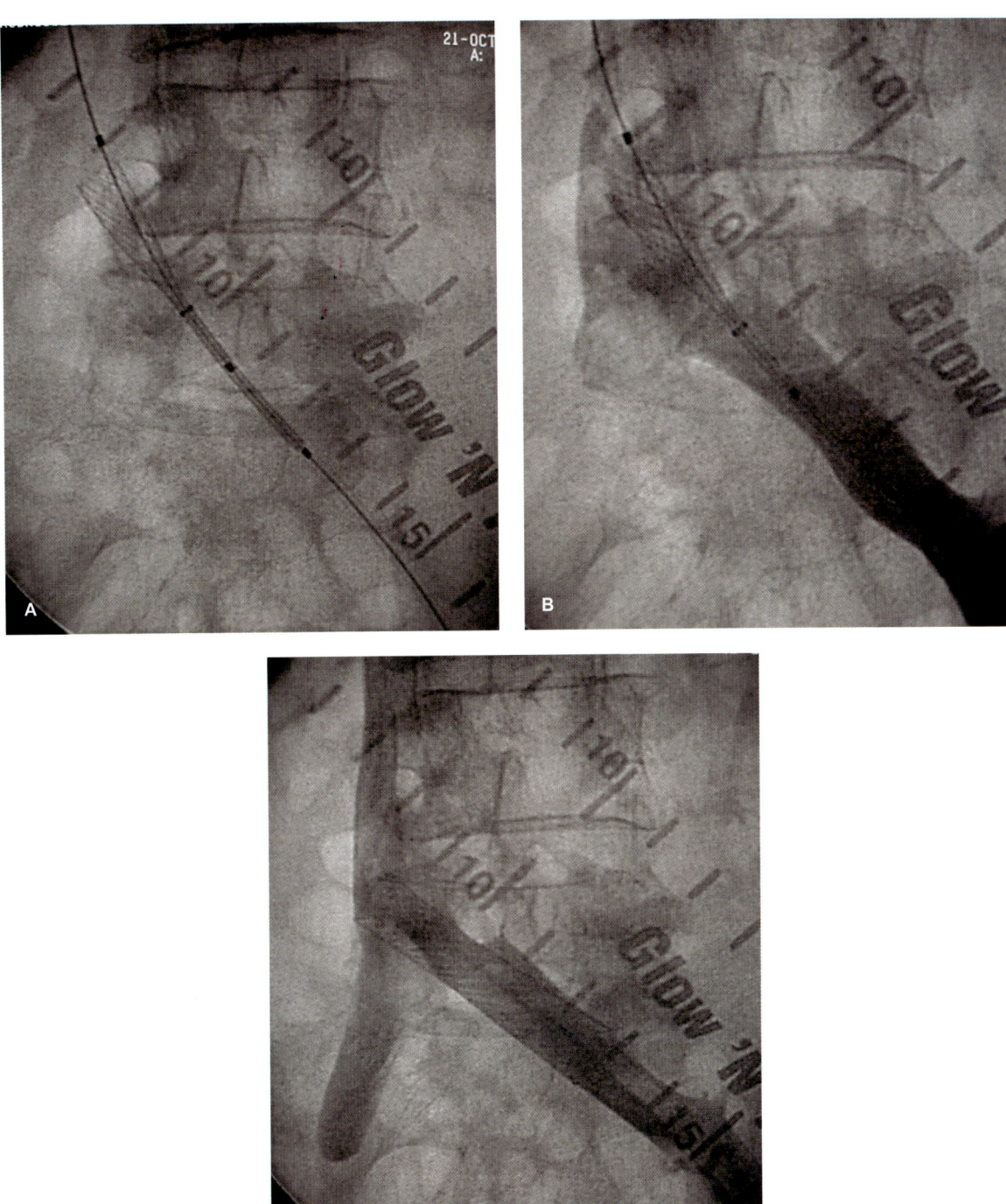

FIGURA 152.11 A. Observe que o *stent* está sendo aberto bem acima do local escolhido para a sua liberação final. Abre-se a metade do *stent* e, finalmente, conduz-se o conjunto para o local desejado e completa-se a liberação (**B**). **C.** Flebografia após a liberação mostrando cerca de 1 cm do *stent* dentro da VCI.

Medicação anticoagulante ou antiagregante após procedimento

O tratamento antitrombótico subsequente ao procedimento foi descrito em 13 dos 14 estudos analisados, e todos eles relataram uso de anticoagulantes, e quatro usaram antiplaquetários, ácido acetilsalicílico (AAS) e clopidogrel; mas não com doses uniformizadas, cada fármaco com dosagem diferente.[26,30,50]

É utilizada a antiagregação plaquetária dupla com clopidogrel e AAS, para os casos mais simples, ou seja, sem trombose. Se forem reparados casos de recanalização de veias, por sequela de TVP, ou pacientes tratados imediatamente após a trombólise, procede-se como em uma evolução natural do tratamento de TVP, e como essa sempre é uma TVP iliofemoral, o tratamento será anticoagulação com heparina nos primeiros dias e depois com varfarina, com monitoramento do INR (*International Normalized Ratio*) entre dois e três, ou inibidores do fator X, durante 6 a 12 meses, e associado ao uso rotineiro de meias elásticas. Não havendo necessidade de anticoagulação, a prescrição recomendada é: uso de dupla antiagregação plaquetária com AAS variando de 100 a 325 mg associada a clopidogrel 75 mg, diariamente, durante 3 meses, e depois desse período, e indefinidamente, somente AAS.[30] O uso dos antiagregantes é iniciado 7 dias antes do procedimento.

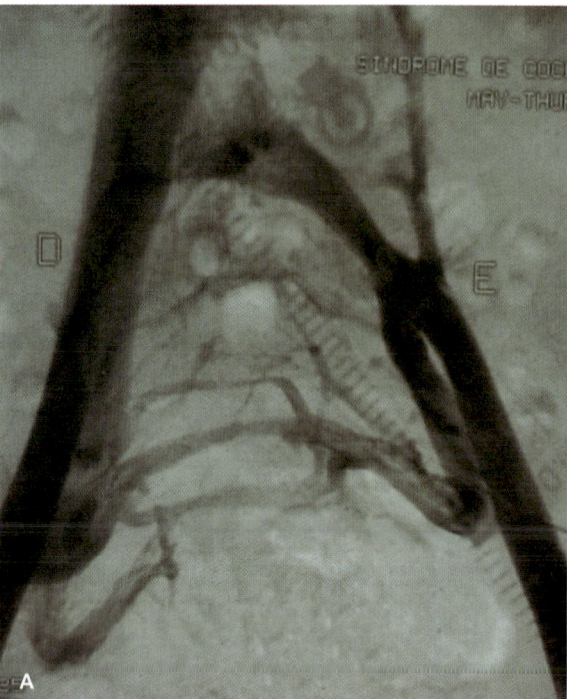
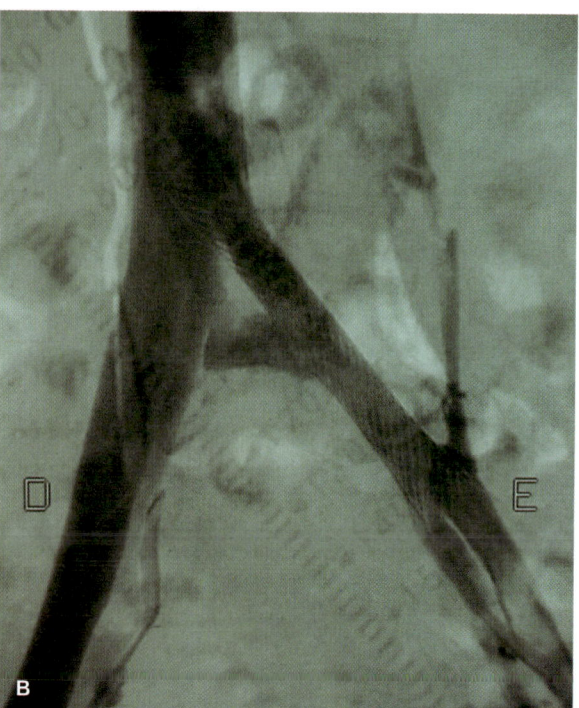

FIGURA 152.12 Primeiro tratamento dessa série, em 2001. Flebografia pré (**A**) e pós-procedimento (**B**), mostrando a ponta do *stent* dentro da veia cava inferior e o completo desaparecimento da circulação colateral. Implantado Wallstent® de 12 × 60 mm.

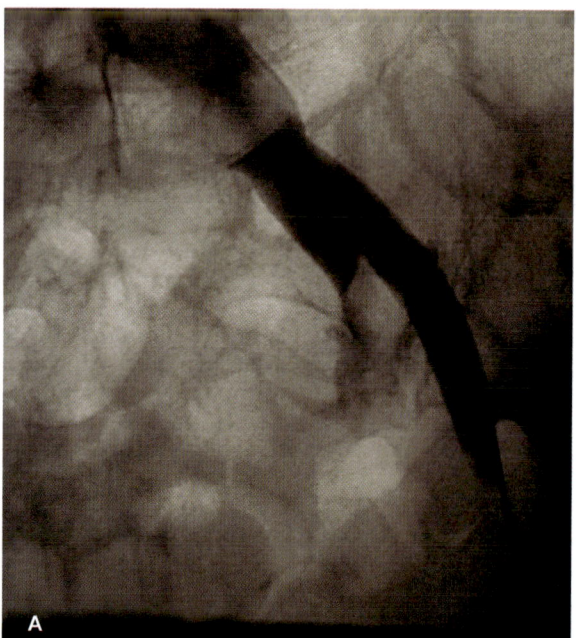
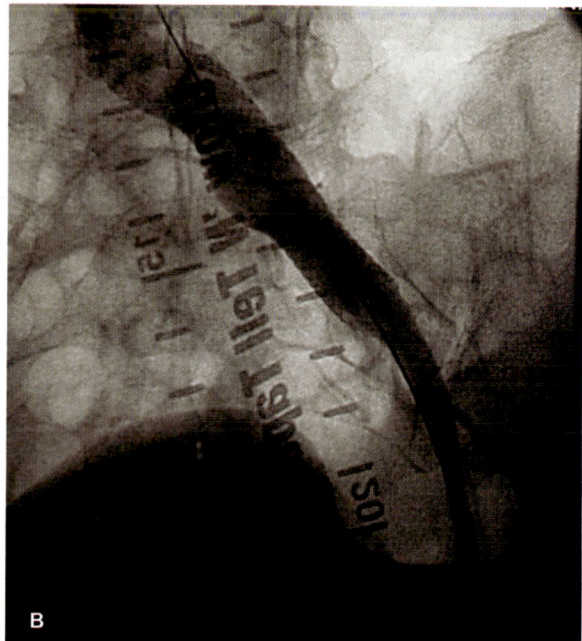

FIGURA 152.13 Correção de uma lesão do tipo valvular 3.

A internação é de 1 dia, na maioria das vezes, exceto quando existem problemas com a anticoagulação, e alguns autores fazem o tratamento em bases ambulatoriais.[28,42]

Não há ainda experiência descrita, com os novos anticoagulantes orais, inibidores de fator X, nos cuidados de pacientes com *stents* implantados em segmento venoso.

Complicações e evolução

As complicações mais observadas são as relacionadas com a punção e as estruturas locais, e a trombose. Na série de Raju e Néglen, o percentual de complicações não trombóticas foi baixo (3%, 4/139).[7,9,14,23,38] Posteriormente, Raju analisou as complicações em um universo de ≈1.500 pacientes e os casos de *stents* da veia ilíaca, sendo baixa a incidência (1%).[27] Razavi et al., em metanálise, a primeira avaliando *stents* implantados para o tratamento da obstrução da saída venosa do membro inferior, apontam índices de 0,3 a 1,1% para sangramentos maiores (hematomas e complicações do acesso), de 0,2 a 0,9% para embolia pulmonar, e de 0,1 a 0,7% para mortalidade periprocedimento.[51] O percentual de mortalidade após procedimentos endovasculares é baixo. Com variação de 0 a 1%, segundo

Mahnken, a trombose é uma complicação do procedimento, mas apresenta pequenas taxas.[51-53] A extensão do *stent* para dentro da veia cava está associada à oclusão da veia ilíaca contralateral em aproximadamente 1% dos pacientes;[52] contudo, a falha em estender o *stent* para a VCI e não cobrir completamente a lesão da síndrome de May-Thurner resulta em reestenose ipsilateral ou oclusão em aproximadamente 36% dos casos.[52]

Na metanálise e na revisão sistemática de Wen-da et al., analisaram-se as complicações peroperatórias e relataram que a incidência de tromboses nos *stents* da veia ilíaca, em 30 dias, foi de 0,8%, e no grupo das recanalizações na IVC, foi de 4%.[50] Nas complicações não trombóticas, descreveram complicações do sítio de punção, que foram sangramento e hematoma, fístula arteriovenosa, pseudoaneurisma, laceração de artéria femoral superficial, lesão de artéria femoral e hemotórax, resultando em uma incidência de 1,7%. Observaram migração de *stents* de 1,3%. Dor lombar (dor na região sacral) é mencionada como uma complicação comum após a angioplastia, em 62,9% dos casos, mas todos relatam em maior ou menor intensidade, e é uma ocorrência sempre presente quando se expande os *stents* com balão.[50] É uma dor que geralmente se resolve com analgésicos comuns. Sangramento retroperitoneal e extravasamento de contraste apresentaram percentual de 1,8% dos casos. Essas são complicações inerentes de procedimentos endovasculares e, na maioria das vezes, não são referidas. Mahnken afirma que as fraturas de *stent* podem estar sendo pouco relatadas e que as punções guiadas por USG tem quase 0% de complicações, comparadas às punções não guiadas, com índices de complicações descritos de até 7%.[30,52] Em sua revisão sistemática, Williams afirma que os estudos menores com os *stents* dedicados mostram resultados clínicos similares aos *stents standard*, que são os Wallstents®, porém, o resultado geral com os *stents* dedicados mostrou 8,3% de complicações e mencionou outras, como trombocitopenia induzida por heparina, TVP contralateral na evolução clínica, retenção de guia com necessidade de conversão, trombose de *stent* durante o acompanhamento de 30 dias e migração ou fratura de *stent* com necessidade de reintervenção.[25]

Wen-da et al. descreveram alívio de dor e edema com mudanças na avaliação com a escala visual análoga antes e depois do procedimento, mostrando que houve diferença significativa de escores nos estudos que abordaram esse parâmetro.[50]

Um problema a ser considerado é como se dará a evolução dos *stents* venosos a longo prazo. Em uma paciente jovem de 20 a 30 anos, candidata ao tratamento, deve-se pensar na sua longevidade e nas possibilidades de complicações futuras, pois estudos sobre a história natural desses *stents* implantados estão sendo publicados na literatura recentemente. A maioria dos *stents* dedicados à veia foi idealizado e aprovado na última década, e ainda há *stents* em estudo para aprovação. Mahnken, em sua experiência pessoal, afirma que as fraturas de *stents* podem não estar sendo relatadas.[52] Wen-da refere que a maioria das complicações com *stents* ocorreu com os novos *stent*s.[50]

Quanto à perviedade nas lesões não trombóticas, como May-Thurner, a perviedade primária relatada em 1 ano foi de 96%, e a perviedade secundária em 1 ano, de 99%.[51] Em pacientes sintomáticos, os *stents* nessas lesões têm bom resultado, com alto índice de sucesso e baixa taxa de complicações, quando bem indicados.[48,51-57]

CONSIDERAÇÕES FINAIS

A obstrução de veia ilíaca é relativamente comum, e muitas vezes, assintomática. A SCVICE, ou síndrome de May-Thurner ou síndrome de Cockett, ou lesões não trombóticas de veias ilíacas, é uma patologia que, para ser diagnosticada, tem que ser lembrada e incluída entre todas as causas de edema e/ou sintomas unilaterais de membros inferiores. Apesar de alta incidência dessa variação anatômica, 22 a 24%, e de ser considerada uma causa de TVP, a prevalência de TVP relacionada com a síndrome é relativamente baixa, ocorrendo de 2 a 3% de todas as TVP. Na TVP iliofemoral esquerda, porém, essa possibilidade deve ser sempre lembrada, uma vez que a ocorrência de TVP do lado esquerdo é predominante, cerca de 55%, o que leva a considerar que a síndrome ainda é uma patologia de ocorrência subestimada nessas circunstâncias.[24,27,38,39,48,53]

A abordagem endovascular com implante de *stent* resulta em alto sucesso técnico e baixo índice de complicações, independentemente da patogênese da doença. Na técnica, ressalta-se que vários autores indicam o uso da IVUS durante o procedimento, porém a sua ausência não desmerece um tratamento criterioso guiado pela flebografia.[28-30] Rossi et al. publicaram um estudo com sua experiência mostrando literalmente "o caminho das pedras", para quem estuda os problemas venosos e se inicia no tratamento dessa patologia.[26] Neste capítulo, abordaram-se o tratamento da SCVICE, não trombótica, suas consequências e a condução de casos que evoluíram para trombose, com complicações crônicas na evolução a longo prazo. Mostrou-se que com a divulgação e o aprendizado do método de recanalização venosa endovascular, relativamente mais simples que a cirurgia convencional, pacientes sintomáticos, que antes contavam apenas com um tratamento clínico rigoroso para conseguir pequeno alívio, poderão contar com a chance de obter melhora clínica importante e rápida, por meio de um procedimento minimamente invasivo, seguro e eficiente, com um baixo índice de complicações.[38-40,43,46-48]

Existem complicações segundo as mais recentes revisões sistemáticas e metanálises, mas também um alto índice de sucesso e importante melhora clínica se observados os critérios de indicação recomendados, o uso de medicações apropriadas e o acompanhamento médico regular.

A facilidade do tratamento e a evolução desses pacientes são provas da sua eficácia, que têm estimulado o estudo para se desenvolver uma terapia menos agressiva e com bons resultados, mas devem ser observadas as recomendações publicadas para essa finalidade. Apesar de resultados bons, a qualidade de evidência corroborando com o uso de *stents* é baixa.[14]

Estudos sobre as complicações específicas e, sobretudo, a durabilidade dos *stents* venosos a longo prazo são necessários. Devem ser consideradas as novas diretrizes para o manejo específico dessa doença na literatura, enquanto se aguardam estudos que respaldem condutas mais invasivas em pacientes oligo ou assintomáticos, e a indicação atual de tratamento deve recair apenas sobre os pacientes com sintomas.[14,16,25,29,30,36,37,48,50-53,55]

As referências bibliográficas deste capítulo se encontram no Ambiente de aprendizagem do GEN.

153

Síndrome da Veia Cava Superior

Gustavo S. Oderich

Resumo

A síndrome da veia cava superior (SVCS) abrange uma diversidade de sinais e sintomas clínicos causados pela obstrução de fluxo sanguíneo através da veia cava superior (VCS) e pode resultar em significativa morbimortalidade. O diagnóstico e o tratamento da SVCS variam de acordo com a etiologia, apresentação clínica e duração dos sintomas. Na prática contemporânea, o tratamento endovascular tornou-se o padrão de cuidados para a maioria desses pacientes, incluindo trombólise guiada por cateter, angioplastia e implantação de *stent*. Neste capítulo, abordam-se a etiologia, as manifestações clínicas e o manejo diagnóstico e terapêutico da SVCS, apoiando-se, sempre que possível, em estudos e consenso, e em metanálises disponíveis.

Palavras-chave: síndrome da veia cava superior; obstrução da veia cava superior.

INTRODUÇÃO

A síndrome da veia cava superior (SVCS) caracteriza-se pela hipertensão venosa secundária a obstrução ou compressão da VCS e afeta a parte superior do corpo, envolvendo face, cabeça, pescoço e, menos frequentemente, os membros superiores. Atualmente, sua causa mais comum é a compressão ou invasão da VCS por neoplasias malignas, mas obstruções de origem benigna após cateterismo venoso central vêm aumentando progressivamente sua incidência. O objetivo do tratamento, tanto cirúrgico quanto endovascular, é o restabelecimento do fluxo venoso ao coração e o alívio dos sintomas da doença venosa congestiva. Neste capítulo, discutem-se etiologia, apresentação clínica, avaliação diagnóstica, bem como as opções terapêuticas e os resultados das técnicas de cirurgia aberta e endovascular da SVCS.

ETIOLOGIA

A primeira descrição de um caso de obstrução da VCS data de 1757, secundária a um volumoso aneurisma da aorta torácica de origem sifilítica.[1] Devido à introdução da terapia antimicrobiana, as mediastinites sifilítica e tuberculosa, comuns no passado, tornaram-se causas raras de SVCS. Atualmente, 60 a 85% dos casos de SVCS são de origem neoplásica, sendo o câncer de pulmão (escamoso, de pequenas células ou adenocarcinoma) a etiologia mais comum. Neoplasia de pulmão ou linfoma não Hodgkin são responsáveis por 90% dos casos de SVCS associados a doenças malignas.[2] Outras neoplasias primárias de mediastino que acarretam SVCS incluem carcinoma medular ou folicular de tireoide, mieloma múltiplo, timoma, teratoma, angiossarcoma e carcinoma de células sinoviais.[2-7]

Doenças benignas são atualmente responsáveis por 15 a 40% dos casos de SVCS. Devido ao aumento da utilização de cateteres em veias centrais, principalmente para acessos de hemodiálise a longo prazo, nutrição parenteral, monitoramento invasivo e marca-passos, a obstrução da VCS relacionada com cateterismo é atualmente a etiologia benigna mais frequente. Radioterapia prévia do mediastino e do bócio retrosternal e dissecção aórtica também podem estar associadas à SVCS.[8-13]

O risco de trombose venosa profunda, incluindo de SVCS, está aumentado em pacientes portadores de trombofilias, como síndrome do anticorpo antifosfolipídio, deficiência do fator V de Leiden, antitrombina, proteínas S e C, e algumas vasculites, como doença de Behçet e granulomatose de Wegener.[13-15]

QUADRO CLÍNICO

A apresentação clínica da SVCS e a gravidade dos seus sintomas variam de acordo com a extensão e a duração da doença oclusiva venosa, e com o desenvolvimento de rede de circulação colateral. Os sintomas tradicionalmente exacerbam-se com o decúbito dorsal, e muitos pacientes não toleram essa posição sem a elevação da cabeça e do tronco. Friedman et al. categorizaram as principais manifestações da SVCS em quatro grupos: neurológicos, respiratórios, faciais, e de parede torácica ou membro superior (Quadro 153.1).[6] A comparação de fotografias obtidas antes (Figura 153.1) e depois do início dos sintomas é útil para demonstrar alguns dos sinais físicos. Pacientes com SVCS também podem apresentar diferentes graus de comprometimento hemodinâmico causados pela diminuição do retorno venoso cardíaco, como hipotensão e síncope, especialmente após esforço.[16]

Sintomas adicionais na SVCS, de causa secundária à doença neoplásica, incluem hemoptise, rouquidão, disfagia, perda de peso, letargia e linfonodos ou tumores cervicais palpáveis. Pacientes com linfoma podem apresentar sintomas sistêmicos, como febre, perda ponderal e sudorese noturna.

A avaliação da gravidade e do tempo de evolução dos sintomas é importante para determinar a necessidade e a urgência do tratamento intervencionista. Yu et al. propuseram uma classificação com base na gravidade de sintomas, variando entre leves, moderados, graves, potencialmente fatais e fatais (Quadro 153.2).[17] A maioria dos pacientes tem sintomas leves ou moderados, provenientes da obstrução lenta e gradual da VCS, causada principalmente por crescimento tumoral. Pacientes que desenvolvem SVCS agudamente por trombose venosa ou crescimento tumoral rápido apresentam frequentemente manifestações clínicas graves e potencialmente fatais.[16]

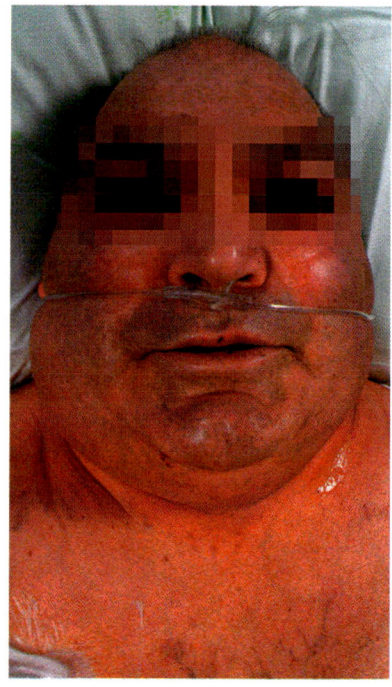

FIGURA 153.1 Fotografia obtida no pré-operatório.

QUADRO 153.1	Sinais e sintomas típicos da síndrome de veia cava superior modificados por Friedman et al.		
Neurológicos	**Respiratórios**	**Faciais**	**Parede torácica e membro superior**
Cefaleia	Tosse	Congestão nasal	Circulação venosa superficial proeminente
Alterações visuais	Dispneia ou ortopneia	Edema periorbital e conjuntival	Pletora ou cianose
Confusão mental	Estridor	Edema de face	Edema cervical ou de membro
Alteração no nível de consciência	–	Pletora ou cianose	–

QUADRO 153.2	Classificação por gravidade dos sintomas modificada por Yu et al.		
Grau	**Categoria**	**Incidência estimada (%)**	**Definição**
0	Assintomática	10	Sinais radiológicos de obstrução da veia cava superior sem sintomas
1	Leve	25	Edema de face ou cervical, pletora, cianose
2	Moderada	50	Edema de face ou cervical com alteração funcional (tosse, restrição leve ou moderada de movimento cervical, ocular ou mandibular, alterações visuais)
3	Grave	10	Edema cerebral leve ou moderado (cefaleia, tontura), edema de vias respiratórias, leve ou moderado, síncope após esforço
4	Potencialmente fatal	5	Edema cerebral importante (confusão ou alteração no nível de consciência), edema de vias respiratórias importante (estridor laríngeo), comprometimento hemodinâmico (síncope sem fator desencadeante, hipotensão)
5	Fatal	< 1	Morte

AVALIAÇÃO DIAGNÓSTICA

Na maioria dos pacientes, anamnese e exame físico detalhados são suficientes para o diagnóstico de SVCS, porém exames complementares são frequentemente solicitados para determinar a etiologia e o planejamento terapêutico. O exame diagnóstico ideal deve demonstrar não somente a causa primária da SVCS, mas também a localização e a extensão da obstrução venosa, bem como os caminhos da circulação venosa colateral. A priorização dos exames de diagnóstico depende do tempo de evolução e da gravidade dos sintomas.[18] Para pacientes com sintomas graves ou potencialmente fatais (grau 3 ou 4 da classificação de Yu et al.),[17] a flebografia que permite uma via de acesso para tratamento imediato para aliviar a obstrução da VCS com recanalização intravenosa. Uma avaliação adicional para definir a causa da obstrução pode ser obtida uma vez que os sintomas tenham melhorado. A flebografia guiada por tomografia computadorizada (TC) pode ser uma modalidade de imagem inicial alternativa, dependendo do cenário clínico e da disponibilidade institucional de recursos. Para pacientes que apresentam sintomas leves (grau 1) ou moderados (grau 2), o estudo de imagem inicial pode ser a ultrassonografia (USG) com Doppler e/ou a TC ou ressonância magnética (RM) com contraste.

Radiografia convencional

A radiografia de tórax frequentemente apresenta achados anormais em pacientes com SCVS. As alterações mais comuns são aquelas associadas à etiologia, como cateteres implantáveis, massa tumoral à direita, alargamento do mediastino, derrame pleural, infiltrado difuso bilateral e colapso do lobo superior. Ocasionalmente, veias colaterais dilatadas podem ser identificadas, especialmente a dilatação da veia ázigo ou da veia intercostal superior (*aortic nipple*), drenando o sistema da veia hemiázigo.[19,20]

Ultrassonografia com Doppler

A USG com Doppler é útil para excluir trombose das veias subclávia, axilar e braquiocefálica em pacientes com sintomas leves que têm um dispositivo permanente ou malignidade com baixo risco de causar SVCS e se apresentam com edema das extremidades. A visualização direta da VCS não é possível pela USG com Doppler transtorácico, mas informações importantes podem ser obtidas por achados indiretos nas suas tributárias.[21] Pacientes que apresentam VCS pérvia têm uma variação fásica de fluxo com a respiração, devido às mudanças na pressão intratorácica. Em pacientes com oclusão da VCS, o diâmetro das veias subclávia e jugular pode estar reduzido ou inalterado, e ocorre perda da fasicidade sanguínea em resposta a manobras respiratórias, como a de Valsalva. Pacientes com circulação colateral intratorácica bem desenvolvida podem não apresentar esses achados.[16] Veias colaterais dilatadas da parede torácica também podem ser avaliadas por USG com Doppler.

Tomografia computadorizada ou ressonância magnética com contraste

A TC do tórax deve ser sempre incluída no algoritmo de diagnóstico dos pacientes com suspeita de SVCS. Para pacientes com características clínicas sugestivas de SVCS leve a moderada e que têm uma neoplasia conhecida, a imagem transversal (TC ou RM com contraste) é o estudo inicial mais apropriado. As imagens devem ser obtidas com injeção de contraste, durante a fase venosa. O exame demonstra com precisão o local e a extensão da obstrução, diferencia diversos tipos de doenças malignas e benignas do mediastino e avalia a extensão da circulação colateral.[6,16,22,23]

Os achados da TC incluem a visualização das veias centrais do tórax com ausência ou redução de opacificação, e com aumento da opacificação dos trajetos da circulação venosa colateral.[24] Os caminhos dessas colaterais incluem os sistemas: ázigo hemiázigo, das veias mamárias internas, da veia torácica lateral toracoepigástrica e o sistema vertebral e das pequenas veias mediastinais.[25] *Shunts* venosos não usuais incluem o parênquima hepático, com importante crescimento focal do segmento médio do lobo hepático esquerdo, e as vias pulmonares.[26,27] Atualmente, protocolos de flebografia da TC helicoidal têm sido utilizados para demonstrar detalhes anatômicos da rede venosa em imagens tridimensionais (Figura 153.2).[28,29] A RM pode ser utilizada como alternativa à TC, principalmente para pacientes com alergia ao contraste iodado, e apresenta a vantagem de não emitir radiação ionizante. Suas desvantagens são a contraindicação em pacientes com marca-passo e clipes usados para aneurismas, e a longa duração do exame, que pode ser desconfortável para pacientes com SVCS que não toleram o decúbito dorsal por um longo período.[2,19]

Flebografia

É o exame padrão-ouro na avaliação da obstrução da VCS. Deve ser realizada em todos os pacientes com SVCS que sejam considerados para tratamento invasivo, seja por técnica aberta ou endovascular.[2] A flebografia evidencia o fluxo na circulação colateral e sua direção, o grau de obstrução e a extensão de trombos no interior da VCS.[30] Os padrões flebográficos da SVCS foram descritos por Stanford e Doty, e categorizados em quatro tipos, de acordo com a extensão e a localização da obstrução da VCS, e com padrão de fluxo sanguíneo pela rede colateral (Figura 153.3).[31] O tipo I corresponde à obstrução parcial da VCS. Os tipos II e III correspondem a obstruções completas ou quase completas com fluxo colateral pela veia ázigo, anterógrado no tipo II e retrógrado no tipo III. O tipo IV é a oclusão da VCS associada a extensa oclusão de veias centrais no mediastino, incluindo a veia ázigo, e retorno venoso ocorrendo por meio de colaterais da parede torácica para a veia cava inferior (Figura 153.3).

A flebografia, apesar de ser melhor do que a TC para visualização de circulação colateral e da extensão de trombos, tem sua utilidade limitada para avaliação de causas não trombóticas de SVCS.[16,30] Outras desvantagens desse exame incluem sua invasividade e a necessidade do uso de contraste iodado. A flebografia também é limitada pelo sítio de administração de contraste, já que apenas veias e colaterais entre o sítio da injeção e o átrio direito são visualizadas. Desse modo, as veias jugulares internas, comumente utilizadas como origem de uma derivação, não são visualizadas por essa técnica.

Diagnóstico complementar

Avaliação de trombofilias

Pacientes que apresentam trombose da VCS sem causa aparente, trombose venosa recorrente apesar de tratamento apropriado ou história familiar de tromboembolismo venoso devem ser submetidos a exames laboratoriais para a avaliação de trombofilias. A rotina para testes de trombofilia inclui resistência à proteína C ativada, antígeno e atividade de proteína S, teste genético para mutação do fator V de Leiden, nível de antitrombina, mutação G20210A da protrombina, anticoagulante lúpico, anticorpo anticardiolipina, D-dímero, tempo de protrombina e tempo de tromboplastina parcial ativada. O protocolo-padrão de anticoagulação para pacientes com SVCS inclui o uso de varfarina oral por, pelo menos, 3 a 6 meses em todos os pacientes submetidos à revascularização, e pacientes com trombofilia podem necessitar de períodos mais prolongados ou até anticoagulação contínua.

Diagnóstico da doença neoplásica

Mais da metade dos pacientes com SVCS secundária a doença neoplásica pode não apresentar diagnóstico histológico prévio.[32] A coleta minimamente invasiva de material para avaliação histopatológica pode ser realizada por meio de citologia de escarro, citologia de líquido pleural ou biopsia aspirativa de linfonodos e massas torácicas. Procedimentos diagnósticos invasivos, como broncoscopia, biopsia de medula óssea ou de massa torácica ou mediastinal, devem ser realizados quando o diagnóstico não for possível por técnica minimamente invasiva.[2,6]

TRATAMENTO

Varia de acordo com sua etiologia, apresentação clínica e duração dos sintomas.[6,16] Poucos pacientes apresentarão sintomas graves ou potencialmente fatais ao diagnóstico, mas será necessário estabilização respiratória e hemodinâmica imediata.[17]

Medidas conservadoras

Devem ser indicadas para todos os pacientes e têm como objetivo aliviar os sintomas de congestão venosa. Essas medidas incluem elevação de cabeça e tronco, quando o paciente estiver deitado, por meio de travesseiros, e evitar o uso de roupas apertadas com colarinhos justos.

Medidas farmacológicas

Terapia com diuréticos de alça e corticosteroides pode ser utilizada, mas não existe evidência suficiente para sua recomendação.[2,16,33] Os corticosteroides são frequentemente usados como profilaxia do

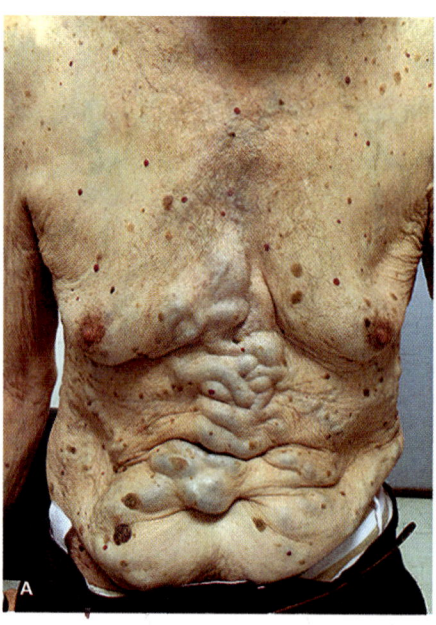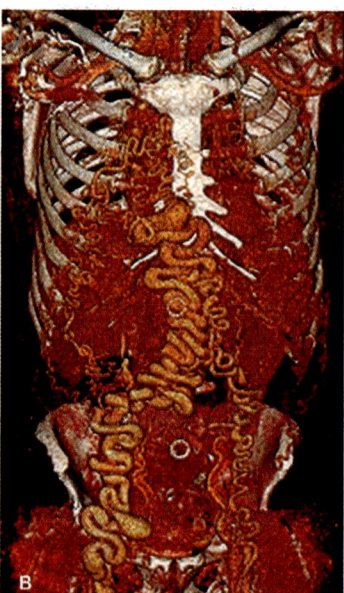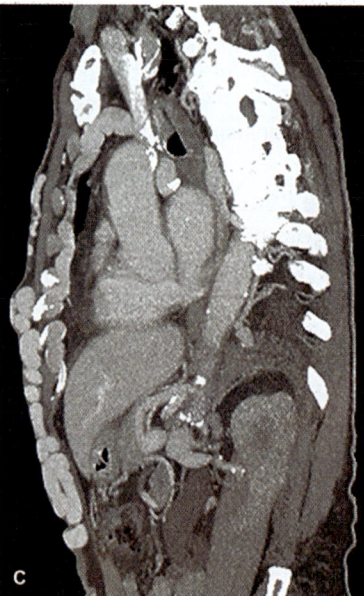

FIGURA 153.2 A. Fotografia mostrando intensa dilatação venosa na parede abdominal em paciente com oclusão da veia cava superior. **B.** Angiotomografia com reconstrução em 3D revelando intensa colateralização entre a rede venosa subcutânea da parede abdominal e as veias femorais comuns, principalmente à direita. **C.** Angiotomografia em visão sagital mostrando oclusão da porção distal da veia cava superior por compressão extrínseca. (Adaptada de Muramatsu et al., 1991.)[29]

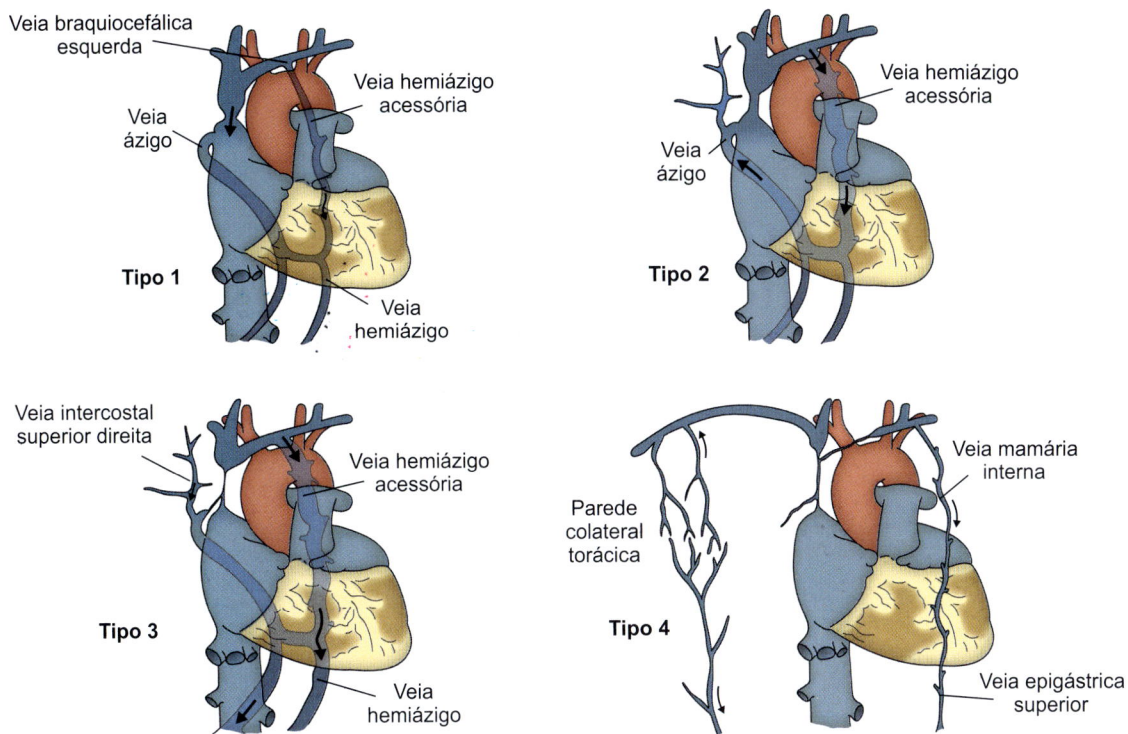

FIGURA 153.3 Padrões flebográficos de Stanford e Doty na síndrome da veia cava superior (VCS). O tipo I corresponde à obstrução parcial da veia cava com fluxo anterógrado persistente pela veia ázigo; o tipo II é a obstrução completa ou quase completa da VCS com fluxo anterógrado pela veia ázigo; o tipo III é a obstrução completa ou quase completa da VCS com fluxo reverso na veia ázigo; e o tipo IV é a oclusão da VCS com extensa oclusão de veias centrais no mediastino, incluindo a veia ázigo, e retorno venoso através das colaterais da parede torácica, para a veia cava inferior.

edema induzido por radiação e também em casos de comprometimento das vias respiratórias.[2] Se os esteroides forem usados, eles devem ser de alta potência e sua duração deve ser limitada.[33] Em geral, os pacientes que apresentam oclusão da VCS são tratados com anticoagulação, inicialmente parenteral com heparina não fracionada ou de baixo peso molecular, seguida por anticoagulação oral, com objetivo de prevenir recidiva e proteger a circulação venosa colateral. A duração da anticoagulação depende da etiologia da SVCS. Nos casos de doença neoplásica ou trombofilia, sua duração é indefinida. Pacientes com obstrução da VCS secundária a cateteres ou de causa desconhecida devem ser submetidos à anticoagulação por, no mínimo, 3 meses.[34] Nos pacientes sintomáticos, a remoção de cateteres centrais deve ser considerada, se possível.

Radioterapia

Tradicionalmente, a SVCS em contexto de neoplasia era uma emergência oncológica e a radioterapia, o tratamento de primeira linha. Recentemente, esse tratamento tem sido menos utilizado devido a muitos fatores. A radioterapia não é capaz de proporcionar alívio sintomático em cerca de 20% dos pacientes, mas, quando é bem-sucedida, essa melhora pode demorar de 3 dias a 4 semanas; o diagnóstico histológico após radioterapia é impossível em aproximadamente 40% dos casos; e os benefícios da radioterapia são frequentemente temporários, com 5 a 30% dos pacientes apresentando recidiva da SVCS.[33,35]

Tratamento cirúrgico

A reconstrução cirúrgica da VCS já foi considerada como o tratamento padrão da SVCS em pacientes com etiologia benigna e com elevada esperança média de vida, como granulomatose ou fibrose mediastinal idiopática e obstrução relacionada com

cateteres.[36,37] Atualmente, essa alternativa é destinada para casos de trombose venosa extensa ou oclusões altamente sintomáticas e não passíveis de intervenção endovascular, ou após tentativa de tratamento endovascular sem sucesso. A anastomose distal do enxerto é realizada nas veias jugular interna ou braquiocefálica de forma terminolateral ou, preferencialmente, terminoterminal, e a anatomose distal na aurícula direita, no apêndice auricular direito ou, mais raramente, na VCS, através de esternotomia mediana.[38] As opções usuais para o enxerto incluem a safena em espiral ou em tiras (Figuras 153.4 e 153.5),[39] a veia femoral autóloga (Figura 153.6),[40,41] e os enxertos sintéticos com suporte externo (Figura 153.7).[42] Enxertos criopreservados de veia femoral e arco aórtico são potenciais alternativas,[43] bem como o pericárdio bovino ou autólogo.[44-46] Como a circulação colateral na cabeça e no pescoço é quase sempre adequada, a reconstrução unilateral costuma ser suficiente para aliviar os sintomas. A anticoagulação com heparina é iniciada 24 horas após a operação, e o paciente recebe alta em regime de anticoagulação oral. Pacientes com enxerto venoso em espiral ou veia femoral sem qualquer anormalidade na coagulação são mantidos com varfarina por 3 meses apenas. Aqueles com distúrbios da coagulação subjacentes e a maioria dos pacientes com enxertos de politetrafluoretileno (PTFE) deverão permanecer com anticoagulação perene.

Resultados

A taxa de perviedade da reconstrução aberta depende da etiologia, benigna ou maligna, do SVCS, bem como do tipo de enxerto utilizado. Em revisão da literatura com múltiplas séries de SVCS de etiologia benigna (total de 87 casos)[38] verificaram-se oito tromboses de enxerto, três estenoses de enxerto e dois hematomas do mediastino com necessidade de evacuação cirúrgica. A taxa de mortalidade aos 30 dias foi de 0%. O acompanhamento foi de 30 meses a

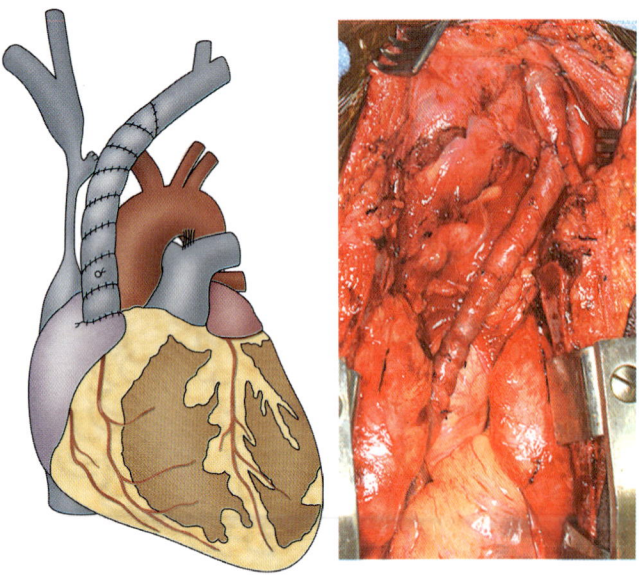

FIGURA 153.4 Ilustração e fotografia intraoperatória de ponte usando enxerto venoso espiralado de veia safena magna entre aurícula atrial direita e veia jugular interna esquerda

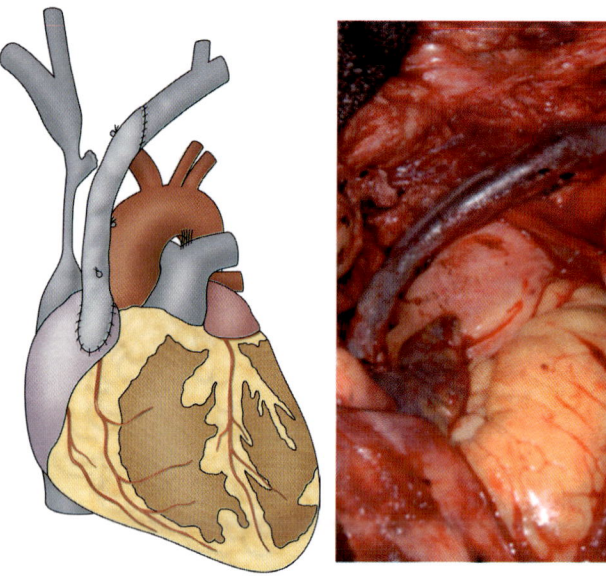

FIGURA 153.6 Ilustração e fotografia intraoperatória mostrando configuração de ponte usando veia femoral.

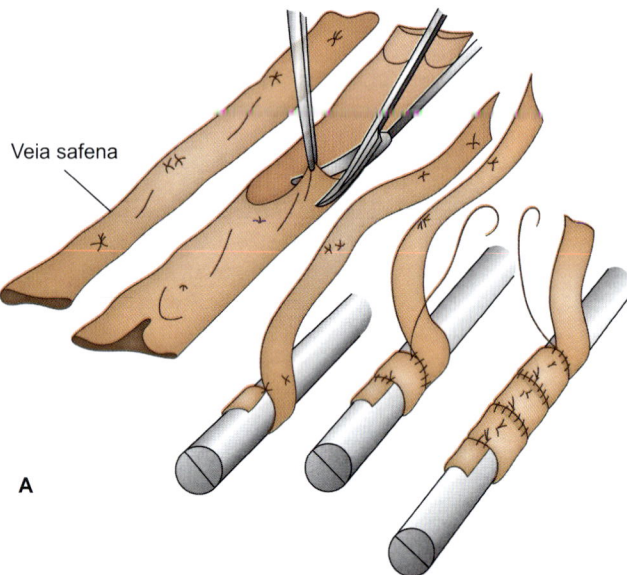

Veia safena

A

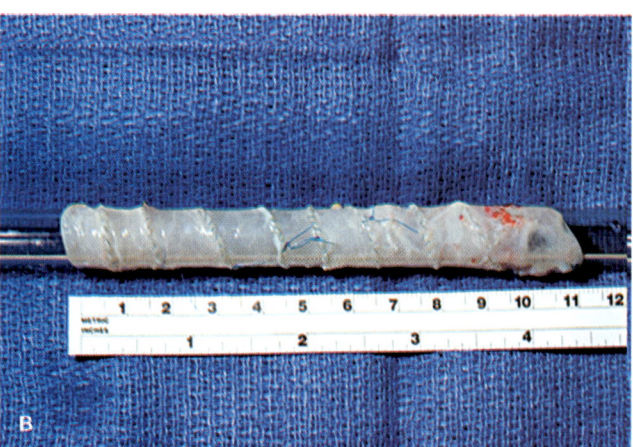

B

FIGURA 153.5 Técnica de preparação do enxerto venoso em espiral.
A. Após a retirada da veia, ela é longitudinalmente aberta e as válvulas são seccionadas. **B.** A veia é então suturada ao redor de um dreno de tórax número 32 ou 36 Fr.

11 anos. Durante esse período, 24 pacientes (28%) foram submetidos a 33 intervenções secundárias, incluindo 21 angioplastias, 11 delas com *stent*, nove trombectomias, duas substituições do enxerto e uma trombólise. A perviedade combinada aos 30 dias foi de 85% (IC 95%; 77 a 92; $I^2 = 0$; $p = 0,7$), aos 12 meses foi de 67% (IC 95%; 56 a 76; $I^2 = 48\%$; $p = 0,1$), aos 3 anos de 65% (IC 95%; 44 a 84; $I^2 = 74\%$; $p = 0,01$) e aos 5 anos de 58% (IC 95%; 38 a 78; $I^2 = 69\%$; $p = 0,03$) (Figura 153.8). Embora os enxertos venosos espiralados permaneçam como primeira escolha para substituir a VCS, os de PTFE de grande diâmetro são uma excelente alternativa, sobretudo se forem curtos.[47-50]

Avaliação pós-operatória

A USG com Doppler fornece apenas evidências indiretas sobre a perviedade de um enxerto intratorácico. Por esse motivo, TC ou RM são recomendadas antes da alta e, posteriormente, de 3 a 6 meses e 1 ano após o procedimento. Todas as estenoses importantes ocorreram no 1º ano após a cirurgia e, em metade dos casos, uma estenose moderada já era evidente na primeira flebografia pós-operatória. Em qualquer que tenha sido a modalidade de tratamento, todas as estenoses foram acompanhadas de recorrência dos sintomas, com única exceção.[51] Com base nessa informação, a perviedade do enxerto pode ser presumida pela ausência de sintomas, e um exame de imagem após o 1º ano só precisa ser realizado em pacientes sintomáticos ou naqueles assintomáticos com estenose não significativa conhecida. A terapia endovascular é uma medida complementar útil para o tratamento de estenoses do enxerto e, consequentemente, para melhora da perviedade a longo prazo.

Tratamento endovascular

Nas últimas 2 décadas, o tratamento endovascular com implantação de *stent* tornou-se o padrão para a obstrução da VCS, de etiologia benigna ou maligna. É menos invasivo e com menor morbidade em comparação à reconstrução cirúrgica aberta, e apresenta igual eficácia e perviedade em médio prazo, embora à custa de múltiplas intervenções secundárias.[37] Em uma reconstrução subsequente, a cirurgia aberta não afeta a viabilidade ou perviedade da veia. É ainda o tratamento de eleição para manter a perviedade secundária

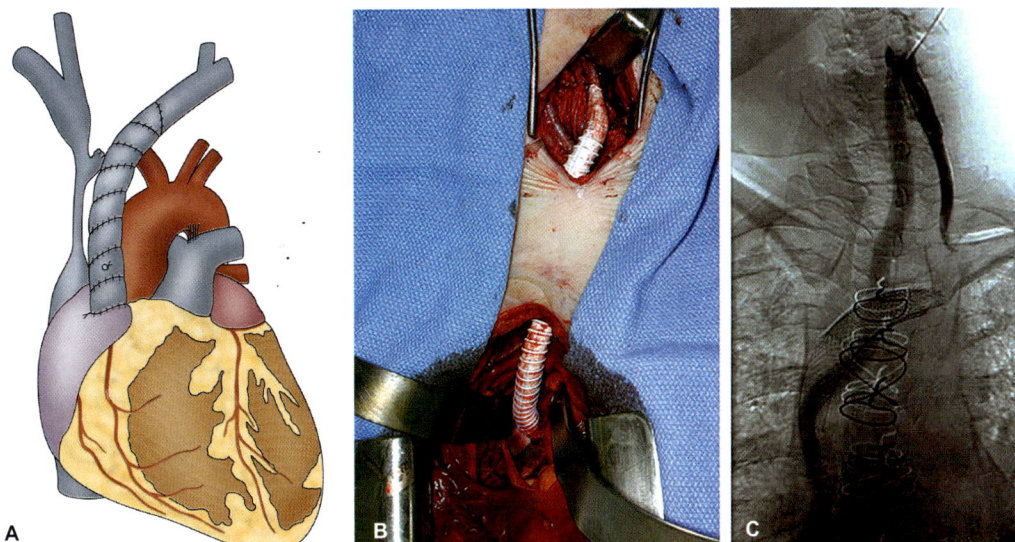

FIGURA 153.7 A e B. Ilustração e fotografia intraoperatória mostrando a configuração de uma ponte usando politetrafluoretileno anelado entre aurícula atrial direita e veia jugular interna esquerda. **C.** Angiografia mostrando ponte completamente patente após 13 meses de acompanhamento.

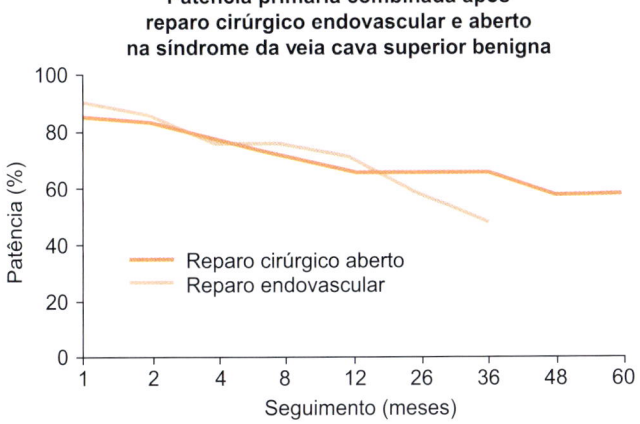

FIGURA 153.8 Gráfico de linhas mostrando a perviedade primária combinada (%) para correções cirúrgica endovascular e aberta em pacientes com síndrome da veia cava superior benigna em vários intervalos de tempo. (Adaptada de Sfyroeras et al., 2017.)[38]

de reconstruções realizadas por via aberta. O tratamento endovascular também não afeta o diagnóstico histológico posterior e pode ser combinado com outras modalidades de tratamento oncológico, incluindo quimio e radioterapia, se necessário.[52]

Remoção de trombo

A trombólise intravenosa com ativadores tissulares do plasminogênio recombinante (rt-PA) direcionada por cateter é indicada para pacientes com trombose aguda da VCS. Essa terapia pode ser válida mesmo em pacientes com oclusão crônica com piora recente dos sintomas, pois frequentemente ocorre trombose aguda sobreposta a uma doença crônica subjacente. A associação de trombólise local com trombectomia mecânica possibilita a redução da duração da terapia trombolítica guiada por cateter e apresenta resultados satisfatórios, com a possiblidade de implantação de um stent imediatamente após a remoção do trombo.[53,54] Os agentes trombolíticos aumentam o risco de hemorragia e podem ser contraindicados.[55] Em situações em que o risco de hemorragia é considerado alto, pode ser ponderada a utilização de trombólise mecânica isolada, sem agentes trombolíticos.

Procedimento

O acesso femoral é usado frequentemente pela sua conveniência.[56] Em pacientes com oclusão total de VCS, um acesso adicional é recomendado para melhor avaliação do comprimento da lesão, o que facilita o cruzamento da lesão com o fio-guia.[57] Opções de acesso cefálico incluem as veias basílica, braquial, axilar ou jugular interna. A visualização deve ser otimizada pela flebografia com subtração digital, realizada em apneia. Em pacientes com oclusão total, a administração de contraste em ambos os membros superiores pode ser necessária, identificando a direção do fluxo, as veias colaterais e o trombo.[57] Uma vez delimitada a lesão, um fio-guia é usado para ultrapassar a lesão. A primeira tentativa é habitualmente realizada com um fio-guia hidrofílico (angulado ou reto) suportado por um cateter diagnóstico. Se a lesão não puder ser cruzada facilmente, são usados fios-guia mais agressivos (p. ex., fio-guia de oclusão). Quando se consegue ultrapassar a lesão, prossegue-se com pré-dilatação utilizando um balão subdimensionado (2 a 4 mm). Esse passo é seguido por dilatação sequencial com o aumento progressivo do diâmetro do balão, avaliando a resposta do vaso e a reação clínica do paciente (p. ex., dor) a cada dilatação. A pré-dilatação facilita a implantação e a expansão do stent, mas o sobredimensionamento acima de 16 mm aumenta o risco de ruptura, arritmia, tamponamento cardíaco e parada cardíaca.[56,58] A angioplastia com balão, sem tratamento complementar, pode produzir rápida restauração do fluxo e alívio dos sintomas, contudo, a recanalização contemporânea de oclusão da VCS inclui a colocação de stent na maioria dos casos. Isso deve-se ao fato da reestenose precoce e da reoclusão serem comuns após angioplastia simples, devido à compressão extrínseca e à própria natureza fibroelástica das lesões.[47] As opções atualmente disponíveis incluem stents expansíveis por balão versus stents autoexpansíveis; e stents cobertos versus stents descobertos. Os dispositivos mais relatados na literatura são os stents autoexpansíveis Wallstent® (Boston Scientific, Natick, Massachusetts) e Gianturco® Z-stent (Cook Medical, Bloomington, Indiana); e o Palmaz® (Cordis), expansível por balão.[59] Stents autoexpansíveis mais recentemente disponíveis no mercado incluem Venovo® (Bard, Minneapolis, Minnesota), Vici® (Boston Scientific) e Abre® (Medtronic). Os stents expansíveis por balão possibilitam uma implantação mais precisa, têm mais força radial e menos risco de migração. Os autoexpansíveis apresentam boa conformação à parede da veia e são mais resistentes à compressão. Os stents cobertos, como Gore Viabahn® (Gore, Newark, Delaware) e iCast® (Atrium, Dallas, Texas), poderão ter melhor perviedade, além de prevenir as complicações hemorrágicas de possível ruptura. Também se especula que possam ser mais eficazes na prevenção de reestenose na SVCS de etiologia maligna por impedirem o crescimento tumoral para dentro do stent.[60-62] Até hoje, ainda não existe evidência de superioridade entre os stents em relação ao sucesso clínico e à mortalidade na SVCS.[63,64]

A configuração em kissing stent ou em double barrel, com extensão do stent da VCS às veias braquiocefálicas direita e esquerda, pode ser usada em situações de trombose extensa. Essa abordagem pode ser realizada com ou sem colocação prévia de um stent separado na VCS, como maneira de reconstruir a confluência venosa.

Atualmente, os Wallstents® reforçados no seu interior com o stent Palmaz® para melhoria da sua força radial são a configuração mais comum. Menos comum é a opção de revascularização em Y, em que um dos dispositivos é introduzido na parede do outro. Essa estratégia acarreta risco de perda de integridade do stent com fratura ou migração.[65] Qualquer uma dessas configurações é raramente usada, uma vez que o alívio da obstrução de uma das veias braquiocefálicas ocluídas frequentemente é suficiente para a resolução dos sintomas. A recanalização e a implantação do stent em uma veia braquiocefálica em vez de ambas associaram-se a menores taxas de complicações e de trombose desse dispositivo. A maioria dos intervencionistas evita o implante de stent bilateral se o diâmetro da SVC for < 15 mm.[66]

A decisão em relação à terapia intra ou pós-operatória é habitualmente conduzida por práticas locais. Em geral, evita-se que o paciente tenha uma dose terapêutica de hipocoagulação até que todos os acessos estejam criados e que a lesão tenha sido ultrapassada, altura em que a heparina em dose terapêutica é administrada. Em pacientes com oclusão trombótica, a hipocoagulação é mantida pós-operatório. Para causas não trombóticas, é comum a utilização de dupla antiagregação durante pelo menos 1 mês.

Síndrome da veia cava superior relacionada com dispositivos cardíacos implantáveis

O tratamento ideal de SVCS relacionada com marca-passos, desfibriladores ou dispositivos de ressincronização cardíaca não está bem definido. A colocação transvenosa dos condutores elétricos associados a esses dispositivos, o método mais comum de inserção, deu origem à segunda causa mais comum de SVCS de etiologia benigna, a seguir aos cateteres venosos centrais.[67] Contrariamente aos cateteres inseridos nas veias centrais, os dispositivos cardíacos implantáveis não podem ser facilmente removidos para amenizar o problema. Embora alguns autores prefiram a remoção dos eletrodos e a colocação de novos, logo após o implante do stent na VCS, outros defendem a implantação de um stent sem retração dos eletrodos.[68] Deve-se chegar a um consenso interdisciplinar entre cardiologistas e intervencionistas antes da intervenção. A colocação de eletrodos epicárdicos exige um procedimento cirúrgico e pode estar associada a maior grau de morbidade aumentada, contudo, em pacientes em diálise, essa opção é particularmente atraente por causa da alta morbimortalidade associada à perda de acesso de diálise, que pode estar relacionada à colocação de electrodos por via transvenosa nesses pacientes.[69]

Resultados

A venoplastia com balão sem o uso de stent tem se provado ineficaz devido às frequentes recidivas das obstruções.[70] O uso primário de stents expansíveis por balão tornou-se rotina e parece aumentar a perviedade a longo prazo.[59] A venoplastia com stent resulta em melhora considerável dos sintomas e preserva-se em 80 a 95% dos pacientes pelo resto de suas vidas.[33,66,71-73] Por causa de sua natureza minimamente invasiva, o uso de stent tornou-se também a primeira opção de tratamento em pacientes com SVCS de origem benigna.

Embora a perviedade primária após 1 ano possa ser baixa (25 a 70%), como nos casos de esclerose mediastinal, a perviedade primária assistida é alta (80%), pois as reintervenções com angioplastia por balão são quase sempre eficazes. Embora as angioplastias sequenciais sejam mais regra do que exceção, muitos pacientes optam por realizar o procedimento anualmente ou a cada 2 anos, em vez de submeterem-se à reconstrução aberta, em geral mais duradoura. Os índices de perviedade secundária com stents usados para doenças benignas são mais consistentemente relatados em 80 a 100%.[47,74,75]

Em uma metanálise que compilou os resultados das cirurgias aberta e endovascular na SVCS de etiologia benigna,[38] a perviedade combinada aos 30 dias foi de 91% (IC 95%; 81 a 97; $I^2 = 0\%$; $p = 0,8$), aos 12 meses foi de 71% (IC 95%; 57 a 83; $I^2 = 0\%$; $p = 0,7$) e aos 3 anos, de 48% (IC 95%; 34 a 63; $I^2 = 0\%$; $p = 0,4$) (Figura 153.8). Mais recentemente, em uma metanálise que envolveu 2.200 pacientes com SVCS tratados com stent,[59] a taxa combinada de sucesso técnico foi de 98,8% (IC 95%; 98,2 a 99,3; $I^2 = 17,4\%$; $p = 0,185$), a taxa de reestenose foi de 10,5% (IC 95%; 8,4 a 12,6; $I^2 = 53,5\%$; $p < 0,001$) e a taxa combinada de recorrência foi de 10,8% (IC 95%; 8,1 a 13,5; $I^2 = 75,8\%$; $p < 0,001$). A reestenose associa-se à oclusão prévia, à trombose na admissão, ao uso de stents de aço e às dimensões do stent, sendo maior para diâmetros superiores a 16 mm.[58]

Em 52 estudos (1.843 pacientes), o percentual médio combinado de complicações foi 7,5% (IC 95%; 4,7 a 10,3).[59] Destes, 10 estudos registraram zero complicação. Complicações menores foram relatadas em 1,1% e incluíram dor local, hematoma e infecção local de punção. Complicações maiores foram observadas em 3,7% e incluíram reestenose e obstrução intrastent (n = 24), trombose (n = 16), migração do stent (n = 14), tamponamento cardíaco (n = 5), edema pulmonar agudo (n = 6) e dificuldade respiratória (n = 3). Complicações fatais, no entanto, foram extremamente raras e relatadas em apenas 12 pacientes (0,7%), principalmente devido a tamponamento cardíaco, embolia pulmonar aguda e insuficiência respiratória. Os excelentes resultados publicados da angioplastia com stent permitem sua escolha como a primeira opção para a maioria dos pacientes.

CONSIDERAÇÕES FINAIS

Os bons resultados em curto e médio prazos dos procedimentos endovasculares vieram substituir a correção cirúrgica como primeira opção no tratamento da SVCS. Em consequência, o tratamento cirúrgico atualmente reserva-se para os pacientes sem melhora clínica após a terapia endovascular ou para os não candidatos a essa técnica.

Apesar da angioplastia simples poder melhorar rapidamente os sintomas, a implantação de stent é a regra, como modo de evitar a reestenose ou a reoclusão precoce. As opções atualmente disponíveis incluem stents expansíveis por balão versus stents autoexpansíveis, e stents cobertos versus stents descobertos. Até a data da publicação desta obra, não há estudos comparativos sobre o sucesso técnico ou as complicações desses stents na SVCS.

O tratamento cirúrgico da SVCS é eficaz e proporciona alívio a longo prazo aos pacientes com doenças benignas e elevada esperança média de vida. Os enxertos retos de safena em espiral e de veia femoral continuam sendo a primeira escolha para o tratamento cirúrgico das obstruções extensas de VCS, com resultados superiores aos enxertos bifurcados e ao politetrafluoretileno expandido (PTFEe). O PTFEe com suporte externo apresenta excelente perviedade e alívio dos sintomas quando próteses curtas e de grande diâmetro são implantadas. As técnicas endovasculares são também indicadas para prolongar a perviedade dos enxertos implantados para a substituição da VCS.

As referências bibliográficas deste capítulo se encontram no Ambiente de aprendizagem do GEN.

PARTE 9

Doenças Linfáticas

154

Linfangites e Erisipelas

Valter Castelli Junior ▪ Jussara Bianchi Castelli ▪ Vanessa Prado dos Santos

Resumo

As infecções de pele e demais tecidos moles são doenças que comprometem conjunta ou isoladamente as distintas camadas de pele, secundárias à invasão da barreira cutânea por microrganismos. Entre essas infecções estão as linfangites, erisipelas e celulites. As linfangites são processos inflamatórios deflagrados por agressão dos vasos linfáticos. As erisipelas são dermo-hipodermites, mais frequentemente causadas pelos estreptococos, com intenso comprometimento linfático. As celulites são infecções de pele geralmente mais extensas, em que não há uma delimitação clara do processo inflamatório. A literatura costuma reuni-las como infecções de pele e tecidos moles, com variadas classificações. A localização mais frequente dessas afecções são os membros inferiores, e o diagnóstico é predominantemente clínico. O tratamento empregado é a antibioticoterapia, por via oral ou intravenosa, direcionada aos agentes mais frequentemente responsáveis, os cocos gram-positivos. A profilaxia antimicrobiana em pacientes que sofreram episódios prévios pode diminuir a recorrência dessas infecções.

Palavras-chave: erisipela; celulite; linfangites; infecções estreptocócicas.

INTRODUÇÃO

A infecção de tecidos superficiais e profundos da pele, secundária à penetração de microrganismos, pode apresentar diferentes repercussões e escalas de gravidade, dependendo da virulência do agressor e das condições de imunidade do hospedeiro. Considerando o local atingido e a profundidade da lesão, essas infecções de partes moles recebem diferentes denominações. Na literatura especializada, existe certa polêmica e algumas controvérsias relacionadas com a exata definição dessas infecções de partes moles, pois implicam uma série de fatores, como agente agressor, quadro clínico, profundidade da lesão e expressão, em maior ou menor grau, de linfangite capilar (dérmica) ou troncular. De modo geral, o termo *erisipela* refere-se a uma intensa inflamação dos linfáticos capilares da derme, frequentemente causada pelo estreptococo beta-hemolítico do grupo A. As linfangites não são quadros específicos de um único agente causal, caracterizando-se por agressão dos vasos linfáticos tronculares superficiais ou profundos e com pobre capilarite dérmica.

As celulites promovem comprometimento básico do tecido celular subcutâneo (hipoderme), de natureza infecciosa ou não, com reação inflamatória dos vasos linfáticos secundariamente no local acometido, mas pouca expressão de capilarite linfática da derme.[1] Apesar das possibilidades terapêuticas com uma nova gama de antimicrobianos cada vez mais potentes e abrangentes na atualidade, houve também o surgimento de cepas bacterianas mais resistentes, o que torna necessário buscar um diagnóstico precoce preciso e um tratamento apropriado para as diferentes afecções cutâneas. O termo *linfangites*, portanto, abrange variadas possibilidades de comprometimento do sistema linfático e tem diagnóstico diferencial com as erisipelas, um tipo particular de infecção cutânea que será detalhado posteriormente.

LINFANGITE

A agressão dos vasos linfáticos e linfonodos por agentes físicos, químicos e, sobretudo, biológicos é relativamente comum. Nos diversos tipos de infecção, o quadro local manifesta-se com maior vigor devido à característica imunológica dos tecidos. Alguns casos, no entanto, caracterizam-se pelo comprometimento primário ou mais acentuado do sistema linfático.[2]

Conceito

Essa afecção caracteriza-se pelo surgimento de estrias vermelhas ao longo dos linfáticos superficiais, que se direcionam para a região linfonodal responsável pela drenagem daquele segmento comprometido pela inflamação.[3] Algumas vezes, essas estrias passam despercebidas, pela característica fugaz, ou são pouco evidentes quando comprometem os vasos do sistema linfático profundo. Devido à rede de drenagem local, geralmente são acompanhadas de linfonodomegalia dolorosa, o que reflete a natureza inflamatório-infecciosa dos quadros.

Classificação e etiologia

As linfangites abrangem uma vasta gama de fatores causais, embora, algumas vezes, essa identificação se torne extremamente difícil (linfangite primária). Quando se correlaciona o comprometimento linfático inflamatório-infeccioso a uma causa determinada, portanto, especificando o agente, define-se a linfangite secundária.[2] Muitos agentes e/ou fatores causais podem ocasionar, em maior ou menor grau, comprometimento linfático superficial ou profundo. Na Figura 154.1, os principais agentes causais das linfangites são didaticamente classificados em grupos, de acordo com a sua natureza.

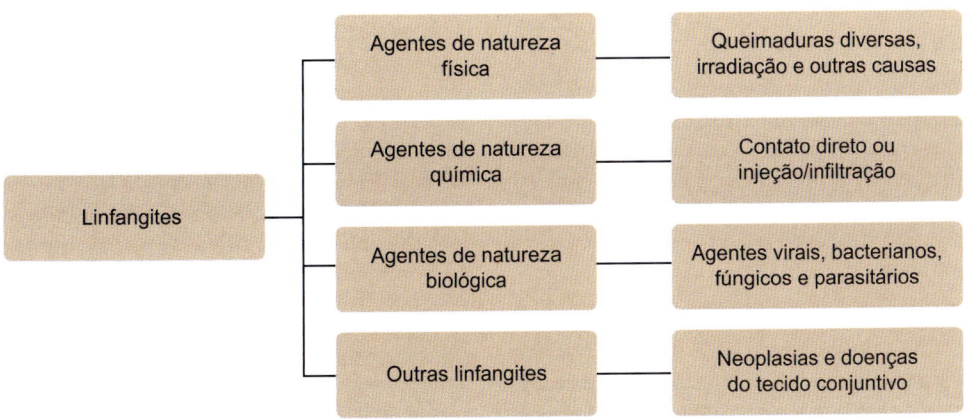

FIGURA 154.1 Classificação didática das linfangites de acordo com a natureza dos principais agentes causais.

Natureza física

A pele pode sofrer agressões, comprometendo diretamente os vasos linfáticos da derme, bem como os linfáticos coletores superficiais. Em somatória, pela própria característica funcional do sistema linfático, ocorre aumento da capacidade de transporte, o que promove a proteinólise e a lipólise que advêm do local lesionado. Assim acontece tanto em pequenos traumas, como lacerações, ferimentos cortocontusos, abrasões e perfurações, quanto em traumas maiores, com contusões mais extensas e esmagamentos. As incisões cirúrgicas também podem causar algum grau de linfangite. Questionário aplicado por Ouvry et al.[4] sobre as cirurgias de varizes revelou, entre as complicações linfáticas, 1,09% de linfangites, e a linforreia, mais frequente, ocorreu em 5,4% dos casos.

As queimaduras na pele, pelo calor direto ou exposição a raios solares, e o frio, igualmente por contato direto ou exposição a baixas temperaturas, podem ocasionar linfangite. A condução da corrente elétrica pelos tecidos do corpo, como acontece nos choques elétricos, é outra causa. As irradiações sofridas inadvertidamente ou procedimentos terapêuticos que usam raios X, cobaltoterapia, raios infravermelhos e ultravioleta, e betaterapia são igualmente citados.[2,5] A transmissão de ondas curtas, ultrassom e tratamento com laser são outras situações possíveis.[2,5]

Natureza química

A linfangite ocorre por basicamente dois mecanismos: contato direto ou injeção/infiltração. Por meio do contato direto, substâncias líquidas ou não podem provocar toxicidade à pele, rompendo as barreiras naturais, ou por microferimentos preexistentes que facilitam a sua penetração. São os casos de linfangite silicótica, que ocorre em virtude da impregnação de elementos químicos como silício, alumínio e ferro nos vasos linfáticos, descritos em etíopes descalços que habitam as regiões vulcânicas de barro vermelho. Um agrotóxico organofosforado usado em lavouras de hortaliças e fruticultura – o O,O-dietil-O-4-nitrofenil tiofosfato (paration) – é apontado como causa de dermatite caracterizada por uma linfangite erisipeloide.[2]

A lesão linfática pode acontecer por infusão de substâncias imunossupressoras, quimioterápicas e, até mesmo, glicose hipertônica, inadvertidamente, no tecido subcutâneo. Contrastes vasculares, sobretudo o iodado, o teste tuberculínico (PPD, do inglês *purified protein derivative*), e a clássica reação de Mantoux, também são citados.[6] Usuários de substâncias psicoativas, sobretudo a cocaína, podem apresentar lesões pela natureza básica do produto, que pode causar vasculites e linfangites. Da mesma maneira, venenos inoculados por insetos, répteis e aracnídeos são potencialmente irritantes para os vasos linfáticos.

Natureza biológica

Não há dúvida de que essa modalidade constitui a principal etiologia das lesões dos vasos e gânglios linfáticos, causando episódios de linfangites. Muitos agentes, citados a seguir, comprometem o sistema linfático superficial e/ou profundo, em função de sua virulência, como nos casos de bactérias e fungos, no entanto, outros agentes manifestam-se em virtude do estado de imunodeficiência do hospedeiro, como alguns tipos de vírus.

Agentes bacterianos

Efetivamente são os agentes mais comuns, sobretudo o *Staphylococcus aureus* e os *Streptococcus*, com ênfase para o *Streptococcus pyogenes*, correspondente ao beta-hemolítico do grupo A da classificação de Lancefield, que consiste em diferenciá-los (de A a V) em variados sorogrupos, com base nas características antigênicas do polissacarídeo que integra a parede celular.[2,5] Outros *Streptococci*, como os dos grupos B, C e G, também já foram mencionados como causadores de linfangites. Esses dois tipos de cocos gram-positivos também podem desencadear linfangite nodular, caracterizada por nódulos subcutâneos e inflamação que se propaga linearmente ao longo do trajeto linfático.[7,8]

Existem variados relatos na literatura de envolvimento de microrganismos gram-negativos, mas com uma frequência menor. Nesses casos, muitas linfangites são frustras e outras fazem parte do quadro clínico apenas em determinada fase de outra doença causada pela bactéria. Serão citadas algumas para preservar as referências mencionadas nesse mesmo capítulo da edição anterior. Frisa-se o *Bacillus anthracis*, causador do antraz; a *Neisseria gonorrhoeae*, que origina a blenorragia ou a uretrite gonocócica, que pode desencadear linfangite peniana e infarto ganglionar regional; o *Treponema pallidum*, causador da sífilis (atualmente mais rara), que em sua fase terciária de roséolas sifilíticas pode se acompanhar de linfangite; o *Haemophilus ducreyi*, relacionado com o cancroide, doença ulcerada da genitália com linfonodomegalia inguinal, que pode transformar-se em abscesso;[1] a *Rickettsia sibirica mongolotimonae*, que em 44% dos pacientes diagnosticados manifesta-se com linfangite; a *Rickettsia heilongjiangensis*, cuja infecção manifesta linfangite em 15% dos casos;[9] a *Salmonella typhi*, causadora da febre tifoide; a *Francisella tularensis*, implicada na tularemia e que pode ocasionar linfangite nodular; o *Mycobacterium tuberculosis*, que pode invadir gânglios profundos, e o *Mycobacterium marinum*, que se associa a linfangite nodular;[7,10-12] e o *Haemophilus influenzae*, relacionado com linfangite de região cervical e tórax.[13] A *Escherichia coli*, que frequentemente compromete o sistema urinário, é a terceira bactéria mais infestante da pele.[2] *Proteus mirabilis* e *Pseudomonas aeruginosa* são, muitas vezes, isolados em focos necróticos mais profundos, assim como o *Clostridium* spp. Muitas outras bactérias podem ser relacionadas com linfangites, como *Klebsiella* spp., *Corynebacterium* spp., *Streptococcus pneumoniae* e *Chlamydia trachomatis*, causadora do linfogranuloma venéreo. A doença por arranhadura do gato é causada por uma bactéria gram-negativa – *Bartonella henselae* –, que pode ocorrer em qualquer idade e se caracteriza por pápulas no sítio de inoculação, evoluindo para linfangite reticular e linfonodomegalia regional.[2,12,14]

Agentes fúngicos

A linfangite nodular ocorre mais comumente após inoculação cutânea de *Sporothrix schenckii* (esporotricose) e *Nocardia brasiliensis* (nocardiose), que penetram por pequenos traumatismos após manipulação ou acidentes com gravetos ou espinhos vegetais. O *Cryptococcus neoformans* (criptococose) e o *Paracoccidioides brasiliensis* (paracoccidioidomicose) também são citados, assim como o *Histoplasma duboisii* (histoplasmose) e a *Candida albicans* (candidíase), muito frequente em cavidades com comunicação externa e na pele de diferentes regiões corporais, sobretudo as mais úmidas.[2,15] As mucormicoses são infecções por agentes fúngicos da ordem dos *Mucorales*, tendo sido descritos na literatura casos graves de infecções de pele e demais tecidos moles nos membros inferiores por esses fungos.[16-18]

Agentes parasitários

A *filariose* (causada por helmintos) também constitui uma causa de linfangite. A *Wuchereria bancrofti* é responsável por mais de 90% dos casos dessa afecção, a *Brugia malayi* aparece em regiões da Ásia, e a *Brugia timori* é encontrada no Timor.[19] Linfangite crônica não granulomatosa pela *Wuchereria bancrofti* também foi descrita em pacientes examinados em zona endêmica brasileira.[20] A leishmaniose é doença causada pela *Leishmania braziliensis,* bastante comum nas Américas, por inoculação do protozoário a partir da picada de inseto vetor da doença, chamado *flebotomíneo.* A forma tegumentar ulcerada única ou múltipla em qualquer região do corpo pode ocasionar variados graus de linfangite.[21] Outro protozoário relatado é o *Toxoplasma gondii* (toxoplasmose), que evolui comprometendo gânglios de diferentes regiões, mais comumente na região cervical.

Agentes virais

Foi descrito caso de linfangite acral, acometendo mãos e pés, acompanhada de febre, secundária à infecção aguda pelo parvovírus B19, com remissão espontânea, e linfangite pelo herpes-vírus simples (HSV) em região genital e em membros superiores.[22,23] O citomegalovírus também tem sido implicado. Todos esses vírus citados apresentam maior incidência em pacientes imunossuprimidos, portadores da síndrome de imunodeficiência adquirida (AIDS), aqueles que fazem quimioterapia, radioterapia, imunossupressão pós-transplante ou apresentam doença neoplásica.[5,12]

A linfangite causada pelo vírus da doença do nódulo dos ordenhadores (*Orthopoxvirus*), transmitida pelo contato com feridas geralmente localizadas nos úberes de gado bovino, manifesta-se por nódulos avermelhados, em geral nas mãos e nos dedos.[2]

Outras linfangites

O termo *linfangite* também é utilizado na literatura para descrever uma infiltração de células tumorais nos vasos linfáticos, geralmente do pulmão, com o nome de linfangite carcinomatosa.[24] As neoplasias malignas que mais costumam provocar linfangite carcinomatosa são os tumores primários de pulmão, mama, trato gastrintestinal, próstata e pâncreas.[25] Linfangite carcinomatosa, caracterizada por edema e vesículas em membros superiores, também é descrita em caso de carcinoma anaplásico da tireoide com múltiplas metástases.[26]

São citadas na literatura outras doenças, sobretudo aquelas relacionadas com comprometimento do tecido conjuntivo, que assumem características crônicas e podem se manifestar por meio de alterações linfáticas na pele, como a artrite reumatoide, o lúpus eritematoso discoide ou sistêmico e a dermatomiosite.

Manifestações clínicas

De modo geral e didático, as manifestações clínicas secundárias à agressão dos linfáticos podem apresentar dois tipos de respostas: a sistêmica e a local. Dependendo do mecanismo agressor aos tecidos, em especial da pele e dos linfáticos (superficiais ou profundos), e da capacidade de resposta imunológica do indivíduo, pode ocorrer profusão dos sintomas e sinais, em maior ou menor grau, tanto sistêmicos quanto locais, não necessariamente em conjunto. As linfangites de naturezas física e química costumam promover somente alterações teciduais e linfáticas locais, com pouca reação sistêmica. Queimaduras de pequeno grau e traumas, cirúrgicos ou não, provocam não só vasodilatação arteriolar dérmica com edema regional, mas também linfática e, dependendo da capacidade de drenagem, podem resultar em linhas linfáticas longitudinais, com ocorrência até mesmo de linfonodomegalia.

Há dor local, descrita como "em queimação", e sensibilidade ao toque, mas praticamente sem sinais gerais, que podem surgir na vigência de infecção bacteriana secundária. Dentre os agressores químicos, os derivados da cocaína são os mais relatados como causas

de celulites, abscessos e linfangites que comprometem, sobretudo, os membros superiores. Em publicação nacional, no entanto, há relato de quatro casos de linfangites agudas de membros inferiores secundárias ao uso de drogas ilícitas, sendo relatadas, também, outras complicações, como trombose venosa profunda (TVP) e oclusão arterial aguda.[27]

Nas infecções bacterianas e virais agudas, que originam as linfangites, sintomas gerais como febre, mal-estar e apatia podem ocorrer, sobretudo quando relacionados com os microrganismos piogênicos, representados pelo *Staphylococcus aureus* e pelas diferentes espécies de *Streptococcus*, geralmente na fase prodrômica. Tais infecções frequentemente têm como local de inoculação do microrganismo uma porta de entrada habitualmente relacionada com os segmentos mais distais dos membros inferiores, como micoses interdigitais, pequenos traumas, acidentais ou iatrogênicos, como simplesmente cortar as unhas ou no ato da depilação. Picadas de insetos também são mencionadas como possíveis portas de entrada.[12] A febre tende a decrescer na vigência do aparecimento de estrias avermelhadas no trajeto dos linfáticos superficiais, que se estendem na direção dos linfonodos regionais. Essas estrias podem confluir e formar verdadeiras faixas eritematosas que se manifestam por sensação dolorosa e pele quente. A febre tende a se prolongar caso haja complicações locais, como evolução para celulite com comprometimento de tecidos mais profundos ou abscessos. Os sinais e sintomas gerais podem se exacerbar também como consequência da disseminação sistêmica de toxinas bacterianas e/ou dos próprios microrganismos, evoluindo para um quadro de sepse e até mesmo de choque, com repercussões hemodinâmicas, podendo causar falência de múltiplos órgãos. Essas complicações felizmente são raras, mas potencialmente letais, principalmente quando acometem pacientes com sistema imunológico deficitário, como aqueles com imunodeficiência ou diabetes.

A inoculação de espécies de *Rickettsia* por meio da picada de insetos resulta em quadro de febre alta (acima de 38,5°C), linfangite e linfonodomegalia em região inguinal, ocorrendo principalmente na Europa, África e Ásia. Nas riquetsioses, o período médio de incubação da doença é de 6 dias, e alguns pacientes apresentam, além do quadro febril, *rash* cutâneo maculopapular.[9] No caso das linfangites nodulares, uma úlcera dolorosa no local inicial da lesão sugere tularemia, causada pela *Francisella tularensis*, e secreção francamente purulenta geralmente acompanha infecções por espécies de *Francisella* e *Nocardia*.[10] O quadro clínico da infecção cutânea por *Nocardia brasiliensis* (nocardiose) envolve febre, linfangite e linfadenopatia regional.[28] Dentre as linfangites nodulares, a esporotricose e a leishmaniose têm períodos de incubação maiores que as demais causas.[10] A esporotricose existe nas formas cutânea, a mais comum e sistêmica, que geralmente ocorre em pacientes imunocomprometidos, e na forma linfocutânea. Nessa última, existe a formação de um nódulo, ulcerado ou não, indolor, com disseminação de uma linfangite proximal, linear, ao longo dos canais linfáticos, sendo comum a linfonodomegalia regional. Nessa forma clínica, geralmente se observa um ponto único de inoculação na mão ou no pé.[29]

Estudo realizado entre militares norte-americanos que estiveram em zonas endêmicas para filariose mostraram que os sintomas mais comuns foram dor e edema genital, seguido de perto por linfangites em membros superiores e inferiores, presentes em 51 a 80% dos casos.[19] Especificamente nessa população militar, não ocorreram complicações crônicas da filariose, como o linfedema ou a hidrocele.[19] No Brasil, o agente causal da filariose linfática é a *Wuchereria bancrofti*, sendo o principal inseto transmissor a fêmea hematófaga do *Culex quinquefasciatus*.[30-32]Acredita-se que essas formas crônicas de filariose possam acometer até 10% de todos os indivíduos contaminados pela *W. bancrofti.*[32] Em 1997, a Organização Mundial da Saúde (OMS) propôs metas para a eliminação da filariose linfática, e o Brasil adotou medidas para alcançar a erradicação dessa doença, que é uma importante causa de incapacidade física. Um programa com estratégias para a extinção da filariose linfática foi implementado, e o país tem progredido, sendo os últimos casos notificados em Belém (PA), em 2001, e em Maceió (AL), em 2004.[31,32] Na região metropolitana do Recife (PE), nenhum caso positivo foi encontrado em cerca de 100 mil pessoas examinadas.[31,32]

Diagnóstico

O diagnóstico é essencialmente clínico, mas, havendo dificuldade na identificação do agente causal, são solicitados testes sorológicos, no caso das doenças virais, e realização de biopsias, lâminas com colorações específicas e culturas, no caso das infecções fúngicas e bacterianas. A anamnese é fundamental na identificação de viagens para zonas endêmicas, do uso de drogas ilícitas injetáveis e de outros agentes químicos que possam causar linfangites. No exame físico, além das características inflamatórias no trajeto dos vasos linfáticos, devem-se pesquisar possíveis pontos de inoculação e linfonodomegalias, dolorosas ou não.

Na esporotricose, o diagnóstico é concluído por meio da história de exposição ao fungo e associação às características da lesão cutânea. Para confirmação do diagnóstico etiológico, biopsia e exame da lâmina do material, com coloração de PAS (*periodic acid-Schiff*) ou demais técnicas que marquem fungos, confirmam o agente causal.[29] Na filariose linfática, o que comprova a infecção ao exame diagnóstico é a presença de microfilárias (MF) de *W. bancrofti* no sangue periférico ou em outros fluidos corporais.[31,32] Para realização da pesquisa de microfilárias em amostras de sangue periférico, deve-se considerar a periodicidade do parasito, que, no Brasil, ocorre entre 23 horas e 1 hora da manhã.[31,32] Outros exames complementares podem auxiliar no diagnóstico da filariose linfática, porém as sorologias para detecção de anticorpos têm menor especificidade, com dificuldade para diferenciar a infecção em ativa, anterior ou exposição prévia ao parasito.[31,32] Na infestação secundária da filariose, em pacientes que visitaram zonas endêmicas, uma alteração laboratorial encontrada foi a eosinofilia.[19]

A ressonância magnética (RM) é o exame de imagem ideal para detectar alterações de partes moles produzidas pelos processos infecciosos, demonstrando a ocorrência e a extensão da infecção em casos de celulites, fasciites, miosites, linfadenites e linfangites, porém vale ressaltar seu custo elevado.[33]

Aspectos anatomopatológicos nas linfangites

O estudo histológico é eventualmente desejado na elucidação etiopatogênica das afecções do sistema linfático, com a realização de biopsias dos tecidos lesionados. É possível a pesquisa de muitos agentes infecciosos bacterianos, incluindo os bacilos álcool-acidorresistentes, fúngicos e virais, por técnicas histoquímicas e imuno-histoquímicas. Para a realização da biopsia dos vasos linfáticos, pode ser utilizada, ainda, a conhecida técnica de infiltração intersticial do corante azul patente violeta sódico, em uma concentração de 2,5%, para marcação e auxílio na dissecção de tais vasos,[34] o mesmo utilizado na detecção de linfonodos satélites em lesões tumorais.

Em condições normais, na rotina do patologista, à microscopia de luz, na coloração habitual de hematoxilina e eosina, não é tão fácil distinguir com segurança entre vaso linfático e sanguíneo, por se tratar de canais delicados, muitas vezes colapsados e semelhantes, embora os linfáticos sejam mais finos, tortuosos, irregulares e transportem mínima quantidade de eritrócitos.[35] Pela técnica de imuno-histoquímica com os usuais anticorpos marcadores endoteliais, como fator VIII (von Willebrand), CD31 e CD34, é possível visualizar de modo bastante eficiente a trama vascular dos tecidos; no entanto, não há distinção entre o endotélio de vasos linfáticos e sanguíneos com esses anticorpos. Na última década, surgiram novos anticorpos, como LYVE-1, prox-1 e D2-40/podoplanin, para uso em imuno-histoquímica, que apresentam marcação forte e seletiva do endotélio linfático, os quais têm auxiliado nas pesquisas para o melhor entendimento etiopatogênico das anomalias envolvendo os vasos linfáticos.[36]

Em condições patológicas, as alterações linfáticas têm sido observadas principalmente na análise de metástases neoplásicas ganglionares e linfangites carcinomatosas, espécimes bastantes corriqueiras em laboratório de patologia. Na prática diária, em condições inflamatório-infecciosas que envolvem a circulação linfática, poucos materiais são encaminhados para avaliação histológica.

A seguir, serão mencionadas as situações agudas mais frequentemente observadas e sua expressão histopatológica, que abrangem agentes bacterianos. A propagação de bactérias pelas vias linfáticas produz inflamação aguda nessas vias, ou seja, a linfangite. Qualquer patógeno virulento pode ser causa da linfangite aguda, mas o agente mais comum é representado pelo estreptococo beta-hemolítico do grupo A. As infecções estreptocócicas caracterizam-se por infiltrados neutrofílicos intersticiais difusos com destruição mínima dos tecidos do hospedeiro. Histologicamente, a linfangite aguda consiste em vasos linfáticos dilatados e repletos de exsudato, composto principalmente por neutrófilos e histiócitos, que habitualmente se propagam através da parede linfática para os tecidos perilinfáticos (Figura 154.2), podendo causar celulite ou abscessos focais. Esse processo resulta na manifestação clínica de estrias avermelhadas e dolorosas subcutâneas no trajeto dos vasos linfáticos (linfangite ascendente já mencionada) e aumento dos linfonodos para onde drena a linfa da região.[37]

Tratamento

O tratamento das linfangites depende da sua etiologia. Ao se reconhecer o agente agressor, deve-se usar o medicamento específico adequado, na dose efetiva e pelo período necessário, no intuito de minimizar as agressões teciduais e conduzir o tratamento do paciente.

As linfangites de natureza bacteriana devem ser tratadas com antibióticos por um período mínimo de 10 dias. De maneira geral, para as infecções por estreptococos e estafilococos, a penicilina permanece sendo muito útil em função de seu baixo custo e eficácia elevada. Quando há necessidade de internação hospitalar, usa-se penicilina G cristalina com dosagem variando de 2 milhões a 4 milhões de UI, a cada 4 horas, por via intravenosa. Nos casos ambulatoriais, a penicilina G procaína pode ser usada na dose de 400 mil a 600 mil UI, a cada 12 horas, por via intramuscular. A penicilina G benzatina (benzilpenicilina), por via intramuscular, tem longa concentração efetiva no plasma, sendo mais uma possibilidade a cada 5 a 7 dias. A penicilina constitui também o fármaco de escolha para o antraz, a sífilis e a blenorragia. A segunda opção para as infecções bacterianas consiste na oxacilina, na dose de 2 a 4 g, em 24 horas, ou na amoxicilina, de 2 a 3 g/dia.[2,5,12] Estudo randomizado comparando uma quinolona com a amoxicilina + clavulanato, administradas por via oral, demonstrou taxas de cura de 70% para ambas as medicações em infecções de partes moles, inclusive linfangites causadas por *Staphylococcus aureus.*[38] A eritromicina e as sulfas são fármacos de ação bacteriostática, sendo incluídos como terceira opção. A associação de sulfametoxazol 800 mg e trimetoprima 80 mg, em duas tomadas ao dia,

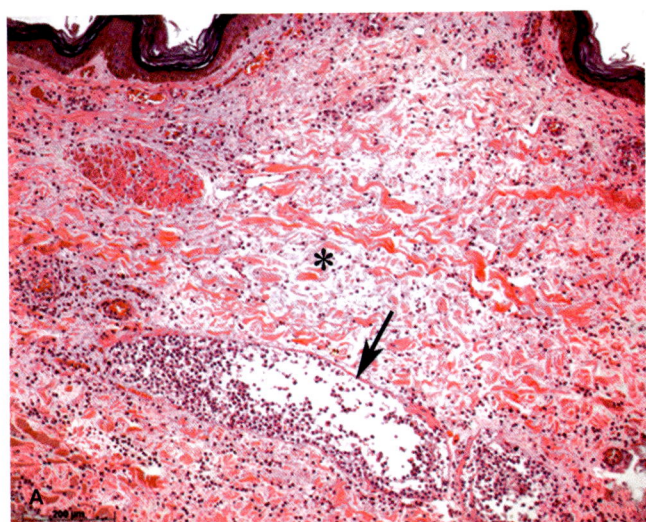

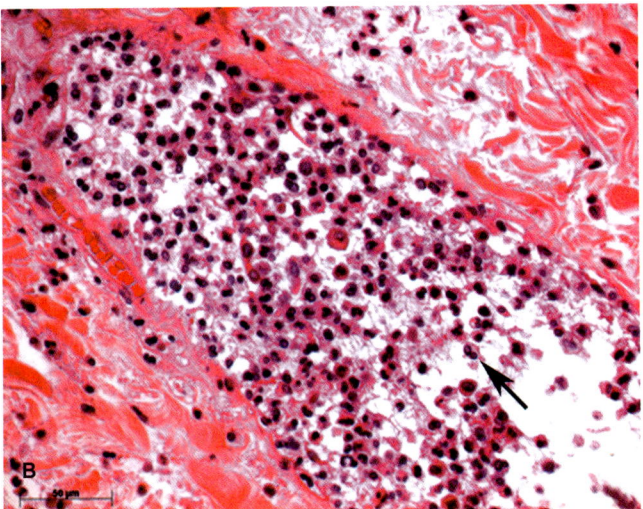

FIGURA 154.2 Corte histológico de pele apresentando linfangite aguda em um caso de amputação do membro inferior por isquemia e infecção grave. **A.** Edema intersticial e infiltrado inflamatório permeando as fibras colágenas da derme (*asterisco*). A *seta* indica um vaso linfático dilatado e repleto de células do exsudato inflamatório (hematoxilina & eosina; aumento original de 10×). **B.** Mesmo vaso linfático ampliado contendo numerosos neutrófilos (um deles apontado pela *seta*) que permeiam também o interstício perivascular entre as fibras colágenas. As células pouco maiores são histiócitos (hematoxilina & eosina; aumento original de 40×).

é preconizada, tendo efetividade também no tratamento de bactérias gram-negativas como o *Haemophilus ducreyi* (cancroide).[2,12] Para muitos, as cefalosporinas de primeira geração podem ser uma boa opção, por terem maior espectro de ação e sofrerem menor resistência bacteriana do que as penicilinas. Dessa classe de medicamentos, incluem-se a cefalotina, a cefazolina e a cefalexina. As cefalosporinas de segunda, terceira e quarta gerações têm sua eficácia ampliada para microrganismos gram-negativos, algumas com ação antipseudômonas, e são selecionadas para casos de pacientes com lesões de partes moles complexas e complicadas.[5]

Linfangites virais geralmente têm curso autolimitado, necessitando apenas de medidas gerais para controle dos sintomas. No caso das linfangites herpéticas (HSV), a história natural da doença tem um ciclo de resolução gradual em 14 a 21 dias. As regiões orofacial e genital são as mais acometidas, mas também pode haver autoinoculação em outras áreas do corpo.[39] O comprometimento da pele geralmente é localizado e acompanhado de eritema e lesões maculopapulares. O aciclovir é o tratamento de escolha nas infecções por

HSV[39] e, provavelmente, auxilia na redução da duração dos sintomas e dos episódios de recorrência.[23] A primeira infecção pelo HSV geralmente é tratada de modo conservador, mas, no caso de infecções recorrentes, o aciclovir tem sido utilizado na literatura na dose de 800 mg, por via oral, 2 vezes/dia, a partir do período prodrômico.[40] A cirurgia deve ser evitada, a menos que sejam identificados abscessos associados de etiologia fúngica ou bacteriana.[39]

Nas linfangites nodulares, em geral, a história detalhada muitas vezes deve ser acompanhada de biopsias de pele, com colorações apropriadas, e culturas para o diagnóstico etiológico e instituição de tratamento específico para essas infecções.[10] Para a esporotricose e outras infecções fúngicas, costumam ser utilizados agentes antifúngicos durante pelo menos 1 mês ou até a resolução completa das lesões.[29] O iodeto de potássio é um medicamento facilmente acessível e tem boa ação sobre o *Sporothrix schenckii*; sua administração é iniciada com 10 gotas, 3 vezes/dia, aumentando-se a dose gradativa e diariamente até se alcançar a meta de 50 gotas, e após resposta clínica satisfatória, é feita a retirada gradual do medicamento[12] (Figura 154.3). Outros medicamentos ventilados são o itraconazol na dose de 200 a 400 mg/dia, o cetoconazol e o fluconazol. Na nocardiose, a sulfa tem se mostrado uma medicação efetiva.[12]

O controle da filariose tem magnitude mais ampla e seu objetivo é a interrupção da transmissão (vetor) e a contenção da morbidade. Nesse último aspecto, o combate é direcionado para as microfilárias e os vermes adultos. O tratamento preconizado pela OMS para a filariose linfática é a dietilcarbamazina (DEC), na dose diária de 6 mg/kg/dia, por 12 dias, podendo ser dividida em três subdoses e devendo ser evitada em crianças menores de 2 anos, gestantes e nutrizes.[31,32] No Brasil, comprimidos de 50 mg são produzidos pelo laboratório da Fundação Oswaldo Cruz (Fiocruz), para administração por via oral, sendo distribuídos gratuitamente pelo Ministério da Saúde.[31,32] A dose única de ivermectina – medicamento mais recente – de 400 µg/kg, é igualmente eficiente.[30]

Para celulites, abscessos e linfangites secundárias ao uso de substâncias ilícitas, muitas vezes é necessária a hospitalização para instituição de antibioticoterapia intravenosa e desbridamentos cirúrgicos de possíveis áreas de necrose.[41]

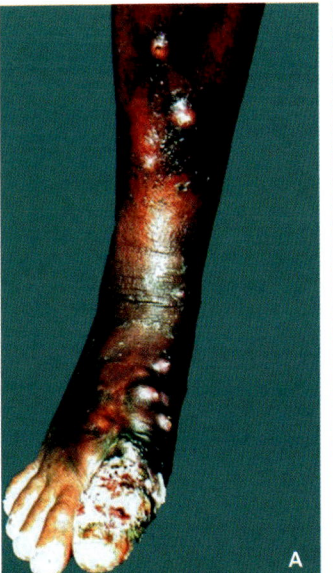
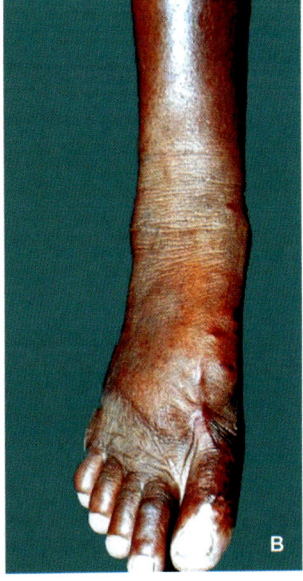

FIGURA 154.3 **A.** Linfangite nodular causada pelo *Sporothrix schenckii* na forma ulcerada pré-tratamento (cortesia do Prof. Iphis Campbell). **B.** Aspecto após 60 dias de tratamento com iodeto de potássio.

Complicações

Vesículas, abscessos e áreas de necrose podem surgir em decorrência de um episódio de linfangite com seu curso complicado. Infecções bacterianas secundárias ao processo inflamatório podem surgir e complicar o quadro de linfangites por vírus, fungos e agentes químicos. É provável que uma pequena proporção dos casos de filariose linfática evolua para manifestações crônicas, como o linfedema.[31,32] A longo prazo, se houver comprometimento extenso da rede linfática de drenagem de uma região, pode ocorrer linfedema crônico. Há mais de 3 décadas, um estudo em áreas endêmicas encontrou obstrução linfática crônica, com sintomas e sinais de elefantíase e hidrocele, após cerca de 20 a 30 anos de infestação pela *W. bancrofti*.[42] Atualmente, acredita-se que essa evolução tenha mais correlação com as infecções bacterianas e linfangites recorrentes, que ao longo dos anos da doença resultam no comprometimento progressivo dos vasos linfáticos, do que propriamente com o parasita.

ERISIPELA

Introdução e conceito

Infecção bacteriana aguda da pele que se expressa por intensa capilarite linfática da derme, podendo ou não envolver o sistema de drenagem dos vasos linfáticos superficiais, caracterizada por estrias ou faixas eritematosas, e consequente adenite regional ou troncular. Quase sempre a resposta sistêmica é exuberante. Na literatura médica, há a definição de erisipela como uma infecção que acomete a derme e a hipoderme, ou seja, uma dermo-hipodermite, consistindo em um quadro clínico com inflamação local intensa.[43] Por essa compreensão, a erisipela seria um tipo específico de celulite, com envolvimento superficial de estruturas da derme, bordas bem demarcadas e envolvimento linfático pronunciado.[44,45]

Etiologia

De acordo com a maioria dos autores, o estreptococo beta-hemolítico do grupo A (da classificação de Lancefield), ou seja, o *Streptococcus pyogenes*, é o agente etiológico mais frequente da erisipela, embora tenham sido já observadas infecções por estreptococos dos grupos B, C e G, e, mais raramente, por estafilococos, como o *Staphylococcus aureus*.[46] Esse último está presente de maneira persistente na pele de 10 a 24% da população e também é relatado como temporário na pele sadia dos demais indivíduos.[47] Celulites associadas à furunculose ou aos abscessos são frequentemente causadas por *Staphylococcus aureus*.[39] A quantidade de infecções por *S. aureus* resistentes à meticilina ou *methicillin-resistant Staphylococcus aureus* (MRSA) está aumentando ao longo dos anos, inclusive as afecções cutâneas adquiridas em comunidade.[39] O uso irregular e indiscriminado de antimicrobianos, com aumento da resistência bacteriana, é um dos fatores comumente associados a esse problema.

O *Streptococcus pyogenes* é o responsável pela infecção nas erisipelas em 58 a 67% dos casos, *Streptococcus agalactiae* do grupo B por 3 a 9% e outros *Streptococcus* spp. por 14 a 25%. O *Staphylococcus aureus* pode ocorrer, associado ou isoladamente, em 10 a 17% dos casos.[43] Relatos de casos de erisipela secundária a diferentes microrganismos também são encontrados na literatura, como por *Yersinia* enterocolítica[48] e *Haemophilus influenzae* tipo B.[13]

O quadro clássico de erisipela, com intensa linfangite capilar da derme, associada ao quadro sistêmico exuberante com calafrios, febre alta e outros sintomas gerais, é bastante sugestivo de infecção pelo *Streptococcus pyogenes*.

Incidência e epidemiologia clínica

A erisipela constituiu infecção frequente no passado, relacionada com condições de vida precárias, falta de saneamento básico, hábitos de higiene da pele e inexistência de antimicrobianos. Dados da literatura internacional estimaram a incidência de erisipela em 0,09/1.000 pessoas ao ano, enquanto a incidência de celulite em geral seria de 24,6/1.000 pessoas ao ano.[49] Nos EUA, os estudos apontam para um aumento da incidência das infecções de pele e de tecidos moles.[50,51] Um estudo transversal norte-americano, com base em informações de uma base de dados, estimou que 2,4 milhões de pessoas apresentaram essas infecções no ano 2000, o mesmo ocorrendo com cerca de 3,3 milhões de indivíduos em 2012, com uma incidência de 81 por 10 mil pessoas/ano.[50] Dados da literatura mostram tendência a aumento dessa quantidade no verão.[52]

É uma doença que acomete predominantemente indivíduos adultos, entre 20 e 90 anos, alcançando um pico na faixa etária entre 60 e 80 anos.[53] A distribuição por sexo tem se apresentado variada em diferentes estudos, mas aparentemente, em geral, não apresenta diferença significativa, constando, porém, o fato de na faixa etária mais jovem, os homens serem mais acometidos,[49,54,55] provavelmente em função de estarem mais predispostos a pequenos traumatismos de extremidades.

Segundo a literatura, a maioria dos casos de erisipela compromete os membros inferiores,[45,56-59] podendo afetar outras regiões do corpo, como a face ou os membros superiores. Estudo retrospectivo com 526 adultos internados para o tratamento de erisipelas registrou percentuais de 86% no acometimento dos membros inferiores e 5,9% da face.[60]

Doenças que condicionam o aparecimento de edema regional podem ser implicadas na predisposição à ocorrência de erisipelas, como acontece em pacientes com edema de origem venosa, linfática, renal ou cardíaca. As doenças vasculares que cursam com edema crônico, como insuficiência venosa crônica (IVC) e linfedema, costumam ser citadas como fatores predisponentes a essas infecções.[61] Doença vascular periférica foi encontrada em 27,5% dos 526 casos estudados por Ronnen et al., que enfatizaram a importância dos fatores vasculares, sobretudo os venosos.[60] A solução de continuidade da pele, também chamada "porta de entrada", é considerada fator determinante para a ocorrência de erisipela.[56] Fatores locais como micose interdigital, fissuras e cirurgia venosa prévia foram citados como predisponentes para celulites e erisipelas.[58,61] Uma revisão sistemática da literatura buscou os fatores de risco para as celulites não purulentas de membros inferiores e encontrou um papel predominante dos fatores locais sobre os sistêmicos.[62] A partir de estudos observacionais, os autores realizaram uma metanálise e concluíram que linfedema/edema crônico, celulite prévia, úlceras e ferimentos na perna, doenças cutâneas que cursem com escoriações e infecções fúngicas nos espaços interdigitais são fatores de risco para celulites de membros inferiores.[62] Entre os fatores sistêmicos, a obesidade (índice de massa corporal [IMC] > 30) esteve significativamente associada ao risco de celulite, e diabetes, etilismo e tabagismo não demonstraram significância estatística (Quadro 154.1).[62]

QUADRO 154.1	Fatores de risco associados às celulites não purulentas dos membros inferiores.[62]	
Fator sistêmico	**Fatores locais**
Obesidade (IMC > 30 kg/m²)	Celulite prévia
	Linfedema/edemas crônicos
	Úlceras e ferimentos
	Doenças dermatológicas que cursam com escoriações da pele
	Infecções fúngicas nos espaços interdigitais

IMC: índice de massa corporal.

Considerando o aumento dos índices de sobrepeso e obesidade na população brasileira, esse fator de risco tem importância na prática clínica diária. Estudo realizado na Santa Casa de São Paulo, em 70 pacientes portadores de erisipela com manifestações graves, mostrou equivalência entre os sexos, faixa etária mais atingida entre 51 e 60 anos (25,7% de 70 pacientes); em 51% dos casos, os pacientes apresentavam doenças sistêmicas associadas.[53]

Quadro clínico

Os sintomas e sinais gerais costumam preceder as alterações que surgem na pele em 24 a 48 horas. Febre alta, entre 38 e 40°C, calafrios, mal-estar, náuseas e vômitos, astenia e mialgias constituem as principais alterações sistêmicas. Esses sintomas estão relacionados com a liberação de exotoxinas estreptocócicas na corrente sanguínea. Após 1 ou 2 dias desses sintomas aparece uma pequena área eritematosa no local comprometido, com sensação de queimação local que se espalha progressivamente (Quadro 154.2). Quando a doença se torna evidente, a placa eritematosa se apresenta elevada, quente, tensa, brilhante e bem delimitada (Figura 154.4 A), por vezes com aspecto de "casca de laranja". Sem tratamento, os sintomas gerais persistem.[63] Surge, então, um edema firme, não depressível e doloroso à palpação, sendo geralmente observadas faixas linfangíticas com nódulo linfático satélite.[64]

Nos casos de erisipela, a febre costuma ser mais elevada que nos casos de celulite, mas pode estar ausente em até 15% dos pacientes.[43] A febre manifestou-se em 71% dos 200 casos de celulite e erisipela estudados por Lazzarini et al.[45] Já Krasagakis et al., pesquisando o quadro clínico de 99 pacientes com erisipela, encontraram principalmente sinais e sintomas locais, como dor, eritema e edema, havendo febre em apenas 25% dos casos.[52]

A maioria dos casos de infecção de pele e de partes moles é acompanhada em regime ambulatorial.[50] Se adequadamente tratado, o

QUADRO 154.2	Sintomas e sinais que podem ser encontrados nas infecções de pele e demais tecidos moles, incluindo celulites e erisipelas.
Sintomas	**Sinais locais**
Febre	Placa eritematosa
Calafrios	Calor
Mal-estar	Lesão cutânea (possível porta de entrada)
Astenia	Edema
Náuseas	Dor
Dor/queimação	Vesículas
Vômito	Estrias linfangíticas
Mialgia	Linfonodomegalia regional

quadro sistêmico regride em 2 a 3 dias e as lesões na pele diminuem gradativamente, com reduções do eritema e edema. Após cerca de 10 a 15 dias, percebe-se a pele com tonalidade um pouco mais escura e processo de descamação. Essa forma de manifestação clínica pode ser definida como *eritemato-edematosa*. A permanência hospitalar nos casos de erisipela varia, em média, entre 7 e 12 dias, e alguns pacientes ainda podem apresentar edema e eritema residuais no momento da alta hospitalar.[45,52,56]

Relacionadas com o processo inflamatório e infeccioso da erisipela, podem aparecer bolhas, decorrentes da confluência de muitas vesículas, com conteúdo seroso e até mesmo hemático. Conceitualmente vesículas são as lesões de pele com conteúdo fluido de tamanho ≤ 5 mm, e bolhas são as lesões maiores, com diâmetro ≥ 5 mm.[65] Tal apresentação constitui uma forma mais grave, que muitos denominam *vesicobolhosa* (Figuras 154.4 e 154.5). Constitui menos de 5% de todas as erisipelas.[66] Alguns autores relacionam as formas bolhosas de erisipela à infecção por *Staphylococcus aureus*, com elevada prevalência de cepas resistentes à meticilina.[46] Essas bolhas, na

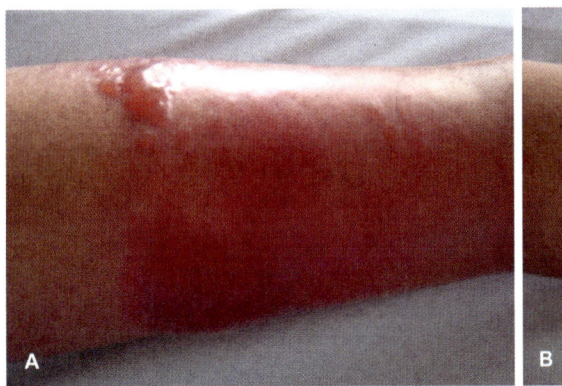 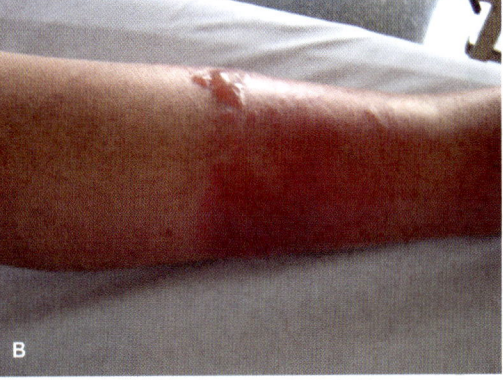

FIGURA 154.4 A. Aspecto de perna com erisipela mostrando a delimitação evidente do processo inflamatório entre a área comprometida e a pele normal. **B.** Forma clássica de erisipela vesicobolhosa com conteúdo seroso em membro inferior.

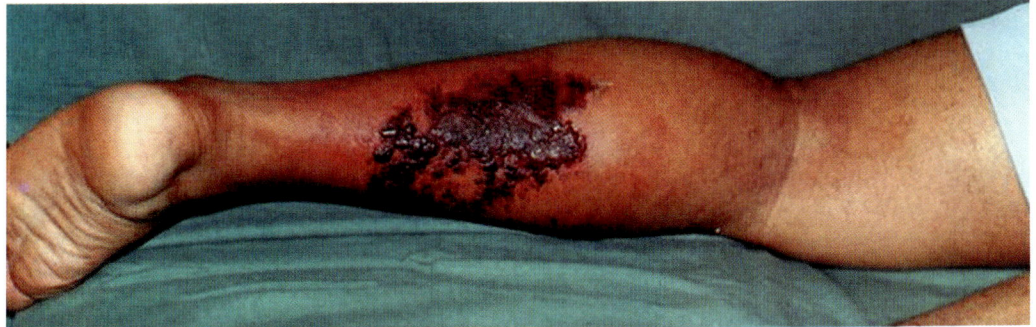

FIGURA 154.5 Forma de erisipela vesicobolhosa com conteúdo hemorrágico.

evolução do processo, podem se romper espontaneamente e provocar exulcerações ou ulcerações (Figura 154.6) na pele que evoluem com cicatrização e epitelização após a formação de crosta local.

A maioria dos quadros de erisipela acomete os membros inferiores (70 a 90%); 2 a 9%, os membros superiores; e a erisipela facial é relatada em apenas 6 a 19% dos casos.[43,60,64,67] Essa predominância é explicada pela porta de entrada, identificada em 55 a 82% dos casos.

As lesões que causam ruptura da barreira cutânea, facilitando a invasão de bactérias, são as consideradas como porta de entrada.[64] Assim, as infecções fúngicas interdigitais, em primeiro plano, fissuras, pequenos traumatismos, picadas de insetos e úlceras pre-existentes, sobretudo secundárias a insuficiência venolinfática, devem ser consideradas. A ocorrência de uma dessas lesões, mais frequentemente a micose interdigital, reforça o diagnóstico de erisipela.[66] Nos membros superiores, possíveis lesões que representam portas de entrada para a infecção são o uso de substâncias injetáveis e linfedema pós-mastectomia e radioterapia.[63] Em relação à erisipela facial, é frequente infecção de orofaringe inicial, com disseminação para a face ou autoinoculação pela própria pele[53] (Figura 154.7). Antes da utilização de antibióticos, a trombose de seio cavernoso, configurava-se como complicação potencialmente fatal da celulite de face.[57]

Erisipelas de localizações atípicas, como abdome e coxa, podem ocorrer em pacientes com fatores predisponentes específicos, como a obesidade.[68] Pode haver, em alguns casos, um linfedema primitivo preexistente que é modificado pelo primeiro surto de erisipela, resultando em uma condição ainda mais favorável a recidivas infecciosas.[69,70] A erisipela também pode se instalar em locais com incisões cirúrgicas prévias, como nos casos de retirada da safena magna para revascularização miocárdica[71,72] (Figura 154.8). Utley et al. encontraram alguns fatores de risco para não cicatrização do local de retirada da safena magna, como obesidade, diabetes melito, doença aterosclerótica oclusiva dos membros inferiores, níveis baixos de hematócrito e sexo feminino.[73]

Na literatura, as celulites e erisipelas são comumente categorizadas como infecções de pele e de tecidos moles ou, por vezes, o termo *celulite* é utilizado para ambas as afecções.[51,61] Alguns autores estudam as celulites e as erisipelas em conjunto, como infecções não complicadas da pele.[58,61,74-77] As infecções complicadas da pele seriam assim definidas como aquelas que envolvem tecidos profundos (fasciite necrosante), requerem intervenção cirúrgica e/ou ocorrem em pacientes com comorbidades que promovem a imunossupressão.[75,70] Essas últimas cursam com maiores índices de morbidade, mortalidade e permanência hospitalar.[75,78]

Existem diferentes classificações para as infecções de pele e tecidos adjacentes, seja pela localização, gravidade e manifestação de secreção ou necrose.[79,80] Considerando a secreção, essas infecções podem ser subdivididas em purulentas (furúnculo, carbúnculo e abscesso) e não purulentas (celulites, erisipelas e infecções necrosantes).[79] As infecções de pele também podem ser classificadas de acordo com a gravidade do quadro em leves, moderadas ou graves, sendo as categorias e os sinais sistêmicos apontados pela Infectious Diseases Society of America (IDSA) e detalhados no Quadro 154.3.[79]

Quanto à profundidade da infecção, a Figura 154.9 apresenta uma representação esquemática simplificada das três camadas da pele. Alguns autores utilizam a nomenclatura *epiderme*, para a camada mais superficial da pele; *derme*, para a camada intermediária; e *hipoderme*, para a camada mais profunda; outros autores utilizam a expressão "tecido subcutâneo" para a camada mais profunda da pele.[81-84] Enquanto nas celulites e erisipelas a infecção acomete a epiderme e a derme, nas infecções profundas, como a fasciite necrosante, a infecção invade o tecido subcutâneo, comprometendo a fáscia superficial e podendo invadir a fáscia muscular e penetrar o músculo.[78,80]

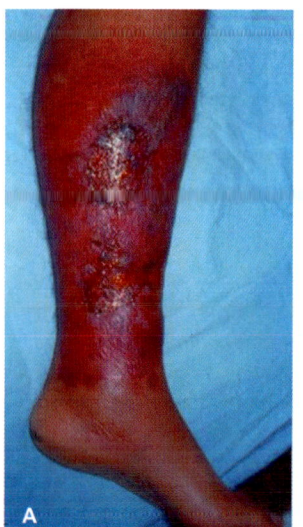
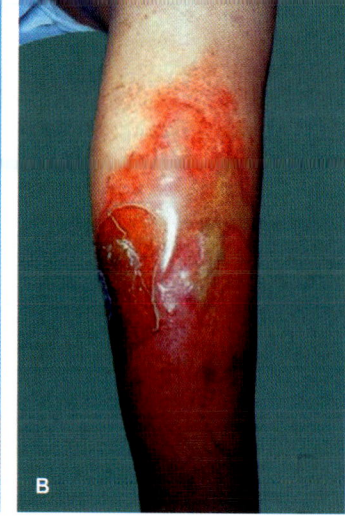

FIGURA 154.6 A. Fase subaguda de erisipela vesicobolhosa mostrando exulcerações na sua evolução. **B.** Erisipela vesicobolhosa mostrando ruptura espontânea de bolha e formação de exulceração.

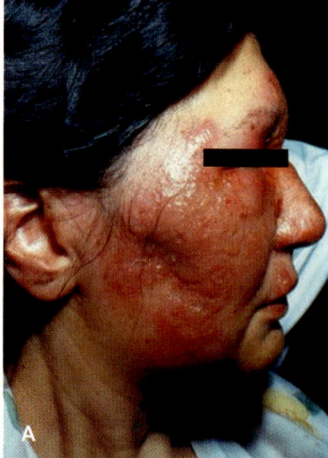
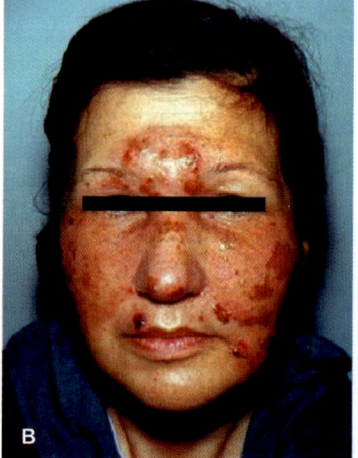
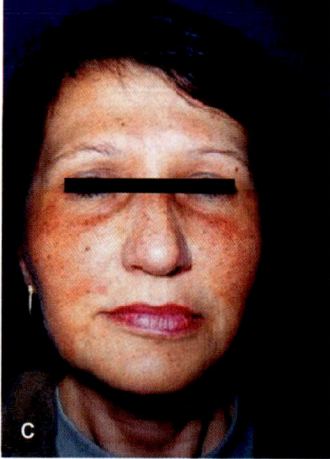

FIGURA 154.7 A. Forma rara de erisipela facial vesicobolhosa na fase aguda, causada pelo *Streptococcus pyogenes,* identificado em cultura. **B.** Erisipela facial em fase subaguda, com formação de crostas, após 10 dias de tratamento intravenoso com penicilina G cristalina. **C.** Remissão completa de quadro de erisipela facial após 60 dias do início do quadro agudo.

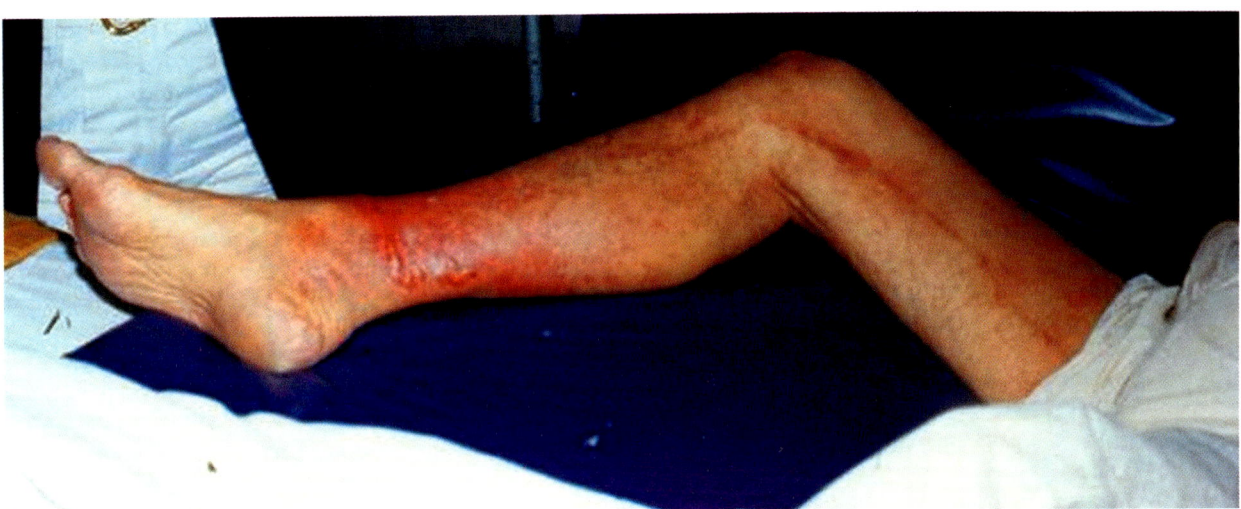

FIGURA 154.8 Aspecto de erisipela vesicobolhosa em membro inferior doador de safena magna para a revascularização do miocárdio.

QUADRO 154.3	Classificações utilizadas pela Infectious Diseases Society of America (IDSA, 2014) para as infecções de pele e demais tecidos moles, incluindo celulites e erisipelas.[79]
Critérios considerados	**Classificação**
Quanto à coleção/secreção purulenta	Purulentas (furúnculo, carbúnculo e abscessos)
	Não purulentas (celulites, erisipelas e infecções necrosantes)
Quanto à gravidade das infecções não purulentas	Leve: celulite ou erisipela típica, sem foco purulento
	Moderada: celulite ou erisipela típica com sinais sistêmicos de infecção
	Grave: falha na antibioticoterapia oral ou sinais sistêmicos de infecção, hospedeiro imunocomprometido, sinais clínicos de infecção profunda, bolhas, necrose, hipotensão, disfunção de órgãos
Sinais de comprometimento sistêmico	Febre (> 38°C)
	Taquicardia (> 90 bpm)
	Taquipneia (> 24 irpm)
	Leucocitose (> 12.000)
	Paciente com algum imunocomprometimento

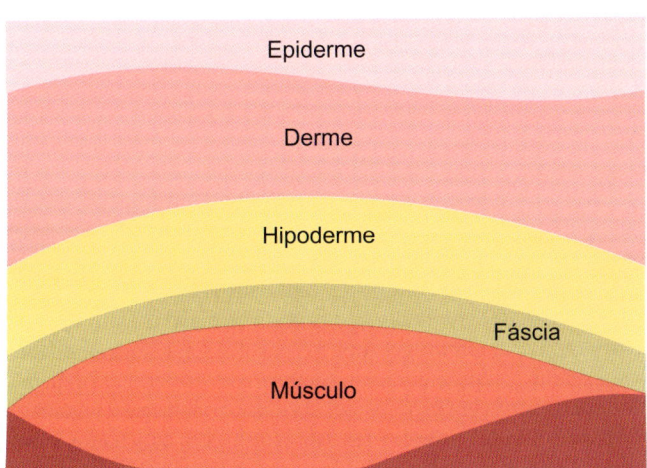

FIGURA 154.9 Representação esquemática simplificada do posicionamento das camadas da pele (epiderme, derme e hipoderme)[78,79] e sua relação com planos mais profundos (fáscia profunda e musculatura).

Complicações

Fatores relacionados com o hospedeiro, locais e sistêmicos, e a virulência do patógeno associam-se a complicações na erisipela.[68] Imunodeficiência, diabetes melito, obstrução arterial, desnutrição, etilismo, insuficiência renal crônica, neoplasias e idade avançada são fatores que, quando vinculados ao componente infeccioso, podem significar maior incidência de complicações. De maneira geral, estima-se que evolução das celulites e erisipelas costuma ser favorável após o tratamento antimicrobiano;[56,59] contudo, alguns autores ponderam que a heterogeneidade dos estudos, considerando diferentes desfechos como cura, melhora clínica e/ou resolução dos sintomas, dificulta uma análise global da evolução das celulites e erisipelas.[59] Estudo com 70 casos de pacientes hospitalizados com erisipela mostrou que 92,9% deles apresentaram recuperação completa e 4,3% registraram melhora, com sequelas residuais, perfazendo um total de 97,1% de recuperação total ou parcial, e 2,9% de óbitos por sepse.[56] Para alguns autores, a falência de múltiplos órgãos, a bacteriemia, a baixa taxa de albumina e o retardo no início da antibioticoterapia associaram-se a maior mortalidade.[57] Revisão sistemática da literatura investigou a bacteriemia em pacientes com celulites e erisipelas e encontrou 6,5% de hemoculturas positivas, sendo 4,6% nos casos de erisipela e 7,9% nos quadros de celulite.[44] A mesma revisão apontou a predominância dos *Streptococcus* spp. como principais microrganismos responsáveis pelos quadros de bacteriemia em celulites e erisipelas, estando presentes em 61% das hemoculturas em geral (75% nas bacteriemias secundárias a erisipelas e 58% nas celulites).[44] Os autores ainda sinalizaram que, de maneira geral, os microrganismos gram-negativos foram encontrados em 23% dos quadros de bacteriemia nas celulites e erisipelas, e os *Staphylococcus aureus* em 15%, pontuando a necessidade de novos estudos sobre a microbiologia dessas infecções.[44]

Cronicamente, linfedema residual pode ocorrer em até 12% dos pacientes como sequela de um episódio agudo de erisipela.[85]

Fasciite necrosante

Quanto à possibilidade de evolução dos quadros de erisipela para infecções profundas complicadas, como a fasciite necrosante, existe uma polêmica na literatura. Procura-se diferenciar a erisipela que evolui com necrose (*forma necrosante*) da fasciite necrosante (gangrena de Meleney), distinguindo-se assim os dois processos.[53] A fasciite necrosante mostra resposta sistêmica inflamatória exuberante e com evolução rápida da lesão tegumentar para a necrose, que se mostra sempre profunda, comprometendo a fáscia aponeurótica e, muitas vezes, com pobre reação linfática local. Nas erisipelas necrosantes (Figura 154.10) extensas, o quadro é insidioso, embora progressivo, com sinais maiores de linfangite, sem envolvimento evidente da fáscia aponeurótica;[63,86,87] entretanto, não é possível negar a controvérsia, exemplificada por Hammer e Wanger, que graduam e pontuam características em história clínica, sintomas e sinais de modo a diferenciar erisipela complicada com necrose e fasciite necrosante.[88] É importante o diagnóstico preciso de erisipela em evolução para a forma necrótica, pois ela resulta em mais complicações e, consequentemente, maior tempo de internação, com aumento da morbimortalidade. Estudo realizado na Santa Casa de São Paulo, que incluiu 70 pacientes com formas graves de erisipela, mostrou que, entre os 20 pacientes que apresentaram a forma necrótica, 10 (50%) apresentaram necrose maior que 10 cm e demandaram mais tempo de internação, comparativamente às outras formas.[53] O tratamento precoce e adequado diminui as complicações, e favorece uma melhor evolução, diminuindo, inclusive, o tempo de internação. O agente frequentemente envolvido ainda é o estreptococo beta-hemolítico do grupo A. Em muitas casuísticas com necroses extensas, identifica-se também o *Staphylococcus aureus* agindo isoladamente ou sinergicamente.[89] Nas lesões com crepitação ao exame físico, o envolvimento de microrganismos anaeróbios é possível por meio da superinfecção. Outra complicação de ordem local são os abscessos que, juntamente com a necrose de pele, demandam tratamento cirúrgico.

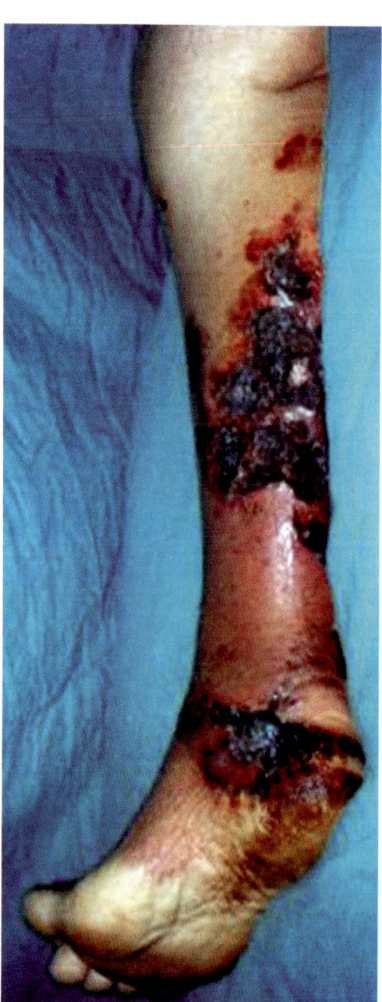

FIGURA 154.10 Erisipela necrosante em membro inferior com áreas de necrose que não alcançam os planos profundos (fáscia e musculatura).

Nos casos de fasciite necrosante dos membros inferiores, cerca de 80% dos pacientes têm uma lesão identificável na pele, e 20% podem não apresentar lesão visível na pele.[90] A manifestação inicial é semelhante à de uma celulite, mas o paciente evolui com sinais de toxemia e febre alta. À palpação, diferentemente do quadro de celulite e erisipela, os planos profundos não podem ser diferenciados, apresentando consistência firme.[39]

Alguns sinais clínicos sugerem fasciite ou infecção profunda da pele. Dentre os sinais, estão dor desproporcional aos achados do exame físico (intensa e constante); bolhas de coloração violácea; hemorragia, necrose ou equimose da pele; anestesia cutânea; edema além das margens do eritema; progressão rápida (especialmente durante a antibioticoterapia); sinais sistêmicos de toxemia e identificação de gás no tecido subcutâneo, que pode ser detectada à palpação ou por exames de imagem.[39,90]

Quanto à sua etiologia, a fasciite necrosante é subdividida na literatura em dois tipos. O tipo I é aquele de etiologia polimicrobiana, incluindo aeróbios e anaeróbios, entre eles as bactérias da família *Enterobacteriaceae*, como *Escherichia coli*, *Pseudomonas aeruginosa* e *Klebsiella pneumoniae*. Ocorre geralmente em pacientes com algum grau de imunocomprometimento.[90] O tipo II é causado pelo *Streptococcus* do grupo A (*Streptococcus pyogenes*), associado ou não ao *Staphylococcus aureus* (geralmente resistente à meticilina), podendo ocorrer em pacientes de qualquer idade e sem comorbidades.[90] Os achados laboratoriais incluem leucocitose, taxa elevada de creatinina, acidose, nível de sódio abaixo de 135 mmol/ℓ e creatinofosfoquinase (CPK) elevada.[39,90]

Os exames de imagem, como ultrassonografia, tomografia computadorizada e RM, podem contribuir para mensurar a extensão do edema e do comprometimento da fáscia, mas o diagnóstico é confirmado fundamentalmente pelo aspecto do tecido subcutâneo durante a cirurgia.[90] A realização de exames de imagem não deve retardar o tratamento cirúrgico.[80] Os sinais clínicos podem aparecer tardiamente, dificultando o diagnóstico precoce de uma fasciite necrosante. Por esse motivo, a dor desproporcional aos achados do exame físico deve sugerir essa doença,[39,90] devendo a avaliação da equipe cirúrgica ser solicitada em caráter de urgência para esses casos.[39,90] A cirurgia é a principal modalidade terapêutica na fasciite necrosante, influenciando diretamente o prognóstico do paciente.[90] A maioria dos pacientes necessita de um novo procedimento 12 a 24 horas após a primeira intervenção, e o paciente pode requerer entre 5 e 40 intervenções cirúrgicas durante o tratamento.[90] No ato operatório, deve ser realizada a coleta de uma amostra de tecido profundo para a realização de cultura e antibiograma.

Diagnóstico

Concluído por meio do exame clínico. Uma revisão da literatura aponta que até o momento não há um teste único que confirme o diagnóstico.[59] Consideram-se critérios diagnósticos aumento da temperatura da pele, dor ou sensibilidade no local, eritema, petéquias ou bolhas, edema e a associação entre os sintomas e os sinais na região acometida.[59] Anamnese e exame físico detalhados devem ser realizados, comparando a extremidade afetada com a contralateral, visto que, na maioria das vezes, o quadro é unilateral.[68] A apresentação clínica geralmente envolve uma síndrome febril associada ao comprometimento cutâneo, com dor, eritema e edema. Pode haver ainda linfangite associada e linfonodomegalia regional.[59] O diagnóstico de erisipela é feito de acordo com os achados locorregionais e não pode ser excluído apenas por inexistência de febre ou leucocitose.[52] Alguns autores propuseram um escore de pontos denominado ALT-70 (*asymmetry, leukocytosis, tachycardia, age ≥ 70 years*), para auxiliar na identificação das celulites de membros inferiores, considerando assimetria (3 pontos), leucocitose ≥ 10 mil (1 ponto), taquicardia ≥ 90 bpm (1 ponto) e idade ≥ 70 anos (2 pontos) obtendo valor preditivo positivo de 82,2% para valores entre 5 e 7 pontos.[59,91] A mensuração da temperatura cutânea na região comprometida, por meio de termômetro infravermelho ou imagem térmica, também pode ajudar no diagnóstico.[59,92] Um estudo randomizado sobre a utilização da imagem térmica avaliou que os pacientes com celulite apresentaram gradiente de temperatura significativamente maior na perna afetada, quando comparados a pacientes com outros diagnósticos diferenciais.[92]

Exames laboratoriais que visam à identificação do agente bacteriano específico podem ser realizados, como testes bacteriológicos diretos, culturas de secreção, reações sorológicas e técnicas de imunofluorescência.[85,93,94] A pesquisa do microrganismo no local considerado como porta de entrada, mediante *swab*, tem pouca utilidade, e as reações sorológicas possibilitam o diagnóstico etiológico da infecção em cerca de 40% dos casos, sendo discutível sua utilização.[3,66] Biopsia de pele fornece material adequado à cultura, mas é um procedimento invasivo e tem baixa positividade.[95,96] Assim, tentativas repetidas de identificação do patógeno, por meio de punções aspirativas, não são recomendadas rotineiramente.[39,57] A hemocultura é positiva em apenas 2 a 3% dos casos de erisipela, sendo comum encontrar leucocitose discreta no hemograma.[45,95] As coletas de culturas são aconselhadas para pacientes que apresentam graus variados de imunocomprometimento (p. ex., diabetes, neoplasias e neutropenia), apresentação clínica atípica e em infecções profundas de maior gravidade.[39,56] A velocidade de hemossedimentação (VHS) e a dosagem de proteína C reativa costumam estar elevadas e constituem indício de gravidade do quadro inflamatório sistêmico.[45]

Nas infecções de pele e demais tecidos moles com sinais de toxemia, febre/hipotermia, taquicardia (frequência cardíaca maior que 100 bpm) e hipotensão (pressão sistólica menor que 90 mmHg) indica-se avaliação laboratorial mais detalhada.[39] Alterações nos exames laboratoriais, como leucograma com desvio à esquerda, taxa elevada de creatinina, nível baixo de bicarbonato CPK elevado e aumento dos níveis de proteína C reativa, sugerem que o paciente deva ser tratado em regime de internação hospitalar.[39] Nas infecções complicadas, o tratamento cirúrgico precoce com drenagem de coleções e desbridamento do tecido necrótico deve ser realizado, bem como a coleta de amostra de tecido, para identificação do agente etiológico, e seu perfil de sensibilidade.[39]

O diagnóstico diferencial entre celulite e erisipela pode ser difícil. Os dois termos são comumente empregados como sinônimos na literatura, sendo característico da erisipela as bordas da lesão bem demarcadas.[44,59] Nas celulites, a infecção propaga-se mais profundamente, envolvendo a derme profunda e a hipoderme, não apresentando limites precisos.[45,63] Na erisipela, frequentemente existe uma porta de entrada para a infecção, febre, antecedentes de outros surtos infecciosos e, principalmente, o processo inflamatório cutâneo apresenta margens bem definidas, claramente delimitadas pela pele sadia.[93,94,97] O diagnóstico diferencial inclui as infecções que atingem os planos mais profundos da pele, a fáscia e a musculatura. Quadros clínicos secundários às dermatites de contato e de estase, e outros tipos de dermatite estão entre os diagnósticos diferenciais das celulites.[59] A TVP, o linfedema crônico e os eczemas de contato, principalmente em membros inferiores, também devem ser diferenciados da erisipela, mas sempre se deve lembrar que essas doenças podem coexistir em um mesmo paciente.[68] Pacientes que não apresentam febre ou sintomas gerais e não melhoram com a antibioticoterapia podem necessitar de biopsia de pele para afastar a hipótese de carcinomas inflamatórios, que representam sinal de propagação tumoral de neoplasias de mama ou da pele.[68]

Estudando 100 casos de erisipela, Amal et al. encontraram como principais características clínicas da erisipela: febre em 70% dos casos, VHS elevada em 80% dos casos, identificação de uma porta de entrada em 80% dos casos, adenopatia satélite em 32% dos casos, leucocitose em 26% dos pacientes, surgimento de bolhas em 5% dos casos e linfangite em 4% dos pacientes.[85]

Aspectos anatomopatológicos nas erisipelas

Na erisipela, histologicamente há uma reação intersticial neutrofílica, edematosa aguda e difusa da epiderme, e, principalmente, da derme (Figura 154.11), que se estende para o subcutâneo mais superficial. A infiltração leucocitária tende a se concentrar mais ao redor dos vasos e anexos cutâneos, às vezes com microabscessos, mas a necrose tecidual é leve. Cortes corados pelo Brown-Hopes (coloração histoquímica tecidual equivalente ao Gram) podem revelar estreptococos no tecido e dentro dos vasos linfáticos. Nos casos de erisipela recidivante, os capilares linfáticos dos tecidos cutâneo e subcutâneo mostram espessamento fibroso da parede com oclusão parcial ou total do seu lúmen.[37]

A fasciite necrosante, já citada, também é causada, mas não só pelo estreptococo beta-hemolítico do grupo A; entretanto, diferentemente da erisipela que tende a envolver as camadas mais superficiais da pele, trata-se de celulite mais extensa, necrosante e profunda que afeta o tecido subcutâneo mais profundamente e as fáscias musculares. Um aspecto que distingue a fasciite necrosante de uma celulite mais superficial e menos ameaçadora é a localização da inflamação. Em um contexto apropriado, uma biopsia de congelação durante o ato cirúrgico de desbridamento pode demonstrar edema e neutrófilos, dando suporte ao diagnóstico. Assim, a análise histopatológica pode contribuir para o melhor entendimento etiopatogênico, auxiliando na escolha do tratamento mais adequado.

Tratamento

O tratamento preconizado pela literatura para as celulites e erisipelas como infecções bacterianas da pele, predominantemente estreptocócicas, é a antibioticoterapia.[59,98] Uma revisão da literatura não encontrou evidências que sugerissem bom prognóstico para celulites e erisipelas sem o emprego de terapia antimicrobiana, mas com a implementação desse tratamento, relata-se cura de 50 a 100% dessas infecções.[98] De maneira geral, as revisões da literatura não encontraram indícios que comprovassem a superioridade de

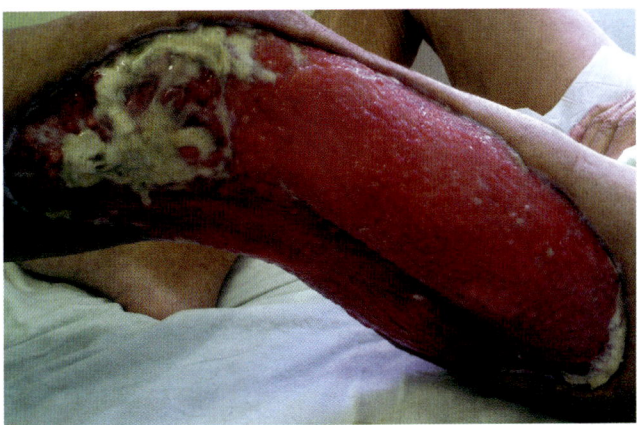

FIGURA 154.11 Aspecto do membro inferior de paciente diabético com diagnóstico de fasciite necrosante após o tratamento por meio de múltiplos desbridamentos cirúrgicos e antibioticoterapia intravenosa. Na cultura de tecido profundo houve identificação de *Pseudomonas aeruginosa*.

um antibiótico sobre outro, da terapia antimicrobiana intravenosa sobre a administração oral e da maior efetividade do uso prolongado do antibiótico no tratamento das celulites e erisipelas;[59,98,99] no entanto, as revisões apontam para a heterogeneidade dos estudos, com diferentes definições, desfechos, metodologia e qualidade da evidência variável.[59,98,99] Revisão sistemática com metanálise não encontrou evidências favoráveis ao tratamento antimicrobiano intravenoso nas celulites e erisipelas, sugerindo inferioridade da terapêutica administrada por essa via.[99] Também não há demonstração de melhor desfecho com a combinação de antimicrobianos no tratamento das celulites e erisipelas nessa revisão.[99]

A terapia parenteral costuma ser indicada para pacientes que não toleram medicação oral e nos casos de maior gravidade.[39] A internação é orientada por julgamento médico sobre a gravidade da erisipela,[45] ao observar atentamente o local comprometido à procura de lesões potencialmente mais sérias como bolhas ou áreas de necrose. O estado geral do paciente, que muitas vezes pode estar desidratado em virtude de febre e vômito, é outro parâmetro a ser considerado. Descompensação de doenças associadas também determina internações. Estudo conduzido na França mostrou que o principal motivo de internação hospitalar foi o fator doença associada, como diabetes, obesidade, etilismo e imunodeficiência.[100] A gravidade da infecção, a idade do paciente e as comorbidades influenciam a indicação de internação hospitalar, porém não existem critérios rígidos uniformes.[45,56] Revisão sistemática com estudos observacionais revelou uma taxa de mortalidade geral de 1,1% para pacientes internados com celulites ou erisipelas, variando entre 0 e 2,9%.[101] Na Santa Casa de São Paulo, registraram-se mortalidade de 5,7% e um caso que evoluiu com perda do membro (1,5%) em acompanhamento de pacientes internados com quadros graves de erisipela.[53]

Medidas gerais

Evidências científicas que demonstrem claramente a função dos tratamentos adjuvantes à antibioticoterapia nas celulites e erisipelas são escassas na literatura.[59] A elevação do membro inferior acometido é uma medida auxiliar que costuma ser recomendada, colaborando para reduções do edema e da dor.[59]

Em pacientes com náuseas e vômitos, os antieméticos podem ser necessários, mas por pouco tempo. Hidratação com solução salina deve ser introduzida, sobretudo em pacientes diabéticos descompensados. Antitérmicos, como dipirona ou paracetamol, controlam a febre. Medicações analgésicas podem ser ministradas, particularizando-se cada caso e respeitando-se o limiar de dor de cada paciente. Revisão da literatura não identificou ensaios clínicos que apontassem a melhor analgesia em celulites e erisipelas.[59] Podem-se utilizar desde a mais comum dipirona e o diclofenaco até os opiáceos, como a meperidina e a nalbufina.[53]

Nas celulites de membros inferiores, uma revisão da literatura não encontrou evidências que apoiem o uso rotineiro de corticosteroides.[59] Um ensaio clínico randomizado apontou para a diminuição do tempo de internação nas erisipelas com o uso de corticosteroide (prednisolona) associado à antibioticoterapia.[102] Apesar de alguns autores sugerirem algum benefício com a utilização dessa terapêutica adjuvante, inicialmente se costuma evitar o seu uso.

Antibióticos

Revisão da literatura sinaliza que o tratamento da maioria das celulites e erisipelas é conduzido sem a realização de culturas.[103] A etiologia predominante estreptocócica das erisipelas e celulites é encontrada mediante combinação de diferentes estudos e, apesar de não haver ensaios clínicos controlados, a eficácia da penicilina

em monoterapia varia entre 63 e 86%, sendo superior a 80% em vários estudos.[103] A efetividade da penicilina, no entanto, depende de variados fatores, como a gravidade da infecção, a acurácia do diagnóstico, a definição de desfecho, o tempo de acompanhamento e a metodologia aplicada no estudo.[103] A penicilina costuma ser recomendada como primeira opção no tratamento das erisipelas.[39,95] Regimes terapêuticos com cobertura para *S. aureus* sensíveis ou MRSA vêm sendo discutidos na literatura, até o momento sem evidências de melhora no desfecho das celulites e erisipelas, e apontando para a necessidade de maiores estudos que comparem os diferentes esquemas terapêuticos.[103] O *Staphylococcus aureus* é apontado como principal agente nas infecções purulentas de pele e tecido subcutâneo, podendo também estar relacionado com as infecções em casos de corpo estranho e traumatismos penetrantes.[103]

Revisões da literatura não encontraram evidências que indicassem superioridade da antibioticoterapia intravenosa.[59,98,99] A escolha da via de administração, oral ou parenteral, depende da gravidade do quadro clínico do paciente.[39] O *Streptococcus pyogenes* apresenta elevada sensibilidade à penicilina.[39] O uso dos macrolídios, como a eritromicina e a azitromicina, no tratamento das erisipelas, deve ser reservado para os casos de hipersensibilidade à penicilina, pois existe relato de mais de 50% de resistência das cepas de estreptococos aos macrolídios em todo o mundo.[74,104] Nos casos de tratamento ambulatorial, a penicilina G procaína pode ser aplicada na dose de 400 mil a 600 mil UI intramuscular, a cada 12 horas nos primeiros dias, e complementar com a benzilpenicilina, que tem maior tempo de concentração plasmática, após estabilização da infecção.[12] Não há inconveniência em se repetir a dose de 1,2 a 2,4 milhões de UI de benzilpenicilina intramuscular, após 7 a 10 dias. Nos pacientes internados, a dose recomendada da penicilina G cristalina intravenosa é de 500 mil UI/kg/24 horas, fracionadas, a cada 4 horas, pelo tempo necessário. Em estudo observacional, a penicilina cristalina apresentou uma boa relação custo-benefício no tratamento da erisipela em pacientes internados, com boa eficácia e menor custo da terapêutica antimicrobiana.[105] Na ocasião da alta hospitalar, o tratamento pode ser continuado com penicilina V oral com dose de 50 mil a 100 mil UI/kg/24 horas ou amoxicilina com dose de 20 a 30 mg/kg/24 horas.[63]

Nas celulites, as penicilinas semissintéticas resistentes à penicilinase ou as cefalosporinas de primeira geração podem ser usadas, se não houver suspeita de bactérias resistentes.[39] A maioria dos agentes betalactâmicos tem boa eficácia no tratamento das infecções não complicadas da pele, podendo ser administrados por via oral, como as cefalosporinas ou a amoxicilina-clavulanato.[74] Esta foi apontada, em estudo retrospectivo, como o antimicrobiano mais utilizado em casos de celulite e erisipela, atuando nas infecções estreptocócicas e também nas causadas por *Staphylococci* sensíveis à meticilina.[56,74]

Nos EUA, um estudo mostrou que as cefalosporinas foram os antimicrobianos mais comumente prescritos para as infecções de pele e de tecidos moles, seguidas, em ordem de frequência, pelas penicilinas, sulfametoxazol-trimetoprima e quinolonas.[50] A preferência na utilização das cefalosporinas pode estar relacionada com a facilidade na administração e o espectro de ação maior que a penicilina. De modo geral, a resposta é satisfatória e eficaz. Outro estudo retrospectivo observou que as cefalosporinas de primeira geração foram a primeira escolha em cerca 62% dos pacientes tratados, em uma amostra de mais de 300 casos estudados.[45]

Revisão sistemática não encontrou evidências que comprovassem a superioridade de um antimicrobiano sobre o outro nos estudos acerca do tratamento das celulites e erisipelas, e alguns estudos realizaram estudos comparativos com antibióticos betalactâmicos e outros também entre diferentes classes de antibióticos.[99]

No caso de falha do tratamento com o betalactâmico, o uso de um fármaco eficaz contra o MRSA deve ser avaliado.[56] Em área com elevada prevalência de infecções de origem comunitária por MRSA, o sulfametoxazol-trimetoprima, usado empiricamente no tratamento de celulites, mostrou índice de sucesso terapêutico significativamente maior que a cefalexina (91% *vs.* 74%, *p* < 0,001).[106] A diferença entre a clindamicina e a cefalexina não obteve significância estatística, nesse mesmo estudo (85% *vs.* 74%, *p* = 0,22).[106] A clindamicina é uma opção terapêutica nas celulites e erisipelas, na dosagem de 600 mg, a cada 6 ou 8 horas,[2,5,12] também podendo ser indicada para pacientes alérgicos à penicilina.[90] Havendo suspeita de infecção associada por bactérias gram-negativas, um aminoglicosídeo pode ser conjugado à penicilina.[85]

A vancomicina deve ser reservada aos quadros de infecções graves, com a ocorrência de necrose, ou nos casos de fasciite necrosante, em associação a outros antimicrobianos.[63] Nos casos graves, pode ser necessária a associação de antimicrobianos. Apesar dos altos índices de efetividade da vancomicina contra os gram-positivos multirresistentes, há relatos de cepas resistentes de *S. aureus*.[74,75]

A linezolida está disponível para administração por via oral e é utilizada nas infecções por *Enterococci* resistentes à vancomicina e também em infecções da pele de etiologia estreptocócica e estafilocócica.[75] Nos EUA, a linezolida foi aprovada para uso em infecções de pele complicadas e não complicadas por cocos gram-positivos, e se mostrou efetiva no tratamento de infecções de pele e partes moles por MRSA.[39,75] Revisão da literatura com ensaios clínicos randomizados publicada pela *Cochrane Database of Systematic Reviews* encontrou uma maior efetividade da linezolida, quando comparada à vancomicina, no tratamento das infecções de pele e tecidos moles, inclusive nas causadas por MRSA, estando associada a melhores taxas de cura;[107] no entanto, os autores apontaram para o alto de risco de vieses e da necessidade de novos estudos independentes.[107]

Entre as quinolonas, a moxifloxacino foi aprovada nos EUA para uso nas infecções não complicadas da pele (impetigo, furúnculo, erisipela e celulite), com efetividade de 90%.[75] Estudo comparativo entre o moxifloxacino e a amoxicilina-clavulanato em infecções complicadas da pele (aquelas que envolviam tecido profundo e/ou necessitavam de tratamento cirúrgico) concluiu que ambos têm efetividade semelhante, com índices de sucesso clínico de 80,6 e 84,5%, respectivamente.[78]

Novos agentes antimicrobianos vêm sendo estudados nas infecções da pele. Comparando a omadaciclina com a linezolida no tratamento de infecções de pele e tecidos moles (46,8% celulites/erisipelas), os autores constataram que a omadaciclina não foi inferior à linezolida quanto à resposta clínica, sendo eficaz no tratamento das infecções de pele e tecidos moles causadas por gram-positivos, incluindo MRSA.[108]

Diretrizes/*guidelines* com recomendações que consideram a análise da literatura e a opinião de especialistas vêm sendo publicados com orientações sobre o tratamento das infecções de pele e demais tecidos moles. Diretrizes de 2014 da IDSA consideram que casos típicos de celulites e erisipela, sem comprometimento sistêmico e em hospedeiro imunocompetente, podem ser tratados com antibióticos ativos contra os *Streptococcus* spp., em regime de acompanhamento ambulatorial.[79] Nos casos de celulites típicas não purulentas, a maioria dos casos (80%) costuma ser tratada com antimicrobianos, sem a realização de culturas e antibiograma.[79]

Para o tratamento das infecções de pele e demais tecidos moles por MRSA, o Consenso de 2018 da WSES/SIS-E (World Society of Emergency Surgery [WSES] e Surgical Infection Society Europe [SIS-E]) lista entre as opções terapêuticas de administração oral os antimicrobianos linezolida, minociclina, sulfametoxazol-trimetoprima, doxiciclina, clindamicina (mencionando a alta taxa de resistência) e tedizolida, e como opções para a administração intravenosa linezolida, vancomicina, teicoplanina, daptomicina, ceftarolina, dalbavancina, tigeciclina e tedizolida.[80]

A antibioticoterapia empírica deve ser iniciada no momento do diagnóstico e, na literatura, o retardo no seu início mostrou-se fator de risco independente para a mortalidade hospitalar.[57] O quadro clínico costuma regredir após 24 a 72 horas de instituição da terapia antibiótica adequada.[43] O tempo de duração do tratamento antimicrobiano é variável nos diferentes estudos, com metodologia heterogênea, finalizando entre 5 e 10 dias.[99] Nos casos de infecção superficial em hospedeiro imunocompetente sem comprometimento sistêmico, revisões da literatura não encontraram evidências favoráveis à utilização de antimicrobianos por um tempo prolongado, maior que 5 dias, podendo haver extensão do tratamento na ausência de melhora clínica.[59,79,99] De maneira geral, o Consenso de 2018 da WSES/SIS-E recomenda uma duração de 7 a 14 dias, de acordo com a resposta clínica dos pacientes.[80] Os sinais inflamatórios locais podem persistir por mais de 10 dias, apesar da eficácia do tratamento antimicrobiano.[56]

As diferentes possibilidades de tratamento antimicrobiano nas infecções de pele e tecidos moles,[79,80] incluindo as erisipelas, foram resumidas nos Quadros 154.4 e 154.5, devendo ser analisadas e prescritas pelo profissional responsável, considerando-se as características do paciente, suas comorbidades, o quadro clínico detalhado local e sistêmico, os exames realizados e a evolução diária, observando-se atentamente os múltiplos fatores de risco e a experiência do profissional e do serviço, de acordo com as orientações de evidências científicas da literatura.

Os casos que apresentam envolvimento sistêmico à admissão estão mais propensos a uma evolução desfavorável.[57] Nas infecções profundas, que envolvem a fáscia e o músculo, o paciente tem um pior prognóstico e requer a avaliação de uma equipe cirúrgica.[57]

Na suspeita de infecção polimicrobiana, diferentes esquemas antimicrobianos são sugeridos na literatura, como a associação de ampicilina-sulbactam, clindamicina e ciprofloxacino, vancomicina associada à piperacilina-tazobactam, imipeném-cilastatina

QUADRO 154.4	Principais opções terapêuticas para o tratamento antimicrobiano das infecções de pele e demais tecidos moles segundo as *guidelines* da Infectious Diseases Society of America (2014)[79] e o *Consensus* da World Society of Emergency Surgery e da Surgical Infection Society Europe (2018).[80]		
Infecções por *Streptococcus* spp. e MSSA		**Infecções por MRSA**	**Infecções necrosantes**
Penicilinas		Linezolida	Vancomicina + piperacilina-tazobactam
Cefalosporinas		Vancomicina	Imipeném-cilastatina
Clindamicina		Clindamicina	Meropeném
Eritromicina		Teicoplanina	Ertapeném
Sulfametoxazol-trimetoprima		Sulfametoxazol-trimetoprima	Cefotaxima + metronidazol ou clindamicina

MSSA: *methicillin-susceptible Staphylococcus aureus* ou *Staphylococcus aureus* sensíveis à meticilina; MRSA: *methicillin-resistant Staphylococcus aureus* ou *Staphylococcus aureus* resistentes à meticilina.

QUADRO 154.5	Antimicrobianos utilizados no tratamento das diferentes infecções de pele e demais tecidos moles, incluindo celulites e erisipelas, dependendo do quadro clínico, do diagnóstico e do agente causal.		
Antimicrobianos	**Dose**		**Comentários**
Penicilina	Penicilina cristalina: 2 milhões a 4 milhões de UI/a cada 4 a 6 h/IV		Infecções estreptocócicas da pele/*Streptococcus pyogenes*
	Penicilina V: 250 mil a 500 mil UI/a cada 6 h/VO		
Amoxacilina-clavulanato	875/125 mg/2 vezes/dia/VO		Cocos gram-positivos/não ativo contra MRSA
Cefalosporinas	Primeira geração: cefalexina (500 mg/4 vezes/dia/VO) ou cefazolina (1 g/a cada 8 h/IV)		Microrganismos gram-positivos/MSSA
	Segunda geração: Cefuroxima 500 mg/2 vezes/dia/VO; ou 1 g/a cada 12 h/IV		As cefalosporinas de terceira geração têm maior atividade contra microrganismos gram-negativos
	Terceira geração: Ceftriaxona (1 g/a cada 12 h/IV)		
Clindamicina	600 mg/a cada 8 h/IV; ou 300 a 400 mg/4 vezes/dia/VO		Bacteriostático/gram-positivos e MSSA/emergência de cepas resistentes
Eritromicina	250 mg/4 vezes/dia/VO		Gram-positivos/algumas cepas de *Staphylococcus aureus* e *Streptococcus pyogenes* apresentam resistência
Sulfametoxazol-trimetoprima	(400 mg + 80 mg) 1 a 2 comprimidos/a cada 12 h/VO		Bactericida/poucos estudos sobre eficácia
Fluoroquinolonas	Levofloxacino 750 mg/diariamente/VO; ou 750 mg/diariamente/IV		Atividade contra alguns microrganismos gram-positivos e gram-negativos sensíveis/não ativos contra MRSA
	Moxifloxacino 400 mg/diariamente/VO; ou 400 mg/diariamente/IV		
Vancomicina	30 mg/kg/dia dividido em duas doses/IV		Gram-positivos/ativo em infecções causadas por MRSA
Linezolida	600 mg/a cada 12 h/IV; ou 600 mg/2 vezes/dia/VO		Bacteriostático/gram-positivos/infecções causadas por MRSA
Ampicilina-sulbactam	1,5 a 3 g/a cada 6 a 8 h/IV		Infecções por cocos gram-positivos e gram-negativos/não ativo contra MRSA
Piperacilina-tazobactam	4 g de piperacilina/500 mg de tazobactam/a cada 8 h/IV		Amplo espectro de ação/microrganismos gram-negativos/enterobactérias
Ertapeném	1 g/dia/IV		Atividade contra microrganismos gram-negativos/não ativo contra MRSA
Imipeném-cilastatina	1 g/a cada 6 a 8 h/IV		Ativo contra microrganismos gram-negativos/não ativo contra MRSA
Meropeném	1 g/a cada 8 h/IV		Infecções graves, infecções necrosantes/ativo contra gram-negativos e enterobactérias/não ativo contra MRSA

IV: via intravenosa; MRSA: *methicillin-resistant Staphylococcus aureus* ou *Staphylococcus aureus* resistentes à meticilina; MSSA: *methicillin-susceptible Staphylococcus aureus* ou *Staphylococcus aureus* sensíveis à meticilina; VO: via oral.

ou meropeném.[39,79,80,90] A antibioticoterapia empírica nos casos de fasciite necrosante pode ser realizada com vancomicina associada à piperacilina-tazobactam, imipeném-cilastatina ou meropeném.[79] Os carbapenêmicos (meropeném ou imipeném-cilastatina) podem ser utilizados nesses casos.[39,80,90,109] Publicação da IDSA em uma diretriz que reuniu opiniões de especialistas recomenda a utilização de carbapenêmicos no tratamento de infecções causadas por enterobactérias produtoras de betalactamases ou *extended-spectrum β-lactamase producing enterobacterales* (ESBL-E).[109] A Figura 154.12 mostra o aspecto do membro inferior de um paciente internado com fasciite necrosante após múltiplos desbridamentos cirúrgicos e antibioticoterapia de amplo espectro com carbapenêmico. Nas infecções graves e quando há suspeita de microrganismos multirresistentes, a amostra coletada para cultura e antibiograma durante o procedimento cirúrgico auxilia na condução do tratamento. A cirurgia precoce e agressiva costuma ser indicada e pode aumentar as chances de sobrevida do paciente.[39,90] A mortalidade, que é de cerca de 25% nessas infecções profundas, pode chegar a 50 a 70% quando há hipotensão, choque e falência orgânica múltipla, associados ao quadro clínico.[39,90]

Heparina

Em pacientes com diagnóstico de erisipela, a administração de heparina é indicada para prevenção da doença tromboembólica venosa, por orientação de diretrizes e revisões da literatura que consideram a estratificação do risco de tromboembolismo venoso e de sangramento na profilaxia adequada.[43,110,111] Revisão sistemática da literatura encontrou uma prevalência de TVP em pacientes com celulites e erisipelas que variou entre 0,5 e 12,5%, com uma taxa geral de 3,1%, sendo 2,1% de TVP proximal.[112] A revisão pontua ainda que, considerando os três estudos retrospectivos incluídos, a prevalência de TVP foi de 1,1%, e que de acordo com os seis estudos prospectivos foi de 7,8%.[112] O estudo pondera que a prevalência de TVP nas celulites e erisipelas é aparentemente baixa, mas sinaliza para a heterogeneidade dos estudos e para a necessidade de pesquisas prospectivas, com amostra consecutiva.[112] A quimioprofilaxia com heparina de baixo peso molecular administrada por via subcutânea nos casos de erisipela acompanha as indicações da literatura que consideram a soma dos fatores de risco e o quadro infeccioso em si. Alguns autores relataram a utilização de heparina nos casos de erisipela,[113] e um estudo observacional sugeriu benefício com a associação da terapia anticoagulante à antibioticoterapia.[105] Outros autores encontraram, laboratorialmente, um estado de hipercoagulabilidade em pacientes com necrose de pele, com 37% deles apresentando sinais de coagulação intravascular disseminada, e propuseram que depósito elevado de fibrina e oclusões vasculares na pele constituiriam a base de parte das complicações, sugerindo um potencial benefício da heparina.[114] Novos estudos são necessários para definir o papel da heparinização plena nas formas necróticas extensas.

Tratamento local

Em celulites e erisipelas, as evidências científicas são limitadas a respeito das intervenções terapêuticas adjuvantes.[59] É importante atentar para os cuidados locais nas diferentes formas de apresentação das erisipelas.

Quando a lesão é basicamente eritemato-edematosa, as simples compressas de soro fisiológico estéril à temperatura ambiente, ou

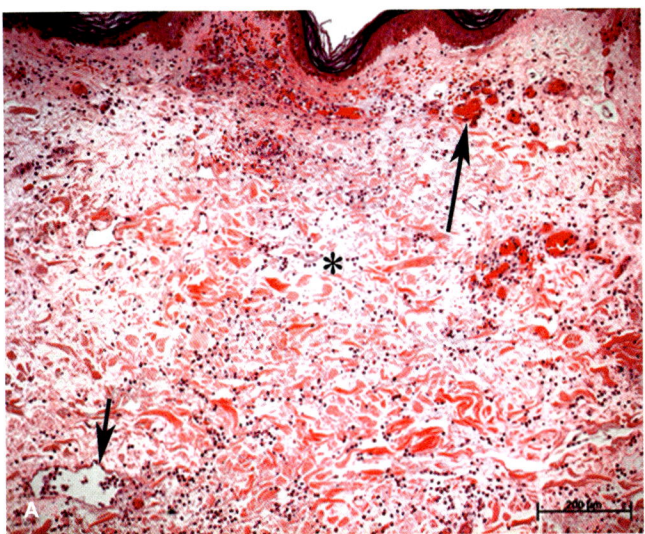

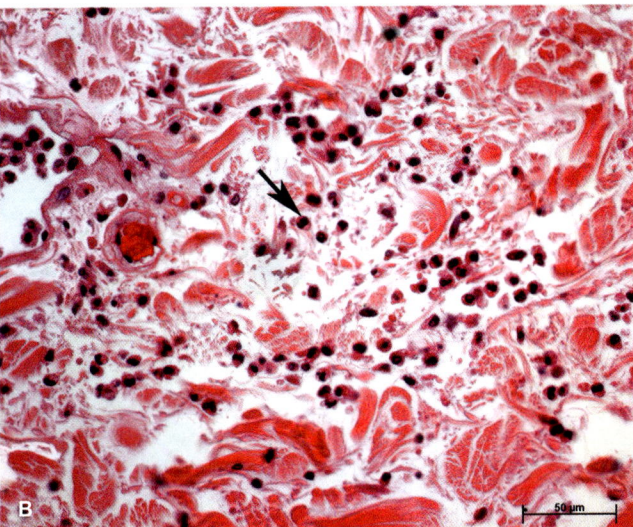

FIGURA 154.12 Microfotografia da pele em caso de erisipela. Em A são evidentes o edema intersticial divulsionando as fibras colágenas da derme (*asterisco*), o infiltrado inflamatório de permeio, os vasos linfáticos pouco ectásicos (*seta curta*) e a congestão vascular sanguínea (*seta longa*), que resultam em inchaço e eritema cutâneos (hematoxilina & eosina; aumento original de 10×). Em B, observa-se uma ampliação do interstício contendo numerosos neutrófilos (um deles apontado pela *seta*) (hematoxilina & eosina; aumento original de 40×).

levemente geladas, têm efeito vasoconstritor e são capazes de colaborar na hidratação da pele, podendo ser realizadas de 4 a 6 vezes/dia. Na sequência, é comum se usarem cremes ou pomadas de corticosteroide associados a antibióticos. Compressas de água boricada podem ser úteis.

Embora a limpeza mecânica local seja necessária quando houver bolhas, não se deve rompê-las ou debridá-las, mas sim aguardar a ruptura espontânea. Nas formas mais secretantes, a solução de permanganato de potássio bem diluída (1:40.000) é relatada e age como um antisséptico secativo.[2] Na área da Dermatologia, nas dermatites com quadros agudos de vesiculação e em lesões agudas e exsudativas, compressas de água boricada a 2 ou 3% ou de permanganato de potássio a 1:40.000 são citadas como parte do tratamento, até a regressão das bolhas.[115,116]

As lesões preexistentes que funcionam como porta de entrada, sobretudo as micoses, devem ser combatidas. Um antifúngico tópico, como o cetoconazol em solução oleosa, deve ser mantido pelo tempo necessário.

Tratamento cirúrgico

Os abscessos devem ser drenados sempre que diagnosticados. A incisão com drenagem ampla da coleção é um tratamento efetivo para os abscessos.[39] O uso de antimicrobiano sistêmico é indicado nas lesões múltiplas, havendo gangrena cutânea, em pacientes imunocomprometidos, quando há celulite ao redor da lesão e nos casos com repercussão sistêmica.[39] A Figura 154.13 ilustra os achados do exame físico de um paciente diabético, com quadro de abscesso em membro inferior, tratado por meio de drenagem ampla e antibioticoterapia intravenosa.

O desbridamento cirúrgico é de fundamental importância e deve ser realizado precocemente, sempre que necessário, com a finalidade de erradicar o foco bacteriano e os tecidos desvitalizados que servem como meio de cultura (Figura 154.14). Cerca de 70% dos pacientes locais com forma necrótica foram submetidos a tratamento cirúrgico, como desbridamento e/ou drenagem de abscesso, e 50% deles sofreram um segundo desbridamento.[53] Após o surgimento de tecido de granulação, dependendo da dimensão e localização da área lesionada, é necessário o enxerto livre de pele, ou mesmo, mais raramente, rotação de retalho miocutâneo.

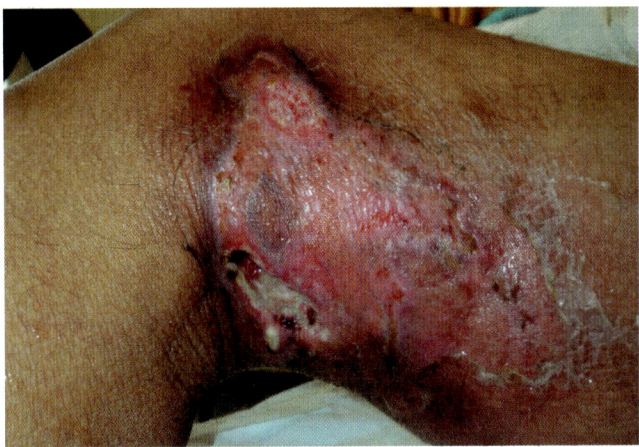

FIGURA 154.13 Aspecto do exame físico de paciente diabético admitido com abscesso profundo em face posterior de joelho, associado a extensa celulite ao redor, tratado por meio de drenagem ampla e antibioticoterapia intravenosa.

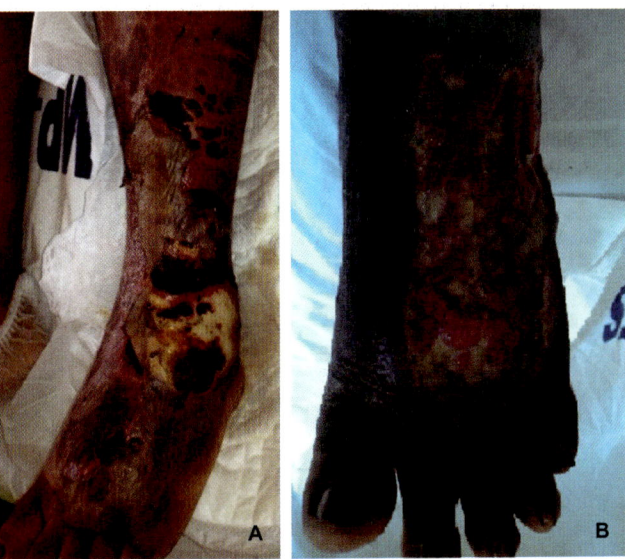

FIGURA 154.14 A. Aspecto do exame físico do membro inferior de paciente imunossuprimida, admitida com quadro de erisipela necrosante. **B.** Evolução clínica do caso, evidenciando a melhora do aspecto local após desbridamento cirúrgico, antibioticoterapia intravenosa e curativos.

Em pacientes em estado grave, com obstrução arterial de extremidades, extensas áreas acometidas, infecção progressiva e choque séptico, pode haver necessidade de amputação da extremidade, contingência felizmente rara (menos de 5% dos casos).[53]

Oxigenoterapia hiperbárica

Modalidade de tratamento adjuvante nas infecções de pele e de tecidos moles.[80] A oxigenoterapia hiperbárica promove um aumento da oxigenação tecidual, sendo proposta como terapêutica adjuvante nas infecções necrosantes, junto com desbridamento cirúrgico, antibiótico de amplo espectro e suporte hemodinâmico.[117,118] Revisão sistemática da literatura apontou escassez de evidências a respeito da eficácia da oxigenoterapia hiperbárica nas infecções necrosantes de tecidos moles, com ausência de ensaios controlados randomizados.[117] Os estudos incluídos apresentavam alto risco de viés, heterogeneidade, não havia uniformidade nos critérios diagnósticos e havia poucas informações a respeito do acompanhamento.[117] Os autores encontraram resultados controversos, que, de maneira geral, sugeriram redução da mortalidade, apontando para a necessidade de evidências de maior qualidade.[117] Em outra revisão da literatura, os autores ponderaram que, frente à escassez de evidências que comprovem o benefício, a oxigenoterapia hiperbárica não seria recomendada de rotina nas infecções necrosantes, podendo ser considerada em pacientes hemodinamicamente estáveis, desde que não retardasse o desbridamento cirúrgico.[118]

Profilaxia

A recorrência do surto infeccioso, no mesmo local ou em outro membro, pode acontecer em até 10% dos pacientes, em um período de 6 meses, e em 30% em um acompanhamento de 3 anos.[43,119] O risco de recorrência é maior se houver fatores predisponentes locais, como linfedemas e IVC, e quando não há o tratamento adequado da lesão considerada porta de entrada, como micoses, úlceras ou traumatismos, ou mesmo quando essas lesões recidivam.[120] O edema do membro e a ruptura da barreira cutânea, por infecções micóticas ou traumatismos, constituem os dois principais fatores de risco para recidivas da erisipela.[104]

O uso rotineiro de antibioticoterapia profilática em pacientes que tiveram erisipela é controverso, mas muitos autores observaram vantagens no seu emprego para pacientes com fatores predisponentes estabelecidos, edema crônico e episódios recorrentes.[77] Na persistência dos fatores predisponentes, para evitar recidivas da doença, alguns autores sugerem o uso profilático de penicilina benzatina 1,2 a 2,4 milhões de UI, por via intramuscular, a cada 3 semanas, durante um período de 4 a 18 meses.[85] Em pacientes portadores de linfedema filariótico, Olszewski et al.[3] mostraram diminuição na recorrência de episódios de linfangite com o uso de penicilina por 12 meses, com 76,4% dos pacientes que não receberam profilaxia com penicilina apresentando recorrência de linfangite, e 15,6% do grupo que recebeu a profilaxia apresentou um novo episódio infeccioso agudo.[3]

Revisão sistemática sobre as intervenções para prevenir a recorrência de celulites e erisipelas publicada na Cochrane Database of Systematic Reviews, em 2017, incluiu seis estudos clínicos randomizados e sugeriu que a utilização profilática de antimicrobiano reduziu a recorrência de celulite/erisipela dos membros inferiores durante seu uso, principalmente entre pacientes com pelo menos dois episódios prévios.[61] Os antibióticos utilizados nos estudos foram penicilina e eritromicina, e a revisão pontua a necessidade de estudos mais amplos e de maior qualidade.[61]

Alguns autores indicam o uso da compressão elástica, após cura do episódio agudo de erisipela, por pelo menos 30 dias,[43] com o objetivo de melhorar o fluxo venolinfático local e prevenir o aparecimento de linfedema pós-infeccioso. Revisão da literatura não encontrou evidências científicas que demonstrassem o papel da terapia compressiva na prevenção das celulites.[59]

Nos casos de linfedema persistente pós-infeccioso, o tratamento com drenagem linfática manual, em esquema denominado "terapia física complexa", pode contribuir para a sua involução. Nas erisipelas recidivantes e de difícil controle, há a possibilidade de se utilizar, como sugestão de um trabalho nacional, a vacina preparada com cepas mortas de *Corynebacterium parvum*, denominada *imunoparvum*, que poderia aumentar a hipersensibilidade tardia e a ativação dos macrófagos.[121] A dose preconizada seria de 4 mg, por via intramuscular, cada 7 dias, durante 5 semanas, e sequencialmente uma ampola por mês durante 5 meses.[121]

CONSIDERAÇÕES FINAIS

A maioria das doenças infecciosas que acomete a pele e o seu sistema de drenagem linfática é de diagnóstico clínico, necessitando de atenção e conhecimento específico para o seu pronto tratamento. Pacientes com afecções de partes moles que procuram o especialista não devem ser negligenciados, sob o risco de complicações graves, causadoras de morbimortalidade e sequelas futuras, com piora da qualidade de vida desse paciente.

As referências bibliográficas deste capítulo se encontram no Ambiente de aprendizagem do GEN.

155

Linfedema: Epidemiologia, Classificação e Fisiopatologia

Mauro Andrade

Resumo

O edema linfático ou linfedema é resultante de variadas condições que comprometem funcional ou estruturalmente o sistema linfático e causam alterações teciduais e funcionais do membro acometido, reduzindo a qualidade de vida nos pacientes. A maioria dos linfedemas é secundária a tratamentos oncológicos, e a filariose linfática ainda é uma causa importante em países subdesenvolvidos. Linfedemas primários são menos frequentes e ocasionados por malformações da porção absortiva ou coletora dos vasos linfáticos em virtude de defeitos genéticos ou embrionários. A classificação e o estadiamento da doença consideram aspectos etiológicos e clínicos do edema, e são importantes na definição do tipo de tratamento. O acúmulo de fluido intersticial por déficit de drenagem do sistema linfático promove um processo inflamatório crônico que é responsável por alterações cutâneas e subcutâneas progressivas, caracterizadas por fibrose e deposição de gordura.

Palavras-chave: doenças linfáticas; linfedema; microcirculação; linfa; inflamação; adipócitos.

EPIDEMIOLOGIA

O linfedema é uma manifestação clínica comum a diferentes tipos de lesão do sistema linfático, sendo difícil definir a real prevalência da doença linfática por dois fatores que prejudicam avaliações epidemiológicas adequadas: critérios diagnósticos variáveis e, principalmente, subdiagnósticos.

A quantidade estimada de pessoas afetadas em todo o mundo, somadas todas as causas de linfedema, situa-se entre 140 e 250 milhões,[1] ou até 450 milhões, se forem incluídos os pacientes em estágio avançado de doença venosa.[2]

Os linfedemas com maior número de publicações sobre ocorrência e incidência são os secundários, notadamente o linfedema deflagrado pelo tratamento do câncer de mama. A Organização Mundial da Saúde (OMS) estima que o câncer de mama, no Brasil (2020), representou 32% de todos os cânceres em mulheres, totalizando 88 mil novos casos e prevalência de 300 mil mulheres acometidas. Ainda segundo a OMS, o câncer de mama passou a ser a neoplasia mais incidente na população mundial, independentemente de gênero, ultrapassando o câncer de pulmão, com cerca de 2,26 milhões de casos diagnosticados em 2020, perfazendo 25% de todos os cânceres que afetam as mulheres.[3] A incidência desse tipo de câncer varia nos diferentes continentes, sendo estimada em 96/100 mil na Europa Ocidental[3] e 52/100 mil no Brasil.[4]

O tratamento do câncer de mama implica incidência significativa de linfedema, com relatos de 6 a 30%, dependendo do critério diagnóstico, mesmo com o uso de técnicas conservadoras.[5]

Estudo retrospectivo com quase 6 mil pacientes submetidas ao tratamento do câncer de mama demonstrou que mais de 25% das mulheres operadas desenvolveram linfedema secundário do membro superior, caracterizado por diferença perimétrica superior a 2 cm entre o membro afetado e o membro oposto. O linfedema ocorreu após um período variável e com gravidade também variável.[6] Em nosso meio, estudo de coorte de Bergmann et al.[7] também demonstrou alta frequência do linfedema pós-mastectomia

(prevalência de 20,8%) e identificou fatores de risco relacionados: obesidade, radioterapia, disfunção articular do ombro e infecções. Nessa população, é possível estimar o risco individual da ocorrência de linfedema usando nomograma com base em dados pré-operatórios do paciente.[8]

A prevalência significativa e o impacto do linfedema na qualidade de vida dos sobreviventes do tratamento do câncer de mama incentivam a busca de alternativas para minimizar a lesão linfática nesse grupo de pacientes. Dentre elas, a pesquisa do linfonodo-sentinela na região axilar de pacientes selecionados visa à redução de linfadenectomias axilares desnecessárias, mantendo o prognóstico oncológico e diminuindo a incidência de linfedema pós-operatório. De fato, há redução significativa do risco, ainda que cerca de 5% dos pacientes apresentem linfedema nos 5 anos após o procedimento.[9]

Outros tratamentos oncológicos com intervenção sobre os grupamentos linfonodais satélites também apresentam índices significativos de linfedema. Revisão de 47 estudos prospectivos em 7.779 pacientes com distintos tipos de câncer mostrou incidência global de 15,5% de linfedema após o tratamento, com os seguintes percentuais: melanoma, 16% (membro superior, 5%; membro inferior, 28%); tumores ginecológicos, 20%; tumores de bexiga e próstata, 10%; esvaziamento cervical para tumores de cabeça e pescoço, 4%.[10]

A filariose linfática ainda é uma importante causa de linfedema secundário nos países subdesenvolvidos. No ano 2000, a OMS implantou o Programa Global de Eliminação da Filariose Linfática quando o problema atingia cerca de 120 milhões de pessoas em 73 países, prevendo sua erradicação até 2020. Mais de 20% da população do planeta viviam em áreas endêmicas, e a OMS estimava em 40 milhões a quantidade de pessoas acometidas por linfedema e hidrocele.[11] No Brasil, a área metropolitana do Recife era a única ainda considerada endêmica, sendo introduzido o tratamento em massa da população em áreas de risco com a combinação de albendazol, dietilcarbamazina e ivermectina para reduzir os índices de microfilaremia. Atualmente, a região encontra-se apenas em vigilância epidemiológica.[12]

O outro grupo de distúrbios do sistema linfático inclui os linfedemas primários, que também podem se apresentar em várias formas diferentes e têm prevalência incerta.

As malformações do sistema linfático, associadas ou não a outras anomalias durante o desenvolvimento embrionário, são causas importantes de óbitos fetais. Dentre as síndromes aneuploides, as anormalidades de desenvolvimento do sistema linfático são comuns. A síndrome de Turner (XO) é a aneuploidia mais frequente ao nascimento, afetando cerca de 1,5% dos nascidos vivos,[13] todavia a maioria desses fetos não ultrapassa o primeiro trimestre da gestação e muitos deles morrem durante o segundo trimestre, apresentando higromas císticos e hidropisia fetal. Esses achados representam alterações extensas do sistema linfático. De fato, apenas menos de 1% dos embriões XO sobrevivem. Em pacientes com síndrome de Turner, é comum a ocorrência de linfedemas pouco volumosos de membros inferiores que podem regredir e reaparecer com a reposição estrogênica.[14] Outros distúrbios congênitos e malformações do sistema linfático são bem mais raros na prática clínica. Nos países ocidentais, a quantidade de pessoas com linfedemas congênitos é estimada entre 600 mil e 2 milhões. O linfedema congênito familiar (doença de Milroy) ocorre em 1/6 mil nascimentos.

Também é incerta a frequência das outras formas de linfedemas primários. Em pesquisa de espessamento da pele da região dorsal do pé, na base do segundo artelho (sinal de Stemmer), em 1.000 indivíduos jovens saudáveis na Alemanha, verificou-se positividade do sinal em 1,8% dos homens e em 12,4% das mulheres.

Apesar de o sinal ser específico para edemas de origem linfática e esses percentuais sugerirem que a prevalência de edema linfático possa ser maior que a imaginada, é discutível o significado clínico desses dados epidemiológicos.[15]

CLASSIFICAÇÃO

Considerações gerais

A classificação proposta por Allen, em 1934, divide os linfedemas em primários ou secundários[16] e é muito usada ainda hoje. Conforme o conhecimento sobre variados distúrbios linfáticos evoluiu, muitas classificações foram publicadas. Algumas são bastante amplas e incluem todas as formas de doenças linfáticas das extremidades; entretanto, a falta de simplicidade desse tipo de classificação dificulta a memorização e seu uso prático. Outras classificações, embora mais simples, deixam de considerar formas assintomáticas de insuficiência linfática, alterações funcionais ou lesão tecidual, limitando o conhecimento da história natural das doenças linfáticas e a adequada adoção de medidas de prevenção da progressão da doença.

Apesar desse problema, comuns às classificações empregadas em outras áreas da Medicina, talvez o inconveniente maior esteja na maneira utilizada para a classificação dos distúrbios linfáticos. A OMS considera o linfedema como uma doença em si com o código I89.0. Não somente classifica todos os linfedemas sob o mesmo código (excluindo o linfedema pós-mastectomia, listado como I97.2), como inclui elefantíase, linfangiectasia, obstrução linfática, linfedema precoce e linfedema secundário no mesmo código.[17] Assim, um vasto grupo de doenças linfáticas de diferentes causas e comportamentos clínicos é agrupado sob um único código, estratégia criticável por classificar a doença com base em apenas um dos seus sinais clínicos: o edema.[18] A OMS prevê implantar a CID-11 em 2025; todavia, a estrutura de classificação das doenças linfáticas seguirá semelhante, descrita pelos códigos BD90 a 93.[19]

O objetivo principal de qualquer classificação é separar objetos diferentes e agrupar outros, de acordo com uma característica ou um conjunto de características comuns. Uma classificação simples e ao mesmo tempo completa possibilita melhor compreensão da doença, constituindo-se em instrumento útil para o entendimento de formas clínicas, etiologia, fisiopatologia e tratamento. Além disso, classificações tornam possível que os investigadores comparem diferentes trabalhos científicos e estabeleçam estratégias diagnósticas e terapêuticas. Em doenças do sistema linfático, existem várias classificações disponíveis que consideram aspectos clínicos, etiológicos e patogênicos da doença linfática subjacente.

Por outro lado, síndrome é o termo usado para descrever um conjunto de sinais e sintomas relacionados com alterações funcionais e anatômicas de um órgão ou sistema. Sua correta interpretação propicia a identificação da doença primariamente responsável pelo quadro clínico. De fato, uma das características clínicas mais importantes que acompanha as doenças linfáticas é o edema, ainda que este seja um sinal comum em várias outras síndromes, como na insuficiência cardíaca congestiva (ICC).

Na ICC, o edema não é a doença básica e os pacientes com essa síndrome não são classificados de acordo com o edema. Além disso, pacientes com insuficiência cardíaca compensada, sem edema, não são tratados como indivíduos com função cardíaca normal apenas pelo fato de um dos sinais clínicos não estar presente. Pelo mesmo raciocínio, o edema da insuficiência linfática é um sinal que pertence ao complexo mecanismo fisiopatológico da doença primária. Como consequência, o linfedema ou edema linfático não deve ser considerado uma doença em si, mas apenas um sinal, dentre outros,

que pode ser encontrado em pacientes com insuficiências linfáticas de diferentes origens: congênita, traumática, pós-infecciosa, entre outras, que não são, claramente, a mesma doença.

Adicionalmente, o conceito de insuficiências linfáticas mecânicas e dinâmicas, introduzido por Földi e Földi,[20] tornou possível melhorar a compreensão da fisiopatologia linfática e sua participação na regulação dos fluidos. A insuficiência mecânica ocorre quando o sistema linfático é incapaz de drenar o excesso de volume intersticial em condições fisiológicas. Isso ocorre nas formas clínicas dos linfedemas, por lesão estrutural ou funcional do sistema. Nas insuficiências linfáticas dinâmicas, há insuficiência da drenagem linfática por sobrecarga volumétrica mesmo em circunstâncias em que sua anatomia é normal e sua função é multiplicada como mecanismo compensador para prevenção da formação do edema, como ocorre, por exemplo, em insuficiências cardíacas, renal, tromboses venosas agudas e outros.[21] O sistema linfático está envolvido na fisiopatologia de todos os tipos de edema periférico.

Outro ponto relevante é a importância da classificação da lesão linfática básica, e não somente do edema decorrente. Por exemplo, anormalidades linfocintilográficas no membro clinicamente normal são comuns em pacientes com linfedema primário precoce unilateral. Da mesma maneira, ressecções linfonodais em pacientes com carcinoma de mama provocam alterações definitivas na anatomia e na função dos linfáticos do membro, sem necessariamente ocasionar linfedema. A inclusão desses grupos de pacientes nas classificações de insuficiências linfáticas pode contribuir na prevenção da ocorrência de linfedema e suas consequências. Uma classificação proposta pelo grupo da St. Georges University de Londres associa aspectos clínicos (fenótipo) e a mutação subjacente com seu mecanismo molecular que provê um modelo mais adequado na avaliação desses pacientes.[22]

Uma classificação mais apropriada deveria utilizar doenças que provocam a síndrome de insuficiência linfática, deixando o termo *linfedema* para caracterizar formas clínicas de doenças linfáticas quando acompanhadas de edema.

Linfedemas primários e secundários

A diferenciação entre esses dois grupos baseia-se em aspectos etiopatogênicos. Nos *linfedemas secundários*, a disfunção anatômica ou funcional ocorre em tecido linfático previamente normal, sendo possível estabelecer a causa do linfedema pela história clínica. Nos *linfedemas primários*, existe alteração congênita do desenvolvimento de vasos linfáticos e linfonodos ou obstrução linfática. Exceto nas situações em que é possível definir uma mutação genética responsável, muitos dos casos permanecem com etiologia desconhecida. Nem sempre a história clínica é suficiente para diferenciar linfedemas primários de secundários, e os métodos diagnósticos disponíveis atualmente têm pouca especificidade no diagnóstico etiológico.

Os linfedemas primários são subdivididos nos três grupos seguintes, de acordo com o tempo de aparecimento do edema:

- Linfedemas congênitos: surgem antes do segundo ano de vida, podendo estar associados a outras síndromes e malformações, ocorrer isoladamente (linfedema congênito simples) ou apresentar transmissão hereditária e familiar (doença de Milroy)
- Linfedemas primários precoces: constituem o grupo mais numeroso dentre os linfedemas primários.[23] São os que se manifestam entre 2 e 35 anos. Apesar de quadro clínico variável, é mais comum no sexo feminino e tem início na adolescência, sendo rara sua associação a disfunções de outros órgãos ou sistemas. Quando o linfedema primário precoce apresenta característica familiar, é denominado síndrome de Meige

- Linfedemas primários tardios: acometem pacientes após os 35 anos e têm, em geral, evolução mais benigna que os demais. Também são mais frequentes no sexo feminino e raramente se associam a edemas em outras localizações além do membro inferior.

A causa mais comum de linfedema secundário é a neoplasia maligna. Pode ser denominado linfedema maligno se a causa da estase linfática for a compressão extrínseca das vias linfáticas pelo tumor ou se houver invasão dos vasos coletores (linfangite carcinomatosa) ou linfonodos por células tumorais. Por outro lado, tratamentos cirúrgicos e/ou radioterápicos desses tumores podem resultar em edema linfático. Esse último grupo pode também ser classificado como linfedema pós-traumático ou iatrogênico. Ainda entre os linfedemas secundários a neoplasias, há aquele que acompanha o sarcoma de Kaposi, em que a obstrução dos vasos linfáticos se deve à hiperproliferação do endotélio linfático.[24]

Outras causas comuns de linfedemas secundários são os processos inflamatórios dos vasos linfáticos. Esses processos inflamatórios podem ser decorrentes de agentes biológicos (fungos, bactérias ou vírus) ou químicos (sílica e cantaridina, entre outros). Os linfedemas que acompanham a artrite reumatoide e a psoríase também são atribuídos a reações inflamatórias dos vasos linfáticos.

O linfedema desencadeado por um ou por vários episódios de erisipela ou celulites merece consideração especial. A erisipela é uma infecção estreptocócica que afeta primariamente os vasos linfáticos, em geral mediante lesão cutânea ("porta de entrada"). Embora seja evidente que surtos infecciosos provoquem destruição de linfáticos iniciais e, ocasionalmente, de vasos coletores (linfangite ascendente), o fator predisponente das erisipelas pode ser um distúrbio linfático subjacente não identificado previamente. Uma avaliação por linfocintilografia do membro não acometido em pacientes após o primeiro surto infeccioso mostrou anormalidades em 80% dos casos.[25]

Ainda que classificado no grupo anterior, o linfedema secundário à filariose aparenta ter mecanismos mais complexos do que a obstrução causada pelo verme no interior dos vasos coletores. O verme adulto libera mediadores que provocam disfunção da musculatura lisa da parede vascular, dilatação do vaso e perda da função valvar.[26] Outro mecanismo importante é a redução da resposta imune celular causada pela filária.[27] Nesses pacientes, o linfedema é causado pelos repetidos processos inflamatórios secundários à deficiência funcional dos vasos linfáticos.

Nem todos os linfedemas congênitos são considerados primários. Dentre os linfedemas secundários, algumas causas são congênitas: a banda amniótica e a síndrome de Papendieck, em que ocorre linfedema localizado de um dedo por ação de torniquete de um fio de cabelo.[28]

No último grupo – linfedemas traumáticos –, podem-se incluir aqueles desencadeados por tratamento cirúrgico do câncer, particularmente de mama, de próstata e melanoma. O linfedema secundário a reconstruções arteriais do membro inferior e safenectomias para tratamento de varizes e para confecções de pontes aortocoronárias são formas de linfedemas traumáticos.

Em especial nos linfedemas secundários a traumas, operações, radioterapia ou infecções, pode ocorrer o que se denomina linfedema agudo. Esse tipo de linfedema pode apresentar resolução clínica espontânea, sem evolução para o estágio crônico.

Estadiamento

Segundo a International Society of Lymphology, o estadiamento do edema linfático é categorizado em quatro níveis, de 0 a III, conforme o quadro clínico.[29]

A forma crônica do linfedema aparece após o *estágio 0* (período de latência), no qual a capacidade total de transporte sanguíneo e a reserva funcional estão reduzidas, mas não se observa edema clínico. Essa fase pode durar de alguns meses a vários anos ou ainda não progredir para o estágio subsequente. Os sintomas e sinais do *estágio I* são: edema depressível, pouca ou nenhuma fibrose tecidual e regressão completa com o repouso noturno. Essa fase também é denominada linfedema reversível. O *estágio II*, também designado espontaneamente como irreversível, é caracterizado pela progressão de edema para a etapa de fibrose, ocorrendo desaparecimento do sinal de Godet. Nessa fase, o repouso noturno não reduz totalmente o volume do edema. No *estágio III*, há alterações elefantiásicas do membro, com deformidade e incapacidade funcional.

Esse estadiamento é útil, mas representa o espectro da evolução clínica e pode ser difícil enquadrar as fases intermediárias. Também, quando ocorrem lesões avançadas de pele e fibrose extensa, sem grande aumento volumétrico, o linfedema é classificado como estágio III, da mesma maneira que grandes edemas sem a mesma alteração tecidual, embora se trate de situações de diferentes prognósticos.

Formas de estadiamento com inclusão de funcionalidade, extensão e qualidade de vida foram propostas e podem apresentar vantagens em relação à classificação convencional, mas não são comumente empregadas.[30]

FISIOLOGIA DO SISTEMA LINFÁTICO

O sistema linfático é responsável pela manutenção de um meio ambiente adequado para o funcionamento celular mediante regulação da composição e do volume do fluido intersticial. Este corresponde ao ultrafiltrado capilar.

Além de manter a osmolaridade do interstício por possibilitar a remoção de macromoléculas não reabsorvidas pelo sistema capilar sanguíneo, o sistema linfático transporta parte das substâncias originadas pela metabolização celular, restos celulares e de microrganismos, servindo como via de transmissão de informações relacionadas com a imunidade.

Essas funções dependem da estruturação anatômica dos vasos linfáticos. Os capilares linfáticos, ou linfáticos iniciais, originam-se no interstício como estruturas compostas de células endoteliais linfáticas sem membrana basal dispostas em forma de dedos de luva. Os linfáticos iniciais têm junções intercelulares abertas que possibilitam a passagem de macromoléculas para o lúmen capilar. As células endoteliais linfáticas têm um arranjo único, em que células adjacentes estão parcialmente sobrepostas, sobretudo nas junções abertas. Quando o lúmen capilar está ocupado pela linfa, a pressão intracapilar apõe as células endoteliais de modo a fechar o espaço intercelular, funcionando como válvula que impede o refluxo da linfa absorvida para o interstício.

Os capilares linfáticos anastomosam-se profusamente e formam estruturas vasculares com constituição progressivamente mais complexa. Os linfáticos pré-coletores têm membrana basal e musculatura lisa esparsa. Drenam para os vasos coletores que apresentam camada íntima, muscular e adventícia bem definidas e, à semelhança das veias, apresentam valvas bicúspides muito mais numerosas. Nos membros, o fluxo linfático depende de contrações de músculos próximos, da ação da gravidade, mas, principalmente, da contração espontânea dos vasos coletores. Essas unidades motoras compreendidas entre duas valvas sequenciais são denominadas linfângios. A frequência e a força das contrações do linfângio são proporcionais ao volume de linfa absorvido nos linfáticos iniciais, de maneira semelhante à observada nas câmaras cardíacas. Vasos coletores aferentes drenam para a superfície de linfonodos satélites. A estrutura única do sistema linfático pode ser observada com detalhes na publicação seminal de Casley-Smith.[31]

Os linfonodos são estruturas altamente especializadas, responsáveis pela filtragem, identificação de antígenos expostos pela linfa proveniente de vasos coletores aferentes e apresentação de antígenos não reconhecidos como próprios para linfócitos nos centros germinativos. Os vasos coletores eferentes deixam os linfonodos pelo hilo, juntamente com artéria e veias linfonodais e formam troncos linfáticos que drenam para ductos relacionados com suas áreas anatômicas de drenagem. No trajeto troncular, também existem linfonodos intermediários. A linfa retorna à circulação sistêmica pelos ductos torácico e linfático, que desembocam em cada lado do pescoço nas confluências jugulossubclávias esquerda e direita, respectivamente.

O sistema linfático normal, assim como todos os órgãos, trabalha com uma reserva funcional bastante grande, de modo que a capacidade total de transporte linfático é bem superior às necessidades fisiológicas. No estado de equilíbrio, o débito linfático, definido como o volume de linfa transportado por unidade de tempo, é igual à carga linfática, ou seja, a quantidade de líquidos e substâncias de transporte linfático presente nos tecidos. Em situações fisiológicas, quando a carga linfática aumenta, o débito linfático cresce paralelamente até que seja alcançada a capacidade total de transporte do sistema. A partir desse ponto, ocorre edema.

Interstício

Complexa rede tridimensional de células e fibras organizadas ao redor dos vasos sanguíneos e linfáticos por onde o fluido intersticial produzido pela ultrafiltração chega às células provendo nutrientes e transportando produtos da metabolização celular. As disfunções do sistema linfático repercutem principalmente na composição e estrutura do interstício, alterando a homeostase das células parenquimatosas e intersticiais.

A arquitetura do interstício depende do arranjo espacial da matriz extracelular composto por fibras colágenas dos tipos I, III e V, por fibras elásticas e por proteoglicanas;[32] todas essas macromoléculas são produzidas pelos fibroblastos sob a ação de diferentes substâncias, como fatores de crescimento, citocinas, hormônios, mediadores de inflamação, neurotransmissores, entre outras, e estimulam qualquer lesão do tecido conjuntivo a acarretar ativação fibroblástica com proliferação celular e produção de macromoléculas, eventos que caracterizam fibrose tecidual e, principalmente, aumento de massa do tecido acometido.

A elastina e o colágeno arranjado em tripla-hélice produzidos pelos fibroblastos formam a estrutura da matriz extracelular que dá suporte às células do tecido. As proteoglicanas são glicosaminoglicanas (queratan e sulfato de condroitina) associadas a uma proteína central que formam agregados por fixação a longas cadeias de ácido hialurônico. Têm grande importância na dinâmica dos fluidos intersticiais.

O fluido intersticial, além do ultrafiltrado capilar e dos produtos da metabolização celular, contém macromoléculas produzidas pelos fibroblastos, células endoteliais, pericitos, miócitos da parede vascular e adipócitos, importantes para a migração celular e a comunicação intercelular. Além dessas moléculas, leucócitos, macrófagos e células dendríticas provenientes dos vasos desempenham funções de reparação e defesa no tecido conjuntivo.[33]

FISIOPATOLOGIA LINFÁTICA

Edema

Aumento anormal do volume do fluido intersticial que ocorre quando a filtração capilar é maior que a reabsorção. Independente da causa básica que desencadeou o desequilíbrio entre filtração e reabsorção do fluido intersticial, existem duas formas de edema, de acordo com a participação do sistema linfático. São elas:[20]

- Insuficiências linfáticas dinâmicas: o sistema linfático é normal e apresenta aumento compensatório de absorção e transporte linfáticos. A carga linfática ultrapassa a capacidade total de transporte do sistema, causando edema. São edemas tipicamente pobres em proteínas, exemplificados na ICC e nos edemas venosos. Também são conhecidos como edemas por insuficiência da válvula de segurança dos tecidos

- Insuficiências linfáticas mecânicas: o sistema linfático é anormal e, mesmo com cargas linfáticas fisiologicamente normais, há acúmulo tecidual de líquidos e macromoléculas. Caracteristicamente, são edemas de alto conteúdo proteico – linfedemas típicos. As insuficiências linfáticas mecânicas decorrem da alteração estrutural ou funcional do sistema linfático. Pode-se dividir essas alterações dos linfáticos em seis grupos, descritos a seguir:[34]

  - Obstrução dos canais teciduais: impede o fluxo normal e a absorção do fluido intersticial pelos capilares linfáticos. Ocorre em traumatismos pelo acúmulo de fibrina ou pela fibrose tecidual em linfedemas avançados
  - Anomalias dos linfáticos iniciais: ocasionadas por formação insuficiente e/ou anômala dessa porção absortiva do sistema, como acontece na doença de Milroy, ou por destruição desses vasos por infecções de repetição
  - Lesão traumática direta de vasos coletores e/ou linfonodos
  - Hipoplasia de vasos coletores e linfonodos: mecanismo sugerido para os linfedemas primários precoces, embora tenha sido proposto que a hipoplasia dos vasos coletores pudesse ser um fenômeno secundário a lesões linfonodais fibróticas de natureza desconhecida.[35] Nesse caso, hipoplasias seriam raras e limitadas aos linfedemas infantis
  - Hiperplasia: alguns pacientes com linfedemas primários precoces e tardios apresentam aumento do número e também dilatação de vasos coletores, que assumem aspecto varicoso e se associam à insuficiência valvar e refluxo de linfa ou quilo
  - Obstrução ou destruição de vias linfáticas: causa mais comum de distúrbios linfáticos. Pode ser ocasionada por ação mecânica nas vias linfáticas (destruição cirúrgica, traumática, obstrução parasitária, invasão tumoral, infecções).

Os edemas costumam ser descritos como resultantes do desequilíbrio da lei de Starling.[36] Considerando a rede capilar como uma membrana semipermeável, há fluxo pela porção arterial dos capilares em virtude da diferença de pressão hidrostática entre o vaso e o interstício. A reabsorção ocorre no segmento capilar venoso por queda da pressão hidrostática vascular e aumento da pressão oncótica intracapilar pela perda do fluido durante o trajeto na rede capilar. Em estados fisiológicos, a filtração iguala a reabsorção pelos capilares venosos somada à captação de macromoléculas e fluidos pelos capilares linfáticos.

Nos últimos anos, alguns fatores que influenciam a filtração capilar foram descritos. Os capilares não se comportam como uma membrana semipermeável perfeita viabilizando a passagem de algumas macromoléculas, além de haver transporte ativo de proteínas através das células endoteliais. Como resultado, a pressão oncótica do interstício aumenta e, consequentemente, diminui o volume de fluido reabsorvido na porção venosa dos capilares, mesmo com a queda progressiva da pressão hidrostática do fluido no trajeto pela rede capilar. O resultado é o fluxo unidirecional do leito capilar para o interstício em todo o trajeto.[37]

Outro aspecto importante foi o modelo proposto para justificar a diferença entre o espaço calculado e o espaço medido das junções abertas.

A permeabilidade medida para vários solutos é compatível com poros capilares de 8 nm, mas o espaço das junções abertas é calculado entre 14 e 21 nm.[38] O modelo mais aceito atualmente da membrana semipermeável capilar é da passagem de água e solutos pelo glicocálice que reveste internamente o endotélio e as junções intercelulares.[39]

Com a medida das variáveis das pressões hidrostáticas e oncóticas sugeridas por Starling, observa-se um fluxo menor que o previsto, que pode ser explicado pelo modelo da filtração através do glicocálice. Por outro lado, observa-se uma filtração contínua, sem reabsorção na porção venosa do leito capilar, sugerindo que o papel do sistema linfático seja ainda mais importante na manutenção da homeostase fluida do interstício.[40]

Lesão tecidual: inflamação, fibrose e gordura

Estruturalmente, o linfedema se comporta como doença hiperproliferativa. As alterações teciduais secundárias à estase linfática crônica caracterizam-se histologicamente por espaços intersticiais dilatados, aumento de queratinócitos, fibroblastos e matriz intersticial e infiltrado leucocitário com aumento da massa de tecido suprafascial (pele, tecidos subcutâneo e conjuntivo).[41] O linfedema crônico produz fibrose da pele e do tecido subcutâneo, promovendo secundariamente lesão adicional fibrótica dos vasos coletores, tornando-os disfuncionais.[42]

Além da extensa fibrose existente em muitos espécimes cirúrgicos, observa-se acúmulo de gordura tanto clinicamente como em avaliações por ressonância magnética e densitometria.[43] No fim do século XX, as observações clínicas e a abordagem cirúrgica dos linfedemas direcionada à remoção do excesso de volume do tecido adiposo em linfedemas secundários ao tratamento do câncer de mama estimularam Brörson e Svensson[44] a renovarem o interesse quanto ao papel da estase linfática na adipogênese. Além disso, a obesidade é um dos fatores de risco mais importantes no desenvolvimento do linfedema pós-mastectomia.[7,8]

Além da reserva energética e do isolamento térmico, o tecido adiposo desempenha funções importantes, funcionando como órgão endócrino produtor de citocinas[45] e como importante fator de risco em doença aterosclerótica e vários tipos de câncer. Pond e Mattacks[46] apontaram que os adipócitos reconhecidamente respondem e secretam citocinas que modulam a resposta imune.

Os precursores dos adipócitos provêm de células-tronco mesenquimais[47] e sua diferenciação depende de fatores do microambiente intersticial, hormônios, sinalização entre células, e entre células e a matriz intersticial. Experimentalmente, há aumento da adipogênese quando a linfa é incluída em cultura de pré-adipócitos *in vitro*[48] e são identificados receptores para o fator de crescimento de endotélio linfático (VEGFR-3) na membrana de adipócitos em cultura.[49]

A base das alterações consiste na deficiência de absorção e transporte linfático, acarretando acúmulo tecidual de moléculas de alto peso molecular. A quantidade associada de líquidos, ao menos na fase inicial, deve-se ao poder osmótico dessas moléculas. Macromoléculas no espaço extravascular promovem processo inflamatório crônico com hiperproliferação de tecido conjuntivo

fibroso e adiposo.[50] A utilização de modelos experimentais de linfedema possibilitou demonstrar que a deposição de gordura é subsequente ao acúmulo de células inflamatórias e progressivas conforme a evolução temporal da obstrução linfática.[51] Esse acúmulo pode ser bloqueado experimentalmente com a utilização de dexametasona ou utilização de camundongos deficientes em sintetase do óxido nítrico.[50]

O ácido hialurônico, componente essencial da matriz extracelular, também se acumula no interstício em déficits de drenagem linfática.[52] O ácido hialurônico exerce função essencial no transporte de fluido intersticial por meio de ligações de van der Waals fracas, atraindo moléculas de água no seu polo carregado negativamente. Essa molécula é produzida localmente pelos fibroblastos e constantemente transportada pelo sistema linfático.[53] Quantitativamente, mais de 75% do ácido hialurônico tecidual são metabolizados no fígado e nos linfonodos, e cerca de 50% de todo o ácido hialurônico corpóreo encontra-se na pele.[38] Seu acúmulo produz soluções viscosas que inibem a livre difusão de solutos e água, com obstrução dos canais intersticiais.

CONSIDERAÇÕES FINAIS

Alguns aspectos importantes foram ressaltados neste capítulo:

1. O linfedema ou edema linfático não deve ser considerado uma doença em si, mas apenas um sinal, dentre outros, que pode ser encontrado em pacientes com insuficiências linfáticas de diferentes origens: congênita, traumática, pós-infecciosa, entre outras, que não são, claramente, a mesma doença.
2. Nos *linfedemas secundários*, a disfunção anatômica ou funcional ocorre em tecido linfático previamente normal, sendo possível estabelecer a causa do linfedema pela história clínica. Nos *linfedemas primários*, existe alteração congênita do desenvolvimento de vasos linfáticos e linfonodos ou obstrução linfática. Exceto nas situações em que é possível definir uma mutação genética responsável, muitos dos casos permanecem com etiologia desconhecida.
3. Segundo a International Society of Lymphology, o estadiamento do edema linfático é categorizado em quatro níveis, de 0 a III, conforme o quadro clínico.
   No *estágio 0* (período de latência), não se observa edema clínico; no *estágio I*, há edema depressível, pouca ou nenhuma fibrose tecidual e regressão completa com o repouso noturno; o *estágio II* é caracterizado pela progressão de edema para a etapa de fibrose; e no *estágio III*, há alterações elefantiásicas do membro, com deformidade e incapacidade funcional.
4. Existem dois tipos de linfedema: insuficiências linfáticas dinâmicas: o sistema linfático é normal e apresenta aumento compensatório de absorção e transporte linfáticos; insuficiências linfáticas mecânicas: o sistema linfático é anormal e, mesmo com cargas linfáticas fisiologicamente normais, há acúmulo tecidual de líquidos e macromoléculas.
5. O tratamento do linfedema será tratado no Capítulo 156.

As referências bibliográficas deste capítulo se encontram no Ambiente de aprendizagem do GEN.

156

Linfedema: Tratamento Cirúrgico

Ana Laura Aidar ■ Danielle Akemi B. Kuramoto ■ Luís Gustavo Schaefer Guedes ■ Henrique Jorge Guedes Neto

Resumo

Neste capítulo, discutem-se as indicações da cirurgia para tratamento do linfedema e quais as abordagens realmente efetivas nesse tipo de tratamento, com ênfase nas cirurgias de ressecção e de derivação.

Palavras-chave: dermolipectomias; lipoaspiração, plástica penoescrotal, anastomoses linfovenosas; transferência de linfonodos.

INTRODUÇÃO

O documento sobre o tratamento cirúrgico de linfedema, publicado pelo Consenso Latino-Americano para Diagnóstico e Tratamento do Linfedema em São Paulo, Brasil, no ano de 2011, foi ratificado pela International Society of Lymphology (ISL),[1] em 2020, estabelecendo as seguintes orientações aos profissionais de medicina:

- O linfedema é uma doença de curso crônico
- A maioria dos linfedemas periféricos é de tratamento clínico
- O linfedema penoescrotal é o único tipo de linfedema que tem indicação terapêutica primária a cirurgia
- Alguns linfedemas, após condução adequada de tratamento clínico com resposta satisfatória, podem ser passivos de correções cirúrgicas subsequentes.

INDICAÇÕES DO TRATAMENTO CIRÚRGICO

Com o passar do tempo e a experiência adquirida, deve-se indicar o tratamento cirúrgico para linfedema nas seguintes situações:

- Linfedema penoescrotal
- Linfedema gigante de membro superior ou inferior que manteve as medidas finais por pelo menos 1 ano após tratamento clínico, sem apresentar linfangites
- Obesos com linfedema de membros inferiores com atrito de um membro com o outro que impossibilita a marcha, se meta de emagrecimento alcançada e ausência de linfangite no último ano
- Casos de malignização (raros)
- Microcirurgia em casos selecionados (anastomose linfovenosa [ALV]; transplante de linfonodo)
- Lipoaspiração em casos selecionados
- Falha do tratamento clínico
- Dor
- Acúmulo de linfa em cavidades
- Celulite de repetição
- Deformidade e prejuízo na qualidade de vida do paciente.

Não existe consenso sobre o melhor momento do tratamento para indicar a cirurgia, devendo-se avaliar caso a caso. O grande objetivo do tratamento cirúrgico é reduzir a dor, melhorar a qualidade de vida, interromper a progressão da doença e restabelecer a função do membro ou órgão.

CLASSIFICAÇÃO E DESCRIÇÃO DAS TÉCNICAS CIRÚRGICAS

As cirurgias para tratamento dos linfedemas são divididas em:

- Cirurgias de ressecção: dermolipectomia, lipoaspiração, plástica penoescrotal, amputação
- Cirurgias de derivação: ALV por técnica microcirúrgica e transferência de linfonodos.

Dermolipectomia

Essa modalidade não visa à cura do linfedema, mas simplesmente retira excesso de pele e de tecido celular subcutâneo localizados, promovendo forma mais harmônica ao membro e melhorando sua funcionalidade; assim, podem ser realizadas naqueles pacientes com linfedema extenso e avançado, restabelecendo sua qualidade de vida.[2]

Um fuso de pele e de tecido celular subcutâneo retirado da zona de sobra ou avental é o produto da cirurgia. Alguns procedimentos conhecidos são as cirurgias de Homans, Sistrunk, Thompson ou Charles. A cirurgia de Charles consiste em uma exérese circunferencial e atualmente não é mais empregada, devido a uma piora do linfedema na região proximal e distal à área operada.[2-4]

Devem-se evitar grandes descolamentos para prevenir novas lesões linfáticas. Realiza-se o fechamento borda a borda em dois planos, com drenagem fechada a vácuo por, no máximo, 24 horas, e o enfaixamento compressivo com ataduras não elásticas. Recomenda-se antibioticoterapia profilática por, no mínimo, 10 dias.

Um mês após a cirurgia, a terapia física complexa deve ser recomeçada. Se houver necessidade de nova cirurgia em outro segmento do membro afetado, esta deve ser realizada após 6 meses da anterior.[5,6]

Na experiência prévia de nossa Instituição, 42 pacientes foram submetidos a cirurgia – 8 homens e 34 mulheres com idade entre 25 e 75 anos –, sendo 14 casos de membros superiores e 28 de membros inferiores. A taxa de infecção pós-operatória foi de 4% (1 paciente), e todos os pacientes mantiveram suas medidas por período de até 5 anos após a cirurgia (Figura 156.1).

Lipoaspiração

Esse método apresenta melhores resultados no acometimento do membro superior, especialmente quando este está relacionado com linfedema pós-mastectomia.[2] Existe pouca evidência dessa técnica no tratamento dos membros inferiores, embora em algumas séries ficou demonstrado benefício quando foram usadas abordagens modernas de lipoaspiração.[2]

As indicações para lipoaspiração em linfedema de membros superiores são: manutenção de edema não compressível após 3 meses de tratamento clínico, diferença de pelo menos 500 mℓ de volume entre os membros, dores musculares e articulares resultantes do linfedema do membro superior, infecção recorrente e perda da funcionalidade. Vale lembrar que malignidade ou feridas são contraindicações para esse tipo de tratamento.[2]

O trabalho de Brorson, de Malmö, na Suécia, em 1998, parece mostrar que a lipoaspiração com técnica delicada, substituindo a dermolipectomia localizada, tem resultado bom e semelhante, sendo menos agressiva.[7] Nesse trabalho, foram avaliadas 51 mulheres com linfedema de membro superior pós-mastectomia, submetidas a terapia física complexa e a lipoaspiração, com resultados muito bons, quando comparadas à terapia física complexa isoladamente. A baixa taxa de infecção e a diminuição do volume do membro foram muito satisfatórias.

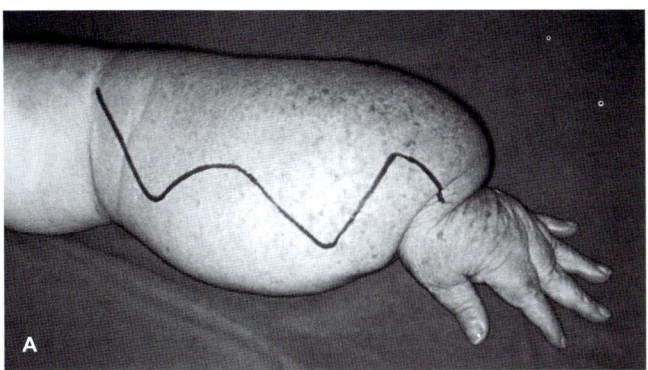
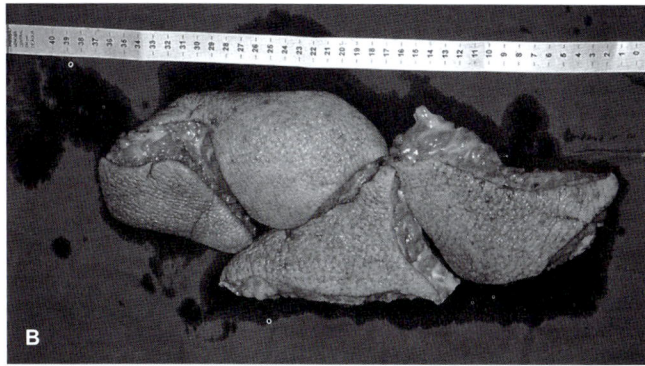
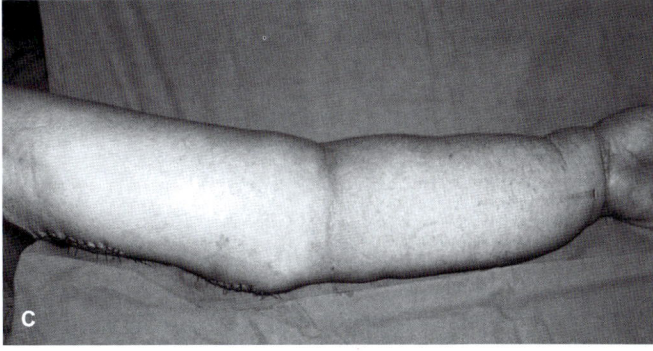

FIGURA 156.1 A. Linfedema de membro superior pós-mastectomia com marcação em linha "quebrada" para cirurgia de dermolipectomia. **B.** Produto da cirurgia de dermolipectomia: quatro losangos de pele e de tecido celular subcutâneo. **C.** Resultado pós-cirúrgico imediato da dermolipectomia: note a redução do linfedema à custa da ressecção do excesso de pele e de tecido celular subcutâneo.

Plástica penoescrotal

O linfedema penoescrotal é o único dos linfedemas cujo tratamento é apenas cirúrgico, com excelente resultado. Atualmente, apesar de já consagrado o uso, prefere-se utilizar a expressão "prepúcio escrotal", pois o linfedema não é do pênis, mas sim da pele prepucial. Várias abordagens são descritas na literatura, mas a técnica de Cordeiro é a preferida devido a facilidade de execução, baixa taxa de infecção e seus bons resultados estéticos e funcionais, além de pouca recidiva.[2,8]

Se o linfedema penoescrotal for acompanhado de linfedema de membros inferiores, a terapia física complexa para os membros deve ser feita previamente à cirurgia e mantida no pós-operatório, assim que o paciente tiver condições, e por tempo indeterminado, dependendo da evolução do caso.

Se o linfedema penoescrotal for secundário a refluxo quiloso por incompetência dos linfáticos iliolombares, que promovem o refluxo da linfa da cisterna do quilo para a pele do pênis e do escroto, deve-se realizar a exérese das cadeias linfáticas iliolombares 3 meses antes da plástica penoescrotal,[9] mas, se as condições do paciente forem boas e a equipe cirúrgica for bem treinada, pode-se realizar a exérese das cadeias iliolombares no mesmo tempo cirúrgico e anestésico, precedendo a plástica penoescrotal. Essa cirurgia deve ser realizada por meio de laparotomia xifopúbica, com visualização dos linfáticos iliolombares e com sua ressecção desde o pilar diafragmático até a bifurcação das artérias ilíacas. Para que se possam identificar os vasos linfáticos com mais facilidade, administram-se 100 g de manteiga, por via oral, 30 minutos antes da cirurgia, ou 200 mℓ de solução de gordura intravenosa (Lipofundin®), durante os primeiros minutos da anestesia, atentando para profilaxia de broncoaspiração na indução anestésica. Cada vez menos essas cirurgias são realizadas, pois a plástica de pênis e escroto por si só já elimina as vesículas linfáticas.

A plástica penoescrotal é feita da seguinte maneira: paciente em decúbito dorsal horizontal, com sondagem vesical de demora e com antibioticoterapia de amplo espectro, iniciada 2 horas antes da cirurgia e mantida por 7 dias, e demarcação dos retalhos peniano e escrotal. Na face ventral do pênis, na rafe mediana, marca-se a incisão a ser feita desde o prepúcio até a base do pênis, em linha quebrada (em Z ou em WM), para evitar bridas a longo prazo, que podem causar "pênis em gatilho" na ereção. Para evitar essa complicação, prefere-se realizar a exérese total da pele prepucial, fazendo um enxerto livre com a pele da coxa sem preservar a pele peniana.

No escroto, a marcação da incisão também tem como guia a rafe mediana, mas em formato de losango, para ser posteriormente ressecada, dependendo do tamanho do escroto (Figura 156.2).

Os testículos e os cordões espermáticos no escroto são expostos e visualizam-se os corpos esponjosos e cavernosos do pênis, que serão o limite mais profundo da cirurgia na região peniana, facilmente identificável pela palpação da sonda vesical.

Seguem-se postectomia ampla com desluvamento de todo o pênis e posterior afilamento dos retalhos penianos até a espessura de aproximadamente 0,5 cm. Afilam-se os retalhos escrotais também à espessura de 0,5 cm.

Após esse tempo, deve-se ressecar o excesso de pele e de tecido celular subcutâneo do pênis e do escroto, gradativamente, remontando-os e fixando os testículos na bolsa escrotal para que não haja torção (Figura 156.3).

Quando se tem a nítida certeza do tamanho dos retalhos, procede-se à drenagem ampla com dois drenos de Penrose finos e fechamento do escroto em dois planos, com fio de náilon monofilamentar 3.0 e 4.0, respectivamente, para o plano do tecido gorduroso e depois para a pele.

A ampla postectomia deve ser suturada com fio de náilon 5.0, e a sutura longitudinal do pênis é feita em dois planos, respectivamente, com náilon 4.0 para o plano mais profundo e 5.0 para a pele.

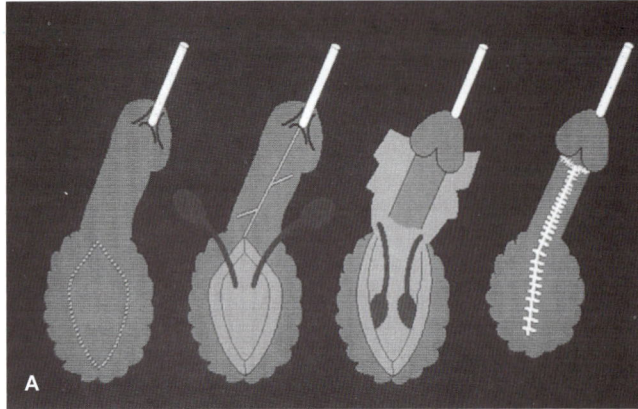

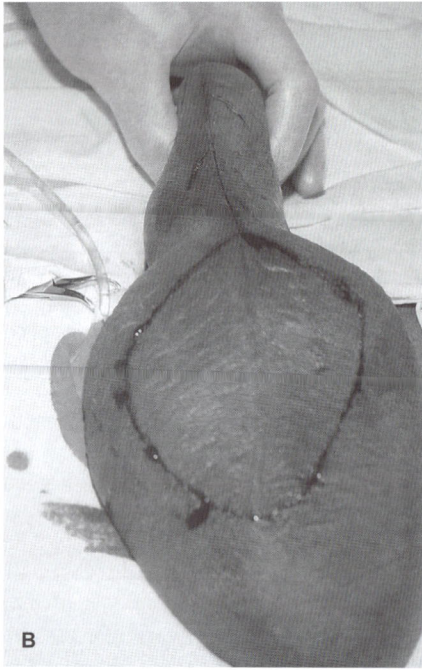

FIGURA 156.2 **A.** Diagrama esquemático da cirurgia de Cordeiro para tratamento do linfedema penoescrotal. **B.** Demarcação das incisões no pênis (em z) e da área em losango do escroto, tendo como guia a rafe mediana.

Deve-se atentar para que não falte pele para a ereção e para que sejam bem ordenados os retalhos em Z ou WM. Deve-se empregar curativo simples com suspensório escrotal; no caso do enxerto livre de pele da coxa, o curativo da área doadora deve ser feito com gaze vaselinada e enfaixamento.

A retirada do dreno deve ser o mais precoce possível, assim que houver diminuição da drenagem, o que deve ocorrer nas primeiras 48 horas do pós-operatório. A alta hospitalar deve ocorrer por volta do quinto dia de pós-operatório, e a retirada dos pontos, no décimo dia.

Pequenas perdas de tecidos por necrose superficial, que pode acontecer em menos de 1% dos casos, ocorrem na sutura do sulco balanoprepucial com a rafe mediana, pois a união das três suturas nesse sítio do retalho peniano tem menor vascularização, o que propicia relativa isquemia com necrose e infecção local. Quando se faz a exérese total da pele do pênis e a substituição dela com enxerto de pele da coxa, essa complicação não ocorre.

Por meio de um consenso editado em 1996, a ISL indicou como único tratamento do linfedema penoescrotal a cirurgia, com bons resultados. No nosso serviço, a cirurgia já é empregada há aproximadamente 20 anos. Foram operados 87 pacientes com taxa de infecção de 5,7% e recidiva de 9,2% (Figura 156.4).[10-12]

As linfangites de repetição, a recidiva do linfedema, as enormes cicatrizes que comprometem a estética do membro e as linforragias com formação subsequente de úlceras e fibrose foram os principais motivos que inviabilizaram o uso dessa técnica no nosso serviço.

Amputação

Nos casos raros de malignização de linfedema, a amputação do membro comprometido com extensos esvaziamentos ganglionares deve ser indicada precocemente.

O linfangiossarcoma é uma neoplasia imatura, maligna, com prognóstico indefinido e alta taxa de mortalidade. Deve-se atentar para a formação de úlcera em um membro com linfedema, pois este pode ser o primeiro sinal de alerta de provável malignização. A biopsia precoce deve ser indicada para que se possa confirmar o diagnóstico.[13]

É importante que se faça o diagnóstico diferencial preciso entre a síndrome de Stewart-Treves (linfangiossarcoma do linfedema pós-mastectomia) e permeação cutânea (nódulos subcutâneos de adenocarcinoma da mama no membro superior), pois essa última é menos agressiva e responde razoavelmente às excisões locais associadas à quimioterapia.

Anastomose linfovenosa

As técnicas microcirúrgicas de ALV são indicadas em casos de falha de tratamento clínico ou quando este não foi suficiente, infecção de repetição, prejuízo na qualidade de vida e quando o paciente não tolera terapia compressiva. São mais bem estabelecidas para o linfedema secundário. Embora controverso na literatura, também pode ser indicada para os casos de linfedema primário.[2]

As anastomoses podem ser linfolinfáticas, linfovenosas ou linfovenulares, sendo estas supermicrocirúrgicas. Esse tipo de tratamento é realizado por meio de *bypass*, para transpor os vasos linfáticos danificados e disfuncionais, criando via alternativa para drenagem da linfa.

Outra possibilidade é a transferência de linfonodos, que consiste no deslocamento de linfonodos sadios em bloco para o local de obstrução linfática, com anastomose microcirúrgica com veias e/ou artérias da área receptora. É um tratamento indicado para linfedemas de graus I e II, com história de infecções de repetição. Deve-se lembrar de que uma das complicações é o desenvolvimento de linfedema na área doadora. Existe a possibilidade de utilizar linfonodos mesentéricos para reduzir esse risco, no entanto, precisa ser avaliado o risco-benefício, devido a outras complicações abdominais.[2]

A anastomose microcirúrgica ou a transferência de linfonodos são os únicos tratamentos capazes de reduzir consideravelmente a doença. Nos casos de linfedema de membros inferiores, os pacientes com doença de grau I ou II beneficiam-se mais da ALV, e aqueles com doença de grau III ou IV apresentam melhora com a transferência de linfonodos. As técnicas combinadas, no entanto, parecem favorecer os pacientes com doença menos avançada.[2,4]

Acredita-se que, quando a linfocintilografia mostra que ainda há "reserva linfática", expressa por valores próximos ao normal na semiquantificação de 5 horas, é seguro realizar as ALV por técnica microcirúrgica. A linfocintilografia feita 6 meses após a cirurgia é o exame indicado para documentar a funcionalidade da anastomose.[2]

Nos linfedemas associados a uma angiodisplasia (p. ex., síndrome de Klippel-Trenaunay), em que há hiperfluxo arterial diagnosticado por arteriografia (casos que o Prof. R.C. Mayall denominava síndrome de hiperostomia), as esqueletizações arteriais ou as embolizações seletivas dos ramos arteriais são indicadas previamente ao tratamento fisioterápico desses membros.

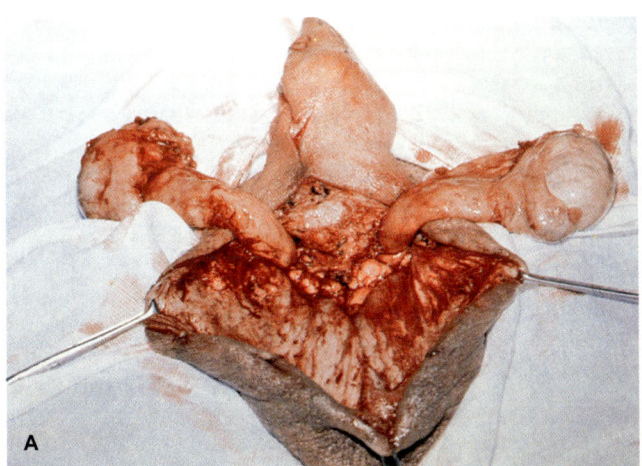
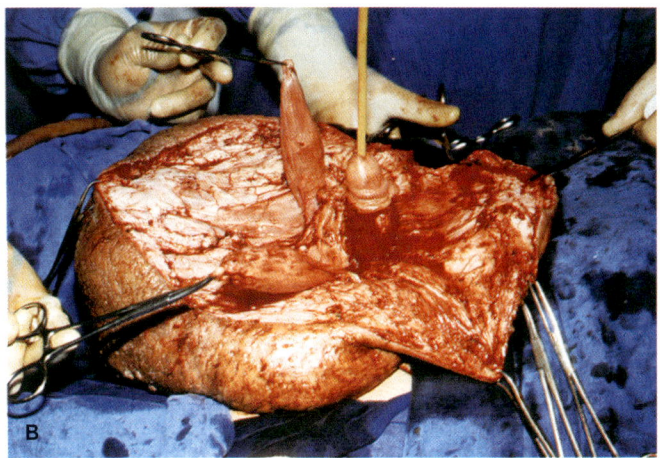
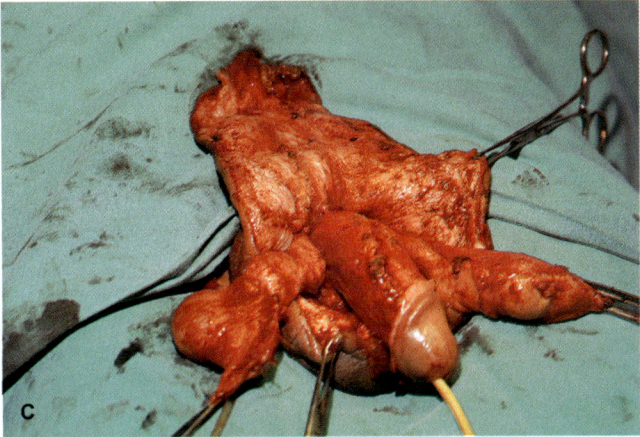

FIGURA 156.3 A. Exposição com exteriorização de testículos e cordões espermáticos: note a espessura do linfedema escrotal. **B.** Incisões completas com descarnação do pênis (postectomia ampla), que está sendo tracionado por sonda vesical, e os dois testículos tracionados por pinças hemostáticas. **C.** Aspecto após afilamento dos retalhos e ressecção do excesso de pele e de tecido celular subcutâneo do pênis e escroto.

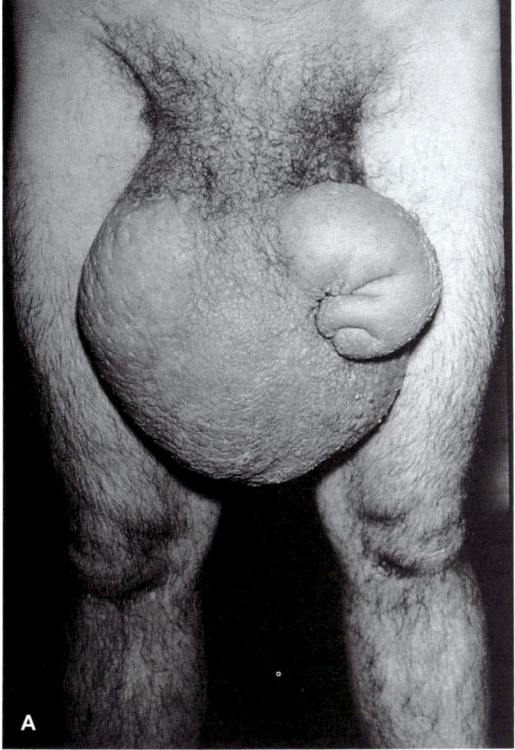
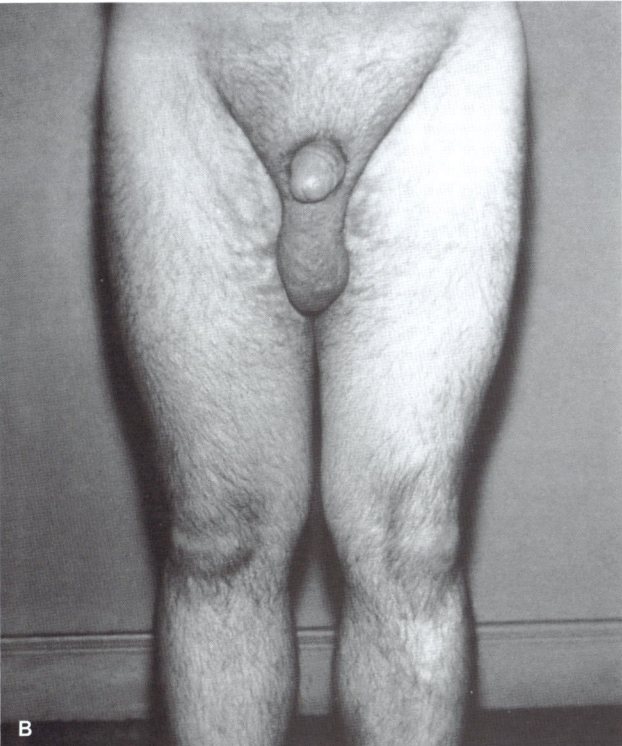

FIGURA 156.4 A. Enorme linfedema penoescrotal que tem como limite inferior a linha articular do joelho. **B.** Dois meses após cirurgia: note o bom resultado da intervenção.

Nos linfedemas associados à insuficiência venosa crônica superficial, diagnosticada por ultrassonografia com Doppler, com grave refluxo das safenas, pode-se empregar a safenectomia física (*laser*-EVLT ou radiofrequência) ou a química (técnica de microesferas de espuma), que não lesionam os vasos linfáticos.[13]

CONSIDERAÇÕES FINAIS

É possível afirmar que a maioria dos linfedemas periféricos tem bons resultados com a terapêutica clínica; no entanto, o linfedema penoescrotal é o único dos linfedemas que tem como primeira indicação o tratamento cirúrgico.

Após tratamento clínico otimizado, alguns casos podem ser submetidos à cirurgia de ressecção parcial para aprimorar o resultado.

A microcirurgia derivativa é recomendada em casos selecionados, sendo o único método de tratamento que reduz significativamente a doença.

Finalizando, deve-se informar que, quando o capilar linfático estiver irreversivelmente lesionado, qualquer tipo de tratamento – clínico ou cirúrgico – estará fadado ao insucesso; portanto, o diagnóstico precoce é imperativo para um bom resultado terapêutico, sendo importantes, ainda, campanhas de esclarecimento para possibilitar a erradicação das linfangites, que serão sempre um fator de melhora para a prevenção dessa doença de tratamento tão difícil.

As referências bibliográficas deste capítulo se encontram no Ambiente de aprendizagem do GEN.

PARTE 10

Doenças Vasculares de Origem Mista

157

Trauma Vascular

Marcelo Rodrigo de Souza Moraes ■ Adenauer Marinho de Oliveira
Góes Junior ■ Rossi Murilo

Resumo

O trauma vascular correlaciona-se com altas taxas de morbidade e
mortalidade quando atinge vasos tronculares intratorácicos ou intra-
abdominais. Seu tratamento representa um desafio para as equipes de
atendimento de emergência e emprega grandes quantidades de recursos das instituições ou fontes pagadoras. Exames de imagem menos
invasivos, em especial o ecodoppler e a tomografia computadorizada
(TC) com contraste, atualmente são as modalidades de escolha para
a maioria dos casos, mas não devem atrasar o início da terapia do
paciente em estado crítico. No caso das lesões penetrantes, a cirurgia aberta é mantida como primeira opção de tratamento, porém, com
maiores disponibilidade e treinamento das equipes de atendimento,
o tratamento endovascular vem obtendo espaço especialmente nas
lesões contusas e para pacientes estáveis que podem se beneficiar
de um pequeno atraso no início dessa terapia ou mesmo utilizar essa
modalidade como uma ponte para o tratamento definitivo.

Palavras-chave: lesões vasculares; ferimentos e lesões; artérias; veias;
procedimentos cirúrgicos vasculares; procedimentos endovasculares.

INTRODUÇÃO

O trauma vascular é seguramente uma das condições mais desafiadoras com a qual o cirurgião pode se deparar nos serviços de
emergência por todo o mundo.[1] A lesão vascular esteve relacionada a uma mortalidade 5 vezes maior quando comparada a lesões
não vasculares. A compreensão de suas características e o efetivo
emprego de um tratamento adequado são partes relativamente
recentes dos avanços na área médica, sendo ainda um aprendizado
contínuo visto a multiplicidade de apresentações que essa condição
clínica – o trauma vascular – pode assumir. Seja pela complexidade
envolvida no seu tratamento, cuja abordagem especializada é quase
sempre indispensável, seja pelas graves consequências que podem
rapidamente ocorrer e que ocasionam a perda de membros ou da
própria vida, além de frequentemente envolver muitos recursos,
o trauma vascular demanda muito das equipes e das instituições
durante sua assistência.

Em uma visão histórica, no trabalho de DeBakey e Simeone sobre
traumatismos vasculares[2] na Segunda Guerra Mundial, ficou evidente
a ligação entre a demora no início do tratamento da lesão e o risco de
amputação, sendo citada também a preparação das equipes cirúrgicas. Nesse estudo, observou-se risco de mais de 60% em demora na
implantação da terapia acima de 20 horas, e abaixo de 10 horas, essa
média decaiu para quase a metade desse número. Com a experiência
adquirida, em conflitos posteriores como as guerras da Coreia e do
Vietnã, tais índices reduziram para pouco mais de 10% devido ao
rápido transporte no Vietnã (o tempo médio foi de 90 minutos) e
também ao melhor preparo das equipes,[3,4] parâmetros ainda válidos
no cenário civil até o presente momento.[5]

O trauma vascular de forma não específica é responsável por
cerca de 1 a 5% de todos os casos admitidos em serviços de emergências.[6,7] Classicamente é relatado em jovens entre a 2ª e 3ª décadas de vida,[8,9] do sexo masculino, e esse parâmetro parece não ter
mudado em publicações mais recentes.[10-12] Lesões penetrantes
predominam especialmente próximo aos grandes agrupamentos
urbanos[13] e associam-se à criminalidade. Além da violência nos
centros urbanos, os acidentes de trânsito e de trabalho também
são responsáveis pela maioria das lesões vasculares;[14] entretanto,
os dados epidemiológicos dos grandes centros urbanos são mais
difíceis de analisar, devido às diferenças de metodologia e de padronização dos trabalhos, e pela variação de agentes, como agressões
por arma de fogo ou arma branca, guerra civil e conflitos de qua-
drilhas. Em análise de várias séries de centros urbanos americanos, foram incluídas 5.760 lesões vasculares em 4.459 pacientes,
sendo 41,93% nos membros, 30,69% no abdome, 15,6% no tórax
e 11,5% no pescoço.[15]

ETIOPATOGENIA

Ferimentos vasculares decorrentes de traumas fechados ou contusos de modo geral apresentam pior prognóstico do que os causados
por lesões penetrantes. Essas lesões também se associam a maiores necessidades de transfusões sanguíneas, tempo de internação
e taxas de amputação.[7]

Ferimentos penetrantes

Em locais com o perfil socioeconômico similar ao Brasil, as lesões
penetrantes são responsáveis por mais de 90% dos traumatismos
vasculares.[7] Os ferimentos incisos são causados por arma branca ou
por fragmentos de vidro, produzindo, de modo geral, lesões lineares nos vasos com pouca destruição dos tecidos vizinhos. Com
a elevação da população urbana no Brasil, houve proporcionalmente um aumento das lesões vasculares decorrentes de projéteis
de arma de fogo (PAF), que já representam o tipo mais comum;[11,16]
sendo consideradas perfurocontusas, essas armas provocam lesões
mais complexas nos vasos. Projéteis de armas de baixa velocidade
(calibres 22, 32 e 38) produzem lesões teciduais limitadas praticamente ao seu trajeto. Pontualmente no país, pode-se observar
uma participação crescente de armas militares na violência urbana.
Consideradas de alta velocidade, produzem lesões devastadoras nos
vasos e nos tecidos, relacionadas com a transferência de energia do
projétil para o corpo, acometendo não apenas o trajeto, mas tecidos a uma grande distância.[17]

Ferimentos contusos

São aqueles produzidos por traumatismos fechados, sendo responsáveis pelos 10% restantes das lesões vasculares traumáticas. Os
fatores etiológicos incluem em primeiro lugar os acidentes automobilísticos,[11] cerca de 8 vezes mais que os representados por quedas, esmagamentos e, eventualmente, agressões físicas. As lesões
ocorrem, mais frequentemente, nos locais onde os vasos estão
em íntimo contato com estruturas osteoarticulares,[18] sendo estes
também o de pior prognóstico, representando taxas de amputação
3 vezes maiores do que em ferimentos penetrantes.[18] Quanto ao
mecanismo de lesão, o vaso pode ser traumatizado diretamente pelo
agente causador ou indiretamente por um osso fraturado ou uma
articulação luxada, assim como fragmentos ósseos podem causar
um ferimento penetrante diretamente no vaso.

CLASSIFICAÇÃO DAS LESÕES VASCULARES
Lesão da camada íntima

Um dos grandes problemas das lesões isoladas de íntima é que
podem ser assintomáticas em um primeiro momento.[19] Quando
associadas a um ferimento penetrante, costumam ser secundárias
a um PAF passando próximo ao vaso; quando associadas a trauma

fechado, por estiramento ou compressão direta do vaso pelas estruturas ósseas, o diagnóstico geralmente é realizado por um exame de imagem indicado frente a suspeita razoável de lesão segundo o mecanismo de trauma. Podem-se observar discreto defeito de enchimento ou interrupção no contorno luminal normal da artéria em exames contrastados e um *flap* de íntima no ecodoppler. Se não for corrigida, a lesão de íntima pode evoluir para dissecção arterial ou trombose com consequente isquemia aguda do segmento irrigado, geralmente em extremidades, mas eventualmente podendo comprometer os vasos cervicais.[20]

Contusão parietal e hematoma intramural

A contusão parietal e o hematoma intramural ocorrem devido aos mesmos mecanismos que produzem a lesão de íntima. O hematoma intramural pode ser mínimo e assintomático ou evoluir e comprimir o lúmen do vaso provocando estenose crítica ou oclusão. Nas artérias, pode ocorrer tardiamente a ruptura devido à fraqueza local da parede vascular com a formação de um pseudoaneurisma. Seu aspecto angiográfico denota um estreitamento concêntrico ou excêntrico do lúmen; na TC e no ecodoppler, pode-se evidenciar o espessamento focal da parede com sangue permeando suas camadas.

Lesão puntiforme

Pode ser causada por arma branca, estiletes, pregos ou fragmentos ósseos. Quando envolve uma artéria, pode parar de sangrar e cicatrizar espontaneamente ou evoluir para um pseudoaneurisma expansivo. Lesões desse tipo em veias tendem a conter o sangramento naturalmente. O achado de imagem é uma irregularidade excêntrica na parede do vaso com extravasamento de contraste e fluxo ao Doppler, identificando-se um ponto bem definido.

Ruptura parcial da parede do vaso

Nesse tipo de lesão, ocorre a preservação de um segmento da circunferência arterial, que permanece íntegra. Essa ponte da parede vascular intacta impede a retração dos cotos arteriais, um mecanismo muito importante na hemostasia. Com isso, há grande potencial de perda sanguínea para o exterior ou para cavidades, ou, se as estruturas adjacentes contiverem o sangramento, a formação de um volumoso pseudoaneurisma. Como o orifício arterial que alimenta o pseudoaneurisma nessa situação costuma ser invariavelmente amplo, é comum ocorrer expansão progressiva, compressão de estruturas vizinhas e, eventualmente, ruptura.

Secção completa

Essa situação promove a contração, a retração e a trombose das extremidades lesionadas, resultando em perda de pulso e isquemia distal quando ocorre em um membro. Lesões desse tipo em vasos centrais geralmente impedem a hemostasia e são verdadeiras ameaças à vida.[21] O achado de imagem demonstra a oclusão do vaso que, nas extremidades, pode não apresentar relação exata com o local da lesão, devido à trombose secundária ascendente ou descendente.

Fístula arteriovenosa

Uma fístula arteriovenosa (FAV) traumática ocorre quando há lesão simultânea de estruturas arterial e venosa no mesmo ferimento. Sinais clássicos que se pode perceber, geralmente com nitidez, são o frêmito e o sopro característico na região (sopro contínuo), mas tais sinais podem não ser tão evidentes na vigência de choque acentuado. O diagnóstico por exame de imagem é confirmado pela observação da contrastação venosa precoce na angiografia ou na TC durante a fase arterial, ou no ecodoppler pelo fluxo com características de baixa resistência na artéria, fluxo arterial na veia, podendo ser observado o trajeto fistuloso turbilhonado.[22]

PRINCÍPIOS BÁSICOS DE DIAGNÓSTICO E TRATAMENTO

O trauma vascular pode ser facilmente diagnosticado nos casos de hemorragia externa volumosa, hematoma pulsátil, ausência de pulso distal ou sinais evidentes de isquemia, podendo esses quatro pontos também serem denominados "sinais maiores de lesão vascular periférica (LVP)". O quadro clínico pode ser variado, conforme o tipo de agente etiológico, o local da lesão vascular e as manifestações provocadas por traumatismos associados, como os neurológicos, os osteoarticulares e os de partes moles. A condição hemodinâmica sistêmica e o tempo decorrido entre o trauma e o primeiro atendimento também são responsáveis pela variabilidade do quadro clínico inicial. Toda vítima de traumatismo vascular tem de ser considerada um politraumatizado e, por esse motivo, deve-se seguir uma rígida e padronizada sequência de avaliação inicial, estabelecendo as prioridades, detectando e tratando as lesões associadas potencialmente letais mais rapidamente, conforme as diretrizes do Comitê de Trauma do Colégio Americano de Cirurgiões.[23]

Por outro lado, as manifestações clínicas de um trauma vascular podem ser mínimas ou ausentes. Para evitar que essas lesões passem despercebidas e para prevenir as complicações tardias, é fundamental que o profissional tenha um alto conhecimento no assunto, suspeitando logo da clínica,[18] com base no mecanismo do trauma, no agente etiológico e no trajeto da lesão. Entre as possíveis complicações das lesões assintomáticas, incluem-se a trombose por dissecção da íntima parcialmente lesionada, a ruptura tardia ou FAV por enfraquecimento local da parede vascular e a embolização de trombos formados no local da lesão. Essas situações geralmente se associam a sintomas como claudicação intermitente, à expansão com possível ruptura de um pseudoaneurisma e ao comprometimento cardíaco ou à hipertensão venosa crônica, secundários ao aumento progressivo do fluxo através de uma FAV traumática.[24]

Todo paciente com sinais de hipotensão grave com suspeita de penetração ou sangramento intracavitário deve ser examinado, cirurgicamente, sem perda de tempo, pois essa é uma emergência médica. Historicamente, as lesões de grandes vasos abdominais ou torácicos são detectadas ou tratadas durante laparotomia ou toracotomia exploradora, porém, com a grande disseminação, maior disponibilidade e rapidez dos aparelhos de tomografia helicoidal, exame de escolha na suspeita de um trauma vascular, é crescente a quantidade de pacientes que conseguem realizar um exame de imagem antes da exploração cirúrgica.[25] É evidente que o paciente deve permanecer minimamente estável pelo tempo necessário para que sejam obtidas as imagens, quando for possível. As informações obtidas são preciosas para o planejamento cirúrgico e a estratégia da abordagem das lesões vasculares e também das quase sempre presentes lesões associadas.[25]

O sangramento externo por lesão vascular evidente deve ser prioritariamente controlado por compressão local desde a avaliação inicial, mantida durante o transporte e na preparação do campo operatório, até seu controle definitivo. Essas lesões devem ser pesquisadas sem perda de tempo. Não deve ser tentado o controle vascular pela colocação de pinças às cegas, pois pode provocar lesões graves e, ocasionalmente, irreparáveis de nervos, artérias, veias ou outras estruturas vizinhas e causar a piora do sangramento.[23] O uso de torniquetes é sempre motivo de controvérsia, visto que pode causar isquemia e piora do sangramento se empregado de maneira incorreta. Do ponto de vista da literatura atual, é recomendado quando a compressão local é ineficaz e coexistem múltiplas lesões com sangramento e risco à vida.[23] Ao se optar pelo emprego do torniquete, alguns pontos sobre a técnica podem ser destacados:[26,27] sua liberação após 1 hora, para perfusão do membro, se o paciente permanecer estável; a pressão aplicada deve ser suficiente para cessar o fluxo arterial, se a pressão for insuficiente apenas bloqueará o fluxo venoso, o que piorará o sangramento em torno de 250 mmHg para os membros superiores e de 400 mmHg para os inferiores. Por outro lado, no caso de uma amputação traumática de extremidade com sangramento, o emprego do torniquete pode ser uma excelente opção.[28]

Agentes penetrantes, como armas brancas, fragmentos metálicos ou madeira, somente devem ser retirados na sala de operação, eventualmente após avaliação angiográfica, pelo risco de desencadearem uma hemorragia potencialmente letal. Na sala de emergência, a exploração digital ou com instrumentos de ferimentos penetrantes em trajeto vascular deve ser evitada pela chance de desbloquear lesões arteriais ou venosas que podem ser de difícil controle fora do ambiente cirúrgico.

O tamponamento de uma lesão vascular pela insuflação de um cateter balão tipo Foley no trajeto de um ferimento penetrante é útil como medida temporária para controle de sangramento em locais cuja compressão não é eficaz ou em locais de difícil acesso cirúrgico,[26,27] como nos ferimentos penetrantes de carótida interna na zona l do pescoço e em sangramentos da artéria vertebral.

No paciente com sinais vitais estáveis, mas com ferimentos de risco para lesão vascular na região cervical, na cavidade torácica ou abdominal e nas extremidades, mesmo sem sangramento ativo ou isquemia crítica, sinais maiores, deve ser investigada potencial lesão vascular por exames de imagem como ecodoppler, TC ou mesmo angiografia. O cirurgião de plantão ainda deve estar preparado para identificar e tratar lesões vasculares intra-abdominais, pélvicas ou torácicas não detectadas inicialmente, mas definidas durante o ato operatório para o tratamento das frequentes lesões associadas. As particularidades da avaliação clínica, do diagnóstico complementar e do tratamento das lesões serão analisadas mais adiante.

PRINCÍPIOS BÁSICOS DO TRATAMENTO CIRÚRGICO

Esses princípios aplicam-se à maioria das lesões vasculares, independentemente de sua localização. O uso de antibióticos deve ser iniciado no pré-operatório, já na sala de emergência ou durante a preparação anestésica, propiciando níveis terapêuticos teciduais mesmo antes da primeira incisão na pele. Pacientes com hipovolemia grave devem ter o compartimento intravascular restaurado, com soluções cristaloides e/ou derivados de sangue, pois o destamponamento de uma lesão, com consequente sangramento, pode ser fatal. Um ponto de discussão quanto à reposição de fluidos pode ser suscitado quanto ao alvo que se quer alcançar em termos de pressão arterial com a reposição, ou se preferir, hipotensão permissiva *versus* normalização da pressão. Apesar de ser um ponto controverso, uma revisão sistemática de 2018[29] indicou algum benefício em relação à sobrevida e à menor utilização de hemoderivados, o que justifica seu emprego em vítimas em choque. Aqueles com sinais de exsanguinação devem ser rapidamente operados para que se contenha definitivamente a perda sanguínea e se restaure o fluxo. A prevenção da hipotermia e de seus efeitos indesejados na coagulação deve ser implementada com rigor, desde a entrada do paciente na sala de emergência, evitando sua exposição desnecessária, até seu prosseguimento na sala de operação e na unidade de terapia intensiva (UTI), com emprego de soluções aquecidas a

39°C e dispositivos de fornecimento de calor adicional como mantas e colchões térmicos. O paciente com lesões vasculares graves apresenta um alto potencial para perdas térmicas, coagulopatia e acidose, uma tríade fatal se não evitada e tratada adequadamente.[23]

No trauma vascular de uma extremidade, o campo operatório deve possibilitar a avaliação distal após a restauração ou ligadura de uma artéria ou veia troncular, ou seja, a colocação de campos e a antissepsia devem incluir todo o membro, incluindo pés ou mãos, viabilizando tanto a inspeção visual quanto a palpação de pulsos. A veia safena magna é o substituto mais adequado e versátil para a reparação de diferentes artérias e veias. Caso a lesão de uma extremidade inferior seja muito grave ou envolva veias profundas, a veia safena da extremidade contralateral, não lesionada, deve ser utilizada, pelo risco de trombose venosa profunda (TVP) na extremidade danificada, e, nessa situação, a veia safena vai ser uma importante via de circulação e retorno venoso para essa extremidade.[30] Outras veias, como a safena parva ou as veias do membro superior, como a basílica ou a cefálica, ou até próteses podem ser, eventualmente, utilizadas, caso ocorra lesão bilateral de membros inferiores ou se a veia safena for considerada inadequada[31] (geralmente diâmetros menores que 3 mm).

É fundamental o controle proximal e distal dos vasos antes de se explorar a região da lesão, prevenindo-se perda sanguínea adicional. A compressão digital ou com gaze montada em pinça representa a manobra clássica para estancar um sangramento abundante, obtendo-se controle proximal e distal. Nos grandes vasos abdominais, o controle proximal pode ser, ocasionalmente, alcançado pela inserção, na própria lesão ou em vaso a distância, de um cateter balão oclusor. Há material específico para essa finalidade atualmente, mas, se não houver disponível, podem ser usados o tipo Fogarty ou mesmo o tipo Foley, de diâmetros adequados, enquanto se obtém o controle definitivo do vaso lesionado.[32] Tal manobra é especialmente válida quando o acesso ao local de sangramento for considerado muito difícil e demorado de se realizar, como na cava retro-hepática e na aorta, logo abaixo do diafragma.

No reparo da lesão arterial, é mandatório que toda a parede danificada seja ressecada, caso contrário podem ocorrer maiores taxas de oclusão e sangramento. Em traumas contusos, estiramentos e principalmente por PAF, é regra que a ruptura da íntima apresente extensão maior do que a inicialmente suposta pela avaliação superficial da artéria. Quando houver a suspeita de trombos secundários, deve ser realizada trombectomia proximal e distal, seguida de heparinização regional. Se não houver contraindicação, como outros focos de hemorragia potencialmente graves, a heparinização sistêmica é recomendada.

Lesões mínimas arteriais e venosas, geralmente produzidas por arma branca, podem ser reparadas com uma ráfia simples ou por sutura lateral. Lesões tangenciais um pouco mais extensas geralmente necessitam ser corrigidas com um remendo, o que diminui a chance de estenose resultante de uma eventual ráfia primária. Ressecção da área lesionada e anastomose terminoterminal são as técnicas preferidas nas lesões de curta extensão com ruptura da íntima limitada ao local, trombose, secção parcial ou total do vaso, contanto que possam ser realizadas sem tensão nos cotos vasculares ou estenose na região anastomosada. Se houver tensão, ou o lúmen vascular estiver muito estreito em uma anastomose primária, ocorre esgarçamento da linha de sutura e/ou trombose no vaso reparado. É por esse motivo que, na maioria das lesões por arma de fogo ou nas contusões vasculares mais extensas, deve ser empregado um enxerto de interposição ou de derivação. Sempre que possível, deve-se usar tecido autógeno para reparar os vasos lesionados para uma derivação, mas também quando é necessário um *patch* ou remendo para reconstruir a parede danificada ou evitar estenose. Nas derivações, a passagem da ponte em posição anatômica do vaso original poupa tempo e diminui a chance de compressões externas, mas no caso de grande destruição tecidual e/ou associação com infecção no sítio operatório, o emprego de derivações extra-anatômicas deve ser considerado.[32] O uso de próteses sintéticas tem sua melhor indicação nas lesões de grandes vasos abdominais ou torácicos, particularmente da aorta, quando o reparo primário não é apropriado, sendo possível[33] em situações de exceção seu emprego em lesões periféricas arteriais, mas não em venosas devido à rápida oclusão que sofrem.[33] Caso haja qualquer dúvida quanto à adequação da restauração, deve ser realizada uma arteriografia intraoperatória, e esta pode revelar trombos residuais ou outras lesões proximais ou distais, espasmo arterial, estenose, dissecção de íntima ou perfuração; todas essas situações devem ser corrigidas antes do fim da operação, se a vítima estiver estável clinicamente. Vítimas instáveis podem ser candidatas ao *damage control*, que será discutido mais à frente.

Trombose e sangramento são as complicações mais frequentes do reparo cirúrgico das lesões vasculares. A causa mais comum de trombose precoce é a imperfeição técnica, geralmente por ressecção ou desbridamento insuficiente do vaso, subestimação da lesão intimal, desbridamento insuficiente dos bordos lesionados ou estenose na linha de sutura. O sangramento pós-operatório também pode ser causado por anastomose inadequada, lesões a distância não são detectadas no procedimento inicial, assim como coagulopatia, infecção da restauração vascular e tensão entre os cotos vasculares, essas duas últimas, em geral, não detectadas mais tardiamente.

A infecção da ferida operatória pode envolver o local da restauração vascular e deflagrar pseudoaneurisma infectado e/ou ruptura com hemorragia grave. As medidas essenciais para diminuir o risco de infecção do vaso reparado incluem antibioticoterapia adequada e desbridamento de todo o tecido desvitalizado na região traumatizada.

Complicações tardias podem ocorrer meses ou anos[24] após a restauração vascular, incluindo formação de pseudoaneurisma da anastomose, trombose arterial tardia e estase venosa crônica.

PRINCÍPIOS BÁSICOS DO TRATAMENTO NÃO OPERATÓRIO

Existem lesões vasculares que não necessitam de reparo cirúrgico, como, por exemplo, as pós-traumáticas de pequenos ramos ou as isoladas de um vaso na perna ou no antebraço, em que a perfusão distal permaneça normal.[34] Não intervir em lesões mínimas não oclusivas de vasos tronculares é motivo de controvérsia. Alguns autores recomendam a observação de pequenas lesões da íntima e pseudoaneurismas,[35] desde que a circulação colateral esteja íntegra. Essa conduta baseia-se na capacidade de as lesões intimais cicatrizarem, espontaneamente, de modo análogo àquelas induzidas por intervenções endovasculares (tipo angioplastias), e igualmente pseudoaneurismas pequenos e de colo estreito em algumas semanas ou dias. O acompanhamento seriado utilizando ecodoppler é fundamental nesses casos. Se o paciente não tiver condições de ter um acompanhamento rigoroso, ele deverá ser operado; se as condições do serviço onde essa vítima foi atendida não possibilitarem vigilância constante da perfusão do membro envolvido, esta deverá ser operada. É por esse motivo que a maioria dos cirurgiões prefere intervir em uma lesão mínima,[36] evitando a ocorrência tardia de trombose ou aumento do pseudoaneurisma com possível ruptura.

Com o emprego cada vez mais liberal de métodos de imagem muito sensíveis no trauma, pode-se observar um achado crescente de lesões pouco significativas dos grandes vasos abdominais e torácicos. Tal situação representa um desafio, pois não existe literatura ou conduta padronizada para esses achados. Acompanhamento de médio e longo prazos de pequenas lesões da aorta abdominal, representadas por defeitos de íntima menores que 10 mm que foram tratadas sem intervenção, não demonstrou aumento da mortalidade relacionado com lesão da aorta.[37]

PRINCÍPIOS BÁSICOS DO TRATAMENTO ENDOVASCULAR NO TRAUMA

O potencial de mínima invasividade, de menor tempo de procedimento dispensando eventualmente complexos acessos cirúrgicos e menores taxas de sangramento ligados classicamente aos procedimentos endovasculares são conceitos muito sedutores em um cenário que inclui o portador de lesões vasculares, sejam tronculares ou de extremidades, mas invariavelmente acompanhadas de lesões em outros órgãos e sistemas. No outro extremo, a realidade nacional mostra que na maioria dos serviços de urgência não há infraestrutura endovascular com equipes médicas disponíveis ou suficientemente treinadas à disposição no momento da admissão hospitalar de um paciente com trauma vascular. Outro ponto negativo, no sistema de saúde, público ou privado, é que não há disponibilidade de variados dispositivos, normalmente requeridos para o adequado tratamento endovascular de uma lesão, de múltiplas possíveis apresentações como ocorre no trauma, de maneira emergencial. Em nosso meio, a maioria dos procedimentos endovasculares é programado, e o material deve ser solicitado com antecedência, não havendo grande disponibilidade nos estoques locais. Em termos comparativos, em serviços americanos e europeus não são difíceis de encontrar em almoxarifados locais *backup rooms* com 8 a 10 mil itens. Nesses locais, registra-se um aumento do tratamento endovascular de lesões, segundo o National Trauma Data Bank (NTDB) americano, de quase 4 vezes (2,4% para 8,1%) entre os anos 1990 e 2000, particularmente nas lesões associadas a traumas não penetrantes 0,4 para 13,2%, e presume-se que esse percentual continua a crescer.[38]

O Quadro 157.1 apresenta as opções de tratamento endovascular segundo o tipo de lesão e a localização.[39,40]

Em alguns centros, ferimentos não penetrantes no torso envolvendo fraturas pélvicas com lesões vasculares e lesões específicas da aorta torácica têm o tratamento endovascular como primeira escolha, e mesmo ferimentos penetrantes têm se beneficiado do conceito mediante utilização de balões oclusores temporários.[41] Nessas situações específicas, os resultados mostraram-se favoráveis à técnica endovascular com menores taxas de mortalidade e necessidade de hemocomponentes. De maneira geral, lesões de acesso cirúrgico não complexos ou decorrentes de traumas penetrantes ainda são majoritariamente abordados convencionalmente por cirurgia aberta,[40] entretanto, com a maior disponibilidade de materiais e de equipes com treinamento, espera-se uma participação superior dessa modalidade de tratamento no trauma.

LESÕES VASCULARES DAS EXTREMIDADES

Traumatismos vasculares são relativamente raros em ambientes civis; a incidência geral de lesões vasculares é de aproximadamente 1,6% para adultos após sofrerem trauma e, historicamente, LVP tem uma incidência de cerca de 1 a 2% de todos os traumas; no entanto, estes se tornaram uma fonte importante de morbimortalidade em combate, provavelmente devido ao aumento da utilização e da eficácia dos trajes de proteção.[11,42-44]

QUADRO 157.1	Opções de tratamento endovascular de acordo com a localização e a característica da lesão.	
Localização	**Características da lesão**	**Opções endovasculares**
Aorta torácica	Hematoma intramural	TEVAR
	Pseudoaneurisma	TEVAR
	Ruptura	TEVAR
Aorta abdominal	Lesão intimal	EVAR
	Pseudoaneurisma	Extensões proximais EVAR
	Extravasamento	*Stent* recoberto
	Dissecção	*Stent* simples
Artéria axilar ou subclávia	Oclusão	*Stent* recoberto
	Dissecção	*Stent* simples
	Pseudoaneurisma	*Stent* recoberto
	FAV	*Stent* recoberto
Artéria carótida	Extravasamento	*Stent* recoberto
	Pseudoaneurisma	*Stent* recoberto
	Dissecção	*Stent* simples
	FAV	*Stent* recoberto
Artéria vertebral	FAV	*Stent* recoberto
	Dissecção	*Stent* simples
	Transecção	Embolização com molas
	Pseudoaneurisma	Embolização com balão destacável
Artéria ilíaca comum/externa	Laceração	Ramos ilíacos EVAR
	Dissecção	*Stent* recoberto
	Oclusão	*Stent* simples
	Extravasamento	*Stent* recoberto
	FAV	*Stent* recoberto
	Pseudoaneurisma	*Stent* recoberto
Artéria ilíaca interna	Extravasamento	Embolização com molas
	FAV	Embolização com molas e *stent* revestido na origem da ilíaca interna
Artéria femoral	Dissecção	*Stent* simples
Artéria poplítea	Dissecção	Angioplastia por balão com insuflação prolongada
	Oclusão	Trombólise
	Transecção	*Stent* recoberto
	Pseudoaneurisma	*Stent* recoberto
	FAV	Embolização com molas
Artérias tibiais	Pseudoaneurisma	*Stent* recoberto
	FAV	*Stent* recoberto
	Oclusão	*Stent* simples

EVAR: *endovascular aneurysm repair*; FAV: fístula arteriovenosa; TEVAR: *thoracic endovascular aortic repair*. (Adaptado de Johnson, 2010;[39] e Glaser e Kalapatatu, 2019.)[40]

As lesões vasculares podem ser arteriais, venosas ou combinadas; as lesões arteriais podem resultar de transecção, laceração ou dissecção, e as venosas estão principalmente relacionadas com ruptura da veia ou trombose e raramente com dissecção da parede venosa. A mortalidade está principalmente associada à hipovolemia após a lesão de um vaso calibroso, e a morbidade pode ser secundária a síndrome compartimental, FAV, infecção de feridas ou perda de membros.[11,44-47]

Os traumas vasculares de extremidades são um desafio para os cirurgiões há muito tempo. Em 1759, Hallowell foi o primeiro a reparar uma lesão da artéria braquial, e, desde 1881, quando Volkmann descreveu pela primeira vez a paralisia e as contraturas musculares isquêmicas, fasciotomias têm sido usadas como procedimentos auxiliares valiosos em reparos cirúrgicos.[48] Com o tempo, a condução de lesões vasculares traumáticas evoluiu. A conduta-padrão durante a Segunda Guerra Mundial era ligar artérias e veias;

o reparo das lesões foi tentado em apenas cerca de 3,2% na Primeira Guerra Mundial e em 5% na Segunda Guerra Mundial. A principal mudança no tratamento do trauma vascular ocorreu durante a Guerra da Coreia, com a tentativa de reparo em 88% das lesões.[43]

Tentando melhorar as estatísticas de salvamento de membros durante a Guerra do Vietnã, Rich fez muitas recomendações para o manejo dessas lesões e destacou a importância do diagnóstico clínico precoce e da restauração do fluxo, já que "a angiografia é supérflua e desperdiça um tempo valioso, pois o diagnóstico é óbvio" e "se a extremidade estiver isquêmica por várias horas, deve-se considerar seriamente a fasciotomia",[49,50] pilares que sobreviveram ao tempo e foram ratificados pelas diretrizes recentemente publicadas pela American Association for the Surgery of Trauma (AAST) e pela World Society of Emergency Surgery (WSES) sobre diagnóstico e tratamento de LVP.[42]

Apesar da significativa experiência adquirida durante as guerras contemporâneas dos séculos XX e XXI, algumas lesões, como as das artérias poplíteas, apresentam taxas de amputação consistentemente elevadas, relatadas de 29 a 72,5% durante os conflitos no Iraque e no Afeganistão.[49,51]

A transferência rápida das vítimas para uma instalação capaz de oferecer cuidados cirúrgicos, hemostasia rápida e reperfusão do membro demonstrou ser de suma importância para a sobrevivência do paciente e o salvamento do membro. E o aforismo clássico – *life before limb*: vida antes do membro" – continua atual como foi por séculos; a forma moderna de dizer isso é "cirurgia de controle de danos".

Epidemiologia

Pacientes de todas as idades e sexos correm o risco de sofrer trauma vascular; no entanto, ocorre predominantemente entre homens jovens.[11,42,45] Cerca de 2/3 das lesões arteriais dos membros superiores são distais (artérias radial e ulnar) e 1/3 é proximal (principalmente artéria braquial).[42] Há divergências na literatura quanto à artéria mais lesionada nas extremidades inferiores, alguns autores apontam a artéria femoral superficial[11,52] e outros citam a poplítea, mas as diretrizes da AAST-WSES recentemente publicadas indicam a proporção de 35,5% para poplítea e 27,8% para artéria femoral superficial, seguidas da artéria femoral comum (18,4%), artéria tibial posterior (12,6%) e artéria tibial anterior (8,6%). "Questões matemáticas" à parte, há um consenso sobre lesões das artérias femoral e poplítea serem frequentemente associadas ao alto risco de amputação. O diagnóstico tardio e o tratamento inadequado das lesões do segmento arterial femoropoplíteo podem causar resultados devastadores.[11,42,49,50,52,53] Aproximadamente 12% dos pacientes com lesões arteriais de membros superiores e 14% dos pacientes com lesões arteriais de membros inferiores têm danos arteriais múltiplos, e as lesões concomitantes nos ossos, veias e nervos são uma fonte importante de morbidade.[11,42,45,48,50,54,55]

Etiologia

O mecanismo de lesão pode variar de acordo com o país ou a região. Em muitos países, especialmente da Europa e da Ásia, os processos contusos predominam em adultos e crianças,[42] mas, na América e na África, o trauma penetrante é geralmente apontado como a principal causa de trauma vascular periférico.[11,42,43,52] Entre os traumatismos penetrantes em adultos, aqueles por PAF e os ferimentos por arma branca (FAB) são responsáveis pela maioria dos casos de trauma vascular na prática civil.

Em crianças menores de 6 anos, quedas e acidentes de trânsito são as causas mais comuns de trauma contuso, e cortes de vidro são os exemplos mais frequentes de lesões penetrantes.[11,42,44]

Classificação

Existem muitas classificações que podem ser aplicadas às LVP. Dependendo do mecanismo de trauma, podem ser classificadas em penetrantes e contusas, o que, como será esclarecido posteriormente neste capítulo, relaciona-se com o risco de amputação.

Do ponto de vista prático, duas outras classificações devem ser lembradas pelo cirurgião. Markov et al. propuseram classificar as lesões vasculares em "não compressíveis" e "compressíveis".[56] Isso tem um grande impacto no tratamento de lesões vasculares; como regra, as LVP são passíveis de colocação de torniquete, a fim de obter hemostasia temporária, ou seja, compressíveis,[11,42,56] porém os vasos axilares e femorais comuns, classificados como lesões "juncionais", não são, e apresentam maior risco de exsanguinação. Como os vasos axilares e femorais comuns são diretamente responsáveis pela perfusão e drenagem dos membros superiores e inferiores, e a abordagem cirúrgica costuma ser necessária para o controle vascular proximal nos traumatismos dos membros, eles também serão discutidos neste capítulo.

A segunda classificação particularmente útil é a da AAST *Organ Injury Scale*, mostrada no Quadro 157.2. Essas lesões também podem ser classificadas em oclusivas ou não oclusivas, dependendo da perviedade vascular. Lesões não oclusivas são apresentadas como uma irregularidade/ruptura da íntima (grau I), estreitamento < 25%, dissecção/hematoma intramural (grau II), estreitamento ≥ 25% ou transecção parcial com formação de pseudoaneurisma (grau III). Lesões oclusivas incluem oclusão trombótica grau IV, a parede do vaso está preservada, ou transecção completa grau V.

Embora existam outras, as classificações mencionadas podem orientar o manejo da maioria das LVP.

Fisiopatologia

Análises *post mortem* revelaram que as lesões de artéria e veia femorais são responsáveis pela maioria dos óbitos causados por LVP. A intensidade da perda sanguínea e da instabilidade hemodinâmica na admissão hospitalar são maiores nas lesões arteriais mais proximais, apresentando também lesões associadas graves com maior frequência;[42,44,55] que se correlaciona diretamente com a classificação de Markov.[56]

Os estudos histológicos clássicos que demonstraram que danos neurológicos e musculares irreversíveis aparecem após 6 a 8 horas de isquemia; o reparo arterial após 6 horas, a recuperação funcional deficiente e o maior risco de amputação não são necessariamente vinculados, pois esse período de 6 horas não considera o nível anatômico das lesões, a circulação colateral e a gravidade do choque hemorrágico. Pesquisas modernas demonstraram que, quando associada ao choque de grau III, a reperfusão deve ser realizada em até 1 hora para proporcionar melhor recuperação neuromuscular.[42,46,49,53]

Diagnóstico

Sinais de lesões vasculares são descritos como "maiores" e "menores", embora algumas diferenças possam ser encontradas na literatura a respeito de quais são esses sinais.[42,44,47,57] Ao longo do tempo, vários autores investigaram o papel do exame físico no diagnóstico de trauma vascular das extremidades e o método de imagem considerado padrão-ouro para o diagnóstico dessas lesões.

Apresentação clínica e exame físico

Todas as vítimas de trauma devem ser avaliadas pelo protocolo Suporte de vida avançado no trauma (ATLS, do inglês *Advanced Trauma Life Support*), e os sinais de lesão vascular devem ser pesquisados nas avaliações primária e secundária, e do membro lesionado, por meio de imagem, se indicado.[42] As diretrizes da AAST-WSES atualizaram e uniformizaram as informações sobre os sinais maiores e menores de lesão vascular, e estes são apresentados no Quadro 157.3.[42]

Como regra geral, os pacientes com sinais maiores devem ser conduzidos diretamente para a sala de cirurgia, sem diagnóstico complementar por técnicas de imagem.[42,44,47]

É de suma importância afirmar que a detecção de pulsos distais normais não exclui lesão arterial proximal; por outro lado, pulsos diminuídos ou ausentes podem ser decorrentes de espasmo arterial, principalmente em crianças.[42,45,48]

O índice de pressão tornozelo-braquial (ITB), ou índice arterial se a pressão arterial for medida em ambos os membros superiores/inferiores, é simples, não invasivo, barato e fácil de aferir e deve ser considerado como parte do exame físico para todos os pacientes apresentando "sinais suaves" do inglês *soft signs* de uma LVP.

Um ITB > 0,9 praticamente exclui uma lesão arterial, e um ITB < 0,9 justifica uma investigação mais aprofundada.[42,44,47,57] Uma exceção é feita para pacientes com lesões em níveis anatômicos diferentes no mesmo membro, como múltiplas lesões penetrantes ou mais de uma fratura, pois nesse caso o exame físico pode não ser capaz de determinar o local da lesão vascular ou se existe mais de uma lesão na mesma extremidade.[42,47]

Um exame físico bem-feito, incluindo a medição ITB, é eficiente para o rastreamento da maioria dos casos. Algumas considerações devem ser feitas em relação a cenários específicos e possíveis falhas do ITB. No caso de lesões[42] ortopédicas associadas, recomenda-se tração e realinhamento dos membros antes da aferição do índice para evitar resultados falso-negativos; a localização de uma ferida pode impedir a colocação de um manguito de pressão arterial e o ITB também pode não ser preciso em vasos ateroscleróticos; esses índices estão focados nas artérias principais, mas as lesões nas artérias braquial profunda, femoral profunda ou fibular não são detectadas, porque nenhum fluxo direto dessas artérias é medido distalmente; lesões luminais menores que não afetam o fluxo, como pequenas dissecções da íntima, podem não ser identificadas. Os índices não

QUADRO 157.2	Escala de graduação de lesões vasculares periféricas da American Association for the Surgery of Trauma.
Grau	**Vasos traumatizados**
I	Artérias/veias digitais e palmares, artéria pediosa, artérias/veias plantares, outros vasos inominados
II	Veias cefálica, basílica, veia safena; artérias radial e ulnar
III	Veias axilar, femoral superficial e profunda, poplítea, artéria braquial, tibiais anterior e posterior e fibular, tronco tibiofibular
IV	Artérias femorais superficial e profunda, e artéria poplítea
V	Artérias axilar e femoral comum

QUADRO 157.3	Sinais clínicos de lesão vascular periférica.
Sinais maiores	**Sinais menores**
Sangramento pulsátil	Sangramento não pulsátil
Hematoma em expansão ou pulsátil	Hematoma não pulsátil e sem expansão
Ausência de pulsos distais	Relato de sangramento arterial significativo/hipotensão
Sopro ou frêmito	Torniquete aplicado previamente
	Déficit neurológico
	Ferimento em trajeto de vaso importante

detectam lesões venosas e são menos sensíveis em pacientes hipotensos e/ou hipotérmicos, portanto, devem ser empregados com cautela nesses casos[42,57] (Figura 157.1).

A possibilidade de lesões da artéria poplítea em pacientes que sofreram luxações de joelho está bem estabelecida, e, nesse cenário, demonstrou-se que o exame de pulso anormal teve sensibilidade e especificidade de 79 e 91%, respectivamente, na detecção de lesão arterial. Devido à pouca sensibilidade e ao prognóstico associado à detecção tardia dessas lesões, alto grau de suspeita deve ser mantido e o estudo por imagem após a redução da fratura é recomendado para excluir de maneira confiável a lesão da artéria poplítea.[42,47,58]

No cenário de estabilidade hemodinâmica, incerteza diagnóstica, sinais menores de lesão vascular ou suspeita de lesões concomitantes, exames de imagem devem ser considerados.

Pacientes que apresentam exame físico normal, incluindo ITB após lesões penetrantes, podem receber alta sem exame de imagem; nesse caso, aconselha-se o acompanhamento ambulatorial devido ao risco de apresentação tardia de pequenas lesões vasculares.[42]

Métodos radiológicos

A arteriografia já foi considerada o método padrão-ouro para investigação de trauma vascular; no entanto, uma série de aspectos negativos devem ser considerados. Além do alto custo, a arteriografia convencional compreende o uso de radiação, punção e cateterismo arterial e emprego de contraste iodado; taxas de complicação podem chegar a 9% e, se comparadas às novas modalidades de imagem, associam-se a mais desconforto para o paciente.[42,59]

Nos últimos anos, os exames de radiologia evoluíram e estão sendo utilizados em trauma. A ultrassonografia com Doppler (USD), a angiografia por TC (ATC) e a angiografia por ressonância magnética (ARM) são modalidades de imagem contemporâneas que apresentam disponibilidade e características diferentes.[42,54,57]

A ATC suplantou a angiografia como o método de imagem padrão-ouro moderno para avaliação de trauma vascular. Ela fornece informações adicionais sobre traumatismos de partes moles e/ou lesões ósseas concomitantes e é menos invasiva do que a angiografia convencional.[59]

Angiografia por tomografia computadorizada

As vantagens da ATC incluem baixos risco e custo, e altas precisão, velocidade e disponibilidade. Além disso, mostra lesões vasculares nos tecidos circundantes, especialmente na relação com os ossos, que podem ser usados como referências anatômicas para o planejamento de acessos cirúrgicos.[42,54,57]

Diferente da angiografia convencional, a ATC fornece imagens polivalentes que requerem pós-processamento para reduzir as informações fornecidas às estruturas vasculares. Imagens reformatadas axiais são geralmente acompanhadas de imagens multiplanares, projeções de intensidade máxima e uma forma de renderização de volume tridimensional. Seu objetivo adicional é apresentar imagens gerais parcialmente comparáveis à angiografia (Figura 157.2).

O exame deve ser realizado em tomógrafos de no mínimo 16 canais, sendo 64 canais o ideal.[42] Para exames da extremidade superior, um acesso venoso deve ser preferencialmente colocado no braço não lesionado e a extremidade ferida deve ser elevada acima da cabeça, diminuindo a ocorrência de artefatos radiológicos.[42] Para um exame de extremidade inferior, as pernas devem ser fixadas e ambos os membros devem ser incluídos no campo de visão, uma vez que a visualização da extremidade contralateral pode ser útil como uma referência durante a interpretação de achados no lado lesionado, como na detecção de FAV.[42]

Os sinais de lesão detectados pela angiotomografia podem ser classificados em diretos ou indiretos. Os sinais diretos estão relacionados com a parede do vaso e geralmente indicam trauma significativo, que pode exigir reparo cirúrgico ou endovascular, e incluem oclusão, trombose, dissecção da íntima, espasmo, compressão externa, pseudoaneurisma, hemorragia arterial ativa e FAV. Os sinais indiretos representam achados nos tecidos moles

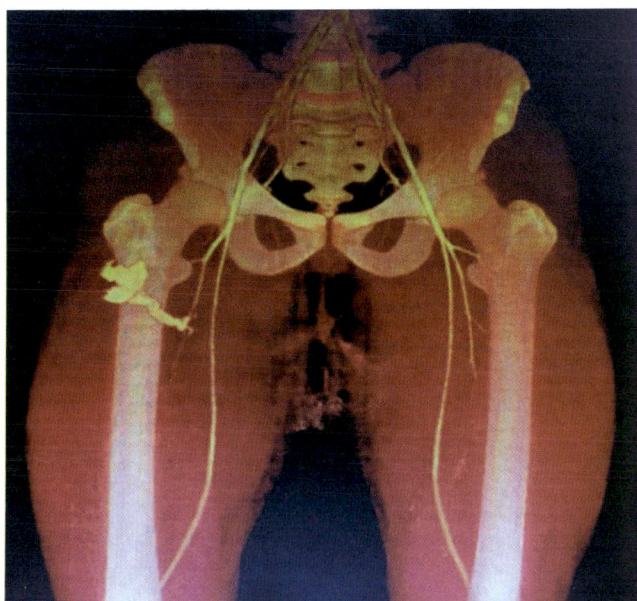

FIGURA 157.1 Angiotomografia evidenciando lesão de ramo da artéria femoral profunda em paciente vítima de ferimento por arma branca em face lateral de coxa direita.

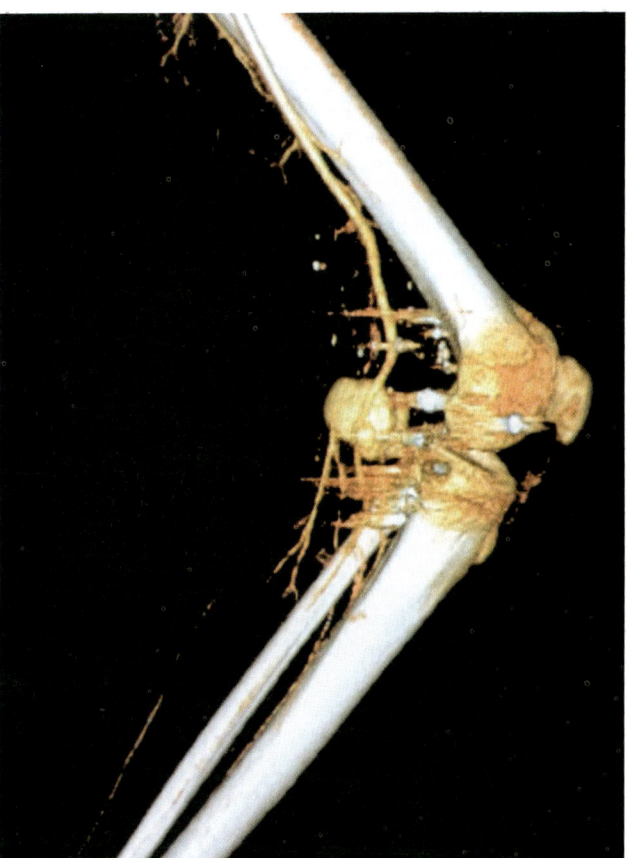

FIGURA 157.2 Angiotomografia evidenciando lesão de artéria poplítea em paciente vítima de ferimento por arma de fogo.

perivasculares, como hematoma perivascular, um trajeto de projétil próximo ao feixe neurovascular e estilhaços a uma distância de < 5 mm de um vaso.

Sinais indiretos de trauma vascular devem sugerir lesão oculta.[42] A sensibilidade e a especificidade da ATC são consistentemente altas na maioria das séries modernas, definindo-a como a principal ferramenta de imagem para a avaliação de LVP na rotina diária.[42,54,57]

Angiografia

Antes da ampla adoção da ATC para o diagnóstico de trauma vascular, a angiografia convencional representava o método diagnóstico padrão. A angiografia formal pré ou intraoperatória ainda pode ser usada também se houver incerteza diagnóstica pela ATC ou se a mesma não estiver disponível.[42,54,60] A angiografia também pode ser empregada em casos de artefatos causados por fragmentos de metal relacionados com a lesão por PAF em imagens de ATC tornarem o vaso em questão de difícil avaliação.[42] A angiografia formal na sala de radiologia, no entanto, pode atrasar a intervenção e prolongar a isquemia, impactando negativamente o salvamento do membro.[42,54,60] Em muitos casos, o tempo pode ser reduzido com intervenção cirúrgica precoce em sala híbrida, possibilitando o diagnóstico e intervenções em várias regiões traumatizadas.[42]

Ultrassonografia com Doppler

Tornou-se amplamente disponível nas salas de trauma. O exame não é invasivo, não usa radiação ionizante e tem demonstrado boa precisão diagnóstica para lesões vasculares. A especificidade, a sensibilidade e a acurácia relatadas podem chegar a 97% para avaliação de LVP.[44] Infelizmente, o viés "operador-dependente" associado a essa modalidade limita seu uso, principalmente se um profissional treinado não estiver constantemente disponível no serviço de trauma.[42,44]

Em mãos treinadas, as imagens bidimensionais podem mostrar sinais de lesão vascular, como pseudoaneurisma, dissecção da íntima ou trombose arterial parcial/completa, e o Doppler colorido pode demonstrar um fluxo diminuído ou até ausente, dissecção arterial ou preenchimento do pseudoaneurisma.[44]

Além da imagem bidimensional e do Doppler colorido, os achados do Doppler espectral são de suma importância. As formas de onda arterial normais dos membros em repouso mostram tipicamente um padrão trifásico; os padrões bifásico, monofásico e um fluxo ausente são esperados em pacientes com lesões arteriais agudas graves; se o fluxo trifásico normal for detectado distalmente ao segmento do membro traumatizado, uma lesão arterial grave pode ser descartada.[44]

Outro aspecto avaliado é a velocidade do fluxo. Os picos de velocidade sistólica normais são cerca de 100 cm/s nos segmentos arteriais proximais, como a artéria femoral comum, e nos segmentos distais a velocidade aproxima-se de 50 cm/s, por exemplo, artéria tibial posterior. Velocidades baixas de fluxo ou fluxo ausente são esperados em lesões arteriais graves.[44]

Além da experiência profissional, outros fatores podem comprometer a interpretação da USD, como parede arterial mais rígida, estenose/oclusão crônica e circulação colateral relacionada com doença aterosclerótica e hipo/hipertensão arterial sistêmica.[44] Por essas razões, a especificidade da USD para detectar uma lesão arterial não é garantida e investigações adicionais devem ser consideradas quando um fluxo diferente do trifásico for observado.[44]

Para traumas de extremidades, o protocolo FAST Doppler (avaliação de Doppler direcionada para trauma) foi proposto como uma ferramenta de triagem para cenários pré-hospitalares e hospitalares.

O objetivo é detectar formas de onda trifásicas nas artérias distais das extremidades; entretanto, esse protocolo não pode diferenciar se o fluxo patológico é causado por uma lesão aguda ou crônica. Assim, em casos positivos (fluxo ausente, ondas monofásicas ou bifásicas na artéria dorsal do pé/fibular), é necessária uma avaliação mais detalhada por método de imagem.[42]

Angiografia por ressonância magnética

O papel da ARM no cenário de trauma agudo é limitado por causa dos aspectos práticos dos pacientes com trauma em um *scanner* de RM. Além disso, um paciente vítima de trauma penetrante pode ter fragmentos metálicos retidos, não compatíveis com a RM, que também podem resultar em artefatos.[42]

Tratamento
Tratamento não operatório

Embora o dogma cirúrgico há muito dito é que os traumas vasculares requerem intervenção cirúrgica, esse conceito tem sido adequado a estratégias mais modernas, e um papel para o tratamento não cirúrgico de LVP foi estabelecido.

Lesões não oclusivas podem ser tratadas sem cirurgia com base em quatro critérios: lesão da íntima < 5 mm, retalhos intimais aderentes, circulação distal intacta e nenhuma hemorragia ativa.[42]

Também foi demonstrado que a maioria dos pacientes (85%) com lesão arterial abaixo do joelho de vaso único (tibial/fibular), nos quais o salvamento do membro é possível, pode ser tratada sem reconstrução arterial.[42]

Embora não haja dados suficientes para recomendar o tratamento não operatório (TNO) para trauma vascular arterial proximal, a estratégia pode ser aplicada a lesões de ramos e lesões de uma das artérias do antebraço e da perna.[42] Em resumo, o TNO pode ser considerado em pacientes estáveis selecionados, com lesões graus I e II da AAST, sem hemorragia ativa ou sinais de isquemia distal, e para lesões tibiais e fibulares isoladas (AAST grau III) sem hemorragia ativa ou isquemia distal.[42]

Pacientes submetidos a TNO devem ser acompanhados pelo risco de complicações, incluindo pseudoaneurisma e FAV, e alterações no exame clínico devem ser seguidas por exame de imagem e, se necessário, intervenção endovascular ou cirurgia aberta.

Tratamento operatório

O manejo do sangramento por trauma vascular periférico deve começar no cenário pré-hospitalar. Vários estudos demonstraram que os torniquetes são métodos rápidos, seguros, eficazes e que salvam vidas,[42] e estudos recentes enfatizaram que esperar até a chegada no centro de trauma para aplicar um torniquete associa-se a complicações como pressão arterial mais baixa, maior necessidade de transfusões de plasma, maior taxa de transfusão na primeira hora e aumento de 4,5 vezes na mortalidade. Os torniquetes devem ser usados quando a hemorragia nas extremidades representar uma ameaça à vida; nesses casos, deve-se aplicá-lo assim que houver detecção ou suspeita de sangramento significativo.[42]

Casos de sangramento por ferimentos juncionais na virilha ou axila, que não são passíveis de hemostasia por torniquete, são particularmente desafiadores. Vários dispositivos foram desenvolvidos para lidar com essas lesões, incluindo "clampes" de feridas, torniquetes juncionais, estabilizadores pélvicos e agentes hemostáticos injetáveis autoexpansíveis. Infelizmente, há pouca evidência (em volume e vantagem) para apoiar seu uso.

A simples compressão direta associada ou não a agentes hemostáticos continua sendo a maneira mais fácil de reduzir o sangramento por lesões juncionais no ambiente pré-hospitalar.[42]

"Lesões vasculares dos membros" compreendem muitos vasos, com repercussões clínicas, risco de morte e amputação desproporcionais e que requerem muitas abordagens e tratamentos diferentes; devido a essa variedade, algumas considerações "gerais" e "vaso por vaso" podem ser feitas.

Vasos da extremidade superior

O padrão de tratamento do trauma vascular na extremidade superior continua sendo o reparo cirúrgico aberto. A maioria dessas lesões pode ser corrigida principalmente com arteriorrafia lateral ou ressecção com anastomose terminoterminal.[42] Os enxertos são necessários em aproximadamente 20 a 30% dos casos, sendo o conduto preferido uma veia autóloga de extremidade não lesionada[42] (Figura 157.3).

A associação de lesões vasculares e ortopédicas aumenta o desafio no tratamento, e para o melhor resultado funcional do membro superior o tempo de isquemia é de importância crítica; por isso, às vezes, a reconstrução vascular deve preceder a intervenção ortopédica. Em caso de lesão musculoesquelética importante que requeira fixação externa, embora geralmente não sejam utilizados na extremidade superior, os *shunts* vasculares temporários (SVT) representam uma ferramenta importante.[42] Geralmente, as lesões venosas podem ser ligadas devido à extensa drenagem venosa colateral e isso não parece estar associado a uma incidência significativa de complicações tromboembólicas pós-operatórias. Nos casos de lesões arteriais e venosas concomitantes, inclusive, um segmento da veia ligada (se apresentar diâmetro compatível) pode ser usado para reconstrução arterial.

Embora raramente necessária, a fasciotomia do antebraço deve ser considerada se o tempo de isquemia for superior a 6 horas e, em caso de dúvida, deve ser prolongada até o compartimento palmar, por descompressão do túnel do carpo (Figura 157.4).

Axilar

Lesões da artéria axilar são relativamente raras, e muitas vezes podem passar despercebidas na avaliação inicial. Muitas séries relatam-nas em combinação com lesões de artérias subclávias e, associadas, correspondem a menos de 5% de todas as lesões vasculares. Embora raras, são registradas altas taxas de mortalidade e sequelas de membros 3 a 33%; curiosamente, são incomuns amputações após lesões isoladas da artéria axilar, menos de 1% dos casos provavelmente devido à rica circulação colateral encontrada nessa topografia.[55]

A morbidade tende a ser maior nos traumas contusos, quando lesões da artéria axilar estão frequentemente relacionadas com luxações do ombro e fraturas do úmero proximal, promovendo uma morbidade maior devido a lesões neurológicas, ortopédicas e de tecidos moles associados. Por outro lado, lesões penetrantes da artéria axilar são traumas tão letais que 61 a 66% dos pacientes morrem antes de chegar ao pronto atendimento e 23% já estão mortos ou próximos do óbito na admissão hospitalar.[55]

Mais de 50% das lesões da artéria axilar requerem uma variedade de procedimentos abertos, predominantemente para controlar a hemorragia ativa, e os reparos endovasculares são mais utilizados para o tratamento de pseudoaneurismas.[55]

O reparo cirúrgico aberto tem sido a maneira tradicional de tratamento para essas lesões e uma série de abordagens têm sido usada, incluindo esternotomia mediana, esternotomia parcial, toracotomias anterolaterais e em "alçapão", abordagens supraclaviculares, infraclaviculares, transclaviculares e incisões no oco axilar.

Braquial

Traumas da artéria braquial são frequentes entre as LVP, e alguns autores as apontam como a segunda lesão de vasos da extremidade mais comum nas arenas militares e zonas de conflitos civis, correspondendo a aproximadamente 25 a 33% de todas as lesões arteriais periféricas.[48]

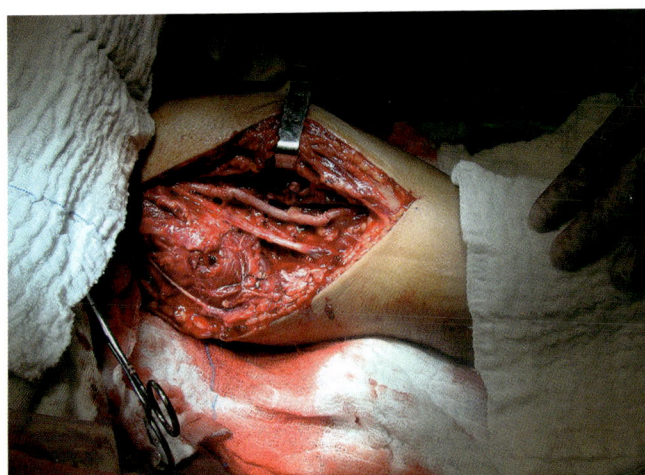

FIGURA 157.3 Lesão de artéria braquial tratada com enxerto de veia safena magna reversa.

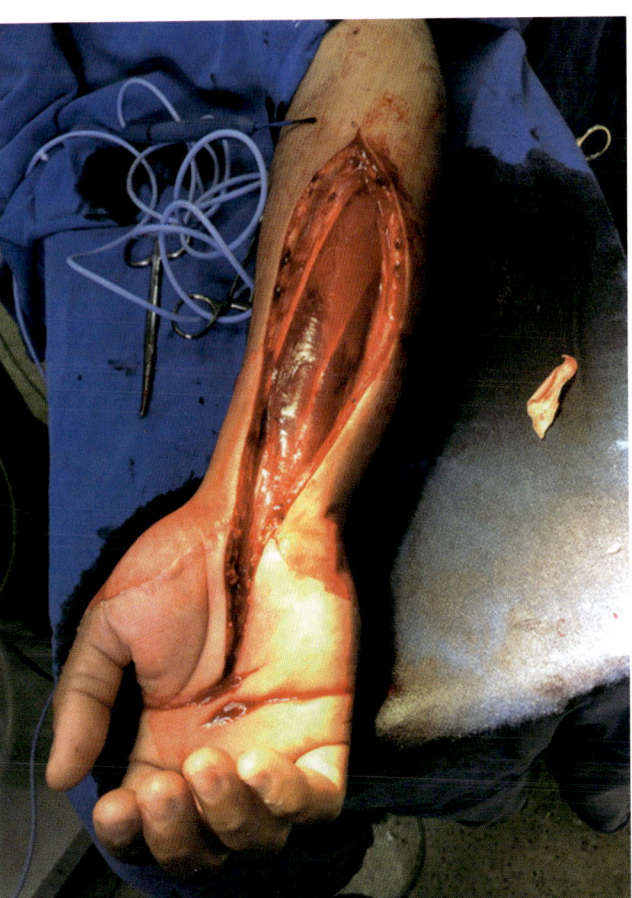

FIGURA 157.4 Fasciotomia de antebraço prolongando-se para compartimento palmar.

O acesso aos vasos braquiais pode ser rapidamente obtido por meio de uma incisão ao longo do sulco braquial medial, entre os músculos bíceps e tríceps. A extensão dessa incisão obliquamente através da fossa antecubital em "S" e pela face volar do antebraço pode ser usada para acessar as artérias radial e ulnar proximal (Figura 157.5).

Após obtenção do controle proximal e distal, o reparo depende da gravidade e da localização da lesão.[42] Algumas características anatômicas são específicas da artéria braquial; lesões proximais à emergência da artéria braquial profunda e as distais a este ramo resultam em diferenças marcantes em relação ao grau de isquemia e, portanto, o risco de amputação do membro é aproximadamente 2 vezes maior após a ligadura da artéria braquial comum quando comparado à artéria braquial superficial. Lesões associadas dos nervos mediano, radial e ulnar também são comuns, bem como fraturas, produzindo sequelas a longo prazo.[48]

A localização superficial torna a artéria desprotegida contra infecção por contiguidade da ferida cutânea, o pequeno tamanho do vaso e a alta tendência a vasospasmo são fatores que aumentam os riscos de complicações após o reparo arterial. É importante ressaltar que o pequeno calibre do vaso pode contribuir para a trombose se o reparo lateral resultar em estenose.[48]

Felizmente, as taxas de sobrevivência são altas, variando de 95 a 100% e, por causa da rica circulação colateral na extremidade superior, a maioria das lesões da artéria braquial não resulta em perda do membro (1 a 4%), mesmo quando a restauração da perfusão é tardia ou nos casos de oclusão trombótica pós-operatória.[48]

Radial/ulnar

Lesões radiais ou ulnares isoladas podem ser ligadas com baixas taxas de isquemia distal e amputação.[42] Na prática, se após o clampeamento da artéria lesionada a perfusão da mão persistir satisfatória, a probabilidade da ligadura arterial isolada resultar em isquemia é ínfima.

Vasos da extremidade inferior

Pacientes com lesões nas extremidades inferiores frequentemente requerem intervenção cirúrgica imediata. Em geral, lesões com menor grau de dano parietal são reparadas e as lesões complexas são ligadas ou submetidas a implante de SVT.

A preparação do campo operatório deve incluir ambos os membros inferiores, desde os pés até a parte inferior do abdome, considerando a antissepsia de toda essa região e do tórax, se a trajetória não estiver clara. A extremidade contralateral deve ser preparada e permanecer coberta, facilitando a retirada da veia safena caso seja necessária uma reconstrução mais complexa da extremidade danificada.

O reparo primário é o procedimento de escolha para lesões arteriais por traumas penetrantes de baixa energia, desde que uma correção sem tensão possa ser realizada; no entanto, isso geralmente não é possível em lesões de alta energia e lesões causadas por trauma contuso. Quando o reparo primário não é uma opção, uma escolha precisa ser feita: prosseguir com a reconstrução imediata ou mudar para uma abordagem de controle de danos.[42] A fisiologia do paciente, a necessidade de transfusão de sangue, as lesões associadas e o tempo para reperfusão devem ser considerados ao determinar se técnicas de controle de danos são necessárias.

Se uma abordagem de controle de danos for necessária, SVT podem ser usados para obter a perfusão temporária do membro e propiciar a reconstrução tardia. Há vários SVT comercialmente disponíveis; porém, frequentemente nenhum deles está disponível ou o calibre não é compatível com o dos vasos traumatizados. Nessas situações, os *shunts* podem ser confeccionados com um segmento de tubo plástico de calibre compatível: equipo de soro, sonda nasogástrica ou dreno torácico.[42]

Mesmo quando o controle de danos não é considerado necessário, o SVT pode ser útil se houver lesões ortopédicas instáveis

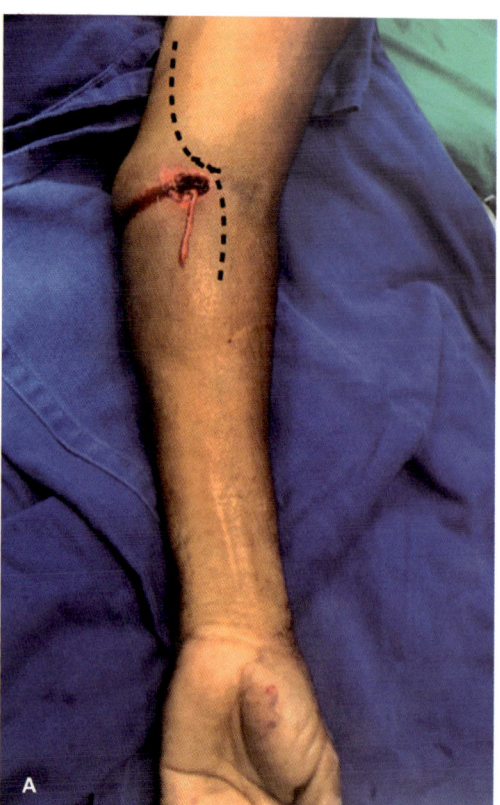
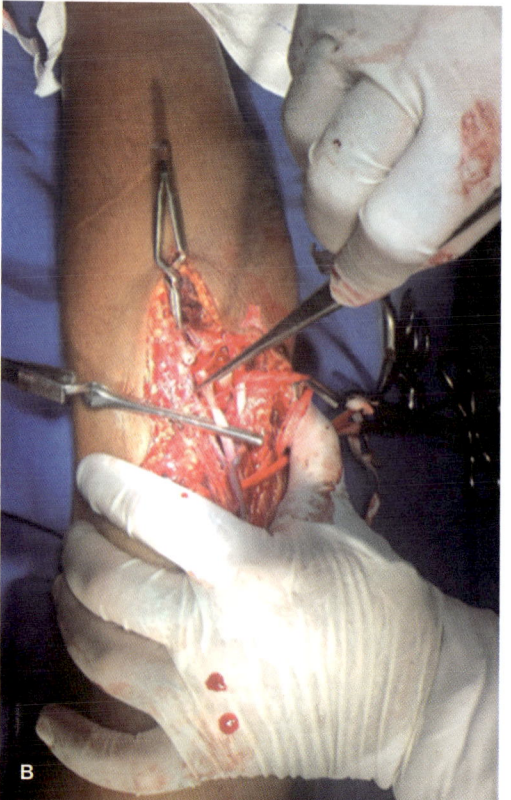

FIGURA 157.5 Lesão de artéria braquial. **A.** Planejamento da incisão. **B.** Artéria braquial já clampeada.

associadas, reduzindo o risco de ruptura de reparos vasculares durante o manejo para o reparo ortopédico. Uma vez que o controle vascular foi obtido e SVT usados para restaurar a perfusão distal, a equipe ortopédica pode estabilizar as fraturas associadas antes da reconstrução vascular definitiva.[42]

A escolha do material de enxerto arterial continua sendo um tópico de debate. Embora o enxerto de veia safena autóloga seja a melhor opção, nem sempre é possível usá-la. Entre os enxertos protéticos, o politetrafluoretileno (PTFE) demonstrou superioridade em relação ao Dacron®, pois o PTFE mantém a integridade estrutural mesmo em face de infecção estafilocócica, com menor incidência de ruptura anastomótica.[42]

Independentemente do tipo de correção realizada, é fundamental limpar e desbridar completamente o local da lesão, remover todo o tecido desvitalizado e, se possível, garantir que o reparo ou o enxerto seja coberto com camadas de tecido viável saudável durante a síntese cirúrgica.[42]

Artéria femoral

Uma análise dos casos do NTDB, de 2002 a 2006, relatou 18 mortes (2,8%) em 651 lesões arteriais infrainguinais, 2/3 sendo secundárias a mecanismos penetrantes. Metade dos óbitos envolveu lesão da artéria femoral comum e mais de 80% apresentaram lesão combinada das artérias femoral comum e femoral superficial.[52] Entre os vasos das extremidades inferiores, as lesões de artéria femoral superficial são frequentemente descritas como as mais comuns e com taxa de mortalidade de 2,8% para pacientes que sofreram uma lesão isolada.[52] A baixa mortalidade secundária a essas lesões deve-se ao fato da hemorragia ser facilmente controlada por compressão externa ou torniquete. Nesses casos, a morte geralmente está relacionada com lesões associadas em outras áreas do corpo ou infecção seguida de falência de múltiplos órgãos em casos com dano significativo aos tecidos moles e isquemia prolongada.[52]

O acesso aos vasos femorais pode ser obtido por uma incisão vertical na virilha, generosa o suficiente para expor a bifurcação da artéria femoral comum em artérias femorais superficial e profunda. Lesões altas da artéria femoral comum podem exigir secção do ligamento inguinal e obtenção do controle proximal por meio de incisão em "taco de hóquei" para acesso retroperitoneal visando à dissecção e ao isolamento da artéria ilíaca externa (Figura 157.6).

A exposição da artéria femoral superficial é obtida por meio de uma incisão longitudinal na face medial da coxa, o vaso está localizado posteriormente ao músculo sartório, que pode ser retraído posteriormente para melhorar a exposição.[42]

Artéria poplítea

As lesões da artéria poplítea são responsáveis por apenas 0,2% de todas as lesões traumáticas, mesmo em centros de trauma movimentados, portanto, poucos cirurgiões desenvolveram experiência significativa com seu tratamento. Essas lesões estão entre as mais complexas de todas as lesões vasculares e merecem considerações especiais, pois incorrem nas maiores taxas de amputação dentre todos os danos vasculares das extremidades e, até mesmo se o salvamento do membro for obtido, podem ocorrer sequelas significativas. Sua anatomia única, por ser considerada uma artéria "terminal", junto com o rompimento de seus ramos, frequentemente provoca isquemia crítica. Sua exposição cirúrgica difícil e lesões associadas, especificamente da veia poplítea ou de outras estruturas, como nervos, fraturas e lesões de tecidos moles, são um desafio cirúrgico significativo.[49,50,59,61,]

Apesar da experiência adquirida durante as guerras contemporâneas dos séculos XX e XXI, lesões da artéria poplítea mantiveram altas taxas de amputação, relatadas desde a Primeira Guerra Mundial até os conflitos no Iraque e no Afeganistão, variando de 29 a 72,5%. Em civis, as taxas de amputação registradas variam de 12 a 23% para mecanismos penetrantes e de 20 a 50% para mecanismos contusos.[49]

Conforme discutido anteriormente neste capítulo, apesar do exame físico apresentar sensibilidade de 79% e especificidade de 91% para detecção de lesão da artéria poplítea após a luxação do joelho, imagens pós-redução são recomendadas nesse tipo de trauma.[42]

Alguns padrões de trauma contuso ao redor do joelho têm maior incidência de lesão arterial. A artéria poplítea é fixa proximalmente no hiato adutor na coxa e distalmente no arco sóleo. A artéria, alicerçada nesses pontos, torna-se vulnerável a estiramento, ruptura ou dano intimal quando os ossos se deslocam por luxação ou fraturas. O médico assistente deve manter um alto índice de suspeita em pacientes que sofreram uma lesão de alta energia no joelho. As chances são ainda maiores se houver evidência radiográfica acentuada de deslocamento ou fratura cominutiva. Deve-se considerar que o deslocamento dos fragmentos ósseos foi provavelmente muito pior no momento da lesão do que mostra a radiografia, conforme

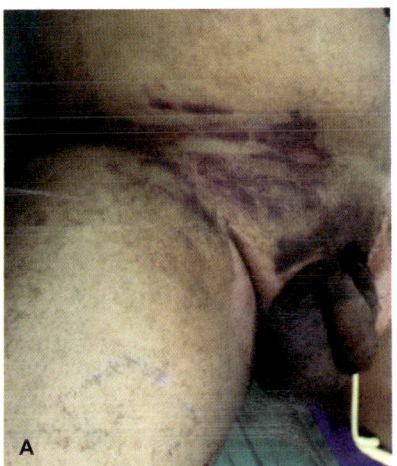
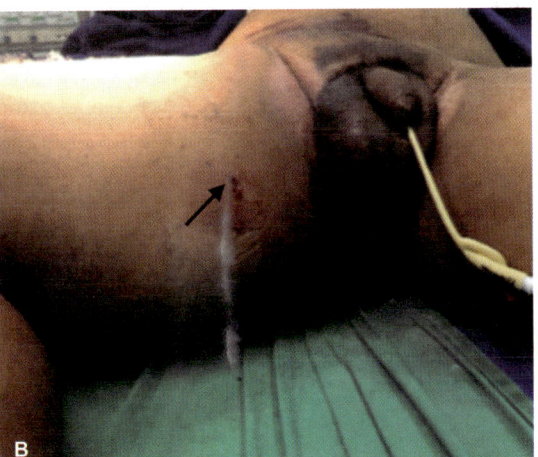
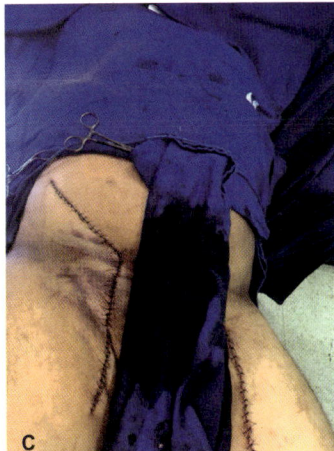

FIGURA 157.6 Lesão de artéria femoral comum por projétil de arma de fogo. **A.** Hematoma em região inguinal, hipogástrio e bolsa testicular. **B.** A *seta* aponta para a entrada do projétil na face medial da coxa. **C.** Vias de acesso para o controle proximal (na artéria ilíaca externa), exposição da lesão e retirada de segmento de veia safena magna contralateral para confecção do enxerto.

a tendência dos tecidos moles em retornar os fragmentos à sua posição original.[47,58]

Algumas fraturas da tíbia têm propensão particular para associação a dano arterial, incluindo a fratura isolada do platô tibial medial (Schatzker IV), bem como as fraturas associadas dos platôs medial e lateral que dissociam a superfície articular da diáfise da tíbia (Schatzker VI).[47] A fratura do platô medial pode se comportar de maneira semelhante à luxação do joelho. Enquanto o fragmento tibial medial é fixado ao fêmur distal pelos ligamentos colateral medial e cruzados, a diáfise da tíbia desloca-se livremente com seu platô lateral e ameaça a artéria poplítea. As fraturas combinadas dos platôs medial e lateral que dissociam a superfície articular da diáfise prejudicam a artéria imediatamente proximal ou na trifurcação da artéria poplítea.[47] Uma luxação do joelho, mesmo sem fraturas, associa-se a alto risco de lesão arterial, apesar de não apresentar fragmentos ósseos. Isso ocorre possivelmente, porque mais energia é transmitida aos tecidos moles, em vez de fraturar a tíbia. O risco de lesão da artéria poplítea associado a luxações do joelho varia amplamente na literatura (2 a 60%), com probabilidade de amputação entre 6 e 40%.[47,58,59]

Como as lesões poplíteas apresentam as taxas de amputação mais altas entre todas as lesões vasculares das extremidades, uma ferramenta de avaliação pré-operatória eficaz para prever a probabilidade de eventual amputação nesses pacientes foi reconhecidamente valorizada há muito, especialmente em traumas contusos complexos que podem resultar em extremidades mutiladas. Tentando ajudar ao cirurgião ao a decidir sobre a tentativa de salvamento do membro, muitos escores foram desenvolvidos ao longo do tempo (ver tópico "Amputação" subordinado a "Complicações").

A artéria poplítea apresenta três segmentos anatômicos diferentes (Figura 157.7).

Os segmentos supragenicular (P1) e infragenicular (P3) podem ser abordados por incisão medial, com rotação externa do membro lesionado. A incisão é feita medialmente usando-se a borda posterior do côndilo femoral como referência anatômica evitando lesões na veia safena magna. A divisão da cabeça medial do músculo gastrocnêmio e dos tendões semimembranoso e semitendíneo costuma ser necessária para fornecer uma visão completa da artéria e veia poplíteas. Para expor a artéria poplítea abaixo do joelho, a incisão é estendida ao longo da margem posterior da tíbia. A divisão do sólco pode ser necessária para isolar o tronco tibiofibular.[42] Se a exposição do segmento retrogenicular (P2) exigir uma abordagem cirúrgica estendida, as incisões mediais acima e abaixo do joelho

podem ser comunicadas e a inserção dos músculos mediais (pata-de-ganso: sartório, grácil, semitendíneo) dividida, com exposição dos vasos poplíteos em todo o seu trajeto.

Em alguns traumas penetrantes no segmento P2, quando uma exposição mais restrita pode ser planejada, uma abordagem posterior mediante incisão em "S" fornece uma exposição cirúrgica adequada das estruturas anatômicas da fossa poplítea com a vantagem de preservar as inserções musculares (Figura 157.8).

Quando imagens pré-operatórias estão disponíveis, elas podem ser úteis para a escolha da abordagem cirúrgica. Uma linha transversal deve ser traçada na borda superior da patela; isso ajuda a prever o quão proximal o acesso posterior fornecerá uma exposição confortável; em caso de uma dissecção ainda mais proximal ser antecipada, o acesso medial provavelmente será mais bem indicado.

Artérias abaixo do joelho

Em geral, quanto mais artérias permanecerem pérvias (fibular e tibiais anterior e posterior), maior a chance de salvamento do membro. Um estudo multicêntrico observou que não ocorreram amputações em pacientes com duas ou mais artérias pérvias até o pé, ao passo que houve uma taxa de amputação de 68,2% documentada para pacientes sem nenhuma artéria pérvia e 16% para aqueles com um vaso pérvio.[42]

Geralmente, se não houver isquemia significativa, uma lesão em uma das três artérias principais abaixo do joelho pode ser tratada por ligadura simples ou TNO, se nenhuma hemostasia for necessária.[42]

Pacientes que precisam de um *bypass* para o tronco tibiofibular têm taxas de amputação 3 vezes maiores em comparação àqueles que são submetidos a esse mesmo procedimento para a artéria poplítea abaixo do joelho.[42]

Lesões venosas

Há muito debate na literatura se a ligadura de veias traumatizadas aumenta o risco de amputação.[42,43,46,50] Os defensores da ligadura rotineira afirmam que muitos reparos venosos evoluem para trombose, que a estase venosa após a ligadura é atenuada pela drenagem colateral e que, embora as veias lesionadas sejam frequentemente ligadas, vários estudos não demonstraram sequelas permanentes, incluindo nenhuma diferença nas taxas de amputação.[42,46] Por outro lado, aqueles a favor do reparo relatam taxas de permeabilidade aceitáveis e redução teórica na hipertensão venosa após o enxerto. Alguns autores afirmam que embora as taxas de trombose após o reparo venoso tenham sido registradas entre 39 e 80%, a recanalização é frequentemente documentada e argumentam que uma perviedade a curto prazo pode possibilitar o recrutamento de colaterais venosas que diminuiriam os sintomas de estase venosa; além disso, relatos de equipes cirúrgicas e trabalhos experimentais sugerem que a manutenção do fluxo de drenagem do membro teria uma proteção efetiva sobre o SVT realizado em uma lesão arterial simultânea.[42,46,50]

O manejo ideal das lesões venosas periféricas não está claro; antes da guerra do Vietnã, a ligadura da veia era rotina em virtude da crença de que o reparo venoso causaria TVP, propagação do coágulo e subsequente embolia pulmonar, no entanto, na última metade do século XX observou-se uma mudança para um reparo venoso mais frequente. Enquanto algumas séries de lesões venosas relataram a maioria dos pacientes (63%) sendo tratada com ligadura sem diferenças significativas nas complicações tromboembólicas pós-operatórias em comparação àqueles que receberam reparo venoso, outros trabalhos afirmam que, embora a mortalidade não seja diferente, a ligadura está significativamente associada a aumento das taxas de fasciotomia (44,6% *vs.* 33,5%), amputação secundária (6,1% *vs.* 3,4%) e maior tempo de internação.[42]

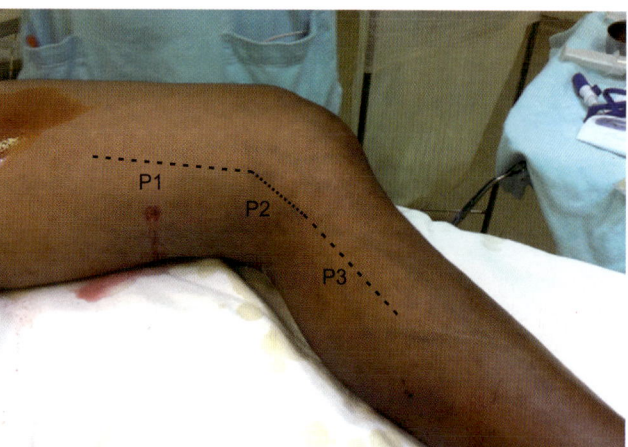

FIGURA 157.7 Planejamento de incisões mediais para exposição dos vasos poplíteos, e a representação da localização por parâmetros externos dos segmentos da artéria poplítea.

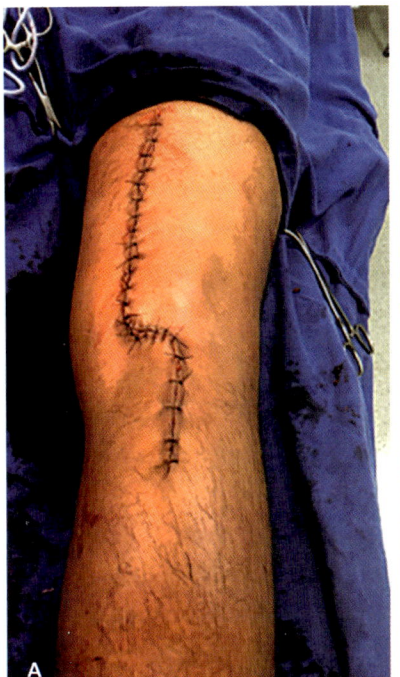
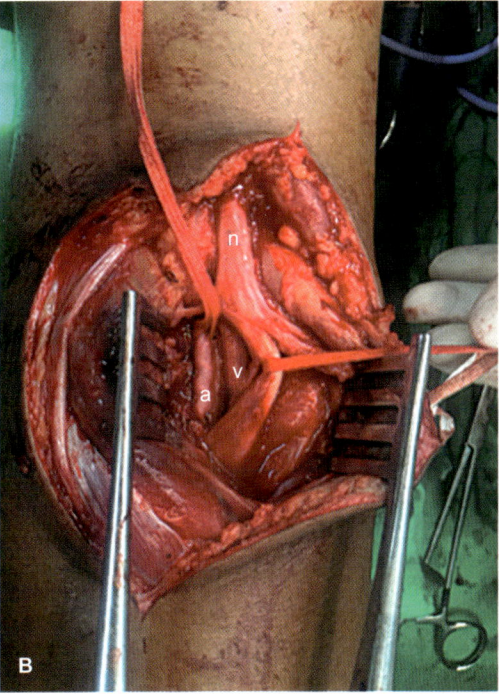
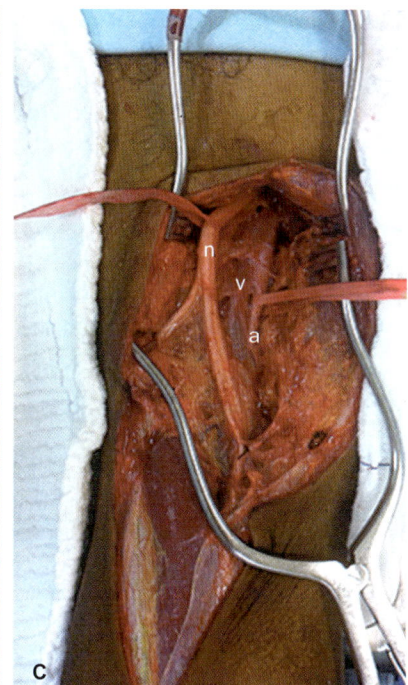

FIGURA 157.8 Acesso posterior em "S" para exposição dos vasos poplíteos. Observa-se o aspecto da ferida cirúrgica já suturada e a exposição das estruturas na fossa poplítea: artéria poplítea (*a*); veia poplítea (*v*); nervo ciático (*n*).

Outro viés ao interpretar os desfechos anteriormente relatados na literatura deve-se ao fato de que os resultados de tipos específicos de reparo (venorrafia lateral, reparo por remendo [*patch*], enxerto de interposição) podem ser diferentes. Um dos poucos tópicos em que existe um consenso é que os resultados adversos parecem ser mais frequentes após lesões da veia poplítea, sugerindo que cuidados especiais devem ser adotados e o reparo da veia poplítea, se possível, deve ser tentado.[42] Em resumo, quando a lesão venosa é passível de tratamento por reparo simples, como a venorrafia lateral, ela deve ser restaurada. Se forem necessárias técnicas mais complexas, é de suma importância considerar o estado fisiológico do paciente e as lesões concomitantes associadas; diante de um cenário de "controle de danos", reparos mais complexos para veias periféricas lesionadas não devem ser realizados; se possível, deve-se implantar um SVT venoso, principalmente se for necessário o mesmo procedimento arterial concomitante (Figura 157.9); se o *shunt* não for necessário/possível, a veia deve ser ligada. Se um *shunt* venoso for inserido ou forem realizadas ligaduras das veias poplítea ou femoral comum, a fasciotomia profilática deve ser considerada.

Considerações sobre o tratamento endovascular nas extremidades

Embora o reparo aberto seja o padrão-ouro para a maioria dos traumatismos vasculares periféricos, as técnicas e ferramentas endovasculares evoluem, e abordagens minimamente invasivas têm sido adotadas para o tratamento de lesões vasculares traumáticas, incluindo algumas das extremidades.

A embolização (com uma variedade de materiais) é uma opção para o controle do sangramento de artérias que são passíveis de serem ligadas e, em caso de lesão de artérias importantes, o fluxo sanguíneo pode ser restaurado com o uso de *stents* recobertos. Essa abordagem minimamente invasiva associa-se a menores morbidade e utilização de hemoderivados e à via de acesso menos invasiva, sendo a única contraindicação absoluta a incapacidade de cruzar a lesão com um fio-guia.[42]

Essas intervenções podem ser realizadas em salas de cirurgia tradicionais com intensificadores de imagem, salas de hemodinâmica e em salas de cirurgia híbrida, cada vez mais comuns. Esse ambiente único, assim como o desenvolvimento de serviços dedicados ao tratamento endovascular do trauma, garante agilidade no atendimento multidisciplinar ao paciente traumatizado.[51]

O aumento do uso de técnicas endovasculares para o tratamento de traumas arteriais, principalmente os *stents* revestidos para revascularização de membros, está bem documentado na literatura.[52]

Tem havido crescente número de intervenções endovasculares para o tratamento de lesões arteriais axilossubclávias; aproximadamente 50% dessas lesões são passíveis de serem conduzidas assim e, de fato, em centros com experiência o tratamento endoluminal pode representar a primeira linha, independentemente do estado hemodinâmico do paciente. Na maioria dos centros, entretanto, os reparos endovasculares são usados com mais frequência para

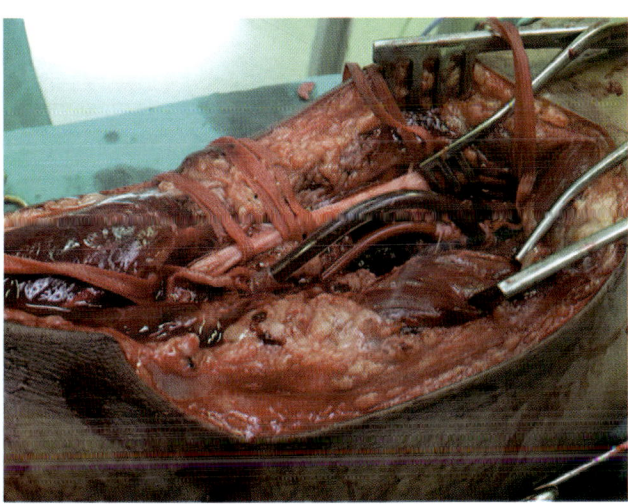

FIGURA 157.9 Lesão de vasos poplíteos; paciente instável hemodinamicamente com *shunts* vasculares temporários arteriais e venosos implantados.

lesões da artéria subclávia do que axilar, e isso se deve provavelmente à necessidade de exposições mais complexas para os vasos subclávios em comparação aos axilares.[55] Lesões da artéria femoral superficial também podem ser tratadas com *stents* revestidos; os resultados a curto prazo mostram uma menor taxa de fasciotomias, mas nenhuma diferença na mortalidade foi encontrada em comparação com o reparo por cirurgia aberta; entretanto, desfechos a longo prazo ainda são desconhecidos.[52]

As complicações da abordagem endovascular incluem oclusão do *stent*, deformação e torção, oclusão de ramos do vaso após o implante do *stent* e hiperplasia intimal.[42]

Alguns cenários de trauma são particularmente limitantes para o manejo endovascular; é o caso das lesões de artéria poplítea, por exemplo, uma vez que o implante de *stents* através da articulação do joelho é problemático devido à flexão e à extensão repetidas.[54] Os pacientes pediátricos também não são os melhores candidatos para o tratamento endovascular do trauma; além da propensão ao vasospasmo, o uso de técnicas endovasculares muitas vezes não é possível devido ao tamanho do vaso e, muitas vezes, é desencorajado devido à longa expectativa de vida das crianças e o consequente aumento do diâmetro de seus vasos.[45]

A terapia endovascular é frequentemente adequada para a fase subaguda do trauma, como no tratamento de FAV e pseudoaneurismas, e para pequenas lesões vasculares, frequentemente não suspeitadas ao exame físico e detectadas apenas na avaliação por ATC.[42]

Anticoagulação

O uso de anticoagulação sistêmica peroperatória para lesões vasculares traumáticas tem sido um importante tópico de debate. Vários estudos demonstraram que sua prescrição para pacientes com lesões vasculares traumáticas não aumentou a taxa de complicações hemorrágicas.[42]

Embora o uso de anticoagulação intraoperatória não altere significativamente a perda de sangue durante a intervenção nem evite complicações de sangramento geral, também falhou em demonstrar qualquer melhora nas taxas de reoperação ou salvamento de membro, e alguns estudos sugeriram uma relação com internação prolongada e detectaram o aumento da necessidade de hemoderivados.[42]

Uma análise retrospectiva combinando pacientes que receberam heparina, ácido acetilsalicílico (AAS) e nenhum agente anticoagulante/antiagregante antiplaquetário não encontrou nenhuma diferença estatisticamente significativa nas taxas de sangramento, síndrome compartimental ou mortalidade. Também não se conseguiu demonstrar, novamente, qualquer diminuição nas taxas de amputação.[42]

De modo geral, embora a anticoagulação sistêmica para lesões vasculares não aumente definitivamente o risco de sangramento, também não parece melhorar os resultados e, portanto, seu uso rotineiro não é recomendado para lesões periféricas.[42]

Resultados e complicações: síndrome compartimental, amputação, pseudoaneurisma, fístula arteriovenosa

A síndrome compartimental frequentemente complica lesões na extremidade inferior e associa-se a tempo de isquemia prolongado > 4 a 6 horas. As fasciotomias realizadas precocemente correlacionam-se com menores tempo de internação e índices de complicações infecciosas e de amputação (Figura 157.10).

Sendo o elo entre lesões vasculares e o risco de amputação estabelecido há muito tempo, muitas ferramentas foram desenvolvidas a fim de decidir quando os esforços de salvamento de membro devem

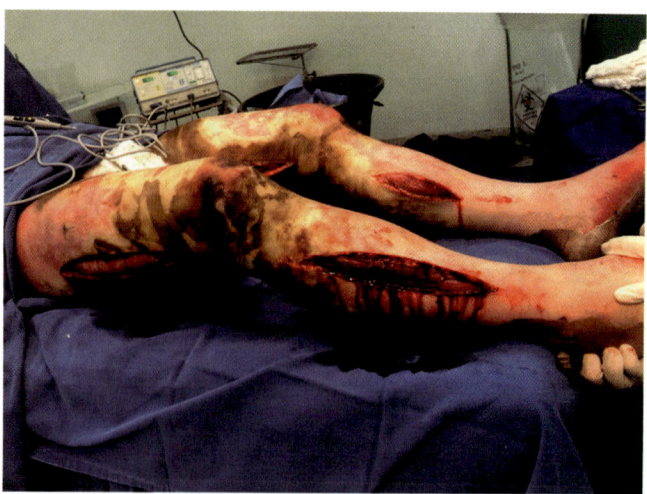

FIGURA 157.10 Realização de fasciotomias de coxas e pernas em paciente grande queimado com síndrome compartimental em ambos os membros inferiores.

ou não ser empreendidos. Em 1988, Johansen et al. do Harborview Medical Center desenvolveram o *Mangled Extremity Severity Score* (MESS). Um MESS > 7 foi estabelecido como ponto de corte para prever a necessidade de amputação precoce. Infelizmente, as múltiplas variáveis envolvidas tornam a aplicação do escore MESS relativamente complexa.[42,53]

O *Popliteal Scoring Assessment for Vascular Extremity In Trauma* – (POPSAVEIT *score*) foi publicado recentemente;[20,21] fornece um meio mais simples e prático de estratificar os casos de trauma poplíteo penetrante e contuso quanto à probabilidade de salvamento do membro. Os fatores de risco identificados para a probabilidade de amputação de membro nesse estudo foram pressão arterial sistólica < 90 mmHg, 1 ponto; lesão ortopédica associada, 2 pontos; e ausência de fluxo ao Doppler, 2 pontos; ou falta de pulsos distais palpáveis, se o Doppler não estiver disponível, 1 ponto; um escore POPSAVEIT ≥ 3 representa maior risco de amputação de membro.[53]

As complicações tardias de lesões vasculares – pseudoaneurisma e FAV – representam um desafio significativo, podem ameaçar a vida e/ou membros e o intervalo de tempo entre a lesão primária e a manifestação dos sintomas clínicos pode demorar 10 anos ou mais.[62]

Um pseudoaneurisma é um hematoma pulsátil que se comunica com uma artéria por meio de uma solução de continuidade na parede arterial. Ao contrário de um aneurisma verdadeiro, que é delimitado pelas paredes arteriais, um pseudoaneurisma é delimitado pelos tecidos circundantes. As etiologias comuns incluem lesão por trauma contuso ou penetrante e ruptura de anastomoses cirúrgicas[62] (Figura 157.11).

Uma FAV normalmente ocorre após um mecanismo penetrante que danifica a artéria e a veia adjacentes simultaneamente, criando uma comunicação anormal entre elas. Essas apresentações tardias de lesões periféricas podem provocar aumento de volume progressivo, causando efeitos compressivos nas estruturas circundantes e complicações como tromboembolismo, síndrome compartimental, isquemia de membro e ruptura, causando sangramento catastrófico.[62]

Tanto os pseudoaneurismas quanto as FAV são clinicamente suspeitados por mecanismo do trauma previamente sofrido, massa pulsátil, frêmito e sopro, embora esses dois últimos sinais costumem ser mais intensos nas FAV do que nos pseudoaneurismas. O diagnóstico pode ser confirmado pelos métodos de imagem discutidos anteriormente, como a USD e a ATC. Atualmente, a angiografia convencional é geralmente realizada como um componente do tratamento endovascular.

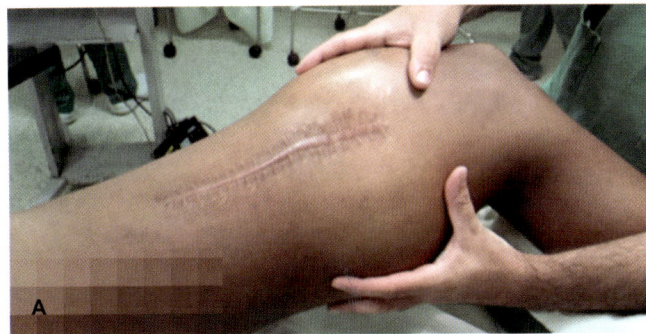

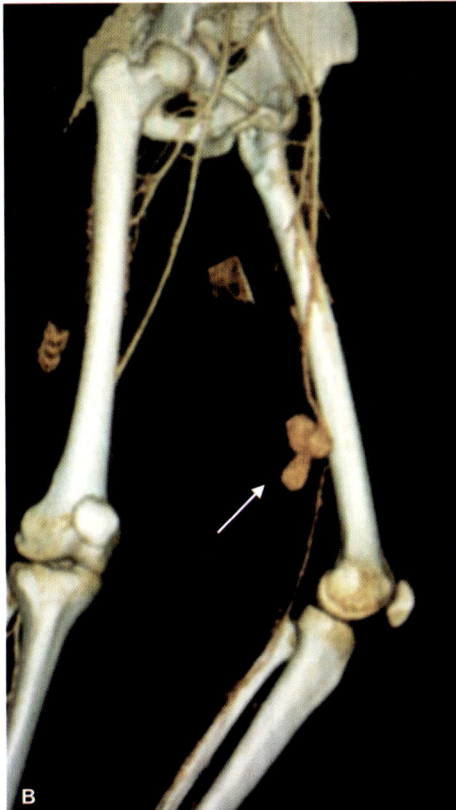

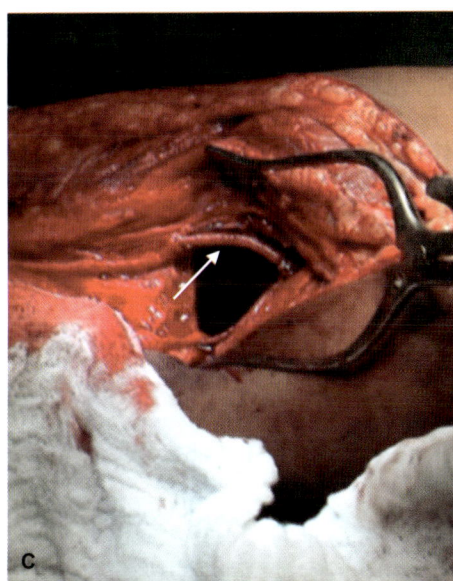

FIGURA 157.11 Volumoso pseudoaneurisma na transição femoropoplítea. **A.** Aspecto clínico: observe incisão de exploração cirúrgica prévia. **B.** Angiotomografia: a *seta* aponta para a lesão. **C.** Intraoperatório: a *seta* aponta para o enxerto venoso usado para reconstrução arterial.

O tratamento cirúrgico aberto pode consistir em ressecção e anastomose terminoterminal ou reconstrução com enxerto venoso autógeno (enxertos protéticos são a segunda opção); para casos selecionados, a excisão com ligadura dos vasos envolvidos pode ser realizada, dependendo do segmento afetado e da circulação colateral.[62]

LESÕES VASCULARES TORÁCICAS

Infelizmente, muitos pacientes com lesão vascular torácica podem não chegar ao hospital ou morrer no centro de emergência por causa de tamponamento cardíaco, hemorragia com exsanguinação rápida e/ou obstrução das vias respiratórias.

O trauma é a quarta causa principal de todas as mortes de civis nos EUA e a principal entre crianças e adultos com menos de 45 anos.[63] Muitas vítimas têm lesões múltiplas, muitas vezes envolvendo estruturas vasculares importantes, que podem se apresentar agudamente, como sangramento, ou tardiamente como, por exemplo, FAV e pseudoaneurisma traumático.

Trauma penetrante e acidentes com veículos automotores de alta energia contribuem para a incidência de lesão torácica importante, que pode ocorrer em ambientes urbanos ou rurais, mas a maior incidência ocorre em áreas urbanas.[64]

Os relatórios da Segunda Guerra Mundial de DeBakey e Simeone,[2] e de Beebe e DeBakey[65] observaram que sobreviventes de ferimentos vasculares torácicos graves do campo de batalha eram incomuns. Essa experiência foi observada em guerras subsequentes. Na população civil, mecanismos de menor energia de lesões e eficiente transporte do sistema pré-hospitalar têm proporcionado cada vez mais oportunidade de tratar lesões vasculares torácicas.[15] Houve interesse significativo na gestão de lesões na aorta e em seus principais ramos.[66,67] Menos comuns têm sido relatos de lesões nas grandes veias torácicas[68] (Figura 157.12).

Avanços no diagnóstico e no tratamento dessas lesões são o resultado da qualidade cada vez maior da angiografia por TC para o diagnóstico de lesões, reconstruções tomográficas no planejamento operatório e na crescente disponibilidade de dispositivos endovasculares. A reanimação moderna combinada com estratégias operatórias aprimoradas também contribuiu para o aumento da sobrevida.

Os traumatismos vasculares torácicos compreendem as lesões da aorta torácica e os ramos do arco, as artérias e veias pulmonares, as veias cavas superior e inferior, o sistema ázigos, os vasos intercostais e as artérias mamárias internas.

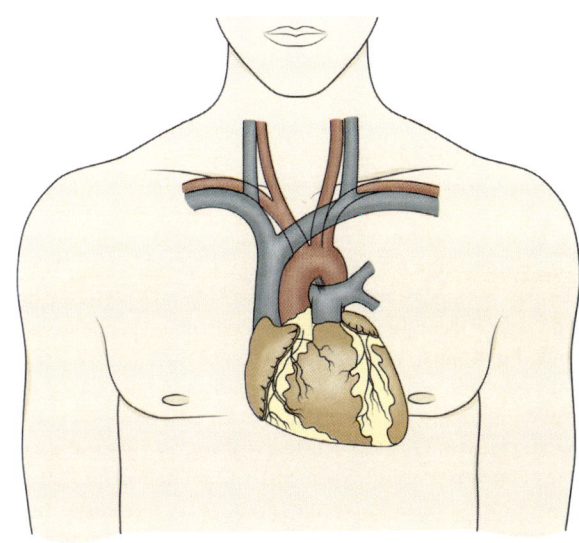

FIGURA 157.12 Disposição anatômica vascular do tórax.

Lesões de aorta torácica

Epidemiologia

O grande interesse no diagnóstico e no tratamento das lesões da aorta torácica decorre da sua letalidade, em que mesmo lesões mínimas podem incorrer em grande morbidade, sem quaisquer sinais ou sintomas prévios.

Mesmo que os ferimentos penetrantes sejam os de maior potencial para essas lesões, a quantidade de rupturas da aorta torácica devido a lesões por traumatismos contusos tem aumentado significativamente.[68]

Estima-se que entre 7.500 e 8.000 pessoas morrem de ruptura de aorta torácica por ano nos EUA, e aproximadamente 10 a 15% das pessoas que morrem em acidentes automobilísticos apresentam essa mesma lesão.[69]

Trauma torácico contuso é mais comum do que o penetrante e compreende diretamente de 20 a 25% das mortes por trauma. Entre os pacientes que apresentam colisões de veículos automotores, maior morbimortalidade associa-se a colisões de alta velocidade e à falta de uso do cinto de segurança. Desfechos piores também são observados em pacientes com idade avançada e maiores escores de gravidade da lesão (ISS, *injury severity score*).

Apesar de sua maior incidência, menos de 10% dos pacientes que sofrem traumatismo craniano necessitam de intervenção cirúrgica, mas 15 a 30% dos pacientes que sofrem lesões torácicas penetrantes precisam de intervenção. O trauma torácico penetrante representa maior mortalidade geral. A incidência varia de acordo com a localização geográfica, predominando em áreas urbanas, aquelas propensas à violência interpessoal e a áreas de conflito.

Fisiopatologia

A combinação de forças que contribuem para a ruptura traumática da aorta torácica e de seus ramos varia muito, dependendo da localização e direção da força.

O local mais frequente de lesão é no istmo aórtico, ou seja, entre a origem da artéria subclávia esquerda e o ligamento arterioso.

As teorias baseiam-se na observação de que durante uma desaceleração rápida, o coração, a aorta ascendente e o arco aórtico permanecem movendo-se para a frente, e o istmo e a aorta descendente permaneçam presos pelos seus pontos de fixação posterior. Outras teorias fundamentam-se na informação de que a parede aórtica é mais fraca que outros locais da aorta torácica na região do istmo ou que o mesmo local é pinçado entre as estruturas ósseas anteriores e a coluna vertebral.[70]

Forças que causam rupturas da aorta torácica:

- Desaceleração vertical, com alongamento e "esticamento" da aorta
- Desaceleração horizontal, com ou sem compressão do tórax
- Compressão direta por impacto frontal
- Esmagamento torácico.

Há ainda outras forças que causam as lesões da aorta, como: torção, cisalhamento e o balanço em qualquer direção.

O espaço potencial entre as camadas visceral e parietal é denominado espaço pleural e normalmente contém um pequeno volume de fluido hipotônico, aproximadamente 0,3 mℓ/kg, que sofre rotatividade constante a uma taxa de 0,15 mℓ/kg por hora.[71] Esse fluido pleural é produzido pela pleura parietal em si e reabsorvido por linfáticos pleurais. Quando ocorre a reabsorção linfática, a parede do tórax tem dois propósitos principais. O primeiro é facilitar a respiração. A contração dos músculos diafragma e intercostal durante a inspiração aumenta o volume intratorácico, diminuindo assim a pressão intratorácica e propiciando o fluxo passivo de ar para os pulmões. O inverso ocorre durante a expiração. O diafragma e os intercostais retornam às suas posições relaxadas, resultando em aumento da pressão intratorácica que força o ar para fora dos pulmões. A parede torácica também protege estruturas intratorácicas de lesões externas. O esterno e as clavículas fornecem suporte estrutural adicional ao tórax anterior. São ossos densos que servem como pontos de inserção para os músculos peitoral maior e menor e, portanto, requerem força significativa para fraturar, da mesma maneira, as escápulas, que na parede torácica posterior fornecem uma barreira protetora adicional ao trauma. O mediastino compreende o coração, a aorta torácica, a traqueia e o esôfago, e está anatomicamente localizado no centro do tórax. É margeado pelo esterno anteriormente, pela coluna vertebral posteriormente, e por pleura parietal e pulmões bilateralmente, estendendo-se da entrada torácica superiormente ao diafragma inferiormente. A lesão mediastinal isolada mais comum em traumatismo torácico é uma lesão na aorta, que pode variar em gravidade desde uma laceração intimal até a transecção aórtica completa.

De particular importância, uma lesão na "caixa cardíaca", cujos limites são as linhas claviculares lateralmente, as clavículas superiormente, e o processo xifoide inferiormente, associa-se a aumento do risco de lesão cardíaca penetrante e ao desenvolvimento de tamponamento cardíaco e rápida descompensação clínica. A morbidade e a mortalidade associadas ao trauma torácico se devem à interrupção da respiração, circulação ou de ambas. O comprometimento respiratório pode ocorrer devido a lesões diretas nas vias respiratórias ou pulmonares, como é o caso de contusões pulmonares, ou de interferência na mecânica da respiração, como acontece com fraturas nas costelas. O resultado comum é o desenvolvimento de incompatibilidade de ventilação-perfusão e diminuição da conformidade pulmonar. Isso resulta em hipoventilação e hipoxia, que podem exigir intubação.

O comprometimento cardiovascular ocorre no cenário de perda de sangue significativa, diminuição do retorno venoso ou lesão cardíaca direta. O sangramento intratorácico mais comum é o hemotórax em traumas contusos e penetrantes (hemotórax maciço pode causar hipotensão e choque hemodinâmico).

Diagnóstico

A melhor maneira de diagnosticar as lesões de aorta torácica é manter um alto nível de suspeição na pesquisa, quando houver acidentes de grande magnitude ou com a possibilidade de ação das forças mencionadas anteriormente.

Outros sinais de lesões associadas podem confundir o diagnóstico, mas queixas como dor retrosternal ou interescapular podem sugerir expansão ou dissecção da camada adventícia da aorta.

Aproximadamente 1/3 dos pacientes apresenta sintomas, como dor torácica ou retrosternal, dispepsia, perda de consciência ou hipotensão, podendo sugerir o quadro, mas nenhum sinal específico ou conjunto de sinais pode definir plenamente o quadro da lesão da aorta torácica.

A radiografia de tórax continua sendo útil no algoritmo do diagnóstico da lesão traumática de aorta torácica não suspeita.[72] A ocorrência de hemotórax, fratura de primeira costela uni ou bilateral, pneumotórax, rebaixamento do ápice pleural, depressão do brônquio fonte esquerdo > 40° da linha horizontal, desvio da sonda nasogástrica para a direita e alargamento da linha paratraqueal direita obrigatoriamente impõem a realização da TC.

Atualmente, a TC com contraste é o método de eleição para o diagnóstico de lesão de aorta, suspeita pelo quadro clínico ou mecanismo de trauma. A angiotomografia identifica com precisão a transecção aórtica, possibilitando o início do controle da frequência cardíaca e da pressão arterial, e a avaliação e o tempo de opções terapêuticas. Ademais, auxilia na identificação e localização da lesão, além de fornecer dados sobre o mediastino, por exemplo, em um paciente com hematoma contido. A imagem inicial também fornece uma linha de base para comparação daqueles casos que serão tratados inicialmente de forma não cirúrgica e delineia as lesões associadas (Figuras 157.13 e 157.14).[73]

O ecocardiograma transesofágico pode ser utilizado para auxílio no diagnóstico desses traumatismos. É importante lembrar que pode existir um ponto cego de visualização do exame, que é o espaço entre a aorta e o esôfago, causado pelo ar proveniente da traqueia, o que dificulta a visualização do arco aórtico proximal.[74]

Lesão torácica oculta por traumatismo contuso foi identificada em 71% dos pacientes que tinham tórax normal à radiografia e à TC posterior, 37,5% das quais necessitaram de intervenções para salvar vidas.[75] Pacientes instáveis podem ser primeiro estabilizados com cirurgia de controle de danos e depois pesquisados no pós-operatório para completar a avaliação. A TC de múltiplos detectores (MDCT, *multidetectors computed tomography*) identifica melhor contusões pulmonares, pneumotórax, fraturas nas costelas e lesões de vasos principais,[72] contribuindo com diagnósticos adicionais de 38 a 81% em comparação com a radiografia torácica.[76] A MDCT é extremamente sensível, identificando anormalidades em 58% dos pacientes, contusão pulmonar em 30,5% e pneumomediastino em 16%.[77]

Toracostomia com tubo

A drenagem pleural com tubo de grande diâmetro deve ser realizada após identificação de hemotórax ou pneumotórax, seja pelo exame clínico ou por métodos de imagem. Uma pinça deve ser inserida na extremidade distal do tubo até que ele possa ser conectado a uma câmara de sucção apropriada ou em selo d'água. Isso possibilita uma medição mais precisa da quantidade do hemotórax. Se o débito inicial for > 1.500 mℓ ou 200 mℓ/h, por 2 a 4 horas seguidas, presume-se que haja uma lesão vascular significativa, e o paciente deve ser explorado na sala de cirurgia.

Toracotomia de reanimação

Poucos pacientes com lesão penetrante podem ser candidatos à toracotomia de reanimação no departamento de emergência. Esse procedimento só deve ser realizado em pacientes que chegam com

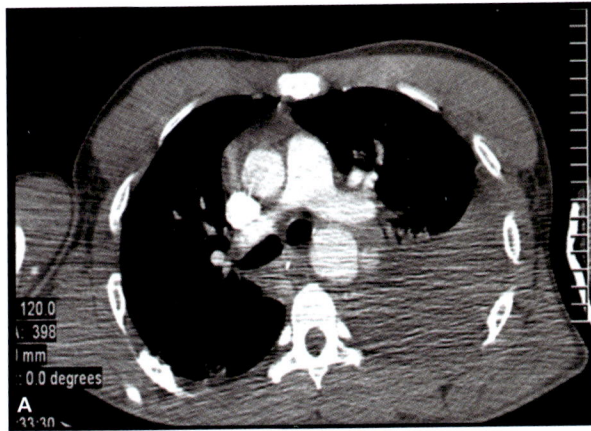
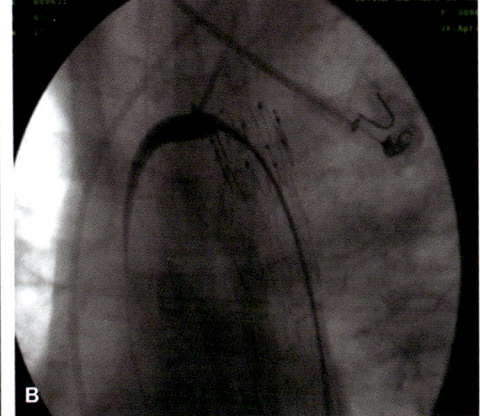

FIGURA 157.13 **A.** Tomografia computadorizada de tórax evidenciando hemotórax volumoso. **B.** Tratamento endovascular com endoprótese torácica.

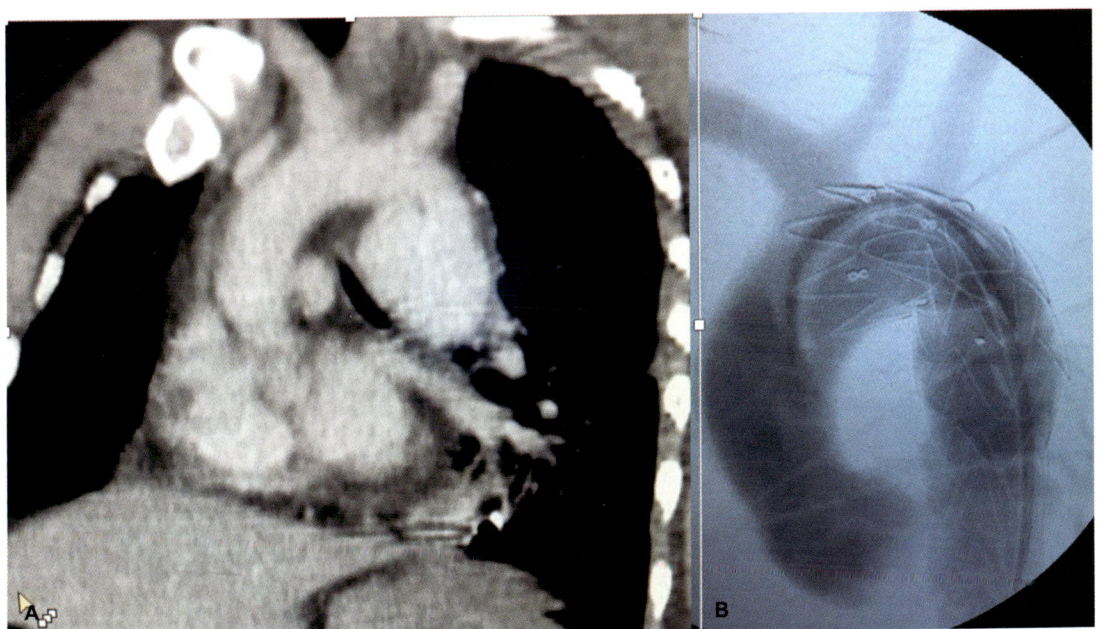

FIGURA 157.14 **A.** Tomografia computadorizada de tórax mostrando pseudoaneurisma da aorta descendente. **B.** Tratamento endovascular com endoprótese torácica.

sinais de vida em colapso cardiovascular subsequente à exsanguinação. Ao executar essa manobra e evacuar o hemotórax remanescente, uma pinça aórtica é colocada em toda a aorta torácica descendente proximal com cuidado para não lesionar o esôfago. Uma janela pericárdica deve ser criada se parecer haver hemopericárdio, preferencialmente de forma longitudinal sentido craniocaudal para minimizar o risco de lesões do nervo frênico. Frequentemente, as lesões maiores são identificadas e devem ser controladas com compressão direta, se possível, ou acondicionamento, até que o paciente possa ser transportado para a sala de cirurgia. As indicações e os resultados da toracotomia de reanimação são discutíveis (Figura 157.15).

Oclusão por balão

O uso da oclusão ressuscitativa por balão endovascular da aorta (*resuscitative endovascular balloon occlusion of the aorta* [REBOA]) foi descrito pela primeira vez por Hughes, durante a Guerra da Coreia, em 1954, com o objetivo de controlar hemorragia traumática (Figura 157.16).[78] Séries de casos e estudos nas décadas seguintes relataram seu uso para hemorragia não traumática, bem como o desenvolvimento e a implementação da REBOA para controle temporário da hemorragia em ruptura de aneurisma de aorta abdominal (AAA).[79-81] Com os conflitos no Iraque e no Afeganistão, elevou-se o interesse no desenvolvimento de abordagens endovasculares para o controle da hemorragia, considerando que os sangramentos não compressíveis de tronco são responsáveis por altas taxas de mortalidade. Desde então, o uso desse método vem aumentando em cenários civis para a hemorragia traumática.[82-84] Os resultados obtidos com o uso do balão estimularam o desenvolvimento de modelos de treinamento para cirurgiões do trauma em colaboração com cirurgiões militares, o que possibilitou o desenvolvimento de crescente experiência com a utilização da REBOA

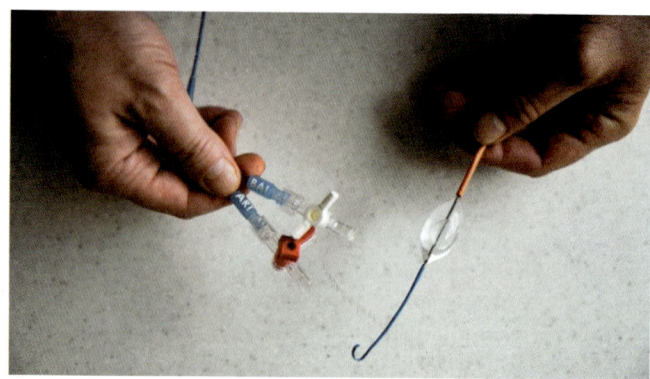

FIGURA 157.16 Balão de reanimação endovascular da aorta.

e o surgimento de resultados preliminares. Com o interesse renovado no uso da REBOA para o manejo da hemorragia no trauma, surgiram novos cateteres que reduziram a quantidade de etapas e dispositivos necessários para a oclusão da aorta. O fator citado anteriormente, em conjunto com a padronização da técnica e das plataformas de treinamento, ajudou a tornar a adoção e a implementação dessa técnica mais difundidas.[85]

O uso de REBOA para o controle da lesão vascular intratorácica não tem sido amplamente recomendado, já que o controle imediato da hemorragia proximal pode ser necessário para prevenir o agravamento da lesão. Um relato de caso demonstra que essa técnica realizada simultaneamente com a esternotomia mediana é um meio viável e eficaz de controlar a hemorragia mais proximal à oclusão e melhorar a perfusão do coração e do cérebro. Dos sete pacientes estudados, apenas um morreu por exsanguinação, o que não pode ser atribuído apenas ao uso da REBOA. Uma complicação após o uso dessa técnica foi o sangramento gastrintestinal superior. Apesar da pequena quantidade de casos, os resultados sugerem que, em situações específicas (capacidade de obter controle proximal concorrente) de hemorragia via esternotomia ou toracotomia, a REBOA para trauma torácico penetrante pode ser uma opção viável em ambientes ricos em recursos com provedores experientes nessa técnica e em procedimentos torácicos emergentes.[85,86]

O tamponamento cardíaco é mais comum após lesão penetrante, mas também pode ocorrer devido à ruptura do miocárdio contundente, particularmente do apêndice atrial. Basicamente, menos de 100 mℓ de sangue no espaço pericárdico podem causar tamponamento. À medida que a pressão no pericárdio aumenta para coincidir com a da câmara lesionada, a pressão atrial direita é superada, e isso provoca diminuição do enchimento e redução da pré-carga ventricular direita. A tríade clássica de Beck constituída por sons cardíacos abafados, distensão venosa jugular e hipotensão pode não ser apreciada no cenário do trauma devido ao ambiente, muitas vezes com ruídos altos, e à hipovolemia. Os pacientes com hipotensão e trauma torácico devem, portanto, ser abordados com alto nível de suspeita. No paciente hemodinamicamente instável, um dreno pericárdico é colocado sob orientação de ultrassonografia. Esse procedimento é bem-sucedido na maioria dos pacientes e fornece estabilização suficiente para o transporte para a sala de cirurgia e uma eventual esternotomia.

Tratamento

O manejo dos ferimentos penetrantes ou contusos dos vasos torácicos dependem principalmente de rápida reanimação.

A via respiratória é a prioridade, devendo-se ter cuidado com as hiperextensões do pescoço, que podem agravar as possíveis lesões de coluna cervical associadas.

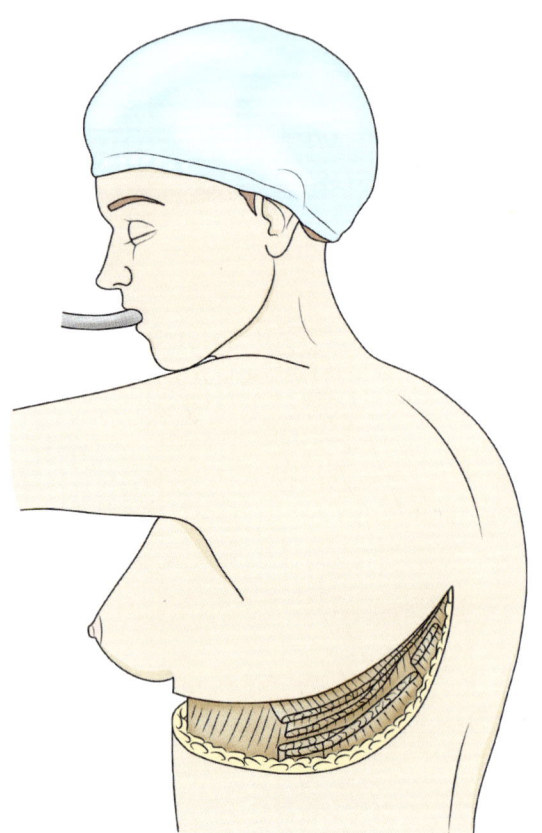

FIGURA 157.15 Toracotomia de reanimação ou toracotomia transversa.

O cuidado com a ventilação mecânica deve ser extremo, devido à possibilidade de fraturas de costela e pneumotórax hipertensivo, sendo necessário, eventualmente, drenagem torácica bilateral.

Os acessos venosos devem ser calibrosos e, sempre que possível, evitam-se os acessos ipsilaterais devido ao risco de lesões venosas centrais concomitantes.

Nos casos de parada cardíaca, quando a vítima é admitida no hospital ainda com sinais vitais, com traumatismos penetrantes do tórax, é imperativa a realização da toracotomia na sala de emergência, com ampla exposição do saco pericárdico, assim como dos vasos do arco e da aorta descendente. A exposição ampla é sempre a ideal, e pode-se, muitas vezes, em casos de necessidade por lesões bilaterais, ampliar a toracotomia esquerda no sentido transesternal, com abordagem também do lado direito.

Uma vez que o paciente sobrevive ao transporte e à reanimação, a continuidade no tratamento deve ser rápida, com cuidados extremos quanto a hipotermia, utilizando infusão de líquidos aquecidos, lençol e cobertor térmicos.

Nas situações de abordagem cirúrgica aberta de urgência, a dissecção da aorta proximal junto ao arco e da aorta distal deve ser rápida, e a restauração vascular é executada de acordo com a amplitude da lesão do vaso, seja pela simples ráfia, colocação de *patch* ou de interposição de prótese vascular (Figura 157.17).[87]

Se a situação hemodinâmica é de estabilidade, com lesão aórtica contida, a utilização ou não de *shunts* externos, monitoramento da pressão liquórica, heparinização plena e hipotensão controlada do segmento proximal, é bastante controversa, sendo preferida por alguns cirurgiões, entretanto elas são preteridas por outros, que afirmam que, com intervalos menores que 30 minutos de clampeamento, os riscos dos preparativos citados são maiores que os da possível isquemia medular.[88]

Nas situações em que os pacientes se encontram hemodinamicamente estáveis, com lesão vascular parcial contida, mas com quadros neurológicos ou pulmonares graves associados, pode-se postergar o tratamento cirúrgico até que haja melhora.

O reparo aórtico endovascular torácico (TEVAR, do inglês *thoracic endovascular aortic repair*) tem sido apontado como o novo padrão de cuidado para muitas lesões aórticas traumáticas que eram tradicionalmente tratadas por meios cirúrgicos abertos,[89] especialmente as lesões da aorta descendente.[90] O Grupo de Estudos de Lesões Aórticas Torácicas da AAST realizou o maior teste observacional prospectivo de lesões aórticas torácicas contundentes.[91] Os pesquisadores descobriram que 65% dos 193 pacientes com lesão aórtica torácica (TAI) foram submetidos ao TEVAR. Os 35% restantes dos pacientes tiveram um reparo aberto padrão realizado. O grupo TEVAR foi menos transfundido e apresentou mortalidade significativamente menor do que as cirúrgicas abertas (razão ajustada: 8,42; IC 95%: [2,76 a 25,69]; valor p ajustado < 0,001). Eles também descobriram que 20% dos pacientes que realizaram o TEVAR desenvolveram alguma forma de complicação relacionada com o dispositivo. Essas complicações foram menores em centros considerados de referência em TEVAR de alto volume.

O grupo AAST sobre lesões aórticas torácicas relatou as tendências de utilização do TEVAR entre as duas fases de estudo ao longo de 10 anos: AAST1,[92] finalizada em 1997 e perdurou por 30 meses, e AAST2,[91] concluída em 2007, realizou o acompanhamento por 26 meses. O grupo observou uma tendência favorável ao uso de TEVAR na comparação desses dois períodos. Durante o estudo AAST1, todos os TAI foram reparados utilizando meios abertos. Em contrapartida, até a conclusão do estudo de 2007, apenas 35,2% foram gerenciados com procedimento cirúrgico aberto. A maioria dos pacientes foi submetida a um TEVAR. Também houve diminuição significativa da mortalidade associada ao TAI (22% *vs.* 13%, p = 0,02) e menor incidência de paraplegia relacionada com o procedimento (8,7% *vs.* 1,6%, p = 0,001).

Ainda há algumas perguntas sem respostas sobre o uso de TEVAR para restaurar lesões aórticas contundentes. Mais pesquisas são necessárias para definir melhor a história natural e os problemas que podem surgir ao longo da vida de um paciente após uma cirurgia de TEVAR para lesão aórtica. Tecnologias endovasculares sofisticadas e algoritmos de gerenciamento aprimorados vêm reduzindo os riscos associados à implantação de enxerto, como a ruptura de enxerto a longo prazo, migração por falha de ancoragem e cobertura inadvertida de grandes vasos; ainda sim há espaço

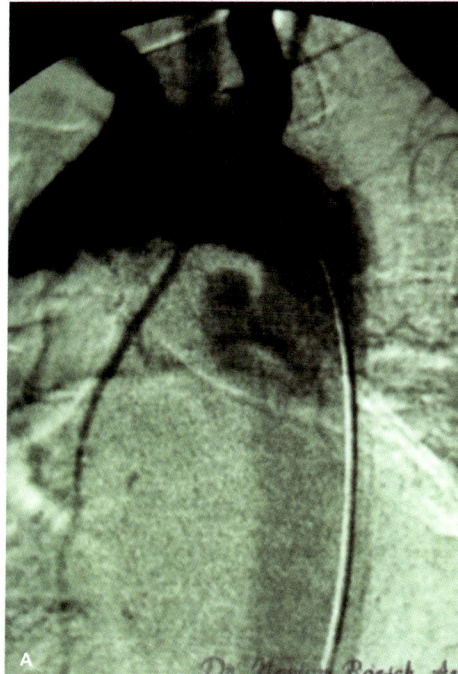 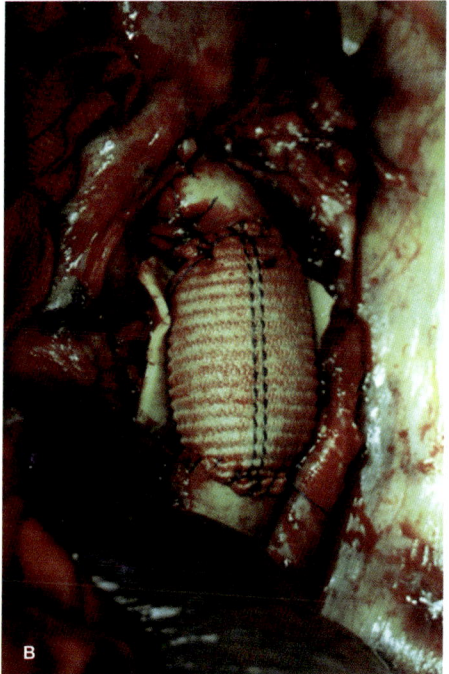

FIGURA 157.17 A. Angiografia revelando lesão da aorta descendente. **B.** Cirurgia com interposição de Dacron®.

para novas pesquisas neste campo. A idade relativamente jovem de muitos pacientes com trauma e os menores diâmetros associados a essa faixa etária podem aumentar o potencial de mau funcionamento do *stent*, promover sua migração ou ocasionar outras complicações ao longo do tempo.

Lesões de troncos supra-aórticos

Os ferimentos contusos de tórax são os que mais frequentemente afetam os vasos do arco aórtico, mas os do tipo penetrantes são de maior potencial lesivo, estando associados ao fator etiológico mais comum atualmente – os PAF e, secundariamente, os FAB.

À semelhança das lesões do arco aórtico ou da aorta descendente, os pacientes com lesões dos troncos supra-aórticos podem apresentar tanto sinais vitais estáveis como choque hipovolêmico profundo.

Diagnóstico

Geralmente, a impressão inicial do quadro é de uma lesão semelhante a do arco aórtico. As lesões associadas, como traumatismos cranianos, traqueais, lesões de plexo braquial e abdominal, são bastante frequentes, especialmente nos traumas contusos.

Nos casos de ferimentos penetrantes pode ocorrer choque hipovolêmico grave devido ao sangramento para o hemitórax ipsilateral, ou mesmo estabilidade hemodinâmica, sem alteração de pulsos distais, mas com formação de pseudoaneurisma ou FAV no local. Não é infrequente observar, nos casos de lesões de artéria subclávia esquerda proximal ou mesmo subclávia direita, hematoma volumoso que se estende para a região cervical ou supraclavicular.

A radiografia simples de tórax pode mostrar sinais de alargamento do mediastino superior, um pouco diferente das lesões do arco aórtico.

Apesar de não ser tão precisa para identificar lesões dos vasos supra-aórticos quanto para diagnosticar lesões da aorta, a TC contrastada também pode ser apontada como o exame de escolha na suspeita de tais lesões. Na dúvida ou no caso de exame inconclusivo, uma angiografia por cateter pode ser realizada, especialmente nos pacientes estáveis hemodinamicamente, se estiver disponível nos serviços de emergência.[72,76] A técnica retrógrada, com punção da artéria braquial e injeção de contraste a contrafluxo, com boa visualização da artéria subclávia direita e subclávia esquerda até sua origem, pode ser uma alternativa quando o cateterismo femoral não for uma opção.

Tronco inominado braquiocefálico

A exposição dos troncos supra-aórticos é obtida por esternotomia, com exceção da artéria subclávia esquerda no seu terço proximal, pois essa tem sua localização no mediastino posterior.

Para a abordagem da origem da carótida comum esquerda, pode-se necessitar da secção da veia inominada esquerda.

Quando ocorre lesão extensa do tronco inominado em direção à origem das artérias subclávia ou carótida direita, carótida esquerda cervical, ou mesmo subclávia esquerda (terço médio), pode-se prolongar a esternotomia no sentido supraclavicular ou cervical do lado comprometido. Com a secção do músculo escaleno anterior e do esternocleidomastóideo, expõe-se com a mesma incisão a continuação dos vasos subclávios em sua passagem por sobre a primeira costela, sem a necessidade ainda da secção da clavícula.

Artéria subclávia direita

Lesão arterial subclávia secundária a traumatismo contuso é rara, e apenas alguns casos foram documentados na literatura. As artérias subclávias são protegidas pelas clavículas, costelas e parede torácica. O manejo clínico e a abordagem cirúrgica variam, dependendo da lesão específica (Figura 157.18).

A esternotomia mediana oferece (Figura 157.19) a melhor abordagem para visualizar a artéria subclávia direita proximal. A extensão com incisão supraclavicular pode ser necessária para o controle distal.

Artéria subclávia esquerda

Devido a sua localização anatômica, os traumatismos da origem da artéria subclávia esquerda são melhores e mais rapidamente manejados por toracotomia esquerda alta (3º ou 4º espaço intercostal), pela qual se visualizam, através da transparência da pleura parietal mediastinal, a emergência da crossa da aorta e a origem da artéria subclávia esquerda.

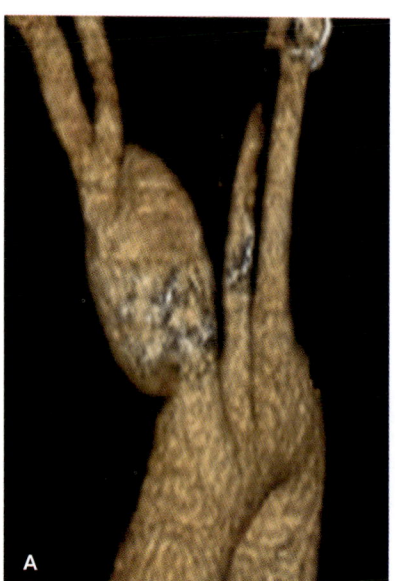 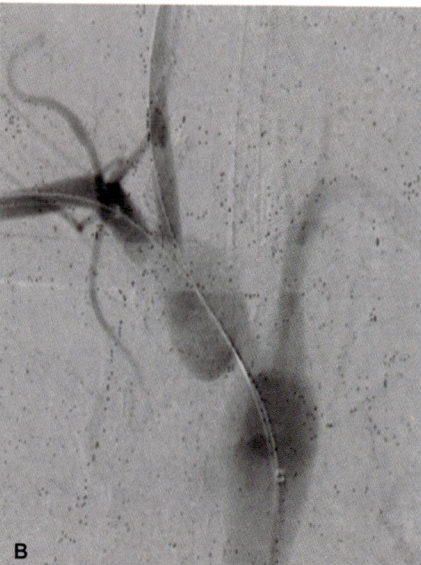 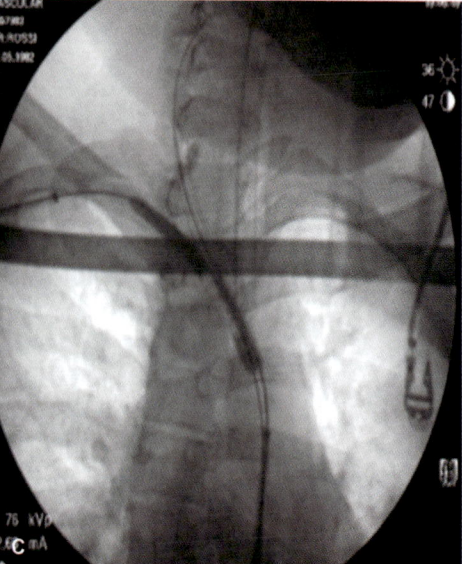

FIGURA 157.18 **A.** Pseudoaneurisma de artéria braquiocefálica pós-trauma. **B.** Angiografia peroperatória e constatação de ausência de colo proximal. **C.** Tratamento endovascular com dois *stents* revestidos introduzidos por acesso combinado braquial e femoral.

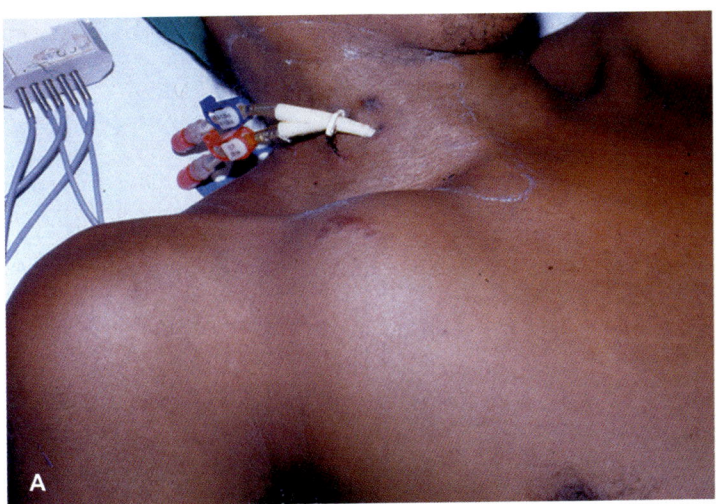
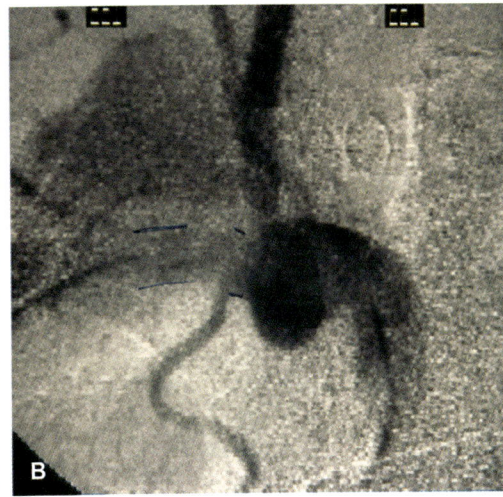

FIGURA 157.19 A. Pseudoaneurisma de subclávia direita pós-punção. **B.** Angiotomografia evidenciando pseudoaneurisma de subclávia direita (1ª porção).

A 2ª e a 3ª porções da artéria subclávia esquerda são abordadas por incisão supraclavicular, o que também é suficiente para controlar os vasos da região cervical.

A combinação de toracotomia, esternotomia e incisão supraclavicular muitas vezes é necessária para o domínio da situação nos casos de sangramento abundante (Figura 157.20). A abordagem dessa região com a incisão em alçapão foi descrita por Bricker em 1970. Embora a combinação de incisões ofereça excelente acesso, sua morbidade é muito grande, devendo ser executada em casos extremos.[93]

A esternotomia com prolongamento supraclavicular propicia excelente exposição desses vasos. Em raras vezes, nos pacientes com sangramento para a cavidade torácica, realizam-se na sala de urgência a toracotomia e o clampeamento sob visão direta da artéria subclávia, para então conduzi-lo ao bloco cirúrgico para o procedimento definitivo.

Importante também é a referência quanto aos troncos venosos como jugulares, subclávias e tronco inominado venoso, todos abordados pelas mesmas incisões das artérias.

Há um interesse crescente na utilização de endopróteses, uma boa escolha nos casos de pacientes estáveis e com lesões localizadas, o que certamente evitaria a grande morbidade das abordagens cirúrgicas necessárias para o tratamento dessas lesões vasculares, mas também como procedimento tipo *damage control*.[94] O acesso vascular para uma abordagem endovascular é obtido na artéria femoral comum anterógrada ou na artéria braquial retrógrada da maneira padrão. Após a colocação de uma bainha curta de 5 Fr para acesso, uma arteriografia diagnóstica é obtida. O benefício da abordagem retrógrada é mais controle sobre cateteres e fios, pois a distância de trabalho é significativamente menor. Uma vez que a lesão foi cruzada, cateteres e fios devem ser trocados da maneira padrão para construir uma plataforma endovascular robusta como base para a intervenção (Figura 157.21).

Quando realizado a partir de uma abordagem femoral, um fio-guia é colocado na aorta e seguido por um cateter *pigtail* de 4 ou 5 Fr. O cateter é avançado até a raiz da aorta para realizar uma aortografia de subtração digital no arco em "C". A artéria inominada ou a artéria subclávia esquerda são selecionadas. Se não for possível usá-las com o cateter *pigtail*, o cirurgião pode escolher outro dispositivo, como um cateter de deslizamento angular. A arteriografia seletiva deve demonstrar o local da lesão arterial.

Quando realizada por via braquial, a etapa inicial após a obtenção do acesso e a identificação do local da lesão é o cruzamento da lesão. Com a introdução de uma bainha na artéria braquial,

geralmente não há fluxo anterógrado. Como resultado, a angiografia diagnóstica é realizada com baixos volumes de contraste como na extremidade inferior. A implantação de um *stent* coberto através da lesão deve fornecer controle vascular adequado para promover a estabilização do paciente. As medidas de pré-posicionamento são realizadas na tentativa de preservar a artéria vertebral e evitar o cruzamento das articulações esternoclavicular ou acromioclavicular. Normalmente usa-se uma endoprótese de 6 a 8 × 24 a 50 mm. O comprimento do cateter de introdução nessas endopróteses costuma ser de 80 a 110 cm; portanto, o acesso à artéria braquial pode ser preferido (Figura 157.22).

Se o paciente apresentar lesões multissistêmicas, desenvolver alguma coagulopatia ou tiver sofrido grande perda de sangue, os procedimentos devem ser executados sem anticoagulação.

O dispositivo selecionado é localizado na zona de lesão pelo fio e uma arteriografia de subtração digital de posicionamento final é obtida. Assim que a localização for confirmada, o dispositivo é entregue e uma arteriografia de conclusão é realizada. Ocasionalmente, para garantir posicionamento mais preciso e preservação dos vasos colaterais, pode-se considerar o uso de duas endopróteses mais curtas e sobrepô-las.

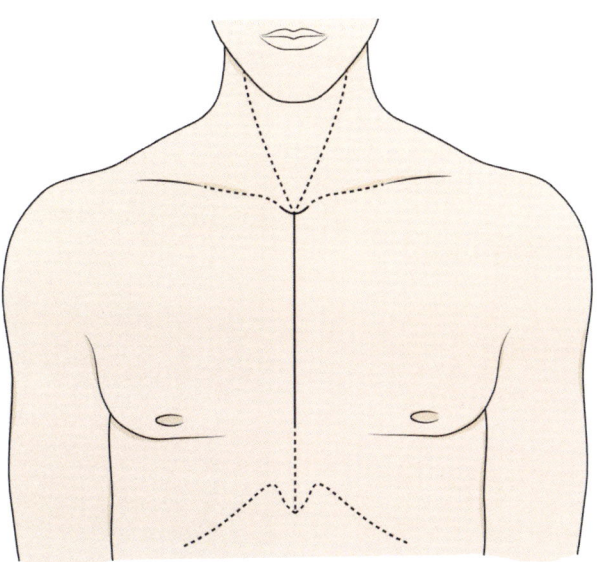

FIGURA 157.20 Esternotomia com possibilidades de ampliações.

Os resultados de um ensaio multicêntrico que avaliou o uso de *stents* cobertos disponíveis comercialmente para o tratamento de artérias ramificadas de primeira ordem apoiam o uso de enxerto de *stent* endovascular em comparação com a cirurgia aberta.[95] Um fator limitante para esse estudo foi que a etiologia da lesão que motivou o uso de *stents* não foi semelhante à relatada em relatórios anteriores de trauma vascular, com 78% sendo resultado de lesões iatrogênicas. Nesse estudo, 29% das lesões tratadas eram da subclávia. Com a implantação de uma endoprótese coberta, 85% dos pacientes evitaram a cirurgia em 1 ano de acompanhamento. Os resultados desse estudo devem ser interpretados com cautela, pois a etiologia da lesão vascular é muito diferente da origem do trauma vascular verdadeiro e, como tal, os resultados provavelmente não são equiparáveis ao trauma vascular do mundo real.

Trauma do sistema ázigos

Houve interesse significativo na gestão de lesões da aorta e de seus principais ramos. Menos comuns têm sido relatos de lesões nas grandes veias torácicas,[96] geralmente associados a eventos iatrogênicos ou a ferimentos penetrantes por PAF ou armas brancas. Especificamente tem sido observado por nosso serviço que lesões no sistema venoso ázigo parecem ter morbimortalidade significativa. Durante um período de 40 anos, foram identificadas 22 lesões no sistema venoso ázigo. Cerca de 21 foram para o sistema ázigos e 1 para o sistema hemiázigos. O mecanismo da lesão foi traumatismo penetrante. Um total de 19 ocorrências foram por armas brancas e três por PAF. A maioria dessas lesões foi abordada por meio de uma toracotomia anterolateral com extensão conforme necessário para lidar com lesões associadas. As lesões venosas foram controladas com ligadura em 16, reparo lateral em quatro, e reconstituição em duas. As lesões associadas comuns eram pulmonares e de grandes vasos, e são detalhadas no Quadro 157.4. A mortalidade geral foi de 36%.

QUADRO 157.4	Lesões associadas significativas.

- Pulmão: 22
- Grandes vasos: 12
- Aorta torácica descendente: 3
- Veia cava superior: 2
- Veia inominada direita: 2
- Veia cava inferior: 1
- Artéria subclávia direita: 1
- Artéria inominada: 1
- Veia subclávia direita: 1
- Veia pulmonar: 1
- Cardíaca: 3
- Traqueia/brônquios: 3
- Esôfago

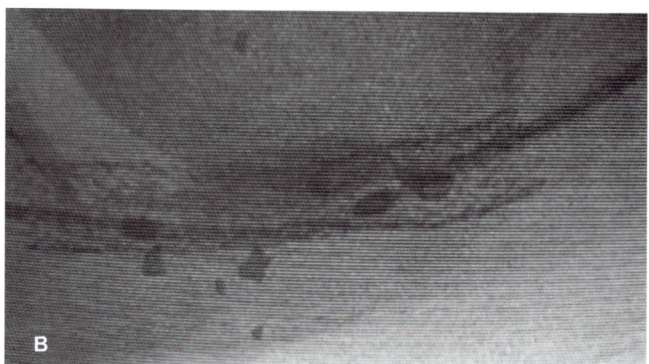

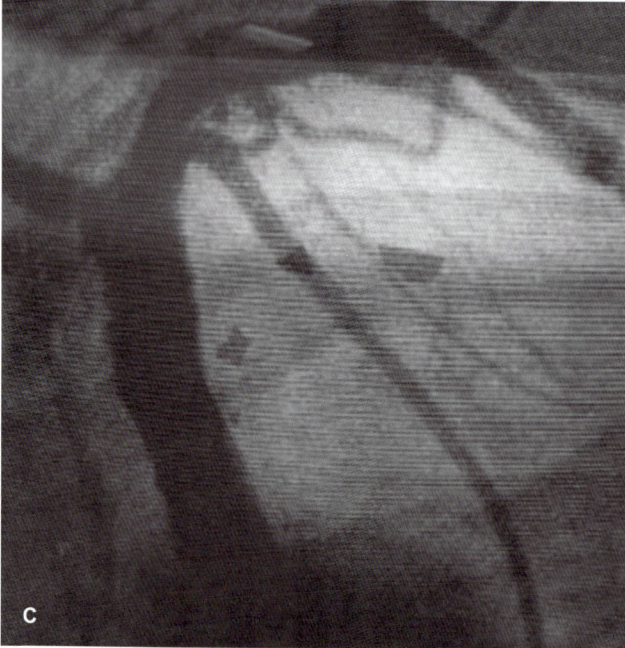

FIGURA 157.21 A. Lesão por projétil de arma de fogo em segmento axilossubclávio esquerdo. **B.** Implante de *stent* revestido. **C.** Angiografia de controle.

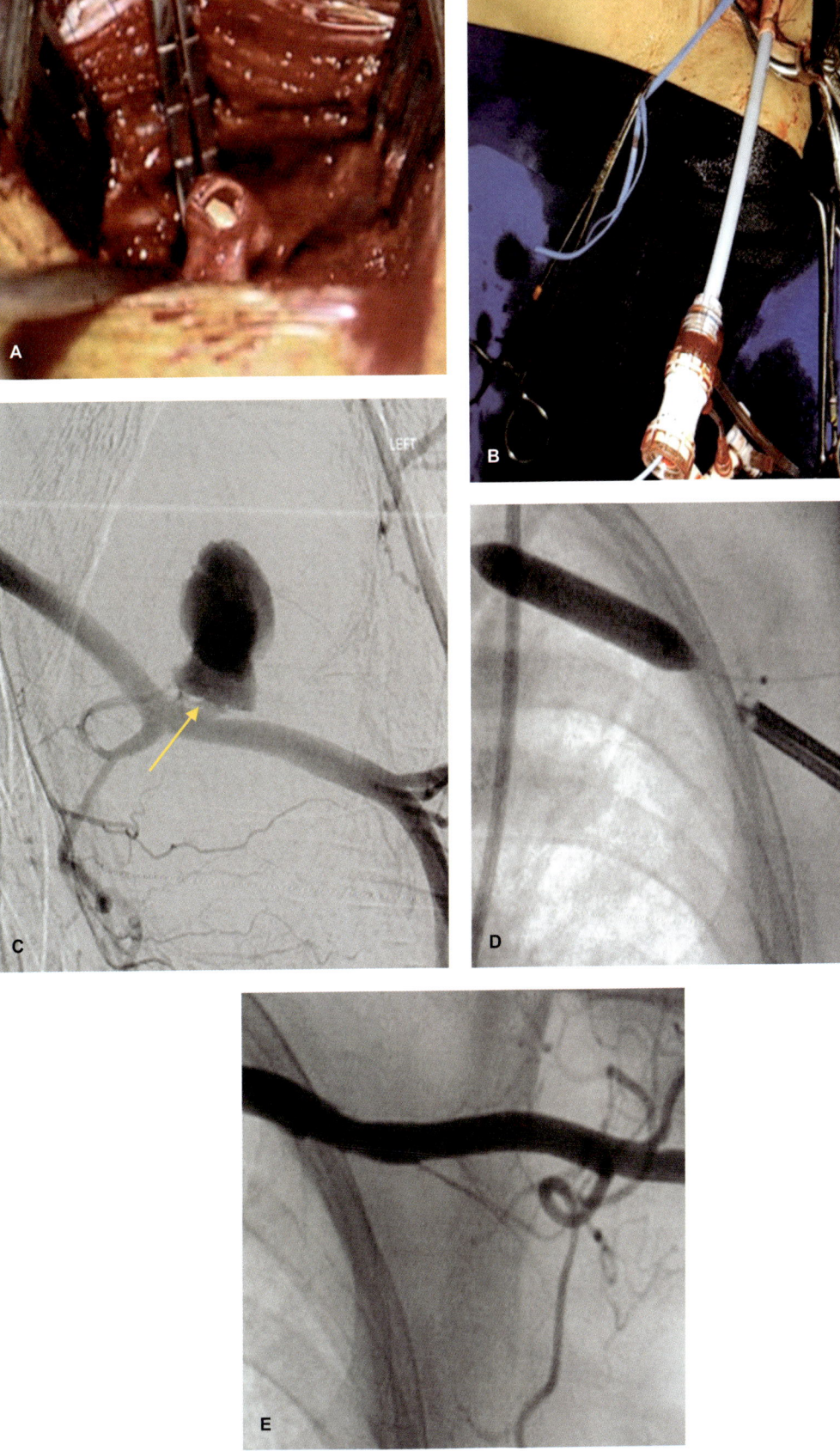

FIGURA 157.22 Sequência de tratamento híbrido de lesão de subclávia provocada por implante transcateter de válvula aórtica: balão para contenção hemorrágica, estabilização e posterior anastomose.

Conclusão

Em casos de traumatismos vasculares torácicos, é imperativo o alto grau de suspeição quanto à possibilidade de lesão vascular, especialmente nos casos de grandes quantidades de energia envolvida, sem evidências clínicas maiores.

Os ferimentos penetrantes frequentemente se relacionam com sangramentos abundantes intrapleurais, obrigando a equipe a realizar abordagens cirúrgicas de urgência com padrões preestabelecidos.

Os achados radiológicos nos exames simples podem ser altamente indicativos de lesões. A angiotomografia tem se mostrado o exame de escolha mais adequado à maioria dos casos, auxiliando no diagnóstico e no planejamento terapêutico. Em caso de dúvida e em pacientes estáveis hemodinamicamente, a arteriografia por cateterismo pode definir a localização e a natureza da lesão ao mesmo tempo em que pode ser utilizada como via de acesso para eventual correção endovascular.

LESÕES VASCULARES ABDOMINAIS

Aproximadamente 95% das lesões vasculares abdominais decorrem de ferimentos penetrantes e acarretam altas taxas de morbimortalidade. Estruturas vasculares são acometidas em 10 a 20% dos traumatismos penetrantes e em 2 a 5% dos traumatismos contusos do abdome.[97-100]

O retroperitônio pode ajudar a conter parcialmente a hemorragia, fornecendo um tempo valioso até que o cirurgião consiga operar o paciente; entretanto, se houver sangramento livre para a cavidade abdominal, a exanguinação pode impedir a chegada do paciente com vida ao hospital. Para diminuir a probabilidade de óbito, além de um atendimento inicial correto e eficiente, que inclui a rápida remoção do paciente ao hospital, o controle imediato da hemorragia é fundamental. É importante considerar também que a morbimortalidade decorre não apenas do sangramento, mas também das frequentes lesões viscerais associadas.[97,99,100]

Pacientes estáveis podem ser submetidos a exames complementares, especialmente TC, para confirmar a necessidade de exploração cirúrgica, entretanto, pacientes apresentando ferimentos penetrantes entre os mamilos e a região inguinal que se combinam com distensão abdominal, instabilidade hemodinâmica e sinais de irritação peritoneal, devem ser operados imediatamente.[97,101,102]

A AAST classifica as lesões vasculares de acordo com o Quadro 157.5:[97]

QUADRO 157.5	Escala de graduação de lesões vasculares abdominais da American Association for the Surgery of Trauma.
Grau	**Lesão**
I	Vasos mesentéricos arteriais e venosos inominados, artérias/veias frênicas, gonadais, ovarianas, outros vasos poucos calibrosos inominados que requeiram ligadura
II	Artérias hepáticas direita/esquerda/comum, artéria/veia esplênica, artérias gástricas, artéria gastroduodenal, vasos mesentéricos inferiores, ramos/tributários primários da artéria/veia mesentérica inferior
III	Tronco da veia mesentérica superior, vasos renais, vasos ilíacos, segmento infrarrenal da veia cava inferior
IV	Tronco da artéria mesentérica superior, tronco celíaco, segmento suprarrenal da cava inferior e infrarrenal da aorta
V	Veia porta, veias hepáticas, segmentos retro-hepático e supra-hepático da cava inferior e suprarrenal da aorta

Adaptado de Kobayashi et al., 2020.[97]

Abordagem ao paciente hemodinamicamente instável

Recursos endovasculares modernos, como o REBOA, viabilizam o controle da hemorragia antes da laparotomia e promovem a redistribuição do débito cardíaco do paciente hipovolêmico, aumentando as perfusões cerebral e miocárdica, com impacto positivo na sobrevida.[97,103,104]

REBOA é um modelo específico de cateter, com várias características próprias que possibilitam, por exemplo, sua inserção por punção ou dissecção da artéria femoral, inclusive no ambiente pré-hospitalar e sem necessidade de fio-guia e fluoroscopia. Infelizmente, até o momento da redação deste capítulo, o REBOA ainda não tem registro pela Agência Nacional de Vigilância Sanitária (Anvisa) para uso no Brasil.

Há relatos de grupos nacionais, entretanto, quanto ao uso de balões utilizados para acomodação de endopróteses com a finalidade de oclusão ressuscitava da aorta. Além disso, ressalta-se o pioneirismo brasileiro, exemplificado pelos trabalhos do Dr. Adalberto Pereira de Araújo, que demonstrou experimentalmente a aplicabilidade desse conceito em sua tese de doutorado em 2006.[105]

Na ausência desses recursos, a alternativa é a laparotomia exploradora, que deve ser feita sem demora, observando-se os princípios da cirurgia de *damage control*, cujas etapas iniciais são:[97,101,106]

- Incisão ampla
- Evisceração de alças intestinais
- Hemostasia temporária por tamponamento com compressas
- Controle temporário da contaminação da cavidade no caso de lesões viscerais associadas.

Caso a hemostasia temporária por tamponamento seja efetiva, o ideal é aguardar a reposição volêmica (com melhora das condições hemodinâmicas) antes de prosseguir, já que a abordagem da lesão pode desencadear novo sangramento. Nesse ínterim, preparativos para a próxima fase devem ser realizados conforme a seguir:

- Se necessário, solicitar apoio de outros cirurgiões: o tratamento das lesões vasculares e das lesões viscerais associadas pode ser desafiador
- Planejar o acesso: idealmente obtendo-se controle vascular proximal e distal antes de dissecar o foco da lesão
- Solicitar os materiais que porventura ainda não estejam disponíveis para uso imediato: afastadores, fitas cardíacas e *vessel loops*, instrumentos e fios cirúrgicos adequados.

Considerações sobre exploração de hematomas retroperitoneais

Os hematomas retroperitoneais são classificados em zonas específicas que possibilitam não apenas suspeitar do vaso lesionado, mas também orientar condutas quanto à sua exploração.

Quando o mecanismo do trauma é contuso

- Zona 1: a exploração dos hematomas é a regra, pelo risco de lesão dos grandes vasos e de lesões proximais dos vasos mesentéricos e do tronco celíaco, as quais se não tratadas podem comprometer gravemente o prognóstico do paciente[97,99,100,107]
- Zona 2: a exploração deve ser realizada seletivamente, no caso de hematomas pulsáteis ou em expansão[97,103]
- Zona 3: como regra não devem ser explorados; nos traumatismos contusos, o sangramento costuma ser difuso e frequentemente decorre da laceração de plexos venosos ou de focos de fraturas pélvicas. Nesse contexto, a integridade do retroperitônio tem papel fundamental na hemostasia e sua exploração pode desencadear um sangramento de difícil controle.[97,108]

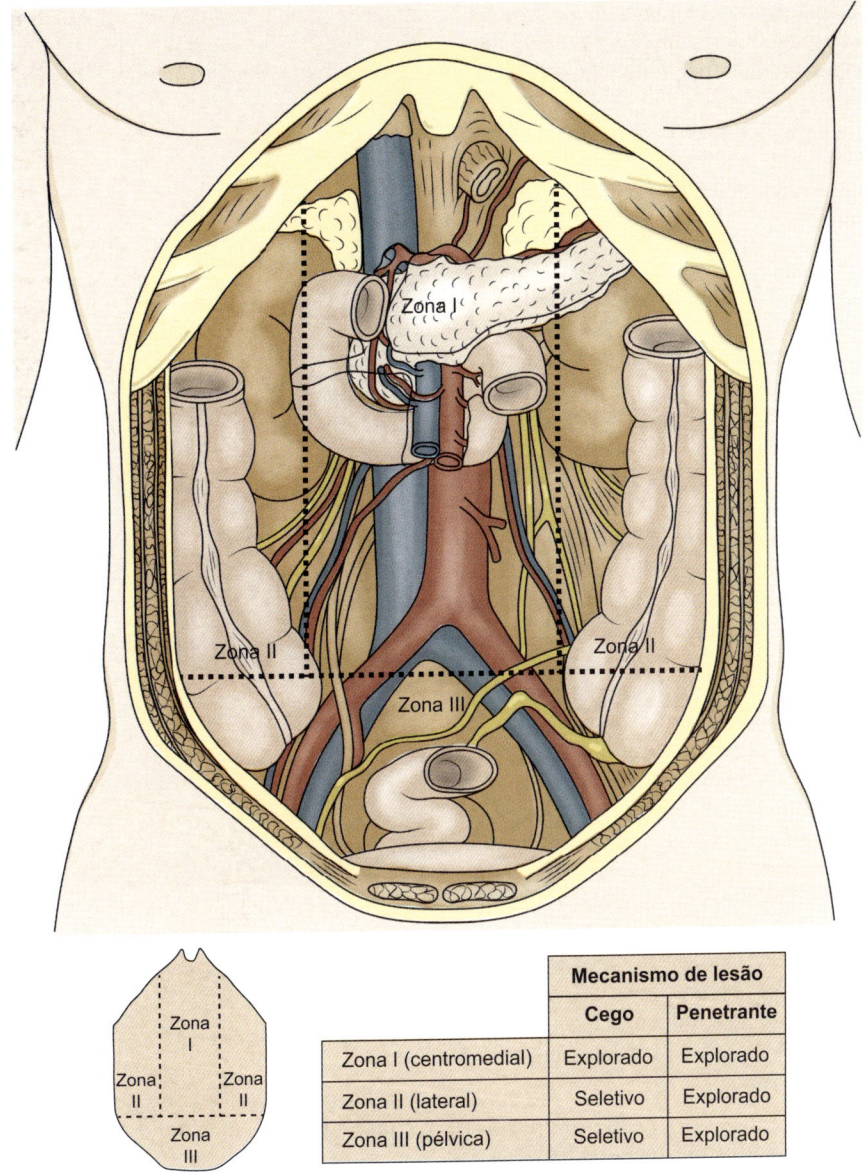

	Mecanismo de lesão	
	Cego	Penetrante
Zona I (centromedial)	Explorado	Explorado
Zona II (lateral)	Seletivo	Explorado
Zona III (pélvica)	Seletivo	Explorado

FIGURA 157.23 Classificação dos hematomas retroperitoneais de acordo com a zona anatômica.

Quando o mecanismo do trauma é penetrante

A orientação geral é explorar o hematoma independente da zona retroperitoneal. Em traumatismos penetrantes, a associação de lesões viscerais, como as do ureter e da face posterior do cólon, é mais frequente; além disso, traumatismos vasculares não percebidos podem evoluir com complicações precoces e tardias, como pseudoaneurismas e FAV, cuja complexidade acarreta grande morbimortalidade.[97]

Uma exceção é o hematoma estável na região retro-hepática, descrita por alguns autores como zona 4, embora a maioria considere apenas 3 zonas no retroperitônio; hematomas nessa topografia sugerem lesão da veia cava retro-hepática, e a exploração de hematomas estáveis é desaconselhada devido ao risco de destamponamento e consequente sangramento de difícil controle.[106,109]

Manobras cirúrgicas necessárias para exploração do retroperitônio

- Mattox: consiste na abertura da linha de Toldt na goteira parietocólica esquerda (desde o sigmoide até o diafragma) e no deslocamento medial das vísceras. A descrição clássica inclui a mobilização do rim esquerdo, expondo a aorta abdominal em toda sua extensão, o hilo renal esquerdo e a origem do tronco celíaco e das artérias mesentéricas superior e inferior. Uma modificação da manobra, mantendo-se o rim esquerdo em posição anatômica, possibilita a exposição do segmento infrarrenal da aorta
- Cattell-Braasch: abertura da linha de Toldt na goteira parietocólica direita e deslocamento medial das vísceras, incluindo a mobilização da flexura hepática do cólon, exposição do hilo do segmento infrarrenal da veia cava inferior (VCI)
- Kocher: complementa a exposição obtida com a manobra de Cattell-Braasch por meio da mobilização medial do duodeno, expondo o hilo renal direito e o segmento da cava inferior, desde as veias renais até a borda inferior do fígado.

Considerações sobre lesões específicas

Aorta abdominal

Lesões da aorta abdominal podem ser classificadas, de acordo com o segmento afetado, em: supracelíaca diafragmática, suprarrenal e infrarrenal. Todas são raras e sua letalidade é maior nas lesões proximais às artérias renais.[97,101]

É mais comum após traumatismos penetrantes; entre os pacientes que chegam vivos ao hospital, a apresentação mais frequentemente é a associação de hematoma retroperitoneal em zona I e choque hipovolêmico.[99,100,101]

O controle da aorta pode ser necessário para manobras de reanimação, para o controle vascular proximal ou para o tratamento de lesões localizadas na própria aorta. Pode ser obtido com os quatro seguintes procedimentos:

- Manobra de Mattox: a dissecção costuma ser facilitada pelo hematoma, que praticamente "disseca" o plano anatômico correto. A maioria dos pacientes que chegam vivos ao hospital não necessita de exposição do segmento suprarrenal; desse modo, a manobra modificada, mantendo-se o rim esquerdo em posição anatômica, é realizada com maior frequência[97,107]
- Acesso transretroperitoneal: realiza-se pela abertura do retroperitônio entre o duodeno e a veia mesentérica inferior, que se necessário pode ser ligada. Esse acesso deve ser feito apenas em casos específicos, como em hematomas inframesocólicos ou quando o hematoma não está contido e há sangramento ativo, e nesse caso, a compressão manual da aorta contra a coluna lombar deve ser mantida enquanto o acesso é realizado; possibilita a exposição da aorta abdominal, desde a emergência das artérias renais até a bifurcação das artérias ilíacas[102]
- Clampeamento da aorta abdominal através do hiato diafragmático: requer mobilização da pequena curvatura gástrica para baixo e para a esquerda, e divulsão do ramo esquerdo do pilar diafragmático, expondo a aorta proximalmente à origem do tronco celíaco. Antes da realização desse acesso, é importante que uma sonda nasogástrica seja introduzida, não apenas para descomprimir o estômago, facilitando a sua mobilização, mas também para ajudar, através do tato, na localização do esôfago que mantém íntima relação com a aorta nessa topografia[97,101,102]
- Toracotomia lateral esquerda: pode ser realizada em casos extremos, viabiliza o clampeamento da aorta torácica descendente e, se necessário, outras manobras de reanimação, como a massagem cardíaca interna.[103,110]

O clampeamento supracelíaco deve ser o mais breve possível, pois a isquemia visceral pode agravar a coagulopatia, a resposta inflamatória e os fenômenos associados à isquemia e à reperfusão. Caso o quadro hemodinâmico não propicie o desclampeamento total da aorta supracelíaca, deve ser realizado o clampeamento parcial ou reposicionamento do clampe no segmento infrarrenal.[102]

O reparo definitivo pode requerer arteriorrafia simples, *patch* ou interposição de enxerto, dependendo da extensão e da complexidade da lesão. Podem ser utilizados materiais autólogos, como a veia femoral, ou sintéticos, como Dacron®, PTFE ou material biológico heterólogo, como pericárdio bovino (Figura 157.24). Caso o tratamento da lesão exija técnicas mais complexas que uma arteriorrafia e o paciente não apresente condições clínicas compatíveis, o controle de danos com implante de SVT pode ser realizado; já foi descrito o uso de segmentos de drenos de tórax para essa finalidade.[97,102]

Veia cava inferior

Uma das regiões mais frequentemente afetadas após traumatismos abdominais; ocorre mais comumente após lesões penetrantes e acarreta mortalidade entre 32,2 e 51,78%.[21,110,111]

Há diferentes classificações quanto aos segmentos anatômicos, porém muitos autores a dividem em quatro: infrarrenal, suprarrenal, retro-hepático e supradiafragmático.[111,112]

As manobras de Cattell-Braasch e Kocher expõem a cava desde a confluência das veias ilíacas até a borda inferior do fígado.[97,103,107]

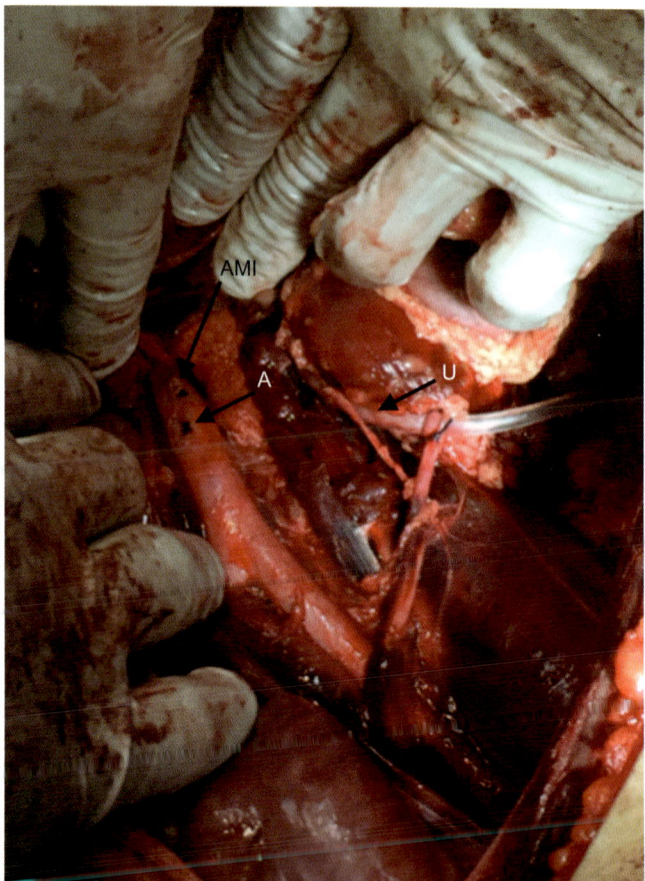

FIGURA 157.24 Paciente vítima de ferimento por arma branca: lesão de artéria mesentérica inferior (*AMI*) (ligada); lesão de aorta abdominal (*A*) (suturada); lesão de ureter (*U*) (submetido à derivação externa).

O segmento infrarrenal é o mais facilmente abordado. Essa topografia apresenta rica drenagem venosa colateral, na face anterior desemboca a veia gonadal direita e na posterior, quatro a cinco pares de veias lombares, que impõe certa fixação à veia, dificultando a exposição da parede posterior.[97,113,114]

No caso de lesões transfixantes, o reparo da parede posterior pode requerer a ligadura de vasos lombares para rotação da cava; ou a correção posterior pode ser realizada através da lesão da parede anterior.[97,103]

Para controle de danos, pode ser executada a ligadura da VCI no segmento infrarrenal;[102,103] que, quando realizada, associa-se a baixo risco de síndrome compartimental de membros inferiores, não se justificando a realização de fasciotomias profiláticas.

A VCI suprarrenal tem íntima relação com estruturas nobres (Figura 157.25), como veia porta, aorta, vasos mesentéricos, pâncreas e duodeno. A ligadura da cava acima das veias renais deve ser evitada, pois apresenta altas taxas de mortalidade.[97,103]

A VCI retro-hepática recebe as veias hepáticas e mantém íntimo contato com a área nua do fígado, onde imprime um sulco específico. Esse segmento está contido em um compartimento, delimitado por fígado, ligamentos hepáticos e pelo diafragma.[97]

A laparotomia mediana frequentemente não promove acesso suficiente e uma incisão complementar, como a subcostal direita, a toracofrenotomia direita ou a esternotomia, costuma ser necessária.

Essas lesões são particularmente desafiadoras, porque o fígado exerce um tamponamento parcial da lesão e, ao deslocá-lo para expor o ferimento, o sangramento tende a aumentar. Para evitar isso, é necessário o controle vascular prévio, que pode ser feito mediante

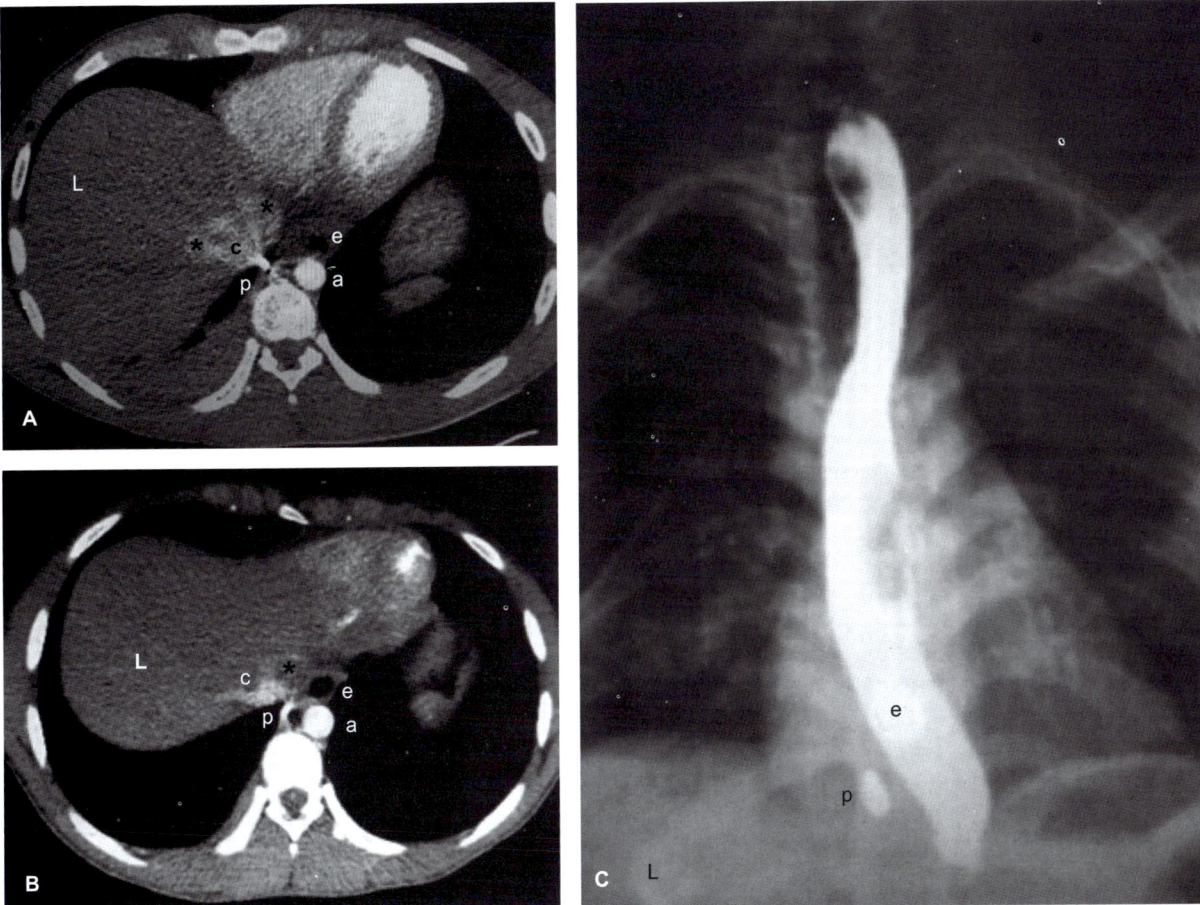

FIGURA 157.25 Cortes axiais de tomografia computadorizada (TC) e de esofagograma em paciente vítima de ferimento por arma de fogo com entrada subescapular direita; lesão de veia cava retro-hepática tratada conservadoramente. **A** e **B.** Exames realizados na admissão. **C.** TC de controle durante a internação: observe a redução do volume do extravasamento de contraste.

duas manobras: *shunt* atriocaval ou tríplice exclusão hepática. A literatura não estabelece a superioridade de uma manobra sobre a outra; entretanto, a tríplice exclusão hepática manobra de Heney é mais simples de ser executada.[97]

A tríplice exclusão hepática requer uma manobra de Pringle e o controle da cava nos seus segmentos suprarrenal e supra-hepático, em geral no segmento intrapericárdico, acessado por esternotomia ou toracotomia anterolateral direita;[97] a toracotomia anterolateral direita apresenta a vantagem de, após serração da junção condrosternal, "levantar" o gradil costal, possibilitando ampla exposição da cava retro-hepática e, por isso, é a preferida dos autores deste capítulo.

Para casos selecionados de lesão de cava retro-hepática, com sangramento contido e em pacientes estáveis, a conduta não operatória pode ser adotada.[106,109]

Tronco celíaco

As lesões de tronco celíaco são raras, porém de extrema gravidade; podem ser acessadas no hiato diafragmático ou pela manobra de Mattox, e a crura diafragmática esquerda e o ligamento arqueado podem ser seccionados para expor a aorta afim de se obter controle proximal. Lesões menores são tratadas por arteriorrafia; entretanto, lesões mais extensas geralmente são tratadas por ligadura, o que acarreta baixo risco de complicações isquêmicas viscerais, já que anastomoses entre ramos das artérias mesentérica superior (AMS) e pancreática inferior contribuem para a manutenção do fluxo distal à ligadura.[97,99,107]

Artéria mesentérica superior

Felizmente, são lesões infrequentes, mas apresentam mortalidade entre 33 e 67%. Fullen et al. definiram a classificação anatômica dos segmentos da AMS (Quadro 157.6). O acesso ao segmento proximal é obtido pela manobra de Mattox, e, para abordar segmentos mais distais, traciona-se o delgado no sentido caudal e incisa-se a raiz do mesentério.[102,107]

Todos os esforços para reconstrução da AMS devem ser empregados, principalmente nas lesões proximais (3 a 4 cm), o que é viável em 22 a 40% dos casos. Lesões do segmento médio, se necessário, podem ser submetidas à ligadura; nesses casos, a manutenção do fluxo pelo tronco celíaco e pela artéria mesentérica inferior diminui o risco de complicações isquêmicas; SVT podem ser utilizados para controle de danos. No pós-operatório, é importante acompanhar eventuais ocorrências de isquemia segmentares do intestino delgado.[102,107]

Artéria mesentérica inferior

Se necessário pode ser ligada, sendo a perfusão do cólon esquerdo realizada por ramos das artérias mesentérica superior e ilíaca interna, por meio das arcadas de Riolan e Drummond.[97]

Artérias e veias renais

O hilo renal direito é exposto pelas manobras de Cattell-Braasch e Kocher e, no lado esquerdo, pela manobra de Mattox modificada, mantendo-se o rim em posição anatômica.[97,102]

QUADRO 157.6	Zonas anatômicas de Fullen et al. para lesões da artéria mesentérica superior (AMS).		
Zona	Segmento da AMS	Gravidade da isquemia	Segmento intestinal afetado
I	Tronco proximal ao primeiro ramo pancreatoduodenal inferior	Máxima	Jejuno, íleo, cólon direito
II	Tronco entre o ramo pancreatoduodenal inferior e a artéria cólica média	Moderada	Grandes segmentos do delgado e/ou do cólon direito
III	Tronco distal à artéria cólica média	Mínima	Pequenos segmentos do delgado e/ou do cólon direito
IV	Ramos segmentares do jejuno, íleo ou do cólon	Nenhuma	Sem isquemia intestinal

Em lesões extensas ou pacientes instáveis, após conferir a viabilidade do rim contralateral, pode-se efetuar a nefrectomia. Dependendo das condições clínicas do paciente, a reconstrução dos vasos renais deve ser realizada.[97,102]

No lado direito, na impossibilidade de restaurar uma lesão venosa, a nefrectomia deve ser considerada. A ligadura da veia renal esquerda, quando feita próximo à cava, mantendo-se a drenagem renal pelas veias gonadal, suprarrenal e, eventualmente, pela renolombar (esta presente em aproximadamente 60% dos pacientes), pode preservar o rim.[97,102]

Veias porta e mesentérica superior

A veia porta origina-se a partir da confluência entre as veias mesentérica superior e esplênica, o que ocorre posteriormente ao colo do pâncreas. A veia mesentérica inferior frequentemente desemboca na veia esplênica ou na mesentérica superior, nas proximidades da confluência principal. A veia porta percorre um trajeto imediatamente anterior ao segmento suprarrenal da VCI e, antes de penetrar no hilo hepático, divide-se em ramos direito e esquerdo. Ao longo desse trajeto, mantém-se posteriormente e em íntima relação com a artéria hepática e o colédoco, constituindo a tríade portal no ligamento hepatoduodenal, que corresponde à borda anterior do forame de Winslow.

A lesão de veia porta é rara, porém apresenta alta mortalidade até 70%, justificada pela dificuldade de exposição e lesões associadas e pelo sangramento intenso.[97,107]

A hemostasia temporária frequentemente é obtida pela manobra de Pringle, e o acesso à lesão é obtido por amplas manobras de Kocher e Cattell-Braasch, com posterior dissecção do ligamento hepatoduodenal, para isolamento da lesão e para descartar lesões associadas dos elementos da tríade portal.[100,103]

A exposição da porção retropancreática da veia porta e a confluência entre veias mesentérica superior e esplênica requerem manobras ainda mais complexas, como a secção do colo pancreático. Ferimentos nessa topografia estão frequentemente associados a traumatismos pancreáticos concomitantes.[97]

Com relação à exposição de lesões da veia mesentérica superior, resumidamente, hematomas supramesocólicos de zona 1 são mais bem explorados pela manobra de Mattox, e os hematomas inframesocólicos podem ser explorados, deslocando-se o cólon transverso cranialmente e deslocando-se o intestino delgado para a direita, procedendo-se à abertura do ligamento de Treitz e do retroperitônio.[97,100]

A técnica preferencial de reparo, tanto para veia porta quanto para a mesentérica superior, é a venorrafia; raramente o paciente está estável o suficiente para tolerar técnicas mais complexas, como anastomoses terminoterminais e interposições de enxerto, por exemplo.[102]

A associação entre lesões da artéria hepática e veia porta aumenta a letalidade e impõe a necessidade de reparo de pelo menos uma dessas estruturas, pois a ligadura de ambos os vasos é incompatível com a sobrevida; para controle de danos, a colocação de SVT já foi descrita para lesões de veia porta.[97,102]

Para lesões da veia mesentérica superior, a evolução entre pacientes submetidos a reparo e os tratados com ligadura venosa é semelhante. A ligadura tanto da veia porta quanto da veia mesentérica superior requer atenção especial no pós-operatório, pois resulta em hipovolemia sistêmica e hipervolemia esplâncnica com risco de isquemia intestinal. Recomenda-se peritoniostomia ou fechamento temporário a vácuo (Figura 157.26) pela necessidade de revisão das alças intestinais e reposição volêmica vigorosa para compensação da hipovolemia sistêmica.[97,100,102]

Vasos ilíacos

A maioria das lesões pélvicas penetrantes ocorre por ferimentos por PAF, já que o arcabouço ósseo oferece relativa proteção aos traumatismos por armas brancas. Essas lesões acarretam alta mortalidade, frequentemente relatadas como acima de 50%.[115,116]

Durante a laparotomia, essas lesões são evidenciadas por hematoma retroperitoneal da zona 3 ou por sangramento livre na cavidade.[102,115]

A hemorragia por traumatismos penetrantes costuma exigir rápida hemostasia, temporariamente realizada por tamponamento, já que o sangramento e a proximidade de estruturas nobres aumentam a complexidade da exposição até que se defina a localização precisa da lesão.[102,115]

O controle vascular proximal e distal deve ser obtido antes da abordagem do sítio da lesão, o que pode requerer a exposição de aorta, cava inferior e vasos ilíacos externos; a posição em Trendelenburg auxilia na exposição e, conforme a dissecção progride, a posição dos clampes deve ser modificada, aproximando-se da lesão.[97,115]

O ideal é reparar todas as lesões vasculares, no entanto, se necessário, lesões unilaterais das artérias ilíacas internas, veias ilíacas

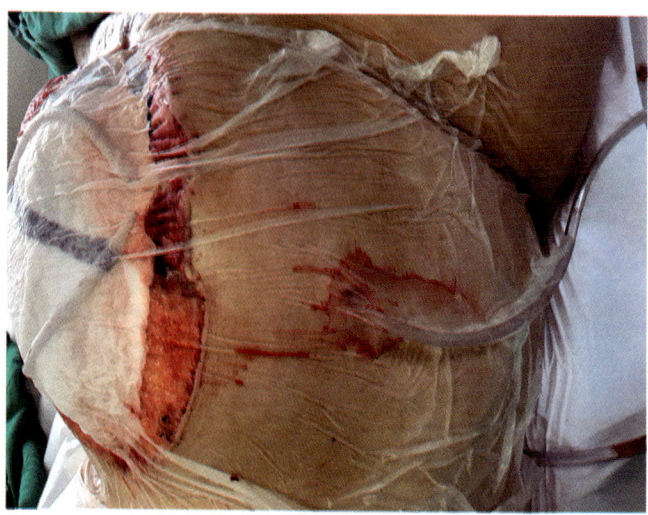

FIGURA 157.26 Fechamento temporário da cavidade abdominal# utilizando multicamadas, plástico multiperfurado internamente, compressas para acomodação da sonda nasogástrica ligada ao vácuo e exteriorizada por contra-abertura, e finalizando externamente com filme adesivo.

externas, internas e comuns podem ser submetidas à ligadura. Caso a sutura das veias ilíacas resulte em estenose significativa, a anticoagulação profilática deve ser considerada para diminuir o risco de trombose. Artérias ilíacas comuns e externas não devem ser ligadas; se o controle de danos for necessário, a preferência é pelo implante de SVT.[102]

Para pacientes estáveis, as opções de reparo vasculares incluem as técnicas habituais como arterio ou venorrafia, remendos, anastomoses terminoterminais e interposição de enxertos.[97]

A tortuosidade, frequentemente detectada nas artérias ilíacas, facilita a reconstrução com anastomoses terminoterminais após a ressecção do segmento traumatizado. Quando a interposição de enxertos é necessária, o diâmetro das artérias ilíacas frequentemente é incompatível com o da veia safena magna. Nesse caso, enxertos sintéticos (PTFE e Dacron®) são opções viáveis, embora com suscetibilidade não desprezível à infecção.[27] Em caso de contaminação grosseira devido a lesões viscerais associadas, pode ser realizada ligadura da artéria ilíaca comum/externa com revascularização extranatômica femorofemoral cruzada.[102]

Técnicas como enxertos espiralados de veia safena e transposição da artéria ilíaca interna para tratamento de lesões da artéria ilíaca externa ipsilateral também são descritas, porém raramente utilizadas devido a sua maior complexidade.

A proximidade dos vasos ilíacos com estruturas viscerais, como os ureteres e a face posterior dos cólons, justifica um inventário criterioso após controle da hemorragia.[102,115,116]

Considerações sobre traumatismos pélvicos contusos

Quando fraturas de bacia associam-se à instabilidade hemodinâmica, a mortalidade pode superar 40%.[108,117]

Pacientes estáveis devem ser submetidos a radiografias de bacia e investigação de possíveis lesões intraperitoneais relacionadas frequentemente por TC.[97,117]

Traumatismos pélvicos contusos acarretam morbidade devido a sangramentos de difícil controle e possibilidade de lesões ortopédicas, viscerais e urológicas associadas; por isso, em pacientes hemodinamicamente instáveis, é importante descartar sangramento livre na cavidade peritoneal usando FAST ou, caso indisponível, lavado peritoneal diagnóstico. Caso se constate sangue livre na cavidade peritoneal, a próxima prioridade é a laparotomia exploradora. Por outro lado, se não houver hemoperitônio, a provável causa do choque é sangramento retroperitoneal em zona 3.[97,108]

A orientação geral para hematomas retroperitoneais estáveis de zona 3, provocados por traumatismo contuso, é a não exploração do hematoma.[97,102]

Se estiver disponível, a oclusão aórtica na zona 3 (REBOA) deve ser considerada em pacientes com resposta transitória à reposição volêmica ou naqueles hemodinamicamente instáveis, potencializando os efeitos do tamponamento pré-peritoneal e obtendo estabilidade hemodinâmica antes que a fixação cirúrgica da fratura e a angiografia pélvica com possível embolização possam ser realizadas.[97,108]

Tanto a persistência da instabilidade hemodinâmica após a fixação externa da bacia quanto o extravasamento de contraste visualizado na TC sugerem que a hemorragia seja arterial; nesses casos, a angiografia tende a identificar um sítio de sangramento passível de embolização; a técnica de embolização distal, por cateterismo seletivo, é preferível, diminuindo o risco de complicações isquêmicas; molas e Gelfoam® são os agentes embolizantes mais utilizados.[103,115,117]

O tamponamento pré-peritoneal tende a auxiliar na hemostasia, independentemente de o sangramento ser de origem venosa (o mais frequente), arterial ou dos focos de fratura, pode ser realizado no mesmo ato operatório que a fixação da bacia para posterior reavaliação quanto à necessidade de embolização.[103,104,118]

Considerações gerais sobre o trauma vascular abdominal

Apesar dos avanços na abordagem dos pacientes com trauma vascular abdominal, a mortalidade permanece alta. O progresso do atendimento pré-hospitalar propiciou que pacientes cada vez mais graves consigam chegar vivos ao hospital, aumentando os desafios para a equipe cirúrgica. O avanço e a disseminação das técnicas endovasculares podem constituir o próximo marco evolutivo no tratamento dessas lesões desafiadoras.

LESÕES CEREBROVASCULARES EXTRACRANIANAS

Introdução

A lesão vascular cervical traumática representa um grupo complexo de lesões, podendo ser o mecanismo devido a uma lesão contusa ou penetrante, resultando em manifestações locais hemorrágicas, com exsanguinação ou compressão de via respiratória, ou em lesões isquêmicas em estruturas vitais. Essas lesões podem ou não apresentar inicialmente sintomas ou sinais, portanto, o diagnóstico e o manejo oportunos são cruciais. Houve uma maior conscientização sobre a frequência dessas lesões, o que proporcionou a detecção precoce e mais precisa de lesões vasculares cervicais e promoveu a implementação de protocolo de rastreamento sistemático em pacientes vítimas de trauma. Lesões penetrantes no pescoço representam a principal causa de lesão vascular cervical traumática, cerca de 25% dos ferimentos penetrantes cervicais evoluem com lesão vascular.[119] Esses ferimentos no pescoço geralmente são resultado de ferimentos de bala, facadas ou detritos penetrantes.

Estudos iniciais registraram alta taxa de acidente vascular encefálico (AVE) isquêmico e mortalidade em pacientes com trauma com lesão cerebrovascular, no entanto, os avanços no diagnóstico e no tratamento de lesões vasculares traumáticas possibilitaram melhores[120] desfechos para esses pacientes.

A existência de uma lesão vascular cervical, envolvendo artérias carótidas, subclávias e, em menor escala, as vertebrais, em uma região de anatomia complexa e com tantas estruturas nobres (incluindo tronco arterial braquiocefálico, veias braquiocefálicas ou inominadas, subclávias e jugulares), podem interferir diretamente no prognóstico da vítima.

Quando considerados os traumas dessa região, lesões a muitas outras estruturas importantes, como esôfago, traqueia, laringe e nervos cranianos e periféricos, devem também ser pesquisadas em conjunto. A avaliação e o tratamento dessas estruturas não vasculares são inseparáveis do manejo das lesões vasculares no pescoço.

Epidemiologia e etiologia

Diferentes estudos clínicos que investigaram incidência, características radiológicas, intervenções terapêuticas e desfechos mostraram que o trauma cervical realmente ocorre com mais frequência do que se pensava anteriormente. Os relatos da era pré-triagem encontraram incidência de lesão vascular de 0,1 a 0,17%, associada a uma mortalidade de 38%, já que a maioria dos pacientes não diagnosticados é assintomática.[121] Berne et al. apresentaram altas taxas de morbimortalidade devido ao atraso diagnóstico antes da aplicação de protocolos de triagem para detectar lesões cerebrovasculares contundentes no início da internação usando ATC.[122]

Lesões penetrantes no pescoço são uma fonte significativa de morbidade e mortalidade, uma vez que a lesão nas artérias carótidas e vertebrais é um dos principais fatores que determinam o prognóstico e o desfecho do quadro.

Cerca de 25% dos pacientes com lesões profundas no pescoço apresentaram ferimentos vasculares associados, sendo a veia jugular externa e a artéria carótida externa as estruturas mais propensas a serem afetadas. Cerca de 1/4 das lesões penetrantes no pescoço resulta em uma lesão arterial, das quais até 80% envolvem as artérias carótidas e até 43%, as artérias vertebrais.[121] Tais lesões foram frequentemente relacionadas com fraturas na coluna cervical, seguidas de lesões a hipofaringe, esôfago cervical, nervos cranianos, laringe e traqueia.[123] A mortalidade por lesões penetrantes no pescoço relatadas na literatura foi de até 10%, e estas exigem atenção médica imediata.[124]

As lesões da artéria carótida são excepcionalmente graves, provocando AVE em cerca de 15% dos pacientes e mortalidade em cerca de 17 a 22%.[124,125] Lesões na artéria vertebral (LAV) têm sido frequentemente negligenciadas. Isso é atribuído ao fato de que muitos pacientes com artéria vertebral unilateralmente ferida permanecem assintomáticos. A LAV bilateral ocorre em 0 a 28% após trauma contundente. Se essa lesão não for adequadamente diagnosticada, pode causar deterioração neurológica aguda de pacientes com lesão cervical da coluna vertebral.[126] É difícil saber com precisão a incidência real da LAV após trauma cervical contundente, pois pequenos traumas cervicais, como no yoga, ou manipulação quiroprática são conhecidos por causar dissecção vertebral. Ainda assim, a incidência geral relatada de LAV entre as internações totais por trauma contundente variou de 0,2 a 0,77%.[127]

A lesão carotídea é mais bem documentada no cenário de trauma contuso ou penetrante. Ao contrário da LAV, a maioria das lesões de carótidas relatadas é penetrante, e apenas 5% atribuídas a lesões contusas.[128] Apesar da raridade, a lesão da artéria carótida associa-se a uma mortalidade de quase 40% e maior incidência de déficit neurológico permanente.[129] Notavelmente, apenas 20% das lesões carotídeas contusas foram isoladas. Correlações significativas com as lesões carotídeas incluem fraturas de crânio basilar, facial e da coluna cervical. Lesão venosa como resultado de trauma penetrante no pescoço é frequentemente relatada na literatura.[130]

A principal veia superficial do pescoço e mais frequentemente ferida é a veia jugular externa. A incidência de lesão da veia jugular interna citada em múltiplos estudos prospectivos foi comparável. Inaba et al.[130] descobriram que, dos 44 pacientes submetidos à ATC, as lesões de jugular interna foram diagnosticadas em oito (18,2%) pacientes. Comparativamente, Apffelstaedt et al.[129] relataram 16,5% de incidência de lesão de jugular interna em 393 pacientes que foram esfaqueados no pescoço e submetidos à exploração cirúrgica. Além disso, Gonzalez et al.[131] documentaram sete (16,7%) ferimentos de jugular interna em uma série prospectiva de 42 facadas e ferimentos de bala no pescoço que foram submetidos à cirurgia.

Mecanismos de trauma

As lesões vasculares penetrantes têm sido historicamente conhecidas por serem relacionadas, principalmente, com guerras, no entanto, atualmente armas, acidentes de carro e suicídio têm sido os principais contribuintes. Lesões penetrantes podem ser classificadas como lesões de alta ou média energia.

Lesões de média energia normalmente são resultado de facadas ou munições de pistola de média velocidade. Lesões de alta energia são o resultado de projéteis de alta velocidade, que normalmente têm potencial maior para destruição de tecidos devido à transferência de energia cinética através de tecidos, com formação de ondas de choque resultantes de cavitações.

A lesão mais comum resulta da hiperextensão dos vasos carotídeos nos processos articulares laterais de C1-3 na base do crânio. Golpes diretos no vaso são menos comuns e geralmente são observados em casos de cinto de segurança extraviado durante acidente de veículo ou enforcamento. As dissecções vertebrais podem decorrer de muitas lesões de rotação, extensão ou flexão, e muitas vezes estão associadas a fraturas que se estendem ao forame transversal através dos quais as vertebrais[2-6] estão localizadas.[132]

A resposta do vaso à lesão pode limitar-se a dissecção, oclusão parcial ou completa, ruptura livre ou contida, pseudoaneurisma, *flap* intimal ou FAV. Uma escala de classificação ilustrando o espectro de lesão cerebrovascular contusa (LCVC) foi proposta pelo grupo de Denver,[133] e vem orientando o tratamento de lesões vasculares penetrantes desde então (Quadro 157.7).

Historicamente, a oclusão parcial ou completa foi relatada como a lesão mais frequente, no entanto, estudos mais recentes descobriram que a dissecção é o tipo mais comum,[134] exceto em pacientes com lesão penetrante.[125]

Assim como acontece com outros traumas, as lesões vasculares do pescoço são predominantemente encontradas em homens na faixa etária de 20 aos 40 anos. A maioria das lesões tratadas em centros urbanos é resultante de trauma penetrante, abrangendo 97% dos casos, sendo os ferimentos por arma de fogo os citados com mais frequência.[135]

A Western Trauma Association propôs algoritmos de diagnóstico e tratamento para LCVC.[116] Esse trabalho identifica quais pacientes são considerados de alto risco para uma lesão vascular cervical e quais devem ser examinados para identificar essa lesão. Os seguintes pacientes devem ser considerados suspeitos de LCVC até serem definitivamente descartados: aqueles com trauma e hemorragia arterial de pescoço, boca, nariz; com hematoma cervical grande; sopro cervical em pacientes mais jovens; déficits neurológicos focais ou sinais de localização; infarto cerebral em imagens avançadas; ou paciente com déficits neurológicos não explicados por imagens avançadas. O grupo recomenda que diagnósticos e tratamentos imediatos sejam implementados para evitar potencialmente evoluções catastróficas.

Exposição anatômica e cirúrgica

O pescoço é dividido em três zonas topográficas conhecidas como zonas de Monson, que facilitam o manejo do trauma penetrante (Figura 157.28).

A zona I estende-se da clavícula até a cartilagem cricoide e inclui como estruturas anatômicas principais os grandes vasos da base, a traqueia, o esôfago, os nervos do plexo braquial e a medula espinal. A zona II situa-se entre as zonas I e III, e compreende as artérias carótidas comuns, as veias jugulares, faringe, laringe, esôfago e traqueia. A zona III estende-se desde o ângulo da mandíbula até a base do crânio e inclui como estruturas anatômicas principais as artérias carótidas extracranianas distais e as artérias vertebrais.

A anatomia do pescoço desempenha um papel central nas considerações referentes ao tratamento. Nas zonas I e III, a exposição

QUADRO 157.7	Classificação angiográfica de Biff.[133]
Grau I	Irregularidade parietal/dissecção/hematoma intramural provocando estenose luminal < 25%
Grau II	Detecção de trombo intraluminal ou *flap* intimal ou dissecção/hematoma intramural que provoquem estenose > 25%
Grau III	Pseudoaneurisma
Grau IV	Oclusão arterial
Grau V	Transecção com extravasamento de contraste

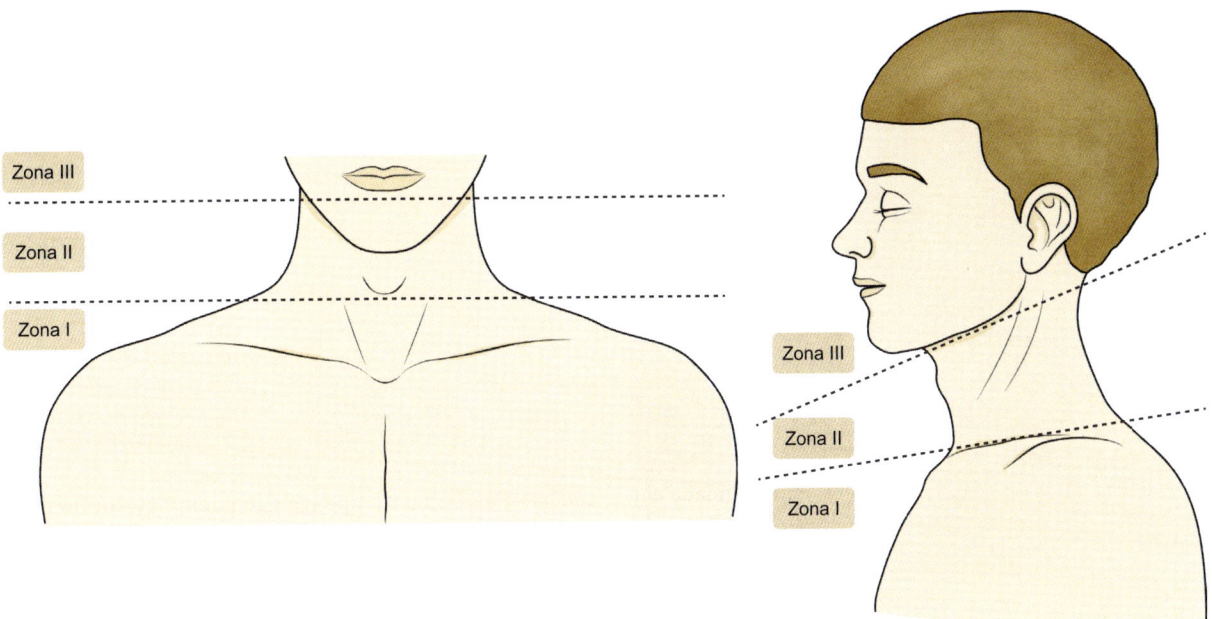

FIGURA 157.28 Zonas de Monson.

cirúrgica de estruturas vasculares é mais difícil e, portanto, seu manejo, quando indicado, tem se baseado primariamente nos resultados de testes diagnósticos. A abordagem endovascular para essas áreas tem sido aplicada com resultados positivos e menor agressão cirúrgica. Na zona II, a exposição cirúrgica é mais simples. Por este e outros fatores, há controvérsia quanto à exploração cirúrgica de rotina das lesões na zona II, as quais penetram o músculo platisma, e o manejo cirúrgico seletivo fundamentado em estudos diagnósticos.

As estruturas vasculares da zona I são protegidas pelos ossos do tórax, incluindo as clavículas. Infelizmente, nenhuma incisão proporciona a exposição adequada de todas as estruturas vasculares nessa zona. A exposição dos troncos braquiocefálicos e das artérias carótida e subclávia proximais direitas em geral requer uma esternotomia mediana. A exposição da artéria subclávia esquerda proximal pode requerer um clampeamento inicial do vaso por meio de uma toracotomia anterolateral do quarto espaço intercostal esquerdo, seguido ou por uma ressecção clavicular ou por uma incisão em alçapão *trapdoor*, para reparo. Exposição da artéria subclávia, na sua porção média e distal, pode ser realizada por uma ressecção da porção média da clavícula (acesso de Fiolle e Delmas – com boa amplitude do campo operatório), tanto à direita como à esquerda, e uma exposição limitada da artéria subclávia distal pode ser obtida mediante incisão supraclavicular isolada (Figura 157.29).

A exposição das estruturas da zona II é obtida por uma incisão ao longo da borda anterior do músculo esternocleido-occipitomastóideo (ECOM). Utilizando-se essa abordagem, todas as estruturas vasculares da zona II podem ser alcançadas sem dificuldade. A artéria carótida e a veia jugular encontram-se dentro da bainha carotídea, que se localiza profundamente ao músculo ECOM. Além disso, a exposição das estruturas adjacentes (traqueia e esôfago) da zona II, é também alcançada por essa incisão.

As artérias vertebrais originam-se das artérias subclávias, proximal ao cruzamento do músculo escaleno anterior, e são acessíveis na base do pescoço até atravessarem o forame do processo transverso da 6ª vértebra cervical, direcionando-se ao cérebro, até entrarem na base do crânio pelo forame *magnum*. As duas artérias fundem-se imediatamente no interior desse forame, formando a artéria basilar. Na realidade, as veias vertebrais são um conjunto

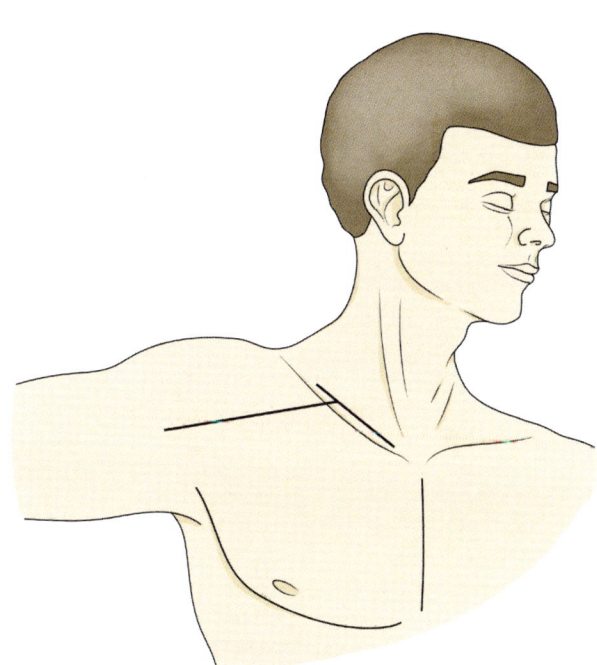

FIGURA 157.29 Acesso combinado de Fiolle e Delmas.

de vasos que circundam a artéria vertebral, na medida em que ela passa através dos processos transversos. A exposição cirúrgica nesse nível é difícil e apresenta um risco de sangramento significativo e de lesão neural. Do ponto de vista prático, a artéria vertebral é mais bem abordada em seu segmento proximal, embora a exposição da porção extracraniana mais distal possa também ser realizada. A opção por acessos endovasculares otimizaram os diagnósticos e, consequentemente, o tratamento das lesões.[137]

Diagnóstico

O diagnóstico do trauma do pescoço é quase sempre imediato. Nesse contexto, déficit neurológico pode sugerir trauma cerebrovascular extracraniano, mas deve ser diferenciado de lesão neurológica secundária à lesão encefálica.

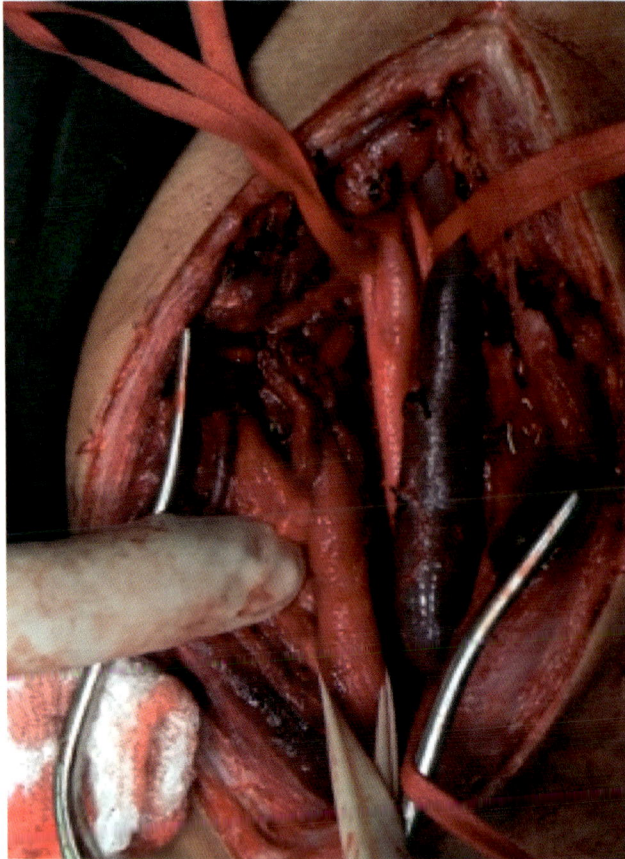

FIGURA 157.30 Exposição obtida por cervicotomia anterolateral.

QUADRO 157.8	Sinais e sintomas de lesão às estruturas cervicais profundas.
Dispneia	Síndrome de Claude Bernard-Horner
Disfagia	Déficit de nervos periféricos
Enfisema subcutâneo	Massa cervical pulsátil
Rouquidão	Ferida cervical "aspirante"
Hemoptise	Hemotórax
Hematoma expansivo	Choque
Ausência ou diminuição de pulso	História de hemorragia significativa
Sopro cervical	Hemorragia significativa
Déficit neurológico central	Disparidade de pulsos e/ou pressão arterial nos membros superiores
Déficit de nervos cranianos	Disparidade de pulsos e/ou pressão entre membros superiores e inferiores

QUADRO 157.9	Achados radiológicos importantes nos traumatismos vasculares cervicais e cervicotorácicos.

- Desvio da traqueia
- Ar em tecidos moles profundos
- Alargamento do espaço pré-vertebral–retroesofágico
- Alargamento do mediastino superior
- Massa em partes moles, compatível com hematoma
- Fratura da 1ª costela
- Fratura de esterno
- Hemotórax
- Trajeto e localização do agente lesivo (projétil principalmente)
- Apagamento do botão aórtico*
- Velamento do hilo pulmonar*

*Achados de lesões de grandes vasos intratorácicos, eventualmente associados a traumatismos vasculares cervicais ou cervicotorácicos.

Sinais e sintomas sugestivos de lesão das principais estruturas do pescoço são relacionados no Quadro 157.8. Esses achados são primariamente associados a trombose arterial, hemorragia, FAV, ou lesão de estruturas adjacentes, em consequência, primária ou secundária, aos efeitos da hemorragia.[138]

Indícios de lesão grave incluem desvio da traqueia, ar em tecidos moles profundos, alargamento do espaço pré-vertebral-retroesofágico, massa em tecidos moles, compatível com hematoma, hemotórax e pneumotórax e outros, relacionados no Quadro 157.9.[138]

Se o paciente chegar ao hospital com um ferimento penetrante em qualquer zona cervical e apresentar sinais clínicos de lesão de via respiratória, sangramento profuso, hematoma pulsátil ou estiver em choque, deve ter a perviedade respiratória assegurada imediatamente e ser encaminhado para cirurgia sem que exames de imagem sejam realizados.[139]

A TC suplantou a angiografia e consolidou-se como o principal exame de imagem para avaliação nos casos em que há dúvida quanto à necessidade de exploração cirúrgica; deve ser sempre realizada com contraste intravenoso e os cortes axiais devem incluir desde a base do crânio até a porção superior do tórax.[119,140]

Na dúvida diagnóstica, uma angiografia por subtração digital (ASD) pode ser realizada, desde que o paciente esteja minimamente estável. É um procedimento invasivo, nem sempre prontamente disponível e intensivo em mão de obra, com algum risco de complicações do local de acesso e de AVE isquêmico. Além disso, pacientes com lesão vascular cervical muitas vezes têm indicações para a varredura de outras regiões do corpo, como cabeça, rosto, coluna cervical, tórax e abdome. A imagem da TC possibilita uma avaliação rápida dessas lesões. Outro benefício desse exame é a redução do volume de contraste em relação à ASD.

A ARM é outra modalidade estabelecida que avalia as artérias do pescoço; no entanto, seu poderoso campo magnético proíbe o uso de muitos dispositivos de suporte à vida e de fixação ortopédica. Além disso, no trauma penetrante pode ser limitada, principalmente por retenção de potenciais de corpos estranhos metálicos, contraindicação clássica ao método. O tempo necessário para aquisição de imagens é outra grande desvantagem. Na maioria das vezes, no entanto, a lesão vertebral é diagnosticada na ARM em conjunto com a RM da coluna cervical como parte da investigação inicial para uma fratura na coluna cervical.

A ecografia com Doppler (ecodoppler) tem se mostrado útil para a avaliação do trauma cervical, mas com um grau inconstante de eficiência particularmente em traumas contusos.[141] O ecodoppler é uma modalidade de triagem viável no cenário de trauma penetrante no pescoço, principalmente nos casos estáveis envolvendo a zona II cervical,[142] no entanto, esse exame pode não detectar pequenas lesões intimais, estenoses sutis ou dissecções e aneurismas pequenos, especialmente perto da base do crânio, não sendo, de um modo geral, considerado ideal para uma avaliação segura de lesões cervicais, sejam contusas ou penetrantes.[141,142]

Tratamento

Medidas gerais

O manejo de lesões de pescoço varia em função do tipo e do local da lesão (Figura 157.31), da apresentação inicial e da conduta do cirurgião, em relação à exploração mandatória ou seletiva (Figura 157.32) de lesões na zona II.

O tratamento inicial específico das lesões de pescoço visa prover a ventilação adequada ao paciente. No trauma cervical, podem estar associados lesões de traqueia, obstrução de vias respiratórias em

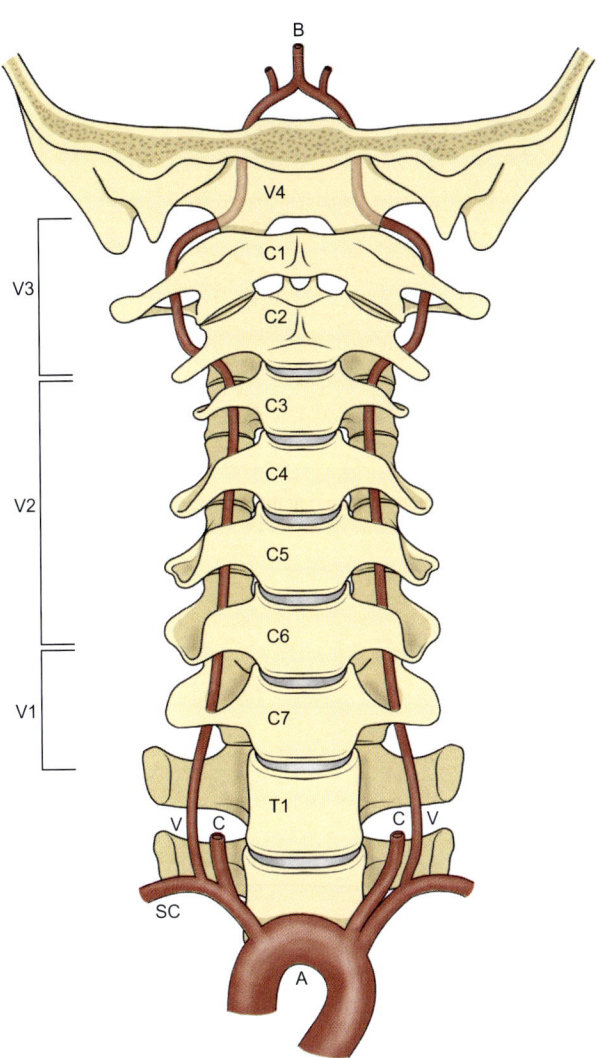

FIGURA 157.31 Anatomia da coluna vertebral e a sua divisão em três segmentos.

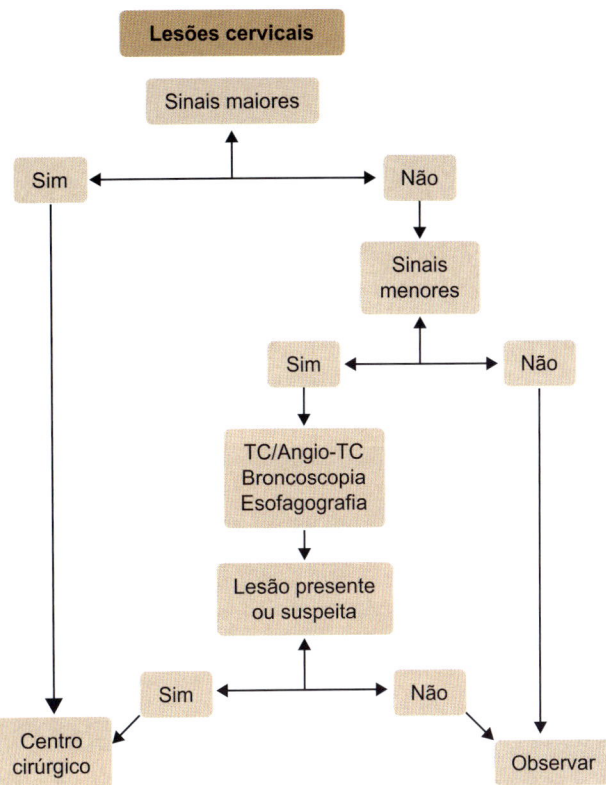

FIGURA 157.32 Algoritmo nas lesões vasculares cervicais.

função de sangramento no interior do trato respiratório, comprometimento pulmonar por hemotórax ou pneumotórax e compressão de vias respiratórias por hematoma em expansão. A garantia de uma via respiratória pérvia é mandatória, e, ao mesmo tempo, deve-se assegurar a proteção da coluna cervical se sua estabilidade for incerta. Obrigatório haver equipamento disponível para a realização de traqueostomia, se esta for necessária. Pneumotórax ou hemotórax significativos devem ser tratados por toracocentese imediata.

Hemorragia externa no nível cervical deve ser controlada por meio de compressão, até que possa ser obtido controle operatório. Hemorragia orofaríngea deve ser controlada por tamponamento naso-orofaríngeo. Pacientes com instabilidade significativa devem ser reanimados na sala de operação.

Tratamento das lesões penetrantes de pescoço

O manejo das lesões penetrantes de pescoço varia com a zona comprometida.

Lesões na zona I

As limitações impostas pelo arcabouço torácico impõem avaliação e alternativas de abordagem em pacientes estáveis. Nos pacientes com condição instável, que necessitam de intervenção imediata, indícios clínicos devem ser usados para determinar a localização da lesão na sala de operação, como localização da lesão, estimativa da trajetória do projétil, sintomas clínicos e ausência de pulsos palpáveis, os quais frequentemente fornecem ao cirurgião uma boa indicação do vaso lesionado, possibilitando uma abordagem mais bem orientada e segura (Figura 157.33).

Todos os pacientes em condição estável que apresentem lesões penetrantes na zona I devem ser submetidos a uma ATC e, se não resolutiva ou se já pensando em uma estratégica terapêutica, a angiografia do arco aórtico e dos ramos supra-aórticos pode ser realizada. Esses exames fornecem informações quanto à localização exata e ao tipo de lesões vasculares, quando presentes, bem como a relação da lesão com os ossos do tórax. Com essa informação específica, geralmente a incisão mais adequada pode ser selecionada. Quando a arteriografia pré-operatória é contraindicada e os achados clínicos não ajudam a determinar a localização da lesão, uma esternotomia mediana é a melhor abordagem cirúrgica, porque a maioria das lesões pode ser alcançada ou pelo menos controladas por esse procedimento. Havendo a necessidade de ampliação do acesso, este é obtido com a extensão da incisão para região supraclavicular ou cervical direita ou esquerda (Figura 157.20).

A etapa mais difícil das operações em pacientes com lesões vasculares na zona I é o controle vascular inicial. A maioria dos casos de morte durante operação em pacientes com trauma nessa área deve-se ao fracasso na obtenção de controle vascular adequado. Controle arterial proximal e distal é necessário. Nos pacientes com lesões venosas e FAV concomitantes, também é necessário controle venoso proximal e distal. Uma vez que o controle vascular tenha sido obtido, princípios de rotina para restauração vascular são utilizados. Lesões venosas devem ser reparadas quando possível, mas a ligadura venosa é a mais realizada, principalmente pela gravidade da apresentação do quadro.

Atualmente, essas lesões têm a opção de receber o diagnóstico e, consequentemente, o tratamento endovascular.

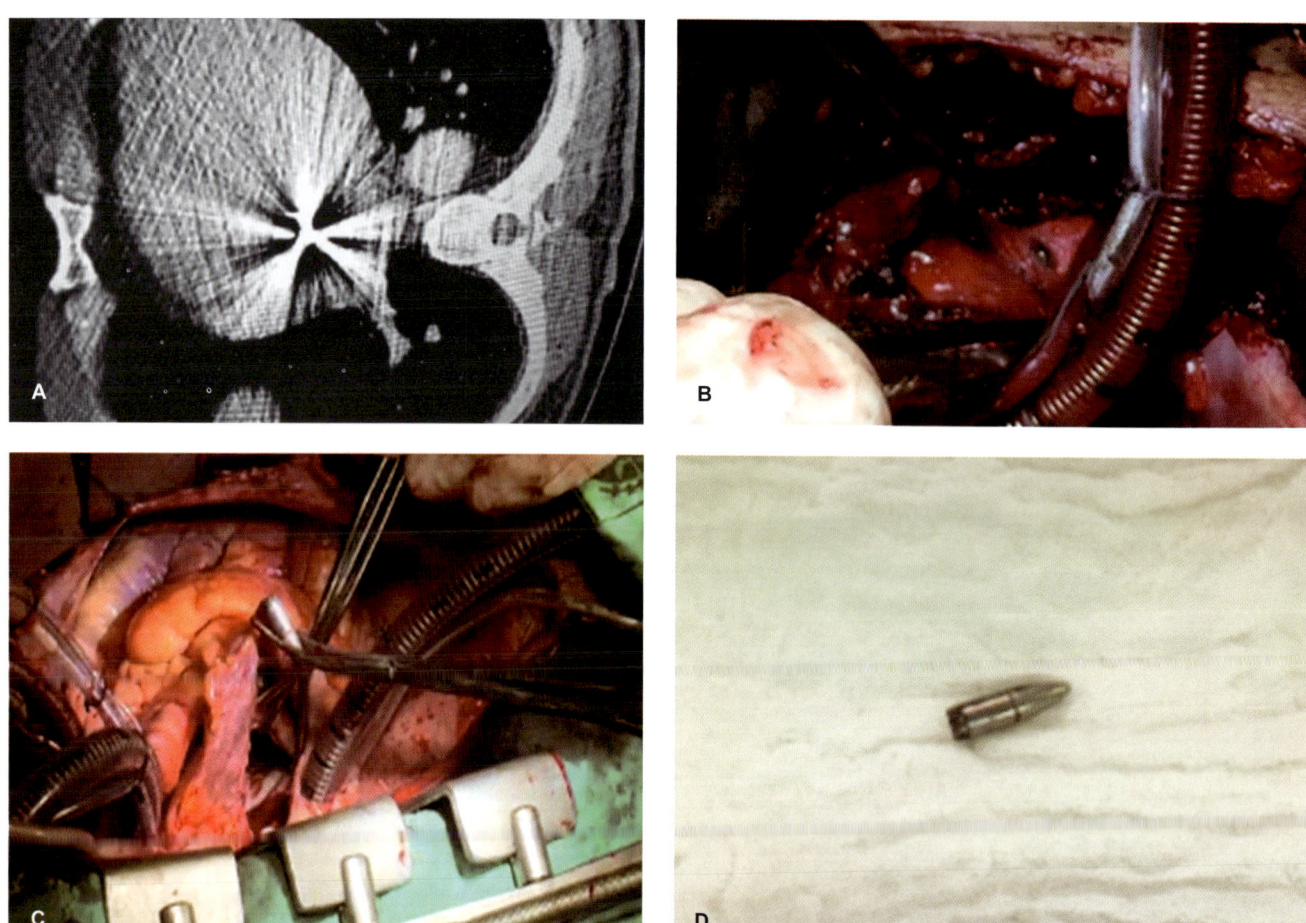

FIGURA 157.33 **A.** Tomografia computadorizada de tórax − orifício de entrada na zona I cervical e embalia para coração. **B** e **C.** Miocardiotomia em circulação extracorpórea para retirada do projétil. **D.** Projétil de fuzil.

Lesões na zona II

Historicamente, a exploração de rotina de todas as lesões na zona II em que ocorra a penetração do músculo platisma tornou-se o método de abordagem aceito a partir da experiência da Segunda Guerra Mundial. Mais recentemente, recomenda-se uma abordagem seletiva para a exploração cirúrgica, com base em indícios clínicos e estudos diagnósticos.[143] Há pouca controvérsia no caso de pacientes instáveis com achados clínicos consistentes com trauma significativo de estruturas profundas do pescoço, ou de sinais maiores como choque, sangramento pulsátil, hematoma em expansão e sopro ou frêmito local.[143] Esses pacientes devem ser imediatamente submetidos à exploração cirúrgica do pescoço; nos casos dos sinais menores, como hematoma não expansivo, sangramento venoso ou em "babação", relato de sangramento exclusivamente pré-hospitalar ou uma diferença entre os pulsos das extremidades superiores, uma ATC pré-operatória é indicada em pacientes estáveis.

Apesar de parecer razoável não realizar angiografia rotineiramente em pacientes que devam submeter-se à exploração, independentemente de estudos arteriográficos, o uso seletivo da arteriografia em pacientes com lesões na zona II é indicado quando se suspeita de LAV ou lesão vascular nas zonas I ou III pelo potencial de resolução mediante tratamento endovascular.

Quando a zona II do pescoço é explorada, seja utilizando-se a abordagem seletiva ou mandatória, ela é feita através de uma incisão oblíqua ao longo do bordo anterior do músculo ECOM. É o acesso clássico descrito por Fiolle e Delmas, em plena Grande Guerra.[139] A incisão é aprofundada através do músculo platisma,

e o trajeto da lesão perfurante é explorado. Observando-se que o trajeto se localiza próximo a estruturas anatômicas principais, estas são completamente dissecadas e inspecionadas circunferencialmente. Dessa maneira, as artérias carótidas, veias jugulares, esôfago e traqueia podem ser inspecionados. A laringe e a faringe também podem ser examinadas por essa abordagem, assim como a tireoide e as glândulas salivares. Se o trato atravessa a linha média do pescoço, então é indicada uma exploração contralateral do pescoço, por procedimento semelhante.

Lesões na veia jugular interna podem ser tratadas preferencialmente por ráfia lateral, eventualmente por angioplastia com remendo ou ligadura. É importante lembrar que uma das duas jugulares deve ser mantida pérvia, pelo risco de edema cerebral.

Lesões de artéria carótida na zona II são facilmente acessíveis cirurgicamente. Lesões de artéria carótida externa são tratadas com técnicas padronizadas de reparo arterial, de acordo com a natureza da lesão, mas a ligadura da carótida externa é bem tolerada, se necessária. Eventualmente, o uso da carótida externa proximal após ligadura do coto distal, anastomosada com a interna distal, possibilita o tratamento de lesões da carótida interna proximal, sem usar enxertos venosos.

Lesões das artérias carótida comum e interna requerem uma consideração especial. Nos pacientes sem lesão neurológica e em que as artérias estejam pérvias, um reparo de rotina é recomendado, utilizando-se técnicas padronizadas. Em pacientes neurologicamente intactos, mas com trombose de carótida, fatores técnicos determinarão a abordagem. Pacientes com trombose total das artérias carótida comum e interna poderão ser mais bem tratados por ligadura arterial em função do risco de embolização durante a trombectomia arterial. Alternativamente, pacientes com tromboses de localização acessível que estejam neurologicamente estáveis deverão provavelmente ser submetidos à trombectomia e ao reparo arterial, para salvar a artéria e talvez diminuir o risco futuro de derrame. Kuehne et al. acreditam que a propagação do trombo possa ser evitada com o uso apenas de anticoagulação.[144]

Pacientes com déficit neurológico central e lesão de carótida são mais difíceis de tratar, em função do risco potencial de causar edema cerebral significativo ou infarto hemorrágico como resultado do restabelecimento do fluxo da carótida. Kuehne et al. mostram que embora o edema cerebral seja comum, ele ocorre independentemente da revascularização; já o infarto hemorrágico, segundo esse mesmo estudo, é um achado raro após a revascularização.[144] Meyer et al., inclusive, propõem que pacientes em coma ou em choque profundo devam ser tratados assumindo-se que a restauração do fluxo da carótida restabelecerá a função neurológica.[145] Já o manejo de pacientes que estejam hemodinamicamente estáveis e com déficits neurológicos centrais, permanece controverso: Brown et al.[146] recomendam o reparo da lesão em pacientes comatosos, se o tempo de isquemia cerebral foi curto, ao passo que Richardson et al. recomendam reparo vascular se o paciente não estiver comatoso.[147] Parece de bom senso a afirmação de que não se pode estar sempre seguro que o coma não seja uma alteração neurológica resultante de choque ou intoxicação e, desse modo, quando for possível, deve-se sempre tentar a revascularização arterial.[148]

Lesões na zona III

As estruturas anatômicas significativas na zona III são a artéria carótida interna extracraniana distal e a artéria vertebral. A maioria dos pacientes com lesão na zona III apresenta-se em condição estável e pode ser submetida a um estudo diagnóstico prévio. Na zona III, a exposição vascular é difícil pelas estruturas ósseas envolvendo as artérias carótida e vertebral. Em razão dessas dificuldades, uma abordagem seletiva às lesões da zona III é unanimemente aceita.

Pela situação profunda das estruturas vasculares da zona III, os indícios clínicos são frequentemente ausentes ou mínimos. Exceto em pacientes acentuadamente instáveis que precisam ser imediatamente conduzidos para a sala de operação, a arteriografia é essencial para o manejo de trauma na zona III, que são os mais indicados para o tratamento endovascular.[149] O teste de oclusão é fundamental para o planejamento terapêutico, principalmente quando se planeja uma embolização. Em função da potencialidade de localização distal das lesões e da estrutura óssea que se superpõem a essa zona, a arteriografia seletiva é a melhor opção para um diagnóstico acurado.

Lesões da artéria vertebral

A maioria das LAV é secundária a trauma penetrante. Devido à localização anatômica da artéria, há alta incidência de lesões cervicais associadas, consistindo primariamente em lesões de ossos, nervos e veias. O diagnóstico radiológico mais comum é a oclusão de artéria vertebral.[128,136] Outros tipos de lesões incluem ruptura, lesão intimal e FAV.

Lesões associadas com pseudoaneurisma e FAV claramente requerem tratamento. Permanece incerto como lesões de íntima e oclusões demonstradas na ATC devem ser manejadas. O tratamento de LAV normalmente envolve ligadura ou embolização terapêutica. A razão para isso é a baixa incidência de complicações associadas à ligadura e à dificuldade de exposição cirúrgica.[149] Esses fatores também tornaram técnicas angiográficas intervencionais úteis no tratamento das lesões em artéria vertebral.

Apesar da oclusão ser em geral bem tolerada, ela só deverá ser utilizada depois de uma demonstração arteriográfica de circulação colateral adequada. A abordagem cirúrgica para a artéria vertebral depende do segmento a ser exposto. O segmento V1, que se estende da artéria subclávia até a sexta vértebra cervical, pode ser exposto mediante incisão supraclavicular, a partir da linha média, com divisão do músculo escaleno anterior ou mesmo pela incisão cervical descrita na abordagem da zona II. Nessa área, a exposição viabiliza a ligadura e o reparo.

O segmento V2 estende-se através dos processos transversos vertebrais cervicais até a 2ª vértebra cervical. A exposição do vaso nesse segmento é particularmente delicada, em função do plexo venoso que o acompanha e da exposição limitada; nesses casos, os resultados da arteriografia são fundamentais para a escolha da terapêutica. Em pacientes estáveis sem hemorragia e com uma circulação colateral adequada para a artéria basilar, a oclusão intravascular é provavelmente preferível à revascularização.[149]

Trauma cervical por contusão

A base de tratamento para pacientes com lesão vascular cervical contuso é a terapia antitrombótica.[150] Isso pode consistir em tratamento com anticoagulação (heparina, varfarina) ou antiplaquetário (AAS, clopidogrel). Vários estudos têm demonstrado que o tratamento antitrombótico resulta em melhores desfechos neurológicos entre pacientes sintomáticos e menos eventos isquêmicos recorrentes com uma taxa reduzida de morbidade neurológica e mortalidade em comparação aos pacientes não tratados com lesão vascular cervical contundente, para os quais as taxas de AVE podem ser superiores a 50%.[151]

Teoricamente os anticoagulantes seriam mais eficazes para minimizar o risco de embolia do local da lesão, no entanto, estudos que compararam antiplaquetário à terapia anticoagulante descobriram que não houve diferença significativa nos desfechos, incluindo evento novo ou recorrente e hemorragia, e concluíram que o tratamento antiplaquetário (AAS 75 a 325 mg/dia ou clopidogrel 75 mg/dia) é tão eficaz quanto a anticoagulação para prevenção de derrame.[152] O AAS isoladamente pode ser eficaz para prevenir eventos isquêmicos novos ou recorrentes. O tratamento antiplaquetário duplo é menos preferido, pois pode aumentar o risco de hemorragia, especialmente quando coexistem outras lesões.

Os resultados do estudo CADISS sugeriram que a ocorrência de eventos isquêmicos e hemorrágicos é baixa em pacientes com dissecções arteriais cervicais após o início do tratamento antitrombótico.[153] Relataram que o AVE, o ataque isquêmico transitório e o sangramento ocorreram em 4,4% em 3 meses de acompanhamento, sem diferença significativa no efeito do tratamento antiplaquetário ou da anticoagulação na ocorrência de eventos trombóticos ou hemorrágicos. Tratamento antitrombótico ocorre por, pelo menos, 3 a 6 meses. A imagem de acompanhamento com ATC ou angiografia convencional é geralmente obtida aos 3 meses, para determinar se a terapia antitrombótica a longo prazo é necessária e se a cirurgia endovascular é necessária. Se a lesão persistir no acompanhamento, o paciente é mantido em terapia antitrombótica, uma vez que o AVE tardio pode ocorrer. A maioria dos eventos isquêmicos recidivantes ocorre logo após o evento inicial, mas há um risco contínuo de AVE se a lesão não desaparecer. Nesses pacientes, o tratamento antitrombótico a longo prazo pode consistir em varfarina com um INR-alvo de 2 a 3 ou terapia antiplaquetária, geralmente AAS 80 mg/dia.

A revascularização assistida por *stent* é a intervenção mais comum em caso de terapia médica fracassada ou contraindicada. Uma revisão de Pham et al. de 140 pacientes submetidos a *stent* para dissecção de carótida extracraniana e artéria vertebral relatou alta taxa de sucesso técnico de 99 a 100% e baixas taxas de complicação processual (1,3%) e de eventos neurológicos recorrentes (1,4%).[154] O *stent* pode melhorar a perfusão e limitar a formação de êmbolo em pacientes que apresentam sintomas embólicos ou hemodinâmicos. A colocação do *stent* associa-se a risco de complicações tromboembólicas e requer terapia antitrombótica pós-*stent*.

CONTROLE DE DANOS

Antigamente era comum a realização de extensas cirurgias para correção de lesões traumáticas, mesmo as mais complexas. O mesmo princípio de correção completa de patologias empregado em procedimentos eletivos era aplicado à cirurgia do trauma, porém, por volta dos anos 1980 e 1990, com os avanços das técnicas de reanimação e anestésicas, ficou claro que o centro cirúrgico, como palco para resolução de casos muito graves, não era adequado.[155] Foi reconhecida a tríade de coagulopatia, hipotermia e acidose como causa de maiores taxas de morbimortalidade, comprovando-se também que era praticamente impossível combater a todas ao mesmo tempo e ainda recuperar completamente o paciente em um longo procedimento cirúrgico, comum em casos graves e de resolução complexa.[156] Nesse momento, é introduzido o conceito de *damage control*.*

O conceito envolve basicamente quatro pontos simples de entender. O primeiro e obviamente mais importante é a identificação correta da vítima que deve ser incluída no *damage control*, que pode ser reconhecida por um ou mais componentes da tríade. Uma vez identificado esse potencial, pode-se avaliar a alteração do paradigma de uma cirurgia completa e mais longa para um procedimento mínimo para se manter o paciente vivo, remoção para UTI com a finalidade de uma vigorosa e agressiva estabilização do paciente para reverter essa tríade e, finalmente, a cirurgia definitiva quando o paciente apresentar condições adequadas. No trauma dos vasos abdominais, o emprego do conceito de laparotomia abreviada parece diminuir a morte secundária a tríade, porém devem-se tomar precauções para corrigir o sangramento de modo eficiente a partir das lesões vasculares; caso contrário, os pacientes continuarão a não sobreviver por exsanguinação.[158]

Outro conceito que se enquadra em soluções temporárias especificamente para o trauma vascular são os *shunts* vasculares, que podem ser aplicados tanto nas extremidades quanto nos vasos tronculares, em veias ou em artérias,[159] sendo útil na presença de

---

*Termo criado pela marinha americana para designar o quanto uma embarcação suporta avarias e consegue se manter ativa na missão ou cirurgia abreviada, que, em muitas situações, se enquadra perfeitamente para as vítimas de traumatismos vasculares,[157] frequentemente graves, em especial quando envolvem vasos tronculares.

especialista, mas também na situação em que ocorra uma lesão vascular grave e a equipe de vascular não esteja disponível ou possa demorar atender.[34] Em uma revisão de 7.385 lesões vasculares em vários centros de trauma americanos, as principais indicações incluíram pacientes instáveis com múltiplas lesões, inclusive em outros órgãos e sistemas, e as correções vasculares associadas às correções ortopédicas no mesmo tempo cirúrgico.[160] Procedimentos de reconstruções demorados, a exemplo de pontes extra-anatômicas, representam outra boa indicação de utilização de *shunt*.[159] Cerca de 96% foram retirados em menos de 48 horas e 87% em menos de 24 horas, mas alguns duraram mais de 90 horas e, curiosamente, tanto o tempo de permanência como a utilização ou não de heparina não modificaram, em média, as taxas de trombose desses *shunts*, que foi de 5,6%, 4,7% nas extremidades, e 0,9% nos intracavitários.[160] Idealmente, deve-se retirar o *shunt* o mais breve possível, e se o paciente não apresentar um risco de sangramento importante, realizar heparinização sistêmica. O calibre de escolha para o *shunt* deve ser o mais próximo possível do diâmetro interno do vaso-alvo. Existem dispositivos específicos no mercado nacional para esse propósito, mas na maioria dos centros é provável que não estejam disponíveis em uma emergência. Tubos de silicone semirrígidos ou plásticos são possíveis adaptações em situações críticas, sondas uretrais, nasogástricas e drenos pleurais são exemplos. Nos *shunts* periféricos menos calibrosos, a inserção deve ser de aproximadamente 2 a 3 cm dentro dos cotos, e nos tronculares de maior calibre podem ser de 3 a 4 cm, sempre observando que a ponta mais arredondada deve ser colocada a favor do fluxo, minimizando a chance de dissecção de íntima no coto de deságue.[159] A ocorrência de lesão associada de veia e artéria no mesmo sítio, com indicação de *shunt* arterial, demanda a instauração do *shunt* venoso, pois a hipertensão venosa aguda impacta e dificulta a perfusão local, diminuindo a chance de sucesso do procedimento.[156]

CONSIDERAÇÕES FINAIS

A redução significativa da mortalidade e das pesadas sequelas relacionadas com o trauma vascular somente será obtida com a prevenção dos fatores etiológicos mais envolvidos, sabidamente a violência urbana e os acidentes de trânsito. Os avanços na técnica operatória e no tempo de resgate alcançados em décadas anteriores, associados ao manejo dos pacientes politraumatizados, com emprego sistemático de exames de imagem rápidos e menos invasivos, conceitos de *damage control* para os pacientes críticos, e a maior disponibilidade de recursos humanos e materiais na área endovascular têm promovido melhora contínua do prognóstico dessas vítimas.

As referências bibliográficas deste capítulo se encontram no Ambiente de aprendizagem do GEN.

158

Lesões Vasculares Iatrogênicas

José Carlos Costa Baptista Silva ■ Marcelo Rodrigo de Souza Moraes ■ Daniel Guimarães Cacione

Resumo

Com o avanço da medicina, a quantidade de procedimentos diagnósticos e terapêuticos aumenta a cada dia, tanto em quantidade como em complexidade. Nesse contexto, o acesso ao sistema vascular tem sido gradativamente mais utilizado pelas mais diferentes especialidades médicas, incluindo a própria angiologia e a cirurgia vascular. Em consequência, as lesões iatrogênicas advindas desses procedimentos devem ser estudadas com o objetivo de desenvolver métodos para a sua prevenção, reconhecimento precoce, diagnóstico preciso e tratamento adequado, além das questões éticas subjacentes. A correta utilização de ferramentas importantes como a ultrassonografia vascular (USV) e as técnicas endovasculares mostram-se, cada vez mais, fundamentais para o sucesso no manejo das lesões iatrogênicas vasculares atualmente.

Palavras-chave: doença iatrogênica; lesões do sistema vascular; procedimentos cirúrgicos vasculares.

INTRODUÇÃO

A cirurgia vascular é frequentemente realizada para atender a uma série de complicações envolvendo procedimentos de outras especialidades, como a cardiologia e a radiologia intervencionistas, a oncologia, a neurointervenção, a ginecologia, a urologia, a ortopedia, além de lidar com suas próprias complicações – as lesões vasculares iatrogênicas (*iatros*: médico e *genia*: formar, gerar, produzir), que são todas aquelas decorrentes de um procedimento médico. Devido à ampla distribuição de vasos e a sua proximidade com praticamente todas as estruturas, as complicações vasculares são descritas em quase todas as especialidades médicas que empregam algum tipo de procedimento invasivo. O acesso ao sistema vascular vem sendo cada vez mais importante para o monitoramento de parâmetros vitais, o diagnóstico e o tratamento de doenças vasculares, e em grande variedade de outras condições clínicas ou cirúrgicas. Por exemplo, o cateterismo, para obtenção de acesso venoso central, é realizado mais de 7 milhões de vezes por ano.[1]

Atualmente, dispõe-se de vasta diversidade de cateteres venosos para as mais variadas finalidades, como acesso temporário em doenças agudas, acesso a longo prazo, marca-passo, hemodiálise, quimioterapia ou simplesmente para monitoramento de pacientes internados em unidades de terapia intensiva (UTI). Esses dispositivos têm dimensões, composição de materiais e tempo de permanência muito variável, mas, independentemente disso, sua implantação no interior dos vasos, bem como as técnicas para sua inserção estão relacionadas com complicações. Mais recentemente, tem-se observado um aumento da utilização de *stents* no segmento venoso, muitos deles implantados para corrigir trombose ou estenose causadas por cateteres.[2]

Stents arteriais, dispositivos de angioplastia, balões oclusores e endopróteses dos mais variados modelos caracterizam o conjunto arterial dos dispositivos intravasculares utilizados, muitas vezes, em pacientes com doença vascular avançada, podendo resultar em lesões de difícil reparo, perda de extremidade, disfunção de órgãos críticos e até mesmo morte.[3]

Se por um lado pode-se enquadrar os acessos para procedimentos endovasculares na origem de lesões iatrogênicas, por outro lado, os avanços nessa área têm possibilitado a resolução de modo menos invasivo das mesmas lesões, muitas vezes complexas. Como exemplo, podem-se citar fístulas arteriovenosas (FAV) em vasos subclávios (após punções percutâneas para passagem de cateteres venosos), lesões de vasos ilíacos, aorta e veia cava durante procedimentos na coluna lombar ou em cirurgias oncológicas.[4-6] Em muitos países europeus, que apresentam baixas taxas de violência, o dano vascular iatrogênico é responsável por cerca de 40% das lesões vasculares e uma quantidade não desprezível de cirurgias laparoscópicas ginecológicas.[5] Na Suécia, representa 0,76/10 mil laparoscopias.[5] Na França, representa 0,5/1.000 laparoscopias.[7] Segundo o registro populacional sueco do início do século XXI,[8] as lesões iatrogênicas correspondem a 48% das lesões vasculares, com mortalidade em torno de 4,9% (cerca do dobro das lesões vasculares não iatrogênicas). As lesões arteriais corresponderam a 86% dos casos, as venosas 9% e o restante decorreu de lesões em enxertos. A lesão da artéria femoral comum direita foi a mais frequente nesse registro, correspondendo a 37% dos casos.

A maioria das complicações vasculares que envolvem procedimentos diagnósticos ou terapêuticos tem correlação direta com a experiência e a habilidade do médico responsável pelo procedimento.[9]

O cirurgião vascular ao realizar um procedimento ou ser solicitado para avaliar um caso suspeito deve poder antecipar potenciais complicações, reconhecê-las precocemente e instituir o tratamento em tempo hábil, minimizando a morbidade e eventual mortalidade dessas intervenções.

As manifestações clínicas e as consequências imediatas e tardias do trauma vascular iatrogênico são semelhantes às descritas no Capítulo 157. Neste capítulo, serão abordadas as particularidades da fisiopatologia das lesões vasculares iatrogênicas mais frequentes, assim como seu diagnóstico e alternativas de tratamento.

ACESSOS GUIADOS POR ULTRASSONOGRAFIA

A maior disponibilidade de aparelhos de ultrassonografia (USG) nas salas de procedimento endovascular, nos centros cirúrgicos e nas próprias unidades de enfermaria, tem demonstrado vantagens em termos de índice de sucesso em se alcançar o próprio acesso,[10] bem como diminuir as complicações durante esse processo.[11] Mesmo que intuitivamente, o mecanismo da visualização da estrutura-alvo, a capacidade de reconhecimento de estenoses ou hipoplasias no segmento venoso e placas, e calcificações e dissecções na região arterial claramente implicam maior segurança ao se executar a punção e o cateterismo dessas estruturas. Uma vantagem adicional da utilização da USG é a possibilidade de identificação precoce das possíveis complicações oriundas do acesso vascular.[12,13]

TIPOS DE LESÕES

Hematomas

A formação de hematoma durante ou após o cateterismo do sistema vascular é a complicação mais frequente associada a qualquer procedimento. A maioria deles é de pequeno tamanho e requer apenas observação, resolvendo-se espontaneamente em alguns dias. No segmento arterial, cateteres maiores do que 7 Fr, múltiplas trocas de cateter sem introdutor, hipertensão arterial sistêmica (HAS) não controlada e uso de medicações anticoagulantes, trombolíticas ou antiplaquetárias são os fatores mais associados à formação de hematomas clinicamente significativos.[14] Em geral, o tratamento inicial é a compressão local durante a formação do hematoma, que pode ser realizada digitalmente, mediante aparelhos compressores específicos para esse fim ou guiada por USG. A compressão ideal deve ser suficiente para interromper o extravasamento de sangue, impedindo a formação do hematoma, porém não intensa a ponto de bloquear o fluxo distal no vaso puncionado, o que, na maioria das vezes, pode ser verificado palpando-se o pulso distal à região comprimida.[15] No caso de punção arterial, o paciente deve permanecer em repouso por cerca de 8 horas, sem manipulação excessiva do local de sangramento ou sem mobilização da extremidade no caso de punções periféricas. Essas medidas são suficientes para a maioria dos procedimentos.

Grandes hematomas podem causar compressão de estruturas vizinhas, incluindo veias, nervos, traqueia, esôfago e músculos, com possível síndrome compartimental, além de eventualmente necessidade de reposição sanguínea e instabilidade hemodinâmica nos casos mais graves. Nessas situações, o tratamento cirúrgico é recomendado, com o objetivo de descomprimir as estruturas e cessar o sangramento. Reparos mais complexos são ocasionalmente necessários, envolvendo praticamente todas as alternativas técnicas já descritas em outros capítulos.[3,16,17] Hematomas volumosos podem causar distensão da pele adjacente com isquemia secundária, resultando na formação de bolhas e necrose.

Nesses casos, pode ser necessária a ressecção da pele comprometida juntamente com o esvaziamento do hematoma, minimizando assim o risco de complicações infecciosas pós-operatórias. Punções arteriais axilares praticamente estão obsoletas atualmente, pois a compressão de plexos e feixes nervosos é uma grave complicação da punção realizada nessa área. As bainhas dos feixes vasculonervosos axilar e braquial são pouco complacentes. Hematomas nesses locais, mesmo de pequenas proporções, podem causar alterações neurológicas, devendo ser corrigidos cirurgicamente com urgência, previamente ao desenvolvimento de sequela definitiva.[3,18] O monitoramento contínuo da extremidade é muito importante para a detecção precoce dessa complicação potencialmente catastrófica.

Pseudoaneurismas

A incidência de pseudoaneurismas formados pós-procedimento varia de 0,05 a 7,7%. A maioria deles é assintomática e não demanda cuidados adicionais.[1] A dificuldade em comprimir adequadamente o local da punção arterial é o mecanismo mais comum para a formação de pseudoaneurismas.[19-23] Os fatores de risco relacionados com essa complicação são: bainha (introdutor) de tamanho grande (> 7 Fr), artérias muito calcificadas, obesidade, anticoagulação concomitante, punções arterial e venosa combinadas, compressão pós-cateterismo inadequada ou falha no dispositivo de fechamento, acesso fora da artéria femoral comum (p. ex., artéria femoral superficial ou profunda)[1] (Figura 158.1). Quando pequenos, em geral, os pseudoaneurismas evoluem para trombose do saco aneurismático e regridem espontaneamente. Em uma série, 90% dos pseudoaneurismas femorais com menos de 3 cm de diâmetro ocluíram espontaneamente em 2 meses de acompanhamento.[24] Por outro lado, existe a possibilidade de expansão progressiva podendo ocorrer a ruptura com sangramento imprevisível. Por esse motivo, o diagnóstico de rotina com o mapeamento dúplex deve ser sistematicamente realizado sempre que houver a suspeita. Como primeira tentativa, o tratamento de escolha para a maioria dos pseudoaneurismas é a trombose induzida pela compressão guiada pela USG dúplex do orifício vascular sangrante.[25] Esse é um método amplamente disponível, facilmente realizado, não invasivo e de baixo custo. Mais recentemente, a injeção de trombina direcionada pela USG tem sido recomendada, como tratamento adjuvante à compressão, para

provocar a trombose desses pseudoaneurismas iatrogênicos[21,26-28] (Figuras 158.2 e 158.3).

Outras alternativas terapêuticas incluem a embolização por cateter, o uso de *stents* revestidos e o tratamento cirúrgico direto, conforme descrito no Capítulo 157.[29,30]

Trombose arterial

A lesão vascular iatrogênica mais temida, por estar geralmente associada a complicações graves, é a trombose do vaso puncionado, com eventual extensão distal ou proximal do trombo,[18] como demonstrado nas Figuras 158.4 e 158.5.

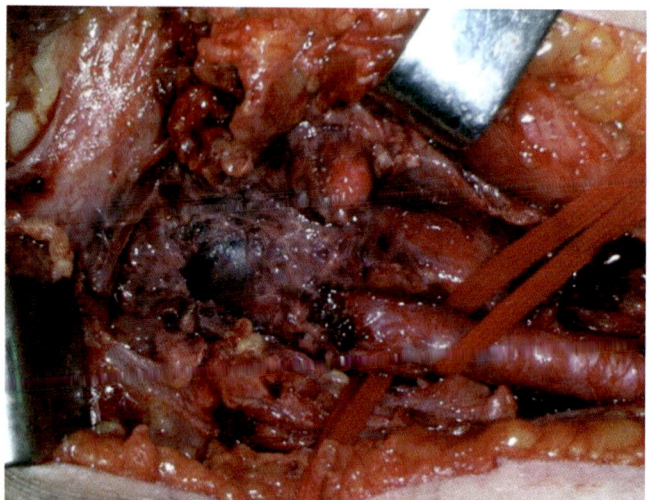

FIGURA 158.1 Pseudoaneurisma de artéria femoral comum secundário a infecção após cateterismo cardíaco.

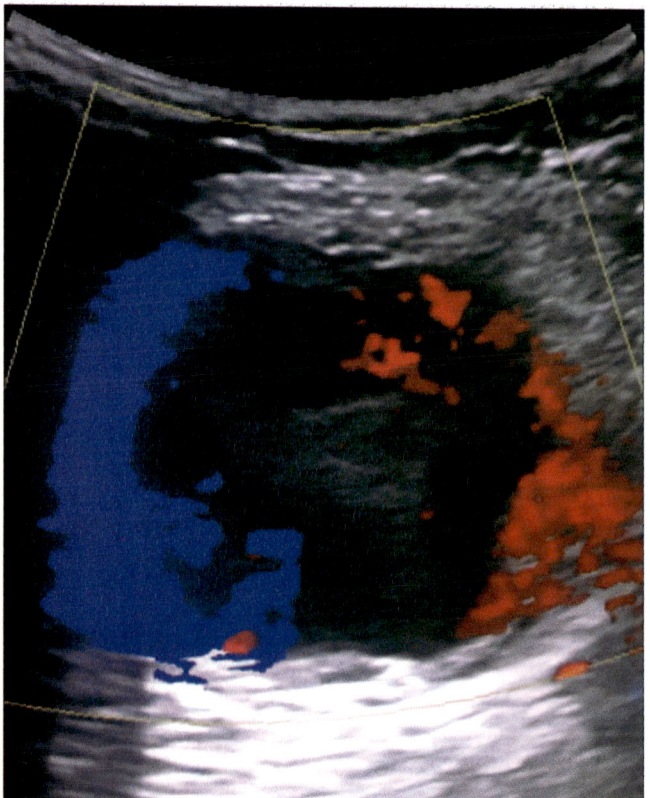

FIGURA 158.2 Ecodoppler colorido mostrando o fluxo tipo *Yin-Yang* em pseudoaneurisma femoral pós-punção.

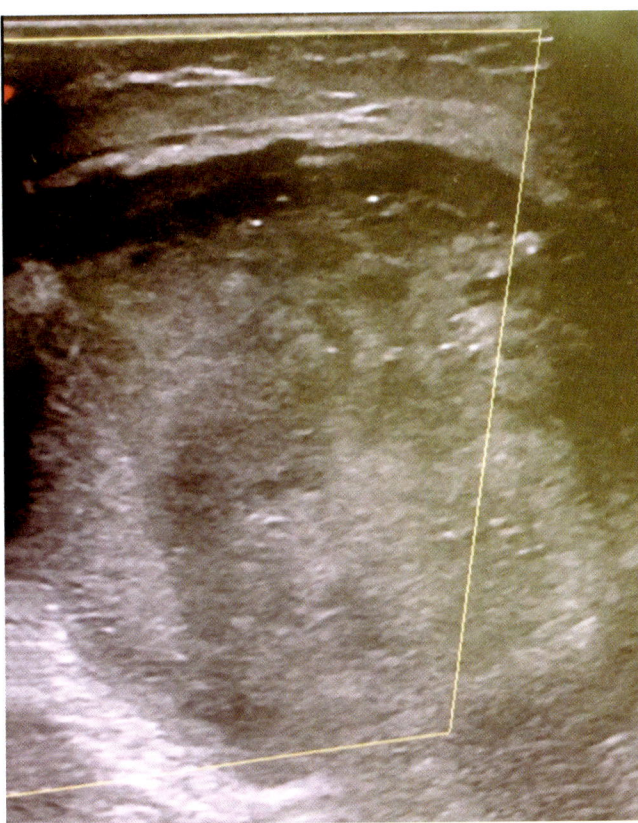

FIGURA 158.3 Ausência de fluxo na loja do mesmo pseudoaneurisma da Figura 158.2 após injeção de trombina.

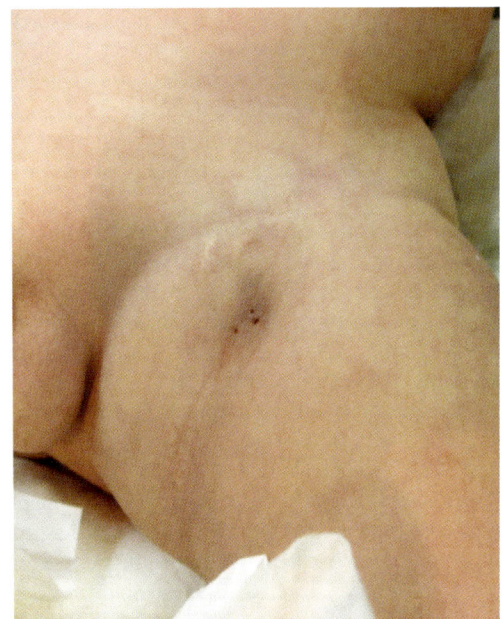

FIGURA 158.4 Punção de artéria femoral em criança.

O principal mecanismo desencadeante da trombose arterial é a lesão local infligida pelo manejo dos dispositivos como o fio-guia, introdutores e cateteres. O diâmetro desses materiais, a manipulação prolongada e a excessiva troca de cateteres parecem aumentar a chance dessas lesões. Emprego de anticoagulação insuficiente e permanência prolongada de cateteres ou bainhas no lúmen arterial podem causar trombos sobre tais materiais, e durante a retirada desses dispositivos é possível a ocorrência de trombose local ou embolia distal. Uma interessante e simples maneira de diminuir esse risco é realizar a compressão distal na artéria em relação ao local de punção e proporcionar um rápido sangramento durante a retirada do material intra-arterial, para só depois comprimir o local puncionado. Em teoria, essa manobra possibilita que eventuais trombos formados sobre os materiais sejam direcionados, pelo alto fluxo, para fora do lúmen arterial.

As dissecções cirúrgicas da artéria braquial para acesso têm sido substituídas pela punção das artérias radiais para as intervenções cardiológicas mais simples e frequentes, mas, quando utilizada, o principal mecanismo da trombose é a ráfia inadequada, com estenose e trombose local.[3,31] A isquemia de membros superiores costuma ser menos sintomática que a dos membros inferiores devido a uma circulação colateral mais desenvolvida naturalmente e uma menor massa muscular envolvida. Como muitas vezes esses pacientes apresentam-se assintomáticos, o diagnóstico eventualmente não é concluído. Tal fato explica por que a incidência relatada de complicações nos acessos arteriais nos membros superiores é menos precisa (0,6 a 4%) quando comparada aos membros inferiores (1%).[32]

Lesões vasculares que acarretam sintomas isquêmicos agudos por dissecção, trombose ou embolia devem ser reparadas imediatamente. A trombectomia ou endarterectomia local, fixação da placa e arterioplastia com remendo são as técnicas mais frequentemente utilizadas para essas correções, especialmente na artéria femoral.[16]

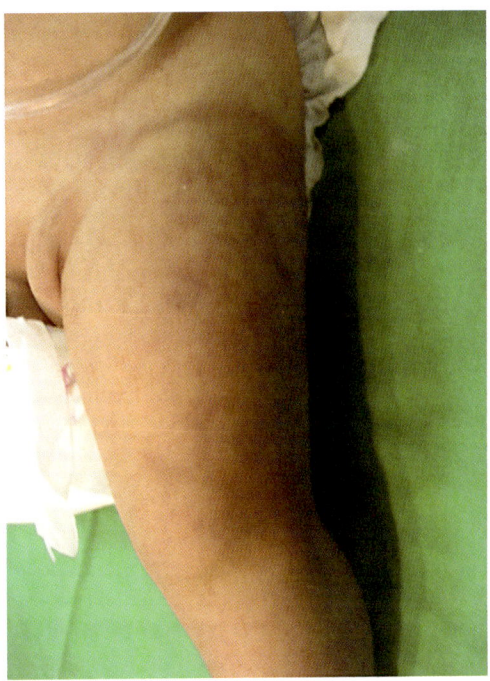

FIGURA 158.5 Aspecto isquêmico do membro com diagnóstico de oclusão arterial aguda.

Embolias distais podem ser tratadas por embolectomia simples por cateter-balão (tipo Fogarty®), e lesões mais extensas e complexas podem requerer a interposição de enxertos venosos ou sintéticos. De maneira geral, a correção na fase aguda, independente de qual modalidade for escolhida, é muito mais simples do que a derivação com enxerto, necessária em muitos dos casos de correções mais tardias.[3] Existe uma grande tendência a reparar as lesões, mesmo que assintomáticas, pois muitas delas podem produzir sintomas tardios em um momento de solicitação muscular mais intensa.

Procedimentos sobre artérias comprometidas por aterosclerose apresentam incidência muito maior de dissecção de íntima e de trombose do que quando o procedimento endovascular é realizado com artérias relativamente preservadas. As placas de aterosclerose podem ser facilmente penetradas, com resistência discreta à progressão do guia e/ou cateter, que ascendem pela camada subintimal. A utilização da USG e o manejo delicado de agulha de punção, guias e cateteres reduzem as chances de dissecção de placa, delaminação e trombose. Cateteres e introdutores calibrosos, múltiplas punções arteriais e trocas de cateteres, e a permanência prolongada também predispõem à trombose. A presença de um cateter através de segmentos arteriais estenóticos pode induzir trombose por diminuição de fluxo arterial no local,[18] sendo a doença difusa no segmento aortoilíaco o principal fator predisponente dessa complicação.[14,18] O acompanhamento pela USG na porção inicial ou radioscópico da progressão do guia e do cateter identifica precocemente a penetração em falso trajeto ou mesmo deslocamentos das placas. Uma dor relatada pelo paciente deve sinalizar imediatamente para a potencial dissecção. Nesse caso, a progressão do cateter deve ser logo interrompida, sendo realizada a radioscopia em busca de sinais de falso trajeto, descolamento de uma placa aterosclerótica ou mesmo perfuração arterial. Dissecções limitadas à ponta do cateter geralmente têm resolução espontânea e raramente complicam com trombose extensa ou ateroembolismo, entretanto, a injeção de contraste subintimal, principalmente utilizando bomba de infusão, pode causar ruptura arterial com hemorragia, trombose extensa envolvendo a origem de diversos troncos arteriais como renais, esplâncnicos ou supra-aórticos, e até mesmo paraplegia por trombose ou compressão das artérias intercostais e artéria de Adamkiewicz.[3,4,18,20]

Artérias em mulheres e crianças apresentam, em geral, menor diâmetro e são mais propensas a espasmos, aumentando significativamente a chance de trombose induzida pelo manejo e pela presença do cateter.[3,33] Tromboses arteriais em crianças pequenas são frequentemente pouco sintomáticas e a sua identificação mais trabalhosa devido ao pequeno diâmetro das artérias que podem comprometer o exame físico. Devido a maior dificuldade técnica, resultados conflitantes e ao fato de, em geral, a criança compensar bem a isquemia, a correção cirúrgica tem sido reservada para os casos graves e risco de perda do membro na opinião da maioria das publicações. Alguns autores, no entanto, recomendam o reparo agressivo dessas lesões, com técnica microcirúrgica, para prevenir sequelas tardias.[33]

Fístulas arteriovenosas

A ocorrência de FAV é surpreendentemente baixa, apesar de punções simultâneas inadvertidas na artéria e na veia ocorrerem com relativa frequência. Em uma série prospectiva de 10.271 pacientes após o cateterismo cardíaco, foi detectada incidência geral de 0,86% de FAV.[1] Os fatores de risco para FAV nesse estudo foram sexo feminino, HAS, punção do lado esquerdo e anticoagulação com Coumadin® ou altas doses de heparina para procedimento. A história natural das FAV é geralmente benigna, e a maioria delas não necessita de correção cirúrgica de emergência, pois estima-se que 90% dos casos se resolvam espontaneamente em 4 meses.[24] Frêmito, sopro, dilatação e pulsatilidade da rede venosa superficial ou mesmo edema da extremidade por hipertensão venosa podem ocorrer semanas, meses ou anos após a realização do exame. A FAV, se não sintomática, pode ser excepcionalmente acompanhada por algum tempo, sendo esperado cerca de 1/3 de fechamento espontâneo após algumas semanas.[24] A opção pelo tratamento precoce pode ser uma boa alternativa para o tratamento cirúrgico, pois nessa fase as estruturas não têm aderências ou grandes alterações anatômicas, sendo necessário em geral apenas a ráfia simples dos vasos. No caso de FAV sintomáticas, de alto fluxo ou associadas a pseudoaneurismas, o tratamento deve ser imediato e cirúrgico, por meio

de implante de uma endoprótese ou *stent* revestido[34] ou mediante embolização percutânea.[35] Fístulas de longa duração, particularmente as de acesso cirúrgico complexo, são um desafio técnico pela possibilidade de sangramento e pelas alterações anatômicas adquiridas tanto nas artérias quanto nas veias. Nessas situações, o tratamento endovascular com *stent* revestido ou molas é geralmente a melhor opção terapêutica.[30,36] FAV em ramos secundários podem ser embolizadas ou ligadas cirurgicamente e não costumam desencadear grandes complicações devido à circulação colateral.

LESÕES ENVOLVENDO ACESSO PELOS VASOS FEMORAIS

Sangramentos significativos e hipovolemia, mesmo sem o aparecimento de um hematoma externo, podem ser observados após punção inadvertida da artéria femoral profunda ou de seus ramos.[16,20] O sangramento pode dissecar os planos musculares mais profundos da coxa, principalmente em pacientes anticoagulados e hipertensos. A punção acima do ligamento inguinal também pode resultar em hematoma retroperitoneal extenso em cerca de menos de 0,5% das intervenções vasculares,[1] o que por vezes exige reparação cirúrgica.

Sangramento significativo, secundário a uma lesão arterial distante do local da punção, eventualmente ocorre devido à perfuração da artéria induzida pelo fio-guia ou pelo próprio cateter.[16] Nesse caso, dor súbita no local costuma ser relatada e pode estar associada ao colapso cardiovascular, dependendo do volume de sangue extravasado. É importante lembrar que frequentemente sangramentos retroperitoneais não cursam com dor ou equimoses na região inguinal, mas sim com instabilidade hemodinâmica, o que pode atrasar o diagnóstico. Uma vez detectada a perfuração, a opção mais segura inclui a interrupção do exame. A maioria das perfurações arteriais pode ser apenas observada, contanto que o paciente esteja estável hemodinamicamente e em local onde possa ser constantemente reavaliado pela equipe médica. Sangramentos continuados devem ser imediatamente corrigidos com *stents* revestidos, e hematomas volumosos ou situações emergenciais devem ser tratados com cirurgia imediata.[3,4,18]

COMPLICAÇÕES DE PROCEDIMENTOS ENDOVASCULARES DIAGNÓSTICOS E TERAPÊUTICOS

A maioria das lesões vasculares iatrogênicas é causada por exames endovasculares diagnósticos ou terapêuticos. A incidência estimada de lesões significativas é de 1 a 3% de todos os procedimentos endovasculares cardiológicos e vasculares periféricos.[3,18] Nas grandes séries de cateterismo cardíaco e vascular, os índices de complicações variam entre 0,2 e 1%, sendo a artéria femoral o vaso mais comprometido.[14] Outros autores relatam que, em série de 61 lesões vasculares, metade foi proveniente de complicações de cateterismo.[15] Essas lesões são mais frequentemente causadas por procedimentos terapêuticos que geralmente necessitam de introdutores mais largos para a passagem de cateteres com balões, *stents* e endopróteses. Os materiais para procedimentos tanto diagnósticos como terapêuticos têm evoluído acentuadamente nos últimos anos. Fios-guia mais maleáveis e suaves, introdutores e cateteres de diâmetros muito reduzidos e menos trombogênicos, bem como balões e *stents* de baixo perfil, além de facilitar o manejo, diminuem a chance de haver complicação no sítio de punção ou no trajeto percorrido pelos materiais dentro do sistema vascular. Por outro lado, as indicações para a realização de exames, principalmente corretivos, aumentam progressivamente, assim como a quantidade de pacientes com alterações vasculares graves e difusas. As artérias mais frequentemente lesionadas são as femorais e as ilíacas, algo até certo ponto previsível, visto que o acesso por via femoral é o mais utilizado para quase todos os procedimentos.[14] Em outra série que acompanhou 25.273 pacientes submetidos a exame de artéria coronária ou vaso periférico, pode-se observar a ocorrência de pseudoaneurisma em 28 desses indivíduos.[15]

Dissecção

Em acessos para procedimentos cardíacos, a incidência de dissecção[1] na região femoral foi entre 0,1 e 0,4%.[12] A dissecção arterial retrógrada pode ser resultado da entrada de um fio ou dispositivo em um plano subintimal, criando um falso lúmen. Na maioria das vezes, a dissecção ocorre durante o acesso inicial. Deformação da ponta do fio sob fluoroscopia ou resistência à sua passagem indicam a passagem subintimal e deve ser seguido da retirada cuidadosa do fio e da tentativa de reposicionamento da agulha de acesso ou nova punção. Fios com revestimento hidrofílico não devem ser usados para acesso inicial uma vez que o revestimento hidrofílico pode ser danificado pela agulha de punção e pela maior facilidade desses fios em criar uma dissecção.

A técnica de angioplastia com balão cria regularmente uma dissecção arterial por "rompimento da placa". Essa dissecção "planejada" geralmente é limitada, mas dissecções significativas podem resultar de angioplastia com utilização de balões de grandes dimensões ou em artérias muito doentes. A artéria ilíaca externa é particularmente vulnerável à dissecção iatrogênica.

As dissecções que não interferem no fluxo sanguíneo podem ser somente observadas e serão resolvidas espontaneamente com fluxo sanguíneo anterógrado contínuo. Dissecções que limitam o fluxo em mais de 30% ou aquelas com isquemia de membro associada devem ser tratadas. Dissecções localizadas da artéria femoral comum podem ser tratadas com endarterectomia e angioplastia com remendo (*patch*). Um acesso femoral contralateral ou braquial é adequado para implante de *stent* autoexpansível em artéria ilíaca proximal comum ou externa.

Ruptura

A ruptura[1] da artéria ilíaca é uma complicação rara, mas temida em virtude de angioplastia ou endoprótese. Para correções endovasculares de aneurisma de aorta abdominal (EVAR) e de aorta torácica (TEVAR), em que as artérias ilíacas são utilizadas como conduto para passagem de dispositivos rígidos e de diâmetro importante, fatores de risco conhecidos para ruptura, como vasos pequenos, calcificados e tortuosos, indicam a possibilidade dessa complicação. As estenoses ilíacas podem ser estudadas por exame arteriográfico no início do procedimento e tratadas com uma angioplastia para possibilitar a passagem de uma endoprótese. Os fatores de risco para ruptura ilíaca com endoprótese também incluem sexo feminino e maior tamanho de bainha. Há maior risco com TEVAR, e em pacientes com pequenos vasos ilíacos submetidos a esse procedimento, o fio-guia deve ser deixado no interior da artéria ilíaca até o fim do procedimento. É possível ocorrer lesão parcial ou total da artéria quando da retirada da bainha. Restabelecimento do acesso pela bainha longa de implantação da endoprótese suportada por fio-guia e um exame contrastado podem identificar lesão da artéria ilíaca ao fim do procedimento de EVAR, se houver suspeita de ruptura mediante o quadro compatível de choque hemorrágico. Ruptura da artéria ilíaca pode ser tratada rapidamente com um *stent* coberto ou endoprótese, se o acesso com fio-guia tiver sido mantido. Um balão oclusor de aorta pode ser inflado pelo acesso contralateral. Se o controle endovascular rápido não puder ser alcançado ou a estabilidade hemodinâmica estiver comprometida, a cirurgia aberta deve ser realizada rapidamente.

Problemas na implantação de *stents*

A implantação de *stent*[1] intravascular requer precisão. Um *stent* de tamanho muito pequeno para o vaso pode migrar distalmente. Por outro lado, o sobredimensionamento excessivo pode resultar em "degraus", dissecções, expansão incompleta e trombose intrastent.

Estenoses venosas centrais (como aquelas causadas por cateteres de longa permanência) são um fator local com risco potencialmente aumentado para colocação de *stent* e migração posterior do mesmo. *Stents* migrados que entram na veia cava superior ou no coração podem ser recuperáveis com dispositivos de captura (*snare*).

Corpo estranho intravascular

A realização do tratamento endovascular pode resultar em formação de corpo estranho intravascular em decorrência da fratura desses delicados materiais (fragmentos de cateteres, fio-guia e fio de marca-passo), migração de *stents* (angioplastia e filtro de veia cava) e mal posicionamento de molas de embolização utilizadas nos procedimentos. Um dos primeiros relatos de corpo estranho intravascular foi publicado no New England Journal of Medicine em 1954.[37] Os autores descreveram um caso fatal de embolização de cateter para o átrio direito.

Essa complicação é pouco recorrente, e a ansiedade da equipe intervencionista é alta quando esse problema ocorre. Em geral, um corpo estranho não causa sintomas e pode ser retirado por via endovascular. Em revisão narrativa da literatura acerca da captura de corpos estranhos intravasculares realizada em 2013,[38] um total de 574 casos foram relatados, e apenas em 5,6% deles houve sintomas (notadamente nos casos de fratura e embolização de filtro de veia cava). A maioria dos corpos estranhos foi fragmentos de cateteres. Em cerca de 94% das tentativas, houve sucesso na recaptura do corpo estranho somente por via endovascular; em 1,6% dos casos, necessitou-se de abordagem combinada pelas cirurgias aberta e endovascular. Os corpos estranhos que necessitaram de cirurgia aberta foram plugues para fechamento de defeito no septo atrial ou ducto arterial patente, filtro de veia cava, *stent*, cimento utilizado nas cirurgias de vertebroplastia e fio-guia.

A abordagem do corpo estranho intravascular baseia-se na ponderação pela equipe de fatores como expectativa de vida (uma vez que alguns pacientes submetidos a procedimentos invasivos estão em estado grave), riscos envolvidos na captura do corpo estranho, sintomas, probabilidade de complicações graves com a permanência do corpo estranho ou seu potencial de migração.[5]

A técnica endovascular utilizada para captura de corpo estranho utiliza o *snare*, ou seja, um "laço" de captura que pode ser simples (GooseNeck – Covidien) ou com múltiplos laços (Atrieve vascular snare – Angiotech) na maioria dos casos. Também podem ser usados balões de angioplastia, *graspers* ou ainda *baskets*, utilizados no tratamento de cálculos renais em procedimentos de captura.[38]

LESÕES ENVOLVENDO VASOS CERVICAIS, SUBCLÁVIOS E DOS MEMBROS SUPERIORES

As veias centrais da região cervical e do tórax são frequentemente usadas para uma grande quantidade de procedimentos, incluindo cateteres de dupla ou tripla-via, cateteres de Swan-Ganz, cateteres de Shilley, cateteres para quimioterapia prolongada e marca-passos. A maioria desses procedimentos é realizada em pacientes em condições críticas ou com variadas comorbidades, incluindo disfunção de órgãos e coagulopatia. Surpreendentemente, as lesões vasculares iatrogênicas graves são pouco frequentes nesses sítios.[16]

A embolia aérea é um risco potencial de qualquer acesso venoso central, sendo rara, porém grave complicação, com uma taxa de mortalidade relatada de 30 a 50%.[16] Deve ser suspeitada em qualquer paciente com cateter venoso central que subitamente desenvolva hipoxemia inexplicável ou colapso cardiocirculatório. A entrada de ar na veia pode ocorrer durante a inserção do cateter diretamente pela agulha de punção, durante a sua permanência, por desconexão ou fratura do próprio cateter, e sua retirada, se houver entrada de ar pelo trajeto subcutâneo. A quantidade de ar estimada para produzir o quadro de embolia aérea significativa varia de 300 a 500 mℓ, mas é possível um volume de aspiração em uma taxa de 100 mℓ/s através do sítio de punção. Quantidades menores podem ser fatais em pacientes com reserva cardiopulmonar limitada.[16] Condições que reduzem a pressão venosa central aumentam a chance de embolia aérea, incluindo taquicardia, hipovolemia e a cabeceira elevada. Situações que acentuam a pressão negativa intratorácica, como a hiperventilação, também aumentam a chance de aspiração de ar para o sistema venoso. Ar no sistema vascular desencadeia agregação plaquetária, aglutinação de hemácias e aderência de uma lâmina de gordura às bolhas de ar, o que pode evoluir para obstrução de vasos pulmonares (embolia aérea), aumento da resistência vascular, redução da complacência pulmonar e hipoxemia grave. Devido à hipertensão pulmonar aguda, pode haver instabilidade hemodinâmica concomitante de difícil reversão.

A embolia aérea pode se manifestar por dispneia súbita, ansiedade, tonturas, náuseas, sensação de morte iminente ou dor retrosternal. Sinais neurológicos, como confusão, obnubilação e perda da consciência, podem ocorrer imediatamente ou algum tempo após a instalação do quadro. As alterações neurológicas podem ser secundárias à hipoxia cerebral, induzida pela hipoxemia e pela instabilidade hemodinâmica sistêmica ou por isquemia secundária à passagem de ar na circulação arterial cerebral.[16]

Os pacientes com suspeita de embolia aérea devem ser imediatamente posicionados em decúbito lateral esquerdo e com a cabeça abaixada (posição de Trendelenburg), dispondo, dessa maneira, a via de saída do ventrículo direito (valva tricúspide) em uma posição inferior à cavidade ventricular direita. Essa manobra possibilita que o ar fique alojado no ventrículo direito, mais distante da valva pulmonar, por onde poderia migrar aos pulmões. A aspiração de ar intracardíaco pode ser tentada se o cateter já estiver posicionado, porém não se justifica a passagem de outro cateter apenas para esse fim. Para melhorar a hipoxia, aos pacientes deve ser fornecido oxigênio a 100%. No caso de não haver resposta a essas medidas, a oxigenoterapia hiperbárica pode ser considerada. O efeito pretendido é a redução do tamanho das bolhas devido à difusão do nitrogênio induzida pelo alto nível de pressão parcial de oxigênio (Po_2) alveolar.[16]

De qualquer maneira, a prevenção da embolia aérea é essencial. Tanto a colocação quanto a retirada dos cateteres venosos centrais devem ser realizadas preferencialmente em posição de Trendelenburg, o que aumenta a pressão venosa e diminui a chance de aspiração de ar externo. Na retirada, o orifício cutâneo deve ser imediatamente ocluído digitalmente ou por meio de um curativo oclusivo. Quando possível, evitar o acesso central em pacientes taquidispneicos ou muito agitados. Em pacientes hipovolêmicos, quando possível a hidratação prévia por via periférica, esta deve ser realizada a fim de aumentar o volume circulante e, consequentemente, a turgescência venosa, diminuindo a chance de aspiração de ar, mas também facilitando a punção da veia. Conectores tipo Luer-Lock ajudam a prevenir desconexões acidentais. A vigilância continuada dos cateteres é obrigatória durante todo o período de permanência do acesso venoso central.

A trombose venosa secundária a cateteres venosos é relativamente comum, paradoxalmente uma pequena parte evolui para síndrome pós-trombótica ou tromboembolismo pulmonar.[39] É bastante frequente que o cateter, após algum tempo de permanência no sistema venoso, fique revestido externamente com fibrina. Esse invólucro de material pode embolizar por ocasião da sua retirada. Os trombos ainda podem ser parciais ou totalmente oclusivos em relação ao lúmen venoso. Trombos maiores estão diretamente relacionados com o diâmetro de introdutores e cateteres utilizados, assim como o tempo de permanência dos mesmos. Apesar de todos os cateteres serem trombogênicos, aprimoramentos no material e no formato têm minimizado a ocorrência de tromboses mais extensas.

Perfuração de um grande tronco venoso acontece na maioria das vezes pela passagem de fio-guia, introdução da agulha, dilatadores ou da bainha, sendo uma complicação aguda. Utilização de USG para punção, acompanhamento por radioscopia e o manejo delicado, sem força excessiva dos materiais, é a melhor forma de prevenir essa complicação. Raramente pode ocorrer a erosão dos vasos pela própria presença do cateter, que muitas vezes não é reconhecido imediatamente, em geral após a primeira semana de implantação. A manifestação mais frequente é a dispneia súbita acompanhada de derrame pleural.[16] A prevenção dessa complicação é estabelecida pela análise da posição da extremidade do cateter na imagem de controle. O cateter deve estar paralelo ao eixo do vaso e não exercendo pressão contra a parede venosa ou o coração. Esse cuidado é particularmente importante quando se empregam cateteres mais calibrosos e rígidos, a exemplo daqueles utilizados para hemodiálise, como o Shilley.

A punção inadvertida da artéria subclávia ou carótida ocorre com relativa frequência durante o acesso venoso central. Na ausência de coagulopatia, essas punções geralmente são benignas e tratadas apenas com a compressão local, por cerca de 15 a 20 minutos. Deve-se atentar sempre ao ritmo cardíaco durante a compressão, pois a massagem ou a pressão do seio carotídeo pode desencadear arritmias ou bloqueio atrioventricular progressivo. A compressão manual prolongada com intensidade excessiva pode promover trombose carotídea ou provocar ateroembolismo cerebral, devido à mobilização de placas ateroscleróticas de uma carótida previamente doente.[16] Os sinais de acidente vascular encefálico isquêmico podem ocorrer imediatamente ou vários dias após a lesão das artérias carótidas ou vertebrais. Sinais típicos incluem alterações visuais, perda de consciência, quadros plégicos ou até morte súbita.

O cateterismo inadvertido da artéria carótida pode ter consequências trágicas, principalmente quando utilizados cateteres de grosso calibre, como os de Swan-Ganz e os empregados para hemodiálise. A maioria dos autores não recomenda a anticoagulação nessa circunstância, pois a formação de hematoma cervical extenso e a compressão da via respiratória são mais frequentes do que os fenômenos tromboembólicos.[16] As complicações neurológicas podem ser minimizadas ao se evitar a tentativa de cateterismo da veia jugular interna em pacientes com conhecida doença carotídea ou vertebral, mas também utilizando a USG para guiar a punção.[40] Nesses casos, outras vias como a subclávia podem ser uma boa opção. A posição do cateter deve ser preferencialmente verificada radiologicamente, previamente ao seu uso. O posicionamento distal do cateter, passado sem acompanhamento radiológico, pode, com alguma frequência, estar incorreto e a infusão de substâncias irritativas ao endotélio ou hiperosmolares pode provocar tromboses extensas em vasos de menor fluxo, como as jugulares internas e subclávias. Uma cefaleia súbita ipsilateral associada à infusão pelo cateter pode sugerir perfusão retrógrada da jugular.

O cateterismo inadvertido da artéria carótida ou da artéria subclávia pode, ainda, resultar em hematomas extensos, sangramentos significativos e FAV. Tais complicações exigem reparo cirúrgico ou endovascular, conforme descrito anteriormente. Deve ser evitado o acesso à veia subclávia em pacientes anticoagulados, plaquetopênicos ou portadores de tendências hemorrágicas. A dificuldade de compressão local pode impedir o controle adequado do sítio de sangramento em eventual complicação do procedimento. Pacientes em franca coagulopatia devem ter o acesso venoso central preferencialmente obtido por veia jugular externa, veias superficiais do braço ou por dissecção venosa.

COMPLICAÇÕES RELACIONADAS COM O ACESSO ARTERIAL NOS MEMBROS SUPERIORES

O cateterismo arterial periférico é um procedimento relativamente seguro, desde que realizado com a técnica correta, diminuindo assim a chance de potenciais complicações. Além dos fenômenos tromboembólicos já descritos, as complicações neurológicas, apesar de infrequentes, são as mais temidas, pois podem causar sequelas permanentes ou até morte.

Atualmente, os acessos por cateterismo das artérias axilar e braquial são pouco utilizados pelos maiores riscos de complicações neurológicas e isquêmicas citadas anteriormente neste capítulo.

A embolização cerebral é uma complicação rara, porém potencialmente grave do cateterismo arterial através dos membros superiores para monitoramento da pressão arterial de forma contínua ou para diagnóstico de doença arterial coronariana. Quanto ao cateterismo da artéria radial para aferição da pressão arterial, demonstrou-se experimentalmente que um rápido *flush* com 2 mℓ de ar através da artéria radial produziria embolia gasosa na circulação vertebral e a posição sentada facilitaria a ascensão das bolhas em direção à cabeça.[16] Por esse motivo, devem-se evitar bolhas nas linhas arteriais, principalmente antes de se fazer um *flush* ou após a coleta de amostras sanguíneas. A válvula do *flush* não deve permanecer aberta por mais de 2 a 3 segundos, assim como deve ser evitado o *flush* manual. Devido ao aumento repentino da pressão local, ambos são potencialmente capazes de produzir a injeção retrógrada de êmbolos gasosos ou coágulos para a circulação carotídea ou vertebral. Os sistemas de fluxo pressurizado contínuo mantêm pérvio o cateter arterial com cerca de 3 mℓ/h de solução heparinizada (1 a 5 UI/mℓ de solução) e reduzem muito a necessidade do *flush* intermitente. Quando necessário, previamente ao *flush*, o sangue deve ser removido até a torneirinha, para se ter certeza de que não há bolha ou coágulo no circuito.

COMPLICAÇÕES DO BALÃO INTRA-AÓRTICO

A introdução da contrapulsação aórtica é uma importante ferramenta aplicada na terapia intensiva. Apesar disso, lesões iatrogênicas vasculares graves ainda são frequentes, principalmente relacionadas com o grande diâmetro e extensão do balão utilizado, e a frequente má condição clínica do paciente que necessita de tal dispositivo. Na década de 1980, o balão era colocado cirurgicamente, por meio de cateteres 12 ou 14 Fr, e a taxa de complicações vasculares girava em torno dos 30%. Atualmente, a técnica percutânea, usando cateteres de menor perfil, reduziu esse percentual para cerca de 10 a 11%. Análise multivariada identificou como fatores de risco independentes uma permanência por mais de 48 horas, diâmetro do cateter acima de 10 F, doença vascular periférica e choque.[41] Números aceitáveis nos dias atuais incluem taxa de complicações de até 4% para cateteres de 10,5 Fr com permanência menor do que 48 horas.[41-43] As lesões mais frequentes são isquemia do membro necessitando de remoção do balão e sangramento por lesão arterial ocasionando choque e eventual necessidade de correção cirúrgica.

O balão intra-aórtico ainda pode acarretar alterações neurológicas decorrentes da embolização arterial espinal ou cerebral por fragmentos de placa de ateroma desprendidos da aorta danificada ou de agregados plaquetários aderidos a superfícies do balão.[22,31] Essas complicações são imprevisíveis, e o uso de medicações antiplaquetárias ou anticoagulantes não evita completamente sua ocorrência. Outra complicação decorre da manipulação do fio-guia e do cateter-balão durante a ascensão retrógrada do sistema de entrega do cateter. As manobras necessárias podem eventualmente causar dissecção da aorta torácica, com consequente paraplegia ou paraparesia por trombose das artérias intercostais que contribuem na irrigação da medula espinal. A instabilidade hemodinâmica é um dos fatores predisponentes mais associados à isquemia medular por comprometer a eficiência da circulação colateral para essa região.

A ruptura do balão pode causar embolia cerebral por gás, já tendo sido relatados casos de morte por essa complicação. A ruptura é mais comum em aortas de pequeno calibre e com placas ateroscleróticas irregulares que podem perfurar o balão. Sangue no tubo conector e perda de pressão de insuflação sugerem ruptura do balão, sendo necessárias medidas imediatas que incluem a colocação do paciente em Trendelenburg, para evitar migração cranial do gás, e a interrupção da contrapulsação com pronta retirada do balão.[22,31,41,43]

OUTRAS LESÕES VASCULARES IATROGÊNICAS

Na literatura médica, há relato de lesões vasculares para a quase totalidade dos procedimentos cirúrgicos, incluindo as cirurgias consideradas de baixo risco, como safenectomias e herniorrafias simples, e as consideradas minimamente invasivas, como as correções endovasculares e as videocirurgias.[4,6,7,18,44] O conhecimento anatômico, a experiência do cirurgião e a técnica cirúrgica meticulosa diminuem a chance dessas lesões, que podem causar graves repercussões, como morte e perda de extremidades, principalmente se não reconhecidas imediatamente (Figura 158.6).

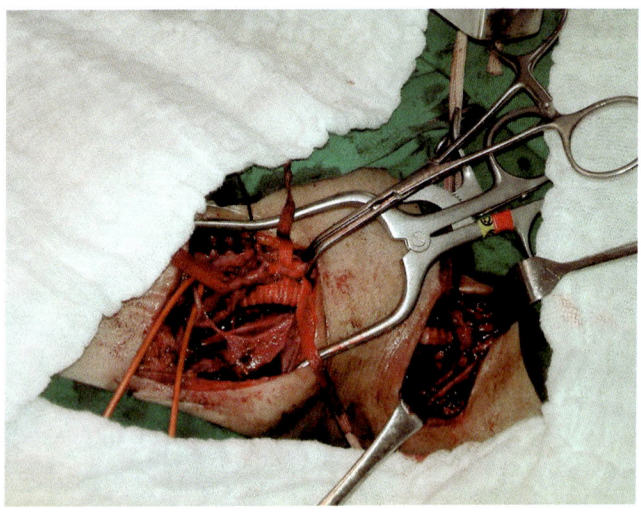

FIGURA 158.6 Derivação subclávia direita para carótida comum esquerda por túnel retrofaríngeo, devido a posicionamento inadequado de endoprótese para correção de aneurisma torácico com oclusão aguda das artérias subclávia e carótida comum à esquerda.

CONSIDERAÇÕES FINAIS

Cirurgiões vasculares continuarão observando um aumento na quantidade e, muito provavelmente, na complexidade das lesões vasculares iatrogênicas, visto que estão ligados ao desenvolvimento de uma medicina com procedimentos que, a cada dia, utilizam mais o sistema vascular como acesso diagnóstico ou terapêutico pelas mais diferentes especialidades médicas, incluindo a própria angiologia e a cirurgia vascular. O conhecimento dos mecanismos pelos quais as lesões ocorrem e das técnicas de prevenção adequadas é obrigação de todos os médicos envolvidos em procedimentos de risco potencial. A utilização da USG como ferramenta auxiliar no acesso ao sistema vascular tem se mostrado extremamente útil para o sucesso do procedimento e o reconhecimento precoce de uma eventual complicação. Utilização de materiais com menor diâmetro possível no espaço intravascular e a observação de técnicas corretas ainda são a melhor maneira de evitar lesões inadvertidas. Ao cirurgião vascular, cabe reconhecer os principais mecanismos de trauma vascular iatrogênico, conforme cada situação de risco, e estar habilitado a tratar essas lesões utilizando o melhor método – cirúrgico ou endovascular – para cada tipo de lesão.

O registro claro e objetivo em prontuário com adescrição dos procedimentos que ocasionaram a complicação e do tratamento executado tem papel de suma importância na defesa do profissional que assistiu ao paciente. Recomenda-se que nesse tipo de situação em especial seja dedicado um tempo maior que o habitual nesse registro, que muitas vezes foi realizado de modo não adequado pelo profissional após período de estresse físico e psicológico, que é o tratamento de uma complicação, nunca esperada, mas sempre possível.

As referências bibliográficas deste capítulo se encontram no Ambiente de aprendizagem do GEN.

159

Anomalias Vasculares

Heloisa G. do A. Campos ■ José Hermílio Curado ■
José Luiz Orlando ■ Luisa Ciucci Biagioni

Resumo

As anomalias vasculares apresentam diversidade clínica e variam em gravidade. Podem afetar a saúde, a socialização e a qualidade de vida.

Os termos *hemangioma* e *linfangioma* têm sido empregados de maneira indiscriminada, resultando em equívocos na orientação terapêutica.

A classificação da International Society for the Study of Vascular Anomalies (ISSVA) divide as anomalias vasculares em dois grupos: tumores e malformações, e foi elaborada com o objetivo de padronizar a terminologia e orientar a conduta, de modo individualizado.

O hemangioma da infância é o tumor vascular mais frequente e pode ser tratado com propranolol para se evitar a piora progressiva. O hemangioendotelioma kaposiforme é um tumor vascular localmente agressivo, sendo o sirolimo o tratamento de escolha.

Dentre as malformações vasculares, a capilar pode ser tratada precocemente com *dye laser*. As alternativas para tratamento das malformações linfáticas, venosas e arteriovenosas incluem escleroterapia, embolização arterial, cirurgia, *laser*, terapia-alvo, além de suportes clínico e hematológico.

O tratamento dos portadores de anomalias vasculares deve ser individualizado, considerando-se a diversidade e a complexidade do acometimento. O acompanhamento deve ser em centro especializado, com equipe multiprofissional, para proporcionar abordagem integrada e atender a todas as necessidades do paciente.

Palavras-chave: hemangiomas; malformações arteriovenosas; linfangiomas; anomalias congênitas.

INTRODUÇÃO

As anomalias vasculares reúnem afecções decorrentes de anormalidades na formação dos vasos sanguíneos ou de hiperplasia das células endoteliais vasculares.

Até meados do século XX, a variedade clínica e o desconhecimento do comportamento das anomalias vasculares dificultavam a classificação, o diagnóstico e a escolha do tratamento específico para cada paciente. Nessa época, o diagnóstico diferencial entre as anomalias vasculares estava sujeito a equívocos, porque era estabelecido por dados clínicos, de imagem e de morfologia, que poderiam se sobrepor. O desconhecimento do comportamento biológico e da natureza benigna dessas lesões conduziu a indicações de terapias agressivas, a exemplo de cirurgia radical e radioterapia, ainda que promovessem danos e causassem sequelas residuais. O advento da biologia molecular e do estudo genômico proporcionou a modernização dos conceitos.

O primeiro impulso foi dado pelos pesquisadores Mulliken e Glowacki que, em 1982, publicaram a primeira proposta de Classificação Biológica das Anomalias Vasculares com base nas diferenças biológicas entre os hemangiomas, lesões que se instalam após o nascimento em decorrência de proliferação endotelial, e malformações vasculares, danos congênitos provocados por anormalidades na formação dos vasos sanguíneos e linfáticos.[1]

Anos depois, a demonstração da positividade do marcador biológico GLUT1 (*erythrocyte-type glucose transporter protein*) nas células endoteliais dos hemangiomas da infância diferenciou definitivamente essas lesões de todas as outras anomalias vasculares, ou seja, dentre todas as alterações vasculares já descritas, apenas os hemangiomas são positivos para GLUT1.[2] Outros estudos sobre o comportamento biológico das anomalias vasculares proporcionaram conhecimento para que a comunidade científica internacional, atualmente liderada pela ISSVA, se empenhasse em atualizar a nomenclatura e a classificação dessas afecções.[3] Assim, o emprego indistinto de alguns termos como *angiodisplasia, angioma, hemangioma, linfangioma,* entre outros, foram descartados e substituídos por uma nomenclatura apropriada.

Na classificação da ISSVA, publicada em 2015, foi criado um grupo de tumores vasculares que inclui o hemangioma da infância e outros tumores proliferativos.[3] Os diferentes tipos de tumores vasculares podem evoluir de modo distinto, visto que alguns sofrem regressão natural e outros não.

O outro grupo de anomalias vasculares da classificação da ISSVA, denominado malformações vasculares, refere-se às lesões resultantes de anormalidades ocorridas durante a fase embrionária, já instaladas ao nascimento, quando ainda podem ser incipientes. De maneira geral, as malformações apresentam um ciclo celular normal, não desaparecem ou regridem espontaneamente. Alguns tipos de malformações podem assumir um padrão proliferativo em algum momento da vida do seu portador.

O estudo dos genes continua avançando e já identificou diversas mutações genéticas relacionadas ao desenvolvimento das anomalias vasculares e das síndromes complexas, de modo que a classificação está sob revisão e vem sendo atualizada no *site* da ISSVA.[4]

A conduta "esperar para ver" foi abandonada. O tratamento progrediu, e modalidades terapêuticas eficientes e seguras foram incorporadas ao arsenal terapêutico, proporcionando ação precoce, na maioria dos casos, com o intuito de se evitarem as complicações imediatas e as sequelas definitivas. A abordagem atual preconiza que o tratamento, quando necessário, seja acompanhado por equipe especializada e multidisciplinar.

CLASSIFICAÇÃO DAS ANOMALIAS VASCULARES

A classificação da ISSVA separa as anomalias vasculares em dois grupos: tumores vasculares e malformações vasculares (Quadro 159.1).[4]

Tumores vasculares

No grupo de tumores vasculares, estão incluídos o hemangioma da infância, os hemangiomas congênitos, o granuloma piogênico, o hemangioendotelioma kaposiforme e outros tumores (Quadro 159.2).[4]

Hemangioma da infância

Tumores benignos que se desenvolvem por proliferação celular pós-natal, mediada por fatores angiogênicos, cujas células endoteliais são positivas para o marcador imuno-histoquímico GLUT1.[2]

Os primeiros estudos do comportamento biológico das células endoteliais dos hemangiomas da infância evidenciaram as seguintes características na fase proliferativa: (1) multiplicação de células endoteliais com ou sem a formação de lúmen; (2) espessamento da membrana basal; e (3) aumento do número de mastócitos.[1] Durante a fase de regressão, essas células desaparecem ou são substituídas por tecido fibrogorduroso.

Os hemangiomas da infância são os tumores pediátricos mais frequentes. São lesões transitórias que se manifestam no período neonatal. A incidência ao nascimento é de 1 a 2% e aumenta para

QUADRO 159.1	Classificação das anomalias vasculares da International Society for the Study of Vascular Anomalies (ISSVA).			
Tumores	**Malformações**			
	Simples	**Combinadas***	**Vasos nominados**	**Associadas a outras anomalias**
Benignos	MC	MCV	Ver Quadro 159.3	Ver Quadro 159.13
Localmente agressivos	ML	MCL		
Malignos	MV	MLV		
	MAV	MCLV		
	FAV	MCAV		
		MCLAV		
		Outras		

FAV: fístula arteriovenosa; MAV: malformação arteriovenosa; MC: malformação capilar; MCV: malformação capilar e venosa; MCL: malformação capilar e linfática; ML: malformação linfática; MLV: malformação linfática e venosa; MCLV: malformação capilar, linfática e venosa; MCAV: malformação capilar e arteriovenosa; MCLV: malformação capilar, linfática e arteriovenosa; MV: malformação venosa. (Adaptada do *site* da ISSVA: www.issva.org/classification; acesso em 06/09/2021.)[4]

QUADRO 159.2	Classificação dos tumores vasculares da International Society for the Study of Vascular Anomalies (ISSVA).
Tumores vasculares	**Genes**
Benignos	
Hemangioma da infância	
Hemangiomas congênitos	GNAQ/GNA11
■ Hemangioma congênito rapidamente involutivo	
■ Hemangioma congênito não involutivo	
■ Hemangioma congênito parcialmente involutivo (PICH)	
Angioma em tufos	GNA14
Hemangioma de células fusiformes	IDH1/IDH2
Hemangioma epitelioide	FOS
Granuloma piogênico	BRAF/RAS/GNA14
Outros	
Localmente agressivos	
Hemangioendotelioma kaposiforme	GNA14
Tumor de Dabska, angioendotelioma papilar intralinfático	
Sarcoma de Kaposi	
Outros	
Malignos	
Angiossarcoma	
Hemangioendotelioma epitelioide	CAMTA1/TFE3
Outros	

Adaptado do *site* da ISSVA: www.issva.org/classification; acesso em 06/09/2021.[4]

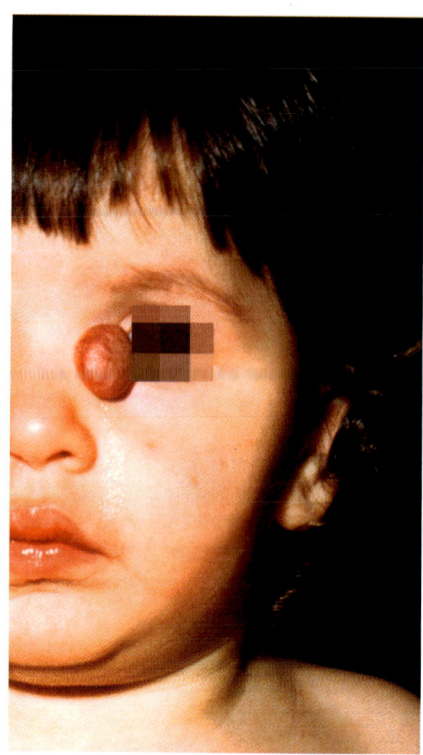

FIGURA 159.1 Hemangioma da infância do tipo focal.

10 a 12%, aos 12 meses. Afetam mais as meninas, em uma proporção de 3 para 1. Situam-se no segmento cefálico em 80% dos casos.

Podem ser observados ao nascimento como uma mancha precursora pálida, rosada ou vermelha. Comprometem pele, mucosas oral e genital, e vísceras. Podem ser únicos ou múltiplos; superficiais, profundos ou mistos; e focais ou segmentares. São focais quando têm origem em um brotoangiogênico e, em geral, não ultrapassam 5 cm de diâmetro (Figura 159.1); ocasionalmente são múltiplos, configurando o quadro de hemangiomatose (Figura 159.2). Outros hemangiomas da infância apresentam distribuição segmentar e afetam áreas extensas com maior risco de sofrerem complicações (Figura 159.3): órbita, vias respiratórias, parótida ou vísceras.

Caracterizam-se por uma fase proliferativa pós-natal, quando a lesão precursora evolui rapidamente para a formação de placa ou tumor que aumenta em volume e extensão nos primeiros meses de vida. A partir do segundo ano de vida, ocorre a fase involutiva, caracterizada pela regressão lenta, com resolução prevista ainda na infância. Cerca de 50% dos casos resolvem-se em torno dos 5 anos (Figura 159.4), e no restante dos casos os tumores regridem até os 12 anos.

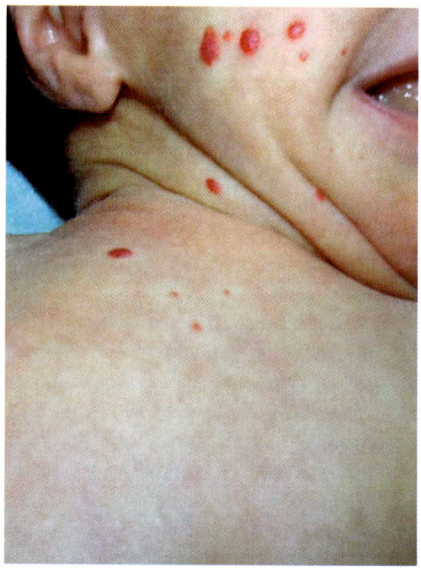

FIGURA 159.2 Hemangiomatose cutânea.

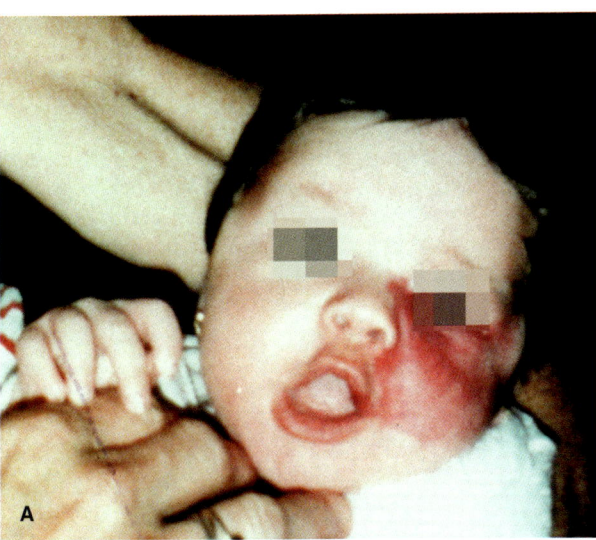
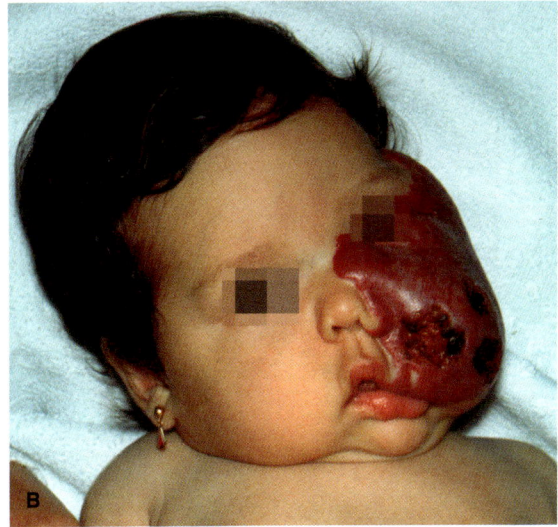

FIGURA 159.3 Hemangioma da infância, distribuição segmentar. **A.** Ao nascimento, mancha precursora na face. **B.** Rápida progressão, com ferimentos e deformidade.

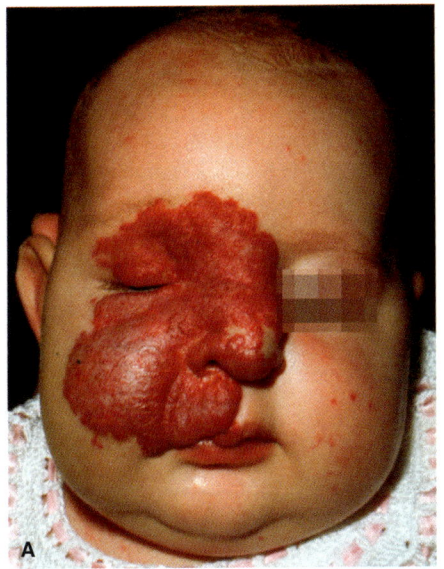
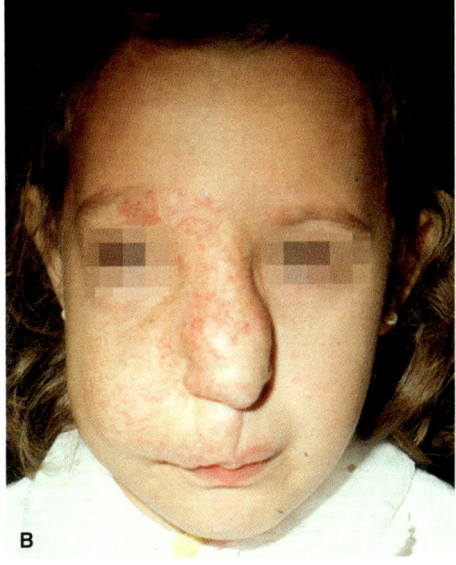

FIGURA 159.4 Hemangioma da infância em lactente. **A.** Distribuição segmentar na face. **B.** Resolução com sequelas: resquício fibrogorduroso e telangiectasias.

Alguns hemangiomas da infância sofrem complicações durante a fase proliferativa, quando ulceram, sangram, causam distorção das estruturas e afetam funções fisiológicas. Após a regressão, podem deixar sequelas permanentes como cicatriz, deformidade e assimetria.

Hemangiomas alarmantes

As lesões que evoluem com complicações foram destacadas como "alarmantes", visto que comprometem funções fisiológicas e/ou ameaçam a vida do paciente (Figuras 159.5 a 159.8).[5] São hemangiomas que colocam a vida do paciente em risco: os localizados em vias respiratórias, os que afetam a função cardíaca, aqueles que evoluem com hipertireoidismo grave, os que afetam o sistema nervoso central (SNC), e aqueles que provocam hemorragia digestiva. Outros alteram funções, como os localizados na órbita (ambliopia), no pavilhão auricular (perda de audição), e nas regiões nasal (desconforto respiratório e necrose) e perineal (risco de ulceração). Os hemangiomas ulcerados podem provocar dor intensa. Há ainda o comprometimento estético associado aos hemangiomas da infância, que são os localizados na face, e, em meninas, os que envolvem a região mamária.

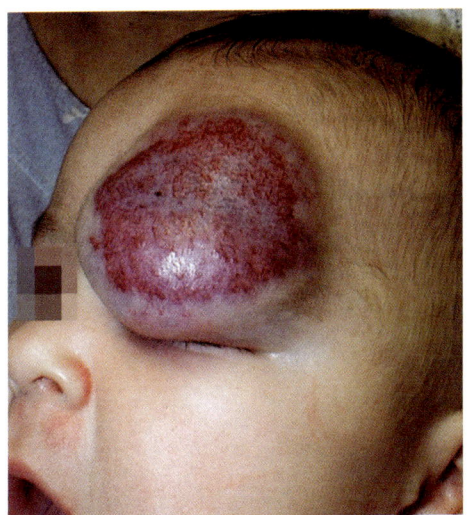

FIGURA 159.5 Hemangioma da infância na pálpebra superior, obstruindo a visão.

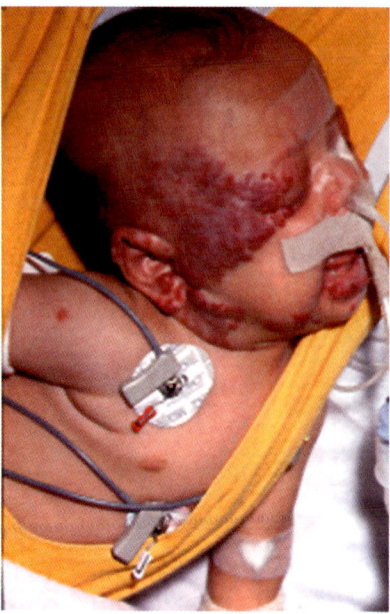

FIGURA 159.6 Hemangioma da infância alarmante com distribuição em "barba", causando dificuldade respiratória progressiva.

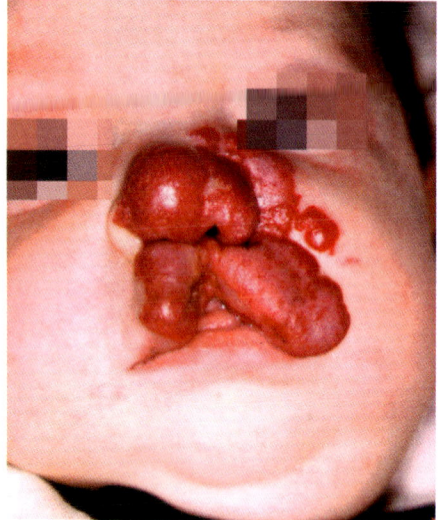

FIGURA 159.7 Hemangioma da infância alarmante no lábio superior, com extenso ferimento.

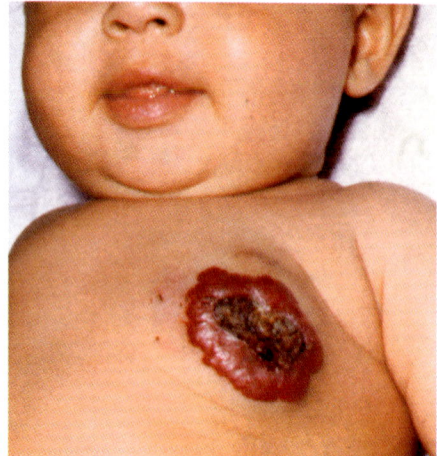

FIGURA 159.8 Hemangioma da infância alarmante na região mamária, com ferimento.

Diagnóstico

O diagnóstico é clínico. Os hemangiomas da infância comprometem pele, tecido subcutâneo, mucosas e podem afetar vísceras. Quando há componente profundo exclusivo, podem ser identificados por meio da ultrassonografia (USG) com Doppler. A biopsia é indicada para estabelecer o diagnóstico diferencial com lesões de aspecto atípico, e o material pode ser coletado por punção guiada. As células endoteliais dos hemangiomas da infância são positivas para o marcador imuno-histoquímico GLUT1, desde a fase proliferativa até sua resolução (Figura 159.9). Todas as outras anomalias vasculares – tumores ou malformações – são negativas para esse marcador (Figura 159.10).[6]

Tratamento

Os hemangiomas podem regredir naturalmente por meio de um processo lento que acompanha a criança ao longo da infância (Figura 159.11). No passado, a conduta expectante era adotada, no aguardo da regressão natural.

A conduta "esperar para ver" pode possibilitar o agravamento decorrente da proliferação celular acelerada, aumentando o risco de complicações imediatas e sequelas tardias. Pequenas lesões não são tratadas e podem permanecer sob observação, mas, caso apresentem piora clínica significativa, o procedimento deve ser reavaliado. Muitas lesões são alarmantes, comprometem funções e ainda podem deixar sequelas. O tratamento precoce tem por objetivo atuar antes que as complicações se instalem e, desse modo, aumentar a possibilidade de resolução completa.

Atualmente, o propranolol é o fármaco de escolha para tratamento dos hemangiomas da infância.[7] Diante da excelente resposta e da tolerância dos pacientes ao medicamento, o uso dos corticosteroides foi restrito a períodos curtos para auxiliar no controle de complicações. Medicamentos como interferona e vincristina, substâncias com toxicidade sistêmica, atualmente, não são mais considerados para esse fim.

Betabloqueador

O propranolol atua interrompendo a proliferação das células endoteliais hemangiomatosas.

Léauté-Labrèze et al. observaram casualmente a melhora de um paciente com hemangioma em uso de propranolol para tratamento cardiológico e, em 2008, publicaram a primeira série de pacientes que apresentaram recuperação significativa com esse tratamento.[7] Posteriormente, outros estudos encontraram resultado semelhante, de modo que, atualmente, o propranolol é o medicamento de escolha para o tratamento dos hemangiomas da infância (Figura 159.12), os quais, sendo precoces, apresentam melhores desfechos, tornando possível a resolução do quadro, sem sequelas (Figura 159.13).[8]

Antes do início do tratamento, os cuidados incluem avaliação cardiológica para descartar condições que contraindiquem o uso de betabloqueador. O tratamento deve ser iniciado a partir de 6 semanas de vida e 3,5 kg de peso, dose de 0,5 mg/kg/dia, dividida em 2 a 3 tomadas diárias, com aumento de 0,5 mg/kg/dia, a cada 3 dias, até se alcançar a dose plena de 2 mg/kg/dia – previsão de 3 a 6 meses, com possibilidade de extensão de tempo nos casos alarmantes, a ser definida caso a caso.[9] O protocolo deve ser ajustado para bebês prematuros e nascidos com baixo peso.

Os pacientes devem ser observados para detecção de episódios de hipoglicemia, e o tratamento deve ser suspenso durante crises de broncospasmo, sendo reiniciado assim que se observe a melhora do quadro. Além disso, a tolerância dos pacientes "chiadores" deve ser monitorada por um pneumologista. Na impossibilidade do uso do propranolol, outras alternativas como atenolol oral e timolol tópico podem ser consideradas.

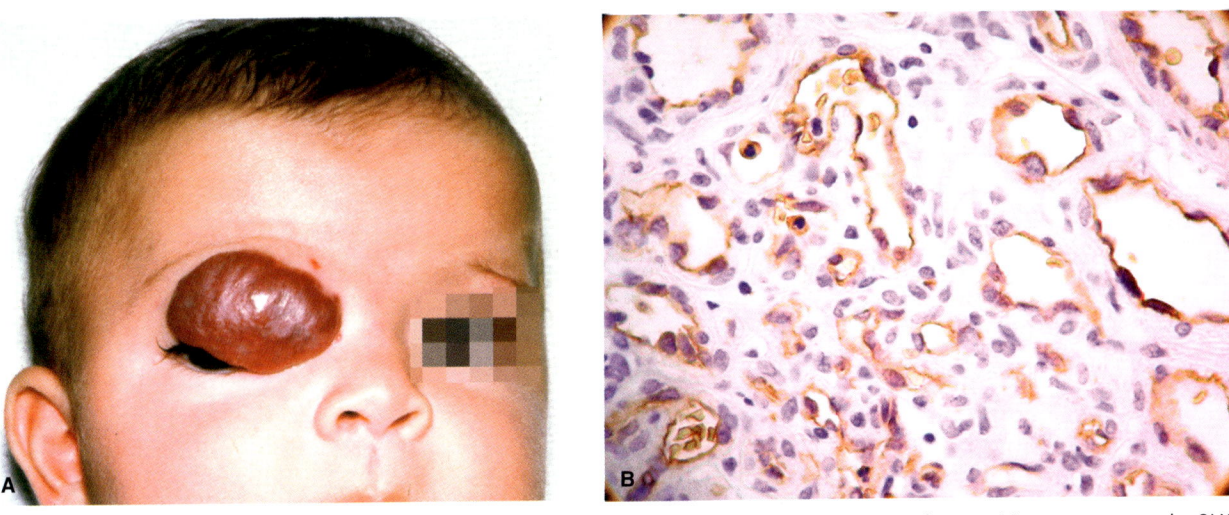

FIGURA 159.9 **A.** Hemangioma da infância na pálpebra superior. **B.** Células endoteliais com coloração castanha – positivas para o marcador GLUT1.

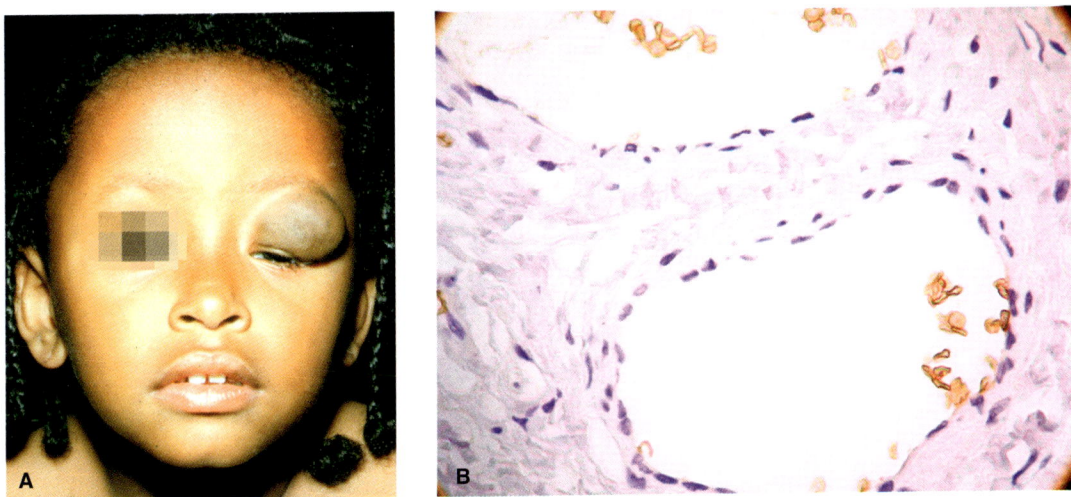

FIGURA 159.10 Malformação venosa de pálpebra superior. **A.** Ptose palpebral. **B.** Células endoteliais negativas para o marcador GLUT1.

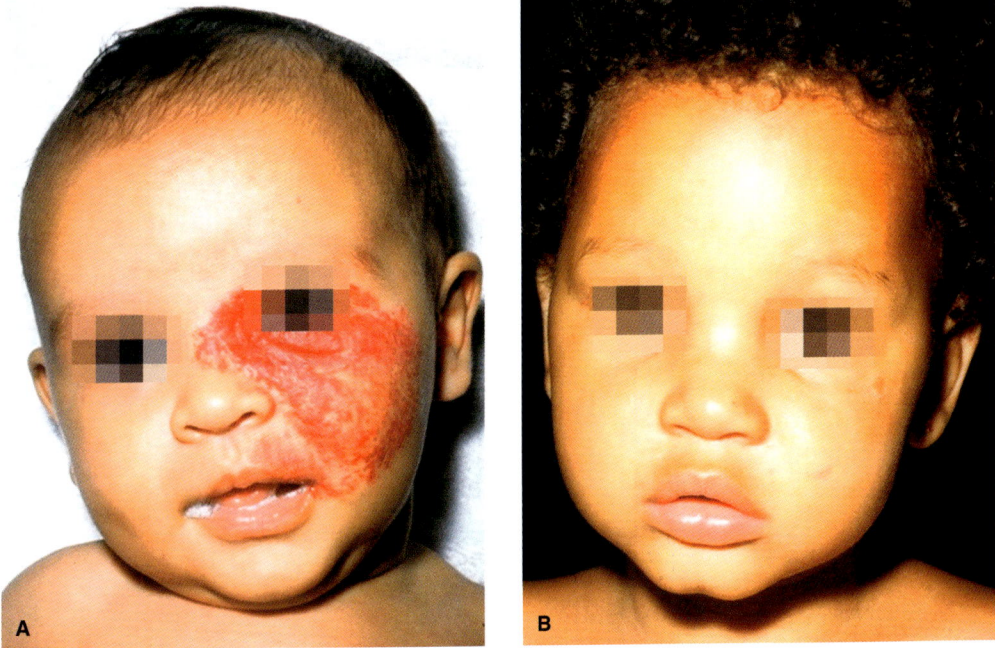

FIGURA 159.11 Hemangioma da infância na face. **A.** Fase de proliferação. **B.** Após involução espontânea.

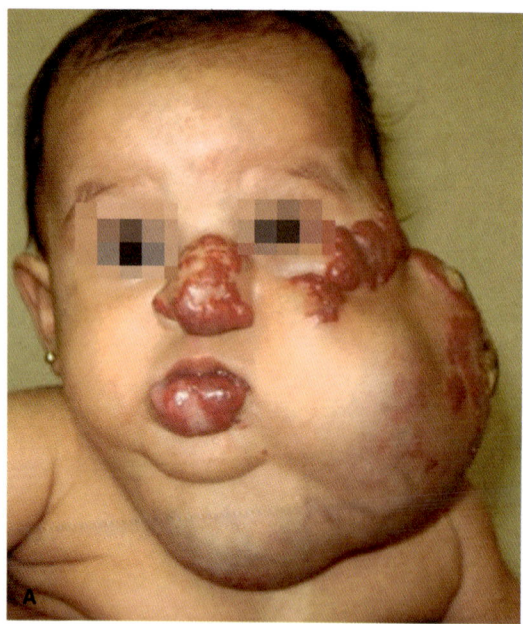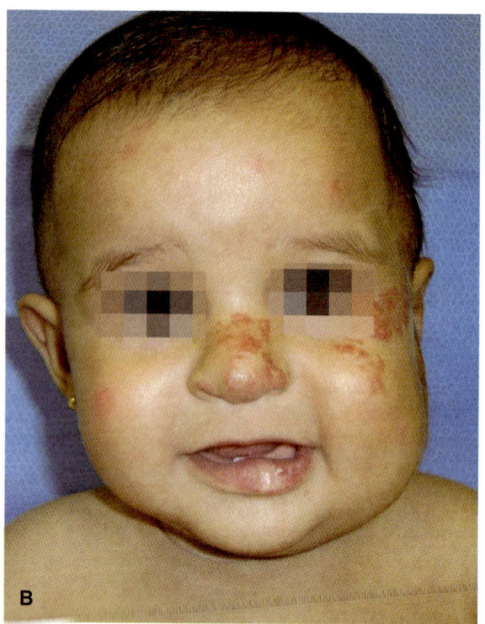

FIGURA 159.12 Hemangioma da infância, extenso e deformante na face. **A.** Piora nos primeiros meses de vida. **B.** Melhora parcial após 3 meses de tratamento com propranolol.

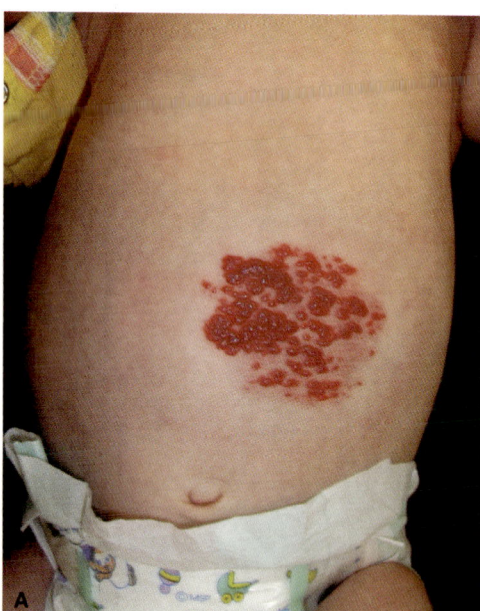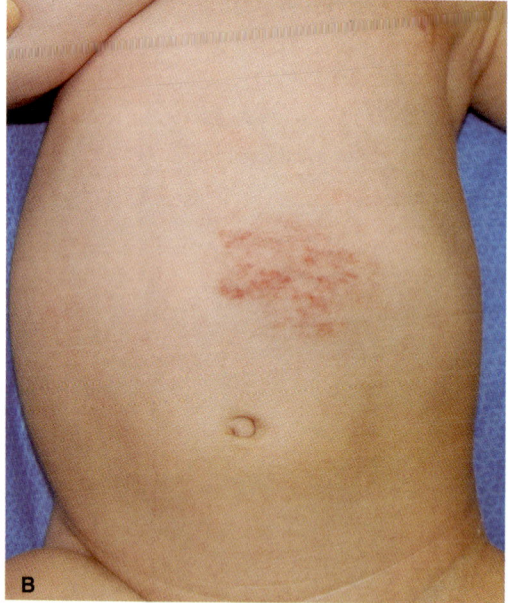

FIGURA 159.13 Hemangioma da infância na parede abdominal. **A.** Aspecto na fase de progressão. **B.** Melhora após 2 meses de tratamento com propranolol.

Corticosteroides

Nessa classe de medicamentos, prednisona ou prednisolona foram as opções disponíveis para conter a evolução alarmante dos hemangiomas da infância e resultavam em melhora entre 30 e 60% (Figuras 159.14 e 159.15).[10]

Atualmente, após a divulgação da efetividade do propranolol no tratamento dos hemangiomas, a prescrição de corticosteroides restringiu-se a um curto período, para conter uma evolução alarmante, como ulcerações, e deve ser suspensa e substituída tão logo os exames descartem condições que impeçam o uso do propranolol. Dessa maneira, a prednisolona ou a prednisona oral é administrada na dose diária de 2 a 4 mg/kg de peso e descontinuada, assim que possível, para evitar os efeitos colaterais.

Quando necessário, o uso prolongado de corticosteroides deve ser acompanhado por um endocrinologista pediátrico para controle dos efeitos colaterais sistêmicos da substância. As imunizações devem ser suspensas até 45 dias após o término da terapia. É necessário prevenir gastrite medicamentosa, candidíase oral e perineal, e outras alterações metabólicas. A manutenção da corticoterapia por meses ou anos pode alterar a curva de crescimento das crianças.

Cirurgia

A cirurgia precoce dos hemangiomas pode ser indicada para pequenas lesões e restringir-se para os casos nos quais a remoção não provoque sequelas funcionais ou estéticas (Figuras 159.16 e 159.17). A cirurgia reparadora é recomendada nas fases mais tardias de involução e resolução, a fim de remover resquício fibrogorduroso exuberante e áreas cicatriciais deixadas por ferimentos ocorridos na fase proliferativa (Figura 159.18).

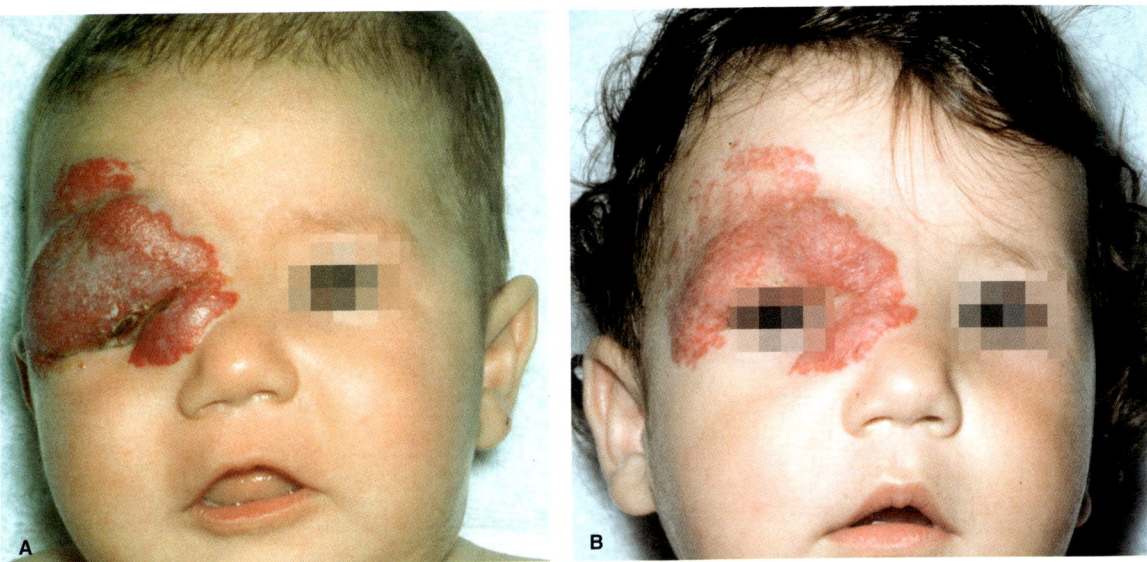

FIGURA 159.14 Hemangioma da infância na pálpebra superior. **A.** Evolução alarmante, com obstrução da visão. **B.** Liberação do campo visual após tratamento com corticosteroide.

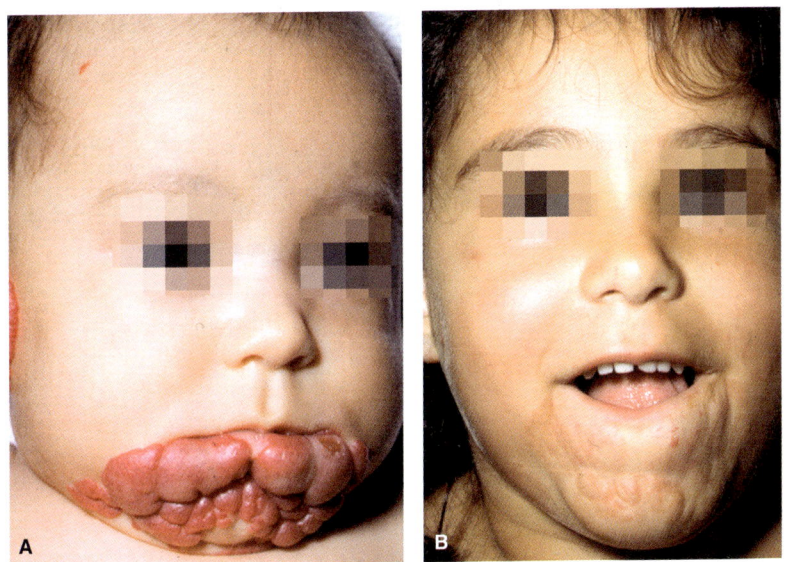

FIGURA 159.15 Hemangioma da infância em lábio inferior e mento. **A.** Evolução alarmante: deformidade. **B.** Após tratamento com corticosteroide – aspecto tardio.

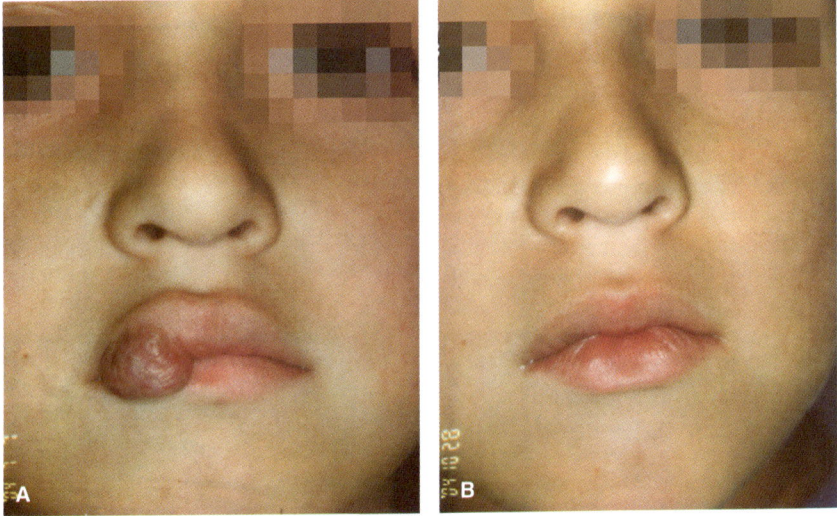

FIGURA 159.16 Hemangioma da infância no lábio superior. **A.** Regressão parcial – aspecto pré-operatório. **B.** Após cirurgia e ressecção completa da lesão, sem sequelas.

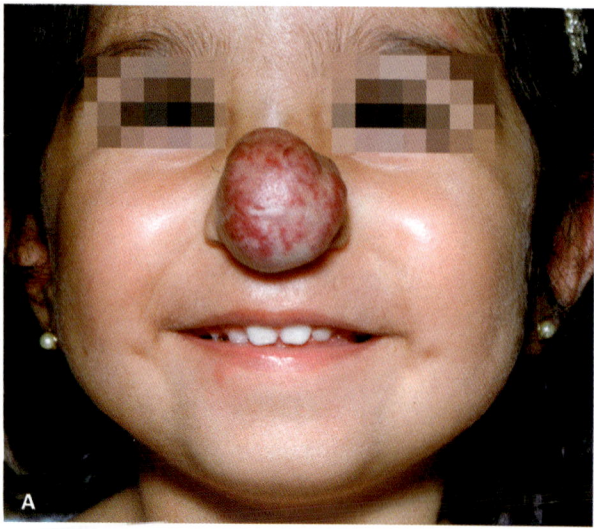 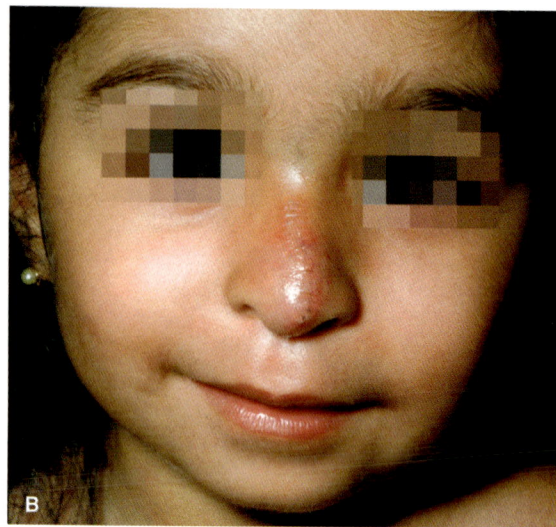

FIGURA 159.17 Hemangioma da infância na ponta da região nasal. **A.** Melhora parcial após tratamento com corticosteroide – aspecto pré-operatório. **B.** Aspecto após cirurgia reparadora recente, para remoção do resquício fibrogorduroso.

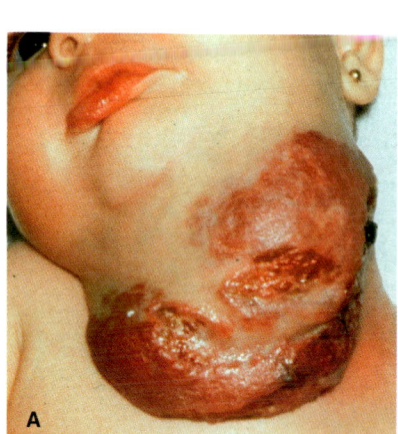 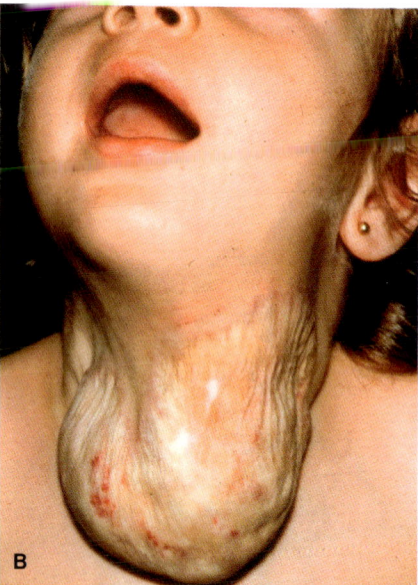 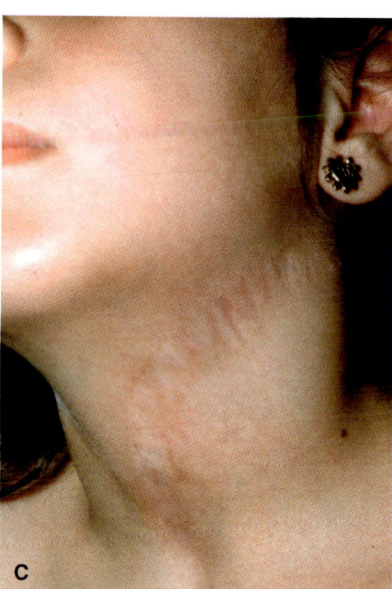

FIGURA 159.18 Hemangioma da infância na região cervical. **A.** Fase de progressão, com ferimentos. **B.** Aspecto tardio, com melhora após tratamento com corticosteroide – persistência de resquício fibrogorduroso exuberante. **C.** Após cirurgia reparadora para correção da deformidade.

Laser

Com o advento do *laser* de corante pulsado seletivo – o *dye laser*, o papel da laserterapia vem ganhando espaço no tratamento dos hemangiomas.[11,12] Antecipa-se o tratamento logo nos primeiros indícios de progressão, com o objetivo de conter a proliferação, evitar a evolução e o ferimento da lesão (Figuras 159.19 e 159.20).

O tratamento precoce dos hemangiomas com propranolol e as sessões de *dye laser* têm por objetivo coagular os capilares sanguíneos da lesão precursora, interromper o desenvolvimento da lesão no início da fase proliferativa para, dessa maneira, alcançar a resolução antecipada, ainda durante o primeiro ano de vida (Figuras 159.21 e 159.22). Já na fase de resolução, indica-se a laserterapia para tratamento das telangiectasias persistentes (Figura 159.23).

Síndrome de PHACE

A síndrome de PHACE (***p**osterior fossa malformation, **h**emangiomas, **a**rterial anomalies, **c**oarctation of the aorta/cardiac defects, and eye abnormalities*) caracteriza-se por diferentes anormalidades.[13] O quadro é composto por hemangioma segmentar de face, em geral envolvendo pálpebras e alterações oculares como glaucoma, catarata e anormalidades de íris e retina. No SNC, é observada a síndrome de Dandy-Walker, com anormalidades de cerebelo e alterações arteriais, como estreitamento das artérias e persistência de vasos embrionários. No sistema cardiovascular, ocorrem anormalidades no coração e nos grandes vasos, como coarctação de aorta. Outras alterações incluem ausência ou anormalidades do esterno (fenda); na linha média, marcas na pele da região esternal e supraumbilical; fenda labial ou palatina; e hipotireoidismo.

Os pacientes com hemangiomas segmentares de face, localizados nas pálpebras, com distribuição em barba ou com envolvimento de vias respiratórias, devem ser avaliados quanto ao risco de outras anormalidades da síndrome de PHACE. Tal avaliação inclui exames físico e hematológicos (para estudo da função tireoidiana), ressonância magnética (RM) de cérebro, angiorressonâncias de crânio, região cervical e tórax, ecocardiograma, estudo radiológico do

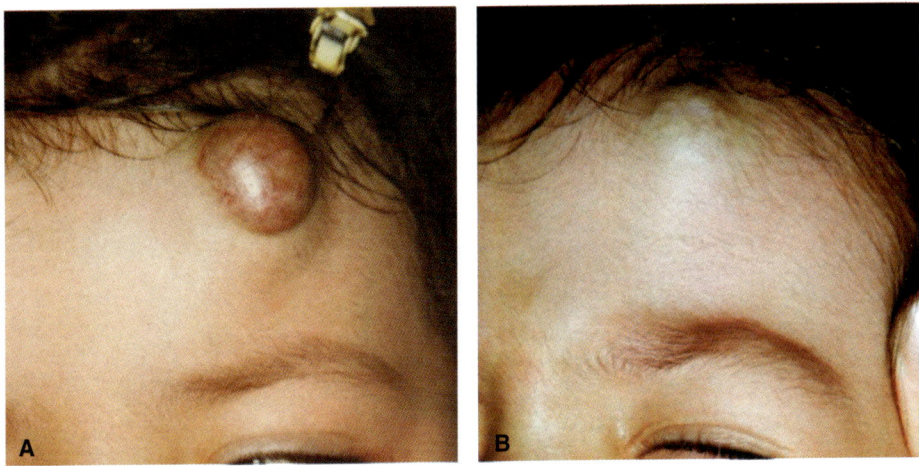

FIGURA 159.19 Hemangioma da infância na região frontal. **A.** Lesão focal: aspecto antes do tratamento. **B.** Aspecto após sessões de *dye laser*.

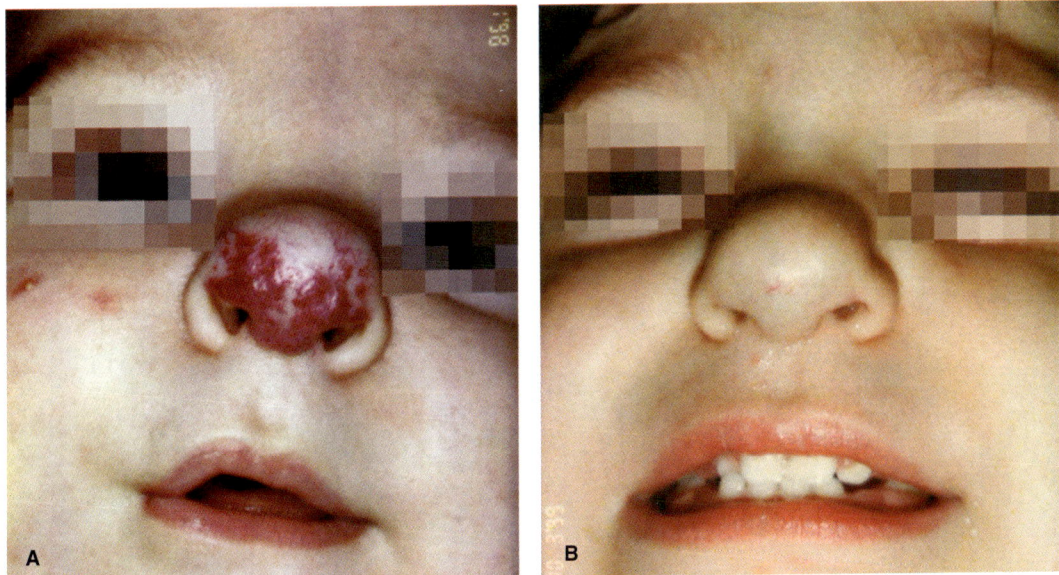

FIGURA 159.20 Hemangioma da infância na ponta da região nasal. **A.** Aspecto antes do tratamento. **B.** Melhora da infiltração superficial com sessões de *dye laser*.

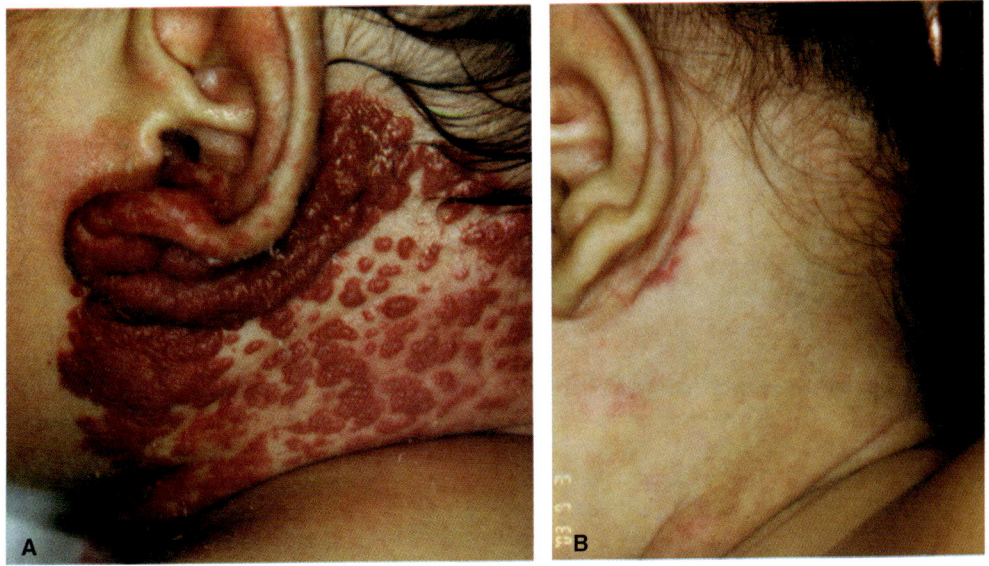

FIGURA 159.21 Hemangioma da infância nas regiões parotídea, retroauricular e cervical. **A.** Aspecto antes do tratamento. **B.** Aparência após sessões de *dye laser*.

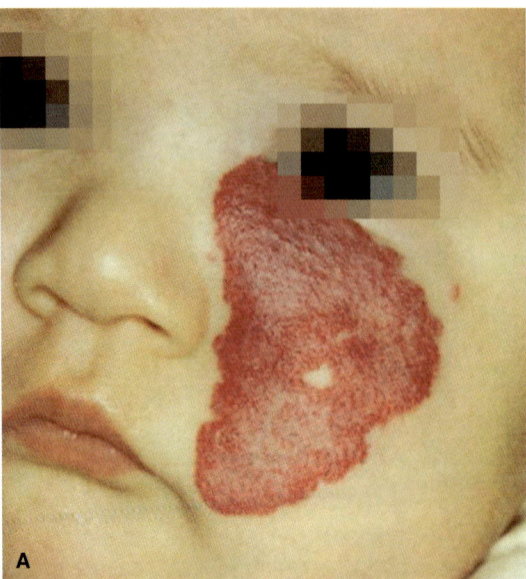

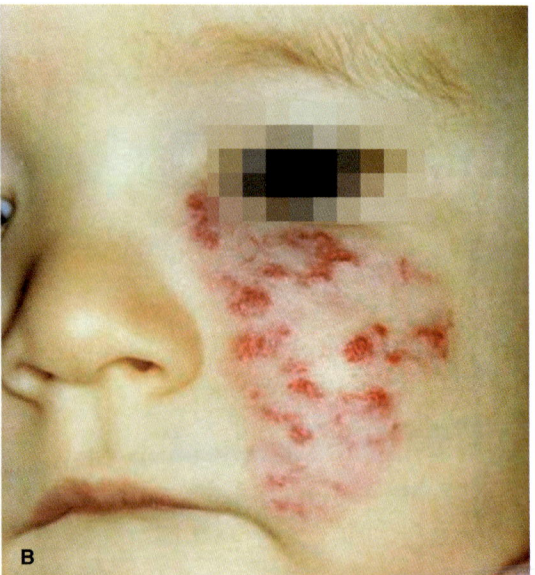

FIGURA 159.22 Hemangioma da infância na face. **A.** Fase de progressão. **B.** Aspecto após tratamento com corticoide, associado a sessões de *dye laser:* involução precoce, evitando sequelas permanentes.

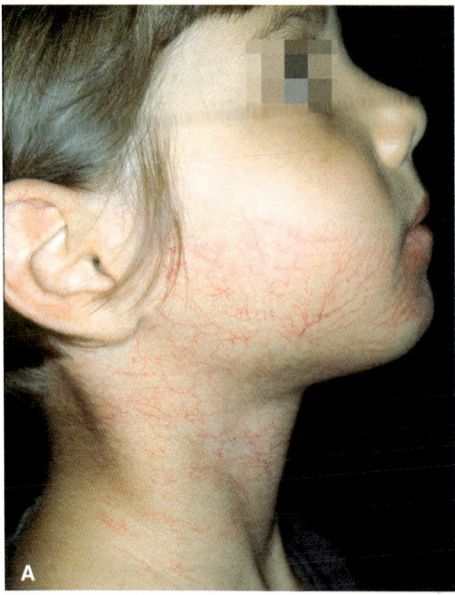

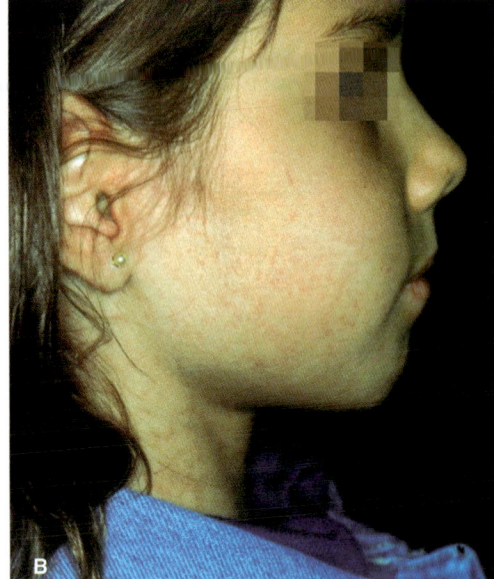

FIGURA 159.23 Hemangioma segmentar de face. **A.** Aspecto após involução espontânea, com telangiectasias residuais. **B.** Aspecto após sessões de *dye laser*.

esterno e avaliação oftalmológica. Os pacientes que evoluem com ruídos respiratórios e fadiga devem ser examinados por um otorrinolaringologista para detectar hemangioma nas vias respiratórias.

O hemangioma segmentar de face e pescoço pode progredir rapidamente, provocar desfiguramento e dificuldade respiratória. Deve, pois, ser tratado com propranolol (Figura 159.24). A corticoterapia pode ser introduzida inicialmente até a avaliação do SNC, tendo em vista que as alterações arteriais do cérebro podem representar risco de isquemia cerebral sob o uso de betabloqueador. O vincristina pode ser considerado para casos graves cujas condições clínicas não possibilitem o uso dessa classe de medicamento. Sessões de *laser* de corante pulsado (*flashlamp-pumped pulsed dye laser*) são recomendadas para tratamento da infiltração superficial da pele, em médio prazo.

Outros especialistas – neurologista, cardiologista e endocrinologista – devem fazer parte da equipe de acompanhamento, conforme a necessidade.

Outros tumores vasculares

Hemangiomas congênitos: RICH e NICH

A expressão "hemangioma congênito" foi introduzida para designar lesões que tenham o seu desenvolvimento máximo ao nascimento.[14] As variantes dos hemangiomas congênitos são: RICH (*rapidly involuting congenital hemangioma*), NICH (*non-involuting congenital hemangioma*) e PICH (*partially involuting congenital hemangioma*).

RICH é uma variante relativamente rara, totalmente desenvolvida ao nascimento e regride durante o primeiro ano de vida, causando, na maioria dos casos, atrofia de pele e de tecido subcutâneo (Figura 159.25).[14,15] O exame histológico de RICH mostra lóbulos de tamanhos variados, com vasos extralobulares maiores. NICH também foi descrito como uma variante completamente desenvolvida ao nascimento, mas, diferentemente do RICH, não apresenta regressão espontânea (Figuras 159.26 e 159.27).[16] Histologicamente, NICH é composto por grandes lóbulos de pequenos vasos, entremeados

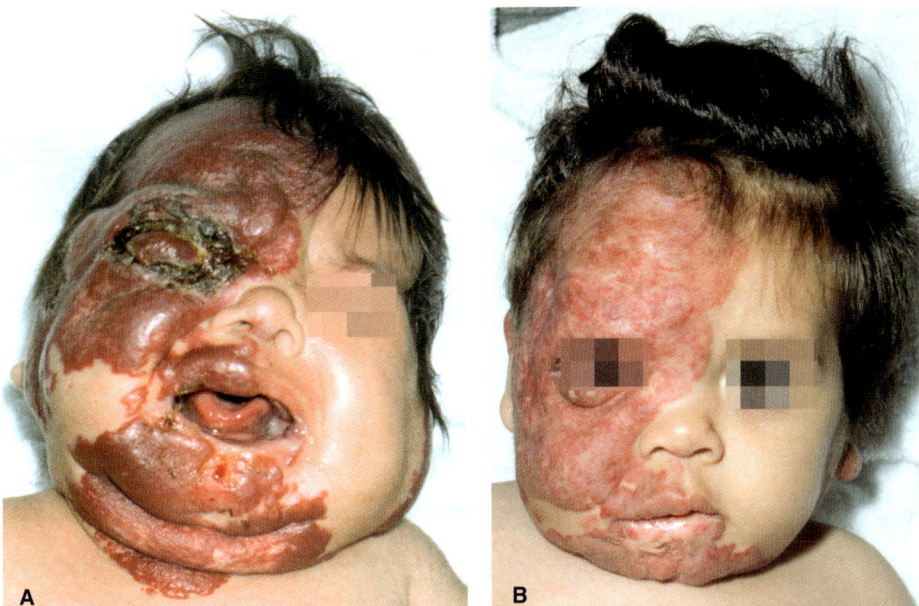

FIGURA 159.24 Hemangioma segmentar de face com outras malformações associadas – síndrome de PHACE. **A.** Evolução alarmante com deformidade, obstrução de visão e ferimentos. **B.** Melhora parcial após tratamento com corticosteroide: redução do volume, liberação parcial do campo visual e cicatrização dos ferimentos.

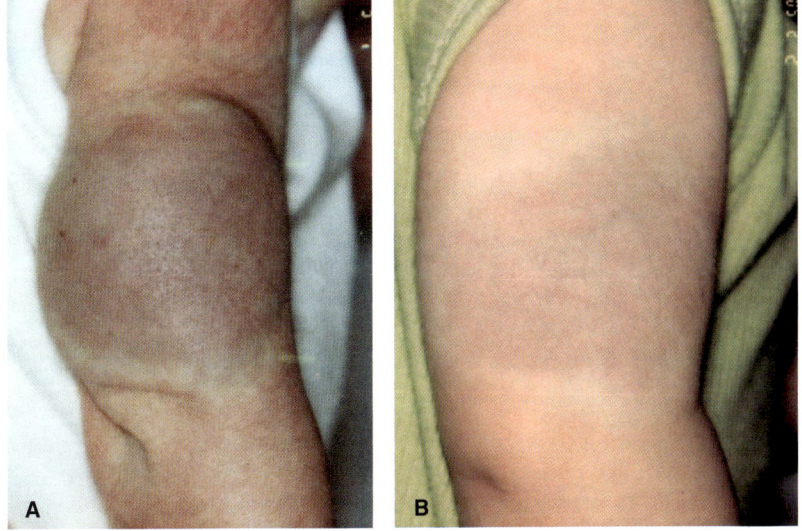

FIGURA 159.25 Hemangioma congênito rapidamente involutivo no membro superior. **A.** Aspecto aos 30 dias de vida. **B.** Resolução completa aos 5 meses.

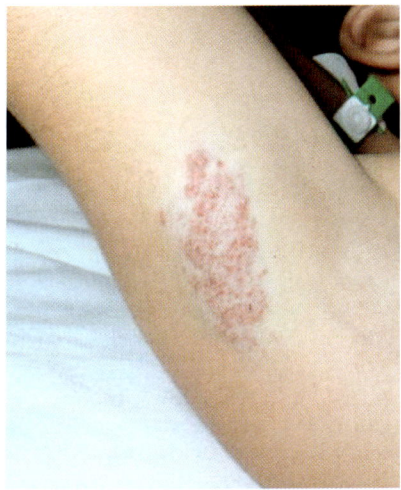

FIGURA 159.26 Hemangioma congênito não involutivo no braço.

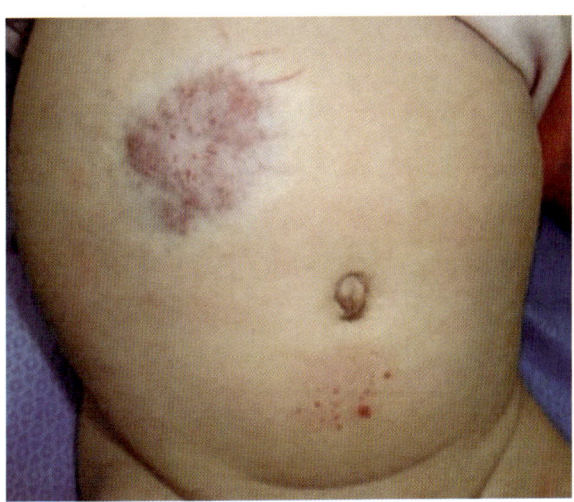

FIGURA 159.27 Hemangioma congênito não involutivo em parede abdominal.

por fibrose e microfístulas arteriovenosas dérmicas. Vasos maiores com membrana basal fina podem ser observados no centro dos lóbulos. As lesões congênitas que regridem parcialmente são classificadas como PICH.

Embora quanto à morfologia os hemangiomas congênitos se assemelhem aos hemangiomas da infância, são negativos para o marcador GLUT1.[17]

Angioma em tufos

Tumor pediátrico que compromete preferencialmente o pescoço e a parte superior do tronco (Figura 159.28). Caracteriza-se por tufos ou lóbulos formados por capilares de paredes finas, disseminados na derme, os quais, morfologicamente, se assemelham aos hemangiomas. Apesar do comportamento benigno, a evolução é variável, com tendência à progressão lenta.[18]

Granuloma piogênico

Manifesta-se como uma pápula ou pólipo de pele ou mucosa, friável e sangrante (Figura 159.29). Em geral, o desenvolvimento do granuloma piogênico é subsequente a uma lesão, mas também aparece em áreas já comprometidas por malformações vasculares superficiais preexistentes.[19] Desenvolve-se por proliferação de tecido de granulação e não apresenta imunorreatividade para GLUT1.[2] Deve ser removido, por causa do risco de progressão e sangramento.

Hemangioendotelioma kaposiforme

Tumor pediátrico raro, frequentemente associado à trombocitopenia (fenômeno de Kasabach-Merritt).[20] Constitui-se de grandes tumores que evoluem com agressividade local e nem sempre respondem à terapêutica convencional (Figura 159.30).[21]

O hemangioendotelioma kaposiforme é composto por lesões irregulares nodulares que se parecem com o padrão morfológico dos hemangiomas, porém infiltrativos e com predomínio de células fusiformes. Em uma das maiores séries encontradas na literatura, contendo 33 casos, constatou-se que as células endoteliais que formam essas lesões foram negativas para GLUT1.[22]

Fenômeno de Kasabach-Merritt

Descrito em 1940 como consequência da associação de hemangioma e trombocitopenia, é composto por um tumor vascular endurecido que provoca comprometimento sistêmico (Figura 159.31).[23]

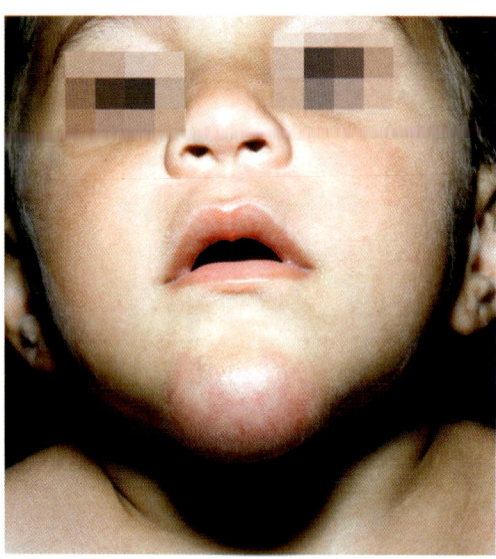

FIGURA 159.28 Angioma em tufos na região mentoniana.

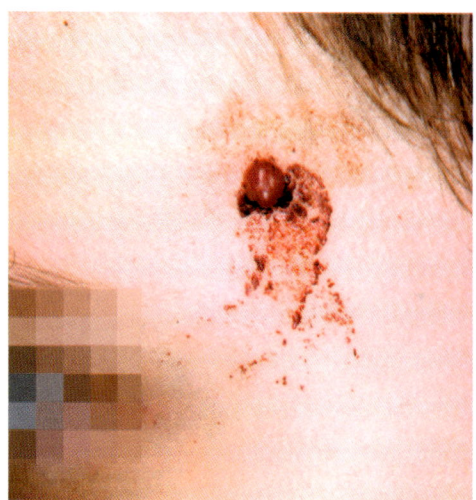

FIGURA 159.29 Granuloma piogênico na região temporal – friável e sangrante.

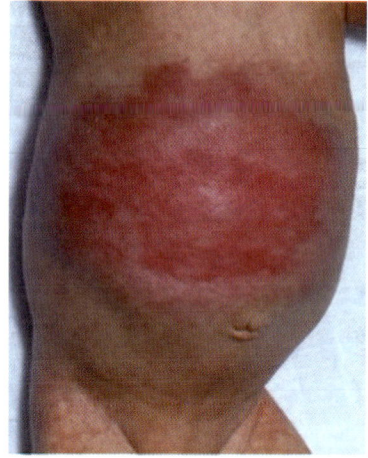

FIGURA 159.30 Hemangioendotelioma kaposiforme na parede abdominal.

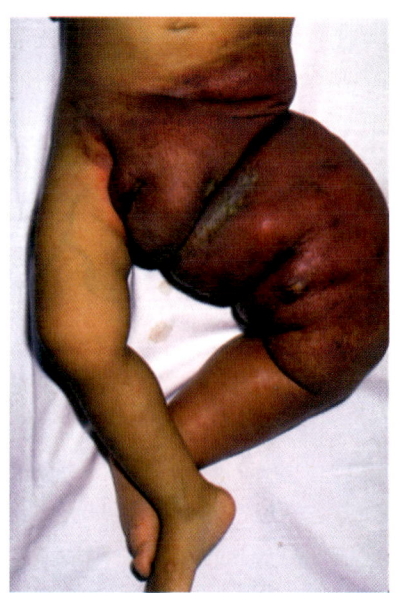

FIGURA 159.31 Síndrome de Kasabach-Merritt: tumor extenso de pelve e membro inferior esquerdo associado à plaquetopenia.

Os tumores vasculares que evoluem dessa maneira são os hemangioendoteliomas kaposiformes. Na literatura, são encontradas publicações que mencionam alta taxa de mortalidade para pacientes que evoluem com esse distúrbio. As complicações mais frequentes estão relacionadas com distúrbios de coagulação, descompensação cardíaca e comprometimento hepático.

Relata-se, ainda, que a transfusão de sangue pode piorar o quadro de consumo de hemácias e de plaquetas sequestradas na intimidade da massa tumoral.

Diagnóstico

Clínico e laboratorial. O paciente apresenta tumor de consistência endurecida, torna-se pálido, surgem petéquias e equimoses. As alterações hematológicas características são a anemia e a plaquetopenia. A biopsia pode ser necessária para a confirmação do diagnóstico. O tumor é composto por lóbulos mal definidos de células fusiformes e linfáticas esparsas, positivas para o marcador D2 40.

Tratamento

A conduta para os hemangioendoteliomas kaposiformes é o início imediato do tratamento com fármacos, como o sirolimo, os corticosteroides e a vincristina.

O sirolimo é a medicação de escolha e sua introdução precoce pode reduzir a morbidade relacionada com os distúrbios hematológicos que compõem o fenômeno de Kasabach-Merritt. A dose inicial é de 0,4 mg/m^2 para neonatos, e de 0,8 mg/m^2 para crianças e adolescentes, a cada 12 horas, para um nível sérico que deve ser mantido entre 4 e 8 ng/mℓ.[24] O acompanhamento clínico para controle dos efeitos adversos é fundamental para o sucesso do tratamento. A queda do nível das plaquetas é reversível e deve ser monitorada – a normalização ocorre no curso do tratamento.

Os corticosteroides podem auxiliar na desaceleração do consumo de plaquetas em pacientes com grave distúrbio de coagulação com o intuito de se evitar a necessidade de transfusão de hemoderivados, medida que poderia desencadear o consumo desenfreado e irreversível dos elementos de coagulação. Necessário abreviar o tempo de uso do corticosteroide para minimizar os efeitos colaterais sistêmicos.

Na impossibilidade do uso do sirolimo, a vincristina também é uma alternativa terapêutica, prescrita nas doses preconizadas para os tumores sólidos. A interferona foi empregada para esse fim na década de 2000, mas o risco de diplegia espástica nos lactentes fez com que a sua indicação fosse abandonada.

Malformações vasculares

Diferentemente dos hemangiomas, as malformações vasculares são afecções congênitas que podem estar visíveis ao nascimento ou se manifestar em qualquer idade, não involuindo espontaneamente. São ocasionadas por erros no desenvolvimento embriológico das estruturas vasculares, na maioria das vezes devido a mutações genéticas esporádicas, com angiogênese desorganizada e proliferação de musculatura lisa endotelial.[25,26] Formas familiares podem ocorrer em 20% dos casos.[25]

Ainda hoje, as malformações vasculares são frequentemente confundidas com os hemangiomas e, no intuito de diferenciar essas enfermidades, adota-se a classificação da ISSVA (Quadro 159.3).[4]

Essa classificação divide as malformações vasculares em simples, quando envolvem apenas um componente vascular (capilar, linfático, veia ou artéria); combinadas, quando há associação de mais de uma malformação; ou complexas, em que há envolvimento de outras estruturas não vasculares, como partes moles e osso. Outra classificação considerada é a de Hamburgo, proposta por Stefan Belov, em 1988, com base na morfologia de vasos/estruturas malformadas, a qual subdivide essas malformações em *extratroncular* e tronculares.[27] Na primeira, a mutação ocorre em período precoce da embriogênese e há formação de estruturas anômalas amorfas; na segunda, a mutação é mais tardia, e os vasos formam-se com algum defeito, como hipoplasia ou aneurisma. O termo "extratroncular" foi proposto para substituir a palavra "angioma", já que esta remete à neoplasia, não sendo adequada para classificação de malformações.

Houve significativo avanço na identificação das mutações genéticas que possibilitou agrupar as malformações vasculares de acordo com os genes envolvidos. Com base nessas mutações e sua relação com as vias de sinalização celular e a angiogênese, foi possível adotar novas medicações para tratamento sistêmico, denominadas terapias-alvo, a exemplo do que ocorre na oncologia.

Diagnóstico

O diagnóstico das malformações vasculares é predominantemente clínico e pode ser correlacionado às mutações genéticas já descritas. Apesar dos avanços científicos, essa doença ainda é considerada um desafio e deve ser preferencialmente abordada por equipe multiprofissional.[28]

Avaliação inicial

Recomenda-se uma avaliação clínica detalhada, com fotografias prévias e história da evolução da lesão, quando possível. Os seguintes aspectos são importantes e devem ser investigados e questionados:

- Idade ao início do quadro – lesão presente já ao nascimento?
- Padrão de crescimento desde o aparecimento
- Sintomas locais: dor, aumento de temperatura, mudança de coloração, infecção com sangramento, formação de abaulamentos ou caroços

QUADRO 159.3	Classificação das malformações vasculares da International Society for the Study of Vascular Anomalies (ISSVA).		
Simples	**Combinadas**	**Vasos nominados (tronculares)**	**Associadas a outras anomalias**
MC	MCV	Anomalias de:	Ver Quadro 159.13
ML	MCL	▪ Origem	
MV	MLV	▪ Trajeto	
MAV	MCLV	▪ Número	
FAV	MCAV	▪ Extensão	
	MCLAV	▪ Diâmetro (aplasia, hipoplasia, estenose, ectasia ou aneurisma)	
	Outras	▪ Válvulas	
		▪ Comunicação AV	
		▪ Persistência de veias embrionárias	

AV: atrioventricular; FAV: fístula arteriovenosa; MAV: malformação arteriovenosa; MC: malformações capilar; MCAV: malformações capilar e arteriovenosa; MCL: malformações capilar e linfática; MCV: malformações capilar e venosa; MCLAV: malformações capilar, linfática e arteriovenosa; MCLV: malformações capilar, linfática e venosa; ML: malformação linfática; MLV: malformações linfática e venosa; MV: malformação venosa. (Adaptado do *site* da ISSVA: www.issva.org/classification; acesso em: 06/09/2021.)[4]

- Fatores desencadeantes: trauma local, atividade física, infecção, puberdade, gestação, biopsia ou procedimento cirúrgico
- Sinais e sintomas associados: limitação da movimentação, atrofia muscular, aumento do diâmetro ou comprimento do membro, claudicação, edema, dispneia, taquicardia, cefaleia, perda de acuidade visual.

Exames complementares

Após anamnese e exame físico, mantendo-se a hipótese diagnóstica de malformação vascular, os exames complementares mostram os componentes vasculares envolvidos, a extensão do comprometimento, as complicações locais e sistêmicas, como coagulação intravascular localizada (CIL) e infecção, além do envolvimento de outros sistemas.

USG com Doppler (USD). Primeiro exame de escolha, por não ser invasivo, podendo ser realizado em qualquer idade, com boa acurácia no diagnóstico das malformações (Quadro 159.4).[27,29]

Utilizado também no acompanhamento do tratamento e na identificação das complicações, como trombos localizados. Deve ser realizado de preferência por examinador especializado em malformações, já que exige conhecimento das variações da anatomia normal e também do padrão de anomalias de cada síndrome (Figuras 159.32 a 159.35).

Ressonância magnética (RM). Eficiente para avaliação das lesões intracranianas, das segmentares extensas de membros e daquelas de localização visceral (torácica, abdominal, pélvica), para confirmação de diagnóstico e diagnóstico diferencial, principalmente com os tumores (Quadro 159.5).[30,31]

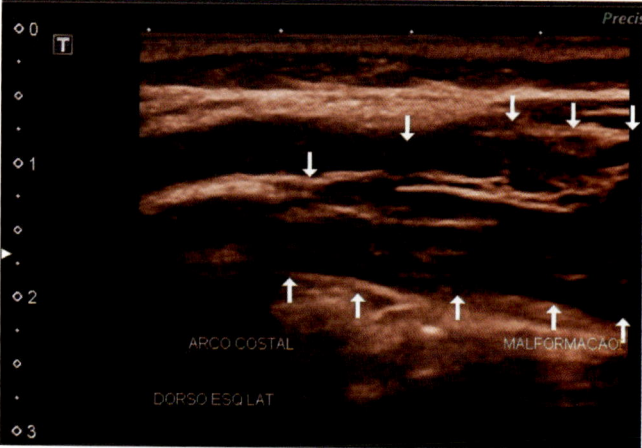

FIGURA 159.32 Ultrassonografia vascular com Doppler, modo bidimensional: evidência de áreas anecogênicas no interior da musculatura intercostal.

Caso haja suspeita de lesões de alto fluxo como malformação arteriovenosa (MAV) ou fístula arteriovenosa (FAV), a angiorressonância deve ser solicitada, incluindo as seguintes sequências TRICKS (*time resolved imaging of contrast kinetics*): T1 SE ou FSE; T2 com saturação de gordura ou STIR (*short time inversion recovery*), para avaliação da extensão da doença; T1, pós-contraste, com saturação de gordura; e angiografia multiplanar tridimensional dinâmica (3D) (Figuras 159.36 e 159.37).

Como desvantagem, o gadolínio utilizado como meio de contraste pode causar complicações sistêmicas a longo prazo e é contraindicado em pacientes com *clearance* de creatinina menor que

QUADRO 159.4	Aspectos das malformações vasculares na ultrassonografia com Doppler.
Malformação vascular	**Aspecto**
Malformação linfática	Lesões microcísticas (< 0,5 cm), macrocísticas (> 0 e < 5 cm) ou mistas
	Conteúdo anecogênico (linfático) ou hipoecogênico (misto venolinfático)
	Septos[30]
	Incompressível, sem fluxo ao modo colorido/Doppler
Malformação venosa	**Malformações tronculares**
	Aplasia, hipoplasia, ectasia e aneurisma venoso
	Persistência de veias embrionárias: veia marginal lateral, veia ciática
	Malformações extratronculares
	Lesões compressíveis, superficiais ou intramusculares, com conteúdo hipoecogênico ou anecogênico
	Trombos ou flebólitos (trombos calcificados)
	Compressíveis
	Fluxo lento ao modo colorido/Doppler
	Pode apresentar áreas de fluxo turbilhonado quando houver fístulas arteriovenosas
Malformação arteriovenosa	Artérias aferentes com fluxo de baixa resistência
	Veias eferentes com fluxo venoso contínuo ou pulsátil
	Nidus
Aspectos comuns	Pode haver desarranjo da anatomia habitual como lipossubstituição de fibras musculares, aumento da ecogenicidade e perda de definição do tecido celular subcutâneo

Adaptado de Laroche et al.[29]

QUADRO 159.5	Aspectos das malformações vasculares na ressonância magnética.
Malformação vascular	**Aspecto**
Malformação capilar	Espessamento da pele
Malformação linfática	Massa lobulada septada
	Hipointensa em T1
	Hiperintensa em T2
	Nível fluido
	Sem *flow voids*
	Padrão infiltrativo
	Macrocistos – septos visíveis nas sequências T1
	Microcistos – discreto realce difuso
Malformação venosa	Massas lobuladas sem efeito compressivo
	Flebólitos – hipossinal
	Níveis líquido–líquido
	Hipossinal em T1
	Hipersinal em T2
	Sem *flow voids* nas sequências SE
	Infiltra planos teciduais, edema leve
	Sem realce arterial ou venoso precoce
	Realce venoso progressivo
	Realce difuso tardio
Malformação arteriovenosa	Lesão mal definida
	Artérias nutridoras e veias de drenagem de calibre aumentado
	Flow voids nas sequências SE
	Infiltra planos teciduais
	Realce precoce das artérias nutridoras e *nidus* com fluxo para as veias de drenagem

Adaptado de Flors et al.[31]

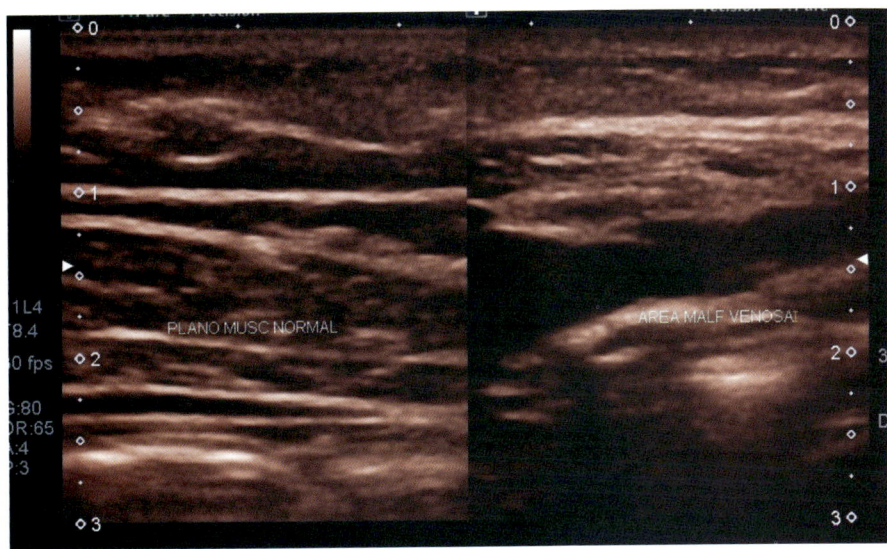

FIGURA 159.33 Ultrassonografia vascular com Doppler, modo bidimensional. *À esquerda*, plano muscular normal e, *à direita*, perda do aspecto habitual na área da malformação com áreas anecogênicas no interior da musculatura.

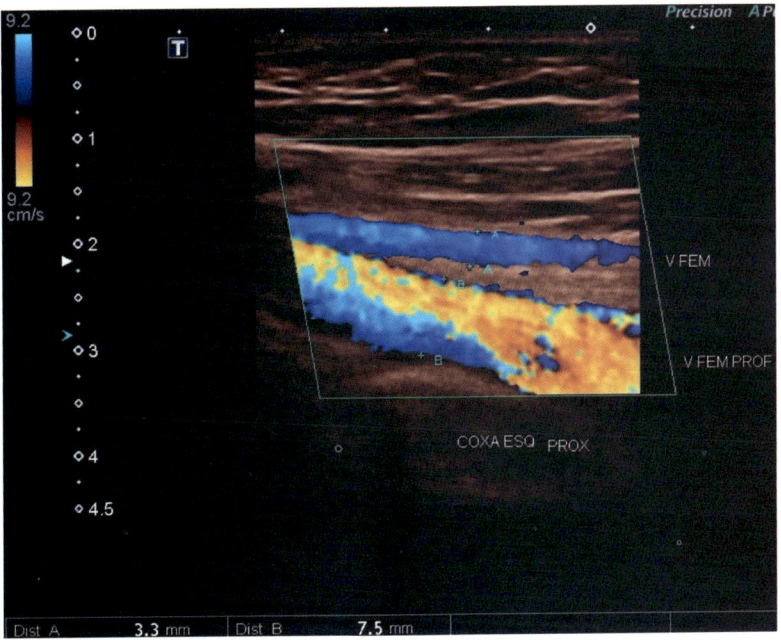

FIGURA 159.34 Ultrassonografia vascular com Doppler, modo colorido: evidência de veia femoral hipoplásica, com 3,3 mm; e veia femoral profunda com 7,5 mm.

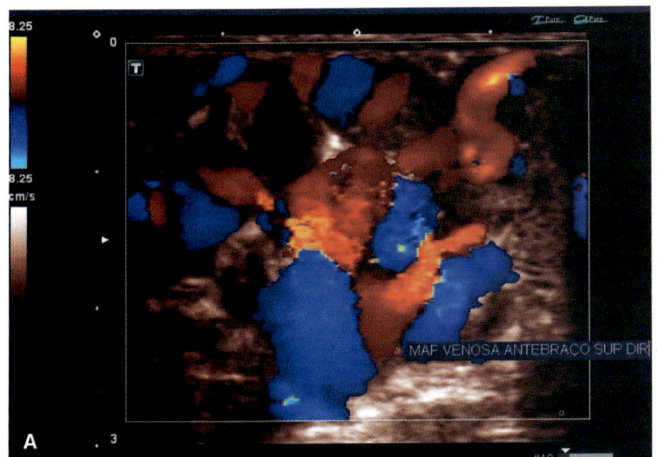

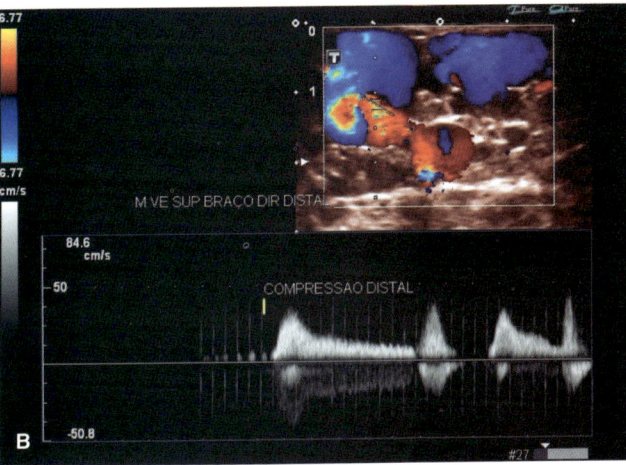

FIGURA 159.35 Ultrassonografia vascular com Doppler, evidenciando preenchimento do lago venoso, ao modo colorido. **A.** Fluxo lento e não espontâneo no interior da lesão. **B.** Imagem observada na porção distal do membro, após manobra de compressão com o transdutor, no modo espectral.

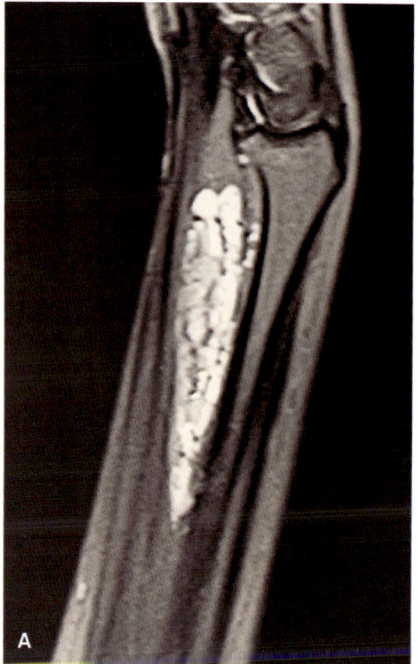
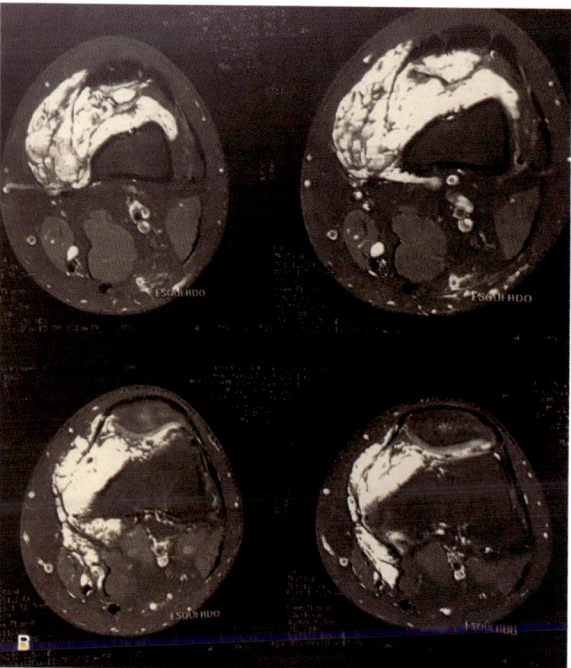

FIGURA 159.36 Imagens de ressonância magnética evidenciando lesão com hipersinal em T2 sugestivo de malformação venosa intramuscular. **A**. No membro superior. **B**. No membro inferior.

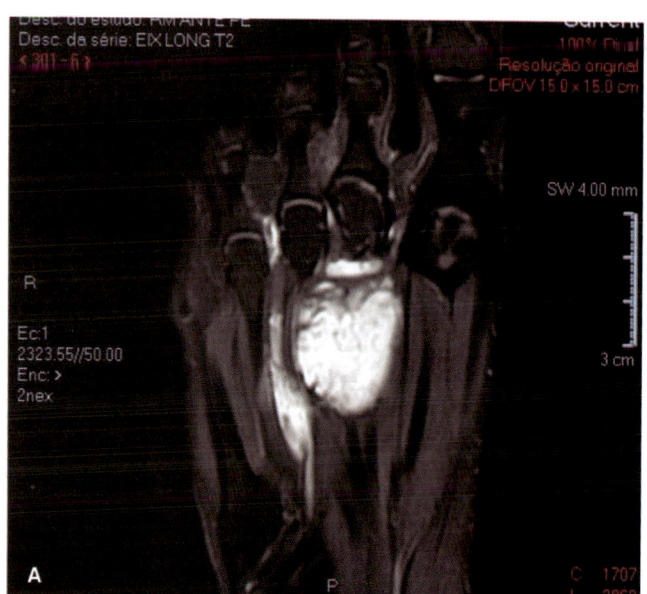
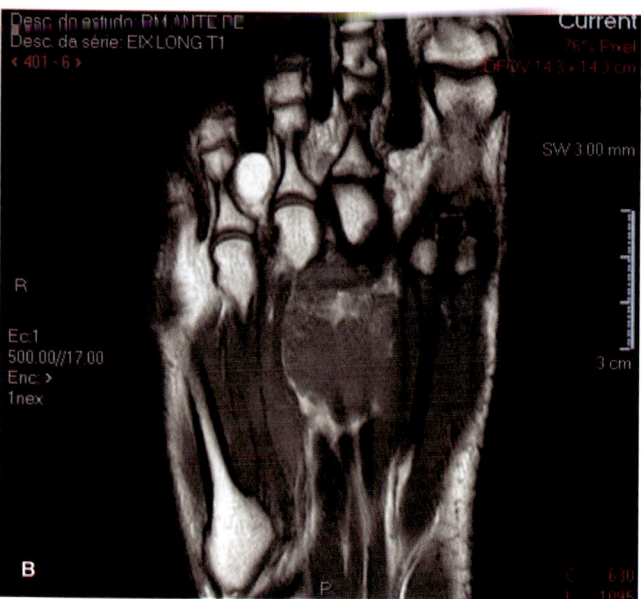

FIGURA 159.37 Imagens de ressonância magnética com aspecto sugestivo de malformação venosa intramuscular no membro inferior. **A**. Hipersinal em T2. **B**. Hipossinal em T1.

60 mℓ/min ou antecedente prévio de alergia. A RM apresenta tempo prolongado para aquisição das imagens, não sendo tolerada por paciente com claustrofobia. Além do mais, para sua realização é necessário anestesia geral em crianças menores.

Radiografia simples. Esse exame pode identificar lesões periosteais associadas às malformações vasculares, especialmente em malformação linfática complexa, como a síndrome de Gorham-Stout, e flebólitos, nas MAV. É também relevante no diagnóstico diferencial com os tumores ósseos.

Escanometria. Esse estudo radiográfico mensura o comprimento ósseo e deve ser solicitado para pesquisa das hipertrofias estruturais, como nas síndromes de Klippel-Trenaunay (SKT), Proteus (SP) e

Parkes Weber (SPW). É solicitada para diagnóstico e acompanhamento da desproporção, já que pode haver necessidade de abordagem cirúrgica para limitar o crescimento do membro afetado.

Linfocintilografia. Embora não seja realizada de modo protocolar, auxilia no diagnóstico diferencial de linfedema primário em alguns pacientes com malformações vasculares complexas, associadas à hipertrofia do membro.

Linfangiorressonância magnética. Pode substituir a linfocintilografia e fornecer informações mais detalhadas sobre o calibre e a drenagem dos vasos linfáticos dos membros. A injeção do contraste gadolínio é realizada por punção direta no plano dérmico dos pés ou mãos, para posterior aquisição das imagens.[32] É indicada quando há ascite quilosa ou quilotórax como manifestação das anomalias linfáticas complexas.

Nesses casos, a injeção de gadolínio deve ser realizada por punção direta dos linfonodos inguinais.[32] Ainda é um exame pouco realizado e não disponível como rotina nos serviços de imagem, no nosso meio, em virtude das dificuldades técnicas.

Angiografia arterial por subtração digital. Como regra geral, não é um exame solicitado na fase de diagnóstico, por ser invasivo, sendo o seu uso primordial indicado para estudo angiográfico durante o procedimento de embolização arterial.

Angiografia por punção direta. Também deve ser realizada como avaliação pré-tratamento e não apenas como exame diagnóstico, devido ao risco de descompensação da lesão.

Biopsia. Deve ser solicitada caso haja dúvidas sobre a natureza vascular e benigna da lesão, após análise dos exames complementares prévios. Deve ser preferencialmente guiada por USG, em ambiente hospitalar, pelo risco aumentado de sangramento, especialmente diante de lesões hipervascularizadas. É importante solicitar a análise imuno-histoquímica com os seguintes marcadores: CD34, CD31, D2-40, GLUT1 e Ki-67. É possível também utilizar a amostra da biopsia para estudo genômico, a fim de identificar mutações e orientar a possibilidade de terapia-alvo.

As malformações vasculares devem ser tratadas quando existem sintomas de dor, limitação funcional do membro, infecção recorrente, sangramento, trombose ou CIL, risco de prejuízo no desenvolvimento das estruturas circunjacentes e queixa estética com dificuldade de socialização. Diante de um quadro assintomático, vale analisar a conveniência de uma abordagem precoce, diante da certeza inexorável da tendência de piora progressiva dessas afecções. Os aspectos específicos do tratamento de cada síndrome serão abordados separadamente.

Malformação capilar

Também conhecida como vinho do porto (*port wine stain*), é uma das lesões mais comuns, visível ao nascimento como mancha rosa, avermelhada, às vezes arroxeada (Quadro 159.6).

Lesões bem delimitadas ou difusas, que permanecem planas durante a infância (Figura 159.38), mas podem apresentar volume e área nodulares mais salientes ao longo da vida. As malformações capilares são lesões permanentes, exceto as marcas de nascença frequentemente observadas nos recém-nascidos, conhecidas como beijo de anjo (*angel kiss*). Tais lesões transitórias foram incluídas na classificação da ISSVA como *nevus simplex*. Localizam-se frequentemente na linha média, acometendo nuca, fronte e pálpebras. Geralmente involuem espontaneamente e não exigem intervenção terapêutica.

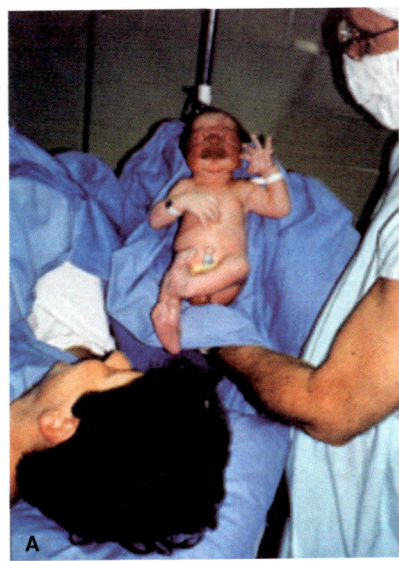 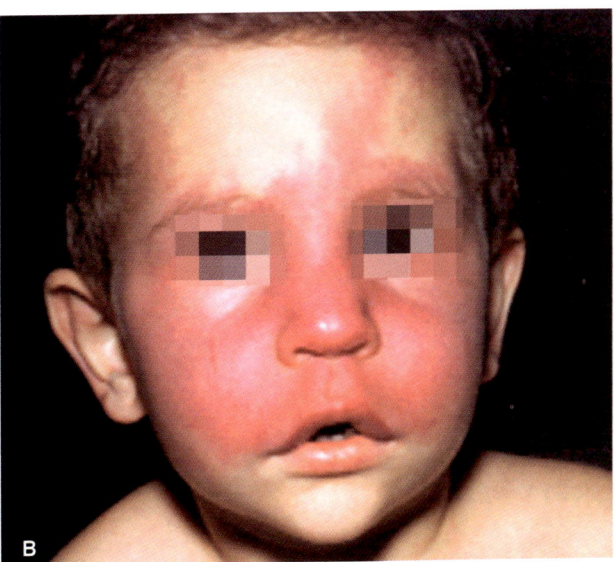

FIGURA 159.38 Malformação capilar de face. **A.** Ao nascimento. **B.** Aspecto inalterado ao longo da infância.

QUADRO 159.6	Classificação das malformações capilares (MC) da International Society for the Study of Vascular Anomalies (ISSVA).	
Malformações capilares (MC)		**Genes**
***Nevus simplex*/mancha salmão, "beijo de anjo" (*angel kiss*), "mordida de cegonha" (*storkbite*)**		
MC cutânea ou mucosa (conhecida como mancha vinho do porto)	MC não sindrômica	*GNAQ*
	MC com anomalias neuro-oculares (síndrome de Sturge-Weber)	*GNAQ*
	MC com hipertrofia óssea ou de partes moles	*GNA11*
	MC difusa com hipertrofia (DCMO)	*GNA11*
	MC com microcefalia (*MIC-CAP*)	*STAMBP*
MC reticular	MC com megalencefalia, malformação capilar e polimicrogiria (*MC-MCAP*)	*PIK3CA*
MC com MAV		*RASA1/EPHB4*
Cútis marmorata telangiectásica congênita		
Teleangiectasia hemorrágica hereditária (HHT)		*ENG/ACVRL1/SMADA*

Adaptado do *site* da ISSVA: www.issva.org/classification; acesso em: 06/09/2021.[4]

As manchas capilares de face que acometem as pálpebras, distribuição do nervo trigêmeo, podem estar associadas à síndrome de Sturge-Weber.

Ao longo da vida, as malformações capilares podem provocar aumento de espessura, hipertrofia de partes moles e formação de granulomas sangrantes. O principal diagnóstico diferencial é o hemangioma da infância (Figura 159.39).

É necessário investigar outros componentes vasculares combinados e anomalias associadas nos portadores de malformação capilar. A assimetria da região afetada, o aumento da temperatura local, a pulsatilidade ou o frêmito podem sugerir MAV.

Tratamento

Indicado precocemente o uso de *laser* transdérmico, sendo o *flashlamp-pumped pulsed dye laser* (595 nm) o mais recomendável (Figura 159.40). A laserterapia com *dye laser* é considerada segura no tratamento das malformações capilares e pode ser aplicada desde

os primeiros meses de vida.[33] A idade precoce favorece a efetividade do *laser*. Vale ressaltar que as manchas capilares, como qualquer outra malformação vascular, não respondem ao tratamento com propranolol.

O *laser* é aplicado em sessões periódicas, regime ambulatorial ou sob anestesia geral. Os melhores resultados são alcançados nas lesões de face e pescoço. Os granulomas superficiais de pele devem ser removidos para se evitar sangramento recorrente. Para lesões mais extensas com hipertrofia, podem ser necessárias abordagens cirúrgicas, as quais amenizam as assimetrias (Figura 159.41).

Malformação linfática

Pode ocorrer em qualquer região do organismo, predominando no segmento cefálico (Quadro 159.7). As expressões "higroma cístico" e "linfangioma" foram abandonadas na classificação atual.[4]

Estruturas linfáticas malformadas, com componentes microcístico, macrocístico ou misto (Figuras 159.42 a 159.44). O componente microcístico (< 0,5 cm) acomete pele e mucosas na forma de vesículas translúcidas. A combinação de microcistos linfáticos em área de malformação capilar não é incomum. Os macrocistos (> 0,5 cm) localizam-se no tecido celular subcutâneo e outras estruturas profundas, podendo causar abaulamento sem alteração da coloração da pele sobrejacente. Apresentam consistência amolecida ao exame físico.

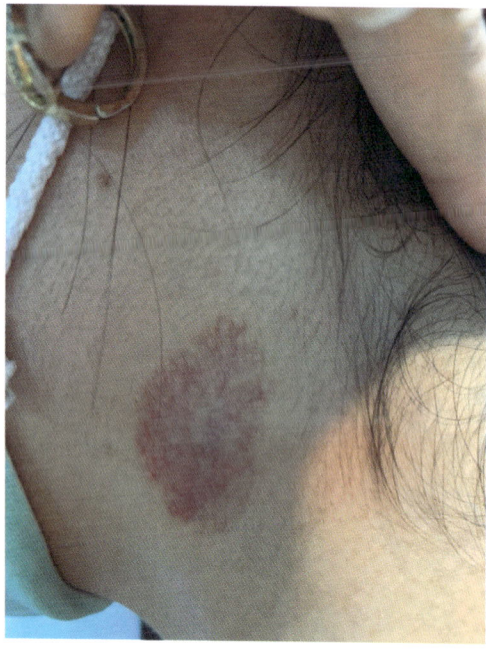

FIGURA 159.39 Hemangioma da infância na região cervical. Componente residual após involução – diagnóstico diferencial com malformação capilar.

QUADRO 159.7	Classificação das malformações linfáticas (ML) da International Society for the Study of Vascular Anomalies (ISSVA).	
Malformações linfáticas (ML)		**Genes**
ML comum	ML macrocística	*PIK3CA*
	ML microcística	
	ML mista	
Anomalia linfática generalizada (*GLA*)		
Linfangiomatose kaposiforme (*KLA*)		
ML da doença de Gorham-Stout		
ML tipo canal		
Anomalia linfática progressiva "adquirida"		
Linfedema primário		

Adaptado do *site* da ISSVA: www.issva.org/classification; acesso em: 06/09/2021.[4]

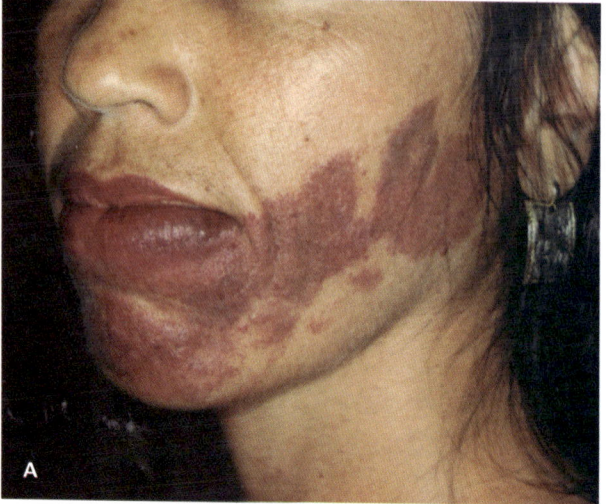
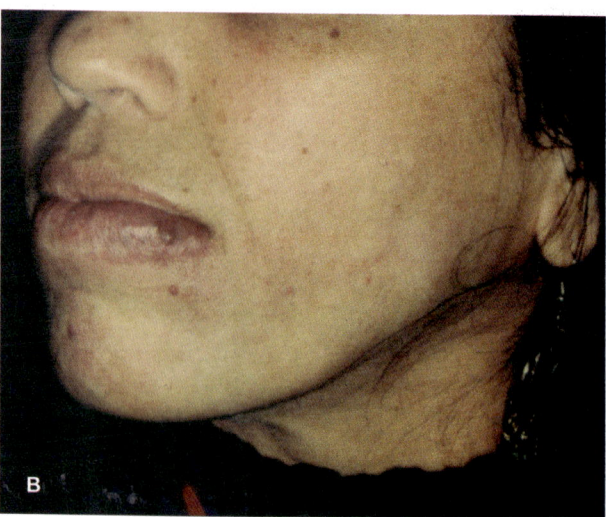

FIGURA 159.40 Malformação capilar de face em adulto. **A.** Antes do tratamento. **B.** Após sessões de *dye laser*.

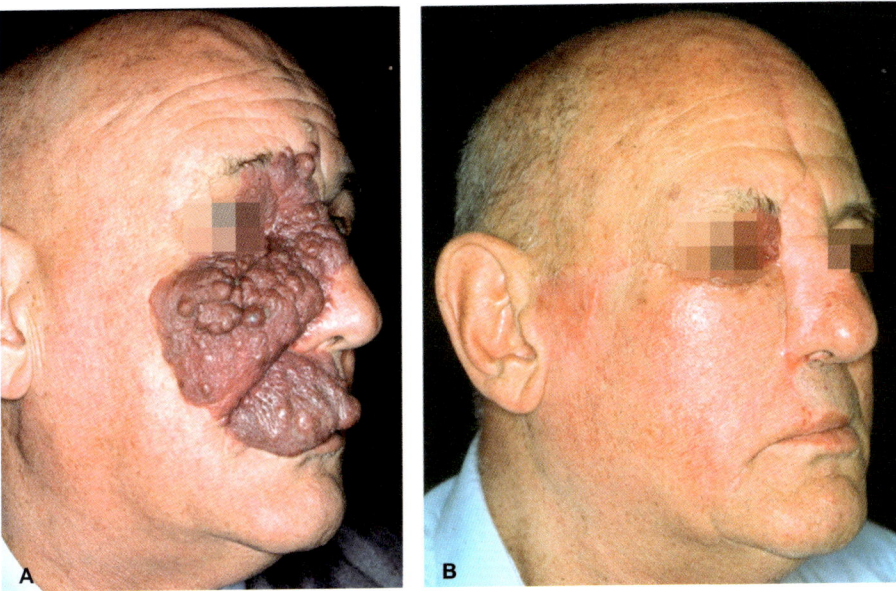

FIGURA 159.41 Malformação capilar de face, com hipertrofia e nódulos cutâneos. **A.** Antes do tratamento. **B.** Após tratamento cirúrgico.

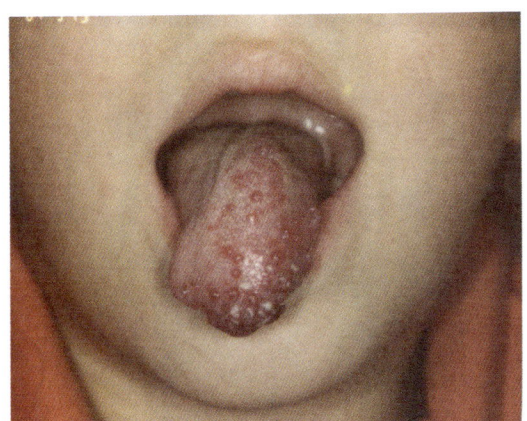

FIGURA 159.42 Malformação linfática microcística de língua.

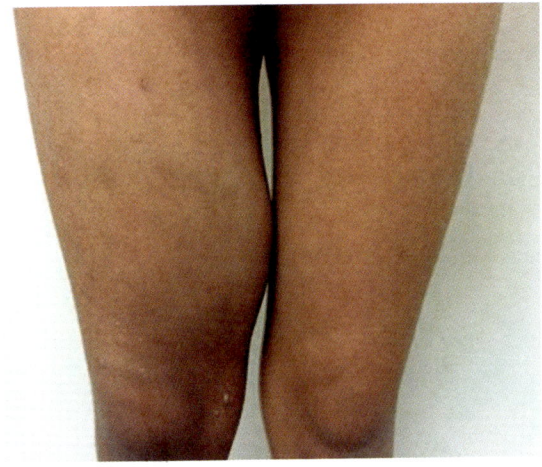

FIGURA 159.44 Malformação linfática no subcutâneo da coxa, com componente misto: superficial microcístico e profundo macrocístico.

Os sintomas podem estar relacionados com a topografia. As lesões cervicais extensas, com envolvimento de cavidade oral e vias respiratórias, podem causar obstrução respiratória precoce. Infecção é a complicação mais frequente e pode evoluir para sepse. Eventualmente permanecem incipientes por anos.

A mutação no gene *PIK3CA* foi identificada em portadores de malformações vasculares complexas com componente linfático – quadro denominado PROS (*PIK3CA-related overgrowth syndromes*), como as síndromes de CLAPO, CLOVES e SKT.

O componente linfático compõe outras condições raras, generalizadas ou disseminadas, com padrão infiltrativo de múltiplas estruturas (vísceras, cavidades e ossos) e pior evolução.[34]

As malformações linfáticas devem ser tratadas, tendo em vista a progressão observada ao longo da vida e o risco de complicações.

Diagnóstico

O diagnóstico é clínico para a maioria dos casos. As lesões superficiais de pele e mucosa são observadas durante a inspeção. As lesões profundas devem ser estudadas por meio de exames de imagem. A USG com Doppler identifica estruturas císticas multiloculadas e anecoicas, podendo existir fluxo sanguíneo eventual nos septos

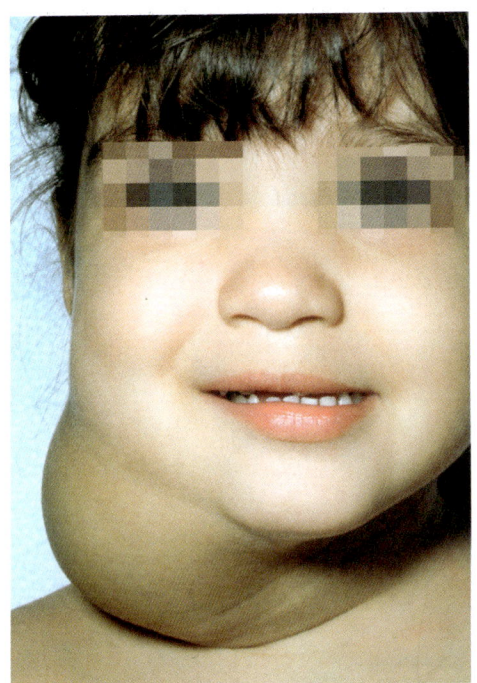

FIGURA 159.43 Malformação linfática macrocística cervical.

que separam os cistos. A RM confirma a característica cística das lesões, podendo o componente microcístico se apresentar como massa multicompartimental e de aspecto infiltrativo difuso.

Tratamento

Nas últimas décadas, a melhora dos sintomas e da qualidade de vida com abordagem terapêutica minimamente invasiva tem sido relatada na literatura científica.

Aplicação intralesional de medicamentos é a primeira escolha para tratamento das malformações linfáticas.[35] Agentes como a bleomicina, o OK-432 e a doxiciclina são aplicados por punção direta guiada por USG ou tomografia computadorizada (Figura 159.45), após o esvaziamento do conteúdo linfático ou sero-hemático dos macrocistos.[36] O tratamento é programado em sessões periódicas, realizadas em ambiente estéril e sob anestesia geral, e pode alcançar a resolução especialmente dos macrocistos. Recomenda-se o uso profilático de antibióticos e, eventualmente, a associação de corticosteroides no pós-operatório.

Os microcistos também podem ser tratados com injeção e distribuição dos medicamentos nas áreas afetadas. As vesículas linfáticas superficiais de pele ou mucosa podem ser removidas com cauterização ou *laser*.

O sirolimo é um recurso terapêutico efetivo para amenizar os sintomas e as complicações em pacientes com lesões extensas e infiltrativas que comprometem funções, causam deformidade e cursam com distúrbios de coagulação.

Os surtos de linfangite são tratados clinicamente com antibiótico e anti-inflamatório.

A cirurgia radical não é recomendada e deve ser evitada como primeira opção terapêutica tendo em vista o alto índice de morbi-mortalidade. A possibilidade de benefício com a remoção parcelada de lesões deformantes deve ser avaliada e programada dentro de um algoritmo a ser definido individualmente, contando com a possibilidade de benefício com tratamento prévio, medicamentos e procedimentos minimamente invasivos. Os recém-nascidos com comprometimento cervical e obstrução das vias respiratórias necessitam de traqueostomia e gastrostomia.

Malformação venosa

As MAV são afecções frequentes, tem incidência estimada em 1 a 5 a cada 10 mil nascimentos, com prevalência de 1%, ocorrendo em 2/3 dos pacientes com malformações vasculares.[26] Os diferentes tipos de malformações classificadas como venosas simples estão listados no Quadro 159.8.

Coleções de vasos anômalos formando verdadeiras massas esponjosas, tipicamente compostas por trajetos venosos dilatados de paredes finas e deficientes em células musculares lisas, desprovidos de válvulas.[26]

Frequentemente identificadas ao nascimento ou mais tardiamente, na infância ou adolescência, crescem proporcionalmente ao desenvolvimento da criança. Podem surgir em qualquer lugar do corpo, sendo mais frequentes nos segmentos cefálico (40%) e em extremidades (40%).

À apresentação clínica tem padrão variável, surgindo como telangiectasias, manchas ou nodulações arroxeadas e varicosidades em sítios atípicos (Figuras 159.46 a 159.48). Lesões mais profundas

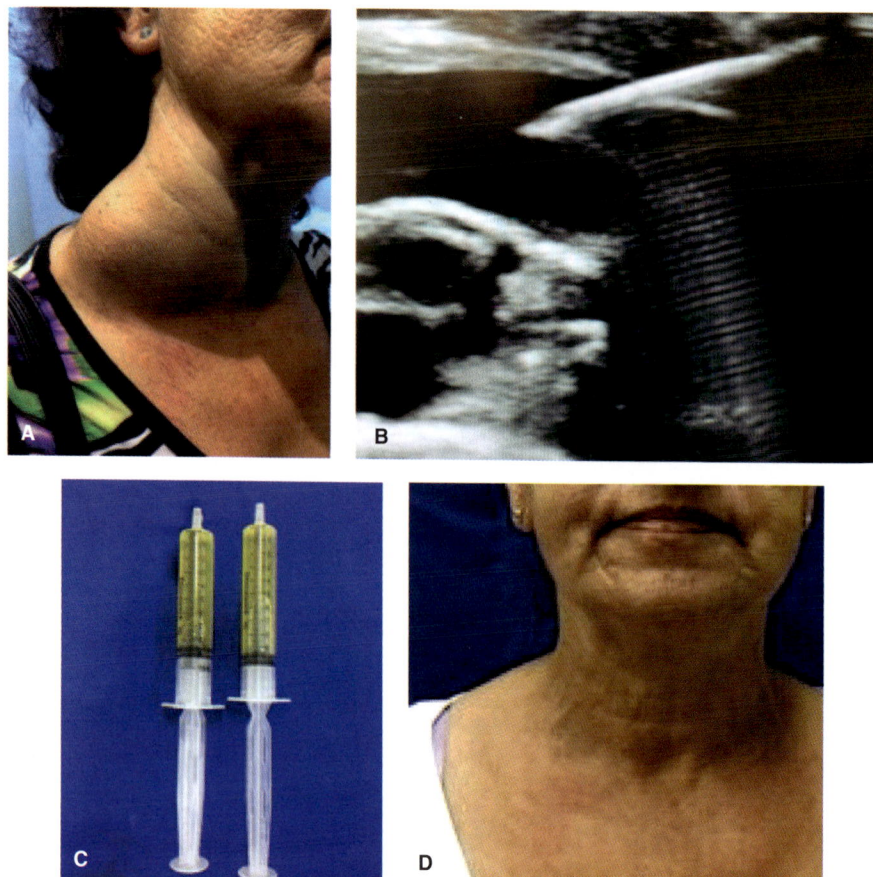

FIGURA 159.45 Malformação linfática macrocística na região cervical. **A.** Paciente relata piora do volume após punção aspirativa sem injeção de agentes esclerosantes. **B.** Punção de macrocisto linfático supraclavicular guiada por ultrassonografia. **C.** Aspecto da secreção intracística aspirada. **D.** Resultado final após 1 mês de tratamento com injeção intralesional de bleomicina.

QUADRO 159.8	Classificação das malformações venosas (MV) da International Society for the Study of Vascular Anomalies (ISSVA).	
Malformações venosas (MV)		**Genes**
MV comum		*TEK (TIE2)/PIK3CA*
MV cutaneomucosa familiar (MVCM)		*TEK (TIE2)*
Síndrome de *blue rubber bleb nevus* (*Bean syndrome*)		*TEK (TIE2)*
Malformação glomicovenosa (GVM)		Glomulina
Malformação cavernosa cerebral (MCC)		*MCC1 KRIT1, MCC2* Malcavernina *e MCC3 PDCD10*
Malformação vascular intraóssea familiar		*ELMO2*
Malformação venosa verrucosa (antes denominada hemangioma verrucoso)		*MAP3K3*

Adaptado do *site* da ISSVA: www.issva.org/classification; acesso em: 06/09/2021.[4]

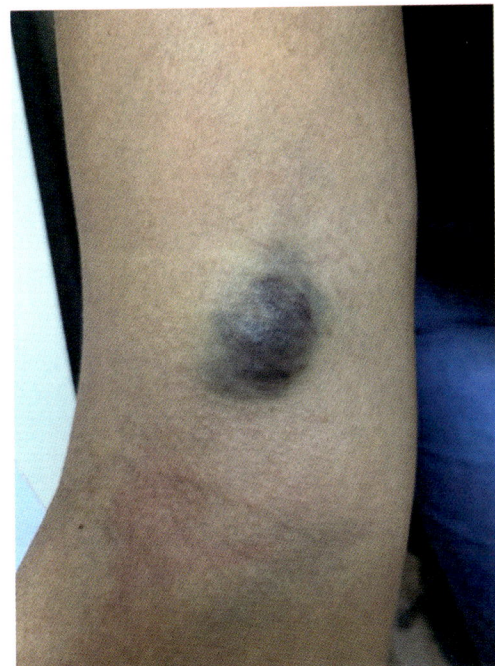

FIGURA 159.46 Malformação venosa superficial no braço direito.

na musculatura habitualmente manifestam os primeiros sintomas após estímulo externo, como trauma local, e nas mudanças hormonais da puberdade, gestação ou menopausa. Nesses casos, pode não haver mudança da coloração da pele, e sim abaulamento ou dor no local afetado.

A dor, localizada ou em peso, é o sintoma mais frequente, associada ou não a edema.[26] Pode ser recorrente, desencadeada por esforço, mudança de decúbito ou associada a variações da temperatura. Frequentemente, os surtos de dor estão relacionados com a formação de trombos intralesionais que promovem aumento de volume, endurecimento do local e, posteriormente, podem se transformar em nodulações calcificadas, conhecidas como flebólitos. Essas lesões calcificadas são patognomônicas e podem ser identificadas nos exames de imagem.

Diagnóstico

A USG colorida com Doppler pode evidenciar lagos venosos que são estruturas saculares, de conteúdo anecogênico ou hipoecogênico e, eventualmente, trombos ou flebólitos. As lesões podem ter dimensões variáveis e estar localizadas superficialmente na pele e na região subcutânea, ou mais profundamente, atingindo o compartimento muscular. O fluxo é lento, espontâneo ou não espontâneo e de baixa velocidade. Ao modo espectral, às vezes é necessário

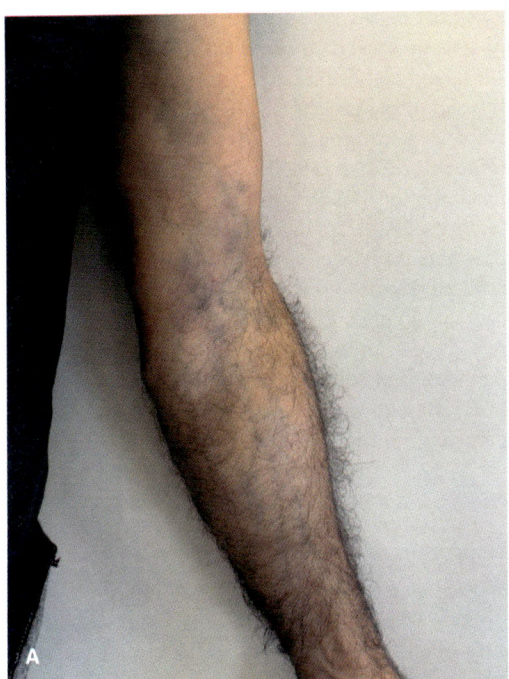
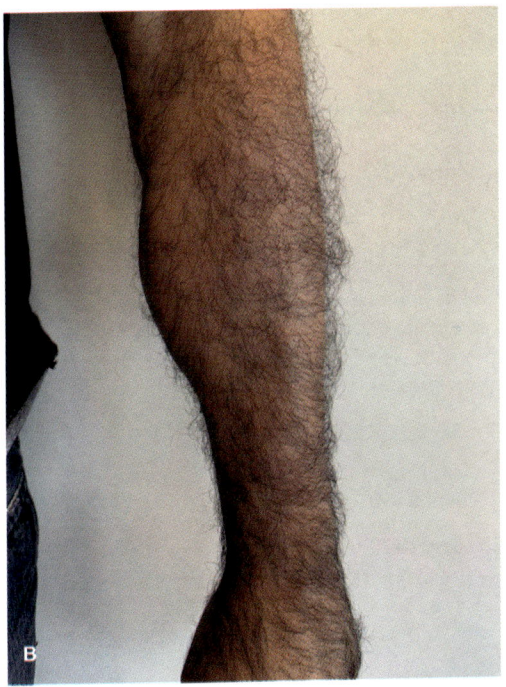

FIGURA 159.47 Malformação venosa do membro superior esquerdo. **A.** Com componente superficial. **B.** Com componente profundo.

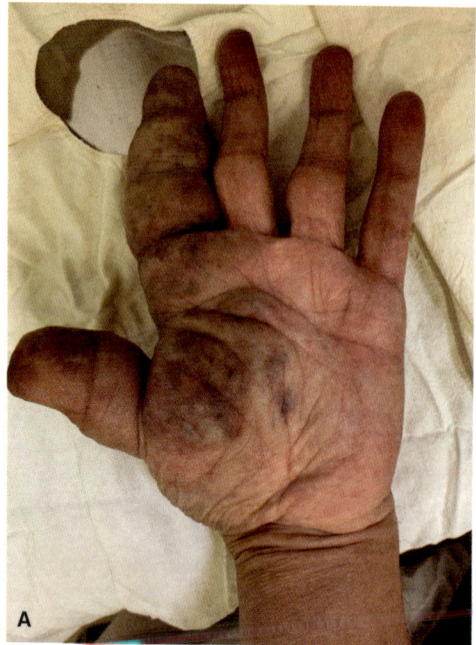
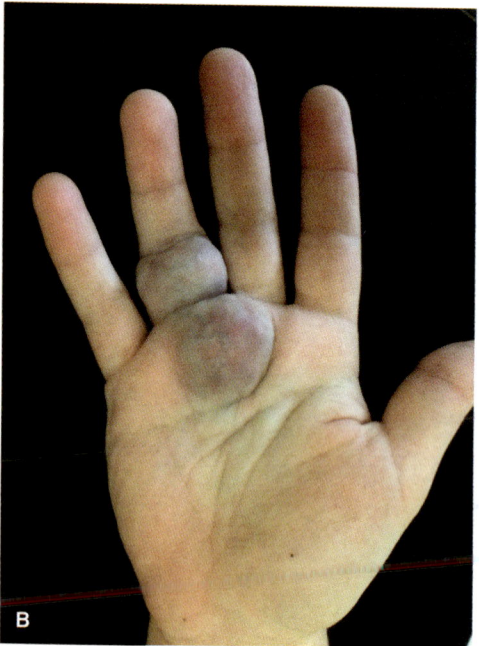

FIGURA 159.48 Malformação venosa em dois pacientes diferentes mostrando grande variabilidade fenotípica das lesões.

realizar manobras de compressão distal ou compressão com o transdutor para identificar algum fluxo. As lesões tronculares podem ser caracterizadas por agenesia, hipoplasia, ectasia, aneurisma de veias habituais ou persistência de veias embrionárias, como a veia ciática ou a veia marginal lateral que são avalvuladas e insuficientes.

Na angiorressonância magnética, as lesões habitualmente têm sinal isointenso em T1 e hipersinal em T2. Podem ser identificadas falhas de sinal compatíveis com trombos ou flebólitos. Na fase dinâmica, observam-se a drenagem venosa das lesões para veias anômalas ou habituais e alterações tronculares e persistência das veias embrionárias.

A angiografia por punção direta propicia definir melhor as características de drenagem, otimizando o tratamento. A classificação do padrão de drenagem venosa, proposta por Puig, auxilia na compreensão da angioarquitetura da malformação venosa (Quadro 159.9).[37]

Tratamento

Cerca de 40% dos pacientes com malformação venosa apresentam elevação do dímero D caracterizando uma CIL, o que provoca crises de dor e piora a morbidade da doença.[38] O tratamento do distúrbio de coagulação é feito com anticoagulantes, se houver elevação do dímero D, a partir de 5 vezes acima dos valores de referência, associada a sintomas dolorosos, ou antes de procedimentos intervencionistas. De maneira geral, utiliza-se enoxaparina não fracionada em doses profiláticas ou terapêuticas. Apesar de alguns estudos mencionarem anticoagulantes orais diretos (DOAC), seu uso ainda

QUADRO 159.9	Classificação angiográfica das malformações venosas (MV) de Puig.
Tipo	**Descrição**
I	MV isolada e sem drenagem
II	MV com drenagem para veias normais
III	MV com drenagem para veias displásicas
IV	Ectasia venosa

Traduzido e adaptado de Puig et al.[37]

não está liberado em populações pediátricas, quando grande parte das lesões se manifesta. O uso de ácido acetilsalicílico (AAS) já foi relatado com melhora parcial dos sintomas, porém sem redução do risco de tromboembolismo venoso.[39]

A terapia compressiva com uso de meias ou braçadeiras elásticas de média ou alta compressão, feitas sob medida, auxiliam no controle dos sintomas de insuficiência venosa, dor e peso, que podem surgir ao longo da vida dos pacientes com lesões mais extensas. Ainda não há evidência de qualidade na literatura, portanto sua prescrição deve ser avaliada individualmente.[40]

As malformações venosas puras, extratronculares, devem ser tratadas com agentes esclerosantes. O álcool absoluto (99,5%) causa desnaturação das proteínas do endotélio com destruição tecidual e redução progressiva do espaço da lesão. Apesar de boa eficácia, apresenta alguns efeitos colaterais potencialmente graves, como lesão de pele no local da punção (necrose), nervos periféricos, colapso cardiovascular e dor. É utilizado na dosagem de 0,5 a 1 mℓ/kg, com infusão direta no cateter ou pela punção da lesão, tomando-se o cuidado de evitar extravasamento pelo risco de ulceração da pele (Figuras 159.49 e 159.50).

O polidocanol ou o tetradecil sulfato de sódio (STS) são agentes líquidos que, quando misturados com ar ambiente ou CO_2 em proporções variáveis, utilizando a técnica de Tessari, formam uma espuma densa. O polidocanol, agente detergente não iônico que causa lesão nos fosfolipídios de membrana, tem boa eficácia para redução das lesões, mas também pode causar alguns efeitos colaterais como flebites, tromboembolismo venoso (trombose venosa profunda ou tromboembolismo pulmonar [TEP]), pigmentação da pele e, raramente, ulcerações.[41] A dose utilizada nos estudos é variável, o conteúdo não deve ultrapassar o volume de 10 mℓ de espuma em cada sessão, sendo prescrita a concentração de 3%.

Mais recentemente, a bleomicina vem sendo utilizada com eficácia comparável aos agentes "tradicionais".[41] É um antibiótico citotóxico utilizado como quimioterápico com efeito esclerosante e antiproliferativo. Tem apresentação liofilizada e deve ser diluída em soro fisiológico antes do procedimento para injeção e utilizada na dosagem de 0,5 UI/kg, não ultrapassando 15 UI a cada sessão. Doses cumulativas acima de 300 UI aumentam o risco de fibrose pulmonar, complicação descrita nos pacientes oncológicos. Existem também relatos de casos de lesões pulmonares agudas, conhecidas como pneumonite induzida por bleomicina independente das doses utilizadas, bem como dermatites pigmentadas, como a flagelada.[42] A pele e o pulmão são mais suscetíveis a complicações, por não apresentarem a enzima de degradação da bleomicina.

Existe também possibilidade de utilização combinada dos agentes esclerosantes, dependendo da morfologia das lesões. De maneira geral, lesões mais volumosas, como lagos venosos intramusculares sem drenagem venosa direta, têm melhores resultados quando tratadas com agentes esclerosantes mais potentes, como álcool absoluto ou bleomicina; essa última associada ou não ao polidocanol. A combinação da bleomicina ao polidocanol tem mostrado resultados promissores, aumentando a estabilidade da espuma e sua eficácia em relação ao uso isolado desses agentes.[43]

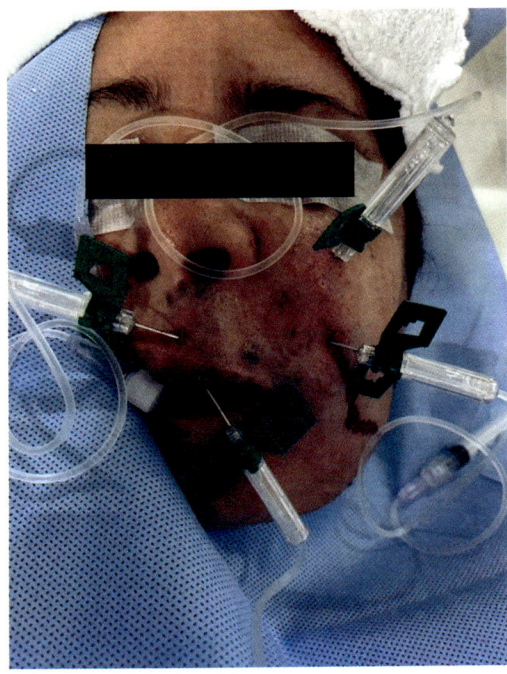

FIGURA 159.49 Tratamento de malformação venosa na face com punção direta.

As lesões venosas com drenagem direta para veias tronculares, anômalas ou normais, podem ter uma menor resposta ao uso dos agentes esclerosantes, devido ao tempo reduzido de contato dessas substâncias com o endotélio. Desse modo, estaria indicada a oclusão das veias de drenagem, utilizando-se agentes embólicos líquidos, o que promove uma melhor atuação das substâncias esclerosantes dentro da lesão, além de minimizar as complicações pela distribuição sistêmica deles.

Malformação arteriovenosa e fístula arteriovenosa

As MAV, quando superficiais, atingindo as extremidades, causam aumento de temperatura da pele, podendo haver intensificação da transpiração local, hiperemia e frêmito à palpação (Quadro 159.10).

Essas lesões apresentam consistência mais firme, não são compressíveis e não esvaziam à elevação do membro. Veias superficiais alongadas, calibrosas e com pulsatilidade são achados frequentes (Figura 159.51).

As MAV podem ser assintomáticas ou evoluir com complicações locais como ulceração, infecção, hemorragia e dor, devido ao quadro isquêmico resultante do roubo arterial, associado à hipertensão venosa crônica. A classificação de Schobinger é utilizada para estadiamento clínico das lesões (Quadro 159.11).[44]

As lesões de localização profunda, que afetam tórax, abdome, pelve, ou mesmo o compartimento muscular, estão associadas à perda da estrutura dos tecidos circunjacentes e aumento desproporcional do volume da região afetada.

QUADRO 159.10	Classificação das malformações arteriovenosas da International Society for the Study of Vascular Anomalies (ISSVA).	
Malformações venosas		**Genes**
MAV	Esporádica	*MAP2K1*
	MAV na HHT (HHT1, HHT2, HHT3, JPHT	*ENG/ACVRL1/SMAD4*
	MAV na MC-MAV	*RASA1/EPHB4*
Fístula arteriovenosa	Esporádica	*MAP2K1*
	Associada a HHT (HHT1, HHT2, HHT3, JPHT	*ENG/ACVRL1/SMAD4*
	Associada a MC-MAV	*RASA1/EPHB4*

Adaptado do *site* da ISSVA: www.issva.org/classification; acesso em: 06/09/2021.[4]

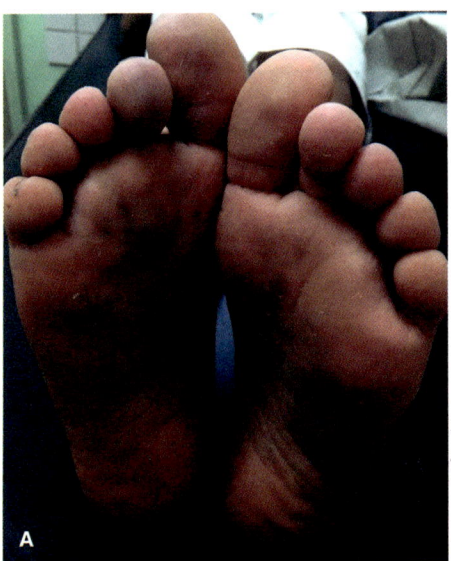
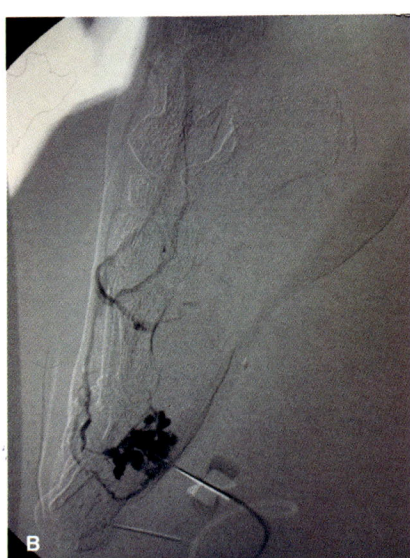
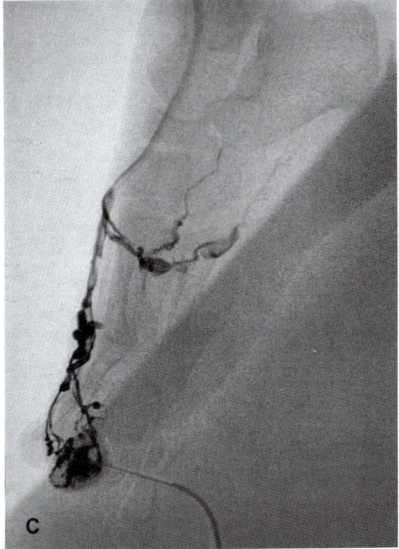

FIGURA 159.50 A. Malformação venosa em hálux, segundo pododáctilo e face plantar. **B** e **C.** Angiografia por subtração digitação por punção direta de 2º pododáctilo e face plantar do antepé, realizada durante escleroterapia de malformação venosa com bleomicina.

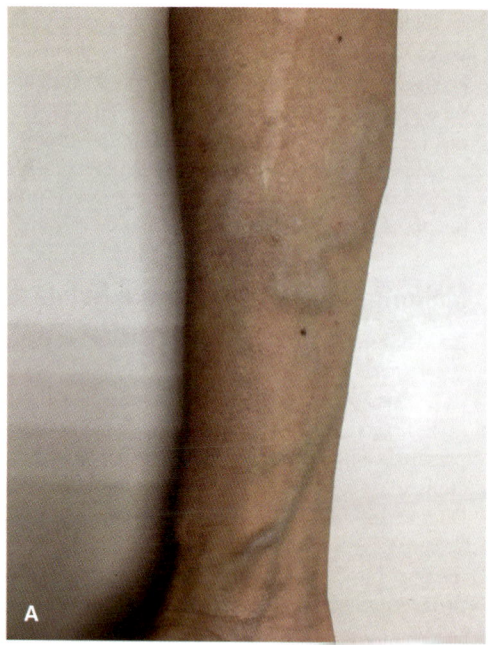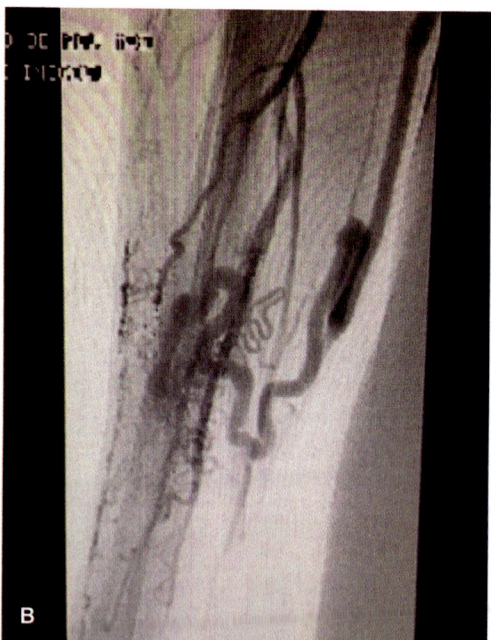

FIGURA 159.51 Malformação arteriovenosa de membro superior. **A.** Veia de drenagem superficial: cicatriz por tentativa de tratamento cirúrgico prévio. **B.** Angiografia por subtração digital evidencia múltiplas pequenas fístulas com drenagem preferencial por tributária da basílica.

A classificação proposta por Yakes, com base na angiografia e na estrutura das lesões, auxilia na programação do tratamento (Quadro 159.12).[45]

Diagnóstico

Os dados da história e do exame físico sugestivos de malformação ou fístula arteriovenosa podem ser confirmados por exames de imagem. A USG com Doppler é o primeiro exame a ser solicitado. A angiografia é necessária para demonstrar as artérias nutridoras, o *nidus*, as fístulas e as veias de drenagem.[46]

Tratamento

A embolização é o tratamento de escolha e deve ser realizada sempre com objetivo de ocluir o *nidus* ou os vasos nutridores o mais distalmente possível, pois a oclusão das artérias nutridoras proximais à lesão ou abordagem cirúrgica com ligadura dos ramos aferentes podem descompensar a malformação, causando piora acentuada da sintomatologia, devido à hipertrofia dos vasos circunjacentes, sendo, portanto, contraindicada. Na impossibilidade da cateterização via arterial superseletiva, o *nidus* pode ser alcançado por punção percutânea, guiada por ultrassom.

Dois tipos de agentes embólicos líquidos são utilizados: os adesivos, como a cola (N-butilcianocrilato), disponíveis no Brasil como o Histoacryl® (B. Braun, Melsungen, Germany) e o Glubran 2® (GEM SRL, Viareggio, Italy); e os agentes embólicos líquidos não adesivos, disponíveis no Brasil como Onyx® (Micro Therapeutics Inc., EUA), Squid® (Emboflu, Switzerland) e Phil® (Microvention, França). Há possibilidade de injeção intra-arterial de álcool absoluto e bleomicina, mencionados em publicações recentes.[44,46,47]

QUADRO 159.11	Classificação das malformações arteriovenosas de Schobinger.	
Estágio I	Quiescente	Mancha rosa ou azulada com calor local
Estágio II	Expansão	Estágio I + aumento de volume + pulsatilidade/frêmito/sopro
Estágio III	Destruição tecidual	Estágio II + dor, úlcera, sangramento, necrose
Estágio IV	Descompensação	Estágio III + ICC

ICC: insuficiência cardíaca congestiva. (Adaptado de Gilbert et al.)[44]

QUADRO 159.12	Classificação das malformações arteriovenosas de Yakes.
Tipo I	Conexão direta de fístula de artéria para veia
Tipo IIa	Múltiplas artérias e arteríolas conectando-se a um típico *nidus* interconectando estruturas vasculares tubulares que drenam para as veias de fluxo externo
Tipo IIb	Igual ao tipo IIa, exceto que o *nidus* drena para uma veia aneurismática, única veia de saída
Tipo IIIa	Múltiplas artérias de fluxo e arteríolas desviando para uma veia aneurismática alargada que tem uma única veia de saída. As fístulas estão na parede da veia
Tipo IIIb	Múltiplas arteríolas de fluxo desviando para uma veia aneurismática com múltiplas veias de saída. As fístulas (*nidus*) estão na parede da veia
Tipo IV	Múltiplas artérias e arteríolas que se ramificam em passagem para formar múltiplas microfístulas que se infiltram difusamente no tecido afetado. Por ser o tecido viável e não desvitalizado, leitos capilares também devem estar presentes entre as inúmeras fístulas arteriovenosas (FAV). As inúmeras micro-FAV drenam para várias veias. A drenagem venosa pós-capilar normal dos tecidos compete com a saída da veia arterializada pela drenagem, causando hipertensão venosa no tecido.

Traduzido e adaptado de Yakes et al.[45]

O procedimento de embolização deve ser previamente planejado com uma angiografia, visando ao estudo da anatomia vascular da lesão ou sua angioarquitetura, considerando o calibre, o comprimento e a quantidade dos vasos envolvidos, além de suas características de fluxo e drenagem venosa. A partir desses achados deverá ser estabelecida uma estratégia terapêutica. Vale salientar que uma angiografia diagnóstica de qualidade implica no cateterismo seletivo de todos os pedículos envolvidos para um completo estudo da extensão da lesão e de suas características de fluxo. As informações obtidas pela angioarquitetura da lesão e características hemodinâmicas orientarão a escolha do material e a estratégia a ser adotada para o procedimento.[47]

Malformação vascular associada a outras anormalidades

Os pacientes com síndromes associadas às malformações têm espectro clínico variável e, para que sejam corretamente diagnosticados, devem preencher os elementos característicos de cada síndrome (Quadro 159.13).

Síndrome de Klippel-Trenaunay (SKT). Caracteriza-se por mancha capilar cutânea (extensão, coloração e localização variáveis), malformação venosa associada ao aumento do volume/extensão do membro, comprometendo uma ou mais extremidades. Atualmente, faz parte de um grupo de anomalias denominadas PROS (*PIK3CA-related overgrowth spectrum*). São frequentes a malformação venosa superficial e a persistência de veias embrionárias, como a veia marginal lateral, localizada na face lateral de pé, perna e coxa ou veia ciática na face posterior da coxa (Figura 159.52).[48] Pode ocorrer de forma associada às malformações linfáticas. Diante das mesmas características clínicas descritas na SKT, associadas a FAV com repercussão hemodinâmica, classifica-se a malformação como SPW.[49]

Síndrome de Servelle-Martorell. Também conhecida como angiodisplasia flebectásica osteo-hipoplásica pode ser confundida com a SKT. Caracteriza-se por malformação venosa, hipertrofia de partes moles e hipoplasia óssea, ocasionando encurtamento da extremidade envolvida. As lesões venosas podem ser localizadas, extensas ou difusas, e, muitas vezes, invadem a cortical do osso e espaços articulares.[27]

Síndrome de Maffucci. Malformação vascular de baixo fluxo, eventualmente associada à FAV. Ocorre encurtamento dos ossos envolvidos e lesões insuflantes de aspecto condral, nas porções anteriores dos arcos costais e região escápulo-humeral. Encondromas (neoplasia benigna das cartilagens) são característicos e têm elevado risco de malignização durante a vida, e associação a hemangiomas de células fusiformes.[50]

Síndrome de CLOVES. Acrônimo que é definido por *congenital lipomatous, overgrowth, vascular anomalies, epidermalnevi e scoliosis e spinal deformities*, é uma síndrome rara associada à anomalia vascular complexa, que, da mesma maneira que a SKT, faz parte de um grupo de anomalias denominadas PROS.[51] Identificam-se tumorações compostas por células gordurosas maduras, presentes ao nascimento, e afetam o dorso, as extremidades e o abdome, há malformações capilares, outras de baixo fluxo no tronco e extremidades, e malformações vasculares de alto fluxo. Os sintomas são variados e dependem de tipo, tamanho e localização das lesões.

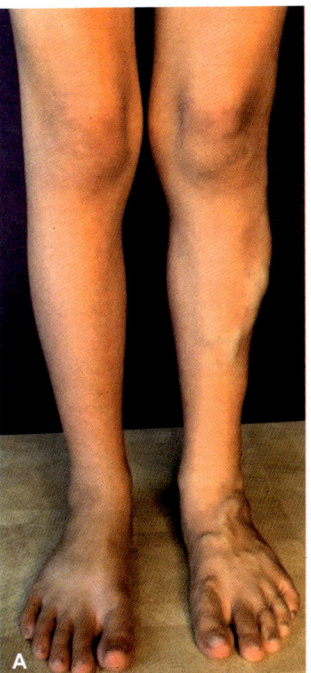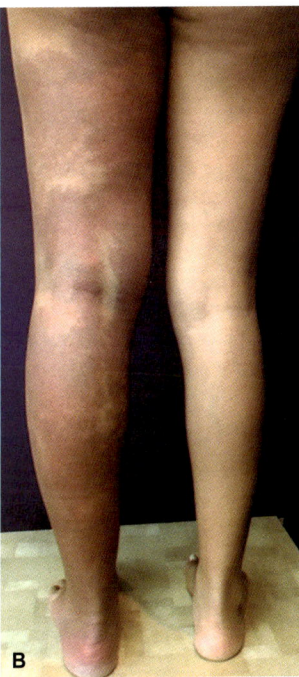

FIGURA 159.52 Paciente com síndrome de Klippel-Trenaunay. **A.** Persistência da veia marginal lateral. **B.** Malformação capilar extensa com discretas varicosidades na face posteromedial do membro inferior.

QUADRO 159.13	Malformações vasculares associadas a outras anomalias.	
Síndromes		**Genes**
Klippel-Trenaunay	MC + MV ± ML + hipertrofia do membro	PIK3CA
Parkes Weber	MC + FAV + hipertrofia do membro	RASA1
Servelle-Martorell	MV de membro + hipertrofia óssea	
Sturge-Weber	MC de face e leptomeninge + anomalias oculares ± hipertrofia de partes moles e óssea	GNAQ
MC de membro + hipertrofia congênita não progressiva do membro		GNA11
Maffucci	MV ± hemangioma de células fusiformes + encondroma	IDH1/IDH2
MC com macrocefalia		PIK3CA
MC com microcefalia		STAMBP
CLOVES	ML + MV + MC ± MAV + hipertrofia lipomatosa	PIK3CA
Proteus	MC + MV ± ML + hipertrofia somática assimétrica	AKT1
Bannayan-Riley-Ruvalcaba	MAV+ MV + macrocefalia, hipertrofia lipomatosa	PTEN
CLAPO	MC de lábio inferior + ML de face e pescoço + assimetria e hipertrofia parcial/generalizada	PIK3CA

FAV: fístula arteriovenosa; MC: malformação capilar; ML: malformação linfática; MAV: malformação arteriovenosa; MV: malformação venosa. [Adaptado do *site* da ISSVA: www.issva. org/classification, acesso em 06/09/20216)[4]

Aparecem grandes assimetrias esqueléticas, especialmente localizadas nos pés, mãos e dedos que podem apresentar grande espaçamento e ainda aumentar com o crescimento, acentuando as assimetrias. Ainda fazendo parte da síndrome, ocorrem os nevos epidérmicos que são lesões circunscritas de cor avermelhada. Completando o quadro podem ocorrer ainda malformações vasculares de alto fluxo dentro e em torno da medula espinal, com possibilidade de causar déficit e paralisia. O principal diagnóstico diferencial é a SP.[52]

Síndrome de Proteus. Ocorre por uma mutação em mosaico, podendo haver malformações capilares, venosas e/ou linfáticas, associadas a crescimento somático desproporcional e alterações esqueléticas. Algumas características clínicas são marcantes, porém nem sempre presentes, como nevos cerebriforme (achado patognomônico), nevos epidérmicos neonatais com acantose e hiperqueratose, desregulação da distribuição do tecido adiposo, formando tumorações no tecido subcutâneo, malformações pulmonares viscerais e cranianas, além de maior propensão ao desenvolvimento de TEP.[52]

Tratamento

Quando as malformações vasculares estão associadas a outras anomalias, os pacientes devem ser acompanhados preferencialmente por equipe multiprofissional e tratados conforme as alterações se tornem sintomáticas ou haja comprometimento funcional.[53]

Suporte clínico

É importante salientar que, em pacientes com malformações vasculares complexas, pode ocorrer celulite e linfangite, em decorrência da perda da integridade da pele, que é agravada pelo quadro de hipertensão venosa e ainda tromboflebite, trombose venosa e, eventualmente, embolia pulmonar, causada pela concomitância da doença venosa com a coagulação CIL.[54-56]

Tratamento intervencionista

Deve ser individualizado e programado, de acordo com as alterações anatômicas e hemodinâmicas encontradas e ainda relacionadas com as manifestações da doença. A eventual ocorrência de agenesia ou hipoplasia do sistema venoso profundo não contraindicam o tratamento, mas se recomenda a avaliação por USG com Doppler ou angiografia por ressonância, prévias à cirurgia, já que a flebografia pode mostrar hipoplasia do sistema venoso profundo, mesmo que este seja normal.[57]

Escleroterapia

Como já mencionado, pode ser indicada para veias varicosas colaterais de trajeto anômalo ou não, veias safenas e veia marginal lateral, desde que não muito calibrosas e sem conexão direta com o sistema venoso profundo.

Termoablação endoluminal

Pode ser empregado o *laser* ou a radiofrequência, sendo a técnica da termoablação a mesma preconizada para o sistema das veias safenas. Tem-se mostrado um procedimento efetivo e seguro com a vantagem de rápida recuperação.[57]

Na abordagem da veia marginal lateral, devem-se considerar seu calibre, em geral aumentado, seu trajeto superficial e o fato de não estar contida no interior de uma bainha. Por esse motivo, a realização da tumescência deve ser escalonada em trajetos mais curtos de cerca de 10 cm, seguida da termoablação imediata e assim sucessivamente, até completar toda a extensão do segmento venoso. A complementação da esclerose com espuma de polidocanol a 3% pode ser realizada no mesmo procedimento, na própria veia e em colaterais varicosas. As veias safenas também podem ser tratadas pelo método da termoablação, principalmente nos casos de anomalias linfáticas associadas no membro, evitando-se complicações linfáticas. Já as veias perfurantes insuficientes podem ser ligadas cirurgicamente.

Com referência ao melhor momento para a realização do procedimento de termoablação da veia marginal lateral ectasiada ainda há controvérsias. Deve-se considerar a evolução do quadro, dependendo da idade do paciente, a exemplo das crianças, cuja veia anômala irá aumentar de calibre com o passar do tempo, eventualmente agravando o quadro de hipertensão venosa crônica. Devem ser consideradas as graves complicações que podem ocorrer com esse tipo de procedimento, quando realizado em crianças, tais como a leucocitose, a trombocitose e a hiperpotassemia, além de lesão neurológica, queimaduras associadas à necrose tecidual e trombose venosa.[58,59]

Embolização por cateterismo

Várias técnicas e materiais de embolização podem ser utilizados para ocluir veias de grande calibre, conectadas com o sistema venoso profundo, e cada caso deverá ter sua estratégia definida, a partir de uma flebografia prévia, associada a exames de imagem, como USG e angiorressonância.

Quando se pretende abordar a veia marginal lateral que apresenta conexões calibrosas com o sistema venoso profundo, realiza-se sua punção, guiada por USG, seguida da introdução de bainha 5 ou 6 Fr. A seguir, executa-se o estudo flebográfico ascendente, depois da colocação de molas de destacamento controlado, escolhidas de acordo com o calibre das veias de drenagem. As molas deverão estar ancoradas nas veias perfurantes, formando uma densa impactação, para, posteriormente, minimizar o escape de agentes esclerosantes e outros fenômenos tromboembólicos. Agentes líquidos polimerizantes ou adesivos podem ser utilizados sobre as molas para complementar sua oclusão. Uma vez desconectada do sistema venoso profundo, a veia marginal lateral pode ser tratada com a escleroterapia, pelo acesso já estabelecido, utilizando-se a espuma de polidocanol a 3%, por meio do cateterismo do sentido proximal para o distal.

Após o procedimento, deve-se efetuar um curativo compressivo no trajeto da veia e utilizar meias de compressão elástica. Importante realizar um bom acompanhamento clínico, além de USG de controle no pós-operatório imediato e a cada 3 e 6 meses para verificação da eficácia do tratamento.

Vale salientar que, nos pacientes com maior risco de coagulopatia, a anticoagulação pré e pós-operatória deve ser criteriosa, com a finalidade de reduzir complicações tromboembólicas.

As referências bibliográficas deste capítulo se encontram no Ambiente de aprendizagem do GEN.

160

Vasculites Não Infecciosas – Vasculites Primárias

Alda Candido Torres Bozza ■ Roger Abramino Levy ■ Rosana Souza Rodrigues ■ Fernando A. Bozza

Resumo

As vasculites são um processo clinicopatológico no qual o vaso sanguíneo é lesionado pela inflamação.

As síndromes vasculíticas caracterizam-se por inflamação na parede de artérias e veias de qualquer calibre, podendo alterar a estrutura do vaso, dificultar o fluxo do sangue no seu interior e, algumas vezes, provocar necrose. As vasculites necrosantes ocorrem por inflamação e necrose dos vasos sanguíneos, acarretando oclusão dos vasos e isquemia dos tecidos supridos por eles.[1] As síndromes clínicas resultam da repercussão de diferentes fatores e variam em função do tecido, do calibre do vaso e da extensão do processo. Assim, as vasculites apresentam grande diversidade nos seus aspectos clínicos e patológicos de acordo com o acometimento de um ou de vários tipos de vasos, bem como de um ou de vários sistemas.

Palavras-chave: vasculites; granulomatose; púrpura.

INTRODUÇÃO

A revisão definida pela International Chapel Hill Consensus Conference (CHCC, 2012), adotada pelos autores deste capítulo, configura-se como um sistema de nomenclatura e definição das vasculites em que a maioria dos epônimos foi substituída, como, por exemplo, a púrpura de Henoch-Schönlein (vasculite por IgA [IgAV]), granulomatose de Wegener (granulomatose com angiite) e granulomatose de Churg-Strauss (granulomatose eosinofílica com angiite). Foram mantidas as designações de Takayasu, Behçet e Kawasaki. As vasculites foram agrupadas como não infecciosas (Quadro 160.1), associadas a doenças sistêmicas e relacionadas, provavelmente, com etiologia específica.[2]

CLASSIFICAÇÃO

A dificuldade de consenso sobre as muitas classificações se dá em virtude de o conjunto de sinais e sintomas ser semelhante nos diferentes tipos de vasculite, bem como pela existência de variadas formas de apresentação, tanto pela diferença de intensidade como pela distribuição das lesões ocorrerem em uma mesma vasculite. As síndromes clínicas resultam de manifestações isquêmicas e congestivas teciduais, produzidas pelo comprometimento dos vasos agredidos no processo inflamatório.

Os vasos de diferentes tamanhos em tecidos e órgãos distintos podem ser lesionados, o que acarreta ampla variedade de sinais e sintomas. Essas diferentes manifestações clínicas combinadas com a pouca especificidade das lesões histológicas dificultam tanto o diagnóstico quanto a classificação de algumas formas de vasculite. Atualmente, as vasculites são agrupadas em função do calibre dos vasos envolvidos. No grupo das vasculites que acometem os grandes vasos (ver também Capítulo 102), estão as arterites de células gigantes (arterite temporal) e de Takayasu.[3]

Em 1978, Fauci et al. propuseram uma classificação com base na de Zeek, empregando critérios clínicos e laboratoriais.[4] A natureza dinâmica dessas síndromes conduz, com frequência, a um diagnóstico inicial de acordo com a evolução clínica.[5]

Estes foram os três marcos na classificação das vasculites: o reconhecimento do tamanho de vaso predominantemente afetado, a separação em primárias e secundárias, e a associação com o anticorpo anticitoplasma de neutrófilos (ANCA). Em 1990, o American College of Rheumatology (ACR) publicou os critérios para o diagnóstico de poliarterite nodosa (PAN), síndrome de Churg-Strauss, granulomatose de Wegener (atualmente denominada granuloma com poliangiite), vasculite por hipersensibilidade, púrpura de Henoch-Schönlein, e arterite de células gigantes (ACG) e de Takayasu. Quatro anos mais tarde, a International Chapel Hill Consensus Conference (CHCC, 1994) determinou as definições para os três tipos principais de vasculites, mas isso causou controvérsias. A comparação de pacientes com vasculite sistêmica, separados de maneira aleatória, principalmente com PAN e poliangiite microscópica (MPA), demonstrou que os critérios do ACR e as definições do CHCC em 1994 identificavam mal os pacientes.[6] As vasculites sistêmicas são mais frequentes do que se acreditava anteriormente. A segunda CHCC, que ocorreu em dezembro de 2012, reuniu 28 autores de especialidades diferentes, mas relacionadas com o tema de vasculites, para uma revisão de nomenclatura definida pela CHCC (2012) (Quadro 160.2).

Na busca do esclarecimento sobre o mecanismo etiopatogênico de várias doenças, tem-se evidenciado uma relação estreita entre as infecções e as vasculites, muitas delas consideradas primárias ou essenciais. A relação existente entre as infecções e as vasculites é muito complexa. A influência da infecção pode ocorrer de maneira direta, tanto na fase ativa como na forma inativa.

Nas diferentes classificações, as síndromes vasculíticas são comumente agrupadas como entidades mórbidas únicas, embora seja importante considerar que vários mecanismos patogênicos podem danificar os vasos sanguíneos.[7]

Na opinião da maioria dos especialistas, as vasculites representam um dos maiores desafios diagnósticos na prática da medicina interna. Por exemplo, a inflamação dos vasos pulmonares pode ser encontrada no contexto de uma série de doenças sistêmicas. Além das entidades que classicamente estão associadas ao comprometimento pulmonar como manifestação principal (granulomatose com poliangiite [GPA], granulomatose eosinofílica com poliangiite e a capilarite pulmonar), outras vasculites sistêmicas, como as arterites de células gigantes e de Takayasu, e a doença de Behçet, também podem acometer o pulmão (Quadro 160.3).[8]

QUADRO 160.1 Classificação das vasculites primárias mais frequentes pela predominância dos tamanhos dos vasos afetados (Chapel Hill, 2012).[2]		
Grandes vasos	**Vasos médios**	**Pequenos vasos**
■ Arterite de Takayasu	■ Poliarterite nodosa	■ Púrpura de Henoch-Schönlein
■ Arterite de células gigantes	■ Granulomatose de Wegener	■ Crioglobulinemia
■ Doença de Behçet	■ Poliangiite microscópica	■ Angiite primária do sistema nervoso central
	■ Doença de Kawasaki	■ Eritema nodoso
	■ Doença de Behçet	■ Livedo reticular
		■ Doença de Behçet

QUADRO 160.2	International Chapel Hill Consensus 2012.
Vasculite de grandes vasos	Arterite de células gigantes e de Takayasu
Vasculite de médios vasos	Poliarterite nodosa e doença de Kawasaki
Vasculite de pequenos vasos	Vasculites associadas a anticorpo anticitoplasma de neutrófilos (ANCA), poliangiite microscópica, granulomatose com poliangiite (doença de Wegener) e granulomatose eosinofílica com poliangiite (Churg-Strauss)
Imunocomplexo	Vasculite IgA (Henoch-Schönlein), vasculite crioglobulinêmica, doença do anticorpo antimembrana basal glomerular e urticária hipocomplementêmica (vasculite anti-C1q)
Vasculite de vasos de tamanho variável	Doença de Behçet e síndrome de Cogan
Vasculite de único órgão	Angiite cutânea leucocitoclástica, arterite cutânea, vasculite primária do sistema nervoso central, entre outras
Vasculite associada à doença sistêmica	Lúpus eritematoso sistêmico, artrite reumatoide, sarcoidose, entre outras
Vasculites associadas à etiologia provável	Vasculite crioglobulinêmica associada ao vírus da hepatite C, vasculite associada ao vírus da hepatite B, aortite sifilítica, vasculite por imunocomplexo associada a medicamentos, vasculite por ANCA associada a fármacos, câncer

QUADRO 160.3	Aspectos clínicos que caracterizam as principais síndromes vasculíticas.[9]	
Síndrome vasculítica	**Idade**	**Principais aspectos clínicos**
Arterite de Takayasu	< 50	Claudicação dos membros superiores e/ou inferiores, pulsos arteriais diminuídos, sopro nas regiões subclavicular e aórtica
Arterite de células gigantes	> 50	Cefaleia, claudicação de língua ou mandíbula, diplopia, polimialgia reumática
Poliarterite clássica	40 a 60	Perda de peso, livedo reticular, mono e polineuropatia, hipertensão arterial sistêmica, sem glomerulonefrite
Granulomatose eosinofílica com angiite (síndrome de Churg-Strauss)	40 a 60	Asma, atopia, mono/polineuropatia, infiltrado pulmonar, eosinofilia
Angiite primária do sistema nervoso central	30 a 50	Cefaleia moderada, demência progressiva, eventos neurológicos multifocais
Granulomatose com angiite (granulomatose de Wegener)	30 a 50	Sinusite, úlcera oral, otite média, hemoptise, sedimento urinário ativo; glomerulonefrite necrosante é comum
Vasculite leucocitoclástica	30 a 50	Púrpura palpável, maculopapular, uso de medicação/drogas ilícitas, colagenoses e infecções
Doença de Behçet	20 a 35	Úlceras orais e genitais, uveíte e tromboflebite
Doença de Kawasaki	1 a 5	Febre, conjuntivite, linfadenomegalia cervical, exantema polimorfo, descamação distal e vasculite coronariana com formação de aneurismas
Poliangiite microscópica	> 50	Afeta predominantemente os rins e os pulmões; glomerulonefrite necrosante é muito comum, e capilarite pulmonar pode ocorrer Anticorpo pANCA frequente (50 a 75%)
Púrpura por IgA (Henoch-Schönlein)	5 a 15	Púrpura palpável, dor abdominal, diarreia sanguinolenta e hematúria
Crioglobulinemia	–	Fraqueza, artralgia, erupções purpúricas, vasculite e glomerulonefrite (tipo III, por imunocomplexo). Investigar HCV e HbsAg

HbsAg: antígeno de superfície do vírus da hepatite B; HCV: vírus da hepatite C.

AVALIAÇÃO DE PACIENTE COM SUSPEITA DE VASCULITE

O primeiro objetivo do profissional de medicina diante de um paciente com doença multissistêmica é fazer um levantamento detalhado de todas as áreas afetadas pela enfermidade. São indispensáveis anamnese cuidadosa e exame físico detalhado, seguidos por testes que, embora inespecíficos, possam sugerir a vasculite, determinar a extensão do comprometimento orgânico, apontar para um provável agente etiológico e investigar um processo infeccioso relacionado. A natureza dinâmica dessas síndromes conduz com frequência a um diagnóstico inicial, de acordo com a evolução clínica (Figura 160.1).

Diagnóstico laboratorial

Os exames laboratoriais auxiliam na investigação diagnóstica e no acompanhamento da enfermidade, mas, em geral, são pouco específicos. Além disso, mesmo com os modernos instrumentos da biologia molecular à disposição nos dias de hoje, há certa dificuldade na identificação do agente etiológico em várias situações. Assim, o diagnóstico laboratorial pode ser feito por meio de:

- Contagem de plaquetas
- Hemograma completo
- Transaminases
- Anticorpo antimembrana basal glomerular (anti-GBM)
- Fator antinuclear (FAN)
- ANCA
- Drogas no sangue
- Hemocultura
- Anticardiolipina, anticoagulante lúpico, tempo de tromboplastina parcial ativada (TTPa)
- Derivado proteico purificado (PPD)
- Elementos anormais e sedimento (EAS)
- Sorologia para hepatite
- Complementos C3 e C4
- D-dímero.

Não é necessário requerer todos os exames na avaliação de todos os pacientes. A seleção dos exames a serem feitos deve ter como base a apresentação clínica do paciente e os diagnósticos diferenciais prováveis. Além disso, a escolha dos exames laboratoriais deve ser feita de maneira a avaliar também as doenças não vasculíticas.

Não existe nenhum exame de sangue 100% específico. Provas laboratoriais inespecíficas, como as determinações das proteínas de fase aguda, encontram-se alteradas nas diferentes formas de vasculite. A velocidade de hemossedimentação (VHS) é a prova menos específica e de baixo custo que se pode realizar para verificar a

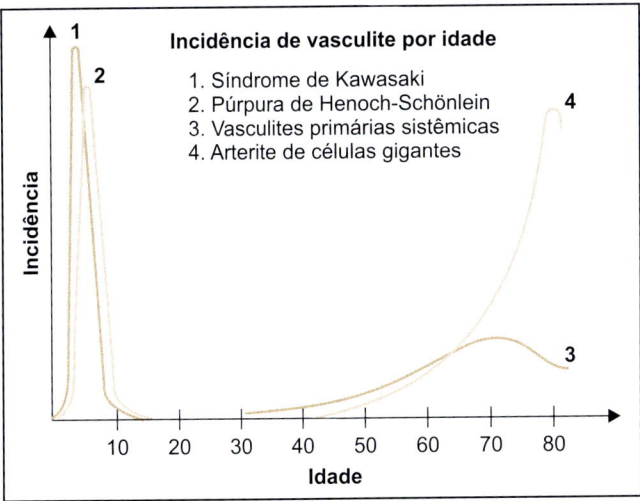

FIGURA 160.1 Incidência de vasculite por idade.[10]

atividade inflamatória. A proteína C reativa (PCR) e a alfa-1 glico-proteína ácida são as primeiras proteínas de fase aguda que se elevam na circulação e, em resposta ao estímulo inflamatório, são de alta sensibilidade para identificar a atividade inflamatória e a reação à terapêutica. A dosagem da interleucina 6 (IL-6), por método enzimático, é ainda mais sensível e pode substituir a quantificação das outras proteínas de fase aguda. O sedimento urinário, quando apresenta cilindros hemáticos, dismorfismo eritrocitário e proteinúria elevada, mais de 300 mg na urina de 24 horas, ou equivalente na relação proteína–creatinina em amostra urinária única, é um indicativo de glomerulopatia. Um resultado normal, no entanto, não exclui a possibilidade de uma vasculite sistêmica ter afetado os rins, o que deve ser intensamente investigado.

O teste para identificação de ANCA é utilizado no diagnóstico e no monitoramento da atividade inflamatória em vasculites sistêmicas que acometem os pequenos vasos.[11] As metodologias empregadas atualmente para pesquisar ANCA são a imunofluorescência indireta (IFI), usando neutrófilos normais do sangue periférico como substrato antigênico e os imunoensaios enzimáticos (ELISA) que detectam ANCA específicos para proteinase 3 (PR3) ou mieloperoxidase (MPO). As amostras contendo ANCA, qualquer outra fluorescência citoplasmática ou fator antinuclear (FAN) positivos em fluorescência nuclear homogênea ou periférica devem ser testadas por técnica de ELISA[12] em placa ou multiplex para PR3-ANCA e MPO-ANCA. O ideal seria que ELISA para PR3-ANCA e MPO-ANCA fosse realizado em todas as amostras. A inclusão das amostras positivas por IFI ou ELISA pode ajudar a demonstrar uma mudança no título do anticorpo. Qualquer resultado de exame positivo por imunofluorescência, liberado antes de testado em ELISA, deve indicar que a fluorescência positiva isolada não é específica para o diagnóstico de GPA ou MPA e as decisões sobre tratamento não devem se basear somente no resultado de ANCA.[13]

A evolução das técnicas de identificação de microrganismos pela biologia molecular tornará possível encontrar agentes infecciosos relacionados com a etiologia e o mecanismo fisiopatogênico desencadeador da vasculite, algumas delas, consideradas idiopáticas. Com isso, novas modalidades terapêuticas mais específicas certamente surgirão.[14]

Diagnóstico histológico: biopsia do vaso e dos tecidos

O exame histopatológico permanece como padrão-ouro para o diagnóstico e a documentação da vasculite.[15] Embora represente a abordagem ideal, quando bem indicado e executado, há algumas desvantagens/limitações: método invasivo, muitas vezes dificuldade de acesso ao tecido, resultados falso-negativos, morbidade do procedimento.

Considerando-se as manifestações clínicas e a morbidade do procedimento, é fundamental escolher adequadamente o local a ser biopsiado.[16]

O importante papel do patologista no diagnóstico das vasculites é duplo: confirmar se há ou não lesão inflamatória e caracterizar e classificar o aspecto da lesão.[17]

Diagnóstico microcirculatório: capilaroscopia periungueal

A capilaroscopia é um bom método clínico no exame das características morfoestruturais dos microvasos. Indolor, ela possibilita visualizar diretamente *in vivo* e de maneira não invasiva os capilares sanguíneos, obtendo assim um reflexo do estado microcirculatório do organismo.[18]

A região periungueal é um local privilegiado para a observação. Nesse nível, os capilares habitualmente perpendiculares ao epitélio cutâneo, tornando-se horizontais, ficam visíveis em toda a sua extensão. A caracterização dos padrões de normalidade e a sistematização das alterações capilaroscópicas em doenças sistêmicas, principalmente nas colagenoses, foram desenvolvidas em muitos estudos (Figura 160.2).

Diagnóstico por imagem

Os exames de imagem são essenciais para o reconhecimento, a documentação e a avaliação da lesão nos vasos sanguíneos. Atualmente, o avanço nessa área é muito grande, e, algumas vezes, é possível utilizar mais de um método de imagem para completo esclarecimento da doença.

Angiografia e intervenções percutâneas

A angiografia contribui significativamente no diagnóstico anatômico das vasculites por sua capacidade de resolução espacial, de avaliar irregularidades do contorno e do calibre do vaso, principalmente as que acometem os grandes e os médios vasos. A aortografia total (incluindo as origens dos vasos do arco aórtico, os ramos das vísceras abdominais e as artérias ilíacas) e a arteriografia pulmonar são úteis para avaliar a extensão da doença. São métodos invasivos, pouco avaliam a parede vascular, mas analisam detalhadamente o lúmen do vaso.[19]

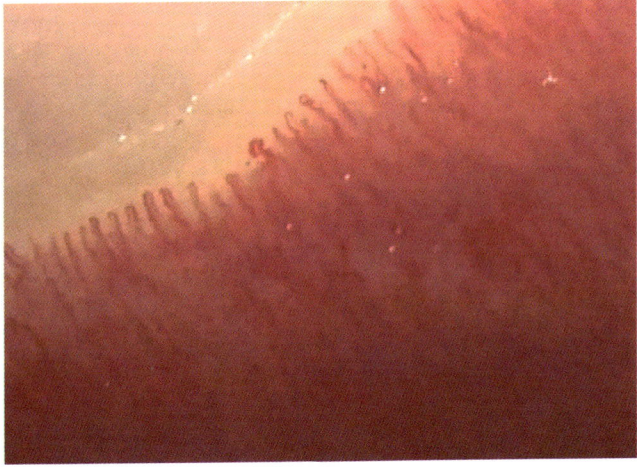

FIGURA 160.2 Capilaroscopia periungueal – imagem normal de capilares.

Nas últimas décadas, o advento de vários procedimentos e o refinamento das técnicas intervencionistas causaram grande impacto no diagnóstico, bem como no tratamento de algumas complicações das vasculites.

A frequência de morte relacionada com o procedimento é baixa. Como desvantagens, esse exame não diferencia as lesões ativas das inativas, apresenta exposição cumulativa de radiação ionizante e morbidade relacionada com o meio de contraste iodado, incluindo potencial nefrotoxicidade, principalmente em paciente com a creatinina elevada no soro. Além disso, a prevalência de reações adversas ao meio de contraste ainda é alta. Eventualmente, pode causar complicações, no local da punctura, como hematoma, fístula arteriovenosa, pseudoaneurisma e trombose venosa.

Ultrassonografia vascular

A ultrassonografia (USG) é uma técnica não invasiva, não requer contraste venoso nem radiação ionizante, não tem nenhum efeito deletério conhecido para a saúde, é de baixo custo e, quando necessário, portátil. Revela os espessamentos circunferenciais e homogêneos dos vasos afetados, as oclusões e dilatações do vaso, e as variações de velocidade do fluxo sanguíneo arterial

As limitações da USG incluem a ausência de uma janela acústica para tornar possível a visualização proximal de alguns grandes vasos e a falta de definição dos vasos abdominais, por excesso de gases intestinais e obesidade. Apesar disso, possibilita uma boa visualização dos vasos periféricos e é ideal para o estudo dos vasos de tamanho médio, ramos da aorta.

A utilização de processos ultrassonográficos invasivos (ecocardiografia transesofágica e ultrassonografia intravascular) fornece uma alta resolução espacial e possibilita reconhecer mudanças sutis na parede de segmentos da aorta torácica, mas com frequente limitação para o arco aórtico.[20] É muito útil na investigação referente às artérias carótidas comuns, carótidas proximais externa e interna, temporal e femoral, tanto para o diagnóstico quanto para o acompanhamento na evolução da doença. O uso de transdutores de alta frequência propicia informações detalhadas sobre a espessura da parede e as características da íntima e, sob condições ideais, pode discriminar o envolvimento das camadas adventícia e média, e identificar as áreas de edema perivascular, entretanto esse não é o método de escolha para a aorta torácica, as artérias pulmonares e as artérias do sistema gastroentérico.

Tomografia computadorizada

A tomografia computadorizada (TC) possibilita o reconhecimento das lesões iniciais da parede arterial. Pela angiotomografia computadorizada, é possível identificar estenoses, oclusões, aneurismas e alterações da parede dos vasos, inclusive dos vasos pulmonares e coronarianos. As limitações da TC incluem a necessidade do uso de contraste iodado, potencialmente nefrotóxico, e de radiação ionizante.[21,22]

Ressonância magnética

A ressonância magnética (RM) possibilita a visualização dos vasos em vários planos: axial, sagital e coronal, e nas orientações oblíquas complexas. Revela adequadamente o estado da parede da artéria em qualquer período evolutivo da doença. Nesse método semiotécnico, os achados mais expressivos são os trombos murais, os sinais de inflamação da parede do vaso, as dilatações, as estenoses e as oclusões vasculares. De modo equivalente, possibilita o reconhecimento do espessamento das cúspides da valva aórtica, alterações no saco pericárdico, tanto por derrame quanto por tecido de granulação.

A RM é mais vantajosa comparativamente à TC por não necessitar do uso de contraste iodado nem empregar radiação ionizante. Suas desvantagens incluem: dificuldade de visualização de pequenos vasos e das calcificações vasculares, bem como seu custo e sua utilização em pacientes ansiosos, com obesidade e claustrofóbicos.[23]

Tomografia por emissão de pósitrons associada à tomografia computadorizada

Consiste na reconstituição do mapa de distribuição radioativa de isótopos no paciente. Os radioisótopos utilizados na PET ou na tomografia por emissão de pósitrons associados à tomografia computadorizada (PET-TC) são denominados "emissores de pósitrons". Esses isótopos são deficientes em um nêutron e alcançam estabilidade por meio da transmutação de um próton em um nêutron. Tal processo de estabilização envolve a emissão de um pósitron. O encontro (a aniquilação) entre o pósitron emitido e um elétron do tecido circunjacente promoverá a emissão de fótons gama. Estes serão captados por uma câmera, registrados por instrumentação, transformados em imagem clinicamente significativa e poderão ser quantificados numericamente.[24]

O radioisótopo mais utilizado clinicamente é o fluorodesoxiglicose (FDG) marcado com flúor 18 (F18). A PET oferece a possibilidade de estudar a atividade metabólica anormal em nível celular ou molecular nos órgãos e tecidos que ainda não mostravam aparência alterada, tendo como base os critérios morfológicos habituais (Figura 160.3).

A PET-TC fornece informação anatômica por meio da TC acoplada a um dado metabólico obtido pela PET, tendo a capacidade de localizar corretamente o aumento da atividade do marcador 18F-FDG em determinadas regiões, mostrando a distribuição das lesões e a atividade inflamatória na aorta e em seus ramos, e na artéria pulmonar em pacientes, por exemplo, com arterites de células

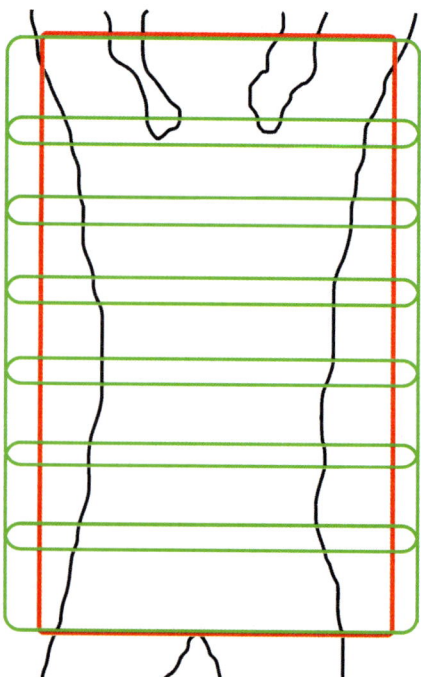

FIGURA 160.3 Tomografia computadorizada por emissão de pósitrons (PET-TC) de todo o corpo, do pescoço à pelve. *O retângulo vermelho* representa a cobertura da TC durante o estudo, e cada *retângulo verde* representa a PET. O fluorodesoxiglicose é administrado intravenosamente. O estudo por TC demora aproximadamente 60 a 70 segundos, e o por PET, cerca de 30 a 45 minutos.[25]

gigantes e de Takayasu ativas. Considera-se a aorta positiva para aortite quando existe aumento heterogêneo na fixação do FDG nas paredes da aorta e de seus ramos. A intensidade de acúmulo do FDG diminui em resposta à terapêutica.

O diagnóstico definitivo deve ser estabelecido mediante a correlação entre os dados clínicos e os exames, conforme o algoritmo da Figura 160.4.

TRATAMENTO

O tratamento das vasculites tem alcançado bons resultados considerando-se os variados agentes terapêuticos disponíveis, principalmente corticosteroides e imunossupressores: ciclofosfamida, azatioprina, metotrexato, ciclosporina, rituximabe (anti-CD20), os anti-TNF-alfa. O sucesso do tratamento depende de uma melhor compreensão dos mecanismos patogênicos e da adequação dessa terapia para cada paciente. A iatrogenia é também responsável pela mortalidade das vasculites; no entanto, a prevenção dos efeitos secundários potenciais dos tratamentos tornou possível também a melhora do prognóstico, o que inclui a profilaxia das doenças infecciosas, a prevenção da osteoporose cortisônica e o acompanhamento multidisciplinar em alguns casos.

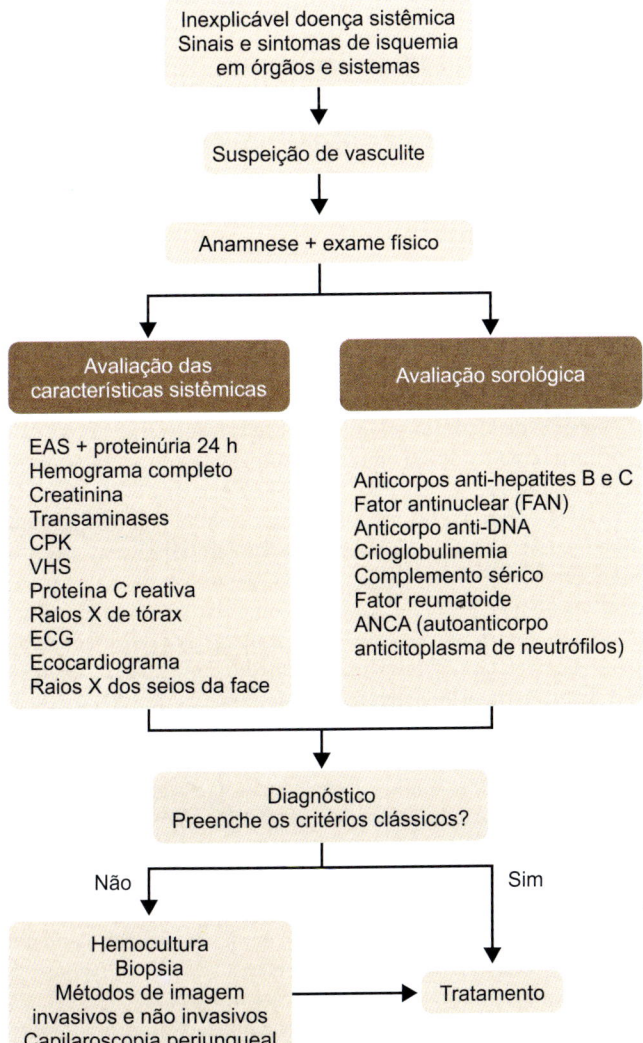

FIGURA 160.4 Algoritmo para o diagnóstico das vasculites. CPK: creatinofosfoquinase; EAS: elementos anormais e sedimento; ECG: eletrocardiograma; VHS: velocidade de hemossedimentação.

PRINCIPAIS VASCULITES NÃO INFECCIOSAS: VASCULITES PRIMÁRIAS

Vasculites de grandes vasos

Arterite de células gigantes: arterite temporal

A ACG é clinicamente caracterizada pelo complexo clássico de febre, anemia, VHS elevada e cefaleia em pacientes idosos (ver Capítulo 102). Geralmente, ocorre em pessoas com mais de 50 anos e é predominante no sexo feminino.[26] A relação entre os gêneros (F/M) varia em torno de 4/2. A ocorrência familiar foi observada, assim como a associação a sorotipos do antígeno leucocitário humano (HLA-DR4).

Atinge preferencialmente artérias de médio e grande calibres do cérebro. Frequentemente, os pacientes apresentam sintomas relacionados com as alterações locais da artéria temporal; são típicas as queixas oculares, claudicação da mandíbula e/ou da língua.[27] Algumas vezes podem apresentar claudicação nas extremidades, ataques isquêmicos cerebrais, aneurismas, dissecções da aorta e infartos de vísceras. Ocorrem sintomas gerais, como polimialgia reumática, febre, artralgias e artrites, além da elevação da concentração sérica de proteínas de fase aguda no soro, representada pelo aumento da VHS, da PCR e da IL-6.

A histopatologia confirma o diagnóstico e revela uma arterite segmentar acometendo preferencialmente a camada adventícia com infiltrado celular misto composto de linfócitos CD4 e macrófagos produtores de interferona-gama (IFN-γ), IL-1 e IL-6. Ao redor da lâmina elástica interna, podem ser observados macrófagos e células gigantes que produzem fator de necrose tumoral (TNF), colagenase e óxido nítrico, além de serem responsáveis pela destruição da parede do vaso.[28] Uma vez que as alterações do vaso possam ser segmentares, o diagnóstico com base em uma única biopsia pode falhar; por esse motivo, recomenda-se a realização de várias biopsias em diferentes locais. Se houver queixa ocular, a biopsia da artéria temporal precisará ser obtida o quanto antes, e o início do tratamento não deverá ser protelado em função do resultado da biopsia: o tratamento iniciado precocemente evita a cegueira.

Histologicamente, o envolvimento vascular acomete as três túnicas, com infiltrado inflamatório essencialmente mononuclear e destruição do tecido elástico. Constata-se um espessamento intimal constituído de proliferação fibroblástica e de células gigantes observadas no contato da lâmina elástica interna.

Sua patogenia é provavelmente decorrente de uma combinação de fatores que afetam as funções protetoras, regenerativas e adaptativas do endotélio vascular, acarretando não somente a perpetuação do dano inicial, mas também retardando a recuperação do tecido.[29,30]

A resposta terapêutica ocorre após o primeiro mês de tratamento. Inicia-se com a dose de 40 a 60 mg/dia de prednisona, por via oral, por 1 mês, com redução da dose em cerca de 10% a cada 2 semanas. Nos pacientes com queixas oculares, o tratamento deve ser mantido por 1 a 2 anos. Invariavelmente se dispõe de imunossupressores como metotrexato (0,3 mg/kg/semana) e azatioprina (até 2 mg/kg/dia), tanto na indução da remissão das fases ativas da arterite temporal quanto em períodos de manutenção e retirada do corticosteroide.

Além da melhora clínica, o valor da VHS pode servir como um parâmetro indicador da resposta terapêutica. Em geral, o prognóstico é bom, e a maioria dos pacientes alcança remissão completa.

Arterite de Takayasu

Arterite frequentemente granulomatosa, estenosante de vasos de grande e médio calibres, com predileção pela aorta e seus ramos. Inicialmente, a arterite de Takayasu era considerada limitada à crossa da aorta; por isso, o uso da sinonímia de síndrome do arco aórtico e doença sem pulso (ver Capítulo 102). Posteriormente se demonstrou que a aorta abdominal e seus ramos e as artérias pulmonares também estavam lesionadas em decorrência da arterite de Takayasu, que é uma pan-arterite segmentar com acometimento proeminente na adventícia do vaso.

A epidemiologia da doença de Takayasu é pouco conhecida, exceto pela predominância no gênero feminino (90% dos casos), tendo distribuição mundial com maior prevalência no Japão, na Índia, em outros países da Ásia e na América do Sul.[31] Na maioria dos casos, a doença ocorre antes dos 40 anos (entre os 10 e os 30 anos); essa é a maior distinção com a ACG, que tem início em geral após os 50 anos. Habitualmente se inicia com manifestações de doenças inflamatórias sistêmicas, febre, sudorese noturna, anorexia e perda ponderal, precedendo a agressão vascular.[32] O quadro clínico pode ser fulminante, progredir gradualmente ou se estabilizar. Sua forma de apresentação é variável, desde assintomática até muito grave. Alguns sintomas gerais inespecíficos precedem o quadro específico, podendo compreender o diagnóstico diferencial de febre de origem obscura, lúpus, febre reumática ou artrite reumatoide quando o quadro articular é rico.[33] Pode haver também comprometimento neurológico, cardíaco e pulmonar.[34]

A evolução clínica da arterite de Takayasu geralmente é crônica, com períodos variáveis de atividade e remissão.[35] As complicações estão relacionadas com a distribuição dos vasos lesionados. O óbito geralmente ocorre por insuficiência cardíaca congestiva ou por acidentes cerebrovasculares. Os achados laboratoriais característicos incluem elevação de VHS, PCR, anemia e aumento dos níveis das imunoglobulinas séricas.

Há suspeita de arterite de Takayasu quando uma pessoa jovem apresenta redução ou ausência de pulsos periféricos, discrepâncias nas medidas de pressão arterial em membros contralaterais e sopros arteriais.

Histologia, imunologia e patogênese

A patogênese da vasculite de Takayasu, ainda desconhecida, parece ser autoimune e mediada por células T; portanto, é autoinflamatória.

Macroscopicamente na fase crônica, as três camadas da parede da aorta estão espessadas de maneira secundária à fibrose. O lúmen, com frequência, está estreitado continuamente em muitos locais. Uma progressão rápida das lesões com pouca fibrose pode causar aneurismas.

Microscopicamente, a vasculite pode ser dividida nas fases inflamatória aguda e crônica fibrótica. Na fase aguda, são observadas, na adventícia, a inflamação dos *vasa vasorum*; na camada média, infiltração por linfócitos e, ocasionalmente, por células gigantes com sinais de neovascularização. Os mucopolissacarídeos, as células musculares lisas e os fibroblastos deixam a íntima mais espessa. Na fase crônica, há fibrose com destruição do tecido elástico.

Pesquisas recentes sobre a composição celular da parede da aorta mostram neovascularização na região mais profunda da íntima, associada aos *vasa vasorum* da adventícia. Células T e dendríticas, com poucas células B, granulócitos e macrófagos podem ser observados ao redor dos vasos. A camada média contém tecido fibrótico acelular com faixas de neovascularização e células musculares lisas esparsas. A inflamação é mais evidente na adventícia com infiltrado de células B e T.

A infecção parece ter um papel importante na patogênese da arterite de Takayasu. Essa relação é mais evidente com a tuberculose em função da alta prevalência passada ou presente nos pacientes com arterite de Takayasu de áreas endêmicas. As infecções virais parecem estar relacionadas com o mecanismo imune deflagrador da vasculite.

O diagnóstico baseia-se em características clínicas e nas provas de imagem vascular que documentam padrões típicos de estenose e/ou dos aneurismas da aorta e seus principais ramos. A avaliação da atividade inflamatória da arterite de Takayasu é imprecisa, uma vez que as características da atividade clínica e as provas da fase aguda não refletem com exatidão a inflamação do vaso.

Tratamento medicamentoso

Inicialmente, a administração de corticosteroides em altas doses em associação a imunossupressores é efetiva no tratamento da atividade da doença.[36]

Tratamento cirúrgico

Algumas lesões requerem correção por cirurgia convencional ou endovascular, como:[37]

- Aneurismas
- Hipertensão com estenose crítica da artéria renal
- Isquemia limitante de membros inferiores
- Estenose crítica de três ou mais vasos cerebrais
- Doença isquêmica do coração por coronariopatia.

Em geral, a cirurgia é recomendada em época de doença quiescente, uma vez que, nas fases de atividade inflamatória, o tecido vascular torna-se mais friável. ACG, arterite de Takayasu e tromboangiite obliterante são discutidas em detalhes nos Capítulos 101 e 102.

Vasculites de vasos médios

Afetam predominantemente as artérias médias, como as viscerais e seus ramos. Seus principais exemplos são a PAN e a doença de Kawasaki.

Poliarterite nodosa

A PAN é uma vasculite necrosante sistêmica que afeta preponderantemente as pequenas e médias artérias. No cenário atual, a PAN é classificada em uma forma clássica (descrita inicialmente) e outra denominada MPA. Ambas são doenças raras, sendo a forma clássica a menos frequente.[38]

A média de idade do seu início está em torno de 45 anos e sua ocorrência é pouco mais comum em homens, sendo a relação entre os sexos de 1,6:1.

O ANCA anti-MPO, um dos tipos de ANCA, tem relação com a patogênese da MPA.[39] A PAN clássica não danifica as artérias pulmonares, embora os vasos brônquicos possam ficar alterados.

O termo *poliangiite microscópica* (ou poliarterite) foi introduzido na literatura por Davson em 1948. Uma vez que o acometimento de vasos de calibres pequeno e médio também pode ocorrer, essa forma compartilha algumas características da PAN clássica, mas distingue-se dela pela glomerulonefrite e pela capilarite pulmonar. O ANCA no padrão P decorrente de anticorpo anti-MPO é detectado na MPA, tendo relação com a sua patogênese. O comprometimento das artérias renais e viscerais é característico. A lesão vascular na PAN clássica consiste em inflamação e necrose de artérias musculares de calibres médio e pequeno. As lesões são segmentares, tendem a se localizar nas bifurcações e podem acometer veias adjacentes. O envolvimento das vênulas não é habitualmente observado na PAN clássica; uma vez presente, sugere o diagnóstico de MPA ou de síndrome de superposição com poliangiite. Nas fases agudas da doença, são encontrados neutrófilos polimorfonucleares (PMN) infiltrando todas as camadas da parede vascular e nas áreas perivasculares, o que resulta em proliferação da camada íntima e degeneração da parede do vaso. À medida que as lesões progridem, as células mononucleares infiltram a área; a necrose fibrinoide se desenvolve, o que compromete o lúmen do vaso, facilitando assim o aparecimento de trombose, infarto dos tecidos supridos pelo vaso afetado e, em alguns casos, hemorragia. Com a resolução das lesões, ocorre a deposição de colágeno, que pode aumentar ainda mais a oclusão vascular.

Também são características da PAN clássica as dilatações aneurismáticas de até 1 cm de tamanho ao longo das artérias lesadas. Vários órgãos e sistemas podem ser acometidos, e as observações clinicopatológicas refletem o grau e a localização do vaso envolvido, e a isquemia resultante.

A capilarite pulmonar ocorre na MPA; na PAN clássica, a circulação pulmonar é poupada. Na histopatologia renal característica da PAN clássica, há o predomínio de arterite sem glomerulonefrite, comum na MPA. Em pacientes com hipertensão significativa, as características patológicas típicas de glomerulosclerose podem ser observadas isoladas ou superpostas às lesões de glomerulonefrite, assim como lesões sequelares da hipertensão em outros órgãos.

Além do isolamento de complexos imunes circulantes compostos de antígenos de hepatite B e imunoglobulinas e da demonstração por imunofluorescência de antígenos de hepatite B, IgM e complemento nas paredes vasculares, antígenos circulantes do vírus da hepatite B em aproximadamente 20 a 30% dos pacientes com vasculite sistêmica, principalmente com PAN clássica, demonstra a importância do papel do sistema imune na patogenia dessa doença.[40] O mesmo grupo que descreveu a associação a antígenos circulantes do vírus B relatou a experiência evolutiva em nove casos de vasculite necrosante associada à hepatite B, comprovada por biopsia após 6 anos de acompanhamento, mostrando que se tratava de uma doença indistinguível clinicamente da forma clássica e não associada a um agente infeccioso conhecido. A infecção pelo HCV tem sido relatada em cerca de 5% dos pacientes com PAN; entretanto, o seu papel patogênico nas vasculites ainda não está claro. A tricoleucemia, ou leucemia de células pilosas, pode estar associada à PAN clássica, e o mecanismo patogênico dessa associação também não está claro.

A relação entre a PAN e o vírus da hepatite B está comprovada, mas um agente causal da PAN ainda se mantém, na maioria dos casos, desconhecido. Outros vírus também estão vinculados de maneira esporádica à PAN: vírus da imunodeficiência humana (HIV), citomegalovírus, parvovírus, vírus do linfoma de células T e o da hepatite C.

Há sinais e sintomas inespecíficos frequentemente observados na PAN clássica. Em mais da metade dos casos, observam-se febre, emagrecimento e queda do estado geral. Os pacientes geralmente apresentam sintomas vagos, como fraqueza, astenia, cefaleia, dores abdominais e musculares. Queixas relacionadas com o comprometimento vascular de um órgão ou de um sistema específico podem predominar na apresentação clínica inicial ou durante todo o curso da doença. Na PAN clássica, o envolvimento renal se apresenta mais comumente com manifestações isquêmicas nos glomérulos, e na MPA, a glomerulonefrite predomina. Muitas vezes, a hipertensão é a pior complicação e pode estar relacionada tanto com a poliarterite renal como com a glomerulite.

Não existe um teste sorológico definitivo para o diagnóstico da PAN clássica. De acordo com Churg,[41] o diagnóstico é, em grande parte, feito por exclusão. O diagnóstico de PAN deve ser cogitado em toda arterite necrosante sistêmica que não possa ser enquadrada em outra síndrome vasculítica. Em mais de 2/3 dos pacientes, a contagem de leucócitos apresenta-se elevada, e os neutrófilos predominam. A eosinofilia é raramente encontrada, já a anemia de doença crônica e a VHS aumentada estão quase sempre presentes. Há ainda os outros achados laboratoriais que refletem o acometimento de um órgão em particular.

O diagnóstico definitivo da PAN clássica tem como base a demonstração dos achados característicos da vasculite na biopsia dos órgãos afetados. Em decorrência da dificuldade de se obter um tecido facilmente acessível para biopsiar, a demonstração angiográfica dos vasos lesionados, em particular na forma de aneurismas de pequenas e médias artérias musculares de rins, fígado e vasos viscerais, conclui o diagnóstico. Os aneurismas não são patognomônicos da PAN clássica e sua presença não é pré-requisito para o diagnóstico. Os achados angiográficos podem se limitar a segmentos de estenose e obliteração de vasos. A biopsia de órgãos sintomáticos, como lesões nodulares da pele, dos testículos dolorosos e dos grupamentos musculares, fornece a maior oportunidade para se fazer o diagnóstico. A ocorrência de vasculite de pequenos vasos, particularmente quando há glomerulonefrite e capilarite pulmonar, distingue a MPA da PAN clássica.

Se a PAN clássica não for tratada, seu prognóstico, assim como da MPA, será ameaçador. A maioria das mortes ocorre nos primeiros 12 meses. O quadro clínico pode evoluir para um agravamento fulminante ou uma progressão lenta associada a ataques intermitentes de crises agudas. O óbito geralmente ocorre por insuficiência renal, complicações gastrintestinais, como infartos e perfurações do intestino, ou por causas cardiovasculares. A hipertensão de difícil controle também acarreta danos em vários órgãos, aumentando ainda mais a morbimortalidade; no entanto, o tratamento com corticosteroides e imunossupressores aumenta a sobrevida dos pacientes, e todo o esforço precisa ser feito para o controle da hipertensão.

Doença de Kawasaki

A doença de Kawasaki, também conhecida como síndrome dos linfonodos mucocutâneos, é uma enfermidade aguda, febril, exantemática, de etiologia desconhecida, que consiste em uma arterite necrosante de médias e pequenas artérias, na maioria das vezes, autolimitada. As artérias coronárias estão frequentemente lesionadas, e as principais características da doença são utilizadas como critérios diagnósticos (Quadro 160.4).

Epidemiologicamente, a doença ocorre especialmente em japoneses e seus descendentes, com predominância do gênero masculino e em crianças menores de 5 anos, e é muito rara depois dos 8 anos.

Embora o início agudo e a evolução em surtos sugiram provável agente etiológico infeccioso, ainda não foi possível a demonstração de um microrganismo diretamente relacionado com essa doença. Acredita-se que a doença de Kawasaki tenha uma etiologia viral. Em estudo realizado por Burns et al., evidenciou-se transcriptase reversa associada a retrovírus nos monócitos do sangue periférico dos pacientes com essa síndrome. Além disso, a infecção viral pode causar estimulação de citocinas do endotélio vascular.[42]

Laboratorialmente se observa aumento da VHS acompanhada de leucocitose e trombocitose, que ocorrem de maneira característica a partir da segunda semana da doença. Não se detecta fator reumatoide ou FAN. O fator de von Willebrand tem se mostrado elevado.

QUADRO 160.4 Critérios para o diagnóstico da doença de Kawasaki.

- Febre alta de início abrupto que se mantém por 5 ou mais dias
- Conjuntivas oculares hiperemiadas
- Alterações da cavidade oral, incluindo eritema, secura, mucosa orofaríngea hiperemiada
- Alterações nas extremidades distais dos membros, incluindo rubor e edema endurado das mãos e dos pés, bem como descamação periungueal
- Exantema eritematoso polimorfo (pode ser morbiliforme, escarlatiniforme, maculopapular, eritema marginado), propagando-se das extremidades para o tronco; durando aproximadamente 1 semana
- Aumento não supurado dos linfonodos cervicais.

Observação: na ausência de evidências de infecção viral ou bacteriana, febre alta prolongada e 4 dos 5 critérios estabelecem o diagnóstico.

A doença de Kawasaki caracteriza-se pela acentuada ativação do sistema imunológico, incluindo a elevação de várias citocinas, o acionamento policlonal de células B e a diminuição de células CD8. O alto nível de citocinas induz moléculas de adesão e antígenos para células endoteliais, promovendo a ligação de células do sistema imune ao endotélio e a ativação dessas células produz anticorpos citotóxicos contra o antígeno de células endoteliais. Assim, a atividade do sistema imunológico está relacionada com a lesão da célula endotelial.[43]

Manifestações associadas podem ocorrer e são indicativas de comprometimento multissistêmico: leucocitúria, uretrite, artralgia, artrite, derrame pericárdico, meningite asséptica, dor abdominal, diarreia, uveíte e síndrome hemolítico-urêmica.[44]

Na fase subaguda, após a resolução da febre, a criança melhora, mas permanece irritável e anoréxica por 2 a 3 semanas. Também nessa fase, aparece descamação periférica. O ecocardiograma bidimensional evidencia aneurismas coronarianos em 20% dos casos, os quais podem aparecer precoce (2 a 3 semanas) ou tardiamente (6 a 8 semanas) e são mais frequentes em lactentes de menos de 6 meses (Figura 160.5).

O índice de mortalidade registrado por essa doença é de 1 a 2% e decorre de trombose coronariana, com infarto agudo do miocárdio (IAM), ou de doença vascular oclusiva proliferativa. A maioria dos óbitos acontece nas 6 primeiras semanas, mas o IAM ou a morte súbita pode surgir meses ou anos após o início da doença. Foram descritos aneurismas, também em vasos axilobraquiais e iliofemorais, assim como podem ser lesionadas pela pan-angiíte a aorta, as artérias carótidas, celíacas, subclávias, pulmonares.[45]

A utilização de imunoglobulina intravenosa em altas doses na fase aguda da doença reduz o risco de aneurisma coronariano, segundo Newburg et al.[46]

Anormalidades das funções endoteliais podem ainda ser encontradas muitos anos depois da fase aguda da doença de Kawasaki, mesmo nos pacientes sem evidência de alteração da artéria coronária; portanto, o acompanhamento dos pacientes por um período longo é indicado, uma vez que essa doença pode ser um fator importante na etiologia de comprometimentos vasculares tardios.[47]

O tratamento pode incluir o emprego de agentes anti-inflamatórios, da imunoglobulina intravenosa, de agentes e medidas vasodilatadoras e de agentes trombolíticos e anticoagulantes.[48]

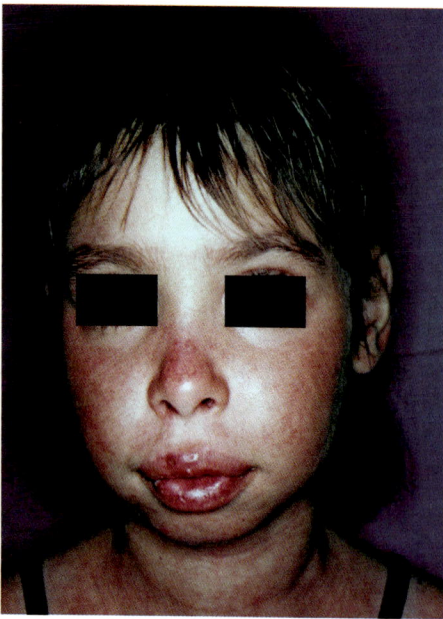

FIGURA 160.5 Doença de Kawasaki – congestão conjuntival, sangramento e formação de crostas nos lábios, adenomegalia dolorosa em região cervical e exantema polimorfo. (Coleção Alda Bozza.)

O estudo da evolução de aneurismas na artéria coronária em longo prazo, realizado por Kato, evidenciou que eles regrediram em 55% dos casos, 4,7% dos pacientes desenvolveram doença isquêmica do coração, 1,9% apresentou IAM e 0,8% evoluiu para óbito.[49,50]

Vasculites de pequenos vasos

Segundo CHCC 2012, são vasculites que afetam predominantemente os vasos pequenos: artérias intraparenquimatosas, arteríolas, capilares e vênulas. Na realidade, todos os vasos intraparenquimatosos são vasos pequenos, com exceção dos ramos iniciais penetrantes das artérias médias.

As vasculites de pequenos vasos são caracterizadas em função da imunoglobulina na parede vascular, que se expressa de duas maneiras:

- Por deficiência dessa proteína na parede vascular
- Por abundância dessa proteína na parede vascular.

Vasculites associadas a ANCA

As vasculites associadas a ANCA (AAV) são necrosantes, com pouco ou nenhum depósito imune, relacionadas com ANCA, afetam predominantemente pequenos vasos (capilares, vênulas, arteríolas e pequenas artérias) e têm ligação com a MPO-ANCA ou a (PR3-ANCA). A maior variante clinicopatológica das AAV são a MPA, a GPA (Wegener), a granulomatose eosinofílica com poliangiite (Churg-Strauss) e a vasculite de um único órgão.

Poliangiite microscópica

A MPA, discutida anteriormente na seção sobre PAN, é uma vasculite necrosante de pequenos vasos associada ao ANCAP: arteríolas, capilares e vênulas, com pouco ou nenhum depósito imune.[51] Nela não há inflamação granulomatosa. A capilarite é responsável por uma glomerulonefrite necrosante segmentar e focal, associada a uma proliferação extracapilar. A capilarite pulmonar ocorre frequentemente. A MPA difere-se da PAN clássica pela glomerulonefrite e pela capilarite pulmonar.[52]

Granulomatose com poliangiite/Wegener

Embora seja reconhecida como uma entidade nosológica única, a GPA (granulomatose de Wegener) apresenta uma série de manifestações clínicas, cada uma delas com um mecanismo imunopatogênico distinto. Semelhantemente a outras vasculites necrosantes sistêmicas, os sintomas iniciais da GPA podem lembrar um quadro de doença infecciosa ou alérgica, na maioria das vezes, acometendo o trato respiratório superior.

A formação de granuloma, a vasculite "paucimune" (com deposição esparsa de imunoglobulinas no local acometido) e a glomerulonefrite (indicando vasculite renal) são as principais características histológicas da GPA, podendo ocorrer simultaneamente (tríade completa) na doença em franca atividade, ou separadamente na "fase inicial" da doença ou nas formas mais brandas. As variadas manifestações clínicas são caracterizadas por múltiplas alterações imunes que culminam com a produção exacerbada dos autoanticorpos direcionados principalmente contra a enzima PR3, que resulta no ANCAC quando pesquisado por imunofluorescência. Várias observações *in vitro* apontam para o mecanismo potencial pelo qual o ANCA pode induzir o dano vascular mediado por neutrófilos.[53]

O mais aceito para a vasculite mediada pelo ANCA resulta da interação de neutrófilos PMN e células endoteliais, com as moléculas de adesão. O evento desencadeante da ativação leucocitária é induzido pelo ANCA, tendo os mediadores derivados de PMN, citocinas e metabólitos de lipídios um papel fundamental. O resultado final é a inflamação necrosante da parede dos vasos sanguíneos; entretanto, o achado clínico e patológico mais típico de GPA é a coexistência de vasculite de pequenas artérias e veias em combinação com granulomas, que podem ser tanto intra como extravasculares.[54] Os agentes que podem causar a formação dos granulomas são predominantemente originários do sistema respiratório, mas ainda desconhecidos; no entanto, na inflamação granulomatosa as células T indicam hiperatividade imunocelular.

Estudos imuno-histoquímicos mostram que os infiltrados celulares nos rins e nas lesões pulmonares contêm basicamente células T CD41 e macrófagos. Investigações recentes demonstram que as células T CD41 das lesões granulomatosas nasais e das obtidas de lavado broncoalveolar (BAL) expressam principalmente o perfil de citocinas do tipo Th1, que estimulam predominantemente a resposta imune mediada por células. Esse resultado sustenta a hipótese de que, devido às duas fases da evolução da GPA, ocorre uma polarização de toda a subpopulação de células T (tipo Th1 *versus* Th2), podendo explicar a transição de granuloma na fase inicial, também denominada GPA localizada, para a forma generalizada vasculítica.[55]

O ANCA é encontrado em um alto percentual de pacientes com GPA, predominantemente do tipo ANCAC. Como nas outras vasculites, não há uma nítida evidência de que o ANCA tenha um papel primário na patogenia da GPA. A expressão de PR3 (o antígeno reconhecido pelo ANCAC) *in vitro*, na superfície de neutrófilos e monócitos pode ser induzida com um estímulo de citocinas pró-inflamatórias. O ANCA, então, torna-se capaz de ativar esses leucócitos, estimulando a sua degranulação, a produção de radicais livres e a secreção de novas citocinas. As enzimas liberadas pelos grânulos azurófilos dos neutrófilos acionados por ANCA, e possivelmente o ANCA de maneira isolada, danificam de modo direto as células endoteliais *in vitro*. O ANCA, particularmente do tipo anti-MPO, tem seu papel patogênico observado *in vivo*, mas requer outro estímulo pró-inflamatório para agir, que pode ser infeccioso.

Por causa dos efeitos colaterais, com infecções oportunistas e neoplasias, sabe-se que a terapia atual não é completamente satisfatória. A metodologia ideal para a determinação do ANCA é por meio de técnicas enzimáticas contra os principais antígenos, pelas quais pode ser realizada uma titulação, em vez de pela imunofluorescência, que é comprovadamente menos sensível e menos específica.

O envolvimento pulmonar é geralmente observado pelos infiltrados nodulares cavitários múltiplos e bilaterais e, à biopsia, observa-se vasculite granulomatosa necrosante. Esses infiltrados ocorrem em 85 a 90% dos casos, podendo ser assintomáticos ou expressarem-se clinicamente com tosse, hemoptise, dispneia e desconforto torácico. A doença endobrônquica, ou estenose subglótica, pode ocorrer na fase ativa ou ser resultante da fibrose cicatricial, o que acarreta obstrução e atelectasias. As lesões das vias respiratórias superiores acarretam inflamação, necrose e formação de granuloma, com ou sem vasculite. Na fase inicial, o comprometimento renal é caracterizado por glomerulite focal e segmentar, que pode evoluir rapidamente para glomerulonefrite progressiva com crescentes. Raramente a biopsia detecta a formação de granuloma. Qualquer outro órgão pode ser afetado: com vasculite, granuloma ou ambos.

A doença renal é observada em cerca de 80% dos pacientes, sendo geralmente a manifestação predominante e, se não tratada, responsável direta ou indiretamente pela mortalidade. A alteração ocular, observada em cerca de 50%, pode variar desde conjuntivite leve até dacriocistite, episclerite, esclerite, esclerouveíte granulomatosa e vasculite de vasos ciliares a massa retrorbital, ocasionando proptose. As lesões cutâneas, observadas em cerca de 50% dos casos, podem se apresentar como pápulas, vesículas, púrpura palpável, úlceras ou nódulos subcutâneos; na biopsia, são observados vasculite, granuloma ou ambos. As manifestações neurológicas, encontradas em

cerca de 25% dos casos, incluem neurite craniana, mononeurite múltipla ou, raramente, vasculite cerebral com ou sem granuloma. O comprometimento cardíaco, visto em cerca de 10% dos pacientes, é manifestado por pericardite, vasculite coronariana ou, mais raramente, com cardiomiopatia. Na apresentação clássica, a GPA é diferente de outras enfermidades; entretanto, nas formas incompletas, quando nem todos os sinais e sintomas estão concomitantemente presentes, é importante realizar o diagnóstico diferencial com outras vasculites, com os tumores das vias respiratórias superiores e do pulmão, com doenças infecciosas, como leishmaniose mucocutânea e rinoscleroma, assim como de doenças granulomatosas não infecciosas. É sumamente importante a diferenciação com granuloma da linha média e neoplasias das vias respiratórias superiores. Essas doenças acarretam uma destruição importante com mutilação localizada da linha média das vias respiratórias superiores; podem ocorrer lesões erosivas na pele da face, o que é raro na GPA. Esses casos reagem bem à irradiação com 50 Gy (5.000 rad); no entanto, as lesões da GPA nunca devem ser irradiadas. A GPA também deve ser diferenciada da granulomatose linfomatoide, que se caracteriza por envolvimento de pulmões, pele, sistema nervoso central (SNC) e rins, em que um infiltrado atípico de células linfocitoides e plasmocitoides invade o tecido vascular. Cerca de 50% dos pacientes desenvolvem um verdadeiro linfoma maligno. A alta especificidade do cANCA para a GPA (Wegener) pode ser de grande auxílio na diferenciação desses processos.

Na doença ativa, a maioria dos pacientes apresenta sinais e sintomas inespecíficos, como fraqueza, artralgias, anorexia e perda ponderal. A febre pode ser um indicador de atividade, porém está mais relacionada com infecção secundária, geralmente de vias respiratórias superiores. Os achados laboratoriais incluem elevação da VHS, anemia leve e leucocitose, hipergamaglobulinemia (com predomínio da classe IgA) e níveis moderados de fator reumatoide. A trombocitose pode ocorrer como parte da resposta de fase aguda; não se observa hipocomplementemia. Na GPA típica com vasculite granulomatosa do sistema respiratório e glomerulonefrite, cerca de 90% dos pacientes têm cANCA por imunofluorescência, que deve ser posteriormente confirmado pelo teste enzimático específico para PR3. Esse teste enzimático deverá ser utilizado, uma vez feito o diagnóstico para o acompanhamento dos pacientes com GPA (Wegener), se for aceito que uma elevação no seu título tem valor preditivo para a reativação da doença.

Sem doença renal, a sensibilidade do ANCA diminui para aproximadamente 70%, e a sua pesquisa ou de anti-PR3 não deve substituir a biopsia para o diagnóstico. O ANCA falso-positivo na imunofluorescência pode ser encontrado em certas infecções, bem como em algumas doenças neoplásicas.

Antes do advento da corticoterapia, a evolução da GPA era invariavelmente fatal em alguns meses após o diagnóstico da doença renal. Atualmente, o tratamento deve ser realizado com a ciclofosfamida oral em dose de 2 mg/kg/dia, apesar de, no nosso meio, termos mais experiência, com menos toxicidade e garantia de adesão terapêutica, com a infusão venosa mensal. Para manter a leucometria acima de 3.000/mℓ, a contagem leucocitária precisa ser monitorada, e a dosagem do medicamento, ajustada. Com essa conduta, a remissão clínica pode ser induzida e mantida sem risco de infecção associada.

No início do tratamento, os glicocorticoides devem ser administrados com a ciclofosfamida; em geral, usa-se prednisona ou prednisolona, 1 mg/kg/dia inicialmente (no primeiro mês de tratamento), com substituição para o esquema de dias alternados, seguido de redução gradual até a retirada completa nos 3 a 6 meses subsequentes. Após o 1º ano de uso, a ciclofosfamida é substituída por metotrexato ou azatioprina, na fase de manutenção que perdura por toda a vida.

O prognóstico melhora, com o esquema de imunossupressão, o que ocorre em mais de 90% dos pacientes, e a remissão completa é alcançada em 75% dos casos. Alguns pacientes que desenvolvem insuficiência renal irreversível com remissão da atividade da doença pela terapia apropriada apresentam boa resposta ao transplante renal.

Certas formas de morbidez são relacionadas com os efeitos tóxicos do tratamento. Os efeitos colaterais dos corticosteroides são reduzidos pela diminuição da dose após o terceiro mês e pela suspensão completa com 6 a 12 meses de tratamento. As consequências relacionadas com a ciclofosfamida, entretanto, são mais graves e frequentes. A cistite hemorrágica em vários graus ocorre em até 45% dos casos; o câncer de bexiga, em 5%; e a mielodisplasia, em 2%. Alguns pacientes não toleram a ciclofosfamida em função de neutropenia importante, mesmo com baixas doses. Para esses indivíduos, deve ser iniciado um esquema alternativo. Em doses semanais, o metotrexato é indicado para aqueles sem risco de vida imediato ou com intolerância à ciclofosfamida. Com esse esquema, a prednisona é administrada como no esquema anterior, e o metotrexato oral começa na dose de 0,3 mg/kg (com dose inicial máxima de 15 mg/semana). Se o tratamento for bem tolerado após 1 a 2 semanas, a dose deverá ser elevada em 2,5 mg/semana até 20 a 25 mg/semana, e assim mantida. A toxicidade do metotrexato inclui elevação de transaminases, leucopenia, infecções oportunistas, pneumonite medicamentosa e estomatite. A azatioprina, em doses de 1 a 2 mg/kg/dia, é efetiva em alguns casos, principalmente para manter a remissão induzida pela ciclofosfamida. Esse medicamento deve ser administrado com o esquema de corticosteroides, descrito anteriormente, até a remissão dos sinais e sintomas ou até o aparecimento dos indicadores de toxicidade.

O uso de ciclofosfamida é limitado pela sua alta toxicidade e pelos efeitos colaterais. O principal desses efeitos é a cistite hemorrágica, que ocorre em 15 a 43% dos casos tratados por via oral; todavia, há outros efeitos indesejáveis importantes, como, por exemplo, aumento da incidência de câncer de bexiga (30 vezes maior do que em controle, sem tratamento) e infecções oportunistas relacionadas com a leucopenia. Além do metotrexato, há alternativas terapêuticas menos tóxicas com a substituição de ciclofosfamida por azatioprina ou micofenolato de mofetila na fase de manutenção. Os estudos com agentes anti-TNF mostraram resultados contraditórios, mas os resultados com infliximabe em pacientes refratários com GPA e MPA foram benéficos.

Apesar da remissão importante induzida por esses regimes terapêuticos, o acompanhamento em longo prazo denota que cerca de 50% das remissões são posteriormente associadas a uma ou mais recidivas. Uma alta porcentagem de pacientes acaba sendo vitimada por alguma forma irreversível de morbidez, como graus variáveis de insuficiência renal, perda auditiva, estenose de traqueia, deformidade em sela do nariz e disfunção crônica dos seios da face. Por isso, há a necessidade de alternativas mais eficazes e seguras de tratamento, e os estudos com agentes anti-TNF mostraram resultados contraditórios. Recentemente e, tem-se atentado ao enfoque da depleção de células B com rituximabe, um anticorpo monoclonal quimérico contra o antígeno de superfície CD20, que ocorre em algumas fases da maturação do linfócito B humano.[55,56]

Granulomatose eosinofílica com angiite/síndrome de Churg-Strauss

A granulomatose eosinofílica com angiite (EGPA) (síndrome de Churg-Strauss) acomete vasos de vários tamanhos, principalmente pequenos e médios, sendo associada à eosinofilia e ao infiltrado eosinofílico no local da lesão. Pode ocorrer em qualquer faixa etária, sendo rara na infância, mas habitual entre 40 e 50 anos. Os homens são discretamente mais afetados do que as mulheres.

Embora a sua patogênese pareça ser distinta e a associação com asma grave de início tardio seja típica, as características clínicas durante a fase vasculítica sobrepõem-se às outras formas de vasculites necrosantes. O paciente apresenta inicialmente febre, queda do estado geral, anorexia e perda ponderal; exceto pelo acometimento pulmonar, o quadro clínico parece o de um paciente com PAN clássica.

Nas fases tardias, o quadro pulmonar é a principal queixa. Além disso, não se conhece nenhuma característica clínica ou histológica que seja patognomônica dessa condição; no entanto, o diagnóstico é confirmado pela biopsia.

Também na fase tardia, a vasculite granulomatosa com infiltrado eosinofílico é acompanhada de eosinofilia periférica. Além da asma, encontram-se hipereosinofilia e febre. A eosinofilia é expressiva e, em mais de 80% dos pacientes, ultrapassa a contagem de 1.000 células/mℓ, e existe uma forte associação com pANCA. O acometimento pulmonar é muito comum, e o quadro de asma geralmente é acompanhado de infiltrados pulmonares em mais de 30% dos casos.

Foram registradas alterações cardíacas em 62% das necropsias, responsáveis por 23% dos casos fatais. O envolvimento renal é frequente, embora geralmente moderado e, mesmo quando mais grave, tende a responder bem ao tratamento. Manifestações oculares ocorrem raramente. Na maioria dos pacientes, a asma reage bem à terapia convencional, mas é necessário atenção especial nos casos graves.[56]

O acometimento de nervos periféricos pode associar-se à granulomatose eosinofílica com poliangiite (síndrome de Churg-Strauss).[57] Os sintomas iniciais atribuídos à neuropatia foram disestesias dolorosas agudas e edema nas extremidades distais. O envolvimento sensório e motor demonstra um padrão de mononeurite múltipla na fase inicial, progredindo para polineuropatia assimétrica, restrita aos membros. Pode ocorrer ainda vasculite necrosante ao redor dos nervos com infiltrado celular, eosinófilos e linfócitos; em paralelo, há perda de fibras mielinizadas e desmielinizadas. Em longo prazo, a extensão da vasculite sistêmica e a gravidade do quadro inicial influenciam o prognóstico.

Os achados mais comuns na TC de alta resolução são: opacificação em vidro moído, consolidação das vias respiratórias, nódulos centrilobulares, principalmente na área de vidro moído, espessamento da parede dos brônquios e aumento do calibre dos vasos.

A fisiopatogenia e a patogênese da granulomatose eosinofílica com poliangiite (síndrome de Churg-Strauss) são caracterizadas pela angiite alérgica e granulomatosa. Além das artérias musculares de pequeno e médio calibres, os capilares, as veias e as vênulas podem ser afetados. Os achados histopatológicos de reações granulomatosas estão presentes em vários tecidos ou mesmo na própria parede do vaso acometido, geralmente associados ao infiltrado de eosinófilos. Contrastando com a PAN clássica, o acometimento pulmonar predomina. Os outros tecidos frequentemente afetados são: pele, sistema cardiovascular, rins, sistema nervoso periférico e trato gastrintestinal.

Embora não se conheça profundamente a patogênese dessa doença, a forte associação com asma, as suas manifestações clinicopatológicas indicativas de reação de hipersensibilidade e a sua semelhança com a PAN clássica apontam para uma alteração do sistema imune.

Comprometimento cardíaco ou gastrintestinal está relacionado com pior prognóstico, no entanto o prognóstico em longo prazo é bom, sendo semelhante ao da PAN, embora a maioria dos pacientes necessite de doses de manutenção de corticosteroides para a asma persistente, mesmo muitos anos após a melhora da vasculite.

A estratégia de tratamento ideal, entretanto, é incerta, diferindo das outras formas de vasculites, e o prognóstico é melhor do que o da PAN clássica. Contrastando principalmente com a granulomatose de Wegener, não há confirmação da necessidade do uso rotineiro de ciclofosfamida.[58] Além disso, a interferona-alfa parece ter efeito benéfico em pacientes com síndrome hipereosinofílica idiopática.

Vasculite de pequeno vaso por imunocomplexo

As vasculites por imunocomplexo caracterizam-se por marcantes ou moderados depósitos de imunoglobulina ou complemento na parede dos vasos. De maneira predominante, elas atingem pequenos vasos, isto é, capilares, vênulas, arteríolas e pequenas artérias. A glomerulonefrite é frequente, já o comprometimento arterial é menos comum na vasculite por imunocomplexo em comparação à vasculite por ANCA.

Vasculite por IgA/púrpura de Henoch-Schönlein

A IgAV (púrpura de Henoch-Schönlein) é uma vasculite de pequenos vasos capilares, vênulas ou arteríolas, com depósito imune de IgA identificado por púrpura palpável (comumente distribuída sobre as nádegas e extremidades inferiores), artralgias, sinais e sintomas gastrintestinais e glomerulonefrite. É uma vasculite sistêmica de causa desconhecida, frequentemente deflagrada por uma infecção estreptocócica do trato respiratório superior, mas outras bactérias, inclusive a *Pseudomonas*, também podem funcionar como agentes desencadeantes.[59] Nela, a glomerulonefrite não é distinguível da nefropatia por IgA.

Manifestações clínicas e laboratoriais

A púrpura palpável é observada em todos os pacientes, e, na maioria dos casos, desenvolvem-se poliartralgias. As petéquias estão eletivamente localizadas nos membros inferiores, com uma disposição mais ou menos simétrica. No seu estado inicial, os elementos são constituídos de máculas eritematosas ou de pápulas edematosas que rapidamente se tornam purpúricas e não desaparecem pela vitropressão. Ao envelhecer, as manchas purpúricas tornam-se amareladas ou marrons pela transformação de hemoglobina em hemossiderina. As petéquias permanecem por aproximadamente 8 dias, mudam de cor, deixando uma pigmentação residual que pode desaparecer em alguns dias. Havendo novas erupções, observa-se certo polimorfismo pela associação de manchas eritematosas, pápulas, petéquias e manchas marrons[41] (Figura 160.6).

O envolvimento gastrintestinal ocorre, com frequência, nos pacientes pediátricos e manifesta-se por dor abdominal em cólica, associada a náuseas, vômitos, diarreia ou constipação intestinal. As alterações renais caracterizam-se por glomerulonefrite moderada, ocasionando a proteinúria e a hematúria microscópica. Eventualmente, progride para uma glomerulonefrite grave. Nos adultos, os sintomas mais frequentes estão relacionados com a pele e as articulações, mas as alterações renais e miocárdicas podem ocorrer e são mais graves nos adultos do que nas crianças.[60]

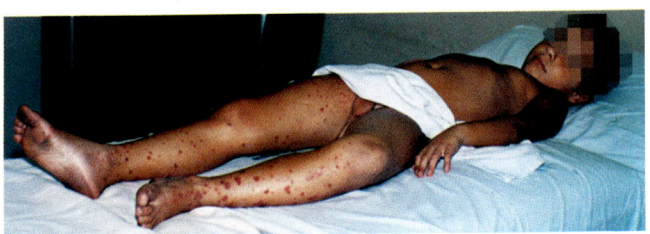

FIGURA 160.6 Púrpura por IgA (Henoch-Schönlein) − mancha hemorrágica em decorrência de sangue extravasado na derme: cor vermelha e ausência de desaparecimento pela vitropressão.

Os exames laboratoriais evidenciam, algumas vezes, leucocitose moderada e, ocasionalmente, eosinofilia. Os complementos séricos permanecem normais, e os níveis de IgA em geral se elevam.

O prognóstico da púrpura por IgA (Henoch-Schönlein) é bom, e a mortalidade, rara. A morbimortalidade é predominantemente atribuída ao comprometimento renal, uma vez que alguns pacientes evoluem para insuficiência renal, especialmente os adultos.[61]

O tratamento das formas mais graves tem como base o uso de corticosteroides e de imunossupressores.

Vasculite crioglobulinêmica

A crioglobulinemia é definida pela detecção no soro de uma ou mais imunoglobulinas que se precipitam em temperaturas inferiores a 37°C e se dissolvem pelo aquecimento. A vasculite crioglobulínica (VC) é sistêmica e afeta vasos de pequeno e médio calibres; é causada por imunoglobulinas precipitadas pelo frio.

As crioglobulinas podem ser classificadas em três grupos segundo sua composição imunológica: no tipo I monoclonal (25% das crioglobulinas), são compostas de uma imunoglobulina monoclonal – o grupo mais frequente é a IgM e o mais raro é a IgG. Em 75% dos casos, as crioglobulinas são mistas, compostas por pelo menos duas variedades de imunoglobulinas. As do tipo II são crioglobulinas mistas com um componente monoclonal, seguido dos grupos IgM e IgG, e as do tipo III não apresentam componentes monoclonais, e sim IgM e IgG policlonais.[62]

A crioglobulinemia pode ocorrer em doenças linfoproliferativas, doenças infecciosas, autoimunes, no mieloma múltiplo, na macroglobulinemia de Waldenström e em certos tumores. As crioglobulinas mistas dos tipos II e III podem evoluir para vasculite. A VC é uma síndrome habitualmente atribuída à deposição de imunocomplexos e complementos nos pequenos vasos, além de estar cada vez mais relacionada com o HCV em 80% dos casos.[63]

Manifestações clínicas

Artralgias, púrpura, fraqueza, neuropatia sensorial, síndrome de Sjögren, glomerolonefrite, hipertensão, neuropatia motora e alterações hepáticas.

Laboratório

Analisa-se a dosagem de crioproteínas – método de Lowry – e caracteriza-se a imunoquímica das imunoglobulinas por eletroforese e soro específicos anti-IgG, anti-IgM, anti-IgA, anti-kappa, anti-lambda. Essa caracterização imunoquímica somente é indicada com valores superiores a 80 pg/mℓ no soro.[64]

Vasculite hipocomplementêmica urticariforme

Vasculite que afeta os pequenos vasos, manifesta-se com urticária e hipocomplementemia. Nesse caso, são frequentes as artrites, a doença pulmonar obstrutiva, a asma, a glomerulonefrite e a inflamação ocular.[65]

Vasculite isolada do sistema nervoso central

A vasculite isolada do SNC representa uma situação incomum, caracterizada como uma vasculite restrita aos vasos do SNC sem comprometimento sistêmico aparente. Embora as arteríolas estejam mais comumente afetadas, os vasos de qualquer calibre podem estar lesionados.

O paciente apresenta cefaleia intensa, alterações psíquicas e neurológicas. Os sintomas sistêmicos estão habitualmente ausentes, e alterações neurológicas graves podem ocorrer, dependendo da extensão do envolvimento vascular. O diagnóstico é geralmente demonstrado pela demonstração de anomalias vasculares na arteriografia ou na RM e confirmado por biopsia do parênquima cerebral e das leptomeninges. Não se obtendo a biopsia cerebral, as modificações angiográficas devem ser cuidadosamente interpretadas para que não sejam confundidas com espasmo vascular relacionado com outra causa. O prognóstico dessa doença é ruim, entretanto certos pacientes apresentam remissão espontânea, e alguns melhoram com corticoterapia isolada ou em combinação com ciclofosfamida.[66]

Vasculites de vasos variáveis

Não têm predominância do tipo de vaso lesionado, podendo afetar quaisquer tamanho (pequeno, médio ou grande) e tipo (artérias, veias e capilares).

Doença de Behçet

Também denominada síndrome de Behçet, é uma vasculite multissistêmica crônica, de etiologia desconhecida, que afeta pele, mucosas, articulações, SNC e, ocasionalmente, outros órgãos. Originalmente foi descrita como uma tríade caracterizada por aftas orais, úlceras genitais e uveíte. Há grande prevalência dessa doença na Turquia, no Japão, no Irã, na Tunísia e, de modo geral, na região do Mediterrâneo e no leste da Ásia.

A doença de Behçet é provavelmente de natureza autoimune, cujos mecanismos patogênicos incluem autoanticorpos mediados por célula B com depressão de células T e/ou um fenômeno de Arthus, relacionados com imunocomplexo.[67] Além disso, parece haver um componente genético ligado ao HLA-B51 no desenvolvimento da doença de Behçet.

Essa doença apresenta manifestações mucocutâneas recorrentes e, com frequência, envolvimento ocular. As úlceras orais estão entre as manifestações mais frequentes da doença e, em geral, são as que aparecem primeiro, mas outros órgãos e tecidos também podem ser acometidos. Além das lesões orais e genitais, há ocorrência de hipersensibilidade cutânea, nódulos hipodérmicos e pseudofoliculite necrótica.

Os vasos sanguíneos de todos os tamanhos são atingidos, e predominam quatro formas da doença vascular: oclusões venosas, aneurismas, oclusões arteriais e vasculite. As alterações vasculares sugerem disfunção da célula endotelial devido a provável vasculite imunomediada. A vasculite parece ser a base patogênica das diferentes manifestações sistêmicas, e a trombose venosa é o mais frequente comprometimento vascular.

A vasculite da parede das artérias e das veias é uma importante apresentação da doença de Behçet, e muitas alterações do SNC estão relacionadas com as oclusões de pequenas artérias, o que também ocorre nas lesões mucocutâneas, cardiopulmonares, gastrintestinais, renais, articulares e musculares.[68]

As tromboses são descritas como frequentemente múltiplas e recidivantes; as veias de todos os segmentos podem ser afetadas. As flebites superficiais ocorrem com frequência e são facilmente confundidas com certas lesões cutâneas, em especial com os nódulos hipodérmicos.

Menos frequente que o comprometimento venoso, o arterial, no entanto, pode caracterizar-se por aneurismas localizados na artéria pulmonar e na aorta abdominal, e oclusões arteriais, principalmente relacionadas com trauma em função de punções arteriais no momento da execução de angiografias.

O comprometimento neurológico tem importância particular em função de sua gravidade.[69] Há três tipos de manifestações que dominam o quadro clínico: meningite asséptica ou meningoencefalite, hipertensão intracraniana com ou sem edema de papila e neuropatia periférica, que é a mais rara.

A TC de crânio pode evidenciar aspectos de atrofia cerebral, ventrículos dilatados com trombose dos seios venosos – nos pacientes com hipertensão intracraniana, imagens uni ou multifocais de baixa densidade são observadas no nível dos hemisférios, da base do crânio e do tálamo. As lesões inflamatórias predominam nas zonas perivenosas e pericapilares, relacionam-se tanto com a substância cinza quanto com a branca e associam-se à necrose e às lesões de desmielinização.[70]

O comprometimento ocular mais característico é a uveíte total ou posterior, acompanhada, com frequência, por uma vasculite retiniana que se manifesta com hemorragias e tromboses. O quadro evolui em virtude de crises sucessivas, e as complicações potenciais são graves: atrofia óptica, glaucoma, catarata, gliose retiniana e cegueira. A uveíte ocorre em mais de 60% dos pacientes adultos e constitui um elemento de valor para o diagnóstico, sem ser, no entanto, específica. É menos comum em crianças. Uveíte significa inflamação do trato uveal, na camada média do olho, composta por íris, corpo ciliar e coroide.[71]

A ocorrência de trombose venosa cerebral é geralmente subestimada, podendo, algumas vezes, ser a primeira manifestação clínica da doença.

Nossa experiência pessoal, que coincide com a revisão literária, mostra que a apresentação clínica da doença de Behçet em crianças é diferente da que ocorre em adultos. Nelas, a frequência dos comprometimentos oculares é mais baixa, e as manifestações vasculares e neurológicas parecem ser mais frequentes e graves.

Embora as lesões vasculares não estejam entre os critérios mais importantes para o diagnóstico da doença de Behçet, com frequência, elas exteriorizam-se, no momento do diagnóstico, por manifestações causadas pelo envolvimento vascular em vez da clássica tríade de sintomas – ulcerações orais e genitais, e uveíte.

O tratamento da doença de Behçet tem como base a imunossupressão e a terapia orientada, conforme as manifestações específicas observadas. O tratamento é feito por meio de colchicina e interferona-alfa. Esses agentes terapêuticos propiciaram progressos no tratamento das manifestações mucocutâneas e nas uveítes. Os anticoagulantes são empregados no tratamento e na prevenção dos fenômenos trombóticos.

Ainda não foi alcançado um controle efetivo das alterações neurológicas e das vasculares – tromboses e formações de aneurismas –; no entanto, as úlceras genitais de difícil controle apresentaram resposta satisfatória com o infliximabe, o anticorpo monoclonal quimérico anti-TNF de uso venoso, já consagrado no tratamento de artrite reumatoide, espondilite anquilosante, doença de Crohn, artrite psoriásica e psoríase postulosa.[72]

Síndrome de Cogan

Doença inflamatória crônica que apresenta um crescente processo inflamatório direcionado para os órgãos audiovestibulares e oculares, acarretando cegueira e surdez em 50% dos pacientes. Caracteriza-se por lesões oculares de natureza inflamatória: queratite intersticial, uveíte, episclerite, doença da orelha interna, incluindo perda de audição e disfunção vestibular. Pode causar aortite, com dilatação proximal da aorta, comprometimento ostial da artéria coronária e aneurisma da aorta toracoabdominal.[73]

CONSIDERAÇÕES FINAIS

Conforme descrito, as síndromes clínicas vasculíticas resultam da repercussão de diferentes fatores e variam em função do tecido, do calibre do vaso e da extensão do processo. Assim, as vasculites apresentam grande diversidade nos seus aspectos clínicos e patológicos de acordo com o acometimento de um ou de vários tipos de vasos, bem como de um ou de vários sistemas. Cabe ao médico assistente dispor de elementos sólidos de suspeição para que seja feito o diagnóstico preciso.

As referências bibliográficas deste capítulo se encontram no Ambiente de aprendizagem do GEN.

161

Vasculites Associadas a Provável Etiologia

Alda Candido Torres Bozza ■ Roger Abramino Levy ■ Fernando A. Bozza

Resumo

As manifestações vasculares indiretas relacionadas com as infecções ocorrem em função da reação imunológica induzida pelo agente patogênico, frequentemente pela formação do complexo imune. A agressão imune da parede vascular é responsável por uma vasculite com inflamação mais ou menos importante da parede vascular, do entorno perivascular ou dos dois. Pode atingir os vasos de pequeno, médio ou grande calibres.

As vasculites dos vasos de pequeno calibre associadas à infecção são: vasculites cutâneas e vasculite crioglobulinêmica. As vasculites dos vasos de médio calibre associadas à infecção são exteriorizadas como algumas vasculites ditas não infecciosas ou primárias (ver Capítulo 160) do tipo: poliarterite nodosa (PAN), Kawasaki e vasculopatias cerebrais. As vasculites das artérias de grande calibre são as aortites, as vasculites dos ramos da aorta e as vasculopatias da artéria pulmonar.

Palavras-chave: vasculites; aorta; artéria pulmonar; doenças infecciosas.

VASCULITES E INFECÇÃO

Atualmente, diversas causas de morbidade e mortalidade não relacionadas com etiologia infecciosa associam-se aos efeitos residuais de infecções crônicas, muitas delas silenciosas durante anos. Com frequência, as infecções coexistem com as vasculites, e algumas delas, como as hepatites B e C, o vírus da imunodeficiência humana (HIV) e a tuberculose, constituem importantes causas de vasculite secundária. A terapia imunossupressora usada para tratar as vasculites primárias pode ter graves consequências na presença de infecções não detectadas previamente.

Até mesmo a relação entre infecção crônica e inflamação com a etiologia da aterosclerose (citomegalovírus, *Chlamydia pneumoniae, Helicobacter pylori*) tem sido comprovada. Os mediadores da inflamação crônica estão sendo considerados capazes de contribuir no processo aterogênico, principalmente pela proteína C reativa (PCR), pelas citocinas e pelos vários fatores de crescimento ligados à angiogênese. No entanto, o elo entre aterosclerose e infecção ainda não foi definido.[1]

Os vírus, as bactérias, os fungos e os parasitos atuam como desencadeadores ou provocadores de doença vascular aguda ou crônica e podem modificar o comportamento do endotélio vascular, contribuindo para uma espécie de preparação do vaso, fazendo com que uma agressão subsequente possa resultar em efeito ampliado (Quadro 161.1).

A infecção produz um grande número de mediadores capaz de iniciar e manter a resposta inflamatória de natureza imune. Não menos importante é a ação do próprio microrganismo e de seus produtos. Os microrganismos causam vasculite: por infecção ativa, por infecção inativa ou degradada, pela presença de toxinas e outros produtos extracelulares, pela indução de mediadores celulares ou humorais. A consequência usual dessas diferentes atuações é uma tríade constituída de lesão endotelial, agregação plaquetária e depósito de fibrina. A resposta do hospedeiro é mediada basicamente pelos leucócitos, pelos fatores humorais (citocinas, prostaglandinas,

fatores de coagulação) e pelo endotélio vascular. Nos últimos anos, há a preocupação em analisar as bases imunológicas das vasculites, visando explicar o papel dos diversos agentes desencadeadores, dos imunocomplexos e da imunidade celular.

As citocinas desempenham um papel fundamental no desencadeamento e na manutenção da inflamação. As citocinas mais frequentemente identificadas no soro e nos tecidos dos pacientes com vasculite são a interleucina 1 (IL-1), o fator de necrose tumoral alfa (TNF-α) e a interleucina 6 (IL-6). Essas citocinas atuam na expressão dos antígenos de histocompatibilidade nos leucócitos e nas células endoteliais, induzindo a ativação dos linfócitos T e B; atuam também na expressão de quimiocinas em numerosos tipos de células, induzindo a ativação dos monócitos e estimulando a produção de reagentes de fase aguda.[2]

É preciso enfatizar o papel primordial do dano endotelial nas vasculites e a conexão entre esse dano e a reação imunológica. A célula endotelial responde à agressão como qualquer célula: um leve estímulo pode apenas torná-la mais móvel, fagocitária e secretora. Se a lesão é moderada, tem como consequência o aumento da permeabilidade, da adesividade dos leucócitos e dos ativadores da fibrinólise. Porém, se a agressão persiste e a célula chega à exaustão, o aumento da permeabilidade continua; no entanto, a fibrinólise diminui e a deposição de fibrina e plaquetas cresce. Nenhum desses comportamentos pode ser interpretado como consequência específica de um tipo particular de reação imune; a intensidade dessa reação depende de numerosas variáveis.

Na resposta imunológica normal, os anticorpos atuam com o antígeno estranho, formando imunocomplexos que levam à última degradação do antígeno, sem atingir significativamente o hospedeiro. A formação do complexo imune é influenciada por fatores tanto do hospedeiro quanto das propriedades dos antígenos.

Os complexos imunes podem produzir todos os graus de lesão vascular: da urticária, angiite necrosante ao granuloma.[3] Bom exemplo de complexo imune organizado *in situ* é visto nas doenças causadas por micobactérias – *erythema nodosum leprosum*.

Em teoria, qualquer agente infeccioso ou antígeno que induza uma resposta imunológica pode causar vasculite. Os possíveis mecanismos de alteração vascular causada pela infecção são: microrganismo no vaso em decorrência da invasão direta ou da embolização, resultando em resposta inflamatória; formação e deposição de imunocomplexo; indução de reações imunológicas aberrantes, mediada por células; dano vascular induzido por toxinas; e produtos extracelulares.

A crioglobulinemia pode ocorrer em várias síndromes vasculíticas relacionadas com diversas infecções crônicas, como hepatite C, doença de Lyme, toxoplasmose, infecção pelo vírus Epstein-Barr, hepatite B e algumas doenças inflamatórias crônicas (p. ex., doenças inflamatórias do intestino e sarcoidose). As crioglobulinas são imunoglobulinas que, embora solúveis a 37°C, precipitam em

QUADRO 161.1	Vasculites secundárias à infecção.
Viroses	Vírus da hepatite A, vírus da hepatite B, vírus da hepatite C, vírus linfotrópico T humano (HTLV), vírus da imunodeficiência humana (HIV), parvovírus B e T, vírus varicela-zóster, herpes-vírus simples, citomegalovírus, vírus influenza, vírus parainfluenza, rotavírus, hantavírus, vírus da rubéola, SARS-CoV-2
Riquétsias	*Rickettsia rickettsii*
Micoplasmas	*Mycoplasma gallisepticum*
Bactérias	*Streptococcus* sp., *Staphylococcus* sp., *Neisseria gonorrhoeae, Neisseria meningitidis, Salmonella, Pseudomonas aeruginosa, Mycobacterium, Borrelia burgdorferi, Treponema pallidum*
Fungos	*Candida, Coccidioides, Actinomyces, Cryptococcus, Histoplasma, Nocardia, Aspergillus*

temperaturas reduzidas. Denomina-se crioglobulinemia mista quando contém mais de um tipo de imunoglobulina, em geral, IgG e IgM. A síndrome é caracterizada por: fraqueza, artralgia, erupções purpúricas, vasculite e glomerulonefrite (tipo imunocomplexo). A crioglobulinemia mista é associada a glomerulonefrite, artralgias, hepatoesplenomegalia e linfadenopatia, além do envolvimento da pele. No entanto, pode se apresentar com um quadro cutâneo isolado.

Muitas doenças estão associadas às vasculopatias, em geral, e às vasculites, particularmente, como carcinoma, mielodisplasia e leucemias.

Os carcinomas têm sido associados a púrpura, febre e mononeurite *multiplex*. As vasculites secundárias comumente atingem os pequenos vasos da pele. Sendo a pele um órgão bem suprido pela vasculatura, frequentemente desenvolve manifestações de vasculite e pode ser o órgão inicialmente afetado; outras vezes, ela reflete um processo sistêmico. O paciente com vasculite cutânea limitada não costuma precisar de tratamento agressivo. Entretanto, devem ser feitos exame clínico cuidadoso e alguns exames laboratoriais (Figura 161.1).

A púrpura geralmente indica uma vasculite cutânea, e a biopsia, às vezes, identifica infiltrado e alterações trombóticas ou embólicas, e depósito de IgA (sugestivo de púrpura de Henoch-Schönlein).

O diagnóstico das vasculites sistêmicas deve ser delineado considerando os prováveis agentes patogênicos relacionados com a infecção (Quadro 161.2).

Vírus

As viroses são apontadas com frequência como causadoras das vasculites, em função da ocorrência de complexo imune circulante durante a fase aguda da infecção viral. As vasculites sistêmicas podem ser decorrentes de diversas infecções virais. A poliarterite nodosa (PAN) tem sido observada após infecção pelo vírus das hepatites B (VHB) e C (VHC), pelo parvovírus B19 e pelo HIV. O VHC tem sido identificado como o agente responsável por mais de 2/3 das crioglobulinemias mistas (Figura 161.2).

A infecção pelo herpes-vírus, incluindo varicela-zóster, herpes simples[4-6] e citomegalovírus, tem sido associada a algumas arterites que ocorrem em concomitância ou não com doenças linfoproliferativas, e os corpúsculos de inclusão viral foram identificados dentro dos vasos ou próximo a eles.[7]

A vasculite leucocitoclástica, comprometendo a pele e, ocasionalmente, outros órgãos, pode estar relacionada com várias doenças, dentre essas, a infecção pelo vírus Epstein-Barr, o HIV, o vírus SARS-CoV-2, a hepatite crônica ativa, a colite ulcerativa e a deficiência congênita de componentes do sistema complemento.

O resultado histopatológico das vasculites relacionadas com infecções é inespecífico e polimorfo; mais de um tipo histológico pode ser encontrado, sendo indispensável uma adequada correlação clínica e laboratorial.

Infecção pelo vírus da imunodeficiência humana

Os pacientes infectados pelo HIV podem apresentar sinais de comprometimento vascular variado, que se manifestam clinicamente por alterações microcirculatórias,[8,9] venosas, linfáticas e arteriais, principalmente de pequenas e médias artérias.

Atualmente, com o aumento de sobrevida desses pacientes em função do diagnóstico mais precoce e da maior amplitude terapêutica, as lesões vasculares tornaram-se mais destacadas. No entanto, a causa dessas lesões ainda não está bem clara.

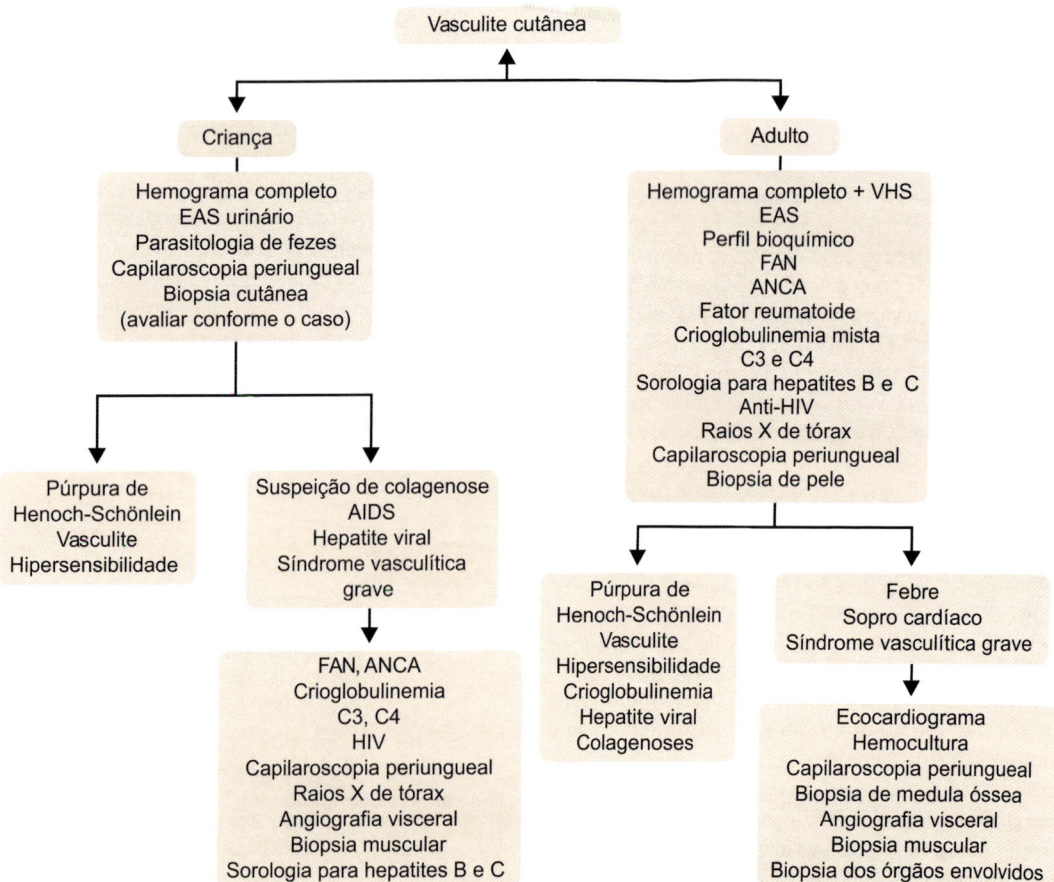

FIGURA 161.1 Vasculite cutânea. AIDS: síndrome da imunodeficiência adquirida; ANCA: anticorpo anticitoplasma de neutrófilos; EAS: elementos anormais e sedimentos; FAN: fator antinuclear; HIV: vírus da imunodeficiência humana; VHS: velocidade de hemossedimentação.

QUADRO 161.2	Síndromes clínicas de vasculites necrosantes "primárias" relacionadas com a infecção.
Púrpura de Henoch-Schönlein	*Streptococcus*, *Pneumococcus*, vírus da imunodeficiência humana
Crioglobulinemia mista	Hepatite C, endocardite bacteriana subaguda, citomegalovírus, *Borrelia burgdorferi* (doença de Lyme), vírus Epstein-Barr, *Toxoplasma gondii* (toxoplasmose), hepatite B
Síndrome de Cogan	*Streptococcus* (2/3 dos pacientes tiveram episódios de infecção das vias respiratórias superiores precedendo as manifestações iniciais)
Vasculite do sistema nervoso central	Herpes-zóster, principalmente oftálmico Vírus da imunodeficiência humana
Vasculite leucocitoclástica	Hepatite B, vírus da imunodeficiência humana, *Streptococcus*, endocardite bacteriana subaguda
Churg-Strauss	Vírus da imunodeficiência humana
Poliarterite nodosa	Hepatite B, vírus da imunodeficiência humana
Kawasaki	*Streptococcus*, vírus da imunodeficiência humana, SARS-CoV-2
Angiite necrosante	Vírus da imunodeficiência humana, meningococcemia, *Pneumococcus*, *Salmonella typhosa*

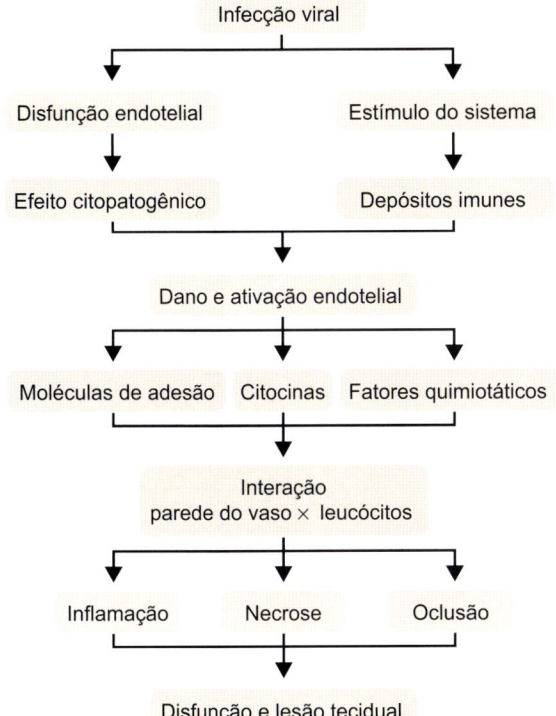

FIGURA 161.2 Patogenia provável das vasculites associadas ao vírus.

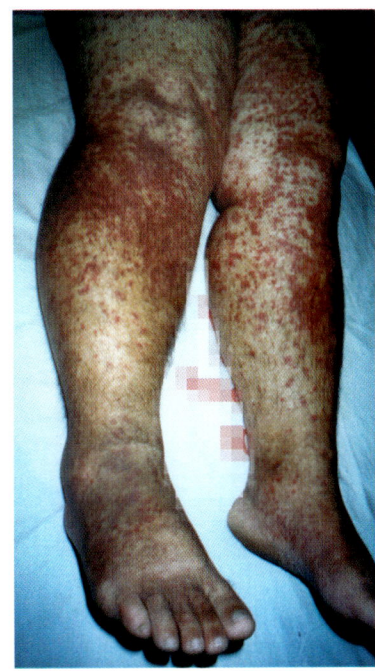

FIGURA 161.3 Púrpura em paciente com AIDS. É possível observar polimorfismo pela associação de manchas eritematosas, de pápulas, de petéquias e de manchas marrons em decorrência de crises sucessivas de púrpura. (Coleção Alda Bozza.)

Na vigência da infecção pelo HIV, os vasos sanguíneos de quase todo o corpo podem apresentar sinais de vasculite: vasculites eosinofílicas, doença de Kawasaki,[10] aneurismas, PAN e doença coronária, que foram relatados em pacientes infectados pelo HIV de qualquer idade, principalmente adultos jovens e crianças. Segundo Calabrese et al.,[11] a infecção pelo HIV precisa ser considerada em todos os pacientes com vasculite necrosante de etiologia não esclarecida.

As vasculites por hipersensibilidade podem ser resultantes das infecções crônicas e da exposição a drogas lícitas e ilícitas, fatos comuns nesses pacientes. Manifestam-se por eritema maculopapular e púrpura palpável[12] (Figura 161.3).

O próprio HIV tem sido responsabilizado pelas lesões de vasculite eletivamente no cérebro, nos pulmões e na retina.[13] Em alguns casos, o HIV pode estar relacionado diretamente com a lesão vascular, mas, em outros, o vírus atua junto a diversos cofatores importantes, como infecções diversas e repetidas, alterações nutricionais – síndromes disabsortivas, aumento exagerado dos triglicerídeos por iatrogenia e exposição a drogas lícitas ou ilícitas.

Foram feitos vários relatos de vasculite pelo HIV na retina e no encéfalo por acometimento de vasos da substância branca e gânglio da base.[14] Os sinais e os sintomas estavam relacionados com a encefalopatia e com a demência pelo HIV. O estudo anatomopatológico evidenciou hiperplasia endotelial, espessamento da parede do vaso e infiltrado perivascular de linfócitos, macrófagos e, algumas vezes, células gigantes contendo partículas do HIV. Além dessas lesões induzidas pela infecção direta das células endoteliais e da parede do vaso pelo HIV,[15] têm sido observadas vasculites nos pequenos vasos, principalmente da pele,[16] dos músculos e dos pulmões, dos rins e do miocárdio, atribuídas a reações imunológicas causadas pelo HIV[17] (Quadro 161.3 e Figuras 161.4 e 161.5).

Hepatites B e C

Há uma estreita relação entre vasculite necrosante, PAN e evidências de infecção pelos VHB, VHC e parvovírus 19. HBsAg, anti-HBc ou anti-HBsAg têm sido encontrados no soro como complexos imunes

QUADRO 161.3	Tipo, patologia e patogênese das lesões vasculíticas relacionadas com o vírus da imunodeficiência humana.	
Tipo de lesão vascular	**Patologia**	**Patogênese**
Lesão inflamatória	Infiltrado inflamatório com predomínio mononuclear	Desconhecida
Vasculite por hipersensibilidade a fármacos	Vasculite leucocitoclástica	Hipersensibilidade a fármacos
Vasculite leucocitoclástica	Necrose fibrinoide na parede vascular com produtos da destruição de leucócitos	Antígenos de vírus da imunodeficiência humana demonstrados (por reação em cadeia da polimerase) na parede do vaso sugerem um papel direto do vírus
Periflebite de retina	Áreas com típicas lesões retinianas	Citomegalovírus
Vasculite eosinofílica	Inflamação focal com infiltrado eosinofílico nas camadas média e adventícia	Resposta do tipo Th2
Doença de Kawasaki	Inflamação de mucosas e artérias coronárias	Desconhecida
Poliarterite nodosa	Diversos estágios de inflamação, necrose fibrinoide e áreas sãs no mesmo vaso	Desconhecida; mediada por anticorpos anticitoplasmáticos de neutrófilos
Vasculite/perivasculite na encefalopatia pelo vírus da imunodeficiência humana e na retina	Hiperplasia endotelial, espessamento da parede do vaso, coleção perivascular de linfócito, macrófagos e, eventualmente, células multinucleadas gigantes contendo antígenos de vírus da imunodeficiência humana	Lesões induzidas diretamente pela infecção da célula endotelial da parede dos vasos pelo vírus da imunodeficiência humana
Vasculite sistêmica	Infiltrado linfocitário ao redor do vaso e em sua parede	Reação imunológica causada pelo vírus da imunodeficiência humana, autoimunidade (?)

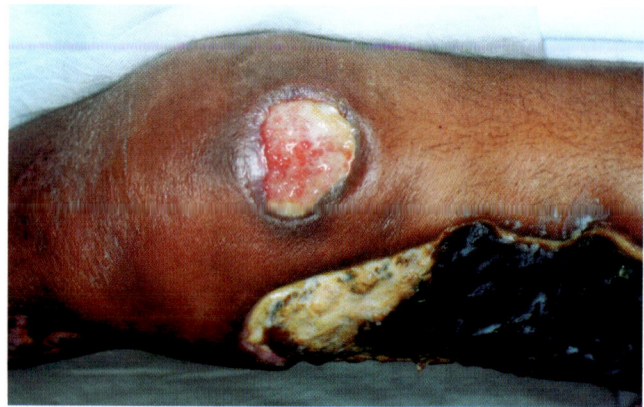

FIGURA 161.4 AIDS. Vasculite cutânea em que se observam lesões ulceradas com bordos retráteis. Em uma delas, o fundo da úlcera apresenta tecido de granulação; a outra lesão está revestida por placa de necrose. (Coleção Alda Bozza.)

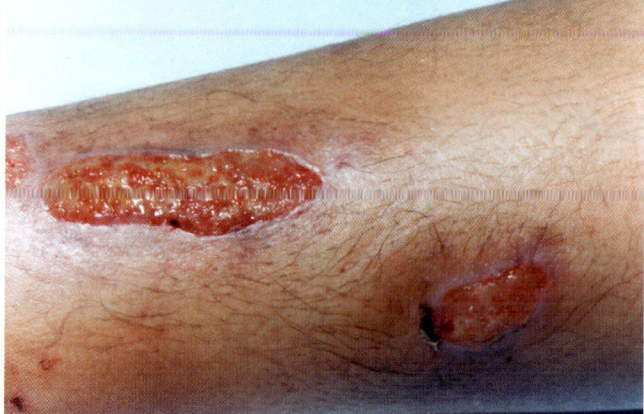

FIGURA 161.5 AIDS. Vasculite cutânea: lesões ulceradas revestidas por exuberante tecido de granulação, bordos finos e retráteis.

circulantes ou na parede dos vasos afetados.[18,19] A síndrome manifesta-se por febre, neuropatia periférica, dores articulares, lesões cutâneas (exantema, necrose), manifestações renais, cardíacas e do sistema nervoso central (SNC).

A vasculite por hipersensibilidade também tem sido relatada em pacientes, tanto na fase aguda quanto na fase crônica da hepatite B.[20] A associação da crioglobulinemia mista é muito maior com o VHC[21] do que com o VHB. O VHC tem sido apontado como responsável por mais de 2/3 das crioglobulinemias mistas.[22,23]

A vasculite crioglobulinêmica acomete principalmente os pequenos vasos e, mais raramente, os de médio calibre. As crioglobulinemias associadas às infecções são sempre mistas, do tipo II (crioglobulina monoclonal e imunoglobulinas policlonais) ou do tipo III (imunoglobulinas policlonais). Numerosas infecções estão relacionadas com o aparecimento de uma crioglobulina. No entanto, a associação mais forte é aquela com o VHC, e o papel do vírus via o sistema imunológico parece claro. No entanto, um papel direto do vírus é mais duvidoso: não há nenhuma ligação demonstrada com o genótipo ou com a carga viral.

Varicela-zóster

O DNA do vírus varicela-zóster e o antígeno específico desse vírus foram identificados em uma reavaliação de casos de formas atípicas

de angiite primária do SNC com achado histológico de granulomatose. O granuloma com células multinucleadas gigantes ocorre em 80% das angiites do SNC.[24,25]

Covid-19

Na vigência da infecção pelo vírus SARS-CoV-2, lesões cutâneas com características de vasculite têm sido descritas em casos leves, mesmo assintomáticos, e em casos graves e fulminantes. Vasculite semelhante à síndrome de Kawasaki também foi encontrada em pacientes infectados (Figura 161.6).

A covid-19 é uma doença causada pelo vírus SARS-CoV-2 que pode evoluir no corpo humano em diferentes órgãos e sistemas, de diferentes maneiras e com diferentes níveis de gravidade. O SARS-CoV-2 é um vírus de RNA, com grande capacidade de mutação.

Embora a apresentação clínica predominante seja a de uma doença respiratória, as manifestações renais, neurológicas e cardiovasculares estão sendo observadas de forma crescente. Cabe ressaltar a importância da agressão microcirculatória relacionada à hiperinflamação e ao imunotromboembolismo, que podem explicar a síndrome da falência de múltiplos órgãos. Têm sido descritos quadros de vasculite semelhantes à síndrome de Kawasaki, fora do grupo etário habitual, e várias formas de vasculite cutânea e hemorragia de alvéolos pulmonares devido à vasculite.[26-30]

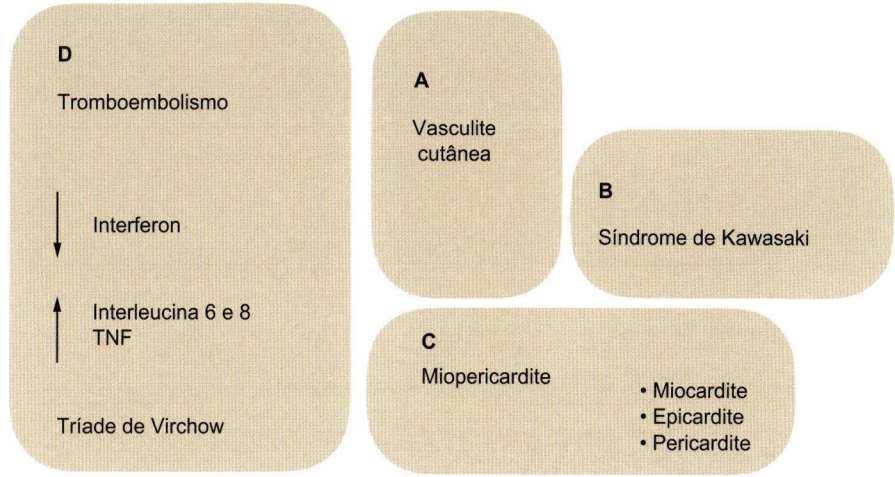

FIGURA 161.6 Vasculites em covid-19. TNF: fator de necrose tumoral. (Adaptada de McGonagle D et al.[27])

Os fatores de risco são:

- Idade
- Hipertensão
- Diabetes melito 1 e 2
- Índice de massa corporal elevado/obesidade
- Tabagismo
- Câncer
- Tromboembolismo prévio
- Doença cerebrovascular
- Doença renal crônica
- Cardiopatia.

Nos casos mais graves, é importante acompanhar o aumento dos marcadores inflamatórios VHS, PCR, ferritina e IL-6, e dos relacionados à coagulação e à fibrinólise (contagem de plaquetas, D-dímero). A referência-padrão para confirmar a covid-19 depende dos testes biológicos, principalmente reação em cadeia da polimerase e ELISA.[31,32]

A medicação imunossupressora, o uso de contraste, a ventilação mecânica e a sobrecarga hídrica e/ou hipovolêmica são as possíveis causas do agravamento clínico.

Os mecanismos envolvidos na hipercoagulabilidade e na trombose associadas à covid-19 estão relacionados ao aumento da ativação plaquetária e da formação de NETS por neutrófilos, da expressão do fator tissular e em monócitos e neutrófilos de forma dependente da agregação de plaquetas.

Cada vez mais são observadas alterações nos microvasos, pelo processo inflamatório e pela hipercoagulação:

- Disfunção endotelial e aumento da atividade pró-coagulante
- Hiper-reatividade plaquetária
- Hipercoagulabilidade
- Hipofibrinólise
- Superatividade do complemento
- Alteração do sistema renina angiotensina/aldosterona.

Os coronavírus utilizam o mesmo receptor nas células-alvo para se tornarem intracelular, que é a enzima conversora da angiotensina 2.

Manifestação em múltiplos órgãos

As manifestações estão relacionadas à agressão viral direta, ao estado inflamatório, à hipercoagulabilidade e à resposta imune.[33,34]

Pulmão

O pulmão é o órgão-alvo. Em média, os sintomas aparecem 5 a 6 dias após o início da infecção. As formas leves da doença se resumem em: febre, tosse pouco produtiva, cansaço, dor de garganta e diarreia. E as formas graves apresentam complicações pulmonares acentuadas: dispneia, síndrome respiratória aguda, pneumonia, hemorragia e embolia pulmonar.

A tomografia computadorizada (TC) do tórax é o principal método de imagem para o acompanhamento da covid-19. A imagem radiológica típica é a pneumonia viral, a presença de opacidades em vidro fosco distribuídas perifericamente e nas regiões subpleurais.

Com a evolução da doença, surgem sinais de consolidação focal.[35-37] No caso de suspeita de tromboembolismo pulmonar, é indicada a realização de TC com contraste, para esclarecimento.

Após 6 meses da infecção por covid, é indicado repetir a TC de tórax para avaliar sequelas tardias, particularmente alterações fibróticas.

Extensas lesões trombóticas nos microvasos pulmonares[38-40] foram verificadas nas necropsias[41] dos pacientes que foram a óbito por comprometimento pulmonar.

Coração

As alterações cardiovasculares principais são causadas tanto pela agressão direta do vírus ao músculo cardíaco[42] quanto pelas alterações em resposta aos processos inflamatório e trombótico causados pela infecção, levando à redução da saturação de oxigênio, à liberação de citocinas e mesmo uma tempestade de citocinas.

Manifestações clínicas

Miocardite, pericardite, síndrome de Takotsubo, por descarga de substâncias vasoativas, insuficiência cardíaca congestiva, infarto agudo do miocárdio e arterite de pequenos vasos coronarianos.[43,44]

Rim

A lesão renal aguda (LRA) em pacientes com covid-19 tem origem multifatorial:

- Ação direta do vírus no tecido renal por provável ação do receptor da enzima de conversão de angiotensina 2 (ECA-2), sugestiva de permitir a invasão do vírus nas células hospedeiras
- Deposição de complexo imune de antígenos virais ou mecanismos efetores imunológicos específicos induzidos pelo vírus
- Efeitos indiretos das citocinas mediadoras
- Hipoperfusão renal, coagulação vascular, hipoxia, choque.

Infecção → Tempestade de citocinas → Rins → Lesão tubular → Lesão renal aguda

A LRA está relacionada com uma evolução clínica mais grave e pode acarretar aumento da mortalidade. O diagnóstico precoce de doença renal crônica é importante para direcionar o tratamento e avaliar o prognóstico desses pacientes com covid-19. Os fatores de risco para LRA e terapia renal substitutiva em pacientes com covid-19 são:

- Histórico de doença renal crônica[45]
- Hipertensão arterial, diabetes melito, maior índice de massa corpórea (IMC)
- Níveis elevados de D-dímero
- Hipoxemia grave durante a admissão na Unidade de Terapia Intensiva (UTI).[46]

Sistema nervoso

As alterações neurológicas, tanto do SNC quanto do sistema nervoso periférico, associadas ao coronavírus foram observadas desde o início da pandemia, como podem ser verificadas pelas publicações dos pesquisadores chineses. A teoria da migração viral retrógrada para o SNC também foi aventada.[47]

As alterações do olfato (anosmia) e do paladar (disgeusia) foram relatadas como sintomas frequentes e iniciais da doença, servindo como peça importante para o diagnóstico.[48-50]

À infecção do coronavírus, têm sido associados: encefalite,[51] meningite, lesão de neurônios, síndrome de Guillain-Barré, acidentes vasculares encefálicos isquêmicos e hemorrágicos, principalmente relacionados a sangramentos de pequenos vasos.[52-55]

Manifestações cutâneas[56]

Sinais evidentes de vasculite. As alterações ocorrem por microangiopatia dos vasos cutâneos:[57-59]

- Erupção vesicular: semelhante à varicela
- Dedos de covid: manifesta-se nos dedos dos pés e das mãos – rubor/cianose, vesículas, dor ou prurido
- *Rash*/exantema e enantema: placas eritematosas sem relevo
- Placas infiltradas no dorso das mãos
- Livedo
- Reativação de herpes simples e herpes-zóster
- Púrpura trombocitopênica trombótica[60]
- Vasculite leucocitoclástica
- Necrose cutânea.

Síndrome inflamatória multissistêmica pediátrica/ síndrome de Kawasaki-like

Na pandemia da covid-19, o espectro da doença em crianças é diferente do que se vê na população adulta, pois as crianças representaram uma porção menor dos casos. No entanto, estão sendo identificadas crianças que desenvolveram uma resposta[61] inflamatória sistêmica, com características clínicas semelhantes à síndrome de Kawasaki, associada à infecção por SARS-CoV-2, chamada de síndrome inflamatória multissistêmica pediátrica (SIM-P). A SIM-P ocorre na fase aguda, mas principalmente após. Acomete crianças e adolescentes que apresentam febre persistente, vasculite cutânea, alterações cardiovasculares e gastrintestinais.[62]

Essa síndrome é uma resposta imunológica inflamatória retardada à infecção recente por SARS-CoV-2, exibindo, além das alterações clínicas, marcadores inflamatórios, associados a alterações nos exames de imagem.[63,64]

Apesar da gravidade, pacientes diagnosticados com SIM-P tiveram bom prognóstico. Vale salientar que essa síndrome apresenta características clínicas e fisiopatológicas[65] semelhantes às de outras condições inflamatórias causadas por grandes quantidades de citocinas, incluindo doença de Kawasaki e sepse.

Crianças ou adolescentes com quadro clínico sugestivo de SIM-P devem ser submetidos a exames laboratoriais para o monitoramento da atividade inflamatória, do estado de hipercoagulabilidade e a avaliação das enzimas cardíacas (Quadro 161.4).

As alterações encontradas na PCR, troponina ferritina, NT-proBNP e a presença de neutrofilia e linfopenia são úteis como indicadores de gravidade da SIM-P. Estudos evidenciam que a piora clínica do paciente está relacionada às alterações laboratoriais significativas, principalmente nos marcadores inflamatórios e nas enzimas cardíacas e radiografias de tórax com opacidades em vidro fosco, periféricas, multifocais bilaterais com ou sem consolidações distribuídas nos lobos posterior e inferior.

Pacientes acometidos por SIM-P podem apresentar miocardite e insuficiência cardíaca, evidenciadas por exames complementares como eletrocardiograma, ecocardiograma e angiotomografia computadorizada. As diretrizes da doença de Kawasaki devem ser utilizadas para acompanhamento dos pacientes.[66]

As crianças acometidas por SIM-P podem evoluir para a forma grave da doença, com instalação de quadros de insuficiência respiratória aguda, hipotensão arterial, doença renal aguda, insuficiência cardíaca aguda e choque.[67]

O manejo terapêutico visa reduzir a resposta inflamatória sistêmica e o restabelecimento das funções orgânicas utilizando imunoglobulina, corticosteroides, medicamentos vasoativos, imunomoduladores e anticoagulantes.[68]

Falência de múltiplos órgãos

A hiperinflamação progressiva pode acarretar microangiopatia generalizada, alteração de plaquetas e do endotélio. O que explica a síndrome da falência de múltiplos órgãos e sugere uma microangiopatia trombótica.[69]

Os mecanismos envolvidos na hipercoagulabilidade e na trombose associados à covid-19 estão relacionados ao aumento da ativação plaquetária e da expressão do fator tissular em monócitos e neutrófilos. Ao se considerar os aspectos histopatológicos, ressalta a grande frequência do comprometimento dos microvasos. Fica-se com a impressão de que o órgão receptor-reator da agressão viral é o endotélio vascular, principalmente o endotélio dos capilares.[70]

Análogo à vasculite cutânea encontrada em pacientes com covid-19, tem sido vistas, em crianças e adolescentes, a vasculite coronária e a síndrome de Kawasaki-*like*.

Bactérias

A agressão das bactérias à parede vascular pode ser direta ou indireta. Ela é direta por contiguidade – o granuloma na tuberculose – ou a distância – o êmbolo séptico. A ação lesiva das bactérias

QUADRO 161.4	Achados laboratoriais frequentemente encontrados em pacientes acometidos pela síndrome inflamatória multissistêmica pediátrica.	
Achados laboratoriais	**Número (%)**	
Linfopenia	97	
Proteína C reativa	92	
Dímero-D elevado	91	
Troponina	90	
Neutrófilos elevados	89	
Ferritina aumentada	76	
Albumina baixa	74	
Hemoglobina baixa	68	

Adaptado de Viner e Whittaker E.[52]

é indireta por meio do processo imuno-humoral, pelo depósito do complexo imune circulante ou pela lesão mediada por célula.

Todas as bactérias gram-negativas, e somente essas, produzem endotoxinas. As endotoxinas não são forçosamente tóxicas, e seus efeitos variam em função da resposta do hospedeiro e da quantidade de endotoxinas ou lipopolissacarídeos, principais componentes da parede celular da bactéria gram-negativa.

Rickettsia

As lesões vasculíticas são decorrentes da ação da *Rickettsia* na célula endotelial, bactéria gram-negativa que infecta primariamente a célula endotelial acarretando a formação de trombos murais, a oclusão dos vasos e o aparecimento de infiltrado perivascular de células mononucleares. A *Rickettsia* é introduzida na pele, pela picada do carrapato, chega por via linfática à circulação, infecta e replica-se no citoplasma das células endoteliais atingidas. A chamada febre maculosa brasileira, febre do carrapato, febre das Montanhas Rochosas (*Rickettsia rickettsii*) é caracterizada pelo aparecimento, após 3 a 14 dias da mordedura pelo carrapato, de sintomas pouco específicos, como febre, mialgia, náuseas e dor abdominal, seguidos por *rash*, máculas que evoluem para lesões maculopapulares e petéquias, podendo chegar a úlceras e gangrenas. No Brasil, há registro da doença desde 1929 nos estados de São Paulo, Minas Gerais, Rio de Janeiro, Espírito Santo, Bahia, Santa Catarina, e Rio Grande do Sul, e no Distrito Federal.

Além dos vasos cutâneos e subcutâneos, os vasos pequenos do SNC são afetados com frequência, bem como os vasos de outros órgãos, podendo levar à necrose focal no miocárdio e no fígado. Havendo suspeita diagnóstica, deve-se procurar uma escara indicativa do local no qual ocorreu a lesão causada pelo carrapato – é nesse local que o diagnóstico pode ser feito, ainda na fase inicial, pelo exame dos bordos da escara por meio de microscopia eletrônica, evidenciando as *Rickettsias* dentro do citoplasma e do núcleo das células endoteliais. É uma vasculite necrosante caracterizada por um infiltrado predominantemente mononuclear.[71]

Salmonella (Salmonella enteritidis)

A salmonella é um agente bacteriano que pode acarretar formação de aneurisma infeccioso da aorta.

Mycobacterium tuberculosis

A infecção tuberculosa pode afetar vasos sanguíneos de todos os tamanhos e exterioriza-se sob a forma de eritema endurado de Bazin, aortite tuberculosa e angiite visceral e cutânea.

O eritema endurado é constituído de placas vermelho-violáceas ocupando eletivamente a região posterolateral das pernas. Acomete principalmente mulheres jovens e tem evolução subaguda; ocorre em surtos sucessivos, relacionados com o inverno, com fadiga e traumas, havendo fases de regressão quase completa. Histologicamente, a lesão é constituída de flebite e necrose. As placas são formadas por nódulos isolados ou por uma infiltração difusa mal delimitada, na qual também se percebem nódulos. Eles são aderentes à pele, que se apresenta vermelho-violácea, lisa ou ligeiramente escamosa. Os nódulos são mal circunscritos, habitualmente móveis e seguidamente confluentes. A temperatura da pele, com frequência, é normal ou diminuída.

O eritema endurado está quase sempre associado à tuberculose ativa, principalmente à linfoadenite tuberculosa.

Já nos casos de aortite tuberculosa, o envolvimento da aorta pode resultar em aneurisma verdadeiro, em falso aneurisma e na aortoarterite estenótica. A dilatação aneurismal e as lesões constritivas podem coexistir.

Angiite tuberculosa apresenta-se como uma panvasculite granulomatosa, raramente com necrose caseosa. Segundo Churg, os mecanismos patogênicos para o desenvolvimento da angiite tuberculosa são: (1) extensão direta por contiguidade com os linfonodos infectados, abscessos pulmonares, pericardite, lesões ósseas e de outras vísceras; (2) via hematogênica; (3) via *vasa vasorum*; e (4) via linfática.

Hanseníase (Mycobacterium leprae)

O eritema nodoso hansênico ocorre em pacientes multibacilares. Sua etiopatogenia ainda não está completamente esclarecida. Além do envolvimento de imunocomplexos, com ativação de complemento, a participação da imunidade mediada por células na fisiopatogenia do eritema nodoso hansênico tem sido mostrada por diversos autores. Níveis elevados de TNF-α foram verificados em soros de pacientes com eritema nodoso hansênico, associados ou não a níveis elevados de IL-1, IL-6, IL-8 e outras citocinas.

Clinicamente, o eritema nodoso hansênico caracteriza-se pelo aparecimento de nódulos eritematosos na derme profunda, com características inflamatórias que, ao involuírem, podem deixar máculas hipercrômicas. As lesões ocorrem principalmente na face e nas extremidades, mas podem se localizar em qualquer região do corpo (Figuras 161.7 e 161.8).

As lesões, muitas vezes, ulceram, caracterizando o chamado eritema nodoso necrótico, e são frequentemente confundidas com o fenômeno de Lúcio. Esse fenômeno, ou reação de Lúcio, acomete os pacientes lepromatosos polares, em geral não adequadamente tratados. Foi observado, inicialmente, no México e ocorre, também, em outros países das Américas Central e do Sul.

O eritema nodoso hansênico caracteriza-se como uma vasculite na derme e na hipoderme, acometendo principalmente veias e vênulas. Frequentemente, observam-se bacilos que se apresentam fragmentados ou sob a forma de poeira bacilar. O tratamento do eritema nodoso hansênico baseia-se no controle da inflamação aguda e do comprometimento neural. A neurite predomina entre os pacientes que desenvolvem o eritema nodoso hansênico. O medicamento de escolha para o tratamento do eritema nodoso hansênico é a talidomida (100 a 300 mg/dia) – atua em células mononucleares, inibindo a síntese de TNF-α.

Micoplasma

O *Mycoplasma pneumoniae* pode causar, em seres humanos, doenças em locais distantes dos pulmões, sendo relacionado com a patogênese da arterite primária do SNC. Foram relatados alguns casos de meningoencefalite com vasculite.[72] Alguns pacientes com pneumonia por micoplasma desenvolvem lesões bolhosas ao redor da boca, dos olhos e na pele, constituindo a síndrome de Stevens-Johnson.

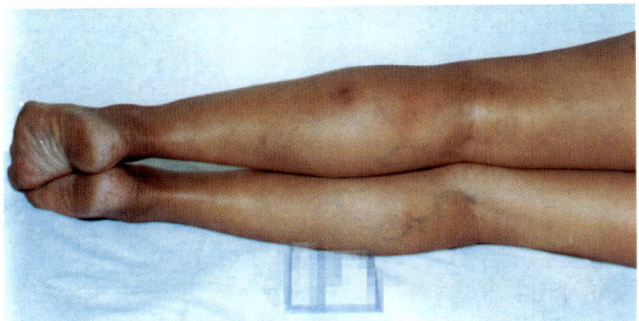

FIGURA 161.7 Eritema indurado de Bazin – vasculite cutânea por tuberculose. (Coleção Alda Bozza.)

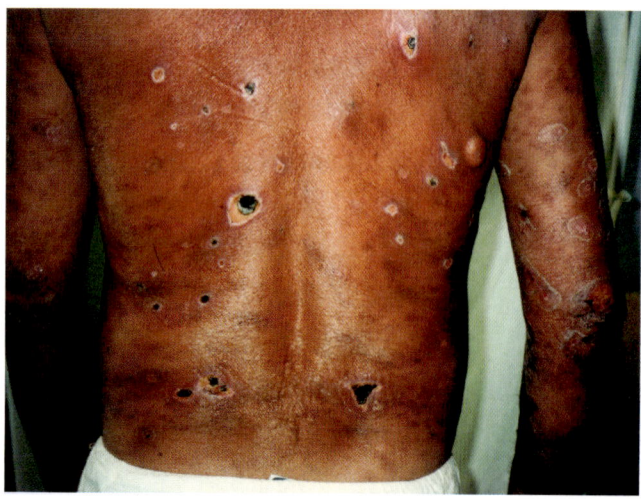

FIGURA 161.8 Hanseníase – eritema nodoso necrosante. (Coleção do Serviço de Dermatologia do Hospital Universitário Clementino Fraga Filho – Universidade Federal do Rio de Janeiro.)

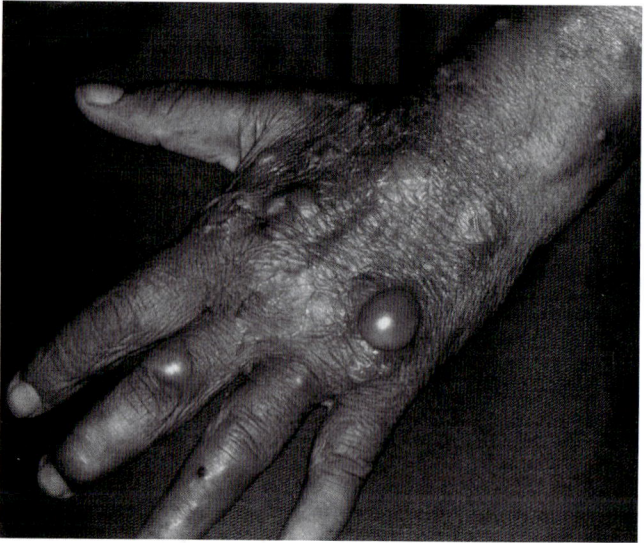

FIGURA 161.9 Hanseníase. (Coleção Alda Bozza.)

Gonococos (Neisseria gonorrhoeae)

Os gonococos podem causar lesões vasculíticas: mácula, pápula, eritema multiforme e eritema nodoso. Essas lesões são causadas por reações imunologicamente mediadas ou de hipersensibilidade.

Pneumococos

A pele, por ser um órgão rico em microvasos, desenvolve frequentemente manifestações de vasculite causadas por infecção. No entanto, vasos mais calibrosos também podem estar afetados (Figura 161.9).

Meningococcemia

Doença causada por bactéria gram-negativa, a *Neisseria meningitidis* pode ser encontrada em células endoteliais e em neutrófilos ao redor do vaso lesado. Evidencia-se uma reação caracterizada pela ocorrência de necrose endotelial, vasculite e hemorragia perivascular (reação de Schwartzman).

Os mecanismos pelos quais as endotoxinas provocam alguns de seus efeitos ainda não são bem conhecidos. As lesões vasculares são resultantes da invasão direta do vaso pelo microrganismo, da ativação das células do hospedeiro capazes de secretar mediadores – citocinas, mediadores lipídicos – e da coagulação intravascular disseminada, que pode ocorrer secundariamente.

As endotoxinas precisam ser liberadas pela superfície celular da bactéria para que seus efeitos possam ocorrer. Essa liberação se dá por morte da bactéria ou durante o processo de multiplicação desses microrganismos. As endotoxinas, quando livres, parecem não exercer os efeitos tóxicos diretamente, e sim pela resposta do hospedeiro, por meio dos mediadores – citocinas, mediadores lipídicos e espécies ativas de oxigênio.[73,74]

As manifestações clínicas refletem a bacteriemia existente e, em geral, são precedidas de sintomas na nasofaringe de intensidade moderada, febre e dores articulares, podendo ser seguidas por comprometimento de múltiplos órgãos e lesões cutâneas com exantema, petéquias e púrpuras, inicialmente palpáveis e que progridem rapidamente para lesões hemorrágicas irregulares e necrose.

Na meningococcemia, o prognóstico está intimamente relacionado com a velocidade de instalação das lesões isquêmicas periféricas.[75,76] Quando várias lesões se instalam de maneira aguda e concomitante, elas evoluem para necrose irreversível, e as medidas terapêuticas tomadas com o objetivo de impedir essa evolução tornam-se pouco eficientes.

No tratamento de adultos jovens e crianças com meningococcemia, foi observado que:[77]

- Quanto mais graves os casos, menores os sinais de acometimento das meninges e mais intensas e precoces as lesões vasculares, notadamente nas extremidades (Figuras 161.10 e 161.11)
- É indispensável que se faça uma cuidadosa avaliação do comprometimento arterial troncular dos membros
- Infecções progressivas na região necrosada são indicações para desbridamento cirúrgico imediato associado à antibioticoterapia
- Os desbridamentos devem ser feitos de maneira repetida e pouco agressiva (Figura 161.11 C)
- As placas de necrose cutânea, quando removidas, promoveram boa cicatrização, graças ao tecido de granulação exuberante (Figura 161.11 D)

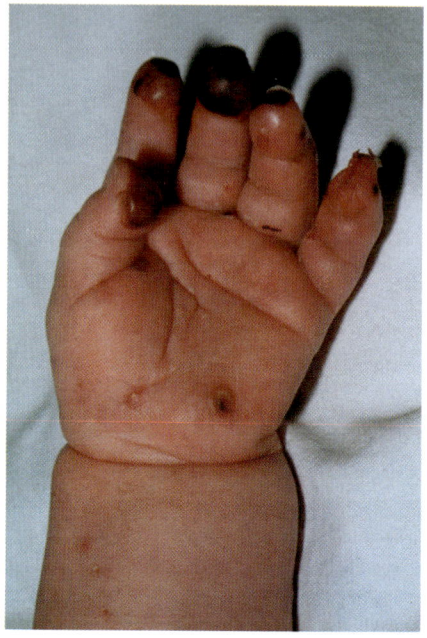

FIGURA 161.10 Vasculite secundária à infecção por pneumococos, necrose distal. (Coleção Alda Bozza.)

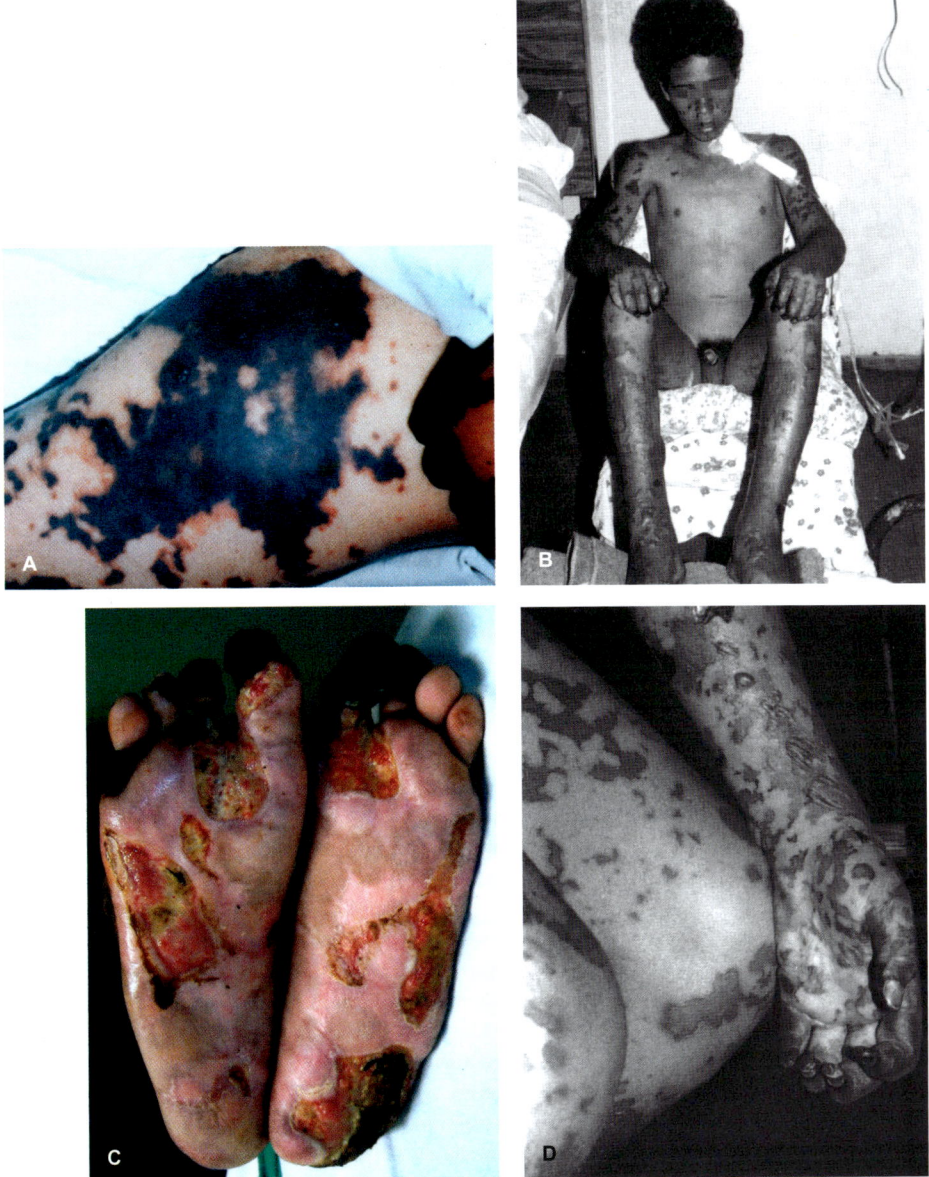

FIGURA 161.11 Meningococcemia. **A** e **B.** Estado inicial, máculas eritematosas que rapidamente se tornam purpúricas, com forma irregular confluindo em placas e que podem adquirir um aspecto bolhoso. **C.** Placas de necrose disseminadas. **D.** Necrose distal. (Coleção Alda Bozza.)

- As amputações, quando necessárias, devem ser feitas após delimitação nítida
- A amputação, principalmente dos membros, não deve ser efetuada na ausência de exames objetivos de seleção do nível de amputação
- É preciso avaliar se há toxicidade sistêmica ou renal, instabilidade cardíaca, elevação significativa da creatinofosfoquinase, que representam indicações para amputação.

Espiroqueta

Sífilis

A aortite sifilítica é uma manifestação da sífilis terciária, desenvolve-se de 10 a 30 anos após a infecção inicial e tipicamente acomete a aorta ascendente. Essas lesões costumam ser assintomáticas, mas podem ocorrer dor precordial e sinais de insuficiência cardíaca congestiva, devido à concomitância da insuficiência da valva aórtica e da angina secundária à estenose do óstio da coronária. Os achados histopatológicos da aortite sifilítica são caracterizados por fibrose da adventícia, endoarterite obliterante dos *vasa vasorum*, substituição da média por tecido cicatricial vascularizado e infiltrado linfoplasmático pela parede do vaso. A sífilis cerebrovascular é responsável por causar acidentes vasculares encefálicos em pacientes jovens. Essa forma da arterite sifilítica tende a aparecer 6 a 10 anos após a infecção primária e envolve vasos de médio calibre.

A sífilis lesa o pequeno e o médio vaso, principalmente os *vasa vasorum*, nutridores da parede da aorta.

Os espiroquetas atingem, por via hematogênica, os *vasa vasorum*, vão para a túnica adventícia da aorta e, pelas estruturas linfáticas periaórticas, produzem uma inflamação peri e mesoaórtica, caracterizada por acúmulo e infiltração dos linfócitos ao redor dos *vasa vasorum*, que se obliteram pela proliferação da íntima, acarretando nutrição deficiente da túnica média e degeneração lenta das fibras musculares, com proliferação dos fibroblastos e fibrose.

O aneurisma da aorta resultante da sífilis cardiovascular ocorre pela interrupção das fibras elásticas em virtude de periaortite e mesoaortite, que, apesar de produzir espessamento, tornam a parede da aorta fragilizada. O aneurisma da aorta é acompanhado ou não de insuficiência valvar e estenose ostial da coronária. O diagnóstico pode ser difícil, em uma fase em que, muitas vezes, falta a história anterior de sífilis, e o estudo sorológico pode ser negativo.

A lesão das artérias é manifestação tardia da sífilis; no entanto, na síndrome da imunodeficiência adquirida, as lesões vasculares na sífilis ocorrem em período de tempo mais curto.

Doença de Lyme (*Lyme borreliosis*)

A doença de Lyme é uma doença multissistêmica, causada pelo espiroqueta *Borrelia burgdorferi*, e é endêmica em várias partes do mundo. Caracteriza-se por uma primeira fase cutânea com aspecto de eritema migratório, que ocorre no lugar da lesão cutânea inicial; dias ou semanas depois do aparecimento do eritema, há disseminação hematogênica para diferentes localizações, particularmente sistema nervoso, coração e articulações. E uma terceira fase, com manifestações neurológicas, articulares e cardíacas. As manifestações neurológicas mais comuns na doença de Lyme são meningite, sinais de encefalite, radiculopatia sensitiva ou motora e mielite.

Fungos

Paracoccidioides,[78] *Aspergillus*, *Candida*, *Histoplasma* e outros fungos causam arterites micóticas menos frequentemente do que a endocardite micótica.

VASCULITES SECUNDÁRIAS ÀS NEOPLASIAS

Há uma estreita relação entre o sistema vascular e as neoplasias. O estado de hipercoagulabilidade associado às neoplasias foi descrito primeiramente por Trousseau, em 1865. Carcinoma de pulmão, pâncreas, estômago e colo, próstata, ovário e útero, bem como certas leucemias e doenças mieloproliferativas, apresentam maiores riscos. A agregação plaquetária está aumentada em alguns pacientes.[79]

No momento, as pesquisas sobre angiogênese e tumor assumem grande importância. Algumas formas de vasculites têm sido descritas em associação com doenças malignas, principalmente as linfoproliferativas e os adenocarcinomas. Na maioria das vezes, a vasculite ocorre após o diagnóstico da neoplasia ter sido estabelecido, mas, em alguns casos, pode precedê-lo.

Nas neoplasias podem surgir vasculites sistêmicas, mas as vasculites leucocitoclásticas cutâneas são as mais frequentes. A tricoleucemia – leucemia de células pilosas – às vezes apresenta-se como um quadro clássico de PAN.

Em menor número, tem sido relatada a associação de neoplasias, carcinoma de pulmão e de próstata, com púrpura por IgA (Henoch-Schönlein), microvasculite dos *vasa nervorum* (carcinoma de pulmão e de próstata, angiite granulomatosa cerebral), linfoma de Hodgkin e leucoses. Um fenômeno de Raynaud atípico, grave, que, às vezes, evolui para isquemia e gangrena distais pode estar relacionado com os linfomas e com os carcinomas de diferentes órgãos, podendo também precedê-los.

VASCULITE INDUZIDA POR FÁRMACOS E ALIMENTOS

Fármacos

As reações causadas por fármacos exteriorizam-se de várias maneiras. A vasculite associada a fármacos geralmente se apresenta como urticária e púrpura palpável, que pode ser generalizada ou limitada às extremidades inferiores. Podem ocorrer, também, úlceras e bolhas hemorrágicas.

Os sinais e os sintomas geralmente estão limitados à pele, embora possam aparecer manifestações sistêmicas, como febre, queda do estado geral e poliartralgias.

Os fármacos mais relacionados com o aparecimento de vasculite são: penicilina, alopurinol, tiazídicos, ouro, sulfonamidas, fenitoína, clorpromazina, salicilatos, tiouracila, guanetidina, fenilbutazona, indometacina e minociclina.[80]

Vários fármacos e alguns alimentos são, com frequência, imputados como causadores de vasculite, mas nem sempre há a comprovação de que sejam os reais causadores. Muitas vezes, a infecção e os fármacos desempenham um papel combinado, além de atuar em pessoas predispostas: idosos e doentes (Figura 161.12).

Na doença do soro e similares, as reações são caracterizadas por febre, urticária, poliartralgias e linfadenomegalia cerca de 7 a 10 dias depois da exposição primária e de 2 a 4 dias após a secundária a uma proteína heteróloga (doença do soro clássica) ou a uma substância não proteica, como fármacos: penicilina ou sulfa (doença do sorossímile). A maioria das manifestações não é decorrente da vasculite; mas alguns pacientes desenvolvem um quadro de venulite cutânea típica que pode progredir raramente para vasculite sistêmica (Quadros 161.5 e 161.6).

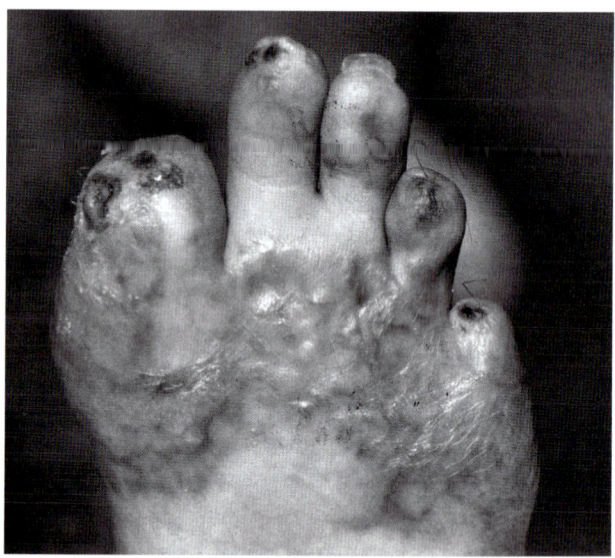

FIGURA 161.12 Vasculite grave que se iniciou imediatamente após o uso de efavirenz, em paciente com AIDS. (Coleção Alda Bozza.)

QUADRO 161.5	Fármacos associados às vasculites.
Antimicrobianos	**Outros**
Antibacterianos Cloranfenicol Clindamicina Gentamicina Isoniazida Penicilina Quinolonas Rifamicina Sulfonamidas Tetraciclina	**Vacinas** Hepatites A e B Influenza Rubéola Pneumococos Sarampo
Antivirais Aciclovir Zidovudina	**Diuréticos** Furosemida Hidroclorotiazida Espironolactona
Antifúngico Griseofulvina	**Anticoagulantes** Heparina Estreptoquinase Varfarina

QUADRO 161.6	Efeitos tóxicos de fármacos usados no tratamento das vasculites sistêmicas.
Glicocorticoides	Osteoporose, catarata, glaucoma, diabetes melito, aspecto cushingoide, hipertensão, psicose, infecções oportunistas, úlcera péptica
Ciclofosfamida	Cistite, intolerância gastrintestinal, hipogamaglobulinemia, fibrose pulmonar, mielodisplasia, oncogênese, supressão gonadal
Metotrexato	Intolerância gastrintestinal, teratogenicidade, neutropenia, hepatotoxicidade, pneumonite, infecções oportunistas

Alimentos

Cada vez mais, substâncias químicas e aditivos, com finalidade de conservação e coloração, são ingeridos na alimentação diária.

O papel de aditivos causando vasculite foi enfatizado na Suécia com o corante amarelo de tartrazina. Em 1959, Lockey relatou asma e urticária em um paciente que usava esteroide oral, no qual a anilina amarela proveniente da tartrazina foi empregada como agente corante. No entanto, só muito tempo depois foi proibido o uso desse agente como corante para medicações e alimentos.

Uma grande epidemia de vasculite ocorreu na Holanda e na Alemanha em 1960. A doença apresentou-se como um eritema tóxico, seguido de púrpura. A vasculite foi causada por um emulsificador usado na margarina.

Apesar do grande polimorfismo clínico das vasculites, elas se caracterizam por certa convergência de manifestações clínicas, principalmente cutâneas, renais e neuromusculares. Elas admitem, com frequência, princípios terapêuticos comuns essencialmente baseados nos imunossupressores.

A busca de um melhor entendimento fisiopatológico parece ser essencial, porque, só assim, é possível alcançar adequado conhecimento evolutivo, prognóstico e terapêutico das vasculites.

CONSIDERAÇÕES FINAIS

As manifestações vasculares na presença das infecções estão ligadas direta ou indiretamente à resposta imune induzida pelo agente patógeno, mais frequentemente pela formação do complexo imune. A agressão à parede do vaso é responsável pela vasculite com inflamação variável na parede vascular, na região perivascular ou em ambas.

Em face de uma provável vasculite, é importante lembrar:

- Há infecção secundária oculta?
- Qual a extensão da vasculite?
- Como confirmar o diagnóstico da vasculite?
- Qual o tipo da vasculite?

As referências bibliográficas deste capítulo se encontram no Ambiente de aprendizagem do GEN.

162

Vasculites Associadas às Doenças Sistêmicas Autoimunes

Alda Candido Torres Bozza ■ Roger Abramino Levy ■ Fernando A. Bozza

Resumo

As vasculites, especialmente as de pequenos vasos, podem ser relacionadas ou decorrentes de doenças autoimunes. Elas podem afetar diferentes órgãos e em diferentes fases da doença. No entanto, frequentemente, as manifestações iniciais da doença aparecem na pele. As vasculites secundárias às doenças difusas do tecido conjuntivo ocorrem, especialmente, no lúpus eritematoso sistêmico (LES), na esclerose sistêmica, na artrite reumatoide (AR), na síndrome de Sjögren e nas miosites inflamatórias. Eventualmente, representam grave manifestação vascular das doenças difusas do tecido conjuntivo.

Estudos recentes sugerem que a progressão do processo inflamatório na parede vascular facilite também o surgimento de lesões ateromatosas precoces e difusas. O aparecimento precoce de lesões coronarianas ateroscleróticas entre os doentes, principalmente com LES, AR e outras doenças inflamatórias crônicas, sugere uma relação direta com a doença ou com o tratamento preconizado.

Palavras-chave: lúpus eritematoso sistêmico; artrite reumatoide; esclerose sistêmica; síndrome de Sjögren; miosites inflamatórias.

AVALIAÇÃO CLÍNICA DA FUNÇÃO IMUNE

A avaliação clínica requer uma investigação dos componentes principais do sistema imunológico,[1] capazes de participar na defesa do hospedeiro e na patogênese das doenças autoimunes:

- Imunidade humoral (linfócitos B)
- Imunidade mediada por célula (linfócitos T, monócitos)
- Células fagocíticas do sistema reticuloendotelial, macrófagos, leucócitos polimorfonucleares
- Complemento e ativação do complemento.

Os problemas clínicos que necessitam de uma avaliação da imunidade incluem: infecções crônicas, infecções recorrentes, agentes infecciosos pouco frequentes e certas síndromes autoimunes[2,3] (Quadro 162.1).

A produção anormal de citocinas pró-inflamatórias é o elemento-chave na imunopatogenia das vasculites sistêmicas. *In vitro*, os experimentos indicam que o fator de necrose tumoral (TNF) e as interleucinas 1 e 6 se relacionam com outras citocinas e desempenham um papel primordial na lesão vascular mediada por neutrófilos.

Estudos recentes indicam que essas citocinas favorecem o acúmulo e a ativação de leucócitos na parede do vaso sanguíneo quando ativam as células endoteliais. As células inflamatórias recrutadas liberam uma variedade de citocinas e fatores de crescimento. Os seus efeitos na célula endotelial e nas células musculares lisas são responsáveis pelos diferentes sintomas clínicos e pelas vasculites[4-6] (Figura 162.1).

LÚPUS ERITEMATOSO SISTÊMICO/ VASCULITE SISTÊMICA

O lúpus eritematoso sistêmico (LES) é uma doença crônica, de natureza autoimune, que pode evoluir com um surto único seguido de longa remissão, de maneira cíclica com fases de acalmia e surtos de atividade, ou manter-se em atividade persistente. É o protótipo da doença humana mediada por imunocomplexos com a produção de autoanticorpos e deposição dos imunocomplexos nos tecidos, promovendo reação inflamatória com fixação de complemento em vários sistemas e vasculite (Quadro 162.2).

A formação de imunocomplexo *in situ* ocorre por mecanismos diversos e pode desempenhar um importante papel em certos aspectos do LES, principalmente nos que se referem a trombocitopenia, linfopenia, anemia hemolítica e glomerulonefrite membranosa.

O sistema do complemento consiste na união de proteínas plasmáticas e receptores celulares que interagem sequencialmente para facilitar a depuração do imunocomplexo, agindo também no sistema

QUADRO 162.1	Componentes do sistema imune adaptativo.
Celular	Linfócitos T derivados do timo
Humoral	Linfócitos B derivados da medula óssea
Citocinas	Proteínas solúveis que direcionam e regulam a resposta imune dos linfócitos T e B

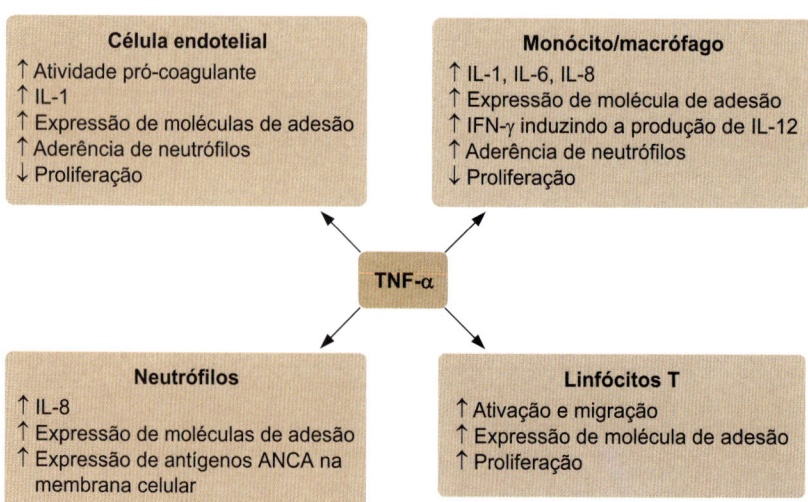

Célula endotelial
- ↑ Atividade pró-coagulante
- ↑ IL-1
- ↑ Expressão de moléculas de adesão
- ↑ Aderência de neutrófilos
- ↓ Proliferação

Monócito/macrófago
- ↑ IL-1, IL-6, IL-8
- ↑ Expressão de molécula de adesão
- ↑ IFN-γ induzindo a produção de IL-12
- ↑ Aderência de neutrófilos
- ↓ Proliferação

TNF-α

Neutrófilos
- ↑ IL-8
- ↑ Expressão de moléculas de adesão
- ↑ Expressão de antígenos ANCA na membrana celular

Linfócitos T
- ↑ Ativação e migração
- ↑ Expressão de molécula de adesão
- ↑ Proliferação

FIGURA 162.1 Citocinas e inflamação vascular. ANCA: anticorpo anticitoplasma de neutrófilos; IFN: interferona; IL: interleucina; TNF: fator de necrose tumoral.

Evidências do lúpus eritematoso sistêmico como doença do imunocomplexo.

Algumas semelhanças clínicas com a doença do soro

Evidências de ativação do complemento:

- Atividade anticomplemento no soro de doentes com LES
- Hipocomplementemia durante a doença

Demonstração do imunocomplexo na circulação e nos tecidos

Evidência pela imunofluorescência de IgG e C3 nos glomérulos e na pele

IgG: imunoglobulina G; LES: lúpus eritematoso sistêmico.

da inflamação. Muitas dessas atividades ocorrem nas superfícies celulares, outras nas superfícies dos imunocomplexos e outras em vários fluidos do corpo.

O LES se caracteriza por anormalidades imunológicas no hospedeiro. Muitos defeitos genéticos acarretam respostas imunes anormais para patógenos comuns, antígenos ou mesmo autoantígenos. Por causa dessas respostas imunes anormais, forma-se o imunocomplexo que resultará na fixação e na ativação do complemento. Esses imunocomplexos interagem com as células, e, no LES, o complemento inicia a resposta inflamatória. Segundo Dubois, a resposta inflamatória representa uma reação anormal para um evento normal em um paciente capaz geneticamente de dar essa resposta.[7]

A resposta imune patológica resulta, portanto, de fatores desencadeantes ambientais agindo sobre determinadas suscetibilidades genéticas. Os fatores ambientais mais amplamente reconhecidos como desencadeantes são determinados fármacos, como hidralazina, procainamida e isoniazida, e os raios ultravioleta. O efeito nocivo da luz solar em muitos pacientes com

LES é bem estabelecido, na indução e na exacerbação, tanto de alterações cutâneas quanto das sistêmicas[8] (Quadro 162.3 e Figura 162.2).

O LES é caracterizado por autoanticorpos contra o núcleo, o citoplasma ou a molécula da superfície celular e atua além dos limites específicos de determinado órgão. Uma resposta inflamatória é desencadeada pela formação local e pelo depósito de imunocomplexos antígeno anticorpos, que são responsáveis pelas manifestações clínicas da vasculite e da doença multiorgânica (Quadros 162.4 e 162.5).

As lesões vasculares no LES são de duas naturezas distintas: as associadas à síndrome do anticorpo antifosfolipídio (SAF) com trombose e as associadas à inflamação pela deposição de imunocomplexos, causando vasculite.

Uma vez nos tecidos, os imunocomplexos iniciam a inflamação por meio da ativação da cascata do complemento e da quimiotaxia celular. Isso resulta em vasculite com dano para o tecido e consequente manifestação da doença, incluindo glomerulonefrite, artrite, dermatite, serosite, além de alterações pulmonares, cardíacas e cerebrais.[9,10]

Condições favoráveis ao aparecimento do lúpus eritematoso sistêmico.

Predisposição genética

Fatores desencadeantes: regulação da atividade citotóxica de linfócitos T

- Agentes infecciosos
- Luz solar
- Medicamentos

Resposta imune persistente

Quebra da tolerância: autoanticorpos patogênicos e imunocomplexos causando doença clínica

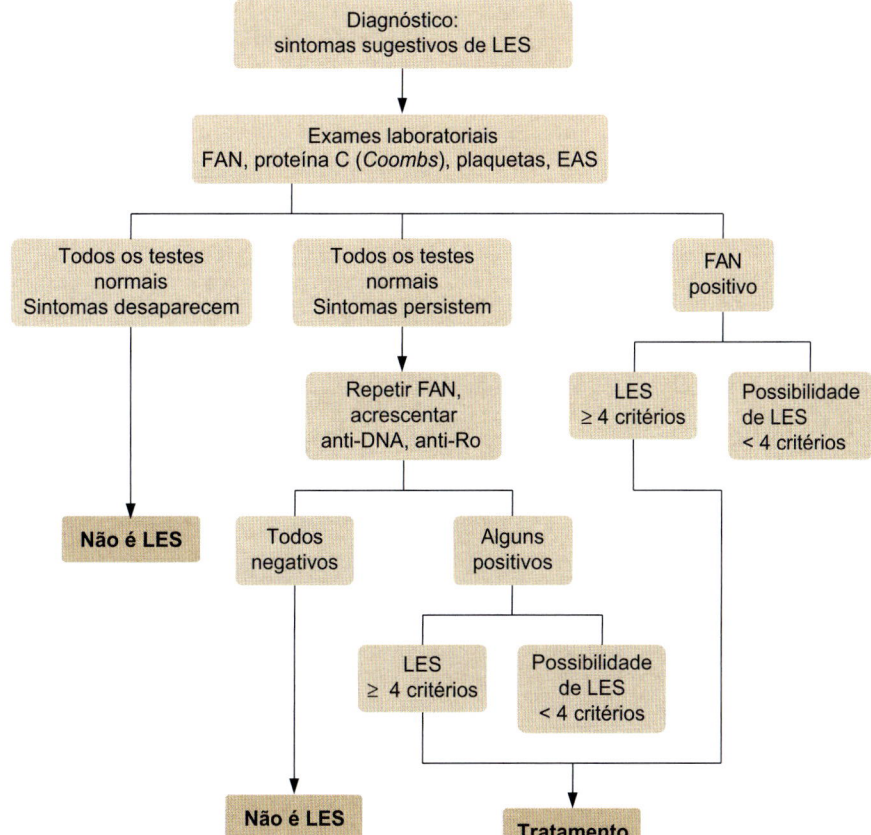

FIGURA 162.2 Algoritmo para diagnóstico do lúpus eritematoso sistêmico. EAS: sedimentoscopia urinária; FAN: fator antinuclear; LES: lúpus eritematoso sistêmico.

QUADRO 162.4	Critério para classificação de lúpus eritematoso sistêmico.
Critério clínico	**Critério laboratorial**
1. Lúpus cutâneo agudo ou subagudo	1. Fator antinuclear
2. Lúpus cutâneo crônico	2. Anti-DNA nativo
3. Úlceras orais	3. Anti-SM
4. Alopecia que não deixa cicatriz	4. Antifosfolipídios
5. Artrite/sinovite	5. Complemento baixo
6. Serosite	6. Teste de Coombs direto
7. Alterações renais	
8. Alterações neuropsiquiátricas	
9. Anemia hemolítica	
10. Leucopenia	
11. Trombocitopenia	

Para classificar LES, quatro critérios ou mais são necessários, sendo pelo menos um clínico e um laboratorial ou uma biopsia renal com FAN ou anti-DNA (+).

QUADRO 162.5	Causas de fator antinuclear positivo.

Doenças reumáticas
Lúpus eritematoso sistêmico
Polimiosite
Síndrome de Sjögren
Esclerose sistêmica
Artrite reumatoide

Indivíduos saudáveis
Mulheres > homens, prevalência aumentada com a idade
Familiares de pacientes com doença reumática
Mulheres grávidas

Induzido por medicamentos

Doenças hepáticas
Hepatite crônica ativa
Cirrose biliar primária
Hepatopatia alcoólica

Doenças pulmonares
Fibrose pulmonar idiopática
Asbestose
Hipertensão pulmonar primária

Infecções crônicas

Doenças malignas
Linfoma
Leucemia
Melanoma
Tumores sólidos (ovário, mama, pulmão e rim)

Doenças hematológicas
Púrpura trombocitopênica idiopática
Anemia hemolítica autoimune

Variedades
Doenças endócrinas (diabetes melito tipo 1, doença de Graves)
Doenças neurológicas (esclerose múltipla)
Falência renal em estágio final
Após transplante de órgãos

Vasculite cutânea

As manifestações cutâneas da vasculite podem ser urticariformes, *rash* malar, telangiectasias, livedo reticular e fenômeno de Raynaud. Mesmo quando a vasculite está confinada à pele, muitos pacientes, submetidos a raios ultravioleta, desenvolvem angioedema, vasculite visceral e/ou sintomas constitucionais, como febre, mal-estar e artralgia. O complemento sérico pode estar diminuído nesses pacientes[11] (Figura 162.3).

O diagnóstico de vasculite cutânea é habitualmente clínico, mas, em caso de dúvida, a biopsia da pele deve ser feita. Histologicamente, a lesão mais comum é a vasculite leucocitoclástica, lesando arteríolas,

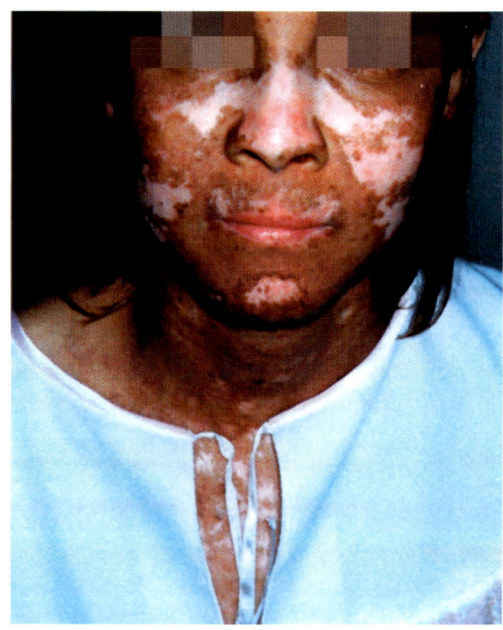

FIGURA 162.3 Lúpus eritematoso sistêmico – exantema de distribuição malar – poupando a região nasofaríngea. Em geral, deixa uma cicatriz hipocrômica e, eventualmente, uma hipercrômica.

capilares e vênulas. Células polimorfonucleares podem ser encontradas na parede dos vasos e estão associadas à destruição da parede vascular, à fragmentação de leucócitos polimorfonucleares e ao extravasamento das hemácias. O estudo por imunofluorescência, em geral, demonstra depósitos de imunoglobulina G (IgG), complemento e fibrinogênio ao redor dos vasos cutâneos.

Vasculite do sistema nervoso periférico

A alteração do sistema nervoso central (SNC) é relativamente comum no LES. Os sinais clínicos variam de disfunção cognitiva moderada a psicoses graves, isquemia e infecção.[12] A fisiopatogenia do SNC no lúpus é mal compreendida. A imagem de ressonância magnética evidencia a presença de lesões periventriculares da substância branca, provavelmente de origem vascular, sugerindo infecção e isquemia. As imagens por tomografia computadorizada por emissão de pósitrons (PET-TC) frequentemente mostram áreas de redução do fluxo sanguíneo cerebral. Esses defeitos são vistos também em pessoas com lúpus assintomático.

Na vasculite, o quadro histológico se caracteriza por infiltrado inflamatório, edema e dilatação dos capilares. Com frequência, nesses capilares são observadas proliferação endotelial e destruição das suas paredes pelo depósito fibrinoide.[13] As bases do tratamento da vasculite lúpica estão representadas no Quadro 162.6.

ARTRITE REUMATOIDE: VASCULITE

A artrite reumatoide (AR) é uma doença inflamatória crônica caracterizada por proliferação descontrolada do tecido sinovial, que resulta em poliartrite não supurativa. A etiologia ainda não está definida[14], mas sabe-se que afeta principalmente as articulações das mãos e dos pés, em geral de maneira simétrica, podendo provocar erosão óssea, destruição de cartilagens e a completa perda da integridade articular. Além disso, tem um curso prolongado de exacerbações e remissões, acompanhada de sintomas de doença sistêmica, como fadiga, febre baixa e perda de peso[14].

A distribuição etária é unimodal, com pico médio de idade entre 40 e 60 anos (Quadro 162.7).

QUADRO 162.6   **Tratamento da vasculite lúpica.**

Hidroxicloroquina

Antiagregantes plaquetários

Imunossupressores (corticoides e ciclofosfamida)

Azatioprina

Casos graves: transplante de células-tronco hematopoéticas

Medidas preventivas:

- Vacina contra gripe e pneumonia
- Controlar
  - Anemia
  - Dislipidemia
  - Exposição solar
  - Hiperglicemia
  - Hipertensão arterial
  - Infecção urinária
  - Osteoporose
  - Peso

QUADRO 162.7   **Risco aumentado de vasculite em pacientes com artrite reumatoide.**

Sexo masculino

Alterações extra-articulares

Grave doença articular

Alta concentração do fator reumatoide

Não há um único achado do exame físico ou laboratorial que sozinho seja patognomônico da doença. Os critérios para o diagnóstico, segundo o American College of Rheumatology, são: rigidez matinal ao menos por 1 hora, artrite em mais de três articulações, distribuição simétrica, envolvimento articular nas mãos, nódulos reumatoides, presença de fator reumatoide e alterações radiográficas características. Os primeiros quatro critérios devem estar presentes, no mínimo, por 6 semanas.[15]

Embora as queixas articulares sejam características, lesões funcionais e dor, as principais causas de morbidade e mortalidade nos doentes com AR são as manifestações extra-articulares da doença.[16] Essas manifestações compreendem alterações cutâneas, neuropatia, pericardite, pleurisia, fibrose intersticial pulmonar e uma síndrome vasculítica semelhante à poliarterite nodosa (PAN-*like*). Os pacientes soropositivos para o fator reumatoide, especialmente com altos títulos e doença de longa duração, tendem a apresentar as seguintes manifestações extra-articulares: nódulos reumatoides, lesões cardíacas, alterações hepáticas, renais e doença pulmonar.[15]

Os nódulos reumatoides são extremamente relevantes clinicamente, ocorrendo entre 20 e 30% dos doentes. Embora inespecíficos, já que podem ocorrer em outras colagenoses, os nódulos reumatoides estão entre as manifestações clássicas da AR. Clinicamente, eles se localizam no tecido celular subcutâneo, são de consistência firme, móveis e recobertos por pele corada. Além disso, predominam nas superfícies extensoras dos membros, nos pontos de maior pressão sobre os ossos e tendões, mas podem ser encontrados em várias partes do corpo.

Esses nódulos se relacionam com altos títulos do fator reumatoide, com a artrite e a maior incidência de vasculite. Histologicamente, eles se caracterizam por apresentar três zonas: a zona central, na qual se observa tecido conjuntivo necrosado; a zona média, com granulomas; e uma terceira zona, com tecido fibroso envolvendo os granulomas.[15]

A vasculite cutânea é observada em mais de 10% dos doentes com artrite. Estima-se que esse número seja ainda maior, incluindo pacientes com manifestações clínicas menos aparentes. Ocorre, preferencialmente, em vasos de pequeno e médio calibres, mas pode atingir vasos de qualquer tamanho. O acometimento multissistêmico é preditor do aumento de morbidade e mortalidade[17] (Figura 162.4).

A vasculite reumatoide pode ter caráter sistêmico ou localizado, aparece na fase inicial da AR, mas predomina nos pacientes que não fizeram uso da medicação específica, em função de um diagnóstico tardio, falta de adesão ao tratamento ou por apresentarem intolerância aos fármacos (Quadro 162.8).

O aspecto clínico da vasculite reumatoide inclui infartos periungueais, úlceras de perna, gangrena digital e neuropatia periférica. Embora inespecíficos, os testes laboratoriais ajudam na confirmação diagnóstica da vasculite quando a sua suspeita ocorre em função do quadro clínico (Quadro 162.9). A biopsia tem grande importância nessa confirmação. A escolha do local a ser biopsiado tem como base os sintomas clínicos do paciente. Os tecidos mais acometidos são os músculos esqueléticos, os nervos e o reto. Não havendo queixas, a biopsia pode ser feita no músculo gastrocnêmico ou no músculo sural.

O exame histopatológico revela uma vasculite leucocitoclástica, com alterações arteriolares e venulares características da AR.[18] Já a neuropatia periférica é decorrente das alterações dos *vasa nervorum*, e o comprometimento visceral geralmente decorre de vasculite mesentérica, cerebral, coronariana, renal (glomerulonefrite) e pulmonar. Além disso, as vasculites pulmonares podem ser acompanhadas de hipertensão pulmonar.[19]

A vasculite reumatoide grave é causada por arterite de vasos de pequeno e médio calibres; histologicamente, é representada por uma vasculite leucocitoclástica com edema endotelial, invasão da parede arterial por leucócitos polimorfonucleares, seguida de necrose, leucocitoclasia e extravasamento de hemácias.

A capilaroscopia é um exame de importância clínica para o diagnóstico e o acompanhamento dos pacientes. As alterações encontradas na capilaroscopia são basicamente as seguintes: visibilidade aumentada das vênulas, fundo claro e sinais de agregação eritrocitária. Além disso, são observados três tipos de gravidade crescente:

- Tipo 1: fundo transparente e róseo, com numerosas alças capilares curtas distribuídas em várias fileiras
- Tipo 2: alças capilares alongadas e finas, distribuídas em paliçada com plexo venular bem visível
- Tipo 3: anarquia capilar.

Tratamento

O tratamento para a vasculite-artrite reumatoide pode ser observado no Quadro 162.10.

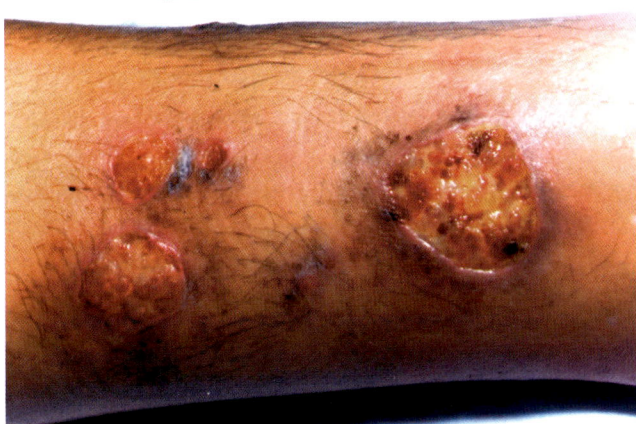

FIGURA 162.4 Artrite reumatoide de longa duração – lesão ulcerada.

QUADRO 162.8	Aspecto clínico da vasculite reumatoide.

Arterite digital

Ulcerações cutâneas (incluindo pioderma gangrenoso)

Púrpura palpável

Neuropatia periférica

Miopatia

Arterite visceral (coração, pulmão, intestino, rim, fígado, baço, pâncreas, linfonodos e testículos)

Vasculite do sistema nervoso central

QUADRO 162.9	Achados laboratoriais.

Proteína C reativa e velocidade de hemossedimentação elevadas

Anemia, geralmente microcítica

Trombocitose e leucocitose

Hipoalbuminemia

Fator reumatoide, geralmente títulos elevados

ACPA (antipeptídio cíclico citrulinado – anti-CCP)

QUADRO 162.10	Tratamento para vasculite-artrite reumatoide.

Proibição de fumar

Controle da pressão arterial

Tratamento tópico das ulcerações

Corticoides

Ciclofosfamida

Inibidor do fator de necrose tumoral (TNF-alfa)

Rituximabe

DERMATOMIOSITE: VASCULITE

A dermatomiosite é uma miopatia inflamatória de causa ignorada que ocorre em pacientes de qualquer idade, afetando mais as mulheres do que os homens (Figura 162.5 A).

O *rash* cutâneo típico da dermatomiosite é um eritema violáceo na região periorbitária, também conhecido como heliótropo e/ou sinal de Gottron, que aparece sob a forma de placas avermelhadas, lisas ou escamosas, nas superfícies extensoras das articulações metacarpofalangeanas e interfalangeanas. Posteriormente, essas placas podem evoluir para lesões despigmentadas e atróficas. Alterações semelhantes aparecem nas superfícies extensoras de joelhos, cotovelos, maléolos mediais, coxas e tórax em suas porções anterossuperior (sinal do decote) e posterossuperior (sinal do xale), principalmente após exposição solar (Figura 162.5 B).

Alças capilares dilatadas, localizadas nas regiões periungueais, são frequentes e podem ser observadas macroscopicamente. A capilaroscopia periungueal evidencia detalhadamente as alterações microcirculatórias.

A vasculite de pequenos vasos relacionada com a dermatomiosite ocorre com maior frequência em crianças e adolescentes, e acomete mais comumente os músculos esqueléticos. No entanto, também afeta as vísceras e pode ser tanto do tipo vasculite necrosante quanto linfocítica não necrosante.[20] A vasculite difusa é evidenciada pelas ulcerações nas dobras cutâneas. Algumas vezes, é possível observar perda acentuada da gordura subcutânea da face e das mãos (lipodistrofia), resultando em proeminência das veias no local acometido. A lipodistrofia, no início de sua evolução, pode vir acompanhada de hipertricose. Além disso, vários órgãos apresentam alterações, por exemplo, os pulmões, com fibrose, e o coração, com distúrbios de condução e insuficiência cardíaca (Figura 162.5 C).

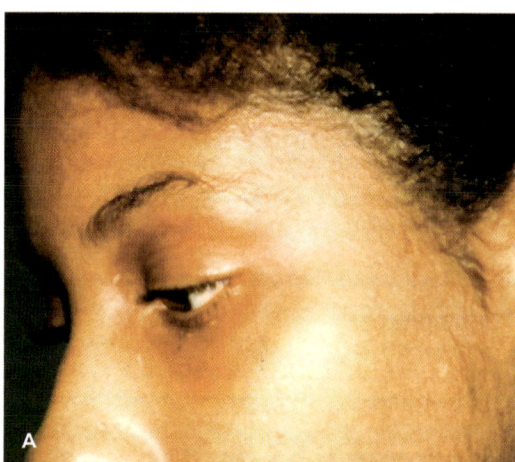

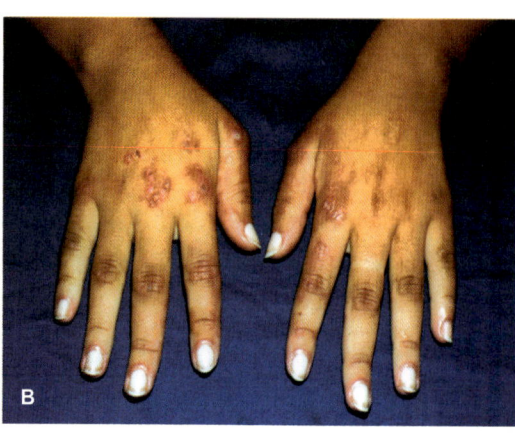

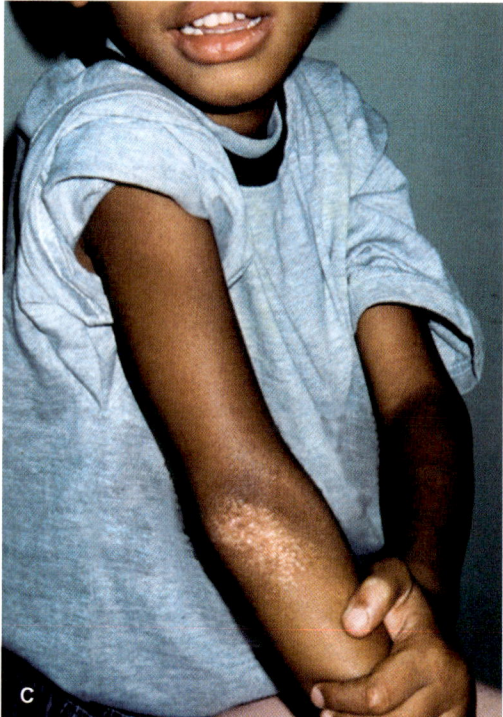

FIGURA 162.5 Dermatomiosite. **A.** Eritema localizado na pálpebra e na região periorbitária (heliótropo). **B.** Pápulas de Gottron – dorso das mãos: eritema em faixas alongadas localizado na face dorsal dos metacarpos e das falanges. **C.** Placa eritematosa em cotovelo que evoluiu para lesão cicatricial hipopigmentada.

Associação com neoplasias

Embora todas as miopatias inflamatórias possam ter essa associação, especialmente no grupo de idosos, o índice de doenças malignas é maior em pacientes que apresentam dermatomiosite em comparação com os que apresentam poliomiosite.[20] Nos idosos, a dermatomiosite está associada às doenças malignas em aproximadamente 15% dos casos, sendo mais frequente a concomitância com os carcinomas e os sarcomas.[21] Não há um tipo específico predominante; no entanto, é importante ressaltar a presença de cânceres de ovário, de mama, de pulmão,[22,23] de colo, de melanoma, e do linfoma não Hodgkin (Quadro 162.11).

A dermatomiosite clinicamente amiopática é mais comum do que se pensava e ocorre quando as manifestações cutâneas estão presentes sem fraqueza muscular. Na infância, muitas vezes, precede as manifestações musculares em cerca de 6 meses e, ocasionalmente, apresenta complicações sistêmicas graves, como doença intersticial pulmonar.

No início, quando ainda não há comprometimento muscular, o diagnóstico diferencial com doenças como o LES, a esclerodermia, a psoríase e a dermatite seborreica pode ser difícil (Quadro 162.12).

No LES, a pele sobre as articulações interfalangianas e metacarpofalangianas geralmente é poupada, e as áreas com implantação de pelos entre essas articulações são acometidas; na dermatomiosite, ocorre o inverso. Além disso, polisserosite, doenças renal e do SNC são raras na dermatomiosite. No entanto, os achados semelhantes à esclerose sistêmica, como calcinose e sintomas gastrintestinais, são mais comuns na dermatomiosite do que no lúpus, e as microtelangiectasias periungueais são um achado clínico clássico das dermatomiosites.

A capilaroscopia, exame não invasivo e de baixo custo, é um exame importante na avaliação diagnóstica dos pacientes com suspeita de dermatomiosite. As hemorragias capilares e as alterações morfológicas da microvasculatura são frequentes.

SÍNDROME DE SJÖGREN

A síndrome de Sjögren (SS), também conhecida como síndrome seca, é caracterizada por uma evolução crônica, progressiva, de natureza inflamatória e autoimune com produção de anticorpos antiRo/SSA e antiLa/SSB. Histologicamente, observa-se infiltrado linfocitário no epitélio funcional das glândulas exócrinas, especialmente as salivares e as lacrimais, ocasionando disfunção dessas glândulas.

Acomete pacientes de qualquer idade, mas predomina em mulheres entre 40 e 50 anos, em uma relação de mulher/homem de 9:1.

Duas formas clínicas foram definidas: SS primária e SS secundária. A SS primária ocorre na ausência de doença do tecido conjuntivo, e a SS secundária, na presença especialmente da AR, embora também seja descrita a associação com escleroderma, LES e poliomiosite. A síndrome primária tem evolução lenta na maioria dos pacientes, podendo levar de 8 a 10 anos entre o início dos sintomas até o completo desenvolvimento da doença.[23]

As manifestações clínicas mais frequentes são as alterações oculares e orofaríngeas. Há certa diminuição na produção das lágrimas e destruição do epitélio da conjuntiva corneana e bulbar. O conjunto de manifestações oftálmicas é frequentemente designado de queratoconjuntivite seca ou xeroftalmia e caracterizado por queimação, borramento visual, sensação de corpo estranho e fotossensibilidade. A xerostomia, ou boca seca, é resultante do acentuado decréscimo da produção de saliva, que pode contribuir também para o aumento do número de cáries dentárias e desenvolvimento de disfagia, principalmente para alimentos secos. O aumento uni ou bilateral das parótidas ocorre em 60% dos pacientes com a síndrome primária, e as manifestações geniturinárias consequentes da disfunção exócrina podem surgir, por exemplo, dispareunia, disúria e ressecamento vaginal.

Outras manifestações da SS são artralgia, artrite, fenômeno de Raynaud, fotossensibilidade cutânea, linfadenopatia, alterações pulmonares, renais e hepáticas, neuropatia periférica, miosite e linfoma. Essa síndrome acarreta um risco aumentado de 30 a 40 vezes para o aparecimento de linfoma extranodal.

As vasculites de vasos de pequeno e médio calibres aparecem em cerca de 5 a 10% dos pacientes com SS e se manifestam como púrpura, urticária recorrente especialmente em membros inferiores, ulcerações cutâneas e mononeurite multiplex. As lesões purpúricas podem estar associadas às ulcerações e acontecem em surtos causados pelo ortostatismo, bem como pelo aumento da atividade física (Quadro 162.13).

A biopsia das lesões purpúricas e a das lesões urticariformes geralmente evidenciam uma vasculite leucocitoclástica que atinge os pequenos vasos da porção papilar da derme. Os pacientes com SS e vasculite leucocitoclástica, muitas vezes, têm crioglobulinemia.

Do ponto de vista histológico, evidenciam-se dois tipos de vasculites: um com predomínio de monócitos e outro com predominância de neutrófilos.

Tsokos et al. propuseram uma classificação das vasculites na SS tendo como base o tamanho dos vasos acometidos:[24]

- Vasculite de pequenos vasos, do tipo de hipersensibilidade, leucocitoclástica e linfocítica
- Vasculite de vasos de médio calibre, do tipo necrosante, geralmente de aparecimento agudo, neutrofílica associada aos altos títulos de fator reumatoide, hipocomplementemia e hipergamaglobulinemia.

Tratamento[25]

O tratamento da vasculite relacionada com a SS é apresentado no Quadro 162.14.

QUADRO 162.11   Critérios diagnósticos para dermatomiosite.

Fraqueza muscular proximal e simétrica

Erupção cutânea típica

Alterações eletromiográficas e histológicas

Aumento dos níveis das enzimas musculares: aumento de creatinofosfoquinase (CPK) e aldolase

---

QUADRO 162.12   Achados sugestivos de dermatomiosite.

Pápulas eritematovioláceas confluentes com ou sem descamação e edema em face, principalmente nas pálpebras superiores e na região periorbitária

Eritema violáceo ao longo da linha de implantação do cabelo em região frontal

Eritema violáceo com ou sem descamação em áreas fotoexpostas, como o V do pescoço, o tronco superior e os braços

Eritema violáceo com ou sem descamação em superfícies extensoras de cotovelos, joelhos e articulações metacarpofalangeanas e interfalangeanas (sinal de Gottron)

Telangiectasias periungueais grosseiramente visíveis e hemorragia cuticular

Prurido

QUADRO 162.13   Exames utilizados para esclarecimento diagnóstico da síndrome de Sjögren.

Cintilografia ou ultrassonografia da glândula salivar

Escore de ceratoconjuntivite seca (teste de Schirmer, verde de Lissamina, *break-up time* – quebra do filme lacrimal – e fluoresceína)

FAN e fator reumatoide (IgM)

Anti-Ro/SSA

FAN: fator antinuclear.

QUADRO 162.14	Tratamento da vasculite relacionada com a síndrome de Sjögren.
Corticoides	
Ciclofosfamida	
Metotrexato	
Ciclosporina A	
Anti-TNF	
Rituximabe	

ESCLEROSE SISTÊMICA (ESCLERODERMIA)

Designa-se o termo genérico *esclerodermia* como um conjunto de doenças de causa desconhecida, tendo em comum fibrose dos tecidos, alteração da microcirculação e resposta autoimune específica. Na forma sistêmica, observa-se acúmulo de colágeno em vários órgãos e sistemas, como pele, pulmões, coração, rins, trato gastrintestinal e sistema musculoesquelético; no entanto, a proporção, a gravidade e a localização de cada uma das alterações variam de acordo com o paciente. A esclerose sistêmica é classificada em dois tipos clínicos: forma difusa e forma limitada.

A esclerose sistêmica evolui com vasculopatias importantes, mas, por não ter habitualmente infiltrado inflamatório, são descritas vasculites associadas eventualmente.[26]

Manifestações clínicas

As principais manifestações clínicas que levam o paciente a procurar o médico são: fenômeno de Raynaud, edema de um ou vários membros, esclerodactilia (esclerose cutânea dos dedos, pele dura, seca, dedos afilados, com diminuição da motilidade) e alteração da mímica facial (Figura 162.6).

Mais comum em mulheres, é encontrada em todas as populações, predominando no grupo etário de 30 a 50 anos, mas pode iniciar em qualquer idade. O tempo decorrido entre o diagnóstico e o aparecimento dos primeiros sinais e sintomas, muitas vezes, é longo. Um dos sinais mais relevantes é o fenômeno de Raynaud, que antecede em muitos anos o diagnóstico.

Capilaroscopia

A capilaroscopia é o exame chave no diagnóstico precoce. A capilaroscopia periungueal da esclerodermia evidencia dois elementos fisiopatogênicos principais: a anomalia do metabolismo do colágeno e a microangiopatia isquemiante.[27-29]

Estágios clínicos da esclerodermia na capilaroscopia:

1. Distrofia capilar ectasiante inicial. Número de alças normal ou diminuído, alterações morfológicas moderadas, dilatação do segmento transverso, alças curtas e abertas, vênulas pouco visíveis, fundo com halos, edema pericapilar e hemorragia. Alguma distrofia ectasiante.
2. Densidade capilar diminuída. Os megacapilares são os elementos mais importantes dessa fase, mas também ocorrem estase sanguínea, fluxo granular, plexo venular muito pouco visível ou ausente e fundo nacarado.
3. Corresponde à acrosclerose clínica. Densidade capilar diminuída e destruição irregular com áreas sem capilar aumentam o número e o tamanho dos megacapilares com pouco fluxo no interior, capilares regressivos, vênulas ausentes, fundo pálido, nacarado, presença de hemorragia e trombose nos capilares.
4. Corresponde à atrofia cutânea e à retração com isquemia intensa, deserto capilar, inclusive com desaparecimento dos megacapilares, fundo pálido e depósitos pigmentares.
5. Os megacapilares não ocorrem exclusivamente na esclerose sistêmica (ES); aparecem também na doença mista do colágeno e na dermatomiosite.

As referências bibliográficas deste capítulo se encontram no Ambiente de aprendizagem do GEN.

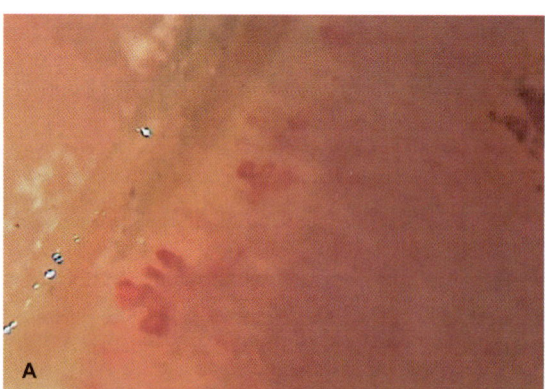
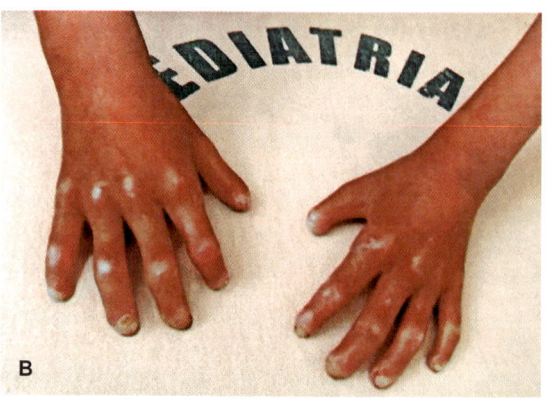
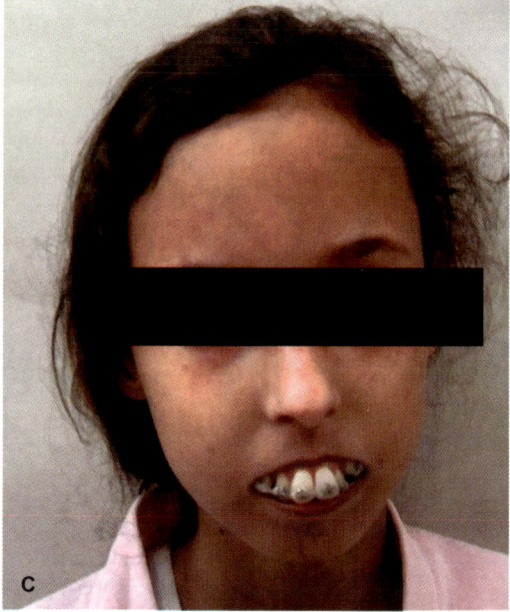

FIGURA 162.6 Escleroderma. **A.** Capilaroscopia, rarefação capilar, zonas avascularizadas, mega capilares e fundo pálido. **B.** Lesões tróficas digitais, manchas hipocrômicas, dedos afilados. **C.** Face característica: pele seca e lisa, desaparecimento das pregas cutâneas e da mímica facial. (Coleção Alda Bozza.)

163

Tumores Vasculares

Deilson Elgui de Oliveira ■ Viciany E. Fabris

Resumo

A expressão "tumores vasculares" remete a uma gama de doenças que se manifestam como lesões tumorais ou tumor-símiles, caracterizadas por aumento de volume no tecido de origem. Também podem incluir algumas malformações vasculares – processos que se distinguem de tumores neoplásicos por terem expansão celular policlonal e crescimento mais autolimitado. Inclui desde doenças vasculares relativamente comuns (p. ex., *nevus simplex*, hemangiomas infantis) até as mais raras (p. ex., linfangiossarcoma). A natureza patogenética dessas doenças é diversa, incluindo processos reativos, malformações teciduais, processos proliferativos não neoplásicos, neoplasias benignas e cânceres. Alguns tumores vasculares têm sua natureza patogenética incerta (p. ex., entre caráter hamartomatoso ou neoplásico) e seu comportamento biológico é heterogêneo, às vezes difícil de ser estimado apenas com base em aspectos clínicos e/ou histopatológicos. Neste capítulo, serão abordadas doenças vasculares que podem se manifestar como lesões tumorais ou tumor-símiles, selecionadas em virtude de sua frequência, aspectos clinicopatológicos peculiares ou comportamento biológico relevante.

Palavras-chave: lesões do sistema vascular; malformações; neoplasias de tecido vascular; sarcoma; patologia.

INTRODUÇÃO

Embora todos os tecidos e órgãos do organismo humano possam ser sede de tumores vasculares, essas lesões tipicamente ocorrem fora do sistema vascular e a maioria tende a surgir na pele e no tecido subcutâneo. Tumores em grandes vasos (p. ex., aorta, artéria pulmonar e veia cava) são raros, sendo representados majoritariamente por sarcomas de tecido conjuntivo.[1-3]

Por tumores vasculares, deve-se entender um espectro de lesões que incluem processos proliferativos e inflamatórios não neoplásicos, de um lado, passando por lesões proliferativas benignas (p. ex., hemangiomas), até alcançar os cânceres vasculares, na outra ponta. Estes incluem neoplasias de potencial maligno mais limitado, com lesões agressivas apenas localmente e que raramente se disseminam (p. ex., forma clássica do sarcoma de Kaposi (KS, do inglês *Kaposi sarcoma*) e hemangioendotelioma), até os cânceres vasculares francamente agressivos, como angiossarcomas e hemangiopericitoma maligno.

Malformações vasculares congênitas ou as que ocorrem durante o desenvolvimento do organismo (p. ex., na síndrome de Sturge-Weber – ver *Nevus simplex* e *nevus flammeus*) podem se manifestar como crescimentos tumorais, o mesmo acontecendo com proliferações vasculares reativas (p. ex., angiomatose bacilar – ver *Angiomatose bacilar*). Alguns desses tumores vasculares exibem células com diferenciação endotelial (p. ex., hemangiomas, linfangiomas e angiossarcomas), mas há aqueles com diferenciação de células de suporte dos vasos ou de estruturas especiais (p. ex., hemangiopericitomas e tumor glômico, respectivamente).

Dentre os tumores vasculares bem diferenciados, é fundamental discriminar as doenças com comportamento pouco agressivo daquelas com elevada agressividade biológica intrínseca. Entretanto, subsidiados exclusivamente em parâmetros morfológicos macroscópicos e histopatológicos, pode ser desafiador estimar o comportamento

biológico de alguns tumores vasculares. Ademais, várias dessas doenças têm natureza patogenética controversa, como é o caso de alguns hemangiomas e linfangiomas (ver *Hemangiomas (angiomas)* e *Linfangiomas e variantes*, respectivamente), frequentemente classificados como neoplasias benignas (perspectiva empregada aqui), mas também entendidos como hamartomas por alguns autores.

O termo *hamartoma* remete a lesões benignas decorrentes de malformação dos tecidos, sem propriedades verdadeiramente neoplásicas.[4] As lesões hamartomatosas se manifestam como tumores de crescimento lento e autolimitado, formados por uma mistura de tecidos maduros naturais do sítio original das células que compõem a lesão. Enquanto os processos neoplásicos caracteristicamente têm origem monoclonal, os hamartomas tipicamente derivam de múltiplas células ancestrais, habitualmente afetadas por alterações moleculares constitucionais do organismo.

A resolução do impasse sobre a natureza neoplásica ou não de lesões proliferativas requer fundamentalmente evidências de expansão policlonal ou monoclonal das principais células que constituem o tumor, além de informações sobre as alterações moleculares inerentes à patogênese da doença – dados que ainda não estão disponíveis para vários tumores vasculares aqui apresentados.

As propriedades histopatológicas de tumores vasculares benignos em geral remetem ao tecido de origem. Essas lesões são compostas de células endoteliais sem atipias, arranjadas em monocamada e formando canais vasculares permeados de sangue ou linfa. Por sua vez, os tumores de cânceres frequentemente são compostos de células neoplásicas que exibem atipias, têm mitoses mais frequentes, apresentam comprometimento da formação de canais vasculares e tendem a se manifestar como lesões mais sólidas. Nos casos em que há dúvidas sobre a origem histogenética de componentes de um suposto tumor vascular, é possível se valer da pesquisa de moléculas tipicamente expressas por células endoteliais – como ERG, CD34, CD31, o fator de von Willebrand (vWF, do inglês *von Willebrand factor*) e o fator de crescimento de endotélio vascular (VEGF, do inglês *vascular endothelial growth factor*) – empregando a técnica de imuno-histoquímica (IHQ).

Digno de nota, a análise molecular de tumores vasculares ou formações tumor-símiles também oferece dados valiosos para o entendimento de sua patogênese. Por exemplo, sabe-se atualmente que as malformações vasculares da telangiectasia hemorrágica hereditária (ver *Telangiectasia hemorrágica hereditária* [doença de Osler-Weber-Rendu]) surgem pelo comprometimento da sinalização intracelular mediada pela superfamília do fator transformador de crescimento beta (TGF-beta, do inglês *transforming growth factor*) – essencial para a adequada formação e desenvolvimento dos vasos. Pacientes com essa doença apresentam mutações em genes que codificam proteínas moduladoras da sinalização por TGF-beta nas células endoteliais, notadamente a endoglina e a quinase semelhante ao receptor para activina 1 (ALK1, do inglês *activin receptor-like kinase*).[5]

Conforme indicado no Quadro 163.1, a classificação de 2018 da International Society for the Study of Vascular Anomalies (ISSVA) discrimina três principais categorias de tumores vasculares: (1) lesões benignas; (2) tumores localmente agressivos/limítrofes; e (3) tumores malignos.[6] Em que pese essa importante proposta que destaca o comportamento clínico das lesões, neste capítulo, optou-se por abordar as lesões vasculares tumorais (ou tumor-símiles) divididas em condições não neoplásicas benignas (ver *Condições benignas não neoplásicas*), neoplasias benignas e lesões neoplásicas-símiles (ver *Neoplasias benignas e lesões neoplásicas-símiles*) e neoplasias limítrofes e cânceres (ver *Neoplasias limítrofes e cânceres*), de modo a melhor evidenciar o atual entendimento sobre a natureza patogenética das doenças abordadas, conforme explorado a seguir.

QUADRO 163.1	Adaptação sintética da classificação de malformações e tumores vasculares da Sociedade Internacional para o Estudo de Anomalias Vasculares, atualizada em 2018.[6] São indicadas as seções deste capítulo nas quais são abordadas doenças de cada categoria.

1. **Malformações vasculares** (ver *Condições benignas não neoplásicas* e *Neoplasias benignas e lesões neoplásicas-símiles*)

   1.1. **Capilares:** *nevus simplex*, malformações capilares cutâneas e/ou mucosas (mancha "vinho do porto"), reticuladas, telangiectasias hemorrágicas hereditárias (HHT, do inglês *hereditary hemorrhagic telangiectasia*) etc.

   1.2. **Linfáticas:** malformação linfática cística, anomalia linfática generalizada (incluindo linfangiomatose kaposiforme), malformação linfática na angiomatose óssea cística (doença de Gorham-Stout; OMIM: 123880), malformação em canal (*channel-type*), anomalia linfática progressiva adquirida (também denominada "linfangioma" progressivo), linfedema primário etc.

   1.3. **Venosas:** malformações venosas comum, familial cutaneomucosa, síndrome do *nevus* em bolha de borracha azul (*Blue rubber bleb nevus*; OMIM: 112200), glomuvenosa, malformação cerebral cavernosa, malformação vascular intraóssea familiar, malformação venosa verrucosa (hemangioma verrucoso) etc.

   1.4. **Malformações e fístulas arteriovenosas:** associadas ou não às HHT

2. **Tumores vasculares benignos** (ver *Neoplasias benignas e lesões neoplásicas-símiles*)

   2.1. Hemangioma infantil/da infância e hemangiomas congênitos, subdivididos de acordo com a involução (rápida, sem involução ou com involução parcial); ainda, hemangioma em tufos, hemangioma de células fusiformes, hemangioma epitelioide, hemangioma lobular capilar (granuloma piogênico)

   2.2. Outros, incluindo os hemangiomas em alvo (*hobnail*), microvenular, anastomosante, glomeruloide, hemangioma papilar, a hiperplasia endotelial intravascular papilar, o nódulo angiomatoso epitelioide cutâneo, o hemangioma elastótico adquirido e o hemangioma de células litorâneas do baço

   2.3. Lesões relacionadas: hamartoma écrino angiomatoso, angioendoteliomatose reativa e angiomatose bacilar (ver *Angiomatose bacilar*)

3. **Tumores vasculares localmente agressivos ou limítrofes (*borderline*)** (ver *Neoplasias limítrofes e cânceres*)

   3.1. Hemangioendoteliomas (kaposiforme, retiforme, composto, pseudomiogênico, polimorfo e sem outras especificações) e angioendotelioma papilar intralinfático, tumor de Dabska

   3.2. Sarcoma de Kaposi

   3.3. Outros

4. **Tumores vasculares malignos** (ver *Neoplasias limítrofes e cânceres*)

   4.1. Angiossarcoma

   4.2. Hemangioendotelioma epitelioide

   4.3. Outros

5. **Anomalias vasculares provisoriamente não classificadas**

   5.1. Hemangioma intramuscular (ver *Hemangiomas cavernosos e variantes*)

   5.2. Angioqueratoma (ver *Angioqueratoma*)

   5.3. Hemangioma sinusoidal (ver *Hemangiomas cavernosos e variantes*)

   5.4. Tumor acral arteriovenoso

   5.5. Linfangioendoteliomatose multifocal com trombocitopenia/angiomatose cutaneovisceral com trombocitopenia

   5.6. Hamartoma de tecidos de partes moles/"angiomatose" de tecidos de partes moles

   5.7. Anomalia vascular fibroadiposa

CONDIÇÕES BENIGNAS NÃO NEOPLÁSICAS

Ectasias vasculares

Ectasias vasculares são lesões formadas por vasos normais preexistentes e dilatados, eventualmente se manifestando como tumores. Em oposição aos hemangiomas (ver *Hemangiomas* [*angiomas*]), as ectasias vasculares não apresentam aumento no número de vasos; por outro lado, em alguns casos podem estar associadas a hemangiomas cavernosos ou malformações arteriovenosas.[7] Entre as ectasias vasculares estão os *nevus flammeus*, *nevus araneus*, *angioqueratoma* e a *telangiectasia hemorrágica hereditária*, comentados a seguir.

Nevus simplex e nevus flammeus

Ambas as lesões são manchas congênitas cutâneas, compostas de vasos sanguíneos ectásicos na derme, com diferentes tamanhos. Ainda que possam ser discriminados por suas características clinicopatológicas, há frequente confusão entre os *nevus simplex* e os *nevus flammeus* – confusão essa fomentada pela denominação dos *nevus simplex* como *nevus flammeus simplex*.

Nevus simplex são também conhecidos como mancha-salmão ou popularmente denominados "mordida de cegonha" (quando ocorrem na nuca), ou "beijo de anjo" (quando encontrados em pálpebras ou na glabela). Essas lesões são planas, em tons de rosa a vermelho, indolores e comumente encontradas em regiões da cabeça e do pescoço. Os *nevus simplex* estão entre as marcas de nascença

mais comuns dos recém-nascidos e tendem a regredir com o passar do tempo – frequentemente desaparecendo antes dos 2 anos. As manifestações extracutâneas associadas aos *nevus simplex* são raras, mas a ocorrência de lesões expressivas já foi associada à síndrome de Beckwith-Wiedemann (OMIM: 130650), à focomelia de Roberts-SC (OMIM: 268300), à síndrome de polimicrogiria e malformação capilar-megaloencefálica (MCAP, do inglês *megalencephaly-capillary malformation-polymicrogyria syndrome*; OMIM: 602501) e à odontodisplasia.[8]

Os *nevus flammeus*, por sua vez, são lesões planas ou elevadas, originalmente com cor vermelha, vinhosa ou violácea (Figura 163.1). Essas lesões são conhecidas também como "manchas de vinho do Porto", observadas frequentemente em face – ainda que possam ocorrer em qualquer parte do corpo e cobrir áreas extensas em braços, pernas e tronco, por exemplo. Em contraposição à evolução dos *nevus simplex* típicos, os *nevus flammeus* tendem a crescer e não regridem espontaneamente. Com o passar dos anos, as lesões escurecem e se elevam na superfície da pele, podendo causar desconforto estético e/ou funcional ao paciente.[9] Enquanto os *nevus simplex* apresentam microvasculatura ectásica superficial, a malformação vascular do *nevus flammeus* é dada por vasos ectásicos (vênulas pós-capilares) que se distribuem frouxamente desde a derme superficial até camadas mais profundas do subcutâneo.[10]

Na síndrome de Sturge-Weber (OMIN: 185300), ocorrem manchas "vinho do Porto" que se estendem pela face seguindo a inervação do nervo trigêmeo, além de malformações vasculares de

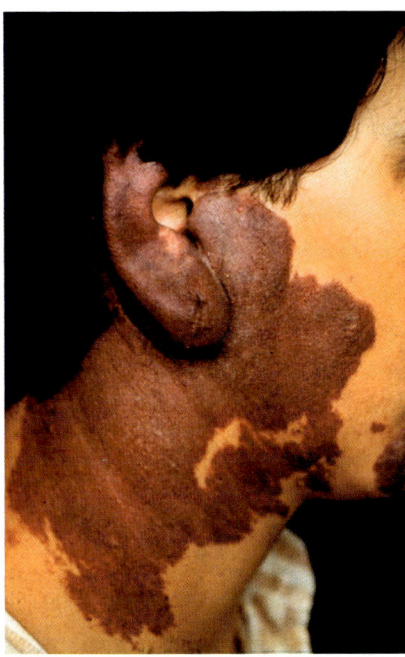

FIGURA 163.1 Paciente com *nevus flammeus* em pele de região cervical. Mancha de nascença em "vinho do Porto" (*Port Wine Stain*).

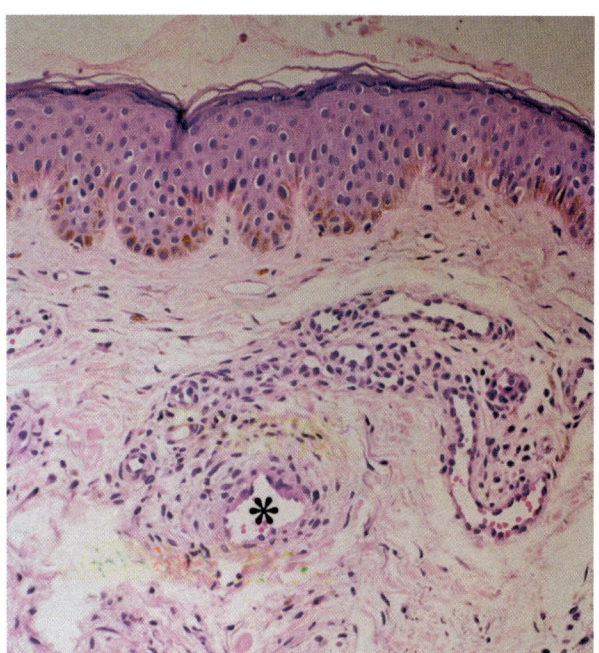

FIGURA 163.2 Pele com *nevus araneus* (*spider*). A derme apresenta arteríola de paredes espessadas (*asterisco*), de onde se irradiam capilares tortuosos.

meninges, cérebro ou retina (angiomatose encefalotrigeminiana); a síndrome cursa ainda com retardo mental, desmaios e hemiplegia. A ocorrência dos *nevus flammeus* associadas a varicosidades de membro inferior, agenesia venosa parcial e hipertrofia do membro afetado definem a síndrome de Klippel-Trenaunay-Weber (KTWS, do inglês *Klippel-Trenaunay-Weber Syndrome*; OMIM: 149000).[11,12] Em alguns casos, esse quadro é acrescido de fístulas arteriovenosas, o elemento que propiciou alguns autores sugerirem a existência de outra síndrome correlata, denominada síndrome de Parkes-Weber.[13] A patogênese da KTWS ainda é incerta, mas parece estar relacionada ao prejuízo de atividade de genes relacionados ao desenvolvimento vascular, potencialmente mapeados nos segmentos genômicos afetados por alterações citogenéticas já documentadas em alguns pacientes, como as translocações balanceadas t(5;11)(q13.3;p15.1)[14] e t(8;14)(q22.3;q13).[15]

Nevus araneus (aranhas vasculares)

Outra proliferação vascular não neoplásica é o *nevus araneus*, cujas lesões são também denominadas "aranhas vasculares" ou "*angiomas em aranha*" (*spider angiomas*).[16] São lesões adquiridas e muito comuns, sem grupo etário definido. As aranhas vasculares se expressam como pequenas pápulas vermelhas das quais irradiam capilares pequenos e tortuosos. Por vezes, são pulsáteis, manifestando sua natureza arteriolar – o que se faz confirmar pelo desaparecimento por pressão digital central. São mais encontradas na face e no tórax superior, comumente associadas a condições diversas, como a gravidez, a cirrose hepática e o hipertireoidismo. O achado histológico típico é uma arteríola dilatada com paredes espessadas na derme superficial e que se comunica com número variável de capilares anastomosantes (Figura 163.2). A etiopatogênese de tais alterações vasculares ainda é debatida, e se preconiza o uso de *laser* para o seu tratamento.[17,18]

Lago venoso

Lagos venosos são ectasias vasculares comuns que ocorrem em áreas expostas ao Sol em idosos, especialmente na face e nos lábios.[19] Ao exame histopatológico, são observadas veias dilatadas e congestas na derme superficial, contornadas por extrato irregular de músculo liso (Figura 163.3). São propostas diferentes formas de tratamento para essas lesões, como excisão cirúrgica, procedimentos minimamente invasivos, agentes esclerosantes e algumas modalidades de laserterapia.[20-22]

Angioqueratoma

Angioqueratomas são ectasias vasculares superficiais da derme papilar manifestas com acantose e hiperqueratose, de modo a gerar aspecto verrucoso na epiderme suprajacente.[23] São descritas cinco formas principais de angioqueratomas: (1) *angioqueratoma solitário*; (2) *angioqueratoma corporis diffusum*, com múltiplas lesões e frequentemente associado à doença de Fabry (OMIM: 301500); (3) *angioqueratoma de Mibelli*, que são pápulas bilaterais no dorso dos dedos de mãos e pés; (4) *angioqueratoma de Fordyce*, ocorrendo na pele escrotal;[24] e (5) *angioqueratoma circumscriptum*, forma mais rara que costuma se manifestar logo ao nascimento e afeta predominantemente mulheres.[25,26]

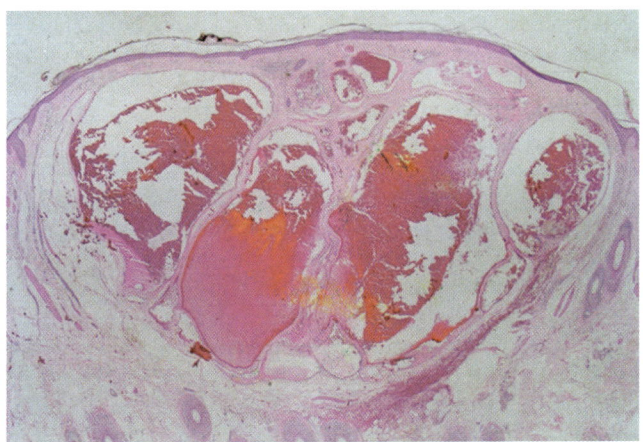

FIGURA 163.3 Pele com lago venoso. Ectasias vasculares venosas com paredes espessadas.

Telangiectasia hemorrágica hereditária (doença de Osler-Weber-Rendu)

O termo *telangiectasia* designa uma lesão formada por agrupamento de capilares proeminentes (vênulas e arteríolas) e que se manifesta como pequenas áreas vermelhas, geralmente em pele e mucosas.

A telangiectasia hemorrágica hereditária (HHT, do inglês *hereditary hemorrhagic telangiectasia*; OMIM: 187300), ou doença de Osler-Weber-Rendu,[27] é uma doença autossômica dominante na qual múltiplas telangiectasias são observadas e decorrem de malformações vasculares, coletivamente denominadas *angiodisplasias*. As lesões incluem aneurismas arteriais, comunicações arteriovenosas e tumores formados por ectasias (arteriais e venosas) ou angiomas. Essas malformações são congênitas, compreendem capilares e veias dilatadas e são distribuídas pela pele e pelas mucosas da cavidade oral, dos lábios, do trato urinário, dos sistemas respiratório e digestório, e pelo sistema nervoso central.[28] Essas lesões podem se romper, causando hemorragia intestinal, epistaxe e hematúria – havendo, inclusive, relato de coagulação intravascular disseminada associada.[29] No exame histopatológico, os órgãos afetados apresentam capilares e vênulas dilatados.

Proliferações vasculares reativas

Angiomatose bacilar

Descrita inicialmente em pessoas com AIDS, a angiomatose bacilar é uma doença infecciosa oportunista que ocorre em indivíduos imunocomprometidos[30,31] e se manifesta com lesões proliferativas vasculares afetando pele, osso, cérebro e outros órgãos.[32] É causada pelos bacilos gram-negativos *Bartonella quintana* e *Bartonella henselae* – este também agente etiológico da doença da arranhadura do gato, ocorrendo em indivíduos imunocompetentes. Esses microrganismos são de difícil cultivo *in vitro*, sendo, em geral, pesquisados por métodos moleculares baseados na reação em cadeia da polimerase.[33,34] Ainda é desconhecida a razão para a exuberante reação vascular causada por essas bactérias em indivíduos imunocomprometidos.

A angiomatose bacilar se manifesta com uma ou numerosas pápulas ou nódulos subcutâneos, cujo exame histopatológico revela um crescimento vascular tumoral de padrão capilar, com células endoteliais protuberantes de padrão epitelioide, exibindo atipias nucleares e atividade mitótica. Em termos histopatológicos, é possível discriminar a angiomatose bacilar de neoplasias vasculares malignas (p. ex., KS ou angiossarcomas) pela presença de neutrófilos e cariorréxis na angiomatose bacilar, além do material granular intratumoral que corresponde aos microrganismos. O gato é o principal reservatório da *Bartonella henselae*; a pulga, seu principal vetor. As lesões regridem com tratamento antimicrobiano.

Doença de Kimura

A doença de Kimura[35-37] é uma proliferação angiolinfoide rica em eosinófilos que acomete os tecidos moles e é acompanhada de níveis aumentados de IgE. Manifesta-se como enduração subcutânea, predominantemente em regiões pré-auricular e submandibular, ocorrendo em homens jovens, especialmente os de ascendência oriental. Ao longo do tempo, as lesões dessa doença foram discriminadas dos hemangiomas epitelioides,[38,39] consolidando-se a percepção de que se tratam de entidades clinicopatológicas distintas,[39,40] inclusive quanto a natureza – considerando o caráter não neoplásico da doença de Kimura, enquanto hemangiomas epitelioides (ver *Hemangiomas epitelioides*) são neoplasias benignas.

Hiperplasia endotelial papilífera intravascular (tumor de Masson)

A hiperplasia endotelial papilífera intravascular (HEPI)[41-44] é caracterizada por uma forma incomum de organização de um trombo ou coágulo. É considerada uma condição reativa benigna, mas seu crescimento e taxa de recorrência são relativamente altos, ocasionando que a HEPI clinicamente se comporte de modo semelhante aos processos neoplásicos. Em sua forma primária, a doença se manifesta como nódulo geralmente menor que 2 cm de diâmetro, de cor azulada e localizado em dedos, cabeça ou região do pescoço em adultos jovens, com leve predileção para ocorrer em mulheres.[45]

A HEPI pode se manifestar em uma forma pura isolada (primária) envolvendo um vaso dilatado; como lesões vasculares preexistentes (p. ex., associada a hemangiomas, hemorroidas e varizes); ou como lesão extravascular, mais rara e potencialmente associada a hematomas. Em termos histopatológicos, as lesões consistem basicamente em estruturas papilares pequenas e múltiplas recobertas por uma monocamada de células endoteliais (Figura 163.4). O eixo da papila é formado por tecido conjuntivo rico em colágeno, ocasionalmente com pequenos capilares. Embora as papilas pareçam estar livres não lúmen vascular, é possível notar que algumas se encontram ligadas à parede do vaso.

NEOPLASIAS BENIGNAS E LESÕES NEOPLÁSICAS-SÍMILES

Hemangiomas (angiomas)

Os hemangiomas são as formas mais comuns de crescimentos vasculares tumorais.[46] Conforme mencionado anteriormente, a natureza patogenética dessas lesões é debatida, oscilando entre hamartomatosa e neoplásica. Os hemangiomas infantis tipicamente têm propriedades de hamartomas, ao passo que os hemangiomas que se desenvolvem *de novo* na vida adulta tendem a ser neoplásicos.

Virchow entendia que os hemangiomas eram proliferações tumorais que se estendiam aos tecidos vizinhos em decorrência de irritação constante, levando à formação de tecido de granulação. Muitas vezes, lesões traumáticas são citadas como precedentes à descoberta de hemangioma intramuscular.[47] Entretanto, em vez de ser sua causa, o trauma parece ser responsável por evidenciar um hemangioma oculto e por nele induzir a formação de fístulas

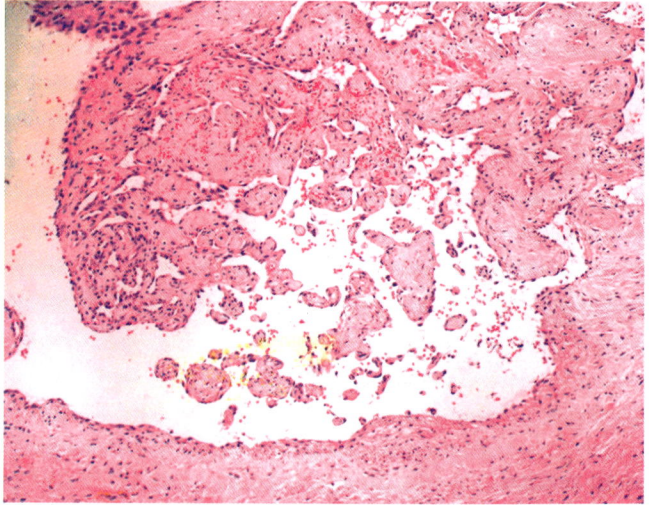

FIGURA 163.4 Nódulo cutâneo de hiperplasia endotelial papilífera intravascular. Notam-se estruturas papilares recobertas por endotélio no interior de espaço vascular.

arteriovenosas. Essas fístulas podem aumentar o fluxo sanguíneo em pequenos cordões vasculares do hemangioma, produzindo uma forma clinicamente aparente de lesão vascular. Essa hipótese foi cogitada como explicação para o surgimento de hemangiomas em adultos.[48] Ewing, por sua vez, considerava os hemangiomas como neoplasias verdadeiras, baseado na observação de brotamentos de células endoteliais provenientes de estruturas vasculares preexistentes. Esse ponto de vista é suportado por outras características de processos neoplásicos por vezes presentes nos hemangiomas – como o surgimento súbito do tumor, o crescimento rápido de algumas lesões, a proliferação de células endoteliais e a identificação de mitoses.

Considerações patogenéticas à parte, em termos histopatológicos, os hemangiomas são essencialmente classificados em epitelioides, capilares e cavernosos, conforme apresentado a seguir.

Hemangiomas epitelioides

O hemangioma epitelioide é uma entidade semelhante à doença de Kimura (ver *Doença de Kimura*), mas ocorre em pacientes mais velhos, entre outras diferenças clinicopatológicas. Essas lesões se manifestam como erupções dérmicas papulares e/ou nodulares, ocorrendo na cabeça e no pescoço (frequentemente em região periauricular), principalmente, e em extremidades. O exame histopatológico dos tumores revela capilares proliferantes bem formados, com endotélio de aspecto histiocitoide (Figura 163.5) ou epitelioide (daí o nome do tumor), e acompanhados de infiltrado inflamatório.[49] Diferentemente da doença de Kimura, hemangiomas epitelioides não apresentam envolvimento ganglionar.[50]

Baseadas no aspecto histopatológico, três formas de hemangiomas epitelioides são descritas: (1) a forma clássica, sem infiltrado inflamatório proeminente ou celularidade elevada; (2) a forma similar, a hiperplasia angiolinfoide com eosinofilia, na qual o infiltrado inflamatório é relevante, com eosinófilos; e (3) a forma hipercelular, cujo tumor é principalmente formado por cordões de células neoplásicas, potencialmente levantando angiossarcoma como um diagnóstico diferencial.[51]

Embora a patogênese dos hemangiomas epitelioides não esteja suficientemente esclarecida, nesses tumores têm sido documentadas alterações genéticas recorrentes envolvendo os protoncogenes *FOS*

e *FOSB*,[51] que codificam subunidade do fator de transcrição complexo AP-1. Digno de nota, uma alteração citogenética causando fusão *FOSB-ZFP36* foi relatada em 20% de casos de hemangiomas epitelioides, os quais apresentavam algumas características peculiares, como alta celularidade, áreas ocasionais de necrose e leve pleomorfismo nuclear – razão pela qual foi proposta a designação *hemangiomas epitelioides atípicos* para esses tumores.[52]

Hemangiomas capilares e suas variantes

Hemangiomas capilares e em tufo

Essas lesões são formadas por agregados plexiformes de canais vasculares de tamanho e estrutura semelhantes aos dos capilares. São mais frequentemente encontrados na pele e na mucosa da cavidade oral e lábios, em que formam lesões de cor vermelha ou azulada, achatadas ou levemente elevadas, raramente pedunculadas. Medem de poucos milímetros a vários centímetros e podem ser múltiplos.

São exemplos comuns os hemangiomas em morango (*strawberry hemangiomas*) dos recém-nascidos (Figura 163.6), que ocorrem em uma média de um a cada 200 nascimentos.[53] Em uma metanálise com seis estudos publicada em 2020, foram significativamente associados como fatores de risco para essas lesões: o sexo feminino, o baixo peso ao nascer, a mãe com múltiplas gestações, o nascimento prematuro, a terapia com progesterona e a história familiar desses hemangiomas.[54] Essas lesões crescem rapidamente nos primeiros meses pós-nascimento, mas reduzem o seu crescimento em torno de 1 a 3 anos. Em 75 a 90% dos casos, as lesões involuem e se extinguem durante a segunda infância, em geral entre os 7 e 10 anos.

Eventualmente, os hemangiomas capilares surgem em locais sensíveis, como no sistema nervoso central[55] e em seio cavernoso;[56] podem também ocorrer em vísceras, nas quais podem ocasionar hemorragia. As margens dessas lesões são pouco delimitadas, e a ausência de pseudocápsula fibrosa propicia a impressão de invasão de tecidos adjacentes. Assume-se que essa forma de expansão é resultado de pontos de menor resistência do tecido, em vez do crescimento invasivo típico das neoplasias malignas.

Fenômenos de trombose e organização de grupamentos dos pequenos vasos proliferados frequentemente propiciam aspecto heterogêneo aos hemangiomas capilares. A ocorrência dessas alterações causa compressão dos espaços vasculares, que se tornam separados

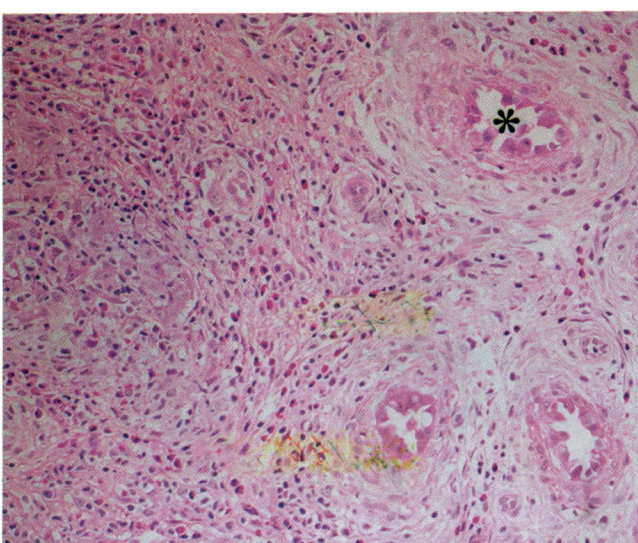

FIGURA 163.5 Pele com hemangioma epitelioide tipo hiperplasia angiolinfoide com eosinofilia. Vasos proliferados com endotélio hiperplásico (*asterisco*) e infiltrado linfoide com numerosos eosinófilos (*seta*).

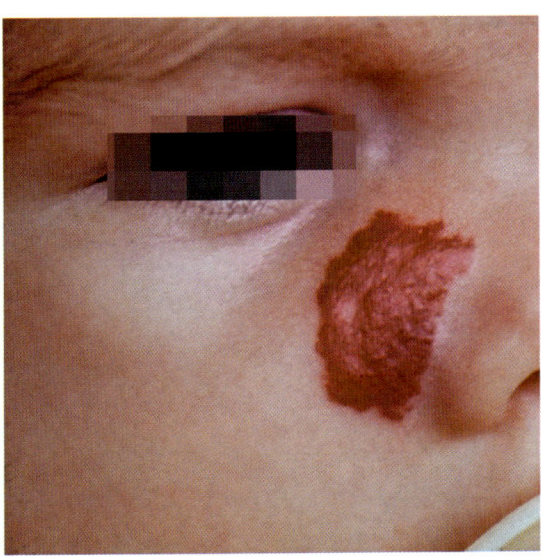

FIGURA 163.6 Paciente com hemangioma em morango (*strawberry hemangioma*) em face. A lesão angiomatosa tem aspecto elevado e granuloso.

por estroma denso no qual são encontrados macrófagos intersticiais com hemossiderina. Os hemangiomas capilares em crianças às vezes apresentam proliferação de células endoteliais em duas ou três camadas. Essas células se apresentam arredondadas em vez de achatadas, aspecto mais típico dos hemangiomas capilares. Hemangiomas capilares com essas características já foram denominados *hemangioendoteliomas benignos* em virtude desse aspecto.[57,58]

A perfusão sanguínea dos hemangiomas é separada daquela dos tecidos adjacentes, e geralmente uma artéria e uma veia apenas são responsáveis pela irrigação e drenagem tumoral. Desse modo, tromboses espontâneas ou induzidas das conexões vasculares do hemangioma podem ocasionar trombose de toda a lesão, com consequente organização e aparente obliteração do tumor.

A despeito de serem tumores benignos, os hemangiomas podem gerar impressão de tumores invasivos. Ademais, as lesões podem proporcionar alterações estéticas indesejáveis e sua ocorrência pode estar associada a quadros sindrômicos. Ainda, essas lesões podem suscetibilizar o indivíduo a hemorragias agudas ou crônicas, resultando em quadros anêmicos inclusive. É o caso do que ocorre com os hemangiomas de superfícies mucosas e aqueles associados às HHT – doenças autossômicas dominantes –, como a HHT-1 (HHT1; OMIM: 187300 = doença de Rendu-Osler-Weber), causada por mutação no gene que codifica a proteína endoglina (*ENG*; mapeado em 9q34), e a HHT-2 (HHT2; OMIM: 600376), causada por mutação no gene que codifica a proteína Alk1 (*ACVRL1*; mapeado em 12q13).

O gigantismo observado nos ossos e nos tecidos moles, quando afetados por esses tumores vasculares, parece depender da existência de fístulas arteriovenosas na massa tumoral.[59] Exemplos extremos da associação entre gigantismo e tumores vasculares são bem observados na angio-osteo-hipertrofia ou na KTWS (OMIM: 149000),[12,13] previamente comentada (ver *Nevus simplex e nevus flammeus*). Nessa condição, são observados extensos hemangiomas capilares em extremidades – principalmente nas pernas, que apresentam também veias superficiais e hipertrofia óssea no segmento afetado. Vale ainda lembrar que o gigantismo desses membros não depende do tamanho, do número e da anomalia das fístulas, mas somente de sua presença. Embora a arteriografia frequentemente possa ser útil na demonstração das fístulas arteriovenosas, tipicamente elas são diminutas e podem não ser notadas no exame radiológico.[60]

Uma variante do hemangioma capilar é o (hem)angioma em tufos, lesão caracterizada pelo crescimento tumoral de capilares enovelados proliferantes, situados profundamente na derme. Acomete crianças e se manifesta com placas vermelhas/violáceas, ocorrendo geralmente em tronco, potencialmente dolorosas e que podem ou não ser acompanhadas de hipertricose e hiperidrose.[61,62] Essas placas podem regredir espontaneamente; quando persistem, tendem a ser tratadas com excisão cirúrgica. Alternativas mais conservadoras de tratamento são relatadas com resultados variáveis, incluindo o uso de corticoides, interferona, imunossupressores macrolídeos, crioterapia e laserterapia.[63,64]

Hemangioma capilar lobular (granuloma piogênico)

Também denominados de granulomas piogênicos,[65] os hemangiomas capilares lobulares são lesões em superfície cutânea ou em mucosas constituídas essencialmente de proliferação vascular em um contexto de estímulo inflamatório. A denominação alternativa de *angiogranuloma* frequentemente se aplica às lesões ocorrendo em mucosa oral. É importante notar que, nessas denominações alternativas, o termo *granuloma* remete ao aspecto macroscópico da lesão, sem conexão com os granulomas verdadeiros – lesões imunomediadas nas quais há protagonismo patogenético de macrófagos, sejam os típicos, sejam as suas variantes (p. ex., células gigantes multinucleadas e macrófagos epitelioides).

Os granulomas piogênicos ocorrem em qualquer fase da vida e frequentemente estão associados a traumas. As lesões têm início como pequenas pápulas eritematosas que rapidamente aumentam de volume e se ulceram. Raramente excedem 1 cm de diâmetro e geralmente são tratadas por excisão cirúrgica.[66] As lesões são histologicamente formadas por proliferação capilar com células endoteliais tumefeitas, além de edema do estroma e inúmeras células inflamatórias. Em outras palavras, sob perspectiva patológica, o granuloma piogênico jovem se apresenta com tecido de granulação hiperplásico (Figura 163.7).

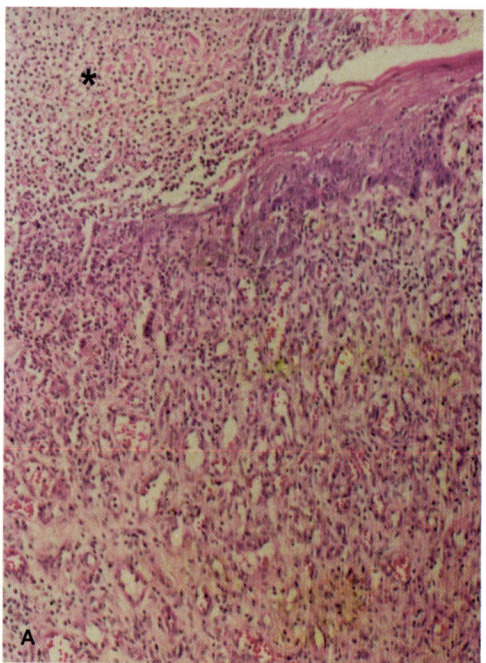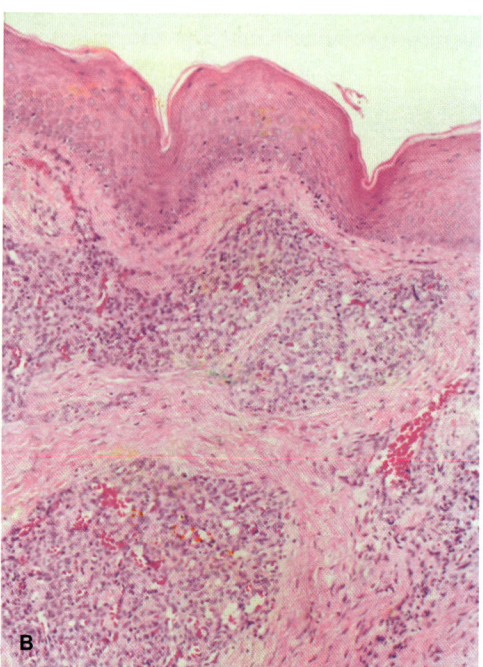

FIGURA 163.7   Pele com granuloma piogênico. **A.** Fase inicial, com aspecto de tecido de granulação exuberante, ulcerado, com crosta fibrinoleucocitária (*asterisco*). **B.** Fase madura, com aspecto típico de hemangioma capilar lobular.

A natureza neoplásica dessa lesão é controversa, se considerarmos a lesão jovem (Figura 163.7 A). Por outro lado, é frequentemente reconhecida como neoplasia a lesão madura – quando costuma ter aspecto polipoide e tende a ser descrita como hemangioma capilar lobular (Figura 163.7 B).[67] Granulomas piogênicos podem crescer até 2 cm de diâmetro em poucas semanas, sangram facilmente e são suscetíveis à ulceração. Sua recorrência é incomum, sendo relatada em até 5% para lesões tratadas com excisão cirúrgica, ou cerca de 10% para lesões submetidas a outras modalidades de tratamento.[68] Por outro lado, em alguns casos se observa recorrência, inclusive com formação de nódulos satélites.[69] Cerca de 2 a 5% das gestantes podem apresentar um granuloma piogênico particular em cavidade oral (em geral gengivas) que regride após o parto, conhecido como *granuloma gravidarum* ou "tumor oral da gravidez". Sua patogênese ainda é elusiva, mas tem sido relacionada à ação pró-angiogênica de fatores hormonais (p. ex., alterações nos níveis de estrógeno e progesterona), imunobiológicos e fatores relacionados à microbiota oral.[70,71]

Hemangioma senil (*nevus rubi*)

Conhecidos como *nevus rubi*, "angiomas-cereja" (*cherry angiomas*) ou, ainda, "manchas de De Morgan" (*Campbell De Morgan spots*), os hemangiomas senis são lesões cutâneas em geral papulares, com 1 a 3 mm de diâmetro, de cor vermelha-brilhante e mais frequentemente identificados no tronco e membros superiores de indivíduos adultos. São comuns a partir da terceira década de vida e tendem a se tornar mais numerosos com a idade. São hemangiomas capilares ocorrendo na derme papilar, constituídos de capilares e vênulas pós-capilares de paredes tênues, congestos e dilatados[72] (Figura 163.8), com fenestrações em suas paredes, membrana basal espessada e estroma colágeno abundante entres os vasos.

Há relatos de *nevus rubi* abundantes em algumas condições clínicas, tendo sido relatadas centenas dessas lesões em mulheres com elevados níveis de prolactina, associado ou não à presença de prolactinoma.[73] Entretanto, geralmente essas lesões não causam maiores preocupações em termos clínicos. Em termos patogenéticos, a demonstração de ativa proliferação endotelial nessas lesões fortalece seu reconhecimento como processo neoplásico benigno.[74]

Hemangioma verrucoso

O hemangioma verrucoso[75] é um tumor vascular raro que tende a se apresentar como uma lesão verrucosa congênita ou se manifestar ainda na primeira infância, embora algumas lesões sejam percebidas mais tarde, durante a vida adulta. Ocorre tipicamente em extremidades de membros inferiores, unilateralmente, e sua aparência verrucosa pode confundir essas lesões com as de outras afecções cutâneas.

Histologicamente, os hemangiomas verrucosos são formados por inúmeros capilares dilatados, com ou sem uma mistura de espaços vasculares amplos de aspecto verrucoso, estendendo-se da derme superficial até a derme mais profunda e o tecido subcutâneo (Figura 163.9). As lesões habitualmente estão associadas a alterações na derme suprajacente, como acantose, hiperqueratose e papilomatose. Os aspectos histopatológicos do hemangioma cavernoso mimetizam os do angioqueratoma, mas neste as ectasias vasculares estão restritas à derme papilar. Ademais, os angioqueratomas são curados com cirurgia simples, mas no caso de hemangiomas cavernosos, preconiza-se ressecção ampla, dada ao maior risco de recidiva local.[76]

Com base em suas características clínicas, os hemangiomas verrucosos têm sido considerados malformações vasculares.[77] Essa concepção tem sido debatida com base em relatos indicando imunoexpressão da proteína WT-1 – proposta como discriminatória entre malformações vasculares e doenças vasculares neoplásicas.[78] Por outro lado, um estudo publicado em 2014 com 74 casos de hemangioma verrucoso relatou ausência de WT-1 em 81,1% deles – em 85,1% dos casos, houve expressão focal de Prox1, um fator de transcrição com papel importante na diferenciação de células endoteliais linfáticas. Baseado no perfil imuno-histoquímico obtido, os autores sugerem que hemangiomas cavernosos são malformações vasculares com fenótipo incompleto de diferenciação linfática.[79]

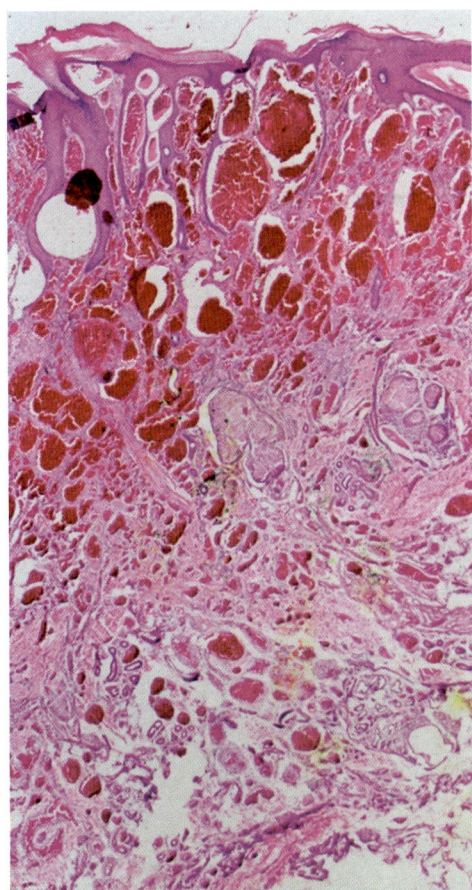

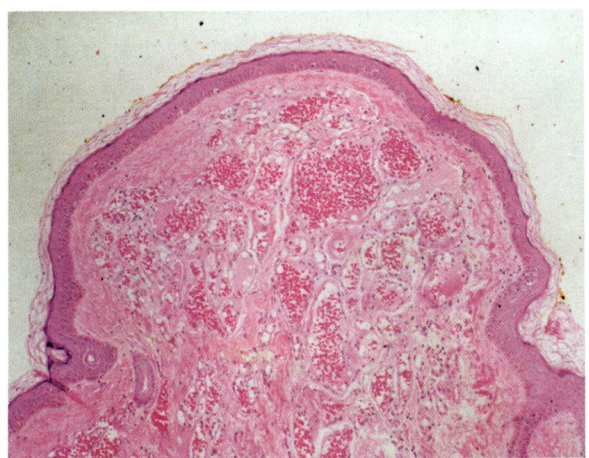

FIGURA 163.8 Hemangioma capilar cutâneo (*nevus rubi* – senil). São observados capilares congestos e dilatados na derme.

FIGURA 163.9 Pele com hemangioma verrucoso. Espaços vasculares dilatados, amplos, de aspecto cavernoso, que se estendem até a derme profunda e a hipoderme.

Hemangiomas cavernosos e variantes

Hemangioma cavernoso (venoso)

Hemangiomas cavernosos ocorrem geralmente em pele e mucosas, mas podem ser localizados em outros sítios – por exemplo, são achados incidentais de necropsias no fígado (Figura 163.10) e no baço. Na maioria das situações, esses tumores benignos são de pouca significância clínica, mas podem demandar maior atenção quando ocorrem no cérebro, posto que podem propiciar elevação da pressão intracraniana por serem lesões suscetíveis a sangramentos.

Macroscopicamente, os hemangiomas cavernosos são lesões vermelho-azuladas com 1 a 2 cm de diâmetro. Ao serem seccionados, os tumores revelam massa tecidual esponjosa e com conteúdo sanguinolento; sua estrutura é reminiscente daquela dos tecidos eréteis, como o do corpo cavernoso do pênis. Em termos histopatológicos, as lesões são compostas de agregados de espaços vasculares contendo sangue (Figura 163.11) e, de modo geral, menos circunscritos e mais confinados aos tecidos profundos.[53] Esses espaços são revestidos por células endoteliais normais. A parede é constituída de pericitos, fibroblastos e colágeno, mas esses elementos não são normalmente ordenados, como observado nas vênulas e arteríolas normais.

Os hemangiomas cavernosos podem sofrer tromboses mais frequentemente do que os hemangiomas capilares, muitas vezes dificultando a interpretação do quadro clínico. A trombose organizada e a fibrose propiciam aspecto cicatricial à lesão em indivíduos mais idosos. Os hemangiomas cavernosos no cérebro e no cerebelo podem levar a quadros de hemorragia subaracnóidea. Ocasionalmente, esses tumores afetam ossos, particularmente o osso frontal do crânio e da órbita.[80] Nos hemangiomas hepáticos, a presença de conexões (shunts) arterioportais foi sugerida como razão para o crescimento rápido da lesão.[81]

De modo semelhante aos hemangiomas capilares, os de padrão cavernoso cutâneos podem ser encontrados em síndromes, geralmente com forte componente hereditário. É um exemplo a doença de von Hippel-Lindau (OMIM: 193300), que cursa com hemangiomas cerebelar e retiniano e cistos de pâncreas e fígado.[82,83] Grandes hemangiomas cutâneos e, às vezes, viscerais, particularmente do baço, são observados na síndrome de hemangioma-trombocitopenia, ou síndrome de Kasabach-Merritt (OMIM: 141000). Essa síndrome é caracterizada por distúrbios da coagulabilidade que parecem se associar à coagulação vascular disseminada, embora o quadro hemorrágico seja predominantemente intratumoral.[84-86] Por sua vez, na síndrome de encondromatose múltipla – conhecida como síndrome de Maffucci (OMIM: 614569) –, são observados hemangiomas cavernosos com discondroplasia e ossificação. Trata-se de síndrome congênita esporádica, não hereditária, em que os pacientes apresentam alto risco para o desenvolvimento de condrossarcomas.[87,88]

Hemangioma racemoso (cirsoide)/ hemangioma arteriovenoso

Essas lesões refletem melhor a ideia de malformações vasculares, em vez de verdadeira natureza neoplásica.[72] Diferentemente dos hemangiomas cavernosos, a presença de músculo liso, colágeno, pericitos e fibras elásticas nos hemangiomas venosos é ordenada e disposta de modo a formar canais vasculares que lembram as vênulas. Os hemangiomas racemosos (ou cirsoides) são compostos de canais vasculares com paredes espessadas que lembram artérias e veias,[89] assemelhando-se mais a um hemangioma arteriovenoso.[90]

Favorecendo a ideia de se tratarem de lesões hamartomatosas, não é incomum que os hemangiomas racemosos/arteriovenosos estejam associados a outros elementos mesenquimais, como tecido adiposo, músculo liso ou tecido conjuntivo fibroso.

Hemangiomas profundos (intramuscular, sinovial, perineural)

Os hemangiomas profundos são encontrados mais frequentemente em crianças e adultos jovens,[91] podendo ser circunscritos. Entretanto, muitas vezes adentram os músculos adjacentes (Figura 163.12), nervos, sinóvia, perineural e mesmo as paredes vasculares. Podem ser, predominantemente, do tipo capilar ou arteriovenoso, ou uma mistura desses tipos.[47,91,92]

Alguns hemangiomas profundos permeiam fáscias dos músculos adjacentes, o periósteo e o tecido subcutâneo; essas lesões devem ser discriminadas das hemangiomatoses regionais, que são lesões localmente mais extensas. Um exame físico cuidadoso e angiografia são condutas valiosas nesses casos.[48] Hemangiomas intramusculares são mais comuns nas extremidades,[93] mas já foram descritos nos músculos esqueléticos do tórax.[47]

Angioleiomioma (leiomioma vascular)

Angioleiomiomas[94-96] são tumores benignos constituídos de feixes de fibras musculares lisas originárias das paredes vasculares (Figura 163.13), geralmente situados na derme e no tecido subcutâneo. Ocorrem preferencialmente em mulheres de meia-idade, nos braços e nas pernas. São tumores bem circunscritos e sua excisão cirúrgica é tratamento efetivo.

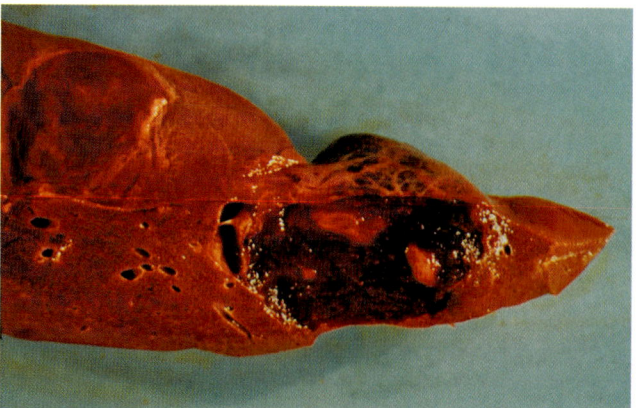

FIGURA 163.10 Hemangioma cavernoso manifesto como uma lesão vinhosa, esponjosa, localizada em lobo esquerdo do fígado.

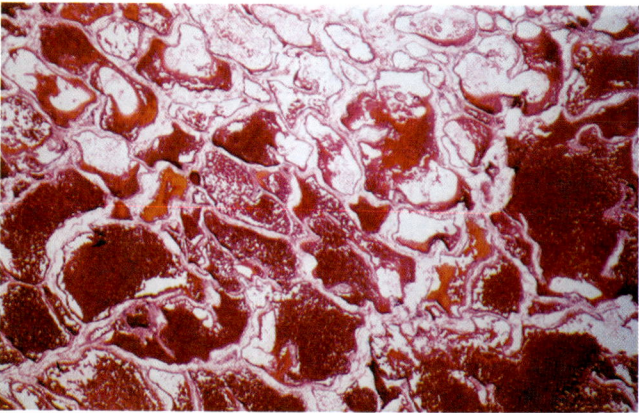

FIGURA 163.11 Fígado com hemangioma cavernoso. Há proliferação de grandes canais vasculares, preenchidos por eritrócitos.

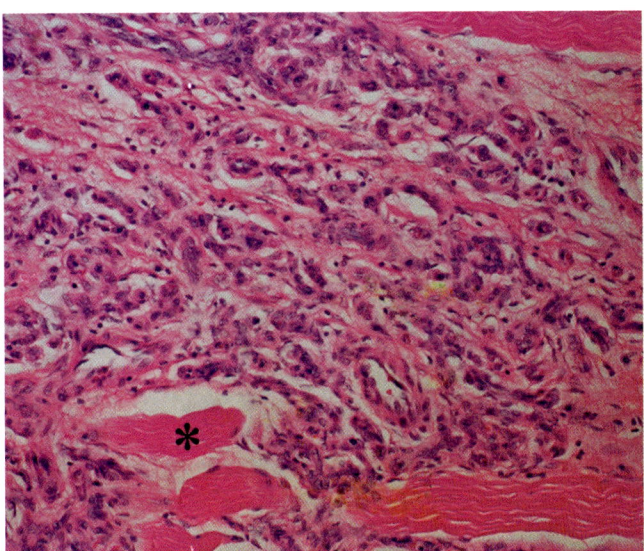

FIGURA 163.12 Hemangioma intramuscular em músculo peitoral maior. Nota-se a proliferação de canais vasculares infiltrando o músculo estriado (*asterisco*).

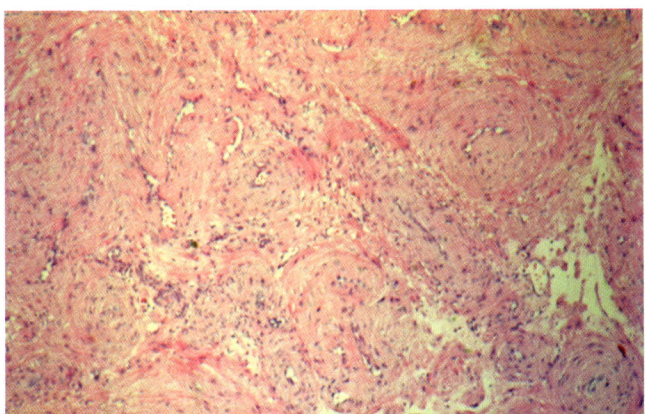

FIGURA 163.13 Angioleiomioma, constituído de proliferação de canais vasculares e de músculo liso de suas paredes.

Hemangiomatoses

As *hemangiomatoses* (referidas também como *angiomatoses* – não confundir com a angiomatose bacilar, discutida em *Angiomatose bacilar*) são condições patológicas nas quais múltiplos órgãos e/ou tecidos são comprometidos (em termos estruturais e funcionais) por hemangiomas difusos ou múltiplos.[48,97,98] Tipicamente, ocorrem em membros inferiores, afetando a derme, o tecido subcutâneo, os músculos e os ossos – geralmente acompanhada de hipertrofia do membro afetado. Mais raramente, outros sítios também podem ser acometidos, incluindo a região da cabeça e do pescoço.[99]

Em que pese que cerca de 70% dos tumores vasculares nas hemangiomatoses são benignos e estão presentes desde o nascimento (tendem a ser enquadrados como malformações ou *angiodisplasias*, portanto), o tratamento cirúrgico dessas condições é desafiador pela extensão do comprometimento e pela frequência das recorrências, que variam de 60 a 90% em diferentes séries.[100,101]

Dois padrões histopatológicos principais de hemangiomatose são descritos: no primeiro, há proliferação vascular, com uma mistura de veias, espaços cavernosos e capilares, acompanhada de tecido adiposo maduro, ao passo que predominam pequenos capilares e vasos maiores nutridores no segundo padrão.[102] As hemangiomatoses diferem dos hemangiomas intramusculares porque estes são limitados a um grupo muscular, enquanto as hemangiomatoses são difusas. Conexões (*shunts*) arteriovenosas não são vistas nas hemangiomatoses, o que as discrimina das malformações arteriovenosas profundas.

Linfangiomas e variantes

Linfangiomas são tumores semelhantes aos hemangiomas, mas muito menos frequentes e formados por vasos com propriedades de linfáticos, em vez de vasos sanguíneos. Podem estar presentes já ao nascimento, mas de tão pequenos podem passar despercebidos e serem notados à medida que a criança cresce.

À semelhança do que ocorre com alguns hemangiomas, a natureza neoplásica de linfangiomas é controversa, sendo frequente o entendimento de que são malformações vasculares.[103,104] Alguns autores assumem ainda que linfangiomas, na verdade, são hamartomas de tecido linfático.[105]

Embora linfangiomas sejam biologicamente benignos, seu crescimento tumoral pode ocasionar deformações e/ou comprimir tecidos e estruturas adjacentes ao tumor. O lúmem dos vasos dos linfangiomas pode estar ocupado por líquido não circulante com composição semelhante à linfa, à linfa quilosa, ou equivalente a outros fluidos extracelulares. Esse líquido pode ser propício ao crescimento de microrganismos; por essa razão, linfangiomas oferecem grave risco para o paciente ao se tornarem infectados.

As *linfangiomatoses* são condições análogas às angiomatoses, mas ocorrendo com vasculatura linfática. São observadas em todas as idades, mas predominantemente nos mais jovens. Na maioria das vezes, o acometimento é torácico, mas baço, ossos, fígado e retroperitônio são também envolvidos.[106,107]

Clinicamente, os linfangiomas são discriminados em superficiais e profundos. A delimitação imprecisa das lesões dificulta a sua excisão cirúrgica completa. Preconiza-se ampla ressecção para retirar o máximo possível do tumor, dado que linfangiomas apresentam risco relativamente alto de recorrência.[104] Do ponto de vista morfológico, a maioria dos linfangiomas se enquadra em linfangiomas simples ou capilares (p. ex., *linfangioma circunscrito*) e linfangiomas cavernosos (p. ex., *higroma*), abordados a seguir.

Linfangioma simples (capilar)/linfangioma circunscrito

Os linfangiomas simples são massas compostas de pequenos canais linfáticos revestidos por células endoteliais. Tendem a ocorrer no tecido subcutâneo da cabeça, do pescoço e da região axilar. Foram originalmente denominados *linfangiomas circunscritos* aqueles manifestos como lesões cutâneas discretamente elevadas ou pedunculadas, com área de 1 a 2 cm de diâmetro.[108]

Os linfangiomas circunscritos típicos são congênitos, às vezes associados a um higroma. Embora sejam o tipo mais comum de linfangiomas, esses são lesões cutâneas raras, mais recentemente denominados malformação linfática superficial. Lesões semelhantes ocorrendo em adultos foram relacionadas à radioterapia ou ao linfedema crônico.[108,109] Entretanto, as lesões nesses contextos são mais apropriadamente classificadas como linfangiectasias.

Os linfangiomas circunscritos se manifestam clinicamente como numerosas vesículas cutâneas com 2 a 4 mm, circunscritas, translúcidas e preenchidas por fluido claro, que propicia diferentes tonalidades à lesão em decorrência da quantidade variável de degradação de hemoglobina.[110] Em termos histopatológicos, as lesões exibem numerosos vasos linfáticos dilatados na derme superficial e papilar, com hiperplasia e hiperqueratose da epiderme suprajacente (Figura 163.14).

É comum o ressurgimento local de linfangiomas circunscritos após excisão das lesões. Esses tumores podem estar conectados a

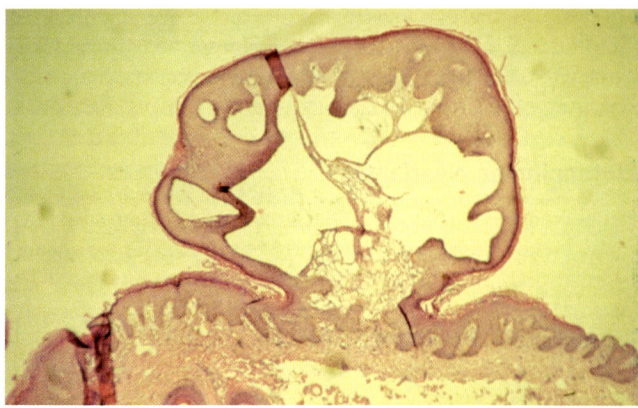

FIGURA 163.14 Linfangioma circunscrito (capilar) em pele. Lesão cutânea elevada constituída de canais linfáticos.

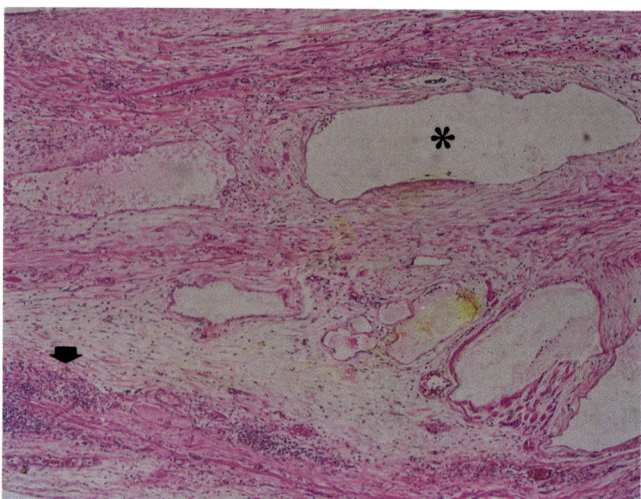

FIGURA 163.15 Linfangioma cístico (higroma) manifesto como massa cervical. Notam-se amplos canais vasculares linfáticos (*asterisco*) imersos em estroma conjuntivo frouxo e agregados linfoides (*seta*).

vasos linfáticos profundos, na musculatura; nesses casos, a remoção incompleta da lesão na profundidade há tempos foi sugerida como fator de risco relevante para recidiva local da doença no local.[111]

Em termos morfológicos, os canais vasculares dos linfangiomas simples se confundem com aqueles dos hemangiomas capilares, sendo discriminados apenas pela presença de eritrócitos nesses últimos. Em geral, pode ser desafiador distinguir entre um tumor de vasos linfáticos e um de vasos sanguíneos – dificuldade que pode persistir até mesmo após investigação do tumor com imuno-histoquímica ou microscopia eletrônica.

Linfangiomas cavernosos (linfangiomas císticos ou higromas)

Esses tumores ocorrem mais comumente no pescoço e nas regiões axilar e inguinal, e, mais raramente, no retroperitônio, sendo denominados linfangiomas císticos ou *higromas* nessas localizações.[112] Há relatos de tumores dessa natureza afetando a boca e a língua (produzindo macroglossia), a região zigomática e o mesentério. Ao contrário dos hemangiomas cavernosos, lesões caracteristicamente pequenas, as lesões de linfangiomas cavernosos/higromas podem alcançar tamanho considerável, às vezes preenchendo toda a região axilar e deformando áreas do pescoço. Os higromas cervicais ocorrem predominantemente em recém-nascidos, enquanto os de outras localizações tendem a ocorrer em adultos.

Os linfangiomas cavernosos são tumores de consistência esponjosa, avermelhados. Os tumores são multiloculares e têm como conteúdo um líquido claro ou quiloso, assim como os linfangiomas simples. Em termos histopatológicos, esses tumores são compostos de espaços císticos irregulares revestidos por células endoteliais e separados entre si por escasso estroma conjuntivo frouxo, por vezes contendo agregados linfocitários (Figura 163.15), tecido linfoide e, ocasionalmente, ilhas de tecido gorduroso ou muscular.[113]

As propriedades histopatológicas mencionadas são coletivamente sugestivas de natureza hamartomatosa para os linfangiomas cavernosos, fortalecendo a ideia de que essas lesões são mais apropriadamente definidas como malformação linfática congênita, em vez de verdadeiras neoplasias. À propósito, a ocorrência preferencial desses linfangiomas em regiões de cabeça, pescoço, axila, mediastino, retroperitônio e em áreas inguinais corresponde às localizações anatômicas de embriogênese do sistema vascular linfático (sacos linfáticos).

Os linfangiomas cavernosos não geram pseudocápsula, como os demais tumores dessa categoria. A remoção cirúrgica é, por vezes, difícil, e a permanência de tecido tumoral após a cirurgia proporciona elevado risco de recidiva.

Linfangio(leio)miomas/Linfangio(leio)miomatose

Seja na apresentação isolada de tumores formados pelo crescimento anormal de tecidos vascular linfático e musculatura lisa (linfangioleiomiomas, também denominados linfangiomiomas), seja na forma de doença que se manifesta com múltiplas dessas lesões (linfangioleiomiomatose ou linfangiomiomatose), essas são condições patológicas raras, de caráter hamartomatoso.[114]

Os linfangio(leio)miomas são lesões nodulares, em geral no retroperitônio, no tórax posterior ou em ambos. Os tumores têm consistência esponjosa, cística ou borrachosa e podem medir até 10 cm de diâmetro. Por vezes, o tumor não é claramente discernível, salientando a importância da análise histopatológica do tecido suspeito para confirmação diagnóstica. No exame microscópico do tumor, são observadas trabéculas grossas e finas células fusiformes reminiscentes de musculatura lisa, partindo das paredes de canais linfáticos em anastomose. As células fusiformes expressam marcadores típicos de células de musculatura lisa, como actina de músculo liso (SMA, do inglês *smooth muscle actin*), vimentina e desmina, mas também são positivas quando marcadas com o anticorpo HMB-45,[115,116] que reconhece a glicoproteína pré-melanossoma Pmel17 (gp100). Também podem ser observados focos de tecido linfoide, por vezes contendo centros germinativos.

A linfangio(leio)miomatose (LAM; OMIM: 606690) é uma rara doença geneticamente determinada que tipicamente afeta mulheres em idade reprodutiva, sendo agravada pela gestação. Manifesta-se como doença pulmonar intersticial progressiva, ainda que sejam relatados casos com comprometimento linfonodal em retroperitônio, em região de pelve/períneo e em sítios extranodais. É relatada presença de mutação nos genes supressores tumorais *TSC1* ou *TSC2* – que codificam proteínas do complexo tuberina –, justificando a associação dessa condição à esclerose tuberosa (Tipo 1 – OMIM: 191100 ; Tipo 2 – OMIM: 613254). Ademais, o uso de rapamicina (sirolimus), um imunossupressor macrolídeo e potente inibidor da via de sinalização mTOR, é crucial no tratamento de pacientes com LAM, evidenciando o papel de vias regulatórias do desenvolvimento tecidual (mTOR, Wnt) na patogênese dessa doença.[117,118]

Cerca da metade dos pacientes com LAM desenvolve quilotórax e demanda pleurodese para obliteração do espaço pleural para mitigar o acúmulo de líquido na cavidade – causado, por exemplo, pela ruptura da tênue parede dos cistos distribuídos pelo pulmão.[119] O parênquima pulmonar tipicamente apresenta linfangiectasias e tem aspecto em favo de mel, com proliferação de células musculares lisas e pneumonia lipoídica.[120] Nessa condição, o óbito do paciente geralmente decorre de dano pulmonar difuso, com consequente insuficiência respiratória.

A alta incidência dessas lesões em mulheres jovens tem sugerido uma relação etiológica com função estrogênica ovariana, originando propostas terapêuticas com emprego de progesterona ou ooforectomia para diminuir lesões abdominais e pulmonares e para o controle de efusões.[121-123]

A partir da década de 1990, linfangio(leio)miomas, angiomiolipomas e outros tumores ocorrendo em diversas localizações e formados por células epitelioides e fusiformes com citoplasma claro a eosinofílico foram agrupados sob a designação de PEComas, significando tumores de células epitelioides perivasculares (*perivascular epithelioid cell tumors*). Os PEComas apresentam aspecto misto de diferenciação de células musculares e melanocíticas; em termos moleculares, esses tumores compartilham algumas propriedades, particularmente a perda de função de genes supressores tumorais *TSC1/TSC2*.[124,125]

Tumores perivasculares benignos

As neoplasias perivasculares tradicionalmente incluem o glomangioma (tumor glômico), sua variante glomangiomioma e o hemangiopericitoma, abordados a seguir.

Tumor glômico benigno (glomangioma)

Originalmente descrito por Masson, esse tumor foi nomeado "glomangioma" em alusão ao *glomus* – estrutura também descrita por Masson e caracterizada por uma ligação (*shunt*) arteriovenosa especializada, que regula o fluxo sanguíneo periférico local mediante resposta a mediadores químicos neurais.[126] Os *glomi* são, na verdade, receptores neuromioarteriais sensíveis às variações de temperatura e que regulam o fluxo arterial capilar. O *glomus* tem uma artéria aferente, anastomoses arteriovenosas e veias eferentes. Essas formações geralmente são encontradas na região subungueal. Há relatos de outras localizações, tanto superficiais quanto profundas, como os pulmões.[127] São lesões extremamente dolorosas, e muitos tumores originários dessas estruturas têm sido associados a ataques de dor paroxística, algumas vezes com distúrbios do sistema nervoso simpático.

As lesões são macroscopicamente notadas como nódulos menores do que 1 cm de diâmetro – lesões com 2 a 3 mm já produzem dor intensa. As lesões subungueais caracteristicamente se manifestam como pequenos focos hemorrágicos. O exame microscópico dessas lesões revela dois componentes principais: canais vasculares arborescentes (suportados por um estroma conjuntivo) e as células glômicas (Figura 163.16). Não há pseudocápsula bem definida no tumor.

As células glômicas têm tamanho regular, aspecto arredondado ou cuboidal e membrana celular bem definida, que delimita um citoplasma escasso. Podem se dispor em grupos ao redor dos canais vasculares ou dispersas no estroma fibroconjuntivo, às vezes hialinizado. A microscopia eletrônica revela que essas células têm ultraestrutura equivalente à de células musculares lisas;[92,128] por outro lado, alguns autores indicaram que elas se comportam de modo semelhante aos pericitos de Zimmerman.[129] Células do tumor glômico tipicamente são positivas para actina de músculo liso e miosina, e focalmente positivas para desmina.[130]

A despeito da localização preferencialmente subungueal, tumores glômicos também foram descritos no estômago,[131,132] na cavidade nasal, nos ossos[126,133,134] e em outros locais.[135,136] Tendem a ser

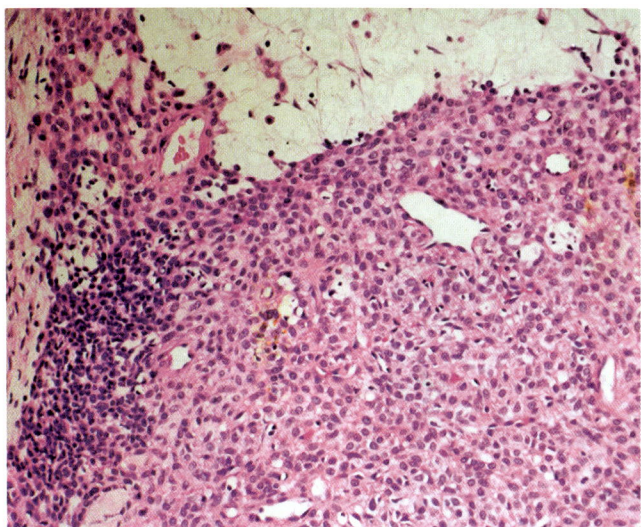

FIGURA 163.16 Tumor glômico (glomangioma). São observados canais vasculares em meio à massa de células glômicas.

mais bem circunscritos em adultos, podendo ser maiores e menos delimitados nas crianças. Geralmente, são tumores solitários, mas há relatos de tumores glômicos múltiplos.[129] Digno de nota, alguns tumores glômicos apresentam propriedades de comportamento maligno[137,138] (ver *Hemangiopericitoma maligno*).

O glomangiomioma é um tipo histológico menos frequente do tumor glômico. Em termos histopatológicos, é uma lesão angiomatosa com numerosos canais vasculares dilatados e dobrados, tendo camadas de células glômicas em sua parede. A investigação por imuno-histoquímica revela positividade para actina de músculo liso e desmina.[139]

Hemangiopericitoma (miopericitoma)

Embora raros, esses tumores já foram descritos em vários órgãos e em diferentes grupos etários. As lesões têm tamanhos variados, desde 1 cm de diâmetro até massas de proporções consideráveis. Por vezes, o surgimento desses tumores é acompanhado de hipoglicemia, atribuída à secreção de substâncias com propriedades insulínicas pelas células neoplásicas.

As principais células componentes dos hemangiopericitomas – sugeridas como derivadas de pericitos de Zimmerman – têm características intermediárias entre pericitos normais e células musculares lisas.[92] Embora tenha sido proposto que a variação citológica dos hemangiopericitomas reflete a plasticidade dos pericitos (os quais se comportam como células precursoras que originam fibroblastos e células endoteliais), essa hipótese não é subsidiada em dados de imunofenotipagem, posto que é relatada marcação para vimentina, mas ausência de actina de músculo liso ou outros marcadores de células musculares na avaliação desses tumores por imuno-histoquímica.[130] Alguns estudos indicam que as células tumorais podem expressar actina de músculo liso alfa (AMLA) e são tipicamente negativas para desmina.[140,141] Assim, em contraste com o tumor glômico, que é uma entidade bem definida, a histogênese do hemangiopericitoma é frequentemente debatida.

A clara definição de células com propriedades musculares no contexto histológico do tumor faz a diferença. Considerada a superposição imunofenotípica de miofibroma e miopericitoma, propõe-se que a denominação desses tumores seja consolidada para miopericitoma – o que ainda está em debate e sujeito à definição no futuro.

NEOPLASIAS LIMÍTROFES E CÂNCERES

Hemangioendotelioma epitelioide de células alongadas e kaposiforme

Descrito em 1982, o hemangioendotelioma epitelioide[142] é uma neoplasia vascular maligna com agressividade biológica em nível baixo ou intermediário,[143] considerando o espectro de tumores endoteliais epitelioides.[144] Esses tumores mais frequentemente acometem indivíduos de meia-idade e podem ser encontrados em qualquer órgão, posto que 50% dos casos têm origem a partir de um vaso sanguíneo de tamanho grande ou médio.[145,146] Lesões em pulmões e fígado[147,148] ocorrem principalmente em mulheres e tendem a ser multicêntricas; por outro lado, os tumores em tecidos moles não têm predileção por sexo e geralmente são solitários. Cerca de 30% dos tumores em tecidos moles são de comportamento clínico imprevisível, podendo ser associados a metástases. A maioria das lesões é mal delimitada, infiltrativa e composta de células endoteliais alongadas e núcleo vesicular (Figura 163.17).

Por muitos anos, o termo *hemangioendotelioma* foi empregado para designar um tumor composto de células endoteliais sem outras especificações, sem definição de comportamento biológico. Ultimamente, tem sido aplicado para definir um tumor vascular de células com propriedades de células endoteliais e com comportamento biológico intermediário entre hemangiomas (benignos) e angiossarcomas (cânceres).

Morfologicamente, são descritos três tipos de hemangioendoteliomas. Os epitelioides (histiocitoides) (Figura 163.17), os de células fusiformes (Figura 163.18) e os hemangioendoteliomas kaposiformes.

Os hemangioendoteliomas são mais comumente cutâneos e, em geral, seguem o padrão de distribuição dos hemangiomas; entretanto, podem também se originar no baço,[149] no fígado e em outros locais. Os canais vasculares são visíveis no hemangioendotelioma de células fusiformes (Figura 163.18), mas podem predominar lençóis de células alongadas. Lesões presentes desde o nascimento e com aspectos histopatológicos limítrofes (*borderlines*) em relação aos angiossarcomas geralmente se desenvolvem com maior diferenciação celular com o passar do tempo.[150] Por outro lado, as lesões com esse padrão e que persistem com linfedema crônico causam preocupação, posto que geralmente evoluem para angiossarcomas.

Os hemangioendoteliomas epitelioides (histiocitoides) (Figura 163.17) têm a peculiaridade de ocorrer nos tecidos de partes moles, em torno de veias de médio e grande calibres. As células que compõem a neoplasia são cuboidais, assemelhando-se às células epiteliais ou macrófagos teciduais (histiócitos). Em casos de hemangioendotelioma com diagnóstico anatomopatológico controverso, a natureza endotelial do tumor pode ser confirmada pela detecção de imunoexpressão de marcadores endoteliais nas células neoplásicas.[151-153]

O hemangioendotelioma kaposiforme é um tumor raro da infância, associado à *síndrome hemangioma-trombocitopenia* (*síndrome de Kassabach-Merritt*; OMIM: 141000) e, ocasionalmente, à linfangiomatose. O tumor tem predileção para acometimento cutâneo e em retroperitônio, podendo ser multifocal. A doença tem patogênese distinta da do KS, posto que não há infecção pelo herpes-vírus do KS (KSHV, do inglês *Kaposi sarcoma herpesvirus*), formalmente denominado Gammaherpesvirus humano 8 (HHV8, do inglês *Human herpesvirus 8*).[154,155]

A maioria dos hemangioendoteliomas é curada por excisão cirúrgica, mas estima-se aparecimento de novos tumores em cerca de 40% dos casos. Em uma série avaliada por Weiss e Enzinger (1982), cerca de 20% dos casos de hemangioendoteliomas epitelioides (histiocitoides) sofreram metástase.[142] Esses dados suportam a concepção de que os hemangioendoteliomas não são exatamente neoplasias limítrofes (*borderlines*), e sim cânceres propriamente ditos – ainda que com agressividade biológica relativamente menor que a dos angiossarcomas.[153]

Angioendotelioma papilífero endovascular (tumor de Dabska)

O angioendotelioma papilífero endovascular, também conhecido como tumor de Dabska, é um tipo raro de hemangioendotelioma caracterizado por estruturas endoteliais papilíferas intraluminares. A maioria dos tumores ocorre em crianças ou adultos jovens e tem localização cutânea superficial, mas também podem ocorrer em tecidos profundos.[156,157] As lesões tipicamente exibem marcação imuno-histoquímica para AMLA, marcadores de células endoteliais CD31 e CD34, e fator VIII.

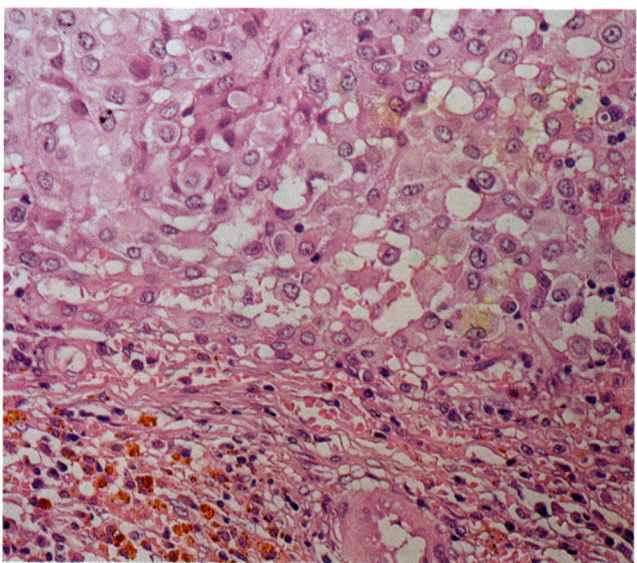

FIGURA 163.17 Hemangioendotelioma epitelioide (histiocitoide) em fígado. As células neoplásicas são redondas, com citoplasma amplo e núcleos vesiculares. Há hemossiderina na interface.

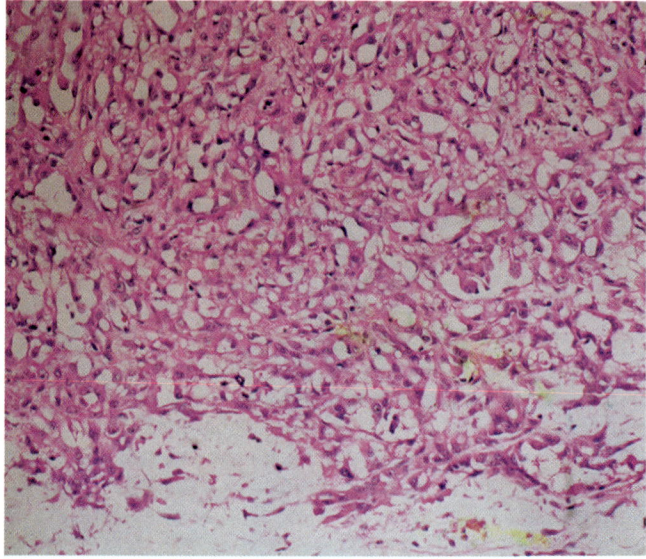

FIGURA 163.18 Hemangioendotelioma de células fusiformes manifesto como massa tumoral em músculo deltoide. São percebidos canais vasculares e precária delimitação tumoral.

Sarcoma de Kaposi

Essa doença foi orginalmente descrita em 1872 por Moritz Kaposi, que relatou cinco casos de um "sarcoma cutâneo multipigmentado idiopático" ocorrendo em homens entre 40 e 56 anos, que apresentavam lesões cutâneas isoladas manifestas em membros inferiores, com coloração em tons de marrom, vinho ou violáceas e constituídas de células fusiformes e sangue em abundância.[158]

O KS é relativamente raro em termos globais, perfazendo 0,2% dos 18 milhões de cânceres diagnosticados em 2018, com igual fração dos óbitos estimados naquele ano. Por outro lado, está entre os cânceres mais incidentes e letais em países do Leste e do Sudoeste da África.[159] Na população em geral, sua incidência foi estimada em um caso a cada 100 mil indivíduos, mas chega a um a cada 20 entre pessoas vivendo com o HIV (PLHIV, do inglês *people living with HIV*). Ademais, a sua incidência alcançou um a cada três homens que mantêm relações sexuais com outros homens (MSM, do inglês *Men that have Sex with Men*) portadores do HIV antes da implementação do tratamento desses pacientes com medicamentos antirretrovirais (ARV), introduzido em meados da década de 1990.[160]

De fato, o panorama epidemiológico do KS se modificou dramaticamente desde 1980. A doença era fundamentalmente observada em indivíduos mais velhos e tinha curso indolente – como os casos descritos originalmente por Kaposi. Um número crescente de novos casos de KS começou a ser relatado a partir de 1981, agora acometendo jovens homossexuais masculinos e exibindo evolução letal.[161] O KS costumava ser a primeira manifestação perceptível de AIDS no início da pandemia, sendo inclusive considerado um dos sinais clínicos mais relevantes da imunossupressão causada pela infecção pelo HIV.

A apresentação clínica mais típica do KS é a do acometimento cutâneo, com lesões de coloração vinhosa a violácea, oscilando desde máculas e placas (Figura 163.19) até as lesões nodulares (Figura 163.20). A localização mais comum é a pele de extremidades inferiores, mas há casos em que a primeira lesão ocorre na cabeça, no pescoço ou no tronco. Mesmo antes do advento da AIDS, outras localizações relatadas para os tumores incluem os ossos, nódulos

linfáticos e vísceras.[162] Quatro formas clínico-epidemiológicas do KS são descritas; invariavelmente, todas compartilham aspectos morfológicos e a infecção constitutiva das células neoplásicas fusiformes pelo KSHV ou pelo HHV8.[160]

A forma clássica do KS (cKS, do inglês *classic Kaposi sarcoma*) é aquela originalmente descrita por Kaposi: acomete preponderantemente homens idosos – notadamente habitantes de regiões do Mediterrâneo e da Europa Oriental – e se manifesta com nódulos únicos, localizados nos membros inferiores e com evolução indolente. As outras três formas da doença são o KS associado à AIDS (AIDS-KS, do inglês *AIDS-associated Kaposi sarcoma*), que é a forma mais agressiva da doença e ocorre em pacientes relativamente jovens, com manifestação inicial já como múltiplas lesões acometendo pele, mucosas e, frequentemente, com comprometimento visceral; o KS endêmico (eKS, do inglês *endemic Kaposi sarcoma*), que ocorre em crianças na África Subsaariana, e frequentemente se manifesta com comprometimento linfonodal generalizado; e o KS forma iatrogênica (iKS, do inglês *iatrogenic Kaposi sarcoma*), que ocorre em pacientes submetidos à imunossupressão induzida por motivos terapêuticos, como no caso de indivíduos transplantados.[163]

O prognóstico do KS em geral se relaciona à forma clínico-epidemiológica da doença e à sua extensão ao diagnóstico. A evolução clínica e a resposta ao tratamento são favoráveis nos casos em que os nódulos são confinados à pele, com excelente sobrevida. Entretanto, são desfavoráveis naqueles pacientes com comprometimento visceral pelos tumores, o que habitualmente se associa com alta letalidade. Há debate se o KS disseminado reflete metástase de um tumor primário ou, em verdade, decorre de acometimento multicêntrico pela doença. Ademais, a associação com infecção pelo HIV parece potencializar a agressividade biológica da doença por mecanismos dependentes de interações entre células infectadas pelo KSHV e aquelas infectadas pelo retrovírus.[164,165]

As lesões mais precoces do KS são formadas por capilares proliferados exibindo células endoteliais com núcleos proeminentes. Nas adjacências, são notadas células fusiformes com pleomorfismo variável, além de células imunitárias diversas, como macrófagos, linfócitos e plasmócitos, além de eritrócitos (ocupando vasos e fendas vasculares revestidas por endotélio) e depósitos de hemossiderina. Nessa fase, a lesão do KS se assemelha a um tecido de granulação com propriedades histopatológicas sugestivas de malignidade (Figura 163.21). Ademais, tanto em termos clínicos quanto histopatológicos, o KS pode ser confundido com

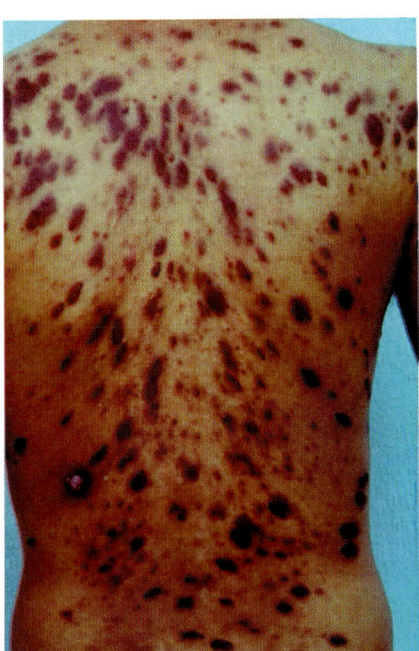

FIGURA 163.19 Sarcoma de Kaposi manifesto como múltiplas máculas e placas no tronco de paciente portador do HIV.

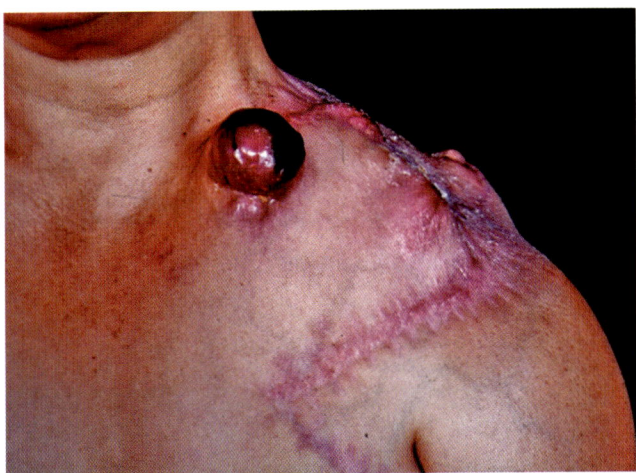

FIGURA 163.20 Sarcoma de Kaposi manifesto como nódulo recidivante em paciente portador do HIV. Nota-se cicatriz recente de exérese de outros nódulos do tumor.

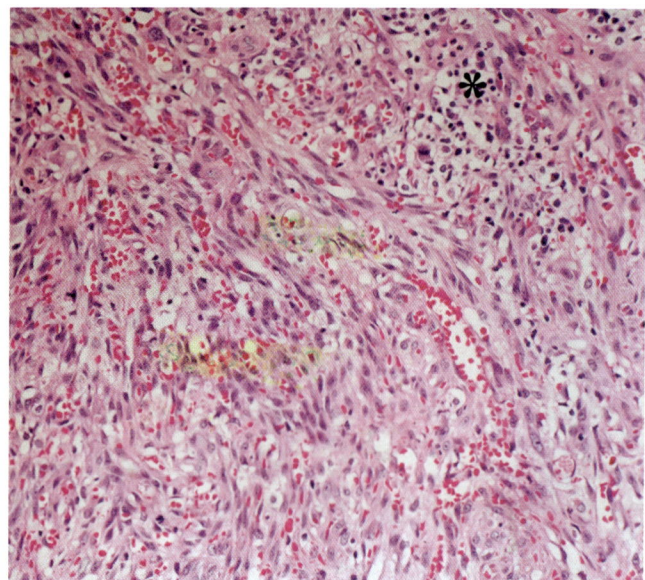

FIGURA 163.21 Sarcoma de Kaposi. Proliferação vascular em forma de fendas, células fusiformes e infiltrados inflamatório e linfocitário (*asterisco*).

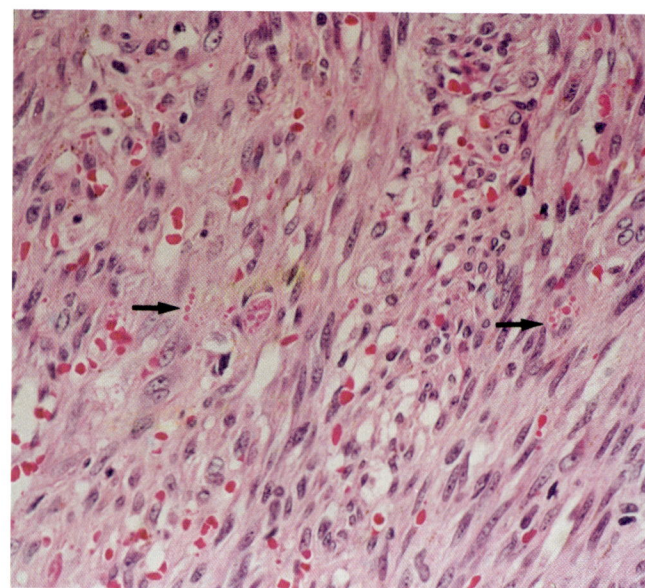

FIGURA 163.22 Sarcoma de Kaposi, revelando proliferação de células fusiformes pleomórficas, fendas vasculares e presença de glóbulos hialinos (*setas*).

granulomas piogênicos ou hemangiomas naqueles casos em que são observadas apenas lesões únicas. À medida que as lesões nos estágios mais precoces (máculas ou placas) evoluem, o componente inflamatório no tumor (Figura 163.22) tende a reduzir, ao passo que aumentam numericamente as células fusiformes, com atividade mitótica frequente. Também se tornam mais frequentes os glóbulos hialinos eosinofílicos intra e extravasculares, estruturas PAS-positivas formadas por lisossomos com eritrócitos parcialmente digeridos.[166]

O imunofenótipo das células neoplásicas fusiformes do KS revela expressão de marcadores gerais das células endoteliais (p. ex., CD31, CD34 e fator VIII) e propriedades de diferenciação de células de endotélio de vasos linfáticos (EVL). Isso fica evidenciado pela marcação imuno-histoquímica dos tumores com LYVE-1, D2-40, podoplanina e VEGFR-3, bem como pelo perfil de expressão gênica obtido de tumores de KS, que se assemelha mais ao de EVL comparativamente ao que se obtém para endotélio de vasos sanguíneos (EVS). Ainda assim, são expressos alguns genes de EVS, indicando no KS que nenhum desses programas de diferenciação de células endoteliais são totalmente recapitulados.[167]

As células fusiformes do KS exibem infecção latente pelo KSHV independentemente da forma clínico-epidemiológica da doença. O vírus é considerado agente etiológico do KS, posto que a infecção viral é necessária para o surgimento da doença, ainda que outros fatores contribuam em sua patogênese. À semelhança do vírus Epstein-Barr (EBV, do inglês *Epstein-Barr virus*) – outro herpes-vírus reconhecidamente cancerígeno para seres humanos –, o KSHV replica na cavidade orofaríngea e é transmitido pela saliva. Mesmo nos casos em que se suspeita contágio pelo KSHV mediado por relacionamento sexual, admite-se que a transmissão viral tenha se dado pela saliva durante as práticas sexuais estabelecidas com um hospedeiro infectado.[168,169]

Por outro lado, enquanto o EBV infecta virtualmente todos os indivíduos em idade adulta, a soro prevalência do KSHV é substancialmente menor e varia de acordo com fatores geográficos e étnicos: é inferior a 5% em populações de países desenvolvidos como Inglaterra, EUA e Japão; entre 5 e 20% em países do Mediterrâneo (notadamente sul da Itália e planície do rio Pó) e da América Latina;

e maior que 60% em algumas populações da África e em determinadas tribos indígenas da Amazônia brasileira.[169]

A despeito da importância clínica da atual classificação das formas do KS, possivelmente essas formas compartilham a mesma patogênese, sendo, na verdade, manifestações do efeito exercido por níveis e natureza distintos de imunocomprometimento em diferentes contextos, como envelhecimento (cKS), concomitância de doenças infectoparasitárias (eKS), infecção pelo HIV (AIDS-KS) e regulação por medicamentos imunossupressores (iKS). Essa hipótese é fortalecida por dados recentes que indicam diferentes modos de manifestação da doença considerando o cKS comparativamente ao KS em PLHIV com e sem controle de viremia retroviral.[170,171]

As lesões do KS na fase tumoral podem apresentar aspectos morfológicos semelhantes aos de fibrossarcomas e angiossarcomas. Em alguns casos, a investigação do imunofenótipo das células tumorais pode ser decisiva para a elucidação diagnóstica da doença, que também tende a empregar a pesquisa de expressão de produtos do KSHV, notadamente pela imunodetecção do antígeno nuclear associada à latência (LANA, do inglês *latency-associated nuclear antigen*) do vírus.[166] LANA é uma oncoproteína multifuncional do KSHV e apresenta marcação imuno-histoquímica típica no núcleo das células fusiformes do KSHV, puntiforme (Figura 163.23). Esse aspecto está relacionado à sua associação com a cromatina e à função que exerce para segregação do episoma viral para as células-filhas durante a divisão de células latentemente infectadas.[160]

Angiossarcoma

Angiossarcomas são tumores vasculares malignos de baixa incidência e agressivos, ainda que com grande variabilidade do comportamento maligno. Ocorrem preferencialmente em ossos, músculos, fígado,[173] baço, mama,[101] tecido subcutâneo[174-177] e retroperitônio. Por vezes, a neoplasia é multicêntrica, aparecendo como elevações nodulares vermelho-escuras na pele.[178] Quando no fígado, essa neoplasia foi relacionada com a exposição ao cloreto de vinila[179] em trabalhadores da indústria de plásticos, sendo um exemplo bem documentado de carcinogênese química em seres humanos.

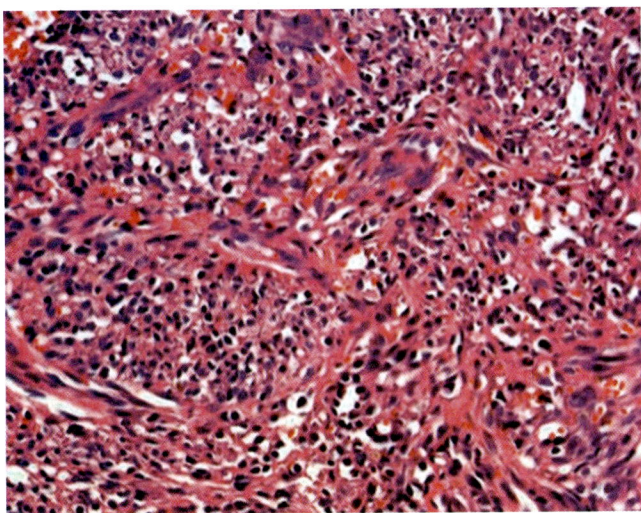 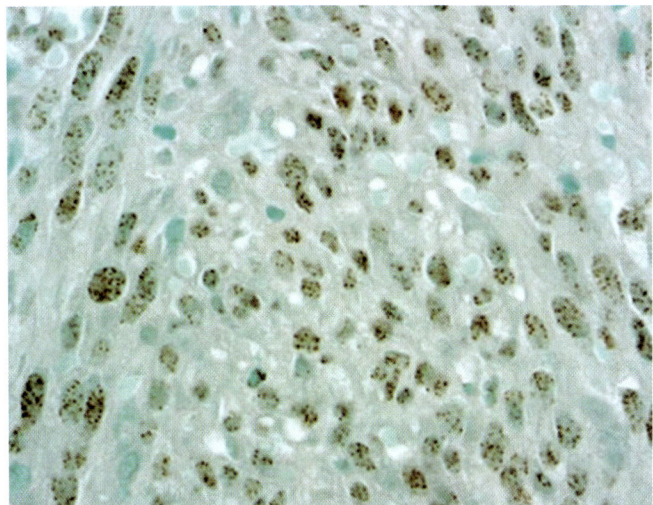

FIGURA 163.23 Sarcoma de Kaposi, estágio tumoral. *À esquerda*, coloração pela hematoxilina e eosina (200x). *À direita*, imuno-histoquímica com anticorpo dirigido à oncoproteína LANA do herpes-vírus do sarcoma de Kaposi. Nota-se o aspecto puntiforme típico de marcação no núcleo das células fusiformes. (Imagens originais de estudos do grupo ViriCan, reproduzida com autorização.[172])

Outros angiossarcomas tiveram seu aparecimento nitidamente comprovado após radioterapia,[180] e outros ainda aparecem na vigência de linfedemas crônicos.

Macroscopicamente, são tumores hemorrágicos, com má delimitação dos tecidos vizinhos e invadindo profusamente as estruturas adjacentes. Ao exame microscópico, os angiossarcomas apresentam canais vasculares de tamanhos variados, revestidos por células endoteliais atípicas (Figura 163.24). Essas estruturas vasculares infiltram estruturas vizinhas, geralmente seguindo espaços perivasculares e perineurais preexistentes. Lesões cutâneas infiltram ao redor dos anexos, com as células malignas se embrenhando por entre as fibras colágenas da derme.[178,181]

Uma variedade de diagnósticos diferenciais deve ser considerada ao se cogitar um angiossarcoma, incluindo hemangiomas (nos casos de angiossarcomas bem diferenciados), o KS (para os angiossarcomas com componente fusocelular predominante) e até mesmo um carcinoma anaplásico ou melanoma amelanótico (nos casos de angiossarcomas pouco diferenciados). Nos angiossarcomas com elevado prejuízo da diferenciação celular, a histogênese pode ser confirmada pela pesquisa de imunoexpressão de marcadores endoteliais, como ERG (preferencialmente), CD34 ou CD31.[166]

Além de serem localmente agressivos, os angiossarcomas podem gerar metástases, notadamente em pulmões. A heterogeneidade no grau de agressividade desses tumores tende a se relacionar com a localização primária e o contexto clínico do câncer. Por exemplo, tumores com sítio primário em mamas de mulheres jovens tendem a ser fatais, enquanto angiossarcomas ocorrendo em crianças apresentam melhor prognóstico.[182]

Linfangiossarcoma

O linfangiossarcoma é um tumor raro, há muito descrito em pacientes com linfedema importante[183] após mastectomia ipsilateral de um adenocarcinoma de mama,[184-186] ou em membros com linfedema, seja primário, seja secundário.[187] Os membros com edema crônico são acometidos por nódulos múltiplos, que tendem a coalescer formando grandes massas – condição denominada *síndrome de Stewart-Treves*.[188] Nos casos associados ao linfedema pós-mastectomia, geralmente os tumores são percebidos 10 anos após a cirurgia e têm prognóstico desfavorável.[189]

As lesões cutâneas de linfangiossarcoma ocorrendo em antebraço apresentam cor azulada ou purpúrica e clinicamente podem ser confundidas com as do KS (ver *Sarcoma de Kaposi*). Ao exame microscópico, verifica-se que o tumor é composto de canais vasculares irregulares, revestidos por células endoteliais com sério prejuízo de diferenciação celular (anaplásicas). Os aspectos histopatológicos dos linfangiossarcomas são semelhantes aos de angiossarcomas, deles diferindo fundamentalmente pelo conteúdo linfático nos canais vasculares.

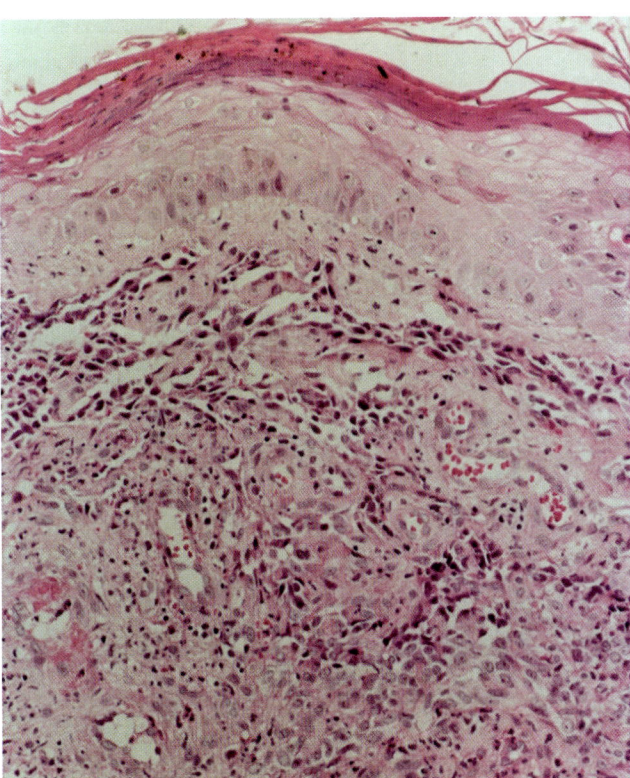

FIGURA 163.24 Angiossarcoma em pele de membro inferior de paciente de 22 anos, com linfedema crônico há 15 anos. Notam-se canais vasculares irregulares, revestidos de células endoteliais atípicas e invasão difusa na derme.

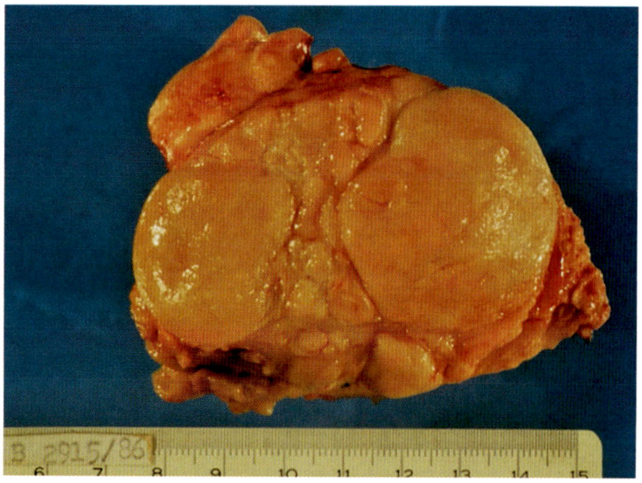

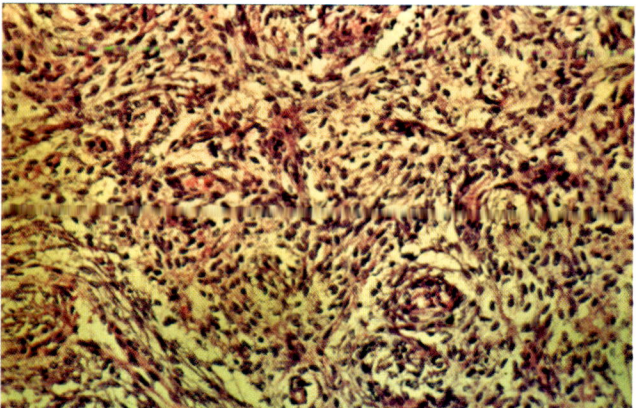

FIGURA 163.25 Hemangiopericitoma em ovário, manifesto como massa neoplásica lobulada de aspecto sarcomatoso.

FIGURA 163.26 Hemangiopericitoma em ovário. Observam-se canais vasculares proliferados em meio a células fusiformes, propiciando aspecto semelhante a impressões digitais. Em termos histopatológicos, esse tumor apresenta propriedades limítrofes (*borderline*) de malignidade.

Tumores perivasculares malignos

Tumor glômico maligno

Conforme previamente mencionado (ver *Tumor glômico benigno* [*glomangioma*]), ocasionalmente os tumores glômicos apresentam propriedades de malignidade, com nítido comportamento agressivo.[137,138] Estima-se maior incidência desses cânceres em homens, na proporção de 2:1. Nesses casos, as células neoplásicas do tumor glômico maligno formam uma massa sólida, com fina trama vascular, são redondas ou poligonais e apresentam nucléolo evidente.[138] Os tumores glômicos malignos podem metastatizar,[190] especialmente para ossos e pulmões.

Hemangiopericitoma maligno

Contrastando com as formas benignas do tumor (ver *Hemangiopericitoma* [*miopericitoma*]), os hemangiopericitomas malignos exibem potencial metastático e elevada recorrência, por vezes se manifestando 5 a 10 anos após o tratamento do tumor primário.[191] As metástases ocorrem principalmente para pulmões, ossos e fígado, mas também são descritas metástases linfonodais.

Um comportamento mais agressivo costuma ser notado em tumores com mais de 6,5 cm (Figura 163.25), com focos de necrose, hemorragia, e aqueles com elevado índice mitótico. Entretanto, a discriminação do comportamento biológico desses tumores, baseando-se exclusivamente em critérios histopatológicos, é desafiadora. Alguns autores chegaram a sugerir que todos os hemangiopericitomas têm potencial maligno,[192] independentemente do grau histológico e mesmo os tumores com achados histopatológicos considerados limítrofes (Figura 163.26).

Analogamente aos angiossarcomas, os hemangiopericitomas ocorrendo em crianças tendem a exibir comportamento menos agressivo, comparativamente aos tumores em adultos. As características anatomoclínicas dos hemangiopericitomas infantis são quase idênticas às da miofibromatose infantil, de modo que alguns autores consideram que são lesões em um espectro de uma mesma doença.[193-195]

As referências bibliográficas deste capítulo se encontram no Ambiente de aprendizagem do GEN.

164

Tratamento dos Tumores Vasculares Malignos

Héber Salvador de Castro Ribeiro ■ Thiago Pereira Diniz ■
Lillian Maria Fernandes de Castro ■ Gustavo Galvan Debiasi ■
Paulo Roberto Stevanato Filho ■ Ademar Lopes

Resumo

Os tumores vasculares malignos apresentam heterogeneidade de localização e de apresentações clínicas, o que faz com que o diagnóstico seja, na maioria das vezes, tardio. Atualmente, o tratamento cirúrgico (associado ou não à quimioterapia e/ou à radioterapia) segue como principal opção terapêutica, mesmo com o desenvolvimento de estudos relacionados às terapias-alvo no tratamento dessas neoplasias. Os recentes avanços no entendimento da carcinogênese e das vias de sinalização moleculares têm permitido a ampliação de opções terapêuticas, embora a sua raridade siga como obstáculo para a obtenção de evidências científicas contundentes sobre a sua melhor abordagem. Nos próximos anos, espera-se que esforços cooperativos institucionais possam ser empreendidos nesse sentido.

Palavras-chave: neoplasias vasculares; progressão da doença; prognóstico; sarcoma de Kaposi-terapêutica; vasculites.

INTRODUÇÃO

O sistema vascular é sede infrequente de neoplasias malignas. Os tumores vasculares malignos são incluídos, de acordo com a classificação da Organização Mundial da Saúde (OMS), no grupo dos sarcomas de partes moles, um conjunto heterogêneo e raro de neoplasias.[1] São originados da diferenciação da célula mesenquimal primitiva e representam aproximadamente 1 a 2% das neoplasias desse grupo.[2] Nos EUA, para o ano de 2020, foram estimados 13.130 casos novos de sarcomas de partes moles, sendo esses responsáveis por 5.350 mortes.[3] Apesar de não serem habituais, tais tumores podem ocorrer em qualquer órgão, sendo frequentemente agressivos e de mau prognóstico.

Têm uma histogênese complexa que envolve a reprodução atípica de células endoteliais, musculares lisas e do pericito, podendo surgir tanto de vasos sanguíneos, tecidos perivasculares, quanto dos linfáticos. A análise citogenética de tecidos tumorais revelou alterações nos cromossomos 1, 5, 7, 8 e 16, incluindo ganhos e deleções.[4]

A OMS classifica os sarcomas de partes moles de acordo com o tecido presumível de origem. Embora algumas publicações considerem a denominação "angiossarcoma" como genérica para os tumores vasculares malignos, essa classificação define a existência de classes diferentes de tumores de acordo com o grau de agressividade e o potencial de metastatização (Quadro 164.1).[1] O diagnóstico histológico de linfangiossarcoma como entidade distinta não é considerado, sendo esse sinônimo de angiossarcoma. Também não são citados tumores originados de músculos lisos que compõem a parede de vasos sanguíneos maiores.

Devido à raridade dessas neoplasias e à heterogeneidade de localização e apresentações clínicas, o diagnóstico, na maioria das vezes, é feito quando a doença já está avançada. Atualmente, o tratamento cirúrgico é a principal opção terapêutica. Não há na literatura estudos randomizados que possibilitem concluir o papel da radioterapia e da quimioterapia no tratamento dessas lesões.[2,5-8]

QUADRO 164.1	Classificação dos tumores vasculares.[1]	
Tumores vasculares	
Benignos	Hemangiomas e hemangiomas epitelioides, angiomatose, linfangioma
Intermediários (localmente agressivos)	Hemangioendotelioma kaposiforme
Intermediários (raramente metastatizantes)	Hemangioendotelioma retiforme e composto, angioendotelioma papilífero intralinfático, sarcoma de Kaposi
Malignos	Hemangioendotelioma epitelioide, angiossarcoma
Tumores perivasculares	
Intermediários	Tumor glômico, miopericitoma (hemangiopericitoma)
Malignos	Tumor glômico maligno, miopericitoma maligno

Geralmente, esses tumores são considerados como lesões novas e não são associados a lesões preexistentes. Embora alguns pacientes relacionem algum tipo de traumatismo prévio, essa correlação causa e efeito não existe. As exposições ao arsênico, ao óxido de tório e ao cloreto de vinil foram identificadas em alguns casos como fatores de risco.[9,10]

A síndrome de Stewart-Treves foi descrita pela primeira vez em 1948 e associava o linfedema crônico nos pacientes mastectomizados ao surgimento do angiossarcoma.[11] A radioterapia, associada ou não ao linfedema, também é definida como fator de risco.[12,13] Seu tempo de transformação é variável; a Figura 164.1, por exemplo, demonstra o caso de uma paciente que desenvolveu esse diagnóstico após 17 anos do tratamento.[14] A transformação maligna de hemangiomas submetidos à radioterapia externa também tem sido descrita.[15] Na verdade, o espectro de lesões vasculares pós-radioterapia é amplo, o que pode incluir uma evolução benigna até o aparecimento do angiossarcoma clássico.[16]

HISTOPATOLOGIA

A maioria dos tumores vasculares malignos tem como característica um excessivo número de capilares com células neoplásicas, causando metástases preferencialmente hematogênicas, com sítio mais frequente nos pulmões.

Os tumores com predominância de células endoteliais são chamados hemangioendoteliomas, quando de malignidade intermediária, e angiossarcomas, quando mais agressivos. Os hemangiopericitomas são constituídos das células mioepiteliais perivasculares, os pericitos, classificados como uma variante do tumor fibroso solitário.

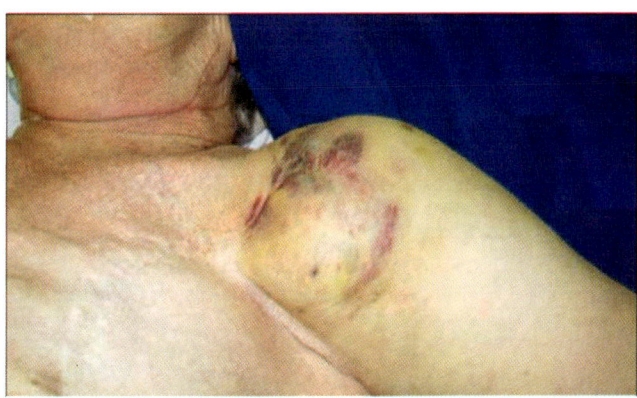

FIGURA 164.1 Paciente com angiossarcoma em área de linfedema crônico no membro superior direito 17 anos após o tratamento do câncer de mama (mastectomia radical associada à radioterapia).

As células musculares lisas que constituem a parede de vasos sanguíneos maiores também podem ser a origem de neoplasias malignas, a exemplo dos leiomiossarcomas, mais comuns na cava inferior.

Os tumores vasculares malignos devem ser classificados, assim como os demais sarcomas de partes moles, de acordo com o tipo histológico e a diferenciação tumoral em graus; na literatura, no entanto, há diversas classificações quanto ao grau de diferenciação (Quadro 164.2).[17,18]

No caso de tumores indiferenciados, a imuno-histoquímica pode ser útil na determinação do tipo histológico, inclusive na origem vascular da neoplasia. Os marcadores para células endoteliais, como anti-CD34, anti-CD31, fator de von Willebrand e anticorpos antitrombomodulina, podem ser utilizados para identificar os mais indiferenciados dos subtipos.[19] Recentemente, os avanços no entendimento de mutações genéticas permitiram detectar alterações genômicas específicas dessas neoplasias, como a fusão WWTR1-CAMTA1 em hemangioendoteliomas epitelioides e as amplificações de MYC e FLT4 nos angiossarcomas.[20] De modo interessante, a análise de carga mutacional nesses tumores revelou um perfil hipermutado em angiossarcomas de cabeça e pescoço, estando essa característica associada a uma assinatura gênica induzida pela radiação UV.[21]

Embora os sarcomas, de modo geral, metastatizem preferencialmente por via hematogênica, há publicações recentes sugerindo que os tumores vasculares malignos são os sarcomas que, com mais frequência, apresentam metástases linfonodais (Figura 164.2).[22]

A seguir, será apresentada uma breve revisão dos principais tumores vasculares malignos.

Hemangioendotelioma

Os hemangioendoteliomas compreendem um grupo heterogêneo de neoplasias originárias das células endoteliais, incluindo lesões de baixa agressividade até lesões francamente malignas e metastatizantes. São menos frequentes que os angiossarcomas, mas, pelo comportamento mais indolente, acabam tendo uma prevalência maior. O comportamento biológico desses tumores tem sido determinado considerando-se tamanho e índice mitótico, e essas variáveis permitem classificá-los nos subtipos clássico (< 3 cm e < 3 mitoses por 50 campos de grande aumento) e maligno (> 3 cm e > 3 mitoses por 50 campos de grande aumento).[20]

O hemangioendotelioma kaposiforme é uma neoplasia vascular que geralmente se apresenta na infância, na maioria das vezes no primeiro ano de vida, mas há casos raros descritos em adultos. Está frequentemente associado à síndrome de Kassabach-Merritt (trombocitopenia e hemorragia) em até 50% dos pacientes.

A sua maior ocorrência se dá na pele das extremidades, da cabeça e do pescoço.[23] O hemangioendotelioma retiforme apresenta-se como massa de crescimento lento nas extremidades, geralmente em crianças mais velhas e adultos, e está associado a linfedema e proliferação linfática.[24] O hemangioendotelioma epitelioide surge normalmente nos tecidos superficiais ou de partes moles das extremidades. As taxas de recorrência são de 15%, metástase em 30% e morte relacionada com a doença de até 20%.[25]

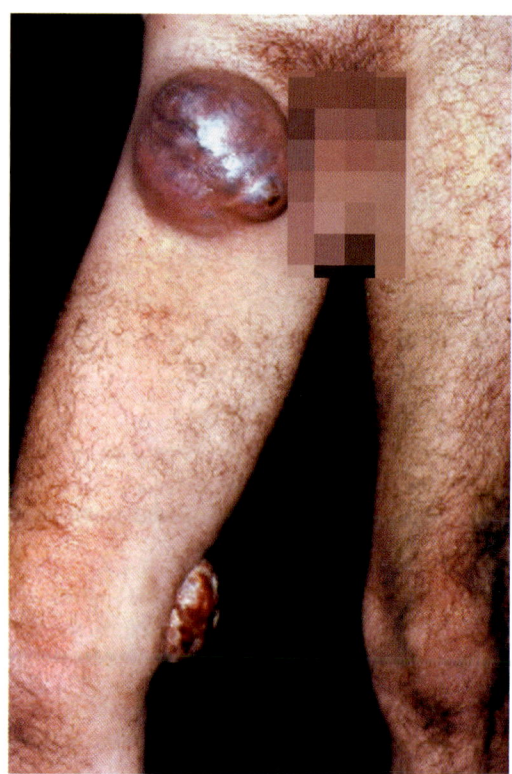

FIGURA 164.2 Angiossarcoma de fossa poplítea apresentando metástase linfonodal em região inguinal.

Hemangiopericitoma

O hemangiopericitoma é uma neoplasia derivada dos pericitos, mais comum em partes moles do que nos ossos, mas, quando aí se localiza, comumente está associado a fraturas, representando apenas 1% dos tumores vasculares. Quando ocorre em partes moles, tem grande potencial de invasão de estruturas adjacentes e alto índice de metástases para os pulmões (Figura 164.3).

Acomete adultos, com igual incidência em ambos os sexos, localizando-se em membros inferiores em 35% dos casos, no retroperitônio e na pelve em 25% e na cabeça e/ou no pescoço em 16% dos pacientes.[26] Outra série, com 106 casos, também demonstrou a preferência pelas extremidades, com 27 casos localizados nos membros inferiores, enquanto 26 casos ocorreram no retroperitônio.[27]

Angiossarcoma

O angiossarcoma é um tumor maligno de alto grau, raro, de origem vascular ou linfática endotelial, e apresenta o pior prognóstico entre os tumores vasculares malignos,[28] com alto índice de doença metastática (Figura 164.4).

Nesse espectro, está englobado também o linfangiossarcoma, originado do endotélio linfático. Suas localizações mais comuns são o couro cabeludo e a face de homens idosos, além das áreas pré-irradiadas.[29,30]

São tumores friáveis, altamente vascularizados, nos quais se observa uma pseudocápsula, encontrada na maioria dos tumores de partes moles, por onde as células neoplásicas permeiam e invadem os tecidos normais adjacentes. O conhecimento desse detalhe histopatológico dos sarcomas de partes moles é fundamental para o planejamento do tratamento cirúrgico, uma vez que a margem a ser dada na ressecção deve incluir tecidos normais em torno dessa falsa cápsula a fim de se evitar a recidiva local.[31]

QUADRO 164.2	Comparação dos sistemas de graduação histopatológica para sarcomas de partes moles.[17,18]	
Sistema TNM	**Sistema com três graus**	**Sistema com quatro graus**
Baixo grau	Grau 1	Grau 1
		Grau 2
Alto grau	Grau 2	Grau 3
	Grau 3	Grau 4

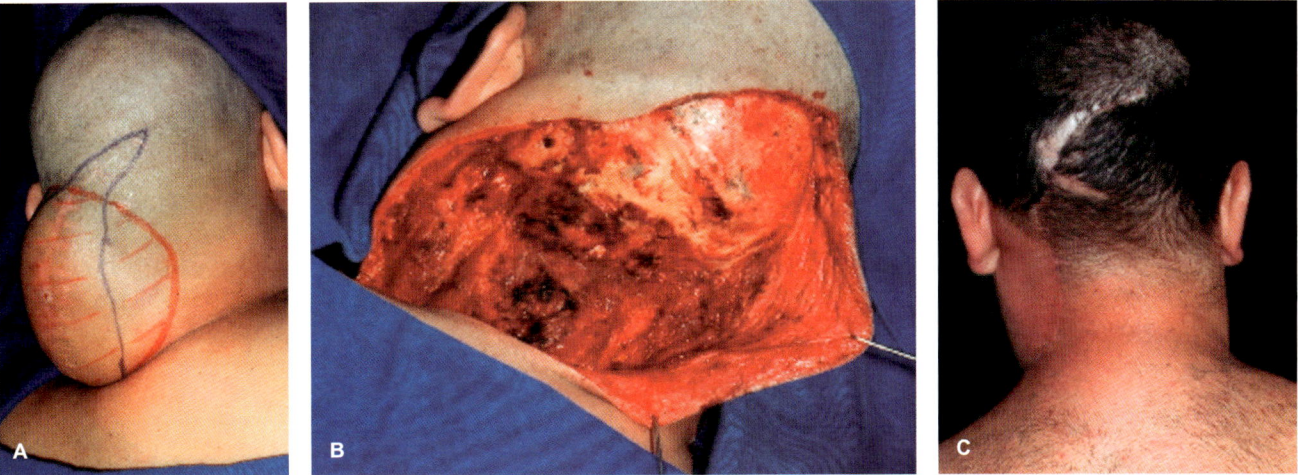

FIGURA 164.3 Hemangiopericitoma recidivado de região cervical posterior. **A.** Demarcação de incisão da pele. **B.** Campo cirúrgico após ressecção do tumor. **C.** Resultado após 3 meses de cirurgia.

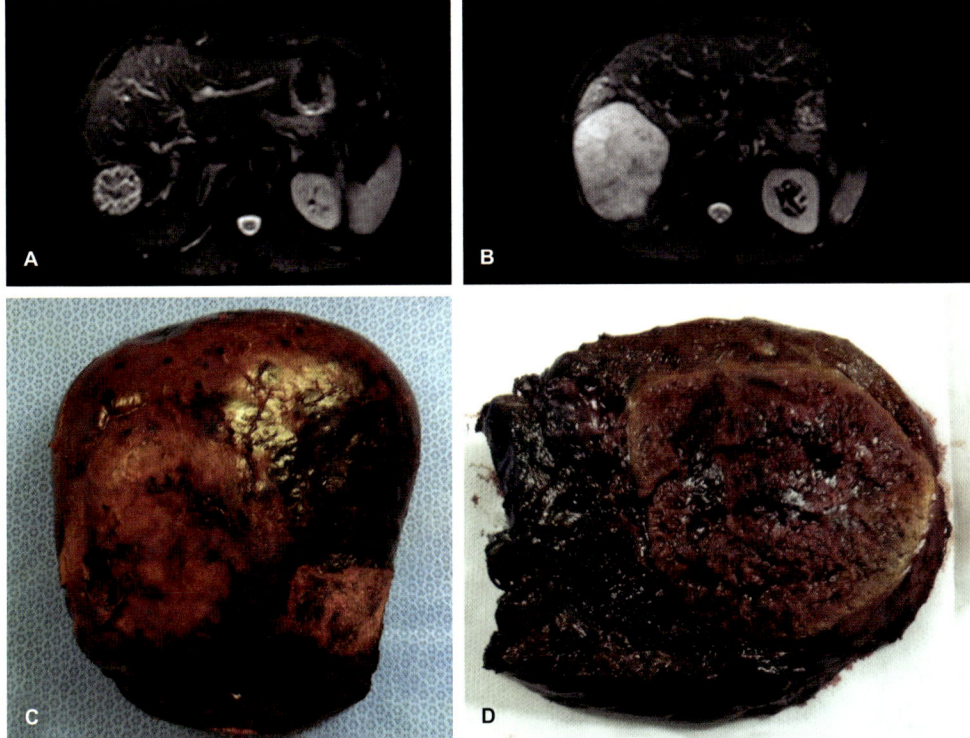

FIGURA 164.4 Paciente com angiossarcoma de mama tratado em 2001 apresentando metástase hepática após 11 anos. **A** e **B.** Ressonância magnética mostrando evolução da lesão em 4 meses. **C** e **D.** Peça cirúrgica após hepatectomia direita.

Sarcoma de Kaposi

O sarcoma de Kaposi, embora ultimamente associado à síndrome de imunodeficiência adquirida (AIDS), pode ocorrer em pacientes imunocompetentes. A infecção pelo herpes-vírus tipo 8 (HSV-8) pode ser constatada em virtualmente todos os casos. Consiste em neoplasia de origem endotelial que se apresenta tipicamente com lesões cutâneas em forma de múltiplas placas ou inúmeros nódulos, mas que também pode envolver mucosas, linfonodos e órgãos internos.

Clínica e epidemiologicamente, podem ser caracterizados quatro subtipos: clássico, endêmico, pós-transplante e associado à AIDS (Quadro 164.3).[32] Nos três primeiros grupos, apresenta-se sob a forma de lesões nodulares purpúreas, localizadas principalmente no terço distal de membros inferiores, seguido por tronco e membros superiores. Sua ocorrência é mais comum após os 50 anos. Nesses casos, apresenta mortalidade muito baixa, em geral com o paciente falecendo de outras causas ou até de um segundo tumor primário.

Todavia, nos pacientes portadores do vírus HIV, a história natural é diferente, ocorrendo com maior agressividade e em idade mais precoce. Afeta o organismo de maneira difusa, visceral e cutânea, com acometimento ocasional de membros inferiores.[33]

MANIFESTAÇÕES CLÍNICAS

As manifestações clínicas são inespecíficas e dependem do local de acometimento. Mais comuns, os tumores vasculares malignos localizados principalmente na pele e nas partes moles das extremidades,

QUADRO 164.3	Classificação clínico-epidemiológica do sarcoma de Kaposi.[33]			
Tipos	**Grupos de risco**	**Sítios principais de lesões cutâneas**	**Envolvimento visceral**	**Curso**
Clássico	Homens jovens, Leste Europeu e Mediterrâneo	Pernas	Raro	Indolente
Endêmico	Homens de meia-idade e crianças da África Equatorial	Extremidades	Comum em adultos; crianças – linfonodos	Adultos – indolente; crianças – agressivo
Iatrogênico	Pacientes imunossuprimidos (pós-transplante, corticodependentes)	Pernas	Pode ocorrer	Indolente ou agressivo
Associado à AIDS	Jovens, homo ou bissexuais, infectados pelo HIV	Face, genitália, extremidades inferiores	Comum	Agressivo

da cabeça e do pescoço, apresentam-se como uma nodulação com crescimento progressivo, em geral indolor, podendo também aparecer nas cores castanha ou arroxeada. Com o crescimento do tumor, pode haver compressão de órgãos adjacentes e necrose, evoluindo inclusive para ulceração espontânea (Quadro 164.4).

Em alguns casos, principalmente quando acomete a parede de vasos maiores, tais tumores podem se manifestar com quadro clínico sugestivo de vasculite. Assim, todos os pacientes conduzidos como portadores dessa doença e que não melhoram com tratamento clínico específico, devem ser investigados para detecção de tumores vasculares malignos, especialmente o angiossarcoma.[34]

Há uma incidência considerável de hipoglicemia em pacientes portadores de neoplasias vasculares malignas, que geralmente não é controlada por medicamentos, mas desaparece após a remoção do tumor primário. Esse achado pode ocorrer devido ao consumo excessivo de glicose pelas células tumorais ou à produção de substâncias semelhantes à insulina.

Outra manifestação relacionada com a presença desses tumores é a osteomalacia, embora não pareça haver uma causa endocrinológica. Nesses quadros, não há regressão com tratamento clínico, porém os achados desaparecem com o tratamento da neoplasia. Quando a hipoglicemia e a osteomalacia se manifestam em pacientes com tumores de partes moles, a linhagem vascular deve ser lembrada.

DIAGNÓSTICO

O atraso no diagnóstico é comum e pode gerar perdas irreparáveis ao paciente. Devido ao baixo índice de malignidade dos tumores de partes moles, o departamento de saúde do Reino Unido publicou em sua diretriz alguns parâmetros, que, quando presentes, devem chamar atenção para a presença de sarcomas: tumor > 5 cm, nódulo doloroso, nodulação em crescimento, nódulo profundo à fáscia muscular e recorrência após incisão prévia.[35]

QUADRO 164.4	Manifestações clínicas em pacientes com tumores vasculares malignos.[8]	
Sintomas	**n**	**Percentual (%)**
Tumor palpável	16	37,2
Dor	15	34,9
Necrose e drenagem espontânea	5	11,6
Hemorragia	3	4,7
Perda de peso	2	4,7
Apatia	2	4,7
Prejuízo da função de membros	2	4,7
Outros	13	30,2
Assintomáticos	4	9,3

Anamnese e exame físico

A avaliação inicial começa pela coleta da história clínica detalhada, com informações referentes ao surgimento da lesão e à velocidade de crescimento, assim como sintomas associados que podem sugerir doença localmente avançada ou comprometimento a distância. O exame físico completo e detalhado desses pacientes é indispensável, principalmente o locorregional, que verifica a localização do tumor, a presença de dor à palpação, o tamanho, a mobilidade, a relação com a pele, com os planos osteomusculares e com o feixe vasculonervoso principal.

A avaliação das cadeias linfonodais que drenam a região do tumor deve obrigatoriamente ser realizada sempre, mesmo considerando o baixo índice de disseminação linfática.

Exames de imagem

Os exames complementares são fundamentais na avaliação do tumor primário, nas suas relações com os órgãos e estruturas adjacentes, no planejamento cirúrgico, assim como para o diagnóstico de eventual doença metastática. Os exames variam principalmente de acordo com a localização do tumor.

As radiografias convencionais são de pouco valor para avaliar essas lesões quando em partes moles ou vísceras, mas ainda apresentam utilidade para as lesões ósseas. A tomografia computadorizada é um bom exame para avaliar o tumor primário no que se refere à localização, ao tamanho e à relação com estruturas vizinhas, principalmente em tumores retroperitoneais.

A ressonância magnética é o exame de excelência para a avaliação de tumores de partes moles, principalmente extracavitários. A avaliação da relação dos vasos principais com a neoplasia por meio da angiorressonância tem se mostrado superior a outros métodos, com a vantagem de tratar-se de um método não invasivo. Os planos musculoaponeuróticos e dermogordurosos são mais bem avaliados, o que contribui para o diagnóstico e a indicação terapêutica mais precisa.

A avaliação pulmonar é fundamental, pois o pulmão é o órgão preferencial para disseminação metastática, que se faz de maneira silenciosa tanto do ponto de vista de sintomas quanto propedêutico. A tomografia computadorizada de tórax é o método mais indicado para detecção de lesões pulmonares, apresentando maior sensibilidade que a radiografia simples, sendo de indicação formal no estadiamento de lesões vasculares malignas. Deve-se também realizar tomografias de abdome e pelve para complementação do estadiamento.

A arteriografia pode ser importante para estabelecer a vascularização do tumor, como também a relação com os vasos principais da região afetada, sendo atualmente menos indicada pelo seu caráter invasivo.

A utilização da tomografia computadorizada por emissão de pósitrons (PET-TC) ainda não está estabelecida como uma rotina.

Pode ser útil para diferenciar um tumor benigno de um maligno de alto grau, porém perde acurácia quando se avaliam tumores de médio e baixo graus.[36] Uma das indicações para uso da PET-TC pode estar na avaliação dos pacientes que realizaram neoadjuvância. Schuetze et al., em um estudo publicado, apontam que nos pacientes com valor de captação padronizado (SUV, do inglês *standardized uptake value*) de base ≥ 6 ou com redução < 40% em relação ao exame pré-neoadjuvância, há alto risco de recorrência.[37] Outra indicação está na avaliação de doença a distância, na qual apresenta elevada acurácia.

Biopsia

O exame histopatológico é essencial para o diagnóstico e a conduta terapêutica adequada, e sua obtenção deve ser o objetivo primário na condução dos casos. A biopsia deve ser cuidadosamente planejada para assegurar um tecido adequado e não comprometer a terapia definitiva.

Idealmente, a mesma deve ser realizada pelo cirurgião que procederá à ressecção do tumor, uma vez que procedimentos mal planejados podem comprometer a evolução e o prognóstico dos pacientes.[38] Biopsias mal conduzidas são relatadas em até 19% dos pacientes com sarcomas de partes moles, levando a modificações de conduta, principalmente quanto ao planejamento terapêutico cirúrgico, incluindo ressecções mais complexas e necessidade de radioterapia adjuvante.[39] A localização adequada da incisão nos casos de biopsia a céu aberto é essencial, devendo ser realizada de maneira que possibilite a ressecção em bloco durante o tratamento definitivo. Incisões transversas em membros são sempre contraindicadas.

A opção de biopsia menos invasiva por meio de punção com agulha grossa é uma opção, sobretudo em tumores de difícil acesso para o procedimento convencional. Nesse caso, a punção com agulha grossa fornece fragmentos de tecidos para análise histológica, ao contrário da punção com agulha fina, que fornece células isoladas, nas quais a citologia não é suficiente para o diagnóstico na maioria dos pacientes. Estudo realizado com 530 pacientes submetidos à biopsia por agulha grossa mostra acurácia em 97,6% dos casos, definição do grau histológico em 86,3% e determinação do subtipo em 88%.[40] As vantagens como a fácil utilização, os baixos custo e índice de complicação tornam essa técnica atraente e, atualmente, o método de escolha.

ESTADIAMENTO

Após o diagnóstico histopatológico e a determinação do grau de malignidade, os tumores vasculares são estadiados clínica e patologicamente, assim como os outros sarcomas de partes moles, pela União Internacional contra o Câncer em sua 8ª edição (2018) (Quadros 164.5 e 164.6).[18] Há grande discussão em relação ao angiossarcoma nesse estadiamento por causa de seu crescimento difuso e infiltrativo, dificultando a caracterização do tamanho tumoral (T).

QUADRO 164.5	Grau histopatológico e TNM de sarcomas.
Grau TNM	**Descrição**
GX	Grau não pode ser avaliado
G1	Bem diferenciado, contagem mitótica e grau de necrose 2 ou 3
G2	Bem diferenciado, contagem mitótica e grau de necrose 4 ou 5
G3	Bem diferenciado, contagem mitótica e grau de necrose 6, 7 ou 8
T1	Tumor ≤ 5 cm no maior diâmetro
T1a	Superficial à fáscia profunda
T1b	Abaixo da fáscia profunda
T2	Tumor > 5 cm, ≤ 10 cm no maior diâmetro
T2a	Superficial à fáscia profunda
T2b	Abaixo da fáscia profunda
T3	Tumor > 10 cm, ≤ 15 cm no maior diâmetro
T4	Tumor > 15 cm no maior diâmetro
N1	Metástases para linfonodos regionais
M1	Metástases a distância

A divisão em estádios clinicopatológicos é importante tanto no planejamento terapêutico quanto na análise dos resultados. A sobrevida estimada para pacientes com tumores vasculares malignos em série da literatura é de 41,5, 38,3 e 18,8% com 2, 5 e 10 anos de acompanhamento, respectivamente.[8]

TRATAMENTO

O tratamento dos sarcomas vasculares é essencialmente cirúrgico, associado ou não à quimioterapia e/ou à radioterapia, que podem ser realizadas como terapêutica neoadjuvante ou adjuvante. A ressecção de recidivas tumorais é também uma opção de tratamento, às vezes demandando cirurgias de grande porte e reconstruções complexas.[41] Também há estudos relacionados às terapias-alvo no tratamento dos tumores vasculares malignos.

Cirurgia

A cirurgia para os tumores vasculares malignos segue os princípios gerais do tratamento cirúrgico de sarcomas, incluindo a ressecção radical, tridimensional, com margens de 3 cm, sempre que possível. O obstáculo da realização da cirurgia no angiossarcoma cutâneo é a dificuldade de obter as margens cirúrgicas, devido, por vezes, ao seu caráter multicêntrico, outras por sua deficiente delimitação clínica; tudo isso somado ao acontecimento frequente de ser diagnosticado com um tamanho superior a 5 cm em pacientes de idade avançada.[42]

Com relação à intenção, a cirurgia pode ser curativa, marginal ou paliativa. Na cirurgia curativa, a ressecção tumoral é possível com margem adequada, e, embora o princípio da radicalidade seja obedecido, isso não significa, por exemplo, que haverá amputação nos casos de tumores de membros. O que define o controle local da doença é a

QUADRO 164.6	Estadiamento clínico para sarcomas de partes moles.				
	Estádio T1a/T1b	**Estádio T2a/T2b**		**Estádio T3**	**Estádio T4**
GX	IA	IB	IB	IB	IB
G1	IA	IB	IIB	IB	IB
G2	II	IIIA		IIIB	IIIB
G3	II	IIIA		IIIB	IIIB
N1	IV	IV		IV	IV
M1					

possibilidade de se dar margens de tecido normal em torno da lesão. Na verdade, quando se observa a evolução do tratamento cirúrgico de sarcomas de partes moles de membros, em centros de referência, percebe-se uma nítida redução nas taxas de amputações, sendo as cirurgias conservadoras o padrão-ouro na condução desses casos.

As cirurgias marginais, ou "ressecções R1 planejadas", decorrem, muitas vezes, das relações anatômicas do tumor com feixes vasculares e nervosos. Nesse caso, prioriza-se a função do órgão e complementa-se o tratamento com radioterapia, otimizando o controle local. Finalmente, a cirurgia paliativa, incluindo as amputações, é realizada com o intuito de reduzir a quantidade de células tumorais, tratar o sangramento, fazer controle álgico e melhorar as condições de higiene local, sem intenção curativa.

Com fins didáticos, primeiramente serão considerados os tumores localizados nos membros. Como já informado, a remoção completa da lesão com preservação anatômica e funcional do membro é a cirurgia ideal. Para os casos em que não for possível tal procedimento, há duas linhas de pensamento. A primeira considera a possibilidade de realização de radioterapia e/ou quimioterapia como tratamento neoadjuvante ou adjuvante, a fim de se preservar o membro afetado. A segunda, normalmente ocorrendo quando a primeira já foi tentada e falhou, inclui as amputações, que variam para tumores localizados em membros superiores ou inferiores. Estudos mais recentes mostraram que pacientes que realizaram a associação de cirurgia com quimioterapia apresentaram sobrevida global menor que aqueles que realizaram apenas cirurgia ou que associaram apenas com radioterapia, o que torna esses dois últimos esquemas mais recomendados em pacientes com tumores localizados; realizar ou não a radioterapia ainda é algo que gera conflitos entre os autores, sendo recomendada a avaliação de cada caso, principalmente a extensão da neoplasia, a fim de decidir pela melhor conduta.[43]

Para os tumores da cintura escapular, quando a ressecção tridimensional não é possível, mas o feixe vasculonervoso do membro superior não está acometido, pode ser realizada a cirurgia de Tikhoff-Linberg, também chamada de amputação interescapulotorácica supraumeral (AIETSU). O paciente perde todo o movimento do ombro, mas mantém cerca de 50% da movimentação do cotovelo e 100% da movimentação do punho. Quando o feixe vasculonervoso encontra-se comprometido, a opção é a amputação interescapulotorácica clássica (AIETC), na qual são retirados todos os ossos do ombro e o membro superior.

Para os tumores da cintura pélvica, analogamente, têm-se a hemipelvectomia interna, quando o feixe vasculonervoso femoral e o nervo ciático não estão comprometidos, retirando-se a hemibacia e preservando-se o membro, e a hemipelvectomia externa, mais conhecida como amputação interilioabdominal (AIIA), em que todo o membro e a hemibacia são removidos. Também aqui, a preservação do membro na ressecção da bacia preserva a movimentação do joelho e do tornozelo, o que torna possível a deambulação com apoio e auxilia na manutenção do equilíbrio do paciente quando assentado.

Nos tumores de parede torácica e abdominal, a ressecção ampla produz defeito no revestimento cavitário, por vezes, difícil de resolver. Quando há necessidade de ressecção de arcos costais em área suficiente para haver desestabilização do mediastino, é possível utilizar uma técnica na qual se constrói um sanduíche de tela sintética preenchido com metacrilato de uso ortopédico, levando à formação de um anteparo sólido na área e à estabilização torácica.

Na parede abdominal, a área cruenta pode ser preenchida com próteses como malhas sintéticas e pericárdio bovino, firmemente fixados nas bordas da aponeurose remanescente. Quando o material de síntese não puder ser coberto com tecidos (pele e músculos) locais, os retalhos microcirúrgicos poderão ser uma opção.

Para os tumores retroperitoneais, o tamanho da lesão ao diagnóstico e a proximidade com estruturas vitais fazem com que, na maioria das vezes, as ressecções sejam marginais (Figura 164.5). Também no caso de massas nas regiões dorsal e lombar, a coluna vertebral funciona como anteparo à confecção de margens amplas. Nesses casos, uma opção é a colocação de cateteres para a realização da braquiterapia no pós-operatório ou da radioterapia intraoperatória.

No caso de tumores viscerais, a ressecção do órgão acometido ou em bloco, caso haja extensão a órgãos adjacentes, é o procedimento cirúrgico de escolha quando factível. Para as lesões de cabeça e pescoço, também a ressecção ampla seguida de reconstrução com retalhos convencionais (peitoral, platisma) ou microcirúrgicos pode possibilitar um bom controle local da doença.

Em pacientes com carcinoma metastático, observou-se uma sobrevida global significativamente maior ao realizar a cirurgia associada à radioterapia quando comparada à realização apenas de cirurgia. No entanto, devem ser considerados os fatores de risco dos pacientes, tendo em vista que ainda há múltiplos esquemas quimioterápicos a serem considerados nesses casos.[43]

Radioterapia

O papel da radioterapia no tratamento de tumores vasculares malignos, assim como na condução dos casos de sarcomas de partes moles como um todo, permanece controverso. Nas últimas publicações da literatura, a despeito da ressecção ampla, há registro de recidiva em aproximadamente 20 a 60%, em função do crescimento difuso e infiltrativo da neoplasia, muitas vezes insuspeito macroscopicamente durante a cirurgia.[2]

A radioterapia é o tratamento de escolha em casos multicêntricos, extensos ou de abordagem cirúrgica complexa, nos quais a abordagem cirúrgica não pode ser realizada.[42] A complementação com radioterapia adjuvante após o tratamento cirúrgico radical tem mostrado benefícios adicionais no controle dos angiossarcomas.[44,45]

Nas séries de pacientes que analisaram retrospectivamente essa possibilidade, ela se demonstrou verdadeira, não resultando isso em um aumento da sobrevida, uma vez que esses pacientes sucumbiram à recidiva sistêmica da doença.[2,4,6] A dose de radioterapia utilizada no tratamento também não está estabelecida, mas dados de uma publicação sobre o tema mostraram que o percentual de ganho de controle local subiu de 25% para pacientes que receberam até 4.500 cGy a 68% para aqueles tratados com mais de 5 mil cGy, embora o número de casos estudados seja pequeno.[2]

Em alguns sítios, a radioterapia encontra indicações mais precisas, como é o caso de tumores de cabeça e de pescoço e de outros membros. No entanto, para os tumores viscerais e retroperitoneais, sua utilização é mais difícil. Além disso, a histologia interfere na resposta à radiação; desse modo, enquanto o hemangioendotelioma e o hemangiopericitoma têm resposta relativamente boa à radioterapia, que pode ser utilizada de maneira adjuvante à ressecção cirúrgica ou até exclusiva, o angiossarcoma responde de modo ruim a essa terapia. No entanto, a radioterapia atualmente é um dos tratamentos mais eficazes para sarcoma de Kaposi localizado.[46]

A associação da radioterapia com outras opções terapêuticas tem se mostrado muito promissora. Foram relatados dois casos de resposta completa com a utilização de anticorpos monoclonais associados à radioterapia neoadjuvante para pacientes portadores de angiossarcoma.[47]

Quimioterapia

Em grande parte dos pacientes portadores de tumores vasculares malignos, a falha do tratamento está associada ao alto índice de disseminação da doença. Metástases a distância ocorrem

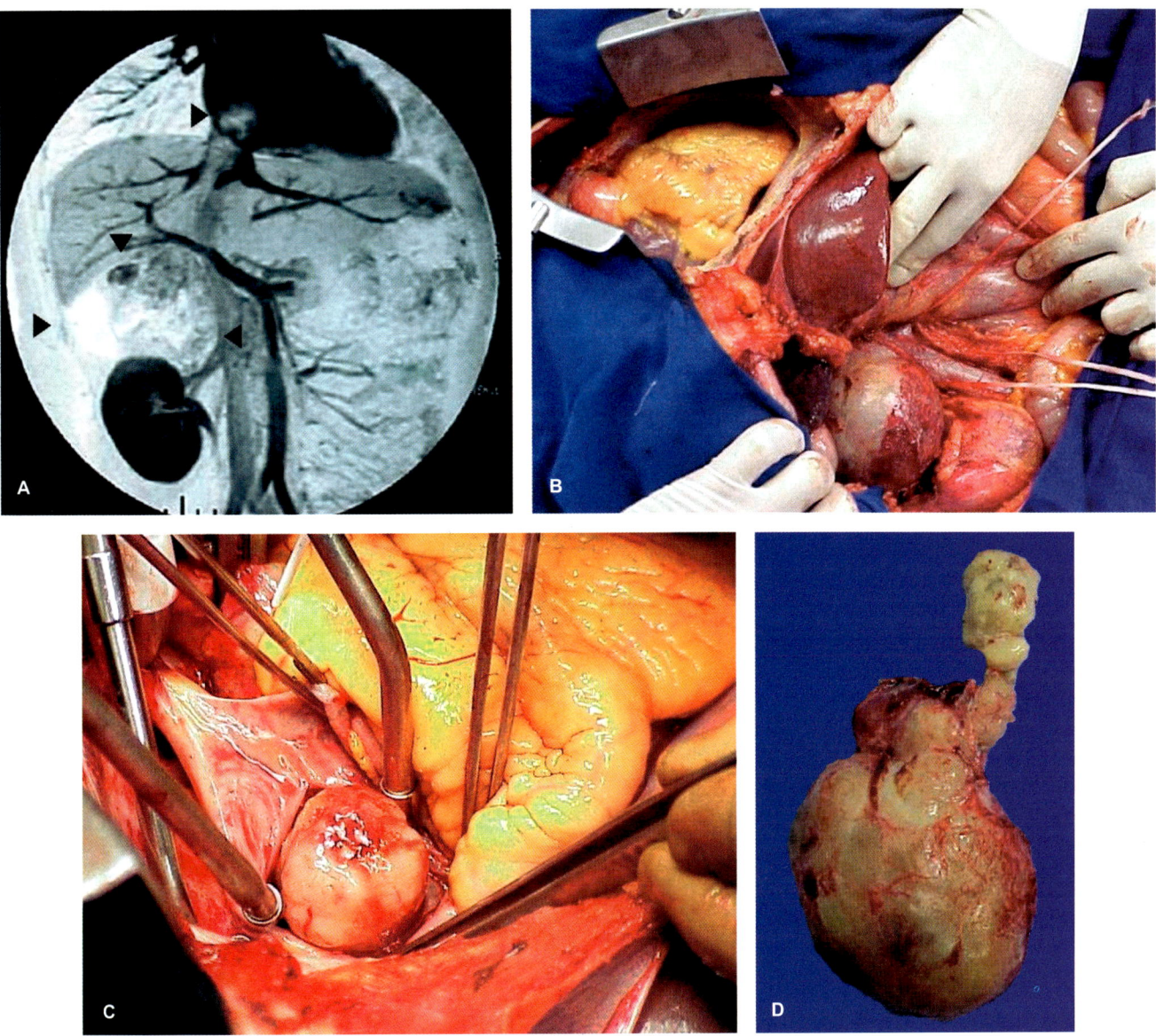

FIGURA 164.5 Leiomiossarcoma da veia cava inferior. **A.** Angiografia digital mostrando o tumor originado na veia cava infra-hepática e falha de preenchimento do vaso pelo contraste, correspondendo ao trombo que se estende do tumor ao átrio direito (*pontas de seta*). **B.** Campo cirúrgico com tumor entre a veia renal direita e a borda hepática. **C.** Átrio direito aberto expondo a extremidade do trombo. **D.** Peça cirúrgica – imagem especular da angiografia.

preferencialmente em pulmões, fígado, sistema nervoso central e linfonodos. Dessa maneira, faz-se necessário tratamento sistêmico eficaz. A terapia com múltiplos medicamentos tem sido empregada, porém os resultados não são animadores, principalmente quando relacionados com o angiossarcoma.[48]

A quimioterapia foi considerada, por muito tempo, terapêutica secundária para os tumores vasculares malignos, especialmente para os casos de hemangioendotelioma e hemangiopericitoma. Isso era devido ao fato de que, a despeito da alta taxa de proliferação celular dessas neoplasias, suas células se mostravam persistentemente quimiorresistentes.

No entanto, nas últimas décadas, foram publicados trabalhos relatando casos bem-sucedidos de tratamento quimioterápico para esses tumores, especialmente os angiossarcomas cutâneos, lançando uma nova perspectiva sobre a quimioterapia pré e pós-tratamento cirúrgico. Na verdade, angiossarcomas de face e couro cabeludo mostraram-se sensíveis ao paclitaxel, e os taxanos podem ser úteis contra angiossarcomas de outros sítios,[49] podendo citar, como exemplo, o de mama de alto grau e alto risco.[45] Além disso, uma formulação

lipossomal de doxorrubicina, associada ao paclitaxel e à cisplatina, mostrou-se eficaz no controle de casos metastáticos da doença.[50,51]

Apesar de ainda não haver base suficiente para tirar conclusões definitivas acerca da quimioterapia neoadjuvante, os estudos mostram sensibilidade relativa do angiossarcoma à quimioterapia neoadjuvante, agindo principalmente na redução do tamanho do tumor, ajudando assim a diminuir um dos maiores obstáculos da cirurgia, que é a dificuldade na delimitação das margens, possibilitando uma taxa de ressecção R0 mais alta.[52]

Outra possibilidade de tratamento sistêmico que tem sido pesquisada é a utilização de agentes antiangiogênicos e anticorpos monoclonais para o tratamento de tumores vasculares malignos avançados, evidenciando-se maior tempo livre de progressão de doença nos indivíduos tratados.[47,53] Há necessidade, no entanto, de estudos com maior número de pacientes para demonstrar eficácia em termos de aumento de sobrevida.

No caso do sarcoma de Kaposi, o tratamento deverá ser instituído a depender inicialmente do subtipo. Quando associado à AIDS, baseia-se na reversão da imunossupressão, quando possível.[33]

No caso clássico, o tratamento nem sempre é obrigatório, sendo reservado para pacientes sintomáticos, com sangramento e desfiguração cosmética.

Há muitas opções para o tratamento do sarcoma de Kaposi, incluindo o sistêmico, com radioterapia, crioterapia, excisão e ablação por *laser*. A escolha dependerá de uma série de fatores, incluindo local, extensão e preferência do paciente. No caso de quimioterapia, o paclitaxel e a doxorrubicina lipossomal peguilada são os agentes de primeira linha para esse tipo de sarcoma.[46]

As medicações aprovadas pela Food and Drug Administration (FDA) para uso sistêmico são a doxorrubicina lipossomal, o paclitaxel e a interferona alfa.[54] A alitretinoína gel a 0,1% é aprovada para uso tópico.[53] A resposta depende da forma de apresentação da doença, das condições clínicas gerais do paciente e do grau de imunossupressão.[55,56] Para casos localizados (nodular ou clássico) e em pacientes sem deficiência imune clinicamente aparente, a sobrevida é longa, com poucos óbitos atribuíveis à doença. Os casos localmente agressivos têm prognóstico intermediário. No entanto, nos pacientes com Kaposi disseminado, incluindo os casos de acometimento visceral, a sobrevida média é de 66% com 3 anos de acompanhamento.

Há necessidade de estudos prospectivos que utilizem critérios bem definidos de repostas, para que seja avaliado o melhor tratamento para os pacientes portadores dessa enfermidade.

Novas terapias

Estudos recentes apontaram que inibidores de tirosinoquinase podem inibir os receptores do fator de crescimento endotelial vascular e, assim, trazer grandes benefícios no tratamento de angiossarcomas. Além disso, observou-se que o uso de betabloqueadores não seletivos apresentou um aumento de sobrevida livre de progressão da doença em casos avançados.[57-59] No entanto, todas essas terapias ainda necessitam de mais estudos que comprovem sua eficácia nos tumores vasculares malignos. A fim de facilitar a coleta de informações acerca do angiossarcoma, foi criado o "projeto angiossarcoma", que compartilha todos os dados clínicos de pacientes da América do Norte.[60,61]

A fim de reduzir a toxicidade causada pelos tratamentos e proporcionar melhor qualidade de vida aos pacientes, foi criado o *drug holiday*, que funciona por meio da suspensão do tratamento por um tempo. Nos casos dos angiossarcomas, vimos que a prática do *drug holiday* levou a uma rápida progressão da doença, apesar de não apresentar impacto deletério no sistema operacional.[62]

Dada a característica de alta carga mutacional que alguns desses tumores apresentam, o tratamento com inibidores de *checkpoint* tem sido considerado, baseado na aprovação agnóstica de pembrolizumabe para tumores com essa característica. Outro estudo testou a combinação de ipilimumabe e nivolumabe em angiossarcomas metastáticos e irressecáveis, e respostas duradouras foram descritas. Estudos adicionais estão com recrutamento iniciado incluindo a combinação de imunoterapia com diferentes agentes quimioterápicos, terapias-alvo e vírus oncolíticos.

PROGNÓSTICO E ACOMPANHAMENTO

O prognóstico dos tumores vasculares malignos depende, em grande parte, do estádio em que a doença é diagnosticada e do tratamento inicial instituído, assim como nos demais sarcomas de partes moles. De maneira geral, o atraso no diagnóstico e os procedimentos inadequados no começo da condução dos casos pioram consideravelmente

o prognóstico. Diante da suspeita clínica, mesmo antes da biopsia, os pacientes devem ser encaminhados a centros com experiência no tratamento multidisciplinar desses tumores.

A maioria dos trabalhos publicados na literatura apresenta um prognóstico desfavorável. De maneira geral, o tamanho do tumor, a localização, o *status* das margens após ressecção, o valor do Ki-67 e a idade do paciente foram identificados como fatores prognósticos em análise univariada.[8,63-65] Em análise multivariada, a localização em extremidades e tronco, bem como a ausência de metástases a distância, indicaram melhor prognóstico quando comparado à localização retroperitoneal ou visceral e à doença metastática.

Quanto ao prognóstico associado ao subtipo histológico, dados de publicação recente que considerou o diagnóstico linfangiossarcoma e angiossarcoma como entidades distintas são demonstrados na Figura 164.6. Como se percebe, a sobrevida mediana para o angiossarcoma foi de menos de 12 meses após o diagnóstico, a despeito do tratamento instituído, configurando assim seu péssimo prognóstico.[8]

Outras séries publicadas na literatura corroboram a pobre sobrevida desses tumores. Em outro estudo publicado, foram avaliados 32 pacientes com o diagnóstico de neoplasias vasculares malignas e intermediárias. O diagnóstico de angiossarcoma ocorreu em 14 pacientes; desses, 13 morreram com sobrevida mediana de 27 meses; o outro paciente apresentou sobrevida global em 5 anos de 67%. Tal estudo contou ainda com tratamentos multimodais.[63]

O acompanhamento dos pacientes tratados deve ser feito com periodicidade trimestral nos dois primeiros anos, contemplando o exame físico locorregional. A tomografia de tórax deve ser realizada com vistas ao rastreamento de metástases pulmonares; o rigor e a periodicidade na realização do exame dependerão do tipo histológico e do potencial metastático da neoplasia. Após, são necessários retornos semestrais nos próximos 3 anos e anuais a seguir. Exames de imagem locorregionais e sistêmicos deverão ser individualizados na suspeita de recidivas ou doença metastática.

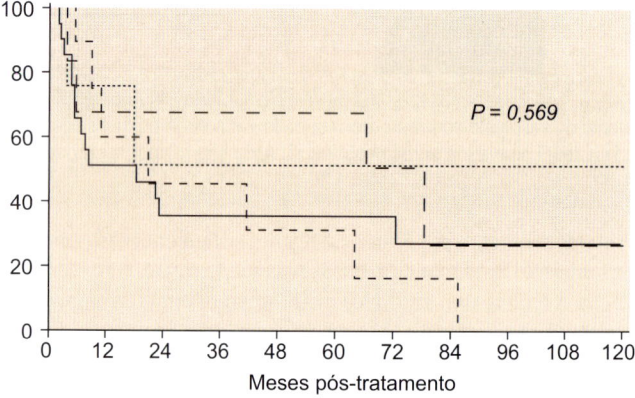

% Distribuição da sobrevida

P = 0,569

Meses pós-tratamento

- - - HPM (n = 9, taxa de sobrevida em 5 anos = 14,8%)
—— AS (n = 22, taxa de sobrevida em 5 anos = 34,3%)
— — EHE (n = 8, taxa de sobrevida em 5 anos = 50%)
······ LS (n = 4, taxa de sobrevida em 5 anos = 50%)

FIGURA 164.6 Sobrevida estimada em 5 anos para os diferentes subtipos de tumores vasculares malignos.[8] AS: angiossarcoma; EHE: hemangioendotelioma epitelioide; HPM: hemangiopericitoma maligno; LS: linfangiossarcoma.

As referências bibliográficas deste capítulo se encontram no Ambiente de aprendizagem do GEN.

165

Tumor do Corpo Carotídeo

Jamil Victor de Oliveira Mariúba ■ Marcone Lima Sobreira ■ Francisco Humberto de Abreu Maffei

Resumo

O tumor do corpo carotídeo, ou paraganglioma carotídeo, é um tumor raro de um corpúsculo que se localiza na bifurcação da artéria carótida. Uma massa tumoral, dura, sólida e indolor na face lateral do pescoço é a manifestação clínica mais frequente, podendo ser bilateral, em cerca de 10% dos casos, chegando até 35% nos casos familiares. Dos bilaterais, 4,1% tendem a ser malignos. Pode ser classificado pela etiologia ou pela anatomia, pela classificação de Shamblin.

Uma vez que houve a suspeita, exames como o mapeamento dúplex colorido, a tomografia computadorizada, a ressonância magnética e a arteriografia poderão auxiliar no diagnóstico diferencial e no planejamento terapêutico. A ressecção cirúrgica pode ser bastante problemática. O uso de *shunt*, embolização pré-operatória, *stents* recobertos e oclusão temporária são recursos que o cirurgião pode lançar mão, mas ainda assim a taxa de complicações se mantém alta.

Palavras-chave: corpo carotídeo; glomo carotídeo; tumor do corpo carotídeo; paraganglioma do corpo carotídeo.

INTRODUÇÃO

Paragangliomas são tumores com características neuroendócrinas ou do sistema APUD (do inglês *amine precursor uptake and decarboxylation*), com células com a capacidade de captar e descarboxilar os precursores de amina, revelando grânulos secretores e marcadores neuroendócrinos como enolase neurônio-específica.[1]

O paraganglioma carotídeo (PC) ou, como chamado por vários autores, tumor do corpo carotídeo (TCC)[2,3] constitui-se em uma doença de grande interesse para o cirurgião vascular, na medida em que é um tumor de corpúsculo que se localiza na bifurcação da artéria carótida e que cresce intimamente aderido à adventícia dos vasos que compõem essa bifurcação. Por isso, sua correção cirúrgica requer não só o conhecimento anatômico da região, mas também o perfeito conhecimento das técnicas de reconstrução vascular. Seu tratamento deve, portanto, ser feito por cirurgião vascular ou por uma equipe que o inclua.

EPIDEMIOLOGIA

O paraganglioma é um tumor raro, representando menos de 0,5% de todos os tumores,[4] com sítio mais comum na glândula adrenal.[5] Apenas 3% estão no pescoço ou na cabeça,[5] sendo o carotídeo o mais comum (65%),[6] com incidência estimada em 1 a cada 30 mil a 100 mil[7] na população em geral.[8-10] Alguns estudos mostram predominância feminina,[11,12] outros masculina,[3] e geralmente ocorre em adultos entre 25 e 75 anos,[11] embora já tenha sido descrito em pacientes de 13[13] até 84 anos.[9] Em uma revisão sistemática com metanálise, a idade média é de 47 anos, com preferência feminina (65%).[14]

Há evidências de que o risco de desenvolver TCC aumenta em grandes altitudes entre os indivíduos que carregam uma mutação do gene da succinato desidrogenase (SDH), que estaria envolvido na sensibilidade ao oxigênio.[15-17]

Um estudo multicêntrico boliviano mostrou que em um período de 35 anos, em um total de 323 casos, 80% eram mulheres e todas provenientes de cidades de grande altitude.[18] Há casos também relatados em pacientes com doença pulmonar obstrutiva crônica (DPOC).[13]

ANATOMIA

O corpo carotídeo (CC), descrito pela primeira vez em 1743 por Albrecht von Haller, um anatomista e fisiologista suíço,[19,10,12] é uma formação ovoide, irregular, de cor rósea, medindo aproximadamente $5 \times 3 \times 2$ mm, localizada bilateralmente, por trás da bifurcação da artéria carótida comum. Sua porção inferior repousa sobre a adventícia da face posterior da artéria carótida, e sua porção superior, entre as carótidas interna e externa. O CC está circundado por uma bainha fibrosa que envolve a artéria carótida comum e os ramos da bifurcação. Sua irrigação se faz a partir de pequenas artérias, vindas da face posterior da artéria carótida comum, que o penetram pelo polo inferior e a partir de ramos da carótida externa, principalmente ramos da artéria faríngea ascendente[19,9] e da artéria occipital.[20]

A seu polo superior chegam ramos nervosos simpáticos e do nervo glossofaríngeo. Dessa mesma região, partem pequenos ramos venosos para o tronco tireolinguofacial.[21-24]

HISTOLOGIA E FISIOLOGIA

O CC, cuja histologia foi descrita pela primeira vez em 1891,[8] é derivado embriologicamente da crista neural e é histologicamente constituído de ninhos de células epitelioides (*Zellballen*), envolvidos por um estroma fibroso rico em capilares. As células epitelioides são supridas por muitas terminações nervosas (principalmente pelos nervos glossofaríngeo e vago e gânglio simpático cervical),[4] possivelmente especializadas em receber estímulos químicos. Epinefrina, norepinefrina e serotonina foram demonstradas nessas células, por técnicas citoquímicas.[25] Esse tecido quimiorreceptor responde a estímulos, como diminuição da tensão arterial de oxigênio, redução do pH plasmático, aumento da tensão de CO_2, elevação da temperatura sanguínea, e, por meio do aumento do potencial de ação no nervo glossofaríngeo, produz aumento na frequência, na profundidade e no volume-minuto da respiração. Pelo aumento da atividade do sistema nervoso simpático, induz o aumento da frequência cardíaca, da pressão arterial, do tônus vasoconstritor, da atividade do córtex cerebral, e a liberação de epinefrina.[23] Tecido semelhante é encontrado em outras regiões, como bulbo jugular, orelha média, gânglio nodoso do nervo vago, adventícia da aorta ascendente, aorta abdominal e superfície pulmonar.[25,26]

Recentemente,[27] o CC emergiu como um alvo terapêutico para doenças cardiorrespiratórias. Com o aumento das funções conhecidas de quimiorreflexo, sugere-se uma correlação notável entre o fenótipo de uma unidade quimiossensorial (células glômicas-sensoriais aferentes) com um componente distinto da resposta reflexa. Essa lógica pode permitir a modulação diferencial de respostas quimiorreflexas distintas, uma estratégia ideal para a exploração terapêutica.

FISIOPATOLOGIA

O TCC (Figura 165.1), conhecido no passado também como *chemodectoma*, ou tumor do *glomus* carotídeo, é um tumor do tipo paraganglioma. O TCC representa 60% dos paragangliomas da cabeça e do pescoço, vindo em segundo lugar os da orelha média, seguidos dos parajugulares.[2]

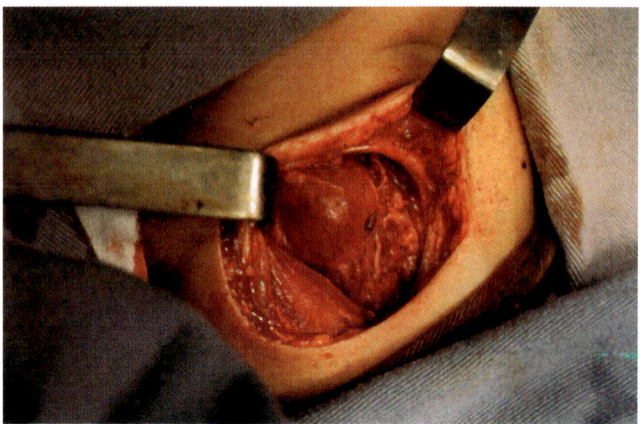

FIGURA 165.1 Aparência macroscópica do tumor de corpo carotídeo após exposições cirúrgicas.

Mulligan, em 1950, descreveu-o como uma neoplasia benigna, de crescimento lento, derivada do sistema quimiorreceptor.[28] Entretanto, sabe-se que de 5 a 15% são malignos, que há tendência familiar (20%) e que essas formas familiares são mais multifocais que as esporádicas e que podem fazer parte de síndromes como neoplasia endócrina múltipla tipo 2 (NEM2) ou doença de von Hippel-Lindau.[1]

HEREDITARIEDADE, GENÉTICA E ETIOPATOGENIA

Tendência familiar a se desenvolver esse tipo de tumor tem sido referida (cerca de 10 a 20% dos casos),[8,3] tendo sido sugerida uma transmissão autossômica dominante, de penetrância completa,[8] com aparente direcionamento paterno,[1,11,8,9] ou seja, a mutação só é expressa fenotipicamente quando é herdada do pai,[3] principalmente na síndrome de múltiplos paragangliomas.[8] Isso é importante, pois, no rastreamento genético, um caso que pode parecer esporádico – e, de fato, é – foi transmitido por antecedentes do sexo feminino, de forma assintomática, até o pai do paciente.[3] Nesses casos, há uma alta frequência de tumores bilaterais (cerca de 30% dos casos)[29] e de associação com outros paragangliomas cervicais, sendo sugerida a pesquisa de paragangliomas em membros da família desses doentes com TCC bilateral.[2,30,31]

As formas esporádica e familiar de TCC apresentam relação com a presença de mutações no gene da *SDH*, principalmente subunidades A, B, C, D ou AF2,[32] do complexo mitocondrial II, um complexo heterotetramérico envolvido no ciclo de Krebs e na cadeia aeróbia de transporte de elétrons.[33]

A disfunção de enzimas mitocondriais pode levar a neoplasias. A *SDH* funciona na membrana mitocondrial e é hoje reconhecida como supressora tumoral. Atualmente, são conhecidos, no mínimo, 50 polimorfismos da *SDH D* relacionados a paragangliomas.[34]

Quando há alteração na *SDH*, resulta em produção de adenosina trifosfato por meio da glicólise, um processo com eficiência inferior à cadeia respiratória.[35,36] Adicionalmente, essas vias alteradas permitem o crescimento das células tumorais mesmo em um ambiente de baixa tensão de oxigênio.[36] Cada tipo de mutação de subunidades de *SDH* alterada configura síndromes específicas, numeradas de 1 a 5.[32]

Quando associado com uma dessas mutações, o TCC é frequentemente associado com outro paraganglioma silencioso: cerca de 79% com paragangliomas de cabeça e de pescoço, 39% com feocromocitomas extra-adrenais e 78% com tumores benignos multifocais.[33]

O gene responsável pelas causas familiares (chamado de *paraganglioma locus 1*[3] ou *PGL1*) de paragangliomas múltiplos está localizado no *locus* q23 do cromossomo 11.[37] Estudos subsequentes mostraram *loci* adicionais: *PGL2, PGL3* (*SDH C*) e *PGL4* (*SDH B*).[3] A descoberta de novos genes é contínua, sendo, recentemente, descritos 30 ou mais genes envolvidos em sua fisiopatologia.[38]

Dois mecanismos patogênicos têm sido implicados no desenvolvimento da forma familiar: erro na avaliação de hipoxia e falha na apoptose.[3]

Observou-se que a inativação de *SDH* leva ao aumento do succinato, e que isso, *in vitro*, leva à desregulação de fatores hipoxiainduzidos. Isso leva à ativação de genes, como o gene para o fator de crescimento de endotélio vascular (*VEGF*) e outros fatores de crescimento (p. ex., eritropoetina).

Quanto ao segundo mecanismo, falha na apoptose, é explicado que, com o acúmulo de succinato, há inibição do fator que medeia a apoptose das células paraganglionares, o prolil hidroxilase Eg1N3, o que, normalmente, após o nascimento, leva à degeneração do tecido paraganglionar extra-adrenal. Isso mostra que pacientes com a mutação da *SDH* tem suscetibilidade à formação de paragangliomas.[3]

MALIGNIDADE

Certa porcentagem, variando de acordo com os diferentes autores, mas que está possivelmente em torno de 5 a 15%, é referida como passível de malignização, mais comum nos pacientes mais jovens.[13] Foi descrita pela primeira vez por Kopfstein, em 1894, para um linfonodo regional, e por Sapegno, em 1913, como metástase a distância.[29,12] Como não há diferença nas características histológicas, no pleomorfismo nuclear, nas atipias e na atividade mitótica, essas características não são consideradas como sinais de malignização localmente.[37] Ela é definida como infiltração local ou metastatização. As metástases ocorrem principalmente nos nódulos linfáticos regionais, mas podem ocorrer em outros locais, como ossos, pulmões, cérebro, fígado etc.[2,39,40] Casos controlados de doença metastática já mostraram sobrevida de até 32 anos.[29]

QUADRO CLÍNICO

A presença de uma massa tumoral, dura, sólida e indolor[12] na face lateral do pescoço é a manifestação clínica mais frequente, podendo ser bilateral, em cerca de 10% dos casos, chegando até 35% nos casos familiares[2,30,41](Figura 165.2). Dos bilaterais, 4,1% tendem a ser malignos.[14]

Em uma grande revisão sistemática com metanálise de 104 estudos observacionais (4.418 pacientes), essa apresentação foi a mais comum (75%), sendo 85% indolores.[14]

Essa manifestação pode aparecer como queixa do doente que procura o médico por causa dessa massa ou ser um achado de exame físico quando o doente é submetido a um exame de rotina ou por outra doença. Pode, ainda, ser achado acidental em exame complementar, quando o paciente é submetido ao dúplex para exame das artérias carótidas ou tomografia computadorizada (TC) ou ressonância magnética (RM) para o exame de pescoço, realizados por outras razões.[26]

Taquicardia, hipertensão e tremores podem indicar atividade endócrina. Esses tumores são normalmente não funcionais –[4] cerca de 2,3 a 5% dos casos de TCC são endocrinologicamente ativos.[2,26,14]

O tempo entre o aparecimento da massa e a ida ao médico é muito variável, tendo sido descritos intervalos de até 47 anos.[42] Às vezes, como ocorreu em um de nossos casos (Figura 165.2), o que leva o doente a procurar o médico é o crescimento rápido de um tumor que já havia sido percebido pelo doente, mas com o qual ele não havia se preocupado. Outras queixas que podem aparecer

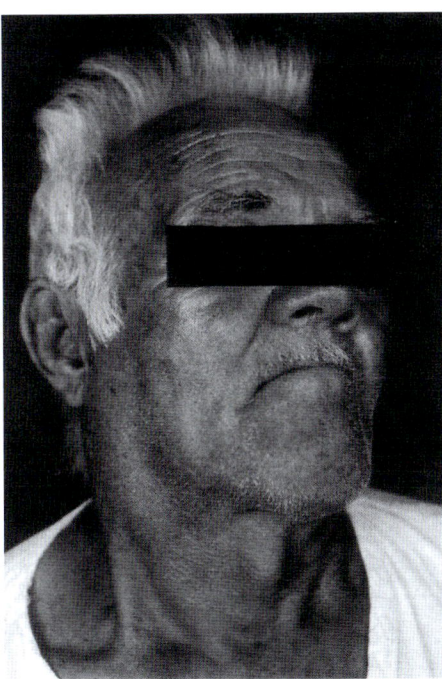

FIGURA 165.2 Paciente com tumor de corpo carotídeo à direita. Presença de massa tumoral visível na face lateral do pescoço.

são desconforto ou dolorimento local, cefaleia, tonturas, disfagia e alteração da voz. Nessa mesma revisão sistemática, disfagia, lesão de nervo craniano e cefaleia estavam presentes em 3%, e raramente acidente isquêmico transitório (0,26%) ou não (0,09%).[14]

No exame físico, o que se encontra é um tumor localizado na borda anterior do terço superior do músculo esternocleidomastóideo, pouco pulsátil, que pode apresentar mobilidade manual horizontal, mas não no sentido vertical. À ausculta, pode-se perceber a presença de sopro.

O sinal de Fontaine consiste na boa mobilidade lateral do tumor à manipulação, mas muito pouca no sentido craniocaudal.[12,13,18]

Erro no diagnóstico inicial clínico acontece em cerca de 30% dos pacientes, ocorrendo grande quantidade de diagnósticos de lipoma.[11] Os diagnósticos diferenciais mais comuns sem etiologia vascular ou tumoral são com nódulos linfáticos aumentados ou cisto branquial. Com alguma frequência, como em um dos casos por nós operados, o diagnóstico é feito durante cirurgia realizada por outros cirurgiões com um desses diagnósticos.

Nessa situação, o melhor é suspender a operação para um reestudo do caso, com realização de RM, considerada por muitos como o exame padrão-ouro,[18] TC ou arteriografia e melhor planejamento e preparo da cirurgia. Nessas condições, apenas uma biopsia pode ser realizada para confirmação diagnóstica, havendo, porém, risco de hemorragia importante, devido à grande vascularização do tumor, devendo, sempre que possível, ser evitada.[42,43] Outro diagnóstico diferencial é o de aneurisma de artéria carótida, com pulsações diminuídas pela presença de trombos no interior, embora a pulsação do TCC não seja expansiva. A literatura refere cerca de 30% de erros diagnósticos no TCC.[41]

DIAGNÓSTICO

Uma vez que houve a suspeita do TCC, o mapeamento dúplex colorido (ecodoppler colorido) é o primeiro exame a ser feito na presença de uma tumefação com as características descritas (Figura 165.3).

Ao exame, em escala cinza, ela é vista como uma massa bem definida, sólida e fracamente hiperecoica, alargando a bifurcação das artérias carótidas. É útil para diferenciar linfonodos e aneurisma de carótida.[11] Com o Doppler colorido, verifica-se a existência de hipervascularidade com um padrão de fluxo de baixa resistência.

Esse padrão tem sido encontrado em cerca de 95% dos casos avaliados.[44,45] Dickison et al.[41] referem o uso de rotina do ultrassom quando da suspeita clínica de TCC, indicando arteriografia quando o ultrassom sugere o diagnóstico. Essa indicação ainda se justifica desde que a arteriografia, além de confirmar o diagnóstico, auxilia no planejamento pré-operatório, principalmente com respeito ao suprimento sanguíneo do tumor[43] (Figura 165.4).[11]

Atualmente, a tendência é a utilização inicial, de rotina, da RM ou da TC no lugar da angiografia convencional.[46,47] A RM tem, ainda, as vantagens de permitir facilmente a diferenciação do TCC, por sua hipervascularização, de outras estruturas moles do pescoço –,[43,47] embora haja referências a erro nesse diagnóstico diferencial, principalmente com relação ao aneurisma de carótida –,[48] e a de não utilizar radiação ionizante, nem contraste nefrotóxico.[13]

Na tomografia, o TCC é reconhecido como uma massa hipervascularizada localizada na bifurcação carotídea, mudando a arquitetura local no ângulo entre as carótidas interna e externa, separando uma da outra semelhante à forma de uma sela (sinal da Lira – o afastamento das artérias carótida interna e externa após a bifurcação, em alusão ao instrumento de cordas utilizado na Grécia Antiga como fundo musical ao recitar poesias). A anatomia arterial e suas relações com o tumor podem ser avaliadas nesse exame[13] (Figura 165.5).

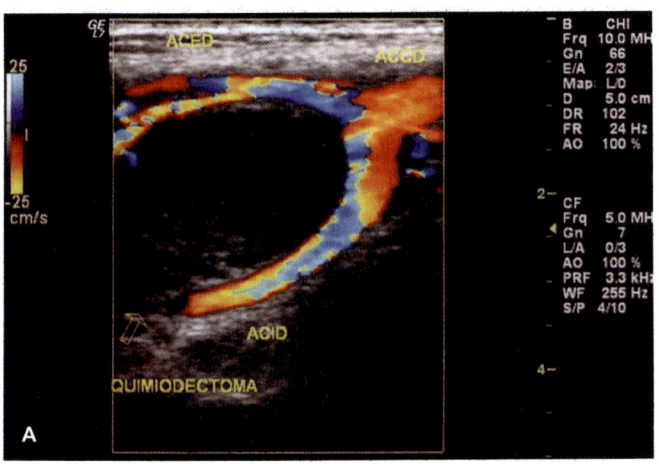

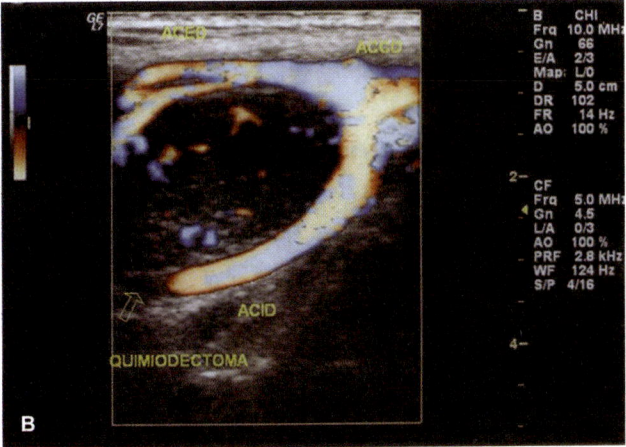

FIGURA 165.3 Aparência do paraganglioma carotídeo à ultrassonografia dúplex.

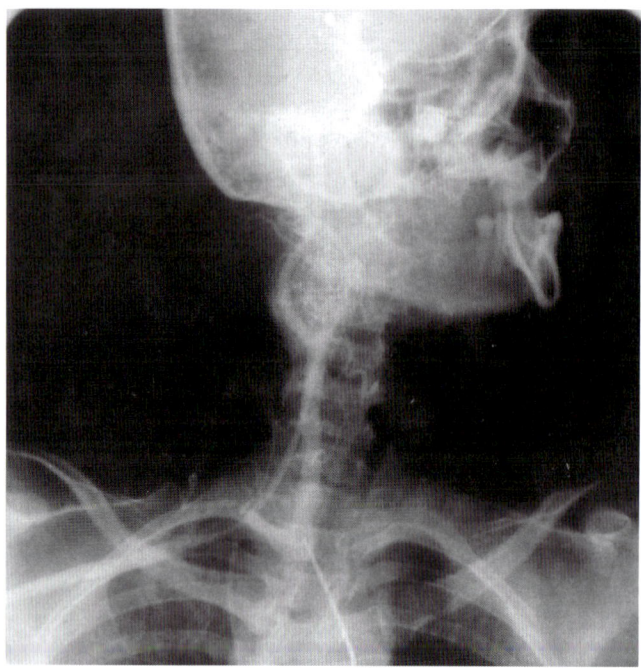

FIGURA 165.4 Arteriografia carotídea em paciente com tumor do corpo carotídeo. Massa altamente vascularizada, separando os vasos da bifurcação carotídea.

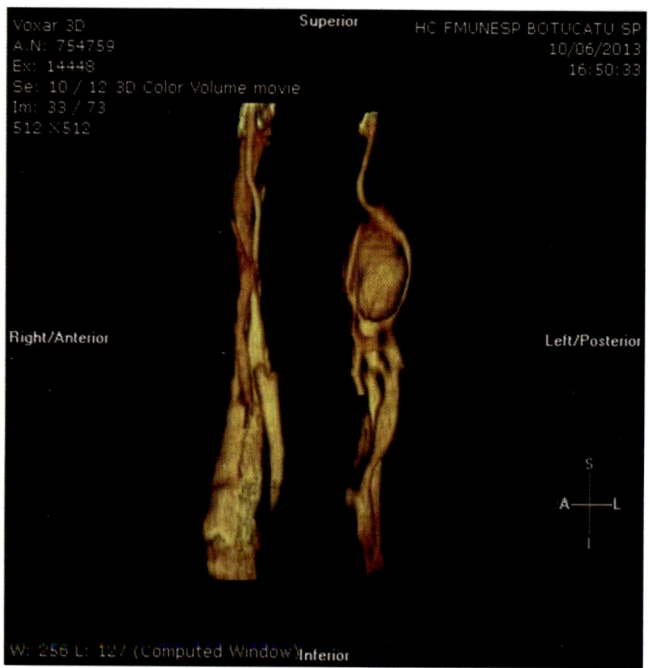

FIGURA 165.5 Reconstrução de angiotomografia mostrando paraganglioma carotídeo entre as artérias carótidas externa e interna.

A TC e a RM são de grande utilidade nos casos em que o tumor penetra a base do crânio, demonstrando seu tamanho e extensão,[40] sendo a RM mais sensível.[13]

A cintilografia com índio (In 111) apresenta-se promissora em detectar paragangliomas ocultos e tumores malignos.[29,49,10]

Em paciente com suspeita de paragangliomas,[44] F-DOPA PET ou PET-CT demonstraram alta sensibilidade e especificidade. A forma de acumulação é relacionada à síntese de catecolaminas desse tumor. Esses são métodos muito acurados para essa doença, podendo ser mais acurados que a RM em detectar tumores primários com menos de 10 mm,[13] principalmente porque, nesse tamanho, esses se assemelham a linfonodos,[1] mas a possibilidade de falso-negativos deve estar sempre em mente, pois mutações do gene da *SDH* pode influenciar a *performance* desses testes.[1,50]

A angiografia tem seu lugar principalmente em tumores grandes que podem causar distorção da anatomia ou tem extensão para a base do crânio, para pacientes com aterosclerose, como forma de planejar a cirurgia, mostrando a artéria nutrícia (importante para a embolização pré-operatória) e a circulação colateral (o que inclui o estudo do polígono de Willis), e detectar outros tumores que escaparam da TC e da RM.[8,37] Aqui também se nota o sinal da Lira (Figura 165.5).

A biopsia, seja por punção ou a céu aberto, não deve ser recomendada, pois esse tumor não necessita de confirmação histológica pré-operatória,[51] além de submeter o doente a risco hemorrágico, devido à sua grande vascularização.[43] Ainda mais, como foi visto, a aparência histológica virtualmente nunca prevê o comportamento metastático do tumor.[13]

Em casos de tumores endocrinologicamente ativos, estudos de laboratório com metanefrina urinária de 24 horas, normetanefrina e catecolaminas plasmáticas podem ser obtidas,[37] mas o estudo é recomendado apenas em pacientes com sintomas que sugiram tumores funcionantes.[10]

O estudo genético é sugerido quando unifocal antes dos 50 anos, quando múltiplos ou com história familiar positiva.[3]

DIAGNÓSTICOS DIFERENCIAIS

Os principais diagnósticos diferenciais, vasculares e tumorais, estão no Quadro 165.1.[52]

CLASSIFICAÇÃO

O TCC pode ser classificado baseado na etiologia ou na anatomia.

Etiologicamente, pode ser esporádico, familiar ou hiperplásico. Essa última forma é a mais comumente diagnosticada no contexto de hipoxia crônica, por exemplo, em pacientes que vivem em locais de grande altitude ou com doença crônica pulmonar.[14]

Anatomicamente, Shamblin et al.,[23] baseados na revisão de 58 pacientes com ressecção parcial ou completa de TCC, concluíram que a relação entre esse tumor e as artérias carótidas é variável e nem sempre relacionada ao tamanho do tumor. Propuseram então uma classificação cirúrgica em três grupos para o TCC:

1. Tumores facilmente dissecáveis dos vasos adjacentes, sem trauma significativo para as paredes vasculares ou para a cápsula tumoral – representa 26% dos casos.[4]

2. Tumores que parecem envolver parcialmente os vasos e são mais aderentes à sua adventícia. A dissecção desses tumores é muito mais difícil, mas ainda possível, usando-se a técnica da linha de Gordon-Taylor de dissecção em um plano subadventicial – representa 46% dos casos.[4]

3. Tumores que envolvem totalmente as artérias carótidas e, de tal maneira, aderentes; mesmo aos mais hábeis cirurgiões vasculares, é impossível a dissecção do tumor sem causar lesão vascular. A maioria dos casos operados, referidos na literatura, enquadra-se nos dois grupos tecnicamente mais difíceis.[24,43] Representa 27% dos casos.[4]

A classificação de Shamblin, por ser cirúrgica, pode ser usada no pré-operatório, mas com muito cuidado, principalmente por dois motivos: em primeiro lugar, a infiltração do tumor na parede carotídea pode apenas ser percebida no intraoperatório; e, em segundo lugar, por essa infiltração não ser sempre relacionada ao

QUADRO 165.1	Diagnósticos diferenciais.			
Diagnóstico	**Achados no ultrassom**	**Achados na tomografia**	**Achados na ressonância magnética**	**Achados na angiografia digital**
Tumor do corpo carotídeo	Massa hipoecoica bem definida que desdobra a bifurcação carotídea; hipervascular com padrão de fluxo de baixa resistência	Massa com densidade de tecido mole, aumentando heterogeneamente na bifurcação carotídea na fase arterial inicial; com reforço forte e rápido	Aninhado entre as artérias carótidas externa e interna; a intensidade do sinal é quase semelhante ao músculo na ponderação em T1 e sinal hiperintenso na ponderação em T2; sinal do sal e pimenta	Espalhamento dos vasos carotídeos; a artéria faríngea ascendente é o principal suprimento de contribuição; a angiografia convencional pode demonstrar anatomia
Aneurisma de artéria carótida	Sinal de "Yin-Yang"; pode ocorrer pseudoaneurisma ou dissecção	Mudança no diâmetro do vaso sanguíneo	Seção transversal oval, irregular ou em fenda do lúmen do vaso	Delinear extensão, detectar estenose
Pseudoaneurisma de artéria carótida	Estrutura cística hipoecoica adjacente ao vaso verdadeiro; imagens Doppler coloridas apresentam fluxo *to and for* e forma de onda; Doppler bidirecional no pescoço do pseudoaneurisma	A TC pode demonstrar a irregularidade da parede do vaso e bolsa externa irregular; compatível com ruptura e sangramento ativo	A ressonância magnética com sequências com supressão de gordura ponderada em T1 permite a avaliação do trombo intraluminal e do tamanho do saco do pseudoaneurisma	Continua sendo o padrão-ouro para avaliação de pseudoaneurisma
Hematoma cervical/trombose arterial	Vaso arterial dilatado e incompressível, coágulo intraluminal e nenhuma resposta à manobra arterial	Na TC sem realce, o hematoma aparece como uma massa de alta densidade. Na TC contrastada, não realça com agente de contraste	A hemorragia na ressonância magnética tem características de imagem altamente variáveis que dependem do tempo decorrido da formação do hematoma. Em T2, o trombo agudo da artéria terá alta intensidade, enquanto o trombo arterial subagudo terá baixo sinal	Pode localizar o sangramento arterial ativo/fonte de hemorragia
Tumor glômico do vago	Pode ser visto como uma lesão sólida heterogeneamente hipoecoica composta de pequenas estruturas vasculares	Massa com densidade de tecido mole, aumentando heterogeneamente	Normalmente, sinal baixo em T1; sinal alto com vários vazios de fluxo em T2; realce intenso de contraste no T1-gadolíneo	Mesmo tumor de corpo carotídeo, mas tende a deslocar a artéria carótida anteriormente
Schwannoma	Permite a visualização direta do nervo vago, para que a sua posição em relação ao schwannoma possa ser examinada; pode resultar em aumento da distância entre a artéria e a veia (separação)	Massa com densidade de tecido mole; não realce da massa no realce do contraste	Os tumores bem encapsulados aparecem como uma massa redonda ou ovoide que é isointensa ao músculo em T1, hiperintensa em T2; tumores da bainha do nervo que pode ou não mudar o sinal	Tende a deslocar os dois vasos juntos, em vez de separá-los

TC: tomografia computadorizada.

tamanho do tumor. Alguns autores mostraram correlação positiva entre um tumor maior que 4 cm e uma classificação de Shamblin de II ou III, o que fez com que surgissem propostas de novas classificações, com subdivisões.[33]

TRATAMENTO

Foi Scudder, em 1903, quem realizou a primeira ressecção com êxito, preservando o sistema carotídeo.[8,18] Devido à posição anatômica do TCC e ao seu envolvimento com os vasos carotídeos, a ressecção cirúrgica desses tumores pode ser bastante problemática e, antes do desenvolvimento e da divulgação das técnicas de restauração arterial, a mortalidade e a morbidade de tal cirurgia eram altas, o que levantou intensa polêmica quanto à utilidade de tal ressecção. Nos casos de cirurgia em que se tornava necessária a ligadura de artéria carótida interna ou comum, a incidência de acidente cerebral isquêmico e a mortalidade eram de cerca de 30%.[22] Com o emprego de técnicas de reconstrução vascular, essa mortalidade tornou-se praticamente nula, com baixas taxas de acidente vascular encefálico (AVE), havendo, hoje, um consenso de que a cirurgia deva, de modo geral, ser empregada, sendo considerada a única terapêutica curativa, e que quanto mais precoce for a operação, menores serão as complicações vasculares e neurológicas pré e pós-operatórias.[23,42,43,53]

Mesmo sendo a maioria benigna e de crescimento lento,[19] como não há relato de involução espontânea[29] e pela possibilidade de envolver a carótida comum e sua bifurcação, assim como um ou mais nervos cranianos de sua proximidade, está indicada sua exerese,

sempre que diagnosticados.[18] Apenas os tumores pequenos em pacientes idosos ou em mau estado, com pouca perspectiva de vida, devem ser tratados conservadoramente. Nesses casos, na presença de grandes tumores invadindo a base do crânio e nos casos de recidiva, poderia, eventualmente, ser indicada radioterapia ou radiocirurgia estereotática.[54] Outra indicação para a radioterapia são as metástases a distância, especialmente as ósseas.[12,53,54] Krysh et al.[55] verificaram controle no crescimento tumoral, sem malignização induzida pela radiação, em 92% dos pacientes seguidos até 10 anos.

TÉCNICA CIRÚRGICA

Sendo o TCC um tumor que pode envolver os vasos carotídeos e sendo extremamente vascularizado, deve-se levar o paciente para a sala cirúrgica com os mesmos cuidados utilizados para as cirurgias de carótida, acrescidos de reserva de grande volume de sangue para eventual reposição. Os preparos locais são semelhantes aos da cirurgia de carótida. Deve ser também preparado um dos membros inferiores para uma eventual retirada da veia safena para substituição arterial.

Geralmente, usa-se anestesia geral, assim como é feito na Mayo Clinic (Rochester, Minn, EUA).[9] Nesse serviço, também é feito eletroencefalograma na maioria dos pacientes, iniciado quando tiveram um caso de acidente vascular encefálico devido à trombose intraoperatória da carótida pela manipulação do tumor. Em alguns, é monitorado o fluxo sanguíneo cerebral e o nervo laríngeo recorrente, ocasionalmente em ressecção de TCC bilaterais, se a corda vocal contralateral estiver paralisada. Intubação nasotraqueal ou subluxação da mandíbula, ou ambas, são usadas para tumores maiores, em geral os que se localizam no nível do corpo vertebral de C2 ou acima ou atrás do ângulo da mandíbula.[11,9]

Para a cirurgia, preferimos incisão oblíqua, acompanhando o bordo anterior do músculo esternocleidomastóideo, expondo amplamente as artérias carótidas, permitindo assim isolamento de amplo segmento dessas artérias e seu cadarçamento.

São identificados os nervos vago e hipoglosso, as estruturas da faringe medialmente e a bifurcação carotídea, na tentativa de preservar o nervo laríngeo superior que passa posteriormente à bifurcação.[9] É feito o controle proximal da artéria carótida comum, mas sem seu clampeamento.[10] Como descrito pela primeira vez por van der Bogt et al., em 2008,[56,57] o tumor deve ser ressecado de cranial para caudal,[9,57] a fim de evitar o plexo arterial frequentemente presente na bifurcação e a origem da artéria faríngea ascendente na artéria carótida externa, que frequentemente nutre o tumor.[10,57,18] Se houver a necessidade de clampeamento vascular, é realizada heparinização sistêmica.[9]

Nos casos descritos como do grupo 1 de Shamblin, a dissecção do tumor é mais simples, sendo relativamente fácil a separação do tumor dos vasos, em geral com pouca perda de sangue. Nos demais casos, tenta-se sempre encontrar um plano sob a camada mais externa da adventícia vascular, a chamada "linha branca" de Gordon-Taylor,[22,23,18,43] que pode permitir a separação do tumor das demais camadas da parede vascular. Quando o tumor for grande, pode-se, desde o início, optar pela ligadura e secção da artéria carótida externa, o que facilita a apresentação do tumor e o encontro do plano subadventicial (Figura 165.6).

Nos casos em que não se consegue achar um plano que permita separar o tumor sem lesar todas as camadas dos vasos, é necessário optar pela ressecção da artéria carótida interna e por sua substituição por um enxerto de veia autóloga, de preferência veia safena. Na ausência de veia safena, se necessária a reconstrução arterial, enxerto de politetrafluoretileno (PTFE) poderá ser utilizado, embora a sua perviedade seja um pouco menor do que a dos enxertos venosos.[58]

A reconstrução vascular não aumenta a incidência de complicações cerebrovasculares, embora esteja associada a um maior número de alterações dos nervos cranianos, que, entretanto, talvez

sejam relacionadas mais ao tamanho e à complexidade do próprio tumor do que à técnica cirúrgica propriamente dita.[59]

Esses tumores de grande tamanho frequentemente englobam nervos cranianos que acompanham as carótidas. Sempre que possível, deve-se tentar liberar esses nervos, mantendo-os íntegros. Tal liberação, entretanto, nem sempre é viável, sendo então necessária a sua ressecção em bloco junto ao tumor. Essa ressecção, frequentemente, traz problemas de fala e deglutição para o paciente. Muitas vezes, esse problema já está presente antes da operação, sendo, portanto, indispensável a realização de exame da boca, da língua, da faringe e da laringe antes e depois da cirurgia. Muitas dessas alterações permanecem em definitivo para o doente. Alguns cirurgiões realizam laringoscopia direta logo após a cirurgia, a fim de observar a integridade das cordas vocais.[11]

Em um estudo da Mayo Clinic,[9] a classificação de Shamblin foi o único fator estatisticamente significante relacionado à lesão de nervos, sendo a classe II 6,7 vezes e a classe III 16,7 vezes mais associado a lesões temporárias de nervos cranianos, comparados à classe I. A longo prazo, apenas 6% dos pacientes mantiveram déficits permanentes, relacionados ao nervo hipoglosso e ao vago.[9]

Nos casos bilaterais, em geral se ressecava o tumor maior primeiro,[9] mas há serviços em que se resseca o menor primeiro,[10] devido à possibilidade de se realizar o procedimento com mínima lesão neurológica. Isso permitiria realizar a remoção do segundo tumor sem o risco de deixar o paciente com paralisia neurológica bilateral.[10]

A linfadenectomia é indicada para linfonodos grandes ou próximos ao tumor, a fim de se encontrar, na análise histológica, micrometástase.[10]

Já relatado para exerese de paraganglioma abdominal, a cirurgia robótica com o uso do sistema Da Vinci ainda precisa ser melhor explorada.[60]

Shunt

Descrito pela primeira vez por Som et al., em 1966,[61] a proteção cerebral (*shunt*) pode ser feita pela utilização de uma derivação interna, sobre a qual são feitas as suturas do enxerto à artéria (Figura 165.7). Antes de completar-se a sutura proximal, a derivação interna é retirada, sendo depois completada a sutura, o que possibilita um tempo mínimo de isquemia. É mais usado em tumores maiores e mais aderido aos vasos e aos nervos (Shamblin III).[61]

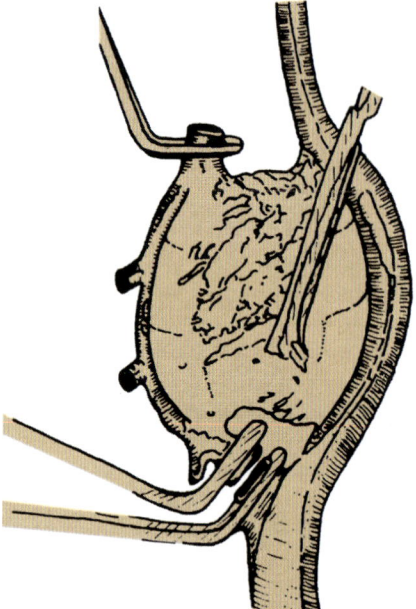

FIGURA 165.6 Ligadura e secção da artéria carótida externa para ressecção de tumor do corpo carotídeo.

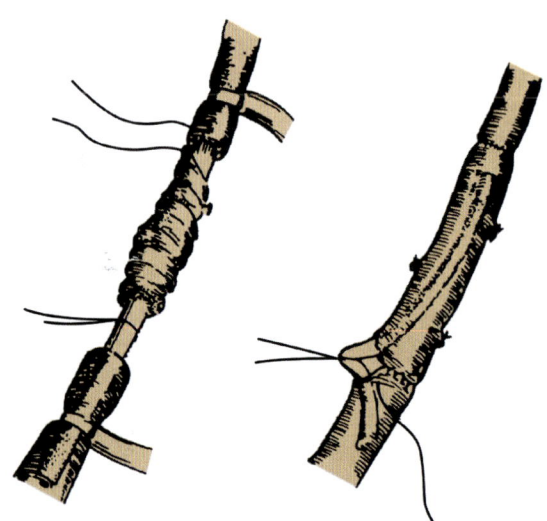

FIGURA 165.7 Utilização de derivação interna durante a realização de enxerto de veia safena, na ressecção de tumor do corpo carotídeo.

As indicações do *shunt* mais usadas pelos cirurgiões são:[61]

- Oclusão ou estenose grave na artéria carótida interna contralateral
- Polígono de Willis incompleto, visto em avaliação pré-operatória
- Pressão distal da artéria carótida menor do que 40 a 50 mmHg.[61]

Como vantagens, há a garantia de fluxo cerebral, reduzir o tempo cirúrgico, evitar lesão de nervos cranianos, diminuir o sangramento intraoperatório e diminuir o tamanho do tumor (com a redução de seu fluxo sanguíneo).[61]

Krupski et al.,[24] descrevendo 15 pacientes submetidos à ressecção de TCC, referem não ter precisado usar derivação provisória em nenhum, pois todos apresentavam pressão de refluxo maior do que esse limite.

Há relatos de que o uso do *shunt* aumenta o sangramento e a necessidade de transfusão, mas com o viés de que o grupo que usou foi o de maiores tumores, mais vascularizados, em cirurgias que dificilmente seriam factíveis sem o seu uso.[61]

Controle de hemostasia – embolização, *stent* recoberto e oclusão temporária

Visando diminuir a hemorragia intracirúrgica, tem sido proposta a embolização prévia dos grandes tumores. Descrito pela primeira vez por Schick et al., em 1980,[19] essa embolização deve ser altamente seletiva pelos riscos de acidente cerebral e de lesão isquêmica dos nervos cranianos.[62] Os resultados referidos pelos autores têm sido bons, com diminuição da massa tumoral (Schick et al. relataram diminuição do tamanho entre 30 e 96%, mas, mesmo com a embolização, a perda sanguínea média foi de 4 mil mℓ e o tempo cirúrgico de 12 horas)[4] e importante redução da vascularização.[26,43,63] A embolização parece não reduzir a incidência de lesão neurológica temporária e permanente, mas facilita a técnica operatória.[9]

Por um acesso femoral, cateteriza-se seletivamente a artéria carótida externa, e com o uso de um microcateter, são cateterizadas as artérias nutridoras.[9] A embolização deve ser feita apenas nos vasos que podem ser superseletivados e determinar se não há refluxo do contraste para carótida interna. Deve ser feita lentamente, especialmente porque o fluxo para o tumor vai reduzindo.[19] Uma arteriografia é realizada após, para se avaliar o grau de embolização e a patência da artéria carótida interna. Sucesso técnico é determinado como uma estimativa de 50% de desvascularização, visto de forma subjetiva.[9]

Em 94% dos casos, a artéria predominante responsável pela nutrição é a faríngea ascendente.[9]

Esse procedimento deve ser realizado no prazo de 2 semanas da cirurgia, porque há a possibilidade de revascularização tumoral (idealmente 48 horas antes da cirurgia,[37] a fim de evitar recrutamento de circulação colateral e minimizar a exposição do cirurgião à reação inflamatória e ao edema).[19]

Para tumores menores, que medem 4 a 5 cm, parece não haver vantagem na embolização pré-cirúrgica. Litle et al.,[64] comparando os resultados de dois grupos de pacientes com tumores similares, operados com e sem embolização prévia, não encontraram diferença entre os grupos com relação à perda sanguínea, ao número de transfusões e às complicações perioperatórias.

Uma de suas principais técnicas é com o uso de *microcoils*,[37] mas outros materiais estão disponíveis, como: partículas de polivinil-álcool (PVA) entre 150 e 500 mcm (Contour; Interventional Therapeutics Corporation, San Francisco, CA), molas com fibras de platina (Target Therapeutics), molas de liberação eletrônicas (molas destacáveis de Guglielmi, Target Therapeutics)[19] e polímeros de álcool-etileno vinil a 6% (Onyx-18, ev3).[20]

Descrito pela primeira vez por via endovascular por Deramond et al., em 1990, e por via percutânea por Pierot et al. e Casasco et al.,

em 1994, para tumores cervicais, Abud et al. descreveram pela primeira vez, em 2004, a embolização direta intratumoral de cola de cianoacrilato para paragangliomas, com completa desvascularização, sem complicações pós-embolização ou perioperatória.[19,65] Yang et al.[65] descreveram dois casos de embolização direta com essa cola sob anestesia geral, associando oclusão temporária da artéria carótida interna com balão na porção cervical alta desta durante a injeção, a fim de evitar que um possível deslocamento retrógrado da cola via pequenos vasos nutridores oriundos da interna fosse para a circulação cerebral. A punção do tumor foi feita por agulha 19 G, em seis sítios diferentes, em um total de 15 mℓ de uma solução com a cola a 20 a 30%. A perda média sanguínea no procedimento é estimada em 100 mℓ.[65] Os riscos específicos estariam na migração distal da cola, na hemorragia nos sítios de punção, na migração para a veia jugular da cola (por *shunts* arteriovenosos no tumor) e nos riscos da anestesia geral.[65]

De maneira semelhante, Elhammady et al. descreveram a injeção direta intratumoral de copolímero de álcool etileno-vinil e alcançaram resultados semelhantes.[19] Porém, por enquanto, a injeção intratumoral deve ser vista como pré-operatória e não curativa.[20]

Recentes avanços na cirurgia endovascular sugerem como nova técnica cirúrgica a exclusão do TCC por meio do implante de um *stent* recoberto na artéria carótida externa.[19] Descrito pela primeira vez por Tripp et al., em 2003,[19,66] essa técnica é extremamente útil no caso dos tumores classe III de Shamblin, de modo a reduzir a possibilidade de lesão vascular e neurológica.[37] Como descrito por Scanlon et al.,[66] essa técnica tem como maiores vantagens:

- Tender a diminuir os riscos inerentes à embolização (isquemia cerebral por embolia retrógrada para interna)[66]
- Contornar a sua maior dificuldade técnica, que é a microcateterização de vasos nutridores, e assim também reduzir o tempo de procedimento[66]
- Cobrir os ramos da artéria carótida externa de sua origem até a artéria nutridora mais alta também exclui qualquer ramo menor, angiograficamente não visível.[66]

No seguimento de Scanlon et al.,[67] observou-se nenhuma isquemia cerebral e nenhuma morte, apenas alguns déficits leves de nervos cranianos em três pacientes acompanhados de 23 a 36 meses.

Recentemente,[67] foi descrito o uso do poloxamer 407 (LeGoo; Pluromed. Woburn, Mass, EUA), um polímero termossensível não tóxico e não trombogênico. Em temperatura ambiente, é um líquido viscoso que, quando injetado em um vaso em temperatura corpórea, transforma-se em *plug* firme e oclusivo, preenchendo o lúmen. Após 10 a 20 minutos, ele se dissolve espontaneamente *in situ* ou por massagem manual, aplicação de gelo ou soro gelado na superfície do vaso, ou mecanicamente, por meio de um instrumento que rompa a sua integridade física. Assim, ele realiza uma oclusão da artéria carótida externa, assim como o *stent* recoberto, mas de forma temporária e reversível, caso necessário.

Recentemente, Robertson et al.,[14] em revisão sistemática com metanálise, mostraram que nos estudos avaliados apenas 21% das cirurgias foram realizadas com embolização pré-operatória, mesmo com as taxas de 44% de tumores Shamblin II e de 29% de tumores Shamblin III.

PÓS-TRATAMENTO

O tempo médio de internação é de 4 dias;[9] porém, pode se prolongar devido a complicações. A complicação mais grave do tratamento do TCC é o acidente vascular encefálico, cuja frequência, atualmente, com a utilização de técnicas vasculares cuidadosas, é inferior a 5%.[23,43,64,68] A frequência de lesões dos nervos, entretanto, permanece alta, variando de 12 a 40% os pacientes com déficits neurológicos permanentes relatados na literatura,[24,69,70] com riscos maiores nos tumores classe III de Shamblin.[37]

Outra complicação rara, porém que deve ser conhecida, é a falência dos barorreceptores, que pode ocorrer nos casos de ressecção bilateral de TCC e que, pela variação abrupta e intensa da pressão arterial, pode levar a complicações graves, como AVC e infarto do miocárdio.[71] Descrito pela primeira vez por Sugarbaker et al.,[72] a fase aguda da denervação bilateral pós-cirúrgica de TCC é marcada pela ativação simpática sem controle após estresse físico ou emocional.[73] Essa costuma aparecer de 24 a 72 horas de pós-operatório com cefaleia, hipertensão e/ou taquicardia.[72]

Chan et al.[73] descreveram um caso de uma paciente com flutuação da pressão no pós-operatório de ressecção de paraganglioma, oscilando hipertensão com hipotensão e cefaleia frontal, evoluindo em 3 dias para convulsões tônico-clônicas e TC mostrando sangramento lobo frontal. Após controle clínico com clonidina, a paciente teve alta hospitalar. Após 2 anos de acompanhamento, não houve melhora completa. Esse caso sugere que, em seres humanos, a capacidade compensatória de outros barorreceptores, além dos carotídeos, é limitada no controle pressórico.[73] O uso da clonidina é sugerido por ser um estimulante alfa-2 cerebral, inibindo o estímulo simpático central e prevenindo a liberação periférica de norepinefrina, diminuindo a pressão arterial. Esta também estimula o parassimpático, contribuindo para diminuir a frequência cardíaca.[72]

Essa síndrome de falência dos barorreceptores pode acontecer mesmo que a ressecção de cada lado não seja feita no mesmo tempo operatório. Isso sugere que, após a ressecção unilateral, os barorreceptores do outro lado são suficientes para manter o controle da pressão arterial.[72]

A evolução dos pacientes após ressecção de um TCC parece ser boa: a sobrevida é similar à da população geral; apenas 6% têm recidiva do tumor; e cerca de 2% desenvolvem metástases.[43] Entretanto, é importante fazer o acompanhamento periódico desses pacientes, especialmente daqueles em que foi realizado enxerto na artéria carótida, pela possibilidade de formação de pseudoaneurisma no pós-operatório, como já foi descrito.[74]

Robertson et al.[14] mostraram uma mortalidade pós-operatória em 30 dias de 2,29%, com taxa de AVE de 3,53% e lesão de nervo craniano de 25,4% no mesmo período. Doze estudos demonstraram que a chance de um AVE se correlaciona com a classificação Shamblin pré-operatória, chegando a 3,99% para o Shamblin III. A incidência de hematoma cervical pós-operatória que necessita de reabordagem foi de 5,24%, taxa que não foi reduzida pela embolização pré-operatória. Esta também não reduziu as perdas no dreno (639 *vs.* 653 mℓ).

Os pacientes com doença familiar, paragangliomas múltiplos ou endocrinologicamente funcionantes devem ser rastreados para outros paragangliomas, com TC, RM e cintilografia com I123-metaiodobenzilguanidina (123I-MIBG)[10] principalmente nos com mutação da *SDH*.[9]

Como possibilidade futura, no rastreamento, a pesquisa molecular para mutações dos genes codificando as subunidades B, C e D da *SDH* poderá ser recomendada em casos de paragangliomas familiares.[33]

Apesar do que foi dito em 1917 por Lund[75] – "*These curious little tumors have been dissected, studied, and described almost ad nauseam et ad infinitum*" –, há muito ainda o que ser estudado sobre o TCC.

As referências bibliográficas deste capítulo se encontram no Ambiente de aprendizagem do GEN.

166

Síndromes Compressivas Neurovasculares do Desfiladeiro Cervicotoracoaxilar e Síndrome do Túnel do Carpo

José Dalmo de Araujo Filho ■ José Dalmo de Araujo ■
Emerson Ciorlin ■ João Aris Kouyoumdjiam

Resumo

A expressão "síndrome do desfiladeiro torácico" (*thoracic outlet syndrome*) foi utilizada por Peet, em 1956, para descrever os sintomas relativos a todos os locais conhecidos de possíveis compressões: triângulo intercostoescalênico (sobretudo quando invadido por uma costela cervical), espaço costoclavicular e espaço retrocoracopeitoral (Figura 166.1). Sua incidência varia de 3 a 80 casos/1.000 habitantes, predominando em mulheres de 20 a 50 anos. A denominação síndromes compressivas neurovasculares do desfiladeiro cervicotoracoaxilar é a mais apropriada porque lembra o mecanismo básico de produção (compressão), os elementos anatômicos atingidos e que originam os sintomas (vasos e nervos), bem como o local onde ocorre a compressão (desfiladeiro cervicotoracoaxilar).

Palavras-chave: artéria axilar; síndrome do desfiladeiro torácico; compressão nervosa.

INTRODUÇÃO

Estendemos o limite do desfiladeiro até a região axilar para podermos estudar síndromes que não estão incluídas nas descrições clássicas:[1] compressão pela cabeça do úmero, pelo músculo axilopeitoral, e compressão da artéria axilar pelo nervo mediano.

Alguns autores acreditam que, para ocorrer a síndrome, é necessária a combinação de dois fatores: estreitamento anatômico e algum trauma local que desencadeie os sintomas.[2]

ANATOMIA

Triângulo intercostoescalênico

É limitado anterior e internamente pelo músculo escaleno anterior, posterior e externamente pelo escaleno médio, e inferiormente pela borda superior da primeira costela.

A artéria subclávia se encontra em sua parte anterior em contato com a junção musculotendinosa do escaleno anterior; posterior e lateralmente, põe-se em contato com os troncos primários inferior e médio do plexo braquial; e, inferiormente, com a primeira costela.

O plexo braquial, por seus troncos primários, se relaciona sucessivamente, de cima para baixo, com os escalenos anterior e médio; depois, com o escaleno médio e a artéria subclávia; e, por fim, com a inserção do escaleno médio, a artéria subclávia e o bordo superior da primeira costela.[3]

A veia subclávia, ao contrário da artéria, se coloca anteriormente ao escaleno anterior (Figura 166.2).

Funcionalmente, os escalenos são responsáveis pela movimentação da cabeça, do pescoço e do tórax:

■ Agindo bilateralmente, com apoio nas vértebras cervicais, eles elevam as duas primeiras costelas, comportando-se como musculatura auxiliar na inspiração

■ Fixando-se no tórax, tendem a flexionar a coluna cervical; atuando unilateralmente e, apoiados no tórax, flexionam a coluna cervical para o mesmo lado e o mento levemente para o lado oposto. Quando se forçam esses efeitos por meio de manobras especiais, há aumento da tensão desses músculos com estreitamento do espaço e compressão neurovascular, além do estreitamento do espaço costoclavicular (Figura 166.3).

Espaço costoclavicular

Seus limites são:

■ Anteriormente, o terço interno e médio da clavícula, sob a qual se encontram o músculo subclávio e o ligamento costoclavicular
■ Posterior e inferiormente, a face anterior da primeira costela em suas partes média e interna. A veia subclávia passa no segmento interno desse espaço, anteriormente ao escaleno anterior e lateralmente ao ligamento costoclavicular
■ Posteriormente ao escaleno anterior passam a artéria subclávia e as divisões do plexo braquial (Figura 166.4).

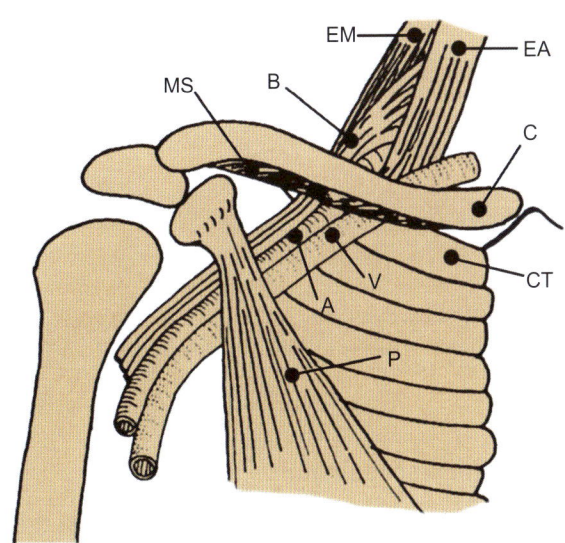

FIGURA 166.1 Aspecto de conjunto dos elementos básicos que compõem o desfiladeiro cervicotoracoaxilar. A: artéria subclávia; B: plexo braquial; C: clavícula; CT: costela; EA: escaleno anterior; EM: escaleno médio; MS: músculo subclávio; P: músculo peitoral menor; V: veia subclávia.

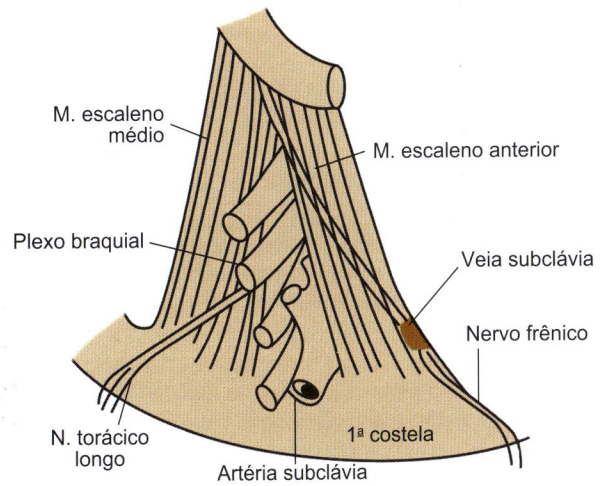

FIGURA 166.2 Aspecto anatômico do triângulo intercostoescalênico.

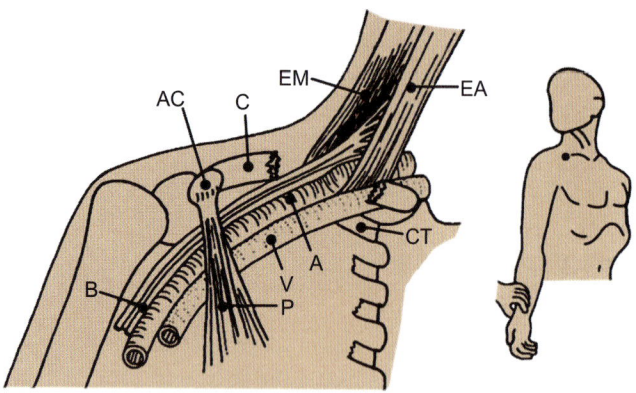

FIGURA 166.3 Manobra de Adson. No detalhe, compressão neurovascular no nível do triângulo intercostoescalênico. A: artéria; AC: acrômio; B: plexo braquial; C: clavícula; CT: costela; EA: escaleno anterior; EM: escaleno médio; P: músculo peitoral menor; V: veia.

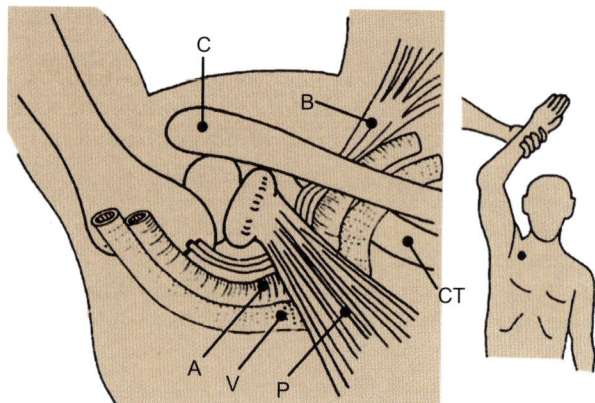

FIGURA 166.5 Manobra de Wright. Efeito de polia sobre o feixe vasculonervoso ao movimento de hiperabdução. A: artéria; B: plexo braquial; C: clavícula; CT: costela; P: músculo peitoral menor; V: veia.

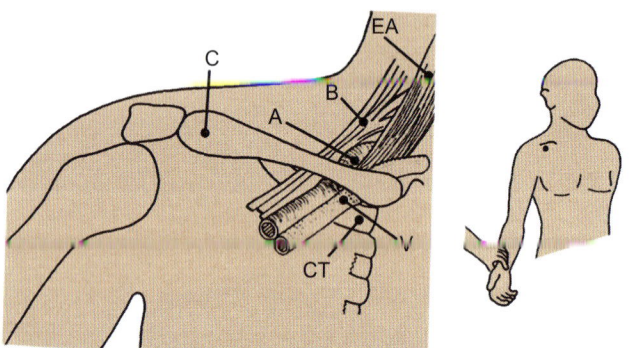

FIGURA 166.4 Manobra costoclavicular. No detalhe, compressão no nível do espaço correspondente. A: artéria; B: plexo braquial; C: clavícula; CT: costela; EA: escaleno anterior; V: veia.

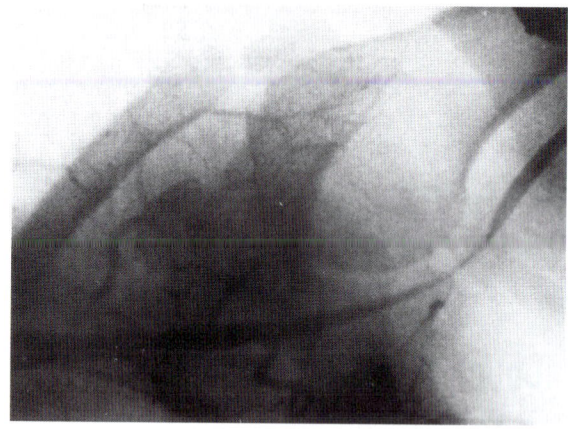

FIGURA 166.6 Compressão arterial pela cabeça do úmero (cineangiografia).

Espaço retrocoracopeitoral

Localiza-se posteriormente à inserção do músculo pequeno peitoral na apófise coracoide da escápula. No interior do canal, de anterior para posterior, passam a veia e a artéria axilares, bem como os cordões do plexo braquial. A hiperabdução forçada pode promover a compressão neurovascular a esse nível (Figura 166.5).

Região axilar

A proximidade da cabeça do úmero com a saída do canal retrocoracopeitoral, acentuada com o movimento de hiperabdução forçado, pode produzir compressão neurovascular (Figura 166.6).

A artéria axilar corre entre dois feixes do plexo braquial que vão constituir o nervo mediano. Telford e Mottershead[4] descreveram compressão da artéria quando o indivíduo realiza o movimento de abaixamento do ombro com o braço ao longo do corpo. A compressão pode também ser recíproca, ou seja, da artéria para os nervos, e ocorrer com hiperabdução, conforme descrito por Araújo et al.[5]

O músculo axilopeitoral pode formar uma arcada (arcada de Langer) que se estende do bordo lateral do músculo grande dorsal até a inserção umeral do músculo grande peitoral, cruzando a cabeça do úmero e o feixe vasculonervoso na axila[6] (Figura 166.7).

Há um acentuado grau de adaptabilidade dinâmica na vigência de variações normais ligadas a sexo, biotipo, idade, profissão, hábitos de vida etc. Isso explica os casos em que, mesmo ocorrendo anomalias locais, os pacientes são assintomáticos.[7]

ETIOPATOGENIA E FISIOPATOLOGIA

A importância que alguns fatores desempenham na etiopatogenia é bem descrita. Os mais estudados são: idade, sexo, biotipo, dismorfismos torácicos, profissão e hábitos de vida.

A síndrome é rara em crianças em razão da posição mais alta da clavícula e do ombro. Com o tempo, ambos tendem a cair, principalmente nas mulheres. Costelas cervicais também são mais frequentes em mulheres e, quando causam sintomas, o comum é que seja na idade adulta. Por outro lado, o desenvolvimento de uma costela cervical se dá aos poucos e só se completa na terceira década de vida.

Em mulheres, mamas grandes associadas à hipotonia muscular e clavícula, geralmente maior que nos homens, predispõem à queda do manúbrio esternal, que, ao nascimento, está no nível da primeira vértebra torácica e, com o tempo, cai para a segunda vértebra nos homens e para a terceira nas mulheres. Essa queda acontece devido à hipotonia dos músculos suspensores, como trapézio, elevador da escápula e romboide.[3,7] A hipotonia dos retos anteriores do abdome propicia a subida do gradil costal, aproximando a primeira costela da clavícula.

Quanto ao biotipo, os longilíneos são mais predispostos a terem ombros mais caídos que os normolíneos. A síndrome é pouco comum em brevilíneos.

Profissões (p. ex., pintores) que exigem elevação dos membros, hábito de carregar bolsas pesadas nos ombros, atividades atléticas (halterofilismo), vícios posturais e aumentos ou diminuições de peso podem desencadear a síndrome quando há predisposição anatômica, ainda que pequena.

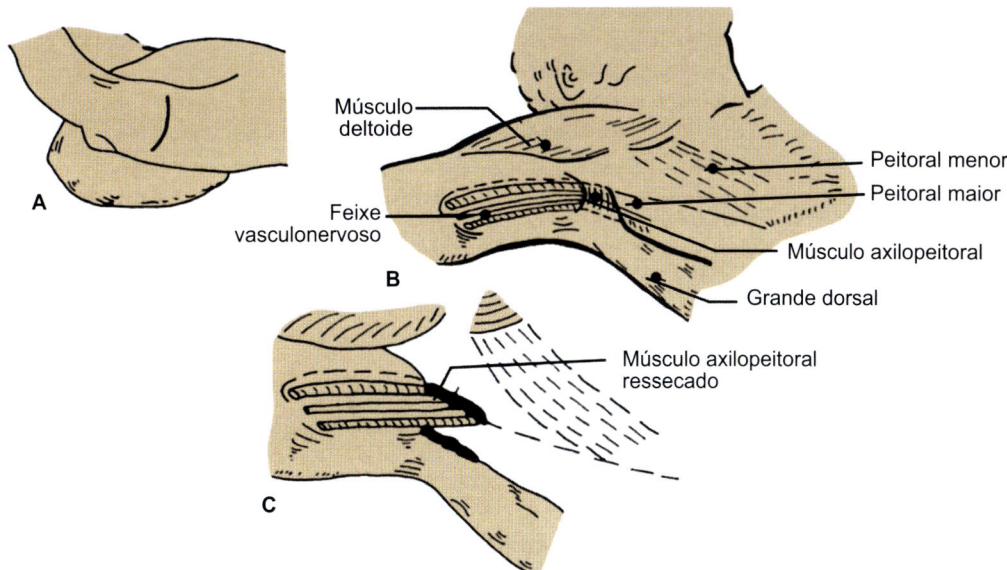

FIGURA 166.7 Ressecção do músculo axilopeitoral (arcada de Langer). **A.** Linha de incisão. **B.** Aspecto anatômico do músculo anômalo. **C.** Músculo ressecado.

Deve-se ressaltar a importância dos traumatismos como "gatilho". Os mais importantes são aqueles em que há batida por trás ou pela frente provocando a síndrome da chicotada (*whiplash syndrome*), que produz inflamação e fibrose dos escalenos. Alguns autores creditam ao trauma por acidente ou profissional (gestos repetitivos) 90% dos casos de síndromes neurogênicas.[8]

No Quadro 166.1, mostramos as principais alterações anatômicas que predispõem ao problema. A síndrome compressiva pode ser neural, arterial, venosa e mista.

Compressão neural

Os sintomas dependem do local onde ocorre a compressão, da duração e dos ramos atingidos. As manifestações são geralmente sensitivas (dores e parestesias), sendo menos frequentes as motoras (atrofias musculares) e as vasomotoras (vasospasmos, fenômeno de Raynaud).

As manifestações sensitivas podem ser "altas" (pescoço, ombro e face externa do braço), quando a compressão for sobre C-5, C-6 e C-7, ou baixas (face interna do braço até a mão), quando os troncos comprimidos são C-8 e T-1.[9] É difícil, porém, que se encontre separação tão nítida; os sintomas de compressão alta e baixa, em geral, vêm associados. Os sintomas vasomotores frequentemente se relacionam com as compressões de C-8 e T-1.

Em certos pacientes, a dor crônica, sem solução e sem diagnóstico específico, pode criar problema psíquico e somatização frequente sobre o ombro, transformando-o em órgão de choque.

Compressão arterial

Pode ocasionar espessamento da parede arterial, formação de úlceras com acúmulo de trombos, os quais podem se propagar em posição proximal, levando a quadros de isquemia cerebral por oclusão das artérias vertebrais e carótida direita ou distalmente, com quadros de embolias e/ou tromboses nas artérias tronculares. As pequenas embolias periféricas podem causar lesões isquêmicas nos dedos que, às vezes, se confunde com quadro de arterite. O componente vasomotor resultante da compressão dos filetes vasomotores do plexo braquial, em especial C-8 e T-1, ou das fibras simpáticas que envolvem as artérias pode agravar o quadro isquêmico.

QUADRO 166.1	Patogenia das síndromes compressivas do desfiladeiro cervicotoracoaxilar.
Alterações e variações dos escalenos	Hipertrofia ou fibrose
	Aproximação ou fusão da inserção costal
	Escaleno mínimo
	Agenesia
	Fusão dos escalenos
Anomalias vasculares	Artéria subclávia adiante do escaleno anterior
	Artéria subclávia pelo escaleno anterior
	Veia subclávia atrás do escaleno anterior ou entre clavícula e músculo subclávio
	Implantação anômala da artéria vertebral
Anomalias do plexo braquial	Pré e pós-fixação
	Entre feixes de escalenos
	Pinça do mediano
Anomalias da primeira costela	Primeira costela rudimentar
	Retificação
	Verticalização
	Alargamento exagerado
	Costela bífida
	Pseudoartrose
	Articulações anormais
Anomalias da clavícula	Achatamento e perda de curvatura
	Clavícula bífida
	Pseudoartrose
Alongamento excessivo da apófise transversa da sétima vértebra cervical	
Formações anômalas	Costela cervical
	Tumores da primeira costela e da clavícula
	Exostoses
	Ligamentos e bridas
	Músculo axilopeitoral
Traumatismos	Fraturas
	Luxação subacromial do úmero
	Acidentes automobilísticos
	Chicotada
Vasculopatias	Aneurismas
Doença de Paget	

Compressão arterial permanente, em geral por costelas cervicais, pode levar a dilatação pós-estenótica e formação de aneurismas. É causada pelo turbilhonamento do sangue ao passar pela área comprimida, podendo ocasionar fenômenos trombóticos e embólicos.

Compressão venosa

Frequentemente ocorre no espaço costoclavicular e, raramente, pela cabeça do úmero, pela arcada de Langer, pelo músculo pequeno peitoral em sua inserção coracoide, pelo nervo frênico, entre a inserção do escaleno anterior e a clavícula ou entre o músculo subclávio e o ligamento costocoracoide. Às vezes, há compressões simultâneas em mais de um local.

No espaço costoclavicular, a compressão costuma se dar no ângulo interno (Figura 166.8), sobretudo à retropulsão e ao abaixamento do ombro ou hiperabdução, ou a ambos. A oclusão pode ser parcial ou total, intermitente ou permanente. O trauma crônico sobre a parede pode levar à trombose, que se fixa ou, raramente, se desprende, produzindo embolia pulmonar. A trombose venosa ocasiona dilatação de colaterais, aumento de pressão venosa, edema e cianose. O venoespasmo pode se superpor à obstrução e agravar o quadro.

APRESENTAÇÕES CLÍNICAS

Síndrome da costela cervical

Descrita pela primeira vez por Cooper,[10] em 1821, teve o primeiro relato cirúrgico feito por Coote,[11] em 1861. Origina-se na sétima vértebra cervical e é muito mais frequente em mulheres. Não temos em nossa casuística nenhum paciente masculino. Pode ser uni ou bilateral, completa ou rudimentar, com pseudoarticulações em sua parte média, de comprimento e largura variáveis. Tem extremidade anterior livre ou, mais frequentemente, soldada à primeira costela, diretamente ou por meio de ligamentos fibrosos. Sua articulação com a primeira costela se faz por trás do tubérculo do escaleno, ocupando a parte inferior do triângulo intercostoescalênico. Quando livre, pode invadi-lo em diferentes alturas.

Ocorre em até 1% da população, mas somente cerca de 10% manifestam sintomas, em geral na idade adulta e, muitas vezes, desencadeados por trauma.[8] Raramente se manifesta na infância e na adolescência. Predominam os sintomas nervosos, e é a causa mais frequente de dilatações arteriais pós-estenóticas.[3] Não provoca compressão venosa porque a veia subclávia passa por diante do escaleno anterior (Figura 166.1).

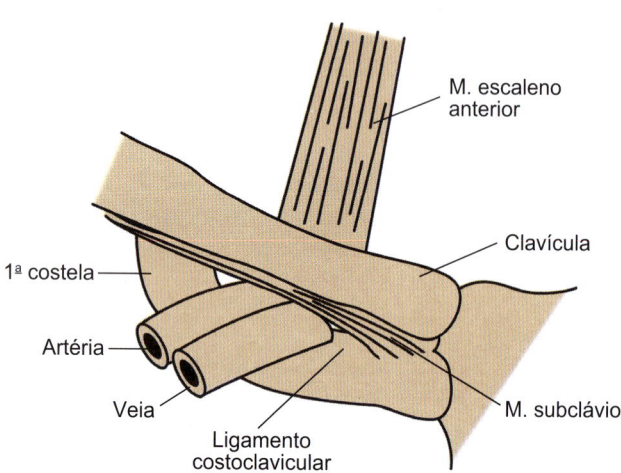

M. escaleno anterior
Clavícula
1ª costela
Artéria
Veia
Ligamento costoclavicular
M. subclávio

FIGURA 166.8 Aspecto anatômico do espaço costoclavicular.

Provoca dor à palpação da fossa supraclavicular. O *sinal da tecla de piano* é a sensação de empurramento do dedo do examinador quando alivia a pressão sobre aquela fossa.

Radiografias simples da cintura escapular selam o diagnóstico e o tipo de costela cervical (Figura 166.9).

Síndrome da primeira costela

As alterações da primeira costela que provocam compressão podem ser congênitas ou adquiridas. Entre as congênitas, citam-se agenesia da porção anterior, retificação, encurvamento excessivo, fusão com a parte média da segunda costela, agenesia mediana com os dois outros segmentos soldados à segunda costela e, por fim, alargamento excessivo da primeira costela (Figura 166.9 D). Essas anomalias podem ser uni ou bilaterais e podem associar-se ao plexo braquial "pós-fixado", em que T-2 constitui o elemento mais baixo. Entre as alterações adquiridas, citam-se calos viciosos, pseudoartroses, exostoses e doença de Paget.

Síndrome dos escalenos

Inicialmente chamada de síndrome do escaleno anterior (*scalenus anticus syndrome*).[12] Atualmente, dada a participação do escaleno médio nos fenômenos compressivos, usa-se a expressão síndrome dos escalenos.

As causas de compressão são a fusão da inserção do escaleno anterior e médio na primeira costela e a divisão do escaleno anterior com formação do escaleno mínimo, que comprimiria os troncos inferiores do plexo braquial. São frequentes as hipertrofias dos escalenos, sobretudo após traumas.[8] Também são referidas bridas fibrosas nesse espaço. Roos[13] cita nove tipos, dos quais o mais importante é o que sai da apófise transversa de C-7 e vai se inserir na primeira costela ou na cúpula pleural (fáscia de Sibson). Predominam os sintomas nervosos que podem se perpetuar no chamado "círculo vicioso do escaleno": a compressão do plexo gera dor, que gera mais espasmo do músculo, o qual gera mais compressão do plexo, que, por sua vez, gera mais dor, e assim por diante.

Podem ocorrer lesões arteriais, como espessamento da parede, ulcerações com fenômenos embólicos e, eventualmente, obstrução (Figura 166.10). Como mencionado, a veia subclávia passa em posição anterior ao escaleno anterior e não sofre compressão nesse espaço, a não ser que ocorram anomalias congênitas. Estas podem inverter as posições da artéria e da veia subclávias, colocando-as juntas no espaço interescalênico ou por agenesia do escaleno anterior, fazendo a artéria subclávia passar na espessura daquele músculo.

Síndrome costoclavicular

Descrita por Falconer e Weddell em 1943,[14] é o local mais frequente de compressão, segundo Fairbarn.[15] Sanders,[8] entretanto, considera os músculos escalenos os mais importantes, inclusive com participação na produção da própria síndrome costoclavicular por elevação forçada da primeira costela, tanto que a escalenectomia resolveria o problema na maioria dos casos.[16] Ao exame clínico, a posição militar de "sentido" (ombros para trás e para baixo) pode provocar o desaparecimento dos pulsos (Figura 166.4).

O espaço costoclavicular se reduz também na hiperabdução e na hiperextensão da cabeça, uma vez que as manobras não são específicas para cada síndrome, como costuma ser descrito (Figuras 166.3 a 166.5). Anomalias de clavícula ou da primeira costela, curvatura acentuada, pseudoartrose ou calos ósseos podem também causar compressão, que se manifesta, em geral, com sintomas nervosos; eventualmente, com sintomas venosos e, raramente, com sintomas arteriais.

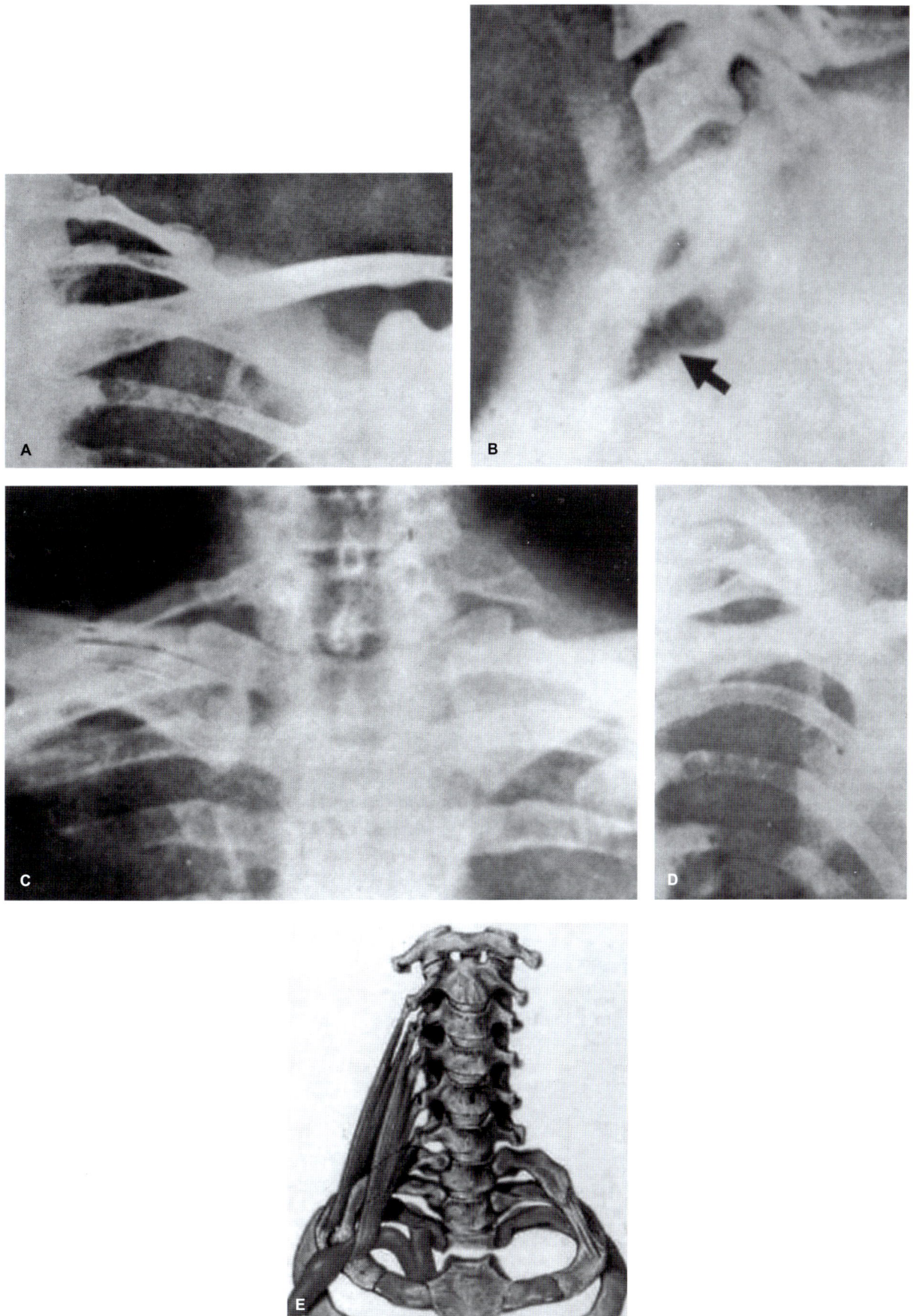

FIGURA 166.9 A e B. Costela cervical longa com pseudoartrose mediana em pacientes com síndrome de compressão nervosa. **C.** Costela rudimentar, *à esquerda*, e longa com extremidade anterior livre em paciente com grave síndrome isquêmica, *à direita*. **D.** Primeira costela anômala, verticalizada, com três segmentos, sendo o médio hipoplásico e separado, com inferior que se acha soldado na 2ª costela, em paciente com síndrome isquêmica. **E.** Esquema mostrando costela cervical.

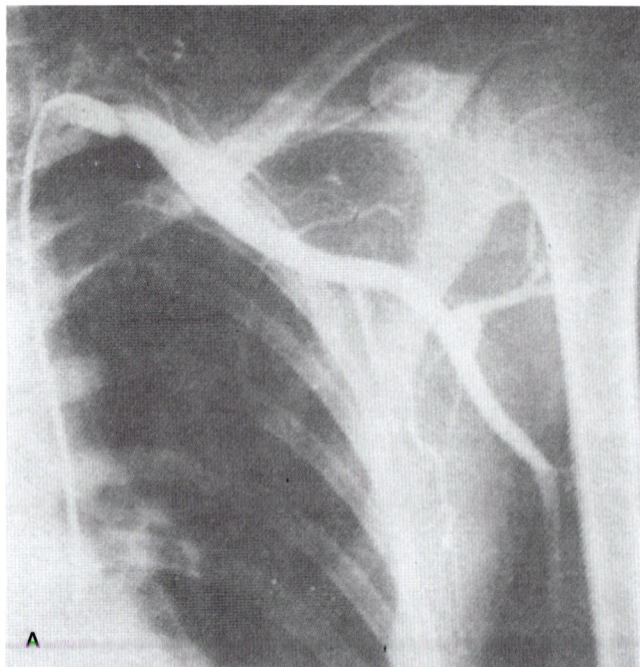

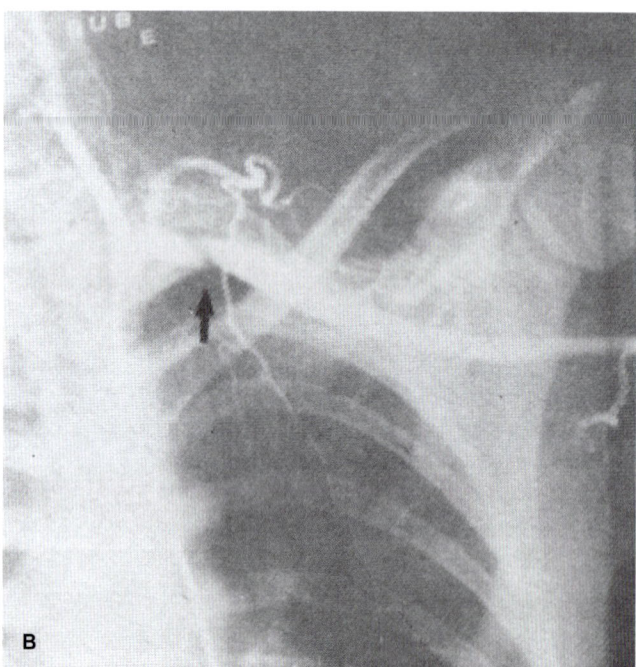

FIGURA 166.10 Imagem arteriográfica na síndrome dos escalenos. **A.** Adução. **B.** Abdução.

Síndrome da hiperabdução

Descrita por Wright em 1945,[17] consiste na compressão nervosa e/ou vascular no espaço retrocoracopeitoral. Essa síndrome seria suspeitada pelo desaparecimento do pulso com hiperabdução forçada (Figuras 166.5 e 166.11), porém é de ocorrência rara e dificilmente exige tratamento cirúrgico.

Síndrome da cabeça do úmero

O deslocamento da cabeça do úmero para baixo provoca protrusão na saída do espaço retrocoracopeitoral e pode ocasionar compressão. Excepcionalmente, porém, causa problemas mais graves ao paciente (Figura 166.6).

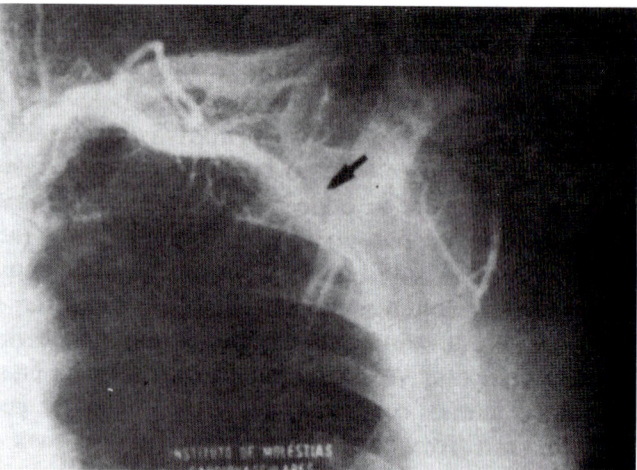

FIGURA 166.11 Síndrome de hiperabdução. Imagem angiográfica mostrando interrupção total do contraste ao nível do espaço retrocoracopeitoral.

Síndrome do mediano

O abaixamento do ombro provoca compressão da artéria axilar entre feixes do plexo braquial que compõem o nervo mediano, segundo Telford e Mottershead.[4] Araújo et al.,[5] em casos comprovados por angiografia, demonstraram a mesma compressão, com reciprocidade entre artéria e nervos, desencadeada por hiperabdução (Figura 166.12).

Síndrome da arcada de Langer

A presença do músculo anômalo (axilopeitoral) pode provocar compressão, em especial venosa, aos movimentos de hiperabdução. Às vezes, nota-se perda da concavidade da região axilar. A compressão pode se exercer também sobre a artéria (Figura 166.13). Em nosso meio, casos de compressão pela arcada de Langer foram observados por Araújo e Madrid.[18,19]

Síndrome de oclusão venosa

Pode ser intermitente ou permanente. Na primeira, não há trombose, mas a reiteração do processo compressivo e traumático pode causá-la. O quadro clínico, nesse caso, é o da oclusão venosa com edema, cianose, turgência venosa superficial, dor e parestesias.

A oclusão intermitente se manifesta aos movimentos de hiperabdução ou ao portar objetos pesados sobre os ombros, o que promove o fechamento do espaço costoclavicular, sobretudo no seu ângulo interno, em que se encontra o ligamento costoclavicular.

A síndrome é mais frequente em mulheres jovens e do lado direito. A flebografia, com o membro em repouso ao longo do corpo, mostra opacificação normal das veias axilares e subclávias até a cava superior. Com a hiperabdução forçada aparece imagem de oclusão, em geral ao nível do cruzamento entre clavícula e primeira costela, com enchimento de colaterais. Eventualmente, pode haver compressão em mais de um local (Figuras 166.14 e 166.15).

Quando o paciente realiza um esforço brusco e violento, em particular com hiperabdução, pode ocorrer trombose venosa de esforço ou *síndrome de Paget-Schroetter*: dor aguda, cianose e impotência funcional. É mais frequente no sexo masculino e do lado direito, que é o mais utilizado. A melhora do quadro agudo inicial, que geralmente ocorre, é atribuída à cessação do vasospasmo e à formação de colaterais. A flebografia mostra trombose extensa, eventualmente com coágulos intraluminares.

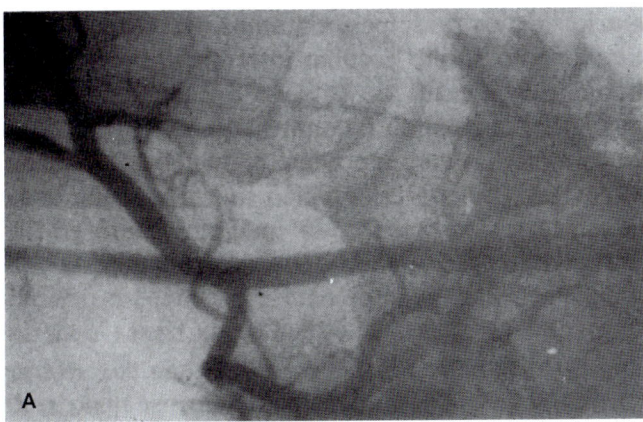

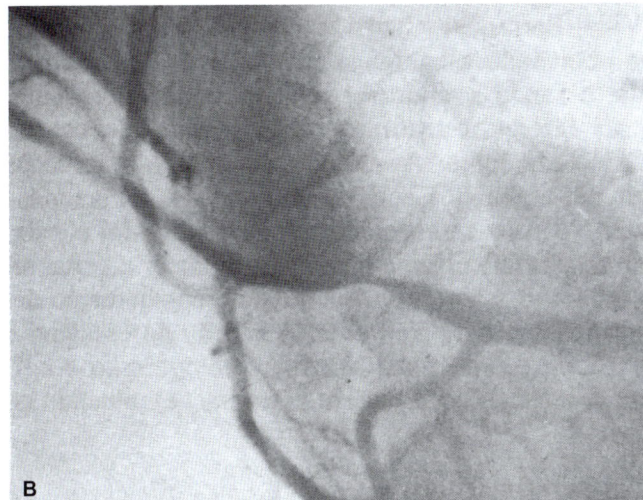

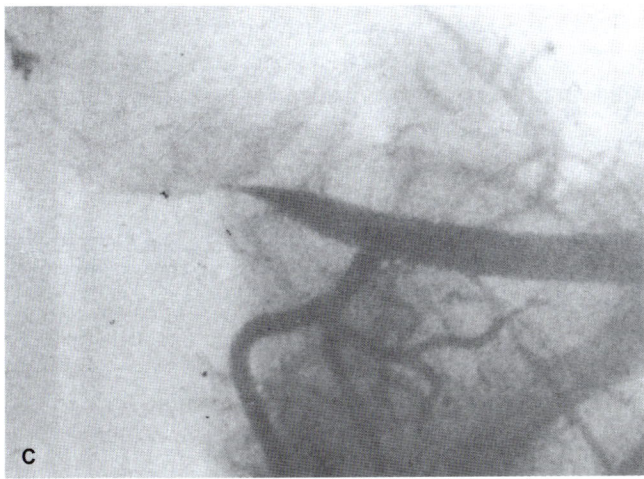

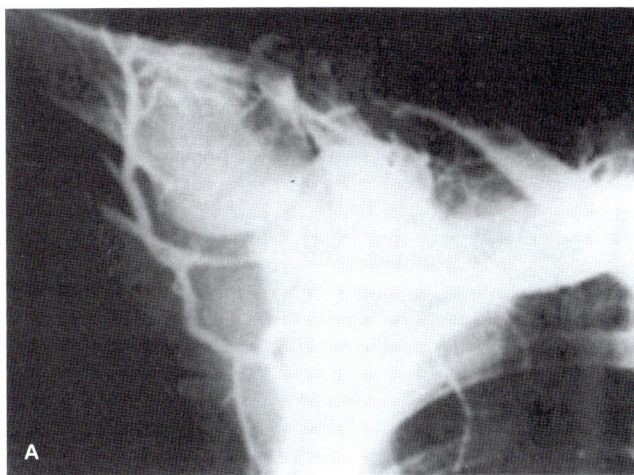

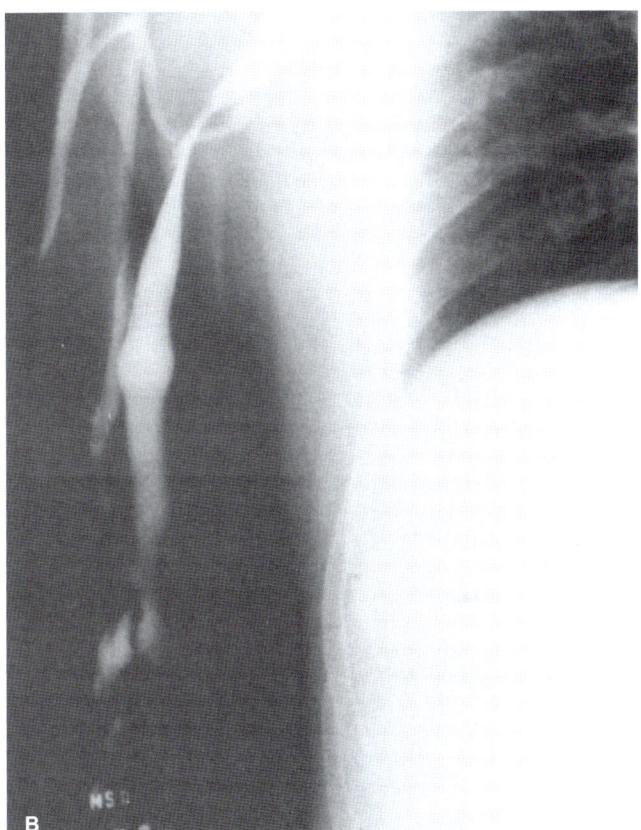

FIGURA 166.13 Arcada de Langer. **A.** Compressão da artéria axilar. **B.** Compressão da veia axilar.

FIGURA 166.12 Síndrome de compressão do mediano. Sequência angio-gráfica. Progressivos graus de oclusão arterial à medida que se acentua a abdução do membro.

Síndrome da chicotada (*whiplash syndrome*)

Produzida com mais frequência por acidentes de automóveis em que há batida por trás ou pela frente com movimento de "chicote" do pescoço (desaceleração e hiperextensão),[20] essa síndrome pode aparecer após um trauma, não obstante condições predisponentes prévias, em razão da ruptura e de posterior inflamação e fibrose dos escalenos. Segundo Sanders,[8] o trauma é fator desencadeante em 90% dos casos de síndrome do desfiladeiro. Na maioria das vezes, há espasmo crônico e fibrose dos escalenos.

Na prática, nota-se predominância da compressão nervosa em 95% dos casos. Para rotular uma síndrome do desfiladeiro como arterial, deve-se ter a lesão arterial já estabelecida (estenose, ulceração, aneurisma ou embolia). A síndrome venosa, como se viu, pode ser intermitente ou permanente. De todo modo, mesmo quando a síndrome tem componentes arteriais ou venosos, em geral os sintomas de compressão nervosa estão presentes, daí a classificação da síndrome em nervosa, arterial, venosa e mista.

DIAGNÓSTICO

A história clínica é fundamental, pois recolhe dados referentes a idade, sexo, hábitos de vida e profissão, descrevendo as queixas e as possíveis causas desencadeantes, sobretudo os traumatismos relacionados.

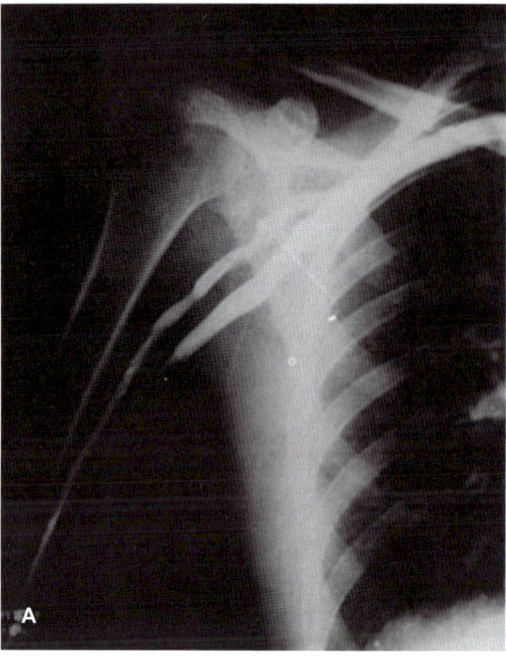

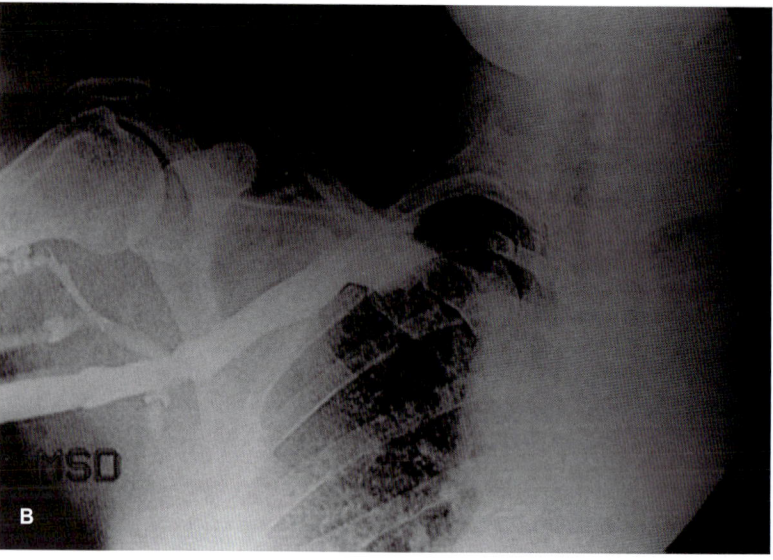

FIGURA 166.14 **A.** Flebografia com braço em repouso. **B.** Flebografia com braço em abdução de 90°, com compressão venosa costoclavicular.

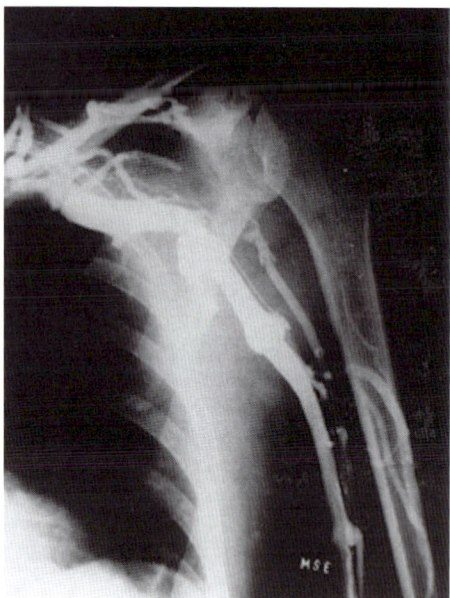

FIGURA 166.15 Obstrução venosa permanente subclavioaxilar.

Os principais sintomas são dores e parestesias. As dores são de intensidade variável, chegando a ser muito intensas. Elas ocorrem espontaneamente ou são provocadas ou exacerbadas por movimentos que reduzem os potenciais espaços de compressão. Sua distribuição mais frequente é sobre os dois últimos dedos, mas, na maioria dos casos, se estende também aos três primeiros dedos, embora com menor intensidade. Cefaleia occipital, fraqueza do braço e da mão, dores no pescoço, no ombro e na parede anterior do tórax também são sintomas frequentes. Palidez, cianose, esfriamento e fenômeno de Raynaud devem ser cuidadosamente observados, pois muitas vezes representam exacerbação do tônus simpático, ainda que possam sinalizar complicações como trombose venosa ou episódios embólicos – nesses casos, de aparecimento súbito.

Observam-se biotipo, simetria dos ombros e abaulamentos supraclaviculares, que, quando palpados, podem revelar pulsação (aneurisma da subclávia), dor (hipertrofia dos escalenos) e mobilidade

(sinal da tecla de piano nas costelas cervicais). Frêmitos ou sopros nessa região indicam estenose de artéria subclávia. Ausência de pulsos, edema, cianose e lesões isquêmicas digitais confirmam lesões arteriais ou venosas, conforme já referido.

O exame neurológico pesquisa a sensibilidade, a motricidade e a troficidade. É rara (menos de 1%) a atrofia muscular que envolve a região tenar, hipotenar e os músculos interósseos.

Para confirmar a compressão ou desencadear os sintomas, podem ser realizadas manobras adicionais. A especificidade quanto ao local de compressão atribuída às manobras não se verifica na prática.

Manobra dos escalenos (Adson)

O paciente inspira profundamente, estende ao máximo o pescoço e volta o mento para o lado examinado. Isso causa tensão dos escalenos, eleva a primeira costela, reduz as dimensões do triângulo intercostoescalênico, comprimindo o feixe vasculonervoso e fazendo o pulso radial desaparecer (Figura 166.3). O mesmo resultado se obtém voltando-se o mento para o lado oposto.

Manobra costoclavicular

Corresponde à posição militar de "sentido": ombros para trás, para baixo, e peito para a frente. Ocorre aproximação entre clavícula e primeira costela, o que pode comprimir vasos e nervos, inclusive, a veia subclávia (Figura 166.4).

Manobra de hiperabdução (Wright)

Com o ombro para trás, a hiperabdução, por um efeito de polia, provoca compressão neurovascular no espaço retrocoracopeitoral (Figura 166.5). Essa manobra, porém, diminui também os espaços costoclavicular e intercostoescalênico, não sendo, portanto, específica para nenhum dos três locais, assim como as demais provas.

As provas podem ser positivas em pessoas normais – 8% em nossa experiência e até 60% na literatura. Portanto, elas só têm valor real quando associadas a sintomas nervosos ou quadro vascular já estabelecido. Em outras palavras, trata-se a síndrome pelos sintomas de compressão nervosa, e não pelo desaparecimento do pulso com as manobras.

Palpação da fossa supraclavicular

Produz dor e parestesia, que se irradiam do pescoço até o braço (Figura 166.16).

Teste de Roos

Abdução a 90%, cotovelos fletidos também a 90° e rotação externa das mãos, que executam movimentos de abertura e fechamento. Os sintomas aparecem em no máximo 3 minutos (Figura 166.17).

Teste de Elvey

Corresponde à manobra de Lasegue para os membros inferiores. Abaixa-se o ombro, faz-se hiperabdução do membro superior, que é empurrado para trás, com supinação do antebraço e extensão do punho (Figura 166.18). Essa manobra é sensibilizada pela flexão do pescoço, contrária ao lado examinado. Também ajuda a diagnosticar patologias do ombro como diagnóstico diferencial, pois, nesse caso, os pacientes não a toleram.

EXAMES COMPLEMENTARES

Radiografias

Radiografias da coluna cervical e do tórax permitem verificar costelas cervicais e anormalidades ósseas da clavícula e da primeira costela (congênitas ou adquiridas, exostoses, calos viciosos etc.). Ainda pode ser observada compressão tumoral, embora não seja o melhor exame para avaliar partes moles (Figura 166.9).

Dúplex *scan*

Consiste em um exame não invasivo e que não envolve radiação ionizante. Possibilita diagnosticar trombose dos vasos subclávios, bem como estenoses e aneurismas, podendo ser utilizado quando existem contraindicações à angiografia. O estudo ultrassonográfico com Doppler colorido (Dúplex *scan*) pode detectar casos de desfiladeiro torácico não evidenciado com as manobras clínicas e deve ser realizado em repouso, durante as manobras clínicas.

Com profissionais experientes, apresenta sensibilidade que varia de 78 a 100% e especificidade de 82 a 100%.[21] Em um consenso publicado pelo Colégio Americano de Radiologia (American College of Radiology – 2005), o dúplex *scan* foi considerado a primeira escolha para avaliação direta das veias dos membros superiores, enquanto a flebografia foi recomendada somente quando este for inconclusivo ou para planejamento cirúrgico (Figura 166.19).[22]

Tomografia computadorizada

A angiotomografia computadorizada é menos invasiva do que a angiografia, visto que utiliza apenas um acesso venoso periférico. Os estudos em duas ou três dimensões podem ainda evidenciar alterações nas relações entre vasos, músculos e ossos no desfiladeiro torácico (Figura 166.20). Ela apresenta sensibilidade e especificidade de 67 e 69% quando avaliada em cortes transversos, e, com a reformatação digital, aumenta para 96 e 94%, respectivamente.[23]

Ressonância nuclear magnética

A angiorressonância magnética, parece ser um bom método de imagem para o diagnóstico da síndrome do desfiladeiro, auxiliando na elucidação da causa e localização da compressão, bem como das alterações e lesões vasculares.[24]

Na ressonância magnética, o desfiladeiro cervical é analisado no plano sagital, com análises quantitativas de cada um dos espaços[25] (Figuras 166.21 e 166.22). É também realizada apenas com um acesso venoso periférico, porém sua capacidade de visualização das estruturas venosas ao nível da junção costoclavicular com adequada resolução é questionável.[22]

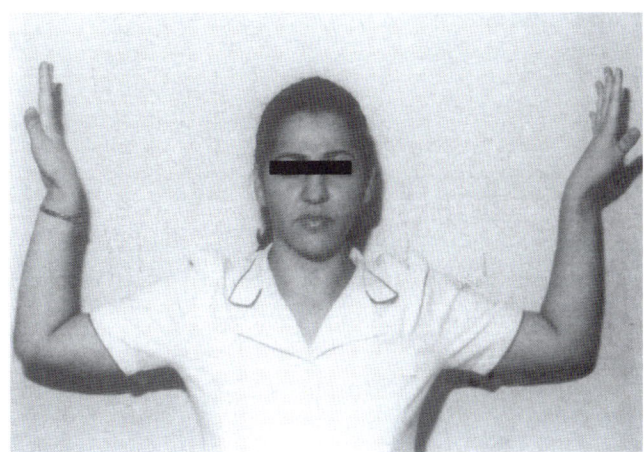

FIGURA 166.17 Teste de Roos.

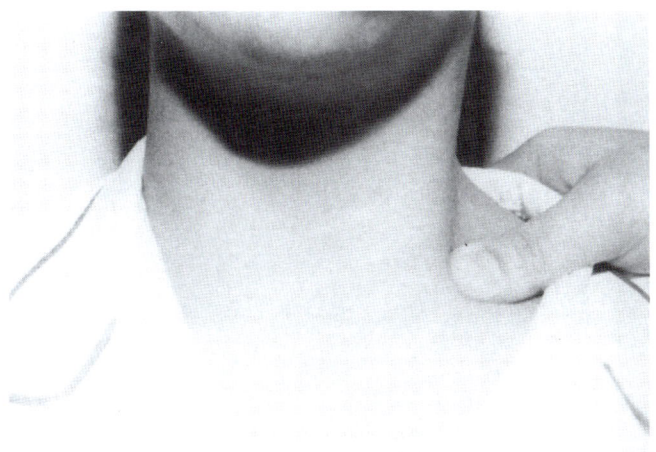

FIGURA 166.16 Palpação da fossa supraclavicular.

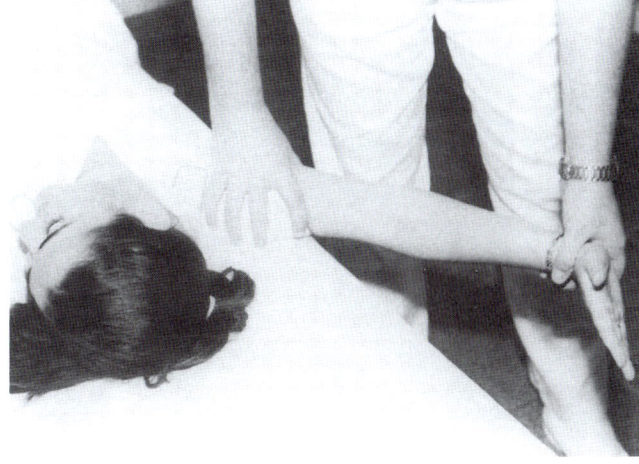

FIGURA 166.18 Teste de Elvey.

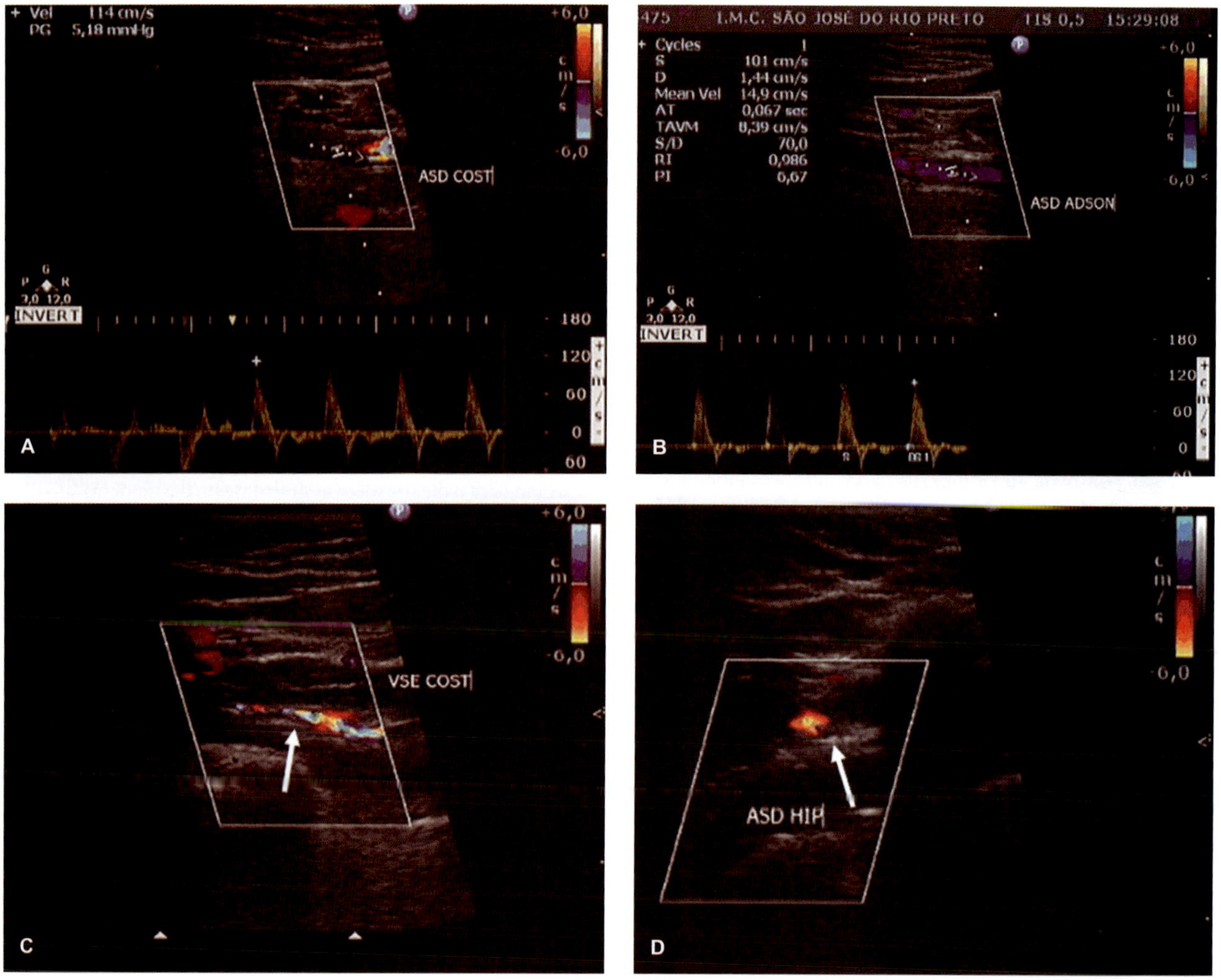

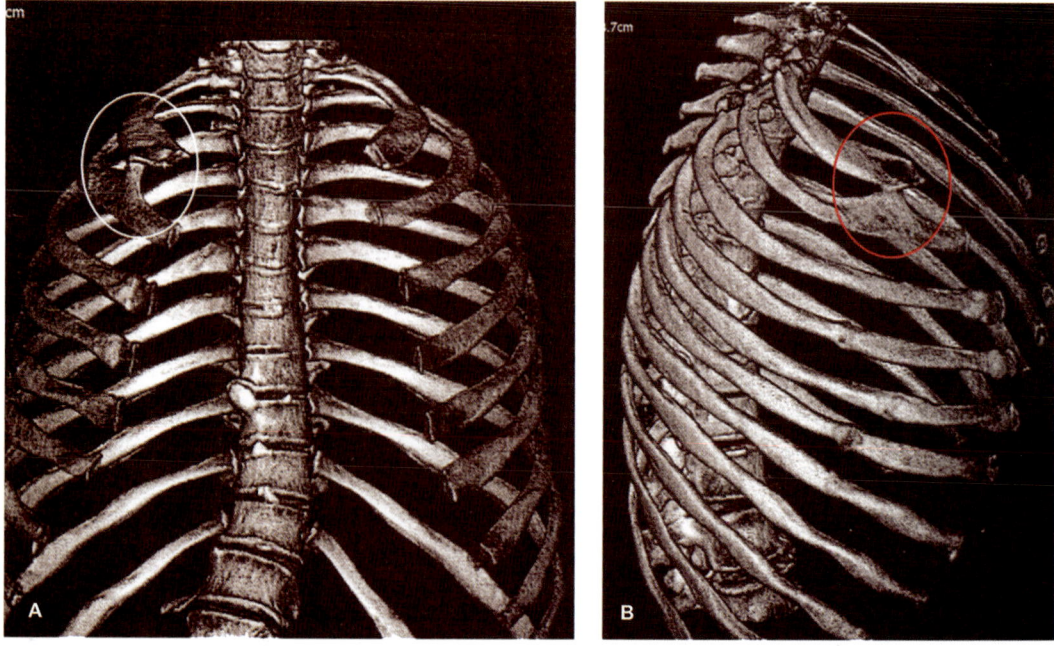

FIGURA 166.19 Imagens dos vasos subclávios durante a realização de manobras ao ecodoppler colorido. **A.** Imagem da artéria subclávia direita durante manobra costoclavicular. **B.** Imagem da artéria subclávia direita durante manobra de Adson. **C.** Imagem mostrando compressão parcial da veia subclávia esquerda durante manobra costoclavicular (*seta*). **D.** Imagem mostrando interrupção do fluxo na artéria subclávia direita durante manobra de hiperabdução (*seta*).

FIGURA 166.20 Tomografia computadorizada mostrando ponto de fusão entre 1º e 2º arcos costais à direita (círculos). **A.** Imagem anteroposterior. **B.** Imagem lateral.

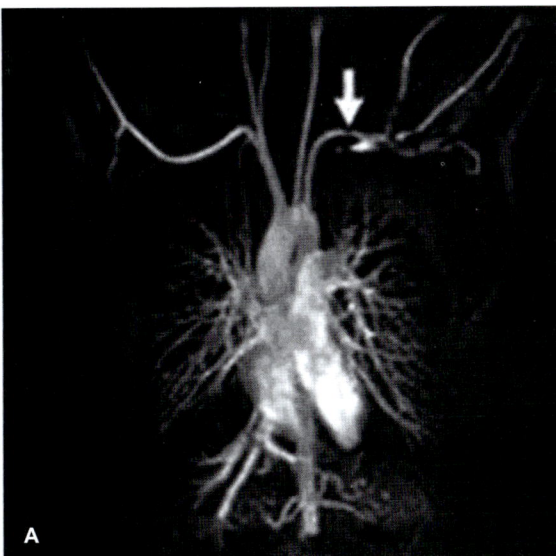 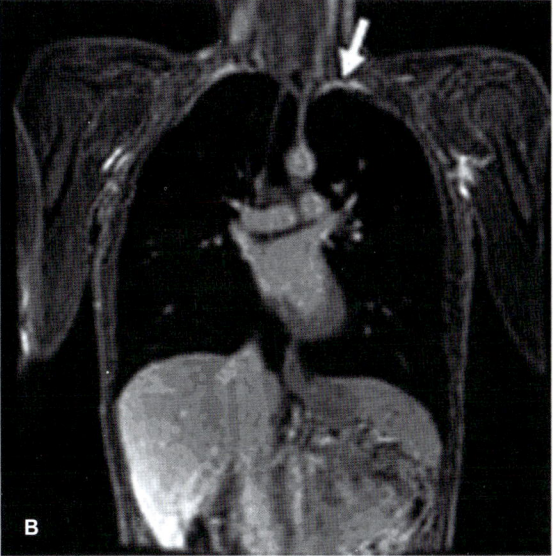

FIGURA 166.21 Angiorressonância mostrando ponto de compressão da artéria subclávia esquerda (**A**) durante manobra de hiperabdução dos membros superiores, e ponto de compressão durante o repouso (**B**).

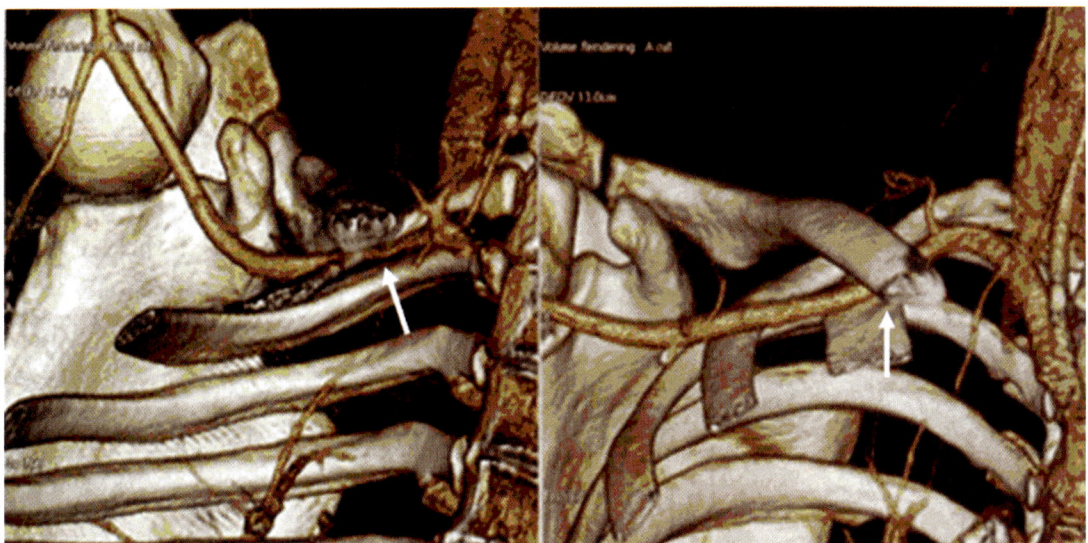

FIGURA 166.22 Angiorressonância nuclear magnética com reconstrução para demonstrar local de compressão da artéria subclávia direita durante hiperabdução (*seta*).

Angiografia por subtração digital

A angiografia é um dos métodos de imagem que pode identificar compressões vasculares, mostrando o local, o tipo e a variação com mudanças de postura do membro superior.[26]

Vários são os achados angiográficos descritos no desfiladeiro torácico, como: moderada dilatação das artérias subclávia distal e axilar proximal com o braço em posição neutra, curso anômalo da artéria subclávia distal, estenoses e aneurismas da artéria subclávia, trombos murais nos aneurismas e êmbolos distais, oclusão de artérias subclávias e axilares, e ainda, compressão dos vasos subclávios durante a realização de manobras provocativas.[27]

Atualmente, só é feita quando há sinais de lesão arterial estabelecida e, nesse caso, imprescindível. Na Figura 166.10, vê-se compressão da artéria subclávia pelos escalenos, localizada mais internamente e de aspecto mais localizado. Na compressão costoclavicular, a compressão é mais externa e mais extensa (Figura 166.23). A compressão retrocoracopeitoral é ainda mais externa e, geralmente, obstrui o vaso quando em hiperabdução (Figura 166.11).

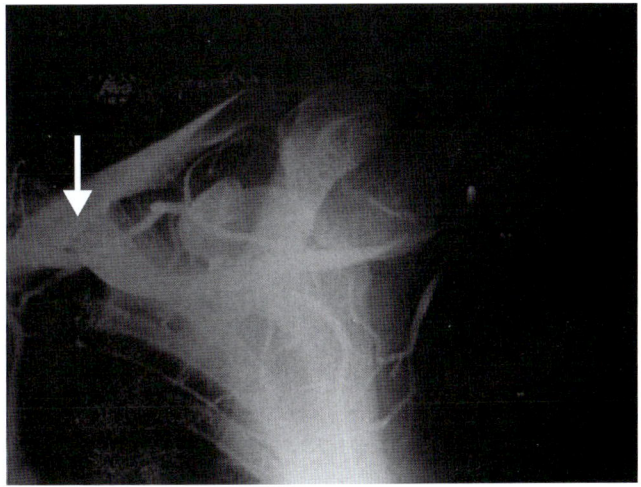

FIGURA 166.23 Angiografia mostrando compressão arterial costoclavicular (*seta*).

A arcada de Langer pode produzir compressões venosas (mais frequentes) e arteriais (Figura 166.13). O mesmo acontece com as compressões pela cabeça do úmero (Figura 166.6). Na Figura 166.24, mostra-se um caso de compressão neurovascular provocada por osteossíntese clavicular. Às vezes, notam-se compressões em mais de um local (Figura 166.25).

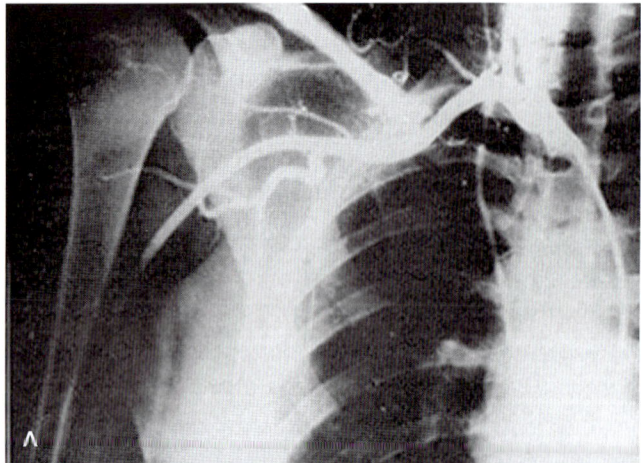

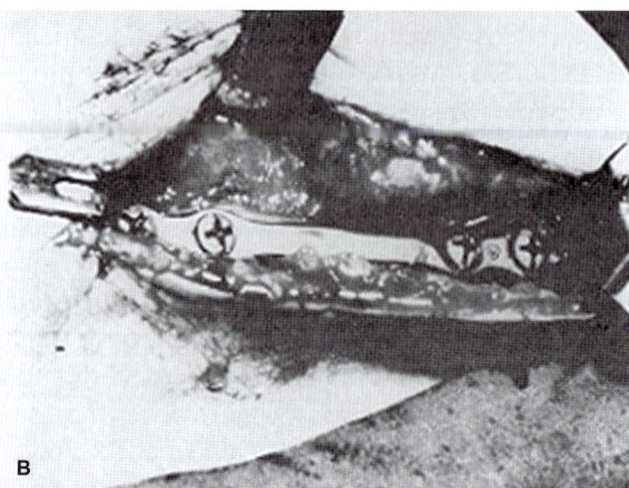

FIGURA 166.24 Caso de osteossíntese de clavícula com placa metálica. **A.** Havia compressão arterial e nervosa com quadro clínico acentuado que desapareceu após a retirada de placa. **B.** Aspecto de cirurgia.

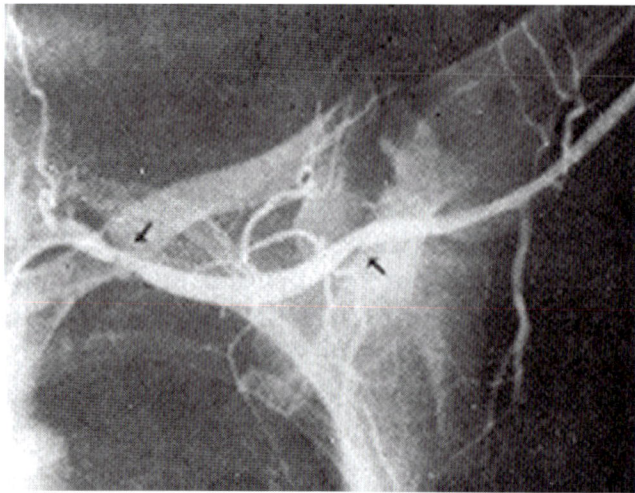

FIGURA 166.25 Compressões múltiplas provocadas pela hiperabdução do membro na projeção dos espaços costoclavicular e retrocoracopeitoral.

Estudos neurofisiológicos

Na síndrome do desfiladeiro torácico (SDT) neurogênico verdadeiro, os pacientes apresentam comprometimento objetivo de tronco inferior de plexo braquial (C8/T1), local mais comumente acometido. Nesse caso, ocorre: (1) déficit sensitivo no território cutâneo dos nervos ulnar e cutâneo medial do antebraço; (2) atrofia dos músculos intrínsecos da mão, especialmente os dependentes do nervo mediano (região tenar); (3) eletrofisiologia anormal compatível com a topografia.[28]

Eletroneuromiografia dos membros superiores

O objetivo do estudo eletrofisiológico, particularmente condução nervosa e eletromiografia, também denominado eletroneuromiografia (ENMG), é comprovar lesão nervosa no território do tronco inferior do plexo e afastar outras possibilidades de anormalidade do nervo periférico nos membros superiores, sobretudo radiculopatias cervicais, síndrome do túnel do carpo e síndrome do túnel cubital.

Os achados anormais do ENMG na SDT neurogênico verdadeiro refletem a perda axônica (degeneração axonal ou desnervação) no tronco inferior do plexo. Nesses exames, podemos observar:

- Condução nervosa sensitiva: potenciais de ação sensitivos com amplitude reduzida quando obtidos em nervos que trafegam nessa região (nervos ulnar e cutâneo medial do antebraço); a redução de amplitude reflete a perda axônica
- Condução nervosa motora: potenciais de ação muscular compostos com amplitude reduzida quando obtidos em músculos inervados por axônios que trafegam nessa região; grande redução no estudo do nervo mediano – musculatura tenar e redução menor no estudo nervo ulnar – musculatura hipotenar
- Eletromiografia (agulha): as anormalidades dependem da gravidade e cronicidade da lesão e são encontradas sobretudo nos músculos intrínsecos da mão inervados pelo mediano (p. ex., *abductor pollicis brevis*).

Os potenciais de ação das unidades motoras (denomina-se unidade motora ao conjunto neurônio motor inferior e todas as fibras musculares por ele inervadas) estão em número reduzido refletindo perda de neurônios motores e com anormalidade morfológica compatível com reinervação crônica; os neurônios motores íntegros tentam suprir a falta dos neurônios lesados aumentando a taxa de inervação muscular originando potenciais de unidades motoras "neurogênicas" de grande amplitude que são registrados após contração da musculatura com eletrodo de agulha no seu interior. Se a desnervação for muito recente podem ser encontrados potenciais espontâneos (fibrilações e ondas positivas) que refletem com boa precisão o grau de perda axônica.[28,29]

Outros estudos eletrofisiológicos têm utilidade menor ou mesmo duvidosa para o diagnóstico da SDT:[28]

- Estudo das latências das ondas-F dos nervos mediano e ulnar
- Condução nervosa pela região afetada, ou seja, estímulos elétricos acima do tronco inferior do plexo (raízes) com registro abaixo
- *F-loop* axilar variante da onda-F estudando-se a latência específica estimada entre a coluna cervical e a região axilar
- Potencial evocado somatossensorial do nervo ulnar com estimulação no punho e registro promediado na região do plexo e bulbo/medula cervical não oferece precisão diagnóstica, pois analisa apenas alguns tipos de fibras sensitivas e ainda é falho na utilização clínica de amplitude.

Para o diagnóstico de SDT neurogênico inespecífico (*disputed thoracic outlet syndrome*), os exames eletrofisiológicos infelizmente oferecem pouca ajuda, sendo, contudo, de grande utilidade no diagnóstico diferencial ou seguimento evolutivo.[30,31]

Bloqueio do escaleno anterior

Pode ser usado como elemento diagnóstico e previsor de resultado cirúrgico; ou seja, quando o bloqueio alivia os sintomas a cirurgia tende a dar bons resultados. É feito com 4 mℓ de xilocaína a 1% injetados no músculo localizado por palpação. Um bloqueio negativo não invalida diagnóstico de síndrome de desfiladeiro nem contraindica a cirurgia, desde que haja sinais clínicos consistentes.

DIAGNÓSTICO DIFERENCIAL

Deve ser feito com todas as patologias da coluna cervical, da articulação temporomandibular, distrofia simpática reflexa, patologias do ombro ou compressões periféricas como a síndrome do túnel do carpo. Esta última pode ser simultânea à síndrome do desfiladeiro; na literatura esta simultaneidade chega a 12%.[32]

Deve-se excluir ainda a angina de peito, uma vez que, em 10 a 20% dos casos, a síndrome se manifesta com dor na região torácica anterior.

TRATAMENTO

O tratamento da síndrome do desfiladeiro é, na maioria das vezes, complexo e exige muita cautela por parte do cirurgião vascular. Primeiro, deve-se realizar um diagnóstico completo e definir as estruturas envolvidas – artéria, veia ou nervos.

À exceção das costelas cervicais e das demais alterações ósseas sintomáticas, bem como das complicações vasculares que demandam correção cirúrgica imediata (aneurismas, tromboses agudas ou crônicas embolizantes), as outras condições etiológicas serão mais bem conduzidas se, antes de qualquer atitude cirúrgica forem submetidas a um período de tratamento clínico, eficiente na maioria dos casos. A cirurgia só tem indicação formal em cerca de 15% dos pacientes e produz, de início, bons resultados em 90% dos casos, taxa que cai para 75% após 2 anos de seguimento, possivelmente em razão do desenvolvimento de fibrose ou patologias associadas.[8]

Na síndrome do desfiladeiro neurogênico, há dificuldade em estabelecer quais pacientes terão um maior benefício com a indicação de procedimentos cirúrgicos descompressivos e quais obterão apenas resultados parciais. Alguns autores já tentaram estabelecer critérios para determinar quais serão melhores candidatos à cirurgia. Chandra et al.[33] elaboraram um algoritmo para guiá-los na indicação cirúrgica, chegando a 90% de sucesso no tratamento quando avaliada a qualidade de vida por meio de questionários específicos (DASH *Test*). As características preditoras de sucesso, segundo este algoritmo, incluem: pacientes jovens, atletas competitivos, compressão arterial ao Doppler digital durante manobras e melhora clínica após terapia física específica.

Conceito similar foi descrito por Jordan et al. ao realizar teste com injeção de toxina botulínica (Botox®) no músculo escaleno anterior. Resposta positiva à injeção foi considerada como fator preditivo de sucesso cirúrgico.[34]

Tratamento clínico

Grande número de pacientes vem à consulta convencido de que têm um problema vascular grave, frequentemente sugerido por amigos ou outros profissionais. Dessa maneira, o primeiro grande passo é eliminar o fantasma da trombose e de suas possivelmente trágicas consequências, explicando ao paciente que seus sintomas se devem basicamente à compressão dos nervos.

Na fase aguda dos sintomas neurogênicos, o uso de analgésicos, frio local, miorrelaxantes e tranquilizantes são importantes para romper o chamado círculo vicioso do escaleno, descrito anteriormente. Eventualmente, o *bloqueio do escaleno anterior* pode ser tentado. Os benzodiazepínicos têm uma indicação precisa, associados aos anti-inflamatórios e, por vezes, aos corticoides. Não se devem fazer exercícios ativos; apenas terapia de analgesia à base de ondas curtas, eletroterapia e frio local. Exercícios de alongamento do pescoço e acomodação da postura podem ser tentados, porém devem-se evitar massagens locais.

Na fase crônica, faz-se calor local e inicia-se um programa de exercícios que tem três objetivos: (1) melhorar a postura, inclusive no trabalho; (2) por meio de terapia manual, mobilizar as articulações acromioclavicular e esternoclavicular, omoplata e músculos; (3) alongamento do pescoço e fortalecimento dos músculos do desfiladeiro. Exercícios baseados no esquema preconizado por Peet[35] (Quadro 166.2) têm por objetivo tonificar os músculos suspensores da cintura escapular e, assim, corrigir a queda dos ombros, com o que se restaura a abertura dos sítios potenciais de compressão. Esses recursos devem ser utilizados com cautela em pacientes idosos, em portadores de costelas cervicais, anomalias ósseas com sintomas compressivos, alterações vasculares com manifestações isquêmicas ou obstruções venosas, pois podem acarretar a piora do quadro clínico. Em resumo, o programa de exercícios deve ser individualizado.

A tração cervical pode ser utilizada com bons resultados, desde que obedecidos os critérios expostos. A estimulação elétrica dos nervos, a acupuntura e até a hipnose são citados como métodos terapêuticos que podem ser eventualmente utilizados.

Deve-se orientar o paciente no sentido de evitar o uso de bolsas ou similares sobre os ombros ou carregar objetos pesados. Mudar de ramo profissional, se o atual exigir que os braços fiquem elevados acima da cabeça, evitar dormir sobre o braço e corrigir o peso corporal se houver obesidade. Nos casos de pacientes grávidas, usar todos os recursos disponíveis e protelar soluções cirúrgicas até o parto que,

---

QUADRO 166.2	Exercícios para a síndrome do desfiladeiro de acordo com Peet.

1. Ficar de pé segurando, em cada mão, pesos de 1 kg (sacos de areia, halteres etc.)
   a) Levantar os ombros para cima e para a frente. Relaxar.
   b) Levantar os ombros para cima e para trás. Relaxar.
   c) Levantar os ombros para cima. Relaxar e repetir.
2. Ficar de pé com os braços abertos, as palmas das mãos para baixo, segurando os mesmos pesos. Levantar os pesos até que os dorsos das mãos se encontrem sobre a cabeça (cotovelos esticados).

NOTA: Conforme os exercícios 1 e 2 vão se tornando mais fáceis, os pesos podem ser aumentados até 2 kg, dependendo do paciente.

3. Apoiar-se em um canto da sala com os braços abertos, na altura dos ombros, mãos espalmadas para a frente, apoiadas na parede, cotovelos dobrados, músculos abdominais contraídos. Lentamente encoste e empurre o tórax contra a parede. Inspire fundo. Volte à posição anterior. Expire.
4. Ficar de pé com os braços ao longo do corpo:
   a) Tentar encostar a orelha no ombro esquerdo, sem levantar o ombro.
   b) Tentar encostar a orelha no ombro direito, sem levantar o ombro. Relaxar e repetir.
5. Deitar em decúbito ventral com as mãos cruzadas nas costas.
   a) Levantar o tórax empurrando o ombro para trás o máximo possível e o queixo para a frente. Manter esta posição até a contagem de três.
   b) Inspire fundo enquanto estiver na posição anterior. A seguir, expire e volte à posição inicial. Repetir.
6. Deitar em decúbito dorsal com os braços ao longo do corpo e um coxim entre as escápulas:
   a) Levantar os braços até acima da cabeça enquanto inspira profundamente.
   b) Abaixar os braços para a posição primitiva enquanto expira.

OBSERVAÇÃO: Inicialmente, cada exercício pode ser feito 10 vezes seguidas, 2 vezes/dia. Conforme a melhora do paciente, esse número pode ser aumentado.

muito frequentemente, é seguido do desaparecimento dos sintomas. Se a dor é insuportável e não cede às medidas expostas, infiltrações anestésicas do plexo braquial podem proporcionar alívio.

Os pacientes que padecem desse problema, possivelmente pela cronicidade da dor, tornam-se irritadiços e suscetíveis, tendendo a somatizar sua problemática psicológica, transformando o ombro em seu órgão de choque. Conclui-se disso que a psicoterapia pode ser de muita ajuda. A duração do tratamento clínico é variável e a análise criteriosa do especialista é que vai determinar quando e se a cirurgia está indicada; porém, um período mínimo de 3 meses é recomendado. Os resultados com o tratamento clínico variam de acordo com a maioria dos autores de 50 a 90% de melhora.[36-39]

Antes da indicação cirúrgica, devem-se excluir outras patologias concomitantes (ver *Diagnóstico diferencial*). Nos casos de hérnias de disco cervicais, deve-se avaliar se os sintomas são mais dependentes de compressão nesta área ou na área do desfiladeiro. Se a dor for acentuada e associada a uma costela cervical, esta deve ser ressecada, informando-se ao paciente que alguns sintomas poderão persistir por força das alterações da coluna, porém serão eliminados aqueles sintomas e complicações causados pela costela anômala.

Tratamento cirúrgico

Com exceção de casos raros, como compressão retrocoracopeitoral, arcada de Langer, síndrome do mediano e alterações ósseas congênitas ou adquiridas, que requerem condutas específicas, as três operações mais usadas são:

- Escalenectomia anterior (com ou sem escalenectomia média)
- Ressecção da primeira costela
- Combinação das duas anteriores em um só tempo cirúrgico.

Nos três casos, a ressecção de eventuais bridas ou interdigitações musculares dos escalenos (associado ou não a neurólise do plexo braquial) é realizada com cuidado e muita delicadeza.

Escalenectomia

Por meio de uma incisão supraclavicular, em colar, 2 cm acima da clavícula (Figura 166.26), incisam-se a pele, o subcutâneo e o platisma (músculo cuticular do pescoço), bem como se rebate ou se secciona o ramo clavicular do esternocleidomastóideo, afastando a gordura pré-escalênica lateralmente e identificando o nervo frênico que cruza em posição oblíqua o escaleno. Em cerca de 13% dos casos[3] esse nervo é duplo e devem ser preservados os dois ramos. O músculo omoióideo é seccionado ou afastado, enquanto o bordo lateral da jugular interna é identificado.

Disseca-se o escaleno anterior para baixo até o mais próximo de sua inserção na primeira costela, com cuidado, para não lesar a artéria subclávia e o plexo braquial. Seguindo no sentido cranial, disseca-se até próximo à sua inserção nas apófises transversas das vértebras C-6, C-5 e C-4 (Figura 166.27), sempre protegendo o plexo braquial. Realiza-se a secção do escaleno cautelosamente, sobretudo na parte inferior, onde a artéria subclávia pode passar por dentro da musculatura, sempre protegendo o nervo frênico.

Deve ser pesquisada a presença de interdigitações com o escaleno médio e, particularmente, a presença do escaleno mínimo que ocorre em 30% dos casos (Figura 166.27). Esse músculo anômalo vai de C-7 até à 1ª costela ou à fáscia de Sibson na cúpula pleural, comprimindo C-7, C-8 e T-1. Todas as bridas presentes devem ser seccionadas e, em sua maioria, saem da apófise transversa de C-7.

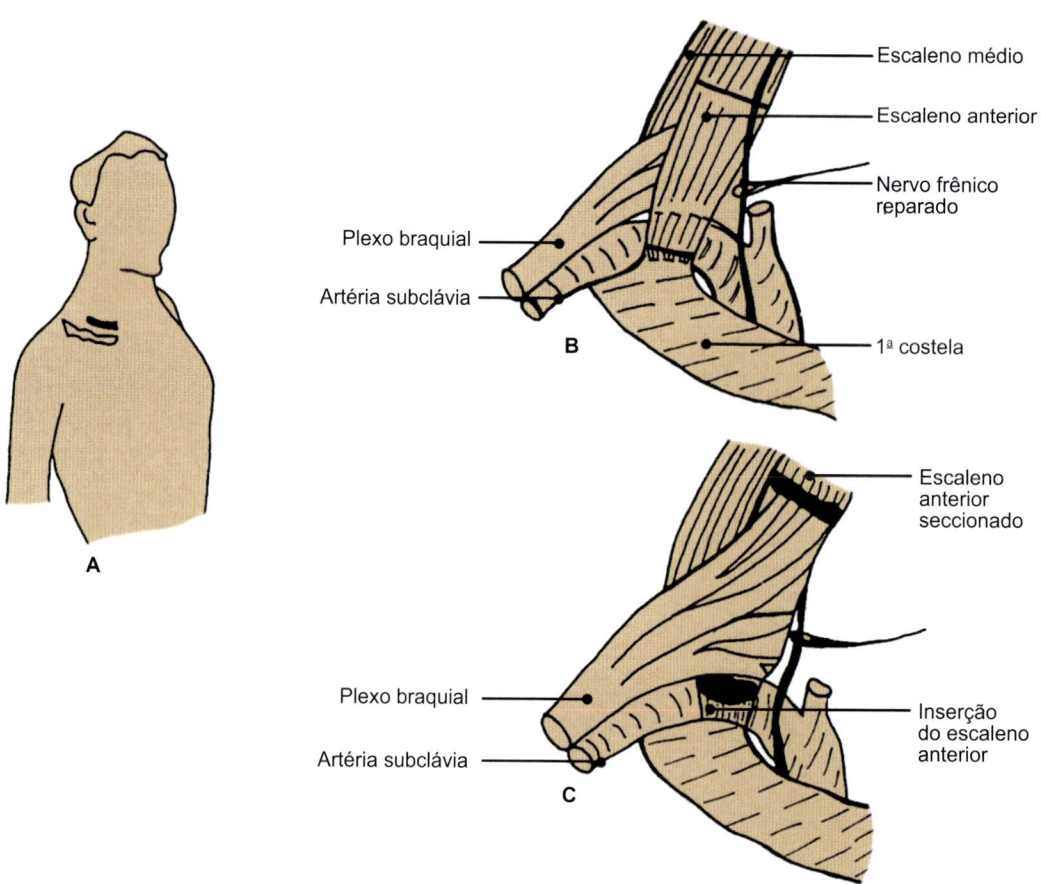

FIGURA 166.26 Cirurgia da síndrome dos escalenos. **A.** Local da incisão. **B.** Estruturas envolvidas e, entre traços horizontais, o segmento do músculo a ser removido. **C.** Aspecto do campo com feixe vasculonervoso liberado da compressão.

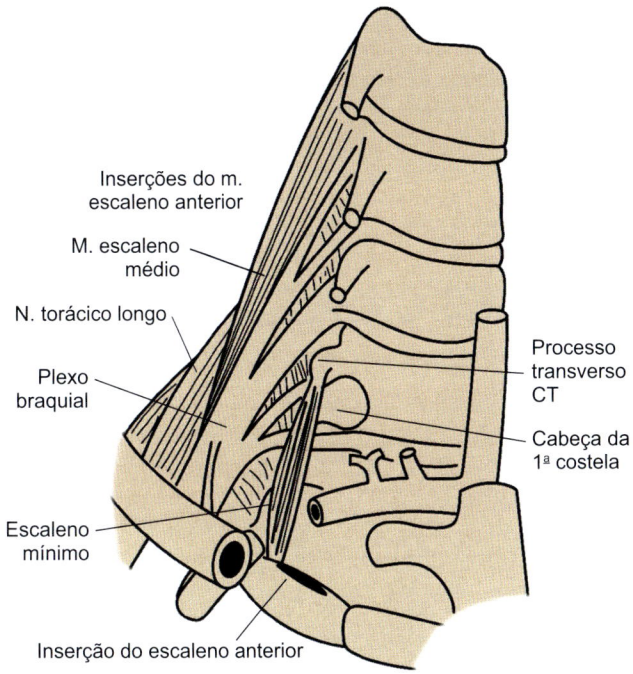

FIGURA 166.27 Aspecto anatômico demonstrando os locais de inserção dos músculos escalenos anterior, mínimo e médio. CT: costela.

Avaliar a necessidade de escalenectomia média; onde se realiza a dissecção, a secção da parte superior, e depois, a secção da parte inferior junto à primeira costela, tendo especial cuidado com o nervo torácico longo que passa pelo bordo posterior do escaleno médio. A lesão desse nervo provoca queda da escápula (*scapula alata*). Se o cirurgião auxiliar elevar o ombro do paciente, as estruturas se fazem mais frouxas e isto facilita a dissecção. Revisão cuidadosa da hemostasia e sutura do platisma e da pele.

Em caso de costela cervical (Figura 166.28) afastam-se os troncos superior e inferior do plexo braquial por meio de reparo com drenos de Penrose finos, disseca-se a costela, secciona sua extremidade anterior que é ligada à primeira costela por articulação ou por bridas fibrosas; continuando a dissecção posteriormente até o mais próximo possível da apófise transversa de C-7 e secciona-se com um costótomo adequado (angulado) ou um saca-bocado.

Ressecção da primeira costela

Acesso supraclavicular. Após a ressecção dos escalenos, tem-se acesso à parte posterior da primeira costela. O escaleno posterior e os intercostais são seccionados. A cúpula pleural é descolada por dissecção digital. O plexo deve ser manuseado com máxima delicadeza. A artéria subclávia e o plexo são afastados lateralmente e a costela seccionada anteriormente ao tubérculo do escaleno, próximo à junção costocondral e, posteriormente, junto à apófise transversa de T-1.

Essa técnica não é aconselhável se o problema é compressão venosa, pois ela acontece na parte mais interna do espaço intercostoclavicular (Figura 166.8) e esta via não permite acesso adequado. As vias recomendadas, nesse caso, são a infraclavicular, que pode ser complementar ou simultânea e a transaxilar.

Alguns autores[40] propõem ressecar apenas parte do segmento posterior da costela com um saca-bocado que aliviaria a pressão sobre T-1 antes de esta raiz se juntar a C-8.

Quando há indicação, a simpatectomia pode ser efetuada: o gânglio estrelado é identificado por trás da artéria vertebral e sobre o colo da primeira costela. Resseca-se a metade inferior do gânglio, além de T-2 e T-3.

Verifica-se a presença de sangramento e lesão linfática ou pleural (teste de insuflação pulmonar para esta última). Se houver lesão pleural, introduz-se um cateter calibre 12, aspira-se o ar e, depois de suturada a incisão o cateter é retirado. Em caso de lesão maior na pleura, pode-se suturar com fio absorvível fino e, se necessário, deixar drenagem torácica por 24 a 48 horas.

Injeção local de corticoides, com o objetivo anti-inflamatório, pode ser realizada. Alguns autores recomendam deixar um cateter peridural, por contra-abertura, para instilação de anestésicos e, em casos de reoperação, novas doses de corticoides. O fechamento da incisão é o mesmo da escalenectomia.

Acesso infraclavicular. Esta via não permite bom acesso à parte posterior da costela, portanto, não é recomendada para reparar a compressão do plexo braquial, exceto quando associada à via supraclavicular.

Através de uma incisão de cerca de 15 cm sobre a primeira costela, seccionam-se as fibras esternais e claviculares do grande peitoral, os intercostais, no bordo inferior e os escalenos no bordo superior. Descolamento digital da pleura e secção da costela na junção costocondral. Tracionando-se externamente a costela, disseca-se até

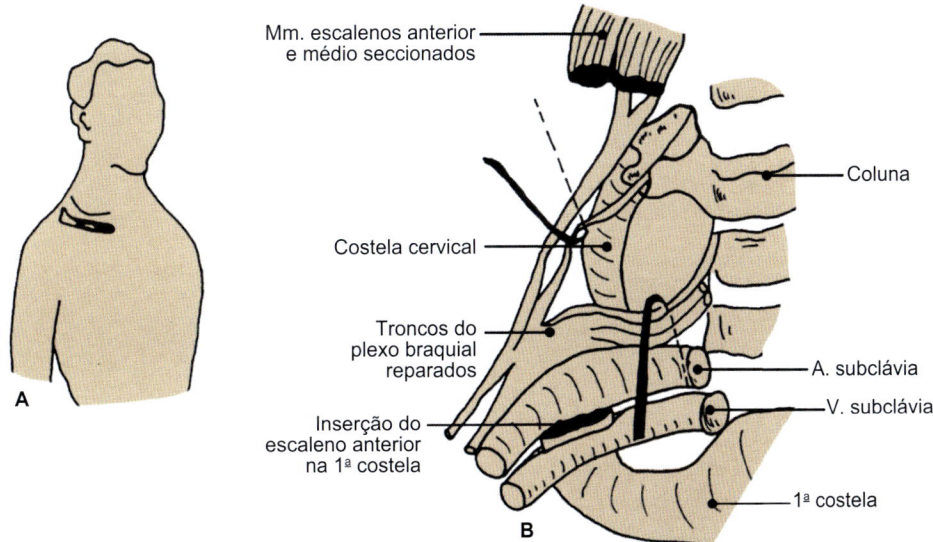

FIGURA 166.28 Técnica cirúrgica na costela cervical. **A.** Incisão supraclavicular em colar. **B.** Ressecção dos escalenos anterior e médio e afastamento do plexo braquial, permitindo visualização da costela anômala.

o mais posterior possível e secciona-se sempre protegendo artéria e veia subclávias e plexo braquial. A síntese se faz com sutura intradérmica após checar a integridade da pleura e a hemostasia.

Acesso transaxilar. Descrito por Roos em 1966,[41] tem a desvantagem de acesso limitado às estruturas e à parte posterior da costela, com risco de lesão de T-1. Também não dá acesso às partes altas do plexo e dos escalenos. É, entretanto, eficiente para descompressão do espaço costoclavicular.

O paciente é colocado em decúbito lateral e o braço do mesmo lado é preparado, envolvido com campos para ser seguro por um auxiliar durante toda a operação. O auxiliar deve ficar sobre um estrado para ter maior força de tração. A incisão de 10 a 15 cm (Figura 166.29) é feita na linha dos pelos axilares, entre o grande dorsal e o grande peitoral.

Por dissecção romba, chega-se ao gradil costal. O nervo intercostobraquial está nesse espaço e, se necessário, pode ser seccionado. Tuneliza-se o acesso em direção à axila até atingir a primeira costela. A dissecção segue a face anterior da costela, identificando-se a artéria, a veia subclávia e o plexo braquial. A exposição pode ser melhorada elevando-se o braço, mas deve aliviar periodicamente esta elevação para evitar trauma do plexo. O nervo torácico longo, que passa por trás do escaleno médio, deve ser identificado e protegido, cortando-se o escaleno médio bem rente à costela. Seccionam-se, ainda, os músculos escaleno anterior e intercostal sempre protegendo a artéria e a veia subclávia e o plexo braquial.

A secção da parte posterior da costela deve ser o mais próximo possível da apófise transversa de T-1, com cuidado para não lesar a raiz T-1 do plexo, que passa sobre o colo da costela. Traciona-se a costela anteriormente até que ela se solte da cartilagem, o que acontece mais facilmente nas mulheres. Se necessário, secciona-se. Pesquisar presença de bridas e seccionar os escalenos o mais alto possível. Pode ser feito a simpatectomia, caso indicado.

A ressecção da costela cervical, por esta via, é difícil; deve-se preferir a via supraclavicular, mas pode ser realizada, quando necessário. Devem ser regularizados os cotos da costela seccionada, verificada a hemostasia e possíveis lesões pleurais, para a síntese por meio de sutura intradérmica.

Acesso paraescapular. Johnson, em 1974, publicou sua experiência de 22 anos com esta via.[42] A incisão é a mesma da toracotomia posterolateral e a escápula é rebatida lateralmente. O acesso à primeira costela é difícil e, muitas vezes, exige a retirada também da segunda costela. É indicada para ressecção de costelas muito grandes (Paget) em pacientes musculosos e brevilíneos (Figura 166.30).

Cirurgia torácica videoassistida (CTVA). Existem vários relatos na literatura do uso da videotoracoscopia para auxiliar na ressecção de primeira costela, seja por via transpleural ou transaxilar,[43-48] e mais recentemente foi relatado no Brasil a ressecção de costelas cervicais por esta técnica.[49] O uso de técnicas com equipamento de vídeo permite um aumento da imagem e, portanto, melhor

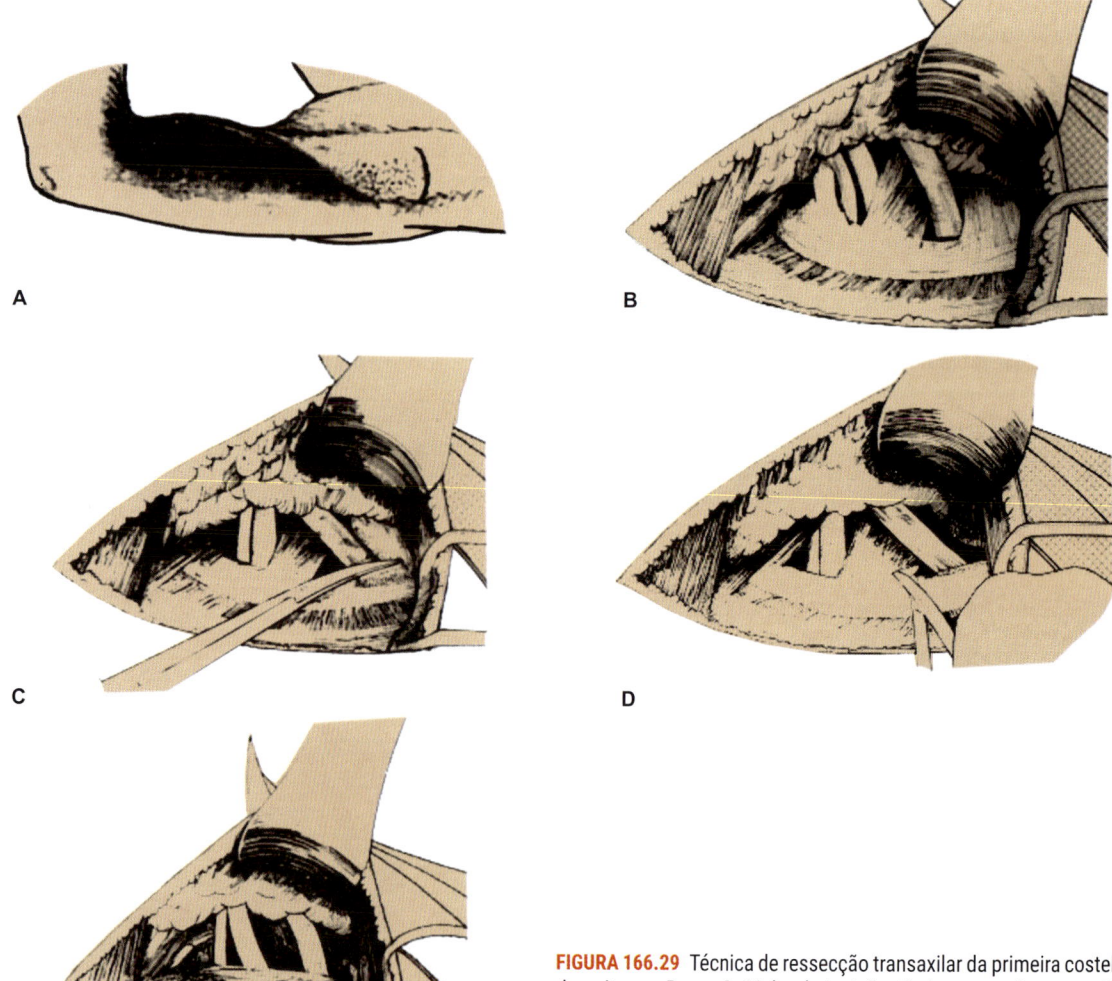

A

B

C

D

E

FIGURA 166.29 Técnica de ressecção transaxilar da primeira costela descrita por Roos. **A.** Linha de incisão. **B.** Aspectos da anatomia. **C.** Secção do músculo subclávio **D.** Secção do músculo escaleno anterior. **E.** Aspecto após ressecção da primeira costela.

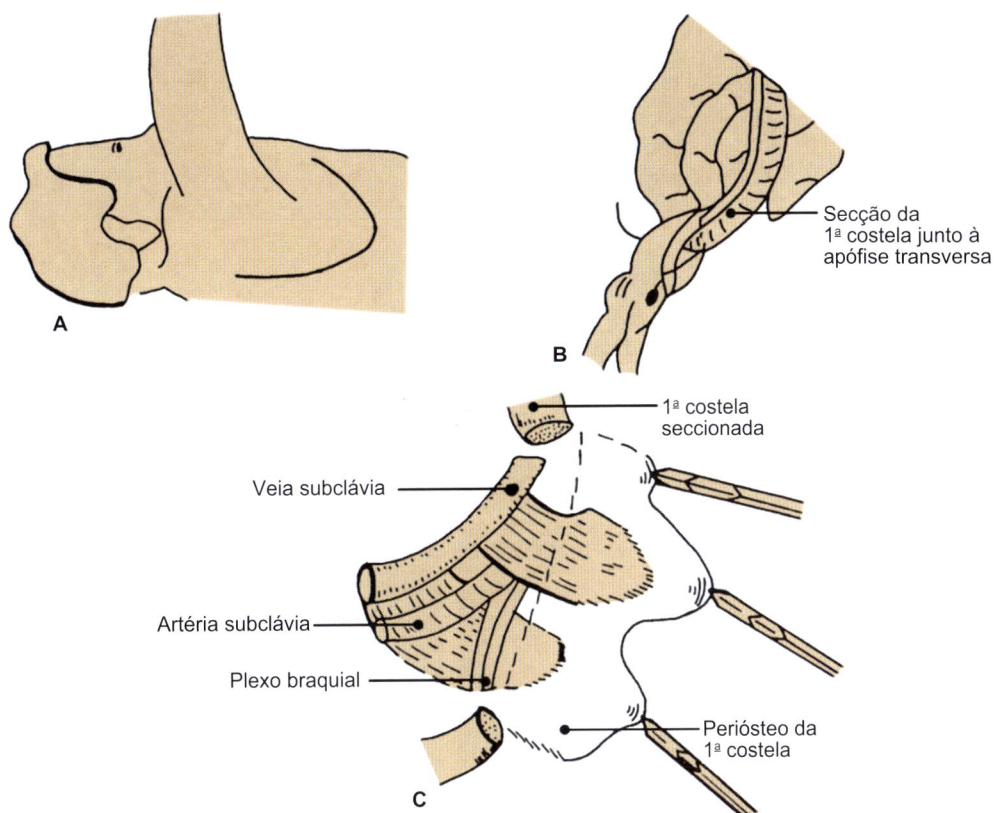

FIGURA 166.30 Ressecção da primeira costela pela técnica de Johnson. **A.** Aspecto da linha de incisão. **B.** Secção da costela próxima à coluna. **C.** Ressecção do periósteo da primeira costela com as inserções dos escalenos anterior e médio.

identificação das estruturas envolvidas. Outro benefício importante seria a melhor qualidade estética das incisões cirúrgicas e uma recuperação mais rápida do procedimento. Importante ressaltar que o uso dos equipamentos adequados é fundamental para o sucesso técnico na cirurgia, pois se trabalha muito próximo a estruturas importantes e eventuais improvisos podem aumentar a morbidade do procedimento.

Em nosso serviço, realizamos ressecção videoassistida de primeira costela por via transaxilar com sucesso, em que conseguimos identificar melhor algumas estruturas e inclusive visualizar o mecanismo de compressão costoclavicular durante o ato operatório (Figura 166.31).

A escolha da via de acesso cirúrgica deve ser específica para cada caso e para cada paciente. Nossa conduta atual é descomprimir o desfiladeiro inicialmente por meio de escalenectomia anterior e média e esqueletização do plexo braquial. Entretanto, em casos de compressão venosa evidente, a ressecção da primeira costela é mandatória. Quando há costela cervical, ela é ressecada.

Para ressecção da primeira costela, nossa conduta atual é usar vias simultâneas supra e infraclaviculares que dão acesso amplo e seguro às estruturas e permitem a ressecção das partes posterior e anterior da primeira costela. Usamos o acesso de Roos apenas para pacientes magros. A literatura[8,40] mostra os mesmos resultados com cirurgias em tempos separados.

Se a compressão é na passagem dos vasos e nervos sob o tendão do peitoral menor (síndrome de hiperabdução), a solução cirúrgica é a secção desde o tendão, por meio de uma incisão infraclavicular sobre o próprio tendão, que é seccionado sobre uma pinça e os vasos e nervos liberados de possíveis aderências entre eles ou com as estruturas vizinhas (Figura 166.32).

As compressões pela cabeça do úmero raramente necessitam de tratamento cirúrgico e, em geral, melhoram com exercícios de postura.

O tratamento cirúrgico da compressão recíproca entre a artéria axilar e o plexo braquial consta da secção da artéria que está por baixo do plexo e sua anastomose por cima dele, precedida de alongamento da artéria por meio da ligadura de seus ramos ou, até, da interposição de segmento de veia. A via de acesso se faz por uma incisão longitudinal que começa na axila e desce pelo sulco bicipital; portanto, sobre o trajeto dos vasos e nervos axiloumerais (Figura 166.33). Esta cirurgia raramente é necessária. A correção cirúrgica da arcada de Langer consta de sua secção por uma via de acesso transversal semelhante à de Roos (Figura 166.7).

As vias de acesso para reoperações dependem da via utilizada na primeira operação, geralmente se usam as vias supra e infraclaviculares associadas. Às vezes, a paraescapular.

Outro ponto importante é o das anomalias congênitas (Quadro 166.1). Elas devem ser conhecidas e consideradas para que se evitem as recidivas e, sobretudo, acidentes intraoperatórios. Estes podem ocorrer, por exemplo, quando a artéria subclávia, a artéria vertebral ou o nervo frênico passa na espessura do músculo escaleno anterior e médio, sendo fundido em um corpo único. Por isso, o músculo escaleno deve ser cuidadosamente seccionado, aos poucos. Às vezes, a artéria subclávia passa anterior, e outras vezes a veia subclávia passa posterior ao músculo escaleno anterior.

Ocasionalmente, há agenesia do escaleno anterior. Além disso, o conhecimento das anomalias ósseas, ligamentares (ligamentos costocostal e vertebrocostal e outros), musculares (escaleno mínimo) e do plexo braquial (às vezes, seu tronco superior passa anterior ao escaleno anterior) pode prevenir as recidivas, pois, sabendo de sua existência, podemos corrigi-las durante o ato cirúrgico.

As complicações vasculares, como os aneurismas e as estenoses, e sobretudo as placas ulceradas com fenômenos embólicos para a periferia, são tratadas pelas técnicas clássicas adaptadas a

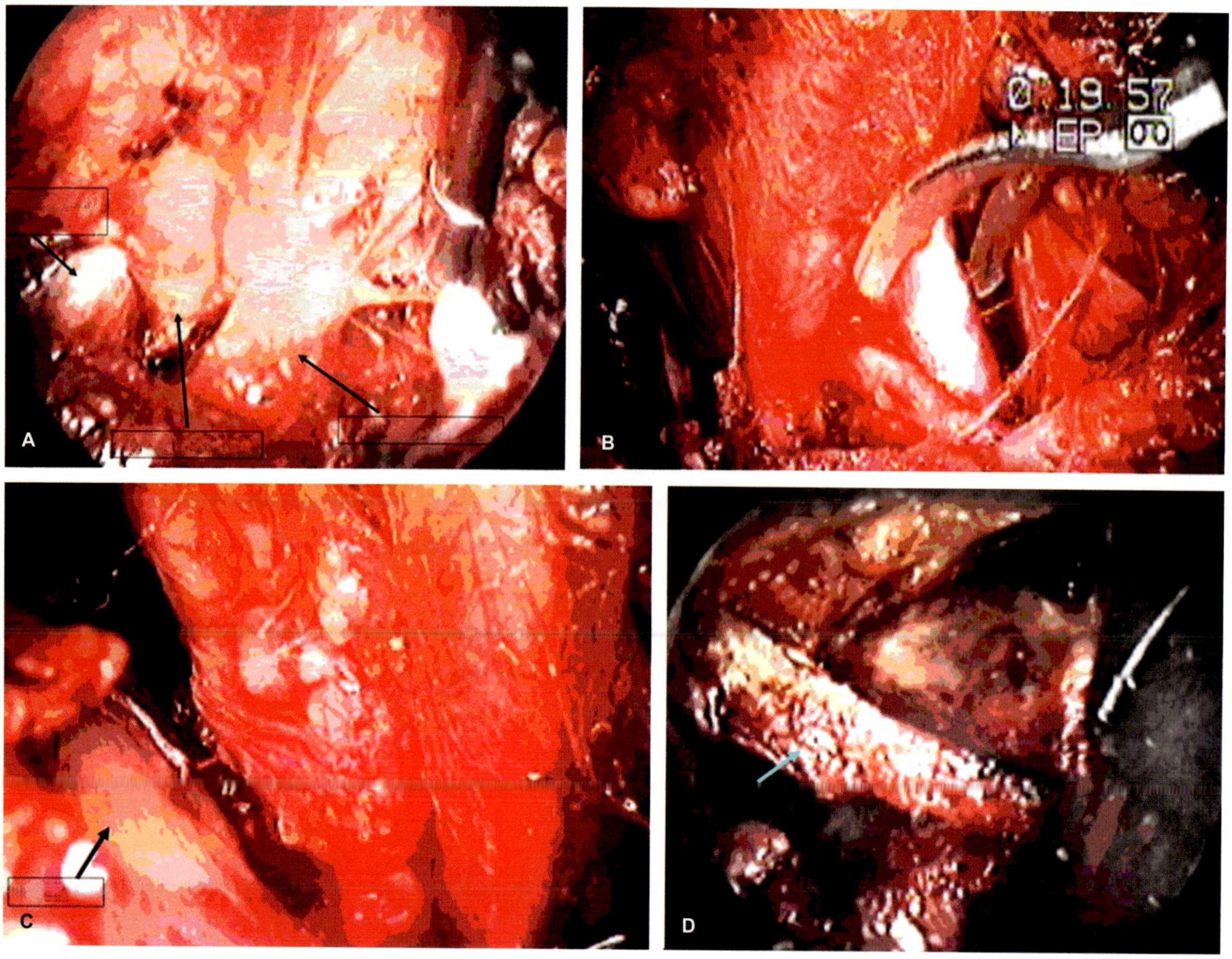

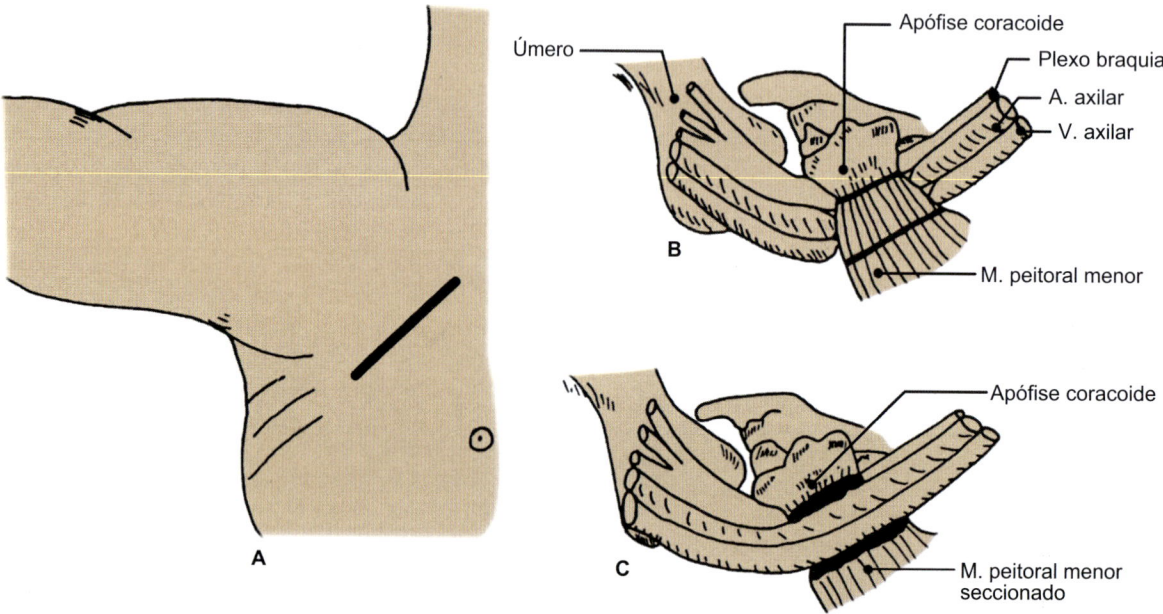

FIGURA 166.31 Imagens de cirurgia videoassistida para ressecção de primeira costela pela técnica de Ross. **A.** Imagem durante manobra de elevação do membro superior. **B.** Secção do ligamento costoclavicular e músculo subclávio. **C.** Primeira costela dissecada. **D.** Secção da 1ª costela sob visualização amplificada pelo vídeo.

Úmero

Apófise coracoide
Plexo braquial
A. axilar
V. axilar

M. peitoral menor

B

Apófise coracoide

A

C

M. peitoral menor
seccionado

FIGURA 166.32 Cirurgia da síndrome de hiperabdução. **A.** Linha de incisão. **B.** Aspecto da área de compressão do feixe vasculonervoso e linhas de incisão para a ressecção do peitoral menor junto à inserção coracoide. **C.** Aspecto cirúrgico após ressecção do segmento tenomuscular do peitoral menor.

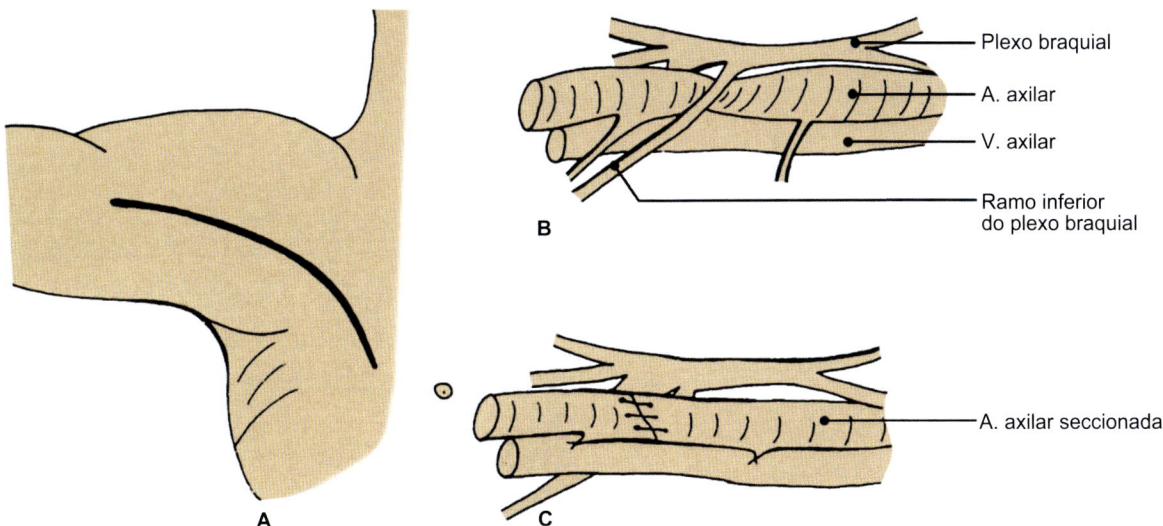

FIGURA 166.33 Tratamento cirúrgico da síndrome do mediano. **A.** Linha de incisão. **B.** Aspecto da compressão da artéria axilar pelo ramo inferior do plexo braquial. **C.** Artéria axilar foi seccionada e anastomosada pela frente do plexo braquial.

cada caso. As vias de acesso mais adequadas para corrigir problemas vasculares são a supraclavicular, para a artéria subclávia, e a infraclavicular, para a artéria axilar. O uso simultâneo de ambas as vias ou de uma incisão transclavicular pode ser necessário em casos de aneurisma da artéria subclávia. Se há isquemia distal no membro superior, secundária a compressão crônica e espasmo ou a microembolias repetidas, pode ser indicada a simpatectomia cervicotorácica associada, que também deve ser feita quando há fenômenos causálgicos na mão, particularmente em pacientes que têm compressões secundárias a traumatismo (síndrome da chicotada).

Uma observação importante é que não se deve ter excesso de escrúpulos para fazer uso de vias de acesso associadas. Por exemplo, se uma costela cervical, uma cadeia simpática ou a porção alta de um escaleno anterior são de difícil ressecção pela técnica de Roos, deve-se partir para outro acesso supraclavicular. O aspecto estético, embora não deva ser descuidado, não é o mais importante para o paciente que sofre dor crônica e forte.

Com respeito às alterações venosas (+3% dos casos de desfiladeiro), a conduta parece ter consenso.[50] A compressão venosa intermitente deve ser tratada por cirurgia eletiva quando não responde ao tratamento clínico. Apesar da recomendação do American College of Chest Physicians[51] tratar a obstrução venosa aguda apenas com anticoagulação, é consenso entre a maioria dos serviços que a oclusão deve ser tratada com fibrinolíticos (Figura 166.34) e anticoagulantes e, em seguida, operada eletivamente, fazendo a ressecção da primeira costela, a qual pode ser seguida de endoflebectomia ou angioplastia venosa com balão.[52-54]

Em caso de estenose venosa residual após a angioplastia pode-se fazer o uso de *stent* de células abertas que são mais resistentes às forças que este seguimento venoso é submetido mesmo após a descompressão, por isso é importante o acompanhamento deste *stent* com exames periódicos[55] (Figura 166.35). A obstrução crônica é de tratamento clínico, embora alguns autores prescrevam cirurgia para descomprimir a circulação colateral em casos sintomáticos.

Cuidados pós-operatórios

Imediatamente após a cirurgia, deve ser feita uma radiografia do tórax para pesquisar pneumotórax, hemotórax ou paralisia diafragmática. Na tarde do mesmo dia da operação já deve se iniciar a movimentação passiva, e se possível, ativa do membro superior com abdução até 180° e exercícios com as articulações da mão (apertar bolas de borracha), do punho e do cotovelo (flexões e extensões). Flexões anteriores e laterais do pescoço também devem ser executadas. Tais exercícios devem ser continuados até que o paciente reassuma suas funções com pleno bem-estar. O objetivo do exercício precoce é evitar retrações cicatriciais com limitação de movimentos.

Complicações cirúrgicas

Podem resultar de lesões arteriais, venosas, linfáticas, nervosas ou pleurais. Quando há lesão grave da artéria subclávia, deve-se tentar o controle proximal na seguinte ordem: clampe vascular, mesmo que se tenha que fazer incisão supraclavicular ou, então, fazer uma toracotomia anterior pelo segundo espaço intercostal ou, ainda, esternotomia. Nas lesões de veia subclávia, faz-se compressão que é mantida enquanto se resseca a primeira costela e a seguir faz-se a sutura da veia. Lembrar sempre que as vias de acesso supraclaviculares podem ajudar o controle, em casos de lesões ocorridas em vias infraclaviculares e vice-versa.

As lesões linfáticas ocorrem nas vias supraclaviculares, sobretudo à esquerda. Se há linforreia por mais de 3 dias, deve-se reexplorar a ferida e fazer a ligadura dos linfáticos.

As lesões nervosas dependentes de tração excessiva do plexo durante a cirurgia são geralmente temporárias com boa recuperação. As lesões cirúrgicas com secção nervosa são raras (menos de 1%) e de difícil recuperação, mesmo após a reconstrução do nervo.

Trauma por compressão instrumental ou pinçamento também é de recuperação lenta e nem sempre completa, resultando, às vezes, em dor complexa regional (causalgia). Atenção especial deve ser dada à raiz de T-1 quando da secção da primeira costela ao nível do colo, sobre o qual o nervo passa.

As lesões do nervo frênico ocorrem nas vias supraclaviculares e podem causar desconforto respiratório por paralisia do diafragma. É devido ao trauma por afastamento do nervo e recupera-se com fisioterapia. A via supraclavicular bilateral no mesmo tempo cirúrgico é contraindicada para evitar eventual paralisia diafragmática bilateral, que é grave.

A lesão do nervo torácico longo que emerge do escaleno médio pelo seu bordo posterior pode ser evitada seccionando-se aquele músculo sempre rente à costela. Sua lesão ocasiona a queda da escápula (*scapula alata*) e a recuperação dependerá do grau de lesão.

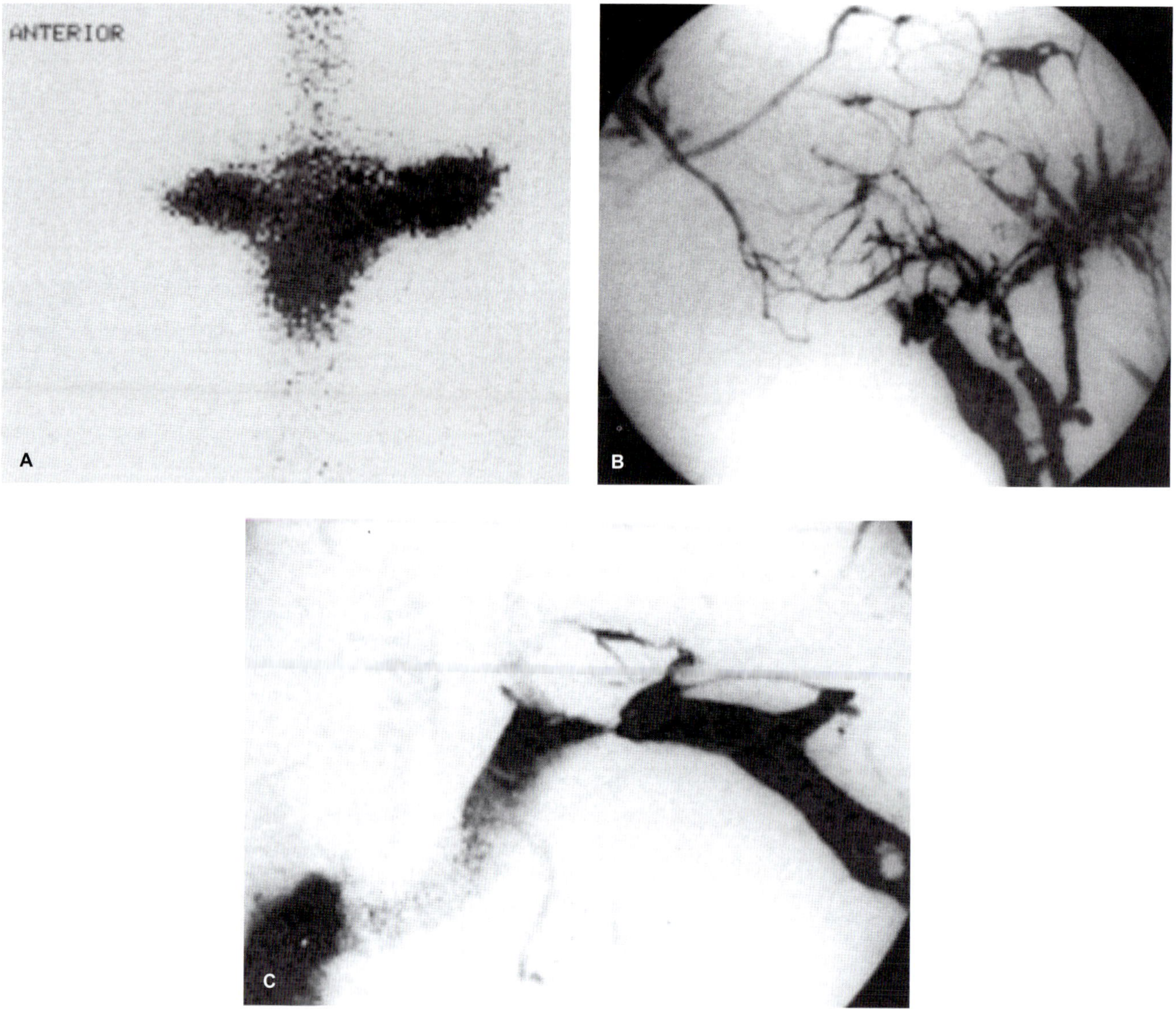

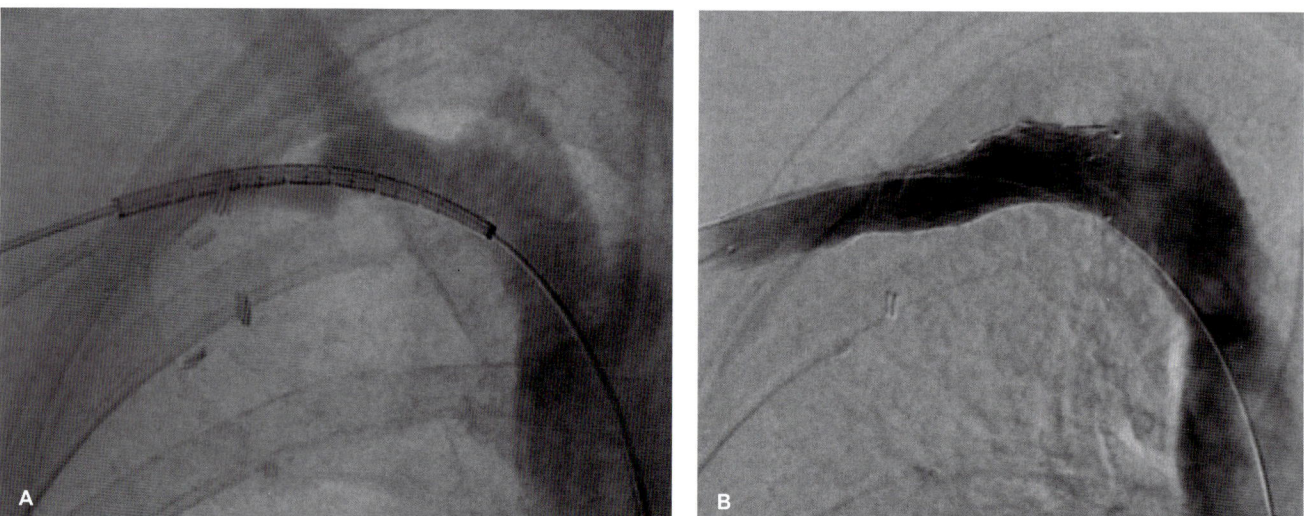

FIGURA 166.34 Obstrução aguda subclavioaxilar. **A.** Causada por tumor ósseo que atingia o esterno e as duas primeiras costelas (mastocitoma eosino-fílico – exame cintigráfico). **B.** O aspecto antes da fibrinólise com estreptoquinase. **C.** Permanece uma área de estenose, na passagem costoclavicular, após a fibrinólise.

FIGURA 166.35 Angioplastia de veia subclávia. **A.** Cateterização e posicionamento do stent. **B.** Controle angiográfico após a liberação do *stent*, restabelecendo o retorno venoso.

O traumatismo do nervo intercostobraquial leva à produção de área de hiperestesia. Por isso, recomenda-se sua secção, se necessário, com uma área de anestesia em vez de hiperestesia. A lesão do nervo vago, que passa por diante da artéria subclávia à direita pode ocorrer ocasionando disfonia (nervo recorrente laríngeo). A lesão da cadeia simpática é rara e, quando ocorre, pode ocasionar a síndrome de Claude Bernard-Horner.

As lesões pleurais são as mais comuns, em todas as vias de acesso, sobretudo quando se faz ressecção da primeira costela; ocorre em 50% dos casos. É tratada por aspiração do ar com sonda fina que é retirada após o fechamento da incisão. Em lesões maiores faz-se drenagem por contra-abertura durante 24 a 48 horas. Acúmulos de líquido ou sangue na pleura lesada são tratados de maneira conservadora ou puncionados com agulha.

As complicações nas cirurgias videoassistidas não diferem muito, sendo as mais citadas os pneumotórax e derrames pleurais.[47] Deve-se sempre estar preparado para a possibilidade de conversão para cirurgia aberta em casos de complicações, pois lesões importantes podem comprometer a vida, sobretudo sangramentos de grande monta com dificuldade de reparo dos grandes vasos. Para evitar danos maiores sugerimos que tais técnicas videoassistidas sejam realizadas por profissionais com experiência no uso dos equipamentos e sempre ter em mente a possibilidade de conversão, sendo obrigatório a presença de materiais convencionais na sala de cirurgia.

Como conclusão, deve-se dizer que as compressões cervico-braquiais têm soluções primariamente clínicas. Nos casos de falha do tratamento clínico ou complicações, a cirurgia será indicada e individualizada. A decisão pela cirurgia deve basear-se no quadro clínico e, eventualmente, nos exames complementares. As vias de acesso devem respeitar o biotipo do paciente, o local de compressão, estruturas envolvidas e a circunstância de uma reoperação, além, é claro, da experiência da equipe de profissionais envolvidos.

Por fim, o cirurgião deve sempre avaliar a possibilidade de anomalias anatômicas e das complicações pós-operatórias citadas, não esquecendo, também, de associar a simpatectomia cervicotorácica, quando indicada. Na Figura 166.36, pode-se ver um fluxograma para diagnóstico de pacientes com compressão nervosa.

SÍNDROME DO TÚNEL DO CARPO

Síndrome do túnel do carpo (STC) é a neuropatia compressiva mais comum dos membros superiores.[56,57] O nervo mediano sofre efeitos pressóricos ao passar pelo túnel do carpo, localizado na parte proximal da palma, aproximadamente 2 cm distal à prega distal do pulso. Neste pequeno espaço entre os ossos do carpo no assoalho e o ligamento transverso do carpo no teto, o nervo passa juntamente com nove tendões flexores (4 *flexor digitorum superficialis*, 4 *flexor digitorum profundus* e *flexor pollicis longus*) tornando-o particularmente suscetível a efeitos pressóricos. A prevalência na população é elevada e estudos prospectivos na Holanda revelam 5,8% em mulheres e 0,6% em homens.[58]

O nervo mediano, quando comprimido de maneira crônica e intermitente, sofre inicialmente isquemia sem anormalidades estruturais, desmielinização focal – sobretudo em fibras mielinizadas

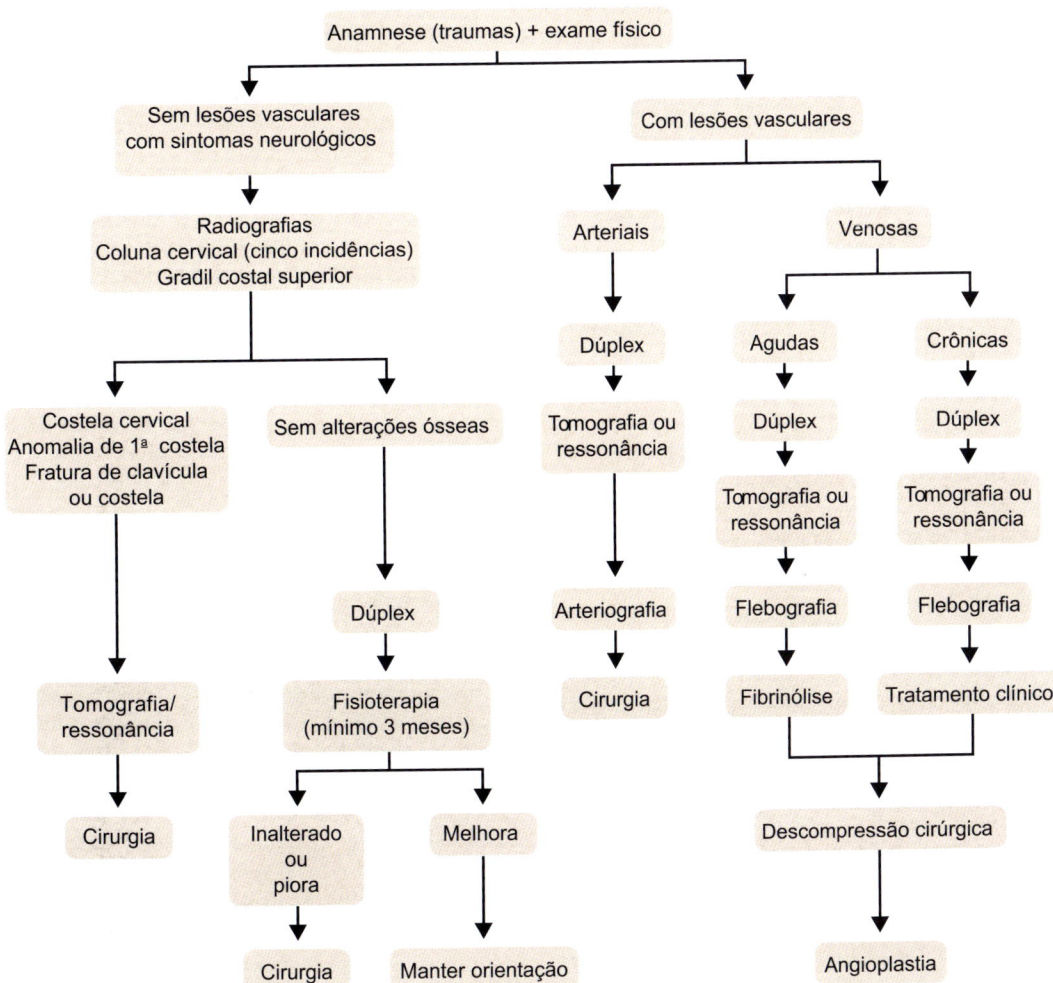

FIGURA 166.36 Fluxograma de diagnóstico e tratamento de pacientes com sintomas de compressão nervosa.

grossas – e, por fim, em fases mais adiantadas, degeneração axonal com atrofia muscular em região tenar. A causa do aumento pressórico no túnel do carpo ainda permanece desconhecida na STC idiopática, que representa a maioria dos casos.[59]

O papel do trabalho manual repetitivo como causa da STC permanece controverso e na maioria dos casos os fatores pessoais são mais importantes que os ocupacionais para o desencadeamento da doença. Exceção a esta regra ocorre em indivíduos que fazem ordenha manual, com intensa atividade flexora dos dedos, levando com frequência a STC.[60] Os fatores pessoais de risco mais relevantes são sexo, idade, obesidade e dimensões do pulso. A STC é muito mais comum em mulheres com incidência desde 23:1[61] até 3:1;[62] em nosso meio a frequência em mulheres é de 91,3%.[63]

Em até 50% dos casos, a maior frequência em mulheres poderia ser atribuída à predisposição genética.[64] A idade média do início dos sintomas na série de 668 casos de Kouyoumdjian[63] foi de 47,5 anos com variação de 17 a 83 anos, sem diferença significativa entre os sexos; na distribuição da idade por décadas, observou-se grande incidência entre 31 e 60 anos (pico entre 41 e 50 anos) no sexo feminino, e distribuição mais uniforme no sexo masculino; o registro de casos na primeira e na segunda década, em ambos os sexos, é raro. A obesidade apresenta risco para desenvolvimento da STC; no estudo de Kouyoumdjian et al.[65] pacientes com STC apresentaram índice de massa corporal médio de 28,4 contra 25,4 de indivíduos normais de mesma idade e sexo.

O índice do pulso, relação entre a espessura e largura do pulso, apresenta risco para desenvolvimento e gravidade da STC;[65] pulsos mais "espessos" ou "quadrados" com índices maiores que 0,70 têm maior probabilidade de desenvolverem STC.

O complexo sintomático da STC é relativamente estereotipado e, em geral, inclui dor, dormência e/ou formigamento em toda mão (42,5%) ou apenas no território de distribuição sensitiva do nervo mediano (57,5%). Os efeitos compressivos sobre o nervo mediano podem ser fasciculares[66] com envolvimento sensitivo de todos os dedos dependentes deste (I, II, III, IV) ou em dedos isolados, sendo o mais frequente no III. O envolvimento isolado do V dedo afasta STC. A dor como manifestação isolada de STC é rara ocorrendo em apenas 1,5% dos casos;[63] a dor pode se estender até regiões mais proximais em 41,8%, o que geralmente não ocorre com formigamento e dormência, sintomas mais restritos à mão.

A STC costuma acometer ambas as mãos (72,5%) de maneira simétrica ou assimétrica; a mão dominante é mais acometida nas fases iniciais, mas sem viés estatístico a longo prazo. A sintomatologia predominantemente ocorre no período noturno, acordando o paciente e fazendo-o "chacoalhar" as mãos ou colocá-las em água fria; também são típicas a sintomatologia matinal e postural.

A evolução da STC passa por três fases:

- Na primeira, intermitente, os sintomas aparecem e desaparecem em minutos (noturno, matinal ou postural) e tem oscilação sazonal com piora no frio
- Na segunda, os sintomas são mais duradouros, praticamente diários, mas ainda aparecem e desaparecem
- Na terceira fase, os sintomas são fixos, sem oscilação, podendo haver atrofia tenar (6,2%). As diferentes fases da STC não têm história natural ou tempo de evolução definidos, podendo o quadro permanecer na fase inicial por muitos anos ou já evoluir para maior gravidade em poucos meses.

A idade mais avançada é fator de risco para STC mais rápida e grave.[65,67] A duração da sintomatologia no momento da primeira consulta é variável; em um terço dos casos era menor que 1 ano, e em 17% era maior que 10 anos; não há correlação clínica precisa entre o tempo de sintomatologia e a gravidade da STC, mas estatisticamente, casos de evolução recente tendem a ser leves e casos com muitos anos de evolução tendem a ser mais graves.[68]

A maioria dos casos de STC é idiopática e parece haver aumento na quantidade de tecido conjuntivo dentro do túnel do carpo, principalmente na forma de fibrose sinovial não inflamatória;[64] contudo, o mecanismo pelo qual este se desenvolve permanece desconhecido. Algumas doenças e condições transitórias podem estar associadas à STC, como gravidez, artrite reumatoide, gota, hipotireoidismo ou deformidades articulares diversas por trauma ou doenças articulares. A associação com diabetes melito é frequente e há controvérsias sobre sua relação causal. Ocupação do espaço do túnel carpal por músculos anômalos, tumores, cistos, abscessos ou tenossinovites específicas é mais rara e deve ser suspeitada por tumefação local e quadro unilateral persistente.

O diagnóstico padrão-ouro para STC é o exame eletroneuromiográfico, particularmente condução nervosa.[69-71] Observa-se redução dos valores de velocidade de condução nervosa sensitiva, mista e motora do nervo mediano no segmento palmar acompanhado de normalidade no estudo de outros nervos. Casos com polineuropatia associada, particularmente diabetes melito, tornam o exame ainda mais importante, pois alguns sintomas podem ser comuns a ambas as entidades. Exames de imagem, ultrassonografia e ressonância magnética, detectam anormalidades estruturais do nervo, com o espessamento e achatamento focal na região do túnel do carpo, mas sua indicação se restringe a casos com suspeita de anormalidade estrutural neste espaço. Avaliação de doenças sistêmicas deve ser analisada para casos individuais, mas é importante a investigação de diabetes melito e hipotireoidismo.

O tratamento da STC pode ser conservador ou cirúrgico. Inicialmente devem ser retirados fatores de risco como obesidade e avaliado se ocorreram mudanças de hábito recente, com atividade manual flexora excessiva não usual ao paciente. O tratamento conservador não medicamentoso principal consiste na colocação de tala não compressiva em posição neutra na região do pulso preferencialmente restringindo os flexores dos dedos; nas fases iniciais, tala pode ser colocada apenas no período noturno.

O resultado pode trazer benefício imediato e, graças à própria história natural da STC e a algumas mudanças na atividade manual, evoluir para resolução completa ou, pelo menos, para sintomas frustros e ocasionais por toda vida. Tratamento conservador medicamentoso principal consiste na injeção local de esteroides que pode trazer benefícios, segundo algumas séries, tão bons quanto a cirurgia pelo menos no período de 1 ano.[72,73] Apesar de sua eficácia, tal prática é ainda pouco utilizada pelo suposto risco de lesões nervosas ou tendíneas, que parece exagerado. Tratamento medicamento com esteroides via oral utilizados em esquema de redução rápida (7 dias) pode ser útil, mas sua eficácia é bem menor que a injeção local.[74] Tratamento cirúrgico ainda é o mais eficaz para resolução dos sintomas[75] e deve ser indicado após falência nas medidas conservadoras ou imediatamente para casos com maior gravidade eletrofisiológica.

Cirurgia a céu aberto ou endoscópica para liberação do ligamento transverso do carpo não mostram diferenças significativas no resultado[76] e não há necessidade de mudança da cirurgia tradicional para endoscópica;[76] para casos selecionados, quando existe dúvida sobre presença de fatores etiológicos específicos, prefere-se cirurgia a céu aberto. A indicação e o resultado cirúrgico não dependem exclusivamente da gravidade eletrofisiológica;[75] muitos casos com anormalidade leve podem apresentar sintomatologia acentuada, particularmente quando dor se associa à dormência e formigamento; surpreendentemente casos muito avançados com atrofia tenar respondem bem a cirurgia com melhora dos sintomas sensitivos, mas persistência da atrofia tenar.[75] Os resultados cirúrgicos podem ser alcançados em qualquer faixa etária, incluindo pessoas acima de 80 anos.[77]

A incisão indicada é a da Figura 166.36 que respeita o ramo cutaneopalmar e os ramos terminais do nervo mediano. O tendão do longo palmar é afastado e o nervo mediano é identificado ao entrar no túnel do carpo entre os tendões do flexor comum superficial dos dedos e do flexor radial do carpo. O ligamento do carpo é, então, seccionado em toda sua largura, paralelamente ao nervo mediano pelo seu lado medial, e o nervo é liberado de todas as aderências até o oco palmar. A secção incompleta do ligamento é a principal causa do fracasso da cirurgia.

Alguns pontos de atenção especial devem ser notados nesse procedimento. Assim, o nervo cutaneopalmar, que nasce do mediano a cerca de 5 cm da apófise estiloide do rádio, cruza o ligamento transverso do carpo por um túnel de cerca de 9 a 16 mm e aflora no subcutâneo; por isso, a incisão transversa, que seria mais estética, deve ser evitada para que não ocorra a secção desse ramo cutaneopalmar do mediano (Figura 166.37). Atrofia tenar acentuada indica uma exploração cuidadosa do ramo tenar do mediano. Esse ramo normalmente nasce da porção distal do nervo mediano, logo abaixo do ligamento transverso do carpo; às vezes, porém, ele emerge um pouco acima e passa por um orifício no ligamento do carpo, que pode ser área de compressão e, por isso, deve ser liberado (Figura 166.37).

Nos casos em que, apesar de todos esses cuidados técnicos, há recidiva de sintomas, o que é raro, deve-se pesquisar a presença de neuromas ou fibrose interfascicular, que exige uma neurólise (esqueletização) do nervo mediano. Trata-se de procedimento microneurocirúrgico recomendado por alguns autores, inclusive durante a primeira cirurgia, e que exige manobras diagnósticas neurológicas específicas.

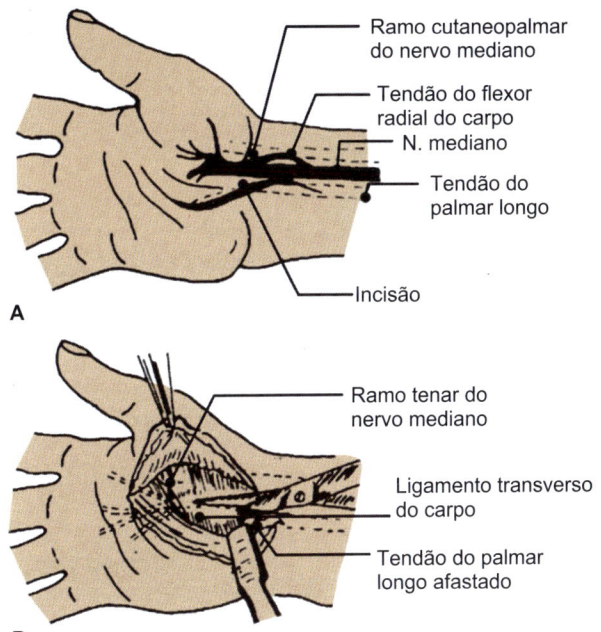

FIGURA 166.37 Cirurgia da síndrome do túnel do carpo. **A.** Incisão em S, que evita o trajeto do ramo cutaneopalmar do mediano. **B.** Secção do ligamento transversal do carpo respeitando o ramo tenar do mediano.

O resultado do tratamento cirúrgico, observados os cuidados acima, é muito bom. A operação pode ser executada sob anestesia local com sedação.

As referências bibliográficas deste capítulo se encontram no Ambiente de aprendizagem do GEN.

167

Síndromes Compressivas Vasculares Raras

Rodrigo Gibin Jaldin ■ Daniel César Magalhães Fernandes ■ Marcone Lima Sobreira

Resumo

As síndromes compressivas vasculares compõem um grupo heterogêneo de distúrbios caracterizados pela constrição externa de artérias e/ou veias, principalmente saudáveis, e de estruturas nervosas associadas, ocasionando, consequentemente, risco de alterações da estrutura dos vasos acometidos ou lesão nervosa.

Podemos dividir essas síndromes de acordo com o local de compressão do seguinte modo: *segmento arterial* (síndrome do desfiladeiro cervicotorácico; aprisionamento da artéria poplítea; síndrome do ligamento arqueado); *segmento venoso* (síndrome do desfiladeiro cervicotorácico; síndrome de May-Thurner ou Cockett; síndrome de quebra-nozes); *segmento visceral* (síndrome da artéria mesentérica superior [AMS] ou síndrome de Wilkie; disfagia lusória).

As síndromes de compressão vascular podem prejudicar gravemente a qualidade de vida de indivíduos afetados, que são, tipicamente, jovens e saudáveis. As abordagens diagnóstica e terapêutica constituem uma das tarefas mais desafiadoras na prática diária da cirurgia vascular.

Palavras-chave: síndrome de compressão vascular; doença vascular periférica; síndrome do ligamento arqueado.

INTRODUÇÃO

Apesar de não serem alterações comuns na prática clínica diária, o cirurgião vascular é desafiado por síndromes vasculares oriundas da compressão extrínseca de vasos normais. As síndromes compressivas podem provocar processos isquêmicos, se a estrutura acometida pela constrição for uma artéria ou um órgão; ou estase e hipertensão venosa, quando se tratar de compressão venosa. É difícil estabelecer a verdadeira prevalência das compressões vasculares, uma vez que boa parte dos pacientes é assintomática. Por outro lado, quando há sintomas, estes prejudicam sobremaneira a qualidade de vida, frequentemente de pacientes jovens e economicamente ativos.[1]

As síndromes compressivas vasculares podem ser divididas de acordo com o local de compressão em: segmento arterial (síndrome do desfiladeiro cervicotorácico; aprisionamento da artéria poplítea; síndrome de ligamento arqueado); segmento venoso (síndrome do desfiladeiro cervicotorácico; síndrome de May-Thurner ou Cockett; síndrome de quebra-nozes); segmento visceral (síndrome da AMS ou síndrome de Wilkie; disfagia lusória).

Dentre as síndromes vasculares compressivas mais comuns, destacam-se a síndrome do desfiladeiro cervicotorácico,[2,3] a síndrome de May-Thurner ou Cockett e a síndrome de aprisionamento da artéria poplítea,[1] as quais serão descritas em capítulos próprios.

Neste capítulo, serão apresentadas as compressões vasculares menos frequentes, mas que devem fazer parte das hipóteses diagnósticas do cirurgião vascular.

SÍNDROME DO LIGAMENTO ARQUEADO

Definição

Também conhecida como síndrome da compressão da artéria celíaca (CACS, *celiac artery compression syndrome*), síndrome do ligamento arqueado mediano ou, ainda, síndrome de Dunbar, ela é resultado da compressão extrínseca do tronco celíaco pelo ligamento arqueado mediano do diafragma ou por tecido ganglionar do plexo celíaco (Figura 167.1).[4-6]

A compressão ocorre no nível da origem do tronco celíaco, na aorta, o que geralmente se situa entre a décima primeira vértebra torácica e a primeira vértebra lombar.[7] Trata-se de condição rara (sua verdadeira prevalência é desconhecida)[8] que apresenta fisiopatologia pouco definida, mas seus sintomas compressivos se devem a uma banda fibrosa anômala do diafragma que comprimiria o tronco celíaco, particularmente durante a expiração.

O diagnóstico é feito a partir de achados clínicos e radiológicos.[9,10] Esses últimos podem evidenciar compressão extrínseca do tronco celíaco no nível do diafragma por banda fibrosa diafragmática ou por tecido ganglionar periaórtico.[9]

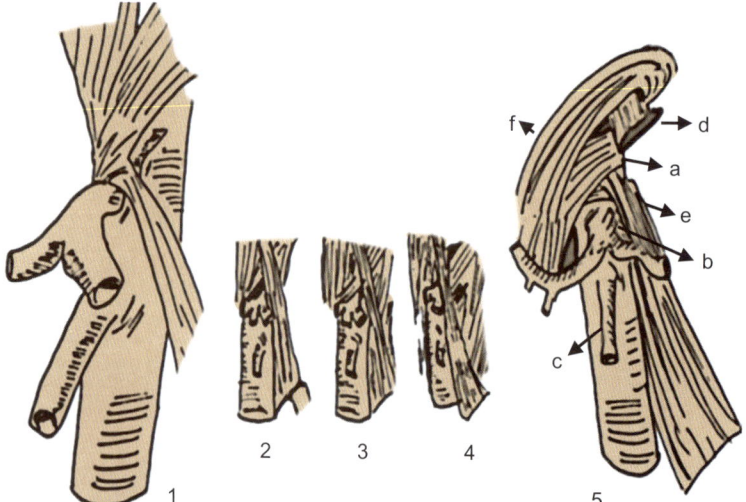

FIGURA 167.1 Esquema da síndrome do ligamento arqueado: (*1*) ligamento mediano do diafragma de inserção baixa ou origem da artéria celíaca (AC) mais cranial que o habitual, produzindo compressão, característica mais descrita dessa síndrome; (*2*) o ligamento suspensor do duodeno pode comprimir a AC lateralmente à esquerda; (*3*) pilar direito do diafragma mais medial, comprimindo a AC lateralmente à direita; (*4*) AC comprimida pelo ligamento suspensor do duodeno e pelo pilar direito do diafragma, simultaneamente; (*5*) desenho da anatomia normal, com destaque para as estruturas envolvidas na compressão pelo ligamento arqueado – (a) ligamento arqueado mediano; (b) AC; (c) artéria mesentérica superior; (d) esôfago; (e) ligamento suspensor do duodeno (ligamento de Treitz); e (f) pilar direito do diafragma.

Diagnóstico

A maioria dos pacientes é assintomática, e os achados de compressão são encontrados em exames solicitados por outros motivos. Geralmente, o diagnóstico depende da exclusão de causas alternativas de dor abdominal. Antes do início da investigação da síndrome de Dunbar, uma avaliação formal do gastrenterologista é aconselhável para descartar patologias mais comuns. Quando sintomáticos, os pacientes relatam perda ponderal, náuseas, vômitos, diarreia e dor epigástrica pós-prandial.[5,10,11] Pacientes que realizam atividade física regular podem manifestar os mesmos sintomas.[1] Ao exame físico, pode ser encontrado sopro expiratório. Ocasionalmente, aneurismas acometendo o tronco celíaco podem provocar irritação do plexo celíaco, simulando os sintomas compressivos.

O mapeamento dúplex de artérias viscerais é o exame de escolha para o rastreamento dessa síndrome (exame barato, não invasivo e não expõe os pacientes à radiação),[10,11] seguido por angiografia em inspiração e em expiração, angiotomografia (angio-TC) ou angiorressonância magnética (angio-RM)[1,9] (Figura 167.2).

Os critérios diagnósticos ao mapeamento dúplex estão descritos no Quadro 167.1.

A angiografia, apesar de ser o exame mais tradicional para o diagnóstico dessa enfermidade, vem sendo substituída pela angio-TC[8] (Figura 167.3).

Com os exames contrastados, é possível identificar dilatação pós-estenótica do tronco celíaco e circulação colateral desenvolvida a partir da arcada pancreaticoduodenal (suplência pela AMS); a manutenção da compressão, mesmo em inspiração, pode ser observada em poucos casos.[8,9]

Tratamento

As intervenções visam abordar os mecanismos fisiopatológicos hipotéticos: descompressão da constrição do tronco celíaco pelo ligamento arqueado, com ou sem ganglionectomia celíaca para controlar o componente neuropático da dor.

O tratamento consiste na secção do ligamento mediano arqueado do diafragma ou do tecido que produz a compressão, o que pode ser realizado por cirurgia aberta convencional ou por laparoscopia.[9] A maioria dos casos descritos na literatura utilizou a via cirúrgica convencional com bons resultados em longo prazo, conforme descrito por Reilly et al.,[15] em 1985. A partir dos anos 2000, a quantidade de casos tratados pela via laparoscópica aumentou, com a vantagem da menor morbimortalidade desse procedimento, apesar de ainda serem altas as taxas de conversão.[16] A conversão é normalmente necessária quando da reconstrução arterial (*bypass* aortocelíaco ou angioplastia com *patch* do tronco celíaco) devido à manutenção da estenose do tronco celíaco após secção do ligamento arqueado.

Alguns autores propuseram a utilização da via endovascular para o tratamento, porém não obtiveram bons resultados, e a maioria dos pacientes manteve os sintomas compressivos.[17] Ademais, documenta-se a fratura do *stent* no nível da compressão extrínseca.[9,18,19] Por outro lado, apesar de não se mostrar interessante na abordagem

QUADRO 167.1	Critérios diagnósticos ao mapeamento dúplex para compressão do tronco celíaco pelo ligamento arqueado do diafragma.[10-14]
Critério	**Achado**
Modo B	Pouca ou nenhuma calcificação ostial Redução do calibre
Modo cor	Aspecto em "anzol de peixe" da artéria celíaca na expiração Alteração hemodinâmica evidenciada por *aliasing*
Velocidades	Variação de velocidades durante os movimentos respiratórios Durante expiração máxima ou repouso, PVS > 200 cm/s e/ou VDF > 50 cm/s Normalização de velocidades durante inspiração profunda
Índice sistólico	Relação do PVS da AC entre inspiração e expiração, e PVS da aorta celíaca > 2
Índice de resistividade (IR)	Redução significativa do IR durante a expiração por aumento significativo da VDF nesta situação, quando comparado ao IR na inspiração (o componente diastólico seria o mais afetado)

PVS: pico de velocidade sistólica; AC: artéria celíaca; VDF: velocidade diastólica final.

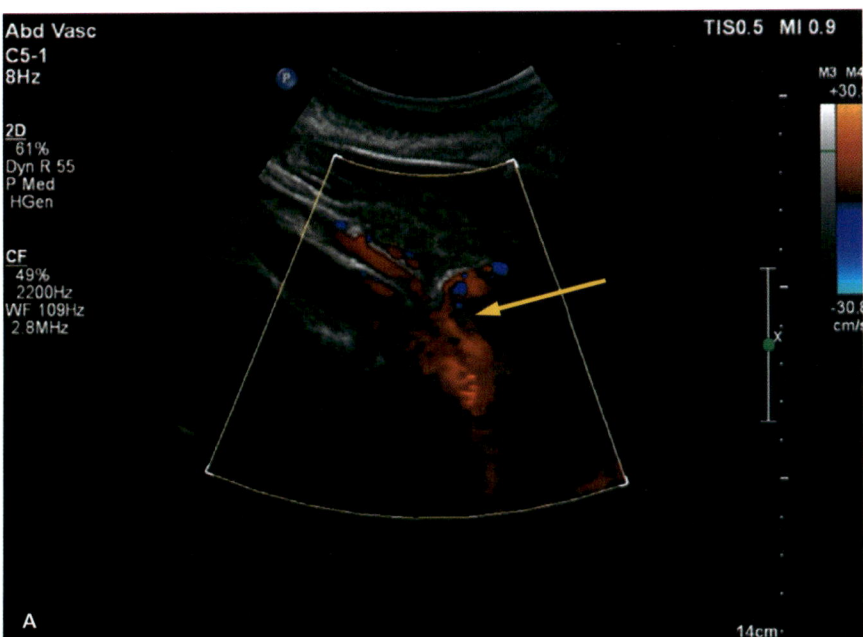
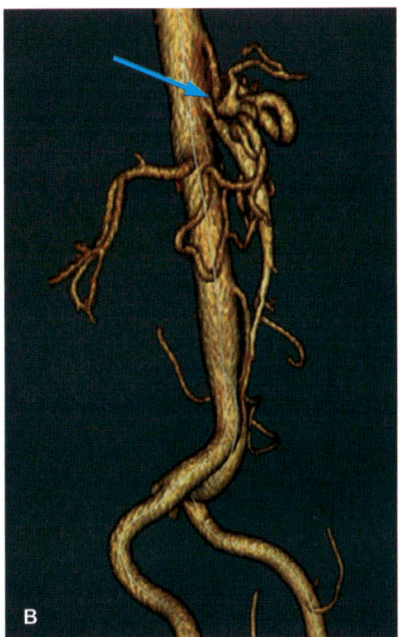

FIGURA 167.2 Diagnóstico de imagem.[8] **A.** Imagem de ultrassonografia dúplex (em expiração) da aorta abdominal mostrando angulação acentuada do eixo celíaco (*seta*). **B.** Imagem sagital tridimensional renderizada por volume da aorta abdominal demonstrando estreitamento e angulação do tronco celíaco proximal (*seta*).

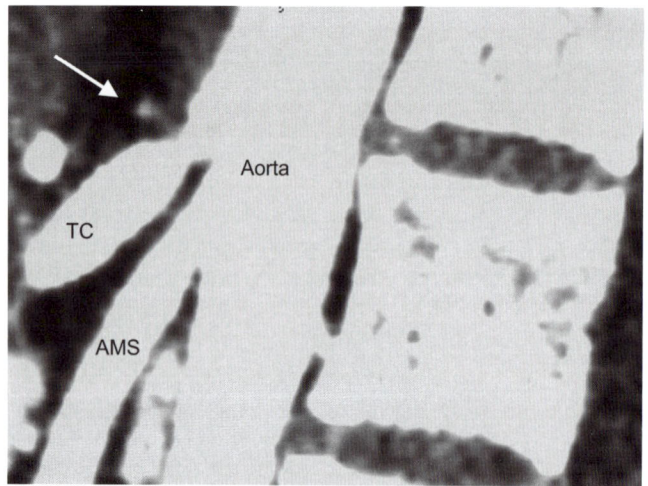

FIGURA 167.3 Reconstrução de angiotomografia em corte sagital em reconstrução multiplanar (MPR) de paciente do sexo feminino, de 25 anos, com queixa de dor em andar superior do abdome, de forte intensidade, pós-prandial, associada à perda ponderal. Foi encaminhada pelo gastrenterologista em virtude de sopro abdominal. Mapeamento dúplex de artérias viscerais evidenciou artérias mesentéricas superior (AMS) e inferior (AMI) pérvias, aorta sem ateromatose, artéria celíaca (AC) com velocidades muito elevadas ao repouso (PVS [pico de velocidade sistólica] = 420 cm/s; VDF [velocidade diastólica final] = 136 cm/s) e com significativo aumento à expiração forçada (PVS = 540 cm/s; VDF = 170 cm/s). *Seta* mostra compressão extrínseca na origem da AC. (Imagem gentilmente cedida pelo Dr. Archângelo Tarcisio Fortes Jr. – Instituto Avançado de Intervenção Cardiovascular – Atibaia – SP.)

inicial dessa síndrome, o tratamento endovascular parece ser bastante útil nos casos em que o ligamento mediano fora seccionado cirurgicamente sem melhora dos sintomas em decorrência das alterações da parede vascular provocadas pela compressão extrínseca crônica[10,17,19] (Figura 167.4).

Mais recentemente em uma coorte retrospectiva, Do et al. mostraram que a secção do ligamento arqueado e a ganglionectomia celíaca laparoscópica assistida por robô foi tão segura e efetiva quanto à cirurgia laparoscópica convencional.

SÍNDROME DE QUEBRA-NOZES

Definição

Conhecida também como síndrome de *Nutcracker* ou aprisionamento da veia renal esquerda, trata-se de compressão da veia renal esquerda entre a AMS e a aorta, mediante a emergência em ângulo agudo da primeira artéria mencionada[19,20] (Figura 167.5).

De modo mais raro, a veia renal esquerda pode ter posição retro-aórtica e ser comprimida contra a coluna vertebral,[21] particularmente quando ocorre concomitantemente ao aneurisma de aorta infrarrenal,[22] situação conhecida como síndrome de quebra-nozes posterior (Figura 167.6).

É considerada uma condição rara,[23] sua prevalência é desconhecida, mas sabe-se que a doença pode ocorrer em qualquer faixa etária, tendendo a ser mais diagnosticada em mulheres entre a terceira e a quarta décadas de vida,[24] embora um estudo posterior tenha demonstrado prevalência igual entre homens e mulheres.[25,26]

Diagnóstico

O diagnóstico dessa condição é desafiador e, frequentemente, feito por exclusão. A compressão da veia renal esquerda resulta em hipertensão venosa renal com consequente lesão de pequenas veias e ruptura destas no interior do sistema coletor, podendo-se identificar hematúria micro ou macroscópica. O paciente relata dor abdominal inespecífica ou com localização no flanco esquerdo, que geralmente se associa a náuseas e vômitos.[21] Um estudo de 112 casos registrou uma frequência de sintomas: hematúria (78%); dor no flanco esquerdo (38%); proteinúria (30%) e anemia (13%).[27]

No sexo masculino, a hipertensão da veia renal pode cursar com refluxo para a veia gonadal esquerda, dor testicular e desenvolvimento de varicocele.[1] No sexo feminino, acomete principalmente mulheres entre a terceira e a quarta décadas de vida, e cursa com síndrome de congestão pélvica crônica (varizes genitais e pélvicas, dismenorreia, dispareunia, dor pós-coito e dor hipogástrica).[2,21] Varizes lombares e de membros inferiores também são descritas.[28] Os sintomas podem ser desencadeados ou agravados pela gravidez ou multiparidade.[29]

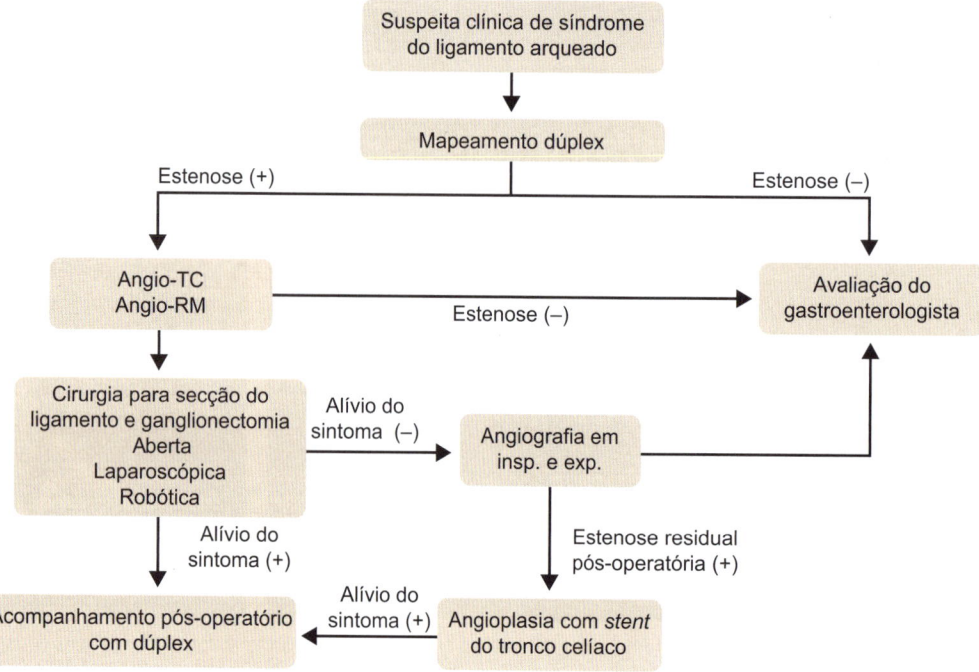

FIGURA 167.4 Algoritmo para o diagnóstico e a terapêutica da síndrome do ligamento arqueado mediano. Exp.: expiração; Insp.: inspiração.[10]

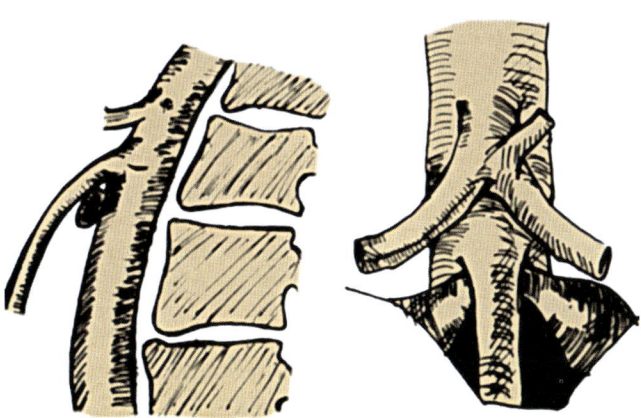

FIGURA 167.5 Esquema da síndrome de quebra-nozes: relação da artéria mesentérica superior com a veia renal esquerda em perfil e em incidência anterior.

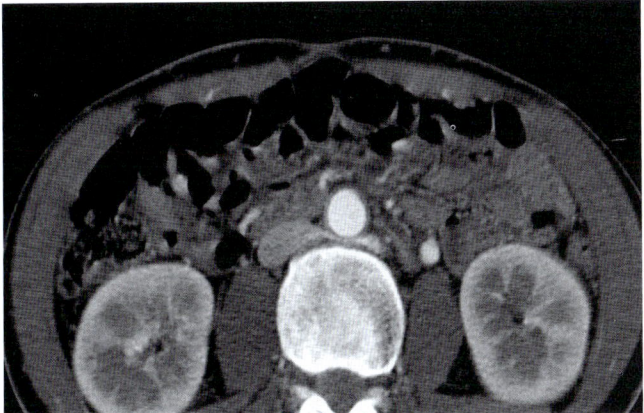

FIGURA 167.6 Quebra-nozes posterior: note a veia renal esquerda afilada entre a aorta e a vértebra lombar.

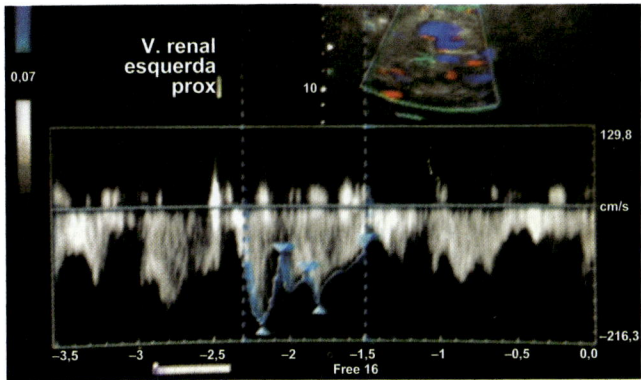

FIGURA 167.7 Mapeamento dúplex evidenciando velocidades elevadas (Vmáx = 216,3 cm/s) na veia renal esquerda, na região do cruzamento com a artéria mesentérica superior. Paciente investigada em virtude de hematúria esporádica e dor abdominal inespecífica: alteração confirmada por flebografia e medida de pressão translesional.

QUADRO 167.2	Critérios diagnósticos ao mapeamento dúplex para compressão da veia renal esquerda (VRE) pela artéria mesentérica superior (AMS).[31]
Critério	**Achado**
Diâmetro da VRE	Identificação do estreitamento do diâmetro da VRE ao cruzar anteriormente a aorta (diâmetro < 2 mm)
	Dilatação da VRE antes do cruzamento com a AMS (diâmetro > 10 mm)
	Relação entre os diâmetros > 4
Velocidades na VRE	Elevação da velocidade no ponto de cruzamento entre AMS e VRE (V > 110 cm/s)
Índice de velocidades	Relação entre a velocidade no local de compressão venosa e a velocidade na VRE próxima ao hilo > 5
Veias varicosas	Colaterais a partir da VRE
	Varizes pélvicas
	Veias vulvares ou glúteas com diâmetro > 5 mm e refluxo à Valsalva
	Veias do plexo pampiniforme > 3 mm, com refluxo à Valsalva

A avaliação da hematúria inicia-se por exames qualitativos e quantitativos, associados à cistoscopia,[30] que pode ser útil na suspeição dessa síndrome, determinando hematúria proveniente do ureter esquerdo. A investigação da síndrome inicia-se pelo mapeamento dúplex (Figura 167.7), o qual apresenta sensibilidade de 78% e especificidade de 100%, e consiste na comparação do pico de velocidade e do diâmetro venoso no ponto de cruzamento com a AMS e no hilo renal[1,31] (Quadro 167.2).

Angio-TC e angio-RM auxiliam na definição das relações anatômicas entre a AMS e a VRE, mas o padrão-ouro para o diagnóstico continua sendo a flebografia retrógrada (Figura 167.8), com medida do gradiente pressórico renocaval, mostrando refluxo de contraste para as veias adrenais e gonadais, e opacificação de colaterais periureterais e perirrenais.[24,29]

Para confirmação do diagnóstico, a diferença de gradiente pressórico entre a VRE e a veia cava inferior deve exceder 3 mmHg.[24,28,29] A ultrassonografia intravascular (IVUS) demonstrou ter uma especificidade de 90% em comparação aos 62% da venografia.[32]

Tratamento

Indicado quando os pacientes apresentam hematúria grave ou dor intratável e direcionado por limitação apresentada pelo paciente, estágio de evolução da síndrome e idade do paciente. As opções terapêuticas vão desde propostas radicais, como a nefrectomia, até o tratamento conservador, e também incluem opções de reimplante da veia renal esquerda e, mais recentemente, a alternativa endovascular.

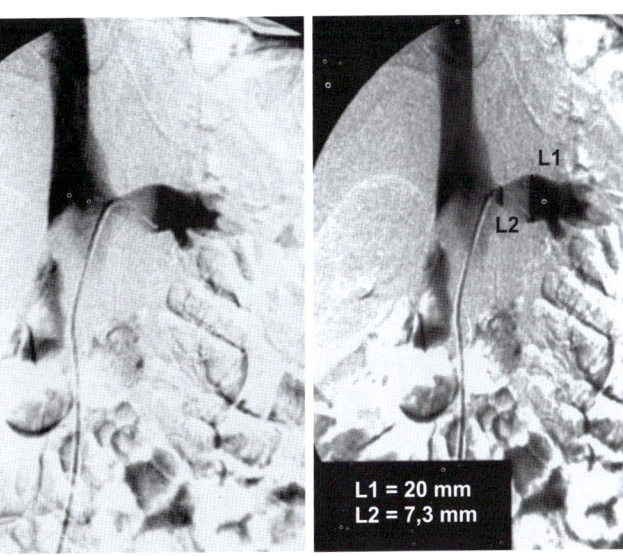

FIGURA 167.8 Flebografia por punção da veia femoral direita e cateterismo seletivo da veia renal esquerda: redução do diâmetro da veia renal esquerda; gradiente de pressão translesional de 5 mmHg.

O tratamento conservador deve ser adotado para pacientes púberes, uma vez que, em boa parte dos casos, os sintomas regridem espontaneamente após o desenvolvimento do tecido adiposo e as múltiplas colaterizações venosas. Pacientes mais velhos, com sintomas controláveis ou atípicos, também podem se beneficiar da conduta conservadora. Apesar de o uso rotineiro de alguns fármacos ser questionável, as opções medicamentosas são ácido acetilsalicílico em baixas doses e inibidores da angiotensina,[29] especificamente o alacepril (que melhora também a proteinúria).[32,33] Meias de compressão elástica podem aliviar as dores pélvica e nos flancos.[34]

O tratamento cirúrgico pode ser realizado por meio de transposição da veia renal esquerda, *bypass* venoso renal, autotransplante renal, ponte venosa gonadocaval, ponte venosa esplenorrenal e transposição mesoaórtica. A nefrectomia é indicada nos casos de hematúria persistente. Quando se objetiva o tratamento da congestão e/ou do refluxo pélvico, pode-se dispor da ligadura laparoscópica da veia gonadal esquerda, porém a cirurgia mais utilizada para o tratamento da síndrome de quebra-nozes é a transposição da veia renal esquerda, técnica segura e efetiva, com altas taxas de resolução dos sintomas de dor no flanco e hematúria em acompanhamento em longo prazo[29] (Figura 167.9).

As múltiplas modalidades descritas para a cirurgia convencional têm, atualmente, cedido lugar para a via laparoscópica.[28,35,36]

O tratamento endovascular tem aparecido frequentemente como opção terapêutica para essa condição. Utiliza-se anestesia local, acesso percutâneo pela veia femoral comum direita ou esquerda e cateterismo seletivo da veia renal esquerda. Nesse procedimento pode-se confirmar o diagnóstico por meio de flebografia pré-tratamento, com manobra de Valsalva, visualizando-se colaterais bem desenvolvidas e refluxo de contraste para a veia gonadal. A IVUS pode ser utilizada para definir o diâmetro da veia renal esquerda com precisão e auxiliar na escolha do tamanho do *stent* a ser implantado. A partir dessa etapa, alguns autores defendem o uso de anestesia geral ou sedação, uma vez que a angioplastia e a liberação do *stent* podem provocar dor importante. Assim, sugere-se troca de introdutor por um de calibre apropriado e troca de guia por *extrastiff*, o qual deve ser posicionado distalmente à veia gonadal para aumentar o apoio à progressão do sistema de liberação do *stent*. Recomenda-se utilização de *stents* longos, com extensão em torno de 60 mm, e calibrosos, com diâmetro de aproximadamente 16 mm. O mesmo deve ser liberado, projetando-o para o interior da veia cava inferior. Utiliza-se balonamento pós-dilatação *intrastent* para tratar possíveis estenoses residuais.

Pode-se utilizar a embolização com molas das tributárias pélvicas para intensificar a regressão dos sintomas quando a queixa principal do paciente for a varicocele ou a síndrome de congestão pélvica. Embora aparentemente pouco invasivo e atrativo por seus resultados iniciais promissores, o tratamento endovascular ainda precisa ser mais estudado em longo prazo para sua recomendação sistemática. Sabe-se que *stents* venosos podem provocar hiperplasia fibromuscular, reestenose e oclusão, bem como não se sabe ao certo como se comportaria a estrutura do *stent* frente à manutenção da compressão arterial pulsátil.[21,29,37] Uma revisão retrospectiva publicada recentemente (2019) de pacientes com síndrome de quebra-nozes tratados com implante de *stent* na veia renal esquerda (*stents* autoexpansíveis com diâmetro médio de 12,8 +/−1,6 mm) mostrou resultados promissores, com 72% dos pacientes relatando sintomas resolvidos ou melhorados em um acompanhamento médio de 4 anos.

SÍNDROME DA ARTÉRIA MESENTÉRICA SUPERIOR

Definição

Também conhecida como síndrome de Wilkie ou síndrome da pinça aortomesentérica, consiste na compressão da terceira porção do duodeno pela AMS (Figura 167.10).

Em condições normais, a AMS forma um ângulo entre 38 e 60° (média entre 30 e 45°)[1,38] em sua origem aórtica, sendo esse espaço preenchido pelo tecido adiposo retroperitoneal, veia renal esquerda, tecido linfático e processo uncinado do pâncreas. Reduções nesse ângulo e consequente diminuição da distância aortomesentérica poderiam resultar em compressão duodenal. Situações que cursam com redução das gorduras mesentérica e retroperitoneal podem predispor a essa síndrome, estando propensos a apresentar sintomas compressivos nos pacientes em estado catabólico e de malnutrição, e grandes queimados. Os principais desencadeantes dessa síndrome estão listados no Quadro 167.3.

Embora a prevalência exata da doença seja desconhecida, a incidência é estimada em 0,1 a 0,3%. A síndrome de Wilkie ocorre preferencialmente em adolescentes e adultos jovens na faixa etária geral de 10 a 39 anos, mas pode ocorrer em qualquer idade.

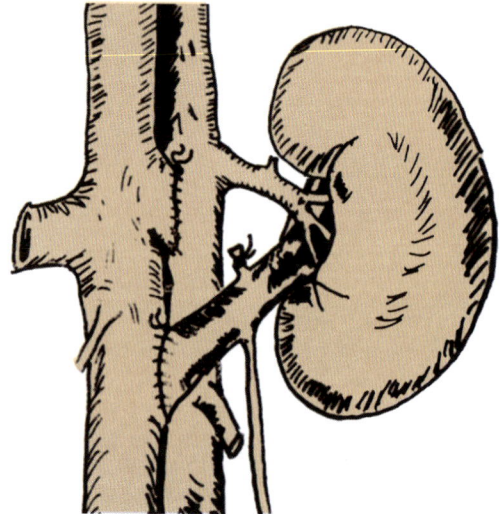

FIGURA 167.9 Esquema da técnica de transposição da veia renal esquerda: sutura da desembocadura da veia renal esquerda junto à veia cava inferior e reimplante abaixo, na mesma veia.

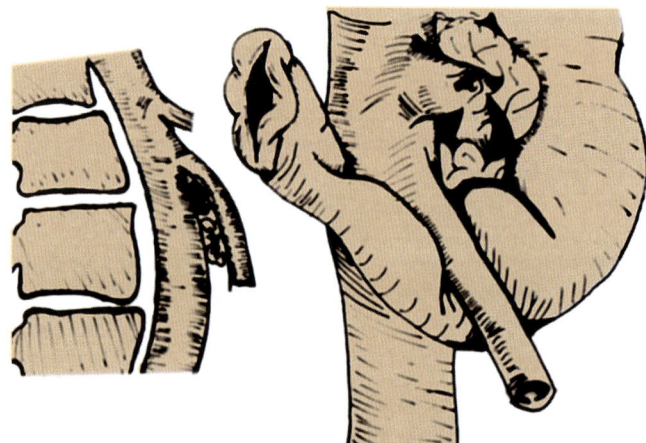

FIGURA 167.10 Esquema da síndrome de Wilkie ou síndrome da artéria mesentérica superior (AMS): relação desta artéria com o duodeno em perfil e em incidência anterior, mostrando a relação do ângulo aortomesentérico com a veia renal esquerda e com o duodeno.

QUADRO 167.3	Principais desencadeantes da síndrome da artéria mesentérica superior (AMS).
Desencadeante	**Apresentação**
Congênito (variações anatômicas)	Inserção alta e/ou hipertrofia do ligamento de Treitz, origem baixa da AMS, má rotação intestinal, hiperlordose lombar
Trauma e estado catabólico	Grande queimado, estada prolongada em UTI
Compressão intra-abdominal	Aderência peritoneal
Compressão extra-abdominal	Imobilização de quadril
Procedimentos cirúrgicos	Cirurgia de coluna, anastomose ilioanal, correção cirúrgica do aneurisma de aorta infrarrenal[39] (retificação do colo), esofagogastrostomia pós-esofagectomia,[40] cirurgia bariátrica (*bypass* gástrico)[41]
Perda ponderal	Anorexia, síndromes de má-absorção
Compressão local	Aneurismas, neoplasias

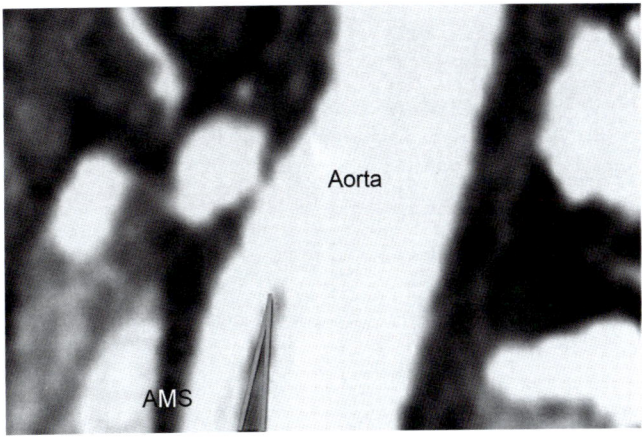

FIGURA 167.11 Reconstrução de angiotomografia em corte sagital em reconstrução multiplanar (MPR) mostrando ângulo aortomesentérico bastante fechado, indicando o diagnóstico de compressão duodenal. AMS: artéria mesentérica superior.

Ocorre mais comumente em mulheres do que em homens, com uma proporção de 3:2. Nenhuma predisposição étnica foi descrita, mas casos familiares foram relatados.[42-44]

Diagnóstico

Os sintomas incluem ciclos de desconforto abdominal pós-prandial, náuseas, perda ponderal e saciedade precoce, caracterizados por serem inespecíficos, intermitentes e crônicos. A dor é aliviada em decúbito lateral esquerdo ou por meio de flexão dos joelhos junto ao tórax, reduzindo, assim, a tensão do mesentério do delgado. Pode apresentar-se de forma ainda mais rara como um quadro emergencial, de obstrução intestinal aguda em adultos, cursando com pronunciada distensão gástrica e resultando em risco à vida se subdiagnosticado.[45-47]

Na apresentação habitual, exames baritados de trânsito como a esôfago-estômago-duodenografia (EED) podem evidenciar dilatação da primeira e da segunda partes do duodeno, com ou sem dilatação gástrica, atraso no trânsito de contraste e alívio da obstrução em posição pronada do joelho contra o peito, ou em decúbito lateral. O mapeamento dúplex pode sugerir redução do ângulo aortomesentérico e padrão de velocidades nos limites da normalidade na AMS, o que pode ser confirmado com maior apreço anatômico pela angio-TC ou angio-RM, pois estas fornecem reconstruções vasculares multiplanares que possibilitam medir o ângulo aortomesentérico (Figura 167.11).

A arteriografia continua sendo o padrão-ouro de investigação, podendo-se definir como critério diagnóstico um ângulo aortomesentérico < 22 a 25° e distância < 8 mm entre o corpo da AMS e aorta. É prudente que o paciente realize endoscopia digestiva alta (EDA) previamente à investigação da síndrome compressiva para que seja descartada doença ulcerosa péptica ou causa intrínseca para a estenose duodenal. A ultrassonografia (USG) endoscópica pode evidenciar a natureza pulsátil da compressão duodenal e fornecer uma medida objetiva da distância aortomesentérica.[45,48]

Tratamento

Nas raras situações de apresentação por obstrução intestinal alta, deve-se realizar descompressão gástrica com sonda nasogástrica, correção do balanço hidreletrolítico e laparotomia exploradora, seguida por duodenojejunostomia, secção do ligamento de Treitz ou gastrojejunostomia.[45-47,49]

Para o paciente com sintomas intermitentes, inicialmente se opta pelo tratamento conservador, de modo que a cirurgia passa a ser considerada para os casos de falha terapêutica, porém não há qualquer recomendação de como realizar esse manejo. Propõe-se o emprego de dieta enteral ou nutrição parenteral nos casos em que os sintomas se relacionam com estados catabólicos,[50] auxiliando no ganho ponderal e no alívio desses sintomas. O tratamento cirúrgico mais aceito atualmente seria a duodenojejunostomia. Em 1998, Gersin e Heniford[51] introduziram a via laparoscópica para essa cirurgia, o que vem sendo progressivamente difundido. Um estudo envolvendo a duodenojejunostomia laparoscópica como tratamento para falha no manejo conservador foi realizado em 12 pacientes e revelou melhora ou cessação dos sintomas em 11 dos 12 pacientes, sem qualquer obstrução intestinal pós-operatória, infecção da ferida, complicações anastomóticas ou mortes. A maioria dos cirurgiões prefere a duodenojejunostomia devido às taxas de sucesso registradas em 80 a 100%, com reduções da dor pós-operatória, tempo de internação hospitalar e risco de hérnia incisional. Também foi descrita a transposição da AMS como tratamento para essa condição, por meio de clampeamento lateral da aorta infrarrenal, ligadura da origem da AMS e anastomose terminolateral entre esta e a aorta infrarrenal, com a teórica vantagem de resolver o problema anatômico sem comprometer a continuidade fisiológica do trânsito intestinal.[52]

DISFAGIA LUSÓRIA

Definição

A origem aberrante da artéria subclávia direita é a anomalia mais comum do arco aórtico, ocorrendo em 0,5 a 2,5% dos indivíduos e consistindo na origem da artéria subclávia direita distalmente à origem da artéria subclávia esquerda.[53] Essa estrutura vascular pode provocar compressão do esôfago, condição conhecida por disfagia lusória. A artéria subclávia aberrante resulta da regressão anormal do quarto arco branquial e persistência do arco aórtico dorsal distal à sétima artéria intersegmentar, mantendo a artéria subclávia direita conectada à aorta descendente.[1,54] É possível identificar em 60% dos portadores dessa anomalia um divertículo aórtico na origem da artéria lusória, conhecido como divertículo de Kommerell,[55,56] que pode provocar efeito de massa e evoluir para degeneração aneurismática.

A artéria pode estar localizada atrás do esôfago (80%), entre o esôfago e a traqueia (15%), ou anteriormente à traqueia (5%).[57,58] Os sintomas desencadeados por essa situação dependem do curso da artéria e da associação de aneurisma (Figura 167.12).

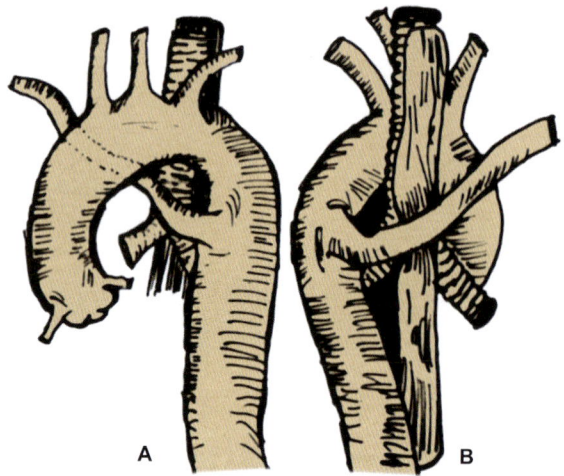

FIGURA 167.12 Esquema da origem aberrante da artéria subclávia direita. **A.** Incidência anterior da forma mais incomum de localização da artéria lusória, anteriormente à traqueia (5% dos casos). **B.** Incidência posterior da forma mais comum de localização da artéria lusória comumente associada à queixa de disfagia (80% dos casos).

Um aneurisma da origem da artéria subclávia direita aberrante na aorta – o aneurisma de Kommerell ou aneurisma do divertículo de Kommerell – frequentemente produz os sintomas de compressão esofágica. Outras anormalidades do arco aórtico podem ser concomitantes à artéria lusória: tronco bovino, coarctação da aorta e alterações de posição da artéria vertebral. Também são descritas

anomalias cardíacas concomitantes, entre elas *truncus arteriosus*, dupla saída do ventrículo direito, atresia aórtica ou pela atresia mitral, dextroposição do arco aórtico[51] e comunicação interatrial ou interventricular. Descreve-se, ainda, associação entre a origem aberrante da artéria subclávia direita e a síndrome de Down, com prevalência entre 19 e 36%, podendo atuar como causa de dificuldade alimentar nos bebês com trissomia do cromossomo 21.[54,58]

Diagnóstico

A maioria dos portadores de origem aberrante da artéria subclávia direita é assintomática, porém, na idade adulta, os sintomas passam a ser mais frequentes em decorrência do desenvolvimento de aterosclerose e dilatação do divertículo de Kommerell, chegando a 5% de casos sintomáticos.[54,58] Os sintomas relacionam-se com a compressão das estruturas circunvizinhas, sendo mais comum a disfagia pela compressão esofágica (disfagia lusória), dispneia e tosse crônica pela compressão da traqueia (dispneia lusória). Menos comumente, pode cursar com fístula aortoesofágica ou ruptura.[54] Várias modalidades de exames de imagem podem sugerir o diagnóstico, podendo-se identificar, por exemplo, massa extraluminal esofágica pulsátil durante EDA, ou indicar compressão extrínseca esofágica durante a EED. Apesar de ser o exame mais adequado para definição precisa da anatomia vascular, a angiografia aórtica não avalia a relação da artéria lusória com a traqueia e com o esôfago e, por isso, há grande utilidade na realização da angio TC ou da angio RM (Figuras 167.13 e 167.14).

O diagnóstico em pacientes com síndrome de Down pode ser sugerido ainda intraútero por meio de USG obstétrica.[54-58]

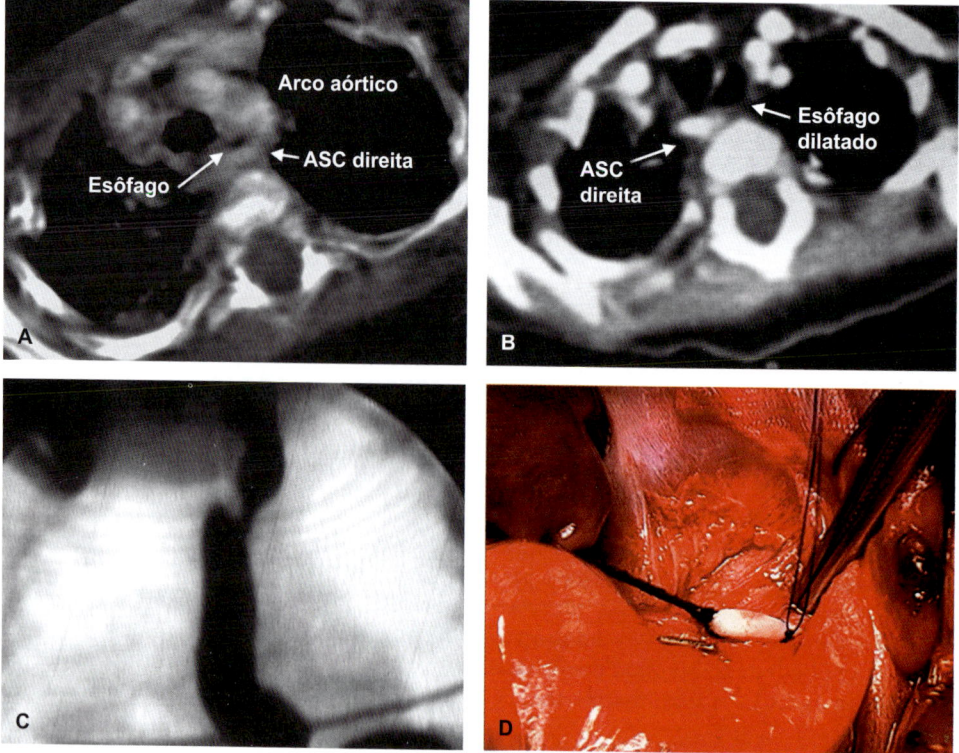

FIGURA 167.13 Artéria lusória em criança de 4 meses com dificuldade de ganho ponderal, sintomas respiratórios (tosse, secreção, roncos e taquipneia) e necessidade de gastrostomia para alimentação. **A.** Angiotomografia de tórax evidenciando a origem da artéria subclávia (ASC) direita distalmente à subclávia esquerda, com posição retroesofágica. **B.** Nota-se a continuação do trajeto da ASC direita em direção ao membro superior direito e a dilatação pós-estenótica do esôfago. **C.** Esofagograma mostrando sinais de compressão extrínseca. **D.** Ligadura da ASC direita junto à sua origem na aorta (realizada por esternotomia mediana após teste de perfusão do membro superior direito com oximetria de pulso durante oclusão temporária da ASC anômala). (Imagens gentilmente cedidas pelos Prof. Dr. Pedro Luiz TA Lourenção e Profa. Dra. Érika VP Ortolan, da Disciplina de Cirurgia Pediátrica da Faculdade de Medicina de Botucatu – UNESP.)

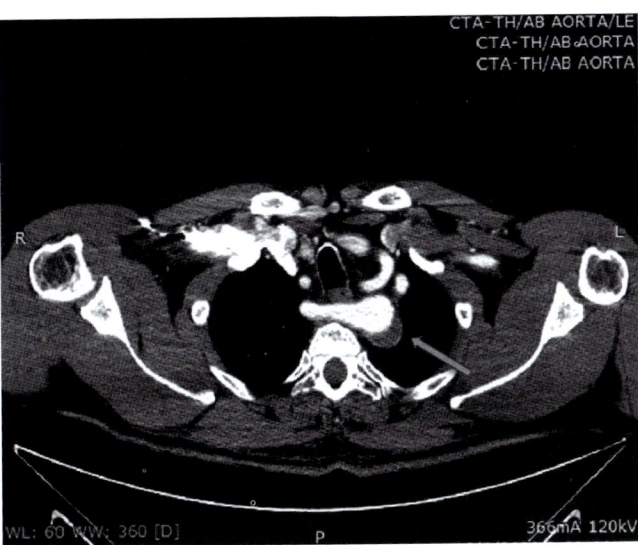

FIGURA 167.14 Tomografia computadorizada de tórax (axial) de um paciente adulto mostrando o curso retroesofágico de uma artéria subclávia direita aberrante e o divertículo de Kommerell.[59]

Tratamento

Os pacientes assintomáticos sem aneurisma associado não requerem qualquer intervenção. Mesmo que haja o divertículo de Kommerell, a indicação de intervenção é a progressão do quadro para aneurisma. De acordo com as diretrizes do último consenso, aneurisma com mais de 3 cm de diâmetro e divertículo de Kommerell com diâmetro > 5,5 cm devem ser corrigidos, devido ao risco de ruptura e dissecção.[60] Assim, a consideração para tratamento de pacientes portadores de origem aberrante da artéria subclávia direita depende dos sintomas ou da degeneração aneurismática. Atualmente, se dispõe de técnicas cirúrgicas convencionais e endovasculares, e procedimentos híbridos para o tratamento dos pacientes sintomáticos.

A cirurgia convencional pode ser realizada por meio de esternotomia mediana ou toracotomia esquerda. O procedimento visa à ligadura da artéria aberrante, com ou sem revascularização do membro superior, de acordo com a medida do índice de pressão com o membro superior contralateral pré e pós-ligadura. Existem autores que recomendam a revascularização sistemática do membro superior independentemente da circulação colateral efetiva para a manutenção do sistema vertebrobasilar e como meio de prevenir a evolução para síndrome do roubo da artéria subclávia.

A ligadura sem revascularização subsequente é bem tolerada na população pediátrica (Figura 167.15), mas boa parte dos adultos desenvolve isquemia. A revascularização pode ser realizada por meio de *bypass* carotideossubclávio à direita ou uma derivação cruzada a partir da carótida, subclávia ou axilar esquerdas quando a carótida direita não é adequada para tal. Os aneurismas podem ser tratados por ressecção direta e revascularização do membro,

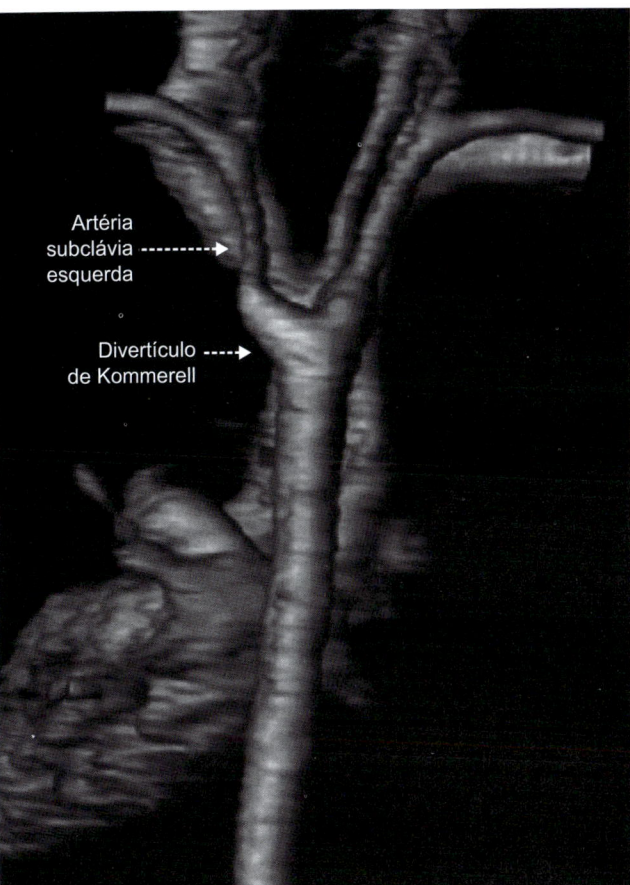

FIGURA 167.15 Imagem reconstruída em 3D (incidência posterior) de uma criança de 10 anos com arco aórtico direito. A subclávia esquerda aberrante origina-se de um divertículo de Kommerell dilatado com medida de 10 mm.[59]

mas quando acometem o arco aórtico necessitam de troca total em circulação extracorpórea e hipotermia.[61-65]

Os procedimentos híbridos combinam a cobertura da origem do vaso aberrante com endoprótese aórtica, oclusão da artéria aberrante proximal à origem vertebral com dispositivos de oclusão arterial comercialmente disponíveis para diversos vasos (Amplatzer®) ou de oclusores ilíacos de endopróteses e revascularização cirúrgica do membro superior direito.[58] Para a abordagem totalmente endovascular, podem-se utilizar *stents* recobertos, no caso de aneurisma da artéria subclávia,[66] ou técnicas com próteses paralelas (chaminé e periscópio) para patologias aórticas concomitantes,[67] porém, mesmo que o aneurisma seja efetivamente tratado por via endovascular, a manutenção dos sintomas requer intervenção para remoção do efeito de massa.[68-71]

As referências bibliográficas deste capítulo se encontram no Ambiente de aprendizagem do GEN.

168

Fístulas Arteriovenosas Traumáticas

Marcelo Calil Burihan ■ Rhumi Inoguti ■ Luisa Ciucci Biagioni ■ Andrea Simonne do Nascimento Henriques

Resumo

As fístulas arteriovenosas (FAV) traumáticas são doenças raras na prática clínica atual e correspondem a apenas 2,5% dos traumas. O diagnóstico tardio ocorre em 70% dos casos, pois 50% dos exames físicos iniciais não apresentam anormalidade. Os pacientes podem apresentar-se assintomáticos ou com hematoma pulsátil, sopro ou frêmito. A fisiopatologia de uma FAV traumática (FAVT) inicia-se por lesão inicial simultânea de uma artéria e veia adjacente, que posteriormente produz uma comunicação anormal entre esses dois vasos. O mecanismo de lesão é frequentemente penetrante, seja por arma branca ou arma de fogo, fratura óssea ou causa iatrogênica. O local do trauma é muito variável, dependendo de várias séries de casos descritos.

As FAVs promovem alterações hemodinâmicas com repercussões cardiovasculares locais e sistêmicas que estão relacionadas com o diâmetro da artéria e da veia envolvidas, extensão dessa comunicação anômala e a sua localização. Essas alterações ocorrem com a cronificação da FAV. Além do exame físico, o duplex scan, a angiotomografia (angio-TC), a angiorressonância e a arteriografia podem revelar a lesão.

As indicações de tratamento da FAVT são isquemia arterial distal (fenômeno de roubo), hipertensão venosa sintomática e insuficiência cardíaca de alto débito, e as opções de terapia são a cirurgia convencional ou, dependendo do caso, a técnica endovascular.

Palavras-chave: fístula arteriovenosa; fístula; trauma; artéria; veia; hematoma pulsátil.

ETIOPATOGENIA E FISIOPATOLOGIA

As lesões vasculares são responsáveis por aproximadamente 2 a 4% das admissões por trauma, sendo apenas 2,5% delas FAVT (ver Capítulo 157).[1]

As FAVs traumáticas são raras, com até 70% do diagnóstico tardio. A maioria dos pacientes não apresenta os sinais clássicos de lesão vascular, como perda de pulsos distais, hematoma em expansão ou massa pulsátil. As consequências potenciais de um diagnóstico prematuro e incorreto incluem o desenvolvimento de um pseudoaneurisma, neuropatia, ulceração cutânea, sequelas tromboembólicas, perda de membros, ruptura de fístula com hemorragia e sobrecarga cardíaca, com subsequente insuficiência cardíaca congestiva (ICC) ou endocardite.

Os médicos devem manter um alto índice de suspeita para diagnosticar e administrar corretamente essa lesão para evitar possível morbidade e mortalidade.[1]

Os pacientes podem apresentar-se assintomáticos, com hematoma pulsátil, sopro ou frêmito. Um sopro contínuo com reforço sistólico (em locomotiva) pode ser auscultado na maioria dos pacientes com FAV crônica; no entanto, até 50% dos exames clínicos foram relatados como enganosos, o que explica a dificuldade em fazer o diagnóstico correto e a grande quantidade de casos diagnosticados tardiamente.[1]

A fisiopatologia de uma FAVT inicia-se por lesão simultânea de artéria e veia adjacente, em decorrência de trauma penetrante, em sua maioria causado por arma branca, projéteis ou arma de fogo, ocasionando uma comunicação anormal entre esses dois vasos.

Ao revisar 210 casos de FAVT, Robbs et al. observaram que mais de 50% delas estavam localizadas nos vasos cervicomediastinais, 22% nos membros superiores e 20% nos membros inferiores.[2]

Com o tempo, concluiu-se que um achado diagnóstico, a sobrecarga e a dilatação progressiva das artérias aferentes e veias eferentes poderiam deflagrar ICC (ver Capítulo 13). Além disso, poderiam favorecer associadamente a doença venolinfática, com o aparecimento de ulcerações cutâneas.[1]

Apesar dos relatos da literatura sobre a experiência dos cirurgiões com FAV traumáticas, esta lesão carece de algoritmos de gerenciamento cirúrgico padronizados com base em evidências de nível 1. Essa condição vascular ocorre com pouca frequência para que uma única instituição acumule casos suficientes para uma análise estatística significativa. A maioria dos dados publicados é relato de casos, experiência do cirurgião e análise retrospectiva de resultados específicos do hospital.

Yelon e Escalea introduziram a seguinte classificação de gravidade de lesão venosa (VIS): grau I – laceração < 50%; grau II – > 50% de ruptura da parede venosa, incluindo FAV; grau III – transecção venosa completa ou trombose; e grau IV – > 50% de ruptura da parede ou trombose venosa com lesão perivascular significativa dos tecidos moles. Os pacientes tratados com lesão venosa apresentaram maiores VIS, incidência de choque e necessidade de transfusão. Os investigadores mostraram taxas de morbidade idênticas, sem necessidade de aumento de fasciotomias na coorte de ligadura. Os autores recomendaram o reparo de lesões venosas simples quando viável em pacientes estáveis; no entanto, em relação a reparos venosos complexos, devem-se pesar os riscos de aumento do tempo operatório e de maior perda de sangue contra a possibilidade de um problema secundário à ligadura venosa.[3]

Um estudo recente de Manley et al. demonstrou que os pacientes com ligadura venosa apresentaram menos episódios de tromboembolismo venoso (9% vs. 31%, p = 0,02), similaridade no edema de extremidade inferior sintomático (37% vs. 39%, p = 0,88) e nas taxas de amputação (0% vs. 2%, p = 0,99).[4]

Como mencionado anteriormente, a maioria dos casos é comumente ignorada e até 70% dos pacientes são diagnosticados tardiamente.[1] Em uma rara observação na história natural da FAVT ao longo de 50 anos, após a lesão inicial, Chaudry et al. descrevem relato de caso de cavalheiros que foram incidentalmente diagnosticados com FAVT da artéria e veia femoral profunda direita apresentando artérias e veias iliacofemorais aneurismáticas e hipertensão pulmonar. Os autores realizaram com sucesso uma abordagem híbrida aberta e endovascular com um plugue Amplatzer® II implantado além da FAV na artéria femoral profunda distal direita e um plugue Amplatzer® II de 18 mm de diâmetro implantado dentro da FAV. A angiotomografia computadorizada (angio-TC) de acompanhamento demonstrou uma FAV excluída sem fluxo. O sistema venoso ilíaco voltou ao diâmetro normal.

FAV como resultado de lesão iatrogênica (ver Capítulo 158) geralmente são consequências de procedimento cirúrgico, colocação de acesso invasivo ou biopsia por agulha. Na literatura, são apresentados vários relatos de lesão iatrogênica formada depois de muitos anos da realização do procedimento cirúrgico. A FAVT pode ocorrer essencialmente em qualquer localização do trauma, e também pode ter uma apresentação tardia. Mais de 50% das FAV traumáticas acontecem na extremidade inferior, cerca de 1/3 ocorre nos vasos femorais, e 15% são identificadas nos vasos poplíteos.[5]

As fístulas iatrogênicas são mais comumente relatadas como resultado do acesso percutâneo de veia e artéria femoral durante o cateterismo cardíaco; embora fístulas subclávia e carotídea tenham sido também mencionadas quando da colocação de cateteres centrais. As FAV mais comumente descritas como resultado de biopsia percutânea são as renais; no entanto, são tipicamente autolimitadas e poucas requerem intervenção.[5]

As *fístulas traumáticas* são frequentemente associadas a trauma arterial direto ou a fraturas de ossos longos, especialmente quando uma artéria e uma veia estão próximas desses ossos. No entanto, cerca de 90% das FAVT decorrem de traumas penetrantes, em sua maioria causadas por arma de fogo. Pequena parte das FAV do pescoço pode ocorrer em associação a lesão de hiperextensão ou cirurgia da coluna. As fístulas carotideocavernosas, típicas de traumas, podem ser fatais e estão mais frequentemente associadas a uma fratura da base do crânio, ferimento penetrante nessa área e aneurismas rompidos. Aproximadamente 2/3 das FAVT são diagnosticadas em 1 semana da lesão; no entanto, em alguns casos, essas FAV podem ser formadas e identificadas semanas a anos após o evento.[5]

EPIDEMIOLOGIA

As FAV foram originalmente descritas por William Hunter em 1757. Grande parte da experiência no manejo de FAV originou-se de lesões traumáticas em decorrência da Segunda Guerra Mundial, da Guerra da Coreia e da Guerra do Vietnã. Duzentas e quinze FAV e aneurismas foram relatados após a Guerra da Coreia. Na população civil, FAV traumáticas de abdome e extremidades são distribuídas igualmente, ao contrário dos militares, cuja maioria das FAV traumáticas ocorre nas extremidades. Essa diferença provavelmente se deve à armadura corporal usada por esse grupo. Comprovadamente, as fístulas traumáticas são muito mais comuns do que as congênitas. As fístulas congênitas geralmente são raras e encontradas em relatos de casos e pequenos estudos.[5]

A apresentação das FAV pode variar, dependendo de sua localização e etiologia.

As fístulas das extremidades, independentemente da etiologia, podem apresentar sinais de hipertensão venosa, incluindo varicosidades, dor e inchaço – se for uma fístula de longa data, pode haver discrepância de tamanho significativa entre os dois membros. Se o paciente relatar uma história de trauma – em qualquer sítio, de semanas a anos após a lesão – particularmente com fraturas de ossos longos ou déficits neurológicos contínuos, o índice de suspeita de FAV deve ser grande mesmo em caso de exame clínico sem alterações.[5]

Em fístulas graves, crônicas ou de alto fluxo, os pacientes podem apresentar insuficiência cardíaca de alto débito, que resulta em desvio de sangue oxigenado de volta para o coração direito. Devido ao atalho que o sangue arterial percorre pelo sistema venoso, isso resulta na diminuição da resistência periférica. Para manter a pressão arterial, o volume total de sangue circulante é aumentado, causando ICC. O sinal de Nicoladoni-Israel-Branham é um achado de bradicardia reflexa com compressão da fístula devido ao aumento da pós-carga.[5]

Trauma penetrante devido a ferimentos por arma de fogo (FAF) ou ferimentos por arma branca (FAB) representam a maioria (61,7%) dos traumas civis. Robbs et al. relataram 210 FAV traumáticas civis, em que os FAB foram responsáveis por 63% dos traumas, os FAF por 26% e os traumas contusos por 1%. FAV traumáticas foram identificadas principalmente em adultos jovens e causadas por arma branca. Quando passam despercebidas, essas FAV evoluem de forma crônica, resultando em várias complicações, como edema e inchaço dos membros, insuficiência venosa profunda, veias varicosas e úlcera venosa, aumento da pré-carga e, por fim, cardiomegalia e ICC.[6]

O intervalo entre a lesão e o diagnóstico da FAV é estimado em 10 dias a 33 anos na literatura. Quanto maior o intervalo, mais importantes são as alterações na estrutura dos vasos; elas envolvem alongamento, tortuosidade e dilatação tanto da veia quanto

da artéria proximal à FAV e, em outros casos, um pseudoaneurisma está associado, causando compressão das estruturas anatômicas adjacentes, especialmente nervos, com alto risco de ruptura devido à erosão da pele.[6]

As FAVs recém-formadas são geralmente assintomáticas e podem permanecer assim por dias a meses, e o trato fistuloso amadurece até um tamanho hemodinamicamente significativo. Os sintomas iniciam-se por aumento da pressão venosa ou diminuição do suprimento arterial distal, podendo incluir veias varicosas novas ou agravadas, edema, claudicação e formação de trombose venosa profunda (TVP).[7]

A FAV abdominal maior é uma condição clínica rara, definida como uma comunicação anormal entre aorta/artérias ilíacas e a veia cava inferior (VCI) ou as veias ilíacas ou renais. Trauma penetrante, incluindo lesões iatrogênicas, representa menos de 20% dessas FAV.[8]

Lesões vasculares são complicações bem conhecidas, mas muito raras, pós cirurgia ou trauma ao redor do joelho, especialmente associada à reconstrução artroscópica do ligamento cruzado anterior (LCA) e posterior (LCP). A cirurgia artroscópica do joelho é considerada um procedimento seguro e com baixo índice de complicações.

Lesões vasculares associadas a essa cirurgia são muito raras e correspondem a menos de 1% de todas as complicações apresentadas. Poucos casos de complicações vasculares após esses procedimentos foram relatados, como formação de pseudoaneurismas, trombose ou êmbolos da artéria poplítea. Ding Xu et al. relataram um caso de FAV associada a pseudoaneurisma de artéria poplítea após reconstrução por artroscopia de LCA e LCP do joelho. Se o paciente apresentar sintomas de dor na fossa poplítea e edema inexplicável após a reconstrução artroscópica do LCA e do LCP, deve-se suspeitar de lesão vascular poplítea. Parafusos volumosos podem causar dano vascular direto e subsequente formação de FAV. Com o avanço da tecnologia, esses implantes foram aperfeiçoados para evitar tal complicação. Todo o processo de operação é mais simples e rápido, e o risco de lesão vascular é ainda menor, mas ainda plausível de ocorrer. A localização do feixe vascular poplíteo é muito próxima à plataforma cortical no plano horizontal do planalto tibial e está intimamente relacionada com a cápsula posterior e o córtex tibial posterior, do ponto de vista anatômico. Na literatura, é apontada uma área perigosa triangular de alta incidência onde os vasos sanguíneos podem ser facilmente danificados em uma cirurgia do joelho.[9]

As FAVs traumáticas por lesões contusas e não penetrantes são incomuns e raramente descritas na literatura médica. Perinjelil et al. descreveram o caso de um paciente que sofreu trauma por esmagamento após um acidente com veículo motorizado que resultou em lesões pélvicas complexas complicadas por uma FAV.[10]

O primeiro caso de uma FAVT do membro superior foi descrito por Nurick em *Proceedings of the Royal Society of Medicine*, em 1953, com base em um ferimento por arma de fogo na axila de um homem em 1917. Desde então, tem havido relatos esporádicos de tais casos afetando o membro superior. As FAVT com síndrome de roubo são uma raridade no membro superior, com poucos relatos sobre o seu manejo.

White et al. descreveram sua experiência com lesões vasculares periféricas associadas a quedas de altura em 1987, no *Journal of Trauma*. Uma experiência de 15 anos com 10 lesões foi descrita a partir do acompanhamento de 230 pacientes que pularam ou caíram de alturas de pelo menos três andares. Dentre as lesões, incluíram-se quatro tromboses ou rupturas da artéria poplítea, duas rupturas da veia poplítea, uma FAV tibial traumática, um pseudoaneurisma da artéria subclávia, uma secção da artéria radial e uma artéria circunflexa medial lacerada.

Embora o mecanismo de lesão tenha sido multifatorial, todos foram associados a trauma ortopédico significativo. O reconhecimento precoce de lesões vasculares e a minimização do tempo de isquemia, arteriografia de conclusão, reparo venoso e uso liberal de fasciotomia foram enfatizados para maximizar o salvamento do membro.

Loughlin et al. descreveram um caso de lesão de fragmento metálico penetrante na fossa cubital com subsequente desenvolvimento de um falso aneurisma da artéria braquial com fístula para as veias comitante e intermédia do cotovelo. O tratamento cirúrgico envolveu aneurismectomia, enxerto de veia cefálica de interposição e reparo lateral da veia comitante.[11]

O pescoço, não sendo protegido pelo esqueleto, é vulnerável a traumas externos e lesões que podem envolver vasos sanguíneos, músculos, nervos e traqueia. Lesões na carótida podem ser potencialmente fatais por provocarem hemorragia e acidente vascular encefálico (AVE).

Dammak et al. descreveram uma lesão envolvendo a artéria carótida comum direita com uma fístula para a veia jugular interna e lesão traqueal. O paciente foi tratado com correção cirúrgica da lesão traqueal, reconstrução da secção carotídea com ponte de enxerto de politetrafluoretileno e ligadura da veia jugular interna. No pós-operatório imediato, o paciente não apresentou déficits neurológicos.[12]

As lesões traumáticas da artéria subclávia são incomuns, porém podem evoluir com alto índice de morbimortalidade. O trauma penetrante é o principal agente etiológico, e FAV devem ser pesquisadas durante o atendimento do paciente com lesões penetrantes em trajeto vascular (sua incidência varia de 2,3 a 3,9% dos casos). Em levantamento de 262 casos de fístulas traumáticas, Rich et al. encontraram um caso de fístula de vasos subclávios.[13]

Em recente metanálise de 2021, Wenzl et al. relataram preditores de IC em pacientes portadores de FAVT. A insuficiência cardíaca de alto débito é uma complicação grave bem conhecida das FAV, associada a alta morbimortalidade. Um total de 274 pacientes com FAV de 15 séries de casos e 177 relatos de casos foram incluídos. A mediana de idade na apresentação foi de 32 anos (intervalo interquartil, 24 a 43 anos), sendo 90% do sexo masculino. Os mecanismos de lesão mais frequentes foram FAB (43%) e FAF (32%), ocorrendo nas seguintes localizações: abdome (n = 86; 31%), membro inferior (n = 79; 29%), pescoço (n = 61; 22%), tórax (n = 38; 14%) e membro superior (n = 10; 4%). Dos 274 pacientes, 35 (13%) apresentaram ICC, e 239 (87%) outros sintomas. O risco de ICC aumentou de acordo com a dilatação do diâmetro da artéria de alimentação ($P < 0,001$). Na análise univariada, a ICC foi significativamente associada a um tempo mediano mais longo desde a lesão até a apresentação da FAV (11,2 anos *vs.* 0,1 ano; $P < 0,001$), maior idade mediana na apresentação (43 anos *vs.* 31 anos; $P = 0,002$), envolvimento de uma grande artéria de alimentação (ou seja, aorta, artérias pulmonar, subclávia, ilíaca externa; 40% *vs.* 13%; $P < 0,001$), lesões por estilhaços (11% *vs.* 2%; $P = 0,011$) e lesões para o tronco ou membro inferior (94% *vs.* 71%; $P = 0,004$).[14]

As fístulas vertebrovertebrais (FVV) são lesões incomuns que podem surgir espontânea ou secundariamente a trauma iatrogênico ou mecânico. Aljobeh et al. realizaram uma recente revisão sistemática da literatura para obter informações sobre dados demográficos, apresentação clínica, modalidades de tratamento, resultados e complicações associadas ao tratamento. Cerca de 128 relatos de casos e 16 séries de casos foram incluídos nessa revisão, e o total de 280 pacientes foram analisados. As FVV podem ser categorizadas em três subgrupos (iatrogênicos, espontâneos e traumáticos), com base no mecanismo de formação, e essas diferentes causas compartilham diferentes dados demográficos subjacentes que forneceram

considerações de importantes tratamentos. As FVV traumáticas foram mais comumente observadas em homens jovens, e a forma espontânea foi mais frequente em mulheres jovens. As FVV iatrogênicas foram detectadas com mais periodicidade em pessoas idosas. As do tipo espontâneo foram mais comumente localizadas entre C1 e C2. A maioria das FVV iatrogênicas (n = 39; 57%), espontâneas (n = 106; 82%) e traumáticas (n = 53; 73%) foi tratada com terapia endovascular desconstrutiva (definida como oclusão de fístula e vasos de alimentação). A morbidade permanente geral relacionada com o tratamento foi de 3,3% (9/270) e a mortalidade, 1,5% (4/270).[15]

A fístula da artéria renal com a VCI geralmente é causada por lesão penetrante no dorso; no entanto, é uma entidade raramente relatada, com apenas 20 casos descritos na literatura. Elas podem apresentar-se agudamente, com instabilidade hemodinâmica, ou cronicamente, como insuficiência cardíaca congestiva (ICC). Exame completo e imagens adequadas são necessários para detectar tais lesões.[16]

A fístula hepática arterioportal (FAP) é uma causa rara de hipertensão portal e hemorragia gastrintestinal e apresenta-se como comunicação anormal entre a artéria hepática e a veia porta. A biopsia hepática percutânea é a principal causa iatrogênica de FAP, no entanto, a FAP não iatrogênica abdominal relacionada com trauma raramente é relatada. Um FAB penetrante é uma causa rara de FAP e, ocasionalmente, desencadeia hipertensão portal. A história médica e o exame físico são os pilares mais importantes do diagnóstico clínico. A radiologia vascular é essencial para o diagnóstico e o tratamento de uma FAP.

As FAPs são um grupo raro de doenças vasculares nas quais as artérias sistêmicas se comunicam com a circulação portal. Desde o primeiro relato feito por Goodhart em 1889, várias causas de FAP foram descritas, incluindo malformações vasculares congênitas. Elas podem ocorrer secundariamente a cirrose, neoplasias hepáticas e procedimentos iatrogênicos. A biopsia hepática percutânea foi a principal causa iatrogênica de FAP, com uma taxa de incidência de 5,4% em 93 pacientes em um estudo prospectivo original de Okuda et al. Em estudo prospectivo mais recente, relatou-se alto índice de FAP (38%) em 21 pacientes submetidos a angiografia hepática e imagem de confirmação por tomografia computadorizada (TC) logo após biopsia. As diferentes taxas de incidência de FAP entre os dois estudos podem ser atribuídas ao intervalo de tempo após a biopsia hepática e a diferentes procedimentos de teste. Traumas abdominais não iatrogênicos relacionados com FAP são raramente relatados.

Uma FAP pode ser intra-hepática ou extra-hepática, dependendo da localização e do volume de sangue desviado. Os pacientes com FAP podem permanecer assintomáticos ou desenvolver sintomas graves, incluindo diarreia, isquemia intestinal, cirrose ou hemangiomas cavernosos, ou ter os sintomas de hipertensão portal, como sangramento gastrintestinal ou ascite.[17]

As fístulas arteriovenosas mesentéricas superiores (FAVMS) são extremamente raras, sem consenso sobre as indicações terapêuticas e a abordagem ideal. Zhao et al. apresentaram o caso de um paciente jovem que desenvolveu FAVMS sintomática alguns anos após uma lesão abdominal penetrante. Seguindo um complexo manejo clínico do estado agudo, conseguiram manejar a fístula com implantação de três *stents* recobertos após dois procedimentos endovasculares consecutivos.[18] A FAV dos vasos esplênicos é rara, na maioria das vezes causada por ruptura espontânea de um aneurisma de artéria esplênica existente em uma veia adjacente ou por pseudoaneurisma traumático ou iatrogênico. Esporadicamente, o trauma abdominal fechado pode provocar danos vasculares no baço, resultando na formação de FAV.[19]

A fístula que envolve a artéria e a veia mesentérica inferior é muito rara, com apenas 33 casos descritos na literatura, e pode ser de etiologia congênita ou adquirida (iatrogênica ou traumática) ou idiopática. A fisiopatologia da FAV que atua como um *shunt* da esquerda para a direita foi responsável pelos sinais e sintomas clínicos associados a colite isquêmica, hipertensão portal e ICC. A baixa incidência e as manifestações clínicas inespecíficas, como dor abdominal, frêmito e massa, sangramento gastrintestinal inferior e superior, dificultam o diagnóstico de FAV mesentérica inferior, geralmente confirmado por exame radiológico ou intraoperatório.

As FAV iatrogênicas entre a artéria mesentérica inferior e a veia podem ocorrer após cateterismo arterial ou vários procedimentos cirúrgicos, como sigmoidectomia ou hemicolectomia esquerda. Em geral, as FAV podem ocorrer como resultado de traumas contusos ou penetrantes, como FAF ou FAB, ou por etiologia idiopática. Embora mais de 200 casos de FAV entre os vasos hepáticos, esplênicos e mesentéricos superiores tenham sido relatados na literatura, a FAV envolvendo artéria e veia mesentéricas inferiores é muito rara. A FAV geralmente se associa à diminuição do fluxo sanguíneo arterial para o tecido além da fístula e ao aumento da pressão venosa distal a ela. Consequentemente, a isquemia colônica pode resultar de hipoperfusão da mucosa secundária a um fenômeno de roubo, com o fluxo sanguíneo pelas FAV contornando o leito capilar do cólon. A hipertensão venosa também pode facilitar a isquemia colônica com congestão e edema da mucosa.[20]

Em recente revisão de 2021, Asensio et al.[21] observaram incidência, apresentação clínica, identificação radiológica, manejo, complicações e resultados em relação às FAVT penetrantes. Pesquisa bibliográfica foi realizada no Medline e no Pubmed de 1829 a 2019. As diretrizes PRISMA foram utilizadas. De 305 artigos potencialmente elegíveis, 201 artigos foram selecionados.Registrou-se um total de 291 pacientes com FAV secundárias a lesões penetrantes. Os mecanismos de lesão foram: FAB – 126 (43,3%); FAF – 94 (32,3%); variados tipos de ferimentos – 35 (12%); mecanismo não especificado – 36 (12,4%). Áreas anatômicas comprometidas: pescoço – 69 (23,7%); tórax – 46 (15,8%); abdome – 87 (30%); membros superiores e inferiores – 89 (30,6%). Os vasos mais comumente envolvidos foram: artéria vertebral – 38 (13%); veia poplítea – 32 (11,7%). A angiografia foi diagnóstica em 265 pacientes (91,1%). Intervenções realizadas: cirúrgicas abertas – 202 (59,6%); endovasculares – 118 (34,8%). Lesões associadas: aneurismas/pseudoaneurismas – 129 (44,3%).

Os autores concluíram que as facadas foram as responsáveis pela maioria dessas lesões, os vasos lesionados com mais frequência foram a artéria vertebral e a veia femoral, e as intervenções cirúrgicas são o modo de tratamento mais comum, seguidas por técnicas cirúrgicas endovasculares.[21]

Outra rara complicação que desencadeia a FAV é o acesso venoso central cervical.

A incidência de punção arterial inadvertida secundária à inserção do cateter venoso central não é comum, com uma taxa de punção arterial menor que 1%. Isso se deve aos avanços e à grande disponibilidade da ultrassonografia (USG) para orientar sua inserção. A formação de FAV após a punção arterial é uma complicação inesperada. Em uma revisão da literatura, Henry et al. citam que, até o momento, apenas cinco casos de formação de FAV adquirida devido à punção inadvertida da artéria carótida comum foram descritos.[22]

REPERCUSSÕES HEMODINÂMICAS LOCAIS E SISTÊMICAS

As FAV traumáticas são uma comunicação anômala entre artéria e veia devido a lesão penetrante por projétil de arma de fogo, FAB, lesão por fratura óssea e até por causa infecciosa.

Essas FAV produzem alterações hemodinâmicas com repercussões cardiovasculares locais e sistêmicas relacionadas com o diâmetro da artéria e da veia envolvidas, extensão dessa comunicação anômala e a sua localização. Essas alterações ocorrem com a cronificação da FAV.

Com a formação dessa comunicação arteriovenosa, há uma queda da resistência promovida pelo leito venoso ao seu redor em comparação com a resistência periférica promovida pela circulação capilar.[23] Como resultado, há ampliação do retorno venoso, causando o aumento do átrio direito, da artéria pulmonar, do ventrículo esquerdo e do volume diastólico final do ventrículo esquerdo, e resultando na hipertrofia ventricular devido a sobrecarga.[24,25] Apesar do aumento do retorno venoso, a pressão venosa central mantém-se normal devido à complacência venosa.[25] Com essas implicações, inicia-se uma resposta compensatória por meio de aumento da frequência cardíaca, pressão arterial sistêmica, contratilidade miocárdica (resultando em hipertrofia ventricular), volume sanguíneo e, por fim, incremento do débito cardíaco.[24] O sistema nervoso simpático (estimulação dos barorreceptores) e o sistema angiotensina–aldosterona (retenção de sódio e água) são acionados nessa compensação e remodelamento cardiovasculares.

Se o diâmetro da comunicação arteriovenosa for de grande calibre, o paciente pode evoluir para ICC. Apesar de não ser uma progressão comum, a incidência foi de 13% em revisão sistemática e metanálise recentemente conduzida por Wenz et al.[14] Esse risco aumenta conforme o diâmetro da artéria envolvida (aorta, artéria pulmonar, subclávia ou ilíaca externa) e a duração da FAV. Além disso, eleva-se o risco de desenvolver a ICC a cada 6 anos de atraso no seu diagnóstico.[14]

É importante que seja mencionado o sinal de Nicoladoni-Israel-Branham, no qual a compressão temporária da FAV de alto fluxo pode promover a diminuição da frequência cardíaca (em média 7 bpm) por estimulação dos barorreceptores mediados pelo nervo vago.[24,26]

Em relação às alterações cardiovasculares locais, os sistemas arterial e venoso distinguem-se.

Após a formação da FAV, há aumento do volume do fluxo na artéria proximal, resultando em alteração degenerativa da sua parede, tortuosidade e dilatação arterial, podendo inclusive evoluir com aneurisma da artéria proximal.[27] A artéria distal geralmente apresenta calibre normal ou diminuído devido à redução do fluxo arterial para esse vaso, desviado preferencialmente para a veia proximal a FAV. Em alguns casos, há inversão do fluxo da artéria distal devido à baixa resistência promovida pela FAV. Em um trabalho experimental com animais, Ramacciotti et al. descreveram a relação do diâmetro da anastomose arteriovenosa como acesso para hemodiálise e o aumento do fluxo sanguíneo arterial nos vasos proximais. Na arteriotomia com orifício 3 vezes maior que o calibre do vaso, observou-se que o fluxo sanguíneo aumentou 1,5 vez em comparação com a arteriotomia 1,5 vez maior que o diâmetro do vaso; contudo, não necessariamente resultou na inversão do fluxo arterial distal à anastomose.[28,29]

A veia proximal da FAV também sofre alterações, como dilatação progressiva e espessamento da sua parede, às vezes podendo ser confundida com uma artéria. Com a persistência dessa comunicação arteriovenosa e a elevada pressão arterial nesse circuito, ocorre dilatação venosa progressiva e insuficiência valvular das veias distais à FAV, culminando na inversão do fluxo venoso nesses vasos. Essa modificação pode corresponder a um quadro de hipertensão venosa do membro acometido.

É importante destacar o desenvolvimento de circulação colateral para suprir o leito arterial distal e venoso.

A sintomatologia do paciente após a correção da FAV tende a melhorar, e os distúrbios cardiológicos regridem.

DIAGNÓSTICO

O diagnóstico das FAV começa pelo exame físico, e os sinais mais sensíveis são a ausculta do sopro em locomotiva e o frêmito. Outros achados como ectasias venosas superficiais (Figura 168.1), pulsatilidade venosa, desaparecimento do pulso distal à fístula, aumento da temperatura no local, hiperemia ou pigmentação da pele e até ulcerações podem ocorrer em lesões próximas à FAV.

É importante inspecionar áreas de incisões prévias, cicatrizes de FAB ou FAF, caso haja suspeita de fístula, já que são lesões traumáticas de alto risco.

O sinal de Nicoladoni-Israel-Branham pode ser observado em alguns pacientes com fístulas mais calibrosas nas extremidades.[21] Caracteriza-se pela redução da frequência cardíaca após compressão da artéria proximal à fístula.

Se a lesão estiver em topografias mais profundas, como em tecido intramuscular ou intracavitário, pode não haver manifestação clínica superficial. Às vezes, há queixa de dor localizada ou até mesmo repercussão cardíaca causando ICC de alto débito, que pode ocorrer em até 1/3 dos pacientes.[29,30] A ICC é mais frequentemente encontrada em fístulas aortocavais ou aortorrenais, mas pode surgir em fístulas iliacoilíacas, femorais ou carotídeas.

Após suspeita clínica, alguns exames complementares podem auxiliar no mapeamento da lesão e na confirmação do diagnóstico.

A USG colorida com Doppler é um exame não invasivo, de triagem, que possibilita a avaliação do fluxo no interior das lesões a vasos adjacentes e tem sensibilidade e especificidade adequadas. É capaz de avaliar as artérias periféricas de membros, aorta, rins e fígado. Nas FAV, observa-se aumento da velocidade do fluxo sanguíneo na área de comunicação anômala entre artérias e veias, com turbilhonamento que se traduz por mosaico de cores e borramento da janela espectral (Figura 168.2) e dos tecidos circunjacentes por cor pela reverberação.[31-33] Identificam-se também aumentos de velocidade na artéria aferente com fluxo de baixa resistência e na veia eferente com fluxo venoso contínuo ou pulsátil. Nas fístulas mais calibrosas, pode haver também ampliação do diâmetro da artéria proximal à lesão e das veias distais a ela.

É um exame que depende do operador, sendo limitado em pacientes com obesidade e naqueles com lesões próximas ao osso ou a fraturas.

A TC, ou angio-TC, proporciona a avaliação da lesão, principalmente as que acometem grandes vasos, como artérias carótidas, aorta e artérias renais, e pode ser utilizada como substituta à angiografia por subtração digital (ASD). É rápida e frequentemente solicitada em vítimas de trauma. Quando comparada à angiografia, tem sensibilidade de 90 a 95% e especificidade de 99 a 100%.[34-38] A avaliação dos tecidos circunjacentes é limitada, não evidenciando sinais indiretos como edema e fibrose. É contraindicada para paciente com função renal limítrofe, pelo risco de nefropatia induzida pelo contraste, e também para aqueles com antecedente de reação alérgica ao meio de contraste.

A ressonância magnética, ou angiorressonância, fornece imagens cardiovasculares dinâmicas e avalia a musculatura e as estruturas ósseas adjacentes.[35,39,40] Não é indicada para análise de traumas agudos, em virtude da demora na aquisição de imagens e é contraindicada para pacientes com reação alérgica prévia ao gadolínio ou com *clearance* de creatinina < 60 mℓ/min.

A ASD, que já foi a primeira opção diagnóstica, deve ser reservada apenas para os casos de dúvida ou antes do tratamento endovascular, para planejar a melhor estratégia.[41-43] É um exame invasivo com chance de complicações sistêmica e locais, até mesmo surgimento de FAV na área de punção. A ASD evidencia contraste na veia, de maneira precoce, após a injeção intra-arterial. Se a fístula for calibrosa ou antiga, pode haver opacificação preferencial da veia e não da artéria distal à fístula. Se as veias eferentes forem insuficientes, também pode haver contrastação das mesmas, distais à comunicação arteriovenosa.

Quando há pequenas e múltiplas fístulas, pode não ser possível visualizar o ponto exato de comunicação, sendo identificados sinais indiretos, como enchimento precoce das veias próximo às artérias contrastadas.

Em paciente com antecedente de reação alérgica ou função renal limitada, a angiografia com uso de CO_2 pode ser utilizada.[44]

TRATAMENTO

No passado, em tempos de guerra, a maioria dos portadores de FAV de etiologia traumática foi tratada de forma conservadora e, posteriormente, submetida à correção cirúrgica. Atualmente, uma conduta expectante pode ser adotada em pacientes com FAV assintomáticas muito pequenas, como aquelas ocasionalmente associadas a biopsia visceral ou outros procedimentos médicos. A história natural da FAV femoral iatrogênica é relativamente benigna, com taxas de oclusão espontânea em 1 ano variando em torno de 38 a 81%.[45-47] O tratamento precoce, entretanto, tem a vantagem de poder impedir complicações potencialmente evitáveis.

Consequentemente, fístulas pós-traumáticas devem ser corrigidas assim que diagnosticadas, havendo a possibilidade de observação de sua resolução espontânea em um período máximo de 2 semanas.

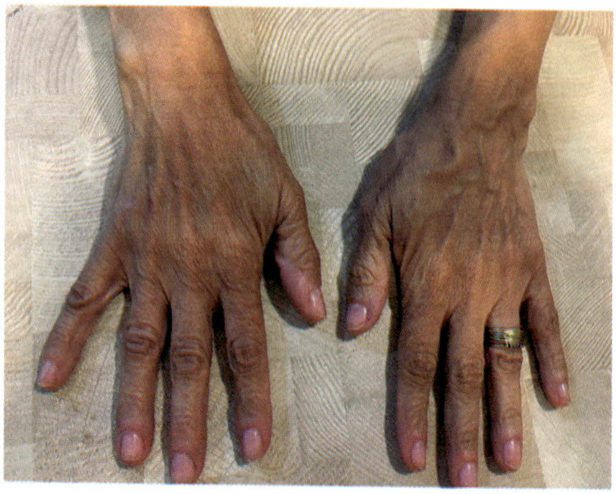

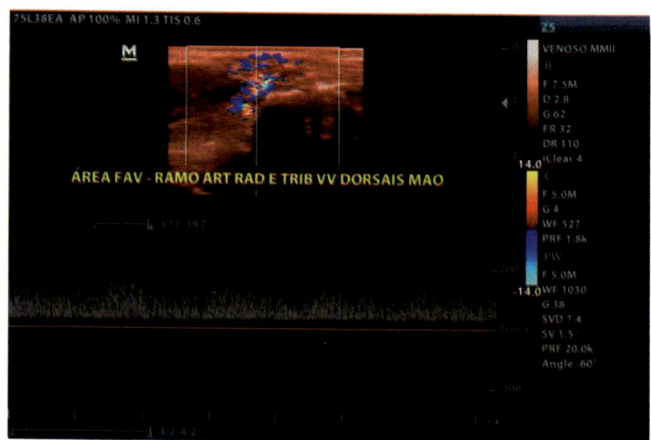

FIGURA 168.1 Ectasia das veias no dorso da mão esquerda secundária à fístula arteriovenosa traumática causada após lesão acidental com faca de cozinha.

FIGURA 168.2 Ultrassonografia colorida com Doppler evidencia fluxo de velocidade aumentada com borramento da janela espectral na área de fístula arteriovenosa traumática.

Outras opções de tratamento descritas para fístulas diminutas de causa iatrogênica incluem compressão temporária com transdutor e observação da ocorrência de sua oclusão com Doppler (baixa taxa de sucesso de 0 a 30%), além do uso prolongado (10 a 15 dias) de bandagens elásticas com potencial risco de ulceração cutânea local e trombose venosa, tornando-se desaconselhável muitas vezes. Esse método associa-se à falha de oclusão da FAV em caso de veias e artérias muito pequenas e muito aderidas, fístulas largas, localizadas na bifurcação, profundidade considerável sem a possibilidade de compressão efetiva.[47]

A manifestação clínica de ICC com padrão de alto débito é em geral subdiagnosticada e relaciona-se com elevada morbimortalidade quando identificada 6 meses a anos após a lesão traumática, portanto, quando as complicações já são evidentes, como a remodelação estrutural do ventrículo esquerdo que pode causar disfunção sistólica e diastólica, somadas a outras comorbidades; o tratamento cirúrgico aberto ou endovascular da FAVT já não apresenta tanto benefício na regressão de complicações cardíacas.[45]

O tratamento da FAV necessita de algoritmos de gerenciamento cirúrgico padronizados com base em evidências de nível I. A maioria dos dados publicados até o momento é relato de casos, experiência do cirurgião e análise retrospectiva de resultados específicos de cada serviço. O tratamento das FAV periféricas e viscerais deve ser analisado e decidido individualmente, de acordo com a experiência do centro em tratamento (recomendação C, nível 4).[46,48]

Segundo Nasser et al., FAVT representam até 3,9% das lesões vasculares e foram mencionadas em várias séries e relatos de casos;[49] no entanto, continuam sendo uma doença desafiadora devido à ausência de diretrizes oficiais em meio a apresentações clínicas variáveis, localização variada e diferentes opções de tratamento.

As indicações de tratamento da FAVT são isquemia arterial distal (fenômeno de roubo), hipertensão venosa sintomática e ICC de alto débito.[45]

O tratamento objetiva isolar e ocluir definitivamente a FAV, preservando o fluxo sanguíneo arterial essencial ao membro ou ao órgão acometido. A cirurgia da fístula é recomendada para pacientes jovens, saudáveis, com anatomia complexa para tratamento endovascular, podendo ser realizada mediante reparo primário direto, reconstrução com remendo, interposição de enxertos (enxerto autógeno – preferência pela veia safena magna [3 a 8 mm de diâmetro] ou prótese), ligadura arterial ou venosa (dependente do diâmetro do vaso). A correção endovascular dá-se por meio de embolização transcateter ou implante de *stent* revestido. A disponibilidade das opções de tratamento não deve comprometer a sua durabilidade, especialmente em indivíduos mais jovens; portanto, a seleção do paciente continua sendo essencial.[50]

O tratamento endovascular pode ser a opção de tratamento preferencial com várias vantagens teóricas e práticas sobre a cirurgia, incluindo a redução do tempo de execução, menos dor pós-operatória, menor tempo de permanência hospitalar, perda sanguínea intraoperatória diminuída, além de menores ocorrências de lesão iatrogênica no sítio cirúrgico pelo acesso em áreas profundas, de anatomia complexa e de difícil dissecção. Muitos centros relatam o uso de terapias endovasculares, mas seus resultados a longo prazo ainda permanecem limitados pela falta de acompanhamento dessa população. Entretanto, sugerem que essas técnicas produzem resultados aceitáveis.[51]

A cirurgia aberta ainda é uma opção inevitável em uma proporção significativa de pacientes. A única contraindicação absoluta para o reparo endovascular é a incapacidade de avanço do fio-guia rumo ao segmento distal de um vaso fraco ou lesionado. As contraindicações relativas de terapia percutânea endovascular incluem instabilidade hemodinâmica, sangramento não controlado, lesão do tecido adjacente à fístula, alergia ao contraste iodado, tratamento endovascular prévio malsucedido, provável implante de *stent* em uma área anatômica com alta mobilidade (transarticular), implante de *stent* em pacientes com contraindicações absolutas para anticoagulação terapêutica pós-operatória, ausência de equipe cirúrgica habilitada ou equipamento adequado.[52]

A embolização parece apresentar maior vantagem em relação ao reparo aberto, para FAV complexas com várias vias de alimentação e drenagem, em compartimentos profundos ou no interior de órgãos, localizadas em área anatômica crítica.[48] As atuais opções terapêuticas incluem embolização com molas de maiores diâmetro e força radial, podendo servir de arcabouço para o implante de molas de menor diâmetro (se o risco de complicações de vasos importantes for baixo), balões destacáveis, plugue vascular Amplatzer®, ou ainda, colas como N-butilcianoacrilato-lipiodol (NBCA), além do implante de *stent* revestido para oclusão da fístula, preservando artéria e veia essenciais. As endopróteses planejadas para vasos mais calibrosos, como a aorta ou os vasos ilíacos, podem ser usadas de modo semelhante, registrando taxas de perviedade entre 88 e 100% no primeiro ano de acompanhamento.[47]

Apesar da segurança estabelecida do reparo endovascular, os pacientes permanecem com a morbidade elevada sob risco de dissecção ou ruptura arterial, hiperplasia miointimal e trombose intrastent, isquemia arterial distal, TVP, deslocamento e embolização dos dispositivos com risco de embolia pulmonar, implante de *stent* em sítio inadequado mantendo a perviedade da fístula, amputação de membro, bem como a evolução do quadro com vazamento interno.[50]

A seguir, serão abordados os tipos de tratamento de acordo com as topografias acometidas.

Região cervical

Apenas 4% dos traumas vasculares localizam-se na região cervical, e, entre eles, 1/3 são de FAV (5 a 11% localizadas na artéria carótida, e 0,7 a 7,4% na artéria vertebral). As outras etiologias relatadas são iatrogênicas (37%) e congênitas (27%). Na maioria dos casos relatados, optou-se por cirurgia (34%) ou método endovascular (58%). Pacientes tratados com conduta conservadora foram raros (8%). As causas iatrogênicas são dominadas por cateterismo da veia jugular interna, seguido pela osteotomia maxilar e cervical. Além disso, formação de FAVT após enxerto carotídeo ou endarterectomia foram também relatados.

A abordagem cirúrgica tradicional na topografia supra-aórtica apresenta taxas aumentadas de morbimortalidade, especialmente em pacientes com lesões múltiplas cervicais e com doença grave concomitante e elevado risco cirúrgico.

O método endovascular, que utiliza embolização e implante de *stent* revestido, mostrou-se efetivo e com excelentes resultados.[53] Em outras revisões publicadas, 31% das FAVT foram tratadas com *stent* revestido, atingindo taxas de oclusão em 88% dos casos na artéria carótida e 21% na artéria subclávia.[47,54,55]

No trauma penetrante cervical, particularmente na zona I ou III, diante da suspeita clínica e radiológica de fístula carotideocavernosa, carotideojugular, vertebrovertebral, parece haver um maior benefício para a maioria dos cirurgiões com a correção endovascular, devido ao acesso cirúrgico com anatomia complexa, perda do plano de dissecção pela ocorrência de hematoma local, risco de lesões neurológicas, além de menor morbidade em relação à correção cirúrgica convencional, ainda que haja a incerteza de um resultado a longo prazo para a faixa etária mais acometida pelo trauma.[56-58]

Traumas penetrantes que afetam as artérias subclávia, axilar, carótida e vertebral com formação de fístulas, ou até mesmo entre a transição carótida-subclávia, e jugulossubclávia, axiloaxilar, foram relatados, podendo ser abordados cirurgicamente, dependendo da experiência do cirurgião, mediante acesso por esternotomia mediana, supraclavicular e técnica combinada (supra e infraclavicular) com ou sem ressecção da clavícula, reparado com remendo autólogo de veia safena magna ou enxerto sintético (na ausência de infecção) para evitar a estenose na artéria ou até mesmo a interposição de enxerto. O defeito venoso pode ser suturado diretamente ou ligado, evitando ligaduras bilaterais. Apesar de grande tendência e entusiasmo por técnicas endovasculares, a maioria das lesões vasculares da zona II ainda tem recomendação de tratamento por técnicas operatórias abertas.[56,59]

Em análise unicêntrica, retrospectiva, em pacientes com trauma penetrante por arma branca de zonas I e III que evoluíram com FAV carotideojugular (47,3%), tratados com *stent* revestido, du Toit et al. demonstraram o acometimento de 73,6% da artéria carótida comum e 26,3% da artéria carótida interna. Nesse grupo, 22% apresentaram déficits neurológicos antes da cirurgia, sem piora após a correção da FAV, e no acompanhamento a longo prazo, um paciente somente teve o *stent* ocluído após 30 dias, mantendo-se assintomático. A taxa de AVE e morte em 30 dias aproximou-se de 2,3% sem registros de infecção do dispositivo e demais complicações.[60]

Pacientes vítimas de trauma contuso cervical, com transecção do vaso, podem apresentar extravasamento de contraste para a veia adjacente, originando uma FAV. Embora o local exato da fístula muitas vezes não apareça claramente na imagem, veias de drenagem em maior quantidade e com diâmetro aumentado podem sugerir sua ocorrência.[61] O tratamento não cirúrgico é a primeira linha de escolha nas lesões contusas carotideovertebrais. A carência de estudos prospectivos randomizados comparando as estratégias de tratamento nesse tipo de lesão direciona as recomendações atuais, as quais se apoiam na análise retrospectiva de pacientes tratados de acordo com os protocolos institucionais.[62]

A abordagem cirúrgica é relativamente fácil na parte inferior do pescoço, no entanto, mais difícil na topografia vertebral de C1-C2, havendo maior frequência de FAV na topografia entre C2-C5, com maior dificuldade técnica na abordagem dessa região. O controle cirúrgico dos pedículos vasculares pode ser difícil quando a fístula é grande, alimentada por múltiplos vasos arteriais e drenada por múltiplas veias dilatadas, podendo ocorrer a sua ligadura arterial e venosa em segmentos proximal e distal nesses casos, com a possibilidade de enxerto venoso do segmento distal vertebral com a artéria subclávia quando se tratar de vertebral dominante ou oclusão contralateral. A ligadura proximal à FAV vertebral com transposição do segmento distal e implante no segmento comum da artéria carótida, portanto, pode ser uma opção viável para evitar eventos isquêmicos.

Atualmente, a embolização de FAV vertebrovertebrais é o tratamento mais simples disponível. Antes de realizar a oclusão definitiva da artéria vertebral, é obrigatório verificar se a tolerância clínica do paciente é satisfatória, o fluxo vertebrobasilar contralateral permanece intacto e nenhuma artéria irrigando a medula espinal surge na área da fístula.

Para uma fístula de orifício único, um *stent* coberto pode ser usado como tratamento de primeira linha, sendo efetivo e seguro.[63]

O tratamento da fístula pode ser realizado com o paciente consciente, exceto no caso de crianças muito pequenas, as quais a anestesia geral ainda é necessária. Se a embolização falhar inicialmente, um segundo tratamento endovascular pode ser planejado. O uso de um microbalão interposto precisamente com uma boa estabilização na FAV ocasionará o retardo do fluxo venoso e, assim, poderá então ser destacado. O planejamento pré-procedimento é imprescindível com o objetivo de evitar a migração secundária do agente oclusor no trajeto fistuloso. Embora a oclusão seja geralmente obtida por um único balão, vários podem ser necessários se o diâmetro venoso estiver aumentado. A oclusão precisa da fístula provocará a trombose da drenagem venosa, que pode ser responsável por dores cervicais que duram vários dias. A embolização da FAV também pode ser alcançada com mais de um tipo de material, como isobutil-2-cianoacrilato, copolímero de etileno e álcool vinílico dissolvido em dimetilsulfóxido (Onyx, Ev3 Inc®), molas e balões, dependendo da natureza do fluxo presente nesse complexo, evitando, assim, eventos embólicos distais que poderiam resultar em isquemia e trombose; no entanto, a orientação de sua utilização é restrita à falha na oclusão com balão destacável.[64]

Regiões torácica e abdominal

A ocorrência de FAV da aorta torácica descendente é rara. Embora lesões vasculares mínimas aparentes, resultantes de traumatismos contusos, possam resolver ou se estabilizar, sua história natural a longo prazo permanece incerta. Complicações graves com risco de morte em lesões localizadas em grandes vasos – incluindo ruptura e fistulização com hemorragia grave tardia – puderam ser identificadas, ocorrendo mais de 20 anos após a lesão primária ter sido relatada.[55] Dessa maneira, o acompanhamento cauteloso desse tipo de lesão, incluindo estudos de imagem seriados, é de extrema importância no tratamento não operatório. O manejo clínico com controle adequado da pressão arterial e frequência cardíaca também é orientado quando pacientes com lesões contusas na aorta torácica são tratados de maneira conservadora.

As endopróteses são dispositivos destinados ao tratamento de FAV do segmento aórtico e de seus ramos, porção descendente e ilíacas. O implante desses dispositivos, portanto, pode ser realizado para oclusão tanto na artéria como na veia, ou somente na artéria com a opção de proteção venosa com o implante de filtro de veia cava temporário para minimizar o risco de embolia pulmonar.

As contraindicações de tratamento endovascular são as mesmas para o tratamento do aneurisma de aorta, incluindo comprimento, diâmetro e angulação do colo da aorta, além do diâmetro e da tortuosidade dos vasos de acesso. A seleção adequada do caso e o diâmetro apropriado da endoprótese na topografia aortoilíaca promovem a redução de seu sobredimensionamento com risco de oclusão, incidência de vazamentos, recorrência ou persistência da FAV, além do risco de ruptura do vaso tratado na população mais jovem. Em casos de localização da FAV sem segmento adequado de colo para implante da endoprótese, com distância inferior a 10 a 15 mm da origem desse vaso, mudança dramática de calibre no segmento arterial proximal e distal à fístula, pode-se optar pela oclusão septal com o uso de plugue vascular.

Dispositivos de oclusão vascular Amplatzer® têm sido usados para fechar uma variedade de comunicações vasculares de natureza adquirida e congênita. Um disco proximal e outro distal são conectados por uma cintura de 4 mm de comprimento, de diâmetro variável, que geralmente abrange o defeito do septo fistuloso. O diâmetro da cintura do plugue é geralmente selecionado de acordo com o diâmetro do balão que produz a oclusão total da fístula.

Na ocorrência de FAV aortocaval ou iliacoilíaca, as mesmas serão expostas cirurgicamente por meio de incisões medianas ou retroperitoneal com possibilidade de extensão torácica, caso haja necessidade.

A fístula aortocaval pode ser decorrente de ruptura de aneurisma de aorta ou lesão iatrogênica por procedimentos percutâneos/endovasculares, não devendo ser encorajada sua exploração mediante dissecção e isolamento desses vasos pelo risco elevado de sangramento vultuoso. Nesses casos, a abordagem mais adequada é a abertura do aneurisma e a sutura interna da fístula. O cuidado extremo durante sua correção minimiza os riscos de embolia gasosa ou trombose da veia cava. A necessidade de remendo ou enxerto de interposição pode ocorrer em 10% dos pacientes com lesões extensas. O defeito na VCI ou na veia ilíaca pode então ser reparado e a continuidade arterial restabelecida.[47]

A comunicação arteriovenosa aortorrenal pode exigir o pinçamento suprarrenal da aorta para sua exploração e correção cirúrgica com dissecção cautelosa da veia renal que se encontrará dilatada. Quando associada a aneurisma de artéria renal, dissecção ou displasia fibromuscular, pode ser reparada por aneurismectomia e remendo venoso, ou ainda, revascularização com enxerto aortorrenal.

A ocorrência de fístula iliacocaval ou iliacoilíaca apresenta maior dificuldade cirúrgica em seu reparo, devido à sua localização profunda na pelve e à presença de veias dilatadas. A utilização de cateter balão para controle temporário do fluxo, localizado nas veias ilíacas e femorais acima e abaixo da fístula minimiza a perda de sangue antes da exploração da FAV.

Raramente, uma lesão penetrante no abdome pode produzir uma FAV envolvendo a veia porta e a artéria hepática, vasos renais (Figura 168.3), vasos ilíacos (Figuras 168.4 e 168.5) ou vasos mesentéricos superiores.[55]

Lesões iatrogênicas de grandes vasos abdominais são um problema incomum, mas persistente. As causas iatrogênicas relatadas de lesão vascular abdominal incluem procedimentos diagnósticos (angiografia, cateterismo cardíaco, laparoscopia), operações abdominais (procedimentos pélvicos e retroperitoneais), operações na medula espinal (remoção de uma hérnia de disco) e adjuvantes à cirurgia cardíaca (circulação extracorpórea, assistência de balão intra-aórtico).

Extremidades

A maioria das FAVT tardias nas extremidades teve sua identificação e seu tratamento indicado em pacientes que se tornam sintomáticos. Aqueles que são sabidamente portadores e assintomáticos podem ser tratados de forma conservadora, pois a resolução espontânea é possível.[45]

Como descrito em vários trabalhos, a embolização percutânea transcateter é uma alternativa efetiva e minimamente invasiva quando comparada à cirurgia aberta. A utilização de molas para a embolização da artéria de alimentação é apropriada, desde que a artéria possa ser sacrificada com segurança, evitando a isquemia grave do leito distal tratado, e ainda se, a velocidade do fluxo e o tamanho da fístula tiverem posicionamento seguro e preciso da mola que deverá apresentar diâmetro adequado reduzindo ao máximo o risco de deslocamento e, o mais importante, em comunicação única.[45]

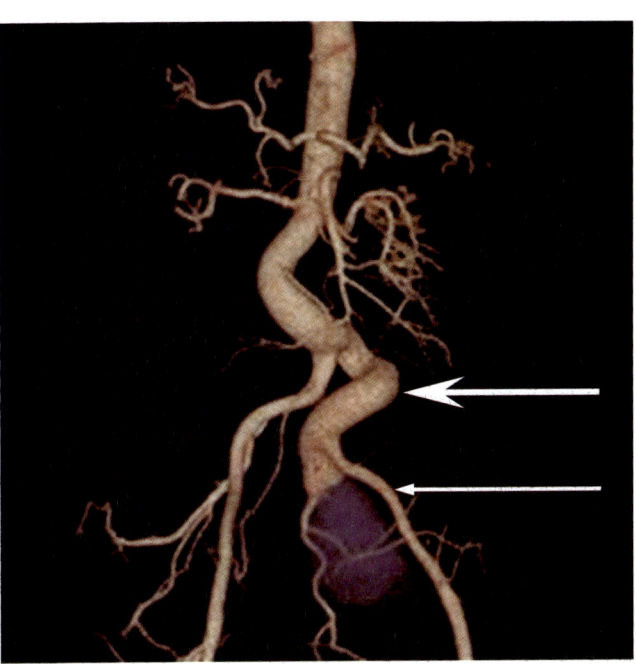

FIGURA 168.4 Tomografia computadorizada com contraste e reconstrução tridimensional mostrando dilatação da artéria ilíaca comum esquerda (*seta grande*) proximal à fístula e afilamento abrupto com calibre normal na artéria ilíaca externa (*seta pequena*). A artéria ilíaca comum apresenta diâmetro igual ao da aorta abdominal (23 mm), e a ilíaca externa tem apenas 8 mm.

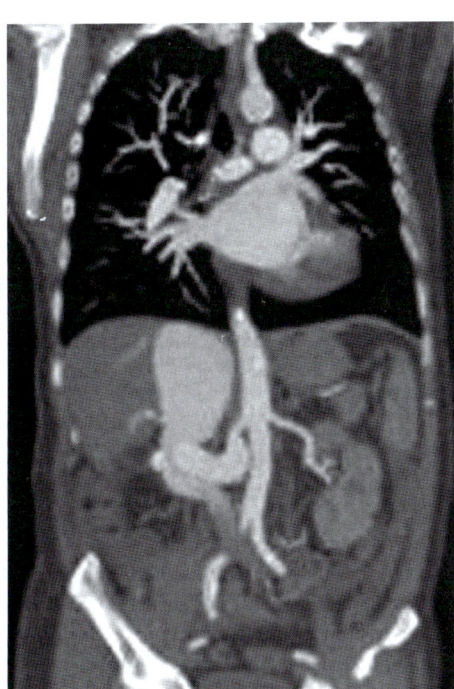

FIGURA 168.3 Angiotomografia com reconstrução em plano coronal de fístula arteriovenosa cavorrenal direita.

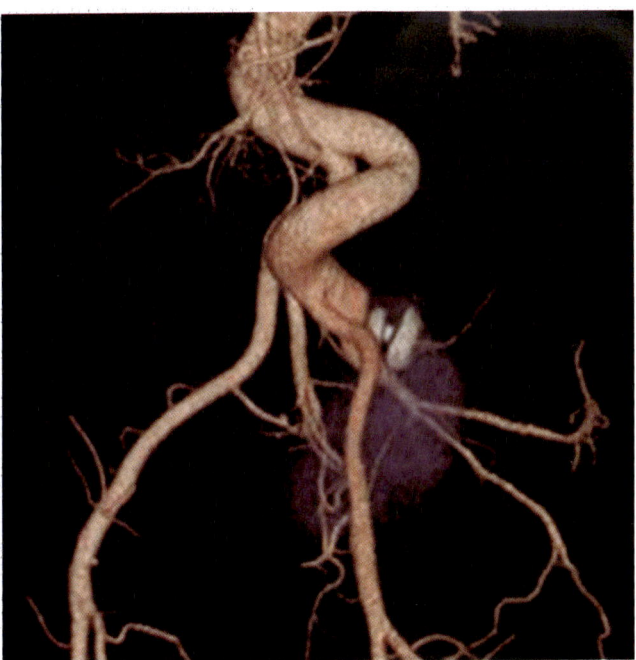

FIGURA 168.5 Reconstrução tridimensional de uma tomografia computadorizada de 64 cortes mostrando o dispositivo de oclusão septal Amplatzer® posicionado na região proximal.

As opções endovasculares incluem *stent* recoberto, embolização com molas, embolização com polímeros, como o N-butilcianoacrilato e implante de plugues vasculares. Em certas situações de fístulas de alto fluxo ou difícil tratamento, pode-se usar um agente líquido que sofrerá polimerização rápida ou mais controlada, como cola de cianoacrilato ou Onyx® (Covidien, Mansfield, MA), respectivamente. Esses polímeros podem ser utilizados em associação a molas ou balão de oclusão proximal, tendo como objetivo a redução do fluxo da FAV e o risco de embolização além do local planejado.

Mesmo que o tratamento parcial de uma FAV possa causar sua recorrência, com uma arquitetura mais complexa e mais problemática e desafiadora na próxima abordagem, a técnica endovascular pode ser utilizada com segurança se o tratamento primário for primorosamente planejado e executado para um resultado bem-sucedido e duradouro.

Muito frequentemente, a correção endovascular com o uso de *stent* revestido em lesões iatrogênicas com FAV femoral, seu ramo profundo e artéria poplítea, apresenta taxas de sucesso técnico variando de 88 a 100%, somado ao aumento das taxas de perviedade com o uso regular da terapia antiplaquetária que retarda a evolução da hiperplasia miointimal.

Correções no segmento infrainguinal com *stents* revestidos, excetuando-se os localizados nas artérias femoral comum e poplítea, apresentam taxas de perviedade maiores em relação aos implantados no sítio infrapatelar de menor calibre, utilizados em angioplastia coronariana. Contudo, há registro de implante de endopróteses de comprimento curto na artéria femoral comum sem o contato com os óstios das artérias femorais e seu ramo profundo, além da manutenção de segmento livre de cobertura para realização de punções para acessos futuros, caso necessário (Figuras 168.6 a 168.10).

Na maioria das vezes, o tratamento cirúrgico consiste em exploração da topografia da fístula, dissecção e reparos arterial e venoso com sutura dos orifícios. Há recomendações a favor do reparo de lesões venosas simples quando possível em pacientes estáveis, no entanto, em relação a reparos venosos complexos, devem-se analisar bem os riscos de aumento do tempo cirúrgico e maior perda de sangue e calor em relação à possibilidade de sequelas secundárias à ligadura venosa. Talvez os pacientes submetidos à ligadura possam se beneficiar de anticoagulação profilática ou de ácido acetilsalicílico em baixas doses e utilização de elastocompressão no pós-operatório; entretanto, mais pesquisas são necessárias nesse assunto.[46]

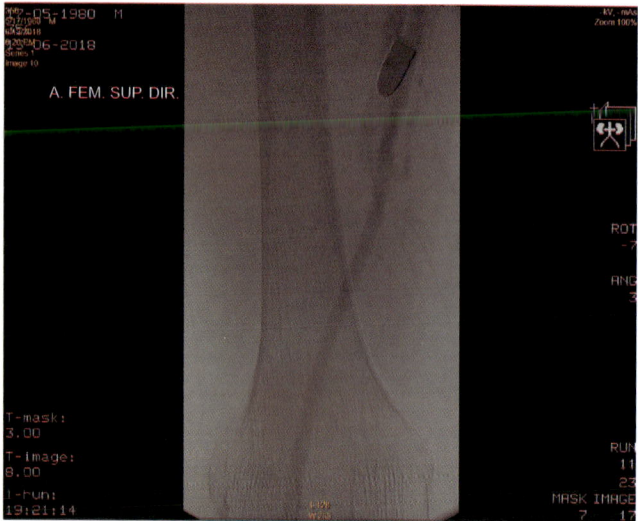

FIGURA 168.6 Arteriografia mostrando ferimento com arma de fogo em coxa direita com fístula arteriovenosa femoral.

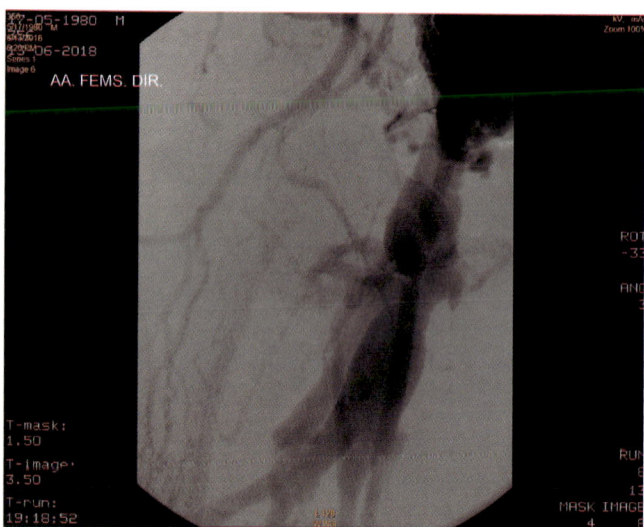

FIGURA 168.8 Contrastação de veias ilíacas à esquerda e sua dilatação após arteriografia.

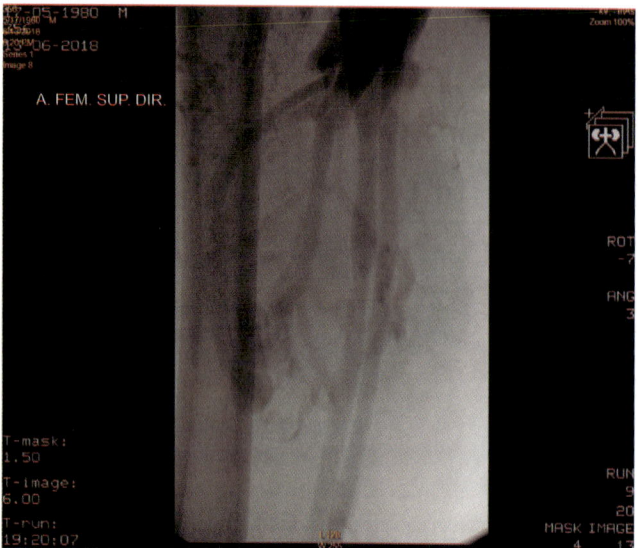

FIGURA 168.7 Contrastação venosa em coxa após arteriografia.

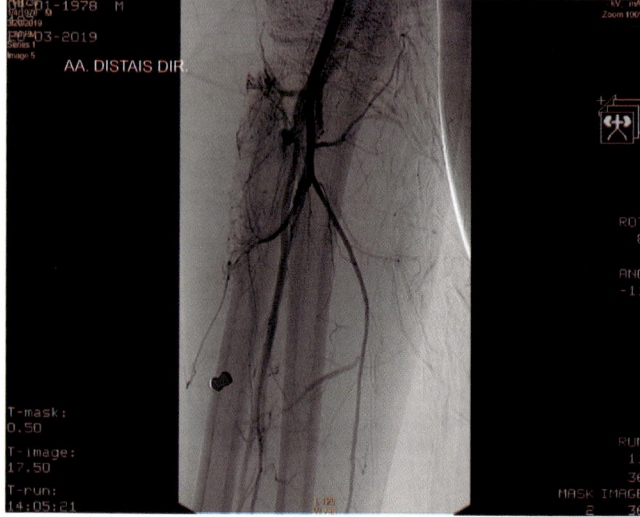

FIGURA 168.9 Arteriografia com ferimento com arma de fogo em antebraço com fístula arteriovenosa braquial.

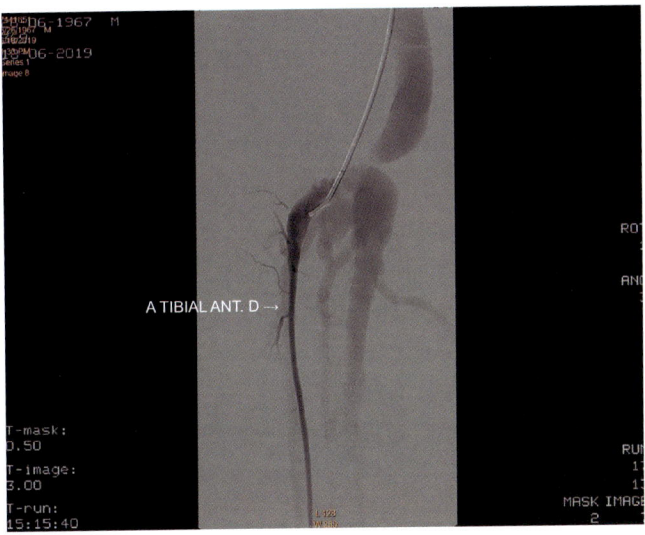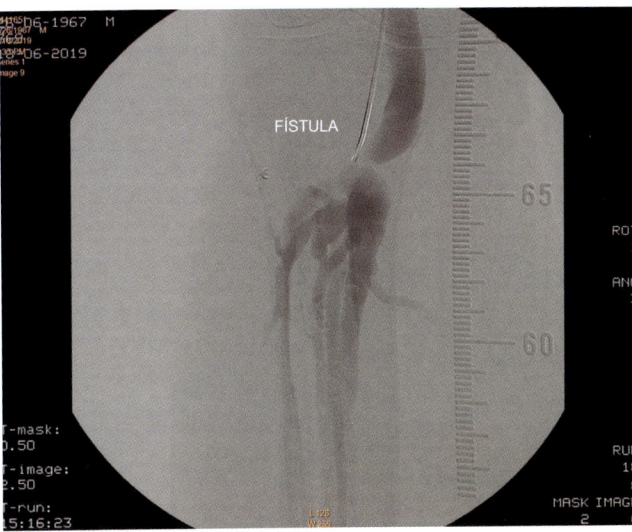

FIGURA 168.10 Fístula arteriovenosa pós-traumática na perna direita.

Órgãos viscerais

O uso de *stents* revestidos no tratamento das fístulas viscerais foi registrado em artérias de nutrição primária, porém, a embolização com molas em artérias de menor calibre também é relatada.

A utilização de plugues Amplatzer® em fístulas esplênicas, renais e mesentéricas foram descritas com boas taxas de oclusão.

A necessidade de correção das fístulas renais foi apontada em apenas 23 a 36% dos casos, sendo a maioria de resolução autolimitada. A embolização transcateter associada ao implante de *stent* demonstra uma taxa de oclusão de 90% na artéria renal e 93 a 100% na artéria esplênica.

O tratamento cirúrgico é realizado com o acesso mediante laparotomia exploradora mediana ou subcostal com o controle proximal alcançado, se possível, na origem destes vasos devido à dilatação venosa e à tortuosidade das artérias. As veias são ligadas em suas confluências para minimização do risco de trombose visceral.

Em fístulas esplênicas distais e hilares, a realização de esplenectomia é muito frequente.

Nas fístulas hepáticas decorrentes de aneurisma, em sua porção comum, pode-se dispor das ligaduras proximal e distal, se a colateralização for preservada através da gastroduodenal e gástrica direita; contudo, fístulas de localização na artéria hepática própria exigem reparo primário ou enxerto de interposição.

No segmento das artérias mesentéricas superior e inferior e seus ramos, o reparo poderá ser realizado com a ligadura e a excisão da fístula, se o acometimento estiver localizado em um ramo secundário, ou por meio de ráfia primária ou interposição de enxerto.

As referências bibliográficas deste capítulo se encontram no Ambiente de aprendizagem do GEN.

169

O Pé do Paciente Diabético

Nelson de Luccia ■ Lucas Ruiter Kanamori

Resumo

O diabetes melito (DM) provoca alterações vasculares de dois tipos: disfunção microcirculatória não oclusiva envolvendo capilares e arteríolas de rins, retina e nervos periféricos, e macroangiopatia, que se caracteriza por lesões ateroscleróticas das coronárias e circulação arterial periférica. No pé do paciente diabético, a isquemia causada pelas oclusões macrovasculares é um dos componentes de quadro sindrômico mais amplo, no qual participam também a neuropatia e, frequentemente, a infecção. Algumas classificações são propostas para o entendimento do que acontece com a concomitância dessas manifestações nos pés dos pacientes diabéticos, sendo a mais atualizada a WIfI: W – *wound* (ferida); I – *ischemia* (isquemia); fI – *foot infection* (infeção no pé). Nessa classificação, o cruzamento de colunas e linhas fornece a previsão de amputação e do benefício da revascularização em duas tabelas.

As avaliações da isquemia, da sensibilidade e da infecção são apresentadas como as principais intervenções terapêuticas em pacientes diabéticos com afecções nos pés.

Palavras-chave: diabetes melito; complicações do diabetes; angiopatias diabéticas; neuropatias diabéticas; pé diabético; infecções.

INTRODUÇÃO

Diabetes melito (DM) provoca alterações específicas na função e na estrutura vascular de diferentes órgãos, que, como via final, por diminuição da irrigação arterial, resulta em isquemia e morte tecidual.

Dois tipos de doença vascular são relatados em pacientes com diabetes: a disfunção microcirculatória não oclusiva, que abrange os capilares e as arteríolas de rins, retina e nervos periféricos, e a macroangiopatia, caracterizada por lesões ateroscleróticas das coronárias e circulação arterial periférica. A microangiopatia é manifestação única do DM, e as lesões ateroscleróticas são relativamente similares morfologicamente à aterosclerose do não diabético.

Apesar da semelhança do processo aterosclerótico em diabéticos e não diabéticos, vários aspectos diferenciam e caracterizam a doença vascular das extremidades inferiores dos diabéticos. Nos pacientes diabéticos, há uma predileção da doença macrovascular oclusiva envolvendo primariamente as artérias tibiais e a fibular entre o joelho e o pé, como evidenciado pelo achado de que 40% dos pacientes diabéticos com gangrena apresentam pulso poplíteo palpável. Artérias do pé, especificamente a dorsal (e algumas outras), entretanto, são em geral preservadas (Figura 169.1).

Em 1984,[1] LoGerfo e Coffman publicaram um trabalho que se tornou uma das pedras angulares em relação à interpretação e à diferenciação entre a micro e macroangiopatia dos diabéticos. Devido ao aspecto de envolvimento de vasos distais e à ocorrência da microangiopatia não oclusiva renal, retiniana e dos nervos periféricos, popularizou-se o conceito de rotular a aterosclerose do diabético como de natureza microangiopática. Esses autores ressaltam o fato errôneo de defini-la assim, motivo pelo qual esses pacientes foram considerados por muito tempo, e por muitos ainda são, como não passíveis de reconstruções arteriais em caso de isquemia crítica, por não terem leito distal para vazão das revascularizações.

Comparados a outros tipos de ateroscleróticos, particularmente tabagistas jovens, os diabéticos apresentam potencialmente muito mais condições para reconstruções arteriais pela preservação

exatamente de artérias distais, que propiciam a tentativa de revascularizações e o salvamento de extremidades que, sem esse conhecimento, seriam encaminhados para amputações maiores.

Esse conceito atualmente bem estabelecido, entretanto, faz parte de contexto complexo, já que, no pé do paciente diabético, a isquemia, causada pelas oclusões macrovasculares, é um dos componentes de quadro sindrômico mais amplo, no qual participam também a neuropatia e, frequentemente, a infecção.

CONCEITO E CLASSIFICAÇÃO DAS AFECÇÕES NOS PÉS DE PACIENTES DIABÉTICOS

Complicações nos pés de pacientes diabéticos são causadas, em conjunto ou separadamente, pelos componentes característicos da isquemia, neuropatia e infecção. Essa tríade patológica é polimorfa e variada, e existe tendência de cunhar qualquer alteração nos pés de diabéticos sob a expressão genérica "pé diabético". Esta expressão é enganosa, já que especialistas das diferentes áreas envolvidas com os cuidados dos pés de diabéticos têm dificuldade de entender o que de fato abrange essa ampla definição. Existem os que acreditam, por exemplo, que essa expressão "pé diabético" seja restrita aos quadros infecciosos, em geral em pacientes não isquêmicos que apresentam pulsos podálicos.

Esse conceito é corroborado por sistemas de classificação de membros ameaçados de amputação, usados no âmbito da Cirurgia Vascular, como os criados por Fontaine e Rutherford.[2,3] Esses sistemas procuram estratificar pacientes com doença arterial periférica de acordo com claudicação intermitente, dor isquêmica em repouso e necrose tecidual (esses dois últimos grupos caracterizando membros ameaçados de amputação), e estimar a probabilidade do benefício da revascularização. Eram utilizados de acordo

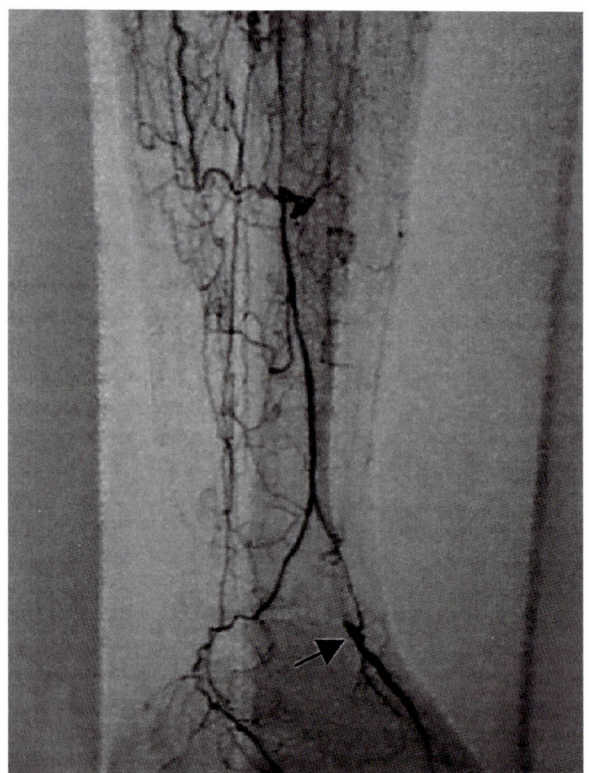

FIGURA 169.1 Aspecto arteriográfico característico da aterosclerose macrovascular diabética: oclusão das artérias tronculares da perna, com preservação da porção terminal da artéria fibular e enchimento da artéria dorsal do pé (*seta*).

com o conceito de isquemia crítica do membro, e até por intenção original dos autores, pacientes diabéticos deveriam ser excluídos e analisados separadamente.

Esse fato talvez explique por que, por muito tempo, os principais sistemas de classificação usados para orientar o tratamento das afecções que acometem o pé do diabético tenham emanado da área ortopédica. Desse modo, a primeira classificação que se popularizou foi a de Wagner,[4] na qual as feridas dos pés de diabéticos eram estratificadas quanto a localização, extensão e profundidade. Incluía os aspectos da infecção e, no último grau, definia o pé não salvável totalmente acometido por gangrena, mas nessa classificação não há divisão precisa entre os graus de acometimento de isquemia e infecção.

Na tentativa de aprimorar a estratificação desses pacientes, a Universidade do Texas, San Antonio,[5] constituída de podiatras também ligados à área ortopédica, categoriza a ferida em graus de 0 a 3, de acordo com a profundidade e o envolvimento de estruturas profundas, como osso e tendão, e em estágios, de A a D, definindo os casos com infecção ou isquemia. Seu mérito foi introduzir a infecção e a isquemia na etiologia das lesões, e a gradação da intensidade dos sintomas associada a extensão e profundidade dos tecidos acometidos (Quadro 169.1).

Outras classificações propostas, como a PEDIS (*perfusion, extension, depth, infection, sensation*) ou S(AD)SAD (*ulcer size* [*area, depth*] *sepsis, arteriopathy, denervation*), e essa última contempla, além dos aspectos específicos da ferida, também a condição sistêmica do paciente em relação à septicemia, demonstram a dificuldade em se tentar agrupar todas as condições dos pés dos diabéticos de maneira simplificada.[6]

O reconhecimento atual, com o aumento exponencial e epidêmico do diabetes, possibilita identificar que, nas séries de pacientes submetidos à revascularização devido à isquemia crítica, 50 a 80% dos pacientes são diabéticos. Apesar de tradicionalmente se reconhecer que a ulceração nos pés de pacientes com diabetes seja primariamente neuropática, em virtude de perda da sensibilidade e deformidades, admite-se atualmente que as úlceras puramente neuropáticas correspondam a cerca de 35%, sendo 15% isquêmicas e 50% de etiologia neuroisquêmica.

E assim como a estimativa da perfusão do membro é fundamental, com fator preditivo da possibilidade de amputação da extremidade, são também avaliadas a profundidade da lesão e a extensão da infecção.

De acordo com esse princípio, a Sociedade de Cirurgia Vascular dos EUA, associada a outros organismos internacionais, organizou diretrizes globais que resultaram em novo sistema de classificação que objetiva estimar a gravidade da ferida (*wound*), da isquemia (*ischemia*) e da infecção no pé (*fi*) (WIfI), separando pacientes diabéticos com problemas nos pés e estabelecendo o prognóstico quanto à revascularização e à possibilidade de amputação.

A classificação WIfI[7] surgiu como evolução desses sistemas e procura correlacionar o grau de isquemia, com base em parâmetros quantificáveis, como índice tornozelo-braquial (ITB) ou dedo (pododáctilo/braço) ou a medida direta da pO_2 (pressão transcutânea de oxigênio), com a gravidade da ferida e a constatação de infecção, com o risco estimado de amputação em uma versão e o benefício da revascularização em outra versão.

Os Quadros 169.2 e 169.3 apresentam esses aspectos.

No Quadro 169.2, adaptado da tabela original, a isquemia definida em graus de 0 a 3 na parte superior é correlacionada com a gravidade da ferida na parte vertical à esquerda, em graus de 0 a 3 (*wound*), e com o grau de infecção no pé (fI, *foot infection*). Apesar de aparentemente complexo, esse sistema fornece informações importantes, e de modo objetivo define pela primeira vez no ambiente da cirurgia vascular casos em que o risco de

QUADRO 169.1	Sistema de classificação de feridas da Universidade do Texas, San Antonio.[5]			
Estágio	**Grau**			
	0	**1**	**2**	**3**
A	Lesão após epitelização completa	Ferida superficial não envolvendo tendão, osso ou cápsula	Ferida penetrando tendão ou cápsula	Ferida profunda penetrando osso ou articulação
B	Com infecção	Com infecção	Com infecção	Com infecção
C	Com isquemia	Com isquemia	Com isquemia	Com isquemia
D	Com infecção e isquemia	Com infecção e isquemia	Com infecção e isquemia	Com infecção e isquemia

QUADRO 169.2	Classificação WIfI: risco estimado de amputação para cada combinação em 1 ano.															
	Isquemia 0				**Isquemia 1**				**Isquemia 2**				**Isquemia 3**			
W-0	VL	VL	L	M	VL	L	M	H	L	L	M	H	L	M	M	H
W-1	VL	VL	L	M	VL	L	M	H	L	M	H	H	M	M	H	H
W-2	L	L	M	M	M	M	H	H	M	H	H	H	H	H	H	H
W-3	M	M	H	H	H	H	H	H	H	H	H	H	H	H	H	H
	fI-0	fI-1	fI-2	fI-3	fI-0	fI-1	fI-2	fI-3	fI-0	fI-1	fI-2	fI-3	fI-0	fI-1	fI-2	fI-3

Os termos referem-se ao risco de amputação em 1 ano. fI: infecção no pé (*foot infection*); H: alto (*high*); L: baixo (*low*); M: moderado (*moderate*); VL: muito baixo (*very low*); W: ferida (*wound*).

QUADRO 169.3	WIfI B – Estimativa de benefício/necessidade de revascularização assumindo que a infecção possa ser controlada antes.															
	Isquemia 0				**Isquemia 1**				**Isquemia 2**				**Isquemia 3**			
W-0	VL	VL	VL	VL	VL	L	L	M	L	L	M	M	M	H	H	H
W-1	VL	VL	VL	VL	L	M	M	M	H	H	H	H	H	H	H	H
W-2	VL	VL	VL	VL	M	M	H	H	H	H	H	H	H	H	H	H
W-3	VL	VL	VL	VL	M	M	M	H	H	H	H	H	H	H	H	H
	f-0	fI-1	fI-2	fI-3	fI-0	fI-1	fI-2	fI-3	f-0	f-1	f-2	f-3	f-0	f-1	f-2	f-3

amputação não se deve somente ao grau de isquemia, como acontecia nas classificações de Fontaine e Rutherford. Por exemplo, se for observada a parte inicial do Quadro 169.2 com isquemia 0, no entrecruzamento com ferida de gravidade 3 (W-3) e infecção 2 ou 3, a probabilidade de amputação em 1 ano é alta. Nesses casos definidos como isquemia 0, pode-se extrapolar que a origem da lesão seja de ordem neuropática, portanto, do assim denominado "pé diabético" infeccioso.

A classificação WIfI, diferenciadamente de outras classificações de ferida, procura estimar também o benefício de procedimentos de revascularização comparativamente ao risco de amputação. É o que pode ser observado no Quadro 169.3.

Nesse caso, a mesma terminologia utilizada para o risco de amputação é usada para o benefício da revascularização. Exemplificando, nos casos de isquemia 0 na parte inicial do quadro, é evidente que o benefício da revascularização é muito baixo (*very low*, em verde); entretanto, graus de isquemia moderados em face de feridas infectadas podem ter alto benefício da revascularização, como se observa na parte seguinte da tabela. Isso porque admite-se que a doença arterial obstrutiva periférica (PAD) e a infecção são sinérgicas, e que, nesses casos, a revascularização pode ser necessária para a cicatrização.

ESTIMATIVA DA PERFUSÃO ARTERIAL

O diagnóstico da perfusão arterial baseia-se principalmente na avaliação clínica. A simples constatação de pulsos podálicos, pelo menos um, praticamente afasta isquemia por obstrução arterial troncular como a causa principal, ainda que se admita que, em condições especiais, ocorra isquemia segmentar do pé. Na ausência de pulsos palpáveis, ainda a avaliação clínica quanto a aspecto e temperatura locais continuam sendo os métodos mais utilizados na prática. Os exames subsidiários mais apontados para a estimativa da condição de perfusão arterial são medida pressórica no tornozelo, isoladamente ou com o ITB; este, quando < 0,5, habitualmente indica isquemia grave. Muitos pacientes apresentam, entretanto, elevação artificial da pressão devido à calcificação arterial, tornando as artérias não compressíveis (Figura 169.2).

A calcificação arterial, bastante comum no processo aterosclerótico, e sabidamente exacerbada em condições como de insuficiência renal dialítica, é clara limitação ao uso do ITB, motivo pelo qual na classificação WIfI é mais valorizada a medida da pressão em pododáctilos (Figura 169.3). Ao sistema mais habitualmente utilizado na literatura (Figura 169.3 A),[8] novos desenvolvimentos têm sido incorporados com tecnologia local (Figura 169.3 B), expandindo a possibilidade de realizar esse tipo de medida, como a aferição direta da pressão de oxigênio na extremidade (Figura 169.4). Esses aparelhos ainda são dispendiosos, e métodos adaptados necessitam de validação, de modo que o ITB ainda é, apesar das limitações, o mais utilizado no nosso meio.

Mais recentemente, o tempo de aceleração plantar (TAP) também tem sido proposto como estimativa da perfusão plantar e modo de quantificar a isquemia. A medida do TAP foi categorizada em quatro classificações: 1 (40 a 120 ms); 2 (121 a 180 ms); 3 (181 a 224 ms); e 4 (maior de 225 ms). Curvas com picos rápidos de aceleração (Figura 169.4) correspondem a fluxos arteriais próximos da normalidade. A categoria 4 (> 225 ms) representa a situação hemodinâmica do *tardus parvus* e equivale à situação de isquemia crítica (Figura 169.5).[10]

Caracterizada a isquemia, a necessidade da revascularização será baseada em vários parâmetros que também têm sido alvo de tentativas de padronização pelas novas diretrizes globais,[11] que veiculam o conceito conhecido como PLAn, no qual o P avalia o

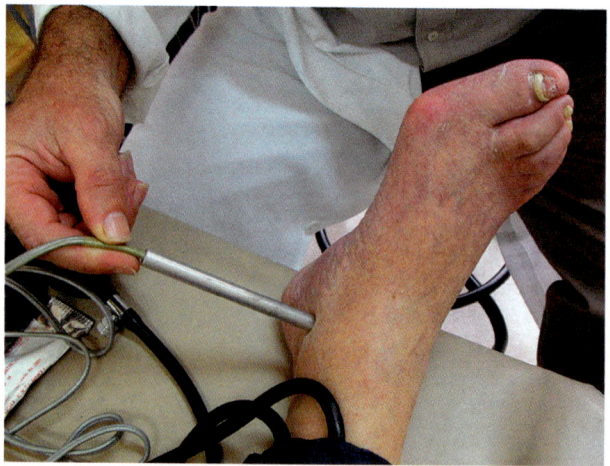

FIGURA 169.2 Medida da pressão arterial no tornozelo direito; sonda do Doppler inserida sobre o trajeto da artéria tibial posterior.

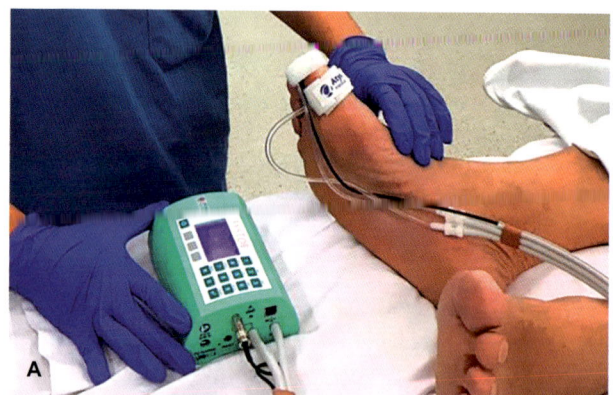

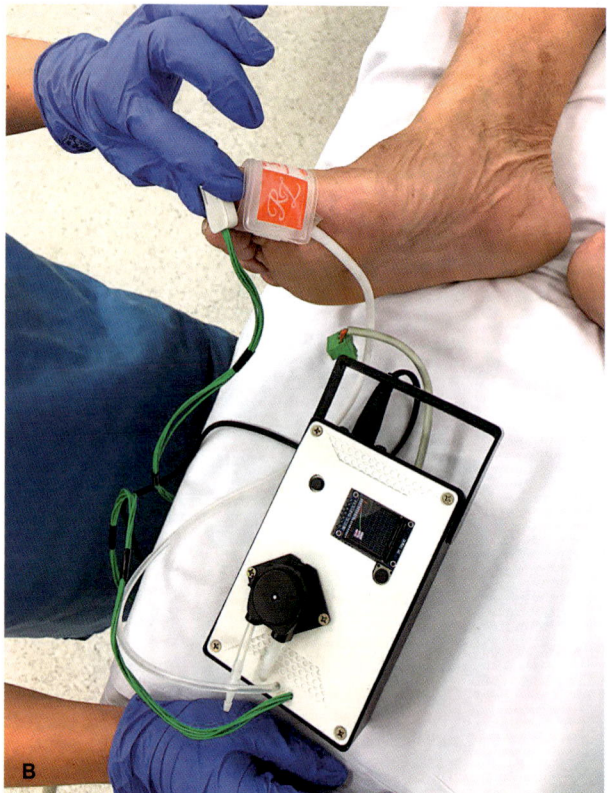

FIGURA 169.3 **A.** Medida da pressão no hálux realizada com aparelho Systoe.[8] **B.** Aparelho desenvolvido com tecnologia local (patente requerida).[9]

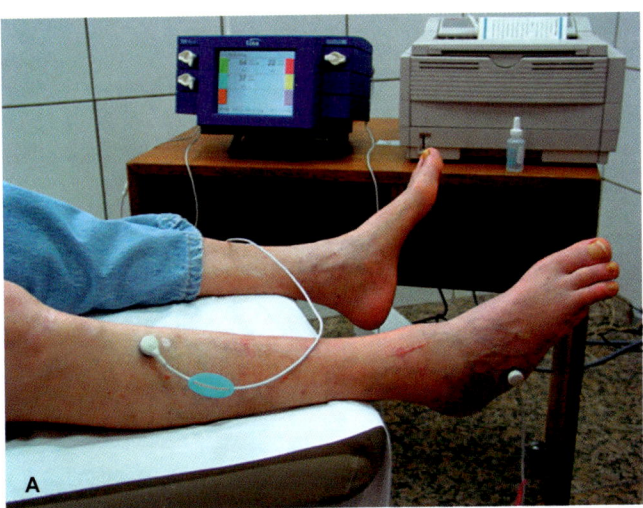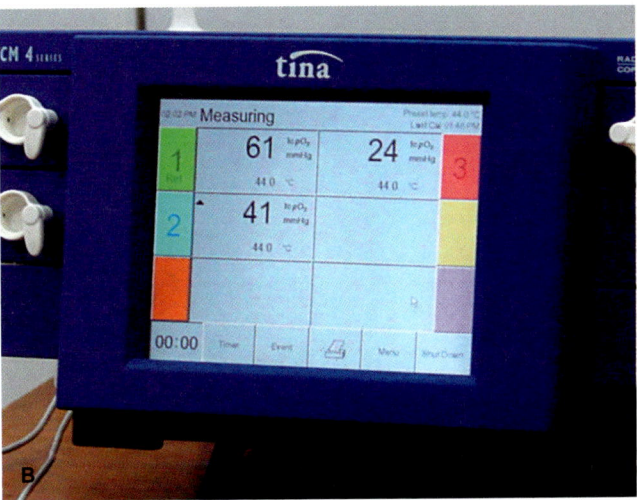

FIGURA 169.4 Exemplo de uso de aparelho para medida da pressão transcutânea de oxigênio. **A.** Eletrodos inseridos no membro inferior. **B.** Visor do aparelho mostrando a medida em tórax, perna e pé.

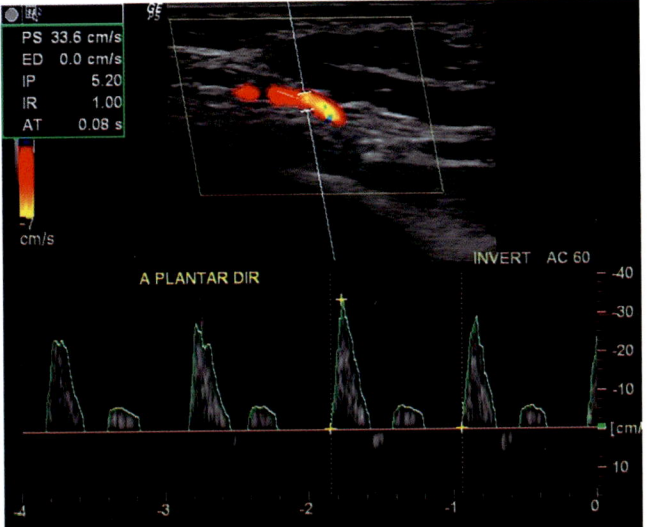

FIGURA 169.5 Ilustração do registro de onda da artéria plantar que possibilita a aferição do tempo de aceleração plantar.

risco do paciente (*patient risk*), L a gravidade da ameaça ao membro (*limb threat severity*, baseado na classificação WIfI) e An (*anatomic pattern of disease*) – nova classificação do padrão da doença conhecido como GLASS (*Global Anatomic Staging System*). Do ponto de vista prático, isso expressa uma tentativa de definição da melhor opção terapêutica, principalmente entre as angioplastias e as operações abertas, como mostrado na Figura 169.6.

Exames de imagem são solicitados quando feridas aparentam ter componente isquêmico ou devam ser consideradas para procedimentos de revascularização. Na primeira linha diagnóstica, até por ser não invasivo, o exame de ultrassonografia com Doppler é muito útil, seguido pela angiotomografia e/ou angiografia por subtração digital, que atualmente podem ser feitas como procedimento diagnóstico e curativo em associação às angioplastias.

Sem avançar nas opções terapêuticas, não resta dúvida de que as angioplastias passaram a ser opção preferencial em várias situações de tratamento da isquemia crítica, mas as operações abertas continuam tendo indicação e são preferencialmente usadas como primeira opção, como apontado na Figura 169.6.

As Figuras 169.7 e 169.8 exemplificam essas situações.

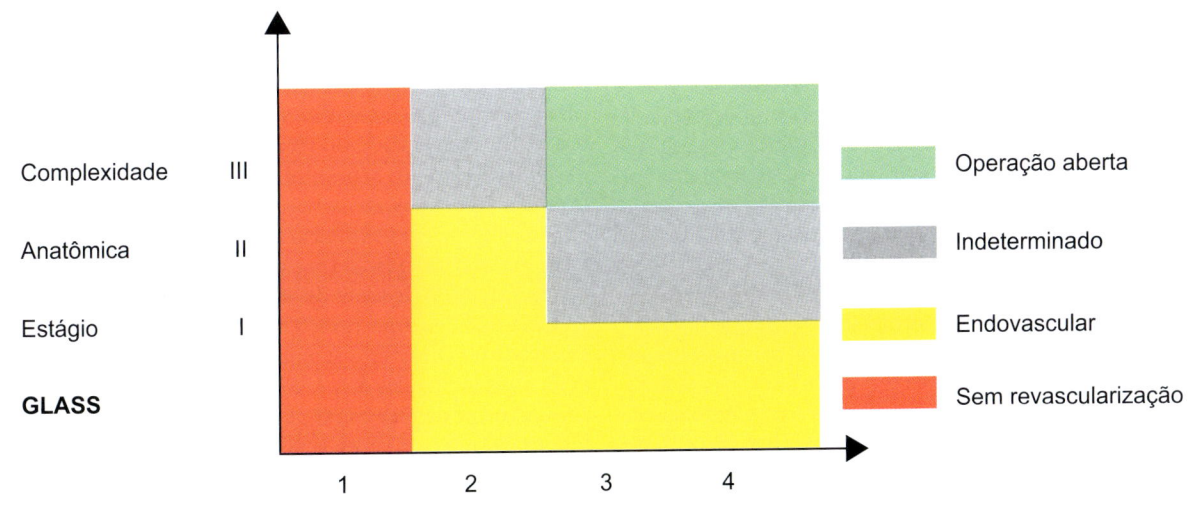

FIGURA 169.6 Classificação anatômica GLASS *versus* classificação WIfI na determinação do tipo de tratamento quanto à revascularização.

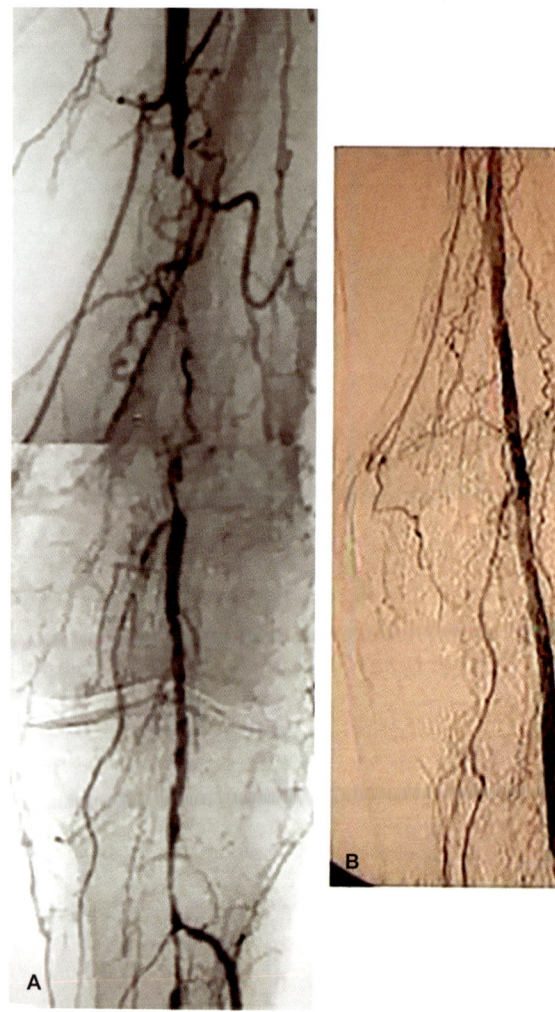

FIGURA 169.7 A. Lesão oclusiva crônica femoropoplítea. **B.** Aspecto pós-angioplastia.

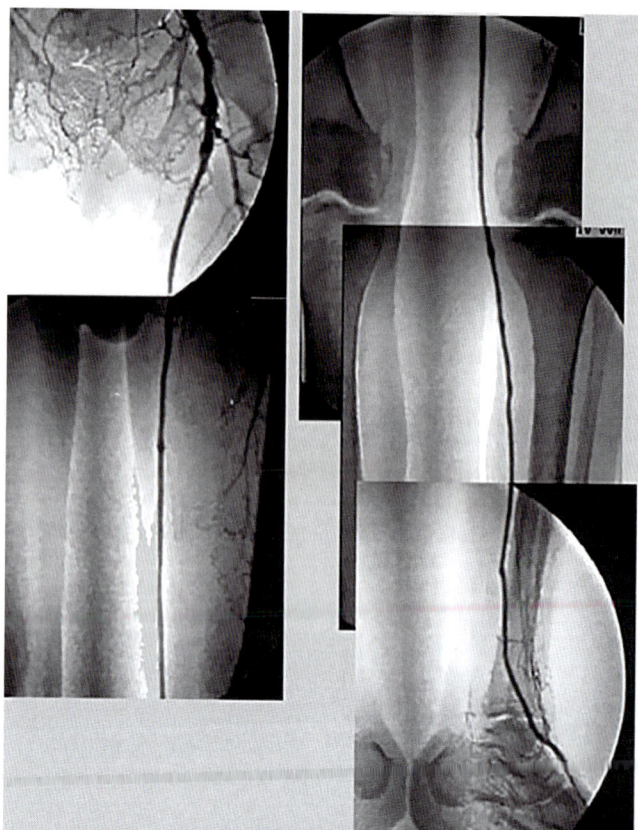

FIGURA 169.8 Controle de enxerto distal femoropedioso.

NEUROPATIA

Alterações da bainha de mielina de fibras de nervos sensoriais, motores e autonômicos, causadas por distúrbios metabólicos que afetam a *vasa nervorum*, como descreve a teoria da via metabólica do poliol, justificam os achados patológicos da neuropatia diabética. Esse é fator essencial na formação de úlcera no pé diabético, incluindo outros componentes, como alta pressão plantar, deformidades, mobilidade articular diminuída e pele seca.

A neuropatia sensorial é responsável pela maior suscetibilidade a traumas, que, sendo imperceptíveis, podem causar lesões na pele. Com a alteração ou ausência da sensibilidade protetora, existe a formação de calosidade sobre a área de alta pressão, muitas vezes provocada pela neuropatia motora, que eventualmente se ulcera, se não houver intervenção para removê-la.

A neuropatia motora, pela alteração da musculatura intrínseca do pé e da perna, pode causar deformidades e alterações funcionais na marcha, potencializando também o aparecimento de lesões. A neuropatia autonômica ocasiona pele seca e mais propensa a fissuras.

As alterações sensoriais podem se manifestar por sintomas de amortecimento e formigamento dos pés, representando as fases iniciais que podem progredir até a insensibilidade, ou anestesia da extremidade. Ainda como parte dessas manifestações, existem fases hiperestésicas com sensações de desconforto, caracterizadas por queimação, formigamento ou dor, mas o fator potencialmente mais crítico para o início de lesões teciduais é a perda da sensibilidade.

A perda da sensibilidade permite que o pé seja submetido a pressões mecânicas crescentes, não aliviadas pelo mecanismo de dor no pé normal. Por esse motivo, essa alteração recebe o nome genérico de perda da sensibilidade protetora. O pé com perda da sensibilidade protetora sujeita-se a pressões tanto estando descoberto ou coberto por sapatos normais. Exemplo típico de úlcera plantar neuropática é apresentado na Figura 169.9.

O diagnóstico inicial de neuropatia é feito por critérios clínicos, a partir da própria história clínica da doença. Qualquer paciente que caminhe sobre úlcera plantar sem sentir dor apresenta neuropatia sensorial, até que se prove o contrário. A aparência do pé neuropático também é característica, demonstrando a pele habitualmente seca e com fissuras, dedos em garra pela retração de flexores e atrofia de músculos intrínsecos, com eventual ocorrência de calosidades. Testes de sensibilidade plantar com filamentos simples, aparelhos que avaliam dois pontos, e de diapasão, para aferir sensação vibratória, são métodos diagnósticos descritos. O teste de sensibilidade com filamento de 10 g é ilustrado na Figura 169.10.

O diagnóstico da neuropatia diabética é importante para a orientação e conscientização do paciente em relação à perda de sensibilidade e ao início de ações de ordem profilática.

Uma manifestação característica e particular da neuropatia é o quadro inflamatório acompanhado de fraturas patológicas e deformidades agudas do pé, conhecido como osteoartropatia de Charcot ou pé de Charcot. O pé quente e hiperemiado, com pulsos hiperpalpáveis e, às vezes, até com frêmito perceptível, possibilitando inferir sobre a possibilidade de comunicações arteriovenosas, apresenta-se concomitantemente com artropatia degenerativa de uma ou de múltiplas articulações, causando a destruição da arquitetura normal do pé e colapso do arco entre outras alterações (Figura 169.11).

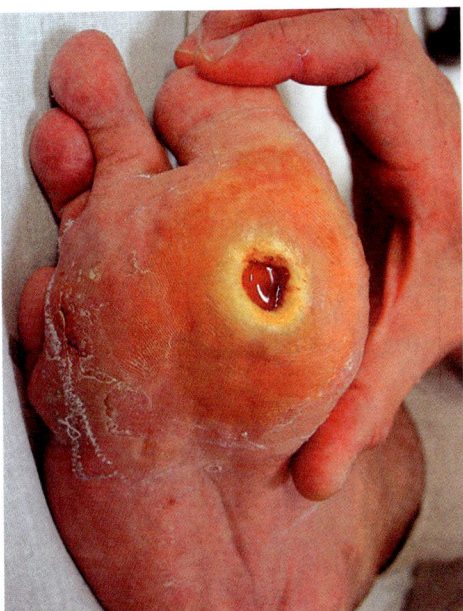

FIGURA 169.9 Úlcera plantar típica do paciente diabético neuropático. Observa-se a coloração do pé, mostrando boa perfusão, e a úlcera com fundo de granulação demonstrando não se tratar de processo isquêmico.

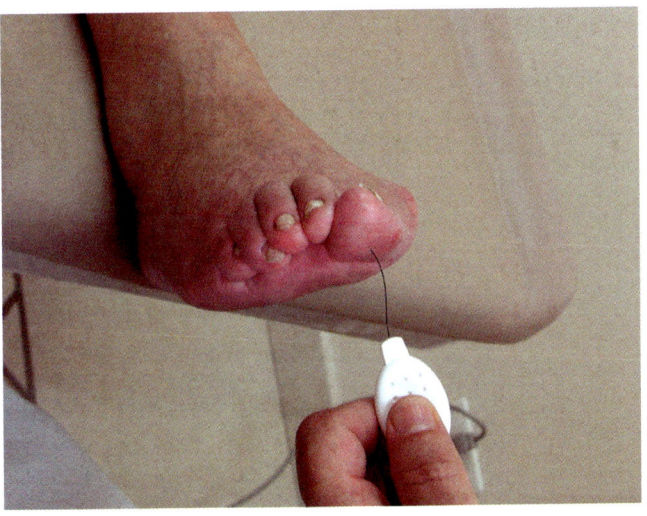

FIGURA 169.10 Exame com filamentos de Semmes-Weinstein.

CONDIÇÃO INFECCIOSA

O diagnóstico do estado infeccioso pode ser evidente quando existem sinais claros, como supuração visível ou crepitação devido ao gás localizado no tecido subcutâneo, como exemplificado na Figura 169.12. Quadros sépticos com descompensação diabética e comprometimento do estado clínico do paciente podem fazer parte desse cenário.

A Figura 169.13 ilustra grave quadro de comprometimento intra-articular em paciente diabético com neuropatia grave, sem comprometimento isquêmico.

Exames de imagem são úteis para corroborar o diagnóstico de infecção, iniciando-se pela radiografia simples, a qual identifica áreas de destruição óssea, corpo estranho ou ar no tecido subcutâneo, assim como viabiliza o planejamento cirúrgico a partir das informações anatômicas.

As alterações ósseas decorrentes das manifestações neuropáticas dos pés dos diabéticos determinam lesões de difícil identificação. Dados radiológicos devem ser interpretados à luz do conhecimento clínico da doença. A desmineralização que ocorre como manifestação da neuropatia ou as fraturas patológicas confundem-se com as imagens obtidas das lesões líticas da osteomielite. A radiografia simples é o exame inicial de preferência, pois é amplamente disponível e barato, e tem ótima resolução dos ossos do pé; entretanto, não fornece informações adequadas de partes moles. Para a avaliação de infecção de partes moles e de osteomielite, imagens de ressonância magnética apresentam sensibilidade e especificidade de 90 e 83%, respectivamente. Ainda assim, a correlação clínica é o mais importante nesses casos, e frequentemente lesões osteolíticas neuropáticas são confundidas com infecções se não forem avaliadas criteriosamente.[12]

O exame de sondagem óssea (*probe-to-bone*) (Figuras 169.14 e 169.15), com altas sensibilidade e especificidade para diagnóstico de osteomielite, possibilita inferir que tanto o toque no osso quanto a exposição dele corresponde à evidência de infecção. A exposição óssea é conclusiva para o diagnóstico de osteomielite; a não exposição do osso reduz a probabilidade desse diagnóstico, mas não o exclui. Biopsias a partir de punções são menos conclusivas.[13]

O diagnóstico da infecção deve ser complementado pela identificação bacteriana para que a terapêutica adequada possa ser instituída, de preferência antes que o tratamento empírico com antibiótico seja estabelecido. A coleta de amostra superficial da ferida tem menor valor do que a amostra profunda ou aquela obtida durante procedimento cirúrgico.

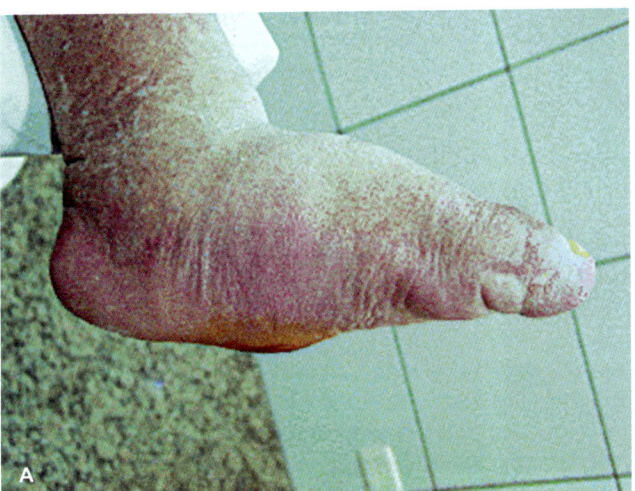

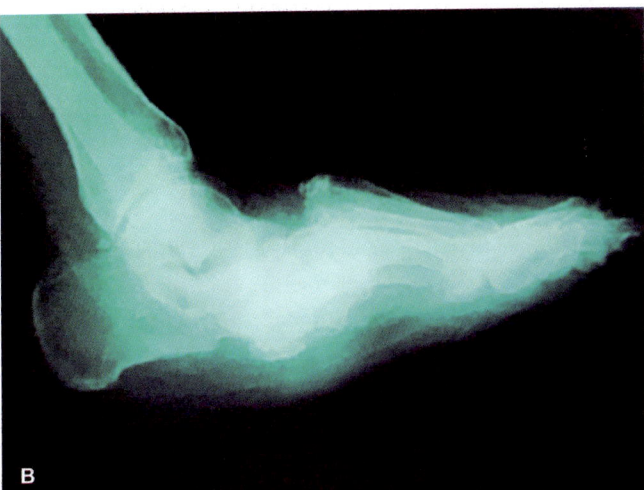

FIGURA 169.11 A. Deformações do pé de Charcot com região plantar em "mata-borrão". **B.** Aspecto radiográfico demonstrando colapso dos ossos mediais do tarso.

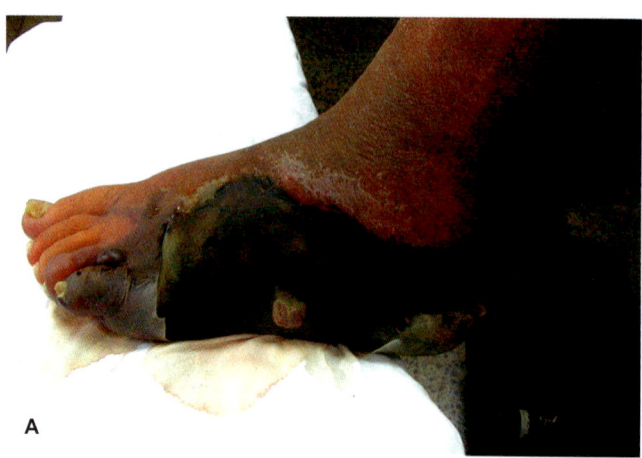

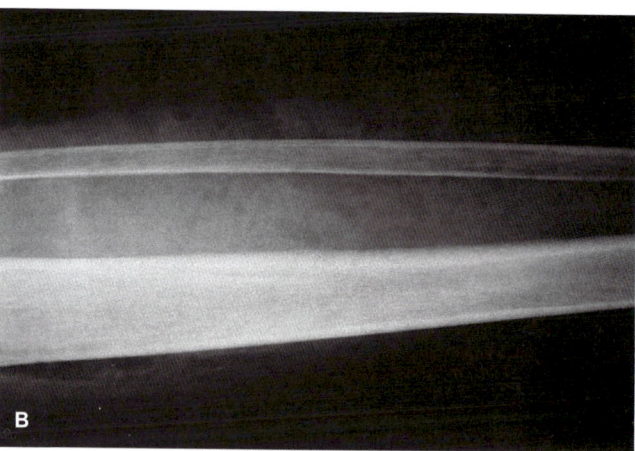

FIGURA 169.12 **A.** Gangrena da face lateral do pé esquerdo, com lesões bolhosas e aspecto úmido, decorrente de infecção anaeróbia. **B.** Radiografia simples com evidência de gás entre as partes moles de paciente com crepitação à palpação do membro.

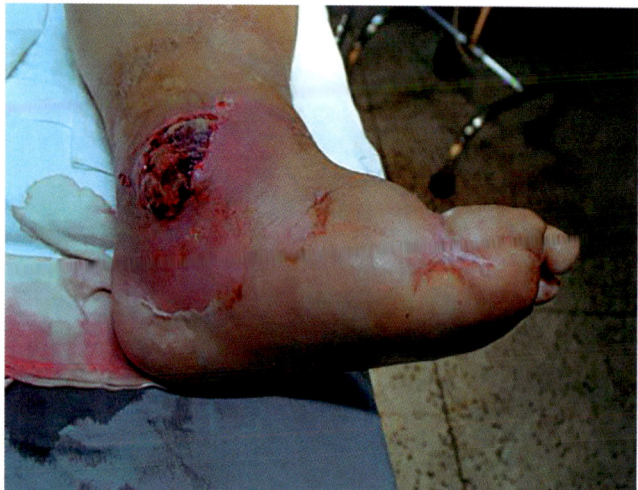

FIGURA 169.13 Paciente com neuropatia diabética, já submetido à amputação de dedos do pé anteriormente, apresentou úlcera profunda na região do maléolo medial do pé direito. Pela gravidade da lesão, extensão do dano tecidual e repercussão sistêmica, foi realizada amputação transtibial.

A coleta superficial é uma opção razoável em pacientes que não apresentam acometimento ósseo, sendo indicada principalmente quando o desbridamento cirúrgico for contraindicado. Na Figura 169.15 B, a análise mista de tecidos superficial e profundo (incluindo osso) é mais relevante para o diagnóstico e a terapêutica.

TRATAMENTO

A prevenção primária é um dos princípios básicos no manejo das afecções do pé do diabético, mas a prevenção secundária com o cuidado adequado da úlcera é uma meta mais realista. Os programas de prevenção primária envolvem controle da glicemia em níveis apropriados e dos fatores de risco, como tabagismo, hipertensão arterial sistêmica, hiperlipidemia e obesidade; exames físicos periódicos, incluindo exame vascular e cuidados, orientação e higiene dos pés. Nesse estágio, manobras fisioterápicas preventivas podem ser efetivas. Apesar de os efeitos absolutos dessas estratégias serem difíceis de quantificar, é de senso comum que essas medidas sejam úteis.[14] O bom controle glicêmico é fundamental para prevenção do desenvolvimento da neuropatia e de complicações microvasculares do diabetes.[15]

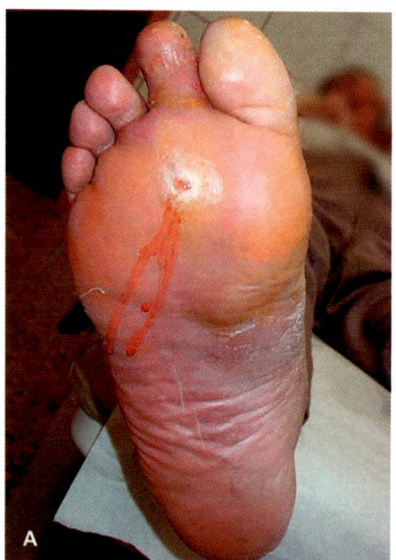

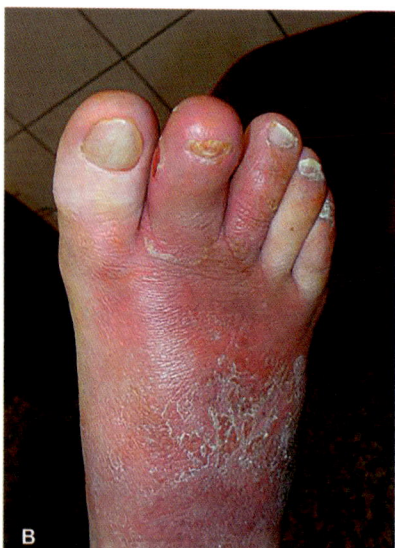

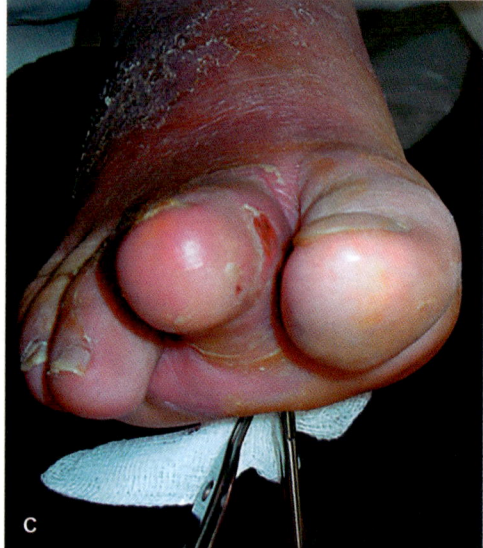

FIGURA 169.14 Pé diabético infectado. **A.** Úlcera plantar pequena, porém com saída abundante de secreção purulenta. **B.** Visão dorsal do membro evidenciando propagação da infecção. **C.** Exploração com instrumento cirúrgico: continuidade com osso confirma diagnóstico de osteomielite; paciente necessita de hospitalização e tratamento urgentes.

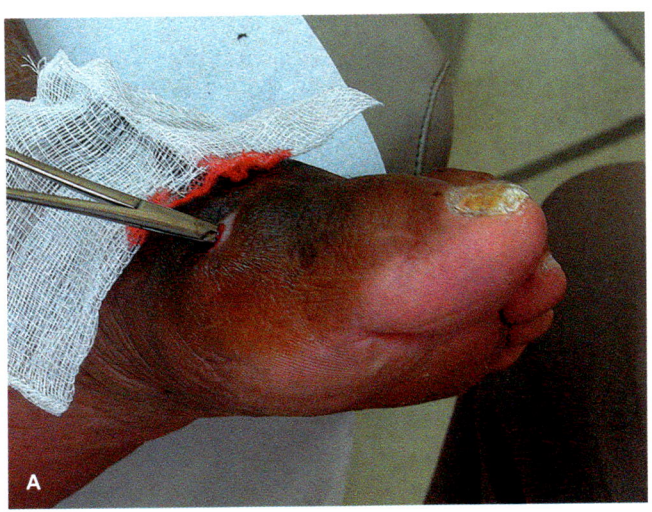

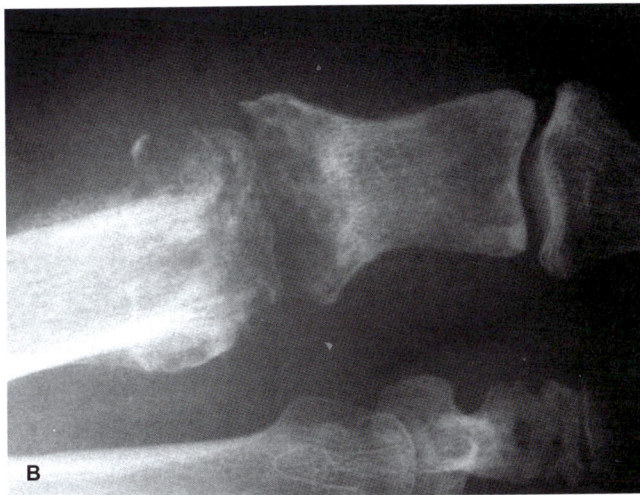

FIGURA 169.15 **A.** Úlcera pequena, com saída de secreção purulenta e contato ósseo na exploração por instrumento cirúrgico. **B.** Aspecto radiológico.

A importância do diagnóstico da isquemia e a necessidade e a modalidade de revascularização foram abordadas no início deste capítulo, apesar de muitos casos necessitarem de abordagem mista a partir da resolução da isquemia, relacionadas com os cuidados da ferida, a diminuição de carga sobre as áreas afetadas e a reabilitação *lato sensu*.

Um dos principais desafios do cuidado de feridas nos pés de pacientes diabéticos é a compreensão de todos os fatores envolvidos.

De nada adianta cuidados com a ferida, sejam eles quais forem, alginato, vácuo, redução de carga, se ela for isquêmica. Por outro lado, considerando a multidisciplinaridade dessa condição, de nada adianta o cirurgião vascular realizar revascularização efetiva (via endovascular ou aberta), associada a desbridamento ou amputação (funcional ou não), se não se preocupar com áreas ainda não cicatrizadas e que demandam cuidado local rigoroso.

Imaginando uma condição relativamente simples nesse contexto, de uma úlcera neuropática sem componente isquêmico, a primeira manobra nesse manejo é a restrição de carga, uma vez que o diagnóstico de não isquemia tenha sido feito. Úlceras neuropáticas não infectadas devem cicatrizar com terapêutica tópica e manobras de não apoio do peso corporal, e essa tentativa em base ambulatorial deve ser tentada. Curativos devem objetivar manter ambiente úmido com diferentes agentes. A úlcera deve ser mantida protegida de excessiva pressão por coxins de acomodação para redistribuir a pressão. Calosidades ao redor de bordas devem ser removidas para evitar picos de pressão plantar nesses pontos. Órteses customizadas, gessos de contato total, sapatos extraprofundos e sandálias de cicatrização são prescritos nessa fase do tratamento, assim como na prevenção de recorrências.

Muitos casos, entretanto, são de solução cirúrgica, seja para alívio de áreas de aumento de pressão devido a proeminências ósseas ou para o desbridamento de tecidos necróticos ou infectados, ou mesmo amputações primárias, menores ou maiores, em condições de infecções que ameacem o membro ou a vida do paciente pelo comprometimento sistêmico, que estará obviamente em regime de hospitalização para o tratamento.

Esses são os melhores momento e condição para encaminhar material para cultura e obter antibiograma para orientar o tratamento futuro.

Culturas de amostras profundas devem orientar a antibioticoterapia, já que as superficiais não são confiáveis e punções diagnósticas controversas. Antibióticos de amplo espectro devem ser iniciados empiricamente, com base na informação das floras locais

e da experiência das instituições, e modulados pelas informações das culturas, assim que disponíveis.

Estudo randomizado comparando o uso de ertapeném *versus* piperacilina/tazobactam não mostrou diferença na média de resolução de infecções moderadas a graves. A vancomicina era administrada em caso de *Staphylococcus aureus* resistente à meticilina (MRSA, do inglês *meticilina-resistant Staphylococcus aureus*).

Variados regimes de antibioticoterapia são utilizados para infecções que ameacem a viabilidade de membros. Como o aumento da incidência de bactérias MRSA, a terapia empírica com vancomicina é justificável. As fluoroquinolonas também são justificáveis por cobrirem microrganismos gram-positivos e negativos, e pelas altas concentrações obtidas na administração oral. Assim que resultados de culturas se tornam disponíveis, os antibióticos precisam ser ajustados. Infecções leves requerem tratamento em torno de 1 semana a 10 dias; e infecções mais graves por até 3 semanas, mas não existem evidências que comprovem a duração ideal do tratamento.[16,17]

Existe controvérsia quanto ao tempo de tratamento com antibióticos diante do diagnóstico de osteomielite. Apesar de ser conceito cirúrgico tradicional que o osso infectado deva ser removido, por desbridamento agressivo aberto, há os que propõem o tratamento só com antibioticoterapia por tempo prolongado, o qual pode se estender até por mais de ano, enquanto o tratamento cirúrgico encurta a necessidade de uso prolongado de antibióticos, além de limitar o aparecimento de resistência bacteriana. Esquemas de manutenção de antibiótico por longo período são propostos mesmo após desbridamento cirúrgico, em que é confirmado o diagnóstico de osteomielite. O que se discute nessa situação é que o osso contaminado foi removido, mas o osso remanescente é são, se bem que esse aspecto nem sempre é bem caracterizado. De acordo com o conceito cirúrgico, quando na visão do especialista o leito remanescente parece são, o uso de antibioticoterapia prolongada, por 6 meses ou mais, não parece justificável. Não existem estudos randomizados suficientes, entretanto, para dar suporte a esse conceito cirúrgico tradicional, e a discussão permanece.[18,19]

Habitualmente, desbridamentos realizados em infecções deixam feridas abertas que demandam cuidados especializados das áreas cruentas. Muitos materiais são utilizados, desde curativos simples com limpeza da ferida com soro fisiológico e cobertura com gaze simples, até o uso alternativo de diferentes materiais industrializados, como alginato, carvão, fator recombinante de plaquetas e substitutos de pele para revestimento temporário. A terapêutica com pressão negativa (vácuo) ganhou importância recentemente, e particularmente em áreas extensas tem sido bastante utilizada. Apesar da popularidade do método, em revisão de 11 estudos envolvendo 972 (revisão Cochrane), concluiu-se que há baixa evidência do benefício com esse método em relação à proporção de feridas cicatrizadas, ao tempo de cicatrização, à qualidade de vida e ao custo-efetividade.[20]

A oxigenoterapia hiperbárica tem recebido muita atenção nos últimos anos como método coadjuvante no auxílio à cicatrização de feridas. Os proponentes desse tipo de terapia acreditam que o mecanismo de ação seja a redução de edema, a atuação antibacteriana e a neovascularização. Vários estudos com amostras pequenas, não randomizadas, apontavam para sua eficácia. Poucos estudos randomizados compararam a terapia hiperbárica com a convencional, incluindo trocas diárias de curativo, e o desbridamento da ferida.[21]

Para o manejo da osteoartropatia de Charcot, é importante o diagnóstico diferencial, principalmente pela compreensão de que não se trata de processo infeccioso. A remoção de carga na extremidade afetada e a prevenção de colapso adicional das estruturas ósseas são fundamentais. O princípio essencial do tratamento é o alívio de carga com imobilização por um longo período, até que as fraturas sejam consolidadas em posição funcional. Tratamento cirúrgico é raramente indicado na fase aguda. Amputação é reservada para deformidades estruturais sem possibilidade de correção ou para pés não salváveis com a concomitância de osteomielite.

As referências bibliográficas deste capítulo se encontram no Ambiente de aprendizagem do GEN.

170

Infecção por Covid-19 e Trombose

Rafael de Athayde Soares ■ Aline Yoshimi Futigami

Resumo

A infecção pela doença do coronavírus (covid-19), causada pelo coronavírus tipo 2 da síndrome respiratória aguda grave (SARS-CoV-2), está relacionada com uma vasta gama de fenômenos trombóticos e tromboembólicos, tanto no sistema arterial quanto no venoso. Após um melhor entendimento da doença e graças aos muitos estudos publicados, estabeleceu-se que a infecção por SARS-CoV-2 é uma doença vascular, inflamatória e pró-trombótica. Os pacientes com essa infecção estão sujeitos a formas mais graves de eventos isquêmicos arteriais periféricos, com taxas de amputações maiores que chegam a 25% e mortalidade preocupantes, sendo relatados percentuais de 10 a 38% em algumas séries. Além disso, a incidência de tromboembolismo venoso (TEV) em pacientes infectados por covid-19 aproxima-se de 31,3%, com incidência de trombose venosa profunda (TVP) de 19,8% em algumas metanálises publicadas. Apresentações mais críticas de covid-19, com resposta inflamatória sistêmica mais grave, e comprometimento pulmonar avançado associam-se a alta prevalência de complicações trombóticas, tanto arteriais quanto venosas. Dímero D > 1.000 mg/dℓ e acometimento pulmonar grave relacionam-se com maior morbimortalidade.

Palavras-chave: tromboembolia venosa; embolia pulmonar; trombose venosa; covid-19.

INTRODUÇÃO

A pandemia de pneumonia por coronavírus (covid-19) afetou o mundo e correlaciona-se a distúrbios de coagulopatia, portanto, um estado de hipercoagulabilidade coexistente em pacientes com covid-19 pode associar-se a maior mortalidade.[1,2] Pacientes com resultado positivo para teste de covid-19 podem experimentar uma condição de hipercoagulabilidade, aumentando a incidência e a extensão de tromboses arteriais e venosas. A infecção por SARS-CoV-2 desencadeia complicações trombóticas arteriais e venosas. Em um registro nos EUA de pacientes infectados com covid-19, essas complicações ocorreram em 2,6% dos 229 pacientes hospitalizados não criticamente enfermos e em 35,3% dos 170 pacientes criticamente enfermos hospitalizados.[3] O risco de tromboembolismo em SARS-CoV-2 em pacientes não hospitalizados é desconhecido. As complicações trombóticas incluem infarto agudo do miocárdio (IAM), acidente vascular encefálico (AVE) isquêmico, TEV e complicações trombóticas arteriais periféricas, como oclusão arterial dos membros superiores e inferiores. Os achados da necropsia de microtrombos em vários sistemas de órgãos, incluindo pulmões, coração e rins, sugerem que a trombose pode contribuir para a disfunção múltipla de órgãos em pacientes em estado grave por covid-19.[4]

Embora a fisiopatologia não esteja totalmente definida, anormalidades pró-trombóticas foram identificadas na covid-19 nesses pacientes. Em um estudo com 19 pacientes gravemente enfermos com covid-19, níveis elevados dos seguintes marcadores de hipercoagulabilidade foram identificados: dímero D em 100% dos participantes, fibrinogênio em 74% dos participantes e fator VIII em 100% dos participantes. Anticorpos antifosfolipídios foram detectados em 53% dos participantes, e níveis diminuídos das proteínas C, S e antitrombina foram detectados em todos os participantes.[5] Anormalidades de coagulação foram associadas a AVE, isquemia arterial periférica e TEV. Um estudo com 115 pacientes infectados com covid-19 (71 com doença não grave e 44 com doença grave) documentou a presença de ácido ribonucleico (RNA) SARS-CoV-2 em plaquetas e níveis elevados de citocinas associadas a plaquetas.[5] Nesse estudo, a agregação plaquetária ocorreu em concentrações de trombina mais baixas do que o esperado, denotando uma maior propensão a desenvolvimento de tromboses tanto no âmbito micro quanto macrovascular. Ensaios *in vitro* realizados em amostras de sangue periférico em pacientes com covid-19 documentaram a ativação excessiva de plaquetas e neutrófilos, avaliada por desgranulação e ativação da integrina IIb-IIIa e imunofluorescência, em comparação com amostras de pacientes saudáveis de controle.[5]

Em face da elevada quantidade de complicações trombóticas relacionadas com a infecção por covid-19 e do conhecimento mais profundo de que essa doença apresenta um componente inflamatório e pró-trombótico cardiovascular, muito mais do que uma doença apenas respiratória, ao longo deste capítulo serão avaliadas a fisiopatologia, o quadro clínico, o diagnóstico, o tratamento e as opções terapêuticas para o tratamento das complicações trombóticas da infecção por covid-19.

FISIOPATOLOGIA DA TROMBOSE E COVID-19

A infecção viral direta de células endoteliais com infiltração densa de células T perivasculares associada a ativação de macrófagos aberrantes, morte celular endotelial e inflamatória, microangiopatia trombótica e angiogênese, distingue ainda mais a covid-19 histopatologicamente de outros vírus respiratórios.[6] Na fisiopatologia do TEV em covid-19, em comparação com pacientes com TEV e sem covid-19, os distúrbios podem afetar mais as plaquetas e relacionar-se com inflamação endotelial mediada por vírus, além da hipercoagulabilidade associada a concentrações aumentadas de fatores de coagulação, anticorpos antifosfolipídios adquiridos e concentrações diminuídas de proteínas anticoagulantes endógenas.

Entre as características patognomônicas da infecção por covid-19 estão as alterações vasculares associadas à doença. Com relação ao dano alveolar difuso na infecção por SARS-CoV e SARS-CoV-2, a formação de trombos de fibrina foi observada em alguns relatos de casos, mas não foi estudada sistematicamente.[7] De acordo com a experiência clínica, muitos pacientes apresentam níveis elevados de dímero-d e alterações cutâneas em suas extremidades, sugerindo microangiopatia trombótica. Coagulação intravascular difusa e trombose de grandes vasos foram associadas à falência múltipla de órgãos. Disfunções vasculares pulmonares periféricas são menos bem caracterizadas; no entanto, a vasculopatia nas redes de troca gasosa, dependendo de seu efeito na combinação de ventilação e perfusão resultante, pode contribuir potencialmente para a hipoxemia e os efeitos da postura (p. ex., posicionamento prono) na oxigenação.[8] Além disso, estudos de microscopia e microtomografia tridimensional de amostras pulmonares evidenciaram que os pulmões de pacientes com covid-19 mostraram oclusões quase totais dos vasos pré e pós-capilares, com microtrombos acometendo difusamente os capilares alveolares[6] (Figura 170.1).

A maioria dos estudos da literatura vem demonstrando três características angiocêntricas distintas e patognomônicas de covid-19: a primeira é a lesão endotelial grave associada ao vírus intracelular SARS-CoV-2 e o rompimento das membranas das células endoteliais; a segunda é a manifestação de trombose vascular generalizada com microangiopatia e oclusão de capilares alveolares nos pulmões; e a terceira é desenvolvimento significativo de novos vasos nos pulmões de pacientes com covid-19 por meio de um mecanismo

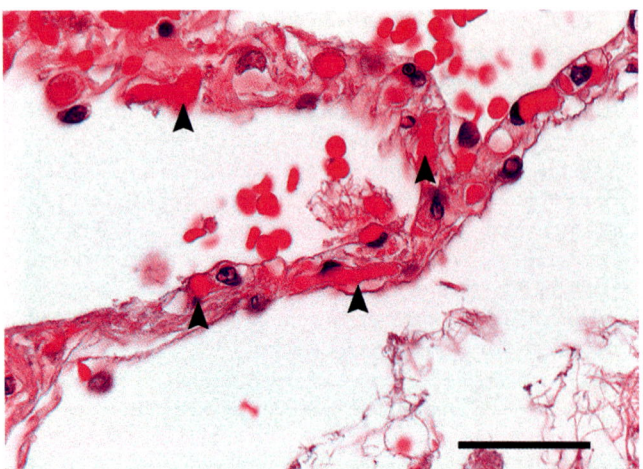

FIGURA 170.1 Microtrombos acometendo difusamente os capilares alveolares.

de angiogênese intussusceptiva.[6] A angiogênese pode ocorrer por brotamento convencional ou sem brotamento (angiogênese intussusceptiva). A angiogênese intussusceptiva caracteriza-se por uma estrutura (um pilar) invaginada abrangendo o lúmen do vaso.[8,9] Essa estrutura intravascular endotelial revestida não é observada por microscopia de luz, mas é facilmente identificável por fundição de corrosão e microscopia eletrônica de varredura.

A inflamação sistêmica mais grave e o comprometimento respiratório na covid-19 associam-se a uma maior prevalência de complicações trombóticas. Entre 388 pacientes hospitalizados com covid-19 (16% estavam gravemente enfermos), apesar da quimioprofilaxia com heparina de baixo peso molecular (HBPM) em todos os pacientes na unidade de terapia intensiva (UTI) e em 75% daqueles que não estavam em terapia intensiva, o TEV sintomático ocorreu em 4,4% dos pacientes, AVE isquêmico em 2,5% e IAM em 1,1%.[10]

O produto de degradação da fibrina (dímero D) costuma estar altamente elevado em pacientes com infecção por covid-19 (média 1,93 pg/mℓ), em torno de 65% dos pacientes, segundo os estudos, apontando para a ativação constante da cascata de coagulação em pacientes com covid-19. Além disso, esse marcador também se correlacionou significativamente com a gravidade da doença. Duas causas importantes de dímero-d elevado são coagulação intravascular disseminada (CIVD) e trombose macrovascular, ambas complicações de covid-19.[11] Em suma, a coagulação plasmática é distorcida em direção a um estado pró-coagulante correlacionado com a gravidade da doença, expressa por resultados positivos de testes de coagulação do sangue periférico e evidência histopatológica de trombose microvascular nos órgãos afetados.

Muitos aspectos de pacientes em estado grave são exclusivos da covid-19 e raramente observados em outras infecções virais respiratórias, como linfopenia grave, eosinopenia, extensa pneumonia e danos ao tecido pulmonar, uma tempestade de citocinas ocasionando a síndrome do desconforto respiratório agudo, e falência de múltiplos órgãos. Essa linfopenia relaciona-se com um defeito na regulação antiviral do sistema imunológico. Ao mesmo tempo, uma tempestade de citocinas promove extensa ativação de células secretoras de citocinas com mecanismos imunes inatos e adaptativos, com ambos contribuindo para o mau prognóstico da doença.[12]

O risco de eventos trombóticos arteriais em covid-19 vincula-se com a gravidade da doença, pois a maioria deles é descrita em pacientes criticamente enfermos. O risco de eventos trombóticos prevalece alto em pacientes com covid-19, apesar da tromboprofilaxia com heparina não fracionada ou do uso de HBPM, as quais são rotineiramente administradas a todos os pacientes admitidos em regime hospitalar. Uma boa correlação foi encontrada entre marcadores sistêmicos de inflamação como dímero-d, níveis de fibrinogênio e risco de trombose em covid-19.[13]

O risco tromboembólico em covid-19 parece ser um fenômeno sistêmico secundário à CIVD, conforme destacado por níveis marcadamente aumentados de citocinas inflamatórias como interleucina 6 (IL-6) e fator de necrose tumoral alfa (TNF-α). Além disso, há níveis consistentemente elevados de fibrinogênio, dímero-d, fator VIII e fator de von Willebrand (vWF) e de antitrombina diminuída, sinalizando meio pró-trombótico em covid-19. Sabe-se que pacientes imobilizados com doença crítica correm risco elevado de tromboembolismo, e a covid-19 aumenta ainda mais esse risco devido a um estado pró-inflamatório e trombótico extremamente alto.[14] Esses fatores ativam constantemente a tríade de Virchow, que consiste na base fisiopatológica do TEV: lesão endotelial, estados hipercoaguláveis e imobilidade.

A infecção por covid-19 associa-se a lesão endotelial, pois os locais de ancoragem do SARS-CoV-2 são o receptor da enzima conversora de angiotensina (ECA II), presente nas células endoteliais. Sabe-se que o SARS-CoV-2 se conecta por meio de sua proteína *spike* à ECA II, encontrada na membrana celular e nas células. ECA II degrada a angiotensina II (Ang II) e a depleção de ECA II após a ligação de SARS-CoV-2 à ECA II relaciona-se com o excesso de Ang II. Esta se liga ao receptor da angiotensina 1 e exacerba o estado hipercoagulável, elevando os níveis de citocinas e induzindo a expressão do inibidor 1 do ativador do plasminogênio (PAI-1) nas células endoteliais. Pessoas com hipertensão arterial sistêmica (HAS), diabetes e doença cardiovascular prévia têm expressão reduzida de ECA II, a qual contribui adicionalmente para níveis elevados de Ang II em covid-19. Além disso, acredita-se que a ativação aumentada de monócitos e do sistema complemento, confirmada por demonstração histopatológica de vasculite pauci-inflamatória com depósitos de complemento no vaso afetado, também pode contribuir para microangiopatia trombótica e gangrena periférica em covid-19.[6]

O risco de complicações arteriais periféricas trombóticas é muito elevado em pacientes com disfunção endotelial preexistente, como HAS e diabetes. Diabetes e tabagismo são considerados os fatores de risco mais fortes para doença arterial obstrutiva periférica (DAOP). Sabe-se que o diabetes, sendo um estado pró-inflamatório, contribui para disfunção endotelial, migração anormal de células do músculo liso vascular para a camada íntima dos vasos, diminuição da atividade endotelial da enzima óxido nítrico sintase e disfunção plaquetária, o que agravando o estado de hipercoagulabilidade na infecção por covid-19.[15]

Por se tratar de uma doença nova, muitos dos mecanismos fisiopatológicos da covid-19 ainda não estão devidamente esclarecidos, portanto, novos estudos em andamento podem fornecer dados atualizados a respeito do estado pró-trombótico da infecção por SARS-CoV-2.

TROMBOSE ARTERIAL E COVID-19

Revisões sistemáticas recentes registram incidência de trombose arterial em aproximadamente 4,4% dos pacientes com covid-19 graves/criticamente enfermos.[16] A incidência de isquemia aguda de membro associada a pacientes com covid-19 que requerem hospitalização varia entre 3 e 15%.[16] Esse dado corresponde a uma incidência de 600 a 3 mil casos em uma população de 20 mil pacientes que necessitam de internação em uma UTI, e uma prevalência de 700 pacientes a cada 100 mil pacientes hospitalizados, devido à infecção por covid-19 nos EUA. Para se ter uma estimativa do aumento exponencial de trombose arterial nessa população infectada por

SARS-CoV-2, a taxa de isquemia aguda de membro na população americana em geral é de 10 a 15 pacientes a cada 100 mil pacientes hospitalizados/ano.[17] O dano ao endotélio pode ser resultado de infecção viral direta, facilitada pela superexpressão do ACE-2, receptor de entrada celular do SARS-CoV-2 nas células endoteliais.[17] Além disso, conforme já descrito previamente neste capítulo, a infecção por covid-19 está relacionada com hipercoagulabilidade e fatores pró-trombóticos. Esses dois fatores (inflamação endotelial e hipercoagulabilidade), juntamente com a imobilização prolongada de pacientes graves com covid-19, completam a tríade de Virchow, fornecendo uma explicação plausível para os mecanismos da trombose arterial.[18] Há estudos atualizados que relatam quadros de trombose arterial aguda em pacientes com covid-19, sem evidências prévias de doença aterosclerótica; entretanto, a maioria dos pacientes infectados por covid-19 que apresentou isquemia aguda de membro apresentava idade > 60 anos, índice de massa corporal > 25, doenças cardiovasculares associadas (HAS, DAOP e diabetes), antecedente de cardiopatia isquêmica, doença arterial coronariana e dímero-d elevado durante a admissão hospitalar.[19] Não obstante, a trombose arterial aguda ocorreu em pacientes que estavam recebendo quimioprofilaxia para TVP. Em uma revisão de 209 pacientes com infecção grave por covid-19, 20 deles (9,6%) desenvolveram 24 eventos tromboembólicos arteriais. No momento do evento isquêmico agudo, 50% dos pacientes estavam recebendo quimioprofilaxia para TEV com algum tipo de heparina.[20]

Etiologia e quadro clínico

Em pacientes infectados com covid-19, a isquemia aguda de membro é predominantemente decorrente de trombose e embolia de grandes ou médias artérias, embora outras etiologias também possam ocorrer. Como acontece com a oclusão arterial aguda na população em geral, o membro inferior é mais afetado do que o superior. Na maior série de casos publicada até o momento de pacientes infectados por covid-19 com isquemia aguda de membro, a distribuição de eventos isquêmicos incluiu:[19]

- Membro inferior: 71%
- Membro superior: 14%
- Isquemia cerebral: 10%
- Isquemia mesentérica: 4%
- Isquemia de múltiplos órgãos e sistemas: 12%
- TVP concomitante: 16%.

O quadro clínico de trombose arterial aguda em pacientes infectados por covid-19 é vasto, podendo acometer toda árvore arterial do paciente, desde IAM até isquemias cerebral, mesentérica e de membros superiores e inferiores. A maioria dos pacientes com trombose arterial relacionada com a covid-19 apresenta comorbidades preexistentes, apoiando a evidência atual de que doenças crônicas prévias aumentam a incidência e a gravidade da infecção por covid-19.[19,20]

Inessa et al.[21] publicaram um artigo comparando 16 pacientes com resultado de teste positivo para SARS-CoV-2 e 32 pacientes sem evidências de infecção por SARS-CoV-2, que foram submetidos rotineiramente à angiotomografia computadorizada (angio-TC) de membros inferiores, observados de janeiro a abril em 2018 a 2020. Todos os pacientes infectados com covid-19 (100%, IC 95%: 79 a 100%) apresentaram pelo menos um trombo evidenciado na árvore arterial na angio-TC, e apenas 69% (IC 95%: 50 a 84%) dos controles apresentaram trombos (p = 0,02). Os pacientes infectados com covid-19 que apresentaram sintomas de isquemia apenas na perna foram mais propensos a evitar amputação ou morte do que os pacientes que também manifestaram sintomas pulmonares ou sistêmicos (p = 0,001). Entre 16 pacientes com infecção por covid-19, houve 6 mortes (38%) e 4 casos de amputação maior (25%). Do mesmo modo, existem publicações evidenciando taxas de mortalidade de 25% e amputações maiores de 25% em pacientes com covid-19 e isquemia arterial aguda de membro.[19-22]

Devido a maior propensão trombótica dos pacientes com covid-19, há uma tendência dos pacientes com oclusão arterial aguda de membro serem admitidos com quadros mais graves de isquemia, grande parte já classificados como Rutherford IIb (Figura 170.2 A), e, até mesmo, pacientes já admitidos com Rutherford III (Figura 170.2 B). Isso está no cerne da questão das altas taxas de amputação em pacientes com isquemia de membro e infecção por covid-19. Pacientes que apresentam comprometimento pulmonar superior a 50% na tomografia computadorizada de tórax (Figura 170.3) e são sintomáticos respiratórios com necessidade de intubação orotraqueal têm maior

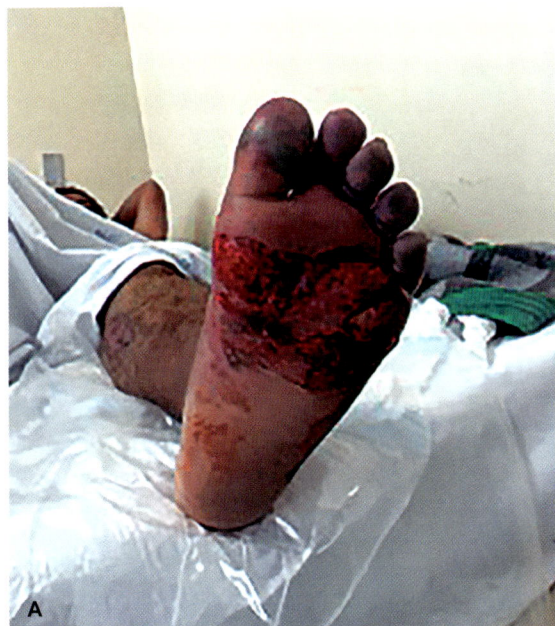
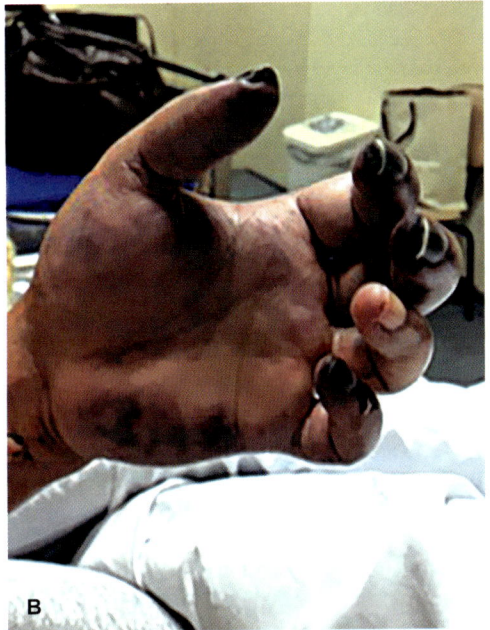

FIGURA 170.2 Oclusão arterial aguda. **A.** Rutherford IIb. **B.** Rutherford III.

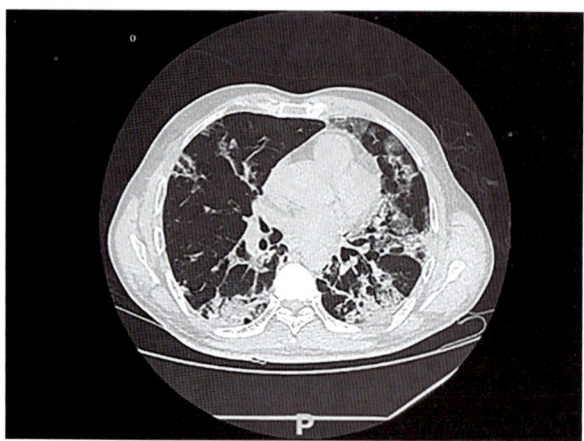

FIGURA 170.3 Comprometimento pulmonar superior a 50% na tomografia de tórax.

mortalidade operatória.[21,22] Em estudo recente sobre pacientes com oclusão arterial aguda de membro e infecção por covid-19, no Hospital do Servidor Público Estadual de São Paulo, registrou-se maior prevalência de classificação Rutherford IIb no grupo covid-19 do que no não covid-19 (73,9% *vs.* 26,5%; *p* = 0,002), com estimativas de salvamento de membro maiores no grupo não covid-19 do que no grupo covid-19 (94,5% *vs.* 87%; *p* = 0,035). A mortalidade operatória foi maior no grupo covid-19 do que no não covid-19 (30,4% *vs.* 16,7%; *p* = 0,018). Esses dados são preliminares e ainda serão submetidos a revisões, mas denotam maior gravidade clínica no que tange à isquemia de membro nos pacientes infectados por covid-19, quando comparados aos pacientes sem infecção por covid-19.[22]

Recente revisão sistemática que avaliou 108.571 pacientes evidenciou uma incidência de eventos neurológicos isquêmicos de 1,4% em pacientes infectados por covid-19; destes, 87,4% dos pacientes apresentaram AVE isquêmico (87,4%), ao passo que hemorragia intracraniana foi menos comum (11,6%).[23]

Quando foram avaliados os casos de isquemia mesentérica aguda concomitante à infecção por covid-19, os principais fatores de risco relacionados com essa condição clínica foram: doença cardíaca preexistente, doença arterial periférica, idade avançada, lesão traumática e estados de baixo débito cardíaco.[24,25] Sete casos de trombose de artéria mesentérica superior associada a covid-19 foram relatados até agora na literatura e, nessa pequena amostra, apenas um paciente sofreu trombose venosa e arterial da mesentérica superior. Desses sete pacientes, cinco apresentaram sintomas respiratórios e, subsequentemente, desenvolveram trombose de artéria mesentérica superior durante a internação, mas dois deles tinham dor abdominal como o único sintoma de apresentação. Estudos mostraram que o dímero D tende a aumentar no início da isquemia mesentérica e tem uma sensibilidade de 95% no diagnóstico de isquemia intestinal. A elevação significativa dos níveis desse marcador constitui um fator preditor independente de resultados ruins nos quadros de isquemia mesentérica aguda.[24]

Existem casos relatados de isquemia aguda de membro pós-vacina para covid-19, principalmente nos pacientes que desenvolvem a síndrome trombocitopênica trombótica (STT). Essa síndrome rara ocorreu após aplicação de doses de duas vacinas desenvolvidas com vetores adenovirais: a ChAdOx1 nCoV-19/AZD1222 (vacina AstraZeneca® contra covid-19) e Ad26.COV2S (vacina Janssen® contra covid-19, também conhecida como a vacina Johnson & Johnson).[26] Foi relatada trombose venosa e, mais raramente, trombose arterial que acarretaram isquemia aguda de membro. Em uma revisão de 170 casos definitivos e 50 prováveis de STT, enquanto a trombose de seio cavernoso e a TVP eram mais comuns, a isquemia aguda do membro ocorreu em 26 pacientes (12%).[26]

Diagnóstico e exames complementares

Em pacientes com isquemia de membros inferiores e superiores, foram adotadas as modalidades habituais para o diagnóstico do quadro clínico dos pacientes. Além do exame físico e da história clínica, dispõe-se de Doppler arterial do membro acometido, exames contrastados, como angio-TC e, por fim, a arteriografia diagnóstica, esta mais utilizada já quando se visa realizar intervenção no membro afetado (Figura 170.4).

Nos casos de isquemia mesentérica aguda, o exame de ultrassonografia (USG) com Doppler na fase inicial pode mostrar oclusão de artéria mesentérica superior e espasmo intestinal. Na fase intermediária, a USG não é tão útil, devido à quantidade aumentada de alças intestinais cheias de gás. Na fase tardia, a USG com Doppler pode revelar lúmen intestinal cheio de líquido, adelgaçamento da parede intestinal, evidência de líquido extraluminal e peristaltismo diminuído ou ausente. A angio-TC é a melhor modalidade diagnóstica e apresenta sensibilidade e especificidade de 89,4 e 99,5%, respectivamente, para o diagnóstico de isquemia mesentérica aguda.[24]

Para os casos de suspeita de isquemia cerebrovascular, além do exame neurológico do paciente, a angio-TC e a angiorressonância dos vasos cervicais e intracranianos, como realizados habitualmente, confirmam o diagnóstico de lesões cerebrais nos pacientes acometidos com covid-19.[23]

Tratamento e prognóstico

Para pacientes com trombose arterial aguda, inicia-se a anticoagulação terapêutica com heparina não fracionada intravenosa (bólus seguido de infusão contínua), que deve ser administrada assim que o diagnóstico de trombose arterial aguda for estabelecido. É importante reconhecer que os pacientes infectados com covid-19 podem apresentar uma variedade de padrões anormais de coagulação, muitos dos quais

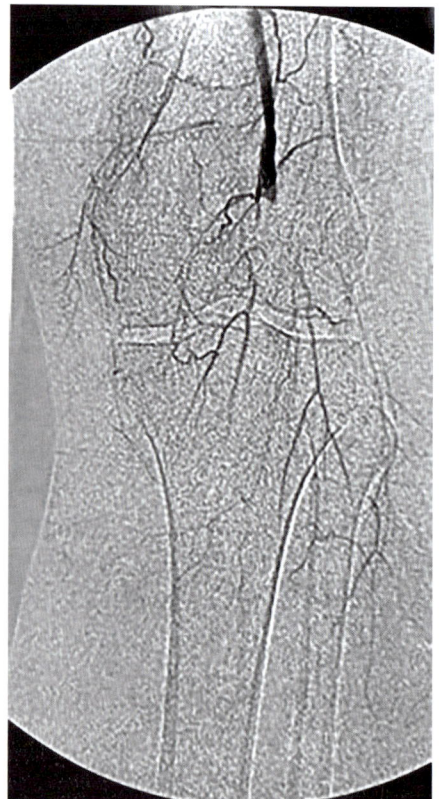

FIGURA 170.4 Arteriografia diagnóstica demonstrando sinais de embolia arterial.

podem inibir a anticoagulação terapêutica adequada. Foi observada resistência à heparina, que em geral é rara, em uma grande quantidade de pacientes infectados por covid-19. A resistência à heparina é definida como falha em atingir o tempo de coagulação ativado desejado após uma dose completa, ou a necessidade de heparina não fracionada em altas doses, de mais de 35 mil UI/dia para alcançar a proporção de tempo de tromboplastina parcial ativada (TTPa) alvo.[27] Além disso, foram relatados casos de trombocitopenia induzida por heparina nos pacientes com covid-19, os quais necessitam de cuidados especiais durante a administração desse medicamento.

Uma vasta literatura foi publicada sobre procedimentos endovasculares e cirúrgicos abertos para casos de trombose arterial aguda; no entanto, não há consenso quanto à melhor estratégia terapêutica para essa condição ameaçadora ao membro. Nos pacientes infectados por covid-19, o tratamento da trombose arterial aguda segue o padrão habitual, em relação aos pacientes não infectados por covid-19. Em relação aos procedimentos cirúrgicos abertos, a tromboembolectomia é a mais comumente realizada nos pacientes com trombose arterial aguda e risco de perda de membro.[28] Quando comparadas as estimativas de salvamento de membro de pacientes submetidos à cirurgia aberta *versus* tratamento endovascular, observam-se resultados estatisticamente semelhantes entre as duas modalidades de tratamento, variando de 79,2 a 90,6%, em 720 dias.[28] Tanto a cirurgia aberta quanto os procedimentos endovasculares são tratamentos seguros, com estimativas de sobrevida e salvamento de membro aceitáveis. Nenhum estudo na literatura indica o tratamento preferencial nos pacientes com isquemia aguda de membro; no entanto, com base em alguns estudos na literatura geral, o tratamento endovascular pode ser o tratamento preferencial de pacientes admitidos com Rutherford I e IIA, e a cirurgia aberta pode ser a melhor opção para pacientes admitidos com tromboembolismo arterial (TEA) e para trombose arterial aguda classificada como Rutherford IIB devido a uma maior urgência para restaurar o fluxo sanguíneo. Durante os últimos anos, o tratamento endovascular desenvolveu-se substancialmente, inicialmente com a fibrinólise intra-arterial por cateter e, mais recentemente, com a trombectomia farmacomecânica, promovendo uma eficácia comparável à da revascularização por cirurgia aberta em relação às taxas de salvamento de membro e à mortalidade. A trombectomia farmacomecânica também demonstrou-se segura, com um tempo de periprocedimento reduzido, possibilitando uma pronta reperfusão da extremidade afetada e a dissolução da obstrução trombótica em um único procedimento, sem a necessidade de horas de terapia com medicações trombolíticas e arteriografias de controle, reduzindo os riscos de complicações hemorrágicas[29] (Figuras 170.5 e 170.6). As taxas de salvamento de membro em pacientes submetidos à fibrinólise arterial e à trombectomia farmacomecânica são estatisticamente semelhantes na literatura, em torno de 87,8 a 89,7%, respectivamente.[29]

Entre os pacientes infectados por covid-19 que desenvolvem trombose arterial aguda, as taxas de mortalidade chegam a 50%. Em uma revisão de 571 pacientes infectados com covid-19, o risco de morte foi quase 3 vezes maior em pacientes que tiveram eventos trombóticos arteriais (razão de risco 2,96, IC 95%: 1,4 a 4,7).[30]

A taxa de amputação maior entre os pacientes infectados por covid-19 é substancialmente mais significativa do que em outras condições vasculares, sendo de 7 a 35% dos pacientes com trombose arterial aguda associada a covid-19.[31] Na população em geral, na ausência de covid-19, as taxas de amputações maiores estão entre 6 e 23%, dependendo da etiologia e das comorbidades dos pacientes.[19-22]

Além disso, alguns pacientes com isquemia aguda de membro relacionada com covid-19 desenvolvem trombose recorrente após intervenções invasivas (p. ex., trombectomia, trombólise) que foram tecnicamente bem-sucedidas de início. Essa situação foi relatada em uma série de casos publicada recentemente em pacientes com

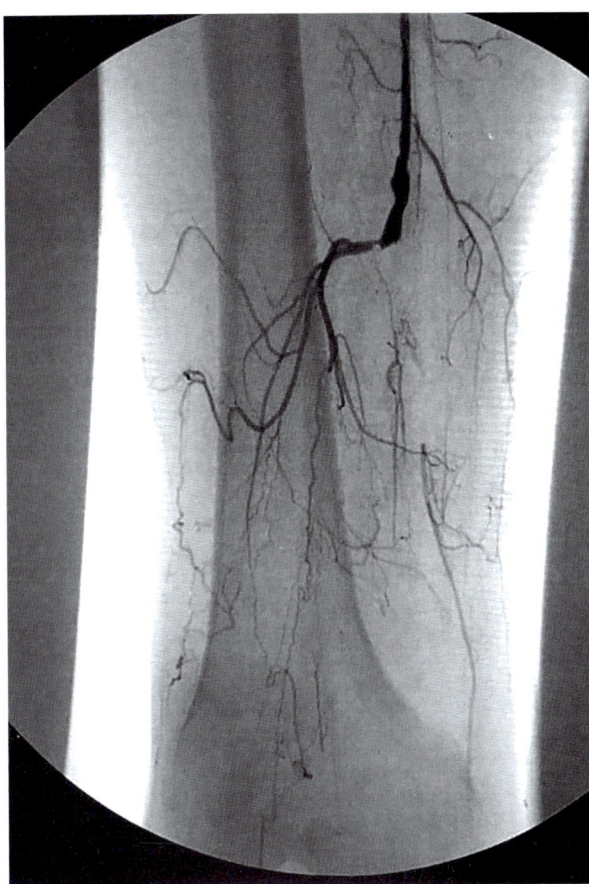

FIGURA 170.5 Trombose arterial da artéria femoral superficial.

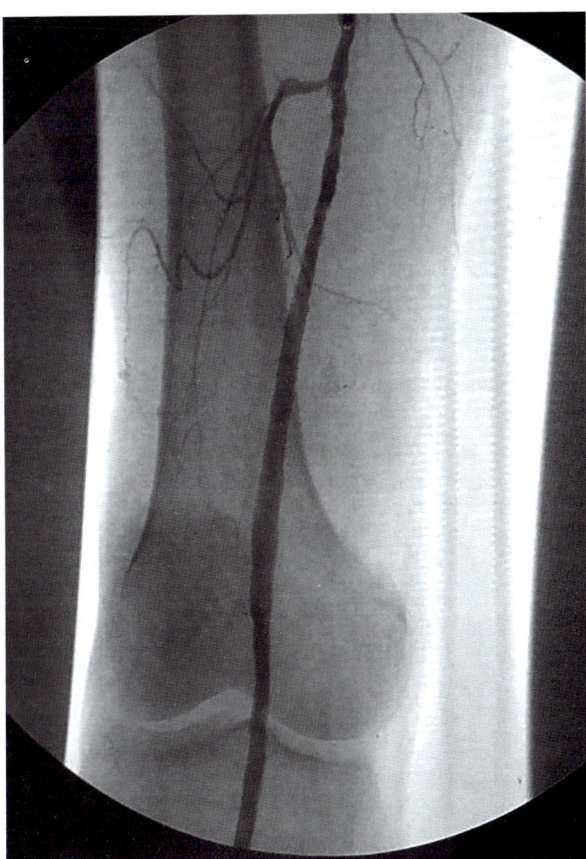

FIGURA 170.6 Angioplastia e pronto restabelecimento do fluxo da artéria femoral superficial.

covid-19 e trombose arterial aguda de membro, na qual uma paciente com isquemia aguda de membro superior foi submetida à tromboembolectomia de artérias do membro superior, com sucesso técnico satisfatório, entretanto necessitou de reexploração no pós-operatório imediato com nova tromboembolectomia, fibrinólise intra-arterial e implante de *stent* em artéria subclávia e, mesmo assim, evoluiu para amputação do membro superior. As amputações de membros superiores por isquemia arterial são condições muito raras, sendo bem estabelecido na literatura que as extremidades dos membros superiores respondem muito satisfatoriamente à revascularização arterial[22] (Figura 170.7).

A amputação maior nos pacientes infectados por covid-19 pode ser um evento catastrófico, haja vista que a maioria dos pacientes submetidos a esse tratamento cirúrgico são pacientes em estado extremamente grave, e grande parte deles submetidos a tratamentos prolongados em leito de terapia intensiva, com intubação orotraqueal prolongada. Devido a essas condições clínicas, a recuperação e a reabilitação após a amputação podem ser demoradas e desafiadoras.

TROMBOEMBOLISMO VENOSO RELACIONADO COM COVID-19

Epidemiologia

O risco aumentado de eventos tromboembólicos em pacientes com infecção pelo vírus da covid-19 tem sido demonstrado por muitos estudos,[32-35] assim como uma maior mortalidade quando esses eventos estão associados, tornando necessária sua suspeição principalmente nos pacientes com infecção moderada a grave, internados em enfermarias ou em UTI.

Os eventos trombóticos no segmento venoso e suas consequências, que incluem as TVP e a embolia pulmonar (EP) são mais prevalentes em pacientes hospitalizados de maneira geral, principalmente em UTI,[36] e a incidência de TEV em pacientes hospitalizados sem tromboprofilaxia é de 14,9%.[37,38]

Nos pacientes com quadro de covid-19 com necessidade de hospitalização, a prevalência de TEV, segundo uma metanálise publicada no Chest em 2021, foi de 17%; de EP, de 7,1%; e de TVP, de 12,1%.[39]

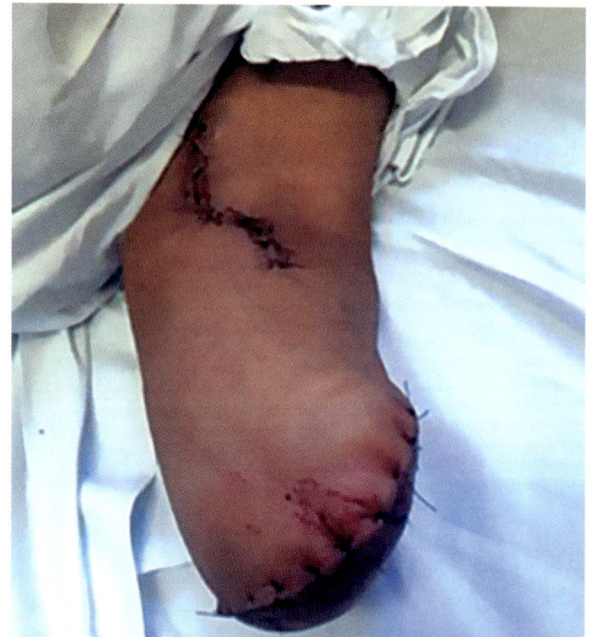

FIGURA 170.7 Coto de amputação de membro superior, secundário a isquemia grave.

Ao se avaliar os pacientes com diagnóstico de SARS-CoV-2 internados em enfermarias ou em UTI separadamente, o mesmo estudo evidenciou maior incidência de TEV naqueles internados em UTI quando comparados aos internados em leitos não UTI (27,9% *vs.* 7,1%), fato que ocorre também quando são considerados pacientes sem diagnóstico de covid-19.

Em outra recente metanálise, a prevalência de TVP e EP em pacientes hospitalizados com diagnóstico de covid-19 foi ainda maior (14,8% e 16,5%, respectivamente).[40] Essa variação de prevalências entre os estudos decorre de sua heterogeneidade, assim como dos métodos utilizados para o diagnóstico de TEV.

Quadro clínico

Os sinais e sintomas mais comuns de TVP nos membros em pacientes com diagnóstico de covid-19 são os mesmos de pacientes sem a infecção: dor, edema, aumento da consistência muscular, dor à palpação muscular, dor em trajeto venoso, sinal de Homans e dilatação das veias superficiais.[41]

Em 1997, Wells et al.[42] propuseram um modelo clínico para predição de TVP que se mostrou adequado para determinar a probabilidade da doença, o qual foi aperfeiçoado em 2003[43] (Quadro 170.1). O fluxograma de investigação orientado pela Sociedade Brasileira de Angiologia e de Cirurgia Vascular[43] é descrito na Figura 170.8.

É importante ressaltar que nenhuma avaliação clínica isoladamente é suficiente para diagnosticar ou descartar a TVP, pois os achados clínicos se relacionam com a doença em apenas 50% dos casos.[44] Por esse motivo, deve-se dispor de outros métodos diagnósticos.

Nos casos de tromboembolismo pulmonar, as manifestações clínicas mais frequentes são dor torácica e dispneia súbita, podendo ocorrer também taquicardia, hemoptise ou hipotensão, dependendo do acometimento pulmonar.[44,45] Em pacientes sob ventilação mecânica com diagnóstico de covid-19, a EP deve ser suspeitada quando não há melhora ou exista piora dos parâmetros ventilatórios a despeito do tratamento adequado.

Diagnóstico

Exames laboratoriais

A dosagem de dímero-d encontra-se aumentada na maioria dos pacientes com infecção pelo SARS-CoV-2 mesmo sem quadro de TEV associado, porém alguns estudos demonstraram que esses níveis são ainda maiores em pacientes com covid-19 associada a trombose venosa ou EP.[46,47]

QUADRO 170.1	Modelo clínico para predição de trombose venosa profunda (TVP) proposto por Wells et al.[42]	
Característica clínica		**Pontuação**
Câncer ativo (em tratamento de neoplasia nos últimos 6 meses ou em cuidados paliativos)		1
Paresia, paralisia ou imobilização de extremidade inferior		1
Imobilização no leito por 3 dias ou mais, ou cirurgia maior nas últimas 12 semanas com anestesia geral ou regional		1
Hipersensibilidade em trajeto venoso		1
Edema assimétrico de todo o membro inferior		1
Diâmetro das panturrilhas 3 cm maior em um membro comparado ao outro (medida 10 cm abaixo da tuberosidade da tíbia)		1
Edema depressível restrito ao membro sintomático		1
Veias superficiais colaterais (não varicosas)		1
TVP prévia documentada		1
Diagnóstico alternativo mais provável		– 2

Pontuação ≥ 2 indica probabilidade de TVP moderada a alta; pontuação < 2 sugere baixa probabilidade de TVP.

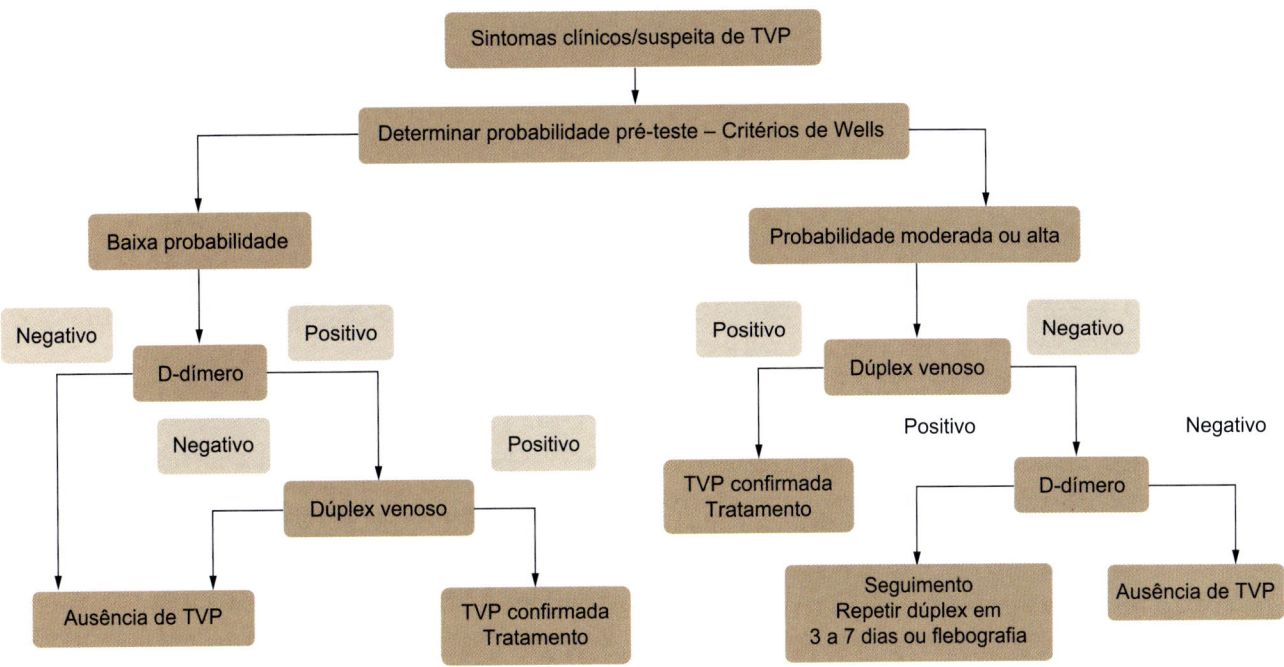

FIGURA 170.8 Fluxograma da trombose venosa profunda.

Demelo-Rodríguez et al.[47] relataram que um ponto de corte de dosagem de d-dímero de 1,57 (μg/mℓ) apresenta sensibilidade de 95,7% e especificidade de 29,3%, valor preditivo positivo de 19% e valor preditivo negativo de 97,5% para diagnóstico de TVP assintomática em pacientes com covid-19. Taxas aumentadas de dímero-d também foram consideradas preditoras de gravidade.[48,49]

Além disso, a dosagem de fibrinogênio, tempo de protrombina (TP) e TTPa também são importantes para avaliar o estado de coagulabilidade do paciente com infecção pelo vírus da SARS-CoV-2. Na metanálise publicada por Zhang et al.,[50] as dosagens de TP, dímero D e fibrinogênio foram menores nos pacientes com quadros moderados quando comparados aos pacientes em estado grave, e o TTPa não demonstrou diferença significativa. Na comparação entre pacientes internados em UTI e não UTI, apenas o TP alargado foi mais frequente nos pacientes em UTI, e não houve diferença entre dosagem de fibrinogênio, TTPa e dímero D. Ao se analisarem os sobreviventes e não sobreviventes, TP e dímero D eram menores no grupo dos sobreviventes, e o valor de TTPa não houve diferença. Houve maior prevalência de plaquetopenia em pacientes com SARS-CoV-2 grave em relação aos casos moderados e nos pacientes que foram a óbito.[50,51]

Ultrassonografia com Doppler venoso colorido

Na suspeita de TVP de membros inferiores, a USG com Doppler venoso colorido é o exame de escolha,[52] por não ser invasivo e apresentar sensibilidade e especificidade de 96 e 98%,[53] respectivamente, em substituição à flebografia (Figuras 170.9 a 170.12).

Venografia com contraste

Não é solicitada de rotina devido a variadas limitações, apesar de ainda ser considerada padrão-ouro.[53,54] É mais empregada em pesquisas científicas a respeito de TEV e TVP, e quando na programação de procedimentos invasivos intravenosos.

Tomografia computadorizada

Apresenta sensibilidade de 96% (IC 95%: 93 a 98) e especificidade de 95% (IC 95%: 94 a 97) para diagnóstico de TVP proximal em pacientes

com suspeita de EP.[53,54] Por se tratar de exame com necessidade de contraste e radiação, além de apresentar maior custo e menor disponibilidade, não há evidências para recomendá-la como primeira escolha.

Ressonância magnética

Pode ser utilizada para o diagnóstico de TVP em casos nos quais o Doppler venoso se mostrou inconclusivo.[55]

Angiotomografia computadorizada de tórax

Nos casos de EP, esse é o exame mais utilizado, apresenta valor preditivo positivo de 100% para artérias pulmonares principais, 85% para as lobares e 62% para as segmentares.[56]

Tratamento

Os princípios do tratamento do TEV em pacientes com infecção pela covid-19 não difere em relação aos pacientes com TEV não covid-19.[57]

Recomenda-se o uso de anticoagulantes parenterais como terapia inicial, podendo realizar a transição para anticoagulantes orais (anticoagulantes de ação direta ou varfarina) após estabilização.[57] Os anticoagulantes de ação direta têm sido a terapêutica preferencial quando na transição do regime parenteral para o oral por apresentar menores taxas de sangramento do que a varfarina e maior estabilidade no seu efeito anticoagulante. Além disso, a rivaroxabana apresentou melhores taxas de recanalização venosa à USG com Doppler (76,1% *vs.* 13,2%) e menor incidência de síndrome pós-trombótica (8,7% *vs.* 28,9%), quando comparada com a varfarina no tratamento da TVP, em pioneiro estudo brasileiro publicado sobre esse assunto.[58] Esse efeito pode ser inerente à molécula da rivaroxabana ou ao efeito dos inibidores do fator Xa; entretanto, ainda não há estudos na literatura sobre os outros anticoagulantes inibidores do fator Xa a respeito da síndrome pós-trombótica e as taxas de recanalização venosa.

A duração do tratamento dependerá da persistência ou não de fatores de risco, além de doenças concomitantes que necessitem de anticoagulação plena, porém deve ser considerada por no mínimo 3 meses.[57]

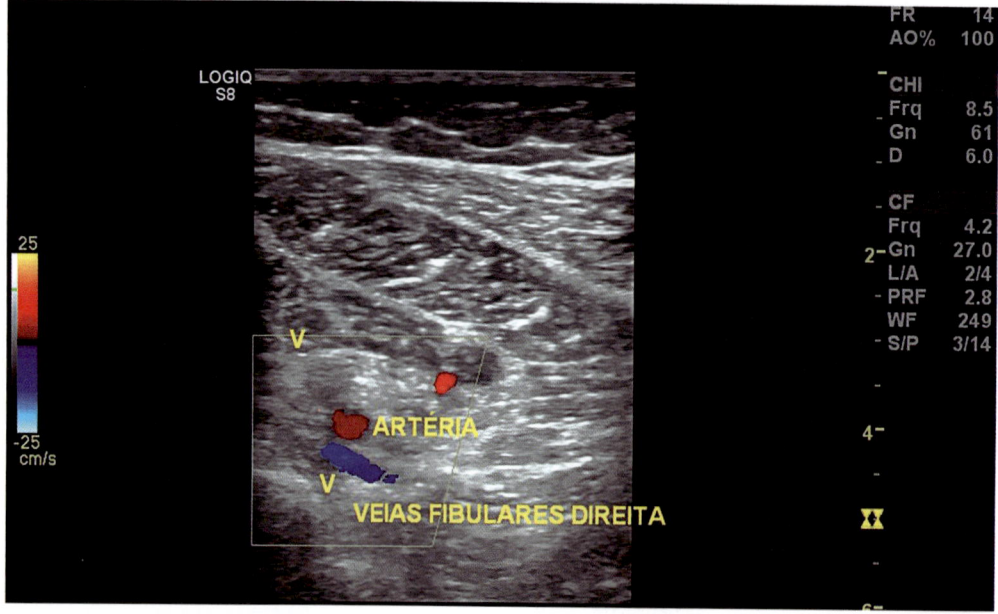

FIGURA 170.9 Incompressibilidade de veia femoral comum ao modo B, evidenciando trombose venosa profunda.

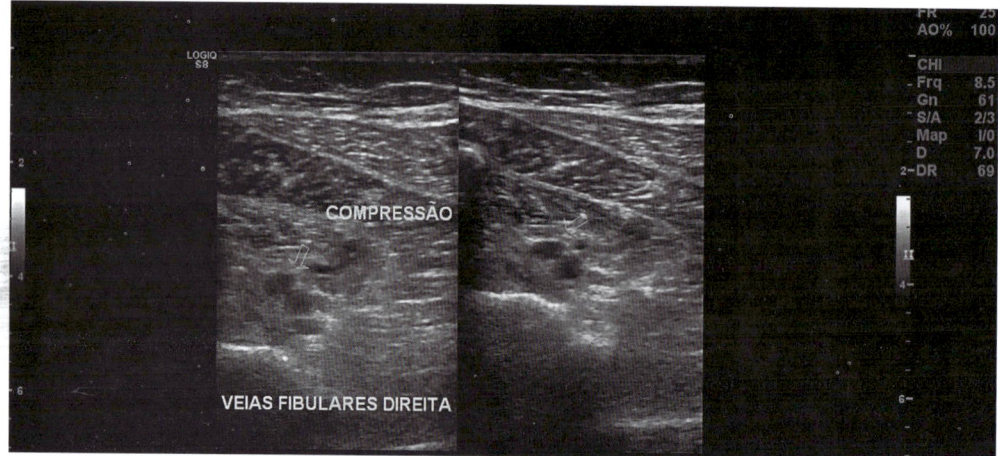

FIGURA 170.10 Ausência de fluxo no modo colorido em veia femoral comum e veia femoral.

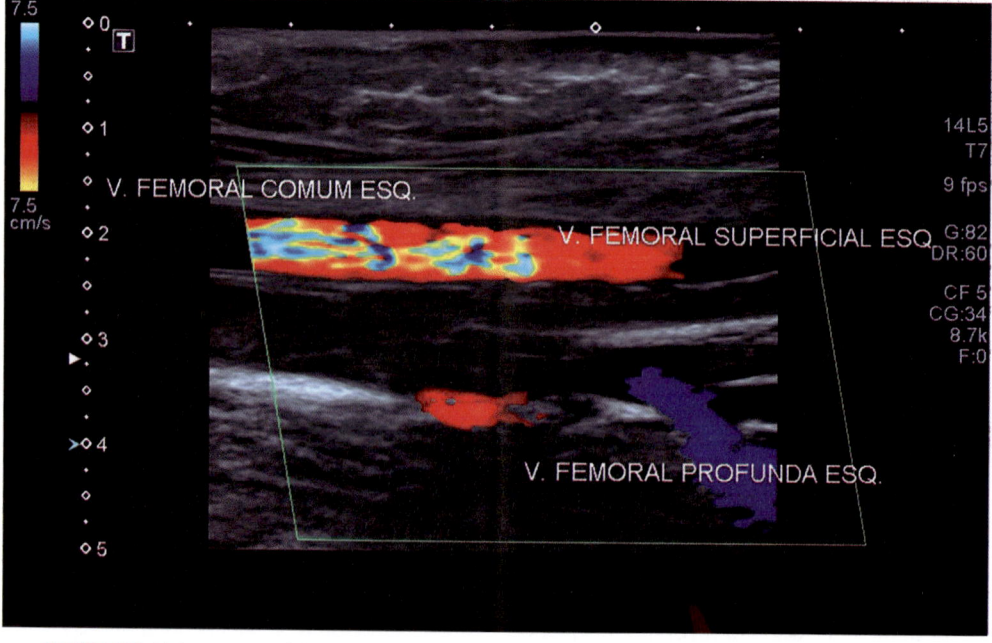

FIGURA 170.11 Incompressibilidade de veia fibular ao modo B, evidenciando trombose venosa profunda.

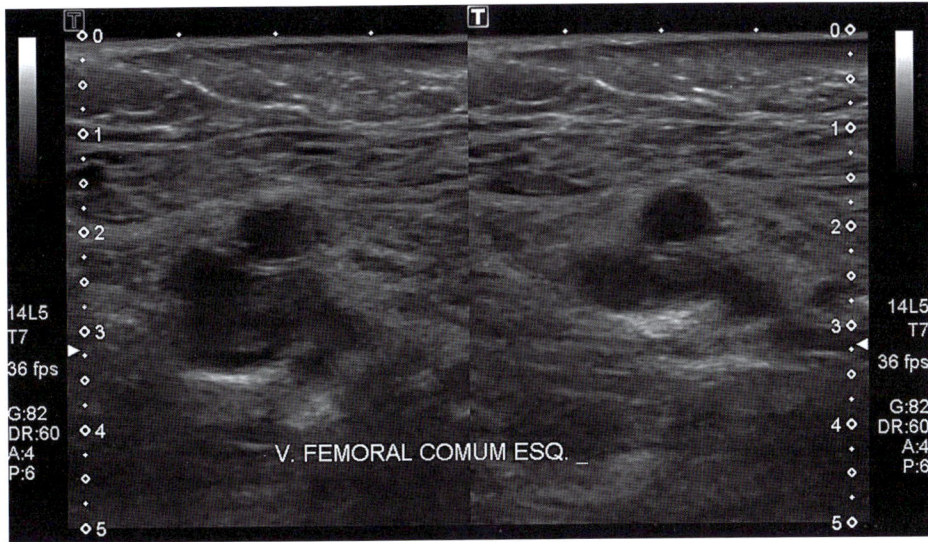

FIGURA 170.12 Ausência de fluxo no modo color em veia fibular.

VACINAS E COVID-19

Em virtude da necessidade de conter a pandemia da covid-19, foram desenvolvidas vacinas em um intervalo curto de tempo, mas que apresentaram eficácia e segurança excelentes nos ensaios clínicos iniciais. No Quadro 170.2, são listadas aquelas aprovadas para uso emergencial no Brasil.

Com o avanço da vacinação no mundo, foram relatadas algumas manifestações vasculares relacionadas com as vacinas, como tromboses arteriais e venosas e STT. Por esse motivo, a Sociedade Brasileira de Angiologia e de Cirurgia Vascular publicou uma nota técnica fundamentada nas principais publicações atuais sobre esse assunto.[59]

Smajda et al.[60] publicaram uma análise descritiva sobre a ocorrência de eventos trombóticos venosos e arteriais em pacientes submetidos à vacinação contra a covid-19 com as vacinas Comirnaty®/Pfizer–BioNTech®; Moderna® e AZD1222/Oxford–AstraZeneca®, utilizando o banco de dados da VigiBase, que é o maior do mundo sobre farmacovigilância, e relataram que entre 13 de dezembro de 2020 e 16 de março de 2021 (94 dias), entre as 361.734.967 pessoas vacinadas, ocorreram 2.161 eventos trombóticos. Eventos trombóticos espontâneos foram relatados em 1.197 que receberam Comirnaty (Pfizer® – BioNTech), 325 para a vacina Moderna® e 639 para AstraZeneca® (Oxford). A taxa de notificação de casos de TEV e de TEA durante o período de 94 dias entre o número total de pessoas vacinadas foi de 0,21 (IC 95%: 0,19 a 0,22) casos de eventos trombóticos por 1 milhão de pessoas vacinadas por dia. Para TEV e TEA, as taxas foram respectivamente 0,075 (IC 95%: 0,07 a 0,08) e 0,13 (IC 95%: 0,12 a 0,14) casos por 1 milhão de pessoas vacinadas por dia. Esse mesmo estudo encontrou uma maior proporção de eventos trombóticos arteriais em relação aos venosos nas vacinas criadas a partir de RNA mensageiro (mRNA; 67,9% eventos arteriais e 31,8% venosos para Comirnaty®; 77,6% eventos arteriais e 24,6% eventos venosos para a vacina da Moderna®), e a proporção foi semelhante na vacina fabricada pela Fiocruz/Universidade de Oxford (AstraZeneca®; 52,2% eventos venosos e 48,2% eventos arteriais).

O Comitê Europeu de Farmacovigilância (PRAC) concluiu que há evidências de associação de TVP com a vacina Janssen® e recomendou adicionar essa complicação como efeito colateral raro (menos de 1 por 1.000 indivíduos).[61]

Outro efeito colateral relacionado com a vacina ChAdOx1 nCoV-19 (AstraZeneca®, a qual foi desenvolvida a partir de vetor viral, foi a STT, relacionada com plaquetopenia e tromboses em sítios não usuais, como trombose de seio venoso cerebral e vasos esplâncnicos, em geral apresentando níveis elevados de dímero D e dosagens de fibrinogênio normais ou baixas.[62]

O mecanismo que desencadeia essa condição ainda é desconhecido, porém postula-se que esteja associado a uma resposta imunológica contra o fator IV plaquetário, promovendo o aumento da ativação e do consumo de plaquetas, semelhante ao que ocorre na trombocitopenia induzida por heparina, mas, nesse caso, sem exposição à heparina. O ácido desoxirribonucleico (DNA) livre encontrado na vacina ChAdOx1 nCov-19 (AstraZeneca®) seria um possível gatilho para a formação de anticorpos contra o fator IV plaquetário, porém mais estudos são necessários para comprovação.[62,63] Apesar de rara, a STT tem ligação com a alta morbimortalidade. Um total de 1.503 casos de STT relacionada com a vacina ChAdOx1 foi relatado no mundo até 31 de julho de 2021, enquanto ao redor de 592 milhões de doses da vacina ChAdOx1 foram aplicadas na população mundial até 25 de julho de 2021.[62,63]

A agência regulatória de produtos médicos e de saúde do Reino Unido (MHRA) informou uma incidência em torno de oito casos por 1 milhão de doses aplicadas, mais uma vez demonstrando a raridade do evento.[64]

Não foram registrados casos graves de STT induzida por vacina até abril de 2021 com as vacinas produzidas com mRNA (após 12 milhões de doses de Pfizer® e 1,5 milhão de doses da Moderna®).[64]

Em relação à vacina Janssen®, até abril de 2021 foram mencionados oito casos de trombose de seio venoso cerebral associada à trombocitopenia, nos EUA, após 7,5 milhões de pessoas vacinadas.[64]

QUADRO 170.2	Lista de vacinas contra a doença do coronavírus aprovadas para uso emergencial no Brasil.
Vacina/fabricante	**Eficácia**
CoronaVac/Instituto Butantan/Sinovac®	Eficácia geral: 50,39% (IC 95%: 35, 26 a 61, 98%)
	Formas leves (sem necessidade de assistência médica): 77,96% (IC 95%: 46, 15 a 90, 44%)
AstraZeneca®/Fiocruz/Universidade de Oxford	Eficácia geral (Brasil, Reino Unido e África do Sul): 70,42% (IC 95%: 54, 84 a 80, 63%)[28]
Pfizer®/BioNTech	Eficácia geral: 95% (IC 95%: 90,3 a 97,6%)[29]
Janssen® Pharmaceuticals/Johnson e Johnson (Ad26.COV2.S)	Eficácia contra formas moderadas e graves: 66,9% (IC 95%: 59 a 73,4%)[30]

Deve-se suspeitar de STT em pacientes com eventos tromboembólicos e plaquetopenia < 150 mil/mm³ em 28 dias após a vacinação.[65]

No manejo clínico, deve-se evitar o uso de qualquer heparina, dando-se preferência aos anticoagulantes de ação direta de uso oral (DOAC), inibidores do fator Xa (rivaroxabana, edoxabana, apixabana) ou inibidores diretos da trombina (dabigatrana) ou, mesmo, a fondaparinux. Nos casos mais graves, deve-se implementar o uso da imunoglobulina humana intravenosa, na dose de 1 g/kg/dia, por 1 a 2 dias. O uso de corticosteroides também deve ser aventado, em caso de atraso no uso da imunoglobulina humana.[65]

ANTICOAGULAÇÃO EM COVID-19

Esse assunto tem suscitado muitas dúvidas e estudos discrepantes na literatura. Não restam dúvidas de que os pacientes infectados por covid-19 com evidências de eventos tromboembólicos e trombóticos devem ser submetidos à anticoagulação em regime terapêutico habitual, igualmente ao que seria administrado para pacientes que não são infectados por covid-19. O cerne da questão é qual tipo de regime anticoagulante deve ser prescrito para pacientes com covid-19 sem evidências de fenômenos trombóticos. Como já foi visto e discutido no tópico "Fisiopatologia", a covid-19 é uma infecção pró-trombótica, na qual os distúrbios podem ser mais dependentes de plaquetas e relacionados com inflamação endotelial mediada por vírus, além da hipercoagulabilidade associada a concentrações aumentadas de fatores de coagulação, anticorpos antifosfolipídios adquiridos e concentrações diminuídas de proteínas anticoagulantes endógenas. Devido a essa atividade inflamatória e pró-trombótica associada à infecção por covid-19, muitos estudos na literatura sobre os efeitos da anticoagulação na infecção por covid-19 foram publicados. Metanálise e revisão sistemática publicadas pela Mayo Clinic, em novembro de 2020, estabeleceram algumas diretrizes em relação à anticoagulação em pacientes infectados por covid-19 sem evidência de quaisquer eventos trombóticos ou tromboembólicos.[31] Essa análise abrangeu a revisão sistemática de 37 estudos publicados, e grande parte dos estudos não evidenciou diferenças nas taxas de mortalidade entre os pacientes submetidos a regimes de anticoagulação terapêutica e profilática. Os autores recomendaram uso de heparina não fracionada ou HBPM (se *clearance* de creatinina > 30 mg/dℓ). Em pacientes em estado grave, internados em UTI, a decisão sobre a dose de heparina seria fundamentada na medida do dímero D: se menor que 3 mil mg/dℓ, enoxaparina 40 mg/dia por via subcutânea; se maior que 3 mil mg/dℓ, a dose recomendada seria de enoxaparina 30 mg, por via subcutânea, a cada 12 horas. Em pacientes com covid-19 moderada, internados na enfermaria, o regime recomendado seria enoxaparina 40 mg, por via subcutânea, 1 vez/dia. Após a alta hospitalar, os pacientes deveriam receber doses profiláticas com anticoagulantes de ação direta, por via oral (rivaroxabana, edoxabana, apixabana), durante 35 a 45 dias.

Recentemente, duas publicações avaliaram os regimes terapêutico e profilático da anticoagulação em dois tipos de pacientes: os pacientes em estado grave, submetidos à intubação orotraqueal, e aqueles com covid-19 moderada, internados, mas sem necessidade de oxigenoterapia suplementar. O primeiro estudo avaliou os tipos de anticoagulação nos pacientes em pior estado, já submetidos à intubação orotraqueal, internados em UTI. Foram avaliados 1.098 pacientes, um grupo de pacientes submetidos à terapia com heparina não fracionada ou enoxaparina em dose terapêutica, e o outro grupo de pacientes submetidos à enoxaparina ou heparina não fracionada em dose profilática. Os resultados do estudo demonstraram que a sobrevida hospitalar de pacientes em regime terapêutico foi de 62,7% *versus* 64,5% no grupo de pacientes submetidos ao regime profilático, sem diferença estatística entre os grupos. A taxa de hemorragia importante, entretanto, foi maior no grupo submetido à anticoagulação terapêutica do que no grupo profilático (3,8% contra 2,3%). Os autores concluíram que não houve diferença em relação à mortalidade nos pacientes em estado grave submetidos aos tratamentos terapêutico ou profilático com anticoagulação, porém com maior taxa de sangramento no grupo de pacientes submetidos à anticoagulação plena.[66]

Um outro estudo teve como escopo a avaliação entre os regimes terapêuticos de anticoagulação plena *versus* administração profilática com enoxaparina ou heparina não fracionada em pacientes internados com covid-19 moderada, sem lesão ou insuficiência de órgão-alvo e sem necessidade de oxigenoterapia suplementar. Entre 2.219 pacientes na análise final, a probabilidade de que a anticoagulação de dose terapêutica aumentou o suporte de órgão – livre em dias, em comparação com a tromboprofilaxia de tratamento usual foi de 98,6%. A probabilidade final da superioridade da dose terapêutica de anticoagulação em relação à tromboprofilaxia de tratamento usual foi de 97,3% em pacientes com níveis altos de dímero-d, 92,9% em pacientes com índices baixos de dímero D baixo e 97,3% em pacientes com valores desconhecidos de dímero D. Sangramento importante ocorreu em 1,9% dos pacientes que receberam dose terapêutica de anticoagulação e em 0,9% dos que receberam tromboprofilaxia. Os autores concluíram que a anticoagulação plena com enoxaparina ou heparina não fracionada em pacientes com covid-19 moderada aumentou a probabilidade de sobrevida hospitalar, com menor incidência de insuficiência orgânica multissistêmica, como insuficiências renal, cardiovascular e respiratória.[67]

Novos estudos devem ser realizados também para avaliar qual seria o melhor regime de anticoagulação (profilático ou pleno) para pacientes com covid-19 que inicialmente foram tratados ambulatorialmente, e se a anticoagulação deveria ser administrada a todos os pacientes infectados por covid-19 ou somente em grupos de pacientes com maior probabilidade de apresentarem má-evolução da covid-19, de modo a prevenir internação hospitalar e a evolução da doença para formas mais graves. Também para analisar se a anticoagulação em qualquer regime não traria benefício nos casos iniciais de covid-19, em relação à prevenção para evolução de formas mais graves ou até para evitar o risco maior de eventos trombóticos e tromboembólicos.

Até o momento, essas são as evidências publicadas na literatura acerca da anticoagulação em pacientes infectados pela covid-19 sem quaisquer evidências de eventos trombóticos e tromboembólicos, entretanto, sabe-se que a epidemia de covid-19 é extremamente dinâmica, principalmente no que tange à publicação de novos estudos relacionados com essa doença, a qual, com certeza, é um dos maiores flagelos do nosso tempo.

CONSIDERAÇÕES FINAIS

Com base no que foi exposto e em toda literatura citada, não resta dúvida acerca da relação causal direta entre a infecção por covid-19 e os eventos trombóticos e tromboembólicos. As múltiplas manifestações trombóticas afetam tanto o sistema arterial quanto venoso e estão relacionadas também com tromboses em sítios mais raros, como as tromboses mesentérica e cerebral.

As evidências atuais demonstraram benefício da anticoagulação plena em pacientes com covid-19 moderada, internados, sem evidências de fenômenos trombóticos ou tromboembólicos, entretanto, para pacientes em estado grave não foi comprovado esse mesmo benefício. Ainda restam mais perguntas do que respostas em relação a essa doença, a qual, com certeza, é a maior epidemia no nosso tempo, até o momento.

As referências bibliográficas deste capítulo se encontram no Ambiente de aprendizagem do GEN.

Índice Alfabético

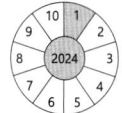